罗塞和阿克曼

外科病理学

ROSAI AND ACKERMAN'S SURGICAL PATHOLOGY

罗塞和阿克曼

外科病理学

ROSAI AND ACKERMAN'S SURGICAL PATHOLOGY

第 11 版　下卷

原　著　John R. Goldblum

Laura W. Lamps

Jesse K. McKenney

Jeffrey L. Myers

主　译　回允中

副主译　李　挺　柳剑英　沈丹华

石雪迎　薛卫成

北京大学医学出版社

Peking University Medical Press

LUOSAI HE AKEMAN WAIKE BINGLIXUE (DI 11 BAN)

图书在版编目（CIP）数据

罗塞和阿克曼外科病理学：第 11 版：上下卷 /（美）约翰·R. 戈德布卢姆（John R. Goldblum）等原著；回允中主译. – 北京：北京大学医学出版社, 2021.3

书名原文: Rosai and Ackerman's Surgical Pathology, Eleventh Edition

ISBN 978-7-5659-2336-4

Ⅰ. ①罗… Ⅱ. ①约… ②回… Ⅲ. ①外科学－病理学 Ⅳ. ①R602

中国版本图书馆CIP数据核字（2020）第 240467 号

北京市版权局著作权合同登记号：图字：01-2020-7267

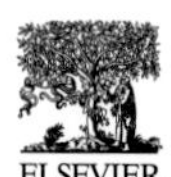

Elsevier (Singapore) Pte Ltd.
3 Killiney Road, #08-01 Winsland House I, Singapore 239519
Tel: (65) 6349-0200; Fax: (65) 6733-1817

ISBN: 9780323263399

This translation of Rosai and Ackerman's Surgical Pathology, Eleventh Edition by John R. Goldblum, Laura W. Lamps, Jesse K. McKenney, and Jeffrey L. Myers was undertaken by Peking University Medical Press and is published by arrangement with Elsevier (Singapore) Pte Ltd.
Rosai and Ackerman's Surgical Pathology, Eleventh Edition by John R. Goldblum, Laura W. Lamps, Jesse K. McKenney, and Jeffrey L. Myers 由北京大学医学出版社进行翻译，并根据北京大学医学出版社与爱思唯尔（新加坡）私人有限公司的协议约定出版。

罗塞和阿克曼外科病理学（第 11 版）（回允中主译）
ISBN: 978-7-5659-2336-4

注 意

本译本由 Elsevier (Singapore) Pte Ltd. 和北京大学医学出版社完成。相关从业及研究人员必须凭借其自身经验和知识对文中描述的信息数据、方法策略、搭配组合、实验操作进行评估和使用。由于医学科学发展迅速，临床诊断和给药剂量尤其需要经过独立验证。在法律允许的最大范围内，爱思唯尔、译文的原文作者、原文编辑及原文内容提供者均不对译文或因产品责任、疏忽或其他操作造成的人身及（或）财产伤害及（或）损失承担责任，亦不对由于使用文中提到的方法、产品、说明或思想而导致的人身及（或）财产伤害及（或）损失承担责任。

罗塞和阿克曼外科病理学（第 11 版）（下卷）

主　译：回允中
出版发行：北京大学医学出版社
地　址：（100083）北京市海淀区学院路 38 号　北京大学医学部院内
电　话：发行部 010-82802230；图书邮购 010-82802495
网　址：http://www.pumpress.com.cn
E – mail：booksale@bjmu.edu.cn
印　刷：北京金康利印刷有限公司
经　销：新华书店
责任编辑：马联华　**责任校对**：靳新强　**责任印制**：李　啸
开　本：889 mm × 1194 mm　1/ 16　**印张**：149.75　**字数**：5600 千字
版　次：2021 年 3 月第 1 版　2021 年 3 月第 1 次印刷
书　号：ISBN 978-7-5659-2336-4
定　价：1800.00 元（上下卷）

目录

著者献词

献给我的挚爱：我的妻子 Asmita；我的孩子们，Andrew、Ryan、Janavi 和 Raedan；我已故的父母 Bette 和 Raymond；以及家族中我永远珍爱的亲人们。

JRG

献给 Paul Ward，对你我充满了爱和感激，是你的毫不动摇的支持，使我完成了我所钟爱的写作。

LWL

感谢你们在这条道路上对我的指引：James W. Grau、Shobha Sharma、Mahul B. Amin、Sharon W. Weiss、Michael R. Hendrickson 和 Richard L. Kempson。

JKM

献给我的妻子 Eileen McMyler，即使是熬夜，即使没有周末，总有你的不断的支持和鼓励。

JLM

著者名单

DANIEL A. ARBER, MD
Professor and Chair
Department of Pathology
University of Chicago
Chicago, Illinois

STEVEN D. BILLINGS, MD
Co-Director, Dermatopathology Section
Department of Pathology
Cleveland Clinic
Cleveland, Ohio

LAURA C. COLLINS, MD
Associate Professor
Department of Pathology
Harvard Medical School
Boston, Massachusetts

CHARLES G. EBERHART, MD, PhD
Professor
Departments of Pathology, Ophthalmology, and Oncology
Johns Hopkins University School of Medicine
Baltimore, Maryland

BLAKE GILKS, MD
Professor
Department of Pathology and Laboratory Medicine
Vancouver General Hospital and University of British Columbia
Vancouver, British Columbia, Canada

THOMAS J. GIORDANO, MD, PhD
Henry Clay Bryant Professor of Pathology
Department of Pathology
Michigan Medicine
University of Michigan
Ann Arbor, Michigan

JOHN R. GOLDBLUM, MD
Chairman, Department of Anatomic Pathology
Cleveland Clinic
Professor of Pathology
Cleveland Clinic Lerner College of Medicine
Cleveland, Ohio

NEERAJA KAMBHAM, MD
Professor
Department of Pathology
Stanford University
Stanford, California

B.K. KLEINSCHMIDT-DEMASTERS, MD
Professor
Departments of Neurology, Neurosurgery, and Pathology
University of Colorado School of Medicine
Anschutz Medical Campus
Aurora, Colorado

LAURA W. LAMPS, MD
Professor and Vice-Chair for Academic Affairs
University of Arkansas for Medical Sciences
Little Rock, Arkansas

JONATHAN B. MCHUGH, MD
Associate Professor
Department of Pathology
University of Michigan
Ann Arbor, Michigan

JESSE K. MCKENNEY, MD
Vice-Chair for Faculty Development
Department of Pathology
Cleveland Clinic
Cleveland, Ohio

DYLAN V. MILLER, MD
Professor
Department of Pathology
University of Utah
Intermountain Medical Center
Salt Lake City, Utah

JEFFREY L. MYERS, MD
A. James French Professor of Pathology
Director, Divisions of Anatomic Pathology and MLabs
University of Michigan School of Medicine
Ann Arbor, Michigan

ARIE PERRY, MD
Professor
Departments of Pathology and Neurological Surgery
Chief, Neuropathology Division
University of California-San Francisco
San Francisco, California

JOHN D. REITH, MD
Professor
Departments of Pathology, Immunology, and Laboratory Medicine and Orthopaedics and Rehabilitation
University of Florida
Gainesville, Florida

MARC K. ROSENBLUM, MD
Founder' s Chair and Chief
Neuropathology and Autopsy Service
Memorial Sloan Kettering Cancer Center
Professor
Department of Pathology and Laboratory Medicine
Weill Medical College of Cornell University
New York, New York

GIOVANNI TALLINI, MD
Professor of Pathology
Department of Medicine (DIMES)
University of Bologna School of Medicine
Bologna, Italy

译者名单

主　　译　回允中

副 主 译　李　挺　柳剑英　沈丹华　石雪迎　薛卫成

译（校）者（按单位并按姓名汉语拼音排序）

北京大学医学部病理学系 / 北京大学第三医院病理科

陈泓钵　郭丽梅　贺慧颖　侯清怡　李　欢　李　惠　李珂璇　李　想　柳剑英
陆　敏　石雪迎　苏　静　汪毅仁　王林茹　吴西抗　谢志刚　闫奥辉　姚　瑶
叶菊香　伊　喆　张　坤　张庄宜　赵晓萱　朱　翔

北京大学人民医院病理科

陈定宝　戴　林　回允中　刘芳芳　刘丽丽　卢珊珊　马英腾　钱利华　沈丹华
孙昆昆　杨　菲　张晓波　张银丽　张原媛

北京大学第一医院病理科

董　颖　邸吉廷　黄思夏　李　挺　梁　丽　刘菊梅　吕聪慧　农　琳　王　微
张　爽　郑贤静　郑雅琳

北京大学肿瘤医院病理科

赖玉梅　龙孟平　时云飞　吴江华　吴　艳　薛卫成　姚　倩　张　丽

北京五洲妇儿医院

李　虹　李蔚范　赵　彦

北京医院病理科

方　芳　张　伟

北京大学国际医院病理科

张　彤

北京大学第三医院皮肤科

李薇薇

北京大学首钢医院病理科

王　跃

主译的话

《罗塞和阿克曼外科病理学》是一部享誉世界的外科病理学教科书，是国际上著名的经典医学图书之一。在走过的60多年历程中，本书一直被誉为病理医师的“圣经”。本书第1版于1953年出版，其创始人是最具实践导向的病理学大师劳伦·阿克曼博士。世界级的病理学大师胡安·罗塞博士从第6版起接手，继续编著本书直到第10版，并且这五版几乎都是由他一人所编著。罗塞博士的博大精深令业界叹为观止。2018年新出版的本书第11版改由4位主编和14位著者共同编著，他们都是著名的病理医师。新的第11版进行了全面修订，除了尽最大可能保留了罗塞博士的编著风格及其独到的见解外，还增加了大量新的文献内容和新的可以用于外科病理学实践的免疫组织化学和分子病理学内容。新一版《罗塞和阿克曼外科病理学》依然是当今世界当之无愧的最具权威性的外科病理学参考书。

本书各版一贯秉承务实风格，有自己独到的见解。比如，当年对于怎么诊断慢性阑尾炎，本书就提到过，慢性阑尾炎并不是一种病理学公认的疾病，它往往是临床医师的诊断。从那时起我知道了，慢性阑尾炎并无明确的病理学诊断标准。再比如，在生殖医学和“试管婴儿”蓬勃发展的今天，临床上有对慢性子宫内膜炎做出病理诊断的需求。众所周知，诊断慢性子宫内膜炎最重要的条件是在子宫内膜间质中见到浆细胞，这是20世纪初提出的诊断标准，现在还在沿用，一般在子宫内膜间质中见到浆细胞即可诊断慢性子宫内膜炎。然而，本书第11版提请读者注意，在无子宫内膜炎病例的子宫内膜间质中也可见到散在的浆细胞，而且免疫染色检查发现有少数浆细胞时也不应过诊断为子宫内膜炎。因此，诊断慢性子宫内膜炎的分寸难以把握；而要确定慢性子宫内膜炎的病理学诊断标准仍有大量的工作要做，这个目标不是一朝一夕能达成的。

不阅片肯定成不了病理医师，不读书也注定成不了好的病理医师，每一位成功的病理医师必定有陪伴他（她）职业生涯的案头好书。我的体会是，病理医师必须读书，而且要天天读书，有问题要从书中寻求答案，不能忙忙碌碌、只埋头于阅片。

我们均受益于《罗塞和阿克曼外科病理学》。我最初接触本书可以追溯到40年前，那时我刚到北京大学人民医院（原北京医学院附属人民医院）病理科工作，跟随我的老师郭钤新教授学习病理诊断。那时病理学参考书寥寥无几，幸好当时科里有一部影印版的《阿克曼外科病理学》，按年代算应该是本书第6版以前的版本。郭钤新教授的英文非常好，在他的指导下，我借助字典开始慢慢阅读这部巨著，从那时起，我的职业生涯便与这部被誉为“圣经”的巨著结下了不解之缘。非常荣幸的是，罗塞博士曾在第8版至第10版引用过我早年撰写的1例个案报告（Hui Y-Z, Guo Q-X. Adenomyoma of the stomach presenting as an antral polyp. Histopathology, 1990, 16: 99-101.）。

1994年，我从美国进修回国之前就萌生了将《罗塞和阿克曼外科病理学》一书引进国内的想法。回国后正值国内出版社引进国外经典名著的热潮，因缘际会，我有幸参加了多部病理学名著的翻译工作，其中包括我受邀先后承担了这部巨著第8版（辽宁教育出版社）、第 9 版和第 11 版中文版的主译任务。能为本书中文版的出版做出贡献，我感到非常欣慰。20 多年来，我们病理医师已经逐渐武装起来，攻克了一个又一个病理诊断难题。我认为，对于提高国内病理学同仁的诊断水平，本书所起的作用是有目共睹的，怎么评价都不为过。罗塞博士生前（他在长期患病后于 2020 年 7 月辞世，享年 80 岁）对本书中文版赞赏有加，曾寄语中国病理医师，他看到了中国病理学事业的飞速发展，并预言 21 世纪给外科病理学带来变化的将是中国人，中国病理医师将成为外科病理学的领跑者。在此，希望各位同仁共同努力，实现这一愿景。

本书中文版自第 9 版起均由北京大学医学出版社出版。病理学是北京大学医学出版社的重点学科之一，北京大学医学出版社对于本书中文版的出版给予了高度重视，各方面都精益求精。为了确保“原汁原味”，本书第 11 版中文版采取了原版和中文版“同页对照”的排版方式，以便保留和最大限度地发挥原版索引的功能。第 11 版中文版还添加了术语中英文对照索引，以方便读者阅读。

《罗塞和阿克曼外科病理学》第 11 版中文版能够出版，首先要感谢北京大学医学出版社领导的鼎力支持，还要感谢北京大学医学部所属单位病理学同仁及一些有关单位参译病理医师的通力合作，大家在繁忙的“医教研”工作中挤出时间、按时保质交上了译文。但由于我们水平有限，错误和疏漏之处在所难免，敬请读者不吝批评指正。

回允中
2020 年 12 月 05 日

著者前言
第11版

阿克曼博士（Dr. Ackerman）和罗塞博士（Dr. Rosai）是这部传世之作的创造者，他们共同造就了这部外科病理学教科书的辉煌，而使这样一部经典教科书继续发扬光大是一项非常艰巨的任务。随着编写这样一部综合性如此之高的教科书所需的知识深度和广度的逐年增加，已经没有哪一位病理医师能够单独应对现代外科病理学的复杂性了。有鉴于此，为了继承和发扬这部教科书的优良传统，我们组成了本书第11版的著者团队。我们四位受邀主编这部巨著的新版，真是诚惶诚恐；加入本书著者团队的著者们也都是怀着同样的心情。从一开始我们就非常清楚，我们的目标是尽最大可能地保持罗塞博士的风格，我们希望读者会注意到这一版与前面版本风格上的连续性。在此我们不禁感叹，世界上还有什么人能够比肩罗塞博士独一无二的全才，他是这个世界上唯一能够一人编著了本书多版次的病理学大师！

上一版《罗塞和阿克曼外科病理学》是2011年出版的。在之后的七年中，外科病理学又有了长足的进步，包括对新的疾病的识别，对已有疾病的重新评估，以及不断增加的越来越复杂的辅助技术，包括日常外科病理实践中常常作为诊断工具的免疫组织化学技术和分子检查技术。我们认识到，我们必须得到外科病理学不同领域众多专家的帮助。在此，我们真诚地感谢为这个项目付出辛勤和才智的著者们。我们希望我们能够如罗塞博士在第10版前言中所述，“我在不断尝试，以尽最大可能地保持这部巨著的务实色彩，这是由本书无与伦比的创始人劳伦·阿克曼博士赋予本书的。”

在《罗塞和阿克曼外科病理学》第11版出版之际，我们要感谢我们各自所在医院的同事们为我们编著这部教科书提供的支持。我们还要感谢Dr. Rahul Jawale、Dr. Lani Clinton、Dr. Youran Zou、Dr. Ryan Berry、Dr. Sara Hawes、Dr. Hannah Goyne、Dr. Ankur Sangoi、Dr. Christopher Przybycin 和 Dr. Amy McKenney，他们在本书修订和校阅方面给予了极大帮助。我们还要感谢Ms. Kathleen Ranney和Ms. Beth Minors在技术和行政方面的帮助，没有她们就不可能有本书新版的出版发行。最后，我们要感谢Ms. Asmita Shirali在组织编辑团队方面做出的贡献。

最重要的是，我们要感谢胡安·罗塞博士给了我们续写这部巨著的机会。不言而喻，罗塞博士永远是外科病理学领域的一个传奇，以第11版《罗塞和阿克曼外科病理学》的方式继承他的传统是我们至高无上的荣誉。

John R. Goldblum, MD
Laura W. Lamps, MD
Jesse K. McKenney, MD
Jeffrey L. Myers, MD

著者前言
第1版

对于外科病理学——活体病理学——这个大的学科领域而言，本书只是一本入门书。从任何角度来说，本书都不企图替代普通的病理学教科书。本书是作为这些教科书的补充而撰写的，读者应该是在学习过普通教科书之后或已有一定学科基础的前提下阅读本书。本书并不是包罗万象的，因为本书是将重点放在常见疾病上而不是放在罕见疾病上，而且在很大程度上，本书是基于作者的个人经验撰写的。本书既是为医学生撰写的，也是为日常工作离不开外科病理学的医师撰写的。后者不仅包括外科医师和病理医师，还包括在其他一些领域工作、其决策受到病理报告影响的医师，例如放射科医师和内科医师。本书自始至终强调大体病理学的重要性，运用了将大体所见与临床观察联系起来的做法。本书对大多数病理图片的选择原则是：它们要代表各种外科疾病的典型表现。但作者也忍不住选取了一些自己遇到的很有意思的罕见疾病的图片。本书每章末尾均附有参考文献，不仅列出了相对近期且易得到的文献，还列出了那些可以引导读者详细了解有关题目的文献。

Dr. Zola K. Cooper（病理学和外科病理学助教）撰写了皮肤病理学篇中的一章；Dr. David E. Smith（病理学和外科病理学助教）撰写了中枢神经系统一章。鉴于他们的学科背景以及目前负责的领域，他们完全有资格承担这一部分任务。在此特别致以最诚挚的感谢。

巴恩斯（Barnes）医院的许多外科同仁在有意无意间也为本书的撰写提供了诸多帮助。在这里，我要特别感谢 Dr. Charles L. Eckert（外科学副教授），他允许我经常不断地向他请教问题，并毫无保留地给我介绍了经验。还要感谢接替我做 Ellis Fischel 州立肿瘤医院病理医师的 Dr. Richard Johnson，他允许我使用那里的所有材料。退伍军人医院的病理医师 Dr. Franz Leidler 一直以来也都给予了我鼎力支持。

我还要感谢 Dr. H.R. McCarroll（骨外科助教），他给本书的骨和关节一章提出了建设性的意见；还要感谢 Dr. California Waldron，他帮助我完成了与口腔相关的几节。在给予我特别帮助的其他朋友和同事中，我要特别提到以下诸位，他们是 Dr. Carl E. Lischer、Dr. Eugene M. Bricker、Dr. Heinz Haffner、Dr. Thomas H. Burford、Dr. Carl A. Moyer、Dr. Evarts A. Graham、Dr. Robert Elman、Dr. Edward H. Reinhard、Dr. J. Albert Key、Dr. Glover H. Copher、Dr. Margaret G. Smith 和 Dr. Robert A. Moore。我们医院制图室的 Mr. Cramer K. Lewis 对我提出的要求总是非常耐心，他的努力和技艺是无与伦比的。我们医院图书馆的 Miss Marion Murphy 和她的助手也不知疲倦地奉献了她们的时间。

随着麻醉学、抗生素以及术前、术后护理领域的进步，对于不同的器官，现代外科学已经可以进行根治性全部或部分切除手术了。当今，人们对外科医师的要求是要有丰富的基础科学背景知识，无论是化学、生理学，还是病理学。现代外科医师不但要问自己："我能做好这个手术吗？"而且还要问自己："这个患者手术之后应如何处置？"希望本书也能以某种形式在养成这种态度方面有所贡献。

Lauren V. Ackerman, MD
美国密苏里州圣路易斯，1953 年

第5篇

泌尿及男性生殖系统病理学

23 肾：非肿瘤性疾病

Neeraja Kambham 著　方　芳　薛卫成 译

章目录

肾活检

对于诊断肾疾病，肾活检是一个重要的方法[1-3]。通过肾活检，有可能对肾疾病做出准确的诊断，获得有关疾病的进展和预后的重要信息，并为治疗肾疾病提供合理的依据[4-6]。甚至对于晚期肾疾病，肾活检可以提供肾移植后疾病复发可能性的线索。肾活检对肾移植受者的治疗也很重要，可以确定患者是否存在抗体或T细胞介导的排斥反应、急性肾小管损伤、钙调磷酸酶抑制剂肾毒性以及移植肾的新发或复发肾小球肾炎。

肾疾病通常表现为有限的几种症状，它们一般被分组为几类临床综合征，即肾病综合征、持续性蛋白尿、急性肾炎综合征、持续性或复发性血尿、无症状肾功能不全、肾性高血压、快速进行性肾衰竭、急性肾衰竭和慢性肾衰竭。各种不同的损伤因素均可导致肾出现有限的几种组织病理类型，一种临床综合征可以对应几种组织病理类型，而同一种组织病理类型可出现在多种临床综合征中。因此，要正确地解读肾活检样本，就既要对正常的肾结构和功能有深入的认识，也要对肾疾病的临床表现、形态学改变和发病机制有全面的理解。病理医师在评估肾活检样本时，需要将临床表现与实验室检查和光镜、免疫荧光以及超微结构检查结合起来。

肾活检样本的处理

大多数肾活检样本是使用穿刺针经皮或通过手术直接暴露肾（开放性肾活检，常取肾皮质楔形切除样本）获取的。大多数医疗中心对成年患者使用16～18号的穿刺针，对小于8岁的儿童患者使用18号穿刺针。肾活检样本一般应分为三份，分别送光镜、免疫荧光和电镜检查。理想情况下，可以穿两针，从第一条样本的两端用锋利的剃须刀片或手术刀片快速切取0.5～1 mm的组织块，将其中两块或更多块放在冷藏的2%戊二醛磷酸缓冲液或二甲砷酸盐缓冲液中固定，送电镜检查；将剩余的样本放在生理盐水中，再移入10%中性福尔马林固定液送光镜检查。如果第二针取材满意，也可以将样本自两端取材送电镜检查；将剩余的样本迅速放入液氮或在干冰上冷却的异戊烷中快速冷冻送免疫荧光检查。如果仅能获得一条穿刺样本，则自样本两端切取组织块送电镜检查，将剩余部分分开送光镜和免疫荧光检查。如果穿刺组织太小，则样本应送电镜和免疫荧光检查，因为大多数光镜检查信息可以通过电镜检查样本的塑料包埋半薄切片获取。应避免纵向切开组织条，理想的情况是，切取送检的三部分样本都包括肾皮质。送检前可以在显微镜下或放大镜下仔细检查组织，肾小球位于皮质，表现为苍白或充血的膨胀物，但如果是硬化的肾小球或在纤维化的间质中，则肾小球就不太明显。

光镜检查

肾活检的光镜检查样本可以用多种固定液固定。Zenker、Helly、Bouin和Van der Griff等固定液都可以使用，许多病理医师觉得，含汞溶液可以保证最佳的结构和细胞学细节。然而，10%中性福尔马林不但能提供很好的形态细节，而且石蜡包埋的组织块可在将来需要的时候用于免疫组织化学和免疫荧光检查[7-8]。如果要对糖原、尿酸盐结晶、尿酸和其他水溶性物质进行评估，则可选用无水乙醇固定组织块。对肾活检切片推荐常规采用的一组染色包括苏木素和伊红（HE）、过碘酸-希夫（PAS）、六胺银和Masson三色染色。但在实践过程中，PAS最实用，最简单易行，可以显示其他染色方法提供的大多数信息。推荐对活检组织进行2～3 μm厚的连续切片，每一张切片上可放3～4个切面。按顺序间隔几张切片着染一张HE染色切片、一张PAS染色切片、一张Masson三色染色切片以及一张银染色切片。通过这个流程，可以检查最大限度数量的肾小球。剩余未染色的切片可以保存起来，以便需要时用于其他特殊染色或免疫组织化学染色。

电镜检查

说电镜检查既复杂又费时其实是一种误解。实际上，目前已有令人满意的制片方法，仅需不到5小时[9]。多种固定液可以用于电镜标本的制备，它们各有优劣。一些病理医师喜欢用四氧化锇做最初的固定，以便更好地显示沉积物和基底膜结构。但先用戊二醛、再用锇酸固定更方便，已经成为常规方法。可以根据个人习惯选择不同特性的环氧树脂进行组织块包埋。塑料包埋的组织块可以切成1 μm的半薄切片，用甲苯胺蓝或亚甲蓝染色在光镜下特别是高倍镜下可以获得大量的信息（图23.1）[10]。为超微研究制作的组织块的超薄切片使用醋酸铀和枸橼酸铅做双重染色可供电镜观察。

免疫荧光检查

肾活检组织常规在冰冻切片上做直接免疫荧光检查，这是一种简单、快速且效果比较满意的方法，但间接免疫荧光检查可以用于一些特别敏感的或特殊抗体的检查。将做免疫荧光检查的肾活检组织块定向放在软木塞上，用常规冰冻切片包埋剂包埋，然后放入装有异戊烷或甲基丁烷（周围有液氮或干冰包围）的烧杯中迅速冷却。冰冻切片切成2～4 μm厚，用不同的抗体染色后在直接或透射紫外光下进行观察，其亮度可主观地分级为0～3+级（或4+，依照不同实验室的惯例）并拍照记录。最常用的抗体包括抗IgG、IgA、IgM、κ、λ、C1q、C3、C4和纤维蛋白原或纤维蛋白。为了特定的诊断，还可以做一些其他抗原染色。例如，C4d对于诊断抗体介导的急性排斥反应非常有用[11-12]。IgG亚型鉴别（IgG1、

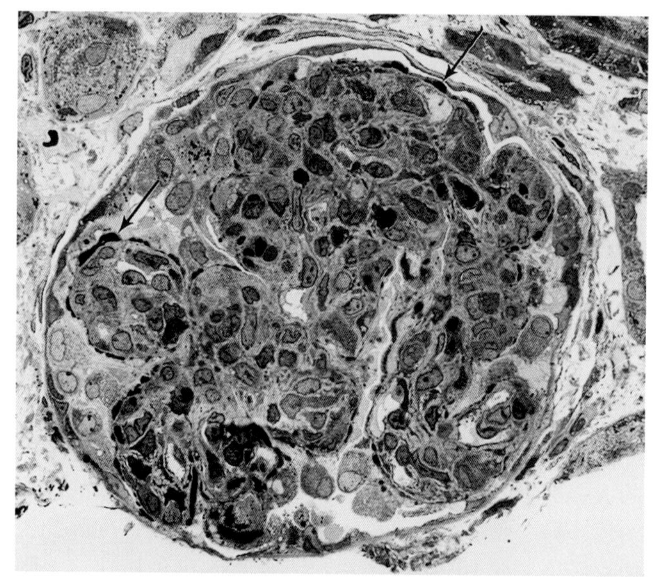

图 23.1 1 例链球菌感染后肾小球肾炎患者，在塑料包埋的半薄切片用甲苯胺蓝染色，可见沿毛细血管壁有很多驼峰状沉积物（箭头所示）和因内皮细胞增生所致的毛细血管腔闭塞

IgG2、IgG3、IgG4）和磷脂酶 A2 受体（phospholipase A2 receptor, PLA2R）-1 染色对诊断原发性膜性肾病有帮助。

如果用于免疫荧光检查的切片中没有肾小球，可以将做光镜检查的组织切片用链酶蛋白酶消化后再做免疫荧光检查[8]。需要提醒的是，用这种切片检测 C3 的免疫荧光检查的敏感性比用冰冻切片低。另外，因为有过高的背景染色，抗肾小球基底膜（GBM）肾病不能用这种链霉蛋白酶方法诊断。

免疫组织化学检查也可以用福尔马林固定石蜡包埋的活检样本进行。除了需要另加抗体诊断偶然发现的实体肿瘤或淋巴造血系统的肿瘤，一般肾活检的免疫组织化学染色包括：BK 多瘤病毒肾病诊断中 BK（或 SV40）的染色[13-14]，腺病毒染色，巨细胞病毒染色，以及 C4d 和淀粉样蛋白 A 染色。对于疑似移植后淋巴增殖性疾病的诊断，EB 病毒的原位杂交检查也有帮助。

肾活检的解读

虽然存在着挑战，肾活检样本的诊断与病理学其他领域一样都是建立在对形态的仔细观察和临床病理相联系的基础上的。正常形态学的知识是识别各种肾病变的基础。对肾活检的解读来说，获取充分的临床病史也十分重要。肾活检的评估指标如表 23.1 所示。

每一例肾活检切片必须包含足量的肾小球，但对于多少肾小球才足以做出诊断尚有不同看法。足量的定义取决于肾疾病的类型。如果病变表现无规律或有新月体形成，则诊断至少需要有 10 个肾小球；在弥漫性疾病（诸如膜性肾小球肾炎），即使只是在单个肾小球中观察到了特征性病变，也可以做出诊断，特别是当可以与电镜检查相结合时。但即使是在弥漫性病变，因为不同肾小球中的病变程度是不同的，所以为了正确评估疾病的程度，至少应观察 5 ~ 10 个肾小球。

肾小球的正常结构

因为肾活检样本的病变大多数发生在肾小球，本节简单回顾一下肾小球的正常结构形态。肾小球是一团特殊的毛细血管，由入球动脉发出的分支形成小叶，然后在血管极合并注入出球动脉。小叶的分叶状态在正常情况下不明显，但在某些疾病状态下可以变得很明显。每个小叶是由一簇毛细血管和位于小叶中心并辐射到周边的支撑结构系膜组成。毛细血管簇位于肾单位起始部扩张的腔隙里，后者称为**肾小囊（Bowman capsule）**，在肾小球的血管极，肾小囊由较厚的基底膜和衬覆的扁平的壁层上皮细胞组成，与入球动脉和出球动脉的外膜融合在一起。在肾小球的尿极，肾小囊壁的基底膜与近端小管的基底膜相延续。每个肾小球的直径大约为 200 μm，但肾小球的大小并不一样。位于近髓质处的肾小球比位于皮质其他部位的肾小球约大 20%。肾小球内细胞多少的变化因不同疾病而异，精确地评估需要的组织切片厚度为 2 ~ 4 μm。当血管极以外的系膜区超过 3 个细胞时即认为出现了系膜细胞增生。

肾小球毛细血管壁衬覆肾小球囊的脏层上皮细胞，这些高度特化的上皮细胞被称为足细胞，因为它们的胞质有许多足状突起附着于基底膜，后者将它们与扁平的、有窗孔的毛细血管内皮细胞分隔开。**肾小球基底膜（glomerular basement membrane, GBM）**分为三层结构：中间为电子致密层或致密板，内外较窄的电子透明层称为内疏松层和外疏松层。GBM 的主要成分是Ⅳ型胶原、层粘连蛋白、硫酸乙酰肝素蛋白多糖和内动蛋白，但也发现有少量其他蛋白质[15]。

肾小球的主要功能是过滤血液，GBM 是肾小球滤过屏障的主要成分。GBM 在正常成年人较厚，为 310 ~ 380 nm，在儿童略薄（10 ~ 12 岁时达到成年人的厚度），在男性比在女性略厚[16]。GBM 没有完全环绕毛细血管腔，因为毛细血管的一侧与系膜相邻，系膜由包埋在基底膜样物质即系膜基质中的细胞组成（图 23.2）。电镜下，系膜基质的纤维样结构比 GBM 的更多，由Ⅳ型、Ⅴ型和Ⅵ型胶原以及纤连蛋白、层粘连蛋白、内动蛋白和葡萄糖胺聚糖（包括硫酸乙酰肝素和硫酸软骨素）构成[17]。系膜细胞有胞质突起，包含 α 平滑肌动蛋白、α 辅肌动蛋白和肌球蛋白纤维，因此它们具有平滑肌细胞、血管周细胞和肌成纤维细胞的特征[16, 18-19]。因此，系膜细胞具有收缩功能，可以参与调节肾小球的血流量和肾小球的滤过过程[20]。系膜细胞可产生生长因子，可以维持正常细胞的更新[19]。系膜细胞还有吞噬功能，可以清除系

表23.1 肾活检评估指标

	光镜	免疫荧光	电镜
肾小球	大小和细胞数量	阳性/阴性反应	基底膜（厚度、密度、轮廓和有无中断）
	节段性或球性改变	免疫球蛋白、补体、纤维素等	细胞变化
	系膜区	分布（系膜区、毛细血管壁、毛细血管内球体）	系膜区
	白细胞浸润	阳性模式（线状、颗粒状或块状）	电子致密物（种类，部位和结构）
	毛细血管壁/腔	强度	内皮细胞的包涵体
	坏死	坏死、细胞新月体或纤维素阳性的毛细血管内栓塞	
	血栓（类型）		
	肾小囊的粘连		
	免疫复合物沉积（类型和部位）		
	新月体（类型和百分比）		
	硬化（分布和百分比）		
肾小管	坏死	免疫反应和形态	细胞病变
	修复性改变	强度	包涵体
	扩张		基底膜
	管型（类型）		电子致密物（类型和部位）
	结晶		
	细胞包涵体		
	空泡变性		
	基底膜		
血管	内膜增厚（类型）	反应和分布	内膜和中膜的病变
	弹力膜改变	血栓栓塞和纤维素染色阳性的血管	电子致密物
	中膜增生		
	玻璃样变性		
	血栓栓塞		
	坏死		
	炎症		
	肾小球旁器病变		
间质	水肿	反应和分布	细胞浸润
	炎症和纤维化（细胞类型和百分比）		电子致密物

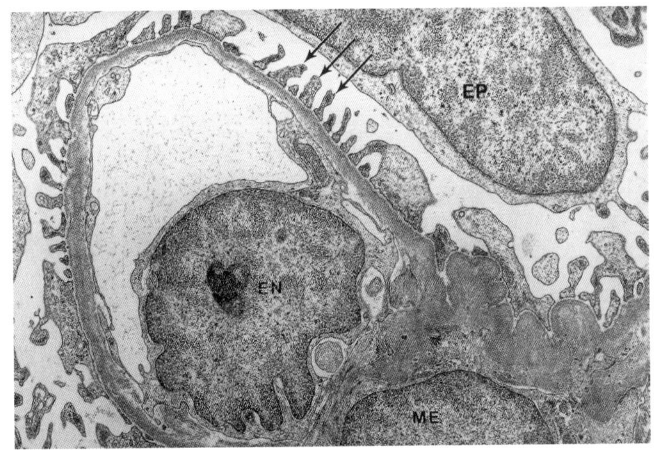

图 23.2 显示不同细胞类型关系的正常肾小球的电镜照片。可见肾小球基底膜表面覆盖着上皮细胞的足突（箭头所示）以及毛细血管腔内衬的扁平的内皮细胞（EN：内皮细胞，EP：上皮细胞；ME：系膜）（×13 000）

膜区的细胞碎屑，包括沉积在系膜区的免疫物质[21]。虽然内皮细胞和系膜细胞的超微结构明显不同，但在光镜下观察肾小球疾病时，两者的区别并不明显，常根据它们在肾小球的位置来区别它们。

肾小球脏层上皮细胞/足细胞参与基底膜的合成，并通过其特殊结构影响毛细血管壁的通透性。足细胞通过其胞质突起即足突衬覆在 GBM 的肾小囊腔面，在扫描电镜下可见相邻足细胞发出的足突组成复杂的指状突起结构（图 23.3）。足细胞足突之间的间距为 25 ~ 60 nm，在足突间的 GBM 的表面还有一层 4 ~ 7 nm 厚的裂孔膜，类似于紧密连接和黏着连接。在过去二十年中，已鉴定出一些组成足细胞足突和裂孔膜的蛋白质分子，它们参与维持滤过屏障结构的完整性和选择渗透性[22]。肾小囊腔的空间有限，其内衬覆的一层扁平壁层上皮细胞表达角蛋白。相反，脏层上皮细胞不表达角蛋白，而表达波

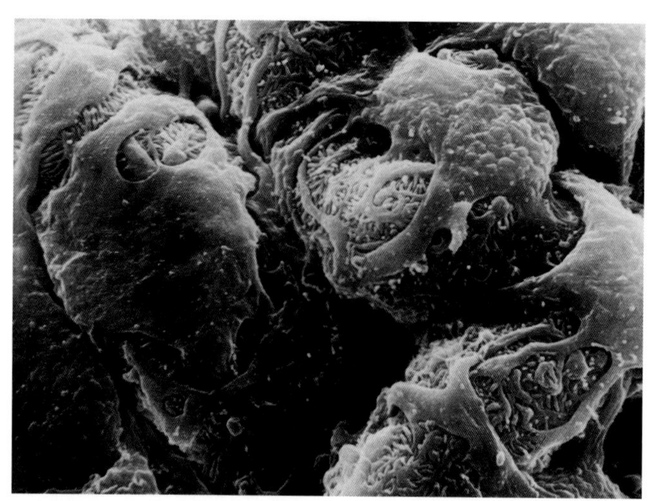

图 23.3 电镜扫描照片显示的肾小球毛细血管表面衬覆的脏层上皮细胞和指状足突（×8 000）

框23.1 根据病变分布分类的肾小球疾病
病变累及多少肾小球的分类
局灶性：病变仅累及一部分肾小球
弥漫性：病变累及大多数或所有的肾小球
病变在单个肾小球中的分布
节段性：病变仅累及肾小球的一部分毛细血管袢
球性：病变累及肾小球的全部毛细血管袢

形蛋白和结蛋白[23]。最近的研究表明，壁层上皮的干细胞对肾小球的修复十分重要，可能参与足细胞和肾小管上皮细胞的再生[24-25]。

肾小球疾病的分类

肾小球肾炎（glomerulonephritis）是指肾小球的炎症，而**肾小球病（glomerulopathy）**则泛指各种原因导致的肾小球的结构改变。肾小球出现病变时，肾单位的其他部分可能也受累，因此，诊断的要点在于正常肾小球结构紊乱的识别。明显的病变在常规的光镜和免疫荧光检查中可以显示，而电镜可以显示肾小球的细微变化，有些病变只能在电镜下才能发现。肾小球的损伤可以归纳为一些形态形式，因此，肾小球肾炎可以根据肾小球病变的特征和分布进行分类。虽然对肾小球病变的分布的定义已取得了较为广泛的认可（框 23.1），但对一些特殊的分类尚有争议。

本章讨论的肾小球病变被细分为：与肾病综合征或持续性蛋白尿相关的病变，见于急性肾炎综合征或血尿的病变，以及与血管疾病相关的病变，诸如系统性血管炎、溶血性尿毒综合征（HUS）和系统性硬化。此外，本章还包括肾小管间质性病变、肾血管病变、囊肿性疾病以及移植肾的活检改变等。

伴有肾病综合征的肾小球疾病

肾病综合征的临床特征是大量蛋白尿、低蛋白血症、水肿和高脂血症。由于肾小球滤过屏障的损伤使蛋白质被滤入尿中，特别是白蛋白，诊断肾病综合征的标准是 24 小时蛋白尿超过 3.5 g。肾病综合征与一系列形态学变化相关，但某些疾病肾小球的损伤并不伴有明显的炎症和增生性病变，包括伴有微小病变性肾小球病（MCD）的原发性肾病综合征、膜性肾小球肾炎、糖尿病肾病、淀粉样变肾小球病以及各种类型的先天性肾病综合征。各种伴有肾病综合征的肾小球疾病的主要组织学、电镜和免疫荧光检查的表现如表 23.2 所示。

微小病变性肾小球病

微小病变性肾小球病（minimal change disease, MCD）（也称为无病变和微小病变性肾病综合征）是儿童最常见的原发性肾病综合征，占儿童原发性肾病综合征的 80%～90%[26-27]，占成人原发性肾病综合征的 10%～15%[28-29]。大多数儿童患者初诊时的年龄小于 6 岁，3～4 岁最常见[26-27]。男童患者明显多于女童患者，男女比例可达 2：1～3：1[30]。MCD 在白种人、亚洲人、西班牙后裔中的发病率比在黑人中高[31]。80%～90% 的儿童的 MCD 是原发性的，少数病例与病毒感染、近期预防接种、重金属摄入（例如汞或铅）、食物过敏、尘埃、蜜蜂蜇伤和毒藤等有关，还有与药物反应相关，包括锂、干扰素、帕米膦酸二钠（pamidronate）。虽然 MCD 的确切发病机制不清，但最后共同的可能都是造成足细胞的损伤。在成人患者，特别是在老年人，MCD 的发生与应用非甾体抗炎药物引起的过敏反应相关[32]；这类患者常合并有肾功能不全和急性间质性肾炎[33]；大多数患者停用药物后蛋白尿可以缓解。也有文献报道，MCD 与淋巴系统恶性肿瘤相关，尤其是与霍奇金淋巴瘤有关[34]；在这类患者，随着淋巴瘤的治愈，肾病综合征也可以缓解。可能会引起 MCD 的其他肿瘤性病变包括白血病、癌和胸腺瘤。MCD 可以是狼疮性肾炎的一种表现，也可以出现在造血干细胞移植后[35-36]。MCD 还可以见于肾移植后出现肾病综合征的患者[37]，但还没有肾移植受者发生原发性局灶节段性肾小球硬化症（FSGS）的报道。特发性 MCD 的发病机制还不清楚，目前认为可能是由于 T 淋巴细胞产生的循环因子损伤了肾小球的滤过膜所致[38-39]。MCD 患者出现 T 细胞亚型的异常，复发时白介素 13（IL-13）的水平升高[40]。IL-13 可以增加足细胞表达 CD80。CD80 反过来可以在 MCD 患者的尿中发现，因此似乎可以作为诊断性生物标志物[41]。各种损伤刺激都可以激活足细胞的蛋白酶通路，导致肌动蛋白细胞骨架和裂孔隔膜的破坏。除了渗透性屏障的结构破坏外，足细胞带负电荷的糖萼的丢失可能会导致阴离子蛋白质的选择性渗漏，诸如白蛋白的选择性渗漏。

表23.2 伴有肾病综合征的肾小球疾病

疾病	光镜检查表现	免疫荧光检查表现	电镜检查表现
微小病变性肾小球病	正常；系膜轻度增生或无明显病变	免疫球蛋白和C3通常呈阴性	上皮细胞足突广泛融合
局灶节段性肾小球硬化症	局灶节段性肾小球硬化	IgM和C3在硬化区非特异性沉积	上皮细胞足突广泛融合
C1q肾病	系膜细胞增生常有，±局灶节段性肾小球硬化	C1q系膜颗粒状沉积	系膜区电子致密物沉积
膜性肾病	毛细血管管壁一致增厚，有时有钉突形成	IgG和C3沿毛细血管壁颗粒状沉积（IgM、IgA、C1q在膜型狼疮肾炎也会呈阳性）	分四期，电子致密物在上皮下和基底膜内沉积
糖尿病肾病	结节状和弥漫性系膜区硬化；非免疫复合物沉积	IgG沿毛细血管壁基底膜和肾小管基底膜线样沉积	肾小球基底膜弥漫性增厚，系膜基质增加
淀粉样变	系膜区、毛细血管壁和血管壁无定形物沉积，PAS呈弱阳性；六胺银呈阴性；刚果红呈阳性，偏振光下苹果绿双折光	基于不同的亚型，Ig轻链或重链，AA淀粉样物质，或者其他，块状沉积	直径8~10 nm的纤维丝
轻链沉积症	系膜区增宽，PAS阳性的物质沉积	κ或λ轻链限制性表达；系膜区颗粒状或基底膜区线样沉积	沿基底膜和系膜区细颗粒状物质沉积
重链沉积症	系膜区增宽，PAS阳性的物质沉积	重链在系膜区颗粒状或沿基底膜线样限制性表达，通常是γ	沿基底膜和系膜区细颗粒状物质沉积
纤维样肾小球肾炎	系膜区增宽且有时伴有细胞增生，毛细血管壁增厚	多少不等的IgG、C3沉积，有时有IgM、IgA沉积；常为多种类型	直径16~20 nm的纤维丝
免疫触须样肾小球病	系膜区增宽且有时伴有细胞增生，毛细血管基底膜增厚	多少不等的IgG、C3沉积，有时有IgM沉积；常为单一类型，伴有轻链限制性表达	直径30~50 nm的纤维丝呈平行束状排列
先天性肾病综合征			
芬兰型	肾小管扩张，微囊性变，肾小球硬化	IgM和C3非特异性沉积	上皮细胞足突广泛融合
弥漫性系膜硬化症	系膜区融合，假新月体形成，胎儿型肾小球	IgM和C3呈阴性或非特异性沉积	上皮细胞足突广泛融合

典型的MCD患者出现大量蛋白尿，常是选择性的蛋白尿，导致肾病综合征。不到15%的患者可以出现光镜下血尿[42]，但肉眼血尿罕见。发病初期，患者的血压一般正常；在后期，不到20%的患者可以出现高血压[43]。因为儿童肾病综合征患者很可能是MCD，对儿童患者可以不进行肾穿刺活检而使用激素进行经验性治疗，除非患儿的肾病综合征是激素抵抗性的。患者皮质类固醇激素治疗8周内通常可完全缓解[26-27]，但一半的患者在停用激素后会出现间歇性复发，甚至可以迁延10年左右。复发患者对激素还是敏感的，不会进展到慢性肾衰竭。对于使用皮质激素治疗仅获部分缓解的患者，还可以使用免疫抑制剂治疗，诸如环磷酰胺或环孢霉素[29]。新药物正在这些患者中试用，诸如抗CD20抗体或抗CTLA-4（杀伤T淋巴细胞相关性蛋白4）抗体[44-45]。进展到氮质血症的患者多为误诊患者，很可能是由局灶节段性肾小球硬化症（FSGS）所致。病情缓解2年的患者一般不会复发。

光镜下MCD患者的肾小球基本正常或有轻微异常（图23.4）。肾小球毛细血管袢是开放的，基底膜不增厚，但足细胞可能增生。部分患者可能有系膜基质和细胞的轻度增生。肾曲小管可能因为有大量的脂滴和蛋白转运小滴聚集而呈局灶空泡变性。因为这些光镜特征和常在患者尿中发现脂滴，1913年Munk曾将本病命名为脂性肾病[46]。后来通过电镜才发现这些患者的病变始于肾小球而不是肾小管。还要记住一点，光镜下，成人或老年人的MCD不会完全正常，可能合并有各种各样的病变，

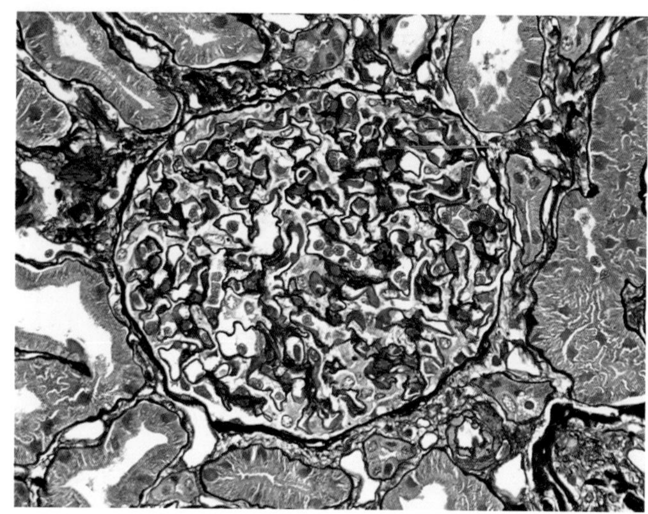

图 23.4 微小病变性肾小球病的肾小球。可见这个肾小球无细胞增生，其毛细血管袢开放，基底膜厚度正常

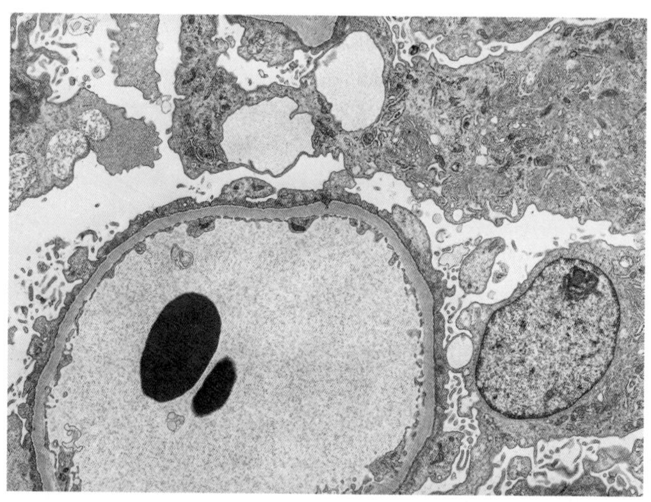

图 23.5 微小病变性肾小球病的肾小球的一部分，显示上皮细胞足突融合。可见脏层上皮细胞微绒毛形成、囊性变（×8 400）

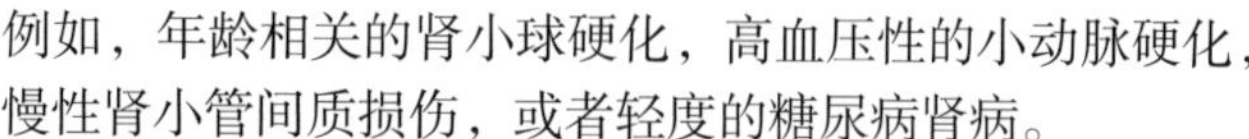

例如，年龄相关的肾小球硬化，高血压性的小动脉硬化，慢性肾小管间质损伤，或者轻度的糖尿病肾病。

特征性的电镜改变是：肾小球的足细胞的足突广泛融合和消失，导致脏层上皮细胞的胞质直接覆盖在基底膜表面，足突的减少伴随着滤过孔的破坏和滤过膜面积的减少[47]。脏层上皮细胞也就是足细胞显示胞质内细胞器增多，常含小囊和空泡，提示胞质活性增加。在MCD，常见很多微绒毛（足细胞胞质突向尿囊的绒毛）（图 23.5）。细胞骨架的密度常增加，特别是紧贴基底膜的胞质中的肌动蛋白纤维，但没有电子致密物的沉积。少量足细胞足突融合可见于对治疗有一定反应的 MCD 患者。

免疫荧光检查，各种免疫球蛋白和补体基本都呈阴性，但有时可有少量 IgM 和 C3 在系膜区沉积。白蛋白染色，近端小管上皮细胞的胞质可显示白蛋白的细小的阳性颗粒（图 23.6）。

由于活检取材的局限性，一些仅累及部分肾小球的疾病可能会被误诊为 MCD，例如局灶节段性肾小球硬化症（FSGS）。此外，因为肾小管萎缩和间质纤维化并不是 MCD 的特征，如果活检时发现了这些病变，尤其是当患者是儿童患者时，应考虑局灶节段性肾小球硬化症（FSGS）。最近提出，MCD 患者有营养不良聚糖（dystroglycan）和 CD44 表达减少，这些有助于 MCD 与（FSGS）的鉴别，但还需要进行进一步的证实[48-49]。

局灶节段性肾小球硬化症

局灶节段性肾小球硬化症（focal segmental glomerulosclerosis, FSGS）是一个临床病理综合征，其特征是：蛋白尿，常常是肾病水平的蛋白尿，进展为肾功能不全的高发生率，以及局灶节段性肾小球硬化病变。节段性肾小球硬化是由于系膜基质增多引起，导致毛细血管袢闭塞。FSGS 分为五种组织学亚型，包括塌陷型、

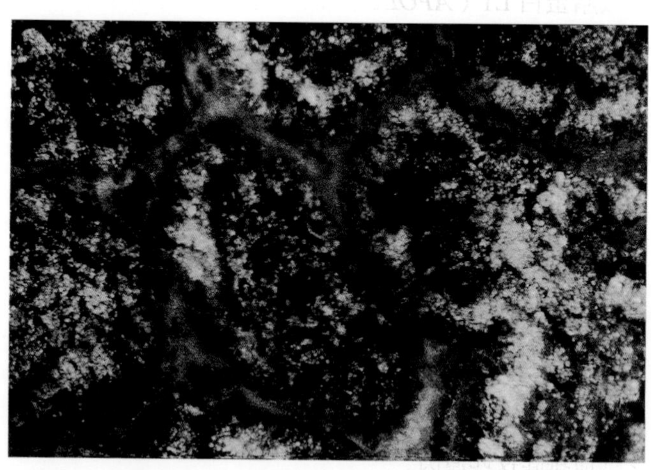

图 23.6 免疫荧光检查显示近曲小管上皮细胞内有大量白蛋白阳性的再吸收脂滴

“顶端”型、细胞型、门部型和非特殊型[50-51]。这些组织学分型在诊断顺序上是分等级的，被称为“FSGS 的哥伦比亚分型”。即使只出现一个单个的塌陷病变，即符合塌陷型 FSGS 的诊断。在没有出现塌陷病变的情况下，顶端病变一旦出现，就要优先诊断。接下来的诊断顺序是细胞型 FSGS，随后是门部型 FSGS 和非特殊型 FSGS。在单个患者，虽然活检诊断的 FSGS 分型可能会随着时间的推移而改变，但组织学亚型确实具有临床意义[52-54]。塌陷型 FSGS 患者的预后很差，顶端型 FSGS 患者对免疫抑制疗法的反应很好，类似于 MCD。门部型 FSGS 常指由于各种病因导致肾实质减少或肾小球高滤过而出现的结构适应性改变，其临床表现通常是非肾病范围的蛋白尿；而塌陷型和顶端型 FSGS 更常出现典型的肾病综合征。

从病因学来看，FSGS 可以分为原发性和继发于各种损伤因素和发病机制的继发性两种。FSGS 的形态学类型并不能区别其是原发性的还是继发性的，FSGS 的活

检诊断应尽量提示病因。原发性FSGS的发病机制不清楚，但其可能源于循环渗出的因子，可能是淋巴因子或细胞因子导致的上皮细胞损伤引起了节段性瘢痕，最终导致肾小球废弃[55]。可能的循环渗出因子包括心肌营养素样细胞因子1（cardiotrophin-like cytokine 1）和尿激酶型纤溶酶原激活剂受体（urokinase plasminogen activator receptor），但这些因子的敏感性和特异性还不够高[52,56]。

FSGS可以继发于各种情况，包括药物、病毒感染、肾小球肾炎愈合后和结构适应性变化。此外，基因相关的因素作为FSGS的原因正在被逐渐认识，不论是常染色体显性遗传还是隐性遗传模式[52, 57-58]。在一些足细胞基因编码的蛋白质，基因突变已经检测出来，例如，在裂孔膜、细胞骨架、线粒体、转录因子和DNA修复因子。实际上，以前被诊断为特发性FSGS的患者可能是遗传性FSGS[52, 59]。甚至没有单基因突变的患者也显示了发展为FSGS的家族易感性。近期的研究表明，黑人的载脂蛋白L1（*APOL1*）基因和FSGS之间有很强的相关性[60-61]。危险等位基因G1和G2在黑人中更为常见，它们也与进行性肾疾病的高发病率有关。*APOL1*基因产物在足细胞和血小板中均有表达，其确切的致病机制尚不清楚，可能是危险等位基因似乎产生了一种进化保护蛋白质来对抗布氏锥虫（*Trypanosoma brucei*）感染[60]。

继发性FSGS在组织学上与原发性FSGS可以一样，在临床表现也不能区别。因为继发性FSGS与原发性FSGS的发病机制和治疗显著不同，所以在诊断原发性FSGS以前除外继发性FSGS十分重要[62-64]。框23.2列出了常见的引起FSGS的继发原因，在诊断原发性FSGS之前应排除这些原因。

原发性局灶节段性肾小球硬化症（primary FSGS）应为10%～15%的儿童肾病综合征、20%～30%的成人肾病综合征负责。在成人，原发性FSGS是特发性肾病综合征的主要病因，尤其是在黑人[65]。在原发性FSGS，肾病范围的蛋白尿常见，临床表现可以是突然起病的肾病综合征或隐匿起病的少于肾病范围的蛋白尿。尿沉渣检查常可见光镜下血尿。40%～60%的患者可以在10～20年发展为终末期肾病（ESRD）[66-67]，据报道移植后复发率可达30%～40%，常在数周导致移植失败[68-72]。激素治疗的效果有限，常需要迅速加用二线治疗的免疫抑制剂，以及进行血浆置换以去除循环中的渗出因子。

病理学上，原发性和继发性FSGS都有节段性硬化、塌陷或毛细血管袢的闭塞（依赖各种不同的组织亚型），通常影响一个或更多个肾小球毛细血管袢的分支。早期，可以显示系膜基质的增加和轻度系膜细胞的增加；进展到晚期时，细胞减少，出现硬化，常与肾小囊粘连（图23.7）。脏层上皮细胞衬覆在硬化区表面，因此被称为“足细胞帽”。硬化区的毛细血管袢扭曲变形，透明物质沉积（或称透明变性），可能是由于血浆蓄积和含脂的泡沫细胞浸润所致[73]。这些表现多见于非门部位置，称为非特殊型FSGS，而塌陷型、细胞型和顶端型的特征（见下文描述）缺乏这些改变[50, 58]。

框23.2　局灶节段性肾小球硬化症（FSGS）：病因学分类

原发性FSGS（特发性）

继发性FSGS

遗传性

足细胞的基因突变：*NPHS1*（肾病蛋白），*NPHS2*（podocin）、*PLCE1*（磷脂酶Cε1）、*ACTN4*（α辅肌动蛋白4）、*CD2AP*（CD2-相关性蛋白质）、*WT1*（Denys-Drash综合征）

基底膜的基因突变：*COLA3*、*COLA4*（Alport 综合征）、编码整合蛋白β_4和层粘连蛋白β_2的基因

线粒体细胞病

其他

病毒感染

HIV-1，细小病毒B19，巨细胞病毒，猴病毒（SV40），EB病毒

药物

海洛因，干扰素α和β，锂，双膦酸盐类，西罗莫司，钙调磷酸酶抑制剂，合成代谢甾类

肾小球肾炎

局灶节段性肾小球病变痊愈后

功能适应性反应介导的

肾体积或肾单位减少：单侧肾缺如，发育不良/萎缩，先天性肾单位减少症伴代偿肥大，早产儿/出生低体重儿，部分皮质坏死，肾切除，反流性肾病，其他伴有肾单位减少的晚期肾疾病

初始肾单位数量正常：高血压，病态肥胖症，发绀性先天性心脏病，糖原沉积病，镰状细胞性贫血

Modified from D' Agati VD, Kaskel FJ, Falk RJ. Focal segmental glomerulosclerosis. *N Engl J Med*. 2011; 365(25): 2398–2411.

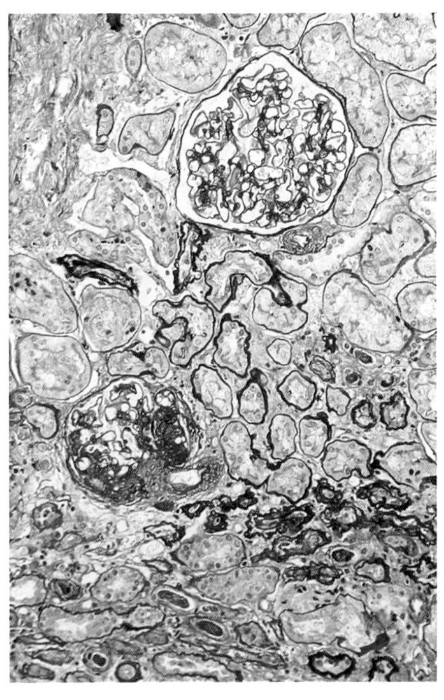

图23.7　**局灶节段性肾小球硬化症**。其中一个肾小球显示节段性硬化，其他肾小球的病变不明显。可见肾小管萎缩（PAS染色）

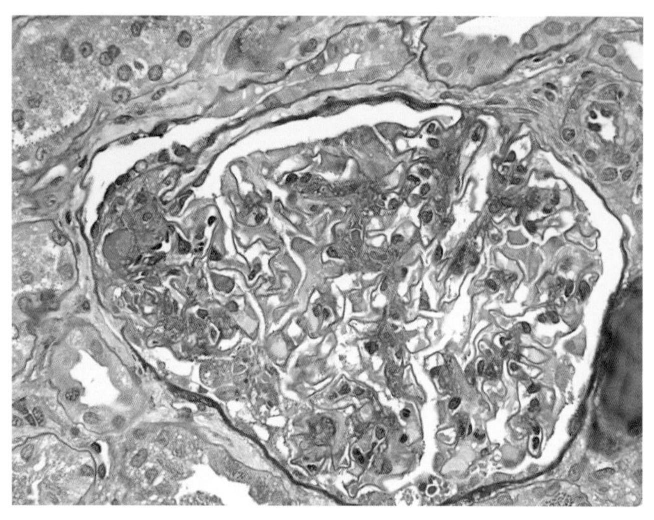

图 23.8 顶端型局灶节段性肾小球硬化症。在尿极可见毛细血管袢与肾小囊粘连并有透明物质沉积，周围足细胞肥大，胞质内有蛋白质沉积（PAS 染色）

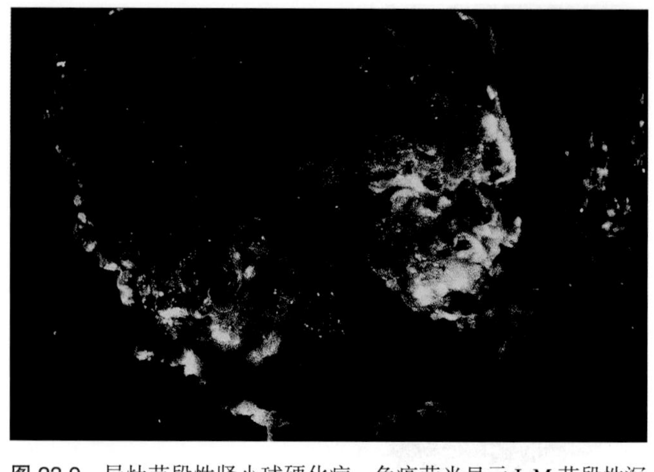

图 23.9 局灶节段性肾小球硬化症，免疫荧光显示 IgM 节段性沉积（抗 IgM）

有时，硬化或融合病变出现在肾小球囊的尿极，在肾小囊近端小管的起始部位附近形成粘连，称为顶端型病变[74]。毛细血管袢在顶端融合的部分显示内皮细胞肿胀和泡沫细胞浸润（图 23.8）。覆盖在病变部位的脏层上皮细胞增大，空泡变性，胞质内常含透明小滴。有些病变的系膜基质增加明显而细胞数量较少。位于血管极的硬化称为“门部”型，常见于由于功能适应性反应出现的继发性 FSGS。最有争议且少见的是“细胞”型表现为毛细血管内细胞增多，伴有泡沫细胞浸润和核碎裂；覆盖表面的足细胞的增生也很常见。塌陷型 FSGS 将在后续章节详细描述。

随着疾病的进展，肾小球毛细血管硬化的范围逐渐增加，最终导致球性硬化。肾小管萎缩很常见，它的出现并不能诊断 FSGS，但如果活检显示了 MCD，应怀疑 FSGS[75]。伴随肾小管的丢失和萎缩，间质纤维化，并且肾小管间质的损伤程度是疾病的预后指标[64, 76-77]。在典型的 FSGS，肾小球损伤始于皮髓交界区，如果活检切片没有包含这部分结构，就有可能错过病变。

FSGS 的病变主要是足细胞的损伤，电镜下，最明显的特征是足细胞足突广泛融合，特别是在非硬化区的毛细血管袢。原发性 FSGS 的特征是足细胞足突的广泛融合，常见于塌陷型、顶端型和细胞型。一些继发性 FSGS 和 FSGS 门部型的足突融合的程度没有那么广泛[53,78-79]。所有肾小球通常都有不同程度的系膜基质增加，系膜区细胞增生也不少见。在硬化的节段，GBM 常有折叠，局灶增厚；有时可见局灶足细胞与 GBM 分离，中间间隙中可见多层基底膜样物质和细胞碎片聚集。沉积的透明物由细颗粒状物质组成，其电子密度与糖尿病肾病的沉积物相似。这种沉积物主要位于内皮细胞下和节段性硬化区，免疫荧光显示 IgM 和 C3 呈阳性（图 23.9），但无病变的肾小球没有免疫球蛋白或补体沉积。

塌陷型肾小球病

塌陷型肾小球病是 FSGS 的一个独特的临床病理亚型，其特征是肾小球毛细血管袢广泛塌陷，多见于有 *APOL1* 危险等位基因的黑人[50,60,80]。患者通常表现为突然发生的肾病综合征或肾病范围的蛋白尿以及肾功能损伤。特发性塌陷型 FSGS 的预后很差[81-82]，几乎对免疫抑制治疗没有反应，迅速失去肾功能[83]。循环渗透因子可能起了一定作用，因为在肾移植后很快复发[84]。塌陷型 FSGS 可以继发于静脉内毒品注射或 HIV 感染[85-87]。这种类型的 FSGS 占 HIV 感染患者肾病变的 80%～85%[88]。据报道，塌陷型肾小球病还可见于一些自身免疫性疾病，淋巴组织增生性疾病，使用诸如双膦酸盐类和干扰素类药物，严重的移植缺血，以及非 HIV 的病毒感染，例如丙型肝炎病毒、巨细胞病毒和细小病毒 B19[52,85,89-90]。治疗原发性疾病对缓解继发性 FSGS 的损伤有帮助。

塌陷型肾小球病的典型组织学特征是以塌陷型为主的局灶性肾小球硬化，它可以是节段性的，但通常是全球性的。节段性硬化症的特征是覆盖在硬化节段上的上皮细胞的肥大和增生（图 23.10）[91]。这些细胞通常显示肿胀和空泡化，可能含有大量的重吸收蛋白质滴。只要出现一个塌陷型 FSGS 的肾小球就可以做出诊断。病变中出现的增生的上皮细胞可能是缺乏限制的足细胞的增生，也可能是壁层上皮细胞对损伤的应答迁徙而来[92-94]。相对于肾小球硬化的严重程度，肾小管间质的损伤较典型的 FSGS 更为严重。肾小管上皮可显示细胞变性，管腔常明显扩张，并出现广泛的蛋白管型形成。肾间质常

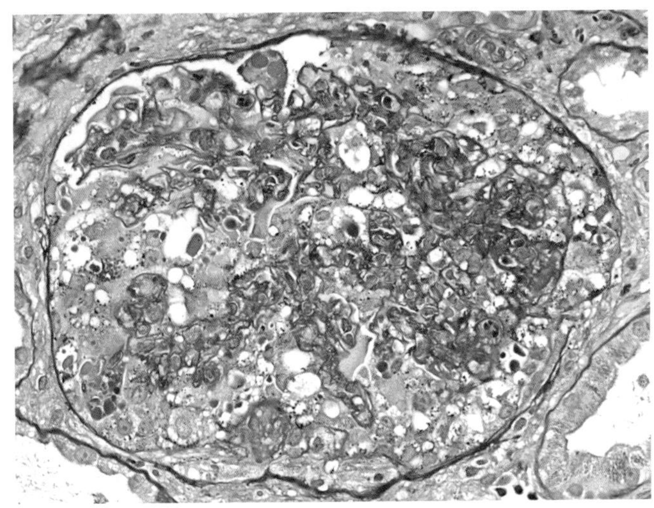

图 23.10 塌陷型局灶节段性肾小球硬化症的特征是：肾小球基底膜皱缩，表面覆盖的足细胞增生，占据肾小囊。足细胞胞质内含有大量蛋白质小滴（PAS）

显示明显的以淋巴细胞为主的炎细胞浸润。

塌陷型肾小球病患者的最常见的免疫荧光表现为肾小球病变区节段性 IgM 和 C3 的沉积。偶尔可见 C1q 局部沉积。足细胞蛋白质吸收小滴显示 IgG、IgA 和白蛋白呈阳性。电镜观察到的变化一般与典型的 FSGS 相似，足细胞的足突广泛融合。在塌陷区，GBM 显示弥漫性皱缩。一个独特但非特异性的特征是：在 90% 以上的 HIV 相关性塌陷型肾小球病患者中发现，内皮细胞内出现管网状包涵体[95-96]。这些结构在特发性或其他原因继发的塌陷型肾小球病中很罕见，但在 SLE 患者或 α 干扰素治疗的患者也能见到。

框23.3　与膜性肾小球肾炎相关的疾病

自身免疫性疾病

抗PLA2R自身抗体（~80%的原发性膜性肾小球肾炎）

抗THSD7A自身抗体（~10%的原发性膜性肾小球肾炎）

系统性红斑狼疮，混合性结缔组织病，干燥综合征，类风湿性关节炎，IgG4相关性系统性疾病，结节病，桥本甲状腺炎，Graves病，Weber-Christian脂膜炎，重症肌无力，大疱性类天疱疮，自身免疫性肠病，原发性胆汁性肝硬化

感染

乙型肝炎、丙型肝炎、梅毒、EB病毒、疟疾、麻风、结核病、血吸虫病、丝虫病、包虫病、肠球菌心内膜炎、布鲁氏菌病、葡萄球菌感染

肿瘤性疾病

癌（肺、胃肠道、乳腺、前列腺、肾）、精原细胞瘤、淋巴瘤（特别是非霍奇金淋巴瘤）、白血病、黑色素瘤

药物和毒物

非甾体类抗炎药物，D青霉素胺，布西拉明，抗肿瘤坏死因子制剂，有机金，丙磺舒，卡托普利，三甲基二酮，锂，氯美噻唑，双氯芬酸，碳氢化合物，甲醛，有机溶剂，汞

移植免疫性疾病

由于慢性抗体介导的排斥导致的新发的MGN，造血干细胞移植出现的移植物抗宿主病，中性内肽酶对新生儿MGN的定向反应，重组芳基硫酸盐酶和α葡萄糖苷酶的替代治疗

其他

镰状细胞性贫血，糖尿病，木村病，硬化性胆管炎，抗肾小球基底膜病，冷球蛋白血症，Guillain-Barré综合征

MGN：膜性肾小球肾炎；THSD7A：含有7A的Ⅰ型结构域的血小板反应素

C1q 肾病

C1q 肾病（C1q nephropathy）是一种比较少见且尚存争议的免疫复合物介导的肾小球疾病，其特征是系膜区存在以 C1q 为主的沉积。C1q 肾病患者可能出现肾病综合征或轻度蛋白尿，伴有或不伴有血尿[97-100]。C1q 肾病好发于青少年和年轻人，黑人患者比白人患者更常见[99,101-102]。组织学正常或系膜增生性 C1q 肾病患者对皮质醇有反应，如果表现为 FSGS 型，则预后不佳[103]。C1q 肾病可以缓慢进展至肾衰竭，据估计，5 年肾存活率约为 78%[101]。目前尚不清楚 C1q 肾病是一个独立的临床病理类型，还是 MCD 和 FSGS 疾病谱的一部分[102, 104]。

光镜检查，C1q 肾病可见轻微到明显的系膜细胞增生，系膜基质增多，伴有或不伴有节段性肾小球硬化。电镜下，C1q 肾病总是显示系膜区有免疫复合物沉积，内皮细胞下或上皮细胞下沉积不常见。免疫荧光检查，C1q 呈阳性并伴有 IgG、IgM 和 C3 的沉积；约有 60% 的病例据报道合并有 IgA 沉积[100]。C1q 肾病的主要鉴别诊断是狼疮肾炎，后者也表现为系膜区有明显的 C1q 沉积，以及多种免疫球蛋白和补体 C3 的沉积。临床表现、血清学证据、肾小球外沉积和出现管网状包涵体对于鉴别Ⅱ型狼疮肾炎和 C1q 肾病有帮助。

膜性肾小球肾炎

膜性肾小球肾炎（membranous glomerulonephritis, MGN）（又名膜性肾病）是一种由多种原因引起的肾小球疾病，其特征毛细血管外侧上皮下免疫复合物沉积和基底膜不同程度增厚，没有炎细胞浸润。20%～30% 的成人特发性肾病综合征是 MGN[105]，1%～9% 的儿童特发性肾病综合征是 MGN[106]。绝大多数 MGN 病例是原发性的（也就是特发性的），但 MGN 也可以继发于其他许多疾病（继发性的）。成人继发性 MGN 占 20%～25%，儿童继发性 MGN 占 80%（框 23.3）[107]。超过 85% 的继发性 MGN 是由感染、肿瘤或狼疮引起的。世界范围内，MGN 的最常见的原因是疟疾和血吸虫病；在美国，MGN 的最常见的原因是狼疮、肿瘤、乙型肝炎病毒和药物[107]。也有罕见的家族性 MGN 病例报道，可能与遗传机制相关[108]。

引起免疫复合物在GBM的上皮侧沉积的病理机制正在逐渐被人们所认识，特别是原发性MGN的发病机制。目前有两种假说：沿着GBM沉积的是在毛细血管袢上皮下原位形成的免疫复合物，或者是循环中的免疫复合物在局部的沉积。实验研究支持，在大多数病例，免疫复合物是由循环中的抗体与正常肾小球的抗原在原位结合形成，或者是游离于血循环的外源性抗原先在上皮下植入，再与循环抗体在肾小球原位结合[109]。

原发性MGN可能是肾小球免疫复合物原位形成的自身免疫性疾病。在超过70%～80%的原发性MGN患者可以检测到在足细胞和近端小管表达的抗PLA_2R自身抗体[110-111]。这些循环中的抗PLA_2R自身抗体是IgG4亚型的且其血浆中的水平与疾病的活动程度和治疗反应相关[112]，可能可以预测移植后复发的风险[113]。全基因组关联研究已将MGN与特定的HLA-DQA1和PLA2R等位基因紧密联系在一起。高危多态个体呈现自身抗原的倾向可能会增加而促成MGN[114]。近来的研究显示，5%～10%的原发性MGN患者有抗近来描述的第二个足细胞的抗原——含有7A的Ⅰ型结构域的血小板反应素（thrombospondin type-1 domain-containing 7A, THSD7A）——的自身抗体（IgG4亚型），进一步加大了自身免疫机制在这些患者中的作用[115-116]。

在一种MGN的亚型患者，免疫反应似乎在其发生中起着重要作用。在孕期有MGN的患者，足细胞和近端小管刷状缘可以表达中性肽链内切酶（neutral endopepidase, NEP），NEP作为沉积在上皮细胞下抗体的目标抗原已经被确认[117]。在这些病例中，孕妇产生的抗NEP抗体似乎可以通过胎盘传递给胎儿而出现NEP的基因缺陷[118]。一些有Pompe病和Ⅳ型黏多糖贮积病的患者分别接受了重组α葡萄糖苷酶和芳基硫酸盐酶B的治疗，也发生了导致MGN的自身免疫反应[114]。在最新的报道中，同种异体移植中新发生的MGN似乎也是一种免疫反应。

与继发性MGN相关的疾病包括慢性感染、肿瘤、自身免疫性疾病（狼疮、类风湿性关节炎、IgG4相关性系统疾病）、药物和结节病。常与继发性MGN相关的药物包括：非甾体类抗炎药、青霉素胺、金制剂、锂、汞、卡托普利和抗肿瘤坏死因子制剂。在一些继发性MGN病例，在其免疫复合物中检出了很多物质，包括乙型肝炎抗原（HBsAg、HBcAg和HBeAg）、病毒样颗粒（丙型肝炎）、肿瘤抗原、甲状腺球蛋白和含DNA的物质，但没有证据表明这些抗原是致病原[119]。还有外源性的抗原，例如，已经在儿童MGN病例的上皮下沉积物中分离出可以在牛奶中分离出来的阳离子牛血清白蛋白（bovine serum albumin, BSA）[120]。这些儿童对牛奶不过敏但其循环中有抗BSA抗体。典型的继发性MGN缺乏循环中的PLA2R，但一小部分患有乙型肝炎、丙型肝炎、恶性肿瘤和结节病的患者有循环中PLA2R。这种情况可能是巧合的，也可能是潜在的疾病触发了“原发性”MGN。在原发性和继发性MGN中，补体都可以在血管壁被激活，在形成蛋白尿中起到一定作用。

在不同人群中MGN的发病率是不同的；日本儿童[121]和某些非洲人群[122-123]的MGN发病率特别高，可能与这些地区的乙型肝炎病毒感染和寄生虫感染的高发病率有关。尽管MGN可见于任何年龄，但在儿童和青少年罕见。80%～90%的MGN患者就诊时的年龄超过了30岁，MGN的发病年龄高峰在31～50岁[124]。男性患者为女性患者的2倍。60%～80%的患者发病时表现为肾病综合征，其他患者通常表现为无症状蛋白尿或异常尿检[125]。蛋白尿通常是非选择性的，但有大约20%的患者出现选择性的蛋白尿[124]。偶尔有肉眼血尿，然而，90%的患者在发病过程中会出现镜下血尿[124,126]。高血压常见于肾功能不全之后，但30%的患者初诊时已有高血压[107]。据报道，极少数的病例可有循环性抗GBM抗体和（或）抗中性粒细胞胞质抗体（ANCA）[125]。血清C3和其他补体成分正常，但如果补体水平下降，提示可能为继发性MGN。

MGN的自然病程和总体预后受基础疾病和治疗方式的影响显著。当MGN是继发于药物、有毒物质或感染时，去除病因往往会使临床症状消失，肾病变也可以吸收。一些恶性肿瘤伴发的MGN在切除和治疗恶性肿瘤后其肾病综合征可减轻，肾小球的病变可消退。膜型狼疮肾炎患者的病程缓慢平稳，但当叠加抗GBM病时，则可迅速进展为肾衰竭。大多数原发性MGN患者表现为持续多年的蛋白尿，或者肾病综合征反复发作。只有20%～25%的患者进展为肾衰竭和终末期肾病（ESRD）[127]。20%～65%的患者可出现部分或完全性自发缓解[127-128]。儿童[106]和蛋白尿未达到肾病综合征水平的Ⅰ期MGN的患者的自发缓解率更高[129]。肾移植术后可复发或新发MGN。不同病例研究报道的复发率为10%～30%，而新发MGN则更常见，约为复发者的2倍[130]。

按照肾小球毛细血管壁的组织结构特征，MGN被分为四期[131]。Ⅰ期，光镜下肾小球基本正常，基底膜无明显增厚。在这个早期阶段，如果仅凭光镜检查，容易误诊为MCD。电镜观察显示，上皮细胞与基底膜致密层之间有稀疏的电子致密物沉积，但基底膜密度均匀、厚度一致。电子致密物呈现境界清楚的不规则形，呈半球状或类似小驼峰状。电子致密物沉积部位的上皮细胞足突融合，但其他部位通常是正常的（图23.11）。

Ⅱ期，肾小球毛细血管壁增厚，上皮细胞下显示有许多电子致密物沉积，被增厚的基底膜隔开（图23.12A）。染银色，电子致密物不着色，但其间增生的基底膜可着色，增厚的基底膜呈钉突状（图23.12B）。这些钉突由Ⅳ型胶原和非胶原细胞外基质成分组成，包括层粘连蛋白、类肝素硫酸、蛋白聚糖类和玻连蛋白。上皮细胞足突广泛融合。

当疾病进展到Ⅲ期时，电子致密物被新形成的基底膜包绕（图23.13）。毛细血管壁明显增厚，毛细血管腔狭窄。基底膜PAS和银染色显示双层或虫蚀状。电镜下，

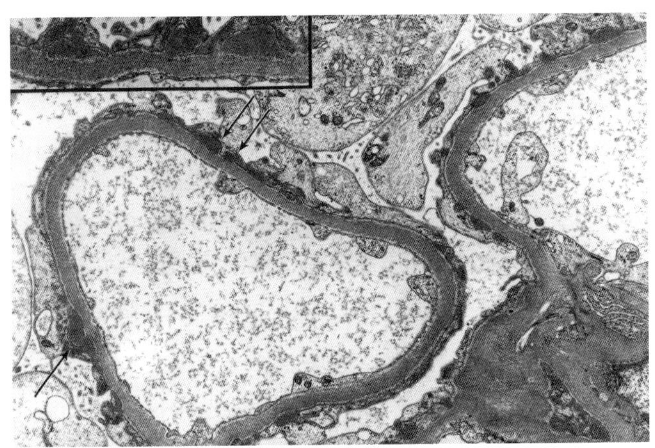

图 23.11 Ⅰ期膜性肾小球肾炎。基底膜厚度正常。上皮细胞下有少量电子致密物沉积（箭头所示），电子致密物与基底膜之间有一层薄的透明带（左上插图）。上皮细胞足突融合（×6 000；插图×9 100）

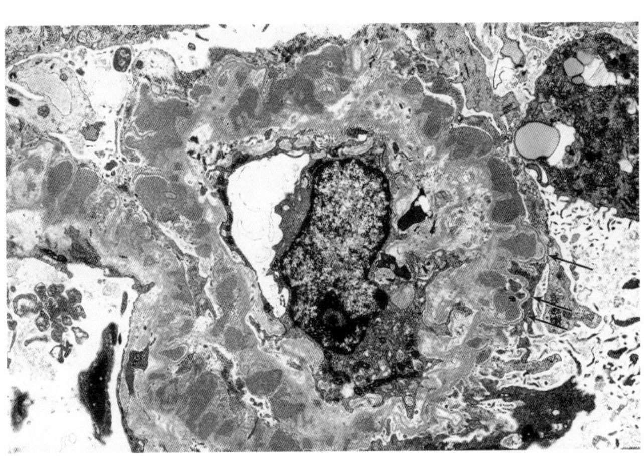

图 23.13 Ⅲ期膜性肾小球肾炎。基底膜明显增厚，电子致密物被新形成的基底膜围绕（箭头所示）（×6 900）

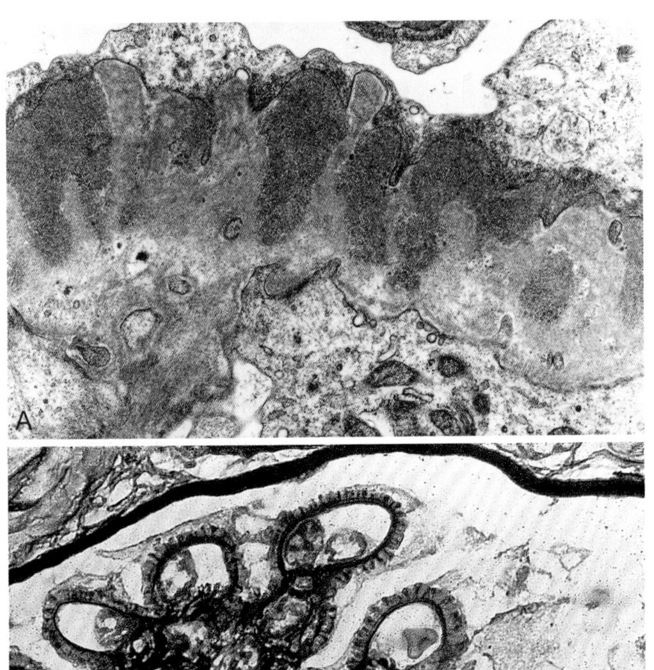

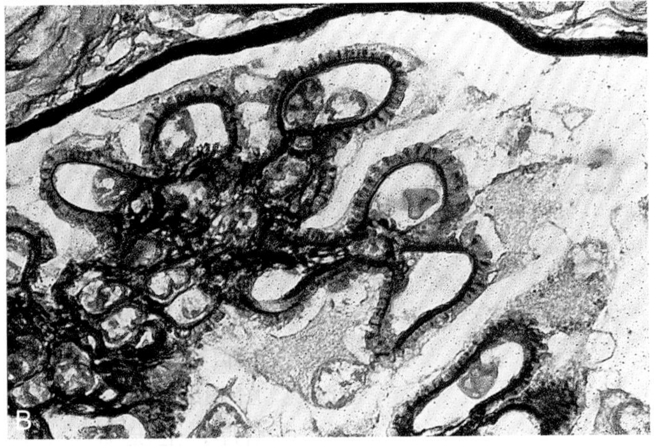

图 23.12 A，Ⅱ期膜性肾小球肾炎。上皮细胞下电子致密物之间有钉突状增生的基底膜分隔（×18 000）。B，银染色可见增厚的基底膜上有钉突形成（六胺银）

许多电子致密物由于被吸收而出现密度减低，或者出现小球状的结构，可能与病毒颗粒混淆。个别电子致密物中可见线状膜样小体，可能是陷入的变性细胞成分。

Ⅳ期，疾病的晚期，电子致密物的密度逐渐降低，

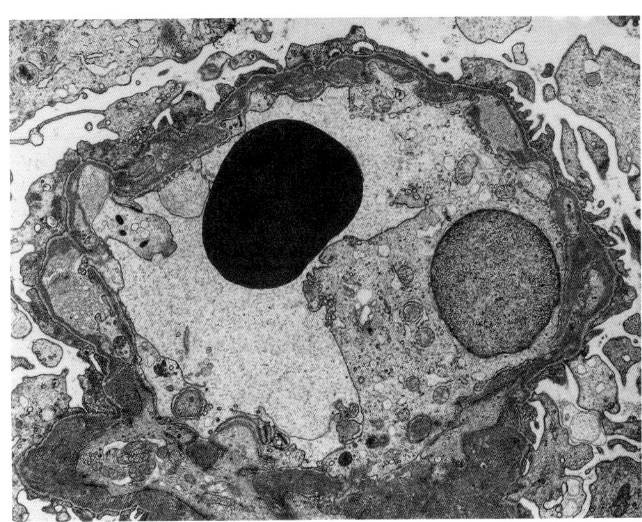

图 23.14 Ⅳ期膜性肾小球肾炎。基底膜明显不规则增厚，大多数电子致密物被吸收，遗留着电子透亮区（×9 360）

基底膜显示空泡变性、折叠和增厚。电子致密物不再明显（图 23.14）。毛细血管腔闭塞，肾小球出现节段性或球性硬化。肾小管萎缩和小血管的硬化可以很明显，造成诊断困难。Ⅳ期 MGN 的鉴别诊断包括各种类型的慢性肾小球肾炎。虽然蛋白尿的程度与肾病损并不平行，但Ⅰ期的预后比其他三期的预后更好，自发缓解率更高。Ⅱ期、Ⅲ期和Ⅳ期之间的预后好像没有差别。组织学进展可在没有临床进展的情况下发生，而临床缓解的患者组织学检查可能并未复原[107]。

免疫荧光检查，各期的 MGN 都可显示 IgG、C3、κ 和 λ 在毛细血管壁呈颗粒状沉积，有时伴有 IgM（图 23.15）。IgA 通常都呈阴性，如果呈阳性并伴有早期补体呈阳性（C1q 和 C4），则应考虑膜型狼疮肾炎的可能。虽

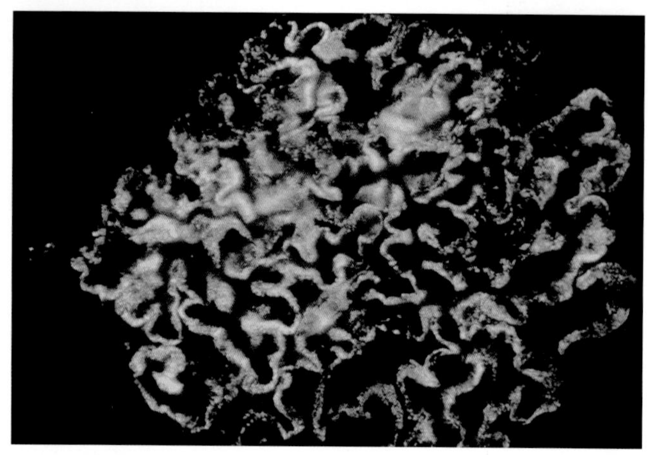

图 23.15 膜性肾小球肾炎的免疫荧光检查显示，IgG 沿毛细血管壁颗粒状沉积（抗 IgG）

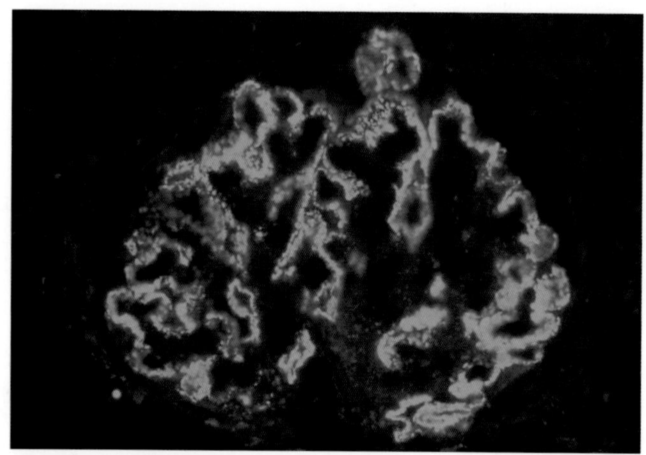

图 23.16 抗 PLA2R 抗体沿毛细血管壁弥漫性颗粒状沉积，支持原发性膜性肾病的诊断（抗 PLA2R）

然常规诊断不评估终末补体成分（例如 C5b-C9 膜攻击复合物），但它们常呈强阳性。在原发性 MGN，免疫球蛋白和补体在肾小球外的沉积只有很少的报道 [126]。发现有沿肾小管基底膜（tubular basement membrane, TBM）沉积的颗粒状沉积时需要怀疑膜型狼疮肾炎的可能性 [132]。伴有抗 TBM 抗体阳性的 MGN 通常出现 IgG 的 TBM 线样沉积，有时伴有 C3 沉积。IgG 亚型的染色，有一定的敏感性和特异性，原发性 MGN 主要是 IgG4 呈阳性；而膜型狼疮肾炎 IgG1 到 IgG4 都可呈阳性，主要是 IgG3 呈阳性。免疫荧光检查，原发性 MGN PLA2R 呈阳性，早期缓解期可以缺少循环中抗 PLA2R 抗体（图 23.16）[133-134]。因此，肾活检是诊断原发性 MGN 的敏感的方法。移植后复发性 MGN 的活检仍然显示 IgG4 和 PLA2R 阳性的特征。相反，新发的 MGN 主要为 IgG1 呈阳性，PLA2R 呈阴性 [135-136]。新发的 MGN 常伴有慢性抗体介导的排斥反应（antibody-mediated rejection, AMR），因而被认为是一种免疫反应。

需要注意的是，MGN 病程中缺乏系膜细胞增生和炎细胞浸润。然而，偶尔也可见系膜细胞增生，特别是在继发性 MGN，例如，狼疮肾炎、乙型肝炎相关肾炎、金制剂或青霉素继发的 MGN。除了在上皮下或基底膜内可见电子致密物沉积，在系膜区和（或）内皮下也可见少量的电子致密物沉积 [137]。肾小球毛细血管袢白细胞浸润可见于肾静脉血栓 [138]。新月体形成不常见，如果局灶出现新月体，则提示为继发性 MGN（例如由于狼疮肾炎）或合并其他疾病。弥漫性新月体形成很罕见，可能是合并抗 GBM 病或抗中性粒细胞胞质抗体（ANCA）相关的血管炎 [125]。偶尔，MGN 患者因为有抗 TBM 抗体可合并肾小管间质性肾炎。这些患者多为儿童，出现肾病综合征和 Fanconi 综合征，可进展为终末期肾病（ESRD）[139]。

糖尿病肾病

临床上，**糖尿病肾病（diabetic nephropathy）**的主要表现为持续性蛋白尿、高血压和进行性肾功能下降。糖尿病肾病是终末期肾病（end-stage renal disease, ESRD）的首要原因，在美国长期进行透析的患者中约 40% 的新病例是糖尿病肾病 [140]。据估计，20%～40% 的糖尿病会进展为糖尿病肾病 [141]。1 型糖尿病在发病后 25～40 年发生糖尿病肾病的累计发病率约为 25%[142]。有证据显示，2 型糖尿病患者发生典型的糖尿病肾病和进展为 ESRD 的风险与 1 型糖尿病患者类似 [143]。糖尿病肾病的最早期表现是微量白蛋白尿，不能被常规尿检方法检查出来。糖尿病肾病的蛋白尿通常是非选择性蛋白尿，是糖尿病肾病的最常见的表现。6%～40% 的糖尿病肾病患者发生肾病综合征，后者提示预后差。28%～48% 的糖尿病肾病患者可以出现中等程度的显微镜下血尿。高血压是晚期肾衰竭的并发症。进展为 ESRD 的进展率取决于多种因素，包括遗传因素、环境因素、治疗干预措施和并发症。黑人和美国原住民的 2 型糖尿病患者进展为糖尿病肾病的风险更高。

糖尿病肾病的发生与多种因素相关，血糖控制不佳是最重要的原因。持续的高糖血症可引起终末糖基化产物在各个器官的蓄积，包括肾，伴有损伤、组织重塑和细胞外基质沉积。持续的高糖血症还会导致线粒体电子转运损害，活性氧产物生成和氧化应激的增加。多种细胞蛋白质也会受影响，包括 GBM 的胶原和基质蛋白。遗传性危险因素似乎也起一定作用，诸如涉及肾素血管紧张素系统和胰岛素抵抗的某些基因多态性 [144]。

影响全身的糖尿病微血管病是糖尿病的特征性形态学改变，其标志是血管壁基底膜物质增加。1 型和 2 型糖尿病引起的肾损害没有显著的形态学差异 [145]。糖尿病可以影响肾的所有区域，最显著的病变是肾小球和血管，包括弥漫性肾小球硬化症、结节型肾小球硬化症和所谓的沉积性病变（纤维素帽、肾小囊滴和细动脉的透明变性）[146]。糖尿病肾小球硬化症是以上这些病变的总称，它们可以被视为是微血管病变的一种表现。

弥漫性肾小球硬化症是糖尿病肾病的最常见的病变，其特征是系膜区基质弥漫性增生和毛细血管基底膜增厚（图 23.17）。GBM 的增厚是糖尿病肾病的最常见的病变，

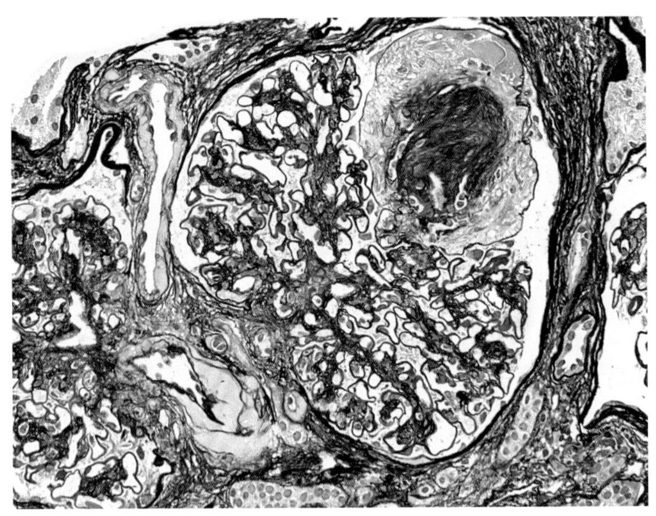

图 23.17　糖尿病肾小球硬化症，可见节段性系膜 Kimmelstiel-Wilson 结节和邻近的微动脉瘤。其他系膜区有轻度的弥漫性系膜硬化。血管极可见小动脉透明沉积改变（六胺银染色）

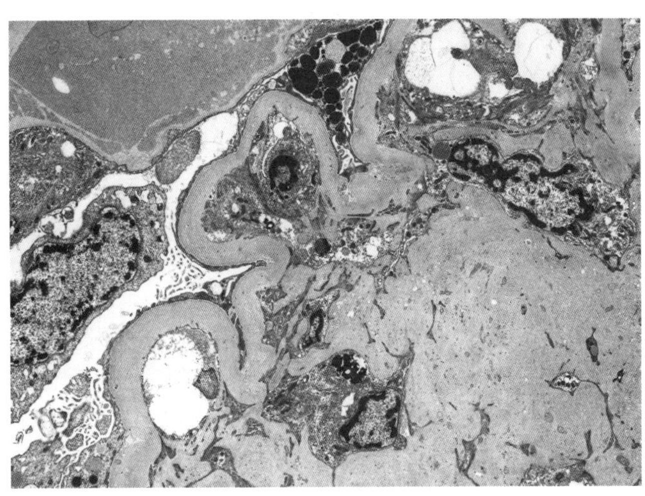

图 23.18　结节型糖尿病肾小球硬化症。系膜区基质增多导致系膜区变宽，基底膜明显增厚，图左上角显示了一个肾小囊滴（×4 400）

可见于弥漫性和结节性肾小球硬化症。尽管基底膜轻度增厚不是糖尿病的特征性病变，但测量基底膜的厚度是诊断早期糖尿病肾小球病变的最有效的方法。在疾病晚期，GBM 的厚度可以比正常厚数倍，并且出现正常纤维丝结构。在发现光镜下病变之前，GBM 的增厚和系膜基质的增加电镜下已可见。糖尿病肾小球病的最早期结构的改变就是 GBM 的厚度增加，据报道，最早可以见于 1 型糖尿病发病 1.5～2.5 年后。糖尿病发病后 5～7 年[147]或肾移植后 2～5 年，在光镜下可观察到系膜区基质增多伴系膜细胞的增生[148]。最近提出的糖尿病肾病的组织学分型方法的临床实用性还有待验证[149]。

结节性肾小球硬化症（Kimmelstiel-Wilson lesion）是糖尿病肾小球硬化症的特征性病变。其主要表现为：位于毛细血管之间的系膜区形成无细胞结节（图 23.17）。这些结节大小各异，常形成层状结构。它们是嗜酸性、嗜银性以及 PAS 染色阳性和 Masson 三色染色呈蓝色。电镜下，这些结节是由大量细胞外系膜基质构成的（图 23.18）。系膜区增宽和结节形成是系膜基质合成增加和（或）降解减少的结果[146]。因为肾小球系膜增宽，系膜区基质结节周围的毛细血管袢腔可能狭窄，但它们也可以出现动脉瘤样扩张和节段性系膜插入。局灶也可出现系膜溶解。弥漫性和结节性肾小球硬化症可以同时出现，甚至在同一个肾小球中。虽然结节性肾小球硬化症是糖尿病肾病的特征性病变，但光镜下同样的病变也可见于轻链沉积症（LCDD）。电镜下，后者的结节状病变是由颗粒状电子致密物组成，并限制性表达抗 κ 或 λ 轻链抗体。偶尔，结节性肾小球硬化症在没有糖尿病的患者发生也有报道，这些患者有长期的高血压和（或）吸烟史，可以诊断为“特发性”结节性肾小球硬化症[150]。淀粉样变有时可以表现为弥漫性结节状沉积，光镜下与糖尿病肾病可能会混淆，但电镜下观察到淀粉样纤维丝有助于确诊。

沉积性病变是糖尿病肾病中最不具有特异性的病变。电镜下，它们看起来是大块的电子致密物，常含有脂滴。常见的沉积区域包括：毛细血管袢周围的内皮细胞下（纤维素帽），肾小囊的基底膜内侧（肾小囊滴），以及系膜区或基底膜内。在血管壁，沉积性病变多见于内膜下和中膜，但也可见于外膜。沉积性病变也称为透明变性，可以累及入球小动脉和出球小动脉，最终可以替代平滑肌细胞。细动脉透明变性的严重程度与肾小球硬化的数目明显相关，支持血管的病变参与了肾小球缺血性硬化的发生。组织化学和免疫荧光研究表明，沉积物主要为血浆成分，包括蛋白质、脂类和黏多糖。

糖尿病肾小球硬化症的一种晚期表现是无肾小管的肾小球，特别是在有蛋白尿的患者[151]。无肾小管的肾小球是指：肾小球有开放的毛细血管袢，但缺乏与之相连的近端小管，因而没有功能。虽然精确地找到这种肾小球需要进行连续切片，但见到小的肾小球周围缺乏肾小管时，很可能就是无肾小管的肾小球。

肾小管的最常见的病变是弥漫性肾小管基底膜（TBM）增厚。在疾病晚期，肾小管萎缩，间质纤维化，还可以伴有慢性炎细胞浸润。出现间质中性粒细胞浸润或肾小管中性粒细胞管型应该考虑合并了急性肾盂肾炎。肾近曲小管上皮细胞可出现糖原空泡（Armanni-Ebstein 病变），伴有难以控制的高血糖，这些过去常见，但现在已经很少见了。大约 1/3 的糖尿病肾病的肾活检合并有其他肾小球疾病[152]，包括膜性肾病、IgA 肾病（IgAN）、感染后肾小球肾炎（特别是以 IgA 沉积为主的亚型，见下文）

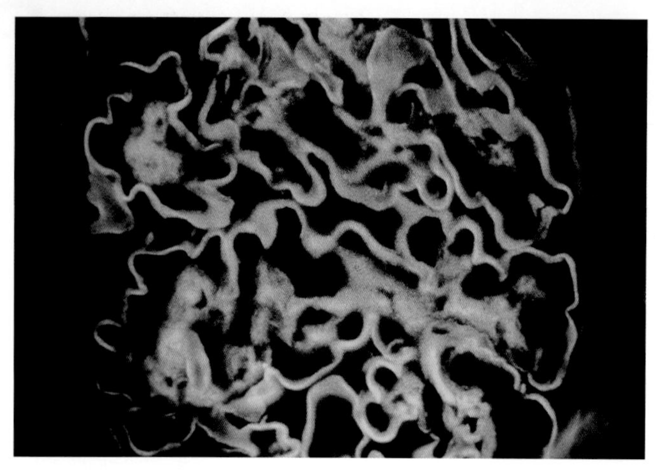

图 23.19　糖尿病肾小球硬化症，免疫荧光检查可见，IgG 沿肾小球基底膜线样沉积（抗 IgG）

和其他。偶尔，糖尿病肾小球硬化症可见细胞型新月体，但合并抗中性粒细胞胞质抗体（ANCA）相关的肾小球肾炎者可见局灶机化性细胞纤维性新月体[153]，它们的出现预示着病情的迅速进展[154]。

免疫荧光检查，糖尿病肾病最常出现 IgG 沿 GBM、TBM 和肾小囊基底膜弥漫性线样沉积（图 23.19）。IgM、纤维素和白蛋白可呈稍弱的线样沉积；但如果出现了 C3 沉积，常是颗粒状的。这些线性沉积与肾小球病变的持续时间或严重程度无关，而研究没有显示有针对基底膜抗原的特异性抗体。沉积性病变可以与多种成分反应，大多数包含 IgM 和 C3。

淀粉样变

淀粉样变（amyloidosis）是一组异质性疾病，其特征是细胞外无分支的线状纤维沉积，这些线状纤维的平均直径为 10 nm，X 射线衍射分析它们具有 β 片层结构。这种 β 片层结构可使淀粉样物质刚果红染色呈阳性，并在偏振光显微镜下呈现特征性的双折光苹果绿色。淀粉样物质不是一种特定的化学成分，它们包含一组具有相同物理特性的蛋白质。目前，已经鉴定出 30 多种与人类疾病相关的蛋白质结构作为淀粉样物质的前体，但大多数沉积是局限的，很少与肾相关（表 23.3）[155-157]。除了纤维样蛋白质外，淀粉样沉积物还含有氨基葡聚糖、载脂蛋白 E（apolipoprotein E, Apo E）和淀粉样 P 物质等非纤维样蛋白质。淀粉样 P 物质（也称为血清淀粉样蛋白 P 或 SAP）是一种分子量为 25 kDa 的糖蛋白，属于穿透素家族的成员，后者还包括 C 反应蛋白。淀粉样 P 物质存在于所有类型的淀粉样物质中，约占它们总量的 15%。淀粉样 P 物质可抑制淀粉样纤维在形成后降解[158]。理解淀粉样纤维的组成成分、形成过程和稳定性有助于对开发淀粉样变的靶向治疗方法[159]。

淀粉样物质的分类是基于形成淀粉样纤维的前体蛋白和淀粉样物质的沉积部位（是系统性的还是局灶性的）（见表 23.3）。按照惯例，淀粉样纤维的类型的命名用 A 代表淀粉样物质，后面跟着纤维蛋白的缩写形式。**淀粉样轻链（AL 型）淀粉样变［amyloid light-chain (AL) amyloidosis］**（以前称为“原发性”或“与多发性骨髓瘤相关的”淀粉样变）是西方世界最常见的系统性淀粉样变类型[157]。在此型淀粉样变中，淀粉样纤维是由免疫球蛋白轻链可变区的 N 端残基组成的。这种特殊的氨基酸序列和翻译后对轻链的修饰都可以导致淀粉样变。少数患者有明确的多发性骨髓瘤，其他患者的血清中或尿中有单克隆蛋白质。与正常或轻链管型肾病相比，引起淀粉样变的 λ 型轻链比 κ 型更常见[160]。偶尔，单克隆免疫球蛋白轻链和重链混合或仅有重链也可以引起淀粉样物质沉积，相应地被称为轻重链淀粉样变或重链淀粉样变。

淀粉样 A（AA 型）淀粉样变［amyloid A (AA) amyloidosis］（以前称为继发性淀粉样变）是一种罕见的慢性炎症并发症，可见于慢性风湿病、长期感染、炎症性肠病、周期性发热综合征、家族性地中海发热病和恶性肿瘤患者[161-163]。AA 型淀粉样变在部分发展中世界是最常见的淀粉样变类型，伴有地方性结核病和麻风病。在此型淀粉样变中，AA 淀粉样沉积物是由急性期反应物血清淀粉样蛋白 A（serum amyloid A, SAA）的 N 端蛋白水解片段组成的。SAA 是一种高密度的多态载脂蛋白，在慢性炎症刺激下，其可达到持续性血浆高浓度[164-165]。SAA 基因中的某些多态性好像增加了患者发展为 AA 型淀粉样变的风险[163]。

遗传性系统性淀粉样变（hereditary systemic amyloidosis）是一组常染色体显性遗传的迟发性疾病（发病年龄多见于 51～70 岁），与 AL 型或 AA 型淀粉样变相比，其发生率要低得多。这种淀粉样变是由编码一些血浆蛋白质的基因突变引起的，包括甲状腺素转运蛋白、载脂蛋白 A-Ⅰ、载脂蛋白 A-Ⅱ、载脂蛋白 A-Ⅳ、纤维蛋白原 α 链、凝溶胶蛋白、C 型半胱氨酸和溶菌酶[166]。特殊的氨基酸取代使得这些生理性可溶性循环蛋白质的某些结构更易于在器官和组织中聚集并形成淀粉样纤维。其自然病程因沉积的淀粉样蛋白和组织分布的不同而不同。例如，甲状腺素转运蛋白淀粉样变是遗传性系统性淀粉样变中最常见的形式，主要累及外周和自主神经系统，表现为进行性感觉运动神经病变、胃肠和膀胱功能障碍、阳痿和直立性低血压；而载脂蛋白 A-Ⅰ、载脂蛋白 A-Ⅱ、载脂蛋白 A-Ⅳ、纤维蛋白原 α 链、溶菌酶引起的淀粉样变主要沉积在内脏，临床上会导致进行性肾疾病和肝疾病[162]。

家族性地中海发热病是常见的家族性肾淀粉样变类型。其淀粉样物质是由淀粉样蛋白 AA 组成的，与其他形式的家族性淀粉样变通常是常染色体显性遗传不同，它们是常染色体隐性遗传疾病[167]。编码热蛋白（pyrin）/海蛋白（marenostrin）的 MEFV 基因的基因突变导致 IL-1β 通路的激活，继而引起 SAA 水平的升高，特别是在发热期间。其他相关的周期性发热综合征是由于编码 cryopyrin 的基因的基因突变导致，并且肿瘤坏死因子也引起自身炎症，最终导致 AA 淀粉样蛋白沉积[163]。

一个病因不明的淀粉样变亚型是 ALECT2，其特征是白细胞趋化因子 2 的积累[168-169]。没有在 *LECT2* 基因的检查到基因突变，但所有测序的病例都显示出了一种特殊的

表23.3 人类淀粉样原纤维蛋白及其前体

淀粉样蛋白	淀粉样蛋白前体	分布	肾活检特征或相关的疾病
肿瘤相关的淀粉样变（AL）			
AL	免疫球蛋白轻链	系统性或局灶性	沿肾小球、肾间质和血管沉积；多发性骨髓瘤，B细胞淋巴瘤
AH	免疫球蛋白重链	系统性或局灶性	沿肾小球、肾间质和血管沉积；多发性骨髓瘤，B细胞淋巴瘤
慢性炎症相关的淀粉样变			
AA	（Apo）血清淀粉样蛋白AA	系统性	慢性感染或炎症。还可见于遗传性炎性综合征（家族性地中海发热病，高IgD综合征，家族性寒冷性荨麻疹，Muckle-Wells综合征）
遗传性（或基因突变相关的）淀粉样变			
ATTR	甲状腺转运蛋白	系统性	以肾小球沉积为主，局限性髓质间质沉积
AApoAI	载脂蛋白AⅠ	系统性	肾动脉和髓质间质沉积；主动脉、关节盘局灶沉积
AApoAII	载脂蛋白AⅡ	系统性	髓质间质和血管沉积
AGel	凝溶胶蛋白	系统性	肾小球沉积
ALys	溶菌酶	系统性	肾小球和血管沉积
AFib	纤维蛋白原α链	系统性	仅在肾小球沉积，纤维蛋白原染色呈阳性
ACys	C型半胱氨酸	系统性	大脑血管（不累及肾）
ALECT2	白细胞趋化因子2	局灶性	肾小球、皮质间质和血管沉积。没有突变，仅有常见的*LECT2*基因多态性
ABri	ABri蛋白前体	系统性	家族性痴呆
其他类型的淀粉样蛋白沉积			
AApoAIV	载脂蛋白AⅣ	系统性	散发，与年龄相关
ATTR	甲状腺转运蛋白	系统性	非家族性老年型
Aβ_2M	β_2微球蛋白	系统性或局灶性	透析相关的；关节腔沉积
ADan	ADan蛋白前体	局灶性	家族性痴呆（丹麦型）
Aβ	Aβ蛋白前体	局灶性	阿尔茨海默病，与衰老相关

表23.3（续） 人类淀粉样原纤维蛋白及其前体

淀粉样蛋白	淀粉样蛋白前体	分布	肾活检特征或相关的疾病
APrP	朊病毒蛋白	局灶性	海绵状脑病
ACal	（前）降钙素	局灶性	甲状腺髓样癌
AIAPP	胰岛淀粉样多肽	局灶性	胰岛朗格汉斯细胞；胰岛素瘤
AANF	心钠素	局灶性	心脏心房
APro	催乳激素	局灶性	衰老性垂体，催乳素瘤
AIns	胰岛素	局灶性	医源性
AMed	乳凝集素	局灶性	老年性主动脉瓣，动脉中膜
AKer	角膜上皮因子	局灶性	角膜，家族性
ALac	乳铁蛋白	局灶性	角膜（倒睫症）
AOaap	牙源性成釉细胞相关的蛋白	局灶性	牙源性肿瘤
ASemi	生精蛋白 I	局灶性	精囊
ATau	Tau	局灶性	阿尔茨海默病，额颞叶痴呆，衰老，其他大脑的问题

Modified from Westermark P, Benson MD, Buxbaum JN, et al. A primer of amyloid nomenclature. *Amyloid.* 2007; 14: 179–183.

多态性。由肝产生的 LECT2 是一种血浆细胞因子，可以增加吞噬细胞吞噬和杀菌的活性。虽然其他种族也可以受影响，但典型的 ALECT2 沉积主要见于墨西哥裔的老年人。这些患者常合并诸如糖尿病和高血压的一些疾病。

透析相关性淀粉样变（dialysis-related amyloidosis）是长期透析患者的一种严重并发症，是由纤维状 β_2 微球蛋白（microglobulin）（淀粉样蛋白 β_2M）沉积引起的淀粉样变类型[170]。这种淀粉样蛋白主要沉积在肌肉骨骼系统。β_2 淀粉样物质沉积可引起腕管综合征和中等大小和大的关节的破坏性疾病，尤其是肩关节和膝关节。内脏淀粉样物质沉积发生较晚，通常在血液透析 15 年后发生，可累及心、肝、肺和胃肠系统[162]。ESRD 可能也与 β_2 微球蛋白淀粉样变有关，但这没有临床意义。

伴有或不伴有肾病综合征的非选择性蛋白尿是淀粉样变累及肾的最常见的临床表现。约 25% 的 AL 型淀粉样变患者就诊时就有肾病综合征，约 40% 的患者在病程中进展为肾病综合征[171]。90% 以上的 AA 型淀粉样变患者诊断时表现为肾功能不全或肾病综合征，但蛋白尿的程度与肾淀粉样蛋白的沉积程度并不相关。肾淀粉样变患者的预后差，尤其是 AL 型淀粉样变[171-172]。

由于 AL 型、AA 型和部分家族性淀粉样变经常累及肾，常通过肾活检确诊这些疾病[173-174]。肾的任何区域都可以发现淀粉样蛋白，但后者主要沉积在肾小球。淀粉样蛋白开始沉积在系膜区，使系膜区弥漫性增宽，然后逐渐累及毛细血管壁（图 23.20A 和 B）。系膜区大量沉积物可产生类似于糖尿病肾小球硬化症或轻链沉积症的结节。然而，淀粉样变的结节是由淀粉样蛋白沉积而不是由系膜基质组成，PAS 染色呈弱阳性，Masson 三色染色系膜区呈灰蓝色。在肾小球内的弥漫沉积还可以产生类似膜性肾病的病变，特别是基底膜外侧可形成大量钉突样结构。肾小管间质的淀粉样蛋白沉积可导致肾小管萎缩和间质纤维化，少数患者（大约 10%）的淀粉样蛋白沉积仅局限于肾小管、间质和血管，而没有肾小球的沉积。不同亚型的淀粉样变的沉积的分布有所不同。例如，ALECT2 主要累及肾小球和血管以及相关皮质的间质，但髓质少见；AFib-α 广泛累及肾小球；AApoAI/AII/AIV 主要累及肾髓质的间质，而肾小球少见[157]。诊断淀粉样变的组织化学方法包括刚果红染色和硫黄素 T 染色（图 23.21A 和 B）。硫黄素 T 敏感性高但不特异；在偏振光显微镜下，刚果红染色切片中呈现苹果绿色的双折光是光镜诊断淀粉样变的较可靠的方法。每种方法得到阳性结果都需要一定数量的淀粉样蛋白。因此，淀粉样蛋白的量少可能会导致漏诊；更重要的是，如果切片非常薄，这两种染色都不会呈阳性。为了获得好的染色效果，切片厚度至少要达到 8 μm，而且需要设置适当的对照染色。在进行刚果红染色前，用高锰酸钾预处理组织可以区别 AL 型和 AA 型淀粉样变。经过高锰酸钾处理，AA 型淀粉样纤维刚果红染色呈阴性，失去双折光性，而 AL 型淀粉样蛋白不受影响。然而，这一技术不如用各种 AA 型抗体进行免疫组织化学染色可靠。

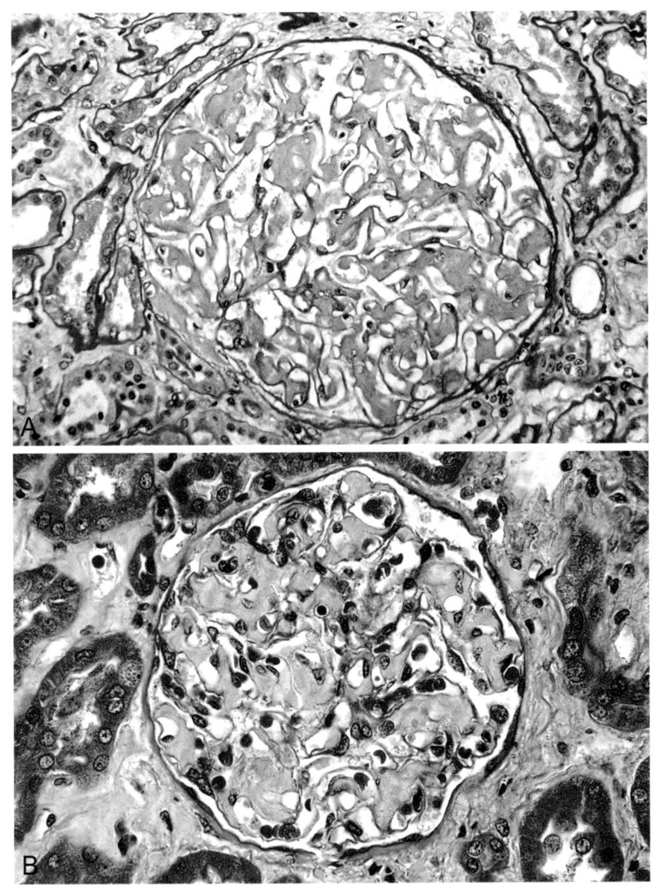

图 23.20 **无细胞无定形的淀粉样蛋白沉积在系膜区并呈斑片状向肾小球毛细血管壁延伸**。**A**，PAS 染色，这些沉积物与肾小囊相比呈弱阳性。**B**，Masson 三色染色，淀粉样蛋白呈灰蓝色

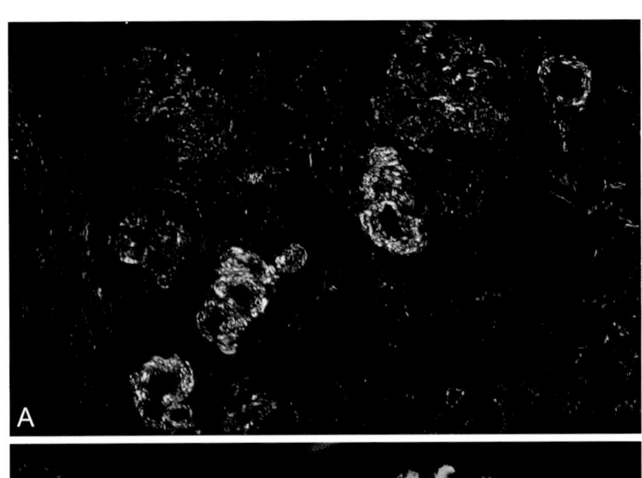

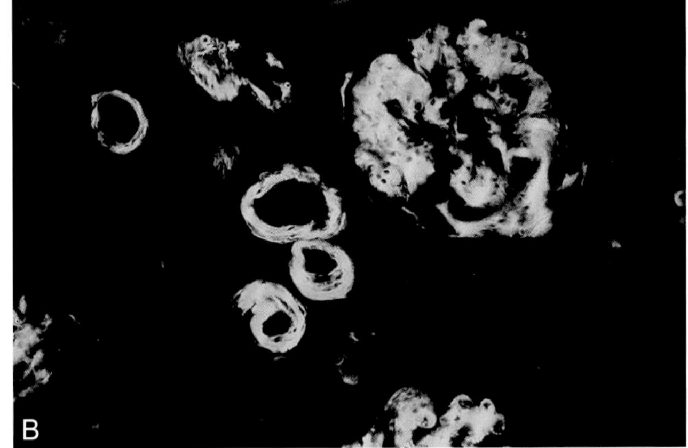

图 23.21 **A**，在偏振光显微镜下，淀粉样蛋白呈双折光（刚果红染色）。**B**，淀粉样物质在荧光显微镜下的表现（硫黄素 T 染色）

在肾受累的早期、应用组织化学染色切片不能检查到淀粉样蛋白时，电镜检查是明确诊断的唯一方法。电镜下，淀粉样纤维的直径为 8 ~ 10 nm 的僵硬的无分支的棒状纤维，无序地堆积在一起（图 23.22）。最初，淀粉样蛋白出现在系膜区，然后逐渐延伸到内皮细胞下，占据基底膜。当淀粉样蛋白穿透基底膜时，上皮细胞足突消失并常与基底膜分离。

由于 AL 型淀粉样变中淀粉样轻链蛋白是由克隆性浆细胞产生的，免疫荧光或免疫过氧化物酶检测会显示 κ 链或更常见的 λ 链的限制性表达。然而，应该强调的是，即使两种轻链均为阴性，也不能排除 AL 型淀粉样变的诊断。这是因为在某些患者，淀粉样物质沉积的主要成分是轻链的可变区，而市售的抗体通常是针对轻链的恒定区的[175]。单克隆重链染色（IgG、IgA 或 IgM）可见于重链淀粉样变，或也可伴随出现在轻链限制性表达中，如在轻链和重链混合性（AHL 型）淀粉样变中。有时，淀粉样变的“黏着性”会导致非特异性免疫球蛋白染色和错误的淀粉样蛋白亚型的沉积[175]。AA 型淀粉样蛋白通常可以通过使用现有的抗 AA 型蛋白抗体来证实。由于淀粉样 P 物质存在于所有类型的淀粉样蛋白中，

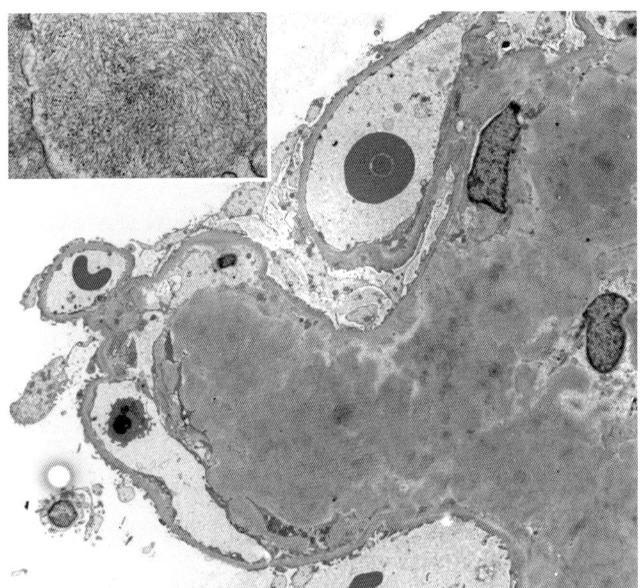

图 23.22 淀粉样变的肾病，大量淀粉样物质沉积于系膜区，在高倍电镜下可见典型的淀粉样纤维的结构（×5 000；插图 ×54 000）

因此，它可以作为标志物来标记淀粉样蛋白的沉积范围。但重要的是要注意，淀粉样P物质并不是淀粉样蛋白的特异性成分，因为它也可存在于免疫触须样肾小球病的沉积物中[176]以及正常的毛细血管基底膜和血管壁中[177]；因此，淀粉样P物质的阳性染色并不表示组织中存在真正的淀粉样蛋白，有必要通过刚果红染色来确定淀粉样蛋白的存在。

其他一些不常见的淀粉样变亚型可以应用免疫组织化学染色来证实，例如，LECT2、ApoAI、ApoAII和甲状腺转运蛋白。但是，淀粉样变的亚型非常多，而肾活检组织有限，目前在石蜡切片上对淀粉样沉积物进行激光显微微切割的质谱分析技术已成为诊断标准。大约90%的肾淀粉样变不是AL型就是AA型。可以应用免疫组织化学或免疫荧光先检查AL型或AA型淀粉样变，如果失败再使用质谱分析的方法[175]。

纤维样肾小球肾炎

纤维样肾小球肾炎（fibrillary glomerulonephritis）的特征是无分支的、随机排列的直径为10～30 nm的纤维在细胞外沉积[178-180]。在三项大型肾活检研究中，纤维样肾小球肾炎的发病率为0.5%～1.0%[180-182]，最常见于中年人，但也可见于老年人和10岁的儿童[181, 183]。白人患者比黑人患者多见（比率为8.3：1），女性患者比男性患者更多见（1.8：1）[181,184]。纤维样肾小球肾炎患者的典型表现是大量蛋白尿，常常是肾病综合征范围的蛋白尿[181]。镜下血尿常见，偶尔可出现肉眼血尿。大约75%的患者进展为高血压，有时很严重[182, 184]。纤维素样肾小球肾炎很少遇到血清低补体血症。有出现非特异性血清和尿蛋白异常的报道，少数患者合并有恶性淋巴组织增生性疾病。纤维样肾小球肾炎患者的预后很差，大约一半的患者在诊断后2年内进展为ESRD[181-182]。已有纤维样肾小球肾炎患者肾移植后大约1/3发生复发的报道[184-186]。

光镜下，纤维样肾小球肾炎的表现各异。其常见的特征包括：系膜区细胞增生，无定形PAS阳性物质沉积导致系膜扩张，以及肾小球毛细血管壁增厚（图23.23A）。病变可能类似于系膜增生性、膜增生性、局灶和弥漫增生性肾小球肾炎以及膜性肾小球肾炎（MGN）。新月体并不少见，1/4～1/3的病例会出现。这些无定形沉积物的一个重要特征是：它们刚果红和硫黄素T染色为阴性（这可与淀粉样变的纤维丝区别），而且缺少循环中冷球蛋白。

电镜下，其沉积物可以沉积在肾小球的任何区域，包括系膜区、基底膜内、内皮细胞下和上皮细胞下。纤维样肾小球肾炎的纤维沉积是随机性的，直径为10～30 nm（见图23.23B）。偶尔，在TBM及其周围的毛细血管壁也可见到纤维丝[187-188]。纤维性肾小球肾炎患者通常表现为足细胞足突的广泛融合，与患者的严重蛋白尿相关。免疫荧光检查最常显示IgG和C3沉积于纤维丝沉积的区域（见图23.23C）。有时也有少量的IgM和IgA沉积[181]。至于沉积的IgG的亚型，IgG4是最常见的亚型，常常合并IgG1[181]。在大多数纤维性肾小球肾炎患者中，κ和λ都可检查到。大约15%的纤维性肾小球肾炎患者可以出现轻链的限制性表达。

免疫触须样肾小球病

虽然**免疫触须样肾小球病（immunotactoid glomerulopathy）**最初是与纤维样肾小球肾炎一起描述的，但目前认为它是一种独特的疾病。如果使用严格的诊断标准，可以诊断为免疫触须样肾小球病的患者非常少，其发病率只有纤维样肾小球肾炎的1/10[181]。免疫触须样肾小球病的临床表现与纤维样肾小球肾炎十分相似，其特殊性在于免疫触须样肾小球病多见于老年人，与单克隆丙种球蛋白病或恶性淋巴组织增生性疾病的相关性更高，血清中出现M蛋白峰，长期预后更差[180]。大约40%的免疫触须样肾小球病患者合并有低补体血症，支持致病性免疫球蛋白可以激活补体。光镜下，其表现各异，无定形的刚果红染色阴性的沉积物可以在系膜区和毛细血管壁沉积。免疫触须样沉积物由直径为30～50 nm的中空的微管样结构组成，它们排列成平行束状[178-180]。大多数免疫触须样沉积物（在70%～90%的患者）是由单克隆轻链组成的，大多数是κ链。当单一轻链沉积见于免疫触须样肾小球病患者时，其IgG沉积亚型通常是IgG1。

轻链沉积症

轻链沉积症（light chain deposition disease, LCDD）是一种由单克隆免疫球蛋白轻链的过度产生和细胞外沉积引起的少见的系统性疾病[189-190]。少数病例可能有重链成分，这些病例被称为**轻链-重链沉积症（light and heavy chain deposition disease, LHCDD）**[189]。偶尔，有病例只有重链沉积，这类病例被称为**重链沉积症（heavy chain deposition disease, HCDD）**，所以这些疾病均具有相似的病理学，构成了**单克隆免疫球蛋白沉积病（monoclonal immunoglobulin deposition disease, MIDD）**[191]。虽然它们的临床表现以肾疾病为主，但患者可能出现继发性心、肝或神经损害[192]。此外，异常轻链还可沉积于许多其他器官，包括皮肤、脾、甲状腺、肾上腺、胃肠道和肺[192]。

LCDD与AL型淀粉样变有许多共同的组织学特征；然而，淀粉样变的沉积物为纤维丝，LCDD的沉积物是颗粒状的，刚果红或硫黄素T染色不呈阳性，也不含淀粉样P物质[193-194]。此外，淀粉样变中的沉积物主要是λ轻链，而80%的LCDD的沉积物由κ轻链构成的。LCDD具有病理性的轻链，即轻链可变区中的互补决定区（complementtrity-determining portion）和骨架区（Framework）具有独特的改变[189,195]。男性发病率更高，男女患者比例约为2：1[191]。据报道，有60%～70%的报道LCDD患者在诊断肾病时合并有或随后出现了多发性骨髓瘤或其他淋巴浆细胞性疾病[191, 196]。虽然应用免疫固定法测定发现15%～20%

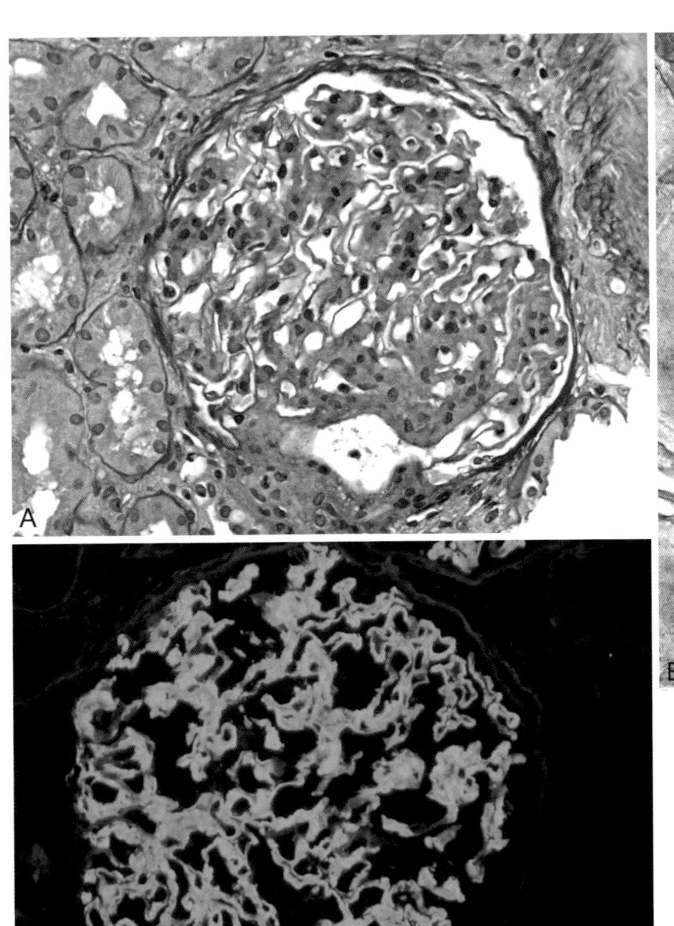

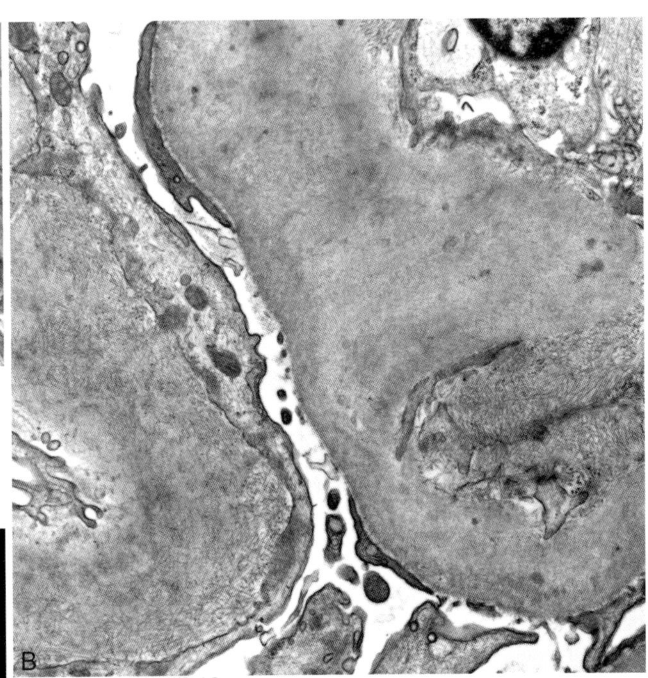

图 23.23 纤维样肾小球肾炎。**A**，轻度系膜区细胞增生和 PAS 阳性物质沉积。肾小球基底膜也有轻度增厚（PAS 染色）。**B**，系膜区和肾小球基底膜可见随机排列的纤维丝（×25 000）。**C**，IgG 沿系膜区和节段性毛细血管壁颗粒状沉积（抗 IgG）

的 LCDD 患者的血清或尿中没有单克隆轻链，但在所有 LCDD 和 LHCDD 患者都能发现异常血清游离轻链[191]。典型的 LCDD 患者的血清补体水平是正常的，除非其合并有单克隆重链沉积症（如在 LHCDD）。LCDD 更常见于中年人和老年人，但儿童发病也有报道[197]。大多数患者出现肾衰竭并伴有大量非选择性蛋白尿，超过 1/3 的患者出现肾病范围内的蛋白尿[191]。1/3 的患者合并有管型肾病，典型的临床表现是急性肾衰竭[189]。出现镜下血尿常见。肾功能不全可进展为终末期肾病（ESRD），届时患者需要进行透析或肾移植。如果没有减少轻链产生的有效治疗，LCDD 在肾移植后的数周至数年内还会复发[198]。LCDD 的预后较差，常死于心脏病或合并感染[199]。其 5 年生存率约为 70%，如果同时合并多发性骨髓瘤或轻链管型肾病，则生存率更低。

LCDD 的受累的肾小球增大，PAS 强阳性的物质的沉积可造成毛细血管壁增厚和系膜结节状增宽。在活检中，肾小球的病变变化很大，从轻微的系膜区增宽到明显的结节性肾小球硬化，类似于糖尿病肾小球硬化症[193]，但缺乏糖尿病肾病的其他形态学特征，例如严重的细动脉透明变性、纤维素帽和肾小囊滴（图 23.24）。虽然对 LCDD 的肾小球硬化的发病机还不完全清楚，但有实验研究表明，LCDD 患者受轻链刺激的系膜细胞会产生转化生长因子 β（transforming growth factor β, TGF-β），后者可刺激产生基质蛋白质，例如Ⅳ型胶原、层粘连蛋白和纤维连接蛋白[174, 200-201]。TBM 呈均质玻璃状增厚。少数合并管型肾病的患者出现轻链限制性表达的管型，还有少数患者合并有 AL 型淀粉样变[189]。

免疫荧光检查显示，单克隆轻链沿 GBM 和 TBM 线样沉积，包括血管壁和系膜区（图 23.25）。电镜检查显示，沿 GBM、系膜区以及肾小管和血管壁的基底膜都有粉末状的电子致密物质的连续沉积（图 23.26A）[190]。从超微结构上看，这种物质不同于致密物沉积病（dense deposit disease, DDD），它们呈大小相对均匀的细颗粒状，分布在 GBM 的内侧和 TBM 的外侧（见图 23.26B）。

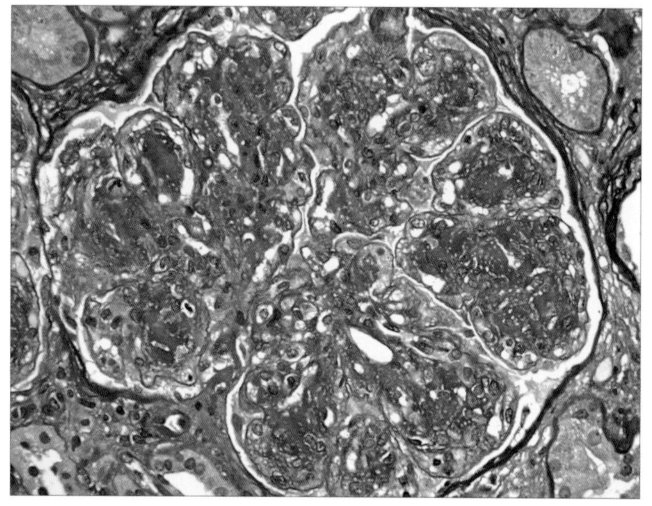

图 23.24 轻链沉积症患者的活检，显示系膜区结节硬化，类似于糖尿病肾病的系膜区结节硬化

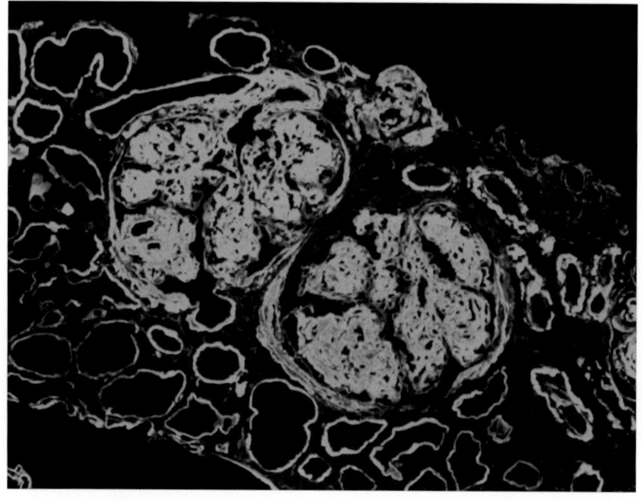

图 23.25 **轻链沉积症**。免疫荧光检查显示，κ 轻链沿肾小球基底膜、系膜区、肾小球囊、肾小管基底膜和血管壁沉积（抗 κ）

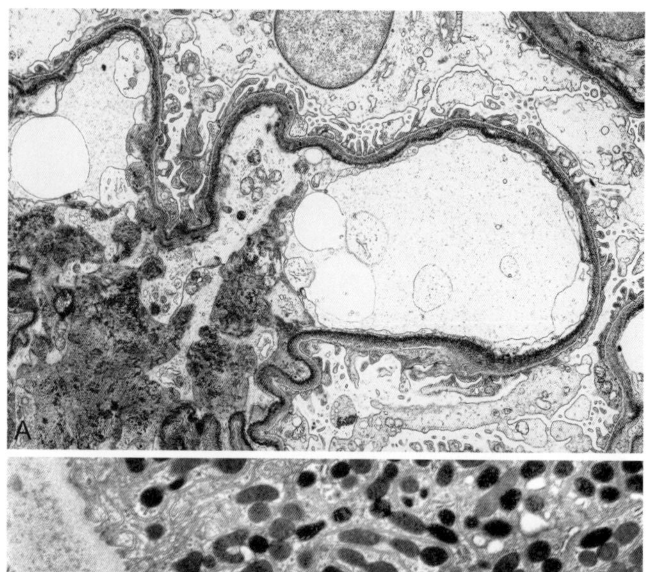

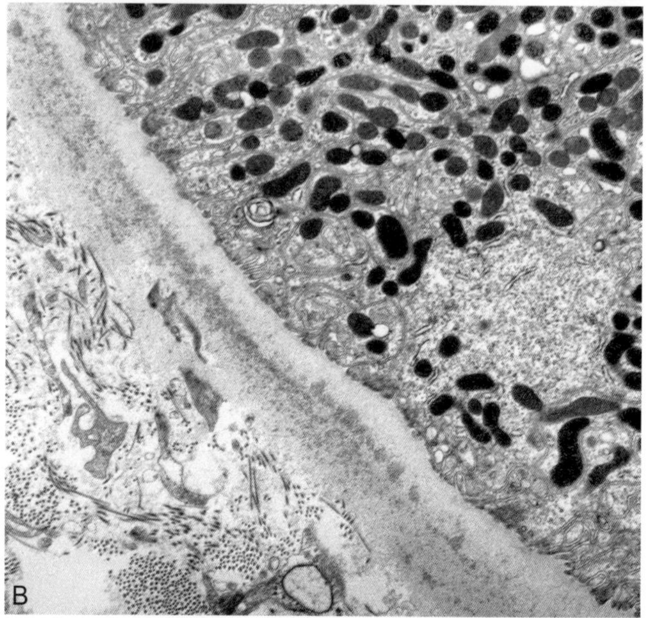

图 23.26 **轻链沉积症**。**A**，内皮细胞下和系膜区可见颗粒状电子致密物沉积（×7 000）。**B**，肾小管基底膜外侧也可见相似的颗粒状电子致密物沉积（×8 000）

重链沉积症

重链沉积症（heavy chain deposition disease, HCDD） 比 LCDD 少见 [191, 195]。其特征是单克隆免疫球蛋白重链系统地沉积。在大多数情况下，沉积的重链是 γ 型的，且 γ 重链的所有亚型均可见到。文献记载的病例都存在重链的第一恒定区（first constant domain, CH1）的缺失，这种突变可能是 HCDD 患者的浆细胞克隆性分泌游离重链所必需的 [189]。HCDD 的临床表现和组织学特征与 LCDD 的相似 [189, 191, 202]。与淀粉样变和 LCDD 相比，HCDD 通常发生低补体血症，可能是由于 IgG 亚型与补体结合沉积所致 [203]。HCDD 的诊断可以通过免疫荧光检查显示重链阳性（通常是 γ，IgG）而 κ 和 λ 轻链呈阴性来证实。重链可以沉积在肾小球、肾小管和血管基底膜以及系膜区 [202]。

伴有单克隆 IgG 沉积的增生性肾小球肾炎

伴有单克隆 IgG 沉积的增生性肾小球肾炎（proliferative glomerulonephritis with monoclonal immunoglobulin G deposit, PGNMIGD） 是近期发现的一种少见的伴有单克隆 IgG 沉积的增生性肾小球疾病 [204]。PGNMIGD 常见于中年人或老年人，女性患者多见。超过 2/3 的患者表现为肾病综合征和肾功能不全，另一些患者表现为少量的蛋白尿和血尿。肾活检不仅有单克隆 IgG 沉积，不到 30% 的患者还可有单克隆丙种球蛋白病，极少数患者有潜在的多发性骨髓瘤。少数患者（～25%）有血清补体水平下降，但没有结缔组织疾病或冷球蛋白血症的临床或血清学证据。有些患者可能对激素或其他免疫抑制疗法有效，例如利妥昔单抗，典型的 PGNMIGD 表现为缓慢进展的肾疾病，移植肾也有同样的临床表现 [205]。光镜

下，PGNMIGD 的形态各异，最常见的是膜增生性肾小球肾炎，毛细血管内增生、新月体形成、膜性肾病以及系膜增生和节段性硬化等病变也有报道[204, 206]。免疫荧光检查显示，IgG 和 C3 在系膜区和基底膜区颗粒状沉积，伴有轻链的限制性表达（最常见 IgG3 κ 型）；有时可见 IgM 和 C1q 沉积。PGNMIGD 的定义要求有 IgG 亚型的限制性表达，如果没有 IgG1 ~ IgG4 亚型的免疫荧光表达就不能形成诊断。PGNMIGD 中 IgG3 沉积最常见（接下来是 IgG1），常伴有低补体血症，可能与补体的结合能力和致肾炎性有关。电镜下，可见系膜区、内皮下和偶尔上皮下电子致密物沉积。肾小球外沉积和有形结构的形成不是这类疾病的典型特征。

先天性肾病综合征

肾病综合征在 1 岁以内的婴儿不常见[207]，对大多数患儿进行的研究发现，肾病综合征是由四个特定基因中的一个发生突变引起的[208]。**先天性肾病综合征（congenital nephrotic syndrome）**包括一组异质性疾病，一般是指出生时或出生后 3 个月内出现临床症状的患者。目前已知两种遗传类型：芬兰型先天性肾病综合征和弥漫性系膜硬化症（DMS）。它们对类固醇类激素或免疫抑制疗法都不敏感，肾移植是延长寿命和提高生活质量的唯一方式。肾活检对于将这两类先天性肾病综合征与新生儿期其他肾疾病鉴别开来至关重要，包括新生儿膜性肾小球肾炎（先天性梅毒或汞中毒导致的）、先天性弓形虫病、HIV（特别是吸毒者的后代）、疟疾、巨细胞病毒感染和微小病变性肾小球病（MCD）[209-211]。在没有感染的情况下，现在常规进行的先天性激素耐药和婴儿肾病综合征的分子检查已成为标准的临床诊疗流程[212]。

芬兰型先天性肾病综合征

芬兰型先天性肾病综合征（congenital nephrotic syndrome of the Finnish type）是一种罕见的常染色体隐性遗传病，是由位于 19q13.1 染色体上的 *NPHS1* 基因突变引起的[213-214]。该基因编码肾病蛋白质，此蛋白是足细胞滤过膜的组成部分，在正常肾小球滤过屏障中起至关重要的作用[215-216]。在芬兰没有血缘关系的人群中，芬兰型先天性肾病综合征在新生儿中的发病率约为 1/10 000[217]，而在世界范围内没有芬兰血统的家庭中发病率要低得多[43]。全世界已经报道 *NPHS1* 基因有 70 多种突变，大多数是移码突变（Fin-major），可导致肾病蛋白质表达完全缺失，早期患有严重的肾病综合征，快速进展为终末期肾病（ESRD）。芬兰型少数无义突变（Fin-minor）可导致肾病蛋白质的删减或非功能区突变，出现较轻的疾病过程。

对于有家族史以及羊水和母体血清中甲胎蛋白水平升高的胎儿，应怀疑宫内胎儿罹患此病，但这种方法既不特异也不敏感。最近，应用 *NPHS1* 基因测序检查已知的和新出现的突变已经用于此病的产前诊断。宫内胎儿就可表现为有大量蛋白尿。出生时，患儿出现胎盘大、

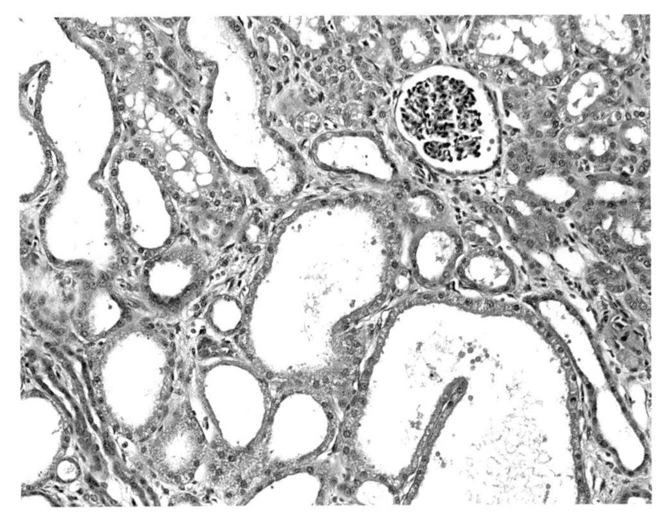

图 23.27 在一名 1 岁芬兰型先天性肾病综合征患儿，可见近端小管微囊性扩张和间质纤维化

蛋白尿、水肿和易感染性高[43]。常见的表现是早产、面部和四肢轻度畸形以及躯体发育不良。肾病综合征常出现在出生第一天，对类固醇治疗无效。在生命最初的 2 年，芬兰型先天性肾病综合征为进行性发展，肾移植是唯一能挽救患儿生命的治疗方法。20% ~ 30% 的患儿在移植后会再次出现肾病综合征，因为循环中出现抗肾病蛋白抗体，尤其是在 Fin-major 患者可检测到[218-219]。

芬兰型先天性肾病综合征最突出的组织学特征是近端和远端小管扩张，小管上皮细胞扁平（图 23.27）。肾小球早期改变轻微，继而发展为不同程度的系膜增生、硬化和肾小球囊扩张。也可能表现为不成熟的肾小球数目增加。肾疾病的进展与肾小管的萎缩和间质的纤维化相关。电镜下，可见上皮细胞足突融合和其他微小病变性肾小球病的足细胞改变。免疫荧光检查，通常无免疫球蛋白和补体成分沉积，但也有 IgM 和 C3 在部分硬化的肾小球系膜区和毛细血管袢沉积的报道。

弥漫性系膜硬化症

弥漫性系膜硬化症（diffuse mesangial sclerosis, DMS）是一种罕见的疾病，其特征是：早期出现严重蛋白尿、特征性的肾小球形态学改变以及 3 岁前迅速进展至终末期肾衰竭[220]。DMS 可以单独发生，也可以与其他综合征伴发。**Denys-Drash 综合征（Denys-Drash syndrome, DDS）**是一种罕见的常染色体显性遗传病，其特征是早发性肾病综合征，男性假两性畸形和肾母细胞瘤。DDS 综合征的不完全型是由肾小球病和生殖器异常或肾母细胞瘤组成。几乎所有的完全型或不完全型 DDS 综合征患者均可见位于 11p13 染色体上的 *WT1* 抑制基因的突变[221-222]。具有 DMS 肾小球病理形态的其他综合征包括：Galloway-Mowat 综合征（*WDR73* 基因突变），Pierson 综合征（*LAMB2* 基因突变），家族性激素抵抗性肾病综合征（*PLCE1* 基因突变），以及所有的常染色

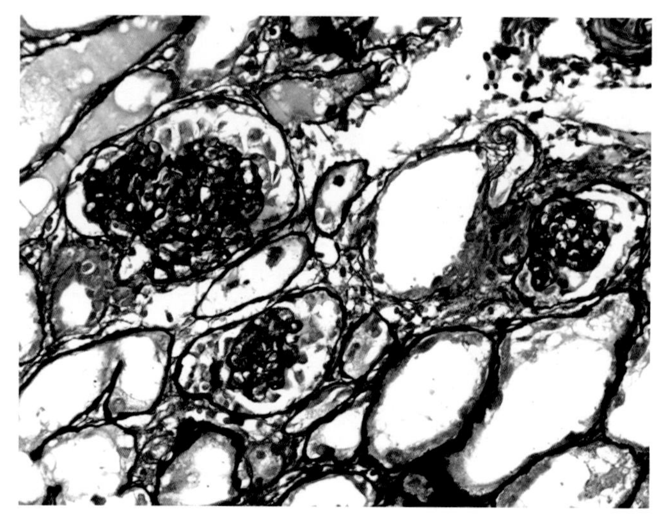

图 23.28 弥漫性系膜硬化症通常可见系膜硬化和融合，伴有病变表面衬覆明显增生的足细胞（六胺银）

体隐性遗传疾病[208,223]。患有 Galloway-Mowat 综合征的幼儿除了有激素抵抗性肾病综合征外，还有小头症和癫痫。Pierson 综合征表现为眼睛异常，诸如小瞳孔、神经功能缺损和先天性肾病综合征。这些由相关基因编码的蛋白质在足细胞分化或肾小球滤过屏障功能中都有作用。DMS 散发病例的基因改变多种多样，但在大多数病例都不清楚。偶尔，在有先天性肾病综合征和 DMS 的肾小球改变的新生儿可见巨细胞病毒包涵体[209]。

DMS 患儿出生后第 1 周即可出现肾病综合征，出生后 3 个月出现肾病综合征最常见。DMS 与芬兰型先天性肾病综合征的区别在于：DMS 无巨大胎盘、早产或低体重出生儿。DMS 患者移植后不会复发[220]。

光镜下，早期 DMS 的肾小球足细胞明显拥挤，可使人联想到胎儿的外表，可见壁层和脏层上皮细胞增生形成的假新月体[43]。肾小球继而出现明显的系膜硬化和融合（图 23.28）。晚期可见肾小管萎缩伴间质纤维化。电镜检查发现，上皮细胞足突广泛融合，基底膜增厚、分层，系膜基质增多。免疫荧光检查显示，IgM、C3 和 C1q 在硬化的系膜区沉积。

伴有急性肾炎综合征的肾小球疾病

另一大类有肾小球病变的患者的临床表现为急性肾炎综合征。患者出现血尿、氮质血症、少尿和轻 - 中度高血压。尿液分析显示有“活动性”沉渣，由红细胞、白细胞和红细胞管型组成。蛋白尿常见，但很少达到肾病范围。出现水肿时通常较轻微，表现为面部水肿。一种变异型为轻型急性肾炎综合征，表现为：镜下血尿，非肾病范围的蛋白尿，偶尔伴有轻度高血压。另一种变异型为急进性肾小球肾炎。与肾病综合征一样，其组织病理学病变也各不相同。

弥漫性毛细血管内增生性肾小球肾炎

弥漫性毛细血管内增生性肾小球肾炎（diffuse endocapillary proliferative glomerulonephritis）是指以系膜细胞和内皮细胞共同增生为特征的肾小球肾炎。虽然这类疾病几已成为急性链球菌感染后肾小球肾炎的同义词，但它们也可由其他病原体感染引起，包括葡萄球菌、脑膜炎球菌、肺炎球菌、克雷伯菌、沙门菌、肠球菌、布鲁杆菌、钩端螺旋体和分枝杆菌感染[224-225]。它们甚至可作为一些病原体感染导致的并发症，例如，立克次体感染，病毒感染（包括乙型肝炎病毒、水痘病毒、腮腺炎病毒、麻疹病毒、巨细胞病毒和传染性单核细胞增多症病毒），以及寄生虫疾病（诸如疟疾、旋毛虫病和弓形虫病）[226]。

急性链球菌感染后肾小球肾炎

链球菌感染后肾小球肾炎（poststreptococcal glomerulonephritis）主要发生在儿童，通常在 5～15 岁之间，但也可发生于任何年龄[227]。大约 5% 的患者在 2 岁以下[225]。男性患者比女性患者多，比例为 2：1[226-227]。链球菌感染后肾小球肾炎在欠发达国家的发病率比在西方世界要高得多，甚至其发病率可能因为亚临床病例较多而被低估了[228]。链球菌感染后肾小球肾炎在发达国家的发病状况不同，更常累及有合并症的老年患者[227]。

典型的链球菌感染后肾小球肾炎病例在感染致肾炎性 A 组 β 溶血性链球菌后 1～4 周内发病。致风湿性 A 组 β 溶血性链球菌（引起风湿热）与致肾炎性病株的不同在于其表面的 M 蛋白。原发性感染可能是咽部感染，也可能是更少见的皮肤感染。导致肾小球肾炎的链球菌的血清分型主要是：M 组的 12、4、1 和 49 型[226]。致肾炎性链球菌感染后发生肾小球肾炎的风险不同，取决于宿主和细菌毒力的多个因素，但总体估计的风险大约为 15%[229]。临床、形态学和血清学研究表明，链球菌感染后肾小球肾炎是一种免疫复合物疾病，迄今为止主要涉及的靶抗原包括“链球菌热原外毒素 B”（streptococcal pyrogenic exotoxin B, SPEB）和“肾炎相关的胞质素受体”[230]。SPEB 是一种位于上皮细胞下沉积物中的阳离子蛋白质，两种抗原可激活胞质素的活性，共同引起肾小球的损伤。另外，循环中的抗原 - 抗体复合物沉积在内皮细胞下可激活替代补体通路，可能还有凝集素补体通路，并触发炎症应答[228]。

临床上，链球菌感染后肾小球肾炎的表现是突然开始出现肉眼血尿、水肿、蛋白尿、高血压和肾功能受损[228,231]。抗链球菌某些抗原抗体升高，诸如抗链球菌溶血素 O（antistreptolysin O, ASO），但由于链球菌感染普遍存在，这种发现并不有助于诊断。在病程早期，血清溶血性补体活性和 C3 蛋白水平下降，但它们一般在 8 周内恢复正常。在链球菌感染后肾小球肾炎急性发作期间，有 2%～5% 的患者会死于肺水肿、高血压脑病或新月体肾炎所致的急进性肾衰竭等并发症；老年患者的并发症更严重，死亡率更高[228,232]。急性链球菌感染后肾小球肾炎患者的长期预后较好，特别是儿童患者，只有少数患者在数年后进展为慢性肾衰竭[225, 233]。成年患者的康复比儿童患者的康复更难预测，特别是有持续的蛋白尿或发病初期有严重的肾损害和肾病综合征的患者[226-227, 230]。肾疾病的进展更常见于发生新月体肾炎的患者。由于急性链球菌感染后肾小球肾炎的临床表现典型且预后良好，因此，除非临床表现不典型且严重，例如肾病综合征、无尿、急性肾衰竭、持续性或重度高血压或6周后没有恢复，否则通常不需要活检。长期随访时，大约17%的患者持续有微量蛋白尿、镜下血尿或高血压[230]。最近的研究表明，不典型感染后肾小球肾炎和C3肾小球肾炎（C3GN）存在重叠，因为很多此类持续出现后期症状的患者有补体旁路通路的异常症状[234]。此外，在遗传易感个体中，链球菌感染似乎可能是诱发C3肾病的诱因[235-236]。

光镜下，在链球菌感染后肾小球肾炎发病后几周内进行活检时，可见肾小球毛细血管袢弥漫性增大，使肾小球囊间隙狭窄。肾小球毛细血管内细胞增多是由于系膜细胞增生所致，此外还有内皮细胞的增生和肿胀，导致毛细血管腔狭窄，肾小球呈分叶状。白细胞的浸润参与毛细血管的阻塞，当白细胞浸润明显时，称为渗出性肾小球肾炎（图23.29）。除了中性粒细胞浸润外，还可见单核细胞浸润，有时还有嗜酸性粒细胞浸润。节段性毛细血管袢坏死、血栓形成和新月体形成不常见，它们提示预后不良。

超微结构特征，在链球菌感染后肾小球肾炎早期，最具特征的是上皮下半球形的电子致密物沉积，这被称为驼峰（图23.30）。驼峰状电子致密物内侧紧贴毛细血管基底膜的外疏松层，覆盖在驼峰状电子致密物上的足细胞的足突通常是融合的。一般来说，驼峰的数量与中性粒细胞浸润的程度有关，但有时驼峰可以出现在无白细胞浸润的毛细血管袢。毛细血管基底膜内的沉积有些与驼峰相连续，内皮细胞下和系膜区小块电子致密物的沉积并不少见。

免疫荧光研究，在链球菌感染后肾小球肾炎急性期，通常显示IgG和C3沿毛细血管袢呈颗粒状沉积。与驼峰状电子致密物的位置相对应（图23.31）。有时可有少量IgM和IgA的沉积。备解素的沉积也很常见，再加上C3的强阳性以及沉积物中C1q和C4的缺失，提示补体旁路通路的激活。

连续活检，显示肾小球的病变逐渐吸收消失。细胞减少，驼峰状电子致密物一般在6～8周内消失，也有的在发病后6个月以上仍持续存在。在病变吸收期，基底膜可出现局灶性不规则，电子致密物密度降低，毛细血管腔开放，内皮细胞肿胀，以及中性粒细胞浸润消失。电子致密物要么消失，要么局限于系膜区。IgG沉积可能检测不到，C3沉积则逐渐从周围消失并局限于系膜区。肾小球完全恢复正常最早可在6个月时，也可在2～3年内恢复。少数病例的系膜细胞增生、系膜沉积和系膜基

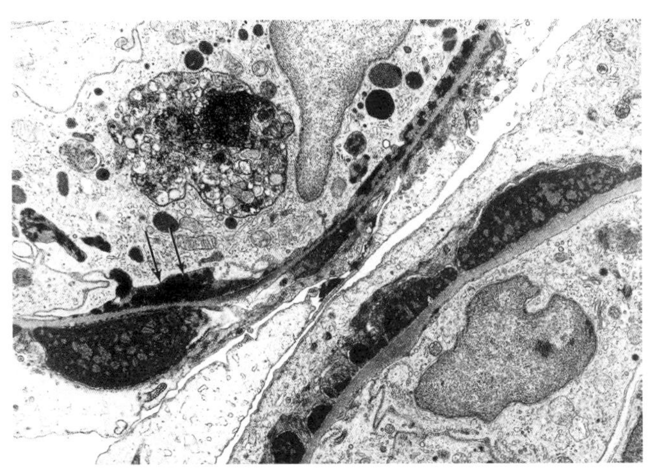

图23.30　急性链球菌感染后肾小球肾炎。可见多量驼峰状电子致密物沿基底膜沉积。毛细血管腔因细胞增生和炎细胞浸润而闭塞。少量纤维蛋白沉积于内皮细胞下（箭头所示）（×9 800）

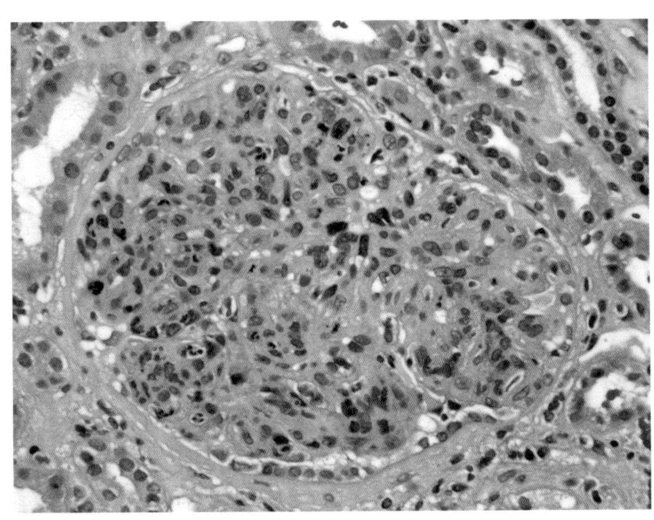

图23.29　弥漫性增生性肾小球肾炎。由于系膜细胞和内皮细胞增多以及炎细胞的浸润，可见肾小球细胞增生明显

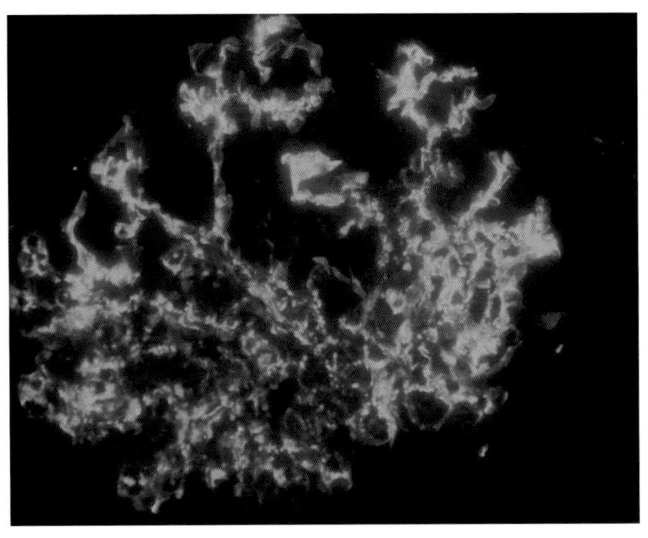

图23.31　链球菌感染后肾小球肾炎。免疫荧光显示C3沿毛细血管壁呈粗颗粒状沉积，与电镜下的驼峰状电子致密物相对应（抗C3）

质增多可持续数年，一般呈局灶性和节段性分布。

以 IgA 沉积为主的葡萄球菌感染相关的肾小球肾炎

由金黄色葡萄球菌引起的感染相关的肾小球肾炎在发达国家有所增加，特别是由耐药菌株引起的[237-238]。与链球菌感染后肾小球肾炎不同，**葡萄球菌感染相关的肾小球肾炎（Staphlococcal infection-associated glomerulonephritis）**更常见于伴有糖尿病、吸毒、酗酒和恶性肿瘤等合并症的老年人（超过 60 岁）[228, 238]。这种感染常为隐匿和持续的（而不是"感染后的"），并常由于肾疾病而引起关注。葡萄球菌感染相关的肾小球肾炎的特征是以 IgA 为主的沉积或以 IgA 和 C3 为主的共同沉积[227, 239-240]。以 IgA 为主的宿主的免疫反应在本病的发生中起到一定作用。据推测，金黄色葡萄球菌肠毒素和其他类似抗原具有"超抗原"的功能，能够直接与抗原提呈细胞上的主要组织相容性复合体（MHC）Ⅱ类分子结合而不需要细胞内的抗原处理来形成适合受体的肽[241-242]。此外，这些超抗原与 T 细胞受体结合可引起大量的 T 细胞激活、增殖和释放细胞因子。然后这些事件可以触发多克隆 B 淋巴细胞激活，使金黄色葡萄球菌感染患者呈现血清多克隆 IgA 和 IgG 升高。最常见的临床表现是急性肾损伤，常常是肾病范围的蛋白尿和血尿[239,243]。男性患者多见，2/3 的患者有轻度的低补体血症。少数患者有肢端皮疹，类似于过敏性紫癜的皮疹[226,244]。据报道，潜在的感染包括骨髓炎、肺炎、化脓性关节炎、脓胸、鼻窦炎和心内膜炎。感染后出现肾疾病的潜伏期一般为 4～5 周，但在大多数病例感染是直到肾活检后才意识到。治疗感染是主要的治疗方式，总体来说，其预后差于链球菌感染后的肾小球肾炎，可能与患者年龄大和有合并症相关。

肾活检，葡萄球菌感染相关的肾小球肾炎的肾小球病变各异[226]，可从轻度系膜细胞增生到弥漫性毛细血管内增生，有时出现新月体；渗出性病变并不少见，但比链球菌感染后肾小球肾炎少见。常合并急性肾小管损伤和间质炎细胞浸润，但肾活检一般看不到血管炎。在合并糖尿病的患者，肾小球毛细血管内增生很轻微，可能会被明显的 Kimmelstiel-Wilson 结节所掩盖[245]。电子致密物主要在系膜区、副系膜区和内皮细胞下沉积。作为感染相关的肾小球肾炎的标志，上皮细胞下"驼峰样沉积物"见于不到 50% 的患者。如果有上皮细胞下沉积物，通常较小且"驼峰样沉积物"较少。免疫复合物沉积以 IgA 沉积为主，可合并 C3 沉积，IgG 沉积较弱或缺乏。轻链 κ 和 λ 通常呈阳性，λ 可以比 κ 更强。当缺乏明显感染表现或有类似紫癜皮疹时，这种免疫荧光的表现可能会被误诊为 IgA 肾病（IgA nephropathy, IgAN）。两种疾病的鉴别诊断非常重要，因为 IgAN 需要进行免疫抑制治疗，如此可能会使未意识到的感染加重。一旦有血清补体降低和上皮细胞下驼峰样沉积物，则表明是感染相关的肾小球肾炎而不是 IgAN[226, 246]。

C3 相关性肾小球疾病和膜增生性肾小球肾炎

膜增生性肾小球肾炎（membranoproliferative glomerulonephritis, MPGN）（又称为系膜毛细血管性肾小球肾炎）是一种独立的组织病理学类型，其特征是系膜细胞和基质增生呈分叶状改变（图 23.32），并且系膜细胞插入毛细血管壁，使毛细血管壁增厚，形成双轨征（图 23.33）。根据电子致密物的超微结构和分布特征，MPGN 传统上被分为两种主要类型：第一类（Ⅰ型），电子致密物主要沉积在内皮细胞下（图 23.34）；第二类（Ⅱ型），电子致密物极其致密，位于基底膜内。但是，后者只有少数病例表现为膜增生性肾小球肾炎的形态，因此，目前首选使用电子致密物沉积病（DDD）这个术语取代Ⅱ型 MPGN[247]。此外，还有变异型，也被称为Ⅲ型 MPGN，显示电子致密物在内皮细胞下或上皮细胞下沉积[248-250]。

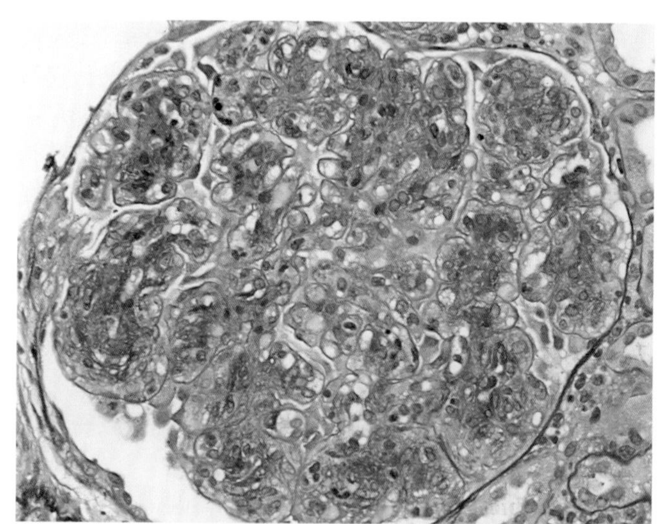

图 23.32 膜增生性肾小球肾炎。可见肾小球呈分叶状，有弥漫性系膜细胞增生和毛细血管壁增厚

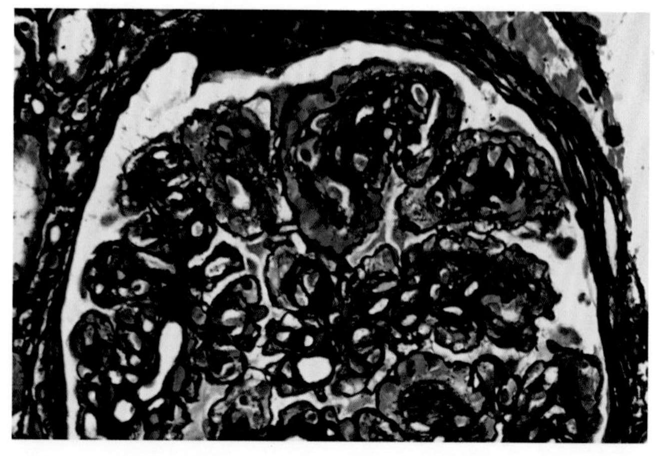

图 23.33 膜增生性肾小球肾炎。银染色切片显示，在小叶中心，系膜基质明显增生，向毛细血管壁插入，形成双轨征（六胺银染色）

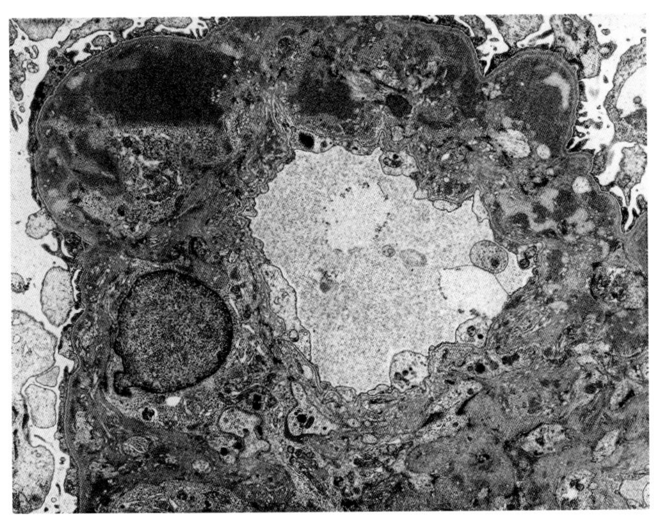

图 23.34 膜增生性肾小球肾炎。电镜显示，系膜增生，插入毛细血管壁，基底膜成双层，电子致密物在内皮细胞下沉积（×5 400）

虽然 MPGN 的传统分类方法表明这种独特的临床病理疾病有不同的形态学类型，但这些类型并不具有共同的发病机制，它们仅仅因为常规光镜下的形态相似而被联系在一起。近期的研究有助于深入了解 MPGN 和相关的 C3 肾小球肾炎（C3 glomerulonephritis, C3GN）的病理生理机制[251-253]。虽然 MPGN 的分类方法正在进行更新，但它大致被分为两类（框 23.4）[254-255]。第一组，**C3 肾小球病（C3 glomerulopathy）**包含有明显 C3 沉积，可伴有少量免疫球蛋白沉积的肾小球疾病，它包括电子致密物沉积病（DDD）、C3GN 和 MPGN 的家族性类型，并且伴有补体旁路通路激活异常。根据这个分类标准，以前被分为Ⅰ型和Ⅲ型 MPGN 的一些病例属于 C3 肾小球病。第二组，**特发性 MPGN 伴有明显免疫复合物沉积（idiopathic MPGN with prominent immune complex deposition）**（除 C3 以外），包括传统分类中大约 70% 的Ⅰ型 MPGN 和 60% 的Ⅲ型 MPGN[256]。在第二组中一些患者也显示有补体旁路通路激活异常，对这种以免疫荧光检测为基础的分类系统目前尚存争议[254]。

框23.4 C3相关的肾小球疾病和膜增生性肾小球肾炎（MPGN）

C3肾小球病（单独/或C3优势沉积）

- 电子致密物沉积病（DDD，以前称为Ⅱ型MPGN）
- C3肾小球肾炎
- 家族性C3肾小球病（CFHR3-1蛋白质异常，Ⅲ型MPGN特征）
- CFHR5肾病（*CFHR5*基因突变）

特发性MPGN（免疫复合物沉积；C3和免疫球蛋白沉积）

- Ⅰ型MPGN形态学
- Ⅲ型MPGN形态学

继发性MPGN

感染

乙型肝炎和丙型肝炎、心内膜炎、内脏脓肿、分流性肾炎、疟疾、血吸虫病、支原体、HIV和EB病毒感染

免疫性和系统性疾病

系统性红斑狼疮、硬皮病、干燥综合征、类风湿性关节炎、结节病、混合性冷球蛋白血症伴有或不伴有丙型肝炎病毒感染、溃疡性结肠炎、镰状细胞贫血

异常蛋白血症

意义未名的单克隆丙种球蛋白病（MGUS）、Ⅰ型冷球蛋白血症、巨球蛋白血症、纤维性肾小球肾炎、免疫触须样肾小球病

肿瘤性疾病

癌症、慢性淋巴细胞白血病、非霍奇金淋巴瘤、黑色素瘤

遗传性疾病

α1抗胰蛋白酶缺乏症、补体缺乏症、遗传性血管水肿、Wiskott-Aldrich综合征、Sherwood-Proesmas综合征、常染色体隐性遗传Ⅰ型MPGN

其他

吸毒（海洛因、喷他佐辛）、Kartagener综合征、特纳综合征、唐氏综合征、移植肾病、慢性血栓性微血管病（TMA）

CFHR：补体H因子相关蛋白或基因；MGUS：意义未名的单克隆丙种球蛋白病；MPGN：膜增生性肾小球肾炎

C3 肾小球病

C3 肾小球病（C3 glomerulopathy）的特征是：异常持续激活补体旁路通路，C3 在肾小球的沉积占优势；推荐诊断标准为：C3 的免疫荧光强度 ≥ 2+（强度可分为 0～3+），大于其他免疫球蛋白或 C1q 的强度[254]。C3 肾小球病患者常有补体成分的基因异常或抗补体成分的循环抗体[251,257-258]。血清 C3 水平常常降低，而组织学改变各异，包括具有一些膜增生性肾小球肾炎的特征。这类疾病主要是 DDD 和 C3GN。其他包括：由补体因子 H 因子相关蛋白质（CFHR3-1）异常引起的具有Ⅲ型 MPGN 特征的家族型，以及具有 *CFHR5* 突变的常染色体显性遗传型（见框 23.4）[253,259]。有意思的是，一些“非典型性”感染后肾小球肾炎患者（具有或不具有明确的感染）也有补体基因的突变或相关的自身抗体[234]。有人认为，在易感个体是感染或其他触发因素导致了 C3GN[235-236]。治疗 C3 肾小球病的新方法正在开发中，因此，做出准确诊断十分重要[260-261]。血浆输入和血浆置换的目的是纠正补体缺乏或消除循环中的自身抗体。补体旁路通路的抑制（C5 抑制）和正常的功能状态恢复可能对这些患者也有效。

电子致密物沉积病

电子致密物沉积病（dense deposit disease, DDD）以前称为Ⅱ型 MPGN，是 C3 肾小球病的一种，其特征是基底膜内有一种特殊的宽带状电子致密物沉积。DDD 罕见，据估计，其发病率为 2～3 人 / 百万人口[261-262]。男女发病率相同，诊断时患者通常为 5～15 岁的儿童[263]。患者通常出现肾病范围的蛋白尿、血尿和肾功能不全。大多数 DDD 患者出现低补体血症，并且补体水平在整个病程中持续较低[264]。超过 80% 的 DDD 患者血清中含有 C3 肾

炎因子（C3 nephritic factor, C3NeF），C3NeF 是抗 C3bBb 自身抗体，而 C3bBb 是补体旁路通路激活转换酶。由于在特发性 MPGN 和 C3 肾小球肾炎（以前分为Ⅰ型和Ⅲ型 MPGN）中都可检查到 C3NeF，因此，DDD 的确诊依靠电镜下电子致密沉积物在 GBM 内沉积。DDD 的另一个独有特征是：有 3%～5% 的病例合有黄斑变性和获得性局部脂肪代谢障碍（体表上半部皮下脂肪流失）。这些患者无论是否发展为 DDD，常有低补体血症和 C3NeF [265-269]。

DDD 的预后很差，大约 50% 的患者在诊断后 10～15 年缓慢进展到终末期肾病（ESRD）。如果出现新月体形成，则肾功能可迅速恶化。据报道，罕见的病例可出现病变的消退 [270-272]。移植后几乎所有患者都会复发 [273]。持续激活补体旁路通路是致病的关键，在大多数患者可以发现 C3NeF，后者可抑制激活阻断剂 C3 转化酶的活性。DDD 患者还有一些少见的自身抗体，包括抗 H 因子、抗 B 因子和抗 C3 抗体。遗传易感性有一定作用，在 17% 的 DDD 患者可以检查到 *CFH*（补体 H 因子）基因的突变。已发现 *CFH*、*CFI*、*C3* 的等位基因的变异和 *CFHR5* 和 *C3* 的基因突变与 DDD 的发生相关 [257-258, 262]。在这些易感人群，感染、化疗或其他未知因素似乎可触发 DDD。有意思的是，DDD 成人患者可能合并单克隆丙种球蛋白病，并且致病性轻链（或重链）可以干扰补体旁路通路的调控 [274]。

光镜下，DDD 的形态变化可能很多。一项大型肾活检研究发现，近一半的患者仅表现为轻度系膜细胞增生，只有约 25% 的患者出现典型的膜增生样改变（图 23.32 和 23.33），大约 17% 的患者为新月体肾炎型（图 23.35），12% 为急性增殖型和渗出型，很容易与感染后肾小球肾炎混淆 [247]。诊断的依据主要是：出现嗜酸性、折光性、条带状增厚的 GBM，甚至可见于肾小球囊壁和肾小管基底膜。沉积物 PAS 呈强阳性，Masson 三色呈蓝色，六胺银染色呈苍白色，在塑料包埋甲苯胺蓝染色的组织切片上很容易识别其深色。电镜下，沉积物具有极高的电子密度，缺乏免疫复合物沉积的颗粒状特征。它们位于基底膜的中心致密层，有时厚薄不一，或局部不连续（图 23.36A）。系膜内也可发现类似的沉积物，表现为均质结节状，或者偶尔可见上皮细胞下的驼峰状沉积 [275]。在脉络膜血管壁和眼睛的 Bruch 膜中也可见此沉积物。免疫荧光检查具有特异性表现并具有诊断意义。C3 沿着肾小球毛细血管壁呈线形或双轨状沉积，同时在系膜区呈亮结节状或环状沉积（图 23.36B）。肾小球囊和肾小管基底膜中可以看到局灶和不连续的线性 C3 沉积。免疫球蛋白和早期的补体成分通常呈阴性，如果有，也明显弱于 C3。应用激光捕获质谱技术发现，这些沉积物是由 C3 和其他晚期补体成分、CFHP1、簇集蛋白（clusterin）、玻连蛋白（vitronectin）和与载脂蛋白 E 有关的不饱和脂类组成的 [276]。

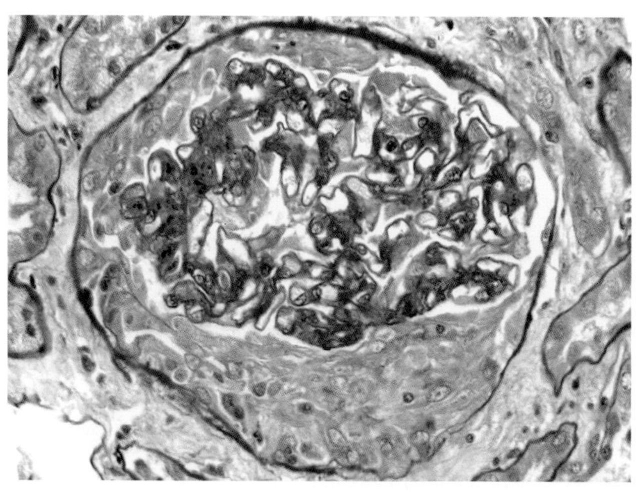

图 23.35 电子致密物沉积病。可见各种组织学形态。一名年轻患者的表现为轻度的系膜增生、炎细胞浸润和新月体形成（PAS）

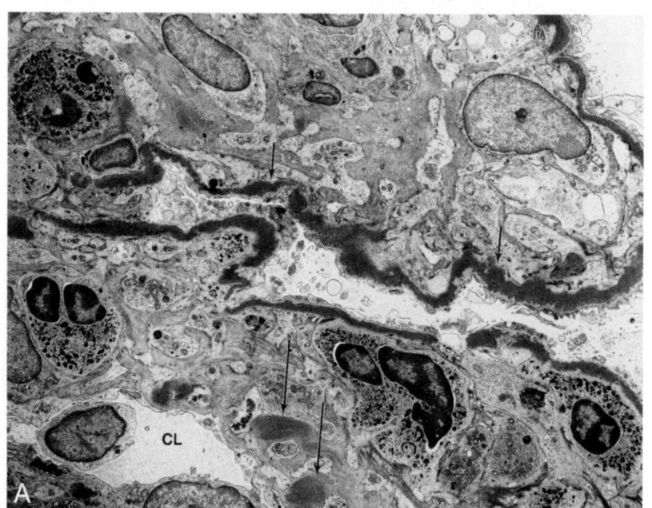

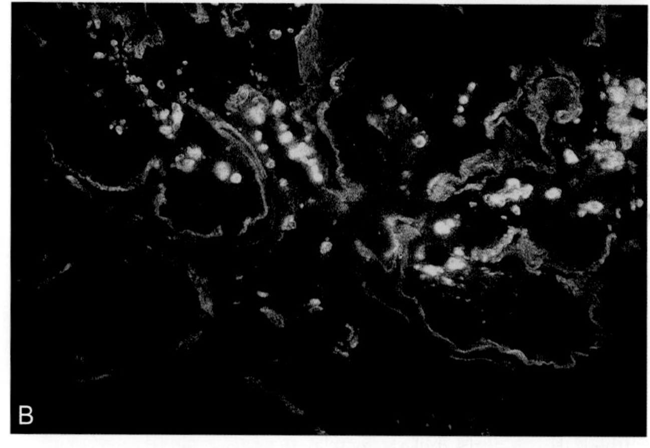

图23.36 **A**，基底膜致密层内可见均质、高密度电子致密物沉积（短箭头所示），同样的电子致密物在系膜区呈结节状沉积（长箭头所示）。左下角可见系膜插入，毛细血管腔（CL）变窄。也可见多量中性粒细胞浸润（×4 000）。**B**，免疫荧光显示，C3 沿肾小球毛细血管壁和肾小管基底膜（右下角）呈微弱线性沉积，在系膜内呈强阳性颗粒状沉积，部分呈环状

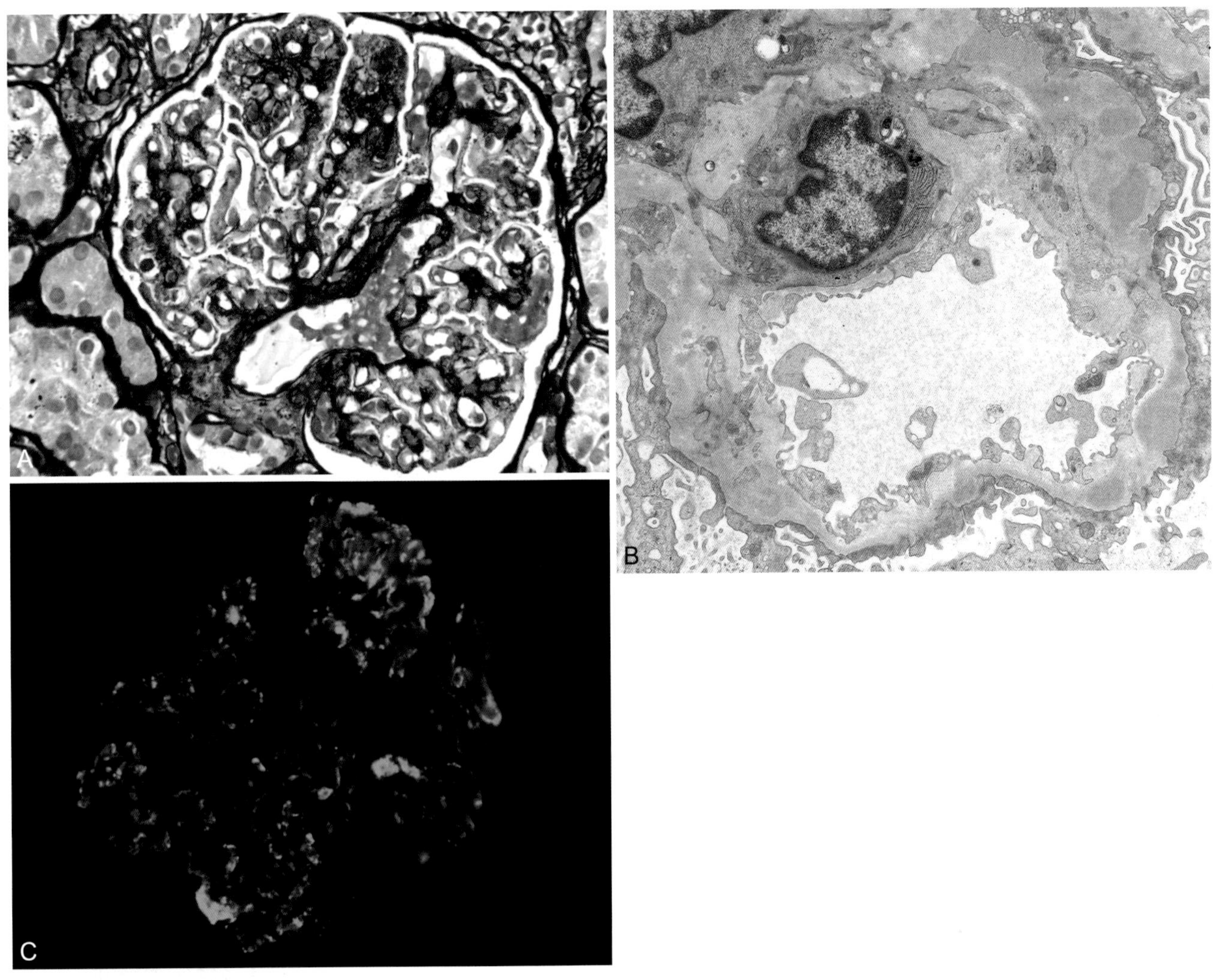

图 23.37　C3 肾小球肾炎。**A**，光镜下，可见节段性系膜增生和肾小球基底膜增厚（六胺银染色）。**B**，电镜下，可见肾小球基底膜内和上皮细胞下低电子致密物沉积，局灶肾小球基底膜成双轨（×7 000）。**C**，免疫荧光检查，可见 C3 颗粒状节段性系膜和毛细血管壁沉积，未见免疫球蛋白沉积（抗 C3）

C3 肾小球肾炎

C3 肾小球肾炎（C3 glomerulonephritis, C3GN）是 C3 肾小球病的一个类型，其特征是孤立的 C3 沉积，伴有少量或不伴有免疫球蛋白沉积，以及补体旁路通路调节紊乱。然而，不像 DDD，其电子致密物沉积是低密度、模糊的，而不是高密度、条状或线样的。大多数 C3GN 患者以前都曾被诊断为Ⅰ型或Ⅲ型 MPGN 或者其他非膜增生性肾小球肾炎[254, 256, 277]。C3GN 患者常成年起病，发病时平均年龄为 30 岁，但有 7 岁儿童或超过 70 岁老人患病的报道。C3GN 的临床表现各异，从少量蛋白尿到肾病综合征。常伴有镜下血尿、高血压和肾功能不全。约 40% 的患者血清 C3 水平降低，但 C4 通常都正常[278]。在大约 45% 的 C3GN 患者可以检测到 C3NeF。老年 C3GN 患者也可合并血循环中单克隆免疫球蛋白增高，但并没有直接的证据表明这与 C3GN 的发病相关。光镜下，C3GN 的形态各异，从轻微病变到弥漫增生型或膜增生型（图 23.37A）[256]。可以出现新月体，出现渗出性病变，类似于感染后性肾小球肾炎[234]。慢性的肾小管间质损伤根据疾病的慢性程度可从轻度到中度。电镜下，系膜区、毛细血管壁可见低密度团块状电子致密物沉积，也可看到内皮细胞下和（或）上皮细胞下以及基底膜内电子致密物沉积（图 23.37B）。应用质谱技术发现，这些沉积物由补体旁路通路和终末补体通路成分组成，与 DDD 相同[277]。免疫荧光显示，C3 在肾小球呈强阳性，免疫球蛋白沉积仅有少量或没有（图 23.37C）[254]。

C3GN 的诊断（和 DDD）应仔细检查补体因子的水平（H 因子、I 因子、B 因子和膜攻击复合物），抗 H 因子自身抗体，以及补体旁路通路的功能状态和溶血试验[254]。C3GN 中编码补体调节因子的基因突变（H 因子、I 因子、CD46、CFHR5）和某些补体因子等位基因也有报道具有更高的发病风险。患者可能有多个与 C3GN 相关的获得性或遗传性异常[277]。

伴有免疫复合物的膜增生性肾小球肾炎

伴有免疫复合物的膜增生性肾小球肾炎（membranoproliferative glomerulonephritis with immune complex）的特征是：系膜细胞增生，向毛细血管壁插入，GBM 呈双轨状，有显著的 C3 和免疫球蛋白沉积（伴有或不伴有 C1q 的沉积），显示补体经典通路和旁路通路都有激活[254, 279]。据 I 型 MPGN 的历史资料推测，其可能占继发于肾小球肾炎的终末期肾病（ESRD）的 5%。伴有免疫复合物的膜增生性肾小球肾炎可以是原发性的或特发性的，更常见的是继发于慢性感染、单克隆丙种球蛋白病、系统性自身免疫性疾病和遗传性疾病（见框 23.4）。曾经认为是特发性的大多数患者现在被发现与丙型肝炎病毒感染有关[280]。近期的研究逐渐阐明了 MPGN 的发病机制，特别是 C3 肾小球病的研究进展改变了特发性 MPGN 的发病率。目前伴有免疫复合物的膜增生性肾小球肾炎的诊断是排除性诊断，特别是在成年人，也许将来本病会成为一个越来越少见的类型[279, 281]。根据以往资料，本病的原发型 / 特发型主要见于儿童和年轻人，90% 的患者诊断时的年龄为 8 ~ 16 岁[275, 282]。4 岁前发病非常罕见。临床表现各异，发病几乎没有性别差异。至少 50% 的患者表现为肾病综合征，25% 的患者表现为同时出现无症状性血尿和蛋白尿。剩余约 1/3 的患者表现为急性肾炎综合征，伴有尿沉渣异常、高血压和肾功能不全[275, 282-283]。

大约 2/3 的伴有免疫复合物的膜增生性肾小球肾炎患者在病程中出现低补体血症且其补体水平变化很大。主要的补体消耗是 C3，但补体激活经典通路的早期成分（即 C1q、C4 和 C2）和晚期成分（C5、C6、C7 和 C9）也可能降低。补体旁路通路的成分（即 B 因子）也常降低[284]，并且在半数以上的 I 型 MPGN 患者中可以检查到 C3NeF。在其中少数患者中已检查出补体旁路通路基因（*CFH*、*CFI*）的基因突变，这使 C3 肾小球病与伴有免疫复合物沉积的 MPGN 之间的界限变得模糊不清[257]。据推测，在这种情况下，先天性或后天性补体紊乱是由免疫复合物沉积触发或加剧的[251]。据历史资料，“原发型 / 特发型” I 型 MPGN 的临床经过通常是惰性的，但预后不好，10 年或更长的时间即进展为肾衰竭[285]。据报道，肾移植后 30% ~ 50% 的患者复发[273,286]，而且血清补体水平低的患者复发风险似乎更高[287]。

光镜下，肾小球显示弥漫性增大，毛细血管壁增厚，系膜区明显增生，肾小球呈分叶状改变（图 23.32）。系膜基质聚集在小叶中心，形成与糖尿病肾小球硬化症相似的结节。此外，还可见渗出性病变、新月体形成和局灶节段性病变[283]。PAS 或六胺银染色显示，增生的系膜细胞和基质沿内皮细胞下间隙插入毛细血管壁，导致基底膜增厚，形成双轨征（图 23.33）。在双轨形成的区域，

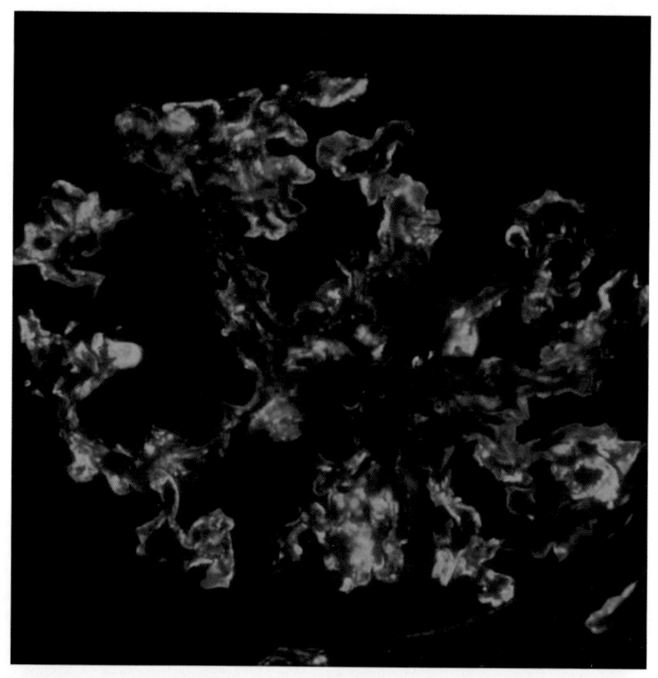

图 23.38 伴有免疫复合物沉积的膜增生性肾小球肾炎。免疫荧光检查，显示 IgG（和 C3）沿系膜区和部分毛细血管袢沉积（抗 IgG）

内皮下透明物质的沉积很明显。如果毛细血管腔内出现透明血栓，应考虑冷球蛋白血症或狼疮性肾炎的可能性。

免疫荧光检查，通常显示 IgG 和 C3 沿毛细血管壁和系膜区呈颗粒状沉积（图 23.38）。此外，还可见 IgM、C1q 和 C4 沉积。电镜下，可见系膜细胞和基质增生，导致系膜区增宽并插入内皮细胞下，导致毛细血管腔狭窄。通常在原来的基底膜下面沿着毛细血管壁形成一层新的不规则的、连续的系膜基质样物质。在 I 型 MPGN，电子致密物通常可见于系膜区和内皮细胞下（图 23.34）。Ⅲ型 MPGN 非常少见，尚存争议，其形态学分为两种亚型。第一种亚型又称为 Burkholder 变异型，其肾小球病变兼具 I 型 MPGN 和膜性肾小球肾炎的特征[249]。电镜下，显示增生的系膜插入毛细血管壁，内皮细胞和上皮细胞下电子致密物沉积，伴有基底膜钉突形成。第二种亚型由 Anders 等人于 1977 年描述，其肾小球病变介于 I 型和 Ⅱ 型 MPGN 之间[248,250,288]。尽管存在病理学差异，但 Ⅲ 型 MPGN 的这两种亚型的临床表现相似，与 I 型 MPGN 没有显著差异。

弥漫性系膜增生性肾小球肾炎

系膜细胞和基质弥漫性增生不伴有毛细血管壁和管腔的明显累及的病变可见于多种肾疾病，包括 IgA 肾病（IgAN）、过敏性紫癜性肾炎、SLE 性肾炎以及感染后肾小球肾炎的吸收恢复期。对这些疾病的鉴别诊断需要结合光镜、电镜和免疫荧光显微镜下的形态和患者的临床资料。本节仅讨论 IgAN。

IgA 肾病

IgA 肾病（IgA nephropathy, IgAN）（以前又称为 Berger 病）是指在肾小球系膜区有明显的 IgA 沉积的一类疾病。在世界不同地区，IgAN 的分布差异很大。在一些亚洲国家，包括日本、中国大陆和新加坡，IgAN 是最常见的原发性肾小球疾病，约占这些地区肾活检诊断患者的 1/3，在欧洲占 20%，在美国占 10%[289-290]。IgAN 的发病率存在显著差异的原因可能是由于亚洲一些国家和美国之间在肾活检适应证上存在差异。据报道，IgAN 中家族聚集性患者约占 10%[291-293]。家族型 IgAN 为常染色体显性遗传伴不完全外显。IgAN 患者的一级亲属，即使无临床表现，也可表达较高水平的半乳糖缺陷型 IgA（galactose-deficient IgA, GD-IgA）。应用单核苷酸多态性进行的全基因组相关研究已揭示了几个易感位点，其中最常见的是 6p21 上的主要组织相容性复合体（MHC）位点[294]，研究还显示了黏膜防御系统和补体旁路通路在 IgAN 发病中的作用[295]。

IgAN 的诊断主要是基于系膜区的 IgA 沉积，这个特征也可见于其他疾病。过敏性紫癜性肾炎和 IgAN 是两种密切相关的疾病，可能是一个综合征的不同部分[296]。系膜区 IgA 沉积也可以继发于多种疾病，包括慢性肝疾病、炎症性肠病、结缔组织疾病、肿瘤性疾病以及病毒和细菌感染（框 23.5）[297]。IgAN 是由于循环免疫复合物沉积在肾小球系膜区、导致补体旁路通路激活了一系列补体因子导致的。在特发型 IgAN，沉积的 IgA 主要为异常糖基化的多聚体 IgA 1[298-299]。IgAN 患者血清中 GD-IgA 的水平升高，据报道这也是本病的一个独立的预后危险因素[300]。GD-IgA 似乎可作为自身抗原，随免疫复合物沉积并刺激系膜细胞增生。

IgAN 可发生于任何年龄，11～30 岁更常见[301]。10 岁以下的儿童少见[297]。男性患病率是女性患病率的 2～6 倍。大多数患者是通过常规体检时发现镜下血尿而诊断的。小于 50% 的患者有复发性肉眼血尿病史，其中 1/3 在呼吸道感染或较少见的胃肠道或尿路感染的同时或数天后出现[297,302]。这可能与宿主对黏膜抗原的 IgA 应答增加有关。患者常有蛋白尿，多为少量蛋白尿，偶尔出现大量蛋白尿。5%～10% 的患者表现为肾病综合征。目前估计 25%～40% 的患者在 20 年内会缓慢进展为慢性肾衰竭[303]。约 60% 的患者在移植后复发，其中少数患者可能因此而失去移植肾[304]。

IgAN 可表现出多种组织学类型，从正常或基本正常到弥漫性新月体性肾炎[289-290]。系膜基质和细胞增加导致系膜区增宽是最常见的光镜下表现（图 23.39）。在不同肾小球和同一肾小球的不同小叶，系膜受累并不一致。局部增生性病变的愈合可导致局灶节段性肾小球硬化。肾小球硬化可导致肾小管萎缩和间质纤维化。各种分类系统都曾用组织学特征来进行评分，例如 Haas 分类和更近一些的 Oxford 分类，有些研究也证实了这些评分系统可以预测肾的结局[305-308]。电镜下，可能可见电子致密物在所有肾小球的系膜区沉积，——表明病变是弥漫性的而不是局灶性的（图 23.40）。偶尔，特别是在病情较严重的患者，也可在内皮下或上皮下见到少量沉积物。

免疫荧光检查，电子致密物沉积的分布与电镜观察到的一致，可见大量的 IgA 弥漫性沉积于系膜区，有时可延伸至毛细血管壁（图 23.41）。IgG 也很常见，强度与 IgA 相似。约 1/3 的患者有少量 IgM 和纤维蛋白原沉积。C3 在系膜区大量沉积，与免疫球蛋白类似，但 C1q 或 C4 均不沉积，提示补体是通过旁路通路激活的。在 IgAN 患者，IgA 的沉积并不局限于肾小球，也可在没有过敏性紫癜全身表现的患者的正常皮肤表层血管壁中沉积[309-310]。这些发现再加上 IgAN 和过敏性紫癜在免疫学

框23.5　继发性IgA肾病（IgAN）的相关疾病

肝病

酒精性肝硬化，病毒性肝炎，中毒性肝病，囊性纤维化

胃肠道疾病

克罗恩病，溃疡性结肠炎，乳糜泻

感染性疾病

HIV 感染，结核病，布鲁氏菌病，麻风病，金黄色葡萄球菌、肺炎支原体、艰难梭菌、耶尔森杆菌感染性小肠结肠炎

类风湿性疾病

类风湿性关节炎，强直性脊柱炎，银屑病关节炎，Behçet病，赖特（Reiter）综合征

肿瘤性疾病

各种癌症，包括鳞状细胞癌、小细胞肺癌、肾细胞癌、各种腺癌、非霍奇金淋巴瘤、真性红细胞增多症、蕈样真菌病/Sézary综合征

皮肤病

疱疹性皮炎，银屑病

其他

结节病，矽肺，闭塞性细支气管炎，眼葡萄膜炎伴视网膜血管炎

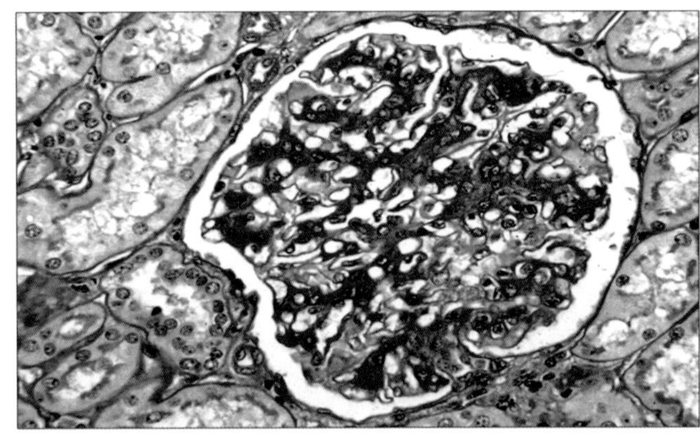

图 23.39　IgA 肾病。可见系膜细胞和基质增生使系膜区增宽（PAS）

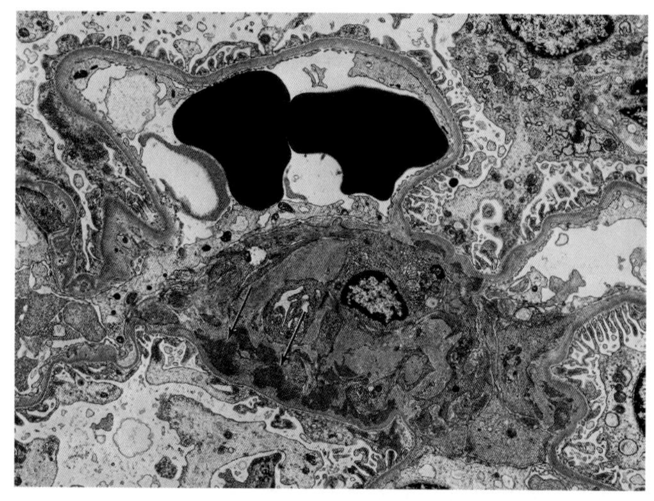

图 23.40 IgA 肾病。可见肾小球的一个节段显示系膜区有电子致密物沉积（箭头所示）（×6 000）

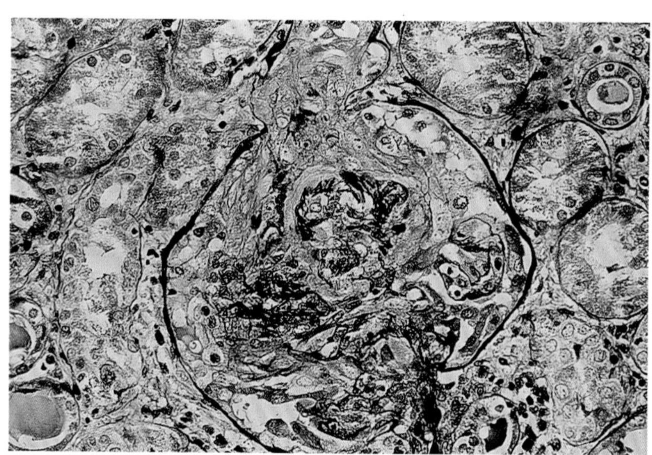

图 23.42 新月体性肾小球肾炎。银染色显示，细胞性新月体填满肾小球囊并延伸到近曲小管，肾小球毛细血管袢塌陷

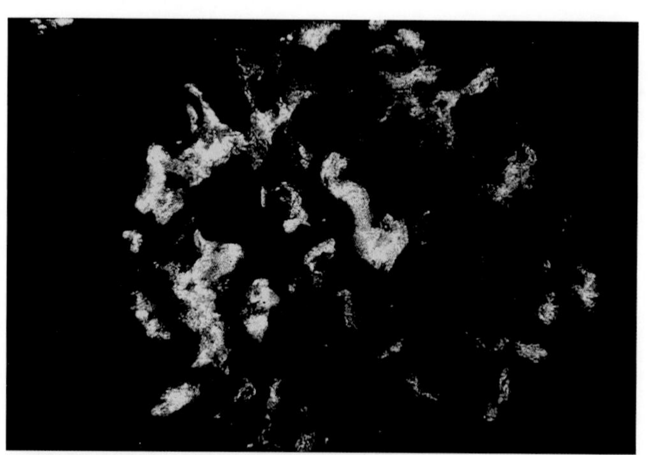

图 23.41 IgA 肾病。免疫荧光显示 IgA 在系膜区沉积（抗 IgA）

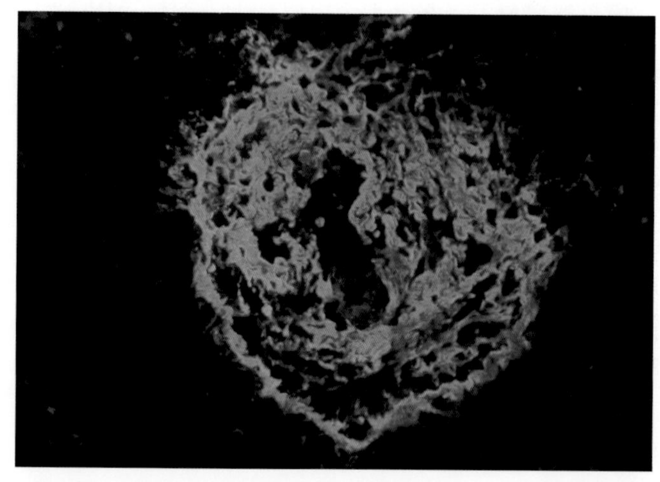

图 23.43 新月体性肾小球肾炎。免疫荧光显示，大量纤维素沉积于新月体和肾小球毛细血管袢（抗纤维蛋白原）

方面的表型相似，支持过敏性紫癜可能是原发性 IgAN 的一种系统性病变，或者说 IgAN 是过敏性紫癜的局限于肾的形式[311-312]。

新月体性肾小球肾炎

新月体性肾小球肾炎（crescentic glomerulonephritis）是指 50% 以上的肾小球形成上皮性新月体的严重的肾小球肾炎。这种类型的肾损害与一种被称为急进性肾小球肾炎的临床综合征有关，其特征是快速的和进行性的肾功能丧失，伴有血尿、尿红细胞管型、不同程度的蛋白尿和严重的少尿。如果不加治疗，患者会在数周内死亡。新月体性肾小球肾炎和**急进性肾小球肾炎（rapidly progressive glomerulonephritis）**这两个术语经常互相代替。与新月体性肾小球肾炎一样，**毛细血管外增生性肾小球肾炎（extracapillary proliferative glomerulonephritis）**是一个病理学术语，强调的是病变以肾小囊内的上皮细胞增生为主。以上三个名称都可用于这种类型的肾损害。

应用细胞标记技术进行的研究表明，新月体主要是由肾小囊壁层上皮细胞和巨噬细胞组成的。据推测，新月形的形成是由于肾小球毛细血管破裂，使白细胞、纤维素和其他血浆蛋白质溢入肾小囊内，在此刺激上皮细胞增生和巨噬细胞浸润，共同形成细胞性新月体（图 23.42）。免疫荧光检查，在活动性新月体性肾小球肾炎总能发现纤维素（图 23.43），组织学切片银染色或电镜下更容易显示 GBM 的破裂都支持这一观点（图 23.44）。随着疾病的进展，毛细血管外增生的细胞转化为由成纤维细胞和胶原混合在一起的细胞纤维性新月体。随着时间的推移，硬化进一步发展，肾小球完全变成瘢痕。

新月体形肾小球肾炎可由系统性疾病或肾疾病引起。应用免疫荧光和电镜技术已确认了反映不同发病机制的三种主要类型：①抗 GBM 性新月体性肾小球肾炎；②免疫复合物性新月体性肾小球肾炎；③寡免疫复合物性新月体性肾小球肾炎，常与抗中性粒细胞胞质抗体（ANCA）有关（表 23.4）。在每一组中，新月体形肾小球肾炎可能是继发性的或是特发性的。

抗肾小球基底膜性新月体性肾小球肾炎

抗肾小球基底膜性新月体性肾小球肾炎（antiglomerular basement membrane disease）[抗GBM肾小球肾炎（anti-GBM disease）] 的特征是：免疫荧光显示IgG呈线性沿基底膜沉积，许多病例还伴有C3的沉积。抗GBM肾小球肾炎是一种罕见的自身免疫性疾病，占新月体性肾小球肾炎的15%[313]。其病变可局限于肾，也可因抗GBM抗体与肺泡毛细血管壁的基底膜发生交叉反应而导致肺肾综合征（Goodpasture综合征）。抗GBM肾小球肾炎有两个发病高峰年龄[314-315]。第一个发生在11～30岁，男性患者多见，肺部经常受累（Goodpasture综合征）。第二个发生在51～70岁，以女性患者为主，常局限于肾。

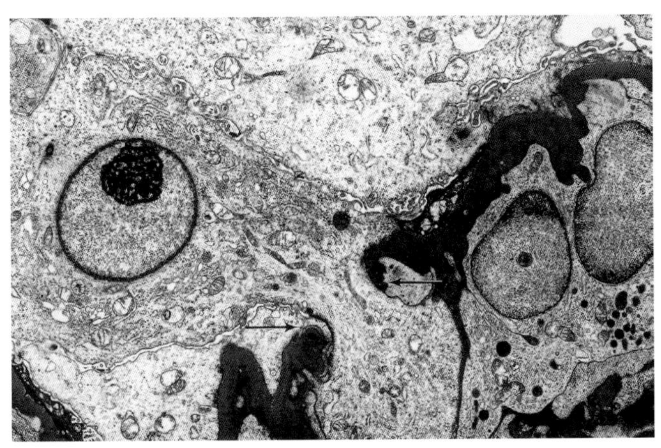

图23.44 1例新月体性肾小球肾炎。肾小球基底膜破裂（箭头所示）（×9 000）

抗GBM肾小球肾炎的典型临床表现是突发性急性肾小球肾炎，伴有严重的少尿或无尿[315]。极少数病例起病隐匿，患者基本上没有症状，直到出现尿毒症。Goodpasture综合征患者可以同时出现肾小球肾炎和肺部受累，更常出现严重的肺出血。其中约1/4的患者有上呼吸道感染史。肺出血也可见于吸入各种刺激性物质后，特别是一种与吸烟相关的碳氢化合物。应用酶联免疫法可以检查血循环中的抗GBM抗体，但此抗体滴度与疾病的严重程度并不相关。治疗包括细胞毒性药物和血浆置换，如果血清肌酐水平高于5mg/dl则预后较差。

抗GBM抗体的主要抗原是Ⅳ型胶原α3链羧基端的NC1区（Goodpasture抗原决定簇）[316-317]。研究表明，碳氢化合物可抑制胶原结合蛋白之间形成磺胺键的酶，从而引起构象变化、新表位暴露和随后自身抗体的形成[318-319]。遗传易感性可起一定作用，某些HLA Ⅱ类抗原与发生抗GBM肾小球肾炎的风险密切相关。

抗GBM肾小球肾炎可继发于其他疾病，例如，其可发生于Alport综合征患者肾移植后[320-321]，也可发生于膜性肾小球肾炎之前、同时或之后[322-323]。多达1/3的抗GBM肾小球肾炎患者有循环抗体ANCA，尤其是针对髓过氧化物酶（MPO）的抗体[324-326]。抗GBM肾小球肾炎

表23.4 新月体性肾小球肾炎的鉴别诊断

分类	抗肾小球基底膜性新月体性肾小球肾炎	寡免疫复合物性新月体性肾小球肾炎	免疫复合物性新月体性肾小球肾炎
光镜	未受累的肾小球没有系膜和毛细血管内增生	未受累的肾小球没有系膜和毛细血管内增生	通常呈示系膜和毛细血管内不同程度的增生
免疫荧光（除外纤维蛋白原沉积于肾小球坏死处）	沿GBM（±TBM）线样沉积	缺乏（可有±非特异性C3沿毛细血管袢沉积）	存在（基于不同的疾病可变）
电镜下电子致密物的沉积	缺乏	缺乏	存在
血清学检查	抗GBM抗体阳性	ANCA阳性（85%的患者出现）	ANA、ds-DNA、ASO、冷球蛋白等（基于不同的疾病）
说明	没有小血管炎，除非合并ANCA阳性	可能出现血管炎	出现血管炎，但比寡免疫复合物性肾小球肾炎少见
其他相关性和举例	Goodpasture综合征伴有肺累及	显微镜下多血管炎、肉芽肿性多血管炎、嗜酸性肉芽肿性多血管炎	举例包括狼疮肾炎、IgA肾病、感染相关的肾小球肾炎、冷球蛋白性肾小球肾炎、膜增生性肾小球肾炎

ANA：抗核抗体；ANCA：抗中性粒细胞胞质抗体；ASO：抗链O；GBM：肾小球基底膜；TBM：肾小管基底膜

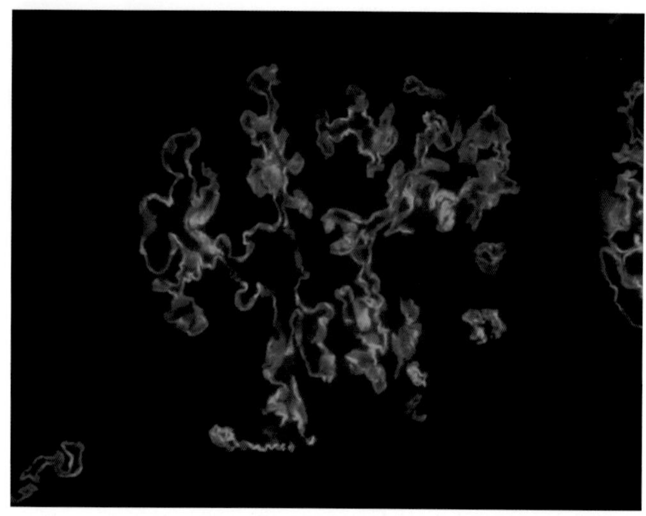

图 23.45 抗肾小球基底膜性肾小球肾炎。免疫荧光检查显示，IgG 沿毛细血管壁连续线样沉积（抗 IgG）

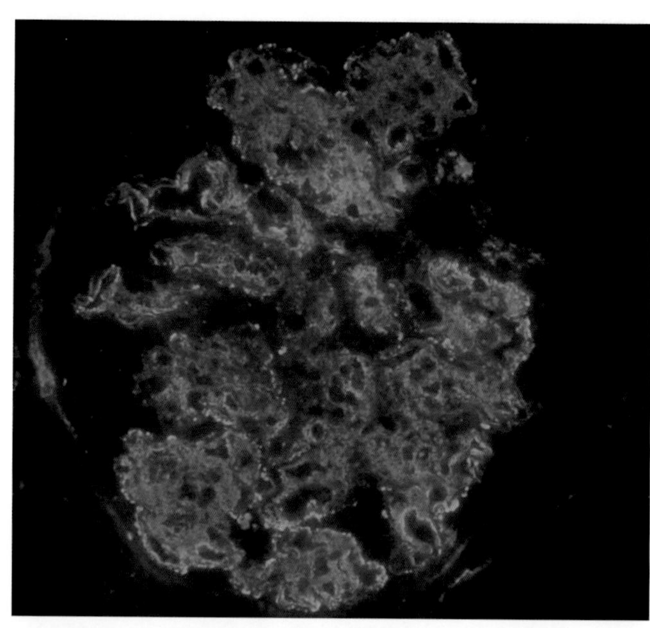

图 23.46 新月体性狼疮性肾炎，以 IgG 为主的免疫球蛋白沿系膜区和毛细血管壁呈粗颗粒状沉积（抗 IgG）

患者出现 ANCA 时，常常伴有肺和肾等其他器官的小血管炎。

抗 GBM 肾小球肾炎的典型光镜表现为：坏死性肾小球肾炎伴局灶性或弥漫性新月体形成。受累的肾小球毛细血管被破坏，常有中性粒细胞浸润，但毛细血管内细胞增生轻微。未受累节段可正常或有少量的白细胞或单核细胞浸润。受累最严重的肾小球可显示广泛的坏死、肾小囊破坏以及肾小球周围的明显炎症反应和多核巨细胞浸润。电镜检查显示，在坏死灶周围有内皮下区疏松，呈现较明显的透亮带，但这不是恒定出现或特异性病变，可见 GBM 断裂和纤维素沉积。抗 GBM 肾小球肾炎在电镜下缺乏免疫复合物沉积是其重要特征。

免疫荧光显示，IgG 沿肾小球毛细血管呈连续线性沉积，常伴有 C3 的局灶线性沉积以及 κ 和 λ 呈阳性（图 23.45）。远端肾小管基底膜也有 α3 链，因此，IgG 沿肾小管基底膜沉积也不少见。需要强调的是，IgG 的免疫荧光形式在其他肾小球病变中也可看到，包括在糖尿病肾病和重链沉积症（HCDD），因此，需要检查循环中抗 GBM 抗体来明确诊断。糖尿病肾病中常可见白蛋白和 IgG 沿基底膜线样强阳性沉积；HCDD 也可看到 IgG 除了在 GBM 弥漫线样沉积，还在血管壁和肾小管基底膜弥漫线样沉积。

免疫复合物性新月体性肾小球肾炎

免疫复合物性新月体性肾小球肾炎（immune complex crescentic glomerulonephritis）约占所有新月体性肾小球肾炎的 25%[313]。它最常作为一些免疫复合物性肾小球肾炎的并发症发生，包括感染后肾小球肾炎、MPGN、冷球蛋白血症性肾小球肾炎、系统性狼疮性肾炎、IgA 肾病（IgAN）和过敏性紫癜（图 23.46）。少数患者的病因未明，这些患者被诊断为特发性免疫复合物性新月体性肾小球肾炎，在这些患者应注意除外潜在的感染。特发性免疫复合物性新月体性肾小球肾炎的预后虽差，但优于抗 GBM 肾小球肾炎[313]。

光镜下，免疫复合物性新月体性肾小球肾炎的特征取决于基础肾小球疾病。与新月体相邻的肾小球节段通常有一定程度的坏死，但不像见于抗 GBM 或寡免疫复合物性新月体性肾小球肾炎的那样广泛。免疫复合物性新月体性肾小球肾炎的重要特征是：出现毛细血管壁增厚与系膜细胞和毛细血管内细胞增生的不同组合，这些特征在其他两型新月体性肾小球肾炎中通常缺乏，因而有助于与其他两型的鉴别（图 23.47）[313]。电镜和免疫荧光检查可以确定免疫复合物沉积的存在，从而建立免疫复合物性新月体性肾小球肾炎的诊断。不同类型的免疫复合物性新月体性肾小球肾炎的诊断通常需要通过仔细地结合患者的临床和实验室资料与光镜、免疫荧光和电镜检查。

寡免疫复合物性新月体性肾小球肾炎

寡免疫复合物性新月体性肾小球肾炎（pauci-immune crescentic glomerulonephritis）的特征是：免疫荧光检查缺少或仅有少量免疫球蛋白沉积，是肾活检诊断的新月体性肾小球肾炎中最常见的类型（约占 60%），常见于老年人，无明显的性别差异[313,327]。

寡免疫复合物性新月体性肾小球肾炎可以局限于肾，也可作为系统性坏死性小血管炎的一个组成部分。其临床症状包括发热、肌痛、关节痛和其他累及肾外器官的各种表现。患者对治疗的反应优于抗 GBM 肾小球肾炎的患

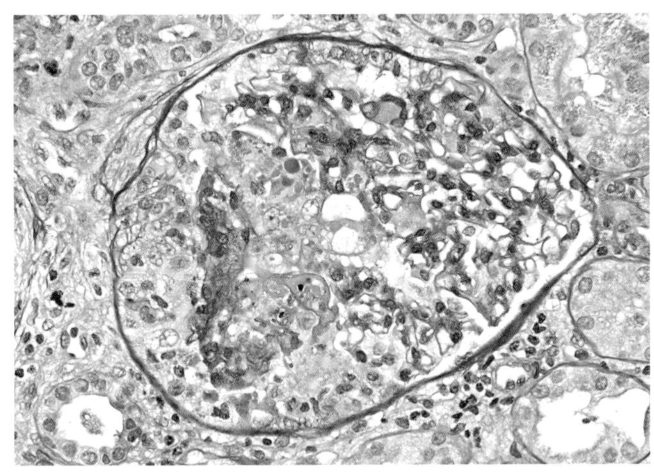

图 23.47　寡免疫复合物性新月体性肾小球肾炎肾小球，可见毛细血管袢破坏，细胞性新月体形成，注意，系膜和毛细血管内缺乏细胞增生。免疫荧光检查缺乏免疫球蛋白和补体的阳性

者，因此其预后较好。诱导缓解的治疗方案包括类固醇、环磷酰胺和利妥昔单抗，并且复发并不少见[328-330]。

80%～90% 的寡免疫复合物性新月体性肾小球肾炎患者的 ANCA 呈阳性[328]。不论伴有或不伴有肾外疾病，ANCA 已成为诊断寡免疫复合物性新月体性肾小球肾炎的血清学标志[331-332]。应用间接免疫荧光技术检查经乙醇固定的中性粒细胞可出现两种不同的免疫染色模式：胞质型（C-ANCA）和核周型（P-ANCA）。应用酶联免疫吸附试验（ELISA）表明，大多数 C-ANCA 阳性的血清可以检测到蛋白酶 3（proteinase 3, PR3），一种分子量为 29 kDa 的丝氨酸蛋白酶，而大多数 P-ANCA 阳性的血清可以检测到髓过氧化物酶（MPO）。两者都位于中性粒细胞和单核细胞的嗜天青颗粒中，在细胞活化过程中被转移到细胞表面，因此能与血循环中的 ANCA 直接发生反应。随后激活细胞信号转导通路和补体旁路通路，而促进白细胞与内皮细胞的黏附而引起血管损伤。大多数无肾外血管炎累及的患者常为 P-ANCA/MPO-ANCA 阳性，大多数有肉芽肿性多血管炎（GPA）的患者常为 C-ANCA/PR3-ANCA 阳性，而有显微镜下多血管炎（MPA）的患者的 P-ANCA 和 C-ANCA 的阳性率大致相等[328]。触发 ANCA 产生的诱因包括：免疫失调，微生物因素的分子模拟，以及诸如丙硫氧嘧啶、肼屈嗪、青霉胺、米诺环素等药物。遗传易感性可能起到一定作用，如一些证据所示，与 HLA Ⅱ类分子有关联，某些基因多态性出现的频率，以及 MPO 和 PR3 表面表达与表观遗传学改变有关[333]。10%～20% 的寡免疫复合物性新月体性肾小球肾炎患者缺乏 ANCA，其他少见的自身抗体可能是潜在的致病因素[334-335]。这些自身抗体包括：抗 LAMP2（溶酶体相关的膜蛋白 2）、膜突蛋白（moesin）和血纤维蛋白溶酶原（plasminogen）抗体。本病血清补体水平通常都是正常的，但近期的研究强调了补体旁路通路在本病发病中的作用[336]。细胞介导的免疫机制似乎在新月体形成过程中也起到一定作用[328]。

光镜下，寡免疫复合物性新月体性肾小球肾炎的形态与抗 GBM 肾小球肾炎的形态无明显区别（见图 23.47）。免疫荧光检查，可发现 C3 呈不规则小灶状沉积。纤维蛋白原常见于肾小球的新月体或坏死区。电镜检查，显示 GBM 断裂和纤维素沉积。缺少免疫复合物可将本病与免疫复合物性新月体性肾小球肾炎区分开。

狼疮性肾炎

系统性红斑狼疮（systemic lupus erythematosus, SLE）是一种系统性自身免疫性疾病，其临床表现多样，具有较高的发病率和死亡率。美国风湿病协会根据其临床表现和血清学检查制定了其诊断标准[337]。成人和儿童均可发病；2/3 的患者在 16～30 岁之间出现症状。儿童患者多在青春期发病；10 岁以前发病者很少见，5 岁以前发病者非常罕见[338-339]。女性的发病率大约为男性的发病率的 10 倍，黑人女性的发病率高于白人的发病率。药物可诱导出狼疮样疾病，最常见的药物是肼屈嗪、普鲁卡因、异烟肼、甲基多巴、氯丙嗪和奎尼丁[340-341]。这些患者的肾病变与自发性 SLE 的相似。

在超过 95% 的患者可检查到血清抗核抗体（antinuclear antibody, ANA），ANA 是诊断 SLE 的敏感标志物。而抗双链 DNA（double-stranded DNA, ds-DNA）和抗 Sm 抗体是特异性更高的抗体。其他可检测到的值得注意的抗体还包括抗磷脂抗体、ADAMTS13 和狼疮抗凝物[342]。SLE 的发病有遗传易感性，近来的基因组相关的研究在几个免疫相关基因中发现了可能增加风险的基因多态性[343-344]。这种广泛失去对各种内在抗原的自我耐受性的基因易感个体可能是由环境因素（如紫外线）、雌激素和药物所触发的。

免疫复合物介导的肾小球肾炎是 SLE 的常见并发症。在肾（或其他部位）的免疫沉积物分为循环免疫复合物和原位抗原抗体复合物[342]。补体激活伴随着炎症应答和器官损伤。免疫复合物沉积是肾小球损伤的最常见形式，但狼疮相关的血栓性微血管病（TMA）和足细胞病（诸如微小病变型肾病）等损伤形式中没有免疫复合物沉积，在这种情况下，肾损伤是由抗体介导的。SLE 中肾小管间质的炎症有更多的 T 淋巴细胞参与。

尿检证实的肾受累的临床表现或肾功能异常可见于 40%～80% 的 SLE 患者。然而，临床评估可能低估了肾受累的实际发生率，因为即使尿检正常，肾受累的组织学表现也已存在。**狼疮性肾炎（lupus nephritis）**的临床表现多种多样，包括急性肾炎综合征、肾病综合征、急性和慢性肾衰竭以及单纯的尿检异常。几乎所有有临床狼疮性肾炎的患者都有蛋白尿。镜下血尿也几乎总是存在，但偶尔单独出现镜下血尿；肉眼血尿罕见。

肾活检在 SLE 患者的肾评估中是必不可少的，所有尿检和肾功能异常的患者中都应做肾活检。这是因为仅根据临床表现不能准确地预测疾病的严重性，而肾活检

表23.5 狼疮性肾炎的ISN/RPS的分类

类型	病理学诊断	描述
Ⅰ	系膜轻微病变性狼疮性肾炎	LM下正常，IF和EM检查可见系膜区沉积
Ⅱ	系膜增生性狼疮性肾炎	LM下可见系膜增生，IF和EM检查可见系膜区沉积
Ⅲ	局灶性狼疮性肾炎（受累的肾小球＜50%）	LM下在＜50%的肾小球可见活动性和慢性病变，IF和EM检查常可见（除了系膜外）内皮细胞下和系膜区沉积
Ⅲ（A）	活动性病变	活动性病变包括毛细血管内增生、细胞性新月体、核碎裂/坏死、中性粒细胞浸润和白金耳改变
Ⅲ（A/C）	活动性和慢性病变	
Ⅲ（C）	慢性病变	慢性病变包括节段性或球性硬化和纤维性新月体
Ⅳ	弥漫性狼疮性肾炎（受累的肾小球≥50%）	LM下在＞50%的肾小球可见活动性和慢性病变，IF和EM检查常可见内皮细胞下和系膜区沉积
Ⅳ（A）	活动性病变	活动性病变基于肾小球受累的毛细血管袢的范围细分为节段性（S）和球性（G）
Ⅳ（A/C）	活动性和慢性病变	
Ⅳ（C）	慢性病变	慢性病变基于肾小球受累的毛细血管袢的范围细分为节段性（S）和球性（G）
Ⅴ	膜性狼疮性肾炎	LM、IF和EM都显示上皮细胞下沉积，可以与Ⅲ型或Ⅳ型共同存在
Ⅵ	晚期硬化性狼疮性肾炎（≥90%的球性硬化的肾小球没有残留的活动性病变）	全球性肾小球硬化

LM：光镜；IF：免疫荧光；EM：电镜

可以提供预后信息并有助于制订治疗计划。

狼疮性肾炎的病理表现多种多样，肾小球、肾小管、间质和血管均可受累。这种差异可能是由于不同患者或同一患者不同时期的免疫反应不同所致。狼疮性肾炎的标准化组织学分类是由国际肾病学学会（the International Society of Nephrology, ISN）/ 肾病理学会（Renal Pathology Society, RPS）[345] 基于患者组织学病变的半定量评估制定的。此分类方法保留了以前 WHO 分类的基本结构 [346-348]，但成功地排除了一些模棱两可的内容。ISN/RPS 分类系统定义了六个主要类型（表 23.5），几项已报道的研究已显示应用此分类系统在观察者之间的重复率和预后预测方面都有明显的优势 [349-352]。

根据 ISN/RPS 分类系统，Ⅰ型（轻微病变性狼疮性肾炎）：光镜下，肾小球看似正常，免疫荧光检查可见免疫复合物沉积，和（或）电镜检查可见电子致密物沉积。Ⅰ型狼疮性肾炎患者通常表现为轻度镜下血尿和（或）轻度蛋白尿，肾功能正常。

Ⅱ型（系膜增生性狼疮性肾炎）：光镜下，系膜细胞和基质有不同程度的增生，同时伴有免疫荧光和电镜显示的系膜区免疫复合物沉积（图 23.48）。本型允许免疫荧光或电子显微镜检查时存在少量上皮或内皮下免疫复合物沉积，而在光镜检查时没有。临床上，大多数患者的尿沉渣检查为非活动性异常，说明有轻微的肾损伤。小于 50% 的患者有轻度血尿和（或）蛋白尿，通常不超过 1 g/24 hr。肾病综合征很罕见，如果出现了，则提示可能是伴发了微小病变性肾小球病 [353-354]。

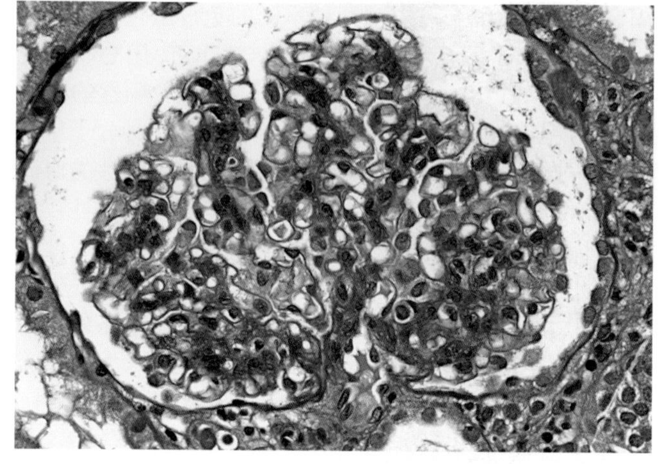

图 23.48 狼疮性肾炎 ISN/RPS Ⅱ型。可见弥漫性系膜细胞和基质轻度增生。免疫荧光和电镜证实有免疫复合物沉积

Ⅲ型（局灶性狼疮性肾炎）：光镜下，表现为局灶节段性和（或）球性毛细血管内和（或）毛细血管外增生性肾小球肾炎，受累的肾小球少于 50%。活检可显示不同程度的增生性、坏死性和硬化性病变的混合。病变较轻的肾小球通常表现为类似于Ⅱ型的弥漫性系膜增生。节段性增生性病变可见白细胞浸润、纤维素样物质渗出和坏死的细胞碎片（图 23.49A）。局灶坏死区可见核碎片形成的苏木素小体（见图 23.49B）。这些结构被认为是狼疮性肾炎的特征性病理改变，但仅见于 1%～2% 的肾

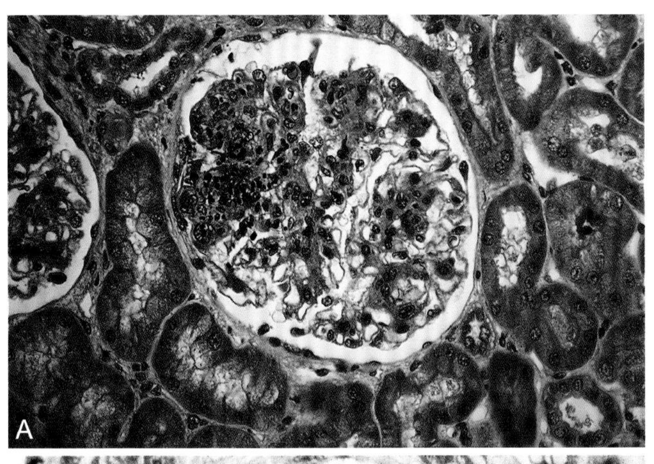

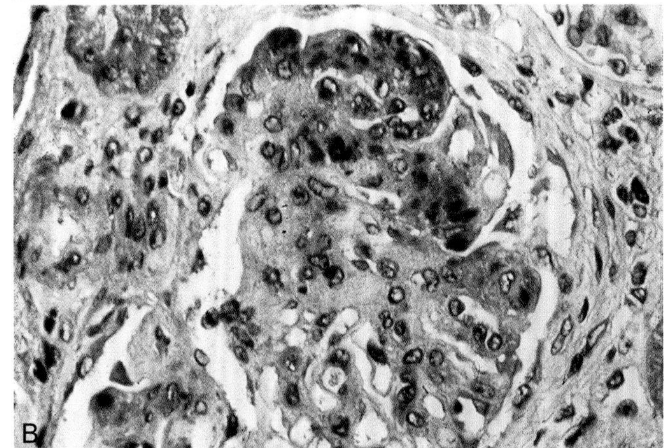

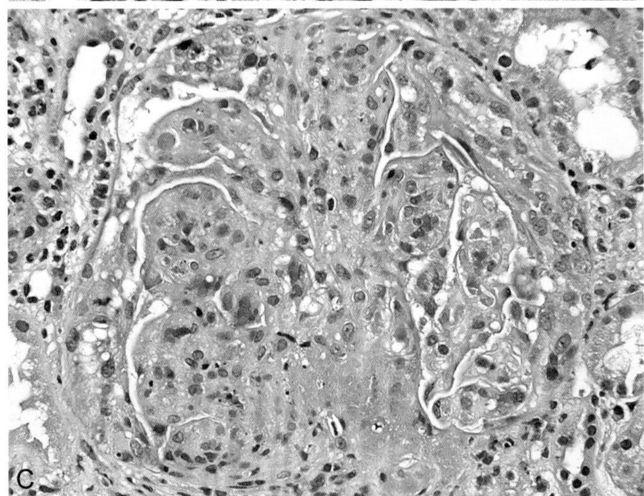

图 23.49 狼疮性肾炎，ISN/RPS Ⅲ型。**A**，可见局灶节段性肾小球肾炎，表现为节段性坏死、球囊粘连和白细胞浸润。**B**，可见有局灶坏死的肾小球，包括多量细小的苏木素小体。**C**，肾小球表现为坏死、纤维素渗出和细胞性新月体形成

活检病例[342]。它们的大小变化很大，从细小的碎片到接近核大小的圆形结构，在HE染色切片上呈特有的淡紫色[342, 355]。节段坏死性病变常伴有细胞性新月体形成（见图23.49C），后期可遗留球囊粘连的节段性硬化灶或形成纤维性新月体。尽管在光镜下呈局灶性，但免疫荧光检

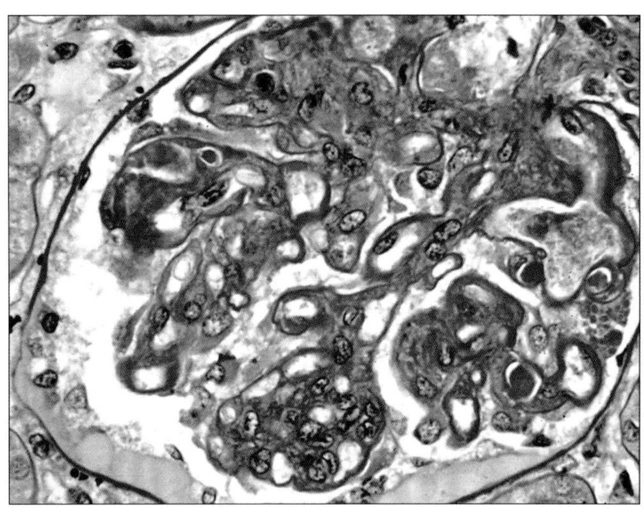

图 23.50 狼疮性肾炎，ISN/RPS Ⅳ型。肾小球可见多个白金耳形成（内皮细胞下沉积）和腔内的透明血栓（PAS）

查可显示免疫球蛋白和补体的弥漫性沉积。电镜下，常可见电子致密物沉积在系膜区和内皮细胞下，少数也可沉积在上皮细胞下。在ISN/RPS分类系统中，Ⅲ（A）指活动性病变，Ⅲ（C）指愈合的、慢性非活动性病变，Ⅲ（A/C）指活动性与慢性病变同时存在的病变。肾小球活动性或慢性病变的比例应包括在诊断报告中。Ⅲ型狼疮性肾炎患者的临床表现多样。约半数的患者有活动性尿检异常，约50%的患者有蛋白尿，1/3的患者的蛋白尿可达肾病范围，10%～25%的患者出现肾功能不全。

Ⅳ型（弥漫性狼疮性肾炎）：其特征为弥漫节段性和（或）球性毛细血管内和（或）毛细血管外增生性肾小球肾炎，受累的肾小球超过50%。该型病变与Ⅲ型相似，但更为弥漫性和球性，沉积的免疫复合物更多。有人提出，Ⅲ型和Ⅳ型狼疮性肾炎是连续的病变，两者之间是量的差别而不是质的差别。Ⅳ型狼疮性肾炎的免疫复合物在内皮细胞下沉积可使毛细管壁显著增厚，呈特殊的“白金耳”病变（图23.50）。有时，毛细血管腔内可见大量免疫复合物堵塞，形成透明血栓。免疫荧光检查，显示有多种免疫球蛋白在系膜区和毛细血管壁呈粗颗粒状沉积。IgG总是呈阳性，IgM和IgA也常见，还有C3和C1q沉积，并且C1q呈强阳性。所有免疫球蛋白和补体都呈阳性时被称为“满堂亮”，这是狼疮性肾炎的特征性免疫荧光表现（图23.51）。纤维蛋白和纤维蛋白原的沉积通常见于新月体和坏死区。电镜检查显示，系膜区和内皮细胞下有大量的电子致密物沉积，后者有时也沉积于上皮细胞下和（或）基底膜内（图23.52A）。内皮细胞下沉积主要见于增生性狼疮性肾炎（Ⅲ型和Ⅳ型），是病

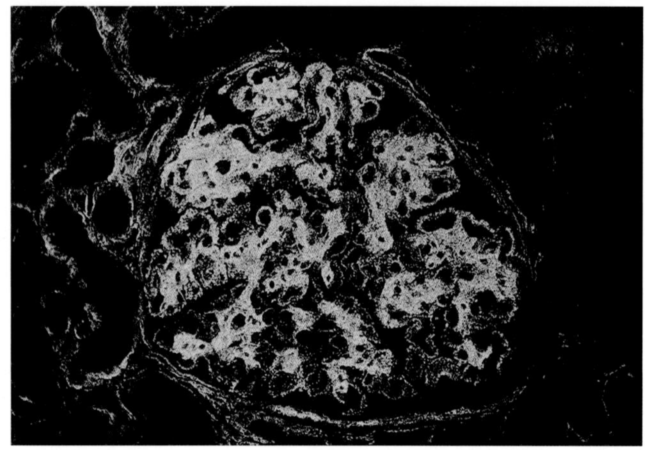

图 23.51 狼疮性肾炎。免疫荧光检查，显示大量的颗粒状免疫复合物不仅沉积在系膜区和毛细血管袢，还沉积在肾小管的基底膜、间质、血管壁和肾小囊（抗 IgG）

变活动的标志[356]。有时，电子致密物可表现出独特的指纹样结晶图像，可能是冷球蛋白结晶（见图 23.52B）[357]。这种沉积物虽然并非狼疮性肾炎所特有，但常常见于狼疮性肾炎。内皮细胞可肿胀并含有管泡状结构（见图 23.52C）。研究表明，这种与黏病毒相似的结构在正常淋巴细胞接触 α 干扰素时可诱导产生，被称为“干扰素印记”[358]。ISN/RPS 分类系统还将Ⅳ型狼疮性肾炎细分为弥漫节段性和弥漫球性两个亚型。如果超过 50% 的肾小球表现出节段性病变，则使用Ⅳ -S 这个术语；如果超过 50% 的肾小球表现为全球性病变，则使用Ⅳ -G 这个术语。这种人为的亚型分类的意义尚不明清楚但可能有助于将来对这些亚型在预后和发病机制等方面可能存在的差异进行研究[359]。Ⅳ型患者的临床症状相当严重，可能包括肾病范围的蛋白尿和活动性尿沉渣。如果不治疗，预后很差，很多患者会迅速进展为肾衰竭。

Ⅴ型（膜性狼疮性肾炎）：是指在肾小球上皮下出现连续的球性或节段性免疫复合物沉积，或者在光镜下出现相应的改变。基底膜的改变可单独出现，也可以同时伴有系膜细胞增生和免疫复合物沉积。免疫荧光检查或电镜下，可见内皮细胞下有少量免疫复合物沉积，一般难以在光镜下识别。光镜下，肾小球外周毛细血管基底膜常有弥漫性增厚（图 23.53），银染色可见钉突形成。电镜检查显示，其 GBM 与特发性膜性肾小球肾炎的 GBM 的改变相同。然而，膜性狼疮性肾炎的系膜区也可见电子致密物沉积。几乎所有患者在发病时都有蛋白尿，60%～70% 的患者出现肾病综合征，约 50% 的患者有血尿。

Ⅵ型（晚期硬化性狼疮性肾炎）：是指 90% 以上的肾小球出现球性硬化不伴有活动性病变。在病变较轻的肾小球可见系膜和毛细血管内皮细胞增生，免疫荧光或电镜检查可见系膜区和增厚的毛细血管壁内有少量免疫复合物沉积。还常出现严重的肾小管萎缩、间质纤维化、

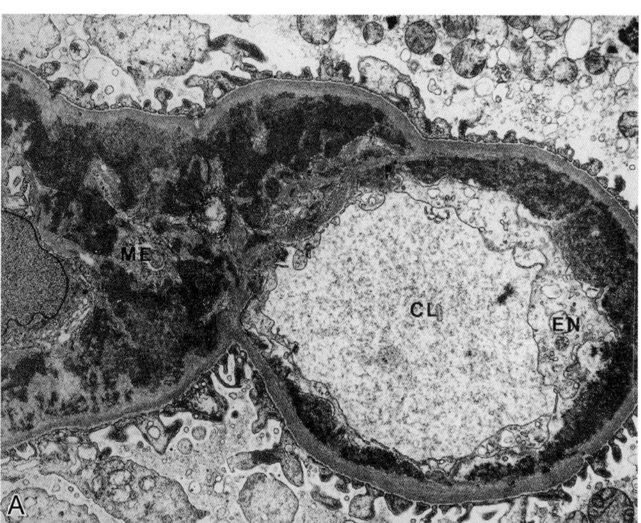

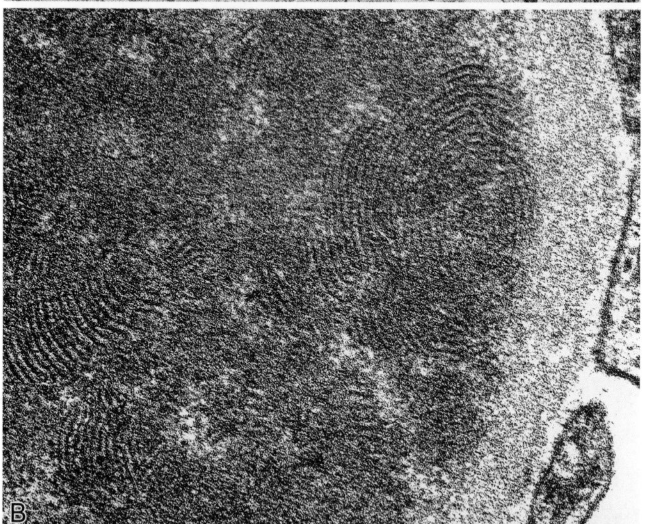

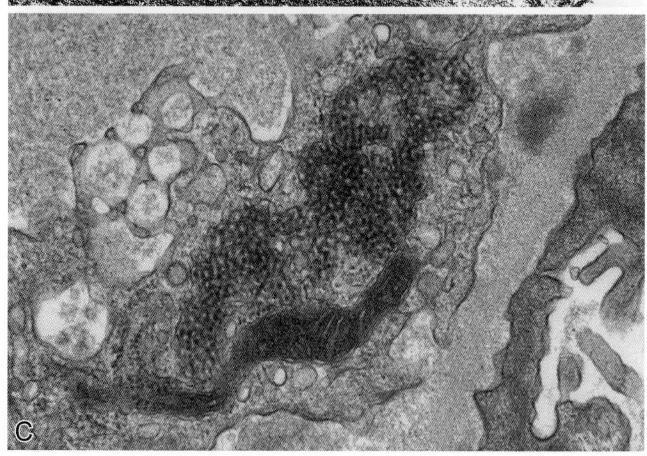

图 23.52 狼疮性肾炎。A，大块电子致密物沉积在系膜区和内皮细胞下。后者沉积表现为光镜所见的白金耳样结构。CL：毛细血管腔；EN：内皮细胞；ME：系膜（×7 000）。**B**，内皮细胞下电子致密物形成指纹样结构（×77 000）。**C**，内皮细胞内可见管泡状结构（×30 000）

炎细胞浸润和小动脉硬化。Ⅵ型患者常伴有明显的蛋白尿和严重的肾功能不全，对免疫抑制治疗没有反应。

虽然大多数狼疮性肾炎患者符合上述分类，但各型

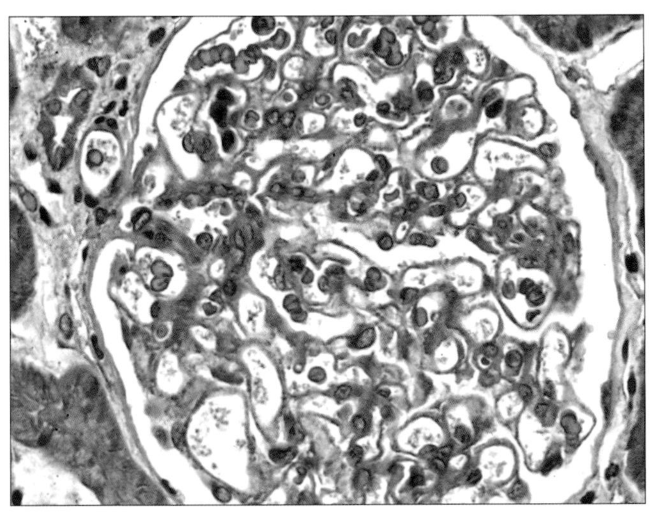

图 23.53 狼疮性肾炎，ISN/RPS Ⅴ型。可见毛细血管壁增厚和系膜基质节段性增生

之间存在重叠现象。最常见的是Ⅲ型和Ⅴ型以及Ⅳ型和Ⅴ型的合并存在，称为Ⅲ＋Ⅴ和Ⅳ＋Ⅴ混合型。狼疮性肾炎在病程中从一种类型转变为另一种类型并不少见，据报道可见于 10%～50% 的接受过重复肾活检的患者[360-361]，而且各种病理类型之间的转变均有报道，如局灶性转为弥漫性[362]，局灶性转为膜性，弥漫性转为膜性[363]，膜性转为弥漫性增生性，膜性转为膜性伴局灶增生性病变等[361, 364-365]。

所有类型的狼疮性肾炎都能出现肾小管间质的炎症，包括轻微病变性狼疮性肾炎[360]。严重的活动性肾小管间质性肾炎最常见于Ⅲ型和Ⅳ型狼疮性肾炎患者，因为小管和间质对疾病进展非常重要，应进行充分评估[366-367]。在大多数情况下，间质浸润的炎细胞是由单核白细胞组成，包括淋巴细胞、单核细胞和浆细胞组成，虽然有时也可见中性粒细胞和嗜酸性粒细胞。在严重的病例，炎细胞浸润肾小管，肾小管上皮细胞出现变性和再生。在大多数严重的病例，还可见由中性粒细胞、红细胞和脱落的肾小管上皮细胞构成的管型。在大约 50% 的患者，免疫荧光和电镜检查可显示免疫复合物沿肾小管周围毛细血管壁、近曲小管基底膜和间质呈颗粒状沉积（见图 23.51）。这些免疫复合物沉积在弥漫性狼疮性肾炎比在局灶性狼疮性肾炎更常见，也可见于膜性和系膜增生性狼疮性肾炎。狼疮性肾炎是免疫复合物可在肾小球内和肾小外同时沉积的少数疾病中的一种。肾小管间质炎症的严重程度与肾小球增生的程度大致对应；然而，也有少数患者表现为严重的肾小管间质损伤导致急性肾衰竭但不伴明显的肾小球病变的报道[368-369]。

在 SLE 中，肾血管病变相对常见，可表现为多种形态，包括单纯的免疫复合物在血管壁沉积、非炎细胞浸润的坏死性血管炎、伴有白细胞浸润和血管壁坏死的血管炎以及血栓性微血管病。所有这些血管病变都预示着预后不良，应予以足够的重视，虽然这些指标目前并未列入组织学分类或活动性和慢性指标中[370]。

一些学者建议，应用半定量分析对狼疮性肾炎患者肾活检的活动性和慢性组织学指标进行计算，并将结果用于推测预后并指导治疗[371]。活动性指标可以通过评估以下六种组织学指标来计算：肾小球毛细血管内增生、肾小球白细胞浸润、白金耳样结构和透明血栓形成、肾小球纤维素样坏死和核碎裂、细胞性新月体以及间质炎细胞浸润。每一项指标按严重程度分为 0～3 分，纤维素样坏死 / 核碎裂以及细胞性新月体的评分乘以 2。这样活动性评分的最高分是 24 分。慢性指标由以下四个参数（每个参数的评分为 0～3 分）来计算：肾小球硬化、纤维性新月体、肾小管萎缩和间质纤维化。慢性评分的最高为 12 分。尽管活动性指标和慢性指标的有效性和重复性存在争议[372]，但它们在指导患者的个性化治疗上非常有用，因为它们可以为治疗效果和肾病变的可逆性提供有用的信息。

虽然过去报道的狼疮性肾炎肾移植后的复发罕见，仅有 1%～4% 的移植肾会复发，但最近的研究表明，其复发率在 8% 和 30% 之间，比以前认为的要高[373-375]。

伴有血管疾病的肾小球病变

系统性血管炎

血管炎可能继发于多种疾病，尤其是结缔组织疾病，例如 SLE 和类风湿性关节炎等，还有感染或药物引起的过敏反应。血管炎也可以作为被称为特发性系统性血管炎的一些临床疾病的原发性表现出现。它们的临床症状取决于受累的器官、累及血管的大小和炎症的严重程度。系统性血管炎可以累及不同的肾血管。大血管的血管炎可导致肾动脉狭窄，例如巨细胞性动脉炎（颞动脉炎）和高安动脉炎（Takayasu disease），进一步引起肾缺血和肾性高血压。中等大小血管的血管炎可影响肾内动脉并引起梗死和出血，例如结节性多动脉炎（PAN）和川崎（Kawasaki）病。而小血管的血管炎累及肾时常表现为肾小球肾炎，例如显微镜下多血管炎（MPA）、肉芽肿性多血管炎（GPA，以前称为韦格纳肉芽肿）、嗜酸性肉芽肿性多血管炎（EGPA，以前称为 Churg-Strauss 综合征）、过敏性紫癜和冷球蛋白血症性血管炎[376]。

系统性血管炎不仅在临床上和病理学特征上存在差异，在发病机制上也不同。大血管的血管炎据推测是由对未知的（自身）抗原的细胞介导的免疫反应引起的[377]。一些小血管的血管炎，诸如过敏性紫癜和冷球蛋白血症，其发病机制中有免疫复合物的参与。而与显微镜下多血管炎、肉芽肿性多血管炎和嗜酸性肉芽肿性多血管炎相关的病变缺乏免疫复合物沉积，因此，它们被统称为寡免疫复合物性坏死性血管炎。寡免疫复合物性血管炎的特征是存在 ANCA，后者是诊断和监测这组血管炎的很有价值的血清学标志物[378-379]。也有证据表明，ANCA 直接参与了这组血管炎的发病[380-381]。本节讨论作为原发性疾病的血管炎。

结节性多动脉炎（PAN）

结节性多动脉炎（polyarteritis nodosa, PAN）是一种病因不明的特发性血管炎，累及中等大小的肌性动脉，可导致伴有动脉瘤形成的不同阶段的病变（急性和愈合性）。肾和胃肠道最常受累，而肺受累少见。PAN 的临床表现与受累器官的缺血和疾病的严重程度有关[382]。约 75% 的患者出现周围神经病变[383]。发病率为（2～3）/百万人[384]。男性患者约为女性患者的 2 倍，发病高峰年龄为 51～60 岁。尚未发现 PAN 的血清标志物，根据疾病的定义，经典的 PAN 没有肾小球或其他毛细血管的受累[376]。血清 ANCA 常常是阴性的，除了少数合并显微镜下多血管炎（MPA）的患者[385]。大约 1/3 的 PAN 患者是乙型肝炎病毒携带者[386-387]，携带丙型肝炎病毒和 HIV 的患者也有报道[388]。最近，在一种常染色体隐性遗传的家族形式的 PAN 中发现了 *CECR1* 基因突变，*CECR1* 是一种编码腺苷脱氨酶 2（一种腺苷失活胞外酶）的基因[389]。

80%～90% 的 PAN 患者有肾累及[382]。肾梗死常见，可表现为腰痛和血尿。高血压常见，可能很严重甚至发生恶性高血压[390]。PAN 的肾病变表现为中等大小的肌性动脉的坏死性血管炎，例如肾动脉、叶间动脉和弓形动脉（图 23.54）。其病变呈灶性分布，通常位于动脉分叉处，导致血管壁破坏和动脉瘤样扩张，多普勒超声或 CT 血管造影检查可探查到病变。其炎症可累及部分或全层血管壁，出现纤维素样坏死和白细胞浸润，有时形成腔内血栓。急性期演变为愈合期后，坏死消退，浸润的白细胞被单个核的细胞所取代。在愈合期，出现血管中膜和血管周围组织纤维化、弹力板破坏和血栓堵塞的血管的机化再通[391-392]。

由于病变累及中等大小的血管和病变血管的局灶性分布，活检可能看不到血管炎的病变。肾小球显示缺血相关的病变，包括不同程度的毛细血管袢塌陷和硬化；肾小球坏死和新月体形成在 PAN 并不常见。免疫荧光和电镜检查没有显示免疫复合物沉积的证据[391]。

显微镜下多血管炎

显微镜下多血管炎（microscopic polyangiitis, MPA），以前称为显微镜下多动脉炎，是一种坏死性系统性血管炎，伴有极少量或不伴有免疫复合物（寡免疫复合物），累及小血管（毛细血管、小静脉和小动脉）（图 23.55）。中等大小的动脉也可能受累，但并不常见[393]。由于在许多患者不累及动脉，常累及小静脉、小动脉和毛细血管（包括肾小球），现在认为显微镜下多血管炎比显微镜下多动脉炎更适合[394]。MPA 与 PAN 是有区别的，MPA 是由 ANCA 介导的，属于寡免疫复合物性肾小球肾炎/血管炎[376]。MPA 的发病率约为 1/10 万[395]。MPA 男性患者略多于女性患者，尽管可以在任何年龄发病，但常见于 51～60 岁。MPA 的临床表现多种多样，无特异性，取决于受累的器官。其最常见的临床表现是血尿和蛋白尿、咯血、明显的紫癜、腹痛、肌痛和关节痛。患者还可发生轻度高血压。80%～90% 的 MPA 患者有肾受累[396]。与 PAN 相比，MPA 患者肺部受累更多见[397]。MPA 的临床常表现为肺-肾综合征。此综合征还常见于抗 GBM 肾小球肾炎（Goodpasture 综合征）；然而，通过证实 MPA 中存在 ANCA 和抗 GBM 肾小球肾炎中存在抗 GBM 抗体可以将两者鉴别开。在超过 80% 的 MPA 患者中可检测到 ANCA 呈阳性，最常见的是核周型（P-ANCA）（和抗 MPO）。除了 ANCA，近期的一项研究表明，抗膜突蛋白（moesin）抗体在 MPO 相关的血管炎中也有致病作用[335]。MPA 在肾的最常见的病变是肾小球肾炎，并且肾小球受累的范围是从局灶节段性坏死性肾小球肾炎到严重的弥漫性新月体性肾小球肾炎（见图

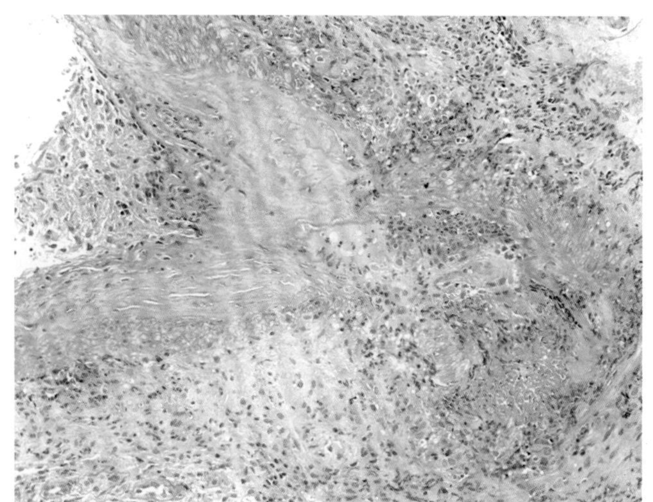

图 23.54　结节多动脉炎。受累的中等大小的动脉，可能是一个叶间动脉，显示透壁的血管炎和纤维素样坏死。肾活检的肾小球中未见新月体

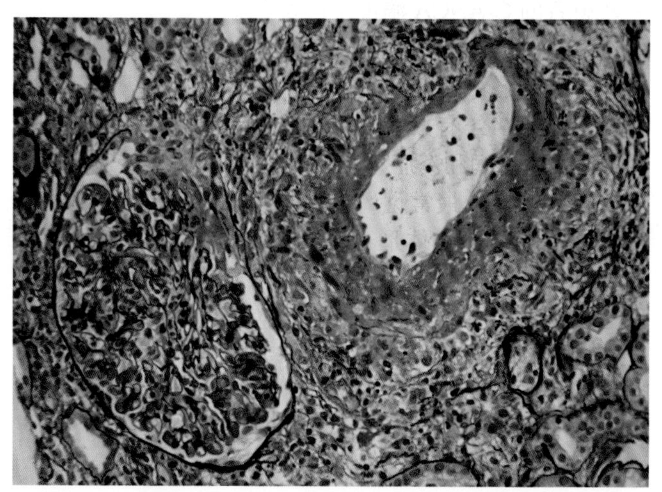

图 23.55　多血管炎肾活检。显微镜下，可见小血管壁坏死伴有炎细胞浸润。可见肾小球出现节段性坏死区和一个早期的新月体（六胺银染色）（Image courtesy Megan Troxell, MD, PhD.）

23.55）[395-396]。当存在坏死性动脉炎时，小叶间动脉累及比弓形动脉累及更多见[397]。组织学上，MPA的病变与PAN的病变无法区分。然而，与PAN时动脉的病变常有活动和愈合各种阶段不同，MPA的血管病变几乎是一致的；而肾小球受累是诊断MPA的证据[398]。肾小管肾间质浸润常见，包括嗜酸性粒细胞等炎细胞浸润。尽管有少量的IgG、IgM伴C3在肾小球内沉积的报道，但免疫复合物在肾小球的沉积不常见[398]。

肉芽肿性多血管炎

肉芽肿性多血管炎（granulomatosis with polyangiitis, GPA）（以前曾称为Wegener肉芽肿病）是一种病因不明的多系统疾病，常表现为三联征：①累及上呼吸道（耳、鼻、喉和鼻窦）和（或）肺的坏死性肉芽肿性炎；②累及小到中等大小的血管（毛细血管、小静脉、细动脉和小动脉）的坏死性血管炎，最常累及肺和上呼吸道，但也可累和其他部位；③肾疾病，最常表现为局灶性坏死性肾小球肾炎[399]。未完全表现三联症的患者称为局限性GPA，其病变仅限于呼吸道，不累及肾。据估计在美国，GPA的发病率为3/100 000[400]，男性患者略多于女性患者。任何年龄都可发病，但更常见于31～50岁[401]。上呼吸道症状通常是首发症状，随后出现血管炎相关的全身症状[402]。80%～85%的GPA患者有肾受累，通常与其他临床特征同时出现[403]；但少于20%的患者出现肾功能损伤。有肾受累的患者如果不治疗，通常都会快速进展而死亡。大多数患者环磷酰胺、利妥昔单抗和类固醇治疗后可以缓解，但大约50%的患者可能会复发[329,403]。

GPA与其他类型的血管炎在临床上或形态学上很难区分。其血清检查ANCA呈阳性，尤其是胞质型（C-ANCA）[和（或）PR3]，这对GPA的明确诊断有很大帮助。在肾活检证实的GPA患者，C-ANCA的特异性为90%左右，其敏感性取决于疾病的范围和活动性。虽然文献报道其血清水平与疾病的临床活动平行[404]，但也有些患者的C-ANCA滴度不因疾病活动而改变，总体来说，C-ANCA水平升高可以作为复发的预测指标[401,403]。ANCA特别是PR3的致病作用已经证实[399]，但最近的研究指出，在GPA有数种致病通路，包括细胞介导的损伤、中性粒细胞浸润和炎症介质所致的组织损伤[405]。

GPA患者的最常见的肾病变是局灶性坏死性肾小球肾炎，常伴有新月体形成[406]。即使在尸体解剖时，肉芽肿性肾小球肾炎也并不常见，如果有，常见入球小动脉的坏死[407]。累及细动脉和小动脉的坏死性血管炎可发生，但在肾活检中不一定能见到。肾间质炎细胞浸润很常见，但在活检切片中很少看见坏死性肉芽肿[403]。

虽然有报道称电镜下在肾小球内不同部位可发现稀疏的电子致密物，但在GPA电子致密物通常是阴性的[406,408]。免疫荧光检查显示，肾小球和血管壁中有纤维蛋白原沉积，并且肾小球和血管中可见少量IgM和（或）IgG和C3沉积。

嗜酸性肉芽肿性多血管炎（EGPA）

嗜酸性肉芽肿性多血管炎（eosinophilic granulomatosis with polyangiitis, EGPA），以前称为Churg-Strauss综合征或过敏性肉芽肿病，是一种罕见的疾病，其特征是哮喘、嗜酸性粒细胞增多和累及小到中等大小的血管的系统性血管炎[409-410]。男女发病率相同，所有年龄段都可发病，诊断时患者的平均年龄约为50岁[411-414]。有肾累及的患者为50%或以上[411-413]。EGPA患者的血清IgE水平经常升高，40%～80%的患者ANCA（主要是P-ANCA和抗MPO）呈阳性[414-416]。与其他血管炎相比，EGPA患者很少以肾受累为主。EGPA患者肾受累时通常表现为镜下血尿和少量蛋白尿，较少出现肾病综合征或急进性肾衰竭[411-414, 417]。EGPA患者的肾累及的进展总体上好于其他寡免疫复合物性血管炎，例如GPA和MPA[417]。EGPA患者通常对大剂量的激素治疗有效，难治的病例对环磷酰胺和利妥昔单抗有效[418]。

肾活检最常见的光镜表现是：局灶节段性坏死性肾小球肾炎，新月形成，类似于其他ANCA相关性血管炎的表现，少数患者出现特征性的嗜酸性粒细胞浸润性动脉炎[419-420]。间质可见嗜酸性粒细胞、淋巴细胞和浆细胞等炎细胞浸润。间质肉芽肿可出现，但不常见。免疫荧光检查，可见IgM、C3和纤维蛋白原在肾小球节段性坏死区表达。电镜检查未发现免疫复合物沉积。

过敏性紫癜

过敏性紫癜（Henoch-Schönlein purpura, HSP）是一种独特的系统性血管炎综合征，表现为可触摸到的紫癜（最常见于下肢和臀部的伸侧表面，呈对称分布）、游走性关节炎、腹部症状（包括疼痛、呕吐和肠道出血）和肾疾病[421-422]。HSP的临床表现是由白细胞碎裂性系统性小血管炎引起的，这些炎症反应是由含IgA的免疫复合物沉积引起的，可发生于皮肤、肾和其他器官。HSP可发生于任何年龄，但在幼儿更常见，超过50%的患者不足5岁，75%以上的患者不足10岁[423-424]。不论是儿童还是成人，男性患者占优势，男女患者比例高达2∶1[422-423]。HSP在黑人中很少见，已有极少的家族性病例报道[425]。约1/4的患者有过敏史。据报道，20%～55%的儿童EGPA患者[426-427]和50%～85%的EGPA患者成人有肾受累[423, 428]，表现为轻度血尿和蛋白尿到肾病综合征和严重肾功能不全。EGPA患者发病前常有上呼吸道感染史。半数EGPA患者在发病一年内可完全自发缓解，但也有许多患者在5～10年内进展为终末期肾病（ESRD）。儿童EGPA患者的预后较好，据报道只有2%进展为终末期肾衰竭。一般说来，EGPA患者的病变严重程度与其临床表现密切相关，肾病综合征通常会进展为肾衰竭[428]。肾移植后可复发，但复发导致的移植失败少见。

光镜下，EGPA的最具特征性的表现为系膜增生性肾小球肾炎，伴有不同程度的新月体形成。系膜的增生可以是局灶性的，也可以是弥漫性的，包括系膜细胞的增生和系膜基质的增多。偶尔有病例可显示一种膜增生形态。在严重的病例可见毛细血管袢中性粒细胞和单核细胞浸润，并出现坏死。肾的细动脉和小叶间动脉也可见血管炎，但这在肾活检中很少见。肾小管萎缩和间质纤维化与肾小球损伤程度相关。电镜下，显示电子致密物在系膜区沉积并可插入到毛细血管壁的内皮细胞下，偶尔可见上皮细胞下类似于膜性肾病或感染后肾小球肾炎的驼峰状电子致密物沉积[429]。但在这种情况下应考虑最近确定了特征的疾病，即以 IgA 为主的感染后肾小球肾炎，伴有明显的 C3 共沉积，以及低补体血症常见[239]。EGPA 的最明显的特征是：免疫荧光以 IgA 沉积为主或与 IgA 共沉积。正如在 IgA 肾病（IgAN）中，沉积物可能也含有 IgG、IgM、C3 和备解素，但没有 C1q 或 C4。这些沉积物主要是由异常糖基化的多聚 IgA 1 组成，因此，有人认为，IgAN 和 HSP 属于同一种疾病谱[311,430]。

冷球蛋白血症性血管炎

冷球蛋白是一种或几种免疫球蛋白的复合物，在低温 4℃时沉淀，当血清加热到 37℃时再溶解。冷球蛋白血症被分为三种类型：Ⅰ型，冷球蛋白由单克隆免疫球蛋白组成，要么是 IgG 类，要么是 IgM 类，通常由淋巴浆细胞性疾病产生；Ⅱ型和Ⅲ型，其冷球蛋白为“混合性”冷球蛋白，其命名根据免疫球蛋白复合物的组成做出，两者的区别在于它们的混合的免疫球蛋白成分不同；Ⅱ型，冷球蛋白是由具有类风湿因子活性的单克隆免疫球蛋白（通常是 IgM）结合多克隆 IgG 组成的；而Ⅲ型，其冷球蛋白是多克隆 IgM 和 IgG 的混合物。混合性冷球蛋白（Ⅱ型和Ⅲ型）可见于多种疾病患者的血清中，包括淋巴组织增生性疾病、慢性感染、慢性肝疾病和自身免疫性疾病，特别是 SLE[431]。过去发现大约 30% 的混合性冷球蛋白血症患者没有明确的病因（所以称为“原发性”混合性冷球蛋白血症）；但现在已清楚，大多数这类患者与丙型肝炎病毒感染有关[432]。10%～15% 的冷球蛋白血症包含Ⅰ型冷球蛋白，50%～60% 为Ⅱ型，25%～40% 为Ⅲ型[178, 432]。三种冷球蛋白都能在身体的各个器官的血管中沉淀、形成血栓并引起血管壁的炎症反应（血管炎）[433-434]。

混合性冷球蛋白血症患者的临床表现为以下各种表现的不同组和：易疲劳、紫癜、关节痛、肝脾大、淋巴结肿大、雷诺现象和肾小球肾炎。男女均可发病，31～50 岁的女性患者更常见[435]。紫癜几乎总是出现，并且通常分布在下肢。50% 的患者出现肾累及，常在紫癜出现 1～3 年后变得明显，但也可作为首发症状出现[436]。肾受累时的典型临床表现是：肾病范围的蛋白尿、镜下血尿和高血压。20%～30% 的患者出现急性肾炎综合征，5% 的患者出现少尿型急性肾衰竭。Ⅰ型冷球蛋白血症发生肾损害罕见。在少数报道的病例中，其临床表现和

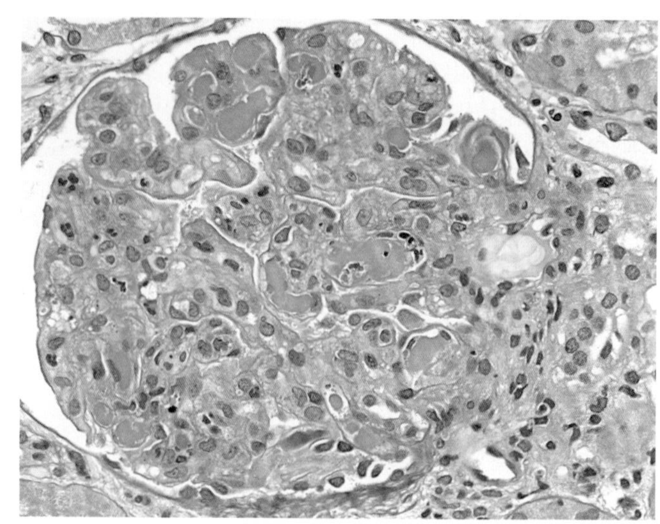

图 23.56　冷球蛋白血症性肾小球肾炎，可见肾小球呈弥漫性增生，呈分叶状，毛细血管腔内有透明血栓沉积（PAS）

病理特征与混合性冷球蛋白血症相似[433]。低补体血症常见，特别是低 C4，严重的病例 C3 水平也会降低。血清冷球蛋白的假阴性结果是真正令人担忧的问题，样本采集和运输过程中保持血清温度在 37℃极其重要。一些冷球蛋白可能需要 7 天或更长时间才能沉淀，特别是Ⅲ型冷球蛋白[437]。

在所有类型的冷球蛋白血症患者中，最常见的肾病变是弥漫性增生性肾小球肾炎（通常为膜增生性病变）。局灶性和节段性肾小球肾炎以及少见的膜性或新月体性肾小球肾炎也可发生。肾小球毛细血管内有大量的巨噬细胞浸润是常见的特征。在急性发病者，大块沉积物会产生血栓或白金耳样结构，类似于狼疮性肾炎的表现（图 23.56）。血管炎是包括肾在内的每个受累器官的基本病变，肾受累时常累及小叶间动脉和入球动脉。电镜检查，常见内皮下大量免疫复合物沉积，系膜区、基底膜内或上皮细胞下免疫复合物沉积较少见。在大约半数的病例，电子致密物表现为纤维、管状或环状结构，或者表现为指纹样结晶结构（图 23.57）[438]。在一些患者，尤其是伴有浆细胞增生性疾病的患者，肾小球上皮细胞和系膜细胞的胞质中可能有菱形或针状晶体[439]。免疫荧光检查，通常显示肾小球和血管冷球蛋白中存在免疫球蛋白和 C3 的沉积。大约 1/3 的病例 C1q 和 C4 呈阳性。在Ⅰ型冷球蛋白血症中可见重链和（或）轻链的限制性表达。

溶血性尿毒症综合征和血栓形成性血小板减少性紫癜

血栓性微血管病（thrombotic microangiopathy, TMA）是一组以溶血性贫血为特征的微血管闭塞性疾病，它是由红细胞破裂，血小板聚集增加引起的血小板减少和血栓形成导致的，可产生器官缺血的各种体征和症状[440]。除了外周血涂片中可见破碎红细胞外，TMA 患者还有的血清乳酸脱氢酶升高、结合珠蛋白（haptoglobin）水平

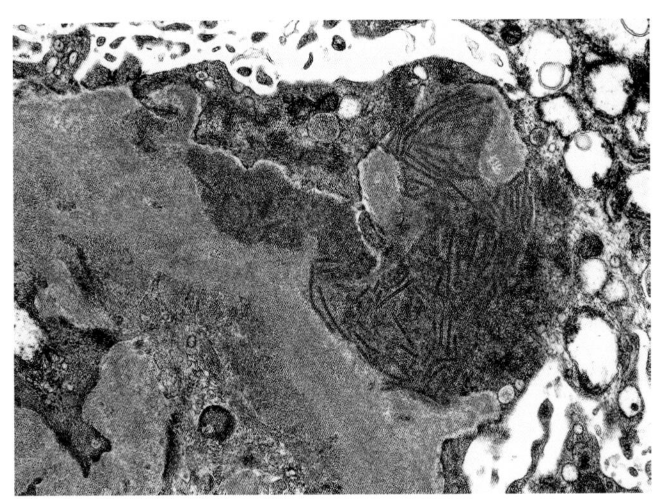

图 23.57 冷球蛋白血症性肾小球肾炎，可见肾小球上皮细胞下有纤维样结构的沉积物（×21 500）

降低以及 Coombs 试验呈阴性。虽然 TMA 可能是各种疾病的一个表现[441]，但最重要见于两种疾病是**血栓形成性血小板减少性紫癜（thrombotic thrombocytopenic purpura, TTP）**和**溶血性尿毒症综合征（hemolytic uremic syndrome, HUS）**。传统上，当主要表现是肾衰竭时诊断为 HUS，常见于儿童；而 TTP 这个术语主要用于中枢神经系统损害为主时，常见于成人。由于它们的临床表现重叠，这两个综合征以前被认为是同一种疾病的不同形式。但是，新识别的病理生理机制已使这两个综合征可以在分子水平上区分开来[442]。研究表明，TTP 患者严重缺乏一种名为 ADAMS 13 的血浆蛋白质，而 HUS 患者的此血浆蛋白质水平正常或轻度下降[443-444]。ADAMS 13 是一种金属蛋白酶，可裂解内皮细胞产生的大分子 von Willebrand 因子（von Willebrand factor, vWF）多聚体。当 ADAMS 13 的活性不足时，血浆中的 vWF 多聚体与血小板的反应增强，可导致 TTP 的特征性的弥散性血小板性微血栓。这血栓可见于脑、胃肠道、胰腺、皮肤、心脏、肾上腺和肾等多种器官的小动脉和毛细血管中[445-446]。ADAMS 13 活性的缺乏可以是遗传性的，但更常见的是由于与结合和抑制 ADAMS 13 的获得性自身抗体（由噻氯吡啶和氯吡格雷等药物触发）的结合所致[447]。

HUS 表现为血小板减少、微血管病性溶血和急性肾衰竭三联征。HUS 根据病因大致分为：腹泻型（D+ HUS）（也称为经典型 HUS）和非腹泻型（D- HUS）（也称为非典型性 HUS）[448-449]。经典型 HUS 主要见于婴幼儿和儿童，但也可以见于任何年龄，男女发病率相同。发生在北美的大多数病例其特征是接触过污染食物，偶尔会发生小范围的流行，例如，接触未煮熟的牛肉、未经过巴氏杀菌的苹果汁、含有产毒大肠杆菌 O157:H7 和少见的 Ⅰ 型志贺痢疾杆菌的乳制品[450-451]。产毒大肠杆菌产生的 vero 细胞毒素（Shiga 样毒素）可与球形三脂酰基鞘鞍醇（globotriaosylceramide, Gb3）受体结合，Gb3 受体在肾、肠、胰腺和脑的血管内皮细胞中表达的浓度最高，可介导内皮细胞损伤。经典型 HUS 患者通常首先表现为腹泻（常为血性），然后发生急性肾衰竭。约有 1/3 的患者出现神经功能受累症状，通常表现为癫痫、意识改变和局灶神经损伤症状。由于血栓性微血管病变多局限于肾小球，经典型 HUS 患者的预后良好，80% ~ 90% 的患者可痊愈。约 5% 的患者死于本病，通常是大脑损伤所致。

非腹泻型比经典型少得多，仅占所有 HUS 病例的 5% ~ 10%[449]。非典型性 HUS 可发生于任何年龄，但成年人更常见。非典型性 HUS 的病因各异[452-453]，可以由非肠道细菌感染引起，例如，肺炎链球菌、肺炎支原体、军团菌或病毒（例如甲型流感病毒和 HIV）。肺炎链球菌感染占非典型性 HUS 的 40%，占美国儿童 HUS 病例的 4.7%[454]。非典型性 HUS 也可伴发于 SLE、系统性硬化症、抗磷脂抗体综合征、恶性高血压或各种癌症，尤其是前列腺癌、胃癌、乳腺癌和胰腺癌[440, 452-453]。非典型性 HUS 还可能是由全身放疗、化疗 [丝裂霉素、顺铂、博莱霉素、吉西他滨和抗血管内皮生长因子抗体（VEGF）] 或免疫抑制剂（环孢素、他克莫司、OKT3、西罗莫司和干扰素）、奎宁和口服避孕药诱发的。与妊娠有关的 HUS 多为重症，尤其是在产后[455]。非典型性 HUS 患者的预后很差，常死于中枢神经系统疾病或无法控制的出血，如果存活下来，通常会发展为慢性肾衰竭。

有几种类型的非典型性 HUS 是遗传性的，涉及补体调节蛋白质、H 因子、B 因子、C3、膜共同因子蛋白质（MCP 或 CD 46）和 I 因子[453, 456]。这些蛋白质的缺陷是由于相应基因的突变导致的，结果可导致过量的补体通路激活，损伤内皮细胞，由此导致前血栓形成状态和局部血小板纤维素性血栓聚集。已鉴定出了某些高风险单倍型，可能可以解释家庭成员之间不同的外显性。也有人提出环境触发因素，诸如感染、妊娠、移植、口服避孕药和作为第二次打击的药物，可以压倒这些患者的微妙的补体“平衡”，从而促发成人的非典型性 HUS。HUS 患者的血清 C3 水平低可能提示了一个遗传因素[457]。其他影响钴胺代谢和凝血通路的遗传性疾病也会引起 TMA 的临床症状和组织学改变[441]。

在疾病早期进行的活检显示：小动脉和细动脉的纤维素样坏死，内膜和内膜下纤维蛋白沉积，伴有破碎的红细胞渗出，血栓形成，以及内皮细胞增生。肾小球病变类似（图 23.58），表现为急性缺血性改变，甚至是梗死；可见内皮细胞肿胀，毛细血管腔狭窄；系膜区增宽，在严重的病例，可见系膜溶解。随着病变的进展，小动脉和细动脉内膜明显增厚，呈嗜碱性变性，动脉管腔大大缩窄。这些内膜黏液样改变通常发生于发病后数周，但也可发生于非常早期。动脉瘤样扩张，伴有一些细动脉的增生，尤其是肾小球血管极的细动脉出现这样的病变是本病的典型病变。隐匿的和慢性的 TMA 肾小球损伤表现主要为系膜溶解和基底膜不规则以及双轨状改变（图 23.59）。

电镜下，HUS 的最典型的特征是：毛细血管腔明显变窄，这是由血管内皮细胞下间隙被一种苍白的、细颗

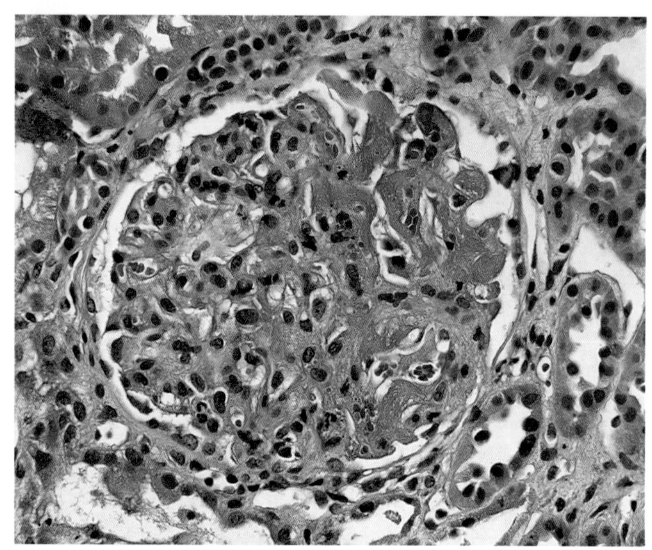

图 23.58 急性血栓性微血管病。肾小球内可见纤维素性血栓、核碎裂和破碎红细胞渗出

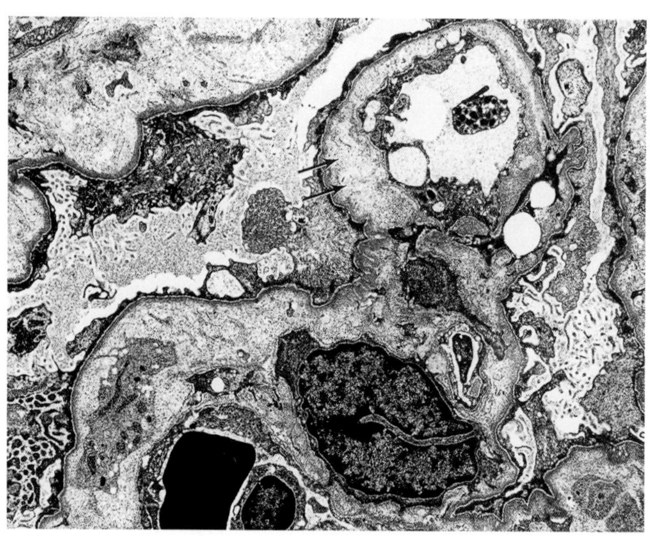

图 23.60 急性血栓性微血管病。可见肾小球毛细血管内皮下出现电子透亮区（箭头所示）（×9 000）

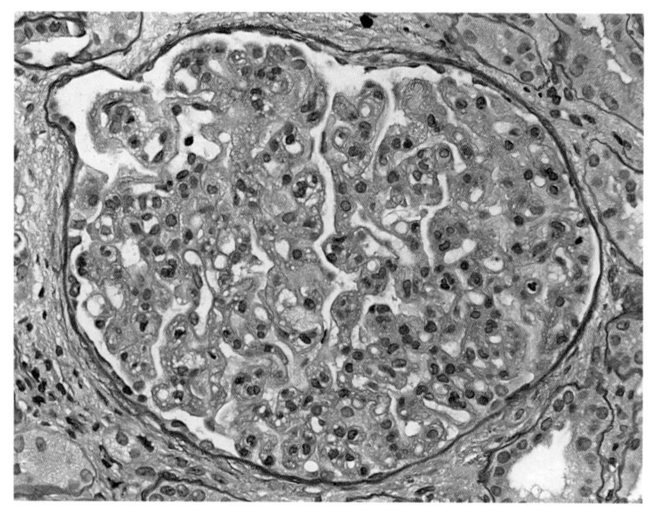

图 23.59 抗磷脂抗体综合征患者的肾小球。可见弥漫性基底膜双轨状改变，伴有系膜溶解和内皮细胞肿胀（PAS）

粒状或纤维样物质填充而增宽导致的，免疫组织化学检查显示，这些物质纤维蛋白原染色呈阳性（图 23.60）。在慢性期，内皮细胞胞质与基底膜内疏松层之间存在一层不规则的、薄的基底膜样物质。由于其呈嗜银性，这种物质在光镜下可呈双轨状改变，因此类似于膜增生性病变（见图 23.59）。纤维素和血小板聚集可能会阻塞毛细血管腔，并且在血栓形成的部位内皮细胞常被破坏。可见系膜细胞肿胀、肥大并含有许多吞噬小体。在毛细血管塌陷的地方可见足细胞足突的广泛融合。在后期，小叶间动脉和细动脉可出现黏液性变性和洋葱皮样闭塞性动脉炎。其血管病变与系统性硬化症和恶性高血压相似，因此，需要仔细分析临床资料，以便进行鉴别诊断。

系统性硬化症

系统性硬化症（systemic sclerosis），也称为进行性系统性硬化症或系统性硬皮病，是病因不明的、以多器官系统受累为特征的结缔组织疾病。系统性硬化症属于罕见疾病，发病率为（3.1～20.8）/100 000[458]，但其死亡率高。女性发病率比男性发病率高，男女患者比例约为 1：3[459]。系统性硬化症可以在任何年龄发病，但 31～60 岁更为常见。系统性硬化症的发病机制尚未完全了解，可能涉及过度纤维化、血管异常和免疫系统异常的复杂相互作用[460-461]。大多数系统性硬化症患者都有 ANA 阳性，但这并不特异。其他几种自身抗体，诸如 RNA 聚合酶Ⅲ、抗拓扑异构酶 1 和抗着丝粒抗体，是系统性硬化症的特异性标志物，但它们与系统性硬化症的发病机制没有明确的联系[462]。系统性硬化症的自身免疫机制可能是以内皮细胞和成纤维细胞为靶点，引起血管通透性增加、内皮细胞凋亡和血小板聚集，以及成纤维细胞分泌的转化生长因子 β（TGF-β）介导的基质生成增加和基质降解减少。

系统性硬化症的临床表现是与胶原过度沉积和血管病变的程度相关，前者可导致器官变形和萎缩，后者可引起大多数系统性并发症。表现为广泛的皮肤硬化的弥漫型常伴有严重的内脏器官累及，而表现为肢端或面部的皮肤硬化的局限型有轻度的内脏器官的累及。雷诺综合征、皮肤增厚、指端硬化和毛细血管扩张是系统性硬化症的主要临床表现。骨骼肌受累可导致关节周围肌肉萎缩、肌腱硬化、神经压迫、屈曲挛缩、肢端骨溶解和肌病。消化道受累会引起食管运动障碍和吸收不良。肺动脉高压和间质纤维化、心肌病以及硬皮病肾危象是导致患者死亡的主要原因。60%～70% 的患者有肾损害[463-464]。肾损害的有两种形式：一种为急性和急进性肾衰竭，常与恶性高血压、全身血管收缩和微血管病性溶血性贫血

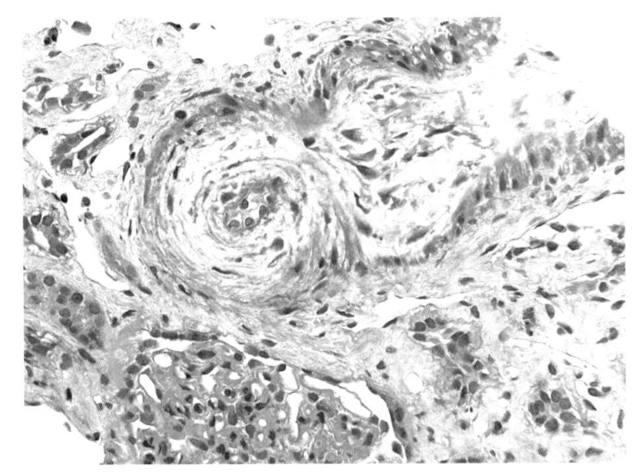

图 23.61　在出现急性肾衰竭的系统性硬化症患者，可见小叶间动脉内膜增厚，黏液水肿变性，管腔狭窄（三色染色）

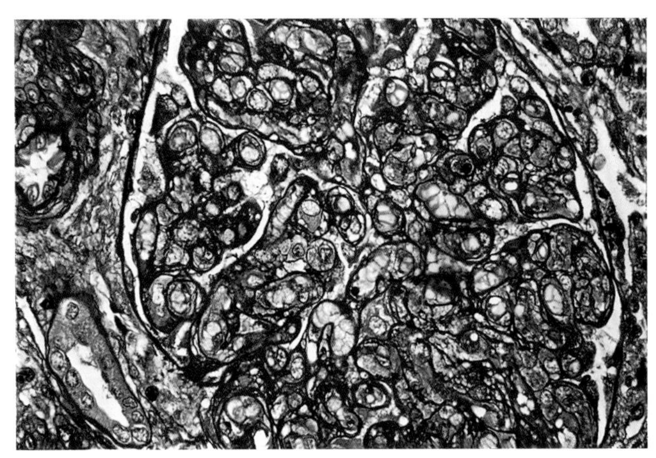

图 23.62　**先兆子痫肾病**。可见肾小球毛细血管腔被肿胀的内皮细胞所堵塞

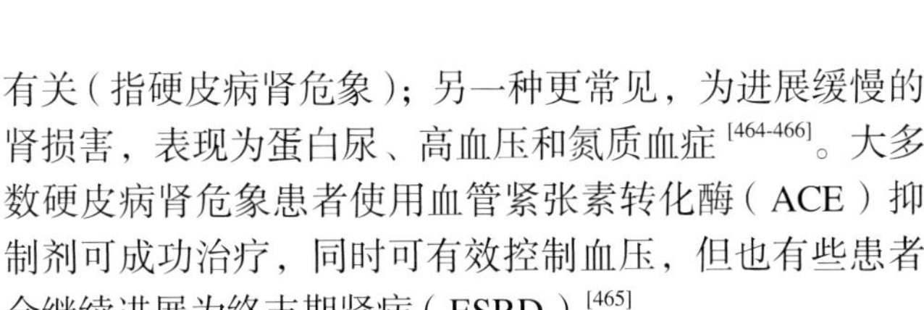

有关（指硬皮病肾危象）；另一种更常见，为进展缓慢的肾损害，表现为蛋白尿、高血压和氮质血症[464-466]。大多数硬皮病肾危象患者使用血管紧张素转化酶（ACE）抑制剂可成功治疗，同时可有效控制血压，但也有些患者会继续进展为终末期肾病（ESRD）[465]。

硬皮病肾危象的主要形态学改变是在小叶间动脉，显示内膜增厚，疏松的黏液样纤维组织增生（图 23.61）[440]。内皮细胞下纤维素沉积和出血。动脉肌层的肌纤维通常拉长、变薄，围绕在增厚的内膜周围，动脉周围的纤维化可能明显。细动脉常出现纤维素样坏死和血栓形成，可延伸进入肾小球。在急性系统性硬化症，肾损害较少累及弓形动脉和叶间动脉，但在慢性疾病中，它们可能表现为非特异性的硬化性内膜增厚，很难与正常老年性改变区分。肾小球通常较小，显示不同程度的急性缺血性改变，有时毛细血管内可见纤维素性血栓。在有恶性高血压和高肾素血症的患者，肾小球旁器的增生可以很明显。在慢性型，可以出现不同程度的肾小球硬化、肾小管萎缩和间质纤维化[467]。

电镜检查，显示病变血管内膜增厚，呈无结构的透亮带，与光镜观察到的黏液样物质相对应。肾小球表现为毛细血管基底膜皱缩，节段性内皮下间隙增宽，其中可见纤维蛋白碎片。在慢性型期，可见小动脉内膜有致密的同心圆状纤维弹性组织增生和管腔狭窄。免疫荧光检查，可见沿血管内膜和肾小球毛细血管壁有纤维蛋白原沉积，伴有或不伴有 IgM 和 C3 的沉积。由于系统性硬化症、HUS 和恶性高血压的肾病变极为相似，仔细分析患者的临床病史和实验室资料是建立诊断的关键。

妊娠性肾病

肾疾病可在妊娠期间起病或加重。由于本题范围很广且复杂，篇幅有限，这里只讨论先兆子痫。

先兆子痫

先兆子痫（preeclampsia）是一种妊娠诱发的系统性综合征，多在妊娠 20 周后起病，其特征为突发的高血压、蛋白尿和水肿。当先兆子痫这种综合征发展到抽搐阶段时称为**子痫（eclampsia）**。**HELLP 综合征（hemolysis, elevated serum level of liver enzymes, and low platelets syndrome）**是指先兆子痫患者出现了溶血、肝酶升高和血小板降低。全世界有 3%～5% 的孕妇发生先兆子痫。大多数发生先兆子痫的患者为初产妇，在初产妇中先兆子痫的发病率高达 7.5%[468-469]。虽然先兆子痫这种综合征的病因尚不清楚，最近的研究表明，血管内皮生长因子（vascular endothelial growth factor, VEGF）减少——由循环中胎盘产生的抗血管生成因子过多所致，最明显的是可溶性 FMS 样酪氨酸酶激酶（soluble FMS-like tyrosinase kinase, SFlt 1）和可溶性内皮因子，在先兆子痫期间大幅升高——在先兆子痫的发病机制中起着重要作用[468-470]。SFlt 1 来源于胎盘，是 VEGF 的受体。VEGF 不仅在血管生成中起重要作用，也是维持肾小球、脑和肝的有孔内皮细胞和窦内皮细胞的结构和功能的重要因子[471]。

先兆子痫的肾病改变主要在肾小球，表现为肾小球增大、肿胀和缺血，毛细血管壁增厚（图 23.62）。这种缺血状态是由内皮细胞的剧烈肿胀和肥大引起的，系膜细胞仅有轻度增生[470]。肾小球细胞通常正常或轻度增加。电镜下，可见毛细血管腔狭窄，或者被肿胀的内皮细胞所堵塞，内皮细胞窗孔消失。当系膜细胞肥大严重时，系膜可以插入到内皮细胞和基底膜之间。明显的丝状纤维蛋白出现在内皮细胞下的透亮区，包含疏松的纤维样物质[472]。免疫荧光显示，肾小球内的沉积物主要是纤维蛋白原。免疫球蛋白，特别是 IgM 偶尔可见，是损伤的肾小球的非特异性病变。入球小动脉及其内皮细胞无明显病变，与肿胀的空泡状肾小球内皮细胞形成鲜明对比。如果先兆子痫肾病患者同时伴有原发性高血压，则除了肾小球病变外，还有高血压的小动脉和细动脉的改变。

先兆子痫的预后通常良好，肾小球毛细血管的变化在分娩后几周内消失。血压在一个月内降至正常水平。然而，大约有 20% 的患者再次妊娠时会复发。

孕妇HELLP综合征的临床表现可能提示有潜在的非典型性HUS，这可能是由于编码补体旁路通路因子的基因突变或循环中产生了补体因子的自身抗体所致[473]。人已认识到，与妊娠有关的压力可能是诱发遗传易感个体发生非典型HUS的诱因。

遗传性肾小球疾病

Alport综合征

Alport综合征（Alport syndrome, AS）（AS又称为遗传性肾炎）是一种基底膜Ⅳ型胶原异常的遗传性疾病，表现为进行性肾炎伴耳聋和眼部异常[474-476]。在美国，AS占儿童终末期肾病（ESRD）的2.5%，占成人ESRD的0.3%[140]。男性患者多于女性患者。AS是一种遗传异质性疾病。大约85%的患者是X连锁显性遗传，是由位于Xq22的编码Ⅳ型胶原的a5链的*COL4A5*基因突变引起的。其余的大多数患者是常染色体隐性遗传，是由于*COL4A3*或*COL4A4*基因的基因突变所致，而有少数表现出常染色体显性遗传疾病的家族可能也是由这些基因突变引起的[477-481]。迄今为止，世界各地的研究人员在X连锁显性遗传的AS中发现了800多种基因突变[475,480]。

儿童和年轻人的AS通常表现为复发性镜下或肉眼血尿。虽然发病时蛋白尿通常是少量的，但到疾病的晚期可能是肾病范围的蛋白尿。在男性患者AS通常是进行性进展的。在X连锁遗传性AS中，男性患者在40岁前进展为ESRD的风险为90%，而女性患者仅为12%[475,482]，突变的位置似乎决定了发展为ESRD的年龄。在常染色体隐性遗传AS中，女性患者和男性患者的发病时间和严重程度一样。而在常染色体显性遗传AS中，患者的临床显示有很大的差异，与X连锁的男性患者相比通常要温和一些。双侧高频感音性神经性耳聋是AS患者最常见的肾外表现，男性患者的听力损失通常发生在儿童时期，而女性患者则发病较晚。听力损伤总是伴随着肾受累，但听力损失的严重程度与肾病之间没有相关性。15%～30%的患者发生眼部异常，眼部异常似乎局限于青少年[483-484]。

AS的其他少见变异型包括与弥漫性平滑肌瘤病（食道、气管支气管树和泌尿生殖道）相关的AS，见于2%～3%的有青少年型AS的家族[474-485]。移植后，3%～5%的AS男性患者发生抗GBM肾小球肾炎，推测可能是因为出生时未获得对正常GBM抗原的耐受性[475,486]。大多数X连锁AS患者和移植后抗GBM肾小球肾炎患者显示有抗Ⅳ型胶原a5链NC1结构域抗体，而有抗Ⅳ型胶原a3链NC1结构域抗体的患者也有报道[487]。

光镜下，AS的表现是非特异性的，其诊断依赖于电镜和免疫荧光检查。在疾病早期，光镜下肾小球表现正常，或者仅见轻微的系膜细胞增生，毛细血管壁轻度增厚。然而，随着疾病的进展，肾小球会发生节段性和球性硬化。肾小管间质的病变出现较早，由不规则的非特异性萎缩和硬化组成。在无肾病范围蛋白尿的情况下，间质泡沫细胞的出现可提示AS，但此非AS的特异性表现（图23.63）。

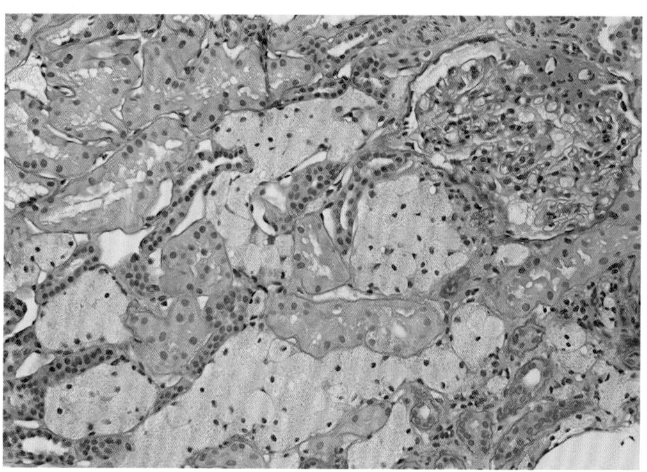

图23.63 Alport综合征。肾小球表现为局灶节段性硬化，间质有泡沫细胞浸润（PAS）

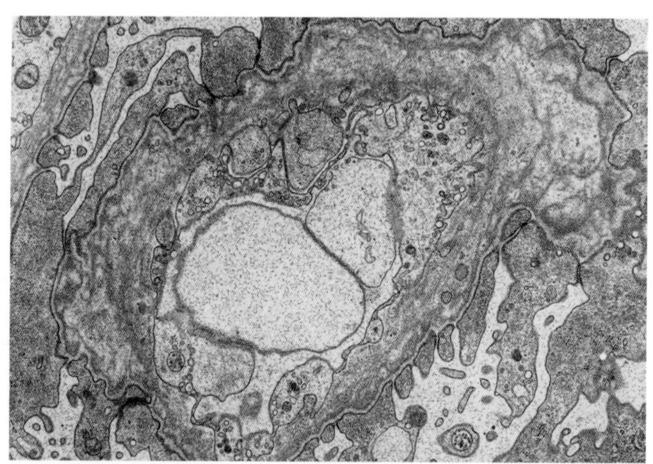

图23.64 Alport综合征。电镜检查，显示肾小球基底膜弥漫性、不规则增厚。致密层撕裂，呈多层交织的网状结构（×11 400）

电镜检查，AS的最特异的形态学表现在电镜下才能看到。典型的病变是GBM增厚，致密层撕裂，呈多层交织的网状结构（图23.64）。基底膜突向上皮下间隙，呈不规则的扇形，而内皮下间隙常呈平滑状。AS典型的GBM改变见于大多数患者，但并非全部患者。发病的年轻男性、任何年龄的杂合女性都可表现为GBM变薄，可能只有100 nm甚至更薄[488]，代表AS的最早期病变；GBM分层改变的范围和严重程度随着年龄增长而加重。研究发现，致密层的撕裂与蛋白尿的程度相关，这表明GBM的结构变化可导致其通透性增加[489]。虽然GBM分层结构提示遗传性肾炎，但这也可见于其他疾病，例如膜性肾小球肾炎的吸收期和IgA肾病（IgAN）相关的GBM的修复[490]。

免疫荧光检查，常规使用的一组抗体在AS通常为阴性，有时可见少量IgM和C3在硬化的小球沉积。针

表23.6 Alport综合征患者的抗基底膜Ⅳ型胶原的α3、α4和α5链的免疫组织化学检查表现

	肾小球基底膜	肾小囊基底膜	远曲小管基底膜	表皮基底膜
正常（男女两性）				
α3（或α4）	有	有	有	无
α5	有	有	有	有
X连锁遗传（男性）[a]				
α3（或α4）	无	无	无	无
α5	无	无	无	无
X连锁遗传（女性）[b]				
α3（或α4）	镶嵌图像	镶嵌图像	镶嵌图像	无
α5	镶嵌图像	镶嵌图像	镶嵌图像	镶嵌图像
常染色体隐性遗传（男女两性）[c]				
α3（或α4）	无	无	无	无
α5	无	有	有	有
常染色体显性遗传（男女两性）				
α3（或α4）	有	有	有	无
α5	有	有	有	有
薄基底膜肾病（男女两性）				
α3（或α4）	有[d]	有	有	无
α5	有[d]	有	有	有

[a]大约10%的X连锁遗传性AS男性患者（错义突变或内含子突变）显示肾基底膜α3、α4和α5呈阳性和表皮基底膜α5呈阳性

[b]大约30%的X连锁AS女性患者显示肾基底膜α3、α4和α5呈连续弱阳和表皮基底膜α5呈连续弱阳性

[c]有些常染色体隐性遗传AS患者显示肾基底膜α3、α4和α5呈弱阳性

[d]有些薄基底膜肾病患者显示肾小球基底膜α3、α4和α5呈弱阳性

Modified from Kashtan CE. The nongenetic diagnosis of thin basement membrane nephropathy. *Semin Nephrol.* 2005; 25: 159–162.

对Ⅳ型胶原不同亚基的特异性单克隆抗体极大地促进了AS的诊断[491-492]。在正常无AS的患者，α3、α4和α5沿肾小球基底膜、肾小囊壁和远曲小管基底膜呈连续的强阳性。而在X连锁AS男性患者的肾，上述抗体表达呈阴性。皮肤活检的免疫荧光检查也是重要的，因为Ⅳ型胶原α5链在正常的表皮基底膜有表达，但在X连锁的AS患者中呈阴性。因此，在具有家族史和临床表现的X连锁AS男性患者可进行皮肤活检，检查Ⅳ型胶原α5链，以避免做肾活检。但是，个别受累的男性患者的基底膜可表达α5链[493]。X连锁杂合女性患者的表皮和肾基底膜中经常出现a5链的镶嵌状染色模式（断续或部分较弱），反映了女性X染色体的随机失活。这个特征有助于对携带者进行诊断，但染色结果正常并不排除杂合性的诊断。AS患者的基底膜免疫荧光和免疫组织化学检查结果总结如表23.6所示。

如果不能在肾活检中明确排除AS的诊断，或者如果X连锁患者的女性亲属被怀疑是AS的携带者，则应进行基因检查。连锁分析的敏感性仅为60%，但二代测序在检查AS基因突变方面更为敏感（可达90%），特别是在常染色体显性遗传AS患者[480]。对于所有怀疑AS和薄基底膜肾病（TBMN）患者，越来越多的人认为基因检查是诊断的依据[494]。

薄基底膜肾病

薄基底膜肾病（thin basement membrane nephropathy, TBMN）是一种遗传性肾疾病，其特征是肾小球基底膜均匀变薄，而患者正常存活，肾功能不受影响。因此，TBMN也被称为良性家族性血尿；然而，良

性家族性血尿这一名称并不恰当，因为它可能还包括其他疾病，例如有家族特征的 IgA 肾病（IgAN），其预后并不总是良性的。虽然以前认为 TBMN 是一种常染色体显性遗传疾病，但最近的遗传学研究表明，TBMN 的遗传方式并不单一，有时是与 *COL4A3* 和 *COL4A4* 基因突变相关的常染色体隐性遗传病 [495-496]。有研究表明，具有这些 *COL4A3* 和 *COL4A4* 基因突变的 TBMN 患者实际上是常染色体隐性遗传 Alport 综合征的携带者，因此，TBMN 也属于Ⅳ型胶原疾病谱系 [497-498]。这些发现进一步强调了在诊断 TBMN 中基因检查的重要性 [494]。

TBMN 是儿童和成人持续血尿的最常见原因，目前其确切的发病率尚不清楚，据估计至少有 1% 的人受累 [499-500]。TBMN 两性发病率相同，可见于任何年龄，但 50 岁以后很少见。血尿的出现通常始于儿童，典型的表现是持续的镜下血尿；然而，有时也可见反复发作的肉眼血尿 [499]。轻度蛋白尿常见，但肾病范围内的大量蛋白尿罕见。出现大量蛋白尿可能是因为合并了其他肾小球病变，诸如微小病变性肾小球病、IgAN、局灶节段性肾小球硬化症（FSGS）或膜性肾小球肾炎 [501]。与 Alport 综合征患者相比，TBMN 患者很少有肾外表现的报道 [499]。

光镜检查，TBMN 显示肾组织基本正常，可在肾小囊和肾小管内发现红细胞 [492, 502]。确诊是通过电镜检查显示 GBM 致密层均匀变薄做出的（图 23.65）。GBM 的总厚度减少 2/3 或 ≤ 200 nm[492, 498, 502]。免疫荧光检查，通常显示免疫球蛋白和补体成分呈阴性，但也可有 IgM 和 IgG 沉积，伴有或不伴有 C3[502]。Ⅳ型胶原的免疫组织化学评估有助于鉴别 TBMN 和 Alport 综合征。Ⅳ型胶原 α 链的正常分布有助于 TBMN 的诊断 [492]。

法布里病

法布里病（Fabry disease）又称为 Anderson- 法布里病和弥漫性皮肤血管角皮瘤病，是一种罕见的 X 连锁遗传性疾病，是由缺乏溶酶体中的 α 半乳糖苷酶 A 引起的，由此导致中性鞘糖脂类物质在许多组织的溶酶体中蓄积，特别是三聚己糖神经酰胺（globotriaosylceramide Gb3），包括肾、心脏、脊髓后根神经元和血管，主要见于男性患者，次之见于女性携带者。在出生男婴，法布里病的发病率估计为 1/40 000 ~ 1/117 000。大约 5% 的患者是散发病例。已发现 Xq22.1 染色体上 α 半乳糖苷酶基因有 500 多种突变，并且大多数是家族特有的 [503]。法布里病儿童或年轻患者的最常见的症状是：下肢痛性感觉异常，少汗或无汗，角膜混浊，以及全身皮肤出现大量小的血管角皮瘤，后者多见于腹部、臀部、嘴唇、生殖器和大腿上部。患者仅有少量或没有 α 半乳糖苷酶 A 的活性。法布里病的男性患者由于缺少此酶，可在 30 岁以后出现肾衰竭和心脏病。法布里病的女性携带者是杂合性基因异常，症状通常轻微，很少进展为终末期肾病（ESRD）。

肾受累常首发于 11 ~ 20 岁，表现为血尿和蛋白尿，随后于 21 ~ 40 岁出现肾功能逐渐损伤。患者通常在 41 ~ 50 岁死于肾、心脏或脑血管受累。肾移植后有复发的报道，但大多数患者移植后可长期存活 [504]。肾外疾病的治疗包括使用重组 α 半乳糖苷酶 A 酶替代疗法 [505-506]。

光镜下，肾小球脏层上皮细胞增大、空泡化，肾小球呈蜂窝状。同样的病变可见于肾小囊的壁层上皮细胞、内皮细胞和系膜细胞（图 23.66）。肾远曲小管、髓袢和动脉也有明显的空泡变性。PAS 染色，这些空泡均呈阴性。随着年龄的增长，肾小球出现节段性和全球性硬化，伴有间质纤维化和结节性小动脉玻璃样变性。电镜检查，显示病变细胞胞质中有大量的层状包涵小体聚集。每个

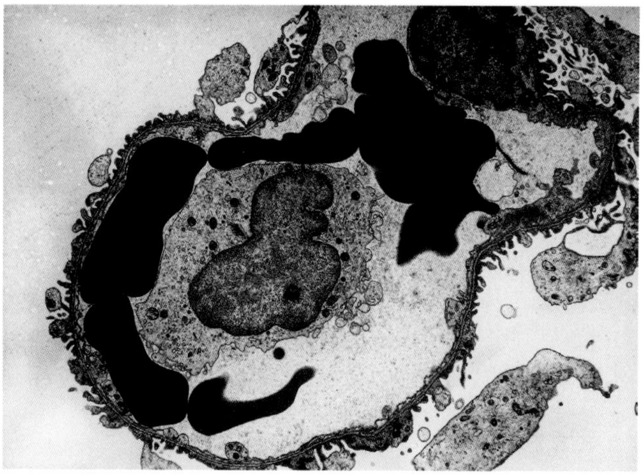

图 23.65　薄基底膜肾病。电镜显示肾小球基底膜明显均质变薄（×4 200）（Reproduced from Spargo BH, Seymour AE, Ordóñez NG. *Renal Biopsy Pathology with Diagnostic and Therapeutic Implications*. New York, NY: John Wiley and Sons; 1980: 398. By permission of John Wiley and Sons, Inc.）

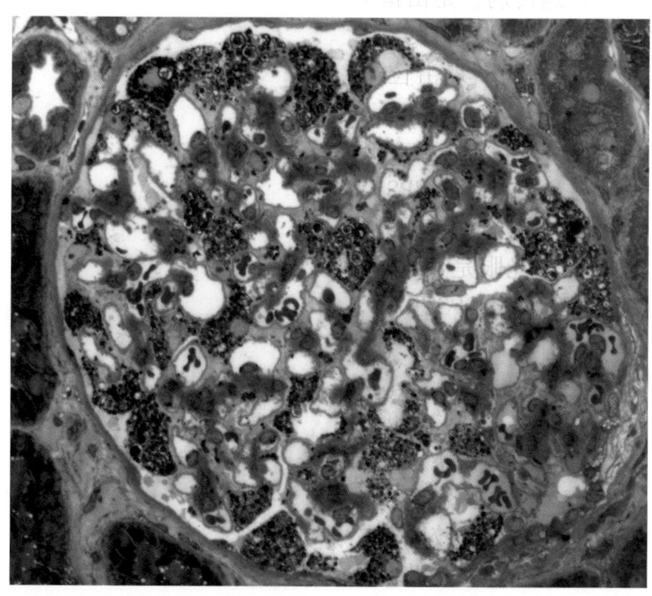

图 23.66　法布里病。塑料包埋半薄切片甲苯胺蓝染色，显示肾小球上皮细胞内有大量的深染包涵体

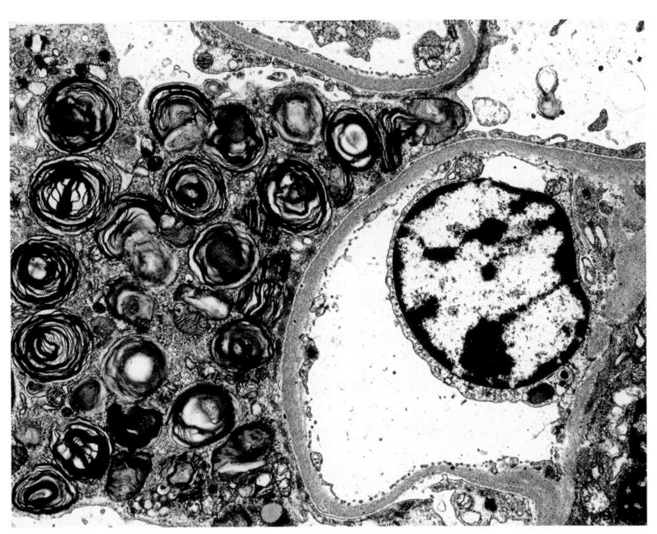

图 23.67 法布里病。可见肾小球上皮细胞内有大量板层状包涵体（×7 750）

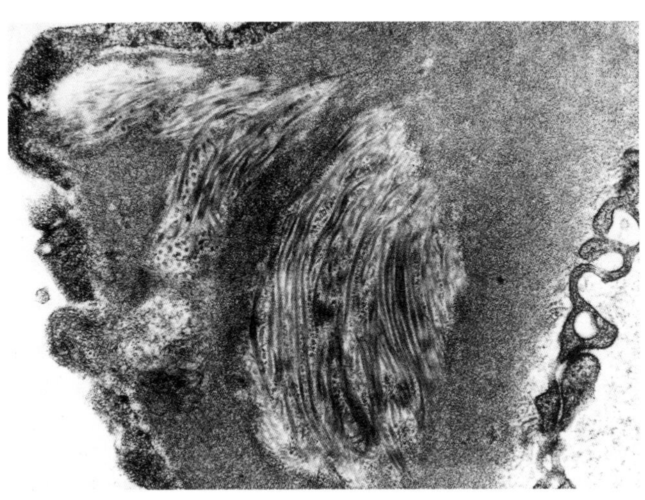

图 23.68 指甲 - 髌骨综合征，可见肾小球基底膜内有胶原样纤维沉积（×35 000）（Reproduced from Spargo BH, Seymour AE, Ordóñez NG. *Renal Biopsy Pathology with Diagnostic and Therapeutic Implications*. New York, NY: John Wiley and Sons; 1980: 400. By permission of John Wiley and Sons, Inc.）

包涵小体都有单层单位膜包裹，直径可达 5 μm。它们或者呈同心圆状的髓磷样小体结构，或者呈卵圆形平行排列（“斑马”小体）（图 23.67）。相似的包涵小体还可见于肾小球外血管内皮细胞和平滑肌细胞中以及肾小管上皮细胞中，尤其是远曲小管和髓袢的上皮细胞中。虽然超微结构特征几乎可以诊断本病，但这种小体有时也见于其他疾病，例如氯喹中毒[507-508]，因此，法布里病的诊断需要进行生化检查来证实。

指甲 – 髌骨综合征

指甲 - 髌骨综合征（nail-patella syndrome, NPS）（又称为遗传性指甲 - 骨发育不良）是一种罕见的常染色体显性遗传病，是由指甲发育不良、髌骨缺失或发育不良、肘关节发育不良、角状髂骨、开角型青光眼和肾病构成[509]。NPS 是由位于 9q34.1 染色体上的 *LMX1B* 基因突变引起的[510]。*LMX1B* 基因编码的 LIM 同源结构域转录因子，后者在足细胞中表达，在肢体发育中起重要作用。据估计，NPS 的发病率在存活婴儿为 1/50 000。NPS 的最常见的特征是指甲发育不良，出生时即可见；肾病和青光眼是 NPS 最相关的临床表现。肾受累见于 30%～50% 的 NPS 患者[511-512]。无症状蛋白尿是最常见的事件，有时可出现肾病综合征，部分患者可进展为肾衰竭[512]。

光镜下，肾的表现为非特异性改变，例如肾小球毛细血管壁的局灶增厚和局灶节段性肾小球硬化。电镜观察，GBM 出现不规则增厚，常有电子透亮区，即所谓的“虫噬样”形态。胶原样纤维可见于电子透亮区和系膜区，磷钨酸染色可进一步证实（图 23.68）。LIM 同源结构域转录因子调控Ⅳ型胶原和足细胞蛋白的转录，从而促进这些超微结构的改变。据报道移植后未见复发[513]。

Ⅲ 型胶原肾小球病

Ⅲ型胶原肾小球病（collagen type III glomerulopathy）（又称为胶原纤维性肾小球病）[514] 是一种特发性肾小球疾病，其特征是肾小球系膜基质和内皮下间隙积聚大量非典型性Ⅲ型胶原纤维，以及血清Ⅲ型胶原前肽水平升高。Ⅲ型胶原在正常肾小球是不存在的。虽然Ⅲ型胶原肾小球病最初被认为是指甲 - 髌骨综合征的一个临床亚型，但现在它被认为是一个独立的临床病疾病[515]。Ⅲ型胶原肾小球病有家族性和散发性两种发病形式。家族性病例呈常染色体隐性遗传模式[516-518]。男女发病率相同，儿童起病，表现为渐进性的蛋白尿，导致肾病综合征、高血压和进行性肾衰竭[514, 517]。这些患者的一个重要特征是可合并溶血性尿毒症（HUS）[517]，文献报道与遗传性 H 因子缺乏相关[519]。成人发病时常呈散发性和更为惰性的病程。

光镜下，可见系膜基质弥漫性增加，肾小球毛细血管壁增厚，有时可见系膜细胞插入。电镜下，可见大量的纤维沉积在 GBM 的内皮下和系膜基质中。这些弯曲的胶原纤维的直径约为 60 nm，具有规律性排列的独特的横带，这是Ⅲ型胶原的特征。常规的免疫荧光检查，呈阴性，有时可见 IgM 和补体成分的非特异性沉积。最重要的诊断依据是：抗Ⅲ型胶原抗体在系膜区和毛细血管袢呈强阳性。Ⅲ型胶原纤维的沉积也可见于其他器官，包括肝、脾、心肌和甲状腺[520-521]。

纤连蛋白肾小球病

纤连蛋白肾小球病（fibronectin glomerulopathy）是一种常染色体显性遗传疾病，并且外显率随着年龄变化，其特征是肾小球内有大量纤连蛋白沉积[522-524]。男女都可发病，约 40% 的患者是由染色体 2q34 上的 *FN1* 基因突变引起的[525]。临床上，纤连蛋白肾小球病通常表现为蛋白尿（通常在肾病范围内）、镜下血尿，在数年内会缓慢进展的肾功能不全。

光镜下，可见肾小球增大，呈分叶状伴轻度细胞增生。最典型的特征是：系膜区和内皮下间隙明显增宽，沉积了一种均匀的 PAS 染色阳性、刚果红染色阴性的物质。电镜检查，显示该物质呈高密度颗粒状，混杂着直径为 12 ~ 16 nm 的纤维丝结构。免疫组织化学检查，显示沉积区纤连蛋白呈强阳性，偶尔可以看到少量免疫球蛋白和补体因子。据报道，纤连蛋白肾小球病在肾移植后可复发，循环中纤连蛋白代谢异常参与本病的发病机制 [526]。目前的研究表明，检查到的 *FN1* 突变——因此影响到纤连蛋白的肝磷脂结合区，导致蛋白质构象的改变。研究表明，肾小球内的变性的纤连蛋白可导致内皮伸展和足细胞骨架结构缺陷而引发蛋白尿 [525, 527]。

肾移植病理学

对移植肾进行肾穿刺活检主要用来解决两个问题：①移植肾的失败的原因是排斥反应、免疫抑制剂引起的肾毒性（如环孢素 A、他克莫司），还是其他原因，例如急性肾小管坏死（ATN）、急性感染性肾盂肾炎、血管阻塞或尿路流出道阻塞，还是复发性或再发性肾小球疾病；②如果存在排斥反应，评估排斥反应的强度和性质并预测病变通过治疗的可恢复性。

排斥反应

传统上，**排斥反应（rejection）**被分为超急性、急性和慢性。超急性排斥反应是抗体介导的，而急性和慢性排斥反应可以是 T 细胞介导的，也可以是抗体介导的（体液免疫）。

超急性排斥反应

超急性排斥反应（hyperacute rejection）发生在移植肾血管重建术后的数分钟或数小时内，其直接结果是尿流突然中断。当外科医师看到移植肾快速肿胀并出现暗紫色出血点时不难做出诊断。超急性排斥反应是由于受者预先形成的循环抗体与供肾内皮细胞上的抗原（如 HLA、ABO 等）和其他特异性较低的内皮抗原起反应所致 [528-529]。抗体的预先形成通常与患者的妊娠史、输血史或先前的肾移植有关 [530]。随着常规移植筛查和交叉配型技术的应用，这种罕见的并发症已降低到肾移植发生率的 0.5% 以下 [530-531]。

在超急性排斥反应中，包括肾小球毛细血管和肾小管周围毛细血管内的所有肾血管都存在纤维素血栓。在移植后 1 ~ 12 小时的早期，血管内可见血小板和中性粒细胞聚集。血栓形成与梗死以及皮质和髓质肾小管坏死有关。这些组织学特征与急性严重性的抗体介导的排斥反应（AMR）相似。免疫荧光检查，显示 IgM、IgG 和 C3 沿肾小球和肾小管周围毛细血管壁呈线性沉积。在肾小管周围毛细血管壁 C4d 染色呈阳性支持超急性排斥反应的诊断，但灌注不够和组织坏死可能妨碍 C4d 的证实。

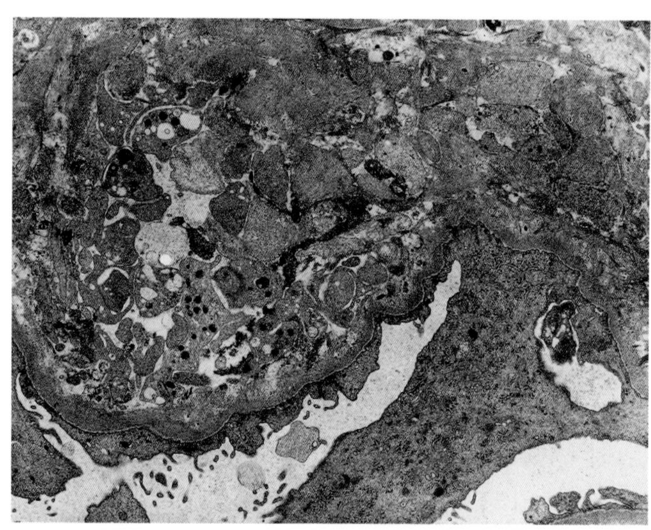

图 23.69　超急性排斥反应。可见肾小球毛细血管内皮细胞剥脱，管腔内充满脱颗粒的血小板（×7 980）

电镜检查，显示肾小球毛细血管和其他血管内血小板、纤维素和红细胞淤积以及内皮细胞坏死（图 23.69）[530]。

急性排斥反应

急性排斥反应（acute rejection），尽管其名中有急性这个意思，但可发生在移植术后任何时间。最常见于移植术后数月内，一年以后少见。急性同种异体排斥反应有两种类型：抗体介导的排斥反应（antibody-mediated rejection, AMR）和 T 细胞介导的排斥反应。

AMR 是由抗供体特异性抗体（donor-specific antibody, DSA）直接攻击移植肾的肾小球和肾小管周围毛细血管的内皮细胞所致。其靶抗原是 HLA 的 Ⅰ 和 Ⅱ 类分子和 ABO 不相容移植物中的 ABO 抗原 [530]。少见一些的抗原有内皮细胞特异性抗原、血管紧张素 Ⅱ Ⅰ 型受体和其他非主要组织相容性复合体（MHC）抗原。在早期，这些致病性 DSA 是在受体植入前预先形成的（导致阳性交叉配型），但移植晚期急性 AMR 是由新出现的 DSA 引起的 [532]。急性 AMR 的形态学改变主要见于肾小球、肾小管周围的毛细血管和小动脉。肾小球显示内皮细胞肿胀，细胞增生，偶尔可见纤维素血栓形成 [533]。肾小管周围毛细血管由于管腔内浸润的细胞扩张被称为"肾小管周围毛细血管炎"（图 23.70）。肾小球和肾小管周围毛细血管内浸润主要是中性粒细胞和单核细胞浸润 [534]。小动脉和细动脉可见血管内皮炎和纤维素样坏死 [530]。间质出血、肾小管坏死和梗死也可见，但间质炎细胞浸润和肾小管炎一般不明显，除非合并 T 细胞介导的排斥反应。偶尔，急性 AMR 的组织学表现只有急性肾小管损伤。电镜检查，显示内皮细胞肿胀，内皮细胞与基底膜分离，其间可见破碎的纤维样物质，其内含有纤维素和血小板碎片（图 23.71）。免疫荧光和免疫组织化学检查，显示 C4d 在移植肾的肾小管周围毛细血管壁沉积，C4d 是诊断 AMR、血循环中存在抗供体抗体的可靠标志物，预示着移植肾存活率差（图

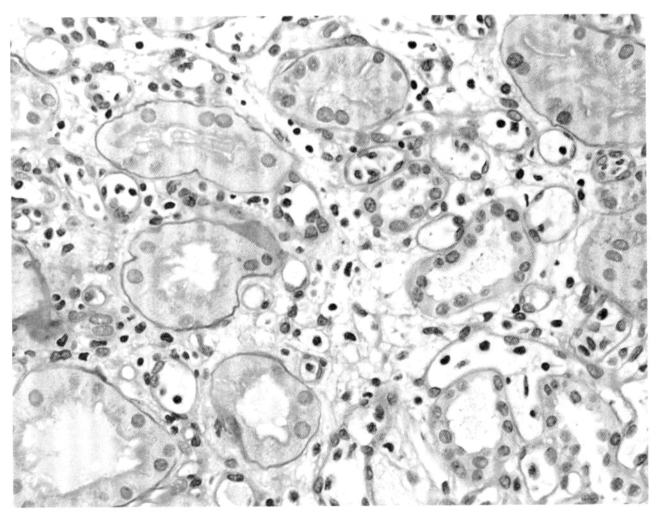

图 23.70　急性排斥反应。可见肾小管周围毛细血管炎和管腔扩张，管腔内单核细胞浸润，间质明显水肿（PAS）

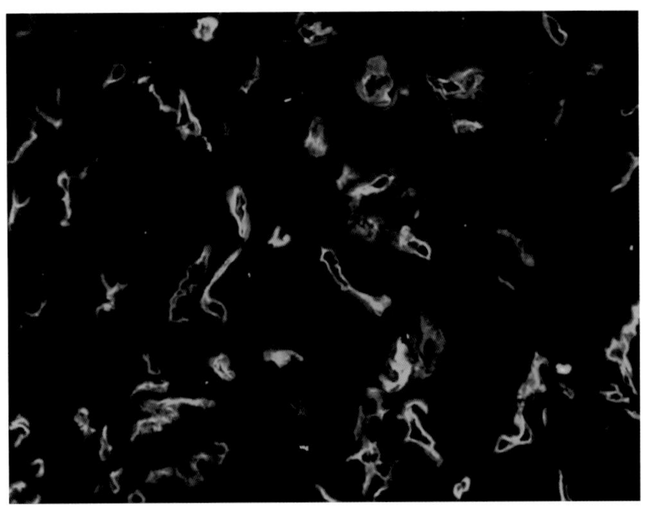

图 23.72　急性排斥反应。免疫荧光显示，C4d 沿肾小管周围毛细血管壁呈弥漫性阳性（抗 C4d）

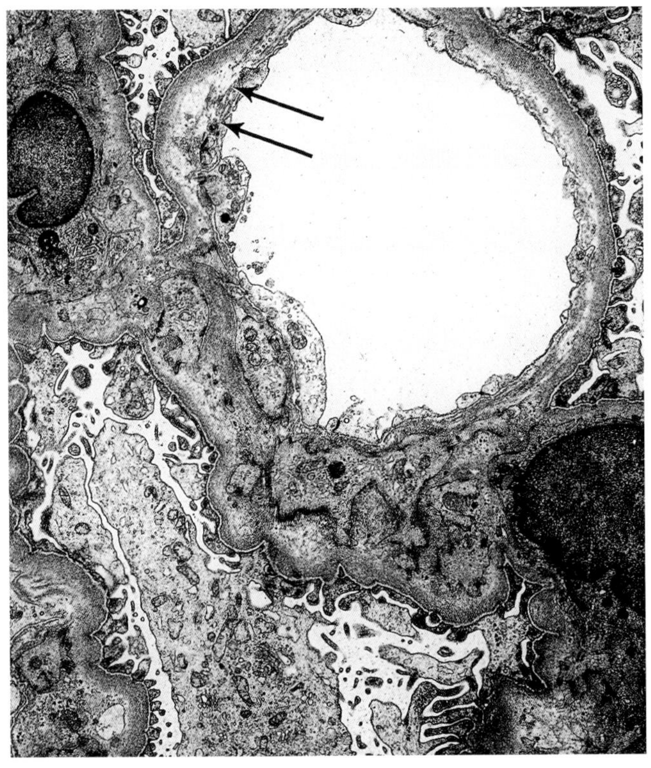

图 23.71　抗体介导的排斥反应。可见内皮细胞损伤，内皮细胞下间隙增宽，出现电子透亮区（箭头所示）（×3 500）

23.72）[11, 534-535]。C4d 的分子量是 44.5 kDa，它是补体因子 C4 的稳定的无活性的降解产物，是通过 DSA 与移植物内皮的结合激活的经典补体通路的级联产物[536]。免疫荧光检查比免疫组织化学检查更敏感，在肾小管周围毛细血壁进行 C4d 的评估中应考虑到这一点[537]。有意思的是，甚至在缺乏其他 AMR 的组织学改变的情况下，代表免疫反应的产生，ABO 排斥反应中已可见 C4d 在肾小管周围毛细血管壁呈弥漫性沉积[538]。目前已逐渐认识到，AMR 可以出现在缺乏 C4d 沉积的情况下，因此需要进一步研究 C4d 阴性的 AMR[539-540]。AMR 对皮质醇没有反应，治疗方式包括血浆置换、Ⅳ免疫球蛋白、利妥昔单抗和近来常用的补体抑制剂。

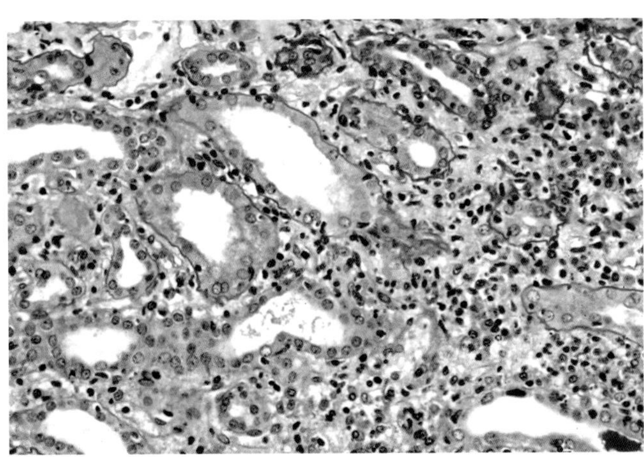

图 23.73　T 细胞介导的急性排斥反应。可见间质水肿，炎细胞浸润。淋巴细胞侵入肾小管上皮细胞内导致急性损伤，可见管腔扩张和刷状缘脱落（PAS）

在**急性 T 细胞介导的排斥反应**（**acute T cell-mediated rejection**）的早期，光镜下，可见间质水肿，局灶淋巴细胞浸润（图 23.73）。随着排斥反应的进展，炎细胞浸润变得更加弥漫，包含增多的免疫母细胞、浆细胞、单核细胞和巨噬细胞。中性粒细胞也可出现，但数量不多。当中性粒细胞大量出现时，应考虑抗体介导的排斥反应（AMR）或肾盂肾炎的可能性[541]。也可见少量嗜酸性粒细胞，很少出现大量嗜酸性粒细胞。急性 T 细胞介导的排斥反应的特征性病变是淋巴细胞侵入肾小管上皮细胞，这被称为肾小管炎。肾小管炎被认为是急性排斥反应的可靠标志，尽管后者也可见于其他类型的间质性肾炎[541-542]。常用浸润细胞的多少和肾小管损伤的程度来评估排斥反应。浸润部位多集中在皮质而不是髓质。免疫表型研究显示，大多数淋巴样细胞为 T 淋巴细胞，

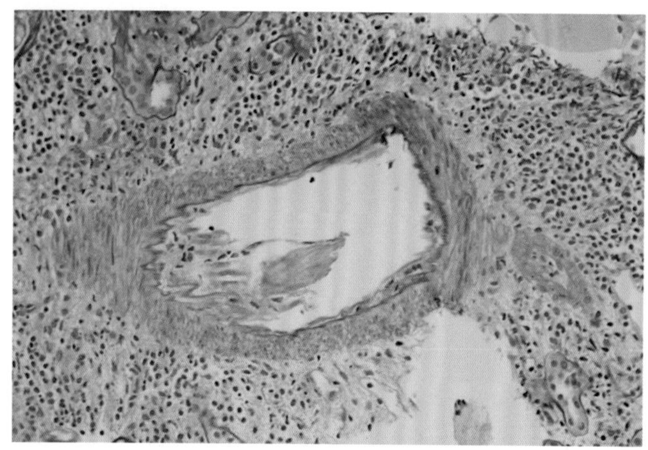

图 23.74 急性血管排斥反应（Banff IIA）。可见小叶间动脉可见内膜炎（PAS）

60%～80% 为 CD8⁺T 淋巴细胞，其余为 CD4⁺T 淋巴细胞以及浆细胞和单核/巨噬细胞。这种由 T 细胞介导的组织损伤是直接针对供肾的 MHC 或非 MHC 抗原。免疫荧光检查，一般为阴性，除非有时在少数患者可见纤维素在血管壁中沉积和免疫球蛋白在炎症细胞中沉积。在单纯的 T 细胞介导的排斥反应中，C4d 是阴性的。电镜检查，可见肾小管上皮细胞损伤和再生，间质内有大量炎性细胞浸润。肾小球的病变通常轻微，有时可见单核细胞在肾小球内浸润（即肾小球炎），但并不清楚这是 T 细胞介导的排斥反应的表现，还是 AMR 的组成部分。对于主要由 T 细胞介导的肾小管和间质的排斥反应，激素治疗是可以逆转的。

单核细胞浸润小动脉和细动脉的内皮细胞是早期血管排斥的开始（图 23.74）。这些细胞通常是 CD3⁺ 的 T 细胞和 CD68⁺ 的组织细胞。血管内皮细胞常出现肿胀和空泡变性，邻近的平滑肌细胞因为内质网的扩张也呈现空泡化变性。内膜改变可伴有血栓形成或内膜增生。血栓通常是小的和非闭塞性的，但如果进展为不可逆的排斥，它们就会变成闭塞性的和广泛的，而导致这些血管的透壁性坏死病变。轻微的动脉内膜炎常被认为是 T 细胞介导的，而 AMR 被认为常引起全层的动脉炎。动脉内膜炎常见于严重的肾小管间质炎，偶尔也可见于不伴有或仅有少量炎细胞浸润的间质（称为孤立性动脉内膜炎），近期的研究支持这些病变与 T 细胞介导的肾小管间质炎和血管排斥的预后相似 [543]。诊断标准和细胞排斥的评分以及 AMR 如框 23.6 所示。

虽然为了描述方便，将急性排斥反应分为两个类型，但许多病例都既包含了抗体介导的排斥反应抗体介导的排斥反应（AMR）的病变，又包含了 T 细胞介导的排斥反应的病变。由于 T 细胞介导的排斥反应对治疗比抗体介导的排斥反应对治疗更敏感，因此，尽可能判断两种排斥反应的比例和分布状态是重要的。这对于帮助临床医师确定适当的治疗方案很重要，对于观察治疗后的移植肾活检也很重要，特别是治疗反应欠佳时。

慢性排斥反应

慢性排斥反应（chronic rejection）发生在移植后的数月到数年，一旦开始便不可逆转。慢性排斥反应是移植术后 6～12 个月后移植失败的最常见原因。慢性排斥反应无特殊的发病机制，是抗体或 T 细胞介导的排斥反应反复发作的终末阶段 [544]。此外，长期服用环孢素 A 或他克莫司可能会导致慢性排斥反应的一些病变的发生。

临床上，慢性排斥反应表现为肾功能逐渐下降。恶化的前驱症状可能是蛋白尿，有时是肾病范围的蛋白尿 [545]，常伴有高血压。光镜下，肾小球、小动脉和肾小管间质都有病变。T 细胞介导的排斥反应的诸如间质炎细胞浸润和小管炎病变可合并一些非特异肾小管萎缩和间质纤维化。血管的内膜，特别是小叶间动脉和弓形动脉的内膜，显示严重的闭塞性纤维增生和黏液样变性，称为慢性移植性小动脉病 [541]。可能还可见中膜纤维化，内膜泡沫细胞浸润，但多层弹力板增生是高血压性动脉硬化的表现。血管病变分布不规则，有些血管正常，有些血管则表现为不同程度的病变。肾小球病变包括缺血性肾小球毛细血管塌陷以及节段性和全球性硬化 [546]。这些病变可以是 T 细胞介导的排斥反应，也可以是抗体介导的免疫反应，慢性 AMR 的标志是移植性肾小球病和肾小管周围毛细血管炎 [541]。因为对肾小球和肾小管周围毛细血管内皮的反复损伤，慢性 AMR 的组织学表现为 C4d 沿肾小管周围毛细血管沉积和血循环中有 DSA[539]。移植性肾小球病的特征是毛细血管的 GBM 复层化、伴有单核细胞浸润的肾小球炎和肾小管周围的毛细血管炎（图 23.75）。由于内皮下间隙增宽和系膜插入，毛细血管壁增厚，这在六胺银染色和电镜下可以显示得更清楚。电镜下，还可见肾小管周围毛细血管基底膜有相似的多层结构 [547]。免疫荧光检查一般是阴性的，偶尔可见 IgM、IgG 和补体成分呈线性或颗粒状沉积。慢性 AMR 可见 C4d 沿肾小管周围毛细血管壁灶性沉积，可能与毛细血管反复受损导致的消失有关。需要注意的是，如果免疫复合物沉积性肾小球肾炎可以排除，免疫组织化学染色显示 C4d 在肾小球内皮细胞沉积，则支持慢性 AMR 的诊断。

Banff 分类

在过去几十年中，为了建立统一的临床治疗指南并对新的抗排斥药物的临床试验进行客观评估，人们制定了几种分类系统以评估肾移植排斥反应的组织学表现。其中最著名的是"肾移植病理学 Banff 工作分类"，它是由肾病理医师、肾内科医师和移植外科医师国际工作组于 1991 年 8 月在加拿大 Banff 制定的，并于 1993 年首次出版 [548]。这一分类系统已修订多次，最新版于 2014 年出版 [540]。

根据 Banff 分类系统，有六种诊断分类：正常，抗体介导的排斥反应（AMR），交界性病变，T 细胞介导的排斥反应，无特殊病因的肾间质纤维化和肾小管萎缩，以及其他非排斥反应。Banff 分类系统的详细信息见框 23.6。

框23.6 肾移植活检切片的Banff诊断分类

1. 正常
2. ABMR

超急性排斥反应

急性/活动性抗体介导的排斥反应（AMR），诊断必须满足所有三个条件：

a. 有急性组织损伤的形态学依据，至少有以下一条：

微血管炎症［g>0和（或）ptc>0］；内膜或透壁性动脉炎（v>0）；急性血栓性微血管病，无其他病因；急性肾小管损伤，无其他明显病因

b. 当前或近期存在抗体与血管内皮细胞相互作用的证据，至少包括以下一项：

管周毛细血管C4d呈线性沉积（冷冻切片免疫荧光C4d2或C4d呈阳性，或者石蜡切片免疫组织化学检查C4d呈阳性[a]）；中等以上微血管炎［（g+ptc）≥2］；内皮细胞损伤相关转录因子表达增加

c. 供体特异性抗体的血清学证据（HLA或其他抗原）

慢性/活动性抗体介导的排斥反应（AMR），诊断必须满足三个条件：

a. 慢性组织损伤的形态学证据，包括以下一个或多个：

移植肾小球病（cg>O），无其他原因导致的慢性血栓性微血管病；严重的管周毛细血管基膜多层化（需电镜诊断）；排除其他原因引起的动脉内膜纤维化

b. 当前/近期抗体与血管内相互作用，包括以下至少一点：

管周毛细血管C4d呈线性沉积（冷冻切片免疫荧光染色C4d2/C4d3呈阳性，或石蜡切片免疫组织化学染色C4d呈阳性[a]）；中度以上微血管炎症［（g+ptc）］≥2；内皮细胞损伤相关转录因子表达增加

c. 供体特异性抗体（供体特异性抗体）的血清学证据（HLA或其他抗原）

无排斥反应证据的c4d沉积；诊断必须包括所有以下三个特征：

管周毛细血管C4d线性沉积（冷冻切片免疫荧光C4d2或C4d3阳性，或者石蜡切片免疫组织化学C4d阳性[a]）；g=0，ptc=0，cg=0（光镜和电镜），v=0，无血栓性微血管病，无肾小管周围毛细血管基膜多层化，无肾小管急性损伤（无其他明显原因）；无T细胞介导的急性排斥反应（Banff分级ⅠA及以上）或交界性改变

3. 临界病变，指“可疑的”T细胞介导的急性排斥反应

无动脉内膜炎，但有灶性肾小管炎伴轻度间质炎，或者间质炎伴轻度肾小管炎（不够ⅠA型标准）

4. T细胞介导排斥反应

T细胞介导的急性/活动性排斥反应

ⅠA：间质显著炎性浸润（>25%肾皮质区域），灶性中度肾小管炎（5~10个单核细胞/肾小管横截面）

ⅠB：间质显著炎性浸润（>25%肾皮质区域），灶性重度肾小管炎（>10个单核细胞/肾小管横截面）

ⅡA：轻~中度动脉内膜炎<25%管腔面积（v1）

ⅡB：重度动脉内膜炎>25%管腔面积（v2）

Ⅲ：“透壁性”动脉炎和（或）动脉纤维素样变性及中膜平滑肌坏死伴淋巴细胞浸润（v3）

T细胞介导的慢性活动性排斥反应

“慢性移植物动脉病变”（动脉内膜纤维化伴单核细胞浸润，新生内膜形成）

5. 肾小管萎缩-间质纤维化，无任何特异性病因证据

Ⅰ级：轻度肾小管萎缩-间质纤维化（<25%肾皮质）

Ⅱ级：中度肾小管萎缩-间质纤维化（26%~50%肾皮质）

Ⅲ级：重度肾小管萎缩-间质纤维化（>50%肾皮质）

6. 其他

与急性和（或）慢性排斥反应无关的病变

钙调神经磷酸酶（calcineurin）抑制剂毒性、多瘤病毒感染等

[a] C4d管周毛细血管炎评分：C4d0，0%；C4d1，1%~9%；C4d2，10%~50%；C4d3，>50%

Adapted from Haas M, Sis B, Racusen LC, et al. Banff 2013 meeting report: inclusion of C4d negative antibody-mediated rejection and antibody-associated arterial lesions. *Am J Transplant*. 2014; 14(2): 272–283.

这个分类系统规定，肾活检组织包含至少 10 个肾小球和 2 个动脉；基本合格的切片有 7 ~ 10 个肾小球和 1 个动脉；不满意的切片是少于 7 个肾小球或没有动脉。

环孢素 A 毒性

环孢素 A（cyclosporine, CsA）（cyclosporin）是一种属于钙调神经磷酸酶的免疫抑制剂，可选择性抑制白细胞介素 2（IL-2）依赖性 T 细胞的增生[549]。CsA 在控制移植排斥反应方面非常有效；然而，不幸的是，CsA 具有肾毒性。其他与 CsA 有关的毒性包括：肝毒性、神经毒性、牙龈增生、多毛症以及诱发以淋巴瘤为主的恶性肿瘤[550-551]。肾毒性不仅可见于肾移植患者，还可见于因其他原因接受药物治疗的患者。CsA 的肾毒性与剂量有关，分为两类：一类为功能性毒性，无形态学改变；一类为器质性毒性，可导致肾小管、血管和肾间质的多种病变，主要有三种形态：急性肾毒性、慢性肾毒性和血栓性微血管病[541]。

功能毒性

功能性 CsA 毒性可能会影响到每一个使用这种药物治疗的患者，表现为 CsA 治疗后不久出现肾功能轻度下降和血清肌酐水平轻度升高，如果减少药物剂量，两者都是可逆的。高达 50% 的患者出现高血压[552]。这些患者的肾活检显示肾组织正常，或者仅表现为肾小管周围毛细血管扩张和充血。其发病机制是由于 CsA 引起了肾血管收缩，导致肾内血流动力学改变。

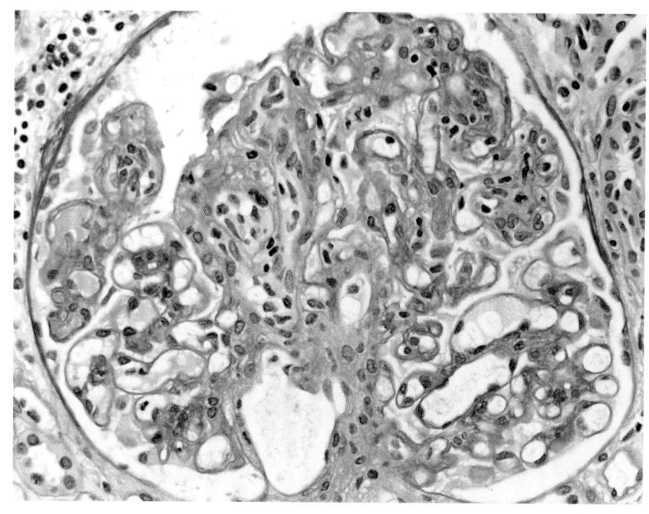

图 23.75 **移植性肾小球炎和肾小球病**。可见肾小球毛细血管腔内单核细胞浸润增加，符合移植性肾小球炎的表现。肾小球基底膜呈双结构，为慢性排斥反应的表现（PAS）

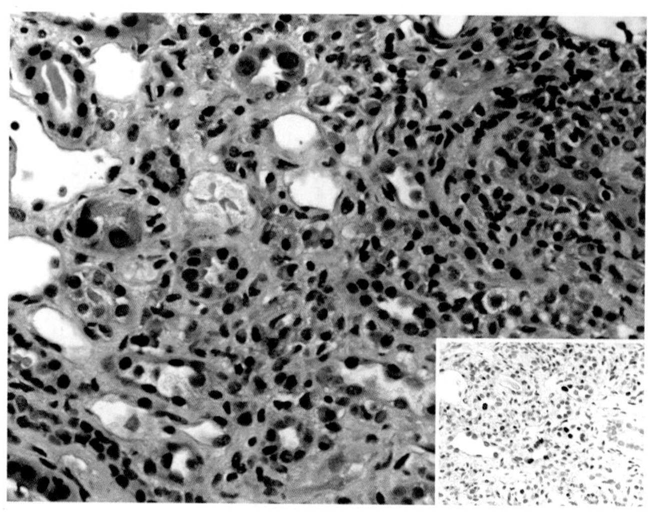

图 23.76 **多瘤病毒肾病中明显的肾间质淋巴细胞、浆细胞浸润**。可见少数肾小管上皮细胞增大，染色质细腻。插图为免疫组织化学染色，可见病毒包涵体呈阳性（抗 SV40）

急性毒性

急性 CsA 毒性的临床表现与功能性毒性的相似，但倾向于更为严重。遗传因素可解释个体对急性毒性的易感性与剂量无关[553]。组织学上，急性 CsA 毒性的病变特征是：近端小管上皮细胞空泡变性，空泡大小相同；还可见巨大线粒体、巨大溶酶体和微钙化颗粒[552]。电镜检查，显示近端小管上皮细胞的空泡变性是内质网扩张的结果。此外，可见细动脉中膜平滑肌细胞灶状变性、坏死 / 凋亡和肌细胞排列紊乱、内皮细胞肿胀、内膜增厚、中膜黏液变性伴水肿，这些都可以导致血管腔的狭窄。急性 CsA 肾毒性通常呈剂量依赖性和可逆性。

血栓性微血管病

在移植后数天或数周内，有 CsA 毒性的患者可以出现类似于溶血尿毒症的症状。组织学表现为血栓性微血管病（TMA）的表现，即在肾小球毛细血管内和血管内可见血小板和纤维素血栓以及有少量炎细胞浸润[541]。患者的预后一般较差，部分患者停药后病变可以消退。

慢性毒性

慢性 CsA 毒性的临床表现为缓慢进展为肾衰竭和高血压。活检显示动脉病变和间质纤维化伴肾小管萎缩，这些并不是特异性的[554-555]。可见细动脉壁呈结节性或弥漫性透明变性，内膜黏液样变性增厚，导致血管腔狭窄或完全闭塞[541]。结节性透明变性可取代坏死的肌细胞，通常会影响细动脉外中层并最终累及周围。这些改变通常伴有局灶性间质纤维化和肾小管萎缩（条纹纤维化），以皮质最为常见。在早期阶段，肾小球通常可以幸免，接下来则出现节段性和球性的肾小球硬化[554]。与急性肾毒性相比，慢性肾毒性的变化是不可逆转的。

他克莫司（FK506）毒性

他克莫司（tacrolimus）（FK506）也是一种用于控制移植排斥反应的免疫抑制剂。与他克莫司毒性有关的形态学改变与 CsA 毒性的相似[556]。这些变化包括：近端小管直部和曲部上皮细胞空泡变性，小动脉肌细胞空泡变性，肾小管周围钙化，血栓性微血管病（TMA），小动脉玻璃样变性，以及肾间质纤维化。

多瘤病毒肾病

对于肾移植患者，人类多瘤病毒（polyoma virus）Ⅰ型是一个引起多瘤病毒肾病的重要致病原。大约 85% 的多瘤病毒肾病是由 BK 病毒引起的，剩余的是由 JC 病毒引起的[557]。10% ~ 60% 的肾移植患者发生 BK 病毒再激活，其中 1% ~ 5% 的肾移植患者发展为 BK 肾病[558]。高危患者可以连续检查血浆和尿液多瘤病毒负荷。对于多瘤病毒肾病的诊断，患者血浆中多瘤病毒数达到 10^4/ml 被认为具有较高的特异性（但敏感性不太高）。多瘤病毒肾病的典型临床表现是肾功能不全，免疫抑制治疗无效。多瘤病毒肾病的确诊需要有组织学依据。间质常可见单核细胞浸润，与急性排斥反应的改变相似[559]。肾小管上皮细胞核仁增大，伴有嗜碱性病毒包涵体[560]。免疫组织化学染色有助于证实感染细胞（图 23.76）。免疫组织化学染色可以特异性地检查 BK 病毒、JC 病毒或 SV40，后者是另一种具有大 T 抗原的多瘤病毒。多瘤病毒肾病的治疗主要是减少免疫抑制。如果同时存在急性排斥反应，则对诊断是个挑战，一般有急性排斥反应还存在动脉内膜炎。

肾小管间质性疾病

肾小管间质性疾病是指首先累及肾间质和肾小管，继而累及肾内其他结构的一组异质性疾病。肾小管间质性疾病的发病率难以确定；一般认为，原发性肾小管间质性疾病导致的肾衰竭估计占终末期肾病（ESRD）的20%～40%。肾小管间质性疾病的临床表现非常相似，但病因差别很大，包括感染、梗阻、免疫介导和肾小管间质中毒性疾病（框 23.7）。其功能异常表现为肾小管浓缩功能降低、泌酸功能降低、钠回收减少、高钾血症和氮质血症。其临床症状可以是急性的，也可以慢性的，主要与形态学变化相关。

急性肾小管坏死

急性肾小管坏死（acute tubular necrosis, ATN）是一种临床病理综合征，其特征为急性肾功能下降，伴有肾小管上皮细胞损伤。ATN 分为两种亚型：缺血性和中毒性。

缺血性 ATN 是最常见的类型，是由于肾的低灌注引起的。它通常与低血压有关，低血压可由多种原因导致，例如，严重的创伤和烧伤、术后休克、感染性休克、胰腺炎、腹泻、呕吐或大量出汗后脱水。

较少见的肾毒性 ATN 是由多种物质引起的肾小管上皮细胞的化学损伤，包括：有机溶剂（例如四氯化碳、乙二醇）；重金属（例如汞、铅）；药物，诸如抗生素（例如两性霉素 B、庆大霉素）、抗病毒药物（例如替诺福韦、阿昔洛韦和印地那韦）、化疗药物（例如氨甲蝶呤、顺铂）、非类固醇类抗炎药、钙调神经磷酸酶抑制剂和放射造影剂。血红蛋白和肌红蛋白是导致 ATN 的内源性毒素，它们在肾小管内浓度过高时有肾毒性。血红蛋白尿可由血型不相容性输血、疟疾和阵发性血红蛋白尿引起。肌红蛋白急性肾衰竭可由创伤（挤压伤）、肌炎、缺血、过度劳累或中毒（蛇毒、酒精、可卡因）引起的肌肉中肌红蛋白的释放导致。虽然血红蛋白和肌红蛋白的毒性可能有助于 ATN 的发病，但缺血和微循环障碍在 ATN 的发展过程中可能起着更大的作用[561]。

临床上，ATN 表现为血清肌酐水平迅速升高，伴有少尿或无尿。有时出现非少尿性肾衰竭。尿检，常见脱落的退化上皮细胞和颗粒管型。ATN 的临床经过变化很大，预后则在很大程度上取决于引起 ATN 的疾病。

缺血性 ATN 的形态学改变取决于肾衰竭的严重程度和病变的进展[561-562]。在早期，可见肾小管上皮细胞从轻微的细胞肿胀到单个细胞的坏死，伴有裸基底膜的形成，管腔内可见脱落的坏死细胞（图 23.77A）。近端小管出现扩张，PAS 染色刷状缘变薄或缺失。特别是在远端小管和集合管，常见透明管型、颗粒管型和色素管型。这些管型主要是由 Tamm-Horsfall 蛋白与细胞坏死碎片混合而成。缺血性 ATN 的其他表现是：间质水肿和单个核白细胞在外髓直小血管内积聚。随着疾病的发展，可见肾小管的再生。再生的肾小管的管腔扩张，衬覆扁平上皮，胞核大，核仁明显，可见核分裂象（图 23.77B）。

中毒性 ATN 的特征是近端小管上皮细胞广泛坏死。根据中毒类型的不同，可见几种损伤模式[561, 563]。例如，乙二醇可导致近曲小管上皮细胞出现明显的气球样变性、水肿或空泡变性，管腔内有大量的草酸盐结晶；而

框23.7　肾小管间质性疾病的分类

遗传性
纤毛疾病（ciliopathy）
肾消耗病
常染色体显性遗传肾小管间质性肾病（ADTKD）
　UMOD、*MUC1*、*HNF1β*突变
线粒体病
晶体沉积和转运病

感染性
急性肾盂肾炎
逆行性感染
血行播散
细菌、真菌、病毒等
慢性肾盂肾炎
非梗阻性（反流性）
梗阻性
黄色肉芽肿性
软斑病

梗阻性尿道疾病
肾盂积水不伴感染
反流相关的肾病

代谢性
肾钙质沉着症
急性磷酸盐性肾病
尿酸盐肾病
继发性草酸盐病（oxalosis）

免疫性肾小管间质性肾炎
药物引的（抗生素、利尿剂、非甾体类）
与系统性血管炎相关的
狼疮相关、干燥综合征相关的
抗肾小管基底膜疾病
IgG4相关的肾小管间质性疾病
肾小管间质性疾病伴眼葡萄膜炎

中毒性肾小管间质性疾病
药物引起的
氨基糖苷类药物
环孢霉素
锂制剂
止痛剂
顺铂
重金属中毒
铅、汞和其他
其他
放射性
结节病
特发性

MUC1：mucin-1相关的肾病；UMOD：尿调节素相关的肾病

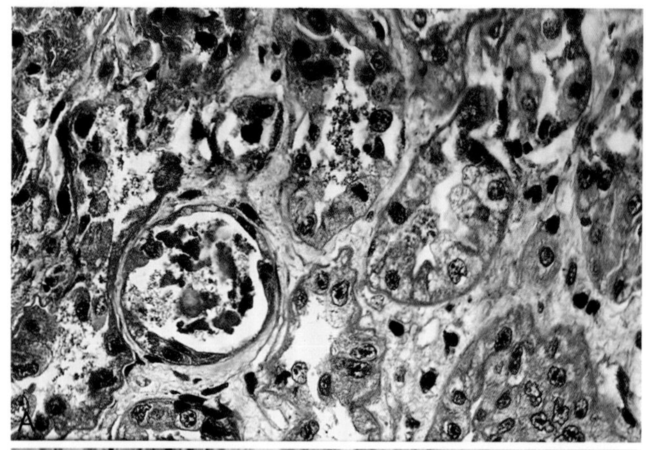

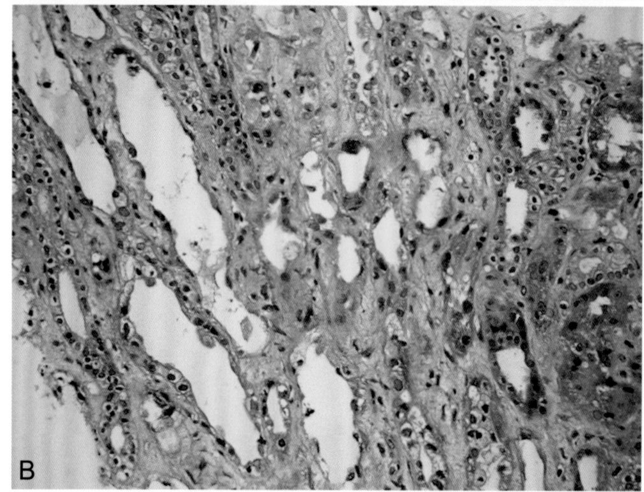

图 23.77 **急性肾小管坏死**。**A**，可见肾小管上皮细胞局灶坏死并脱落到管腔中。**B**，可见肾小管扩张，衬覆扁平上皮细胞

四氯化碳中毒的特征是损伤细胞中有中性脂肪堆积，而后导致细胞坏死[563]。在急性铅中毒中，除了细胞坏死外，还可见黑色的核内包涵体。溶血或严重的肌肉损伤后有血红蛋白尿和肌红蛋白尿性 ATN，表现出与缺血性 ATN 相似的组织学特征，可见远端肾小管和集合管中有大量的色素性、红棕色管型。免疫组织化检查，这些管型血红蛋白 A 和肌球蛋白呈阳性。替诺福韦和其他抗病毒药物可引起肾小管上皮核增大和多形性，并且有时可见巨大线粒体。

近年来的研究表明，肾损伤分子 -1（kidney injury molecule-1, KIM-1）可作为辅助诊断肾小管损伤的免疫组织化学标志物。KIM-1 是一种免疫球蛋白超家族细胞表面蛋白，在正常肾中检查不到，但在缺血性或肾毒性急性肾损伤后的近端小管上皮细胞高表达[564-565]。KIM-1 是反映肾近端小管损伤的一种敏感而特异的早期指标，在急性肾损伤患者的血和尿中都能检查到[566-568]。急性肾损伤可导致慢性肾病并进展为终末期肾病（ESRD），特别是存在其他易感因素或合并慢性肾疾病时[569]。

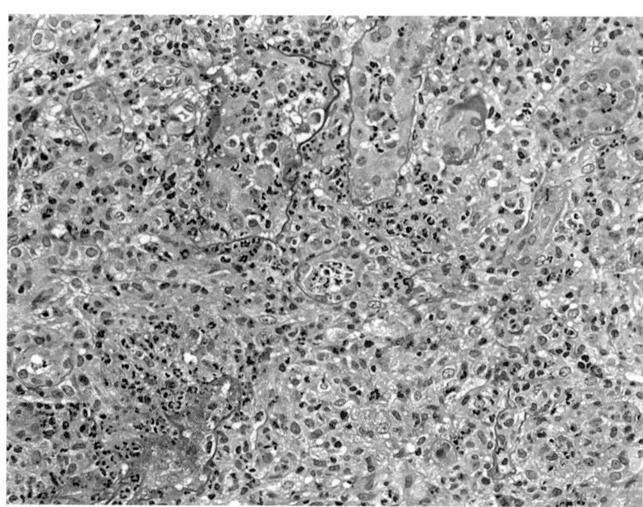

图 23.78 **急性肾盂肾炎（患者发热合并肌酐升高）**。可见中性粒细胞在肾间质和肾小管腔中浸润

急性和慢性肾盂肾炎

感染性肾小管间质性肾炎一般称为**肾盂肾炎**（**pyelonephritis**），是指炎症累及肾盂和集合管系统以及肾实质[570]。肾盂肾炎有三个发病高峰：婴儿和幼童、育龄期妇女以及 60 岁以上的老年人。急性和慢性肾盂肾炎常与先天性或后天性下尿道梗阻性病变有关，或者伴有可导致膀胱尿潴留的疾病。先天性疾病往往是婴幼儿肾盂肾炎的诱因。老年男性前列腺结节性增生阻塞和女性膀胱膨出症是重要的病因。此外，宫颈癌和肾结石等疾病也容易引起肾感染。

急性肾盂肾炎最常与逆行感染有关，且急性炎症可累及肾皮质和髓质（图 23.78）。其炎细胞多为中性粒细胞，浸润肾间质和肾小管腔内。皮质可见灶性坏死和小脓肿。有时可为血源性感染，导致肾皮质形成许多小脓肿，髓质很少累及。特殊染色可以显示病原体。逆行性感染通常是由肠道的革兰氏阴性菌引起的。迄今最常见的是大肠埃希菌，其次是克雷伯菌和肠杆菌。金黄色葡萄球菌或真菌（包括念珠菌和曲霉）可能是血行性感染的原因，在免疫功能下降的患者更常见。

慢性肾盂肾炎的主要表现为肾实质的大片局灶性纤维化，其分布很有特征。肾皮质和肾乳头形成瘢痕，覆盖于扩张变形的肾盏周围。肾髓质结构破坏扭曲，肾乳头变平。光镜下，可见肾小管损伤、间质炎细胞浸润和纤维化（图 23.79）。肾小管萎缩或扩张，衬覆扁平的上皮，管腔内充满透明管型，形成所谓的“甲状腺样变”。浸润的细胞主要为淋巴细胞、组织细胞和浆细胞。慢性肾盂肾炎常伴有尿液反流或尿道梗阻，可见 Tamm-

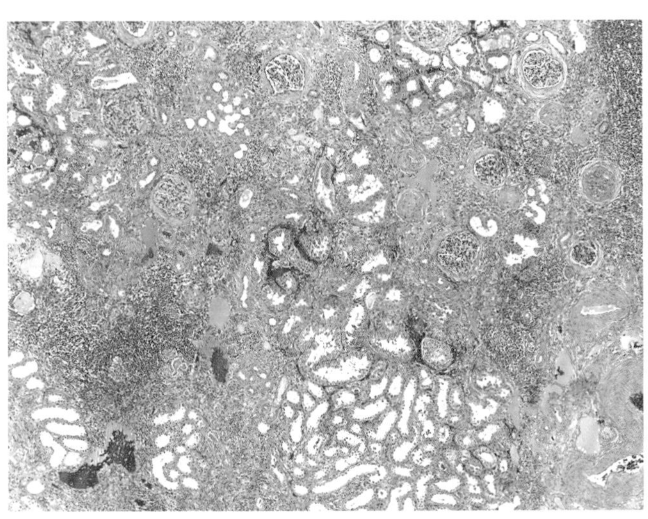

图 23.79　梗阻性肾盂积水的肾切除标本。可见肾间质瘢痕，周围伴有大量单核炎细胞浸润。可见肾小管萎缩，肾小球受累相对较少，周围可见纤维化

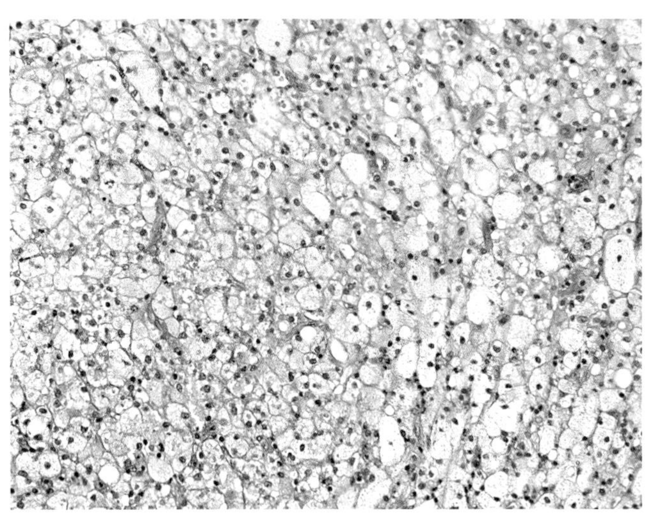

图 23.80　黄色肉芽肿性肾盂肾炎。可见大量泡沫样组织细胞浸润，还可见淋巴细胞和浆细胞在病变周围浸润

Horsfall 蛋白沉积在间质中，形成 PAS 强阳性的无定形纤维样小体，周围有炎细胞包绕。肾小球很少受累，但可出现肾小球周围纤维化（见图 23.79）。也可能出现缺血性改变，包括局灶性和节段性肾小球硬化和玻璃样变性。

慢性肾盂肾炎的病理改变也可见于膀胱输尿管反流和慢性尿路梗阻[571]。在所谓的 Ask-Upmark 肾，可以见到一种明显的局限性瘢痕，即出现一个肾小叶的纤维化，导致节段性肾发育不全。

黄色肉芽肿性肾盂肾炎（xanthogranulomatous pyelonephritis）是一种少见且特殊的慢性感染性肾盂肾炎，表现为肾实质内出现弥漫性、黄色的分叶状瘤样结节[572]。在有些患者仅累及部分肾，如肾的一极。黄色肉芽肿性肾盂肾炎通常是单侧的，尽管也有双肾都累及的病例报道。黄色肉芽肿性肾盂肾炎可见于任何年龄，从 11 个月的婴儿到 89 岁的患者都有报道，但其更常见于 41～70 岁的成年人[570, 573]。女性的发病率是男性的发病率的两倍[570, 574]。本病几乎总伴有尿路梗阻，多由尿路结石引起。其他引起梗阻的原因包括：放疗后狭窄、先天性肾盂输尿管狭窄和肿瘤[575]。黄色肉芽肿性肾盂肾炎形成的结节常被误诊为肾细胞癌，进而导致不必要的肾切除。术前能被正确诊断者很罕见。光镜下，可见弥漫性肉芽肿性炎浸润，包括大量泡沫样组织细胞和一些多核巨细胞以及淋巴细胞、浆细胞和中性粒细胞等（图 23.80）[576]。如果怀疑肾细胞癌，可做免疫组织化学检查，黄色肉芽肿性肾盂肾炎中存在的组织细胞 CD163 免疫染色呈阳性，而缺少角蛋白阳性的癌细胞。电镜检查，显示泡沫样巨噬细胞最初含有细菌，随后出现大量的吞噬小体，具有髓样结构和无定形物质[577]。病变具有破坏性，可取代正常肾实质。大肠埃希菌是常见的病原体，但变形杆菌和金黄色葡萄球菌也是可以检测到的致病菌[570]。

软斑病（malakoplakia）是一种罕见的组织学独特的

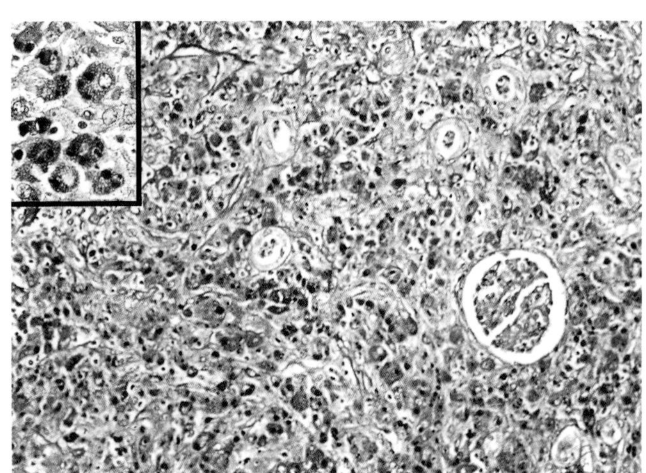

图 23.81　软斑病患者的肾切除标本。可见肾间质内有大量的具有颗粒状胞质的巨噬细胞浸润。左上插图可见胞质内的 Michaelis-Gutmann 小体

炎症反应，通常由肠道细菌引起，可累及多个器官，但最常累及泌尿系统[578]。肾软斑病的大体和显微镜下表现与黄色肉芽肿性肾盂肾炎相似，可见大片的肾实质被均匀黄褐色融合的结节取代。其炎细胞主要由组织细胞组成，淋巴细胞和浆细胞相对较少。其特征性的 Michaelis-Gutmann 小体由铁和钙组成，可见于组织细胞内，也可见于细胞外的间质（图 23.81）。电镜下，这些小体呈圆形，中央有一致密的核心，周围有膜包绕，是由无结构的物质组成，有时可见小钙化灶，PAS 染色呈强阳性（见图 23.81 插图和 23.82）[579]。这种包涵小体的形成机制尚不清楚，但有证据表明，它们是由于巨噬细胞的功能缺陷损害了吞噬细菌的溶酶体降解以及伴有未消化的细胞碎片的细胞质过载造成的[580]。

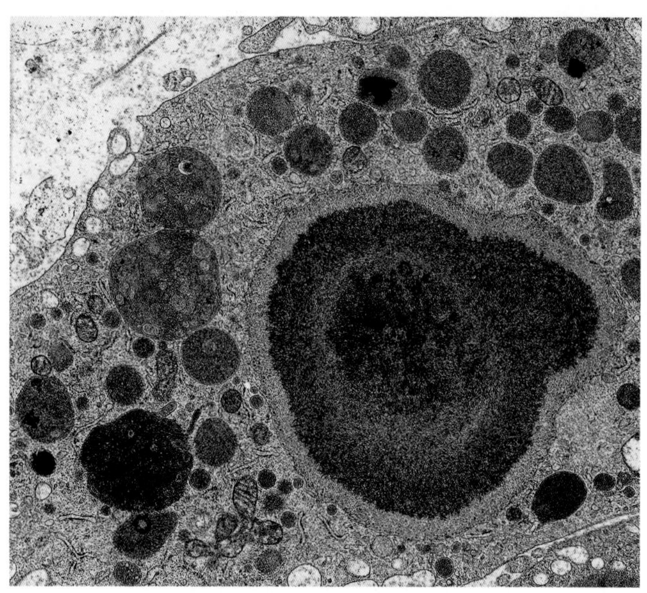

图 23.82 **软斑病**。电镜下，可见组织细胞内有大量吞噬溶酶体和中央有钙化核心的 Michaelis-Gutmann 小体（×11 400）

急性过敏性肾小管间质性肾炎

许多药物，包括 β 内酰胺类抗生素、质子泵抑制剂、非甾体类抗炎药、利尿剂和多种其他药物，可导致急性肾小管间质性肾炎[581-583]。根据一系列研究，奥美拉唑、阿莫西林和环丙沙星是最常见的肇事者[584]。**急性过敏性肾小管间质性肾炎（acute allergic tubulointerstitial nephritis）**的临床表现各异，常见发热和氮质血症，大多数患者有嗜酸性粒细胞增多。镜下血尿并不少见，有时可见皮疹，常为斑丘疹。尿检，显示血尿、无菌性脓尿、中度蛋白尿，尿沉渣中可见嗜酸性粒细胞[585]。有报道，非甾体抗炎药引起急性间质性肾炎合并 MCD，可导致肾病范围的蛋白尿[586]。

光镜下，急性过敏性肾小管间质性肾炎可见肾间质弥漫性水肿，有淋巴细胞、巨噬细胞、浆细胞和嗜酸性粒细胞浸润（图 23.83）[587]。可见肾小管上皮细胞的损伤和再生，淋巴细胞可浸润上皮细胞。肾小球和血管通常不受累。偶尔，一些药物引起的急性肾小管间质性肾炎也可见伴有巨细胞的松散的肉芽肿形成，此时需要与结节病、感染以及 GPA 等疾病鉴别[588]。

虽然细菌感染和药物过敏是急性肾小管间质性肾炎的最常见的原因，但在有的自身免疫疾病患者也可见到类似的病变，例如，SLE、干燥综合征、IgG4 相关性肾小管间质性肾炎、肾小管间质性肾炎伴眼葡萄膜炎；少见的还有抗肾小管基底膜病[589]。它们的临床和病理表现与过敏性肾小管间质性肾炎相似。虽然 SLE 在肾主要累及肾小球，与肾间质炎症合并也很常见，偶尔还可见单纯的肾小管间质性肾炎。干燥综合征相关的肾小管间质性肾炎的特征是间质出现淋巴细胞和浆细胞浸润，肾小球累及少见。临床表现、肾外表现和血清学检查有助于两者的鉴别诊断。免疫荧光检查，在两者 IgG 和 C3 都可沿肾小管基底膜和肾间质沉积，在 SLE 患者甚至可以出现“满堂亮”。急性肾小管间质性肾炎合并前葡萄膜炎综合征患者出现发热、体重下降和厌食症等症状，通常发生于青少年和年轻女性[590]；通常表现为轻度蛋白尿和 Fanconi 综合征，病因不清楚。其中少数患者可见肾间质肉芽肿，可能的致病因素包括自身免疫性、遗传性和感染性（诸如支原体、克雷伯菌、弓形虫、EB 病毒和带状疱疹）因素。

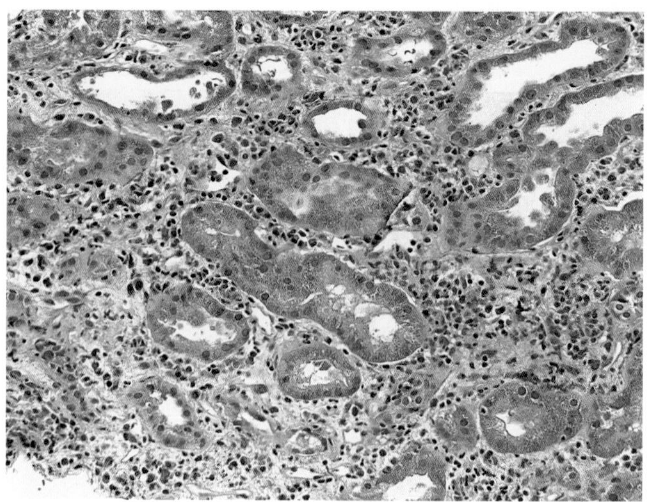

图 23.83 抗生素药物相关的急性过敏性肾小管间质性肾炎。可见间质水肿和炎性浸润，包含淋巴细胞、单核细胞、浆细胞和嗜酸性粒细胞

IgG4 相关性肾小管间质性肾炎

IgG4 相关的疾病是一种系统性炎症纤维性疾病，其肾累及表现为大量多克隆浆细胞浸润的间质性炎症[591]。**IgG4 相关性肾小管间质性肾炎（immunoglobulin G4-related tubulointerstitial nephritis）**常见的临床表现是慢性肾功能不全和蛋白尿，通常是少量蛋白尿，除非肾小球也被累及而导致肾病综合征。患者表现为高丙球蛋白血症，血清 IgG 和 IgG4 水平升高，约 50% 的患者有低补体血症。血清抗核抗体（ANA）可为阳性，并出现外周血嗜酸性粒细胞升高。影像学检查，可见肾皮质低密度占位性病变，对应着灶性炎症纤维性病灶。富于浆细胞的肾间质浸润常与少细胞的纤维化区交替出现，特别是在趋于慢性的病变。间质的致密纤维化可呈旋涡状排列。尽管不是完全特异性的，$IgG4^+$ 浆细胞多于 10 个 /40 倍高倍视野即满足诊断肾 IgG4 相关性肾小管间质性肾炎的标准（图 23.84）[592]。免疫荧光和电镜检查显示，超过 80% 的病例可见 IgG、C3、κ 和 λ 沿肾小管基底膜沉积。需要注意的是，富于浆细胞和富于 $IgG4^+$ 细胞浸润性的病变还可见于其他一些疾病，例如，慢性肾盂肾炎、血管炎相关的肾小管间质性炎症。准确诊断 IgG4 相关性肾小管间质性肾炎有赖于系统性疾病的证据，例如血清 IgG4 水平升高和有肾外累及的病灶[592]。少于 10% 的 IgG4 相关性肾小管间质性肾炎患者还有肾小球累及，常表现为继发性膜性肾病，PLA2R 呈阴性[593]。

镇痛剂滥用性肾病

镇痛剂滥用性肾病（analgesic abuse nephropathy）是一种以肾乳头坏死和慢性肾小管间质性肾炎为特征的

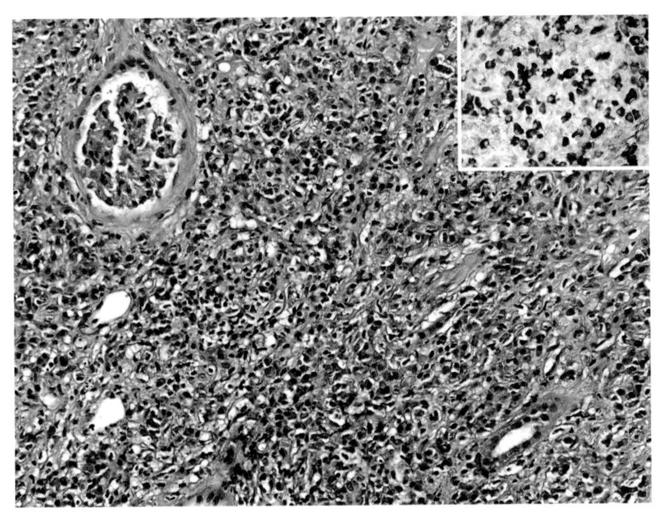

图 23.84 **IgG4 相关性肾小管间质性肾炎**。可见致密的旋涡状纤维化、肾小管破坏和大量淋巴细胞、浆细胞浸润。在有相应的临床表现情况下，还要有 $IgG4^+$ 浆细胞多于 10/HPF 支持诊断

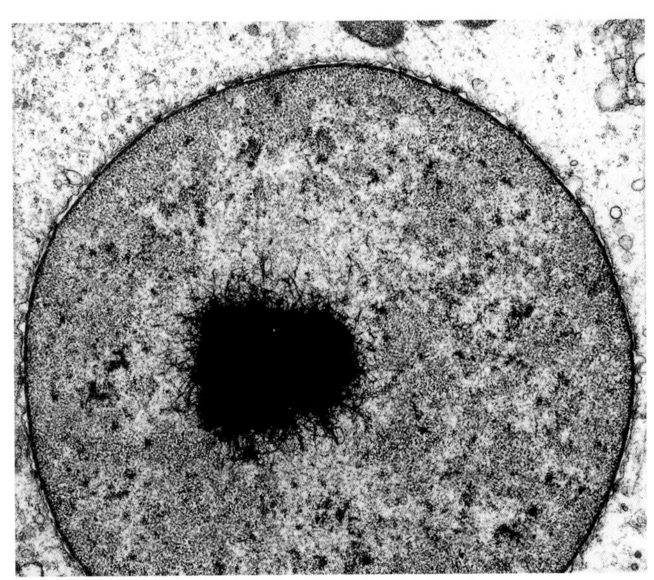

图 23.85 铅中毒性肾病。可见细胞核内铅包涵体，显示有致密的核心，被纤维丝包围（×15 600）

双侧肾疾病，是由于过量服用含有阿司匹林或安替比林的镇痛剂混合物并合用非那西汀、对乙酰氨基酚或水杨酰胺、咖啡因或可待因导致的[594]。不同国家的镇痛剂肾病的发病率各不相同。20 世纪 90 年代初，在接受透析的患者中，镇痛剂肾病的发病率在美国为 0.8%，在欧洲为 3%，在澳大利亚为 9%[595-596]。镇痛剂滥用性肾病女性患者比男性患者多见。20 多年前，美国市场去除了非那西汀，从那时起镇痛剂性肾病的发病率已经明显减少了[597-598]。

镇痛剂滥用性肾病的最重要的诊断线索是：慢性疼痛史和长达数年甚至数十年应用镇痛剂的病史。其肾功能异常包括：尿浓缩功能受损和保钠功能异常。约 50% 的患者可合并泌尿系统感染。偶尔会排出坏死的肾乳头碎片而阻塞输尿管，引起肉眼血尿或肾绞痛。肾影像学检查有助于发现肾乳头坏死和钙化。肾功能进行性损害可导致慢性肾衰竭。镇痛剂滥用性肾病的重要并发症是使尿路上皮癌的风险增加[599]。

在镇痛剂滥用性肾病的早期，肾皮质基本正常，肾乳头较硬，呈灰色条纹状。光镜下，可见肾髓质间质水肿，肾小管周围毛细血管基底膜增厚。肾小管上皮细胞、血管内皮细胞和间质细胞可出现灶性坏死，伴有细小的钙化。随着疾病的进展，乳突皱缩，呈褐色。内髓质区肾小管、肾小管周围毛细血管和直小血管坏死并融合成片，皮质可能出现灶性肾小管萎缩、间质纤维化和慢性炎症浸润。到了晚期，肾重量减轻，大体和光镜下变化与慢性肾盂肾炎相似。可见大多数肾乳头坏死，常见广泛的钙化。肾乳头坏死并不是镇痛剂滥用性肾病的特异性表现，也可以见于其他多种疾病，包括糖尿病、尿路梗阻和镰状细胞病[600]。

重金属中毒性肾病

肾可以由于环境或职业接触重金属而受损，如接触铅、镉、汞、铀、铬、铜和砷[601-604]，也可以由于接触作为治疗药物而摄入体内的铂[605]、金[606]和铋[607-608]而受损。这里仅讨论接触铅引起的肾中毒病变，因为其具有独特的病理学改变和临床重要性。

铅中毒性肾病

铅中毒可以是职业或环境接触的结果[609-610]。有危险的工种包括蓄电池工、油漆工、电焊工、铸造工和珠宝工。儿童可能因吞食含铅的彩画涂料而中毒。无意中摄入的铅可能来自含铅的水管、陶器污染的水，或者饮用劣质酒及不合格饮料。使用含铅的汽油以及工业废物对大气的污染也可使环境中铅含量增高。因为与慢性肾疾病相关，现代往往被忽视[611]。

铅中毒最常见的器官是中枢和外周神经系统、胃肠道和肾。**铅中毒性肾病（lead nephropathy）**的肾损伤的主要形态变化为：肾小管上皮细胞胞核或胞质内可见抗酸包涵体，Giemsa 染色呈红色。这种包涵体由铅和蛋白质复合物组成，电镜显示其中心为致密的核心，周围是松散的纤维网（图 23.85）。急性铅中毒时，尿沉渣中的肾小管上皮细胞内也可见这种包涵体[612]。这种包涵体还可见于肝细胞和神经组织中。

慢性铅中毒性肾病肾活检时常表现为：肾小管萎缩和间质纤维化，轻度炎细胞浸润。即使在没有高血压的情况下，细动脉可能也会出现类似的玻璃样变性。当病程较长或使用螯合剂后，含铅的包涵体不易发现。

肾结石和肾钙化症

肾结石（nephrolithiasis）是肾内集合管系统内结石形成和聚集的常见肾病。在美国，肾结石的发病率估计为（7～21）/10 000[613]。肾结石男性患者约为女性患者

的 4 倍，好发年龄为 21 ~ 50 岁。肾结石的最典型的症状是疼痛和血尿。典型的疼痛是严重的突发性的一侧疼痛（肾绞痛），结石排出后疼痛可缓解。血尿可以是肉眼血尿，也可以是镜下血尿，最常见于感染或绞痛期间伴有大块结石时。大约 75% 的肾结石是由草酸钙或草酸钙与磷酸钙混合而成的；15% 的肾结石是由磷酸铵镁组成的所谓“鸟粪石”，常与分解尿素的细菌感染有关；6% ~ 10% 为尿酸结石，1% ~ 2% 为胱氨酸结石。肾盂结石引起的肉眼和镜下病变与肾盂肾炎和肾积水的相同。

肾实质内出现钙沉积称为**肾钙化症**（**nephrocalcinosis**）[614]。钙沉积可发生于肾小管基底膜和间质中。肾小管萎缩、间质纤维化和肾小球周围纤维化也还出现。部分肾小球可能因此而硬化。一些系统性疾病与肾钙化症和肾结石的形成有关。磷酸钙和草酸钙结石可见于甲状旁腺功能亢进症、结节病、碱性牛奶综合征、过量摄入维生素 D、多发性骨髓瘤和肾小管酸中毒等疾病中。结肠镜检查前口服磷酸钠肠道净化剂的患者会出现大量的肾小管内磷酸钙沉积，称为“急性磷酸盐肾病”，通常与水摄入不足和同时使用利尿剂、血管紧张素转换酶抑制剂或血管紧张素受体抑制剂有关，肠镜检查后数周或数月可发生肾功能不全[615]。

尿酸结石是在高尿酸情况下在酸性尿液中形成的，可能是由于先天性代谢障碍所致，例如痛风或 Lesch-Nyhan 综合征，也可以由于造血系统恶性肿瘤治疗后出现的糖原贮积病、高蛋白质饮食过量或使用促尿酸排泄药物所致[616]。尿酸结石通常是 X 线可穿透的，而且由于它们往往很小，可随尿液排出；但在肾盂中的较大的结石可以生长成为鹿角形结石。尿酸晶体也可沉积在肾实质内，在集合管内可呈细长的或矩形的晶体，在间质中可形成由多核巨细胞包围的双折光晶体[617-618]。

胱氨酸尿症的临床表现是尿路结石。这种结石是在酸性尿液中形成的，典型的呈黄棕色，不透 X 线。显微镜下，胱氨酸结晶呈扁平六边形，这一特征是诊断线索。胱氨酸尿症是由于肾小管和胃肠道上皮细胞转运胱氨酸、赖氨酸、精氨酸和鸟氨酸的缺陷所致，它是一种常染色体隐性遗传病，发病率为 1/20 000[619-620]。结石形成的并发症包括尿路梗阻和感染，可导致肾衰竭。胱氨酸尿症不同于胱氨酸贮积症，后者是一种溶酶体贮积障碍病，多在婴儿时就出现严重的肾病[621]。

高草酸尿症的特征是反复出现草酸钙肾结石和（或）肾钙化症，常最终导致慢性肾衰竭（图 23.86）。原发性高草酸尿症是一种罕见的常染色体隐形遗传性疾病，是由乙醛酸代谢障碍导致的儿童高草酸尿症[622]。在大约 80% 的患者可检查出编码丙氨酸乙醛酸氨基转移酶的基因突变[623]。乙二醇中毒、甲氧氟烷麻醉、吡多醇缺乏、维生素 C 吸收过量、维生素 B_6 缺乏以及各种慢性胃肠疾病（包括克罗恩病、慢性胰腺炎、乳糜泻和空肠回肠吻合分流术后）常合并草酸盐沉积症[624-625]。在肾中，草酸晶体沉积在间质、肾小管中，偶尔沉积于肾小球。偏振光显微镜下，常可见放射状条纹状结晶（图 23.87）。最终结果是肾小管萎缩、间质炎细胞浸润和纤维化以及肾小球硬化。

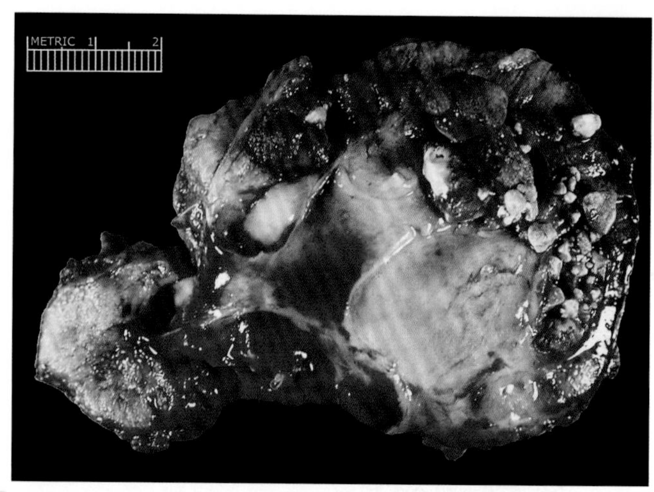

图 23.86 **原发性草酸盐沉积病**。可见肾明显变形，肾盂扩张，充满大量结石

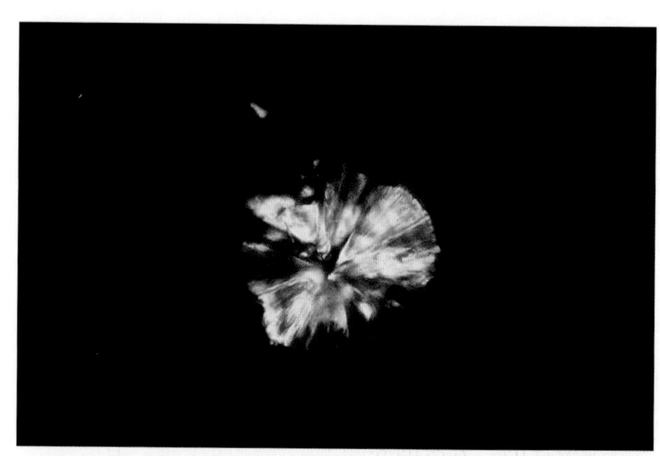

图 23.87 偏振光下的草酸盐结晶

黄嘌呤尿症是一种罕见的常染色体隐性遗传疾病，是由于将黄嘌呤和次黄嘌呤转化为尿酸的黄嘌呤氧化酶缺乏所致。约 1/3 的黄嘌呤结石患者与上述代谢异常有关。应用别嘌呤醇治疗痛风时易合并黄嘌呤结石，因为这种药物可抑制黄嘌呤氧化酶的活性[626]。

轻链管型肾病

轻链管型肾病（**light chain cast nephropathy**）又称为本 - 周（Bence Jones）管型肾病、骨髓瘤管型肾病或骨髓瘤肾，是多发性骨髓瘤的最常见的并发症[627]。临床上，轻链管型肾病可表现为进行性肾功能不全或急性肾衰竭，也可因脱水、高钙血症、静脉输注造影剂、非甾体抗炎药、高尿酸血症、肾中毒性感染或利尿剂（诸如呋塞米）而加重。可有蛋白尿，但通常不在肾病范围，主要由免疫球蛋白轻链（本 - 周蛋白）组成。循环中的单克隆轻链

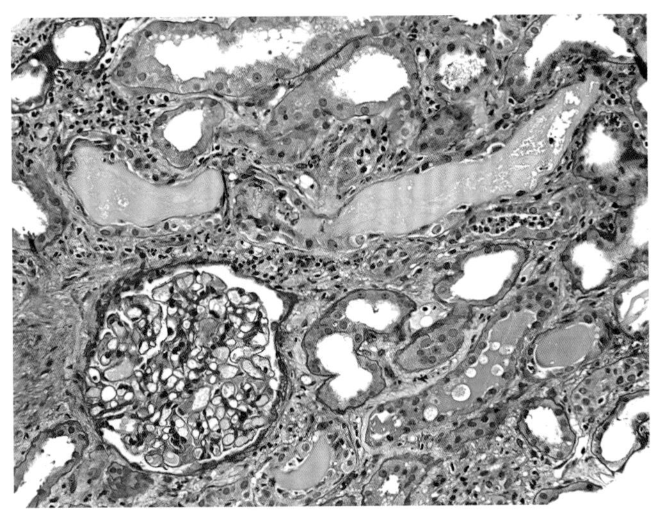

图 23.88 **轻链管型肾病**。可见大的、致密的 PAS 阴性的肾小管管型，导致肾小管损伤和管内中性粒细胞浸润（PAS 染色）

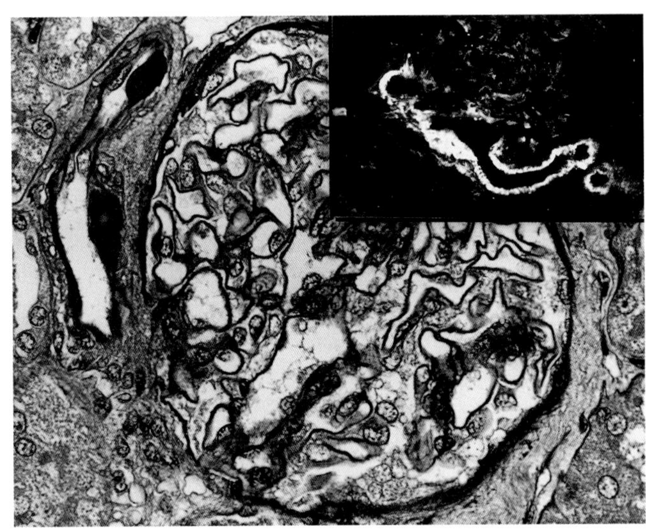

图 23.89 **细动脉玻璃样变性**。入球小动脉内膜下可见均质的玻璃样物质沉积。右上角插图免疫荧光显示 C3 沉积于病变血管壁（Reproduced from Spargo BH, Seymour AE, Ordóñez NG. Renal *Biopsy Pathology with Diagnostic and Therapeutic Implications*. New York, NY: John Wiley and Sons; 1980: 297. By permission of John Wiley and Sons, Inc.）

可通过血清蛋白电泳或游离轻链确认。轻链蛋白通常由肾小球过滤，并由近端肾小管细胞重新吸收和代谢。在多发性骨髓瘤患者，由于过多的单克隆轻链超过了近端小管的代谢能力，它们可到达远端肾单位，与那里的 Tamm-Horsfall 蛋白结合，以巨大管型的形式沉淀。这些单克隆游离轻链也可以是导致近端小管上皮细胞的细胞毒性的原因，引起肾小管间质性肾病，最终损害整个肾单位，导致肾衰竭[628]。

光镜下，可见远端肾小管和集合管被大量致密的、明显嗜酸性的、分层的和碎裂的管型所堵塞，有时可见多核巨细胞包绕，后者来自间质的吞噬细胞，它们是通过断裂的基底膜侵入肾小管的（图 23.88）[629-630]。一些管型刚果红和硫黄素 T 染色可能呈阳性，但这并不代表淀粉样变。肾小管上皮细胞可呈扁平状，或可能显示不同程度的变性乃至坏死，与肾小管基底膜脱离。基于病情的不同分期，间质可出现不同程度的纤维化和急性或慢性炎症细胞浸润。有时肾小管内可见明显的中性粒细胞浸润，类似于急性肾盂肾炎。有时管型可能含有菱形或针状晶体结构，后者在肾小管上皮细胞中也可发现，偶尔还可在肾小球中发现[631]。免疫荧光检查表明，管型主要由致病性轻链组成，或者是 κ，或者是 λ（κ 更常见）。

肾血管性疾病

肾小动脉疾病

肾在高血压的形成中起着至关重要的作用，肾血管极易出现血压升高而引起的各种病理变化[632]。最敏感的血管是小动脉和细动脉，肾小球前血管更常受累。肾内血管的狭窄最终可导致肾小球硬化、肾小管萎缩和间质纤维化（肾硬化）。肾的小血管的高血压性血管病变可分为三大类：玻璃样变性细动脉硬化、肌层和内膜的肥大和增生以及纤维素样坏死[633]。

在**玻璃样变性细动脉硬化（hyaline arteriolosclerosis）**中，受累的细动脉管壁的外层增厚，有均匀的、嗜酸性、PAS 阳性物质沉积（图 23.89）。还可见细动脉平滑肌细胞萎缩和基底膜均质性增厚。玻璃样变性细动脉硬化以入球小动脉和缺乏弹力层的血管最为明显。轻度的玻璃样变性细动脉硬化常见于老年人，但在高血压或糖尿病患者更为突出。高血压可使玻璃样变性的细动脉管腔严重变窄，导致肾弥漫性缺血和对称性萎缩。玻璃样变性的物质来自泄漏的血浆成分和平滑肌细胞产生的细胞外基质。免疫荧光检查显示，玻璃样变的细动脉常可见 IgM 和补体成分，特别是 C3 呈阳性（见图 23.89 插图）。玻璃样变性细动脉硬化是良性肾硬化中的主要形态特征，除了细动脉玻璃样变性外，小叶间和弓形动脉可见中膜肥厚和弹力层复层化。

见于高血压的第二种血管异常是累及小动脉和细动脉的平滑肌和内膜的增生性病变［**肌内膜肥大和增生（myointimal hypertrophy and hyperplasia）**］。增生性细动脉硬化通常与急性或持续性严重高血压相关，因此，更常见于恶性高血压。在其早期，其病变表现为黏液性内膜增厚，细胞稀少的结缔组织增生，以及血管腔明显狭窄。随着时间的推移，急性病变瘢痕化，并且因为肌内膜细胞的增殖和基底膜样物质的沉积，病变小动脉管壁同心圆状增厚，导致管腔狭窄。光镜下，上述病变被称为“洋葱皮样”病变（图 23.90）。这些病变在弓形动脉和小叶间动脉中更为明显，但也可延伸到细动脉，在此它们可与长期高血压所致的玻璃样变性共存。

入球小动脉的**纤维素样坏死（fibrinoid necrosis）**是

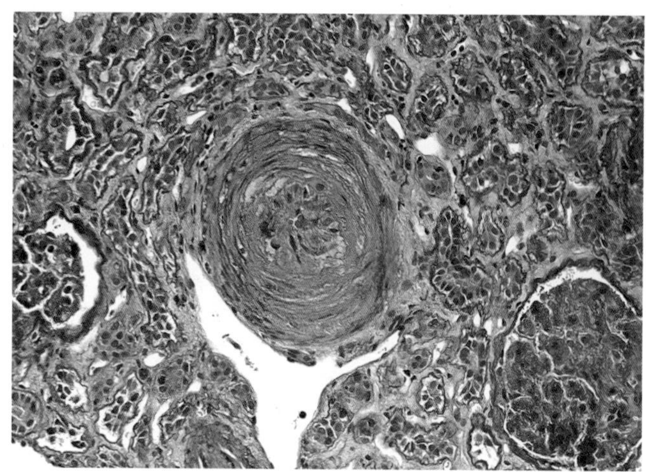

图 23.90 恶性高血压。小叶间动脉可见中膜变薄，内膜明显水肿，出现早期纤维化。可见皮质肾小球缺血、肾小管广泛萎缩（PAS）

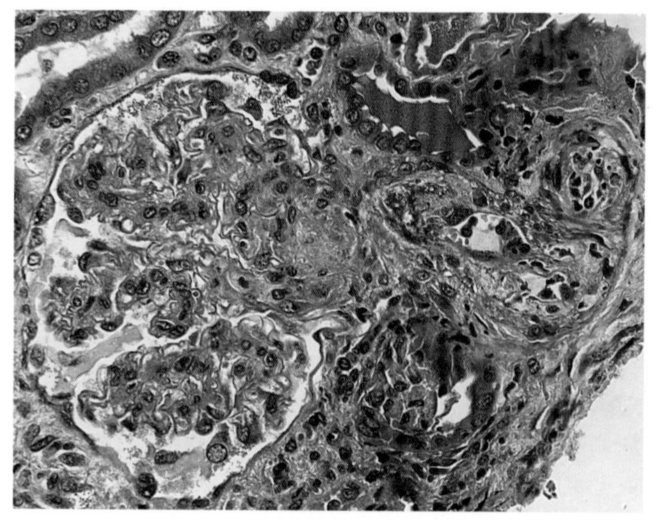

图 23.91 恶性高血压。入球小动脉可见纤维素样坏死和内膜水肿，伴有肾小球毛细血管袢缺血皱缩（Masson 三色）

恶性高血压的标志性病变。坏死通常叠加在先前存在的增生性或玻璃样病变的基础上，但坏死也可以是急性恶性高血压年轻患者的首发病变。受累血管的中膜坏死，有深染的嗜酸性纤维素样物质沉积，免疫组织化学和免疫荧光检查可证实此物质主要为纤维蛋白和纤维蛋白原[634]。病变的小动脉管腔可因管壁增厚、红细胞外溢和腔内血栓形成而狭窄。

在恶性高血压中，肾小球常表现出不同程度的缺血性改变，其特征是毛细血管的皱缩和塌陷（图 23.91）。除了这种弥漫性的缺血性损伤，还可见节段性病变，例如明显的坏死，与细动脉病变相延续。电镜下，内皮细胞明显肿胀，局灶断裂，与基底膜分离，形成内皮下电子透亮区。有时，可见内皮下或毛细血管内的纤维素碎片。免疫荧光检查显示纤维蛋白、纤维蛋白原、IgM 和补体成分在细动脉和肾小球内节段性沉积。

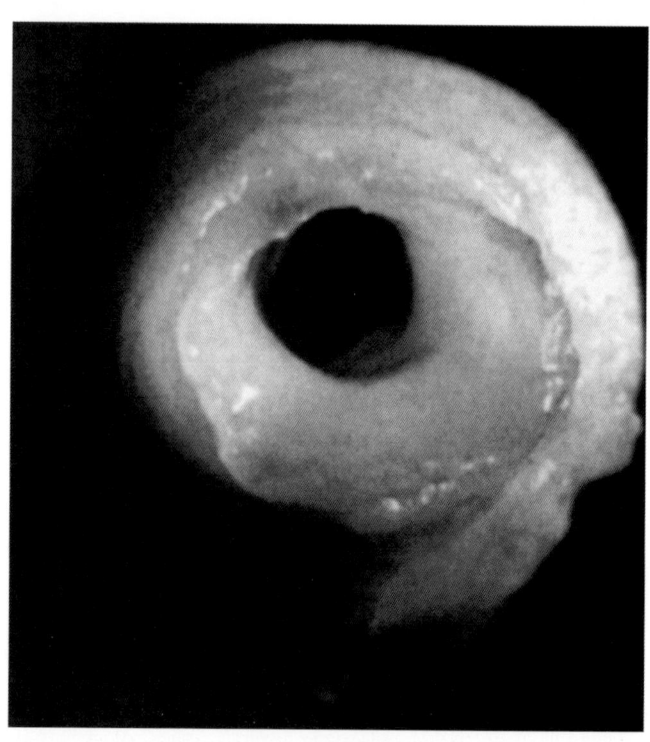

图 23.92 肾动脉粥样硬化肾动脉内偏心性的粥样斑块导致管腔堵塞和高血压。斑块切除后，血运恢复

肾动脉疾病

肾的较大的动脉也可以成为肾血管病的受累部位。高血压可加剧动脉粥样硬化病变，后者可能是动脉粥样栓子的来源并导致肾梗死。从肾小动脉到弓形动脉都可出现动脉硬化病变，但较小的动脉更易因增生而表现为内膜增厚。肾主动脉的主要分支动脉壁增厚时可导致管腔严重狭窄，进而导致继发性高血压（图 23.92）[635]。肾动脉的病变可分为三类：动脉粥样硬化、纤维肌型动脉发育不良和其他，后者包括先天性异常、高安动脉炎（Takayasu aortitis）和放射性损伤。

肾动脉狭窄的最常见原因是肾动脉主干开口处的**动脉粥样斑块（atheromatous plaque）**阻塞管腔[635]。其通常伴有主动脉严重的动脉粥样硬化，更常见于男性和糖尿病患者。其主要的并发症包括动脉瘤样扩张和胆固醇栓子出现。显微镜下，这些栓子似乎有针状胆固醇结晶和无定形粥样物质，周围被多核巨细胞包围。虽然很少出现临床表现，但胆固醇栓子可立刻或术后几个月内发生于血管造影或涉及血管的外科手术后。

第二类导致肾动脉狭窄的疾病是**肾动脉发育不良病**

表23.7 肾动脉发育不良的病变类型

诊断	发病年龄	患者性别	相对发病率（%）	病变
动脉内膜纤维增生型	1~50	男＝女	1~2	内膜增生，管腔狭窄，不伴有脂质沉积
动脉中膜纤维增生伴动脉瘤形成型	30~60	女＞男	60~70	管壁薄与管腔狭窄交替出现，形成串珠样结构
中膜肥厚型	30~60	女＞男	5~15	平滑肌增生肥厚，管壁增厚
动脉中膜周围纤维增生型	30~60	女＞男	15~24	中膜周围纤维化，偶尔可见动脉瘤形成
中膜撕裂型	30~60	女＞男	5~15	中膜纤维化，伴有动脉瘤夹层
动脉周围纤维增生型	15~50	女＞男	1	血管周围纤维化和炎细胞浸润

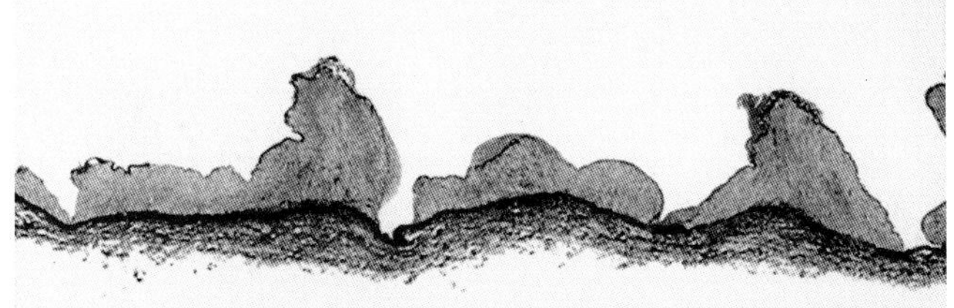

图 23.93 **纤维肌型动脉发育不良**。纵行切开的动脉显示中膜纤维增生和动脉瘤形成（取自患有高血压的年轻女性）

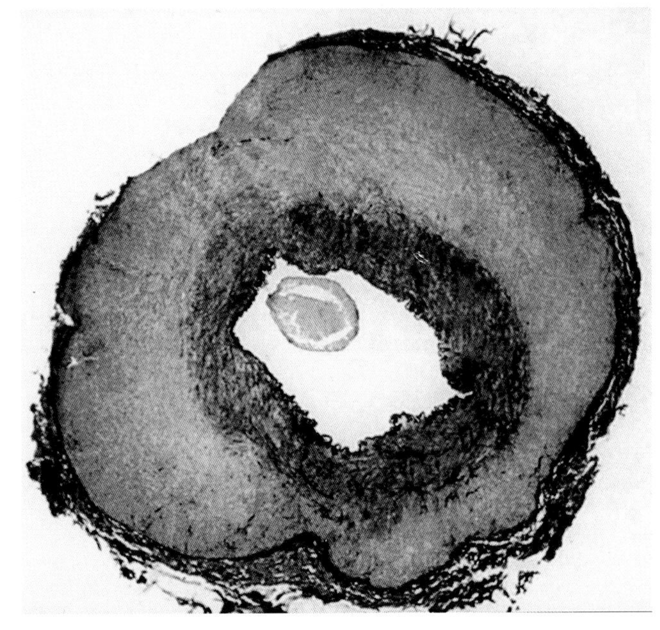

图 23.94 **纤维肌型动脉发育不良**。动脉横切面显示中膜周围纤维增生（取自 23 岁女性高血压患者）

变（dysplastic lesions of the renal artery），目前命名为**纤维肌性结构发育不良（fibromuscular dysplasia）**，在肾动脉狭窄病例中的占比不到 10%[636-638]。这些病变可累及全身其他血管，提示可能有系统性血管结构异常；当它们引起肾动脉主干阻塞时，临床上表现为抗高血压药物治疗无效的重度高血压。这些病变通常发生在肾动脉远端的 2/3，50% 的病例为双侧病变。纤维肌型动脉发育不良可分为三种类型：分别累及内膜、中膜和动脉周围 / 外膜。累及中膜的又包括三种亚型：中膜纤维增生型、中膜肥厚型和中膜周围纤维增生型。正如术语所示，分类的差异较细微，但由于不同的类型可侵犯不同的人群，亚型也有其临床价值（表 23.7）。

在**动脉内膜纤维增生型（intimal fibromuscular dysplasia）**，病变是内膜增生，在显微镜下与动脉粥样硬化的增生期无法区别，尽管它与脂质沉积增加无关。病变血管的弹力层和中膜是完整的，血管壁唯一的异常就是内膜增生。此类病变可发生于仅 1 岁的个体，但更常见于 21 ~ 40 岁的个体。最常见的发育不良病变是**动脉中膜纤维增生型（medial fibroplasia）**。在此类病变，可见多个狭窄灶与微动脉瘤交替存在，产生“串珠状”外观（图 23.93）[637]。显微镜下，小动脉瘤附近的肌层萎缩和中膜纤维化与狭窄区的肌层肥厚和纤维化交替出现。第二常见的类型是**动脉中膜周围纤维增生型（perimedial fibroplasia）**（图 23.94）。这种类型的主要表现为：中膜外周纤维化，肌层、弹力板和内膜基本正常，不会出现阶段性动脉瘤扩张。**中膜肥厚型（medial hyperplasia）**较少见，主要表现为平滑肌增生肥大，动脉壁均匀增厚，管腔狭窄。**动脉周围纤维增生型（periarterial fibromuscular dysplasia）**是一种罕见类型，可见动脉外膜纤维化，增生的纤维细胞可延伸至周围的脂肪和结缔组织中，导致管腔外源性收缩，而不是管壁增厚导致的狭窄。

在其他原因引起的肾动脉狭窄中，**放射损伤（radiation injury）**是特别令人关注的[639]。其病变特征是平滑肌的消失和血管壁全层的明显纤维化，临床上常见于恶性肿瘤放疗区域内的血管。高安主动脉炎或无脉病是一种慢性硬化性主动脉炎，病因不清，由于其可导致肾动脉管腔狭窄，故高安主动脉炎患者可出现肾动脉阻塞[640]。受累的动脉壁常见多核巨细胞浸润，提示其发生与免疫反应有关。

无论病因如何，缺血性肾都比对侧肾小。因为缺血基底膜皱缩，肾小球变小，肾小管萎缩。萎缩的肾小管衬覆单层上皮，管腔不明显，很像甲状旁腺，被称为“内分泌腺样变”。可见间质纤维化，肾小球旁器肥大，特殊染色可显示颗粒增多。小血管可免于高血压的损伤，这与对侧肾活检显示高血压性微血管病变不同。

放射性肾病

放射性肾病（radiation nephropathy）这个术语是指恶性肿瘤治疗过程中由于腹部的照射引起的肾疾病。最近，这个术语也被用于与使用放射性标记物质有关的肾疾病，例如，使用单克隆抗体、抗体片段和低分子量亲肿瘤肽类所致的肾疾病[440]。尽管可以使用急性放射性肾炎这个术语，但由于肾放疗后并无急性炎症发生，且放射性损伤的肾的组织学检查通常只可见轻微的增生和炎症改变，应用急性和慢性放射性肾病这一术语比应用放射性肾炎这一术语更恰当[440, 641]。其病变的严重程度取决于多种因素：包括辐射剂量、辐射方式、患者年龄、肾周脂肪的数量、肾原有疾病、联合应用的化疗药物以及个体敏感性。一般来说，在没有使用肾毒性药物和其他危险因素的情况下，9.8 Gy 的辐射剂量可能发生 5% 左右的肾毒性反应[642]。

急性放射性肾病（acute radiation nephropathy）通常发生在照射后 6～12 个月[440]。然而，其潜伏期可以更短，尤其是在儿童。临床上，急性放射性肾病是逐渐出现水肿、高血压、运动后气短、胸水和腹水、贫血、头痛和尿液改变，包括蛋白尿和管型，偶尔出现肾病综合征[643]。肾小球滤过率下降，超过半数的患者进展为肾衰竭。渡过急性期的患者通常有持续性的蛋白尿和肾损害。有的急性放射性肾病患者可发生恶性高血压。这种并发症的患者死亡率很高。

慢性放射性肾病（chronic radiation nephropathy）可以由急性期发展而来，也可以隐匿地发生于数年以后。尽管对引起此型放射性肾病的辐射累积总剂量还没有一个特别的量化标准，但相对较小剂量的辐射剂量（500～1 000 rad）即可引起易感个体的肾损害。在大多数患者，在放射线治疗数年后才出现轻度蛋白尿和中度高血压。

根据疾病的严重程度和分期，放射性肾病患者的肾活检可显示各种各样的肾小球的病变[440]。有些肾小球可能出现节段性或全球性硬化，而另一些则可能没有明显变化。有的肾小球可见毛细血管袢节段性纤维素样坏死，与细动脉类似的病变相延续。肾小球基底膜增厚，银染色可见双轨征形成[644]。系膜基质增加，系膜溶解，肾小球囊粘连。血管损伤表现为小动脉和细动脉纤维素样坏死，有时伴有血栓形成。细动脉和小叶间动脉的内膜疏松增厚常见。肾小球和血管的病变包括在血栓性微血管病（TMA）的系列病理改变中。肾小管上皮细胞肿胀、脱落，基底膜增厚、断裂，伴有肾小管萎缩和消失。再生的肾小管上皮细胞形态异常，细胞质和细胞核都发育不好。间质可见灶性纤维化，无明显炎细胞浸润。

电镜检查，显示肾小球血管内皮下区增宽，并有絮状物质或纤维素片段沉积。增生的肾小球系膜细胞和基质可见插入现象。内皮细胞肿胀，局部与基底膜脱离。免疫荧光检查，可显示局灶性 IgM 和纤维蛋白原在肾小球和血管壁沉积。

造血干细胞移植相关的血栓性微血管病

造血干细胞移植相关的血栓性微血管病［**hematopoietic stem cell transplantation (HSCT)-associated thrombotic microangiopathy (TMA)**］是指一种迟发性肾功能不全的综合征，据报道在 20% 的接受骨髓移植的患者中出现，以前被称为骨髓移植性肾病[440, 645]。虽然造血干细胞可以取自骨髓，但目前外周血是其最常见的来源[36]。全身性放疗是 HSCT 的一种重要治疗方式，并且似乎是发生 HSCT 相关的 TMA 的主要原因。但其他因素对 HSCT 相关的 TMA 也有致病作用，如药物治疗和感染[440, 645]。HSCT 相关的 TMA 可发生在自体或异体移植，可以发生在缺乏移植物抗宿主病的情况下、全身性放疗或使用环孢霉素或感染时。个人易感性可能是重要因素，在一些 HSCT 相关的 TMA 患儿，发现有补体基因的突变或移植后有补体因子的自身抗体产生[646]。

肾功能不全通常发生在移植后 9～12 个月，但因为各种各样的治疗方案和相关的并发症，实际上变化较大[36]。有些患者的临床表现可能与溶血性尿毒综合征（HUS）相似，肾功能迅速下降；而另一些患者的肾功能下降可能缓慢，也没有明显的持续的溶血[647-649]。无论患者是否有 HUS 的临床证据，典型的病变影响肾小球、小动脉和细动脉，在组织学上类似于放射性肾病和 HUS[440]。

肾囊肿性疾病

肾囊肿性疾病（cystic disease of the kidney）是一大类疾病，包括遗传性、散发性、发育异常性和获得性等类型，可呈单侧或双侧性肾囊肿[650-653]。本节将只讨论最常见的肾囊肿性疾病。一种伴有涉及原发性（不活动的）纤毛的基因突变的遗传性囊性疾病的亚型，现在被重新归类为"纤毛病"。此型疾病包括：常染色体显性遗传多囊肾病（ADPKD）、常染色体隐性遗传多囊肾病（ARPKD）、肾消耗病（nephronophthisis, NPHP）以及其他相关的纤毛病。初级纤毛是几乎所有细胞的顶端表面上的天线状突起，由一个基体和一个轴丝组成，轴丝外围包绕 9 组微管二联体。初级纤毛探查流动以及各种刺激，并参与蛋白质的跨膜运输。

多囊性肾发育不良

多囊性肾发育不良（multicystic renal dysplasia）是由于后肾组织的分化异常导致的肾的结构紊乱（图 23.95）。多囊性肾发育不良是儿童最常见的囊性肾疾病，也是新生儿腹部包块的最常见的原因。发育不良通常是单侧的，但也可以是双侧的、节段性的和局灶性的。常

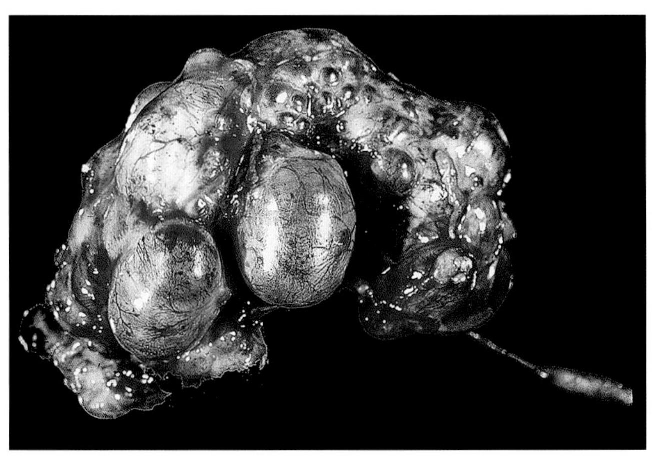

图 23.95 婴儿的发育不良肾。肾盂造影显示对侧肾是正常的

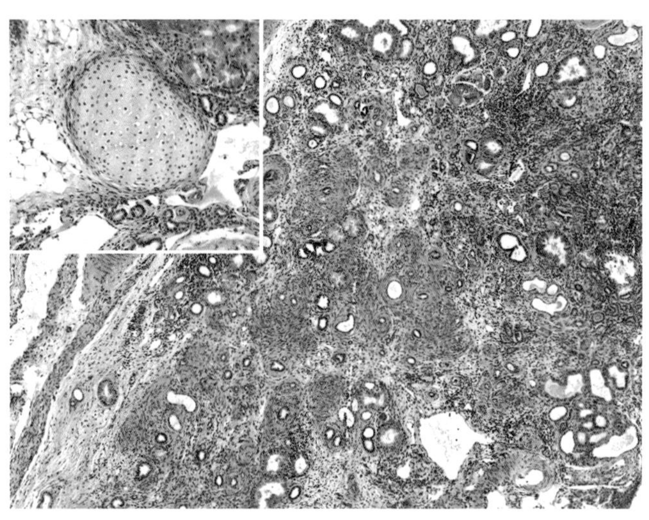

图 23.96 发育不良的肾显示胚胎样结缔组织和原始肾小管，局灶可见不成熟的软骨（插图）

见集合管系统异常，包括输尿管 - 肾盂交界处的梗阻、输尿管闭锁和尿道梗阻。常伴有其他器官的畸形，特别是心脏的畸形，可与肾发育不良同时发生。多囊性肾发育不良的临床表现在很大程度上取决于发育不良的程度和范围以及伴发的尿道梗阻的情况。大多数肾发育不良是散发性的，但也有少数是家族性的，或者出现在多种畸形的综合征中[654-655]。有的多囊性肾发育不良可见大量不同大小的囊肿分布于肾实质。局灶性和节段性肾发育不良只累及肾的一部分。光镜下，多囊性肾发育不良具有特征性的形态学改变[656-657]，囊肿由立方上皮细胞衬覆，周围有未成熟的间质成分，可见原始的肾小管和肾小球结构，还有包括软骨和纤维肌肉组织在内的发育不良的间质细胞岛（图 23.96）。

常染色体显性遗传多囊肾病

常染色体显性遗传多囊肾病（autosomal dominant polycystic kidney disease, ADPKD）是一种特征为大多数扩张的囊肿进行性增大，逐渐破坏双侧肾实质，最终导致肾衰竭的遗传性疾病。ADPKD 是人类最常见的遗传性疾病之一，其发病率为（1 ~ 2）/1 000 活产新生儿，约占需要进行肾透析或肾移植病例的 10%[658]。其遗传方式为常染色体显性遗传，外显率为 100%，患者的每个后代有 50% 的遗传概率。*ADPKD* 基因改变具有多样性，是由两种基因 *PKD1* 和 *PKD2* 的突变引起的，它们分别位于 16p13.3 和 4q13-23 染色体上[659-660]。*PKD* 基因的蛋白质产物多囊蛋白 1（polycystin-1）和多囊蛋白 2（polycystin-2）具有相似的细胞分布，所以 *PKD1* 和 *PKD2* 突变的 ADPKD 之间的表型是相似的[661-662]。多囊蛋白 -1 是一种涉及肾小管上皮细胞增生和分化的细胞膜受体，多囊蛋白 2 则与钠 / 钙通道有相似之处，可能可以调节细胞内钙离子水平，这种离子通道功能是通过多囊蛋白 1 和多囊蛋白 2 的异二聚体化来实现的。多囊蛋白复合物通过多种转导通路参与细胞周期的调节，并参与调节肾初级纤毛的机械感觉功能[663]。囊肿内还发现有肾小管上皮细胞增殖、凋亡、细胞极性和分泌物异常。*PKD1* 基因的突变占所有 ADPKD 病例的 85% ~ 90%；而 *PKD2* 基因的突变占剩余病例的大多数。少数 ADPKD 家系与 *PKD*1 或 *PKD2* 均无连锁关系，提示可能存在尚未发现的 *PKD3* 基因[664]。ADPKD 的发生与性别和种族无关，可在任何年龄出现症状，但大多数在 31 ~ 50 岁出现肾衰竭。早期发病的 ADPKD 罕见，常见于儿童，可引起诊断上的挑战，出现肾小球囊应考虑到 ADPKD[665]。

ADPKD 的临床表现包括腰痛、腰部肿块、血尿、高血压和肾衰竭。大约 20% 的 ADPKD 患者发生肾结石，且尿酸结石比草酸钙结石更常见[666]。虽然临床上难以区别 *PKD1* 突变与 *PKD2* 突变患者，但 *PKD2* 突变患者的病情较轻，诊断时的年龄、发生高血压和终末期肾病（ESRD）的年龄也较晚[667]。影像学检查结果常有诊断意义，超声检查和 CT 是早期诊断的可靠方法。产前诊断需要进行基因连锁分析，但至少需要 4 名受影响的家庭成员[658]。尽管直接测序更敏感，但即使用这种方法，也只有 70% 的 ADPKD 的基因突变被检查出来。

ADPKD 常累及双侧肾，但有时也有双侧肾受累不均衡。大体上，可见病变肾明显肿大，外皮质表面呈凹凸状，有不同大小的多个囊肿形成（图 23.97）。当病情严重时，肾实质仅在显微镜下可见。囊肿可发生于各段肾小管和肾小囊，呈泡状或憩室状。在早期阶段，囊内的液体来自肾小球滤过液。然而，当囊肿扩大时，它们通常与肾小管断开，故囊内的液体是由囊腔上皮分泌的[668]。光镜下，囊肿内衬立方或扁平上皮细胞，还可见灶状息肉样增生。囊腔之间可见肾实质，但大多数呈现肾小管萎缩、肾间质纤维化。约 20% 的 ADPKD 患者可发生肾腺

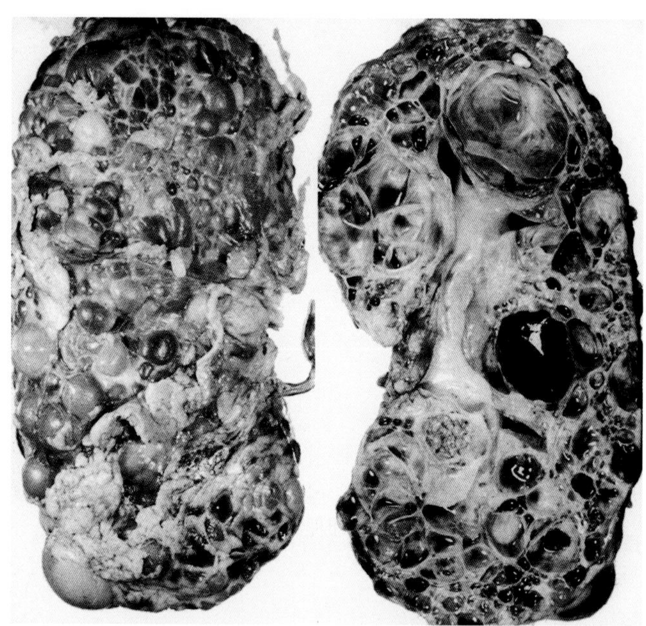

图 23.97 常染色体显性遗传多囊肾病患者的肾切除标本的外观和切面观

瘤[669]。ADPKD 被认为是一种系统性疾病，因为超过半数的患者合并有肝、胰腺、脾、松果体、精囊和肺的多器官多发性囊肿[670]。此外，还可见其他异常，包括大脑动脉瘤和冠状动脉的动脉瘤、二尖瓣脱垂、主动脉瓣异常、结肠憩室和骨骼畸形等[658, 671-672]。

常染色体隐性遗传多囊肾病

常染色体隐性遗传多囊肾病（autosomal recessive polycystic kidney disease, ARPKD）是一种罕见的遗传性疾病，发病率约为 1/20 000 活产新生儿[673]。ARPKD 是由位于染色体 6p21.1-p12 上的基因突变引起的，该基因被命名为多囊肾肝病基因（*PKHD1*）[674-675]，其相关蛋白质 polyductin[676] 又称为 fibrocystin[677]，在集合管和髓袢升支上皮高表达，在胆管和胰腺导管上皮的表达次之[678]。目前已经鉴定出了 300 多种 *PKHD1* 基因突变，大多数患者是混合型的杂合体（heterozygote）[679]。如同在其他多囊肾病，polyductin 位于肾上皮细胞的初级纤毛[678]。尽管肝和双肾均受累及，但病变的严重程度不同，临床表现也各异[680]。在新生儿期，肾的症状通常是主要的[681]。*PKHD1* 的截断突变与严重新生儿疾病有关[682]。随着年龄的增长，肝疾病显露出来，表现为先天性肝纤维化、不同程度的胆管发育不全和胆管扩张。患者还可出现门脉高压和肝脾大、食管静脉曲张。偶尔，患者也可出现肝囊肿，但除了肾和肝以外，其他脏器的囊肿很少见，否则需考虑其他疾病。

大多数有 ARPKD 的患者出生时腹部出现巨大包块。他们也可有“Potter”表型，继发于羊水过少、关节畸形和肺发育不全的特征。这种新生患儿在出生后不久就会死于呼吸衰竭。渡过围生期的患儿常会发展为肾衰竭、高血压和门脉高压。据估计其围生期死亡率为 30%～50%；渡过第一个月的患儿 5 年后的平均存活率为 80%～95%[676, 683]。

患儿的双肾明显肿大，但仍保留肾形。囊肿呈线状，从髓质向外皮质呈放射状，主要为扩张的充满液体的集合管。显微镜下，囊肿呈扩张的管状结构，内衬立方或扁平上皮。囊肿之间可见未受累的肾单位，取决于疾病的严重程度。

肾消耗病

尽管**肾消耗病（nephronophthisis, NPHP）**传统上因其临床和病理特征与髓质囊性肾病相似而被归为一类，但目前认为它们是两种不同的疾病[684]。NPHP 是一种常染色体隐性遗传疾病，其特征是肾小管基底膜破裂、间质纤维化和囊肿形成。NPHP 是引起儿童和青少年终末期肾病（ESRD）的最常见的遗传性疾病，占这个年龄组肾衰竭病例的 10%～20%[685]。NPHP 分为三种临床类型：儿童型[686]、婴儿型[687] 和青少年型[688]，发展为 ESRD 的年龄分别为 13 岁、1～3 岁和 19 岁。NPHP 的基因突变具有异质性，已在越来越多的基因中发现了突变[689]。NPHP 的基因突变主要出现在编码初级纤毛蛋白的基因中，包括 *NPHP1-NPHP18*、*NPHPL1*、*NPHP2L*、*AHI1*、*CC2D2A*、*MSK1*、*ATXN10*、*B9D2*，患者常表现为与 NPHP 相关的肾病，现在考虑将它们统称为“纤毛病”[690-691]。由 NPHP 基因编码的大多数蛋白质是肾囊素（nephrocystins），这些突变蛋白质被认为可改变初级纤毛的功能，引起肾囊肿性疾病，还可引起肾外的囊性病变[684, 691]。

NPHP 的典型症状和体征包括尿液浓缩功能受损、多饮、无尿、严重贫血和生长迟缓。85% 的患者仅有肾累及。约 12% 的患者伴色素性视网膜炎（Senior-Løken syndrome）[692-694]。其他少见症状包括肝纤维化、骨骼畸形和中枢神经系统的各种缺陷。NPHP 涉及的临床综合征包括 Bardet-Biedl 综合征、Joubert 综合征和 Meckel-Gruber 综合征[690-691]。

所有类型的 NPHP 的大体和显微镜下表现类似，常累及双侧肾。大体上，可见双肾中度缩小，表面呈颗粒状。切面可见皮质和髓质均变薄，皮髓质交界不清，常见不同数量的薄壁囊肿，充满液体，其大小从几乎看不见到直径为 2.0 cm 不等。囊肿也可见于肾髓质的深处，偶尔也可发生在肾乳头。显微解剖研究显示，囊肿起源于髓袢、远曲小管和集合管。NPHP 的组织学表现是非特异性的，取决于疾病的严重程度。可见肾小管萎缩、囊肿形成以及肾小管间质纤维化伴淋巴细胞浸润。肾小管萎缩常伴有基底膜的明显增厚，PAS 染色可以更好地显示病变。年轻患者临床上没有梗阻性或反流性肾病，如果发现 Tamn-Horsfall 蛋白池，则有助于考虑 NPHP 的诊断。电镜下，这些基底膜可显示均匀增厚，撕裂成薄片、网状或完全解体[695]。

常染色体显性遗传肾小管间质性肾疾病

常染色体显性遗传肾小管间质性肾疾病（autosomal dominant tubulointerstitial kidney disease, ADTKD） 是新命名的一组疾病，其特征为肾小管萎缩、间质纤维化和肾小管基底膜增厚、分层，在有些患者可见肾小管微囊形成。这类疾病包括：mucin-1 相关的肾疾病（mucin-1-related kidney disease, MUC-1），尿调节素相关的肾疾病（uromodulin- related kidney disease, UMOD），肾素突变伴肾小管间质肾炎（*REN*），以及由 *HNF1β* 突变导致的肾疾病（HNF1B），前两种疾病最常见 [696-697]。ADTKD-MUC1 以前称为髓质囊性肾疾病Ⅰ型（MCKD1），ADTKD-UMOD 以前称为髓质囊性肾病Ⅱ型（MCKD2）。这些疾病的临床和病理形态改变与 NPHP 类似，但囊肿的观察结果并不一致 [650, 696]。

ADTKD-MUC1 的患者在成年以后发展为肾衰竭，尽管在不同的家族有所变化，但进展到 ESRD 的平均年龄为 62 岁 [698]。这类疾病是由 *MCU1* 基因突变引起的，*MCU1* 位于 1q21 上 [696, 699]。Mucin-1 这种蛋白质在远端肾小管和集合管表达，可能是可以保护上皮表面不受细菌侵扰。ADTKD-UMOD 是由 *UMOD* 基因突变引起的，*UMOD* 位于 16p12 上 [700-701]。突变的尿调节素（Tamm-Horsfall 蛋白）是错误折叠的，导致其在髓袢升支粗段和远端小管的上皮细胞内的内质网堆积。终末期肾衰竭可见于 20 ~ 70 岁，平均年龄为 54 岁 [700-701]。

MUC1 和 UMOD 相关的 ADTKD 患者都表现为慢性肾衰竭伴少量蛋白尿，通常缺乏肾外表现 [696-697]。他们常有高尿酸血症和痛风，特别是 ADTKD-UMOD 患者 [700-701]。患者的肾的大小正常或中度缩小，它们的皮髓质交界处都可见小囊形成，ADTKD-UMOD 患者的小囊还可见于皮质和髓质。显微镜下，可见肾间质弥漫性炎细胞浸润和纤维化，萎缩的肾小管间可见代偿肥大和扩张的肾小管。电镜下，它们可见与 NPHP 相似的肾小管分层状基底膜。伴有 UMOD 突变的患者在髓袢升支粗段上皮细胞内可见特征性的由尿调节素组成的胞质内纤维丝状包涵体，偶尔可见肾小球囊肿 [702]。

由 *REN* 突变导致的间质性肾炎是一类罕见疾病，*REN* 是编码肾素的基因，患者肾内出现多发囊肿并不常见。其常见的表现是贫血、高尿酸血症和慢性肾衰竭 [696]。*REN* 的杂合突变导致肾小球旁细胞肾素生成减少，未折叠前体蛋白质在细胞内的积累导致细胞凋亡加速和肾单位丢失 [703-704]。具有 *HNF1β* 突变的 1/3 的患者具有肾和尿道的先天性畸形，这些患者通常是胎儿或幼童 [705]。患者的肾囊肿可以是广泛的，也可以是局限于肾小球和邻近实质的，常表现为发育不良。具有这些基因突变的成年患者常表现为不能解释的慢性肾衰竭、轻微蛋白尿和肾小管间质性肾炎 [706]。转录因子 *HNF1β* 在胰腺中也表达，与成年人糖尿病相关。

髓质海绵肾

髓质海绵肾（medullary sponge kidney, MSK） 是一种肾囊肿性疾病，其特征为肾椎体处集合管扩张和囊肿形成 [707]。MSK 通常影响双肾，表现为集合管系统的发育畸形。MSK 的确切发病率尚不清楚，据估计为 1/5 000[708]。除非合并了肾结石、血尿或感染，一般 MSK 无明显症状。MSK 常为患者接受影像学检查时发现和诊断的 [709]。MSK 的症状通常始于成年期，但始于青少年期和儿童期也有报道 [710]。患者有复发性肾结石，结石由草酸钙和（或）磷酸钙组成，1/3 的患者有远端肾小管酸中毒。男女均可发病。大多数病例是散发性病例，但也有少数家族性病例报道 [710]。MSK 与多种疾病有关，例如偏侧肥大、肾母细胞瘤、先天性肝纤维化、多发性内分泌肿瘤 2 型（MEN 2）、马方综合征、Ehlers-Danlos 综合征。在少数 MSK 患者，最近有报道认为，MSK 与胶质细胞源性神经营养因子（glial cell line-derived neurotrophic factor, GDNF）和受体酪氨酸激酶（receptor tyrosine kinase, RET）(先前已知参与泌尿生殖系统的生长发育)的基因突变或多态性有关 [711]。

受累的肾的大小正常，但也可轻度增大，呈显著的海绵状变化。囊肿多而小，局限于肾椎体和肾乳头。双肾所有的肾锥体均可受累；偶尔仅见一或两个肾椎体受累或只有一侧肾受累。囊肿由集合管上皮细胞衬覆，常与集合管相通。囊壁和扩张的集合管之间可有粘连。肾间质常有严重的炎症和纤维化，常伴有肾小管萎缩，尤其是在肾乳头尖端。在伴有肾结石和肾盂肾炎的情况下，肾皮质可有明显的纤维化。

获得性肾囊肿病

虽然**获得性肾囊肿病（acquired renal cystic disease, ARCD）**最初见于长期透析的患者，但类似的变化也可发生在尿毒症非透析患者 [712]。据报道，ARCD 见于 7% ~ 22% 的没有接受透析的肾衰竭患者，40% 的已经进行了 3 年肾透析的患者，80% ~ 90% 已经透析了 10 年的患者 [713]。ARCD 的病因尚未明确，据推测其囊肿是由于肾小管局部纤维化、草酸盐沉积或上皮增生引起了肾小管梗阻所致。肾移植后囊肿常消退。男性患者更多。在大多数情况下，患者无症状，但有时囊肿出血、破裂或感染可导致发热、血尿和腰痛。最严重的并发症是囊壁发生肾癌。据估计，有 ARCD 的透析患者发生肾细胞癌的发病率是普通人群的 50 倍。

ARCD 的囊肿通常是双侧的，肾皮质和髓质均可受累 [714]。囊肿数目不同，从被膜下几个到弥漫累及整个肾实质。ARCD 的诊断需要影像学发现 5 个或更多的囊肿，而且不伴有其他可引起肾衰竭的囊性肾病。大体上，可见囊肿内充满草莓色或血性液体，常含有草酸钙晶体。大多数囊肿的直径小于 0.5 cm，但也可达 2 ~ 3 cm。显微镜下，大多数囊肿衬覆扁平上皮，也有部分是衬覆增生的立方或柱状细胞，胞质嗜酸性，甚至可有乳头状突起。在这种情况下发生的肾肿瘤见第 24 章的详细讨论 [715]。

单纯性囊肿

单纯性囊肿是肾最常见的囊肿性疾病 [716]。在因不同原因接受腹部超声检查的普通人群中有 5%～12% 的人被发现有单纯性囊肿 [717-718]，且其发生率随着年龄增长而增长。在儿童其发生率低于 0.1%，在 50 岁以上的人可达 20%[713]。单纯性囊肿常无症状，为尸检时或因其他疾病做影像学检查时的偶然发现。偶尔，单纯性囊肿可因合并出血或感染而引起疼痛。单纯性囊肿可以是单发的、多发的和双侧性的。单纯性囊肿多见于肾皮质，虽然病因不清，但通常认为其来源于肾小管 [719]。大多数单纯性囊肿的直径在 5 cm 以下，但也有更大的囊肿报道 [718]。单纯性囊肿常为单房的，有时可为双房的或多房的。单纯性囊肿通常是半透明的，充满清亮的浆液，内衬单层立方或扁平上皮。合并出血或感染时单纯性囊肿的囊壁可增厚，并含充满含铁血黄素的巨噬细胞和萎缩的衬覆上皮。

参考文献

1. Israni A, Kasiske BL. Laboratory assessment of kidney disease: clearance, urinalysis, and kidney biopsy. In: Brenner BM, ed. *Brenner and Rector's the Kidney*. 8th ed. Philadelphia, PA: WB Saunders; 2008: 724-756.
2. Piotto GH, Moraes MC, Malheiros DM, et al. Percutaneous ultrasound-guided renal biopsy in children—safety, Efficacy, indications and renal pathology findings: 14-year Brazilian university hospital experience. *Clin Nephrol*. 2008; 69: 417-424.
3. Rivera F, Lopez-Gomez JM, Perez-Garcia R. Clinicopathologic correlations of renal pathology in Spain. *Kidney Int*. 2004; 66: 898-904.
4. Richards NT, Darby S, Howie AJ, et al. Knowledge of renal histology alters patient management in over 40% of cases. *Nephrol Dial Transplant*. 1994; 9: 1255-1259.
5. Shah RP, Vathsala A, Chiang GS, et al. The impact of percutaneous renal biopsies on clinical management. *Ann Acad Med Singapore*. 1993; 22: 908-911.
6. Turner MW, Hutchinson TA, Barre PE, et al. A prospective study on the impact of the renal biopsy in clinical management. *Clin Nephrol*. 1986; 26: 217-221.
7. Messias NC, Walker PD, Larsen CP. Paraffin immunofluorescence in the renal pathology laboratory: more than a salvage technique. *Mod Pathol*. 2015; 28: 854-860.
8. Nasr SH, Galgano SJ, Markowitz GS, et al. Immunofluorescence on pronase-digested Paraffin sections: a valuable salvage technique for renal biopsies. *Kidney Int*. 2006; 70: 2148-2151.
9. Johannessen JV. Rapid processing of kidney biopsies for electron microscopy. *Kidney Int*. 1973; 3: 46-50.
10. Hoffmann EO, Flores TR. High resolution light microscopy in renal pathology. *Am J Clin Pathol*. 1981; 76: 636-643.
11. Colvin RB. Antibody-mediated renal allograft rejection: diagnosis and pathogenesis. *J Am Soc Nephrol*. 2007; 18: 1046-1056.
12. Truong LD, Barrios R, Adrogue HE, Gaber LW. Acute antibody-mediated rejection of renal transplant: pathogenetic and diagnostic considerations. *Arch Pathol Lab Med*. 2007; 131: 1200-1208.
13. Boldorini R, Veggiani C, Barco D, Monga G. Kidney and urinary tract polyomavirus infection and distribution: molecular biology investigation of 10 consecutive autopsies. *Arch Pathol Lab Med*. 2005; 129: 69-73.
14. Eyzaguirre E, Haque AK. Application of immunohistochemistry to infections. *Arch Pathol Lab Med*. 2008; 132: 424-431.
15. Weber M. Basement membrane proteins. *Kidney Int*. 1992; 41: 620-628.
16. Clapp WL, Croker BP. Adult kidney. In: Mills SE, ed. *Histology for Pathologists*. 3rd ed. Philadelphia, PA: Lippincott Williams & Wilkins; 2007: 839-907.
17. Sraer JD, Adida C, Peraldi MN, et al. Species-specific properties of the glomerular mesangium. *J Am Soc Nephrol*. 1993; 3: 1342-1350.
18. Drenckhahn D, Schnittler H, Nobiling R, Kriz W. Ultrastructural organization of contractile proteins in rat glomerular mesangial cells. *Am J Pathol*. 1990; 137: 1343-1351.
19. Johnson RJ, Floege J, Yoshimura A, et al. The activated mesangial cell: a glomerular "myofibroblast"? *J Am Soc Nephrol*. 1992; 2: S190-S197.
20. Mene P, Simonson MS, Dunn MJ. Physiology of the mesangial cell. *Physiol Rev*. 1989; 69: 1347-1424.
21. Michael AF, Keane WF, Raij L, et al. The glomerular mesangium. *Kidney Int*. 1980; 17: 141-154.
22. Mathieson PW. Update on the podocyte. *Curr Opin Nephrol Hypertens*. 2009; 18: 206-211.
23. Stamenkovic I, Skalli O, Gabbiani G. Distribution of intermediate filament proteins in normal and diseased human glomeruli. *Am J Pathol*. 1986; 125: 465-475.
24. Shankland SJ, Smeets B, Pippin JW, Moeller MJ. The emergence of the glomerular parietal epithelial cell. *Nat Rev Nephrol*. 2014; 10: 158-173.
25. Winyard PJ, Price KL. Experimental renal progenitor cells: repairing and recreating kidneys? *Pediatr Nephrol*. 2014; 29: 665-672.
26. Habib R, Kleinknecht C. The primary nephrotic syndrome in children. Classification and clinicopathologic study of 406 cases. In: Sommers SC, ed. *Kidney Pathology Decennial, 1966–1975*. New York, NY: Appleton-Century- Crofts; 1975: 165-224.
27. Primary nephrotic syndrome in children: clinical significance of histopathologic variants of minimal change and of diffuse mesangial hypercellularity. A Report of the International Study of Kidney Disease in Children. *Kidney Int*. 1981; 20: 765-771.
28. Cameron JS. Nephrotic syndrome in the elderly. *Semin Nephrol*. 1996; 16: 319-329.
29. Waldman M, Crew RJ, Valeri A, et al. Adult minimal-change disease: clinical characteristics, treatment, and outcomes. *Clin J Am Soc Nephrol*. 2007; 2: 445-453.
30. Wyatt RJ, Marx MB, Kazee M, Holland NH. Current estimates of the incidence of steroid responsive idiopathic nephrosis in Kentucky children 1–9 years of age. *Int J Pediatr Nephrol*. 1982; 3: 63-65.
31. van den Berg JG, Weening JJ. Role of the immune system in the pathogenesis of idiopathic nephrotic syndrome. *Clin Sci*. 2004; 107: 125-136.
32. Artinano M, Etheridge WB, Stroehlein KB, Barcenas CG. Progression of minimal-change glomerulopathy to focal glomerulosclerosis in a patient with fenoprofen nephropathy. *Am J Nephrol*. 1986; 6: 353-357.
33. Warren GV, Korbet SM, Schwartz MM, Lewis EJ. Minimal change glomerulopathy associated with nonsteroidal antiinflammatory drugs. *Am J Kidney Dis*. 1989; 13: 127-130.
34. Audard V, Larousserie F, Grimbert P, et al. Minimal change nephrotic syndrome and classical Hodgkin's lymphoma: report of 21 cases and review of the literature. *Kidney Int*. 2006; 69: 2251-2260.
35. Kraft SW, Schwartz MM, Korbet SM, Lewis EJ. Glomerular podocytopathy in patients with systemic lupus erythematosus. *J Am Soc Nephrol*. 2005; 16: 175-179.
36. Troxell ML, Higgins JP, Kambham N. Renal pathology associated with hematopoietic stem cell transplantation. *Adv Anat Pathol*. 2014; 21: 330-340.
37. Zafarmand AA, Baranowska-Daca E, Ly PD, et al. De novo minimal change disease associated with reversible post-transplant nephrotic syndrome. A report of five cases and review of literature. *Clin Transplant*. 2002; 16: 350-361.
38. Grimbert P, Audard V, Remy P, et al. Recent approaches to the pathogenesis of minimal-change nephrotic syndrome. *Nephrol Dial Transplant*. 2003; 18: 245-248.
39. Tesar V, Zima T. Recent progress in the pathogenesis of nephrotic proteinuria. *Crit Rev Clin Lab Sci*. 2008; 45: 139-220.
40. Ishimoto T, Shimada M, Araya CE, et al. Minimal change disease: a CD80 podocytopathy? *Semin Nephrol*. 2011; 31: 320-325.
41. Ling C, Liu X, Shen Y, et al. Urinary CD80 levels as a diagnostic biomarker of minimal change disease. *Pediatr Nephrol*. 2015; 30: 309-316.
42. White RH, Glasgow EF, Mills RJ. Clinicopathological study of nephrotic syndrome in childhood. *Lancet*. 1970; 1: 1353-1359.
43. Olson JL. The nephrotic syndrome and minimal change disease. In: Jennette JC, Olson JL, Silva FG, A'gati VD, eds. *Heptinstall's Pathology of the Kidney*. 7th ed. Philadelphia, PA: Wolters Kluwer; 2015: 173-206.
44. Munyentwali H, Bouachi K, Audard V, et al. Rituximab is an efficient and safe treatment in adults with steroid-dependent minimal change disease. *Kidney Int*. 2013; 83: 511-516.
45. Garin EH, Reiser J, Cara-Fuentes G, et al. Case series: CTLA4-IgG1 therapy in minimal change disease and focal segmental glomerulosclerosis. *Pediatr Nephrol*. 2015; 30: 469-477.
46. Munk F. Klinische Diagnostik der degenerativen Nierenerkrankungen. *Z Klin Med*. 1913; 78: 1-52.
47. Patrakka J, Lahdenkari AT, Koskimies O, et al.

The number of podocyte slit diaphragms is decreased in minimal change nephrotic syndrome. *Pediatr Res*. 2002; 52: 349-355.

48. Fatima H, Moeller MJ, Smeets B, et al. Parietal epithelial cell activation marker in early recurrence of FSGS in the transplant. *Clin J Am Soc Nephrol*. 2012; 7: 1852-1858.
49. Giannico G, Yang H, Neilson EG, Fogo AB. Dystroglycan in the diagnosis of FSGS. *Clin J Am Soc Nephrol*. 2009; 4: 1747-1753.
50. D'Agati VD, Fogo AB, Bruijn JA, Jennette JC. Pathologic classification of focal segmental glomerulosclerosis: a working proposal. *Am J Kidney Dis*. 2004; 43: 368-382.
51. D'Agati VD. The spectrum of focal segmental glomerulosclerosis: new insights. *Curr Opin Nephrol Hypertens*. 2008; 17: 271-281.
52. Fogo AB. Causes and pathogenesis of focal segmental glomerulosclerosis. *Nat Rev Nephrol*. 2015; 11: 76-87.
53. Stokes MB, D'Agati VD. Morphologic variants of focal segmental glomerulosclerosis and their significance. *Adv Chronic Kidney Dis*. 2014; 21: 400-407.
54. D'Agati VD, Alster JM, Jennette JC, et al. Association of histologic variants in FSGS clinical trial with presenting features and outcomes. *Clin J Am Soc Nephrol*. 2013; 8: 399-406.
55. Savin VJ, Sharma R, Sharma M, et al. Circulating factor associated with increased glomerular permeability to albumin in recurrent focal segmental glomerulosclerosis. *N Engl J Med*. 1996; 334: 878-883.
56. Wei C, El Hindi S, Li J, et al. Circulating urokinase receptor as a cause of focal segmental glomerulosclerosis. *Nat Med*. 2011; 17: 952-960.
57. Barisoni L, Schnaper HW, Kopp JB. Advances in the biology and genetics of the podocytopathies: implications for diagnosis and therapy. *Arch Pathol Lab Med*. 2009; 133: 201-216.
58. D'Agati VD, Kaskel FJ, Falk RJ. Focal segmental glomerulosclerosis. *N Engl J Med*. 2011; 365: 2398-2411.
59. Sadowski CE, Lovric S, Ashraf S, et al. A single-gene cause in 29.5% of cases of steroid-resistant nephrotic syndrome. *J Am Soc Nephrol*. 2015; 26: 1279-1289.
60. Genovese G, Friedman DJ, Ross MD, et al. Association of trypanolytic ApoL1 variants with kidney disease in African Americans. *Science*. 2010; 329: 841-845.
61. Parsa A, Kao WH, Xie D, et al. APOL1 risk variants, race, and progression of chronic kidney disease. *N Engl J Med*. 2013; 369: 2183-2196.
62. Deegens JK, Steenbergen EJ, Wetzels JF. Review on diagnosis and treatment of focal segmental glomerulosclerosis. *Neth J Med*. 2008; 66: 3-12.
63. Del Rio M, Kaskel F. Evaluation and management of steroid-unresponsive nephrotic syndrome. *Curr Opin Pediatr*. 2008; 20: 151-156.
64. Korbet SM. Clinical picture and outcome of primary focal segmental glomerulosclerosis. *Nephrol Dial Transplant*. 1999; 14(suppl 3): 68-73.
65. Braden GL, Mulhern JG, O'Shea MH, et al. Changing incidence of glomerular diseases in adults. *Am J Kidney Dis*. 2000; 35: 878-883.
66. Beaufils H, Alphonse JC, Guedon J, Legrain M. Focal glomerulosclerosis: natural history and treatment. A report of 70 cases. *Nephron*. 1978; 21: 75-85.
67. Mongeau JG, Robitaille PO, Clermont MJ, et al. Focal segmental glomerulosclerosis (FSG) 20 years later. From toddler to grown up. *Clin Nephrol*. 1993; 40: 1-6.
68. Artero M, Biava C, Amend W, et al. Recurrent focal glomerulosclerosis: natural history and response to therapy. *Am J Med*. 1992; 92: 375-383.
69. Crosson JT. Focal segmental glomerulosclerosis and renal transplantation. *Transplant Proc*. 2007; 39: 737-743.
70. Fine RN. Recurrence of nephrotic syndrome/focal segmental glomerulosclerosis following renal transplantation in children. *Pediatr Nephrol*. 2007; 22: 496-502.
71. Stephanian E, Matas AJ, Mauer SM, et al. Recurrence of disease in patients retransplanted for focal segmental glomerulosclerosis. *Transplantation*. 1992; 53: 755-757.
72. Cameron JS, Senguttuvan P, Hartley B, et al. Focal segmental glomerulosclerosis in fifty-nine renal allografts from a single centre; analysis of risk factors for recurrence. *Transplant Proc*. 1989; 21: 2117-2118.
73. Schonholzer KW, Waldron M, Magil AB. Intraglomerular foam cells and human focal glomerulosclerosis. *Nephron*. 1992; 62: 130-136.
74. Howie AJ, Brewer DB. Further studies on the glomerular tip lesion: early and late stages and life table analysis. *J Pathol*. 1985; 147: 245-255.
75. Magil AB. Focal and segmental glomerulosclerosis. *Mod Pathol*. 1991; 4: 383-391.
76. Schwartz MM, Korbet SM, Rydell J, et al. Primary focal segmental glomerular sclerosis in adults: prognostic value of histologic variants. *Am J Kidney Dis*. 1995; 25: 845-852.
77. Wehrmann M, Bohle A, Held H, et al. Long-term prognosis of focal sclerosing glomerulonephritis. An analysis of 250 cases with particular regard to tubulointerstitial changes. *Clin Nephrol*. 1990; 33: 115-122.
78. Deegens JK, Dijkman HB, Borm GF, et al. Podocyte foot process effacement as a diagnostic tool in focal segmental glomerulosclerosis. *Kidney Int*. 2008; 74: 1568-1576.
79. Stokes MB, Valeri AM, Markowitz GS, D'Agati VD. Cellular focal segmental glomerulosclerosis: clinical and pathologic features. *Kidney Int*. 2006; 70: 1783-1792.
80. Kopp JB, Nelson GW, Sampath K, et al. APOL1 genetic variants in focal segmental glomerulosclerosis and HIV-associated nephropathy. *J Am Soc Nephrol*. 2011; 22: 2129-2137.
81. Detwiler RK, Falk RJ, Hogan SL, Jennette JC. Collapsing glomerulopathy: a clinically and pathologically distinct variant of focal segmental glomerulosclerosis. *Kidney Int*. 1994; 45: 1416-1424.
82. Singh HK, Baldree LA, McKenney DW, et al. Idiopathic collapsing glomerulopathy in children. *Pediatr Nephrol*. 2000; 14: 132-137.
83. El-Refaey AM, Kapur G, Jain A, et al. Idiopathic collapsing focal segmental glomerulosclerosis in pediatric patients. *Pediatr Nephrol*. 2007; 22: 396-402.
84. Clarkson MR, O'Meara YM, Murphy B, et al. Collapsing glomerulopathy—recurrence in a renal allograft. *Nephrol Dial Transplant*. 1998; 13: 503-506.
85. Albaqumi M, Barisoni L. Current views on collapsing glomerulopathy. *J Am Soc Nephrol*. 2008; 19: 1276-1281.
86. D'Agati V, Appel GB. Renal pathology of human immunodeficiency virus infection. *Semin Nephrol*. 1998; 18: 378-395.
87. Ross MJ, Klotman PE. HIV-associated nephropathy. *AIDS*. 2004; 18: 1089-1099.
88. Nochy D, Glotz D, Dosquet P, et al. Renal lesions associated with human immunodeficiency virus infection: North American vs. European experience. *Adv Nephrol Necker Hosp*. 1993; 22: 269-286.
89. Markowitz GS, Appel GB, Fine PL, et al. Collapsing focal segmental glomerulosclerosis following treatment with high-dose pamidronate. *J Am Soc Nephrol*. 2001; 12: 1164-1172.
90. Moudgil A, Nast CC, Bagga A, et al. Association of parvovirus B19 infection with idiopathic collapsing glomerulopathy. *Kidney Int*. 2001; 59: 2126-2133.
91. Kriz W, Lemley KV. The role of the podocyte in glomerulosclerosis. *Curr Opin Nephrol Hypertens*. 1999; 8: 489-497.
92. Sakamoto K, Ueno T, Kobayashi N, et al. The direction and role of phenotypic transition between podocytes and parietal epithelial cells in focal segmental glomerulosclerosis. *Am J Physiol Renal Physiol*. 2014; 306: F98-F104.
93. Hakroush S, Cebulla A, Schaldecker T, et al. Extensive podocyte loss triggers a rapid parietal epithelial cell response. *J Am Soc Nephrol*. 2014; 25: 927-938.
94. Barisoni L, Kriz W, Mundel P, D'Agati V. The dysregulated podocyte phenotype: a novel concept in the pathogenesis of collapsing idiopathic focal segmental glomerulosclerosis and HIV-associated nephropathy. *J Am Soc Nephrol*. 1999; 10: 51-61.
95. Chander P, Soni A, Suri A, et al. Renal ultrastructural markers in AIDS-associated nephropathy. *Am J Pathol*. 1987; 126: 513-526.
96. Laurinavicius A, Hurwitz S, Rennke HG. Collapsing glomerulopathy in HIV and non-HIV patients: a clinicopathological and follow-up study. *Kidney Int*. 1999; 56: 2203-2213.
97. Fukuma Y, Hisano S, Segawa Y, et al. Clinicopathologic correlation of C1q nephropathy in children. *Am J Kidney Dis*. 2006; 47: 412-418.
98. Iskandar SS, Browning MC, Lorentz WB. C1q nephropathy: a pediatric clinicopathological study. *Am J Kidney Dis*. 1991; 18: 459-465.
99. Jennette JC, Hipp CG. C1q nephropathy: a distinct pathologic entity usually causing nephrotic syndrome. *Am J Kidney Dis*. 1985; 6: 103-110.
100. Kersnik Levart T, Kenda RB, Avgustin Cavic M, et al. C1Q nephropathy in children. *Pediatr Nephrol*. 2005; 20: 1756-1761.
101. Lau KK, Gaber LW, Delos Santos NM, Wyatt RJ. C1q nephropathy: features at presentation and outcome. *Pediatr Nephrol*. 2005; 20: 744-749.
102. Markowitz GS, Schwimmer JA, Stokes MB, et al. C1q nephropathy: a variant of focal segmental glomerulosclerosis. *Kidney Int*. 2003; 64: 1232-1240.
103. Wenderfer SE, Swinford RD, Braun MC. C1q nephropathy in the pediatric population: pathology and pathogenesis. *Pediatr Nephrol*. 2010; 25: 1385-1396.
104. Gunasekara VN, Sebire NJ, Tullus K. C1q nephropathy in children: clinical characteristics and outcome. *Pediatr Nephrol*. 2014; 29: 407-413.
105. Hayslett JP, Kashgarian M, Bensch KG, et al. Clinicopathological correlations in the nephrotic syndrome due to primary renal disease. *Medicine(Baltimore)*. 1973; 52: 93-120.
106. Ramirez F, Brouhard BH, Travis LB, Ellis EN. Idiopathic membranous nephropathy in children. *J Pediatr*. 1982; 101: 677-681.
107. Wasserstein AG. Membranous glomerulonephritis. *J Am Soc Nephrol*. 1997; 8: 664-674.
108. Scolari F, Amoroso A, Savoldi S, et al. Familial membranous nephropathy. *J Nephrol*. 1998; 11: 35-39.
109. Couser WG, Nangaku M. Cellular and molecular biology of membranous nephropathy. *J Nephrol*. 2006; 19: 699-705.
110. Beck LH Jr, Bonegio RG, Lambeau G, et al. M-type phospholipase A2 receptor as target antigen in idiopathic membranous nephropathy. *N Engl J Med*. 2009; 361: 11-21.
111. Ronco P, Debiec H, Imai H. Circulating antipodocyte antibodies in membranous nephropathy: pathophysiologic and clinical relevance. *Am J Kidney Dis*. 2013; 62: 16-19.
112. Hofstra JM, Beck LH Jr, Beck DM, et al. Anti-

phospholipase A(2) receptor antibodies correlate with clinical status in idiopathic membranous nephropathy. *Clin J Am Soc Nephrol*. 2011; 6: 1286-1291.
113. Kattah A, Ayalon R, Beck LH Jr, et al. Anti-phospholipase A(2) receptor antibodies in recurrent membranous nephropathy. *Am J Transplant*. 2015; 15: 1349-1359.
114. Debiec H, Ronco P. Immunopathogenesis of membranous nephropathy: an update. *Semin Immunopathol*. 2014; 36: 381-397.
115. Tomas NM, Hoxha E, Reinicke AT, et al. Autoantibodies against thrombospondin type 1 domain-containing 7A induce membranous nephropathy. *J Clin Invest*. 2016; 126: 2519-2532.
116. Tomas NM, Beck LH Jr, Meyer-Schwesinger C, et al. Thrombospondin type-1 domain-containing 7A in idiopathic membranous nephropathy. *N Engl J Med*. 2014; 371: 2277-2287.
117. Debiec H, Guigonis V, Mougenot B, et al. Antenatal membranous glomerulonephritis due to anti-neutral endopeptidase antibodies. *N Engl J Med*. 2002; 346: 2053-2060.
118. Ronco P, Debiec H. New insights into the pathogenesis of membranous glomerulonephritis. *Curr Opin Nephrol Hypertens*. 2006; 15: 258-263.
119. Horl WH, Kerjaschki D. Membranous glomerulonephritis (MGN). *J Nephrol*. 2000; 13: 291-316.
120. Debiec H, Lefeu F, Kemper MJ, et al. Early-childhood membranous nephropathy due to cationic bovine serum albumin. *N Engl J Med*. 2011; 364: 2101-2110.
121. Takekoshi Y, Tanaka M, Shida N, et al. Strong association between membranous nephropathy and hepatitis-B surface antigenaemia in Japanese children. *Lancet*. 1978; 2: 1065-1068.
122. Seggie J, Nathoo K, Davies PG. Association of hepatitis B(HBs) antigenaemia and membranous glomerulonephritis in Zimbabwean children. *Nephron*. 1984; 38: 115-119.
123. Wing AJ, Hutt MS, Kibukamusoke JW. Progression and remission in the nehprotic syndrome associated with quartan malaria in Uganda. *Q J Med*. 1972; 41: 273-289.
124. Coggins CH, Frommer JP, Glassock RJ. Membranous nephropathy. *Sem Nephrol*. 1982; 2: 264-273.
125. Markowitz GS, D'Agati VD. Membranous glomerulonephritis. In: Jennette JC, Olson JL, Silva FG, A'gati VD, eds. *Heptinstall's Pathology of the Kidney*. 7th ed. Philadelphia, PA: Wolters Kluwer; 2015: 255-300.
126. Schwartz MM. Membranous glomerulonephritis. In: Jennette JC, Olson JL, Schwartz MM, Silva FG, eds. *Heptinstall's Pathology of the Kidney*. 6th ed. Philadelphia, PA: Lippincott Williams & Wilkins; 2007: 205-251.
127. Schieppati A, Mosconi L, Perna A, et al. Prognosis of untreated patients with idiopathic membranous nephropathy. *N Engl J Med*. 1993; 329: 85-89.
128. Donadio JV Jr, Torres VE, Velosa JA, et al. Idiopathic membranous nephropathy: the natural history of untreated patients. *Kidney Int*. 1988; 33: 708-715.
129. Noel LH, Zanetti M, Droz D, Barbanel C. Long-term prognosis of idiopathic membranous glomerulonephritis. Study of 116 untreated patients. *Am J Med*. 1979; 66: 82-90.
130. Poduval RD, Josephson MA, Javaid B. Treatment of de novo and recurrent membranous nephropathy in renal transplant patients. *Semin Nephrol*. 2003; 23: 392-399.
131. Ehrenreich T, Churg J. Pathology of membranous nephropathy. *Pathol Annu*. 1968; 3: 145-186.
132. Jennette JC, Iskandar SS, Dalldorf FG. Pathologic differentiation between lupus and nonlupus membranous glomerulopathy. *Kidney Int*. 1983; 24: 377-385.
133. Svobodova B, Honsova E, Ronco P, et al. Kidney biopsy is a sensitive tool for retrospective diagnosis of PLA2R-related membranous nephropathy. *Nephrol Dial Transplant*. 2013; 28: 1839-1844.
134. Larsen CP, Messias NC, Silva FG, et al. Determination of primary versus secondary membranous glomerulopathy utilizing phospholipase A2 receptor staining in renal biopsies. *Mod Pathol*. 2013; 26: 709-715.
135. Larsen CP, Walker PD. Phospholipase A2 receptor(PLA2R) staining is useful in the determination of de novo versus recurrent membranous glomerulopathy. *Transplantation*. 2013; 95: 1259-1262.
136. Kearney N, Podolak J, Matsumura L, et al. Patterns of IgG subclass deposits in membranous glomerulonephritis in renal allografts. *Transplant Proc*. 2011; 43: 3743-3746.
137. Comparison of idiopathic and systemic lupus erythematosus-associated membranous glomerulonephropathy in children. The Southwest Pediatric Nephrology Study Group. *Am J Kidney Dis*. 1986; 7: 115-124.
138. Llach F, Arieff AI, Massry SG. Renal vein thrombosis and nephrotic syndrome. A prospective study of 36 adult patients. *Ann Intern Med*. 1975; 83: 8-14.
139. Katz A, Fish AJ, Santamaria P, et al. Role of antibodies to tubulointerstitial nephritis antigen in human anti-tubular basement membrane nephritis associated with membranous nephropathy. *Am J Med*. 1992; 93: 691-698.
140. Incidence of reported ESRD by primary diagnosis. USRDS. United States Renal Data System annual data report. 2015 https://www.usrds.org/2015/download/vol2_USRDS_ESRD_15.pdf.
141. Dronavalli S, Duka I, Bakris GL. The pathogenesis of diabetic nephropathy. *Nat Clin Pract Endocrinol Metab*. 2008; 4: 444-452.
142. Vora JP, Ibrahim H. Clinical manifestations and natural history of diabetic nephropathy. In: Johnson RJ, Feehally J, eds. *Comprehensive Clinical Nephrology*. 2nd ed. Edinberg, NY: Mosby; 2003: 425.
143. Rajashekar A, Perazella MA, Crowley S. Systemic diseases with renal manifestations. *Prim Care*. 2008; 35: 297-328, vi-vii.
144. D'Agati V, Schmidt AM. RAGE and the pathogenesis of chronic kidney disease. *Nat Rev Nephrol*. 2010; 6: 352-360.
145. Ritz E, Stefanski A. Diabetic nephropathy in type II diabetes. *Am J Kidney Dis*. 1996; 27: 167-194.
146. Fioretto P, Mauer M. Histopathology of diabetic nephropathy. *Semin Nephrol*. 2007; 27: 195-207.
147. Mauer SM, Steffes MW, Ellis EN, et al. Structural-functional relationships in diabetic nephropathy. *J Clin Invest*. 1984; 74: 1143-1155.
148. Mauer SM, Steffes MW, Connett J, et al. The development of lesions in the glomerular basement membrane and mesangium after transplantation of normal kidneys to diabetic patients. *Diabetes*. 1983; 32: 948-952.
149. Tervaert TW, Mooyaart AL, Amann K, et al. Pathologic classification of diabetic nephropathy. *J Am Soc Nephrol*. 2010; 21: 556-563.
150. Markowitz GS, Lin J, Valeri AM, et al. Idiopathic nodular glomerulosclerosis is a distinct clinicopathologic entity linked to hypertension and smoking. *Hum Pathol*. 2002; 33: 826-835.
151. Najafian B, Alpers CE, Fogo AB. Pathology of human diabetic nephropathy. *Contrib Nephrol*. 2011; 170: 36-47.
152. Sharma SG, Bomback AS, Radhakrishnan J, et al. The modern spectrum of renal biopsy findings in patients with diabetes. *Clin J Am Soc Nephrol*. 2013; 8: 1718-1724.
153. Nasr SH, D'Agati VD, Said SM, et al. Pauci-immune crescentic glomerulonephritis superimposed on diabetic glomerulosclerosis. *Clin J Am Soc Nephrol*. 2008; 3: 1282-1288.
154. Elfenbein IB, Reyes JW. Crescents in diabetic glomerulopathy. Incidence and clinical significance. *Lab Invest*. 1975; 33: 687-695.
155. Westermark P, Benson MD, Buxbaum JN, et al. A primer of amyloid nomenclature. *Amyloid*. 2007; 14: 179-183.
156. Sethi S, Vrana JA, Theis JD, et al. Laser microdissection and mass spectrometry-based proteomics aids the diagnosis and typing of renal amyloidosis. *Kidney Int*. 2012; 82: 226-234.
157. Said SM, Sethi S, Valeri AM, et al. Renal amyloidosis: origin and clinicopathologic correlations of 474 recent cases. *Clin J Am Soc Nephrol*. 2013; 8: 1515-1523.
158. Pepys MB. Amyloidosis. *Annu Rev Med*. 2006; 57: 223-241.
159. Sayed RH, Hawkins PN, Lachmann HJ. Emerging treatments for amyloidosis. *Kidney Int*. 2015; 87: 516-526.
160. Falk RH, Comenzo RL, Skinner M. The systemic amyloidoses. *N Engl J Med*. 1997; 337: 898-909.
161. Buxbaum JN. The systemic amyloidoses. *Curr Opin Rheumatol*. 2004; 16: 67-75.
162. Obici L, Perfetti V, Palladini G, et al. Clinical aspects of systemic amyloid diseases. *Biochim Biophys Acta*. 2005; 1753: 11-22.
163. Westermark GT, Fandrich M, Westermark P. AA amyloidosis: pathogenesis and targeted therapy. *Annu Rev Pathol*. 2015; 10: 321-344.
164. Husby G, Marhaug G, Dowton B, et al. Serum amyloid A(SAA): biochemistry, genetics and the pathogenesis of AA amyloidosis. *Amyloid*. 1994; 1: 119-137.
165. Uhlar CM, Whitehead AS. Serum amyloid A, the major vertebrate acute-phase reactant. *Eur J Biochem*. 1999; 265: 501-523.
166. Benson MD. The hereditary amyloidoses. *Best Pract Res Clin Rheumatol*. 2003; 17: 909-927.
167. Padeh S. Periodic fever syndromes. *Pediatr Clin North Am*. 2005; 52: 577-609, vii.
168. Said SM, Sethi S, Valeri AM, et al. Characterization and outcomes of renal leukocyte chemotactic factor 2-associated amyloidosis. *Kidney Int*. 2014; 86: 370-377.
169. Larsen CP, Kossmann RJ, Beggs ML, et al. Clinical, morphologic, and genetic features of renal leukocyte chemotactic factor 2 amyloidosis. *Kidney Int*. 2014; 86: 378-382.
170. Gejyo F, Narita I. Current clinical and pathogenetic understanding of beta2-m amyloidosis in long-term haemodialysis patients. *Nephrology(Carlton)*. 2003; 8(suppl): S 45-S49.
171. Kyle RA, Gertz MA. Primary systemic amyloidosis: clinical and laboratory features in 474 cases. *Semin Hematol*. 1995; 32: 45-59.
172. Bohle A, Wehrmann M, Eissele R, et al. The long-term prognosis of AA and AL renal amyloidosis and the pathogenesis of chronic renal failure in renal amyloidosis. *Pathol Res Pract*. 1993; 189: 316-331.
173. Dember LM. Amyloidosis-associated kidney disease. *J Am Soc Nephrol*. 2006; 17: 3458-3471.
174. Herrera GA, Picken MM. Renal diseases associated with plasma cell dyscrasias, amyloidoses, and Waldenström macroglobulinemia. In: Jennette JC, Olson JL, Silva FG, A'gati VD, eds. *Heptinstall's Pathology of the Kidney*. 7th ed. Philadelphia, PA: Wolters Kluwer; 2015: 951-1014.
175. Satoskar AA, Burdge K, Cowden DJ, et al. Typing of amyloidosis in renal biopsies: diagnostic pitfalls. *Arch Pathol Lab Med*. 2007; 131: 917-922.
176. Yang GC, Nieto R, Stachura I, Gallo GR. Ultrastructural immunohistochemical localization of

polyclonal IgG, C3, and amyloid P component on the congo red-negative amyloid-like fibrils of fibrillary glomerulopathy. *Am J Pathol*. 1992; 141: 409-419.

177. Dyck RF, Lockwood CM, Kershaw M, et al. Amyloid P-component is a constituent of normal human glomerular basement membrane. *J Exp Med*. 1980; 152: 1162-1174.
178. Alpers CE, Kowalewska J. Fibrillary glomerulonephritis and immunotactoid glomerulopathy. *J Am Soc Nephrol*. 2008; 19: 34-37.
179. Brady HR. Fibrillary glomerulopathy. *Kidney Int*. 1998; 53: 1421-1429.
180. Fogo A, Qureshi N, Horn RG. Morphologic and clinical features of fibrillary glomerulonephritis versus immunotactoid glomerulopathy. *Am J Kidney Dis*. 1993; 22: 367-377.
181. Iskandar SS, Falk RJ, Jennette JC. Clinical and pathologic features of fibrillary glomerulonephritis. *Kidney Int*. 1992; 42: 1401-1407.
182. Rosenstock JL, Markowitz GS, Valeri AM, et al. Fibrillary and immunotactoid glomerulonephritis: distinct entities with different clinical and pathologic features. *Kidney Int*. 2003; 63: 1450-1461.
183. Devaney K, Sabnis SG, Antonovych TT. Nonamyloidotic fibrillary glomerulopathy, immunotactoid glomerulopathy, and the differential diagnosis of filamentous glomerulopathies. *Mod Pathol*. 1991; 4: 36-45.
184. Nasr SH, Valeri AM, Cornell LD, et al. Fibrillary glomerulonephritis: a report of 66 cases from a single institution. *Clin J Am Soc Nephrol*. 2011; 6: 775-784.
185. Pronovost PH, Brady HR, Gunning ME, et al. Clinical features, predictors of disease progression and results of renal transplantation in fibrillary/immunotactoid glomerulopathy. *Nephrol Dial Transplant*. 1996; 11: 837-842.
186. Samaniego M, Nadasdy GM, Laszik Z, Nadasdy T. Outcome of renal transplantation in fibrillary glomerulonephritis. *Clin Nephrol*. 2001; 55: 159-166.
187. Churg J, Venkataseshan VS. Fibrillary glomerulonephritis without immunoglobulin deposits in the kidney. *Kidney Int*. 1993; 44: 837-842.
188. Duffy JL, Khurana E, Susin M, et al. Fibrillary renal deposits and nephritis. *Am J Pathol*. 1983; 113: 279-290.
189. Lin J, Markowitz GS, Valeri AM, et al. Renal monoclonal immunoglobulin deposition disease: the disease spectrum. *J Am Soc Nephrol*. 2001; 12: 1482-1492.
190. Herrera GA, Turbat-Herrera EA. Renal diseases with organized deposits: an algorithmic approach to classification and clinicopathologic diagnosis. *Arch Pathol Lab Med*. 2010; 134: 512-531.
191. Nasr SH, Valeri AM, Cornell LD, et al. Renal monoclonal immunoglobulin deposition disease: a report of 64 patients from a single institution. *Clin J Am Soc Nephrol*. 2012; 7: 231-239.
192. Buxbaum J, Gallo G. Nonamyloidotic monoclonal immunoglobulin deposition disease. Light-chain, heavy-chain, and light- and heavy-chain deposition diseases. *Hematol Oncol Clin North Am*. 1999; 13: 1235-1248.
193. Preud'homme JL, Aucouturier P, Touchard G, et al. Monoclonal immunoglobulin deposition disease(Randall type). Relationship with structural abnormalities of immunoglobulin chains. *Kidney Int*. 1994; 46: 965-972.
194. Sanders PW, Herrera GA. Monoclonal immunoglobulin light chain-related renal diseases. *Semin Nephrol*. 1993; 13: 324-341.
195. Ronco P, Plaisier E, Mougenot B, Aucouturier P. Immunoglobulin light(heavy)-chain deposition disease: from molecular medicine to pathophysiology-driven therapy. *Clin J Am Soc Nephrol*. 2006; 1: 1342-1350.
196. Pozzi C, D'Amico M, Fogazzi GB, et al. Light chain deposition disease with renal involvement: clinical characteristics and prognostic factors. *Am J Kidney Dis*. 2003; 42: 1154-1163.
197. Shimamura T, Weiss LS, Walker JA, et al. Light chain nephropathy in a 19-month-old boy with AIDS. *Acta Pathol Jpn*. 1992; 42: 500-503.
198. Leung N, Lager DJ, Gertz MA, et al. Long-term outcome of renal transplantation in light-chain deposition disease. *Am J Kidney Dis*. 2004; 43: 147-153.
199. Pozzi C, Fogazzi GB, Banfi G, et al. Renal disease and patient survival in light chain deposition disease. *Clin Nephrol*. 1995; 43: 281-287.
200. Herrera GA, Russell WJ, Isaac J, et al. Glomerulopathic light chain-mesangial cell interactions modulate in vitro extracellular matrix remodeling and reproduce mesangiopathic findings documented in vivo. *Ultrastruct Pathol*. 1999; 23: 107-126.
201. Zhu L, Herrera GA, Murphy-Ullrich JE, et al. Pathogenesis of glomerulosclerosis in light chain deposition disease. Role for transforming growth factor-beta. *Am J Pathol*. 1995; 147: 375-385.
202. Aucouturier P, Khamlichi AA, Touchard G, et al. Brief report: heavy-chain deposition disease. *N Engl J Med*. 1993; 329: 1389-1393.
203. Kambham N, Markowitz GS, Appel GB, et al. Heavy chain deposition disease: the disease spectrum. *Am J Kidney Dis*. 1999; 33: 954-962.
204. Nasr SH, Satoskar A, Markowitz GS, et al. Proliferative glomerulonephritis with monoclonal IgG deposits. *J Am Soc Nephrol*. 2009; 20: 2055-2064.
205. Nasr SH, Sethi S, Cornell LD, et al. Proliferative glomerulonephritis with monoclonal IgG deposits recurs in the allograft. *Clin J Am Soc Nephrol*. 2011; 6: 122-132.
206. Larsen CP, Ambuzs JM, Bonsib SM, et al. Membranous-like glomerulopathy with masked IgG kappa deposits. *Kidney Int*. 2014; 86: 154-161.
207. Habib R. Nephrotic syndrome in the 1st year of life. *Pediatr Nephrol*. 1993; 7: 347-353.
208. Hinkes BG, Mucha B, Vlangos CN, et al. Nephrotic syndrome in the first year of life: two thirds of cases are caused by mutations in 4 genes(NPHS1, NPHS2, WT1, and LAMB2). *Pediatrics*. 2007; 119: e907-e919.
209. Besbas N, Bayrakci US, Kale G, et al. Cytomegalovirus-related congenital nephrotic syndrome with diffuse mesangial sclerosis. *Pediatr Nephrol*. 2006; 21: 740-742.
210. Ramirez-Seijas F, Granado-Villar D, Cepero-Akselrad A, et al. Congenital nephrotic syndrome. *Int Pediatr*. 2000; 15: 121-122.
211. Kari JA, Montini G, Bockenhauer D, et al. Clinico-pathological correlations of congenital and infantile nephrotic syndrome over twenty years. *Pediatr Nephrol*. 2014; 29: 2173-2180.
212. Liapis H. Molecular pathology of nephrotic syndrome in childhood: a contemporary approach to diagnosis. *Pediatr Dev Pathol*. 2008; 11: 154-163.
213. Frishberg Y, Ben-Neriah Z, Suvanto M, et al. Misleading findings of homozygosity mapping resulting from three novel mutations in NPHS1 encoding nephrin in a highly inbred community. *Genet Med*. 2007; 9: 180-184.
214. Kestila M, Lenkkeri U, Mannikko M, et al. Positionally cloned gene for a novel glomerular protein—nephrin—is mutated in congenital nephrotic syndrome. *Mol Cell*. 1998; 1: 575-582.
215. Kestila M, Mannikko M, Holmberg C, et al. Congenital nephrotic syndrome of the Finnish type maps to the long arm of chromosome 19. *Am J Hum Genet*. 1994; 54: 757-764.
216. Ruotsalainen V, Ljungberg P, Wartiovaara J, et al. Nephrin is specifically located at the slit diaphragm of glomerular podocytes. *Proc Natl Acad Sci USA*. 1999; 96: 7962-7967.
217. Jackson LW. Congenital nephrotic syndrome. *Neonatal Netw*. 2007; 26: 47-55.
218. Patrakka J, Ruotsalainen V, Reponen P, et al. Recurrence of nephrotic syndrome in kidney grafts of patients with congenital nephrotic syndrome of the Finnish type: role of nephrin. *Transplantation*. 2002; 73: 394-403.
219. Holmberg C, Jalanko H. Congenital nephrotic syndrome and recurrence of proteinuria after renal transplantation. *Pediatr Nephrol*. 2014; 29: 2309-2317.
220. Habib R, Gubler MC, Antignac C, Gagnadoux MF. Diffuse mesangial sclerosis: a congenital glomerulopathy with nephrotic syndrome. *Adv Nephrol Necker Hosp*. 1993; 22: 43-57.
221. Yang Y, Jeanpierre C, Dressler GR, et al. WT1 and PAX-2 podocyte expression in Denys-Drash syndrome and isolated diffuse mesangial sclerosis. *Am J Pathol*. 1999; 154: 181-192.
222. Lipska BS, Ranchin B, Iatropoulos P, et al. Genotype-phenotype associations in WT1 glomerulopathy. *Kidney Int*. 2014; 85: 1169-1178.
223. Gbadegesin R, Hinkes BG, Hoskins BE, et al. Mutations in PLCE1 are a major cause of isolated diffuse mesangial sclerosis(IDMS). *Nephrol Dial Transplant*. 2008; 23: 1291-1297.
224. Montseny JJ, Meyrier A, Kleinknecht D, Callard P. The current spectrum of infectious glomerulonephritis. Experience with 76 patients and review of the literature. *Medicine (Baltimore)*. 1995; 74: 63-73.
225. Rodríguez-Iturbe B. Acute poststreptococcal glomerulonephritis. In: Schrier RW, Gottschalk CW, eds. *Diseases of the Kidney*. 5th ed. Boston, MA: Little, Brown & Co; 1993: 1715-1730.
226. Satoskar AA, Nadasdy T, Silva FG. Acute postinfectious glomerulonephritis and glomerulonephritis caused by persistent bacterial infection. In: Jennette JC, Olson JL, Silva FG, A'gati VD, eds. *Heptinstall's Pathology of the Kidney*. 7th ed. Philadelphia, PA: Lippincott Williams & Wilkins; 2015: 367-436.
227. Nasr SH, Fidler ME, Valeri AM, et al. Postinfectious glomerulonephritis in the elderly. *J Am Soc Nephrol*. 2011; 22: 187-195.
228. Kambham N. Postinfectious glomerulonephritis. *Adv Anat Pathol*. 2012; 19: 338-347.
229. Yoshizawa N. Acute glomerulonephritis. *Intern Med*. 2000; 39: 687-694.
230. Rodriguez-Iturbe B, Musser JM. The current state of poststreptococcal glomerulonephritis. *J Am Soc Nephrol*. 2008; 19: 1855-1864.
231. Ferrario F, Kourilsky O, Morel-Maroger L. Acute endocapillary glomerulonephritis in adults: a histologic and clinical comparison between patients with and without initial acute renal failure. *Clin Nephrol*. 1983; 19: 17-23.
232. Melby PC, Musick WD, Luger AM, Khanna R. Poststreptococcal glomerulonephritis in the elderly. Report of a case and review of the literature. *Am J Nephrol*. 1987; 7: 235-240.
233. Dodge WF, Spargo BH, Bass JA, Travis LB. The relationship between the clinical and pathologic features of poststreptococcal glomerulonephritis. A study of the early natural history. *Medicine(Baltimore)*. 1986; 47: 227-267.
234. Sethi S, Fervenza FC, Zhang Y, et al. Atypical postinfectious glomerulonephritis is associated with abnormalities in the alternative pathway of complement. *Kidney Int*. 2013; 83: 293-299.
235. Prasto J, Kaplan BS, Russo P, et al. Streptococcal infection as possible trigger for dense deposit disease(C3 glomerulopathy). *Eur J Pediatr*. 2014; 173: 767-772.
236. Vernon KA, Goicoechea de Jorge E, Hall AE, et al. Acute presentation and persistent glomeru-

lonephritis following streptococcal infection in a patient with heterozygous complement factor H-related protein 5 deficiency. *Am J Kidney Dis*. 2012; 60: 121-125.
237. Stratta P, Musetti C, Barreca A, Mazzucco G. New trends of an old disease: the acute post infectious glomerulonephritis at the beginning of the new millenium. *J Nephrol*. 2014; 27: 229-239.
238. Nast CC. Infection-related glomerulonephritis: changing demographics and outcomes. *Adv Chronic Kidney Dis*. 2012; 19: 68-75.
239. Nasr SH, D'Agati VD. IgA-dominant postinfectious glomerulonephritis: a new twist on an old disease. *Nephron Clin Pract*. 2011; 119: c18-c25, discussion c26.
240. Haas M, Racusen LC, Bagnasco SM. IgA-dominant postinfectious glomerulonephritis: a report of 13 cases with common ultrastructural features. *Hum Pathol*. 2008; 39: 1309-1316.
241. Koyama A, Kobayashi M, Yamaguchi N, et al. Glomerulonephritis associated with MRSA infection: a possible role of bacterial superantigen. *Kidney Int*. 1995; 47: 207-216.
242. Koyama A, Sharmin S, Sakurai H, et al. *Staphylococcus aureus* cell envelope antigen is a new candidate for the induction of IgA nephropathy. *Kidney Int*. 2004; 66: 121-132.
243. Nasr SH, Markowitz GS, Stokes MB, et al. Acute postinfectious glomerulonephritis in the modern era: experience with 86 adults and review of the literature. *Medicine(Baltimore)*. 2008; 87: 21-32.
244. Satoskar AA, Molenda M, Scipio P, et al. Henoch-Schonlein purpura-like presentation in IgA-dominant Staphylococcus infection— associated glomerulonephritis—a diagnostic pitfall. *Clin Nephrol*. 2013; 79: 302-312.
245. Haas M. Postinfectious glomerulonephritis complicating diabetic nephropathy: a frequent association, but how clinically important? *Hum Pathol*. 2003; 34: 1225-1227.
246. Wen YK, Chen ML. Discrimination between postinfectious IgA-dominant glomerulonephritis and idiopathic IgA nephropathy. *Ren Fail*. 2010; 32: 572-577.
247. Walker PD, Ferrario F, Joh K, Bonsib SM. Dense deposit disease is not a membranoproliferative glomerulonephritis. *Mod Pathol*. 2007; 2007: 605-616.
248. Anders D, Agricola B, Sippel M, Thoenes W. Basement membrane changes in membranoproliferative glomerulonephritis. II. Characterization of a third type by silver impregnation of ultra thin sections. *Virchows Arch A Pathol Anat Histol*. 1977; 376: 1-19.
249. Burkholder PM, Marchand A, Krueger RP. Mixed membranous and proliferative glomerulonephritis. A correlative light, immunofluorescence, and electron microscopic study. *Lab Invest*. 1970; 23: 459-479.
250. Strife CF, Jackson EC, McAdams AJ. Type III membranoproliferative glomerulonephritis: long-term clinical and morphologic evaluation. *Clin Nephrol*. 1984; 21: 323-334.
251. Fakhouri F, Fremeaux-Bacchi V, Noel LH, et al. C3 glomerulopathy: a new classification. *Nat Rev Nephrol*. 2010; 6: 494-499.
252. Servais A, Fremeaux-Bacchi V, Lequintrec M, et al. Primary glomerulonephritis with isolated C3 deposits: a new entity which shares common genetic risk factors with haemolytic uraemic syndrome. *J Med Genet*. 2007; 44: 193-199.
253. Bomback AS, Appel GB. Pathogenesis of the C3 glomerulopathies and reclassification of MPGN. *Nat Rev Nephrol*. 2012; 8: 634-642.
254. Pickering MC, D'Agati VD, Nester CM, et al. C3 glomerulopathy: consensus report. *Kidney Int*. 2013; 84: 1079-1089.
255. Hou J, Markowitz GS, Bomback AS, et al. Toward a working definition of C3 glomerulopathy by immunofluorescence. *Kidney Int*. 2014; 85: 450-456.
256. Cook HT, Pickering MC. Histopathology of MPGN and C3 glomerulopathies. *Nat Rev Nephrol*. 2015; 11: 14-22.
257. Servais A, Noel LH, Roumenina LT, et al. Acquired and genetic complement abnormalities play a critical role in dense deposit disease and other C3 glomerulopathies. *Kidney Int*. 2012; 82: 454-464.
258. Barbour TD, Pickering MC, Terence Cook H. Dense deposit disease and C3 glomerulopathy. *Semin Nephrol*. 2013; 33: 493-507.
259. Gale DP, de Jorge EG, Cook HT, et al. Identification of a mutation in complement factor H-related protein 5 in patients of Cypriot origin with glomerulonephritis. *Lancet*. 2010; 376: 794-801.
260. Bomback AS, Smith RJ, Barile GR, et al. Eculizumab for dense deposit disease and C3 glomerulonephritis. *Clin J Am Soc Nephrol*. 2012; 7: 748-756.
261. Smith RJ, Alexander J, Barlow PN, et al. New approaches to the treatment of dense deposit disease. *J Am Soc Nephrol*. 2007; 18: 2447-2456.
262. Xiao X, Pickering MC, Smith RJ. C3 glomerulopathy: the genetic and clinical findings in dense deposit disease and C3 glomerulonephritis. *Semin Thromb Hemost*. 2014; 40: 465-471.
263. Appel GB, Cook HT, Hageman G, et al. Membranoproliferative glomerulonephritis type II(dense deposit disease): an update. *J Am Soc Nephrol*. 2005; 16: 1392-1403.
264. Walker PD. Dense deposit disease: new insights. *Curr Opin Nephrol Hypertens*. 2007; 16: 204-212.
265. Abrera-Abeleda MA, Nishimura C, Smith JL, et al. Variations in the complement regulatory genes factor H(CFH) and factor H related 5 (CFHR5) are associated with membranoproliferative glomerulonephritis type II(dense deposit disease). *J Med Genet*. 2006; 43: 582-589.
266. Gold B, Merriam JE, Zernant J, et al. Variation in factor B(BF) and complement component 2(C2) genes is associated with age-related macular degeneration. *Nat Genet*. 2006; 38: 458-462.
267. Mathieson PW, Peters DK. Lipodystrophy in MCGN type II: the clue to links between the adipocyte and the complement system. *Nephrol Dial Transplant*. 1997; 12: 1804-1806.
268. Misra A, Peethambaram A, Garg A. Clinical features and metabolic and autoimmune derangements in acquired partial lipodystrophy: report of 35 cases and review of the literature. *Medicine(Baltimore)*. 2004; 83: 18-34.
269. Zipfel PF, Heinen S, Jozsi M, Skerka C. Complement and diseases: defective alternative pathway control results in kidney and eye diseases. *Mol Immunol*. 2006; 43: 97-106.
270. Kher KK, Makker SP, Aikawa M, Kirson IJ. Regression of dense deposits in type II membranoproliferative glomerulonephritis: case report of clinical course in a child. *Clin Nephrol*. 1982; 17: 100-103.
271. McEnery PT, McAdams AJ. Regression of membranoproliferative glomerulonephritis type II(dense deposit disease): observations in six children. *Am J Kidney Dis*. 1988; 12: 138-146.
272. Figueres ML, Fremeaux-Bacchi V, Rabant M, et al. Heterogeneous histologic and clinical evolution in 3 cases of dense deposit disease with long-term follow-up. *Hum Pathol*. 2014; 45: 2326-2333.
273. Hariharan S. Recurrent and de novo diseases after renal transplantation. *Semin Dial*. 2000; 13: 195-199.
274. Sethi S, Sukov WR, Zhang Y, et al. Dense deposit disease associated with monoclonal gammopathy of undetermined significance. *Am J Kidney Dis*. 2010; 56: 977-982.
275. Habib R, Kleinknecht C, Gubler MC, Levy M. Idiopathic membranoproliferative glomerulonephritis in children. Report of 105 cases. *Clin Nephrol*. 1973; 1: 194-214.
276. Sethi S, Gamez JD, Vrana JA, et al. Glomeruli of Dense Deposit Disease contain components of the alternative and terminal complement pathway. *Kidney Int*. 2009; 75: 952-960.
277. Sethi S, Fervenza FC, Zhang Y, et al. C3 glomerulonephritis: clinicopathological findings, complement abnormalities, glomerular proteomic profile, treatment, and follow-up. *Kidney Int*. 2012; 82: 465-473.
278. Zhang Y, Nester CM, Martin B, et al. Defining the complement biomarker profile of C3 glomerulopathy. *Clin J Am Soc Nephrol*. 2014; 9: 1876-1882.
279. Sethi S, Fervenza FC. Membranoproliferative glomerulonephritis—a new look at an old entity. *N Engl J Med*. 2012; 366: 1119-1131.
280. Smith KD, Alpers CE. Pathogenic mechanisms in membranoproliferative glomerulonephritis. *Curr Opin Nephrol Hypertens*. 2005; 14: 396-403.
281. Fervenza FC, Sethi S, Glassock RJ. Idiopathic membranoproliferative glomerulonephritis: does it exist? *Nephrol Dial Transplant*. 2012; 27: 4288-4294.
282. West CD. Idiopathic membranoproliferative glomerulonephritis in childhood. *Pediatr Nephrol*. 1992; 6: 96-103.
283. D'Amico G, Ferrario F. Mesangiocapillary glomerulonephritis. *J Am Soc Nephrol*. 1992; 2: S159-S166.
284. Zhou XJ, Silva FG. Membranoproliferative glomerulonephritis. In: Jennette JC, Olson JL, Silva FG, A'gati VD, eds. *Heptinstall's Pathology of the Kidney*. 7th ed. Philadelphia, PA: Wolters Kluwer; 2015: 301-340.
285. Schmitt H, Bohle A, Reineke T, et al. Long-term prognosis of membranoproliferative glomerulonephritis type I. Significance of clinical and morphological parameters: an investigation of 220 cases. *Nephron*. 1990; 55: 242-250.
286. Lien YH, Scott K. Long-term cyclophosphamide treatment for recurrent type I membranoproliferative glomerulonephritis after transplantation. *Am J Kidney Dis*. 2000; 35: 539-543.
287. Lorenz EC, Sethi S, Leung N, et al. Recurrent membranoproliferative glomerulonephritis after kidney transplantation. *Kidney Int*. 2010; 77: 721-728.
288. Strife CF, McEnery PT, McAdams AJ, West CD. Membranoproliferative glomerulonephritis with disruption of the glomerular basement membrane. *Clin Nephrol*. 1977; 7: 65-72.
289. Haas M. Histology and immunohistology of IgA nephropathy. *J Nephrol*. 2005; 18: 676-680.
290. Tumlin JA, Madaio MP, Hennigar R. Idiopathic IgA nephropathy: pathogenesis, histopathology, and therapeutic options. *Clin J Am Soc Nephrol*. 2007; 2: 1054-1061.
291. Beerman I, Novak J, Wyatt RJ, et al. The genetics of IgA nephropathy. *Nat Clin Pract Nephrol*. 2007; 3: 325-338.
292. Hsu SI, Ramirez SB, Winn MP, et al. Evidence for genetic factors in the development and progression of IgA nephropathy. *Kidney Int*. 2000; 57: 1818-1835.
293. Scolari F. Familial IgA nephropathy. *J Nephrol*. 1999; 12: 213-219.
294. Gharavi AG, Kiryluk K, Choi M, et al. Genome-wide association study identifies susceptibility loci for IgA nephropathy. *Nat Genet*. 2011; 43: 321-327.
295. Kiryluk K, Novak J. The genetics and immunobiology of IgA nephropathy. *J Clin Invest*. 2014;

124: 2325-2332.
296. Davin JC, Ten Berge IJ, Weening JJ. What is the difference between IgA nephropathy and Henoch-Schonlein purpura nephritis? *Kidney Int*. 2001; 59: 823-834.
297. Haas M. IgA nephropathy and IgA vasculitis (Henoch-Schönlein purpura nephritis). In: Jennette JC, Olson JL, Silva FG, A'gati VD, eds. *Heptinstall's Pathology of the Kidney*. 7th ed. Philadelphia, PA: Wolters Kluwer; 2015: 463-524.
298. Barratt J, Smith AC, Molyneux K, Feehally J. Immunopathogenesis of IgAN. *Semin Immunopathol*. 2007; 29: 427-443.
299. Novak J, Julian BA, Tomana M, Mestecky J. IgA glycosylation and IgA immune complexes in the pathogenesis of IgA nephropathy. *Semin Nephrol*. 2008; 28: 78-87.
300. Zhao N, Hou P, Lv J, et al. The level of galactose-deficient IgA1 in the sera of patients with IgA nephropathy is associated with disease progression. *Kidney Int*. 2012; 82: 790-796.
301. D'Amico G. Natural history of idiopathic IgA nephropathy: role of clinical and histological prognostic factors. *Am J Kidney Dis*. 2000; 36: 227-237.
302. Niaudet P, Murcia I, Beaufils H, et al. Primary IgA nephropathies in children: prognosis and treatment. *Adv Nephrol Necker Hosp*. 1993; 22: 121-140.
303. Donadio JV Jr, Grande JP. Immunoglobulin A nephropathy: a clinical perspective. *J Am Soc Nephrol*. 1997; 8: 1324-1332.
304. Floege J. Recurrent IgA nephropathy after renal transplantation. *Semin Nephrol*. 2004; 24: 287-291.
305. Roberts IS. Pathology of IgA nephropathy. *Nat Rev Nephrol*. 2014; 10: 445-454.
306. Haas M. Histologic subclassification of IgA nephropathy: a clinicopathologic study of 244 cases. *Am J Kidney Dis*. 1997; 29: 829-842.
307. Working Group of the International Ig ANN, the Renal Pathology Society, Cattran DC, Coppo R, et al. The Oxford classification of IgA nephropathy: rationale, clinicopathological correlations, and classification. *Kidney Int*. 2009; 76: 534-545.
308. Haas M, Rastaldi MP, Fervenza FC. Histologic classification of glomerular diseases: clinicopathologic correlations, limitations exposed by validation studies, and suggestions for Modification. *Kidney Int*. 2014; 85: 779-793.
309. Faille-Kuyper EH, Kater L, Kuijten RH, et al. Occurrence of vascular IgA deposits in clinically normal skin of patients with renal disease. *Kidney Int*. 1976; 9: 424-429.
310. Thompson AJ, Chan YL, Woodroffe AJ, et al. Vascular IgA deposits in clinically normal skin of patients with renal disease. *Pathology*. 1980; 12: 407-413.
311. Sanders JT, Wyatt RJ. IgA nephropathy and Henoch-Schonlein purpura nephritis. *Curr Opin Pediatr*. 2008; 20: 163-170.
312. Waldo FB. Is Henoch-Schonlein purpura the systemic form of IgA nephropathy? *Am J Kidney Dis*. 1988; 12: 373-377.
313. Jennette JC, Nickeleit V. Anti-glomerular basement membrane glomerulonephritis and Goodpasture's syndrome. In: Jennette JC, Olson JL, Silva FG, A'gati VD, eds. *Heptinstall's Pathology of the Kidney*. 7th ed. Philadelphia, PA: Wolters Kluwer; 2015: 657-684.
314. Nachman PH, Jennette JC, Falk RJ. Rapidly progressive glomerulonephritis and crescentic glomerulonephritis. In: Brenner M, ed. *Brenner and Rector's the Kidney*. 8th ed. Philadelphia, PA: WB Saunders; 2006: 1034-1046.
315. Fischer EG, Lager DJ. Anti-glomerular basement membrane glomerulonephritis: a morphologic study of 80 cases. *Am J Clin Pathol*. 2006; 125: 445-450.
316. Hudson BG, Kalluri R, Gunwar S, et al. Molecular characteristics of the Goodpasture autoantigen. *Kidney Int*. 1993; 43: 135-139.
317. Kalluri R, Wilson CB, Weber M, et al. Identification of the alpha 3 chain of type IV collagen as the common autoantigen in antibasement membrane disease and Goodpasture syndrome. *J Am Soc Nephrol*. 1995; 6: 1178-1185.
318. Pedchenko V, Bondar O, Fogo AB, et al. Molecular architecture of the Goodpasture autoantigen in anti-GBM nephritis. *N Engl J Med*. 2010; 363: 343-354.
319. Cui Z, Zhao MH. Advances in human antiglomerular basement membrane disease. *Nat Rev Nephrol*. 2011; 7: 697-705.
320. Goldman M, Depierreux M, De Pauw L, et al. Failure of two subsequent renal grafts by anti-GBM glomerulonephritis in Alport's syndrome: case report and review of the literature. *Transpl Int*. 1990; 3: 82-85.
321. Oliver TB, Gouldesbrough DR, Swainson CP. Acute crescentic glomerulonephritis associated with antiglomerular basement membrane antibody in Alport's syndrome after second transplantation. *Nephrol Dial Transplant*. 1991; 6: 893-895.
322. Hecht N, Omoloja A, Witte D, Canessa L. Evolution of antiglomerular basement membrane glomerulonephritis into membranous glomerulonephritis. *Pediatr Nephrol*. 2008; 23: 477-480.
323. Troxell ML, Saxena AB, Kambham N. Concurrent anti-glomerular basement membrane disease and membranous glomerulonephritis: a case report and literature review. *Clin Nephrol*. 2006; 66: 120-127.
324. Bonsib SM, Goeken JA, Kemp JD, et al. Coexistent anti-neutrophil cytoplasmic antibody and antiglomerular basement membrane antibody associated disease = report of six cases. *Mod Pathol*. 1993; 6: 526-530.
325. Levy JB, Hammad T, Coulthart A, et al. Clinical features and outcome of patients with both ANCA and anti-GBM antibodies. *Kidney Int*. 2004; 66: 1535-1540.
326. Rutgers A, Slot M, van Paassen P, et al. Coexistence of anti-glomerular basement membrane antibodies and myeloperoxidase-ANCAs in crescentic glomerulonephritis. *Am J Kidney Dis*. 2005; 46: 253-262.
327. Lionaki S, Jennette JC, Falk RJ. Anti-neutrophil cytoplasmic(ANCA) and anti-glomerular basement membrane(GBM) autoantibodies in necrotizing and crescentic glomerulonephritis. *Semin Immunopathol*. 2007; 29: 459-474.
328. Jennette JC, Thomas DB. Pauci-immune and antineutrophil cytoplasmic autoantibody-mediated crescentic glomerulonephritis and vasculitis. In: Jennette JC, Olson JL, Silva FG, A'gati VD, eds. *Heptinstall's Pathology of the Kidney*. 7th ed. Philadelphia, PA: Wolters Kluwer; 2015: 685-714.
329. Stone JH, Merkel PA, Spiera R, et al. Rituximab versus cyclophosphamide for ANCA-associated vasculitis. *N Engl J Med*. 2010; 363: 221-232.
330. Jones RB, Tervaert JW, Hauser T, et al. Rituximab versus cyclophosphamide in ANCA-associated renal vasculitis. *N Engl J Med*. 2010; 363: 211-220.
331. Falk RJ, Hogan S, Carey TS, Jennette JC. Clinical course of anti-neutrophil cytoplasmic autoantibody-associated glomerulonephritis and systemic vasculitis. The Glomerular Disease Collaborative Network. *Ann Intern Med*. 1990; 113: 656-663.
332. Falk RJ, Jennette JC. Proceedings of the Third International Workshop on ANCA. *Am J Kidney Dis*. 1991; 18: 145-193.
333. Jennette JC, Falk RJ. Pathogenesis of antineutrophil cytoplasmic autoantibody-mediated disease. *Nat Rev Rheumatol*. 2014; 10: 463-473.
334. Furuta S, Jayne DR. Antineutrophil cytoplasm antibody-associated vasculitis: recent developments. *Kidney Int*. 2013; 84: 244-249.
335. Suzuki K, Nagao T, Itabashi M, et al. A novel autoantibody against moesin in the serum of patients with MPO-ANCA-associated vasculitis. *Nephrol Dial Transplant*. 2014; 29: 1168-1177.
336. Charles Jennette J, Xiao H, Hu P. Complement in ANCA-associated vasculitis. *Semin Nephrol*. 2013; 33: 557-564.
337. Hochberg MC. Updating the American College of Rheumatology revised criteria for the classification of systemic lupus erythematosus. *Arthritis Rheum*. 1997; 40: 1725.
338. Gloor JM. Lupus nephritis in children. *Lupus*. 1998; 7: 639-643.
339. Perfumo F, Martini A. Lupus nephritis in children. *Lupus*. 2005; 14: 83-88.
340. Hess E. Drug-related lupus. *N Engl J Med*. 1988; 318: 1460-1462.
341. Yung RL, Richardson BC. Drug-induced lupus. *Rheum Dis Clin North Am*. 1994; 20: 61-86.
342. D'Agati VD, Stokes MB. Renal disease in systemic lupus erythematosus, mixed connective tissue disease, Sjögren's syndrome, and rheumatoid arthritis. In: Jennette JC, Olson JL, Silva FG, A'gati VD, eds. *Heptinstall's Pathology of the Kidney*. Philadelphia, PA: Wolters Kluwer; 2015: 559-656.
343. Armstrong DL, Zidovetzki R, Alarcon-Riquelme ME, et al. GWAS identifies novel SLE susceptibility genes and explains the association of the HLA region. *Genes Immun*. 2014; 15: 347-354.
344. Harley IT, Kaufman KM, Langefeld CD, et al. Genetic susceptibility to SLE: new insights from fine mapping and genome-wide association studies. *Nat Rev Genet*. 2009; 10: 285-290.
345. Weening JJ, D'Agati VD, Schwartz MM, et al. The classification of glomerulonephritis in systemic lupus erythematosus revisited. *J Am Soc Nephrol*. 2004; 15: 241-250.
346. McCluskey RT. Lupus nephritis. In: Sommers SC, ed. *Kidney Pathology Decennial*. East Norwalk, CT: Appleton-Century-Crofts; 1975: 435-450.
347. Churg J, Sobin LH. *Lupus Nephritis*. 2nd ed. New York, NY: Igaku-Shoin; 1982.
348. Churg J, Bernstein J, Glassock RJ. *Renal Disease: Classification and Atlas of Glomerular Diseases*. 2nd ed. New York, NY: Igaku-Shoin; 1995.
349. Furness PN, Taub N. Interobserver reproducibility and application of the ISN/RPS classification of lupus nephritis—a UK-wide study. *Am J Surg Pathol*. 2006; 30: 1030-1035.
350. Hiramatsu N, Kuroiwa T, Ikeuchi H, et al. Revised classification of lupus nephritis is valuable in predicting renal outcome with an indication of the proportion of glomeruli affected by chronic lesions. *Rheumatology (Oxford)*. 2008; 47: 702-707.
351. Markowitz GS, D'Agati VD. The ISN/RPS 2003 classification of lupus nephritis: an assessment at 3 years. *Kidney Int*. 2007; 71: 491-495.
352. Yokoyama H, Wada T, Hara A, et al. The outcome and a new ISN/RPS 2003 classification of lupus nephritis in Japanese. *Kidney Int*. 2004; 66: 2382-2388.
353. Dube GK, Markowitz GS, Radhakrishnan J, et al. Minimal change disease in systemic lupus erythematosus. *Clin Nephrol*. 2002; 57: 120-126.
354. Watanabe T. Nephrotic syndrome in mesangial proliferative lupus nephritis. *Pediatr Int*. 2007; 49: 1009-1011.
355. Ordonez NG, Gomez LG. The ultrastructure of glomerular haematoxylin bodies. *J Pathol*. 1981; 135: 259-265.

356. Herrera GA. The value of electron microscopy in the diagnosis and clinical management of lupus nephritis. *Ultrastruct Pathol*. 1999; 23: 63-77.
357. Su CF, Chen HH, Yeh JC, et al. Ultrastructural 'fingerprint' in cryoprecipitates and glomerular deposits: a clinicopathologic analysis of fingerprint deposits. *Nephron*. 2002; 90: 37-42.
358. Rich SA. Human lupus inclusions and interferon. *Science*. 1981; 213: 772-775.
359. Haring CM, Rietveld A, van den Brand JA, Berden JH. Segmental and global subclasses of class IV lupus nephritis have similar renal outcomes. *J Am Soc Nephrol*. 2012; 23: 149-154.
360. Le Thi Huong D, Papo T, Beaufils H, et al. Renal involvement in systemic lupus erythematosus: a study of 180 patients from a single center. *Medicine(Baltimore)*. 1999; 78: 148-166.
361. Mahajan SK, Ordonez NG, Spargo BH, Katz AI. Changing histopathology patterns in lupus nephropathy. *Clin Nephrol*. 1978; 10: 1-8.
362. Zimmerman SW, Jenkins PG, Shelf WD, et al. Progression from minimal or focal to diffuse proliferative lupus nephritis. *Lab Invest*. 1975; 32: 665-672.
363. Hecht B, Siegel N, Adler M, et al. Prognostic indices in lupus nephritis. *Medicine (Baltimore)*. 1976; 55: 163-181.
364. Appel GB, Silva FG, Pirani CL, et al. Renal involvement in systemic lupud erythematosus (SLE): a study of 56 patients emphasizing histologic classification. *Medicine(Baltimore)*. 1978; 57: 371-410.
365. Schwartz MM, Kawala K, Roberts JL, et al. Clinical and pathological features of membranous glomerulonephritis of systemic lupus erythematosus. *Am J Nephrol*. 1984; 4: 301-311.
366. Chang A, Henderson SG, Brandt D, et al. In situ B cell-mediated immune responses and tubulointerstitial inflammation in human lupus nephritis. *J Immunol*. 2011; 186: 1849-1860.
367. Alsuwaida AO. Interstitial inflammation and long-term renal outcomes in lupus nephritis. *Lupus*. 2013; 22: 1446-1454.
368. Michail S, Stathakis C, Marinaki S, et al. Relapse of predominant tubulointerstitial lupus nephritis. *Lupus*. 2003; 12: 728-729.
369. Mori Y, Kishimoto N, Yamahara H, et al. Predominant tubulointerstitial nephritis in a patient with systemic lupus nephritis. *Clin Exp Nephrol*. 2005; 9: 79-84.
370. Wu LH, Yu F, Tan Y, et al. Inclusion of renal vascular lesions in the 2003 ISN/RPS system for classifying lupus nephritis improves renal outcome predictions. *Kidney Int*. 2013; 83: 715-723.
371. Austin HA 3rd, Muenz LR, Joyce KM, et al. Prognostic factors in lupus nephritis. Contribution of renal histologic data. *Am J Med*. 1983; 75: 382-391.
372. Schwartz MM, Lan SP, Bernstein J, et al. Irreproducibility of the activity and chronicity indices limits their utility in the management of lupus nephritis. Lupus Nephritis Collaborative Study Group. *Am J Kidney Dis*. 1993; 21: 374-377.
373. Azevedo LS, Romao JE Jr, Malheiros D, et al. Renal transplantation in systemic lupus erythematosus. A case control study of 45 patients. *Nephrol Dial Transplant*. 1998; 13: 2894-2898.
374. Ponticelli C, Moroni G. Renal transplantation in lupus nephritis. *Lupus*. 2005; 14: 95-98.
375. Stone JH, Millward CL, Olson JL, et al. Frequency of recurrent lupus nephritis among ninety-seven renal transplant patients during the cyclosporine era. *Arthritis Rheum*. 1998; 41: 678-686.
376. Jennette JC, Falk RJ, Bacon PA, et al. 2012 revised International Chapel Hill Consensus Conference Nomenclature of Vasculitides. *Arthritis Rheum*. 2013; 65: 1-11.
377. Weyand CM, Goronzy JJ. Medium- and large-vessel vasculitis. *N Engl J Med*. 2003; 349: 160-169.
378. Puechal X. Antineutrophil cytoplasmic antibody-associated vasculitides. *Joint Bone Spine*. 2007; 74: 427-435.
379. Radice A, Sinico RA. Antineutrophil cytoplasmic antibodies(ANCA). *Autoimmunity*. 2005; 38: 93-103.
380. Kallenberg CG. Antineutrophil cytoplasmic autoantibody-associated small-vessel vasculitis. *Curr Opin Rheumatol*. 2007; 19: 17-24.
381. Kallenberg CG. Pathogenesis of PR3-ANCA associated vasculitis. *J Autoimmun*. 2008; 30: 29-36.
382. Pagnoux C, Seror R, Henegar C, et al. Clinical features and outcomes in 348 patients with polyarteritis nodosa: a systematic retrospective study of patients diagnosed between 1963 and 2005 and entered into the French Vasculitis Study Group Database. *Arthritis Rheum*. 2010; 62: 616-626.
383. Agard C, Mouthon L, Mahr A, Guillevin L. Microscopic polyangiitis and polyarteritis nodosa: how and when do they start? *Arthritis Rheum*. 2003; 49: 709-715.
384. Bonsib SM. Polyarteritis nodosa. *Semin Diagn Pathol*. 2001; 18: 14-23.
385. Hernandez-Rodriguez J, Alba MA, Prieto-Gonzalez S, Cid MC. Diagnosis and classification of polyarteritis nodosa. *J Autoimmun*. 2014; 48-49: 84-89.
386. Drueke T, Barbanel C, Jungers P, et al. Hepatitis B antigen-associated periarteritis nodosa in patients undergoing long-term hemodialysis. *Am J Med*. 1980; 68: 86-90.
387. Guillevin L, Lhote F, Cohen P, et al. Polyarteritis nodosa related to hepatitis B virus. A prospective study with long-term observation of 41 patients. *Medicine (Baltimore)*. 1995; 74: 238-253.
388. Saadoun D, Terrier B, Semoun O, et al. Hepatitis C virus-associated polyarteritis nodosa. *Arthritis Care Res(Hoboken)*. 2011; 63: 427-435.
389. Navon Elkan P, Pierce SB, Segel R, et al. Mutant adenosine deaminase 2 in a polyarteritis nodosa vasculopathy. *N Engl J Med*. 2014; 370: 921-931.
390. Minardi D, Dessi-Fulgheri P, Sarzani R, et al. Massive spontaneous perirenal hematoma and accelerated hypertension in a patient with polyarteritis nodosa. *Urol Int*. 2003; 70: 227-231.
391. Jennette JC, Singh HK. Renal involvement in polyarteritis nodosa, Kawasaki disease, Takayasu arteritis, and giant cell arteritis. In: Jennette JC, Olson JL, Silva FG, A'gati VD, eds. *Heptinstall's Pathology of the Kidney*. 7th ed. Philadelphia, PA: Wolters Kluwer; 2015: 715-738.
392. Masuda M, Kai K, Takase Y, Tokunaga O. Pathological features of classical polyarteritis nodosa: analysis of 19 autopsy cases. *Pathol Res Pract*. 2013; 209: 161-166.
393. Kallenberg CG. The diagnosis and classification of microscopic polyangiitis. *J Autoimmun*. 2014; 48-49: 90-93.
394. Jennette JC, Falk RJ. Small-vessel vasculitis. *N Engl J Med*. 1997; 337: 1512-1522.
395. Jennette JC, Thomas DB, Falk RJ. Microscopic polyangiitis(microscopic polyarteritis). *Semin Diagn Pathol*. 2001; 18: 3-13.
396. Guillevin L, Durand-Gasselin B, Cevallos R, et al. Microscopic polyangiitis: clinical and laboratory findings in eighty-five patients. *Arthritis Rheum*. 1999; 42: 421-430.
397. Lhote F, Cohen P, Guillevin L. Polyarteritis nodosa, microscopic polyangiitis and Churg-Strauss syndrome. *Lupus*. 1998; 7: 238-258.
398. D'Agati V, Chander P, Nash M, Mancilla-Jimenez R. Idiopathic microscopic polyarteritis nodosa: ultrastructural observations on the renal vascular and glomerular lesions. *Am J Kidney Dis*. 1986; 7: 95-110.
399. Lutalo PM, D'Cruz DP. Diagnosis and classification of granulomatosis with polyangiitis(aka Wegener's granulomatosis). *J Autoimmun*. 2014; 48-49: 94-98.
400. Cotch MF, Hoffman GS, Yerg DE, et al. The epidemiology of Wegener's granulomatosis. Estimates of the five-year period prevalence, annual mortality, and geographic disease distribution from population-based data sources. *Arthritis Rheum*. 1996; 39: 87-92.
401. Hoffman GS. Wegener's granulomatosis. *Curr Opinion Rheumatol*. 1993; 5: 11-17.
402. Yi ES, Colby TV. Wegener's granulomatosis. *Semin Diagn Pathol*. 2001; 18: 34-46.
403. Hoffman GS, Kerr GS, Leavitt RY, et al. Wegener granulomatosis: an analysis of 158 patients. *Ann Intern Med*. 1992; 116: 488-498.
404. Cohen Tervaert JW, Huitem MG, Hene RJ, Sluiter WJ. Prevention of relapses in Wegener's granulomatosis by treatment based on anti-neutrophil cytoplasmic antibody titer. *Lancet*. 1990; 336: 709-711.
405. Csernok E, Gross WL. Current understanding of the pathogenesis of granulomatosis with polyangiitis(Wegener's). *Expert Rev Clin Immunol*. 2013; 9: 641-648.
406. Weiss MA, Crissman JD. Renal biopsy findings in Wegener's granulomatosis: segmental necrotizing glomerulonephritis with glomerular thrombosis. *Hum Pathol*. 1984; 15: 943-956.
407. Yoshikawa Y, Watanabe T. Granulomatous glomerulonephritis in Wegener's granulomatosis. *Virchows Arch A Pathol Anat Histopathol*. 1984; 402: 361-372.
408. Gaber LW, Wall BM, Cooke CR. Coexistence of anti-neutrophil cytoplasmic antibody-associated glomerulonephritis and membranous glomerulopathy. *Am J Clin Pathol*. 1993; 99: 211-215.
409. Greco A, Rizzo MI, De Virgilio A, et al. Churg-Strauss syndrome. *Autoimmun Rev*. 2015; 14: 341-348.
410. Comarmond C, Pagnoux C, Khellaf M, et al. Eosinophilic granulomatosis with polyangiitis (Churg-Strauss): clinical characteristics and long-term followup of the 383 patients enrolled in the French Vasculitis Study Group cohort. *Arthritis Rheum*. 2013; 65: 270-281.
411. Abril A, Calamia KT, Cohen MD. The Churg Strauss syndrome(allergic granulomatous angiitis): review and update. *Semin Arthritis Rheum*. 2003; 33: 106-114.
412. Guillevin L, Cohen P, Gayraud M, et al. Churg-Strauss syndrome. Clinical study and long-term follow-up of 96 patients. *Medicine (Baltimore)*. 1999; 78: 26-37.
413. Hellmich B, Ehlers S, Csernok E, Gross WL. Update on the pathogenesis of Churg-Strauss syndrome. *Clin Exp Rheumatol*. 2003; 21: S69-S77.
414. Sinico RA, Di Toma L, Maggiore U, et al. Renal involvement in Churg-Strauss syndrome. *Am J Kidney Dis*. 2006; 47: 770-779.
415. Hellmich B, Gross WL. Recent progress in the pharmacotherapy of Churg-Strauss syndrome. *Expert Opin Pharmacother*. 2004; 5: 25-35.
416. Mouthon L, Dunogue B, Guillevin L. Diagnosis and classification of eosinophilic granulomatosis with polyangiitis(formerly named Churg-Strauss syndrome). *J Autoimmun*. 2014; 48-49: 99-103.
417. Samarkos M, Loizou S, Vaiopoulos G, Davies KA. The clinical spectrum of primary renal vasculitis. *Semin Arthritis Rheum*. 2005; 35: 95-111.
418. Thiel J, Hassler F, Salzer U, et al. Rituximab in the treatment of refractory or relapsing eosinophilic granulomatosis with polyangiitis (Churg-Strauss syndrome). *Arthritis Res Ther*. 2013; 15: R133.
419. Kikuchi Y, Ikehata N, Tajima O, et al. Glomerular

lesions in patients with Churg-Strauss syndrome and the anti-myeloperoxidase antibody. *Clin Nephrol*. 2001; 55: 429-435.
420. Sinico RA, Di Toma L, Maggiore U, et al. Prevalence and clinical significance of antineutrophil cytoplasmic antibodies in Churg-Strauss syndrome. *Arthritis Rheum*. 2005; 52: 2926-2935.
421. Roberts PF, Waller TA, Brinker TM, et al. Henoch-Schonlein purpura: a review article. *South Med J*. 2007; 100: 821-824.
422. Davin JC, Coppo R. Henoch-Schonlein purpura nephritis in children. *Nat Rev Nephrol*. 2014; 10: 563-573.
423. Blanco R, Martinez-Taboada VM, Rodriguez-Valverde V, et al. Henoch-Schonlein purpura in adulthood and childhood: two different expressions of the same syndrome. *Arthritis Rheum*. 1997; 40: 859-864.
424. Gedalia A. Henoch-Schonlein purpura. *Curr Rheumatol Rep*. 2004; 6: 195-202.
425. Cakir N, Pamuk ON, Donmez S. Henoch-Schonlein purpura in two brothers imprisoned in the same jail: presentation two months apart. *Clin Exp Rheumatol*. 2004; 22: 235-237.
426. Chang WL, Yang YH, Wang LC, et al. Renal manifestations in Henoch-Schonlein purpura: a 10-year clinical study. *Pediatr Nephrol*. 2005; 20: 1269-1272.
427. Garcia-Porrua C, Calvino MC, Llorca J, et al. Henoch-Schonlein purpura in children and adults: clinical differences in a defined population. *Semin Arthritis Rheum*. 2002; 32: 149-156.
428. Saulsbury FT. Henoch-Schonlein purpura. *Curr Opin Rheumatol*. 2001; 13: 35-40.
429. Urizar RE, Singh JK, Muhammad T, Hines O. Henoch-Schonlein anaphylactoid purpura nephropathy: electron microscopic lesions mimicking acute poststreptococcal nephritis. *Hum Pathol*. 1978; 9: 223-229.
430. Lau KK, Suzuki H, Novak J, Wyatt RJ. Pathogenesis of Henoch-Schonlein purpura nephritis. *Pediatr Nephrol*. 2010; 25: 19-26.
431. Dispenzieri A, Gorevic PD. Cryoglobulinemia. *Hematol Oncol Clin North Am*. 1999; 13: 1315-1349.
432. Alpers CE, Smith KD. Cryoglobulinemia and renal disease. *Curr Opin Nephrol Hypertens*. 2008; 17: 243-249.
433. Karras A, Noel LH, Droz D, et al. Renal involvement in monoclonal(type I) cryoglobulinemia: two cases associated with IgG3 kappa cryoglobulin. *Am J Kidney Dis*. 2002; 40: 1091-1096.
434. Cacoub P, Comarmond C, Domont F, et al. Cryoglobulinemia vasculitis. *Am J Med*. 2015; 128: 950-955.
435. D'Amico G, Colasanti G, Ferrario F, Sinico RA. Renal involvement in essential mixed cryoglobulinemia. *Kidney Int*. 1989; 35: 1004-1014.
436. Gorevic PD, Kassab HJ, Levo Y, et al. Mixed cryoglobulinemia: clinical aspects and long-term follow-up of 40 patients. *Am J Med*. 1980; 69: 287-308.
437. Ramos-Casals M, Stone JH, Cid MC, Bosch X. The cryoglobulinaemias. *Lancet*. 2012; 379: 348-360.
438. Iskandar SS, Herrera GA. Glomerulopathies with organized deposits. *Semin Diagn Pathol*. 2002; 19: 116-132.
439. Rossmann P, Hornych A, Englis M. Histology and ultrastructure of crystalloid inclusions in the podocytes in a case of paraproteinemia. *Virchows Arch Pathol Anat Physiol Klin Med*. 1968; 344: 151-158.
440. Laszik Z, Kambham N, Silva FG. Thrombotic Microangiopathies. In: Jennette JC, Olson JL, Silva FG, A'gati VD, eds. *Heptinstall's Pathology of the Kidney*. 7th ed. Philadelphia, PA: Wolters Kluwer; 2015: 739-814.
441. George JN, Nester CM. Syndromes of thrombotic microangiopathy. *N Engl J Med*. 2014; 371: 654-666.
442. Tsai HM. The molecular biology of thrombotic microangiopathy. *Kidney Int*. 2006; 70: 16-23.
443. Furlan M, Robles R, Galbusera M, et al. von Willebrand factor-cleaving protease in thrombotic thrombocytopenic purpura and the hemolytic-uremic syndrome. *N Engl J Med*. 1998; 339: 1578-1584.
444. Tsai HM, Lian EC. Antibodies to von Willebrand factor-cleaving protease in acute thrombotic thrombocytopenic purpura. *N Engl J Med*. 1998; 339: 1585-1594.
445. Moake JL. Thrombotic microangiopathies. *N Engl J Med*. 2002; 347: 589-600.
446. Zheng XL, Sadler JE. Pathogenesis of thrombotic microangiopathies. *Annu Rev Pathol*. 2008; 3: 249-277.
447. Zakarija A, Bennett C. Drug-induced thrombotic microangiopathy. *Semin Thromb Hemost*. 2005; 31: 681-690.
448. Kavanagh D, Goodship TH, Richards A. Atypical haemolytic uraemic syndrome. *Br Med Bull*. 2006; 77-78: 5-22.
449. Noris M, Remuzzi G. Hemolytic uremic syndrome. *J Am Soc Nephrol*. 2005; 16: 1035-1050.
450. Gordjani N, Sutor AH, Zimmerhackl LB, Brandis M. Hemolytic uremic syndromes in childhood. *Semin Thromb Hemost*. 1997; 23: 281-293.
451. Keusch GT, Acheson DW. Thrombotic thrombocytopenic purpura associated with Shiga toxins. *Semin Hematol*. 1997; 34: 106-116.
452. Noris M, Remuzzi G. Atypical hemolytic-uremic syndrome. *N Engl J Med*. 2009; 361: 1676-1687.
453. Kavanagh D, Goodship TH, Richards A. Atypical hemolytic uremic syndrome. *Semin Nephrol*. 2013; 33: 508-530.
454. Constantinescu AR, Bitzan M, Weiss LS, et al. Non-enteropathic hemolytic uremic syndrome: causes and short-term course. *Am J Kidney Dis*. 2004; 43: 976-982.
455. George JN. The association of pregnancy with thrombotic thrombocytopenic purpura-hemolytic uremic syndrome. *Curr Opin Hematol*. 2003; 10: 339-344.
456. Niaudet P, Gagnadoux MF, Broyer M, Salomon R. Hemolytic-uremic syndrome: hereditary forms and forms associated with hereditary diseases. *Adv Nephrol Necker Hosp*. 2000; 30: 261-280.
457. Rodriguez de Cordoba S, Hidalgo MS, Pinto S, Tortajada A. Genetics of atypical hemolytic uremic syndrome(aHUS). *Semin Thromb Hemost*. 2014; 40: 422-430.
458. Agarwal SK, Tan FK, Arnett FC. Genetics and genomic studies in scleroderma(systemic sclerosis). *Rheum Dis Clin North Am*. 2008; 34: 17-40, v.
459. Rocco VK, Hurd ER. Scleroderma and scleroderma-like disorders. *Semin Arthritis Rheum*. 1986; 16: 22-69.
460. Kahaleh B. Vascular disease in scleroderma: mechanisms of vascular injury. *Rheum Dis Clin North Am*. 2008; 34: 57-71, vi.
461. Yazawa N, Fujimoto M, Tamaki K. Recent advances on pathogenesis and therapies in systemic sclerosis. *Clin Rev Allergy Immunol*. 2007; 33: 107-112.
462. Kayser C, Fritzler MJ. Autoantibodies in systemic sclerosis: unanswered questions. *Front Immunol*. 2015; 6: 167.
463. Eknoyan G, Suki WN. Renal vascular phenomena in systemic sclerosis (scleroderma). *Semin Nephrol*. 1985; 5: 34-45.
464. Woodworth TG, Suliman YA, Furst DE, Clements P. Scleroderma renal crisis and renal involvement in systemic sclerosis. *Nat Rev Nephrol*. 2016; 12: 678-691.
465. Bose N, Chiesa-Vottero A, Chatterjee S. Scleroderma renal crisis. *Semin Arthritis Rheum*. 2015; 44: 687-694.
466. Steen VD. Kidney involvement in systemic sclerosis. *Presse Med*. 2014; 43: e305-e314.
467. Stone RA, Tisher CC, Hawkins HK, Robinson RR. Juxtaglomerular hyperplasia and hyperreninemia in progressive systemic sclerosis complicated acute renal failure. *Am J Med*. 1974; 56: 119-123.
468. Baumwell S, Karumanchi SA. Pre-eclampsia: clinical manifestations and molecular mechanisms. *Nephron Clin Pract*. 2007; 106: c72-c81.
469. Maynard S, Epstein FH, Karumanchi SA. Preeclampsia and angiogenic imbalance. *Annu Rev Med*. 2008; 59: 61-78.
470. Stillman IE, Karumanchi SA. The glomerular injury of preeclampsia. *J Am Soc Nephrol*. 2007; 18: 2281-2284.
471. Esser S, Wolburg K, Wolburg H, et al. Vascular endothelial growth factor induces endothelial fenestrations in vitro. *J Cell Biol*. 1998; 140: 947-959.
472. Sheehan HL. Renal morphology in preeclampsia. *Kidney Int*. 1980; 18: 241-252.
473. Fakhouri F, Jablonski M, Lepercq J, et al. Factor H, membrane cofactor protein, and factor I mutations in patients with hemolysis, elevated liver enzymes, and low platelet count syndrome. *Blood*. 2008; 112: 4542-4545.
474. Gubler MC. Inherited diseases of the glomerular basement membrane. *Nat Clin Pract Nephrol*. 2008; 4: 24-37.
475. Jais JP, Knebelmann B, Giatras I, et al. X-linked Alport syndrome: natural history in 195 families and genotype-phenotype correlations in males. *J Am Soc Nephrol*. 2000; 11: 649-657.
476. Kashtan CE. Alport syndromes: phenotypic heterogeneity of progressive hereditary nephritis. *Pediatr Nephrol*. 2000; 14: 502-512.
477. Jefferson JA, Lemmink HH, Hughes AE, et al. Autosomal dominant Alport syndrome linked to the type IV collage alpha 3 and alpha 4 genes(COL4A3 and COL4A4). *Nephrol Dial Transplant*. 1997; 12: 1595-1599.
478. Longo I, Porcedda P, Mari F, et al. COL4A3/COL4A4 mutations: from familial hematuria to autosomal-dominant or recessive Alport syndrome. *Kidney Int*. 2002; 61: 1947-1956.
479. Pescucci C, Mari F, Longo I, et al. Autosomal-dominant Alport syndrome: natural history of a disease due to COL4A3 or COL4A4 gene. *Kidney Int*. 2004; 65: 1598-1603.
480. Moriniere V, Dahan K, Hilbert P, et al. Improving mutation screening in familial hematuric nephropathies through next generation sequencing. *J Am Soc Nephrol*. 2014; 25: 2740-2751.
481. Storey H, Savige J, Sivakumar V, et al. COL4A3/COL4A4 mutations and features in individuals with autosomal recessive Alport syndrome. *J Am Soc Nephrol*. 2013; 24: 1945-1954.
482. Jais JP, Knebelmann B, Giatras I, et al. X-linked Alport syndrome: natural history and genotype-phenotype correlations in girls and women belonging to 195 families: a "European Community Alport Syndrome Concerted Action" study. *J Am Soc Nephrol*. 2003; 14: 2603-2610.
483. Bekheirnia MR, Reed B, Gregory MC, et al. Genotype-phenotype correlation in X-linked Alport syndrome. *J Am Soc Nephrol*. 2010; 21: 876-883.
484. Colville DJ, Savige J. Alport syndrome. A review of the ocular manifestations. *Ophthalmic Genet*. 1997; 18: 161-173.
485. Antignac C, Heidet L. Mutations in Alport syndrome associated with diffuse esophageal leiomyomatosis. *Contrib Nephrol*. 1996; 117: 172-182.
486. Kashtan CE. Renal transplantation in patients with Alport syndrome. *Pediatr Transplant*. 2006;

10: 651-657.
487. Brainwood D, Kashtan C, Gubler MC, Turner AN. Targets of alloantibodies in Alport anti-glomerular basement membrane disease after renal transplantation. *Kidney Int*. 1998; 53: 762-766.
488. Kashtan CE. Alport syndrome. An inherited disorder of renal, ocular, and cochlear basement membranes. *Medicine(Baltimore)*. 1999; 78: 338-360.
489. Rumpelt HJ. Alport's syndrome: specificity and pathogenesis of glomerular basement membrane alterations. *Pediatr Nephrol*. 1987; 1: 422-427.
490. Hill GS, Jenis EH, Goodloe S Jr. The nonspecificity of the ultrastructural alterations in hereditary nephritis with additional observations on benign familial hematuria. *Lab Invest*. 1974; 31: 516-532.
491. Kashtan CE. The nongenetic diagnosis of thin basement membrane nephropathy. *Semin Nephrol*. 2005; 25: 159-162.
492. Haas M. Alport syndrome and thin glomerular basement membrane nephropathy: a practical approach to diagnosis. *Arch Pathol Lab Med*. 2009; 133: 224-232.
493. Kashtan CE, Michael AF. Alport syndrome. *Kidney Int*. 1996; 50: 1445-1463.
494. Savige J, Gregory M, Gross O, et al. Expert guidelines for the management of Alport syndrome and thin basement membrane nephropathy. *J Am Soc Nephrol*. 2013; 24: 364-375.
495. Rana K, Wang YY, Buzza M, et al. The genetics of thin basement membrane nephropathy. *Semin Nephrol*. 2005; 25: 163-170.
496. Kashtan CE, Segal Y. Genetic disorders of glomerular basement membranes. *Nephron Clin Pract*. 2011; 118: c9-c18.
497. Frasca GM, Onetti-Muda A, Renieri A. Thin glomerular basement membrane disease. *J Nephrol*. 2000; 13: 15-19.
498. Tryggvason K, Patrakka J. Thin basement membrane nephropathy. *J Am Soc Nephrol*. 2006; 17: 813-822.
499. Gregory MC. The clinical features of thin basement membrane nephropathy. *Semin Nephrol*. 2005; 25: 140-145.
500. Wang YY, Savige J. The epidemiology of thin basement membrane nephropathy. *Semin Nephrol*. 2005; 25: 136-139.
501. Norby SM, Cosio FG. Thin basement membrane nephropathy associated with other glomerular diseases. *Semin Nephrol*. 2005; 25: 176-179.
502. Foster K, Markowitz GS, D'Agati VD. Pathology of thin basement membrane nephropathy. *Semin Nephrol*. 2005; 25: 149-158.
503. Stenson PD, Ball EV, Mort M, et al. Human Gene Mutation Database(HGMD): 2003 update. *Hum Mutat*. 2003; 21: 577-581.
504. Ojo A, Meier-Kriesche HU, Friedman G, et al. Excellent outcome of renal transplantation in patients with Fabry's disease. *Transplantation*. 2000; 69: 2337-2339.
505. Rohrbach M, Clarke JT. Treatment of lysosomal storage disorders: progress with enzyme replacement therapy. *Drugs*. 2007; 67: 2697-2716.
506. Rombach SM, Smid BE, Bouwman MG, et al. Long term enzyme replacement therapy for Fabry disease: effectiveness on kidney, heart and brain. *Orphanet J Rare Dis*. 2013; 8: 47.
507. Bracamonte ER, Kowalewska J, Starr J, et al. Iatrogenic phospholipidosis mimicking Fabry disease. *Am J Kidney Dis*. 2006; 48: 844-850.
508. van der Tol L, Svarstad E, Ortiz A, et al. Chronic kidney disease and an uncertain diagnosis of Fabry disease: approach to a correct diagnosis. *Mol Genet Metab*. 2015; 114: 242-247.
509. McIntosh I, Dunston JA, Liu L, et al. Nail patella syndrome revisited: 50 years after linkage. *Ann Hum Genet*. 2005; 69: 349-363.
510. Bongers EM, Huysmans FT, Levtchenko E, et al. Genotype-phenotype studies in nail-patella syndrome show that LMX1B mutation location is involved in the risk of developing nephropathy. *Eur J Hum Genet*. 2005; 13: 935-946.
511. Bongers EM, Gubler MC, Knoers NV. Nail-patella syndrome. Overview on clinical and molecular findings. *Pediatr Nephrol*. 2002; 17: 703-712.
512. Meyrier A, Rizzo R, Gubler MC. The nail-patella syndrome. A review. *J Nephrol*. 1990; 2: 133-140.
513. Chan PC, Chan KW, Cheng IK, Chan MK. Living-related renal transplantation in a patient with nail-patella syndrome. *Nephron*. 1988; 50: 164-166.
514. Alchi B, Nishi S, Narita I, Gejyo F. Collagenofibrotic glomerulopathy: clinicopathologic overview of a rare glomerular disease. *Am J Kidney Dis*. 2007; 49: 499-506.
515. Cohen AH. Collagen type III glomerulopathies. *Adv Chronic Kidney Dis*. 2012; 19: 101-106.
516. Chen N, Pan X, Xu Y, et al. Two brothers in one Chinese family with collagen type III glomerulopathy. *Am J Kidney Dis*. 2007; 50: 1037-1042.
517. Gubler MC, Dommergues JP, Foulard M, et al. Collagen type III glomerulopathy: a new type of hereditary nephropathy. *Pediatr Nephrol*. 1993; 7: 354-360.
518. Tamura H, Matsuda A, Kidoguchi N, et al. A family with two sisters with collagenofibrotic glomerulonephropathy. *Am J Kidney Dis*. 1996; 27: 588-595.
519. Vogt BA, Wyatt RJ, Burke BA, et al. Inherited factor H deficiency and collagen type III glomerulopathy. *Pediatr Nephrol*. 1995; 9: 11-15.
520. Mizuiri S, Hasegawa A, Kikuchi A, et al. A case of collagenofibrotic glomerulopathy associated with hepatic perisinusoidal fibrosis. *Nephron*. 1993; 63: 183-187.
521. Yasuda T, Imai H, Nakamoto Y, et al. Collagenofibrotic glomerulopathy: a systemic disease. *Am J Kidney Dis*. 1999; 33: 123-127.
522. Assmann KJ, Koene RA, Wetzels JF. Familial glomerulonephritis characterized by massive deposits of fibronectin. *Am J Kidney Dis*. 1995; 25: 781-791.
523. Mazzucco G, Maran E, Rollino C, Monga G. Glomerulonephritis with organized deposits: a mesangiopathic, not immune complex-mediated disease? A pathologic study of two cases in the same family. *Hum Pathol*. 1992; 23: 63-68.
524. Strom EH, Hurwitz N, Mayr AC, et al. Immunotactoid-like glomerulopathy with massive fibrillary deposits in liver and bone marrow in monoclonal gammopathy. *Am J Nephrol*. 1996; 16: 523-528.
525. Castelletti F, Donadelli R, Banterla F, et al. Mutations in FN1 cause glomerulopathy with fibronectin deposits. *Proc Natl Acad Sci USA*. 2008; 105: 2538-2543.
526. Strom EH, Banfi G, Krapf R, et al. Glomerulopathy associated with predominant fibronectin deposits: a newly recognized hereditary disease. *Kidney Int*. 1995; 48: 163-170.
527. Nadamuni M, Piras R, Mazbar S, et al. Fibronectin glomerulopathy: an unusual cause of adult-onset nephrotic syndrome. *Am J Kidney Dis*. 2012; 60: 839-842.
528. Jackson AM, Kuperman MB, Montgomery RA. Multiple hyperacute rejections in the absence of detectable complement activation in a patient with endothelial cell reactive antibody. *Am J Transplant*. 2012; 12: 1643-1649.
529. Jackson AM, Sigdel TK, Delville M, et al. Endothelial cell antibodies associated with novel targets and increased rejection. *J Am Soc Nephrol*. 2015; 26: 1161-1171.
530. Racusen LC, Haas M. Antibody-mediated rejection in renal allografts: lessons from pathology. *Clin J Am Soc Nephrol*. 2006; 1: 415-420.
531. Iwaki Y, Terasaki PI. Primary nonfunction in human cadaver kidney transplantation: evidence for hidden hyperacute rejection. *Clin Transplant*. 1987; 1: 125-131.
532. Burns JM, Cornell LD, Perry DK, et al. Alloantibody levels and acute humoral rejection early after positive crossmatch kidney transplantation. *Am J Transplant*. 2008; 8: 2684-2694.
533. Verani RR, Bergman D, Kerman RH. Glomerulopathy in acute and chronic rejection: relationship of ultrastructure to graft survival. *Am J Nephrol*. 1983; 3: 253-263.
534. Mauiyyedi S, Crespo M, Collins AB, et al. Acute humoral rejection in kidney transplantation: II. Morphology, immunopathology, and pathologic classification. *J Am Soc Nephrol*. 2002; 13: 779-787.
535. Collins AB, Schneeberger EE, Pascual MA, et al. Complement activation in acute humoral renal allograft rejection: diagnostic significance of C4d deposits in peritubular capillaries. *J Am Soc Nephrol*. 1999; 10: 2208-2214.
536. Nickeleit V, Zeiler M, Gudat F, et al. Detection of the complement degradation product C4d in renal allografts: diagnostic and therapeutic implications. *J Am Soc Nephrol*. 2002; 13: 242-251.
537. Solez K, Colvin RB, Racusen LC, et al. Banff 07 classification of renal allograft pathology: updates and future directions. *Am J Transplant*. 2008; 8: 753-760.
538. Haas M, Segev DL, Racusen LC, et al. C4d deposition without rejection correlates with reduced early scarring in ABO-incompatible renal allografts. *J Am Soc Nephrol*. 2009; 20: 197-204.
539. Mengel M, Sis B, Haas M, et al. Banff 2011 Meeting report: new concepts in antibody-mediated rejection. *Am J Transplant*. 2012; 12: 563-570.
540. Haas M, Sis B, Racusen LC, et al. Banff 2013 meeting report: inclusion of C4d-negative antibody-mediated rejection and antibody-associated arterial lesions. *Am J Transplant*. 2014; 14: 272-283.
541. Nickeleit V, Mengel M, Colvin RB. Renal transplant pathology. In: Jennette JC, Olson JL, Silva FG, A'gati VD, eds. *Heptinstall's Pathology of the Kidney*. 6th ed. Philadelphia, PA: Wolters Kluwer; 2015: 1321-1459.
542. Colvin RB. The renal allograft biopsy. *Kidney Int*. 1996; 50: 1069-1082.
543. Sis B, Bagnasco SM, Cornell LD, et al. Isolated endarteritis and kidney transplant survival: a multicenter collaborative study. *J Am Soc Nephrol*. 2015; 26: 1216-1227.
544. Gago M, Cornell LD, Kremers WK, et al. Kidney allograft inflammation and fibrosis, causes and consequences. *Am J Transplant*. 2012; 12: 1199-1207.
545. Petersen VP, Olsen TS, Kissmeyer-Nielsen F, et al. Late failure or human renal transplants. An analysis of transplant disease and graft failure among 125 recipients surviving for one to eight years. *Medicine(Baltimore)*. 1975; 54: 45-71.
546. Maryniak RK, First MR, Weiss MA. Transplant glomerulopathy: evolution of morphologically distinct changes. *Kidney Int*. 1985; 27: 799-806.
547. Regele H, Bohmig GA, Habicht A, et al. Capillary deposition of complement split product C4d in renal allografts is associated with basement membrane injury in peritubular and glomerular capillaries: a contribution of humoral immunity to chronic allograft rejection. *J Am Soc Nephrol*. 2002; 13: 2371-2380.
548. Solez K, Axelsen RA, Benediktsson H, et al. International standardization of criteria for the histologic diagnosis of renal allograft rejection: the Banff working classification of kidney transplant

pathology. *Kidney Int*. 1993; 44: 411-422.
549. Kahan BD. Cyclosporine. *N Engl J Med*. 1989; 321: 1725-1738.
550. Atkinson A, Biggs J, Dodds A, Concannon A. Cyclosporine-associated hepatotoxicity after allogeneic marrow transplantation in man: differentiation from other causes of posttransplant liver disease. *Transplant Proc*. 1983; 15: 2761-2767.
551. Graham RM. Cyclosporine: mechanisms of action and toxicity. *Cleve Clin J Med*. 1994; 61: 308-313.
552. Mihatsch MJ, Thiel G, Ryffel B. Morphologic diagnosis of cyclosporine nephrotoxicity. *Semin Diagn Pathol*. 1988; 5: 104-121.
553. Jacobson PA, Schladt D, Israni A, et al. Genetic and clinical determinants of early, acute calcineurin inhibitor-related nephrotoxicity: results from a kidney transplant consortium. *Transplantation*. 2012; 93: 624-631.
554. Morozumi K, Takeda A, Uchida K, Mihatsch MJ. Cyclosporine nephrotoxicity: how does it affect renal allograft function and transplant morphology? *Transplant Proc*. 2004; 36: 251s-256s.
555. Snanoudj R, Royal V, Elie C, et al. Specificity of histological markers of long-term CNI nephrotoxicity in kidney-transplant recipients under low-dose cyclosporine therapy. *Am J Transplant*. 2011; 11: 2635-2646.
556. Morozumi K, Sugito K, Oda A, et al. A comparative study of morphological characteristics of renal injuries of tacrolimus (FK506) and cyclosporin(CyA) in renal allografts: are the morphologic characteristics of FK506 and CyA nephrotoxicity similar? *Transplant Proc*. 1996; 28: 1076-1078.
557. Hirsch HH. BK virus: opportunity makes a pathogen. *Clin Infect Dis*. 2005; 41: 354-360.
558. Hirsch HH, Knowles W, Dickenmann M, et al. Prospective study of polyomavirus type BK replication and nephropathy in renal-transplant recipients. *N Engl J Med*. 2002; 347: 488-496.
559. Nickeleit V, Singh HK, Mihatsch MJ. Polyomavirus nephropathy: morphology, pathophysiology, and clinical management. *Curr Opin Nephrol Hypertens*. 2003; 12: 599-605.
560. Randhawa PS, Finkelstein S, Scantlebury V, et al. Human polyoma virus-associated interstitial nephritis in the allograft kidney. *Transplantation*. 1999; 67: 103-109.
561. Moeckel GW, Kashgarian M, Racusen LC. Ischemic and toxic acute tubular injury and other ischemic renal injury. In: Jennette JC, Olson JL, Silva FG, A'gati VD, eds. *Heptinstall's Pathology of the Kidney*. 7th ed. Philadelphia, PA: Wolters Kluwer; 2015: 1167-1222.
562. Rosen S, Stillman IE. Acute tubular necrosis is a syndrome of physiologic and pathologic dissociation. *J Am Soc Nephrol*. 2008; 19: 871-875.
563. Seshan SV, D'Agati VD, Appel GA, Churg J. *Acute Vasomotor Injury/Toxic Tubular Necrosis*. Baltimore, MD: Williams & Wilkins; 1999.
564. Han WK, Bailly V, Abichandani R, et al. Kidney Injury Molecule-1(KIM-1): a novel biomarker for human renal proximal tubule injury. *Kidney Int*. 2002; 62: 237-244.
565. Ichimura T, Hung CC, Yang SA, et al. Kidney injury molecule-1: a tissue and urinary biomarker for nephrotoxicant-induced renal injury. *Am J Physiol Renal Physiol*. 2004; 286: F552-F563.
566. Han WK, Alinani A, Wu CL, et al. Human kidney injury molecule-1 is a tissue and urinary tumor marker of renal cell carcinoma. *J Am Soc Nephrol*. 2005; 16: 1126-1134.
567. Vaidya VS, Ramirez V, Ichimura T, et al. Urinary kidney injury molecule-1: a sensitive quantitative biomarker for early detection of kidney tubular injury. *Am J Physiol Renal Physiol*. 2006; 290: F517-F529.
568. Sabbisetti VS, Waikar SS, Antoine DJ, et al. Blood kidney injury molecule-1 is a biomarker of acute and chronic kidney injury and predicts progression to ESRD in type I diabetes. *J Am Soc Nephrol*. 2014; 25: 2177-2186.
569. Sharfuddin AA, Molitoris BA. Pathophysiology of ischemic acute kidney injury. *Nat Rev Nephrol*. 2011; 7: 189-200.
570. Tolkoff-Rubin NE, Cotran RS, Rubin RH. Urinary tract infection, pyelonephritis and reflux nephropathy. In: Brenner BM, ed. *Brenner's and Rector's the Kidney*. 8th ed. Philadelphia, PA: WB Saunders; 2008: 1239-1264.
571. Becker GJ, Kincaid-Smith P. Reflux nephropathy: the glomerular lesion and progression of renal failure. *Pediatr Nephrol*. 1993; 7: 365-369.
572. Goodman M, Curry T, Russell T. Xanthogranulomatous pyelonephritis(XGP): a local disease with systemic manifestations. Report of 23 patients and review of the literature. *Medicine(Baltimore)*. 1979; 58: 171-181.
573. Hammadah MY, Nicholls CJ, Calder JC, et al. Xanthomatous pyelonephritis in childhood: preoperatory diagnosis is possible. *Br J Urol*. 1994; 73: 83-86.
574. Kim SW, Yoon BI, Ha US, et al. Xanthogranulomatous pyelonephritis: clinical experience with 21 cases. *J Infect Chemother*. 2013; 19: 1221-1224.
575. Huisman TK, Sands JP. Focal xanthogranulomatous pyelonephritis associated with renal cell carcinoma. *Urology*. 1992; 39: 281-284.
576. Li L, Parwani AV. Xanthogranulomatous pyelonephritis. *Arch Pathol Lab Med*. 2011; 135: 671-674.
577. Khalyl-Mawad J, Greco MA, Schinella RA. Ultrastructural demonstration of intracellular bacteria in xanthogranulomatous pyelonephritis. *Hum Pathol*. 1982; 13: 41-47.
578. Kobayashi A, Utsunomiya Y, Kono M, et al. Malakoplakia of the kidney. *Am J Kidney Dis*. 2008; 51: 326-330.
579. Esparza AR, McKay DB, Cronan JJ, Chazan JA. Renal parenchymal malakoplakia. Histologic spectrum and its relationship to megalocytic interstitial nephritis and xanthogranulomatous pyelonephritis. *Am J Surg Pathol*. 1989; 13: 225-236.
580. Abdou NI, NaPombejara C, Sagawa A, et al. Malakoplakia: evidence for monocyte lysosomal abnormality correctable by cholinergic agonist in vitro and in vivo. *N Engl J Med*. 1977; 297: 1413-1419.
581. Murray KM, Keane WR. Review of drug-induced acute interstitial nephritis. *Pharmacotherapy*. 1992; 12: 462-467.
582. Remuzzi G, Ruggenenti P. The hemolytic uremic syndrome. *Kidney Int Suppl*. 1998; 66: S54-S57.
583. Rossert J. Drug-induced acute interstitial nephritis. *Kidney Int*. 2001; 60: 804-817.
584. Muriithi AK, Leung N, Valeri AM, et al. Biopsy-proven acute interstitial nephritis, 1993-2011: a case series. *Am J Kidney Dis*. 2014; 64: 558-566.
585. Corwin HL, Korbet SM, Schwartz MM. Clinical correlates of eosinophiluria. *Arch Intern Med*. 1985; 145: 1097-1099.
586. Kleinknecht D. Interstitial nephritis, the nephrotic syndrome, and chronic renal failure secondary to nonsteroidal anti-inflammatory drugs. *Semin Nephrol*. 1995; 15: 228-235.
587. Brodsky SV, Nadasdy T. Acute and chronic tubulointerstitial nephritis. In: Jennette JC, Olson JL, Silva FG, A'gati VD, eds. *Heptinstall's Pathology of the Kidney*. 7th ed. Philadelphia, PA: Wolters Kluwer; 2015: 1111-1166.
588. Magil AB. Drug-induced acute interstitial nephritis with granulomas. *Hum Pathol*. 1983; 14: 36-41.
589. Praga M, Sevillano A, Aunon P, Gonzalez E. Changes in the aetiology, clinical presentation and management of acute interstitial nephritis, an increasingly common cause of acute kidney injury. *Nephrol Dial Transplant*. 2015; 30: 1472-1479.
590. Okada K, Okamoto Y, Kagami S, et al. Acute interstitial nephritis and uveitis with bone marrow granulomas and anti-neutrophil cytoplasmic antibodies. *Am J Nephrol*. 1995; 15: 337-342.
591. Saeki T, Nishi S, Imai N, et al. Clinicopathological characteristics of patients with IgG4-related tubulointerstitial nephritis. *Kidney Int*. 2010; 78: 1016-1023.
592. Cornell LD. IgG4-related kidney disease. *Curr Opin Nephrol Hypertens*. 2012; 21: 279-288.
593. Alexander MP, Larsen CP, Gibson IW, et al. Membranous glomerulonephritis is a manifestation of IgG4-related disease. *Kidney Int*. 2013; 83: 455-462.
594. Gault MH, Barrett BJ. Analgesic nephropathy. *Am J Kidney Dis*. 1998; 32: 351-360.
595. De Broe ME, Elseviers MM. Analgesic nephropathy. *N Engl J Med*. 1998; 338: 446-452.
596. United States Renal Data System. 1996 Annual Data Report. Bethesda, MD, 1996.
597. Mihatsch MJ, Khanlari B, Brunner FP. Obituary to analgesic nephropathy—an autopsy study. *Nephrol Dial Transplant*. 2006; 21: 3139-3145.
598. De Broe ME, Elseviers MM. Over-the-counter analgesic use. *J Am Soc Nephrol*. 2009; 20: 2098-2103.
599. Bokemeyer C, Thon WF, Brunkhorst T, et al. High frequency of urothelial cancers in patients with kidney transplantations for end-stage analgesic nephropathy. *Eur J Cancer*. 1996; 32a: 175-176.
600. Griffin MD, Bergstralh EJ, Larson TS. Renal papillary necrosis: a 16-year clinical experience. *J Am Soc Nephrol*. 1995; 6: 248-256.
601. Fowler BA. Mechanisms of kidney cell injury from metals. *Environ Health Perspect*. 1993; 100: 57-63.
602. Prasad GV, Rossi NF. Arsenic intoxication associated with tubulointerstitial nephritis. *Am J Kidney Dis*. 1995; 26: 373-376.
603. Yasuda M, Miwa A, Kitagawa M. Morphometric studies of renal lesions in Itai-itai disease: chronic cadmium nephropathy. *Nephron*. 1995; 69: 14-19.
604. Li SJ, Zhang SH, Chen HP, et al. Mercury-induced membranous nephropathy: clinical and pathological features. *Clin J Am Soc Nephrol*. 2010; 5: 439-444.
605. Friedman AC, Lautin EM. Cis-platinum(II) diaminedichloride: another cause of bilateral small kidneys. *Urology*. 1980; 16: 584-586.
606. Hall CL, Fothergill NJ, Blackwell MM, et al. The natural course of gold nephropathy: long term study of 21 patients. *Br Med J(Clin Res Ed)*. 1987; 295: 745-748.
607. Randall RE Jr, Osheroff RJ, Bakerman S, Setter JG. Bismuth nephrotoxicity. *Ann Intern Med*. 1972; 77: 481-482.
608. Sabath E, Robles-Osorio ML. Renal health and the environment: heavy metal nephrotoxicity. *Nefrologia*. 2012; 32: 279-286.
609. Lockitch G. Perspectives on lead toxicity. *Clin Biochem*. 1993; 26: 371-381.
610. Newman LS. Occupational illness. *N Engl J Med*. 1995; 333: 1128-1134.
611. Brewster UC, Perazella MA. A review of chronic lead intoxication: an unrecognized cause of chronic kidney disease. *Am J Med Sci*. 2004; 327: 341-347.
612. Schumann GB, Lerner SI, Weiss MA, et al. Inclusion-bearing cells in industrial workers exposed to lead. *Am J Clin Pathol*. 1980; 74: 192-196.

613. Bushinsky DA. Nephrolithiasis. *J Am Soc Nephrol*. 1998; 9: 917-924.
614. Vervaet BA, Verhulst A, D'Haese PC, De Broe ME. Nephrocalcinosis: new insights into mechanisms and consequences. *Nephrol Dial Transplant*. 2009; 24: 2030-2035.
615. Markowitz GS, Perazella MA. Acute phosphate nephropathy. *Kidney Int*. 2009; 76: 1027-1034.
616. Gutman AB, Yu TF. Uric acid nephrolithiasis. *Am J Med*. 1968; 45: 756-779.
617. Johnson RJ, Kivlighn SD, Kim YG, et al. Reappraisal of the pathogenesis and consequences of hyperuricemia in hypertension, cardiovascular disease, and renal disease. *Am J Kidney Dis*. 1999; 33: 225-234.
618. Nickeleit V, Mihatsch MJ. Uric acid nephropathy and end-stage renal disease— review of a non-disease. *Nephrol Dial Transplant*. 1997; 12: 1832-1838.
619. Crawhall JC, Purkiss P, Watts RW, Young EP. The excretion of amino acids by cystinuric patients and their relatives. *Ann Hum Genet*. 1969; 33: 149-169.
620. Sakhaee K. Pathogenesis and medical management of cystinuria. *Semin Nephrol*. 1996; 16: 435-447.
621. Emma F, Nesterova G, Langman C, et al. Nephropathic cystinosis: an international consensus document. *Nephrol Dial Transplant*. 2014; 29(suppl 4): iv87-iv94.
622. Lieske JC, Toback FG. Renal cell-urinary crystal interactions. *Curr Opin Nephrol Hypertens*. 2000; 9: 349-355.
623. Rumsby G, Cochat P. Primary hyperoxaluria. *N Engl J Med*. 2013; 369: 2163.
624. Asplin JR. Hyperoxaluric calcium nephrolithiasis. *Endocrinol Metab Clin North Am*. 2002; 31: 927-949.
625. Nasr SH, D'Agati VD, Said SM, et al. Oxalate nephropathy complicating Roux-en-Y Gastric Bypass: an underrecognized cause of irreversible renal failure. *Clin J Am Soc Nephrol*. 2008; 3: 1676-1683.
626. Smith LH. The pathophysiology and medical treatment of urolithiasis. *Semin Nephrol*. 1990; 10: 31-52.
627. Leung N, Nasr SH. Myeloma-related kidney disease. *Adv Chronic Kidney Dis*. 2014; 21: 36-47.
628. Hutchison CA, Batuman V, Behrens J, et al. The pathogenesis and diagnosis of acute kidney injury in multiple myeloma. *Nat Rev Nephrol*. 2011; 8: 43-51.
629. Sedmak DD, Tubbs RR. The macrophagic origin of multinucleated giant cells in myeloma kidney: an immunohistologic study. *Hum Pathol*. 1987; 18: 304-306.
630. Start DA, Silva FG, Davis LD, et al. Myeloma cast nephropathy: immunohistochemical and lectin studies. *Mod Pathol*. 1988; 1: 336-347.
631. Carstens PH, Woo D. Crystalline glomerular inclusions in multiple myeloma. *Am J Kidney Dis*. 1989; 14: 56-60.
632. Bohle A, Ratschek M. The compensated and the decompensated form of benign nephrosclerosis. *Pathol Res Pract*. 1982; 174: 357-367.
633. Kashgarian M. Pathology of the kidney in hypertension. In: Kaplan NM, Brenner BM, Laragh JH, eds. *The Kidney in Hypertension*. New York, NY: Raven Press; 1987: 77-89.
634. Valenzuela R, Gogate PA, Deodar SD, Gifford RW. Hyaline arteriolonephrosclerosis. Immunofluorescent findings in vascular lesions. *Lab Invest*. 1980; 43: 530-534.
635. Ram CV. Current concepts in renovascular hypertension. *Am J Med Sci*. 1992; 304: 53-71.
636. Harrison EG Jr, McCormack LJ. Pathologic classification of renal arterial disease in renovascular hypertension. *Mayo Clin Proc*. 1971; 46: 161-167.
637. Plouin PF, Perdu J, La Batide-Alanore A, et al. Fibromuscular dysplasia. *Orphanet J Rare Dis*. 2007; 2: 28.
638. Slovut DP, Olin JW. Fibromuscular dysplasia. *N Engl J Med*. 2004; 350: 1862-1871.
639. Gerlock AJ Jr, Goncharenko VA, Ekelund L. Radiation-induced stenosis of the renal artery causing hypertension: case report. *J Urol*. 1977; 118: 1064-1065.
640. Chugh KS, Jain S, Sakhuja V, et al. Renovascular hypertension due to Takayasu's arteritis among Indian patients. *Q J Med*. 1992; 85: 833-843.
641. Crosson JT, Keane WF, Anderson WR. Radiation nephropathy. In: Tisher CC, Brenner BM, eds. *Renal Pathology: with Clinical and Functional Correlations*. 2nd ed. Philadelphia, PA: JB Lippincott Co; 1994: 937-947.
642. Cheng JC, Schultheiss TE, Wong JY. Impact of drug therapy, radiation dose, and dose rate on renal toxicity following bone marrow transplantation. *Int J Radiat Oncol Biol Phys*. 2008; 71: 1436-1443.
643. Jennette JC, Ordonez NG. Radiation nephritis causing nephrotic syndrome. *Urology*. 1983; 22: 631-634.
644. Keane WF, Crosson JT, Staley NA, et al. Radiation-induced renal disease. A clinicopathologic study. *Am J Med*. 1976; 60: 127-137.
645. Cohen EP, Lawton CA, Moulder JE. Bone marrow transplant nephropathy: radiation nephritis revisited. *Nephron*. 1995; 70: 217-222.
646. Jodele S, Licht C, Goebel J, et al. Abnormalities in the alternative pathway of complement in children with hematopoietic stem cell transplant-associated thrombotic microangiopathy. *Blood*. 2013; 122: 2003-2007.
647. Cohen EP, Lawton CA, Moulder JE, et al. Clinical course of late-onset bone marrow transplant nephropathy. *Nephron*. 1993; 64: 626-635.
648. George JN, Li X, McMinn JR, et al. Thrombotic thrombocytopenic purpura-hemolytic uremic syndrome following allogeneic HPC transplantation: a diagnostic dilemma. *Transfusion*. 2004; 44: 294-304.
649. Ho VT, Cutler C, Carter S, et al. Blood and marrow transplant clinical trials network toxicity committee consensus summary: thrombotic microangiopathy after hematopoietic stem cell transplantation. *Biol Blood Marrow Transplant*. 2005; 11: 571-575.
650. Bisceglia M, Galliani CA, Senger C, et al. Renal cystic diseases: a review. *Adv Anat Pathol*. 2006; 13: 26-56.
651. Rohatgi R. Clinical manifestations of hereditary cystic kidney disease. *Front Biosci*. 2008; 13: 4175-4197.
652. Torres VE, Grantham JJ. Cystic diseases of the kidney. In: Brenner BM, ed. *Brenner's and Rector's the Kidney*. 8th ed. Philadelphia, PA: WB Saunders; 2008: 1428-1462.
653. Liapis H, Winyard PJD. Cystic diseases and developmental kidney defects. In: Jennette JC, Olson JL, Silva FG, A'gati VD, eds. *Heptinstall's Pathology of the Kidney*. 7th ed. Philadelphia, PA: Wolters Kluwer; 2015: 119-172.
654. Deeb A, Robertson A, MacColl G, et al. Multicystic dysplastic kidney and Kallmann's syndrome: a new association? *Nephrol Dial Transplant*. 2001; 16: 1170-1175.
655. Weber S, Moriniere V, Knuppel T, et al. Prevalence of mutations in renal developmental genes in children with renal hypodysplasia: results of the ESCAPE study. *J Am Soc Nephrol*. 2006; 17: 2864-2870.
656. Okayasu I, Kajita A. Histopathological study of congenital cystic kidneys with special reference to the multicystic, dysplastic type. *Acta Pathol Jpn*. 1978; 28: 427-434.
657. Risdon RA. Renal dysplasia. Part I. A clinical pathologic study of 76 cases. Part II. A necroscopy study of 41 cases. *J Clin Pathol*. 1971; 24: 57-71.
658 Turco AE, Padovani EM, Chiaffoni GP, et al. Molecular genetic diagnosis of autosomal dominant polycystic kidney disease in a newborn with bilateral cystic kidneys detected prenatally and multiple skeletal malformations. *J Med Genet*. 1993; 30: 419-422.
659. Kimberling WJ, Kumar S, Gabow PA, et al. Autosomal dominant polycystic kidney disease: localization of the second gene to chromosome 4q13–q23. *Genomics*. 1993; 18: 467-472.
660. Reeders ST, Breuning MH, Davies KE, et al. A highly polymorphic DNA marker linked to adult polycystic kidney disease on chromosome 16. *Nature*. 1985; 317: 542-544.
661. Rossetti S, Harris PC. Genotype-phenotype correlations in autosomal dominant and autosomal recessive polycystic kidney disease. *J Am Soc Nephrol*. 2007; 18: 1374-1380.
662. Yoder BK, Mulroy S, Eustace H, et al. Molecular pathogenesis of autosomal dominant polycystic kidney disease. *Expert Rev Mol Med*. 2006; 8: 1-22.
663. Yoder BK, Hou X, Guay-Woodford LM. The polycystic kidney disease proteins, polycystin-1, polycystin-2, polaris, and cystin, are co-localized in renal cilia. *J Am Soc Nephrol*. 2002; 13: 2508-2516.
664. Rizk D, Chapman A. Treatment of autosomal dominant polycystic kidney disease(ADPKD): the new horizon for children with ADPKD. *Pediatr Nephrol*. 2008; 23: 1029-1036.
665. Rapola J, Kaariainen H. Polycystic kidney disease. Morphological diagnosis of recessive and dominant polycystic kidney disease in infancy and childhood. *APMIS*. 1988; 96: 68-76.
666. Grantham JJ. Clinical practice. Autosomal dominant polycystic kidney disease. *N Engl J Med*. 2008; 359: 1477-1485.
667. Chapman AB. Autosomal dominant polycystic kidney disease: time for a change? *J Am Soc Nephrol*. 2007; 18: 1399-1407.
668. Grantham JJ. Polycystic kidney disease: hereditary and acquired. *Adv Intern Med*. 1993; 38: 409-420.
669. Gregoire JR, Torres VE, Holley KE, Farrow GM. Renal epithelial hyperplastic and neoplastic proliferation in autosomal dominant polycystic kidney disease. *Am J Kidney Dis*. 1987; 9: 27-38.
670. Gabow PA, Johnson AM, Kaehny WD, et al. Risk factors for the development of hepatic cysts in autosomal dominant polycystic kidney disease. *Hepatology*. 1990; 11: 1033-1037.
671. Gabow PA. Autosomal dominant polycystic kidney disease—more than a renal disease. *Am J Kidney Dis*. 1990; 16: 403-413.
672. Hossack KF, Leddy CL, Johnson AM, et al. Echocardiographic findings in autosomal dominant polycystic kidney disease. *N Engl J Med*. 1988; 319: 907-912.
673. Guay-Woodford LM, Desmond RA. Autosomal recessive polycystic kidney disease: the clinical experience in North America. *Pediatrics*. 2003; 111: 1072-1080.
674. Guay-Woodford LM, Muecher G, Hopkins SD, et al. The severe perinatal form of autosomal recessive polycystic kidney disease maps to chromosome 6p21.1-p12: implications for genetic counseling. *Am J Hum Genet*. 1995; 56: 1101-1107.
675. Zerres K, Mucher G, Bachner L, et al. Mapping of the gene for autosomal recessive polycystic kidney disease(ARPKD) to chromosome 6p21-cen. *Nat Genet*. 1994; 7: 429-432.
676. Onuchic LF, Furu L, Nagasawa Y, et al. PKHD1,

the polycystic kidney and hepatic disease 1 gene, encodes a novel large protein containing multiple immunoglobulin-like plexin-transcription-factor domains and parallel beta-helix 1 repeats. *Am J Hum Genet*. 2002; 70: 1305-1317.

677. Ward CJ, Hogan MC, Rossetti S, et al. The gene mutated in autosomal recessive polycystic kidney disease encodes a large, receptor-like protein. *Nat Genet*. 2002; 30: 259-269.
678. Menezes LF, Cai Y, Nagasawa Y, et al. Polyductin, the PKHD1 gene product, comprises isoforms expressed in plasma membrane, primary cilium, and cytoplasm. *Kidney Int*. 2004; 66: 1345-1355.
679. Gunay-Aygun M, Tuchman M, Font-Montgomery E, et al. PKHD1 sequence variations in 78 children and adults with autosomal recessive polycystic kidney disease and congenital hepatic fibrosis. *Mol Genet Metab*. 2010; 99: 160-173.
680. Buscher R, Buscher AK, Weber S, et al. Clinical manifestations of autosomal recessive polycystic kidney disease(ARPKD): kidney-related and non-kidney-related phenotypes. *Pediatr Nephrol*. 2014; 29: 1915-1925.
681. Gunay-Aygun M, Font-Montgomery E, Lukose L, et al. Correlation of kidney function, volume and imaging findings, and PKHD1 mutations in 73 patients with autosomal recessive polycystic kidney disease. *Clin J Am Soc Nephrol*. 2010; 5: 972-984.
682. Denamur E, Delezoide AL, Alberti C, et al. Genotype-phenotype correlations in fetuses and neonates with autosomal recessive polycystic kidney disease. *Kidney Int*. 2010; 77: 350-358.
683. Zerres K, Rudnik-Schoneborn S, Deget F, et al. Autosomal recessive polycystic kidney disease in 115 children: clinical presentation, course and influence of gender. Arbeitsgemeinschaft fur Padiatrische, Nephrologie. *Acta Paediatr*. 1996; 85: 437-445.
684. Hildebrandt F, Zhou W. Nephronophthisis-associated ciliopathies. *J Am Soc Nephrol*. 2007; 18: 1855-1871.
685. Liapis H, Gaut JP, Tomaszewski JE, Arend LJ. Pyelonephritis and other direct renal infections, reflux nephropathy, hydronephrosis, hypercalcemia and nephrolithiasis. In: Jennette JC, Olson JL, Silva FG, A'gati VD, eds. *Heptinstall's Pathology of the Kidney*. 7th ed. Philadelphia, PA: Wolters Kluwer; 2015: 1039-1110.
686. Fanconi G, Hanhart E, Albertini A. Die familiare juvenile Nephronophthise. *Hel Pediatr Acta*. 1951; 6: 1-49.
687. Gagnadoux MF, Bacri JL, Broyer M, Habib R. Infantile chronic tubulo-interstitial nephritis with cortical microcysts: variant of nephronophthisis or new disease entity? *Pediatr Nephrol*. 1989; 3: 50-55.
688. Omran H, Fernandez C, Jung M, et al. Identification of a new gene locus for adolescent nephronophthisis, on chromosome 3q22 in a large Venezuelan pedigree. *Am J Hum Genet*. 2000; 66: 118-127.
689. Halbritter J, Porath JD, Diaz KA, et al. Identification of 99 novel mutations in a worldwide cohort of 1,056 patients with a nephronophthisis-related ciliopathy. *Hum Genet*. 2013; 132: 865-884.
690. Chaki M, Hoefele J, Allen SJ, et al. Genotype-phenotype correlation in 440 patients with NPHP-related ciliopathies. *Kidney Int*. 2011; 80: 1239-1245.
691. Wolf MT. Nephronophthisis and related syndromes. *Curr Opin Pediatr*. 2015; 27: 201-211.
692. Loken AC, Hanssen O, Halvorsen S, Jolster NJ. Hereditary renal dysplasia and blindness. *Acta Paediatr*. 1961; 50: 177-184.
693. Senior B, Friedmann AI, Braudo JL. Juvenile familial nephropathy with tapetoretinal degeneration. A new oculorenal dystrophy. *Am J Ophthalmol*. 1961; 52: 625-633.
694. Ronquillo CC, Bernstein PS, Baehr W. Senior-Loken syndrome: a syndromic form of retinal dystrophy associated with nephronophthisis. *Vision Res*. 2012; 75: 88-97.
695. Cohen AH, Hoyer JR. Nephronophthisis. A primary tubular basement membrane defect. *Lab Invest*. 1986; 55: 564-572.
696. Eckardt KU, Alper SL, Antignac C, et al. Autosomal dominant tubulointerstitial kidney disease: diagnosis, classification, and management—a KDIGO consensus report. *Kidney Int*. 2015; 88: 676-683.
697. Ekici AB, Hackenbeck T, Moriniere V, et al. Renal fibrosis is the common feature of autosomal dominant tubulointerstitial kidney diseases caused by mutations in mucin 1 or uromodulin. *Kidney Int*. 2014; 86: 589-599.
698. Bleyer AJ, Kmoch S, Antignac C, et al. Variable clinical presentation of an MUC1 mutation causing medullary cystic kidney disease type 1. *Clin J Am Soc Nephrol*. 2014; 9: 527-535.
699. Kirby A, Gnirke A, Jaffe DB, et al. Mutations causing medullary cystic kidney disease type 1 lie in a large VNTR in MUC1 missed by massively parallel sequencing. *Nat Genet*. 2013; 45: 299-303.
700. Bollee G, Dahan K, Flamant M, et al. Phenotype and outcome in hereditary tubulointerstitial nephritis secondary to UMOD mutations. *Clin J Am Soc Nephrol*. 2011; 6: 2429-2438.
701. Dahan K, Devuyst O, Smaers M, et al. A cluster of mutations in the UMOD gene causes familial juvenile hyperuricemic nephropathy with abnormal expression of uromodulin. *J Am Soc Nephrol*. 2003; 14: 2883-2893.
702. Nasr SH, Lucia JP, Galgano SJ, et al. Uromodulin storage disease. *Kidney Int*. 2008; 73: 971-976.
703. Bleyer AJ, Zivna M, Hulkova H, et al. Clinical and molecular characterization of a family with a dominant renin gene mutation and response to treatment with fludrocortisone. *Clin Nephrol*. 2010; 74: 411-422.
704. Zivna M, Hulkova H, Matignon M, et al. Dominant renin gene mutations associated with early-onset hyperuricemia, anemia, and chronic kidney failure. *Am J Hum Genet*. 2009; 85: 204-213.
705. Clissold RL, Hamilton AJ, Hattersley AT, et al. HNF1B-associated renal and extra-renal disease-an expanding clinical spectrum. *Nat Rev Nephrol*. 2015; 11: 102-112.
706. Musetti C, Quaglia M, Mellone S, et al. Chronic renal failure of unknown origin is caused by HNF1B mutations in 9% of adult patients: a single centre cohort analysis. *Nephrology(Carlton)*. 2014; 19: 202-209.
707. Gambaro G, Feltrin GP, Lupo A, et al. Medullary sponge kidney(Lenarduzzi-Cacchi- Ricci disease): a Padua Medical School discovery in the 1930s. *Kidney Int*. 2006; 69: 663-670.
708. Kuiper JJ. Medullary sponge kidney. In: Gardner KDJ, ed. *Cystic Disease of the Kidney*. New York, NY: John Wiley and Sons, Inc; 1976: 151-172.
709. Yendt ER. Medullary sponge kidney and nephrolithiasis. *N Engl J Med*. 1982; 306: 1106-1107.
710. Fabris A, Anglani F, Lupo A, Gambaro G. Medullary sponge kidney: state of the art. *Nephrol Dial Transplant*. 2013; 28: 1111-1119.
711. Fabris A, Lupo A, Ferraro PM, et al. Familial clustering of medullary sponge kidney is autosomal dominant with reduced penetrance and variable expressivity. *Kidney Int*. 2013; 83: 272-277.
712. Levine E. Acquired cystic kidney disease. *Radiol Clin North Am*. 1996; 34: 947-964.
713. Gabow PA. Polycystic and acquired cystic diseases. In: Greenberg A, ed. *Primer on Kidney Diseases*. 2nd ed. San Diego, CA: Academic Press; 1998: 313-318.
714. Kuroda N, Ohe C, Mikami S, et al. Review of acquired cystic disease-associated renal cell carcinoma with focus on pathobiological aspects. *Histol Histopathol*. 2011; 26: 1215-1218.
715. Zhou XJ, Fenves AZ, Vaziri ND, Saxena R. Renal changes with aging and end-stage renal disease. In: Jennette JC, Olson JL, Silva FG, A'gati VD, eds. *Heptinstall's Pathology of the Kidney*. 7th ed. Philadelphia, PA: Wolters Kluwer; 2015: 1281-1320.
716. Nahm AM, Ritz E. The simple renal cyst. *Nephrol Dial Transplant*. 2000; 15: 1702-1704.
717. Murshidi MM, Suwan ZA. Simple renal cysts. *Arch Esp Urol*. 1997; 50: 928-931.
718. Terada N, Ichioka K, Matsuta Y, et al. The natural history of simple renal cysts. *J Urol*. 2002; 167: 21-23.
719. Baert L, Steg A. Is the diverticulum of the distal and collecting tubules a preliminary stage of the simple cyst in the adult? *J Urol*. 1977; 118: 707-710.

24 肾：肿瘤和肿瘤样疾病

Jesse K. McKenney 著 张 伟 陆 敏 薛卫成 译

章目录

儿童肿瘤和肿瘤样疾病

肾母细胞肿瘤

肾母细胞瘤（Wilms 瘤）

一般特征

肾母细胞瘤（nephroblastoma）（目前是首选名称）也称为 **Wilms 瘤（Wilms tumor）**[1-2]。在形态学和分子水平上，肾母细胞瘤是肿瘤形成的典型范例，忠实地再现了胚胎发生过程[3-5]。肾母细胞瘤主要见于婴儿，50% 的病例发生在 3 岁之前，90% 发生在 6 岁之前[6-8]。然而，肾母细胞瘤很少被认为是一种先天性肿瘤，这一点在与中胚层细胞肾瘤的鉴别上很重要[9]。也有记录良好的肾母细胞瘤发生于青少年[10]和成人的病例报道，但这可能代表了某种不同的疾病，具有不同的遗传学特征和明显更差的临床结局[11-15]。肾母细胞瘤的发生没有明显的性别差异。白种人发生的风险低于亚洲人，但高于非洲裔人。

肾母细胞瘤的典型发生部位是肾。双肾没有明显差异，双侧同时或先后受累的发生率为 5%～10%[16-17]。有少数典型的肾母细胞瘤发生于肾外部位的报道，包括腹膜后、骶尾部、睾丸、子宫（有时表现为宫颈息肉）、腹股沟管和纵隔[18-24]。有的肾母细胞瘤发生于畸胎瘤，有学者认为，即使是肾母细胞瘤的特征不明显的病例也可被称为畸胎瘤伴有特有的肾母细胞瘤成分。

已有肾母细胞瘤可发生于同卵双胞胎和其他家族性背景下的报道[7]。与肾母细胞瘤发病风险最高的疾病有 Wilms- 虹膜缺失 - 生殖器异常 - 智力发育迟缓（Wilms-aniridia genital anomaly-retardation, WAGR）综合征、脐膨出 - 巨舌（Beckwith-Wiedemann 综合征）、偏身肥大症、Denys-Drash 综合征和家族性肾母细胞瘤[25-28]。其他与肾母细胞瘤相关的疾病包括肾和生殖器官畸形、皮肤痣和血管瘤病、18 三体综合征、Klippel-Trénaunay 综合征、神经纤维瘤病、Bloom 综合征、Frasier 综合征、Simpson-Golabi-Behmel 综合征、Perlman 综合征和脑性巨人症（Sotos 综合征）[28-32]。1 岁以内发生肾母细胞瘤的患者发生泌尿生殖系统先天性异常的发生率很高，而且可以双肾受累。肾母细胞瘤也可以与其他恶性肿瘤合并发生，例如骨肉瘤、葡萄簇状胚胎性横纹肌肉瘤、视网膜母细胞瘤、肝细胞癌和神经母细胞瘤[33-36]。

临床特征

肾母细胞瘤的典型症状是患儿母亲首先发现患儿有腹部肿块。血尿和疼痛罕见。少数病例因肿瘤分泌肾素而出现高血压[37]。无肿瘤的肾出现肿瘤相关的肾小球疾病时可能会出现蛋白尿[38]。有时最初症状与创伤性破裂有关。有肿瘤栓塞引起猝死的病例报道[39]。

影像学检查表明，肾内肿块通常会使集合管发生移位和扭曲。可有钙化灶[40]。

形态学特征

大体上，大多数肾母细胞瘤是单发肿块，界限清楚，呈圆形，质地柔软。它们的大小相差悬殊，平均重量为550 g。肾母细胞瘤的切面主要呈实性，呈浅灰色或棕褐色，常有出血、坏死和囊性变（图 24.1）。常见纤维间隔，使肿瘤呈分叶状。约 7% 的病例呈多中心性肿瘤病灶。

显微镜下，肾母细胞瘤由三种主要成分构成：未分化的胚芽组织、间叶（间质）组织和上皮组织[41-43]。大多数肾母细胞瘤都有这三种成分，但三种成分的比例在病例之间各有不同，有时在同一肿瘤中的不同区域之间也不同。有些肾母细胞瘤是双相的，有些肾母细胞瘤是单相的（单形性的）。胚芽组织区的细胞极为丰富，由小圆形到椭圆形的原始细胞组成；胞质常常非常稀少，但有时较丰富，表现为嗜酸细胞样；相邻的胞核常常有重叠。胚芽组织的生长方式可以是弥漫性、结节状、条索状（蜿蜒状）或基底细胞样（具有周边栅栏样结构）的。特别是在活检中，以胚芽组织成分为主的肾母细胞瘤可能会与任何小圆细胞肿瘤（包括神经母细胞瘤）、横纹肌样肿瘤或肾透明细胞肉瘤混淆。间叶成分通常由成纤维细胞或具有平滑肌特征的梭形细胞组成，但也可能有向其他不同类型细胞分化的表现，尤其是向骨骼肌的分化[44]。

上皮成分的特征是形成胚胎性肾小管（有时是肾小球）结构，在光学显微镜、超微结构和凝集素组织化学水平上，很像正常发育的后肾小管（和肾小球）的重现[45-48]（图 24.2）。其分化可能非常明显，可有肾单位各节段的形成[49]。这些管状结构可呈小圆形，类似于神经母细胞瘤的菊形团。更类似于小管的特征表现为管腔形成、单层细胞排列、基底膜形成和周围有纤维黏液样基质[41]。以上皮成分为主的肾母细胞瘤的鉴别诊断还包括囊性肾瘤、肾细胞癌（renal cell carcinoma, RCC）和后肾腺瘤[41,50]。偶尔，在肾小管上皮组织中可见明显的空泡变性[51]。异源性上皮可有纤毛样、黏液样、鳞状或移行上皮（图 24.3）[41,52]。

在被称为乳头状结节型的类型中，大体上可见非常明显的突起从间隔延伸到囊腔内，在低倍镜下表现为纤维腺瘤样结构[53-54]。

肾母细胞瘤中其他异源性组织有：各种内分泌细胞[52]，分泌肾素的细胞[55]，神经上皮成分、神经母细胞和成熟神经节细胞[56-57]，神经胶质细胞[58]，脂肪组织，以及软骨、骨和造血细胞[41]。有时各种组织混合出现，使肾母细胞瘤和畸胎瘤之间难以区分[41]；因此，出现了畸胎瘤样肾母细胞瘤这样的术语[59-60]。

有明显囊性分化的肾母细胞瘤在下文分别讨论。

肾母细胞瘤中可出现局部或广泛的间变性特征（5%～8% 的病例）；这些将在预后的部分讨论。

免疫组织化学特征

肾母细胞瘤中各种成分的免疫组织化学表现反映了肾发育过程中的特征[61-63]。

肾母细胞瘤上皮成分对角蛋白（CK）和上皮膜抗原（epithelial membrane antigen, EMA）免疫反应呈阳性[61,64]；间叶成分显示与其形态一致的免疫反应（例如，在横纹肌病灶中肌细胞生成素和结蛋白呈阳

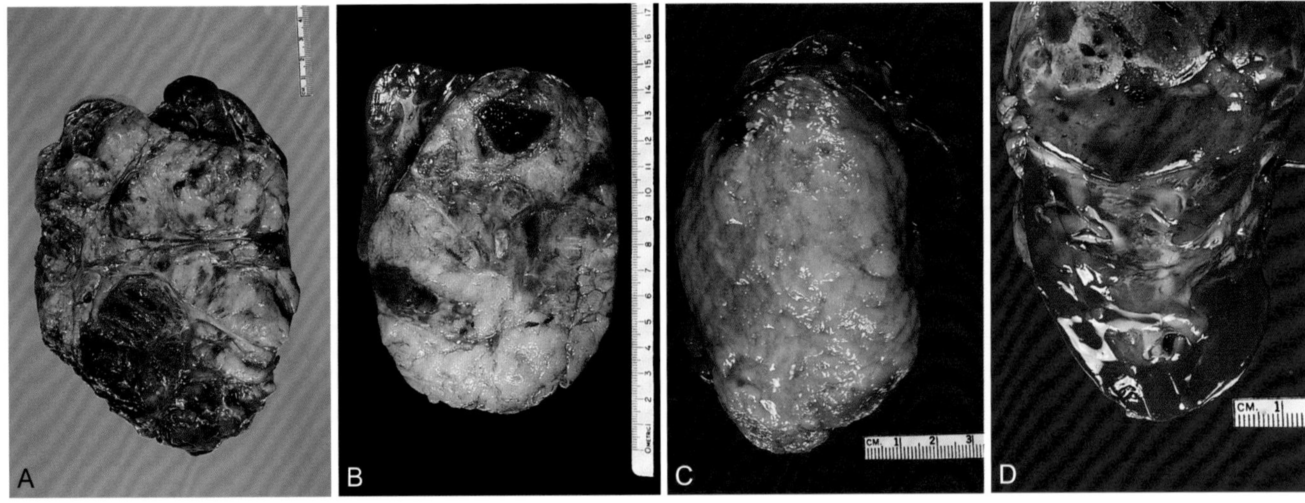

图 24.1 **肾母细胞瘤的各种大体表现。A 和 B**，病变呈多彩状。**C**，病变呈较均质的结节状。**D**，病变呈广泛的梗死样坏死

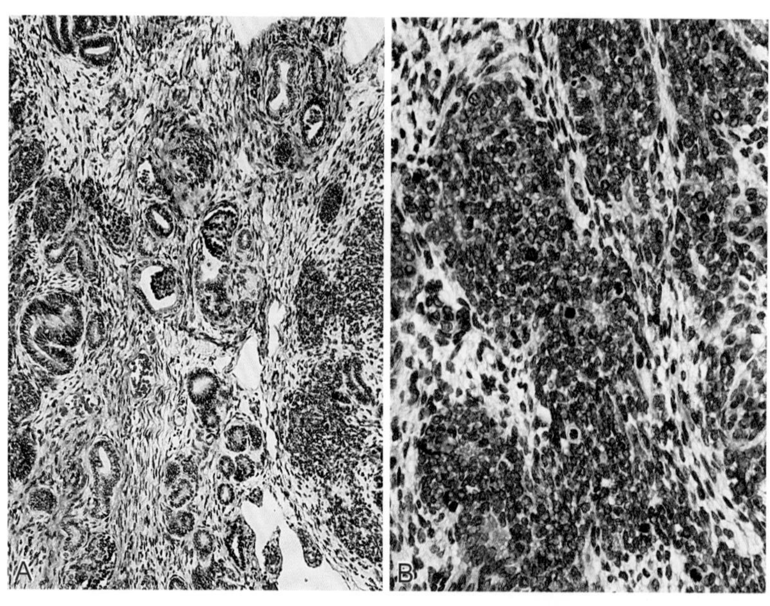

图 24.2 肾母细胞瘤的显微镜下表现。A，低倍镜下，可见胚芽组织、间叶组织、上皮管样结构形成和未成熟肾小球结构。**B**，高倍镜下，可见胚芽组织、间叶组织和未成熟肾小管结构形成

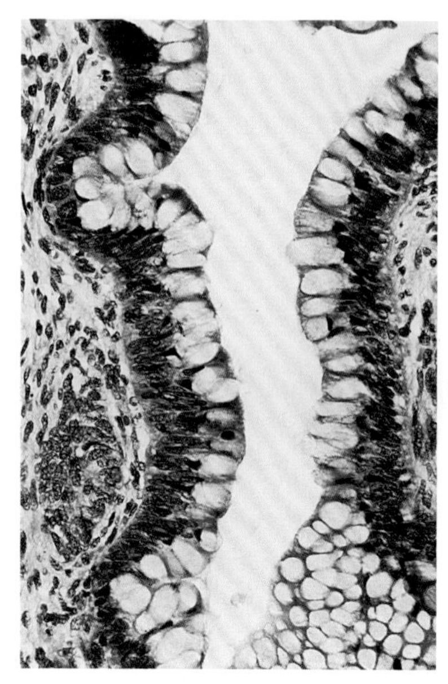

图 24.3 肾母细胞瘤中的黏液上皮成分

性）[65]；神经成分——出现时——显示对神经元特异性烯醇化酶、胶质纤维酸性蛋白和 S-100 蛋白的免疫反应呈阳性[64]。肾母细胞瘤的其他免疫反应包括：胞核 WT1（80%，通常在上皮和胚芽成分）、胞核 PAX-8、CD56（96%）和 TTF-1（偶尔阳性）；后者见于 17% 的病例，易造成误诊[66-67]。

分子遗传学特征

与肾母细胞瘤相关的基因是 *WT1* 和 *WT2*。前者位于 11p13，编码具有锌指结构的转录因子，在泌尿生殖系统发育早期表达，在 Denys-Drash 综合征和 WAGR 综合征分别有胚系点突变和缺失[68-70]。*WT2* 位于 11p15.5，含有胰岛素生长因子Ⅱ的基因，与 Beckwith-Wiedemann 综合征相关的肿瘤有关[71-74]。这些基因改变也可见于散发性肿瘤中。这些基因的表达水平与肾母细胞瘤的显微镜下特征之间存在一定关系[68,75-79]。

6%～30% 的散发性肾母细胞瘤病例中有位于 X 染色体上的 *WTX* 的基因失活[79-80]。这通常是由体细胞缺失所致，或者较少见的是男性患者的 X 染色体失活性突变，或女性患者的 X 染色体激活[81-83]。*WTX* 改变在肾母细胞瘤的发生中的作用尚不清楚，但 WTX 的下调可导致 Wnt 通路中信号传导增加[83]。

已在 14%～20% 的肾母细胞瘤中发现了 β 连环蛋白基因 *CTNNB1* 的激活突变——导致 Wnt 信号传导通路紊乱。它可见于 *WT1* 突变的肿瘤，但在 *WT1* 野生型中没有发现[84-86]。

其他染色体异常——1、7q、8、12 和 16 号——也有发现[14,87-88]。这些遗传学改变在肾母细胞瘤的各种组织学成分中是相同的，1p 和 16q 杂合性缺失（loss of heterozygosity, LOH）在预后一节中进一步讨论[89]。仅有 5% 的肾母细胞瘤有 *TP53* 的突变和（或）该蛋白质的过表达。它们主要局限于间变性病灶且提示预后不良[90-91]。同样，MYCN 扩增可见于极少数有侵袭性行为的病例，他们通常伴有弥漫间变性病变。最近，在高风险胚芽组织成分的肾母细胞瘤中发现了有 SIX1/2 通路和 DROSHA/DGCR8 miRNA 微处理器复合物中的突变[92]。

扩散和转移

在进展期病例，局部扩散可发生在肾周软组织中，并可进一步可累及肾上腺、肠道、肝、椎骨和椎旁区域；后者可能导致脊髓压迫[93]。肾静脉侵犯很常见，但肾盂或输尿管侵犯少见，是晚期事件。15% 的肾母细胞瘤病

表24.1 肾母细胞瘤、肾横纹肌样肿瘤和肾透明细胞肉瘤的分期（儿童肿瘤组，COG）

分期	描述
Ⅰ期	完全切除局限于肾的肿瘤。切除前没有术中破裂或肿瘤活检。没有肾窦血管受累。没有肿瘤超出切除范围的证据。显微镜下证实区域淋巴结为阴性。
Ⅱ期	完全切除肿瘤，切除边缘或以外没有肿瘤。肿瘤扩散至肾外，例如，肿瘤的区域性扩散（通过肾囊，肾窦软组织的广泛侵入）或肿瘤侵犯肾实质外的肾切除标本内的血管，包括肾窦的血管。
Ⅲ期	术后有肿瘤残余，局限于腹部。包括以下情况： • 盆/腹腔淋巴结有肿瘤受累。 • 肿瘤已穿透腹膜表面。 • 肿瘤在腹膜表面种植。 • 术后有肉眼或显微镜下肿瘤（显微镜下手术切缘呈阳性）。 • 重要器官受累，无法完全切除。 • 手术前或手术期间肿瘤破裂。 • 肿瘤进行过术前化疗（之前有或没有任何形式的活检，包括细针穿刺）。 • 肿瘤为分别切除（例如，肿瘤出现在肾切除术标本中彼此分开的组织中，例如，分别切除的肾上腺，或从肾静脉单独移除的血栓）。 • 原发性肿瘤延伸到胸腔静脉和（或）心脏。
Ⅳ期	盆/腹腔外的血性转移或淋巴结转移。
Ⅴ期	诊断时双侧肾受累。每个肾应按上述标准分别进行分组。

例有区域淋巴结转移。最常见的远处转移部位是肺、肝和腹膜[94]。有腹膜后肿瘤的患儿出现肺转移强烈提示肾母细胞瘤而不是神经母细胞瘤。相反，出现骨转移则提示为其他肿瘤，因为仅有1%的肾母细胞瘤会发生骨转移。

治疗

肾母细胞瘤的治疗是相对标准化的，主要是基于国际儿科肿瘤学会（the international Society of Paediatric Oncology, SIOP）或儿童肿瘤学组（the Children's Oncology Group, COG）的治疗方案进行[2,95-98]。这些方案的具体细节还在不断更新[99]。这两种方案的主要区别在于术前治疗不同。SIOP通常支持术前化疗，然后进行手术切除。在该方案中，一些区域需要进行活检以便在化疗之前确诊，而其他区域则不需要进行活检。进一步的治疗则是基于治疗后评估初始反应的分类来进行[100]。SIOP方案的倡导者认为，实施这个方案的患者的术中肿瘤破裂（由于治疗而致肿瘤缩小）和分期升高均较少。COG通常主张进行早期手术切除，随后的治疗由肿瘤组织学和分期来确定。其倡导者认为其预后分层允许更多的定制治疗。尽管存在这些差异，SIOP方案和COG方案的临床结果非常相似[99,101]。

预后

一般而言，单侧肾母细胞瘤的治愈率为80%～90%[102]。一小部分肾母细胞瘤的长期存活者会发生另一恶性肿瘤，原因是有肿瘤遗传易感性或继发于治疗[103]。

影响肾母细胞瘤预后的各种临床和形态学因素如下所述。

1. 年龄。2岁以下患儿转移率明显较低，5年生存率明显高于2年以上患儿[104-105]。
2. 分期。基于SIOP或COG分类系统，肾母细胞瘤的临床病理分期是最重要的预后决定因素（表24.1）。肿瘤包膜侵犯、手术时破裂、肾外静脉侵犯、肿瘤种植、淋巴结转移、远处转移和双侧发生是主要指标[106]。不过，仅通过病理学检查来判断肾母细胞瘤的分期是不可靠的。肿瘤“包膜”（或假包膜）可能与肾被膜混淆；肾窦和手术切缘可能难以评估；肾静脉可能会显著回缩，在肿瘤位于边缘时有浸润时会产生假象。重要的是切片从肾窦、肿瘤和正常肾交界处、肿瘤包膜和未受累的肾实质中取材。在Ⅰ期病例的研究中，以下四个特征与复发率增加有关：存在炎症性假包膜、肾窦侵犯、肾包膜广泛浸润和肾内血管的肿瘤浸润[107]。
3. 大小。通过测量切除标本的肿瘤质量是判断预后的重要指标，特别是在Ⅰ期肿瘤[108]。
4. 间变。符合以下三个标准可判断肾母细胞瘤的间变：

   ①胚芽细胞、上皮性肿瘤细胞或间质细胞（骨骼肌细胞除外）的胞核明显增大，与相同细胞类型的相邻细胞相比，其直径至少超过3倍；②增大的肿瘤细胞胞核的染色质明显增多；③多极核分裂象（图24.4）[109]。

大约4%的病例符合以上间变的标准，非洲裔和年长患者的比率较高[110]。在2岁以下的患儿则极少见，这可能是这一年龄组患儿的预后比较好的原因。有时，间变仅见于转移灶，而原发性肿瘤却没有。

目前，局灶性间变仅适用于原发性肿瘤内仅有一个或几个散在的间变病灶而其他区域无间变或显著核异型的情况[111]。具体来说，局灶性间变不能出现于

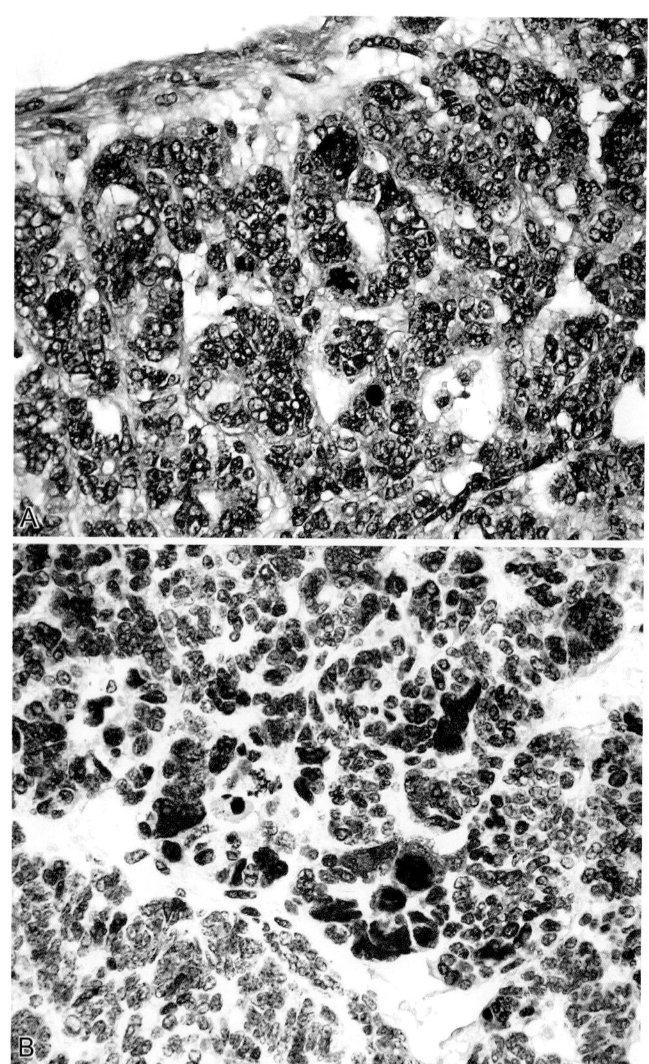

图 24.4 间变性（"不利组织学"）肾母细胞瘤。A，可见显著异型性，伴有巨大的深染核和非典型核分裂象。B，胞核 p53 免疫反应呈强阳性

有肾外（例如肾窦）浸润的肿瘤中或有血管内浸润的肿瘤中。为此，有必要对肿瘤进行彻底取材（肿瘤直径每一厘米取一块）并仔细绘制取材的位置 [112]。局灶间变的病例其背景肿瘤显示一定程度的"显著"异型性（即临界间变，但未达到最小阈值，通常不伴有其他特征的核异性）时称为出现"核紊乱"并被归入弥漫性间变。具有间变的肾母细胞瘤被称为具有"不利组织学"，即对化疗不敏感。当间变是弥漫性的而不是局灶性的时候，这种预测性更有意义，并且由于间变可以预测对治疗的反应，其在Ⅰ期肿瘤中的意义值得讨论 [113]。

5. 广泛的肾小管样分化。这是一个预后好的指标。有作者认为，有广泛肾小球分化的病例预后好 [114-116]。这一发现目前尚未用于指导初始治疗。
6. 横纹肌分化。这个特征似乎对预后没有显著影响，除非是有大量横纹肌分化存在。有大量横纹肌分化的患儿的预后较好 [116-118]。这一发现目前尚未用于指导初始治疗。
7. 化疗后形态学。SIOP 分类系统是主要基于对化疗的反应，简单分为三个类别：完全坏死（低风险）、胚芽组织为主（高风险）和"其他"（中风险）[100]。间变的发生率似乎没有受到治疗的影响（即没有证据表明治疗能诱导出现类似间变的细胞学变化）[119]。
8. *TP53* 突变。通过免疫组织化学检测 P53 蛋白过表达的间接评估显示，*TP53* 基因突变与组织学间变和预后不良相关 [120-121]。
9. 1p 和 16q 的 LOH。一些研究表明，在组织学温和的肾母细胞瘤中，1p 和 16q 的 LOH 是预后不良的因素 [122-125]。未来的 COG 和（或）SIOP 研究可能会进一步验证这一发现。

许多预后参数已用于肾母细胞瘤 SIOP 工作分类的修订（表 24.2）。

部分囊性分化的肾母细胞瘤（Wilms 瘤）

部分囊性分化的肾母细胞瘤（cystic partially differentiated nephroblastoma）通常发生在很小的儿童中，大多数患儿不到 2 岁 [126]。根据定义，大体上这种肿瘤应该完全呈囊性，有薄壁的分隔，没有实性结节；通常很大（平均为 10 cm），但界限清楚。组织学上，薄壁分隔包含不同组织的混合，包括纤维组织、横纹肌、脂肪、软骨、胚芽组织和肾母细胞瘤的上皮组织。囊肿可能有乳头状内褶，但显微镜下没有从囊壁突出的结节性肿块，因为如果后者存在则表明为囊性肾母细胞瘤。出血、坏死和钙化不是部分囊性分化的肾母细胞瘤的特征。手术切除通常可以治愈，不建议对这种临床良性肿瘤进行辅助治疗。部分囊性分化的肾母细胞瘤的主要鉴别诊断是小儿囊性肾病，后者根据定义不包含肾母细胞瘤成分。

肾母细胞瘤病和肾源性残余

肾母细胞瘤病（nephroblastomatosis）和**肾源性残余（nephrogenic rest）**是胚胎细胞的残余病灶（妊娠 36 周后），但由于它们经常混淆以及与肾母细胞瘤的组织遗传学关系，在此讨论 [2,127-129]。肾源性残余可见于 40% 的肾母细胞瘤患者和约 1% 的新生儿 [127]。肾母细胞瘤病是指弥漫性或多灶性肾源性残余。生长最旺盛的病例往往与各种先天性异常和高血压有关 [130]。

肾源性残余分为叶周型和叶内型（图 24.5）。叶周型更常见，位于外周，边界清楚，主要由肾胚芽组织和小管样结构组成，伴有少量（或硬化的）间质，通常是多灶的。叶内型随机分布于肾皮质和髓质中，边缘不规则。可见间质远多于胚芽组织和小管样结构，通常是孤立病灶 [131-133]。肾源性残余的进一步分类还有其他方法 [132]。

肾母细胞瘤病可以通过 CT 扫描、MRI 或超声检查进行诊断 [134]。大体上，生长最旺盛的肾母细胞瘤病病例可以与肾母细胞瘤鉴别，因为其病变呈是弥漫性的或呈

表24.2 小儿肾肿瘤的分期（国际儿科肿瘤学会，SIOP）（化疗后）

分期	描述
Ⅰ期	肿瘤仅限于肾，或有完整的纤维性假包膜包裹和可完全切除。无肾窦软组织或血管侵犯。只要不在切缘，肾实或肾外软组织出现肿瘤坏死或化疗后变化不改变分期。之前经皮穿刺（Tru-cut）活检或细针抽吸细胞学检查不改变分期。如果肾上腺包膜完整，肿瘤可累及肾上腺。肿瘤可在肝包膜出现，但不能侵犯肝实质。
Ⅱ期	可完整切除扩散到肾外或穿透肾包膜或纤维性假包膜进入肾周脂肪的肿瘤。肿瘤可侵犯肾窦和（或）侵犯血管，但切缘干净。如果可完全切除且切缘干净，肿瘤可侵犯邻近器官或腔静脉。
Ⅲ期	不能完全切除。肉眼下肿瘤在患者体内残留，或显微镜下肿瘤切缘呈阳性，包括切缘部位出现肿瘤坏死或化疗后变化。 • 任何腹部淋巴结有肿瘤累及，包括肿瘤坏死或化疗后变化。 • 手术切除前或手术期间肿瘤破裂。 • 肿瘤穿透腹膜表面。 • 瘤栓出现在血管或输尿管的切缘，瘤栓被横断或切碎。 • 术前化疗或手术前对肿瘤进行楔形活检。
Ⅳ期	盆/腹腔外的血性转移或淋巴结转移。
Ⅴ期	双侧肾肿瘤。每个肾应按上述标准分别进行分组。

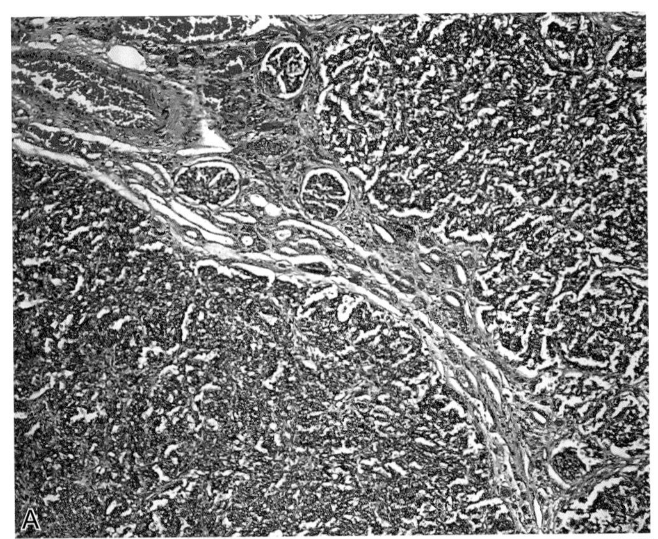

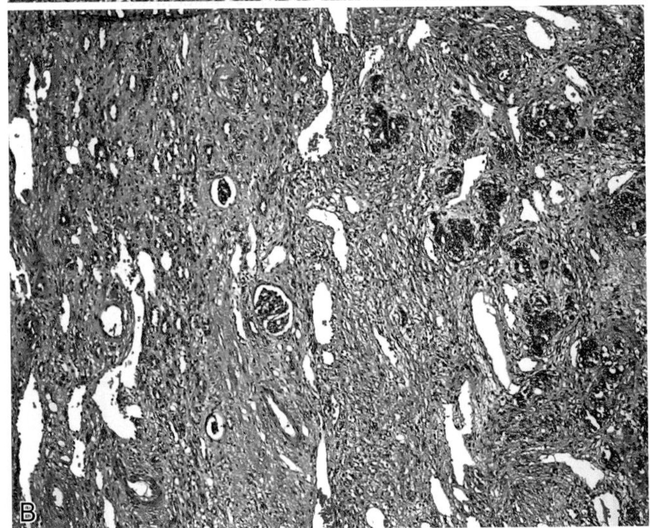

图 24.5 肾源性残余。叶周型（**A**）和叶内型（**B**）

多灶性生长，占据肾被膜下的全部肾组织。显微镜下，肾母细胞瘤病肿块通常无包膜，由紧密排列的肾源性上皮细胞组成，原始但无间变表现。间质组织很少；没有软骨、横纹肌细胞和原始间胚叶组织。然而，增生性残余上皮可能有一些病灶细胞学上与肾母细胞瘤无法区分，但其具有残余上皮的分布且没有包膜。其他组织学上类似于肾源性残余的病变还有发育不良的髓放线结节（最常见于 Beckwith-Wiedemann 综合征）和胚胎增生（通常见于多囊性发育不良和终末期肾）[135-136]。

与肾母细胞瘤相关的病例有相似的突变[137]。叶周型残余通常有 11p15 改变，通常与偏侧肢体肥大和（或）Beckwith-Wiedemann 综合征相关；而叶内型残余通常有 *WT1* 突变，可能与 Denys-Drash 综合征有关[138]。叶内型残余可有 *CTNNB1* 突变，甚至在没有 *WT1* 突变的情况下也可出现[139]。

肾源性残余和肾母细胞瘤病可保守治疗[140]。然而，1 岁以下的肾源性残余患者（尤其是叶周型）发生对侧肾母细胞瘤的风险最高，特别是弥漫增生性肾母细胞瘤病[141]。

先天性中胚层肾瘤

先天性中胚层肾瘤（congenital mesoblastic nephroma）是新生儿最常见的肾肿瘤，通常见于半岁之前[142]。特殊的成人病例也有报道，但 2 岁以后的病例罕见，应仔细除外其他肿瘤[143-144]。大体上，先天性中胚层肾瘤为实性肿瘤，呈灰黄色至棕褐色，有车辐样结构，与子宫平滑肌瘤相似（图 24.6）。大多数先天性中胚层肾瘤位于近肾门处。先天性中胚层肾瘤通常界限清楚，但显微镜下可浸润至肾实质甚至肾周脂肪。先天性中胚层肾瘤通常没有出血和坏死。已描述这种肿瘤有囊性变异型[145-146]。

显微镜下，可以看到先天性中胚层肾瘤有两种不同的生长方式。“经典型”先天性中胚层肾瘤类似于肾窦的“婴儿纤维瘤病”，呈交叉束状，由温和、细长的梭形细

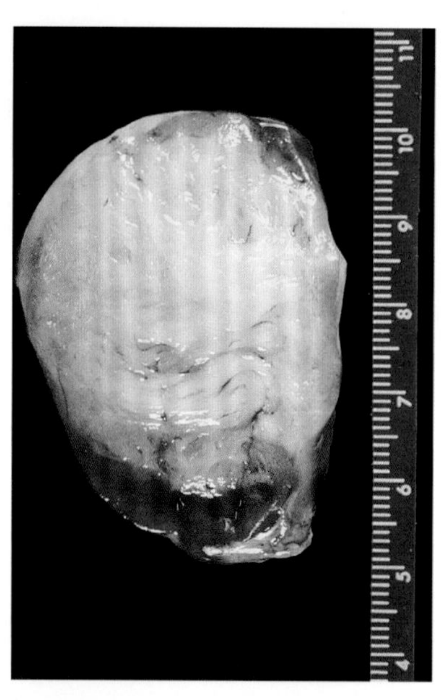

图 24.6 先天性中胚层肾瘤。大体上，可见肿瘤边界清楚，切面呈灰白色纤维样结构

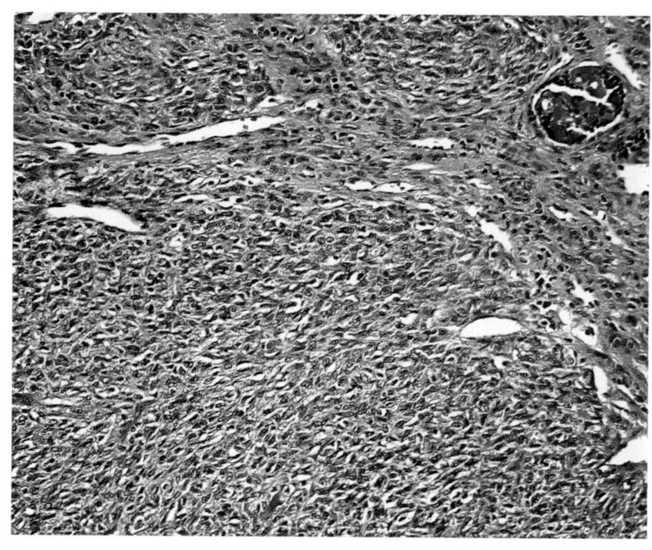

图 24.8 先天性中胚层肾瘤，富于细胞型。可见核分裂象活跃。右上角可见包绕的肾小球。部分肿瘤呈侵袭性生长方式

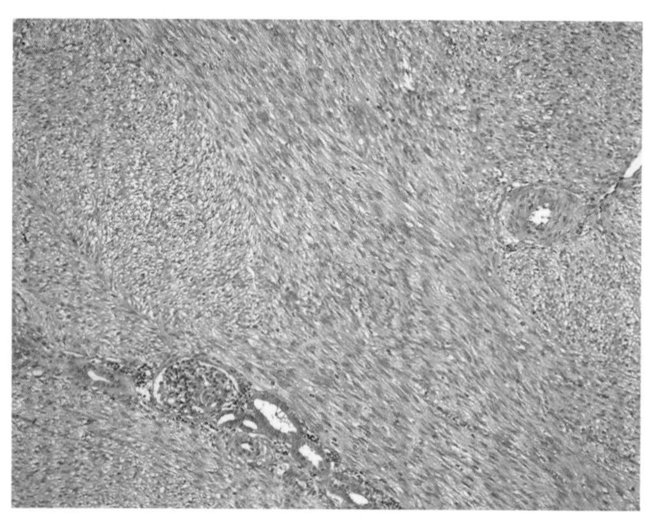

图 24.7 先天性中胚层肾瘤，经典型。显微镜下，可见梭形细胞增生，有温和的细胞核，类似纤维瘤病

胞组成（图 24.7）[147]。通常有细胞内胶原，因而呈浅嗜酸性。梭形肿瘤细胞可包绕肾小管和肾小球（有时显示增生或化生性改变）。可见透明软骨的小岛和髓外造血的病灶。先天性中胚层肾瘤的肿瘤组织与周围的肾实质之间无包膜分隔。

富于细胞型先天性中胚层肾瘤由更密集的细胞丰富的梭形细胞组成，胞核较大，类似于婴儿纤维肉瘤（图 24.8）[148-149]。核分裂象活跃，容易侵犯肾盂或肾周组织，可出现出血和坏死 [150]。当经典型和细胞性形态同时存在时，称为混合性中胚层肾瘤。

先天性中胚层肾瘤肿瘤细胞免疫组织化学检查常表达平滑肌肌动蛋白，很少表达结蛋白。CD34 通常呈阴性。

先天性中胚层肾瘤缺乏肾母细胞瘤的特征性的 11 号染色体异常，与 8、11、17 和 20 号染色体多体有关 [151-153]。在石蜡包埋标本中已证实，富于细胞型先天性中胚层肾瘤有 t(12;15)(p13;q25) 易位，导致 *ETV6-NTRK3* 基因融合 [154]。经典型中胚层肾瘤中不出现这种基因融合 [154-155]。基因融合的发生似乎先于染色体多体出现。富于细胞型先天性中胚层肾瘤和婴儿型纤维肉瘤之间有相同的遗传异常支持两者是同源性肿瘤的观点。大多数混合性先天性中胚层肾瘤缺乏 *ETV6* 融合 [156]。

大部分先天性中胚层肾瘤通过肾切除术可以治愈 [157]。因此，不需要进行放疗或化疗。在高达 7% 的病例，术后可复发并伴有腹膜后侵犯，可能导致死亡 [148,158]。已有发生肺和脑远处转移的极少数病例报道 [159-160]；这些侵袭性肿瘤大多数都具有非典型性形态特征 [148,161]。Beckwith 和 Weeks[162] 的研究显示，除了 1 例患者外，所有复发性先天性中胚层肾瘤患者均是 3 个月月龄后才首次确诊并进行肾切除手术的；他们认为，确诊时的年龄和手术充分切除可能是比肿瘤形态学特征更重要的预后因素。最近的研究显示，大于 3 个月月龄的患儿的Ⅲ期富于细胞型先天性中胚层肾瘤特别容易发生局部复发 [163]。

透明细胞肉瘤

肾**透明细胞肉瘤**（**clear cell sarcoma**），以前称为骨转移性肾肿瘤，不同于软组织的透明细胞肉瘤，是一种独特的肾恶性肿瘤 [142,164-166]。肾透明细胞肉瘤约占儿童肾肿瘤的 4%；其发病高峰年龄为 1～2 岁。也可见成人单发病例 [167-168]，并且与家族性结肠息肉病相关 [169]。大体上，大多数透明细胞肉瘤较大，边界清楚，且多位于肾髓质或肾中央区域。其切面均匀，呈浅棕色至灰色，有黏液样表现（图 24.9）。其通常质硬，常有囊性变。

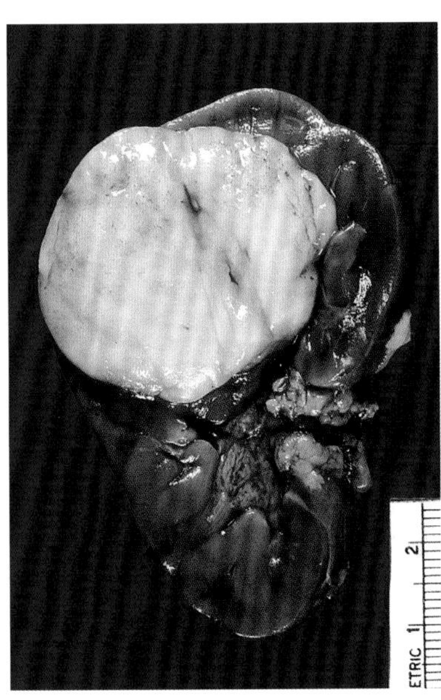

图 24.9 肾透明细胞肉瘤的大体表现。可见肿瘤边界清楚，呈灰白色，切面隆起

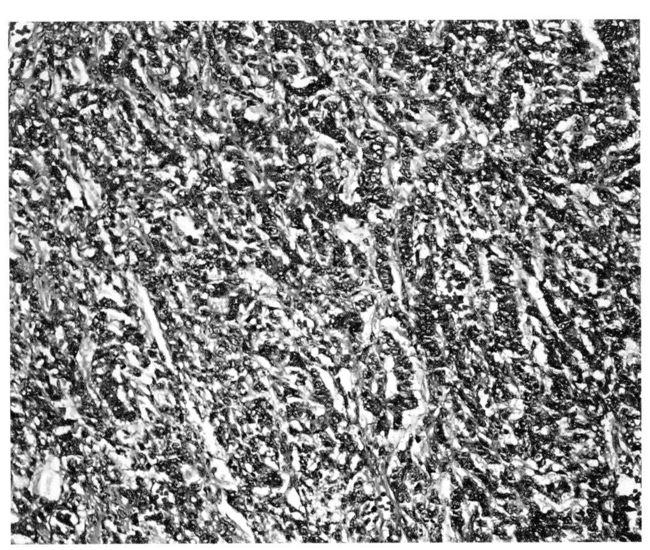

图 24.11 肾透明细胞肉瘤，可见小梁状生长方式

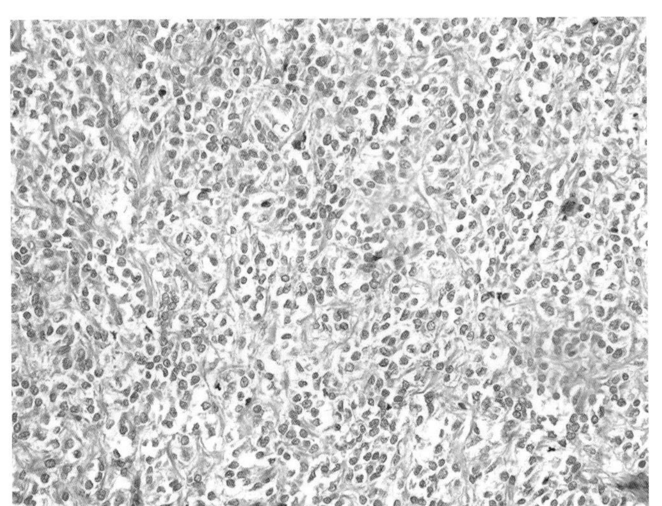

图 24.10 肾透明细胞肉瘤，经典型

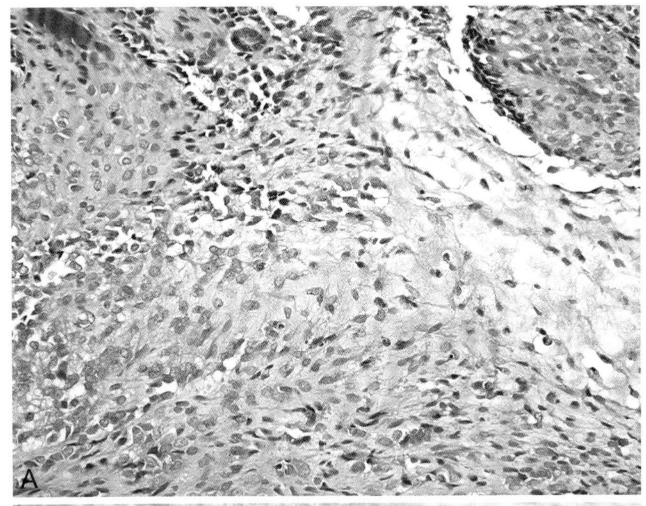

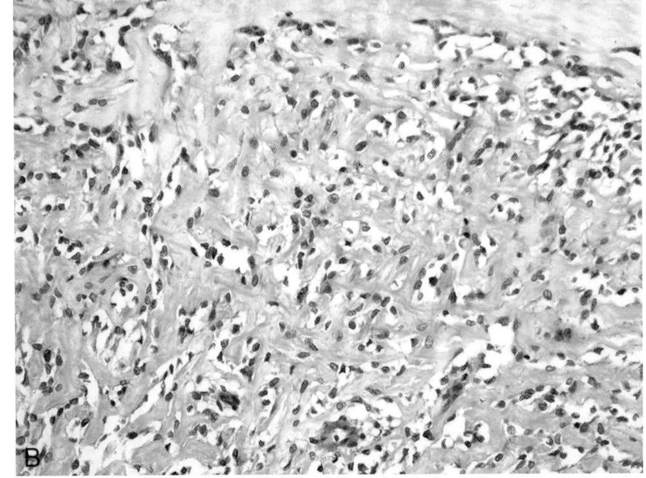

图 24.12 肾透明细胞肉瘤。**A**，黏液样型。**B**，硬化型

显微镜下，肾透明细胞肉瘤最常见的生长方式是相对较小的细胞呈弥漫性生长，胞核小，呈圆形，核染色质均匀细腻，核仁不明显；胞质浅染（有时呈空泡状），细胞边界不清（图 24.10）；然而，肾透明细胞肉瘤的形态学表现非常不一致。尽管被称为透明细胞肉瘤，但只有 20% 的病例有明显的透明细胞质。核沟很常见，核分裂象不常见。其纤维血管间质可导致其肿瘤细胞排列成巢状、栅栏状、条索状或小梁状（图 24.11）。不应将其小梁状排列与肾母细胞瘤的管状排列或蜿蜒状排列混淆。肾透明细胞肉瘤可见黏液样变性、纤维化和玻璃样变性。玻璃样变性组织的表现有时与骨样基质类似（图 24.12）。囊性结构可能是由于陷入肿瘤组织的小管扩张或间质变性所致。值得注意的是，特殊的腺泡样结构和树枝状血管间质是比透明细胞或硬化更可靠的诊断特征[170]。已描

述的透明细胞肉瘤的组织学形态有九种，即经典型、黏液样型、硬化型、细胞型、上皮样型、栅栏样型、梭形细胞型、席纹样型和间变型 [171]。

最近发现，肾透明细胞肉瘤有两个主要的相互排斥的遗传学特征：*BCOR* 基因序列内的体细胞内部串联重复（约 85%）和 *YWHAE-NUTM2* 融合（约 10%）[172-175]。少数病例两者都没有。有些婴儿的肾外未分化圆形细胞肉瘤也具有这些遗传特征以及典型的患病年龄和组织学表现 [176]，表明这种 1991 年首次报道组织学和超微结构的肿瘤与肾透明细胞肉瘤有密切关系 [177]。免疫组织化学检查在确立肾透明细胞肉瘤的诊断方面一直没有帮助，但肾透明细胞肉瘤 PAX8 通常呈阴性 [67]。一种市售的新的 BCOR 抗体对肾透明细胞肉瘤（以及其他有相同遗传学特征的肿瘤）具有高度敏感性和特异性 [178]。有一点需要注意，一小部分滑膜肉瘤可能显示 BCOR 过表达 [179]。

未经治疗的透明细胞肉瘤是一种恶性程度很高的肿瘤，具有很高的复发倾向和骨转移倾向，尤其是颅骨转移 [166]。应当注意，骨转移在普通的肾母细胞瘤中非常罕见。透明细胞肉瘤的转移也可发生在区域淋巴结、脑、肺和肝。与肾母细胞瘤相反，这些转移易发生于原发性肿瘤切除之后（5 年或更长时间）。

一项国家肾母细胞瘤研究（National Wilms Tumor Study, NWTS）纳入了 351 例患者，其总生存率为 69%。多变量分析表明，多柔比星治疗、分期、诊断时的年龄和肿瘤坏死是独立的预后因素。值得注意的是，Ⅰ期患者的存活率为 98%[171]。

横纹肌样肿瘤

肾**横纹肌样肿瘤（rhabdoid tumor）**是一种有明显侵袭性的恶性肿瘤，是一个较大的 SMACRB1 相关肿瘤家族的一部分 [142,180]。大多数肾横纹肌样肿瘤病例发生在幼儿，诊断时的中位年龄为 18 个月；80% 发生在 2 岁之前 [181]。有些病例可导致高钙血症 [182-183]。

大体上，肾横纹肌样肿瘤表现为实性、柔软和边界相对较清楚的肿瘤。显微镜下，可见形态单一的肿瘤细胞，主要侵犯肾髓质。肾横纹肌样肿瘤通常呈弥漫性生长，有时出现腺泡样或小梁状结构。其肿瘤细胞中等大小，通常呈圆形或椭圆形，有囊泡核和突出的核仁，细胞边界不明显（图 24.13）。有时其肿瘤细胞呈梭形，可能会使其与中胚层肾瘤或肾透明细胞肉瘤混淆。其肿瘤细胞的最显著的特征是：大的胞质嗜酸性玻璃样小体将胞核挤向一侧，使其呈浆细胞样或横纹肌肉瘤样表现（图 24.14）。超微结构上，这种小体是由缠绕的中间丝构成的 [184]。免疫组织化学上，肾横纹肌样肿瘤波形蛋白染色呈强阳性，角蛋白通常也呈阳性，但肌形成蛋白（myogenin）或神经源性标志物呈阴性。值得注意的是，在许多其他肾肿瘤中也可以看到由胞质丝聚集引起的局灶性横纹肌样特征，包括肾母细胞瘤、中胚层肾细胞瘤和肾细胞癌（RCC）[185]。SMARCB1（INI1/hSNF5/BAF47）的免疫组织化学表达缺失是肾横纹肌样肿瘤与其他小儿小细胞肿瘤鉴别的一个非常有用特征 [186-187]。这是由染色体 22q11 上的 *hSNF5/INI1* 基因座的双等位基因改变（缺失或突变）所致 [188]。偶尔有肾横纹肌样肿瘤由于 SMARCA4/BRG1 中的替代突变而保留 SMARCB1 表达。在大约 15% 的病例中，肾横纹肌样肿瘤与后颅窝的原发性非典型性畸胎 / 横纹肌样肿瘤相关，这些患者通常具有 SMARCB1 的胚系突变。

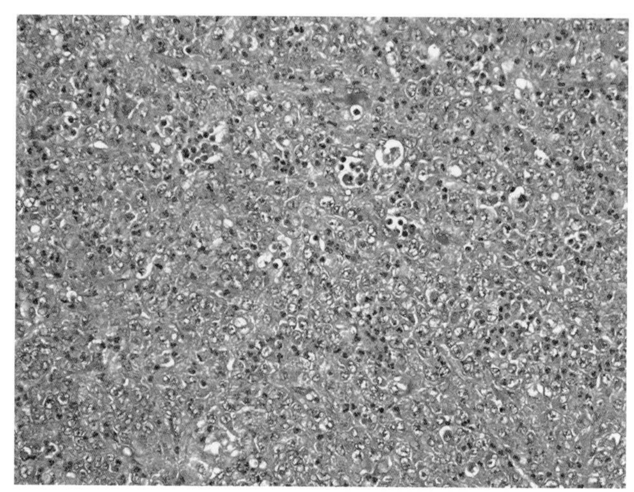

图 24.13　肾横纹肌样肿瘤。可见高级别非典型细胞成片分布，通常伴有炎症

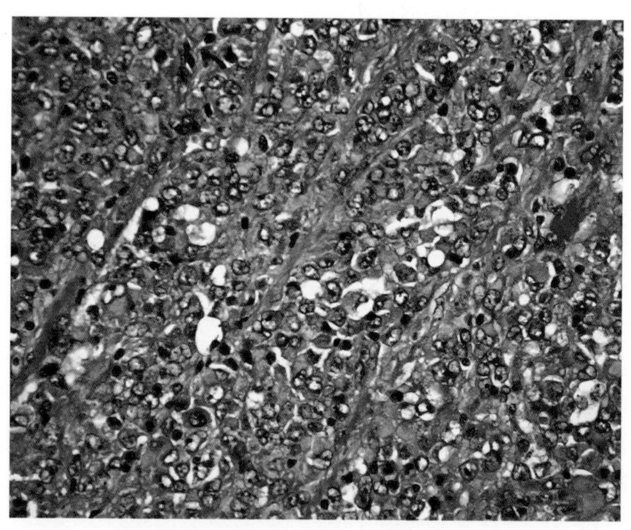

图 24.14　肾横纹肌样肿瘤。可见核级别很高。稀疏的细胞质为嗜酸性无定形（“透明”）物质并将细胞核推挤到一边

即使发生在年幼的婴儿，肾横纹肌样肿瘤也极具侵袭性。其死亡率超过 75%。肿瘤高分期和患者为男性是预后较差的指征 [185]。

已报道，在许多其他解剖部位都有在形态学、免疫表型和遗传学上与肾横纹肌样肿瘤无法鉴别的肿瘤 [189-191]。

婴儿肾横纹肌样肿瘤不应等同于伴有横纹肌样分化的肾细胞癌（RCC）（见下文）。肾髓质癌可能与肾横纹肌样肿瘤有明显的组织学重叠，包括 SMARCB1/INI-1 核表达缺失；然而，肾髓质癌患者年龄较大且通常具有镰状细胞特征。许多 5 岁以上的横纹肌样肿瘤患者可能为肾髓

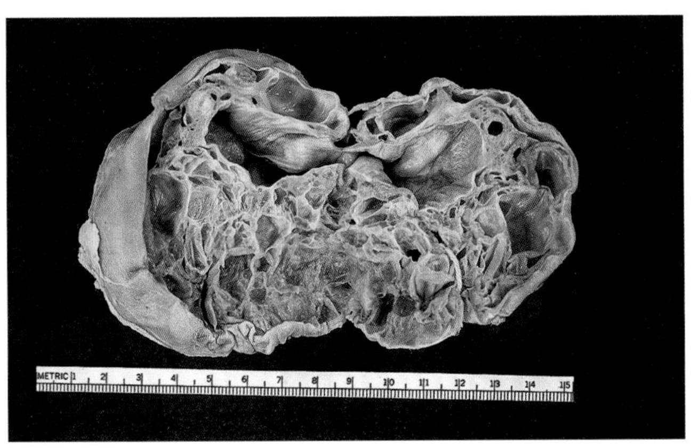

图 24.15　累及大部分肾的儿童囊性肾瘤的大体观

质癌[181]。

小儿型囊性肾瘤和 DICER1 肾肉瘤

小儿囊性肾瘤（pediatric-type cystic nephroma）（又称为多房性囊性肾瘤、多房囊肿）是婴儿早期出现的一种罕见但独特的病变[192]。虽然这个诊断术语以前已被用于所有年龄组的肿瘤，但世界卫生组织（WHO）建议这个术语应仅用于婴儿，因为这些肿瘤遗传学上是不同的，可能与肿瘤易感性综合征有关（即 *DICER1* 基因胚系突变）[193-195]。小儿囊性肾瘤的临床表现源于一个占位性肿块，或并非罕见是由子囊所致的输尿管梗阻。

总的来说，小儿囊性肾瘤通常是单侧孤立的，其病变与未受累的肾实质之间有明显的界线[196]。小儿囊性肾瘤的大小通常为 5～15 cm，外表面是粗糙的结节；切面为多囊性，囊肿直径为 1～3 cm 或更大（图 24.15）。囊壁薄，有时呈半透明状，无乳头状突起。腔内的液体通常是浆液性的。囊肿之间以及与肾盂之间互不相通。小儿囊性肾瘤的周围肾实质是正常的，病变可延伸至肾被膜。

显微镜下，可见大小不等的囊腔被梭形细胞间质分隔开（图 24.16）。囊壁内衬肾小管上皮，后者呈柱状、立方状到扁平状，与内皮相似，与淋巴管瘤相似。“靴钉”样生长方式很常见（图 24.17）。囊肿之间的间质通常为成纤维细胞样和无明显特征的细胞（有时免疫组织化学显示激素受体呈阳性），囊肿内衬上皮附近有不同程度密集分布的间质（图 24.18）[197]。可见小的分化好的小管，但如果有肾母细胞瘤成分存在，则要排除囊性肾瘤的诊断。如上所述，许多小儿囊性肾瘤都有潜在的 *DICER1* 突变[192]，这可以解释其与胸膜肺母细胞瘤相关的报道。

偶尔，儿童患者中可见肾内梭形细胞肉瘤，后者已被以不同名称进行了描述，包括胚胎性肉瘤和间变性肉瘤[198-200]。其部位可以是肾实质或肾盂。显微镜下，其共同点是梭形细胞成分（或弥漫生长或为多个病灶）有不同程度的多形性，有些病例显示有奇异细胞和非典型性核分裂象。有时可有软骨样和骨样病灶。免疫组织化学染色，阳性表达不确定，但角蛋白呈阴性。已描述了一个

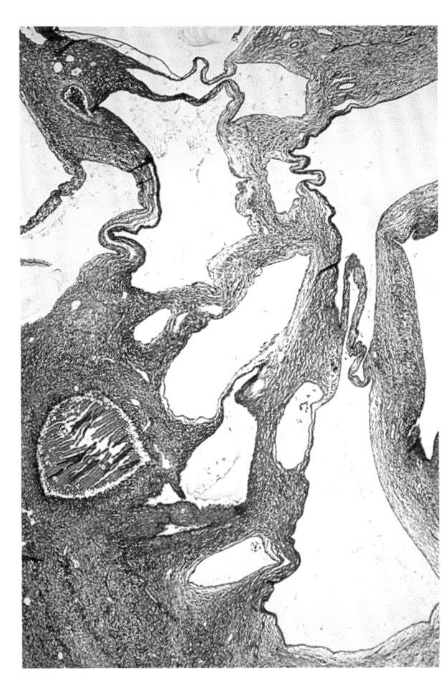

图 24.16　小儿囊性肾瘤的低倍显微镜表现，可见多囊结构，内衬扁平上皮并被梭形细胞基质分隔开

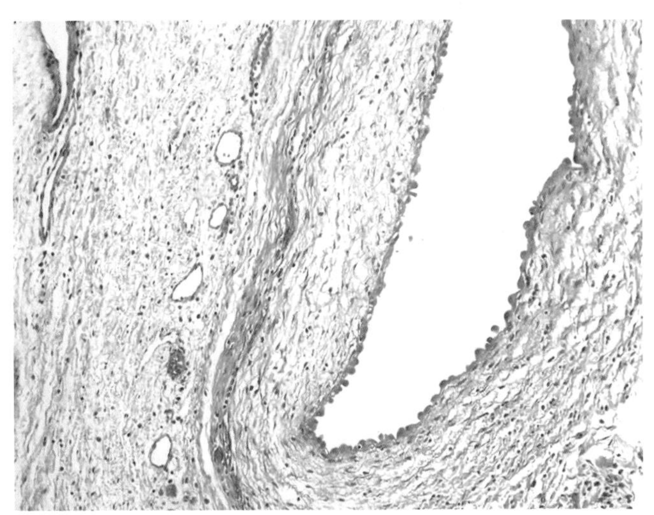

图 24.17　**小儿囊性肾瘤**。可见囊肿的内衬上皮呈靴钉状，间质疏松，细胞成分少

相关的囊性成分，有时有囊性肾瘤的特征[201]。其具有侵袭性的生物学行为[198]。这种肿瘤的整体表现类似于儿童期的胸膜肺母细胞瘤，可能是发生于肾的胸膜肺母细胞瘤。最近的研究支持这种组织学印象，显示其有高频的 *DICER1* 突变，并提出了囊性肾瘤和 DICER1 肾肉瘤的遗传发病机制，其与胸膜肺母细胞瘤中的Ⅰ型至Ⅱ/Ⅲ型恶性进展相似[202]。

肾内神经母细胞瘤

肾内神经母细胞瘤（intrarenal neuroblastoma）可以是继发于肾上腺或其他腹膜后部位的神经母细胞瘤的肾受累，也可以作为一种原发性肾内神经母细胞瘤发生，其分类应按照肾上腺病理学一章的概述进行分类[203]。原发于肾的肾内神经母细胞瘤易被误诊为肾母细胞瘤。由

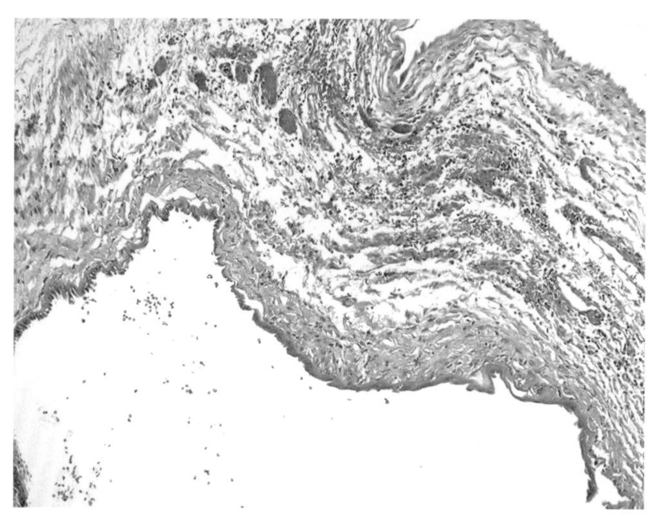

图 24.18 **小儿囊性肾瘤**。可见与上皮相邻的间质轻度增生，上皮更萎缩

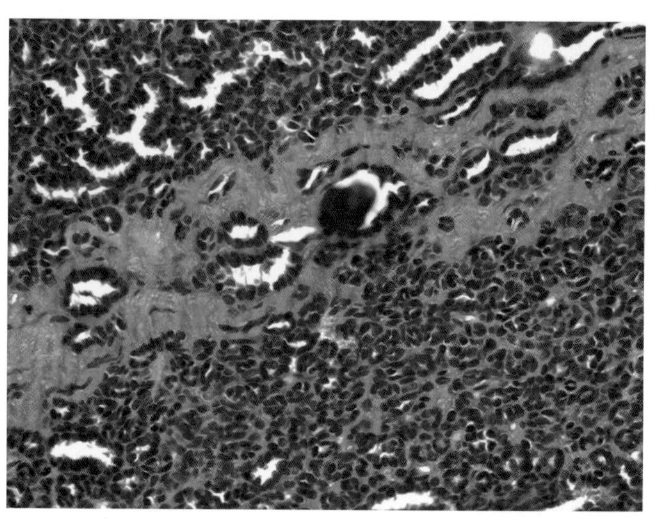

图 24.20 **后肾腺瘤**。可见病变细胞丰富，伴有小管状生长方式

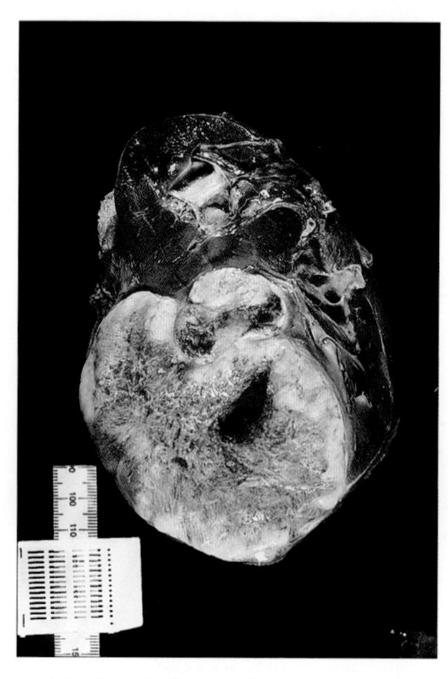

图 24.19 肾原发性尤因肉瘤的大体观

于肾母细胞瘤的小管上皮成分可以出现菊形团样排列，肾母细胞瘤中也可出现真正的神经母细胞瘤成分，这个问题更加复杂。免疫组织化学和分子遗传学评估有助于它们的鉴别诊断[41,204]。

肾内尤因肉瘤

尤因肉瘤也可原发于肾[205-206]。**肾内尤因肉瘤（intrarenal Ewing sarcoma）**的形态学、免疫组织化学和分子遗传学特征与其他部位的尤因肉瘤相似。大多数肾内尤因肉瘤患者是年轻人，其临床经过为强侵袭性经过[207]。许多肾内尤因肉瘤病例的病变位于肾髓质和肾盂（图 24.19）。其主要的鉴别诊断为以胚芽组织成分为主的肾母细胞瘤。其特征为 CD99 呈阳性而 WT1 通常呈阴性[205]。必要时可应用细胞遗传学、荧光原位杂交（FISH）或反转录酶 - 聚合酶链反应（RT-PCR）检测包含 *EWSR1* 的 t(11;22) 易位[208-209]。

通过对 NWTS 病理学中心[210]的 146 例肾原发性恶性“神经上皮”肿瘤进行的初步分析以及其后对附加病例进行的回顾分析[205]，作者得出的结论令人沮丧，他们认为，这组肿瘤包含了多种类型的高级别肿瘤，即使使用免疫组织化学和分子遗传学方法，有时也难以将它们归入某一具体类别。我们建议通过分子遗传学方法确认尤因肉瘤的诊断。在我们看来，不适合尤因肉瘤家族的特殊肿瘤，如果排除了其他特定类型的肿瘤（例如肾母细胞瘤），最好用诸如“伴有神经外胚层（或神经上皮）分化的恶性肿瘤”等术语进行描述。

偶尔还有肾的其他未分化的圆形细胞肉瘤病例报道，例如与 CIC-DUX4 融合相关的肉瘤[211-212]。

肾内滑膜肉瘤

肾内滑膜肉瘤（intrarenal synovial sarcoma）组织学上和遗传学上与其软组织的滑膜肉瘤相同，但滑膜肉瘤很少发生于肾[213-214]。重要的是注意，已有各种滑膜肉瘤 PAX-8 阳性表达的报道，一些表达于梭形细胞，一些表达于腺体（可能仅仅是陷入肿瘤的肾小管）[67,215-216]。

后肾肿瘤

后肾腺瘤（metanephric adenoma）易发生于年轻或中年女性。虽然在成人中更常见，但伴有基质成分的后肾腺瘤在儿童中更常见。大体上，后肾腺瘤呈实性，呈棕褐色到灰色。显微镜下，后肾腺瘤主要由紧密排列的背靠背小管组成，管腔较小，间质很少（图 24.20 和 24.21）[217-219]。常见细长的分支小管和乳头状结构。肿瘤细胞小而嗜碱性，几乎没有细胞质；胞核温和。整体外观类似于发育中的后肾小管上皮[220]。砂粒体很常见且数量丰富。出血或囊肿形成等继发变化也很常见。其中一

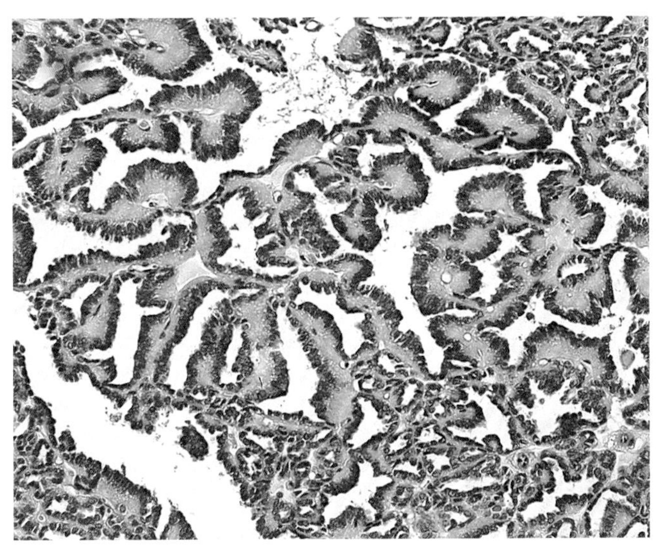

图 24.21 后肾腺瘤的乳头状生长方式

些特征在细胞学检查中也很明显[221]。

免疫组织化学检查，后肾腺瘤胞核同时表达 PAX8 和 WT1，胞质 CD57 染色常呈阳性[222]。CK7 呈阴性或仅呈局灶阳性。遗传学上，大约 90% 的后肾腺瘤病例有 *BRAF* V600E 突变[223]，BRAF 免疫组织化学（细胞质弥漫着色）可以作为替代标志物[224-225]。缺乏肾母细胞瘤和乳头状肾细胞癌典型的遗传学特征。

后肾腺瘤的生物学行为是良性的。

后肾间质肿瘤（metanephric stromal tumor）是最近报道的儿童肾肿瘤，主要发生在儿童早期。大体上，后肾间质肿瘤通常表现为位于肾髓质的纤维性病变，可有内壁光滑的囊腔。显微镜下，后肾间质肿瘤的肿瘤细胞呈梭形，但可混杂上皮样特征。后肾间质肿瘤围绕陷入的肾小管和血管呈洋葱皮样改变和黏液样改变。陷入的肾小球也可见肾小球旁细胞增生（可能与高血压有关）。可有神经胶质或软骨等异源性分化成分和各种与血管相关的病变（即血管发育不良）。免疫组织化学上，大多数后肾间质肿瘤病例 CD34 染色呈阳性。后肾间质肿瘤手术切除可以治愈[226]。

后肾腺纤维瘤（metanephric adenofibroma）是一种双相肿瘤，其上皮成分与后肾腺瘤的相似，其间质成分为温和的梭形细胞，与后肾间质瘤相似，且其上皮成分与间质成分紧密混合（图 24.22）[227-228]。患者年龄为 1～36 岁，平均为 7 岁。其梭形细胞成分通常表达 CD34，会有正常的肾结构陷入。其上皮成分具有与后肾腺瘤相似的形态学特征和免疫表型。在一些报道的病例，上皮成分与肾母细胞瘤无法区分，有时与乳头状肾细胞癌很相似[227]。典型的后肾腺纤维瘤是良性的。

肾细胞癌

尽管 **MiT 家族易位性肾细胞癌［MiT family translocation renal cell carcinoma (RCC)］**是儿童最常见的肾细胞癌亚型，但把它们放在成人肾肿瘤部分描述，因为他们在成人中更常见（因为成人中肾细胞癌的发生率更高）。大多数其他肾细胞癌亚型在儿童和年轻人中也有报道。

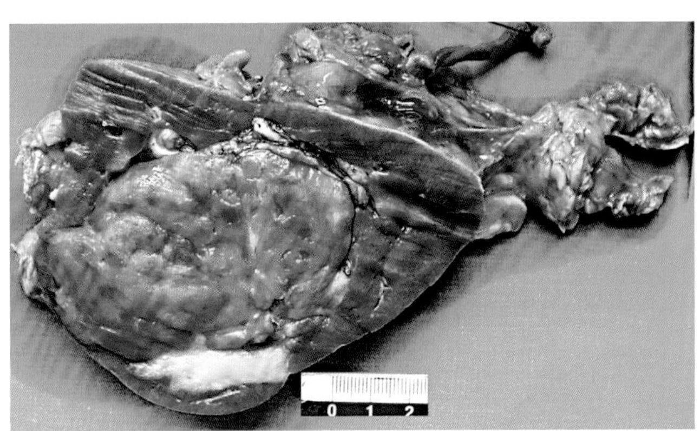

图 24.22 **后肾腺纤维瘤的大体观**。可见肿瘤呈实性和界限不清的结节状

其他儿童肿瘤类型

已有不属于上述任何一种类型的儿童肾肿瘤的散发病例报道，包括婴儿期骨化性肾肿瘤（表现为肾盂中的钙化结节，由梭形细胞组成，伴有局灶钙化骨样基质）[229]、肾内畸胎瘤（应与畸胎瘤样肾母细胞瘤鉴别）[230]、肾内卵黄囊瘤[231]和促纤维增生性小圆细胞肿瘤[232-234]。

成人肿瘤和肿瘤样疾病

肾细胞癌

一般特征

肾细胞癌（renal cell carcinoma, RCC）一般是成人肿瘤（诊断时的平均年龄为 55～60 岁）[235]。发生在儿童的许多 RCC 都有类似于发生在成人时的表现和临床行为[236-239]，但 MiT 家族易位型 RCC 占比较高[240-241]。成人 RCC 的男女患者比例约为 2：1，双侧发生率为 1%。据说，吸烟和高血压会增加 RCC 的风险[242]。与 RCC 风险增加（包括疾病特异性亚型）相关的遗传性和非遗传性疾病仍在不断增加[243]。

可能与 RCC 并发的疾病如下所述。

1. von Hippel-Lindau（VHL）病。RCC 发生于 50% 或以上的 VHL 病患者中，VHL 病是常染色体显性遗传病。其特征还有：中枢神经系统（通常是小脑）和视网膜出现血管母细胞瘤；肾、肝和胰腺囊肿；多部位（包括内耳和睾丸旁）的透明细胞肿瘤；以及嗜铬细胞瘤[244-245]。这些患者的 RCC（透明细胞亚型）常常多发并与囊肿相关，有些内衬上皮可见非典型性改变[246-248]。这些患者的囊肿、伴有非典型增生的囊肿和肾肿瘤具有相似的免疫组织化学特征[249]。VHL 病的基因，被称为 *VHL* 基因，已确认位于 3p25.5 染色体上。该抑癌基因在受累个体的胚系中发生突变，在 *VHL* 相关的 RCC 中，其在野生型等位基因中继发 *VHL* 缺失。RCC（和其他 VHL 缺陷型肿瘤，诸如小脑血管母细胞瘤）常伴随明显的血管化，这可能是由于肿瘤

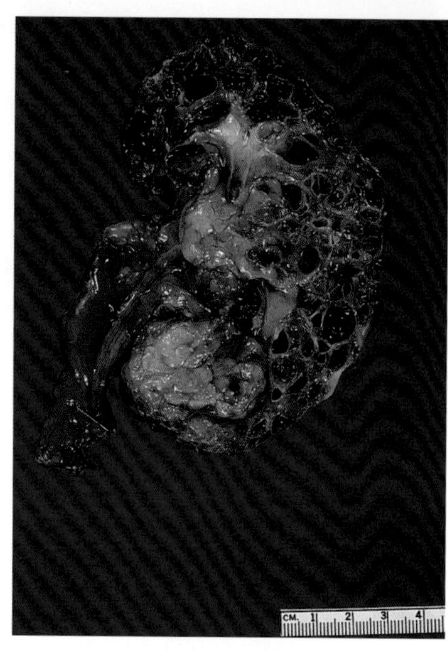

图 24.23 **发生于成人多囊肾病中的肾细胞癌**。可见该肿瘤是多中心性的

细胞产生了过多的缺氧诱导因子及其靶标所致，例如，血管内皮生长因子（vascular endothelial growth factor, VEGF）、血小板源性生长因子（platelet-derived growth factor, PDGF）、转化生长因子 α（transforming growth factor alpha, TGF-α）和促红细胞生成素[250]。显微镜下，一小部分与 VHL 病相关的透明细胞 RCC 有一些类似于透明细胞乳头状 RCC 的特征[251]。此外，肾实质可能有多个显微镜下可见的透明细胞“小瘤”。

2. 获得性囊性肾病。30%～40% 的长期血液透析患者发生获得性多囊肾病[252]，其中 3%～7% 伴有 RCC 表现[253]。这些病例的特征性表现是伴有内衬上皮的乳头状增生的非典型性囊肿，这可能是肿瘤发生的发病基础[253]。虽然这种情况下可出现任何亚型，但有一些具有独特的形态学、免疫组织化学和分子遗传特征，见下文描述（参见“获得性囊性肾病相关的肾细胞癌”部分）[254]。
3. 成人型多囊肾病（图 24.23）。如获得性多囊肾病所述，这些成人型多囊肾病病例伴有癌和之前可能有非典型性囊肿，即开始表现为灶状乳头状上皮增生[255]。这些肿瘤常常是多灶 / 双侧发生的，形态学上常有乳头状或透明细胞的特征[256]。
4. Birt-Hogg-Dubé 综合征（胚系卵泡蛋白突变）的特征包括：皮肤附件肿瘤（纤维毛囊瘤），伴有频繁自发性气胸的基底肺囊肿，以及肾肿瘤[257]。肾肿瘤常常是嗜酸性肿瘤，包括嗜酸细胞腺瘤、嫌色细胞 RCC 和杂交性嗜酸细胞肿瘤[258]。杂交性肿瘤可有独特的表现，伴有嗜酸性细胞和透明细胞交替出现的所谓棋盘样生长方式；然而，与嫌色细胞 RCC 不同，其胞核小且固缩，胞质有一些空泡变。背景肾实质也可能有肾嗜酸细胞瘤病[259]。
5. 遗传性平滑肌瘤病和 RCC 综合征（延胡索酸水合酶胚系突变）是常染色体显性遗传，其特征是出现皮肤和子宫平滑肌瘤以及 RCC。这些肾肿瘤现在被认为是 RCC 的特殊亚型［即 HLRCC 相关（或延胡索酸水合酶缺陷）RCC］[260-261]。
6. 遗传性副神经节瘤综合征（琥珀酸脱氢酶胚系突变）。患者易患副神经节瘤、肾肿瘤、垂体腺瘤和特殊类型的胃肠道间质肿瘤（GIST）。最近的研究表明，其肾肿瘤为特殊亚型，即如下描述的“SDH 缺陷型 RCC”[262-264]。
7. 结节性硬化。尽管与这种神经皮肤综合征相关的典型肾肿瘤是血管平滑肌脂肪瘤（AML），但 RCC 也可出现，有时还与血管平滑肌脂肪瘤密切相关[265-266]。虽然已有这种情况下的嗜酸细胞腺瘤病例报道，但主要的 RCC 亚型似乎与散发肿瘤相同，被分类为“嗜酸性实体和囊性（eosinophilic solid and cystic, ESC）”型、“具有血管平滑肌瘤间质的 RCC”型以及类似于嫌色细胞 RCC 或杂交嗜酸性肿瘤的一组异质性嗜酸性肿瘤（在下文 RCC 亚型中进一步描述）[265-267]。
8. 神经母细胞瘤。已有几例先前因神经母细胞瘤接受治疗的儿童患者发生 RCC 的病例报道；然而，这似乎是一组异质性肿瘤，包括治疗后相关的 MiT 家族易位性癌、散发型 RCC 以及具有“嗜酸细胞样”特征的特殊肾肿瘤，我们认为，它们与最近描述的“ESC”RCC 具有一些共同特征[268-269]。
9. PTEN 错构瘤肿瘤综合征（*PTEN* 胚系突变）是一个分子诊断术语，用于一组包括 Cowden 综合征、Bannayan-Riley-Ruvalcaba 综合征和一系列其他临床表现的疾病。这种综合征很少与具有乳头状、透明细胞或嫌色细胞形态的 RCC 相关[270-271]。
10. 遗传性乳头状 RCC 综合征与 *MET* 基因的胚系突变有关。它容易出现 1 型乳头状 RCC，其数量可能达数百个。
11. 血红蛋白病（最常见的是镰状细胞性）与年轻时发生的两类 RCC 相关，即肾髓质癌和极其罕见的 *VCL-ALK* 融合相关的肾肿瘤。
12. 其他罕见的伴有肾肿瘤风险增加的综合征也有报道，例如 BAP1 肿瘤易感综合征和 MiTF 相关的癌症综合征。

临床特征

RCC 通常表现为血尿（59%）、腰痛（41%）或腹部肿块（45%）。这三个特征通常被认为是 RCC 的诊断三联征，然而，这三个特征同时出现的患者仅占 9%[272]。其他表现还有：体重减轻（28%）、贫血（21%）、发热（7%）以及因转移导致的症状（10%）。少见的全身性 / 副肿瘤性表现包括类白血病反应、系统性淀粉样变、多发性神经肌肉病变、胃肠道紊乱、肝脾大、高钙血症、红细胞增多症和肝功能异常[273-282]。

一般而言，对于可疑肾肿块，首先要进行 CT 扫描或 MRI[283]。随着这些检查的越来越多的使用，偶然发现的 RCC 的数量大幅增加[284-285]。已证实，对于熟练操作者，粗针穿刺活检在大约 80% 的病例可提供足够的诊断材料[286]。许多中心对可疑患者直接进行肾部分切除术而不进行活检；然而，随着对肾肿块进行的主动监测和局部消融技术获得认可，活检率可能会增加[287]。

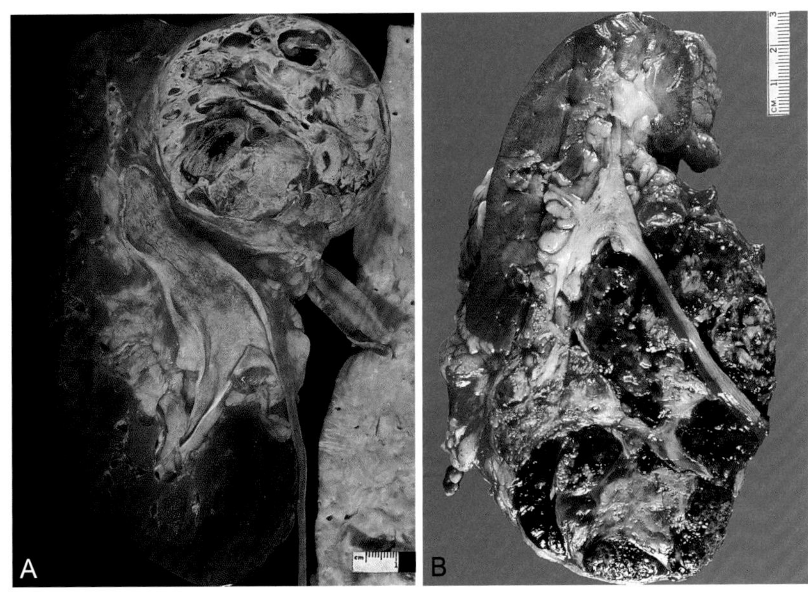

图 24.24 **肾细胞癌的大体表现**。可见肿瘤界限相对清楚，切面多彩色，有囊性、实性和出血区域。**A**，切面呈亮黄色。**B**，可见肿瘤有广泛的出血

肾细胞癌的亚型

自 1997 年现代分类方法提出以来，RCC 的亚型已变得越来越复杂 [288-289]。特殊亚型的诊断很重要，因为每种亚型都有不同的分子相关性、独特的免疫表型、不同的恶性潜能、治疗相关的并发症以及在某些情况下的家族易感性 [290-291]。因此，下文将对每个 RCC 亚型分别进行讨论，包括组织学、免疫组织化学以及任何已知的遗传学特征。

透明细胞肾细胞癌

透明细胞 RCC（clear cell RCC）是最常见的 RCC 类型，在所有肾癌中的占比为 65% ~ 70%。大体上，大多数透明细胞 RCC 界限清楚，位于肾皮质（图 24.24）。有时它们仅有一小部分与肾皮质相连，而主体位于肾外。透明细胞 RCC 侵犯肾盂仅见于疾病后期。在大约 5% 的病例，可见多结节肿瘤散在分布于肾，但有时这可能是肿瘤的静脉逆行扩散的结果 [292-293]。

在典型的透明细胞 RCC 病例，其切面呈实性、金黄色，有纤维性假包膜与周围组织分隔。常见出血、坏死、钙化和囊性变，使其呈多彩状，这是其特征性表现（图 24.25）。有时，囊性变非常明显，以至于仅见附壁结节。有时附壁结节也消失了，只能通过显微镜检查做出诊断 [294]。

显微镜下，透明细胞 RCC 的肿瘤细胞相对较大，细胞质的表现为透明到粗颗粒状，有许多的过渡型（图 24.26）[295-298]。肿瘤细胞的透明细胞表现主要是由于糖原（由于碳水化合物代谢异常）[299] 和脂质沉积所致。细胞核常位于细胞中央；细胞核的大小、染色质的形态和有无核仁因不同病例而异，这是其显微镜下分级的主要依据（表 24.3）。在通常情况下，透明细胞 RCC 主要为实性生长方式，肿瘤细胞形成的腺泡是由间质分隔，间质内有特征性的显著的小薄壁血管网。这种血管生长方式是重要的诊断标准，特别是对于有颗粒状嗜酸性细胞质的病例。其他生长方式包括小管形成、显微镜下和（或）肉眼下囊肿、腔内红细胞和自发性回退。偶尔，也可见假乳头样结构。伴有广泛回退的肿瘤表现为大面积水肿或胶原化间质，其中有分化良好的分枝状血管；在困难的病例，应用低分子量细胞角蛋白或 EMA 免疫染色可以突出显示类似于组织细胞的残留肿瘤细胞。不同切片通常能显示同一肿瘤内的不同组织形态。高级别转化可出

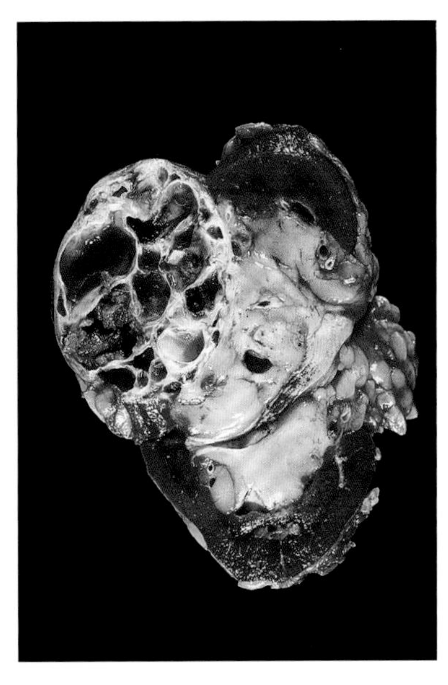

图 24.25 伴有多房性表现的肾细胞癌

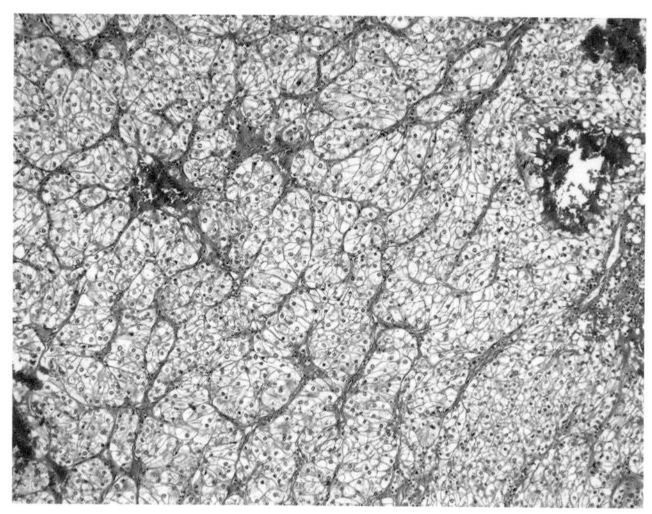

图 24.26 肾细胞癌，透明细胞型

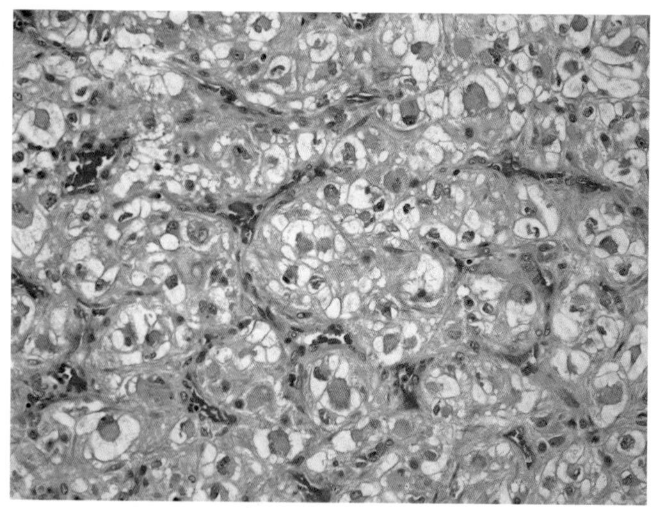

图 24.27 肾细胞癌，透明细胞型，伴有横纹肌样分化

表24.3 透明细胞肾细胞癌和乳头状肾细胞癌的世界卫生组织/国际泌尿系统病理学协会（ISUP）分级系统

级别	评分标准
1	400倍放大时核仁缺失或不明显且呈嗜碱性
2	400倍放大时核仁明显且呈嗜酸性，100倍放大时可见但不明显
3	100倍放大时核仁明显且呈嗜酸性
4	极度核多形性和（或）横纹肌样分化和（或）肉瘤样分化

现肉瘤样和（或）横纹肌样组织学形态。横纹肌样分化的特征是有丰富的均质嗜酸性细胞质和偏位核；背景结构可保留与血管相关的巢状结构（图 24.27）或未分化的片状生长方式。RCC 的间质无明显特征，一般没有在典型集合管癌或尿路上皮癌中出现的促纤维增生的间质。不同程度的淋巴细胞浸润常常可见。

免疫组织化学上，透明细胞 RCC 对上皮标志物诸如角蛋白和 EMA 免疫反应呈阳性。角蛋白和波形蛋白的共表达是其特征，这在正常的肾小管细胞中不存在[300-301]。在透明细胞 RCC 的细胞中可检测到的其他抗原有 CD10[302]、碳酸酐酶Ⅸ[303-304]、RCC 标志物、PAX-2[305]和 PAX-8。在目前的抗体中，PAX-8 具有更高的敏感性。细胞角蛋白 7（CK7）表达可用于具有透明细胞质的其他肾肿瘤的鉴别诊断，透明细胞 RCC 罕见对其阳性表达，可局限于局灶性或斑片状阳性表达。应该认识到，肾中的任何囊肿的衬覆上皮对 CK7 可能都为强表达。

就鉴别诊断而言，标志物的选择要根据具体情况而定（即要意欲确诊为哪种亚型的 RCC，见下文讨论，或者肾外部位的透明细胞癌是否是转移性 RCC）[306]。对于后一种情况，最有用的阳性标志物是角蛋白和 PAX-8 的共表达。最常用的阴性标志物根据具体情况分别是：①在与肾上腺皮质癌的鉴别诊断中，透明细胞 RCC 对抑制素、Melan A 和 SF-1[307] 呈阴性[308]；②在与卵巢透明细胞癌的鉴别诊断中，透明细胞 RCC 通常对角蛋白 34βE12 和 CK7[309-311] 呈阴性；③在与甲状腺透明细胞癌的鉴别诊断中，RCC 对甲状腺球蛋白和 TTF-1 呈阴性；④在与间皮瘤的鉴别诊断中，RCC 对钙网膜蛋白（calretinin）、间皮素（mesothelin）和 CK5/6[312] 等均呈阴性[313-317]。虽然我们一般认为 PAX-8 是敏感性和特异性最好的肾上皮标志物，但也必须仔细考虑可能表达 PAX-8 的其他肿瘤[318]。此外，当使用多克隆抗体时，必须注意与其他 PAX 表型交叉反应的可能性（例如，在 B 细胞淋巴瘤中与 PAX5 的交叉反应）。

RCC 的显著的遗传学特征是各种形态学亚型有很密切的关系[319-320]，可以通过常规细胞遗传学、PCR、FISH、微卫星分析、单核苷酸多态性（single nucleotide polymorphism, SNP）微阵列或测序技术进行检测[321-324]。在大多数透明细胞 RCC 病例中已发现的独特异常是 *VHL* 肿瘤抑制因子的改变，或者是通过染色体 3 的短臂的末端缺失，从 3p13 开始[325-334]，通过启动子甲基化异常导致沉默和体细胞突变。由于这种改变在其他类型的 RCC 中没有发现，其检测有助于鉴别诊断；然而，由于 *VHL* 改变可能有不同的形式，这种检测在常规实践中很少应用。尽管 3p25-26 上的 *VHL* 基因通常密切相关（带有两个拷贝的失活），但 3p 上的其他肿瘤抑制基因也可以发挥作用，例如，*KD-M6A*、*KMM5C*、*SETD2* 和 *PBRM1*[325,328,330,332-333,335-338]。*BAP1* 突变与高级别肿瘤和预后不良相关。这些分子遗传学改变阐明了透明细胞 RCC 的一些临床和形态学特征的发病机制，并为设计各种靶向治疗提供了理论基础。VHL 基因产物是降解 HIF-1α（缺氧诱导因子 α）所必需的。透明细胞 RCC 中，随着 VHL 蛋白缺失、HIF-1α 聚积，可导致各种缺氧诱导基因的活化及其产物的增加。这些产物包括 VEGF、PDGF-B、

TGF-α、GLUT-1、金属蛋白酶和红细胞生成素[322,339-340]。此外，由于mTOR正常情况下可促进HIF-1α的翻译，AKT-mTOR通路也可影响HIF-1α[339]。因此，可应用针对VEGF受体和PDGF受体的酪氨酸激酶抑制剂（例如舒尼替尼和索拉非尼）以及针对mTOR的抑制剂（例如替西罗莫司）和（或）抗VEGF抗体（贝伐珠单抗）进行靶向治疗[322,339]。

透明细胞RCC的转移率很高，有时在初次诊断后数年才出现转移。预后因素在后面的单独章节中讨论。

乳头状肾细胞癌

乳头状RCC（papillary RCC）是第二常见的RCC亚型，据病例研究报道其在所有RCC中的占比为15%～18%。乳头状RCC的进一步分类仍在迅速变化。乳头状RCC可进一步细分为两种类型：1型，乳头由单层细胞排列，细胞质少且淡染；2型，乳头由假复层上皮组成，上皮细胞有丰富的嗜酸性细胞质，通常具有较高级别的细胞核[341-342]。分子研究已经证实，2型乳头状RCC是一组异质性很高肿瘤，在分类方案中不应与1型乳头状RCC有关联[343]。

1型乳头状RCC（type 1 papillary RCC）是典型的乳头状RCC。与透明细胞RCC相比，它们比透明细胞RCC更多局限于肾，但也更易呈多中心或双侧发生[344-346]。大体上，1型乳头状RCC通常有包膜，切面呈棕褐色；其囊内乳头状生长可能更像广泛的坏死。显微镜下，其典型表现是有一个厚纤维包膜，单个的肿瘤细胞在包膜内排列成行。复杂的乳头结构充满囊内空间（图24.28A），间质常伴有显著的中性粒细胞浸润或泡沫状吞噬细胞浸润[347-348]。乳头表面被覆的肿瘤细胞为一层单层矮立方上皮，细胞质少（参见图24.28B）。可有大量砂粒体，细胞核分级不定[349-350]。另外，1型乳头状RCC的组织学形态包括乳头塌陷的实性生长（图24.29）和“鳞状腺泡双相”模式（图24.30）。乳头状RCC可出现肿瘤内出血和坏死；在这种病灶中，细胞质内含铁血黄素沉积和细胞质透明并不少见。事实上，1型乳头状RCC可见完全梗死，仅留下充满坏死和胆固醇肉芽肿的厚纤维囊。包膜中常会见到残留的肿瘤病灶。

免疫组织化学（与透明细胞RCC相反）上，1型乳头状RCC对角蛋白7和AMACR呈强阳性[351]。根据这种分类方案，1型乳头状RCC存在7号、17号和Y染色体异常[352-354]。与透明细胞RCC相比1型乳头状RCC没有3p的缺失。1型乳头状RCC的预后比透明细胞RCC好[344-355]。在极少数情况下，1型乳头状RCC是遗传性的，与*c-MET*癌基因的胚系突变有关，常出现数百个小肿瘤[356]。

2型乳头状RCC（type 2 papillary RCC）是一组具有乳头状结构的高级别RCC的异质性组合（图24.31）。最近的分子研究表明，与遗传性平滑肌瘤病相关的RCC和MiT家族易位RCC经常被误分类为“2型”乳头状RCC。在剩下的2型乳头状RCC中，不同的遗传性亚组包括：散发性延胡索酸盐水合酶突变（即与遗传性平滑肌瘤病无关）、*CDKN2A*沉默突变、*SETD2*突变、*NF2*突变（Hippo通路肿瘤抑制剂）和*NRF2-ARE*[343]。令人鼓

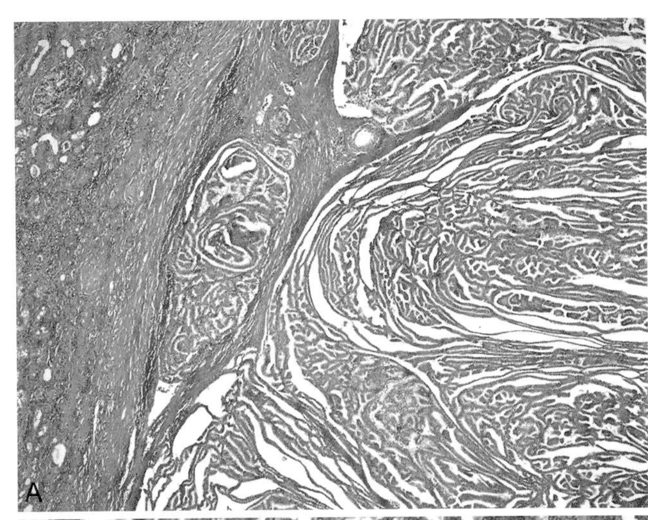

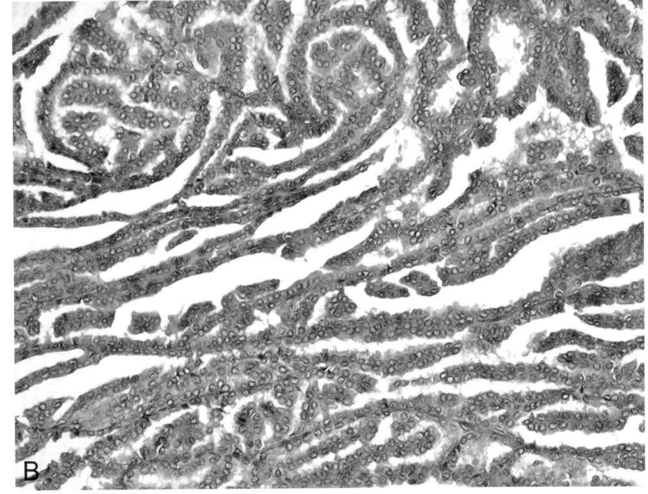

图24.28 1型乳头状肾细胞癌。A，可见典型的厚纤维囊，乳头状肿瘤充满囊性空间。**B**，可见单层、细胞学上温和的立方形细胞

图24.29 1型乳头状肾细胞癌，伴有实性生长方式

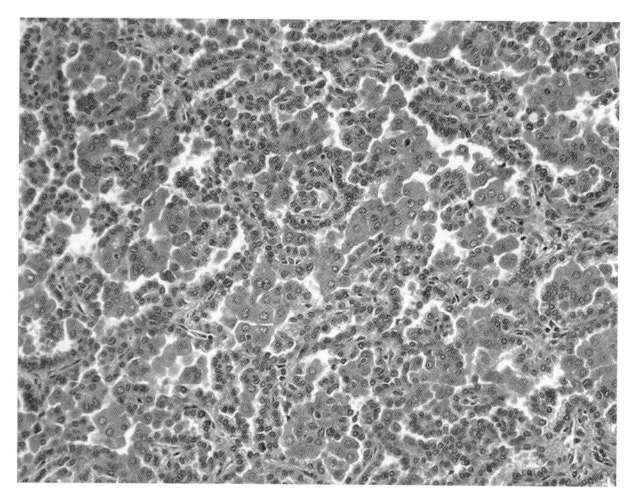

图 24.30　1 型乳头状肾细胞癌，伴有所谓的鳞状腺泡生长方式

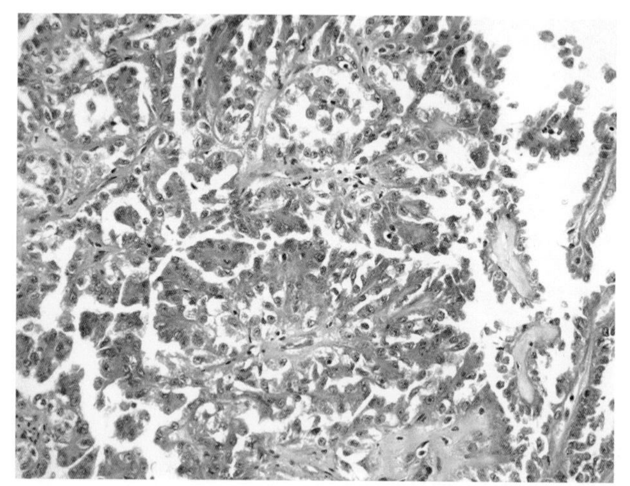

图 24.31　2 型乳头状肾细胞癌

舞的是，肾的“黏液、小管和梭形细胞癌”（其与乳头状 RCC 的组织学和免疫表型重叠）具有 Hippo 通路中的相同改变，提示两者有密切关系。随着不同分子、形态亚型的出现，2 型乳头状 RCC 的包含内容也会发生变化。

一些乳头状 RCC 具有混合的组织学特征，很难区分是 1 型或 2 型，但遗传学和临床结局研究表明，许多病例与 1 型乳头状 RCC 的关系更为密切 [357-358]；对这些病例应强调其分级和分期。

另一个形态学亚型是“嗜酸细胞性乳头状癌”。这些病例的特征不完全相同，但他们通常有一层低级别圆形细胞核，有些细胞核显示从基底膜上移（即反极性）[359-361]。

还应该认识到，乳头状 RCC（与所有其他类型一样）可以发生间变性或肉瘤样改变，但横纹肌样分化罕见 [362-364]。

低恶性潜能的多房囊性肾肿瘤

低恶性潜能的多房囊性肾肿瘤（multilocular cystic renal neoplasm of low malignant potential）是罕见的巨

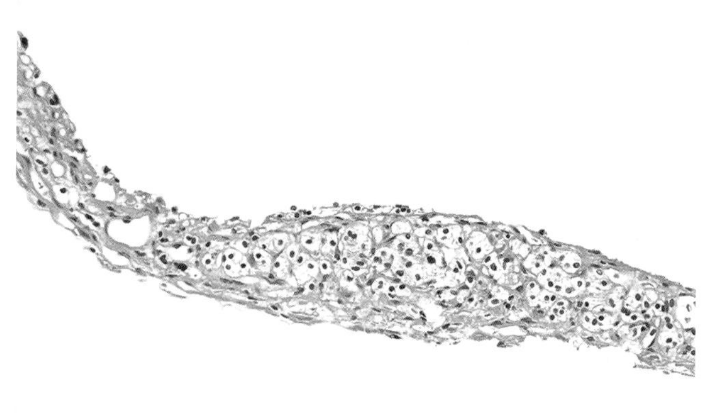

图 24.32　低恶性潜能的多房囊性肾肿瘤

囊性肾肿瘤，在肾肿瘤中的占比 < 1%，由薄的隔膜组成，没有任何大体可见的肿瘤结节或扩张性生长方式。显微镜下，其囊肿内衬一层透明上皮细胞，但关键的诊断特征是：在薄壁分隔中出现小的透明肿瘤细胞团（图 24.32）[365]。出现任何实性结节的肿瘤细胞都应提示诊断为透明细胞 RCC。在遗传学上，这些肿瘤具有与透明细胞 RCC 相似的 3p 改变，因此，它们可能仅为透明细胞 RCC 的早期阶段。当出现肿瘤消退的实性病灶时，最好诊断为透明细胞 RCC[366]。如果使用严格的组织学标准进行诊断，则低恶性潜能的多房囊性肾肿瘤的临床经过是良性的 [365]。对这些肿瘤进行分期的预后价值很小 [367]。它们的主要鉴别诊断是透明细胞 RCC、透明细胞 - 乳头状 RCC、良性肾皮质囊肿和囊性肾瘤［混合性上皮和间质肿瘤（MEST）］。

嫌色细胞肾细胞癌

嫌色细胞 RCC（chromophobe RCC）在所有 RCC 病例中的占比约为 5%。大体上，嫌色细胞 RCC 为界限清楚的、孤立的结节，切面均匀，呈灰色至棕色，通常没有出血或坏死（图 24.33）[368]。显微镜下，嫌色细胞 RCC 在低倍镜下有特征性的广泛“腺泡”样排列，但有些病例有较小的巢。嫌色细胞 RCC 有两种主要的组织学形态：经典（或“植物细胞”）型和嗜酸性变异型。在经典型中，肿瘤细胞边界清晰，有丰富的细胞质，细胞膜十分突出（图 24.34）[369]。细胞质呈浅嗜酸性，常有一个模糊的核周空晕 [370]。嗜酸性变异型有更突出的核周空晕，但细胞膜不太突出（图 24.35）。有些病例有两者的混合特征。近一半的病例存在钙化。细胞核的特征为有不规则的核膜、深染和双核多见，这些对诊断至关重要。我们认为，这些特定的胞核特征对于嫌色细胞 RCC 的分类既是必要的也是充分的。偶尔，有病例有多囊性、微囊性和腺瘤性生长方式或神经内分泌样特征（图 24.36）[371-373]。细针抽吸标本和活检可识别其肿瘤

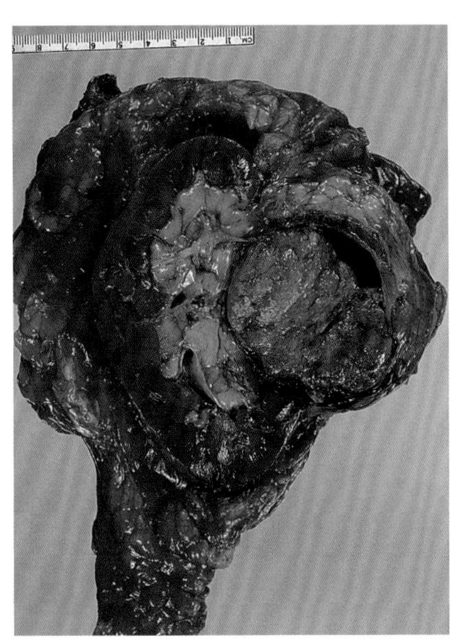

图 24.33　**嫌色细胞肾细胞癌的大体观**。可见肿瘤界限清楚，呈浅棕色

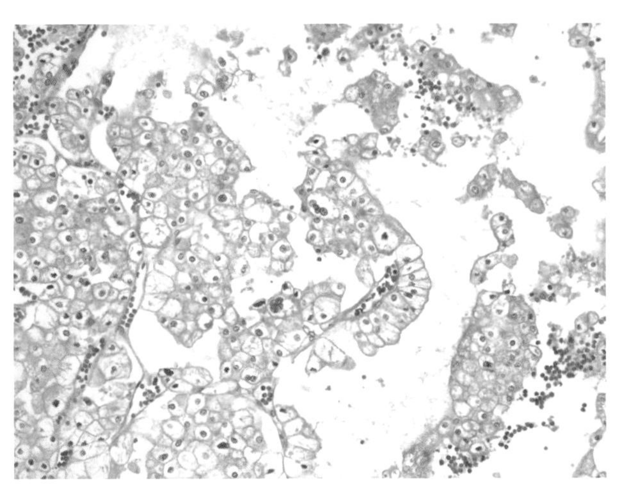

图 24.34　嫌色细胞肾细胞癌，经典型，伴有厚的细胞膜

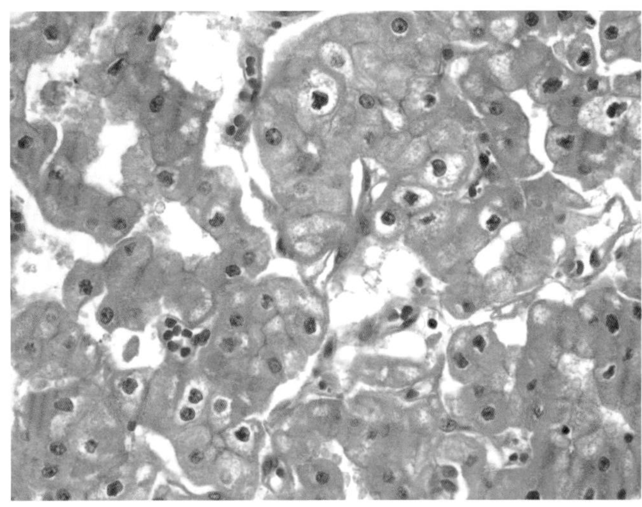

图 24.35　嫌色细胞肾细胞癌，嗜酸型，伴有突出的核周空晕

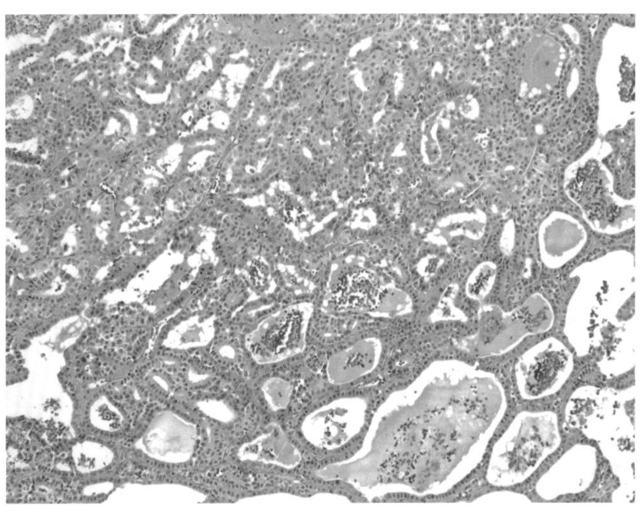

图 24.36　嫌色细胞肾细胞癌，微囊型

的特征性细胞质和细胞核特征[374-375]。

嫌色细胞 RCC 的这种细胞质表现是由于存在大量的细胞质微泡所致，电子显微镜检查可以更好地显示这些特征，但这种微泡已不再用于常规诊断[376]。这些微泡对 Hale 胶体铁染色呈阳性。然而，这种染色在技术上难以完成且并不需要使用[368,377-379]。至少可以说，绝大多数发表的文献是有关使用免疫组织化学检查来辅助鉴别嫌色细胞 RCC 和嗜酸细胞瘤的。根据我们的经验，具有嫌色细胞 RCC 组织学特征的病例其免疫表型比文献中提到的更加不确定。因此，我们几乎完全依赖于 HE 形态来进行鉴别（参见有关肾嗜酸细胞瘤部分对“难以分类”病例的处理进行的全面讨论）。根据最近发表的文献，在这种情况下，即使是有经验的病理医师使用免疫组织化学染色和特殊染色的结果也变化很大[380]。据报道，嫌色细胞 RCC 通常表达 EMA、CD117、角蛋白 7、CD9、CD82[381]、桩蛋白（paxillin）、parvalbumin[382]、claudin-7 和 -8[383-384]、Ep-Cam（一种上皮黏附分子）[385] 和 E 钙粘蛋白，但不表达 N 钙粘蛋白或波形蛋白[386-389]。已发现，有相当多的嫌色细胞 RCC 表达 CD10，至少是局灶表达[390]。应该强调的是，与大多数 RCC 亚型相比，至少 20% 的嫌色细胞 RCC 不表达 PAX-8[391-392]。

通过比较基因组杂交[393]和微卫星标志物研究发现[394-395]，嫌色细胞 RCC 有 1、2、6、10、13、17 和 21 号染色体的高频丢失。报道的其他染色体丢失还有 3、5、8、9、11、18 和 Y 染色体。尽管癌症基因组图谱计划（The Cancer Genome Atlas, TCGA）的一些重要工作已揭示一些有关嫌色细胞 RCC 的极具吸引力的生物学见解，但其分子事件非常多样，仍未发现实用的诊断标志物[396]。

嫌色细胞 RCC 可以发生肉瘤样转化；事实上，它有可能比其他许多类型更容易发生[355,397]。总的来说，嫌色细胞 RCC 的预后比透明细胞 RCC 的预后更好，但它也可发生远处转移（特别是肝），尤其是处于晚期时[398-399]。目前的共识是，嫌色细胞 RCC 的组织学分级不能提供额外的预后信息[400]；如果发生肉瘤样转化，则预后会变得

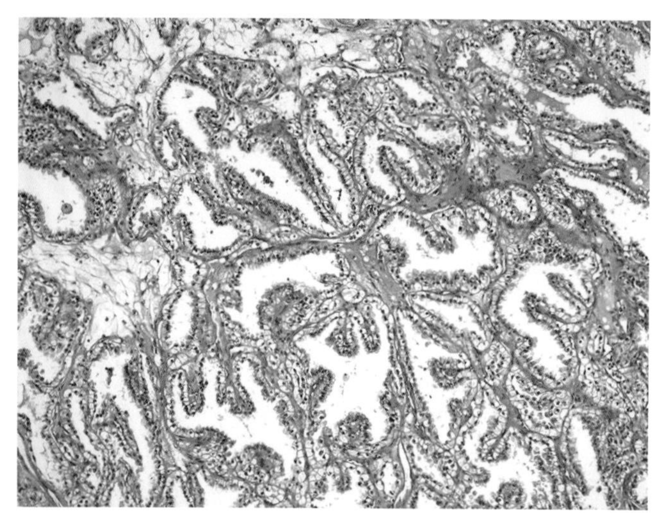

图 24.37 透明细胞 - 乳头状肾细胞癌，可见主要为乳头状结构。胞核线性排列和核下细胞质也很明显

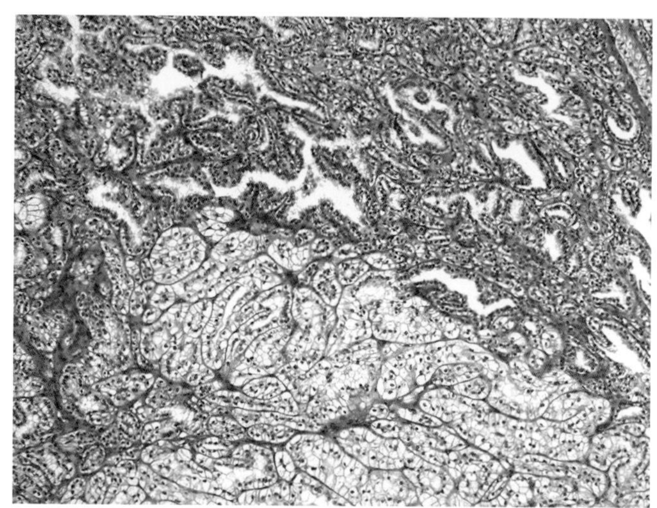

图 24.38 透明细胞 - 乳头状肾细胞癌，可见伴有分支小管和实性透明细胞结构

非常差。

透明细胞 - 乳头状肾细胞癌

透明细胞 - 乳头状 RCC（clear cell-papillary RCC）是由 Tickoo 等人首次描述的，它们出现在终末期肾病中的 RCC 的一项病例研究中，但现在认为它们以散发病例的形式出现更为常见[401-403]。事实上，两项大型研究都表明，它们是第四常见的 RCC，排在透明细胞、乳头状和嫌色细胞 RCC 之后[404-405]。大体上，透明细胞 - 乳头状 RCC 界限清楚，有包膜，可为实性的，但通常是囊性的。显微镜下，可见囊性区域衬覆单层矮立方的透明细胞，伴有乳头状区域。实性区域有不同的结构，包括管状、腺泡状和巢状。细胞学上，透明细胞为低级别细胞［国际泌尿系统病理学协会（ISUP）胞核级别为 1～2 级］，并且经常表现反向极性，伴有胞核下空泡和胞核呈线性排列（图 24.37）。其管状结构常有分支。实性和巢状区域可与透明细胞癌相似，但缺乏致密的纤维血管分隔，细胞核呈线性排列和存在其他结构有助于诊断为透明细胞 - 乳头状 RCC（图 24.38）。肿瘤细胞坏死和肾窦血管侵犯应缺乏。

透明细胞 - 乳头状 RCC 的肿瘤包膜可有平滑肌化生，但如果其他特征是典型的，则这点不能影响透明细胞 - 乳头状 RCC 的诊断。这些肿瘤最初被描述为“肾血管平滑肌瘤”的一部分[402,406]，但现在透明细胞 - 乳头状 RCC 被认为不同于“伴有（血管）平滑肌瘤基质的 RCC”。

免疫组织化学上，透明细胞 - 乳头状 RCC 弥漫强表达 CK7；对 CD10 和消旋酶通常呈阴性，而对 CA- Ⅸ（“杯状”模式）、PAX-8 和高分子量角蛋白通常呈阳性。最近报道，透明细胞 - 乳头状 RCC 对 GATA-3 可呈核表达[407-408]。当需要进行免疫组织化学检查时，CK7 表达通常足以排除透明细胞亚型（其为阴性或仅为局灶阳性）；事实上，对 CK7 呈阴性应该重新考虑透明细胞 - 乳头状 RCC 的诊断。应在实性病灶中评估 CK7 染色结果，因为许多类型的肿瘤中其囊肿衬覆上皮细胞都有 CK 强的免疫表达。在遗传

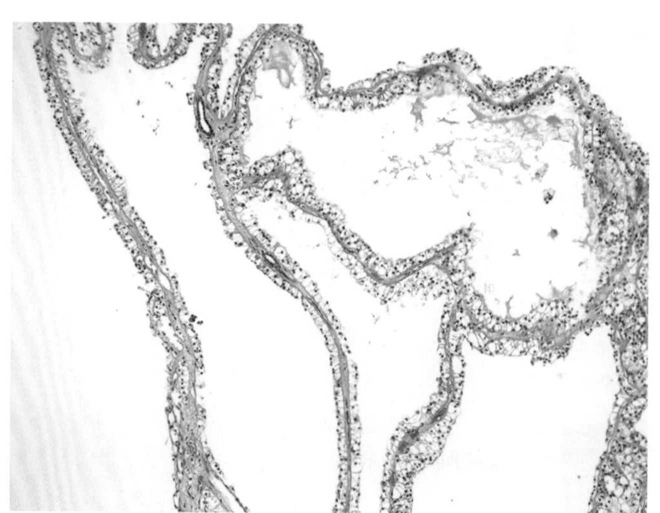

图 24.39 **MiT 家族易位性肾细胞癌**。罕见的病例可类似于透明细胞 - 乳头状 RCC 或多房囊性肾肿瘤

学上，透明细胞 - 乳头状 RCC 没有特异性发现，它们也没有透明细胞 RCC 或乳头状 RCC 的特征性改变[409-411]。

按严格标准诊断的透明细胞 - 乳头状 RCC 没有复发或转移病例报道[402,412-413]；因此，透明细胞 - 乳头状 RCC 与透明细胞 RCC 和 MiT 家族易位性 RCC 的鉴别诊断至关重要。其他次要的鉴别诊断可能很困难且有些主观性，例如，低恶性潜能的多房囊性肾肿瘤和非典型肾囊肿[414-415]。根据我们的经验，乳头状 RCC 很少发生混淆。值得注意的是，一些低级别的透明细胞 RCC 具有类似于透明细胞 - 乳头状 RCC 的病灶，通常有细胞核的线性排列。研究表明，具有这种混合特征的肿瘤其遗传学特征和临床结果支持其是透明细胞亚型[416-417]。偶尔，一些 MiT 家族易位性 RCC 亚型（特别是 SFPQ-TFE3 和 NONO-TFE3 融合型）也可能出现倒置排列的栅栏样胞核和核下空泡，类似于透明细胞 - 乳头状 RCC（或可能是多房囊性肾肿瘤）（图 24.39）[418-419]。在我们的实践工作中，我们通常认为，出现囊内乳头状突起倾向于诊断为

透明细胞 - 乳头状 RCC 而不是低恶性潜能的多房囊性肾肿瘤。巨囊性透明细胞 - 乳头状 RCC 的非典型性肾囊肿（伴有透明细胞排列的局灶性乳头状突起）的鉴别可能是非常主观的 [414]。在相同病变的多个囊腔内出现乳头状细胞簇时，我们倾向于诊断为透明细胞 - 乳头状 RCC。

最后，一些有 VHL 的病患者的肿瘤形态学特征与透明细胞 - 乳头状 RCC 相似；这些是有争议的，但我们认为，它们最好被诊断为透明细胞 RCC，因为它们与 3p 异常有关 [251]。

MiT 家族易位性肾细胞癌

一些肿瘤与包含小眼转录因子亚家族成员的非随机性染色体改变的相关性开启了肾肿瘤病理学的激动人心的新篇章 [420-422]。其中已进行较好研究的是有关 Xp11.2 区导致 *TFE3* 基因融合 [423]。报道的大多数初发病例——**MiT 家族易位性 RCC（MiT family translocation RCC）**——是年轻患者；虽然这些病例在儿科 RCC 中的占比约为 40%，但这种肿瘤也可在成人中发生 [424-425]。显微镜下，MiT 家族易位性肾细胞癌通常有 RCC 的特征，但表现非常不一致。乳头状结构可以较为明显，肿瘤细胞可以是透明的，也可以具有明显颗粒状的嗜酸性细胞质；然而，有些病例是更为实性和透明细胞为主的，非常类似于透明细胞 RCC（图 24.40）。砂粒体可能很丰富。已报道了多种融合类型，并且已发现在基因融合的类型和肿瘤形态之间有相关性 [419]。在这些病例中都能检测到异常增加的核 *TFE3* 免疫反应，但许多实验室发现此抗体在技术上难以应用而更倾向于进行 FISH 检测（如我们所做）[426]。这些肿瘤通常表达 PAX2 和 PAX8，但通常不表达 MiTF[427]。由于隐蔽性倒置，FISH 难以检测到一种特异性融合（RBM10-TFE3）[428-429]。

另一个不太常见的易位相关的 RCC 有 t(6;11) 易位，其融合会影响 6p21 的 *TFE*B 基因 [430]。显微镜下，这些肿瘤呈巢状和腺泡状排列，肿瘤细胞胞质透明或呈颗粒状嗜酸性，胞核呈圆形。一些病例显示双相生长方式，伴有一群较小的细胞，周围环绕着嗜酸性基底膜样物质（图 24.41）。它们在形态学上可能难以与 Xp11.2 相关的肿瘤鉴别，它们可能表达 HMB45 或 Melan-A。目前这一领域的研究进展迅速，不断有新的形态学和分子遗传学亚型出现 [431]。最近就描述了伴有 TFEB 扩增的侵袭性 RCC[432-434]。

显示 MiT 家族易位癌和血管平滑肌脂肪瘤（AML）的混合特征的罕见杂交黑色素瘤也已有描述 [435]。

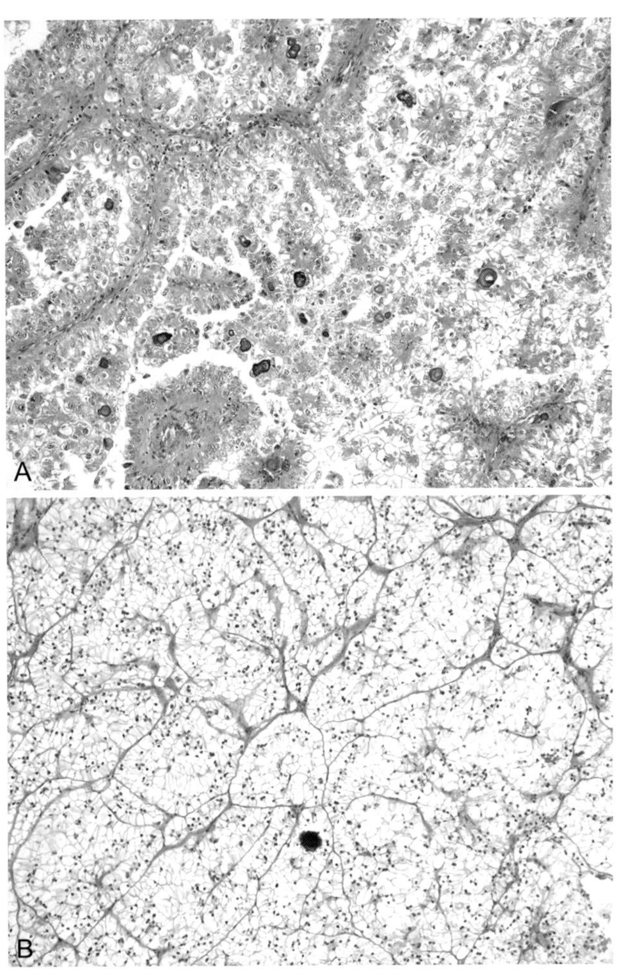

图 24.40 **MiT 家族易位性肾细胞癌，TFE3 型，有砂粒体。A**，可见乳头状生长方式。**B**，可见类似于透明细胞 RCC 的巢状结构

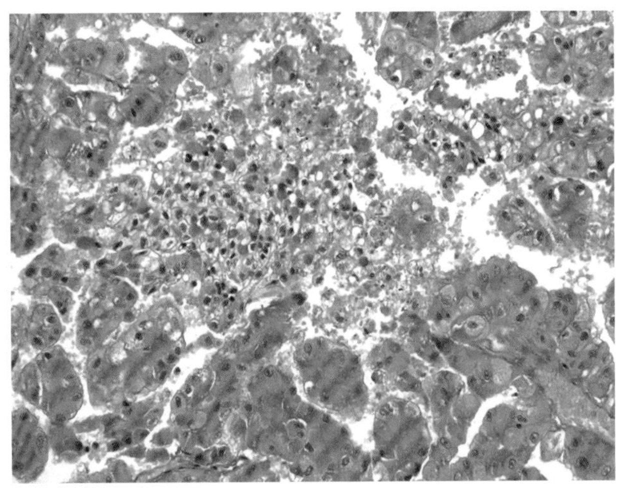

图 24.41 MiT 家族易位性肾细胞癌，TFEB 型，具有经典的双相生长方式

集合管癌

按现行诊断标准，**集合管癌（collecting duct carcinoma）**在所有 RCC 的占比不到 1%。这些肿瘤主要位于髓质，具有破坏性的浸润性生长方式，常伴有周围的促纤维增生反应，并且在诊断时几乎总是处于晚期 [436-438]。集合管癌常见的组织学类型包括管状乳头状、实性片状、巢状、条索状、筛状和浸润性腺体或长管状腺体（图 24.42）[438]。也可出现肉瘤样分化。相邻小管可出现非典型性变化（即异型增生），但其与小管的反应性改变的鉴别通常是主观的。

集合管癌的遗传学信息较少，因为集合管癌少见，不断更新的诊断标准进一步限制了其诊断 [439-440]。同样，

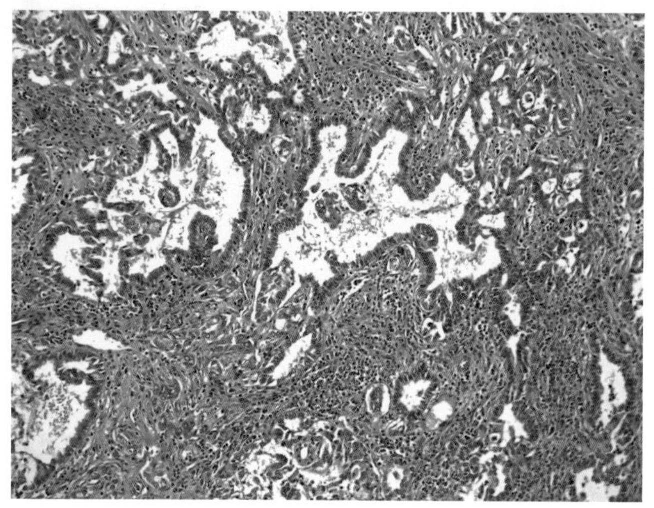

图 24.42　集合管癌

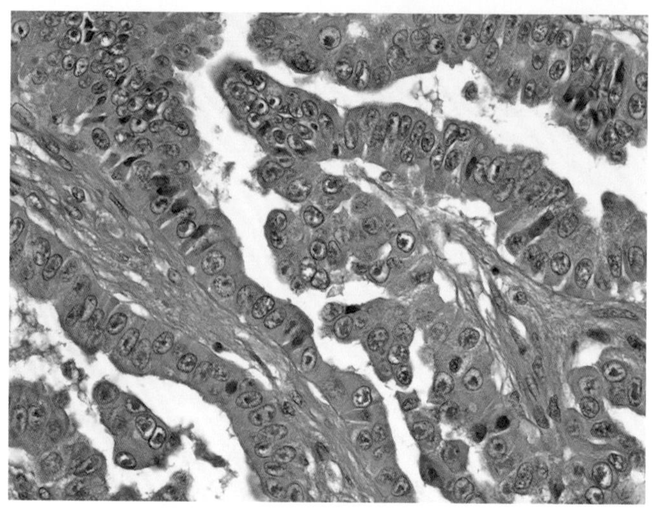

图 24.43　延胡索酸水化酶缺陷型肾细胞癌，可见典型的核周空晕

不同时期的免疫表型数据也有所不同，可能是由于过去包含的肿瘤谱更为宽泛。

集合管癌通常极具侵袭性，许多患者发现时已有远处转移[441-442]。最重要的是，集合管癌是个排除性诊断。应仔细除外更为常见的尿路上皮癌（伴有或不伴有腺样分化）、远隔部位的转移癌、肾髓质癌和延胡索酸水合酶突变的 RCC。增加集合管部位的取材可能对鉴别尿路上皮癌帮助最大，但如果没有找到确切的尿路上皮前体病变，则可能需要进行免疫组织化学检查。诊断集合管癌通常至少要有 PAX8 呈阳性和 p63 呈阴性。不幸的是，至少 25% 的上尿路的尿路上皮癌表达 PAX8，因此，在某些情况下甚至进行免疫组织化学检查可能也难以鉴别。核表达 SMARCB1 是髓质癌的一个显著特征[443-445]。可能需要通过免疫组织化学检查和（或）遗传学检测延胡索酸水合酶（FH）的缺失来除外延胡索酸水合酶缺陷型 RCC（遗传性平滑肌瘤病和 RCC 综合征）[446]。

延胡索酸水化酶缺陷型肾细胞癌（遗传性平滑肌瘤病和肾细胞癌相关的肾细胞癌）

延胡索酸水化酶缺陷型 RCC（fumarate hydratase-deficient RCC）这种侵袭性 RCC 与 *FH*（编码延胡索酸水化酶的基因）突变有关，其中大多数是胚系突变，并与遗传性平滑肌瘤病和 RCC 综合征相关[261,446-447]。许多延胡索酸水化酶缺陷型 RCC 患者有皮肤平滑肌瘤，女性患者可能有因子宫平滑肌瘤而早期进行子宫切除的个人史或家族史。延胡索酸水化酶缺陷型 RCC 与集合管癌和 2 型乳头状 RCC 有明显的形态学交叉；然而，延胡索酸水化酶缺陷型 RCC 不再适合被诊断为后者。与其他遗传性肾肿瘤综合征不同，由于外显率低，延胡索酸水化酶缺陷型 RCC 患者可仅出现单侧单个肿块。大体上，肿瘤非常不均一，表现为大小不一的囊性和实性肿块；在某些情况下，可以看到背景中有肾皮质囊肿。显微镜下，延胡索酸水化酶缺陷型 RCC 的经典组织学形态是乳头状结构，有丰富的嗜酸性细胞质、大核仁和核周空晕（图 24.43）[261]。其他结构包括管状、管囊状、实性和筛状，几种结构混合很

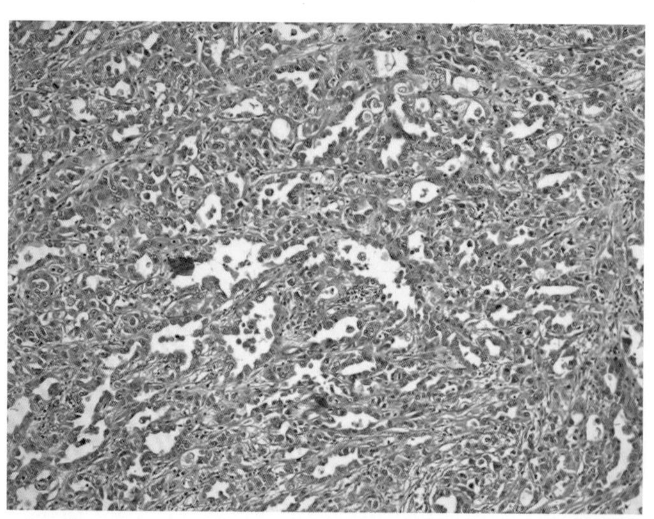

图 24.44　延胡索酸水化酶缺陷型肾细胞癌，可见浸润性腺样结构

常见（图 24.44）[261,446,448]。其特征性的核周空晕可能仅存在于局部。许多以前认为是“去分化管状囊性癌”的肿瘤其实是 FH 缺陷型 RCC（图 24.45）[449]。有少数病例可能没有特别的特征而与低级别嗜酸细胞肿瘤有重叠，尤其是年轻患者（图 24.46）[450]。免疫组织化学检查在其诊断中发挥着重要作用，因为延胡索酸水化酶缺陷型 RCC 通常会有细胞质 FH 表达缺失（但并非在所有情况下）。修饰的半胱氨酸［S-(2- 琥珀）半胱氨酸］的过表达也可能有帮助，但此抗体目前尚未有商售产品可用[446]。癌症基因组图谱计划（The Cancer Genome Atlas, TCGA）最近的一项研究报道，一组具有乳头状形态的肿瘤有 FH 的体细胞突变，提示为散发病例[451]。FH 缺陷的 RCC 通常表现为高分期肿瘤，伴有远处转移，即使肿瘤很小也可能有侵袭性。

肾髓质癌

肾髓质癌（renal medullary carcinoma）是一种罕见的肾恶性肿瘤，最常见于镰状细胞病的年轻非洲裔患者（通常为 20 ~ 30 岁），但患者很少伴有其他血红蛋白病[452-453]。肾髓质癌位于肾髓质，其显微镜下表现多样，有混合的形态学结构，包括网状（类似于卵黄囊瘤）、横纹肌样、

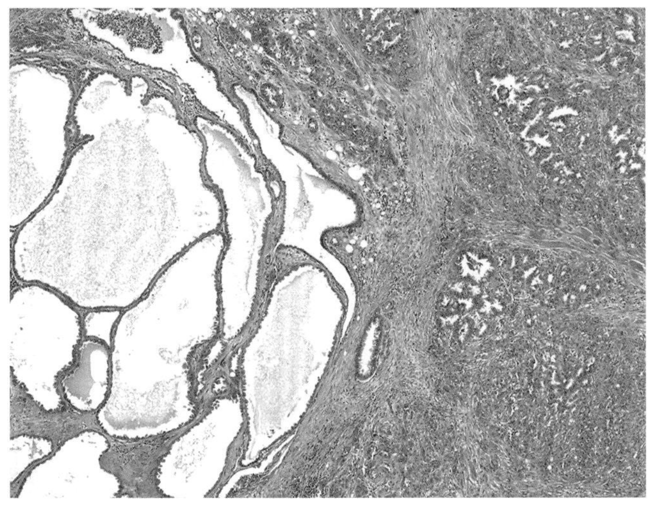

图 24.45 延胡索酸水化酶缺陷型肾细胞癌，可见混合的管状囊性结构和实性结构

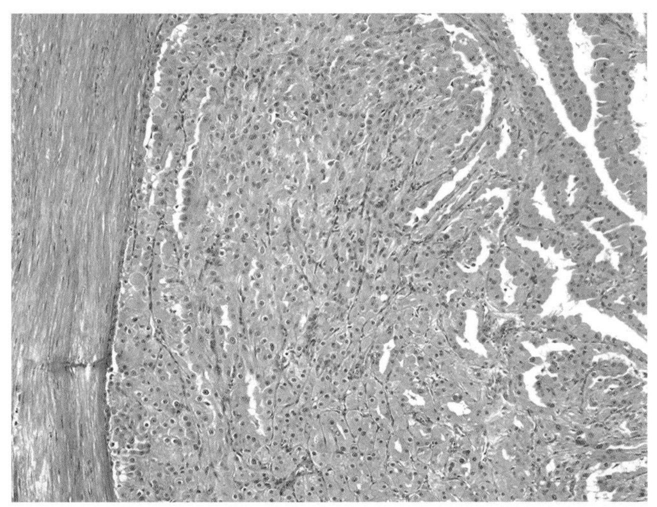

图 24.46 具有欺骗性“低级别”表现的延胡索酸水化酶缺陷型肾细胞癌

筛状、小管乳头状以及低分化实性区域，常在促纤维增生的间质中，混有中性粒细胞浸润，并且肿瘤边缘通常有淋巴细胞浸润（图 24.27）[454-455]。常伴有黏液样间质。免疫组织化学上，显示 SMARCB1（INI-1）核表达缺失是诊断的必要条件[456]。OCT3/4 的局灶核表达也是特征性的。肾髓质癌诊断时通常已出现转移，患者通常很快就死亡[457-458]。

最近有镰状细胞病患儿发生伴有 *VCL-ALK* 融合的罕见的肾肿瘤的个案病例报道。这种 *VCL-ALK* 融合相关的 RCC 不同于肾髓质癌，其特征为肿瘤细胞呈梭形至多角形，有嗜酸性细胞质和明显的细胞质空泡。与肾髓质癌不同，其生物学行为是惰性的[459-461]。

管状囊性癌

管状囊性癌（tubulocystic carcinoma）是一种罕见的具有独特病理学特征的 RCC，在所有肾肿瘤中的占比不到 1%。大体上，管状囊性癌表现为海绵状和“泡沫包装纸”样[462]。显微镜下，管状囊性癌表现为大小不一的囊性扩张小管，内衬单层嗜酸性上皮细胞，后者呈立方、扁平或者靴钉样（图 24.48）[462-463]。肿瘤细胞核大、核仁明显。囊肿之间有少量纤维间质分隔。管状囊性癌的预后较好[462]。虽然一些伴有实性或侵袭性生长方式的高级别区域的病例被报道为“去分化管状囊性癌”，但其中许多病例是延胡索酸水化酶缺陷型 RCC[449,464-465]。虽然有人提出管状囊性癌与乳头状 RCC 有遗传学关联，但这仍存在争议，而且目前还没有有关管状囊性癌的明确的遗传学特征的报道[466-467]。

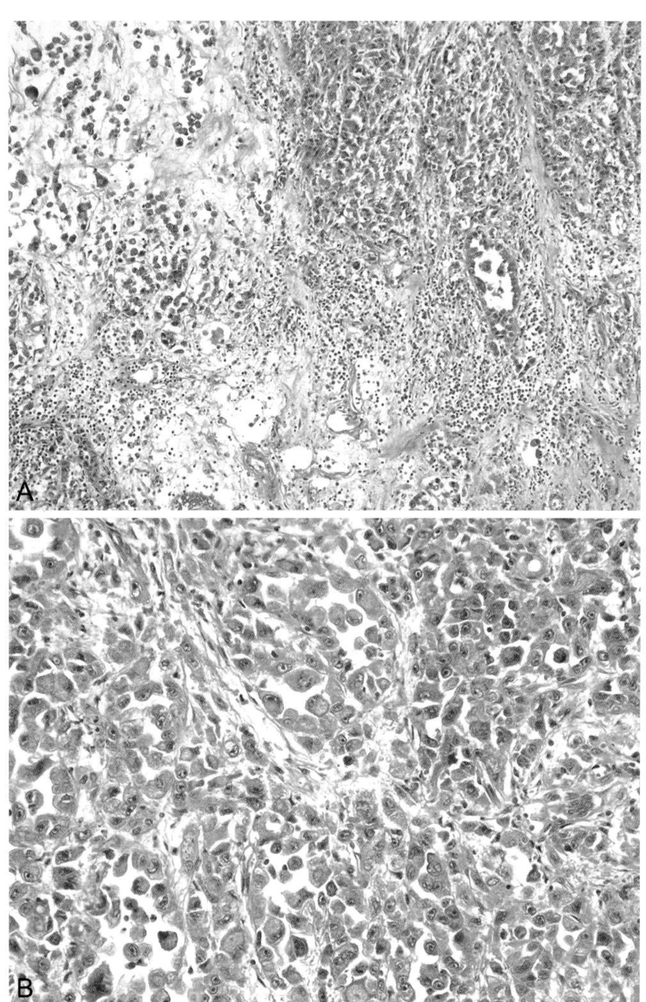

图 24.47 **肾髓质癌**。**A**，可见腺样、单个细胞和条索样结构的混合。**B**，可见横纹肌样特征

黏液小管和梭形细胞癌

黏液小管和梭形细胞癌（mucinous tubular and spindle cell carcinoma, MTSCC）是一种独特的低级别 RCC。显微镜下，其肿瘤细胞由梭形细胞和排列成细长小管结构的扁平立方上皮细胞混合而成，伴有多少不等的黏液样间质（图 24.49）[468-470]。黏液少（“寡黏液”型）的病例易于误诊，梭形细胞是正确诊断的重要线索[471]。偶尔可见局灶神经内分泌分化[472]。MTSCC 的免疫组织化学特征与乳头状 RCC 相似[473]，但它们的细

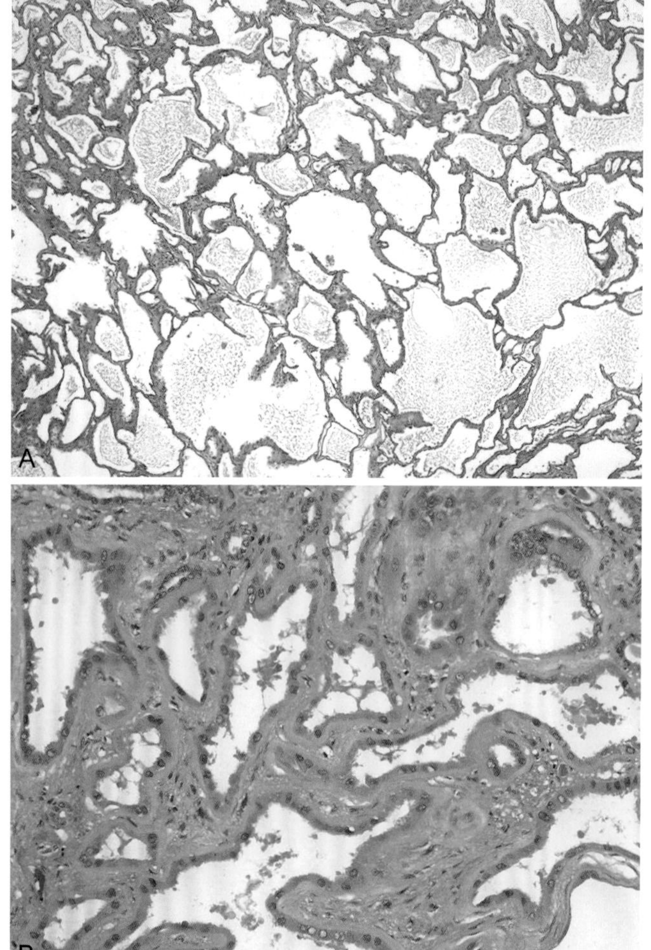

图 24.48 管状囊性癌。**A**，低倍镜下典型结构。**B**，可见内衬上皮细胞呈嗜酸性，有非典型性

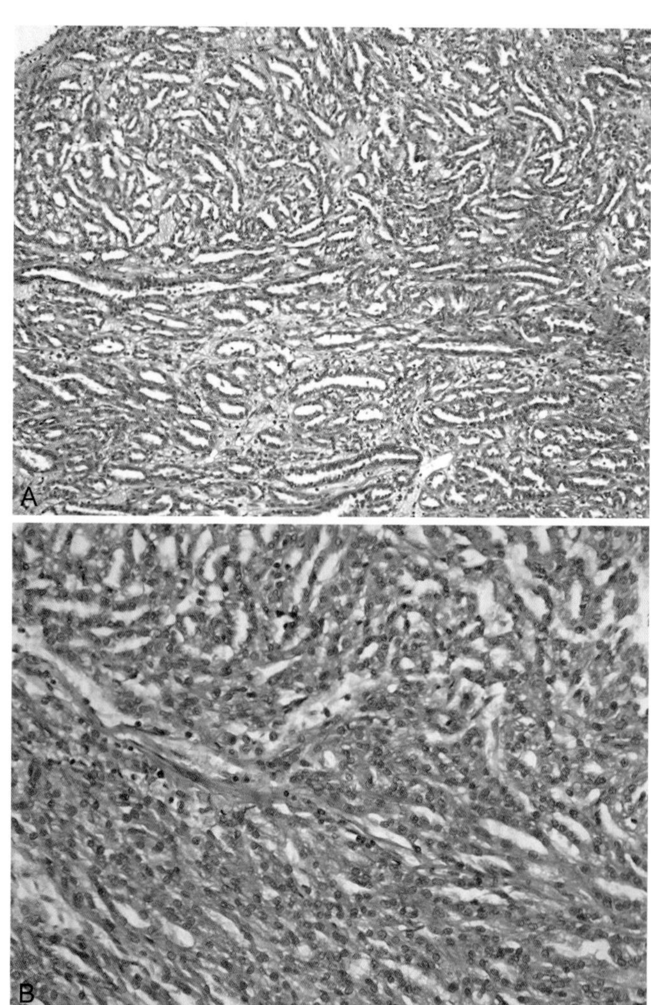

图 24.49 黏液小管和梭形细胞癌。**A**，可见经典的小管状结构和散在分布的黏液。**B**，具有温和细胞学特征的纺锤形态

胞遗传学特征不同 [474]。MTSCC 究竟是乳头状 RCC 的一个变异型还是一种独特的类型尚有争议；然而，最近发现 MTSCC 中有 Hippo 通路高频异常，为 MTSCC 是一种独特的类型提供了强有力的证据 [475-477]。除非在极罕见情况下伴有高级别肉瘤样成分 [478]，MTSCC 的总体预后好。

获得性囊性肾病相关的肾细胞癌

获得性囊性肾病相关的 RCC（acquired cystic kidney disease-associated RCC）仅见于透析相关的获得性囊性肾病患者。获得性囊性肾病患者发生任何类型的 RCC 的风险都很高 [253,401,479]。其诊断应针对有特殊组织学特征的病例 [401,480-481]。获得性囊性肾病相关的 RCC 通常呈囊性，实性和乳头状结构也很常见。其肿瘤细胞的胞质常呈嗜酸性，常有突出的核仁。其有两个特征：肿瘤内有草酸盐晶体和独特筛状结构，后者由细胞间和细胞内“腔隙”形成，由纤细条索状细胞质分隔开（图 24.50）。除了获得性囊性疾病外，周围肾可有伴非典型性乳头状增生的囊肿。免疫表型上，获得性囊性肾病相关的 RCC 通常对 CK7 呈阴性（或仅为局部阳性），但常表达 AMACR。研究显示其没有 3p 缺失且没有 7 或 17

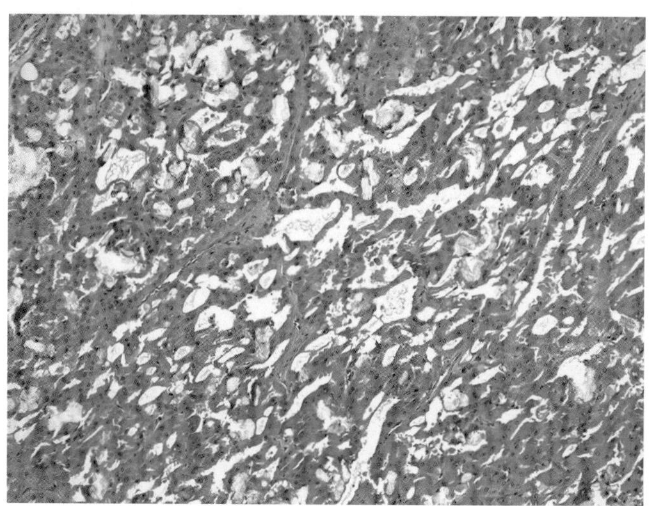

图 24.50 获得性囊性肾病相关的肾细胞癌

号染色体三体，也尚未发现有特定的遗传学特征。获得性囊性肾病相关的 RCC 出现症状时通常分期较早（可能是由于对已知囊性疾病进行的影像学监测），有一个惰性的临床经过。然而，罕见病例可能有肉瘤样或横纹肌样分化，表现侵袭性行为[482]。

琥珀酸脱氢酶缺陷型肾细胞癌

琥珀酸脱氢酶缺陷型 RCC［**succinate dehydrogenase (SDH)-deficient RCC**］是最近描述的一种 RCC 亚型，具有独特的形态学特征，且其免疫组织化学染色细胞质 SDHB 表达缺失[262-264]。这几乎总是与 *SDH* 基因中的胚系突变密切相关（最常见的是 *SDHB*），发生于较年轻的患者（平均年龄为 38 岁）。因为有相关的综合征，患者可有副神经节细胞瘤、SDH 缺陷型胃肠道间质肿瘤（GIST）或垂体腺瘤病史。大体上，SDH 缺陷型 RCC 界限清楚，呈棕褐色或红色；可见囊性区域。形态学上，SDH 缺陷型 RCC 的肿瘤细胞形态单一，排列成实性、巢状或小管状，常见囊性区域。胞质呈嗜酸性，核呈圆形，温和。最有价值的诊断特征是出现胞质内空泡或包涵体，内含嗜酸性物质，从苍白纤细到致密嗜酸性（图 24.51）。SDH 缺陷型 RCC 有圆形清晰的边界，但常有正常肾小管陷入。虽然这些典型的形态学特征是最常见的，但有些罕见病例有高级转化，仅局灶可见包涵体且难以辨认。这些罕见病例的细胞异型性更高，细胞质更致密，核分裂象增多，并可侵犯肾窦（图 24.52）。肉瘤样改变也有报道。免疫表型上，SDH 缺陷型 RCC 对 CD117 和 CK7 罕见呈阳性，但对 PAX8 和肾特异性钙粘蛋白呈阳性。根据定义，SDHB 免疫染色，SDH 缺陷型 RCC 的肿瘤细胞胞质呈阴性，而肿瘤内血管或陷入的肾小管呈阳性（图 24.53）。具有典型形态学特征的 SDH 缺陷型 RCC 大多数是惰性的，但可出现转移，往往在初次诊断多年后发生（约 11% 的患者）。高级别转化的病例具有侵袭性行为。

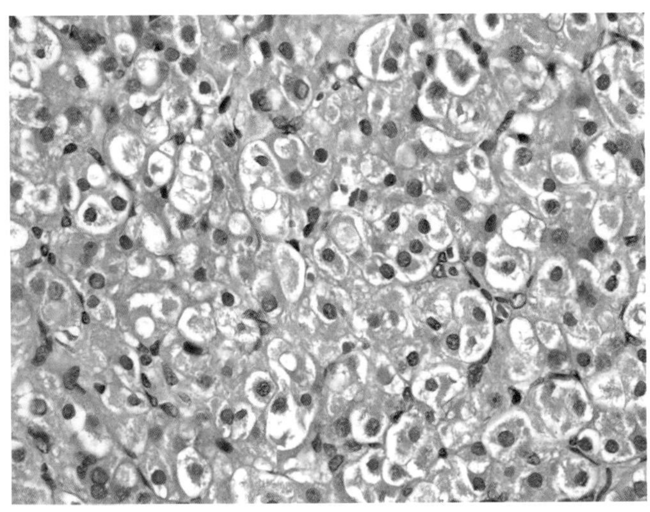

图 24.51 SDH 缺陷型肾细胞癌

嗜酸性囊实性肾细胞癌

嗜酸性囊实性 RCC［**eosinophilic solid and cystic (ESC) RCC**］是一种新出现的 RCC 亚型，在结节性硬化相关的 RCC[265] 中已被正式描述；然而，现在人们认识到其散发病例更常见[483-484]。散发性 ESC RCC 只发生在女性，患者年龄跨度很大。大体上，ESC RCC 通常呈棕褐色和囊实性（图 24.54）。组织学上，ESC RCC 的肿瘤细胞有丰富的嗜酸性胞质，胞质中有突出的点彩状颗粒（类似于利什曼病），胞核大，呈圆形至椭圆形，有突出的核仁（图 24.55）。在囊性区域，薄壁间隔内衬大的嗜酸性细胞，呈靴钉样排列。免疫组织化学上，ESC RCC 对 CK20 呈阳性 /CK7 呈阴性最为常见。已有 ESC RCC 与其他 RCC 亚型的不同的常见分子核型改变的描述[483-484]。

ESC RCC 的胞核级别较高，但具有惰性的生物学行为，然而，我们已经发现 1 例伴有区域淋巴结转移和肝转移的病例（Dr. Peter Argani 个人交流，约翰霍普金斯大

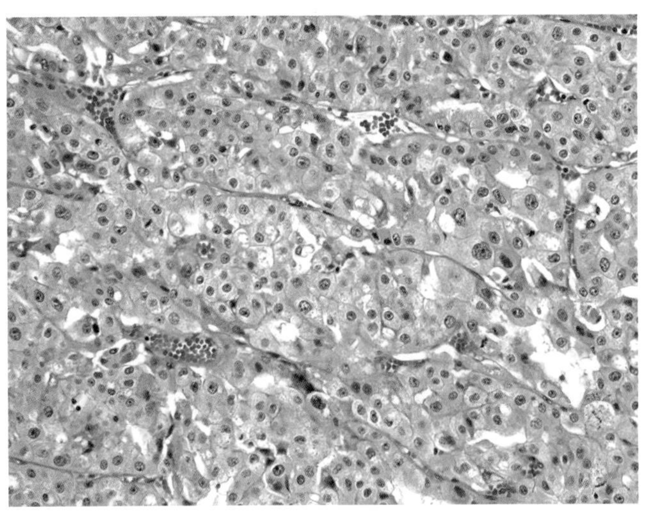

图 24.52 SDH 缺陷型肾细胞癌，可见核多形性和核分裂象，临床表现为恶性肿瘤

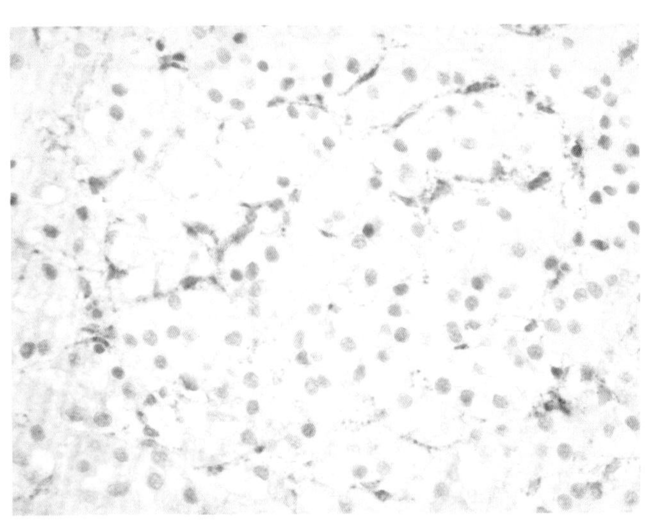

图 24.53 SDH 缺陷型肾细胞癌（SDHB 免疫染色）。可见肿瘤细胞胞质呈阴性，但内皮细胞呈阳性

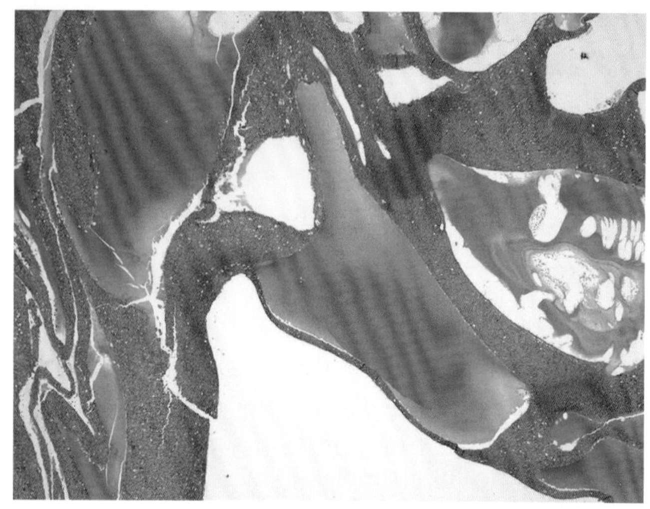

图 24.54　嗜酸性囊实性（ESC）肾细胞癌，低倍镜下观

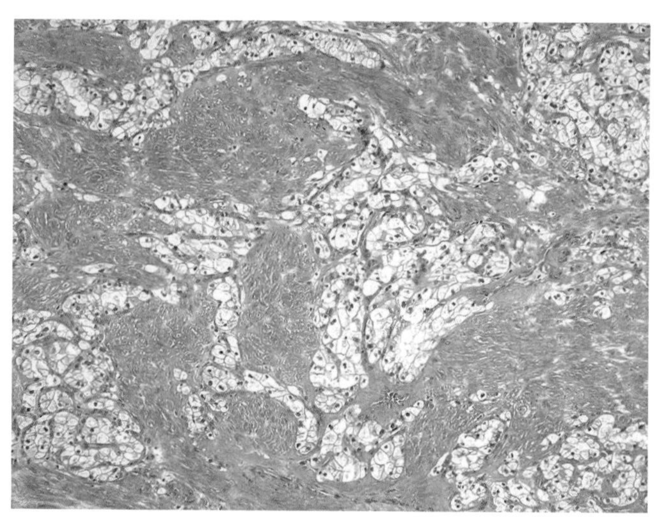

图 24.56　伴有（血管）平滑肌瘤间质的肾细胞癌

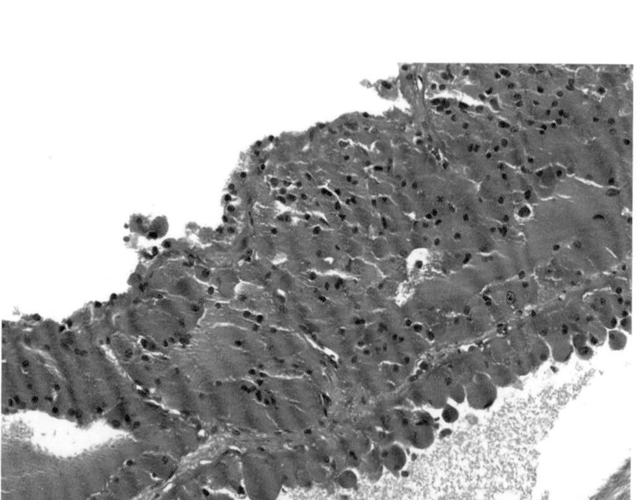

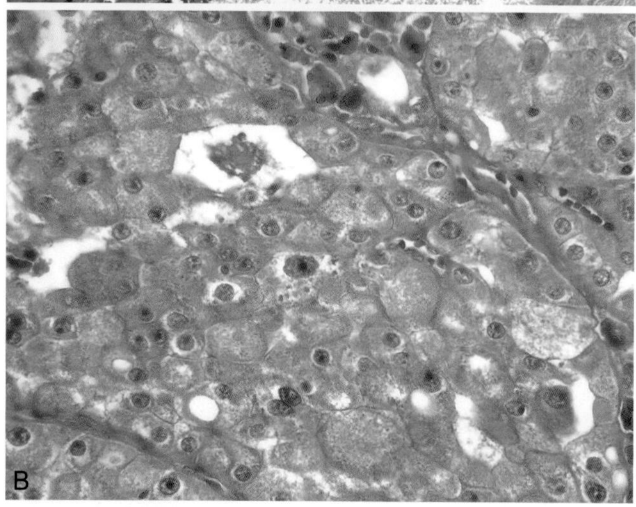

图 24.55　**嗜酸性囊实性（ESC）肾细胞癌**。**A**，可见间隔衬覆的嗜酸性细胞具有靴钉样外观。**B**，可见胞核大，核仁大小不一，胞质中有点彩状颗粒

学）。如前所述，我们看到，“伴有神经母细胞瘤的嗜酸性 RCC”（当 MiT 家族易位性癌除外时）与 ESC RCC 有许多相似之处 [268-269]。

肾细胞癌，未分类

一些 RCC 不能被确切地分类为任何一个明确描述的亚型，这样的 RCC 可称为“RCC，未分类” [485]。大多数这类肿瘤是大肿瘤，级别高且分期晚；然而，一些罕见的低级别 RCC 也不适合分类为一个明确描述的亚型，也可归为“未分类”。在这种情况下，重要的是要注明这种肿瘤是低级别的，因为大多数泌尿科医生会将“RCC，未分类”等同于风险非常高的疾病。免疫组织化学上，PAX8 染色有助于确认肾小管上皮来源的肿瘤，尿路上皮标志物（p63 和高分子量角蛋白）也有帮助，因为多达 25% 的上尿路的尿路上皮癌会表达 PAX8，有时是弥漫性的。最近的研究表明，这类肿瘤有明确的分子亚型 [486]。

其他类型的 RCC

有一些罕见的低级别 RCC 是由分化良好的分支管状腺体组成的，其肿瘤细胞为透明细胞，细胞质丰富，周围紧密混杂着丰富的平滑肌束，这些肿瘤之前已被命名为不同的名称（图 24.56）[487-493]。当透明细胞 - 乳头状 RCC 被仔细地区分开时，这组肿瘤被认为代表了一组独特的透明细胞样肾肿瘤，其临床经过为惰性经过，目前 WHO 将其临时命名为“伴有（血管）平滑肌间质的 RCC”。与透明细胞 RCC 不同，这种肿瘤 CK7 染色呈弥漫强阳性。最近的测序研究显示，它们有 *TCEB1* 基因突变，但并非所有病例都有这种改变 [492]。重要的是，它们没有 3p 异常 [337]。有意思的是，结节性硬化患者的一部分 RCC 具有相同的形态；因此，我们建议仔细评估背景肾的血管平滑肌脂肪瘤（AML）[496]。就现有的资料来看，当与透明细胞 RCC 仔细区分开时，这些肿瘤似乎具有惰性的临床经过（无转移报道）。

最近已有其他特殊形式的 RCC 的描述，包括一种与甲状腺滤泡癌外观极为相似的类型 [494-496]。此外，已报道了具有 ALK 易位的肾肿瘤（与 *VCL-ALK* 融合肿瘤分开），但这些肿瘤的分类仍在不断发展。

扩散和转移

由于透明细胞 RCC 亚型最常见，大多数 RCC 资料是有关透明细胞 RCC 的。大约 1/3 的 RCC 病例在手术时已有肾周脂肪和（或）区域淋巴结转移 [272]。以往常发现有肾静脉侵犯，但现在却很少见了，这可能是得益于早期的影像学检查。RCC 可通过肾静脉扩散至下腔静脉，偶尔可以进入右心房。与肾母细胞瘤一样，RCC 可以侵犯肾窦（肾窦是位于肾内含有大量静脉和淋巴管的脂肪组织），从而增加其转移扩散的风险 [497]。事实上，肾窦是 RCC 浸润的主要途径，是一些小 RCC 患者死亡的原因 [498-499]。因此，进行仔细的大体检查和肾窦取样至关重要。

大约 6% 的 RCC 病例出现卫星灶，可能是其肾内扩散所致，也可能是独立的原发性病灶（见上文）[292]。

大约 1/3 的 RCC 患者就医时就已经有远处转移 [500]。最常见的远处转移部位是肺和骨。骨转移最常见的部位是骨盆和股骨，但胸骨、肩胛骨和手足的小骨也易见转移 [501-502]。肾上腺、肝、皮肤、软组织、中枢神经系统、卵巢和其他任何部位均可出现转移 [503]。RCC（与恶性黑色素瘤和绒毛膜癌一样）常转移到一般肿瘤最不易转移的部位，例如，鼻腔、口腔、喉、腮腺、甲状腺、心脏、膀胱、睾丸、前列腺和垂体 [504-511]，转移灶通常是单发的，至少在临床上如此 [512]。即使在尸检中，8% 的患者也仅有一个或两个器官的转移 [513]。因此，原发性 RCC 通常没有临床症状，而转移病灶往往会与所转移器官的原发性肿瘤混淆。例如，当 RCC 转移至卵巢时就会发生这种情况 [514]，更明显的例子是当 RCC 转移到对侧肾上腺时 [515-516]。在这种情况下，如果 EMA、角蛋白和 PAX-8 染色呈阳性，则有助于确诊为 RCC 的转移 [517]。另一种易造成误诊的情况是：原发性肿瘤切除后数年或数十年后才发生肿瘤转移 [518-519]。有些转移病灶可以自发消退 [520-521]。

直径小于 3 cm 的 RCC 很少转移，但也确有发生，说明仅根据大小区分 RCC 与腺瘤这一曾经普遍的说法并不可靠 [522]。

治疗

RCC 的主要治疗方法是手术切除。虽然一直以来首选手术方式是经腹或胸腹联合肾切除术，要切除全肾、肾周脂肪、Gerota 筋膜和肾上腺；但是，现在更常用的手术方式是进行肾节段切除的腹腔镜手术，并且其长期效果与开放性手术相当 [523-527]。尚未证实辅助放疗或化疗能使患者获益；在一些病例，为了在手术前使肿瘤缩小，有时会进行新辅助化疗 [528]。

对于合并有 VHL 病的双肾或单肾发生的 RCC，可根据技术条件进行部分肾切除手术 [529-533]。有人建议，对较小的 RCC 也进行部分肾切除术 [287,534-535]。

目前正在尝试应用各种免疫疗法来治疗转移性 RCC（例如白介素 -2 和 α 干扰素）；但即使偶尔有很好的疗效，其疗效也是不确定的 [536-538]。近年来，使用各种制剂的靶向治疗，例如，舒尼替尼（酪氨酸激酶多靶点受体抑制剂）、贝伐珠单抗（阻断 VEGF A 的抗体）、替西罗莫司（mTOR 抑制剂）和依维莫司（mTOR 抑制剂），有望对转移性 RCC 有较好的疗效 [539]。许多正在进行的研究都是针对选择特定 RCC 亚型进行的靶向治疗。

预后

RCC 的 5 年生存率约为 70%。其预后与多种临床病理参数有关。

1. **RCC 亚型**。不同组织类型的 RCC 有不同的预后意义，已在前面相应部分讨论 [540]。
2. **临床分期**。诊断时无远处转移的患者根据手术时所见进行的临床分期是最重要的预后因素之一。AJCC 第 8 版是基于肿瘤大小和肾外侵犯进行分期的 [541]。基于 Bonsib 的大量研究，RCC 肾实质外侵犯的主要途径是肿瘤累及肾窦血管 [498,542-543]。肾静脉受累通常很容易识别，仔细检查肿瘤 / 基质交界处肿瘤与脂肪相邻部位是至关重要的（图 24.57）[544]。肾窦脂肪中出现孤立的肿瘤结节基本肯定要归入 pT3 期，因为累及肾窦血管。肿瘤突入肾窦处应仔细取材，以确定显微镜下肿瘤是否累及血管。脂肪细胞的破坏性侵犯很少见，可能代表一种浸透血管壁的晚期侵犯。直接侵犯肾上腺（pT4）应与孤立的肾上腺结节（pM1）鉴别。侵犯肾上腺时预后特别差 [545]。
3. **远处转移**。在手术中发现肿瘤已有远处转移无疑是判断为不良预后的最重要的参数 [546]。
4. **肿瘤大小**。原发性肿瘤的直径非常小（<4 cm）和非常大（>10 cm）时其大小与预后有关，但对于大多数肿瘤，其大小介于两者之间，其大小与预后无关 [547-549]。对于此类肿瘤（直径为 4 ~ 10 cm），其大

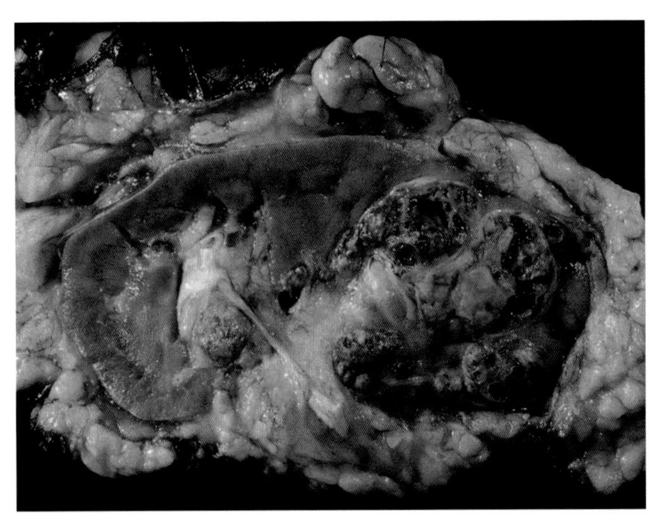

图 24.57 透明细胞肾细胞癌，大体上，可见有明确的肾窦侵犯（pT3）

小是一个连续变量，因此，其预后与肿瘤大小的关系也是可变的[550]。有必要确定一个人为的临界值，在2016版TNM分期系统中，T1和T2期肿瘤的直径划分界限为7 cm；然而，有人提出，不同的临界值可以更好地预测根治性肾切除术后I期患者的生存期[551-552]。正如Bonsib所强调的那样，肿瘤大小的增加与肾窦的侵犯关系密切，因此，经过非常仔细的大体评估后，很难有仅是pT2期的透明细胞RCC[543]。

5. **肾静脉侵犯**。大体上有肾静脉受累是预后不良的指征，这构成了外科分期的指标[541,549]。显微镜下脉管受累也是肿瘤复发的一个重要预测指标，但这种情况有了不同的定义[553-555]。
6. **组织学分级**。显微镜下肿瘤细胞胞核分级是透明细胞癌预后的一项重要指标（但这不应用于嫌色细胞癌，也不应用于前面提及的一些罕见的变异型）[400,556-559]。组织学分级与外科分期密切相关，但也有资料显示两者无关[547,560]。使用WHO/ISUP分级系统进行的分级已被证实在透明细胞和乳头状RCC中有意义（见表24.3）[559,561-562]。横纹肌样和肉瘤样分化现已纳入分级系统并归为4级。有人主张使用细胞核形态计量方法进一步细化细胞核分级标准，但并未被广泛认可[563-565]。
7. **坏死**。凝固性肿瘤坏死已被证实是判断预后的重要因素，有人提出将坏死纳入分级系统中[566-568]。

腺瘤

肾乳头状腺瘤（renal papillary adenoma）定义为发生在肾皮质的管状或乳头状（更为常见）上皮的微小病灶，出现在20%或以上的成人肾中，其中大多数直径为1～3 mm，而根据最新的WHO的定义，直径应小于1.5 cm，缺乏肿瘤包膜，并且核仁等级不超过2级[569-572]。肾乳头状腺瘤肿瘤细胞胞质呈嗜酸性，不透明，量不多[573]。可见砂粒体。在长期透析患者的终末期肾中，肾乳头状腺瘤特别常见且数量众多（肾腺瘤病）[574-575]。肾乳头状腺瘤与1型乳头状RCC具有相同的细胞遗传学改变，因此，它们可能代表没有转移潜能的早期病变。相比之下，肾肿瘤的其他亚型不再根据大小分为腺瘤和癌，因此，再小的透明细胞RCC仍然要诊断为癌。

嗜酸细胞腺瘤、“难以分类的”嗜酸细胞肿瘤和嗜酸细胞腺瘤病

肾嗜酸细胞腺瘤（oncocytoma）的诊断是目前肾肿瘤分类中比较有争议的论题[380]。据报道，肾嗜酸细胞腺瘤在所有原发性非尿路上皮性肾肿瘤中的占比为5%～9%。然而，这在很大程度上取决于所采用的诊断标准[576]。我们的诊断方法是识别三种低级别的嗜酸细胞肿瘤：经典型嗜酸细胞腺瘤、经典型嫌色细胞RCC和“难以分类的”嗜酸细胞肿瘤。这部分会描述经典型嗜酸细胞腺瘤，随后讨论有疑问的病例。大体上，肾嗜酸细胞腺瘤通常为实性肿瘤，呈红褐色，中央常有星状瘢痕，肿瘤可以达到巨大

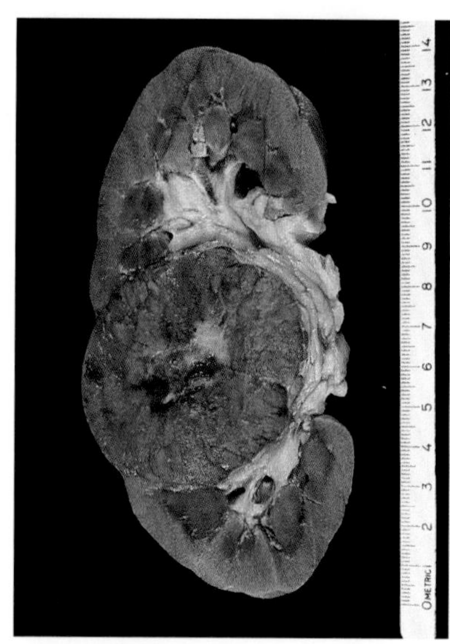

图24.58 肾嗜酸细胞腺瘤的大体表现。可见肿瘤界限清楚，呈红褐色，有中央纤维性瘢痕

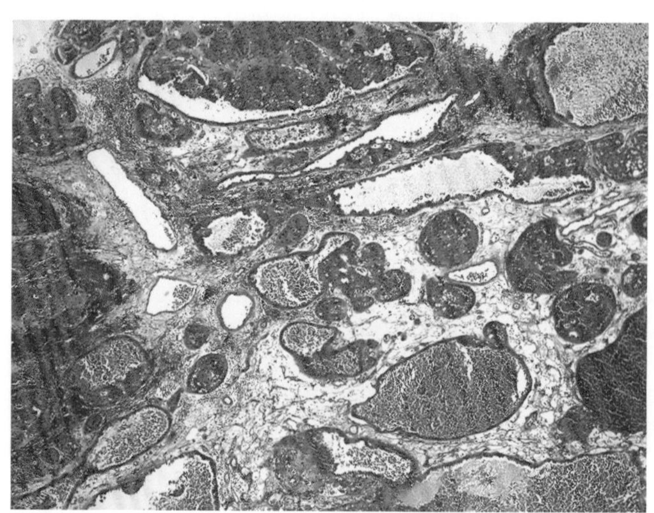

图24.59 肾嗜酸细胞腺瘤的典型巢状和囊性结构

（图24.58）[577]。它们可为多中心生长和双侧分布[578]。有时可见它们侵犯肾周围组织或肾静脉[576,579-582]。这些大体特征中的一些（特别是中央瘢痕）在CT扫描时可用于与RCC鉴别开，但可靠性较差[583]。显微镜下，嗜酸细胞腺瘤完全由具有丰富嗜酸性颗粒细胞质的细胞组成，呈巢状（“腺泡”状）或管状（图24.59）。在一些病灶中，其肿瘤细胞巢和小管通常“漂浮”在水肿的间质中。其肿瘤细胞胞核通常较小，呈规则的圆形（图24.60）[584]。可见灶性“退变型”核异型，并可见散在分布的双核细胞[585-586]。可出现砂粒体，且大多数位于腺腔内。由小细胞（即“嗜酸母细胞”）组成的嗜酸细胞腺瘤的亚型已有报道，很容易被误诊[587-588]。当肿瘤细胞具有嗜酸性胞质和明显乳头状结构时，应考虑乳头状RCC[589]。免疫组织化学上，嗜酸细胞腺瘤的肿瘤细胞表达广谱角蛋白、低分子量角蛋白、CD117、S-100A1蛋白[590]和E钙粘蛋白，但波形蛋白仅局灶表达或呈阴性[591-593]。嗜酸细胞腺瘤对CK7通

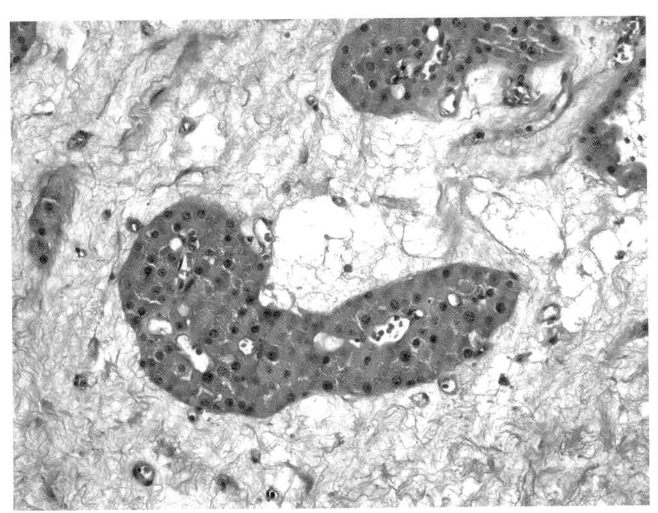

图 24.60　肾嗜酸细胞腺瘤。可见胞核呈圆形，形态一致

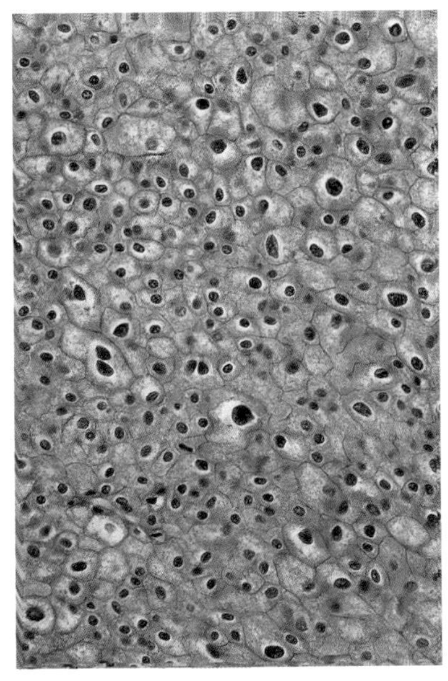

图 24.61　核周空晕、双核和“挖空细胞样异型性”是典型的嫌色细胞肾细胞癌的特征

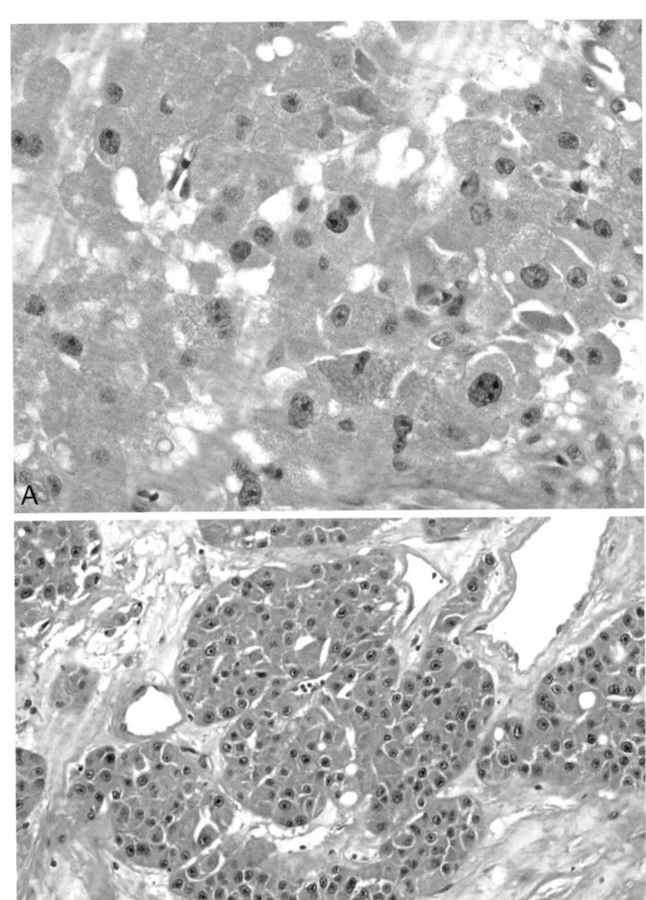

图 24.62　嗜酸细胞性肾肿瘤，既无典型的嗜酸细胞腺瘤的特征，也无典型的嫌色细胞癌的特征。**A**，可见这种肿瘤胞核异型性更高，胞核呈圆形，有多个核仁，没有核周空晕。**B**，此例有非常突出和一致的大核仁。其他病灶显示实性生长。这种肿瘤的诊断即使在病理医师中也存在显著差异

常呈阴性或仅散在呈阳性；然而，其中央瘢痕内陷入的肿瘤细胞巢（通常细胞质透明）对 CK7 呈强阳性[594]。嗜酸细胞腺瘤 Hale 胶体铁染色通常呈阴性[379]。超微结构检查，嗜酸细胞腺瘤肿瘤细胞胞质内充满密集的线粒体，这是其最显著的特征[595-598]。细胞遗传学上，嗜酸细胞腺瘤没有透明细胞 RCC 的 3p 异常，但有不同的染色体改变，特别是 1 号染色体的丢失、11q13 的重排和 14 号染色体的缺失[599-600]。

如果采用严格的形态学诊断标准，绝大多数嗜酸细胞腺瘤切除治疗可治愈，而无论肿瘤大小[582,584,601-605]和（或）是否存在非典型组织学特征，例如，血管侵犯或肾周脂肪浸润[606-607]。仅有罕见的肾嗜酸细胞腺瘤发生转移的报道[576,608]。

肾嗜酸细胞腺瘤的主要鉴别诊断是嫌色细胞 RCC 的嗜酸细胞亚型、琥珀酸脱氢酶缺陷型 RCC 和较少见的上皮样血管平滑肌脂肪瘤（AML）。嫌色细胞 RCC 的肿瘤细胞核皱缩、深染呈葡萄干样，而嗜酸细胞腺瘤的细胞核呈圆形。如前所述，如果出现核周空晕和（或）不规则核膜和常出现双核这些特征，则足以诊断嫌色细胞 RCC（图 24.61）[427]。

有些病例是难以分类的，病理医师对此类病例的诊断方法和术语往往不同。有几种方法：①通过形态学将所有病例分为嫌色细胞癌或嗜酸细胞腺瘤；②使用辅助免疫染色 / 特殊染色将困难病例分为嫌色细胞癌或嗜酸细胞腺瘤；③通过对“灰区”病例使用单独的诊断术语而严格诊断嫌色细胞癌和嗜酸细胞腺瘤。在更好地解决这个诊断问题之前，我们更倾向于后者并将其用作实际工作中的诊断方法。在大多数“灰区”病例中，胞核呈圆形，没有核周空晕（即不是经典的嫌色细胞），但核异型性更高，核染色质更不规则，有大核仁（图 24.62）。据我们所知，没有一种辅助检查（无论是免疫染色、组织化学染色或细胞遗传学检测）可以判断此类肿瘤的预后。这

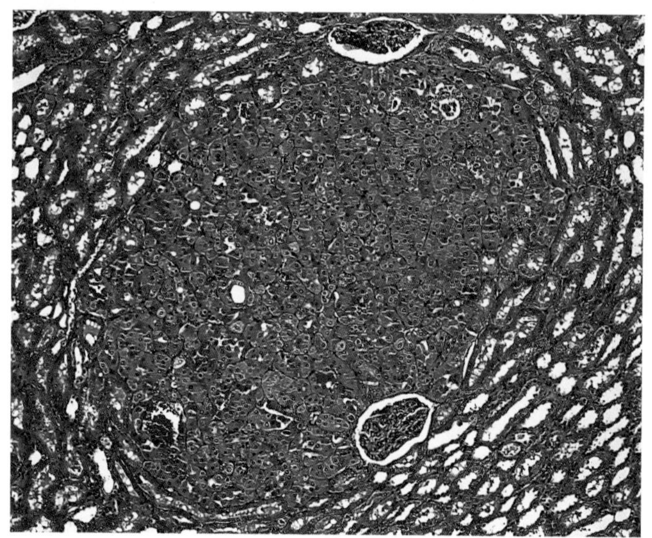

图 24.63 所谓的肾嗜酸细胞瘤病。可见整个肾有多个散在的形态相似的结节

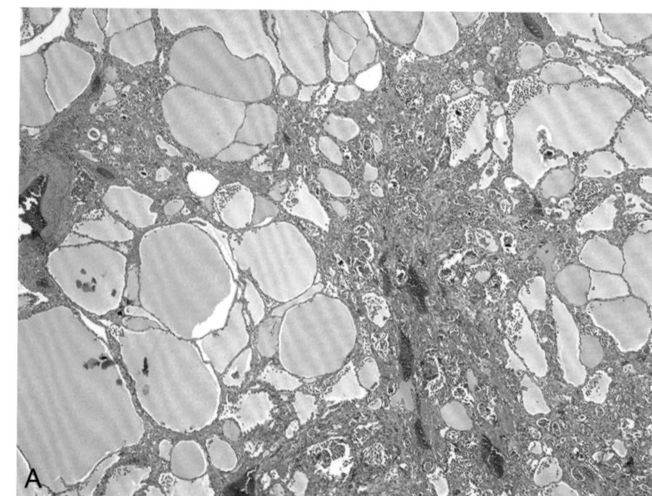

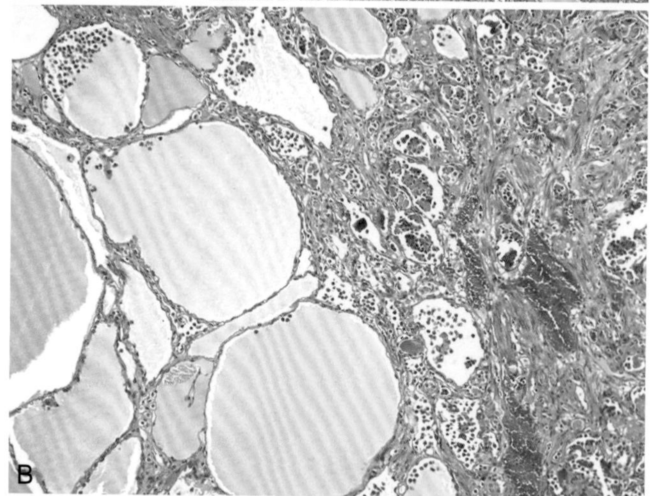

图 24.64 “萎缩肾样肿瘤”。A，典型结构为大小不一的囊性扩张的滤泡，混杂有较小的小管。B，滤泡内衬覆扁平上皮，可见砂粒体和无定形钙化

些方法避免了将某些病例武断地分为良性或恶性。因此，我们倾向于仅诊断为“低恶性潜能的嗜酸细胞性肾肿瘤”，但也有其他类似的术语。虽然我们已经发现了极为罕见的肝转移（远低于 1%，基于数百例的观察），但以我们的经验绝大多数都是良性的。

正如在未分类的 RCC 一节中所提及的，少数低级别 RCC 可能与这种嗜酸性肿瘤有重叠。对于有片状生长和核分裂象明显增加、但缺乏嫌色细胞 RCC 核特征的病例，我们通常还是诊断为“RCC，低级别嗜酸细胞型”。

嗜酸细胞瘤病（oncocytosis）这一术语是指一种特征为单侧或双侧肾中出现多个嗜酸性结节且往往伴有一个主要结节的疾病（图 24.63）。成人和儿童均可出现嗜酸细胞瘤病，许多病例可能与 Birt-Hogg-Dubé 综合征有关[609]。显微镜下，其嗜酸性小管与正常间质混合，可伴有弥漫性肾小管嗜酸性变和肾皮质嗜酸性囊肿[259]。其较大的嗜酸性结节 / 肿瘤形态学上显示类似于嗜酸细胞腺瘤和嫌色细胞癌，但通常显示不同的免疫组织化学和细胞遗传学特征[610]。

神经内分泌肿瘤

肾**小细胞神经内分泌癌（small cell neuroendocrine carcinoma）**（或其他高级别神经内分泌癌）已有报道，具有与肺小细胞癌相似的特征[611-613]。超微结构和免疫组织化学显示其有神经内分泌分化[611,614-615]。肾小细胞神经内分泌癌应与肾盂尿路上皮癌伴神经内分泌分化区分开[616-618]。仅有的少数病例报道显示恶性度很高。

类癌（carcinoid tumor）（分化好的神经内分泌肿瘤）应与小细胞癌区分开来，据报道可以是典型的类癌[619-621]，也可以是囊性畸胎瘤的一个组成部分[622-624]。显微镜、免疫组织化学和超微结构水平检查，类癌的肿瘤细胞分化良好[625-627]，可以呈梁状排列（与直肠类癌和卵巢甲状腺类癌中的类癌成分相似），也可以呈巢状（岛状）和腺样排列[625,628]。有时其肿瘤细胞胞质呈嗜酸性[629]。类癌的临床分期是决定预后的最重要的因素[627,630]。临床上除外其他部位（例如胃肠道）的转移非常重要。

罕见情况下，**副神经节瘤（paraganglioma）**也可累及肾[631]。

其他上皮性肿瘤

我们已经见过几例“萎缩肾样肿瘤”病例，2014 年被 Hes 等人描述为“类似于伴有两种微钙化的萎缩肾的特殊肾肿瘤”[632]。这种肿瘤界限清楚，有包膜，主要为囊性扩张的“滤泡”结构，充满嗜酸性分泌物，混杂有较小的肾小管样结构（图 24.64）。滤泡内衬覆萎缩的上皮，腔内可有“脱落”细胞。间质为疏松至胶原化，有多量砂粒体或无定形钙化。一些类似的肿瘤被报道为“甲状腺样滤泡性 RCC”，但我们认为这是一种不同的病变。这些“萎缩肾样肿瘤”全部发生在年轻患者（通常为 20 ~ 40 岁，

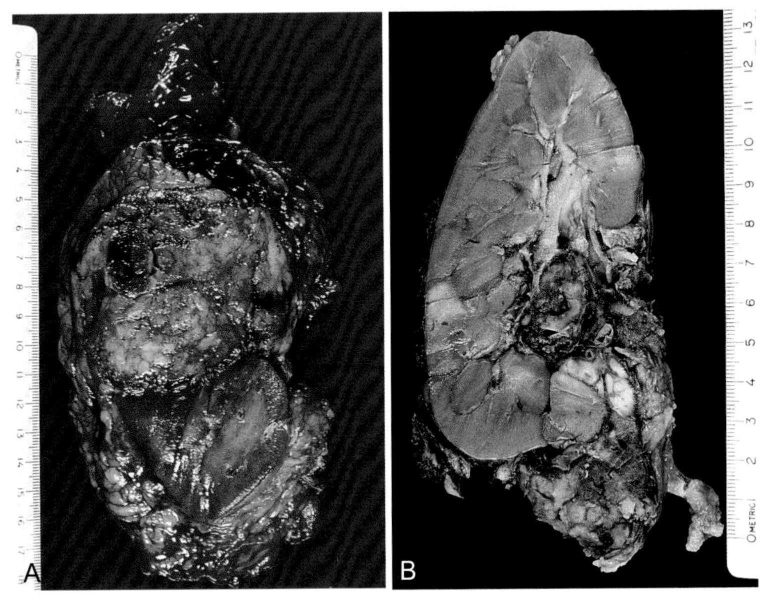

图 24.65 **A 和 B**，肾血管平滑肌脂肪瘤的大体观。两个肿瘤均呈多彩状，主要是黄色区域，伴有灶状出血

但也有发生在幼儿），有一个良性临床经过。其确切性质仍有争议。

罕见且尚未完全明了的肾上皮性肿瘤包括肌上皮瘤和肌上皮癌[633-634]、汗腺腺瘤（一种汗腺肿瘤样肾肿瘤，发生于肾囊壁，有体细胞 *CYLD1* 基因突变）[635] 以及肾髓质的乳头状肿瘤（一种在形态学和细胞遗传学上与乳头状 RCC 和集合管癌不同的癌）[636]。

血管平滑肌脂肪瘤

近年来对**血管平滑肌脂肪瘤（angiomyolipoma, AML）**的认识有了较大的变化。以往认为，AML 罕见并仅限于肾发生。现在发现，AML 的生物学行为不定，形态学各异，也可发生于各种肾外器官，包括肝、盆腔、腹膜后（与肾无关）、子宫、软组织、大肠、鼻腔和骨[637-641]。这种表型相似的肿瘤现在被统称为 PEComa，包括肺和淋巴结的淋巴管肌瘤（病）和肺的所谓的透明细胞瘤（“糖瘤”）[642-647]。本节将专门讨论原发性肾 AML。

大多数原发性肾 AML 患者是成年人，肿瘤可偶然发现，也可导致腹膜后出血而致命[648]。大约 1/3 的肾 AML 患者伴有结节性硬化症，如果肿瘤多发或双侧发生，则概率更高。据估计，大约 80% 的完全性或重症结节性硬化症患者合并肾 AML[649]，并且与结节性硬化密切相关的遗传性 *TSC2/PKD1* 相邻基因综合征的患者发生肾 AML 的发生率也增高[650]。

在一些病例，AML 的超声检查和 CT 扫描具有特征性表现[651]，并且可通过细针穿刺或粗针活检确诊，还可根据需要进行辅助的免疫细胞化学检查[652-653]。

大体上，AML 的表现取决于各构成成分的相对数量，并且可能由于出现黄色区域（富含脂质）和出血区域

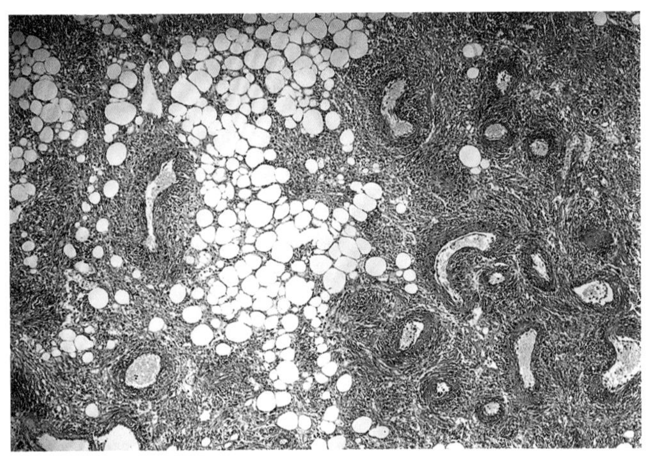

图 24.66 **典型的肾血管平滑肌脂肪瘤**。可见肿瘤包含丰富的脂肪和伴有血管的肌样细胞

（血管）而与 RCC 相似（图 24.65）。1/4 的病例有包膜侵犯并可向肾周软组织浸润。在其传统型，AML 是由血管和肿瘤细胞的紧密混杂而成的；肿瘤细胞形态各异，可以是有“肌样”特征的嗜酸性梭形细胞，也可以是类似于脂肪细胞的有胞质内脂质的细胞（图 24.66）[654-655]。较少见的是以上皮样细胞为主型。缺乏弹力层的扭曲的厚壁血管通常具有似乎是从血管壁发出的肿瘤细胞束，这是非常有诊断价值的特征（图 24.67）。一些上皮样 AML 可能具有明显的细胞异型性，与低分化 RCC 非常相似（图 24.68）。显微镜下，AML 常见多灶性生长，提示与结节性硬化症有关；偶尔可见肿瘤累及肾小球[656]。在一些病例，AML 中可见囊腔，囊壁内衬立方形或鞋钉样上皮，囊腔周围梭形细胞间质形成层状外观。这种特殊的囊性

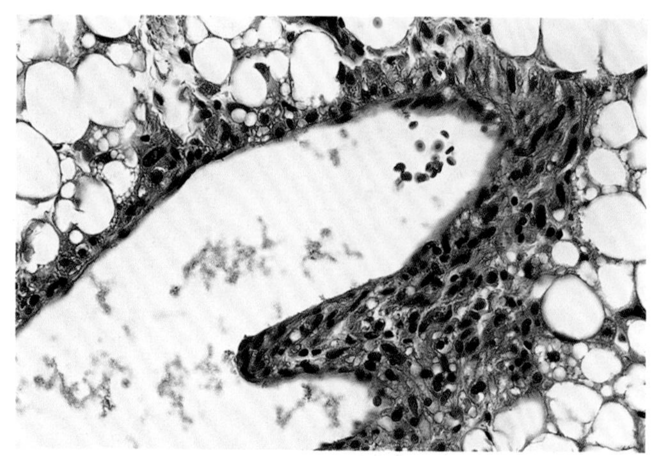
图 24.67 血管平滑肌脂肪瘤的嗜酸性肿瘤细胞与大血管关系密切。此为诊断要点

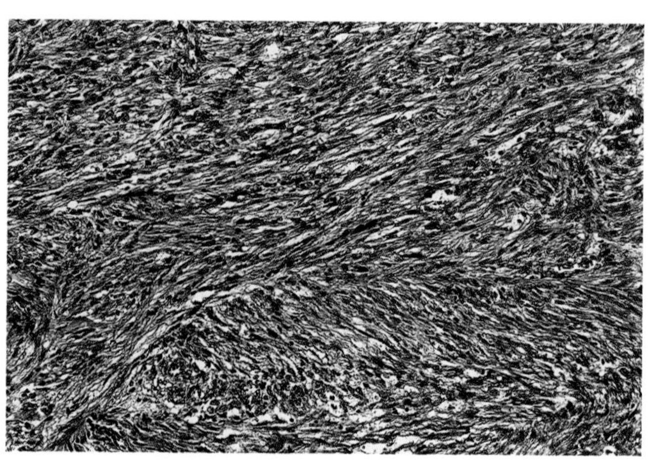
图 24.69 肾血管平滑肌脂肪瘤，显示以平滑肌样表现为主

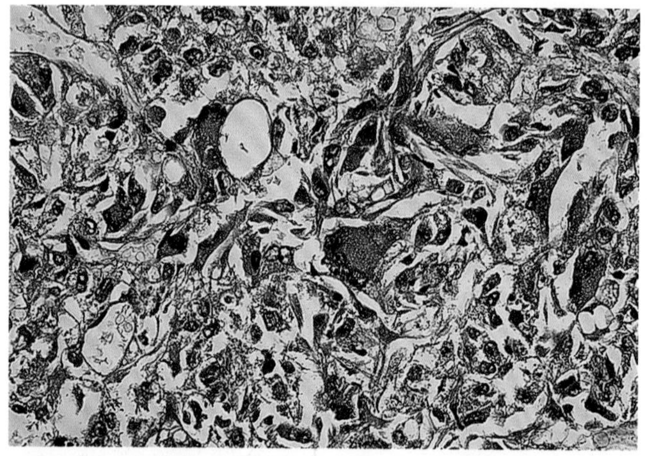
图 24.68 肾上皮样血管平滑肌脂肪瘤，可见肿瘤细胞有明显的多形性。此肿瘤发生了局部复发，随后转移到了肺部

型 AML（AMLEC）还常表达激素受体[657-658]。

免疫组织化学方面，AML（和所有 PEComa）除了对预期的平滑肌标志物（例如肌动蛋白）呈阳性外，还经常表达黑色素细胞标志物，例如 HMB-45、Mart-1/Melan-A、小眼转录因子和酪氨酸酶；然而，它们对黑色素细胞标志物的表达可能很局灶[659-666]。组织蛋白酶 K 在 AML 中呈弥漫强阳性，并且我们发现，组织蛋白酶 K（在肾中）比其他黑色素细胞标志物更有用；然而，它在 MiT 家族易位 RCC 也常表达[667-669]。据我们所知，尚未报道 PAX8 在 AML 中呈阳性核表达；因此，PAX8 可用于与 RCC 的鉴别。在超微结构水平，上述免疫组织化学特征与细胞质内独特的结晶体[642]和与黑色素小体前体有关[670-672]。不幸的是，伴有 *TSC1* 和 *TSC2* 基因突变的结节性硬化症的肾 AML 患者显示错构瘤蛋白（hamartin）和抗结核菌素（tuberin）的表达不一致[673-675]。

最近，由于发现部分肿瘤有 *TFE3* 基因融合且显示 TFE3 蛋白免疫反应呈阳性（例如易位相关的 RCC 和腺泡状软组织肉瘤）[676]，我们对有关 PEComa 的本质的概念越来越模糊。显然，这些肿瘤在某些方面与无分子特征的“常规”PEComa 不同[677]。

以梭形平滑肌细胞为主的 AML 可能与平滑肌瘤、平滑肌肉瘤或胃肠道间质肿瘤（GIST）相似（图 24.69）[666,678]。脂肪组织占优势的富含脂质的 AML 易与非典型性脂肪瘤（分化好的脂肪肉瘤）混淆。应该强调的是，AML 免疫组织化学上可以表达 MDM-2（非典型性脂肪瘤 / 良好分化的脂肪肉瘤的辅助检查）；因此，在这种情况下进行 MDM-2 扩增的 FISH 检测更有意义[679]。富含上皮样细胞的高度多形性 AML 与 RCC 非常相似[680-682]。由单一上皮样细胞伴均质嗜酸性细胞质构成的 AML 易被误诊为嗜酸细胞腺瘤[683-685]。

肾 AML 的治疗是外科手术，通常可以治愈[686]。然而，也有患者死于肿瘤局部复发的报道[687]。AML 可远处转移；然而，肾 AML 伴有区域淋巴结受累有时是多中心生长的而并非真正的转移[688-690]。已有确定的肾 AML 发生转移的报道，表现为巨大的腹膜后肿物或在肺和其他脏器形成转移性结节[691-694]。事实上，所有这些生物学上的恶性病例都具有形态学上高度异型性的特征，由此提出了是否应将其诊断为恶性 AML 的问题[695-696]。很显然，有“侵袭性”形态特征的 AML 可能具有恶性生物学行为潜能[682,697]。根据最近的研究，具有下列三种或以上特征的肿瘤提示有恶性生物学行为：①≥70% 的上皮样细胞具有非典型性（细胞呈多边形，有突出核仁，核大小超过相邻核大小的 2 倍）；②核分裂象≥2/10 HPF；③非典型核分裂象；④坏死[696]。

球旁细胞瘤

球旁细胞瘤（juxtaglomerular cell tumor）患者由于肾素分泌过多而有高血压的临床表现[698]，但有些病例为无功能性的[699]。大多数球旁细胞瘤患者是成人，但也有儿童病例报道[700]。大体上，所有报道的球旁细胞瘤病例都是单侧单发的。大多数肿瘤直径小于 3 cm 且位于肾皮质内，但偶尔有直径达 8 cm 的报道[701]。球旁细胞瘤为实性肿瘤，边界清楚，切面呈灰白色至浅黄色。

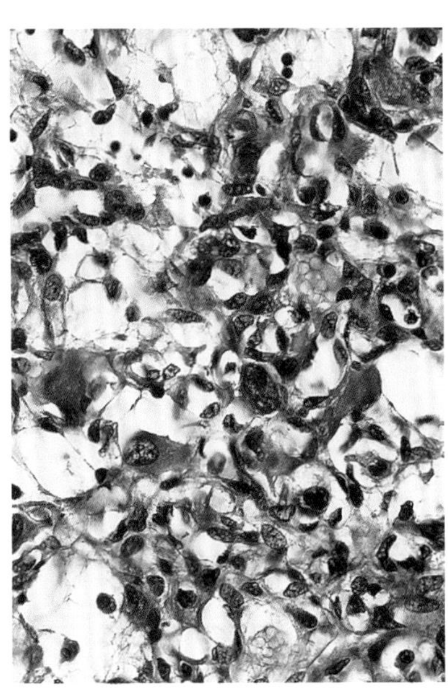

图 24.70 **球旁细胞瘤的显微镜下表现**。可见病变背景中有明显的血管

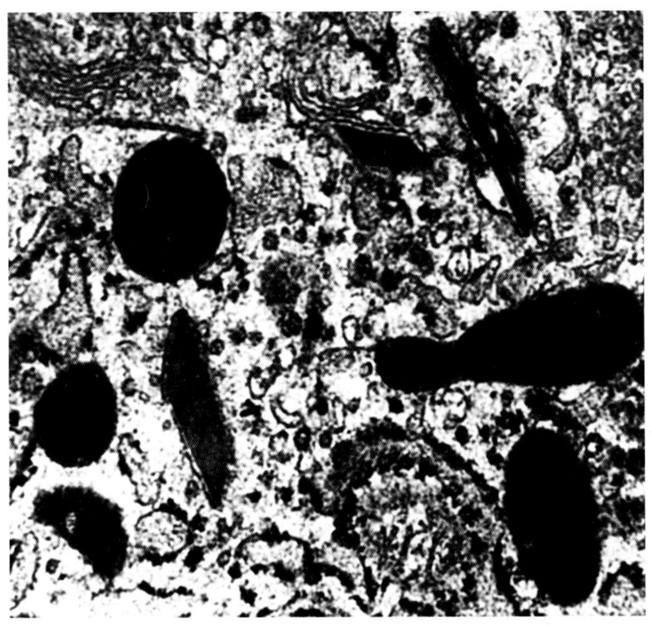

图 24.71 **超微结构下球旁细胞瘤的分泌颗粒**。可见有些呈菱形，与见于正常球旁细胞的相同。此例由 Conn 等人报道 [848]（Courtesy of Dr. M.R. Abell, Ann Arbor, MI.）

显微镜下，球旁细胞瘤与血管外皮细胞瘤和血管球瘤相似，事实上，肾球旁细胞是特化的血管相关的上皮样平滑肌细胞 [701-702]。球旁细胞瘤的肿瘤细胞均一，呈圆形至多边形，有嗜酸性颗粒状细胞质（图 24.70）。可见多量肥大细胞。在一些病例中，肿瘤细胞呈梭形，并排列成乳头状 [703]。球旁细胞瘤肿瘤细胞胞质内的肾素颗粒可应用 PAS 和 Bowie 染色证实，也许其性质可应用免疫组织化学技术证实 [668,702,704]。与经典的或上皮样血管平滑肌脂肪瘤（AML）不同，球旁细胞瘤对 HMB-45 呈阴性 [705]；对 CD34 和 CD117 呈阳性，对 SMA 呈局灶阳性 [706]。电子显微镜检查，可见肾上腺素能神经末梢与肿瘤细胞接触，肿瘤细胞中有不同类型的分泌颗粒，有的含有菱形结晶物质——被认为是肾素前颗粒（图 24.71）[704,707-709]。细胞遗传学研究报道了一些重现染色体失衡 [710-711]。所有报道的病例中除 1 例外均为良性肿瘤 [699]，但有些患者在肾切除术后高血压仍继续存在 [701,712]。

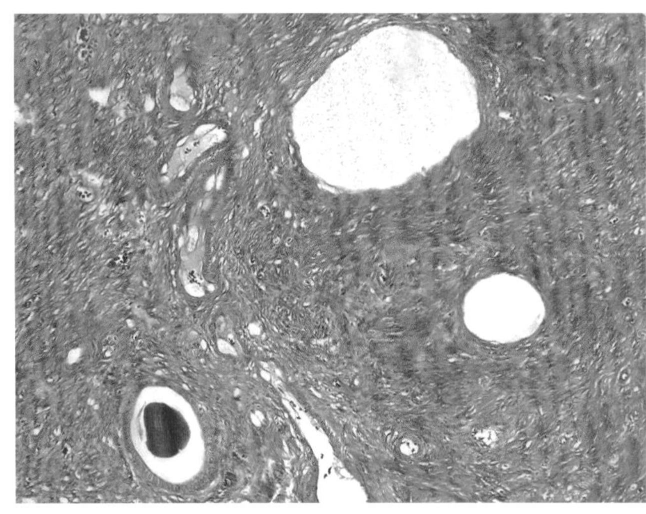

图 24.72 混合性上皮间质肿瘤，伴有典型的卵巢样基质

值得注意的是，肾素分泌也可能与其他肾肿瘤和肾外肿瘤有关，例如 RCC、肾母细胞瘤和胰腺癌 [713-715]。

混合性上皮间质肿瘤（mixed epithelial and stromal tumor, MEST）为双相分化的肿瘤，通常发生在中老年女性，在成人中被称为囊性肾瘤、MEST 或 REST[716-717]。最近的几项研究表明，囊性肾瘤和 MEST 在临床、形态学、免疫表型和分子水平上都有重叠和交叉，表明两者是同一病变的两种不同表现 [717-720]。正如在儿童肾肿瘤部分所讨论的，囊性肾瘤现在通常是指有 *DICER1* 突变和与综合征相关的病例。MEST 可呈囊实性突入肾盂。显微镜下，可见囊腔间的梭形细胞增生，与卵巢间质类似（图 24.72），也表达激素受体。其上皮成分大部分与囊性肾瘤相似（因此与肾小管上皮也一致，免疫组织化学和超微结构也一致 [721]），但也可有其他表现，可表现 müller 型分化的特征，包括上皮呈子宫内膜样、输卵管、透明细胞和鳞状细胞型。此外，以上皮成分为主的病例可能比典型儿童病例更多（图 24.73）。以间质或脂肪成分为主的病例可能会与平滑肌瘤或血管平滑肌脂肪瘤（AML）混淆 [722]。虽然已有组织学恶性的病例报道，但它们通常是良性的 [723-724]。

其他良性肿瘤和肿瘤样疾病

髓质纤维瘤（medullary fibroma）也被称为**肾髓质间质细胞瘤（renomedullary interstitial cell tumor）**，可能来自肾髓质间质细胞 [725]。后者是一种特殊的间叶细胞，可产生前列腺素，参与调节肾内血压 [726]。髓质纤维瘤无症状，常为髓质锥体中部偶然发现的微小（通常为 3 mm 或

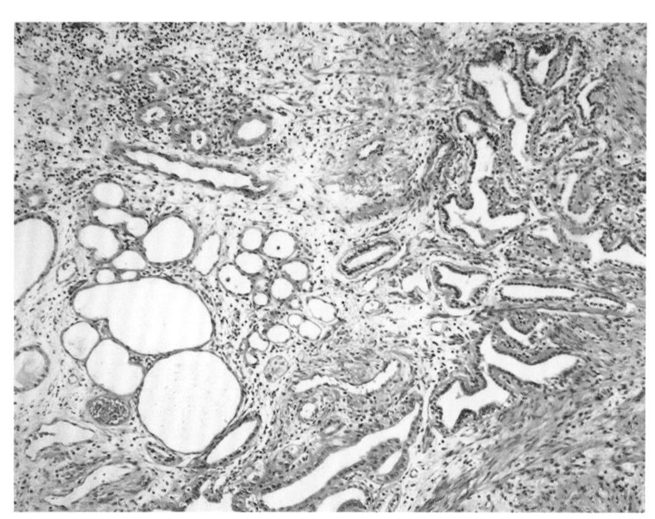

图 24.73 混合性上皮间质肿瘤，伴有拥挤的和形态各异的腺体

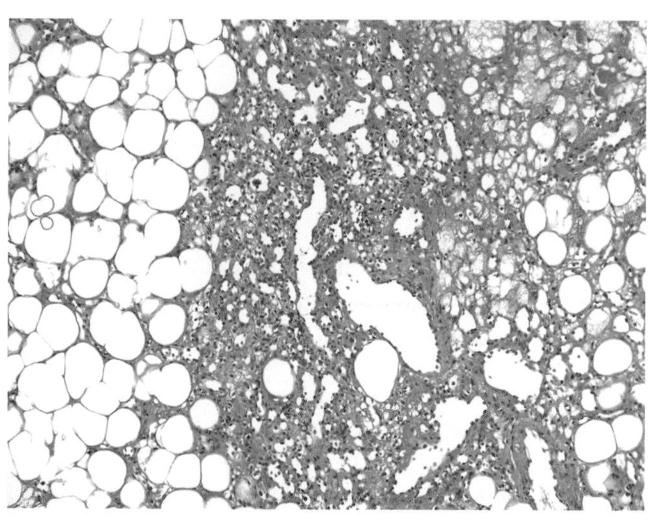

图 24.74 肾门的交织状血管瘤

更小）白色结节[727]。显微镜下，髓质纤维瘤由小星状或多边形细胞组成，间质疏松，周边有插入的小管。

肾平滑肌瘤（renal leiomyoma）罕见，通常位于肾皮质或肾被膜，但也可能与肾门血管相关[668,728]。真正的平滑肌瘤几乎都发生于女性。肾平滑肌瘤可能是手术中的偶然发现，或者与许多肿瘤一样是影像学检查中的偶然发现[729]。在我们看来，文献中报道的许多“平滑肌瘤”是与平滑肌非常相似的“脂质缺乏”的血管平滑肌脂肪瘤（AML）[668,730]。免疫表型上，对于肾平滑肌瘤的诊断，结蛋白呈弥漫强阳性和组织蛋白酶 K 呈阴性是最有帮助的，因为大多数血管平滑肌脂肪瘤（AML）显示相反的表达[668]。

虽然文献中有报道认为，肾脂肪瘤的诊断应受到质疑[731-732]。肾脂肪瘤诊断之前应除外的可能性（并且更有可能）有：富含脂质的血管平滑肌脂肪瘤（AML）或腹膜后非典型性脂肪瘤（其中一些病例以肾周区域为中心，且非常类似于“脂肪瘤样”）。盆腔 / 盆周脂肪瘤病也应除外。

据报道，肾可发生原发性**血管母细胞瘤（hemangioblastoma）**。由于免疫表型有明显的重叠，它们与透明细胞 RCC 可能难以鉴别[733-734]。

黏液瘤（myxoma）表现为肾实质内的胶样肿瘤；其表现与软组织黏液瘤相同[735]。

已有**神经鞘瘤（schwannoma）**[736-738]和[739]**神经束膜瘤（perineurioma）**型的**良性周围神经肿瘤（benign peripheral nerve tumor）**的描述。

各种类型的**血管肿瘤和肿瘤样疾病（vascular tumor and tumorlike condition）**偶尔出现在肾[740]。**动静脉畸形（arteriovenous malformation）**与发生于软组织的相同[740]。**血管瘤（hemangioma）**常位于肾髓质，可导致大量血尿[727]。显微镜下，大多数是毛细血管型血管瘤，具有类似于脾髓的筛状结构[740]。许多病例有交织状结构，类似血管肉瘤（图 24.74）[741]。它们应与伴有明显血管样成分的 RCC 鉴别。**淋巴管瘤（lymphangioma）**也可能累及肾[742-743]，但诊断之前应除外囊性肾瘤 /MEST。**血管球瘤（glomus tumor）**（有些伴非典型性特征）[744]及其密切相关的**球血管肌瘤（glomangiomyoma）**可以表现为肾内肿块，应与球旁细胞瘤鉴别[745-747]。

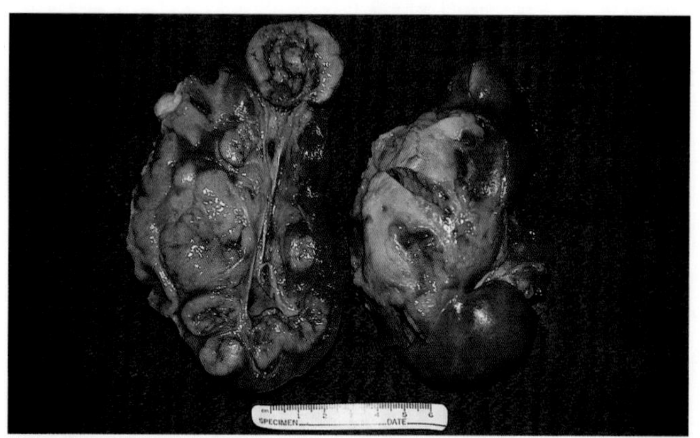

图 24.75 肾广泛受累的软斑病

孤立性纤维瘤（solitary fibrous tumor, SFT）可发生于肾实质或肾被膜，有时与低血糖有关[748-750]。以前报道为肾血管外皮细胞瘤的许多病例现在认为是 SFT[751]。与在其他部位一样，大多数 SFT 是良性的，偶尔有侵袭性[752]。

炎性肌成纤维细胞瘤（inflammatory myofibroblastic tumor）可能主要累及肾；其行为常常是惰性的[753]。

包虫囊肿（hydatid cyst）可表现为肾内肿块，在包虫病流行的地方出现。

血肿（hematoma）可发生于肾或肾周组织，有的与创伤有关，有的因血管瘤破裂所致，有时则原因不明。有的肾周血肿呈周期性表现（“Liesegang 结构”），伴有放射状条纹，与寄生虫的表现相似，两者容易混淆[754]。

Rosai-Dorfman 病（Rosai-Dorfman disease）［又称为**窦组织细胞增生伴巨大淋巴结病（sinus histiocytosis with massive lymphadenopathy）**］和**软斑病（malakoplakia）**可表现为肾肿块（图 24.75）[755-759]。

肉瘤

各种类型的肉瘤（sarcoma）都可出现于成人的肾，包括肾被膜[760-762]。出现于肾的肉瘤包括**平滑肌肉瘤（leiomyosarcoma）**（经典型或黏液型）[763-765]、**滑膜肉瘤（synovial sarcoma）**（对此部位的病例的识别逐渐增加）[766-769]、**纤维肉瘤（fibrosarcoma）**（罕见）、**多形性横纹肌肉瘤（pleomorphic rhabdomyosarcoma）**（罕见）[770]、所谓的**恶性纤维组织细胞瘤（malignant fibrous histiocytoma）**［又称为**多形性未分化肉瘤，非特指型（pleomorphic undifferentiated sarcoma, not otherwrse specified (NOS)）**］[771]、**脂肪肉瘤（liposarcoma）**（但需要除外腹膜后肿瘤累及肾）[772]、**血管肉瘤（angiosarcoma）**[740,773-774]、**骨肉瘤（osteosarcoma）**[775-777]、**软骨肉瘤（chondrosarcoma）**[778]、**恶性间胚叶肿瘤（malignant mesenchymoma）**[779-780]和**透明细胞肉瘤（clear cell sarcoma）**（软组织恶性黑色素瘤，勿与儿童的肾透明细胞肉瘤混淆）[781]。有些软骨肉瘤有间胚叶亚型[782]。有些平滑肌肿瘤发生于EB病毒感染相关的免疫抑制患者[783]。滑膜肉瘤除了考虑肾原发的可能并进行分子检测证实外，还应考虑可能是肾胚胎性肉瘤的异源成分[766]。报道的病例是单相分化型的，有些伴有横纹肌样特征[784]。应当注意的是，陷入其内的内衬靴钉样上皮的囊状扩张小管会使病变类似双相分化（正如陷入的支气管肺泡上皮可使病变类似于肺原发性或转移性单相分化滑膜肉瘤）。

在诊断肾的原发性肉瘤之前，必须首先除外肉瘤样RCC（或尿路上皮癌）和原发性腹膜后软组织肉瘤（特别是去分化脂肪肉瘤）累及肾。

恶性淋巴瘤和相关的淋巴病变

肾的**恶性淋巴瘤（malignant lymphoma）**通常是系统性疾病的表现[785]，但有时肾是恶性淋巴瘤唯一发生部位[786-788]。肾的恶性淋巴瘤双侧常见。肾弥漫受累可导致肾衰竭[789-790]。大多数恶性淋巴瘤病例为大B细胞型[791]。其他类型也有报道，包括所谓MALT型低级别B细胞淋巴瘤（包含肾小管的淋巴上皮病变）[792-793]。有些肾恶性淋巴瘤发生于AIDS患者[794]，有些发生于接受器官移植的患者[795]，有时可累及供体肾[796]。

易于继发肾累及的两种淋巴瘤是伴有硬化的胸腺大B细胞淋巴瘤和淋巴瘤样肉芽肿/嗜血管性大细胞淋巴瘤[797]。

浆细胞瘤（plasmacytoma）也可见于肾，通常为多发性骨髓瘤的播散，但有些是髓外肿瘤的表现[798]。

转移性肿瘤

转移癌累及肾是全身转移的一部分，但肾受累的临床意义不大[799-800]。肾转移可发生于原发性肿瘤切除后数年或数十年[801]。CT扫描中，肾转移癌常为较小、多发、双侧的楔形肿块，位于皮质内，且与原发性RCC相比更少为外生性生长[802]。与原发性RCC不同，转移性肿瘤多为双侧的（超过50%）[803]。约1/3的患者有镜下血尿[803]。有时转移癌仅局限于肾小球，或在毛细血管内，或毛细血管外，可通过针吸活检来诊断[804-805]。原发性癌的发生部位常为肺、皮肤（恶性黑色素瘤）、乳腺、胃肠道、胰腺、卵巢和睾丸（非精原细胞生殖细胞肿瘤，特别是绒毛膜癌）[806]。有些特殊类型的肾转移灶与原发性肿瘤相似，包括SETTLE、乳腺腺样囊性癌[807]和甲状腺滤泡型乳头状癌[808]。

肾盂和输尿管肿瘤

尿路上皮癌

大多数肾盂的**尿路上皮癌（urothelial carcinoma）**发生在成人（在成人它们在所有原发性肾癌中的占比约为7%）[809-810]。吸烟可能是其最大的危险因素，一些病例有镇痛药滥用和（或）合并肾乳头坏死病史[811-812]，或有放射性检查造影剂二氧化钍暴露史[813]，或环磷酰胺治疗[814]可能是诱发因素。也有尿路上皮癌发生在马蹄肾中的报道，在这种先天性异常中，尿路上皮癌的发病率会增加[815]。有些尿路上皮癌病例是作为遗传性非息肉病性结直肠癌综合征的一部分发生，这些罕见病例的免疫组织化学检测显示有错配修复蛋白的异常表达[816-817]。血尿是其最常见的临床表现[818-819]。半数以上的尿路上皮癌患者为多部位同时或相继发生（多见膀胱中）[811,820]。偶尔，同一肾中可出现RCC[821-823]。静脉和逆行肾盂造影检查是尿路上皮癌的最准确的诊断方法[818]。其细胞学检查的敏感性和准确性比RCC的高，尤其是对高级别肿瘤[824]。

大体上，肾盂的尿路上皮癌与膀胱的尿路上皮癌相似，表现为柔软的灰色至红色肿块，表面光滑，有光泽（图24.76）[812]。尿路上皮癌常常弥漫性累及整个肾盂并可呈树枝状侵犯输尿管。偶尔，尿路上皮癌局限于肾盏甚或长入肾盏[825]。尿路上皮癌高级别病变可扩散至肾实质和肾包膜。它们具有颗粒状外观和广泛的肾盂受累，在大体上可以与RCC鉴别。

输尿管的尿路上皮癌可发生于任何节段，并可因管腔阻塞而导致近端扩张[826-827]。

显微镜下，肾盂和输尿管的尿路上皮癌与膀胱的尿路上皮癌相同。它们大多数为高级别肿瘤，其比例（约70%）远高于膀胱尿路上皮癌[828]。肾盂尿路上皮癌有时沿集合管向近端生长，不应与腺癌混淆[829]。与肿瘤相邻的尿路上皮可伴有原位癌[830]。应该指出，上尿路活检组织常有人为挤压，类似于尿路上皮癌[831-832]。肾盂的尿路上皮癌的组织学亚型与膀胱尿路上皮癌的也相似，例如微乳头型[833-834]和其他类型[835]；免疫组织化学上两者也相似，包括共同表达CK7和CK20[836]以及过表达p53蛋白（尤其是高级别肿瘤）[837]。根据我们的经验，高达25%的上尿路的尿路上皮癌可能有核PAX-8表达[838-839]。

肾盂输尿管尿路上皮癌的标准治疗方法是肾输尿管切除术。有时输尿管中段病变可节段性切除[825]，对于低级别非浸润性病变可行内镜切除，但鉴于大多数尿路上

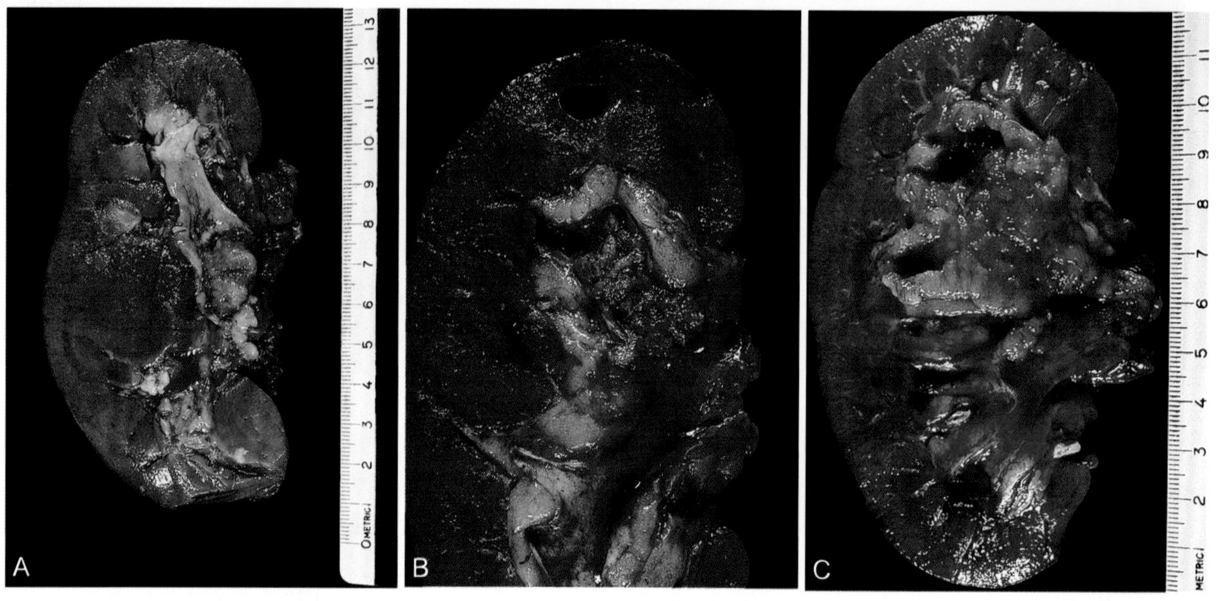

图 24.76 **肾盂的尿路上皮癌的大体表现**。**A** 和 **B**，可见肿瘤突入肾盂，表面呈颗粒状。**C**，可见肿瘤累及肾盂和肾盏

皮癌为多点发生和伴发原位癌（尤其是高级别肿瘤），提示根治性手术还是大多数病例的治疗选择[840-841]。而且这些肿瘤有沿输尿管植入性生长的特征，尤其是在其末端（膀胱壁内）部分。因此，可行膀胱壁内输尿管切除以避免肿瘤复发[842-843]。手术切除病例的整体 5 年生存率约为 50%[809,811]。肾盂和输尿管尿路上皮癌的临床分期是其预后的主要影响因素[844-848]。不幸的是，大多数患者手术时已是局部晚期（pT2 或以上）肿瘤[828,835]。

其他类型的癌

原发性鳞状细胞癌（primary squamous cell carcinoma）[813,819,849-850]和**原发性腺癌（primary adenocarcinoma）**[851-854]在上尿路中很少发生。基本上所有在膀胱中描述的罕见亚型和尿路上皮癌变异型也可发生于肾盂和输尿管，包括肝样癌[855]、**淋巴上皮瘤样癌（lymphoepithelioma-like carcinoma）**[856]、肉瘤样尿路上皮癌[835,857-859]、巨细胞癌[860-862]、小细胞神经内分泌癌[618,863]、伴有滋养细胞特征的癌[864-867]和伴有横纹肌样特征的癌[868]。已有发生于伴有鹿角样结石形成的马蹄肾肾盂中的**疣状癌（verrucous carcinoma）**的报道[869]。其临床病理特征与膀胱中描述的相同。

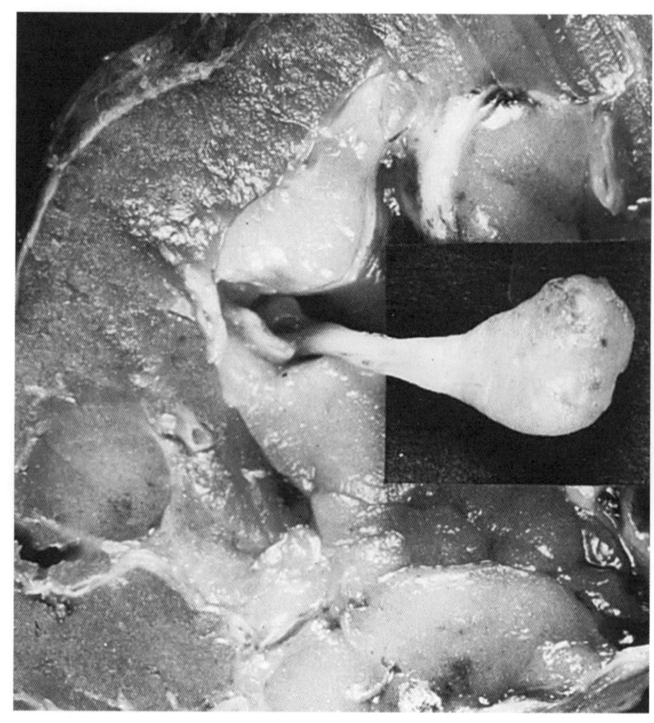

图 24.77 1 例 61 岁女性患者的左肾下盏发生的良性纤维上皮息肉。肿瘤导致血尿，患者已行全肾切除

其他肿瘤和肿瘤样疾病

纤维上皮性息肉（fibroepithelial polyp）[870-871]（图 24.77）和**肾盏漏斗部肥厚性狭窄（hypertrophic infundibular stenosis of the calyces）**[872]是肾盂部位的两种罕见的瘤样肿块。

肾盂脂肪瘤病（pelvic lipomatosis）和**纤维脂肪瘤病（fibrolipomatosis）**是由于肾盂周围脂肪组织过度增生所致，可伴有或不伴有纤维组织，影像学检查类似于肿瘤[873]。

淀粉样变（amyloidosis）可表现为位于一侧或双侧输尿管壁的局灶结节（所谓的淀粉样瘤）[874]。

髓脂肪瘤（myelolipoma）为形态学上与肾上腺同类病变表现类似的肾盂肿物[875]。

肾盂或输尿管的**软斑病（malakoplakia）**可能导致梗阻和肾积水[876-877]。

结石肉芽肿（stone granuloma）是输尿管镜检查和输尿管结石破裂的并发症；其特征是出现草酸钙颗粒嵌入输尿管壁内，伴有巨噬细胞和异物巨细胞反应、周围纤维组织增生和近端输尿管扩张[878]。

输尿管的**子宫内膜异位症（endometriosis）**常伴有输尿管和肾盂积水，可位于输尿管外或位于输尿管壁。与在其他部位一样，输尿管的子宫内膜异位症少数与继发性 müller 肿瘤相关。大多数患者有子宫、输卵管和卵巢

切除病史[879]。

肾盂上皮下血肿（subepithelial hematoma of the renal pelvis）（Antopol-Goldman 病变）可出现肉眼血尿，影像学检查类似于恶性肿瘤，病因不明[880-881]。

"尿液瘤（urinoma）"是由于尿液外漏至肾门周围和肾盂周围脂肪所致；早期可见脂肪溶解伴有泡沫细胞和多核巨细胞，之后出现纤维化和"尿沉淀"。Tamm-Horsfall 蛋白免疫染色呈阳性，证实无定形细胞外沉淀物来源于尿蛋白[882]。

良性肾盂输尿管肿瘤（benign pyeloureteral tumor）包括内翻性乳头状瘤（有时多发）[883-884]、肾源性腺瘤[885-888]、绒毛状腺瘤[889]、血管瘤[890]、平滑肌瘤[891]、孤立性纤维瘤（SFT）[892]、神经纤维瘤[893]、颗粒细胞瘤[893]和血管球瘤[894]。血管瘤通常位于肾乳头的尖端，在约 10% 的病例为多发性的，并可能导致反复出血[895-896]。由于它们小，可能需要大量切片才能找到病灶。肾源性腺瘤可出现胃上皮化生[897]。

非上皮型恶性肿瘤罕见。有少数平滑肌肉瘤的病例报道[898]。腹膜后非霍奇金淋巴瘤可继发累及输尿管[899]。有 1 例在移植肾肾盂发生的原发性恶性淋巴瘤病例报道。已有少数良性和恶性肿瘤发生于输尿管回肠吻合的病例报道[901-902]。

腹膜后转移癌可侵犯输尿管壁并导致梗阻；原发性肿瘤的最常见的部位是乳腺和肺[903-904]。

参考文献

1. Sebire NJ, Vujanic GM. Paediatric renal tumours: recent developments, new entities and pathological features. *Histopathology*. 2009; 54(5): 516-528.
2. Argani P, Bruder E, Dehner L, Vujanic GM. Nephroblastic and cystic tumours occurring mainly in children. In: Moch H, Humphrey PA, Ulbright TM, Reuter VE, eds. *WHO Classification of Tumours of the Urinary System and Male Genital Organs*. Lyon: IARC Press; 2016.
3. Chevalier G, Yeger H, Martinerie C, et al. novH: differential expression in developing kidney and Wilm's tumors. *Am J Pathol*. 1998; 152(6): 1563-1575.
4. Li CM, Guo M, Borczuk A, et al. Gene expression in Wilms'tumor mimics the earliest committed stage in the metanephric mesenchymal-epithelial transition. *Am J Pathol*. 2002; 160(6): 2181-2190.
5. Yashima K, Maitra A, Timmons CF, et al. Expression of the RNA component of telomerase in Wilms tumor and nephrogenic rest recapitulates renal embryogenesis. *Hum Pathol*. 1998; 29(5): 536-542.
6. Crist WM, Kun LE. Common solid tumors of childhood. *N Engl J Med*. 1991; 324(7): 461-471.
7. Juberg RC, St Martin EC, Hundley JR. Familial occurrence of Wilms'tumor: nephroblastoma in one of monozygous twins and in another sibling. *Am J Hum Genet*. 1975; 27(2): 155-164.
8. Webber BL, Parham DM, Drake LG, Wilimas JA. Renal tumors in childhood. *Pathol Ann*. 1992; 27(Pt 1): 191-232.
9. Hrabovsky EE, Othersen HB Jr, deLorimier A, et al. Wilms'tumor in the neonate: a report from the National Wilms'Tumor Study. *J Pediatr Surg*. 1986; 21(5): 385-387.
10. Merten DF, Yang SS, Bernstein J. Wilms'tumor in adolescence. *Cancer*. 1976; 37(3): 1532-1538.
11. Huser J, Grignon DJ, Ro JY, et al. Adult Wilms' tumor: a clinicopathologic study of 11 cases. *Mod Pathol*. 1990; 3(3): 321-326.
12. Terenziani M, Spreafico F, Collini P, et al. Adult Wilms'tumor: a monoinstitutional experience and a review of the literature. *Cancer*. 2004; 101(2): 289-293.
13. Williams G, Colbeck RA, Gowing NF. Adult Wilms'tumour: review of 14 patients. *Br J Urol*. 1992; 70(3): 230-235.
14. Rubin BP, Pins MR, Nielsen GP, et al. Isochromosome 7q in adult Wilms'tumors: diagnostic and pathogenetic implications. *Am J Surg Pathol*. 2000; 24(12): 1663-1669.
15. Chen I, Pasalic D, Fischer-Valuck B, et al. Disparity in outcomes for adolescent and young adult patients diagnosed with pediatric solid tumors across 4 decades. *Am J Clin Oncol*. 2016.
16. Paulino AC, Thakkar B, Henderson WG. Metachronous bilateral Wilms'tumor: the importance of time interval to the development of a second tumor. *Cancer*. 1998; 82(2): 415-420.
17. Shearer P, Parham DM, Fontanesi J, et al. Bilateral Wilms tumor. Review of outcome, associated abnormalities, and late effects in 36 pediatric patients treated at a single institution. *Cancer*. 1993; 72(4): 1422-1426.
18. Benatar B, Wright C, Freinkel AL, Cooper K. Primary extrarenal Wilms'tumor of the uterus presenting as a cervical polyp. *Int J Gynecol Pathol*. 1998; 17(3): 277-280.
19. Ho J, Ma L, Wong KC. An extrarenal Wilms' tumour arising from an undescended testis. *Pathology*. 1981; 13(3): 619-624.
20. Luchtrath H, de Leon F, Giesen H, Gok Y. Inguinal nephroblastoma. *Virchows Arch A Pathol Anat Histopathol*. 1984; 405(1): 113-118.
21. Mount SL, Dickerman JD, Taatjes DJ. Extrarenal Wilms'tumor: an ultrastructural and immunoelectron microscopic case report. *Ultrastruct Pathol*. 1996; 20(2): 155-165.
22. Roberts DJ, Haber D, Sklar J, Crum CP. Extrarenal Wilms'tumors. A study of their relationship with classical renal Wilms' tumor using expression of WT1 as a molecular marker. *Lab Invest*. 1993; 68(5): 528-536.
23. Wakely PE Jr, Sprague RI, Kornstein MJ. Extrarenal Wilms'tumor: an analysis of four cases. *Hum Pathol*. 1989; 20(7): 691-695.
24. Ward SP, Dehner LP. Sacrococcygeal teratoma with nephroblastoma(Wilm's tumor): a variant of extragonadal teratoma in childhood. A histologic and ultrastructural study. *Cancer*. 1974; 33(5): 1355-1363.
25. Clericuzio CL. Clinical phenotypes and Wilms tumor. *Med Pediatr Oncol*. 1993; 21(3): 182-187.
26. Manivel JC, Sibley RK, Dehner LP. Complete and incomplete Drash syndrome: a clinicopathologic study of five cases of a dysontogenetic-neoplastic complex. *Hum Pathol*. 1987; 18(1): 80-89.
27. Miller RW, Fraumeni JF Jr, Manning MD. Association of Wilms's tumor with aniridia, hemihypertrophy and other congenital malformations. *N Engl J Med*. 1964; 270: 922-927.
28. Sotelo-Avila C, Gooch WM 3rd. Neoplasms associated with the Beckwith-Wiedemann syndrome. *Perspect Pediatr Pathol*. 1976; 3: 255-272.
29. Auber F, Jeanpierre C, Denamur E, et al. Management of Wilms tumors in Drash and Frasier syndromes. *Pediatr Blood Cancer*. 2009; 52: 55-59.
30. Bolande RP. Neoplasia of early life and its relationships to teratogenesis. *Perspect Pediatr Pathol*. 1976; 3: 145-183.
31. Olshan AF, Breslow NE, Falletta JM, et al. Risk factors for Wilms tumor. Report from the National Wilms Tumor Study. *Cancer*. 1993; 72(3): 938-944.
32. Rajfer J. Association between Wilms tumor and gonadal dysgenesis. *J Urol*. 1981; 125(3): 388-390.
33. Bissig H, Staehelin F, Tolnay M, et al. Co-occurrence of neuroblastoma and nephroblastoma in an infant with Fanconi's anemia. *Hum Pathol*. 2002; 33(10): 1047-1051.
34. Breslow NE, Takashima JR, Whitton JA, et al. Second malignant neoplasms following treatment for Wilm's tumor: a report from the National Wilms'Tumor Study Group. *J Clin Oncol*. 1995; 13(8): 1851-1859.
35. Kovalic JJ, Thomas PR, Beckwith JB, et al. Hepatocellular carcinoma as second malignant neoplasms in successfully treated Wilms' tumor patients. A National Wilms'Tumor Study report. *Cancer*. 1991; 67(2): 342-344.
36. Nakamura Y, Nakashima T, Nakashima H, Hashimoto T. Bilateral cystic nephroblastomas and botryoid sarcoma involving vagina and urinary bladder in a child with microcephaly, arhinencephaly, and bilateral cataracts. *Cancer*. 1981; 48(4): 1012-1015.
37. Stern M, Longaker MT, Adzick NS, et al. Hyaluronidase levels in urine from Wilms' tumor patients. *J Natl Cancer Inst*. 1991; 83(21): 1569-1574.
38. Thorner P, McGraw M, Weitzman S, et al. Wilms'tumor and glomerular disease. Occurrence with features of membranoproliferative glomerulonephritis and secondary focal, segmental glomerulosclerosis. *Arch Pathol Lab Med*. 1984; 108(2): 141-146.
39. Zakowski MF, Edwards RH, McDonough ET. Wilms'tumor presenting as sudden death due to tumor embolism. *Arch Pathol Lab Med*. 1990; 114(6): 605-608.
40. Lowe LH, Isuani BH, Heller RM, et al. Pediatric renal masses: Wilms tumor and beyond. *Radiographics*. 2000; 20: 1585-1603.
41. Beckwith JB. Wilms'tumor and other renal tumors of childhood: a selective review from the National Wilms'Tumor Study Pathology Center. *Hum Pathol*. 1983; 14(6): 481-492.

42. Charles AK, Vujanic GM, Berry PJ. Renal tumours of childhood. *Histopathology*. 1998; 32(4): 293-309.
43. Marsden HB. The pathology and natural history of childhood tumours. *Recent Results Cancer Res*. 1983; 88: 11-25.
44. Garvin AJ, Surrette F, Hintz DS, et al. The in vitro growth and characterization of the skeletal muscle component of Wilms'tumor. *Am J Pathol*. 1985; 121(2): 298-310.
45. Balsaver AM, Gibley CW Jr, Tessmer CF. Ultrastructural studies in Wilms's tumor. *Cancer*. 1968; 22(2): 417-427.
46. Chatten J. Epithelial differentiation in Wilms' tumor: a clinicopathologic appraisal. *Perspect Pediatr Pathol*. 1976; 3: 225-254.
47. Mierau GW, Beckwith JB, Weeks DA. Ultrastructure and histogenesis of the renal tumors of childhood: an overview. *Ultrastruct Pathol*. 1987; 11(2-3): 313-333.
48. Yeger H, Baumal R, Harason P, Phillips MJ. Lectin histochemistry of Wilms'tumor. Comparison with normal adult and fetal kidney. *Am J Clin Pathol*. 1987; 88(3): 278-285.
49. Hennigar RA, Spicer SA, Sens DA, et al. Histochemical evidence for tubule segmentation in a case of Wilms'tumor. *Am J Clin Pathol*. 1986; 85(6): 724-731.
50. Kodet R, Marsden HB. Papillary Wilms' tumour with carcinoma-like foci and renal cell carcinoma in childhood. *Histopathology*. 1985; 9(10): 1091-1102.
51. Edwards O, Chatten J. Hydropic cell variant (clear cell variant) of Wilms'tumor. *Arch Pathol Lab Med*. 1985; 109(10): 956-958.
52. Hou LT, Azzopardi JG. Muco-epidermoid metaplasia and argentaffin cells in nephroblastoma. *J Pathol Bacteriol*. 1967; 93(2): 477-481.
53. Delemarre JF, Sandstedt B, Tournade MF. Nephroblastoma with fibroadenomatous-like structures. *Histopathology*. 1984; 8(1): 55-62.
54. Joshi VV, Beckwith JB. Pathologic delineation of the papillonodular type of cystic partially differentiated nephroblastoma. A review of 11 cases. *Cancer*. 1990; 66(7): 1568-1577.
55. Lindop GB, Fleming S, Gibson AA. Immunocytochemical localisation of renin in nephroblastoma. *J Clin Pathol*. 1984; 37(7): 738-742.
56. Grimes MM, Wolff M, Wolff JA, et al. Ganglion cells in metastatic Wilms'tumor. Review of a histogenetic controversy. *Am J Surg Pathol*. 1982; 6(6): 565-571.
57. Masson P. The role of the neural crest in the embryonal adenosarcomas of the kidney. *Am J Cancer*. 1938; 33: 1-32.
58. Jenkins MC, Allibone EB, Berry PJ. Neuroglial tissue in partially cystic Wilms'tumour. *Histopathology*. 1991; 18(4): 309-313.
59. Magee JF, Ansari S, McFadden DE, Dimmick J. Teratoid Wilms'tumour: a report of two cases. *Histopathology*. 1992; 20(5): 427-431.
60. Variend S, Spicer RD, Mackinnon AE. Teratoid Wilms'tumor. *Cancer*. 1984; 53(9): 1936-1942.
61. Droz D, Rousseau-Merck MF, Jaubert F, et al. Cell differentiation in Wilms'tumor (nephroblastoma): an immunohistochemical study. *Hum Pathol*. 1990; 21(5): 536-544.
62. Hennigar RA, Garvin AJ, Hazen-Martin DJ, Schulte BA. Immunohistochemical localization of transport mediators in Wilms' tumor: comparison with fetal and mature human kidney. *Lab Invest*. 1989; 61(2): 192-201.
63. Vasei M, Moch H, Mousavi A, et al. Immunohistochemical profiling of Wilms tumor: a tissue microarray study. *Appl Immunohistochem Mol Morphol*. 2008; 16(2): 128-134.
64. Magee F, Mah RG, Taylor GP, Dimmick JE. Neural differentiation in Wilms'tumor. *Hum Pathol*. 1987; 18(1): 33-37.
65. Folpe AL, Patterson K, Gown AM. Antibodies to desmin identify the blastemal component of nephroblastoma. *Mod Pathol*. 1997; 10(9): 895-900.
66. Bisceglia M, Ragazzi M, Galliani CA, et al. TTF-1 expression in nephroblastoma. *Am J Surg Pathol*. 2009; 33(3): 454-461.
67. Arva NC, Bonadio J, Perlman EJ, Cajaiba MM. Diagnostic utility of Pax8, Pax2, and NGFR immunohistochemical expression in pediatric renal tumors. *Appl Immunohistochem Mol Morphol*. 2017.
68. Coppes MJ, Haber DA, Grundy PE. Genetic events in the development of Wilms'tumor. *N Engl J Med*. 1994; 331(9): 586-590.
69. Telerman A, Dodemont H, Degraef C, et al. Identification of the cellular protein encoded by the human Wilms'tumor(WT1) gene. *Oncogene*. 1992; 7(12): 2545-2548.
70. van Heyningen V, Bickmore WA, Seawright A, et al. Role for the Wilms tumor gene in genital development? *Proc Natl Acad Sci USA*. 1990; 87(14): 5383-5386.
71. Dowdy SF, Fasching CL, Araujo D, et al. Suppression of tumorigenicity in Wilms tumor by the p15.5–p14 region of chromosome 11. *Science*. 1991; 254(5029): 293-295.
72. Malik K, Yan P, Huang TH, Brown KW. Wilms' tumor: a paradigm for the new genetics. *Oncol Res*. 2001; 12(11-12): 441-449.
73. Slater RM, de Kraker J. Chromosome number 11 and Wilms'tumor. *Cancer Genet Cytogenet*. 1982; 5(3): 237-245.
74. Slater RM, Mannens MM. Cytogenetics and molecular genetics of Wilms'tumor of childhood. *Cancer Genet Cytogenet*. 1992; 61(2): 111-121.
75. Gerald WL, Gramling TS, Sens DA, Garvin AJ. Expression of the 11p13 Wilms'tumor gene, WT1, correlates with histologic category of Wilms'tumor. *Am J Pathol*. 1992; 140(5): 1031-1037.
76. Kikuchi H, Akasaka Y, Nagai T, et al. Genomic changes in the WT-gene(WT1) in Wilms' tumors and their correlation with histology. *Am J Pathol*. 1992; 140(4): 781-786.
77. Re GG, Hazen-Martin DJ, Sens DA, Garvin AJ. Nephroblastoma(Wilms'tumor): a model system of aberrant renal development. *Semin Diagn Pathol*. 1994; 11(2): 126-135.
78. Yeger H, Cullinane C, Flenniken A, et al. Coordinate expression of Wilms'tumor genes correlates with Wilms'tumor phenotypes. *Cell Growth Differ*. 1992; 3(12): 855-864.
79. Fukuzawa R, Holman SK, Chow CW, et al. WTX mutations can occur both early and late in the pathogenesis of Wilms tumour. *J Med Genet*. 2010; 47: 791-794.
80. Perotti D, Gamba B, Sardella M, et al. Functional inactivation of the WTX gene is not a frequent event in Wilms'tumors. *Oncogene*. 2008; 27: 4625-4632.
81. Rivera MN, Kim WJ, Wells J, et al. An X chromosome gene, WTX, is commonly inactivated in Wilms tumor. *Science*. 2007; 315(5812): 642-645.
82. Ruteshouser EC, Robinson SM, Huff V. Wilms tumor genetics: mutations in WT1, WTX, and CTNNB1 account for only about one-third of tumors. *Genes Chromosomes Cancer*. 2008; 47(6): 461-470.
83. Wegert J, Wittmann S, Leuschner I, et al. WTX inactivation is a frequent, but late event in Wilms tumors without apparent clinical impact. *Genes Chromosomes Cancer*. 2009; 48(12): 1102-1111.
84. Kusafuka T, Miao J, Kuroda S, et al. Codon 45 of the beta-catenin gene, a specific mutational target site of Wilms'tumor. *Int J Mol Med*. 2002; 10(4): 395-399.
85. Maiti S, Alam R, Amos CI, Huff V. Frequent association of beta-catenin and WT1 mutations in Wilms tumors. *Cancer Res*. 2000; 60(22): 6288-6292.
86. Royer-Pokora B, Weirich A, Schumacher V, et al. Clinical relevance of mutations in the Wilms tumor suppressor 1 gene WT1 and the cadherin-associated protein beta1 gene CTNNB1 for patients with Wilms tumors: results of long-term surveillance of 71 patients from International Society of Pediatric Oncology Study 9/Society for Pediatric Oncology. *Cancer*. 2008; 113(5): 1080-1089.
87. Govender D. The genetics of Wilms tumor. *Adv Anat Pathol*. 1997; 4: 202-206.
88. Sheng WW, Soukup S, Bove K, et al. Chromosome analysis of 31 Wilms'tumors. *Cancer Res*. 1990; 50(9): 2786-2793.
89. Zhuang Z, Merino MJ, Vortmeyer AO, et al. Identical genetic changes in different histologic components of Wilms'tumors. *J Natl Cancer Inst*. 1997; 89(15): 1148-1152.
90. el Bahtimi R, Hazen-Martin DJ, Re GG, et al. Immunophenotype, mRNA expression, and gene structure of p53 in Wilms'tumors. *Mod Pathol*. 1996; 9(3): 238-244.
91. Takeuchi S, Bartram CR, Ludwig R, et al. Mutations of p53 in Wilms'tumors. *Mod Pathol*. 1995; 8(5): 483-487.
92. Wegert J, Ishaque N, Vardapour R, et al. Mutations in the SIX1/2 pathway and the DROSHA/DGCR8 miRNA microprocessor complex underlie high-risk blastemal type Wilms tumors. *Cancer Cell*. 2015; 9: 298-311.
93. Ebb DH, Kerasidis H, Vezina G, et al. Spinal cord compression in widely metastatic Wilms' tumor. Paraplegia in two children with anaplastic Wilms'tumor. *Cancer*. 1992; 69(11): 2726-2730.
94. Lowis SP, Foot A, Gerrard MP, et al. Central nervous system metastasis in Wilms'tumor: a review of three consecutive United Kingdom trials. *Cancer*. 1998; 83(9): 2023-2029.
95. D'Angio GJ, Breslow N, Beckwith JB, et al. Treatment of Wilms'tumor. Results of the Third National Wilms'Tumor Study. *Cancer*. 1989; 64(2): 349-360.
96. D'Angio GJ, Evans A, Breslow N, et al. The treatment of Wilms'tumor: results of the Second National Wilms'Tumor Study. *Cancer*. 1981; 47(9): 2302-2311.
97. Green DM, Beckwith JB, Breslow NE, et al. Treatment of children with stages II to IV anaplastic Wilms'tumor: a report from the National Wilms'Tumor Study Group. *J Clin Oncol*. 1994; 12(10): 2126-2131.
98. Tournade MF, Com-Nougue C, Voute PA, et al. Results of the Sixth International Society of Pediatric Oncology Wilms'Tumor Trial and Study: a risk-adapted therapeutic approach in Wilms'tumor. *J Clin Oncol*. 1993; 11(6): 1014-1023.
99. Perlman EJ. Pediatric renal tumors: practical updates for the pathologist. *Pediatr Dev Pathol*. 2005; 8(3): 320-338.
100. Vujanic GM, Sandstedt B, Harms D, et al. Revised International Society of Paediatric Oncology(SIOP) working classification of renal tumors of childhood. *Med Pediatr Oncol*. 2002; 38: 79-82.
101. Vujanic GM, Sandstedt B. The pathology of Wilms'tumour(nephroblastoma): the International Society of Paediatric Oncology approach. *J Clin Pathol*. 2010; 63: 102-109.
102. D'Angio GJ. Oncology seen through the prism of Wilms tumor. *Med Pediatr Oncol*. 1985; 13(2): 53-58.
103. Antman KH, Ruxer RL Jr, Aisner J, Vawter G. Mesothelioma following Wilms'tumor in child-

hood. *Cancer.* 1984; 54(2): 367-369.
104. Arrigo S, Beckwith JB, Sharples K, et al. Better survival after combined modality care for adults with Wilms'tumor. A report from the National Wilms'Tumor Study. *Cancer.* 1990; 66(5): 827-830.
105. Breslow NE, Palmer NF, Hill LR, et al. Wilms' tumor: prognostic factors for patients without metastases at diagnosis: results of the National Wilms'Tumor Study. *Cancer.* 1978; 41(4): 1577-1589.
106. Jereb B, Tournade MF, Lemerle J, et al. Lymph node invasion and prognosis in nephroblastoma. *Cancer.* 1980; 45(7): 1632-1636.
107. Weeks DA, Beckwith JB, Luckey DW. Relapse-associated variables in stage I favorable histology Wilms'tumor. A report of the National Wilms'Tumor Study. *Cancer.* 1987; 60(6): 1204-1212.
108. Breslow N, Sharples K, Beckwith JB, et al. Prognostic factors in nonmetastatic, favorable histology Wilms'tumor. Results of the Third National Wilms'Tumor Study. *Cancer.* 1991; 68(11): 2345-2353.
109. Buchino JJ. Wilms'tumor—the continuing search for the true meaning of anaplasia. *Adv Anat Pathol.* 1997; 4: 239-243.
110. Bonadio JF, Storer B, Norkool P, et al. Anaplastic Wilms'tumor: clinical and pathologic studies. *J Clin Oncol.* 1985; 3(4): 513-520.
111. Faria P, Beckwith JB, Mishra K, et al. Focal versus diffuse anaplasia in Wilms tumor—new definitions with prognostic significance: a report from the National Wilms Tumor Study Group. *Am J Surg Pathol.* 1996; 20(8): 909-920.
112. Zuppan CW. Handling and evaluation of pediatric renal tumors. *Am J Clin Pathol.* 1998; 109(4 suppl 1): S31-S37.
113. Zuppan CW, Beckwith JB, Luckey DW. Anaplasia in unilateral Wilms'tumor: a report from the National Wilms'Tumor Study Pathology Center. *Hum Pathol.* 1988; 19(10): 1199-1209.
114. Kheir S, Pritchett PS, Moreno H, Robinson CA. Histologic grading of Wilms'tumor as potential prognostic factor: results of a retrospective study of 26 patients. *Cancer.* 1978; 41(3): 1199-1207.
115. Lawler W, Marsden HB, Palmer MK. Wilms' tumor—histologic variation and prognosis. *Cancer.* 1975; 36(3): 1122-1126.
116. Verschuur AC, Vujanic GM, Van Tinteren H, et al. Stromal and epithelial predominant Wilms tumours have an excellent outcome: the SIOP 93 01 experience. *Pediatr Blood Cancer.* 2010; 55: 233-238.
117. Gonzalez-Crussi F, Hsueh W, Ugarte N. Rhabdomyogenesis in renal neoplasia of childhood. *Am J Surg Pathol.* 1981; 5(6): 525-532.
118. Wigger HJ. Fetal rhabdomyomatous nephroblastoma—a variant of Wilms'tumor. *Hum Pathol.* 1976; 7(6): 613-623.
119. Zuppan CW, Beckwith JB, Weeks DA, et al. The effect of preoperative therapy on the histologic features of Wilms'tumor. An analysis of cases from the Third National Wilms'Tumor Study. *Cancer.* 1991; 68(2): 385-394.
120. Cheah PL, Looi LM, Chan LL. Immunohistochemical expression of p53 proteins in Wilms'tumour: a possible association with the histological prognostic parameter of anaplasia. *Histopathology.* 1996; 28(1): 49-54.
121. Lahoti C, Thorner P, Malkin D, Yeger H. Immunohistochemical detection of p53 in Wilms'tumors correlates with unfavorable outcome. *Am J Pathol.* 1996; 148(5): 1577-1589.
122. Grundy PE, Breslow NE, Li S, et al. Loss of heterozygosity for chromosomes 1p and 16q is an adverse prognostic factor in favorable-histology Wilms tumor: a report from the National Wilms Tumor Study Group. *J Clin Oncol.* 2005; 23(29): 7312-7321.
123. Grundy PE, Telzerow PE, Breslow N, et al. Loss of heterozygosity for chromosomes 16q and 1p in Wilms'tumors predicts an adverse outcome. *Cancer Res.* 1994; 54(9): 2331-2333.
124. Messahel B, Williams R, Ridolfi A, et al. Allele loss at 16q defines poorer prognosis Wilms tumour irrespective of treatment approach in the UKW1-3 clinical trials: a Children's Cancer and Leukaemia Group(CCLG) Study. *Eur J Cancer.* 2009; 45(5): 819-826.
125. Chagtai T, Zill C, Dainese L, et al. Gain of 1q As a prognostic biomarker in wilms tumors (WTs) treated with preoperative chemotherapy in the International Society of Paediatric Oncology(SIOP) WT 2001 trial: a SIOP renal tumours biology consortium study. *J Clin Oncol.* 2016; 10: 3195-3203.
126. Joshi VV, Beckwith JB. Multilocular cyst of the kidney(cystic nephroma) and cystic, partially differentiated nephroblastoma. Terminology and criteria for diagnosis. *Cancer.* 1989; 64: 466-479.
127. Bove KE, McAdams AJ. The nephroblastomatosis complex and its relationship to Wilms'tumor: a clinicopathologic treatise. *Perspect Pediatr Pathol.* 1976; 3: 185-223.
128. Heideman RL, Haase GM, Foley CL, et al. Nephroblastomatosis and Wilms'tumor. Clinical experience and management of seven patients. *Cancer.* 1985; 55(7): 1446-1451.
129. Stambolis C. Benign epithelial nephroblastoma. A contribution to its histogenesis. *Virchows Arch A Pathol Anat Histopathol.* 1977; 376(3): 267-272.
130. Perlman M, Levin M, Wittels B. Syndrome of fetal gigantism, renal hamartomas, and nephroblastomatosis with Wilms'tumor. *Cancer.* 1975; 35(4): 1212-1217.
131. Beckwith JB. Precursor lesions of Wilms tumor: clinical and biological implications. *Med Pediatr Oncol.* 1993; 21(3): 158-168.
132. Beckwith JB, Kiviat NB, Bonadio JF. Nephrogenic rests, nephroblastomatosis, and the pathogenesis of Wilms'tumor. *Pediatr Pathol.* 1990; 10(1-2): 1-36.
133. Machin GA, McCaughey WT. A new precursor lesion of Wilms'tumour(nephroblastoma): intralobar multifocal nephroblastomatosis. *Histopathology.* 1984; 8(1): 35-53.
134. White KS, Kirks DR, Bove KE. Imaging of nephroblastomatosis: an overview. *Radiology.* 1992; 182(1): 1-5.
135. Benjamin DR, Beckwith JB. Medullary ray nodules in infancy and childhood. *Arch Pathol.* 1973; 96: 33-35.
136. Hughson MD, McManus JF, Hennigar GR. Studies on "end-stage" kidneys. II. Embryonal hyperplasia of Bowman's capsular epithelium. *Am J Pathol.* 1978; 91: 71-84.
137. Park S, Bernard A, Bove KE, et al. Inactivation of WT1 in nephrogenic rests, genetic precursors to Wilms'tumour. *Nat Genet.* 1993; 5(4): 363-367.
138. Vuononvirta R, Sebire NJ, Dallosso AR, et al. Perilobar nephrogenic rests are nonobligate molecular genetic precursor lesions of insulin-like growth factor-II-associated Wilms tumors. *Clin Cancer Res.* 2008; 14: 7635-7644.
139. Fukuzawa R, Anaka MR, Heathcott RW, et al. Wilms tumour histology is determined by distinct types of precursor lesions and not epigenetic changes. *J Pathol.* 2008; 215: 377-387.
140. de Chadarevian JP, Fletcher BD, Chatten J, Rabinovitch HH. Massive infantile nephroblastomatosis: a clinical, radiological, and pathological analysis of four cases. *Cancer.* 1977; 39(5): 2294-2305.
141. Coppes MJ, Arnold M, Beckwith JB, et al. Factors affecting the risk of contralateral Wilms tumor development: a report from the National Wilms Tumor Study Group. *Cancer.* 1999; 85: 1616-1625.
142. Argani P, Dehner L, Leuschner I. Mesenchymal tumours occurring mainly in children. In: Moch H, Humphrey PA, Ulbright TM, Reuter VE, eds. *WHO Classification of Tumours of the Urinary System and Male Genital Organs.* Lyon: IARC Press; 2016.
143. Truong LD, Williams R, Ngo T, et al. Adult mesoblastic nephroma: expansion of the morphologic spectrum and review of literature. *Am J Surg Pathol.* 1998; 22(7): 827-839.
144. Tulbah A, Kardar AH, Akhtar M. Mesoblastic nephroma in an adult. *J Urol Pathol.* 1997; 6: 67-74.
145. Drut R. Multicystic congenital mesoblastic nephroma. *Int J Surg Pathol.* 2002; 10(1): 59-63.
146. Ganick DJ, Gilbert EF, Beckwith JB, Kiviat N. Congenital cystic mesoblastic nephroma. *Hum Pathol.* 1981; 12(11): 1039-1043.
147. Shen SC, Yunis EJ. A study of the cellularity and ultrastructure of congenital mesoblastic nephroma. *Cancer.* 1980; 45(2): 306-314.
148. Joshi VV, Kasznica J, Walters TR. Atypical mesoblastic nephroma. Pathologic characterization of a potentially aggressive variant of conventional congenital mesoblastic nephroma. *Arch Pathol Lab Med.* 1986; 110(2): 100-106.
149. Pettinato G, Manivel JC, Wick MR, Dehner LP. Classical and cellular(atypical) congenital mesoblastic nephroma: a clinicopathologic, ultrastructural, immunohistochemical, and flow cytometric study. *Hum Pathol.* 1989; 20(7): 682-690.
150. Sandstedt B, Delemarre JF, Krul EJ, Tournade MF. Mesoblastic nephromas: a study of 29 tumours from the SIOP nephroblastoma file. *Histopathology.* 1985; 9(7): 741-750.
151. Carpenter PM, Mascarello JT, Krous HF, Kaplan GW. Congenital mesoblastic nephroma: cytogenetic comparison to leiomyoma. *Pediatr Pathol.* 1993; 13(4): 435-441.
152. Rubin BP, Chen CJ, Morgan TW, et al. Congenital mesoblastic nephroma t(12;15) is associated with ETV6-NTRK3 gene fusion: cytogenetic and molecular relationship to congenital(infantile) fibrosarcoma. *Am J Pathol.* 1998; 153(5): 1451-1458.
153. Schofield DE, Yunis EJ, Fletcher JA. Chromosome aberrations in mesoblastic nephroma. *Am J Pathol.* 1993; 143(3): 714-724.
154. Argani P, Fritsch M, Kadkol SS, et al. Detection of the ETV6-NTRK3 chimeric RNA of infantile fibrosarcoma/cellular congenital mesoblastic nephroma in Paraffin-embedded tissue: application to challenging pediatric renal stromal tumors. *Mod Pathol.* 2000; 13(1): 29-36.
155. Knezevich SR, Garnett MJ, Pysher TJ, et al. ETV6-NTRK3 gene fusions and trisomy 11 establish a histogenetic link between mesoblastic nephroma and congenital fibrosarcoma. *Cancer Res.* 1998; 58(22): 5046-5048.
156. Anderson J, Gibson S, Sebire NJ. Expression of ETV6-NTRK in classical, cellular and mixed subtypes of congenital mesoblastic nephroma. *Histopathology.* 2006; 48: 748-753.
157. Howell CG, Othersen HB, Kiviat NE, et al. Therapy and outcome in 51 children with mesoblastic nephroma: a report of the National Wilms'Tumor Study. *J Pediatr Surg.* 1982; 17(6): 826-831.
158. Gonzalez-Crussi F, Sotelo-Avila C, Kidd JM. Mesenchymal renal tumors in infancy: a reappraisal. *Hum Pathol.* 1981; 12(1): 78-85.
159. Heidelberger KP, Ritchey ML, Dauser RC, et al. Congenital mesoblastic nephroma metastatic to the brain. *Cancer.* 1993; 72(8): 2499-2502.
160. Vujanic GM, Delemarre JF, Moeslichan S, et al.

Mesoblastic nephroma metastatic to the lungs and heart—another face of this peculiar lesion: case report and review of the literature. *Pediatr Pathol*. 1993; 13(2): 143-153.

161. Gonzalez-Crussi F, Sotelo-Avila C, Kidd JM. Malignant mesenchymal nephroma of infancy: report of a case with pulmonary metastases. *Am J Surg Pathol*. 1980; 4(2): 185-190.
162. Beckwith JB, Weeks DA. Congenital mesoblastic nephroma. When should we worry? *Arch Pathol Lab Med*. 1986; 110(2): 98-99.
163. Furtwaengler R, Reinhard H, Leuschner I, et al. Mesoblastic nephroma—a report from the Gesellschaft fur Padiatrische Onkologie und Hamatologie(GPOH). *Cancer*. 2006; 106(10): 2275-2283.
164. Marsden HB, Lawler W, Kumar PM. Bone metastasizing renal tumor of childhood: morphological and clinical features, and differences from Wilms'tumor. *Cancer*. 1978; 42(4): 1922-1928.
165. Morgan E, Kidd JM. Undifferentiated sarcoma of the kidney: a tumor of childhood with histopathologic and clinical characteristics distinct from Wilms'tumor. *Cancer*. 1978; 42(4): 1916-1921.
166. Sotelo-Avila C, Gonzalez-Crussi F, Sadowinski S, et al. Clear cell sarcoma of the kidney: a clinicopathologic study of 21 patients with long-term follow-up evaluation. *Hum Pathol*. 1985; 16(12): 1219-1230.
167. Oda H, Shiga J, Machinami R. Clear cell sarcoma of kidney. Two cases in adults. *Cancer*. 1993; 71(7): 2286-2291.
168. Amin MB, de Peralta-Venturina MN, Ro JY. Clear cell sarcoma of kidney in an adolescent and in young adults: a report of four cases with ultrastructural, immunohistochemical, and DNA flow cytometric analysis. *Am J Surg Pathol*. 1999; 23: 1455-1463.
169. Uzoaru I, Podbielski FJ, Chou P, et al. Familial adenomatous polyposis coli and clear cell sarcoma of the kidney. *Pediatr Pathol*. 1993; 13(2): 133-141.
170. Sandstedt BE, Delemarre JF, Harms D, Tournade MF. Sarcomatous Wilms'tumour with clear cells and hyalinization. A study of 38 tumours in children from the SIOP nephroblastoma file. *Histopathology*. 1987; 11(3): 273-285.
171. Argani P, Perlman EJ, Breslow NE, et al. Clear cell sarcoma of the kidney: a review of 351 cases from the National Wilms Tumor Study Group Pathology Center. *Am J Surg Pathol*. 2000; 24(1): 4-18.
172. Kenny C, Bausenwein S, Lazaro A, et al. Mutually exclusive BCOR internal tandem duplications and YWHAE-NUTM2 fusions in clear cell sarcoma of kidney: not the full story. *J Pathol*. 2016; 238: 617-620.
173. Roy A, Kumar V, Zorman B, et al. Recurrent internal tandem duplications of BCOR in clear cell sarcoma of the kidney. *Nat Commun*. 2015; 6: 8891.
174. Karlsson J, Valind A, Gisselsson D. BCOR internal tandem duplication and YWHAE-NUTM2B/E fusion are mutually exclusive events in clear cell sarcoma of the kidney. *Genes Chromosomes Cancer*. 2016; 55: 120-123.
175. Ueno-Yokohata H, Okita H1, Nakasato K, et al. Consistent in-frame internal tandem duplications of BCOR characterize clear cell sarcoma of the kidney. *Nat Genet*. 2015; 47: 861-863.
176. Kao YC, Sung YS, Zhang L, et al. Recurrent BCOR internal tandem duplication and YWHAE-NUTM2B fusions in soft tissue undifferentiated round cell sarcoma of infancy: overlapping genetic features with clear cell sarcoma of kidney. *Am J Surg Pathol*. 2016; 40: 1009-1020.
177. Weeks DA, Malott RL, Zuppan C, et al. Primitive pelvic sarcoma resembling clear cell sarcoma of kidney. *Ultrastruct Pathol*. 1991; 15(4-5): 403-408.
178. Kao YC, Sung YS, Zhang L, et al. BCOR overexpression is a highly sensitive marker in round cell sarcomas with BCOR genetic abnormalities. *Am J Surg Pathol*. 2016; 40: 1670-1678.
179. Kao YC, Sung YS, Zhang L, et al. BCOR upregulation in a poorly differentiated synovial sarcoma with SS18L1-SSX1 fusion-A pathologic and molecular pitfall. *Genes Chromosomes Cancer*. 2017; 56: 296-302.
180. Berry PJ, Vujanic GM. Malignant rhabdoid tumour. *Histopathology*. 1992; 20(2): 189-193.
181. Weeks DA, Beckwith JB, Mierau GW, Luckey DW. Rhabdoid tumor of kidney. A report of 111 cases from the National Wilms'Tumor Study Pathology Center. *Am J Surg Pathol*. 1989; 13(6): 439-458.
182. Mayes LC, Kasselberg AG, Roloff JS, Lukens JN. Hypercalcemia associated with immunoreactive parathyroid hormone in a malignant rhabdoid tumor of the kidney (rhabdoid Wilms'tumor). *Cancer*. 1984; 54(5): 882-884.
183. Vujanic GM, Sandstedt B, Harms D, et al. Rhabdoid tumour of the kidney: a clinicopathological study of 22 patients from the International Society of Paediatric Oncology(SIOP) nephroblastoma file. *Histopathology*. 1996; 28(4): 333-340.
184. Haas JE, Palmer NF, Weinberg AG, Beckwith JB. Ultrastructure of malignant rhabdoid tumor of the kidney. A distinctive renal tumor of children. *Hum Pathol*. 1981; 12(7): 646-657.
185. Weeks DA, Beckwith JB, Mierau GW, Zuppan CW. Renal neoplasms mimicking rhabdoid tumor of kidney. A report from the National Wilms'Tumor Study Pathology Center. *Am J Surg Pathol*. 1991; 15(11): 1042-1054.
186. Bishu S, Bolton BD, Rajaram B, Chou PM. Malignant rhabdoid tumors: a twelve year experience. *Lab Invest*. 2009; 89(suppl 1): 345A.
187. Hoot AC, Russo P, Judkins AR, et al. Immunohistochemical analysis of hSNF5/INI1 distinguishes renal and extra-renal malignant rhabdoid tumors from other pediatric soft tissue tumors. *Am J Surg Pathol*. 2004; 28(11): 1485-1491.
188. Biegel JA, Tan L, Zhang F, et al. Alterations of the hSNF5/INI1 gene in central nervous system atypical teratoid/rhabdoid tumors and renal and extrarenal rhabdoid tumors. *Clin Cancer Res*. 2002; 8(11): 3461-3467.
189. Sotelo-Avila C, Gonzalez-Crussi F, deMello D, et al. Renal and extrarenal rhabdoid tumors in children: a clinicopathologic study of 14 patients. *Semin Diagn Pathol*. 1986; 3(2): 151-163.
190. Tsokos M, Kouraklis G, Chandra RS, et al. Malignant rhabdoid tumor of the kidney and soft tissues. Evidence for a diverse morphological and immunocytochemical phenotype. *Arch Pathol Lab Med*. 1989; 113(2): 115-120.
191. Tsuneyoshi M, Daimaru Y, Hashimoto H, Enjoji M. Malignant soft tissue neoplasms with the histologic features of renal rhabdoid tumors: an ultrastructural and immunohistochemical study. *Hum Pathol*. 1985; 16(12): 1235-1242.
192. Li Y, Pawel BR, Hill DA, et al. Pediatric cystic nephroma is morphologically, immunohistochemically, and genetically distinct from adult cystic nephroma. *Am J Surg Pathol*. 2017; 41: 472-481.
193. Bisceglia M, Creti G. AMR series unilateral (localized) renal cystic disease. *Adv Anat Pathol*. 2005; 12(4): 227-232.
194. Kajani N, Rosenberg BF, Bernstein J. Multilocular cystic nephroma. *J Urol Pathol*. 1993; 1: 33-42.
195. Nagao T, Sugano I, Ishida Y, et al. Cystic partially differentiated nephroblastoma in an adult: an immunohistochemical, lectin histochemical and ultrastructural study. *Histopathology*. 1999; 35(1): 65-73.
196. Baldauf MC, Schulz DM. Multilocular cyst of the kidney. Report of three cases with review of the literature. *Am J Clin Pathol*. 1976; 65(1): 93-102.
197. Gallo GE, Penchansky L. Cystic nephroma. *Cancer*. 1977; 39(3): 1322-1327.
198. Vujanic GM, Kelsey A, Perlman EJ, et al. Anaplastic sarcoma of the kidney: a clinicopathologic study of 20 cases of a new entity with polyphenotypic features. *Am J Surg Pathol*. 2007; 31(10): 1459-1468.
199. Delahunt B, Beckwith JB, Eble JN, et al. *Cancer*. 1998; 82: 2427-2433.
200. Raney B, Anderson J, Arndt C, et al. Primary renal sarcomas in the Intergroup Rhabdomyosarcoma Study Group(IRSG) experience, 1972–2005: a report from the Children's Oncology Group. *Pediatr Blood Cancer*. 2008; 51: 339-343.
201. Wu MK, Cotter MB, Pears J, et al. Tumor progression in DICER1-mutated cystic nephroma-witnessing the genesis of anaplastic sarcoma of the kidney. *Hum Pathol*. 2016; 53: 114-120.
202. Doros LA, Rossi CT, Yang J, et al. DICER1 mutations in childhood cystic nephroma and its relationship to DICER1-renal sarcoma. *Mod Pathol*. 2014; 27: 1267-1280.
203. Panuel M, Bourliere-Najean B, Gentet JC, et al. Aggressive neuroblastoma with initial pulmonary metastases and kidney involvement simulating Wilms'tumor. *Eur J Radiol*. 1992; 14(3): 201-203.
204. Nisen PD, Rich MA, Gloster E, et al. N-myc oncogene expression in histopathologically unrelated bilateral pediatric renal tumors. *Cancer*. 1988; 61(9): 1821-1826.
205. Ellison DA, Parham DM, Bridge J, Beckwith JB. Immunohistochemistry of primary malignant neuroepithelial tumors of the kidney: a potential source of confusion? A study of 30 cases from the National Wilms Tumor Study Pathology Center. *Hum Pathol*. 2007; 38(2): 205-211.
206. Marley EF, Liapis H, Humphrey PA, et al. Primitive neuroectodermal tumor of the kidney—another enigma: a pathologic, immunohistochemical, and molecular diagnostic study. *Am J Surg Pathol*. 1997; 21(3): 354-359.
207. Jimenez RE, Folpe AL, Lapham RL, et al. Primary Ewing's sarcoma/primitive neuroectodermal tumor of the kidney: a clinicopathologic and immunohistochemical analysis of 11 cases. *Am J Surg Pathol*. 2002; 26(3): 320-327.
208. Quezado M, Benjamin DR, Tsokos M. EWS/FLI-1 fusion transcripts in three peripheral primitive neuroectodermal tumors of the kidney. *Hum Pathol*. 1997; 28(7): 767-771.
209. Sheaff M, McManus A, Scheimberg I, et al. Primitive neuroectodermal tumor of the kidney confirmed by fluorescence in situ hybridization. *Am J Surg Pathol*. 1997; 21(4): 461-468.
210. Parham DM, Roloson GJ, Feely M, et al. Primary malignant neuroepithelial tumors of the kidney: a clinicopathologic analysis of 146 adult and pediatric cases from the National Wilms'Tumor Study Group Pathology Center. *Am J Surg Pathol*. 2001; 25(2): 133-146.
211. Mangray S, Somers GR, He J, et al. Primary Undifferentiated Sarcoma of the Kidney Harboring a Novel Variant of CIC-DUX4 Gene Fusion. *Am J Surg Pathol*. 2016; 40: 1298-1301.
212. Bergerat S, Barthelemy P, Mouracade P, et al. Primary CIC-DUX4 round cell sarcoma of the kidney: a treatment-refractory tumor with poor outcome. *Pathol Res Pract*. 2017; 213: 154-160.
213. Argani P, Faria PA, Epstein JI, et al. Primary renal synovial sarcoma: molecular and morphologic delineation of an entity previously included

among embryonal sarcomas of the kidney. *Am J Surg Pathol*. 2000; 24: 1087-1096.

214. Kim DH, Sohn JH, Lee MC, et al. Primary synovial sarcoma of the kidney. *Am J Surg Pathol*. 2000; 24: 1097-1104.

215. Lordello L, Bur ME, Oliva E, Lennerz JK. PAX8-positive biphasic synovial sarcoma expressing hormonal receptors. *Appl Immunohistochem Mol Morphol*. 2017.

216. Karafin M, Parwani AV, Netto GJ, et al. Diffuse expression of PAX2 and PAX8 in the cystic epithelium of mixed epithelial stromal tumor, angiomyolipoma with epithelial cysts, and primary renal synovial sarcoma: evidence supporting renal tubular differentiation. *Am J Surg Pathol*. 2011; 35: 1264-1273.

217. Davis CJ Jr, Barton JH, Sesterhenn IA, Mostofi FK. Metanephric adenoma. Clinicopathological study of fifty patients. *Am J Surg Pathol*. 1995; 19(10): 1101-1114.

218. Jones EC, Pins M, Dickersin GR, Young RH. Metanephric adenoma of the kidney. A clinicopathological, immunohistochemical, flow cytometric, cytogenetic, and electron microscopic study of seven cases. *Am J Surg Pathol*. 1995; 19: 615-626.

219. Strong JW, Ro JY. Metanephric adenoma of the kidney: a newly characterized entity. *Adv Anat Pathol*. 1996; 3: 172-178.

220. Gatalica Z, Grujic S, Kovatich A, Petersen RO. Metanephric adenoma: histology, immunophenotype, cytogenetics, ultrastructure. *Mod Pathol*. 1996; 9(3): 329-333.

221. Granter SR, Fletcher JA, Renshaw AA. Cytologic and cytogenetic analysis of metanephric adenoma of the kidney: a report of two cases. *Am J Clin Pathol*. 1997; 108(5): 544-549.

222. Muir TE, Cheville JC, Lager DJ. Metanephric adenoma, nephrogenic rests, and Wilms' tumor: a histologic and immunophenotypic comparison. *Am J Surg Pathol*. 2001; 25: 1290-1296.

223. Choueiri TK, Cheville J, Palescandolo E, et al. BRAF mutations in metanephric adenoma of the kidney. *Eur Urol*. 2012; 62: 917-922.

224. Pinto A, Signoretti S, Hirsch MS, Barletta JA. Immunohistochemical staining for BRAF V600E supports the diagnosis of metanephric adenoma. *Histopathology*. 2015; 66: 901-904.

225. Udager AM, Pan J, Magers MJ, et al. Molecular and immunohistochemical characterization reveals novel BRAF mutations in metanephric adenoma. *Am J Surg Pathol*. 2015; 39: 549-557.

226. Argani P, Beckwith JB. Metanephric stromal tumor: report of 31 cases of a distinctive pediatric renal neoplasm. *Am J Surg Pathol*. 2000; 24(7): 917-926.

227. Arroyo MR, Green DM, Perlman EJ, et al. The spectrum of metanephric adenofibroma and related lesions: clinicopathologic study of 25 cases from the National Wilms Tumor Study Group Pathology Center. *Am J Surg Pathol*. 2001; 25(4): 433-444.

228. Hennigar RA, Beckwith JB. Nephrogenic adenofibroma. A novel kidney tumor of young people. *Am J Surg Pathol*. 1992; 16: 325-334.

229. Chatten J, Cromie WJ, Duckett JW. Ossifying tumor of infantile kidney: report of two cases. *Cancer*. 1980; 45(3): 609-612.

230. Dehner LP. Intrarenal teratoma occurring in infancy: report of a case with discussion of extragonodal germ cell tumors in infancy. *J Pediatr Surg*. 1973; 8(3): 369-378.

231. Kumar Y, Bhatia A, Kumar V, Vaiphei K. Intrarenal pure yolk sac tumor: an extremely rare entity. *Int J Surg Pathol*. 2007; 15(2): 204-206.

232. Collardeau-Frachon S, Ranchere-Vince D, Delattre O, et al. Primary desmoplastic small round cell tumor of the kidney: a case report in a 14-year-old girl with molecular confirmation. *Pediatr Dev Pathol*. 2007; 10(4): 320-324.

233. Su MC, Jeng YM, Chu YC. Desmoplastic small round cell tumor of the kidney. *Am J Surg Pathol*. 2004; 28(10): 1379-1383.

234. Wang LL, Perlman EJ, Vujanic GM, et al. Desmoplastic small round cell tumor of the kidney in childhood. *Am J Surg Pathol*. 2007; 31(4): 576-584.

235. Cohen HT, McGovern FJ. Renal-cell carcinoma. *N Engl J Med*. 2005; 353(23): 2477-2490.

236. Dehner LP, Leestma JE, Price EB Jr. Renal cell carcinoma in children: a clinicopathologic study of 15 cases and review of the literature. *J Pediatr*. 1970; 76(3): 358-368.

237. Hartman DS, Davis CJ Jr, Madewell JE, Friedman AC. Primary malignant renal tumors in the second decade of life: Wilms tumor versus renal cell carcinoma. *J Urol*. 1982; 127(5): 888-891.

238. Lack EE, Cassady JR, Sallan SE. Renal cell carcinoma in childhood and adolescence: a clinical and pathological study of 17 cases. *J Urol*. 1985; 133(5): 822-828.

239. Renshaw AA, Granter SR, Fletcher JA, et al. Renal cell carcinomas in children and young adults: increased incidence of papillary architecture and unique subtypes. *Am J Surg Pathol*. 1999; 23(7): 795-802.

240. Bruder E, Passera O, Harms D, et al. Morphologic and molecular characterization of renal cell carcinoma in children and young adults. *Am J Surg Pathol*. 2004; 28(9): 1117-1132.

241. Ramphal R, Pappo A, Zielenska M, et al. Pediatric renal cell carcinoma: clinical, pathologic, and molecular abnormalities associated with the members of the mit transcription factor family. *Am J Clin Pathol*. 2006; 126(3): 349-364.

242. Coughlin SS, Neaton JD, Randall B, Sengupta A. Predictors of mortality from kidney cancer in 332,547 men screened for the Multiple Risk Factor Intervention Trial. *Cancer*. 1997; 79(11): 2171-2177.

243. Berg S, Jacobs SC, Cohen AJ, et al. The surgical management of hereditary multifocal renal carcinoma. *J Urol*. 1981; 126(3): 313-315.

244. Friedrich CA. Von Hippel-Lindau syndrome. A pleomorphic condition. *Cancer*. 1999; 86(11 suppl): 2478-2482.

245. Shen T, Zhuang Z, Gersell DJ, Tavassoli FA. Allelic deletion of VHL gene detected in papillary tumors of the broad ligament, epididymis, and retroperitoneum in von Hippel-Lindau disease patients. *Int J Surg Pathol*. 2000; 8(3): 207-212.

246. Kragel PJ, Walther MM, Pestaner JP, Filling-Katz MR. Simple renal cysts, atypical renal cysts, and renal cell carcinoma in von Hippel-Lindau disease: a lectin and immunohistochemical study in six patients. *Mod Pathol*. 1991; 4(2): 210-214.

247. Malek RS, Omess PJ, Benson RCJ, Zincke H. Renal cell carcinoma in von Hippel-Lindau syndrome. *Am J Med Genet A*. 1987; 82: 236-238.

248. Stornes I, Jorgensen TM. Renal malignancy in von Hippel-Lindau's disease. Case reports. *Scand J Urol Nephrol*. 1993; 27(1): 139-142.

249. Paraf F, Chauveau D, Chretien Y, et al. Renal lesions in von Hippel-Lindau disease: immunohistochemical expression of nephron differentiation molecules, adhesion molecules and apoptosis proteins. *Histopathology*. 2000; 36(5): 457-465.

250. George DJ, Kaelin WG Jr. The von Hippel-Lindau protein, vascular endothelial growth factor, and kidney cancer. *N Engl J Med*. 2003; 349(5): 419-421.

251. Williamson SR, Zhang S, Eble JN, et al. Clear cell papillary renal cell carcinoma-like tumors in patients with von Hippel-Lindau disease are unrelated to sporadic clear cell papillary renal cell carcinoma. *Am J Surg Pathol*. 2013; 37(8): 1131-1139.

252. Dunnill MS, Millard PR, Oliver D. Acquired cystic disease of the kidneys: a hazard of long-term intermittent maintenance haemodialysis. *J Clin Pathol*. 1977; 30: 868-977.

253. Hughson MD, Buchwald D, Fox M. Renal neoplasia and acquired cystic kidney disease in patients receiving long-term dialysis. *Arch Pathol Lab Med*. 1986; 110(7): 592-601.

254. Pan CC, Chen YJ, Chang LC, et al. Immunohistochemical and molecular genetic profiling of acquired cystic disease-associated renal cell carcinoma. *Histopathology*. 2009; 55(2): 145-153.

255. Bernstein J, Evan AP, Gardner KD Jr. Epithelial hyperplasia in human polycystic kidney diseases. Its role in pathogenesis and risk of neoplasia. *Am J Pathol*. 1987; 129(1): 92-101.

256. Bai SHO. Renal carcinomas arising in patients with autosomal dominant polycystic kidney disease(ADPKD): a clinicopathological review. *Lab Invest*. 2009; 89(suppl 1): 158A.

257. Toro JR, Wei MH, Glenn GM, et al. BHD mutations, clinical and molecular genetic investigations of Birt-Hogg-Dubé syndrome: a new series of 50 families and a review of published reports. *Cancer Genet Cytogenet*. 2008; 45(6): 321-331.

258. Pavlovich CP, Walther MM, Eyler RA, et al. Renal tumors in the Birt-Hogg-Dubé syndrome. *Am J Surg Pathol*. 2002; 26(12): 1542-1552.

259. Tickoo SK, Reuter VE, Amin MB, et al. Renal oncocytosis: a morphologic study of fourteen cases. *Am J Surg Pathol*. 1999; 23(9): 1094-1101.

260. Kiuru M, Launonen V, Hietala M, et al. Familial cutaneous leiomyomatosis is a two-hit condition associated with renal cell cancer of characteristic histopathology. *Am J Pathol*. 2001; 159(3): 825-829.

261. Merino MJ, Torres-Cabala C, Pinto P, Linehan WM. The morphologic spectrum of kidney tumors in hereditary leiomyomatosis and renal cell carcinoma(HLRCC) syndrome. *Am J Surg Pathol*. 2007; 31(10): 1578-1585.

262. Gill AJ, Hes O, Papathomas T. Succinate dehydrogenase(SDH)-deficient renal carcinoma: a morphologically distinct entity: a clinicopathologic series of 36 tumors from 27 patients. *Am J Surg Pathol*. 2014; 38(12): 1588-1602.

263. Gill AJ, Pachter NS, Chou A, et al. *Am J Surg Pathol*. 2011; 35(10): 1578-1585.

264. Williamson SR, Eble JN, Amin MB, et al. Succinate dehydrogenase-deficient renal cell carcinoma: detailed characterization of 11 tumors defining a unique subtype of renal cell carcinoma. *Mod Pathol*. 2015; 28(1): 80-94.

265. Guo J, Tretiakova MS, Troxell ML, et al. Tuberous sclerosis-associated renal cell carcinoma: a clinicopathologic study of 57 separate carcinomas in 18 patients. *Am J Surg Pathol*. 2014; 38(11): 1457-1467.

266. Yang P, Cornejo KM, Sadow PM, et al. Renal cell carcinoma in tuberous sclerosis complex. *Am J Surg Pathol*. 2014; 38(7): 895-909.

267. Chowdhuri SR, Vicens J, Teller L, et al. Renal cancer in tuberous sclerosis: an underdiagnosed disease? Molecular, IHC and pathologic correlation. *Lab Invest*. 2009; 89(suppl 1): 191A.

268. Medeiros LJ, Palmedo G, Krigman HR, et al. Oncocytoid renal cell carcinoma after neuroblastoma: a report of four cases of a distinct clinicopathologic entity. *Am J Surg Pathol*. 1999; 23(7): 772-780.

269. Falzarano SM, McKenney JK, Montironi R, et al. Renal cell carcinoma occurring in patients with prior neuroblastoma: a heterogenous group of neoplasms. *Am J Surg Pathol*. 2016; 40(7): 989-997.

270. Mester JL, Zhou M, Prescott N, Eng C. Papillary renal cell carcinoma is associated with PTEN

hamartoma tumor syndrome. *Urology*. 2012; 79(5): 1187.e1-1187.e7.
271. Shuch B, Ricketts CJ, Vocke CD, et al. Germline PTEN mutation Cowden syndrome: an underappreciated form of hereditary kidney cancer. *J Urol*. 2013; 190(6): 1990-1998.
272. Skinner DG, Colvin RB, Vermillion CD, et al. Diagnosis and management of renal cell carcinoma. A clinical and pathologic study of 309 cases. *Cancer*. 1971; 28(5): 1165-1177.
273. Dalakas MC, Fujihara S, Askanas V, et al. Nature of amyloid deposits in hypernephroma. Immunocytochemical studies in 2 cases associated with amyloid polyneuropathy. *Am J Pathol*. 1984; 116(3): 447-454.
274. Fletcher MS, Packham DA, Pryor JP, Yates-Bell AJ. Hepatic dysfunction in renal carcinoma. *Br J Urol*. 1981; 53(6): 533-536.
275. Maesaka JK, Mittal SK, Fishbane S. Paraneoplastic syndromes of the kidney. *Semin Oncol*. 1997; 24(3): 373-381.
276. Ramos CV, Taylor HB. Hepatic dysfunction associated with renal carcinoma. *Cancer*. 1972; 29(5): 1287-1292.
277. Vanatta PR, Silva FG, Taylor WE, Costa JC. Renal cell carcinoma and systemic amyloidosis: demonstration of AA protein and review of the literature. *Hum Pathol*. 1983; 14(3): 195-201.
278. Aoyagi T, Mori I, Ueyama Y, Tamaoki N. Sinusoidal dilatation of the liver as a paraneoplastic manifestation of renal cell carcinoma. *Hum Pathol*. 1989; 20(12): 1193-1197.
279. Fan K, Smith DJ. Hypercalcemia associated with renal cell carcinoma: probable role of neoplastic stromal cells. *Hum Pathol*. 1983; 14(2): 168-173.
280. Goldberg MF, Tashjian AH Jr, Order SE, Dammin GJ. Renal adenocarcinoma containing a parathyroid hormone-like substance and associated with marked hypercalcemia. *Am J Med*. 1964; 36: 805-814.
281. Hollifield JW, Page DL, Smith C, et al. Renin-secreting clear cell carcinoma of the kidney. *Arch Int Med*. 1975; 135(6): 859-864.
282. Okabe T, Urabe A, Kato T, et al. Production of erythropoietin-like activity by human renal and hepatic carcinomas in cell culture. *Cancer*. 1985; 55(9): 1918-1923.
283. Frohmuller HG, Grups JW, Heller V. Comparative value of ultrasonography, computerized tomography, angiography and excretory urography in the staging of renal cell carcinoma. *J Urol*. 1987; 138(3): 482-484.
284. Aso Y, Homma Y. A survey on incidental renal cell carcinoma in Japan. *J Urol*. 1992; 147(2): 340-343.
285. Konnak JW, Grossman HB. Renal cell carcinoma as an incidental finding. *J Urol*. 1985; 134(6): 1094-1096.
286. Brunelli M, Gobbo S, Menestrina F, et al. Core biopsies of renal tumors: accuracy for histopathological evaluation. *Lab Invest*. 2009; 89(suppl 1): 161A.
287. Campbell S, Uzzo RG1, Allaf ME, et al. Renal mass and localized renal cancer: AUA guideline. *J Urol*. 2017; 198(3): 520-529.
288. Kovacs G, Akhtar M, Beckwith BJ, et al. The Heidelberg classification of renal cell tumours. *J Pathol*. 1997; 183(2): 131-133.
289. Storkel S, Eble JN, Adlakha K, et al. Classification of renal cell carcinoma: Workgroup No. 1. Union Internationale Contre le Cancer(UICC) and the American Joint Committee on Cancer(AJCC). *Cancer*. 1997; 80(5): 987-989.
290. Nguyen DP, Vertosick EA, Corradi RB, et al. Histological subtype of renal cell carcinoma significantly affects survival in the era of partial nephrectomy. *Urol Oncol*. 2016; 34: 259.e1-259.e8.
291. Moch H, Amin MB, Argani P, et al. Renal cell tumours. In: Moch H, Humphrey PA, Ulbright TM, Reuter VE, eds. *WHO Classification of Tumours of the Urinary System and Male Genital Organs*. Lyon: IARC Press; 2016.
292. Kinouchi T, Mano M, Saiki S, et al. Incidence rate of satellite tumors in renal cell carcinoma. *Cancer*. 1999; 86(11): 2331-2336.
293. Bonsib SM, Bhalodia A. Retrograde venous invasion in renal cell carcinoma: a complication of sinus vein and main renal vein invasion. *Mod Pathol*. 2011; 24(12): 1578-1585.
294. Brinker DA, Amin MB, de Peralta-Venturina M, et al. Extensively necrotic cystic renal cell carcinoma: a clinicopathologic study with comparison to other cystic and necrotic renal cancers. *Am J Surg Pathol*. 2000; 24(7): 988-995.
295. Fleming S, O'Donnell M. Surgical pathology of renal epithelial neoplasms: recent advances and current status. *Histopathology*. 2000; 36(3): 195-202.
296. Humphrey PA. Clear cell neoplasms of the urinary tract and male reproductive system. *Semin Diagn Pathol*. 1997; 14(4): 240-252.
297. Montironi R, Mikuz G, Algaba F, et al. Epithelial tumours of the adult kidney. *Virchows Arch*. 1999; 434(4): 281-290.
298. Thoenes W, Storkel S, Rumpelt HJ. Histopathology and classification of renal cell tumors(adenomas, oncocytomas and carcinomas). The basic cytological and histopathological elements and their use for diagnostics. *Pathol Res Pract*. 1986; 181(2): 125-143.
299. Steinberg P, Storkel S, Oesch F, Thoenes W. Carbohydrate metabolism in human renal clear cell carcinomas. *Lab Invest*. 1992; 67: 506-511.
300. Kim MK, Kim S. Immunohistochemical profile of common epithelial neoplasms arising in the kidney. *Appl Immunohistochem Mol Morphol*. 2002; 10(4): 332-338.
301. Waldherr R, Schwechheimer K. Co-expression of cytokeratin and vimentin intermediate-sized filaments in renal cell carcinomas. Comparative study of the intermediate-sized filament distribution in renal cell carcinomas and normal human kidney. *Virchows Arch A Pathol Anat Histopathol*. 1985; 408(1): 15-27.
302. Avery AK, Beckstead J, Renshaw AA, Corless CL. Use of antibodies to RCC and CD10 in the differential diagnosis of renal neoplasms. *Am J Surg Pathol*. 2000; 24(2): 203-210.
303. Al-Ahmadie HA, Alden D, Qin LX, et al. Carbonic anhydrase IX expression in clear cell renal cell carcinoma: an immunohistochemical study comparing 2 antibodies. *Am J Surg Pathol*. 2008; 32(3): 377-382.
304. Genega EM, Ghebremichael M, Najarian R, et al. Carbonic anhydrase IX expression in renal neoplasms: correlation with tumor type and grade. *Am J Clin Pathol*. 2010; 134(6): 873-879.
305. Mazal PR, Stichenwirth M, Koller A, et al. Expression of aquaporins and PAX-2 compared to CD10 and cytokeratin 7 in renal neoplasms: a tissue microarray study. *Mod Pathol*. 2005; 18(4): 535-540.
306. Skinnider BF, Folpe AL, Hennigar RA, et al. Distribution of cytokeratins and vimentin in adult renal neoplasms and normal renal tissue: potential utility of a cytokeratin antibody panel in the differential diagnosis of renal tumors. *Am J Surg Pathol*. 2005; 29(6): 747-754.
307. Fetsch PA, Powers CN, Zakowski MF, Abati A. Anti-alpha-inhibin: marker of choice for the consistent distinction between adrenocortical carcinoma and renal cell carcinoma in fine-needle aspiration. *Cancer*. 1999; 87(3): 168-172.
308. Renshaw AA, Granter SR. A comparison of A103 and inhibin reactivity in adrenal cortical tumors: distinction from hepatocellular carcinoma and renal tumors. *Mod Pathol*. 1998; 11(12): 1160-1164.
309. Nolan LP, Heatley MK. The value of immunocytochemistry in distinguishing between clear cell carcinoma of the kidney and ovary. *Int J Gynecol Pathol*. 2001; 20(2): 155-159.
310. Ohta Y, Suzuki T, Shiokawa A, et al. Expression of CD10 and cytokeratins in ovarian and renal clear cell carcinoma. *Int J Gynecol Pathol*. 2005; 24(3): 239-245.
311. Cameron RI, Ashe P, O'Rourke DM, et al. A panel of immunohistochemical stains assists in the distinction between ovarian and renal clear cell carcinoma. *Int J Gynecol Pathol*. 2003; 22: 272-276.
312. Ordonez NG. The diagnostic utility of immunohistochemistry in distinguishing between mesothelioma and renal cell carcinoma: a comparative study. *Hum Pathol*. 2004; 35(6): 697-710.
313. Ingold B, Wild PJ, Nocito A, et al. Renal cell carcinoma marker reliably discriminates central nervous system haemangioblastoma from brain metastases of renal cell carcinoma. *Histopathology*. 2008; 52(6): 674-681.
314. Jung SM, Kuo TT. Immunoreactivity of CD10 and inhibin alpha in differentiating hemangioblastoma of central nervous system from metastatic clear cell renal cell carcinoma. *Mod Pathol*. 2005; 18(6): 788-794.
315. MacLennan GT, Farrow GM, Gostwick DG. Immunohistochemistry in the evaluation of renal cell carcinoma: a critical appraisal. *J Urol Pathol*. 1997; 6: 195-204.
316. Nappi O, Mills SE, Swanson PE, Wick MR. Clear cell tumors of unknown nature and origin: a systematic approach to diagnosis. *Semin Diagn Pathol*. 1997; 14(3): 164-174.
317. Pan CC, Chen PC, Tsay SH, Ho DM. Differential immunoprofiles of hepatocellular carcinoma, renal cell carcinoma, and adrenocortical carcinoma: a systemic immunohistochemical survey using tissue array technique. *Appl Immunohistochem Mol Morphol*. 2005; 13(4): 347-352.
318. Sangoi AR, Karamchandani J, Kim J, et al. The use of immunohistochemistry in the diagnosis of metastatic clear cell renal cell carcinoma: a review of PAX-8, PAX-2, hKIM-1, RCCma, and CD10. *Adv Anat Pathol*. 2010; 17: 377-393.
319. Iqbal MA, Akhtar M, Ali MA. Cytogenetic findings in renal cell carcinoma. *Hum Pathol*. 1996; 27(9): 949-954.
320. Moch H, Mihatsch MJ. Genetic progression of renal cell carcinoma. *Virchows Arch*. 2002; 441(4): 320-327.
321. Amo-Takyi BK, Handt S, Gunawan B, et al. A cytogenetic approach to the differential diagnosis of metastatic clear cell renal cell carcinoma. *Histopathology*. 1998; 32(5): 436-443.
322. Kim WY, Kaelin WG Jr. Molecular pathways in renal cell carcinoma—rationale for targeted treatment. *Semin Oncol*. 2006; 33(5): 588-595.
323. Pei J, Feder MM, Al-Saleem T, et al. Combined classical cytogenetics and microarray-based genomic copy number analysis reveal frequent 3;5 rearrangements in clear cell renal cell carcinoma. *Genes Chromosomes Cancer*. 2010; 49(7): 610-619.
324. Hakimi AA, Reznik E, Lee CH, et al. An integrated metabolic atlas of clear cell renal cell carcinoma. *Cancer Cell*. 2016; 29(1): 104-116.
325. el-Naggar AK, Batsakis JG, Wang G, Lee MS. PCR-based RFLP screening of the commonly deleted 3p loci in renal cortical neoplasms. *Diagn Mol Pathol*. 1993; 2(4): 269-276.
326. Fleming S. The impact of genetics on the classification of renal carcinoma. *Histopathology*. 1993; 22(1): 89-92.
327. Hadaczek P, Podolski J, Toloczko A, et al. Losses

at 3p common deletion sites in subtypes of kidney tumours: histopathological correlations. *Virchows Arch*. 1996; 429(1): 37-42.

328. Kovacs G. Molecular differential pathology of renal cell tumours. *Histopathology*. 1993; 22(1): 1-8.
329. McCue PA, Gorstein F. Genetic markers in renal cell carcinomas. *Hum Pathol*. 2001; 32(10): 1027-1028.
330. Presti JC Jr, Reuter VE, Cordon-Cardo C, et al. Allelic deletions in renal tumors: histopathological correlations. *Cancer Res*. 1993; 53(23): 5780-5783.
331. Teyssier JR, Henry I, Dozier C, et al. Recurrent deletion of the short arm of chromosome 3 in human renal cell carcinoma: shift of the c-raf1locus. *J Natl Cancer Inst*. 1986; 77(6): 1187-1195.
332. Toma MI, Grosser M, Herr A, et al. Loss of heterozygosity and copy number abnormality in clear cell renal cell carcinoma discovered by high-density affymetrix 10K single nucleotide polymorphism mapping array. *Neoplasia*. 2008; 10(7): 634-642.
333. van der Hout AH, van den Berg E, van der Vlies P, et al. Loss of heterozygosity at the short arm of chromosome 3 in renal-cell cancer correlates with the cytological tumour type. *Int J Cancer*. 1993; 53(3): 353-357.
334. Weiss LM, Gelb AB, Medeiros LJ. Adult renal epithelial neoplasms. *Am J Clin Pathol*. 1995; 103(5): 624-635.
335. Foster K, Crossey PA, Cairns P, et al. Molecular genetic investigation of sporadic renal cell carcinoma: analysis of allele loss on chromosomes 3p, 5q, 11p, 17 and 22. *Br J Cancer*. 1994; 69(2): 230-234.
336. Morita R, Ishikawa J, Tsutsumi M, et al. Allelotype of renal cell carcinoma. *Cancer Res*. 1991; 51(3): 820-823.
337. Cancer Genome Atlas research Network. Comprehensive molecular characterization of clear cell renal cell carcinoma. *Nature*. 2013; 499: 43-49.
338. Dalgliesh GL, Furge K, Greenman C, et al. Systematic sequencing of renal carcinoma reveals inactivation of histone modifying genes. *Nature*. 2010; 463: 360-363.
339. Sirintrapun SJ, Parwani AV. Molecular pathology of the genitourinary tract: molecular pathology of kidney and testis. *Surg Pathol Clin*. 2009; 2: 199-223.
340. Sudarshan S, Linehan WM. Genetic basis of cancer of the kidney. *Semin Oncol*. 2006; 33(5): 544-551.
341. Delahunt B, Eble JN. Papillary renal cell carcinoma: a clinicopathologic and immunohistochemical study of 105 tumors. *Mod Pathol*. 1997; 10(6): 537-544.
342. Delahunt B, Eble JN, McCredie MR, et al. Morphologic typing of papillary renal cell carcinoma: comparison of growth kinetics and patient survival in 66 cases. *Hum Pathol*. 2001; 32(6): 590-595.
343. The Cancer Genome Atlas Research Network, Linehan WM, Spellman PT, et al. Comprehensive molecular characterization of papillary renal-cell carcinoma. *N Engl J Med*. 2016; 374: 135-145.
344. Amin MB, Corless CL, Renshaw AA, et al. Papillary(chromophil) renal cell carcinoma: histomorphologic characteristics and evaluation of conventional pathologic prognostic parameters in 62 cases. *Am J Surg Pathol*. 1997; 21(6): 621-635.
345. Henn W, Zwergel T, Wullich B, et al. Bilateral multicentric papillary renal tumors with heteroclonal origin based on tissue-specific karyotype instability. *Cancer*. 1993; 72(4): 1315-1318.
346. Kovacs G, Kovacs A. Parenchymal abnormalities associated with papillary renal cell tumors. A morphological study. *J Urol Pathol*. 1993; 1: 301-312.
347. Mancilla-Jimenez R, Stanley RJ, Blath RA. Papillary renal cell carcinoma: a clinical, radiologic, and pathologic study of 34 cases. *Cancer*. 1976; 38(6): 2469-2480.
348. Renshaw AA, Corless CL. Papillary renal cell carcinoma. Histology and immunohistochemistry. *Am J Surg Pathol*. 1995; 19(7): 842-849.
349. Leroy X, Zini L, Leteurtre E, et al. Morphologic subtyping of papillary renal cell carcinoma: correlation with prognosis and differential expression of MUC1 between the two subtypes. *Mod Pathol*. 2002; 15(11): 1126-1130.
350. Park BH, Ro JY, Park WS, et al. Oncocytic papillary renal cell carcinoma with inverted nuclear pattern: distinct subtype with an indolent clinical course. *Pathol Int*. 2009; 59(3): 137-146.
351. Gatalica Z, Kovatich A, Miettinen M. Consistent expression of cytokeratin 7 in papillary renal-cell carcinoma. An immunohistochemical study in formalin-fixed, Paraffin-embedded tissues. *J Urol Pathol*. 1995; 3: 205-211.
352. Corless CL, Aburatani H, Fletcher JA, et al. Papillary renal cell carcinoma: quantitation of chromosomes 7 and 17 by FISH, analysis of chromosome 3p for LOH, and DNA ploidy. *Diagn Mol Pathol*. 1996; 5(1): 53-64.
353. Jiang F, Richter J, Schraml P, et al. Chromosomal imbalances in papillary renal cell carcinoma: genetic differences between histological subtypes. *Am J Pathol*. 1998; 153(5): 1467-1473.
354. Kattar MM, Grignon DJ, Wallis T, et al. Clinicopathologic and interphase cytogenetic analysis of papillary(chromophilic) renal cell carcinoma. *Mod Pathol*. 1997; 10(11): 1143-1150.
355. Allory Y, Ouazana D, Boucher E, et al. Papillary renal cell carcinoma. Prognostic value of morphological subtypes in a clinicopathologic study of 43 cases. *Virchows Arch*. 2003; 442(4): 336-342.
356. Lubensky IA, Schmidt L, Zhuang Z, et al. Hereditary and sporadic papillary renal carcinomas with c-met mutations share a distinct morphological phenotype. *Am J Pathol*. 1999; 155(2): 517-526.
357. Chevarie-Davis M, Riazalhosseini Y, Arseneault M, et al. The morphologic and immunohistochemical spectrum of papillary renal cell carcinoma: study including 132 cases with pure type 1 and type 2 morphology as well as tumors with overlapping features. *Am J Surg Pathol*. 2014; 38: 887-894.
358. Warrick JI, Tsodikov A, Kunju LP, et al. Papillary renal cell carcinoma revisited: a comprehensive histomorphologic study with outcome correlations. *Hum Pathol*. 2014; 45: 1139-1146.
359. Hes O, Brunelli M, Michal M, et al. Oncocytic papillary renal cell carcinoma: a clinicopathologic, immunohistochemical, ultrastructural, and interphase cytogenetic study of 12 cases. *Ann Diagn Pathol*. 2006; 10: 133-139.
360. Xia QY, Rao Q, Shen Q, et al. Oncocytic papillary renal cell carcinoma: a clinicopathological study emphasizing distinct morphology, extended immunohistochemical profile and cytogenetic features. *Int J Clin Exp Pathol*. 2013; 6: 1392-1399.
361. Kunju LP, Wojno K, Wolf JS Jr, et al. Papillary renal cell carcinoma with oncocytic cells and nonoverlapping low grade nuclei: expanding the morphologic spectrum with emphasis on clinicopathologic, immunohistochemical and molecular features. *Hum Pathol*. 2008; 39: 96-101.
362. Baer SC, Ro JY, Ordonez NG, et al. Sarcomatoid collecting duct carcinoma: a clinicopathologic and immunohistochemical study of five cases. *Hum Pathol*. 1993; 24(9): 1017-1022.
363. Cohen RJ, McNeal JE, Susman M, et al. Sarcomatoid renal cell carcinoma of papillary origin. A case report and cytogenic evaluation. *Arch Pathol Lab Med*. 2000; 124(12): 1830-1832.
364. Renshaw AA, Morgan IW, Fletcher JA. A sarcomatoid renal cell carcinoma with a 'hobnail pattern' and immunohistochemical and cytogenetic features of papillary carcinoma. *J Urol Pathol*. 1998; 9: 93-102.
365. Suzigan S, López-Beltrán A, Montironi R, et al. Multilocular cystic renal cell carcinoma: a report of 45 cases of a kidney tumor of low malignant potential. *Am J Clin Pathol*. 2006; 125: 217-222.
366. Williamson SR, MacLennan GT, Lopez-Beltran A, et al. Cystic partially regressed clear cell renal cell carcinoma: a potential mimic of multilocular cystic renal cell carcinoma. *Histopathology*. 2013; 63: 767-779.
367. Bhatt JR, Jewett MA, Richard PO, et al. Multilocular cystic renal cell carcinoma: pathological T staging makes no difference to favorable outcomes and should be reclassified. *J Urol*. 2016; 196: 1350-1355.
368. Bonsib SM, Lager DJ. Chromophobe cell carcinoma. Analysis of 5 cases. *Am J Surg Pathol*. 1990; 14: 260-267.
369. Akhtar M, Kardar H, Linjawi T, et al. Chromophobe cell carcinoma of the kidney. A clinicopathologic study of 21 cases. *Am J Surg Pathol*. 1995; 19(11): 1245-1256.
370. Durham JR, Keohane M, Amin MB. Chromophobe renal cell carcinoma. *Adv Anat Pathol*. 1996; 3: 336-342.
371. Hes O, Vanecek T, Perez-Montiel DM, et al. Chromophobe renal cell carcinoma with microcystic and adenomatous arrangement and pigmentation—a diagnostic pitfall. Morphological, immunohistochemical, ultrastructural and molecular genetic report of 20 cases. *Virchows Arch*. 2005; 446(4): 383-393.
372. Foix MP, Dunatov A, Martinek P, et al. Morphological, immunohistochemical, and chromosomal analysis of multicystic chromophobe renal cell carcinoma, an architecturally unusual challenging variant. *Virchows Arch*. 2016; 469: 669-678.
373. Peckova K, Martinek P, Ohe C, et al. Chromophobe renal cell carcinoma with neuroendocrine and neuroendocrine-like features. Morphologic, immunohistochemical, ultrastructural, and array comparative genomic hybridization analysis of 18 cases and review of the literature. *Ann Diagn Pathol*. 2015; 19: 261-268.
374. Granter SR, Renshaw AA. Fine-needle aspiration of chromophobe renal cell carcinoma: analysis of six cases. *Cancer Cytopathol*. 1997; 81: 122-128.
375. Wiatrowska BA, Zakowski MF. Fine-needle aspiration biopsy of chromophobe renal cell carcinoma and oncocytoma: comparison of cytomorphologic features. *Cancer Cytopathol*. 1999; 87: 161-167.
376. Moreno SM, Benitez IA, Martinez Gonzalez MA. Ultrastructural studies in a series of 18 cases of chromophobe renal cell carcinoma. *Ultrastruct Pathol*. 2005; 29(5): 377-387.
377. Skinnider BF, Jones EC. Renal oncocytoma and chromophobe renal cell carcinoma. A comparison of colloidal iron staining and electron microscopy. *Am J Clin Pathol*. 1999; 111(6): 796-803.
378. Thoenes W, Storkel S, Rumpelt HJ. Human chromophobe cell renal carcinoma. *Virchows Arch B Cell Pathol Incl Mol Pathol*. 1985; 48(3): 207-217.
379. Tickoo SK, Amin MB, Zarbo RJ. Colloidal iron staining in renal epithelial neoplasms, including chromophobe renal cell carcinoma: emphasis on technique and patterns of staining. *Am J Surg Pathol*. 1998; 22(4): 419-424.
380. Williamson SR, Gadde R, Trpkov K, et al. Diagnostic criteria for oncocytic renal neoplasms:

a survey of urologic pathologists. *Hum Pathol*. 2017; 63: 149-156.
381. Yusenko MV, Kovacs G. Identifying CD82 (KAI1) as a marker for human chromophobe renal cell carcinoma. *Histopathology*. 2009; 55(6): 687-695.
382. Martignoni G, Pea M, Chilosi M, et al. Parvalbumin is constantly expressed in chromophobe renal carcinoma. *Mod Pathol*. 2001; 14(8): 760-767.
383. Hornsby CD, Cohen C, Amin MB, et al. Claudin-7 immunohistochemistry in renal tumors: a candidate marker for chromophobe renal cell carcinoma identified by gene expression profiling. *Arch Pathol Lab Med*. 2007; 131(10): 1541-1546.
384. Osunkoya AO, Cohen C, Lawson D, et al. Claudin-7 and claudin-8: immunohistochemical markers for the differential diagnosis of chromophobe renal cell carcinoma and renal oncocytoma. *Hum Pathol*. 2009; 40(2): 206-210.
385. Went P, Dirnhofer S, Salvisberg T, et al. Expression of epithelial cell adhesion molecule(EpCam) in renal epithelial tumors. *Am J Surg Pathol*. 2005; 29(1): 83-88.
386. DeLong WH, Sakr W, Grignon DJ. Chromophobe renal cell carcinoma: a comparative histochemical and immunohistochemical study. *J Urol Pathol*. 1996; 4: 1-8.
387. Khoury JD, Abrahams NA, Levin HS, MacLennan GT. The utility of epithelial membrane antigen and vimentin in the diagnosis of chromophobe renal cell carcinoma. *Ann Diagn Pathol*. 2002; 6(3): 154-158.
388. Kuroda N, Inoue K, Guo L, et al. Expression of CD9/motility-related protein 1(MRP-1) in renal parenchymal neoplasms: consistent expression in papillary and chromophobe renal cell carcinomas. *Hum Pathol*. 2001; 32(10): 1071-1077.
389. Taki A, Nakatani Y, Misugi K, et al. Chromophobe renal cell carcinoma: an immunohistochemical study of 21 Japanese cases. *Mod Pathol*. 1999; 12(3): 310-317.
390. Martignoni G, Pea M, Brunelli M, et al. CD10 is expressed in a subset of chromophobe renal cell carcinomas. *Mod Pathol*. 2004; 17(12): 1455-1463.
391. Ozcan A, de la Roza G, Ro JY, et al. PAX2 and PAX8 expression in primary and metastatic renal tumors: a comprehensive comparison. *Arch Pathol Lab Med*. 2012; 136: 1541-1551.
392. Tacha D, Zhou D, Cheng L. Expression of PAX8 in normal and neoplastic tissues: a comprehensive immunohistochemical study. *Appl Immunohistochem Mol Morphol*. 2011; 19: 293-299.
393. Speicher MR, Schoell B, du Manoir S, et al. Specific loss of chromosomes 1, 2, 6, 10, 13, 17, and 21 in chromophobe renal cell carcinomas revealed by comparative genomic hybridization. *Am J Pathol*. 1994; 145(2): 356-364.
394. Bugert P, Gaul C, Weber K, et al. Specific genetic changes of diagnostic importance in chromophobe renal cell carcinomas. *Lab Invest*. 1997; 76(2): 203-208.
395. Akhtar M, Tulbah A, Kardar AH, Ali MA. Sarcomatoid renal cell carcinoma: the chromophobe connection. *Am J Surg Pathol*. 1997; 21(10): 1188-1195.
396. Davis CF, Ricketts CJ, Wang M, et al. The somatic genomic landscape of chromophobe renal cell carcinoma. *Cancer Cell*. 2014; 26: 319-330.
397. Wilson EJ, Resnick MI, Jacobs G. Sarcomatoid chromophobe renal cell carcinoma: report of an additional case with ultrastructural findings. *J Urol Pathol*. 1999; 11: 113-122.
398. Amin MB, Paner GP, Alvarado-Cabrero I, et al. Chromophobe renal cell carcinoma: histomorphologic characteristics and evaluation of conventional pathologic prognostic parameters in 145 cases. *Am J Surg Pathol*. 2008; 32(12): 1822-1834.
399. Renshaw AA, Henske EP, Loughlin KR, et al. Aggressive variants of chromophobe renal cell carcinoma. *Cancer*. 1996; 78(8): 1756-1761.
400. Delahunt B, Sika-Paotonu D, Bethwaite PB, et al. Fuhrman grading is not appropriate for chromophobe renal cell carcinoma. *Am J Surg Pathol*. 2007; 31: 957-960.
401. Tickoo SK, dePeralta-Venturina MN, Harik LR, et al. Spectrum of epithelial neoplasms in end-stage renal disease: an experience from 66 tumor-bearing kidneys with emphasis on histologic patterns distinct from those in sporadic adult renal neoplasia. *Am J Surg Pathol*. 2006; 30: 141-153.
402. Aron M, Chang E, Herrera L, et al. Clear cell-papillary renal cell carcinoma of the kidney not associated with end-stage renal disease: clinicopathologic correlation with expanded immunophenotypic and molecular characterization of a large cohort with emphasis on relationship with renal angiomyoadenomatous tumor. *Am J Surg Pathol*. 2015; 39: 873-888.
403. Aydin H, Chen L, Cheng L, et al. Clear cell tubulopapillary renal cell carcinoma: a study of 36 distinctive low-grade epithelial tumors of the kidney. *Am J Surg Pathol*. 2010; 34: 1608-1621.
404. Raspollini MR, Montagnani I, Montironi R, et al. A contemporary series of renal masses with emphasis on recently recognized entities and tumors of low malignant potential: a report based on 624 consecutive tumors from a single tertiary center. *Pathol Res Pract*. 2017; 213: 804-808.
405. Zhou H, Zheng S, Truong LD, et al. Clear cell papillary renal cell carcinoma is the fourth most common histologic type of renal cell carcinoma in 290 consecutive nephrectomies for renal cell carcinoma. *Hum Pathol*. 2014; 45: 59-64.
406. Hes O, Compérat EM, Rioux-Leclercq N. Clear cell papillary renal cell carcinoma, renal angiomyoadenomatous tumor, and renal cell carcinoma with leiomyomatous stroma relationship of 3 types of renal tumors: a review. *Ann Diagn Pathol*. 2016; 21: 59-64.
407. Mantilla JG, Antic T, Tretiakova M. GATA3 as a valuable marker to distinguish clear cell papillary renal cell carcinomas from morphologic mimics. *Hum Pathol*. 2017; 66: 152-158.
408. Brunelli M, Erdini F, Cima L, et al. Proximal CD13 versus distal GATA-3 expression in renal neoplasia according to WHO 2016 classification. *Appl Immunohisotchem Mol Morphol*. 2016.
409. Gobbo S, Eble JN, Grignon DJ, et al. Clear cell papillary renal cell carcinoma: a distinct histopathologic and molecular genetic entity. *Am J Surg Pathol*. 2008; 32: 1239-1245.
410. Rohan SM, Xiao Y, Liang Y, et al. Clear-cell papillary renal cell carcinoma: molecular and immunohistochemical analysis with emphasis on the von Hippel-Lindau gene and hypoxia-inducible factor pathway-related proteins. *Mod Pathol*. 2011; 24: 1207-1220.
411. Adam J, Couturier J, Molinié V, et al. Clear-cell papillary renal cell carcinoma: 24 cases of a distinct low-grade renal tumour and a comparative genomic hybridization array study of seven cases. *Histopathology*. 2011; 58: 1064-1071.
412. Diolombi ML, Cheng L, Argani P, Epstein JI. Do clear cell papillary renal cell carcinomas have malignant potential? *Am J Surg Pathol*. 2015; 39: 1621-1634.
413. Williamson SR. What is the malignant potential of clear cell papillary renal cell carcinoma? *Urol Oncol*. 2016; 34: 420-421.
414. Matoso A, Chen YB, Rao V, et al. Atypical renal cysts: a morphologic, immunohistochemical, and molecular study. *Am J Surg Pathol*. 2016; 40: 202-211.
415. Brimo F, Atallah C, Li G, Srigley JR. Cystic clear cell papillary renal cell carcinoma: is it related to multilocular clear cell cystic neoplasm of low malignant potential? *Histopathology*. 2016; 68: 666-672.
416. Williamson SR, Gupta NS, Eble JN, et al. Clear cell renal cell carcinoma with borderline features of clear cell papillary renal cell carcinoma: combined morphologic, immunohistochemical, and cytogenetic analysis. *Am J Surg Pathol*. 2015; 39: 1502-1510.
417. Dhakal HP, McKenney JK, Khor LY, et al. Renal neoplasms with overlapping features of clear cell renal cell carcinoma and clear cell papillary renal cell carcinoma: a clinicopathologic study of 37 cases from a single institution. *Am J Surg Pathol*. 2016; 40: 141-154.
418. Parihar A, Tickoo SK, Kumar S, Arora VK. Xp11 translocation renal cell carcinoma morphologically mimicking clear cell-papillary renal cell carcinoma in an adult patient: report of a case expanding the morphologic spectrum of Xp11 translocation renal cell carcinomas. *Int J Surg Pathol*. 2015; 23: 234-237.
419. Argani P, Zhong M, Reuter VE, et al. TFE3-fusion variant analysis defines specific clinicopathologic associations among Xp11 translocation cancers. *Am J Surg Pathol*. 2016; 40: 723-737.
420. Argani P, Antonescu CR, Couturier J, et al. PRCC-TFE3 renal carcinomas: morphologic, immunohistochemical, ultrastructural, and molecular analysis of an entity associated with the t(X;1)(p11.2;q21). *Am J Surg Pathol*. 2002; 26(12): 1553-1566.
421. Argani P, Ladanyi M. The evolving story of renal translocation carcinomas. *Am J Clin Pathol*. 2006; 126(3): 332-334.
422. Wu A, Kunju LP, Cheng L, Shah RB. Renal cell carcinoma in children and young adults: analysis of clinicopathological, immunohistochemical and molecular characteristics with an emphasis on the spectrum of Xp11.2 translocation-associated and unusual clear cell subtypes. *Histopathology*. 2008; 53(5): 533-544.
423. Argani P, Antonescu CR, Illei PB, et al. Primary renal neoplasms with the ASPL-TFE3 gene fusion of alveolar soft part sarcoma: a distinctive tumor entity previously included among renal cell carcinomas of children and adolescents. *Am J Pathol*. 2001; 159(1): 179-192.
424. Argani P, Olgac S, Tickoo SK, et al. Xp11 translocation renal cell carcinoma in adults: expanded clinical, pathologic, and genetic spectrum. *Am J Surg Pathol*. 2007; 31(8): 1149-1160.
425. Zhong M, Haberman J, Andraws N, et al. Xp11.2 translocation renal cell carcinoma (RCC) in adults—a TMA study of 120 RCC cases. *Lab Invest*. 2009; 89(suppl 1): 203A.
426. Argani P, Lal P, Hutchinson B, et al. Aberrant nuclear immunoreactivity for TFE3 in neoplasms with TFE3 gene fusions: a sensitive and specific immunohistochemical assay. *Am J Surg Pathol*. 2003; 27(6): 750-761.
427. Argani P, Hicks J, De Marzo AM, et al. Xp11 translocation renal cell carcinoma(RCC): extended immunohistochemical profile emphasizing novel RCC markers. *Am J Surg Pathol*. 2010; 34(9): 1295-1303.
428. Argani P, Zhang L, Reuter VE, et al. RBM10-TFE3 renal cell carcinoma: a potential diagnostic pitfall due to cryptic intrachromosomal Xp11.2 inversion resulting in false-negative TFE3 FISH. *Am J Surg Pathol*. 2017; 41: 655-662.
429. Xia QY, Wang XT, Zhan XM, et al. Xp11 translocation renal cell carcinomas(RCCs) With RBM10-TFE3 gene fusion demonstrating melanotic features and overlapping morphology with t(6;11) RCC: interest and diagnostic pitfall in de-

tecting a paracentric inversion of TFE3. *Am J Surg Pathol*. 2017; 41: 663-676.
430. Argani P, Lae M, Hutchinson B, et al. Renal carcinomas with the t(6;11)(p21;q12): clinicopathologic features and demonstration of the specific alpha-TFEB gene fusion by immunohistochemistry, RT-PCR, and DNA PCR. *Am J Surg Pathol*. 2005; 29(2): 230-240.
431. Suzigan S, Drut R, Faria P, et al. Xp11 translocation carcinoma of the kidney presenting with multilocular cystic renal cell carcinoma-like features. *Int J Surg Pathol*. 2007; 15(2): 199-203.
432. Williamson SR, Grignon DJ, Cheng L, et al. Renal cell carcinoma with chromosome 6p Amplification including the TFEB gene: a novel mechanism of tumor pathogenesis? *Am J Surg Pathol*. 2017; 41: 287-298.
433. Argani P, Reuter VE, Zhang L, et al. TFEB-amplified renal cell carcinomas: an aggressive molecular subset demonstrating variable melanocytic marker expression and morphologic heterogeneity. *Am J Surg Pathol*. 2016; 40: 1484-1495.
434. Peckova K, Vanecek T, Martinek P, et al. Aggressive and nonaggressive translocation t(6;11) renal cell carcinoma: comparative study of 6 cases and review of the literature. *Ann Diagn Pathol*. 2014; 18: 351-357.
435. Argani P, Aulmann S, Karanjawala Z, et al. Melanotic Xp11 translocation renal cancers: a distinctive neoplasm with overlapping features of PEComa, carcinoma, and melanoma. *Am J Surg Pathol*. 2009; 33(4): 609-619.
436. Fleming S, Lewi HJ. Collecting duct carcinoma of the kidney. *Histopathology*. 1986; 10(11): 1131-1141.
437. Morell-Quadreny L, Gregori-Romero A, Carda-Batalla C, Llombart-Bosch A. Collecting duct carcinoma of the kidney: a morphologic and DNA flow cytometric study of seven cases. *J Urol Pathol*. 1998; 8: 69-84.
438. Gupta R, Billis A, Shah RB, et al. Carcinoma of the collecting ducts of Bellini and renal medullary carcinoma: clinicopathologic analysis of 52 cases of rare aggressive subtypes of renal cell carcinoma with a focus on their interrelationship. *Am J Surg Pathol*. 2012; 36: 1265-1278.
439. Fuzesi L, Cober M, Mittermayer C. Collecting duct carcinoma: cytogenetic characterization. *Histopathology*. 1992; 21(2): 155-160.
440. Osunkoya AO, Young AN, Wang W, et al. Comparison of gene expression profiles in tubulocystic carcinoma and collecting duct carcinoma of the kidney. *Am J Surg Pathol*. 2009; 33(7): 1103-1106.
441. Amin MB, Gupta R, Osunkoya AO, et al. Carcinoma of collecting ducts of Bellini: analysis of 27 distinctive cases of renal cell carcinoma with aggressive clinical behaviour. *Lab Invest*. 2009; 89(suppl 1): 157A.
442. Srigley JR, Eble JN. Collecting duct carcinoma of kidney. *Semin Diagn Pathol*. 1998; 15(1): 54-67.
443. Sirohi D, Smith SC, Ohe C, et al. Renal cell carcinoma, unclassified with medullary phenotype: poorly-differentiated adenocarcinomas overlapping with renal medullary carcinoma. *Hum Pathol*. 2017;[epub ahead of print].
444. Colombo P, Smith SC, Massa S, et al. Unclassified renal cell carcinoma with medullary phenotype versus renal medullary carcinoma: lessons from diagnosis in an Italian man found to harbor sickle cell trait. *Urol Case Rep*. 2015; 3: 215-218.
445. Amin MB, Smith SC, Agaimy A, et al. Collecting duct carcinoma versus renal medullary carcinoma: an appeal for nosologic and biological clarity. *Am J Surg Pathol*. 2014; 28: 871-874.
446. Chen YB, Brannon AR, Toubaji A, et al. Hereditary leiomyomatosis and renal cell carcinoma syndrome-associated renal cancer: recognition of the syndrome by pathologic features and the utility of detecting aberrant succination by immunohistochemistry. *Am J Surg Pathol*. 2014; 38: 627-637.
447. Toro JR, Nickerson ML, Wei MH, et al. Mutations in the fumarate hydratase gene cause hereditary leiomyomatosis and renal cell cancer in families in North America. *Am J Hum Genet*. 2003; 73: 95-106.
448. Trpkov K, Hes O, Agaimy A, et al. Fumarate hydratase-deficient renal cell carcinoma is strongly correlated with fumarate hydratase mutation and hereditary leiomyomatosis and renal cell carcinoma syndrome. *Am J Surg Pathol*. 2016; 40: 865-875.
449. Smith SC, Trpkov K, Chen YB, et al. Tubulocystic carcinoma of the kidney with poorly differentiated foci: a frequent morphologic pattern of fumarate hydratase-deficient renal cell carcinoma. *Am J Surg Pathol*. 2016; 40: 1457-1472.
450. Smith SC, Sirohi D, Ohe C, et al. A distinctive, low-grade oncocytic fumarate hydratase-deficient renal cell carcinoma, morphologically reminiscent of succinate dehydrogenase-deficient renal cell carcinoma. *Histopathology*. 2017; 71: 42-52.
451. Linehan WM, Spellman PT, Ricketts CJ, et al. Comprehensive molecular characterization of papillary renal-cell carcinoma. *N Engl J Med*. 2015 374(2): 135-145.
452. Adsay NV, deRoux SJ, Sakr W, Grignon D. Cancer as a marker of genetic medical disease: an unusual case of medullary carcinoma of the kidney. *Am J Surg Pathol*. 1998; 22(2): 260-264.
453. Bruno D, Wigfall DR, Zimmerman SA, et al. Genitourinary complications of sickle cell disease. *J Urol*. 2001; 166(3): 803-811.
454. Eble JN. Renal medullary carcinoma: a distinct entity emerges from the confusion of 'collecting duct carcinoma'. *Adv Anat Pathol*. 1996; 3: 233-238.
455. Rodriguez-Jurado R, Gonzalez-Crussi F. Renal medullary carcinoma: immunohistochemical and ultrastructural observations. *J Urol Pathol*. 1996; 4: 191-203.
456. Liu Q, Wrathall L, Galli S, et al. Renal medullary carcinoma: molecular, IHC, and pathologic correlation. *Lab Invest*. 2009; 89(suppl 1): 179A.
457. Davis CJ Jr, Mostofi FK, Sesterhenn IA. Renal medullary carcinoma. The seventh sickle cell nephropathy. *Am J Surg Pathol*. 1995; 19(1): 1-11.
458. Cheng JX, Tretiakova M, Gong C, et al. Renal medullary carcinoma: rhabdoid features and the absence of INI1 expression as markers of aggressive behavior. *Mod Pathol*. 2008; 21(6): 647-652.
459. Debelenko LV, Raimondi SC, Daw N, et al. Renal cell carcinoma with novel VCL-ALK fusion: new representative of ALK-associated tumor spectrum. *Mod Pathol*. 2011; 24: 430-442.
460. Mariño-Enríquez A, Ou WB, Weldon CB, et al. ALK rearrangement in sickle cell trait-associated renal medullary carcinoma. *Genes Chromosomes Cancer*. 2011; 50: 146-153.
461. Smith NE, Deyrup AT, Mariño-Enriquez A, et al. VCL-ALK renal cell carcinoma in children with sickle-cell trait: the eighth sickle-cell nephropathy? *Am J Surg Pathol*. 2014; 38: 858-863.
462. Amin MB, MacLennan GT, Gupta R, et al. Tubulocystic carcinoma of the kidney: clinicopathologic analysis of 31 cases of a distinctive rare subtype of renal cell carcinoma. *Am J Surg Pathol*. 2009; 33(3): 384-392.
463. Yang XJ, Zhou M, Hes O, et al. Tubulocystic carcinoma of the kidney: clinicopathologic and molecular characterization. *Am J Surg Pathol*. 2008; 32: 177-187.
464. Al-Hussain TO, Cheng L, Zhang S, Epstein JI. Tubulocystic carcinoma of the kidney with poorly differentiated foci: a series of 3 cases with fluorescence in situ hybridization analysis. *Hum Pathol*. 2013; 44: 1406-1411.
465. Ulamec M1, Skenderi F, Zhou M, et al. Molecular genetic alterations in renal cell carcinomas with tubulocystic pattern: tubulocystic renal cell carcinoma, tubulocystic renal cell carcinoma with heterogenous component and familial leiomyomatosis-associated renal cell carcinoma. Clinicopathologic and molecular genetic analysis of 15 cases. *Appl Immunohistochemistry Mol Morphol*. 2016; 24: 521-530.
466. Chen N, Nie L, Gong J, et al. Gains of chromosomes 7 and 17 in tubulocystic carcinoma of kidney: two cases with fluorescence in situ hybridisation analysis. *J Clin Pathol*. 2014; 67: 1006-1009.
467. Zhou M, Yang XJ, Lopez JI, et al. Renal tubulocystic carcinoma is closely related to papillary renal cell carcinoma: implications for pathologic classification. *Am J Surg Pathol*. 2009; 33: 1840-1849.
468. Aubert S, Duchene F, Augusto D, et al. Low-grade tubular myxoid renal tumors: a clinicopathological study of 3 cases. *Int J Surg Pathol*. 2004; 12(2): 179-183.
469. Ferlicot S, Allory Y, Comperat E, et al. Mucinous tubular and spindle cell carcinoma: a report of 15 cases and a review of the literature. *Virchows Arch*. 2005; 447(6): 978-983.
470. Parwani AV, Husain AN, Epstein JI, et al. Low-grade myxoid renal epithelial neoplasms with distal nephron differentiation. *Hum Pathol*. 2001; 32(5): 506-512.
471. Fine SW, Argani P, DeMarzo AM, et al. Expanding the histologic spectrum of mucinous tubular and spindle cell carcinoma of the kidney. *Am J Surg Pathol*. 2006; 30(12): 1554-1560.
472. Jung SJ, Yoon HK, Chung JI, et al. Mucinous tubular and spindle cell carcinoma of the kidney with neuroendocrine differentiation: report of two cases. *Am J Clin Pathol*. 2006; 125(1): 99-104.
473. Paner GP, Srigley JR, Radhakrishnan A, et al. Immunohistochemical analysis of mucinous tubular and spindle cell carcinoma and papillary renal cell carcinoma of the kidney: significant immunophenotypic overlap warrants diagnostic caution. *Am J Surg Pathol*. 2006; 30(1): 13-19.
474. Cossu-Rocca P, Eble JN, Delahunt B, et al. Renal mucinous tubular and spindle carcinoma lacks the gains of chromosomes 7 and 17 and losses of chromosome Y that are prevalent in papillary renal cell carcinoma. *Mod Pathol*. 2006; 19(4): 488-493.
475. Argani P, Netto GJ, Parwani AV. Papillary renal cell carcinoma with low-grade spindle cell foci: a mimic of mucinous tubular and spindle cell carcinoma. *Am J Surg Pathol*. 2008; 32(9): 1353-1359.
476. Shen SS, Ro JY, Tamboli P, et al. Mucinous tubular and spindle cell carcinoma of kidney is probably a variant of papillary renal cell carcinoma with spindle cell features. *Ann Diagn Pathol*. 2007; 11(1): 13-21.
477. Mehra R, Vats P, Cieslik M, et al. Biallelic alteration and dysregulation of the hippo pathway in mucinous tubular and spindle cell carcinoma of the kidney. *Cancer Discov*. 2016; 6: 1258-1266.
478. Dhillon J, Amin MB, Selbs E, et al. Mucinous tubular and spindle cell carcinoma of the kidney with sarcomatoid change. *Am J Surg Pathol*. 2009; 33(1): 44-49.
479. Gehrig JJ Jr, Gottheiner TI, Swenson RS. Acquired cystic disease of the end-stage kidney. *Am J Med*. 1985; 79: 609-620.
480. Rioux-Leclercq NC, Epstein JI. Renal cell carcinoma with intratumoral calcium oxalate crystal

deposition in patients with acquired cystic disease of the kidney. *Arch Pathol Lab Med*. 2003; 127: E89-E92.

481. Sule N, Yakupoglu U, Shen SS, et al. Calcium oxalate deposition in renal cell carcinoma associated with acquired cystic kidney disease: a comprehensive study. *Am J Surg Pathol*. 2005; 29: 443-451.
482. Kuroda N, Tamura M, Hamaguchi N, et al. Acquired cystic disease-associated renal cell carcinoma with sarcomatoid change and rhabdoid features. *Ann Diagn Pathol*. 2011; 15: 462-466.
483. Trpkov K, Hes O, Bonert M, et al. Eosinophilic, solid, and cystic renal cell carcinoma: clinicopathologic study of 16 unique, sporadic neoplasms occurring in women. *Am J Surg Pathol*. 2016; 40: 60-71.
484. Trpkov K, Abou-Ouf H, Hes O, et al. Eosinophilic solid and cystic renal cell carcinoma(ESC RCC): further morphologic and molecular characterization of ESC RCC as a distinct entity. *Am J Surg Pathol*. 2017; 41(10): 1299-1308.
485. Cheng L, Amin MB, Lopez-Beltran A, Montironi R. Unclassified renal cell carcinoma. In: Moch H, Humphrey PA, Ulbright TM, Reuter VE, eds. *WHO Classification of Tumours of the Urinary System and Male Genital Organs*. Lyon: IARC Press; 2016.
486. Chen YB, Xu J, Skanderup AJ, et al. Molecular analysis of aggressive renal cell carcinoma with unclassified histology reveals distinct subsets. *Nat Commun*. 2016; 7: 13131.
487. Kuhn E, De Anda J, Manoni S, et al. Renal cell carcinoma associated with prominent angioleiomyoma-like proliferation: report of 5 cases and review of the literature. *Am J Surg Pathol*. 2006; 30(11): 1372-1381.
488. Brunelli M, Menestrina F, Segala D, et al. Renal cell carcinoma associated with prominent leiomyomatous proliferation appears not to be a variant of clear cell renal cell carcinoma. *Lab Invest*. 2009; 89(suppl 1): 160A.
489. Michal M, Hes O, Nemcova J, et al. Renal angiomyoadenomatous tumor: morphologic, immunohistochemical, and molecular genetic study of a distinct entity. *Virchows Arch*. 2009; 454(1): 89-99.
490. Shannon BA, Cohen RJ, Segal A, et al. Clear cell renal cell carcinoma with smooth muscle stroma. *Hum Pathol*. 2009; 40(3): 425-429.
491. Lan TT, Keller-Ramey J, Fitzpatrick C, et al. Unclassified renal cell carcinoma with tubulopapillary architecture, clear cell phenotype, and chromosome 8 monosomy: a new kid on the block. *Virchows Arch*. 2016; 469: 81-91.
492. Hakimi AA, Tickoo SK, Jacobsen A, et al. TCEB1-mutated renal cell carcinoma: a distinct genomic and morphological subtype. *Mod Pathol*. 2015; 28: 845-853.
493. Williamson SR, Cheng L, Eble JN, et al. Renal cell carcinoma with angioleiomyoma-like stroma: clinicopathological, immunohistochemical, and molecular features supporting classification as a distinct entity. *Mod Pathol*. 2015; 28: 279-294.
494. Amin MB, Gupta R, Ondrej H, et al. Primary thyroid-like follicular carcinoma of the kidney: report of 6 cases of a histologically distinctive adult renal epithelial neoplasm. *Am J Surg Pathol*. 2009; 33(3): 393-400.
495. Jung SJ, Chung JI, Park SH, et al. Thyroid follicular carcinoma-like tumor of kidney: a case report with morphologic, immunohistochemical, and genetic analysis. *Am J Surg Pathol*. 2006; 30(3): 411-415.
496. Sterlacci W, Verdorfer I, Gabriel M, Mikuz G. Thyroid follicular carcinoma-like renal tumor: a case report with morphologic, immunophenotypic, cytogenetic, and scintigraphic studies. *Virchows Arch*. 2008; 452(1): 91-95.
497. Bonsib SM, Gibson D, Mhoon M, Greene GF. Renal sinus involvement in renal cell carcinomas. *Am J Surg Pathol*. 2000; 24(3): 451-458.
498. Bonsib SM. The renal sinus is the principal invasive pathway: a prospective study of 100 renal cell carcinomas. *Am J Surg Pathol*. 2004; 28(12): 1594-1600.
499. Thompson RH, Blute ML, Krambeck AE, et al. Patients with pT1 renal cell carcinoma who die from disease after nephrectomy may have unrecognized renal sinus fat invasion. *Am J Surg Pathol*. 2007; 31(7): 1089-1093.
500. Holland JM. Proceedings: cancer of the kidney—natural history and staging. *Cancer*. 1973; 32(5): 1030-1042.
501. Gurney H, Larcos G, McKay M, et al. Bone metastases in hypernephroma. Frequency of scapular involvement. *Cancer*. 1989; 64(7): 1429-1431.
502. Troncoso A, Ro JY, Grignon DJ, et al. Renal cell carcinoma with acrometastasis: report of two cases and review of the literature. *Mod Pathol*. 1991; 4(1): 66-69.
503. Insabato L, De Rosa G, Franco R, et al. Ovarian metastasis from renal cell carcinoma: a report of three cases. *Int J Surg Pathol*. 2003; 11(4): 309-312.
504 Datta MW, Ulbright TM, Young RH. Renal cell carcinoma metastatic to the testis and its adnexa: a report of five cases including three that accounted for the initial clinical presentation. *Int J Surg Pathol*. 2001; 9(1): 49-56.
505. Leung CS, Srigley JR, Robertson AR. Metastatic renal cell carcinoma presenting as solitary bleeding prostatic metastasis. *J Urol Pathol*. 1997; 7: 127-132.
506. Marlowe SD, Swartz JD, Koenigsberg R, et al. Metastatic hypernephroma to the larynx: an unusual presentation. *Neuroradiology*. 1993; 35(3): 242-243.
507. Matias-Guiu X, Garcia A, Curell R, Prat J. Renal cell carcinoma metastatic to the thyroid gland: a comparative molecular study between the primary and the metastatic tumor. *Endocr Pathol*. 1998; 9(3): 255-260.
508. Melnick SJ, Amazon K, Dembrow V. Metastatic renal cell carcinoma presenting as a parotid tumor: a case report with immunohistochemical findings and a review of the literature. *Hum Pathol*. 1989; 20(2): 195-197.
509. Nishio S, Tsukamoto H, Fukui M, Matsubara T. Hypophyseal metastatic hypernephroma mimicking a pituitary adenoma. Case report. *Neurosurg Rev*. 1992; 15(4): 319-322.
510. Okabe Y, Ohoka H, Miwa T, et al. View from beneath: pathology in focus. Renal cell carcinoma metastasis to the tongue. *J Laryngol Otol*. 1992; 106(3): 282-284.
511. Sim SJ, Ro JY, Ordonez NG, et al. Metastatic renal cell carcinoma to the bladder: a clinicopathologic and immunohistochemical study. *Mod Pathol*. 1999; 12(4): 351-355.
512. Radley MG, McDonald JV, Pilcher WH, Wilbur DC. Late solitary cerebral metastases from renal cell carcinoma: report of two cases. *Surg Neurol*. 1993; 39(3): 230-234.
513. Saitoh H, Hida M, Nakamura K, et al. Metastatic processes and a potential indication of treatment for metastatic lesions of renal adenocarcinoma. *J Urol*. 1982; 128(5): 916-918.
514. Young RH, Hart WR. Renal cell carcinoma metastatic to the ovary: a report of three cases emphasizing possible confusion with ovarian clear cell adenocarcinoma. *Int J Gynecol Pathol*. 1992; 11(2): 96-104.
515. Foucar E, Dehner LP. Renal cell carcinoma occurring with contralateral adrenal metastasis: a clinical and pathological trap. *Arch Surg*. 1979; 114(8): 959-963.
516. Previte SR, Willscher MK, Burke CR. Renal cell carcinoma with solitary contralateral adrenal metastasis: experience with 2 cases. *J Urol*. 1982; 128(1): 132-134.
517. Wick MR, Cherwitz DL, McGlennen RC, Dehner LP. Adrenocortical carcinoma. An immunohistochemical comparison with renal cell carcinoma. *Am J Pathol*. 1986; 122(2): 343-352.
518. McNichols DW, Segura JW, DeWeerd JH. Renal cell carcinoma: long-term survival and late recurrence. *J Urol*. 1981; 126(1): 17-23.
519. Shah IA, Haddad FS, Wheeler L, Chinichian A. Metastatic renal cell carcinoma: late recurrence and prolonged survival. *J Urol Pathol*. 1996; 4: 289-298.
520. Fairlamb DJ. Spontaneous regression of metastases of renal cancer: a report of two cases including the first recorded regression following irradiation of a dominant metastasis and review of the world literature. *Cancer*. 1981; 47(8): 2102-2106.
521. Garfield DH, Kennedy BJ. Regression of metastatic renal cell carcinoma following nephrectomy. *Cancer*. 1972; 30(1): 190-196.
522. Aizawa S, Suzuki M, Kikuchi Y, et al. Clinicopathological study on small renal cell carcinomas with metastases. *Acta Pathol Jpn*. 1987; 37(6): 947-954.
523. Berger A, Brandina R, Atalla MA, et al. Laparoscopic radical nephrectomy for renal cell carcinoma: oncological outcomes at 10 years or more. *J Urol*. 2009; 182(5): 2172-2176.
524. Bissada NK. Renal cell adenocarcinoma. *Surg Gynecol Obstetr*. 1977; 145(1): 97-104.
525. deKernion JB, Berry D. The diagnosis and treatment of renal cell carcinoma. *Cancer*. 1980; 45(7 suppl): 1947-1956.
526. Robson CJ, Churchill BM, Anderson W. The results of radical nephrectomy for renal cell carcinoma. *Trans Am Assoc Genitourin Surg*. 1968; 60: 122-129.
527. Waters WB, Richie JP. Aggressive surgical approach to renal cell carcinoma: review of 130 cases. *J Urol*. 1979; 122(3): 306-309.
528. Rini BI, Garcia J, Elson P, et al. The effect of sunitinib on primary renal cell carcinoma and facilitation of subsequent surgery. *J Urol*. 2012; 187: 1548-1554.
529. Frydenberg M, Malek RS, Zincke H. Conservative renal surgery for renal cell carcinoma in von Hippel-Lindau's disease. *J Urol*. 1993; 149(3): 461-464.
530. Lund GO, Fallon B, Curtis MA, Williams RD. Conservative surgical therapy of localized renal cell carcinoma in von Hippel-Lindau disease. *Cancer*. 1994; 74(9): 2541-2545.
531. Marshall FF, Walsh PC. In situ management of renal tumors: renal cell carcinoma and transitional cell carcinoma. *J Urol*. 1984; 131(6): 1045-1049.
532. Novick AC. Partial nephrectomy for renal cell carcinoma. *Urol Clin North Am*. 1987; 14(2): 419-433.
533. Topley M, Novick AC, Montie JE. Long-term results following partial nephrectomy for localized renal adenocarcinoma. *J Urol*. 1984; 131(6): 1050-1052.
534. Steinbach F, Stockle M, Muller SC, et al. Conservative surgery of renal cell tumors in 140 patients: 21 years of experience. *J Urol*. 1992; 148(1): 24-29, discussion 29-30.
535. Stephens R, Graham SD Jr. Enucleation of tumor versus partial nephrectomy as conservative treatment of renal cell carcinoma. *Cancer*. 1990; 65(12): 2663-2667.
536. Atkins MB, Dutcher J, Weiss G, et al. Kidney cancer: the Cytokine Working Group experience(1986–2001): part I. IL-2-based clinical trials. *Med Oncol*. 2001; 18(3): 197-207.

537. Nathan PD, Eisen TG. The biological treatment of renal-cell carcinoma and melanoma. *Lancet Oncol*. 2002; 3(2): 89-96.
538. Pantuck AJ, Zisman A, Belldegrun A. Gene and immune therapy for renal cell carcinoma. *Int J Urol*. 2001; 8(7): S1-S4.
539. Herrmann E, Bierer S, Wulfing C. Update on systemic therapies of metastatic renal cell carcinoma. *World J Urol*. 2010; 28(3): 303-309.
540. Cheville JC, Lohse CM, Zincke H, et al. Comparisons of outcome and prognostic features among histologic subtypes of renal cell carcinoma. *Am J Surg Pathol*. 2003; 27(5): 612-624.
541. Rini B, McKiernan JM, Chang SS, et al. Amin MB, ed. *AJCC Cancer Staging Manual*. 8th ed. New York: Springer; 2017.
542. Bonsib SM, Gibson D, Mhoon M, Greene GF. Renal sinus involvement in renal cell carcinomas. *Am J Surg Pathol*. 2000; 24: 451-458.
543. Bonsib SM. T2 clear cell renal cell carcinoma is a rare entity: a study of 120 clear cell renal cell carcinomas. *Am J Surg Pathol*. 2005; 174: 1199-1202.
544. Trpkov K, Grignon DJ, Bonsib SM, et al. Handling and staging of renal cell carcinoma: the International Society of Urological Pathology Consensus(ISUP) conference recommendations. *Am J Surg Pathol*. 2013; 37: 1505-1517.
545. Jung SJ, Ro JY, Truong LD, et al. Reappraisal of T3N0/NxM0 renal cell carcinoma: significance of extent of fat invasion, renal vein invasion, and adrenal invasion. *Hum Pathol*. 2008; 39(11): 1689-1694.
546. Selli C, Hinshaw WM, Woodard BH, Paulson DF. Stratification of risk factors in renal cell carcinoma. *Cancer*. 1984; 52: 270-275.
547. Fuhrman SA, Lasky LC, Limas C. Prognostic significance of morphologic parameters in renal cell carcinoma. *Am J Surg Pathol*. 1982; 6(7): 655-663.
548. Kay S. Renal carcinoma. A 10-year study. *Am J Clin Pathol*. 1968; 50(4): 428-432.
549. Medeiros LJ, Gelb AB, Weiss LM. Renal cell carcinoma. Prognostic significance of morphologic parameters in 21 cases. *Cancer*. 1988; 61: 1639-1651.
550. Delahunt B, Kittelson JM, McCredie MR, et al. Prognostic importance of tumor size for localized conventional(clear cell) renal cell carcinoma: assessment of TNM T1 and T2 tumor categories and comparison with other prognostic parameters. *Cancer*. 2002; 94(3): 658-664.
551. Elmore JM, Kadesky KT, Koeneman KS, Sagalowsky AI. Reassessment of the 1997 TNM classification system for renal cell carcinoma: a 5-cm T1/T2 cutoff is a better predictor of clinical outcome. *Cancer*. 2003; 98: 2329-2334.
552. Kinouchi T, Saiki S, Meguro N, et al. Impact of tumor size on the clinical outcomes of patients with Robson State I renal cell carcinoma. *Cancer*. 1999; 85(3): 689-695.
553. Herrera LP, Jorda M, Reis I, et al. The potential value of a simple two-level grading system for renal cell carcinomas. *Lab Invest*. 2009; 89(suppl 1): 172A.
554. Mrstik C, Salamon J, Weber R, Stogermayer F. Microscopic venous infiltration as predictor of relapse in renal cell carcinoma. *J Urol*. 1992; 148(2 Pt 1): 271-274.
555. Van Poppel H, Vandendriessche H, Boel K, et al. Microscopic vascular invasion is the most relevant prognosticator after radical nephrectomy for clinically nonmetastatic renal cell carcinoma. *J Urol*. 1997; 158(1): 45-49.
556. Lanigan D, Conroy R, Barry-Walsh C, et al. A comparative analysis of grading systems in renal adenocarcinoma. *Histopathology*. 1994; 24(5): 473-476.
557. Medeiros LJ, Jones EC, Aizawa S, et al. Grading of renal cell carcinoma: Workgroup No. 2. Union Internationale Contre le Cancer and the American Joint Committee on Cancer (AJCC). *Cancer*. 1997; 80(5): 990-991.
558. Minervini A, Lilas L, Minervini R, Selli C. Prognostic value of nuclear grading in patients with intracapsular(pT1–pT2) renal cell carcinoma. Long-term analysis in 213 patients. *Cancer*. 2002; 94(10): 2590-2595.
559. Sika-Paotonu D, Bethwaite PB, McCredie MR, et al. Nucleolar grade but not Fuhrman grade is applicable to papillary renal cell carcinoma. *Am J Surg Pathol*. 2006; 30: 1091-1096.
560. Gelb AB, Shibuya RB, Weiss LM, Medeiros LJ. Stage I renal cell carcinoma. A clinicopathologic study of 82 cases. *Am J Surg Pathol*. 1993; 17(3): 275-286.
561. Delahunt B, Cheville JC, Martignoni G, et al. The International Society of Urological Pathology(ISUP) grading system for renal cell carcinoma and other prognostic parameters. *Am J Surg Pathol*. 2013; 37: 1490-1504.
562. Dagher J, Delahunt B, Rioux-Leclercq N, et al. Clear cell renal cell carcinoma: validation of WHO/ISUP grading. *Histopathol*. 2017.
563. Lohse CM, Blute ML, Zincke H, et al. Comparison of standardized and nonstandardized nuclear grade of renal cell carcinoma to predict outcome among 2,042 patients. *Am J Clin Pathol*. 2002; 118(6): 877-886.
564. Montironi R, Santinelli A, Pomante R, et al. Morphometric index of adult renal cell carcinoma. Comparison with the Fuhrman grading system. *Virchows Arch*. 2000; 437(1): 82-89.
565. Pound CR, Partin AW, Epstein JI, et al. Nuclear morphometry accurately predicts recurrence in clinically localized renal cell carcinoma. *Urology*. 1993; 42(3): 243-248.
566. Sengupta S, Lohse CM, Leibovich BC, et al. Histologic coagulative tumor necrosis as a prognostic indicator of renal cell carcinoma aggressiveness. *Cancer*. 2005; 104(3): 511-520.
567. Khor LY, Dhakal HP, Jia X, et al. Tumor necrosis adds prognostically significant information to grade in clear cell renal cell carcinoma: a study of 842 consecutive cases from a single institution. *Am J Surg Pathol*. 2016; 40: 1224-1231.
568. Delahunt B, McKenney JK, Lohse CM, et al. A novel grading system for clear cell renal cell carcinoma incorporating tumor necrosis. *Am J Surg Pathol*. 2013; 37: 311-322.
569. Delahunt B, Eble JN. Papillary adenoma of the kidney: an evolving concept. *J Urol Pathol*. 1997; 7: 99-112.
570. Grignon DJ, Eble JN. Papillary and metanephric adenomas of the kidney. *Semin Diagn Pathol*. 1998; 15(1): 41-53.
571. Ligato S, Ro JY, Tamboli P, et al. Benign tumors and tumor-like lesions of the adult kidney. Part I: benign renal epithelial neoplasms. *Adv Anat Pathol*. 1999; 6(1): 1-11.
572. Eble J, Moch H, Amin MB, et al. Papillary adenoma. In: Moch H, Humphrey PA, Ulbright TM, Reuter VE, eds. *WHO Classification of Tumours of the Urinary System and Male Genital Organs*. Lyon: IARC Press; 2016.
573. Suzuki M, Nikaido T, Ikegami M, et al. Renal adenoma. Clinicopathological and histochemical studies. *Acta Pathol Jpn*. 1989; 39(11): 731-736.
574. Hughson MD, Hennigar GR, McManus JF. Atypical cysts, acquired renal cystic disease, and renal cell tumors in end stage dialysis kidneys. *Lab Invest*. 1980; 42(4): 475-480.
575. Kobs DGI, Crotty K, Orihuela E, Cowan DF. Renal adenomatosis in acquired renal cystic disease without dialysis. *J Urol Pathol*. 1996; 4: 273-282.
576. Perez-Ordonez B, Hamed G, Campbell S, et al. Renal oncocytoma: a clinicopathologic study of 70 cases. *Am J Surg Pathol*. 1997; 21(8): 871-883.
577. Choi H, Almagro UA, McManus JT, et al. Renal oncocytoma. A clinicopathologic study. *Cancer*. 1983; 51(10): 1887-1896.
578. Kadesky KT, Fulgham PF. Bilateral multifocal renal oncocytoma: case report and review of the literature. *J Urol*. 1993; 150(4): 1227-1228.
579. Hes O, Michal M, Sima R, et al. Renal oncocytoma with and without intravascular extension into the branches of renal vein have the same morphological, immunohistochemical and genetic features. *Virchows Arch*. 2008; 452(3): 285-293.
580. Trpkov K, Yilmaz A, Uzer D, et al. Renal oncocytoma revisited: a clinicopathological study of 109 cases with emphasis on problematic diagnostic features. *Histopathol*. 2010; 57: 893-906.
581. Wobker SE, et al. Renal oncocytoma with vascular invasion: a series of 22 cases. *Hum Pathol*. 2016; 58: 1-6.
582. Amin MB, Crotty TB, Tickoo SK, Farrow GM. Renal oncocytoma: a reappraisal of morphologic features with clinicopathologic findings in 80 cases. *Am J Surg Pathol*. 1997; 21: 1-12.
583. Davidson AJ, Hayes WS, Hartman DS, et al. Renal oncocytoma and carcinoma: failure of differentiation with CT. *Radiology*. 1993; 186(3): 693-696.
584. Lieber MM, Tomera KM, Farrow GM. Renal oncocytoma. *J Urol*. 1981; 125: 481-485.
585. Barnes CA, Beckman EN. Renal oncocytoma and its congeners. *Am J Clin Pathol*. 1983; 79(3): 312-318.
586. Merino MJ, Livolsi VA. Oncocytomas of the kidney. *Cancer*. 1982; 50(9): 1852-1856.
587. Hes O, Michal M, Boudova L, et al. Small cell variant of renal oncocytoma—a rare and misleading type of benign renal tumor. *Int J Surg Pathol*. 2001; 9(3): 215-222.
588. Shimazaki H, Tanaka K, Aida S, et al. Renal oncocytoma with intracytoplasmic lumina: a case report with ultrastructural findings of "oncoblasts.". *Ultrastruct Pathol*. 2001; 25(2): 153-158.
589. Lefèvre M, Couturier J, Sibony M, et al. Adult papillary renal tumor with oncocytic cells: clinicopathologic, immunohistochemical, and cytogenetic features of ten cases. *Am J Surg Pathol*. 2005; 29: 1576-1581.
590. Li G, Barthelemy A, Feng G, et al. S100A1: a powerful marker to differentiate chromophobe renal cell carcinoma from renal oncocytoma. *Histopathology*. 2007; 50(5): 642-647.
591. Hes O, Michal M, Kuroda N, et al. Vimentin reactivity in renal oncocytoma: immunohistochemical study of 234 cases. *Arch Pathol Lab Med*. 2007; 131(12): 1782-1788.
592. Pitz S, Moll R, Storkel S, Thoenes W. Expression of intermediate filament proteins in subtypes of renal cell carcinomas and in renal oncocytomas. Distinction of two classes of renal cell tumors. *Lab Invest*. 1987; 56(6): 642-653.
593. Zhou M, Roma A, Magi-Galluzzi C. The usefulness of immunohistochemical markers in the differential diagnosis of renal neoplasms. *Clin Lab Med*. 2005; 25: 247-257.
594. Wu SL, Kothari P, Wheeler TM, et al. Cytokeratins 7 and 20 immunoreactivity in chromophobe renal cell carcinomas and renal oncocytomas. *Mod Pathol*. 2002; 15(7): 712-717.
595. Chang A, Harawi SJ. Oncocytes, oncocytosis, and oncocytic tumors. *Pathol Ann*. 1992; 27(Pt 1): 263-304.
596. Eble JN, Hull MT. Morphologic features of renal oncocytoma: a light and electron microscopic study. *Hum Pathol*. 1984; 15(11): 1054-1061.
597. Lloreta-Trull J, Serrano S. Biology and pathology

of the mitochondrion. *Ultrastruct Pathol*. 1998; 22(5): 357-367.
598. Tallini G. Oncocytic tumours. *Virchows Arch*. 1998; 433(1): 5-12.
599. Paner GP, Lindgren V, Jacobson K, et al. High incidence of chromosome 1 abnormalities in a series of 27 renal oncocytomas: cytogenetic and fluorescence in situ hybridization studies. *Arch Pathol Lab Med*. 2007; 131(1): 81-85.
600. Brunelli M1, Delahunt B, Gobbo S, et al. Diagnostic usefulness of fluorescent cytogenetics in differentiating chromophobe renal cell carcinoma from renal oncocytoma: a validation study combining metaphase and interphase analyses. *Am J Clin Pathol*. 2010; 133: 116-126.
601. Alanen KA, Ekfors TO, Lipasti JA, Nurmi MJ. Renal oncocytoma: the incidence of 18 surgical and 12 autopsy cases. *Histopathology*. 1984; 8(5): 731-737.
602. Davis CJJ, Sesterhenn IA, Mostofi FK, Ho CK. Renal oncocytoma. Clinicopathological study of 166 patients. *J Urogen Pathol*. 1991; 1: 41-52.
603. Klein MJ, Valensi QJ. Proximal tubular adenomas of kidney with so-called oncocytic features. A clinicopathologic study of 13 cases of a rarely reported neoplasm. *Cancer*. 1976; 38(2): 906-914.
604. Lewi HJE, Alexander CA, Fleming S. Renal oncocytoma. *Br J Urol*. 1986; 58: 12-15.
605. Medeiros LJ, Gelb AB, Weiss LM. Low-grade renal cell carcinoma. A clinicopathologic study of 53 cases. *Am J Surg Pathol*. 1987; 11(8): 633-642.
606. Dishongh KM, Quick CM, Gokden N. Renal oncocytomas with atypical features: a clinicopathologic analysis of 34 cases. *Lab Invest*. 2009; 89(suppl 1): 166A.
607. Uzer D, Yilmaz A, Bismar T, Trpkov K. Worrisome and atypical features in renal oncocytoma: clinicopathological analysis of 76 cases. *Lab Invest*. 2009; 89(suppl 1): 199A.
608. Tickoo SK, Amin MB. Discriminant nuclear features of renal oncocytoma and chromophobe renal cell carcinoma. Analysis of their potential utility in the differential diagnosis. *Am J Clin Pathol*. 1998; 110(6): 782-787.
609. Chen TS, McNally M, Hulbert W, et al. Renal oncocytosis presenting in childhood: a case report. *Int J Surg Pathol*. 2003; 11(4): 325-329.
610. Gobbo S, Eble JN, Delahunt B, et al. Renal cell neoplasms of oncocytosis have distinct morphologic, immunohistochemical, and cytogenetic profiles. *Am J Surg Pathol*. 2010; 34(5): 620-626.
611. Capella C, Eusebi V, Rosai J. Primary oat cell carcinoma of the kidney. *Am J Surg Pathol*. 1984; 8(11): 855-861.
612. Gonzalez-Lois C, Madero S, Redondo P, et al. Small cell carcinoma of the kidney: a case report and review of the literature. *Arch Pathol Lab Med*. 2001; 125(6): 796-798.
613. Lane BR, Chery F, Jour G, et al. Renal neuroendocrine tumours: a clinicopathological study. *BJU Int*. 2007; 100: 1030-1035.
614. Morgan KG, Banerjee SS, Eyden BP, Barnard RJ. Primary small cell neuroendocrine carcinoma of the kidney. *Ultrastruct Pathol*. 1996; 20(2): 141-144.
615. Tetu B, Ro JY, Ayala AG, et al. Small cell carcinoma of the kidney. A clinicopathologic, immunohistochemical, and ultrastructural study. *Cancer*. 1987; 60(8): 1809-1814.
616. Essenfeld H, Manivel JC, Benedette P, Albores-Saavedra J. Small cell carcinoma of the renal pelvis. A clinicopathologic, morphologic and histochemical study of 2 cases. *J Urol*. 1991; 144: 344-347.
617. La Rosa S, Bernasconi B, Micello D, et al. Primary small cell neuroendocrine carcinoma of the kidney: morphological, immunohistochemical, ultrastructural, and cytogenetic study of a case and review of the literature. *Endocr Pathol*. 2009; 20(1): 24-34.
618. Mills SE, Weiss MA, Swanson PE, Wick MR. Small cell undifferentiated carcinoma of the renal pelvis. A light microscopic, immunocytochemical, and ultrastructural study. *Surg Pathol*. 1988; 1: 83-88.
619. Bégin LR, Jamison BM. Renal carcinoid—a tumor of probable hindgut neuroendocrine phenotype. Report of a case and literature review. *J Urol Pathol*. 1993; 3: 269-282.
620. Unger PD, Russell A, Thung SN, Gordon RE. Primary renal carcinoid. *Arch Pathol Lab Med*. 1990; 114(1): 68-71.
621. Zak FG, Jindrak K, Capozzi F. Carcinoidal tumor of the kidney. *Ultrastruct Pathol*. 1983; 4(1): 51-59.
622. Fetissof F, Benatre A, Dubois MP, et al. Carcinoid tumor occurring in a teratoid malformation of the kidney. An immunohistochemical study. *Cancer*. 1984; 54(10): 2305-2308.
623. Kojiro M, Ohishi H, Isobe H. Carcinoid tumor occurring in cystic teratoma of the kidney: a case report. *Cancer*. 1976; 38(4): 1636-1640.
624. Yoo J, Park S, Jung Lee H, et al. Primary carcinoid tumor arising in a mature teratoma of the kidney: a case report and review of the literature. *Arch Pathol Lab Med*. 2002; 126(8): 979-981.
625. Huettner PC, Bird DJ, Chang YC, Seiler MW. Carcinoid tumor of the kidney with morphologic and immunohistochemical profile of a hindgut endocrine tumor: report of a case. *Ultrastruct Pathol*. 1991; 15(6): 655-661.
626. Murali R, Kneale K, Lalak N, Delprado W. Carcinoid tumors of the urinary tract and prostate. *Arch Pathol Lab Med*. 2006; 130(11): 1693-1706.
627. Raslan WF, Ro JY, Ordonez NG, et al. Primary carcinoid of the kidney. Immunohistochemical and ultrastructural studies of five patients. *Cancer*. 1993; 72(9): 2660-2666.
628. Takeshima Y, Inai K, Yoneda K. Primary carcinoid tumor of the kidney with special reference to its histogenesis. *Pathol Int*. 1996; 46(11): 894-900.
629. Hannah J, Lippe B, Lai-Goldman M, Bhuta S. Oncocytic carcinoid of the kidney associated with periodic Cushing's syndrome. *Cancer*. 1988; 61(10): 2136-2140.
630. Hansel DE, Epstein JI, Berbescu E, et al. Renal carcinoid tumor: a clinicopathologic study of 21 cases. *Am J Surg Pathol*. 2007; 31(10): 1539-1544.
631. Pagni F, Galbiati E, Bono F, Di Bella C. Renal hilus paraganglioma: a case report and brief review. *Pathologica*. 2009; 101: 89-92.
632. Hes O, de Souza TG, Pivovarcikova K, et al. Distinctive renal cell tumor simulating atrophic kidney with 2 types of microcalcifications. Report of 3 cases. *Ann Diagn Pathol*. 2014; 18: 82-88.
633. Pacchioni D, Volante M, Casetta G, et al. Myxoid renal tumor with myoepithelial differentiation mimicking a salivary gland pleomorphic adenoma: description of a case. *Am J Surg Pathol*. 2007; 31(4): 632-636.
634. Cajaiba MM, Jennings LJ, Rohan SM, et al. Expanding the spectrum of renal tumors in children: primary renal myoepithelial carcinomas with a novel EWSR1-KLF15 fusion. *Am J Surg Pathol*. 2016; 40: 386-394.
635. Strobel P, Zettl A, Ren Z, et al. Spiradenocylindroma of the kidney: clinical and genetic findings suggesting a role of somatic mutation of the CYLD1 gene in the oncogenesis of an unusual renal neoplasm. *Am J Surg Pathol*. 2002; 26(1): 119-124.
636. Renshaw AA, Shapiro C, Fletcher JA, Pins MR. An unusual papillary tumor of the renal medulla. Distinction from usual papillary renal cell carcinoma and collecting duct carcinoma. *J Urol Pathol*. 1998; 8: 121-133.
637. Ditonno P, Smith RB, Koyle MA, et al. Extrarenal angiomyolipomas of the perinephric space. *J Urol*. 1992; 147(2): 447-450.
638. Hruban RH, Bhagavan BS, Epstein JI. Massive retroperitoneal angiomyolipoma. A lesion that may be confused with well-differentiated liposarcoma. *Am J Clin Pathol*. 1989; 92(6): 805-808.
639. Righi A, Dimosthenous K, Rosai J. PEComa: another member of the MiT tumor family? *Int J Surg Pathol*. 2008; 16(1): 16-20.
640. Hornick JL, Fletcher CD. PEComa: what do we know so far? *Histopathology*. 2006; 48(1): 75-82.
641. Martignoni G, Pea M, Reghellin D, et al. PEComas: the past, the present and the future. *Virchows Arch*. 2008; 452(2): 119-132.
642. Mukai M, Torikata C, Iri H, et al. Crystalloids in angiomyolipoma. 1. A previously unnoticed phenomenon of renal angiomyolipoma occurring at a high frequency. *Am J Surg Pathol*. 1992; 16(1): 1-10.
643. Monga G, Ramponi A, Falzoni PU, Boldorini R. Renal and hepatic angiomyolipomas in a child without evidence of tuberous sclerosis. *Pathol Res Pract*. 1994; 190(12): 1208-1211, discussion 1212-1213.
644. Chan JK, Tsang WY, Pau MY, et al. Lymphangiomyomatosis and angiomyolipoma: closely related entities characterized by hamartomatous proliferation of HMB-45-positive smooth muscle. *Histopathology*. 1993; 22(5): 445-455.
645. Monteforte WJ Jr, Kohnen PW. Angiomyolipomas in a case of lymphangiomyomatosis syndrome: relationships to tuberous sclerosis. *Cancer*. 1974; 34(2): 317-321.
646. Fetsch PA, Fetsch JF, Marincola FM, et al. Comparison of melanoma antigen recognized by T cells(MART-1) to HMB-45: additional evidence to support a common lineage for angiomyolipoma, lymphangiomyomatosis, and clear cell sugar tumor. *Mod Pathol*. 1998; 11(8): 699-703.
647. Yavuz E, Cakr C, Tuzlal S, et al. Uterine perivascular epithelioid cell tumor coexisting with pulmonary lymphangioleiomyomatosis and renal angiomyolipoma: a case report. *Appl Immunohistochem Mol Morphol*. 2008; 16(4): 405-409.
648. Steiner MS, Goldman SM, Fishman EK, Marshall FF. The natural history of renal angiomyolipoma. *J Urol*. 1993; 150(6): 1782-1786.
649. Bernstein J, Robbins TO, Kissane JM. The renal lesions of tuberous sclerosis. *Semin Diagn Pathol*. 1986; 3(2): 97-105.
650. Martignoni G, Bonetti F, Pea M, et al. Renal disease in adults with TSC2/PKD1 contiguous gene syndrome. *Am J Surg Pathol*. 2002; 26(2): 198-205.
651. Daughtry JD, Rodan BA. Renal angiomyolipoma: definitive diagnosis by ultrasonography and computerized tomography. *South Med J*. 1985; 78(2): 195-197.
652. Bonzanini M, Pea M, Martignoni G, et al. Preoperative diagnosis of renal angiomyolipoma: fine needle aspiration cytology and immunocytochemical characterization. *Pathology*. 1994; 26(2): 170-175.
653. Granter SR, Renshaw AA. Cytologic analysis of renal angiomyolipoma: a comparison of radiologically classic and challenging cases. *Cancer*. 1999; 87(3): 135-140.
654. Eble JN. Angiomyolipoma of kidney. *Semin Diagn Pathol*. 1998; 15(1): 21-40.
655. Hayashi T, Tsuda N, Chowdhury PR, et al. Renal angiomyolipoma: clinicopathologic features and differential diagnosis. *J Urol Pathol*. 1999; 10:

121-140.
656. Kilicaslan I, Gulluoglu MG, Dogan O, Uysal V. Intraglomerular microlesions in renal angiomyolipoma. *Hum Pathol*. 2000; 31(10): 1325-1328.
657. Davis CJ, Barton JH, Sesterhenn IA. Cystic angiomyolipoma of the kidney: a clinicopathologic description of 11 cases. *Mod Pathol*. 2006; 19(5): 669-674.
658. Fine SW, Reuter VE, Epstein JI, Argani P. Angiomyolipoma with epithelial cysts (AMLEC): a distinct cystic variant of angiomyolipoma. *Am J Surg Pathol*. 2006; 30(5): 593-599.
659. Hoon V, Thung SN, Kaneko M, Unger PD. HMB-45 reactivity in renal angiomyolipoma and lymphangioleiomyomatosis. *Arch Pathol Lab Med*. 1994; 118(7): 732-734.
660. Jungbluth AA, Iversen K, Coplan K, et al. Expression of melanocyte-associated markers gp-100 and Melan-A/MART-1 in angiomyolipomas. An immunohistochemical and rt-PCR analysis. *Virchows Arch*. 1999; 434(5): 429-435.
661. Makhlouf HR, Ishak KG, Shekar R, et al. Melanoma markers in angiomyolipoma of the liver and kidney: a comparative study. *Arch Pathol Lab Med*. 2002; 126(1): 49-55.
662. Pea M, Bonetti F, Zamboni G, et al. Melanocyte-marker-HMB-45 is regularly expressed in angiomyolipoma of the kidney. *Pathology*. 1991; 23(3): 185-188.
663. Roma AA, Magi-Galluzzi C, Zhou M. Differential expression of melanocytic markers in myoid, lipomatous, and vascular components of renal angiomyolipomas. *Arch Pathol Lab Med*. 2007; 131(1): 122-125.
664. Stone CH, Lee MW, Amin MB, et al. Renal angiomyolipoma: further immunophenotypic characterization of an expanding morphologic spectrum. *Arch Pathol Lab Med*. 2001; 125(6): 751-758.
665. Weeks DA, Chase DR, Malott RL, et al. HMB-45 staining in angiomyolipoma,cardiac rhabdomyoma, other mesenchymal processes, and tuberous sclerosis-associated brain lesions. *Int J Surg Pathol*. 1994; 1: 191-198.
666. Zamecnik M, Majercik M, Gomolcak P. Renal angiomyolipoma resembling gastrointestinal stromal tumor with skenoid fibers. *Ann Diagn Pathol*. 1999; 3(2): 88-91.
667. Martignoni G, Pea M, Gobbo S, et al. Cathepsin-K immunoreactivity distinguishes MiTF/TFE family renal translocation carcinomas from other renal carcinomas. *Mod Pathol*. 2009; 22: 1016-1022.
668. Patil PA, McKenney JK, Trpkov K, et al. Renal leiomyoma: a contemporary multi-institution study of an infrequent and frequently misclassified neoplasm. *Am J Surg Pathol*. 2015; 39: 349-356.
669. Martignoni G, Bonetti F, Chilosi M, et al. Cathepsin K expression in the spectrum of perivascular epithelioid cell(PEC) lesions of the kidney. *Mod Pathol*. 2012; 25: 100-111.
670. Barnard M, Lajoie G. Angiomyolipoma: immunohistochemical and ultrastructural study of 14 cases. *Ultrastruct Pathol*. 2001; 25(1): 21-29.
671. Kaiserling E, Krober S, Xiao JC, Schaumburg-Lever G. Angiomyolipoma of the kidney. Immunoreactivity with HMB-45. Light- and electron-microscopic findings. *Histopathology*. 1994; 25(1): 41-48.
672. Liwnicz BH, Weeks DA, Zuppan CW. Extrarenal angiomyolipoma with melanocytic and hibernoma-like features. *Ultrastruct Pathol*. 1994; 18(4): 443-448.
673. Plank TL, Logginidou H, Klein-Szanto A, Henske EP. The expression of hamartin, the product of the TSC1 gene, in normal human tissues and in TSC1- and TSC2-linked angiomyolipomas. *Mod Pathol*. 1999; 12(5): 539-545.
674. Johnson SR, Clelland CA, Ronan J, et al. The TSC-2 product tuberin is expressed in lymphangioleiomyomatosis and angiomyolipoma. *Histopathology*. 2002; 40(5): 458-463.
675. Bonsib SM, Boils C, Gokden N, et al. Tuberous sclerosis complex: hamartin and tuberin expression in renal cysts and its discordant expression in renal neoplasms. *Pathol Res Pract*. 2016; 212: 972-979.
676. Argani P, Aulmann S, Illei PB, et al. A distinctive subset of PEComas harbors TFE3 gene fusions. *Am J Surg Pathol*. 2010; 34(10): 1395-1406.
677. Malinowska I, Kwiatkowski DJ, Weiss S, et al. Perivascular epithelioid cell tumors (PEComas) harboring TFE3 gene rearrangements lack the TSC2 alterations characteristic of conventional PEComas: further evidence for a biological distinction. *Am J Surg Pathol*. 2012; 36: 783-784.
678. Eble JN, Amin MB, Young RH. Epithelioid angiomyolipoma of the kidney: a report of five cases with a prominent and diagnostically confusing epithelioid smooth muscle component. *Am J Surg Pathol*. 1997; 21(10): 1123-1130.
679. Asch-Kendrick RJ, Shetty S, Goldblum JR, et al. A subset of fat-predominant angiomyolipomas label for MDM2: a potential diagnostic pitfall. *Hum Pathol*. 2016; 57: 7-12.
680. Delgado R, de Leon Bojorge B, Albores-Saavedra J. Atypical angiomyolipoma of the kidney: a distinct morphologic variant that is easily confused with a variety of malignant neoplasms. *Cancer*. 1998; 83(8): 1581-1592.
681. Mai KT, Perkins DG, Collins JP. Epithelioid cell variant of renal angiomyolipoma. *Histopathology*. 1996; 28(3): 277-280.
682. Nese N, Martignoni G, Fletcher CD, et al. Renal perivascular epithelioid cell tumors [(PEComa), so called epithelioid angiomyolipoma(EAML)]: analysis of 61 cases including 44 with pure/predominant epithelioid(P-PEComa) morphology and parameters associated with malignant outcome. *Lab Invest*. 2009; 89(suppl 1): 186A.
683. Hes O, Michal M. Renal oncocytic angiomyolipoma. *Int J Surg Pathol*. 2004; 12(4): 421, author reply 422.
684. Martignoni G, Pea M, Bonetti F, et al. Oncocytoma-like angiomyolipoma. A clinicopathologic and immunohistochemical study of 2 cases. *Arch Pathol Lab Med*. 2002; 126(5): 610-612.
685. Sironi M, Spinelli M. Oncocytic angiomyolipoma of the kidney: a case report. *Int J Surg Pathol*. 2003; 11(3): 229-234.
686. Oesterling JE, Fishman EK, Goldman SM, Marshall FF. The management of renal angiomyolipoma. *J Urol*. 1986; 135(6): 1121-1124.
687. Kragel PJ, Toker C. Infiltrating recurrent renal angiomyolipoma with fatal outcome. *J Urol*. 1985; 133(1): 90-91.
688. Ansari SJ, Stephenson RA, Mackay B. Angiomyolipoma of the kidney with lymph node involvement. *Ultrastruct Pathol*. 1991; 15(4-5): 531-538.
689. Brecher ME, Gill WB, Straus FH 2nd. Angiomyolipoma with regional lymph node involvement and long-term follow-up study. *Hum Pathol*. 1986; 17(9): 962-963.
690. Ro JY, Ayala AG, el-Naggar A, et al. Angiomyolipoma of kidney with lymph node involvement. DNA flow cytometric analysis. *Arch Pathol Lab Med*. 1990; 114(1): 65-67.
691. Cibas ES, Goss GA, Kulke MH, et al. Malignant epithelioid angiomyolipoma ('sarcoma ex angiomyolipoma') of the kidney: a case report and review of the literature. *Am J Surg Pathol*. 2001; 25(1): 121-126.
692. Ferry JA, Malt RA, Young RH. Renal angiomyolipoma with sarcomatous transformation and pulmonary metastases. *Am J Surg Pathol*. 1991; 15(11): 1083-1088.
693. Kawaguchi K, Oda Y, Nakanishi K, et al. Malignant transformation of renal angiomyolipoma: a case report. *Am J Surg Pathol*. 2002; 26(4): 523-529.
694. Martignoni G, Pea M, Rigaud G, et al. Renal angiomyolipoma with epithelioid sarcomatous transformation and metastases: demonstration of the same genetic defects in the primary and metastatic lesions. *Am J Surg Pathol*. 2000; 24(6): 889-894.
695. He W, Cheville JC, Sadow PM, et al. Epithelioid angiomyolipoma of the kidney: pathological features and clinical outcome in a series of consecutively resected tumors. *Mod Pathol*. 2013; 26: 1355-1364.
696. Brimo F, Robinson B, Guo C, et al. Renal epithelioid angiomyolipoma with atypia: a series of 40 cases with emphasis on clinicopathologic prognostic indicators of malignancy. *Am J Surg Pathol*. 2010; 34(5): 715-722.
697. Aydin H, Magi-Galluzzi C, Lane BR, et al. Renal angiomyolipoma: clinicopathologic study of 194 cases with emphasis on the epithelioid histology and tuberous sclerosis association. *Am J Surg Pathol*. 2009; 33(2): 289-297.
698. Conn JW, Cohen EL, Lucas CP, et al. Primary reninism. Hypertension, hyperreninemia, and secondary aldosteronism due to renin-producing juxtaglomerular cell tumors. *Arch Int Med*. 1972; 130(5): 682-696.
699. Duan X, Bruneval P, Hammadeh R, et al. Metastatic juxtaglomerular cell tumor in a 52-year-old man. *Am J Surg Pathol*. 2004; 28(8): 1098-1102.
700. Kodet R, Taylor M, Vachalova H, Pycha K. Juxtaglomerular cell tumor. An immunohistochemical, electron-microscopic, and in situ hybridization study. *Am J Surg Pathol*. 1994; 18(8): 837-842.
701. Martin SA, Mynderse LA, Lager DJ, Cheville JC. Juxtaglomerular cell tumor: a clinicopathologic study of four cases and review of the literature. *Am J Clin Pathol*. 2001; 116(6): 854-863.
702. Gherardi GJ, Arya S, Hickler RB. Juxtaglomerular body tumor: a rare occult but curable cause of lethal hypertension. *Hum Pathol*. 1974; 5(2): 236-240.
703. Tetu B, Vaillancourt L, Camilleri JP, et al. Juxtaglomerular cell tumor of the kidney: report of two cases with a papillary pattern. *Hum Pathol*. 1993; 24(11): 1168-1174.
704. Camilleri JP, Hinglais N, Bruneval P, et al. Renin storage and cell differentiation in juxtaglomerular cell tumors: an immunohistochemical and ultrastructural study of three cases. *Hum Pathol*. 1984; 15(11): 1069-1079.
705. Bonsib SM, Hansen KK. Juxtaglomerular cell tumors: a report of two cases with HMB-45 immunostaining. *J Urol Pathol*. 1998; 9: 61-72.
706. Kim HJ, Kim CH, Choi YJ, et al. Juxtaglomerular cell tumor of kidney with CD34 and CD117 immunoreactivity: report of 5 cases. *Arch Pathol Lab Med*. 2006; 130(5): 707-711.
707. Hasegawa A. Juxtaglomerular cells tumor of the kidney: a case report with electron microscopic and flow cytometric investigation. *Ultrastruct Pathol*. 1997; 21(2): 201-208.
708. Kim CH, Park YW, Ordonez NG, et al. Juxtaglomerular cell tumor of the kidney: case report with immunohistochemical and electron microscopic investigations and review of the literature. *Int J Surg Pathol*. 1999; 7: 115-123.
709. Lindop GB, Stewart JA, Downie TT. The immunocytochemical demonstration of renin in a juxtaglomerular cell tumour by light and electron microscopy. *Histopathology*. 1983; 7(3): 421-431.
710. Brandal P, Busund LT, Heim S. Chromosome abnormalities in juxtaglomerular cell tumors. *Can-*

cer. 2005; 104(3): 504-510.

711. Capovilla M, Couturier J, Molinie V, et al. Loss of chromosomes 9 and 11 may be recurrent chromosome imbalances in juxtaglomerular cell tumors. *Hum Pathol.* 2008; 39(3): 459-462.
712. Squires JP, Ulbright TM, DeSchryver-Kecskemeti K, Engleman W. Juxtaglomerular cell tumor of the kidney. *Cancer.* 1984; 53(3): 516-523.
713. Lindop GB, Leckie B, Winearls CG. Malignant hypertension due to a renin-secreting renal cell carcinoma—an ultrastructural and immunocytochemical study. *Histopathology.* 1986; 10(10): 1077-1088.
714. Ruddy MC, Atlas SA, Salerno FG. Hypertension associated with a renin-secreting adenocarcinoma of the pancreas. *N Engl J Med.* 1982; 307(16): 993-997.
715. Tomita T, Poisner A, Inagami T. Immunohistochemical localization of renin in renal tumors. *Am J Pathol.* 1987; 126(1): 73-80.
716. Michal M, Hes O, Bisceglia M, et al. Mixed epithelial and stromal tumors of the kidney. A report of 22 cases. *Virchows Arch.* 2004; 445(4): 359-367.
717. Turbiner J, Amin MB, Humphrey PA, et al. Cystic nephroma and mixed epithelial and stromal tumor of kidney: a detailed clinicopathologic analysis of 34 cases and proposal for renal epithelial and stromal tumor(REST) as a unifying term. *Am J Surg Pathol.* 2007; 31(4): 489-500.
718. Antic T, Perry KT, Harrison K, et al. Mixed epithelial and stromal tumor of the kidney and cystic nephroma share overlapping features: reappraisal of 15 lesions. *Arch Pathol Lab Med.* 2006; 130(1): 80-85.
719. Eble JN, Bonsib SM. Extensively cystic renal neoplasms: cystic nephroma, cystic partially differentiated nephroblastoma, multilocular cystic renal cell carcinoma, and cystic hamartoma of renal pelvis. *Semin Diagn Pathol.* 1998; 15(1): 2-20.
720. Zhou M, Kort E, Hoekstra P, et al. Adult cystic nephroma and mixed epithelial and stromal tumor of the kidney are the same disease entity: molecular and histologic evidence. *Am J Surg Pathol.* 2009; 33(1): 72-80.
721. Picken MM, Fresco R. Mixed epithelial and stromal tumor of the kidney: preliminary immunohistochemical and electron microscopic studies of the epithelial component. *Ultrastruct Pathol.* 2005; 29(3-4): 283-286.
722. Parikh P, Chan TY, Epstein JI, Argani P. Incidental stromal-predominant mixed epithelial-stromal tumors of the kidney: a mimic of intraparenchymal renal leiomyoma. *Arch Pathol Lab Med.* 2005; 129(7): 910-914.
723. Jung SJ, Shen SS, Tran T, et al. Mixed epithelial and stromal tumor of kidney with malignant transformation: report of two cases and review of literature. *Hum Pathol.* 2008; 39(3): 463-468.
724. Nakagawa T, Kanai Y, Fujimoto H, et al. Malignant mixed epithelial and stromal tumours of the kidney: a report of the first two cases with a fatal clinical outcome. *Histopathology.* 2004; 44(3): 302-304.
725. Glover SD, Buck AC. Renal medullary fibroma: a case report. *J Urol.* 1982; 127(4): 758-760.
726. Lerman RJ, Pitcock JA, Stephenson P, Muirhead EE. Renomedullary interstitial cell tumor(formerly fibroma of renal medulla). *Hum Pathol.* 1972; 3(4): 559-568.
727. Tamboli P, Ro JY, Amin MB, et al. Benign tumors and tumor-like lesions of the adult kidney. Part II: benign mesenchymal and mixed neoplasms, and tumor-like lesions. *Adv Anat Pathol.* 2000; 7(1): 47-66.
728. Gupta S, et al. *Am J Surg Pathol.* 2016; 40: 1557-1563.
729. Bossart MI, Spjut HJ, Wright JE, Pranke DW. Multilocular cystic leiomyoma of the kidney. *Ultrastruct Pathol.* 1982; 3(4): 367-374.
730. Calio A, Warfel KA, Eble JN. Pathological features and clinical associations of 58 small incidental angiomyolipomas of the kidney. *Hum Pathol.* 2016; 58: 41-46.
731. Dineen MK, Venable DD, Misra RP. Pure intrarenal lipoma—report of a case and review of the literature. *J Urol.* 1984; 132(1): 104-107.
732. Stone NN, Cherry J. Renal capsular lipoma. *J Urol.* 1985; 134(1): 118-119.
733. Ip YT, Yuan JQ, Cheung H, Chan JK. Sporadic hemangioblastoma of the kidney: an underrecognized pseudomalignant tumor? *Am J Surg Pathol.* 2010; 34: 1695-1700.
734. Zhou M, Williamson SR, Yu J, et al. PAX8 expression in sporadic hemangioblastoma of the kidney supports a primary renal cell lineage: implications for differential diagnosis. *Hum Pathol.* 2013; 44: 2247-2255.
735. Melamed J, Reuter VE, Erlandson RA, Rosai J. Renal myxoma. A report of two cases and review of the literature. *Am J Surg Pathol.* 1994; 18(2): 187-194.
736. Alvarado-Cabrero I, Folpe AL, Srigley JR, et al. Intrarenal schwannoma: a report of four cases including three cellular variants. *Mod Pathol.* 2000; 13(8): 851-856.
737. Gobbo S, Eble JN, Huang J, et al. Schwannoma of the kidney. *Mod Pathol.* 2008; 21(6): 779-783.
738. Ma KF, Tse CH, Tsui MS. Neurilemmoma of kidney—a rare occurrence. *Histopathology.* 1990; 17(4): 378-380.
739. Kahn DG, Duckett T, Bhuta SM. Perineurioma of the kidney. Report of a case with histologic, immunohistochemical, and ultrastructural studies. *Arch Pathol Lab Med.* 1993; 117(6): 654-657.
740. Brown JG, Folpe AL, Rao P, et al. Primary vascular tumors and tumor-like lesions of the kidney: a clinicopathologic analysis of 25 cases. *Am J Surg Pathol.* 2010; 34(7): 942-949.
741. Montgomery E, Epstein JI. Anastomosing hemangioma of the genitourinary tract: a lesion mimicking angiosarcoma. *Am J Surg Pathol.* 2009; 33(9): 1364-1369.
742. Anderson C, Knibbs DR, Ludwig ME, Ely MG 3rd. Lymphangioma of the kidney: a pathologic entity distinct from solitary multilocular cyst. *Hum Pathol.* 1992; 23(4): 465-468.
743. Levine E. Lymphangioma presenting as a small renal mass during childhood. *Urol Radiol.* 1992; 14(3): 155-158.
744. Gill J, Van Vliet C. Infiltrating glomus tumor of uncertain malignant potential arising in the kidney. *Hum Pathol.* 2010; 41(1): 145-149.
745. Al-Ahmadie HA, Yilmaz A, Olgac S, Reuter VE. Glomus tumor of the kidney: a report of 3 cases involving renal parenchyma and review of the literature. *Am J Surg Pathol.* 2007; 31(4): 585-591.
746. Siddiqui NH, Rogalska A, Basil IS. Glomangiomyoma(glomus tumor) of the kidney. *Arch Pathol Lab Med.* 2005; 129(9): 1172-1174.
747. Sirohi D, Smith SC, Epstein JI, et al. Pericytic tumors of the kidney—a clinicopathologic analysis of 17 cases. *Hum Pathol.* 2017; 64: 106-117.
748. Fain JS, Eble J, Nascimento AG, et al. Solitary fibrous tumor of the kidney: report of three cases. *J Urol Pathol.* 1996; 4: 227-238.
749. Gelb AB, Simmons ML, Weidner N. Solitary fibrous tumor involving the renal capsule. *Am J Surg Pathol.* 1996; 20(10): 1288-1295.
750. Wang J, Arber DA, Frankel K, Weiss LM. Large solitary fibrous tumor of the kidney: report of two cases and review of the literature. *Am J Surg Pathol.* 2001; 25(9): 1194-1199.
751. Richard GK, Freeborn WA, Zaatari GS. Hemangiopericytoma of the renal capsule. *J Urol Pathol.* 1996; 4: 85-98.
752. Fine SW, McCarthy DM, Chan TY, et al. Malignant solitary fibrous tumor of the kidney: report of a case and comprehensive review of the literature. *Arch Pathol Lab Med.* 2006; 130(6): 857-861.
753. Kapusta LR, Weiss MA, Ramsay J, et al. Inflammatory myofibroblastic tumors of the kidney: a clinicopathologic and immunohistochemical study of 12 cases. *Am J Surg Pathol.* 2003; 27(5): 658-666.
754. Sneige N, Dekmezian RH, Silva EG, et al. Pseudoparasitic Liesegang structures in perirenal hemorrhagic cysts. *Am J Clin Pathol.* 1988; 89(2): 148-153.
755. Afzal M, Baez-Giangreco A, al Jaser AN, Onuora VC. Unusual bilateral renal histiocytosis. Extranodal variant of Rosai-Dorfman disease. *Arch Pathol Lab Med.* 1992; 116(12): 1366-1367.
756. August C, Holzhausen HJ, Schroder S. Renal parenchymal malakoplakia: ultrastructural findings in different stages of morphogenesis. *Ultrastruct Pathol.* 1994; 18(5): 483-491.
757. Esparza AR, McKay DB, Cronan JJ, Chazan JA. Renal parenchymal malakoplakia. Histologic spectrum and its relationship to megalocytic interstitial nephritis and xanthogranulomatous pyelonephritis. *Am J Surg Pathol.* 1989; 13(3): 225-236.
758. Harik L, Nassar A. Extranodal Rosai-Dorfman disease of the kidney and coexistent poorly differentiated prostatic adenocarcinoma. *Arch Pathol Lab Med.* 2006; 130(8): 1223-1226.
759. Lloreta J, Canas MA, Munne A, et al. Renal malakoplakia: report of a case with multifocal involvement. *Ultrastruct Pathol.* 1997; 21(6): 575-585.
760. Farrow GM, Harrison EG Jr, Utz DC. Sarcomas and sarcomatoid and mixed malignant tumors of the kidney in adults. 3. *Cancer.* 1968; 22(3): 556-563.
761. Grignon DJ, Ayala AG, Ro JY, et al. Primary sarcomas of the kidney. A clinicopathologic and DNA flow cytometric study of 17 cases. *Cancer.* 1990; 65(7): 1611-1618.
762. Vogelzang NJ, Fremgen AM, Guinan PD, et al. Primary renal sarcoma in adults. A natural history and management study by the American Cancer Society, Illinois Division. *Cancer.* 1993; 71(3): 804-810.
763. Deyrup AT, Montgomery E, Fisher C. Leiomyosarcoma of the kidney: a clinicopathologic study. *Am J Surg Pathol.* 2004; 28(2): 178-182.
764. Miller JS, Zhou M, Brimo F, et al. Primary leiomyosarcoma of the kidney: a clinicopathologic study of 27 cases. *Am J Surg Pathol.* 2010; 34(2): 238-242.
765. Yokose T, Fukuda H, Ogiwara A, et al. Myxoid leiomyosarcoma of the kidney accompanying ipsilateral ureteral transitional cell carcinoma. A case report with cytological, immunohistochemical and ultrastructural study. *Acta Pathol Jpn.* 1991; 41(9): 694-700.
766. Argani P, Faria PA, Epstein JI, et al. Primary renal synovial sarcoma: molecular and morphologic delineation of an entity previously included among embryonal sarcomas of the kidney. *Am J Surg Pathol.* 2000; 24(8): 1087-1096.
767. Chen S, Bhuiya T, Liatsikos EN, et al. Primary synovial sarcoma of the kidney: a case report with literature review. *Int J Surg Pathol.* 2001; 9(4): 335-339.
768. Divetia M, Karpate A, Basak R, Desai SB. Synovial sarcoma of the kidney. *Ann Diagn Pathol.* 2008; 12(5): 333-339.
769. Kim DH, Sohn JH, Lee MC, et al. Primary synovial sarcoma of the kidney. *Am J Surg Pathol.* 2000; 24(8): 1097-1104.
770. Dalfior D, Eccher A, Gobbo S, et al. Primary pleomorphic rhabdomyosarcoma of the kidney

in an adult. *Ann Diagn Pathol*. 2008; 12(4): 301-303.
771. Scriven RR, Thrasher TV, Smith DC, Stewart SC. Primary renal malignant fibrous histiocytoma: a case report and literature review. *J Urol*. 1984; 131(5): 948-949.
772. Mayes DC, Fechner RE, Gillenwater JY. Renal liposarcoma. *Am J Surg Pathol*. 1990; 14(3): 268-273.
773. Cerilli LA, Huffman HT, Anand A. Primary renal angiosarcoma: a case report with immunohistochemical, ultrastructural, and cytogenetic features and review of the literature. *Arch Pathol Lab Med*. 1998; 122(10): 929-935.
774. Tsuda N, Chowdhury PR, Hayashi T, et al. Primary renal angiosarcoma: a case report and review of the literature. *Pathol Int*. 1997; 47(11): 778-783.
775. Eble JN, Young RHJ, Störkel CS, Thoenes W. Primary osteosarcoma of the kidney. A report of three cases. *J Urogen Pathol*. 1991; 1: 83-88.
776. Micolonghi TS, Liang D, Schwartz S. Primary osteogenic sarcoma of the kidney. *J Urol*. 1984; 131(6): 1164-1166.
777. O'Malley FP, Grignon DJ, Shepherd RR, Harker LA. Primary osteosarcoma of the kidney. Report of a case studied by immunohistochemistry, electron microscopy, and DNA flow cytometry. *Arch Pathol Lab Med*. 1991; 115(12): 1262-1265.
778. Nativ O, Horowitz A, Lindner A, Many M. Primary chondrosarcoma of the kidney. *J Urol*. 1985; 134(1): 120-121.
779. Mead JH, Herrera GA, Kaufman MF, Herz JH. Case report of a primary cystic sarcoma of the kidney, demonstrating fibrohistiocytic, osteoid, and cartilaginous components (malignant mesenchymoma). *Cancer*. 1982; 50(10): 2211-2214.
780. Quinn CM, Day DW, Waxman J, Krausz T. Malignant mesenchymoma of the kidney. *Histopathology*. 1993; 23(1): 86-88.
781. Rubin BP, Fletcher JA, Renshaw AA. Clear cell sarcoma of soft parts: report of a case primary in the kidney with cytogenetic confirmation. *Am J Surg Pathol*. 1999; 23(5): 589-594.
782. Malhotra CM, Doolittle CH, Rodil JV, Vezeridis MP. Mesenchymal chondrosarcoma of the kidney. *Cancer*. 1984; 54(11): 2495-2499.
783. Creager AJ, Maia DM, Funkhouser WK. Epstein-Barr virus-associated renal smooth muscle neoplasm: report of a case with review of the literature. *Arch Pathol Lab Med*. 1998; 122(3): 277-281.
784. Jun SY, Choi J, Kang GH, et al. Synovial sarcoma of the kidney with rhabdoid features: report of three cases. *Am J Surg Pathol*. 2004; 28(5): 634-637.
785. Richmond J, Sherman RS, Diamond HD, Craver LF. Renal lesions associated with malignant lymphomas. *Am J Med*. 1962; 32: 184-207.
786. Ferry JA, Harris NL, Papanicolaou N, Young RH. Lymphoma of the kidney. A report of 11 cases. *Am J Surg Pathol*. 1995; 19(2): 134-144.
787. Okuno SH, Hoyer JD, Ristow K, Witzig TE. Primary renal non-Hodgkin's lymphoma. An unusual extranodal site. *Cancer*. 1995; 75(9): 2258-2261.
788. Osborne BM, Brenner M, Weitzner S, Butler JJ. Malignant lymphoma presenting as a renal mass: four cases. *Am J Surg Pathol*. 1987; 11(5): 375-382.
789. Ellman L, Davis J, Lichtenstein NS. Uremia due to occult lymphomatous infiltration of the kidneys. *Cancer*. 1974; 33(1): 203-205.
790. Randolph VL, Hall W, Bramson W. Renal failure due to lymphomatous infiltration of the kidneys. *Cancer*. 1983; 52(6): 1120-1121.
791. Schniederjan SD, Osunkoya AO. Lymphoid neoplasms of the urinary tract and male genital organs: a clinicopathological study of 40 cases. *Mod Pathol*. 2009; 22(8): 1057-1065.
792. Parveen T, Navarro-Roman L, Medeiros LJ, et al. Low-grade B-cell lymphoma of mucosa-associated lymphoid tissue arising in the kidney. *Arch Pathol Lab Med*. 1993; 117(8): 780-783.
793. Qiu L, Unger PD, Dillon RW, Strauchen JA. Low-grade mucosa-associated lymphoid tissue lymphoma involving the kidney: report of 3 cases and review of the literature. *Arch Pathol Lab Med*. 2006; 130(1): 86-89.
794. Tsang K, Kneafsey P, Gill MJ. Primary lymphoma of the kidney in the acquired immunodeficiency syndrome. *Arch Pathol Lab Med*. 1993; 117(5): 541-543.
795. Weissmann DJ, Ferry JA, Harris NL, et al. Post-transplantation lymphoproliferative disorders in solid organ recipients are predominantly aggressive tumors of host origin. *Am J Clin Pathol*. 1995; 103(6): 748-755.
796. Randhawa PS, Magnone M, Jordan M, et al. Renal allograft involvement by Epstein-Barr virus associated post-transplant lymphoproliferative disease. *Am J Surg Pathol*. 1996; 20(5): 563-571.
797. D'Agati V, Sablay LB, Knowles DM, Walter L. Angiotropic large cell lymphoma (intravascular malignant lymphomatosis) of the kidney: presentation as minimal change disease. *Hum Pathol*. 1989; 20(3): 263-268.
798. Kandel LB, Harrison LH, Woodruff RD, et al. Renal plasmacytoma: a case report and summary of reported cases. *J Urol*. 1984; 132(6): 1167-1169.
799. Davis RI, Corson JM. Renal metastases from well differentiated follicular thyroid carcinoma: a case report with light and electron microscopic findings. *Cancer*. 1979; 43(1): 265-268.
800. Herzberg AJ, Bossen EH, Walther PJ. Adenoid cystic carcinoma of the breast metastatic to the kidney. A clinically symptomatic lesion requiring surgical management. *Cancer*. 1991; 68(5): 1015-1020.
801. Johnson MW, Morettin LB, Sarles HE, Zaharopoulos P. Follicular carcinoma of the thyroid metastatic to the kidney 37 years after resection of the primary tumor. *J Urol*. 1982; 127(1): 114-116.
802. Honda H, Coffman CE, Berbaum KS, et al. CT analysis of metastatic neoplasms of the kidney. Comparison with primary renal cell carcinoma. *Acta Radiol*. 1992; 33(1): 39-44.
803. Wagle DG, Moore RH, Murphy GP. Secondary carcinomas of the kidney. *J Urol*. 1975; 114(1): 30-32.
804. Belghiti D, Hirbec G, Bernaudin JF, et al. Intraglomerular metastases. Report of two cases. *Cancer*. 1984; 54(10): 2309-2312.
805. Toth T. Extracapillary tumourous metastatic crescents in glomeruli of the kidney. *Pathol Res Pract*. 1987; 182(2): 240-243.
806. Bates AW, Baithun SI. The significance of secondary neoplasms of the urinary and male genital tract. *Virchows Arch*. 2002; 440(6): 640-647.
807. Colome MI, Ro JY, Ayala AG, et al. Adenoid cystic carcinoma of the breast metastatic to the kidney: an unusual site of initial distant metastasis, mimicking a primary renal tumor. *J Urol Pathol*. 1996; 4: 69-78.
808. Gamboa-Dominguez A, Tenorio-Villalvazo A. Metastatic follicular variant of papillary thyroid carcinoma manifested as a primary renal neoplasm. *Endocr Pathol*. 1999; 10(3): 256-268.
809. Guinan P, Vogelzang NJ, Randazzo R, et al. Renal pelvic cancer: a review of 611 patients treated in Illinois 1975–1985. Cancer Incidence and End Results Committee. *Urology*. 1992; 40(5): 393-399.
810. Koyanagi T, Sasaki K, Arikado K, et al. Transitional cell carcinoma of renal pelvis in an infant. *J Urol*. 1975; 113(1): 114-117.
811. Johansson S, Angervall L, Bengtsson U, Wahlqvist L. Uroepithelial tumors of the renal pelvis associated with abuse of phenacetin-containing analgesics. *Cancer*. 1974; 33(3): 743-753.
812. Johansson S, Angervall L, Bengtsson U, Wahlqvist L. A clinicopathologic and prognostic study of epithelial tumors of the renal pelvis. *Cancer*. 1976; 37(3): 1376-1383.
813. Verhaak RL, Harmsen AE, van Unnik AJ. On the frequency of tumor induction in a thorotrast kidney. *Cancer*. 1974; 34(6): 2061-2068.
814. McDougal WS, Cramer SF, Miller R. Invasive carcinoma of the renal pelvis following cyclophosphamide therapy for nonmalignant disease. *Cancer*. 1981; 48(3): 691-695.
815. Murphy DM, Zincke H. Transitional cell carcinoma in the horseshoe kidney: report of 3 cases and review of the literature. *Br J Urol*. 1982; 54(5): 484-485.
816. Blaszyk H, Wang L, Dietmaier W, et al. Upper tract urothelial carcinoma: a clinicopathologic study including microsatellite instability analysis. *Mod Pathol*. 2002; 15(8): 790-797.
817. Harper HL, McKenney JK, Heald B, et al. Upper tract urothelial carcinomas: frequency of association with mismatch repair protein loss and lynch syndrome. *Mod Pathol*. 2017; 30: 146-156.
818. Raabe NK, Fossa SD, Bjerkehagen B. Carcinoma of the renal pelvis. Experience of 80 cases. *Scand J Urol Nephrol*. 1992; 26(4): 357-361.
819. Strobel SL, Jasper WS, Gogate SA, Sharma HM. Primary carcinoma of the renal pelvis and ureter. Evaluation of clinical and pathologic features. *Arch Pathol Lab Med*. 1984; 108(9): 697-700.
820. Holmang S, Johansson SL. Synchronous bilateral ureteral and renal pelvic carcinomas: incidence, etiology, treatment and outcome. *Cancer*. 2004; 101(4): 741-747.
821. Hart AP, Brown R, Lechago J, Truong LD. Collision of transitional cell carcinoma and renal cell carcinoma. An immunohistochemical study and review of the literature. *Cancer*. 1994; 73(1): 154-159.
822. Wegner HE, Bornhoft G, Dieckmann KP. Renal cell cancer and concomitant transitional cell cancer of the renal pelvis and ureter in the same kidney—report of 4 cases and review of the literature. *Urol Int*. 1993; 51(3): 158-163.
823. Yokoyama I, Berman E, Rickert RR, Bastidas J. Simultaneous occurrence of renal cell adenocarcinoma and urothelial carcinoma of the renal pelvis in the same kidney diagnosed by preoperative angiography. *Cancer*. 1981; 48(12): 2762-2766.
824. Potts SA, Thomas PA, Cohen MB, Raab SS. Diagnostic accuracy and key cytologic features of high-grade transitional cell carcinoma in the upper urinary tract. *Mod Pathol*. 1997; 10(7): 657-662.
825. Mai KT, Gerridzen RG, Millward SF. Papillary transitional cell carcinoma arising in a calyceal cyst and masquerading as a renal cyst. *Arch Pathol Lab Med*. 1996; 120(9): 879-882.
826. Bloom NA, Vidone RA, Lytton B. Primary carcinoma of the ureter: a report of 102 new cases. *J Urol*. 1970; 103(5): 590-598.
827. McIntyre D, Pyrah LN, Raper FP. Primary ureteric neoplasms. Report of 40 cases. *Br J Urol*. 1965; 37: 160-191.
828. Olgac S, Mazumdar M, Dalbagni G, Reuter VE. Urothelial carcinoma of the renal pelvis: a clinicopathologic study of 130 cases. *Am J Surg Pathol*. 2004; 28(12): 1545-1552.
829. Balslev E, Fischer S. Transitional cell carcinoma of the renal collecting tubules ("renal urothelioma"). *Acta Pathol Microbiol Immunol Scand [A]*. 1983; 91(6): 419-424.
830. Mahadevia PS, Karwa GL, Koss LG. Mapping of urothelium in carcinomas of the renal pelvis

and ureter. A report of nine cases. *Cancer.* 1983; 51(5): 890-897.

831. Wobker SE, Aron M, Epstein JI. Mechanical implantation of urothelium into periureteral soft tissue: a series of 4 cases mimicking high-stage urothelial carcinoma. *Am J Surg Pathol.* 2016; 40: 1564-1570.
832. Tavora F, Fajardo DA, Lee TK, et al. Small endoscopic biopsies of the ureter and renal pelvis: pathologic pitfalls. *Am J Surg Pathol.* 2009; 33: 1540-1546.
833. Guo CC, Tamboli P, Czerniak B. Micropapillary variant of urothelial carcinoma in the upper urinary tract: a clinicopathologic study of 11 cases. *Arch Pathol Lab Med.* 2009; 133(1): 62-66.
834. Perez-Montiel D, Hes O, Michal M, Suster S. Micropapillary urothelial carcinoma of the upper urinary tract: clinicopathologic study of five cases. *Am J Clin Pathol.* 2006; 126(1): 86-92.
835. Perez-Montiel D, Wakely PE, Hes O, et al. High-grade urothelial carcinoma of the renal pelvis: clinicopathologic study of 108 cases with emphasis on unusual morphologic variants. *Mod Pathol.* 2006; 19(4): 494-503.
836. Han AC, Duszak R Jr. Coexpression of cytokeratins 7 and 20 confirms urothelial carcinoma presenting as an intrarenal tumor. *Cancer.* 1999; 86(11): 2327-2330.
837. Rey A, Lara PC, Redondo E, et al. Overexpression of p53 in transitional cell carcinoma of the renal pelvis and ureter. Relation to tumor proliferation and survival. *Cancer.* 1997; 79(11): 2178-2185.
838. Young A, Kunju LP. High-grade carcinomas involving the renal sinus: report of a case and review of the differential diagnosis and immunohistochemical expression. *Arch Pathol Lab Med.* 2012; 136: 907-910.
839. Albadine R, Schultz L, Illei P, et al. PAX8(+)/p63(-) immunostaining pattern in renal collecting duct carcinoma(CDC): a useful immunoprofile in the differential diagnosis of CDC versus urothelial carcinoma of upper urinary tract. *Am J Surg Pathol.* 2010; 34: 965-969.
840. Auld CD, Grigor KM, Fowler JW. Histopathological review of transitional cell carcinoma of the upper urinary tract. *Br J Urol.* 1984; 56(5): 485-489.
841. McCarron JP Jr, Chasko SB, Gray GF Jr. Systematic mapping of nephroureterectomy specimens removed for urothelial cancer: pathological findings and clinical correlations. *J Urol.* 1982; 128(2): 243-246.
842. Strong DW, Pearse HD. Recurrent urothelial tumors following surgery for transitional cell carcinoma of the upper urinary tract. *Cancer.* 1976; 38(5): 2173-2183.
843. Wagle DG, Moore RH, Murphy GP. Primary carcinoma of the renal pelvis. *Cancer.* 1974; 33(6): 1642-1648.
844. Akaza H, Koiso K, Niijima T. Clinical evaluation of urothelial tumors of the renal pelvis and ureter based on a new classification system. *Cancer.* 1987; 59(7): 1369-1375.
845. Batata MA, Whitmore WF, Hilaris BS, et al. Primary carcinoma of the ureter: a prognostic study. *Cancer.* 1975; 35(6): 1626-1632.
846. Melamed MR, Reuter VE. Pathology and staging of urothelial tumors of the kidney and ureter. *Urol Clin North Am.* 1993; 20(2): 333-347.
847. Mills C, Vaughan ED Jr. Carcinoma of the ureter: natural history, management and 5-year survival. *J Urol.* 1983; 129(2): 275-277.
848. Werth DD, Weigel JW, Mebust WK. Primary neoplasms of the ureter. *J Urol.* 1981; 125(5): 628-631.
849. Hertle L, Androulakakis P. Keratinizing desquamative squamous metaplasia of the upper urinary tract: leukoplakia— cholesteatoma. *J Urol.* 1982; 127(4): 631-635.
850. Nativ O, Reiman HM, Lieber MM, Zincke H. Treatment of primary squamous cell carcinoma of the upper urinary tract. *Cancer.* 1991; 68(12): 2575-2578.
851. Kobayashi S, Ohmori M, Akaeda T, et al. Primary adenocarcinoma of the renal pelvis. Report of two cases and brief review of literature. *Acta Pathol Jpn.* 1983; 33(3): 589-597.
852. Aufderheide AC, Streitz JM. Mucinous adenocarcinoma of the renal pelvis. Report of two cases. *Cancer.* 1974; 33(1): 167-173.
853. Shibahara N, Okada S, Onishi S, et al. Primary mucinous carcinoma of the renal pelvis. *Pathol Res Pract.* 1993; 189(8): 946-949, discussion 950.
854. Spires SE, Banks ER, Cibull ML, et al. Adenocarcinoma of renal pelvis. *Arch Pathol Lab Med.* 1993; 117(11): 1156-1160.
855. Ishikura H, Ishiguro T, Enatsu C, et al. Hepatoid adenocarcinoma of the renal pelvis producing alpha-fetoprotein of hepatic type and bile pigment. *Cancer.* 1991; 67(12): 3051-3056.
856. Fukunaga M, Ushigome S. Lymphoepithelioma-like carcinoma of the renal pelvis: a case report with immunohistochemical analysis and in situ hybridization for the Epstein-Barr viral genome. *Mod Pathol.* 1998; 11(12): 1252-1256.
857. Genega E, Ittmann M, Wieczorek R, Sidhu G. Carcinosarcoma of the renal pelvis with immunohistochemistry and review of the literature. *J Urol Pathol.* 1997; 6: 205-212.
858. Suster S, Robinson MJ. Spindle cell carcinoma of the renal pelvis. Immunohistochemical and ultrastructural study of a case demonstrating coexpression of keratin and vimentin intermediate filaments. *Arch Pathol Lab Med.* 1989; 113(4): 404-408.
859. Wick MR, Perrone TL, Burke BA. Sarcomatoid transitional cell carcinomas of the renal pelvis. An ultrastructural and immunohistochemical study. *Arch Pathol Lab Med.* 1985; 109(1): 55-58.
860. Akhtar M, Aslam M, Lindstedt E, et al. Osteoclast-like giant cell tumor of renal pelvis. *J Urol Pathol.* 1999; 11: 181-194.
861. Molinie V, Pouchot J, Vinceneux P, Barge J. Osteoclastoma-like giant cell tumor of the renal pelvis associated with papillary transitional cell carcinoma. *Arch Pathol Lab Med.* 1997; 121(2): 162-166.
862. Zanella M, Falconieri G. Sarcomatoid urothelial carcinoma of the renal pelvis: report of two cases with extensive osteoclast-like giant cell component. *J Urol Pathol.* 2000; 12: 13-28.
863. Guillou L, Duvoisin B, Chobaz C, et al. Combined small-cell and transitional cell carcinoma of the renal pelvis. A light microscopic, immunohistochemical, and ultrastructural study of a case with literature review. *Arch Pathol Lab Med.* 1993; 117(3): 239-243.
864. Deodhare S, Leung CS, Bullock M. Choriocarcinoma associated with transitional cell carcinoma in-situ of the ureter. *Histopathology.* 1996; 28(4): 363-365.
865. Grammatico D, Grignon DJ, Eberwein P, et al. Transitional cell carcinoma of the renal pelvis with choriocarcinomatous differentiation. Immunohistochemical and immunoelectron microscopic assessment of human chorionic gonadotropin production by transitional cell carcinoma of the urinary bladder. *Cancer.* 1993; 71(5): 1835-1841.
866. Vahlensieck W Jr, Riede U, Wimmer B, Ihling C. Beta-human chorionic gonadotropin-positive extragonadal germ cell neoplasia of the renal pelvis. *Cancer.* 1991; 67(12): 3146-3149.
867. Zettl A, Konrad MA, Polzin S, et al. Urothelial carcinoma of the renal pelvis with choriocarcinomatous features: genetic evidence of clonal evolution. *Hum Pathol.* 2002; 33(12): 1234-1237.
868. Kumar S, Kumar D, Cowan DF. Transitional cell carcinoma with rhabdoid features. *Am J Surg Pathol.* 1992; 16(5): 515-521.
869. Sheaff M, Fociani P, Badenoch D, Baithun S. Verrucous carcinoma of the renal pelvis: case presentation and review of the literature. *Virchows Arch.* 1996; 428(6): 375-379.
870. Macksood MJ, Roth DR, Chang CH, Perlmutter AD. Benign fibroepithelial polyps as a cause of intermittent ureteropelvic junction obstruction in a child: a case report and review of the literature. *J Urol.* 1985; 134(5): 951-952.
871. Nowak MA, Marzich CS, Scheetz KL, McElroy JB. Benign fibroepithelial polyps of the renal pelvis. *Arch Pathol Lab Med.* 1999; 123(9): 850-852.
872. MacMahon HE. Hypertrophic infundibular stenosis of the calyces of the kidney. *Hum Pathol.* 1974; 5(3): 363-364.
873. Hurwitz RS, Benjamin JA, Cooper JF. Excessive proliferation of peripelvic fat of the kidney. *Urology.* 1978; 11(5): 448-456.
874. Farrands PA, Tribe CR, Slade N. Localized amyloid of the ureter—case report and review of the literature. *Histopathology.* 1983; 7(4): 613-622.
875. Amin MB, Tickoo SK, Schultz D. Myelolipoma of the renal sinus. An unusual site for a rare extra- adrenal lesion. *Arch Pathol Lab Med.* 1999; 123(7): 631-634.
876. Matthews PN, Greenwood RN, Hendry WF, Cattell WR. Extensive pelvic malacoplakia: observations on management. *J Urol.* 1986; 135(1): 132-134.
877. Rudd EG, Matthews MD. Malacoplakia: an unusual etiology of ureteral obstruction. *Obstet Gynecol.* 1982; 60(1): 134-136.
878. Dretler SP, Young RH. Stone granuloma: a cause of ureteral stricture. *J Urol.* 1993; 150(6): 1800-1802.
879. Al-Khawaja M, Tan PH, MacLennan GT, et al. Ureteral endometriosis: clinicopathological and immunohistochemical study of 7 cases. *Hum Pathol.* 2008; 39(6): 954-959.
880. Demirkan NC, Tuncay L, Duzcan E, et al. Subepithelial haematoma of the renal pelvis (Antopol-Goldman lesion). *Histopathology.* 1999; 35(3): 282-283.
881. Kim SJ, Ahn HS, Chung DY, et al. Subepithelial hematoma of the renal pelvis simulating neoplasm (Antopol-Goldman lesion). *Urol Int.* 1997; 59(4): 260-262.
882. Carr RA, Newman J, Antonakopulos GN, Parkinson MC. Lesions produced by the extravasation of urine from the upper urinary tract. *Histopathology.* 1997; 30(4): 335-340.
883. Fromowitz FB, Steinbook ML, Lautin EM, et al. Inverted papilloma of the ureter. *J Urol.* 1981; 126(1): 113-116.
884. Kyriakos M, Royce RK. Multiple simultaneous inverted papillomas of the upper urinary tract. A case report with a review of ureteral and renal pelvic inverted papillomas. *Cancer.* 1989; 63(2): 368-380.
885. Fernandez PL, Nogales FF, Zuluaga A. Nephrogenic adenoma of the ureter. *Br J Urol.* 1991; 68(1): 104-105.
886. Gokaslan ST, Krueger JE, Albores-Saavedra J. Symptomatic nephrogenic metaplasia of ureter: a morphologic and immunohistochemical study of four cases. *Mod Pathol.* 2002; 15(7): 765-770.
887. Kunze E, Fischer G, Dembowski J. Tubulo-papillary adenoma(so-called nephrogenic adenoma) arising in the renal pelvis. Report of a case with a critical consideration of histogenesis and terminology. *Pathol Res Pract.* 1993; 189(2): 217-225, discussion 225-227.

888. Martinez-Pineiro L, Hidalgo L, Picazo ML, et al. Nephrogenic adenoma of the renal pelvis. *Br J Urol*. 1991; 67(1): 101.
889. Seibel JL, Prasad S, Weiss RE, et al. Villous adenoma of the urinary tract: a lesion frequently associated with malignancy. *Hum Pathol*. 2002; 33(2): 236-241.
890. Cubillo E, Hesker AE, Stanley RJ. Cavernous hemangioma of the kidney: an angiographic-pathologic correlation. *J Can Assoc Radiol*. 1973; 24(3): 254-256.
891. Uchida M, Watanabe H, Mishina T, Shimada N. Leiomyoma of the renal pelvis. *J Urol*. 1981; 125(4): 572-574.
892. Fukunaga M, Nikaido T. Solitary fibrous tumour of the renal peripelvis. *Histopathology*. 1997; 30(5): 451-456.
893. Madi R, Gokden N, Greene G. Granular cell tumour of the ureter: first case reported. *Can Urol Assoc J*. 2009; 3: 156-158.
894. Herawi M, Parwani AV, Edlow D, et al. Glomus tumor of renal pelvis: a case report and review of the literature. *Hum Pathol*. 2005; 36(3): 299-302.
895. Chabrel CM, Hickey BB, Parkinson C. Pericaliceal haemangioma-a cause of papillary necrosis? Case report and review of 7 similar vascular lesions. *Br J Urol*. 1982; 54(4): 334-340.
896. Edward HG, Deweerd JH, Woolner LB. Renal hemangiomas. *Proc Staff Meetings Mayo Clin*. 1962; 37: 545-551.
897. Nasu M, Hamasaki K, Kishi H, Matsubara O. Nephrogenic adenoma of the ureter with gastric metaplasia. *J Urol Pathol*. 1997; 7: 63-69.
898. Werner JR, Klingensmith W, Denko JV. Leiomyosarcoma of the ureter: case report and review of literature. *J Urol*. 1959; 82(1): 68-71.
899. Scharifker D, Chalasani A. Ureteral involvement by malignant lymphoma. Ten years'experience. *Arch Pathol Lab Med*. 1978; 102(10): 541-542.
900. Maeda K, Hawkins ET, Oh HK, et al. Malignant lymphoma in transplanted renal pelvis. *Arch Pathol Lab Med*. 1986; 110(7): 626-629.
901. Kochevar J. Adenocarcinoid tumor, goblet cell type, arising in a ureteroileal conduit: a case report. *J Urol*. 1984; 131(5): 957-959.
902. Peterson NE. Adenoma of ileal urinary conduit. *J Urol*. 1984; 131(6): 1171-1172.
903. Geller SA, Lin C. Ureteral obstruction from metastatic breast carcinoma. *Arch Pathol*. 1975; 99(9): 476-478.
904. Recloux P, Weiser M, Piccart M, Sculier JP. Ureteral obstruction in patients with breast cancer. *Cancer*. 1988; 61(9): 1904-1907.

25 膀胱

Jesse K. McKenney 著 张 丽 吴 艳 译

章目录

正常解剖结构

膀胱是一个中空的器官，排空时呈具有四面的倒悬的圆锥体状，扩张时呈球形。膀胱分为四部分：上壁（也称顶部，外表面衬覆盆腔的壁腹膜），后壁（也称底部），以及两个下侧壁[1]。膀胱三角区位于膀胱底部，与膀胱颈相延续，在此处膀胱后壁和两侧壁汇合并形成尿道开口部。膀胱的淋巴液主要引流到髂外和髂内淋巴结；膀胱颈部的淋巴液则引流到骶部或髂总淋巴结。

膀胱壁是由黏膜层、固有肌层（muscularis propria）和外膜构成。外膜在顶部被浆膜覆盖。黏膜层由衬覆上皮和固有层构成，经常包含连续（很少见）或不连续的黏膜肌层（muscularis mucosae）。膀胱的上皮传统上称为移行上皮，但其更确切的称谓应是尿路上皮。在膀胱排空收缩时，尿路上皮通常为 6 ~ 7 层细胞；在膀胱充盈时，尿路上皮仅 2 ~ 3 层细胞厚。尿路上皮可分为三层：表层、中层和基底层。尿路上皮的表层细胞呈大的卵圆形，具有丰富的嗜酸性胞质，单层排列，被称为伞细胞。伞细胞也可以有大的分叶状核和显著的胞质空泡。中层细胞呈立方状或矮柱状，胞核呈卵圆形，染色质细腻，经常有核沟，有中等丰富的胞质和明显的细胞边界。底层细胞呈单层立方状，贴伏于连续的薄层基底膜。

黏膜固有层由疏松结缔组织构成，含有丰富的血管和淋巴管网，并有少量的弹性纤维。一个显著的特征是：动脉和静脉位于黏膜固有层中部，并将此层分为内带和外带。平滑肌细胞也存在于黏膜固有层中，通常呈孤立的束状，有时呈不连续的薄层状，偶尔连续分布[2]。这层中的平滑肌细胞被称为黏膜肌层。在判断膀胱癌浸润深度时容易将黏膜肌层与固有肌层混淆，尤其是在活检组织中。由于膀胱癌的分期和治疗主要取决于有无固有肌层的浸润，两者的鉴别很重要。紧邻尿路上皮的孤立肌束分布疏松，方向不定，形状不规则，倾向于为黏膜肌层。分布和形态学的变化使黏膜肌层和固有肌层的区分更加复杂：①膀胱三角区的固有肌层更表浅，且黏膜肌层不明显；②黏膜肌层的增生，即黏膜肌层的纤维平行于黏膜并超过三层，或肌束呈圆形，这在膀胱顶部尤为明显[2-3]；③输尿管膀胱壁内段的黏膜肌层位置表浅；④固有肌层和固有层之间界限不明显[3-4]。总之，如果是单独的平滑肌束，无论是被间质分隔的单独的一小簇，还是单独的明显的圆形肌束，应首先考虑为黏膜肌层。Smoothelin（一种新的平滑肌特异性标志物，仅在完全分化的平滑肌细胞表达）有助于鉴别黏膜肌层和固有肌层，在固有肌层其呈弥漫强阳性，而在黏膜肌层呈阴性或灶状弱阳性[5-8]。Smoothelin 在黏膜肌层和固有肌层的反应会有不同程度的交叉（更不用提效价之间有明显的可变性），因此，需要谨慎解释 Smoothelin 的表达[9]。由于存在这些问题，我们不推荐使用 Smoothelin 染色进行辅助分期。

固有肌层的平滑肌细胞可大致分为内层、中间环形层和外纵层，这三层在膀胱颈部最明显。

膀胱壁常有岛状的成熟脂肪组织，尤其是在固有层深部，因此，脂肪组织中的存在癌细胞不能被认为是膀胱外侵犯的证据[10]。

小的副神经节可见于相邻的结缔组织中，并常伴有神经结构[11]。

先天性发育异常

脐尿管病变

脐尿管是一个位于膀胱顶部和脐之间的胚胎性结构，长 5 ~ 6 cm，由尿囊导管和泄殖腔退化形成[12]。在胚胎发育过程中，脐尿管连接膀胱和尿囊。在出生时，脐尿管自膀胱回缩，当它退化成一条纤维条索时，被称为脐正中韧带。脐尿管管腔可能仍存在于膀胱壁内并与膀胱腔相连。脐尿管管壁衬覆上皮可为移行上皮或柱状上皮。Schubert 等[13]通过对 122 例尸体解剖病例进行的研究发现，32% 的病例的膀胱有脐尿管残留。

不正常的脐尿管残留多见于儿童，但也可见于成年人[14]。**脐尿管残留（urachal remnant）**常发生以下病变：可流尿的开放性脐尿管，前腹壁的脐尿管囊肿，脓肿，肉芽肿性脐炎，以及膀胱内的多囊性息肉状肿物（错构瘤）[15-19]。

残留脐尿管可发生肿瘤，最常见的是高分化的分泌黏液的腺癌，有时也可见肠型腺癌和印戒细胞癌[20-23]（图 25.1）。残留脐尿管可发生的其他类型的肿瘤包括绒毛状腺瘤、移行上皮（尿路上皮）癌、小细胞癌和鳞状细胞癌[21, 24-26]。这些肿瘤大多数发生于脐尿管膀胱部并长入膀胱壁内，有时并不侵及膀胱黏膜。其他则发生于脐和膀胱顶部之间的前腹壁腹膜下。由于早期症状不明显，不能及时确诊，这些肿瘤的预后较差。根据肿瘤侵犯的范围，治疗上可采取脐和部分膀胱切除术或膀胱前列腺 / 脐部根治术[27-28]。由于其特殊的解剖学结构，有专门的脐尿管肿瘤分期系统用于其分期[29]。

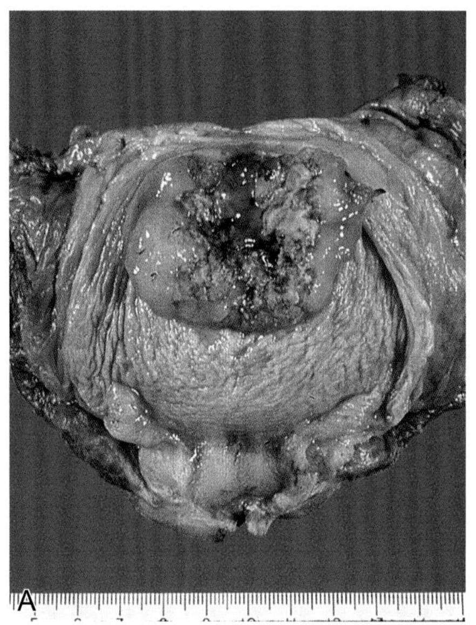

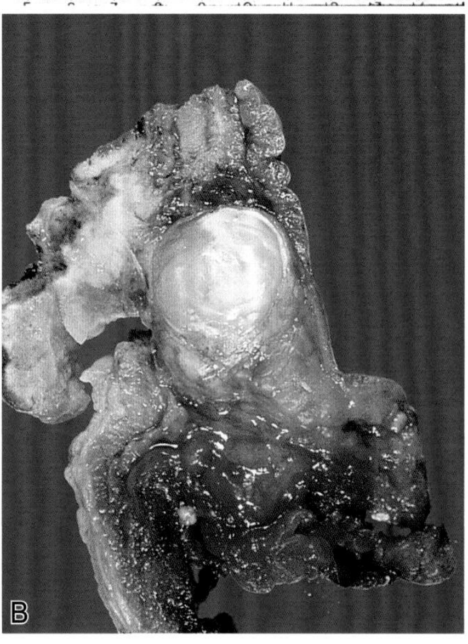

图 25.1　**源于脐尿管残留的腺癌的大体表现。A**，可见膀胱顶部长出的溃疡隆起型肿物。**B**，切面可见大的黏液状外观的膀胱壁内肿物

膀胱外翻

膀胱（泄殖腔）外翻是一种由于膀胱前壁和下腹壁缺失导致膀胱后壁外翻的先天性异常[30]。**膀胱外翻（bladder exstrophy）**可以是部分外翻，也可以是全部外翻，常伴有泌尿生殖道的其他异常。在 Engel 和 Wilkinson 统计的 42 例患者中，有 3 例（7.5%）出现了恶性变[31]。出生时即有膀胱外翻的成人患者的肿瘤发生率为 17.5%，而那些有尿液和粪便潴留症状者的肿瘤发生率可高达 38%[32]。膀胱外翻患者的肿瘤类型主要为腺癌，有时也可混有鳞状细胞癌成分[31-33]。另外，一种独特的良性"膀胱外翻息肉"也已提出[34]。

膀胱外翻的手术治疗取决于其本身的特征，除了修复或关闭这种缺陷外，还需要修复膀胱外翻伴随的其他

异常[35-36]。

膀胱憩室

大多数**膀胱憩室**（**diverticula of the bladder**）是由于尿道或膀胱颈部分性梗阻所致，通常是前列腺结节性肥大的结果[37-38]。排尿时由于膀胱平滑肌必须加强收缩，久而久之膀胱壁增厚，并在相对薄弱部位出现膀胱黏膜疝。有些膀胱憩室是由于先天因素所致[39]。

膀胱憩室最常发生于膀胱三角区的上后壁，即输尿管开口部位或脐尿管消失的膀胱顶部。膀胱憩室与膀胱壁连接的部位一般较宽大，但有时仅有针尖大。膀胱憩室壁通常由纤维结缔组织构成，仅有少量或完全没有平滑肌。如果有憩室炎，则其衬覆上皮常发生鳞状上皮化生，并且相关的肾腺瘤并不少见。

膀胱憩室常见的并发症有：结石、贯通于腹膜的游离腔道以及发生肿瘤[40]。膀胱憩室发生的肿瘤通常为尿路上皮癌[41-42]，其他类型的肿瘤也较多见[43-45]。当膀胱憩室位于隐藏部位时，它可以长到很大。膀胱憩室的肿瘤性增生与梗阻、慢性炎症、上皮增生和鳞状上皮化生有关。当膀胱憩室伴有浸润性癌时，因为缺乏固有肌层，分期会很困难，但是通常大的肿瘤被认为是pT3分期。

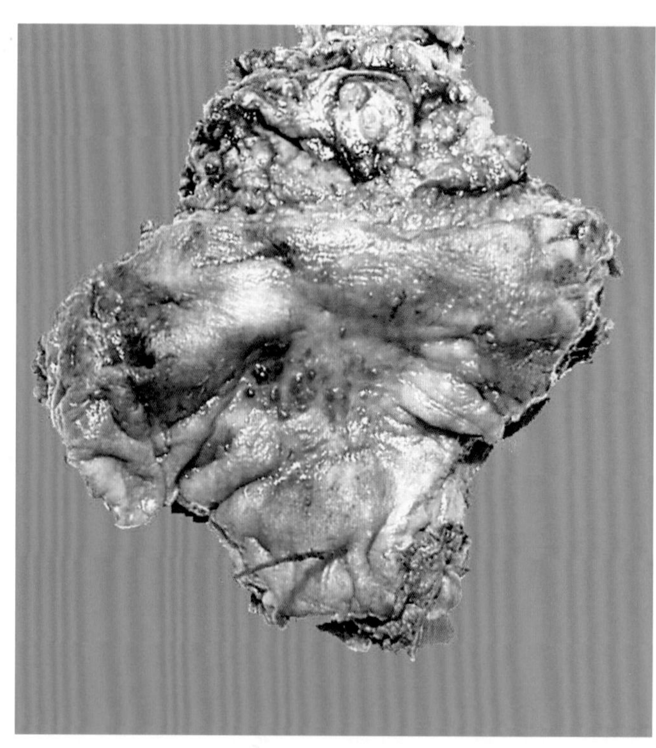

图 25.2 **膀胱子宫内膜异位症的大体观**。可见膀胱表面有多个红色结节状突起

膀胱结石

膀胱结石（**bladder calculi**）男性患者多于女性患者，老年人好发，但在土耳其和远东等地方病流行地区，儿童也是高发人群[46]。在截瘫和四肢麻痹患者中，膀胱结石尤为常见。大多数膀胱结石为单发性结石，由磷酸盐构成，部分以尿酸盐和草酸盐为主[47]。膀胱结石最常伴随的异常是前列腺结节状增生，可能继发于尿潴留。

膀胱结石的治疗方法有膀胱造口术取石、物理（内镜下）膀胱石研碎和体外震波碎石等方法。其中体外震波碎石法简便、有效而安全，是目前首选的方法，尤其是对成年患者[48-50]。膀胱结石的复发率约为10%。

子宫内膜异位症和相关的müller上皮源性病变

膀胱的子宫内膜异位症可以仅限于膀胱，也可以伴有其他部位的子宫内膜异位症[51]（图25.2）。大多数膀胱子宫内膜异位症病例有该部位的手术史或有女性生殖系统的相应症状[52]。本病也可见于前列腺癌雄激素治疗后的男性患者。在大多数患者，可在膀胱底部触及肿块，肿块常突出于浆膜面，无明显症状。膀胱子宫内膜异位症病灶位于膀胱壁中，在完整的黏膜下，膀胱镜检查可见蓝紫色结节，与子宫的子宫腺肌症所见相似[53]；常伴有肌层肥厚，月经期可出现持续性血尿。其影像学表现与膀胱壁肿瘤不易区分[54]。

除了由子宫内膜腺体和间质等组成的典型子宫内膜异位症改变，我们还可以看到输卵管样上皮（包括纤毛细胞、分泌细胞和插入细胞）以及子宫颈样上皮（黏液柱状上皮）。前者称为输卵管型子宫内膜异位症，后者称为子宫颈内膜异位症。两者同时出现时有时用müller上皮异位症这个术语[55-56]。子宫颈内膜异位症增生过度时可能类似于腺癌[57-59]。在此基础上还可发生真正的恶性肿瘤，包括子宫内膜样腺癌[60]、透明细胞癌[61]、子宫内膜样腺肉瘤[62]和子宫内膜间质肉瘤。

膀胱子宫内膜异位症可采取激素治疗，也可采取手术切除；根据病变的定位，可采用腹腔镜手术切除[63-65]。

淀粉样变

膀胱的淀粉样变（**amyloidosis of the bladder**）可以是弥漫的，也可以（更常见）是局限结节状的（“淀粉样肿瘤”）[66]。后者在临床和膀胱镜检查时常被误诊为肿瘤[67-68]。膀胱的淀粉样变的组织学表现具有诊断性。淀粉样物质在大多数病例是由AL蛋白（免疫球蛋白的轻链部分）构成的，而在有些病例则与转化甲状腺素有关[69-71]。大多数有足够随访时间的患者，在其淀粉样变肿块局部切除后的预后良好，保持无病生存。因此，淀粉样肿瘤的出现不应被视为骨髓瘤或浆细胞瘤的表现[71-73]。

膀胱炎

间质性膀胱炎（膀胱疼痛综合征）

间质性（Hunner）膀胱炎［**interstitial (Hunner) cystitis**］（或膀胱疼痛综合征）好发于成年人或老年女性，伴有膀胱壁严重的黏膜下水肿和溃疡，可导致明显的下腹部、耻骨上部或会阴部疼痛和尿频，药物治疗无效[74]。

间质性膀胱炎因常有膀胱溃疡，其又被称为 **Hunner 溃疡**（**Hunner ulcer**）。

间质性膀胱炎的病变可位于膀胱的任何部位。显微镜下，可见表面附有纤维素和坏死物质的溃疡。黏膜下固有层和肌层显示水肿、出血、肉芽组织形成以及单个核炎症细胞浸润，有时这些主要位于神经周围[75-76]。肥大细胞常见，有时数量很多，主要见于溃疡下、肌肉之间以及溃疡周围黏膜上皮细胞之间，但 CD117 免疫染色对明确诊断没有帮助[77-78]。上述组织学变化均是非特异性的[79]。也有不伴溃疡的间质性膀胱炎的报道，一般见于较年轻的患者，是由不同的原因导致的[80]。

间质性膀胱炎的病因尚不清楚[81]。感染的病原体也未确定[82]。其Ⅰ类 HLA 分子过表达[83-84]、尿道上皮 IgA 呈强阳性[85] 和交感神经兴奋亢进等现象[86-87] 支持本病的发生与自身免疫有关。另有研究发现，本病有热休克蛋白 60 表达减少，提示尿道上皮增生反应出现异常[88]。间质性膀胱炎的治疗以药物治疗为主，但严重病例需施行膀胱三角区以上的局部切除术或全膀胱切除手术[89-92]。

嗜酸细胞性膀胱炎

嗜酸细胞性膀胱炎（**eosinophilic cystitis**）是一个描述性术语，用于两种不同的临床情况。第一种见于妇女和儿童，常伴有过敏性疾病和嗜酸细胞增多症[92-93]。第二种见于老年人，常伴有因其他膀胱和前列腺疾病导致的膀胱损伤[94-95]。特殊情况下，本病可由寄生虫感染引起[96]。

嗜酸细胞性膀胱炎的临床表现为反复发作的剧烈疼痛和血尿[97]，偶尔可见尿道梗阻[98]。膀胱镜检查，可见黏膜水肿，布满红斑，并可伴有导致肿瘤发生的广基息肉[99]。显微镜下，可见富含嗜酸性粒细胞的炎症细胞浸润、纤维化和平滑肌坏死，有时伴有巨细胞[100-101]，但与朗格汉斯细胞组织细胞增生症无关。

嗜酸细胞性膀胱炎的治疗可选择经尿道切除膀胱病变并辅以类固醇和抗组胺药物治疗[102-103]。

气肿性膀胱炎

气肿性膀胱炎（**emphysematous cystitis**）是由于产气细菌（例如产气荚膜梭形芽孢杆菌）引起的炎症性疾病。其特征为膀胱壁出现充气的泡状结构[104]。有糖尿病、神经性膀胱功能障碍、慢性尿道感染以及恶性血液疾病的患者易发生气肿性膀胱炎[105-108]。一些病例研究显示，约半数的气肿性膀胱炎是由糖尿病引起的。显微镜下，部分囊肿壁可见多核巨细胞[108]。气肿性膀胱炎的治疗可应用抗生素并解除尿道出口梗阻[106]。

结核病和卡介苗诱导的肉芽肿

在世界很多地区，结核病仍然是引起膀胱肉芽肿性炎的最常见原因。正如 Auerbach 在其 1940 年的经典研究中证实的，膀胱结核常由肾结核继发播散所致[109]。大约 10% 的患者有肺结核病史[110]。大多数结核性病变位于膀胱三角区，特别是输尿管开口处周围。早期病变是表浅的小结节，底部有匀质的干酪样物质，周围有充血带。疾病进展时，多发性溃疡逐渐融合，乃至形成大溃疡，并有大量纤维组织增生，可累及肌层。在男性患者，可累及前列腺；在女性患者，可形成膀胱阴道瘘[111]。

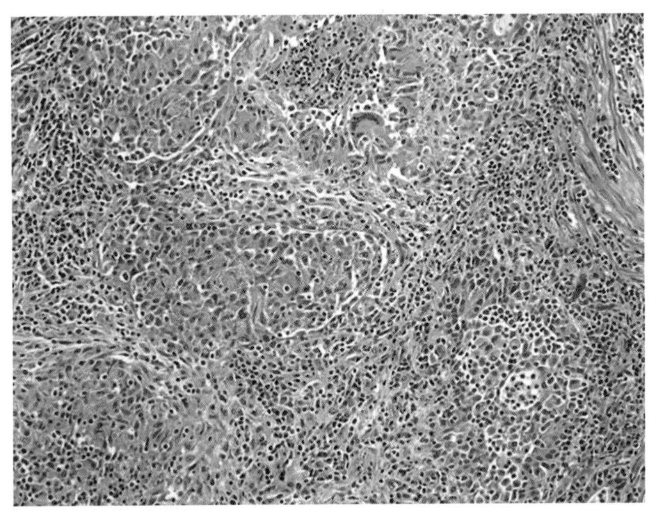

图 25.3 卡介苗治疗尿路上皮癌引起的肉芽肿

作为一种治疗表浅性膀胱癌的方法，膀胱内注入卡介苗（BCG）可引起膀胱的肉芽肿性炎，后者可通过膀胱洗涤标本的显微镜或细胞学检查确诊（图 25.3）[112-113]。这种病变可累及前列腺[114]，有时甚至导致系统性播散，包括累及肺[115-116]。

膀胱软斑病和相关的疾病

膀胱软斑病（**malakoplakia of the bladder**）主要表现为膀胱三角区黏膜层和黏膜下层的多结节状隆起，经常被误诊为癌[117-118]。膀胱软斑病易出现于免疫功能低下的患者或肾移植患者[119-120]。

显微镜下，膀胱软斑病可见上皮下有大量组织细胞聚集，胞质内富含嗜酸性颗粒。有些细胞胞质内出现同心圆层状圆形包涵体，称为 Michaelis-Gutmann 小体（或者叫钙化小体）（图 25.4）；它们常呈嗜碱性，PAS 染色以及钙和铁染色呈阳性。电子显微镜和免疫组织化学染色可见细胞内细菌[121-123]，并可见细菌、脂质包涵体和 Michaelis-Gutmann 小体的相互移行形式，提示 Michaelis-Gutmann 小体是细菌的降解产物[124]。软斑病通常被认为是由于宿主巨噬细胞（吞噬溶酶体）对细菌感染反应低下所致，感染细菌大多数为革兰氏阴性大肠杆菌[124-126]。**黄色肉芽肿性膀胱炎**（**xanthogranulomatous cystitis**）在形态学和病理生理机制上与软斑病相似，只是没有 Michaelis-Gutmann 小体[127]。据报道有些病例与恶性肿瘤有关[128]。

软斑病也可发生于肾盂、肾实质、输尿管、前列腺、

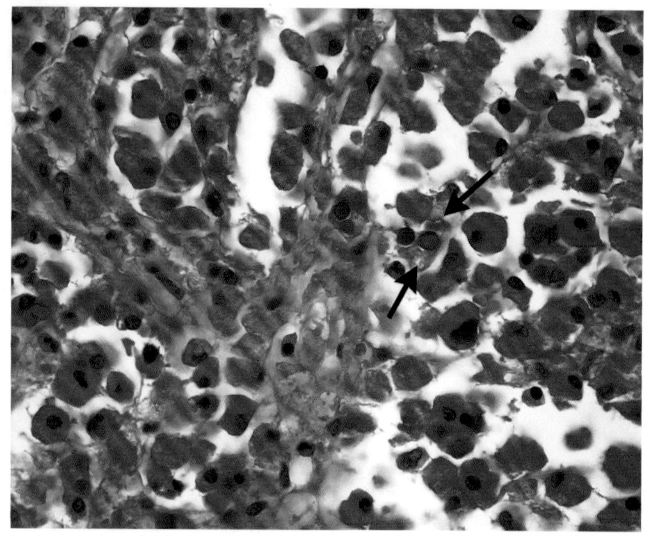

图 25.4 膀胱软斑病的高倍镜观，可见 Michaelis-Gutmann 小体（箭头所示）和大量的组织细胞

睾丸、附睾、阔韧带、子宫内膜、腹膜后组织、结肠、胃、阑尾、淋巴结、脑、肺、骨、皮肤以及其他部位[129-132]。

需牢记在心的非常重要的一点是，偶尔可见软斑病与结核病和癌等其他疾病共存[133]。

其他类型的膀胱炎

其他类型的膀胱炎有出血性膀胱炎、巨细胞性膀胱炎、滤泡性膀胱炎、放射性膀胱炎、坏疽性膀胱炎[134]、黏液样膀胱炎（脊索瘤样伴淋巴细胞浸润）[135]和结痂性膀胱炎[136]。

出血性膀胱炎常发生于骨髓移植术后应用环磷酰胺治疗的患者或有系统性血管炎的患者[137-139]，但也可出现原因不明的特发性出血性膀胱炎[140]。一些出血性膀胱炎病例也可由单纯疱疹病毒或巨细胞病毒感染所致[141-142]。严重的出血性膀胱炎需进行全膀胱切除术治疗[143]。

HIV 感染和其他免疫功能低下者可发生各种类型的膀胱炎，包括软斑病（见上文）和弓形虫膀胱炎[144]。

膀胱炎可继发于因疼痛使用麻醉剂氯氨酮后，可见尿路上皮出现显著的反应性改变，类似于癌[145]。

膀胱黏膜化生性和肿瘤样疾病

膀胱黏膜上皮可以出现各种类型的化生，大多数是由慢性炎症所致。虽然各种化生之间密切相关或常同时存在，但它们通常被视为不同的炎症性或肿瘤性疾病。

肠化生（intestinal metaplasia）和腺性膀胱炎（cystitis glandularis）是由慢性炎症和其他黏膜刺激所致，例如，输尿管再造、神经性膀胱或膀胱外翻[146-147]。当刺激因素消除时，它们可以完全消失。大体上，它们通常表现为不规则的粗糙隆起，膀胱镜观察与癌不易区分。膀胱三角区是最易受累的部位，但有时可累及整个膀胱黏膜[148]。同样的病变也可见于输尿管和肾盂。

显微镜下，最开始的改变是尿路上皮的基底层局灶增生，进而向黏膜下层出芽性生长，形成实性细胞巢（称为 von Brunn 细胞巢或细胞岛），位于固有层。有一些细胞巢发生中心囊性变。当囊壁衬覆细胞保持尿路上皮表现时，称为囊性膀胱炎；当囊壁衬覆细胞呈现腺样外观时，称为腺性膀胱炎（图 25.5）。当囊壁衬覆细胞具有结肠上皮特征时，称为肠型（腺性化生和结肠性化生）化生（图 25.5）[149-151]。正如我们所期待的，肠型化生 CDX2 和 CK20 染色呈阳性，而腺性膀胱炎 CK7 染色呈阳性[152]。我们也可以看到一些病例与胃型化生相关。这些化生形式的共同发生提示，它们代表了相同基础病变的不同阶段或不同表现形式。

当增生性病变明显时，特别是上述化生巢增多时，这些化生性病变与尿路上皮癌类似[153]。一些少见的病例也与广泛的黏液外渗有关，但报道的随访资料证实它们的预后良好（图 25.6）[154]。

虽然肠型化生是发生腺癌的危险因素，尤其广泛发生时[153]，但大多数研究没有表明风险增加[155]。当然，少数伴有腺体异型增生的病例可以不断进展[156]。

肾源性腺瘤（nephrogenic adenoma）[肾源性化生（nephrogenic metaplasia）]过去一直被视为一种良性肿瘤并被命名为肾源性腺瘤，但目前大多数作者认为其为尿路上皮对慢性炎症、结石或长期放置导管的反应所致的一种局部或弥漫的化生性改变[157]。然而，细胞遗传学研究显示，有些病变（在接受肾移植患者）是由于肾小管上皮植入受损膀胱黏膜所致[158]。不管其组织学发生如何，这些都是良性病变。

大多数肾源性腺瘤病例见于成年人，但偶尔也有儿童发生[159]。大体上，肾源性腺瘤的病变呈乳头状、息肉状或结节状；大约 20% 的病例是多发性的[160]。显微镜下，它们的表现非常具有异质性，具有各种各样的组织结构形态且经常混合在一起，包括小管状、乳头状、具有透明胞质的片状（广泛）、纤维黏液样和扁平状（图 25.7）[161-163]。矮立方形或鞋钉状细胞排列成小管状或乳头状，小管周围常见厚的基底膜样物质。小管腔内常有蓝色黏液样物质，细胞呈印戒细胞样。免疫组织化学染色，CK7 和 PAX-8 呈阳性。消旋酶和 GATA-3（经常斑片状）表达呈阳性，高分子量细胞角蛋白或 p63 偶尔局灶表达，经常会与前列腺癌或尿路上皮癌混淆，但在肾源性腺瘤中 NKX3.1 呈阴性[164-165,165a-165b]。有时可见胞核增大，染色质深染并出现多形性，但这种非典型性并不提示癌前病变[166]。肾源性腺瘤最主要的鉴别诊断是透明细胞癌和印戒细胞腺癌。少数呈乳头状生长的病例应与尿路上皮乳头状瘤或乳头状癌鉴别，但肾源性腺瘤的单层排列的立方形细胞非常明显。

息肉样膀胱炎（polypoid cystitis）本质上是反应性良性病变，大体上经常类似于肿瘤[167]。息肉样膀胱炎最常侵犯膀胱三角区的后壁，有时累及全膀胱。大体上，息肉样膀胱炎的表现包括：密布的广基的圆形突起，称为

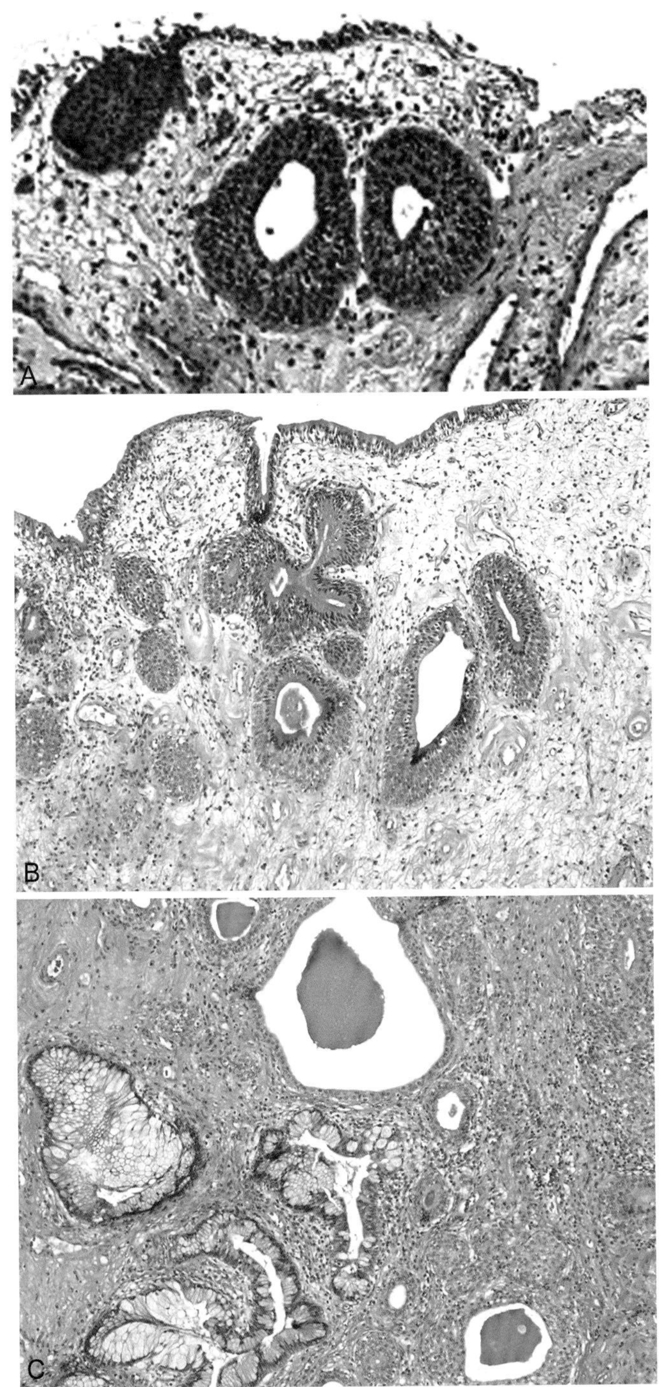

图 25.5 **A**，囊性膀胱炎有内翻性的尿路上皮巢，中间有尿路上皮细胞形成的腔。**B**，腺性膀胱炎的特征是面向腔面的嗜酸性胞质。**C**，一些腺性膀胱炎病例有细胞内黏液（肠上皮化生），经常与其他经典的 von Brunn 巢和囊性膀胱炎混合在一起

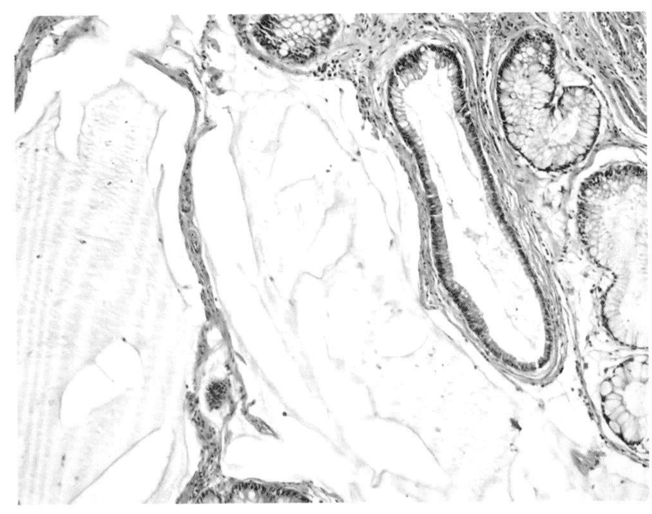

图 25.6 具有肠上皮化生的腺性膀胱炎的少见病例，有大量的细胞外黏液聚积，可导致大体上与恶性肿瘤相似

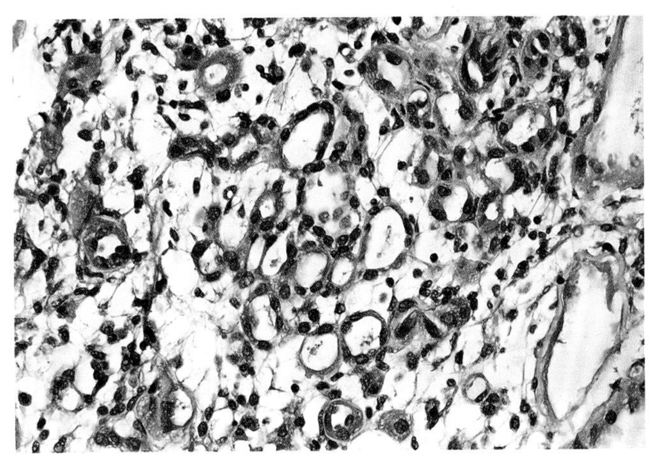

图 25.7 **肾源性腺瘤**。可见衬覆立方和扁平细胞的腺样结构形成的复杂丛状结构，周围是水肿的间质

大疱性膀胱炎；纤细乳头状，称为乳头状膀胱炎[167]。乳头状膀胱炎被认为是病变晚期改变，常被病理医师过诊断为低级别乳头状尿路上皮癌（但泌尿科医师少有这种过诊断）。息肉样膀胱炎的诊断最好在低倍镜下做出，其特征表现为：广基的、单一的、无分支的乳头状结构，有炎性间质水肿或纤维化，表面衬覆上皮正常或呈反应性改变[168]（图 25.8）。其炎症细胞很少，缺乏明显的上皮非典型性，但反应性的尿路上皮非典型性可以非常明显[169]。可见星状或多核的成纤维细胞；这些与鼻腔、口腔和阴道等上皮衬覆部位的反应性改变相似。

息肉样膀胱炎最常见原因是长期的导尿管刺激，此操作越频繁，息肉样膀胱炎的发生率越高且越严重，导尿管留滞 3 个月为发病高峰时间[169]。在少数病例留置导尿管的时间较短[167]。有的病例与放疗和恶性肿瘤伴发。

术后肉芽肿（postoperative granuloma）常发生于导尿管滞留或热疗后。其组织学表现与异物性肉芽肿和类风湿小结相似，病变中心有坏死，周围有栅栏状排列的组织细胞和少量多核巨细胞[170-171]。经常伴有颗粒状嗜酸

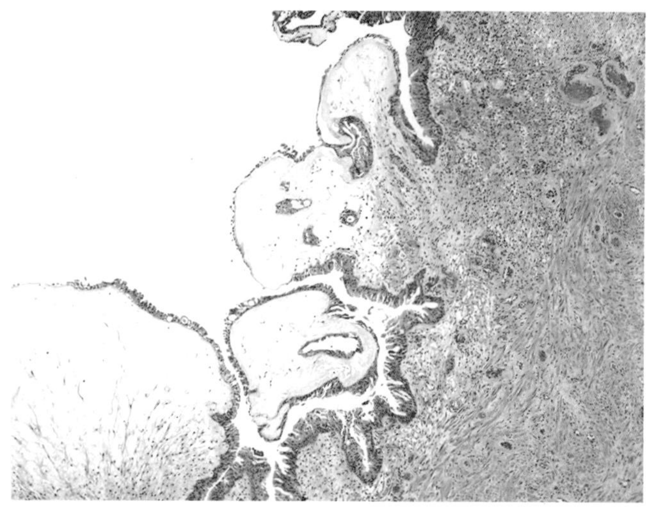

图 25.8 乳头状 / 息肉样膀胱炎的特征是有宽的球状凸起或相对广基的赘生物，经常有明显的固有层水肿

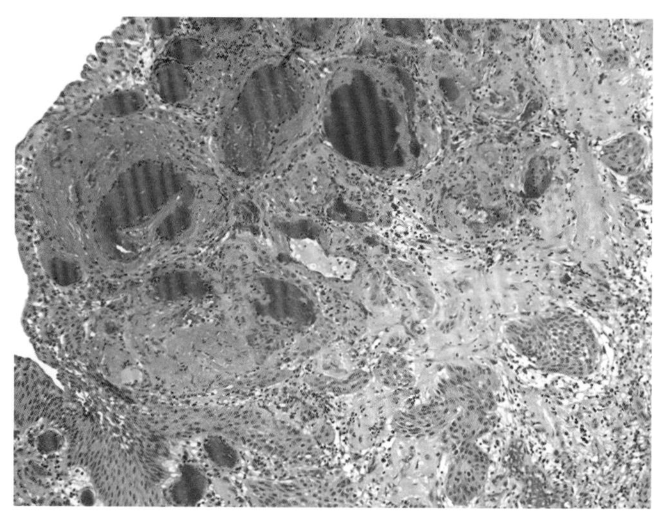

图 25.9 放疗后膀胱上皮组织结构和细胞学非典型性。这些改变有时会被过诊断为癌，但其上皮和纤维间质的混合以及伴有血管扩张充血是这个良性过程的特征

性物质[171a]。这些病变是通过纤维性瘢痕增生逐渐愈合。

前列腺型息肉（prostatic-type polyp）主要发生于膀胱颈尿道开口的周围以及膀胱顶部，与前列腺尿道部的病变相似[172]。

纤维上皮性息肉（fibroepithelial polyp）最常见于儿童。大多数位于精阜和膀胱颈附近。显微镜下，可见纤维上皮性息肉表面衬覆正常的尿路上皮。其间质为纤维性的，没有见于息肉样膀胱炎中的显著水肿和炎细胞浸润[173]。其病变呈息肉状生长，伴有或不伴有乳头状突起。纤维上皮性息肉的最重要的鉴别诊断是胚胎性横纹肌肉瘤的葡萄簇状亚型[174]。

假癌样增生（pseudocarcinomatous proliferation）可由放疗所致，伴有或不伴有溃疡形成[175]。偶尔相似的病变与放疗或化疗无关，而见于有系统性疾病的患者[176]。非典型性的上皮是尿路上皮，但常有一个鳞状上皮样的表现，并且会延伸至上皮下的固有层组织[177]（图 25.9）。间质中血管扩张和非典型性成纤维细胞是诊断的重要依据[178-179]。另一个诊断要点是：假浸润性尿路上皮巢围绕脉管，并伴有纤维蛋白沉积[179]。

“胶原性息肉（collagen polyp）”是由于治疗压力性尿失禁时向膀胱壁或尿道壁内注射胶原所致。显微镜下，可见黏膜下降解的胶原聚集，周围有中等程度的炎症反应[180]。

其他类型的膀胱瘤样病变包括黄色瘤[181]、髓外造血[182]和错构瘤（伴有 Beckwith-Wiedemann 综合征）[183]。

膀胱尿路上皮癌

一般和临床特征

膀胱尿路上皮癌（urothelial carcinoma）[传统上称为移行细胞癌（transitional cell carcinoma, TCC）] 约占膀胱原发性肿瘤的 90%。与其他恶性肿瘤一样，尿路上皮癌的发生与基因和环境因素有关[184-186]。在环境因素中，化学性致癌因素很重要[186]。膀胱肿瘤在工业发达地区很常见（特别是在与石油化工相关的地区），并且其发生率与吸烟和芳香胺类物质接触有关[187-190]。

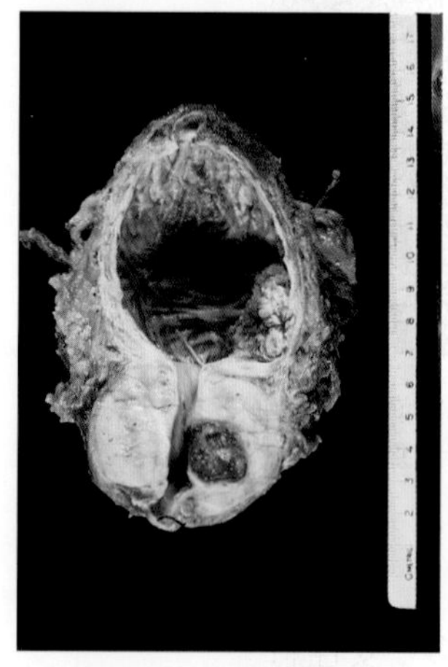

图 25.10 膀胱尿路上皮癌发生于由于前列腺结节状增生而肥厚的膀胱壁，呈外生性和乳头状生长方式。肿瘤位于膀胱的左侧壁，进行了全膀胱前列腺切除术。可见前列腺梗死

其他环境因素包括阿尼林染料（尤其是联苯胺和β氨基萘）[191-192]、金胺、非那西汀和环磷酰胺[193-195]。埃及血吸虫与膀胱的尿路上皮癌和鳞状细胞癌的发生相关[196-197]。人乳头状瘤病毒在膀胱癌发生中的作用尚有争议且相互矛盾，但大多数资料显示其在膀胱癌的发生中并无重要作用[197-199]。因前列腺癌进行放疗的患者患膀胱癌的风险轻微增高[200]。

膀胱尿路上皮癌大多数患者在 50 岁以上，偶尔也可见于年轻人和儿童[201-204]。后者经常是低级别的、进展缓慢的惰性肿瘤，但偶尔也可以是侵袭性强的肿瘤[205]。

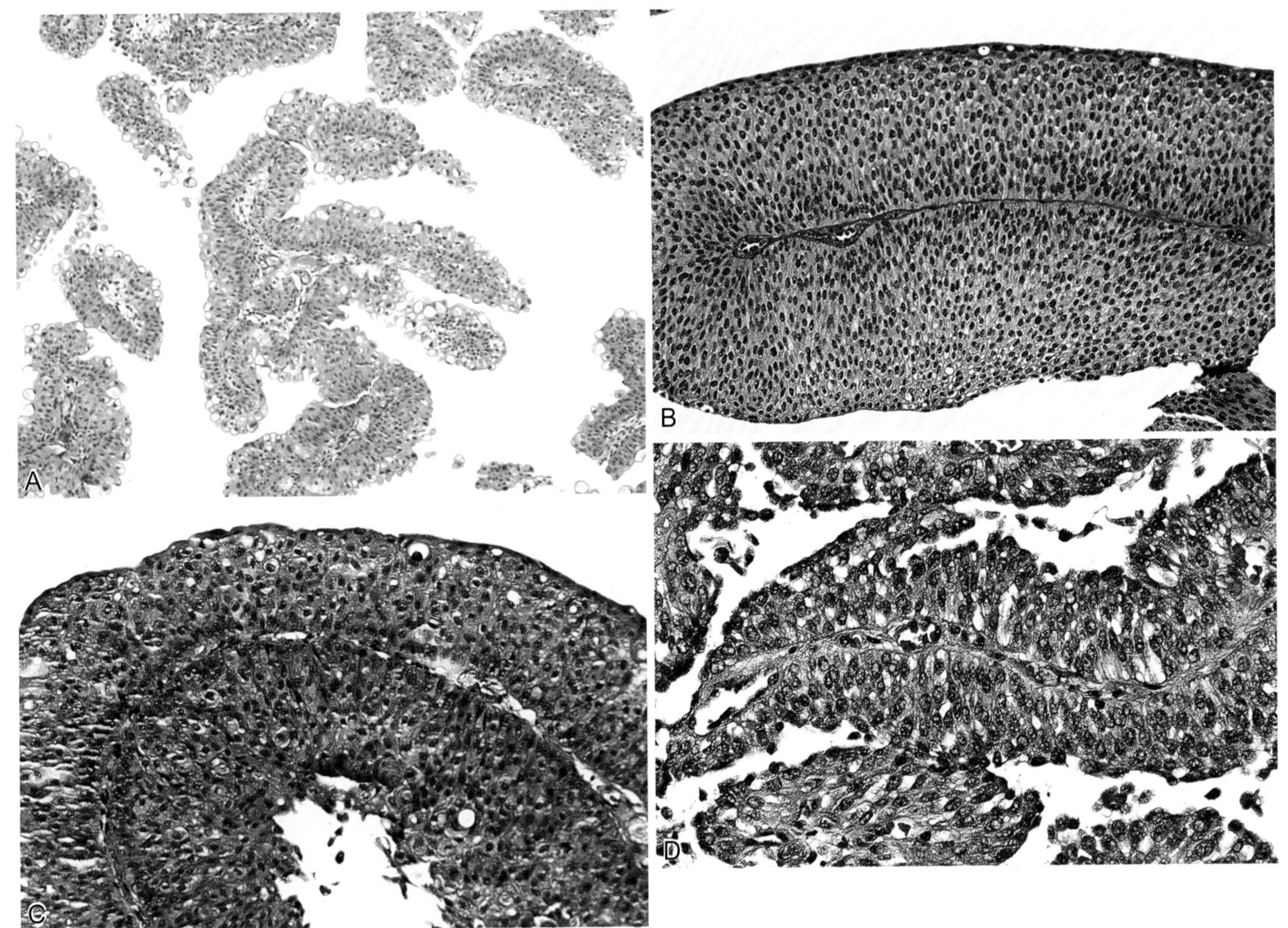

图 25.11 **膀胱非浸润性乳头状尿路上皮肿瘤的各种亚型**。**A**，乳头状瘤。**B**，低度恶性潜能的乳头状尿路上皮肿瘤。**C**，低级别乳头状尿路上皮癌。**D**，高级别乳头状尿路上皮癌

男性患者多于女性患者，白人多于黑人。膀胱尿路上皮癌最常见的症状是肉眼或镜下血尿，其次是与继发性泌尿道感染相关的症状。排尿困难更多见于高级别的癌，可能是由对膀胱壁的广泛侵犯所致。

膀胱尿路上皮癌可发生于膀胱的任何位置。一项对大约 1 000 例病例的研究显示，发生于不同位置的占比分别为：侧壁 37%，后壁 18%，三角区 12%，膀胱颈 11%，输尿管开口处 10%，膀胱顶部 8%，前壁 4%[206]。也有发生于膀胱憩室的病例报道。当尿路上皮癌位于输尿管开口处时，可能导致一侧或双侧输尿管的部分或全部梗阻，进而导致肾积水和肾盂肾炎。常见同时或间断多点发生的病例。

非浸润性乳头状尿路上皮肿瘤

多年来已有多种尿路上皮癌的形态学分类系统，它们主要是基于细胞异型性并兼顾组织结构进行分类。这些主要的分级系统分别是由 Ash（1940 年）[207]、Mostofi（1960 年）[208]、Bergkvist 等（1965 年）[209]、Malmstrom 等（1987 年）以及世界卫生组织（WHO，1973 年）[210] 提出的。1998 年，WHO 和国际泌尿系统病理学协会（WHO/ISUP）联合提出了一个新的分类系统，2016 年 WHO 推荐了这个分类系统 [211-216]。新的分类系统的主要特征是将膀胱肿瘤性病变分为扁平状和乳头状两大类，进而又根据乳头状肿瘤的结构和细胞学特征并兼顾浸润状况（固有层和固有肌层）将其进行分级。在这个分类系统中，乳头状肿瘤被分为如下亚型：尿路上皮乳头状瘤、**低度恶性潜能的乳头状尿路上皮肿瘤（papillary urothelial neoplasm of low malignant potential, PUNLMP）**、低级别乳头状尿路上皮癌和高级别乳头状尿路上皮癌（图 25.11）。WHO/ISUP 分类标准见表 25.1。与 1973 版 WHO 分类标准相比，新版 WHO 分类系统最主要的变化是标记出了风险最低的肿瘤，称为“乳头状瘤”和“低度恶性潜能”（后者以往被称为尿路上皮癌 1 级，避免了癌这个术语），并且降低了高级别肿瘤的诊断标准，这些都是基于大量临床随访资料做出的共同决定，因为在 1973 版 WHO 分类系统中，“2 级”癌中的非典型性更明显的亚型具有更高的进展率 [210]。

尿路上皮肿瘤的分级具有重要的预后意义。根据 WHO/ISUP 系统，膀胱乳头状瘤的复发率低，几乎不会进展为原位癌或浸润性癌，而高级别的癌有更高的复发

表25.1　根据WHO/ISUP分类系统对尿路上皮乳头状病变进行分类的组织学特征

	乳头状瘤	低度恶性潜能的乳头状尿路上皮肿瘤	低级别乳头状尿路上皮癌	高级别乳头状尿路上皮癌
结构特征				
乳头	纤细	纤细，偶尔有融合	融合，分支，纤细	融合，分支，纤细
细胞排列	同正常尿路上皮	有正常尿路上皮的极向，层次可多可少，细胞间有黏附性	大部分细胞排列较规则，但有局灶细胞增生，极向轻度紊乱，层次可多可少，尚有黏附性	大部分细胞排列不规则，极向紊乱，层次可多可少，失去黏附性
细胞学特征				
核大小	同正常尿路上皮细胞	可一致性增大	增大且大小不等	增大且大小不等
核形状	同正常尿路上皮细胞	梭形、圆形或卵圆形，形态较一致	圆形或卵圆形，大小和形状略不规则	中等-显著多形性
核染色质	细腻	细腻	染色质轻度增多	中等-显著多形性，深染
核仁	无	无或不显著	有但不显著[a]	多个显著核仁
核分裂象	无	罕见且位于基底部	偶见，位于任何层次	多见，且位于任何层次
伞细胞	有	有	常有	可缺失

[a]如果出现核仁，则小而规则，不伴有高级别癌的其他特征

From Epstein JI, Amin MB, Reuter VR, Mostofi FK; the Bladder Consensus Conference Committee. The World Health Organization/International Society of Urological-Pathology consensus classification of urothelial (transitional cell) neoplasms of the urinary bladder. *Am J Surg Pathol*. 1998; 22: 1435–1448.

率且更具侵袭性[217-218]。

由于肿瘤的不同区域可以表现出不同的分化程度[219]，膀胱镜活检标本或经尿道切除标本与外科手术标本显示的肿瘤分级可能是不同的[220-222]。应当记住的是，这一分类系统是针对非浸润性尿路上皮肿瘤的，应用于浸润性肿瘤时常有一定的误差[223]。

外生性乳头状瘤的特征是有相对简单的分枝状结构，乳头之间通常没有上皮的融合[217-218,224-225]。尿路上皮的组织学排列接近正常，肿瘤细胞呈流水样（垂直于基底膜）排列，经常会有非常明显的伞细胞。并不少见的是，乳头的中心经常有扩张的淋巴管或明显内陷的腺体结构。低倍镜下，PUNLMP的尿路上皮细胞与正常尿路上皮细胞相比很相似，但细胞排列增厚（增生）[212,226]。相比之下，非浸润性低级别乳头状尿路上皮癌的尿路上皮细胞排列更加紊乱，失去了细胞极性，伴有轻微的细胞非典型性。与乳头状瘤和PUNLMP相比，其乳头结构更加复杂，有更多的融合。非浸润性高级别乳头状尿路上皮癌并不都具有明显的多形性，但在低倍镜下可见细胞排列紊乱，胞核增大，胞核的大小和形状变化不一，胞核染色质（深染）不规则。高级别病变中最极端的情况是乳头间的上皮呈实性融合状生长，并伴有明显的细胞间变。

近期，伴有或不伴有非典型性的“尿路上皮乳头状增生”被认为是由尿路上皮呈波状皱褶构成的膀胱病变，无细胞非典型性，具有乳头状肿瘤的发育良好的分枝状纤维血管[227-229]。WHO分类系统建议按照以前描述的分类系统划分真性的乳头状病变为肿瘤。一些病例具有非常早期的上皮丛状病变，这时诊断为乳头状肿瘤并不确定，建议用一个描述性的诊断术语，例如“恶性潜能未定的尿路上皮增生”[216]。

内生/内翻性尿路上皮肿瘤

内翻性尿路上皮乳头状瘤（inverted urothelial papilloma）被认为是一种良性上皮肿瘤，与外生性尿路上皮乳头状瘤不同，成年和老年男性多发，多出现于膀胱三角区、膀胱颈和尿道前列腺部[230-231]。其通常单发，引起血尿和尿道梗阻。膀胱镜下，显示带蒂的表面光滑的息肉状肿物（图25.12）。显微镜下，内翻性尿路上皮乳头状瘤最主要的特征是向黏膜下生长的上皮细胞巢索，

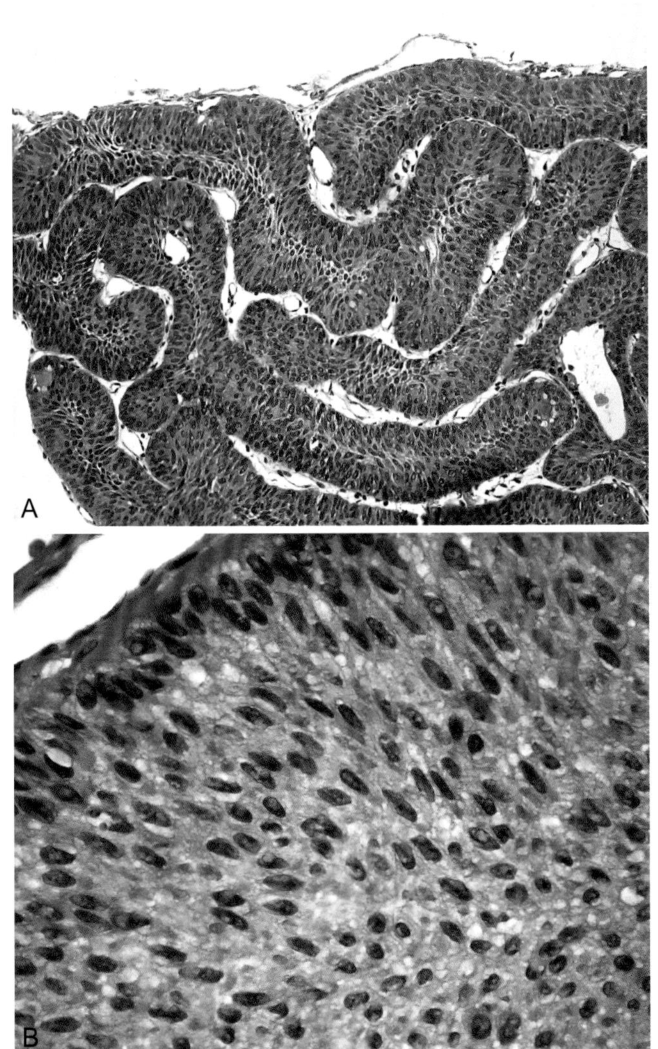

图25.12 膀胱内翻性乳头状瘤。**A**，增生的上皮细胞呈缎带样排列，表面衬覆一层扁平上皮。**B**，高倍镜观，可见肿瘤细胞呈卵圆形到梭形，无非典型性

没有细胞非典型性（图 25.12）。偶尔，可见上皮细胞胞质呈泡沫状或空泡状[232]。无乳头状结构，或仅在局部有少许乳头状结构，结缔组织非常少[233]。在一些病例，可有明显的小梁状结构，周边肿瘤细胞呈栅栏状，中间的肿瘤细胞呈梭形。在另一些病例，肿瘤细胞呈岛状并有分泌黏液的腺样结构[234]。实际上，后者是由腺性或囊性膀胱炎过度增生形成的[234-235]。偶尔，具有嗜伊红颗粒胞质的神经内分泌细胞可在上述肿瘤中出现[236]。没有证据证明内翻性乳头状瘤（即使是伴有一定程度"退行性"的上皮非典型性）[237]易进展为癌，但偶尔两种病变可以同时存在[238-239]。

尿路上皮乳头状肿瘤的全部病变可以有相似的非浸润性内翻性生长，表现为相互吻合的尿路上皮条索或内生性细胞巢[240]。对**内翻性 PUNLMP** 并没有进行广泛研究，但偶尔具有内翻性结构的尿路上皮肿瘤具有一些乳头状瘤的特征，但其他区域伴有细胞巢或条索的轻微膨胀[226]。这些区域保持了尿路上皮细胞相对有序的排列。

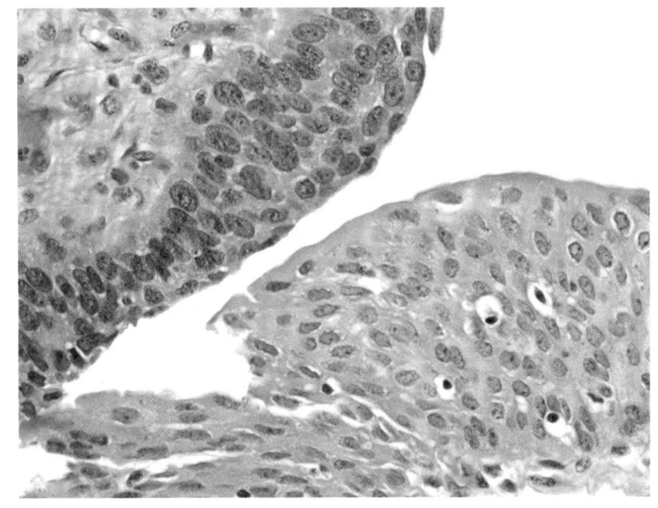

图 25.13 膀胱尿路上皮原位癌。与相邻的正常尿路上皮（右下）相比，可见其胞核增大、不规则，染色质呈块状（左上）

"非浸润性低级别乳头状尿路上皮癌，内翻型"有类似的膨胀增大的条索和细胞巢，与其外生的部分类似，也有一定程度的组织结构紊乱和轻微的异型性。在低倍镜下，"非浸润性高级别乳头状尿路上皮癌，内翻型"有类似的膨胀生长的呈圆形轮廓的条索样结构，但其细胞学特征足以诊断为高级别肿瘤。

尿路上皮扁平性病变伴有非典型性

长期以来，尿路上皮扁平性病变伴有非典型性在不同的中心用不同的术语进行分类，2016 版 WHO/ISUP 分类（基于对 1998 版 WHO/ISUP 分类的修订）[212]已在全世界范围内得到了更广泛的应用。其诊断分类包括反应性尿路上皮非典型性、意义不明确的尿路上皮非典型性、尿路上皮异型增生和尿路上皮原位癌（carcinoma in situ, CIS）。最重要的鉴别诊断是明确反应性改变和 CIS。

反应性尿路上皮非典型性经常与急性和慢性炎症有关，可由各种各样的原因引起（例如感染、留置导尿管、结石）[241]。炎症细胞可以浸润至固有层，但尿路上皮间的炎症最常见。伴有反应性的非典型性尿路上皮细胞经常具有嗜碱性表现，它们的胞核增大，呈圆形，通常形态单一，大小和形状变化不明显。总的来说，胞核不会大于 3 个淋巴细胞的大小。最重要的是，核染色质细腻，但明显的核仁（有时是多个）并不少见。核分裂象常见，可位于尿路上皮的上层，尤其多见于近期留置导尿管的患者。

尿路上皮原位癌组织学上具有异质性，但也有共同的特征（图 25.13）[242]。与正常尿路上皮细胞相比，尿路上皮原位癌的细胞核变得更圆更大，常大于 4~5 个淋巴细胞[243]。与伴有反应性非典型性的尿路上皮细胞相比，尿路上皮原位癌的肿瘤细胞变得杂乱无章，失去了垂直于基底膜的极性。染色质粗糙，核膜常不规则，核仁可有可无。核分裂象易见，并且可有非典型性。不同于在

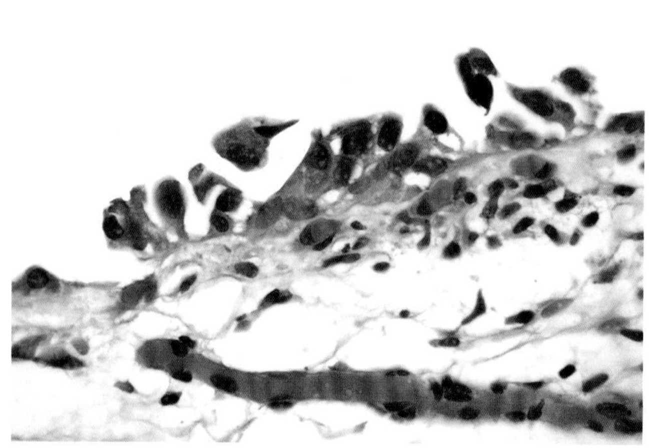

图 25.14 膀胱尿路上皮原位癌。可见肿瘤细胞从基底膜脱落，仅残存少量恶性肿瘤细胞，被称为黏附性或剥脱性原位癌的表现

许多其他解剖学部位，由于胞质的保留，其肿瘤细胞的核质比可以不增高。CIS 的各种生长方式均可见，包括破坏性的生长、Paget 样生长以及剥脱性 / 黏附性 CIS（图 25.14）。偶尔，有病例可以出现腺样分化[244]。非常重要的一点是，CIS 这个术语并不等同于"浅表癌"，后者是泌尿科医师用于描述肿瘤没有侵犯到固有肌层的术语，不论肿瘤的类型和分级，CIS 这个术语并不代表一种特定的病理类型[211]。同样应该认识到，虽然乳头状尿路上皮癌没有侵犯到间质，也被认为是"原位癌"（pTa），但应避免将这两种疾病混淆，因为两者具有显著不同的形态学特征和自然病程，分子通路可能也不相同[245-246]。

将没有达到原位癌的诊断标准，但细胞学形态特征超过了反应性非典型性尿路上皮的病变归类为扁平性尿路上皮非典型性，具有更多的问题。尿路上皮异型增生在不同观察者之间的可重复性很差。大量的研究结果表明，异型增生（排除那些按照现在的定义可以认为是原位癌的病例）缺乏进展为原位癌的风险。异型增生通常有一定程度的细胞排列紊乱，但胞核只有轻度增大和具有轻度非典型性。有时在正常尿路上皮也会看到细胞轻度拥挤或重叠，这不应该被认为是"非典型性"。由于存在这些问题，一些专家更愿意把"意义不明确的非典型性"和"尿路上皮异型增生"这两类变成一类，用于常规诊断，例如"扁平性尿路上皮非典型性，不除外早期扁平性肿瘤（异型增生）"。总体来说，这两种诊断类型都需要进行临床随访，以排除进展为更加明确的高级别病变的可能性，所以从临床处理的原则出发，区分两者并不是很重要。同时，有研究对辅助性免疫组织化学染色（例如 CK20、CD44、p53、Ki-67 和 CK5/6）也进行了评估[247-249]，但结果显示，在这些交界性病例中，免疫组织化学评估对疾病进展没有独立的预测价值；因此，我们认为，免疫组织化学的临床应用价值有待商榷。形态学诊断的重要任务是把非典型性 / 异型增生与原位癌区分开

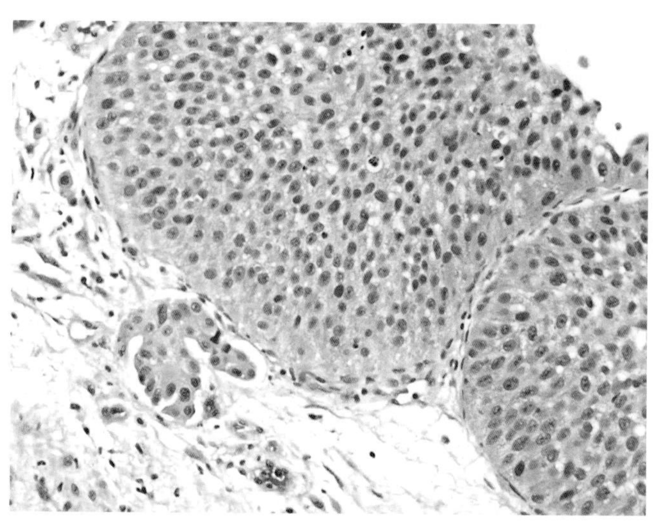

图 25.15 膀胱尿路上皮癌的局灶表浅固有层浸润，其特征是可见分离的具有嗜酸性胞质的尿路上皮细胞簇，不规则的轮廓，以及周围间质收缩

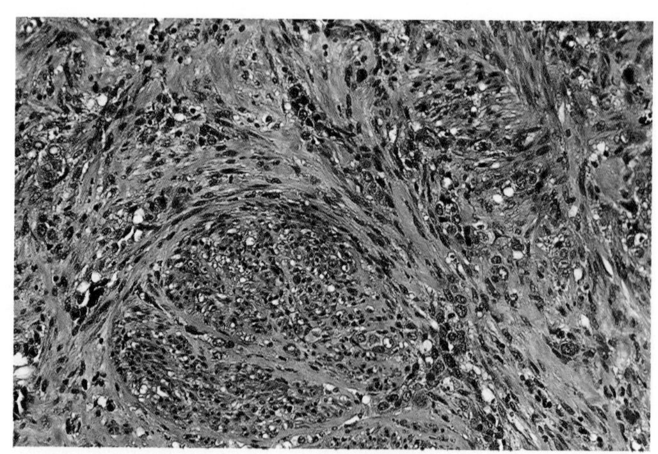

图 25.16 膀胱尿路上皮癌浸润固有肌层

来，因为后者需要治疗。显著的胞核增大（≥淋巴细胞的 5～6 倍）、明显的核染色质深染和活跃的核分裂活性均强烈提示原位癌。

浸润性尿路上皮癌

浸润性尿路上皮癌形态学上具有异质性，包括众多以前描述过的形态。经典的浸润性尿路上皮癌表现为不规则分布的尿路上皮巢，轮廓呈圆形或参差不齐。尿路上皮癌的间质反应变化非常大，一般包括纤维化、炎症反应、促结缔组织反应、黏液样变、间质收缩形成裂隙或不伴有间质反应。固有层的早期浸润包括小的实性细胞巢和（或）有嗜酸性胞质的尿路上皮细胞簇（所谓的反常成熟），经常伴有周围间质的收缩（图 25.15）[250]。固有肌层的不规则浸润可以诊断为恶性，并且提示需要临床治疗（图 25.16）。

浸润性尿路上皮癌伴有不同的分化并不少见，最常见的是伴有鳞状细胞分化，其次为伴有腺样分化（图 12.17）。存在典型的尿路上皮癌成分（乳头状、浸润性或

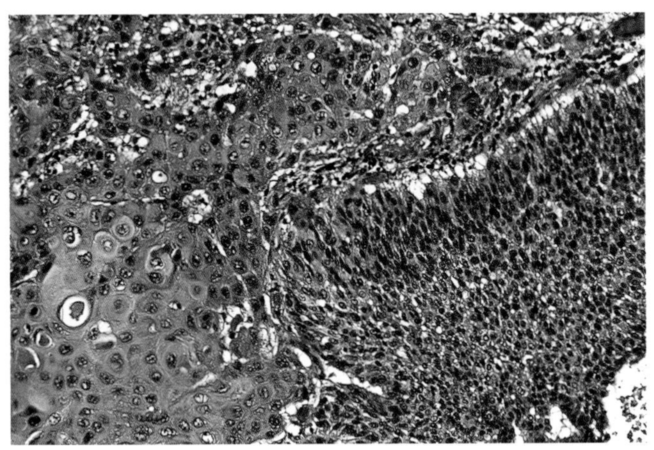

图 25.17 具有鳞状分化的尿路上皮癌

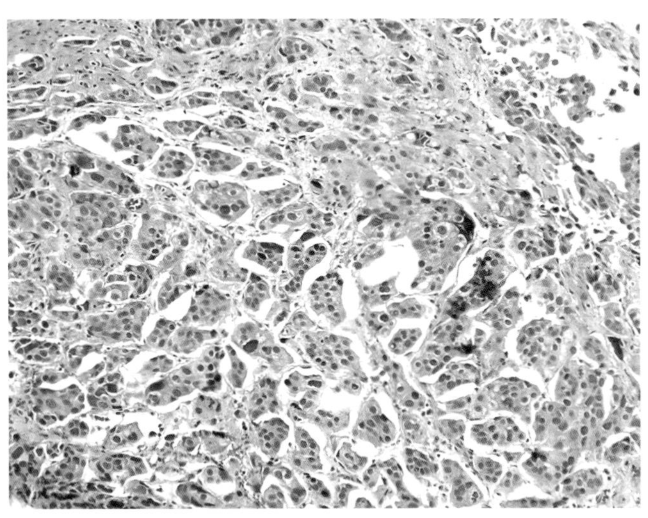

图 25.18 膀胱的浸润性微乳头状癌

原位）就足够诊断为尿路上皮癌而不是原发性鳞状细胞癌或腺癌（稍后讨论）。尿路上皮癌可以具有形态上和免疫表型上均呈滋养层细胞分化的区域（通常混有合体滋养层细胞），并且常常伴有血清 hCG 升高 [251-252]。少数情况下，整个病变都具有绒毛膜癌的表现，此时需要与转移性肿瘤鉴别 [253-254]。一些尿路上皮癌虽然缺乏可辨识的绒毛膜癌区域，但仍然伴有 hCG 或其他胎盘糖蛋白免疫组织化学反应 [255]。这一特征在高级别肿瘤中会特别常见，但通常不能作为诊断的依据，因为这一特征也不具有明确的临床意义 [256]。

尿路上皮癌有许多变异型，但并非都具有独立的预后意义。少数亚型可能具有重要的临床意义，特别是微乳头型、浆细胞样型和小细胞癌（后者在神经内分泌部分讨论）。而且，尿路上皮癌的一些亚型不易识别，充分认识它们可以避免诊断不足。下面我们将讨论一些特殊变异型。

发生于膀胱的微乳头状癌作为一种组织学变异型 1994 年即已被描述，它与卵巢的浆液性癌非常相似 [257]。这一变异型具有典型的“背靠背”回缩空隙，并且在单个回缩空隙中可见多个上皮细胞团 / 巢（图 25.18）[258]。诊断时它们大多数已浸润至固有肌层，淋巴结转移也很常见 [259-261]。具有争议的是，有人主张对所有的微乳头状癌均进行膀胱切除术而并不考虑肿瘤的分期；有鉴于此，不能仅仅根据间质回缩而诊断微乳头型尿路上皮癌 [262]。而且，具有微乳头赘生物的非浸润性癌不能被命名为“微乳头状癌”，因为它们不具有浸润癌的临床意义 [263]。最近的数据显示，显著的间质回缩间隙可能是一个独立于经典的微乳头形态之外的预后因素 [264]。

发生于膀胱的浆细胞样癌形态学上与乳腺小叶癌和弥漫型胃癌相似 [265-268]。其形态单一的圆形肿瘤细胞排列松散，单个或成簇生长（图 25.19）。其肿瘤细胞具有均匀的嗜伊红胞质和偏心位的胞核，但散在的细胞中的胞质内空泡也很常见。因为后一特征，区别印戒细胞癌主要依据伴随的细胞外黏液 [216]。免疫表型上，浆细胞样癌表达 CK、CD138、CK20 和 GATA3，但 p63 在这一变异型中不太敏感 [269]。浆细胞样癌通常缺乏 ER 的表达，这一特征可以作为与转移性乳腺小叶癌（也表达 GATA3）鉴别的特征。膀胱切除术术中评估输尿管必须仔细检查输尿管周围组织，因为浆细胞样癌沿着脂肪组织蔓延的情况并不少见 [270]。浆细胞样癌的浸润方式不同于经典的尿路上皮癌，常累及浆膜表面、实质器官（例如卵巢）和复发为恶性积液 [271]。最近的研究显示，浆细胞样癌具有频繁的体细胞 CDH-1 功能缺失性突变 [272]。

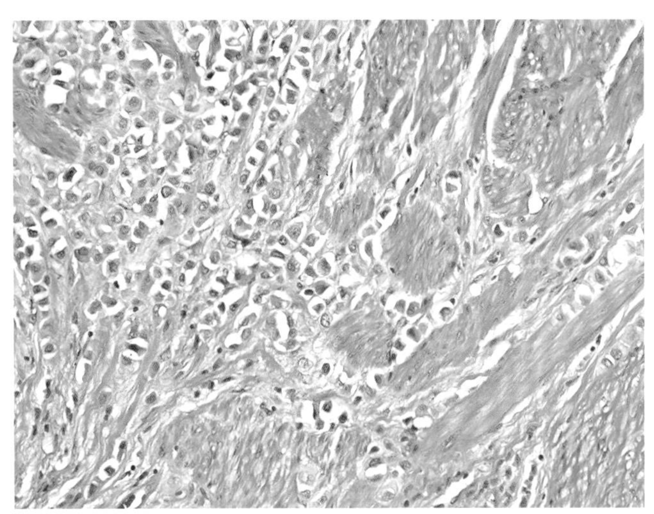

图 25.19 膀胱的浆细胞样癌

发生于膀胱的巢状尿路上皮癌（同时伴有巢状、管状和微囊结构）最初被描述为“迷惑性的形态温和”这一恰当的名称 [273]。因为巢状癌以膀胱上皮细胞形成圆形的巢团为特征，所以这些巢团不规则地分布于尿路上皮下组织，是区别良性 von Brunn 巢非常重要的特征（图 25.20）[274-276]。一些病例中央具有囊性改变（也就是微囊变异型），类似腺性膀胱炎或囊性膀胱炎，它们也具有不规则的分布，并且常常延伸至深部组织中 [273]。一项最近

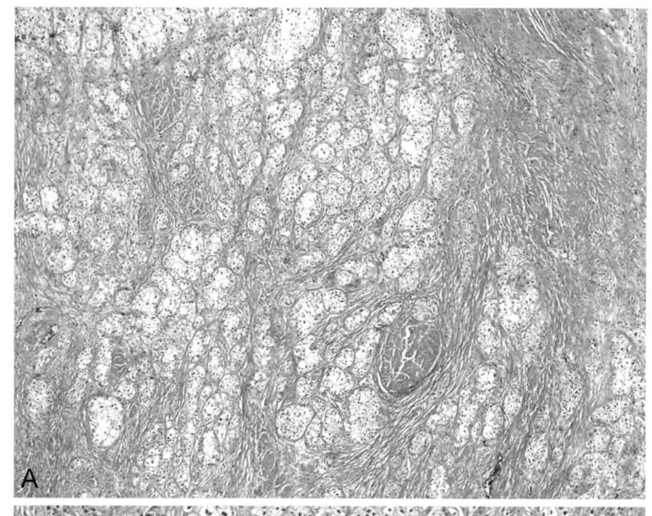

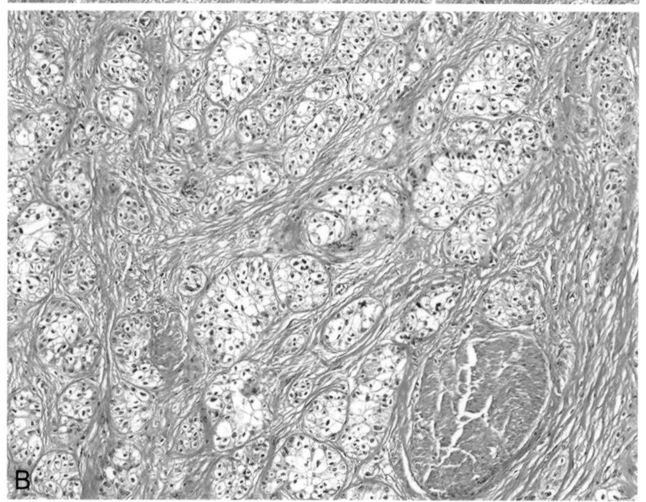

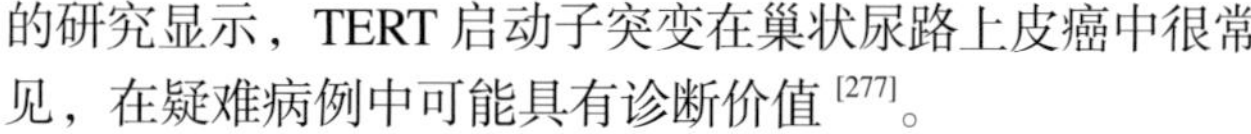

图 25.20 **巢状尿路上皮癌**。**A**，低倍镜观，尽管细胞学特征良善，但尿路上皮巢不规则地浸润深部组织（**B**）

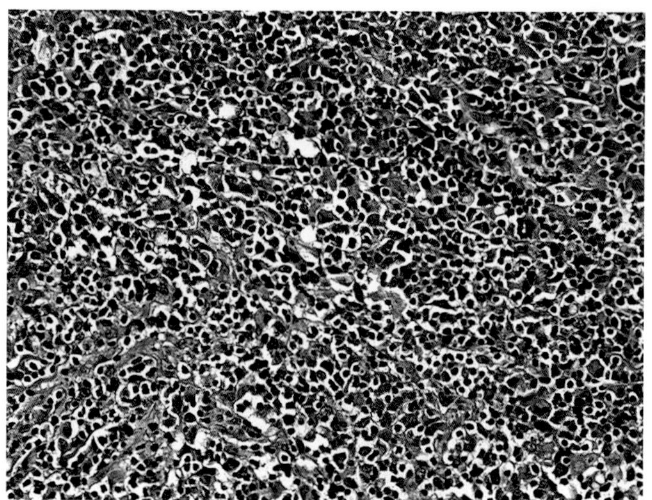

图 25.21 膀胱的淋巴上皮瘤样癌

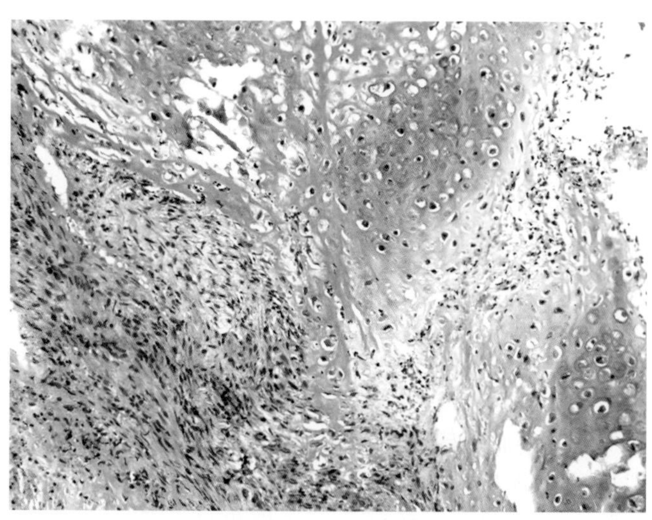

图 25.22 膀胱的肉瘤样癌伴有异源性分化

的研究显示，TERT 启动子突变在巢状尿路上皮癌中很常见，在疑难病例中可能具有诊断价值[277]。

发生于膀胱的淋巴上皮瘤样癌最近才被描述，其表现为与重度炎症浸润相关的非角化性癌[278-280]。一些病例表现单一，癌细胞可能被炎症细胞掩盖（图 25.21），但大多数肿瘤具有局灶或广泛的尿路上皮癌改变[281-283]。迄今为止，所有研究病例通过原位杂交均未发现 EB 病毒感染的证据[283]。

发生于膀胱的肉瘤样（梭形细胞，化生性）癌是一种具有恶性上皮成分的膀胱高级别肿瘤，其中恶性上皮成分（尿路上皮、腺性、鳞状上皮或未分化型）与具有梭形肉瘤样外观的区域共存（图 25.22）[284-289]。后者可能具有非特异性梭形细胞或多形性形态（有时混有破骨细胞样巨细胞）[290-296]，或显示特定间充质分化的特征，例如横纹肌肉瘤、软骨肉瘤、骨肉瘤、脂肪肉瘤或多形性未分化肉瘤[297-298]。当肿瘤存在这些特定特征时，可以被命名为癌肉瘤[294,299]，但我们认为这是同一个疾病的基本变化。不管是否发生特异性间质分化，均可看到两种主要成分之间的过渡，这表明肉瘤样区域也具有上皮性质[300]。在肉瘤样成分中经常检测到角蛋白的免疫反应性进一步证明了这些增生细胞的上皮性质[301-303]。特殊情况下，上皮成分是由具有神经内分泌特征的小细胞组成[304]。在其他情况下，肉瘤样癌具有显著的黏液样或硬化特征[305]。

大体上，这些肿瘤常呈大的息肉状。它们在大多数方面与位于上呼吸消化道的对应肿瘤相似[300]；因此，有时，明显的上皮成分仅以原位癌的形式存在于侵袭性肉瘤样肿瘤的表面和外周[306]。鉴别诊断包括真正的肉瘤、炎症性肌成纤维细胞性肿瘤和具有反应性间质的尿路上皮癌[307]。

大多数肉瘤样癌患者为老年男性，其死亡率约为50%[298]。肉瘤样癌可相继累及输尿管和肾盂[308]。转移可以发生于区域淋巴结和远处，它们可能仅由上皮或肉瘤样成分组成[309]。肉瘤样癌的治疗应与同期高级别尿路上皮癌相同[285]。

免疫组织化学特征

尿路上皮癌的免疫表型具有异质性，特别是在不同变异型之间。其肿瘤细胞通常表达 CK7、CK20、p63 和高分子量细胞角蛋白 [310]。在尿路上皮癌中，GATA3 通常显示核染色，但其对“原发部位未知的癌”进行筛查时特异性较差，且在尿路上皮癌的变异型中表达较少 [311-312]。在尿路上皮癌中，不同的 uroplakin 抗体也显示免疫反应性，但目前使用它们的经验较少，并且它们对浸润性癌的敏感性和特异性已受到质疑；相对而言，随着经验的增加，uroplakin Ⅱ可能有更多实用性 [313-316]。

分子遗传学特征

尿路上皮癌的基因谱是复杂的，尚未纳入标准的病理学评估。尿路上皮癌的发生发展有两条独立的通路，偶尔两者之间会发生重叠 [317-321]。一条通路是以低级别乳头状尿路上皮肿瘤为代表（包括低度恶性潜能的乳头状尿路上皮肿瘤和低级别乳头状尿路上皮癌），其特征是发生频繁的局部复发，但无转移，仅罕见地进展为高级别乳头状尿路上皮癌或肌层浸润性尿路上皮癌。低级别乳头状尿路上皮肿瘤显示 RAS-MAPK 通路的激活，这是由成纤维细胞生长因子受体基因 *FGFR3*（60%～80%）或 *HRAS* 基因（15%～30%）的激活突变引起的。有意思的是，这两种基因的突变是相互排斥的。9 号染色体长臂缺失常见，涉及许多候选基因，包括 TSCI（结节性硬化症复合体 1）、PTCH（补丁同源物）和 DBCI（膀胱癌缺失基因 1）。PI3KCA 基因突变存在于 10%～27% 的病例中。

第二条通路相对少见，以尿路上皮原位癌和≥pT2 的尿路上皮癌为代表；前者具有向后者进展的趋势（60%～80% 的病例在 5 年内），然后获得转移的潜能。尿路上皮原位癌常表现为抑癌基因 *TP53*（70%）、*RB*（37%）和 *PTEN*（35%）的突变或缺失，并常伴有 9 号染色体缺失，后者见于肌层浸润性尿路上皮癌（pT2-pT4）。但也常常存在其他遗传学改变，例如 3pDel、5qDel、6qDel、10qDel、11pDel 和 18qDel。

目前尚不清楚高级别乳头状尿路上皮癌和 pT1 的癌是否存在第三条分子通路，它们可能由平坦型异型增生或低级别乳头状肿瘤发生高级别转化而来。这些肿瘤常存在 9 号染色体短臂的缺失，其中有编码 *P16* 的 *CDKN2A*（INK4A）基因的纯合性缺失。也可能出现 *FGFR3* 和 *TP53* 突变。最近的研究表明，其分子亚型与乳腺癌（例如管腔型、基底细胞型）中描述的分子亚型相似，但这种分型还没有得到标准化的实施 [322]。其他常见的遗传学改变包括涉及 TERT 和 Notch 通路的异常 [323-324]。

经尿道电切和膀胱切除标本的报告

膀胱肿瘤应使用“冷”的活检器械取样或摘除。理想情况下，活检应包括一部分固有的肌层。泌尿外科医师不应仅仅因为乳头状肿瘤看似良性就未经活检对它们进行电灼。除了肿瘤主体外，还建议从表面正常的邻近黏膜和另外三个部位（每个输尿管口侧边和后上壁）进行活检 [325]。这些活检组织应分开送检并进行多层面切片。膀胱肿瘤活检的病理报告应明确包括：浸润性或非浸润性，分级（ISUP 1998/WHO 2016），浸润深度，是否存在平滑肌、淋巴管血管浸润以及伴随的病变（例如尿路上皮原位癌）。通常使用诊断模板，例如美国病理医师协会提供的用于检查和报告膀胱标本的模板 [326]。有两点需要注意：①术语“侵犯肌层”是不精确的，根据侵袭深度，我们建议在适当的时候使用“固有层”或“逼尿肌”这两个术语；②回缩假象很常见，只有在可见明确的血管壁时才能诊断为脉管侵犯。在常规实践中，我们一般不使用免疫组织化学标志物显示内皮细胞。

如果患者先前做过活检或经尿道切除术，对其活检标本进行残留的肿瘤细胞检测是非常具有挑战性的。由于反应性肌成纤维细胞通常也表现角蛋白阳性，因此，角蛋白免疫染色应谨慎使用 [327]。

治疗

膀胱癌需要进行个性化治疗，应考虑患者的年龄和手术风险，肿瘤的范围、分期和显微镜下分级，以及膀胱的其他部位是否存在原位癌 [328-333]。

推荐对广泛的原位癌进行全膀胱切除术。对于小而明显的局限性病变，膀胱内化疗可以诱导暂时的、有时甚至是完全的缓解 [334-336]；然而，40%～70% 的患者通常在 6～12 个月内发生新的肿瘤 [337]。对于“浅表性”膀胱癌［pTa 或 pT1 的乳头状癌和（或）原位癌］，一种最初有争议但现在已被广泛接受的治疗方法是，使用卡介苗进行膀胱内免疫治疗，在一些病例中，这种疗法能显著降低肿瘤复发率 [338-341]；显微镜下，这种疗法会导致表浅黏膜糜烂、黏膜下肉芽肿性炎和反应性上皮不典型性 [342]。

没有固有肌层浸润的尿路上皮癌通常首选经尿道切除术治疗，而在高级别或浸润性 pT1 肿瘤中，特别是在多发性或复发性肿瘤情况下，通常辅以膀胱内化疗 [343-346]。对于具有固有肌层浸润的癌不论分级如何，以及对于保守治疗耐受的肿瘤，一般最好进行根治性膀胱切除术，术前化疗或不化疗 [336,347-350]。在一些医疗中心，患者也单独接受放疗治疗 [351-353]。

男性根治性膀胱切除术包括切除膀胱、前列腺、精囊腺和邻近的膀胱周围组织；女性根治性膀胱切除术包括切除膀胱、子宫、输卵管、卵巢、阴道前壁和尿道。目前对全尿道切除术是否应该是男性根治性膀胱切除术的一部分仍存在争议 [354]。在一些医疗中心，根治性膀胱切除术同时联合盆腔淋巴结清扫术 [355-356]。目前，根治性膀胱切除术的死亡率较低，肾盂肾炎也不再是常见的并发症。

膀胱切除术辅以新辅助化疗提高了晚期膀胱癌患者的生存率 [357]，而且新出现的免疫调节剂显示了一些初步前景（例如抗 PD-L1 治疗）[358]。由于残存膀胱的高复发率，分段（局部）膀胱切除术已经不受青睐。

其他原发性癌

原发性膀胱腺性病变（腺癌和相关的肿瘤）

绒毛状腺瘤（villous adenoma）在显微镜下类似于结直肠的对应病变[359]。如果发生在后者，绒毛状腺瘤可以是纯的或伴有管状成分（管状绒毛状腺瘤）[360]。绒毛状腺瘤通常与腺性膀胱炎或囊性膀胱炎有关[361]，而且应该与分化良好的结直肠癌或阑尾低级别黏液上皮肿瘤蔓延至膀胱进行鉴别（对后一诊断陷阱的认识经历了非常艰难的过程）[362]。与其他部位的情况一样，膀胱绒毛状腺瘤倾向于以浸润性腺癌的形式发生恶性转化，因此，对病变进行完整取材并进行组织学检查很重要[363-364]。

原位腺癌（in situ adenocarcinoma）是一种极为罕见的膀胱上皮内恶性肿瘤，伴有高级别尿路上皮癌（包括小细胞癌和微乳头状癌）的风险增加[365]，尤其是当原位腺癌以单纯形式存在时[366]。

膀胱腺癌（bladder adenocarcinoma）在膀胱恶性肿瘤中的占比约为2%[367]。膀胱腺癌可能是由慢性炎症引起尿路上皮的连续性变化发展而来的，从伴有肠化的腺性膀胱炎到异型增生，最后发展为腺癌。需要重申的是，这是一个罕见事件，腺性膀胱炎不应在缺乏异型增生的情况下被视为膀胱腺癌的前驱病变（或进行治疗）[368]。在腺性膀胱炎基础上发生的肿瘤通常位于膀胱三角区[369]。其他腺癌发生于膀胱外翻[31]、憩室[43]或来自膀胱顶部的脐尿管残余（图21.23）[21,369-370]。

大体上，膀胱腺癌进展期病例表现为蕈伞样肿块、黏膜溃疡和膀胱壁侵犯。黏液生成性肿瘤表面覆盖着厚的、黏稠的、胶状物质[371]。显微镜下，膀胱腺癌表现为不同分化程度的腺样结构，分化较好的病例需要与肠化生进行鉴别诊断（图25.24）[372-373]。膀胱腺癌常发生肌层深浸润，但我们也观察到浸润非常表浅的病例[366]。膀胱腺癌的黏蛋白免疫组织化学表达谱与结直肠腺癌相似，但并不完全相同[374-378]。一些肿瘤同时包含潘氏细胞和内分泌细胞[379-380]。

免疫组织化学上，原发性膀胱腺癌与结直肠腺癌的不同之处在于：前者β连环蛋白染色主要表达于细胞膜（且较少表达于细胞质），而不是细胞核[381]。原发性膀胱腺癌CK7的阳性率较高（6.5%比0%），而CK20的阳性率较低（53%比94%）[382-383]。膀胱腺癌中的GATA3核反应性相对少见[384]。此外，最近的一项研究证实，大约50%的原发性膀胱腺癌中存在SATB2的核表达，因此，SATB2不能用来鉴别结直肠原发性腺癌[384a]。由于形态学和免疫表型存在交叉重叠，我们认为，常常需要通过影像学检查和内镜评估排除结直肠腺癌。

原发性腺癌的总体预后较差：在一项有64例病例的研究中，患者的5年生存率仅为18%[372]。与尿路上皮癌一样，膀胱腺癌的临床分期是最重要的预后因素，其转移的形式和频率也与普通的高级别尿路上皮癌相似。

膀胱腺癌的一个特殊类型是**透明细胞型腺癌（clear cell adenocarcinoma）**[383,385]，它们在形态上与女性生殖道中的对应肿瘤相同，也可发生在尿道（图25.25）。它通常为乳头状，在显微镜下也可以为腺管状、乳头状、囊状和实性生长区域的混合存在。它最为显著的两个特征是存在鞋钉样细胞和丰富的胞质内糖原[385-386]。根据临

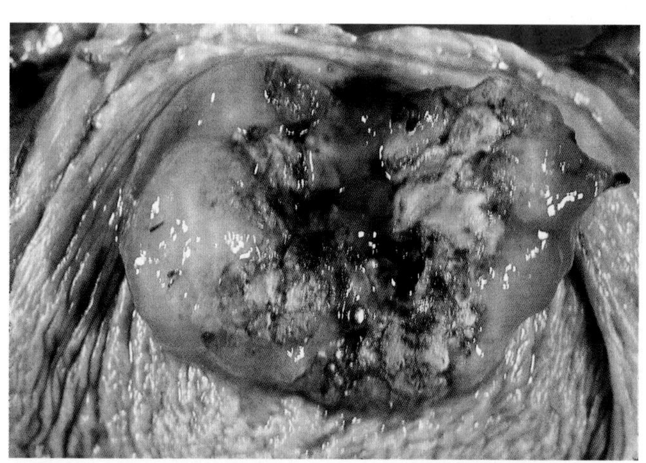

图25.23　位于膀胱顶部的黏液腺癌，可能起源于脐尿管残余

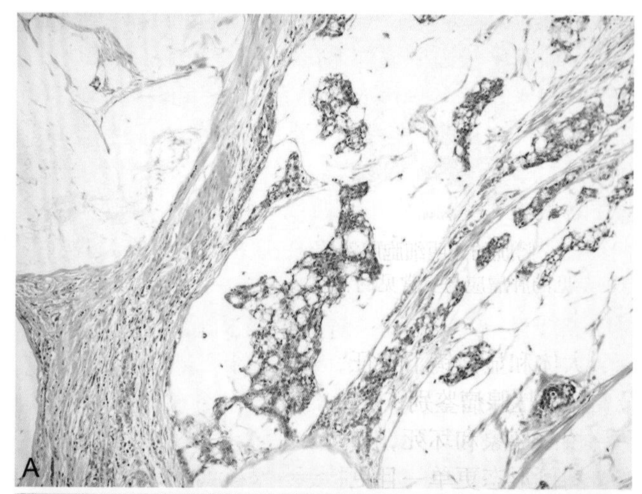

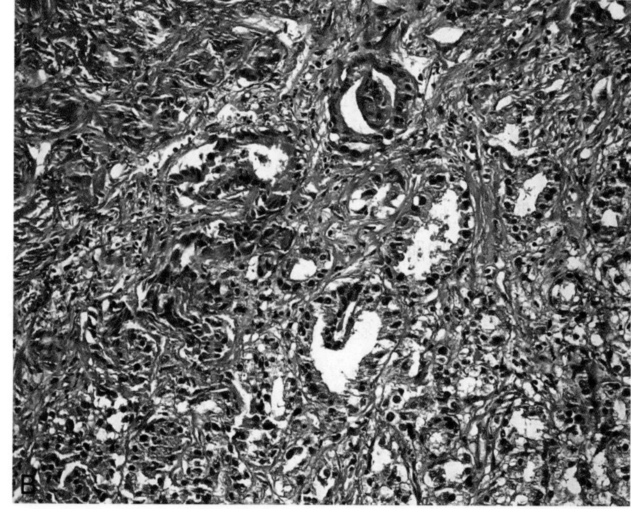

图25.24　**A**，膀胱的原发性黏液腺癌。其在形态上可能无法与结直肠腺癌的继发性浸润鉴别。**B**，一些罕见的腺癌可能没有黏液样或肠型外观

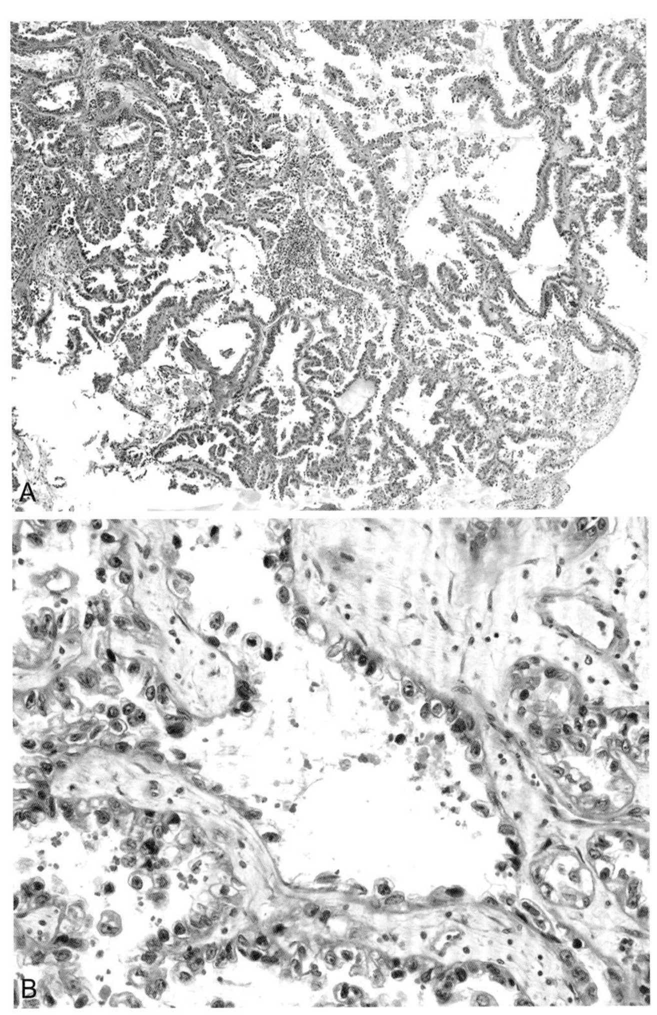

图 25.25 膀胱的透明细胞腺癌的低倍镜观（**A**）和高倍镜观（**B**）。这种罕见的肿瘤应与更常见的肾源性腺瘤鉴别

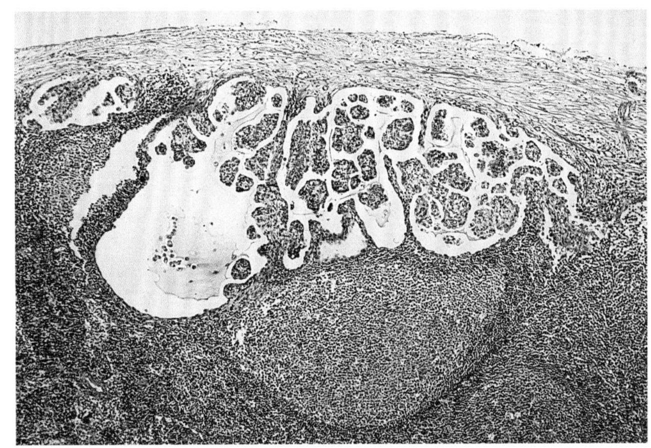

图 25.26 膀胱的透明细胞腺癌，转移至区域淋巴结

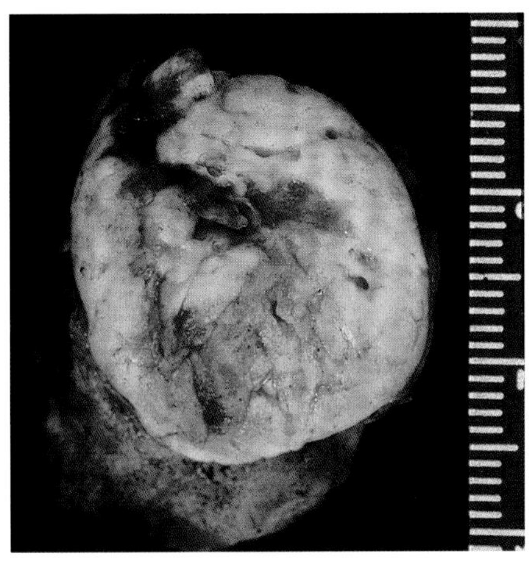

图 25.27 膀胱的副神经节瘤的大体形态。可见肿瘤界限清楚，切面呈黄色

床、大体和显微镜下特征，透明细胞型腺癌可以与更常见的肾源性腺瘤鉴别；成片的透明细胞、显著的多形性、易见核分裂象和坏死，显示了其恶性肿瘤的特征 [160,385]。有些病例形态更单一且更接近于肾源性腺瘤；在这些病例中，可以发现典型的具有更明显非典型性或侵袭性生长方式的区域 [387]。有时，可见透明细胞癌和尿路上皮癌并存 [388]。几乎所有的透明细胞癌都被认为起源于膀胱发生化生的尿路上皮，因为它们具有相似的免疫组织化学表达谱 [61,389]。然而，有的肿瘤可能是müller管起源的并与子宫内膜异位症 /müllerianosis 相关，因为大多数患者为女性，并且一些肿瘤存在良性 müller 管成分 [61,390]。与 müller 管一样，透明细胞型腺癌 PAX8 免疫组织化学反应呈阳性，提示它们具有复杂的组织发生 [391]。可出现区域淋巴结和远处转移（图 25.26）。

膀胱腺癌的另一个特殊类型是**印戒细胞癌**（**signet ring carcinoma**）。显微镜下，其肿瘤细胞通常小而一致，胞质内黏液导致胞核呈偏心位。由于其与浆细胞样尿路上皮癌有明显的重叠，2016 版 WHO 分类系统将印戒细胞癌定义为伴有黏液池形成的病例 [392]。在报道的几乎所有的有随访信息的病例中，患者的临床病程都会迅速进展和致命，但这些先前报道的病例中可能包含现在被认定为浆细胞样型的病例 [393]。

膀胱腺癌的另一个特殊类型是**肝样腺癌**（**hepatoid adenocarcinoma**），因此，膀胱也被添加到能发生这种类型肿瘤的器官列表中——它们均具有类似肝细胞癌的形态学和免疫组织化学特征 [394-396]。

神经内分泌肿瘤

副神经节瘤（**paraganglioma**）（肾上腺外嗜铬细胞瘤）可表现为膀胱壁内的原发性膀胱肿瘤（图 25.27）[397]。大多数患者是年轻的成年女性 [398]。其肿瘤的组织学形态和免疫组织化学特征与其他部位的副神经节瘤相同（图 25.28）[399]。副神经节瘤可被误诊为尿路上皮癌，尤其是在经尿道切除标本和具有硬化性间质的肿瘤中 [400]。副神经节瘤也具有典型的 GATA3 表达，这可能是导致诊断困惑的另一特征。副神经节瘤的形态变异型包括嗜酸细胞性副神经节瘤 [401] 和复合性副神经节瘤 - 神经节细胞瘤 [402]。一些患者由于儿茶酚胺分泌过多伴有相应的症状，例如尿频 [403]。副神经节瘤呈多中心性是罕见的。可能发生局部复发和转移，提示这些肿瘤不一定是良性

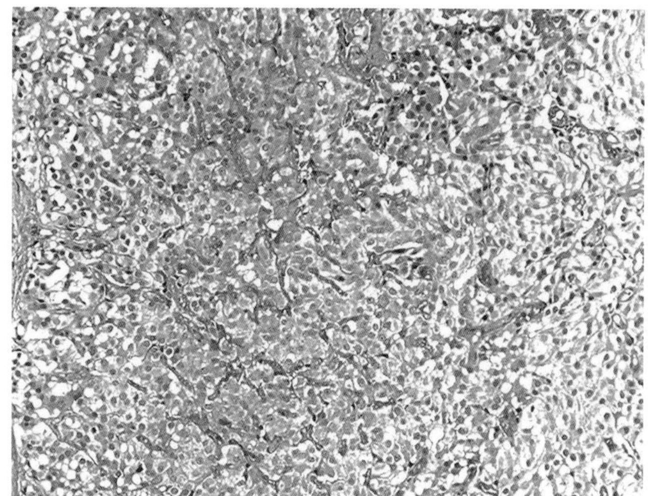

图 25.28 显微镜下，副神经节瘤常显示这种巢状生长方式，但也可能出现片状生长和间质透明变性

的。与其他肿瘤一样，副神经节瘤的临床分期是最有用的预后指标 [398]。最近，我们注意到，膀胱副神经节瘤可能更常伴发遗传易感性综合征（SDH 胚系突变），需要使用 SDHB 抗体进行免疫组织化学筛查 [404-405]。最近有病例研究报道，分别有 27% 和 17% 的膀胱副神经节瘤存在 SDHB 表达缺失和突变；此外，它们更常表现为临床恶性肿瘤 [404,406]。最后，一些病例也可能与 von Hippel-Lindau 病有关 [407]。

同大多数衬覆上皮的器官一样，膀胱部位的肿瘤也可以发生不同程度的内分泌分化。后者的一个表现是在典型腺癌中存在散在的内分泌细胞；这类肿瘤生物学行为上与没有神经内分泌细胞的腺癌一样，仍归属为膀胱腺癌。另一种罕见的情况是膀胱的**类癌（carcinoid tumor）**，它们在光学显微镜下显示典型的结构特征，超微结构检查显示存在大量的致密核心颗粒 [408-410]。具有这种现象的更为常见的膀胱肿瘤是高度恶性的**小细胞癌（small cell carcinoma）**，其形态与发生于肺和其他器官的同名肿瘤相似（图 25.29）[411-416]。小细胞癌可以以单一的形式出现，或与原位或浸润性尿路上皮癌、腺癌、鳞状细胞癌或肉瘤样癌并存 [414,416-417]。患者的年龄、性别和症状与尿路上皮癌相似 [418]。大多数病例初诊时已经是晚期 [419]。显微镜下，其肿瘤细胞胞核深染、胞质极其稀少的小细胞以显著的实性方式生长。免疫组织化学上，肿瘤细胞对 CgA 和（或）Syn 通常具有反应，但是，根据 WHO 的分类标准，经典病例依靠形态特征已足以诊断。其对低分子量角蛋白（CAM5.2）的染色模式为核周点状染色，对 CD44 v6 通常表达缺失（与尿路上皮癌相反）[420]。近半数的病例 TTF-1 染色呈阳性，有时会导致其被误诊为转移性肺小细胞癌 [421]。膀胱小细胞癌的典型表达谱（与高级别尿路上皮细胞癌相反）是 $p16^{+}$、$p63^{-}$ 和 $CK20^{-}$ [422]。

一些膀胱的小细胞癌患者常伴发高钙血症 [423] 或产生异位性 ACTH[424]。细胞学检查时可高度怀疑该诊断 [425]，并且其生物学行为极具侵袭性 [417-418]。转移扩散发生迅速，最常见的受累部位是区域淋巴结、肝、骨骼和腹腔 [418]。

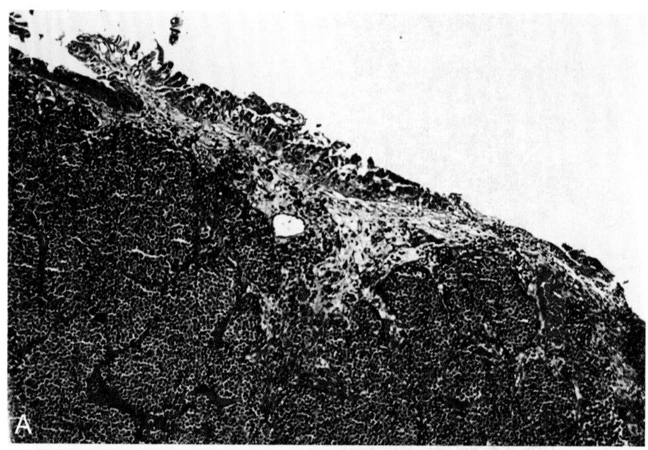

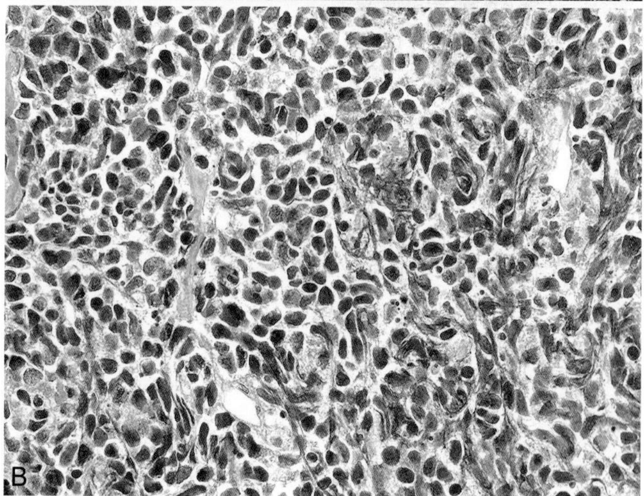

图 25.29 **膀胱的小细胞神经内分泌癌**。**A**，低倍镜观，显示小细胞癌为实性肿块，表面衬覆伴有原位癌的黏膜。**B**，高倍镜观，显示浸润性小细胞成分

膀胱的**大细胞神经内分泌癌（large cell neuroendocrine carcinoma）**与在其他部位一样，是一种高级别肿瘤，被定义为：在 HE 水平显示神经内分泌特征，易见核分裂象，以及在免疫组织化学水平显示神经内分泌分化 [426-428]。

鳞状细胞癌和相关的肿瘤

尖锐湿疣（condyloma acuminatum）可累及膀胱，常伴有外生殖器和邻近区域的类似病变 [429]。显微镜下，可观察到白细胞增多，并且可通过相关技术（例如 CISH 或 PCR）检测 HPV。

鳞状上皮乳头状瘤（squamous papilloma）在结构上与尖锐湿疣相似，但其缺乏上皮细胞的病理变化（HPV 型），并且 HPV DNA 呈阴性，提示两种病变之间缺乏联系。膀胱的鳞状上皮乳头状瘤大多数发生在老年妇女，临床经过呈良性，偶尔局部复发 [430]。

鳞状上皮化生（squamous metaplasia）是指尿路上皮被复层鳞状上皮替代，进一步被细分为非角化型和角化型 [151,431]。非角化型仅见于女性，是膀胱三角区常见的正常现象；角化型在男性中更常见，通常与慢性刺激有关 [432-433]。

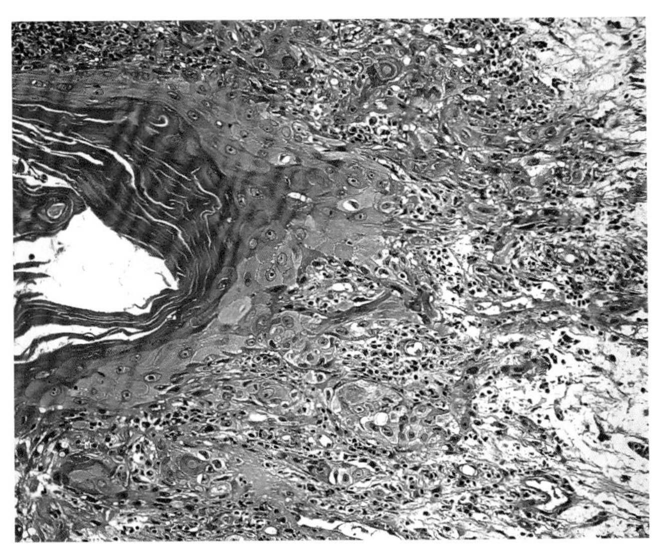

图 25.30 **膀胱的单纯鳞状细胞癌**。可见肿瘤是重度角化的

鳞状细胞癌在所有膀胱恶性肿瘤中的占比约为5% [434]。其中一些肿瘤具有慢性膀胱炎的背景，伴有明显的鳞化和（或）非典型性增生 [433,435-436]。据报道，还有一些病例与膀胱外翻、膀胱功能不全、慢性感染、结石、长期留置导尿管以及长时间使用环磷酰胺治疗有关 [437]。来自埃及、苏丹和其他一些国家报道的与鳞状细胞癌相关的另一种疾病是血吸虫病 [438-440]。一些被分类为膀胱单纯性鳞状细胞癌的肿瘤可能是原发性尿路上皮型的肿瘤发生了化生性改变 [441]。

由于高级别尿路上皮肿瘤出现局灶性鳞状细胞很常见，鳞状细胞癌这个术语只适用于那些完全具有鳞状细胞分化的肿瘤，通常具有角化型鳞状上皮化生的背景（图 25.30）。

大体上，膀胱鳞状细胞癌的体积通常很大，伴有溃疡和坏死。显微镜下，肿瘤大部分分化很差，诊断时几乎总是浸润黏膜肌层 [442]。免疫组织化学显示，它们对高分子量角蛋白和 p63 有反应；因此，这两种标志物不能用于鉴别宫颈鳞状细胞癌 [443]。不论分化程度如何，患者的预后都很差 [444]。Newman 等通过回顾性研究发现，59% 的患者在第一年死亡 [445]。另一项研究报道，发生黏膜下或肌层浸润的患者的 5 年生存率为 37%，而发生膀胱周围浸润的患者的 5 年生存率为 13% [446]。

与尿路上皮癌相比，膀胱的鳞状细胞癌发生 9 号染色体短臂等位基因缺失和 CDKN2 抑癌基因突变的频率高 [447]。

基底细胞样鳞状细胞癌（basaloid squamous cell carcinoma）也可发生于膀胱，它们在形态上与上消化道的同名肿瘤相似 [448]。

疣状癌（verrucous carcinoma）也可发生于膀胱，它们与发生于头颈部的同名肿瘤一致 [449]。

疣性癌（warty carcinoma）起源于湿疣，形态上与阴茎的同名肿瘤相似，已经在膀胱中予以描述 [450]。

无相关浸润性癌的**鳞状细胞原位癌（squamous cell CIS）**在膀胱罕见，需要与角化型鳞状上皮化生、疣状鳞状上皮化生、鳞状上皮乳头状瘤和尖锐湿疣鉴别 [451]。

膀胱的肌成纤维细胞增生

所有的膀胱肌成纤维细胞增生无论病因如何，均具有相似的形态学表现和免疫表型。许多分类系统，诸如 2016 版 WHO 分类，将这些增生中的大多数命名为“炎性肌成纤维细胞瘤”；然而，文献中对其有大量的诊断术语，给泌尿科医师、肿瘤科医师和病理医师都造成了严重的混乱。我们讨论三种不同的情况，分别为操作相关的（术后梭形细胞结节），癌症相关的（癌旁假肉瘤样间质增生），以及那些已知的与局部损伤无关的情况（炎性肌成纤维细胞瘤）。最重要的是，我们应该在认识肌成纤维细胞的细胞学特征的基础上，将它们与恶性梭形细胞病变鉴别开 [452]。与其他部位的肌成纤维细胞相比，膀胱的病变更常对低分子量角蛋白呈弥漫强阳性（图 25.31A）[303]；它们也显示肌动蛋白呈阳性和不同程度的结蛋白呈阳性，但对 EMA 和高分子量细胞角蛋白呈阴性（见图 25.31B）[303]。

术后梭形细胞结节（postoperative spindle cell nodule）是可能发生于外科手术后尤其是经尿道切除术后的一种病变 [453-454]。显微镜下，由于细胞显著增多和易见核分裂象，它们可以形似肉瘤（尤其是平滑肌肉瘤）（图 25.32）[453,455]。术后梭形细胞结节通常在经尿道切除术后几周内出现，主要位于手术区。膀胱镜下，它们通常表现为一个小而无蒂的易碎结节，容易出血。其特征包括：束状生长方式、表面溃疡、红细胞外渗、缺乏明显的核深染特征以及近期的外科手术史。

炎性肌成纤维细胞瘤（inflammatory myofibroblastic tumor）是 WHO 对最初被描述为炎性假瘤的实体所青睐的术语 [456]。它们在膀胱内通常呈息肉样生长，并以黏液样和炎性背景下的梭形细胞增生为特征（图 25.33）[457-458]。虽然它们被描述为最常见于儿童，但我们看到更多的病例是成年患者，这种偏倚可能是由会诊病例产生的。炎性肌成纤维细胞瘤与术后梭形细胞结节（我们认为情况相似）的主要区别是：前者的体积更大，黏液样间质更为显著，细胞相对较少，核的大小差异更大，以及核仁更显著 [457-459]。可能存在纤维硬化区域 [416,460]。其鉴别诊断包括儿童胚胎性 / 葡萄簇状横纹肌肉瘤、成人平滑肌肉瘤和肉瘤样癌。对其细胞学特征的仔细评估通常足以确定肌成纤维细胞的分类，特别是在成年人，部分病例使用免疫组织化学检测可能有帮助。由于肌形成蛋白（myogenin）仅表达于横纹肌肉瘤，它在儿童是一种非常有用的鉴别诊断标志物。高分子量细胞角蛋白和 p63 是肉瘤样癌的标志物，而 h 钙介质素（h-caldesmon）在平滑肌肿瘤中的表达更为强烈和弥漫 [461]。

炎性肌成纤维细胞瘤正如其最初的命名，以前被认为是一种反应性疾病 [454,462]。不同于普通的癌和肉瘤，炎性肌成纤维细胞瘤通常是惰性的 [463]。然而，近年来已

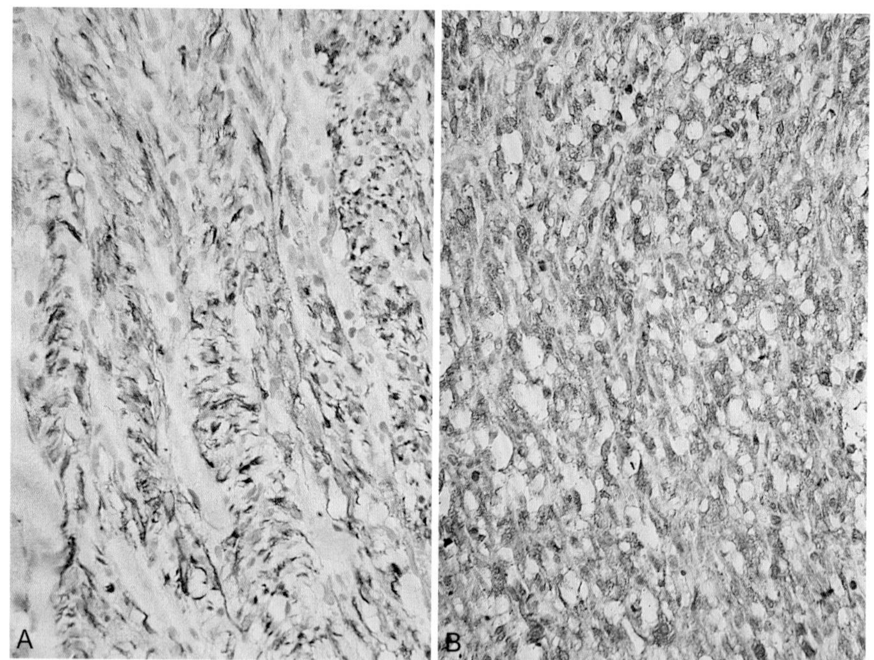

图 25.31 膀胱肌成纤维细胞增生的免疫表型。（**A**）角蛋白和（**B**）肌动蛋白（actin）免疫反应呈强阳性

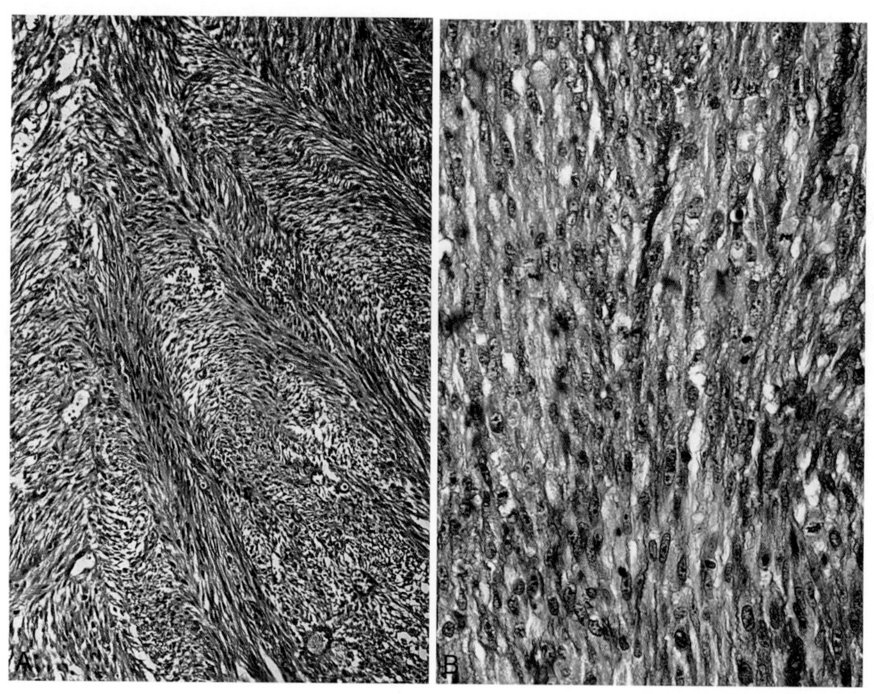

图 25.32 **术后梭形细胞结节**。**A**，低倍镜观，显示增生的细胞呈分化良好的束状排列。**B**，高倍镜观，显示细胞极其丰富并可见大量核分裂象

经积累的若干证据表明，尽管其具有低级别的性质，但仍是一种肿瘤。其发生过程包括膀胱壁深层浸润和延伸到膀胱周围软组织[457]，局部出现明显的肉瘤样特征[464]，显示包含 2p23 的非随机性染色体易位，并导致间变性淋巴瘤激酶（ALK）的表达[465-467]。因此，其被重新命名为炎性肌成纤维细胞瘤[468]。具有诊断重要性的事实是，ALK 免疫反应呈阳性或重排在膀胱的普通肉瘤或肉瘤样癌中未见报道[469]。

假肉瘤性间质反应（pseudosarcomatous stromal reaction）被描述发生于尿路上皮癌的相邻区域，反应性组织呈结节性筋膜炎样表现[470-471]。其与肉瘤样（梭形）尿路上皮癌的鉴别可能很困难。与炎性肌成纤维细胞瘤一样，这些假肉瘤性病变可能显示 ALK 免疫反应呈阳性，但在分子遗传学水平上并不显示一致的 *ALK* 重

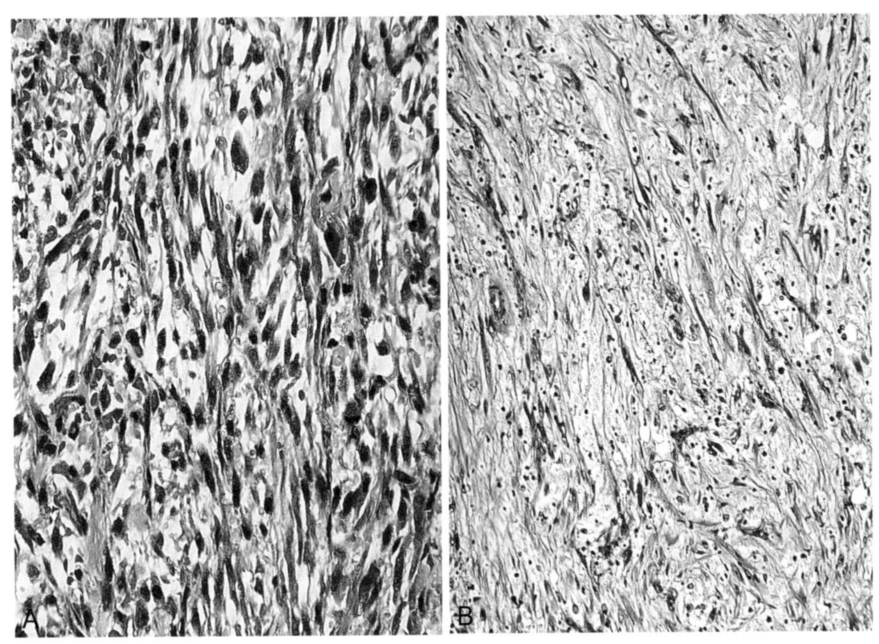

图 25.33 **A** 和 **B**，炎性肌成纤维细胞瘤。可见梭形细胞高度增生，显示中度非典型性和间质轻度水肿。伴有炎症性单核细胞成分

排[466]。这些相关的肌成纤维细胞增生被误认为固有肌层的情况并不少见，并且会影响分期。

平滑肌肉瘤（leiomyosarcoma）在成年人中最常见。大约一半的病例位于膀胱顶部[472-473]。浸润膀胱肌层是与平滑肌瘤鉴别的重要特征[474]。基于胞核非典型性、核分裂象和坏死进行的显微镜下组织学分级与预后密切相关[475]。有些肿瘤表现为部分或广泛黏液变性，与炎性肌成纤维细胞瘤（炎性假瘤）非常相似，有时可导致两者难以鉴别[472,476-477]。平滑肌肉瘤免疫组织化学染色肌动蛋白和结蛋白呈阳性[472]。

胚胎型横纹肌肉瘤（embryonal rhabdomyosarcoma）（特别是葡萄簇状横纹肌肉瘤）是儿童膀胱最常见的恶性肿瘤。据报道，散发病例与肾母细胞瘤有关；其中 1 例发生在有 Dandy-Walker 综合征的患儿[478]。膀胱三角区是最常见的发生部位。大体上，胚胎型横纹肌肉瘤有黏液样外观和息肉样形态（图 25.34）。肿瘤常浸润膀胱周围组织，但很少发生远处转移。显微镜下，在黏液样组织中可见小的恶性肿瘤细胞（图 25.35A），它们特征性地存在于上皮下方（“生发层”）（见图 25.35B）。肿瘤细胞胞质可有或无横纹。结蛋白和肌形成蛋白（首选的和最重要的）免疫组织化学染色可用于明确诊断。过去胚胎型横纹肌肉瘤的预后很差，常进行单独的膀胱根治性切除术或放疗。现在治疗上还辅以多药联合化疗，即使手术切除不完整的患者的生存率也显著提高了[479]。显示典型息肉样生长方式的胚胎型横纹肌肉瘤的预后好于显示弥漫性壁内浸润的病例。膀胱复发肿瘤的横纹肌肉瘤成分常分化成熟，可能为化疗所致[480]。

孤立性纤维性肿瘤（solitary fibrous tumor）可表现为膀胱壁内肿块，其组织学特征与在其他部位相同。在大多数病例，应用可靠的 STAT6 抗体——作为检测 NAB2-STAT6 融合的敏感的和特异的指标——能直接做出诊断。大多数报道的病例表现为良性行为，无论位于什么部位，总的预后原则都是适用的[481-482]。

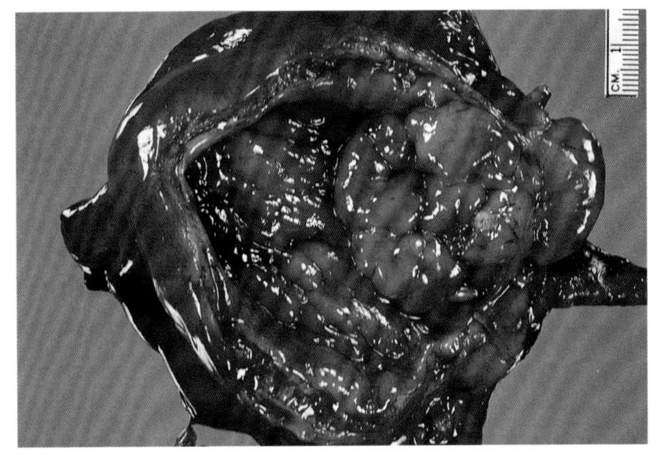

图 25.34 膀胱葡萄簇状横纹肌肉瘤的大体表现。可见巨大的肿块充满膀胱腔

其他罕见的**膀胱良性肿瘤（benign tumor of the bladder）**包括：可能是 müller 起源的分泌黏液的“囊腺瘤”[483-484]、平滑肌瘤[485]、血管瘤[486-488]、血管内乳头状内皮增生（Masson 病变）[489]、动静脉畸形[490]、淋巴管瘤[491]、软骨瘤[492]、颗粒细胞瘤[493]、神经鞘瘤[494-495]、神经纤维瘤（病）[496-499]、弥漫性神经节瘤病[498]和各种形态学类型的 PEComa[500]（血管平滑肌脂肪瘤[501]和透明细胞型肌黑色素细胞肿瘤[502]）。血管瘤通常见于儿童，常位于膀胱侧壁或后壁，无蒂，有时伴随皮肤血管瘤，并可出现无痛性血尿[488]。只有那些非浸润性、缺乏

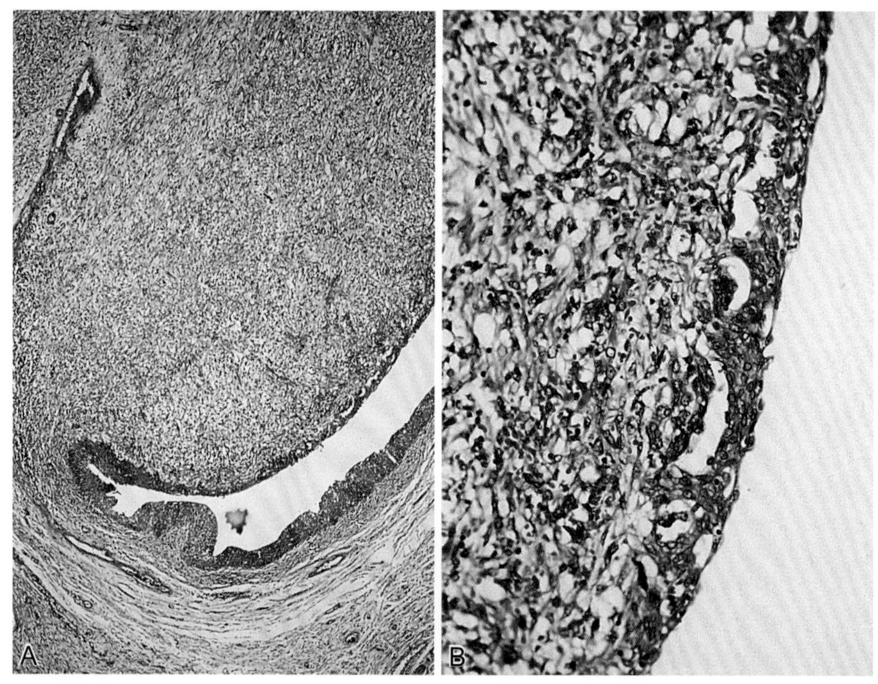

图 25.35 葡萄簇状横纹肌肉瘤的显微镜下表现。A，低倍镜观，显示息肉状肿块从扁平上皮下方凸出。**B**，高倍镜观，显示“生发层”。簇状肿瘤细胞紧贴上皮下，导致痣样外观

核分裂象、无细胞异型性和坏死的平滑肌肿瘤才能诊断为平滑肌瘤[475]。

成人的其他膀胱肉瘤（other sarcoma of the adult bladder）包括（非葡萄簇状）横纹肌肉瘤[503]（通常具有腺泡状和类似小细胞癌的形态[504-505]）、横纹肌肉瘤[506-508]、血管肉瘤（包括上皮样型）[509-510]、腺泡状软组织肉瘤[511]、恶性外周神经鞘瘤[512]、所谓的恶性纤维组织细胞瘤[513-514]（包括炎症型[515]和黏液型[516]）、骨肉瘤[298,517]、软组织透明细胞肉瘤[518]、恶性PEComa[519]、GIST型肿瘤[520]和恶性间叶瘤[521]。应注意通过适当的取材和免疫组织化学检测排除肉瘤样癌（癌肉瘤）的可能（见上文）[522]。

尤因肉瘤（Ewing sarcoma）也可表现为膀胱肿块。其对CD99免疫反应呈阳性，并伴有EWSR1与ETS转录因子家族成员之一的融合，不应与小细胞神经内分泌癌混淆[523-524]。

其他肿瘤

原发性**恶性黑色素瘤（malignant melanoma）**可发生于膀胱[525-527]，但不如尿道或其他部位的黑色素瘤转移至膀胱常见[528]。已经描述的特殊类型可具有透明细胞特征[529]，或与黑色素沉着有关（非肿瘤性移行上皮基底层色素沉着）[527]。

恶性淋巴瘤（malignant lymphoma）可原发于膀胱。大体上，它们可表现为孤立肿块、多发肿块或弥漫性病变伴有肿块形成。病变通常由正常黏膜覆盖。显微镜下，它们几乎总是非霍奇金淋巴瘤，并且大多数是所谓的MALT型的低级别小细胞淋巴瘤[530-532]。因此，它们倾向于局部长期存在。白血病、浆细胞瘤[533-534]、多发性骨髓瘤[535]、外周T细胞淋巴瘤[536]、霍奇金淋巴瘤[537]和间变性大细胞淋巴瘤（包括肉瘤样型）也可累及膀胱[538-539]。

大多数膀胱转移性肿瘤来自乳腺癌[540-542]和恶性黑色素瘤[528]，但也有来自其他部位的报道，包括肺、肾、胃、胰腺和卵巢[543-545]。后者可能与膀胱原发性肿瘤非常相似[546]。这些转移性肿瘤绝大多数是孤立性的[543]。大肠癌、前列腺癌和宫颈癌可直接蔓延进入膀胱[543,547-548]。在疑难病例中，免疫组织化学检测在尿路上皮癌与低分化前列腺癌的鉴别中非常有用。尿路上皮癌通常表达p63和GATA3，而前列腺癌表达PSA和NKX3.1[549-550]。

参考文献

1. Reuter VE. Urinary bladder, ureter, and renal pelvis. In: Mills SE, ed. *Histology for Pathologists*. 3rd ed. Philadelphia: Lippincott Williams & Wilkins; 2007: 909-942.
2. Ro JY, Ayala AG, el-Naggar A. Muscularis mucosa of urinary bladder. Importance for staging and treatment. *Am J Surg Pathol*. 1987; 11: 668-673.
3. Vakar-Lopez F, Shen SS, Zhang S, et al. Muscularis mucosae of the urinary bladder revisited with emphasis on its hyperplastic patterns: a study of a large series of cystectomy specimens. *Ann Diagn Pathol*. 2007; 11(6): 395-401.
4. Paner GP, Ro JY, Wojcik EM, et al. Further characterization of the muscle layers and lamina propria of the urinary bladder by systematic histologic mapping: implications for pathologic staging of invasive urothelial carcinoma. *Am J Surg Pathol*. 2007; 31(9): 1420-1429.

5. Bovio IM, Al-Quran SZ, Rosser CJ, et al. Smoothelin immunohistochemistry is a useful adjunct for assessing muscularis propria invasion in bladder carcinoma. *Histopathology*. 2010; 56(7): 951-956.
6. Council L, Hameed O. Differential expression of immunohistochemical markers in bladder smooth muscle and Myofibroblasts, and the potential utility of desmin, smoothelin, and vimentin in staging of bladder carcinoma. *Mod Pathol*. 2009; 22(5): 639-650.
7. Khayyata S, Dudas M, Rohan SM, et al. Distribution of smoothelin expression in the musculature of the genitourinary tract. *Lab Invest*. 2009; 89(suppl 1).
8. Paner GP, Shen SS, Lapetino S, et al. Diagnostic utility of antibody to smoothelin in the distinction of muscularis propria from muscularis mucosae of the urinary bladder: a potential ancillary tool in the pathologic staging of invasive urothelial carcinoma. *Am J Surg Pathol*. 2009; 33(1): 91-98.
9. Miyamoto H, Sharma RB, Illei PB, Epstein JI. Pitfalls in the use of smoothelin to identify muscularis propria invasion by urothelial carcinoma. *Am J Surg Pathol*. 2010; 34(3): 418-422.
10. Philip AT, Amin MB, Tamboli P, et al. Intravesical adipose tissue: a quantitative study of its presence and location with implications for therapy and prognosis. *Am J Surg Pathol*. 2000; 24(9): 1286-1290.
11. Hervonen A, Vaalasti A, Partanen M. Paraganglia of the bladder. *J Urol*. 1978; 119: 335-337.
12. Cappele O, Sibert L, Descargues J, et al. A study of the anatomic features of the duct of the urachus. *Surg Radiol Anat*. 2001; 23(4): 229-235.
13. Schubert GE, Pavkovic MB, Bethke-Bedurftig BA. Tubular urachal remnants in adult bladders. *J Urol*. 1982; 127(1): 40-42.
14. Risher WH, Sardi A, Bolton J. Urachal abnormalities in adults: the Ochsner experience. *South Med J*. 1990; 83(9): 1036-1039.
15. Chen WJ, Hsieh HH, Wan YL. Abscess of urachal remnant mimicking urinary bladder neoplasm. *Br J Urol*. 1992; 69(5): 510-512.
16. DiSantis DJ, Siegel MJ, Katz ME. Simplified approach to umbilical remnant abnormalities. *Radiographics*. 1991; 11(1): 59-66.
17. Iuchtman M, Rahav S, Zer M, et al. Management of urachal anomalies in children and adults. *Urology*. 1993; 42(4): 426-430.
18. Park C, Kim H, Lee YB, et al. Hamartoma of the urachal remnant. *Arch Pathol Lab Med*. 1989; 113(12): 1393-1395.
19. Steck WD, Helwig EB. Umbilical granulomas, pilonidal disease, and the urachus. *Surg Gynecol Obstet*. 1965; 120: 1043-1057.
20. Paner GP, McKenney JK, Yao JL, et al. Immunohistochemical analysis of urachal carcinoma(UC) with emphasis on its morphologic types and their differential diagnosis with metastatic colonic adenocarcinoma(CAC): diagnostic role of traditional and novel markers. *Lab Invest*. 2009; 89(suppl 1).
21. Gopalan A, Sharp DS, Fine SW, et al. Urachal carcinoma: a clinicopathologic analysis of 24 cases with outcome correlation. *Am J Surg Pathol*. 2009; 33: 659-668.
22. Amin MB, Smith SC, Eble JN, et al. Glandular neoplasms of the urachus: a report of 55 cases emphasizing mucinous cystic tumors with proposed classification. *Am J Surg Pathol*. 2014; 38: 1033-1045.
23. Dhillon J, Liang Y, Kamat AM, et al. Urachal carcinoma: a pathologic and clinical study of 46 cases. *Hum Pathol*. 2015; 46: 1808-1814.
24. Chow YC, Lin WC, Tzen CY, et al. Squamous cell carcinoma of the urachus. *J Urol*. 2000; 163(3): 903-904.
25. Eble JN, Hull MT, Rowland RG, Hostetter M. Villous adenoma of the urachus with mucusuria: a light and electron microscopic study. *J Urol*. 1986; 135(6): 1240-1244.
26. Paner GP, Barkan GA, Mehta V, et al. Urachal carcinomas of the nonglandular type: salient features and considerations in pathologic diagnosis. *Am J Surg Pathol*. 2012; 36: 432-442.
27. Henly DR, Farrow GM, Zincke H. Urachal cancer: role of conservative surgery. *Urology*. 1993; 42(6): 635-639.
28. Herr HW. Urachal carcinoma: the case for extended partial cystectomy. *J Urol*. 1994; 151(2): 365-366.
29. Sheldon CA, Clayman RV, Gonzalez R, et al. Malignant urachal lesions. *J Urol*. 1984; 131: 1-8.
30. Yiee J, Wilcox D. Abnormalities of the fetal bladder. *Semin Fetal Neonatal Med*. 2008; 13(3): 164-170.
31. Engel RM, Wilkinson HA. Bladder exstrophy. *J Urol*. 1970; 104(5): 699-704.
32. Smeulders N, Woodhouse CR. Neoplasia in adult exstrophy patients. *BJU Int*. 2001; 87(7): 623-628.
33. Davillas N, Thanos A, Liakatas J, Davillas E. Bladder exstrophy complicated by adenocarcinoma. *Br J Urol*. 1991; 68(1): 107.
34. Fan R, Grignon DJ, Rhee A, et al. Exstrophy polyp is a unique pathology entity. *Pediatr Dev Pathol*. 2012; 15: 471-477.
35. Lund DP, Hendren WH. Cloacal exstrophy: a 25-year experience with 50 cases. *J Pediatr Surg*. 2001; 36(1): 68-75.
36. Ricketts RR, Woodard JR, Zwiren GT, et al. Modern treatment of cloacal exstrophy. *J Pediatr Surg*. 1991; 26(4): 444-448; discussion 8-50.
37. Fox M, Power RF, Bruce AW. Diverticulum of the bladder—presentation and evaluation of treatment of 115 cases. *Br J Urol*. 1962; 34: 286-298.
38. Kretschmer HL. Diverticula of the urinary bladder. A clinical study of 236 cases. *Surg Gynecol Obstet*. 1940; 71: 491-503.
39. Stage KH, Tank ES. Primary congenital bladder diverticula in boys. *Urology*. 1992; 40(6): 536-538.
40. Mitchell RJ, Hamilton SG. Spontaneous perforation of bladder diverticula. *Br J Surg*. 1971; 58(9): 712.
41. Faysal MH, Freiha FS. Primary neoplasm in vesical diverticula. A report of 12 cases. *Br J Urol*. 1981; 53(2): 141-143.
42. Shirai T, Arai M, Sakata T, et al. Primary carcinomas of urinary bladder diverticula. *Acta Pathol Jpn*. 1984; 34(2): 417-424.
43. Lam KY, Ma L, Nicholls J. Adenocarcinoma arising in a diverticulum of the urinary bladder. *Pathology*. 1992; 24(1): 40-42.
44. McCormick SR, Dodds PR, Kraus PA, Lowell DM. Nonepithelial neoplasms arising within vesical diverticula. *Urology*. 1985; 25(4): 405-408.
45. Tamas EF, Stephenson AJ, Campbell SC, et al. Histopathologic features and clinical outcomes in 71 cases of bladder diverticula. *Arch Pathol Lab Med*. 2009; 133(5): 791-796.
46. Bartosh SM. Medical management of pediatric stone disease. *Urol Clin North Am*. 2004; 31(3): 575-587, x-xi.
47. Wishard WN, Nourse MH. Vesical calculus with report of a gigantic stone in the female bladder. *J Urol*. 1950; 63(5): 794-801.
48. Bhatia V, Biyani CS. Vesical lithiasis: open surgery versus cystolithotripsy versus extracorporeal shock wave therapy. *J Urol*. 1994; 151(3): 660-662.
49. Kojima Y, Yoshimura M, Hayashi Y, et al. Extracorporeal shock wave lithotripsy for vesical lithiasis. *Urol Int*. 1998; 61(1): 35-38.
50. Papatsoris AG, Varkarakis I, Dellis A, Deliveliotis C. Bladder lithiasis: from open surgery to lithotripsy. *Urol Res*. 2006; 34(3): 163-167.
51. Lichtenheld FR, McCauley RT, Staples PP. Endometriosis involving the urinary tract. A collective review. *Obstet Gynecol*. 1961; 17: 762-768.
52. Vermesh M, Zbella EA, Menchaca A, et al. Vesical endometriosis following bladder injury. *Am J Obstet Gynecol*. 1985; 153(8): 894-895.
53. Donnez J, Spada F, Squifflet J, Nisolle M. Bladder endometriosis must be considered as bladder adenomyosis. *Fertil Steril*. 2000; 74(6): 1175-1181.
54. Schwartzwald D, Mooppan UM, Ohm HK, Kim H. Endometriosis of bladder. *Urology*. 1992; 39(3): 219-222.
55. Donne C, Vidal M, Buttin X, et al. Mullerianosis of the urinary bladder: clinical and immunohistochemical findings. *Histopathology*. 1998; 33(3): 290-292.
56. Young RH, Clement PB. Mullerianosis of the urinary bladder. *Mod Pathol*. 1996; 9(7): 731-737.
57. Chitale SV, Whymark A, Wadood SU, et al. Tumor-like mullerianosis of the urinary bladder. *J Urol Pathol*. 1999; 10: 169-176.
58. Clement PB, Young RH. Endocervicosis of the urinary bladder. A report of six cases of a benign mullerian lesion that may mimic adenocarcinoma. *Am J Surg Pathol*. 1992; 16(6): 533-542.
59. New NE, Roberts PF. Mucinous metaplasia in endometriosis of the bladder. *Histopathology*. 1990; 16(3): 307-308.
60. al-Izzi MS, Horton LW, Kelleher J, Fawcett D. Malignant transformation in endometriosis of the urinary bladder. *Histopathology*. 1989; 14(2): 191-198.
61. Oliva E, Amin MB, Jimenez R, Young RH. Clear cell carcinoma of the urinary bladder: a report and comparison of four tumors of mullerian origin and nine of probable urothelial origin with discussion of histogenesis and diagnostic problems. *Am J Surg Pathol*. 2002; 26(2): 190-197.
62. Vara AR, Ruzics EP, Moussabeck O, Martin DC. Endometrioid adenosarcoma of the bladder arising from endometriosis. *J Urol*. 1990; 143(4): 813-815.
63. Chapron C, Dubuisson JB. Laparoscopic management of bladder endometriosis. *Acta Obstet Gynecol Scand*. 1999; 78(10): 887-890.
64. Seracchioli R, Mabrouk M, Montanari G, et al. Conservative laparoscopic management of urinary tract endometriosis(UTE): surgical outcome and long-term follow-up. *Fertil Steril*. 2010; 94(3): 856-861.
65. Westney OL, Amundsen CL, McGuire EJ. Bladder endometriosis: conservative management. *J Urol*. 2000; 163(6): 1814-1817.
66. Malek RS, Greene LF, Farrow GM. Amyloidosis of the urinary bladder. *Br J Urol*. 1971; 43(2): 189-200.
67. Khan SM, Birch PJ, Bass PS, et al. Localized amyloidosis of the lower genitourinary tract: a clinicopathological and immunohistochemical study of nine cases. *Histopathology*. 1992; 21(2): 143-147.
68. Merrimen JL, Alkhudair WK, Gupta R. Localized amyloidosis of the urinary tract: case series of nine patients. *Urology*. 2006; 67(5): 904-909.
69. Ehara H, Deguchi T, Yanagihara M, et al. Primary localized amyloidosis of the bladder: an immunohistochemical study of a case. *J Urol*. 1992; 147(2): 458-460.
70. Fujihara S, Glenner GG. Primary localized amyloidosis of the genitourinary tract: immunohistochemical study on eleven cases. *Lab Invest*. 1981; 44(1): 55-60.
71. Tirzaman O, Wahner-Roedler DL, Malek RS, et al. Primary localized amyloidosis of the urinary bladder: a case series of 31 patients. *Mayo Clin*

Proc. 2000; 75(12): 1264-1268.
72. Biewend ML, Menke DM, Calamia KT. The spectrum of localized amyloidosis: a case series of 20 patients and review of the literature. *Amyloid*. 2006; 13(3): 135-142.
73. Lipper S, Kahn LB. Amyloid tumor. A clinicopathologic study of four cases. *Am J Surg Pathol*. 1978; 2(2): 141-145.
74. Koziol JA, Clark DC, Gittes RF, Tan EM. The natural history of interstitial cystitis: a survey of 374 patients. *J Urol*. 1993; 149(3): 465-469.
75. Smith BH, Dehner LP. Chronic ulcerating interstitial cystitis(Hunner's ulcer). A study of 28 cases. *Arch Pathol*. 1972; 93(1): 76-81.
76. Tomaszewski JE, Landis JR, Russack V, et al. Biopsy features are associated with primary symptoms in interstitial cystitis: results from the interstitial cystitis database study. *Urology*. 2001; 57(6 suppl 1): 67-81.
77. Larsen S, Thompson SA, Hald T, et al. Mast cells in interstitial cystitis. *Br J Urol*. 1982; 54(3): 283-286.
78. Sant GR, Theoharides TC. The role of the mast cell in interstitial cystitis. *Urol Clin North Am*. 1994; 21(1): 41-53.
79. Lynes WL, Flynn SD, Shortliffe LD, Stamey TA. The histology of interstitial cystitis. *Am J Surg Pathol*. 1990; 14(10): 969-976.
80. Peeker R, Fall M. Toward a precise definition of interstitial cystitis: further evidence of differences in classic and nonulcer disease. *J Urol*. 2002; 167(6): 2470-2472.
81. Ratliff TL, Klutke CG, McDougall EM. The etiology of interstitial cystitis. *Urol Clin North Am*. 1994; 21(1): 21-30.
82. Hampson SJ, Christmas TJ, Moss MT. Search for mycobacteria in interstitial cystitis using mycobacteria-specific DNA probes with signal Amplification by polymerase chain reaction. *Br J Urol*. 1993; 72(3): 303-306.
83. Christmas TJ, Bottazzo GF. Abnormal urothelial HLA-DR expression in interstitial cystitis. *Clin Exp Immunol*. 1992; 87(3): 450-454.
84. Liebert M, Wedemeyer G, Stein JA, et al. Evidence for urothelial cell activation in interstitial cystitis. *J Urol*. 1993; 149(3): 470-475.
85. Said JW, Van de Velde R, Gillespie L. Immunopathology of interstitial cystitis. *Mod Pathol*. 1989; 2(6): 593-602.
86. Hohenfellner M, Nunes L, Schmidt RA, et al. Interstitial cystitis: increased sympathetic innervation and related neuropeptide synthesis. *J Urol*. 1992; 147(3): 587-591.
87. Lundeberg T, Liedberg H, Nordling L, et al. Interstitial cystitis: correlation with nerve fibres, mast cells and histamine. *Br J Urol*. 1993; 71(4): 427-429.
88. Somji S, Sens DA, Todd JH, et al. Expression of heat shock protein 60 is reduced in the bladder of patients with interstitial cystitis. *J Urol Pathol*. 1999; 10: 97-108.
89. Homma Y, Ueda T, Tomoe H, et al. Clinical guidelines for interstitial cystitis and hypersensitive bladder syndrome. *Int J Urol*. 2009; 16(7): 597-615.
90. Irwin PP, Galloway NT. Surgical management of interstitial cystitis. *Urol Clin North Am*. 1994; 21(1): 145-151.
91. Marinkovic SP, Moldwin R, Gillen LM, Stanton SL. The management of interstitial cystitis or painful bladder syndrome in women. *BMJ*. 2009; 339: b2707.
92. Moldwin RM, Sant GR. Interstitial cystitis: a pathophysiology and treatment update. *Clin Obstet Gynecol*. 2002; 45(1): 259-272.
93. Verhagen PC, Nikkels PG, de Jong TP. Eosinophilic cystitis. *Arch Dis Child*. 2001; 84(4): 344-346.
94. Hellstrom HR, Davis BK, Shonnard JW. Eosinophilic cystitis. A study of 16 cases. *Am J Clin Pathol*. 1979; 72(5): 777-784.
95. Itano NM, Malek RS. Eosinophilic cystitis in adults. *J Urol*. 2001; 165(3): 805-807.
96. Oh SJ, Chi JG, Lee SE. Eosinophilic cystitis caused by vesical sparganosis: a case report. *J Urol*. 1993; 149(3): 581-583.
97. Marshall FF, Middleton AW Jr. Eosinophilic cystitis. *J Urol*. 1974; 112(3): 335-337.
98. Johansson SL, Smout MS, Taylor RJ. Eosinophilic cystitis associated with symptomatic ureteral involvement. A report of two cases. *J Urol Pathol*. 1993; 1: 69-77.
99. Hansen MV, Kristensen PB. Eosinophilic cystitis simulating invasive bladder carcinoma. *Scand J Urol Nephrol*. 1993; 27(2): 275-277.
100. Antonakopoulos GN, Newman J. Eosinophilic cystitis with giant cells. A light microscopic and ultrastructural study. *Arch Pathol Lab Med*. 1984; 108(9): 728-731.
101. Popescu OE, Landas SK, Haas GP. The spectrum of eosinophilic cystitis in males: case series and literature review. *Arch Pathol Lab Med*. 2009; 133(2): 289-294.
102. Teegavarapu PS, Sahai A, Chandra A, et al. Eosinophilic cystitis and its management. *Int J Clin Pract*. 2005; 59(3): 356-360.
103. van den Ouden D. Diagnosis and management of eosinophilic cystitis: a pooled analysis of 135 cases. *Eur Urol*. 2000; 37(4): 386-394.
104. Hung SF, Liu KL, Yu HJ, Huang KH. Medical imagery. Emphysematous cystitis. *Int J Infect Dis*. 2010; 14(3): e269-e270.
105. Greene MH. Emphysematous cystitis due to *Clostridium perfringens* and *Candida albicans* in two patients with hematologic malignant conditions. *Cancer*. 1992; 70(11): 2658-2663.
106. Patel NP, Lavengood RW, Fernandes M, et al. Gas-forming infections in genitourinary tract. *Urology*. 1992; 39(4): 341-345.
107. Quint HJ, Drach GW, Rappaport WD, Hoffmann CJ. Emphysematous cystitis: a review of the spectrum of disease. *J Urol*. 1992; 147(1): 134-137.
108. Rocca JM, McClure J. Cystitis emphysematosa. *Br J Urol*. 1985; 57(5): 585.
109. Auerbach O. The pathology of urogenital tuberculosis. *New Int Clin*. 1940; 3: 21-61.
110. Wise GJ, Shteynshlyuger A. An update on lower urinary tract tuberculosis. *Curr Urol Rep*. 2008; 9(4): 305-313.
111. Ba-Thike K, Than A, Nan O. Tuberculous vesico-vaginal fistula. *Int J Gynaecol Obstet*. 1992; 37(2): 127-130.
112. Betz SA, See WA, Cohen MB. Granulomatous inflammation in bladder wash specimens after intravesical bacillus Calmette-Guerin therapy for transitional cell carcinoma of the bladder. *Am J Clin Pathol*. 1993; 99(3): 244-248.
113. Lamm DL. Complications of bacillus Calmette-Guerin immunotherapy. *Urol Clin North Am*. 1992; 19(3): 565-572.
114. Miyashita H, Troncoso P, Babaian RJ. BCG-induced granulomatous prostatitis: a comparative ultrasound and pathologic study. *Urology*. 1992; 39(4): 364-367.
115. Nadasy KA, Patel RS, Emmett M, et al. Four cases of disseminated Mycobacterium bovis infection following intravesical BCG instillation for treatment of bladder carcinoma. *South Med J*. 2008; 101(1): 91-95.
116. Smith RL, Alexander RF, Aranda CP. Pulmonary granulomata. A complication of intravesical administration of bacillus Calmette-Guerin for superficial bladder carcinoma. *Cancer*. 1993; 71(5): 1846-1847.
117. Long JP Jr, Althausen AF. Malacoplakia: a 25-year experience with a review of the literature. *J Urol*. 1989; 141(6): 1328-1331.
118. Stanton MJ, Maxted W. Malacoplakia: a study of the literature and current concepts of pathogenesis, diagnosis and treatment. *J Urol*. 1981; 125(2): 139-146.
119. Biggar WD, Crawford L, Cardella C, et al. Malakoplakia and immunosuppressive therapy. Reversal of clinical and leukocyte abnormalities after withdrawal of prednisone and azathioprine. *Am J Pathol*. 1985; 119(1): 5-11.
120. Streem SB. Genitourinary malacoplakia in renal transplant recipients: pathogenic, prognostic and therapeutic considerations. *J Urol*. 1984; 132(1): 10-12.
121. McClure J, Cameron CH, Garrett R. The ultrastructural features of malakoplakia. *J Pathol*. 1981; 134(1): 13-25.
122. McClurg FV, D'Agostino AN, Martin JH, Race GJ. Ultrastructural demonstration of intracellular bacteria in three cases of malakoplakia of the bladder. *Am J Clin Pathol*. 1973; 60(6): 780-788.
123. Qualman SJ, Gupta PK, Mendelsohn G. Intracellular Escherichia coli in urinary malakoplakia: a reservoir of infection and its therapeutic implications. *Am J Clin Pathol*. 1984; 81(1): 35-42.
124. Lou TY, Teplitz C. Malakoplakia: pathogenesis and ultrastructural morphogenesis. A problem of altered macrophage(phagolysosomal) response. *Hum Pathol*. 1974; 5(2): 191-207.
125. Lewin KJ, Fair WR, Steigbigel RT, et al. Clinical and laboratory studies into the pathogenesis of malacoplakia. *J Clin Pathol*. 1976; 29(4): 354-363.
126. Thorning D, Vracko R. Malakoplakia. Defect in digestion of phagocytized material due to impaired vacuolar acidification? *Arch Pathol*. 1975; 99(9): 456-460.
127. Walther M, Glenn JF, Vellios F. Xanthogranulomatous cystitis. *J Urol*. 1985; 134(4): 745-746.
128. Bates AW, Fegan AW, Baithun SI. Xanthogranulomatous cystitis associated with malignant neoplasms of the bladder. *Histopathology*. 1998; 33(3): 212-215.
129. Brown RC, Smith BH. Malacoplakia of the testis. *Am J Clin Pathol*. 1967; 47(2): 135-147.
130. Moore WM 3rd, Stokes TL, Cabanas VY. Malakoplakia of the skin: report of a case. *Am J Clin Pathol*. 1973; 60(2): 218-221.
131. Terner JY, Lattes R. Malakoplakia of colon and retroperitoneum. Report of a case with a histochemical study of the Michaelis-Gutman inclusion bodies. *Am J Clin Pathol*. 1965; 44: 20-31.
132. Yunis EJ, Estevez JM, Pinzon GJ, Moran TJ. Malacoplakia. Discussion of pathogenesis and report of three cases including one of fatal gastric and colonic involvement. *Arch Pathol*. 1967; 83(2): 180-187.
133. Yousef GM. Notice of retraction: omission of author in "Malakoplakia outside the urinary tract"(Arch Pathol Lab Med. 2007;131(2):297-300). *Arch Pathol Lab Med*. 2009; 133(6): 850.
134. Devitt AT, Sethia KK. Gangrenous cystitis: case report and review of the literature. *J Urol*. 1993; 149(6): 1544-1545.
135. Hameed O. Myxoid cystitis with "chordoid" lymphocytes: another mimic of invasive urothelial carcinoma. *Am J Surg Pathol*. 2010; 34(7): 1061-1065.
136. Young RH. Pseudoneoplastic lesions of the urinary bladder. *Pathol Annu*. 1988; 23(Pt 1): 67-104.
137. Letendre L, Hoagland HC, Gertz MA. Hemorrhagic cystitis complicating bone marrow transplantation. *Mayo Clin Proc*. 1992; 67(2): 128-130.
138. Sencer SF, Haake RJ, Weisdorf DJ. Hemorrhagic cystitis after bone marrow transplantation. Risk factors and complications. *Transplantation*. 1993;

56(4): 875-879.
139. Stillwell TJ, Benson RC Jr. Cyclophosphamide-induced hemorrhagic cystitis. A review of 100 patients. *Cancer.* 1988; 61(3): 451-457.
140. Block JA. Hemorrhagic cystitis complicating untreated necrotizing vasculitis. *Arthritis Rheum.* 1993; 36(6): 857-859.
141. McClanahan C, Grimes MM, Callaghan E, Stewart J. Hemorrhagic cystitis associated with herpes simplex virus. *J Urol.* 1994; 151(1): 152-153.
142. Spach DH, Bauwens JE, Myerson D, et al. Cytomegalovirus-induced hemorrhagic cystitis following bone marrow transplantation. *Clin Infect Dis.* 1993; 16(1): 142-144.
143. Okaneya T, Kontani K, Komiyama I, Takezaki T. Severe cyclophosphamide-induced hemorrhagic cystitis successfully treated by total cystectomy with ileal neobladder substitution: a case report. *J Urol.* 1993; 150(6): 1909-1910.
144. Hofman P, Quintens H, Michiels JF, et al. Toxoplasma cystitis associated with acquired immunodeficiency syndrome. *Urology.* 1993; 42(5): 589-592.
145. Oxley JD, Cottrell AM, Adams S, Gillatt D. Ketamine cystitis as a mimic of carcinoma in situ. *Histopathology.* 2009; 55(6): 705-708.
146. Kroovand RL, Chang CH, Broecker BH, et al. Epithelial lesions of bladder mucosa following ureteral reimplantation. *J Urol.* 1981; 126(6): 822-823.
147. Walther MM, Campbell WGJ, O'Brien DPI, et al. An electron and immunofluorescence microscopic study. *J Urol.* 1987; 137: 764-768.
148. Bell TE, Wendel RG. Cystitis glandularis: benign or malignant? *J Urol.* 1968; 100(4): 462-465.
149. Bullock PS, Thoni DE, Murphy WM. The significance of colonic mucosa(intestinal metaplasia) involving the urinary tract. *Cancer.* 1987; 59(12): 2086-2090.
150. Lapertosa G, Baracchini P, Fulcheri E, Tanzi R. O-acetylated sialic acid variants in intestinal glandular metaplasia of the urinary tract. *Histopathology.* 1986; 10(7): 707-712.
151. Wiener DP, Koss LG, Sablay B, Freed SZ. The prevalence and significance of Brunn's nests, cystitis cystica and squamous metaplasia in normal bladders. *J Urol.* 1979; 122(3): 317-321.
152. Sung MT, Lopez-Beltran A, Eble JN, et al. Divergent pathway of intestinal metaplasia and cystitis glandularis of the urinary bladder. *Mod Pathol.* 2006; 19(11): 1395-1401.
153. Volmar KE, Chan TY, De Marzo AM, Epstein JI. Florid von Brunn nests mimicking urothelial carcinoma: a morphologic and immunohistochemical comparison to the nested variant of urothelial carcinoma. *Am J Surg Pathol.* 2003; 27(9): 1243-1252.
154. Young RH, Bostwick DG. Florid cystitis glandularis of intestinal type with mucin extravasation: a mimic of adenocarcinoma. *Am J Surg Pathol.* 1996; 20: 1462-1468.
155. Smith AK, Hansel DE, Jones JS. Role of cystitis cystica et glandularis and intestinal metaplasia in development of bladder carcinoma. *Urology.* 2008; 71: 915-918.
156. Gordetsky J, Epstein JI. Intestinal metaplasia of the bladder with dysplasia: a risk factor for carcinoma? *Histopathology.* 2015; 67: 325-330.
157. Ford TF, Watson GM, Cameron KM. Adenomatous metaplasia(nephrogenic adenoma) of urothelium. An analysis of 70 cases. *Br J Urol.* 1985; 57(4): 427-433.
158. Mazal PR, Schaufler R, Altenhuber-Muller R, et al. Derivation of nephrogenic adenomas from renal tubular cells in kidney-transplant recipients. *N Engl J Med.* 2002; 347(9): 653-659.
159. Kay R, Lattanzi C. Nephrogenic adenoma in children. *J Urol.* 1985; 133(1): 99-101.
160. Young RH, Scully RE. Nephrogenic adenoma. A report of 15 cases, review of the literature, and comparison with clear cell adenocarcinoma of the urinary tract. *Am J Surg Pathol.* 1986; 10(4): 268-275.
161. Oliva E, Young RH. Nephrogenic adenoma of the urinary tract: a review of the microscopic appearance of 80 cases with emphasis on unusual features. *Mod Pathol.* 1995; 8(7): 722-730.
162. Hansel DE, Nadasdy T, Epstein JI. Fibromyxoid nephrogenic adenoma: a newly recognized variant mimicking mucinous adenocarcinoma. *Am J Surg Pathol.* 2007; 31(8): 1231-1237.
163. Piña-Oviedo S, Shen SS, Truong LD, et al. Flat pattern of nephrogenic adenoma: previously unrecognized pattern unveiled using PAX2 and PAX8 immunohistochemistry. *Mod Pathol.* 2013; 26: 792-798.
164. Oliva E, Moch H, Cabrera R, et al. Nephrogenic adenoma(NA): an immunohistochemical(ICH) study of 40 cases [abstract]. *Mod Pathol.* 2003; 16.
165. Skinnider BF, Oliva E, Young RH, Amin MB. Expression of alpha-methylacyl-CoA racemase (P504S) in nephrogenic adenoma: a significant immunohistochemical pitfall compounding the differential diagnosis with prostatic adenocarcinoma. *Am J Surg Pathol.* 2004; 28(6): 701-705.
165a. McDaniel AS, Chinnaiyan AM, Siddiqui J, et al. Immunohistochemical staining characteristics of nephrogenic adenoma using the PIN-4 cocktail(p63, AMACR, and CK903) and GATA3. *Am J Surg Pathol.* 2014; 38(12): 1664-1671.
165b. Zhang G, McDaniel AS, Mehra R, et al. Nephrogenic adenoma does not express NKX3.1. *Histopathology.* 2017 [June 5, epub ahead of print].
166. Cheng L, Cheville JC, Sebo TJ, et al. Atypical nephrogenic metaplasia of the urinary tract: a precursor lesion? *Cancer.* 2000; 88(4): 853-861.
167. Young RH. Papillary and polypoid cystitis. A report of eight cases. *Am J Surg Pathol.* 1988; 12(7): 542-546.
168. Lane Z, Epstein JI. Polypoid/papillary cystitis: a series of 41 cases misdiagnosed as papillary urothelial neoplasia. *Am J Surg Pathol.* 2008; 32(5): 758-764.
169. Ekelund P, Johansson S. Polypoid cystitis: a catheter associated lesion of the human bladder. *Acta Pathol Microbiol Scand [A].* 1979; 87A(3): 179-184.
170. Sorensen FB, Marcussen N. Iatrogenic granulomas of the prostate and the urinary bladder. *Pathol Res Pract.* 1987; 182(6): 822-830.
171. Spagnolo DV, Waring PM. Bladder granulomata after bladder surgery. *Am J Clin Pathol.* 1986; 86(4): 430-437.
171a. Eble JN, Banks ER. Post-surgical necrobiotic granulomas of urinary bladder. *Urology.* 1990; 35(5): 454-457.
172. Chan JK, Chow TC, Tsui MS. Prostatic-type polyps of the lower urinary tract: three histogenetic types? *Histopathology.* 1987; 11(8): 789-801.
173. Tsuzuki T, Epstein JI. Fibroepithelial polyp of the lower urinary tract in adults. *Am J Surg Pathol.* 2005; 29(4): 460-466.
174. Lum DJ, Upadhyay V, Smith A, McFarlane J. Botryoid fibroepithelial polyp of the urinary bladder. A clinicopathological case report including frozen section findings. *Histopathology.* 2007; 51(5): 704-707.
175. Young RH. Tumor-like lesions of the urinary bladder. *Mod Pathol.* 2009; 22(suppl 2): S37-S52.
176. Lane Z, Epstein JI. Pseudocarcinomatous epithelial hyperplasia in the bladder unassociated with prior irradiation or chemotherapy. *Am J Surg Pathol.* 2008; 32(1): 92-97.
177. Dillon KM, O'Rourke DM, McCluggage WG. Radiation-induced atypical squamous metaplasia of the urinary bladder mucosa with involvement of subepithelial tissue mimicking metastatic cervical squamous carcinoma. *Histopathology.* 2005; 46(1): 105-106.
178. Baker PM, Young RH. Radiation-induced pseudocarcinomatous proliferations of the urinary bladder: a report of 4 cases. *Hum Pathol.* 2000; 31(6): 678-683.
179. Chan TY, Epstein JI. Radiation or chemotherapy cystitis with "pseudocarcinomatous" features. *Am J Surg Pathol.* 2004; 28(7): 909-913.
180. Smith VC, Boone TB, Truong LD. Collagen polyp of the urinary tract: a report of two cases. *Mod Pathol.* 1999; 12(12): 1090-1093.
181. Miliauskas JR. Bladder xanthoma. *Histopathology.* 1992; 21(2): 177-178.
182. Iyengar V, Smith DK, Jablonski DV, Gallivan MV. Extramedullary hematopoiesis in the urinary bladder in a case of agnogenic myeloid metaplasia. *J Urol Pathol.* 1993; 1: 419-423.
183. Williams MP, Ibrahim SK, Rickwood AM. Hamartoma of the urinary bladder in an infant with Beckwith-Wiedemann syndrome. *Br J Urol.* 1990; 65(1): 106-107.
184. Humphrey PA. Urinary bladder pathology 2004: an update. *Ann Diagn Pathol.* 2004; 8(6): 380-389.
185. Kroft SH, Oyasu R. Urinary bladder cancer: mechanisms of development and progression. *Lab Invest.* 1994; 71(2): 158-174.
186. Lower GM Jr. Concepts in causality: chemically induced human urinary bladder cancer. *Cancer.* 1982; 49(5): 1056-1066.
187. Anton-Culver H, Lee-Feldstein A, Taylor TH. Occupation and bladder cancer risk. *Am J Epidemiol.* 1992; 136(1): 89-94.
188. Chowaniec J, ed. *Aetiology: Epidemiological and Experimental Considerations.* Geneva: International Union against Cancer; 1981: 118-138.
189. Friedell GH. National bladder cancer conference. *Cancer Res.* 1977; 37: 2737-2969.
190. Morrison AS, Buring JE, Verhoek WG, et al. An international study of smoking and bladder cancer. *J Urol.* 1984; 131(4): 650-654.
191. Schulte PA, Ringen K, Hemstreet GP, et al. Risk factors for bladder cancer in a cohort exposed to aromatic amines. *Cancer.* 1986; 58(9): 2156-2162.
192. Vineis P, Magnani C. Occupation and bladder cancer in males: a case-control study. *Int J Cancer.* 1985; 35(5): 599-606.
193. Fuchs EF, Kay R, Poole R, et al. Uroepithelial carcinoma in association with cyclophosphamide ingestion. *J Urol.* 1981; 126(4): 544-545.
194. Murphy WM, ed. *Diseases of the Urinary Bladder, Urethra, Ureters, and Renal Pelves.* Philadelphia, PA: W.B. Saunders; 1989.
195. Pedersen-Bjergaard J, Ersboll J, Hansen VL, et al. Carcinoma of the urinary bladder after treatment with cyclophosphamide for non-Hodgkin's lymphoma. *N Engl J Med.* 1988; 318(16): 1028-1032.
196. Fukushima S, Asamoto M, Imaida K, et al. Comparative study of urinary bladder carcinomas in Japanese and Egyptians. *Acta Pathol Jpn.* 1989; 39(3): 176-179.
197. Chetsanga C, Malmstrom PU, Gyllensten U, et al. Low incidence of human papillomavirus type 16 DNA in bladder tumor detected by the polymerase chain reaction. *Cancer.* 1992; 69(5): 1208-1211.
198. Knowles MA. Human papillomavirus sequences are not detectable by Southern blotting or general primer-mediated polymerase chain reaction in transitional cell tumors of the bladder. *Urol Res.* 1992; 20: 297-301.
199. Shibutani YF, Schoenberg MP, Carpiniello VL,

Malloy TR. Human papillomavirus associated with bladder cancer. *Urology*. 1992; 40(1): 15-17.
200. Neugut AI, Ahsan H, Robinson E, Ennis RD. Bladder carcinoma and other second malignancies after radiotherapy for prostate carcinoma. *Cancer*. 1997; 79(8): 1600-1604.
201. Benson RC Jr, Tomera KM, Kelalis PP. Transitional cell carcinoma of the bladder in children and adolescents. *J Urol*. 1983; 130(1): 54-55.
202. Kutarski PW, Padwell A. Transitional cell carcinoma of the bladder in young adults. *Br J Urol*. 1993; 72(5 Pt 2): 749-755.
203. Wan J, Grossman HB. Bladder carcinoma in patients age 40 years or younger. *Cancer*. 1989; 64(1): 178-181.
204. Fine SW, Humphrey PA, Dehner LP, et al. Urothelial neoplasms in patients 20 years or younger: a clinicopathological analysis using the world health organization 2004 bladder consensus classification. *J Urol*. 2005; 174: 1976-1980.
205. Scott AA, Stanley W, Worsham GF, et al. Aggressive bladder carcinoma in an adolescent. Report of a case with immunohistochemical, cytogenetic, and flow cytometric characterization. *Am J Surg Pathol*. 1989; 13(12): 1057-1063.
206. Stephenson WT, Holmes FF, Noble MJ, Gerald KB. Analysis of bladder carcinoma by subsite. Cystoscopic location may have prognostic value. *Cancer*. 1990; 66(7): 1630-1635.
207. Ash JE. Epithelial tumors of the bladder. *J Urol*. 1940; 44: 135-145.
208. Mostofi FK. Standardization of nomenclature and criteria for diagnosis of epithelial tumors of urinary bladder. *Acta Unio Int Contra Cancrum*. 1960; 16: 310-314.
209. Bergkvist A, Ljungqvist A, Moberger G. Classification of bladder tumours based on the cellular pattern. Preliminary report of a clinical-pathological study of 300 cases with a minimum follow-up of eight years. *Acta Chir Scand*. 1965; 130(4): 371-378.
210. Malmstrom PU, Busch C, Norlen BJ. Recurrence, progression and survival in bladder cancer. A retrospective analysis of 232 patients with greater than or equal to 5-year follow-up. *Scand J Urol Nephrol*. 1987; 21(3): 185-195.
211. Cheng L, Montironi R, Davidson DD, Lopez-Beltran A. Staging and reporting of urothelial carcinoma of the urinary bladder. *Mod Pathol*. 2009; 22(suppl 2): S70-S95.
212. Epstein JI, Amin MB, Reuter VR, Mostofi FK. The World Health Organization/International Society of Urological Pathology consensus classification of urothelial(transitional cell) neoplasms of the urinary bladder. Bladder Consensus Conference Committee. *Am J Surg Pathol*. 1998; 22(12): 1435-1448.
213. Grignon DJ. The current classification of urothelial neoplasms. *Mod Pathol*. 2009; 22(suppl 2): S60-S69.
214. Oyasu R. World Health Organization and International Society of Urological Pathology classification and two-number grading system of bladder tumors. *Cancer*. 2000; 88(7): 1509-1512.
215. Reuter VR, Epstein JI, Amin MA, et al. A newly illustrated synopsis of the World Health Organization/International Society of Urological Pathology(WHO/ISUP) consensus classification of urothelial(transitional cell) neoplasms of the urinary bladder. *J Urol Pathol*. 1999; 11: 1-28.
216. Moch H, Humphrey PA, Ulbright TM, Reuter VE, eds. *WHO Classification of Tumours of the Urinary System and Male Genital Organs*. 4th ed. Lyon: IARC press; 2016: 11-76.
217. Cheng L, Darson M, Cheville JC, et al. Urothelial papilloma of the bladder. Clinical and biologic implications. *Cancer*. 1999; 86(10): 2098-2101.
218. McKenney JK, Amin MB, Young RH. Urothelial(transitional cell) papilloma of the urinary bladder: a clinicopathologic study of 26 cases. *Mod Pathol*. 2003; 16(7): 623-629.
219. Cheng L, Neumann RM, Nehra A, et al. Cancer heterogeneity and its biologic implications in the grading of urothelial carcinoma. *Cancer*. 2000; 88(7): 1663-1670.
220. Cheng L, Neumann RM, Weaver AL, et al. Grading and staging of bladder carcinoma in transurethral resection specimens. Correlation with 105 matched cystectomy specimens. *Am J Clin Pathol*. 2000; 113(2): 275-279.
221. Jewett HJ, Blackman SS. Infiltrating carcinoma of the bladder; histologic pattern and degree of cellular differentiation in 97 autopsy cases. *J Urol*. 1946; 56(2): 200-210.
222. Lee SR, Park BH, Cho YM, Ro JY. Clinicopathologic features of transurethral resection of bladder tumor(TURBT) for prediction of TNM Stage of urothelial carcinoma of urinary bladder. *Lab Invest*. 2009; 89(suppl 1).
223. Jimenez RE, Gheiler E, Oskanian P, et al. Grading the invasive component of urothelial carcinoma of the bladder and its relationship with progression-free survival. *Am J Surg Pathol*. 2000; 24(7): 980-987.
224. Magi-Galluzzi C, Epstein JI. Urothelial papilloma of the bladder: a review of 34 de novo cases. *Am J Surg Pathol*. 2004; 28: 1615-1620.
225. Al Bashir S, Yilmaz A, Gotto G, Trpkov K. Long term outcome of primary urothelial papilloma: a single institution cohort. *Pathology*. 2014; 46: 37-40.
226. Maxwell JP, Wang C, Wiebe N, et al. Long-term outcome of primary Papillary Urothelial Neoplasm of Low Malignant Potential(PUNLMP) including PUNLMP with inverted growth. *Diagn Pathol*. 2015; 10: 3.
227. Swierczynski SL, Epstein JI. Prognostic significance of atypical papillary urothelial hyperplasia. *Hum Pathol*. 2002; 33(5): 512-517.
228. Obermann EC, Junker K, Stoehr R, et al. Frequent genetic alterations in flat urothelial hyperplasias and concomitant papillary bladder cancer as detected by CGH, LOH, and FISH analyses. *J Pathol*. 2003; 199: 50-57.
229. Readal N, Epstaein JI. Papillary urothelial hyperplasia: relationship to urothelial neoplasms. *Pathology*. 2010; 42: 360-363.
230. Caro DJ, Tessler A. Inverted papilloma of the bladder: a distinct urological lesion. *Cancer*. 1978; 42(2): 708-713.
231. Kim YH, Reiner L. Brunnian adenoma (inverted papilloma) of the urinary bladder: report of a case. *Hum Pathol*. 1978; 9(2): 229-231.
232. Fine SW, Epstein JI. Inverted urothelial papillomas with foamy or vacuolated cytoplasm. *Hum Pathol*. 2006; 37(12): 1577-1582.
233. Albores-Saavedra J, Chable-Montero F, Hernandez-Rodriguez OX, et al. Inverted urothelial papilloma of the urinary bladder with focal papillary pattern: a previously undescribed feature. *Ann Diagn Pathol*. 2009; 13(3): 158-161.
234. Kunze E, Schauer A, Schmitt M. Histology and histogenesis of two different types of inverted urothelial papillomas. *Cancer*. 1983; 51(2): 348-358.
235. DeMeester LJ, Farrow GM, Utz DC. Inverted papillomas of the urinary bladder. *Cancer*. 1975; 36(2): 505-513.
236. Summers DE, Rushin JM, Frazier HA, Cotelingam JD. Inverted papilloma of the urinary bladder with granular eosinophilic cells. An unusual neuroendocrine variant. *Arch Pathol Lab Med*. 1991; 115(8): 802-806.
237. Broussard JN, Tan PH, Epstein JI. Atypia in inverted urothelial papillomas: pathology and prognostic significance. *Hum Pathol*. 2004; 35(12): 1499-1504.
238. Anderstrom C, Johansson S, Pettersson S. Inverted papilloma of the urinary tract. *J Urol*. 1982; 127(6): 1132-1134.
239. Lazarevic B, Garret R. Inverted papilloma and papillary transitional cell carcinoma of urinary bladder: report of four cases of inverted papilloma, one showing papillary malignant transformation and review of the literature. *Cancer*. 1978; 42(4): 1904-1911.
240. Amin MB, Gomez JA, Young RH. Urothelial transitional cell carcinoma with endophytic growth patterns: a discussion of patterns of invasion and problems associated with assessment of invasion in 18 cases. *Am J Surg Pathol*. 1997; 21: 1057-1068.
241. Amin MB, McKenney JK. An approach to the diagnosis of flat intraepithelial lesions of the urinary bladder using the World Health Organization/ International Society of Urological Pathology consensus classification system. *Adv Anat Pathol*. 2002; 9(4): 222-232.
242. McKenney JK, Gomez JA, Desai S, et al. Morphologic expressions of urothelial carcinoma in situ: a detailed evaluation of its histologic patterns with emphasis on carcinoma in situ with microinvasion. *Am J Surg Pathol*. 2001; 25(3): 356-362.
243. Milord RA, Lecksell K, Epstein JI. An objective morphologic parameter to aid in the diagnosis of flat urothelial carcinoma in situ. *Hum Pathol*. 2001; 32: 997-1002.
244. Lopez-Beltran A, Jimenez RE, Montironi R, et al. Flat urothelial carcinoma in situ of the bladder with glandular differentiation. *Hum Pathol*. 2011; 42: 1653-1659.
245. Amin MB, Young RH. Intraepithelial lesions of the urinary bladder with a discussion of the histogenesis of urothelial neoplasia. *Semin Diagn Pathol*. 1997; 14(2): 84-97.
246. Spruck CH 3rd, Ohneseit PF, Gonzalez-Zulueta M, et al. Two molecular pathways to transitional cell carcinoma of the bladder. *Cancer Res*. 1994; 54(3): 784-788.
247. McKenney JK, Desai S, Cohen C, Amin MB. Discriminatory immunohistochemical staining of urothelial carcinoma in situ and non-neoplastic urothelium: an analysis of cytokeratin 20, p53, and CD44 antigens. *Am J Surg Pathol*. 2001; 25(8): 1074-1078.
248. Yin H, He Q, Li T, Leong AS. Cytokeratin 20 and Ki-67 to distinguish carcinoma in situ from flat non-neoplastic urothelium. *Appl Immunohistochem Mol Morphol*. 2006; 14: 260-265.
249. Kunju LP, Lee CT, Montie J, Shah RB. Utility of cytokeratin 20 and Ki-67 as markers of urothelial dysplasia. *Pathol Int*. 2005; 55: 248-254.
250. Jimenez RE, Keane TE, Hardy HT, Amin MB. pT1 urothelial carcinoma of the bladder: criteria for diagnosis, pitfalls, and clinical implications. *Adv Anat Pathol*. 2000; 7(1): 13-25.
251. Bastacky S, Dhir R, Nangia AK, et al. Choriocarcinomatous differentiation in a high-grade urothelial carcinoma of the urinary bladder: case report and literature review. *J Urol Pathol*. 1997; 6: 223-234.
252. Shah VM, Newman J, Crocker J, et al. Ectopic beta-human chorionic gonadotropin production by bladder urothelial neoplasia. *Arch Pathol Lab Med*. 1986; 110(2): 107-111.
253. Ishikawa J, Nishimura R, Maeda S, et al. Primary choriocarcinoma of the urinary bladder. *Acta Pathol Jpn*. 1988; 38(1): 113-120.
254. Yokoyama S, Hayashida Y, Nagahama J, et al. Primary and metaplastic choriocarcinoma of the bladder. A report of two cases. *Acta Cytol*. 1992; 36(2): 176-182.
255. Kawamura J, Machida S, Yoshida O, et al. Blad-

der carcinoma associated with ectopic production of gonadotropin. *Cancer.* 1978; 42(6): 2773-2780.
256. Dirnhofer S, Koessler P, Ensinger C, et al. Production of trophoblastic hormones by transitional cell carcinoma of the bladder: association to tumor stage and grade. *Hum Pathol.* 1998; 29(4): 377-382.
257. Amin MB, Ro JY, el-Sharkawy T, et al. Micropapillary variant of transitional cell carcinoma of the urinary bladder. Histologic pattern resembling ovarian papillary serous carcinoma. *Am J Surg Pathol.* 1994; 18: 1224-1232.
258. Sangoi AR, Beck AH, Amin MB, et al. Interobserver reproducibility in the diagnosis of invasive micropapillary carcinoma of the urinary tract among urologic pathologists. *Am J Surg Pathol.* 2010; 34: 1367-1376.
259. Johansson SL, Borghede G, Holmäng S. Micropapillary bladder carcinoma: a clinicopathological study of 20 cases. *J Urol.* 1999; 161: 1798-1802.
260. Alvarado-Cabrero I, Sierra-Santiesteban FI, Mantilla-Morales A, Hernández-Hernandez DM. Micropapillary carcinoma of the urothelial tract. A clinicopathologic study of 38 cases. *Ann Diagn Pathol.* 2005; 9: 1-5.
261. Compérat E, Roupret M, Yaxley J, et al. Micropapillary urothelial carcinoma of the urinary bladder: a clinicopathological analysis of 72 cases. *Pathology.* 2010; 42: 650-654.
262. Kamat AM, Gee JR, Dinney CP, et al. The case for early cystectomy in the treatment of nonmuscle invasive micropapillary bladder carcinoma. *J Urol.* 2006; 175: 881-885.
263. Amin A, Epstein JI. Noninvasive micropapillary urothelial carcinoma: a clinicopathologic study of 18 cases. *Hum Pathol.* 2012; 43: 2124-2128.
264. Shah TS, Kaag M, Raman JD, et al. Clinical significance of prominent retraction clefts in invasive urothelial carcinoma. *Hum Pathol.* 2017; 61: 90-96.
265. Sahin AA, Myhre M, Ro JY, et al. Plasmacytoid transitional cell carcinoma. Report of a case with initial presentation mimicking multiple myeloma. *Acta Cytol.* 1991; 35: 277-280.
266. Mai KT, Park PC, Yazdi HM, et al. Plasmacytoid urothelial carcinoma of the urinary bladder report of seven new cases. *Eur Urol.* 2006; 50: 1111-1114.
267. Ro JY, Shen SS, Lee HI, et al. Plasmacytoid transitional cell carcinoma of urinary bladder: a clinicopathologic study of 9 cases. *Am J Surg Pathol.* 2008; 32: 752-757.
268. Nigwekar P, Tamboli P, Amin MB, et al. Plasmacytoid urothelial carcinoma: detailed analysis of morphology with clinicopathologic correlation in 17 cases. *Am J Surg Pathol.* 2009; 33: 417-424.
269. Paner GP, Annaiah C, Gulmann C, et al. Immunohistochemical evaluation of novel and traditional markers associated with urothelial differentiation in a spectrum of variants of urothelial carcinoma of the urinary bladder. *Hum Pathol.* 2014; 45: 1473-1482.
270. Kaimakliotis HZ, Monn MF, Cheng L, et al. Plasmacytoid bladder cancer: variant histology with aggressive behavior and a new mode of invasion along fascial planes. *Urology.* 2014; 83: 1112-1116.
271. Ricardo-Gonzalez RR, Nguyen M, Gokden N, et al. Plasmacytoid carcinoma of the bladder: a urothelial carcinoma variant with a predilection for intraperitoneal spread. *J Urol.* 2012; 187: 852-855.
272. Al-Ahmadie HA, Iyer G, Lee BH, et al. Frequent somatic CDH1 loss-of-function mutations in plasmacytoid variant bladder cancer. *Nat Genet.* 2016; 48: 356-358.
273. Talbert ML, Young RH. Carcinomas of the urinary bladder with deceptively benign-appearing foci. A report of three cases. *Am J Surg Pathol.* 1989; 13: 374-381.
274. Murphy WM, Deana DG. The nested variant of transitional cell carcinoma: a neoplasm resembling proliferation of Brunn's nests. *Mod Pathol.* 1992; 5: 240-243.
275. Drew PA, Furman J, Civantos F, Murphy WM. The nested variant of transitional cell carcinoma: an aggressive neoplasm with innocuous histology. *Mod Pathol.* 1996; 9: 989-994.
276. Lin O, Cardillo M, Dalbagni G, et al. Nested variant of urothelial carcinoma: a clinicopathologic and immunohistochemical study of 12 cases. *Mod Pathol.* 2003; 16: 1289-1298.
277. Zhong M, Tian W, Zhuge J, et al. Distinguishing nested variants of urothelial carcinoma from benign mimickers by TERT promoter mutation. *Am J Surg Pathol.* 2015; 39: 127-131.
278. Amin MB, Ro JY, Lee KM, et al. Lymphoepithelioma-like carcinoma of the urinary bladder. *Am J Surg Pathol.* 1994; 18(5): 466-473.
279. Dinney CP, Ro JY, Babaian RJ, Johnson DE. Lymphoepithelioma of the bladder: a clinicopathological study of 3 cases. *J Urol.* 1993; 149(4): 840-841.
280. Young RH, Eble JN. Lymphoepithelioma-like carcinoma of the urinary bladder. *J Urol Pathol.* 1993; 1: 63-68.
281. Izquierdo-Garcia FM, Garcia-Diez F, Fernandez I, et al. Lymphoepithelioma-like carcinoma of the bladder: three cases with clinicopathological and p53 protein expression study. *Virchows Arch.* 2004; 444(5): 420-425.
282. Lopez-Beltran A, Luque RJ, Vicioso L, et al. Lymphoepithelioma-like carcinoma of the urinary bladder: a clinicopathologic study of 13 cases. *Virchows Arch.* 2001; 438(6): 552-557.
283. Tamas EF, Nielsen ME, Schoenberg MP, Epstein JI. Lymphoepithelioma-like carcinoma of the urinary tract: a clinicopathological study of 30 pure and mixed cases. *Mod Pathol.* 2007; 20(8): 828-834.
284. Holtz F, Fox JE, Abell MR. Carcinosarcoma of the urinary bladder. *Cancer.* 1972; 29(2): 294-304.
285. Ikegami H, Iwasaki H, Ohjimi Y, et al. Sarcomatoid carcinoma of the urinary bladder: a clinicopathologic and immunohistochemical analysis of 14 patients. *Hum Pathol.* 2000; 31(3): 332-340.
286. Perret L, Chaubert P, Hessler D, Guillou L. Primary heterologous carcinosarcoma (metaplastic carcinoma) of the urinary bladder: a clinicopathologic, immunohistochemical, and ultrastructural analysis of eight cases and a review of the literature. *Cancer.* 1998; 82(8): 1535-1549.
287. Reuter VE. Sarcomatoid lesions of the urogenital tract. *Semin Diagn Pathol.* 1993; 10(2): 188-201.
288. Young RH, Wick MR, Mills SE. Sarcomatoid carcinoma of the urinary bladder. A clinicopathologic analysis of 12 cases and review of the literature. *Am J Clin Pathol.* 1988; 90(6): 653-661.
289. Sanfrancesco J, McKenney JK, Leivo MZ, et al. Sarcomatoid urothelial carcinoma of the bladder: analysis of 28 cases with emphasis on clinicopathologic features and markers of epithelial-to-mesenchymal transition. *Arch Pathol Lab Med.* 2016; 140: 543-551.
290. Amir G, Rosenmann E. Osteoclast-like giant cell tumour of the urinary bladder. *Histopathology.* 1990; 17(5): 413-418.
291. Baydar D, Amin MB, Epstein JI. Osteoclast-rich undifferentiated carcinomas of the urinary tract. *Mod Pathol.* 2006; 19(2): 161-171.
292. Foschini MP, Pilato F, D'Aversa C, et al. Sarcomatoid carcinoma of the urinary bladder. *J Urol Pathol.* 1997; 6: 139-152.
293. Kitazawa M, Kobayashi H, Ohnishi Y, et al. Giant cell tumor of the bladder associated with transitional cell carcinoma. *J Urol.* 1985; 133(3): 472-475.
294. Lopez-Beltran A, Blanca A, Montironi R, et al. Pleomorphic giant cell carcinoma of the urinary bladder. *Hum Pathol.* 2009; 40(10): 1461-1466.
295. Shanks JH, Iczkowski KA. Spindle cell lesions of the bladder and urinary tract. *Histopathology.* 2009; 55(5): 491-504.
296. Zukerberg LR, Armin AR, Pisharodi L, Young RH. Transitional cell carcinoma of the urinary bladder with osteoclast-type giant cells: a report of two cases and review of the literature. *Histopathology.* 1990; 17(5): 407-411.
297. Baschinsky DY, Chen JH, Vadmal MS, et al. Carcinosarcoma of the urinary bladder—an aggressive tumor with diverse histogenesis. A clinicopathologic study of 4 cases and review of the literature. *Arch Pathol Lab Med.* 2000; 124(8): 1172-1178.
298. Young RH, Rosenberg AE. Osteosarcoma of the urinary bladder. Report of a case and review of the literature. *Cancer.* 1987; 59(1): 174-178.
299. Bloxham CA, Bennett MK, Robinson MC. Bladder carcinosarcomas: three cases with diverse histogenesis. *Histopathology.* 1990; 16(1): 63-67.
300. Jao W, Soto JM, Gould VE. Squamous carcinoma of bladder with pseudosarcomatous stroma. *Arch Pathol.* 1975; 99(9): 461-466.
301. Bannach B, Grignon D, Shum D. Sarcomatoid transitional cell carcinoma vs pseudosarcomatous stromal reaction in bladder carcinoma. An immunohistochemical study. *J Urol Pathol.* 1993; 1: 105-120.
302. Torenbeek R, Blomjous CE, de Bruin PC, et al. Sarcomatoid carcinoma of the urinary bladder. Clinicopathologic analysis of 18 cases with immunohistochemical and electron microscopic findings. *Am J Surg Pathol.* 1994; 18(3): 241-249.
303. Wick MR, Brown BA, Young RH, Mills SE. Spindle-cell proliferations of the urinary tract. An immunohistochemical study. *Am J Surg Pathol.* 1988; 12(5): 379-389.
304. Mazzucchelli L, Kraft R, Gerber H, et al. Carcinosarcoma of the urinary bladder: a distinct variant characterized by small cell undifferentiated carcinoma with neuroendocrine features. *Virchows Arch A Pathol Anat Histopathol.* 1992; 421(6): 477-483.
305. Jones EC, Young RH. Myxoid and sclerosing sarcomatoid transitional cell carcinoma of the urinary bladder: a clinicopathologic and immunohistochemical study of 25 cases. *Mod Pathol.* 1997; 10(9): 908-916.
306. Fromowitz FB, Bard RH, Koss LG. The epithelial origin of a malignant mesodermal mixed tumor of the bladder: report of a case with long-term survival. *J Urol.* 1984; 132(5): 978-981.
307. Young RH, Wick MR. Transitional cell carcinoma of the urinary bladder with pseudosarcomatous stroma. *Am J Clin Pathol.* 1988; 90(2): 216-219.
308. Orsatti G, Corgan FJ, Goldberg SA. Carcinosarcoma of urothelial organs: sequential involvement of urinary bladder, ureter, and renal pelvis. *Urology.* 1993; 41(3): 289-291.
309. Smith JA Jr, Herr HW, Middleton RG. Bladder carcinosarcoma: histologic variation in metastatic lesions. *J Urol.* 1983; 129(4): 829-831.
310. Amin MB, Epstein JI, Ulbright TM, et al. Best practices recommendations in the application of immunohistochemistry in urologic pathology: report from the International Society of Urological Pathology consensus conference. *Am J Surg Pathol.* 2014; 38: 1017-1022.
311. Verduin L, Mentrikoski MJ, Heitz CT, Wick MR. The utility of GATA3 in the diagnosis of urotheli-

al carcinomas with variant morphologic patterns. *Appl Immunohistochem Mol Morphol*. 2016; 24: 509-513.

312. Miettinen M, McCue PA, Sarlomo-Rikala M, et al. GATA3: a multispecific but potentially useful marker in surgical pathology: a systematic analysis of 2500 epithelial and nonepithelial tumors. *Am J Surg Pathol*. 2014; 38: 13-22.
313. Hoang LL, Tacha D, Bremer RE, et al. Uroplakin II(UPII), GATA3, and p40 are highly sensitive markers for the differential diagnosis of invasive urothelial carcinoma. *Appl Immunohistochem Mol Morphol*. 2015; 23: 711-716.
314. Tian W, Guner G, Miyamoto H, et al. Utility of uroplakin II expression as a marker of urothelial carcinoma. *Hum Pathol*. 2015; 46: 58-64.
315. Klopfer K, Delahunt B, Adamson M, Samaratunga H. Value of uroplakin III in distinguishing variants of primary bladder urothelial carcinoma from malignancy metastatic to the urinary bladder. *Anticancer Res*. 2014; 34: 6779-6784.
316. Li W, Liang Y, Deavers MT, et al. Uroplakin II is a more sensitive immunohistochemical marker than uroplakin III in urothelial carcinoma and its variants. *Am J Clin Pathol*. 2014; 142: 864-871.
317. Castillo-Martin M, Domingo-Domenech J, Karni-Schmidt O, et al. Molecular pathways of urothelial development and bladder tumorigenesis. *Urol Oncol*. 2010; 28(4): 401-408.
318. Goebell PJ, Knowles MA. Bladder cancer or bladder cancers? Genetically distinct malignant conditions of the urothelium. *Urol Oncol*. 2010; 28(4): 409-428.
319. McConkey DJ, Lee S, Choi W, et al. Molecular genetics of bladder cancer: Emerging mechanisms of tumor initiation and progression. *Urol Oncol*. 2010; 28(4): 429-440.
320. Mitra AP, Cote RJ. Molecular pathogenesis and diagnostics of bladder cancer. *Annu Rev Pathol*. 2009; 4: 251-285.
321. Pollard C, Smith SC, Theodorescu D. Molecular genesis of non-muscle-invasive urothelial carcinoma(NMIUC). *Expert Rev Mol Med*. 2010; 12: e10.
322. Choi W, Czerniak B, Ochoa A, et al. Intrinsic basal and luminal subtypes of muscle-invasive bladder cancer. *Nat Rev Urol*. 2014; 11: 400-410.
323. Rampias T, Vgenopoulou P, Avgeris M, et al. A new tumor suppressor role for the Notch pathway in bladder cancer. *Nat Med*. 2014; 20: 1199-1205.
324. Allory Y, Beukers W, Sagrera A, et al. Telomerase reverse transcriptase promoter mutations in bladder cancer: high frequency across stages, detection in urine, and lack of association with outcome. *Eur Urol*. 2014; 65: 360-366.
325. National Bladder Cancer Collaborative Group A. Development of a strategy for a longitudinal study of patients with bladder cancer. National Bladder Cancer Collaborative Group A(NBCCGA). *Cancer Res*. 1977; 37(8 Pt 2): 2898-2906.
326. Amin MB, Delahunt B, Bochner BH, et al. Protocol for the examination of specimens from patients with carcinoma of the urinary bladder. *Coll Am Pathol*. 2013. cap.org/web/home/resources.
327. Tamas EF, Epstein JI. Detection of residual tumor cells in bladder biopsy specimens: pitfalls in the interpretation of cytokeratin stains. *Am J Surg Pathol*. 2007; 31(3): 390-397.
328. Bischoff CJ, Clark PE. Bladder cancer. *Curr Opin Oncol*. 2009; 21(3): 272-277.
329. Ghoneim MA, Abol-Enein H. Management of muscle-invasive bladder cancer: an update. *Nat Clin Pract Urol*. 2008; 5(9): 501-508.
330. Jacobs BL, Lee CT, Montie JE. Bladder cancer in 2010: how far have we come? *CA Cancer J Clin*. 2010; 60(4): 244-272.
331. Kaufman DS, Shipley WU, Feldman AS. Bladder cancer. *Lancet*. 2009; 374: 239-249.
332. Montie JE, Clark PE, Eisenberger MA, et al. Bladder cancer. *J Natl Compr Canc Netw*. 2009; 7(1): 8-39.
333. Raghavan D, Shipley WU, Garnick MB, et al. Biology and management of bladder cancer. *N Engl J Med*. 1990; 322(16): 1129-1138.
334. Pavone-Macaluso M, Tripi M, Ingargiola GB. Cooperative studies of chemoprophylaxis after transurethral resection of bladder tumors. *Cancer Chemother Pharmacol*. 1983; 11(suppl): S 16-S21.
335. Fukui I, Yokokawa M, Sekine H, et al. Carcinoma in situ of the urinary bladder. Effect of associated neoplastic lesions on clinical course and treatment. *Cancer*. 1987; 59(1): 164-173.
336. Utz DC, Farrow GM, Rife CC, et al. Carcinoma in situ of the bladder. *Cancer*. 1980; 45(7 suppl): 1842-1848.
337. Soloway MS. Rationale for intensive intravesical chemotherapy for superficial bladder cancer. *J Urol*. 1980; 123(4): 461-466.
338. Cookson MS, Sarosdy MF. Management of stage T1 superficial bladder cancer with intravesical bacillus Calmette-Guerin therapy. *J Urol*. 1992; 148(3): 797-801.
339. Herr HW, Wartinger DD, Fair WR, Oettgen HF. Bacillus Calmette-Guerin therapy for superficial bladder cancer: a 10-year followup. *J Urol*. 1992; 147(4): 1020-1023.
340. Klein EA, Rogatko A, Herr HW. Management of local bacillus Calmette-Guerin failures in superficial bladder cancer. *J Urol*. 1992; 147(3): 601-605.
341. Lamm DL. Bacillus Calmette-Guerin immunotherapy for bladder cancer. *J Urol*. 1985; 134(1): 40-47.
342. Lage JM, Bauer WC, Kelley DR, et al. Histological parameters and pitfalls in the interpretation of bladder biopsies in bacillus Calmette-Guerin treatment of superficial bladder cancer. *J Urol*. 1986; 135(5): 916-919.
343. Huland H, Otto U, Droese M, Kloppel G. Long-term mitomycin C instillation after transurethral resection of superficial bladder carcinoma: influence on recurrence, progression and survival. *J Urol*. 1984; 132(1): 27-29.
344. Kaufman DS, Shipley WU, Griffin PP, et al. Selective bladder preservation by combination treatment of invasive bladder cancer. *N Engl J Med*. 1993; 329(19): 1377-1382.
345. Quilty PM, Duncan W. Treatment of superficial(T1) tumours of the bladder by radical radiotherapy. *Br J Urol*. 1986; 58(2): 147-152.
346. Soloway MS. The management of superficial bladder cancer. *Cancer*. 1980; 45(7 suppl): 1856-1865.
347. Amling CL, Thrasher JB, Frazier HA, et al. Radical cystectomy for stages Ta, Tis and T1 transitional cell carcinoma of the bladder. *J Urol*. 1994; 151(1): 31-35; discussion 5-6.
348. Mameghan H, Fisher RJ, Watt WH, et al. The management of invasive transitional cell carcinoma of the bladder. Results of definitive and preoperative radiation therapy in 390 patients treated at the Prince of Wales Hospital, Sydney, Australia. *Cancer*. 1992; 69(11): 2771-2778.
349. Shipley WU, Prout GR Jr, Kaufman DS. Bladder cancer. Advances in laboratory innovations and clinical management, with emphasis on innovations allowing bladder-sparing approaches for patients with invasive tumors. *Cancer*. 1990; 65(3 suppl): 675-683.
350. Wishnow KI, Levinson AK, Johnson DE, et al. Stage B(P2/3A/N0) transitional cell carcinoma of bladder highly curable by radical cystectomy. *Urology*. 1992; 39(1): 12-16.
351. Fossa SD, Waehre H, Aass N, et al. Bladder cancer definitive radiation therapy of muscle-invasive bladder cancer. A retrospective analysis of 317 patients. *Cancer*. 1993; 72(10): 3036-3043.
352. Yu WS, Sagerman RH, Chung CT, et al. Bladder carcinoma. Experience with radical and preoperative radiotherapy in 421 patients. *Cancer*. 1985; 56(6): 1293-1299.
353. Neumann MP, Limas C. Transitional cell carcinomas of the urinary bladder. Effects of preoperative irradiation on morphology. *Cancer*. 1986; 58(12): 2758-2763.
354. Coutts AG, Grigor KM, Fowler JW. Urethral dysplasia and bladder cancer in cystectomy specimens. *Br J Urol*. 1985; 57(5): 535-541.
355. Lerner SP, Skinner DG, Lieskovsky G, et al. The rationale for en bloc pelvic lymph node dissection for bladder cancer patients with nodal metastases: long-term results. *J Urol*. 1993; 149(4): 758-764; discussion 64-65.
356. Vieweg J, Whitmore WF Jr, Herr HW, et al. The role of pelvic lymphadenectomy and radical cystectomy for lymph node positive bladder cancer. The Memorial Sloan-Kettering Cancer Center experience. *Cancer*. 1994; 73(12): 3020-3028.
357. Grossman HB, Natale RB, Tangen CM, et al. Neoadjuvant chemotherapy plus cystectomy compared with cystectomy alone for locally advanced bladder cancer. *N Engl J Med*. 2003; 349(9): 859-866.
358. Powles T, Eder JP, Fine GD, et al. MPDL3280A (anti-PD-L1) treatment leads to clinical activity in metastatic bladder cancer. *Nature*. 2014; 515: 558-562.
359. Miller DC, Gang DL, Gavris V, et al. Villous adenoma of the urinary bladder: a morphologic or biologic entity? *Am J Clin Pathol*. 1983; 79(6): 728-731.
360. Adegboyega PA, Adesokan A. Tubulovillous adenoma of the urinary bladder. *Mod Pathol*. 1999; 12(7): 735-738.
361. Channer JL, Williams JL, Henry L. Villous adenoma of the bladder. *J Clin Pathol*. 1993; 46(5): 450-452.
362. Silver SA, Epstein JI. Adenocarcinoma of the colon simulating primary urinary bladder neoplasia. A report of nine cases. *Am J Surg Pathol*. 1993; 17(2): 171-178.
363. Cheng L, Montironi R, Bostwick DG. Villous adenoma of the urinary tract: a report of 23 cases, including 8 with coexistent adenocarcinoma. *Am J Surg Pathol*. 1999; 23(7): 764-771.
364. Seibel JL, Prasad S, Weiss RE, et al. Villous adenoma of the urinary tract: a lesion frequently associated with malignancy. *Hum Pathol*. 2002; 33(2): 236-241.
365. Chan TY, Epstein JI. In situ adenocarcinoma of the bladder. *Am J Surg Pathol*. 2001; 25(7): 892-899.
366. Miller JS, Epstein JI. Noninvasive urothelial carcinoma of the bladder with glandular differentiation: report of 24 cases. *Am J Surg Pathol*. 2009; 33(8): 1241-1248.
367. Grignon DJ, Ro JY, Ayala AG, et al. Primary adenocarcinoma of the urinary bladder. A clinicopathologic analysis of 72 cases. *Cancer*. 1991; 67(8): 2165-2172.
368. Ward AM. Glandular neoplasia within the urinary tract. The aetiology of adenocarcinoma of the urothelium with a review of the literature. I. Introduction: the origin of glandular epithelium in the renal pelvis, ureter and bladder. *Virchows Arch A Pathol Pathol Anat*. 1971; 352(4): 296-311.
369. Mostofi FK, Thomson RV, Dean AL Jr. Mucous adenocarcinoma of the urinary bladder. *Cancer*. 1955; 8(4): 741-758.

370. Nocks BN, Heney NM, Daly JJ. Primary adenocarcinoma of urinary bladder. *Urology*. 1983; 21(1): 26-29.
371. Thomas DG, Ward AM, Williams JL. A study of 52 cases of adenocarcinoma of the bladder. *Br J Urol*. 1971; 43(1): 4-15.
372. Anderstrom C, Johansson SL, von Schultz L. Primary adenocarcinoma of the urinary bladder. A clinicopathologic and prognostic study. *Cancer*. 1983; 52(7): 1273-1280.
373. Jacobs LB, Brooks JD, Epstein JI. Differentiation of colonic metaplasia from adenocarcinoma of urinary bladder. *Hum Pathol*. 1997; 28(10): 1152-1157.
374. Alroy J, Roganovic D, Banner BF, et al. Primary adenocarcinomas of the human urinary bladder: histochemical, immunological and ultrastructural studies. *Virchows Arch A Pathol Anat Histol*. 1981; 393(2): 165-181.
375. Hasegawa R, Fukushima S, Hirose M, et al. Histochemical demonstration of colonic type mucin in glandular metaplasia and adenocarcinoma of the human urinary bladder. *Acta Pathol Jpn*. 1987; 37(7): 1097-1103.
376. Newbould M, McWilliam LJ. A study of vesical adenocarcinoma, intestinal metaplasia and related lesions using mucin histochemistry. *Histopathology*. 1990; 17(3): 225-230.
377. Suh N, Yang XJ, Tretiakova MS, et al. Value of CDX2, villin, and alpha-methylacyl coenzyme A racemase immunostains in the distinction between primary adenocarcinoma of the bladder and secondary colorectal adenocarcinoma. *Mod Pathol*. 2005; 18(9): 1217-1222.
378. Wells M, Anderson K. Mucin histochemistry of cystitis glandularis and primary adenocarcinoma of the urinary bladder. *Arch Pathol Lab Med*. 1985; 109(1): 59-61.
379. Pallesen G. Neoplastic Paneth cells in adenocarcinoma of the urinary bladder: a first case report. *Cancer*. 1981; 47(7): 1834-1837.
380. Satake T, Takeda A, Matsuyama M. Argyrophil cells in the urachal epithelium and urachal adenocarcinoma. *Acta Pathol Jpn*. 1984; 34(5): 1193-1199.
381. Wang HL, Lu DW, Yerian LM, et al. Immunohistochemical distinction between primary adenocarcinoma of the bladder and secondary colorectal adenocarcinoma. *Am J Surg Pathol*. 2001; 25(11): 1380-1387.
382. Tamboli P, Mohsin SK, Hailemariam S, Amin MB. Colonic adenocarcinoma metastatic to the urinary tract versus primary tumors of the urinary tract with glandular differentiation: a report of 7 cases and investigation using a limited immunohistochemical panel. *Arch Pathol Lab Med*. 2002; 126(9): 1057-1063.
383. Humphrey PA. Clear cell neoplasms of the urinary tract and male reproductive system. *Semin Diagn Pathol*. 1997; 14(4): 240-252.
384. Ellis CL, Chang AG, Cimino-Mathews A, et al. GATA-3 immunohistochemistry in the differential diagnosis of adenocarcinoma of the urinary bladder. *Am J Surg Pathol*. 2013; 37: 1756-1760.
384a.Giannico GA, Gown AM, Epstein JI, et al. Role of SATB2 in distinguishing the site of origin in glandular lesions of the bladder/urinary tract. *Hum Pathol*. 2017 July [epub ahead of print].
385. Young RH, Scully RE. Clear cell adenocarcinoma of the bladder and urethra. A report of three cases and review of the literature. *Am J Surg Pathol*. 1985; 9(11): 816-826.
386. Young RH, Eble JN. Unusual forms of carcinoma of the urinary bladder. *Hum Pathol*. 1991; 22(10): 948-965.
387. Herawi M, Drew PA, Pan CC, Epstein JI. Clear cell adenocarcinoma of the bladder and urethra: cases diffusely mimicking nephrogenic adenoma. *Hum Pathol*. 2010; 41: 594-601.
388. Butterworth DM, Haboubi NY, Lupton EW. Mixed mesonephric adenocarcinoma and transitional cell carcinoma of the bladder. *Histopathology*. 1990; 16(6): 601-604.
389. Loy TS. Distribution of 66.4.C2 immunoreactivity in adenocarcinomas and transitional cell carcinomas: an immunohistochemical study of 506 cases. *Appl Immunohistochem Mol Morphol*. 1998; 6: 97-100.
390. Garavan F, Grainger R, Jeffers M. Endometrioid carcinoma of the urinary bladder complicating vesical Mullerianosis: a case report and review of the literature. *Virchows Arch*. 2004; 444(6): 587-589.
391. Tong GX, Weeden EM, Hamele-Bena D, et al. Expression of PAX8 in nephrogenic adenoma and clear cell adenocarcinoma of the lower urinary tract: evidence of related histogenesis? *Am J Surg Pathol*. 2008; 32(9): 1380-1387.
392. Grignon DJ, Cheville J, Ro JY, Tamboli P. Tumors of the urinary bladder. Glandular neoplasms. In: Moch H, Humphrey PA, Ulbright TM, Reuter VE, eds. *WHO Classification of Tumours of the Urinary System and Male Genital Organs*. IARC; 2016.
393. Choi H, Lamb S, Pintar K, Jacobs SC. Primary signet-ring cell carcinoma of the urinary bladder. *Cancer*. 1984; 53(9): 1985-1990.
394. Burgues O, Ferrer J, Navarro S, et al. Hepatoid adenocarcinoma of the urinary bladder. An unusual neoplasm. *Virchows Arch*. 1999; 435(1): 71-75.
395. Lopez-Beltran A, Luque RJ, Quintero A, et al. Hepatoid adenocarcinoma of the urinary bladder. *Virchows Arch*. 2003; 442(4): 381-387.
396. Sinard J, Macleay L Jr, Melamed J. Hepatoid adenocarcinoma in the urinary bladder. Unusual localization of a newly recognized tumor type. *Cancer*. 1994; 73(7): 1919-1925.
397. Davaris P, Petraki K, Arvanitis D, et al. Urinary bladder paraganglioma(U.B.P.). *Pathol Res Pract*. 1986; 181(1): 101-106.
398. Cheng L, Leibovich BC, Cheville JC, et al. Paraganglioma of the urinary bladder: can biologic potential be predicted? *Cancer*. 2000; 88(4): 844-852.
399. Moyana TN, Kontozoglou T. Urinary bladder paragangliomas. An immunohistochemical study. *Arch Pathol Lab Med*. 1988; 112(1): 70-72.
400. Zhou M, Epstein JI, Young RH. Paraganglioma of the urinary bladder: a lesion that may be misdiagnosed as urothelial carcinoma in transurethral resection specimens. *Am J Surg Pathol*. 2004; 28(1): 94-100.
401. Camassei FD, Bosman C, Corsi A, de Matteis A. Oncocytic paraganglioma of the urinary bladder. *J Urol Pathol*. 1998; 8: 157-166.
402. Lam KY, Loong F, Shek TW, Chu SM. Composite paraganglioma-ganglioneuroma of the urinary bladder: a clinicopathologic, immunohistochemical, and uitrastructural study of a case and review of the literature. *Endocr Pathol*. 1998; 9(1): 353-361.
403. Albores-Saavedra J, Maldonado ME, Ibarra J, Rodriguez HA. Pheochromocytoma of the urinary bladder. *Cancer*. 1969; 23(5): 1110-1118.
404. Mason EF, Sadow PM, Wagner AJ, et al. Identification of succinate dehydrogenase-deficient bladder paragangliomas. *Am J Surg Pathol*. 2013; 37: 1612-1618.
405. Giubellino A, Lara K, Martucci V, et al. Urinary bladder paragangliomas: how immunohistochemistry can assist to identify patients with SDHB germline and somatic mutations. *Am J Surg Pathol*. 2015; 39: 1488-1492.
406. Park S, Kang SY, Kwon GY, et al. Clinicopathologic characteristics and mutational status of succinate dehydrogenase genes in paraganglioma of the urinary bladder: a multi-institutional Korean study. *Arch Pathol Lab Med*. 2016; [Epub ahead of print].
407. Martucci VL, Lorenzo ZG, Weintraub M, et al. Association of urinary bladder paragangliomas with germline mutations in the SDHB and VHL genes. *Urol Oncol*. 2015; 33: 167.
408. Burgess NA, Lewis DC, Matthews PN. Primary carcinoid of the bladder. *Br J Urol*. 1992; 69(2): 213-214.
409. Murali R, Kneale K, Lalak N, Delprado W. Carcinoid tumors of the urinary tract and prostate. *Arch Pathol Lab Med*. 2006; 130(11): 1693-1706.
410. Walker BF, Someren A, Kennedy JC, Nicholas EM. Primary carcinoid tumor of the urinary bladder. *Arch Pathol Lab Med*. 1992; 116(11): 1217-1220.
411. Abrahams NA, Moran C, Reyes AO, et al. Small cell carcinoma of the bladder: a contemporary clinicopathological study of 51 cases. *Histopathology*. 2005; 46(1): 57-63.
412. Cheng L, Pan CX, Yang XJ, et al. Small cell carcinoma of the urinary bladder: a clinicopathologic analysis of 64 patients. *Cancer*. 2004; 101(5): 957-962.
413. Helpap B, Kloppel G. Neuroendocrine carcinomas of the prostate and urinary bladder: a diagnostic and therapeutic challenge. *Virchows Arch*. 2002; 440(3): 241-248.
414. Ordonez NG, Khorsand J, Ayala AG, Sneige N. Oat cell carcinoma of the urinary tract. An immunohistochemical and electron microscopic study. *Cancer*. 1986; 58(11): 2519-2530.
415. Soriano P, Navarro S, Gil M, Llombart-Bosch A. Small-cell carcinoma of the urinary bladder. A clinico-pathological study of ten cases. *Virchows Arch*. 2004; 445(3): 292-297.
416. Abenoza P, Manivel C, Sibley RK. Adenocarcinoma with neuroendocrine differentiation of the urinary bladder. Clinicopathologic, immunohistochemical, and ultrastructural study. *Arch Pathol Lab Med*. 1986; 110(11): 1062-1066.
417. Mills SE, Wolfe JT 3rd, Weiss MA, et al. Small cell undifferentiated carcinoma of the urinary bladder. A light-microscopic, immunocytochemical, and ultrastructural study of 12 cases. *Am J Surg Pathol*. 1987; 11(8): 606-617.
418. Blomjous CE, Vos W, De Voogt HJ, et al. Small cell carcinoma of the urinary bladder. A clinicopathologic, morphometric, immunohistochemical, and ultrastructural study of 18 cases. *Cancer*. 1989; 64(6): 1347-1357.
419. Grignon DJ, Ro JY, Ayala AG, et al. Small cell carcinoma of the urinary bladder. A clinicopathologic analysis of 22 cases. *Cancer*. 1992; 69(2): 527-536.
420. Iczkowski KA, Shanks JH, Allsbrook WC, et al. Small cell carcinoma of urinary bladder is differentiated from urothelial carcinoma by chromogranin expression, absence of CD44 variant 6 expression, a unique pattern of cytokeratin expression, and more intense gamma-enolase expression. *Histopathology*. 1999; 35(2): 150-156.
421. Jones TD, Kernek KM, Yang XJ, et al. Thyroid transcription factor 1 expression in small cell carcinoma of the urinary bladder: an immunohistochemical profile of 44 cases. *Hum Pathol*. 2005; 36(7): 718-723.
422. Buza N, Cohen PJ, Pei H, Parkash V. Inverse p16 and p63 expression in small cell carcinoma and high-grade urothelial cell carcinoma of the urinary bladder. *Int J Surg Pathol*. 2010; 18(2): 94-102.
423. Reyes CV, Soneru I. Small cell carcinoma of

the urinary bladder with hypercalcemia. *Cancer*. 1985; 56(10): 2530-2533.
424. Partanen S, Asikainen U. Oat cell carcinoma of the urinary bladder with ectopic adrenocorticotropic hormone production. *Hum Pathol*. 1985; 16(3): 313-315.
425. Ali SZ, Reuter VE, Zakowski MF. Small cell neuroendocrine carcinoma of the urinary bladder. A clinicopathologic study with emphasis on cytologic features. *Cancer*. 1997; 79(2): 356-361.
426. Evans AJ, Al-Maghrabi J, Tsihlias J, et al. Primary large cell neuroendocrine carcinoma of the urinary bladder. *Arch Pathol Lab Med*. 2002; 126(10): 1229-1232.
427. Hailemariam S, Gaspert A, Komminoth P, et al. Primary, pure, large-cell neuroendocrine carcinoma of the urinary bladder. *Mod Pathol*. 1998; 11(10): 1016-1020.
428. Lee KH, Ryu SB, Lee MC, et al. Primary large cell neuroendocrine carcinoma of the urinary bladder. *Pathol Int*. 2006; 56(11): 688-693.
429. Del Mistro A, Koss LG, Braunstein J, et al. Condylomata acuminata of the urinary bladder. Natural history, viral typing, and DNA content. *Am J Surg Pathol*. 1988; 12(3): 205-215.
430. Cheng L, Leibovich BC, Cheville JC, et al. Squamous papilloma of the urinary tract is unrelated to condyloma acuminata. *Cancer*. 2000; 88(7): 1679-1686.
431. Widran J, Sanchez R, Gruhn J. Squamous metaplasia of the bladder: a study of 450 patients. *J Urol*. 1974; 112(4): 479-482.
432. Benson RC Jr, Swanson SK, Farrow GM. Relationship of leukoplakia to urothelial malignancy. *J Urol*. 1984; 131(3): 507-511.
433. O'Flynn JD, Mullaney J. Leukoplakia of the bladder. A report on 20 cases, including 2 cases progressing to squamous cell carcinoma. *Br J Urol*. 1967; 39(4): 461-471.
434. Lagwinski N, Thomas A, Stephenson AJ, et al. Squamous cell carcinoma of the bladder: a clinicopathologic analysis of 45 cases. *Am J Surg Pathol*. 2007; 31(12): 1777-1787.
435. DeKock ML, Anderson CK, Clark PB. Vesical leukoplakia progressing to squamous cell carcinoma in women. *Br J Urol*. 1981; 53(4): 316-317.
436. Guo CC, Gomez E, Tamboli P, et al. Squamous cell carcinoma of the urinary bladder: a clinicopathologic and immunohistochemical study of 16 cases. *Hum Pathol*. 2009; 40(10): 1448-1452.
437. Wall RL, Clausen KP. Carcinoma of the urinary bladder in patients receiving cyclophosphamide. *N Engl J Med*. 1975; 293(6): 271-273.
438. El-Bolkainy MN, Mokhtar NM, Ghoneim MA, Hussein MH. The impact of schistosomiasis on the pathology of bladder carcinoma. *Cancer*. 1981; 48(12): 2643-2648.
439. Ghoneim MA, Ashamalla A, Gaballa MA, Ibrahim EI. Cystectomy for carcinoma of the bilharzial bladder. 126 patients 10 years later. *Br J Urol*. 1985; 57(3): 303-305.
440. Sharfi AR, el Sir S, Beleil O. Squamous cell carcinoma of the urinary bladder. *Br J Urol*. 1992; 69(4): 369-371.
441. Sakamoto N, Tsuneyoshi M, Enjoji M. Urinary bladder carcinoma with a neoplastic squamous component: a mapping study of 31 cases. *Histopathology*. 1992; 21(2): 135-141.
442. Rundle JS, Hart AJ, McGeorge A, et al. Squamous cell carcinoma of bladder. A review of 114 patients. *Br J Urol*. 1982; 54(5): 522-526.
443. Cioffi -Lavina M, Chapman-Fredricks J, Gomez-Fernandez C, et al. P16 expression in squamous cell carcinomas of cervix and bladder. *Appl Immunohistochem Mol Morphol*. 2010; 18(4): 344-347.
444. Bessette PL, Abell MR, Herwig KR. A clinicopathologic study of squamous cell carcinoma of the bladder. *J Urol*. 1974; 112(1): 66-67.
445. Newman DM, Brown JR, Jay AC, Pontius EE. Squamous cell carcinoma of the bladder. *J Urol*. 1968; 100(4): 470-473.
446. Faysal MH. Squamous cell carcinoma of the bladder. *J Urol*. 1981; 126(5): 598-599.
447. Gonzalez-Zulueta M, Shibata A, Ohneseit PF, et al. High frequency of chromosome 9p allelic loss and CDKN2 tumor suppressor gene alterations in squamous cell carcinoma of the bladder. *J Natl Cancer Inst*. 1995; 87(18): 1383-1393.
448. Vakar-Lopez F, Abrams J. Basaloid squamous cell carcinoma occurring in the urinary bladder. *Arch Pathol Lab Med*. 2000; 124(3): 455-459.
449. Mahran MR, el-Baz M. Verrucous carcinoma of the bilharzial bladder. Impact of invasiveness on survival. *Scand J Urol Nephrol*. 1993; 27(2): 189-192.
450. Botella E, Burgues O, Navarro S, et al. Warty carcinoma arising in condyloma acuminatum of urinary bladder: a case report. *Int J Surg Pathol*. 2000; 8(3): 253-259.
451. Guo CC, Fine SW, Epstein JI. Noninvasive squamous lesions in the urinary bladder: a clinicopathologic analysis of 29 cases. *Am J Surg Pathol*. 2006; 30(7): 883-891.
452. McKenney JK. An approach to the classification of spindle cell proliferations in the urinary bladder. *Adv Anat Pathol*. 2005; 12: 312-323.
453. Proppe KH, Scully RE, Rosai J. Postoperative spindle cell nodules of genitourinary tract resembling sarcomas. A report of eight cases. *Am J Surg Pathol*. 1984; 8(2): 101-108.
454. Young RH. Pseudoneoplastic lesions of the urinary bladder and urethra: a selective review with emphasis on recent information. *Semin Diagn Pathol*. 1997; 14(2): 133-146.
455. Lundgren L, Aldenborg F, Angervall L, Kindblom LG. Pseudomalignant spindle cell proliferations of the urinary bladder. *Hum Pathol*. 1994; 25(2): 181-191.
456. Lott S, Lopez-Beltran A, Maclennan GT, et al. Soft tissue tumors of the urinary bladder, Part I: myofibroblastic proliferations, benign neoplasms, and tumors of uncertain malignant potential. *Hum Pathol*. 2007; 38(6): 807-823.
457. Albores-Saavedra J, Manivel JC, Essenfeld H, et al. Pseudosarcomatous myofibroblastic proliferations in the urinary bladder of children. *Cancer*. 1990; 66(6): 1234-1241.
458. Jones EC, Young RH. Nonneoplastic and neoplastic spindle cell proliferations and mixed tumors of the urinary bladder. *J Urol Pathol*. 1994; 2: 105-134.
459. Koirala TR, Hayashi K, Ohara N, et al. Inflammatory pseudotumor of the urinary bladder with an aberrant expression of cytokeratin. *Pathol Int*. 1994; 44(1): 73-79.
460. Lamovec J, Zidar A, Trsinar B, Jancar J. Sclerosing inflammatory pseudotumor of the urinary bladder in a child. *Am J Surg Pathol*. 1992; 16(12): 1233-1238.
461. Watanabe K, Baba K, Saito A, et al. Pseudosarcomatous myofibroblastic tumor and myosarcoma of the urogenital tract. *Arch Pathol Lab Med*. 2001; 125(8): 1070-1073.
462. Young RH, Scully RE. Pseudosarcomatous lesions of the urinary bladder, prostate gland, and urethra. A report of three cases and review of the literature. *Arch Pathol Lab Med*. 1987; 111(4): 354-358.
463. Iczkowski KA, Shanks JH, Gadaleanu V, et al. Inflammatory pseudotumor and sarcoma of urinary bladder: differential diagnosis and outcome in thirty-eight spindle cell neoplasms. *Mod Pathol*. 2001; 14(10): 1043-1051.
464. Montgomery EA, Shuster DD, Burkart AL, et al. Inflammatory myofibroblastic tumors of the urinary tract: a clinicopathologic study of 46 cases, including a malignant example inflammatory fibrosarcoma and a subset associated with high-grade urothelial carcinoma. *Am J Surg Pathol*. 2006; 30(12): 1502-1512.
465. Cheuk W, Chan JK. Timely topic: anaplastic lymphoma kinase(ALK) spreads its influence. *Pathology*. 2001; 33(1): 7-12.
466. Hirsch MS, Dal Cin P, Fletcher CD. ALK expression in pseudosarcomatous myofibroblastic proliferations of the genitourinary tract. *Histopathology*. 2006; 48(5): 569-578.
467. Tsuzuki T, Magi-Galluzzi C, Epstein JI. ALK-1 expression in inflammatory myofibroblastic tumor of the urinary bladder. *Am J Surg Pathol*. 2004; 28(12): 1609-1614.
468. Dehner LP. Inflammatory myofibroblastic tumor: the continued definition of one type of so-called inflammatory pseudotumor. *Am J Surg Pathol*. 2004; 28(12): 1652-1654.
469. Sukov WR, Cheville JC, Carlson AW, et al. Utility of ALK-1 protein expression and ALK rearrangements in distinguishing inflammatory myofibroblastic tumor from malignant spindle cell lesions of the urinary bladder. *Mod Pathol*. 2007; 20(5): 592-603.
470. Hughes DF, Biggart JD, Hayes D. Pseudosarcomatous lesions of the urinary bladder. *Histopathology*. 1991; 18(1): 67-71.
471. Mahadevia PS, Alexander JE, Rojas-Corona R, Koss LG. Pseudosarcomatous stromal reaction in primary and metastatic urothelial carcinoma. A source of diagnostic difficulty. *Am J Surg Pathol*. 1989; 13(9): 782-790.
472. Mills SE, Bova GS, Wick MR, Young RH. Leiomyosarcoma of the urinary bladder. A clinicopathologic and immunohistochemical study of 15 cases. *Am J Surg Pathol*. 1989; 13(6): 480-489.
473. Swartz DA, Johnson DE, Ayala AG, Watkins DL. Bladder leiomyosarcoma: a review of 10 cases with 5-year followup. *J Urol*. 1985; 133(2): 200-202.
474. Lee TK, Miyamoto H, Osunkoya AO, et al. Smooth muscle neoplasms of the urinary bladder: a clinicopathologic study of 51 cases. *Am J Surg Pathol*. 2010; 34(4): 502-509.
475. Martin SA, Sears DL, Sebo TJ, et al. Smooth muscle neoplasms of the urinary bladder: a clinicopathologic comparison of leiomyoma and leiomyosarcoma. *Am J Surg Pathol*. 2002; 26(3): 292-300.
476. Spiess PE, Tuziak T, Tibbs RF, et al. Pseudosarcomatous and sarcomatous proliferations of the bladder. *Hum Pathol*. 2007; 38(5): 753-761.
477. Young RH, Proppe KH, Dickersin GR, Scully RE. Myxoid leiomyosarcoma of the urinary bladder. *Arch Pathol Lab Med*. 1987; 111(4): 359-362.
478. Kinoshita T, Nakamura Y, Kinoshita M, et al. Bilateral cystic nephroblastomas and botryoid sarcoma in a child with Dandy-Walker syndrome. *Arch Pathol Lab Med*. 1986; 110(2): 150-152.
479. Hays DM, Raney RB Jr, Lawrence W Jr, et al. Bladder and prostatic tumors in the intergroup Rhabdomyosarcoma study(IRS-I): results of therapy. *Cancer*. 1982; 50(8): 1472-1482.
480. Leuschner I, Harms D, Mattke A, et al. Rhabdomyosarcoma of the urinary bladder and vagina: a clinicopathologic study with emphasis on recurrent disease: a report from the Kiel Pediatric Tumor Registry and the German CWS Study. *Am J Surg Pathol*. 2001; 25(7): 856-864.
481. Bainbridge TC, Singh RR, Mentzel T, Katenkamp D. Solitary fibrous tumor of urinary bladder: report of two cases. *Hum Pathol*. 1997; 28(10):

1204-1206.
482. Westra WH, Grenko RT, Epstein J. Solitary fibrous tumor of the lower urogenital tract: a report of five cases involving the seminal vesicles, urinary bladder, and prostate. *Hum Pathol*. 2000; 31(1): 63-68.
483. Govan AD. A case of solitary mucus-secreting cystadenoma of the urinary bladder. *J Pathol Bacteriol*. 1946; 58: 293-295.
484. Steele AA, Byrne AJ. Paramesonephric (mullerian) sinus of urinary bladder. *Am J Surg Pathol*. 1982; 6(2): 173-176.
485. McLucas B, Stein JJ. Bladder leiomyoma: a rare cause of pelvic pain. *Am J Obstet Gynecol*. 1985; 153(8): 896.
486. Cheng L, Nascimento AG, Neumann RM, et al. Hemangioma of the urinary bladder. *Cancer*. 1999; 86(3): 498-504.
487. Hendry WF, Vinnicombe J. Haemangioma of bladder in children and young adults. *Br J Urol*. 1971; 43(3): 309-316.
488. Sarma DP, Weiner M. Hemangioma of the urinary bladder. *J Surg Oncol*. 1983; 24(2): 142-144.
489. Tavora F, Montgomery E, Epstein JI. A series of vascular tumors and tumorlike lesions of the bladder. *Am J Surg Pathol*. 2008; 32(8): 1213-1219.
490. Nuovo GJ, Nagler HM, Fenoglio JJ Jr. Arteriovenous malformation of the bladder presenting as gross hematuria. *Hum Pathol*. 1986; 17(1): 94-97.
491. Bolkier M, Ginesin Y, Lichtig C, Levin DR. Lymphangioma of bladder. *J Urol*. 1983; 129(5): 1049-1050.
492. Pauwels CF, Van den Broecke C, Demeyer JM, De Potter CR. Chondroma of the bladder. *Virchows Arch*. 1998; 432(3): 299-300.
493. Fletcher MS, Aker M, Hill JT, et al. Granular cell myoblastoma of the bladder. *Br J Urol*. 1985; 57(1): 109-110.
494. Ng KJ, Sherif A, McClinton S, Ewen SW. Giant ancient schwannoma of the urinary bladder presenting as a pelvic mass. *Br J Urol*. 1993; 72(4): 513-514.
495. Wang W, Montgomery E, Epstein JI. Benign nerve sheath tumors on urinary bladder biopsy. *Am J Surg Pathol*. 2008; 32(6): 907-912.
496. Cheng L, Scheithauer BW, Leibovich BC, et al. Neurofibroma of the urinary bladder. *Cancer*. 1999; 86(3): 505-513.
497. Gersell DJ, Fulling KH. Localized neurofibromatosis of the female genitourinary tract. *Am J Surg Pathol*. 1989; 13(10): 873-878.
498. Scheithauer BW, Santi M, Richter ER, et al. Diffuse ganglioneuromatosis and plexiform neurofibroma of the urinary bladder: report of a pediatric example and literature review. *Hum Pathol*. 2008; 39(11): 1708-1712.
499. Winfield HN, Catalona WJ. An isolated plexiform neurofibroma of the bladder. *J Urol*. 1985; 134(3): 542-543.
500. Sukov WR, Cheville JC, Amin MB, et al. Perivascular epithelioid cell tumor(PEComa) of the urinary bladder: report of 3 cases and review of the literature. *Am J Surg Pathol*. 2009; 33(2): 304-308.
501. Huan Y, Dillon RW, Unger PD. Angiomyolipoma of the bladder. *Ann Diagn Pathol*. 2002; 6(6): 378-380.
502. Pan CC, Yu IT, Yang AH, Chiang H. Clear cell myomelanocytic tumor of the urinary bladder. *Am J Surg Pathol*. 2003; 27(5): 689-692.
503. Lott S, Lopez-Beltran A, Montironi R, et al. Soft tissue tumors of the urinary bladder Part II: malignant neoplasms. *Hum Pathol*. 2007; 38(7): 963-977.
504. Krumerman MS, Katatikarn V. Rhabdomyosarcoma of the urinary bladder with intraepithelial spread in an adult. *Arch Pathol Lab Med*. 1976; 100(7): 395-397.
505. Miettinen M. Rhabdomyosarcoma in patients older than 40 years of age. *Cancer*. 1988; 62(9): 2060-2065.
506. Carter RL, McCarthy KP, al-Sam SZ, et al. Malignant rhabdoid tumour of the bladder with immunohistochemical and ultrastructural evidence suggesting histiocytic origin. *Histopathology*. 1989; 14(2): 179-190.
507. Harris M, Eyden BP, Joglekar VM. Rhabdoid tumour of the bladder: a histological, ultrastructural and immunohistochemical study. *Histopathology*. 1987; 11(10): 1083-1092.
508. McBride JA, Ro JY, Hicks J, et al. Malignant rhabdoid tumor of the bladder in an adolescent. Case report and discussion of extrarenal rhabdoid tumor. *J Urol Pathol*. 1994; 2: 255-264.
509. Kulaga A, Yilmaz A, Wilkin RP, Trpkov K. Epithelioid angiosarcoma of the bladder after irradiation for endometrioid adenocarcinoma. *Virchows Arch*. 2007; 450(2): 245-246.
510. Seethala RR, Gomez JA, Vakar-Lopez F. Primary angiosarcoma of the bladder. *Arch Pathol Lab Med*. 2006; 130(10): 1543-1547.
511. Amin MB, Patel RM, Oliveira P, et al. Alveolar soft-part sarcoma of the urinary bladder with urethral recurrence: a unique case with emphasis on differential diagnoses and diagnostic utility of an immunohistochemical panel including TFE3. *Am J Surg Pathol*. 2006; 30(10): 1322-1325.
512. Liang M, Troncoso P, Czerniak BA, Guo CC. Rhabdomyosarcoma of the urinary bladder and prostate in adults: a clinicopathologic study of 11 cases. *Lab Invest*. 2009; 89(suppl 1).
513. Goodman AJ, Greaney MG. Malignant fibrous histiocytoma of the bladder. *Br J Urol*. 1985; 57(1): 106-107.
514. Kunze E, Theuring F, Kruger G. Primary mesenchymal tumors of the urinary bladder. A histological and immunohistochemical study of 30 cases. *Pathol Res Pract*. 1994; 190(4): 311-332.
515. Henriksen OB, Mogensen P, Engelholm AJ. Inflammatory fibrous histiocytoma of the urinary bladder: clinicopathological report of a case. *Acta Pathol Microbiol Immunol Scand [A]*. 1982; 90(5): 333-337.
516. Oesterling JE, Epstein JI, Brendler CB. Myxoid malignant fibrous histiocytoma of the bladder. *Cancer*. 1990; 66(8): 1836-1842.
517. Berenson RJ, Flynn S, Freiha FS, et al. Primary osteogenic sarcoma of the bladder. Case report and review of the literature. *Cancer*. 1986; 57(2): 350-355.
518. De Pinieux G, Chatelain D, Vieillefond A, et al. Clear cell sarcoma of tendons and aponeuroses presenting as a bladder mass: a case report. *J Urol Pathol*. 1998; 9: 239-246.
519. Kalyanasundaram K, Parameswaran A, Mani R. Perivascular epithelioid tumor of urinary bladder and vagina. *Ann Diagn Pathol*. 2005; 9(5): 275-278.
520. Lasota J, Carlson JA, Miettinen M. Spindle cell tumor of urinary bladder serosa with phenotypic and genotypic features of gastrointestinal stromal tumor. *Arch Pathol Lab Med*. 2000; 124(6): 894-897.
521. Terada Y, Saito I, Morohoshi T, Niijima T. Malignant mesenchymoma of the bladder. *Cancer*. 1987; 60(4): 858-863.
522. Helpap B. Nonepithelial neoplasms of the urinary bladder. *Virchows Arch*. 2001; 439(4): 497-503.
523. Banerjee SS, Eyden BP, McVey RJ, et al. Primary peripheral primitive neuroectodermal tumour of urinary bladder. *Histopathology*. 1997; 30(5): 486-490.
524. Desai S, Lim SD, Jimenez RE, et al. Relationship of cytokeratin 20 and CD44 protein expression with WHO/ISUP grade in pTa and pT1 papillary urothelial neoplasia. *Mod Pathol*. 2000; 13(12): 1315-1323.
525. Ainsworth AM, Clark WH, Mastrangelo M, Conger KB. Primary malignant melanoma of the urinary bladder. *Cancer*. 1976; 37(4): 1928-1936.
526. Anichkov NM, Nikonov AA. Primary malignant melanomas of the bladder. *J Urol*. 1982; 128(4): 813-815.
527. Kojima T, Tanaka T, Yoshimi N, Mori H. Primary malignant melanoma of the urinary bladder. *Arch Pathol Lab Med*. 1992; 116(11): 1213-1216.
528. Meyer JE. Metastatic melanoma of the urinary bladder. *Cancer*. 1974; 34(5): 1822-1824.
529. Mourad WA, Mackay B, Ordonez NG, et al. Clear cell melanoma of the bladder. *Ultrastruct Pathol*. 1993; 17(3-4): 463-468.
530. Kempton CL, Kurtin PJ, Inwards DJ, et al. Malignant lymphoma of the bladder: evidence from 36 cases that low-grade lymphoma of the MALT-type is the most common primary bladder lymphoma. *Am J Surg Pathol*. 1997; 21(11): 1324-1333.
531. Maghrabi JA, Reid SK, Jewett M, et al. Primary low-grade B-cell lymphoma of mucosa-associated lymphoid tissue type arising in the urinary bladder: report of 4 cases with molecular genetic analysis. *Arch Pathol Lab Med*. 2001; 125: 332-336.
532. Pawade J, Banerjee SS, Harris M, et al. Lymphomas of mucosa-associated lymphoid tissue arising in the urinary bladder. *Histopathology*. 1993; 23(2): 147-151.
533. Ho DS, Patterson AL, Orozco RE, Murphy WM. Extramedullary plasmacytoma of the bladder: case report and review of the literature. *J Urol*. 1993; 150(2 Pt 1): 473-474.
534. Yang C, Motteram R, Sandeman TF. Extramedullary plasmacytoma of the bladder: a case report and review of literature. *Cancer*. 1982; 50(1): 146-149.
535. Weide R, Pfluger KH, Gorg C, et al. Multiple myeloma of the bladder and vagina. *Cancer*. 1990; 66(5): 989-991.
536. Mourad WA, Khalil S, Radwi A, et al. cell lymphoma of the urinary bladder. *Am J Surg Pathol*. 1998; 22(3): 373-377.
537. Bocian JJ, Flam MS, Mendoza CA. Hodgkin's disease involving the urinary bladder diagnosed by urinary cytology: a case report. *Cancer*. 1982; 50(11): 2482-2485.
538. Allory Y, Merabet Z, Copie-Bergman C, et al. Sarcomatoid variant of anaplastic large cell lymphoma mimics ALK-1-positive inflammatory myofibroblastic tumor in bladder. *Am J Surg Pathol*. 2005; 29(6): 838-839.
539. Murphy AJ, O'Neill P, O'Brien F, et al. Anaplastic large cell lymphoma: a unique presentation with urinary bladder involvement: a case report. *Int J Surg Pathol*. 2005; 13(4): 369-373.
540. Goldstein AG. Metastatic carcinoma to the bladder. *J Urol*. 1967; 98(2): 209-215.
541. Haid M, Ignatoff J, Khandekar JD, et al. Urinary bladder metastases from breast carcinoma. *Cancer*. 1980; 46(1): 229-232.
542. Perez-Mesa C, Pickren JW, Woodruff MN, Mohallatee A. Metastatic carcinoma of the urinary bladder from primary tumors in the mammary gland of female patients. *Surg Gynecol Obstet*. 1965; 121(4): 813-818.
543. Bates AW, Baithun SI. Secondary neoplasms of the bladder are histological mimics of nontransitional cell primary tumours: clinicopathological and histological features of 282 cases. *Histopathology*. 2000; 36(1): 32-40.
544. Chiang KS, Lamki N, Athey PA. Metastasis to the bladder from pancreatic adenocarcinoma pre-

senting with hematuria. *Urol Radiol*. 1992; 13(3): 187-189.
545. Sim SJ, Ro JY, Ordonez NG, et al. Metastatic renal cell carcinoma to the bladder: a clinicopathologic and immunohistochemical study. *Mod Pathol*. 1999; 12(4): 351-355.
546. Young RH, Johnston WH. Serous adenocarcinoma of the uterus metastatic to the urinary bladder mimicking primary bladder neoplasia. A report of a case. *Am J Surg Pathol*. 1990; 14(9): 877-880.
547. Bates AW, Baithun SI. The significance of secondary neoplasms of the urinary and male genital tract. *Virchows Arch*. 2002; 440(6): 640-647.
548. Schwartz LE, Khani F, Bishop JA, et al. Carcinoma of the uterine cervix involving the genitourinary tract: a potential diagnostic dilemma. *Am J Surg Pathol*. 2016; 40: 27-35.
549. Chuang AY, DeMarzo AM, Veltri RW, et al. Immunohistochemical differentiation of high-grade prostate carcinoma from urothelial carcinoma. *Am J Surg Pathol*. 2007; 31: 1246-1255.
550. Mohanty SK, Smith SC, Chang E, et al. Evaluation of contemporary prostate and urothelial lineage biomarkers in a consecutive cohort of poorly differentiated bladder neck carcinomas. *Am J Clin Pathol*. 2014; 142: 173-183.

前列腺和精囊

26

Jesse K. McKenney 著　张　伟　薛卫成 译

章目录

前列腺

正常解剖结构

前列腺是一个梨形腺体器官，在正常成年男性中重达 20 g，其分化和生长取决于在睾丸合成的雄激素，通过一种尚不清楚的间叶 - 上皮间的交互影响起作用[1]。如 McNeal 所描述，前列腺常常分为前部纤维肌肉基质和三个不同的腺体区域：外周区，移行区，中央区[2-5]。移行区包绕前列腺中部的尿道周围，是由于良性前列腺增生而增大的解剖区域。中央区［与精囊一样起源于中肾管（wolffian duct）]，位于前列腺底部，是一个形状像倒金字塔的结构；它包绕射精管，在精阜部位与前列腺尿道部相通。精阜是前列腺尿道部后方的一个突起。中央区的前列腺腺体具有独特的形态学特征，具有更深染的嗜酸性细胞质，和（或）腔内是由更复杂的乳头状内陷或上皮桥构成（图 26.1）。外周区包绕移行区，向骶尾部延伸，包绕前列腺尖部。最终，前列腺前部由平滑肌（从基底部延伸而来）、来自前部纤维肌肉悬带的骨骼肌（从尖部延伸而来）和前列腺外的脂肪组织组成。前列腺被一层纤维肌层包裹，后者通常被称为“包膜”，但这并不是一个明确的解剖学结构[6]。

传统上，前列腺腺体成分被分为腺泡和导管，后者又可分为大（主要的、较大的、外分泌的）导管和外周（次级的、较小的）导管；然而，与其他器官不同，两者之间的形态差异很小。腺泡和导管都含有分泌细胞、外层的基底细胞和散在的神经内分泌细胞（通常无法识别）。前列腺分泌细胞位于腺体的腔侧，可分泌不同种类的物质进入精液。组织学上，这些细胞形成起伏的腔面，伴有相对淡染的细胞质，其中包含微小密集空泡。它们可产生前列腺特异性酸性磷酸酶（prostate-specific acid phosphatase, PSAP）和前列腺特异性抗原（prostate-specific antigen, PSA），这两者都很容易通过免疫组织化学检查来确定，由于它们有器官特异性，它们具有很高的诊断价值。前列腺分泌细胞共同表达多种角蛋白[7-8]，但不包括高分子量角蛋白，例如 34βE12，这具有诊断意义。最近研究已证实，前列腺分泌细胞表达 NKX3.1（核）和前列腺特异性膜抗原（prostate-specific membrane antigen, PSMA；细胞质），这在诊断上非常有意义[9-11]。正常前列腺的分泌物是一种中性黏液。在非肿瘤性前列腺上皮中，特别是在萎缩部位，偶尔可以见到单个散在的分泌黏液的柱状细胞[7,12-13]。

前列腺外层的基底细胞层是一个薄层，将前列腺腺腔的分泌细胞与基底膜分开。形态学上，其基底细胞通常分布在分泌细胞的基底部，细胞小、不明显，而且几乎全是致密的细胞核。当基底细胞明显（例如在增生中）时，它们比分泌细胞嗜碱性更强，并且通常有较大的胞核，染色质空淡，核仁为小针尖样。它们特征地表达高分子量细胞角蛋白（例如 34βE12 和 CK5/6）和 p63，这可用于鉴别高分化的癌（基底细胞缺失）和类似癌的良性病变（基底细胞通常存在，虽然有时呈局灶不连续分布）[14]。

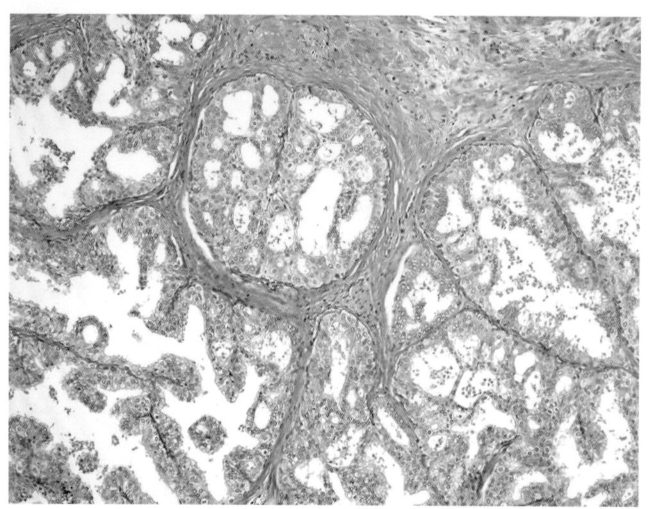

图 26.1 正常中央区腺体形成典型的"罗马桥"结构和管腔内乳头状内褶

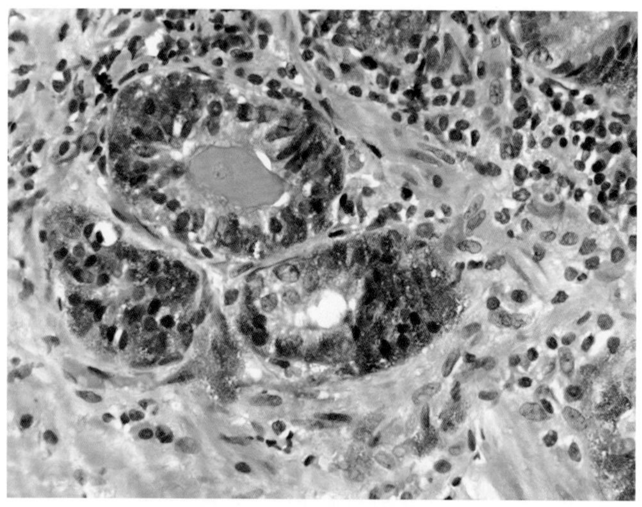

图 26.2 良性前列腺腺体中的嗜酸性 Paneth 样神经内分泌颗粒

在正常情况下，这些基底细胞缺乏肌上皮细胞的表型，S-100 蛋白或平滑肌肌动蛋白呈阴性[15-16]。然而，它们相当于乳腺和其他腺体器官的肌上皮细胞。支持这种解释的证据有：在硬化性腺病等疾病中，基底细胞可以发生明确的肌上皮化生[17]。这些基底细胞不表达 PSA 或 PSAP，它们已被证实对雄激素受体有局灶强阳性免疫反应[18-19]。它们被认为是一种多潜能细胞，能转变为正常、增生和肿瘤性前列腺中的所有上皮细胞[20]。

前列腺的神经内分泌细胞表达嗜铬粒蛋白 A 和 B、分泌颗粒蛋白Ⅱ和各种肽类激素，例如生长抑素、降钙素和铃蟾肽[21-22]；它们也表达 PSA，提示它们与分泌细胞有共同的起源[23]。然而，它们对雄激素受体呈阴性[24]。偶尔可见细胞内有红色的神经内分泌颗粒，但常常不明显（图 26.2）。

在尿道附近，大的前列腺导管内衬尿路上皮，与前列腺尿道部的内衬上皮相连且不易区分。与膀胱上皮不同，其上皮表面无伞细胞，而是一层 PSA 和 PSAP 免疫反应阳性的单层柱状细胞。偶尔，这种上皮细胞可以发生鳞状化生；这种情况在雌激素治疗广泛用于前列腺癌时十分常见[25]。

前列腺间质由于具有大量的平滑肌纤维而备受关注。存在这种肌性间质即可复制肌上皮细胞在其他器官（例如乳腺）中的功能，这使肌上皮细胞在前列腺中的出现显得多余。已发现前列腺间质细胞含有雄激素受体。

周围神经均匀分布于前列腺的尖部、中部和基底部[26]；它们对于病理医师来说很重要，因为前列腺癌常常累及周围疏松结缔组织间隙。

前列腺的淋巴管汇入盆腔淋巴结，进而汇入腹膜后淋巴结。

异位

前列腺组织异位非常罕见，除了第 25 章（膀胱）中讨论的良性前列腺型息肉。已有报道，异位前列腺可出现于膀胱（尤其是在三角区和与脐尿管残件相关）[27]、阴茎根部、附睾[28]、睾丸、精囊[29]、膀胱后间隙、肛管黏膜下层[30]、结肠周围脂肪 / 直肠周间隙、子宫颈和阴道[31]以及脾[32-33]。

结节性增生

良性前列腺肥大（benign prostatic hypertrophy）是一种常见的前列腺良性疾病，当病变广泛时，会导致不同程度的尿路梗阻，有时需要手术干预。Moore[34] 在他的经典研究中提出的结节性增生是一个更准确的术语。**前列腺结节性增生（prostatic nodular hyperplasia）**表现为由于前列腺腺体和间质成分增生引起的前列腺结节性增大。其结果导致前列腺重量增加，远远超过正常成人的 20 g。在 31 ~ 40 岁年龄段，这种疾病的临床发病率仅为 8%，但在 41 ~ 50 岁年龄段达到 50%，在在 71 ~ 80 岁年龄段可达到 75%。

迄今为止尚未发现前列腺结节性增生有任何易感因素或保护因素（阉割除外）。已经确定，前列腺结节性增生仅发生在有完整睾丸的男性中，并且是一种雄激素依赖性疾病[35-36]。具体地说，前列腺结节性增生可能是间充质细胞的早期活化导致的，间充质细胞可以刺激腺体成分发育[37]。继而由于分泌物的分解代谢减少和细胞内结合增加导致二氢睾酮在腺体内的积聚[38]。可能提示这种状态的特殊免疫组织化学所见是：p27 蛋白（细胞周期的负调节因子）在正常前列腺的上皮细胞和基质细胞中显著表达，而在结节性增生中基本上呈阴性[39]。

在尸检中，有结节性增生的前列腺的平均重量为 33 ± 16 g。手术得到的标本的平均重量为 100 g，但也有重量超过 800 g 的罕见病例记录。大体上，前列腺的大小不一的结节切面呈灰黄色，有一个颗粒样的外观，突出于表面（图 26.3）。

在病变早期，前列腺的横断面可清楚地显示结节性增生开始于移行区。这说明移行区对激素刺激的反应不

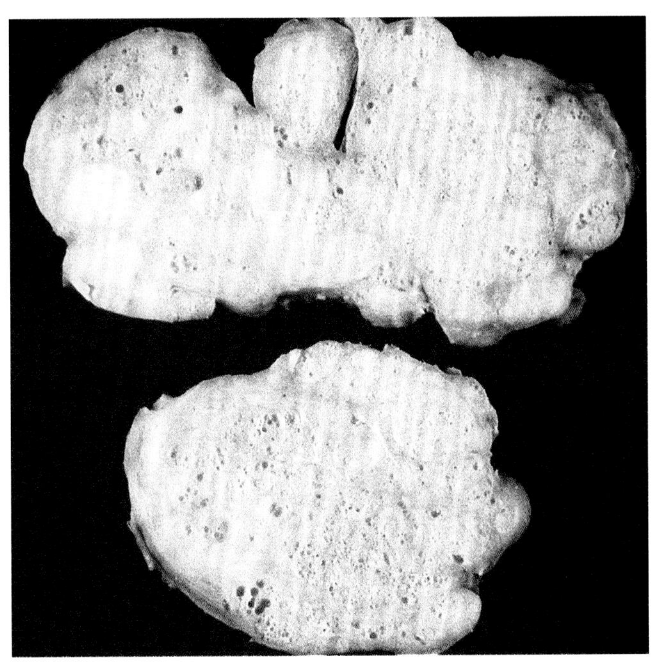

图 26.3　前列腺结节性增生的大体表现，耻骨上前列腺切除术标本。注意其多结节和囊实性外观

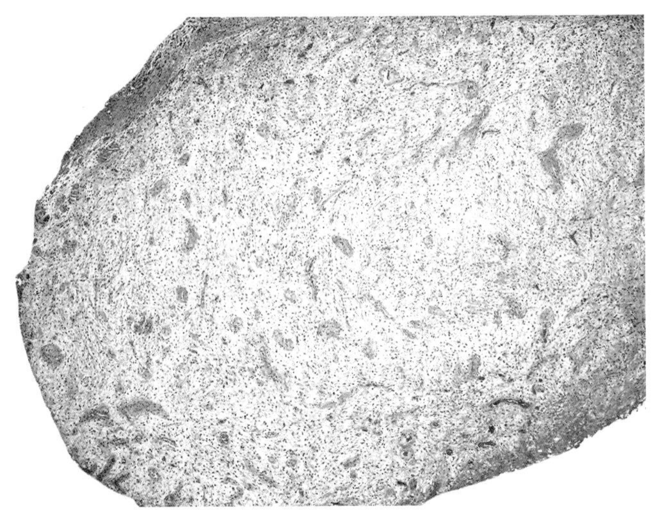

图 26.4　**良性前列腺增生中的间质结节**。在低倍镜下可以看到明显的血管

同于外周区。在大多数情况下，结节聚集在尿道的两侧，导致尿道压迫和尿路梗阻。另外，结节性增生可能导致膀胱颈部的中线背侧结节突入膀胱腔，即所谓的“中叶肥大”。随着结节的不断增大，前列腺的外周区受到推挤和压迫；在增生旺盛的病例，移行区可以延伸甚至占据前列腺尖部。

显微镜下，前列腺结节性增生的最早的变化是尿道周区的小窦隙间质增生，而导管周围和小叶内的增生则不明显（图 26.4）。这种间质增生（在导管周围可呈同心圆或偏心圆排列）比正常间质包含更多的平滑肌组织和更少的弹力组织。随后腺体成分增生，因此，后期病变的

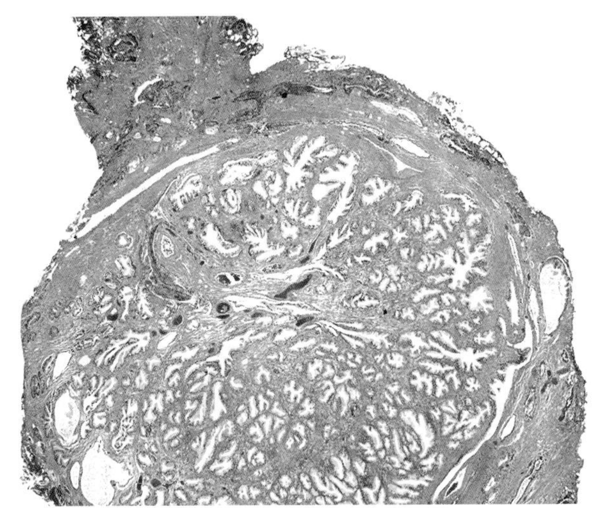

图 26.5　经尿道前列腺切除术标本中的前列腺结节性增生，可见界限清楚的腺体增生结节

结节是由不同比例的两种成分组成的 [40]。这种比例在有症状和无症状的结节性增生患者中略有不同 [41]。前列腺腺体可扩张甚至呈囊性，并且通常含有糖蛋白的浓缩分泌物（淀粉小体），有时伴有钙化 [42]。腺体的上皮细胞为扁平到柱状，有时同时位于同一腺体的两侧（“功能性极化”）；胞质淡染，胞核规则且位于中央（图 26.5）。核仁不明显。乳头状内褶很常见。基底细胞层紧贴在发育良好的基底膜上。

在间质和导管周围，常见小团的淋巴细胞聚集。它们可能是增生的结果，而不是增生的原因 [43]；诊断为慢性前列腺炎是不合理的，因为它们仅仅只是存在而已。

前列腺结节性增生还有许多形态学变异型，其中一些是由于一种成分超过另一种成分过度生长，而另一些是由于出现了特殊形态。应该指出的是，活检标本的结节性增生的诊断与腺体的重量或用于测量尿路梗阻症状的评分系统关系不大 [44]。

前列腺结节性增生的治疗包括药物治疗或外科手术 [45]。替代手术的药物治疗旨在通过阻止雄激素分泌或转化为组织活性形式来阻断雄激素的作用，或旨在松弛间质平滑肌细胞 [46-51]。其中，应用最广泛的药物是非那雄胺，它是通过抑制 5α 还原酶起作用，5α 还原酶可将睾酮转化为强效雄激素二氢睾酮 [52]。非那雄胺引起的前列腺形态学改变相对较小，没有特异性。可以通过各种技术将前列腺结节性增生的病变区域切除，例如，经尿道前列腺切除术（transurethral resection, TUR）、耻骨上前列腺切除术和激光剜除术 [53-55]。应该认识到，这些手术切除的仅仅是新形成的结节。受压迫的周围腺体仍保留；这些部分通过间质生长可扩展到前列腺尿道周围，并可能成为复发性增生的来源 [34]。患者接受尿道前列腺切除术后接受第二次手术治疗的可能性远高于接受开放性前列腺切除术的可能性，这一点不足为奇 [56]。

梗死

前列腺梗死（infarct of the prostate）主要发生在结节状增生而增大的前列腺中[55]。其报道的发病率可能与显微镜下检查是否全面有关。在经 Moore 仔细检查的前列腺标本中[34]，18%～25% 的病例中可见到梗死。传统上报道的前列腺梗死是见于 TUR 标本中的，但其也可见于前列腺穿刺活检标本中[57]。梗死灶的大小和数量与前列腺增生的程度直接相关。应将在血管基础上发生的真正的梗死与累及一个或一组腺体而无间质损害的坏死鉴别开，后者有时在结节性增生中也可出现。

前列腺梗死的发病机制尚不清楚，但可能与留置导尿管、膀胱炎或前列腺炎引起的前列腺感染或创伤有关，所有这些因素都可能导致尿道动脉前列腺部的血栓形成。

大体上，前列腺梗死灶的大小从几毫米到 5 cm 不等。梗死灶呈斑点状、灰黄色，常含有血迹。它们通常界限清楚并有出血，可累及尿道（图 26.6）。显微镜下，前列腺梗死为缺血型梗死，表现为累及腺体和间质的、界限清楚的、凝固性坏死区。梗死周围的导管可发生明显的鳞状上皮化生，应与鳞状细胞癌鉴别（图 26.7）。这种化生性改变局限于扩张的导管，角化仅偶尔，并且不会延伸到周围的前列腺组织中[58]。应该记住的是，真正的前列腺鳞状细胞癌极为罕见，且多见于放疗后。

大多数前列腺梗死没有临床症状。偶尔，它们由于伴有水肿可引起急性尿潴留[59]。由于前列腺梗死常常靠近尿道，也可发生肉眼血尿。膀胱镜检查，可以看到黏膜下弥漫性渗血。前列腺梗死可能导致血清 PSAP 和 PSA 升高[60]。切除前列腺梗死区域可以使它们迅速恢复到正常水平；如果不能恢复，则需要进一步治疗。

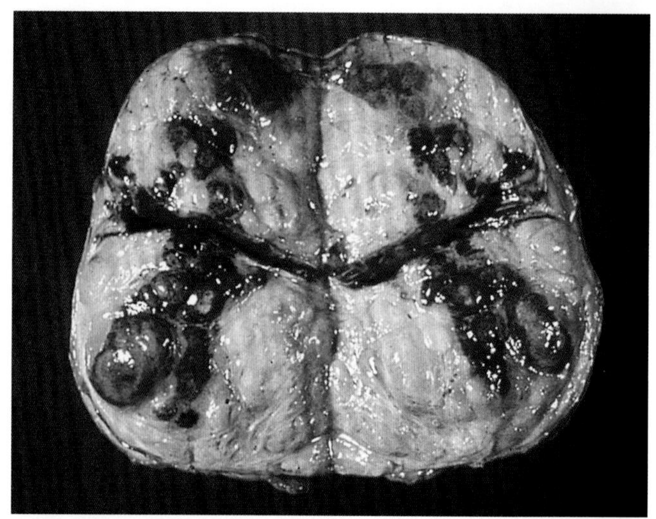

图 26.6　前列腺梗死的大体表现。可见病变呈鲜红色，切面上有凸起。也可见结节性增生

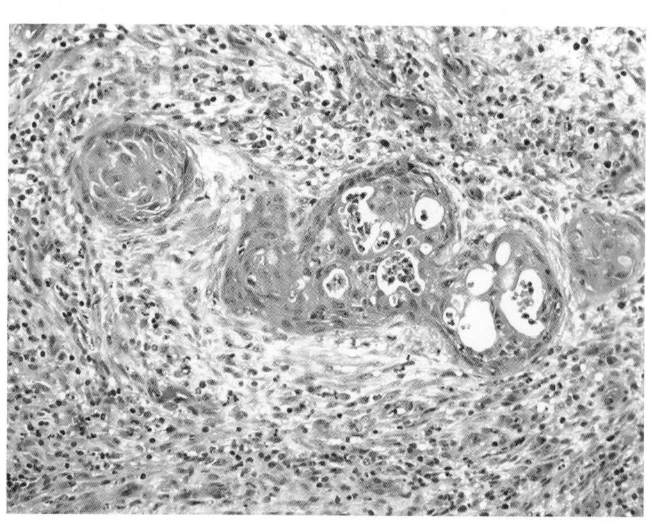

图 26.7　前列腺梗死边缘有明显的鳞状化生。有时会被过诊断为癌

前列腺炎

急性前列腺炎（acute prostatitis）在手术标本中很少见。一般来说，前列腺炎是临床诊断而不是病理诊断。所谓的**慢性前列腺炎（chronic prostatitis）**更为常见，但重要的是要将前列腺真正的感染过程与活检中常见的或常伴随结节性增生出现的单核细胞浸润区别开。虽然后一种现象已被用过“慢性非细菌性前列腺炎”或“淋巴细胞性前列腺炎”这些术语，但通常最好保留“前列腺炎”这个术语用于临床感染[61-62]。因此，在活检报告中我们不报告为存在慢性炎症，除非炎症非常显著，而只用描述性术语“显著的慢性炎症”。在细菌性前列腺炎中，大多数病例的感染途径仍不清楚。有些病例是发生于淋球菌性或非淋球菌性尿道炎之后，另一些病例是由留置尿管导尿导致尿道周围感染引起的。前列腺液培养的最常发现的病原体是革兰氏阳性细菌[63-64]。**腺病毒性前列腺炎（adenovirus prostatitis）**可出现在免疫抑制患者中，可表现出显著的坏死[65]。对临床上明显的感染并不常规进行活检，在显微镜下，其通常表现为累及少数导管或腺泡的局灶性病变。腺腔扩张并充满混有炎细胞的分泌物，其中主要是中性粒细胞。另一方面，间质中主要是单核细胞，由淋巴细胞、浆细胞和组织细胞组成。当整个前列腺都出现单一成熟的淋巴细胞浸润时，应考虑慢性淋巴细胞白血病累及前列腺。我们曾见到过在上皮细胞和内皮细胞中有 CMV 包涵体的罕见前列腺活检病例。

前列腺炎常常伴有血清 PSA 升高，特别是在直肠指检后。抗生素治疗成功后可迅速恢复正常[66-67]。

最近认为，**自身免疫性前列腺炎（autoimmune prostatitis）**（IgG4 相关的硬化性疾病）是一种以血清 IgG4 水平升高、有时伴有其他器官的全身或多灶性病变为特征的疾病[68-69]。在有典型的组织学特征的病例中，可见富含浆细胞的混合性炎细胞浸润，伴有纤维化和闭塞性静脉炎[70]。

脓肿

过去大多数前列腺脓肿是由淋病引起的。现在大多数病例都有阻塞性病因，并且表现为由残余尿中感染灶引起的前列腺继发性感染[71]。大肠杆菌是常见的病原微生物。在一项病例研究中[72]，36% 表现为急性尿潴留，31% 表现为会阴或耻骨上疼痛。直肠指诊时前列腺波动感是最典型的体征，经直肠超声检查是最可靠的诊断方法，首选治疗方法是抗生素保护下的经尿道引流[73-74]。

在东亚和澳大利亚北部，前列腺脓肿相对常见的类型是类鼻疽病，是一种由革兰氏阴性菌鼻疽杆菌引起的感染性疾病[75-76]。

结核病和卡介苗引起的肉芽肿

前列腺、附睾和睾丸是男性生殖系统中最常被结核病累及的器官[77]。在 Auerbach 进行的有 105 例尸检病例的经典研究中[78]，有 100 例有前列腺受累，其中 35 例前列腺是唯一的受累部位。大多数病例的感染是从肺血行播散而来（来自骨骼系统的少一些），但也可经尿道直接感染而来[79]。

触诊很少能发现前列腺受累的早期结核性病变。只有当疾病进展到出现前列腺肿大和波动感时才能会触及柔软的区域。大体上，结核病前列腺受累通常是双侧的。可出现融合的干酪样区域伴液化和空腔形成，最终前列腺可成为有多个空腔的大肿块。结核病灶可穿孔进入尿道并延伸到膀胱。随着结核病的进一步扩散，可形成窦道并进入直肠、会阴和腹腔。随后这些病变可愈合并伴有钙化，这些变化可通过影像学检查发现。在疾病后期，前列腺缩小、纤维和变得坚硬，触诊时可与癌相似。

显微镜下，结核病前列腺受累的病变开始位于间质，但很快播散到腺泡。进一步发展会出现融合的干酪样病灶，有不完整的纤维包裹。典型的结核结节少见。

在膀胱内灌注卡介苗（BCG）治疗膀胱癌的患者，前列腺可能发生类似于在膀胱更为常见的肉芽肿性炎（见第 25 章）[80]。这些肉芽肿可以是非干酪性的或干酪性的[81]。病变可位于尿道外周区或移行区或弥漫累及前列腺。微生物抗酸染色通常呈阴性，虽然偶尔可以看到少量病原体。

其他特殊感染

前列腺可发生芽生菌病[82]、球孢子菌病[83-84]、放线菌病[85]、隐球菌病[86-89]、组织胞浆菌病[90]、曲霉菌病[91]、巨细胞病毒（CMV）[92] 和念珠菌病[93-94]。这些感染大多发生在由艾滋病或其他疾病引起的免疫抑制状况下[86,88,90]。

沙眼衣原体[62] 和阴道毛滴虫[95] 已在前列腺中发现，但它们作为前列腺炎的病原因素的可能性仍有待确定。通过免疫组织化学和原位杂交技术可以在组织中检测到衣原体[96-97]。

肉芽肿性前列腺炎

非特异性肉芽肿性前列腺炎（nonspecific granulomatous prostatitis），有时称为“特发性”，是一种罕见的前列腺疾病，最初被认为是一种免疫介导的疾病，伴有对因梗阻释放的前列腺分泌物的反应[98-100]。大多数病例的年龄为 50 岁以上，发生于结节性增生的前列腺中。1/5 的病例有临床三联征，即高热、前列腺炎症状和触诊时前列腺质硬，这些表现可提示肉芽肿性前列腺炎[101]。大约 30% 的病例由于其前列腺致密纤维化引起，病变质硬，术前诊断被怀疑是癌。

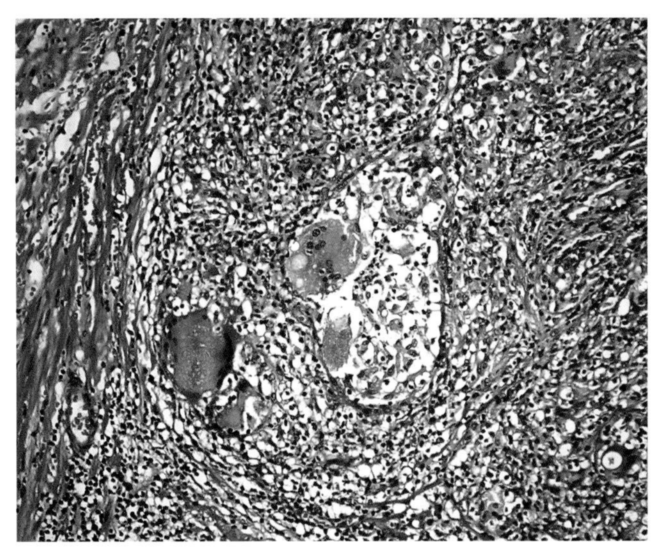

图 26.8　非特异性肉芽肿性前列腺炎。其特征是前列腺腺泡中央为炎性浸润，包含散在的多核细胞

大体上，非特异性肉芽肿性前列腺炎的前列腺质硬至坚硬如石。其切面显示结构消失，形成黄色颗粒状结节。显微镜下，大的结节是由组织细胞、上皮样细胞、淋巴细胞和浆细胞聚集而成。其特征性表现是：肉芽肿样结构位于小叶的中心（图 26.8）。还可见到伴有多核巨细胞的结节样反应，以及中性粒细胞、嗜酸性粒细胞和导管内碎片聚集。没有微生物和干酪样坏死。穿刺活检标本中显微镜下的改变可以类似于癌[102]。免疫组织化学研究显示，损伤的导管和腺体内和周围有 T 细胞聚集[103]。

伴有嗜酸性粒细胞的前列腺炎

大多数前列腺炎病例伴有明显的嗜酸性粒细胞浸润，有时浸润很密集，属于以下类别之一[104-105]：

1. **嗜酸性粒细胞性前列腺炎（eosinophilic prostatitis）**（过敏性前列腺炎，前列腺过敏性肉芽肿），其特征是出现小的星状坏死性结节，周围为栅栏状排列的上皮样组织细胞和嗜酸性粒细胞，类似于类风湿结节[106-107]。可发现血管炎。患者通常有过敏和哮喘病史，并且通常有嗜酸性粒细胞增多症；有些病例可出现系统性血管炎。其中一些病例被认为是 Churg-Strauss 综合征的一种表现[108]。这种疾病可出现血清 PSA 水平升高[109]。
2. **医源性炎症（iatrogenic inflammation）**，是一种在形态学上相似的疾病，患者缺乏全身症状，发生于该区域的外科手术后，通常是 TUR 术后，但有时也会发生在前列腺穿刺活检术后[104,110-112]。外科手术和前列腺炎出现之间的间隔从不到 1 个月到几年不等；当间隔较短时，嗜酸性粒细胞数量较多。相关的肉芽肿反应可能是对由于手术或器械本身的金属沉积引起的胶原蛋白改变的反应[113]。一些肉芽肿细长且扭曲，而另一些呈楔形，其基底部面向烧灼组织[104,114]。

3. **寄生虫感染（parasitic infestation）**报道的很少，与在其他部位一样，可伴有明显的嗜酸性粒细胞浸润[115]。

其他炎症

软斑病（malakoplakia）可以累及前列腺，通常与膀胱疾病有关（见第25章）[116-117]。像在膀胱一样，软斑病应被视为组织对细菌感染的反应的一种特殊形式。炎症浸润通常位于前列腺导管周围，并含有混合性成分。可以通过针刺活检标本诊断[118]。**结节性组织细胞性前列腺炎（nodular histiocytic prostatitis）**是一种类似的疾病，但缺乏Michaelis-Gutmann小体[119]。反应性组织细胞浸润在形态学上可与激素治疗后前列腺腺癌相似。超声检查时软斑病可类似于前列腺癌[120]。软斑病可见于其他部位有癌的前列腺中[121]。

血管炎（vasculitis），无论是坏死性、纤维素样或肉芽肿型，都可以作为一个孤立事件累及前列腺[122-123]。

毛发性肉芽肿（hair granuloma），只在TUR标本中描述过，是由于之前会阴前列腺穿刺活检时将会阴区域的毛发带入前列腺所致[124]。

结石

约有7%的前列腺增生患者会出现**前列腺结石（prostatic calculi）**[125]。前列腺结石应与前列腺尿道部的结石鉴别，后者可能来源于膀胱、输尿管或肾盂。

在结节性增生的腺体中可见淀粉样小体，它们可能因引流不当、腺泡感染和钙沉积而形成，结石即以之为核心而形成。凝血块、上皮碎屑和细菌也可出现于结石核心中。结石的主要无机成分是磷酸盐（钙、镁、氨基镁、钾）、碳酸钙和草酸钙。

由于结石相当坚硬，大的前列腺结石在触诊时可能会被误诊为癌。结石不透射线，在X线平片中容易检测到。结石与前列腺癌的风险增加无关[126]。如果结石大太且数量太多，可能需要进行前列腺切除术。

肿瘤样疾病

一般来说，前列腺恶性病变和特殊的前列腺腺癌在显微镜下的表现可能会与许多良性病变混淆，大多数甚至不是肿瘤性的，有些仅仅只是正常结构的异位[127-130]。

前列腺切除标本或活检中，偶尔可见精囊、射精管、Cowper腺和副神经节的正常组织，可能导致误诊[131-135]。对精囊尤其如此，因为其具有复杂的乳头状结构，并且有时可有明显的核畸变。细胞质中有大量脂褐素颗粒和（或）散在分布的大的非典型性上皮细胞可提示其为精囊上皮（图26.9）[136]。但应注意，类似的色素偶尔可出现在良性和恶性的前列腺上皮中[137]，且远端精囊上皮可能对PSA显示一些免疫反应。另外，精囊-射精管上皮

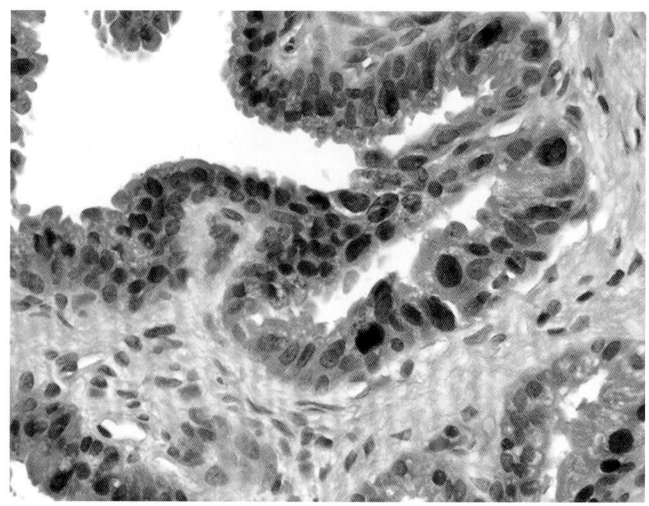

图26.9 前列腺穿刺活检标本中的良性精囊上皮。可见特征性的明显的核多形性，可能导致过诊断为癌。注意丰富的胞质内色素

PAX-8、PAX-2和GATA3免疫组织化学染色呈阳性[138-140]。在针吸活检过程中，直肠组织有可能被带入前列腺中[141]；当这些腺体是扭曲的时候可能会类似于前列腺癌[142]。最后，应记住，正常的和增生的前列腺腺体可以出现在神经周围，与癌的神经周围侵犯类似[143-145]。

显微镜下类似前列腺肿瘤的病变

中肾管残件的旺炽性增生（florid hyperplasia of mesonephric remnant）非常罕见，但可累及前列腺和前列腺周围组织，类似于前列腺癌[146-149]。它们最常出现于前部纤维平滑肌间质和邻近的前外侧前列腺周围组织中，或者向基底部后侧和后外侧，或者在前列腺内或外并在精囊周围组织中。与在其他部位一样，中肾管残件最常见的特征是拥挤的小腺体，有一些小叶状排列，通常伴有管腔内嗜酸性分泌物（图26.10）。罕见病例可出现不规则的腺体、浸润样生长或一些腔内乳头状内褶。

泡沫样巨噬细胞（foamy macrophage）可以成簇出现（“黄色瘤”）并类似于高级别前列腺癌[150-151]。

印戒细胞样改变（signet ring-like change）可见于间质细胞和淋巴细胞，由透热疗法或其他损伤的影响所致，类似于印戒细胞腺癌。最常见于TUR标本中，但也有其出现在前列腺切除术标本中的描述[152]。

髓外造血（extramedullary hematopoiesis）偶尔累及前列腺，出现在伴有骨髓纤维化的患者中；其出现的非典型性巨核细胞不应与恶性细胞混淆[153]。

良性前列腺萎缩（benign prostatic atrophy）是年龄相关性现象，仅发生在前列腺外周区[154]。局灶前列腺萎缩性病变工作组将其分为以下亚型：①单纯性萎缩；②单纯性萎缩伴囊肿形成；③萎缩后增生；④部分性萎缩[155]。由于其复杂的分支和周围纤维化，萎缩性增生可以类似于癌；但其细胞质很少并保留小叶结构（图26.11）[156-159]。腺体大小和形状通常不同，包括圆形、椭圆形、细长形、裂隙样和星形。由于细胞质少，单个细

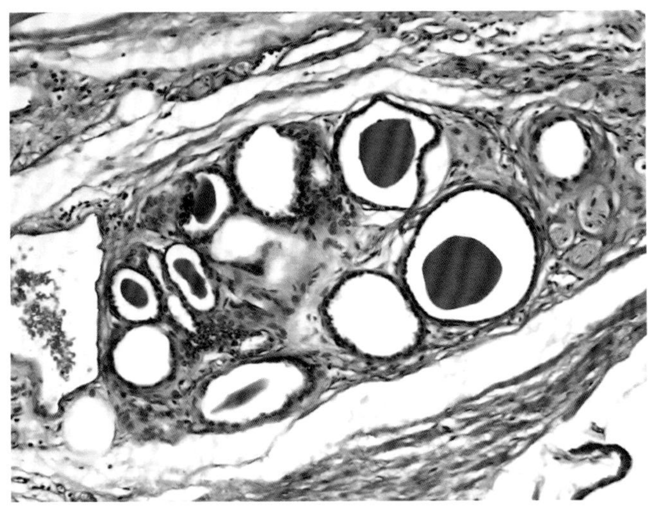

图 26.10 前列腺周围间质中的中肾管残余（Courtesy of Dr. Samson Fine, Memorial Sloan Kettering Cancer Center, New York, NY.）

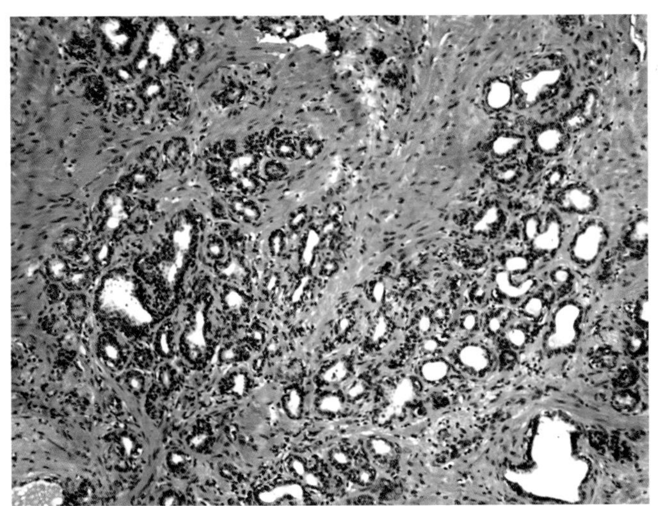

图 26.11 前列腺的萎缩后增生保留了其小叶结构

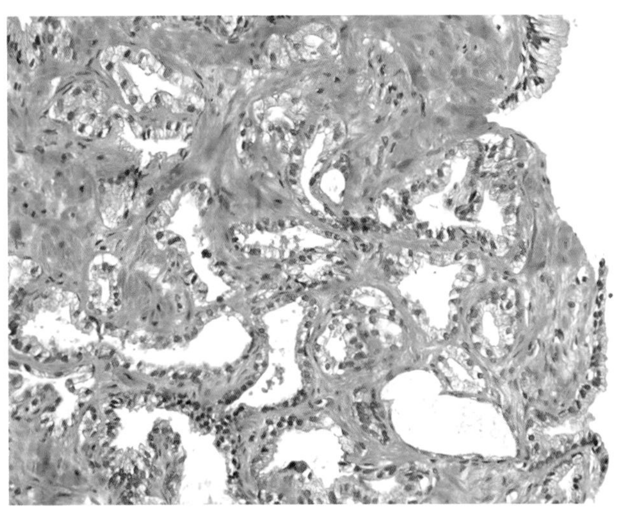

图 26.12 部分性萎缩，这是常规工作中最常见的与前列腺癌相似的病变，可表现为假性浸润；然而，腺体形状成角 / 锥形和腔面细胞质缺失是其特征性表现

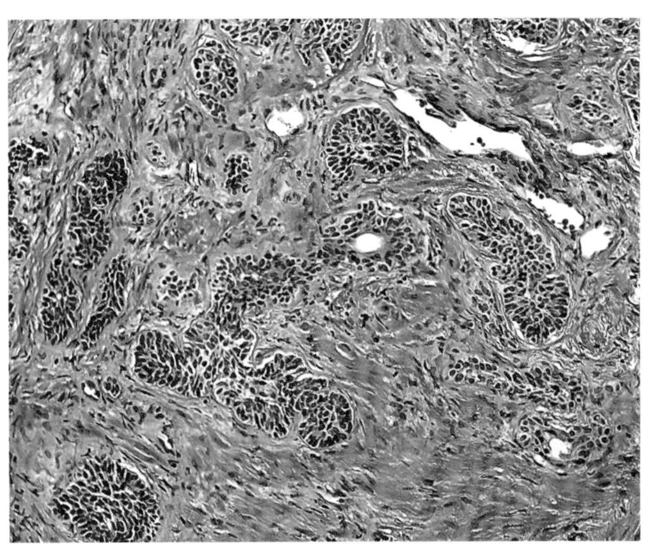

图 26.13 基底细胞增生常发生于剩余的前列腺分泌细胞周围，呈实性巢状或圆形暗细胞结节

胞有一个非常嗜碱性的表现。其细胞核规则、淡染 [160]，但核仁可明显 [161]。间质除纤维化外，还可表现为弹力纤维组织增生 [162]。免疫组织化学染色，萎缩后增生的腺体的基底细胞标志物呈强阳性，对于困难病例这是一个有用的辅助方法。

部分性萎缩是穿刺活检中最常见的与前列腺癌相似的良性病变 [163]。它是由拥挤的假性浸润性腺体组成，腔面细胞的胞质减少。腺体常是成角的，侧面的胞质保留是其特征性的表现（图 26.12）。胞核可增大，有些病例可见核仁 [163]。同时伴有典型的萎缩性改变，例如，单纯性萎缩或萎缩后增生，对诊断萎缩有帮助 [164-165]。不幸的是，基底细胞标志物和 AMACR 的免疫组织化学染色是有疑问的，因为基底细胞可能局灶缺失或完全缺失，并且腺腔 AMACR 阳性表达常见（报道可见于 30% ~ 70% 的病例）[163,166]。

鳞状化生（squamous metaplasia）可以见于梗死的周围，可发生于 TUR 术后、激素治疗后，或者有时没有明显的诱发因素。

基底细胞增生（basal cell hyperplasia）通常见于移行区，但也可能发生在前列腺体外周部分 [167]。基底细胞增生表现为小的、一般为实性的良性上皮细胞巢，细胞质很少（图 26.13）。基底细胞增生总是伴有典型的结节性增生，两者常合并存在 [145]。在旺炽性基底细胞增生中，增生是过度复杂的 [168]。一些病例可出现核增大、染色质深染和核仁明显，这被称为非典型性基底细胞增生；然而，这可能没有临床意义 [169]。其他形态学变异型包括：出现胞质内小球（据称是一种诊断特征）、砂粒样钙化、鳞状化生和筛状生长方式 [170-171]。基底细胞增生可能是所谓的腺样基底细胞肿瘤的前身，一些学者认为它们是增生的极端表现 [170]。增生的基底细胞对高分子量角蛋白（34βE12）和 p63 呈阳性，但对肌动蛋白呈阴性 [172]。基底细胞增生病变对消旋酶总是呈阴性 [173]。

尿路上皮"化生"（urothelial"metaplasia"）的特征为出现垂直于腺腔排列的复层上皮，细胞呈椭圆形至梭形，有少量淡染的嗜酸性至透明的细胞质。细胞核细长，呈空泡状，常常有纵向的核沟和不明显的核仁[174]。它们在前列腺尿道附近的腺体和导管中很常见，是一种正常的表现。

透明细胞筛状增生（clear cell cribriform hyperplasia）是一种罕见且尚存争议的增生类型。增生的腺上皮细胞的细胞质常常透明，因此，起初将它们命名为透明细胞筛状增生（图 26.14）[175]。透明细胞筛状增生与侵袭性癌鉴别的一个重要线索是：病变周围可见一层明显的基底细胞，34βE12 角蛋白染色可使其突出显示[176]。与导管内癌（与其最类似的病变）相比，它们的细胞核很小，核仁不明显，缺乏核分裂象。

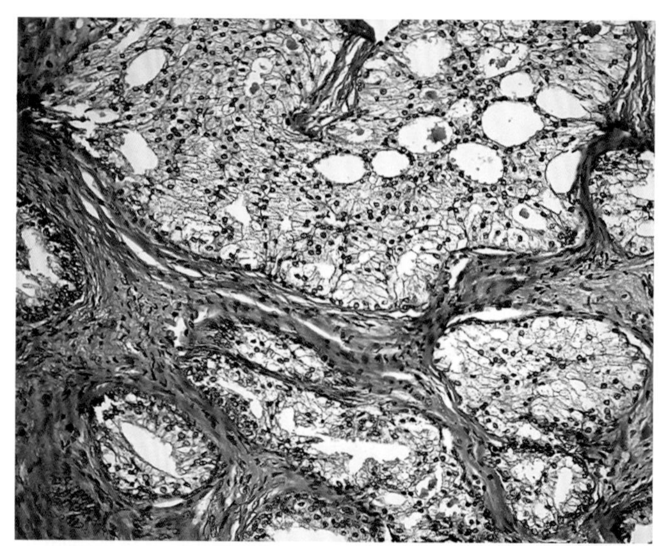

图 26.14　前列腺移行区的透明细胞增生，伴有局灶筛状结构

硬化性腺病（sclerosing adenosis）的表现类似于乳腺中的同名病变。硬化性腺病表现边界清楚的结节，由大小和形状（常受挤压）不同的腺体和小簇包埋于富于细胞、常呈黏液样间质中的上皮细胞组成（图 26.15）。上皮细胞团含有连续的基底膜和一层基底细胞。后者角蛋白、S-100 蛋白和平滑肌肌动蛋白免疫反应呈阳性，提示有肌上皮分化[17,177-178]。在一些病例中可见明显的细胞异型性（非典型性硬化性腺病），类似于癌[179]。

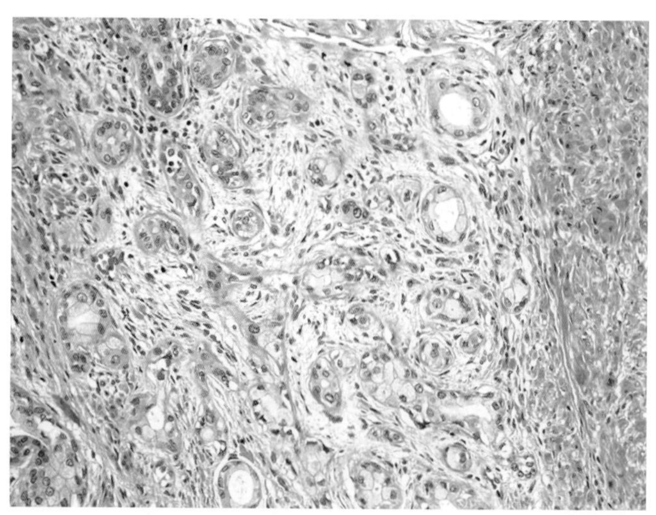

图 26.15　**前列腺的硬化性腺病**。与熟知的乳腺硬化性腺病的特征相似

腺病（adenosis）［也称为**非典型性腺瘤样增生（atypical adenomatous hyperplasia）**］低倍镜下类似于高分化腺癌，其特征为复杂无序的簇状腺体，伴有浸润性边界，但缺乏明显的核仁或其他核异常（图 26.16）[176,180]。它们通常是在显微镜下移行区中的偶然发现，很少形成肿块[181-182]。其腺腔内通常有酸性黏液[183-184]。尽管腺病和癌之间的关系一直存在争议，但没有强有力的数据来支持腺病是癌的前体；因此，现在仅认为腺病是类似于癌的一种良性病变[185-188]。

Lotan 等[189]描述了一个发生于年轻患者的腺病变异型，显示弥漫累及前列腺的外周区（而不是局限于移行区），可能是前列腺癌的一个危险因素；但没有随后的研究来证实。

放射性改变（radiation change）的特征是：细胞异型性，伴有小叶结构存在、鳞状化生、间质纤维化、非典型性成纤维细胞和血管改变。这些改变可以持续很长时间（在一项病例研究中长达 72 个月）[190]。放疗后，前列腺腺体常常表现为成角、有小的裂隙样腺腔，常常有明显的细胞学异型性（图 26.17）。放疗后，这些细胞常有典型的基底细胞的免疫表型，因此，在困难病例中基底细胞标志物非常有用。值得注意的是，这些细胞通常也表达 GATA3（一种已知的基底细胞标志物），有可能导致与尿路上皮癌混淆[191-192]。

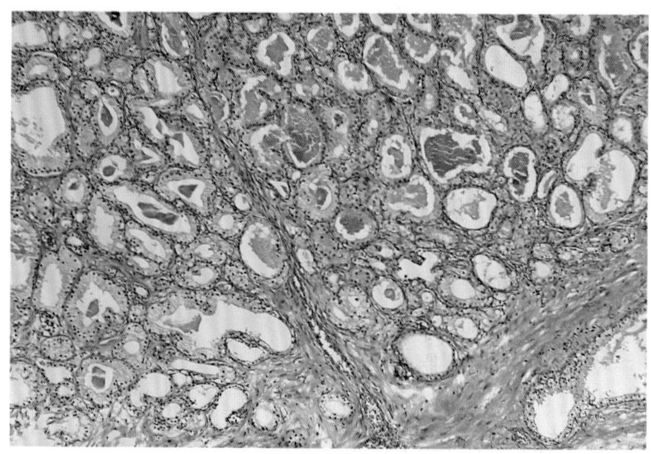

图 26.16　前列腺腺病的特征是拥挤的良性腺体，类似于分化好的腺癌

癌

一般特征

在美国，前列腺癌是男性中最常见的内脏恶性肿瘤，占男性癌症死亡人数的 10%[193]。2016 年美国大约有 180 890 例前列腺癌新诊断病例[194]。黑人男性的发病率

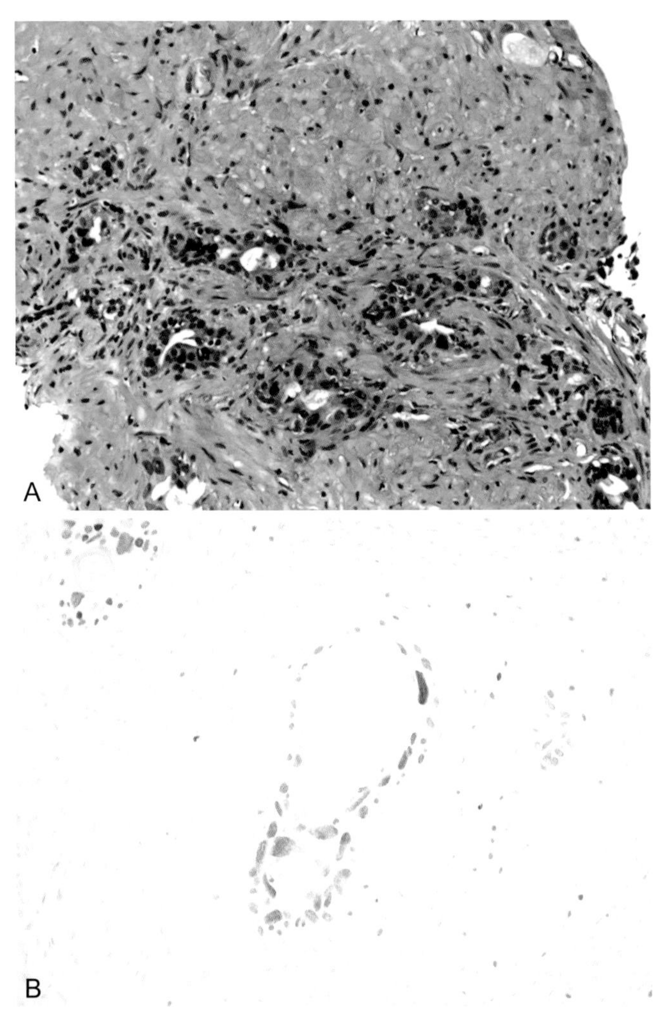

图 26.17 **A**，前列腺的放射性改变：腺泡出现明显的多形性。低倍镜下，可见保留了小叶结构。**B**，GATA3 免疫染色显示非典型性细胞阳性着色，这可能导致与尿路上皮癌混淆

是白人男性的 1.5 倍 [195]。在大多数国家，前列腺癌的年龄标准化发病率都在不断增加。在前列腺癌的发展过程中，激素发挥着一定作用，这一事实已得到了强有力的证实，即“几乎所有有循环雄激素的男性如果活得时间足够长，都一定会发生显微镜下的前列腺癌 [196]。”青春期前去除睾丸的男性不会发生前列腺癌，而且在肝硬化导致的雌激素过多的患者中前列腺癌的发病率低。据估计，5% ~ 10% 的前列腺癌与遗传相关。

有近 75% 的前列腺癌患者是在 65 岁以后诊断的，但前列腺癌也可见于年轻人 [197]。前列腺癌的发病率随着年龄的增长而增加，尸检的细致观察已证实了这一事实。尸检中发现的前列腺癌的发生率在 15% 和 70% 之间 [198]，并且直接与患者的年龄和取材的彻底性相关。对膀胱癌患者的膀胱前列腺切除术标本的检查获得了类似的数据：在一项病例研究中，在 42% 的标本中发现了前列腺腺癌 [199]。

临床特征

一般来说，大多数前列腺腺癌现在是通过血清 PSA 筛查来检测的。尽管最近有关 PSA 筛查和美国预防服务工作组存在争议，但由于过度治疗问题，现在许多男性可以选择主动监测或警戒性观察 [200-201]。除了分化最差的前列腺肿瘤，所有前列腺肿瘤都分泌 PSA[202]。就等量组织而言，前列腺癌平均分泌的 PSA 量是正常组织的 10 倍或更多，并且这种标志物在循环血中可以反映出来。随着时间的推移，血清 PSA 测定具有相对较高的敏感和特异性，是快速、廉价和微创性的检测方法 [203-205]。血清 PSA 轻度升高可见于结节性增生的病例，但如果高于一定阈值（例如 4 mg/ml），则需要进行一系列检查；如果血清 PSA 水平继续上升，则应进行活检。几乎一半的前列腺癌患者的血清 PSA 水平超过 10 mg/ml。血清 PSA 的升高也可见于前列腺炎、前列腺梗死和严重的前列腺创伤，诸如穿刺活检或 TUR，但这些升高是暂时的，通过适当的治疗可以恢复正常。

病理特征

前列腺癌可分为两大组织学类型：腺泡型和导管型。这种形态学上的区分最初是基于对肿瘤起源部位的认识，这两型肿瘤被认为起源于不同的部位。然而，这种对组织起源的看法已受到了质疑，因为已观察到这两种生长方式有时出现在同一肿瘤，而且这两种类型的病灶可能同时出现在同一前列腺中且病灶在解剖学上相互独立 [206-207]。因此，现在的观点认为，影响肿瘤结构的是它生长的部位而不是起源 [207]。更大的问题是，导管型的组织学标准不同，阅片者之间的诊断重复性也不高 [208]。绝大多数前列腺癌都是腺泡型，大多数有关分级、分期、预后和治疗的前列腺癌的研究都指向腺泡型前列腺腺癌。

腺泡型前列腺腺癌

大多数前列腺腺癌发生于外周区，并可延伸到前列腺的前部。然而，确实有一小部分发生于前列腺移行区，偶尔发生于中央区 [209]。

大体上，前列腺腺癌很难分辨，但通常表现为灰色或淡黄色、界限不清的实性区域（图 26.18）。对前列腺腺癌进行的早期筛查导致现在检测出来的肿瘤越来越小。事实上，有可能出现活检呈阳性而在根治性前列腺切除术标本中无法在肉眼下甚至在显微镜下找到残余癌（所谓的癌消失现象或微小残留癌）[210]。在这种情况下，重新进行彻底检查（称为“条理限制目标法”）会在约 75% 的病例中发现癌 [211]。由于主动监测的增多以及对较大的或较高级别的癌行根治性前列腺切除术的增多，“癌消失现象”正迅速减少。在过去几年中我们的唯一一例没有在前列腺切除术标本中检出癌的病例是 1 例 Gleason 评分 3 + 3 = 6 的癌，穿刺活检中癌灶小于 1 mm。

显微镜下，前列腺腺癌的表现包括一个很宽的形态学谱系，从难以与良性腺体鉴别的高分化癌（图 26.19）到罕见的间变性肿瘤 [212-213]。前列腺癌的结构模式有很大差异，但 Totten 等人以及 Arthur Purdy Stout 等人描述的四种主要细胞结构模式仍然十分实用 [159]。这些模式是：

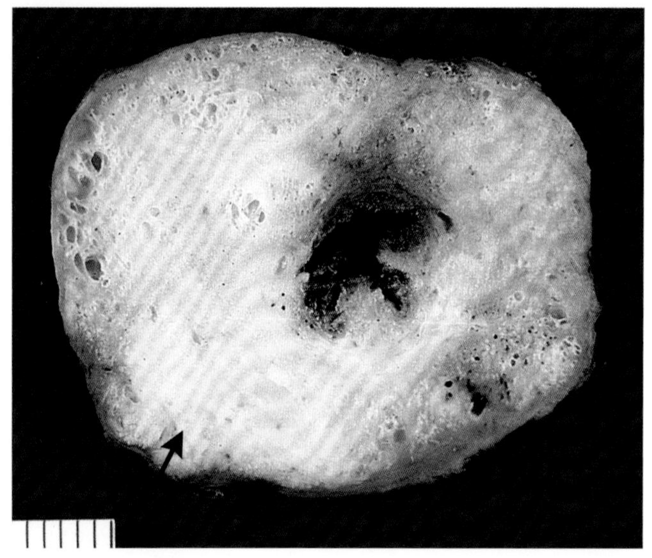

图 26.18 **前列腺腺癌的大体表现**。可见肿瘤表现为形状不规则的黄色肿块，有点灶状坏死，伴有结节性增生

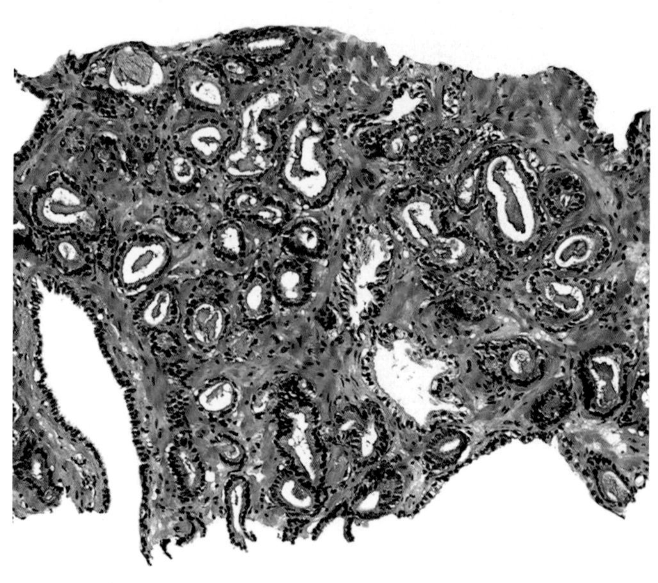

图 26.20 **前列腺癌的显微镜下表现**。高分化的 Gleason 评分为 3+3=6 分的前列腺腺癌，由中等大的腺体组成。注意腺体形状的不规则和管腔内嗜碱性分泌物，与视野中的非肿瘤性腺体形成鲜明的对比

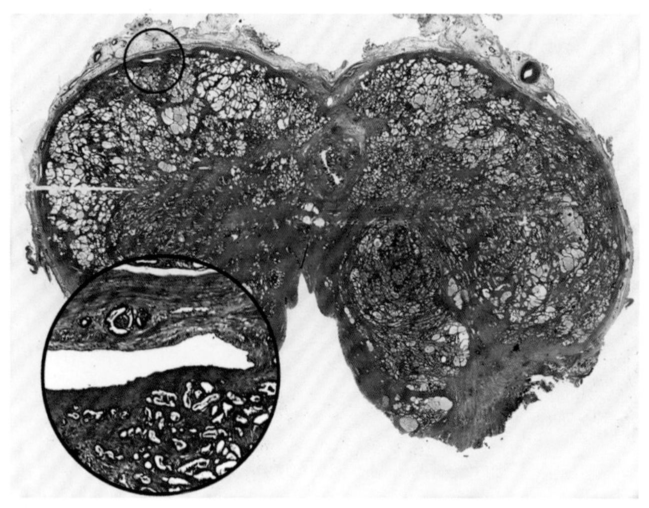

图 26.19 根治性前列腺切除术标本整体包埋制作的大切片，显示位于前列腺周围的极小癌灶并伴有神经周围侵犯，插图显示神经周围侵犯

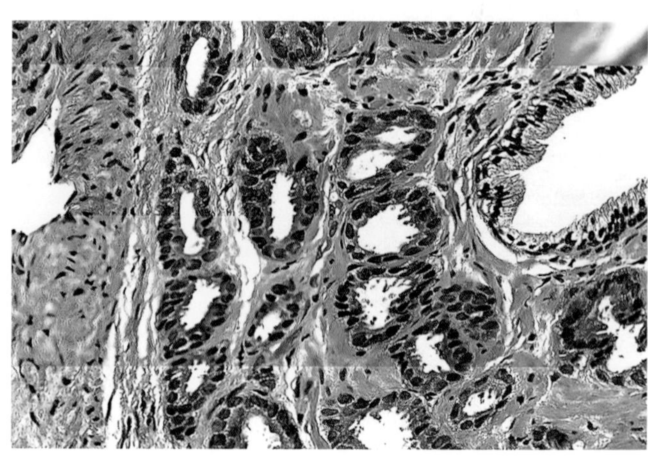

图 26.21 Gleason 评分为 3+3=6 的前列腺腺癌由小而拥挤的腺体组成

中等大小的腺体，小腺体，弥漫性单个细胞浸润，以及筛状结构。我们还将添加小癌巢的模式（所谓的腺体形成不良）。在低倍镜下，由中等大小腺体组成的癌表现为紧密排列的腺体，近腔面为丰富的细胞质，细胞核靠近基底膜排列，腔面圆滑，缺乏间质（图 26.20）。在低倍镜下，由小腺体组成的肿瘤表现为扩张性结节，或良性腺体之间浸润性生长的单个腺体（图 26.21）。单个腺体有一个小而规则的圆形结构。这两种结构模式（尤其是后者）伴有细胞核的异常，包括核增大、核深染和核仁明显（“大核仁”，定义为直径＞1 μ）[214-215]。核分裂象也有意义，但它们在由中等大小的或小的腺体组成的分化好的肿瘤中很少出现。弥漫浸润模式有些类似于乳腺浸润性小叶癌（图 26.22），但这种模式相对罕见。筛状结构大小不一，从大片的吻合上皮结构到小或中等腺体中复杂的腺腔内增生结构（图 26.23）。前列腺腺癌的腺体形成类型通常是由单层细胞排列而成，但偶尔也表现出类似前列腺上皮内肿瘤（prostatic intraepithelial neoplasia, PIN）的多层上皮结构[216]。最近描述的另一种生长模式被称为肾小球样结构。其特征是出现腔内球状肿瘤细胞团[217]，这被许多人视为恶性肿瘤的特征性表现（图 26.24）[218]。

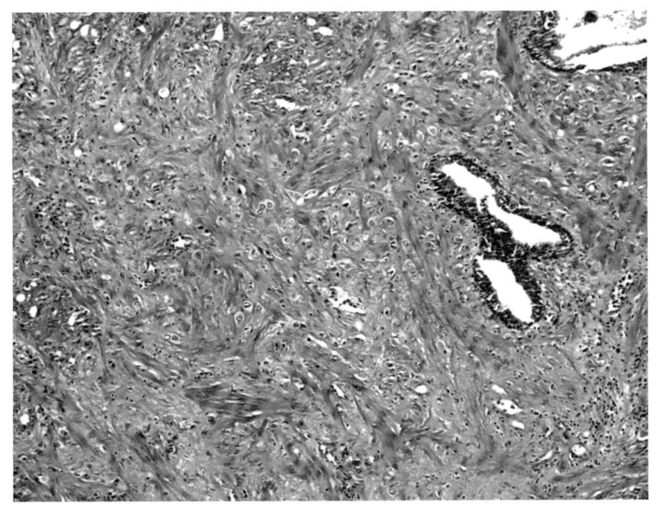

图 26.22 低分化的 Gleason 评分为 5+5=10 的前列腺腺癌弥漫生长。其表现与乳腺浸润性小叶癌相似

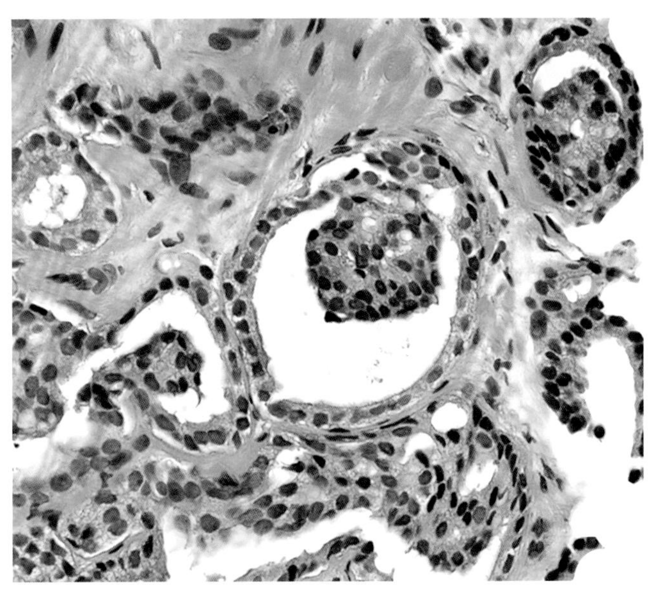

图 26.24 具有肾小球样结构的前列腺腺癌是一种 Gleason 4 分的结构

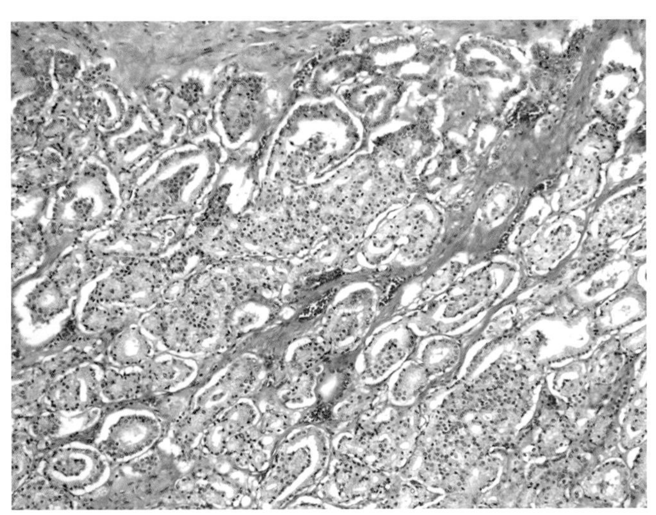

图 26.23 具有筛状结构的前列腺腺癌

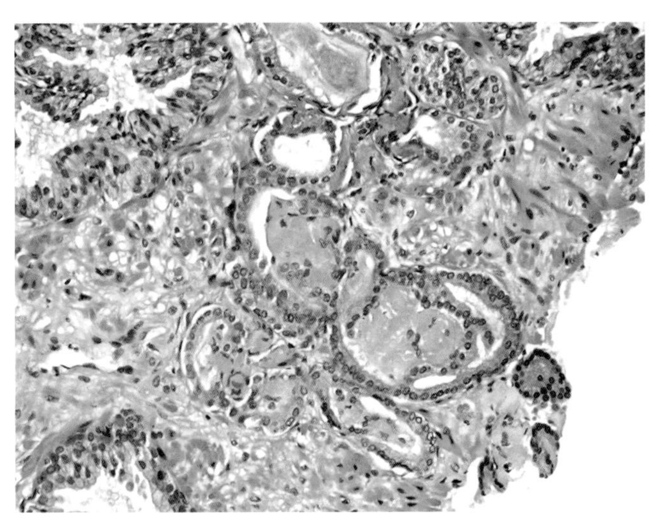

图 26.25 前列腺腺癌伴黏液性纤维组织 / 胶原小结

移行区发生的前列腺腺癌很罕见并具有独特的形态，其特征是大小不等的腺体，细胞为高柱状，细胞核位于基底，细胞质为透明到淡粉色，但这些特征并不特异且表现也并不一致[209]。

鳞状上皮化生是前列腺癌（特别是高级别）的一种罕见但有充分证据的病变。在之前有过激素治疗或放疗的病例中经常（但并非总是）可以见到，与预后不良有关[219]。

上述模式通常同时或先后出现。例如，在分化较高的肿瘤部分切除之后可以看到弥漫性浸润的结构[220]。这里应该提及的是，正如在低倍镜下所见，Gleason 分级方案（下文描述）主要是基于这些模式和它们之间的组合。

前列腺腺癌中经常可见到前列腺腺体出现于神经周围间隙[221]。这是恶性肿瘤的一个重要指标，但仅在腺体围绕神经全周时才有特征性的诊断意义[144]。

前列腺腺癌中肿瘤性腺体周围的基质可能表现出细胞增生和嗜碱性物质沉积（“黏液性纤维组织增生”或“胶原小结”），这也被认为具有特征性的诊断意义（图 26.25）[222-223]。

10%～23% 的前列腺癌的腺体中可见深染的嗜酸性蛋白质晶体结构，并且在中等大小的腺体组成的肿瘤中特别常见（图 26.26）[224-225]。它们通常出现在恶性肿瘤中，但偶尔也有出现在良性腺体中的报道[226]。当出现在良性腺体中时，它们并不能被视为发展为癌的重要危险因素[227-228]。恶性腺体的腔内分泌物通常呈蓝色（“淡染蓝色黏液”），提示为黏液成分。腺腔中出现淀粉样小体并不像以前所认为的那样一定是良性病变的特征；这种结构偶尔也出现在恶性腺体中[229-230]。

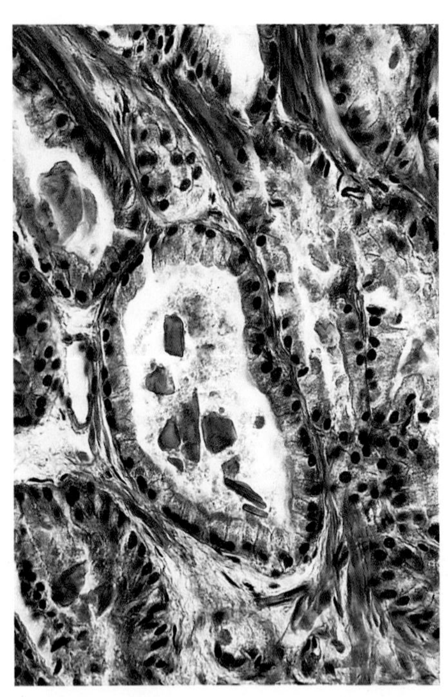

图 26.26 分化良好的前列腺腺癌，显示腔内类晶体

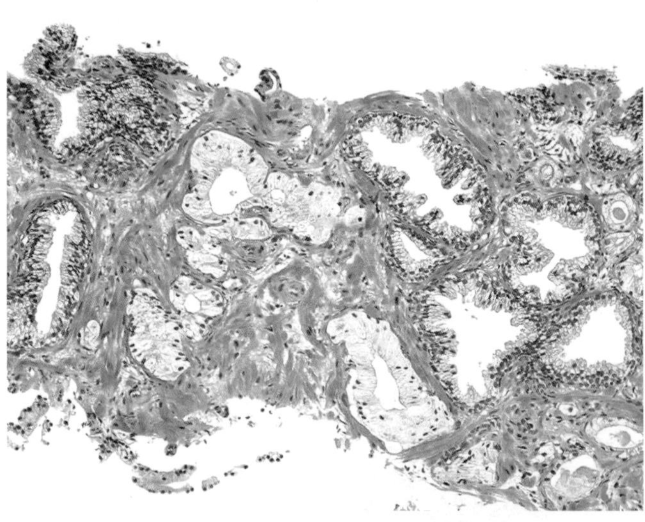

图 26.27 具有泡沫腺体特征的前列腺腺癌。细胞核常常很小且深染

文献中已经描述了许多与“基本”模式混合存在的变异型。其中一些有独有的特征，可以被视为独立的组织学类型，如下文所述。其他更少见的变异型也很重要，因为容易引起误诊。这些前列腺腺癌变异型包括：

1. 泡沫状腺癌。癌细胞的细胞质通常表现为非特征性的细颗粒状外观，但有时由于脂质的大量堆积而呈透明或泡沫状（“黄色瘤样”）(图 26.27)[231]。当这一特征显著时，它们被称为泡沫状腺癌[231]。显微镜下，泡沫状腺癌很难识别，特别是在转移部位[232]。大多数肿瘤细胞为立方形到柱状，细胞核小而深染。核仁不明显[233]。大多数泡沫状腺癌的 Gleason 评分较低（3 + 3 = 6），但这种变异型也存在高级别形式[234]。
2. 伴有萎缩特征的前列腺腺癌。这种变异型类似良性增生性改变，其肿瘤细胞细胞质少，使其细胞核几乎占据整个细胞的全长(图 26.28)。这些细胞被认定是恶性的，因为它们呈浸润性生长模式，核增大，有大的核仁，大多数周围都存在普通类型的癌[235-237]。
3. 假增生性前列腺腺癌。正如其名所示，这种变异型在结构上类似于增生的腺体，包括乳头状内褶和腺体分支。低倍镜下，这种肿瘤有貌似良性的微囊外观，类似于萎缩变异型[238]。识别这种恶性病变的线索是：核增大，核近基底膜排列，核仁大，以及可见核分裂象和腔内类结晶体[239-240]。
4. PIN 样腺癌。这是一种罕见的侵袭性前列腺腺癌，由中等至大的腺体构成，有复层的上皮内衬，类似高级别 PIN[216,241]。与 PIN 不同，这些肿瘤排列拥挤，有超出正常腺体的分布(图 26.29)。在一些情况下，其肿瘤细胞可能出现假复层柱状结构[214]。尽管被称为“PIN 样导管腺癌”，但我们建议避免使用“导管型”，因为其行为类似于低级别腺泡型腺癌。

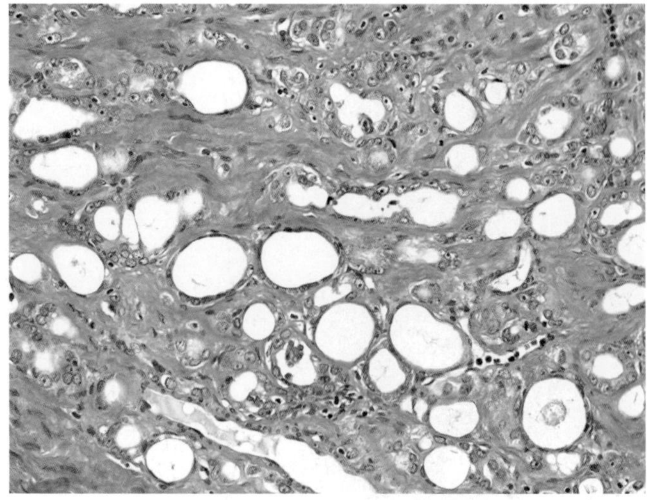

图 26.28 伴有萎缩特征的前列腺腺癌。尽管缺乏细胞质，但腺体是浸润性的，并且细胞核具有癌的细胞学特征

5. p63 异常表达的癌。这是一种罕见的前列腺腺癌，其分泌细胞有 p63 核表达[242-243]。它们缺乏 p63 和其他高分子量角蛋白阳性表达的基底细胞。它们通常具有萎缩性外观，细胞质少，管腔呈狭缝状，偶尔可见腔内嗜酸性分泌物(图 26.30A 和 B)。这种罕见的肿瘤也被认为有不同的分子特征[244]。

“微小腺癌”和非典型性小腺泡增生

在处理前列腺针吸活检中，以小灶非典型性腺体为代表的问题特别棘手，且这类问题日益增加，这些腺体可疑是癌但又不足以诊断。现在已有明确诊断恶性肿瘤

的最低标准 [245-247]，并且 Grignon 已对这些标准进行了明确的阐述和说明 [248]。对于未达到推荐标准的病例，建议采用诸如“可疑恶性的非典型性腺体”和“可疑恶性的非典型性小腺泡增生（atypical small acinar proliferation，ASAP）”之类的术语 [249-252]。然而，无论采用何种标准，对局灶性癌和“非典型性可疑”之间的鉴别都是不可避免的 [253]。无论是仅进行形态学上的诊断还是使用 34βE12 角蛋白和（或）消旋酶免疫染色检查，都有 4%～6% 的前列腺活检诊断不能明确地归入良性或恶性范畴 [254-256]。因此，在病理报告中使用这种不确定性的诊断术语似乎更为恰当，而使用 ASAP 这一缩略语或使用描述性的“固定”格式都可能引起泌尿科医师和患者的不满 [257]。但必须确定的是，如果有这种诊断，患者必须进行二次活检 [251,258]。

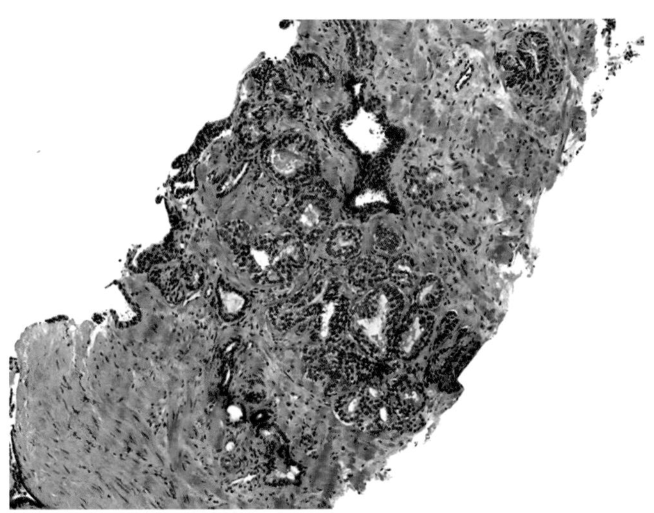

图 26.29　具有 PIN 样特征的前列腺腺癌

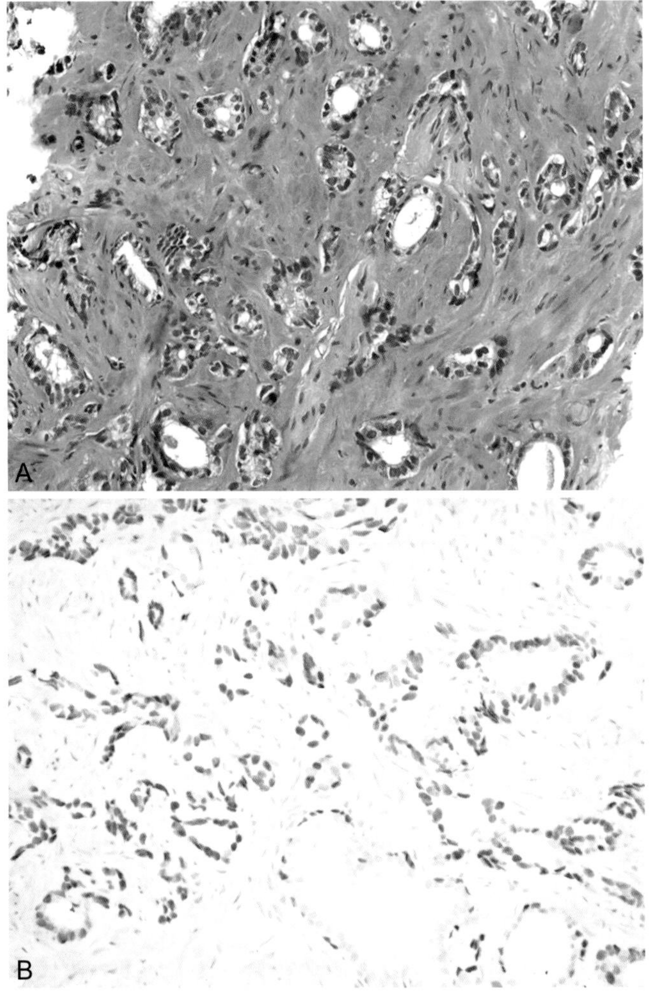

图 26.30　**A**，在 HE 切片中，p63 表达异常的癌显示有一些萎缩的特征，伴有 p63 免疫染色阳性（**B**）。重要的是，核染色位于分泌细胞，而不是位于基底细胞

导管腺癌

前列腺癌的另一种主要类型（但在数量上远少于第一种）是导管亚型，其常见于尿道周围（图 26.31）[259-262]。膀胱镜检查，前列腺癌导管亚型可能表现为绒毛状息肉样病变或浸润性尿道部占位病变。显微镜下，导管癌的特征是：乳头状和筛状结构，衬覆假复层柱状恶性上皮细胞（图 26.32）[263]。许多表现为大囊的前列腺癌（例如囊腺癌）具有导管癌的特征 [264]。有时这种肿瘤在前列腺尿道部伴有 Paget 样播散 [265]。由于导管腺癌可能表现为导管内扩散，即使免疫染色有完整的基底细胞也不能改变其恶性诊断 [266]。导管腺癌往往比典型的腺泡癌具有更高的分期和更短的生存率，但在肿瘤分级、肿瘤大小和肿瘤分期一致时则不然 [267]。

对于病理医师而言，重点是在进行经尿道检查时，一些前列腺导管癌可能表现为前列腺尿道部的小息肉；形态学上可能提示为尿路上皮的绒毛状腺瘤或良性前列腺尿道息肉 [268]。然而，出现筛状生长方式和（或）衬覆柱状上皮细胞应该考虑前列腺腺癌（图 26.33）。PSA 和（或）NKX3.1 免疫染色呈阳性可以帮助确认前列腺上皮来源。与典型的导管腺癌一样，使用基底细胞标志物染

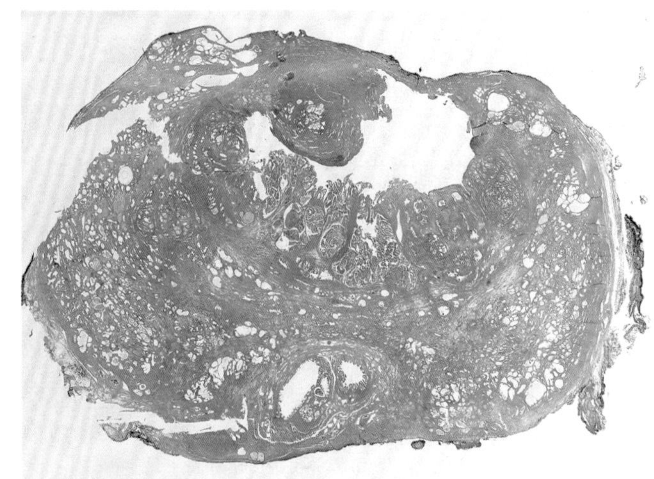

图 26.31　**导管腺癌标本整体包埋制作的大切片**。可见肿瘤位于中央，有明显的乳头状结构

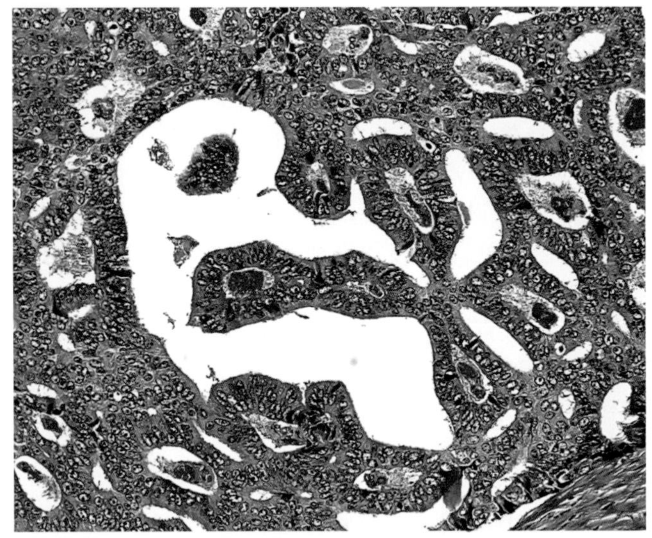

图 26.32　具有乳头特征的前列腺导管腺癌

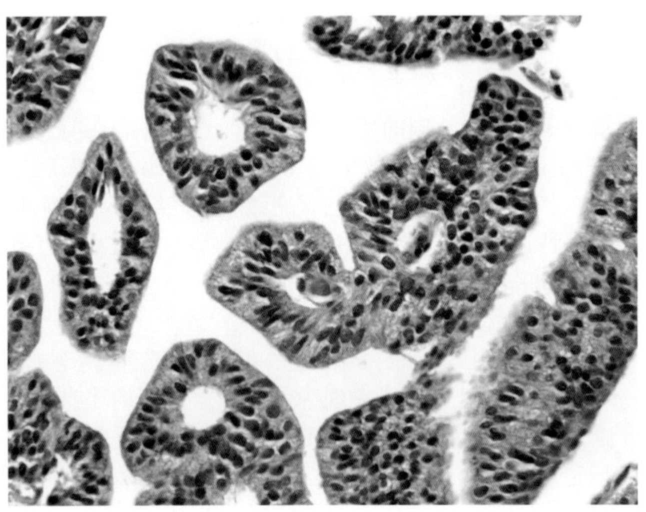

图 26.33　前列腺尿道的导管腺癌，类似于良性息肉或乳头状尿路上皮肿瘤

色可以标记出斑片状的储备细胞。尽管它们形态上较温和，但根治性前列腺切除术标本检查中大多数肿瘤都是高级别和高分期的。在经尿道活检确诊的导管癌中，在根治性前列腺切除术标本检查中，大约有 10% 的病例未发现肿瘤残留；因此，一些学者建议术前经直肠前列腺活检来评估肿瘤范围 [269]。

免疫组织化学特征

PSAP 和 PSA 是常规工作中常用的两个前列腺上皮细胞标志物，为多克隆或单克隆抗体 [270-273]。它们虽然不能区分前列腺的良性和恶性病变，但它们在确认前列腺起源的转移性肿瘤中具有重要意义，因为它们在所有这类病例都呈阳性，除非是分化最差的病例 [274-276]，或是少数激素治疗后的进展病例 [277]。NKX3.1 是最近发现的核标志物，具有比 PSA 和 PSAP 更高的敏感性和特异性，在许多单已迅速成为可选的前列腺上皮标志物 [9,11,278]。这些标志物的组合对于低分化前列腺癌和尿路上皮肿瘤的鉴别诊断是有帮助的，特别是与高分子量细胞角蛋白、p63 和（或）GATA3 一起使用时 [279-280]。

另一种前列腺相关标志物是所谓的“PSMA” [281]。这是一种膜结合糖蛋白，在所有类型的前列腺腺癌中表达。奇怪的是，从良性上皮到高级 PIN 到腺癌，PSMA 的表达是逐渐增强的 [282]。

最近出现并号称对前列腺癌高度敏感的最有希望的标志物是 P504S，它是通过芯片筛选分离出来的一种细胞质中蛋白质 [283-285]。它是一种 α 甲基酰基 -CoA 消旋酶（在此称为消旋酶），参与支链脂肪酸和脂肪酸衍生物的 β 氧化 [283]。它与肿瘤分化有关 [286]，并不总在癌中表达 [287]，它可在同一病例中以极为不同的方式表达 [266]，它也可以在非典型性腺瘤样增生、部分萎缩、一些良性腺体和 PIN 中表达 [288-289]。它最为特异的表达方式是全周腔面的强着色。虽然它可用于检测针吸活检组织中的小病灶 [290-291]，以及鉴别困难类型的前列腺癌（例如泡沫型和假性增生型），但它的使用必须非常谨慎并仔细结合形态学表现 [292]。

前列腺癌细胞通常对雄激素和孕激素受体免疫反应呈阳性，但对雌激素受体的反应则少得多 [293-296]。后者与 Gleason 分级和评分有关 [297]。HER2/NEU 蛋白在非雄激素依赖性前列腺癌中过度表达，这种情况有点类似于其在乳腺癌中的表现 [298]。尤其是它们对 CDX2 显示核着色，这在与肠癌的鉴别诊断中是一个潜在的陷阱 [299]。

前列腺癌细胞对低分子量角蛋白有反应 [300]。与尿路上皮癌不同，它们对 CK7 和 CK20 染色很少呈阳性 [279,301]。然而，研究表明，前列腺癌中的 CK7/CK20 表达在高级别肿瘤中非常不一致，其诊断意义有限 [302]。我们认为，CK7/CK20 不再适于鉴别低分化癌是前列腺来源的还是尿路上皮来源的，因为 NKX3.1 和 GATA3 这一组合的敏感性和特异性都很高。

34βE12 抗体可以识别前列腺基底细胞中的高分子量角蛋白，因此极具诊断价值，它通常出现于良性腺体中（尽管有时是不连续的）；而在普通腺癌（周围导管和腺泡）中，无论分级如何它均不出现 [303-305]。然而，有三点需要注意：①这种标志物通常存在于导管癌中，表现为连续的或不连续的一层 [306]；②尽管罕见，癌细胞本身也可能表达这种标志物（取决于所用的抗体克隆）[307]，在与尿路上皮癌的鉴别诊断中需要记住这一点 [243,308-309]；③最重要的是，这种标志物在小灶非典型性腺体中可能缺失，因此，其表达缺失对诊断癌不是必需的 [310-311]。优化这一重要标志物检测的有效措施包括：使用抗原修复 [312] 和有系统地预留“相邻”的未染色切片，因为要考虑到欲评估的病变可能不再存在于残留的组织块中的情况 [313]；如果没有预留上述切片，则可对 HE 切片进行退色后重新染色 [314]。用于相同目的的其他标志物有 CK5/6 和 p63[315-317] 或两者的组合 [289]。

评估小腺泡增生的一种特别有效的技术是联合使用消旋酶、34βE12 和 p63 组合或消旋酶和 34βE12 组合的多重

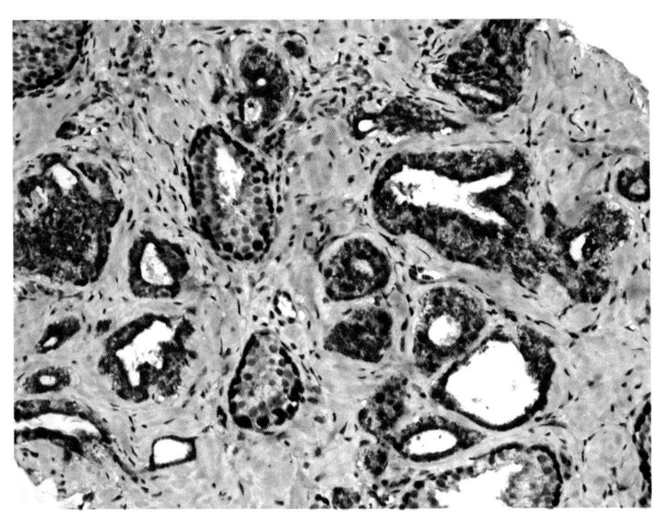

图 26.34 使用 HMWCK、p63 和 P504S 进行的免疫组织化学多重染色。P504 染色，癌细胞显示全周腔面强着色，基底细胞不着色

免疫组织化学染色[318-321]。这些不同的组合包括：34βE12 和 p63[322]，和（或）PSA，以及 34βE12 和（或）p63[323]。理想状况下，恶性腺体腺腔表达 P504S 但缺乏两种基底细胞标志物表达，而良性腺体则相反（图 26.34）[319]。这种方法大多数时间有效，但使用所有三种染色组合时都会出现例外情况也不应奇怪[324-325]。这些染色只能用于对最初形态学上怀疑癌的小病灶进行评估，而绝不能用于盲筛。

分子谱和遗传易感性

已描述了许多前列腺腺癌的细胞遗传学和分子改变[326-329]。在大约一半的病例发现有等位基因丢失[330-332]，并且已提示染色体 8p、10q、13q、16q 和 17p 可能是肿瘤抑制基因的位点[330,333-334]。

前列腺腺癌最常见的基因改变是雄激素 - 反应性丝氨酸蛋白基因 *TMPRSS2*（21q22.2）与 *ETS* 转录因子基因家族成员中的一个融合[334]，这出现于近一半的病例中。后者包括 *ERG*（21q22.2）、*ETV1*（7p21.2）、*ETV4*（17q21）和 *ETV5*（3q27），伴有 *ERG* 在所有病例中的占 90% 以上。*TMPRSS2-ERG* 融合通常是由 21q22.2-22.3 位点间断缺失引起的，这可导致两个基因的并置，而在正常情况下这两个基因有 3 Mb 的分离。这种分子改变似乎是前列腺腺癌发展的早期事件。有意思的是，当肿瘤进展成为雄激素抵抗时，融合转录的表达被忽略和下调[335]。有文献报道，*TMPRSS2-ERG* 的出现、某些基因融合变异或 *ERG* 拷贝数增多与更高的临床分期和更强的侵袭性相关[334]。但大多数研究并未发现任何相关性[336]。

大约 10% 的前列腺癌中可以检测出 *SPOP* 中的点突变，并且通常与 *CHD1* 的缺失相关[337-338]。这种 *SPOP*/*CHD1* 相关性及其与 *ETS* 重排的互斥性是一种独特的分子亚型。

PTEN 肿瘤抑制基因的缺失是前列腺癌中常见的体细胞事件，文献报道的发生率为 10% 到 70%，并与根治性前列腺切除术中的高级别和高分期疾病相关[339-340]。最初的研究是通过 FISH 检测 *PTEN* 中 10q23 位点的缺失，结果显示，*PTEN* 杂合性缺失比纯合性缺失更常见[341]。最近的研究表明，应用免疫组织化学检查评估 PTEN 蛋白丢失可替代检测基因缺失[342-343]。

在以高度增生方式和侵袭性表现为特征的一类前列腺癌亚组中发现了 *TP53* 的突变[344]。相反，*TP53* 和 *MDM2* 基因的改变在临床上局限的普通腺癌中并不常见[345-346]。它们在转移灶样本中也比在原发性肿瘤样本中更为常见[347]。有相当数量的前列腺腺癌中出现 *RB* 肿瘤抑制基因的改变[348]。大约 1/3 的前列腺腺癌病例可见 *HER2* 基因扩增；它与肿瘤分级、分期和非整倍体 DNA 含量相关[349]。它也似乎与肿瘤的非雄激素依赖性相关。

前列腺癌经雄激素去势治疗后通常最终导致雄激素抵抗。雄激素抵抗通常是由于雄激素受体异常激活所致，通过基因扩增、突变、磷酸化、共调节因子激活或雄激素非依赖性激活[343,350]。

一级亲属中前列腺癌的阳性家族史是确定的危险因素（患病风险为 2～3 倍）[351]。虽然 40%～50% 的病例有遗传因素，但很难描述特定的基因。这可能是由于普通人群中前列腺癌的发病率较高，而高 - 中度外显率的基因变异型罕见，更常见的遗传变异多具有低外显率[352]。除了更常见的乳腺癌和卵巢癌之外，*BRCA2* 突变也与前列腺癌风险增加（以及更具侵袭性的前列腺癌）相关[353-355]。*HOXB13* 突变也易患前列腺癌，组织学和分子相关性研究表明，该组患者有较多的“假增生性形态学”和较低 *ERG* 融合发生率[356-357]。有错配修复基因突变的患者（Lynch 综合征）罹患前列腺癌的风险也会增加[358]。

其他组织学类型

前列腺癌存在着一些不同的形态学类型，其中大多数可能是腺泡腺癌的变异型[359-360]。这些类型如下所述：

1. **伴有神经内分泌分化的前列腺腺癌（prostate adenocarcinoma with neuroendocrine differentiation）**。这是前列腺病理学中一个非常困难的领域，因为缺乏共识且重复性较差。一组学者提出了一种形态学分类，包括：伴有神经内分泌分化的普通前列腺腺癌、伴有 Paneth 细胞神经内分泌分化的腺癌、高分化的神经内分泌肿瘤（类癌）、小细胞癌、大细胞神经内分泌癌和混合性神经内分泌癌 - 腺泡癌[361]。这种分类方案最近已被 2016 WHO 委员会采用。一个主要问题是：许多典型的高级别前列腺腺癌免疫组织化学上表达神经内分泌标志物（从 10% 到 100% 不等），但尚未证实其具有临床意义[362]。因此，不建议对形态学上典型的高级别腺泡腺癌病例进行神经内分泌标志物免疫组织化学检查。

   伴有 Paneth 细胞样神经内分泌分化的前列腺腺癌是一种罕见的亚型，其特征为具有嗜酸性胞质颗粒的细胞呈片状或弥漫分布。这些癌可能以成巢、条索和单细胞样的方式生长，但研究表明它们在临床上是惰

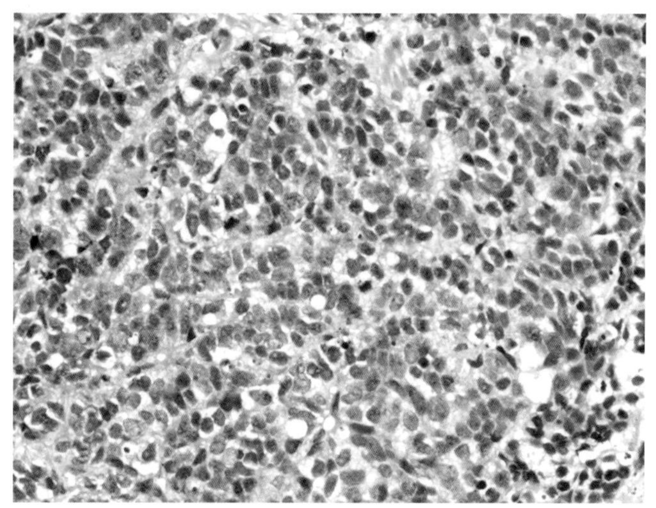

图 26.35 前列腺的小细胞癌，形态学上与肺小细胞癌相同

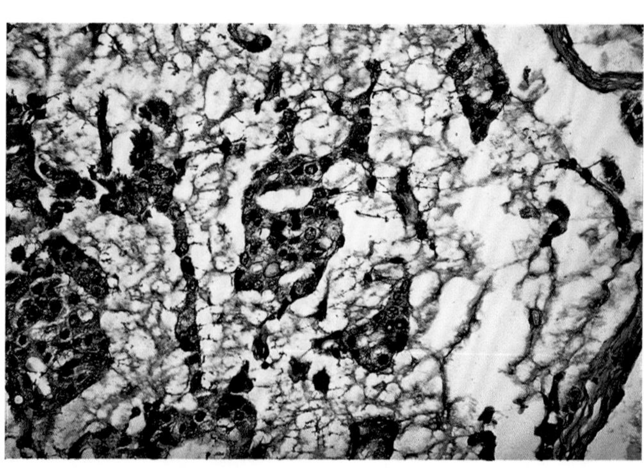

图 26.36 **前列腺黏液腺癌**。可见大多数黏液位于细胞外

性的，不需要进行分级[363-364]。前列腺的原发性高分化神经内分泌肿瘤（“类癌”）非常罕见，在形态学上与其他部位发生的是相同的[365]。这些在多发性神经内分泌肿瘤综合征中可能更为常见[366]。在其他部位，高分化神经内分泌肿瘤的预后往往良好。

小细胞癌在形态学上与肺小细胞癌相似（图 26.35）[367-369]。它可以单独存在或与普通腺癌同时或先后出现[368,370-371]。这些肿瘤中的一部分引起了库欣综合征[372]或抗利尿激素的异常分泌[373]。神经内分泌分化特征可以应用免疫组织化学检查来证实，但并不是在所有病例都可以[374-375]。在一项大型病例研究中，88% 的肿瘤至少有一种神经内分泌标志物呈阳性。PSA 在阳性率不到 20%，TTF-1 约为一半，而据报道 CD44 为 100%[368,376]。这些肿瘤中有大量的凋亡细胞[377]，其行为更具侵袭性[367]。偶尔，同一肿瘤中可出现不同形态学的神经内分泌分化（Paneth 细胞样和小细胞）[378]。它们的主要鉴别诊断是与高级别（Gleason 5）前列腺腺癌[379]。对于纯的小细胞癌，可能难以确定其是前列腺来源或尿路上皮来源；然而，这种区别与治疗无关。

最后一种是大细胞神经内分泌癌。一些报道的病例是在前列腺腺癌长期激素治疗后出现的[380]。由于与其他典型的高级腺泡腺癌有交叉，这一类别在诊断标准和重复性方面问题最大。

2. **黏液（分泌黏蛋白的）腺癌（mucinous (mucin-secreting) adenocarcinoma）**。这种肿瘤伴有大量细胞内和细胞外黏液形成，黏液占肿瘤的 25% 或更多（图 26.36）[381-382]。显微镜下，其表现与乳腺黏液癌类似。微腺管、筛状、“粉刺”、实性和肾上腺样形态均可出现[383]。PSAP 和 PSA 染色通常呈阳性。这种肿瘤与普通前列腺腺癌的不同之处在于：其骨转移罕见，缺乏激素依赖性，以及对放疗的反应较差。它们的侵袭性不比普通的前列腺腺癌的侵袭性更强[384]。其鉴别诊断包括来自大肠和 Cowper 腺的黏液性癌的扩散[385-386]。已有罕见的为尿路上皮来源的前列腺黏液腺癌的病例报道，应与前列腺来源的进行鉴别[387]。偶尔，黏液腺癌会出现神经内分泌（包括 Paneth 样）细胞[388]。
3. **印戒细胞癌（signet ring carcinoma）**。这种高度恶性的肿瘤以实性、腺泡样或单排的方式生长，主要或完全由细胞内黏液堆积导致的印戒样肿瘤细胞组成[389-392]。电子显微镜下，这些细胞具有内衬微绒毛的细胞质内腔隙[393]。在 TUR 标本间质中，在间质细胞和淋巴细胞中可见一种与印戒细胞极为相似的人工假象[394]。其鉴别诊断包括印戒细胞癌和膀胱或前列腺尿道部的浆细胞样尿路上皮癌。
4. **腺鳞癌（adenosquamous carcinoma）**。这些病例中的一些病例一开始就是腺鳞癌，而另一些病例是普通腺癌放疗或激素治疗后发生的（图 26.37）[219,395-398]。
5. **鳞状细胞癌（squamous cell carcinoma）**。前列腺的纯鳞状细胞癌极为罕见。它们可以一开始就是鳞状细胞癌，也可以发生于激素治疗之后[219,399-401]。它们可表现为前列腺移行区中界限清楚的结节[402]。它们与腺鳞癌密切相关，在大多数病例可能是一种类似于鳞状化生改变的极端表现。
6. **腺样基底细胞肿瘤（adenoid basal cell tumor）**[403-404]。这类肿瘤类似于涎腺的腺样囊性癌或基底细胞癌。一些学者认为它们与这些癌类似，而另一些学者则将它们归入基底细胞增生谱系[170,263,405]。这类肿瘤的自然病程比真正的腺样囊性癌更加惰性一些[403,406]。其主要的显微镜下特征是：膨胀性生长方式，多结节，伴有管腔 - 基底膜样物质的筛状结构，周围纤维黏液样基质（类似于间质增生），常常发生鳞状分化，以及合并有基底细胞增生灶（图 26.38）。PSAP 和 PSA 染色呈阴性或局部呈阳性。其鉴别诊断包括具有筛状生长方式的腺泡腺癌、基底细胞样癌（见下文）和真正

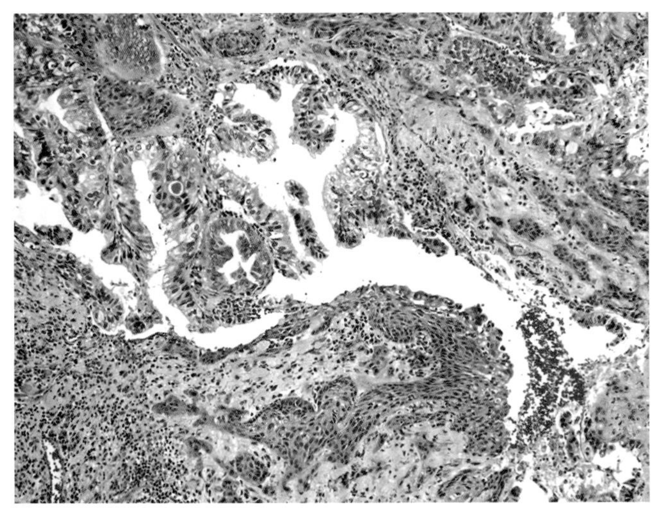

图 26.37　放疗后发生的前列腺腺鳞癌

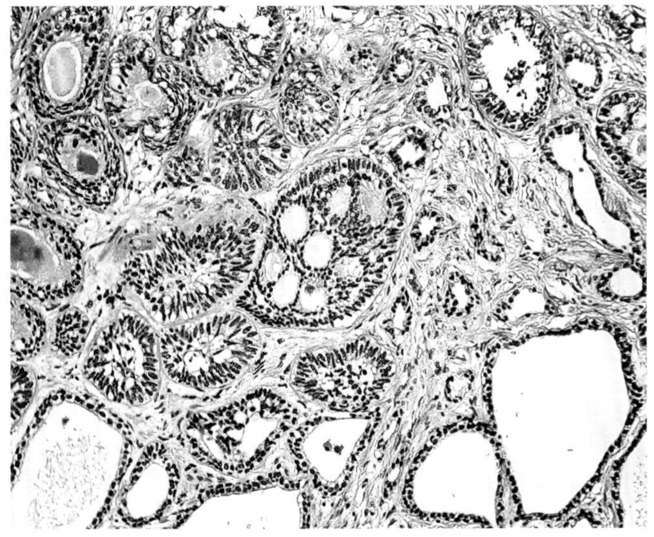

图 26.38　所谓的前列腺的腺样基底细胞肿瘤。可见中央的肿瘤细胞巢有类似于涎腺腺样囊性癌的表现

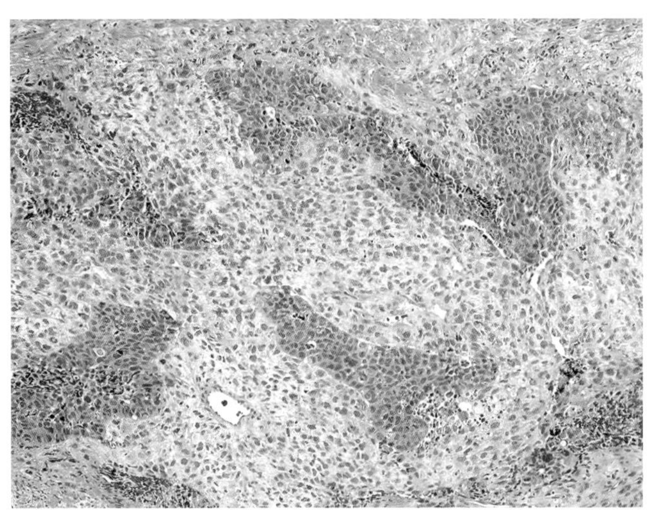

图 26.39　前列腺的肉瘤样癌

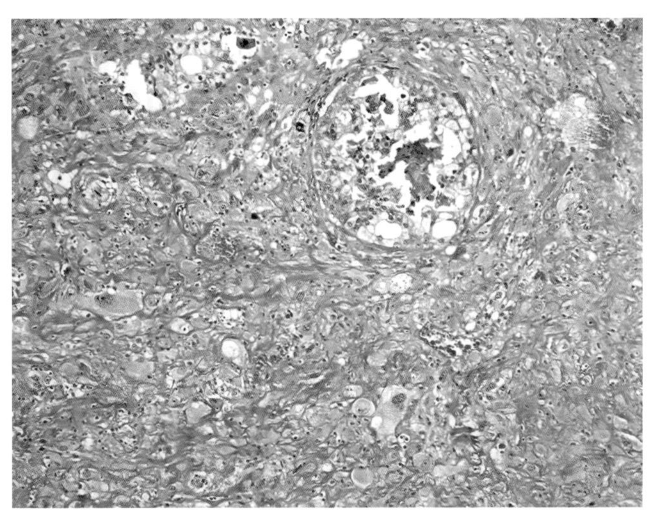

图 26.40　前列腺的多形性巨细胞癌

的腺样囊性癌。至于基底细胞癌这样的术语，我们认为在形态学和生物学行为方面应该避免使用。

7. **基底细胞癌和腺样囊性癌（basal cell carcinoma and adenoid cystic carcinoma）**。虽然极为罕见，但基底细胞癌具有高度侵袭性，其形态学特征与肛管基底细胞（泄殖腔源性）癌和上呼吸消化道基底细胞癌相似[403,407]，应与腺样基底细胞肿瘤明确区分开。但两者经常混淆，很难区分。前列腺腺样囊性癌通常归在“基底细胞癌”项下，但它具有独特的组织学形态，与涎腺腺样囊性癌相同[170,408]。另外，在一些前列腺腺样囊性癌病例中发现了同样的 *MYB* 重排，强烈支持它是一种不同于基底细胞癌的独特肿瘤[408]。
8. **淋巴上皮瘤样癌（lymphoepithelioma-like carcinoma）**。这种肿瘤的表现类似于鼻咽淋巴上皮瘤[409]。
9. **肉瘤样癌（sarcomatoid carcinoma）**。这种肿瘤的特征为具有可识别的癌并伴有肉瘤样成分，后者具有非特异性梭形细胞或巨细胞特征，或出现软骨、骨和（或）骨骼肌的不同分化特征（图 26.39）[410-413]。最近描述的多形性巨细胞腺癌可被视为肉瘤样癌的一个亚型（图 26.40）[414-415]。其上皮成分通常是腺癌型的，但也可能具有鳞状特征[416]。与在其他部位一样，癌肉瘤与肉瘤样癌的鉴别是主观的，可能是没有根据的；大多数现有的证据表明，无论是否存在特定的间充质成分，这种肿瘤都有可能是上皮起源的[410,417-419]。

上皮内增生性病变

前列腺上皮内肿瘤（PIN）是目前采用的累及前列腺导管和腺泡的疾病的首选术语，也称为导管 - 腺泡的异型增生[420-421]。PIN 常常是多中心的，可见于前列腺的所有解剖区域。虽然最初分为不同的“等级”，但当前实际工作中仅诊断和报告高级别的 PIN。低级别病变的可重复性和临床意义都不确定。在低倍镜下，高级别 PIN 的腺体比周围的腺体更具嗜碱性，这是由于核质比高、核拥挤和有更多的双嗜性胞质所致。其特征性表现是出现有突出核仁的大胞核(图26.41)。重要的是，为了避免过度诊断，不应该用高倍镜来观察高级别PIN的核仁。基底膜附近分泌细胞经有最显著的细胞核异型性。PIN的形态学变异型包括簇状、微乳头状、筛状和扁平/萎缩几种结构水平上的类型，以及细胞学水平的倒置型(靴钉样)和泡沫样型[422-425]。其中，筛状类型最难与侵袭性肿瘤或导管内癌鉴别，特别是在活检标本中[426]。在中等大小的腺体中出现多灶的筛状结构应考虑导管内癌(见下文)。

一些研究表明，高级别PIN和前列腺癌之间有统计学相关性，因为在59%~100%的标准化处理的根治性前列腺切除术标本中发现了PIN。还有研究表明，在有PIN和腺癌的前列腺中，两种病变的DNA倍性有很好的一致性[427-429]。这些研究结果表明，PIN可能具有很高的预测价值，可作为癌的标志物，由此建议对前列腺活检中诊断为PIN的患者进行密切随访[430-431]。还有研究显示，低级别PIN在年轻男性患者中是一个相对常见的表现[432]。

Kronz等[433]进行的一项研究对之前活检诊断为高级别PIN的患者进行了前列腺重复活检，结果显示，在32.2%的病例发现了浸润性癌。如果只有1或2条活检组织显示PIN，则癌的发生率为30.2%；如果有3条活检组织显示PIN，则癌的发生率为40%；如果超过3条活检组织显示PIN，则癌的发生率为75%。如果在最初两次随访活检中未诊断出侵袭性癌，则以后不大可能发展成癌。如果PIN伴随着相邻的非典型性小腺体的存在，则重复活检的癌症风险为46%[434]。最近的几项病例研究显示，高级别PIN的预测价值并不像所说的那样高，其风险要低得多[435]。然而，Netto等[436]再次证实了PIN的预后意义，其研究显示，如果最初活检显示有广泛的(出现于4条或更多活检组织上)高级别PIN，则再次活检发现前列腺癌的风险为39%。因此，似乎癌症的风险与PIN所累及的活检组织数量直接相关，而与形态学亚型关系不大[437]。无论程度如何，对于活检中只有高级别PIN的男性患者是否需要再次进行活检仍然存在争议。特别是在主动进行监测的时代，有高级别PIN病灶通常不会改变临床的随访策略。

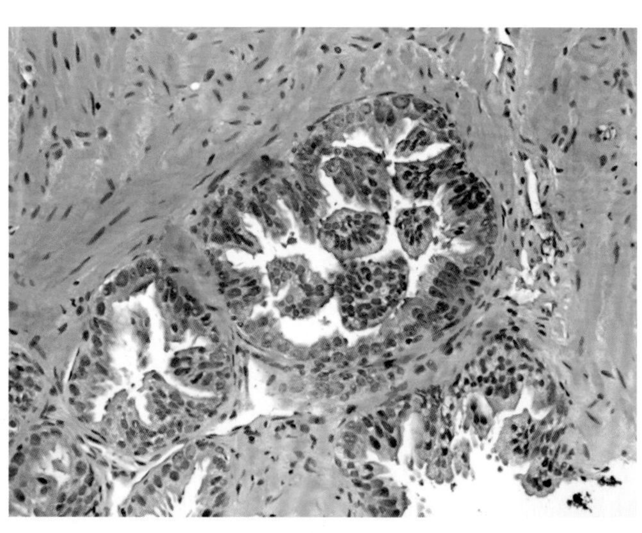

图26.41 高级别前列腺上皮内肿瘤(PIN)

导管内癌

虽然导管内癌最初描述于1973年[438]，但其在过去十年中已得到更好的认可，现在导管内癌在WHO分类中已成为一个独立的病种[439]。许多研究表明，活检时出现导管内癌常常与根治性前列腺切除术中的高级别和高分期肿瘤相关[440-442]，并预示着疾病特异生存率较差[443]。导管内癌通常被认为是侵袭性癌在导管内的晚期播散，但偶尔有病例仅表现为导管内癌，即使是在根治性前列腺切除术标本中[441]。

由于导管内癌必须与PIN区分开，有精确的组织学标准至关重要。Guo和Epstein将导管内癌定义为恶性上皮(前列腺分泌性上皮)细胞充满前列腺大腺泡或导管，基底细胞至少部分保留，形成：①实性或致密筛状结构；或②松散的筛状结构或微乳头结构，伴有明显的核异型(核大小是正常的6倍或更大)或非局灶性粉刺样坏死。这些恶性细胞常累及并扩展至分支导管并延伸到邻近的腺泡中(图26.42 A和B)。对导管内癌不进行Gleason评分，但应单独报告。因为对导管内癌的熟悉程度不同，对其预后意义进行讨论并提供参考文献常常

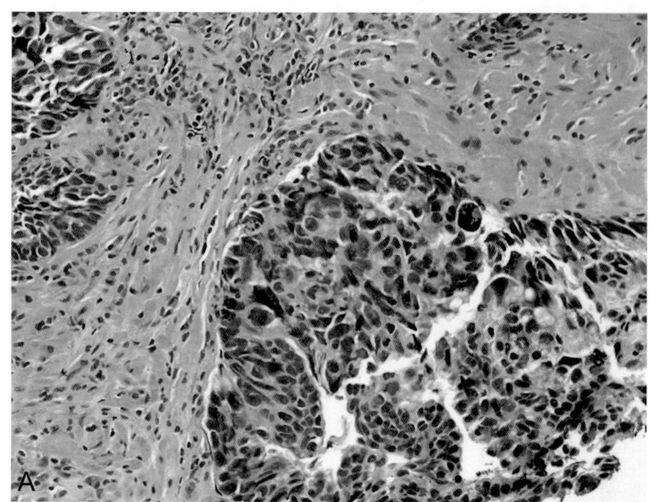

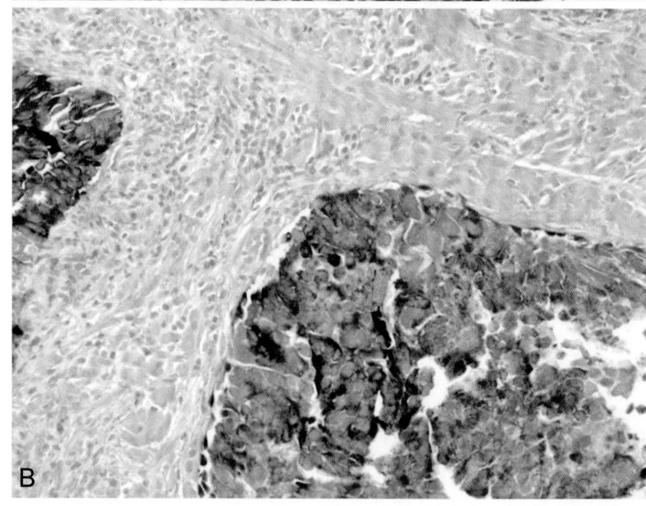

图26.42 **A**，以致密的恶性细胞填满管腔为特征的导管内癌。**B**，根据定义，导管内癌存在完整的基底细胞层(高分子量角蛋白、p63和消旋酶染色)

是有帮助的。

导管内癌可能与导管腺癌、具有筛状结构的侵袭性腺泡腺癌和尿路上皮癌累及前列腺有组织学重叠。前列腺导管腺癌通常在导管内播散（基底细胞保留），因此其与导管内癌的鉴别很困难。导管内癌的典型细胞为核相对呈圆形的立方细胞，与之相比，导管癌通常具有真正的乳头状结构和假复层柱状排列的肿瘤细胞。具有筛状结构的侵袭性腺泡腺癌通常表现为：分布更不规则，有其他浸润方式，筛状结构的大小和形状更多样，以及免疫组织化学检测显示其基底细胞缺失。尿路上皮癌累及前列腺可通过前列腺标志物表达缺失和高分子量角蛋白、p63 和（或）GATA3 呈阳性来鉴别。

高级别 PIN 与导管内癌的鉴别对临床管理至关重要。如果复杂的筛状或实性结构充满整个腺腔并延伸到邻近的腺体 / 导管则强烈支持导管内癌。如果增殖不够密集和（或）没有充满整个腺腔，则必须遵守核异型的标准（即是正常的 6 倍）。有些病例难以明确分类，但考虑到导管内癌的诊断意义，必须遵循严格的标准。在临界情况下，应用加备注说明“非典型性导管内增生”等描述性诊断是合理的，以确保重新进行活检。通过免疫组织化学检测 PTEN 蛋白缺失有助于诊断导管内癌，但并未广泛应用 [444-445]。

组织学检查

前列腺组织的常规组织学评估通常是基于最初的经直肠活检或 TUR 标本以及根治性前列腺切除术标本。一般认为，针吸活检标本的充分取样需要每一条都要进行三个层面的切片和染色（逐层切片），如果发现有非典型性特征，则还需要进行额外切片 [446-449]。许多单位会保留未染色的连续切片，以备用于可能的免疫组织化学检查以避免深层切片丢失小的非典型性病灶。关于针吸活检标本中腺癌的病理报告应包含的信息已有具体的建议 [450-451]。

TUR 标本中出现肿瘤可能意味着腺体周边部的普通前列腺癌的广泛播散，也可能是移行区罕见类型的癌的一个表现。在 TUR 标本中癌的检出率与样本的量直接相关 [452]。据估计，如果送检 5 块或 12 g 随机取材的标本，约 90% 的癌可以检出 [453-454]。如果送检 8 块，则检出率上升到 98%[455-456]。对于发现偶发癌的病例，是否需要补取剩余组织则取决于病变是 T1a（推荐补取）还是 T1b（不需要补取）[457]。

根治性前列腺切除术标本既可以整体包埋制作大切片，也可以用标准切片准确绘图定位来进行检查 [458-461]。前者制成的大切片更容易评估且更美观，但需要相当多的时间和金钱投入。如果操作正确，使用标准切片进行定位绘图也可提供大致相同的信息。对于小的不可触及的肿瘤，建议在整个前列腺后部进行取样，并从每叶的中前部取额外切片；如果后者有阳性发现，则整个同侧区域都应该进行取样 [461]。国际泌尿系统病理学协会（ISUP）为根治性前列腺切除术标本的评估和送检提供了详细的建议 [462]。

转移

前列腺癌转移扩散的最常见部位是骨和淋巴结。骨转移通常是多发的，但也可以是孤立性的 [463-464]。骨转移是特征性的成骨性转移，影像学检查类似 Paget 病，甚至骨肉瘤 [465]，但也可以是混合性或完全溶骨性的。有时，骨转移表现先于泌尿系统症状几年出现。腰椎、骶骨和骨盆是最常见的转移部位，据推测，前列腺癌是通过 Batson 的椎静脉系统播散的 [466]。然而，任何其他骨都可以通过循环系统转移受累 [467]。显微镜下，骨转移可见丰富的新骨围绕在恶性腺体周围。当有广泛骨转移时，可伴有低钙血症、低磷血症和血清碱性磷酸酶水平升高 [468]。PSAP、PSA 和 NKX3.1 的免疫组织化学反应通常为阳性，甚至是在脱钙以后。

淋巴结受累的最常见途径是通过盆腔淋巴链，由此肿瘤播散到腹膜后淋巴结。然而，在某些在没有盆腔淋巴结转移情况下也可发生腹膜后淋巴结转移；这些患者不太可能有膀胱和直肠的转移，而更有可能有肺和肝的转移 [469]。极少数情况下，转移灶也见于前列腺周围 / 精囊周围淋巴结或直肠周围的淋巴结 [470-471]。外科分期（包括双侧盆腔淋巴结切除术）的结果已为有关区域淋巴结受累的发生率和前列腺癌的扩散方式提供了重要信息 [472-475]。由于血清 PSA 升高而发现的 T1c 期肿瘤（不可触及的、无症状的肿瘤）的淋巴结转移发生率非常低（＜5%）。尸检中发现的隐匿性前列腺癌几乎都不伴有淋巴结转移 [476]。

转移也可发生在膈上淋巴结组 [477]。有时，左锁骨上 [478-479] 或纵隔淋巴结 [480] 受累是首发表现。这些肿瘤大多数分化差，显微镜检查时不能提示前列腺起源 [481]；免疫组织化学染色对于确定转移性腺癌是否为前列腺来源非常有价值 [482-483]。在老年男性患者，当见到原发部位不明的低分化癌且伴有形态相对单一的圆形核时，应考虑转移性前列腺癌的可能性。

肺转移并不像从前认为的那样罕见；其中大多数有淋巴管播散的表现。大量胸腔积液可能是最初的症状。偶尔，其病变类似于原发性肺癌 [484]。生长类型可能为微腺泡型、管状乳头型或类癌样型。转移性导管腺癌可能类似于转移性结肠腺癌 [485]。

偶尔，转移性前列腺癌意外出现在睾丸切除术标本中 [486]。前列腺癌也可能转移到乳腺，有时为双侧转移，特别是在服用雌激素的患者中。这种现象在临床上常与男性乳腺发育混淆，在显微镜下常与原发性乳腺癌混淆。这方面值得注意的是，已经报道了几例原发性乳腺癌发生于应用雌激素治疗的前列腺癌患者。

其他转移部位包括肝、肾上腺、中枢神经系统（包括硬脑膜）、眼、皮肤和不常见的位置，例如，脐部（“Sister Mary Joseph 结节”）、阴茎和唾液腺 [486-498]。一般来说，显微镜下转移灶的分化程度和 PSA 表达程度与原发性肿瘤非常接近[499-500]。然而，在近一半的病例中，转移灶的 Gleason 评分高于原发性肿瘤的 Gleason 评分[501]。

分期和分级

前列腺癌最初在前列腺自身各结构中扩散，包括导管和腺泡、纤维肌肉间质、神经周围间隙以及血管[502-503]。前列腺外侵犯常见。进展期肿瘤可能累及精囊[504-505]、前列腺尖部（远端）、前列腺尿道部（非常罕见）和膀胱[506]。

前列腺切除标本中前列腺腺癌的分期取决于前列腺外扩散的组织学评估。前列腺腺癌可在前列腺与脂肪组织的交界处侵犯至软组织（图 26.43）或少见一些的是侵犯至前列腺轮廓之外。在膀胱颈处显微镜下的平滑肌侵犯也被定义为前列腺外扩散（pT3a）；这要与直接侵犯膀胱（pT4）鉴别，pT4 期通常是肉眼可见有膀胱侵犯的肿瘤且是通过组织学证实的，通常要进行单独的活组织检查。无论是穿刺活检标本还是根治性前列腺切除标本，都应当注意，正常前列腺内可以有横纹肌肌束，特别是在尖部和前部；因此，出现与骨骼肌纤维相邻的前列腺腺体并不一定是癌，出现与骨骼肌纤维相邻的前列腺癌也不证明肿瘤已扩散到前列腺外；只有当肿瘤侵犯精囊的肌壁时，才可诊断为精囊侵犯（pT3b）[507]。

直肠侵犯很少见，推测是由于有 Denonvilliers 筋膜的阻隔，Denonvilliers 筋膜是一层覆盖前列腺后方的坚韧的纤维肌肉组织[508]。直肠侵犯可以表现为前方的直肠肿块（黏膜完整或有溃疡），也可以由于四周的浸润引起直肠环形狭窄，或表现为浆膜下种植[509]。直肠侵犯可以通过结直肠活检进行诊断，但前提是病理医师考虑到这种转移的可能性（Ackerman 博士的“Istanbul 综合征患者”是一个很好的例子）[510-511]。

与多年来提出的其他分级系统相比，Gleason 与退伍军人署合作泌尿研究组（the Veterans' Administration Cooperative Urological Research Group）[512-513] 联合提出的组织学分级系统（后面将讨论起修订版）目前是最优的[514-518]。它是基于腺体结构的分化程度以及低倍镜下观察到的肿瘤及其相关间质的生长方式建立的（图 26.4 至 26.47；表 26.1）。它将主要的肿瘤结构（称为“主要”方式）分为 1～5 级，“次级”方式（如果存在）同样分为 1～5 级，两者相加得到 Gleason 评分或总分。如果肿瘤全部是相同的生长方式（即它只有“主要”方式），则其分值乘以 2 即得到最终得分[519]。有些肿瘤有第三种（或少数）结构，仅当它是更高级别时才报告[520-521]。在活检中，Gleason 评分应包含高级别的少数生长方式。现如今，Gleason 1 分和 2 分没有临床意义，因此，分级系统是从 Gleason 评分为 3 + 3 = 6 分开始有效的[451]。

在过去 50 年中，Gleason 评分的分级标准不断发展。根据 2014 年的标准，Gleason 3 分的结构仅包括有腺腔的分化良好的腺体[451]。重要的是，3 分的结构中不再允许有筛状腺体。Gleason 4 分的结构包括筛状腺体、肾小球样结构、“融合腺体”和形成不良的腺体。Gleason 5 分癌

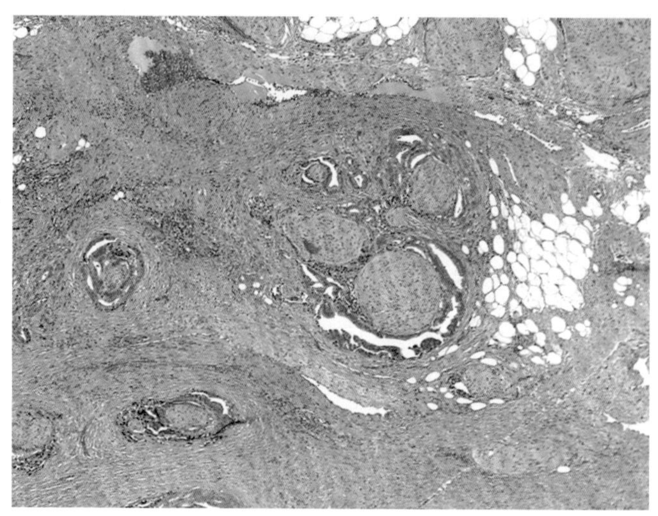

图 26.43　前列腺腺癌侵犯至脂肪组织，证实为前列腺外扩散

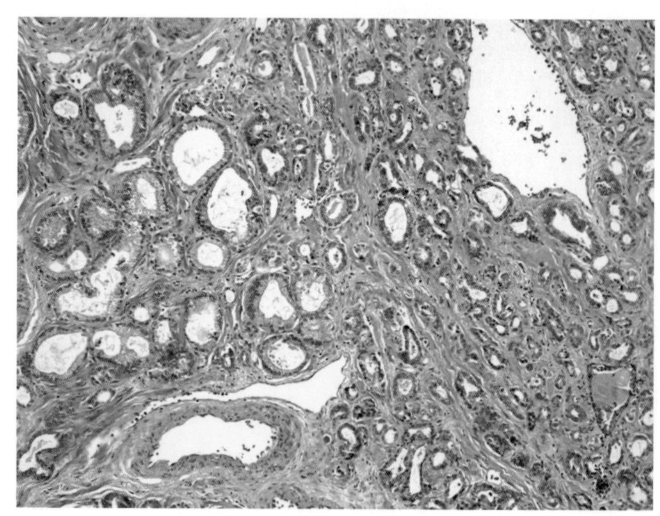

图 26.44　前列腺腺癌，Gleason 评分为 3+3=6/10 分（分级分组为 1 组），特征为明确的分化良好的腺体

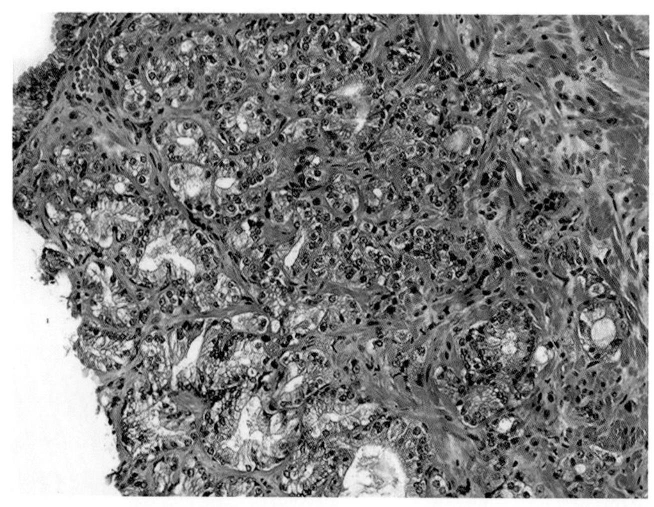

图 26.45　前列腺腺癌，Gleason 评分为 3+4=7/10 分（分级分组为 2 组）。4 分的结构是由“形成不良的腺体”组成

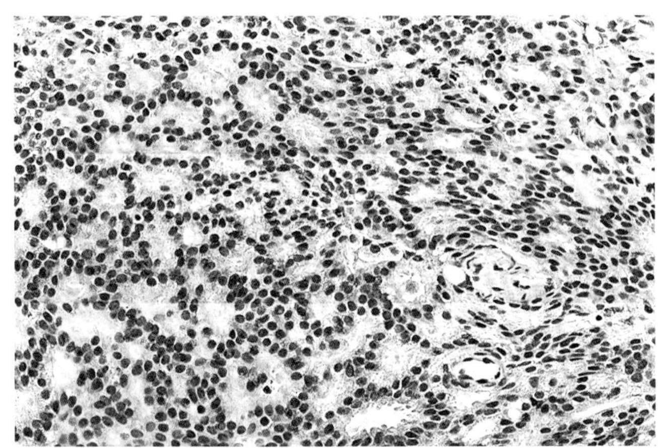

图 26.46 Gleason 4 分的癌的特征为筛状腺体

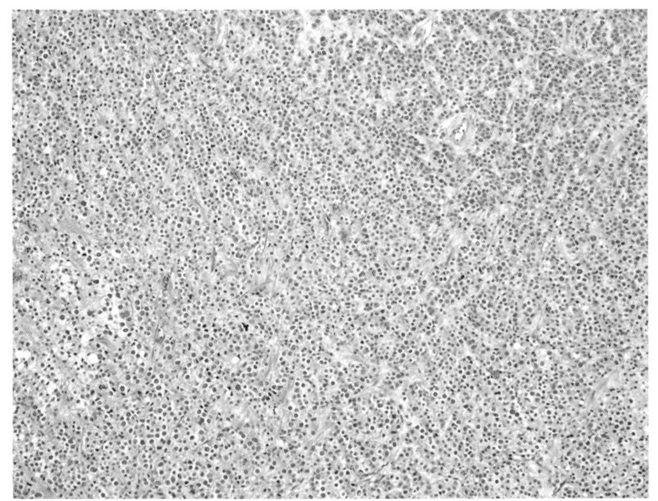

图 26.47 Gleason 5 分的癌的特征为实性片状生长

的结构缺乏腺体形成，由片状、伴粉刺状坏死的筛状腺体和类似乳腺小叶癌的单个浸润细胞组成。伴有少量变异型成分时还按相同的标准评分，诸如假性增生、萎缩或“PIN 样”癌，但 Gleason 评分通常为 3 + 3 = 6 分。对黏液性纤维组织增生的评分存在争议，ISUP 建议评分时“除去”黏液性纤维组织增生的成分，根据其主要的腺体结构进行评分。

随着对主动监测的广泛接受，区分 Gleason 评分 3 + 3 = 6 分与 3 + 4 = 7 分的癌变得更加重要。以前将 Gleason 评分为 3 + 4 = 7 分以上的癌定为侵袭性癌，现在这一想法受到质疑，因为在一些单位，有更多的 Gleason 评分为 3 + 4 = 7 分的癌的患者在接受主动监测。确定局灶性“形成不良的腺体”的标准各不相同且重复性低[522]；因此，ISUP 建议采用保守的评分方法，将评分困难的交界性病例分级“降低”以避免可能进行过度治疗[451]。

最近，分级分组系统已被采用因为这是一个能更好地报告 Gleason 评分级别的方法（见表 26.1）[451,523-525]。分级分组分类系统分为 1～5 组，低风险肿瘤（Gleason 评分为 3 + 3 = 6 分）被更恰当地分入 1 组。此外，这个系统可以防止 Gleason 评分的重叠，例如，这个系统将 3 + 4＝7 分和 4 + 3 = 7 分分别更明确地分入 2 组和 3 组。这个系统还为可能的修订提供了框架，例如，结合了筛状形态的出现[526]。

表26.1 Gleason评分2014年修订版与分级分组系统的比较

分级分组	Gleason评分	组织学特征
1	≤3+3=6	良好形成的腺体，仅有个别腺体是离散的
2	3+4=7	主要为形成良好的腺体，腺体形成不良、腺体融合、肾小球样结构或筛状腺体成分较少
3	4+3=7	主要为腺体形成不良、腺体融合、肾小球样结构或筛状腺体，形成良好的腺体成分较少（如果>5%）[a]
4	4+4=8 3+5=8 5+3=8	仅为腺体形成不良、腺体融合、肾小球样结构或筛状腺体[a] 主要为形成良好的腺体，实性片状、伴有粉刺坏死的筛状腺体或单个细胞的成分较少 主要为实性片状、伴有粉刺坏死的筛状腺体或单个细胞，结构良好的腺体较少（如果>5%）[a]
5	≥4+5=9	仅为实性片状、伴有粉刺坏死的筛状腺体或单个细胞

[a]<5%的低级别成分不纳入评分

现已发现，前列腺腺癌的组织学分级与下列因素有较好的相关性：PSAP 和 PSA 水平[527-528]、临床和病理分期[529-531]、淋巴结和骨转移发生率[532-533]、生存率和对治疗的反应[534-536]。

治疗

局限性前列腺癌的治疗选择是根治性前列腺切除术、外部放疗、近距离放疗、正在进展的局部疗法［例如冷冻治疗或高强度聚焦超声（high-intensity focused ultrasound, HIFU）］以及主动监测（或警戒观察）[537]。

雌激素、促黄体素释放素（luteinizing hormone-releasing hormone, LH-RH）同形物和抗雄激素的激素治疗方法大多已取代了睾丸切除术，作为一种治疗局部进展和转移性肿瘤的姑息方法，特别是对于缓解伴随的骨骼病变的剧烈疼痛[538-541]。由于细胞凋亡，肿瘤可以发生明显的退变，显微镜下表现为细胞质空泡变性、细胞膜破裂、核固缩、裸核以及消旋酶表达减少[542-544]。联合内分泌治疗（LH-RH 激动剂和氟他胺）可导致肿瘤细胞明显空泡化，可能表现为伴有血管外皮细胞瘤样形态的孤立成分[545-551]。已描述的另一种改变，是新辅助雄激素去势治疗后的改变，是由黏液外渗引起的前列腺间质中特有的假黏液瘤样改变[552]。这些改变可能导致肿瘤细胞的识别更加困难。在这种情况下，免疫组织化学检查（特别是 PSMA 染色）可用于辅助诊断[553]。

对于激素难治性转移性前列腺癌，以前系统性化疗的获益最小。然而，现在已有更新的选择，包括化疗药物（例如多西他赛和卡巴他赛）和下一代激素疗法（例如阿比特龙和恩杂鲁胺）[554-557]。

预后

以下列出的参数可以预测前列腺癌患者的预后。前列腺癌的自然病史较长，因此，无 PSA 生存和 PSA 复发已在一些研究中被用作实际存活和复发的替代指标。

1. 临床分期。这是一项非常重要的预后指标，并且随着新技术的应用，它变得更加重要。
2. 病理学分期。这是一项基本指标，代表肿瘤范围，是目前能得到的最准确的预后指标[558-559]。决定分期的因素都与预后独立相关，例如，前列腺包膜、精囊腺和淋巴结转移[560]。肿瘤侵犯前列腺包膜的程度与肿瘤的分级、大小和复发率之间密切相关[561]。前列腺外扩散的径向距离（通过目镜测微尺测量）也与 PSA 复发相关[562]。淋巴结转移时，多灶转移的预后比单一病灶转移的预后更差，肉眼转移的预后比显微镜下转移的预后更差，病灶总体积很大以及伴有前列腺外扩散时预后更差[563-566]。
3. 组织学分级。无论使用何种分级系统，临床分期或病理学分期和组织学分级之间是直接相关的[567]。有可靠的证据表明，使用 Gleason 评分系统（或相关的分级分组系统）的组织学评分优于其他评分系统，可以作为一个独立的预后因素[516,451,523-525]。在一个对 185 例经根治性前列腺切除术治疗的前列腺癌病例进行的多变量分析中，Gleason 评分显示是迄今肿瘤进展的最佳预测指标。在另一项有 1 143 例因局部前列腺癌已行根治性前列腺切除术患者的研究中，Gleason 分级显示是疾病唯一有意义的预后指标[568]。一些学者认为，如果将存在的第三种生长方式考虑进去，则 Gleason 评分方法的预测能力还可以进一步提高[569]。
4. 手术切缘。一个对 500 多例耻骨后前列腺切除术标本进行的多变量分析显示，切缘阳性与肿瘤进展密切相关[570]。其他几项研究也已证实了切缘状态作为预测肿瘤进展风险增加的价值[571-573]。前列腺外扩散所致的切缘阳性应与包膜内切除所致的切缘阳性鉴别开，但这并不容易，所谓包膜内切除是指外科医师横断了病变组织而保留了前列腺边缘，而病变组织可能是良性或恶性的[574]。
5. 肿瘤体积。用形态测量技术在前列腺切除术标本的大切片中测量的肿瘤体积与 Gleason 评分、包膜侵犯、包膜切缘、精囊侵犯和淋巴结转移相关[575]。然而，对于肿瘤体积的测量是否能够提供已列参数（特别是 Gleason 评分）之外的额外预后信息仍有异议。因此，在常规实践中使用整个标本的 3 mm 间隔的大切片以及计算机辅助图像分析来测量肿瘤体积的方法的合理性难以证明[576]。已经提出了一些合理的折中方案，以便不堪重负的普通外科病理医师更容易接受[576-579]。常用方法包括：肉眼估算腺体受累百分比和（或）提供最大（或最大和第二大）的肿瘤线性长度。应该提及的是，关于肿瘤的体积或表面积，即使是用粗针活检组织标本对肿瘤体积进行最粗略评估也具有预后意义，例如肿瘤的百分比或阳性针数[580]。因此，对于病理医师来说，对前列腺穿刺活检标本中的肿瘤数量进行量化评估非常重要[581-582]。许多单位会提供每个活检芯内肿瘤以毫米为单位的长度。
6. 种族。非洲裔男性的前列腺癌死亡率几乎是白人男性的 2 倍。其原因至少部分是由于发现癌时患者已处于疾病的进展期。当疾病分级和分期相同时，两个种族的生存率是相似的[583]。
7. PSA 血清水平。血清 PSA 水平与前列腺癌的预后有关，可以作为肿瘤体积、肿瘤扩展和对治疗的反应的一个间接指标[584]。
8. 淋巴血管侵犯。已经发现，根治性前列腺切除术整个标本中检测到的血管侵犯与 Gleason 评分、前列腺外扩散、精囊受累和肿瘤进展的可能性相关[585]。此外，肿瘤周围淋巴管侵犯与区域淋巴结转移相关[586]。
9. 神经内分泌特征。在所有类型的前列腺癌中，神经内分泌特征均与分化差和预后不良相关[587-588]。此外，已经明确，神经内分泌分化程度与肿瘤进展相关[589]。如之前讨论过的，“神经内分泌”的诊断标准并不精确。
10. 明显的反应性间质。伴有显著（3 级）反应性间质（“间质源性”）的肿瘤更有可能复发，无论是在根治性前列腺切除术标本中评估的，还是在穿刺活检标本中评估的[590-591]。
11. 雄激素受体水平。免疫组织化学测定的高水平雄激素受体与侵袭性临床病理特征和无 PSA 生存率降低有关[592]。在转移性前列腺癌中已检测到雄激素受体基因的突变，并且推测这是这类肿瘤不依赖雄激素的原因[593]。
12. DNA 倍体。通过图像或流式细胞术确定的肿瘤非整倍体与较高的 Gleason 评分和局部和远处扩散相关[594-598]。DNA 倍体还可预测从活检到前列腺切除术标本的分级不符的可能性增加[599]。但是，有关这项技术是否能提供独立的预后信息意见仍不一致[600-603]。Karolinska 学院的学者用这种技术获得了最令人印象深刻的结果[604]，他们认为，与这项技术应用有关的争议主要与方法学尚不完善有关[605]。
13. 增殖指数。有报道称，前列腺癌的 Ki-67 标记指数可以预测肿瘤特异性死亡率，包括局部病变和有淋巴结转移性病变[606-607]。Gleason 评分和增殖指数的联合应用是一种特别有效的预后判断工具，但在实际工作中并没有常规使用[608]。
14. 染色体异常。有报道称，有克隆核型异常的患者的生存期比有正常核型的患者的生存期短[609]。

15. P53 表达。已在一组进展期前列腺癌中发现了 *TP53* 肿瘤抑制基因发生突变[610-613]。这一发现是否有独立于分期和分级的预后判断价值还有待观察。
16. *PTEN* 缺失。*PTEN* 失活在进展期疾病中更常见，并且已被认为是侵袭性前列腺癌的标志物[339,340,342-343]。

正如在肿瘤病理学的其他领域一样，应用这些众多标志物的问题在于：尽管在单变量分析中其中大多数确实有预后意义，但当应用其他因素（特别是分期和分级）进行校正时，即当在进行多变量分析时，它们的效能会大大减弱或完全消失[614-617]。已经多次尝试将其中一些因素组合成多重的、更有效的预后指数[580]。临床管理中最有用的临床相关因素是：术前血清 PSA 水平、TNM 分期、Gleason 评分（或分级分组）的组织学分级和手术切缘状态[618]。

其他肿瘤（婴儿和儿童）

胚胎性横纹肌肉瘤（embryonal rhabdomyosarcoma）是婴儿期和儿童期最常见的前列腺恶性肿瘤（图 26.48）。其表现为前列腺肿大、质硬而光滑；通常有前列腺外扩散。其淋巴结转移比头颈部横纹肌肉瘤的淋巴结转移少[619]。显微镜下，其肿瘤细胞非常丰富，尤其是在血管周围。这些富于细胞的区域与伴有黏液样和水肿改变的区域以及坏死灶交替出现。大多数肿瘤细胞很小，形状各异，从圆形、椭圆形到纺锤形。偶尔，可见伴有丰富的明显嗜酸性的胞质的奇异形细胞。其显微镜下表现具有特征性，即使在缺乏横纹的病例，也仍应通过免疫细胞化学标志物寻找支持证据（见第 41 章）。在儿童或年轻人中，当有梭形细胞增殖时，必须考虑横纹肌肉瘤的诊断。目前对这种肿瘤的治疗包括多药化疗结合有限的手术和放疗，这些治疗已证实是非常有效的；盆腔脏器切除术可用于少数治疗无效的病例[620-621]。

其他肿瘤（成人）

成人**前列腺良性肿瘤（benign neoplasm of the prostate）**极其罕见。

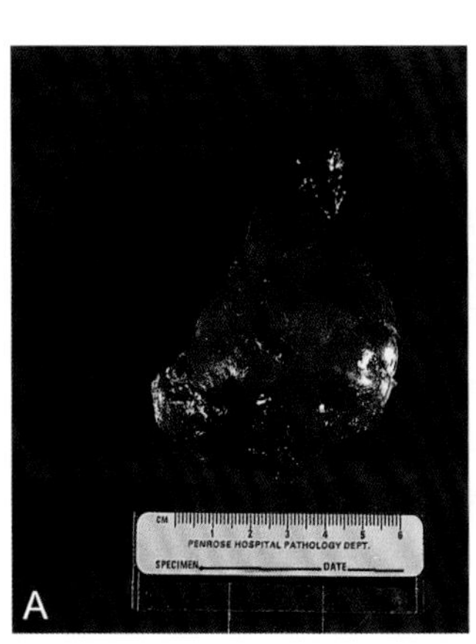

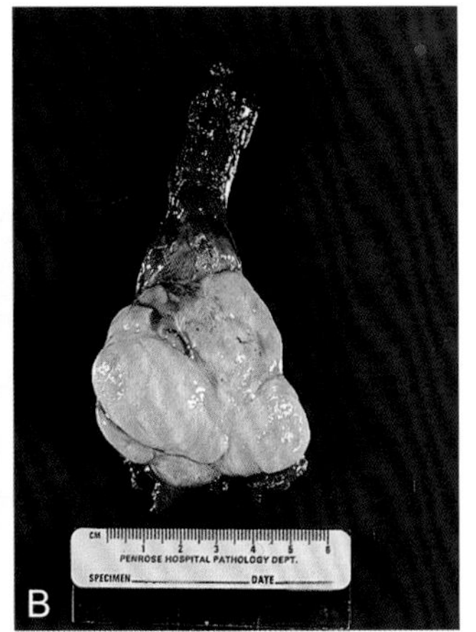

图 26.48　一名儿童的前列腺胚胎性横纹肌肉瘤的表面观（**A**）和切面观（**B**）

前列腺黑变病（melanosis of the prostate）是指前列腺基质中出现含有黑色素的细长细胞。显微镜下，其类似于蓝痣[622-623]。梭形色素细胞 S-100 蛋白免疫反应呈阳性[624]，超微结构证实有黑色素小体[625]。这种情况应与前列腺上皮的脂褐素色素沉着鉴别，后者经常见于精囊[626-627]。

前列腺囊腺瘤（cystadenoma of the prostate）的表现为一个大的多房性肿块，在细胞稀少的纤维间质中，由衬覆前列腺型上皮的腺体和囊肿组成[628-629]。前列腺囊腺瘤可扩散到腹膜后并通过一个细小的蒂部与前列腺相连[630]。

前列腺平滑肌瘤（leiomyoma of the prostate）已有描述，有时会出现非典型性奇异的巨细胞[631]。但应记住，大多数诊断为平滑肌瘤的病例实际上是结节性增生中纯粹的间质过度生长病灶[632]或属于下面即将介绍的病变。

前列腺术后梭形细胞结节（postoperative spindle cell nodule of the prostate）类似于肉瘤，可在 TUR 手术后由于基质反应旺盛而发生，术后间隔时间为几周到几个月不等[633-634]。前列腺术后梭形细胞结节表现为前列腺床中易碎的淡红色结节，可能是术后出血的来源。其表面部分看起来像肉芽组织，但深部区域类似于肉瘤（特别是平滑肌肉瘤），因为细胞极为丰富，核分裂象易见。病变中可以看到交错排列的梭形细胞与外渗的红细胞，但核染色质细腻。增生的可能是肌成纤维细胞，免疫组织化学上显示意想不到的角蛋白强阳性。其对肌动蛋白的表达也不一致，对 EMA 呈阴性。前列腺术后梭形细胞结节病变与外科手术时间的关系及其迄今为止的良性过程支持其为反应性的病变[634]。

前列腺炎症性肌成纤维细胞瘤（inflammatory myofibroblastic tumor of the prostate）与更为常见的膀胱同名病变相似（见第 25 章），有时可见于前列腺。显微镜下，它们表现为在血管形成和黏液样背景中有黏液样（肌成纤维细胞样）梭形细胞增生[625]。正如大多数学者目前所认为的那样，同在膀胱和其他部位发生的一样，关于它们是否真的是反应性假性肿瘤（如其原名炎性假瘤所暗示的那样）以及是否能被视为低级别间叶肿瘤存在严重问题。如果是后者，则不属于“肿瘤样病变”，但由于其与术后梭形细胞结节的相似性和可能的组织学共性，选择在此进行讨论。

特殊前列腺间质的增殖性病变（proliferative lesion of the specialized prostatic stroma）包括许多形态学表现和临床行为各异的病变[635]。它们被分为两大类：恶性潜能未定的前列腺间质肿瘤（stromal tumor of uncertain malignant potential, STUMP）和前列腺间质肉瘤（图 26.49 和 26.50）[636-637]。在 STUMP 分类中又有四种组织学类型，从分散的非典型性间质细胞到具有与乳腺叶状肿瘤生长方式极为相似的病变[638-639]。前列腺间质肉瘤显示有更丰富的细胞、核分裂象、坏死和间质过度生长。免疫组织化学检查，这些病变 CD34、肌动蛋白（少于一半的病例）和孕激素受体（但仅有很少雌激素受体）呈阳性。STUMP 病变具有局部复发倾向，而前列腺间质肉瘤还有

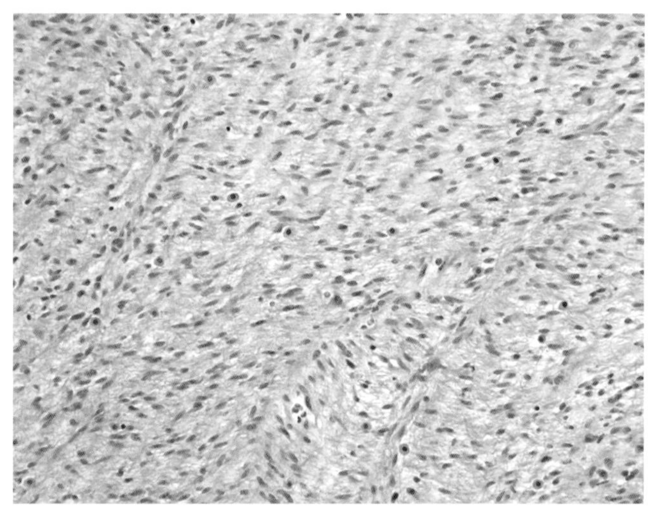

图 26.49 恶性潜能未定的前列腺间质肿瘤，伴有较温和的细胞表现

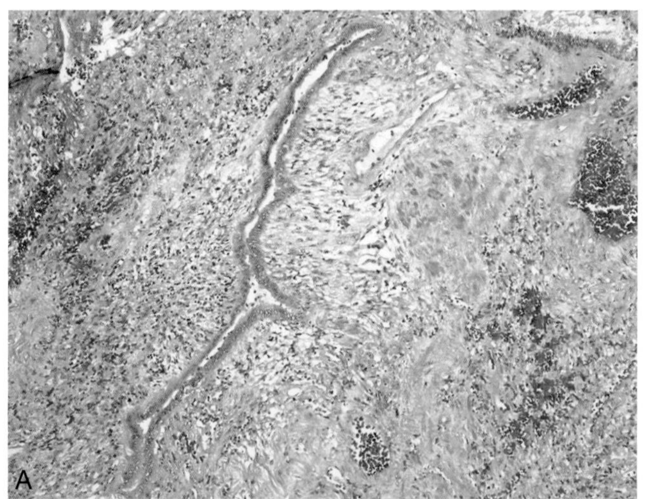

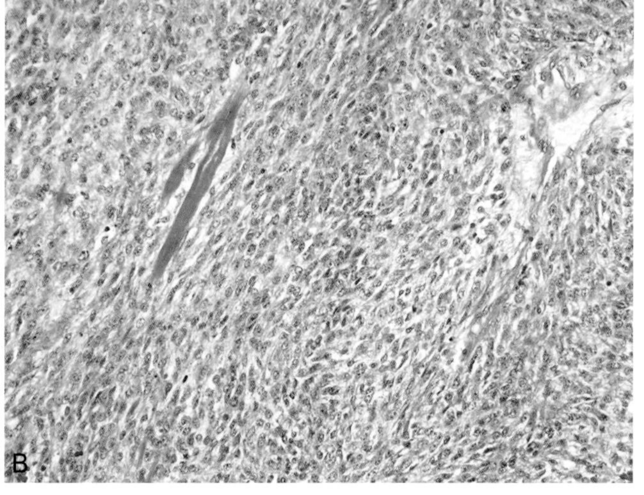

图 26.50 前列腺间质肉瘤伴有叶状结构（**A**）和明显的细胞异型性（**B**）

远处转移的可能[636]。已有 STUMP 在切除时已进展为前列腺间质肉瘤的报道。STUMP 可有显著的血管，但这不是其典型特征；有些血管周有玻璃样变性，这常见于良性间质增生。

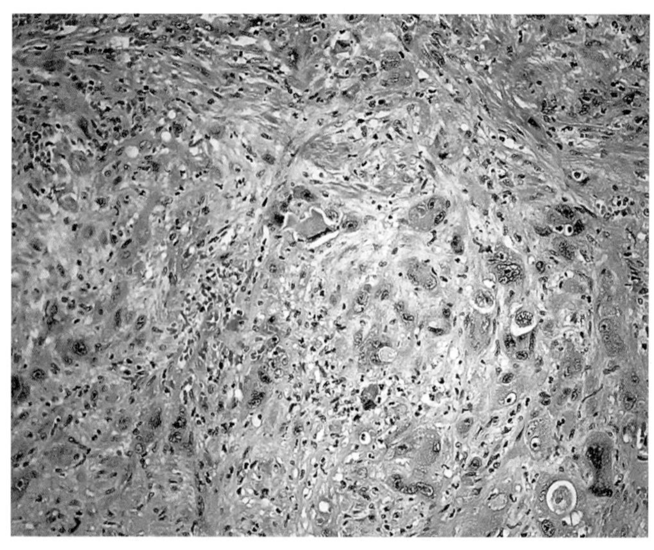

图 26.51 累及前列腺的伴有上皮样特征的血管肉瘤。注意细胞质空泡化。免疫组织化学已证实该诊断

前列腺孤立性纤维性肿瘤（solitary fibrous tumor of the prostate），其中既存在良性形式，也存在恶性形式，与上述的病变（孕激素阳性而雌激素受体阴性）有许多共同特征，以至于产生了这样的疑问：将这两种病变进行区分是否合理。然而，可以通过识别孤立性纤维瘤中 NAB2-STAT6 融合来进行鉴别[640]。一种新的 STAT6 抗体为检测融合提供了一个替代指标，对确诊孤立性纤维瘤非常有用[641-642]。

成人的**其他前列腺肉瘤（other sarcoma of the prostate）**包括平滑肌肉瘤（主要应与术后梭形细胞结节鉴别，这是一个非常重要的鉴别），滑膜肉瘤（细胞遗传学和分子研究已证实其可在前列腺发生[643-645]），多形性横纹肌肉瘤，血管肉瘤（图 26.51），“纤维肉瘤”，以及未分化多形性肉瘤[646-649]。“纤维肉瘤”和未分化多形性肉瘤仍然是排除性诊断，它们缺乏特异的形态学表现或其他标志物。正如在许多其他器官中一样，重要的是要记住，在诊断某一种类型的原发性肉瘤之前，应该考虑到肉瘤样癌 / 癌肉瘤的可能性。放疗后，还应考虑辐射诱发肉瘤的可能性。

偶尔，**胃肠道间质肿瘤（gastrointestinal stromal tumor, GIST）**可累及前列腺周围区域，可见于前列腺穿刺活检标本中。它们大多数来源于直肠并通过直接播散累及前列腺[650]。

形态学上分别类似于在唾液腺、肾和性腺中的唾液腺型恶性混合瘤、Wilms 瘤和卵黄囊瘤（内胚窦瘤）均有报道[651-653]。

恶性淋巴瘤（malignant lymphoma）可累及前列腺。大多数患者有先前存在或同时发生前列腺外淋巴瘤的证据，但也有偶然发现的[654-655]。大多数病例是小淋巴细胞性淋巴瘤，但也可能发生其他类型，包括大 B 细胞淋巴瘤[656]、霍奇金淋巴瘤[657]和原发性血管内淋巴瘤[658-659]。

前列腺累及可见于大约 8% 的白血病患者[660]。这些白血病患者包括粒细胞肉瘤和慢性淋巴细胞白血病患者，在后者发病率达到 20%[73]。白血病或淋巴瘤累及前列腺可能导致急性尿路梗阻。

继发性肿瘤累及前列腺（secondary neoplastic involvement of the prostate）是由膀胱癌和尿道癌[661]、结直肠癌和肛门癌[662]以及软组织肿瘤的直接扩散导致的[663-664]。在行根治性膀胱前列腺切除术治疗的膀胱癌中，前列腺累及的发生率高达 32%～38%，这一特征具有预后不良意义[665-666]。来自肺癌、黑色素瘤、肾细胞癌和其他类型的肿瘤的远处转移也已见到[663,667-668]。

前列腺尿道部

由于前列腺和膀胱的特殊位置关系，这两个器官的疾病常常继发性累及前列腺尿道部。膀胱尿路上皮癌和前列腺癌（特别是导管癌）的直接扩散最为常见。此外，前列腺尿道部也可以发生原发性病变，包括以下病变：

1. **术后梭形细胞结节**（见第 25 章）。
2. **肾源性腺瘤**：类似于更常见于膀胱的肾源性腺瘤，可发生于前列腺尿道部，可被误认为是前列腺腺癌[669-670]。肾源性腺瘤这种病变可能是尿路上皮对损伤的一种良性化生性反应，也可能是肾小管对尿道部黏膜机械种植的结果（见第 25 章）。与后一理论一致，已发现肾源性腺瘤对 S-100A1 呈一致性阳性，以及对 PAX2 和 PAX8 都呈阳性。S-100A1 是一种钙结合蛋白，在肾小管细胞中通常表达，而 PAX2 和 PAX8 均为肾小管转录因子[671-673]。潜在的诊断陷阱为：肾源性腺瘤的细胞常表达消旋酶，而且可以缺乏基底细胞标志物的表达[674-675]。
3. **前列腺尿道息肉**：由前列腺来源的分泌细胞组成，可能是年轻人出现血尿的原因[676]。它们可有绒毛状结构，往往见于精阜中，但也可沿大部分前列腺尿道部后方和侧方的黏膜表面生长[677-678]。传统上认为它们来自前列腺尿道部的异位前列腺组织，但它们更可能是一种增生和化生性病变[679]。在我们的经验中，它们对 PSAP、PSA 和 NKX3.1 都有很强的着色[680]。这些必须与表现为尿道息肉的前列腺导管癌鉴别（见上文）。大多数病例可通过经尿道电灼疗法而治愈，但局部复发的情况也有报道。
4. **内翻性尿路上皮乳头状瘤**：它们更常见于膀胱，形态学上和临床表现与发生于膀胱的相似[681]。
5. **尿路上皮癌**：在没有膀胱或前列腺疾病的情况下，在前列腺尿道部很少见到尿路上皮癌。

精囊和 Cowper 腺

精囊有一个厚的肌壁和非常复杂的黏膜皱襞。其上皮由柱状细胞和基底细胞组成。前者的胞质特征性地含有大量脂褐素。

“怪异”细胞（“monstrous cell”）是精囊上皮的一个常见特征，特别是在老年人。它们被认为是一种退化现象，不应与恶性病变混淆[136]。尽管缺乏特异性，其细胞质中出现脂褐素是其最重要的线索，因为偶尔这种特征也可见于前列腺。

玻璃样小体常见于精囊肌壁中；它们被认为是一种退行性改变，没有临床意义。

淀粉样变见于 5%～10% 的精囊，表现为上皮下淀粉样物沉积[682-683]。淀粉样变精囊受累常常是双侧的，表现为上皮下结节样物，并且常伴有输精管和射精管的受累[684]。有人认为，这种异常在接受激素治疗的前列腺腺癌患者中可能更常见[685]。这一发现没有临床意义，也不能确保系统性淀粉样变的诊断。

精囊结核病通常继发于前列腺感染；因此，病变最明显的位置是与精囊直接邻近的前列腺部分[78]。

来源于精囊导管的囊肿表现为直肠和膀胱基底部之间的一个柔软囊性肿块。先天性囊肿可为双侧的，与同侧肾发育不全、输尿管异常和少精症有关[686-687]。慢性前列腺炎所引起的梗阻可导致继发性囊肿[688]。伴有多结节表现和更丰富细胞间质的精囊良性病变有时被定义为囊腺瘤[689]或囊性上皮 - 间质肿瘤（图 26.52），但也存在恶性病例[690-691]。

精囊原发癌在病理学上是罕见的[692]。已报道的许多病例可能是来源于其他部位的癌的累及，尤其是前列腺癌。如果要诊断为精囊原发癌，必须没有前列腺的癌，PSA 的染色必须是阴性的。它们对 CA125 和 CK7 免疫反应呈阳性（尽管 CK20 呈阴性）[693]。许多病例有明显的乳头状结构[694]。

已报道的其他精囊原发性恶性肿瘤有平滑肌肉瘤[695]、恶性混合性上皮 - 间质肿瘤（也报道为腺肉瘤和恶性叶状肿瘤）[691,696]、绒毛膜癌[697]、可能为 wolffian 来源的男性附件肿瘤[698]和血管肉瘤。根据我们的经验，一些血管肉瘤是上皮样型的。

在前列腺癌中，精囊的继发累及比较常见[504]，精囊

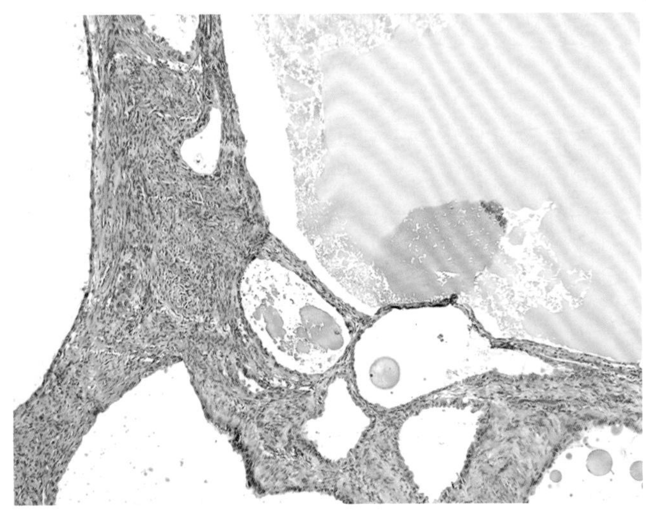

图 26.52　精囊的混合性上皮 - 间质瘤

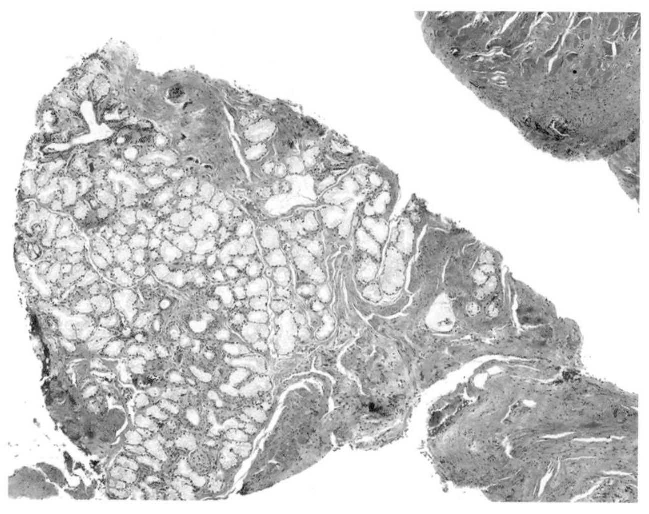

图 26.53 穿刺活检标本中的正常良性 Cowper 腺，显示有与小唾液腺组织相似的特征

的继发累及也可发生于膀胱原位癌和浸润性尿路上皮癌中[699]。

正常 Cowper 腺有时可见于前列腺切除标本或穿刺活检标本中[131]。它们形成界限清楚的小叶，由小而密集的腺体组成，这些腺体以内衬假复层上皮的排泄管为中心，呈放射状排列（图 26.53）。识别这些腺体的最好方法是记住它们具有嵌入骨骼肌内的黏液性小唾液腺的表现[131]。

Cowper 腺腺癌比精囊癌更为少见，同样应注意排除前列腺来源的可能性[700]。它们可产生黏液，并且可以穿过阴囊皮肤形成溃疡。罕见情况下，唾液腺样形态的癌也可发生在这个部位[701]。

参考文献

1. Cunha GR. Role of mesenchymal-epithelial interactions in normal and abnormal development of the mammary gland and prostate. *Cancer.* 1994; 74(3 suppl): 1030-1044.
2. McNeal JE, Stamey TA, Hodge KK. The prostate gland: morphology, pathology, ultrasound anatomy. *Monogr Urol*. 1988; 9: 36-54.
3. McNeal JE. Anatomy of the prostate and morphogenesis of BPH. *Prog Clin Biol Res*. 1984; 145: 27-53.
4. McNeal JE. Regional morphology and pathology of the prostate. *Am J Clin Pathol*. 1968; 49: 347-357.
5. McNeal JE. The prostate and prostatic urethra—a morphologic synthesis. *J Urol*. 1972; 107: 1008-1016.
6. Ayala AG, Ro JY, Babaian R, et al. The prostatic capsule: does it exist? Its importance in the staging and treatment of prostatic carcinoma. *Am J Surg Pathol*. 1989; 13(1): 21-27.
7. Allsbrook WC Jr, Simms WW. Histochemistry of the prostate. *Hum Pathol*. 1992; 23(3): 297-305.
8. Leong AS, Gilham P, Milios J. Cytokeratin and vimentin intermediate filament proteins in benign and neoplastic prostatic epithelium. *Histopathology*. 1988; 13(4): 435-442.
9. Gurel B, Ali TZ, Montgomery EA, et al. NKX3.1 as a marker of prostatic origin in metastatic tumors. *Am J Surg Pathol*. 2010; 34(8): 1097-1105.
10. Wright GL, Haley C, Beckett ML, Schellhammer PF. Expression of prostate-specific membrane antigen in normal, benign, and malignant prostate tissues. *Urol Oncol*. 1995; 1(1): 18-28.
11. Gelmann EP. Expression of NKX3.1 in normal and malignant tissues. *Prostate*. 2003; 55: 111-117.
12. Grignon DJ, O'Malley FP. Mucinous metaplasia in the prostate gland. *Am J Surg Pathol*. 1993; 17(3): 287-290.
13. Shiraishi T, Kusano I, Watanabe M, et al. Mucous gland metaplasia of the prostate. *Am J Surg Pathol*. 1993; 17(6): 618-622.
14. Brawer MK, Peehl DM, Stamey TA, Bostwick DG. Keratin immunoreactivity in the benign and neoplastic human prostate. *Cancer Res*. 1985; 45(8): 3663-3667.
15. Okada H, Tsubura A, Okamura A, et al. Keratin profiles in normal/hyperplastic prostates and prostate carcinoma. *Virchows Arc A Pathol Anat Histopathol*. 1992; 421(2): 157-161.
16. Srigley JR, Dardick I, Hartwick RW, Klotz L. Basal epithelial cells of human prostate gland are not myoepithelial cells. A comparative immunohistochemical and ultrastructural study with the human salivary gland. *Am J Pathol*. 1990; 136(4): 957-966.
17. Grignon DJ, Ro JY, Srigley JR, et al. Sclerosing adenosis of the prostate gland. A lesion showing myoepithelial differentiation. *Am J Surg Pathol*. 1992; 16(4): 383-391.
18. Bonkhoff H, Remberger K. Widespread distribution of nuclear androgen receptors in the basal cell layer of the normal and hyperplastic human prostate. *Virchows Arc A Pathol Anat Histopathol*. 1993; 422(1): 35-38.
19. Chodak GW, Kranc DM, Puy LA, et al. Nuclear localization of androgen receptor in heterogeneous samples of normal, hyperplastic and neoplastic human prostate. *J Urol*. 1992; 147(3 Pt 2): 798-803.
20. Bonkhoff H, Stein U, Remberger K. Multidirectional differentiation in the normal, hyperplastic, and neoplastic human prostate: simultaneous demonstration of cell-specific epithelial markers. *Hum Pathol*. 1994; 25(1): 42-46.
21. di Sant'Agnese PA, de Mesy Jensen KL, Churukian CJ, Agarwal MM. Human prostatic endocrine-paracrine(APUD) cells. Distributional analysis with a comparison of serotonin and neuron-specific enolase immunoreactivity and silver stains. *Arch Pathol Lab Med*. 1985; 109(7): 607-612.
22. Schmid KW, Helpap B, Totsch M, et al. Immunohistochemical localization of chromogranins A and B and secretogranin II in normal, hyperplastic and neoplastic prostate. *Histopathology*. 1994; 24(3): 233-239.
23. Aprikian AG, Cordon-Cardo C, Fair WR, Reuter VE. Characterization of neuroendocrine differentiation in human benign prostate and prostatic adenocarcinoma. *Cancer*. 1993; 71(12): 3952-3965.
24. Bonkhoff H, Stein U, Remberger K. Androgen receptor status in endocrine-paracrine cell types of the normal, hyperplastic, and neoplastic human prostate. *Virchows Arc A Pathol Anat Histopathol*. 1993; 423(4): 291-294.
25. Lager DJ, Goeken JA, Kemp JD, Robinson RA. Squamous metaplasia of the prostate. An immunohistochemical study. *Am J Clin Pathol*. 1988; 90(5): 597-601.
26. Zhou M, Patel A, Rubin MA. Prevalence and location of peripheral nerve found on prostate needle biopsy. *Am J Clin Pathol*. 2001; 115(1): 39-43.
27. Bellezza G, Sidoni A, Cavaliere A. Ectopic prostatic tissue in the bladder. *Int J Urol*. 2005; 12(12): 1066-1068.
28. Lee LY, Tzeng J, Grosman M, Unger PD. Prostate gland-like epithelium in the epididymis: a case report and review of the literature. *Arch Pathol Lab Med*. 2004; 128(4): e60-e62.
29. Lau SK, Chu PG. Prostatic tissue ectopia within the seminal vesicle: a potential source of confusion with seminal vesicle involvement by prostatic adenocarcinoma. *Virch Arch*. 2006; 449(5): 600-602.
30. Tekin K, Sungurtekin U, Aytekin FO, et al. Ectopic prostatic tissue of the anal canal presenting with rectal bleeding: report of a case. *Dis Colon Rectum*. 2002; 45(7): 979-980.
31. McCluggage WG, Ganesan R, Hirschowitz L, et al. Ectopic prostatic tissue in the uterine cervix and vagina: report of a series with a detailed immunohistochemical analysis. *Am J Surg Pathol*. 2006; 30(2): 209-215.
32. Gledhill A. Ectopic prostatic tissue. *J Urol*. 1985; 133(1): 110-111.
33. Kanomata N, Eble JN, Ohbayashi C, et al. Ectopic prostate in the retrovesical space. *J Urol Pathol*. 1997; 7: 121-126.
34. Moore RA. Benign hypertrophy of the prostate. A morphological study. *J Urol*. 1943; 50: 680-710.
35. Bonkhoff H, Remberger K. Morphogenetic concepts of normal and abnormal growth in the human prostate. *Virch Arch*. 1998; 433(3): 195-202.
36. Kyprianou N, Tu H, Jacobs SC. Apoptotic versus proliferative activities in human benign prostatic hyperplasia. *Hum Pathol*. 1996; 27(7): 668-675.
37. Algaba F. Bases morfológicas del desarrollo de la hiperplasia prostática. *Patología*. 1993; 26: 113-119.

38. Wilson JD. The pathogenesis of benign prostatic hyperplasia. *Am J Med*. 1980; 68(5): 745-756.
39. Cordon-Cardo C, Koff A, Drobnjak M, et al. Distinct altered patterns of p27KIP1 gene expression in benign prostatic hyperplasia and prostatic carcinoma. *J Natl Cancer Inst*. 1998; 90(17): 1284-1291.
40. Price H, McNeal JE, Stamey TA. Evolving patterns of tissue composition in benign prostatic hyperplasia as a function of specimen size. *Hum Pathol*. 1990; 21(6): 578-585.
41. Shapiro E, Becich MJ, Hartanto V, Lepor H. The relative proportion of stromal and epithelial hyperplasia is related to the development of symptomatic benign prostate hyperplasia. *J Urol*. 1992; 147(5): 1293-1297.
42. Smith MJ. Prostatic corpora amylacea. *Monogr Surg Sci*. 1966; 3(3): 209-265.
43. Theyer G, Kramer G, Assmann I, et al. Phenotypic characterization of infiltrating leukocytes in benign prostatic hyperplasia. *Lab Invest*. 1992; 66(1): 96-107.
44. Viglione MP, Potter S, Partin AW, et al. Should the diagnosis of benign prostatic hyperplasia be made on prostate needle biopsy? *Hum Pathol*. 2002; 33(8): 796-800.
45. Brendler C, Schlegel P, Dowd J, et al. Surgical treatment for benign prostatic hyperplasia. *Cancer*. 1992; 70(1 suppl): 371-373.
46. Denis L, Lepor H, Dowd J, et al. Alternatives to surgery for benign prostatic hyperplasia. *Cancer*. 1992; 70(1 suppl): 374-378.
47. Eri LM, Tveter KJ. A prospective, placebo-controlled study of the luteinizing hormone-releasing hormone agonist leuprolide as treatment for patients with benign prostatic hyperplasia. *J Urol*. 1993; 150(2 Pt 1): 359-364.
48. Gormley GJ, Stoner E, Bruskewitz RC, et al. The effect of finasteride in men with benign prostatic hyperplasia. The Finasteride Study Group. *N Engl J Med*. 1992; 327(17): 1185-1191.
49. Oesterling JE. Benign prostatic hyperplasia. Medical and minimally invasive treatment options. *N Engl J Med*. 1995; 332(2): 99-109.
50. Oyen RH, Van de Voorde WM, Van Poppel HP, et al. Benign hyperplastic nodules that originate in the peripheral zone of the prostate gland. *Radiology*. 1993; 189(3): 707-711.
51. Peters CA, Walsh PC. The effect of nafarelin acetate, a luteinizing-hormone-releasing hormone agonist, on benign prostatic hyperplasia. *N Engl J Med*. 1987; 317(10): 599-604.
52. Lepor H. Advances in the medical treatment of benign prostatic hyperplasia. *Rev Urol*. 2009; 11(4): 181-184.
53. Bennett AH, Harrison JH. A comparison of operative approach for prostatectomy, 1948 and 1968. *Surg Gynecol Obstet*. 1969; 128(5): 969-974.
54. Krambeck AE, Handa SE, Lingeman JE. Experience with more than 1,000 holmium laser prostate enucleations for benign prostatic hyperplasia. *J Urol*. 2010; 183(3): 1105-1109.
55. Wasson JH, Reda DJ, Bruskewitz RC, et al. A comparison of transurethral surgery with watchful waiting for moderate symptoms of benign prostatic hyperplasia. The Veterans Affairs Cooperative Study Group on Transurethral Resection of the Prostate. *N Engl J Med*. 1995; 332(2): 75-79.
56. Roos NP, Wennberg JE, Malenka DJ, et al. Mortality and reoperation after open and transurethral resection of the prostate for benign prostatic hyperplasia. *N Engl J Med*. 1989; 320(17): 1120-1124.
57. Milord RA, Kahane H, Epstein JI. Infarct of the prostate gland: experience on needle biopsy specimens. *Am J Surg Pathol*. 2000; 24(10): 1378-1384.
58. Mostofi FK, Morse WH. Epithelial metaplasia in "prostatic infarction. *AMA Arch Pathol*. 1951; 51(3): 340-345.
59. Hubly JW, Thompson GJ. Infarction of the prostate and volumetric changes produced by the lesion. *J Urol Pathol*. 1940; 43: 459-467.
60. Silber I, Rosai J, Cordonnier JJ. The incidence of elevated acid phosphatase in prostatic infarction. *J Urol*. 1970; 103(6): 765-766.
61. Blumenfeld W, Tucci S, Narayan P. Incidental lymphocytic prostatitis. Selective involvement with nonmalignant glands. *Am J Surg Pathol*. 1992; 16(10): 975-981.
62. Shortliffe LM, Sellers RG, Schachter J. The characterization of nonbacterial prostatitis: search for an etiology. *J Urol*. 1992; 148(5): 1461-1466.
63. de la Rosette JJ, Hubregtse MR, Meuleman EJ, et al. Diagnosis and treatment of 409 patients with prostatitis syndromes. *Urology*. 1993; 41(4): 301-307.
64. Nickel JC, Costerton JW. Coagulase-negative staphylococcus in chronic prostatitis. *J Urol*. 1992; 147(2): 398-400, discussion 401.
65. Dikov D, Chatelet FP, Dimitrakov J. Pathologic features of necrotizing adenoviral prostatitis in an AIDS patient. *Int J Surg Pathol*. 2005; 13(2): 227-231.
66. Neal DE Jr, Clejan S, Sarma D, Moon TD. Prostate specific antigen and prostatitis. I. Effect of prostatitis on serum PSA in the human and nonhuman primate. *Prostate*. 1992; 20(2): 105-111.
67. Thomson RD, Clejan S. Digital rectal examination-associated alterations in serum prostate-specific antigen. *Am J Clin Pathol*. 1992; 97(4): 528-534.
68. Stone JH, Khosroshahi A, Deshpande V, et al. Recommendations for the nomenclature of IgG4-related disease and its individual organ system manifestations. *Arthritis Rheum*. 2012; 64(10): 3061-3067.
69. Deshpande V, Zen Y, Chan JK, et al. Consensus statement on the pathology of IgG4-related disease. *Mod Pathol*. 2012; 25(9): 1181-1192.
70. Uehara T, Hamano H, Kawakami M, et al. Autoimmune pancreatitis-associated prostatitis: distinct clinicopathological entity. *Pathol Int*. 2008; 58(2): 118-125.
71. Jacobsen JD, Kvist E. Prostatic abscess. A review of literature and a presentation of 5 cases. *Scand J Urol Nephrol*. 1993; 27(2): 281-284.
72. Trapnell J, Roberts M. Prostatic abscess. *Br J Surg*. 1970; 57(8): 565-569.
73. Dajani YF, Burke M. Luekemic infiltration of the prostate: a case study and clinicopathological review. *Cancer*. 1976; 38(6): 2442-2446.
74. Granados EA, Riley G, Salvador J, Vincente J. Prostatic abscess: diagnosis and treatment. *J Urol*. 1992; 148(1): 80-82.
75. Morse LP, Moller CC, Harvey E, et al. Prostatic abscess due to Burkholderia pseudomallei: 81 cases from a 19-year prospective melioidosis study. *J Urol*. 2009; 182(2): 542-547, discussion 547.
76. White NJ. Melioidosis. *Lancet*. 2003; 361(9370): 1715-1722.
77. Wise GJ, Shteynshlyuger A. An update on lower urinary tract tuberculosis. *Curr Urol Rep*. 2008; 9(4): 305-313.
78. Auerbach O. Tuberculosis of the genital system. *Q Bull Sea View Hosp*. 1942; 7: 188-207.
79. Moore RA. Tuberculosis of the prostate gland. *J Urol Pathol*. 1937; 37: 372-384.
80. Miyashita H, Troncoso P, Babaian RJ. BCG-induced granulomatous prostatitis: a comparative ultrasound and pathologic study. *Urology*. 1992; 39(4): 364-367.
81. Mukamel E, Konichezky M, Engelstein D, et al. Clinical and pathological findings in prostates following intravesical bacillus Calmette-Guerin instillations. *J Urol*. 1990; 144(6): 1399-1400.
82. Bergner DM, Kraus SD, Duck GB, Lewis R. Systemic blastomycosis presenting with acute prostatic abscess. *J Urol*. 1981; 126(1): 132-133.
83. Chen KT, Schiff JJ. Coccidioidomycosis of prostate. *Urology*. 1985; 25(1): 82-84.
84. Haddad FS. Coccidioidomycosis of the genitourinary tract with special emphasis on the epididymis and the prostate: four case reports and review of the literature. *J Urol Pathol*. 1996; 4: 205-212.
85. de Souza E, Katz DA, Dworzack DL, Longo G. Actinomycosis of the prostate. *J Urol*. 1985; 133(2): 290-291.
86. Adams JR Jr, Mata JA, Culkin DJ, et al. Acquired immunodeficiency syndrome manifesting as prostate nodule secondary to cryptococcal infection. *Urology*. 1992; 39(3): 289-291.
87. Hinchey WW, Someren A. Cryptococcal prostatitis. *Am J Clin Pathol*. 1981; 75(2): 257-260.
88. Mamo GJ, Rivero MA, Jacobs SC. Cryptococcal prostatic abscess associated with the acquired immunodeficiency syndrome. *J Urol*. 1992; 148(3): 889-890.
89. Milchgrub S, Visconti E, Avellini J. Granulomatous prostatitis induced by capsule-deficient cryptococcal infection. *J Urol*. 1990; 143(2): 365-366.
90. Zighelboim J, Goldfarb RA, Mody D, et al. Prostatic abscess due to Histoplasma capsulatum in a patient with the acquired immunodeficiency syndrome. *J Urol*. 1992; 147(1): 166-168.
91. Campbell TB, Kaufman L, Cook JL. Aspergillosis of the prostate associated with an indwelling bladder catheter: case report and review. *Clin Infect Dis*. 1992; 14(4): 942-944.
92. Yoon GS, Nagar MS, Tavora F, Epstein JI. Cytomegalovirus prostatitis: a series of 4 cases. *Int J Surg Pathol*. 2010; 18(1): 55-59.
93. Indudhara R, Singh SK, Vaidyanathan S, Banerjee CK. Isolated invasive candidal prostatitis. *Urol Int*. 1992; 48(3): 362-364.
94. Yu S, Provet J. Prostatic abscess due to Candida tropicalis in a nonacquired immunodeficiency syndrome patient. *J Urol*. 1992; 148(5): 1536-1538.
95. Gardner WA Jr, Culberson DE, Bennett BD. Trichomonas vaginalis in the prostate gland. *Arch Pathol Lab Med*. 1986; 110(5): 430-432.
96. Abdelatif OM, Chandler FW, McGuire BS Jr. Chlamydia trachomatis in chronic abacterial prostatitis: demonstration by colorimetric in situ hybridization. *Hum Pathol*. 1991; 22(1): 41-44.
97. Shurbaji MS, Gupta PK, Myers J. Immunohistochemical demonstration of Chlamydial antigens in association with prostatitis. *Mod Pathol*. 1988; 1(5): 348-351.
98. Dhundee J, Maciver AG. An immunohistological study of granulomatous prostatitis. *Histopathology*. 1991; 18(5): 435-441.
99. Tanner FH, McDonald JR. Granulomatous prostatitis. A histologic study of a group of granulomatous lesions collected from prostate glands. *Arch Pathol Lab Med*. 1943; 36: 358-370.
100. Uzoh CC, Uff JS, Okeke AA. Granulomatous prostatitis. *BJU Int*. 2007; 99(3): 510-512.
101. Kelalis PP, Greene LF, Harrison EG Jr. Granulomatous prostatitis. A mimic of carcinoma of the prostate. *JAMA*. 1965; 191(4): 287-289.
102. Oppenheimer JR, Kahane H, Epstein JI. Granulomatous prostatitis on needle biopsy. *Arch Pathol Lab Med*. 1997; 121(7): 724-729.
103. Bryan RL, Newman J, Campbell A, et al. Granulomatous prostatitis: a clinicopathological study. *Histopathology*. 1991; 19(5): 453-457.
104. Epstein JI, Hutchins GM. Granulomatous prostatitis: distinction among allergic, nonspecific, and post-transurethral resection lesions. *Hum Pathol*. 1984; 15(9): 818-825.

105. Towfighi J, Sadeghee S, Wheeler JE, Enterline HT. Granulomatous prostatitis with emphasis on the eosinophilic variety. *Am J Clin Pathol*. 1972; 58(6): 630-641.
106. Melicow MM. Allergic granulomas of the prostate gland. *J Urol*. 1951; 65(2): 288-296.
107. Stewart MJ, Wray S, Hall M. Allergic prostatitis in asthmatics. *J Pathol Bacteriol*. 1954; 67(2): 423-430.
108. Kiyokawa H, Koyama M, Kato H. Churg-Strauss syndrome presenting with eosinophilic prostatitis. *Int J Urol*. 2006; 13(6): 838-840.
109. Liu S, Miller PD, Holmes SA, et al. Eosinophilic prostatitis and prostatic specific antigen. *Br J Urol*. 1992; 69(1): 61-63.
110. Helpap B, Vogel J. TUR-prostatitis. Histological and immunohistochemical observations on a special type of granulomatous prostatitis. *Pathol Res Pract*. 1986; 181(3): 301-307.
111. Lee G, Shepherd N. Necrotising granulomata in prostatic resection specimens—a sequel to previous operation. *J Clin Pathol*. 1983; 36(9): 1067-1070.
112. Mies C, Balogh K, Stadecker M. Palisading prostate granulomas following surgery. *Am J Surg Pathol*. 1984; 8(3): 217-221.
113. Henry L, Wagner B, Faulkner MK, et al. Metal deposition in post-surgical granulomas of the urinary tract. *Histopathology*. 1993; 22(5): 457-465.
114. Sorensen FB, Marcussen N. Iatrogenic granulomas of the prostate and the urinary bladder. *Pathol Res Pract*. 1987; 182(6): 822-830.
115. Symmers WS. Two cases of eosinophilic prostatitis due to metazoan infestation. *J Pathol Bacteriol*. 1957; 73: 549-555.
116. Rach JF, Kandzari SJ. Unusual site for an unusual disease. Malacoplakia of the prostate. *W V Med J*. 1989; 85(3): 90-91.
117. Shimizu S, Takimoto Y, Niimura T, et al. A case of prostatic malacoplakia. *J Urol*. 1981; 126(2): 277-279.
118. Wagner D, Joseph J, Huang J, Xu H. Malakoplakia of the prostate on needle core biopsy: a case report and review of the literature. *Int J Surg Pathol*. 2007; 15(1): 86-89.
119. Fox H. Nodular histiocytic prostatitis. *J Urol*. 1966; 96(3): 372-374.
120. Chantelois AE, Parker SH, Sims JE, Horne DW. Malacoplakia of the prostate sonographically mimicking carcinoma. *Radiology*. 1990; 177(1): 193-195.
121. Sujka SK, Malin BT, Asirwatham JE. Prostatic malakoplakia associated with prostatic adenocarcinoma and multiple prostatic abscesses. *Urology*. 1989; 34(3): 159-161.
122. Val-Bernal JF, Garijo F. Isolated idiopathic granulomatous(giant cell) vasculitis of the prostate: a case report. *Int J Surg Pathol*. 1999; 7: 53-58.
123. Val-Bernal JF, Gonzalez-Vela C, Mayorga M, Garijo MF. Isolated fibrinoid arteritis of the prostate. *Int J Surg Pathol*. 1997; 4: 143-148.
124. Day DS, Carpenter HD Jr, Allsbrook WC Jr. Hair granuloma of the prostate. *Hum Pathol*. 1996; 27(2): 196-197.
125. Klimas R, Bennett B, Gardner WAJ. Prostatic calculi: a review. *Prostate*. 1985; 7: 91-96.
126. Hwang EC, Choi HS, Im CM, et al. Prostate calculi in cancer and BPH in a cohort of Korean men: presence of calculi did not correlate with cancer risk. *Asian J Androl*. 2010; 12(2): 215-220.
127. Berney DM, Fisher G, Kattan MW, et al. Pitfalls in the diagnosis of prostatic cancer: retrospective review of 1791 cases with clinical outcome. *Histopathology*. 2007; 51(4): 452-457.
128. Mostofi FK, Sesterhenn IA, Davis CJ Jr. Prostatic carcinoma: problems in the interpretation of prostatic biopsies. *Hum Pathol*. 1992; 23(3): 223-241.
129. Srigley JR. Benign mimickers of prostatic adenocarcinoma. *Mod Pathol*. 2004; 17(3): 328-348.
130. Young RH. Tumor-like lesions of the urinary bladder and prostate. *Pathol Annu*. 1988; 23(Pt 1): 105-128.
131. Cina SJ, Silberman MA, Kahane H, Epstein JI. Diagnosis of Cowper's glands on prostate needle biopsy. *Am J Surg Pathol*. 1997; 21(5): 550-555.
132. Kawabata K. Paraganglion of the prostate in a needle biopsy: a potential diagnostic pitfall. *Arch Pathol Lab Med*. 1997; 121(5): 515-516.
133. Ostrowski ML, Wheeler TM. Paraganglia of the prostate. Location, frequency, and differentiation from prostatic adenocarcinoma. *Am J Surg Pathol*. 1994; 18(4): 412-420.
134. Rode J, Bentley A, Parkinson C. Paraganglial cells of urinary bladder and prostate: potential diagnostic problem. *J Clin Pathol*. 1990; 43(1): 13-16.
135. Saboorian MH, Huffman H, Ashfaq R, et al. Distinguishing Cowper's glands from neoplastic and pseudoneoplastic lesions of prostate: immunohistochemical and ultrastructural studies. *Am J Surg Pathol*. 1997; 21(9): 1069-1074.
136. Kuo T, Gomez LG. Monstrous epithelial cells in human epididymis and seminal vesicles. A pseudomalignant change. *Am J Surg Pathol*. 1981; 5(5): 483-490.
137. Amin MB, Bostwick DG. Pigment in prostatic epithelium and adenocarcinoma: a potential source of diagnostic confusion with seminal vesicular epithelium. *Mod Pathol*. 1996; 9(7): 791-795.
138. Quick CM, Gokden N, Sangoi AR, et al. The distribution of PAX-2 immunoreactivity in the prostate gland, seminal vesicle, and ejaculatory duct: comparison with prostatic adenocarcinoma and discussion of prostatic zonal embryogenesis. *Hum Pathol*. 2010; 41: 1145-1149.
139. Ortiz-Rey JA, Juaneda-Benavides L, Peteiro-Cancelo Á, et al. Another application of PAX8: to confirm the presence of seminal vesicle epithelium in prostate needle biopsies. *Appl Immunohistochem Mol Morphol*. 2015; 23: 161-162.
140. Miettinen M, McCue PA, Sarlomo-Rikala M, et al. GATA3: a multispecific but potentially useful marker in surgical pathology: a systematic analysis of 2500 epithelial and nonepithelial tumors. *Am J Surg Pathol*. 2014; 38: 13-22.
141. Ashton-Sager A, Wu ML. Incidental rectal mucosa obtained via transrectal ultrasound-guided prostatic core biopsies. *Int J Surg Pathol*. 2007; 15(1): 26-30.
142. Schowinsky JT, Epstein JI. Distorted rectal tissue on prostate needle biopsy: a mimicker of prostate cancer. *Am J Surg Pathol*. 2006; 30(7): 866-870.
143. Ali TZ, Epstein JI. Perineural involvement by benign prostatic glands on needle biopsy. *Am J Surg Pathol*. 2005; 29(9): 1159-1163.
144. Carstens PH. Perineural glands in normal and hyperplastic prostates. *J Urol*. 1980; 123(5): 686-688.
145. Cleary KR, Choi HY, Ayala AG. Basal cell hyperplasia of the prostate. *Am J Clin Pathol*. 1983; 80(6): 850-854.
146. Bostwick DG, Qian J, Ma J, Muir TE. Mesonephric remnants of the prostate: incidence and histologic spectrum. *Mod Pathol*. 2003; 16(7): 630-635.
147. Gikas PW, Del Buono EA, Epstein JI. Florid hyperplasia of mesonephric remnants involving prostate and periprostatic tissue. Possible confusion with adenocarcinoma. *Am J Surg Pathol*. 1993; 17(5): 454-460.
148. Jimenez RE, Raval MFT, Spanta R, et al. Mesonephric remnants hyperplasia: a pitfall in the diagnosis of prostatic adenocarcinoma. *J Urol Pathol*. 1998; 9: 83-92.
149. Yacoub M, Milin S, Irani J, Fromont G. Mesonephric remnant hyperplasia: an unusual benign mimicker of prostate cancer. *Ann Diagn Pathol*. 2009; 13(6): 402-404.
150. Chuang AY, Epstein JI. Xanthoma of the prostate: a mimicker of high-grade prostate adenocarcinoma. *Am J Surg Pathol*. 2007; 31(8): 1225-1230.
151. Sebo TJ, Bostwick DG, Farrow GM, Eble JN. prostatic xanthoma: a mimic of prostatic adenocarcinoma. *Hum Pathol*. 1994; 25(4): 386-389.
152. Wang HL, Humphrey PA. Exaggerated signet-ring cell change in stromal nodule of prostate: a pseudoneoplastic proliferation. *Am J Surg Pathol*. 2002; 26(8): 1066-1070.
153. Humphrey PA, Vollmer RT. Extramedullary hematopoiesis in the prostate. *Am J Surg Pathol*. 1991; 15(5): 486-490.
154. Billis A. Prostatic atrophy: an autopsy study of a histologic mimic of adenocarcinoma. *Mod Pathol*. 1998; 11(1): 47-54.
155. De Marzo AM, Platz EA, Epstein JI, et al. A working group classification of focal prostate atrophy lesions. *Am J Surg Pathol*. 2006; 30(10): 1281-1291.
156. Cheville JC, Bostwick DG. Postatrophic hyperplasia of the prostate. A histologic mimic of prostatic adenocarcinoma. *Am J Surg Pathol*. 1995; 19(9): 1068-1076.
157. Gaudin PB, Reuter VE. Benign mimics of prostatic adenocarcinoma on needle biopsy. *Anat Pathol*. 1997; 2: 111-134.
158. Jones EC, Young RH. The differential diagnosis of prostatic carcinoma. Its distinction from premalignant and pseudocarcinomatous lesions of the prostate gland. *Am J Clin Pathol*. 1994; 101(1): 48-64.
159. Totten RS, Heinemann MW, Hudson PB, et al. Microscopic differential diagnosis of latent carcinoma of prostate. *AMA Arch Pathol*. 1953; 55(2): 131-141.
160. Amin MB, Tamboli P, Varma M, Srigley JR. Postatrophic hyperplasia of the prostate gland: a detailed analysis of its morphology in needle biopsy specimens. *Am J Surg Pathol*. 1999; 23(8): 925-931.
161. Ruska KM, Sauvageot J, Epstein JI. Histology and cellular kinetics of prostatic atrophy. *Am J Surg Pathol*. 1998; 22(9): 1073-1077.
162. Billis A, Magna LA. Prostate elastosis: a microscopic feature useful for the diagnosis of postatrophic hyperplasia. *Arch Pathol Lab Med*. 2000; 124(9): 1306-1309.
163. Wang W, Sun X, Epstein JI. Partial atrophy on prostate needle biopsy cores: a morphologic and immunohistochemical study. *Am J Surg Pathol*. 2008; 32(6): 851-857.
164. Oppenheimer JR, Wills ML, Epstein JI. Partial atrophy in prostate needle cores: another diagnostic pitfall for the surgical pathologist. *Am J Surg Pathol*. 1998; 22(4): 440-445.
165. Przybycin CG, Kunju LP, Wu AJ, Shah RB. Partial atrophy in prostate needle biopsies: a detailed analysis of its morphology, immunophenotype, and cellular kinetics. *Am J Surg Pathol*. 2008; 32(1): 58-64.
166. Adley BP, Yang XJ. Alpha-methylacyl coenzyme A racemase immunoreactivity in partial atrophy of the prostate. *Am J Clin Pathol*. 2006; 126: 849-855.
167. Thorson P, Swanson PE, Vollmer RT, Humphrey PA. Basal cell hyperplasia in the peripheral zone of the prostate. *Mod Pathol*. 2003; 16(6): 598-606.
168. van de Voorde W, Baldewijns M, Lauweryns J. Florid basal cell hyperplasia of the prostate. *Histopathology*. 1994; 24(4): 341-348.
169. Epstein JI, Armas OA. Atypical basal cell hyperplasia of the prostate. *Am J Surg Pathol*. 1992;

16(12): 1205-1214.
170. McKenney JK, Amin MB, Srigley JR, et al. Basal cell proliferations of the prostate other than usual basal cell hyperplasia: a clinicopathologic study of 23 cases, including four carcinomas, with a proposed classification. *Am J Surg Pathol*. 2004; 28(10): 1289-1298.
171. Rioux-Leclercq NC, Epstein JI. Unusual morphologic patterns of basal cell hyperplasia of the prostate. *Am J Surg Pathol*. 2002; 26(2): 237-243.
172. Yang XJ, Tretiakova MS, Sengupta E, et al. Florid basal cell hyperplasia of the prostate: a histological, ultrastructural, and immunohistochemical analysis. *Hum Pathol*. 2003; 34(5): 462-470.
173. Hosler GA, Epstein JI. Basal cell hyperplasia: an unusual diagnostic dilemma on prostate needle biopsies. *Hum Pathol*. 2005; 36(5): 480-485.
174. Yantiss RK, Young RH. Transitional cell 'metaplasia' in the prostate gland: a survey of its frequency and features based on 103 consecutive prostatic biopsy specimens. *J Urol Pathol*. 1997; 7: 71-80.
175. Ayala AG, Srigley JR, Ro JY, et al. Clear cell cribriform hyperplasia of prostate. Report of 10 cases. *Am J Surg Pathol*. 1986; 10(10): 665-671.
176. Eble JN. Variants of prostatic hyperplasia that resemble carcinoma. *J Urol Pathol*. 1998; 8: 3-20.
177. Jones EC, Clement PB, Young RH. Sclerosing adenosis of the prostate gland. A clinicopathological and immunohistochemical study of 11 cases. *Am J Surg Pathol*. 1991; 15(12): 1171-1180.
178. Sakamoto N, Tsuneyoshi M, Enjoji M. Sclerosing adenosis of the prostate. Histopathologic and immunohistochemical analysis. *Am J Surg Pathol*. 1991; 15(7): 660-667.
179. Cheng L, Bostwick DG. Atypical sclerosing adenosis of the prostate: a rare mimic of adenocarcinoma. *Histopathology*. 2010; 56(5): 627-631.
180. Gaudin PB, Epstein JI. Adenosis of the prostate. Histologic features in transurethral resection specimens. *Am J Surg Pathol*. 1994; 18(9): 863-870.
181. Humphrey PA, Zhu X, Crouch EC, et al. Mass-formative atypical adenomatous hyperplasia of prostate. *J Urol Pathol*. 1998; 9: 73-82.
182. Muezzinoglu B, Erdamar S, Chakraborty S, Wheeler TM. Verumontanum mucosal gland hyperplasia is associated with atypical adenomatous hyperplasia of the prostate. *Arch Pathol Lab Med*. 2001; 125(3): 358-360.
183. Goldstein NS, Qian J, Bostwick DG. Mucin expression in atypical adenomatous hyperplasia of the prostate. *Hum Pathol*. 1995; 26(8): 887-891.
184. Epstein JI. Controversies in prostate pathology. Dysplasia and carcinoma in situ. *Monogr Pathol*. 1992; 34: 149-182.
185. Bostwick DG, Qian J. Atypical adenomatous hyperplasia of the prostate. Relationship with carcinoma in 217 whole-mount radical prostatectomies. *Am J Surg Pathol*. 1995; 19(5): 506-518.
186. Doll JA, Zhu X, Furman J, et al. Genetic analysis of prostatic atypical adenomatous hyperplasia(adenosis). *Am J Pathol*. 1999; 155(3): 967-971.
187. Haussler O, Epstein JI, Amin MB, et al. Cell proliferation, apoptosis, oncogene, and tumor suppressor gene status in adenosis with comparison to benign prostatic hyperplasia, prostatic intraepithelial neoplasia, and cancer. *Hum Pathol*. 1999; 30(9): 1077-1086.
188. Bostwick DG, Srigley J, Grignon D, et al. Atypical adenomatous hyperplasia of the prostate: morphologic criteria for its distinction from well-differentiated carcinoma. *Hum Pathol*. 1993; 24(8): 819-832.
189. Lotan TL, Epstein JI. Diffuse adenosis of the peripheral zone in prostate needle biopsy and prostatectomy specimens. *Am J Surg Pathol*. 2008; 32(9): 1360-1366.
190. Magi-Galluzzi C, Sanderson H, Epstein JI. Atypia in nonneoplastic prostate glands after radiotherapy for prostate cancer: duration of atypia and relation to type of radiotherapy. *Am J Surg Pathol*. 2003; 27(2): 206-212.
191. Wobker SE, Khararjian A, Epstein JI. GATA3 positivity in benign radiated prostate glands: a potential diagnostic pitfall. *Am J Surg Pathol*. 2017; 41: 557-563.
192. Tian W, Dorn D, Wei S, et al. GATA3 expression in benign prostate glands with radiation atypia: a diagnostic pitfall. *Histopathology*. 2017; [Epub ahead of print].
193. Nelson WG, de Marzo AM, Isaacs WB. Prostate cancer: mechanisms of disease. *N Engl J Med*. 2003; 349: 366-381.
194. Siegel RL, Miller KD, Jemal A. Cancer statistics, 2016. *CA Cancer J Clin*. 2016; 66: 7-30.
195. Zaridze DG, Boyle P, Smans M. International trends in prostatic cancer. *Int J Cancer*. 1984; 33(2): 223-230.
196. Bostwick DG, Burke HB, Djakiew D, et al. *Hum Prostate* cancer risk factors. *Cancer*. 2004; 101: 2371-2490.
197. Shimada H, Misugi K, Sasaki Y, et al. Carcinoma of the prostate in childhood and adolescence: report of a case and review of the literature. *Cancer*. 1980; 46(11): 2534-2542.
198. Gittes RF. Carcinoma of the prostate. *N Engl J Med*. 1991; 324(4): 236-245.
199. Montironi R, Mazzucchelli R, Santinelli A, et al. Incidentally detected prostate cancer in cystoprostatectomies: pathological and morphometric comparison with clinically detected cancer in totally embedded specimens. *Hum Pathol*. 2005; 36(6): 646-654.
200. U.S. Preventative Services Task Force. https://screeningforprostatecancer.org/.
201. Messing EM, Albertsen P, Andriole GL Jr, et al. The Society of Urologic Oncology's reply to the US Preventative Services Task Force's recommendation on PSA testing. *Urol Oncol*. 2012; 30: 117-119.
202. Stamey TA, Yang N, Hay AR, et al. Prostate-specific antigen as a serum marker for adenocarcinoma of the prostate. *N Engl J Med*. 1987; 317(15): 909-916.
203. Barry MJ. Clinical practice. Prostate-specificantigen testing for early diagnosis of prostate cancer. *N Engl J Med*. 2001; 344(18): 1373-1377.
204. Bostwick DG. Prostate-specific antigen. Current role in diagnostic pathology of prostate cancer. *Am J Clin Pathol*. 1994; 102(4 suppl 1): S31-S37.
205. Montironi R, Mazzucchelli R, Algaba F, et al. Prostate-specific antigen as a marker of prostate disease. *Virch Arch*. 2000; 436(4): 297-304.
206. Mai KT, Collins JP, Veinot JP. Prostatic adenocarcinoma with urothelial(transitional cell) carcinoma features. *Appl Immunohistochem Mol Morphol*. 2002; 10: 231-236.
207. Bock BJ, Bostwick DG. Does prostatic ductal adenocarcinoma exist? *Am J Surg Pathol*. 1999; 23(7): 781-785.
208. Seipel AH, Delahunt B, Samaratunga H, et al. Diagnostic criteria for ductal adenocarcinoma of the prostate: interobserver variability among 20 expert uropathologists. *Histopathology*. 2014; 65: 216-227.
209. Garcia JJ, Al-Ahmadie HA, Gopalan A, et al. Do prostatic transition zone tumors have a distinct morphology? *Am J Surg Pathol*. 2008; 32(11): 1709-1714.
210. Goldstein NS, Begin LR, Grody WW, et al. Minimal or no cancer in radical prostatectomy specimens. Report of 13 cases of the "vanishing cancer phenomenon. *Am J Surg Pathol*. 1995; 19(9): 1002-1009.
211. Duffield AS, Epstein JI. Detection of cancer in radical prostatectomy specimens with no residual carcinoma in the initial review of slides. *Am J Surg Pathol*. 2009; 33(1): 120-125.
212. Helpap B. Review of the morphology of prostatic carcinoma with special emphasis on subgrading and prognosis. *J Urol Pathol*. 1993; 1: 3-19.
213. Mostofi FK, Sesterhenn IA, Davis CJ Jr. A pathologist's view of prostatic carcinoma. *Cancer*. 1993; 71(3 suppl): 906-932.
214. Epstein JI. Diagnostic criteria of limited adenocarcinoma of the prostate on needle biopsy. *Hum Pathol*. 1995; 26(2): 223-229.
215. Kelemen PR, Buschmann RJ, Weisz-Carrington P. Nucleolar prominence as a diagnostic variable in prostatic carcinoma. *Cancer*. 1990; 65(4): 1017-1020.
216. Hameed O, Humphrey PA. Stratified epithelium in prostatic adenocarcinoma: a mimic of high-grade prostatic intraepithelial neoplasia. *Mod Pathol*. 2006; 19(7): 899-906.
217. Pacelli A, Lopez-Beltran A, Egan AJ, Bostwick DG. Prostatic adenocarcinoma with glomeruloid features. *Hum Pathol*. 1998; 29(5): 543-546.
218. Egevad L, Allsbrook WC Jr, Epstein JI. Current practice of diagnosis and reporting of prostate cancer on needle biopsy among genitourinary pathologists. *Hum Pathol*. 2006; 37(3): 292-297.
219. Parwani AV, Kronz JD, Genega EM, et al. Prostate carcinoma with squamous differentiation: an analysis of 33 cases. *Am J Surg Pathol*. 2004; 28(5): 651-657.
220. Brawn PN. The dedifferentiation of prostate carcinoma. *Cancer*. 1983; 52(2): 246-251.
221. Franks LM. Latent carcinoma of the prostate. *J Pathol Bacteriol*. 1954; 68(2): 603-616.
222. Arangelovich V, Tretiakova M, SenGupta E, et al. Pathogenesis and significance of collagenous micronodules of the prostate. *Appl Immunohistochem Mol Morphol*. 2003; 11(1): 15-19.
223. Baisden BL, Kahane H, Epstein JI. Perineural invasion, mucinous fibroplasia, and glomerulations: diagnostic features of limited cancer on prostate needle biopsy. *Am J Surg Pathol*. 1999; 23(8): 918-924.
224. Holmes EJ. Crystalloids of prostatic carcinoma: relationship to Bence-Jones crystals. *Cancer*. 1977; 39(5): 2073-2080.
225. Jensen PE, Gardner WA Jr, Piserchia PV. Prostatic crystalloids: association with adenocarcinoma. *Prostate*. 1980; 1(1): 25-30.
226. Bennett B, Gardner WA Jr. Crystalloids in prostatic hyperplasia. *Prostate*. 1980; 1(1): 31-35.
227. Anton RC, Chakraborty S, Wheeler TM. The significance of intraluminal prostatic crystalloids in benign needle biopsies. *Am J Surg Pathol*. 1998; 22(4): 446-449.
228. Henneberry JM, Kahane H, Humphrey PA, et al. The significance of intraluminal crystalloids in benign prostatic glands on needle biopsy. *Am J Surg Pathol*. 1997; 21(6): 725-728.
229. Christian JD, Lamm TC, Morrow JF, Bostwick DG. Corpora amylacea in adenocarcinoma of the prostate: incidence and histology within needle core biopsies. *Mod Pathol*. 2005; 18(1): 36-39.
230. Humphrey PA, Vollmer RT. Corpora amylacea in adenocarcinoma of the prostate. Prevalence in 100 prostatectomies and clinicopathologic correlations. *Surg Pathol*. 1990; 3: 133-141.
231. Nelson RS, Epstein JI. Prostatic carcinoma with abundant xanthomatous cytoplasm. Foamy gland carcinoma. *Am J Surg Pathol*. 1996; 20(4): 419-426.
232. Samaratunga H, Williamson R. Metastatic foamy gland carcinoma of the prostate: a potential diagnostic pitfall. *J Urol Pathol*. 1998; 9: 155-162.

233. Arista-Nasr J, Martinez-Benitez B, Camorlinga-Tagle N, Albores-Saavedra J. Foamy gland microcarcinoma in needle prostatic biopsy. *Ann Diagn Pathol*. 2008; 12(5): 349-355.
234. Zhao J, Epstein JI. High-grade foamy gland prostatic adenocarcinoma on biopsy or transurethral resection: a morphologic study of 55 cases. *Am J Surg Pathol*. 2009; 33(4): 583-590.
235. Cina SJ, Epstein JI. Adenocarcinoma of the prostate with atrophic features. *Am J Surg Pathol*. 1997; 21(3): 289-295.
236. Egan AJ, Lopez-Beltran A, Bostwick DG. Prostatic adenocarcinoma with atrophic features: malignancy mimicking a benign process. *Am J Surg Pathol*. 1997; 21(8): 931-935.
237. Kaleem Z, Swanson PE, Vollmer RT, Humphrey PA. Prostatic adenocarcinoma with atrophic features: a study of 202 consecutive completely embedded radical prostatectomy specimens. *Am J Clin Pathol*. 1998; 109(6): 695-703.
238. Yaskiv O, Cao D, Humphrey PA. Microcystic adenocarcinoma of the prostate: a variant of pseudohyperplastic and atrophic patterns. *Am J Surg Pathol*. 2010; 34(4): 556-561.
239. Humphrey PA, Kaleem Z, Swanson PE, Vollmer RT. Pseudohyperplastic prostatic adenocarcinoma. *Am J Surg Pathol*. 1998; 22(10): 1239-1246.
240. Levi AW, Epstein JI. Pseudohyperplastic prostatic adenocarcinoma on needle biopsy and simple prostatectomy. *Am J Surg Pathol*. 2000; 24(8): 1039-1046.
241. Tavora F, Epstein JI. High-grade prostatic intraepithelial neoplasialike ductal adenocarcinoma of the prostate: a clinicopathologic study of 28 cases. *Am J Surg Pathol*. 2008; 32: 1060-1067.
242. Giannico GA, Ross HM, Lotan T, Epstein JI. Aberrant expression of p63 in adenocarcinoma of the prostate: a radical prostatectomy study. *Am J Surg Pathol*. 2013; 37: 1401-1406.
243. Osunkoya AO, Hansel DE, Sun X, et al. Aberrant diffuse expression of p63 in adenocarcinoma of the prostate on needle biopsy and radical prostatectomy: report of 21 cases. *Am J Surg Pathol*. 2008; 32(3): 461-467.
244. Tan HL, Haffner MC, Esopi DM, et al. Prostate adenocarcinomas aberrantly expressing p63 are molecularly distinct from usual-type prostatic adenocarcinomas. *Mod Pathol*. 2015; 28: 446-456.
245. Grignon DJ, Sakr WA. Pathologic staging of prostate carcinoma. What are the issues? *Cancer*. 1996; 78(2): 337-340.
246. Iczkowski KA, Bostwick DG. Criteria for biopsy diagnosis of minimal volume prostatic adenocarcinoma: analytic comparison with nondiagnostic but suspicious atypical small acinar proliferation. *Arch Pathol Lab Med*. 2000; 124(1): 98-107.
247. Thorson P, Humphrey PA. Minimal adenocarcinoma in prostate needle biopsy tissue. *Am J Clin Pathol*. 2000; 114(6): 896-909.
248. Grignon DJ. Minimal diagnostic criteria for adenocarcinoma of the prostate. *J Urol Pathol*. 1998; 8: 31-44.
249. Cheville JC, Reznicek MJ, Bostwick DG. The focus of "atypical glands, suspicious for malignancy" in prostatic needle biopsy specimens: incidence, histologic features, and clinical follow-up of cases diagnosed in a community practice. *Am J Clin Pathol*. 1997; 108(6): 633-640.
250. Dundore PA. Atypical small acinar proliferations(ASAP) suspicious for malignancy in prostate needle biopsies. *J Urol Pathol*. 1998; 8: 21-30.
251. Iczkowski KA, MacLennan GT, Bostwick DG. Atypical small acinar proliferation suspicious for malignancy in prostate needle biopsies: clinical significance in 33 cases. *Am J Surg Pathol*. 1997; 21(12): 1489-1495.
252. Kambham N, Taylor JA, Troxel A, Rubin MA. Atypical small acinar proliferation in prostate needle biopsy: a clinically significant diagnostic category. *J Urol Pathol*. 1999; 10: 177-188.
253. Van der Kwast TH, Evans A, Lockwood G, et al. Variability in diagnostic opinion among pathologists for single small atypical foci in prostate biopsies. *Am J Surg Pathol*. 2010; 34: 169-177.
254. Halushka MK, Kahane H, Epstein JI. Negative 34betaE12 staining in a small focus of atypical glands on prostate needle biopsy: a follow-up study of 332 cases. *Hum Pathol*. 2004; 35(1): 43-46.
255. Herawi M, Parwani AV, Irie J, Epstein JI. Small glandular proliferations on needle biopsies: most common benign mimickers of prostatic adenocarcinoma sent in for expert second opinion. *Am J Surg Pathol*. 2005; 29(7): 874-880.
256. Novis DA, Zarbo RJ, Valenstein PA. Diagnostic uncertainty expressed in prostate needle biopsies. A College of American Pathologists Q-probes Study of 15,753 prostate needle biopsies in 332 institutions. *Arch Pathol Lab Med*. 1999; 123(8): 687-692.
257. Epstein JI. How should atypical prostate needle biopsies be reported? Controversies regarding the term "ASAP". *Hum Pathol*. 1999; 30(12): 1401-1402.
258. Bostwick DG, Meiers I. Atypical small acinar proliferation in the prostate: clinical significance in 2006. *Arch Pathol Lab Med*. 2006; 130(7): 952-957.
259. Dube VE, Farrow GM, Greene LF. Prostatic adenocarcinoma of ductal origin. *Cancer*. 1973; 32(2): 402-409.
260. Ende N, Woods LP, Shelley HS. Carcinoma originating in ducts surrounding the prostatic urethra. *Am J Clin Pathol*. 1963; 40: 183-189.
261. Greene LF, Farrow GM, Ravits JM, Tomera FM. Prostatic adenocarcinoma of ductal origin. *J Urol*. 1979; 121(3): 303-305.
262. Kopelson G, Harisiadis L, Romas NA, et al. Periurethral prostatic duct carcinoma: clinical features and treatment results. *Cancer*. 1978; 42(6): 2894-2902.
263. Kuhajda FP, Gipson T, Mendelsohn G. Papillary adenocarcinomas of the prostate. An immunohistochemical study. *Cancer*. 1984; 54(7): 1328-1332.
264. Paner GP, Lopez-Beltran A, So JS, et al. Spectrum of Cystic Epithelial Tumors of the Prostate: Most Cystadenocarcinomas Are Ductal Type With Intracystic Papillary Pattern. *Am J Surg Pathol*. 2016; 40: 886-895.
265. Sleater JP, Ford MJ, Beers BB. Extramammary Paget's disease associated with prostate adenocarcinoma. *Hum Pathol*. 1994; 25(6): 615-617.
266. Herawi M, Epstein JI. Immunohistochemical antibody cocktail staining(p63/HMWCK/AMACR) of ductal adenocarcinoma and Gleason pattern 4 cribriform and noncribriform acinar adenocarcinomas of the prostate. *Am J Surg Pathol*. 2007; 31(6): 889-894.
267. Christensen WN, Steinberg G, Walsh PC, Epstein JI. Prostatic duct adenocarcinoma. Findings at radical prostatectomy. *Cancer*. 1991; 67(8): 2118-2124.
268. Samaratunga H, Letizia B. Prostatic ductal adenocarcinoma presenting as a urethral polyp: a clinicopathological study of eight cases of a lesion with the potential to be misdiagnosed as a benign prostatic urethral polyp. *Pathology*. 2007; 39: 476-481.
269. Aydin H, Zhang J, Samaratunga H, et al. Ductal adenocarcinoma of the prostate diagnosed on transurethral biopsy or resection is not always indicative of aggressive disease: implications for clinical management. *BJU Int*. 2010; 105: 476-480.
270. Nadji M, Tabei SZ, Castro A, et al. Prostatic-specific antigen: an immunohistologic marker for prostatic neoplasms. *Cancer*. 1981; 48(5): 1229-1232.
271. Papsidero LD, Croghan GA, Asirwatham J, et al. Immunohistochemical demonstration of prostate-specific antigen in metastases with the use of monoclonal antibody F5. *Am J Pathol*. 1985; 121(3): 451-454.
272. Shevchuk MM, Romas NA, Ng PY, et al. Acid phosphatase localization in prostatic carcinoma. A comparison of monoclonal antibody to heteroantisera. *Cancer*. 1983; 52(9): 1642-1646.
273. Stein BS, Vangore S, Petersen RO, Kendall AR. Immunoperoxidase localization of prostate-specific antigen. *Am J Surg Pathol*. 1982; 6(6): 553-557.
274. Bentz MS, Cohen C, Demers LM, Budgeon LR. Immunohistochemical acid phosphatase level and tumor grade in prostatic carcinoma. *Arch Pathol Lab Med*. 1982; 106(9): 476-480.
275. Feiner HD, Gonzalez R. Carcinoma of the prostate with atypical immunohistological features. Clinical and histologic correlates. *Am J Surg Pathol*. 1986; 10(11): 765-770.
276. Jobsis AC, De Vries GP, Anholt RR, Sanders GT. Demonstration of the prostatic origin of metastases: an immunohistochemical method for formalin-fixed embedded tissue. *Cancer*. 1978; 41(5): 1788-1793.
277. Mai KT, Commons AS, Perkins DG, et al. Absence of serum prostate-specific antigen and loss of tissue immunoreactive prostatic markers in advanced prostatic adenocarcinoma after hormonal therapy: a report of two cases. *Hum Pathol*. 1996; 27(12): 1377-1381.
278. Chuang AY, DeMarzo AM, Veltri RW, et al. Immunohistochemical differentiation of high-grade prostate carcinoma from urothelial carcinoma. *Am J Surg Pathol*. 2007; 31: 1246-1255.
279. Genega EM, Hutchinson B, Reuter VE, Gaudin PB. Immunophenotype of high-grade prostatic adenocarcinoma and urothelial carcinoma. *Mod Pathol*. 2000; 13(11): 1186-1191.
280. Lindeman N, Weidner N. Immunohistochemical profile of prostatic and urothelial carcinoma: impact of heat-induced epitope retrieval and presentation of tumors with intermediate features. *Appl Immunohistochem*. 1996; 4: 264-275.
281. Elgamal AA, Holmes EH, Su SL, et al. Prostate-specific membrane antigen(PSMA): current benefits and future value. *Semin Surg Oncol*. 2000; 18(1): 10-16.
282. Bostwick DG, Pacelli A, Blute M, et al. Prostate specific membrane antigen expression in prostatic intraepithelial neoplasia and adenocarcinoma: a study of 184 cases. *Cancer*. 1998; 82(11): 2256-2261.
283. Jiang Z, Woda BA, Rock KL, et al. P504S: a new molecular marker for the detection of prostate carcinoma. *Am J Surg Pathol*. 2001; 25(11): 1397-1404.
284. Jiang Z, Woda BA, Wu CL, Yang XJ. Discovery and clinical application of a novel prostate cancer marker: alpha-methylacyl CoA racemase(P504S). *Am J Clin Pathol*. 2004; 122(2): 275-289.
285. Varma M, Jasani B. Diagnostic utility of immunohistochemistry in morphologically difficult prostate cancer: review of current literature. *Histopathology*. 2005; 47(1): 1-16.
286. Kuefer R, Varambally S, Zhou M, et al. alpha-Methylacyl-CoA racemase: expression levels of this novel cancer biomarker depend on tumor differentiation. *Am J Pathol*. 2002; 161(3): 841-848.
287. Beach R, Gown AM, De Peralta-Venturina MN, et al. P504S immunohistochemical detection in 405 prostatic specimens including 376 18-gauge

needle biopsies. *Am J Surg Pathol*. 2002; 26(12): 1588-1596.

288. Yang XJ, Wu CL, Woda BA, et al. Expression of alpha-Methylacyl-CoA racemase(P504S) in atypical adenomatous hyperplasia of the prostate. *Am J Surg Pathol*. 2002; 26(7): 921-925.
289. Zhou M, Shah R, Shen R, Rubin MA. Basal cell cocktail(34betaE12 + p63) improves the detection of prostate basal cells. *Am J Surg Pathol*. 2003; 27(3): 365-371.
290. Carswell BM, Woda BA, Wang X, et al. Detection of prostate cancer by alpha-methylacyl CoA racemase(P504S) in needle biopsy specimens previously reported as negative for malignancy. *Histopathology*. 2006; 48(6): 668-673.
291. Jiang Z, Wu CL, Woda BA, et al. P504S/alpha-methylacyl-CoA racemase: a useful marker for diagnosis of small foci of prostatic carcinoma on needle biopsy. *Am J Surg Pathol*. 2002; 26(9): 1169-1174.
292. Zhou M, Chinnaiyan AM, Kleer CG, et al. Alpha-Methylacyl-CoA racemase: a novel tumor marker over-expressed in several human cancers and their precursor lesions. *Am J Surg Pathol*. 2002; 26(7): 926-931.
293. Bonkhoff H, Fixemer T, Hunsicker I, Remberger K. Estrogen receptor expression in prostate cancer and premalignant prostatic lesions. *Am J Surg Pathol*. 1999; 155(2): 641-647.
294. Hiramatsu M, Maehara I, Orikasa S, Sasano H. Immunolocalization of oestrogen and progesterone receptors in prostatic hyperplasia and carcinoma. *Histopathology*. 1996; 28(2): 163-168.
295. Takeda H, Akakura K, Masai M, et al. Androgen receptor content of prostate carcinoma cells estimated by immunohistochemistry is related to prognosis of patients with stage D2 prostate carcinoma. *Cancer*. 1996; 77(5): 934-940.
296. Trapman J, Brinkmann AO. The androgen receptor in prostate cancer. *Pathol Res Pract*. 1996; 192(7): 752-760.
297. Torlakovic E, Lilleby W, Torlakovic G, et al. Prostate carcinoma expression of estrogen receptor-beta as detected by PPG5/10 antibody has positive association with primary Gleason grade and Gleason score. *Hum Pathol*. 2002; 33(6): 646-651.
298. Osman I, Scher HI, Drobnjak M, et al. HER-2/neu(p185neu) protein expression in the natural or treated history of prostate cancer. *Clin Cancer Res*. 2001; 7(9): 2643-2647.
299. Herawi M, De Marzo AM, Kristiansen G, Epstein JI. Expression of CDX2 in benign tissue and adenocarcinoma of the prostate. *Hum Pathol*. 2007; 38(1): 72-78.
300. Wernert N, Seitz G, Goebbels R, Dhom G. Immunohistochemical demonstration of cytokeratins in the human prostate. *Pathol Res Pract*. 1986; 181(6): 668-674.
301. Bassily NH, Vallorosi CJ, Akdas G, et al. Coordinate expression of cytokeratins 7 and 20 in prostate adenocarcinoma and bladder urothelial carcinoma. *Am J Clin Pathol*. 2000; 113(3): 383-388.
302. Goldstein NS. Immunophenotypic characterization of 225 prostate adenocarcinomas with intermediate or high Gleason scores. *Am J Clin Pathol*. 2002; 117: 471-477.
303. Goldstein NS, Underhill J, Roszka J, Neill JS. Cytokeratin 34 beta E-12 immunoreactivity in benign prostatic acini. Quantitation, pattern assessment, and electron microscopic study. *Am J Clin Pathol*. 1999; 112(1): 69-74.
304. Googe PB, McGinley KM, Fitzgibbon JF. Anti-cytokeratin antibody 34 beta E12 staining in prostate carcinoma. *Am J Clin Pathol*. 1997; 107(2): 219-223.
305. Wojno KJ, Epstein JI. The utility of basal cell-specific anti-cytokeratin antibody(34 beta E12) in the diagnosis of prostate cancer. A review of 228 cases. *Am J Surg Pathol*. 1995; 19(3): 251-260.
306. Samaratunga H, Singh M. Distribution pattern of basal cells detected by cytokeratin 34 beta E12 in primary prostatic duct adenocarcinoma. *Am J Surg Pathol*. 1997; 21(4): 435-440.
307. Yang XJ, McEntee M, Epstein JI. Distinction of basaloid carcinoma of the prostate from benign basal cell lesions by using immunohistochemistry for bcl-2 and Ki-67. *Hum Pathol*. 1998; 29(12): 1447-1450.
308. Ali TZ, Epstein JI. False positive labeling of prostate cancer with high molecular weight cytokeratin: p63 a more specific immunomarker for basal cells. *Am J Surg Pathol*. 2008; 32(12): 1890-1895.
309. Chuang AY, DeMarzo AM, Veltri RW, et al. Immunohistochemical differentiation of high-grade prostate carcinoma from urothelial carcinoma. *Am J Surg Pathol*. 2007; 31(8): 1246-1255.
310. Epstein JI. Diagnosis and reporting of limited adenocarcinoma of the prostate on needle biopsy. *Mod Pathol*. 2004; 17(3): 307-315.
311. Hameed O, Humphrey PA. Immunohistochemistry in diagnostic surgical pathology of the prostate. *Semin Diagn Pathol*. 2005; 22(1): 88-104.
312. Iczkowski KA, Cheng L, Crawford BG, Bostwick DG. Steam heat with an EDTA buffer and protease digestion optimizes immunohistochemical expression of basal cell-specific antikeratin 34betaE12 to discriminate cancer in prostatic epithelium. *Mod Pathol*. 1999; 12(1): 1-4.
313. Green R, Epstein JI. Use of intervening unstained slides for immunohistochemical stains for high molecular weight cytokeratin on prostate needle biopsies. *Am J Surg Pathol*. 1999; 23(5): 567-570.
314. Dardik M, Epstein JI. Efficacy of restaining prostate needle biopsies with high-molecular weight cytokeratin. *Hum Pathol*. 2000; 31(9): 1155-1161.
315. Abrahams NA, Ormsby AH, Brainard J. Validation of cytokeratin 5/6 as an effective substitute for keratin 903 in the differentiation of benign from malignant glands in prostate needle biopsies. *Histopathology*. 2002; 41(1): 35-41.
316. Oliai BR, Kahane H, Epstein JI. Can basal cells be seen in adenocarcinoma of the prostate?: an immunohistochemical study using high molecular weight cytokeratin(clone 34betaE12) antibody. *Am J Surg Pathol*. 2002; 26(9): 1151-1160.
317. Shah RB, Zhou M, LeBlanc M, et al. Comparison of the basal cell-specific markers, 34betaE12 and p63, in the diagnosis of prostate cancer. *Am J Surg Pathol*. 2002; 26(9): 1161-1168.
318. Farinola MA, Epstein JI. Utility of immunohistochemistry for alpha-methylacyl-CoA racemase in distinguishing atrophic prostate cancer from benign atrophy. *Hum Pathol*. 2004; 35(10): 1272-1278.
319. Jiang Z, Li C, Fischer A, et al. Using an AMACR(P504S)/34betaE12/p63 cocktail for the detection of small focal prostate carcinoma in needle biopsy specimens. *Am J Clin Pathol*. 2005; 123(2): 231-236.
320. Sanderson SO, Sebo TJ, Murphy LM, et al. An analysis of the p63/alpha-methylacyl coenzyme A racemase immunohistochemical cocktail stain in prostate needle biopsy specimens and tissue microarrays. *Am J Clin Pathol*. 2004; 121(2): 220-225.
321. Trpkov K, Bartczak-McKay J, Yilmaz A. Usefulness of cytokeratin 5/6 and AMACR applied as double sequential immunostains for diagnostic assessment of problematic prostate specimens. *Am J Clin Pathol*. 2009; 132(2): 211-220, quiz 307.
322. Shah RB, Kunju LP, Shen R, et al. Usefulness of basal cell cocktail(34betaE12 + p63) in the diagnosis of atypical prostate glandular proliferations. *Am J Clin Pathol*. 2004; 122(4): 517-523.
323. Kunju LP, Mehra R, Snyder M, Shah RB. Prostate-specific antigen, high-molecularweight cytokeratin(clone 34betaE12), and/or p63: an optimal immunohistochemical panel to distinguish poorly differentiated prostate adenocarcinoma from urothelial carcinoma. *Am J Clin Pathol*. 2006; 125(5): 675-681.
324. Murphy AJ, Hughes CA, Lannigan G, et al. Heterogeneous expression of alpha-methylacyl-CoA racemase in prostatic cancer correlates with Gleason score. *Histopathology*. 2007; 50(2): 243-251.
325. Zhou M, Aydin H, Kanane H, Epstein JI. How often does alpha-methylacyl-CoA-racemase contribute to resolving an atypical diagnosis on prostate needle biopsy beyond that provided by basal cell markers? *Am J Surg Pathol*. 2004; 28(2): 239-243.
326. Alers JC, Rochat J, Krijtenburg PJ, et al. Identification of genetic markers for prostatic cancer progression. *Lab Invest*. 2000; 80(6): 931-942.
327. Konig JJ, Teubel W, Romijn JC, et al. Gain and loss of chromosomes 1, 7, 8, 10, 18, and Y in 46 prostate cancers. *Hum Pathol*. 1996; 27(7): 720-727.
328. Konishi N, Cho M, Yamamoto K, Hiasa Y. Genetic changes in prostate cancer. *Pathol Int*. 1997; 47(11): 735-747.
329. Latil A, Lidereau R. Genetic aspects of prostate cancer. *Virch Arch*. 1998; 432(5): 389-406.
330. Carter BS, Ewing CM, Ward WS, et al. Allelic loss of chromosomes 16q and 10q in human prostate cancer. *Proc Natl Acad Sci USA*. 1990; 87(22): 8751-8755.
331. Lundgren R, Mandahl N, Heim S, et al. Cytogenetic analysis of 57 primary prostatic adenocarcinomas. *Genes Chromosomes Cancer*. 1992; 4(1): 16-24.
332. Sandberg AA. Chromosomal abnormalities and related events in prostate cancer. *Hum Pathol*. 1992; 23(4): 368-380.
333. Isaacs WB, Bova GS, Morton RA, et al. Molecular biology of prostate cancer. *Semin Oncol*. 1994; 21(5): 514-521.
334. Mackinnon AC, Yan BC, Joseph LJ, Al-Ahmadie HA. Molecular biology underlying the clinical heterogeneity of prostate cancer: an update. *Arch Pathol Lab Med*. 2009; 133(7): 1033-1040.
335. Hermans KG, van Marion R, van Dekken H, et al. TMPRSS2:ERG fusion by translocation or interstitial deletion is highly relevant in androgen-dependent prostate cancer, but is bypassed in late-stage androgen receptor-negative prostate cancer. *Cancer Res*. 2006; 66(22): 10658-10663.
336. Esgueva R, Perner S, J LaFargue C, et al. Prevalence of TMPRSS2-ERG and SLC45A3-ERG gene fusions in a large prostatectomy cohort. *Mod Pathol*. 2010; 23(4): 539-546.
337. Barbieri CE, Baca SC, Lawrence MS, et al. Exome sequencing identifies recurrent SPOP, FOXA1 and MED12 mutations in prostate cancer. *Nat Genet*. 2012; 44: 685-689.
338. Berger MF, Lawrence MS, Demichelis F, et al. The genomic complexity of primary human prostate cancer. *Nature*. 2011; 470: 214-220.
339. Cairns P, Okami K, Halachmi S, et al. Frequent inactivation of PTEN/MMAC1 in primary prostate cancer. *Cancer Res*. 1997; 57: 4997-5000.
340. Feilotter HE, Nagai MA, Boag AH, et al. Analysis of PTEN and the 10q23 region in primary prostate carcinomas. *Oncogene*. 1998; 17: 1743-1748.
341. Verhagen PC, van Duijn PW, Hermans KG, et al. The PTEN gene in locally progressive prostate cancer is preferentially inactivated by bi-allelic gene deletion. *J Pathol*. 2006; 208: 699-707.

342. Lotan TL, Gurel B, Sutcliffe S, et al. PTEN protein loss by immunostaining: analytic validation and prognostic indicator for a high risk surgical cohort of prostate cancer patients. *Clin Cancer Res*. 2011; 17: 6563-6573.
343. Lotan TL, Wei W, Ludkovski O, et al. Analytic validation of a clinical-grade PTEN immunohistochemistry assay in prostate cancer by comparison with PTEN FISH. *Mod Pathol*. 2016; 29: 904-914.
344. Visakorpi T, Kallioniemi OP, Heikkinen A, et al. Small subgroup of aggressive, highly proliferative prostatic carcinomas defined by p53 accumulation. *J Natl Cancer Inst*. 1992; 84(11): 883-887.
345. Ittmann M, Wieczorek R, Heller P, et al. Alterations in the p53 and MDM-2 genes are infrequent in clinically localized, stage B prostate adenocarcinomas. *Am J Pathol*. 1994; 145(2): 287-293.
346. Losi L, Di Gregorio C, Brausi M, et al. Expression of p53 protein in prostate cancers of different histologic types. *Pathol Res Pract*. 1994; 190(4): 384-388.
347. Meyers FJ, Gumerlock PH, Chi SG, et al. Very frequent p53 mutations in metastatic prostate carcinoma and in matched primary tumors. *Cancer*. 1998; 83(12): 2534-2539.
348. Ittmann MM, Wieczorek R. Alterations of the retinoblastoma gene in clinically localized, stage B prostate adenocarcinomas. *Hum Pathol*. 1996; 27(1): 28-34.
349. Ross JS, Sheehan C, Hayner-Buchan AM, et al. HER-2/neu gene Amplification status in prostate cancer by fluorescence in situ hybridization. *Hum Pathol*. 1997; 28(7): 827-833.
350. Wegiel B, Evans S, Hellsten R, et al. Molecular pathways in the progression of hormone-independent and metastatic prostate cancer. *Curr Cancer Drug Targets*. 2010; 10(4): 392-401.
351. Kicinski M, Vangronsveld J, Nawrot TS. An epidemiological reappraisal of the familial aggregation of prostate cancer: a meta-analysis. *PLoS ONE*. 2011; 6(10): e27130.
352. Giri VN, Beebe-Dimmer JL. Familial prostate cancer. *Sem Oncol*. 2016; 43: 560-565.
353. Bancroft EK, Page EC, Castro E, et al. Targeted prostate cancer screening in BRCA1 and BRCA2 mutation carriers: results from the initial screening round of the IMPACT study. *Eur Urol*. 2014; 66: 489-499.
354. Easton DF, Steele L, Fields P, et al. Cancer risks in two large breast cancer families linked to BRCA2 on chromosome 13q12-13. *Am J Hum Genet*. 1997; 61: 120-129.
355. Kirchhoff T, Kauff ND, Mitra N, et al. BRCA mutations and risk of prostate cancer in Ashkenazi Jews. *Clin Cancer Res*. 2008; 14: 2918-2921.
356. Smith SC, Palanisamy N, Zuhlke KA, et al. HOXB13 G84E-related familial prostate cancers: a clinical, histologic, and molecular survey. *Am J Surg Pathol*. 2014; 38: 615-626.
357. Ewing CM, Ray AM, Lange EM, et al. Germline mutations in HOXB13 and prostate-cancer risk. *N Engl J Med*. 2012; 366: 141-149.
358. Haraldsdottir S, Hampel H, Wei L, et al. Prostate cancer incidence in males with Lynch syndrome. *Genet Med*. 2014; 16: 553-557.
359. Grignon DJ. Unusual subtypes of prostate cancer. *Mod Pathol*. 2004; 17(3): 316-327.
360. Randolph TL, Amin MB, Ro JY, Ayala AG. Histologic variants of adenocarcinoma and other carcinomas of prostate: pathologic criteria and clinical significance. *Mod Pathol*. 1997; 10(6): 612-629.
361. Epstein JI, Amin MB, Beltran H, et al. Proposed morphologic classification of prostate cancer with neuroendocrine differentiation. *Am J Surg Pathol*. 2014; 38: 756-767.
362. Abrahamsson PA. Neuroendocrine differentiation in prostatic carcinoma. *Prostate*. 1999; 39: 135-148.
363. So JS, Gordetsky J, Epstein JI. Variant of prostatic adenocarcinoma with Paneth cell-like neuroendocrine differentiation readily misdiagnosed as Gleason pattern 5. *Hum Pathol*. 2014; 45: 2388-2393.
364. Tamas EF, Epstein JI. Prognostic significance of paneth cell-like neuroendocrine differentiation in adenocarcinoma of the prostate. *Am J Surg Pathol*. 2006; 30: 980-985.
365. Giordano S, Tolonen T, Tolonen T, et al. A pure primary low-grade neuroendocrine carcinoma(carcinoid tumor) of the prostate. *Int Urol Nephrol*. 2010; 42: 683-687.
366. Goulet-Salmon B, Berthe E, Franc S, et al. Prostatic neuroendocrine tumor in multiple endocrine neoplasia Type 2B. *J Endocrinol Invest*. 2004; 27: 570-573.
367. Oesterling JE, Hauzeur CG, Farrow GM. Small cell anaplastic carcinoma of the prostate: a clinical, pathological and immunohistological study of 27 patients. *J Urol*. 1992; 147(3 Pt 2): 804-807.
368. Wang W, Epstein JI. Small cell carcinoma of the prostate. A morphologic and immunohistochemical study of 95 cases. *Am J Surg Pathol*. 2008; 32(1): 65-71.
369. Wenk RE, Bhagavan BS, Levy R, et al. Ectopic ACTH, prostatic oat cell carcinoma, and marked hypernatremia. *Cancer*. 1977; 40(2): 773-778.
370. Bleichner JC, Chun B, Klappenbach RS. Pure small-cell carcinoma of the prostate with fatal liver metastasis. *Arch Pathol Lab Med*. 1986; 110(11): 1041-1044.
371. Schron DS, Gipson T, Mendelsohn G. The histogenesis of small cell carcinoma of the prostate. An immunohistochemical study. *Cancer*. 1984; 53(11): 2478-2480.
372. Ghali VS, Garcia RL. Prostatic adenocarcinoma with carcinoidal features producing adrenocorticotropic syndrome. Immunohistochemical study and review of the literature. *Cancer*. 1984; 54(6): 1043-1048.
373. Ghandur-Mnaymneh L, Satterfield S, Block NL. Small cell carcinoma of the prostate gland with inappropriate antidiuretic hormone secretion: morphological, immunohistochemical and clinical expressions. *J Urol*. 1986; 135(6): 1263-1266.
374. Helpap B, Kollermann J. Undifferentiated carcinoma of the prostate with small cell features: immunohistochemical subtyping and Reflections on histogenesis. *Virch Arch*. 1999; 434(5): 385-391.
375. Ro JY, Tetu B, Ayala AG, Ordonez NG. Small cell carcinoma of the prostate. II. Immunohistochemical and electron microscopic studies of 18 cases. *Cancer*. 1987; 59(5): 977-982.
376. Simon RA, di Sant'Agnese PA, Huang LS, et al. CD44 expression is a feature of prostatic small cell carcinoma and distinguishes it from its mimickers. *Hum Pathol*. 2009; 40(2): 252-258. 377. Gaffney EF. The extent of apoptosis in different types of high grade prostatic carcinoma. *Histopathology*. 1994; 25(3): 269-273.
378. Weaver MG, Abdul-Karim FW, Srigley JR. Paneth cell-like change and small cell carcinoma of the prostate. Two divergent forms of prostatic neuroendocrine differentiation. *Am J Surg Pathol*. 1992; 16(10): 1013-1016.
379. Yao JL, Madeb R, Bourne P, et al. Small cell carcinoma of the prostate: an immunohistochemical study. *Am J Surg Pathol*. 2006; 30(6): 705-712.
380. Evans AJ, Humphrey PA, Belani J, et al. Large cell neuroendocrine carcinoma of prostate: a clinicopathologic summary of 7 cases of a rare manifestation of advanced prostate cancer. *Am J Surg Pathol*. 2006; 30(6): 684-693.
381. Epstein JI, Lieberman PH. Mucinous adenocarcinoma of the prostate gland. *Am J Surg Pathol*. 1985; 9(4): 299-308.
382. McNeal JE, Alroy J, Villers A, et al. Mucinous differentiation in prostatic adenocarcinoma. *Hum Pathol*. 1991; 22(10): 979-988.
383. Ro JY, Grignon DJ, Ayala AG, et al. Mucinous adenocarcinoma of the prostate: histochemical and immunohistochemical studies. *Hum Pathol*. 1990; 21(6): 593-600.
384. Osunkoya AO, Nielsen ME, Epstein JI. Prognosis of mucinous adenocarcinoma of the prostate treated by radical prostatectomy: a study of 47 cases. *Am J Surg Pathol*. 2008; 32(3): 468-472.
385. Elbadawi A, Craig W, Linke CA, Cooper RA Jr. Prostatic mucinous carcinoma. *Urology*. 1979; 13(6): 658-666.
386. Proia AD, McCarty KS Jr, Woodard BH. Prostatic mucinous adenocarcinoma. A Cowper gland carcinoma mimicker. *Am J Surg Pathol*. 1981; 5(7): 701-706.
387. Osunkoya AO, Epstein JI. Primary mucin-producing urothelial-type adenocarcinoma of prostate: report of 15 cases. *Am J Surg Pathol*. 2007; 31: 1323-1329.
388. Van de Voorde W, Van Poppel H, Haustermans K, et al. Mucin-secreting adenocarcinoma of the prostate with neuroendocrine differentiation and Paneth-like cells. *Am J Surg Pathol*. 1994; 18(2): 200-207.
389. Das S, Brewer L, Bell S. Signet-ring cell carcinoma of the prostate. *J Urol Pathol*. 1996; 5: 149-156.
390. Kuroda N, Yamasaki I, Nakayama H, et al. Prostatic signet-ring cell carcinoma: case report and literature review. *Pathol Int*. 1999; 49(5): 457-461.
391. Leong FJ, Leong AS, Swift J. Signet-ring carcinoma of the prostate. *Pathol Res Pract*. 1997; 192: 1232-1238.
392. Torbenson M, Dhir R, Nangia A, et al. Prostatic carcinoma with signet ring cells: a clinicopathologic and immunohistochemical analysis of 12 cases, with review of the literature. *Mod Pathol*. 1998; 11(6): 552-559.
393. Guerin D, Hasan N, Keen CE. Signet ring cell differentiation in adenocarcinoma of the prostate: a study of five cases. *Histopathology*. 1993; 22(4): 367-371.
394. Alguacil-Garcia A. Artifactual changes mimicking signet ring cell carcinoma in transurethral prostatectomy specimens. *Am J Surg Pathol*. 1986; 10(11): 795-800.
395. Devaney DM, Dorman A, Leader M. Adenosquamous carcinoma of the prostate: a case report. *Hum Pathol*. 1991; 22(10): 1046-1050.
396. Gattuso P, Carson HJ, Candel A, Castelli MJ. Adenosquamous carcinoma of the prostate. *Hum Pathol*. 1995; 26(1): 123-126.
397. Moyana TN. Adenosquamous carcinoma of the prostate. *Am J Surg Pathol*. 1987; 11(5): 403-407.
398. Saito R, Davis BK, Ollapally EP. Adenosquamous carcinoma of the prostate. *Hum Pathol*. 1984; 15(1): 87-89.
399. Little NA, Wiener JS, Walther PJ, et al. Squamous cell carcinoma of the prostate: 2 cases of a rare malignancy and review of the literature. *J Urol*. 1993; 149(1): 137-139.
400. Wang I, Lin CS, Unger PD. Squamous cell carcinoma arising in hormonally treated adenocarcinoma of the prostate. *Int J Surg Pathol*. 1996; 4: 13-16.
401. Wernert N, Goebbels R, Bonkhoff H, Dhom G. Squamous cell carcinoma of the prostate. *Histopathology*. 1990; 17(4): 339-344.
402. Mai KT, Leahy CF. Squamous cell carcinoma occurring as a circumscribed nodule in the transition zone of the prostate: a case report and review of

the literature. *J Urol Pathol*. 1996; 5: 85-92.
403. Ali TZ, Epstein JI. Basal cell carcinoma of the prostate: a clinicopathologic study of 29 cases. *Am J Surg Pathol*. 2007; 31(5): 697-705.
404. Begnami MD, Quezado M, Pinto P, et al. Adenoid cystic/basal cell carcinoma of the prostate: review and update. *Arch Pathol Lab Med*. 2007; 131(4): 637-640.
405. Frankel K, Craig JR. Adenoid cystic carcinoma of the prostate. Report of a case. *Am J Clin Pathol*. 1974; 62(5): 639-645.
406. Reed RJ. Consultation case: prostate (prostatectomy)–adenoid basal-cell tumor –multifocal basal-cell hyperplasia. *Am J Surg Pathol*. 1984; 8(9): 699-704.
407. Denholm SW, Webb JN, Howard GC, Chisholm GD. Basaloid carcinoma of the prostate gland: histogenesis and review of the literature. *Histopathology*. 1992; 20(2): 151-155.
408. Bishop JA, Yonescu R, Epstein JI, Westra WH. A subset of prostatic basal cell carcinomas harbor the MYB rearrangement of adenoid cystic carcinoma. *Hum Pathol*. 2015; 46: 1204-1208.
409. Adlakha K, Bostwick DG. Lymphoepithelioma-like carcinoma of the prostate. A new histologic variant of prostatic adenocarcinoma. *J Urol Pathol*. 1994; 2: 319-326.
410. Lauwers GY, Schevchuk M, Armenakas N, Reuter VE. Carcinoma of the prostate. *Am J Surg Pathol*. 1993; 17: 342-349.
411. Ma TKF, Chapman WB, McLean M, Srigley J. Prostatic carcinosarcoma consisting of the unusual combination of ductal adenocarcinoma with osteogenic sarcoma: a report of a case and review of the literature. *J Urol Pathol*. 1998; 8: 111-120.
412. Mai KT, Burns BF, Morash C. Giant-cell carcinoma of the prostate. *J Urol Pathol*. 1996; 5: 167-174.
413. Ohtsuki Y, Ro JY, Ordonez NG, et al. Sarcomatoid carcinoma of the prostate with rhabdomyosarcomatous differentiation: case report and review of the literature. *J Urol Pathol*. 1996; 5: 157-166.
414. Lopez-Beltran A, Eble JN, Bostwick DG. Pleomorphic giant cell carcinoma of the prostate. *Arch Pathol Lab Med*. 2005; 129(5): 683-685.
415. Parwani AV, Herawi M, Epstein JI. Pleomorphic giant cell adenocarcinoma of the prostate: report of 6 cases. *Am J Surg Pathol*. 2006; 30(10): 1254-1259.
416. Berney DM, Ravi R, Baitum SI. Prostatic carcinosarcoma with squamous cell differentiation: a consequence of hormonal therapy? Report of two cases and review of the literature. *J Urol Pathol*. 1999; 11: 123-132.
417. Reuter VE. Sarcomatoid lesions of the urogenital tract. *Semin Diagn Pathol*. 1993; 10(2): 188-201.
418. Shannon RL, Ro JY, Grignon DJ, et al. Sarcomatoid carcinoma of the prostate. A clinicopathologic study of 12 patients. *Cancer*. 1992; 69(11): 2676-2682.
419. Wick MR, Young RH, Malvesta R, et al. Prostatic carcinosarcomas. Clinical, histologic, and immunohistochemical data on two cases, with a review of the literature. *Am J Clin Pathol*. 1989; 92(2): 131-139.
420. Bostwick DG, Qian J. High-grade prostatic intraepithelial neoplasia. *Mod Pathol*. 2004; 17(3): 360-379.
421. Brawer MK. Prostatic intraepithelial neoplasia: a premalignant lesion. *Hum Pathol*. 1992; 23(3): 242-248.
422. Argani P, Epstein JI. Inverted(Hobnail) high-grade prostatic intraepithelial neoplasia (PIN): report of 15 cases of a previously undescribed pattern of high-grade PIN. *Am J Surg Pathol*. 2001; 25(12): 1534-1539.
423. Ayala AG, Ro JY. Prostatic intraepithelial neoplasia: recent advances. *Arch Pathol Lab Med*. 2007; 131(8): 1257-1266.
424. Berman DM, Yang J, Epstein JI. Foamy gland high-grade prostatic intraepithelial neoplasia. *Am J Surg Pathol*. 2000; 24: 140-144.
425. Reyes AO, Swanson PE, Carbone JM, Humphrey PA. Unusual histologic types of high-grade prostatic intraepithelial neoplasia. *Am J Surg Pathol*. 1997; 21(10): 1215-1222.
426. Kronz JD, Shaikh AA, Epstein JI. Atypical cribriform lesions on prostate biopsy. *Am J Surg Pathol*. 2001; 25(2): 147-155.
427. Crissman JD, Sakr WA, Hussein ME, Pontes JE. DNA quantitation of intraepithelial neoplasia and invasive carcinoma of the prostate. *Prostate*. 1993; 22(2): 155-162.
428. Baretton GB, Vogt T, Blasenbreu S, Lohrs U. Comparison of DNA ploidy in prostatic intraepithelial neoplasia and invasive carcinoma of the prostate: an image cytometric study. *Hum Pathol*. 1994; 25(5): 506-513.
429. Weinberg DS, Weidner N. Concordance of DNA content between prostatic intraepithelial neoplasia and concomitant invasive carcinoma. Evidence that prostatic intraepithelial neoplasia is a precursor of invasive prostatic carcinoma. *Arch Pathol Lab Med*. 1993; 117(11): 1132-1137.
430. Brawer MK, Bigler SA, Sohlberg OE, et al. Significance of prostatic intraepithelial neoplasia on prostate needle biopsy. *Urology*. 1991; 38(2): 103-107.
431. Weinstein MH, Epstein JI. Significance of high-grade prostatic intraepithelial neoplasia on needle biopsy. *Hum Pathol*. 1993; 24(6): 624-629.
432. Sakr WA, Haas GP, Cassin BF, et al. The frequency of carcinoma and intraepithelial neoplasia of the prostate in young male patients. *J Urol*. 1993; 150(2 Pt 1): 379-385.
433. Kronz JD, Allan CH, Shaikh AA, Epstein JI. Predicting cancer following a diagnosis of high-grade prostatic intraepithelial neoplasia on needle biopsy: data on men with more than one follow-up biopsy. *Am J Surg Pathol*. 2001; 25(8): 1079-1085.
434. Kronz JD, Shaikh AA, Epstein JI. High-grade prostatic intraepithelial neoplasia with adjacent small atypical glands on prostate biopsy. *Hum Pathol*. 2001; 32(4): 389-395.
435. Schlesinger C, Bostwick DG, Iczkowski KA. High-grade prostatic intraepithelial neoplasia and atypical small acinar proliferation: predictive value for cancer in current practice. *Am J Surg Pathol*. 2005; 29(9): 1201-1207.
436. Netto GJ, Epstein JI. Widespread high-grade prostatic intraepithelial neoplasia on prostatic needle biopsy: a significant likelihood of subsequently diagnosed adenocarcinoma. *Am J Surg Pathol*. 2006; 30(9): 1184-1188.
437. Bishara T, Ramnani DM, Epstein JI. High-grade prostatic intraepithelial neoplasia on needle biopsy: risk of cancer on repeat biopsy related to number of involved cores and morphologic pattern. *Am J Surg Pathol*. 2004; 28(5): 629-633.
438. Rhamy RK, Buchanan RD, Spalding MJ. Intraductal carcinoma of the prostate gland. *J Urol*. 1973; 109: 457-460.
439. Epstein JI, Oxley J, Ro JY, et al. Intraductal carcinoma. In: Moch H, Humphrey P, Ulbright T, Reuter V, eds. *WHO Classification of Tumours of the Urinary System and Male Genital Organs*. Lyon: IARC; 2016.
440. Guo CC, Epstein JI. Intraductal carcinoma of the prostate on needle biopsy: histologic features and clinical significance. *Mod Pathol*. 2006; 19: 1528-1535.
441. Robinson BD, Epstein JI. Intraductal carcinoma of the prostate without invasive carcinoma on needle biopsy: emphasis on radical prostatectomy findings. *J Urol*. 2010; 184: 1328-1333.
442. Khani F, Epstein JI. Prostate biopsy specimens with Gleason 3 + 3 = 6 and intraductal carcinoma: radical prostatectomy findings and clinical outcomes. *Am J Surg Pathol*. 2015; 39: 1383-1389.
443. Kweldam CF, Kümmerlin IP, Nieboer D, et al. Disease-specific survival of patients with invasive cribriform and intraductal prostate cancer at diagnostic biopsy. *Mod Pathol*. 2016; 29: 630-636.
444. Lotan TL, Gumuskaya B, Rahimi H, et al. Cytoplasmic PTEN protein loss distinguishes intraductal carcinoma of the prostate from high-grade prostatic intraepithelial neoplasia. *Mod Pathol*. 2013; 26: 587-603.
445. Morais CL, Han JS, Gordetsky J, et al. Utility of PTEN and ERG immunostaining for distinguishing high-grade PIN from intraductal carcinoma of the prostate on needle biopsy. *Am J Surg Pathol*. 2015; 39: 169-178.
446. Brat DJ, Wills ML, Lecksell KL, Epstein JI. How often are diagnostic features missed with less extensive histologic sampling of prostate needle biopsy specimens? *Am J Surg Pathol*. 1999; 23(3): 257-262.
447. Lane RB Jr, Lane CG, Mangold KA, et al. Needle biopsies of the prostate: what constitutes adequate histologic sampling? *Arch Pathol Lab Med*. 1998; 122(9): 833-835.
448. Renshaw AA. Adequate tissue sampling of prostate core needle biopsies. *Am J Clin Pathol*. 1997; 107(1): 26-29.
449. Reyes AO, Humphrey PA. Diagnostic effect of complete histologic sampling of prostate needle biopsy specimens. *Am J Clin Pathol*. 1998; 109(4): 416-422.
450. Epstein JI. The diagnosis and reporting of adenocarcinoma of the prostate in core needle biopsy specimens. *Cancer*. 1996; 78(2): 350-356.
451. Epstein JI, Egevad L, Amin MB, et al. The 2014 International Society of Urological Pathology (ISUP) Consensus Conference on Gleason Grading of Prostatic Carcinoma: Definition of Grading Patterns and Proposal for a New Grading System. *Am J Surg Pathol*. 2016; 40: 244-252.
452. Newman AJ Jr, Graham MA, Carlton CE Jr, Lieman S. Incidental carcinoma of the prostate at the time of transurethral resection: importance of evaluating every chip. *J Urol*. 1982; 128(5): 948-950.
453. Murphy WM, Dean PJ, Brasfield JA, Tatum L. Incidental carcinoma of the prostate. How much sampling is adequate? *Am J Surg Pathol*. 1986; 10(3): 170-174.
454. Vollmer RT. Prostate cancer and chip specimens: complete versus partial sampling. *Hum Pathol*. 1986; 17(3): 285-290.
455. Garborg I, Eide TJ. The probability of overlooking prostatic cancer in transurethrally resected material when different embedding practices are followed. *Acta Pathol Microbiol Immunol Scand [A]*. 1985; 93(5): 205-208.
456. Rohr LR. Incidental adenocarcinoma in transurethral resections of the prostate. Partial versus complete microscopic examination. *Am J Surg Pathol*. 1987; 11(1): 53-58.
457. McDowell PR, Fox WM, Epstein JI. Is submission of remaining tissue necessary when incidental carcinoma of the prostate is found on transurethral resection? *Hum Pathol*. 1994; 25(5): 493-497.
458. Egevad L, Engstrom K, Busch C. A new method for handling radical prostatectomies enabling fresh tissue harvesting, whole mount sections, and landmarks for alignment of sections. *J Urol Pathol*. 1998; 9: 17-28.
459. Hoedemaeker RF, Ruijter ETG, Ruizeveld-de Winter JA, et al. Processing radical prostatectomy specimens: a comprehensive and standardized

protocol. *J Urol Pathol*. 1998; 9: 211-222.
460. Montironi R, Mazzucchelli R, Kwast T. Morphological assessment of radical prostatectomy specimens. A protocol with clinical relevance. *Virch Arch*. 2003; 442(3): 211-217.
461. Sehdev AE, Pan CC, Epstein JI. Comparative analysis of sampling methods for grossing radical prostatectomy specimens performed for nonpalpable(stage T1c) prostatic adenocarcinoma. *Hum Pathol*. 2001; 32(5): 494-499.
462. Egevad L, Srigley JR, Delahunt B. International Society of Urological Pathology(ISUP) consensus conference on handling and staging of radical prostatectomy specimens: rationale and organization. *Mod Pathol*. 2011; 24: 1-5.
463. Carlin BI, Andriole GL. The natural history, skeletal complications, and management of bone metastases in patients with prostate carcinoma. *Cancer*. 2000; 88(12 suppl): 2989-2994.
464. Harada M, Iida M, Yamaguchi M, Shida K. Analysis of bone metastasis of prostatic adenocarcinoma in 137 autopsy cases. *Adv Exp Med Biol*. 1992; 324: 173-182.
465. Legier JF, Tauber LN. Solitary metastasis of occult prostatic carcinoma simulating osteogenic sarcoma. *Cancer*. 1968; 22(1): 168-172.
466. Harada M, Shimizu A, Nakamura Y, Nemoto R. Role of the vertebral venous system in metastatic spread of cancer cells to the bone. *Adv Exp Med Biol*. 1992; 324: 83-92.
467. Dodds PR, Caride VJ, Lytton B. The role of vertebral veins in the dissemination of prostatic carcinoma. *J Urol*. 1981; 126(6): 753-755.
468. Charhon SA, Chapuy MC, Delvin EE, et al. Histomorphometric analysis of sclerotic bone metastases from prostatic carcinoma special reference to osteomalacia. *Cancer*. 1983; 51(5): 918-924.
469. Saitoh H, Yoshida K, Uchijima Y, et al. Two different lymph node metastatic patterns of a prostatic cancer. *Cancer*. 1990; 65(8): 1843-1846.
470. Kothari PS, Scardino PT, Ohori M, et al. Incidence, location, and significance of periprostatic and periseminal vesicle lymph nodes in prostate cancer. *Am J Surg Pathol*. 2001; 25(11): 1429-1432.
471. Murray SK, Breau RH, Guha AK, Gupta R. Spread of prostate carcinoma to the perirectal lymph node basin: analysis of 112 rectal resections over a 10-year span for primary rectal adenocarcinoma. *Am J Surg Pathol*. 2004; 28(9): 1154-1162.
472. Benson RC Jr, Tomera KM, Zincke H, et al. Bilateral pelvic lymphadenectomy and radical retropubic prostatectomy for adenocarcinoma confined to the prostate. *J Urol*. 1984; 131(6): 1103-1106.
473. Olsson CA. Staging lymphadenectomy should be an antecedent to treatment in localized prostatic carcinoma. *Urology*. 1985; 25(2 suppl): 4-6.
474. Saltzstein SL, McLaughlin AP. Clinicopathologic features of unsuspected regional lymph node metastases in prostatic adenocarcinoma. *Cancer*. 1977; 40(3): 1212-1221.
475. Zincke H, Utz DC, Taylor WF. Bilateral pelvic lymphadenectomy and radical prostatectomy for clinical stage C prostatic cancer: role of adjuvant treatment for residual cancer and in disease progression. *J Urol*. 1986; 135(6): 1199-1205.
476. Brawn PN, Kuhl D, Speights VO, et al. The incidence of unsuspected metastases from clinically benign prostate glands with latent prostate carcinoma. *Arch Pathol Lab Med*. 1995; 119(8): 731-733.
477. Cho KR, Epstein JI. Metastatic prostatic carcinoma to supradiaphragmatic lymph nodes. A clinicopathologic and immunohistochemical study. *Am J Surg Pathol*. 1987; 11(6): 457-463.
478. Butler JJ, Howe CD, Johnson DE. Enlargement of the supraclavicular lymph nodes as the initial sign of prostatic carcinoma. *Cancer*. 1971; 27(5): 1055-1063.
479. Jones H, Anthony PP. Metastatic prostatic carcinoma presenting as left-sided cervical lymphadenopathy: a series of 11 cases. *Histopathology*. 1992; 21(2): 149-154.
480. Lindell MM, Doubleday LC, von Eschenbach AC, Libshitz HI. Mediastinal metastases from prostatic carcinoma. *J Urol*. 1982; 128(2): 331-334.
481. Brawn P. Histologic features of metastatic prostate cancer. *Hum Pathol*. 1992; 23(3): 267-272.
482. Gomella LG, White JL, McCue PA, et al. Screening for occult nodal metastasis in localized carcinoma of the prostate. *J Urol*. 1993; 149(4): 776-778.
483. Moul JW, Lewis DJ, Ross AA, et al. Immunohistologic detection of prostate cancer pelvic lymph node micrometastases: correlation to preoperative serum prostate-specific antigen. *Urology*. 1994; 43(1): 68-73.
484. Gentile PS, Carloss HW, Huang TY, et al. Disseminated prostatic carcinoma simulating primary lung cancer. Indications for immunodiagnostic studies. *Cancer*. 1988; 62(4): 711-715.
485. Copeland JN, Amin MB, Humphrey PA, et al. The morphologic spectrum of metastatic prostatic adenocarcinoma to the lung: special emphasis on histologic features overlapping with other pulmonary neoplasms. *Am J Clin Pathol*. 2002; 117(4): 552-557.
486. Tu SM, Reyes A, Maa A, et al. Prostate carcinoma with testicular or penile metastases. Clinical, pathologic, and immunohistochemical features. *Cancer*. 2002; 94(10): 2610-2617.
487. Ransom DT, Dinapoli RP, Richardson RL. Cranial nerve lesions due to base of the skull metastases in prostate carcinoma. *Cancer*. 1990; 65(3): 586-589.
488. Baumann MA, Holoye PY, Choi H. Adenocarcinoma of prostate presenting as brain metastasis. *Cancer*. 1984; 54(8): 1723-1725.
489. Bubendorf L, Schopfer A, Wagner U, et al. Metastatic patterns of prostate cancer: an autopsy study of 1589 patients. *Hum Pathol*. 2000; 31(5): 578-583.
490. de la Monte SM, Moore GW, Hutchins GM. Metastatic behavior of prostate cancer. Cluster analysis of patterns with respect to estrogen treatment. *Cancer*. 1986; 58(4): 985-993.
491. De Potter P, Shields CL, Shields JA, Tardio DJ. Uveal metastasis from prostate carcinoma. *Cancer*. 1993; 71(9): 2791-2796.
492. Hrebinko R, Taylor SR, Bahnson RR. Carcinoma of prostate metastatic to parotid gland. *Urology*. 1993; 41(3): 272-273.
493. Kasabian NG, Previte SR, Kaloustian HD, Ganem EJ. Adenocarcinoma of the prostate presenting initially as an intracerebral tumor. *Cancer*. 1992; 70(8): 2149-2151.
494. Pfister S, Kleinschmidt-DeMasters BK. Dural metastases from prostatic adenocarcinoma. Report of five cases and review of the literature. *J Urol Pathol*. 1995; 3: 119-128.
495. Powell FC, Venencie PY, Winkelmann RK. Metastatic prostate carcinoma manifesting as penile nodules. *Arch Dermatol*. 1984; 120(12): 1604-1606.
496. Simpson RH, Skalova A. Metastatic carcinoma of the prostate presenting as parotid tumour. *Histopathology*. 1997; 30(1): 70-74.
497. Stanko C, Grandinetti L, Baldassano M, et al. Epidermotropic metastatic prostate carcinoma presenting as an umbilical nodule-Sister Mary Joseph nodule. *Am J Dermatopathol*. 2007; 29(3): 290-292.
498. Tremont-Lukats IW, Bobustuc G, Lagos GK, et al. Brain metastasis from prostate carcinoma: the M. D. Anderson cancer center experience. *Cancer*. 2003; 98(2): 363-368.
499. Bovenberg SA, van der Zwet CJJ, van der Kwast TH, et al. Prostate-specific antigen expression in prostate cancer and its metastases. *J Urol Pathol*. 1993; 1: 55-61.
500. Kramer SA, Farnham R, Glenn JF, Paulson DF. Comparative morphology of primary and secondary deposits of prostatic adenocarcinoma. *Cancer*. 1981; 48(2): 271-273.
501. Cheng L, Slezak J, Bergstralh EJ, et al. Dedifferentiation in the metastatic progression of prostate carcinoma. *Cancer*. 1999; 86(4): 657-663.
502. McNeal JE, Yemoto CE. Spread of adenocarcinoma within prostatic ducts and acini. Morphologic and clinical correlations. *Am J Surg Pathol*. 1996; 20(7): 802-814.
503. McNeal JE, Yemoto CE. Significance of demonstrable vascular space invasion for the progression of prostatic adenocarcinoma. *Am J Surg Pathol*. 1996; 20(11): 1351-1360.
504. Ohori M, Scardino PT, Lapin SL, et al. The mechanisms and prognostic significance of seminal vesicle involvement by prostate cancer. *Am J Surg Pathol*. 1993; 17(12): 1252-1261.
505. Robinette MA, Robson CJ, Farrow GA, et al. Giant serial step sections of the prostate in assessment of the accuracy of clinical staging in patients with localized prostatic carcinoma [abstract]. *J Urol Pathol*. 1984; 133(suppl): 2 42A.
506. Mukamel E, deKernion JB, Hannah J, et al. The incidence and significance of seminal vesicle invasion in patients with adenocarcinoma of the prostate. *Cancer*. 1987; 59(8): 1535-1538.
507. Epstein JI, Carmichael M, Walsh PC. Adenocarcinoma of the prostate invading the seminal vesicle: definition and relation of tumor volume, grade and margins of resection to prognosis. *J Urol*. 1993; 149(5): 1040-1045.
508. Villers A, McNeal JE, Freiha FS, et al. Invasion of Denonvilliers'fascia in radical prostatectomy specimens. *J Urol*. 1993; 149(4): 793-798.
509. Gengler L, Baer J, Finby N. Rectal and sigmoid involvement secondary to carcinoma of the prostate. *Am J Roentgenol Radium Ther Nucl Med*. 1975; 125(4): 910-917.
510. Lane Z, Epstein JI, Ayub S, Netto GJ. Prostatic adenocarcinoma in colorectal biopsy: clinical and pathologic features. *Hum Pathol*. 2008; 39(4): 543-549.
511. Owens CL, Epstein JI, Netto GJ. Distinguishing prostatic from colorectal adenocarcinoma on biopsy samples: the role of morphology and immunohistochemistry. *Arch Pathol Lab Med*. 2007; 131(4): 599-603.
512. Gleason DF. Histologic grading of prostate cancer: a perspective. *Hum Pathol*. 1992; 23(3): 273-279.
513. Gleason DF, Mellinger GT. Prediction of prognosis for prostatic adenocarcinoma by combined histological grading and clinical staging. *J Urol*. 1974; 111(1): 58-64.
514. Bain GO, Koch M, Hanson J. Feasibility of grading prostatic carcinomas. *Arch Pathol Lab Med*. 1982; 106: 265-267.
515. Humphrey PA. Gleason grading and prognostic factors in carcinoma of the prostate. *Mod Pathol*. 2004; 17(3): 292-306.
516. Lilleby W, Torlakovic G, Torlakovic E, et al. Prognostic significance of histologic grading in patients with prostate carcinoma who are assessed by the Gleason and World Health Organization grading systems in needle biopsies obtained prior to radiotherapy. *Cancer*. 2001; 92(2): 311-319.
517. Murphy GP, Whitmore WF Jr. A report of the workshops on the current status of the histologic grading of prostate cancer. *Cancer*. 1979; 44(4): 1490-1494.

518. Thomas R, Lewis RW, Sarma DP, et al. Aid to accurate clinical staging-histopathologic grading in prostatic cancer. *J Urol*. 1982; 128(4): 726-728.
519. Allsbrook WC, Mangold KAJ, Yang X, Epstein JI. The Gleason grading system: an overview. *J Urol Pathol*. 1999; 10: 141-158.
520. Mosse CA, Magi-Galluzzi C, Tsuzuki T, Epstein JI. The prognostic significance of tertiary Gleason pattern 5 in radical prostatectomy specimens. *Am J Surg Pathol*. 2004; 28(3): 394-398.
521. Trpkov K, Zhang J, Chan M, et al. Prostate cancer with tertiary Gleason pattern 5 in prostate needle biopsy: clinicopathologic findings and disease progression. *Am J Surg Pathol*. 2009; 33(2): 233-240.
522. McKenney JK, Simko J, Bonham M, et al. The potential impact of reproducibility of Gleason grading in men with early stage prostate cancer managed by active surveillance: a multi-institutional study. *J Urol*. 2011; 186: 465-469.
523. Pierorazo PM, Walsh PC, Partin AW, Epstein JI. Prognostic Gleason grade grouping: data based on the modified Gleason scoring system. *BJU Int*. 2013; 111: 753-760.
524. Epstein JI, Zelefsky MJ, Sjoberg DD, et al. A contemporary prostate cancer grading system: a validated alternative to the Gleason score. *Eur Urol*. 2016; 69: 428-435.
525. Berney DM, Beltran L, Fisher G, et al. Validation of a contemporary prostate cancer grading system using prostate cancer death as outcome. *Br J Cancer*. 2016; 114: 1078-1083.
526. Kweldam CF, Kümmerlin IP, Nieboer D, et al. Prostate cancer outcomes of men with biopsy Gleason score 6 and 7 without cribriform or intraductal carcinoma. *Eur J Cancer*. 2016; 66: 26-33.
527. Humphrey PA, Frazier HA, Vollmer RT, Paulson DF. Stratification of pathologic features in radical prostatectomy specimens that are predictive of elevated initial postoperative serum prostate-specific antigen levels. *Cancer*. 1993; 71(5): 1821-1827.
528. Pretlow TG 2nd, Harris BE, Bradley EL Jr, et al. Enzyme activities in prostatic carcinoma related to Gleason grades. *Cancer Res*. 1985; 45(1): 442-446.
529. Cantrell BB, DeKlerk DP, Eggleston JC, et al. Pathological factors that influence prognosis in stage A prostatic cancer: the influence of extent versus grade. *J Urol*. 1981; 125(4): 516-520.
530. Partin AW, Yoo J, Carter HB, et al. The use of prostate specific antigen, clinical stage and Gleason score to predict pathological stage in men with localized prostate cancer. *J Urol*. 1993; 150(1): 110-114.
531. Kallakury BV, Figge J, Ross JS, et al. Association of p53 immunoreactivity with high gleason tumor grade in prostatic adenocarcinoma. *Hum Pathol*. 1994; 25(1): 92-97.
532. Fan K, Peng CF. Predicting the probability of bone metastasis through histological grading of prostate carcinoma: a retrospective correlative analysis of 81 autopsy cases with antemortem transurethral resection specimen. *J Urol*. 1983; 130(4): 708-711.
533. Zincke H, Farrow GM, Myers RP, et al. Relationship between grade and stage of adenocarcinoma of the prostate and regional pelvic lymph node metastases. *J Urol*. 1982; 128(3): 498-501.
534. Gibbons RP, Correa RJ Jr, Brannen GE, Mason JT. Total prostatectomy for localized prostatic cancer. *J Urol*. 1984; 131(1): 73-76.
535. Perez CA, Bauer W, Garza R, Royce RK. Radiation therapy in the definitive treatment of localized carcinoma of the prostate. *Cancer*. 1977; 40(4): 1425-1433.
536. Utz DC, Farrow GM. Pathologic differentiation and prognosis of prostatic carcinoma. *JAMA*. 1969; 209(11): 1701-1703.
537. Whitmore WF Jr. Expectant management of clinically localized prostatic cancer. *Sem Oncol*. 1994; 21(5): 560-568.
538. Daneshgari F, Crawford ED. Endocrine therapy of advanced carcinoma of the prostate. *Cancer*. 1993; 71(3 suppl): 1089-1097.
539. Labrie F. Endocrine therapy for prostate cancer. *Endocrinol Metab Clin North Am*. 1991; 20(4): 845-872.
540. McLeod DG. Hormonal therapy in the treatment of carcinoma of the prostate. *Cancer Res*. 1995; 75: 1914-1919.
541. Samson DJ, Seidenfeld J, Schmitt B, et al. Systematic review and meta-analysis of monotherapy compared with combined androgen blockade for patients with advanced prostate carcinoma. *Cancer*. 2002; 95(2): 361-376.
542. Grignon DJ, Sakr WA. Histologic effects of radiation therapy and total androgen blockade on prostate cancer. *Cancer Res*. 1995; 75: 1837-1841.
543. Hellstrom M, Haggman M, Brandstedt S, et al. Histopathological changes in androgen-deprived localized prostatic cancer. A study in total prostatectomy specimens. *Eur Urol*. 1993; 24(4): 461-465.
544. Tang X, Serizawa A, Tokunaga M, et al. Variation of alpha-methylacyl-CoA racemase expression in prostate adenocarcinoma cases receiving hormonal therapy. *Hum Pathol*. 2006; 37(9): 1186-1192.
545. Armas OA, Aprikian AG, Melamed J, et al. Clinical and pathobiological effects of neoadjuvant total androgen ablation therapy on clinically localized prostatic adenocarcinoma. *Am J Surg Pathol*. 1994; 18(10): 979-991.
546. Civantos F, Soloway MS. Prostatic pathology after androgen blockade: effects on prostatic carcinoma and on nontumor prostate. *Adv Anat Pathol*. 1996; 3: 259-265.
547. Civantos F, Marcial MA, Banks ER, et al. Pathology of androgen deprivation therapy in prostate carcinoma. A comparative study of 173 patients. *Cancer*. 1995; 75(7): 1634-1641.
548. Gaudin PB, Zelefsky MJ, Leibel SA, et al. Histopathologic effects of three-dimensional conformal external beam radiation therapy on benign and malignant prostate tissues. *Am J Surg Pathol*. 1999; 23(9): 1021-1031.
549. Smith DM, Murphy WM. Histologic changes in prostate carcinomas treated with leuprolide (luteinizing hormone-releasing hormone effect). Distinction from poor tumor differentiation. *Cancer*. 1994; 73(5): 1472-1477.
550. Tetu B, Srigley JR, Boivin JC, et al. Effect of combination endocrine therapy(LHRH agonist and flutamide) on normal prostate and prostatic adenocarcinoma. A histopathologic and immunohistochemical study. *Am J Surg Pathol*. 1991; 15(2): 111-120.
551. Vailancourt L, Ttu B, Fradet Y, et al. Effect of neoadjuvant endocrine therapy(combined androgen blockade) on normal prostate and prostatic carcinoma. A randomized study. *Am J Surg Pathol*. 1996; 20(1): 86-93.
552. Tran TA, Jennings TA, Ross JS, Nazeer T. Pseudomyxoma ovariilike posttherapeutic alteration in prostatic adenocarcinoma: a distinctive pattern in patients receiving neoadjuvant androgen ablation therapy. *Am J Surg Pathol*. 1998; 22(3): 347-354.
553. Kusumi T, Koie T, Tanaka M, et al. Immunohistochemical detection of carcinoma in radical prostatectomy specimens following hormone therapy. *Pathol Int*. 2008; 58(11): 687-694.
554. Wozniak AJ, Blumenstein BA, Crawford ED, et al. Cyclophosphamide, methotrexate, and 5-fluorouracil in the treatment of metastatic prostate cancer. A Southwest Oncology Group study. *Cancer*. 1993; 71(12): 3975-3978.
555. Scher HI, Morris MJ, Stadler WM, et al. Trial design and objectives for castration-resistant prostate cancer: updated recommendations from the Prostate Cancer Clinical Trials Working Group 3. *J Clin Oncol*. 2016; 34: 1402-1418.
556. Ryan CJ, Smith MR, de Bono JS, et al. Abiraterone in metastatic prostate cancer without previous chemotherapy. *N Engl J Med*. 2012; 368: 138-148.
557. Scher HI, Fizazi K, Saad F, et al. Increased survival with enzalutamide in prostate cancer after chemotherapy. *N Engl J Med*. 2012; 367: 1187-1197.
558. Montie JE. Staging of prostate cancer: current TNM classification and future prospects for prognostic factors. *Cancer Res*. 1995; 75: 1814-1818.
559. Amin MB, ed. *AJCC Cancer Staging Manual*. 8th ed. Chicago: Springer; 2016.
560. Ahlering TE, Skarecky DW, McLaren CE, Weinberg AC. Seminal vesicle involvement in patients with D1 disease predicts early prostate specific antigen recurrence and metastasis after radical prostatectomy and early androgen ablation. *Cancer*. 2002; 94(6): 1648-1653.
561. Wheeler TM, Dillioglugil O, Kattan MW, et al. Clinical and pathological significance of the level and extent of capsular invasion in clinical stage T1-2 prostate cancer. *Hum Pathol*. 1998; 29(8): 856-862.
562. Sung MT, Lin H, Koch MO, et al. Radial distance of extraprostatic extension measured by ocular micrometer is an independent predictor of prostate-specific antigen recurrence: a new proposal for the substaging of pT3a prostate cancer. *Am J Surg Pathol*. 2007; 31(2): 311-318.
563. Cheng L, Bergstralh EJ, Cheville JC, et al. Cancer volume of lymph node metastasis predicts progression in prostate cancer. *Am J Surg Pathol*. 1998; 22(12): 1491-1500.
564. Cheng L, Pisansky TM, Ramnani DM, et al. Extranodal extension in lymph node-positive prostate cancer. *Mod Pathol*. 2000; 13(2): 113-118.
565. Griebling TL, Ozkutlu D, See WA, Cohen MB. Prognostic implications of extracapsular extension of lymph node metastases in prostate cancer. *Mod Pathol*. 1997; 10(8): 804-809.
566. Smith JA Jr, Middleton RG. Implications of volume of nodal metastasis in patients with adenocarcinoma of the prostate. *J Urol*. 1985; 133(4): 617-619.
567. Humphrey PA, Walther PJ. Adenocarcinoma of the prostate. Part II: tissue prognosticators. *Am J Clin Pathol*. 1993; 100(3): 256-269.
568. Zincke H, Bergstralh EJ, Blute ML, et al. Radical prostatectomy for clinically localized prostate cancer: long-term results of 1143 patients from a single institution. *J Clin Pathol*. 1994; 12(11): 2254-2263.
569. Pan CC, Potter SR, Partin AW, Epstein JI. The prognostic significance of tertiary Gleason patterns of higher grade in radical prostatectomy specimens: a proposal to modify the Gleason grading system. *Am J Surg Pathol*. 2000; 24(4): 563-569.
570. Epstein JI, Pizov G, Walsh PC. Correlation of pathologic findings with progression after radical retropubic prostatectomy. *Cancer*. 1993; 71(11): 3582-3593.
571. Blute ML, Bostwick DG, Seay TM, et al. Pathologic classification of prostate carcinoma: the impact of margin status. *Cancer*. 1998; 82(5): 902-908.
572. Cheng L, Darson MF, Bergstralh EJ, et al. Correlation of margin status and extraprostatic extension with progression of prostate carcinoma. *Cancer*. 1999; 86(9): 1775-1782.

573. Kausik SJ, Blute ML, Sebo TJ, et al. Prognostic significance of positive surgical margins in patients with extraprostatic carcinoma after radical prostatectomy. *Cancer*. 2002; 95(6): 1215-1219.
574. Chuang AY, Epstein JI. Positive surgical margins in areas of capsular incision in otherwise organ-confined disease at radical prostatectomy: histologic features and pitfalls. *Am J Surg Pathol*. 2008; 32(8): 1201-1206.
575. Schmid HP, McNeal JE. An abbreviated standard procedure for accurate tumor volume estimation in prostate cancer. *Am J Surg Pathol*. 1992; 16(2): 184-191.
576. Epstein JI, Carmichael M, Partin AW, Walsh PC. Is tumor volume an independent predictor of progression following radical prostatectomy? A multivariate analysis of 185 clinical stage B adenocarcinomas of the prostate with 5 years of followup. *J Urol*. 1993; 149(6): 1478-1481.
577. Humphrey PA, Vollmer RT. Percentage carcinoma as a measure of prostatic tumor size in radical prostatectomy tissues. *Mod Pathol*. 1997; 10(4): 326-333.
578. Renshaw AA, Chang H, D'Amico AV. Estimation of tumor volume in radical prostatectomy specimens in routine clinical practice. *Am J Clin Pathol*. 1997; 107(6): 704-708.
579. Renshaw AA, Richie JP, Loughlin KR, et al. Maximum diameter of prostatic carcinoma is a simple, inexpensive, and independent predictor of prostate-specific antigen failure in radical prostatectomy specimens. Validation in a cohort of 434 patients. *Am J Clin Pathol*. 1999; 111(5): 641-644.
580. Pisansky TM, Kahn MJ, Rasp GM, et al. A multiple prognostic index predictive of disease outcome after irradiation for clinically localized prostate carcinoma. *Cancer*. 1997; 79(2): 337-344.
581. Kunz GM Jr, Epstein JI. Should each core with prostate cancer be assigned a separate gleason score? *Hum Pathol*. 2003; 34(9): 911-914.
582. Lewis JS Jr, Vollmer RT, Humphrey PA. Carcinoma extent in prostate needle biopsy tissue in the prediction of whole gland tumor volume in a screening population. *Am J Clin Pathol*. 2002; 118(3): 442-450.
583. Brawn PN, Johnson EH, Kuhl DL, et al. Stage at presentation and survival of white and black patients with prostate carcinoma. *Cancer*. 1993; 71(8): 2569-2573.
584. Hammond ME, Sause WT, Martz KL, et al. Correlation of prostate-specific acid phosphatase and prostate-specific antigen immunocytochemistry with survival in prostate carcinoma. *Cancer*. 1989; 63(3): 461-466.
585. Herman CM, Wilcox GE, Kattan MW, et al. Lymphovascular invasion as a predictor of disease progression in prostate cancer. *Am J Surg Pathol*. 2000; 24(6): 859-863.
586. Roma AA, Magi-Galluzzi C, Kral MA, et al. Peritumoral lymphatic invasion is associated with regional lymph node metastases in prostate adenocarcinoma. *Mod Pathol*. 2006; 19(3): 392-398.
587. di Sant'Agnese PA. Neuroendocrine differentiation in carcinoma of the prostate. Diagnostic, prognostic, and therapeutic implications. *Cancer*. 1992; 70(1 suppl): 254-268.
588. Weinstein MH, Partin AW, Veltri RW, Epstein JI. Neuroendocrine differentiation in prostate cancer: enhanced prediction of progression after radical prostatectomy. *Hum Pathol*. 1996; 27(7): 683-687.
589. Abrahamsson PA, Falkmer S, Falt K, Grimelius L. The course of neuroendocrine differentiation in prostatic carcinomas. An immunohistochemical study testing chromogranin A as an "endocrine marker. *Pathol Res Pract*. 1989; 185(3): 373-380.
590. Yanagisawa N, Li R, Rowley D, et al. Stromogenic prostatic carcinoma pattern (carcinomas with reactive stromal grade 3) in needle biopsies predicts biochemical recurrence-free survival in patients after radical prostatectomy. *Hum Pathol*. 2007; 38(11): 1611-1620.
591. Mckenney JK, Wei W, Hawley S, et al. Histologic grading of prostatic adenocarcinoma can be further pptimized: analysis of the relative prognostic strength of individual architectural patterns in 1275 patients from the canary retrospective cohort. *Am J Surg Pathol*. 2016; 40: 1439-1456.
592. Li R, Wheeler T, Dai H, et al. High level of androgen receptor is associated with aggressive clinicopathologic features and decreased biochemical recurrence-free survival in prostate: cancer patients treated with radical prostatectomy. *Am J Surg Pathol*. 2004; 28(7): 928-934.
593. Taplin ME, Bubley GJ, Shuster TD, et al. Mutation of the androgen-receptor gene in metastatic androgen-independent prostate cancer. *N Engl J Med*. 1995; 332(21): 1393-1398.
594. Benson MC, Walsh PC. The application of flow cytometry to the assessment of tumor cell heterogeneity and the grading of human prostatic cancer: preliminary results. *J Urol*. 1986; 135(6): 1194-1198.
595. Frankfurt OS, Chin JL, Englander LS, et al. Relationship between DNA ploidy, glandular differentiation, and tumor spread in human prostate cancer. *Cancer Res*. 1985; 45: 1418-1423.
596. McIntire TL, Murphy WM, Coon JS, et al. The prognostic value of DNA ploidy combined with histologic substaging for incidental carcinoma of the prostate gland. *Am J Clin Pathol*. 1988; 89(3): 370-373.
597. Muller JG, Demel S, Wirth MP, et al. DNA-ploidy, G2M-fractions and prognosis of stages B and C prostate carcinoma. *Virch Arch*. 1994; 424(6): 647-651.
598. Winkler HZ, Rainwater LM, Myers RP, et al. Stage D1 prostatic adenocarcinoma: significance of nuclear DNA ploidy patterns studied by flow cytometry. *Mayo Clin Proc*. 1988; 63(2): 103-112.
599. Ross JS, Sheehan CE, Ambros RA, et al. Needle biopsy DNA ploidy status predicts grade shifting in prostate cancer. *Am J Surg Pathol*. 1999; 23(3): 296-301.
600. Hussain MH, Powell I, Zaki N, et al. Flow cytometric DNA analysis of fresh prostatic resections. Correlation with conventional prognostic parameters in patients with prostate cancer. *Cancer*. 1993; 72(10): 3012-3019.
601. Lieber MM, Murtaugh PA, Farrow GM, et al. DNA ploidy and surgically treated prostate cancer. Important independent association with prognosis for patients with prostate carcinoma treated by radical prostatectomy. *Cancer*. 1995; 752: 1935-1943.
602. Mohler JL, Partin AW, Epstein JI, et al. Prediction of prognosis in untreated stage A2 prostatic carcinoma. *Cancer*. 1992; 69(2): 511-519.
603. Nativ O, Winkler HZ, Raz Y, et al. Stage C prostatic adenocarcinoma: flow cytometric nuclear DNA ploidy analysis. *Mayo Clin Proc*. 1989; 64(8): 911-919.
604. Forsslund G, Esposti PL, Nilsson B, Zetterberg A. The prognostic significance of nuclear DNA content in prostatic carcinoma. *Cancer*. 1992; 69(6): 1432-1439.
605. Falkmer UG. Methodologic sources of errors in image and flow cytometric DNA assessments of the malignancy potential of prostatic carcinoma. *Hum Pathol*. 1992; 23(4): 360-367.
606. Bubendorf L, Tapia C, Gasser TC, et al. Ki67 labeling index in core needle biopsies independently predicts tumor-specific survival in prostate cancer. *Hum Pathol*. 1998; 29(9): 949-954.
607. Masuda M, Takano Y, Iki M, et al. Prognostic significance of Ki-67, p53, and Bcl-2 expression in prostate cancer patients with lymph node metastases: a retrospective immunohistochemical analysis. *Pathol Int*. 1998; 48(1): 41-46.
608. Chiusa L, Galliano D, Formiconi A, et al. High and low risk prostate carcinoma determined by histologic grade and proliferative activity. *Cancer*. 1997; 79(10): 1956-1963.
609. Lundgren R, Heim S, Mandahl N, et al. Chromosome abnormalities are associated with unfavorable outcome in prostatic cancer patients. *J Urol*. 1992; 147(3 Pt 2): 784-788.
610. Bookstein R, MacGrogan D, Hilsenbeck SG, et al. p53 is mutated in a subset of advanced-stage prostate cancers. *Cancer Res*. 1993; 53(14): 3369-3373.
611. Navone NM, Troncoso P, Pisters LL, et al. p53 protein accumulation and gene mutation in the progression of human prostate carcinoma. *J Natl Cancer Inst*. 1993; 85(20): 1657-1669.
612. Shurbaji MS, Kalbfleisch JH, Thurmond TS. Immunohistochemical detection of p53 protein as a prognostic indicator in prostate cancer. *Hum Pathol*. 1995; 26(1): 106-109.
613. Thomas DJ, Robinson M, King P, et al. p53 expression and clinical outcome in prostate cancer. *Br J Urol*. 1993; 72(5 Pt 2): 778-781.
614. Cheng L, Bergstralh EJ, Scherer BG, et al. Predictors of cancer progression in T1a prostate adenocarcinoma. *Cancer*. 1999; 85(6): 1300-1304.
615. Epstein JI, Partin AW, Sauvageot J, Walsh PC. Prediction of progression following radical prostatectomy. A multivariate analysis of 721 men with long-term follow-up. *Am J Surg Pathol*. 1996; 20(3): 286-292.
616. Murphy WM. Prognostic factors in the pathological assessment of prostate cancer. *Hum Pathol*. 1998; 29(5): 427-430.
617. Zagars GK, Pollack A, von Eschenbach AC. Prognostic factors for clinically localized prostate carcinoma: analysis of 938 patients irradiated in the prostate specific antigen era. *Cancer*. 1997; 79(7): 1370-1380.
618. Bostwick DG, Grignon DJ, Hammond ME, et al. Prognostic factors in prostate cancer. College of American Pathologists Consensus Statement 1999. *Arch Pathol Lab Med*. 2000; 124(7): 995-1000.
619. Loughlin KR, Retik AB, Weinstein HJ, et al. Genitourinary rhabdomyosarcoma in children. *Cancer*. 1989; 63(8): 1600-1606.
620. Fleischmann J, Perinetti EP, Catalona WJ. Embryonal rhabdomyosarcoma of the genitourinary organs. *J Urol*. 1980; 124: 389-391.
621. Kaplan WE, Firlit CF, Berger RM. Genitourinary rhabdomyosarcoma. *J Urol*. 1983; 130(1): 116-119.
622. Gardner WA Jr, Spitz WU. Melanosis of the prostate gland. *Am J Clin Pathol*. 1971; 56(6): 762-764.
623. Jao W, Fretzin DF, Christ ML, Prinz LM. Blue nevus of the prostate gland. *Arch Pathol*. 1971; 91(2): 187-191.
624. Lew S, Richter S, Jelin N, Siegal A. A blue naevus of the prostate: a light microscopic study including an investigation of S-100 protein positive cells in the normal and in the diseased gland. *Histopathology*. 1991; 18(5): 443-448.
625. Ro JY, el-Naggar AK, Amin MB, et al. Pseudosarcomatous fibromyxoid tumor of the urinary bladder and prostate: immunohistochemical, ultrastructural, and DNA flow cytometric analyses of nine cases. *Hum Pathol*. 1993; 24(11): 1203-1210.
626. Brennick JB, O'Connell JX, Dickersin GR, et al.

Lipofuscin pigmentation(so-called "melanosis") of the prostate. *Am J Surg Pathol*. 1994; 18(5): 446-454.

627. Goldman RL. Melanogenic epithelium in the prostate gland. *Am J Clin Pathol*. 1968; 49(1): 75-78.
628. Levy DA, Gogate PA, Hampel N. Giant multilocular prostatic cystadenoma: a rare clinical entity and review of the literature. *J Urol*. 1993; 150(6): 1920-1922.
629. Lim DJ, Hayden RT, Murad T, et al. Multilocular prostatic cystadenoma presenting as a large complex pelvic cystic mass. *J Urol*. 1993; 149(4): 856-859.
630. Maluf HM, King ME, DeLuca FR, et al. Giant multilocular prostatic cystadenoma: a distinctive lesion of the retroperitoneum in men. A report of two cases. *Am J Surg Pathol*. 1991; 15(2): 131-135.
631. Hossain D, Meiers I, Qian J, et al. Prostatic stromal hyperplasia with atypia: follow-up study of 18 cases. *Arch Pathol Lab Med*. 2008; 132(11): 1729-1733.
632. Helpap B. Nonepithelial tumor-like lesions of the prostate: a never-ending diagnostic problem. *Virch Arch*. 2002; 441(3): 231-237.
633. Huang WL, Ro JY, Grignon DJ, et al. Postoperative spindle cell nodule of the prostate and bladder. *J Urol*. 1990; 143(4): 824-826.
634. Proppe KH, Scully RE, Rosai J. Postoperative spindle cell nodules of genitourinary tract resembling sarcomas. A report of eight cases. *Am J Surg Pathol*. 1984; 8(2): 101-108.
635. Hansel DE, Herawi M, Montgomery E, Epstein JI. Spindle cell lesions of the adult prostate. *Mod Pathol*. 2007; 20(1): 148-158.
636. Gaudin PB, Rosai J, Epstein JI. Sarcomas and related proliferative lesions of specialized prostatic stroma: a clinicopathologic study of 22 cases. *Am J Surg Pathol*. 1998; 22(2): 148-162.
637. Herawi M, Epstein JI. Specialized stromal tumors of the prostate: a clinicopathologic study of 50 cases. *Am J Surg Pathol*. 2006; 30(6): 694-704.
638. Bostwick DG, Hossain D, Qian J, et al. Phyllodes tumor of the prostate: long-term followup study of 23 cases. *J Urol*. 2004; 172(3): 894-899.
639. Wang X, Bostwick DG. Prostatic stromal hyperplasia with atypia: a study of 11 cases. *J Urol Pathol*. 1997; 6: 15-26.
640. Robinson DR, Wu YM, Kalyana-Sundaram S, et al. Identification of recurrent NAB2-STAT6 gene fusions in solitary fibrous tumor by integrative sequencing. *Nat Genet*. 2013; 45: 180-185.
641. Doyle LA, Vivero M, Fletcher CD, et al. Nuclear expression of STAT6 distinguishes solitary fibrous tumor from histologic mimics. *Mod Pathol*. 2014; 27: 390-395.
642. Cheah AL, Billings SD, Goldblum JR, et al. STAT6 rabbit monoclonal antibody is a robust diagnostic tool for the distinction of solitary fibrous tumour from its mimics. *Pathology*. 2014; 46: 389-395.
643. Fritsch M, Epstein JI, Perlman EJ, et al. Molecularly confirmed primary prostatic synovial sarcoma. *Hum Pathol*. 2000; 31(2): 246-250.
644. Iwasaki H, Ishiguro M, Ohjimi Y, et al. Synovial sarcoma of the prostate with t(X;18) (p11.2;q11.2). *Am J Surg Pathol*. 1999; 23(2): 220-226.
645. Jun L, Ke S, Zhaoming W, et al. Primary synovial sarcoma of the prostate: report of 2 cases and literature review. *Int J Surg Pathol*. 2008; 16(3): 329-334.
646. Chin W, Fay R, Ortega P. Malignant fibrous histiocytoma of prostate. *Urology*. 1986; 27(4): 363-365.
647. Hassan MO, Gogate PA, Hampel N. Malignant mesenchymoma of the prostate: immunohistochemical and ultrastructural observations. *Ultrastruct Pathol*. 1994; 18(4): 449-456.
648. Mackenzie AR, Whitmore WF Jr, Melamed MR. Myosarcomas of the bladder and prostate. *Cancer*. 1968; 22(4): 833-844.
649. Waring PM, Newland RC. Prostatic embryonal rhabdomyosarcoma in adults. A clinicopathologic review. *Cancer*. 1992; 69(3): 755-762.
650. Herawi M, Montgomery EA, Epstein JI. Gastrointestinal stromal tumors(GISTs) on prostate needle biopsy: a clinicopathologic study of 8 cases. *Am J Surg Pathol*. 2006; 30(11): 1389-1395.
651. Benson RC Jr, Segura JW, Carney JA. Primary yolk-sac(endodermal sinus) tumor of the prostate. *Cancer*. 1978; 41(4): 1395-1398.
652. Casiraghi O, Martinez-Madrigal F, Mostofi FK, et al. Primary prostatic Wilms'tumor. *Am J Surg Pathol*. 1991; 15(9): 885-890.
653. Manrique JJ, Albores-Saavedra J, Orantes A, Brandt H. Malignant mixed tumor of the salivary-gland type, primary in the prostate. *Am J Clin Pathol*. 1978; 70(6): 932-937.
654. Bostwick DG, Iczkowski KA, Amin MB, et al. Malignant lymphoma involving the prostate: report of 62 cases. *Cancer*. 1998; 83(4): 732-738.
655. Ferry JA, Young RH. Malignant lymphoma of the genitourinary tract. *Curr Diagn Pathol*. 1997; 4: 145-169.
656. Schniederjan SD, Osunkoya AO. Lymphoid neoplasms of the urinary tract and male genital organs: a clinicopathological study of 40 cases. *Mod Pathol*. 2009; 22(8): 1057-1065.
657. Klotz LH, Herr HW. Hodgkin's disease of the prostate: a detailed case report. *J Urol*. 1986; 135(6): 1261-1262.
658. Ben-Ezra J, Sheibani K, Kendrick FE, et al. Angiotropic large cell lymphoma of the prostate gland: an immunohistochemical study. *Hum Pathol*. 1986; 17(9): 964-967.
659. Chu PG, Huang Q, Weiss LM. Incidental and concurrent malignant lymphomas discovered at the time of prostatectomy and prostate biopsy: a study of 29 cases. *Am J Surg Pathol*. 2005; 29(5): 693-699.
660. Mitch WE Jr, Serpick AA. Leukemic infiltration of the prostate: a reversible form of urinary obstruction. *Cancer*. 1970; 26(6): 1361-1365.
661. Mahadevia PS, Koss LG, Tar IJ. Prostatic involvement in bladder cancer. Prostate mapping in 20 cystoprostatectomy specimens. *Cancer*. 1986; 58(9): 2096-2102.
662. Osunkoya AO, Netto GJ, Epstein JI. Colorectal adenocarcinoma involving the prostate: report of 9 cases. *Hum Pathol*. 2007; 38(12): 1836-1841.
663. Bates AW, Baithun SI. Secondary solid neoplasms of the prostate: a clinico-pathological series of 51 cases. *Virch Arch*. 2002; 440(4): 392-396.
664. Zein TA, Huben R, Lane W, et al. Secondary tumors of the prostate. *J Urol*. 1985; 133(4): 615-616.
665. Mazzucchelli R, Barbisan F, Santinelli A, et al. Prediction of prostatic involvement by urothelial carcinoma in radical cystoprostatectomy for bladder cancer. *Urology*. 2009; 74(2): 385-390.
666. Shen SS, Lerner SP, Muezzinoglu B, et al. Prostatic involvement by transitional cell carcinoma in patients with bladder cancer and its prognostic significance. *Hum Pathol*. 2006; 37(6): 726-734.
667. Grignon DJ, Ro JY, Ayala AG. Malignant melanoma with metastasis to adenocarcinoma of the prostate. *Cancer*. 1989; 63(1): 196-198.
668. Leung CS, Srigley JR, Robertson AR. Metastatic renal cell carcinoma presenting as solitary bleeding prostatic metastasis. *J Urol Pathol*. 1997; 7: 127-132.
669. Allan CH, Epstein JI. Nephrogenic adenoma of the prostatic urethra: a mimicker of prostate adenocarcinoma. *Am J Surg Pathol*. 2001; 25(6): 802-808.
670. Daroca PJJ, Martin AA, Reed RJ, et al. Urethral nephrogenic adenoma. A report of three cases, including a case with infiltration of the prostatic stroma. *J Urol Pathol*. 1993; 2: 157-172.
671. Cossu-Rocca P, Contini M, Brunelli M, et al. S-100A1 is a reliable marker in distinguishing nephrogenic adenoma from prostatic adenocarcinoma. *Am J Surg Pathol*. 2009; 33(7): 1031-1036.
672. Tong GX, Melamed J, Mansukhani M, et al. PAX2: a reliable marker for nephrogenic adenoma. *Mod Pathol*. 2006; 19(3): 356-363.
673. Tong GX, Weeden EM, Hamele-Bena D, et al. Expression of PAX8 in nephrogenic adenoma and clear cell adenocarcinoma of the lower urinary tract: evidence of related histogenesis? *Am J Surg Pathol*. 2008; 32(9): 1380-1387.
674. Skinnider BF, Oliva E, Young RH, Amin MB. Expression of alpha-methylacyl-CoA racemase (P504S) in nephrogenic adenoma: a significant immunohistochemical pitfall compounding the differential diagnosis with prostatic adenocarcinoma. *Am J Surg Pathol*. 2004; 28(6): 701-705.
675. McDaniel AS, Chinnaiyan AM, Siddiqui J, et al. Immunohistochemical staining characteristics of nephrogenic adenoma using the PIN-4 cocktail(p63, AMACR, and CK903) and GATA-3. *Am J Surg Pathol*. 2014; 38: 1664-1671.
676. Craig JR, Hart WR. Benign polyps with prostatic-type epithelium of the urethra. *Am J Clin Pathol*. 1975; 63(3): 343-347.
677. Butterick JD, Schnitzer B, Abell MR. Ectopic prostatic tissue in urethra: a clinocopathological entity and a significant cause of hematuria. *J Urol*. 1971; 105(1): 97-104.
678. Murad TM, Robinson LH, Bueschen AJ. Villous polyps of the urethra: a report of two cases. *Hum Pathol*. 1979; 10(4): 478-481.
679. Chan JK, Chow TC, Tsui MS. Prostatic-type polyps of the lower urinary tract: three histogenetic types? *Histopathology*. 1987; 11(8): 789-801.
680. Walker AN, Mills SE, Fechner RE, Perry JM. Epithelial polyps of the prostatic urethra. A light-microscopic and immunohistochemical study. *Am J Surg Pathol*. 1983; 7(4): 351-356.
681. Fine SW, Chan TY, Epstein JI. Inverted papillomas of the prostatic urethra. *Am J Surg Pathol*. 2006; 30(8): 975-979.
682. Coyne JD, Kealy WF. Seminal vesicle amyloidosis: morphological, histochemical and immunohistochemical observations. *Histopathology*. 1993; 22(2): 173-176.
683. Seidman JD, Shmookler BM, Connolly B, Lack EE. Localized amyloidosis of seminal vesicles: report of three cases in surgically obtained material. *Mod Pathol*. 1989; 2(6): 671-675.
684. Kee KH, Lee MJ, Shen SS, et al. Amyloidosis of seminal vesicles and ejaculatory ducts: a histologic analysis of 21 cases among 447 prostatectomy specimens. *Ann Diagn Pathol*. 2008; 12(4): 235-238.
685. Unger PD, Wang Q, Gordon RE, et al. Localized amyloidosis of the seminal vesicle. Possible association with hormonally treated prostatic adenocarcinoma. *Arch Pathol Lab Med*. 1997; 121(12): 1265-1268.
686. Sharma TC, Dorman PS, Dorman HP. Bilateral seminal vesicular cysts. *J Urol*. 1969; 102(6): 741-744.
687. Sheih CP, Liao YJ, Li YW, Yang LY. Seminal vesicle cyst associated with ipsilateral renal malformation and hemivertebra: report of 2 cases. *J Urol*. 1993; 150(4): 1214-1215.
688. Conn IG, Peeling WB, Clements R. Complete resolution of a large seminal vesicle cyst–evidence for an obstructive aetiology. *Br J Urol*. 1992; 69(6): 636-639.
689. Peker KR, Hellman BH, McCammon KA, et al. Cystadenoma of the seminal vesicle: a case report

and review of the literature. *J Urol Pathol*. 1997; 6: 213-222.

690. Mazur MT, Myers JL, Maddox WA. Cystic epithelial-stromal tumor of the seminal vesicle. *Am J Surg Pathol*. 1987; 11(3): 210-217.
691. Reikie BA, Yilmaz A, Medlicott S, Trpkov K. Mixed epithelial-stromal tumor(MEST) of seminal vesicle: a proposal for unified nomenclature. *Adv Anat Pathol*. 2015; 22: 113-120.
692. Tanaka T, Takeuchi T, Oguchi K, et al. Primary adenocarcinoma of the seminal vesicle. *Hum Pathol*. 1987; 18(2): 200-202.
693. Ormsby AH, Haskell R, Jones D, Goldblum JR. Primary seminal vesicle carcinoma: an immunohistochemical analysis of four cases. *Mod Pathol*. 2000; 13(1): 46-51.
694. Awadalla O, Hunt AC, Miller A. Primary carcinoma of the seminal vesicle. *Br J Urol*. 1968; 40(5): 574-579.
695. Schned AR, Ledbetter JS, Selikowitz SM. Primary leiomyosarcoma of the seminal vesicle. *Cancer*. 1986; 57(11): 2202-2206.
696. Fain JS, Cosnow I, King BF, et al. Cystosarcoma phyllodes of the seminal vesicle. *Cancer*. 1993; 71: 2055-2061.
697. Fairey AE, Mead GM, Murphy D, Theaker J. Primary seminal vesicle choriocarcinoma. *Br J Urol*. 1993; 71(6): 756-757.
698. Middleton LP, Merino MJ, Popok SM, et al. Male adnexal tumour of probable Wolffian origin occurring in a seminal vesicle. *Histopathology*. 1998; 33(3): 269-274.
699. Ro JY, Ayala AG, el-Naggar A, Wishnow KI. Seminal vesicle involvement by in situ and invasive transitional cell carcinoma of the bladder. *Am J Surg Pathol*. 1987; 11(12): 951-958.
700. Keen MR, Golden RL, Richardson JF, Melicow MM. Carcinoma of Cowper's gland treated with chemotherapy. *J Urol*. 1970; 104(6): 854-859.
701. Zhang M, Pettaway C, Vikram R, Tamboli P. Adenoid cystic carcinoma of the urethra/Cowper's gland with concurrent high-grade prostatic adenocarcinoma: a detailed clinicopathologic case report and review of the literature. *Hum Pathol*. 2016; 58: 138-144.

睾丸和睾丸附件

27

Jesse K. MeKenney 著　赖玉梅　薛卫成 译

章目录

睾丸

正常胚胎学和解剖结构

人类睾丸的生长和发育可分为三个主要阶段：①静止期，从出生到4岁；②生长期，从4岁到10岁；③发育期（成熟期），从10岁到青春期[1-2]。出生时，生精小管充满密集的、未分化的、立方形小细胞。由于受母体激素的影响，新生儿时，睾丸间质细胞（Leydig cell）可见，但然后消失，仅在以后再次出现。曲细精管的增长和细胞增大是缓慢的、渐进的，4~10岁时，几乎感觉不到其生长，仅能看到扭曲度增加和管腔形成。10岁时，可见睾丸的突然生长，同时尿中出现促性腺激素和17-酮固醇类；曲细精管的细胞出现核分裂象，睾丸间质细胞再次出现在间质中。11岁时，细胞分裂活性明显，初级和次级精母细胞出现。12岁时，精子细胞数量众多。最后，出现精子。伴有精子生成活性的成熟曲细精管的数量逐渐增加，直至达到成年水平。由于青春期开始的年龄变异很大，12岁以后，个体的年龄不能通过睾丸的组织学研究确定[1]。

正常成人的睾丸是由精索悬吊的一对位于阴囊内的器官。每个睾丸的平均重量为15~19 g，右侧睾丸通常较左侧睾丸重10%[3]。睾丸由三层结构组成的被膜覆盖：外层的浆膜或鞘膜（由一层扁平的间皮细胞衬覆）、白膜和内层的血管膜。睾丸被膜的后面部分称为睾丸纵隔，含有血管、淋巴管、神经和睾丸网的纵隔部分。睾丸的实质可以分为大约250个小叶，每个小叶含有多达4个生精小管。一般的睾丸活检可以看到3~5个小叶和部分间隔（不要将其误认为纤维化区）。生精小管由基底膜和肌样细胞与胶原纤维交替层组成的界膜包绕。这些生精小管含有不同发育阶段的生殖细胞和睾丸支持细胞（Sertoli cell）[4]。

男性生殖细胞的成熟大概需要70天，有以下几个步骤：精原细胞（已描述的有两型，分别为A型和B型）、初级精母细胞（根据减数分裂期进一步分为前细线期、细线期、合线期、粗线期和双线期）、次级精母细胞、精子细胞和（成熟）精子（图27.1）[4-5]。在精子形成之前，所有的精原细胞的后代均由一个狭窄的细胞质桥结合在一起。这一成熟过程是沿着生精小管的长径以规律的螺旋交替形式进行的[6]；因此，并不是在生精小管的任何一个横切面上均可见到各个分化阶段的生殖细胞。这一正常表现不应与成熟停滞混淆。

睾丸支持细胞（Sertoli cell）呈柱状，位于小管的基底膜上，胞质拉长，围绕生殖细胞成分[7]。其细胞核不规则，高度折叠，有明显的核仁。胞质中可能含有Charcot-Bottcher结晶，这种结晶是成束的微丝。免疫组织化学检查，睾丸支持细胞的中间丝表达波形蛋白，但角蛋白和结蛋白共表达存在于胎儿睾丸，并且在病理状态下可重现这一特征[8]。

睾丸间质包括间质成分（包含已经提到的肌样细胞）和睾丸间质细胞。后者可以单个出现或成簇分布，并常常伴有神经纤维[9]。睾丸间质细胞（Leydig cell）胞质内含有脂滴、脂色素，有时还有Reinke结晶，这种结晶在超微结构上表现为六面体[4]。免疫组织化学检查，睾丸

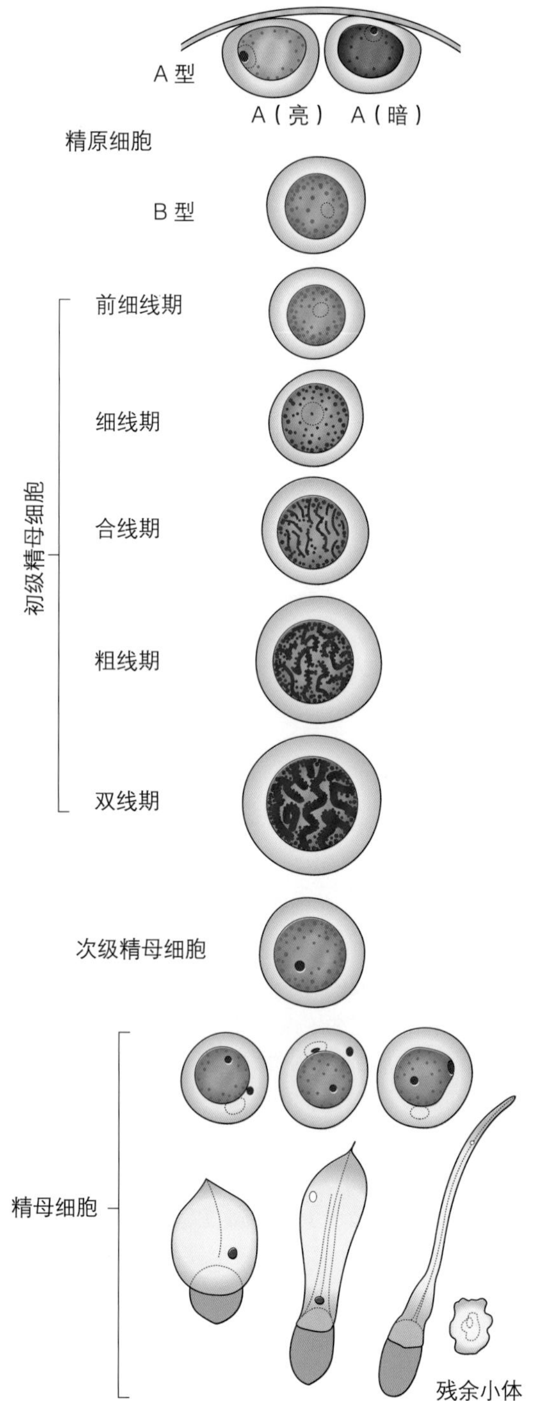

图 27.1　**精子生成步骤**（From Trainer TD. Testis and excretory duct system. In: Sternberg SS, ed. *Histology for Pathologists*. 2nd ed. New York: Lippincott–Raven; 1997: 1022.）

间质细胞表达抑制素和 Melan-A（Mart-1）。睾丸间质细胞的数量随着年龄的增长而逐渐减少。

隐睾症

出生时，每 10 名男性中就会有 1 名发生睾丸未下降进入到阴囊而停留在腹股沟部或腹部，睾丸停留在腹股沟部者的人数约是停留在腹部者的 4 倍 [10-11]。这些“停留的”或“回缩的”睾丸大多数会在出生一年内下降到阴囊。每 100 名男性中仅有 1 名会发生睾丸永久停留在阴囊外，这种情况称为**隐睾症**（**cryptorchidism**）。隐睾症的确切发病机制还不知道，但大多数证据支持是睾酮在下丘脑 - 垂体轴影响下的一种作用 [12]。如果男性在 2 岁或 3 岁时其睾丸还未自行进入阴囊（或如果异常是双侧的，要更早些），则应施行开腹或腹腔镜下睾丸固定术，否则就会发生永久性解剖学改变 [11,13-14]。

在 80% 的病例中，隐睾症是单侧的。在有双侧隐睾症的患者中，如 5 岁以前施行修复术，则 50% 会具有生育力，31% 精液是正常的 [15]。在施行睾丸固定术的时候进行的小活检中，其显微镜下所见的青春期前睾丸的表现是预测青春期后精子生成程度和生育力的良好预测指标 [16]。

大体上，成人的隐睾体积小，呈棕色。其睾丸小管是萎缩的，基底膜明显增厚。其睾丸间质细胞明显；有些可出现在小管内 [17]。常常可见局灶增生的睾丸支持细胞。它们通常多发，大体上可以表现为微小的白色结节。在某些情况下，小管的基底部可见非典型性生殖细胞；这些提示有**原位生殖细胞肿瘤**（**germ cell neoplasia in situ, GCNIS**）[**曲细精管内生殖细胞肿瘤**（**intratubular germ cell neoplasia, IGCN**）]，并且是恶性的前驱病变。传统上，将隐睾相关的萎缩和不育归咎于阴囊内温度过高。然而，实际有隐睾的男孩其对侧下降睾丸的生精小管的组织学也有异常 [18]；与正常人相比，在儿童期纠正的单侧隐睾症者的精子的数量更少，并且其血清中卵泡刺激素的水平更高 [19]，提示即使是单侧隐睾，也可能会有双侧睾丸的异常。

隐睾症的睾丸比正常睾丸更容易发生生殖细胞肿瘤。在 Gilbert 和 Hamilton 进行的一项经典研究中，他们回顾了 7 000 例睾丸生殖细胞肿瘤 [20]，其中有 10.9% 发生于隐睾的睾丸。位于腹腔内的睾丸其恶性肿瘤的发生率要高于位于腹股沟的睾丸。精原细胞瘤是最常发生的类型，其他生殖细胞肿瘤也可发生 [21-22]。单侧隐睾患者的对侧睾丸发生恶性肿瘤的发生率也升高 [23-24]。即使已经通过手术将隐睾置于阴囊内，其仍然可能发生生殖细胞肿瘤，尤其是如果手术时患者的年龄比较大时 [25]。Dow 和 Mostofi[26] 报道了 14 例这类肿瘤，这些患者在 11～36 岁时曾施行睾丸固定术。在瑞典的一项大型研究中，在 13 岁前接受睾丸固定术的隐睾患者发生睾丸癌的相对风险是普通瑞典人群的 2.23 倍，而在 13 岁或之后才接受手术的患者其相对风险是 5.40 倍 [27]。因此，建议切除在青春期中期之前没有施行手术置于阴囊内的所有高位睾丸 [28]。

萎缩和不育症

睾丸萎缩（**atrophy of the testis**）可以由各种各样的原因引起：已经提到的隐睾症；腮腺炎性睾丸炎，特别是发生在青春期或青春期后的感染 [29]；肝硬化，由于病肝不能代谢内源性雌激素而导致循环血中雌激素水平升高所致 [30]；在前列腺癌治疗中应用雌激素或促性腺激素释放激素类似物 [31]；放疗暴露；化疗，尤其是环磷酰胺 [32-33]；以及接触环境中的毒素、杀线虫剂二溴氯丙烷。

在以上任何原因造成的晚期睾丸萎缩中，生精小管均变小，伴有基底膜增厚，生殖细胞极少或无。间质组织显示不同程度的纤维化，而睾丸间质细胞的数量可能增加。

在睾丸退化（“退化睾丸”）综合征，睾丸可发生重度萎缩，其特征是附睾和精索发育不全以及无明确的睾丸组织[34]。这一部位被代之以致密的纤维血管组织（“小结节”），伴有钙化灶和含铁血黄素沉着[35]。这些提示这一病变来自睾丸梗死，推测是由于在子宫内发生了睾丸扭转所致[36]。大约 5% 的隐睾症患者受累[34]。

AIDS 患者常发生不同程度的睾丸萎缩，其确切的发病机制尚不清楚[37-38]。

输精管切除术对睾丸形态学的影响很轻微，但仍可以观察到；表现为小管壁增厚，精子细胞和睾丸支持细胞数量减少，以及有时有局灶间质纤维化[39]。

在 40% ~ 60% 病例，男性因素是不育症的主要或促成原因[40]。**男性不育症（male infertility）**的原因分为以下三类原因：睾丸前、睾丸和睾丸后[41-43]。睾丸前原因是由于性腺外内分泌紊乱，通常起源于垂体或肾上腺。睾丸原因是由于睾丸的原发性疾病，现在尚无法治疗。睾丸后原因主要是由于睾丸的输出导管梗阻所致。后者可能是由先天性、炎症后或手术后原因所致，包括 Young 综合征，其梗阻性无精症伴有慢性窦肺感染[44]。这些梗阻对精子生成的影响很小或无影响。其治疗采用输精管附睾吻合术或输精管吻合术，以绕过梗阻部位。精子运动减弱据推测是由于精子成熟不完全或精子在附睾中贮存所致。在睾丸后原因中引起不育症的还有免疫学因素[45]。

对男性不育症的评估包括：采集详尽的临床病史，进行全面的体格检查、精液分析、精液中的白细胞定量分析，以及寻找抗精子抗体。精子功能检查包括：评估宫颈黏液的相互作用、卵子穿透力和半区带（hemizona）分析。对于特定的病例，还有另外一些检查，例如经直肠超声检查、静脉造影检查和睾丸活检[46-47]。睾丸活检对于无精症且内分泌检查正常者尤其适用[48-51]。环钻活检效果不如切开活检满意。对于送检材料，应予以非常小心的处置[52]。Zenker 和 Bouin 固定液在细胞学特征的保留上要好于福尔马林固定液，然而，在有些医院它们已经不再使用。有人提出，细针吸取细胞学可以替代睾丸活检[51]，一些研究显示，两种方法的结果高度一致[53]。

取自完全缺乏精子（无精症）的不育症男性的活检标本通常显示下列病变之一[54]：

1. 生殖细胞发育不全（单一睾丸支持细胞综合征）（29%）：其生精小管直径为 100 ~ 150 μm，只有睾丸支持细胞聚集（图 27.2），并可能显示小管基底膜有些增厚；生殖细胞完全缺失[55]。睾丸间质细胞通常正常，但偶尔可发现其大小和数量减少。
2. 精母细胞停滞（26%）：其特征为成熟过程停止（图 27.3），通常发生在初级精母细胞阶段（推测是在减数分裂期末，粗线后期）[56]；尽管处于分裂期的细胞很多，但没有精子细胞或精子；睾丸间质细胞正常。
3. 广泛的纤维化（18%）。
4. 精子发生正常（27%）。

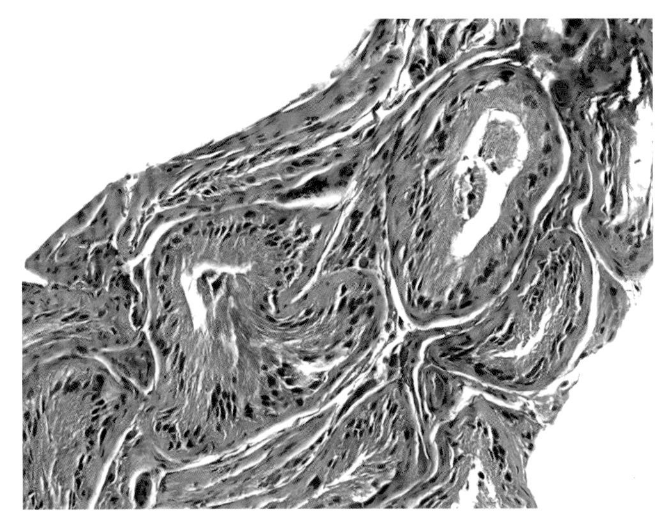

图 27.2　睾丸活检显示单一睾丸支持细胞综合征

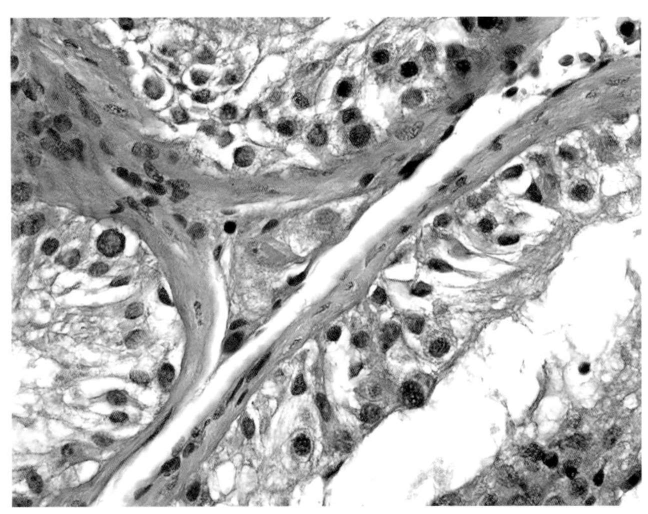

图 27.3　睾丸活检显示精母细胞阶段的成熟停滞

最后一条提示为梗阻性无精症，并且是双侧梗阻或导管系统的某些部分缺如[57]。在 Nistal 等人进行的研究中，在有明确病因的梗阻性无精症患者中，超过一半的患者睾丸活检结果正常，而其他病例大多数显示有生精小管朝向管腔间隔部的轻微改变（初级精母细胞的早期或晚期脱落），可能是由于静水压增高所致[58]。

在有精子数量减少（少精症）的患者中，可见下列显微镜下表现，它们常合并存在：①不完全性精母细胞停滞，特征是一些生精小管精子发生停滞；②局灶性或不完全性纤维化；③精子发生不全（精子发生低下），特征是生精小管的生殖细胞数量减少和精子发生紊乱；④生精小管玻璃样变，可能是一类异质性疾病，包括 Klinefelter 综合征在内，其中生精小管直径变小，基底膜明显增厚，睾丸间质细胞数量常常增加；⑤混合性萎缩，即含有生殖细胞的生精小管和仅有睾丸支持细胞的小管同时存在；⑥精子发生正常或基本正常，通常意味着导管系统某些部分的不完全性阻塞[59-61]。偶尔，可见另外一种改变，即脱落和组织结构破坏，表现为精子生成紊乱和小管腔充满不成熟的脱落细胞。我们发现，这种改变并非特异性的，因为也可以见于精子发生不全和伴有睾丸阻塞的病变中；也可能与生殖细胞分离的人工假象非常相似，这是由于对活检标本的处置不精心导致的。精子发生不全的程度是一种非常主观的评估，可以使用定量技术进行粗略评估[7,62]。

在雌激素治疗后的睾丸萎缩病例中，可见反应性多核巨型间质细胞[63]。

Girgis 等通过睾丸活检研究了800余例无精症病例[64]，结果显示，约55% 的病例的病因是梗阻性的，且对半数以上此类患者进行的输精管附睾吻合术治疗证明是有益的。有精索静脉曲张的患者常发生少精症和不育症。活检时最常见的类型是精子发生不全伴有脱落和组织结构破坏[65]。发生于囊性纤维化患者的无精症通常是梗阻性的，继发于附睾和输精管的结构异常[66]。

在主要由内分泌功能所致的睾丸衰竭患者中极少进行活检，因为其诊断通常是通过激素检查确定的。如果疾病是先天性的或始于儿童期，则青春期成熟不足是其主要症状[44]。睾丸活检可以看到三种不同的表现：①促性腺激素分泌不足性类无睾症（60%），伴有促性腺激素水平低下，特征为小管小而幼稚，伴有散在的精原细胞和睾丸支持细胞，但几乎没有睾丸间质细胞；② Klinefelter 综合征（30%），伴有小管纤维化、基底膜明显增厚和睾丸间质细胞增生[67]；③睾丸发育不全（10%），特征为缺乏睾丸组织和尿促性腺激素水平升高。Klinefelter 综合征患者发生乳腺癌的发生率增加[68]；睾丸间质细胞瘤以及睾丸和性腺外（主要是纵隔）生殖细胞肿瘤在这一人群中也有报道[69-71]。

其他非肿瘤性病变

睾丸梗死（infarct of the testis）通常是精索扭转的后果，但也可能继发于化脓性附睾 - 睾丸炎（见下文）所致的静脉栓塞。化脓性附睾是腹股沟疝修复的后遗症[72]；或在少数情况下可能是由于各种原因所致的血管炎，诸如克罗恩病[73]。精索间歇性扭转可以导致与其他原因相似的组织学改变[74]。

病毒型睾丸炎（viral-type orchitis）的显微镜下表现可与睾丸肿瘤相似。睾丸的结构保留，但存在出血、水肿以及生精小管之间或生精小管内片状淋巴组织细胞浸润[75]。

肉芽肿性睾丸炎（granulomatous orchitis）的大体特征为睾丸实性结节性肿大（图 27.4）。显微镜下，肉芽肿性睾丸炎的特征为以生精小管为中心的肉芽肿性病变，正如 Spjut 和 Thorpe 的经典论文所述[76]。可见上皮样细胞、多核巨细胞、淋巴细胞和浆细胞。至少部分肉芽肿性反应继发于精子崩解产物。常有睾丸外伤史[77]。肉芽肿性睾丸炎的临床呈良性经过，但必须与感染性因素进行鉴别[78-79]。

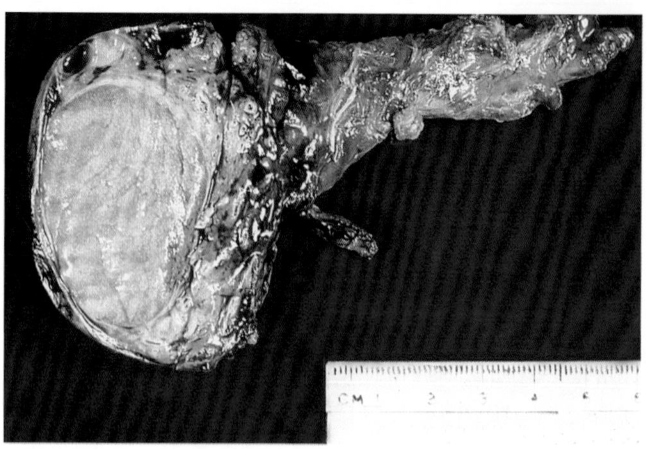

图 27.4　肉芽肿性睾丸炎的大体表现。睾丸硬度增加，体积增大，有模糊的结节

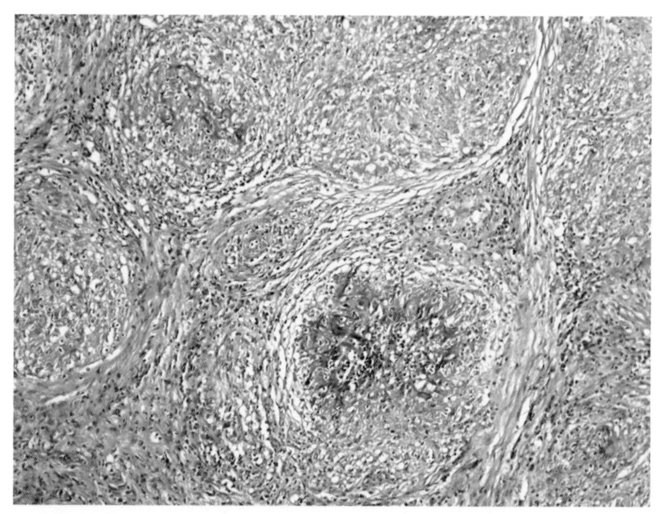

图 27.5　结核相关的肉芽肿性睾丸炎的显微镜下表现

软斑病（malakoplakia）可以单独累及睾丸，也可以伴有附睾累及[80]。睾丸软斑病病变为脓肿形成、小管萎缩和特征性的 Michaelis-Gutmann 小体。常可发现血栓形成的血管[81]。培养可能发现细菌（主要是大肠杆菌）。累及睾丸的其他三种增生性组织细胞性病变是幼年性黄色肉芽肿[82]、Rosai-Dorfman 病（窦组织细胞增生伴巨大淋巴结病）[83] 和黄色肉芽肿性睾丸炎[84-85]。

化脓性附睾 - 睾丸炎（pyogenic epididymo-orchitis）可能并发静脉血栓形成和睾丸脓毒性梗死[86]。大肠杆菌是常见的病原体。显微镜下，化脓性附睾 - 睾丸炎的病变和肉芽肿性睾丸炎之间存在许多相似之处，提示它们有共同的缺血性背景。

结核、非典型分枝杆菌病[87]、麻风、结节病[88]、梅毒和克罗恩病可累及睾丸（图 27.5）[73,89]。临床上，梅毒性树胶肿可类似于肿瘤。

其他引起睾丸炎的感染性病原体有弓形虫（在免疫抑制患者中）、真菌、寄生虫和布鲁氏菌。这些在外科标本中很难看到[90]。

多核间质巨细胞相对常见，在睾丸中发现的临床意义不大。它们似乎是年龄相关的，据说尤其常见于雌激素治疗所致的睾丸萎缩病例中[91]。

坏死性血管炎可累及睾丸，既可作为结节性多动脉炎或其他系统性疾病的一个表现，也可以是一种孤立的病变[92-93]。

阴囊中的异位脾（脾性腺融合综合征）是由发生于脾和性腺始基临近阶段的先天性畸形所致[94]。在连续的变异型中，有一条含有纤维或脾组织的条索将脾和阴囊异位脾组织相连。在不连续的变异型中，脾和阴囊异位脾组织没有连接，异位脾组织表现为一个阴囊内的副脾，在临床上可能类似于肿瘤。所有报道的病例都在左侧[95]。

睾丸囊性发育不全（cystic dysplasia）是一种罕见的先天性缺陷，表现为睾丸纵隔内形成许多形状不规则的囊腔[96]。囊肿衬覆扁平立方上皮，其形态学和免疫组织化学类似于睾丸网的上皮[97]。因此，这种病变与睾丸网一节中描述的病变相同。

位于远离睾丸网的睾丸实质内的囊肿衬覆相似的扁平立方（无纤毛）上皮，可能具有相似的发病机制[77]。

睾丸植入（硅胶充填）可以引起类似于在乳腺植入中所见到的组织反应。显微镜下，其特征为淋巴细胞和泡沫样巨噬细胞浸润纤维膜，偶尔在其间出现滑膜样裂隙[98]。

肿瘤

睾丸肿瘤被分为五个普通类型：来源于生精小管生殖上皮的生殖细胞肿瘤（90%），性索间质肿瘤，混合性生殖细胞 - 性索间质肿瘤，非特异性睾丸原发性肿瘤，以及转移性肿瘤。

生殖细胞肿瘤

分类

现有的睾丸肿瘤分类是采用最新修订的 2016 版 WHO 分类中推荐的术语。在这个分类系统里，生殖细胞肿瘤是基于其与原位生殖细胞肿瘤（GCNIS）的关系进行分类的，GCNIS 之前被命名为“曲细精管内生殖细胞肿瘤，未分类型”[99]。此外，性索间质细胞肿瘤命名上的微小变化是基于最新的分子遗传学数据。

原位生殖细胞肿瘤相关的生殖细胞肿瘤

临床命名。虽然从某种程度上来说，从组织学的角度提出这个命名会让人感觉疑惑，但泌尿科医师和肿瘤科医师将睾丸的生殖细胞肿瘤分为两类：“精原细胞瘤”（纯的经典型精原细胞瘤）和“非精原细胞瘤”（任何其他纯的或混合的亚型，包括伴有混合性精原细胞瘤成分的类型）。后者通常被描述为“非精原细胞瘤性生殖细胞肿瘤（non-seminomatous germ cell tumor, NSGCT）”。

发生率。睾丸生殖细胞肿瘤在所有男性恶性肿瘤中仅占一小部分（约 1%），但却是 25 ~ 29 岁年轻男性中最常见的恶性肿瘤。全球范围内睾丸生殖细胞肿瘤的发生率为 1.5 例 /10 万，以挪威和瑞典为最高。这类肿瘤的发生率似乎在增加，至少精原细胞瘤是这样[100]。

易感因素和伴随因素。睾丸生殖细胞肿瘤的主要易感因素包括：隐睾、性腺发育异常、家族史、睾丸微石症和先前有生殖细胞肿瘤病史。已有遗传性病例报道，但几乎均与低外显性常染色体隐性易感基因相关[101-106]。具体而言，Y 染色体 12q22（KITLG）上的 AZFc 区（gr/gr 微缺失）和 5q31（RAS-ERK-MAPK 通路）被认为是易感位点，有些病例还可能与 c-KIT 的相互作用有关[107-109]。还有观点认为，生殖细胞肿瘤偶尔可能与 PTEN 错构瘤综合征、Li-Fraumeni 综合征和 1 型神经纤维瘤病有关。

年龄。不同类型的睾丸肿瘤的发生与年龄有很好的相关性[99]。患者就诊时的中位年龄分别是：精原细胞瘤 35 岁，非精原细胞瘤 25 岁，含有精原细胞瘤成分的非精原细胞瘤 30 岁。60 岁以上者生殖细胞肿瘤罕见。精原细胞瘤（以及下面要提到的伴有非 GCNIS 相关性生殖细胞肿瘤的精母细胞瘤）是这一年龄段最常见的生殖细胞肿瘤，仅次于淋巴瘤[110-111]。

临床表现。大多数睾丸生殖细胞肿瘤表现为进行性、无痛性睾丸增大。小的肿瘤也可通过触诊或超声检查发现。它们有可能生长缓慢，也有可能迅速增大。有时以腹膜后、肺或纵隔转移灶为首发表现。精原细胞瘤常无明显的临床症状，相对而言，绒毛膜癌有较明显的症状。患者表现为男性乳腺发育，纵隔、肺、肝和（或）颅内的大转移灶；以及血 hCG 水平明显升高[112-113]。

双侧性。在不同的研究中[114-117]，1.0% ~ 2.7% 的睾丸生殖细胞肿瘤为双侧累及。如果双侧睾丸都没有下降，则双侧发生的风险率上升到 15%。可以同时性发生，也可以异时性发生，后者更为常见。两侧的肿瘤可能有不同的组织学改变[118]。老年患者出现双侧睾丸肿瘤时，最可能的诊断是淋巴瘤。

分子遗传学特征。成人和青少年的生殖细胞肿瘤（几乎总是青春期后 GCNIS 相关型）显示有一个或更多拷贝的等臂染色体 12p(i(12p)) 或其他类型的 12p 扩增。由于这种遗传学异常在单独的 GCNIS 中不存在，12p 的获得在侵袭性生殖细胞肿瘤的发展中可能具有重要作用[119-121]。12p 拥有多个促进细胞生长的基因[122-125]。其他常见的非随机性遗传学改变包括：染色体 1p、11、13、18 或 Y 的缺失，以及染色体 21、7、8 或 X 的增加[126-132]。*KIT* 突变和（或）扩增（最常见于精原细胞瘤）和 *KRAS* 基因突变在少数病例中也有报道[133-134]。在伴有混合性精原细胞瘤成分的 NSGCT 病例中，从遗传学的角度分别评估两种肿瘤成分的结果显示，有些病例显示有相似的克隆性异常（提示起源于相同的干细胞），但其他病例则显示不同的遗传学改变[130,135-136]。

精母细胞瘤显示有完全不同的遗传学特征（缺乏 12p 的异常），将在下文单独讨论[121]。

扩散和转移。一般认为，睾丸生殖细胞肿瘤局部播散的最常见的部位是白膜，但实际上睾丸门部的侵犯更为常见[137]。由于睾丸门部的侵犯在肉眼上不明显，这个部位的取材和显微镜下观察非常重要，正如在分期中讨

论的那样 [138-139]。

在淋巴转移方面，睾丸肿瘤首先转移至主动脉旁和髂淋巴结，然后转移至纵隔和左侧锁骨上淋巴结。80%～86% 的病例出现同侧腹膜后淋巴结转移，13%～20% 的病例出现双侧转移。在没有出现同侧转移的情况下发生对侧转移很罕见 [140-141]。比较有特征的是，腹膜后的第一个转移灶位置比较高，紧挨着肾血管的下方。通常来说，除非肿瘤侵犯阴囊皮肤、肿瘤在皮肤瘢痕处复发或之前这个区域有过手术史（诸如与隐睾、疝或阴囊睾丸切除术相关的手术），否则很少发生腹股沟淋巴结累及 [142]。血行转移最常发生于肺、肝、脑和骨 [143]。绒毛膜癌有很高的脑转移率，而精原细胞瘤的骨转移率高 [144]。胚胎性癌常常发生早期转移，而绒毛膜癌在肿瘤诊断的时候几乎就都有广泛转移了。发生于青春期后睾丸的畸胎瘤，无论原发性肿瘤分化多好，都可发生转移，这就是为什么对这种畸胎瘤不再要求指明是成熟性还是未成熟性的原因了 [99]。

转移灶的显微镜下改变可能不同于原发性肿瘤。一般而言，经典型精原细胞瘤转移出去也是经典型精原细胞瘤，但也可表现为其他类型 [144]。在伴有精原细胞瘤成分的混合性生殖细胞肿瘤中，最容易转移的是非精原细胞瘤成分。睾丸生殖细胞肿瘤的远期转移常常有畸胎瘤的表现 [145]。伴有局灶绒毛膜癌的混合性生殖细胞肿瘤转移出去的通常是纯的绒毛膜癌。推荐对化疗后残余的肿瘤进行外科切除治疗 [146-148]。在有些情况下，可以发生原发性肿瘤或转移灶的完全消退 [149-151]。有时，转移灶内局灶呈体细胞性恶性肿瘤（而非生殖细胞性）改变。

化疗后肺转移灶的显微镜下表现与预后有很好的相关性。全部坏死或全部为成熟的成分提示预后好 [146,152-153]；存在非畸胎瘤成分与预后不良相关，存在肉瘤样成分则尤其提示预后差 [154-155]。

治疗。所有睾丸生殖细胞肿瘤最开始的治疗方式都是腹股沟睾丸切除术加精索高位结扎术（根治性睾丸切除）[156]。早期睾丸生殖细胞肿瘤确诊之后进一步的治疗方案是不固定的，视具体情况而定。睾丸切除后可能进一步进行腹膜后淋巴结切除、化疗或密切观察 [157-159]。放疗用得比较少。大多数团队建议，对于 I 期精原细胞瘤或 NSGCT，仅进行睾丸切除术，只有那些在密切随访过程中出现复发的病例才给予进一步治疗 [160-164]。同样，他们建议，对于Ⅱ期 NSGCT，进行睾丸切除术加腹膜后淋巴结清扫术，对复发的病例加化疗 [165-166]。这种“仅仅观察”的方法在以胚胎性癌为主或肿瘤有血管侵犯时争议较大，因为此时肿瘤发生远处转移的可能性很大；然而，在某些情况下，病理方面的高危因素并不是绝对的禁忌证，因为复发时应用这些治疗方法仍然有很高的治愈率。

对于接受了睾丸切除术的生殖细胞肿瘤患者，对侧睾丸是否需要通过活检来查找曲细精管内生殖细胞肿瘤（IGCN）尚有争议 [167]。大多数学者不支持进行活检，但实际上不同国家的观点之间差异很大 [168]。我们从不做这样的活检。

预后。在目前的治疗方式下，睾丸生殖细胞肿瘤是男性实体癌中治愈率最高的肿瘤，即使发生了转移播散也是如此。对于 I 期肿瘤，无论是精原细胞瘤还是非精原细胞瘤，治愈率都接近 100%。发生转移播散时，治愈率仍然很高，但在国际生殖细胞癌协作组分类（the International Germ Cell cancer collaborative Group Classification）定义的不同预后组别之间预后存在差异 [169]。即使是在转移组中，总体的治愈率仍然超过 80%，并且如果初始治疗失败，补救治疗也可治愈半数以上的患者。远期复发（定义为初始治疗达到完全缓解 2 年以上）不常见，但可以发生，并且预示不良预后，尤其是当存在另一种体细胞恶性肿瘤时。

非侵袭性生殖细胞肿瘤

原位生殖细胞肿瘤（germ cell neoplasia in situ, GCNIS）[又称为**曲细精管内生殖细胞肿瘤，未分类型（intratubular germ cell neoplasia, unclassified）**]。原位阶段的生殖细胞肿瘤被定义为曲细精管内生殖细胞肿瘤（IGCN）、原位癌或小管上皮内瘤 [170-172]。2016 版 WHO 分类（基于国际工作组的共识）提出了 GCNIS 这个诊断术语 [99]。GCNIS 最常见于浸润性生殖细胞恶性肿瘤睾丸的残余组织中，在某些报道中其发生率达 80% 以上 [173-174]。GCNIS 也可见于约 5% 的睾丸肿瘤患者的对侧睾丸 [175-176]。有意思的是，无论浸润性生殖细胞成分的性质是什么，GCNIS 的表现通常都是一样的。目前发现所有类型的青春期后生殖细胞肿瘤都与 GCNIS 有关。

虽然通常局限于生精小管内，GCNIS 有时可累及睾丸网，并在睾丸网形成 Paget 样表现，如果不注意，很容易误诊（图 27.6）[177]。

有时，GCNIS 可在没有明显肿瘤的情况下偶然被发现，偶然见于有各种性腺发育异常的儿童或青少年 [178]，但最常见于因不育症进行的青春期后睾丸活检标本以及隐睾或矫正的隐睾病例中 [179-180]。在上述情况下识别出 GCNIS 很重要，因为它几乎可以说是浸润性疾病的绝对前驱病变；50% 在 5 年内进展为浸润性病变，15～20 年的更长的进展间期也有报道。

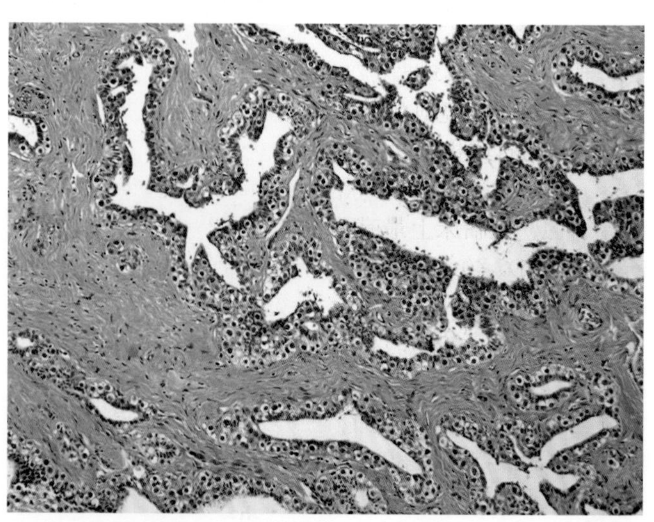

图 27.6　精原细胞瘤 Paget 样播散至睾丸网。不要将此误诊为非精原细胞瘤成分

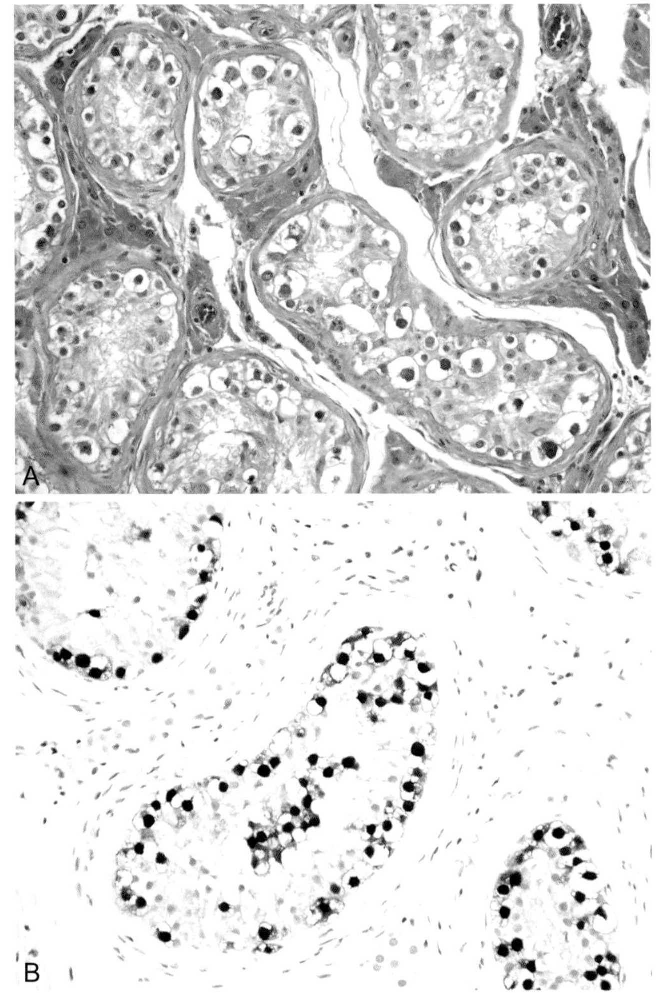

图 27.7 **A**，常规染色切片中原位生殖细胞肿瘤（GCNIS）的显微镜下表现。在增厚的基底膜下，可见一排胞质透明的非典型性生殖细胞。在这些曲细精管中未见生精现象。**B**，GCNIS 表达 OCT3/4，核呈阳性

组织学上，GCNIS 的特征是生精小管基底部有非典型性生殖细胞（图 27.7A）。受累小管的精子生成缺乏或明显减少，但 Paget 样播散至附近的小管时可见散在的生精细胞。伴随着非典型性生殖细胞的增生，小管的基底膜通常变厚并有玻璃样变。非典型性细胞的胞质透明、富于糖原，很像经典的精原细胞瘤。在一些病例中，可见腔内微结石或相关的滋养叶巨细胞 [181]。免疫组织化学检查，这些肿瘤细胞表达胚胎性生殖细胞和精原细胞瘤的标志物，但临床上最有用的标志物是 PLAP、CD117、OCT3/4 和 D2-40，因为它们在正常的生精细胞中不表达（见图 27.7B）。GCNIS 在不同的病例中呈异质性分布，从累及近 100% 的生精小管到仅局灶受累均可出现 [182-184]；在接近附睾的区域最不明显。GCNIS 的鉴别诊断包括生精小管细胞空泡变性（可能是退变的改变）以及精母细胞成熟延迟和成熟停滞于精原细胞阶段 [185]。极罕见情况下，转移癌、黑色素瘤或甚至淋巴瘤也可侵犯生精小管 [186]。免疫组织化学上借助 OCT3/4 或其他特异性标志物可解决大部分疑难病例，因此，想到这些鉴别

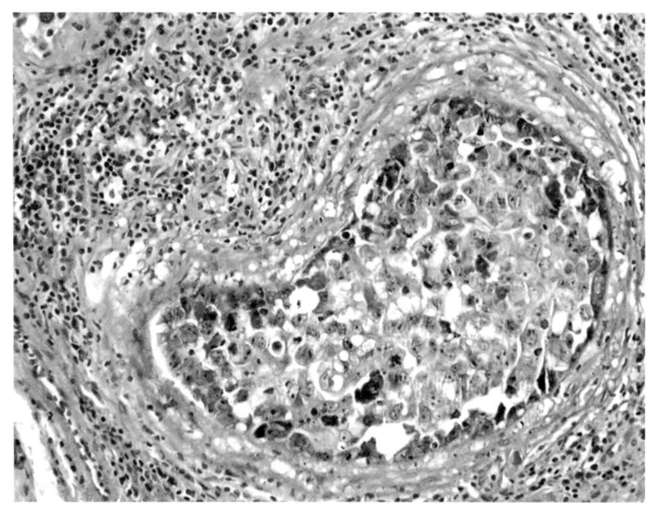

图 27.8 曲细精管内胚胎性癌

诊断的可能性很重要。仔细查找不明显的浸润性精原细胞瘤（小管间型）成分也很重要，尤其是当存在广泛的 GCNIS 而缺乏明显的浸润性成分时 [187]。

特殊类型的曲细精管内生殖细胞肿瘤（specific form of IGCN）。GCNIS 是非浸润性生殖细胞肿瘤中最常见的组织学类型，但偶尔也可见到其他类型。当存在其他类型时，几乎总是伴有相关的 GCNIS 和浸润性成分。在小管内精原细胞瘤中，非典型性生殖细胞与精原细胞瘤中的细胞无法区分，它们充满管腔、完全取代了正常的睾丸支持细胞和生殖细胞 [188]。混合性的小管内合体滋养细胞成分可能存在，但任何时候几乎总能在其肿瘤的浸润性成分中也见到合体滋养细胞 [181]。与 GCNIS 不同的是，小管内精原细胞瘤的浸润性成分，如果存在，几乎总是纯的精原细胞瘤或伴有精原细胞瘤成分的混合性生殖细胞肿瘤。

在曲细精管内胚胎性癌，曲细精管内含有类似于胚胎性癌的高度恶性细胞（图 27.8）[189]。在这种病变中常见中心坏死灶和钙化 [190-191]。这种病变在较小的肿瘤中更为常见，如果需要，可以通过 CD30 免疫染色明确诊断 [189]。

其他类型的生殖细胞肿瘤（即卵黄囊瘤、畸胎瘤或绒毛膜癌）以曲细精管内的形式存在的可能性有，但非常罕见 [192]。在某些情况下，所能看到的是伴有坏死细胞的小管聚集，并常常有明显的钙化 [193]。

浸润性生殖细胞肿瘤

精原细胞瘤（seminoma）。精原细胞瘤在所有睾丸肿瘤中的占比为 30%～40%（图 27.9）。虽然精原细胞瘤历史上被分为两个主要类型（经典型和精母细胞型），但这两种肿瘤之间存在明显的不同，应将两者区分开，后者使用了新的术语“精母细胞瘤”进行命名；因此，现在所指的精原细胞瘤仅限于经典型 [99]。

精原细胞瘤有特征性的大体表现。肿瘤通常是实性的，均质，呈淡黄色至棕黄色，并可含有界限清楚的坏死带（图 27.10）。这种大体表现可能与淋巴瘤或间叶性

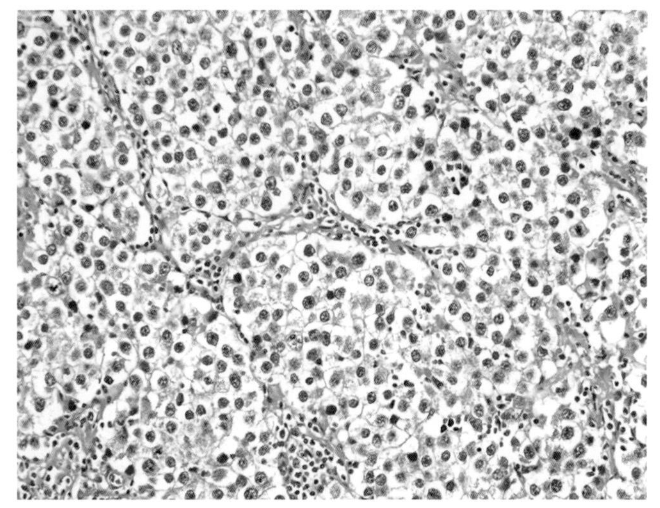

图 27.9 **睾丸的经典型精原细胞瘤**。可见大的肿瘤细胞构成的实性细胞巢被有大量淋巴细胞浸润的纤维带分隔

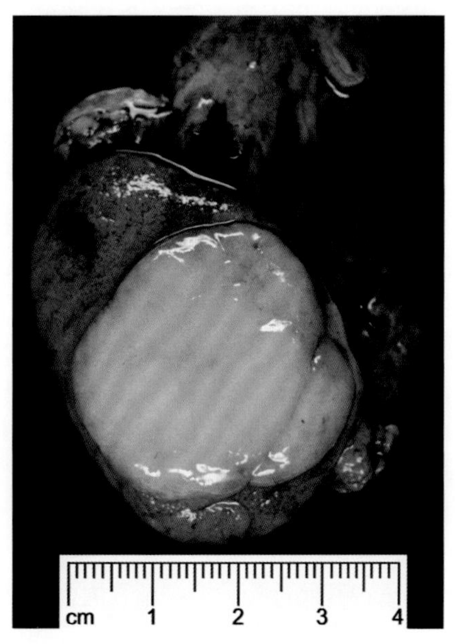

图 27.10 精原细胞瘤通常呈棕黄色、膨胀性、均质表现

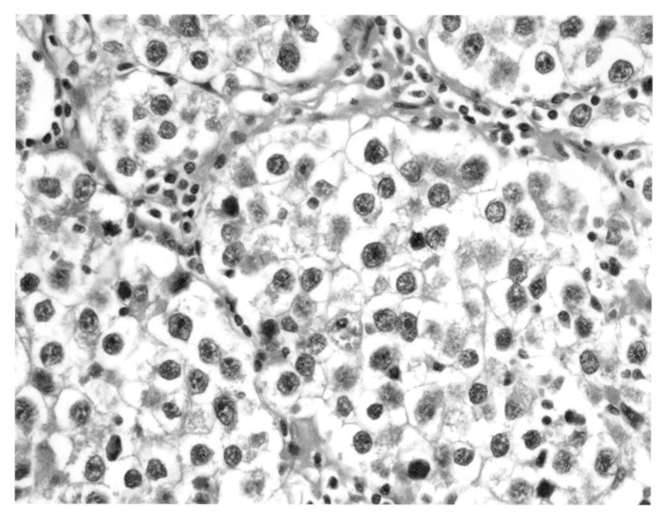

图 27.11 精原细胞瘤的特征为细胞形态一致，胞质透亮，细胞膜界限清晰，胞核居中，部分胞核周边呈扁平状

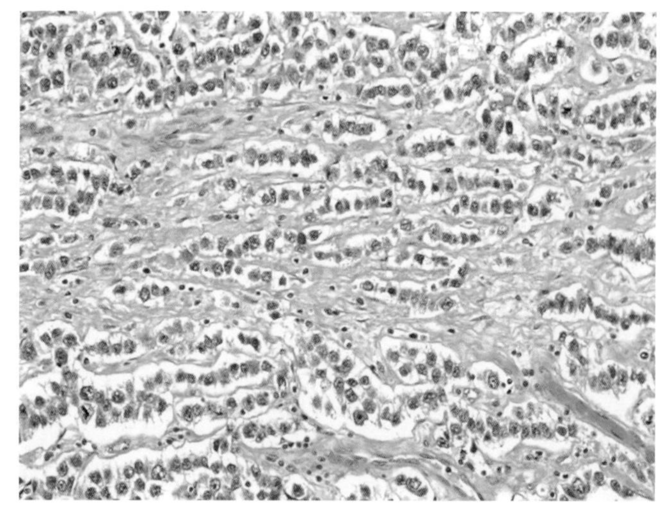

图 27.12 **呈条索样（单行）生长的精原细胞瘤**

肿瘤相似。通常看不到囊性变或出血区域，因此，如果存在囊性变或出血，则高度怀疑存在非精原细胞瘤成分的可能，并应在这些区域充分取材。

显微镜下，精原细胞瘤的单个肿瘤细胞形态一致，并且细胞之间的间隔相对均匀，胞质丰富、透亮，细胞膜界限清晰，胞核大、居中，核染色质呈细颗粒状，胞核周边呈扁平状（图 27.11）。中心的核仁通常很明显并可有多个核仁。核分裂象计数差异很大。在一些病例中，细胞表现得更加拥挤，胞质更致密，形态上可能似浆细胞，更像淋巴瘤。精原细胞瘤的肿瘤细胞通常排列成巢状，巢的周边有纤维带分割；在 80% 的病例中，这些纤维带中有淋巴细胞（大多数是 T 细胞）、浆细胞和组织细胞浸润 [194-195]。其他可能造成诊断困难的形态学结构包括：条索状（单行）、小管状、小梁状、微囊状、小管间以及印戒样空泡状（图 27.12 和 27.13）[187,196-200]。肉芽肿反应并不少见，可以从局灶的上皮样组织细胞聚集到广泛的肉芽肿形成，以至掩盖了这种疾病的肿瘤性质（图 27.14）。偶尔，也可出现朗汉斯型多核巨细胞。

精原细胞瘤细胞的胞质内糖原含量不等，但通常是丰富的，这是其细胞质明显透明的原因。免疫组织化学染色显示，其肿瘤细胞表达 PLAP、CD117（c-KIT）、OCT3/4、SALL4、SOX17、D2-40 和 NANOG（胚胎干细胞自身修复和多态性的一种关键调控子），但通常不表达高分子量角蛋白、上皮膜抗原（epithelial membrane antigen, EMA）、CD30、glypican-3、p63 和 SOX2，这些是与胚胎性癌鉴别的重要特征 [201-221]。然而，其对低分子量角蛋白和广谱角蛋白常呈一定阳性，并可呈不明显的点状阳性 [205,222]。据文献报道，极少数病例 CD30 和 EMA 也可呈局灶阳性 [223]，遇到这样的病例时必须非常谨慎，必须考虑是否有局灶胚胎性癌的可能性 [209,224]。值得注意的是，即使肿瘤广泛坏死，其中的一些免疫标志物仍保留阳性 [225-226]。尽管在生殖细胞肿瘤的免疫组织化

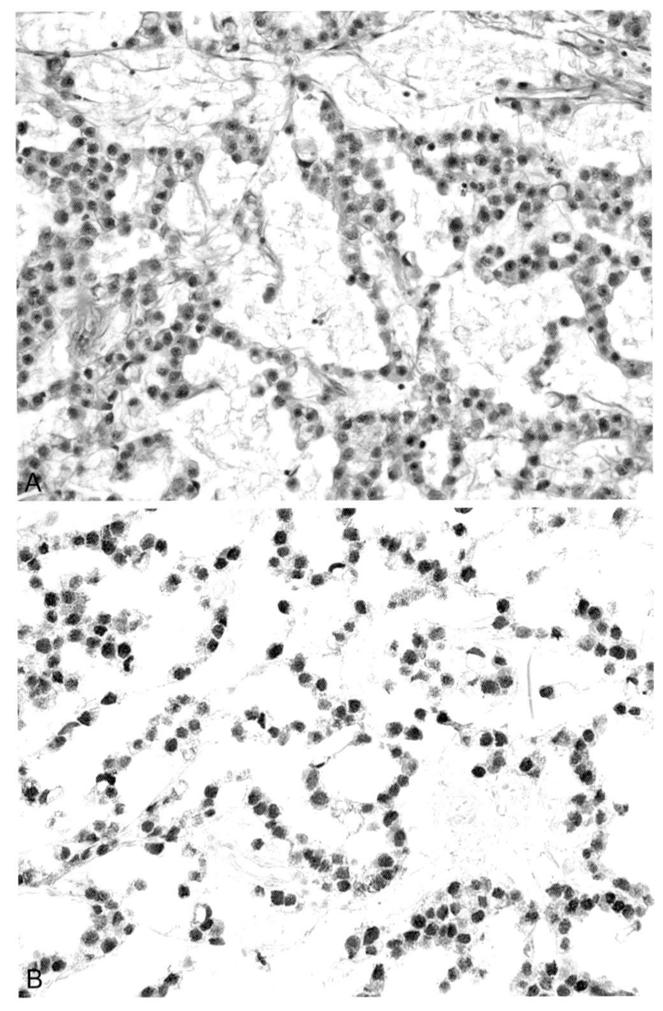

图 27.13 **呈微囊性生长的精原细胞瘤**。**A**，HE 染色。**B**，OCT3/4 免疫组织化学染色

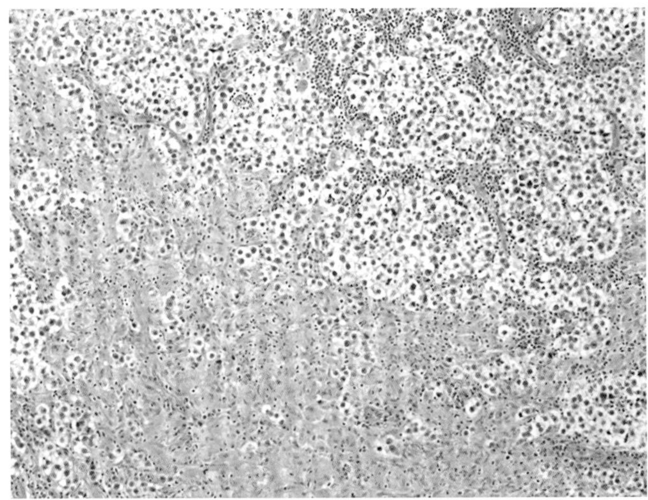

图 27.14 **伴有明显肉芽肿反应的精原细胞瘤**

学方面有大量的文献报道，但应当强调的是，在大多数病例中单纯形态学已经足以诊断。

间变性精原细胞瘤这个概念最初是由 Mostofi 提出的，定义为一种具有经典型特征的精原细胞瘤，每个高倍视野有 3 个或 3 个以上核分裂象，其特征是具有更加侵袭性的临床经过[192,227]。在如今这个化疗的时代，这一特征与临床预后无关；因此，不再推荐用这个诊断分类[99]。

伴有合体滋养细胞的精原细胞瘤在所有精原细胞瘤中的占比为 10% ~ 20%。这些多核巨细胞既可以是单个的、与精原细胞瘤的细胞混合得很好，也可以表现为合体团块状，它们常常与出血灶密切相关（图 27.15A）。与其他部位的合体滋养细胞一样，这些细胞表达角蛋白和 hCG（见图 27.15B）；hCG 的表达可以解释为什么一些精原细胞瘤患者有血清 hCG 水平的升高[228]。在细胞学，这些成簇的合体滋养细胞可能有非典型性，并且当它们与出血相关时常常容易被误诊为绒毛膜癌。睾丸绒毛膜癌的诊断必须有特征性的两群细胞，即细胞滋养细胞和合体滋养细胞。肿瘤内合体滋养细胞的存在并不会改变精原细胞瘤的诊断或预期的预后。

胚胎性癌（embryonal carcinoma）。大体上，胚胎性癌的色彩比精原细胞瘤更丰富（图 27.16）。其主要是实性的，呈灰色或白色，伴有局灶出血和坏死。后者可能相当广泛以至于诊断困难。显微镜下，胚胎性癌的结构多样，包括实性片状、乳头状、腺管状和巢状（图 27.17）[191,229-230]。

胚胎性癌与精原细胞瘤的鉴别诊断要点包括：其细胞更具间变性，有大量的核分裂象（常见非典型性核分裂象）和凋亡小体，并且细胞的大小和形态有明显的差异。胚胎性癌可见多个大的核仁，核的重叠常见[230]。并不少见的是，在肿瘤的边缘可见一层缺血或凋亡的细胞，胞质嗜酸性更强，表现出一种双相性改变；不要将这种“嵌花”模式误诊为绒毛膜癌（图 27.18）[191,231]。免疫组织化学染色，胚胎性癌的肿瘤细胞表达角蛋白（包括 CK19 和高分子量角蛋白）、CD30、OCT3/4、SALL4、NANOG 和 SOX2，但不表达 CD117、glypican-3 或 SOX17[204,209,215-216,218-219,221-222,232-235]。胚胎性癌对 D2-40 的表达文献报道的差异较大[216]。一般来说，CD30 对于诊断有争议的病例是最有用的；然而，在化疗后 CD30 的表达可能会丢失[236]。无论在原发灶还是在转移灶中，OCT3/4 都倾向于呈阳性[234]。

青春期后型畸胎瘤（post-pubertal teratoma）。在目前的 WHO 标准中，睾丸畸胎瘤分为青春期前和青春期后两种亚型，通常与患者相对于青春期的年龄有关（但不总是如此）[99]。“成熟性”和“未成熟性”（适用于卵巢）或“恶性畸胎瘤”这些术语不再适用于睾丸肿瘤，因为这些术语缺乏统一性，并且它们的使用只会让肿瘤医师和泌尿科医师更加困惑，因为众所周知，所有青春期后型的畸胎瘤无论其形态学如何均有恶性潜能[147]。

纯的青春期后型畸胎瘤在所有生殖细胞肿瘤中的占比约为 5%，但约半数的混合性生殖细胞肿瘤均含有青春期后型畸胎瘤成分。大体上，其主要呈囊性、多房性（图 27.19）。常见灶状分布的软骨成分，但不常见骨成分。

显微镜下，睾丸青春期后型畸胎瘤可见所有类型的组织，最常见的是神经组织、软骨以及不同类型的上皮

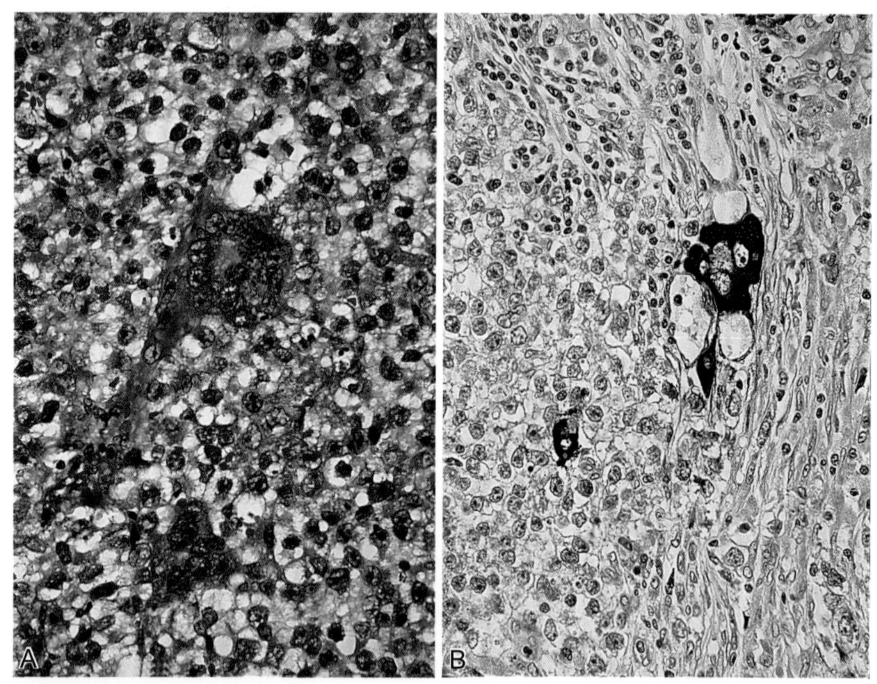

图 27.15 **伴有滋养叶巨细胞的精原细胞瘤**。**A**，HE 染色。**B**，hCG 免疫组织化学染色

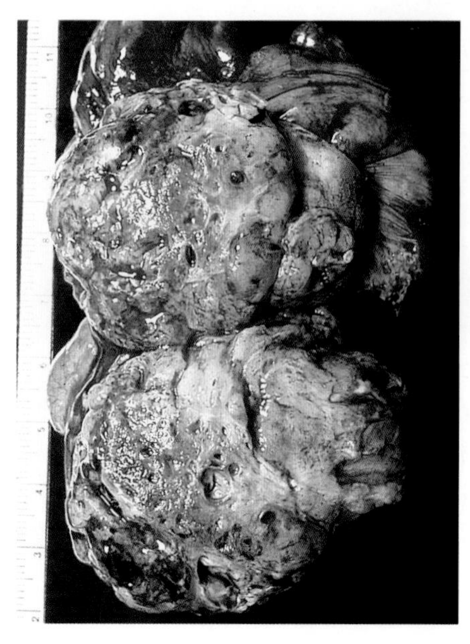

图 27.16 胚胎性癌切面显示为实性结节，伴有大片坏死和出血区

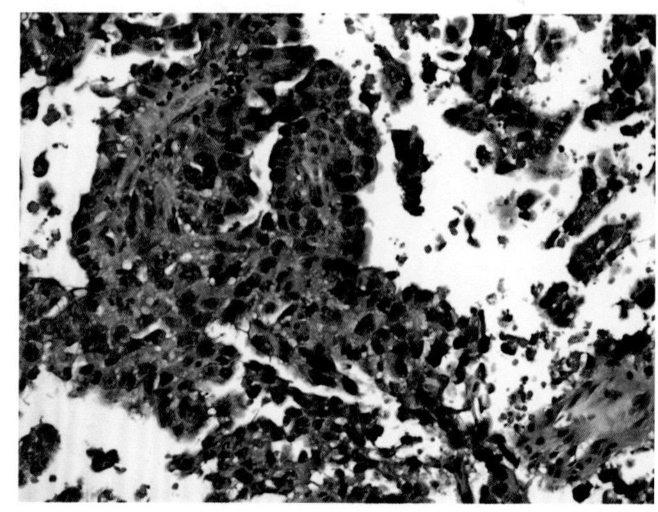

图 27.17 **具有乳头状生长方式的胚胎性癌**

（图 27.20）。上皮成分可向胃肠道、呼吸道、皮肤或几乎所有其他类型的组织分化。相应的躯体结构中正常存在的所有细胞均可见到，包括：胃肠道上皮病例中的神经内分泌细胞，以及神经组织病例中的脑膜细胞（以至于形成脑膜瘤样结构）[237-238]。有时，畸胎瘤以一种成分（如软骨）为主，几乎没有其他成分[239]。富于细胞的单形性梭形细胞区通常围绕腺管周围呈旋涡状生长，这是青春期后型畸胎瘤的另一个特征性的表现。

有很高比例的青春期后型畸胎瘤存在过去认为的组织学上"未成熟"的区域，这一点的可重复性很差。这些未成熟的组织可由间质、上皮或神经成分组成，并不改变总体的预后或对治疗的反应；因此，诊断青春期后型畸胎瘤就足够了。

一些青春期后型畸胎瘤具有伴有神经母细胞瘤（neuroblastoma）或外周神经外胚层肿瘤（peripheral neuroectodermal tumor, PNET）表现的原始神经上皮组织[240-241]。在这些病例中，要诊断继发性的体细胞型 PNET（见下文）必须至少要满足体细胞型 PNET 的恶性标准。皮样囊肿、表皮样囊肿和相关病变的区别将在青春期前型畸胎瘤中讨论。

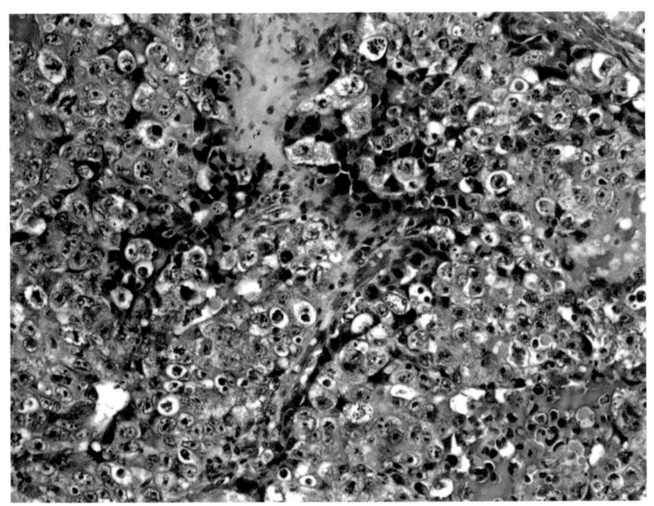

图 27.18 **胞核重叠和多形性明显的胚胎性癌**。常可见大量的核分裂象和凋亡细胞。胞质嗜酸性的退变细胞呈现“嵌花”结构

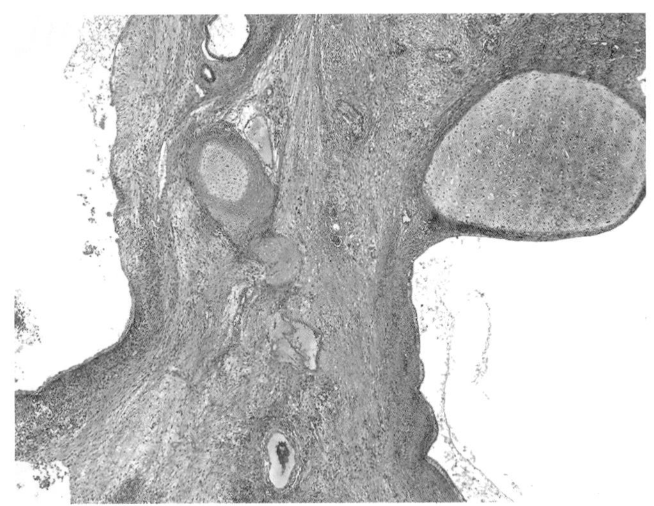

图 27.20 **伴有管状上皮和软骨的青春期后型畸胎瘤**

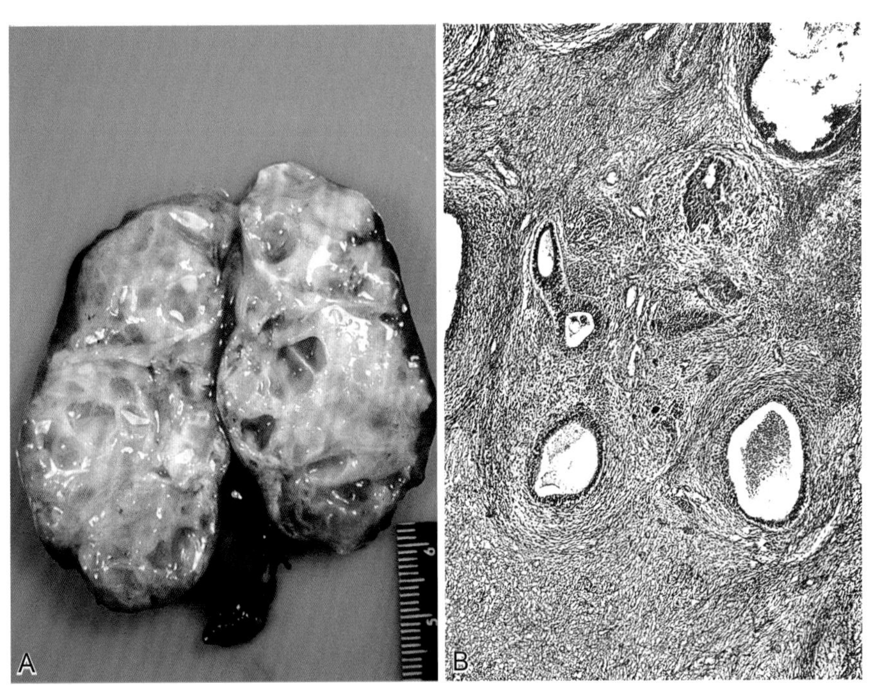

图 27.19 **青春期后型畸胎瘤**。**A**，大体表现。**B**，显微镜下表现。可见富含细胞的间质围绕腺管结构呈同心圆样生长

卵黄囊瘤（yolk sac tumor）。虽然多年来有很多名称，但卵黄囊瘤是对这种模式的生殖细胞肿瘤推荐使用的术语，它们包括卵黄囊、尿囊和胚胎外间叶成分[242-250]。在青春期后的患者中，卵黄囊瘤通常作为混合性生殖细胞肿瘤的一种成分出现。随着对卵黄囊分化可能展示的不同形态结构的了解的增加（相关免疫细胞化学技术研究的结果），在其他生殖细胞肿瘤（尤其是胚胎性癌）中发现卵黄囊成分的比例不断增加。

大体检查中，成人生殖细胞肿瘤中的卵黄囊成分难以识别。显微镜下，卵黄囊瘤诊断取决于识别出其纷繁复杂的组织学谱系[251]。卵黄囊瘤常见微囊、网状结构，其特征是聚集的细胞胞质内可见大小不一的空泡，形成滤网状的网格结构（图 27.21）。相关的区域还可见更大的巨囊。黏液瘤样结构目前还认识不足，常常被误诊为间质成分，反应性的或畸胎瘤性的（图 27.22）。这种结构由黏液样基质和稀疏、混合性的梭形和（或）上皮样细胞组成，其中梭形细胞呈双极或星形形态。实性结构的卵黄囊瘤可以很像精原细胞瘤，卵黄囊瘤的识别需注意观察其更加多样性的细胞形态，有散在的多角形肿瘤细胞以及更大而多形的细胞（图 27.23）[252]。与精原细胞瘤不同，卵黄囊瘤通常缺乏纤维间隔和淋巴细胞浸润。偶尔，可见卵黄囊瘤的胞质不那么透明，给人以“胚基样”的感觉。卵黄

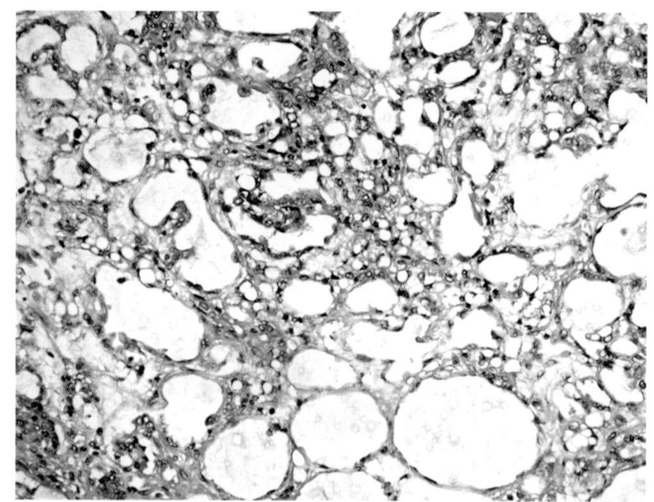

图 27.21 伴有网状结构的卵黄囊瘤

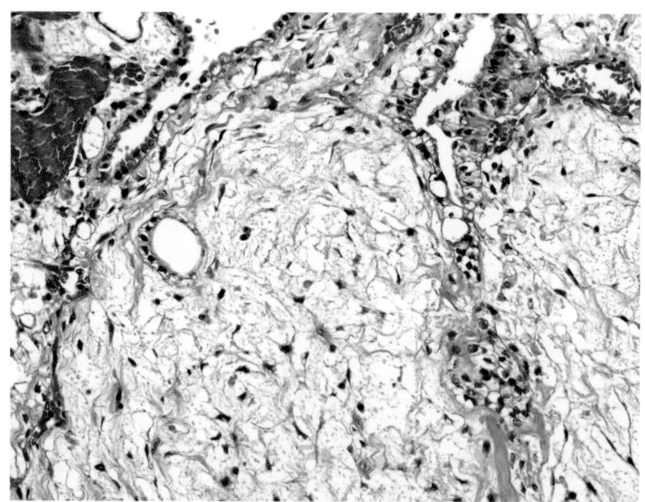

图 27.22 伴有黏液样梭形细胞和局灶腺管结构的卵黄囊瘤

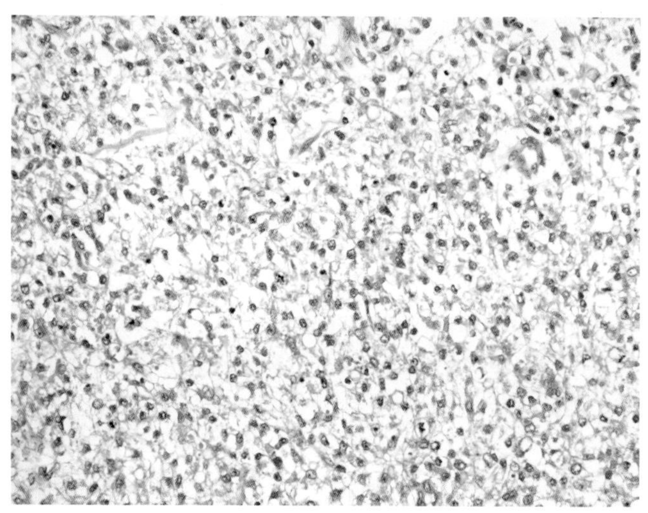

图 27.23 实性卵黄囊瘤可以很像精原细胞瘤，但其细胞形态更为多样

囊瘤的腺管结构可具有肠型特征，或出现核下空泡，似分泌期的子宫内膜。这些可能很难与畸胎瘤的腺体鉴别，但卵黄囊的腺体缺乏平滑肌层或畸胎瘤中细胞丰富的“环绕”间质；相反，卵黄囊瘤的腺体通常与卵黄囊的其他结构混合存在。因此，从某种程度上说，要鉴别具体某个灶是卵黄囊瘤的腺管还是畸胎瘤的腺管是比较主观的，通常要根据其周围的结构来判断。有些卵黄囊瘤病例有交叉的腺管结构，更像腺泡状结构。内胚层 / 血管周围结构的特征是：中央为有结缔组织支持的血管，周围被覆一层立方形肿瘤细胞。血管周围的 Schiller-Duval 小体是卵黄囊瘤的最典型特征，但这一点在教学过程中被过于强调了，实际上并非诊断所必需。肝样结构由伴有嗜酸性胞质的圆形上皮样细胞组成，它们呈片状或小梁状分布，类似于正常的肝细胞，伴有或不伴有胞质内脂质。乳头状结构也可能见到，衬覆细胞显示有典型的卵黄囊瘤细胞学特征。在组织学上，肉瘤样 / 梭形细胞结构与继发性的体细胞肉瘤有很多共同之处，但卵黄囊瘤中的这种结构与其他结构通常有直接的移行，通常是逐渐转变为黏液瘤样结构的。体壁结构容易被忽略，其特征是致密的嗜酸性基底膜样物质围绕着少量的、稀疏的肿瘤细胞。多泡卵黄结构比较少见，由扩张的腺管样裂隙（伴有或不伴有收缩，形成“串珠样”结构）构成，被覆扁平、萎缩的上皮 [253]。这些“空泡”通常由疏松的间质围绕。

容易被误诊的卵黄囊瘤是那些表现为肝样结构（呈胎儿型肝细胞索的特征）、实性结构或分化好的腺管结构（似胎儿肺或小肠，后者也叫原肠或小肠结构）的变异型 [252,254-255]。卵黄囊瘤中通常可见玻璃样变的胞质内和胞质外圆形包涵体。

免疫组织化学上，卵黄囊瘤的肿瘤细胞总是表达角蛋白 [256]。卵黄囊瘤高度特异性的免疫表型是 SALL4$^+$ 和 OCT3/4$^-$ [204]，而 glypican-3 和 CDX2 的表达也很常见 [221,257-259]。根据我们的经验，与一些新的标志物相比，AFP 染色的背景很重且难以判读；因此，我们很少用这种抗体。另外，还必须强调的是，超过 38% 的实性卵黄囊瘤病例缺乏 AFP 的表达 [252]。

绒毛膜癌（choriocarcinoma）。绒毛膜癌约占睾丸肿瘤的 5%。它们通常有出血和部分坏死。少数情况下这种原发性肿瘤可以完全退变，只留下有含铁血黄素的瘢痕。显微镜下，绒毛膜癌显示有巨大的合体滋养细胞，这些细胞有大的、非典型性胞核，其间有细胞滋养细胞混合存在（图 27.24）[112]。免疫组织化学上，合体滋养细胞恒定表达 hCG 和角蛋白 [260-261]。CK7 染色可标记滋养细胞（无论是在绒毛膜癌还是在其他生殖细胞肿瘤），但不标记生殖细胞肿瘤中的其他任何成分 [262]。前面已提到，具有合体滋养细胞形态表现的细胞在几种其他类型的睾丸生殖细胞肿瘤中均可见到，然而，当这些细胞作为单个成分或呈合体簇状（伴有或不伴有出血）存在于睾丸生殖细胞肿瘤中时并不足以诊断绒毛膜癌（图 27.25）。只有当这些细胞与细胞滋养细胞成分混合存在、呈双相结构时才能诊断绒毛膜癌 [263]。关于血清绒毛膜促性腺激素的水平也是类似的情况。虽然绒毛膜促性腺激素在绒毛膜癌中通常是升高的，但它在其他类型的睾丸生殖细胞肿瘤中也可能升

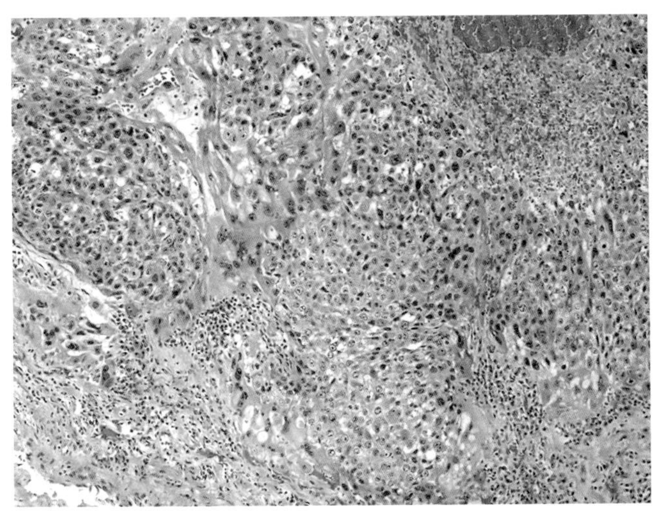

图 27.24 **睾丸绒毛膜癌的显微镜下表现**。可见细胞滋养细胞和合体滋养细胞的紧密混合，重现了正常绒毛中所见的形态

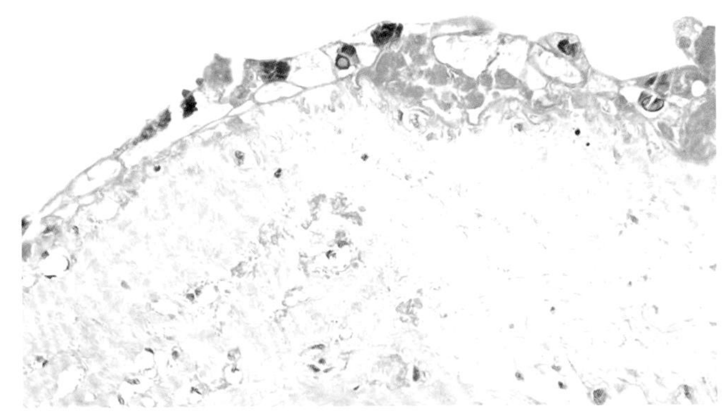

图 27.26 **囊性滋养细胞肿瘤**

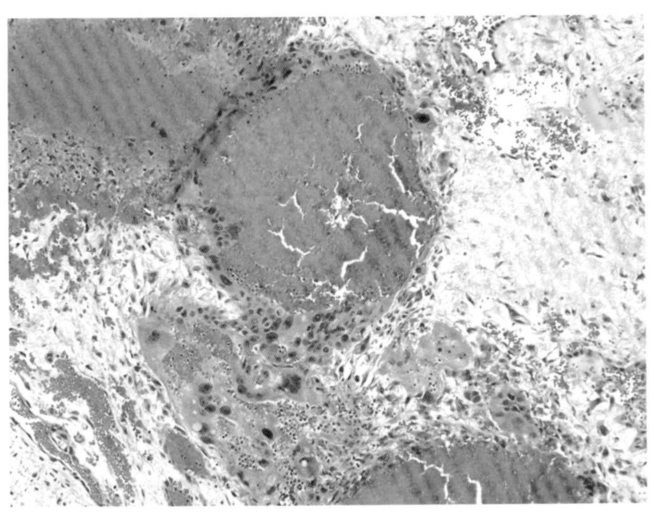

图 27.25 成簇的非典型性合体滋养细胞伴出血并不足以诊断绒毛膜癌。绒毛膜癌的诊断必须有双相结构，即同时有相应的细胞滋养细胞成分。这个病例的背景是卵黄囊瘤

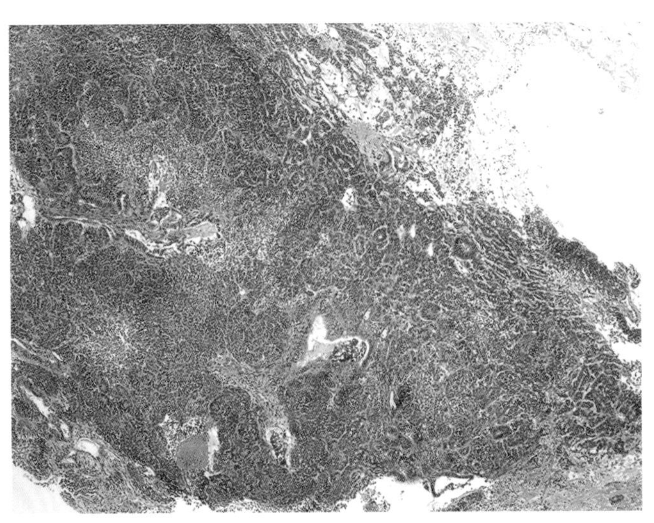

图 27.27 **畸胎瘤中的体细胞型恶性肿瘤**。可见整个低倍视野是由原始神经外胚层肿瘤（类似于中枢神经系统中的相应肿瘤）构成

高，因此，绒毛膜癌的诊断应当依据其显微镜下结构而非所产生的激素做出。还需要提一下的是，在极少数情况下，睾丸的滋养细胞肿瘤可能仅由细胞滋养细胞构成（所谓的单相型绒毛膜癌），但这在治疗后的病例中更为多见 [264]。尚未发现单相的合体滋养细胞型。

非绒毛膜癌的滋养细胞肿瘤（non-choriocacinomatous trophoblastic tumor）。其他罕见类型的滋养细胞肿瘤在睾丸中也有描述，包括胎盘部位滋养细胞肿瘤和上皮样滋养细胞肿瘤 [264]。它们在形态学上与女性生殖系统中对应的肿瘤相同（将在第 33 章中充分描述）。这些罕见的肿瘤也可见于复发病例 [265]。

囊性滋养细胞肿瘤可发生于睾丸，更多见于治疗后病例的腹膜后淋巴结切除标本中 [266-267]。囊性滋养细胞肿瘤呈多囊性，囊壁衬覆不同层数的单核滋养细胞，这些细胞的胞质呈嗜酸性，胞核大，染色质色深，核分裂象罕见，常有胞质内空泡（图 27.26）[266-267]。这些可能与血清 hCG 水平轻度升高有关，并且有证据提示它们代表“成熟”型的绒毛膜癌。最为重要的是，囊性滋养细胞肿瘤的临床治疗与畸胎瘤的治疗类似，因为它们并没有更高的疾病进展风险，不需要进一步的治疗。

生殖细胞肿瘤中的体细胞型恶性肿瘤（somatic-type malignancy in germ cell tumor）。偶尔，睾丸生殖细胞肿瘤可发展成恶性肿瘤——称为体细胞型——具有与普通非生殖细胞肿瘤类似的表现。其中的恶性成分通常表现为肉瘤（诸如横纹肌肉瘤）或神经上皮型肿瘤（原始神经外胚层肿瘤）——类似于中枢神经系统中的相应肿瘤（图 27.27）[268-269]，但也可表现为恶性上皮性肿瘤（诸如腺癌）。这种现象被称为体细胞型恶性肿瘤；老的术语不再推荐使用，诸如“畸胎瘤伴恶变”。

依据定义，体细胞型恶性肿瘤的诊断必须有一群纯的非典型性细胞呈膨胀性或浸润性生长且至少占一个低倍镜视野（4 倍物镜，5 毫米视野直径）。当类似的细胞

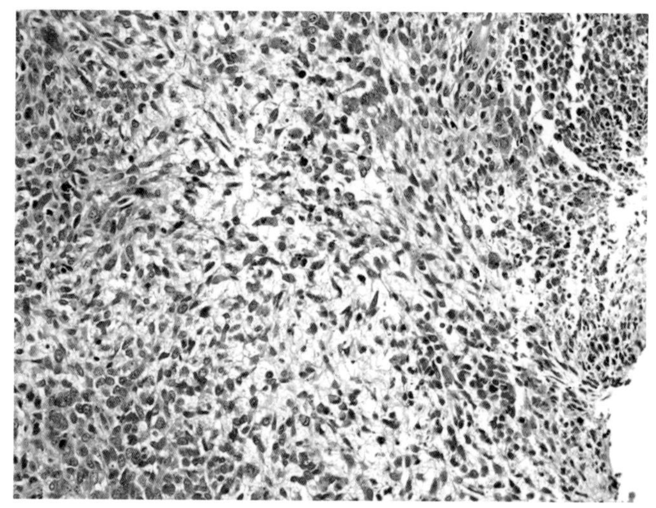

图 27.28 肉瘤样卵黄囊瘤（表达 SALL4 和 glypican-3）的生物学行为与体细胞型肉瘤相似

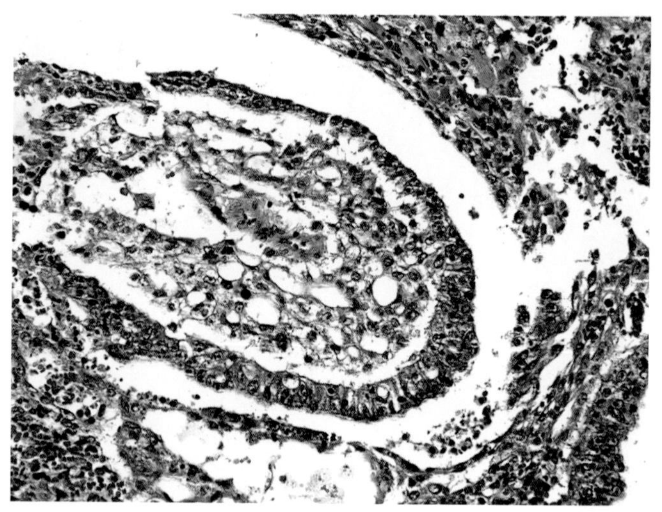

图 27.29 混合性卵黄囊瘤和胚胎性癌中的胚胎小体结构

群混合存在于青春期后型畸胎瘤的各种典型成分中时，并没有预后提示意义，因此，不应改变总体的分类。对克隆性和 12p 状态进行的研究显示，大多数体细胞型肿瘤起源于先前存在的生殖细胞肿瘤[270-271]；因此，其中的原始神经外胚层肿瘤缺乏尤因肉瘤中典型的 *EWSR1* 重排[272]。总的来说，睾丸生殖细胞肿瘤中体细胞恶性肿瘤的出现提示预后更差，至少当其侵犯睾丸外部位或当其出现于转移灶时是如此[268-269]。研究显示，当腹膜后转移性生殖细胞肿瘤化疗后出现更为成熟的骨骼肌分化时，其临床生物学行为更像畸胎瘤而非成人型横纹肌肉瘤，因此，应当将其单独分出来并放入“分化型横纹肌肿瘤”这个诊断中[273]。虽然有一部分化疗后的恶性梭形细胞肿瘤可能是肉瘤样型的卵黄囊瘤，但它们的生物学行为与其他继发性的体细胞肉瘤类似；因此，明确区分这部分肿瘤对于临床治疗的意义不大（图 27.28）[274-275]。

体细胞恶性肿瘤中最常见的癌的类型是肠型或黏液型腺癌[217,276-278]。这些癌通常不表达生殖细胞起源的标志物，但可能保留有 SALL4 的表达[276]。在诊断体细胞癌之前，必须先考虑腺管型卵黄囊瘤的可能[276]。

与纵隔的生殖细胞肿瘤不同，睾丸的继发性体细胞造血系统肿瘤极其罕见。

体细胞型恶性肿瘤对以顺铂类为基础的化疗药物不像生殖细胞肿瘤那样有极好的反应；因此，必须依据存在的具体组织学类型来确定治疗方案[271]。

混合性生殖细胞肿瘤的特殊组织学类型（specific histologic pattern of mixed gem cell tumor）。有些生殖细胞肿瘤具有特征性的表现，它们具有独特的卵黄囊瘤和胚胎性癌的混合结构，因而给予了它们描述性的命名。多胚瘤的特征是存在许多遍布整个肿瘤的胚胎小体[279]。组织学上，胚胎小体的特征是有一个胚胎性癌围成的轴心，直接与“羊膜样”间隙相邻，这种间隙的背景是具有网状或微囊特征的卵黄囊瘤成分（图 27.29）。弥漫性胚瘤的特征是卵黄囊瘤和胚胎性癌两种成分均匀混合存在，

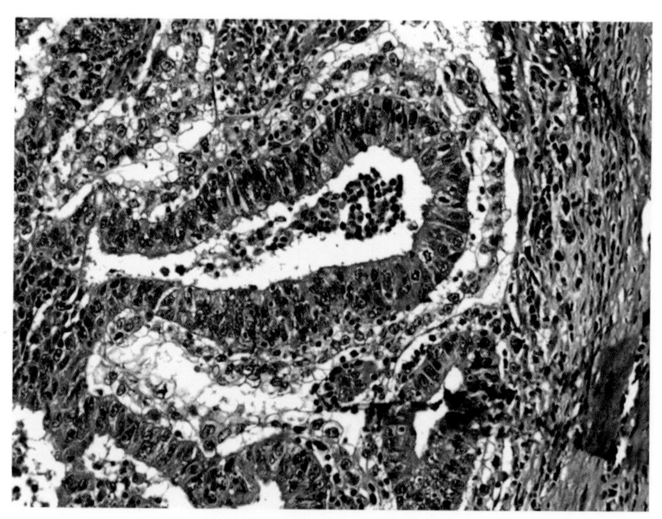

图 27.30 混合性卵黄囊瘤和胚胎性癌中的弥漫性胚瘤结构

排列成“堆积的”线型阵列（图 27.30）[280-281]。这两种成分的细胞学差异小但存在，卵黄囊成分的胞核更小。这些几乎从不表现为单纯的类型，而是作为各种混合性生殖细胞肿瘤的一种成分[282]。

退化的生殖细胞肿瘤（regressed germ cell tumor）。众所周知，有少数睾丸生殖细胞肿瘤会发生部分或完全退化（＜5%）。这些患者可能表现为腹膜后的转移灶，但睾丸超声检查只有非特异性的改变。组织学上，退化的特征是：具有界限清楚的纤维化瘢痕，伴有不同程度的淋巴浆细胞性炎症、玻璃样变性曲细精管的缺血性“鬼影”、增生小血管、吞噬含铁血黄素的巨噬细胞，以及粗大的曲细精管内钙化[151]。在周围睾丸实质内发现 GCNIS 是强有力的支持依据。

转移性生殖细胞肿瘤的诊断（diagnosing metastatic germ cell neoplasia）。在淋巴结或实体病变的活检标本中需要鉴别生殖细胞肿瘤的情况并不少见。生殖细胞免疫组织化学标志物的应用非常有帮助（尤其是 SALL4 和 OCT3/4），但组织学特征和临床的密切联系仍至关重要，

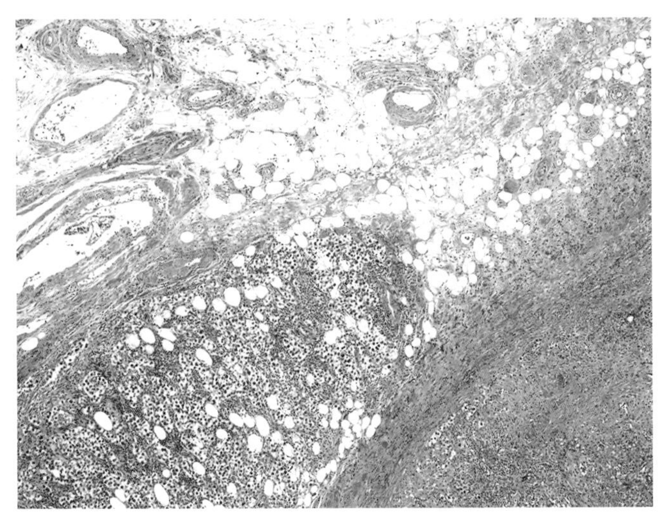

图 27.31　精原细胞瘤浸润至睾丸门部，提示为 pT2 期的病变

因为这些标志物并不是十分特异的[283-284]。SALL4 在其他肿瘤中也可表达，包括一些生殖道的高级别浆液性癌、可能具有少见的"未成熟"或"胎儿"特征的上消化道腺癌（尤其是食管和胃食管结合部）、尿路上皮癌、横纹肌样瘤（肾和肾外的）、儿童的母细胞性肿瘤（例如肾母细胞瘤和肝母细胞瘤）以及罕见情况下各种部位的其他癌[285-287]。OCT3/4 在一些大细胞淋巴瘤中也可表达，并且在肾的髓质癌常表达，偶尔在各种部位的低分化癌中也可表达[288-289]。还需要记住的是，卵黄囊瘤也可表达 PAX-8。前面已提到，在转移性的胚胎性癌中，CD30 可能会失表达[236]。关于生殖细胞起源的其他新标志物的使用经验，诸如 SOX17、NANOG 和 MAGEA4，文献报道的非常少，尤其是在其他类型的癌中的表达方面。

睾丸切除标本的分期（staging on orchiectomy specimen）。睾丸肿瘤分期中最重要的因素是睾丸外侵犯的程度和是否有淋巴管血管的侵犯。最新版的 AJCC 分期强调了睾丸门部的软组织侵犯（图 27.31）和肿瘤的体积。对于局限于睾丸的纯精原细胞瘤，3 cm 是一个重要的临界值[139]。

非原位生殖细胞肿瘤相关的生殖细胞肿瘤

概述。除精母细胞瘤外，这组生殖细胞肿瘤主要发生于儿童或青春期前。在儿童，精原细胞瘤和胚胎性癌实际上是不存在的。仅卵黄囊瘤和畸胎瘤或多或少会发生，并且两者可能会混合发生[290]。纯的卵黄囊瘤大部分发生于 2 岁以内的婴儿[249]。青春期前型畸胎瘤在青春期后患者中极为罕见[291]。发生于青春期前性腺的肿瘤通常是双倍体肿瘤，并且与 i(12p) 或 GCNIS 无关[121]。青春期前型畸胎瘤是唯一一种缺乏明显的染色体异常的睾丸生殖细胞肿瘤[292]。婴儿和儿童的卵黄囊瘤通常显示有 1p、6q 的缺失和 1q、20p 和 22 号染色体的获得。从未发现青春期前睾丸的畸胎瘤有转移。发生于婴儿或儿童的纯卵黄囊瘤极少转移至主动脉旁或其他部位的淋巴结[249]。婴儿的纯卵黄囊瘤发生腹膜后播散的概率太低了，因而不需要进行淋巴结清扫[293]。同样，发生于婴儿或儿童的畸胎瘤只需要进行睾丸切除术即可。

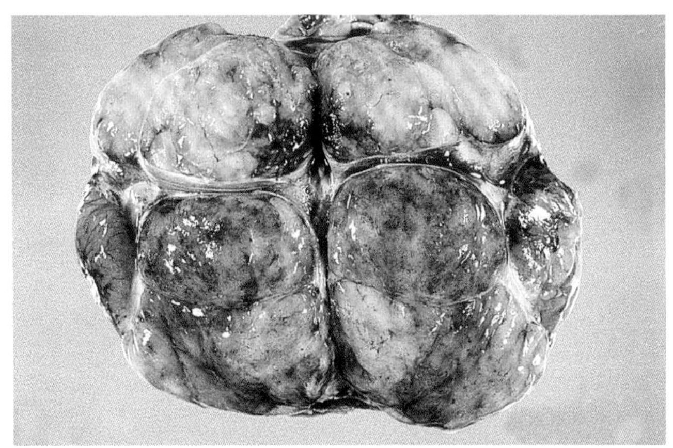

图 27.32　**精母细胞瘤的大体表现**。切面显示为黏液样表现的膨胀性大肿块

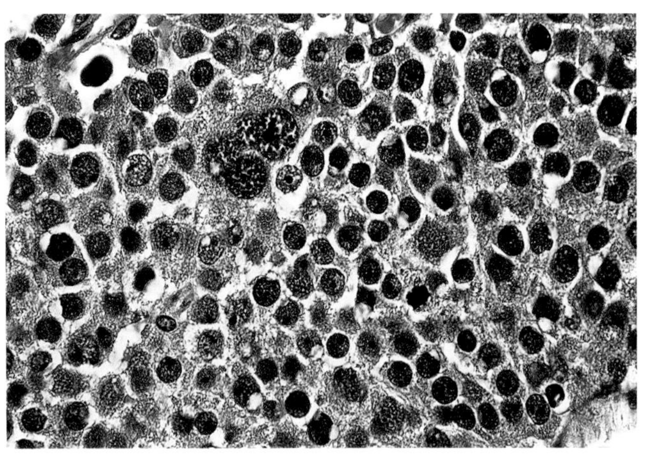

图 27.33　精母细胞瘤。可见中等大小的细胞（占优势）、巨细胞和小淋巴样细胞混合存在

精母细胞瘤的遗传学特征完全不同于经典的精原细胞瘤。12p 等臂染色体未发现。通常有染色体数目的异常，其特征性的改变是 9 号染色体的获得；最近有研究发现这一改变与 *DMRT1* 基因的额外拷贝有关[294]。*FGFR3* 和 *HRAS* 基因的激活突变在一小部分的精母细胞瘤病例研究中也有报道，尤其是在老年病例中[295]。

精母细胞瘤（spermatocytic tumor）。这种罕见的肿瘤（以前称为精母细胞性精原细胞瘤）应与经典的精原细胞瘤及其各亚型明确区分开。精母细胞瘤在睾丸生殖细胞肿瘤中的占比约为 1%，与精原细胞瘤相比，它通常发生于年龄较大的人群（平均年龄 52 ~ 59 岁）[99,296]。大体上，精母细胞瘤质软，呈胶冻样（图 27.32）。显微镜下，精母细胞瘤由具有圆形胞核的肿瘤细胞构成，它们成片生长，伴有或不伴有由少量纤维间质分割的结节状结构。常见水肿，并可呈囊性改变。由于其肿瘤细胞胞质更致密，并且缺乏糖原[297]，总体而言，精母细胞瘤的细胞比经典的精原细胞瘤的细胞嗜双色性更强，这一点是考虑精母细胞瘤可能性的有用线索。虽然有差异，典型的精母细胞瘤形态学改变是肿瘤细胞多形性，包括三种类型的细胞：小圆形细胞（淋巴细胞样），大小与经典的精原细胞瘤细胞类似的中间型细胞，以及可能多核的巨细胞（图 27.33）。有些胞核呈

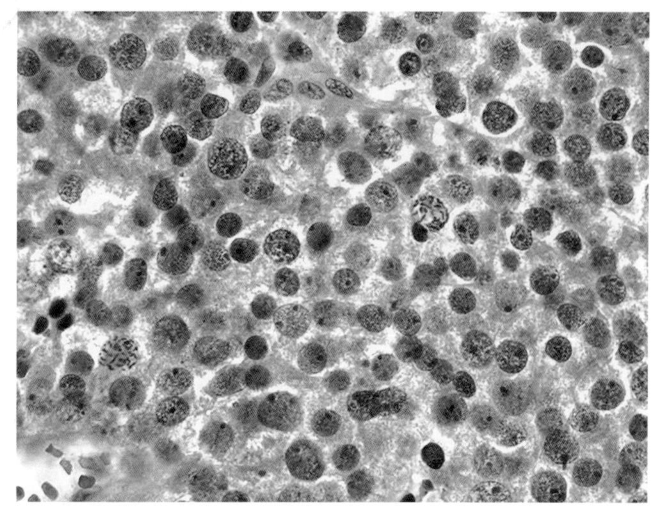

图 27.34 精母细胞瘤的典型的染色质形态

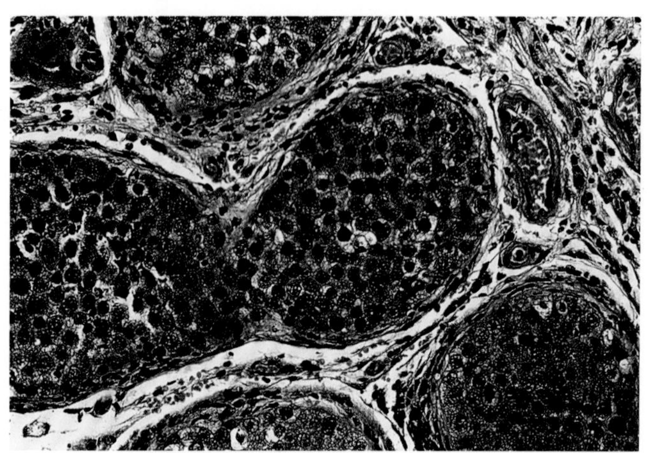

图 27.35 精母细胞瘤的广泛的小管内生长

丝状改变（丝状染色质），提示其位于减数分裂的早期阶段（图 27.34）。可有大量的核分裂象和凋亡小体。曲细精管内水肿也可能存在，形成一种“假腺样”结构。周围常常可见明显的曲细精管内生长（图 27.35），但这并非等同于伴有 GCNIS，精母细胞瘤中是不存在 GCNIS 的。精母细胞瘤通常缺乏淋巴细胞浸润和肉芽肿形成的区域[298]。

极少数精母细胞瘤病例的肿瘤细胞表现为更加单形性的细胞，中等大小，通常核仁明显。在过去，“间变性精母细胞性精原细胞瘤”这个术语曾用于描述这个类型。由于目前已报道的极少数这种病例显示的生物学行为与不具有这一特征的精母细胞瘤并无差异；因此，不再推荐使用这个术语。

与经典的精原细胞瘤相比，精母细胞瘤的肿瘤细胞不表达 PLAP 和 OCT3/4，这对于诊断非常有帮助[299]。偶尔，精母细胞瘤对角蛋白有局灶表达，这点与经典的精原细胞瘤一样[299]。SALL4、CD117、DMRT1 以及 SAGE1、SSX 和 OCT2（精原细胞表达的生殖细胞标志物）在精母细胞瘤中也有表达[204,294,300-301]。

与经典的精原细胞瘤不同，精母细胞瘤只发生于睾丸，而且从不与其他混合性生殖细胞成分共存。精母细胞瘤通常为双侧性的，预后极好。转移极其罕见，因此，单纯的睾丸切除术治疗足矣[297,302]。有必要重申的是，虽然精母细胞瘤最常见于 50 岁以上的男性，但实际上这一人群更常见的肿瘤是 GCNIS 相关的经典型精原细胞瘤。

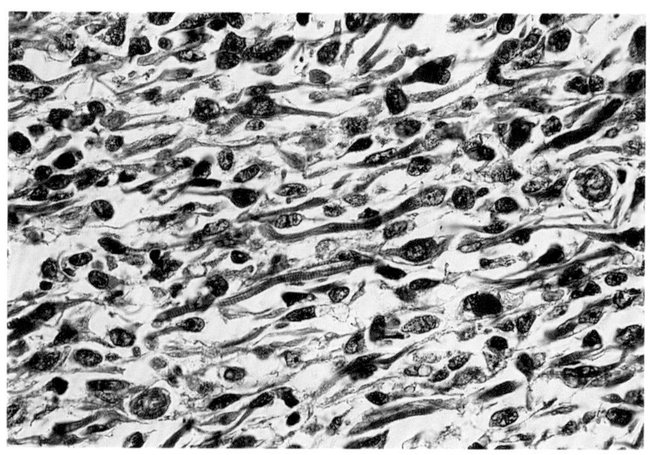

图 27.36 睾丸精母细胞瘤中的肉瘤样区，表现为横纹肌母细胞分化。这个切片来源于肺的转移灶

精母细胞瘤可并发另一种肉瘤，最常见的是横纹肌肉瘤或未分化肉瘤（图 27.36）。这与高转移率和致死率有关[303-305]。

青春期前型畸胎瘤（prepubertal teratoma）。临床上，青春期前型畸胎瘤呈良性，从定义上看，它与 GCNIS、性腺发育不全、12p 异常或周围组织的退化成分无关。与青春期后型畸胎瘤相比，它有几个主要的组织学不同点，包括具有更多呈器官样排列的特定成分，似正常组织中的结构；例如，上皮衬覆的管状结构周围常见平滑肌层围绕，并常见附属结构，诸如皮肤中可见附属器，支气管样组织中可见小黏液腺体。青春期前型畸胎瘤通常没有明显的细胞非典型性。特殊的类型包括皮样囊肿和表皮样囊肿（图 27.37）[99,306]。对于疑难病例，应用分子遗传学检测 12p 染色体的异常可能非常有帮助；而且如果要在青春期后（或超过 12 岁）患者中诊断这一疾病，则应当进行 12p 染色体的检测。

高分化神经内分泌肿瘤（“类癌”）（图 27.38）在睾丸极为罕见，目前的 WHO 分类认为其为单胚层的畸胎瘤，属于青春期前型畸胎瘤谱系，原因如下：①大多数病例缺乏相关的 GCNIS；②有些与其他类型的青春期前型畸胎瘤相关；③大多数病例缺乏 12p 的异常[99]。这些肿瘤可能是纯的神经内分泌肿瘤，与呈青春期前特征的畸胎瘤相关，或与皮样囊肿或表皮样囊肿相关[307-310]。重要的是，在诊断睾丸原发性纯神经内分泌肿瘤之前，必须先除外性腺外原发部位（如胃肠道）神经内分泌肿瘤转移的可能性。虽然这些肿瘤绝大部分是良性的，无论是否伴有畸胎瘤性成分，但还是有转移的报道；然而，转移更常见于侵袭性特征更多的病例（例如，核分裂象增加或坏死）。

关于纯的睾丸原发性神经内分泌肿瘤，看起来有矛盾的两点是：至少有些病例中有 12p 异常的报道，大多数

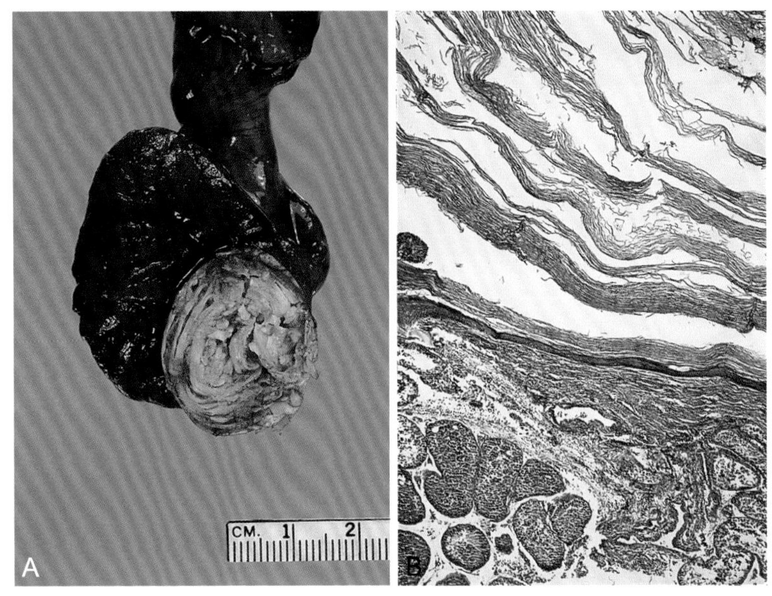

图 27.37　**睾丸表皮样囊肿**。**A**，可见病变界限清楚，含有层状角化物。**B**，睾丸表皮样囊肿的显微镜下表现。角化物是由高分化的鳞状上皮脱落下来的。未见皮肤附属器结构

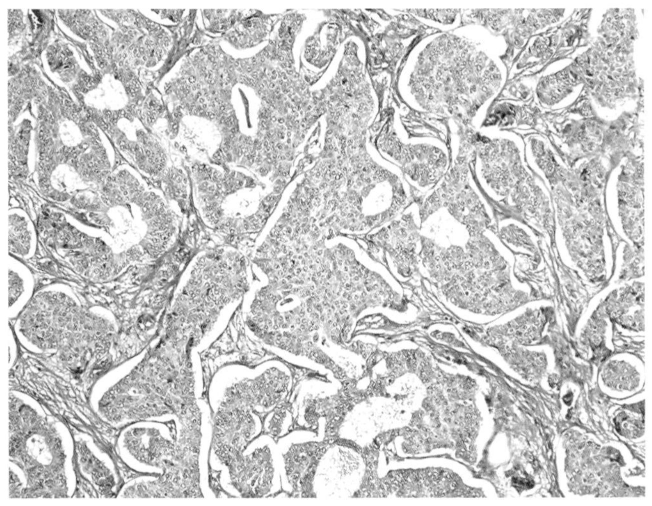

图 27.38　睾丸内高分化神经内分泌肿瘤（"类癌"），表现为经典的岛状结构

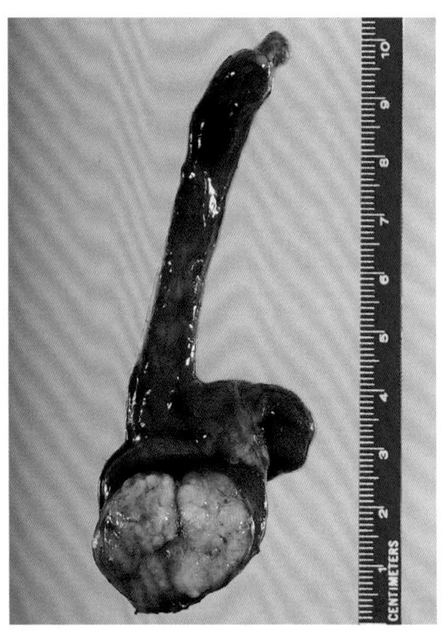

图 27.39　**发生于一个婴儿的纯卵黄囊瘤的大体表现**

病例发生在年龄比青春期前型生殖细胞肿瘤患者更大的人群，提示其具有生物学异质性，并且这种肿瘤的分类可能会随着研究的深入而演变 [311-312]。

"混合性畸胎瘤和卵黄囊瘤，青春期前型（mixed teratoma and yolk sac tumor, prepubertal）"。青春期前型睾丸混合性肿瘤很少见，包括混合性青春期前型畸胎瘤和卵黄囊瘤 [313]。卵黄囊瘤成分可能是局灶性的。虽然未见其他类型的生殖细胞肿瘤，极少数病例可能进展为原始神经外胚层肿瘤或其他继发性体细胞型恶性肿瘤。

"卵黄囊瘤，青春期前型（yolk sac tumor, prepubertal）"。青春期前型卵黄囊瘤通常发生于小儿童（患者平均年龄为 16～20 个月）[314]。这些肿瘤的形态学特征和免疫表型与青春期后的卵黄囊瘤相似，但缺乏等臂染色体 12p。大体上，婴儿的纯卵黄囊瘤切面质软，呈微囊性改变（图 27.39）。对于习惯对成人生殖细胞肿瘤进行分类的病理医师来说，其细胞非典型性的程度可能提示其有胚胎性癌成分，但儿童病例组并不存在这种相关性。青春期前型卵黄囊瘤与幼年性颗粒细胞瘤（见下文）在组织学上可能容易混淆。

性索 - 间质肿瘤

睾丸间质细胞瘤和相关的病变

睾丸间质细胞瘤（Leydig cell tumor）在所有睾丸肿瘤中的占比为 1%～3%。大约 3% 的病例是双侧性的，既可以同时发生，也可以相继发生 [315]。少数病例发生于隐睾，另有一些病例伴有 Kinefelter 综合征（此时可能只是表现为明显的增生）。偶尔，睾丸间质细胞瘤也与遗传性平滑肌瘤病和肾细胞癌综合征（即 *FH* 胚系突变）有关 [316]。在极少数病例，睾丸间质细胞瘤可同时或非同时发生于对侧睾丸有生殖细胞肿瘤的患者 [317]。由于雄激素和（或）雌激素

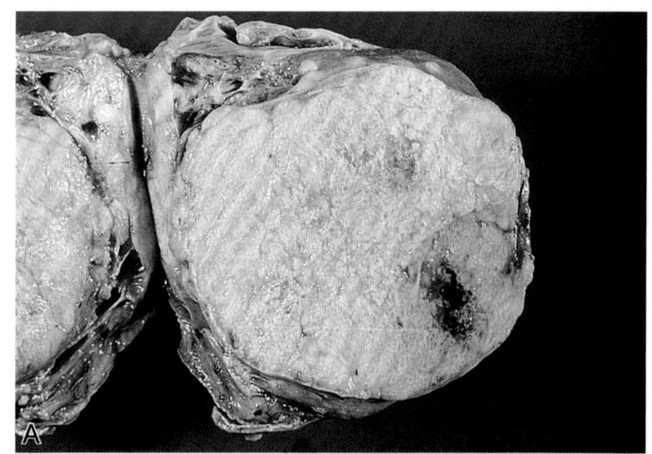

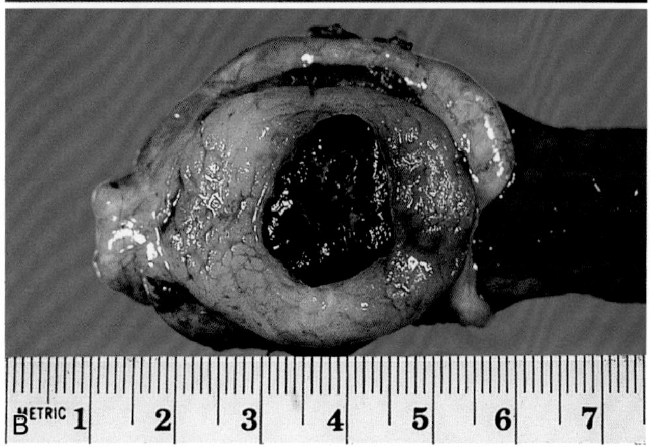

图 27.40 **睾丸间质细胞瘤的大体表现。A**，可见这个肿瘤取代了大部分睾丸组织，呈黄色颗粒状。**B**，这个肿瘤发生于一个儿童，是实性的，界限清楚，呈深棕色

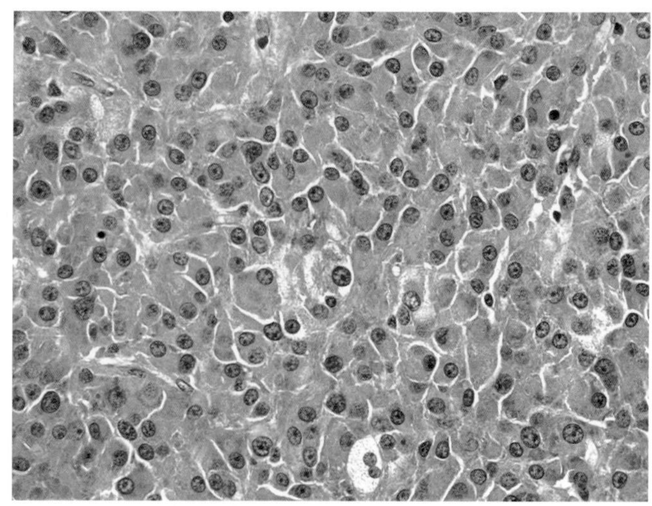

图 27.41 睾丸间质细胞瘤。这个肿瘤的特征为多角形细胞实性生长，胞质丰富，呈嗜酸性、颗粒状

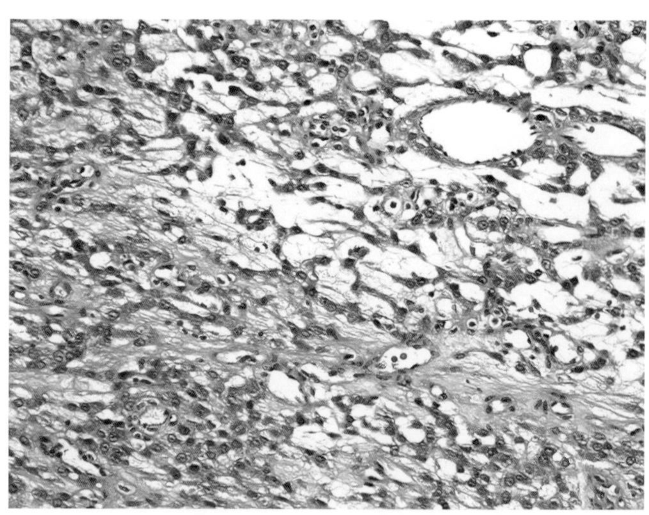

图 27.42 具有微囊结构的睾丸间质细胞瘤，可能很容易与卵黄囊瘤混淆

生成增加，患者可出现内分泌改变[318-319]。大多数睾丸间质细胞瘤发生于成人，其最常见的症状是睾丸可触及肿物和男性乳腺发育。极少数发生于儿童的病例可引起早熟的假性青春期表现，有阴毛和阴茎生长，但在无肿瘤的睾丸中没有精母细胞成熟（因此被冠以假性）；这些症状在睾丸间质细胞瘤切除后通常消失[320]。

大体上，睾丸间质细胞瘤一般为小的（平均大小为 3 cm）、界限清楚的、位于睾丸内的实性结节（图 27.40）。它们通常呈棕色，这是其最明显的大体特征之一。在罕见的病例中，睾丸间质细胞瘤或其他性腺间质瘤可发生于睾丸外[321]。

显微镜下，睾丸间质细胞瘤的肿瘤细胞界限清楚，呈强嗜酸性，但偶尔胞质透亮，有一个圆形或卵圆形（偶尔有核沟）的胞核（图 27.41）。有些细胞呈浆细胞样表现。有时出现脂褐素和 Reinke 结晶，后者可以通过 Masson 三色染色确定。同许多其他内分泌肿瘤一样，睾丸间质细胞瘤的肿瘤细胞的大小和形状可以有很大差异，可以出现有巨核的奇异细胞。这种肿瘤的生长方式一般是实性的，但也可以是小梁状、黏液样、假滤泡状和微囊形成（图 27.42）[322-323]。偶尔，睾丸间质细胞瘤中有明显的梭形细胞、骨化生或脂肪化生[324-327]。有时，其超微结构表现似胎儿型睾丸间质细胞[328]。

免疫组织化学检查，睾丸间质细胞瘤最有用的标志物是抑制素、钙网膜蛋白（calretinin）、SF-1、CD99 和 Mart-1（也叫 Melan-A，检测的抗体是 A103）[329-334]。睾丸间质细胞瘤对 S-100 蛋白、突触素和角蛋白的表达多少不等[335-337]。睾丸间质细胞瘤缺乏β连环蛋白的核表达[337]。

在一些儿童睾丸间质细胞瘤病例中已检测到一种编码促黄体生成素受体的基因的激活突变[338]。

大多数睾丸间质细胞瘤生物学行为表现良性，但约 5% 的睾丸间质细胞瘤有恶性生物学行为证据，表现为转移，特别是向淋巴结、肺和肝转移[339-340]。恶性睾丸间质细胞瘤全部发生于成人，通常不伴有内分泌改变，体积比良性肿瘤大（平均为 7.5 cm），更常出现浸润，更易出现坏死、血管侵犯、细胞核非典型性、核分裂象多（＞3/10 HPF），且缺乏脂色素[341]。肉瘤样（梭形细胞）改变可见于转移灶[342]。与非转移性睾丸间质细胞瘤相比，转移性睾丸间质细胞瘤有更高的 MIB-1 标记指数和

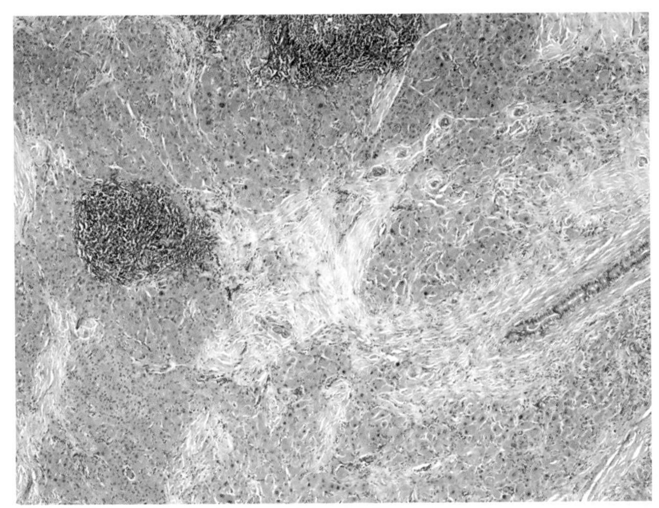

图 27.43 **肾上腺生殖器综合征的"睾丸肿瘤"**。可见由纤维间隔分割的多个结节

更高的非整倍体出现率 [343-344]。

睾丸间质细胞瘤的治疗通常采用单纯睾丸切除术。恶性肿瘤可能需要行腹膜后淋巴结清扫术。

睾丸间质细胞瘤的鉴别诊断包括：

1. 结节状睾丸间质细胞增生：可以在隐睾或其他情况下见到。这类病变通常很小，背景常伴有间质内睾丸间质细胞的增生。肉眼可见的睾丸支持细胞结节已有报道，但可以通过其基底膜物质以及具有胎儿型睾丸支持细胞和精原细胞的小管成分来鉴别 [345a]。
2. 大细胞钙化性睾丸支持细胞瘤：可含有睾丸间质细胞样形态的成分（见下文）。
3. 肾上腺生殖器综合征的睾丸"肿瘤"：或许这是最重要、也是最困难的一种鉴别诊断。这种病变通常在成年早期作为一种可触及的肿块而被发现；儿童病例的病变一般较小，为偶然发现。2/3 的肾上腺生殖器综合征病例为"盐形成型"（salt-forming type）。其睾丸的肿块通常是双侧性的，并位于睾丸门部。大体上，它们界限清楚，呈棕绿色，由明显的纤维带分为小叶状 [345]。显微镜下，它们由具有丰富嗜酸性胞质的肿瘤细胞构成，排列成片、巢和条索状，并被纤维带分割（图 27.43）；这些细胞通常含有更丰富的脂褐素，但不出现 Reinke 结晶。与睾丸间质细胞瘤不同，它们最重要的特征是：病变为双侧性的，有相关的临床和实验室特征，对治疗有反应（皮质类固醇治疗后体积缩小），这些特征表明它们可能是异位肾上腺皮质细胞的结节状增生而不是真正的肿瘤 [345-346]。免疫组织化学检查显示，其细胞表达 Syn，缺乏雄激素受体的核表达，支持其为肾上腺生殖器综合征的一个肿瘤，但新的标志物可能更特异，诸如 DLK1（FA1）[347-350]。
4. 卵黄囊瘤：事实上，有些睾丸间质细胞瘤病例可以表现为明显的微囊型生长 [322]。

睾丸支持细胞瘤和肿瘤样疾病

睾丸支持细胞瘤和肿瘤样疾病是一组复杂而认识不足的增生性疾病，由具有睾丸支持细胞形态学特征或与特殊的性腺间质细胞有关的细胞组成 [351]。

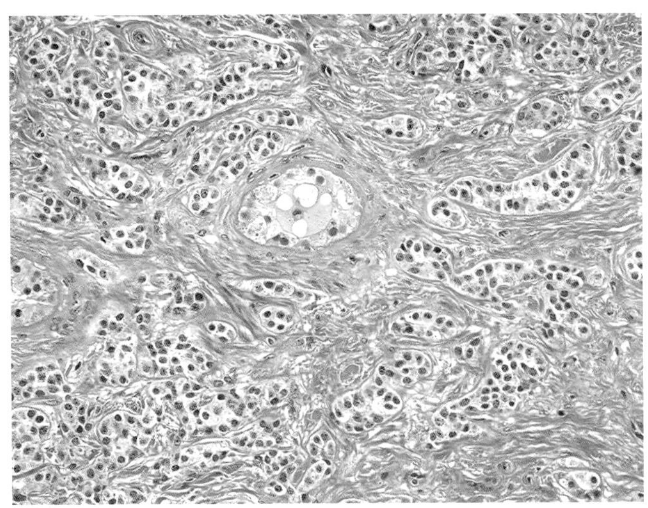

图 27.44 非特殊型睾丸支持细胞瘤的显微镜下表现

睾丸支持细胞增生（Sertoli cell hyperplasia）（也称为小管发育不良、发育不全带、小管腺瘤和睾丸支持细胞结节）区域可以见于一半的隐睾患者。然而，它们也可见于 20% 的睾丸肿瘤患者的非肿瘤性睾丸 [352]，在阴囊的尸解研究中也可见于大约相同比率的正常睾丸中；这些病灶的出现随着年龄的增长而减少 [353]。据文献报道，偶尔，这些结节可只见于附睾中而非睾丸中 [354]。

睾丸支持细胞腺瘤（Sertoli cell adenoma）在睾丸女性化（雄激素不敏感）综合征患者中并不少见 [355-357]。显微镜下，其病变由衬覆睾丸支持细胞样细胞的细长小管组成。

睾丸支持细胞瘤（Sertoli cell tumor）（非特殊型）也可来源于正常下降的睾丸，有时伴有男性乳腺发育 [358-360]。大体上，睾丸支持细胞瘤界限清楚，呈白色或黄色，质硬，伴有局灶囊性变。显微镜下，其诊断性特征是：存在条索状或小管结构，衬覆具有睾丸支持细胞表现的细长细胞（图 27.44）。在其他一些区域，睾丸支持细胞瘤呈实性，可能会与精原细胞瘤混淆（图 27.45）。其胞质的量为中等至丰富，伴有浅染至强的嗜酸性。有些病例可见脂质空泡 [360]。偶尔，睾丸支持细胞瘤可以伴有异源性的肉瘤成分 [361]。免疫组织化学染色检查，睾丸支持细胞瘤通常表达角蛋白、SF-1、CD99、钙网膜蛋白、melan A 和 WT1，但不表达 PLAP 和 CD117（c-KIT）[331-334,362-363]。抑制素只在 50% 的肿瘤中呈阳性，而 β 连环蛋白核阳性表达于 60%～70% 的病例 [337,364]。

大约 1/10 的睾丸支持细胞瘤具有恶性行为，最常见的转移部位是髂淋巴结和主动脉旁淋巴结 [365]。应疑为睾丸支持细胞瘤恶性变的特征包括：核分裂象多、多形性、肿瘤体积增大和坏死，特别是当上述特征一起出现时 [360]。需要附带说明的是，在这些恶性形态下，睾丸支持细胞瘤很可能会被误诊为精原细胞瘤 [366]。睾丸支持细胞瘤的治疗是睾丸切除。当转移病变出现时，主张外科切除转移灶，因为尚未证实放疗和化疗对其有效 [367]。

硬化性睾丸支持细胞瘤（sclerosing Sertoli cell tumor）是非特殊型睾丸支持细胞瘤的一种形态学亚型 [368]。大体

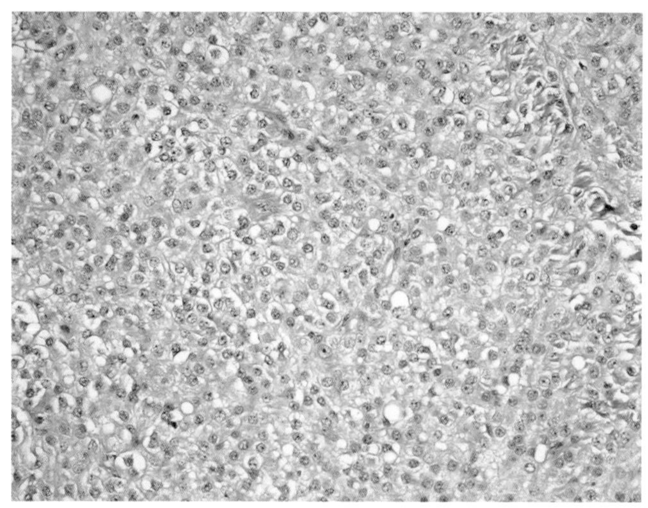

图 27.45 非特殊型睾丸支持细胞瘤，呈实性生长，似精原细胞瘤

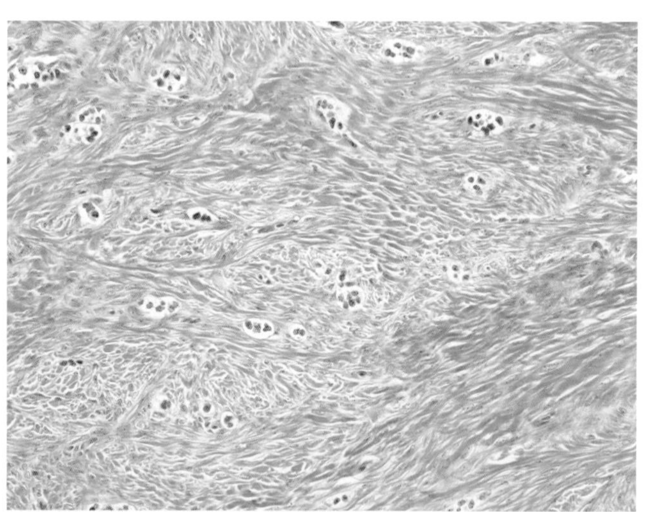

图 27.46 **硬化性睾丸支持细胞瘤**

上，硬化性睾丸支持细胞瘤通常小，界限清楚，质硬，呈黄白色到棕褐色。显微镜下，硬化性睾丸支持细胞瘤可见在明显的致密硬化性无细胞间质中，睾丸支持细胞形成单纯的和相互吻合的条索（偶尔为小管），依据定义，这种结构应占 50% 以上的肿瘤区域（图 27.46）[368]。以前认为硬化性睾丸支持细胞瘤是一种独立的亚型，但它与非硬化性睾丸支持细胞瘤一样都具有 *CTNNB1* 突变，支持其为一种不同的形态学亚型；然而，明确指出这一类型是有必要的，因为如果严格按照定义进行诊断，这一类型的转移率比普通类型的转移率要低 [369]。

大细胞钙化性睾丸支持细胞瘤（large cell calcifying Sertoli cell tumor）通常见于 20 岁以下的患者，常常是 Carney 综合征的一部分，但 60% 的病例是散发性的 [370-371]。Carney 综合征还包括睾丸间质细胞瘤、垂体肿瘤、肾上腺皮质的色素性结节状增生、心脏黏液瘤、皮肤的点状色素沉着和其他异常。有症状和无症状的类型均具有 *PRKAR1A* 基因突变 [372]。在有症状的病例中，双侧性和多灶性病变非常常见，但无症状的肿瘤通常是单侧和单灶的（图 27.47）。显微镜下，大细胞钙化性睾丸支持细胞瘤的特征是：伴有丰富嗜酸性胞质的细胞呈片状、条索状和实性小管状排列，并由含有大片钙化区的大量纤维组织分隔（图 27.48）[373]。常见小管内成分。超微结构显示，肿瘤细胞具有睾丸支持细胞特征，包括出现 Charcot-Bottcher 结晶 [374-376]。免疫组织化学染色，它们对抑制素、S-100 和 SF-1 通常呈阳性，而无 β 连环蛋白的核表达 [334,336-337,377]。虽然大部分病例是良性的，偶尔也有转移发生，且通常与肿瘤体积大、核分裂象增多、睾丸外播散、坏死、淋巴管血管侵犯和明显的细胞非典型性有关 [378]。

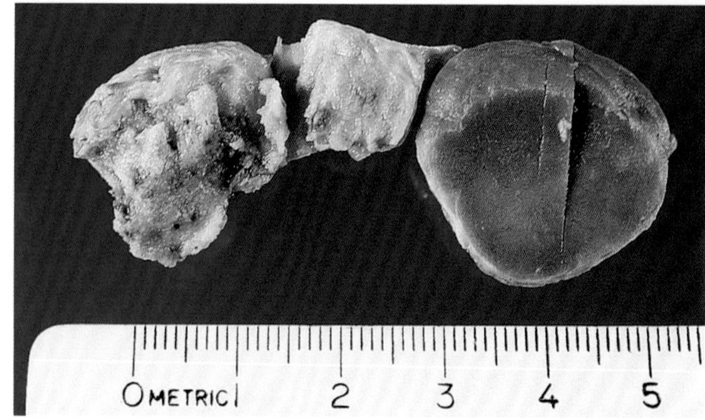

图 27.47 **睾丸大细胞钙化性睾丸支持细胞瘤的大体表现**。这个肿瘤呈明显的多结节状。灰暗的结节有明显的睾丸间质细胞成分

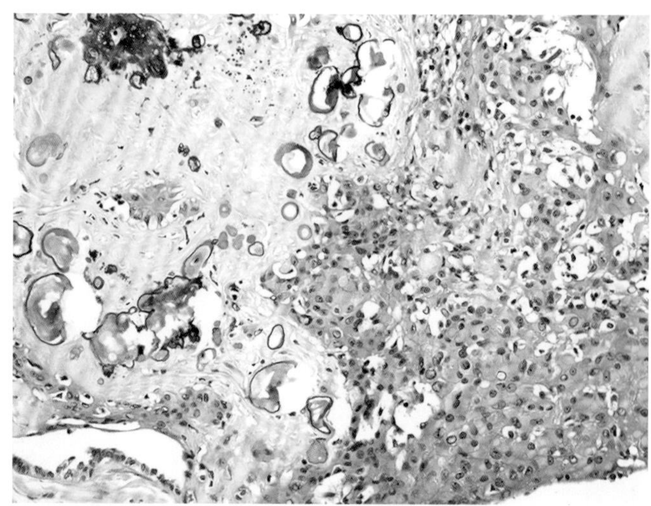

图 27.48 **大细胞钙化性睾丸支持细胞瘤**

曲细精管内大细胞玻璃样变睾丸支持细胞瘤（intratubular large cell hyalinizing Sertoli cell neoplasia）是另一种亚型，见于 Peutz-Jeghers 综合征患者 [379-381]，并且与 *STK11* 胚系突变有关 [382]。这些睾丸支持细胞增生通常见于有男性乳腺发育的青春期前男性，常常是多中心、双侧性的。组织学上，可见扩张的曲细精管随机性分布，其内充满体积大的睾丸支持细胞，细胞形态温和，胞质呈淡嗜酸性，并可见球状嗜酸性基底膜样物质沉积（图 27.49）。少数情况下可见侵袭性成分，形态特征类似于 Peutz-Jeghers 综合征相关的卵巢肿瘤（称为“伴有环状小管的性索肿瘤”）的特征。这些肿瘤的生物学行为是良性的。

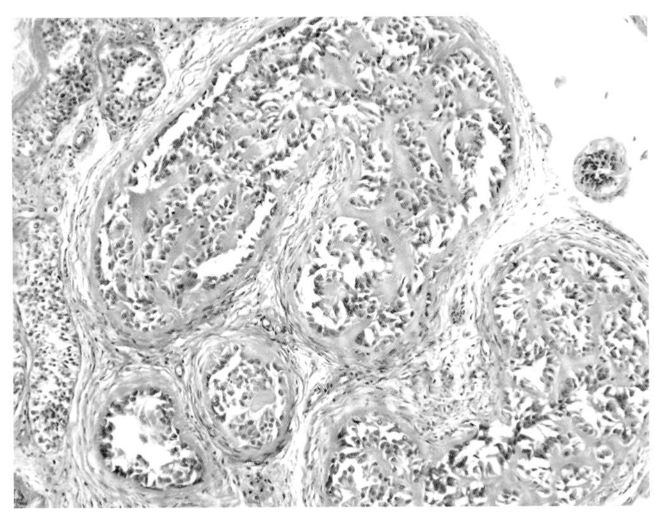

图 27.49 曲细精管内玻璃样变睾丸支持细胞瘤可见于 Peutz-Jeghers 综合征中

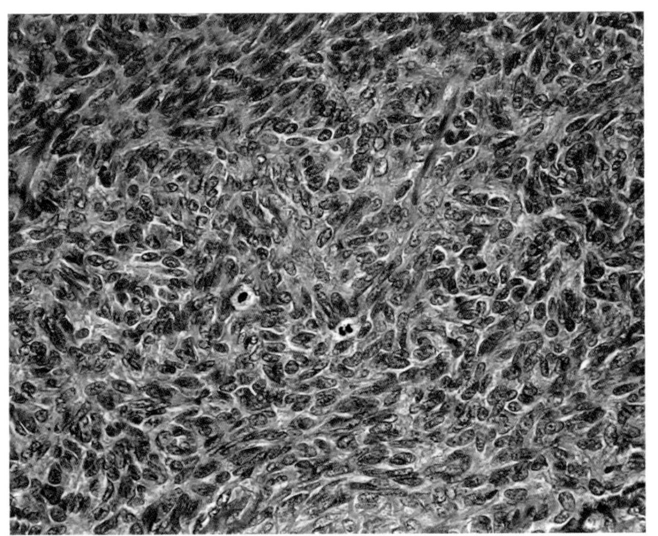

图 27.50 累及睾丸的成年型颗粒细胞瘤。注意偶尔出现的纵向核沟，肿瘤细胞呈卵圆形至梭形，核分裂活性高

其他性索 - 间质肿瘤

属于这一范畴的一些肿瘤具有类似于成年型或幼年型卵巢颗粒细胞瘤的表现[383-386]。成年型颗粒细胞瘤较常见，表现为睾丸肿块而没有内分泌功能的证据，虽然有个别男性乳腺发育的病例报道[387]。它们的生长方式与卵巢中所见相似，可以为弥漫性（最常见）、岛屿状、梭形、小梁状、条索状、“水绸样”、栅栏状或假乳头状混合存在（图 27.50）[386,388]。同样，可以出现 Call-Exner 小体。免疫组织化学检查，它们的表达有一定的异质性，但通常表达抑制素、钙网膜蛋白、Mart-1（Melan A）、SF-1、S-100、SMA、CD99、FOXL2 和低分子量角蛋白（局灶），而 EMA 和 β 连环蛋白核表达呈阴性[389]。在已报道的病例中，约 10% 出现转移，并且通常与肿瘤体积＞4 cm、淋巴管血管侵犯和浸润性生长有关[386,388]。

幼年型颗粒细胞瘤是 6 个月内婴儿最常见的睾丸肿瘤，甚至有可能是先天性的[383-384,390-393]。其形态学表现与

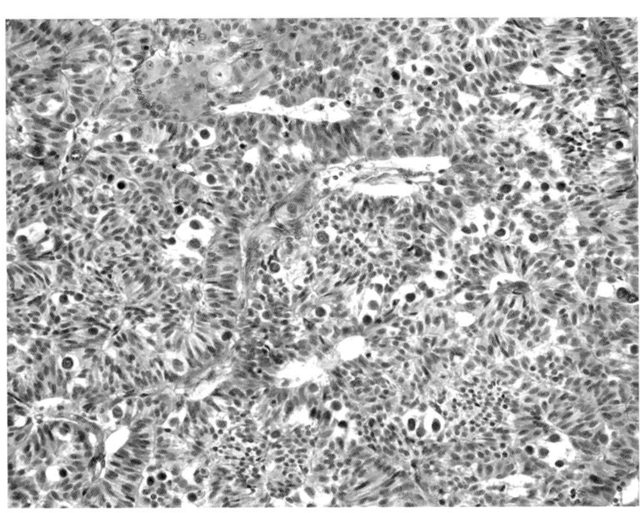

图 27.51 罕见的伴有睾丸支持细胞样和精母细胞瘤样成分的混合性生殖细胞 - 性索 - 间质肿瘤（Case courtesy of Dr. Michal Michal, Czech Republic.）

卵巢中所见相似，可以很像卵黄囊瘤。它们对 SALL4 和 glypican-3 总是呈阴性，这些有助于鉴别诊断。其免疫表型与成年型颗粒细胞瘤相似。有时伴有影响 Y 染色体的细胞遗传学异常和两性生殖器[394-395]。有些幼年型颗粒细胞瘤发生于未下降的睾丸。

性腺间质来源的纤维 - 卵泡膜细胞瘤更常见于卵巢，也可发生于睾丸[396-397]。大体上，有些肿瘤黄白相间，类似于卵巢的纤维卵泡膜细胞瘤。还有一些类似于伴有少量性索成分的卵巢纤维瘤[398]。这些肿瘤临床上呈良性，即使出现核分裂象增加也是如此。

印戒样间质肿瘤是一种在卵巢中熟知的肿瘤，在睾丸中也已有描述[399-400]。最近一项有 13 例病例的研究提示其与胰腺的实性假乳头状肿瘤密切相关，包括存在 *CTNNB1* 突变[401]。最近还描述了一个被称为肌样性腺间质肿瘤的新肿瘤[402]。最后，偶尔也有混合性或未分类型睾丸性索 - 间质肿瘤发生。

混合性生殖细胞 - 性索 - 间质肿瘤

这一组肿瘤中比较著名的是性腺母细胞瘤，这种肿瘤几乎总是来源于有性腺发育异常的患者，或者是单纯性或混合性性腺发育不全，或者是男性假两性畸形[403]，在第 35 章将详细讨论。只有极少数病例发生在表型和染色体核型均正常的男性睾丸[404]。

应注意的是，不要将夹杂有生殖细胞的睾丸性索 - 间质肿瘤误诊为混合性生殖细胞 - 性索 - 间质肿瘤[405]。然而，形态学上不同于性腺母细胞瘤的混合性生殖细胞 - 性索 - 间质肿瘤偶尔也存在，正如 Talerman 所描述的[406-407]。这种肿瘤具有形似颗粒细胞瘤或睾丸支持细胞瘤改变的性索 - 间质成分，其间混合着散在分布的、组织学形态和免疫表型特征均为精母细胞瘤的细胞（图 27.51）。通过复习 Michal 及其同事报道的病例，我们同意这种观点，即这种肿瘤中生殖细胞的分布和其对睾丸门部的浸润支

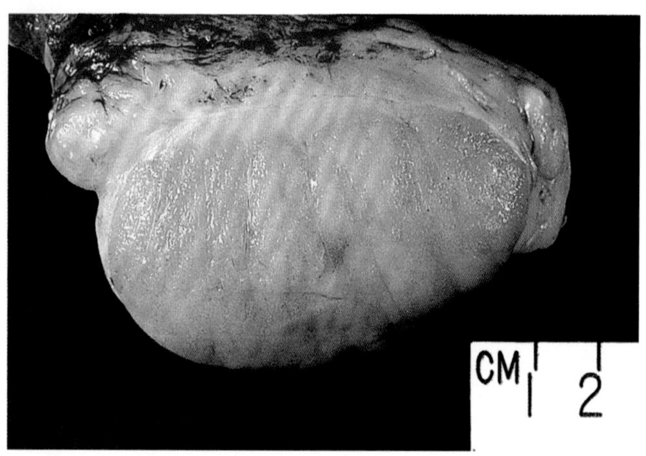

图 27.52 大细胞恶性淋巴瘤的大体表现，睾丸完全被肿瘤取代

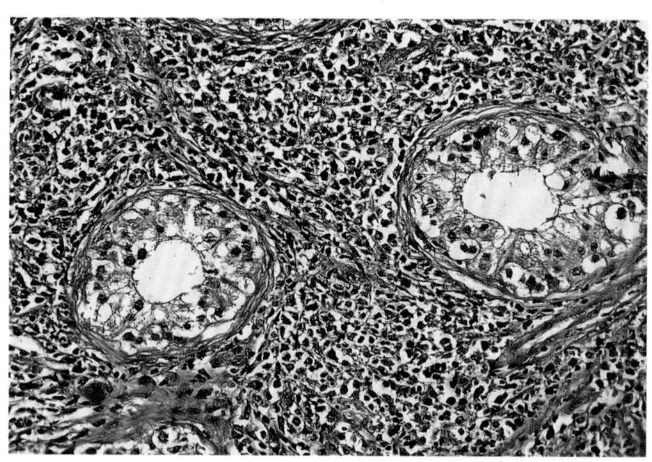

图 27.53 **睾丸的恶性淋巴瘤**。可见肿瘤性淋巴细胞弥漫浸润于间质中，并围绕和分割萎缩的生精小管

持其为一种独特的混合性肿瘤[407]。迄今为止，这种罕见的肿瘤的临床经过是良性的。

恶性淋巴瘤和相关的肿瘤

恶性淋巴瘤在所有睾丸恶性肿瘤中的占比为5%。恶性淋巴瘤在老年人中是最常见的睾丸肿瘤，但其也可以发生于任何年龄组，包括儿童[408]。与生殖细胞肿瘤相比，恶性淋巴瘤更易双侧发生；事实上，大约50%的双侧睾丸肿瘤是淋巴瘤[409]。

几乎所有恶性淋巴瘤都是非霍奇金型。到目前为止，最常见的亚型是弥漫性大B细胞淋巴瘤，但也可以发生小淋巴细胞性淋巴瘤、滤泡性淋巴瘤（见下文）、间变性大细胞淋巴瘤（包括中性粒细胞丰富的亚型）、NK/T细胞淋巴瘤和血管内（亲血管性）淋巴瘤[410-416]。

大体上，大细胞淋巴瘤表现为睾丸实质被均匀一致的实性成分所取代，类似于精原细胞瘤（图27.52）。显微镜下，大的肿瘤细胞在间质中明显增生，并围绕和浸润生精小管（图27.53）[417]。不应将小管上皮内散在的恶性细胞与小管内生殖细胞肿瘤混淆。血管浸润发生率高[418]。睾丸淋巴瘤有时会被误诊为精母细胞瘤或“间变性”精原细胞瘤；间变性大细胞淋巴瘤可能会被误诊为胚胎性癌（图27.54）[414]。通过免疫组织化学检查（如果需要，可以做分子生物学检测）做出正确诊断应该没有困难[419]。免疫表型上，大多数睾丸大B细胞淋巴瘤属于非生发中心B细胞亚型[420]。必须注意，一部分弥漫性大B细胞淋巴瘤病例中也可有OCT3/4和SALL4的表达[289]。我们知道，CD30和EMA表达于间变性大细胞淋巴瘤中，与胚胎性癌有重叠。

睾丸的弥漫性大细胞淋巴瘤可以通过睾丸切除和化疗进行治疗，有时可以联合放疗[421]。近半数的睾丸淋巴瘤患者在诊断时已发现有系统性病变，它们的预后差[422-423]。中枢神经系统或对侧睾丸的复发率很高[421,423-424]。

成人和儿童的睾丸和附睾的滤泡性淋巴瘤均很少见。

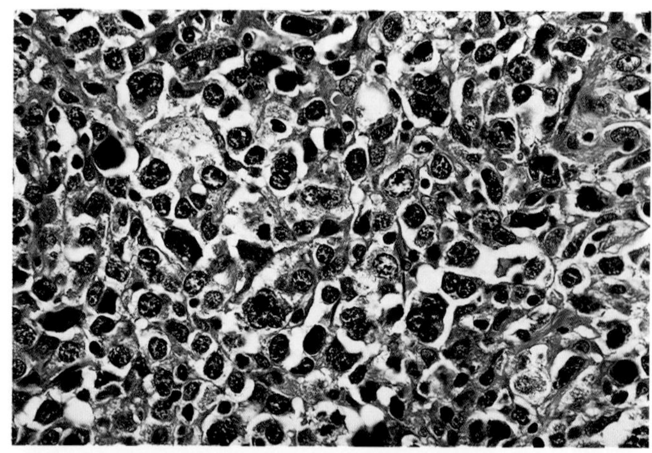

图 27.54 具有多形性特征的大B细胞淋巴瘤病例，此图所示易被误诊为精原细胞瘤、精母细胞瘤或胚胎性癌

与普通的滤泡性淋巴瘤相比，它们常常是局限性的，并缺乏*BCL2*基因重排。典型者临床上表现为惰性病程[425]。

睾丸的浆细胞瘤可能是多发性骨髓瘤的一种表现，也可能是一种独立的疾病[426]。后者至今仍是最常见的情况，即使睾丸受累可能是浆细胞瘤的最初临床表现[427-428]。

睾丸的白血病累及更常见于淋巴细胞白血病，但也可发生于髓细胞性白血病[429]。后者（“髓系肉瘤”）初诊被误诊为大细胞淋巴瘤者并不少见[430-431]。伴有急性淋巴细胞白血病的儿童病例大约有8%出现睾丸受累的临床征象[432]，但其显微镜下受累率超过20%[433]。骨髓缓解后睾丸受累常常是复发的第一个征象[434]，残留的病变可以借助特异的免疫标志物识别[435]。

其他原发性肿瘤

多种血管畸形和肿瘤可累及睾丸和睾丸旁组织[436-437]，这些需与腺瘤样瘤鉴别[438-439]。有一种特定的血管病

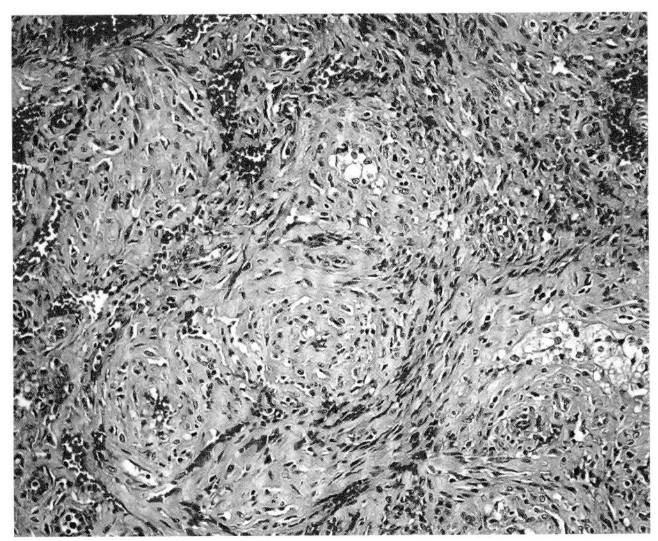

图 27.55　一名 HIV 感染患者的睾丸卡波西肉瘤

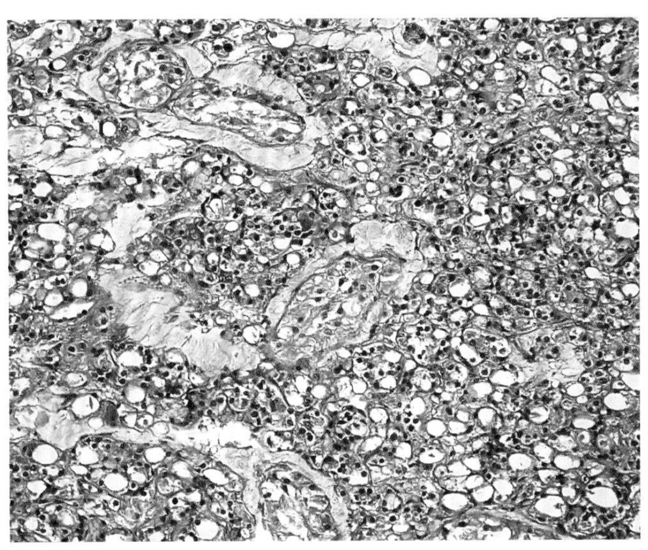

图 27.57　**前列腺癌的睾丸转移**。这种转移性肿瘤并不太少见，有时会被误诊为性索间质肿瘤

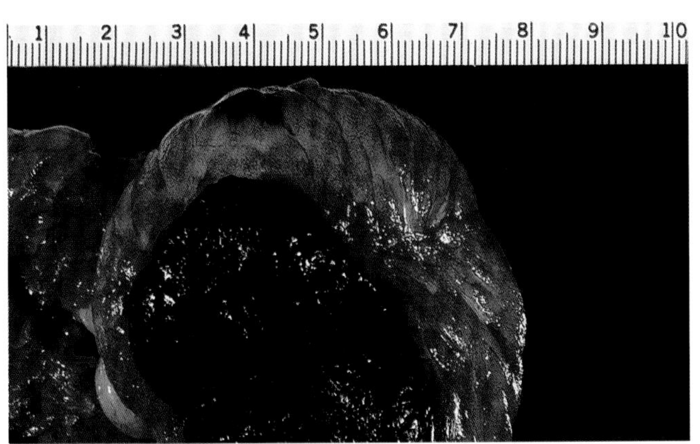

图 27.56　**恶性黑色素瘤的睾丸转移**。这个肿瘤呈黑色是由于有大量的黑色素沉积

变容易发生于睾丸（和肾），被描述为“吻合性血管瘤（anastomosing hemangioma）”[437,440]。这些肿瘤具有分叶状结构，由交叉吻合的窦状毛细血管大小的血管组成，衬覆的内皮细胞呈散在的鞋钉样排列。

幼年性黄色肉芽肿和肌纤维瘤在儿童可表现为睾丸内肿物[441-443]。

睾丸脂肪瘤病已通过超声检查和活检在 Cowden 综合征患者中得到证实[444]。

睾丸原发性肉瘤在儿童和成人中都是罕见的。纤维肉瘤、平滑肌肉瘤、卡波西肉瘤、血管肉瘤、腺肉瘤和尤因肉瘤都已有报道（图 27.55）[445-449]。对于睾丸中出现肉瘤样改变的肿瘤，应该考虑生殖细胞肿瘤中的体细胞型恶性肿瘤以及精母细胞瘤或睾丸支持细胞瘤发生肉瘤样转化的可能性（见相应的章节）。

转移性肿瘤

睾丸内的转移性肿瘤大多数来源于肺、前列腺、肾、胃或皮肤（黑色素瘤）（图 27.56）[450-455]。以睾丸转移性肿瘤为疾病首发临床症状的患者非常罕见[452,456]。当这种情况发生时，肿瘤往往是单侧的、孤立性病变，类似于原发性肿瘤的表现[186]。从已报道的病例来看，来源于前列腺的转移性肿瘤通常是在睾丸去势切除标本中偶然发现的（图 27.57）[457]。

显微镜下诊断一般容易，但有时睾丸内的转移性肿瘤与原发性性索 - 间质肿瘤相似，特别是睾丸间质细胞瘤。存在明显的睾丸网内或曲细精管内生长也可混淆诊断[186]。睾丸转移性前列腺癌的预后似乎比阴茎转移性前列腺癌的预后好[458]。转移到睾丸的 Merkel 细胞癌可能会与恶性淋巴瘤混淆[459]。从胃肠道转移到睾丸的印戒细胞癌可能具有类似于卵巢 Krukenberg 瘤的特征[460]。

在儿童，从肾上腺或其他部位转移来的转移性神经母细胞瘤可以累及睾丸[461-462]。

睾丸附件

正常解剖结构

睾丸网位于睾丸门部，具有复杂的小管状结构（特别是出现反应性增生改变时）[4,463]。睾丸网接受生精小管的腺腔内成分并被分为三部分：间隔部、纵隔或膜部和睾丸外部睾丸网（大泡网）[4]。睾丸网注入输出小管，后者由附睾头部的 12 ~ 15 个小管聚集而成；它们内衬假复层纤毛和无纤毛的上皮[4,464-465]。

附睾是连接输出小管和输精管的一个管状结构，在解剖学上由头部、体部和尾部三部分组成[4]。附睾上皮由高柱状（主要）细胞、狭窄而深染的柱状细胞、基底细胞和透明细胞组成。附睾上皮中可见类似精囊腺中常见的“巨大、怪异”的多形上皮细胞，不要误诊为恶性病变[466-467]。在高柱状细胞中可见明显的纤毛[468]。这些细胞的特征可能为：细胞核内出现大小不同的嗜酸性、PAS 阳性包涵体，这点类似于输精管和精囊腺的细胞。这些细胞也可以含有亮嗜酸性的胞质内颗粒和小球，形似潘氏细胞（Paneth cell），它们也可见于输出小管[464,469]。

输精管是一条由附睾尾部起源的长 30～40 cm 的管状结构，远端汇入精囊腺的排泄管，形成射精管，在精阜水平注入前列腺尿道部。输精管衬覆由纤毛柱状细胞和基底细胞组成的假复层上皮[4,470]。可以见到明显的核内包涵体[471]。肌层很厚，由内外纵行和中间斜行或环行的三层组成。

存在四种有残体性质的小的睾丸附件[4]。其中最为常见的是睾丸附件或 Morgagni 囊，这是 müller 管颅侧部分的残余。其为一个圆形或卵圆形、无蒂或有蒂、1～10 mm、附着于睾丸上极白膜的结构。其他附件有附睾附件（中肾管颅侧部分的残余）、迷管或 Haller 器（中肾小管的残余）和旁睾或 Giraldes 器（也是中肾小管的残余）。

免疫组织化学上，成人排泄系统全程具有相似的表现[472]。睾丸网、输出小管、附睾和输精管的上皮均很好地表达 PAX8、PAX2、AR 和 CK7[472-273]。成人睾丸网均表达 WT1 和钙网膜蛋白。输精管和睾丸 / 附睾附件的上皮均表达 CD10，支持其为中肾管（wolffian duct）起源[474-475]。

睾丸网

非肿瘤性病变

睾丸网发育不全是隐睾的一种常见伴随症状。形态学上，其特征为睾丸网发育不全，衬覆柱状或大的立方细胞[476]。

钙化结节可以突入睾丸网腔隙中；这种病变可能是营养不良性改变，没有临床意义[477]。它不同于睾丸网、附睾和输出小管管腔内、上皮下（最常见）或间质中所见的微石症[478]。

睾丸网的囊性扩张（转化）可能是由附睾阻塞或精索静脉曲张导致的睾丸内排泄管阻塞所致[479-480]。在肾衰竭进行血液透析治疗的患者，在没有阻塞的情况下也可以见到[481]，有时与草酸钙结晶沉积相关[482]。有可能伴有平滑肌增生[483]。

睾丸网相关的类固醇细胞巢是一种在睾丸网内或其附近呈条索状生长的嗜酸性细胞结节，不同于附件的睾丸间质细胞[484]。

睾丸网增生（或腺瘤样增生）可能会与恶性肿瘤混淆。它们可出现在成年患者，其大体表现为睾丸门部的明显的实性或囊性肿物。较为常见的是，病变非常小，为显微镜下的偶然发现。显微镜下，睾丸网增生表现为具有良性细胞学特征的睾丸网上皮呈管状乳头状增生，偶尔呈筛状[485]。一些有睾丸网增生的病例伴有玻璃样小体沉着，类似于卵黄囊瘤的表现[486]。免疫组织化学上，睾丸网增生表达角蛋白和 EMA，而对肌动蛋白、结蛋白和 S-100 蛋白呈阴性[487]。所有报道病例的生物学行为都是良性的。其发病机制不清楚；在伴有睾丸生殖细胞肿瘤的病例中，睾丸网增生这一病变可能是对肿瘤浸润的一种反应[486]。

肿瘤

单纯被称为“腺瘤”的睾丸网良性肿瘤极为少见，目前描述的基本上都是与之相关的病变，包括睾丸网的囊腺瘤、良性乳头状肿瘤和腺纤维瘤。一个独特的亚型有时显示睾丸支持细胞型（sertoliform）特征并表达抑制素，称为“睾丸支持细胞型囊腺瘤”[479,488]。

睾丸网腺癌是一种非常罕见的肿瘤，可能很难与鞘膜的恶性间皮瘤鉴别开[489-490]。其中一些肿瘤有明显的乳头状结构，而其他则多表现为腺管状结构或不规则融合的“网状”腺管结构[491]。睾丸网腺癌可发生睾丸的小管内浸润[492]。有些病例伴有梭形细胞（化生性）成分[493]，有些有局灶睾丸支持细胞型分化，似睾丸网的囊腺瘤中所见[494]。睾丸网腺癌的诊断标准包括：①病变集中在睾丸门部；②缺乏其他具体类型的睾丸 / 睾丸旁肿瘤的特征；③无其他部位原发性肿瘤（排除转移）；④免疫组织化学检查除外了间皮瘤和卵巢型的癌[489,495]。存在癌与良性睾丸网上皮的过渡支持为原发性睾丸网腺癌，但转移癌也可以有非常类似的假象。由于非常罕见，睾丸网原发性癌的报道非常少，基于这些报道，睾丸网原发性癌似乎没有特异性的免疫表型。间皮瘤常表达 WT1、CK5/6 和钙网膜蛋白（而对 B72.3 和 BerEP4 呈阴性），而高级别浆液性癌对 WT1 常呈阳性，并有 p53 的异常表达。睾丸网的原发性癌可表达 PAX8（与妇科型的癌有重叠）[473]，其间皮标志物的表达模式尚未充分评估。如前所述，良性的睾丸网上皮常同时表达 WT1 和钙网膜蛋白。

睾丸生殖细胞肿瘤的睾丸网继发累及可表现为 Paget 样播散[496]。这种表现相对常见（尤其是伴有精原细胞瘤时），不应与睾丸网的原发性肿瘤混淆[497]。

附睾

非肿瘤性病变

非特异性附睾炎可以由淋球菌、沙眼衣原体、大肠杆菌或其他微生物引起（图 27.58）。非特异性附睾炎可以导致由缺血低灌注引起的睾丸坏死[498]。衣原体性附睾炎的表现主要是增生性的，而细菌性附睾炎可导致组织破坏和脓肿形成[499]。

附睾结核可以导致附睾的融合性干酪性坏死，正如 Auerbach 在其泌尿生殖道结核的经典著作中所描述的[500]。当病变扩散时，感染可以扩散到睾丸，临床上类似于恶性肿瘤[501]。感染的来源可能是血源性的，也可能是通过前列腺，前者较为常见。血行感染时，感染过程始于附睾的间质组织，最常累及附睾头部，很少累及输精管。当感染起源于前列腺时，主要累及附睾尾部和输精管。

可以累及附睾的真菌感染包括球孢子菌病[502]和组织胞浆菌病[503]。

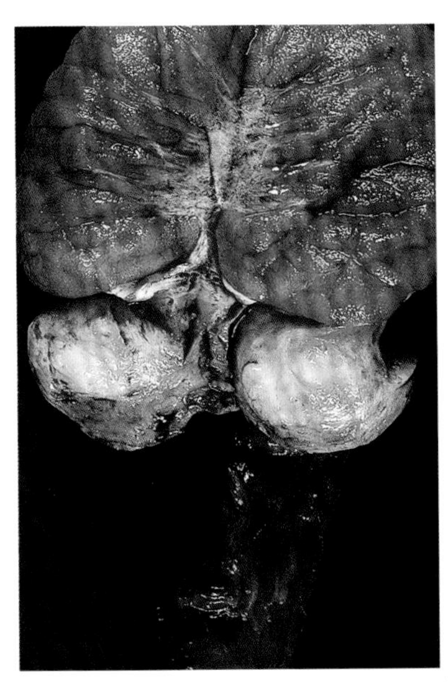

图 27.58 **急性和慢性附睾炎**。炎症还没有播散到睾丸

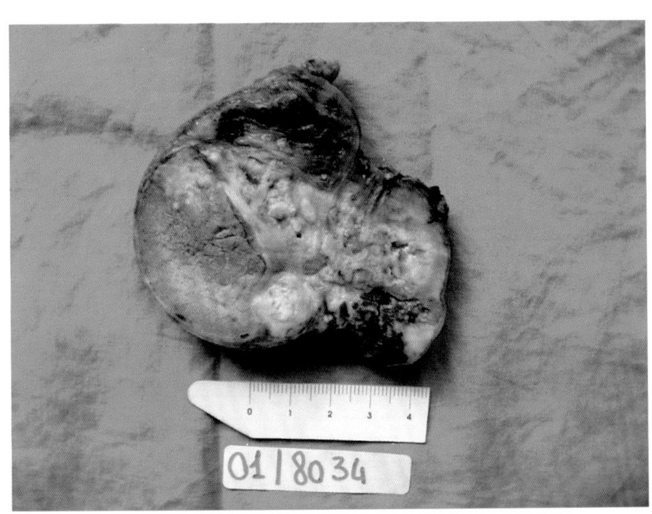

图 27.59 **肉芽肿性附睾炎伴有局灶睾丸累及**。可见部分肉芽肿中央有坏死。特殊染色未发现任何病原体

肉芽肿性缺血性附睾炎这一术语是由 Nistal 等人 [504] 提出的，是指累及附睾头部、伴有管壁部分坏死的肉芽肿性病变，他们认为，这种病变的发病机制可能是缺血 [504]。

附睾精子肉芽肿（又称为结节状附睾炎）大体上表现为一个结节，直径可达 3 cm 以上，最常位于附睾头部。显微镜下，附睾精子肉芽肿在聚集的精子周围可以看到肉芽肿反应。这种病变被认为是由于炎症或创伤导致的附睾管上皮和基底膜损伤 [505]，伴有继发精液外溢到间质中而引起肉芽肿反应。

特发性肉芽肿性附睾炎是一种排除性诊断，用于那些缺乏此处提到的任何特殊类型的特征的肉芽肿性炎病例（图 27.59）[506]。显然，必须除外感染、生殖细胞肿瘤伴肉芽肿反应和血管炎。坏死性血管炎发生于附睾可以作为一种孤立的病变，也可以作为系统性疾病的一种表现；由于这两种形式之间没有明显的形态学不同，应对患者进行临床评估和随访 [507-509]。最常见的系统性血管炎类型是结节性多动脉炎和"肉芽肿性多血管炎（Wegener 肉芽肿）" [509]。

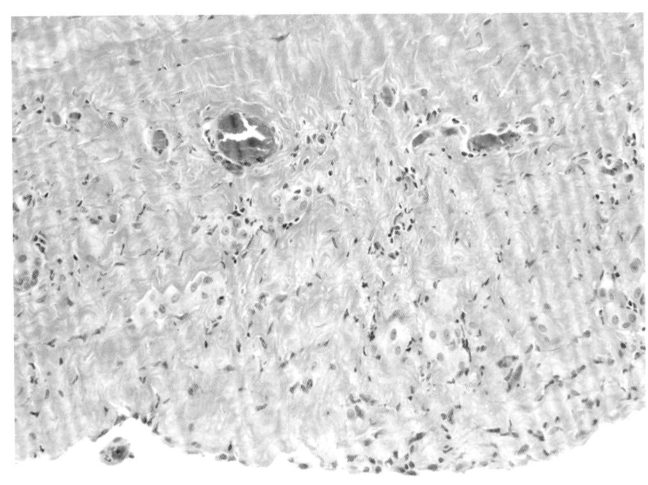

图 27.60 阴囊积液纤维壁内的反应性间皮细胞，似肿瘤

精液囊肿是输出小管的囊性扩张，其腔内充满精液团块。囊腔衬覆纤毛高柱状细胞，囊壁由疏松结缔组织组成而不是由平滑肌组成。继发性改变常见，例如胆固醇裂隙和异物巨细胞反应。

附睾筛状增生具有类似于乳腺筛状非典型性导管上皮增生的结构。与癌不同，它缺乏核分裂活性或明显的细胞非典型性。常可见一定程度的细胞非典型性，最多见的是大而多形、多核的细胞，不应误诊为恶性。很明显，这种病变与睾丸网的腺瘤样增生无关 [467,510]。

在睾丸旁病变中，已有多种有关非特殊性、非肿瘤性的肿瘤反应的描述，它们很可能与炎症性肌成纤维细胞瘤无关。它们有多种不同的名字，包括炎性假瘤、假肉瘤样肌成纤维细胞增生、纤维性假瘤、纤维瘤性睾丸周围炎和结节性睾丸周围炎 [511]。其中细胞的数量多少不等，取决于肌成纤维细胞与致密胶原所占的比例；可能存在钙化。在诊断睾丸旁的非肿瘤性病变之前，详细检查除外去分化脂肪肉瘤非常重要，因为有些去分化脂肪肉瘤也有肌成纤维细胞的特征 [512]。

最后，阴囊积液修复的标本也相当常见。虽然其典型的组成是纤维组织伴非特异性慢性炎，但偶尔也有病例出现类似肿瘤的组织学特征，包括增生的间皮细胞（图 27.60）、组织细胞聚集形成的旺炽性结节以及偶然见到的良性小蓝细胞的异常聚集，后者可能来源于脱落的睾丸网上皮细胞（图 27.61）[513-515]。

肿瘤

腺瘤样瘤和间皮瘤

腺瘤样瘤是一种良性的间皮肿瘤，是最常见的附睾肿瘤，大多数患者的年龄在 21 ~ 40 岁 [516]。腺瘤样瘤

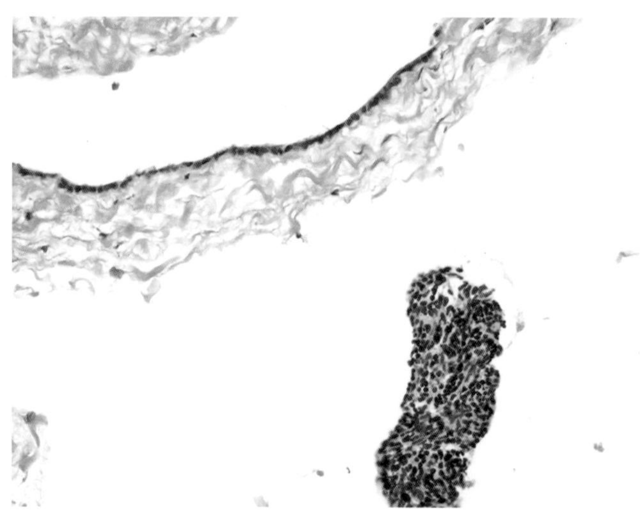

图 27.61 精液囊肿或精囊积液罕见情况下可见小蓝细胞聚集，似睾丸网起源，无临床意义

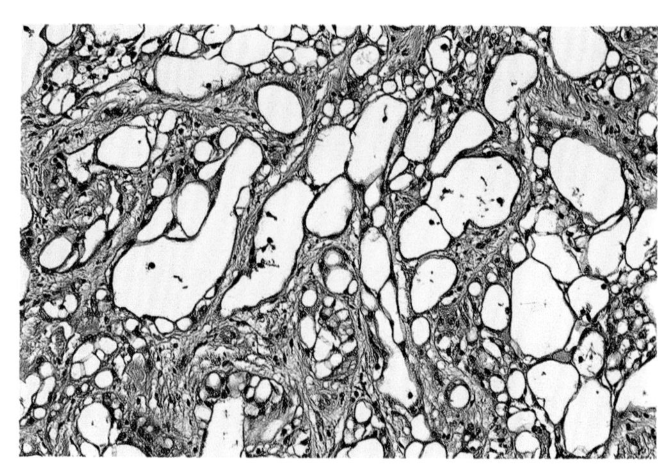

图 27.63 腺瘤样瘤，显示典型的囊性扩张腔隙的聚集，部分衬覆立方细胞，部分衬覆类似于内皮细胞的扁平细胞

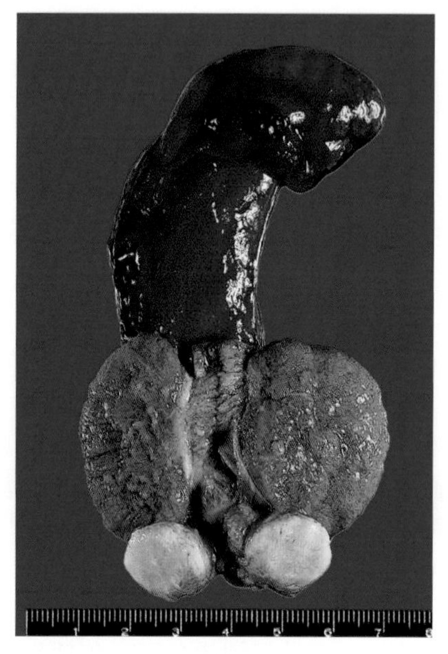

图 27.62 附睾腺瘤样瘤的典型大体表现

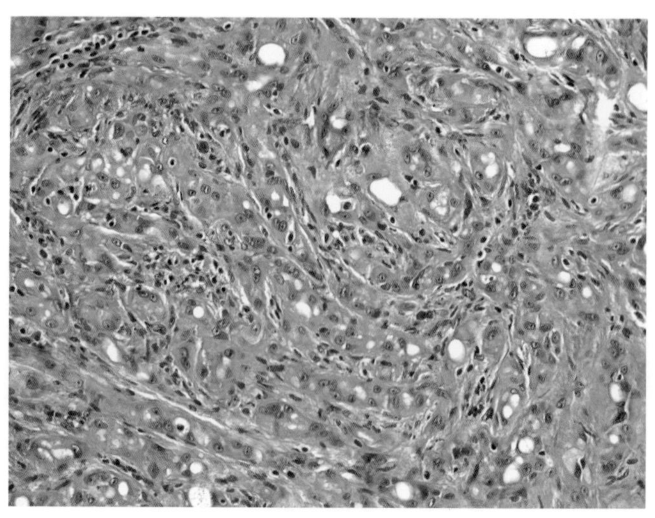

图 27.64 **具有上皮样特征的腺瘤样瘤**

也可发生于男性睾丸精索和射精管、女性输卵管和子宫[517-519]。临床上，附睾腺瘤样瘤表现为附睾肿物，有时伴有疼痛。大体上，附睾腺瘤样瘤体积小（平均 2 cm），为实性、质硬、灰白色结节，偶尔含小囊腔（图 27.62）。显微镜下，附睾腺瘤样瘤病变没有包膜、界限不清（与女性相应病变不同），少数情况下肿瘤累及周围的睾丸组织。可见增生的细胞，从立方形到扁平状，形成似上皮样的实性条索，与类似于血管结构的扩张的腔管交替出现（图 27.63）。附睾腺瘤样瘤肿瘤细胞可形成明显的胞质空泡。管状区域被覆上皮通常萎缩，腔隙内常见明显的线样结构穿插其中[518]。呈嗜酸性和上皮样表现的附睾腺瘤样瘤可能很像癌、间皮瘤、血管肿瘤或性索间质肿瘤（图 27.64）。明显穿插的间质可含有丰富的平滑肌和弹力纤维[520]；也可以有反应性的促结缔组织增生和炎细胞浸润。极少数病例可有大片的梗死性坏死，伴有相关的反应性非典型性[521]。腺瘤样瘤的生物学行为均为良性，即使累及到睾丸也是如此。

免疫组织化学染色，附睾腺瘤样瘤角蛋白、钙网膜蛋白、D2-40 和 WT1 呈强阳性，而 CEA 呈阴性（图 27.65）[517-519]。

腺瘤样瘤应与真性血管肿瘤鉴别开，后者在这个部位也可发生。正如我们所期待的，内皮性肿瘤免疫组织化学表达 ERG、CD34 和 CD31；但它们也可以共表达角蛋白。

普通型间皮瘤在这个部位发生也有描述，它们起源于睾丸鞘膜（图 27.66）[522-525]。大部分附睾的普通型间皮瘤病例是恶性的，类似于腹腔的间皮瘤，并且与之相同的是，偶尔也与石棉接触有关[526-528]。附睾的普通型间皮瘤患者的发病年龄范围很广（偶尔见于儿童），有广泛的分化谱系，基本上都有侵袭性的生物学行为（有远期复

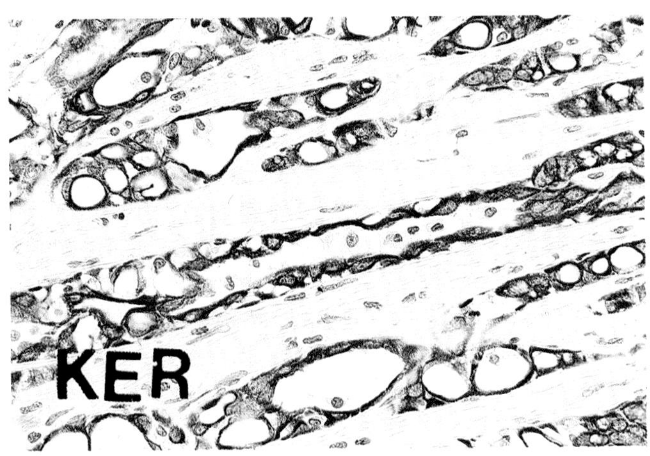

图 27.65 **腺瘤样瘤角蛋白反应呈强阳性**

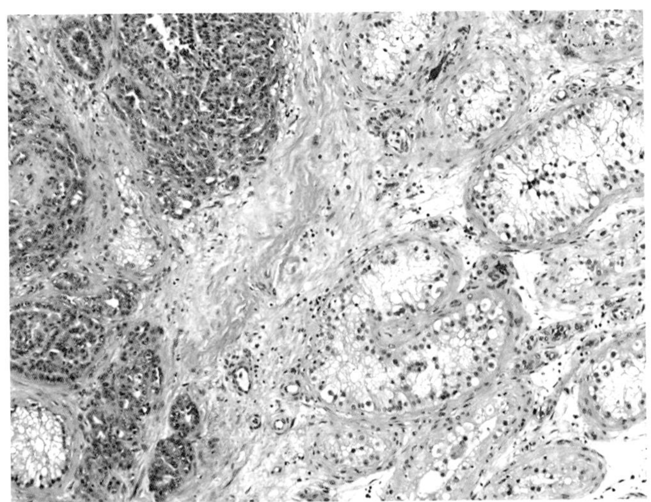

图 27.66 间皮瘤浸润睾丸，具有管状结构

发或转移的潜能）[522,529-530]。与更为常见的腹腔和胸膜间皮瘤一样，其免疫组织化学上表达广谱角蛋白、钙网膜蛋白、D2-40 和 CK7，不表达 CK20 和 CEA[525]。肉瘤样间皮瘤也可发生，类似于多种梭形细胞病变。

有关小而局限的低级别乳头状间皮病变的分类尚有争议。分化好的乳头状间皮瘤与发生于女性腹膜者类似[531]。在男性患者，它们通常是在“积液的阴囊”内偶然发现的[532-533]。这个诊断必须严格把握，必须是伴有衬覆单层、形态学良善的立方形到扁平间皮细胞的乳头和管状结构的病例（图 27.67）。核分裂象通常极少，而且无侵袭性表现。虽然针对这些病例的长期随访资料比较有限，但这种间皮瘤的侵袭性似乎远不如典型的间皮瘤（当按照这些严格的标准诊断时）。

其他肿瘤和肿瘤样疾病

附睾的（透明细胞）乳头状囊腺瘤可以是单侧的，也可以是双侧的，呈家族性发病[534]。它被视为 von Hippel-Lindau（VHL）病的附睾改变，并且常常伴有这种疾病的其他表现，特别是双侧发生时。大体上，附睾的（透

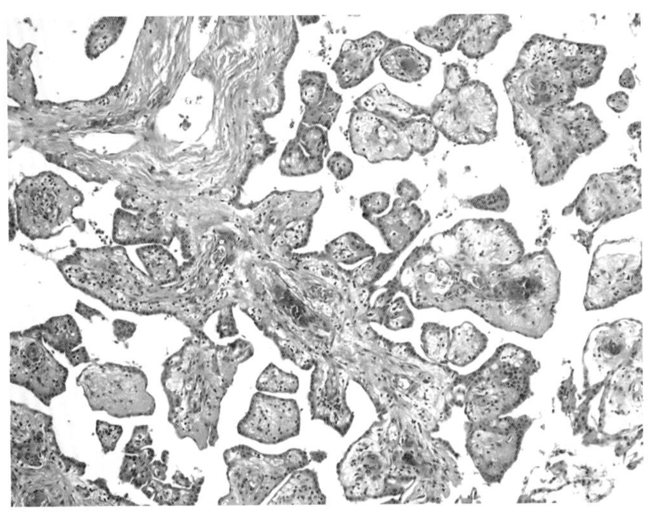

图 27.67 高分化乳头状间皮瘤，衬覆单层、细胞学良善的立方形间皮细胞

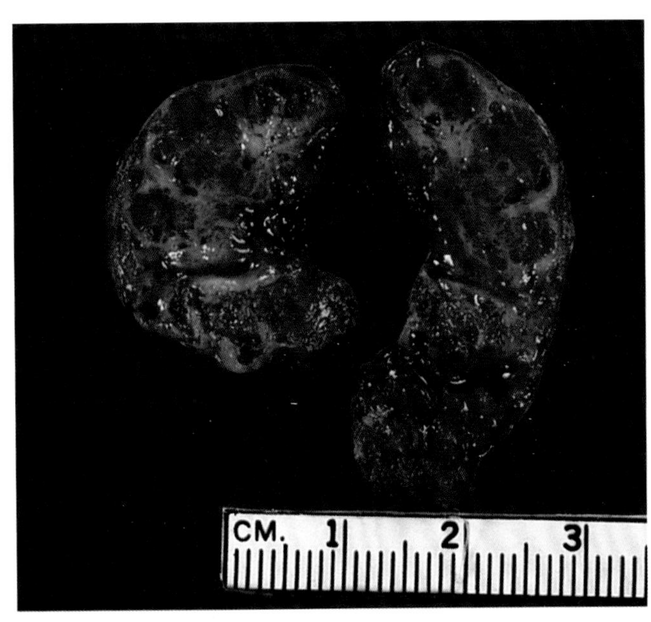

图 27.68 **双侧附睾透明细胞乳头状囊腺瘤**

明细胞）乳头状囊腺瘤的肿物大小为 1 ~ 5 cm，界限清楚，呈囊性或实性（图 27.68）。显微镜下，其明显特征是乳头状结构衬覆胞质丰富、透明的柱状细胞（图 27.69）[535]。免疫组织化学染色，它们表达广谱角蛋白、CK7 和 PAX8[536]。研究发现，附睾乳头状囊腺瘤的组织学和免疫表型与肾细胞癌的透明细胞乳头状亚型相同，包括 CA9 的茶杯状着色[537]。由于 VHL 病患者可以同时发生附睾的透明细胞乳头状囊腺瘤和肾的透明细胞性肾细胞癌，除外转移非常重要；CK7 呈弥漫强阳性支持透明细胞乳头状囊腺瘤[538]。在这些肿瘤中可以检测到 *VHL* 基因等位基因缺失[539]以及血管内皮生长因子的表达[540]。

附睾癌非常罕见；显微镜下，其表现为腺癌（更常见）或未分化癌，预后差[541]。腺癌的生长方式可以为管状、管囊状或管状乳头状，常常可以见到明显的透明细

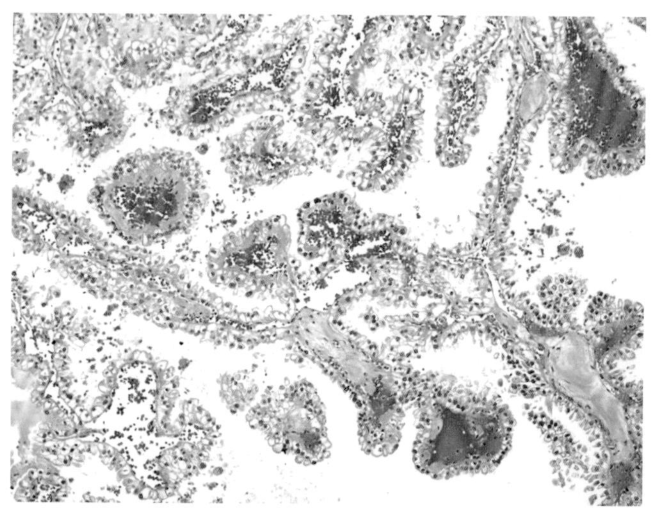

图 27.69 透明细胞乳头状囊腺瘤具有混合性乳头状和管状结构，衬覆温和的透明细胞

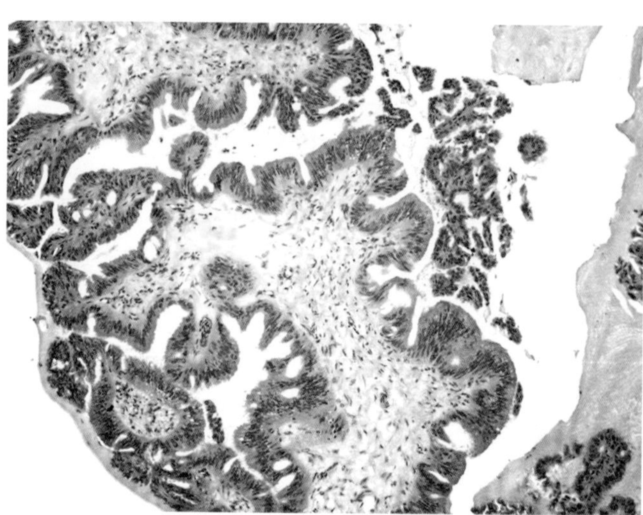

图 27.71 睾丸旁的 müller 型交界性肿瘤

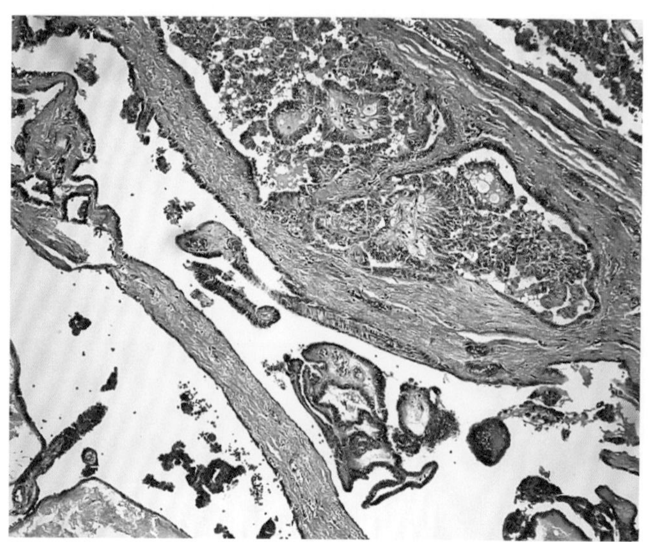

图 27.70 1 例罕见的附睾腺癌

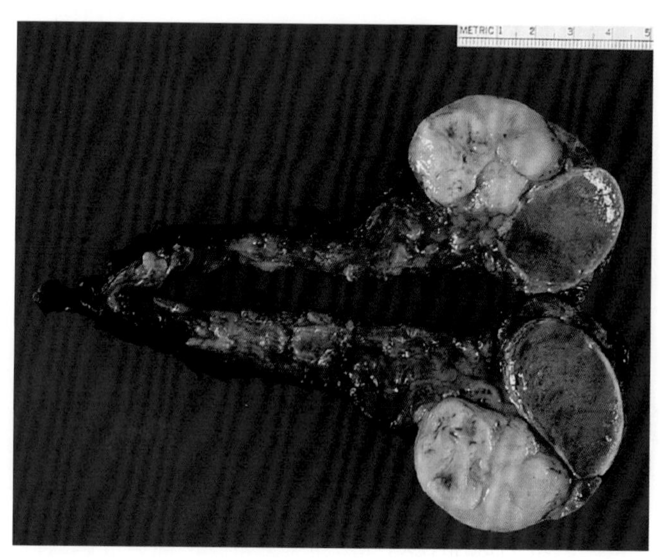

图 27.72 睾丸旁的平滑肌肉瘤

胞成分（图 27.70）[542]。极少数附睾癌由附睾样细胞和产生黏液的细胞混合组成[543]。

有时，卵巢表面上皮型的肿瘤可发生于睾丸旁的部位，包括浆液性、黏液性、子宫内膜样、透明细胞和 Brenner 亚型，但极为罕见[544-547]。它们可以是单侧的或双侧的[548]。大多数具有良性或交界性特征（图 27.71），但有一些有浆液性癌的表现，并可发生淋巴结或远处转移[549-550]。与女性生殖道表面上皮性肿瘤的相似之处包括它们表达 ER 和 PR[551]。在男性和女性生殖道之间另一个类似的病变是：接受雌激素治疗的男性睾丸旁区可出现孤立的子宫内膜异位样病变[547]。

这一区域的其他肿瘤包括平滑肌瘤和平滑肌肉瘤（图 27.72）[552-553]、血管瘤[554]、淋巴管瘤[555]、横纹肌瘤[556]、婴儿的色素性神经外胚瘤[557]、恶性淋巴瘤[558-559]和浆细胞瘤[427]。在有些浆细胞瘤病例中，附睾受累是其首发临床表现[427]。

继发性肿瘤在大多数病例中是从睾丸病变直接漫延而来的。其他大多数来自前列腺、肺和肾的转移[560]。

在儿童，睾丸扭转后在附睾中央可能形成假瘤，由反应性成纤维细胞组成[561]。儿童的另一个良性睾丸旁病变包括胎粪性睾丸周围炎，与子宫肠穿孔有关，可与黏液性肿瘤相似（图 27.73）。它是由黏液、异位钙化和纤维化构成，胎儿鳞状细胞也可能存在[562]。

精索

精索扭转如果不及时治疗，可能导致睾丸梗死。大多数病例发生在 1 岁以内，第二个发病高峰接近青春期[563]。64% 的精索扭转病例的扭转发生于精索的睾丸鞘膜内部分[564]。精索周围的脂肪组织可能发生脂肪坏死，有时呈所谓的脂膜型[565]。精索扭转的治疗方式根据手术时确定

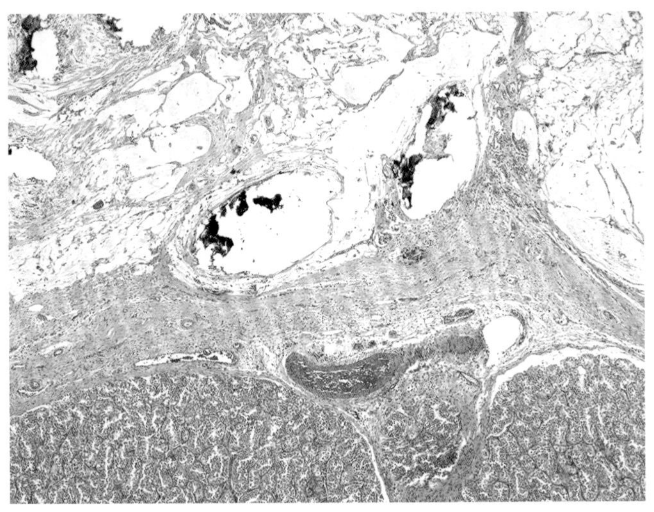

图 27.73 1 例儿童的胎粪性睾丸周围炎，伴有囊性纤维化

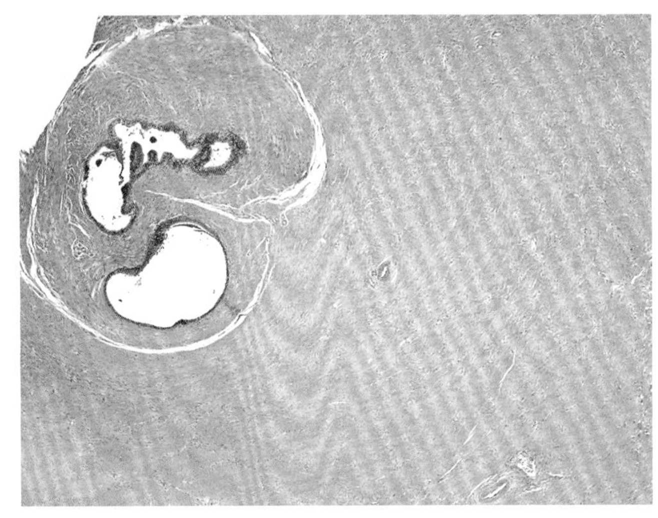

图 27.75 睾丸附件的平滑肌增生，可见致密成片的良性平滑肌细胞围绕着正常结构

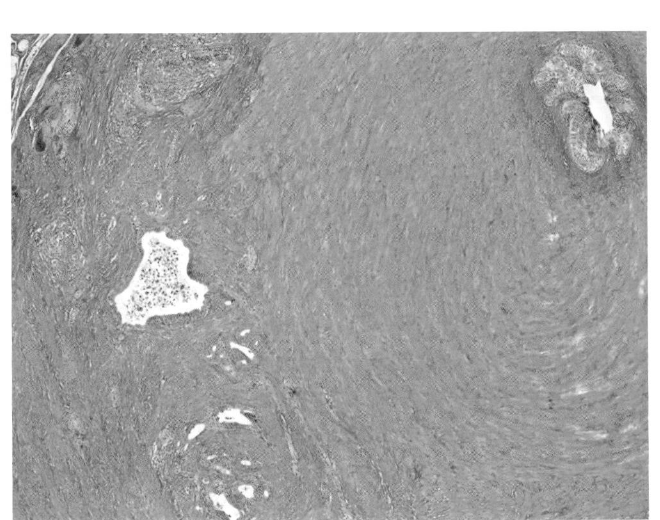

图 27.74 结节性输精管炎，在输精管管壁深部有良性增生的小导管

的睾丸存活情况来确定，可从松解扭转、睾丸固定到睾丸切除。无论采取何种治疗方式，作为一种预防性措施，都应将对侧睾丸固定在阴囊浅筋膜的平滑肌上。

精索扭转的鉴别诊断包括睾丸附件扭转。睾丸附件扭转可以导致明显的临床症状，并且其症状与这一结构的大小和重要性不成比例[566-567]。睾丸附件是一种 müller 管来源的残留结构，是最常受累的部位（92%）。顺便提一下，发生于这一结构的肿瘤已有报道[568]。

精索的巨细胞血管炎常常作为一个孤立病变报道，它们表现为一个包块[569]。

结节性输精管炎是类似于附睾精子肉芽肿的一种输精管的肉芽肿性病变[570]。报道的大多数病例都出现在输精管切除术后或疝修补术后[571]。可以看见结构紊乱的增生小管，并有神经周围浸润，不要误认为是恶性标志（图 27.74）[572]。

增生性精索炎是对精索假肉瘤性肌成纤维细胞增生的命名[573]。报道的大多数病例是在腹股沟疝修补术中偶然发现的。其显微镜下所见类似于软组织的结节性筋膜炎。其发病机制可能是缺血，有时是由于扭转所致。这些病变很可能类似于附睾中相似情况下所见的病变（见上文）。

睾丸附件的平滑肌增生表现为位于精索或睾丸旁的血管或输出小管之间或其周围的局限性成熟平滑肌增生（图 27.75）[574]。其直径可达 7 cm，梗阻可能是其病因。

精索的原发性肿瘤可以有很多类型。由于精索在解剖位置上与阴囊和睾丸鞘膜的关系密切，常常难以确定这些部位的肿瘤起源的确切解剖部位。尤其是当肿瘤很大时，这种情况常常发生。的确，将肿瘤分为精索、鞘膜、阴囊、附睾和睾丸旁会给人一种非常主观的印象[575-576]。从局部解剖和外科手术的角度来说，简单地将它们分为两类更为合适，即阴囊的肿瘤和腹股沟管的肿瘤，而不要将它们归入特定的解剖结构，除非其大体上和显微镜下特征可以区分。无论怎样，这一区域最常见的肿瘤是脂肪瘤[577]。脂肪瘤周围有鞘膜包绕，其血液供应来自精索的血管。在疝囊前方见到的成熟脂肪组织结节状堆积并不是真正的脂肪瘤。

生殖器的间质肿瘤类型与外阴阴道区所见的类型相同，它们也可见于睾丸旁区，包括富于细胞的血管纤维瘤、侵袭性血管黏液瘤和乳腺型肌成纤维细胞瘤。这些肿瘤的命名总是在变化，已造成了一些混淆，但大多数报告为“男性生殖道血管肌成纤维细胞瘤样肿瘤”的肿瘤现在都已归入富于细胞的血管纤维瘤[578-579]。这些肿瘤界限很清楚，由胶原性间质中细胞学良善的短梭形细胞和数量不等的玻璃样变的厚壁血管组成（图 27.76）。这些细胞可不同程度地表达 CD34 和 SMA，少数情况下表达结蛋白；并且具有 13q 重排和 *RB1* 基因缺失[580]。侵袭性血管黏液瘤（深在性血管黏液瘤）偶尔也可发生于精索

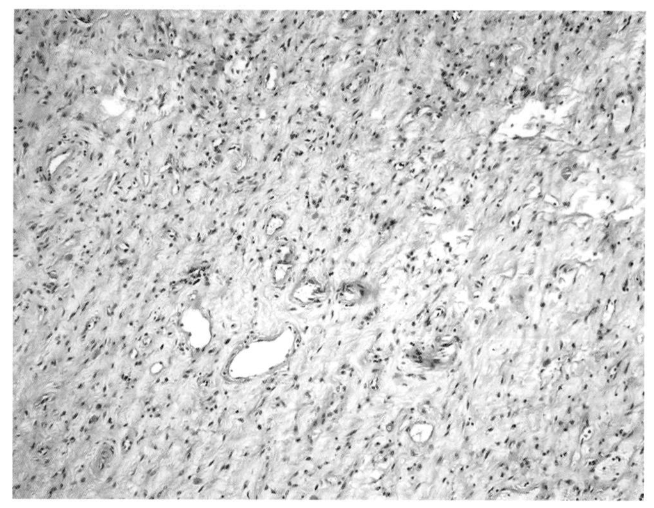

图 27.76 腹股沟管的富于细胞的血管纤维瘤

或阴囊[581]。与富于细胞的血管纤维瘤相比，这些病变的细胞较稀疏，有更为黏液样的背景，但其中的血管是多样性的。此外，侵袭性血管黏液瘤常常更具浸润性。免疫表型上，它们不同程度表达肌动蛋白、CD34 和结蛋白。这些病变可局部复发，其特征是存在 12q14.3 上的 *HMGA2* 基因重排[582]。免疫组织化学上，HMGA2 蛋白的表达是侵袭性血管黏液瘤的一个敏感标志物，但并非特异，因为它也表达于平滑肌肿瘤、脂肪细胞肿瘤、结节性筋膜炎和良性纤维组织细胞瘤[583-584]。乳腺型肌成纤维细胞瘤也可发生于腹股沟/精索或睾丸旁区。与乳腺中对应的病变相似，这些病变的形态学特征可能与富于细胞的梭形细胞脂肪瘤非常相像；然而，它们的肿瘤细胞对结蛋白染色呈非常弥漫的表达。与富于细胞的血管脂肪瘤相似，这些肿瘤也有 *RB1* 的缺失[585]。富于细胞的血管脂肪瘤和乳腺型肌成纤维细胞瘤均很少复发。有极少数富于细胞的血管脂肪瘤显示有细胞异型性或肉瘤样转化，但这些改变与侵袭性的临床经过无关[586]。符合目前严格定义的血管肌成纤维细胞瘤诊断的肿瘤在这一部位还未见报道。

精索的乳头状囊腺瘤可以表现为腹股沟肿物[587]。形态学上类似于卵巢交界性浆液性肿瘤，提示其为 müller 管源性[588]。

已经报道的其他精索原发性肿瘤包括血管瘤、淋巴管瘤、平滑肌瘤、横纹肌瘤、孤立性纤维性肿瘤、韧带样型纤维瘤病、婴儿纤维性错构瘤和副神经节瘤[581,589-594]。

儿童这一区域最常见的恶性肿瘤是胚胎性横纹肌肉瘤，但罕见的梭形细胞/硬化型也可发生[553,595]。在儿童和年轻人，诊断癌之前必须先除外促纤维组织增生性小圆细胞肿瘤[596]。

在成人，高分化脂肪肉瘤（非典型性脂肪瘤性肿瘤）或去分化脂肪肉瘤最常见，但也可以发生平滑肌肉瘤、纤维肉瘤、上皮样血管内皮瘤和多形性未分化肉瘤[597-602]。

对于发生在成人的肉瘤，标准治疗是睾丸切除术加高位精索结扎[603]。由于这种治疗后局部复发非常常见，应提倡进行术后放疗[604-605]。

睾丸生殖细胞肿瘤可以通过直接播散或血管浸润造成精索的继发受累。特别重要的是，要将这一具有预后意义的发现与大体取材造成的标本污染区分开，后者很常见，尤其是精原细胞瘤（可能由于其质地非常脆）常发生标本污染。可以通过仔细操作和处理来减少污染，特别是应先取精索区再取睾丸肿瘤主体[606]。

参考文献

1. Charny CW, Conston AS, Meranze DR. Development of the testis. *Fertil Steril*. 1952; 3: 461-479.
2. Vilar O. Histology of the human testis from neonatal period to adolescence. *Adv Exp Med Biol*. 1970; 10: 95-111.
3. Handelsman DJ, Stara S. Testicular size. The effects of aging, malnutrition, and illness. *J Androl*. 1985; 6: 144-151.
4. Trainer TD. Testis and excretory duct system. In: Mills SE, ed. *Histology for Pathologists*. 3rd ed. Philadelphia: Lippincott Williams & Wilkins; 2007.
5. Dym M. Spermatogonial stem cells of the testis [commentary]. *Proc Natl Acad Sci USA*. 1994; 91: 11287-11289.
6. Schulze W, Riemer M, Rehder U, Hohne K. Computer-aided three-dimensional reconstructions of the arrangement of primary spermatocytes in human seminiferous tubules. *Cell Tissue Res*. 1986; 244: 1-8.
7. Silber SJ, Rodriguez-Rigau LJ. Quantitative analysis of testicular biopsy. Determination of partial obstruction and prediction of sperm count after surgery for obstruction. *Fertil Steril*. 1981; 36: 480-485.
8. Rogatsch H, Jezek D, Hittmair A, et al. Expression of vimentin, cytokeratin, and desmin in Sertoli cells of human fetal, cryptorchid, and tumor-adjacent testicular tissue. *Virchows Arch*. 1996; 427: 497-502.
9. Schulze C. Sertoli cells and Leydig cells in man. *Adv Anat Embryol Cell Biol*. 1984; 88: 1-104.
10. Callaghan P. Undescended testis. *Pediatr Rev*. 2000; 21: 395.
11. Gill B, Kogan S. Cryptorchidism. Current concepts. *Pediatr Clin North Am*. 1997; 44: 1211-1227.
12. Rajfer J, Handelsman DJ, Swerdloff RS, et al. Hormonal therapy of cryptorchidism. A randomized, double-blind study comparing human chorionic gonadotropin and gonadotropin-releasing hormone. *N Engl J Med*. 1986; 314: 466-470.
13. Gross RE, Jewett TC Jr. Surgical experiences from 1,222 operations for undescended testis. *JAMA*. 1956; 160: 634-641.
14. Jordan GH. Laparoscopic management of the undescended testicle. *Urol Clin North Am*. 2001; 28: 23-29.
15. Fonkalsrud EW. Current concepts in the management of the undescended testis. *Surg Clin North Am*. 1970; 50: 847-852.
16. Nistal M, Paniagua R, Diez-Pardo JA. Histologic classification of undescended testes. *Hum Pathol*. 1980; 11: 666-674.
17. Mori H, Tamai M, Fushimi H, et al. Leydig cells within the aspermatogenic seminiferous tubules. *Hum Pathol*. 1987; 18: 1227-1231.
18. Mengel W, Hienz HA, Sippe WG II, Hecker WC. Studies on cryptorchidism. A comparison of histological findings in the germinative epithelium before and after the second year of life. *J Pediatr Surg*. 1974; 9: 445-450.
19. Lipschultz LI, Caminos-Torres R, Greenspan CS, Snyder PJ. Testicular function after orchiopexy for unilaterally undescended testis. *N Engl J Med*. 1976; 295: 15-18.
20. Gilbert JB, Hamilton JB. Studies in malignant testis tumors. *Surg Gynecol Obstet*. 1940; 71: 731-743.
21. Batata MA, Chu FCH, Hilaris BS, et al. Testicular cancer in cryptorchids. *Cancer*. 1982; 49: 1023-1030.
22. Batata MA, Whitmore WF Jr, Chu FCH, et al. Cryptorchidism and testicular cancer. *J Urol*. 1980; 124: 382-387.
23. Campbell HE. The incidence of malignant growth of the undescended testicle. A reply and re-evaluation. *J Urol*. 1959; 81: 663-668.

24. Palmer JM. The undescended testicle. *Endocrinol Metab Clin North Am*. 1991; 20: 231-240.
25. Hinman F Jr. The implications of testicular cytology in the treatment of cryptorchidism. *Am J Surg*. 1955; 90: 381-386.
26. Dow JA, Mostofi FK. Testicular tumors following orchiopexy. *South Med J*. 1967; 60: 193-195.
27. Pettersson A, Richiardi L, Nordenskjold A, et al. Age at surgery for undescended testis and risk of testicular cancer. *N Engl J Med*. 2007; 356: 1835-1841.
28. Fonkalsrud EW. Current management of the undescended testis. *Semin Pediatr Surg*. 1996; 5: 2-7.
29. Gall EA. The histopathology of acute mumps orchitis. *Am J Pathol*. 1947; 23: 637-652.
30. Bennett HS, Baggenstoss AH, Butt HR. The testis and prostate of men who die of cirrhosis of the liver. *Am J Clin Pathol*. 1950; 20: 814-828.
31. Smith JA Jr, Urry RL. Testicular histology after prolonged treatment with a gonadotropin-releasing hormone analogue. *J Urol*. 1985; 133: 612-614.
32. Fairley KF, Barrie JU, Johnson W. Sterility and testicular atrophy related to cyclophosphamide therapy. *Lancet*. 1972; 1: 568-569.
33. Lendon M, Hann IM, Palmer MK, et al. Testicular histology after combination chemotherapy in childhood for acute lymphoblastic leukaemia. *Lancet*. 1978; 2: 439-441.
34. Spires SE, Woolums CS, Pulito AR, Spires SM. Testicular regression syndrome: a clinical and pathologic study of 11 cases. *Arch Pathol Lab Med*. 2000; 124: 694-698.
35. Schned AR, Cendron M. Pathologic findings in the vanishing testis syndrome. *J Urol Pathol*. 1997; 6: 95-108.
36. Smith NM, Byard RW, Bourne AJ. Testicular regression syndrome—a pathological study of 77 cases. *Histopathology*. 1991; 19: 269-272.
37. De Paepe ME, Waxman M. Testicular atrophy in AIDS. A study of 57 autopsy cases. *Hum Pathol*. 1989; 20: 210-214.
38. Yoshikawa Y, Truong LD, Fraire AE, Kim HS. The spectrum of histopathology of the testis in acquired immunodeficiency syndrome. *Mod Pathol*. 1989; 2: 233-238.
39. Jarow JP, Budin RE, Dym M, et al. Quantitative pathologic changes in the human testis after vasectomy. A controlled study. *N Engl J Med*. 1985; 313: 1252-1256.
40. Schlegel PN. Evaluation of male infertility. *Minerva Ginecol*. 2009; 61: 261-283.
41. Wong TW, Straus FH II, Warner NE. Testicular biopsy in the study of male infertility. I. Testicular causes of infertility. *Arch Pathol*. 1973; 95: 151-159.
42. Wong TW, Straus FH II, Warner NE. Testicular biopsy in the study of male infertility. II. Posttesticular causes of infertility. *Arch Pathol*. 1973; 95: 160-164.
43. Wong TW, Straus FH II, Warner NE. Testicular biopsy in the study of male infertility. III. Pretesticular causes of infertility. *Arch Pathol*. 1974; 98: 1-8.
44. Handelman DJ, Conway AJ, Boylan LM, Turtle JR. Young's syndrome. Obstructive azoospermia and chronic sinopulmonary infections. *N Engl J Med*. 1984; 310: 3-9.
45. Lehmann D, Temminck B, Da Rugna D, et al. Role of immunological factors in male infertility. Immunohistochemical and serological evidence. *Lab Invest*. 1987; 57: 21-28.
46. Cerilli LA, Kuang W, Rogers D. A practical approach to testicular biopsy interpretation for male infertility. *Arch Pathol Lab Med*. 2010; 134: 1197-1204.
47. Fisch H, Lipshultz LI. Diagnosing male factors of infertility. *Arch Pathol Lab Med*. 1992; 116: 398-405.
48. Federman DD. The assessment of organ function—the testis. *N Engl J Med*. 1971; 285: 901-904.
49. Levin HS. Testicular biopsy in the study of male infertility. Its current usefulness, histologic techniques, and prospects for the future. *Hum Pathol*. 1979; 10: 569-584.
50. Pesce CM. The testicular biopsy in the evaluation of male infertility. *Semin Diagn Pathol*. 1987; 4: 264-274.
51. Piaton E, Fendler J-P, Berger N, et al. Clinical value of fine-needle aspiration cytology and biopsy in the evaluation of male infertility. A comparative study of 48 infertile patients. *Arch Pathol Lab Med*. 1995; 119: 722-726.
52. Rowley MJ, Heller CG. The testicular biopsy. Surgical procedure, fixation, and staining technics. *Fertil Steril*. 1966; 17: 177-186.
53. Meng MV, Cha I, Ljung BM, Turek PJ. Testicular fine-needle aspiration in infertile men: correlation of cytologic pattern with biopsy histology. *Am J Surg Pathol*. 2001; 25: 71-79.
54. Nelson WO. Testicular biopsy. In: Tyler ET, ed. *Sterility—Office Management of the Infertile Couple*. New York: McGraw-Hill; 1961.
55. Nistal M, Jimenez F, Paniagua R. Sertoli cell types in the Sertoli-cell-only syndrome. Relationships between Sertoli cell morphology and aetiology. *Histopathology*. 1990; 16: 173-180.
56. Söderström K-O, Suominen J. Histopathology and ultrastructure of meiotic arrest in human spermatogenesis. *Arch Pathol Lab Med*. 1980; 104: 476-482.
57. Jequier AM, Holmes SC. Aetiological factors in the production of obstructive azoospermia. *Br J Urol*. 1984; 56: 540-543.
58. Nistal M, Riestra ML, Galmes-Belmonte I, Paniagua R. Testicular biopsy in patients with obstructive azoospermia. *Am J Surg Pathol*. 1999; 23: 1546-1554.
59. Nistal M, Paniagua R, Riestra ML, et al. Bilateral prepubertal testicular biopsies predict significance of cryptorchidism-associated mixed testicular atrophy, and allow assessment of fertility. *Am J Surg Pathol*. 2007; 31: 1269-1276.
60. Sniffen RC. The testis. I. The normal testis. *Arch Pathol*. 1950; 50: 259-284.
61. Sniffen RC, Howard RP, Simmons FA. The testis. II. Abnormalities of spermatogenesis. Atresia of the excretory ducts. *Arch Pathol*. 1950; 50: 285-295.
62. Guarch R, Pesce C, Puras A, Lazaro J. A quantitative approach to the classification of hypospermatogenesis in testicular biopsies for infertility. *Hum Pathol*. 1992; 23: 1032-1037.
63. Schofield JB, Evans DJ. Multinucleate giant stromal cells in testicular atrophy following oestrogen therapy. *Histopathology*. 1990; 16: 200-201.
64. Girgis SM, Etriby A, Ibrahim AA, Kahil SA. Testicular biopsy in azoospermia. A review of the last ten years'experience of over 800 cases. *Fertil Steril*. 1969; 20: 467-477.
65. Durbin L, Hotchkiss RS. Testis biopsy in subfertile men with varicocele. *Fertil Steril*. 1969; 20: 50-57.
66. Landing BH, Wells TR, Wang C-I. Abnormality of the epididymis and vas deferens in cystic fibrosis. *Arch Pathol*. 1969; 88: 569-580.
67. Gordon DL, Krmpotic E, Thomas W, et al. Pathologic testicular findings in Klinefelter's syndrome. 47,XXY vs 46,XY–47,XXY. *Arch Intern Med*. 1972; 130: 726-729.
68. Jackson AW, Muldal S, Ockey CH, O'Connor PJ. Carcinoma of male breast in association with the Klinefelter syndrome. *BMJ*. 1965; 1: 223-225.
69. Dodge OG, Jackson AW, Muldal S. Breast cancer and interstitial cell tumor in a patient with Klinefelter's syndrome. *Cancer*. 1969; 24: 1027-1032.
70. Isurugi K, Imao S, Hirose K, Aoki H. Seminoma in Klinefelter's syndrome with 47,XXY, 15s + karyotype. *Cancer*. 1977; 39: 2041-2047.
71. Sogge MR, McDonald SD, Cofold PB. The malignant potential of the dysgenetic germ cell in Klinefelter's syndrome. *Am J Med*. 1979; 66: 515-518.
72. Chu L, Averch TD, Jackman SV. Testicular infarction as a sequela of inguinal hernia repair. *Can J Urol*. 2009; 16: 4953-4954.
73. Palmer-Toy DE, McGovern F, Young RH. Granulomatous orchitis and vasculitis with testicular infarction complicating Crohn's disease: a hitherto undescribed tumor-like lesion of the testis. *J Urol Pathol*. 1999; 11: 143-150.
74. Kao CS, Zhang C, Ulbright TM. Testicular hemorrhage, necrosis, and vasculopathy: likely manifestations of intermittent torsion that clinically mimic a neoplasm. *Am J Surg Pathol*. 2014; 38: 34-44.
75. Braaten KM, Young RH, Ferry JA. Viral-type orchitis: a potential mimic of testicular neoplasia. *Am J Surg Pathol*. 2009; 33: 1477-1484.
76. Spjut HJ, Thorpe JD. Granulomatous orchitis. *Am J Clin Pathol*. 1956; 26: 136-145.
77. Nistal M, Iniguez L, Paniagua R. Cysts of the testicular parenchyma and tunica albuginea. *Arch Pathol Lab Med*. 1989; 113: 902-906.
78. Aitchison M, Mufti GR, Farrell J, et al. Granulomatous orchitis. Review of 15 cases. *Br J Urol*. 1990; 66: 312-314.
79. Wegner HE, Loy V, Dieckmann KP. Granulomatous orchitis—an analysis of clinical presentation, pathological anatomic features and possible etiologic factors. *Eur Urol*. 1994; 26: 56-60.
80. Diaz Gonzalez R, Leiva O, Navas Palacios JJ, et al. Testicular malacoplakia. *J Urol*. 1982; 127: 325-328.
81. Brown RC, Smith BH. Malacoplakia of the testis. *Am J Clin Pathol*. 1967; 47: 135-147.
82. Townell NH, Gledhill A, Robinson T, Hopewell P. Juvenile xanthogranuloma of the testis. *J Urol*. 1985; 133: 1054-1055.
83. Lossos IS, Okon E, Bogomolski-Yahalom V, et al. Sinus histiocytosis with massive lymphadenopathy(Rosai–Dorfman disease): report of a patient with isolated renotesticular involvement after cure of non-Hodgkin's lymphoma. *Ann Hematol*. 1997; 74: 41-44.
84. Nistal M, Gonzalez-Peramato P, Serrano A, Regadera J. Xanthogranulomatous funiculitis and orchiepididymitis: report of 2 cases with immunohistochemical study and literature review. *Arch Pathol Lab Med*. 2004; 128: 911-914.
85. Yap RL, Jang TL, Gupta R, et al. Xanthogranulomatous orchitis. *Urology*. 2004; 63: 176-177.
86. Hourihane DO'B. Infected infarcts of the testis. A study of 18 cases preceded by pyogenic epididymoorchitis. *J Clin Pathol*. 1970; 23: 668-675.
87. Hepper NGG, Karlson AG, Leary FJ, Soule EH. Genitourinary infection due to Mycobacterium kansasii. *Mayo Clin Proc*. 1971; 46: 387-390.
88. Haas GP, Badalament R, Wonnell DM, Miles BJ. Testicular sarcoidosis. Case report and review of the literature. *J Urol*. 1986; 135: 1254-1256.
89. Akhtar M, Ali MA, Mackey DM. Lepromatous leprosy presenting as orchitis. *Am J Clin Pathol*. 1980; 73: 712-715.
90. Nistal M, Paniagua R. Inflammatory diseases of the epididymis and testis. In: Nistal M, Paniagua R, eds. *Testicular and Epididymal Pathology*. New York: Thieme-Stratton; 1984: 263-277.
91. Coyne JD, Dervan PA. Multinucleated stromal gi-

ant cells of testis. *Histopathology*. 1997; 31: 381-383.
92. Natarajan V, Gaches CGC, Scott DGI, Ball RY. Isolated vasculitis of the testis: distinction from generalized polyarteritis nodosa. *J Urol Pathol*. 1996; 4: 167-174.
93. Shurbaji MS, Epstein JI. Testicular vasculitis. Implications for systemic disease. *Hum Pathol*. 1988; 19: 186-189.
94. Andrews RW, Copeland DD, Fried FA. Splenogonadal fusion. *J Urol*. 1985; 133: 1052-1053.
95. Mendez R, Morrow JW. Ectopic spleen simulating testicular tumor. *J Urol*. 1969; 102: 598-601.
96. Camassei FD, Francalanci P, Ferro F, et al. Cystic dysplasia of the rete testis: report of two cases and review of the literature. *Pediatr Dev Pathol*. 2002; 5: 206-210.
97. Glantz L, Hansen K, Caldamone A, Medeiros LJ. Cystic dysplasia of the testis. *Hum Pathol*. 1993; 24: 1142-1145.
98. Abbondanzo SL, Young VL, Wei MQ, Miller FW. Silicone gel-filled breast and testicular implant capsules: a histologic and immunophenotypic study. *Mod Pathol*. 1999; 12: 706-713.
99. Ulbright TM, Amin MB, Balzer B, et al. Germ cell tumors. In: Moch H, Humphrey PA, Ulbright TM, Reuter VE, eds. *WHO Classification of Tumours of the Urinary System and Male Genital Organs*. Lyon, France: IARC Press; 2016.
100. Mcglynn KA, Devesa SS, Sigurdson AJ, et al. Trends in the incidence of testicular germ cell tumors in the United States. *Cancer*. 2003; 97: 63-70.
101. Fuller DB, Plenk HP. Malignant germ cell tumors in a father and two sons. Case report and literature review. *Cancer*. 1986; 58: 955-958.
102. Goss PE, Bulbul MA. Familial testicular cancer in five members of a cancer-prone kindred. *Cancer*. 1990; 66: 2044-2046.
103. Patel SR, Kvols LK, Richardson RL. Familial testicular cancer. Report of six cases and review of the literature. *Mayo Clin Proc*. 1990; 65: 804-808.
104. Lutke Holzik MF, Sijmons RH, Sleijfer DT, et al. Syndromic aspects of testicular carcinoma. *Cancer*. 2003; 97: 984-992.
105. Czene K, Lichtenstein P, Hemminki K. Environmental and heritable causes of cancer among 9.6 million individuals in the Swedish Family-Cancer Database. *Int J Cancer*. 2002; 99: 260-266.
106. Chung CC, Kanetsky PA, Wang Z, et al. Meta-analysis identifies four new loci associated with testicular germ cell tumor. *Nat Genet*. 2013; 45: 680-685.
107. Greene MH, Mai PL, Loud JT, et al. Familial testicular germ cell tumors(FTGCT)-overview of a multidisciplinary etiologic study. *Andrology*. 2015; 3: 47-58.
108. Kanetsky PA, Mitra N, Vardhanabhuti S, et al. A second independent locus within DMRT1 is associated with testicular germ cell tumor susceptibility. *Hum Mol Genet*. 2011; 20: 3109-3117.
109. Kanetsky PA, Mitra N, Vardhanabhuti S, et al. Common variation in KITLG and at 5q31.3 predisposes to testicular germ cell cancer. *Nat Genet*. 2009; 41: 811-815.
110. Abell MR, Holtz F. Testicular and paratesticular neoplasms in patients 60 years of age and older. *Cancer*. 1968; 21: 852-870.
111. Berney DM, Warren AY, Verma M, et al. Malignant germ cell tumours in the elderly: a histopathological review of 50 cases in men aged 60 years or over. *Mod Pathol*. 2008; 21: 54-59.
112. Alvarado-Cabrero I, Hernández-Toriz N, Paner GP. Clinicopathologic analysis of choriocarcinoma as a pure or predominant component of germ cell tumor of the testis. *Am J Surg Pathol*. 2014; 38: 111-118.
113. Jiang F, Xiang Y, Feng FZ, et al. Clinical analysis of 13 males with primary choriocarcinoma and review of the literature. *Onco Targets Ther*. 2014; 7: 1135-1141.
114. Aristizabal S, Davis JR, Miller RC, et al. Bilateral primary germ cell testicular tumors. Report of four cases and review of the literature. *Cancer*. 1978; 42: 591-597.
115. Che M, Tamboli P, Ro JY, et al. Bilateral testicular germ cell tumors: twenty-year experience at M.D. Anderson Cancer Center. *Cancer*. 2002; 95: 1228-1233.
116. Kristainslund S, Fossa SD, Kjellevold K. Bilateral malignant testicular germ cell cancer. *Br J Urol*. 1986; 58: 60-63.
117. Patel SR, Richardson RL, Kvols L. Synchronous and metachronous bilateral testicular tumors. Mayo Clinic experience. *Cancer*. 1990; 65: 1-4.
118. Reinberg Y, Manivel JC, Zhang G, Reddy PK. Synchronous bilateral testicular germ cell tumors of different histologic type. Pathogenetic and practical implications of bilaterality in testicular germ cell tumors. *Cancer*. 1991; 68: 1082-1085.
119. Bosl GJ, Ilson DH, Rodriguez E, et al. Clinical relevance of the i(12p) marker chromosome in germ cell tumors. *J Natl Cancer Inst*. 1994; 86: 349-355.
120. Murty VV, Houldsworth J, Baldwin S, et al. Allelic deletions in the long arm of chromosome 12 identify sites of candidate tumor suppressor genes in male germ cell tumors. *Proc Natl Acad Sci USA*. 1992; 89: 11006-11010.
121. Reuter VE. Origins and molecular biology of testicular germ cell tumors. *Mod Pathol*. 2005; 18(suppl 2): S51-S60.
122. Zafarana G, Gillis AJ, van Gurp RJ, et al. CoAmplification of DAD-R, SOX5, and EKI1 in human testicular seminomas, with specific overexpression of DAD-R, correlates with reduced levels of apoptosis and earlier clinical manifestation. *Cancer Res*. 2002; 62: 1822-1831.
123. Korkola JE, Houldsworth J, Bosl GJ, Chaganti RS. Molecular events in germ cell tumours: linking chromosome-12 gain, acquisition of pluripotency and response to cisplatin. *BJU Int*. 2009; 104(9 Pt B): 1334-1338.
124. Looijenga LH, Gillis AJ, Stoop HJ, et al. Chromosomes and expression in human testicular germ-cell tumors: insight into their cell of origin and pathogenesis. *Ann N Y Acad Sci*. 2007; 1120: 187-214.
125. Rodriguez S, Jafer O, Goker H, et al. Expression profile of genes from 12p in testicular germ cell tumors of adolescents and adults associated with i(12p) and Amplification at 12p11.2-p12.1. *Oncogene*. 2003; 22: 1880-1891.
126. Castedo SM, de Jong B, Oosterhuis JW, et al. Cytogenetic analysis of ten human seminomas. *Cancer Res*. 1989; 49: 439-443.
127. Korn WM, Oide Weghuis DE, Suijkerbuijk RF, et al. Detection of chromosomal DNA gains and losses in testicular germ cell tumors by comparative genomic hybridization. *Genes Chromosomes Cancer*. 1996; 17: 78-87.
128. Mostert MM, van de Pol M, Olde Weghuis D, et al. Comparative genomic hybridization of germ cell tumors of the adult testis: confirmation of karyotypic findings and identification of a 12p-amplicon. *Cancer Genet Cytogenet*. 1996; 89: 146-152.
129. Ottesen AM, Kirchhoff M, De-Meyts ER, et al. Detection of chromosomal aberrations in seminomatous germ cell tumours using comparative genomic hybridization. *Genes Chromosomes Cancer*. 1997; 20: 412-418.
130. De Jong B, Oosterhuis JW, Castedo SMMJ, et al. Pathogenesis of adult testicular germ cell tumors. A cytogenetic model. *Cancer Genet Cytogenet*. 1990; 48: 143-167.
131. Korkola JE, Heck S, Olshen AB, et al. In vivo differentiation and genomic evolution in adult male germ cell tumors. *Genes Chromosomes Cancer*. 2008; 47: 43-55.
132. Oosterhuis JW, et al. Interphase cytogenetics of carcinoma in situ of the testis. Numeric analysis of the chromosomes 1, 12 and 15. *Eur Urol*. 1993; 23: 16-21.
133. McIntyre A, Gilbert D, Goddard N, et al. Genes, chromosomes and the development of testicular germ cell tumors of adolescents and adults. *Genes Chromosomes Cancer*. 2008; 47: 547-557.
134. McIntyre A, Summersgill B, Grygalewicz B, et al. Amplification and overexpression of the KIT gene is associated with progression in the seminoma subtype of testicular germ cell tumors of adolescents and adults. *Cancer Res*. 2005; 65: 8085-8089.
135. Kernek KM, Zhang S, Ulbright TM, et al. Identical allelic loss in mature teratoma and different histologic components of malignant mixed germ cell tumors of the testis [abstract]. *Mod Pathol*. 2003; 16: 157A.
136. van Echten J, Oosterhuis JW, Looijenga LHJ, et al. Mixed testicular germ cell tumors: monoclonal or polyclonal. *Mod Pathol*. 1996; 9: 371-374.
137. Yilmaz A, Cheng T, Elliott F, Trpkov K. How should hilar paratesticular soft tissue invasion be staged in germ cell tumors(GCT). *Lab Invest*. 2009; 89: 202A.
138. Dry SM, Renshaw AA. Extratesticular extension of germ cell tumors preferentially occurs at the hilum. *Am J Clin Pathol*. 1999; 111: 534-538.
139. Brimo F, Srigley JR, Ryan CJ, et al. Testis. In: Amin MB, ed. *AJCC Staging Manual*. 8th ed. New York: Springer; 2017.
140. Donohue JP, Zachary JM, Maynard BR. Distribution of nodal metastases in nonseminomatous testis cancer. *J Urol*. 1982; 128: 315-320.
141. Ray B, Hajdu SI, Whitmore WF Jr. Distribution of retroperitoneal lymph node metastases in testicular germinal tumors. *Cancer*. 1974; 33: 340-348.
142. Klein FA, Whitmore WF Jr, Sogani PC, et al. Inguinal lymph node metastases from germ cell testicular tumors. *J Urol*. 1984; 131: 497-500.
143. Raina V, Singh SP, Kamble N, et al. Brain metastasis as the site of relapse in germ cell tumor of testis. *Cancer*. 1993; 72: 2182-2185.
144. Bredael JJ, Vugrin D, Whitmore WF Jr. Autopsy findings in 154 patients with germ cell tumors of the testis. *Cancer*. 1982; 50: 548-551.
145. Michael H, Lucia J, Foster RS, Ulbright TM. The pathology of late recurrence of testicular germ cell tumors. *Am J Surg Pathol*. 2000; 24: 257-273.
146. Qvist HL, Fossa SD, Ous S, et al. Post-chemotherapy tumor residuals in patients with advanced nonseminomatous testicular cancer. Is it necessary to resect all residual masses? *J Urol*. 1991; 145: 300-302.
147. Sella A, el Naggar A, Ro JY, et al. Evidence of malignant features in histologically mature teratoma. *J Urol*. 1991; 146: 1025-1028.
148. Sonnevald DJ, Sleijfer DT, Koops HS, et al. Mature teratoma identified after postchemotherapy surgery in patients with disseminated nonseminomatous testicular germ cell tumors: a plea for an aggressive surgical approach. *Cancer*. 1998; 82: 1343-1351.
149. Birkhead BM, Scott RM. Spontaneous regression of metastatic testicular cancer. *Cancer*. 1973; 32: 125-129.
150. Ferlicot S, Paradis V, Ladouch A, et al. 'Burned out' testicular tumor: report of three cases. *J Urol Pathol*. 1999; 11: 171-180.
151. Balzer BL, Ulbright TM. Spontaneous regression

of testicular germ cell tumors: an analysis of 42 cases. *Am J Surg Pathol*. 2006; 30: 858-865.
152. Madden M, Goldstraw P, Corrin B. Effect of chemotherapy on the histological appearances of testicular teratoma metastatic to the lung. Correlation with patient survival. *J Clin Pathol*. 1984; 37: 1212-1214.
153. Panicek DM, Toner GC, Heelan RT, Bosl GJ. Nonseminomatous germ cell tumors: enlarging masses despite chemotherapy. *Radiology*. 1990; 175: 499-502.
154. Ulbright TM, Roth LM. A pathologic analysis of lesions following modern chemotherapy for metastatic germ-cell tumors. *Pathol Annu*. 1990; 25(Pt I): 313-340.
155. Ulbright TM, Loehrer PJ, Roth LM, et al. The development of non-germ-cell malignancies within germ cell tumors. A clinicopathologic study of 11 cases. *Cancer*. 1984; 54: 1824-1833.
156. Sheinfeld J, Herr HW. Role of surgery in management of germ cell tumor. *Semin Oncol*. 1998; 25: 203-209.
157. Logothetis CJ, Samuels ML, Selig DE, et al. Primary chemotherapy followed by a selective retroperitoneal lymphadenectomy in the management of clinical stage II testicular carcinoma. A preliminary report. *J Urol*. 1985; 134: 1127-1130.
158. Sweeney CJ, Hermans BP, Heilman DK, et al. Results and outcome of retroperitoneal lymph node dissection for clinical stage 1 embryonal carcinoma-predominant testis cancer. *J Clin Oncol*. 2000; 18: 358-362.
159. Kovas E, Stephenson AJ. Management of Stage I Nonseminomatous Germ Cell Tumors. *Urol Clin North Am*. 2015; 42: 299-310.
160. Duchesne GM, Horwich A, Dearnaley DP, et al. Orchidectomy alone for stage I seminoma of the testis. *Cancer*. 1990; 65: 1115-1118.
161. Foster RS, Roth BJ. Clinical stage 1 nonseminoma: surgery versus surveillance. *Semin Oncol*. 1998; 25: 145-153.
162. Gelderman WAH, Koops HS, Sleijfer DTH, et al. Orchidectomy alone in stage I nonseminomatous testicular germ cell tumors. *Cancer*. 1987; 59: 578-580.
163. Peckham MJ, Barrett A, Horwich A, Hendry WF. Orchiectomy alone for stage I testicular nonseminoma. A progress report on the Royal Marsden Hospital Study. *Br J Urol*. 1983; 55: 754-759.
164. Stephenson AJ, Aprikian AG, Gilligan TD. Management of low-stage nonseminomatous germ cell tumors of testis: SIU/ICUD Consensus Meeting on Germ Cell Tumors (GCT), Shanghai 2009. *Urology*. 2011; 78(4 sup pl): S444-S455.
165. Rorth M. Therapeutic alternatives in clinical stage I nonseminomatous disease. *Semin Oncol*. 1992; 19: 190-196.
166. Williams SD, Stablein DM, Einhorn LH, et al. Immediate adjuvant chemotherapy versus observation with treatment at relapse in pathological stage II testicular cancer. *N Engl J Med*. 1987; 317: 1433-1438.
167. Oldenburg J, Dieckmann KP. Contralateral biopsies in patients with testicular germ cell tumours: What is the rationale? *World J Urol*. 2016.
168. Heidenreich A. Contralateral testicular biopsy in testis cancer: current concepts and controversies. *BJU Int*. 2009; 104: 1346-1350.
169. Beyer J, Albers P, Altena R, et al. Maintaining success, reducing treatment, focusing on survivorship: highlights from the third European consensus conference on diagnosis and treatment of germ-cell cancer. *Ann Oncol*. 2013; 24: 878-888.
170. Giwercman A, Hopman AH, Ramaekers FC, Skakkebaek NE. Carcinoma in situ of the testis. Possible origin, clinical significance, and diagnostic methods. *Recent Results Cancer Res*. 1991; 123: 21-36.
171. Gondos B, Migliozzi JA. Intratubular germ cell neoplasia. *Semin Diagn Pathol*. 1987; 4: 292-303.
172. Loy V, Dieckmann KP. Carcinoma in situ of the testis. Intratubular germ cell neoplasia or testicular intraepithelial neoplasia? *Hum Pathol*. 1990; 21: 457-458.
173. Jacobsen GK, Henriksen OB, Der Maase HV. Carcinoma in situ of testicular tissue adjacent to malignant germ-cell tumors. A study of 105 cases. *Cancer*. 1981; 47: 2660-2662.
174. Klein FA, Melamed MR, Whitmore WF Jr. Intratubular malignant germ cells(carcinoma in situ) accompanying invasive testicular germ cell tumors. *J Urol*. 1985; 133: 413-415.
175. Berthelsen JG, Skakkebaek NE, Mogensen P, Sorensen BL. Incidence of carcinoma in situ of germ cells in contralateral testis of men with testicular tumours. *BMJ*. 1979; 2: 363-364.
176. Dieckmann KP, Loy V. Prevalence of contralateral testicular intraepithelial neoplasia in patients with testicular germ cell neoplasms. *J Clin Oncol*. 1996; 14: 3126-3132.
177. Perry A, Wiley EL, Albores-Saavedra J. Pagetoid spread of intratubular germ cell neoplasia into rete testis. A morphologic and histochemical study of 100 orchiectomy specimens with invasive germ cell tumors. *Hum Pathol*. 1994; 25: 235-239.
178. Ramani P, Yeung CK, Habeebu SS. Testicular intratubular germ cell neoplasia in children and adolescents with intersex. *Am J Surg Pathol*. 1993; 17: 1124-1133.
179. Lifschitz-Mercer B, Elliott DJ, Schreiber-Bramante L, et al. Intratubular germ cell neoplasia: associated infertility and review of the diagnostic modalities. *Int J Surg Pathol*. 2001; 9: 93-98.
180. Skakkebaek NE. Carcinoma in situ of the testis. Frequency and relationship to invasive germ cell tumours in infertile men. *Histopathology*. 1978; 2: 157-170.
181. Berney DM, Lee A, Shamash J, Oliver RT. The frequency and distribution of intratubular trophoblast in association with germ cell tumors of the testis. *Am J Surg Pathol*. 2005; 29: 1300-1303.
182. Loy V, Wigand I, Dieckmann KP. Incidence and distribution of carcinoma in situ in testes removed for germ cell tumour. Possible inadequacy of random testicular biopsy in detecting the condition. *Histopathology*. 1990; 16: 198-200.
183. Nistal M, Codesal J, Paniagua R. Carcinoma in situ of the testis in infertile men. A histological, immunocytochemical, and cytophotometric study of DNA content. *J Pathol*. 1989; 159: 205-210.
184. van Casteren NJ, Boellaard WP, Dohle GR, et al. Heterogeneous distribution of ITGCNU in an adult testis: consequences for biopsy-based diagnosis. *Int J Surg Pathol*. 2008; 16: 21-24.
185. Bruce E, Al-Talib RK, Cook IS, Theaker JM. Vacuolation of seminiferous tubule cells mimicking intratubular germ cell neoplasia (ITGCN). *Histopathology*. 2006; 49: 194-196.
186. Ulbright TM, Young RH. Metastatic carcinoma to the testis: a clinicopathologic analysis of 26 nonincidental cases with emphasis on deceptive features. *Am J Surg Pathol*. 2008; 32: 1683-1693.
187. Henley JD, Young RH, Wade CL, Ulbright TM. Seminomas with exclusive intertubular growth: a report of 12 clinically and grossly inconspicuous tumors. *Am J Surg Pathol*. 2004; 28: 1163-1168.
188. Berney DM, Lee A, Shamash J, Oliver RT. The association between intratubular seminoma and invasive germ cell tumors. *Hum Pathol*. 2006; 37: 458-461.
189. Berney DM, Lee A, Randle SJ, et al. The frequency of intratubular embryonal carcinoma: implications for the pathogenesis of germ cell tumours. *Histopathology*. 2004; 45: 155-161.
190. Rakheja D, Hoang MP, Sharma S, Albores-Saavedra J. Intratubular embryonal carcinoma. *Arch Pathol Lab Med*. 2002; 126: 487-490.
191. Kao CS, Ulbright TM, Young RH, Idrees MT. Testicular embryonal carcinoma: a morphologic study of 180 cases highlighting unusual and unemphasized aspects. *Am J Surg Pathol*. 2014; 38: 689-697.
192. Mostofi FK. Pathology of germ cell tumors of the testis. A progress report. *Cancer*. 1980; 45: 1735-1754.
193. Kang J-L, Raipert-De Meyts E, Giwercman A, Skakkebaek NE. The association of testicular carcinoma in situ with intratubular microcalcifications. *J Urol Pathol*. 1994; 2: 235-242.
194. Cope NJ, McCullagh P, Sarsfield PT. Tumour responding accessory cells in testicular seminoma: an immunohistochemical study. *Histopathology*. 1999; 34: 510-516.
195. Wei YQ, Hang ZB, Liu KF. In situ observation of inflammatory cell–tumor cell interaction in human seminomas(germinomas). Light, electron microscopic, and immunohistochemical study. *Hum Pathol*. 1992; 23: 421-428.
196. Rouse RV. Tubular seminoma: an addition to the short list of potentially confusing seminoma variants, with an addendum on the immunohistology of seminomas and dysgerminomas. *Adv Anat Pathol*. 1996; 3: 91-96.
197. Ulbright TM, Young RH. Seminoma with conspicuous signet ring cells: a rare, previously uncharacterized morphologic variant. *Am J Surg Pathol*. 2008; 32: 1175-1181.
198. Ulbright TM, Young RH. Seminoma with tubular, microcystic, and related patterns: a study of 28 cases of unusual morphologic variants that often cause confusion with yolk sac tumor. *Am J Surg Pathol*. 2005; 29: 500-505.
199. Ulbright TM. The most common, clinically significant misdiagnoses in testicular tumor pathology, and how to avoid them. *Adv Anat Pathol*. 2008; 15: 18-27.
200. Zavala-Pompa A, Ro JY, el Naggar AK, et al. Tubular seminoma. An immunohistochemical and DNA flow-cytometric study of four cases. *Am J Clin Pathol*. 1994; 102: 397-401.
201. Aubry F, Satie A-P, Rioux-Leclercq N, et al. MAGE-A4, a germ cell specific marker, is expressed differentially in testicular tumors. *Cancer*. 2001; 92: 2778-2785.
202. Battifora H, Sheibani K, Tubbs RR, et al. Antikeratin antibodies in tumor diagnosis. Distinction between seminoma and embryonal carcinoma. *Cancer*. 1984; 54: 843-848.
203. Beckstead JH. Alkaline phosphatase histochemistry in human germ cell neoplasms. *Am J Surg Pathol*. 1983; 7: 341-349.
204. Cao D, Li J, Guo CC, et al. SALL4 is a novel diagnostic marker for testicular germ cell tumors. *Am J Surg Pathol*. 2009; 33: 1065-1077.
205. Cheville JC, Rao S, Iczkowski KA, et al. Cytokeratin expression in seminoma of the human testis. *Am J Clin Pathol*. 2000; 113: 583-588.
206. Emanuel PO, Unger PD, Burstein DE. Immunohistochemical detection of p63 in testicular germ cell neoplasia. *Ann Diagn Pathol*. 2006; 10: 269-273.
207. Emerson RE, Ulbright TM. The use of immunohistochemistry in the differential diagnosis of tumors of the testis and paratestis. *Semin Diagn Pathol*. 2005; 22: 33-50.
208. Franke FE, Pauls K, Kerkman L, et al. Somatic isoform of angiotensin I-converting enzyme in the pathology of testicular germ cell tumors. *Hum Pathol*. 2000; 31: 1466-1476.
209. Gopalan A, Dhall D, Olgac S, et al. Testicular mixed germ cell tumors: a morphological and immunohistochemical study using stem cell markers, OCT3/4, SOX2 and GDF3, with emphasis on

morphologically difficult-toclassify areas. *Mod Pathol*. 2009; 22: 1066-1074.

210. Hart AH, Hartley L, Parker K, et al. The pluripotency homeobox gene NANOG is expressed in human germ cell tumors. *Cancer*. 2005; 104: 2092-2098.
211. Hoei-Hansen CE, Almstrup K, Nielsen JE, et al. Stem cell pluripotency factor NANOG is expressed in human fetal gonocytes, testicular carcinoma in situ and germ cell tumours. *Histopathology*. 2005; 47: 48-56.
212. Iczkowski KA, Butler SL, Shanks JH, et al. Trials of new germ cell immunohistochemical stains in 93 extragonadal and metastatic germ cell tumors. *Hum Pathol*. 2008; 39: 275-281.
213. Jacobsen GK, Norgaard-Pedersen B. Placental alkaline phosphatase in testicular germ cell tumours and in carcinoma-in-situ of the testis. An immunohistochemical study. *Acta Pathol Microbiol Immunol Scand [A]*. 1984; 92: 323-329.
214. Jacobsen GK, Jacobsen M, Clausen PP. Distribution of tumor-associated antigens in the various histologic components of germ cell tumors of the testis. *Am J Surg Pathol*. 1981; 5: 257-266.
215. Jones TD, Ulbright TM, Eble JN, et al. OCT4 staining in testicular tumors: a sensitive and specific marker for seminoma and embryonal carcinoma. *Am J Surg Pathol*. 2004; 28: 935-940.
216. Lau SK, Weiss LM, Chu PG. D2-40 immunohistochemistry in the differential diagnosis of seminoma and embryonal carcinoma: a comparative immunohistochemical study with KIT (CD117) and CD30. *Mod Pathol*. 2007; 20: 320-325.
217. Manivel JC, Jessurun J, Wick MR, Dehner LP. Placental alkaline phosphatase immunoreactivity in testicular germ-cell neoplasms. *Am J Surg Pathol*. 1987; 11: 21-29.
218. Nonaka D. Differential expression of SOX2 and SOX17 in testicular germ cell tumors. *Am J Clin Pathol*. 2009; 131: 731-736.
219. Ramaekers F, Feitz W, Moesker O, et al. Antibodies to cytokeratin and vimentin in testicular tumour diagnosis. *Virchows Arch A Pathol Anat Histopathol*. 1985; 408: 127-142.
220. Saint-Andre JP, Alhenc-Gelas F, Rohmer V, et al. Angiotensin-I-converting enzyme in germinomas. *Hum Pathol*. 1988; 19: 208-213.
221. Zynger DL, Dimov ND, Luan C, et al. Glypican 3: a novel marker in testicular germ cell tumors. *Am J Surg Pathol*. 2006; 30: 1570-1575.
222. Miettinen M, Virtanen I, Talerman A. Intermediate filament proteins in human testis and testicular germ-cell tumors. *Am J Pathol*. 1985; 120: 402-410.
223. Hittmair A, Rogatsch H, Hobisch A, et al. CD30 expression in seminoma. *Hum Pathol*. 1996; 27: 1166-1171.
224. Tickoo SK, Hutchinson B, Bacik J, et al. Testicular seminoma: a clinicopathologic and immunohistochemical study of 105 cases with special reference to seminomas with atypical features. *Int J Surg Pathol*. 2002; 10: 23-32.
225. Florentine BD, Roscher AA, Garrett J, Warner NE. Necrotic seminoma of the testis: establishing the diagnosis with masson trichrome stain and immunostains. *Arch Pathol Lab Med*. 2002; 126: 205-206.
226. Miller JS, Lee TK, Epstein JI, Ulbright TM. The utility of microscopic findings and immunohistochemistry in the classification of necrotic testicular tumors: a study of 11 cases. *Am J Surg Pathol*. 2009; 33: 1293-1298.
227. Mostofi FK. Testicular tumors. Epidemiologic, etiologic, and pathologic features. *Cancer*. 1973; 32: 1186-1201.
228. Javadpour N. Human chorionic gonadotropin in seminoma. *J Urol*. 1984; 131: 407.
229. Jacobsen GK. Histogenetic considerations concerning germ cell tumours. Morphological and immunohistochemical comparative investigation of the human embryo and testicular germ cell tumors. *Virchows Arch A Pathol Anat Histopathol*. 1986; 408: 509-525.
230. Pierce GB Jr, Abell MR. Embryonal carcinoma of the testis. *Pathol Annu*. 1970; 5: 27-60.
231. Friedman NB, Moore RA. Tumors of the testis; a report on 922 cases. *Mil Surg*. 1946; 99: 573-593.
232. Rinke de Wit TF, Wilson L, van den Elsen PJ, et al. Monoclonal antibodies to human embryonal carcinoma cells. Antigenic relationships of germ cell tumors. *Lab Invest*. 1991; 65: 180-191.
233. Santagata S, Ligon KL, Hornick JL. Embryonic stem cell transcription factor signatures in the diagnosis of primary and metastatic germ cell tumors. *Am J Surg Pathol*. 2007; 31: 836-845.
234. Sung MT, Jones TD, Beck SD, et al. OCT4 is superior to CD30 in the diagnosis of metastatic embryonal carcinomas after chemotherapy. *Hum Pathol*. 2006; 37: 662-667.
235. Bai S, Wei S, Pasha TL, et al. Immunohistochemical studies of metastatic germ-cell tumors in retroperitoneal dissection specimens: a sensitive and specific panel. *Int J Surg Pathol*. 2013; 21: 342-351.
236. Berney DM, Shamash J, Pieroni K, Oliver RT. Loss of CD30 expression in metastatic embryonal carcinoma: the effects of chemotherapy? *Histopathology*. 2001; 39: 382-385.
237. Allen EA, Burger PC, Epstein JI. Microcystic meningioma arising in a mixed germ cell tumor of the testis: a case report. *Am J Surg Pathol*. 1999; 23: 1131-1135.
238. Michal M. Meningeal nodules in teratoma of the testis. *Virchows Arch*. 2001; 438: 198-200.
239. Singh N, Cumming J, Theaker JM. Pure cartilaginous teratoma differentiated of the testis. *Histopathology*. 1997; 30: 373-374.
240. Michael H, Hull MT, Ulbright TM, et al. Primitive neuroectodermal tumors arising in testicular germ cell neoplasms. *Am J Surg Pathol*. 1997; 21: 896-904.
241. Serrano-Olmo J, Tang CK, Seidmon EJ, et al. Neuroblastoma as a prominent component of a mixed germ cell tumor of testis. *Cancer*. 1993; 72: 3271-3276.
242. Pierce GB Jr, Bullock WK, Huntington RW Jr. Yolk sac tumors of the testis. *Cancer*. 1970; 25: 644-658.
243. Talerman A. Yolk sac tumor associated with seminoma of the testis in adults. *Cancer*. 1974; 33: 1468-1473.
244. Talerman A. The incidence of yolk sac tumor (endodermal sinus tumor) elements in germ cell tumors of the testis in adults. *Cancer*. 1975; 36: 211-215.
245. Talerman A. Endodermal sinus(yolk sac) tumor elements in testicular germ cell tumors in adults. Comparison of prospective and retrospective studies. *Cancer*. 1980; 46: 1213-1217.
246. Teilum G. Endodermal sinus tumor of the ovary and testis. Comparative morphogenesis of the so-called mesonephroma ovarii (Schiller) and of extraembryonic(yolk sac-allantoic) structures of the rat's placenta. *Cancer*. 1959; 12: 1092-1105.
247. Teoh TB, Steward JK, Willis RA. The distinctive adenocarcinoma of the infant's testis. An account of 15 cases. *J Pathol Bacteriol*. 1960; 80: 147-156.
248. Woodtli W, Hedinger CE. Endodermal sinus tumor or orchioblastoma in children and adults. *Virchows Arch A Pathol Anat Histopathol*. 1974; 364: 93-110.
249. Young PG, Mount BM, Foote FW Jr, Whitmore WF Jr. Embryonal adenocarcinoma in the prepubertal testis. A clinicopathologic study of 18 cases. *Cancer*. 1970; 26: 1065-1075.
250. Young RH. The yolk sac tumor: Reflections on a remarkable neoplasm and two of the many intrigued by it-Gunnar Teilum and Aleksander Talerman-and the bond it formed between them. *Int J Surg Pathol*. 2014; 22: 677-687.
251. Ulbright TM, Amin MB, Young RH. Tumors of the Testis, Adnexa, Spermatic Cord, and Scrotum. Atlas of Tumor Pathology. Thrid Series. Fascicle 25. *AFIP*, 1997.
252. Kao CS, Idrees MT, Young RH, Ulbright TM. Solid pattern yolk sac tumor: a morphologic and immunohistochemical study of 52 cases. *Am J Surg Pathol*. 2012; 36: 360-367.
253. Young RH, Ulbright TM, Policarpio-Nicolas ML. Yolk sac tumor with a prominent polyvesicular vitelline pattern: a report of three cases. *Am J Surg Pathol*. 2013; 37: 393-398.
254. Jacobsen GK, Jacobsen M. Possible liver cell differentiation in testicular germ cell tumours. *Histopathology*. 1983; 7: 537-548.
255. Ulbright TM, Roth LM, Brodhecker CA. Yolk sac differentiation in germ cell tumors. A morphologic study of 50 cases with emphasis on hepatic, enteric, and parietal yolk sac features. *Am J Surg Pathol*. 1986; 10: 151-164.
256. Eglen DE, Ulbright TM. The differential diagnosis of yolk sac tumor and seminoma. Usefulness of cytokeratin, alpha-fetoprotein, and alpha-1-antitrypsin immunoperoxidase reactions. *Am J Clin Pathol*. 1987; 88: 328-332.
257. Bing Z, Pasha T, Tomaszewski JE, Zhang P. CDX2 expression in yolk sac component of testicular germ cell tumors. *Int J Surg Pathol*. 2009; 17: 373-377.
258. Zynger DL, McCallum JC, Luan C, et al. Glypican 3 has a higher sensitivity than alpha-fetoprotein for testicular and ovarian yolk sac tumour: immunohistochemical investigation with analysis of histological growth patterns. *Histopathology*. 2010; 56: 750-757.
259. Osman H, Cheng L, Ulbright TM, Idrees MT. The utility of CDX2, GATA3, and DOG1 in the diagnosis of testicular neoplasms: an immunohistochemical study of 109 cases. *Hum Pathol*. 2016; 48: 18-24.
260. Kurman RJ, Scardino PT, McIntire KR, et al. Cellular localization of alpha-fetoprotein and human chorionic gonadotropin in germ cell tumors of the testis using an indirect immunoperoxidase technique. A new approach to classification utilizing tumor markers. *Cancer*. 1977; 40: 2136-2151.
261. Mostofi FK, Sesterhenn IA, Davis CJ Jr. Immunopathology of germ cell tumors of the testis. *Semin Diagn Pathol*. 1987; 4: 320-341.
262. Damjanov I, Osborn M, Miettinen M. Keratin 7 is a marker for a subset of trophoblastic cells in human germ cell tumors. *Arch Pathol Lab Med*. 1990; 114: 81-83.
263. Ulbright TM. Germ cell tumors of the gonads: a selective review emphasizing problems in differential diagnosis, newly appreciated, and controversial issues. *Mod Pathol*. 2005; 18: S61-S79.
264. Ulbright TM, Young RH, Scully RE. Trophoblastic tumors of the testis other than classic choriocarcinoma: 'monophasic' choriocarcinoma and placental site trophoblastic tumor; a report of two cases. *Am J Surg Pathol*. 1997; 21: 282-288.
265. Suurmeijer AJ, Gietema JA, Hoekstra HJ. Placental site trophoblastic tumor in a late recurrence of a nonseminomatous germ cell tumor of the testis. *Am J Surg Pathol*. 2004; 28: 830-833.
266. Gondim DD, Ulbright TM, Cheng L, Idrees MT. Primary cystic trophoblastic tumor of the testis: a study of 14 cases. *Am J Surg Pathol*. 2017; 41: 788-794.
267. Ulbright TM, Henley JD, Cummings OW, et al. Cystic trophoblastic tumor: a nonaggressive le-

sion in postchemotherapy resections of patients with testicular germ cell tumors. *Am J Surg Pathol*. 2004; 28: 1212-1216.
268. Guo CC, Punar M, Contreras AL, et al. Testicular germ cell tumors with sarcomatous components: an analysis of 33 cases. *Am J Surg Pathol*. 2009; 33: 1173-1178.
269. Malagón HD, Valdez AM, Moran CA, Suster S. Germ cell tumors with sarcomatous components: a clinicopathologic and immunohistochemical study of 46 cases. *Am J Surg Pathol*. 2007; 31: 1356-1362.
270. Idrees MT, Kuhar M, Ulbright TM, et al. Clonal evidence for the progression of a testicular germ cell tumor to angiosarcoma. *Hum Pathol*. 2010; 41: 139-144.
271. Motzer RJ, Amsterdam A, Prieto V, et al. Teratoma with malignant transformation: diverse malignant histologies arising in men with germ cell tumors. *J Urol*. 1998; 159: 133-138.
272. Ulbright TM, Hattab EM, Zhang S, et al. Primitive neuroectodermal tumors in patients with testicular germ cell tumors usually resemble pediatric-type central nervous system embryonal neoplasms and lack chromosome 22 rearrangements. *Mod Pathol*. 2010; 23: 972-980.
273. Clevenger JA, Foster RS, Ulbright TM. Differentiated rhabdomyomatous tumors after chemotherapy for metastatic testicular germ-cell tumors: a clinicopathological study of seven cases mandating separation from rhabdomyosarcoma. *Mod Pathol*. 2009; 22: 1361-1366.
274. Howitt BE, Magers MJ, Rice KR, et al. *Am J Surg Pathol*. 2015; 39: 251-259.
275. Rice KR, Rice KR, Magers MJ, et al. Management of germ cell tumors with somatic type malignancy: pathological features, prognostic factors and survival outcomes. *J Urol*. 2014; 192: 1403-1409.
276. Magers MJ, Magers MJ1, Kao CS, et al. "Somatic-type" malignancies arising from testicular germ cell tumors: a clinicopathologic study of 124 cases with emphasis on glandular tumors supporting frequent yolk sac tumor origin. *Am J Surg Pathol*. 2014; 38: 1396-1409.
277. Ulbright TM, Goheen MP, Roth LM, Gillespie JJ. The differentiation of carcinomas of teratomatous origin from embryonal carcinoma. A light and electron microscopic study. *Cancer*. 1986; 57: 257-263.
278. Colecchia M, Necchi A, Paolini B, et al. Teratoma with somatic-type malignant components in germ cell tumors of the testis: a clinicopathologic analysis of 40 cases with outcome correlation. *Int J Surg Pathol*. 2011; 19: 321-327.
279. Stall JN, Young RH. Polyembryoma of the testis: a report of two cases dominant within mixed germ cell tumors and review of gonadal polyembryomas. *Mod Pathol*. 2017; 30: 908-918.
280. Cardoso de Almeida PC, Scully RE. Diffuse embryoma of the testis. A distinctive form of mixed germ cell tumor. *Am J Surg Pathol*. 1983; 7: 633-642.
281. de Peralta-Venturina MN, Ro JY, Ordóñez NG, Ayala AG. Diffuse embryoma of the testis. An immunohistochemical study of two cases. *Am J Clin Pathol*. 1994; 101: 402-405.
282. Young RH. Testicular tumors—some new and a few perennial problems. *Arch Pathol Lab Med*. 2008; 132: 548-564.
283. Cheng L. Establishing a germ cell origin for metastatic tumors using OCT4 immunohistochemistry. *Cancer*. 2004; 101: 2006-2010.
284. Cao D, Humphrey PA, Allan RW. SALL4 is a novel sensitive and specific marker for metastatic germ cell tumors, with particular utility in detection of metastatic yolk sac tumors. *Cancer*. 2009; 115: 2640-2651.
285. Ushiku T, Shinozaki A, Shibahara J. SALL4 represents fetal gut differentiation of gastric cancer, and is diagnostically useful in distinguishing hepatoid gastric carcinoma from hepatocellular carcinoma. *Am J Surg Pathol*. 2010; 34: 533-540.
286. Miettinen M, Wang Z, McCue PA. SALL4 expression in germ cell and non-germ cell tumors: a systematic immunohistochemical study of 3215 cases. *Am J Surg Pathol*. 2014; 38: 410-420.
287. Matsumoto K, Ueyama H, Matsumoto K, et al. Clinicopathological features of alpha-fetoprotein producing early gastric cancer with enteroblastic differentiation. *World J Gastroenterol*. 2016; 22: 8203-8210.
288. Rao P, Tannir NM, Tamboli P. Expression of OCT3/4 in renal medullary carcinoma represents a potential diagnostic pitfall. *Am J Surg Pathol*. 2012; 36: 583-588.
289. Williams AS, Shawwa A, Merrimen J, Dakin Haché K. Expression of OCT4 and SALL4 in diffuse large B-cell lymphoma: an analysis of 145 consecutive cases and testicular lymphomas. *Am J Surg Pathol*. 2016; 40: 950-957.
290. Abell MR, Holtz F. Testicular neoplasms in infants and children. I. Tumors of germ cell origin. *Cancer*. 1963; 16: 965-981.
291. Zhang C, Berney DM, Hirsch MS, et al. Evidence supporting the existence of benign teratomas of the postpubertal testis: a clinical, histopathologic, and molecular genetic analysis of 25 cases. *Am J Surg Pathol*. 2013; 37: 827-835.
292. Mostert M, Rosenberg C, Stoop H, et al. Comparative genomic and in situ hybridization of germ cell tumors of the infantile testis. *Lab Invest*. 2000; 80: 1055-1064.
293. Carroll WL, Kempson RL, Govan DE, et al. Conservative management of testicular endodermal sinus tumors in childhood. *J Urol*. 1985; 133: 1011-1014.
294. Looijenga LH, Hersmus R, Gillis AJ, et al. Genomic and expression profiling of human spermatocytic seminomas: primary spermatocyte as tumorigenic precursor and DMRT1 as candidate chromosome 9 gene. *Cancer Res*. 2006; 66: 290-302.
295. Goriely A, Hansen RM, Taylor IB. Activating mutations in FGFR3 and HRAS reveal a shared genetic origin for congenital disorders and testicular tumors. *Nat Genet*. 2009; 41: 1247-1252.
296. Talerman A. Spermatocytic seminoma. Clinicopathologic study of 22 cases. *Cancer*. 1980; 45: 2169-2176.
297. Burke AP, Mostofi FK. Spermatocytic seminoma. A clinicopathologic study of 79 cases. *J Urol Pathol*. 1993; 1: 21-32.
298. Rosai J, Silber I, Khodadoust K. Spermatocytic seminoma. I. Clinicopathologic study of six cases and review of the literature. *Cancer*. 1969; 24: 92-102.
299. Cummings OW, Ulbright TM, Eble JN, Roth LM. Spermatocytic seminoma. An immunohistochemical study. *Hum Pathol*. 1994; 25: 54-59.
300. Lim J, Goriely A, Turner GD, et al. OCT2, SSX and SAGE1 reveal the phenotypic heterogeneity of spermatocytic seminoma reflecting distinct subpopulations of spermatogonia. *J Pathol*. 2011; 224: 473-483.
301. Kraggerud SM, Berner A, Bryne M, et al. Spermatocytic seminoma as compared to classical seminoma: an immunohistochemical and DNA flow cytometric study. *APMIS*. 1999; 107: 297-302.
302. Eble JN. Spermatocytic seminoma. *Hum Pathol*. 1994; 25: 1035-1042.
303. Floyd C, Ayala AG, Logothetis CJ, Silva EG. Spermatocytic seminoma with associated sarcoma of the testis. *Cancer*. 1988; 61: 409-414.
304. Matoska J, Talerman A. Spermatocytic seminoma associated with rhabdomyosarcoma. *Am J Clin Pathol*. 1990; 94: 89-95.
305. True LD, Otis CN, Delprado W, et al. Spermatocytic seminoma of testis with sarcomatous transformation. A report of five cases. *Am J Surg Pathol*. 1988; 12: 75-82.
306. Ulbright TM, Srigley JR. Dermoid cyst of the testis: a study of five postpubertal cases, including a pilomatrixoma-like variant, with evidence supporting its separate classification from mature testicular teratoma. *Am J Surg Pathol*. 2001; 25: 788-793.
307. Wang WP, Guo C, Berney DM, et al. Primary carcinoid tumors of the testis: a clinicopathologic study of 29 cases. *Am J Surg Pathol*. 2010; 34: 519-524.
308. Berdijs C, Mostofi FK. Carcinoid tumors of the testis. *J Urol*. 1977; 118: 777-782.
309. Reyes A, Moran CA, Suster S, et al. Neuroendocrine carcinomas(carcinoid tumor) of the testis. A clinicopathologic and immunohistochemical study of ten cases. *Am J Clin Pathol*. 2003; 120: 182-187.
310. Herschorn S, Gajewski J, Schulz J, Corcos J. A population-based study of urinary symptoms and incontinence: the Canadian Urinary Bladder Survey. *BJU Int*. 2008; 101: 1101-1105.
311. Abbosh PH, Zhang S, Maclennan GT, et al. Germ cell origin of testicular carcinoid tumors. *Clin Cancer Res*. 2008; 14: 1393-1396.
312. Kato N, et al. Primary carcinoid tumor of the testis: immunohistochemical, ultrastructural and FISH analysis with review of the literature. *Pathol Int*. 2003; 53: 680-685.
313. Stang A, Trabert B, Wentzensen N, et al. Gonadal and extragonadal germ cell tumours in the United States, 1973–2007.*Int J Androl*. 2012; 35: 616-625.
314. Cornejo KM, Frazier L, Lee RS, et al. Yolk Sac Tumor of the testis in infants and children: a clinicopathologic analysis of 33 cases. *Am J Surg Pathol*. 2015; 39: 1121-1131.
315. Sugimura J, Suzuki Y, Tamura G, et al. Metachronous development of malignant Leydig cell tumor. *Hum Pathol*. 1997; 28: 1318-1320.
316. Carvajal-Carmona LG, Alam NA, Pollard PJ, et al. Adult leydig cell tumors of the testis caused by germline fumarate hydratase mutations. *J Clin Endocrinol Metab*. 2006; 91: 3071-3075.
317. Dieckmann KP, Loy V. Metachronous germ cell and Leydig cell tumors of the testis. Do testicular germ cell tumors and Leydig cell tumors share common etiologic factors? *Cancer*. 1993; 72: 1305-1307.
318. Freeman DA. Steroid hormone-producing tumors of the adrenal, ovary, and testes. *Endocrinol Metab Clin North Am*. 1991; 20: 751-766.
319. Gabrilove JL, Nicolis GL, Mitty HA, Sohval AR. Feminizing interstitial cell tumor of the testis. Personal observations and a review of the literature. *Cancer*. 1975; 35: 1184-1202.
320. Bercovici JP, Nahoul K, Ducasse M, et al. Leydig cell tumor with gynecomastia. Further studies—the recovery after unilateral orchidectomy. *J Clin Endocrinol Metab*. 1985; 61: 957-962.
321. Maurer R, Taylor CR, Schmucki O, Hedinger CE. Extratesticular gonadal stromal tumor of the testis. A case report with immunoperoxidase findings. *Cancer*. 1980; 45: 985-990.
322. Billings SD, Roth LM, Ulbright TM. Microcystic Leydig cell tumors mimicking yolk sac tumor: a report of four cases. *Am J Surg Pathol*. 1999; 23: 546-551.
323. Kim I, Young RH, Scully RE. Leydig cell tumors of the testis. A clinicopathological analysis of 40 cases and review of the literature. *Am J Surg Pathol*. 1985; 9: 177-192.
324. Balsitis M, Sokal M. Ossifying malignant

Leydig(interstitial) cell tumour of the testis. *Histopathology*. 1990; 16: 599-601.

325. Santonja C, Varona C, Burgos FJ, Nistal M. Leydig cell tumor of testis with adipose metaplasia. *Appl Pathol*. 1989; 7: 201-204.
326. Ulbright TM, Srigley JR, Hatzianastassiou DK, Young RH. Leydig cell tumors of the testis with unusual features: adipose differentiation, calcification with ossification, and spindle-shaped tumor cells. *Am J Surg Pathol*. 2002; 26: 1424-1433.
327. Sohval AR, Churg J, Gabrilove JL, et al. Ultrastructure of feminizing testicular Leydig cell tumors. *Ultrastruct Pathol*. 1982; 3: 335-345.
328. Ekfors TO, Martikainen P, Kuopio T, et al. Ultrastructure and immunohistochemistry of a fetal-type Leydig cell tumor. *Ultrastruct Pathol*. 1992; 16: 651-658.
329. Augusto D, Leteurtre E, de la Taille A, et al. Calretinin: a valuable marker of normal and neoplastic Leydig cells of the testis. *Appl Immunohistochem Mol Morphol*. 2002; 10: 159-162.
330. Busam KJ, Iversen K, Coplan KA, et al. Immunoreactivity for A103 and antibody to Melan-A(Mart-1) in adrenocortical and other steroid tumors. *Am J Surg Pathol*. 1998; 22: 57-63.
331. McCluggage WG, Shanks JH, Whiteside C, et al. Immunohistochemical study of testicular sex cord-stromal tumors, including staining with anti-inhibin antibody. *Am J Surg Pathol*. 1998; 22: 615-619.
332. Gordon MD, Corless C, Renshaw AA, Beckstead J. CD99, keratin, and vimentin staining of sex cord-stromal tumors, normal ovary, and testis. *Mod Pathol*. 1998; 11: 769-773.
333. Iczkowski KA, Bostwick DG, Roche PC, Cheville JC. Inhibin A is a sensitive and specific marker for testicular sex cord-stromal tumors. *Mod Pathol*. 1998; 11: 774-779.
334. Sangoi AR, McKenney JK, Brooks JD, Higgins JP. Evaluation of SF-1 expression in testicular germ cell tumors: a tissue microarray study of 127 cases. *Appl Immunohistochem Mol Morphol*. 2013; 21: 318-321.
335. McLaren K, Thomson D. Localization of S-100 protein in a Leydig and Sertoli cell tumour of testis. *Histopathology*. 1989; 15: 649-652.
336. Tanaka Y, Carney JA, Ijiri R, et al. Utility of immunostaining for S-100 protein subunits in gonadal sex cord-stromal tumors, with emphasis on the large-cell calcifying Sertoli cell tumor of the testis. *Hum Pathol*. 2002; 33: 285-289.
337. Zhang C, Ulbright TM. Nuclear localization of β-catenin in sertoli cell tumors and other sex cord-stromal tumors of the testis: an immunohistochemical study of 87 cases. *Am J Surg Pathol*. 2015; 39: 1390-1394.
338. Liu G, Duranteau L, Carel JC, et al. Leydig-cell tumors caused by an activating mutation of the gene encoding the luteinizing hormone receptor. *N Engl J Med*. 1999; 341: 1731-1736.
339. Mahon FB Jr, Gosset F, Trinity RG, Madsen PO. Malignant interstitial cell testicular tumor. *Cancer*. 1973; 31: 1208-1212.
340. Grem JL, Robins HI, Wilson KS, et al. Metastatic Leydig cell tumor of the testis. Report of three cases and review of the literature. *Cancer*. 1986; 58: 2116-2119.
341. Tavora F, Barton JH, Sesterhenn I. Leydig cell tumors of the testis, a clinicopathological series with malignant histological features. *Lab Invest*. 2009; 89: 196A.
342. Gulbahce HE, Lindeland AT, Engel W, Lillemoe TJ. Metastatic Leydig cell tumor with sarcomatoid differentiation. *Arch Pathol Lab Med*. 1999; 123: 1104-1107.
343. Cheville JC, Sebo TJ, Lager DJ, et al. Leydig cell tumor of the testis: a clinicopathologic, DNA content and MIB-1 comparison of nonmetastasizing and metastasizing tumors. *Am J Surg Pathol*. 1998; 22: 1361-1367.
344. McCluggage WG, Shanks JH, Arthur K, Banerjee SS. Cellular proliferation and nuclear ploidy assessments augment established prognostic factors in predicting malignancy in testicular Leydig cell tumours. *Histopathology*. 1998; 33: 361-368.
345. Rutgers JL, Young RH, Scully RE. The testicular 'tumor' of the adrenogenital syndrome. *Am J Surg Pathol*. 1988; 12: 503-513.

345a. Vallangeon BD, Eble JN, Ulbright TM. Macroscopic Sertoli cell nodule: a study of 6 cases that presented as testicular masses. *Am J Surg Pathol*. 2010; 34: 1874-1880.

346. Knudsen JL, Savage A, Mobb GE. The testicular 'tumour' of adrenogenital syndrome—a persistent diagnostic pitfall. *Histopathology*. 1991; 19: 468-470.
347. Ashley RA, McGee SM, Isotaolo PA, et al. Clinical and pathological features associated with the testicular tumor of the adrenogenital syndrome. *J Urol*. 2007; 177: 546-549.
348. Lottrup G, Nielsen JE, Skakkebæk NE, et al. Abundance of DLK1, differential expression of CYP11B1, CYP21A2 and MC2R, and lack of INSL3 distinguish testicular adrenal rest tumours from Leydig cell tumours. *Eur J Endocrinol*. 2015; 172: 491-499.
349. Lottrup G, Nielsen JE, Maroun LL, et al. Expression patterns of DLK1 and INSL3 identify stages of Leydig cell differentiation during normal development and in testicular pathologies, including testicular cancer and Klinefelter syndrome. *Hum Reprod*. 2014; 29: 1637-1650.
350. Wang Z, Yang S, Shi H, et al. Histopathological and immunophenotypic features of testicular tumour of the adrenogenital syndrome. *Histopathology*. 2011; 58: 1013-1018.
351. Young RH, Talerman A. Testicular tumors other than germ cell tumors. *Semin Diagn Pathol*. 1987; 4: 342-360.
352. Sohval AR. Testicular dysgenesis in relation to neoplasm of the testicle. *J Urol*. 1956; 75: 285-291.
353. Hedinger CE, Huber R, Weber E. Frequency of so-called hypoplastic or dysgenetic zones in scrotal and otherwise normal human testes. *Virchows Arch A Pathol Anat Histopathol*. 1967; 342: 165-168.
354. Harbaum L, Langner C. Epididymal Sertoli cell nodule—a diagnostic pitfall. *Histopathology*. 2009; 55: 465-488.
355. Manuel M, Katayama KP, Jones HW Jr. The age of occurrence of gonadal tumor in intersex patients with a Y chromosome. *Am J Obstet Gynecol*. 1976; 124: 293-300.
356. Neubecker RD, Theiss EA. Sertoli cell adenomas in patients with testicular feminization. *Am J Clin Pathol*. 1962; 38: 52-59.
357. O'Connell MJ, Ramsey HE, Whang-Peng J, Wiernik PH. Testicular feminization syndrome in three sibs. Emphasis on gonadal neoplasia. *Am J Med Sci*. 1973; 265: 321-333.
358. Higgins JP, Rouse RV. Testicular Sertoli cell tumors NOS, the final word? *Adv Anat Pathol*. 1999; 6: 103-113.
359. Hopkins GB, Parry HD. Metastasizing Sertoli-cell tumor(androblastoma). *Cancer*. 1969; 23: 463-467.
360. Young RH, Koelliker DD, Scully RE. Sertoli cell tumors of the testis, not otherwise specified: a clinicopathologic analysis of 60 cases. *Am J Surg Pathol*. 1998; 22: 709-721.
361. Gilcrease MZ, Delgado R, Albores-Saavedra J. Testicular Sertoli cell tumor with a heterologous sarcomatous component: immunohistochemical assessment of Sertoli cell differentiation. *Arch Pathol Lab Med*. 1998; 122: 907-911.
362. Comperat E, Tissier F, Boyé K, et al. Non-Leydig sex-cord tumors of the testis. The place of immunohistochemistry in diagnosis and prognosis. A study of twenty cases. *Virchows Arch*. 2004; 444: 567-571.
363. Kommoss F, Oliva E, Bittinger F, et al. Inhibin-alpha CD99, HEA125, PLAP, and chromogranin immunoreactivity in testicular neoplasms and the androgen insensitivity syndrome. *Hum Pathol*. 2000; 31: 1055-1061.
364. Perrone F, Bertolotti A, Montemurro G, et al. Frequent mutation and nuclear localization of β-catenin in sertoli cell tumors of the testis. *Am J Surg Pathol*. 2014; 38: 66-71.
365. Talerman A. Malignant Sertoli cell tumor of the testis. *Cancer*. 1971; 28: 446-455.
366. Henley JD, Young RH, Ulbright TM. Malignant Sertoli cell tumors of the testis: a study of 13 examples of a neoplasm frequently misinterpreted as a seminoma. *Am J Surg Pathol*. 2002; 26: 541-550.
367. Jacobsen GK. Malignant Sertoli cell tumors of the testis. *J Urol Pathol*. 1993; 1: 233-255.
368. Samaratunga H, Spork MR, Cooritz D. Sclerosing Sertoli cell tumor of the testis. *J Urol Pathol*. 2000; 12: 39-50.
369. Zukerberg LR, Young RH, Scully RE. Sclerosing Sertoli cell tumor of the testis. A report of 10 cases. *Am J Surg Pathol*. 1991; 15: 829-834.
370. Carney JA, Gordon H, Carpenter PC, et al. The complex of myxomas, spotty pigmentation, and endocrine overactivity. *Medicine (Baltimore)*. 1985; 64: 270-283.
371. Proppe KH, Scully RE. Large-cell calcifying Sertoli cell tumor of the testis. *Am J Clin Pathol*. 1980; 74: 607-619.
372. Gourgari E, Saloustros E, Stratakis CA. Large-cell calcifying Sertoli cell tumors of the testes in pediatrics. *Curr Opin Pediatr*. 2012; 24: 518-522.
373. Plata C, Algaba F, Andujar M, et al. Large cell calcifying Sertoli cell tumour of the testis. *Histopathology*. 1995; 26: 255-260.
374. Cano-Valdez AM, Chanona-Vilchis J, Dominguez-Malagon H. Large cell calcifying Sertoli cell tumor of the testis: a clinicopathological immunohistochemical, and ultrastructural study of two cases. *Ultrastruct Pathol*. 1999; 23: 259-265.
375. Proppe KH, Dickersin GR. Large-cell calcifying Sertoli cell tumor of the testis. Light microscopic and ultrastructural study. *Hum Pathol*. 1982; 13: 1109-1114.
376. Tetu B, Ro JY, Ayala AG. Large cell calcifying Sertoli cell tumor of the testis. A clinicopathologic, immunohistochemical, and ultrastructural study of two cases. *Am J Clin Pathol*. 1991; 96: 717-722.
377. Sato K, Ueda Y, Sakurai A, et al. Large cell calcifying Sertoli cell tumor of the testis: comparative immunohistochemical study with Leydig cell tumor. *Pathol Int*. 2005; 55: 366-371.
378. Peterson F, Bulimbasic S, Sima R, et al. Large cell calcifying Sertoli cell tumor: a clinicopathologic study of 1 malignant and 3 benign tumors using histomorphology, immunohistochemistry, ultrastructure, comparative genomic hybridization, and polymerase chain reaction analysis of the PRKAR1A gene. *Hum Pathol*. 2010; 41: 552-559.
379. Ramaswamy G, Jagadha V, Tcherkoff V. A testicular tumor resembling the sex cord with annular tubules in a case of the androgen insensitivity syndrome. *Cancer*. 1985; 55: 1607-1611.
380. Ulbright TM, Amin MB, Young RH. Intratubular large cell hyalinizing Sertoli cell neoplasia of the testis: a report of 8 cases of a distinctive lesion of

the Peutz–Jeghers syndrome. *Am J Surg Pathol*. 2007; 31: 827-835.
381. Young S, Gooneratne S, Straus FH, et al. Feminizing Sertoli cell tumors in boys with Peutz–Jeghers syndrome. *Am J Surg Pathol*. 1995; 19: 50-58.
382. Wang ZJ, Churchman M, Avizienyte E, et al. Germline mutations of the LKB1(STK11) gene in Peutz-Jeghers patients. *J Med Genet*. 1999; 36: 365-368.
383. Harms D, Kock LR. Testicular juvenile granulosa cell and Sertoli cell tumours: a clinicopathologic study of 29 cases from the Kiel Paediatric Tumour Registry. *Virchows Arch*. 1997; 430: 301-310.
384. Lawrence WD, Young RH, Scully RE. Juvenile granulosa cell tumor of the infantile testis. A report of 14 cases. *Am J Surg Pathol*. 1985; 9: 87-94.
385. Young RH. Sex cord–stromal tumors of the ovary and testis: their similarities and differences with consideration of selected problems. *Mod Pathol*. 2005; 18: S81-S98.
386. Cornejo KM, Young RH. Adult granulosa cell tumors of the testis: a report of 32 cases. *Am J Surg Pathol*. 2014; 38: 1242-1250.
387. Matoska J, Ondrus D, Talerman A. Malignant granulosa cell tumor of the testis associated with gynecomastia and long survival. *Cancer*. 1992; 69: 1769-1772.
388. Jimenez-Quintero LP, Ro JY, Zavala-Pompa A, et al. Granulosa cell tumor of the adult testis. A clinicopathologic study of seven cases and a review of the literature. *Hum Pathol*. 1994; 24: 1120-1125.
389. Due W, Dieckmann KP, Niedobitek G, et al. Testicular sex cord stromal tumour with granulosa cell differentiation. Detection of steroid hormone receptors as a possible basis for tumour development and therapeutic management. *J Clin Pathol*. 1990; 43: 732-737.
390. Alexiev BA, Alaish SM, Sun CC. Testicular juvenile granulosa cell tumor in a newborn: case report and review of the literature. *Int J Surg Pathol*. 2007; 15: 321-325.
391. Chan JK, Chan VS, Mak KL. Congenital juvenile granulosa cell tumour of the testis. Report of a case showing extensive degenerative changes. *Histopathology*. 1990; 17: 75-80.
392. Kos M, Nogales FF, Kos M, et al. Congenital juvenile granulosa cell tumor of the testis in a fetus showing full 69,XXY triploidy. *Int J Surg Pathol*. 2005; 13: 219-221.
393. Kao CS, Cornejo KM, Ulbright TM, Young RH. Juvenile granulosa cell tumors of the testis: a clinicopathologic study of 70 cases with emphasis on its wide morphologic spectrum. *Am J Surg Pathol*. 2015; 39: 1159-1169.
394. Tanaka Y, Sasaki Y, Tachibana K, et al. Testicular juvenile granulosa cell tumor in an infant with X/XY mosaicism clinically diagnosed as true hermaphroditism. *Am J Surg Pathol*. 1994; 18: 316-322.
395. Young RH, Lawrence WD, Scully RE. Juvenile granulosa cell tumor. Another neoplasm associated with abnormal chromosomes and ambiguous genitalia. A report of three cases. *Am J Surg Pathol*. 1985; 9: 737-743.
396. Jones MA, Young RH, Scully RE. Benign fibromatous tumors of the testis and paratesticular region: a report of 9 cases with a proposed classification of fibromatous tumors and tumor-like lesions. *Am J Surg Pathol*. 1997; 21: 296-305.
397. Zhang M, et al. Testicular fibrothecoma: a morphologic and immunohistochemical study of 16 cases. *Am J Surg Pathol*. 2013; 37: 1208-1214.
398. De Pinieux G, Glaser C, Chatelain D, et al. Testicular fibroma of gonadal stromal origin with minor sex cord elements: clinicopathologic and immunohistochemical study of 2 cases. *Arch Pathol Lab Med*. 1999; 123: 391-394.
399. Kuo CY, Wen MC, Wang J, Jan YJ. Signet-ring stromal tumor of the testis: a case report and literature review. *Hum Pathol*. 2009; 40: 584-587.
400. Michal M, Hes O, Kazakov DV. Primary signet-ring stromal tumor of the testis. *Virchows Arch*. 2005; 447: 107-110.
401. Michalova K, Michal M Jr, Kazakov DV, et al. Primary signet ring stromal tumor of the testis: a study of 13 cases indicating their phenotypic and genotypic analogy to pancreatic solid pseudopapillary neoplasm. *Hum Pathol*. 2017(in press).
402. Kao CS, Ulbright TM. Myoid gonadal stromal tumor: a clinicopathologic study of three cases of a distinctive testicular tumor. *Am J Clin Pathol*. 2014; 142: 675-682.
403. Scully RE. Gonadoblastoma. A review of 74 cases. *Cancer*. 1970; 25: 1340-1356.
404. Chapman WH, Plymyer MR, Dresner ML. Gonadoblastoma in an anatomically normal Man: a case report and literature review. *J Urol*. 1990; 144: 1472-1474.
405. Ulbright TM, Srigley JR, Reuter VE, et al. Sex cord-stromal tumors of the testis with entrapped germ cells: a lesion mimicking unclassified mixed germ cell sex cord-stromal tumors. *Am J Surg Pathol*. 2000; 24: 535-542.
406. Bolen JW. Mixed germ cell–sex cord–stromal tumor. A gonadal tumor distinct from gonadoblastoma. *Am J Clin Pathol*. 1981; 75: 565-573.
407. Michal M, Vanecek T, Sima R, et al. Mixed germ cell sex cord–stromal tumors of the testis and ovary. Morphological, immunohistochemical, and molecular genetic study of seven cases. *Virchows Arch*. 2006; 448: 612-622.
408. Finn LS, Viswanatha DS, Belasco JB, et al. Primary follicular lymphoma of the testis in childhood. *Cancer*. 1999; 85: 1626-1635.
409. Kiely IM, Massey BD Jr, Harrison EG Jr, Utz DC. Lymphoma of the testis. *Cancer*. 1970; 26: 847-852.
410. Totonchi KF, Engel G, Weisenberg E, et al. Testicular natural killer/T-cell lymphoma, nasal type, of true natural killer-cell origin. *Arch Pathol Lab Med*. 2002; 126: 1527-1529.
411. Tranchida P, Bayerl M, Voelpel MJ, Palutke M. Testicular ischemia due to intravascular large B-cell lymphoma: a novel presentation in an immunosupressed individual. *Int J Surg Pathol*. 2003; 11: 319-324.
412. Aktah M, Al-Dayel F, Siegrist K, Ezzat A. Neutrophil-rich Ki-1-positive anaplastic large cell lymphoma presenting as a testicular mass. *Mod Pathol*. 1996; 9: 812-815.
413. Ferry JA, Harris NL, Young RH, et al. Malignant lymphoma of the testis, epididymis, and spermatic cord. A clinicopathologic study of 69 cases with immunophenotypic analysis. *Am J Surg Pathol*. 1994; 18: 376-390.
414. Ferry JA, Ulbright TM, Young RH. Anaplastic large-cell lymphoma presenting in the testis: a lesion that may be confused with embryonal carcinoma. *J Urol Pathol*. 1996; 5: 139-148.
415. Turner RR, Colby TV, MacKintosh FR. Testicular lymphomas. A clinicopathologic study of 35 cases. *Cancer*. 1981; 48: 2095-2102.
416. Wilkins BS, Williamson JM, O'Brien CJ. Morphological and immunohistological study of testicular lymphomas. *Histopathology*. 1989; 15: 147-156.
417. Al-Abbadi MA, Hattab EM, Tarawneh M, et al. Primary testicular and paratesticular lymphoma: a retrospective clinicopathologic study of 34 cases with emphasis on differential diagnosis. *Arch Pathol Lab Med*. 2007; 131: 1040-1046.
418. Paladugu RR, Bearman RM, Rappaport H. Malignant lymphoma with primary manifestation in the gonad. A clinicopathologic study of 38 patients. *Cancer*. 1980; 45: 561-571.
419. Hyland J, Lasota J, Jasinski M, et al. Molecular pathological analysis of testicular diffuse large cell lymphomas. *Hum Pathol*. 1998; 29: 1231-1239.
420. Al-Abbadi MA, Hattab EM, Tarawneh MS, et al. Primary testicular diffuse large B-cell lymphoma belongs to the nongerminal center B-cell-like subgroup: a study of 18 cases. *Mod Pathol*. 2006; 19: 1521-1527.
421. Fonseca R, Habermann TM, Colgan JP, et al. Testicular lymphoma is associated with a high incidence of extranodal recurrence. *Cancer*. 2000; 88: 154-161.
422. Shahab N, Doll DC. Testicular lymphoma. *Semin Oncol*. 1999; 26: 259-269.
423. Tondini C, Ferreri AJ, Siracusano L, et al. Diffuse large-cell lymphoma of the testis. *J Clin Oncol*. 1999; 17: 2854-2858.
424. Woolley PV III, Osborne CK, Levi JA, et al. Extranodal presentation of non-Hodgkin's lymphomas in the testis. *Cancer*. 1976; 38: 1026-1035.
425. Bacon CM, Ye H, Diss TC, et al. Primary follicular lymphoma of the testis and epididymis in adults. *Am J Surg Pathol*. 2007; 31: 1050-1058.
426. Oppenheim PI, Cohen S, Anders KH. Testicular plasmacytoma. A case report with immunohistochemical studies and literature review. *Arch Pathol Lab Med*. 1991; 115: 629-632.
427. Ferry JA, Young RH, Scully RE. Testicular and epididymal plasmacytoma: a report of 7 cases, including three that were the initial manifestation of plasma cell myeloma. *Am J Surg Pathol*. 1997; 21: 590-598.
428. Levin HS, Mostofi FK. Symptomatic plasmacytoma of the testis. *Cancer*. 1970; 25: 1193-1203.
429. Givler RL. Testicular involvement in leukemia and lymphoma. *Cancer*. 1969; 23: 1290-1295.
430. Ferry JA, Srigley JR, Young RH. Granulocytic sarcoma of the testis: a report of two cases of a neoplasm prone to misinterpretation. *Mod Pathol*. 1997; 10: 320-325.
431. Valbuena JR, Admirand JH, Lin P, Medeiros LJ. Myeloid sarcoma involving the testis. *Am J Clin Pathol*. 2005; 124: 445-452.
432. Stoffel TJ, Nesbit ME, Levitt SH. Extramedullary involvement of the testes in childhood leukemia. *Cancer*. 1975; 35: 1203-1211.
433. Kim TH, Hargreaves HK, Chan WC, et al. Sequential testicular biopsies in childhood acute lymphocytic leukemia. *Cancer*. 1986; 57: 1038-1041.
434. Nesbit ME Jr, Robison LL, Ortega JA, et al. Testicular relapse in childhood acute lymphoblastic leukemia. Association with pretreatment patient characteristics and treatment. A report for Children's Cancer Study Group. *Cancer*. 1980; 45: 2009-2016.
435. Brousset P, Imadalou K, Rubie H, et al. Paraffin-section immunohistochemistry of residual disease in the testis in patients with acute lymphoblastic leukemia using anti-mb-1/CD79a(JCB117) monoclonal antibody. *Appl Immunohistochem*. 1996; 4: 56-60.
436. Suriawinata A, Talerman A, Vapnek JM, Unger P. Hemangioma of the testis: report of unusual occurrences of cavernous hemangioma in a fetus and capillary hemangioma in an older man. *Ann Diagn Pathol*. 2001; 5: 80-83.
437. Kryvenko ON, Epstein JI. Testicular hemangioma: a series of 8 cases. *Am J Surg Pathol*. 2013; 37: 860-866.
438. Banks ER, Mills SE. Histiocytoid(epithelioid) hemangioma of the testis. The so-called vascular variant of 'adenomatoid tumor'. *Am J Surg Pathol*. 1990; 14: 584-589.
439. Hargreaves HK, Scully RE, Richie JP. Benign hemangioendothelioma of the testis. Case report with electron microscopic documentation and re-

view of the literature. *Am J Clin Pathol*. 1982; 77: 637-642.
440. Montgomery E, Epstein JI. Anastomosing hemangioma of the genitourinary tract: a lesion mimicking angiosarcoma. *Am J Surg Pathol*. 2009; 33: 1364-1369.
441. Fine SW, Davis NJ, Lykins LE, Montgomery E. Solitary testicular myofibroma: a case report and review of the literature. *Arch Pathol Lab Med*. 2005; 129: 1322-1325.
442. Senger C, Gonzalez-Crussi F. Testicular juvenile xanthogranuloma: a case report. *J Urol Pathol*. 1999; 10: 159-168.
443. Suson K, Mathews R, Goldstein JD, Dehner LP. Juvenile xanthogranuloma presenting as a testicular mass in infancy: a clinical and pathologic study of three cases. *Pediatr Dev Pathol*. 2010; 13: 39-45.
444. Woodhouse JB, Delahunt B, English SF, et al. Testicular lipomatosis in Cowden's syndrome. *Mod Pathol*. 2005; 18: 1151-1156.
445. Fleshman RL, Wasman JK, Bodner DG, et al. Mesodermal adenosarcoma of the testis. *Am J Surg Pathol*. 2005; 29: 420-423.
446. Heikaus S, Schaefer KL, Eucker J, et al. Primary peripheral primitive neuroectodermal tumor/Ewing's tumor of the testis in a 46-year-old man—differential diagnosis and review of the literature. *Hum Pathol*. 2009; 40: 893-897.
447. Masera A, Ovcak Z, Mikuz G. Angiosarcoma of the testis. *Virchows Arch*. 1999; 434: 351-353.
448. Washecka RM, Mariani AJ, Zuna RE, et al. Primary intratesticular sarcoma: immunohistochemical, ultrastructural and DNA flow cytometric study of three cases with a review of the literature. *Cancer*. 1996; 77: 1524-1528.
449. Zukerberg LR, Young RH. Primary testicular sarcoma. A report of two cases. *Hum Pathol*. 1990; 21: 932-935.
450. Bates AW, Baithun SI. The significance of secondary neoplasms of the urinary and male genital tract. *Virchows Arch*. 2002; 440: 640-647.
451. Datta MW, Young RH. Malignant melanoma metastatic to the testis: a report of three cases with clinically significant manifestations. *Int J Surg Pathol*. 2000; 8: 49-58.
452. Datta MW, Ulbright TM, Young RH. Renal cell carcinoma metastatic to the testis and its adnexa: a report of five cases including three that accounted for the initial clinical presentation. *Int J Surg Pathol*. 2001; 9: 49-56.
453. Nistal M, Gonzalez-Peramato P, Paniagua R. Secondary testicular tumors. *Eur Urol*. 1989; 16: 185-188.
454. Price EB Jr, Mostofi FK. Secondary carcinoma of the testis. *Cancer*. 1957; 10: 592-595.
455. Tiltman AJ. Metastatic tumours in the testis. *Histopathology*. 1979; 3: 31-37.
456. Haupt HM, Mann RB, Trump DL, Abeloff MD. Metastatic carcinoma involving the testis. Clinical and pathologic distinction from primary testicular neoplasms. *Cancer*. 1984; 54: 709-714.
457. Kay S, Hennigar GR, Hooper JW Jr. Carcinoma of the testes metastatic from carcinoma of the prostate. *Arch Pathol*. 1954; 57: 121-129.
458. Weitzner S. Survival of patients with secondary carcinoma of prostate in the testis. *Cancer*. 1973; 32: 447-449.
459. Ro JY, Ayala AG, Tetu B, et al. Merkel cell carcinoma metastatic to the testis. *Am J Clin Pathol*. 1990; 94: 384-389.
460. Zuk RJ, Trotter SE, Baithun SI. 'Krukenberg' tumour of the testis. *Histopathology*. 1989; 14: 214-216.
461. Dutt N, Bates AW, Baithun SI. Secondary neoplasms of the male genital tract with different patterns of involvement in adults and children. *Histopathology*. 2000; 37: 323-331.
462. Simon T, Hero B, Berthold F. Testicular and paratesticular involvement by metastatic neuroblastoma. *Cancer*. 2000; 88: 2636-2641.
463. Roosen-Runge EC, Holstein AF. The human rete testis. *Cell Tissue Res*. 1978; 189: 409-433.
464. Shah VI, Ro JY, Amin MB, et al. Histologic variations in the epididymis: findings in 167 orchiectomy specimens. *Am J Surg Pathol*. 1998; 22: 990-996.
465. Mai KT. Cytoplasmic eosinophilic granular change of the ductuli efferentes. A histological, immunohistochemical, and electron microscopic study. *J Urol Pathol*. 1994; 2: 273-282.
466. Kuo T-T, Gomez LG. Monstrous epithelial cells in human epididymis and seminal vesicles. A pseudomalignant change. *Am J Surg Pathol*. 1981; 5: 483-490.
467. Oliva E, Young RH. Paratesticular tumor-like lesions. *Semin Diagn Pathol*. 2000; 17: 340-358.
468. Maneely RB. Epididymal structure and function. A historical and critical review. *Acta Zool*. 1959; 40: 1-21.
469. Schned AR, Memoli VA. Coarse granular cytoplasmic change of the epididymis. An immunohistochemical and ultrastructural study. *J Urol Pathol*. 1994; 2: 213-222.
470. Paniagua R, Regadera J, Nistal M, Abaurrea MA. Histological, histochemical and ultrastructural variations along the length of the human vas deferens before and after puberty. *Acta Anat(Basel)*. 1981; 111: 190-203.
471. Madara JL, Haggitt RC, Federman M. Intranuclear inclusions of the human vas deferens. *Arch Pathol Lab Med*. 1978; 102: 648-650.
472. Magers MJ, Udager AM, Chinnaiyan AM, et al. Comprehensive Immunophenotypic Characterization of Adult and Fetal Testes, the Excretory Duct System, and Testicular and Epididymal Appendages. *Appl Immunohistochem Mol Morphol*. 2016; 24: e50-e68.
473. Tong GX, Memeo L, Colarossi C, et al. PAX8 and PAX2 immunostaining facilitates the diagnosis of primary epithelial neoplasms of the male genital tract. *Am J Surg Pathol*. 2011; 35: 1473-1483.
474. Nistal M, González-Peramato P, Serrano A, et al. Paratesticular cysts with benign epithelial proliferations of wolffian origin. *Am J Clin Pathol*. 2005; 124: 245-251.
475. Sasaki K, Bastacky SI, Zynger DL, Parwani AV. Use of immunohistochemical markers to confirm the presence of vas deferens in vasectomy specimens. *Am J Clin Pathol*. 2009; 132: 893-898.
476. Nistal M, Jiménez-Heffernan JA. Rete testis dysgenesis: a characteristic lesion of undescended testes. *Arch Pathol Lab Med*. 1997; 121: 1259-1264.
477. Nistal M, Paniagua R. Nodular proliferation of calcifying connective tissue in the rete testis. A study of three cases. *Hum Pathol*. 1989; 20: 58-61.
478. Nistal M, García-Cabezas MA, Regadera J, Castillo MC. Microlithiasis of the epididymis and the rete testis. *Am J Surg Pathol*. 2004; 28: 514-522.
479. Jones EC, Murray SK, Young RH. Cysts and epithelial proliferations of the testicular collecting system(including rete testis). *Semin Diagn Pathol*. 2000; 17: 270-293.
480. Nistal M, Mate A, Paniagua R. Cystic transformation of the rete testis. *Am J Surg Pathol*. 1996; 20: 1231-1239.
481. Nistal M, Santamaria L, Paniagua R. Acquired cystic transformation of the rete testis secondary to renal failure. *Hum Pathol*. 1989; 20: 1065-1070.
482. Nistal M, Jiménez-Heffernan JA, Garcia-Viera M, Paniagua R. Cystic transformation and calcium oxalate deposits in rete testis and efferent ducts in dialysis patients. *Hum Pathol*. 1996; 27: 336-341.
483. Fridman E, Skarda J, Ofek-Moravsky E, Cordoba M. Complex multilocular cystic lesion of rete testis, accompanied by smooth muscle hyperplasia, mimicking intratesticular Leydig cell neoplasm. *Virchows Arch*. 2005; 447: 768-771.
484. Paner GP, Kristiansen G, McKenney JK, et al. Rete testis-associated nodular steroid cell nests: description of putative pluripotential testicular hilus steroid cells. *Am J Surg Pathol*. 2011; 35: 505-511.
485. Butterworth DM, Bisset DL. Cribriform intratubular epididymal change and adenomatous hyperplasia of the rete testis—a consequence of testicular atrophy? *Histopathology*. 1992; 21: 435-438.
486. Ulbright TM, Gersell DJ. Rete testis hyperplasia with hyaline globule formation. A lesion simulating yolk sac tumor. *Am J Surg Pathol*. 1991; 15: 66-74.
487. Hartwick RW, Ro JY, Srigley JR, et al. Adenomatous hyperplasia of the rete testis. A clinicopathologic study of nine cases. *Am J Surg Pathol*. 1991; 15: 350-357.
488. Jones MA, Young RH. Sertoliform cystadenoma of the rete testes: a report of two cases. *J Urol Pathol*. 1997; 7: 47-54.
489. Nochomovitz LE, Orenstein JM. Adenocarcinoma of the rete testis. Consolidation and analysis of 31 reported cases with a review of miscellaneous entities. *J Urol Pathol*. 1994; 2: 1-37.
490. Sarma DP, Weilbaecher TG. Adenocarcinoma of the rete testis. *J Surg Oncol*. 1985; 30: 67-71.
491. Fukunaga M, Aizawa S, Furusato M, et al. Papillary adenocarcinoma of the rete testis. A case report. *Cancer*. 1982; 50: 134-138.
492. Samaratunga H, Kanowski P, O'Loughlin B, et al. Adenocarcinoma of the rete testis with intratubular invasion of the testis. *J Urol Pathol*. 1994; 2: 291-300.
493. Visscher DW, Talerman A, Rivera LR, Mazur MT. Adenocarcinoma of the rete testis with a spindle cell component. A possible metaplastic carcinoma. *Cancer*. 1989; 64: 770-775.
494. Watson PH, Jacob VC. Adenocarcinoma of the rete testis with sertoliform differentiation. *Arch Pathol Lab Med*. 1989; 113: 1169-1171.
495. Amin MB. Tumors of the collecting duct and rete testis. In: Moch H, Humphrey PA, Ulbright TM, Reuter VE, eds. *WHO Classification of Tumours of the Urinary System and Male Genital Organs*. Lyon, France: IARC Press; 2016.
496. Lee AH, Theaker JM. Pagetoid spread into the rete testis by testicular tumours. *Histopathology*. 1994; 24: 385-389.
497. Mai KT, Yazdi HM, Rippstein P. Light and electron microscopy of the pagetoid spread of germ cell carcinoma in the rete testis: morphologic evidence suggestive of field effect as a mechanism of tumor spread. *Appl Immunohistochem Mol Morphol*. 2001; 9: 335-339.
498. Vordermark JS II, Favila MQ. Testicular necrosis. A preventable complication of epididymitis. *J Urol*. 1982; 128: 1322-1324.
499. Hori S, Tsutsumi Y. Histological differentiation between chlamydial and bacterial epididymitis. Nondestructive and proliferative versus destructive and abscess forming. Immunohistochemical and clinicopathological findings. *Hum Pathol*. 1995; 26: 402-407.
500. Auerbach O. The pathology of urogenital tuberculosis. *Int Clin*. 1940; 3: 21-61.
501. Ferrie SG, Rundle JSH. Tuberculous epididymo-orchitis. A review of 20 cases. *Br J Urol*. 1983; 55: 437-439.
502. Haddad FS. Coccidioidomycosis of the genitourinary tract with special emphasis on the epididymis and the prostate: four case reports and review of

the literature. *J Urol Pathol*. 1996; 4: 205-212.

503. Kanomata N, Eble JN. Fungal epididymitis caused by Histoplasma capsulatum: a case report. *J Urol Pathol*. 1996; 5: 229-234.
504. Nistal M, Mate A, Paniagua R. Granulomatous epididymal lesion of possible ischemic origin. *Am J Surg Pathol*. 1997; 21: 951-956.
505. Glassy FJ, Mostofi FK. Spermatic granulomas of the epididymis. *Am J Clin Pathol*. 1956; 26: 1303-1313.
506. Yantiss RK, Young RH. Idiopathic granulomatous epididymitis: report of a case and review of the literature. *J Urol Pathol*. 1998; 8: 171-179.
507. Levine TS. Testicular and epididymal vasculitides. Is morphology of help in classification and prognosis? *J Urol Pathol*. 1994; 2: 81-88.
508. Womack C, Ansell ID. Isolated arteritis of the epididymis. *J Clin Pathol*. 1985; 38: 797-800.
509. Hernandez-Rodriguez J, Tan CD, Koening CL, et al. Testicular vasculitis: findings differentiating isolated disease from systemic disease in 72 patients. *Medicine(Baltimore)*. 2012; 91: 75-85.
510. Sharp SC, Batt MA, Lennington WJ. Epididymal cribriform hyperplasia. A variant of normal epididymal histology. *Arch Pathol Lab Med*. 1994; 118: 1020-1022.
511. Khalil KH, Ball RY, Eardley I, Ashken MH. Inflammatory pseudotumor of the rete testis. *J Urol Pathol*. 1996; 5: 39-44.
512. Lucas DR, Shukla A, Thomas DG, et al. Dedifferentiated liposarcoma with inflammatory myofibroblastic tumor-like features. *Am J Surg Pathol*. 2010; 34: 844-851.
513. Lee S, Illei PB, Han JS, Epstein JI. Florid mesothelial hyperplasia of the tunica vaginalis mimicking malignant mesothelioma: a clinicopathologic study of 12 cases. *Am J Surg Pathol*. 2014; 38: 54-59.
514. Lane Z, Epstein JI. Small blue cells mimicking small cell carcinoma in spermatocele and hydrocele specimens: a report of 5 cases. *Hum Pathol*. 2010; 41: 88-93.
515. Michal M, Kazakov DV, Dundr P, et al. Histiocytosis with raisinoid nuclei: a unifying concept for lesions reported under different names as nodular mesothelial/histiocytic hyperplasia, mesothelial/monocytic incidental cardiac excrescences, intralymphatic histiocytosis, and others: a report of 50 cases. *Am J Surg Pathol*. 2016; 40: 1507-1516.
516. Berney DM, Agaimy A, Amin MB, et al. Tumours of the paratesticular system. In: Moch H, Humphrey PA, Ulbright TM, Reuter VE, eds. *WHO Classification of Tumours of the Urinary System and Male Genital Organs*. Lyon, France: IARC Press; 2016.
517. Said JW, Nash G, Lee M. Immunoperoxidase localization of keratin proteins, carcinoembryonic antigen, and factor VIII in adenomatoid tumors. Evidence for a mesothelial derivation. *Hum Pathol*. 1982; 13: 1106-1108.
518. Sangoi AR, McKenney JK, Schwartz EJ, et al. Adenomatoid tumors of the female and male genital tracts: a clinicopathological and immunohistochemical study of 44 cases. *Mod Pathol*. 2009; 22: 1228-1235.
519. Wachter DL, Wünsch PH, Hartmann A, Agaimy A. Adenomatoid tumors of the female and male genital tract. A comparative clinicopathologic and immunohistochemical analysis of 47 cases emphasizing their site-specific morphologic diversity. *Virchows Arch*. 2011; 458: 593-602.
520. Akhtar M, Reyes F, Young I. Elastogenesis in adenomatoid tumor. *Cancer*. 1976; 37: 338-345.
521. Skinnider BF, Young RH. Infarcted adenomatoid tumor: a report of five cases of a facet of a benign neoplasm that may cause diagnostic difficulty. *Am J Surg Pathol*. 2004; 28: 77-83.
522. Jones MA, Young RH, Scully RE. Malignant mesothelioma of the tunica vaginalis. A clinicopathologic analysis of 11 cases with review of the literature. *Am J Surg Pathol*. 1995; 19: 815-825.
523. Kamiya M, Eimoto T. Malignant mesothelioma of the tunica vaginalis. *Pathol Res Pract*. 1990; 186: 680-684.
524. Kasdon EJ. Malignant mesothelioma of the tunica vaginalis propria testis. Report of two cases. *Cancer*. 1969; 23: 1144-1150.
525. Winstanley AM, Landon G, Berney D, et al. The immunohistochemical profile of malignant mesotheliomas of the tunica vaginalis: a study of 20 cases. *Am J Surg Pathol*. 2006; 30: 1-6.
526. Attanoos RL, Gibbs AR. Primary malignant gonadal mesotheliomas and asbestos. *Histopathology*. 2000; 37: 150-159.
527. Fligiel Z, Kaneko M. Malignant mesothelioma of the tunica vaginalis propria testis in a patient with asbestos exposure. A case report. *Cancer*. 1976; 37: 1478-1484.
528. Gorini G, Pinelli M, Sforza V, et al. Mesothelioma of the tunica vaginalis testis: report of 2 cases with asbestos occupational exposure. *Int J Surg Pathol*. 2005; 13: 211-214.
529. Perez-Ordonez B, Srigley JR. Mesothelial lesions of the paratesticular region. *Semin Diagn Pathol*. 2000; 17: 294-306.
530. Plas E, Riedl CR, Pfuger H. Malignant mesothelioma of the tunica vaginalis testis: review of the literature and assessment of prognostic parameters. *Cancer*. 1998; 83: 2437-2446.
531. Goldblum J, Hart WR. Localized and diffuse mesotheliomas of the genital tract and peritoneum in women. A clinicopathologic study of nineteen true mesothelial neoplasms, other than adenomatoid tumors, multicystic mesotheliomas, and localized fibrous tumors. *Am J Surg Pathol*. 1995; 19: 1124-1137.
532. Butnor KJ, Sporn TA, Hammar SP, Roggli VL. Well-differentiated papillary mesothelioma. *Am J Surg Pathol*. 2001; 25: 1304.
533. Brimo F, Illei PB, Epstein JI. Mesothelioma of the tunica vaginalis: a series of eight cases with uncertain malignant potential. *Mod Pathol*. 2010; 23: 1165-1172.
534. Tsuda H, Fukushima S, Takahashi M, et al. Familial bilateral papillary cystadenoma of the epididymis. Report of three cases in siblings. *Cancer*. 1976; 37: 1831-1839.
535. Price EB Jr. Papillary cystadenoma of the epididymis. *Arch Pathol*. 1971; 91: 456-470.
536. Calder CJ, Gregory J. Papillary cystadenoma of the epididymis. A report of two cases with an immunohistochemical study. *Histopathology*. 1993; 23: 89-91.
537. Cox R, Vang R, Epstein JI. Papillary cystadenoma of the epididymis and broad ligament: morphologic and immunohistochemical overlap with clear cell papillary renal cell carcinoma. *Am J Surg Pathol*. 2014; 38: 713-718.
538. Aydin H, Young RH, Ronnett BM, Epstein JI. Clear cell papillary cystadenoma of the epididymis and mesosalpinx: immunohistochemical differentiation from metastatic clear cell renal cell carcinoma. *Am J Surg Pathol*. 2005; 29: 520-523.
539. Shen T, Zhuang Z, Gersell DJ, Tavassoli FA. Allelic deletion of VHL gene detected in papillary tumors of the broad ligament, epididymis, and retroperitoneum in von Hippel–Lindau disease patients. *Int J Surg Pathol*. 2000; 8: 207-212.
540. Leung SY, Chan AS, Wong MP, et al. Expression of vascular endothelial growth factor in von Hippel–Lindau syndrome-associated papillary cystadenoma of the epididymis. *Hum Pathol*. 1998; 29: 1322-1323.
541. Salm R. Papillary carcinoma of the epididymis. *J Pathol*. 1969; 97: 253-259.
542. Jones MA, Young RH, Scully RE. Adenocarcinoma of the epididymis: a report of four cases and review of the literature. *Am J Surg Pathol*. 1997; 21: 1474-1480.
543. Mai KT, Carlier M, Lajeunesse C. Paratesticular composite tumour of epididymal-like and mucinous cells of low malignant potential. *Histopathology*. 1998; 33: 193-194.
544. De Nictolis M, Tommasoni S, Fabris G, Prat J. Intratesticular serous cystadenoma of borderline malignancy. A pathological, histochemical and DNA content study of a case with long-term follow-up. *Virchows Arch A Pathol Anat Histopathol*. 1993; 423: 221-225.
545. McClure RF, Keeney GL, Sebo TJ, Cheville JC. Serous borderline tumor of the paratestis: a report of seven cases. *Am J Surg Pathol*. 2001; 25: 373-378.
546. Ulbright TM, Young RH. Primary mucinous tumors of the testis and paratestis: a report of nine cases. *Am J Surg Pathol*. 2003; 27: 1221-1228.
547. Young RH, Scully RE. Testicular and paratesticular tumors and tumor-like lesions of ovarian common epithelial and müllerian types. A report of four cases and review of the literature. *Am J Clin Pathol*. 1986; 86: 146-152.
548. Nistal M, Revestido R, Paniagua R. Bilateral mucinous cystadenocarcinoma of the testis and epididymis. *Arch Pathol Lab Med*. 1992; 116: 1360-1363.
549. Blumberg HM, Hendrix LE. Serous papillary adenocarcinoma of the tunica vaginalis of the testis with metastasis. *Cancer*. 1991; 67: 1450-1453.
550. Jones MA, Young RH, Srigley JR, Scully RE. Paratesticular serous papillary carcinoma. A report of six cases. *Am J Surg Pathol*. 1995; 19: 1359-1365.
551. Carano KS, Soslow RA. Immunophenotypic analysis of ovarian and testicular mullerian papillary serous tumors. *Mod Pathol*. 1997; 10: 414-420.
552. Spark RP. Leiomyoma of epididymis. *Arch Pathol*. 1972; 93: 18-21.
553. Primer Trevino K, Chen S, Ulbright TM, Idrees MT. Paratesticular soft-tissue masses in orchiectomy specimens: a 17-year survey of primary and incidental cases from one institution. *Int J Surg Pathol*. 2017; 25(6): 480-487.
554. Chetty R. Epididymal cavernous haemangiomas. *Histopathology*. 1993; 22: 396-398.
555. Postius J, Manzano C, Concepcion T, et al. Epididymal lymphangioma. *J Urol*. 2000; 163: 550-551.
556. Wehner MS, Humphreys JL, Sharkey FE. Epididymal rhabdomyoma: a report of a case, including histologic and immunohistochemical findings. *Arch Pathol Lab Med*. 2000; 124: 1518-1519.
557. Ricketts RR, Majmudarr B. Epididymal melanotic neuroectodermal tumor of infancy. *Hum Pathol*. 1985; 16: 416-420.
558. McDermott MB, O'Briain DS, Shiels OM, Daly PA. Malignant lymphoma of the epididymis. A case report of bilateral involvement by a follicular large cell lymphoma. *Cancer*. 1995; 75: 2174-2179.
559. Novella G, Porcaro AB, Righetti R, et al. Primary lymphoma of the epididymis: case report and review of the literature. *Urol Int*. 2001; 67: 97-99.
560. Wachtel TL, Mehan DG. Metastatic tumors of the epididymis. *J Urol*. 1970; 103: 624-627.
561. Yamashina M, Honma T, Uchijima Y. Myofibroblastic pseudotumor mimicking epididymal sarcoma. A clinicopathologic study of three cases. *Pathol Res Pract*. 1992; 188: 1054-1059.
562. Dehner LP, Scott D, Stocker JT. Meconium periorchitis: a clinicopathologic study of four cases with a review of the literature. *Hum Pathol*. 1986; 17: 807-812.

563. Skoglund RW, McRoberts JW, Ragde H. Torsion of the spermatic cord. A review of the literature and an analysis of 70 new cases. *J Urol*. 1970; 104: 604-607.
564. McFarland JB. Testicular strangulation in children. *Br J Surg*. 1966; 53: 110-114.
565. Nistal M, Gonzàlez-Peramato P, Paniagua R. Lipomembranous fat necrosis in three cases of testicular torsion. *Histopathology*. 2001; 38: 443-447.
566. Simon HB, Larkin PC. Torsion of the appendix testis. Report of 13 cases. *JAMA*. 1967; 202: 140-141.
567. Skoglund RW, McRoberts JW, Ragde H. Torsion of testicular appendages. Presentation of 43 new cases and a collective review. *J Urol*. 1970; 104: 598-600.
568. Kernohan NM, Coutts AG, Best PV. Cystadenocarcinoma of the appendix testis. *Histopathology*. 1990; 17: 147-154.
569. Corless CL, Daut D, Burke R. Localized giant cell vasculitis of the spermatic cord presenting as a mass lesion. *J Urol Pathol*. 1997; 6: 235-242.
570. Taxy JB. Vasitis nodosa. *Arch Pathol Lab Med*. 1978; 102: 643-647.
571. Olson AL. Vasitis nodosa. *Am J Clin Pathol*. 1971; 55: 364-368.
572. Balogh K, Travis WD. The frequency of perineurial ductules in vasitis nodosa. *Am J Clin Pathol*. 1984; 82: 710-713.
573. Hollowood K, Fletcher CD. Pseudosarcomatous myofibroblastic proliferations of the spermatic cord ('proliferative funiculitis'). Histologic and immunohistochemical analysis of a distinctive entity. *Am J Surg Pathol*. 1992; 16: 448-454.
574. Barton JH, Davis CJ Jr, Sesterhenn IA, Mostofi FK. Smooth muscle hyperplasia of the testicular adnexa clinically mimicking neoplasia: clinicopathologic study of sixteen cases. *Am J Surg Pathol*. 1999; 23: 903-909.
575. Henley JD, Ferry J, Ulbright TM. Miscellaneous rare paratesticular tumors. *Semin Diagn Pathol*. 2000; 17: 319-339.
576. Srigley JR. The paratesticular region: histoanatomic and general considerations. *Semin Diagn Pathol*. 2000; 17: 258-269.
577. Lilly MC, Arregui ME. Lipomas of the cord and round ligament. *Ann Surg*. 2002; 235: 586-589.
578. Laskin WB, Fetsch JF, Mostofi FK. Angiomyofibroblastomalike tumor of the male genital tract: analysis of 11 cases with comparison to female angiomyofibroblastoma and spindle cell lipoma. *Am J Surg Pathol*. 1998; 22: 6-16.
579. Iwasa Y, Fletcher CD. Cellular angiofibroma: clinicopathologic and immunohistochemical analysis of 51 cases. *Am J Surg Pathol*. 2004; 28: 1426-1435.
580. Flucke U, van Krieken JH, Mentzel T. Cellular angiofibroma: analysis of 25 cases emphasizing its relationship to spindle cell lipoma and mammary-type myofibroblastoma. *Mod Pathol*. 2011; 24: 82-89.
581. Idrees MT, Hoch BL, Wang BY, Unger PD. Aggressive angiomyxoma of male genital region. Report of 4 cases with immunohistochemical evaluation including hormone receptor status. *Ann Diagn Pathol*. 2006; 10: 197-204.
582. Nucci MR, Weremowicz S, Neskey DM, et al. Chromosomal translocation t(8;12) induces aberrant HMGIC expression in aggressive angiomyxoma of the vulva. *Genes Chromosomes Cancer*. 2001; 32: 172-176.
583. McCluggage WG, Connolly L, McBride HA. HMGA2 is a sensitive but not specific immunohistochemical marker of vulvovaginal aggressive angiomyxoma. *Am J Surg Pathol*. 2010; 34: 1037-1042.
584. Dreux N, Marty M, Chibon F, et al. Value and limitation of immunohistochemical expression of HMGA2 in mesenchymal tumors: about a series of 1052 cases. *Mod Pathol*. 2010; 23: 1657-1666.
585. Magro G, Righi A, Casorzo L, et al. Mammary and vaginal myofibroblastomas are genetically related lesions: fluorescence in situ hybridization analysis shows deletion of 13q14 region. *Hum Pathol*. 2012; 43: 1887-1893.
586. Chen E, Fletcher CD. Cellular angiofibroma with atypia or sarcomatous transformation: clinicopathologic analysis of 13 cases. *Am J Surg Pathol*. 2010; 34: 707-714.
587. Izhak OB. Solitary papillary cystadenoma of the spermatic cord presenting as an inguinal mass. *J Urol Pathol*. 1997; 7: 55-62.
588. McCluggage WG, Shah V, Nott C, et al. Cystadenoma of spermatic cord resembling ovarian serous epithelial tumour of low malignant potential: immunohistochemical study suggesting Mullerian differentiation. *Histopathology*. 1996; 28: 77-80.
589. Bacchi CE, Schmidt RA, Brandao M, et al. Paraganglioma of the spermatic cord. Report of a case with immunohistochemical and ultrastructural studies. *Arch Pathol Lab Med*. 1990; 114: 899-901.
590. Eusebi V, Massarelli G. Phaeochromocytoma of the spermatic cord. Report of a case. *J Pathol*. 1971; 105: 283-284.
591. Folpe AL, Weiss SW. Paratesticular soft tissue neoplasms. *Semin Diagn Pathol*. 2000; 17: 307-318.
592. Sarma DP, Weilbaecher TG. Leiomyoma of the spermatic cord. *J Surg Oncol*. 1985; 28: 318-320.
593. Shim JW, Ro JY, Yang I, et al. Solitary fibrous tumor: a case report arising in the scrotum. *J Urol Pathol*. 1999; 10: 229-238.
594. Tanda F, Rocca PC, Bosincu L, et al. Rhabdomyoma of the tunica vaginalis of the testis: a histologic, immunohistochemical, and ultrastructural study. *Mod Pathol*. 1997; 10: 608-611.
595. Yasui N, Yoshida A, Kawamoto H, et al. Clinicopathologic analysis of spindle cell/sclerosing rhabdomyosarcoma. *Pediatr Blood Cancer*. 2015; 62: 1011-1016.
596. Cummings OW, Ulbright TM, Young RH, et al. Desmoplastic small round cell tumors of the paratesticular region: a report of six cases. *Am J Surg Pathol*. 1997; 21: 219-225.
597. Arlen M, Grabstald H, Whitmore WF Jr. Malignant tumors of the spermatic cord. *Cancer*. 1969; 23: 525-532.
598. Fisher C, Goldblum JR, Epstein JI, Montgomery E. Leiomyosarcoma of the paratesticular region: a clinicopathologic study. *Am J Surg Pathol*. 2001; 25: 1143-1149.
599. Kinjo M, Hokamura K, Tanaka K, et al. Leiomyosarcoma of the spermatic cord. A case report and a brief review of literature. *Acta Pathol Jpn*. 1986; 36: 929-934.
600. Lin BT, Harvey DA, Medeiros LJ. Malignant fibrous histiocytoma of the spermatic cord: report of two cases and review of the literature. *Mod Pathol*. 2002; 15: 59-65.
601. McCluggage WG, Dolan S, Cameron CH, Russell CF. Epithelioid hemangioendothelioma of the spermatic cord. *Int J Surg Pathol*. 2000; 8: 75-78.
602. Montgomery E, Fisher C. Paratesticular liposarcoma: a clinicopathologic study. *Am J Surg Pathol*. 2003; 27: 40-47.
603. Blitzer PH, Dosoretz DE, Proppe KH, Shipley WU. Treatment of malignant tumors of the spermatic cord. A study of 10 cases and a review of the literature. *J Urol*. 1981; 126: 611-614.
604. Ballo MT, Zagars GK, Pisters PW, et al. Spermatic cord sarcoma: outcome, patterns of failure and management. *J Urol*. 2001; 166: 1306-1310.
605. Fagundes MA, Zietman AL, Althausen AF, et al. The management of spermatic cord sarcoma. *Cancer*. 1996; 77: 1873-1876.
606. Nazeer T, Ro JY, Kee KH, Ayala AG. Spermatic cord contamination in testicular cancer. *Mod Pathol*. 1996; 9: 762-766.

阴茎和阴囊

28

Jesse K. McKenney 著　回允中 译

章目录

阴茎

正常解剖结构

阴茎（penis）是由**阴茎体（corpus）**、**龟头（gland）**和**包皮（prepuce）**组成。阴茎体是由海绵体（由被白膜包围的血管腔隙网组成）组成，**海绵体（corpus spongiosus）**的中心有阴茎尿道部通过。所有这些结构均由称为**肉膜（dartos）**的不连续的平滑肌层和称为**阴茎深筋膜（Buck fascia）**的弹力鞘覆盖。后者将阴茎分为背侧（阴茎海绵体）和腹侧（尿道海绵体）两个部分，CT 和 MRI 技术能够明确区分这两个部分[1]。

龟头的皮肤是由非角化性鳞状上皮构成，厚度为 5～6 层细胞；包皮环切术后龟头的皮肤变成角化上皮[2]。龟头背部和侧面有**龟头包皮沟（balanopreputial sulcus）**，腹部有**系带（frenulum）**与阴茎体分开。

男性尿道分为三个部分：前列腺部（prostatic）（由前列腺包围的、短的近端部分）、膜部或球膜部（membranous or bulbomembranous）（从前列腺下极延伸到尿道海绵体球部）和阴茎部（penile）（纵向通过阴茎海绵体）。阴茎尿道末端增大的部分称为**舟状窝（fossa navicularis）**。

显微镜下，尿道近端部分（前列腺部）衬覆尿道上皮，而相当于舟状窝的远端部分衬覆复层鳞状细胞上皮，其余部分衬覆假复层纤毛柱状上皮[1]。伴随尿道的腺体结构是**上皮内腺（intraepithelial gland）**或 Morgagni 尿道陷窝（衬覆一层圆柱状细胞的上皮内腺体）、**尿道腺（Littré gland）**（沿着整个尿道海绵体出现的管泡状黏液腺）以及尿道球腺或 **Cowper 腺（Cowper gland）**（位于尿道膜部深层的黏液腺泡状结构）[1]。

阴茎的淋巴引流到浅表和深部腹股沟淋巴结。淋巴管之间有中心吻合，结果导致双侧引流。

非肿瘤性病变

副尿道小管（small accessory urethral canal）或尿道周围导管可开口于舟状窝内或其周围，由继发炎症而产生症状[3]。发生在年轻男性龟头中心部位的**中缝囊肿（median raphe cyst）**或许是副尿道小管的囊性扩张（图 28.1）[4]。

黏液囊肿（mucoid cyst）可见于阴茎包皮或龟头。它衬覆复层柱状上皮，常常伴有上皮内黏液腺（图 28.2）[5-6]。

黏液化生（mucinous metaplasia）是指阴茎包皮或龟头表面上皮内出现产生黏液的细胞。它见于老年人，似乎是与重度慢性炎症有关的化生性改变，特别是 Zoon 龟头炎（见下文）[7-8]。

尿道腺炎症（inflammation of Littré gland）在临床上可能类似于阴茎肿瘤[9]。

各种类型的**皮肤病（dermatosis）**均可累及阴茎皮肤，其中包括湿疹性皮炎、脂溢性皮炎、固定药疹、银屑病、扁平苔藓、光泽苔藓和萎缩硬化性苔藓。

阴茎部位的**硬化性苔藓（lichen sclerosus）**传统上称为**闭塞性干燥性龟头炎（balanitis xerotica obliterans）**[10]。有证据提示，这种硬化性苔藓在 HPV 无关性鳞状细胞癌的发生中可起作用（图 28.3A 和 B）[11]。

临床上类似于 Bowen 病的一种炎症性病变是**局限性龟头炎（balanitis circumscripta）**（Zoon 龟头炎），其显微镜下特征是表皮萎缩和富于浆细胞的致密的炎症浸润[12-13]。

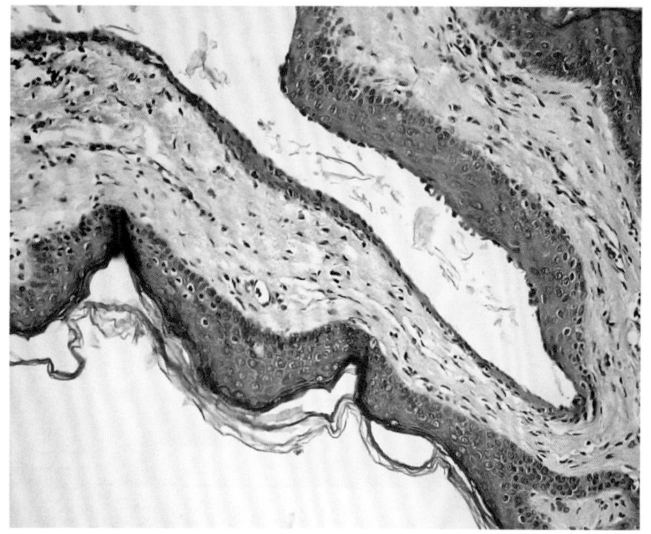

图 28.1　**中缝囊肿**。这可能是继发于副尿道小管或尿道周围导管囊性扩张的结果

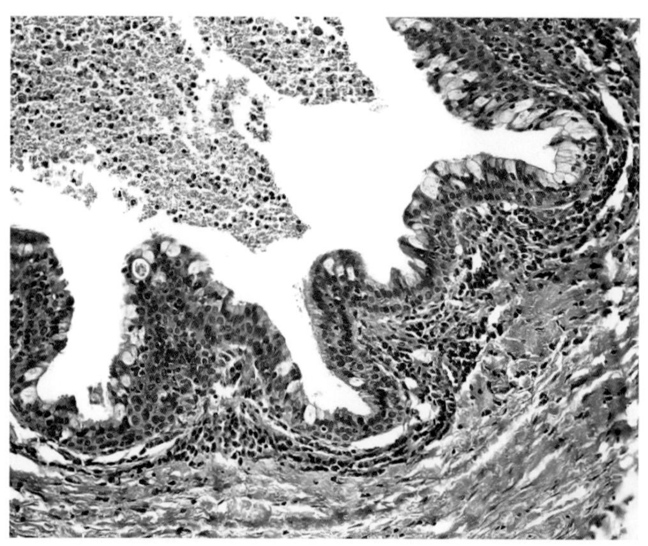

图 28.2　**阴茎黏液性囊肿**。可见病变衬覆含有分泌黏液细胞的复层柱状上皮

深部环状肉芽肿（granuloma annulare）可能局限于阴茎[14]。

淀粉样变（amyloidosis）表现为阴茎体局灶性肿块已有报道[14]。

初期梅毒（下疳）[primary syphilis (chancre)]显微镜下由薄的表皮和有时由溃疡性表皮组成，伴有皮肤致密的富于浆细胞和淋巴细胞的炎症浸润（图 28.4A）。病变血管显示明显的内皮细胞肿胀和增生以及血管壁炎症细胞浸润［“闭塞性内皮炎（endarteritis obliterans”）］。应用 Warthin-Starry 银染色或免疫组织化学检查可以在表皮和真皮内发现螺旋体（特别是在增生的血管内或其周围）（见图 28.4B）。

软下疳（chancroid）在非洲是生殖器溃疡的最常见原因，其显微镜下特征是真皮深部血管炎，表现为血管周围和血管壁内淋巴细胞和组织细胞浸润，伴有内皮细胞肿胀，有时混合有中性粒细胞和（或）多核巨细胞[15]。其上表皮显示银屑病性增生和海绵层水肿，有时伴有 Malpighian 生发层和角化不全层中性粒细胞浸润。

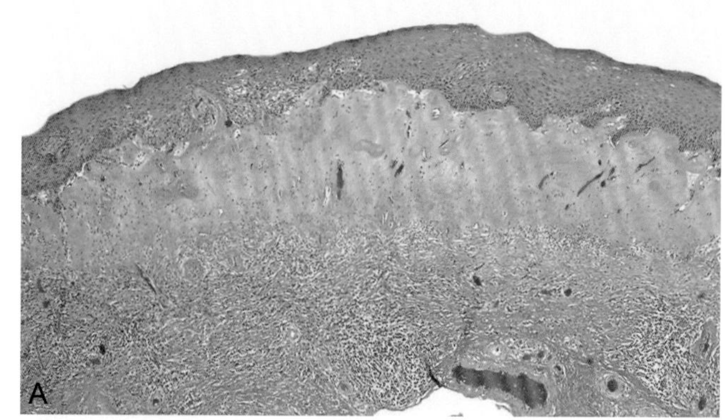

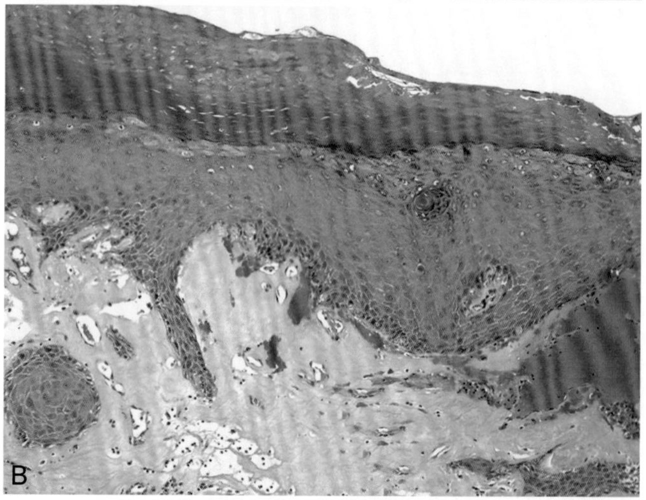

图 28.3　**硬化性苔藓**。**A**，可见真皮胶原和致密的玻璃样带，慢性淋巴细胞浸润和上皮脚丧失是其特征。**B**，棘层增生和角化过度明确了鳞状上皮增生，这个病例伴有硬化性苔藓

生殖器疱疹（genital herpes）是由单纯性疱疹病毒（herpes simplex virus, HSV）引起的，最常见的是 HSV2。它表现为小的皮肤水泡及其破裂形成小的疼痛性溃疡。组织学上，其溃疡边缘显示多核角化细胞伴有毛玻璃状核包涵体和细胞核变形（图 28.5）。通过 Tzanck 制片（检查病损底部细胞）根据其细胞类型可以做出生殖器溃疡的诊断。

结核（tuberculosis）和其他肉芽肿性炎症很少发生，表现为阴茎结节[16]。

阴茎**脓肿（abscess）**和**坏疽（gangrene）**已有描述[17]。

伴有多血管炎的肉芽肿病（granulomatosis with polyangitis）［Wegener 肉芽肿病（Wegener's granulomatosis）］可能局限于阴茎，临床上类似于癌[18]。

Behçet 病（Behçet disease）是一种口腔和生殖器溃疡以及虹膜炎症候群[19-20]。显微镜下，可见各种类型的血管炎。

Peyronie 病（peyronie disease）［又称阴茎海绵体硬结症（plastic induration of the penis）］是由阴茎海绵体和白膜之间结缔组织层进行性纤维性增厚引起的。它可引起疼痛以及阴茎勃起时向病变侧弯曲[21-23]。显微镜下，这种病变是由玻璃样变的纤维组织构成，有时含有软骨和骨（图 28.6）[24]。它可能伴有掌挛缩病[25]，可以通过

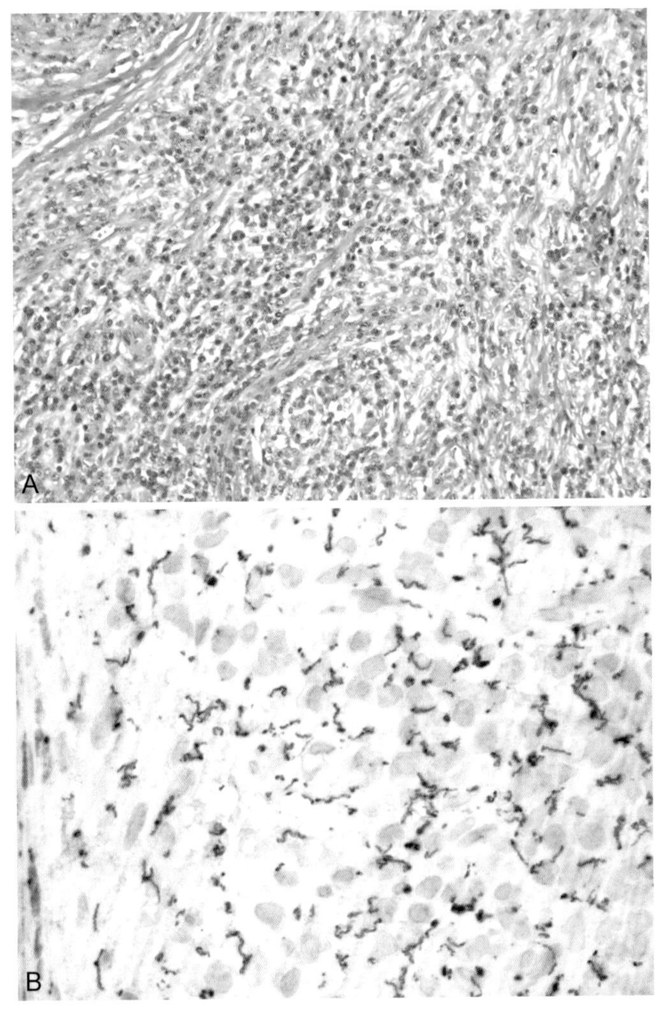

图 28.4 **梅毒**。**A**，可见致密的富于浆细胞的炎症浸润，常常围绕血管，这是特征性的。**B**，密螺旋体免疫染色

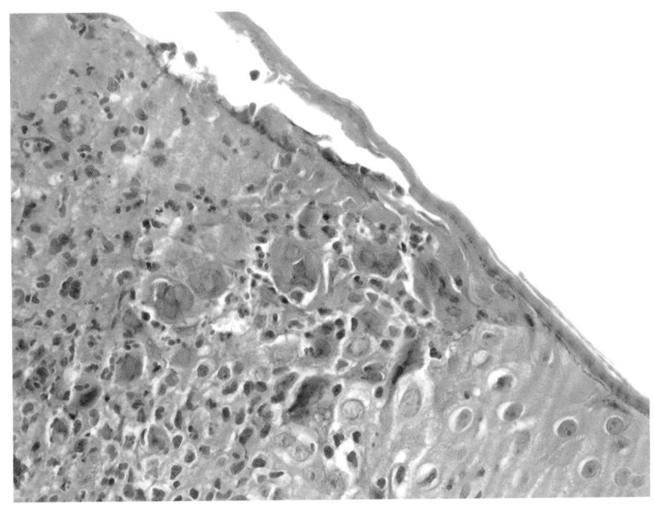

图 28.5 疱疹溃疡边缘可见典型的病毒细胞病变效应

手术、局部疗法（包括低强度冲击波疗法）以及病变内注射各种药物治疗 [26-27]。虽然过去的文献常常认为 Peyronie 病是一种形式是“纤维瘤病”，但现在的文献强烈反对它

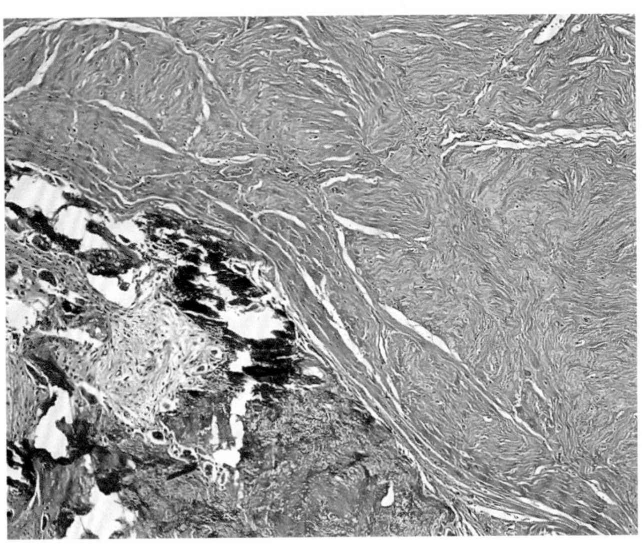

图 28.6 **Peyronie 病**。这种病变是由致密的玻璃样变组织组成，发生了局灶营养不良性钙化

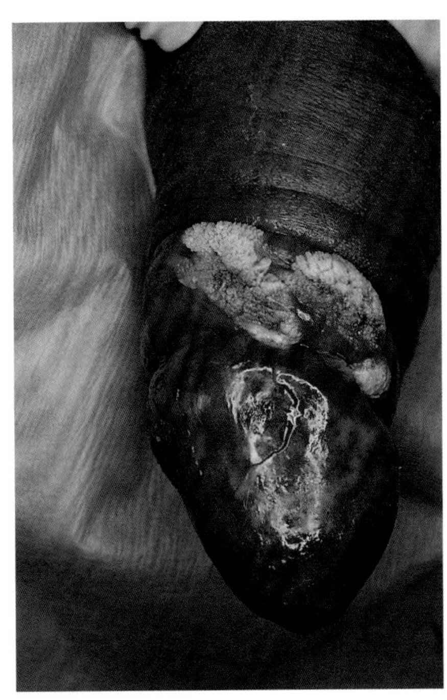

图 28.7 **HIV 感染患者的大的尖锐湿疣病变**。阴茎龟头也显示有疱疹病毒感染

与真正的硬纤维瘤有任何的关系。它很可能是硬化性炎症性病变，最初是对微血管损伤的急性炎症性反应，随后进入慢性硬化期。在这种疾病的发生过程中，TGF-β1 可能作为一个硬化前因素起作用 [28-29]。

阴茎**尖锐湿疣（condyloma acuminatum）**是由 HPV 引起的性病，最常见于 20～40 岁之间的患者。它表现为阴茎口或舟状窝或龟头其他部位的乳头状肿物（图 28.7）。男性尿道的息肉样病变几乎 30% 是尖锐湿疣。显微镜下，尖锐湿疣有复杂的鳞状上皮乳头状结构，伴有空泡状角化细胞和异常的细胞核（“挖空细胞形成”）（图 28.8A 和 B）。HPV 可以通过免疫细胞化学和原位杂交技

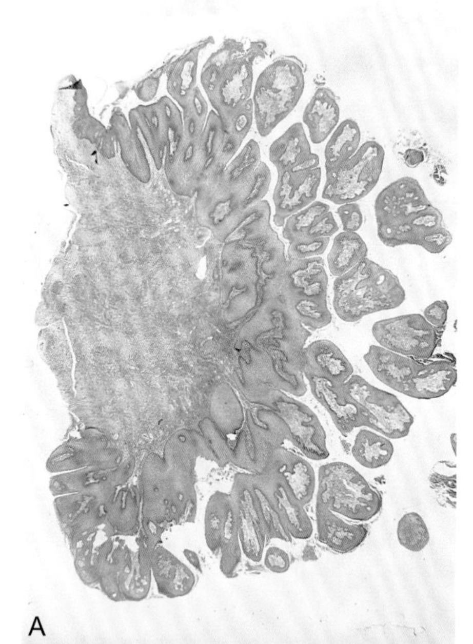

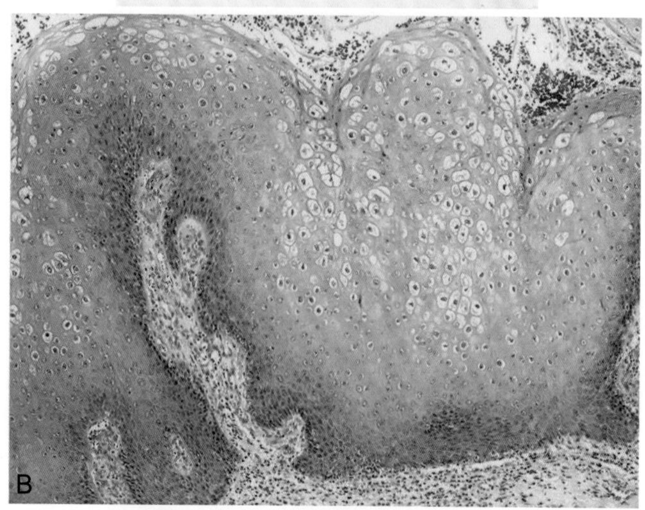

图 28.8 尖锐湿疣。**A**，由高分化鳞状上皮构成的复杂的乳头状结构。**B**，病毒引起的细胞病理改变

术来证实，但典型的病变不需要进行病毒检测[30-31]。少数湿疣的组织学表现类似于脂溢性角化症，不进行 HPV 检测可能难以鉴别（图 28.9）。

肿瘤

鳞状细胞癌

发生在阴茎的绝大多数恶性肿瘤是**鳞状细胞癌**（**squamous cell carcinoma**）。在美国，阴茎鳞状细胞癌相对少见，在男性所有恶性肿瘤中的占比不到 1%[32]。但在一些亚洲、非洲和拉丁美洲国家，阴茎鳞状细胞癌非常常见，在所有癌中的占比可能在 10% 以上[33-34]。它最常累及 31 ~ 50 岁的患者。

如果出生后不久做了包皮环切，阴茎癌的发生非常罕见。如果手术时间延迟到 10 岁，则有可能发生阴茎癌[35]。阴茎癌可能与个人卫生和包皮垢的致癌效应有关，

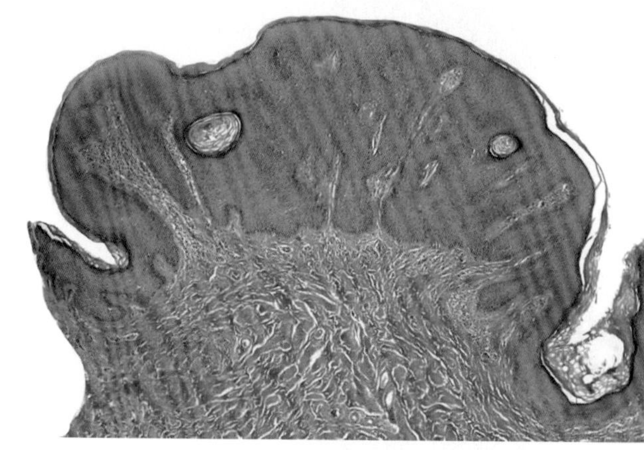

图 28.9 一些湿疣的低倍镜下表现酷似脂溢性角化症

不进行包皮环切可能是增强的因素[36]。与这个假设一致的是，发现阴茎癌与包皮过长有关[36-37]。

与萎缩硬化性苔藓（闭塞性干燥性龟头炎）[38] 和扁平苔藓[39] 有关的阴茎癌病例也有报道。在高分化鳞状细胞癌的切除标本中，常见硬化性苔藓伴有鳞状上皮增生和分化性**阴茎上皮内肿瘤**（**penile intraepithelial neoplasia, PeIN**），提示这种病变是癌前病变[40]。

阴茎癌与 HPV 的关系已有很多文献报道[41-42]。McCance 等[43] 在一项巴西的有 53 例病例的研究中发现，49% 的病例有 HPV 16 DNA 序列，9% 有 HPV 18 DNA 序列。新近的文献提示，HPV 相关性癌在一些国家正在减少，但在美国正处于上升中[44]。HPV 与不同组织学亚型的关系也有文献报道[45-49]。根据这些所见，阴茎鳞状细胞癌的分类已经发展为基于 HPV 的命名法（见下文）。

形态学特征和肿瘤类型

大多数阴茎鳞状细胞癌依次发生在龟头、包皮和冠状沟（图 28.10 和 28.11）。其生长方式可以是浅表播散性的，以外生性为主（蕈状、疣状）或以内生性为主（浸润性、溃疡性、垂直生长）。这些生长方式可能混合出现，而且可能是多中心性的[50]。一般来说，外生性肿瘤的分化比内生性肿瘤的分化好。现在将显微镜下阴茎鳞状细胞癌粗略地分为 HPV 相关性和 HPV 无关性。每一组的相对比例随着地域不同而不同，或许主要是由于 HPV 感染的程度和类型不同。

癌前病变

阴茎上皮内肿瘤

阴茎上皮内肿瘤（penile intraepithelial neoplasia, PeIN）是保留完整基底膜的阴茎鳞状上皮早期肿瘤性病变（即非浸润性病变），是浸润性鳞状细胞癌的癌前病变。在过去，对 PeIN 曾经应用过各种诊断名称（例如 Bowen 病、Queyrat 增殖性红斑、异型增生和原位癌），但这些术语现在均已被 PeIN 取代了[51-52]。这些病变也可以分为

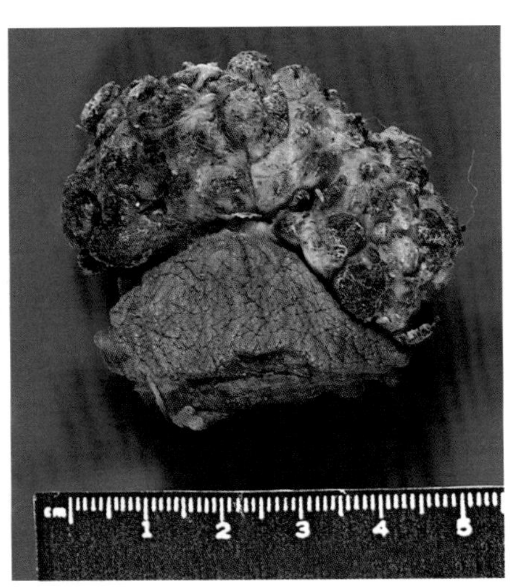

图 28.10 阴茎龟头鳞状细胞癌的外观，显示乳头状瘤生长方式

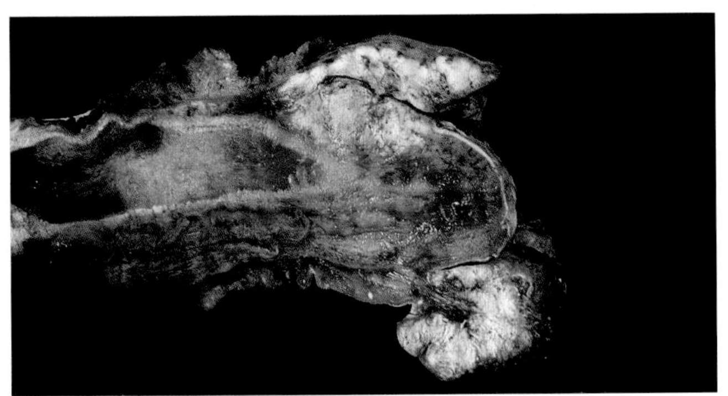

图 28.11 阴茎鳞状细胞癌，伴有包皮的广泛受累

HPV 相关性和 HPV 无关性，如同其对应的浸润性病变一样 [48]。与 HPV 相关性病变相比，HPV 无关性病变一般发生在较大的年龄组患者。

人乳头状瘤病毒相关性 PeIN

基底细胞样（未分化）PeIN［basaloid (undifferentiated) PeIN］通常累及年轻男性的阴茎龟头。其形态学特征类似于宫颈高级别鳞状上皮内病变，伴有小的单形性未成熟细胞的全层累及，核质比例高（图 28.12）[48]。核分裂活性和凋亡小体可能常见，但鳞状上皮成熟不是它的特征。这些病变显示弥漫性 p16 染色。研究显示，其常常与 HPV 16 有关。

湿疣样（Bowen 样）PeIN［warty (Bowenoid) PeIN］的结构比基底细胞样 PeIN 的结构复杂，伴有乳头状瘤表面和较丰富的表面角蛋白。其特征还有比较显著的核的多形性和结构完好的角化细胞非典型性 [48]。与基底细胞样 PeIN 不同的另外一个鲜明的特征是：湿疣样亚型常常有鳞状上皮成熟。这种病变对 p16 染色也呈强表达，但其伴随的 HPV 类型不定。

湿疣 - 基底细胞样 PeIN（warty-basaloid PeIN）正如其名称所示，其显示混合性基底细胞样和湿疣样特征 [48,53]。其表面可能显示乳头状结构伴有挖空细胞非典型性，而其下半部分则具有较一致的基底细胞样细胞群（图 28.13）。这些病变似乎与基底细胞样 PeIN 有较为明显的重叠，其与 HPV 16 密切相关 [46]。

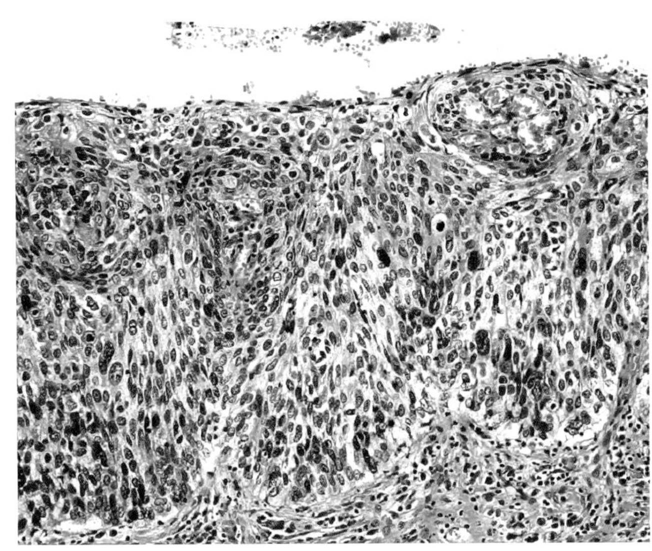

图 28.12 基底细胞样阴茎上皮内肿瘤（PeIN）

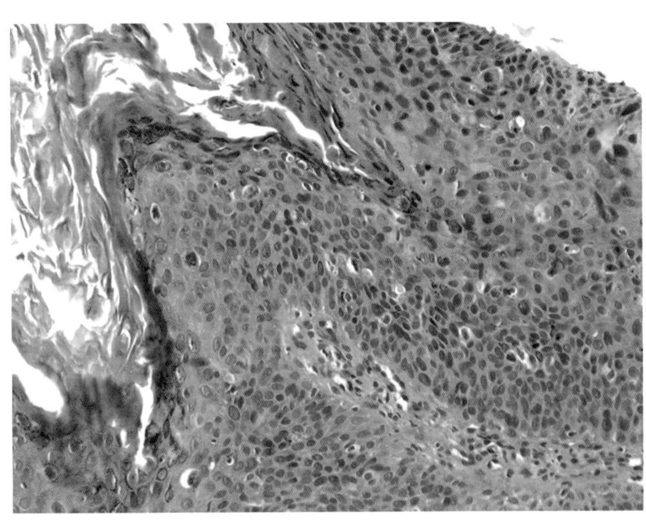

图 28.13 湿疣 - 基底细胞样阴茎上皮内肿瘤（PeIN）

人乳头状瘤病毒无关性 PeIN

分化性 PeIN（differentiated PeIN）与硬化性苔藓或其他慢性炎症性病变有关 [11]。与 HPV 相关性 PeIN（例如基底细胞样 PeIN 累及龟头）不同，分化性 PeIN 一般累及包皮。临床上，分化性 PeIN 常常呈斑块样或隆起的斑状生长。显微镜下，分化性 PeIN 类似于外阴的对应病变，伴有鳞状上皮增厚和上皮脚延长，可能出现桥接。其细胞学非典型性程度不同，最轻微的病例只显示基底细胞非典型性，常常伴有接近基底或上皮脚内细胞的异常成熟 / 角化（图 28.14）。因为组织学特征轻微，在一些病例可能难以与反应性上皮改变区分开。免疫组织化学检查，分化性 PeIN 对 p16 一般呈阴性，但显示 Ki-67 增生率有些增加。p53 核染色可能呈弥漫强阳性，但也不一

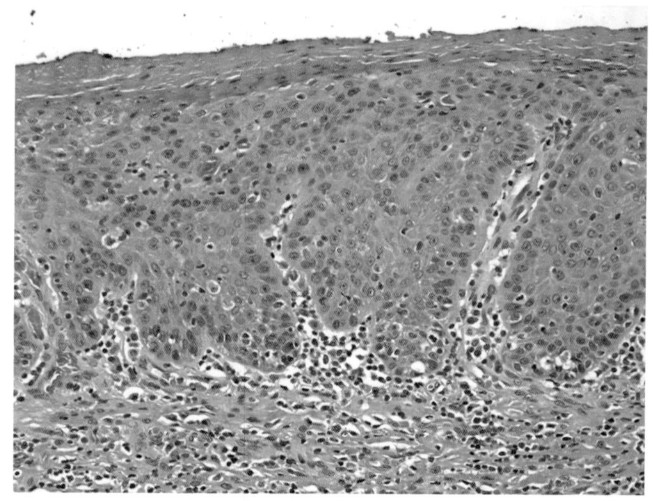

图 28.14　分化性阴茎上皮内肿瘤（PeIN）

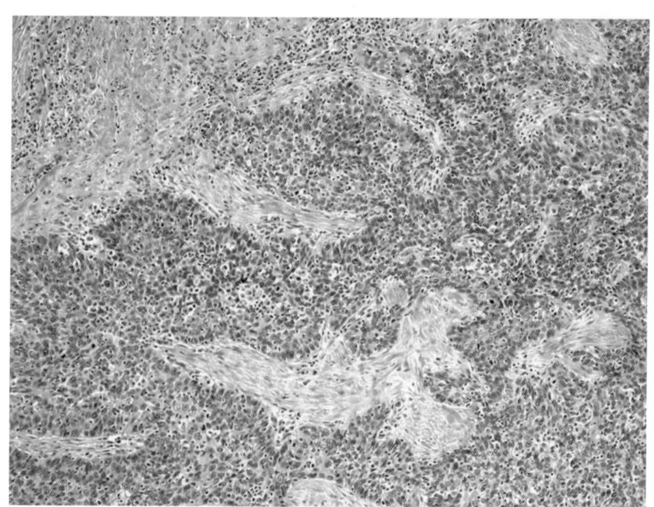

图 28.15　阴茎的浸润性基底细胞样癌，为鳞状细胞癌的一种 HPV 相关性亚型

定[54]。p16 免疫染色对于区分分化性 PeIN 和基底细胞样、湿疣性和湿疣性 - 基底细胞样 PeIN 具有高度敏感性和特异性[55]。当分化性 PeIN 伴有浸润成分时，它就是典型的角化性或高分化性鳞状细胞癌变异型。

浸润癌

人乳头状瘤病毒相关性浸润癌

基底细胞样鳞状细胞癌（basaloid squamous cell carcinoma）是一种组织学上提示与 HPV 16 相关的阴茎癌。典型病例多数发生在龟头。其特征是宽的相互吻合的成片的胞质稀少的基底细胞样细胞不规则地浸润其下的间质。有时伴有中心坏死（图 28.15）。在一个高倍视野下通常容易见到许多核分裂象和凋亡小体。正如预期的，这些肿瘤显示 p16 弥漫强阳性反应。少数病例有外生性乳头状成分，类似于尿道上皮肿瘤的结构——被描述为“**乳头状基底细胞样癌（papillary basaloid carcinoma）**”[56]。

湿疣样癌（warty carcinoma）是一种大的、缓慢生长的肿瘤，伴有外生性和乳头状瘤性结构，类似于湿疣或疣状癌，然而，其细胞学特征是独特的。与其他亚型不同，湿疣样癌显示核多形性，伴有核周透明和挖空细胞非典型性（图 28.16）[57]。浸润性癌具有潜穴结构，伴有不规则的、锯齿状向下生长方式。一些病例具有湿疣样癌和基底细胞样癌的混合性特征[47]。正如其前体病变湿疣样 PeIN，其伴随的 HPV 类型不定。

HPV 相关性鳞状细胞癌的其他罕见亚型包括淋巴上皮样癌、髓样癌和透明细胞癌[58-61]。一些病例还可能显示神经内分泌分化。

人乳头状瘤病毒无关性浸润癌

“普通型”鳞状细胞癌（squamous cell carcinoma of the “usual type”）是典型的浸润癌，类似于头颈部的角化性癌（图 28.17A 和 B）。它可能是除外其他亚型后的一种“除外性诊断”。其分级类似于其他部位鳞状细胞癌的分级，根据核多形性和角化从高分化到低分化。分级

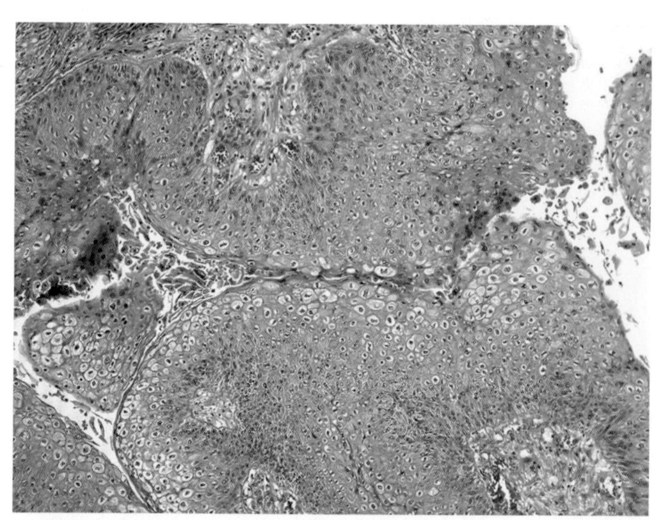

图 28.16　浸润性湿疣性癌，其特征是结构完好的挖空细胞非典型性

一般是根据出现的最高级别成分，不管其范围如何。

疣状癌（verrucous carcinoma）占所有阴茎癌的 2%～3%，一般累及 51～70 岁的老年男性。显微镜下，疣状癌的特征是乳头状瘤病伴有角化过度和棘层增生。疣状癌的结构比湿疣性癌的结构规则，特别是在其基底，表现为鳞状上皮宽基球状膨胀，缺乏不规则的间质穿透（图 28.18）[57,62-63]。根据定义，疣状癌是由细胞学上良性的细胞组成的，伴有非常轻微的非典型性，除了基底附近有轻微的核的增大以外，缺乏挖空细胞非典型性。具有普通鳞状细胞癌和疣状癌混合特征的肿瘤称为**混合性肿瘤（hybrid tumor）**，结局一般取决于非疣状成分[62,64]。

已描述的 HPV 无关性鳞状细胞癌的其他亚型包括隧道型癌（carcinoma cuniculatum）（图 28.19）[42]、假增生性癌（图 28.20A 和 B）[65]、假腺体癌[66]、乳头状癌[67]、腺鳞癌[68]、肉瘤样癌（图 28.21）[69-70] 和混合型癌。

分子遗传学特征

阴茎癌的分子发病机制如同许多其他类型的癌一样尚未完全弄清。如同组织学分类提示的，研究支持两个

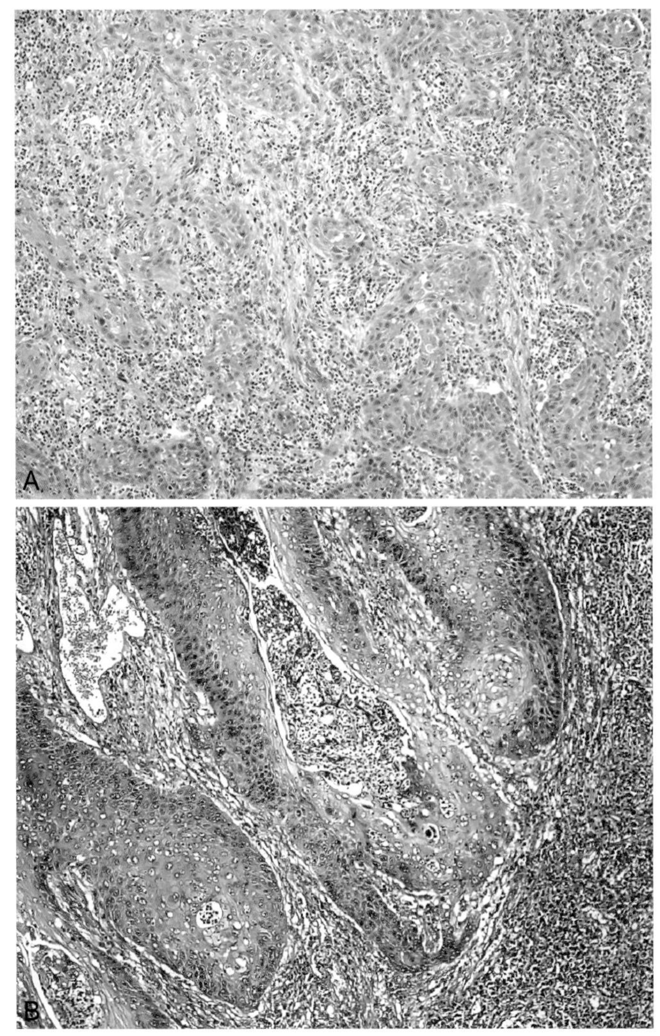

图 28.17 **A**, 浸润性鳞状细胞癌, 普通型, 显示间质下不规则浸润, 没有其他亚型的特征。**B**, 中分化浸润性鳞状细胞癌, 普通型

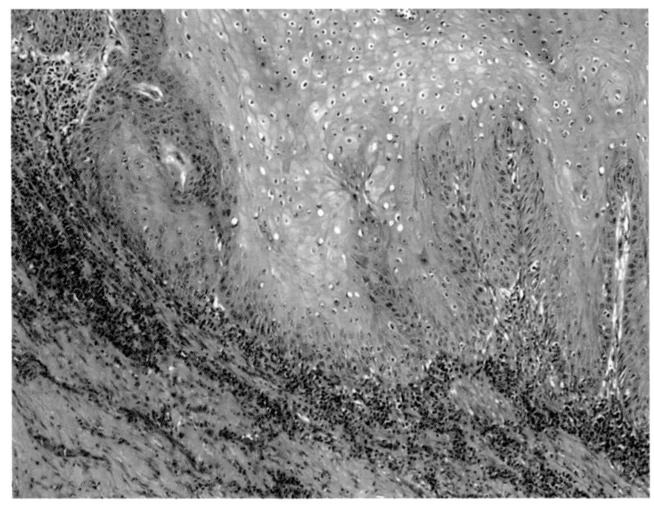

图 28.18 疣状癌。其特征是与其下间质为宽基底的"推挤"界面

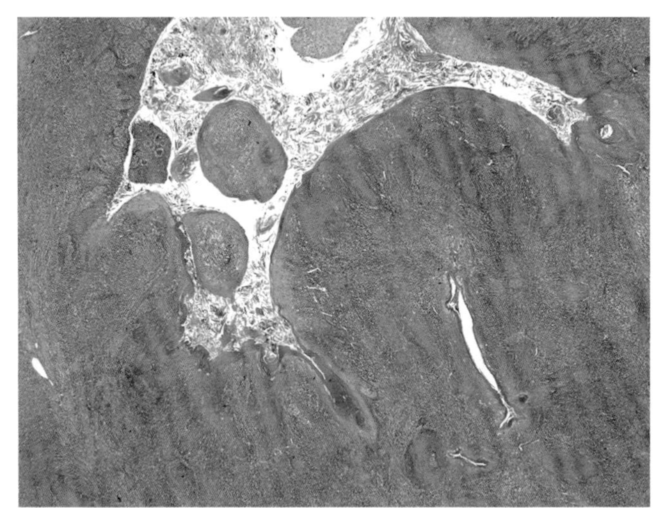

图 28.19 隧道型癌常常有中心开口, 类似于囊肿

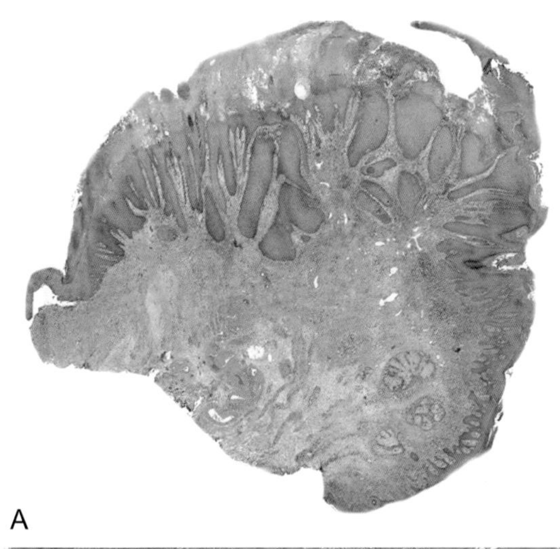

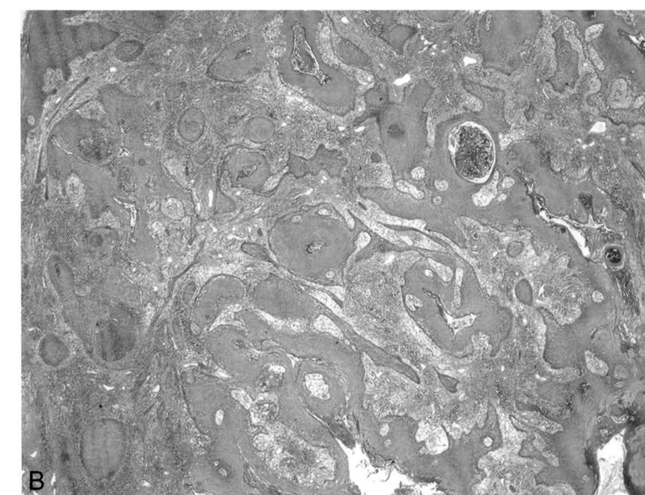

图 28.20 **假增生性鳞状细胞癌**。**A**, 低倍镜下有显著的不规则的鳞状上皮内折。**B**, 具有非常高分化的组织学特征

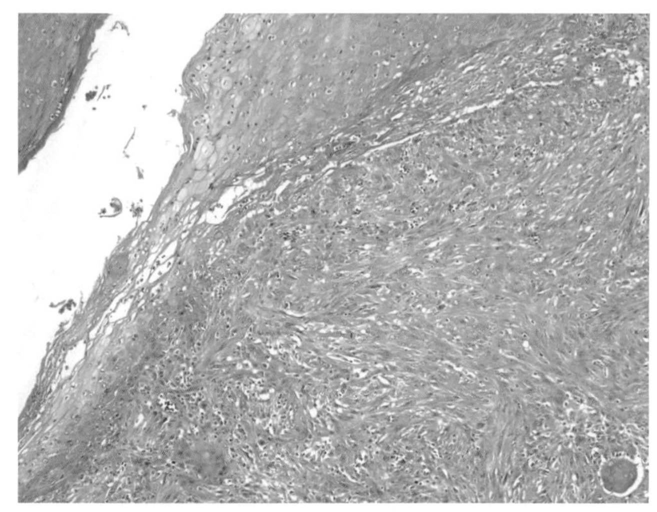

图 28.21 阴茎鳞状细胞癌伴有梭形细胞（肉瘤样）特征。可见混合的癌细胞巢和肉瘤样成分

主要遗传学通路：高风险 HPV 发病机制和非 HPV 发病机制 [71]。在 HPV 肿瘤，常见 *Rb*/p16/p21 通路异常，类似于子宫颈和头颈部的肿瘤 [72]。在 HPV 相关性肿瘤，*TP53* 突变不是典型的改变。阴茎 HPV 无关性鳞状细胞癌似乎有两个通路：染色体高度不稳定和 *TP53* 突变 [73-74]。

扩散和转移

发生在阴茎区域（龟头、包皮或冠状沟）的鳞状细胞癌常常扩散累及其他部位。早期侵犯阴茎深筋膜（Buck 筋膜）在冠状沟癌中常见，局部扩散到尿道也很常见，特别是在深部浸润的肿瘤。Velazquez 等 [75] 列出了阴茎癌局部扩散的下面五个主要途径：①从一个区域水平扩散到另一区域；②沿着阴茎筋膜；③通过营养白膜血管间隙；④纵行扩散逐步累及深部不同的区域；⑤沿着尿道上皮。

腹股沟淋巴结转移总的发生率为 15%。通常累及的第一个淋巴结（"前哨淋巴结"）属于浅表上腹组淋巴结，位于上腹 - 隐静脉交接的中间或上方 [76]。因为癌常常伴有继发性感染，腹股沟淋巴结肿大非常常见，临床上表现非常不确切 [77]。外生性肿瘤的淋巴结转移少见；当出现时，疾病通常已经进入晚期。相反，淋巴结转移常见于深部浸润的肿瘤，有时扩散到其他各组淋巴结。疣状癌不发生转移 [62]，但可以出现在混合性癌 [78]。转移扩散特别常见于基底细胞样和梭形细胞癌 [63]。在 Cubilla 等 [50] 进行的病例研究中，几乎没有原位成分的深部浸润性肿瘤的腹股沟淋巴结转移的发生率为 82%，"浅表浸润性"肿瘤为 42%，而多中心肿瘤为 33%。仅侵犯固有膜的肿瘤的淋巴结转移非常罕见，而侵犯尿道的肿瘤的淋巴结转移相对常见。

治疗和预后

根据阴茎癌肿瘤的大小和部位及其组织学类型，可以通过局部切除或部分或完全切除予以治疗 [79-82]。局部复发在大约 1/3 的病例发生，通常是由于手术不充分或切缘呈阳性造成的 [83]。如果整个手术切缘呈阴性，则即使切缘狭窄（≤10 mm），复发也非常罕见 [84]。对于选择性腹股沟淋巴结切除术的作用，目前仍有争议。许多作者主张，除非是非常小和早期的病变，均应进行腹股沟淋巴结切除术 [79,85-86]，但其他作者对于是否应行腹股沟淋巴结切术除持有不同意见，因为不知道其是否与明显的复发率有关 [87-88]。因为疣状癌不发生淋巴结转移，对于这种肿瘤仅仅通过切除原发病变治疗即可 [62]。如同在其他部位，放疗已有描述，但伴有间变性转化 [89]。

阴茎癌的总的 5 年和 10 年生存率分别为 77% 和 71%[90]。预后与下面的因素有关：

1. 分期：这通常是一个最重要的参数 [91]。然而，应该注意的是，在临床和病理分期之间有相当大的差异，这是因为临床上海绵体浸润和腹股沟淋巴结转移的原因难以分析 [92-93]，而且单单活检不足以对这种肿瘤进行准确的分期 [83]。阴茎解剖学标志的浸润深度与预后的关系密切，要求弄清准确的解剖关系和切除标本的取样 [94]。如果两个或两个以上淋巴结出现转移，则治愈的机会非常小 [95]。
2. 局部浸润：海绵体或包皮皮肤浸润是预后不良的显著因素 [96]。
3. 组织学类型：疣状癌具有非常好的预后。基底细胞样和肉瘤样癌伴有高淋巴结转移率，生存率低 [63,96]。
4. 组织学分级：肿瘤生长的分级与预后有非常好的关系。出现 3 级成分是预后不良的一个征象，不管含量多少 [85,97-99]。
5. 血管浸润：这是一个预后不良的指征，它似乎具有独立于分期和组织学分级的价值 [85,98,100]。
6. 神经周围浸润 [101]。

其他类型的癌

阴茎的原发性**乳腺外 Paget 病（extramammary Paget disease）**比阴囊和会阴的乳腺外 Paget 病少见，它可能纯粹是表皮内的或伴有真皮浸润 [102-103]。少数病例伴有其下汗腺癌。如同在其他部位一样，Paget 病临床上可能表现为粉色到红色的斑块，但早期病变可能类似于良性炎症性病变。组织学上，表皮内有大的伴有丰富的淡染胞质的非典型性细胞群，或单个或成簇出现（图 28.22A）。可见小的腺样腔隙，细胞可能移入其下的附件结构。

阴茎的原发性乳腺外 Paget 病的鉴别诊断主要包括 PeIN（"鳞状细胞原位癌"）伴有 Paget 样生长、黑色素瘤以及来自邻近解剖部位的腺癌的阴茎继发性累及。原发性 Paget 病必须仔细与来自局部隐匿癌的阴茎继发性累及区分开，最常见的是尿道癌和膀胱癌（而前列腺癌非常罕见）。当播散并累及会阴和肛周时，应该考虑直肠癌。虽然免疫表型差异可能很大，但原发性 Paget 病常常有 $CK7^+/CK20^-$、$Her2^+$、$BerEP4^+$、$GCDFP15^+$、CEA^+ 表型（见图 28.22B）[104-105]。CDX2 和 p63 在原发性 Paget 病一般呈阴性。应该注意的是，GATA-3 在 Paget 病呈阳性，这限制了它在与尿道上皮来源的肿瘤进行鉴别诊断的应

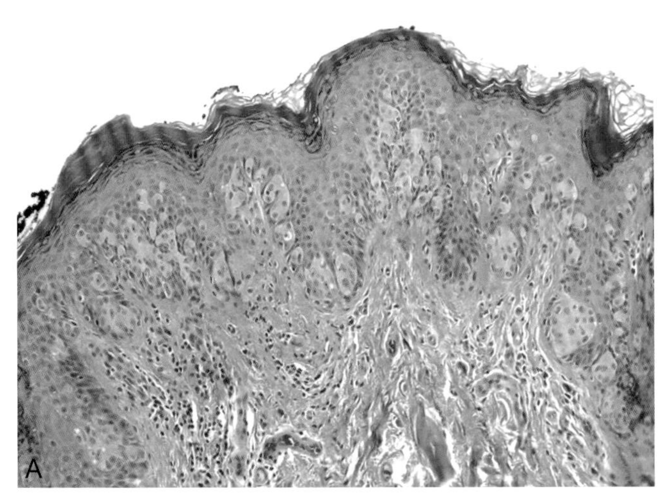

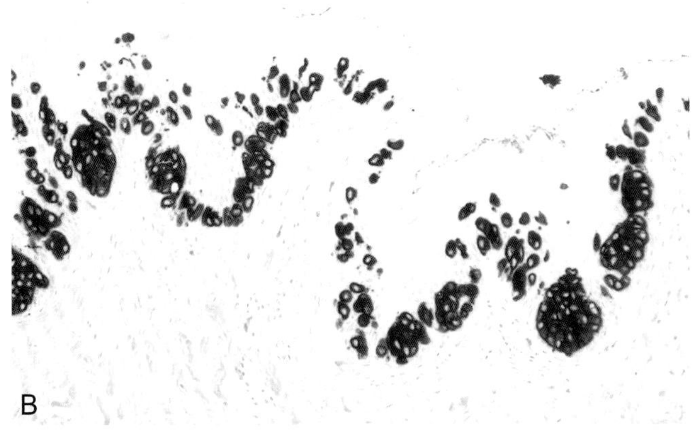

图 28.22 乳腺外 Paget 病。A，伴有透明胞质的非典型性细胞群，或为单个细胞或成簇分布，累及表皮。B，显示胞质 CK7 强阳性反应

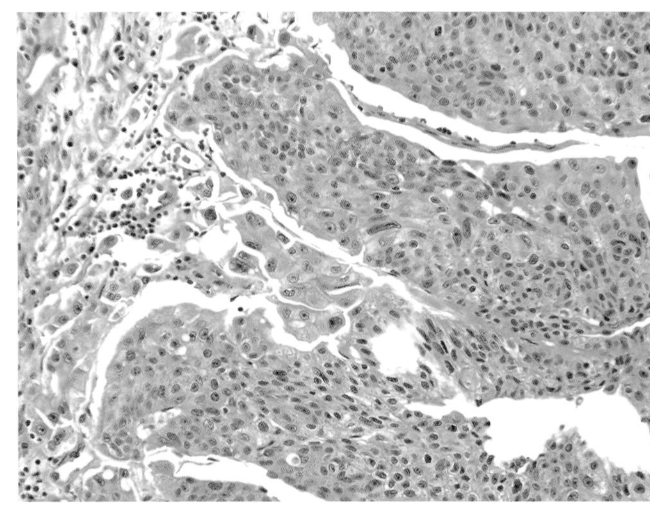

图 28.23 阴茎尿道部的尿路上皮癌

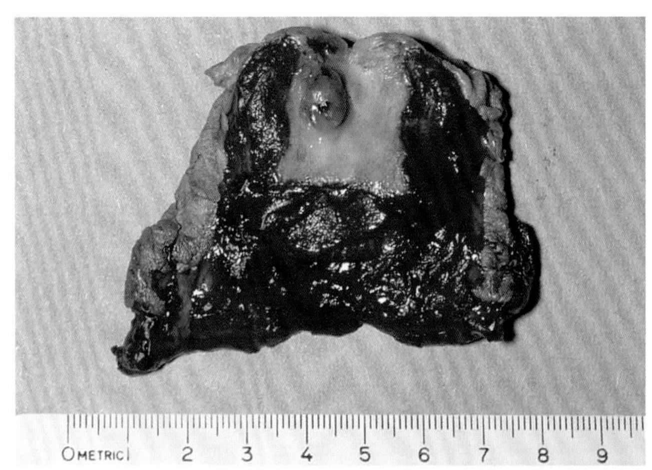

图 28.24 恶性黑色素瘤，表现为息肉样蓝色肿块，从尿道突出

用[106-107]；然而，有 CK20 和 uroplakin Ⅲ的表达（加之缺乏 CEA）应该支持尿路上皮癌[108]。CK5/6、其他高分子量细胞角蛋白和（或）p63 表达以及缺乏 GCDFP15 和 CEA 染色应该支持鳞状细胞系来源[109]。S-100、SOX-10 或 HMB-45 反应以及缺乏角蛋白应该支持黑色素细胞来源[110-111]。直肠腺癌常常表达 CD20、CEA 和 CDX2，但对 CK7 反应不定[112-113]。

阴茎**基底细胞癌（basal cell carcinoma）**显微镜下类似于皮肤其他部位的基底细胞癌；据我们所知，没有转移的病例报道[114]。显然，这种肿瘤应与基底细胞样鳞状细胞癌做出明确的鉴别诊断。

阴茎尿道部肿瘤

阴茎尿道部良性肿瘤非常罕见。类似于膀胱**内翻性尿道上皮乳头状瘤（inverted urothelial papilloma）**的孤立性病例已有报道[115]。**尖锐湿疣（condyloma acuminatum）**可能延伸到尿道远端。男性尿道平滑肌瘤比女性尿道平滑肌瘤少见的多，但确有报道[116]。

男性尿道癌（carcinoma of the male urethra）是一种罕见的疾病。在一些病例，它发生在由外伤或淋病造成的尿道狭窄之后。在一些病例研究报道中，多达 44% 的患者有性病病史[117]。其最常见的部位是尿道球膜部，其次为尿道部[118]。显微镜下，75% 的男性尿道癌是鳞状细胞癌，其他大多数（通常位于前列腺部）是**尿路上皮癌（urothelial carcinoma）**（图 28.23）。也有少数腺癌病例报道[119]；它们可能来源于化生的尿道黏膜、尿道球部（Cowper）腺和尿道周围（Littré）腺[120]。其中一些腺癌为黏液（胶样）型[121]。

尿道癌的预后和治疗主要取决于其部位和分期而不是其组织学类型和分级[122]。其前面和远端的病变的预后比后面和近端的病变的预后要好得多。一般来说，前面的病变引流到腹股沟淋巴结，而后面的病变引流到盆腔淋巴结[117]。治疗主要采取手术方式。

尿道原发性**恶性黑色素瘤（malignant melanoma）**也有发生；这些肿瘤的形状通常为息肉样，其预后非常不好（图 28.24）[123-124]。

发生在尿道的**恶性淋巴瘤（malignant lymphoma）**罕见[125]。

其他阴茎肿瘤和肿瘤样疾病

珍珠状乳头状瘤（hirsutoid papilloma）又称为阴茎或龟头冠状沟乳头状瘤病，表现为龟头冠状沟的小的息肉样、1～2 mm 的病变，通常在其背部。它们可为孤立性或多发性，显微镜下具有纤维上皮型表现[126-127]。

龟头和包皮的**淋巴水肿性纤维上皮性息肉（lymphedematous fibroepithelial polyp）**是一种非肿瘤性病变，伴有息肉样或菜花样生长方式，通常继发于长期应用导尿管，大小可能达到 7.5 cm[128]。

汗腺的**附件肿瘤（adnexal tumor）**[诸如**发疹性汗管瘤（eruptive syringoma）**]、皮脂腺或毛囊型肿瘤偶尔可发生在阴茎皮肤上[129-131]。

阴茎**黑色素细胞病变（melanocytic lesion）**的性质可以是良性的或恶性的。普通性**雀斑（lentigo）**最常发生在龟头，表现为相对大的（大至 2 cm）、多灶性、不规则形的斑驳色素沉着性病变。又称为（非典型性）黑色素斑，显微镜下特征为基底细胞色素沉着过度，上皮增生，但缺乏黑色素细胞非典型性[132-133]。还可见到各种类型的痣，包括蓝痣（blue nevus）[134]。**恶性黑色素瘤（malignant melanoma）**可能发生在龟头或包皮；常常转移到淋巴结[135-136]。

阴茎**软组织肿瘤（soft tissue tumor）**大部分位于阴茎体。在良性肿瘤中，血管、神经和平滑肌衍化而来的最常见[137-138]。除了别的以外，这些肿瘤还包括血管瘤（包括上皮样亚型）[139-140]、Fordyce 血管角质瘤、淋巴管瘤[90]、神经鞘瘤[141]、神经纤维瘤[142-143]、外伤性神经瘤（继发于外伤或包皮环切[144]）、颗粒细胞瘤[145-147]、平滑肌瘤[148]、肌纤维瘤[149]和疣状黄色瘤[150]。恶性软组织肿瘤名单包括血管肉瘤[151-152]、卡波西肉瘤（一些发生在 AIDS 患者）[153-155]、纤维肉瘤、恶性外周神经鞘肿瘤、上皮样肉瘤[137,156]、多形性未分化肉瘤[157-159]、透明细胞肉瘤[160]、平滑肌肉瘤[139,161]和骨肉瘤[162-163]。**血管肌内膜瘤（myointimoma）**是 Fetsch 等[164]提出的一个术语，用于一种特殊的血管肌内膜增生，发生在年轻男性，包括青春期和儿童[165]，是由累及阴茎海绵体的具有肌样特征的细胞构成（图 28.25）。它的病因不明，呈良性经过；然而，有人提出它是尿道海绵体血管内筋膜炎。

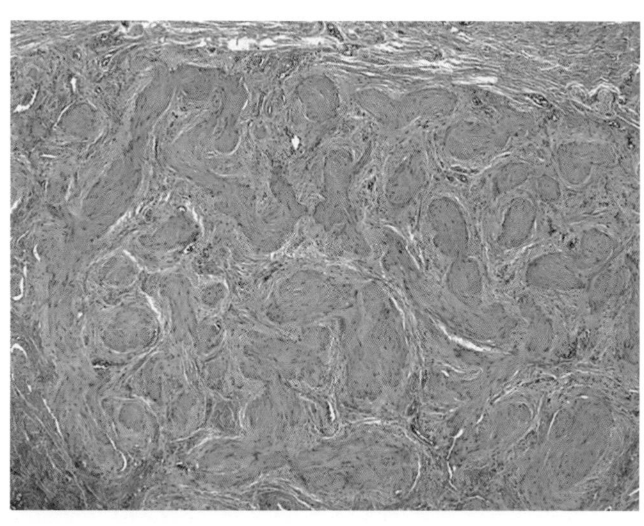

图 28.25　海绵体血管肌内膜瘤

阴茎**恶性淋巴瘤（malignant lymphoma）**通常是淋巴结淋巴瘤继发累及阴茎[166-167]。**朗格汉斯细胞组织细胞增生症（Langerhans cell histiocytosis）**可以发生在男性生殖器，显微镜下容易与 Paget 病混淆[168]。

阴茎**转移癌（metastatic carcinoma）**罕见[169-171]。阴茎持续勃起是其一种表现形式[172]。最常见的来源依次为前列腺癌、膀胱癌、直肠癌、肾癌、睾丸癌和肺癌[173-175]。有时阴茎皮肤的肿瘤是亲表皮性的，显示乳腺外 Paget 病的特征，不管是来源于其下的汗腺癌[176]还是来源于远隔部位，例如膀胱[177]。

阴囊

正常解剖结构

阴囊（scrotum）是包围睾丸、附件和精索远端的七层结构。这七层结构是表皮、真皮、肉膜（由平滑肌束组成）、三层 Colles 筋膜（股间、提睾丸肌和漏斗肌）和壁层鞘膜。后者是由一层扁平间皮细胞依附在发育良好的基底膜上组成的[178]。

阴囊淋巴管引流到同侧浅表腹股沟淋巴结，横穿中缝吻合连接到对侧淋巴网。

非肿瘤性病变

许多睾丸旁病变在有关睾丸旁和精索的篇章描述。我们在这一节只描述累及阴囊表皮和浅表组织的病变。

异位睾丸实质（ectopic testicular parenchyma）可以见于白膜内。从理论上讲，它可能是睾丸外生殖细胞、Leydig 细胞和 Sertoli 细胞肿瘤的来源[179]。

阴囊**特发性钙质沉着（idiopathic calcinosis）**的特征是阴囊皮肤的多发性无症状结节，从儿童或青春期开始发生，大小和数目逐渐增加（图 28.26）。偶尔，病变破碎通过皮肤排出白垩样内容物。显微镜下，真皮内可见无定形的嗜碱性团块，常常伴有明显的异物巨细胞反应（图 28.27）[180]。

阴囊特发性钙质沉着的发病机制不明，但在一些病例钙质沉积周围出现一层鳞状上皮，提示这种病变可能是来自毛囊的角质囊肿大量钙化的结果[181-182]。

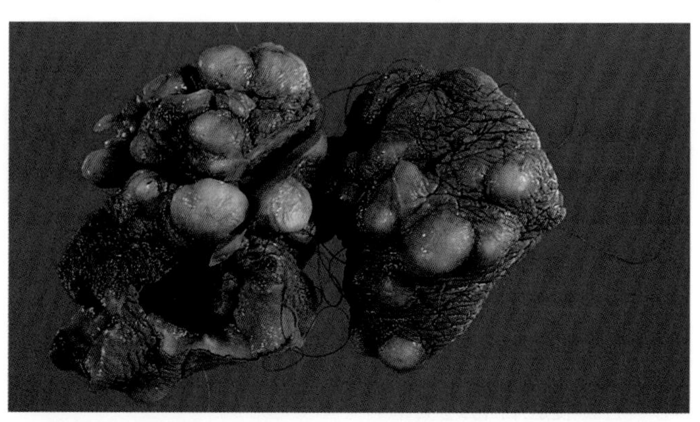

图 28.26　**阴囊特发性钙质沉着**（Courtesy of Dr. Juan J Segura, San José, Costa Rica.）

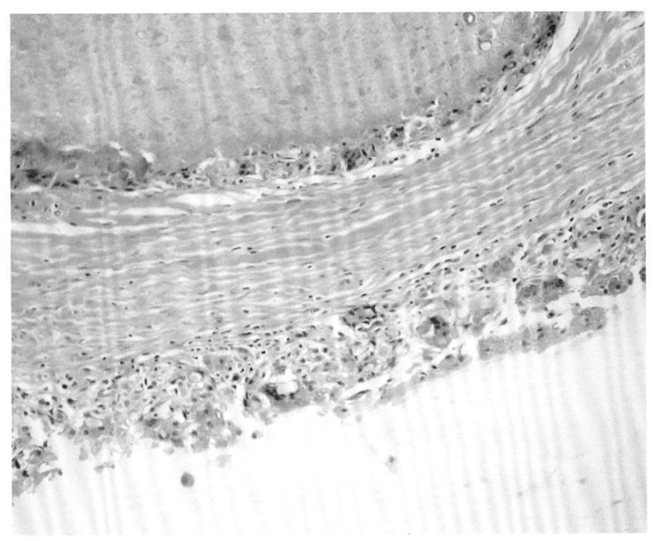

图 28.27　阴囊特发性钙质沉积，伴有异物型巨细胞反应

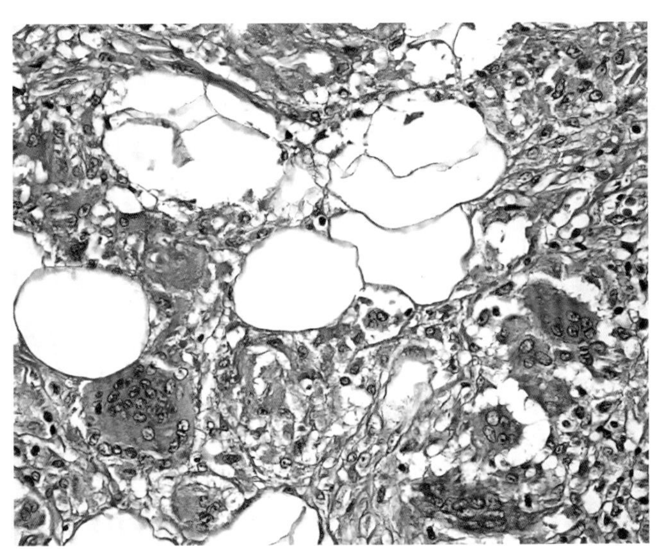

图 28.28　**阴囊硬化性脂肪肉芽肿**。空的间隙周围有突出的组织细胞和多核巨细胞反应，推测含有脂质物质

硬化性脂肪肉芽肿（sclerosing lipogranuloma）是一种累及成人阴茎和阴囊的罕见病变，通常是无痛性的。显微镜下，脂肪坏死灶混合有组织细胞、泡沫样巨噬细胞和多核巨细胞聚集，伴有广泛纤维化和玻璃样变区域（图 28.28）[183]。少数病例有外伤病史。Oertel 和 Johnson[184] 做出了一个惊人的提示，即这种病变通常是注射外源性物质的结果（"石蜡瘤"），他们通过红外线分光光度法检查证实，几乎所有病例均有石蜡族烃。显微镜下鉴别诊断包括腺瘤样瘤、淋巴管瘤和非典型性脂肪瘤性肿瘤（硬化性高分化脂肪肉瘤）。

阴囊脂肪坏死（scrotal fat necrosis）可能是暴露于寒冷中的结果；其通常表现为双侧性睾丸下方阴囊肿块[185]。

白膜**囊肿（cyst）**衬覆单层矮立方到柱状细胞，可能有纤毛。囊腔含有透明液体。其发病机制不明[186-187]。

副阴囊（accessory scrotum）这一术语一般用于阴囊附近、会阴部出现一个先天性结节，由脂肪和平滑肌组成。一些作者认为这种病变是错构瘤[188]。

克罗恩病（Crohn disease）可以累及阴囊，表现为红斑性、无触痛的肿胀[189]。

Fournier 坏疽（Fournier gangrene）是会阴和外生殖器坏死性皮下（筋膜）感染[190]。其特征为：以前健康的年轻男性突然发作，但也可以慢性发病，患者年龄范围宽泛[191-192]。一些病例是特发性的，另外一些则继发于尿道狭窄，伴有尿外渗，还有一些是血液恶性肿瘤化疗的并发症[193]。

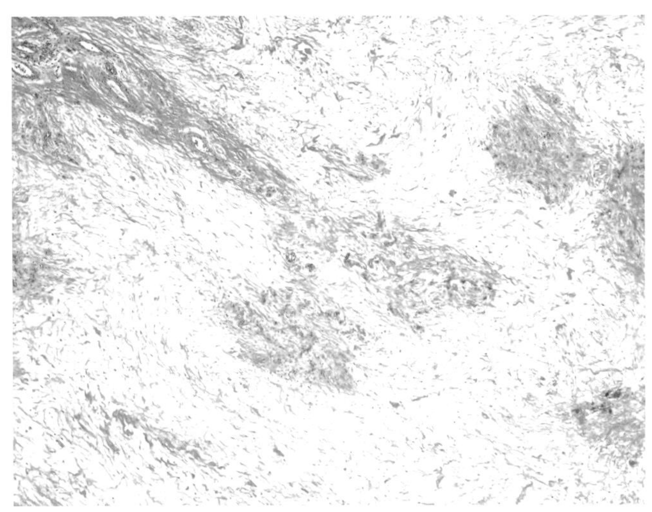

图 28.29　**阴囊重度局部淋巴水肿**。典型的表现为毛细血管大小的血管集聚

重度局部淋巴水肿（massive localized lymphedema）较常见于股部，也可发生在阴囊。重度局部淋巴水肿是一种由淋巴管阻塞、水肿液聚集引起的局灶肿瘤样病变，最常伴有病态肥胖[194]；然而，在年轻患者其病因尚不完全清楚[195]。组织学上，其水肿液伴有疏松结缔组织，混合有分叶状的小的毛细血管样血管集聚（图 28.29）。增生性肉膜肌束也有描述。

肿瘤

阴囊良性和恶性肿瘤均罕见。最常见的良性肿瘤发生在皮肤附件，其形态学表现与其他部位的皮肤病变相同。

平滑肌瘤（leiomyoma）是这个部位最常见的良性间叶性肿瘤（图 28.30 和 28.31）[196]；其中一些具有奇异性（合体细胞性）核的特征[197-198]。

鳞状细胞癌（squamous cell carcinoma）在普通人群中非常罕见，但在一篇著名的肿瘤文献中其是与职业接触（见于扫烟囱的工人、石蜡厂工人、柏油厂工人和棉纺厂工人）有关的第一个恶性肿瘤[199]。治疗选择为广泛局部切除和双侧髂腹股沟淋巴结切除，对早期病例应采用较局限的手术[200]。

报道的其他阴囊皮肤恶性肿瘤是**基底细胞癌（basal cell carcinoma）**[201] 和 **Paget 病（Paget disease）**[202]。

累及阴囊壁的**肉瘤（sarcoma）**罕见；报道最多的是平滑肌来源的，即**平滑肌肉瘤（leiomyosarcoma）**[196,203]。

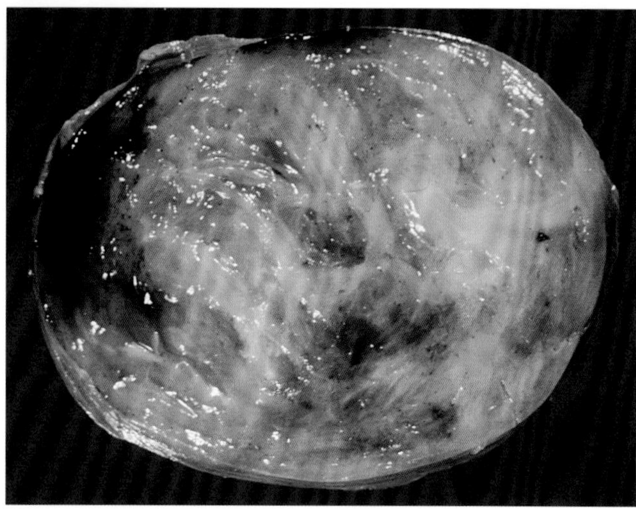

图 28.30　阴囊血管平滑肌瘤的大体表现

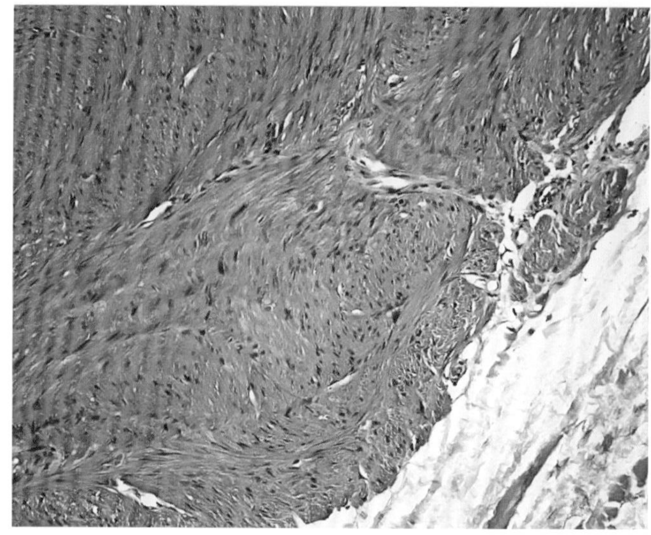

图 28.31　肉膜平滑肌瘤

参考文献

1. Hricak H, Marotti M, Gilbert TJ, et al. Normal penile anatomy and abnormal penile conditions: evaluation with MR imaging. *Radiology*. 1988; 169(3): 683-690.
2. Velazquez EF, Cold JC, Barreto JC, Cubilla AL. Penis and distal urethra. In: Mills SE, ed. *Histology for Pathologists*. 3rd ed. Philadelphia: Lippincott Williams & Wilkins; 2007.
3. Hinman F *American Pediatric Urology*. San Francisco: Norman Pub.; 1991.
4. Dini M, Baroni G, Colafranceschi M. Median raphe cyst of the penis: a report of two cases with immunohistochemical investigation. *Am J Dermatopathol*. 2001; 23(4): 320-324.
5. Cole LA, Helwig EB. Mucoid cysts of the penile skin. *J Urol*. 1976; 115(4): 397-400.
6. Shiraki IW. Parametal cysts of the glans penis: a report of 9 cases. *J Urol*. 1975; 114(4): 544-548.
7. Fang AW, Whittaker MA, Theaker JM. Mucinous metaplasia of the penis. *Histopathology*. 2002; 40(2): 177-179.
8. Val-Bernal JF, Hernandez-Nieto E. Benign mucinous metaplasia of the penis. A lesion resembling extramammary Paget's disease. *J Cutan Pathol*. 2000; 27(2): 76-79.
9. Krawitt LN, Schechterman L. Inflammation of the periurethral glands of Littre simulating tumor. *J Urol*. 1977; 118(4): 685.
10. Das S, Tunuguntla HS. Balanitis xerotica obliterans—a review. *World J Urol*. 2000; 18(6): 382-387.
11. Oertell J, Caballero C, Iglesias M, et al. Differentiated precursor lesions and low-grade variants of squamous cell carcinomas are frequent findings in foreskins of patients from a region of high penile cancer incidence. *Histopathology*. 2011; 58: 925-933.
12. Souteyrand P, Wong E, MacDonald DM. Zoon's balanitis(balanitis circumscripta plasmacellularis). *Br J Dermatol*. 1981; 105(2): 195-199.
13. Weyers W, Ende Y, Schalla W, Diaz-Cascajo C. Balanitis of Zoon: a clinicopathologic study of 45 cases. *Am J Dermatopathol*. 2002; 24(6): 459-467.
14. Kossard S, Collins AG, Wegman A, Hughes MR. Necrobiotic granulomas localised to the penis: a possible variant of subcutaneous granuloma annulare. *J Cuta Pathol*. 1990; 17(2): 101-104.
15. Magro CM, Crowson AN, Alfa M, et al. A morphological study of penile chancroid lesions in human immunodeficiency virus (HIV)-positive and -negative African men with a hypothesis concerning the role of chancroid in HIV transmission. *Hum Pathol*. 1996; 27(10): 1066-1070.
16. Baskin LS, Mee S. Tuberculosis of the penis presenting as a subcutaneous nodule. *J Urol*. 1989; 141(6): 1430-1431.
17. Haddad FS. Subcutaneous abscess and gangrene of the penis: report of four cases. *J Urol Pathol*. 1996; 5: 223-228.
18. Nielsen GP, Pilch BZ, Black-Schaffer WS, Young RH. Wegener's granulomatosis of the penis clinically simulating carcinoma: report of a case. *J Urol Pathol*. 1996; 4: 265-272.
19. Mendes D, Correia M, Barbedo M, et al. Behcet's disease—a contemporary review. *J Autoimmun*. 2009; 32(3-4): 178-188.
20. Yurdakul S, Yazici H. Behcet's syndrome. *Best Pract Res Clin Rheumatol*. 2008; 22(5): 793-809.
21. McRoberts JW. Peyronie's disease. *Surg Gynecol Obstet*. 1969; 129(6): 1291-1294.
22. Perimenis P, Athanasopoulos A, Gyftopoulos K, et al. Peyronie's disease: epidemiology and clinical presentation of 134 cases. *Int Urol Nephrol*. 2001; 32(4): 691-694.
23. Gholami SS, Lue TF. Peyronie's disease. *Urol Clin N Am*. 2001; 28(2): 377-390.
24. Smith BH. Peyronie's disease. *Am J Clin Pathol*. 1966; 45(6): 670-678.
25. Shindel AW, Sweet G, Thieu W, et al. Prevalence of Peyronie's disease-like symptoms in men presenting with Dupuytren contractures. *Sex Med*. 2017; pii: S2050-1161(17)30038-7.
26. Favilla V, Russo GI, Zucchi A, et al. Evaluation of intralesional injection of hyaluronic acid compared with verapamil in Peyronie's disease: preliminary results from a prospective, double-blinded, randomized study. *Andrology*. 2017; 5: 771-775.
27. Chung E, Ralph D, Kagioglu A, et al. Evidence-Based Management Guidelines on Peyronie's Disease. *J Sex Med*. 2016; 13: 905-923.
28. Al-Thakafi S, Al-Hathal N. Peyronie's disease: a literature review on epidemiology, genetics, pathophysiology, diagnosis and work-up. *Transl Androl Urol*. 2016; 5: 280-289.
29. El-Sakka AI, Hassoba HM, Pillarisetty RJ, et al. Peyronie's disease is associated with an increase in transforming growth factor- β protein expression. *J Urol*. 1997; 158: 1391-1396.
30. Del Mistro A, Braunstein JD, Halwer M, Koss LG. Identification of human papillomavirus types in male urethral condylomata acuminata by in situ hybridization. *Hum Pathol*. 1987; 18(9): 936-940.
31. Murphy WM, Fu YS, Lancaster WD, Jenson AB. Papillomavirus structural antigens in condyloma acuminatum of the male urethra. *J Urol*. 1983; 130(1): 84-85.
32. Lucia MS, Miller GJ. Histopathology of malignant lesions of the penis. *Urol Clin N Am*. 1992; 19(2): 227-246.
33. Merrin CE. Cancer of the penis. *Cancer*. 1980; 45(7 suppl): 1973-1979.
34. Riveros M, Lebron RF. Geographical pathology of cancer of the penis. *Cancer*. 1963; 16: 798-811.
35. Dillner J, von Krogh G, Horenblas S, Meijer CJ. Etiology of squamous cell carcinoma of the penis. *Scand J Urol Nephrol Suppl*. 2000; 205: 189-193.
36. Brinton LA, Li JY, Rong SD, et al. Risk factors for penile cancer: results from a case-control study in China. *Int J Cancer(J Int Cancer)*. 1991; 47(4): 504-509.
37. Velazquez EF, Bock A, Soskin A, et al. Preputial variability and preferential association of long phimotic foreskins with penile cancer: an anatomic comparative study of types of foreskin in a general population and cancer patients. *Am J Surg Pathol*. 2003; 27(7): 994-998.
38. Pride HB, Miller OF 3rd, Tyler WB. Penile squamous cell carcinoma arising from balanitis xerotica obliterans. *J Am Acad Dermatol*. 1993; 29(3): 469-473.
39. Bain L, Geronemus R. The association of lichen planus of the penis with squamous cell carcinoma in situ and with verrucous squamous carcinoma. *J*

Dermatol Surg Oncol. 1989; 15(4): 413-417.
40. Velazquez EF, Cubilla AL. Lichen sclerosus in 68 patients with squamous cell carcinoma of the penis: frequent atypias and correlation with special carcinoma variants suggests a precancerous role. *Am J Surg Pathol*. 2003; 27(11): 1448-1453.
41. Varma VA, Sanchez-Lanier M, Unger ER, et al. Association of human papillomavirus with penile carcinoma: a study using polymerase chain reaction and in situ hybridization. *Hum Pathol*. 1991; 22(9): 908-913.
42. Weaver MG, Abdul-Karim FW, Dale G, et al. Detection and localization of human papillomavirus in penile condylomas and squamous cell carcinomas using in situ hybridization with biotinylated DNA viral probes. *Mod Pathol*. 1989; 2(2): 94-100.
43. McCance DJ, Kalache A, Ashdown K, et al. Human papillomavirus types 16 and 18 in carcinomas of the penis from Brazil. *Int J Cancer*. 1986; 37(1): 55-59.
44. Hernadez BY, Goodman MT, Unger ER, et al. Human papillomavirus genotype prevalence in invasive penile cancers from a registry-based United States population. *Front Oncol*. 2014; 4: 9.
45. Gregoire L, Cubilla AL, Reuter VE, et al. Preferential association of human papillomavirus with high-grade histologic variants of penile-invasive squamous cell carcinoma. *J Natl Cancer Inst*. 1995; 87: 1705-1709.
46. Fernandez-Nestosa MJ, Guimerà N, Sanchez DF, et al. Human Papillomavirus(HPV) Genotypes in Condylomas, Intraepithelial Neoplasia, and Invasive Carcinoma of the Penis Using Laser Capture Microdissection (LCM)-PCR: A Study of 191 Lesions in 43 Patients. *Am J Surg Pathol*. 2017; 41: 820-832.
47. Chaux A, Tamboli P, Ayala A, et al. Warty-basaloid carcinoma: clinicopathological features of a distinctive penile neoplasm. Report of 45 cases. *Mod Pathol*. 2010; 23: 896-904.
48. Chaux A, Velazquez EF, Amin A, et al. Distribution and characterization of subtypes of penile intraepithelial neoplasia and their association with invasive carcinomas: a pathological study of 139 lesions in 121 patients. *Hum Pathol*. 2012; 43: 102-107.
49. Rubin MA, Kleter B, Zhou M, et al. Detection and typing of human papillomavirus DNA in penile carcinoma: evidence for multiple independent pathways of penile carcinogenesis. *Am J Pathol*. 2001; 159(4): 1211-1218.
50. Cubilla AL, Barreto J, Caballero C, et al. Pathologic features of epidermoid carcinoma of the penis. A prospective study of 66 cases. *Am J Surg Pathol*. 1993; 17(8): 753-763.
51. Velazquez EF, Amin MB, Cubilla AL, et al. Precursor lesions. In: Moch H, Humphrey PA, Ulbright TM, Reuter VE, eds. *WHO Classification of Tumours of the Urinary System and Male Genital Organs*. Lyon: IARC; 2016.
52. Velazquez FE, Chaux A, Cubilla AL. Histologic classification of penile intraepithelial neoplasia. *Semin Diag Pathol*. 2012; 29: 96-102.
53. Soskin A, Vieillefond A, Carlotti A, et al. Warty/basaloid penile intraepithelial neoplasia is more prevalent than differentiated penile intraepithelial neoplasia in nonendemic regions for penile cancer when compared with endemic areas: a comparative study between pathologic series from Paris and Paraguay. *Hum Pathol*. 2012; 43: 190-196.
54. Chaux A, Pfannl R, Rodríguez IM, et al. Distinctive immunohistochemical profile of penile intraepithelial lesions: a study of 74 cases. *Am J Surg Pathol*. 2011; 35: 553-562.
55. Chaux A, Pfannl R, Lloveras B, et al. Distinctive association of p16INK4a overexpression with penile intraepithelial neoplasia depicting warty and/or basaloid features: a study of 141 cases evaluating a new nomenclature. *Am J Surg Pathol*. 2010; 34: 385-392.
56. Chaux A, Velazquez EF, Barreto JE, et al. New pathologic entities in penile carcinomas: an update of the 2004 world health organization classification. *Am J Surg Pathol*. 2012; 29: 59-66.
57. Cubilla AL, Velazques EF, Reuter VE, et al. Warty(condylomatous) squamous cell carcinoma of the penis: a report of 11 cases and proposed classification of 'verruciform' penile tumors. *Am J Surg Pathol*. 2000; 24(4): 505-512.
58. Liegl B, Regauer S. Penile clear cell carcinoma: a report of 5 cases of a distinct entity. *Am J Surg Pathol*. 2004; 28: 1513-1517.
59. Canete-Portillo S, Clavero O, Sanchez DF, et al. Medullary carcinoma of the penis: a distinctive HPV-related neoplasm: A report of 12 cases. *Am J Surg Pathol*. 2017; 41: 535-540.
60. Sanchez DF, Rodriguez IM, Piris A, et al. Clear cell carcinoma of the penis: an HPV-related variant of squamous cell carcinoma: a report of 3 cases. *Am J Surg Pathol*. 2016; 40: 917-922.
61. Mentrikoski MJ, Frierson HF Jr, Stelow EB, Cathro HP. Lymphoepithelioma-like carcinoma of the penis: association with human papilloma virus infection. *Histopathology*. 2014; 64: 312-315.
62. Johnson DE, Lo RK, Srigley J, Ayala AG. Verrucous carcinoma of the penis. *J Urol*. 1985; 133(2): 216-218.
63. Cubilla AL, Reuter V, Velazquez E, et al. Histologic classification of penile carcinoma and its relation to outcome in 61 patients with primary resection. *Int J Surg Pathol*. 2001; 9(2): 111-120.
64. Masih AS, Stoler MH, Farrow GM, et al. Penile verrucous carcinoma: a clinicopathologic, human papillomavirus typing and flow cytometric analysis. *Mod Pathol*. 1992; 5(1): 48-55.
65. Cubilla AL, Velazquez EF, Young RH. Pseudohyperplastic squamous cell carcinoma of the penis associated with lichen sclerosus. An extremely well-differentiated, nonverruciform neoplasm that preferentially affects the foreskin and is frequently misdiagnosed: a report of 10 cases of a distinctive clinicopathologic entity. *Am J Surg Pathol*. 2004; 28(7): 895-900.
66. Cunha IW, Guimaraes GC, Soares F, et al. Pseudoglandular(adenoid, acantholytic) penile squamous cell carcinoma: a clinicopathologic and outcome study of 7 patients. *Am J Surg Pathol*. 2009; 33: 551-555.
67. Chaux A, Soares F, Rodríguez I, et al. Papillary squamous cell carcinoma, not otherwise specified(NOS) of the penis: clinicopathologic features, differential diagnosis, and outcome of 35 cases. *Am J Surg Pathol*. 2010; 34: 23-30.
68. Watanabe K, Mukawa A, Miyazaki K, Tsukahara K. Adenoid squamous cell carcinoma of the penis. Report of a surgical case clinically manifested with rapid lung metastasis. *Acta Pathol Japonica*. 1983; 33(6): 1243-1250.
69. Manglani KS, Manaligod JR, Ray B. Spindle cell carcinoma of the glans penis: a light and electron microscopic study. *Cancer*. 1980; 46(10): 2266-2272.
70. Velazquez EF, Melamed J, Barreto JE, et al. Sarcomatoid carcinoma of the penis: a clinicopathologic study of 15 cases. *Am J Surg Pathol*. 2005; 29(9): 1152-1158.
71. Stankiewicz E, Prowse DM, Ng M, et al. Alternative HER/PTEN/Akt pathway activation in HPV positive and negative penile carcinomas. *PLoS ONE*. 2011; 6: e17517.
72. Stankiewicz E, Prowse DM, Ktori E, et al. The retinoblastoma protein/p16 INK4A pathway but not p53 is disrupted by human papillomavirus in penile squamous cell carcinoma. *Histopathology*. 2011; 58: 433-439.
73. Roccha RM, Ignácio JA, Jordán J, et al. A clinical, pathologic, and molecular study of p53 and murine double minute 2 in penile carcinogenesis and its relation to prognosis. *Hum Pathol*. 2012; 43: 481-488.
74. Alves G, Heller A, Fiedler W, et al. Genetic imbalances in 26 cases of penile squamous cell carcinoma. *Genes Chromosomes Cancer*. 2001; 31: 48-53.
75. Velazquez EF, Soskin A, Bock A, et al. Positive resection margins in partial penectomies: sites of involvement and proposal of local routes of spread of penile squamous cell carcinoma. *Am J Surg Pathol*. 2004; 28(3): 384-389.
76. Cabanas RM. An approach for the treatment of penile carcinoma. *Cancer*. 1977; 39(2): 456-466.
77. Horenblas S, Van Tinteren H, Delemarre JF, et al. Squamous cell carcinoma of the penis: accuracy of tumor, nodes and metastasis classification system, and role of lymphangiography, computerized tomography scan and fine needle aspiration cytology. *J Urol*. 1991; 146(5): 1279-1283.
78. Kato N, Onozuka T, Yasukawa K, et al. Penile hybrid verrucous-squamous carcinoma associated with a superficial inguinal lymph node metastasis. *Am J Dermatopathol*. 2000; 22(4): 339-343.
79. Fraley EE, Zhang G, Sazama R, Lange PH. Cancer of the penis. Prognosis and treatment plans. *Cancer*. 1985; 55(7): 1618-1624.
80. Hanash KA, Furlow WL, Utz DC, Harrison EG Jr. Carcinoma of the penis: a clinicopathologic study. *J Urol*. 1970; 104(2): 291-297.
81. Narayana AS, Olney LE, Loening SA, et al. Carcinoma of the penis: analysis of 219 cases. *Cancer*. 1982; 49(10): 2185-2191.
82. Young MJ, Reda DJ, Waters WB. Penile carcinoma: a twenty-five-year experience. *Urology*. 1991; 38(6): 529-532.
83. Velazquez EF, Barreto JE, Rodriguez I, et al. Limitations in the interpretation of biopsies in patients with penile squamous cell carcinoma. *Int J Surg Pathol*. 2004; 12(2): 139-146.
84. Hoffman MA, Renshaw AA, Loughlin KR. Squamous cell carcinoma of the penis and microscopic pathologic margins: how much margin is needed for local cure? *Cancer*. 1999; 85(7): 1565-1568.
85. Fraley EE, Zhang G, Manivel C, Niehans GA. The role of ilioinguinal lymphadenectomy and significance of histological differentiation in treatment of carcinoma of the penis. *J Urol*. 1989; 142(6): 1478-1482.
86. Johnson DE, Lo RK. Management of regional lymph nodes in penile carcinoma. Five-year results following therapeutic groin dissections. *Urology*. 1984; 24(4): 308-311.
87. Ornellas AA, Seixas AL, de Moraes JR. Analyses of 200 lymphadenectomies in patients with penile carcinoma. *J Urol*. 1991; 146(2): 330-332.
88. Ravi R. Prophylactic lymphadenectomy vs observation vs inguinal biopsy in node-negative patients with invasive carcinoma of the penis. *Jpn J Clin Oncol*. 1993; 23(1): 53-58.
89. Fukunaga M, Yokoi K, Miyazawa Y, et al. Penile verrucous carcinoma with anaplastic transformation following radiotherapy. A case report with human papillomavirus typing and flow cytometric DNA studies. *Am J Surg Pathol*. 1994; 18(5): 501-505.
90. Hayashi T, Tsuda N, Shimada O, et al. A clinicopathologic study of tumors and tumor-like lesions of the penis. *Acta Pathol Japonica*. 1990; 40(5): 343-351.
91. Pettaway CA, Srigley JR, Brookland RK, et al. Penis. In: Amin MB, ed. *AJCC Cancer Staging Manual*. 8th ed. Springer; 2017.

92. Burgers JK, Badalament RA, Drago JR. Penile cancer. Clinical presentation, diagnosis, and staging. *Urol Clin N Am*. 1992; 19(2): 247-256.
93. Maiche AG, Pyrhonen S. Clinical staging of cancer of the penis: by size? By localization? Or by depth of infiltration? *Eur Urol*. 1990; 18(1): 16-22.
94. Cubilla AL, Piris A, Pfannl R, et al. Anatomic levels: important landmarks in penectomy specimens: a detailed anatomic and histologic study based on examination of 44 cases. *Am J Surg Pathol*. 2001; 25(8): 1091-1094.
95. Baker BH, Spratt JS Jr, Perez-Mesa C, et al. Carcinoma of the penis. *J Urol*. 1976; 116(4): 458-461.
96. Chaux A, Reuter V, Lezcano C, et al. Comparison of morphologic features and outcome of resected recurrent and nonrecurrent squamous cell carcinoma of the penis: a study of 81 cases. *Am J Surg Pathol*. 2009; 33(9): 1299-1306.
97. Chaux A, Torres J, Pfannl R, et al. Histologic grade in penile squamous cell carcinoma: visual estimation versus digital measurement of proportions of grades, adverse prognosis with any proportion of grade 3 and correlation of a Gleason-like system with nodal metastasis. *Am J Surg Pathol*. 2009; 33(7): 1042-1048.
98. Emerson RE, Ulbright TM, Eble JN, et al. Predicting cancer progression in patients with penile squamous cell carcinoma: the importance of depth of invasion and vascular invasion. *Mod Pathol*. 2001; 14(10): 963-968.
99. Maiche AG, Pyrhonen S, Karkinen M. Histological grading of squamous cell carcinoma of the penis: a new scoring system. *Br J Urol*. 1991; 67(5): 522-526.
100. Cubilla AL. The role of pathologic prognostic factors in squamous cell carcinoma of the penis. *World J Urol*. 2009; 27(2): 169-177.
101. Velazquez EF, Ayala G, Liu H, et al. Histologic grade and perineural invasion are more important than tumor thickness as predictor of nodal metastasis in penile squamous cell carcinoma invading 5 to 10 mm. *Am J Surg Pathol*. 2008; 32(7): 974-979.
102. Kvist E, Osmundsen PE, Sjolin KE. Primary Paget's disease of the penis. Case report. *Scand J Urol Nephrol*. 1992; 26(2): 187-190.
103. Park S, Grossfeld GD, McAninch JW, Santucci R. Extramammary Paget's disease of the penis and scrotum: excision, reconstruction and evaluation of occult malignancy. *J Urol*. 2001; 166(6): 2112-2116, discussion 7.
104. Perotto J, Abbott JJ, Ceilley RI, Ahmed I. The role of immunohistochemistry in discriminating primary from secondary extramammary Paget disease. *Am J Dermatopathol*. 2010; 32: 137-143.
105. Mazoujian G, Pinkus GS, Haagensen DE Jr, et al. Extramammary Paget's disease—evidence for an apocrine origin. An immunoperoxidase study of gross cystic disease fluid protein-15, carcinoembryonic antigen, and keratin proteins. *Am J Surg Pathol*. 1984; 8: 43-50.
106. Zhao M, Zhao L, Sun L, et al. GATA3 is a sensitive marker for primary genital extramammary paget disease: an immunohistochemical study of 72 cases with comparison to gross cystic disease fluid protein 15. *Diagn Pathol*. 2017; 12: 51.
107. Morbeck D, Tregnago AC, Netto GB, et al. GATA3 expression in primary vulvar Paget disease: a potential pitfall leading to misdiagnosis of pagetoid urothelial intraepithelial neoplasia. *Histopathology*. 2017; 70: 435-441.
108. Brown HM, Wilkinson EJ. Uroplakin-III to distinguish primary vulvar Paget disease from Paget disease secondary to urothelial carcinoma. *Hum Pathol*. 2002; 33: 545-548.
109. Memezawa A, Memezawa A, Okuyama R, et al. p63 constitutes a useful histochemical marker for differentiation of pagetoid Bowen's disease from extramammary Paget's disease. *Acta Derm Venereol*. 2008; 88: 619-620.
110. Ramachandra S, Gillett CE, Millis RR. A comparative immunohistochemical study of mammary and extramammary Paget's disease and superficial spreading melanoma, with particular emphasis on melanocytic markers. *Virchows Arch*. 1996; 429: 371-376.
111. Bacchi CE, Goldfogel GA, Greer BE, Gown AM. Paget's disease and melanoma of the vulva. Use of a panel of monoclonal antibodies to identify cell type and to microscopically define adequacy of surgical margins. *Gynecol Oncol*. 1992; 46(2): 216-221.
112. Goldblum JR, Hart WR. Perianal Paget's disease: a histologic and immunohistochemical study of 11 cases with and without associated rectal adenocarcinoma. *Am J Surg Pathol*. 1998; 22(2): 170-179.
113. Zeng HA, Cartun R, Ricci A Jr. Potential diagnostic utility of CDX-2 immunophenotyping in extramammary Paget's disease. *Appl Immunohistochem Mol Morphol*. 2005; 13: 342-346.
114. Goldminz D, Scott G, Klaus S. Penile basal cell carcinoma. Report of a case and review of the literature. *J Am Acad Dermatol*. 1989; 20(6): 1094-1097.
115. Heaton ND, Kadow C, Yates-Bell AJ. Inverted papilloma of the penile urethra. *Br J Urol*. 1990; 66(6): 661-662.
116. Mira JL, Fan G. Leiomyoma of the male urethra: a case report and review of the literature. *Arch Pathol Lab Med*. 2000; 124(2): 302-303.
117. Levine RL. Urethral cancer. *Cancer*. 1980; 45(7 suppl): 1965-1972.
118. Vernon HK, Wilkins RD. Primary carcinoma of the male urethra. *Br J Urol*. 1950; 21: 232-236.
119. Dailey VL, Humphrey PA, Hameed O. Primary urethral adenocarcinomas: a clinicopathological review. *Lab Invest*. 2009; 89(suppl 1): 164A.
120. Bostwick DG, Lo R, Stamey TA. Papillary adenocarcinoma of the male urethra. Case report and review of the literature. *Cancer*. 1984; 54(11): 2556-2563.
121. Loo KT, Chan JK. Colloid adenocarcinoma of the urethra associated with mucosal in situ carcinoma. *Arch Pathol Lab Med*. 1992; 116(9): 976-977.
122. Bolduan JP, Farah RN. Primary urethral neoplasms: review of 30 cases. *J Urol*. 1981; 125(2): 198-200.
123. Begun FP, Grossman HB, Diokno AC, Sogani PC. Malignant melanoma of the penis and male urethra. *J Urol*. 1984; 132(1): 123-125.
124. Oliva E, Quinn TR, Amin MB, et al. Primary malignant melanoma of the urethra: a clinicopathologic analysis of 15 cases. *Am J Surg Pathol*. 2000; 24(6): 785-796.
125. Kahn DG, Rothman PJ, Weisman JD. Urethral T-cell lymphoma as the initial manifestation of the acquired immune deficiency syndrome. *Arch Pathol Lab Med*. 1991; 115(11): 1169-1170.
126. Tanenbaum MH, Becker SW. Papillae of the corona of the glans penis. *J Urol*. 1965; 93: 391-395.
127. Winer JH, Winer LH. Hirsutoid papillomas of coronal margin of glans penis. *J Urol*. 1955; 74(3): 375-378.
128. Fetsch JF, Davis CJ Jr, Hallman JR, et al. Lymphedematous fibroepithelial polyps of the glans penis and prepuce: a clinicopathologic study of 7 cases demonstrating a strong association with chronic condom catheter use. *Hum Pathol*. 2004; 35(2): 190-195.
129. Lo JS, Dijkstra JW, Bergfeld WF. Syringomas on the penis. *Int J Dermatol*. 1990; 29(4): 309-310.
130. Nomura M, Hata S. Sebaceous trichofolliculoma on scrotum and penis. *Dermatologica*. 1990; 181(1): 68-70.
131. Petersson F, Mjornberg PA, Kazakov DV, Bisceglia M. Eruptive syringoma of the penis. A report of 2 cases and a review of the literature. *Am J Dermatopathol*. 2009; 31(5): 436-438.
132. Barnhill RL, Albert LS, Shama SK, et al. Genital lentiginosis: a clinical and histopathologic study. *J Am Acad Dermatol*. 1990; 22(3): 453-460.
133. Leicht S, Youngberg G, Diaz-Miranda C. Atypical pigmented penile macules. *Arch Dermatol*. 1988; 124(8): 1267-1270.
134. Val-Berna IJF, Hernando M. Blue nevus of the penis. *J Urol Pathol*. 1997; 6: 61-66.
135. Oldbring J, Mikulowski P. Malignant melanoma of the penis and male urethra. Report of nine cases and review of the literature. *Cancer*. 1987; 59(3): 581-587.
136. Zurrida S, Bartoli C, Clemente C, De Palo G. Malignant melanoma of the penis. A report of four cases. *Tumori*. 1990; 76(6): 599-602.
137. Dehner LP, Smith BH. Soft tissue tumors of the penis. A clinicopathologic study of 46 cases. *Cancer*. 1970; 25(6): 1431-1447.
138. Fetsch JF, Sesterhenn IA, Davis CJ, Mostofi FK. Soft tissue tumors of the penis: a retrospective review of 114 cases [abstract]. *Mod Pathol*. 2003; 16.
139. Fetsch JF, Sesterhenn IA, Miettinen M, Davis CJ Jr. Epithelioid hemangioma of the penis: a clinicopathologic and immunohistochemical analysis of 19 cases, with special reference to exuberant examples often confused with epithelioid hemangioendothelioma and epithelioid angiosarcoma. *Am J Surg Pathol*. 2004; 28(4): 523-533.
140. Srigley JR, Ayala AG, Ordonez NG, van Nostrand AW. Epithelioid hemangioma of the penis. A rare and distinctive vascular lesion. *Arch Pathol Lab Med*. 1985; 109(1): 51-54.
141. Kubota Y, Nakada T, Yaguchi H, et al. Schwannoma of the penis. *Urol Int*. 1993; 51(2): 111-113.
142. Dwosh J, Mininberg DT, Schlossberg S, Peterson P. Neurofibroma involving the penis in a child. *J Urol*. 1984; 132(5): 988-989.
143. Fethiere W, Carter HW, Sturim HS. Elephantiasis neuromatosa of the penis. Light and electron microscopical studies. *Arch Pathol*. 1974; 97(5): 326-330.
144. Salcedo E, Soldano AC, Chen L, et al. Traumatic neuromas of the penis: a clinical, histopathological and immunohistochemical study of 17 cases. *J Cutan Pathol*. 2009; 36(2): 229-233.
145. Carver BS, Venable DD, Eastham JA. Large granular cell tumor of the penis in a 53-year-old man with coexisting prostate cancer. *Urology*. 2002; 59(4): 602.
146. Laskin WB, Fetsch JF, Davis CJ Jr, Sesterhenn IA. Granular cell tumor of the penis: clinicopathologic evaluation of 9 cases. *Hum Pathol*. 2005; 36(3): 291-298.
147. Tanaka Y, Sasaki Y, Kobayashi T, Terashima K. Granular cell tumor of the corpus cavernosum of the penis. *J Urol*. 1991; 146(6): 1596-1597.
148. Bartoletti R, Gacci M, Nesi G, et al. Leiomyoma of the corona glans penis. *Urology*. 2002; 59(3): 445.
149. Val-Bernal JF, Garijo MF. Solitary cutaneous myofibroma of the glans penis. *Am J Dermatopathol*. 1996; 18(3): 317-321.
150. Kraemer BB, Schmidt WA, Foucar E, Rosen T. Verruciform xanthoma of the penis. *Arch Dermatol*. 1981; 117(8): 516-518.
151. Ghandur-Mnaymneh L, Gonzalez MS. Angiosarcoma of the penis with hepatic angiomas in a patient with low vinyl chloride exposure. *Cancer*. 1981; 47(6): 1318-1324.

152. Rasbridge SA, Parry JR. Angiosarcoma of the penis. *Br J Urol*. 1989; 63(4): 440-441.
153. Angulo JC, Lopez JI, Unda-Urzaiz M, et al. Kaposi's sarcoma of the penis as an initial urological manifestation of AIDS. A report of two cases. *Urol Int*. 1991; 46(2): 235-237.
154. Lowe FC, Lattimer DG, Metroka CE. Kaposi's sarcoma of the penis in patients with acquired immunodeficiency syndrome. *J Urol*. 1989; 142(6): 1475-1477.
155. Seftel AD, Sadick NS, Waldbaum RS. Kaposi's sarcoma of the penis in a patient with the acquired immune deficiency syndrome. *J Urol*. 1986; 136(3): 673-675.
156. Moore SW, Wheeler JE, Hefter LG. Epitheloid sarcoma masquerading as Peyronie's disease. *Cancer*. 1975; 35(6): 1706-1710.
157. Fletcher CD, Lowe D. Inflammatory fibrous histiocytoma of the penis. *Histopathology*. 1984; 8(6): 1079-1084.
158. Moran CA, Kaneko M. Malignant fibrous histiocytoma of the glans penis. *Am J Dermatopathol*. 1990; 12(2): 182-187.
159. Yantiss RK, Althausen AF, Young RH. Malignant fibrous histiocytoma of the penis: report of a case and review of the literature. *J Urol Pathol*. 1998; 9: 171-180.
160. Saw D, Tse CH, Chan J, et al. Clear cell sarcoma of the penis. *Hum Pathol*. 1986; 17(4): 423-425.
161. Isa SS, Almaraz R, Magovern J. Leiomyosarcoma of the penis. Case report and review of the literature. *Cancer*. 1984; 54(5): 939-942.
162. Bacetic D, Knezevic M, Stojsic Z, et al. Primary extraskeletal osteosarcoma of the penis with a malignant fibrous histiocytoma-like component. *Histopathology*. 1998; 33(2): 185-186.
163. Sacker AR, Oyama KK, Kessler S. Primary osteosarcoma of the penis. *Am J Dermatopathol*. 1994; 16(3): 285-287.
164. Fetsch JF, Brinsko RW, Davis CJ Jr, et al. A distinctive myointimal proliferation ('myointimoma') involving the corpus spongiosum of the glans penis: a clinicopathologic and immunohistochemical analysis of 10 cases. *Am J Surg Pathol*. 2000; 24(11): 1524-1530.
165. McKenney JK, Collins MH, Carretero AP, et al. Penile myointimoma in children and adolescents: a clinicopathologic study of 5 cases supporting a distinct entity. *Am J Surg Pathol*. 2007; 31(10): 1622-1626.
166. Gonzalez-Campora R, Nogales FF Jr, Lerma E, et al. Lymphoma of the penis. *J Urol*. 1981; 126(2): 270-271.
167. Yu GS, Nseyo UO, Carson JW. Primary penile lymphoma in a patient with Peyronie's disease. *J Urol*. 1989; 142(4): 1076-1077.
168. Meehan SA, Smoller BR. Cutaneous Langerhans cell histiocytosis of the genitalia in the elderly: a report of three cases. *J Cutan Pathol*. 1998; 25(7): 370-374.
169. Chaux A, Amin M, Cubilla AL, Young RH. Metastatic tumors to the penis: a report of 17 cases and review of the literature. *Int J Surg Pathol*. 2011; 19(5): 597-606.
170. Perez-Mesa C, Oxenhandler R. Metastatic tumors of the penis. *J Surg Oncol*. 1989; 42(1): 11-15.
171. Robey EL, Schellhammer PF. Four cases of metastases to the penis and a review of the literature. *J Urol*. 1984; 132(5): 992-994.
172. Belville WD, Cohen JA. Secondary penile malignancies: the spectrum of presentation. *J Surg Oncol*. 1992; 51(2): 134-137.
173. Daniels GF Jr, Schaeffer AJ. Renal cell carcinoma involving penis and testis: unusual initial presentations of metastatic disease. *Urology*. 1991; 37(4): 369-373.
174. Fujimoto N, Hiraki A, Ueoka H, Harada M. Metastasis to the penis in a patient with squamous cell carcinoma of the lung with a review of reported cases. *Lung Cancer*. 2001; 34(1): 149-152.
175. Kotake Y, Gohji K, Suzuki T, et al. Metastases to the penis from carcinoma of the prostate. *Int J Urol*. 2001; 8(2): 83-86.
176. Mitsudo S, Nakanishi I, Koss LG. Paget's disease of the penis and adjacent skin: its association with fatal sweat gland carcinoma. *Arch Pathol Lab Med*. 1981; 105(10): 518-520.
177. Metcalf JS, Lee RE, Maize JC. Epidermotropic urothelial carcinoma involving the glans penis. *Arch Dermatol*. 1985; 121(4): 532-534.
178. Trainer TD. Histology of the normal testis. *Am J Surg Pathol*. 1978; 11: 797-809.
179. Cajaiba MM, Garcia-Fernandez E, Reyes-Mugica M, Nistal M. The spectrum of persistence of testicular blastema and ectopic testicular parenchyma: a possible result of focal delay in gonadal development. *Virchows Archiv*. 2007; 451(1): 89-94.
180. Shapiro L, Platt N, Torres-Rodriguez VM. Idiopathic calcinosis of the scrotum. *Arch Dermatol*. 1970; 102(2): 199-204.
181. Gormally S, Dorman T, Powell FC. Calcinosis of the scrotum. *Int J Dermatol*. 1992; 31(2): 75-79.
182. Shah V, Shet T. Scrotal calcinosis results from calcification of cysts derived from hair follicles: a series of 20 cases evaluating the spectrum of changes resulting in scrotal calcinosis. *Am J Dermatopathol*. 2007; 29(2): 172-175.
183. Smetana HF, Bernhard W. Sclerosing lipogranuloma. *Arch Pathol(Chic)*. 1950; 50(3): 296-325.
184. Oertel YC, Johnson FB. Sclerosing lipogranuloma of male genitalia. Review of 23 cases. *Arch Pathol Lab Med*. 1977; 101(6): 321-326.
185. Hollander JB, Begun FP, Lee RD. Scrotal fat necrosis. *J Urol*. 1985; 134(1): 150-151.
186. Nistal M, Iniguez L, Paniagua R. Cysts of the testicular parenchyma and tunica albuginea. *Arch Pathol Lab Med*. 1989; 113(8): 902-906.
187. Warner KE, Noyes DT, Ross JS. Cysts of the tunica albuginea testis: a report of 3 cases with a review of the literature. *J Urol*. 1984; 132(1): 131-132.
188. Amann G, Berger A, Rokitansky A. Accessory scrotum or perineal collision-hamartoma. A case report to illustrate a misnomer. *Pathol Res Pract*. 1996; 192(10): 1039-1043, discussion 44.
189. Acker SM, Sahn EE, Rogers HC, et al. Genital cutaneous Crohn disease: two cases with unusual clinical and histopathologic features in young men. *Am J Dermatopathol*. 2000; 22(5): 443-446.
190. Spirnak JP, Resnick MI, Hampel N, Persky L. Fournier's gangrene: report of 20 patients. *J Urol*. 1984; 131(2): 289-291.
191. Bahlmann JC, Fourie IJ, Arndt TC. Fournier's gangrene: necrotising fasciitis of the male genitalia. *Br J Urol*. 1983; 55(1): 85-88.
192. Paty R, Smith AD. Gangrene and Fournier's gangrene. *Urol Clin N Am*. 1992; 19(1): 149-162.
193. Radaelli F, Della Volpe A, Colombi M, et al. Acute gangrene of the scrotum and penis in four hematologic patients. The usefulness of hyperbaric oxygen therapy in one case. *Cancer*. 1987; 60(7): 1462-1464.
194. Lee S, Han JS, Ross HM, Epstein JI. Massive localized lymphedema of the male external genitalia: a clinicopathologic study of 6 cases. *Hum Pathol*. 2013; 44: 277-281.
195. Schook CC, Kulungowski AM, Greene AK, Fishman SJ. Male genital lymphedema: clinical features and management in 25 pediatric patients. *J Pediatr Surg*. 2014; 49: 1647-1651.
196. Newman PL, Fletcher CD. Smooth muscle tumours of the external genitalia: clinicopathological analysis of a series. *Histopathology*. 1991; 18(6): 523-529.
197. Slone S, O'Connor D. Scrotal leiomyomas with bizarre nuclei: a report of three cases. *Mod Pathol*. 1998; 11(3): 282-287.
198. Matoso A, Chen S, Plaza JA, et al. Symplastic leiomyomas of the scrotum: a comparative study to usual leiomyomas and leiomyosarcomas. *Am J Surg Pathol*. 2014; 38: 1410-1417.
199. Castiglione FM Jr, Selikowitz SM, Dimond RL. Mule spinner's disease. *Arch Dermatol*. 1985; 121(3): 370-372.
200. Lowe FC. Squamous cell carcinoma of scrotum. *Urology*. 1985; 25(1): 63-65.
201. Greider HD, Vernon SE. Basal cell carcinoma of the scrotum: a case report and literature review. *J Urol*. 1982; 127(1): 145-146.
202. Perez MA, LaRossa DD, Tomaszewski JE. Paget's disease primarily involving the scrotum. *Cancer*. 1989; 63(5): 970-975.
203. Johnson S, Rundell M, Platt W. Leiomyosarcoma of the scrotum: a case report with electron microscopy. *Cancer*. 1978; 41(5): 1830-1835.

29 肾上腺和其他副神经节

Jesse K. McKenney 著　回允中 译

章目录

正常解剖结构

肾上腺

肾上腺（adrenal gland）由两个内分泌器官组成，一个是由中胚层衍生而来（皮质），另一个是由神经外胚层衍生而来（髓质）[1-3]。肾上腺皮质的功能是分泌几种被称为皮质类固醇的类固醇激素，所有这些激素全都是通过一系列复杂的酶催化反应而从胆固醇合成来的（图29.1）。根据这些激素的生物学功能不同，它们被分为三组：盐皮质激素、糖皮质激素和性激素（肾上腺雄激素）。对于促成这些激素生成的酶，可以通过生物化学分析和免疫组织化学检查检测出来[4]。

肾上腺位于腹膜后、肾的内上方。正常成人的肾上腺的总重量不应超过6 g；男女性别之间没有明显的差异。

肾上腺皮质分为三个带：球状带、束状带和网状带（图29.2）。所有三带均处于促肾上腺皮质激素（adrenocorticotropic hormone, ACTH）的影响之下。球状带紧贴在肾上腺包膜下方，是形成盐皮质类固醇（醛固酮）的地方，由聚集成小簇和短条的轮廓清楚的细胞组成。束状带是形成糖皮质类固醇和性激素的地方，由伴有细胞膜清楚的大细胞排列成两排的条索构成的宽带组成。其胞质的特征是出现许多小的含有脂质的空泡，其中一些空泡使位于中心的胞核呈锯齿状，类似于皮脂腺细胞和脂肪母细胞；这些细胞有时被称为海绵状细胞或透明细胞。网状带也参与分泌糖皮质类固醇和性激素（特别是后者）。网状带的细胞排列杂乱，比束状带的细胞小，胞质呈颗粒状和嗜酸性，几乎没有脂质（所谓的致密细胞）。其中一些细胞的胞质中含有脂褐素[1]。

肾上腺髓质的主要细胞类型是嗜铬细胞（髓细胞或嗜铬性细胞），其中混有散在的皮质细胞和神经节细胞。嗜铬细胞是一种相对大的细胞，呈多角形，轮廓不清。其丰富的胞质中有明显的颗粒，通常呈嗜碱性，虽然也可以是两染性甚或嗜酸性。偶尔，细胞的特征是胞质出现玻璃样（“胶样”）小滴，PAS染色呈强阳性[1]。髓质部位的第二种细胞群是支持细胞，它们位于嗜铬细胞巢和小梁的周围；在常规染色的切片上难以辨认，但S-100蛋白免疫染色时容易见到[1]。

超微结构检查，肾上腺皮质细胞具有两种重要特征——常见于所有产生类固醇的细胞，即丰富的滑面内质网和许多线粒体。球状带的线粒体具有板层嵴，而束

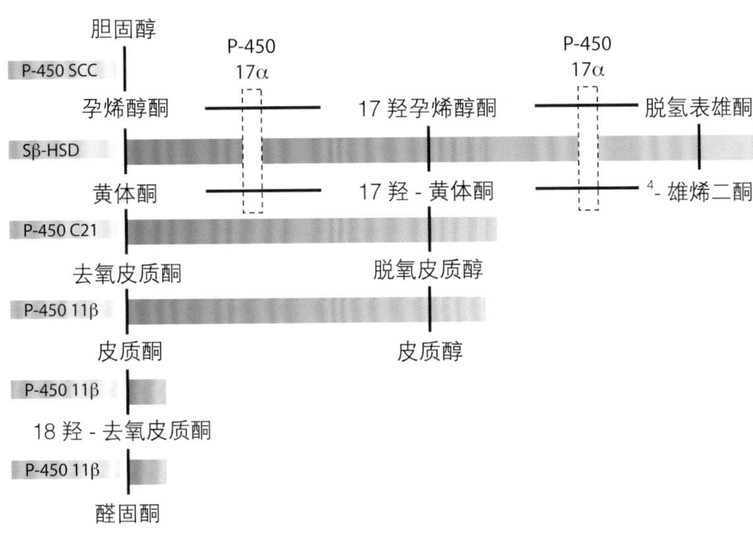

图 29.1 皮质类固醇形成途径

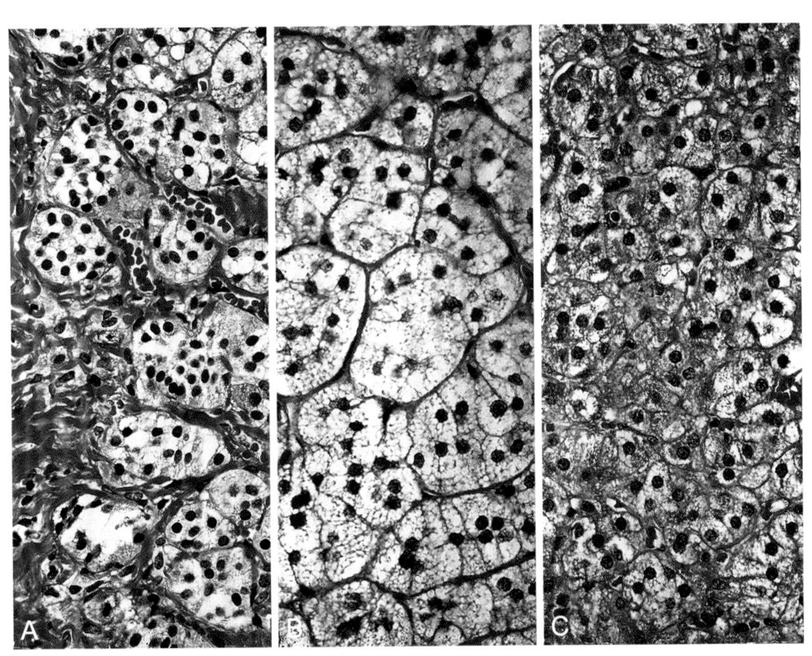

图 29.2 正常肾上腺皮质的三层结构。**A**，球状带。**B**，束状带。**C**，网状带

状带和网状带的线粒体具有管泡状嵴[5]。肾上腺髓质细胞根据胞质致密轴心神经内分泌颗粒的大小可以分为两种类型：含有电子斑（常常偏心位于扩展的囊内，直径大约为 250 nm）的去甲肾上腺素和含有细颗粒（充满封闭膜，直径大约为 190 nm）的肾上腺素。

这些细胞的免疫组织化学特征将结合各自的肿瘤进行讨论。

副神经节系统

副神经节系统（paraganglion system）是由众多散在分布于全身的神经上皮细胞（“主细胞”）集聚形成的[6]。它们的共同形态学特性是：胞质中存在许多含有儿茶酚胺的神经内分泌颗粒[7-8]。显微镜下，所有副神经节均具有类似的形态学表现，其特征是主细胞排列成界限清楚的细胞巢［“细胞球（Zellballen）”］，被一薄层 S-100 蛋白阳性的支持细胞包绕。副神经节系统的最特殊的成员已在肾上腺髓质描述，这是一种与交感神经系统有联系的神经效应器系统。肾上腺外副神经节大约可以分为两类：一类与副交感神经系统（第Ⅸ、第Ⅹ以及或许还有第Ⅲ和第Ⅴ颅神经）有关，另一类与交感神经系统有关。前者通常为非嗜铬性，集中在头颈部和纵隔，被认为具有化学受体功能。后者为嗜铬性，主要在腹膜后，沿着胸腰主动脉旁部位分布，或许是肾上腺髓质的次要的同系物。偶尔，小的副神经节可见于诸如膀胱、前列腺、胆囊、脾包膜和乙状结肠系膜等部位[9]；应该特别注意的是，不要将其与转移性癌灶混淆（图 29.3）[9-10]。

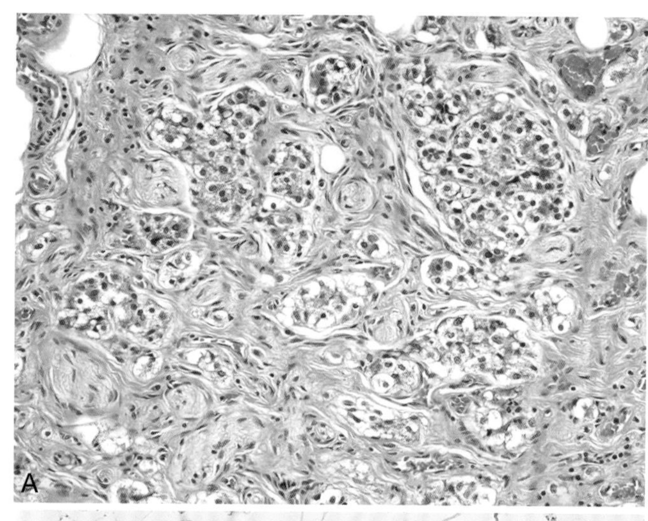

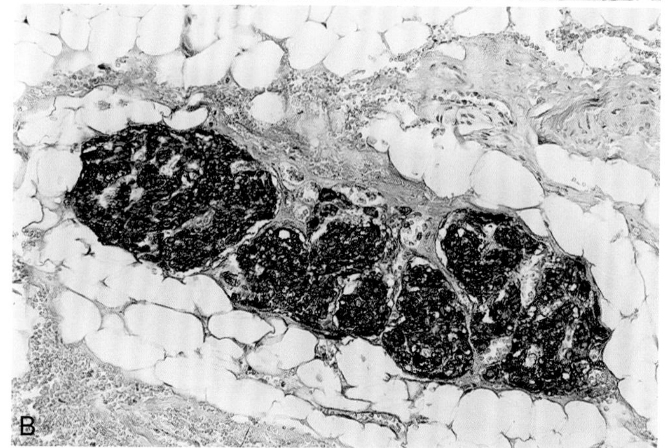

图 29.3 偶尔见于腹膜后的正常副神经节。**A**，HE 染色；**B**，嗜铬素染色

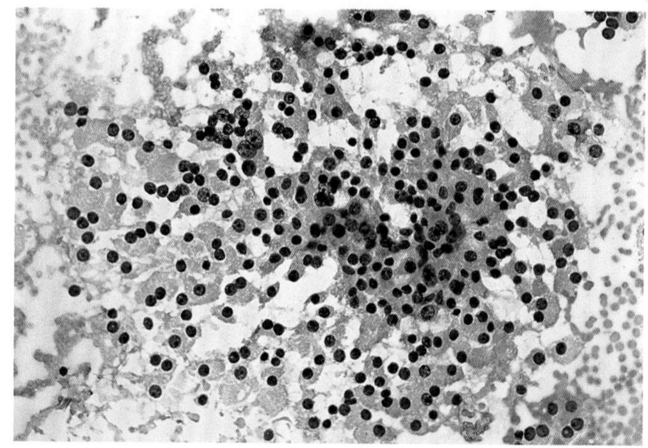

图 29.4 肾上腺皮质腺瘤的细针吸取活检标本

活检和细胞学

实验室接收的来自肾上腺的标本通常是整个肾上腺器官，但在选择性的病例，可以通过超声或 CT 引导活检 [11-12] 或细针穿刺吸取细胞学进行诊断 [13-15]（图 29.4）。后一种方法对于诊断肾上腺的转移性肿瘤特别有用。在

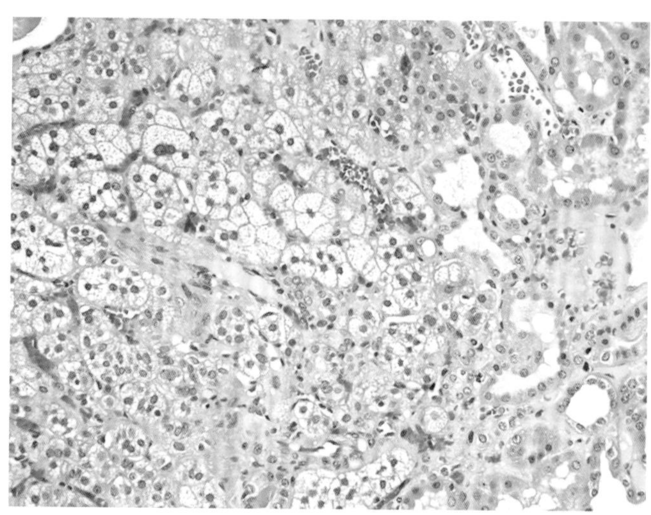

图 29.5 肾上腺肾融合，显示肾上腺皮质组织与肾小管（右侧）混合

Suen 和 Chan 进行的一项病例研究中 [16]，获得细胞学材料用于诊断的成功率达到 86%。一项新近完成的由多家医院参与的有 220 例连续病例的研究显示，肾上腺粗针活检的诊断准确率很高（对于恶性肿瘤，总的敏感性是 94.6%，特异性是 95.3%）[17]。

肾上腺皮质的病变

肾上腺皮质组织可以发生各种疾病，其中包括畸形、异位、增生和肿瘤。肾上腺皮质增生的临床分组为弥漫性、微结节性和大结节性，而肾上腺皮质肿瘤被分为腺瘤和腺癌。这些诊断类型并不像我们所想象的那样单纯，甚至比在其他器官更复杂，在特定情况下，单单根据组织学是不可能进行分类的。可能需要结合组织学和大体特征，加上内分泌所见、临床病史和检测的分子遗传学“信号”才能做出一个最准确的诊断。

肾上腺粘连和融合

肾上腺偶尔可能会有与肝或肾的异常连接 [18-19]。当中间有包膜（没有间插的脂肪）时，称为**肾上腺粘连（adrenal adhesion）**。当两种组织类型混合时应用**肾上腺融合（adrenal union）**这一术语（图 29.5）。这样的病变的活检偶尔容易与肾细胞癌混淆。

肾上腺异位

已有许多部位有异位的肾上腺皮质组织（副肾上腺）的报道，其中许多是来自伴随性腺迁移到性腺旁的某些肾上腺皮质始基细胞。**肾上腺异位（adrenal heterotopia）**的最常见部位是接近肾上腺的腹膜后脂肪。已描述的其他部位包括：腹腔神经丛，肾（位于肾内，不同于肾 - 肾上腺融合 [18]），沿着精索和卵巢静脉走行，睾丸，接近附睾尾的部位，邻近卵巢的阔韧带，卵巢本身（但是非常少见），腹膜鞘突，疝和阴囊积水，以及阑尾系膜和肝。

发生在远隔部位的异位肾上腺罕见，例如，肺、硬膜内间隙和脑[20-23]。伴有异位肾上腺组织的附睾可能显示不同类型的畸形[24]。异位肾上腺皮质组织几乎从不伴有髓质成分。

在有 Nelson 综合征或伴有 ACTH 产物增加的其他疾病患者，这些异位巢可能发生明显的增生[25]，偶尔引起异位肾上腺皮质腺瘤和癌[22,26-28]。

肾上腺增生

先天性肾上腺增生

先天性肾上腺增生（congenital adrenal hyperplasia）是肾上腺类固醇产物形成缺陷引起的一种先天性代谢异常，为家族性常染色体隐性遗传学疾病[29-30]。它是大多数发生在 1 岁以内的肾上腺生殖器综合征病例的原因，但它在临床上也可能最先出现在青春期[31]，其特异的症状及其严重性不同，取决于特定的突变、残留酶的活性和患者的性别。

在大约 95% 的病例，其缺陷是缺乏 21 羟化酶，导致 17 羟黄体酮及其分解产物孕二酮的聚集和皮质醇不足[32]。其临床表现可能包括单纯性男性化综合征、电解质失调（例如“失盐”）或较轻微的综合征[33]。第二种最常见的类型是由 11β 羟化酶缺乏引起的，其特征为男性化和高血压。其他几种亚型也已描述，但都非常罕见，包括 17 羟基不足、3βHSD2 缺乏、P540 氧化还原酶不足、脂质先天性肾上腺增生（*STAR* 突变）和 P540 胆固醇侧链裂解酶缺乏[30,34-36]。编码每一种类固醇生物合成酶的特异性基因均已被克隆出来，引起先天性肾上腺增生的常见基因（及其亚型）的突变已经确定[37-38]。其中最重要的是位于 6p21.3 染色体上的 *CYP21A2* 基因，但即使这种最常见的基因也有 100 种以上的单独突变[39-41]。所有类型的增生的病理学改变相同，特征是弥漫性皮质增生，特别是网状带。对于先天性肾上腺增生的治疗，主要采取激素替代疗法，但平衡测量以应对正常发育和随后的社会心理性别以及不孕问题可能具有挑战性[36]。发生在肾上腺皮质增生患者的睾丸“肿瘤”在第 27 章讨论。

原发性色素结节性肾上腺皮质增生

原发性色素结节性肾上腺皮质增生（primary pigmented nodular adrenal cortical hyperplasia）在形态学上不同于肾上腺增生（有时称为“微结节性肾上腺病”），它可能是孤立性的，或是 Carney 综合征的一种成分[42]，其特征是非 ACTH- 依赖性库欣综合征，通常发生在年轻年龄组。肾上腺可能小、正常大小或轻微增大，显示多发性色素性皮质结节伴有间插的萎缩的皮质[43-44]。这些结节主要由嗜酸性、脂质稀少的、类似于正常网状带的细胞组成，而且许多细胞含有脂褐素 / 神经黑色素（图 29.6）。这些细胞对于所有产生类固醇的酶均呈强阳性免疫反应[45]。它们偶尔出现另外的特征，包括显微镜下坏死灶、核分裂象和小梁状生长方式[46]。有些患者有

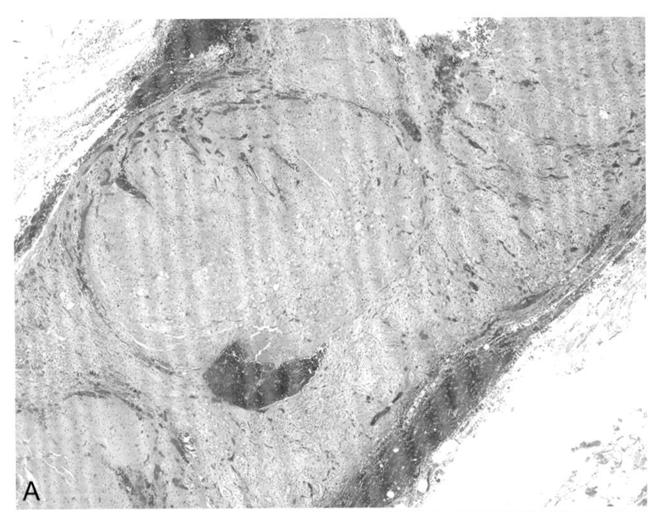

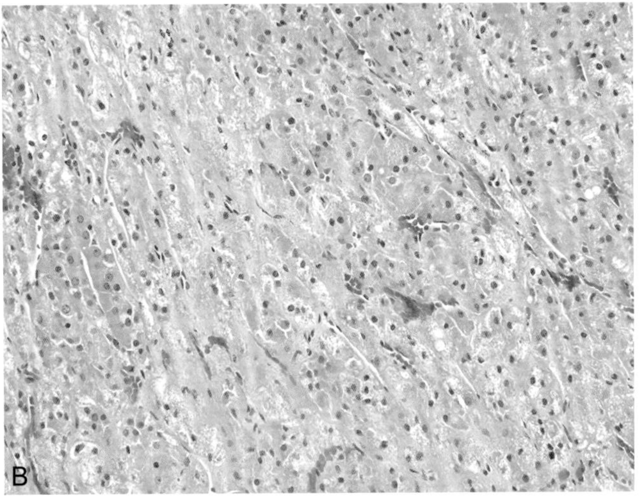

图 29.6 原发性色素结节性肾上腺皮质增生。**A**，微结节性生长方式具有特征性。**B**，结节由嗜酸性细胞组成，含有棕色色素

PRKAR1A 种系突变。虽然罕见，但在表现为库欣综合征的患儿，应仔细考虑是否为这种病因[47]。其他类似的增生在伴有 *PDE11A* 或 *PDE8B* 突变的患者罕见[48-49]。

其他肾上腺皮质增生

肾上腺皮质获得性增生总是双侧性的，可能导致肾上腺弥漫性或结节性（“腺瘤性”或“腺瘤样”）增大（图 29.7）。在成人，如果仔细分离脂肪后，一侧的肾上腺的重量超过 6 g，则可以认为是增生。大多数弥漫性肾上腺增生病例是由于 ACTH 产生过多引起的，或者是由于垂体，或者是由于肺或其他某些器官的产生 ACTH 的肿瘤。因此，这些肾上腺皮质增生被称为 ACTH 依赖性增生，或在前一种情况下称为垂体依赖性增生。然而，在一些病例，其发病机制仍然不清

大体上，肾上腺皮质获得性增生表现为肾上腺皮质带增厚。显微镜下，可见网状带和束状带厚度明显增加，它们在不同病例之间所占相对比例不同[50]。偶尔，可见有些结节中有伴有大而深染胞核的细胞。束状带的许多细胞致密，并显示脂质减少。超微结构检查，这些细胞具有丰富的滑面内质网和长的微绒毛，与邻近细胞的微

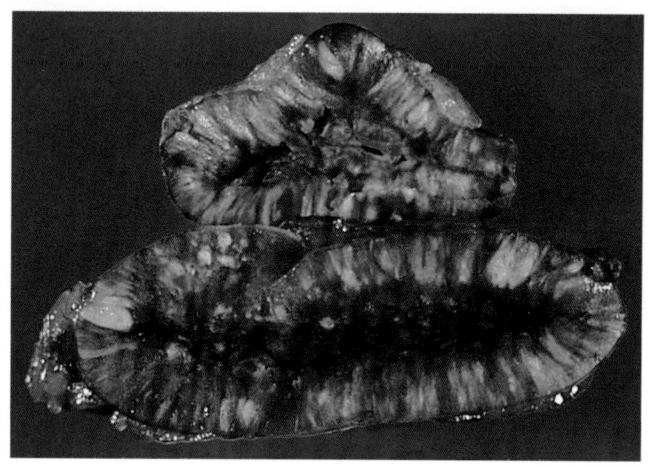

图 29.7 肾上腺皮质增生，显示多结节性生长方式

绒毛犬牙交错[50]。流式细胞学检查和图像分析显示存在非整倍体和多倍体细胞群[50]。

大多数**大结节性皮质增生**（**macronodular cortical hyperplasia**）病例与 ACTH 产物无关，因此，被称为非 ACTH 依赖性或肾上腺依赖性增生，表现为库欣综合征[51]。在某种情况下，这些病变可能是弥漫性增生的晚期病变，即病变从垂体依赖性转化为肾上腺依赖性[52-53]。两侧肾上腺可能明显增大，类似于肿瘤，并且皮质结节之间的皮质常常萎缩。发生在儿童的极少数病例可能伴有 McCune-Albright 综合征（*GNAS* 突变）[54]。新近的研究提示，存在 *ARMC5* 基因的种系或体细胞突变，特别是在分泌皮质醇的疾病[55-56]。

肾上腺皮质肿瘤

传统上，**肾上腺皮质肿瘤**（**adrenocortical neoplasm**）分为肾上腺皮质腺瘤和肾上腺皮质癌。许多肾上腺皮质肿瘤容易被归类为腺瘤或癌，但有一组中间性（“交界性”）肿瘤难以区分良恶性，在某种程度上是硬性规定的（在鉴别诊断一节中进一步讨论）。

肾上腺皮质腺瘤

临床特征

肾上腺皮质腺瘤（**adrenocortical adenoma**）是常规诊断实践中最常见的原发性肾上腺皮质病变。它可能是功能性的（产生醛固酮、皮质醇或性激素）或非功能性的。这些腺瘤或为先出现激素分泌产物引起症状、随后通过 CT 扫描发现的，或为由于其他原因进行影像学检查时偶然发现的。

形态学特征

大体上，肾上腺皮质腺瘤通常为孤立腺瘤。其特征是小，最大径很少超过 5 cm 或重量很少超过 50 g[57]。肾上腺皮质腺瘤界限清楚，通常有包膜。切面通常有一个实性同质性、黄色到棕色表现（图 29.8）。

显微镜下，肾上腺皮质腺瘤可能重现束状带、球状带或更常见的是两者混合的表现（图 29.9）。典型的肾上腺皮质腺瘤肿瘤细胞的胞质为透明到微嗜酸性，充满小的脂质空泡。细胞常常排列成巢或条索，伴有丰富的毛细血管或血窦网。如同大多数其他内分泌肿瘤，偶尔可见奇异核。然而，其核分裂象非常罕见或缺乏[58]。肾上腺皮质腺瘤的形态学亚型包括：

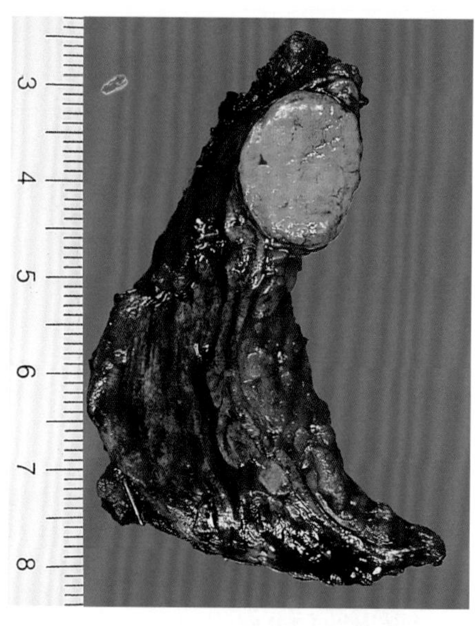

图 29.8 伴有单个结节的肾上腺皮质腺瘤的大体表现。可见非常局限的生长和典型的金黄色表现

1. 含有**髓脂肪瘤**（**myelolipoma**）灶的肾上腺皮质腺瘤已有报道，但没有临床意义[59-60]。
2. **黑色腺瘤**（**black adenoma**）[61]。偶尔，肾上腺皮质腺瘤（以及增生性结节）呈黑棕色到黑色——因为存在色素，色素或为脂褐素[62]，或在少数情况下为神经黑色素[63]。这些“黑色腺瘤”或“黑色结节”大多数是非功能性的，偶尔见于尸体解剖，但有时伴有原发性醛固酮增多症[64]或库欣综合征[65]。这些结节的放射学密度比普通的黄色皮质肿瘤高[65]。
3. **肾上腺皮质嗜酸细胞腺瘤**（**adrenocortical oncocytic adenoma (oncocytoma)**）。这种肿瘤的肿瘤细胞充满了线粒体（图 29.10），存在良性（即嗜酸细胞瘤）和恶性两种形式，以前者为主[66-70]。大多数为非功能性的[71-72]。有意思的是，在超微结构水平，它们含有管泡状嵴的线粒体，是典型的产生类固醇的细胞。它们也可能含有独特的胞质结晶包涵体[73-74]。对于嗜酸细胞性肿瘤，并无典型的用于鉴别腺瘤和癌的满意的预后特征。因此，已经采用了修订的分类（见下文的鉴别诊断和框 29.1）。
4. **黏液样肾上腺皮质肿瘤**（**myxoid adrenocortical neoplasm**）。肾上腺皮质腺瘤在罕见的情况下可能具有突出的黏液样间质。黏液样肿瘤的行为似乎比 Weiss 标准预示的侵袭性要强；因此，诊断黏液样肾上腺皮质腺瘤应该非常小心[75-78]。
5. **脂肪腺瘤**（**lipoadenoma**）。含有丰富的成熟脂肪组织的肾上腺皮质腺瘤（以及结节状皮质增生）病例已有报道[79-81]。

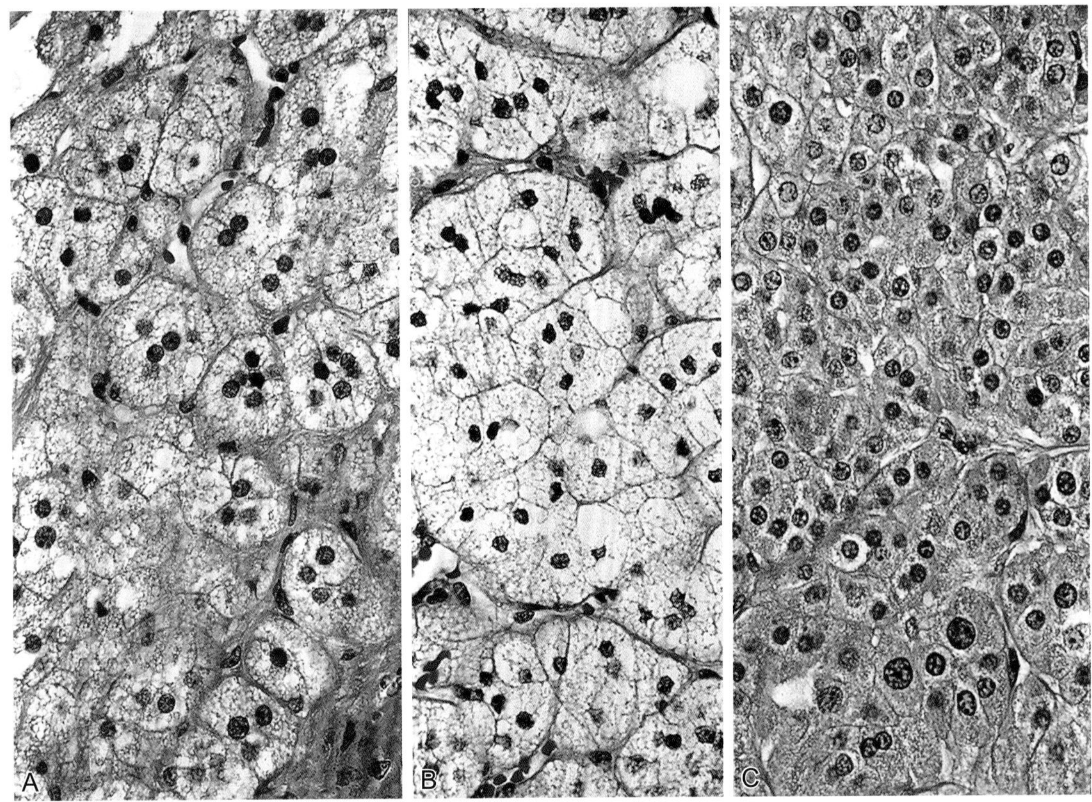

图 29.9 **A** 至 **C**，同一个分泌醛固酮的肾上腺皮质腺瘤中有不同的形态学结构

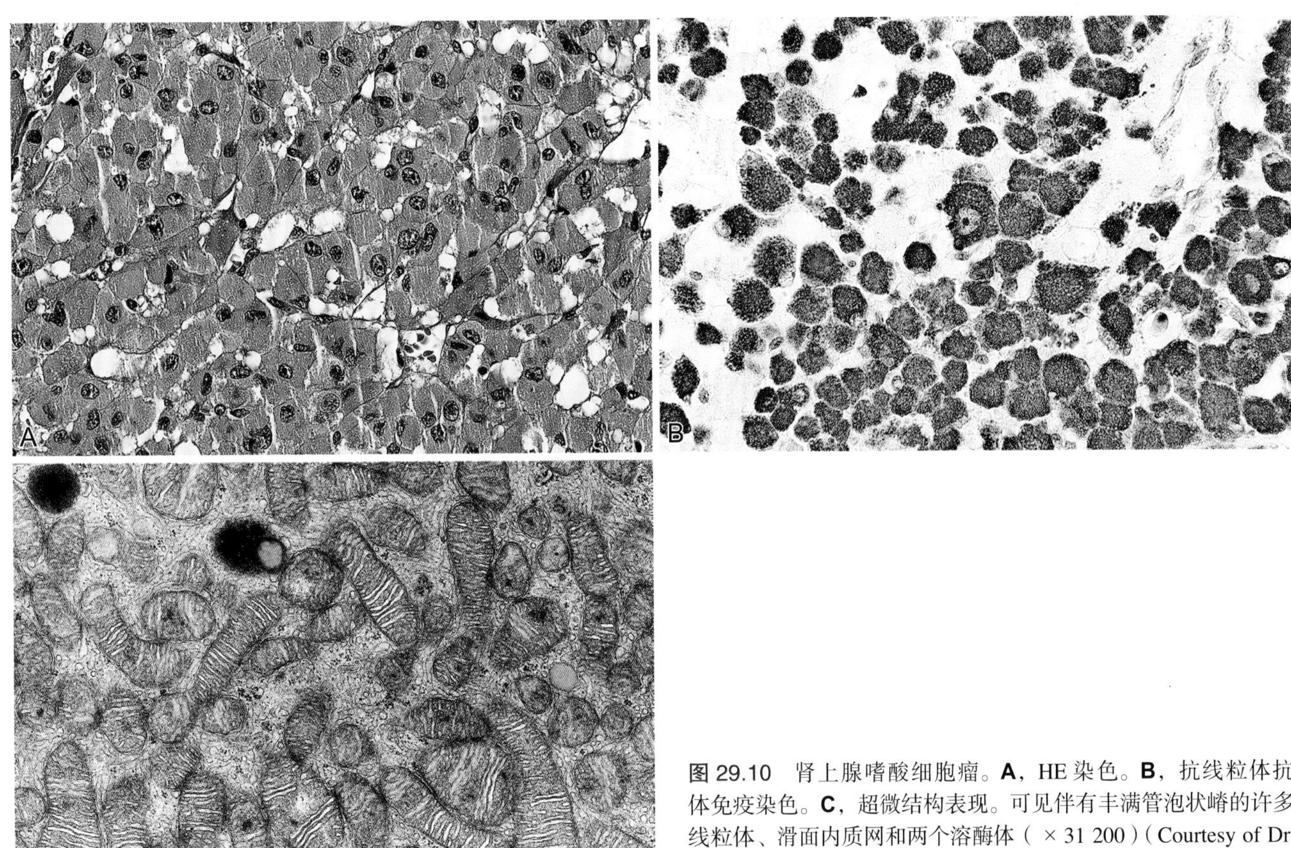

图 29.10 肾上腺嗜酸细胞瘤。**A**，HE 染色。**B**，抗线粒体抗体免疫染色。**C**，超微结构表现。可见伴有丰满管泡状嵴的许多线粒体、滑面内质网和两个溶酶体（ × 31 200）（Courtesy of Dr. Robert E. Erlandson, Memorial Sloan-Kettering Cancer Center.）

框29.1 肾上腺皮质肿瘤分类的Weiss标准[a]

肿瘤坏死
核分裂象＞5/50 HPF
非典型性核分裂象
高级别核（Fuhrman标准Ⅲ级或Ⅳ级）
弥漫性结构
透明细胞＜25%
浸润静脉结构
浸润血窦结构
浸润穿过包膜

[a]上述标准出现3个或3个以上即与恶性潜能有关

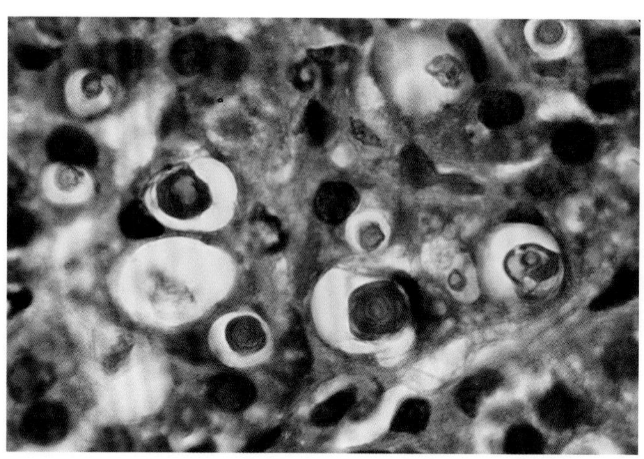

图 29.11 所谓的螺内酯小体。它们表现为同心圆层状嗜酸性结构

腺瘤的激素产物

非功能性病变（nonfunctional lesion）。肾上腺皮质增生和腺瘤均常见于无症状的尸检病例[82]，但过去见于手术标本的大多数非功能性肾上腺皮质病变是癌[83]。然而，自从出现了超声检查、CT 和 MRI——能够发现大多数良性无症状的肾上腺皮质腺瘤，这种情况发生了明显的变化[84-86]。

产生醛固酮的腺瘤（aldosterone-producing adenoma）。在原发性醛固酮增多症（Conn 综合征），过量分泌的醛固酮可导致尿钾丧失、钠潴留、肾素水平受到抑制、高血压和肌无力[87-89]。

显微镜下，这些腺瘤具有类似于球状带的表现，因为球状带是正常肾上腺产生醛固酮的区域。但有时大多数产生醛固酮的腺瘤的肿瘤细胞类似于束状带细胞，或具有特征性的介于球状带和束状带之间的细胞（所谓的混合性细胞）。非肿瘤性腺体的球状带正常、增生或萎缩[90]。在应用螺内酯治疗的患者，肿瘤细胞以及邻近的球状带细胞可能出现特征性的胞质结构。它是一种旋涡状多层膜状物的集聚，直径为 20 μm，被认为是来自滑面内质网（图 29.11）[91-92]。对有怀疑有原发性醛固酮增多症的患者，应该进行肾素 - 血管紧张素 - 醛固酮系统药理学检测[87]和肾上腺的影像学检查，以将原发性醛固酮增多症与肾血管性和原发性高血压鉴别开。

产生皮质醇的腺瘤（cortisol-producing adenoma）。库欣综合征是皮质醇产生过多的结果，常常出现典型的外表特征（体重增加，伴有向心性肥胖，圆脸，皮肤横纹，多毛症）、高血压、高血糖、伤口愈合不良、近端肌肉无力和机会性感染的风险增加[93]。具有原发性肾上腺原因（即非 ACTH 依赖性）的库欣综合征仅出现在 20% 的病例[94-97]。在罕见的病例，肾上腺肿瘤伴有库欣综合征，不是皮质来源而是嗜铬细胞瘤[98]。在伴有肾上腺皮质肿瘤的库欣综合征，肾上腺皮质的其余部分常常显示萎缩征象。不同类型的皮质醇试验可能有助于诊断，包括地塞米松抑制试验。

在伴有库欣综合征的患者，出现大的肾上腺肿块一般是代表癌。同样，伴有明显男性化改变的（"混合"型）和 17 类固醇排泄明显增加的库欣综合征病例几乎总是皮质癌引起的[57,99]。

产生性激素的腺瘤（sex hormone-producing adenoma）。儿童男性化最常见的原因是先天性肾上腺增生；然而，如果出现肾上腺肿瘤，则癌比腺瘤更常见[100-101]。肾上腺皮质肿瘤如果导致成年妇女男性化，则恶性的可能性大约是 70%，如果男性化伴有库欣综合征，则恶性的可能性甚至更高[102-104]。在伴有女性化的成年男性患者，恶性的发生率达到 100%[105]。在腺瘤患者，症状取决于分泌的激素。在男性患者，雌激素过多可能导致男性乳腺发育或性功能障碍；而在女性患者，雄激素过多可引起不同程度的多毛症、男性化和闭经。

其他功能性表现。肾上腺皮质病变（特别是癌）少见的表现包括低血糖[106]、红细胞增多症[107]和不恰当的分泌抗利尿激素[108]。

电子显微镜、组织化学、免疫组织化学和分子遗传学特征

虽然大多数肾上腺皮质腺瘤单独通过形态学检查可以辨认，但在选择性的病例可能需要进行免疫表型分析。免疫组织化学检查，肾上腺皮质肿瘤细胞对突触素（但一般不是嗜铬素！）、抑制素、Melan A（Mart-1；A103）和 SF-1 染色有免疫反应（图 29.12）[109-115]。它们对钙网膜蛋白（通常为局灶性）[116]和角蛋白（大约半数的腺瘤，但为局灶性且不规则）[117]也有免疫反应。

肾上腺皮质腺瘤的分子机制有待进一步阐明。许多驱动突变与特异性激素产物和临床病理学特征密切相关。

大约 40% 的散发性分泌醛固酮的腺瘤与 *KCNJ5* 体细胞突变有关，它们较常见于伴有较严重的醛固酮增多症的年轻女性。*ATP1A1*、*ATP2B3*、*CTNNB1* 和 *CACNA1D* 突变也有报道，但大多数肿瘤伴有 *KCNJ5* 突变[118-121]。在产生皮质醇的腺瘤，常见 *PRKACA* 体细胞突变，而且可见于 35%～65% 的伴有库欣综合征的病例[122-123]。非功能性腺瘤最常见编码 β 连环蛋白蛋白的 *CTNNB1* 突变[124]。肾上腺皮质腺瘤还与某些遗传性综合征有关，包括 Carney 综合征、Li-Fraumeni 综合征、1 型

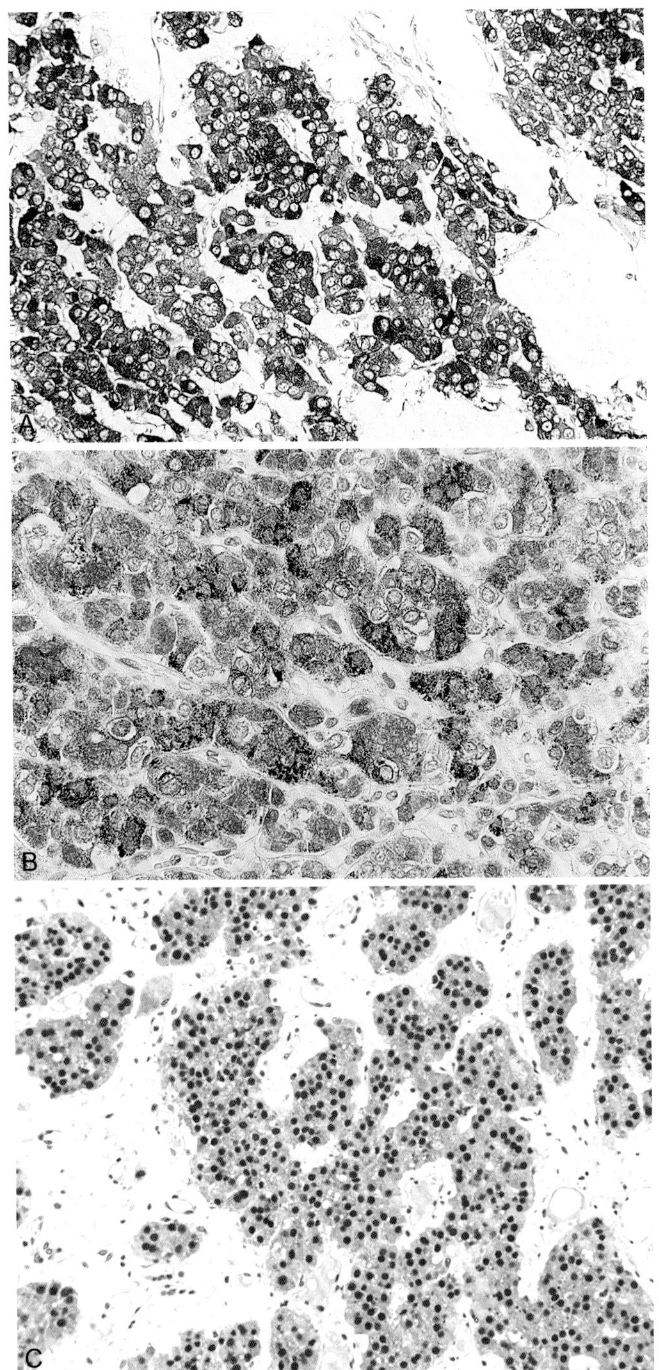

图 29.12 肾上腺皮质肿瘤免疫组织化学反应。**A**，抑制素染色。**B**，Melan A 染色。**C**，SF-1 染色

多发性内分泌肿瘤（multiple endocrine neoplasia, MEN）、Beckwith-Wiedemann 综合征、家族性腺瘤息肉病和 McCune-Albright 综合征[125]。

肾上腺皮质癌

临床特征

肾上腺皮质癌（adrenocortical carcinoma）相对少见。它们有双峰年龄分布，分别为 1 ~ 10 岁和 41 ~ 50 岁[126-133]。肾上腺皮质癌患者可以无症状（在影像学检查时偶尔发现），伴有与局部肿块效应有关的症状，伴有转移性疾病的症状，或伴有类固醇产物过多的症状。高度坏死性肾上腺皮质癌可能导致发热，因此，临床上类似于感染性疾病。每一个可以触及的肾上腺皮质肿瘤几乎都是恶性的。CT 扫描对于发现、预治疗分期以及确定这些肿瘤是否能够切除是最有用的技术[134]。

在儿童和年轻人，诊断肾上腺皮质癌应通过 *TP53* 基因种系突变分子分析迅速除外 Li-Fraumeni 综合征，因为这种相关性见于半数以上的病例，不管有无家族史[135-137]。Beckwith-Wiedemann 综合征患者发生肾上腺皮质腺癌的发生率也增加[138]。

形态学特征

大体上，肾上腺皮质癌通常为孤立性癌，其重量大多数超过 10 g，有些在发现之前可能达到 1 000 g 或更重[57]。肾上腺皮质癌的周围可能有包膜，但常常被浸润。肾上腺皮质癌的切面有一个斑驳杂色形态，伴有软而易碎的肿瘤内结节（图 29.13）。肾上腺皮质癌内常见坏死和出血区域。肾上腺皮质癌常常侵犯大静脉，导致静脉完全阻塞、血栓形成和栓塞。

显微镜下，肾上腺皮质癌显示各种各样的分化，从几乎不能与腺瘤区分的高分化肿瘤到由伴有丰富嗜酸性胞质和奇异深染核的细胞（巨细胞）的完全未分化的肿瘤，有时为多核细胞（图 29.14 和 29.15）。有时，肾上腺皮质癌有大量中性粒细胞浸润，有些中性粒细胞位于肿瘤细胞胞质内。

肾上腺皮质腺瘤和肾上腺皮质癌之间的主要组织学鉴别特征在下一节讨论。肾上腺皮质癌的组织学亚型包括：

1. **肾上腺皮质嗜酸细胞癌（adrenocortical oncocytic carcinoma）**。对于嗜酸细胞肿瘤，用于鉴别腺瘤和癌的典型预后特征并不满意，因此，提出了改良的分类（见下文的鉴别诊断和框 29.2）[68]。
2. **黏液样肾上腺皮质肿瘤（myxoid adrenocortical neoplasm）**（图 29.16）。这一组罕见的肿瘤的最佳化标准仍有待于确定，但研究提示，其比标准预后参数预示的更具侵袭性（见下文的鉴别诊断）[75-78]。
3. **肉瘤样癌（sarcomatoid carcinoma）**，一种不言而喻的名称，如同在其他部位一样，当癌成分和肉瘤样成分明显分开时，应选择替代性术语癌肉瘤（carcinosarcoma）[104,139-140]。

电子显微镜、组织化学、免疫组织化学和分子遗传学特征

免疫组织化学检查，肾上腺皮质癌表达与肾上腺皮质腺瘤一样的皮质系标志物（即抑制素、Melan A 和 SF-1），但敏感性较低[109-115,141]。

对于儿童和成人肾上腺皮质癌的分子机制的了解及其与肾上腺皮质腺瘤的区别在迅速增长[141-145]。最新的资料显示，肾上腺皮质癌具有许多不同的驱动突变（包括 *p53*、*ZNFR3*、*CTNNB1*、*PRKAR1A*、*CCNE1* 和 *TERF-2*），IGF2 常常过表达。而整个基因组加倍是疾病

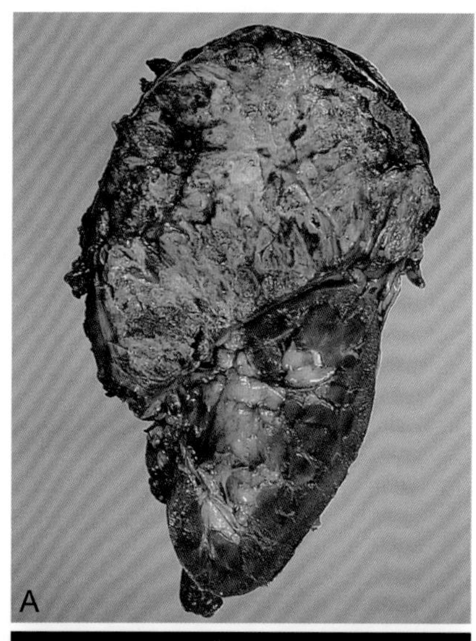

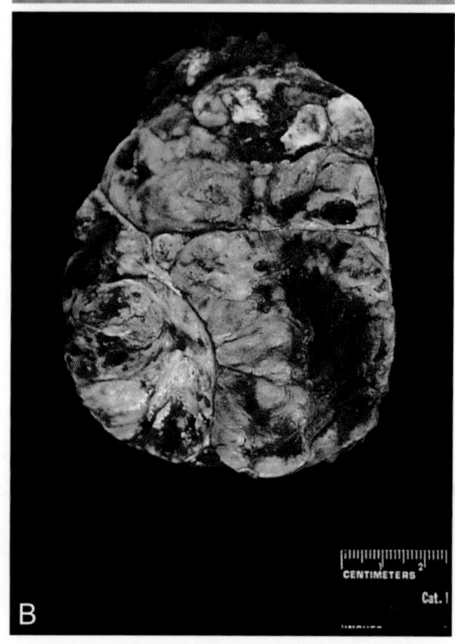

图 29.13 **A** 和 **B**，肾上腺皮质癌的大体表现。两个肿瘤均大，有出血和坏死区。**A** 中的肿瘤显示有肾上极破坏

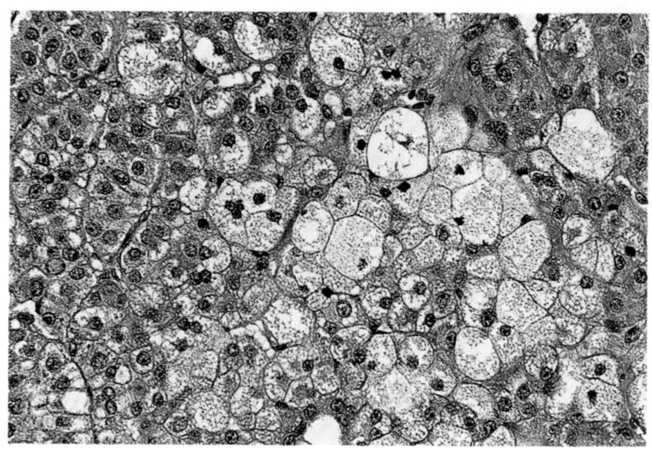

图 29.14 肾上腺皮质癌，伴有明显的肿瘤内异质性

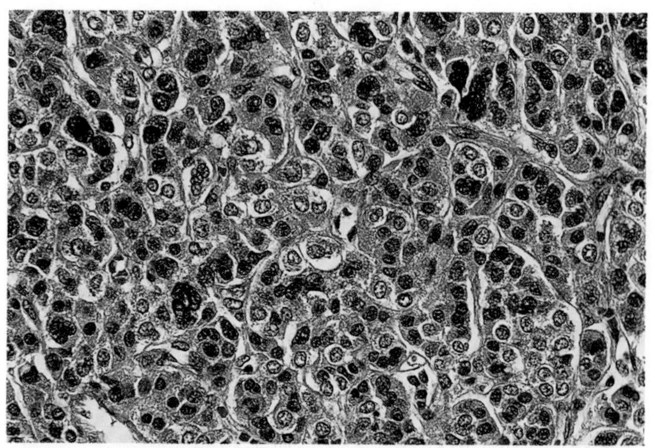

图 29.15 肾上腺皮质癌。有核深染、弥漫性生长方式和核分裂活性

进展的机制[142]。根据 DNA 甲基化信号描绘的癌症基因组图谱（The Cancer Genome Atlas, TCGA）研究也提出了一种预后分子亚型模式[142]。这些发现可能在不久的将来带来综合的组织学 / 分子分类。

最后，如同肾上腺皮质腺瘤一样，肾上腺皮质癌也可能伴有遗传性肿瘤综合征，包括 Li-Fraumeni 综合征、Lynch（遗传性非息肉病结直肠癌）综合征、多发性内分泌肿瘤 1 型（MEN 1）、神经纤维瘤病 1 型（NF 1）、Beckwith-Wiedemann 综合征、家族性腺瘤性息肉病和 Carney 综合征[125]。

鉴别诊断

在这个领域中，主要的鉴别诊断问题是区分：①肾上腺皮质腺瘤和肾上腺皮质癌；②肾上腺皮质癌和肾细胞癌；③肾上腺皮质肿瘤和肾上腺髓质肿瘤。

大多数肾上腺皮质腺瘤和肾上腺皮质癌都非常容易诊断；然而，少数病例可能具有诊断挑战。肾上腺皮质

框29.2 肾上腺皮质肿瘤分类的Lin-Weiss-Bisceglia标准[a]

主要标准

静脉结构浸润

核分裂象 > 5/50 HPF

非典型性核分裂象

次要标准

大小 > 10 cm和（或）重量 > 200 g

肿瘤坏死

浸润血窦结构

穿透包膜浸润

[a]出现1个主要标准与恶性潜能（即肾上腺皮质癌）有关。出现1~4个次要标准具有弱的相关性，建议应用“不能确定恶性潜能的肾上腺皮质肿瘤”这一术语

腺瘤倾向于较小、同质性以及缺乏出血和坏死[146-147]。特别是一般 50 g 以下的病变可以通过切除治愈，虽然有例外发生[148]。显微镜下，核分裂活性（特别是如果伴有非典型性核分裂象）和静脉浸润与复发和转移的关系非常密切[58,147,149-151]。

Weiss[150] 提出了一种预后模式（见框 29.1），这是现在应用最广泛的预后模式，是根据下面 9 项显微镜下所见

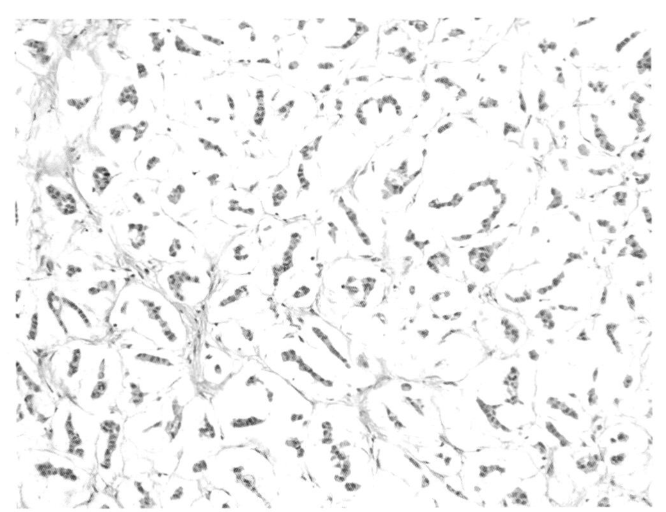

图 29.16　黏液样肾上腺皮质肿瘤，伴有条索样生长方式

的分析做出的：核Ⅲ或Ⅳ级，核分裂象＞5/50 HPF，非典型性核分裂象，透明细胞少于 25%，弥漫性结构，坏死，包膜浸润，静脉浸润，以及血窦浸润（见框 29.1）。一般来说，具有 3 项或 3 项以上特征的肿瘤被认为具有恶性潜能。这种方法的价值已由独立的观察者在成人[152-153]和儿童[154]得到证实。对 Weiss 提出的预后模式稍加修改后的版本也是这样[155]。

然而，必须强调的是，这种方法可能并不完全适用于儿童的肾上腺皮质肿瘤、嗜酸细胞肿瘤和伴有黏液样特征的肿瘤。对于嗜酸细胞肿瘤，WHO 建议应用 Lin-Weiss-Bisceglia 标准（见框 29.2），后者将所见特征分为主要标准（核分裂象＞5/50 HPF，非典型性核分裂象，静脉浸润）和次要标准［坏死，血窦浸润，包膜浸润，大小＞10 cm，和（或）重量＞200 g］[68]。在这种方法中，肿瘤内出现任何单一的主要标准均足以诊断为恶性，而伴有 1～4 项次要标准的肿瘤被称为“不能确定恶性潜能”的肿瘤。黏液样肿瘤罕见，至今报道的最大型的病例研究仅有 14 病例；因此，至今还没有最佳化的分类标准[75-78]。根据我们的经验和几例报道的病例，非常温和的黏液样肾上腺皮质肿瘤可能会表现出令人意外的恶性行为。

Dehner 认为，在儿科患者群应用 Weiss 标准预测肿瘤的侵袭性行为结果似乎较差（例如，许多分类为“癌”的肿瘤其临床行为似乎是惰性的）[156]。几个研究组已提出了对儿科患者特异的危险因素的标准，常常对肿瘤重量给予了更多的强调[157-159]。

也可以尽可能应用许多特殊技术辅助这种鉴别诊断。现在对于疑难病例有时应用 Ki-67 免疫组织化学检查和网状纤维染色检查。腺瘤的 Ki-67 增生率一般低于 5%[160-163]。在正常肾上腺皮质和腺瘤，网状纤维染色可突出显示包绕小的细胞巢的网状纤维网。在癌，异常的网状纤维染色较常见，其特征是较大的融合成片的肿瘤细胞伴有片块状分布的节段性或增粗的网状纤维[164-166]。新近还描述了另外两种免疫组织化学标志物：2 型基质金属蛋白酶和胰岛素样生长因子（IGF2），据报道大多数癌可着色，但腺瘤少有着色[167]；然而，这些尚未在临床实践中全面应用[168-169]。将一些辅助试验和组织学预后流程结合起来很有希望[164,170]。

事实上，虽然评估这么多的参数能够提供间接的证据，但除非发现转移，否则腺瘤和癌是不能完全区分的，特别是在儿科病例[128,158,171-172]。必须结合临床特征、肿瘤大小或重量、显微镜下表现以及免疫组织化学 / 分子遗传学资料进行评估[147,150,173-174]。即便如此，病理医师和临床医师仍应接受这样一个事实，即在实用水平和不健全的理论水平上截然区分开肾上腺皮质腺瘤和癌是不可能的。除非处于两个极端的病例。更可靠、更准确的做法可能是将肿瘤先命名为肾上腺皮质肿瘤，然后根据所有评估的参数来预测复发或转移的风险，这些评估参数名单正在迅速增加[175]。替代的术语是给予中间范畴的命名，即交界性（borderline）或不能确定恶性潜能（uncertain malignant potential）的肿瘤，这种方法在其他类型的肿瘤中的应用也在不断增加，尽管一开始有人并不赞成。

第二个重要的鉴别诊断是肾上腺皮质肿瘤和肾细胞癌。肾细胞癌可能直接侵犯肾上腺或转移到肾上腺，或为同侧，或为对侧[176]。显微镜下，这两种肿瘤彼此常常非常类似。事实上，Grawitz 最初认为，肾透明细胞癌是肾上腺皮质来源的[177]！支持肾细胞癌诊断的两个特征是出现腺体（特别是如果它们含有许多红细胞）和有丰富的胞质糖原，但单独出现哪一个特征都不能确定诊断。免疫组织化学检查，描述较多的是，肾细胞癌对细胞角蛋白、EMA、肾细胞癌标志物和 CD10 的免疫反应呈阳性[114,178]；但在常规实践中，我们的经验是，PAX-8 作为肾上皮标志物具有最高的敏感性和特异性[114,179]。SF-1、抑制素、Melan-A（Mart-1，A103）和突触素染色呈阳性支持肾上腺皮质来源[114]。对 SF-1 呈核反应的形态容易辨认，在这种鉴别诊断中是 PAX-8 的理想搭配标志物。这种染色也可用于细针吸取标本[180-181]。

关于肾上腺皮质和肾上腺髓质肿瘤的鉴别诊断（可能非常困难，但由于某些原因很少提到），出现抑制素、Melan-A、SF-1 和钙网膜蛋白阳性支持是肾上腺皮质肿瘤，而如果出现嗜铬素阳性则很可能是肾上腺髓质肿瘤[115,182]。突触素染色没有帮助，因为这两种类型的肿瘤对其染色均着色[115,182]。大约 70% 的嗜铬细胞瘤显示对 GATA3 的核表达，而肾上腺皮质癌对其很少呈阳性；然而，应该提到的是，GATA3 反应还可见于许多转移癌[183-184]。

扩散和转移

肾上腺皮质腺瘤有包膜，而肾上腺皮质癌常常播散到腹膜后并侵犯肾。血行转移常见，半数的病例在诊断时已经出现血行转移[185]。最常见的转移部位是肝（60%）、局部淋巴结（40%）、肺（40%）、腹膜和胸膜表面以及骨[127,186]。低分化（“间变性”）肿瘤可能较容易转移到皮肤[187]。其中一些可能好似这些转移部位的原发性肿瘤[188-190]。

治疗和预后

肾上腺皮质肿瘤的主要治疗是手术切除[191]。不幸的是，癌常常复发，而且对放疗的敏感性通常较差[192-193]。

化疗和（或）米托坦（mitotane）治疗可以用于晚期病例[190,194-197]。米托坦具有非常显著的不良反应；因此，目前正在研究预测治疗反应的标志物[198-199]。在一些病例研究中，半数患者在症状发作2年之内死亡，5年生存率在20%～35%之间[194]。

肾上腺皮质癌的显微镜下分化程度和生存率之间存在某种相关性[200]。不管是通过核分裂象计数还是通过其他方法测定增生指数，后者似乎是最有预后意义的病理学特征，而且在许多医学中心已被用于分级系统[135,160,201-203]。在两级分级系统中，低级别癌核分裂象＜20/50 HPF，而高级别癌核分裂象≥20/50 HPF[203]。由Ki-67确定的增生率和（或）结合形态学（坏死和核分裂象＞5/50 HPF）已被证实是预测癌症预后的最好方法[170,204]。然而，Ki-67计数的可重复性需要改进[205]。

分期

肾上腺皮质癌的分期主要应用两个系统：AJCC/TNM和肾上腺肿瘤研究欧洲网（European Network for the Study of Adrenal Tumor, ENSAT）分期系统[206]；然而，现在的WHO分类推荐ENSAT系统[125]。两者都是基于普通的TNM分类的，即取决于肿瘤大小（大于或小于5 cm）、肾上腺外浸润（到脂肪或邻近器官）以及淋巴结受累和远隔转移。对于Ⅲ期和Ⅳ期疾病，ENSAT应用不同的TNM分期分组[207-208]。ENSAT结合肿瘤分级进一步修订的ENSAT（modified ENSAT, m ENSAT）分期系统已经提出[202]。

肾上腺髓质的病变

肾上腺髓质肿瘤和肿瘤样疾病分为两个独特的类型，但也存在混合性和过渡性病变：

1. **神经母细胞肿瘤（neuroblastic tumor）**：其特征是见于婴儿和儿童，但也可以出现在成人（特别是节细胞神经瘤）。
2. **成人神经内分泌肿瘤和肿瘤样疾病（adult neuroendocrine tumor and tumorlike condition）**：是嗜铬细胞瘤和肾上腺髓质增生。它们的特征是见于成人，但也可出现在儿童（特别是如果是遗传决定综合征的一部分）。

神经母细胞瘤

一般和临床特征

神经母细胞瘤（neuroblastoma）这一术语包括显示不同分化程度的一系列肿瘤，包括神经母细胞瘤、节细胞神经母细胞瘤和节细胞神经瘤。神经母细胞瘤通常见于幼儿；80%以上在4岁以前发现，诊断时的中位年龄是21个月月龄。在成人也有典型的神经母细胞瘤病例报道，但非常少见[209-210]。神经母细胞瘤没有性别差异。神经母细胞瘤可能显示家族性（大约1%的病例）[211]，并可能伴有Beckwith-Wiedemann综合征[212]、Hirschsprung病[213]和Turner综合征（特别是如果神经母细胞瘤本身是先天性的）[214-215]。神经母细胞瘤也可以发生在1型神经纤维瘤病患者[216]或先天性中央通气不足综合征患者[217-218]。神经母细胞瘤常见的表现是：最初患者自己注意到的腹部肿块，少数病例伴有水泻（虽然不如节细胞神经瘤那么常见）、库欣综合征、虹膜异色症和Horner综合征（在颈部或纵隔肿瘤）、斜视眼阵挛/肌阵挛（一种副肿瘤自身免疫性疾病）和几种其他表现[219]。大约70%的神经母细胞瘤发生在腹膜后，其中大多数累及肾上腺；然而，神经母细胞瘤可见于任何沿着交感神经链的部位，包括颈部和纵隔[220]。

同时或异时双侧发生的非常少见[220]。许多病例在活检前诊断，因为神经母细胞瘤保留儿茶酚胺代谢能力，并常常分泌高香草酸（homovanillic acid, HMA）和香草扁桃酸（vanillylmandelic acid, VMA），两者均可在尿中检测出来。^{123}I苄胍（metaiodobenzyl guanidine, MIBG）同位素扫描显像常常可以显示原发性肿瘤和转移灶。

形态学特征

大体上，神经母细胞瘤通常较大，质软，呈灰色，界限相对清楚；常常出现出血、坏死区和钙化（图29.17）。有时出血非常广泛，以至类似于血肿。还可能发生囊性变，达到类似于肾上腺囊肿的程度。在不到10%的病例出现多灶性病变[221]。

显微镜下，由于存在纤细的、不完全的纤维血管间隔，神经母细胞瘤常常呈现模糊的结节状或巢状生长方式。常见出血，有时导致假血管或腺泡状结构形成。钙化可能是一种突出的特征；它可能表现为尘埃样嗜碱性点彩，当紧密集聚围绕一个中心或单个肿瘤细胞时，呈现出“细铁丝网围栏”结构。坏死也是一个相当恒定的特征，有时血管周围留下成群的存活的肿瘤细胞。典型的神经母细胞小而规则，伴有圆形深染的细胞核，略大于淋巴细胞；有少量粉染的胞质，与混合的神经纤维网也有连续。神经纤维网为淡嗜酸性的纤丝物质；它是由神经突缠结团组成的，银染色、免疫组织化学或电子显微镜检查可以显示。Homer Wright菊形团出现在1/4～1/3的病例；其特征为肿瘤细胞集聚围绕充满神经纤维网的中心区排列，与血管无关（图29.18）[222]。与视网膜母细胞瘤、室管膜瘤和类癌形成的结构不同，神经母细胞瘤的菊形团没有中心腔。有时描述有突出的分叶状结构，肿瘤细胞巢由细长的S-100蛋白阳性的细胞包围，形成“细胞球（Zellballen）”结构，类似于副神经节和副神经节瘤[223]。

基于国际神经母细胞瘤病理学分类（International Neuroblastoma Pathology Classification, INPC），神经母细胞瘤的肿瘤细胞可显示一系列分化，从原始神经母细胞到神经节细胞，其分类取决于这些成分的相对含量（表29.1）。这个分类方法可用于未经治疗的神经母细胞瘤；化疗常常引起成熟和（或）核间变；因此，化疗后的神经母细胞瘤只能诊断为“神经母细胞瘤伴有化疗效应”。

最原始的神经母细胞缺乏可辨认的胞质。完全由这些原始细胞组成的肿瘤不伴有任何神经纤维网，被命名为“**未分化的神经母细胞瘤（undifferentiated neuroblastoma）**”，与淋巴瘤或其他小圆蓝细胞肿瘤具有显著的形态学重叠（图29.19A）。神经母细胞分化和神经鞘间质发展是同步的。当肿瘤中的神经母细胞少于5%、显示神经节细胞分化（细胞核和细胞质体积相等，

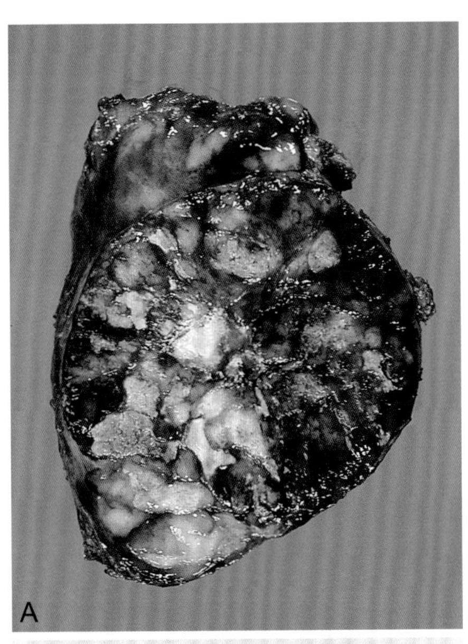

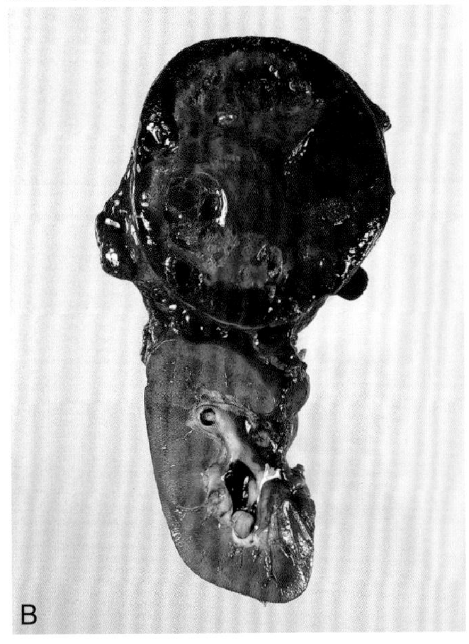

图 29.17 肾上腺神经母细胞瘤的大体表现。**A**，肿瘤由于出血和坏死而呈斑驳多彩的表现。**B**，在 1 例患儿，肿瘤位于肾的上方，强烈提示神经母细胞瘤的诊断

见图 29.19B）时，其被分类为“**低分化性神经母细胞瘤（poorly differentiated neuroblastoma）**”。低分化神经母细胞瘤具有明确的神经纤维网成分，其诊断比未分化性神经母细胞瘤容易。当肿瘤具有 5% 以上的神经节细胞分化但神经鞘间质少于 50% 时，其被诊断为“**分化性神经母细胞瘤（differentiated neuroblastoma）**”（图 29.20）。当神经鞘间质在肿瘤中的占比大于 50%（总是伴有 5% 以上的神经节细胞分化）时，应用“**节细胞神经母细胞瘤，混合性（ganglioneuroblastoma, intermixed）**”这一术语。最后，当肿瘤完全由神经鞘间质和神经节细胞组成时，其被诊断为“**节细胞神经瘤（ganglioneuroma）**”。在儿童，诊断节细胞神经瘤应小心；应充分取材，当不出现任何连续的神经母细胞巢，而且，没有可以辨认的神经纤维网时，才能诊断节细胞神经瘤[224]。儿童节细胞神经瘤可以进一步分类。当出现成簇的成熟神经节细胞（不伴有神经纤维网）时，应用“成熟性节细胞神经瘤（ganglioneuroma, maturing）”这一术语。当肿瘤中神经节细胞单个散在分布在整个神经鞘间质中（伴有周围支持细胞）时，将其归入“成熟性节细胞神经母细胞瘤（ganglioneuroma, mature）”（图 29.21）。在成人，节细胞神经瘤几乎总是成熟的。

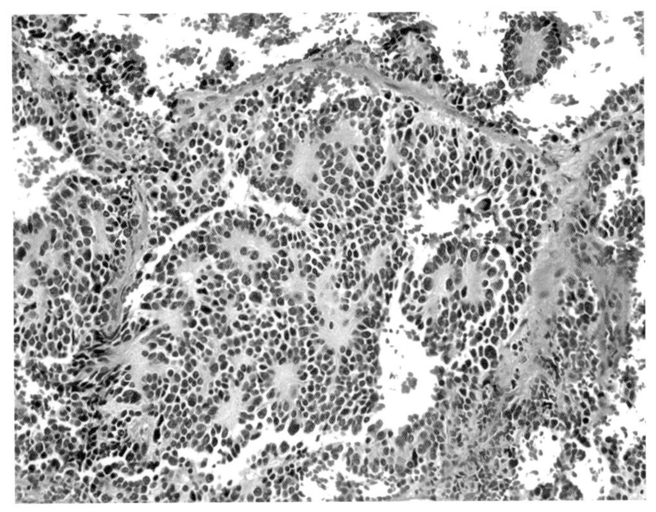

图 29.18 神经母细胞瘤的 Home Wright 菊形团。注意，缺乏中心腔

少数神经母细胞性肿瘤可显示任何类型的“富于神经鞘间质”的神经母细胞性肿瘤（典型的节细胞神经瘤或混合性节细胞神经母细胞瘤），伴有独特的大体上可以辨认的结节，这些结节是由组织学上较原始的“间质稀少”的成分组成的（图 29.22），这是最常见的低分化神经母细胞瘤或分化性神经母细胞瘤。这样的肿瘤被分类为“**结节型节细胞神经母细胞瘤（gangloioneuroblastoma, nodular type）**”。对于结节性成分，应单独进行分类，因为它影响预后。仔细评估所有大体标本非常重要，对于这种大的结节，应切成薄片进行分析。

最后，曾经描述过一种罕见形式的多形性（间变性）神经母细胞瘤，其特征是出现奇异性瘤巨细胞；然而，这种诊断术语不应用于治疗后的标本，因为化疗引起的非典型性改变并不少见[225-226]。

电子显微镜、组织化学、免疫组织化学和分子遗传学特征

超微结构检查，神经母细胞瘤的细胞特征是出现神经突、神经内分泌颗粒和突触末梢[151,227]。神经突在 Home Wright 菊形团的中心形成复杂的相互交错的网状结构。

免疫组织化学检查，神经母细胞瘤细胞表达 NSE、嗜铬素、突触素、微管相关蛋白和 NB-84[228-241]。近期的研究高度提示，PHOXB2 免疫染色是神经母细胞瘤的敏感性和特异性最高的标志物[242-244]。在未分化神经母细胞瘤与婴儿的其他诸如横纹肌肉瘤、尤因肉瘤和恶性淋巴

表29.1 国际神经母细胞瘤病理学分类

间质	组织学特征	诊断
神经鞘间质稀少	• 没有神经鞘间质/没有神经纤维网 • 需要辅助诊断试验	神经母细胞瘤，未分化
	• 出现神经纤维网，HE切片可以诊断 • 分化性神经母细胞<5%	神经母细胞瘤，低分化
	• 较丰富的神经纤维网 • 分化性神经母细胞>5%	神经母细胞瘤，分化性
神经鞘间质丰富（>50%）	• 神经鞘间质在肿瘤中的占比>50% • 显微镜下，处于不同成熟阶段的神经母细胞含有灶状神经纤维网 • 根据定义，没有大体上可见的结节	节细胞神经母细胞瘤，混合性
神经鞘间质突出	• 神经鞘间质是肿瘤的突出成分 • 散在的神经节细胞是成熟的或正在成熟 • 没有神经纤维网	节细胞神经瘤，正在成熟
	• 神经鞘间质是肿瘤的突出成分 • 散在的神经节细胞成熟，周围伴有卫星细胞 • 没有神经纤维网出现	节细胞神经瘤，成熟性
复合性间质丰富/突出和间质稀少	• 由任何类型的间质少的神经母细胞瘤组成的大体上可见的结节 • 神经节神经母细胞瘤或神经节神经瘤背景 • 结节成分也应分类	节细胞神经母细胞瘤，结节性

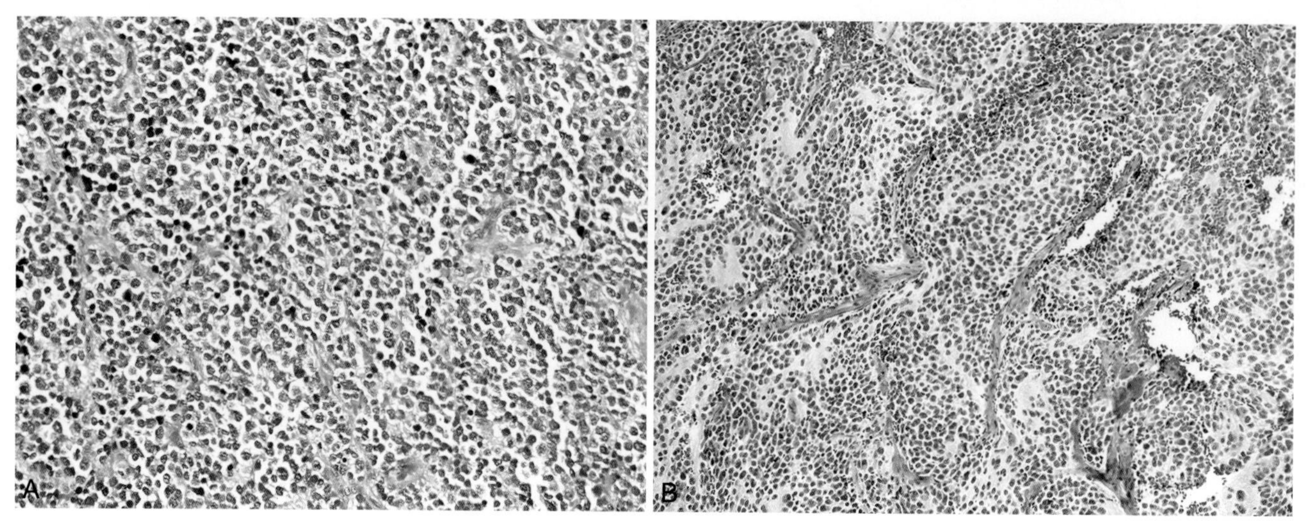

图 29.19 **A**，未分化的神经母细胞瘤。没有神经纤维网或细胞分化。在这样的病例，包括临床情况在内的辅助诊断检查是重要的。**B**，低分化神经母细胞瘤，可见分叶较明显，伴有神经纤维网，后者可使诊断更加容易

瘤等小圆蓝细胞肿瘤的鉴别诊断中，这些免疫组织化学技术结合分子技术具有最大的应用价值[236]。当有神经纤维网出现时（如同在低分化神经母细胞瘤一样），做出诊断很少需要辅助检查。抗神经母细胞瘤抗体 NB-84 虽然敏感，但不太特异，因为几种其他类型的小圆蓝细胞肿瘤对 NB-84 染色也呈阳性[245-246]。应强调的是，排除其他诊断的可能性以及结合临床状况和实验室所见（例如，儿童伴有腹腔内肿块和尿儿茶酚胺代谢产物升高）是诊断未分化神经母细胞瘤的最佳方法。

参与神经嵴发生的几个基因也是神经母细胞瘤的癌基因，包括 *MYCN*、*ALK* 和配对样同源框 2B（paired-like homeobox 2B, *PHBX2B*）基因。神经母细胞瘤一般具有复杂的核型，没有见于尤因肉瘤的特征性的染色体易位 t(11;22)[247]。最常见的遗传学改变是 17q 获得（多达 80% 的病例），或者表现为不平衡易位，或者获得整个染色体；这种特征与预后不良有关[248]。众所周知的 *MYCN* 癌基因扩增——最常应用荧光原位杂交（FISH）技术分析——的定义是：每个二倍体基因组的拷贝大于 10 个，发生在大约 25% 的病例[249-251]。这种特征是不利的预后因素，但对于神经母细胞瘤并不特异。低风险神经母细胞瘤常常是超倍体。高风险肿瘤较常具有节段性染色体异常，常常在 1p、1q、3p、11q、14q 和 17p（包括 *MYCN* 扩增）。*ALK* 种系突变是家族性神经母细胞瘤的主要原因。

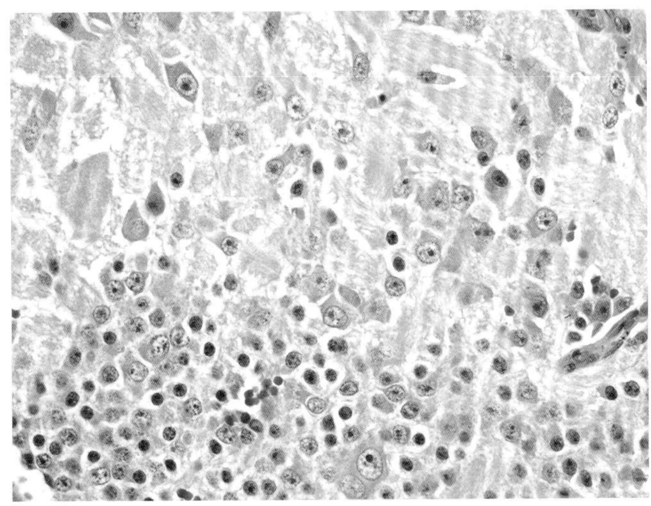

图 29.20 分化性神经母细胞瘤，5% 以上的细胞具有不同程度的成熟，典型的具有明显的神经节样表现

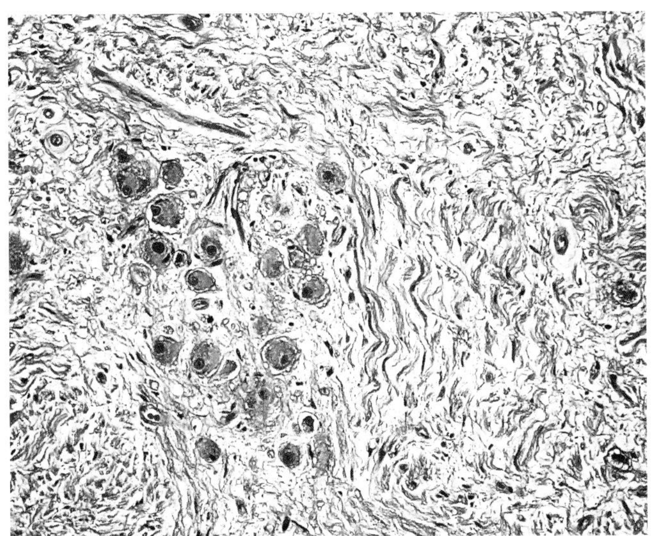

图 29.21 肾上腺节细胞神经瘤显示有成簇的成熟神经节细胞，被神经鞘样细胞（即神经鞘间质）束包绕。这种诊断需要缺乏神经纤维网和任何神经母细胞巢，否则应分类为混合性神经节神经母细胞瘤

近期的一个国际会议发表了一个有关神经母细胞瘤分子诊断的权威报道[252]。

罕见的家族性神经母细胞瘤病例（1%～2%）一般出现在年轻患者，可能有多灶性疾病，据报道有 *ALK*（最常见）和 *PHOX2B* 突变[253]。家族性神经母细胞瘤还与易感性等位基因有关，包括 16p12-13。

扩散和转移

肾上腺神经母细胞瘤可局部侵犯周围组织。它们可能显示脊柱内（哑铃型）延伸[254]或扩散到肾。远隔转移最常见的部位是淋巴结、骨髓、骨、肝、眼眶和硬脑膜[255-257]。骨转移通常为多发性的，有时对称，以至需要与尤因肉瘤进行鉴别诊断。颅内和肺转移罕见。复发和转移大多数发生在原发性肿瘤切除 2 年以内，但有少数病例发生复发非常晚的报道[258]。治疗可改变肿瘤转移的方式[259]。

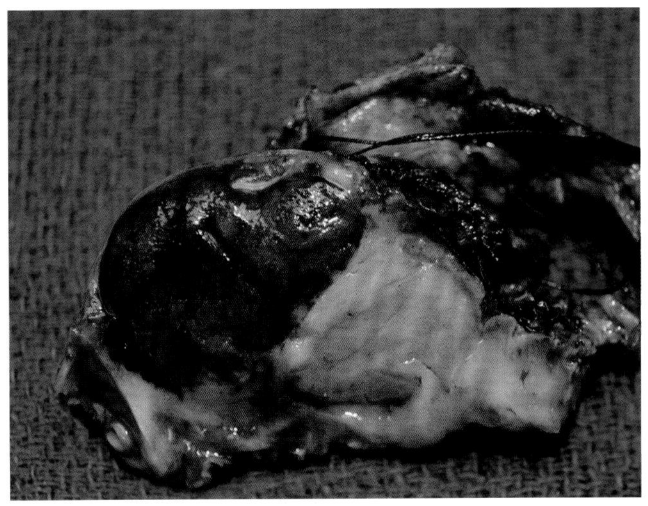

图 29.22 节细胞神经母细胞瘤，结节型。其大体特征为含有暗黑结节的棕褐色神经节神经瘤成分，伴有间质稀少的神经母细胞形态学（Courtesy of Dr. Jason Jarzembowski, Medical College of Wisconsin.）

评估骨髓神经母细胞瘤细胞的形态学是临床分期的常规部分，对于确定诊断和风险分层已有标准化方法。一直提倡进行免疫染色和 PCR 以提高检出率，特别是应用新近确认的标志物 PHOX2B[260]。

治疗和预后

神经母细胞瘤的治疗取决于复发的风险。对于复发风险低的患者，可以仅仅观察；而复发风险高的患者则需要给予多种方式的治疗，包括手术、化疗、放疗、自体骨髓移植、免疫疗法和（新近的）靶向治疗的不同程度的联合治疗[261-264]。患者的年龄、肿瘤分期和组织学分级[包括特异性神经母细胞瘤诊断和核分裂象 - 核破裂指数（MKI）]以及 *MYCN* 扩增状况是风险分层的决定因素。

1. **国际神经母细胞瘤病理学分类（International Neuroblastoma Pathology Classification, INPC）**[265-269]。INPC 组织学系统仅适用于治疗前的标本（见表 29.1）。当结合患者的年龄和 MKI 时，它可提供“有利的”或“不利的”组织学进一步分类（表 29.2）[268,270-271]。结合患者年龄、肿瘤分期、MKI 和 MYCN 状况可确定儿童肿瘤组（Children’s Oncology Group, COG）神经母细胞瘤风险分组系统：疾病复发低风险、中风险和高风险[271-272]。
2. **核分裂象 - 核破裂指数（mitosis-karyorrhectic index, MKI）**[269]。MKI 是计数每 5 000 个神经母细胞中所有的核分裂象和核破裂数。在一个大的预处理的病例中，不同的视野可能会有不同 MKI，但报道的 MKI 在肿瘤的所有视野中应具有代表性（见 MKI 求平均值方法）。一旦在分母中神经母细胞数超出至少 5 000 个，就应该计数 MKI 的百分比[（核分裂象＋核破裂数）/ 计数的神经母细胞]。这个指数被分类为低（＜100/5 000；2%）、中[（100～200）/5 000，2%～4%]或高（＞200/5 000，＞4%）。下面的指导和小贴士可能有助于确定 MKI：

表29.2　国际神经母细胞瘤病理学分类：有利的和不利的组织学分组[a]

诊断时年龄	有利的组织学	不利的组织学
任何年龄	• 节细胞神经母细胞瘤，中间性 • 节细胞神经瘤，成熟或正在成熟	1. 神经母细胞瘤，未分化 2. 神经母细胞瘤，任何亚型，伴有高MKI
小于18个月	• 神经母细胞瘤，低分化，伴有低或中MKI • 神经母细胞瘤，分化性，伴有低或中MKI	
18~60个月	• 神经母细胞瘤，分化性，伴有低MKI	1. 神经母细胞瘤，低分化 2. 神经母细胞瘤，分化性，伴有中等MKI
大于60个月	• 无	神经母细胞瘤，任何亚型

[a]对于“节细胞神经母细胞瘤，结节亚型”，有利的或不利的是应用同样的年龄和MKI标准、根据神经鞘间质稀少亚型的神经母细胞瘤成分确定的
MKI：核分裂象-核破裂指数（mitosis-karyorrhexis index）

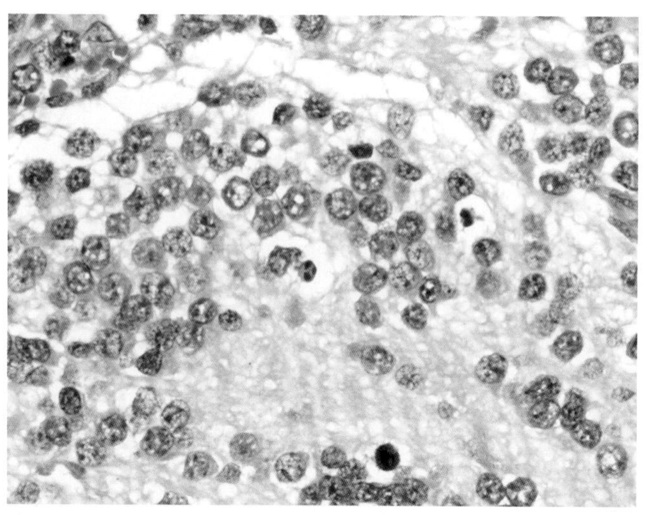

图 29.23　核破碎小体具有嗜酸性胞质和浓缩的碎片状核染色体

a. 核破裂数（karyorrhectic figure）。这是通过辨认计数小的固缩核来识别核破裂数，它们可能表现为新月形、成角或圆形，并且它们应该具有可见的嗜酸性胞质（图 29.23）。注意不要将淋巴细胞计入。
b. MKI 求平均值方法（MKI averaging）。与许多核分裂象计数方法不同，MKI 应该进行加权，而不是由最高计数区域决定。确定肿瘤的核分裂象 - 核破裂数是同质性的还是异质性的。如果是异质性的，确定可能是高、中间或低的区域。计算这些区域计数的视野与整个肿瘤的构成成比例。
c. 计数和放大（counting and magnification）。对 MKI 从不应该采取目测估计！理想的方法是应用手动微分计数器，在 40 倍视野下计数，在出现的神经母细胞作为分母的上方记录核分裂象 - 核破裂数。在大多数低分化神经母细胞瘤，每 40 倍视野平均有 600 ~ 800 神经母细胞，但在分化性神经母细胞瘤可能低至 100 ~ 200 个。对于普通的低分化神经母细胞瘤，10 个 40 倍视野的计数为大于 5 000 神经母细胞。
d. 坏死（necrosis）。当计算 MKI 时，应该避开坏死区域。

3. *MYCN* 扩增（MYCN amplification）。*MYCN* 癌基因扩增大约发生在 25% 的病例，它与临床迅速进展有关[273-276]。*MYCN* 扩增也用于Ⅳ期病例[277]，但不适用于Ⅳ S 患者[278]。这种扩增可以通过 FISH 或 PCR 技术检测[279-280]。报道的少数病例伴有基因型表型不一致（即 *MYCN* 扩增伴有不利的组织学表现）。在这些伴有预后不良的不一致的神经母细胞瘤中，可见两种预后亚组，特征是有突出核仁的肿瘤［即“牛眼”肿瘤（“bull’s eye” tumor）］[281]。
4. 染色体异常（chromosomal abnormality）。在没有 *MYCN* 扩增的患者，11q 缺失和 17q 获得预示预后不良。在国际神经母细胞瘤风险分组系统中，当其他因素有利时，应将儿童 11q 不平衡失常放在中风险组。
5. 流式细胞计数 DNA 结构（flow cytometric DNA pattern）。已发现，在伴有非整倍体干细胞系和细胞周期中处于 S、G2 和 M 期的细胞的百分比低时，临床预后较好[282-283]。非非整倍体肿瘤分泌较高水平的 DOPA、多巴胺和 HVA，更多出现在较高的临床分期[284]。二倍体肿瘤倾向于显示不利的组织学和高增生活性[285]。虽然已经证明的临床效用尚有待于商榷，但根据我们的经验，当发现肿瘤处于两种可能具有治疗意义的肿瘤的交界时，儿科肿瘤医师很少需要进行流式细胞术技术；然而，该技术需要用新鲜组织进行。这在 2 岁以下儿童是最有用的。

分期

神经母细胞瘤有两个广泛应用的分期系统，即国际神经母细胞瘤分期系统（International Neuroblastoma Staging System, INSS）和国际神经母细胞瘤风险分组分期系统（International Neuroblastoma Risk Group Staging System, INRGSS）[286-288]。INSS 是手术分期系统，而 INRGSS 是受术前影像检查影响的系统。表 29.3 描述了 INSS 分期系统，它直接与外科病理学有关。在大体评估和切片评估时，正确的分期需要评估淋巴结，包括原发性肿瘤切除时附着的和切除的淋巴结，与送检的其他淋巴结分开。

肾上腺髓质增生

肾上腺髓质增生（adrenal medullary hyperplasia）可能导致类似于嗜铬细胞瘤的症状，而其与后者的鉴别

表29.3 国际神经母细胞瘤分期系统

分期	定义
Ⅰ期	• 局限性肿瘤，大体上可完全切除 • 同侧"非粘连性淋巴结"显微镜下呈阴性 • 可能包括阳性的切缘（显微镜下残留的疾病） • 可能包括阳性的淋巴结，如果粘连到切除的肿瘤上
ⅡA期	• 局限性肿瘤，大体上可见切除不完全 • 同侧"非粘连性淋巴结"显微镜下呈阳性 • 任何增大的对侧淋巴结，显微镜下呈阴性
ⅡB期	• 局限性肿瘤，大体上可见切除不完全 • 同侧"非粘连性淋巴结"显微镜下呈阳性 • 任何增大的对侧淋巴结显微镜下呈阴性
Ⅲ期	• 不能切除的单侧肿瘤，横跨脊柱，伴有或不伴有局部淋巴结受累 • 局限性单侧肿瘤伴有对侧淋巴结受累 • 不能切除的中线肿瘤，伴有双侧肿瘤浸润或淋巴结受累
Ⅳ期	• 任何原发性肿瘤伴有远隔转移到淋巴结、骨、骨髓、肝、皮肤或其他器官，不明确的分为ⅣS期
ⅣS期	• 小于12个月的婴儿 • 局限性原发性肿瘤（Ⅰ、ⅡA或ⅢB期），伴有局限于皮肤、肝和（或）骨髓的播散 • 骨髓受累必须<10%的细胞构成 • 骨髓间碘苄胍扫描必须呈阴性

可能存在问题[289]。肾上腺髓质增生可能呈结节状或弥漫性，总是双侧性的。肾上腺髓质弥漫性增生的特征是：髓质细胞延伸到翼状部和尾部。超微结构和免疫组织化学检查，其特征类似于正常髓质细胞：可能始终显示嗜铬素和突触素免疫反应[290]。

肾上腺髓质增生的晚期病例容易辨认，但对于较早期的病例，可能需要进行能发现髓质的体积和重量的轻微增加的形态测量研究，而随机切片技术对于这一目的大体上并不充分[291-292]。在大多数病例，发生在这些患者的髓质增生是多发性神经内分泌肿瘤（MEN 2A 和 2B）的一种组成成分，其背景不同于嗜铬细胞瘤（有时为多发性和双侧性）[293-294]。还有报道称肾上腺髓质增生与神经纤维瘤病、囊性纤维化、*SDHB* 种系突变、*MAX* 突变和 Beckwith-Wiedemann 综合征有关[295-298]。

嗜铬细胞瘤

一般和临床特征

嗜铬细胞瘤（pheochromocytoma）是肾上腺嗜铬细胞的原发性肿瘤，其本质上是肾上腺髓质的交感神经副神经节瘤。而"**肾上腺外嗜铬细胞瘤（extra-adrenal pheochromocytoma）**"这一术语在历史上用于肾上腺外副神经节瘤，或为功能性和（或）与交感神经系统（例如，发生在膀胱或主动脉分叉附近的副神经节，即 Zuckerkandl 体）相连，最好的做法或许是避免应用这些诊断用语。嗜铬细胞瘤和副神经节瘤都分泌去甲肾上腺素，但仅有前者还能分泌肾上腺素，因为肾上腺皮质需要甲基化步骤。的确，已见过单纯产生去甲肾上腺素的嗜铬细胞瘤，它缺乏苯乙醇胺 N- 甲基转移酶[299]。

具有激素活性的嗜铬细胞瘤的临床征象和症状是由分泌的儿茶酚胺引起的。其高血压通常是间断性的，但有时可能是持续性的。其高血压可能由于应用药物、麻醉剂、分娩、由于不相关疾病进行手术或肿瘤按摩而突然加剧[300]。出汗发作、心动过速和头痛是临床上提示嗜铬细胞瘤的完整的三联征，不过只见于不到 1/4 的患者。偶尔，嗜铬细胞瘤和副神经节瘤可能伴有继发于其他异位分泌产物的副肿瘤综合征：库欣综合征（最常见）、腹泻 / 低血钾 / 胃酸缺乏症（通常发生在伴有神经节瘤或神经节母细胞瘤成分的复合性肿瘤）或红细胞增多症（伴有 *EPAS1* 或 *EGLN1/2* 突变）[301-305]。

通过检测儿茶酚胺产物的检测试验通常可以确定诊断，一般通过血浆中游离间甲肾上腺素检测或尿分馏间甲肾上腺素确定[306-307]。刺激性药物试验仅用于生化结果模糊的病例[300]。术前 CT 影像学检查常常用于有确定生化证据的嗜铬细胞瘤患者。

形态学特征

嗜铬细胞瘤的重量从几克到 2 000 g 以上不等，一般大小为 3 ~ 5 cm。其界限常常清楚，通常质软，切面呈黄白色到红棕色（图 29.24）。较大的嗜铬细胞瘤常常有坏死、出血区和囊肿形成，肾上腺通常受压或包含在肿瘤内[308]。

显微镜下，嗜铬细胞瘤肿瘤细胞的特征是排列成界限清楚的细胞球（"Zellballen"），边缘有纤细的纤维血管间质。其他结构包括弥漫性生长、小梁状排列或明显的硬化[308]。其肿瘤细胞的大小和形状差异很大，具有细颗粒状嗜碱性或两染性胞质（图 29.25）。胞核通常呈圆形或卵圆形，伴有突出的核仁，而且可能含有由胞质内陷形成的包涵体样结构[309]。胞质内常可见玻璃样小体[310]。胞质内可有脂质集聚，导致大体上和显微镜下检查时与肾上腺皮质肿瘤混淆[311-313]。黑色素偶尔出现[314-315]。常见巨大核和深染核，不是恶性表达。

罕见地是，嗜铬细胞瘤细胞被发现含有大量线粒体（除了神经分泌颗粒以外），因此出现了嗜酸细胞表现[316-317]。

嗜铬细胞瘤内有时可见孤立的神经节细胞。更罕见的是，已见到一个由嗜铬细胞瘤和节细胞神经瘤、节细胞神经母细胞瘤或神经母细胞瘤混合组成的真正的复合性肿瘤，这种所见并不奇怪，因为这些类型细胞的组织发生密切相关[318-321]。其中一些复合性肿瘤可发生在 MEN 2a 的病例[322]。其他已描述的肿瘤组合是嗜铬细胞瘤伴有梭形细胞肉瘤[323-324]，其中一某些可能具有恶性外周神经鞘瘤本质[325]，还有嗜铬细胞瘤伴有皮质腺瘤以及嗜铬细胞瘤伴有神经内分泌癌的报道[326]。

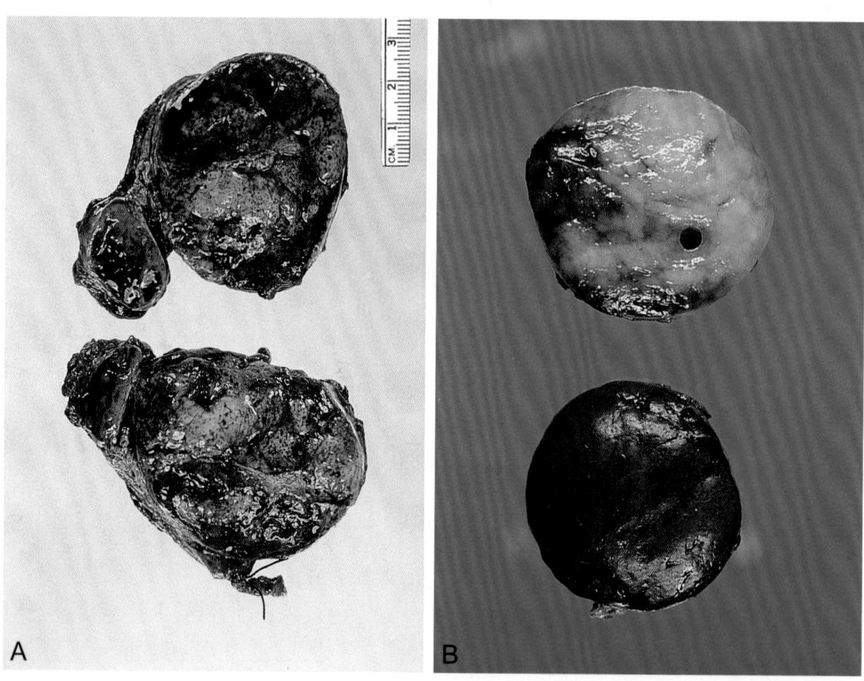

图 29.24 肾上腺嗜铬细胞瘤的大体表现。**A** 图中显示的肿瘤具有明显的斑驳多彩表现。**B** 图的下半部分标本使用 Zenker 液固定的，呈典型的深棕色，代表嗜铬反应呈阳性

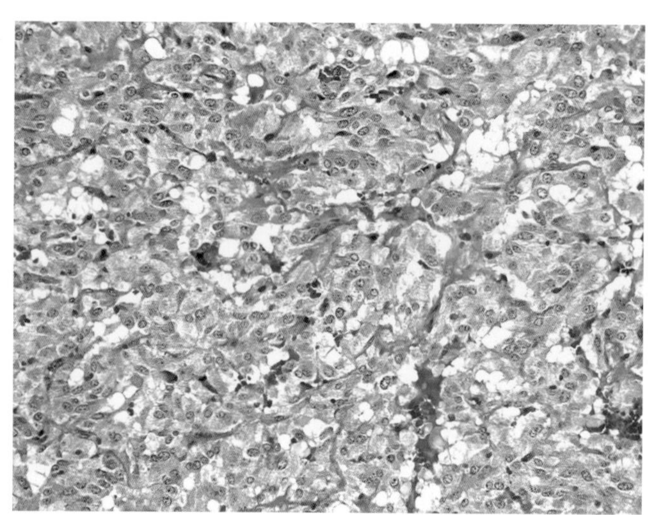

图 29.25 肾上腺嗜铬细胞瘤显示的典型的“细胞球（Zellballen）”结构，肿瘤细胞具有丰富的颗粒状两染性胞质

电子显微镜、组织化学、免疫组织化学和分子遗传学特征

超微结构检查，嗜铬细胞瘤的细胞含有许多具有致密轴心的神经分泌型颗粒；在典型病例，它们被分为两个大小类别，分别相当于去甲肾上腺素和肾上腺素成分[7,327-328]。

免疫组织化学检查，嗜铬细胞瘤细胞通常对嗜铬素（弥漫强阳性）和 GATA-3（核）免疫反应呈阳性[115,182-184]。近期的研究报道，嗜铬细胞瘤 PHOX2B 免疫反应呈阳性，但不如在高分化神经内分泌肿瘤常见[329]。有关细胞角蛋白的表达报道不一，但一般为阴性；众所周知，马尾副神经节瘤角蛋白染色最常见[330-331]。周围的支持细胞呈套袖状围绕“细胞球”，对 S-100 蛋白呈强阳性；然而，它们出现的数目不等[332-335]。嗜铬细胞还可能显示 S-100 蛋白胞质弱染色。作为最初筛查 *SDH* 家族突变的 SDHB 免疫染色的应用正在增加，因为其他 *SDH* 突变由于一个共享表位也能导致 SDHB 蛋白丢失[336-339]。

随着近期肾上腺嗜铬细胞瘤分子生物学领域中的进展，现已知道，至少 30% 是遗传性的，已描述在 15 种以上的遗传易感基因上的种系突变，包括 *SDH* 家族（最常见）、*NF1*、*VHL*、*RET*、*MAX*、*EPAS1* 和 *SH*。表现为孤立性肿瘤的许多患者为散发性疾病；然而，在许多伴有孤立性肿瘤而没有家族史的患者中，8% ~ 24% 的散发性嗜铬细胞瘤患者携带一种基因种系突变[340-343]。当与散发性病例进行比较时，有症状的嗜铬细胞瘤倾向于发生在较年轻的患者，常常是双侧性的，而且较常伴有其他原发性肿瘤[344]。儿童的嗜铬细胞瘤不太可能是恶性的，但可能是双侧性的或伴有 MEN[345-346]。

其他常见的遗传学改变包括常见 1p、3q、11q、11p 和 22q 上的等位缺失[347-352]。染色体 11 的改变以及 6q 和 17p 缺失较常见于伴有恶性行为的肿瘤[347-348]。

有意思的是，在散发性肿瘤可见一些同样的遗传易感基因的体细胞突变，*NF1* 最常见[353-363]。散发性肿瘤可能还有 *HRAS* 或 *BRAF* 突变（~9% 的病例），并且 2% ~ 3% 有 *TP53* 突变[364]。

扩散、转移、治疗和预后

除了出现转移以外，我们尚不知道这种肿瘤还有什么可靠的恶性形态学标志物。事实上，现在的 WHO 分类

不再包括“恶性嗜铬细胞瘤”这一分类[365]。然而，作为一组肿瘤，与良性嗜铬细胞瘤相比，伴有转移的嗜铬细胞瘤通常较大，具有较明显的坏死，是由较小的细胞组成[308]。尽管常常这样说，仅有 10% 的嗜铬细胞瘤为恶性的，但有长期随访的几项成人病例研究提示，真正的恶性发生率要高得多，因为转移可能发生在最初诊断多年之后[366-367]。

诸如增生活性、细胞学异常（明显的多形性，梭形细胞，细胞单一）、弥漫性生长方式、坏死和浸润（血管或包膜）等形态学参数已经证实是这种肿瘤预后不良的因素，至少当独立评估时。尚无可以接受的统一的预后预测系统，但已提出一种将组织学特征以类似于应用于肾上腺皮质肿瘤的记分方法结合在一起的方法，包括肾上腺嗜铬细胞瘤量表分数（Pheochromocytoma of the Adrenal Gland Scaled Score, PASS）以及肾上腺嗜铬细胞瘤和副神经节瘤分级系统（Grading System for Adrenal Pheochromocytoma and Paraganglioma, GAPP）[368-369]。GAPP 应用六个标准（组织学形态，细胞构成，凝固性坏死，血管 / 包膜浸润，MIB-1 免疫活性，以及儿茶酚胺产物类型）将肿瘤相应地分为高分化、中分化和低分化肿瘤（10 年生存率分别为 83%、38% 和 0%）[369-370]。近期的研究显示，免疫组织化学检查显示 SDHB 蛋白丢失是预测高转移性疾病的额外的预后信息[370-372]。

报道的其他不利预后因素是：增生指数高（应用 MIB-1 或拓扑异构酶 α Ⅱ染色测量的）[373-377]，缺乏 S-100 蛋白阳性的支持细胞[334]，固生蛋白（tenascin）表达增加，以及人端粒酶反转录酶（human telomerase reverse transcriptase, hTERT）表达[378-379]。

转移性嗜铬细胞瘤最常累及局部淋巴结、骨、肝和肺。转移只能在缺乏正常嗜铬细胞的部位诊断，避免对多灶性原发性肿瘤（在家族性病例并不少见）造成错误分类。嗜铬细胞瘤的主要治疗是手术切除。大多数伴有转移性肿瘤的患者在诊断之后一年内死亡，但局灶浸润性肿瘤患者可能长期无复发生存[334,366]。

分期

现在的第 8 版 AJCC 分期手册包括嗜铬细胞瘤[364,380]。

肾上腺的其他病变

大部分的**肾上腺出血（adrenal hemorrhage）**可能发生在生后头几天的婴儿；它可能表现为腹部或腹膜后肿块、败血症或肾上腺功能不全[381]。在第一种情况下，手术是适应证，以除外神经母细胞瘤的可能性[382]。这个鉴别诊断也适用于手术和病理学所见，因为神经母细胞瘤也可能发生明显的出血性坏死。大量肾上腺出血还必须与肾静脉栓塞鉴别。肾静脉栓塞的出血可为单侧性（较常见于右侧）也可为两侧性；如果患者存活，其周围会迅速发生钙化（图 29.26）[383]。推测的原因包括胎儿缺氧、败血症、血小板减少、凝血障碍和播散性血栓栓塞性疾病。

肾上腺囊肿（adrenal cyst）可能会因为偶尔较大——直径可达 30 cm（图 29.27）——在临床上与腹膜后肿瘤混淆[384]。有时肾上腺囊肿为双侧性囊肿。显微镜下，肾上腺囊肿的囊壁部分是由钙化的纤维组织组成的，没有上皮内衬[385]。在一些病例，肾上腺囊肿内可见成熟脂肪或髓脂肪瘤性化生[386]。囊内容可以是浆液性的或血色液体。目前对其形成机制仍有争议。肾上腺囊肿似乎存在两个主要亚型[387-389]。第一种称为内皮性（脉管性）囊肿[endothelial (vascular) cyst]，其含有浆液性液体，为多房性，具有内皮内衬，囊壁常常含有肾上腺皮质。第二种称为出血性囊肿或假囊肿（hemorrhagic cyst or pseudocyst），其内含有血凝块和透明血栓，外面的纤维性囊壁伴有薄层肾上腺皮质[390]。有人提出，这两种囊肿都发生在血管异常的基础上[391]，第一种本质上或许是淋巴管，而第二种本质上为血管[387]。出血性囊肿可以为 Beckwith-Wiedemann 综合征的一种成分[392-393]。在罕见的情况下，可见内衬上皮（“真正的”）肾上腺囊肿[epithelial-lined (“true”) adrenal cyst]；它们的组织发生机制可能类似于脾的内衬上皮的囊肿，可能来自间皮结构[394]。这些囊肿应与支气管原性囊肿（bronchogenic cyst）鉴别开，后者有时表现为肾上腺肿块[395-396]，并伴有肾上腺皮质和髓质肿瘤——伴有明显的继发性囊性变[397]。要做出这种鉴别，标本充分取材是非常重要的。

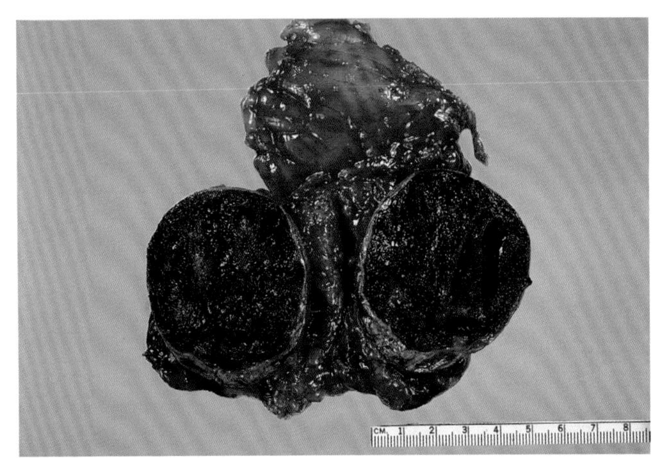

图 29.26 肾上腺大部分被出血取代。在采取的许多切面中没有任何肿瘤的证据

肾上腺巨细胞症（adrenal cytomegaly）是指肾上腺皮质出现灶状奇异性多角形细胞，伴有嗜酸性颗粒状胞质和大而深染的胞核，伴有假包涵体。这种病变通常见于婴儿，常常作为 Beckwith 综合征的一种成分；它不太可能见于手术标本[398]。

肾上腺的**异位组织（heterotopic tissue）**非常少见，包括肝组织（通常来自肾上腺肝融合，但有时为单独的结节）[399]和甲状腺组织[400]。

肾上腺**结核（tuberculosis）**是 Addison 病的典型原因之一[401]；可见腺体肿大、钙化并大部分被肉芽肿性炎症取代[402]。

累及肾上腺的**软斑病（malakoplakia）**在婴儿[403]和成人[404]均有报道。

髓脂肪瘤（myelolipoma）是一种以肾上腺内成熟脂肪含有活性骨髓成分为特征的病变（图 29.28 和 29.29）[405-407]。

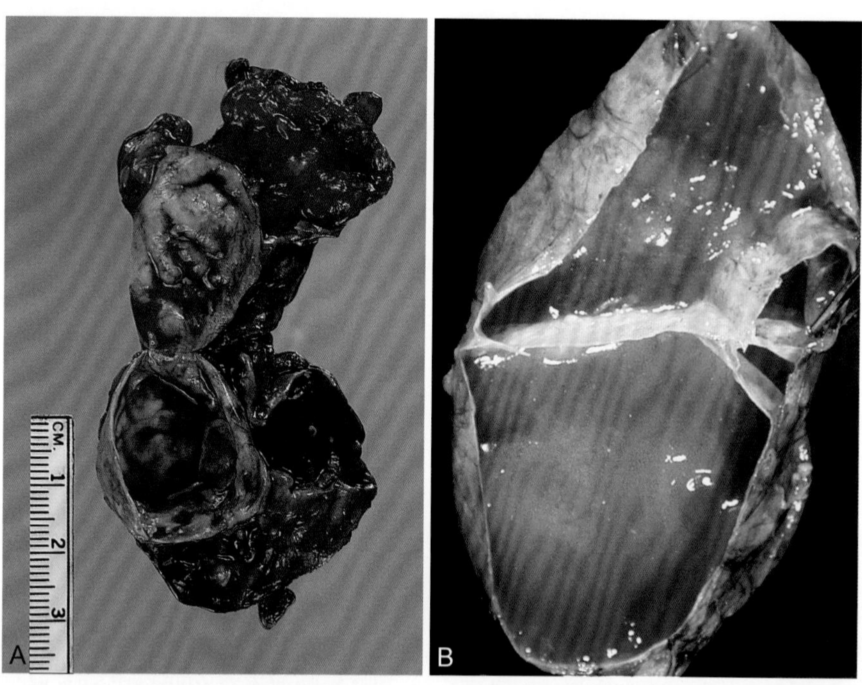

图 29.27 肾上腺囊肿的大体表现。图 **A** 显示的囊肿为单房性囊肿，而图 **B** 显示的囊肿有明显的间隔，将囊肿分为两部分

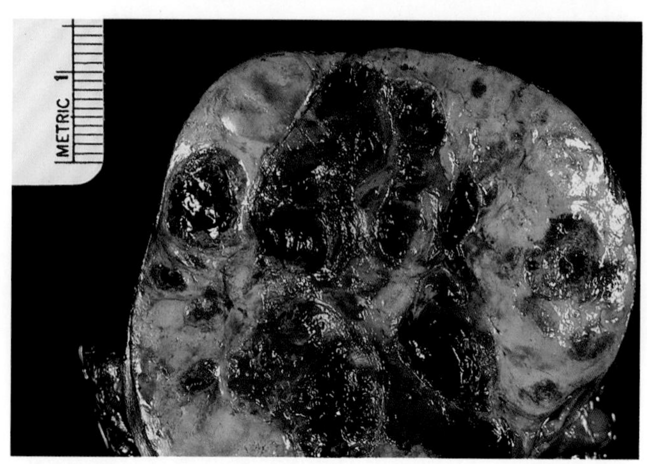

图 29.28 肾上腺髓脂肪瘤的大体表现。黄色区域为脂肪组织的表现，与由骨髓组织组成的出血灶交替出现

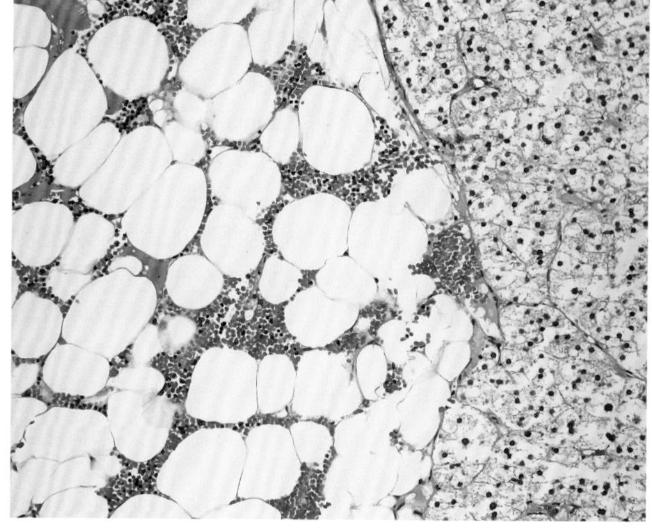

图 29.29 肾上腺髓脂肪瘤，由骨髓成分和成熟脂肪组成

其细胞构成有很大差异。骨髓成分显示正常的三系造血功能，但巨核细胞数目明显增加[408]。大多数病例为偶然发现，或为尸检时发现，或为因其他原因进行 CT 扫描时发现。仅有少数病变会达到足以引起临床注意的大小[409-410]。双侧性罕见[411]。这种肿瘤激素不活跃，大多数患者是肥胖的成人。发生外伤破裂时可能导致腹腔积血[412]。已有髓脂肪瘤与伴有库欣综合征的肾上腺皮质肿瘤[413]、先天性肾上腺增生[414]和肾上腺节细胞神经瘤有关的报道[415]。已有单纯性肾上腺髓脂肪瘤病例伴有库欣综合征的报道[413,416]。与成人的其他髓外造血灶不同（它通常出现在血液疾病），肾上腺髓脂肪瘤实际上总是伴有正常骨髓[417]。近期的细胞遗传学研究显示，肾上腺髓脂肪瘤是一种克隆性病变[408]。

肾上腺**良性间叶性肿瘤**（**benign mesenchymal tumors**）全都非常罕见，包括脂肪瘤、血管瘤、淋巴管瘤、平滑肌瘤、孤立性纤维性肿瘤、钙化性纤维瘤和神经鞘瘤[418-425]。

原发于肾上腺的**腺瘤样瘤**（**adenomatoid tumor**）已有报道（图 29.30）；如同在其他部位一样，其本质可能是间皮性的。其行为是良性的[426-431]。

肾上腺**性索间质肿瘤**（**sex cord stromal tumor**）罕见，包括颗粒细胞瘤和 Leydig 细胞瘤[432-435]。这些肿瘤发生在绝经后妇女，其病理学特征与见于性腺的病变相同。患者常常出现激素产物引起的症状。

原发性肾上腺**肉瘤**（**sarcoma**）非常罕见，包括平滑肌肉瘤（leiomyosarcoma）[436]（有些伴有 HIV 感染[437]）、恶性外周神经鞘肿瘤（malignant peripheral nerve sheath tumor）[438-439]、滑膜肉瘤（synovial sarcoma）[440]和血管肉瘤（angiosarcoma）（常常为上皮样）[441-442]。还有发生在肾上腺的孤立性尤因肉瘤报道，应与相当常见的神经母细胞瘤鉴别[443]，还有 1 例肾上腺内肿瘤，无法与肾 Wilms 瘤鉴别[444]。

肾上腺**恶性淋巴瘤**（**malignant lymphoma**）通常是全身性疾病的一种表现。仅有几例原发于肾上腺的报道[445-446]。大多数病例为 B 细胞型[447]，其中几例为 EBV 相关性[448]。纤维蛋白相关性 EBV 阳性大 B 细胞淋巴瘤是一种微妙的、尚未确立的淋巴瘤，在肾上腺囊肿已有描述，伴有惰性临床行为，手术切除可以治愈[449]。还有 T 细胞淋巴瘤[448]、间变性大细胞淋巴瘤[450]和血管内淋巴瘤[451]病例。如果双侧肾上腺被广泛取代，则可能导致肾上腺功能不全[452-453]。

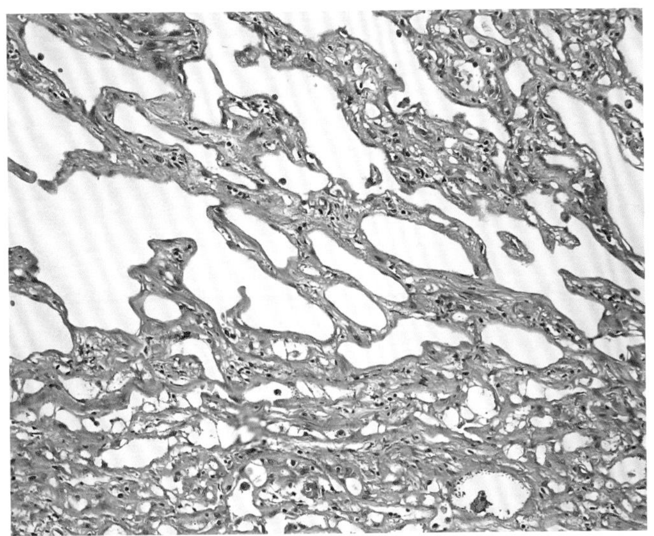

图 29.30　肾上腺腺瘤样瘤。其表现非常类似于血管肿瘤

肾上腺原发性**恶性黑色素瘤**（**malignant melanoma**）已有报道；然而，需要与更为常见的黑色素性嗜铬细胞瘤和转移性黑色素瘤进行鉴别诊断[454]。

在尸检，肾上腺**转移性肿瘤**（**metastatic tumor**）非常常见，但它们有时也出现在手术标本中，类似于原发性肾上腺肿瘤（图 29.31）。它们通常为双侧性。CT 扫描可作为其检测方法。如果转移足以广泛，可能导致 Addison 病[455-456]。原发性肿瘤最常见的部位是肺、乳腺、胃、皮肤（黑色素瘤）、胰、肝胆和肾。肾转移可能发生在对侧，大体上和显微镜下可能类似于肾上腺皮质癌和腺瘤的表现（图 29.32）[457]。

副神经节的其他肿瘤和肿瘤样病变

概述

副神经节瘤（**paraganglioma**）是用于副神经节细胞的非上皮性肿瘤的一般术语，不管部位如何[458-459]。唯一的例外，主要是根据传统，是已经讨论过的肾上腺髓质副神经节瘤——普遍被称为**嗜铬细胞瘤**（**pheochromocytoma**）。肾上腺外副神经节瘤可以发生在副交感神经副神经节（主要在头颈部）或交感神经副神经节（见于腹部、盆腔、胸部脊椎附近的交感神经链，并沿着交感神经纤维分布）。副神经节瘤实际上可见于已知存在正常副神经节的任何部位，对它们的描述有时先于

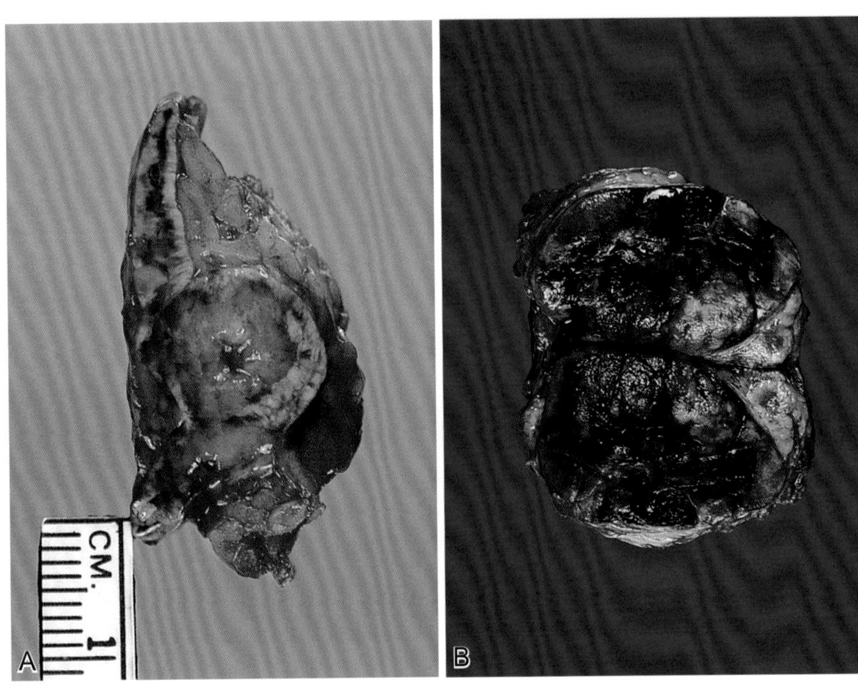

图 29.31　肾上腺转移癌。**A**，肾上腺中心出现白色的界限不清的肿块，是来自食管的转移性鳞状细胞癌。**B**，明显出血的肿瘤造成肾上腺肿大，是来自转移性乳腺癌

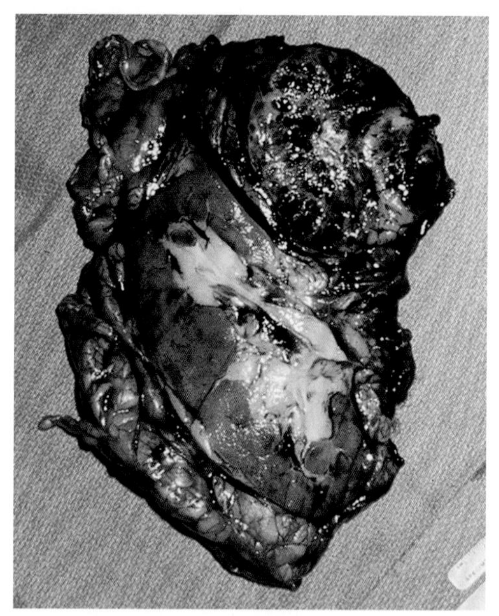

图 29.32 肾细胞癌转移到对侧肾上腺，大体上和显微镜下类似于原发性肾上腺皮质肿瘤

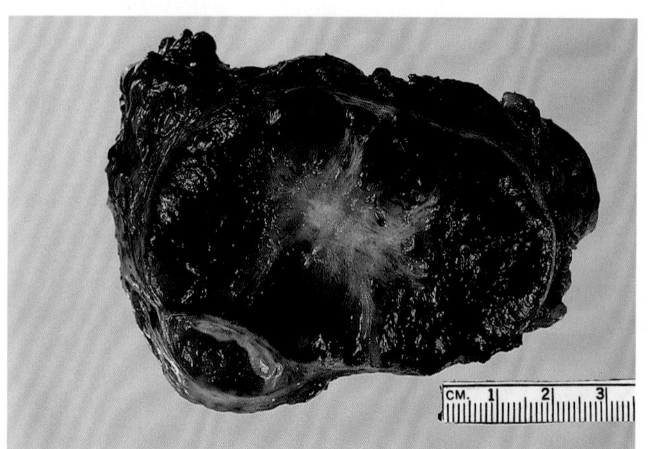

图 29.33 副神经节瘤的大体表现。切面呈棕色，这是特征性的。中心有一大的瘢痕

对相应正常结构的描述。

形态学特征

不管部位如何，副神经节瘤的大体和显微镜下表现实际上是一样的，与肾上腺嗜铬细胞瘤不能区分（图 29.33）；然而，据描述，头颈部副神经节瘤细胞比较丰富。可见界限清楚的立方形细胞巢（“细胞球”）被血管丰富的纤维间隔分开（图 29.34）。单个细胞具有中等量的颗粒状嗜碱性胞质。偶尔出现棕色黑色素样色素（色素性或黑色副神经节瘤）[460-461]。如同许多其他内分泌肿瘤一样，有时可见奇异核和血管浸润，两者均不应被视为恶性证据。核分裂象非常少见，除非是低分化肿瘤。间质可能非常丰富；常常有玻璃样变，可能发生骨化生[462]。硬化性副神经节瘤可能容易被过诊断为恶性肿瘤，因为其肿瘤细胞巢具有假浸润现象[463]。

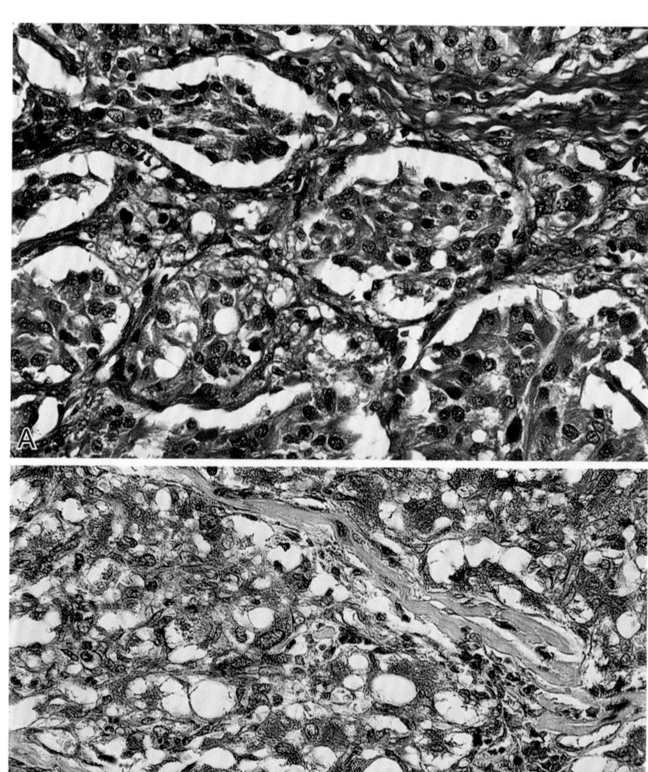

图 29.34 副神经节瘤。**A**，副神经节瘤的“细胞球”结构。**B**，嗜铬素的表达

电子显微镜和免疫组织化学特征

超微结构检查，副神经节瘤（“主”）细胞胞质含有大量的神经分泌颗粒，其表现类似于正常副神经节[464-465]。还可出现巨大线粒体，伴有副结晶包涵体[466]。出现在副神经节瘤的第二种类型的细胞是支持细胞，它们围绕主细胞排列，缺乏致密轴心颗粒。生化分析证实，副神经节瘤含有去甲肾上腺素，有时还有肾上腺素和多巴胺[467-468]。免疫组织化学检查，发现它们对 NSE、嗜铬素、突触素、神经细丝、阿片样肽、血清素、生长抑素和各种其他肽激素呈阳性[465,469-473]。有意思的是，与其他部位副神经节瘤相比，头颈部副神经节瘤对嗜铬素常常呈阴性[474]。与嗜铬细胞瘤相似，肾上腺外副神经节瘤也常常显示 MATA3 和 PHOX2B 免疫反应[184,329,475]。角蛋白几乎总是呈阴性，但少数病例有局灶染色（这在与神经内分泌癌的鉴别诊断中非常重要）[476]，一个令人不解的例外是：脊髓终丝副神经节瘤角蛋白常常呈强阳性[477]。支持细胞是与其他内分泌肿瘤鉴别的另外一个重要特征（图 29.35）[335,478]。

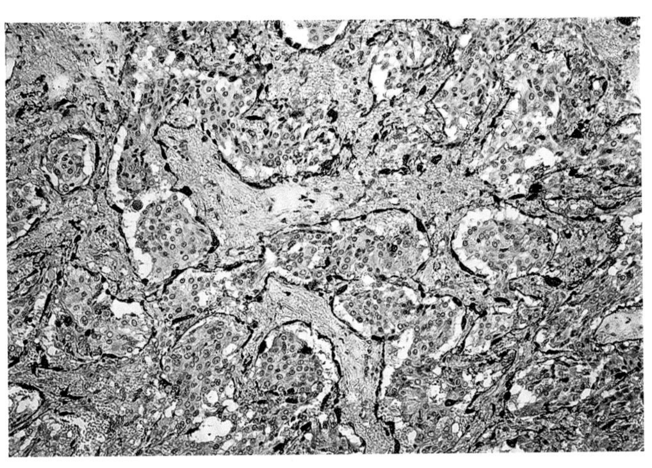

图 29.35 副神经节瘤的肿瘤细胞巢的周围支持细胞 S-100 蛋白免疫染色呈阳性

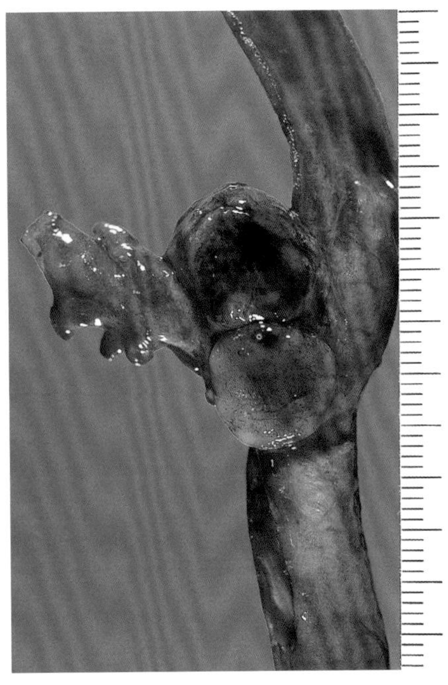

图 29.36 颈动脉分叉是颈动脉体肿瘤的典型部位（Courtesy of Dr. R.A. Cooke, Brisbane, Australia; From Cooke RA, Stewart B. *Colour Atlas of Anatomical Pathology*. Edinburgh: Churchill Livingstone; 2004.）

治疗和预后

副神经节瘤的标准治疗是手术切除。区分良性和恶性没有可靠的形态学标准；因此，提出了副神经节瘤的风险分析模式（类似于胃肠道间质肿瘤的）。像嗜铬细胞瘤一样，GAPP 可以用于肾上腺外副神经节瘤风险评估[368-369]。肿瘤大小增加（大于 5 cm）、*SDHB* 突变、*MAX* 突变和 Ki-67 增生率增加也是转移行为的危险因素[370-372]。常见转移部位包括骨、淋巴结、肺和肝[479]。

副神经节瘤亚型

副交感神经（头颈部）副神经节瘤

大多数副交感神经（头颈部）副神经节瘤［**parasympathetic (head and neck) paraganglioma**］是非功能性的，仅有非常罕见的病例分泌儿茶酚胺。生活在高海拔地区的人发生头颈部副神经节瘤（特别是颈动脉体瘤，图 29.36）的发生率是生活在海平面水平的人的 10 倍[480-481]；这些肿瘤总是良性的[482-483]。颈动脉体是最常见的来源部位[484-487]，其他常见的来源部位包括中耳、迷走神经和喉[488-496]。头颈部副神经节瘤常常为良性的，但大约 5% 具有恶性经过。头颈部转移性副神经节瘤常常是功能性的，发生在年轻患者，为多灶性疾病[479]。

种系突变率，特别是在头颈部副神经节瘤，至少达到 20%[497]。最常见的突变涉及编码丁二酸盐脱氢酶亚单位的基因（即遗传性副神经节瘤综合征），包括 *SDHD*、*SDHB*、*SDHA* 和 *SDHC*[498-500]。伴有 *SDHB* 突变的肿瘤具有高的转移发生率（大约 30%）[501]。在头颈部描述的其他少见突变包括 *VHL*、*TMEM127*、*RET* 和 *NF1*[502]。

交感神经副神经节瘤

交感神经副神经节瘤（sympathetic paraganglioma） 最常发生在腹膜后，通常邻近肾上腺或肾，但也可能发生在其他部位，包括 Zuckerkandl 体[503-505]、心脏[506]、胆囊[507]、膀胱（最常见的部位之一）[508]、子宫[509-510]和脊髓（特别腰部和马尾）（图 29.37）[511-512]。如同已经提到的，

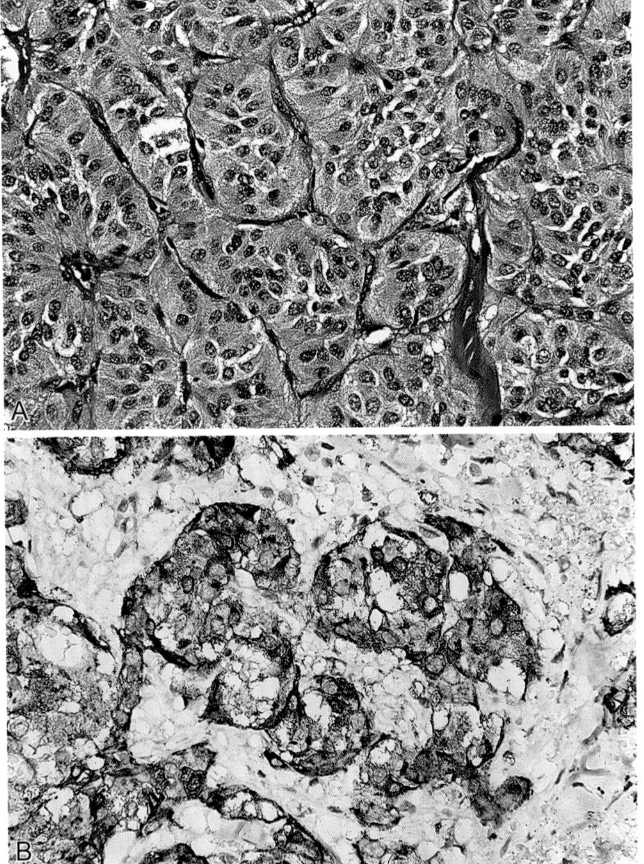

图 29.37 马尾神经节瘤。**A**，HE 染色；**B**，嗜铬素染色

后者是唯一可能显示角蛋白免疫反应的副神经节瘤。其中一些肿瘤分别在它们相应的器官讨论。交感神经副神经节能够合成儿茶酚胺，单独伴有去甲肾上腺素或去甲肾上腺素和多巴胺产物[513]。

交感神经副神经节瘤的分子基因谱与嗜铬细胞瘤的相似。多达 30% 的交感神经副神经瘤节瘤是遗传性的，年轻患者发生交感神经副神经节瘤应该考虑是否是遗传性的[514]。

参考文献

1. Carney JA, Lloyd RV. Adrenal. In: Mills SE, ed. *Histology for Pathologists*. 3rd ed. Philadelphia: Lippincott Williams & Wilkins; 2007: 1167-1188.
2. Cooper MJ, Hutchins GM, Israel MA. Histogenesis of the human adrenal medulla. An evaluation of the ontogeny of chromaffin and Nonchromaffin lineages. *Am J Pathol*. 1990; 137(3): 605-615.
3. Symington T. *Functional Pathology of the Human Adrenal Gland*. Baltimore: Williams & Wilkins; 1969.
4. Sasano H. New approaches in human adrenocortical pathology. Assessment of adrenocortical function in surgical specimen of human adrenal glands. *Endocr Pathol*. 1992; 3: 4-13.
5. Belloni AS, Mazzocchi G, Mantero F, Nussdorfer GG. The human adrenal cortex: ultrastructure and base-line morphometric data. *J Submicrosc Cytol*. 1987; 19(4): 657-668.
6. Coupland RE. The chromaffin system. In: Blaschko H, Muschall E, eds. *Catecholamines. Handbook of Experimental Pharmacology*. New York: Springer-Verlag; 1972.
7. Bloom FE. Electron microscopy of catecholamine-containing structures. In: Blaschko H, Muschall E, eds. *Catecholamines. Handbook of Experimental Pharmacology*. New York: Springer-Verlag; 1972.
8. Tischler AS. Paraganglia. In: Mills SE, ed. *Histology for Pathologists*. 3rd ed. Philadelphia: Lippincott Williams & Wilkins; 2007: 1211-1233.
9. Freedman SR, Goldman RL. Normal paraganglion in the mesosigmoid. *Hum Pathol*. 1981; 12(11): 1037-1038.
10. Makinen J, Nickels J. Paraganglion cells mimicking metastatic clear cell carcinoma. *Histopathology*. 1979; 3(6): 459-465.
11. Berkman WA, Bernardino ME, Sewell CW, et al. The computed tomography-guided adrenal biopsy. An alternative to surgery in adrenal mass diagnosis. *Cancer*. 1984; 53(10): 2098-2103.
12. Karstrup S, Torp-Pedersen S, Nolsoe C, et al. Ultrasonically guided fine-needle biopsies from adrenal tumors. *Scand J Urol Nephrol Suppl*. 1991; 137: 31-34.
13. Hoda SA, Zaman MB, Burt M. Aspiration cytology in the evaluation of adrenal masses. *Acta Cytol*. 1991; 35.
14. Katz RL, Patel S, Mackay B, Zornoza J. Fine needle aspiration cytology of the adrenal gland. *Acta Cytol*. 1984; 28(3): 269-282.
15. Wadih GE, Nance KV, Silverman JF. Fine-needle aspiration cytology of the adrenal gland. Fifty biopsies in 48 patients. *Arch Pathol Lab Med*. 1992; 116(8): 841-846.
16. Suen KC, Chan NH. Fine needle aspiration biopsy of the adrenal gland. Cytological features and clinical applications. *Endocr Pathol*. 1992; 3: 173-181.
17. Saeger W, Fassnacht M, Chita R, et al. High diagnostic accuracy of adrenal core biopsy: results of the German and Austrian adrenal network multicenter trial in 220 consecutive patients. *Hum Pathol*. 2003; 34(2): 180-186.
18. Ye H, Yoon GS, Epstein JI. Intrarenal ectopic adrenal tissue and renal-adrenal fusion: a report of nine cases. *Mod Pathol*. 2009; 22(2): 175-181.
19. Honma K. Adreno-hepatic fusion. An autopsy study. *Zentralbl Pathol*. 1991; 137: 117-122.
20. Dahl EV, Bahn RC. Aberrant adrenal contical tissue near the testis in human infants. *Am J Pathol*. 1962; 40: 587-598.
21. Graham LS. Celiac accessory adrenal glands. *Cancer*. 1953; 6(1): 149-152.
22. Mitchell A, Scheithauer BW, Sasano H, et al. Symptomatic intradural adrenal adenoma of the spinal nerve root: report of two cases. *Neurosurgery*. 1993; 32(4): 658-661, discussion 61-2.
23. Vestfrid MA. Ectopic adrenal cortex in neonatal liver. *Histopathology*. 1980; 4(6): 669-672.
24. Habuchi T, Mizutani Y, Miyakawa M. Ectopic aberrant adrenals with epididymal abnormality. *Urology*. 1992; 39(3): 251-253.
25. Johnson RE, Scheithauer B. Massive hyperplasia of testicular adrenal rests in a patient with Nelson's syndrome. *Am J Clin Pathol*. 1982; 77(4): 501-507.
26. Kepes JJ, O'Boynick P, Jones S, et al. Adrenal cortical adenoma in the spinal canal of an 8-year-old girl. *Am J Surg Pathol*. 1990; 14(5): 481-484.
27. Nguyen GK, Vriend R, Ronaghan D, Lakey WH. Heterotopic adrenocortical oncocytoma. A case report with light and electron microscopic studies. *Cancer*. 1992; 70(11): 2681-2684.
28. Rodriguez FJ, Scheithauer BW, Erickson LA, et al. Ectopic low-grade adrenocortical carcinoma in the spinal region: immunohistochemical and molecular cytogenetic study of a pediatric case. *Am J Surg Pathol*. 2009; 33(1): 142-148.
29. Merke DP, Camacho CA. Novel basic and clinical aspects of congenital adrenal hyperplasia. *Rev Endocr Metab Disord*. 2001; 2(3): 289-296.
30. El-Maouche D, Arlt W, Merke DP. Congenital adrenal hyperplasia. *Lancet*. 2017.
31. Georgitis WJ. Clinically silent congenital adrenal hyperplasia masquerading as ectopic adrenocorticotropic hormone syndrome. *Am J Med*. 1986; 80(4): 703-708.
32. Merke DP, Bornstein SR. Congenital adrenal hyperplasia. *Lancet*. 2005; 365(9477): 2125-2136.
33. New MI. Congenital adrenal hyperplasia. *Pediatr Clin North Am*. 1968; 15(2): 395-407.
34. Lin-Su K, Nimkarn S, New MI. Congenital adrenal hyperplasia in adolescents: diagnosis and management. *Ann N Y Acad Sci*. 2008; 1135: 95-98.
35. Sasano H, Masuda T, Ojima M, et al. Congenital 17 alpha-hydroxylase deficiency: a clinicopathologic study. *Hum Pathol*. 1987; 18(10): 1002-1007.
36. Witchel SF. Congenital adrenal hyperplasia. *J Pediatr Adolesc Gynecol*. 2017.
37. Miller WL. Congenital adrenal hyperplasias. *Endocrinol Metab Clin North Am*. 1991; 20(4): 721-749.
38. Sutter JA, Grimberg A. Adrenocortical tumors and hyperplasias in childhood—etiology, genetics, clinical presentation and therapy. *Pediatr Endocrinol Rev*. 2006; 4(1): 32-39.
39. Dacou-Voutetakis C, Maniati-Christidi M, Dracopoulou-Vabouli M. Genetic aspects of congenital adrenal hyperplasia. *J Pediatr Endocrinol Metab*. 2001; 14(suppl 5): 1303-1308, discussion 17.
40. Lee HH. CYP21 mutations and congenital adrenal hyperplasia. *Clin Genet*. 2001; 59(5): 293-301.
41. Wang C, Pallan PS1, Zhang W, et al. Functional analysis of human cytochrome P450 21A2 variants involved in congenital adrenal hyperplasia. *J Biol Chem*. 2017; 292: 10767-10778.
42. Stratakis CA. Adrenocortical tumors, primary pigmented adrenocortical disease(PPNAD)/Carney complex, and other bilateral hyperplasias: the NIH studies. *Horm Metab Res*. 2007; 39(6): 467-473.
43. Iseli BE, Hedinger CE. Histopathology and ultrastructure of primary adrenocortical nodular dysplasia with Cushing's syndrome. *Histopathology*. 1985; 9(11): 1171-1194.
44. Shenoy BV, Carpenter PC, Carney JA. Bilateral primary pigmented nodular adrenocortical disease. Rare cause of the Cushing syndrome. *Am J Surg Pathol*. 1984; 8(5): 335-344.
45. Sasano H, Miyazaki S, Sawai T, et al. Primary pigmented nodular adrenocortical disease (PPNAD): immunohistochemical and in situ hybridization analysis of steroidogenic enzymes in eight cases. *Mod Pathol*. 1992; 5(1): 23-29.
46. Travis WD, Tsokos M, Doppman JL, et al. Primary pigmented nodular adrenocortical disease. A light and electron microscopic study of eight cases. *Am J Surg Pathol*. 1989; 13(11): 921-930.
47. da Silva RM, Pinto E, Goldman SM, et al. Children with Cushing's syndrome: Primary Pigmented Nodular Adrenocortical Disease should always be suspected. *Pituitary*. 2011; 14: 61-67.
48. Almeida MQ, Stratakis CA. Carney complex and other conditions associated with micronodular adrenal hyperplasias. *Best Pract Res Clin Endocrinol Metab*. 2010; 24: 907-914.
49. Carney JA, Gaillard RC, Bertherat J, Stratakis CA. Familial micronodular adrenocortical disease, Cushing syndrome, and mutations of the gene encoding phosphodiesterase 11A4 (PDE11A). *Am J Surg Pathol*. 2010; 34(4): 547-555.
50. Li KH, Asa SL, Kovacs K, et al. The adrenal cortex in ectopic adrenocorticotropic hormone syndrome. A morphological study with histology, transmission and scanning electron microscopy, flow cytometry, and image analysis. *Endocr Pathol*. 1990; 1: 183-191.
51. Sasano H, Suzuki T, Nagura H. ACTH-independent macronodular adrenocortical hyperplasia: immunohistochemical and in situ hybridization studies of steroidogenic enzymes. *Mod Pathol*. 1994; 7(2): 215-219.
52. Hermus AR, Pieters GF, Smals AG, et al. Transition from pituitary-dependent to adrenal-dependent Cushing's syndrome. *N Engl J Med*. 1988; 318(15): 966-970.
53. Hocher B, Bahr V, Dorfmuller S, Oelkers W. Hypercortisolism with non-pigmented micronodular adrenal hyperplasia: transition from pituitary-

dependent to adrenal-dependent Cushing's syndrome. *Acta Endocrinol(Copenh)*. 1993; 128(2): 120-125.
54. Kirk JM, Brain CE, Carson DJ, et al. Cushing's syndrome caused by nodular adrenal hyperplasia in children with McCune-Albright syndrome. *J Pediatr*. 1999; 134: 789-792.
55. Albiger NM, Regazzo D, Rubin B, et al. A multicenter experience on the prevalence of ARMC5 mutations in patients with primary bilateral macronodular adrenal hyperplasia: from genetic characterization to clinical phenotype. *Endocrine*. 2017; 55: 959-968.
56. Bourdeau I, Oble S, Magne F, et al. ARMC5 mutations in a large French-Canadian family with cortisol-secreting β -adrenergic/vasopressin responsive bilateral macronodular adrenal hyperplasia. *Eur J Endocrinol*. 2016; 174: 85-96.
57. Schteingart DE, Oberman HA, Friedman BA, Conn JW. Adrenal cortical neoplasms producing cushing's syndrome. A clinicopathologic study. *Cancer*. 1968; 22(5): 1005-1013.
58. Evans HL, Vassilopoulou-Sellin R. Adrenal cortical neoplasms. A study of 56 cases. *Am J Clin Pathol*. 1996; 105(1): 76-86.
59. Al-Brahim N, Asa S. Myelolipoma with adrenocortical adenoma: an unusual combination that can resemble carcinoma. *Endocr Pathol*. 2007; 18(2): 103-105.
60. Vyberg M, Sestoft L. Combined adrenal myelolipoma and adenoma associated with Cushing's syndrome. *Am J Clin Pathol*. 1986; 86(4): 541-545.
61. Lam KY, Wat MS. Adrenal cortical black adenoma: report of two cases and review of the literature. *J Urol Pathol*. 1996; 4: 183-190.
62. Macadam RF. Black adenoma of the human adrenal cortex. *Cancer*. 1971; 27(1): 116-119.
63. Damron TA, Schelper RL, Sorensen L. Cytochemical demonstration of neuromelanin in black pigmented adrenal nodules. *Am J Clin Pathol*. 1987; 87(3): 334-341.
64. Sienkowski IK, Watkins RM, Anderson VE. Primary tumorous aldosteronism due to a black adrenal adenoma: a light and electron microscopic study. *J Clin Pathol*. 1984; 37(2): 143-149.
65. Komiya I, Takasu N, Aizawa T, et al. Black(or brown) adrenal cortical adenoma: its characteristic features on computed tomography and endocrine data. *J Clin Endocrinol Metab*. 1985; 61(4): 711-717.
66. Begin LR. Adrenocortical oncocytoma: case report with immunocytochemical and ultrastructural study. *Virchows Arch A Pathol Anat Histopathol*. 1992; 421(6): 533-537.
67. Bisceglia M, Ben-Dor D, Pasquinelli G. Oncocytic adrenocortical tumors. *Pathol Case Rev*. 2005; 10: 228-242.
68. Bisceglia M, Ludovico O, Di Mattia A, et al. Adrenocortical oncocytic tumors: report of 10 cases and review of the literature. *Int J Surg Pathol*. 2004; 12(3): 231-243.
69. el Naggar AK, Evans DB, Mackay B. Oncocytic adrenal cortical carcinoma. *Ultrastruct Pathol*. 1991; 15(4-5): 549-556.
70. Sasano H, Suzuki T, Sano T, et al. Adrenocortical oncocytoma. A true nonfunctioning adrenocortical tumor. *Am J Surg Pathol*. 1991; 15(10): 949-956.
71. Hoang MP, Ayala AG, Albores-Saavedra J. Oncocytic adrenocortical carcinoma: a morphologic, immunohistochemical and ultrastructural study of four cases. *Mod Pathol*. 2002; 15(9): 973-978.
72. Lin BT, Bonsib SM, Mierau GW, et al. Oncocytic adrenocortical neoplasms: a report of seven cases and review of the literature. *Am J Surg Pathol*. 1998; 22(5): 603-614.
73. Erlandson RA, Reuter VE. Oncocytic adrenal cortical adenoma. *Ultrastruct Pathol*. 1991; 15(4-5): 539-547.
74. Seo IS, Henley JD, Min KW. Peculiar cytoplasmic inclusions in oncocytic adrenal cortical tumors: an electron microscopic observation. *Ultrastruct Pathol*. 2002; 26(4): 229-235.
75. Brown FM, Gaffey TA, Wold LE, Lloyd RV. Myxoid neoplasms of the adrenal cortex: a rare histologic variant. *Am J Surg Pathol*. 2000; 24(3): 396-401.
76. Raparia K, Ayala AG, Sienko A, et al. Myxoid adrenal cortical neoplasms. *Ann Diagn Pathol*. 2008; 12(5): 344-348.
77. Papotti M, Volante M, Duregon E, et al. Adrenocortical tumors with myxoid features: a distinct morphologic and phenotypical variant exhibiting malignant behavior. *Am J Surg Pathol*. 2010; 34(7): 973-983.
78. Weissferdt A, Phan A, Suster S, Moran CA. Myxoid adrenocortical carcinoma: a clinicopathologic and immunohistochemical study of 7 cases, including 1 case with lipomatous metaplasia. *Am J Clin Pathol*. 2013; 139: 780-786.
79. Feldberg E, Guy M, Eisenkraft S, Czernobilsky B. Adrenal cortical adenoma with extensive fat cell metaplasia. *Pathol Res Pract*. 1996; 192(1): 62-65, discussion 6.
80. Finch C, Davis R, Truong LD. Extensive lipomatous metaplasia in bilateral macronodular adrenocortical hyperplasia. *Arch Pathol Lab Med*. 1999; 123(2): 167-169.
81. Papotti M, Sapino A, Mazza E, et al. Lipomatous changes in adrenocortical adenomas: report of two cases. *Endocr Pathol*. 1996; 7(3): 223-228.
82. Hedeland H, Ostberg G, Hokfelt B. On the prevalence of adrenocortical adenomas in an autopsy material in relation to hypertension and diabetes. *Acta Med Scand*. 1968; 184(3): 211-214.
83. Lewinsky BS, Grigor KM, Symington T, Neville AM. The clinical and pathologic features of "non-hormonal" adrenocortical tumors. Report of twenty new cases and review of the literature. *Cancer*. 1974; 33(3): 778-790.
84. Corsello SM, Della Casa S, Bollanti L, et al. Incidentally discovered adrenal masses: a functional and morphological study. *Exp Clin Endocrinol*. 1993; 101(3): 131-137.
85. Suzuki T, Sasano H, Sawai T, et al. Small adrenocortical tumors without apparent clinical endocrine abnormalities. Immunolocalization of steroidogenic enzymes. *Pathol Res Pract*. 1992; 188(7): 883-889.
86. Yamakita N, Saitoh M, Mercado-Asis LB, et al. Asymptomatic adrenal tumor; 386 cases in Japan including our 7 cases. *Endocrinol Jpn*. 1990; 37(5): 671-684.
87. Ganguly A. Primary aldosteronism. *N Engl J Med*. 1998; 339(25): 1828-1834.
88. Ganguly A, Donohue JP. Primary aldosteronism: pathophysiology, diagnosis and treatment. *J Urol*. 1983; 129(2): 241-247.
89. White PC. Disorders of aldosterone biosynthesis and action. *N Engl J Med*. 1994; 331(4): 250-258.
90. O'Neal LW, Kissane JM, Hartroft PM. The kidney in endocrine hypertension. Cushing's syndrome, pheochromocytoma, and aldosteronism. *Arch Surg*. 1970; 100(4): 498-505.
91. Aiba M, Suzuki H, Kageyama K, et al. Spironolactone bodies in aldosteromas and in the attached adrenals. Enzyme histochemical study of 19 cases of primary aldosteronism and a case of aldosteronism due to bilateral diffuse hyperplasia of the zona glomerulosa. *Am J Pathol*. 1981; 103: 404-410.
92. Shrago SS, Waisman J, Cooper PH. Spironolactone bodies in an adrenal adenoma. *Arch Pathol*. 1975; 99(8): 416-420.
93. Orth DN. Cushing's syndrome. *N Engl J Med*. 1995; 332(12): 791-803.
94. Perry RR, Nieman LK, Cutler GB Jr, et al. Primary adrenal causes of Cushing's syndrome. Diagnosis and surgical management. *Ann Surg*. 1989; 210(1): 59-68.
95. Gilbert MG, Cleveland WW. Cushing's syndrome in infancy. *Pediatrics*. 1970; 46(2): 217-229.
96. Neville AM, Symington T. Bilateral adrenocortical hyperplasia in children with Cushing's syndrome. *J Pathol*. 1972; 107(2): 95-106.
97. Thomas CG Jr, Smith AT, Griffith JM, Askin FB. Hyperadrenalism in childhood and adolescence. *Ann Surg*. 1984; 199(5): 538-548.
98. Hartmann CA, Gross U, Stein H. Cushing syndrome-associated pheochromocytoma and adrenal carcinoma. An immunohistological investigation. *Pathol Res Pract*. 1992; 188(3): 287-295.
99. Neville AM, Symington T. The pathology of the adrenal gland in Cushing's syndrome. *J Pathol Bacteriol*. 1967; 93(1): 19-35.
100. Burrington JD, Stephens CA. Virilizing tumors of the adrenal gland in childhood: report of eight cases. *J Pediatr Surg*. 1969; 4(3): 291-302.
101. Kenny FM, Hashida Y, Askari HA, et al. Virilizing tumors of the adrenal cortex. *Am J Dis Child*. 1968; 115(4): 445-458.
102. Derksen J, Nagesser SK, Meinders AE, et al. Identification of virilizing adrenal tumors in hirsute women. *N Engl J Med*. 1994; 331(15): 968-973.
103. Del Gaudio AD, Del Gaudio GA. Virilizing adrenocortical tumors in adult women. Report of 10 patients, 2 of whom each had a tumor secreting only testosterone. *Cancer*. 1993; 72(6): 1997-2003.
104. Fischler DF, Nunez C, Levin HS, et al. Adrenal carcinosarcoma presenting in a woman with clinical signs of virilization. A case report with immunohistochemical and ultrastructural findings. *Am J Surg Pathol*. 1992; 16(6): 626-631.
105. Gabrilove JL, Sharma DC, Wotiz HH, Dorfman RI. Feminizing adrenocortical tumors in the male. a review of 52 cases including a case report. *Medicine(Baltimore)*. 1965; 44: 37-79.
106. Williams R, Kellie AE, Wade AP, et al. Hypoglycaemia and abnormal steroid metabolism in adrenal tumours. *Q J Med*. 1961; 30: 269-284.
107. Lipsett MB, Hertz R, Ross GT. Clinical and pathophysiologic aspects of adrenocortical carcinoma. *Am J Med*. 1963; 35: 374-383.
108. Falchuk KR. Inappropriate antidiuretic hormone-like syndrome associated with an adrenocortical carcinoma. *Am J Med Sci*. 1973; 266(5): 393-395.
109. Busam KJ, Iversen K, Coplan KA, et al. Immunoreactivity for A103, an antibody to melan-A(Mart-1), in adrenocortical and other steroid tumors. *Am J Surg Pathol*. 1998; 22(1): 57-63.
110. Chivite A, Matias-Guiu X, Pons C, et al. Inhibin A expression in adrenal neoplasms: a new immunohistochemical marker for adrenocortical tumors. *Appl Immunohistochem*. 1998; 6: 42-49.
111. Cho EY, Ahn GH. Immunoexpression of inhibin alpha-subunit in adrenal neoplasms. *Appl Immunohistochem Mol Morphol*. 2001; 9(3): 222-228.
112. Loy TS, Phillips RW, Linder CL. A103 immunostaining in the diagnosis of adrenal cortical tumors: an immunohistochemical study of 316 cases. *Arch Pathol Lab Med*. 2002; 126(2): 170-172.
113. Enriquez ML, Lal P, Ziober A, et al. The use of immunohistochemical expression of SF-1 and EMA in distinguishing adrenocortical tumors from renal neoplasms. *Appl Immunohistochem Mol Morphol*. 2012; 20: 141-145.

114. Sangoi AR, Fujiwara M, West RB, et al. Immunohistochemical distinction of primary adrenal cortical lesions from metastatic clear cell renal cell carcinoma: a study of 248 cases. *Am J Surg Pathol*. 2011; 35(5): 678-686.
115. Sangoi AR, McKenney JK. A tissue microarray-based comparative analysis of novel and traditional immunohistochemical markers in the distinction between adrenal cortical lesions and pheochromocytoma. *Am J Surg Pathol*. 2010; 34(3): 423-432.
116. Jorda M, De MB, Nadji M. Calretinin and inhibin are useful in separating adrenocortical neoplasms from pheochromocytomas. *Appl Immunohistochem Mol Morphol*. 2002; 10(1): 67-70.
117. Zhang H, Bu H, Chen H, et al. Comparison of immunohistochemical markers in the differential diagnosis of adrenocortical tumors: immunohistochemical analysis of adrenocortical tumors. *Appl Immunohistochem Mol Morphol*. 2008; 16(1): 32-39.
118. Williams TA, Monticone S, Schack VR, et al. Somatic ATP1A1, ATP2B3, and KCNJ5 mutations in aldosterone-producing adenomas. *Hypertension*. 2014; 63: 188-195.
119. Fernandes-Rosa FL, Williams TA, Riester A, et al. Genetic spectrum and clinical correlates of somatic mutations in aldosterone-producing adenoma. *Hypertension*. 2014; 64: 354-361.
120. Akerstrom T, Willenberg HS, Cupisti K, et al. Novel somatic mutations and distinct molecular signature in aldosterone-producing adenomas. *Endocr Relat Cancer*. 2015; 22: 735-744.
121. Akerstrom T, Maharjan R, Sven Willenberg H, et al. Activating mutations in CTNNB1 in aldosterone producing adenomas. *Sci Rep*. 2016; 6: 19546.
122. Sato Y, Maekawa S, Ishii R, et al. Recurrent somatic mutations underlie corticotropin-independent Cushing's syndrome. *Science*. 2014; 344: 917-920.
123. Thiel A, Reis AC, Haase M, et al. PRKACA mutations in cortisol-producing adenomas and adrenal hyperplasia: a single-center study of 60 cases. *Eur J Endocrinol*. 2015; 172: 677-685.
124. Bonnet S, Gaujoux S, Launay P, et al. Wnt/β-catenin pathway activation in adrenocortical adenomas is frequently due to somatic CTNNB1-activating mutations, which are associated with larger and nonsecreting tumors: a study in cortisol-secreting and -nonsecreting tumors. *J Clin Endocrinol Metab*. 2011; 96: E416-E426.
125. Giordano TJ, Chrousos GP, Kawashima A, et al. Adrenal cortical adenoma. In: Lloyd RV, Osamura RY, Kloppel G, Rosai J, eds. *WHO Classification of Tumours of Endocrien Organs*. Lyon, France: IARC Press; 2017.
126. Icard P, Chapuis Y, Andreassian B, et al. Adrenocortical carcinoma in surgically treated patients: a retrospective study on 156 cases by the French Association of Endocrine Surgery. *Surgery*. 1992; 112(6): 972-979, discussion 9-80.
127. Nader S, Hickey RC, Sellin RV, Samaan NA. Adrenal cortical carcinoma. A study of 77 cases. *Cancer*. 1983; 52(4): 707-711.
128. Bergada I, Venara M, Maglio S, et al. Functional adrenal cortical tumors in pediatric patients: a clinicopathologic and immunohistochemical study of a long term follow-up series. *Cancer*. 1996; 77(4): 771-777.
129. Kay R, Schumacher OP, Tank ES. Adrenocortical carcinoma in children. *J Urol*. 1983; 130(6): 1130-1132.
130. Lack EE, Mulvihill JJ, Travis WD, Kozakewich HP. Adrenal cortical neoplasms in the pediatric and adolescent age group. Clinicopathologic study of 30 cases with emphasis on epidemiological and prognostic factors. *Pathol Annu*. 1992; 27 (Pt 1): 1-53.
131. Ribeiro RC, Sandrini Neto RS, Schell MJ, et al. Adrenocortical carcinoma in children: a study of 40 cases. *J Clin Oncol*. 1990; 8(1): 67-74.
132. Lam AK. Update on adrenal tumours in 2017 World Health Organization(WHO) of endocrine tumours. *Endocr Pathol*. 2017.
133. Ayala-Ramirez M, Jasim S, Feng L, et al. Adrenocortical carcinoma: clinical outcomes and prognosis of 330 patients at a tertiary care center. *Eur J Endocrinol*. 2013; 169: 891-899.
134. McClennan BL. Oncologic imaging. Staging and follow-up of renal and adrenal carcinoma. *Cancer*. 1991; 67(4 suppl): 1199-1208.
135. Gonzalez KD, Noltner KA, Buzin CH, et al. Beyond Li Fraumeni Syndrome: clinical characteristics of families with p53 germline mutations. *J Clin Oncol*. 2009; 27(8): 1250-1256.
136. Varley JM, McGown G, Thorncroft M, et al. Are there low-penetrance TP53 Alleles? evidence from childhood adrenocortical tumors. *Am J Hum Genet*. 1999; 65(4): 995-1006.
137. Wagner J, Portwine C, Rabin K, et al. High frequency of germline p53 mutations in childhood adrenocortical cancer. *J Natl Cancer Inst*. 1994; 86(22): 1707-1710.
138. Bertherat J, Bertagna X. Pathogenesis of adrenocortical cancer. *Best Pract Res Clin Endocrinol Metab*. 2009; 23(2): 261-271.
139. Barksdale SK, Marincola FM, Jaffe G. Carcinosarcoma of the adrenal cortex presenting with mineralocorticoid excess. *Am J Surg Pathol*. 1993; 17(9): 941-945.
140. Decorato JW, Gruber H, Petti M, Levowitz BS. Adrenal carcinosarcoma. *J Surg Oncol*. 1990; 45(2): 134-136.
141. Sbiera S, Schmull S, Assie G, et al. High diagnostic and prognostic value of steroidogenic factor-1 expression in adrenal tumors. *J Clin Endocrinol Metab*. 2010; 95: E161-E171.
142. Zheng S, Cherniack AD, Dewal N, et al. Comprehensive pan-genomic characterization of adrenocortical carcinoma. *Cancer Cell*. 2016; 29: 723-736.
143. Pinto EM, Chen X, Easton J, et al. *Nat Commun*. 2015; 6: 6302.
144. Assie G, Letouzé E, Fassnacht M, et al. Integrated genomic characterization of adrenocortical carcinoma. *Nat Genet*. 2014; 46(6): 607-612.
145. Juhlin CC, Goh G, Healy JM, et al. Whole-exome sequencing characterizes the landscape of somatic mutations and copy number alterations in adrenocortical carcinoma. *J Clin Endocrinol Metab*. 2015; 100(3): E493-E502.
146. Bugg MF, Ribeiro RC, Roberson PK, et al. Correlation of pathologic features with clinical outcome in pediatric adrenocortical neoplasia. A study of a Brazilian population. Brazilian Group for Treatment of Childhood Adrenocortical Tumors. *Am J Clin Pathol*. 1994; 101(5): 625-629.
147. van Slooten H, Schaberg A, Smeenk D, Moolenaar AJ. Morphologic characteristics of benign and malignant adrenocortical tumors. *Cancer*. 1985; 55(4): 766-773.
148. Gandour MJ, Grizzle WE. A small adrenocortical carcinoma with aggressive behavior. An evaluation of criteria for malignancy. *Arch Pathol Lab Med*. 1986; 110(11): 1076-1079.
149. Sasano H, Suzuki T, Moriya T. Discerning malignancy in resected adrenocortical neoplasms. *Endocr Pathol*. 2001; 12(4): 397-406.
150. Weiss LM. Comparative histologic study of 43 metastasizing and nonmetastasizing adrenocortical tumors. *Am J Surg Pathol*. 1984; 8(3): 163-169.
151. Kay S. Hyperplasia and neoplasia of the adrenal gland. *Pathol Annu*. 1976; 11: 103-139.
152. Aubert S, Wacrenier A, Leroy X, et al. Weiss system revisited: a clinicopathologic and immunohistochemical study of 49 adrenocortical tumors. *Am J Surg Pathol*. 2002; 26(12): 1612-1619.
153. Stojadinovic A, Brennan MF, Hoos A, et al. Adrenocortical adenoma and carcinoma: histopathological and molecular comparative analysis. *Mod Pathol*. 2003; 16(8): 742-751.
154. Wieneke JA, Thompson LD, Heffess CS. Adrenal cortical neoplasms in the pediatric population: a clinicopathologic and immunophenotypic analysis of 83 patients. *Am J Surg Pathol*. 2003; 27(7): 867-881.
155. Weiss LM, Medeiros LJ, Vickery AL Jr. Pathologic features of prognostic significance in adrenocortical carcinoma. *Am J Surg Pathol*. 1989; 13(3): 202-206.
156. Dehner LP. Pediatric adrenocortical neoplasms: on the road to some clarity. *Am J Surg Pathol*. 2003; 27: 1005-1007.
157. Dehner LP, Hill DA. Adrenal cortical neoplasms in children: why so many carcinomas and yet so many survivors? *Pediatr Dev Pathol*. 2009; 12: 284-291.
158. Cagle PT, Hough AJ, Pysher TJ, et al. Comparison of adrenal cortical tumors in children and adults. *Cancer*. 1986; 57(11): 2235-2237.
159. Weinenke JA, Thompson LD, Heffess CS. Adrenal cortical neoplasms in the pediatric population: a clinicopathologic and immunophenotypic analysis of 83 patients. *Am J Surg Pathol*. 2003; 27: 867-881.
160. McNicol AM, Struthers AL, Nolan CE, et al. Proliferation in adrenocortical tumors: correlation with clinical outcome and p53 status. *Endocr Pathol*. 1997; 8(1): 29-36.
161. Goldblum JR, Shannon R, Kaldjian EP, et al. Immunohistochemical assessment of proliferative activity in adrenocortical neoplasms. *Mod Pathol*. 1993; 6: 663-668.
162. Suzuki T, Sasano H, Nisikawa T, et al. Discerning malignancy in human adrenocortical neoplasms: utility of DNA flow cytometry and immunohistochemistry. *Mod Pathol*. 1992; 5(3): 224-231.
163. Iino K, Sasano H, Yabuki N, et al. DNA topoisomerase II alpha and Ki-67 in human adrenocortical neoplasms: a possible marker of differentiation between adenomas and carcinomas. *Mod Pathol*. 1997; 10(9): 901-907.
164. Duregon E, Fassina A, Volante M, et al. The reticulin algorithm for adrenocortical tumor diagnosis: a multicentric validation study on 245 unpublished cases. *Am J Surg Pathol*. 2013; 37: 1433-1440.
165. Duregon E, Volante M, Cappia S, et al. Oncocytic adrenocortical tumors: diagnostic algorithm and mitochondrial DNA profile in 27 cases. *Am J Surg Pathol*. 2011; 35: 1882-1893.
166. Volante M, Bollito E, Sperone P, et al. Clinicopathological study of a series of 92 adrenocortical carcinomas: from a proposal of Simplified diagnostic algorithm to prognostic Stratification. *Histopathology*. 2009; 55(5): 535-543.
167. Volante M, Sperone P, Bollito E, et al. Matrix metalloproteinase type 2 expression in malignant adrenocortical tumors: Diagnostic and prognostic significance in a series of 50 adrenocortical carcinomas. *Mod Pathol*. 2006; 19(12): 1563-1569.
168. Schmitt A, Saremaslani P, Schmid S, et al. IGFII and MIB1 immunohistochemistry is helpful for the differentiation of benign from malignant adrenocortical tumours. *Histopathology*. 2006; 49(3): 298-307.
169. Soon PS, Gill AJ, Benn DE, et al. Microarray gene expression and immunohistochemistry analyses of adrenocortical tumors identify IGF2 and Ki-67

as useful in differentiating carcinomas from adenomas. *Endocr Relat Cancer*. 2009; 16(2): 573-583.

170. Duregon E, Cappellesso R, Maffeis V, et al. Validation of the prognostic role of the "Helsinki Score" in 225 cases of adrenocortical carcinoma. *Hum Pathol*. 2017; 62: 1-7.
171. Medeiros LJ, Weiss LM. New developments in the pathologic diagnosis of adrenal cortical neoplasms. A review. *Am J Clin Pathol*. 1992; 97(1): 73-83.
172. Rosai J. The benign versus malignant paradigm in oncologic pathology: a critique. *Semin Diagn Pathol*. 2008; 25(3): 147-153.
173. Hough AJ, Hollifield JW, Page DL, Hartmann WH. Prognostic factors in adrenal cortical tumors. A mathematical analysis of clinical and morphologic data. *Am J Clin Pathol*. 1979; 72(3): 390-399.
174. Page DL, Hough AJ Jr, Gray GF Jr. Diagnosis and prognosis of adrenocortical neoplasms. *Arch Pathol Lab Med*. 1986; 110(11): 993-994.
175. Renshaw AA, Granter SR. A comparison of A103 and inhibin reactivity in adrenal cortical tumors: distinction from hepatocellular carcinoma and renal tumors. *Mod Pathol*. 1998; 11(12): 1160-1164.
176. Winter P, Miersch WD, Vogel J, Jaeger N. On the necessity of adrenal extirpation combined with radical nephrectomy. *J Urol*. 1990; 144(4): 842-843, discussion 4.
177. Grawitz PA. Die Enstehung von Nierentumoren aus Nebennierengewebe. *Arch Klin Chir*. 1884; 30: 824-834.
178. Wick MR, Cherwitz DL, McGlennen RC, Dehner LP. Adrenocortical carcinoma. An immunohistochemical comparison with renal cell carcinoma. *Am J Pathol*. 1986; 122(2): 343-352.
179. Gokden N, Gokden M, Phan DC, McKenney JK. The utility of PAX-2 in distinguishing metastatic clear cell renal cell carcinoma from its morphologic mimics: an immunohistochemical study with comparison to renal cell carcinoma marker. *Am J Surg Pathol*. 2008; 32: 1462-1467.
180. Fetsch PA, Powers CN, Zakowski MF, Abati A. Anti-alpha-inhibin: marker of choice for the consistent distinction between adrenocortical carcinoma and renal cell carcinoma in fine-needle aspiration. *Cancer*. 1999; 87(3): 168-172.
181. Shin SJ, Hoda RS, Ying L, DeLellis RA. Diagnostic utility of the monoclonal antibody A103 in fine-needle aspiration biopsies of the adrenal. *Am J Clin Pathol*. 2000; 113(2): 295-302.
182. Zhang PJ, Genega EM, Tomaszewski JE, et al. The role of calretinin, inhibin, melan-A, BCL-2, and C-kit in differentiating adrenal cortical and medullary tumors: an immunohistochemical study. *Mod Pathol*. 2003; 16(6): 591-597.
183. Perrino CM, Ho A, Dall CP, Zynger DL. Utility of GATA3 in the differential diagnosis of pheochromocytoma. *Histopathology*. 2017.
184. Miettinen M, McCue PA, Sarlomo-Rikala M, et al. GATA3: a multispecific but potentially useful marker in surgical pathology: a systematic analysis of 2500 epithelial and nonepithelial tumors. *Am J Surg Pathol*. 2014; 38: 13-22.
185. Grondal S, Cedermark B, Eriksson B, et al. Adrenocortical carcinoma. A retrospective study of a rare tumor with a poor prognosis. *Eur J Surg Oncol*. 1990; 16(6): 500-506.
186. Didolkar MS, Bescher RA, Elias EG, Moore RH. Natural history of adrenal cortical carcinoma: a clinicopathologic study of 42 patients. *Cancer*. 1981; 47(9): 2153-2161.
187. Hogan TF, Gilchrist KW, Westring DW, Citrin DL. A clinical and pathological study of adrenocortical carcinoma: therapeutic implications. *Cancer*. 1980; 45(11): 2880-2883.
188. McCartney AC. Metastatic adrenal carcinoma masquerading as primary bronchial carcinoma: report of two cases. *Thorax*. 1984; 39(4): 315-316.
189. Milchgrub S, Wiley EL. Adrenal carcinoma presenting as a lesion resembling cutaneous angiosarcoma. *Cancer*. 1991; 67(12): 3087-3092.
190. Pommier RF, Brennan MF. An eleven-year experience with adrenocortical carcinoma. *Surgery*. 1992; 112(6): 963-970, discussion 70-71.
191. Kasperlik-Zaluska AA, Migdalska BM, Zgliczynski S, Makowska AM. Adrenocortical carcinoma. A clinical study and treatment results of 52 patients. *Cancer*. 1995; 75(10): 2587-2591.
192. Brennan MF. Adrenocortical carcinoma. *CA Cancer J Clin*. 1987; 37(6): 348-365.
193. Markoe AM, Serber W, Micaily B, Brady LW. Radiation therapy for adjunctive treatment of adrenal cortical carcinoma. *Am J Clin Oncol*. 1991; 14(2): 170-174.
194. Luton JP, Cerdas S, Billaud L, et al. Clinical features of adrenocortical carcinoma, prognostic factors, and the effect of mitotane therapy. *N Engl J Med*. 1990; 322(17): 1195-1201.
195. Vassilopoulou-Sellin R, Guinee VF, Klein MJ, et al. Impact of adjuvant mitotane on the clinical course of patients with adrenocortical cancer. *Cancer*. 1993; 71(10): 3119-3123.
196. Ferrari L, Claps M, Grisanti S, Berruti A. Systemic therapy in locally advanced or metastatic adrenal cancers: a critical appraisal and clinical trial update. *Eur Urol Focus*. 2016; 1: 298-300.
197. Postlewait LM, Ethun CG, Tran TB. Outcomes of adjuvant mitotane after resection of adrenocortical carcinoma: a 13-institution study by the US Adrenocortical Carcinoma Group. *J Am Coll Surg*. 2016; 222: 480-490.
198. Volante M, Terzolo M, Fassnacht M, et al. Ribonucleotide reductase large subunit (RRM1) gene expression may predict Efficacy of adjuvant mitotane in adrenocortical cancer. *Clin Cancer Res*. 2012; 18: 3452-3461.
199. Rochi CL, Sbiera S, Volante M, et al. *PLoS ONE*. 2014; 9: e105855.
200. Karakousis CP, Rao U, Moore R. Adrenal adenocarcinomas: histologic grading and survival. *J Surg Oncol*. 1985; 29(2): 105-111.
201. Vargas MP, Vargas HI, Kleiner DE, Merino MJ. Adrenocortical neoplasms: role of prognostic markers MIB-1, P53, and RB. *Am J Surg Pathol*. 1997; 21(5): 556-562.
202. Miller BS, Gauger PG, Hammer GD, et al. Proposal for Modification of the ENSAT staging system for adrenocortical carcinoma using tumor grade. *Langenbecks Arch Surg*. 2010; 395: 955-961.
203. Giordano TJ. The argument for mitotic rate-based grading for the prognostication of adrenocortical carcinoma. *Am J Surg Pathol*. 2011; 35: 471-473.
204. Duregon E, Molinaro L, Volante M, et al. Comparative diagnostic and prognostic performances of the hematoxylin-eosin and phospho-histone H3 mitotic count and Ki-67 index in adrenocortical carcinoma. *Mod Pathol*. 2014; 27: 1246-1254.
205. Papathomas TG, Pucci E, Giordano TJ, et al. An international Ki67 reproducibility study in adrenal cortical carcinoma. *Am J Surg Pathol*. 2016; 40: 569-576.
206. Phan AT, Grogan RH, Rohren E, Perrier ND. Adrenal cortical carcinoma. In: Amin MB, ed. *American Joint Committee on Cancer Staging Manual*. 8th ed. New York: Springer; 2017.
207. Libe R, Borget I, Ronchi CL, et al. Prognostic factors in stage III-IV adrenocortical carcinomas(ACC): an European Network for the Study of Adrenal Tumor(ENSAT) study. *Ann Oncol*. 2015; 26: 2119-2125.
208. Lughezzani G, Sun M, Perrotte P, et al. The European Network for the Study of Adrenal Tumors staging system is prognostically superior to the international union against cancer-staging system: a North American validation. *Eur J Cancer*. 2010; 46: 713-719.
209. Allan SG, Cornbleet MA, Carmichael J, et al. Adult neuroblastoma. Report of three cases and review of the literature. *Cancer*. 1986; 57(12): 2419-2421.
210. Kaye JA, Warhol MJ, Kretschmar C, et al. Neuroblastoma in adults. Three case reports and a review of the literature. *Cancer*. 1986; 58(5): 1149-1157.
211. Kushner BH, Gilbert F, Helson L. Familial neuroblastoma. Case reports, literature review, and etiologic considerations. *Cancer*. 1986; 57(9): 1887-1893.
212. Emery LG, Shields M, Shah NR, Garbes A. Neuroblastoma associated with Beckwith-Wiedemann syndrome. *Cancer*. 1983; 52(1): 176-179.
213. Gaisie G, Oh KS, Young LW. Coexistent neuroblastoma and Hirschsprung's disease—another manifestation of the neurocristopathy? *Pediatr Radiol*. 1979; 8(3): 161-163.
214. Andersen HJ, Hariri J. Congenital neuroblastoma in a fetus with multiple malformations. Metastasis in the umbilical cord as a cause of intrauterin death. *Virchows Arch A Pathol Anat Histopathol*. 1983; 400(2): 219-222.
215. Sy WM, Edmonson JH. The development defects associated with neuroblastoma—etiologic implications. *Cancer*. 1968; 22(1): 234-238.
216. Witzleben CL, Landy RA. Disseminated neuroblastoma in a child with von Recklinghausen's disease. *Cancer*. 1974; 34(3): 786-790.
217. Sherman S, Roizen N. Fetal hydantoin syndrome and neuroblastoma. *Lancet*. 1976; 1(7984): 517.
218. Trochet D, O'Brien LM, Gozal D, et al. PHOX2B genotype allows for prediction of tumor risk in congenital central hypoventilation syndrome. *Am J Hum Genet*. 2005; 76: 421-426.
219. Gambini C, Conte M, Bernini G, et al. Neuroblastic tumors associated with opsoclonus-myoclonus syndrome: histological, immunohistochemical and molecular features of 15 Italian cases. *Virchows Arch*. 2003; 442(6): 555-562.
220. Suzuki H, Honzumi M, Funada M, Tomiyama H. Metachronous bilateral adrenal neuroblastoma. *Cancer*. 1985; 56(6): 1490-1492.
221. Hiyama E, Yokoyama T, Hiyama K, et al. Multifocal neuroblastoma: biologic behavior and surgical aspects. *Cancer*. 2000; 88(8): 1955-1963.
222. Joshi VV, Silverman JF. Pathology of neuroblastic tumors. *Semin Diagn Pathol*. 1994; 11(2): 107-117.
223. Hachitanda Y, Tsuneyoshi M. Neuroblastoma with a distinct organoid pattern: a clinicopathologic, immunohistochemical, and ultrastructural study. *Hum Pathol*. 1994; 25(1): 67-72.
224. Okamatsu C, London WB, Naranjo A, et al. Clinicopathological characteristics of ganglioneuroma and ganglioneuroblastoma: a report from the CCG and COG. *Pediatr Blood Cancer*. 2009; 53: 563-569.
225. Abramowsky CR, Katzenstein HM, Alvarado CS, Shehata BM. Anaplastic large cell neuroblastoma. *Pediatr Dev Pathol*. 2009; 12(1): 1-5.
226. Cozzutto C, Carbone A. Pleomorphic (anaplastic) neuroblastoma. *Arch Pathol Lab Med*. 1988; 112(6): 621-625.
227. Hachitanda Y, Tsuneyoshi M, Enjoji M. An ultrastructural and immunohistochemical evaluation of cytodifferentiation in neuroblastic tumors. *Mod Pathol*. 1989; 2(1): 13-19.

228. Artlieb U, Krepler R, Wiche G. Expression of microtubule-associated proteins, MAP-1 and MAP-2, in human neuroblastomas and differential diagnosis of immature neuroblasts. *Lab Invest*. 1985; 53(6): 684-691.
229. Foley J, Witte D, Chiu FC, Parysek LM. Expression of the neural intermediate filament proteins peripherin and neurofilament-66/alpha-internexin in neuroblastoma. *Lab Invest*. 1994; 71(2): 193-199.
230. Grossman DB, Jin L, Heidelberger KP, Lloyd RV. Expression of chromogranin A protein and messenger RNA and tyrosine hydroxylase protein in Paraffin-embedded sections of neuroendocrine neoplasms. *Endocr Pathol*. 1991; 2: 148-154.
231. Kimura N, Nakamura M, Kimura I, Nagura H. Tissue localization of nerve growth factor receptors: trk A and low-affinity nerve growth factor receptor in neuroblastoma, pheochromocytoma, and retinoblastoma. *Endocr Pathol*. 1996; 7(4): 281-289.
232. Krishnan C, Higgins JP, West RB, et al. Microtubule-associated protein-2 is a sensitive marker of primary and metastatic neuroblastoma. *Am J Surg Pathol*. 2009; 33(11): 1695-1704.
233. Mendelsohn G, Eggleston JC, Olson JL, et al. Vasoactive intestinal peptide and its relationship to ganglion cell differentiation in neuroblastic tumors. *Lab Invest*. 1979; 41(2): 144-149.
234. Molenaar WM, Baker DL, Pleasure D, et al. The neuroendocrine and neural profiles of neuroblastomas, ganglioneuroblastomas, and ganglioneuromas. *Am J Pathol*. 1990; 136(2): 375-382.
235. Mukai M, Torikata C, Iri H, et al. Expression of neurofilament triplet proteins in human neural tumors. An immunohistochemical study of paraganglioma, ganglioneuroma, ganglioneuroblastoma, and neuroblastoma. *Am J Pathol*. 1986; 122(1): 28-35.
236. Oppedal BR, Brandtzaeg P, Kemshead JT. Immunohistochemical differentiation of neuroblastomas from other small round cell neoplasms of childhood using a panel of mono- and polyclonal antibodies. *Histopathology*. 1987; 11(4): 363-374.
237. Osborn M, Dirk T, Kaser H, et al. Immunohistochemical localization of neurofilaments and neuron-specific enolase in 29 cases of neuroblastoma. *Am J Pathol*. 1986; 122(3): 433-442.
238. Pagani A, Fischer-Colbrie R, Sanfilippo B, et al. Secretogranin II expression in Ewing's sarcomas and primitive neuroectodermal tumors. *Diagn Mol Pathol*. 1992; 1(3): 165-172.
239. Pagani A, Forni M, Tonini GP, et al. Expression of members of the chromogranin family in primary neuroblastomas. *Diagn Mol Pathol*. 1992; 1(1): 16-24.
240. Tsokos M, Linnoila RI, Chandra RS, Triche TJ. Neuron-specific enolase in the diagnosis of neuroblastoma and other small, round-cell tumors in children. *Hum Pathol*. 1984; 15(6): 575-584.
241. Wirnsberger GH, Becker H, Ziervogel K, Hofler H. Diagnostic immunohistochemistry of neuroblastic tumors. *Am J Surg Pathol*. 1992; 16(1): 49-57.
242. Hung YP, Lee JP, Bellizzi AM, Hornick JL. PHOX2B reliably distinguishes neuroblastoma among small round blue cell tumors. *Histopathology*. 2017.
243. Bielle F, Fréneaux P, Jeanne-Pasquier C, et al. PHOX2B immunolabeling: a novel tool for the diagnosis of undifferentiated neuroblastomas among childhood small round blue-cell tumors. *Am J Surg Pathol*. 2012; 36: 1141-1149.
244. Hata JL, Correa H, Krishnan C, et al. Diagnostic utility of PHOX2B in primary and treated neuroblastoma and in neuroblastoma metastatic to the bone marrow. *Arch Pathol Lab Med*. 2015; 139: 543-546.
245. Folpe AL, Patterson K, Gown AM. Antineuroblastoma antibody NB-84 also identifies a significant subset of other small blue round cell tumors. *Appl Immunohistochem*. 1997; 5: 239-245.
246. Miettinen M, Chatten J, Paetau A, Stevenson A. Monoclonal antibody NB84 in the differential diagnosis of neuroblastoma and other small round cell tumors. *Am J Surg Pathol*. 1998; 22(3): 327-332.
247. Betts DR, Cohen N, Leibundgut KE, et al. Characterization of karyotypic events and evolution in neuroblastoma. *Pediatr Blood Cancer*. 2005; 44(2): 147-157.
248. Bown N, Cotterill S, Lastowska M, et al. Gain of chromosome arm 17q and adverse outcome in patients with neuroblastoma. *N Engl J Med*. 1999; 340(25): 1954-1961.
249. Brodeur GM. Molecular pathology of human neuroblastomas. *Semin Diagn Pathol*. 1994; 11(2): 118-125.
250. Christiansen H, Schestag J, Christiansen NM, et al. Clinical impact of chromosome 1 aberrations in neuroblastoma: a metaphase and interphase cytogenetic study. *Genes Chromosomes Cancer*. 1992; 5(2): 141-149.
251. Hayashi Y, Kanda N, Inaba T, et al. Cytogenetic findings and prognosis in neuroblastoma with emphasis on marker chromosome 1. *Cancer*. 1989; 63(1): 126-132.
252. Ambros PF, Ambros IM, Brodeur GM, et al. International consensus for neuroblastoma molecular diagnostics: report from the International Neuroblastoma Risk Group (INRG) Biology Committee. *Br J Cancer*. 2009; 100(9): 1471-1482.
253. Tolbert VP, Coggins GE, Maris JM. Genetic susceptibility to neuroblastoma. *Curr Opin Genet Dev*. 2017; 42: 81-90.
254. Holgersen LO, Santulli TV, Schullinger JN, Berdon WE. Neuroblastoma with intraspinal (dumbbell) extension. *J Pediatr Surg*. 1983; 18(4): 406-411.
255. Kramer K, Kushner B, Heller G, Cheung NK. Neuroblastoma metastatic to the central nervous system. The Memorial Sloan-kettering Cancer Center experience and a literature review. *Cancer*. 2001; 91(8): 1510-1519.
256. Simon T, Hero B, Berthold F. Testicular and paratesticular involvement by metastatic neuroblastoma. *Cancer*. 2000; 88(11): 2636-2641.
257. Young RH, Kozakewich HP, Scully RE. Metastatic ovarian tumors in children: a report of 14 cases and review of the literature. *Int J Gynecol Pathol*. 1993; 12(1): 8-19.
258. Dannecker G, Leidig E, Treuner J, Niethammer D. Late recurrence of neuroblastoma: a reason for prolonged follow-up? *Am J Pediatr Hematol Oncol*. 1983; 5(3): 271-274.
259. de la Monte SM, Moore GW, Hutchins GM. Nonrandom distribution of metastases in neuroblastic tumors. *Cancer*. 1983; 52(5): 915-925.
260. Burchill SA, Beiske K, Shimada H, et al. Recommendations for the standardization of bone marrow disease assessment and reporting in children with neuroblastoma on behalf of the International Neuroblastoma Response Criteria Bone Marrow Working Group. *Cancer*. 2017; 123: 1095-1105.
261. Maris JM. Recent advances in neuroblastoma. *N Engl J Med*. 2010; 362(23): 2202-2211.
262. Azizkhan RG, Haase GM. Current biologic and therapeutic implications in the surgery of neuroblastoma. *Semin Surg Oncol*. 1993; 9(6): 493-501.
263. De Bernardi B, Conte M, Mancini A, et al. Localized resectable neuroblastoma: results of the second study of the Italian Cooperative Group for Neuroblastoma. *J Clin Oncol*. 1995; 13(4): 884-893.
264. Whittle SB, Smith V, Doherty E, et al. Overview and recent advances in the treatment of neuroblastoma. *Expert Rev Anticancer Ther*. 2017; 17: 369-386.
265. Shimada H, Ambros IM, Dehner LP, et al. The International Neuroblastoma Pathology Classification(the Shimada system). *Cancer*. 1999; 86(2): 364-372.
266. Shimada H, Ambros IM, Dehner LP, et al. Terminology and morphologic criteria of neuroblastic tumors: recommendations by the International Neuroblastoma Pathology Committee. *Cancer*. 1999; 86(2): 349-363.
267. Shimada H, Chatten J, Newton WA Jr, et al. Histopathologic prognostic factors in neuroblastic tumors: definition of subtypes of ganglioneuroblastoma and an age-linked classification of neuroblastomas. *J Natl Cancer Inst*. 1984; 73(2): 405-416.
268. Ambros IM, Hata J, Joshi VV, et al. Morphologic features of neuroblastoma (Schwannian stroma-poor tumors) in clinically favorable and unfavorable groups. *Cancer*. 2002; 94(5): 1574-1583.
269. Goto S, Umehara S, Gerbing RB, et al. Histopathology(International Neuroblastoma Pathology Classification) and MYCN status in patients with peripheral neuroblastic tumors: a report from the Children's Cancer Group. *Cancer*. 2001; 92(10): 2699-2708.
270. Peuchmaur M, d'Amore ES, Joshi VV, et al. Revision of the International Neuroblastoma Pathology Classification: confirmation of favorable and unfavorable prognostic subsets in ganglioneuroblastoma, nodular. *Cancer*. 2003; 15(98): 2274-2281.
271. Shimada H, DeLellis RA, Tissier F. Neuroblastic tumours of the adrenal gland. In: Lloyd RV, Osamura RY, Kloppel G, Rosai J, eds. *WHO Classification of Tumours of Endocrine Organs*. Lyon, France: IARC Press; 2017.
272. Children's Oncology Group. Accessed July, 2017. https://childrensoncologygroup.org/index.php/newly-diagnosed-with-neuroblastoma.
273. Maris JM, Matthay KK. Molecular biology of neuroblastoma. *J Clin Oncol*. 1999; 17(7): 2264-2279.
274. Bordow SB, Norris MD, Haber PS, et al. Prognostic significance of MYCN oncogene expression in childhood neuroblastoma. *J Clin Oncol*. 1998; 16(10): 3286-3294.
275. Seeger RC, Brodeur GM, Sather H, et al. Association of multiple copies of the N-myc oncogene with rapid progression of neuroblastomas. *N Engl J Med*. 1985; 313(18): 1111-1116.
276. Tsuda T, Obara M, Hirano H, et al. Analysis of N-myc Amplification in relation to disease stage and histologic types in human neuroblastomas. *Cancer*. 1987; 60(4): 820-826.
277. Bourhis J, Dominici C, McDowell H, et al. N-myc genomic content and DNA ploidy in stage IVS neuroblastoma. *J Clin Oncol*. 1991; 9(8): 1371-1375.
278. Tonini GP, Boni L, Pession A, et al. MYCN oncogene Amplification in neuroblastoma is associated with worse prognosis, except in stage 4s: the Italian experience with 295 children. *J Clin Oncol*. 1997; 15(1): 85-93.
279. Crabbe DC, Peters J, Seeger RC. Rapid detection of MYCN gene Amplification in neuroblastomas using the polymerase chain reaction. *Diagn Mol Pathol*. 1992; 1(4): 229-234.
280. Shapiro DN, Valentine MB, Rowe ST, et al. Detection of N-myc gene Amplification by fluorescence in situ hybridization. Diagnostic utility for neuroblastoma. *Am J Pathol*. 1993; 142(5): 1339-

1346.

281. Suganuma R, Wang LL, Sano H, et al. Peripheral neuroblastic tumors with genotype-phenotype discordance: a report from the Children's Oncology Group and the International Neuroblastoma Pathology Committee. *Pediatr Blood Cancer.* 2013; 60: 363-370.

282. Carlsen NL, Ornvold K, Christensen IJ, et al. Prognostic importance of DNA flow cytometrical, histopathological and immunohistochemical parameters in neuroblastomas. *Virchows Arch A Pathol Anat Histopathol*. 1992; 420(5): 411-418.

283. Gansler T, Chatten J, Varello M, et al. Flow cytometric DNA analysis of neuroblastoma. Correlation with histology and clinical outcome. *Cancer.* 1986; 58(11): 2453-2458.

284. Abramowsky CR, Taylor SR, Anton AH, et al. Flow cytometry DNA ploidy analysis and catecholamine secretion profiles in neuroblastoma. *Cancer.* 1989; 63(9): 1752-1756.

285. Cohn SL, Rademaker AW, Salwen HR, et al. Analysis of DNA ploidy and proliferative activity in relation to histology and N-myc Amplification in neuroblastoma. *Am J Pathol*. 1990; 136(5): 1043-1052.

286. Brodeur GM, Pritchard J, Berthold F, et al. Revisions of the international criteria for neuroblastoma diagnosis, staging, and response to treatment. *J Clin Oncol*. 1993; 11: 1466-1477.

287. Monclair T, Brodeur GM, Ambros PF, et al. The International Neuroblastoma Risk Group (INRG) staging system: an INRG Task Force report. *J Clin Oncol*. 2009; 27: 298-303.

288. Smith EI, Haase GM, Seeger RC, Brodeur GM. A surgical perspective on the current staging in neuroblastoma—the International Neuroblastoma Staging System proposal. *J Pediatr Surg*. 1989; 24: 386-390.

289. Visser JW, Axt R. Bilateral adrenal medullary hyperplasia: a clinicopathological entity. *J Clin Pathol*. 1975; 28(4): 298-304.

290. DeLellis RA, Tischler AS, Lee AK, et al. Leuenkephalin-like immunoreactivity in proliferative lesions of the human adrenal medulla and extra-adrenal paraganglia. *Am J Surg Pathol*. 1983; 7(1): 29-37.

291. DeLellis RA, Wolfe HJ, Gagel RF, et al. Adrenal medullary hyperplasia. A morphometric analysis in patients with familial medullary thyroid carcinoma. *Am J Pathol*. 1976; 83(1): 177-196.

292. Kreiner E. Weight and shape of the human adrenal medulla in various age groups. *Virchows Arch A Pathol Anat Histol*. 1982; 397(1): 7-15.

293. Carney JA, Sizemore GW, Sheps SG. Adrenal medullary disease in multiple endocrine neoplasia, type 2: pheochromocytoma and its precursors. *Am J Clin Pathol*. 1976; 66(2): 279-290.

294. Kurihara K, Mizuseki K, Kondo T, et al. Adrenal medullary hyperplasia. Hyperplasia-pheochromocytoma sequence. *Acta Pathol Jpn*. 1990; 40(9): 683-686.

295. Yoshida A, Hatanaka S, Ohi Y, et al. von Recklinghausen's disease associated with somatostatin-rich duodenal carcinoid (somatostatinoma), medullary thyroid carcinoma and diffuse adrenal medullary hyperplasia. *Acta Pathol Jpn*. 1991; 41(11): 847-856.

296. Tischler AS, Semple J. Adrenal medullary nodules in Beckwith-Wiedemann Syndrome resemble extra-adrenal paraganglia. *Endocr Pathol*. 1996; 7(4): 265-272.

297. Grogan RH, Pacak K, Pasche L, et al. Bilateral adrenal medullary hyperplasia associated with an SDHB mutation. *J Clin Oncol*. 2011; 29: e200-e202.

298. Romanet P, Guerin C, Pedini P, et al. Pathological and genetic characterization of bilateral adrenomedullary hyperplasia in a patient with Germline MAX mutation. *Endocr Pathol*. 2016.

299. Kimura N, Togo A, Sugimoto T, et al. Deficiency of phenylethanolamine N-methyltransferase in norepinephrine-producing pheochromocytoma. *Endocr Pathol*. 1996; 7(2): 131-136.

300. Bravo EL, Gifford RW Jr. Current concepts. Pheochromocytoma: diagnosis, localization and management. *N Engl J Med*. 1984; 311(20): 1298-1303.

301. Falhammar H, Calissendorff J, Höybye C. Frequency of Cushing's syndrome due to ACTH-secreting adrenal medullary lesions: a retrospective study over 10 years from a single center. *Endocrine*. 2017; 55: 296-302.

302. George DJ, Watermeyer GA, Levin D. Composite adrenal phaeochromocytoma-ganglioneuroma causing watery diarrhoea, hypokalaemia and achlorhydria syndrome. *Eur J Gastroenterol Hepatol*. 2010; 22: 632-634.

303. Jiang J, Zhang L, Wu Z, et al. A rare case of watery diarrhea, hypokalemia and achlorhydria syndrome caused by pheochromocytoma. *BMC Cancer.* 2014; 14: 553.

304. Liu Q, Wang Y, Tong D, et al. A somatic HIF2 α mutation-induced multiple and recurrent pheochromocytoma/paraganglioma with polycythemia: clinical study with literature review. *Endocr Pathol*. 2017; 28: 75-82.

305. Yang C, Zhuang Z, Fliedner SM, et al. Germ-line PHD1 and PHD2 mutations detected in patients with pheochromocytoma/paraganglioma-polycythemia. *J Mol Med*. 2015; 93: 93-104.

306. Samaan NA, Hickey RC. Pheochromocytoma. *Semin Oncol*. 1987; 14(3): 297-305.

307. Sheps SG, Jiang NS, Klee GG, van Heerden JA. Recent developments in the diagnosis and treatment of pheochromocytoma. *Mayo Clin Proc*. 1990; 65(1): 88-95.

308. Medeiros LJ, Wolf BC, Balogh K, Federman M. Adrenal pheochromocytoma: a clinicopathologic review of 60 cases. *Hum Pathol*. 1985; 16(6): 580-589.

309. DeLellis RA, Suchow E, Wolfe HJ. Ultrastructure of nuclear "inclusions" in pheochromocytoma and paraganglioma. *Hum Pathol*. 1980; 11(2): 205-207.

310. Linnoila RI, Keiser HR, Steinberg SM, Lack EE. Histopathology of benign versus malignant sympathoadrenal paragangliomas: clinicopathologic study of 120 cases including unusual histologic features. *Hum Pathol*. 1990; 21(11): 1168-1180.

311. McNichol AM. Differential diagnosis of pheochromocytomas and paragangliomas. *Endocr Pathol*. 2001; 12(4): 407-415.

312. Ramsay JA, Asa SL, van Nostrand AW, et al. Lipid degeneration in pheochromocytomas mimicking adrenal cortical tumors. *Am J Surg Pathol*. 1987; 11(6): 480-486.

313. Unger PD, Cohen JM, Thung SN, et al. Lipid degeneration in a pheochromocytoma histologically mimicking an adrenal cortical tumor. *Arch Pathol Lab Med*. 1990; 114(8): 892-894.

314. Chetty R, Clark SP, Taylor DA. Pigmented pheochromocytomas of the adrenal medulla. *Hum Pathol*. 1993; 24(4): 420-423.

315. Landas SK, Leigh C, Bonsib SM, Layne K. Occurrence of melanin in pheochromocytoma. *Mod Pathol*. 1993; 6(2): 175-178.

316. Li M, Wenig BM. Adrenal oncocytic pheochromocytoma. *Am J Surg Pathol*. 2000; 24(11): 1552-1557.

317. Wang BY, Gabrilove L, Pertsemlidis D, et al. Oncocytic pheochromocytoma with cytokeratin reactivity: a case report with immunohistochemical and ultrastructural studies. *Int J Surg Pathol*. 1997; 5: 61-67.

318. Chetty R, Duhig JD. Bilateral pheochromocytoma-ganglioneuroma of the adrenal in type 1 neurofibromatosis. *Am J Surg Pathol*. 1993; 17(8): 837-841.

319. Kimura N, Miura Y, Miura K, et al. Adrenal and retroperitoneal mixed neuroendocrine–neural tumors. *Endocr Pathol*. 1991; 2: 139-147.

320. Lam KY, Lo CY. Composite pheochromocytoma-ganglioneuroma of the adrenal gland: an uncommon entity with distinctive clinicopathologic features. *Endocr Pathol*. 1999; 10(4): 343-352.

321. Nakagawara A, Ikeda K, Tsuneyoshi M, et al. Malignant pheochromocytoma with ganglioneuroblastoma elements in a patient with von Recklinghausen's disease. *Cancer.* 1985; 55(12): 2794-2798.

322. Brady S, Lechan RM, Schwaitzberg SD, et al. Composite pheochromocytoma/ganglioneuroma of the adrenal gland associated with multiple endocrine neoplasia 2A: case report with immunohistochemical analysis. *Am J Surg Pathol*. 1997; 21(1): 102-108.

323. Harach HR, Laidler P. Combined spindle cell sarcoma/phaeochromocytoma of the adrenal. *Histopathology*. 1993; 23(6): 567-569.

324. Michal M, Havlicek F. Corticomedullary tumors of the adrenal glands. Report of two cases. Association of corticomedullary tumor with spindle cell sarcoma. *Pathol Res Pract*. 1996; 192(11): 1082-1089.

325. Sakaguchi N, Sano K, Ito M, et al. A case of von Recklinghausen's disease with bilateral pheochromocytoma-malignant peripheral nerve sheath tumors of the adrenal and gastrointestinal autonomic nerve tumors. *Am J Surg Pathol*. 1996; 20(7): 889-897.

326. Juarez D, Brown RW, Ostrowski M, et al. Pheochromocytoma associated with neuroendocrine carcinoma. A new type of composite pheochromocytoma. *Arch Pathol Lab Med*. 1999; 123(12): 1274-1279.

327. Gomez RR, Osborne BM, Ordonez NG, Mackay B. Pheochromocytoma. *Ultrastruct Pathol*. 1991; 15(4-5): 557-562.

328. Tannenbaum M. Ultrastructural pathology of adrenal medullary tumors. In: Sommers SC, ed. *Pathology Annual*. New York: Appleton-Century-Crofts; 1970: 145-171.

329. Lee JP, Hung YP, O'Dorisio TM, et al. Examination of PHOX2B in adult neuroendocrine neoplasms reveals relatively frequent expression in phaeochromocytomas and paragangliomas. *Histopathology*. 2017.

330. Kimura N, Nakazato Y, Nagura H, Sasano N. Expression of intermediate filaments in neuroendocrine tumors. *Arch Pathol Lab Med*. 1990; 114(5): 506-510.

331. Chetty R, Pillay P, Jaichand V, et al. Cytokeratin expression in adrenal phaeochromocytomas and extra-adrenal paragangliomas. *J Clin Pathol*. 1998; 51: 477-478.

332. Tischler AS, Dayal Y, Balogh K, et al. The distribution of immunoreactive chromogranins, S-100 protein, and vasoactive intestinal peptide in compound tumors of the adrenal medulla. *Hum Pathol*. 1987; 18(9): 909-917.

333. Lloyd RV, Blaivas M, Wilson BS. Distribution of chromogranin and S100 protein in normal and abnormal adrenal medullary tissues. *Arch Pathol Lab Med*. 1985; 109(7): 633-635.

334. Unger P, Hoffman K, Pertsemlidis D, et al. S100 protein-positive sustentacular cells in malignant and locally aggressive adrenal pheochromocytomas. *Arch Pathol Lab Med*. 1991; 115(5): 484-487.

335. Schroder HD, Johannsen L. Demonstration of S-100 protein in sustentacular cells of phaeochro-

mocytomas and paragangliomas. *Histopathology*. 1986; 10(10): 1023-1033.

336. van Nederveen FH, Gaal J, Favier J, et al. An immunohistochemical procedure to detect patients with paraganglioma and phaeochromocytoma with germline SDHB, SDHC, or SDHD gene mutations: a retrospective and prospective analysis. *Lancet Oncol*. 2009; 10: 764-771.
337. Menara M, Oudijk L, Badoual C, et al. SDHD immunohistochemistry: a new tool to validate SDHx mutations in pheochromocytoma/paraganglioma. *J Clin Endocrinol Metab*. 2015; 100: E287-E291.
338. Papathomas TG, Oudijk L, Persu A, et al. SDHB/SDHA immunohistochemistry in pheochromocytomas and paragangliomas: a multicenter interobserver variation analysis using virtual microscopy: a Multinational Study of the European Network for the Study of Adrenal Tumors(ENS@T). *Mod Pathol*. 2015; 28: 807-821.
339. Gill AJ, Benn DE, Chou A, et al. Immunohistochemistry for SDHB triages genetic testing of SDHB, SDHC, and SDHD in paraganglioma-pheochromocytoma syndromes. *Hum Pathol*. 2010; 41: 805-814.
340. Bryant J, Farmer J, Kessler LJ, et al. Pheochromocytoma: the expanding genetic differential diagnosis. *J Natl Cancer Inst*. 2003; 95(16): 1196-1204.
341. Neumann HP, Bausch B, McWhinney SR, et al. Germ-line mutations in nonsyndromic pheochromocytoma. *N Engl J Med*. 2002; 346(19): 1459-1466.
342. Pigny P, Cardot-Bauters C. Genetics of pheochromocytoma and paraganglioma: new developments. *Ann Endocrinol(Paris)*. 2010; 71(2): 76-82.
343. Pigny P, Cardot-Bauters C, Do Cao C, et al. Should genetic testing be performed in each patient with sporadic pheochromocytoma at presentation? *Eur J Endocrinol*. 2009; 160(2): 227-231.
344. Wilson RA, Ibanez ML. A comparative study of 14 cases of familial and nonfamilial pheochromocytomas. *Hum Pathol*. 1978; 9(2): 181-188.
345. Caty MG, Coran AG, Geagen M, Thompson NW. Current diagnosis and treatment of pheochromocytoma in children. Experience with 22 consecutive tumors in 14 patients. *Arch Surg*. 1990; 125(8): 978-981.
346. Kaufman BH, Telander RL, van Heerden JA, et al. Pheochromocytoma in the pediatric age group: current status. *J Pediatr Surg*. 1983; 18(6): 879-884.
347. Dannenberg H, Speel EJ, Zhao J, et al. Losses of chromosomes 1p and 3q are early genetic events in the development of sporadic pheochromocytomas. *Am J Pathol*. 2000; 157(2): 353-359.
348. Edstrom E, Mahlamaki E, Nord B, et al. Comparative genomic hybridization reveals frequent losses of chromosomes 1p and 3q in pheochromocytomas and abdominal paragangliomas, suggesting a common genetic etiology. *Am J Pathol*. 2000; 156(2): 651-659.
349. Petri BJ, Speel EJ, Korpershoek E, et al. Frequent loss of 17p, but no p53 mutations or protein overexpression in benign and malignant pheochromocytomas. *Mod Pathol*. 2008; 21(4): 407-413.
350. Shin E, Fujita S, Takami K, et al. Deletion mapping of chromosome 1p and 22q in pheochromocytoma. *Jpn J Cancer Res*. 1993; 84(4): 402-408.
351. Tanaka N, Nishisho I, Yamamoto M, et al. Loss of heterozygosity on the long arm of chromosome 22 in pheochromocytoma. *Genes Chromosomes Cancer*. 1992; 5(4): 399-403.
352. Vargas MP, Zhuang Z, Wang C, et al. Loss of heterozygosity on the short arm of chromosomes 1 and 3 in sporadic pheochromocytoma and extra-adrenal paraganglioma. *Hum Pathol*. 1997; 28(4): 411-415.
353. Lamovec J, Frkovic-Grazio S, Bracko M. Nonsporadic cases and unusual morphological features in pheochromocytoma and paraganglioma. *Arch Pathol Lab Med*. 1998; 122(1): 63-68.
354. de Mendonca WC, Espat PA. Pheochromocytoma associated with arterial fibromuscular dysplasia. *Am J Clin Pathol*. 1981; 75(5): 749-754.
355. Melicow MM. One hundred cases of pheochromocytoma(107 tumors) at the Columbia-Presbyterian Medical Center, 1926-1976: a clinicopathological analysis. *Cancer*. 1977; 40(5): 1987-2004.
356. Sparagana M, Feldman JM, Molnar Z. An unusual pheochromocytoma associated with an androgen secreting adrenocortical adenoma. Evaluation of its polypeptide hormone, catecholamine, and enzyme characteristics. *Cancer*. 1987; 60(2): 223-231.
357. Neumann HP, Berger DP, Sigmund G, et al. Pheochromocytomas, multiple endocrine neoplasia type 2, and von Hippel-Lindau disease. *N Engl J Med*. 1993; 329(21): 1531-1538.
358. Nibbelink DW, Peters BH, McCormick WF. On the association of pheochromocytoma and cerebellar hemangioblastoma. *Neurology*. 1969; 19(5): 455-460.
359. Irvin GL 3rd, Fishman LM, Sher JA. Familial pheochromocytoma. *Surgery*. 1983; 94(6): 938-940.
360. Astuti D, Latif F, Dallol A, et al. Gene mutations in the succinate dehydrogenase subunit SDHB cause susceptibility to familial pheochromocytoma and to familial paraganglioma. *Am J Hum Genet*. 2001; 69(1): 49-54.
361. Eng C, Crossey PA, Mulligan LM, et al. Mutations in the RET proto-oncogene and the von Hippel-Lindau disease tumour suppressor gene in sporadic and syndromic phaeochromocytomas. *J Med Genet*. 1995; 32(12): 934-937.
362. Gimm O, Armanios M, Dziema H, et al. Somatic and occult germ-line mutations in SDHD, a mitochondrial complex II gene, in nonfamilial pheochromocytoma. *Cancer Res*. 2000; 60(24): 6822-6825.
363. Komminoth P, Kunz E, Hiort O, et al. Detection of RET proto-oncogene point mutations in Paraffin-embedded pheochromocytoma specimens by nonradioactive single-strand conformation polymorphism analysis and direct sequencing. *Am J Pathol*. 1994; 145(4): 922-929.
364. Luchetti A, Walsh D, Rodger F, et al. Profiling of somatic mutations in phaeochromocytoma and paraganglioma by targeted next generation sequencing analysis. *Int J Endocrinol*. 2015; 2015: 138573.
365. Tischler AS, de Krijger RR, Gill A, et al. Phaeochromocytoma. In: Lloyd RV, Osamura RY, Kloppel G, Rosai J, eds. *WHO Classification of Tumours of Endocrine Organs*. Lyon, France: IARC Press; 2017.
366. Lewi HJ, Reid R, Mucci B, et al. Malignant phaeochromocytoma. *Br J Urol*. 1985; 57(4): 394-398.
367. Scott HW Jr, Halter SA. Oncologic aspects of pheochromocytoma: the importance of follow-up. *Surgery*. 1984; 96(6): 1061-1066.
368. Thompson LD. Pheochromocytoma of the Adrenal gland Scaled Score(PASS) to separate benign from malignant neoplasms: a clinicopathologic and immunophenotypic study of 100 cases. *Am J Surg Pathol*. 2002; 26(5): 551-566.
369. Kimura N, Watanabe T, Noshiro T, et al. Histological grading of adrenal and extra-adrenal pheochromocytomas and relationship to prognosis: a clinicopathological analysis of 116 adrenal pheochromocytomas and 30 extra-adrenal sympathetic paragangliomas including 38 malignant tumors. *Endocr Pathol*. 2005; 16(1): 23-32.
370. Kimura N, Takayanagi R, Takizawa N, et al. Pathological grading for predicting metastasis in phaeochromocytoma and paraganglioma. *Endocr Relat Cancer*. 2014; 21(3): 405-414.
371. Assadipour Y, Sadowski SM, Alimchandani M, et al. SDHB mutation status and tumor size but not tumor grade are important predictors of clinical outcome in pheochromocytoma and abdominal paraganglioma. *Surgery*. 2017; 161: 230-239.
372. Blank A, Schmitt AM, Korpershoek E, et al. SDHB loss predicts malignancy in pheochromocytomas/sympathethic paragangliomas, but not through hypoxia signalling. *Endocr Relat Cancer*. 2010; 17: 919-928.
373. Brown HM, Komorowski RA, Wilson SD, et al. Predicting metastasis of pheochromocytomas using DNA flow cytometry and immunohistochemical markers of cell proliferation: a positive correlation between MIB-1 staining and malignant tumor behavior. *Cancer*. 1999; 86(8): 1583-1589.
374. Clarke MR, Weyant RJ, Watson CG, Carty SE. Prognostic markers in pheochromocytoma. *Hum Pathol*. 1998; 29(5): 522-526.
375. Gupta D, Shidham V, Holden J, Layfield L. Prognostic value of immunohistochemical expression of topoisomerase alpha II, MIB-1, p53, E-cadherin, retinoblastoma gene protein product, and HER-2/neu in adrenal and extra-adrenal pheochromocytomas. *Appl Immunohistochem Mol Morphol*. 2000; 8(4): 267-274.
376. Nagura S, Katoh R, Kawaoi A, et al. Immunohistochemical estimations of growth activity to predict biological behavior of pheochromocytomas. *Mod Pathol*. 1999; 12(12): 1107-1111.
377. Salmenkivi K, Heikkila P, Haglund C, et al. Lack of histologically suspicious features, proliferative activity, and p53 expression suggests benign diagnosis in phaeochromocytomas. *Histopathology*. 2003; 43(1): 62-71.
378. Elder EE, Xu D, Hoog A, et al. KI-67 and hTERT expression can aid in the distinction between malignant and benign pheochromocytoma and paraganglioma. *Mod Pathol*. 2003; 16(3): 246-255.
379. Salmenkivi K, Haglund C, Arola J, Heikkila P. Increased expression of tenascin in pheochromocytomas correlates with malignancy. *Am J Surg Pathol*. 2001; 25(11): 1419-1423.
380. Jimenez C, Libutti SK, Landry CS, et al. Adrenal-neuroendocrine tumors. In: Amin MB, ed. *American Joint Committee on Cancer Staging Manual*. 8th ed. New York: Springer; 2017.
381. DeSa DJ, Nicholls S. Haemorrhagic necrosis of the adrenal gland in perinatal infants: a clinicopathological study. *J Pathol*. 1972; 106(3): 133-149.
382. Gross M, Kottmeier PK, Waterhouse K. Diagnosis and treatment of neonatal adrenal hemorrhage. *J Pediatr Surg*. 1967; 2(4): 308-312.
383. Black J, Williams DI. Natural history of adrenal haemorrhage in the newborn. *Arch Dis Child*. 1973; 48(3): 183-190.
384. Cheema P, Cartagena R, Staubitz W. Adrenal cysts: diagnosis and treatment. *J Urol*. 1981; 126(3): 396-399.
385. Medeiros LJ, Lewandrowski KB, Vickery AL Jr. Adrenal pseudocyst: a clinical and pathologic study of eight cases. *Hum Pathol*. 1989; 20(7): 660-665.
386. Gaffey MJ, Mills SE, Medeiros LJ, Weiss LM. Unusual variants of adrenal pseudocysts with intracystic fat, myelolipomatous metaplasia, and metastatic carcinoma. *Am J Clin Pathol*. 1990; 94(6): 706-713.
387. Gaffey MJ, Mills SE, Fechner RE, et al. Vascu-

lar adrenal cysts. A clinicopathologic and immunohistochemical study of endothelial and hemorrhagic(pseudocystic) variants. *Am J Surg Pathol*. 1989; 13(9): 740-747.

388. Groben PA, Roberson JB Jr, Anger SR, et al. Immunohistochemical evidence for the vascular origin of primary adrenal pseudocysts. *Arch Pathol Lab Med*. 1986; 110(2): 121-123.
389. Hodges FV, Ellis FR. Cystic lesions of the adrenal glands. *AMA Arch Pathol*. 1958; 66(1): 53-58.
390. Jennings TA, Ng B, Boguniewicz A, et al. Adrenal Pseudocysts: Evidence of Their Posthemorrhagic Nature. *Endocr Pathol*. 1998; 9(1): 353-361.
391. Torres C, Ro JY, Batt MA, et al. Vascular adrenal cysts: a clinicopathologic and immunohistochemical study of six cases and a review of the literature. *Mod Pathol*. 1997; 10(6): 530-536.
392. McCauley RG, Beckwith JB, Elias ER, et al. Benign hemorrhagic adrenocortical macrocysts in Beckwith-Wiedemann syndrome. *AJR Am J Roentgenol*. 1991; 157(3): 549-552.
393. Walton GR, Peng BC, Berdon WE, et al. Cystic adrenal masses in the neonate associated with hemihypertrophy and the relation to the Beckwith-Wiedemann syndrome. *J Urol*. 1991; 146(2 Pt 2): 580-582.
394. Medeiros LJ, Weiss LM, Vickery AL Jr. Epithelial-lined(true) cyst of the adrenal gland: a case report. *Hum Pathol*. 1989; 20(5): 491-492.
395. Meehan SM, Scully RE. Para-adrenal bronchogenic cyst: clinical dilemma, pathologic curiosity. *J Urol Pathol*. 1996; 4: 51-56.
396. Swanson SJ 3rd, Skoog SJ, Garcia V, Wahl RC. Pseudoadrenal mass: unusual presentation of bronchogenic cyst. *J Pediatr Surg*. 1991; 26(12): 1401-1403.
397. Erickson LA, Lloyd RV, Hartman R, Thompson G. Cystic adrenal neoplasms. *Cancer*. 2004; 101(7): 1537-1544.
398. Nakamura Y, Yano H, Nakashima T. False intranuclear inclusions in adrenal cytomegaly. *Arch Pathol Lab Med*. 1981; 105(7): 358-360.
399. Honore LH. Intra-adrenal hepatic heterotopia. *J Urol*. 1985; 133(4): 652-654.
400. Shiraishi T, Imai H, Fukutome K, et al. Ectopic thyroid in the adrenal gland. *Hum Pathol*. 1999; 30(1): 105-108.
401. Oelkers W. Adrenal insufficiency. *N Engl J Med*. 1996; 335(16): 1206-1212.
402. McMurry JF Jr, Long D, McClure R, Kotchen TA. Addison's disease with adrenal enlargement on computed tomographic scanning. Report on two cases of tuberculosis and review of the literature. *Am J Med*. 1984; 77(2): 365-368.
403. Sinclair-Smith C, Kahn LB, Cywes S. Malacoplakia in childhood. Case report with ultrastructural observations and review of the literature. *Arch Pathol*. 1975; 99(4): 198-203.
404. Benjamin E, Fox H. Malakoplakia of the adrenal gland. *J Clin Pathol*. 1981; 34(6): 606-611.
405. Lam KY. Lipomatous tumors of the adrenal gland. Clinicopathologic study of eight cases. *J Urol Pathol*. 1995; 3: 95-106.
406. Noble MJ, Montague DK, Levin HS. Myelolipoma: an unusual surgical lesion of the adrenal gland. *Cancer*. 1982; 49(5): 952-958.
407. O'Malley DP. Benign extramedullary myeloid proliferations. *Mod Pathol*. 2007; 20(4): 405-415.
408. Bishop E, Eble JN, Cheng L, et al. Adrenal myelolipomas show nonrandom X-chromosome inactivation in hematopoietic elements and fat: support for a clonal origin of myelolipomas. *Am J Surg Pathol*. 2006; 30(7): 838-843.
409. Boudreaux D, Waisman J, Skinner DG, Low R. Giant adrenal myelolipoma and testicular interstitial cell tumor in a man with congenital 21-hydroxylase deficiency. *Am J Surg Pathol*. 1979; 3(2): 109-123.
410. Wilhelmus JL, Schrodt GR, Alberhasky MT, Alcorn MO. Giant adrenal myelolipoma: case report and review of the literature. *Arch Pathol Lab Med*. 1981; 105(10): 532-535.
411. Kraimps JL, Marechaud R, Levillain P, et al. Bilateral symptomatic adrenal myelolipoma. *Surgery*. 1992; 111(1): 114-117.
412. Medeiros LJ, Wolf BC. Traumatic rupture of an adrenal myelolipoma. *Arch Pathol Lab Med*. 1983; 107(9): 500.
413. Bennett BD, McKenna TJ, Hough AJ, et al. Adrenal myelolipoma associated with Cushing's disease. *Am J Clin Pathol*. 1980; 73(3): 443-447.
414. Condom E, Villabona CM, Gomez JM, Carrera M. Adrenal myelolipoma in a woman with congenital 17-hydroxylase deficiency. *Arch Pathol Lab Med*. 1985; 109(12): 1116-1117.
415. Merchant SH, Herman CM, Amin MB, et al. Myelolipoma associated with adrenal ganglioneuroma. *Arch Pathol Lab Med*. 2002; 126(6): 736-737.
416. Boronat M, Moreno A, Ramon y Cajal S, et al. Subclinical Cushing's syndrome due to adrenal myelolipoma. *Arch Pathol Lab Med*. 1997; 121(7): 735-737.
417. Hunter SB, Schemankewitz EH, Patterson C, Varma VA. Extraadrenal myelolipoma. A report of two cases. *Am J Clin Pathol*. 1992; 97(3): 402-404.
418. Avinoach I, Robinson CR, Avinoah E, Peiser J. Adrenal lipoma: a rare tumour of the adrenal gland. *Histopathology*. 1989; 15(2): 195-196.
419. Banerjee P, Netto GJ. Adrenal lymphangiomas: clinicopathologic review of a rare lesion. *Lab Invest*. 2009; 89(suppl 1): 158A-159A.
420. Bedard YC, Horvath E, Kovacs K. Adrenal schwannoma with apparent uptake of immunoglobulins. *Ultrastruct Pathol*. 1986; 10(6): 505-513.
421. Bongiovanni M, Viberti L, Giraudo G, et al. Solitary fibrous tumour of the adrenal gland associated with pregnancy. *Virchows Arch*. 2000; 437(4): 445-449.
422. Lau SK, Spagnolo DV, Weiss LM. Schwannoma of the adrenal gland: report of two cases. *Am J Surg Pathol*. 2006; 30(5): 630-634.
423. Lau SK, Weiss LM. Calcifying fibrous tumor of the adrenal gland. *Hum Pathol*. 2007; 38(4): 656-659.
424. Lin J, Wasco MJ, Korobkin M, et al. Leiomyoma of the adrenal gland presenting as a non-functioning adrenal incidentaloma: case report and review of the literature. *Endocr Pathol*. 2007; 18(4): 239-243.
425. Prevot S, Penna C, Imbert JC, et al. Solitary fibrous tumor of the adrenal gland. *Mod Pathol*. 1996; 9(12): 1170-1174.
426. Garg K, Lee P, Ro JY, et al. Adenomatoid tumor of the adrenal gland: a clinicopathologic study of 3 cases. *Ann Diagn Pathol*. 2005; 9(1): 11-15.
427. Isotalo PA, Keeney GL, Sebo TJ, et al. Adenomatoid tumor of the adrenal gland: a clinicopathologic study of five cases and review of the literature. *Am J Surg Pathol*. 2003; 27(7): 969-977.
428. Raaf HN, Grant LD, Santoscoy C, et al. Adenomatoid tumor of the adrenal gland: a report of four new cases and a review of the literature. *Mod Pathol*. 1996; 9(11): 1046-1051.
429. Simpson PR. Adenomatoid tumor of the adrenal gland. *Arch Pathol Lab Med*. 1990; 114(7): 725-727.
430. Travis WD, Lack EE, Azumi N, et al. Adenomatoid tumor of the adrenal gland with ultrastructural and immunohistochemical demonstration of a mesothelial origin. *Arch Pathol Lab Med*. 1990; 114(7): 722-724.
431. Limbach AL, Ni Y, Huang J, et al. Adenomatoid tumour of the adrenal gland in a patient with germline SDHD mutation: a case report and review of the literature. *Pathology*. 2011; 43: 495-498.
432. Cheng JY, Gill AJ, Kumar SK. Granulosa cell tumour of the adrenal. *Pathology*. 2015; 47: 487-489.
433. Pollock WJ, McConnell CF, Hilton C, Lavine RL. Virilizing Leydig cell adenoma of adrenal gland. *Am J Surg Pathol*. 1986; 10(11): 816-822.
434. Trost BN, Koenig MP, Zimmermann A, et al. Virilization of a post-menopausal woman by a testosterone-secreting Leydig cell type adrenal adenoma. *Acta Endocrinol(Copenh)*. 1981; 98: 274-282.
435. Vasiloff J, Chideckel EW, Boyd CB, Foshag LJ. Testosterone-secreting adrenal adenoma containing crystalloids characteristic of Leydig cells. *Am J Med*. 1985; 79: 772-776.
436. Lack EE, Graham CW, Azumi N, et al. Primary leiomyosarcoma of adrenal gland. Case report with immunohistochemical and ultrastructural study. *Am J Surg Pathol*. 1991; 15(9): 899-905.
437. Dugan MC. Primary adrenal leiomyosarcoma in acquired immunodeficiency syndrome. *Arch Pathol Lab Med*. 1996; 120(9): 797-798.
438. Ayala GE, Ettinghausen SE, Epstein AH, et al. Primary malignant peripheral nerve sheath tumor of the adrenal gland. Case report and literature review. *J Urol Pathol*. 1994; 2: 265-272.
439. Harach HR, Laidler P. Adrenal spindle-cell sarcoma with features of malignant peripheral nerve sheath tumor. *Endocr Pathol*. 1993; 4: 222-225.
440. Just PA, Tissier F, Silvera S, et al. Unexpected diagnosis for an adrenal tumor: synovial sarcoma. *Ann Diagn Pathol*. 2010; 14(1): 56-59.
441. Ben-Izhak O, Auslander L, Rabinson S, et al. Epithelioid angiosarcoma of the adrenal gland with cytokeratin expression. Report of a case with accompanying mesenteric fibromatosis. *Cancer*. 1992; 69(7): 1808-1812.
442. Wenig BM, Abbondanzo SL, Heffess CS. Epithelioid angiosarcoma of the adrenal glands. A clinicopathologic study of nine cases with a discussion of the implications of finding "epithelial-specific" markers. *Am J Surg Pathol*. 1994; 18: 62-73.
443. Kato K, Kato Y, Ijiri R, et al. Ewing's sarcoma family of tumor arising in the adrenal gland—possible diagnostic pitfall in pediatric pathology: histologic, immunohistochemical, ultrastructural, and molecular study. *Hum Pathol*. 2001; 32(9): 1012-1016.
444. Santonja C, Diaz MA, Dehner LP. A unique dysembryonic neoplasm of the adrenal gland composed of nephrogenic rests in a child. *Am J Surg Pathol*. 1996; 20(1): 118-124.
445. Choi CH, Durishin M, Garbadawala ST, Richard J. Non-Hodgkin's lymphoma of the adrenal gland. *Arch Pathol Lab Med*. 1990; 114(8): 883-885.
446. Harris GJ, Tio FO, Von Hoff DD. Primary adrenal lymphoma. *Cancer*. 1989; 63(4): 799-803.
447. Mozos A, Ye H, Chuang WY, et al. Most primary adrenal lymphomas are diffuse large B-cell lymphomas with non-germinal center B-cell phenotype, BCL6 gene rearrangement and poor prognosis. *Mod Pathol*. 2009; 22(9): 1210-1217.
448. Ohsawa M, Tomita Y, Hashimoto M, et al. Malignant lymphoma of the adrenal gland: its possible correlation with the Epstein-Barr virus. *Mod Pathol*. 1996; 9(5): 534-543.
449. Boyer DF, McKelvie PA, de Leval L, et al. Fibrin-associated EBV-positive large B-cell lymphoma: an indolent neoplasm with features distinct from diffuse large B-cell lymphoma associated with chronic inflammation. *Am J Surg Pathol*. 2017; 41: 299-312.

450. Frankel WL, Shapiro P, Weidner N. Primary anaplastic large cell lymphoma of the adrenal gland. *Ann Diagn Pathol*. 2000; 4(3): 158-164.
451. Srivasta S, Sharma J, Logani S. Intravascular lymphoma: an unusual diagnostic outcome of an incidentally detected adrenal mass. *Endocr Pract*. 2008; 14: 884-888.
452. Carey RW, Harris N, Kliman B. Addison's disease secondary to lymphomatous infiltration of the adrenal glands. Recovery of adrenocortical function after chemotherapy. *Cancer*. 1987; 59(6): 1087-1090.
453. Schnitzer B, Smid D, Lloyd RV, Primary T. cell lymphoma of the adrenal glands with adrenal insufficiency. *Hum Pathol*. 1986; 17(6): 634-636.
454. Dao AH, Page DL, Reynolds VH, Adkins RB Jr. Primary malignant melanoma of the adrenal gland. A report of two cases and review of the literature. *Am Surg*. 1990; 56(4): 199-203.
455. Kung AW, Pun KK, Lam K, et al. Addisonian crisis as presenting feature in malignancies. *Cancer*. 1990; 65(1): 177-179.
456. Seidenwurm DJ, Elmer EB, Kaplan LM, et al. Metastases to the adrenal glands and the development of Addison's disease. *Cancer*. 1984; 54(3): 552-557.
457. Huisman TK, Sands JP Jr. Renal cell carcinoma with solitary metachronous contralateral adrenal metastasis. Experience with 2 cases and review of the literature. *Urology*. 1991; 38(4): 364-368.
458. Abell MR, Hart WR, Olson JR. Tumors of the peripheral nervous system. *Hum Pathol*. 1970; 1(4): 503-551.
459. Kliewer KE, Cochran AJ. A review of the histology, ultrastructure, immunohistology, and molecular biology of extra-adrenal paragangliomas. *Arch Pathol Lab Med*. 1989; 113(11): 1209-1218.
460. Lack EE, Kim H, Reed K. Pigmented("black") extraadrenal paraganglioma. *Am J Surg Pathol*. 1998; 22(2): 265-269.
461. Moran CA, Albores-Saavedra J, Wenig BM, Mena H. Pigmented extraadrenal paragangliomas. A clinicopathologic and immunohistochemical study of five cases. *Cancer*. 1997; 79(2): 398-402.
462. Reddy VB, Norris J, Waters B, Gattus P. Extraadrenal retroperitoneal paraganglioma with osseous metaplasia. *Int J Surg Pathol*. 1996–1997; 4: 193-196.
463. Plaza JA, Wakely PE Jr, Moran C, et al. Sclerosing paraganglioma: report of 19 cases of an unusual variant of neuroendocrine tumor that may be mistaken for an aggressive malignant neoplasm. *Am J Surg Pathol*. 2006; 30(1): 7-12.
464. Grimley PM, Glenner GG. Histology and ultrastructure of carotid body paragangliomas. Comparison with the normal gland. *Cancer*. 1967; 20(9): 1473-1488.
465. Warren WH, Lee I, Gould VE, et al. Paragangliomas of the head and neck: ultrastructural and immunohistochemical analysis. *Ultrastruct Pathol*. 1985; 8(4): 333-343.
466. Papadimitriou JC, Drachenberg CB. Giant mitochondria with paracrystalline inclusions in paraganglioma of the urinary bladder: correlation with mitochondrial abnormalities in paragangliomas of other sites. *Ultrastruct Pathol*. 1994; 18(6): 559-564.
467. Crowell WT, Grizzle WE, Siegel AL. Functional carotid paragangliomas. Biochemical, ultrastructural, and histochemical correlation with clinical symptoms. *Arch Pathol Lab Med*. 1982; 106(12): 599-603.
468. Pryse-Davies J, Dawson IM. Some morphologic, histochemical, and chemical observations on chemodectomas and the normal carotid body, including a study of the chromaffin reaction and possible ganglion cell elements. *Cancer*. 1964; 17: 185-202.
469. Hamid Q, Varndell IM, Ibrahim NB, et al. Extraadrenal paragangliomas. An immunocytochemical and ultrastructural report. *Cancer*. 1987; 60(8): 1776-1781.
470. Kliewer KE, Wen DR, Cancilla PA, Cochran AJ. Paragangliomas: assessment of prognosis by histologic, immunohistochemical, and ultrastructural techniques. *Hum Pathol*. 1989; 20(1): 29-39.
471. Martinez-Madrigal F, Bosq J, Micheau C, et al. Paragangliomas of the head and neck. Immunohistochemical analysis of 16 cases in comparison with neuro-endocrine carcinomas. *Pathol Res Pract*. 1991; 187(7): 814-823.
472. Saito H, Saito S, Sano T, et al. Immunoreactive somatostatin in catecholamine-producing extra-adrenal paraganglioma. *Cancer*. 1982; 50(3): 560-565.
473. Tadros TS, Strauss RM, Cohen C, Gal AA. Galanin immunoreactivity in paragangliomas but not in carcinoid tumors. *Appl Immunohistochem Mol Morphol*. 2003; 11(3): 250-252.
474. Schmid KW, Schröder S, Dockhorn-Dworniczak B, et al. Immunohistochemical demonstration of chromogranin A, chromogranin B, and secretogranin II in extra-adrenal paragangliomas. *Mod Pathol*. 1994; 7: 347-353.
475. So JS, Epstein JI. GATA3 expression in paragangliomas: a pitfall potentially leading to misdiagnosis of urothelial carcinoma. *Mod Pathol*. 2013; 26: 1365-1370.
476. Johnson TL, Zarbo RJ, Lloyd RV, Crissman JD. Paragangliomas of the head and neck: immunohistochemical neuroendocrine and intermediate filament typing. *Mod Pathol*. 1988; 1: 216-223.
477. Pytel P, Krausz T, Wollmann R, Utset MF. Ganglioneuromatous paraganglioma of the cauda equina—a pathological case study. *Hum Pathol*. 2005; 36(4): 444-446.
478. Min KW. Diagnostic usefulness of sustentacular cells in paragangliomas: immunocytochemical and ultrastructural investigation. *Ultrastruct Pathol*. 1998; 22(5): 369-376.
479. Hamidi O, Young WF Jr, Iñiguez-Ariza NM, et al. Malignant pheochromocytoma and paraganglioma: 272 patients over 55 years. *J Clin Endocrinol Metab*. 2017.
480. Rodriguez-Cuevas H, Lau I, Rodriguez HP. High-altitude paragangliomas diagnostic and therapeutic considerations. *Cancer*. 1986; 57(3): 672-676.
481. Saldana MJ, Salem LE, Travezan R. High altitude hypoxia and chemodectomas. *Hum Pathol*. 1973; 4(2): 251-263.
482. Arias-Stella J, Valcarcel J. Chief cell hyperplasia in the human carotid body at high altitudes; physiologic and pathologic significance. *Hum Pathol*. 1976; 7(4): 361-373.
483. Lack EE. Hyperplasia of vagal and carotid body paraganglia in patients with chronic hypoxemia. *Am J Pathol*. 1978; 91(3): 497-516.
484. Farr HW. Carotid body tumors. A thirty year experience at Memorial Hospital. *Am J Surg*. 1967; 114(4): 614-619.
485. Lack EE, Cubilla AL, Woodruff JM. Paragangliomas of the head and neck region. A pathologic study of tumors from 71 patients. *Hum Pathol*. 1979; 10(2): 191-218.
486. Oberman HA, Holtz F, Sheffer LA, Magielski JE. Chemodectomas(Nonchromaffin paragangliomas) of the head and neck. A clinicopathologic study. *Cancer*. 1968; 21(5): 838-851.
487. Shamblin WR, ReMine WH, Sheps SG, Harrison EG Jr. Carotid body tumor (chemodectoma). Clinicopathologic analysis of ninety cases. *Am J Surg*. 1971; 122(6): 732-739.
488. Johnstone PA, Foss RD, Desilets DJ. Malignant jugulotympanic paraganglioma. *Arch Pathol Lab Med*. 1990; 114(9): 976-979.
489. Rosenwasser H. Glomus jugulare tumors. I. Historical background. *Arch Otolaryngol*. 1968; 88(1): 1-40.
490. Schermer KL, Pontius EE, Dziabis MD, McQuiston RJ. Tumors of the glomus jugulare and glomus tympanicum. *Cancer*. 1966; 19(9): 1273-1280.
491. Eriksen C, Girdhar-Gopal H, Lowry LD. Vagal paragangliomas: a report of nine cases. *Am J Otolaryngol*. 1991; 12(5): 278-287.
492. Heinrich MC, Harris AE, Bell WR. Metastatic intravagal paraganglioma. Case report and review of the literature. *Am J Med*. 1985; 78(6 Pt 1): 1017-1024.
493. Kahn LB. Vagal body tumor(Nonchromaffin paraganglioma, chemodectoma, and carotid body-like tumor) with cervical node metastasis and familial association: ultrastructural study and review. *Cancer*. 1976; 38(6): 2367-2377.
494. Murphy TE, Huvos AG, Frazell EL. Chemodectomas of the glomus intravagale: vagal body tumors, Nonchromaffin paragangliomas of the nodose ganglion of the vagus nerve. *Ann Surg*. 1970; 172(2): 246-255.
495. Lack EE, Cubilla AL, Woodruff JM, Farr HW. Paragangliomas of the head and neck region: a clinical study of 69 patients. *Cancer*. 1977; 39(2): 397-409.
496. Zeman MS. Carotid body tumor of the trachea: glomus jugularis tumor, tympanic body tumor, Nonchromaffin paraganglioma. *Ann Otol Rhinol Laryngol*. 1956; 65(4): 960-962.
497. Boedeker CC, Hensen EF, Neumann HP, et al. Genetics of hereditary head and neck paragangliomas. *Head Neck*. 2014; 36: 907-916.
498. Bayley JP, van Minderhout I, Weiss MM, et al. Mutation analysis of SDHB and SDHC: novel germline mutations in sporadic head and neck paraganglioma and familial paraganglioma and/or pheochromocytoma. *BMC Med Genet*. 2006; 7: 1.
499. Hao HX, Khalimonchuk O, Schraders M, et al. SDH5, a gene required for flavination of succinate dehydrogenase, is mutated in paraganglioma. *Science*. 2009; 325(5944): 1139-1142.
500. Niemeijer ND, Rijken JA, Eijkelenkamp K, et al. The phenotype of SDHB germline mutation carriers: a nationwide study. *Eur J Endocrinol*. 2017; 117: 115-125.
501. Amar L, Baudin E, Burnichon N, et al. Succinate dehydrogenase B gene mutations predict survival in patients with malignant pheochromocytomas or paragangliomas. *J Clin Endocrinol Metab*. 2007; 92: 3822-3828.
502. Gimenez-Roquelo AP, Dahia PL, Robledo M. An update on the genetics of paraganglioma, pheochromocytoma, and associated hereditary syndromes. *Horm Metab Res*. 2012; 44: 328-333.
503. Altergott R, Barbato A, Lawrence A, et al. Spectrum of catecholamine-secreting tumors of the organ of Zuckerkandl. *Surgery*. 1985; 98(6): 1121-1126.
504. Glenn F, Gray GF. Functional tumors of the organ of Zuckerkandl. *Ann Surg*. 1976; 183(5): 578-586.
505. Ober WB. Emil Zuckerkandl and his delightful little organ. *Pathol Annu*. 1983; 18(Pt 1): 103-119.
506. Johnson TL, Shapiro B, Beierwaltes WH, et al. Cardiac paragangliomas. A clinicopathologic and immunohistochemical study of four cases. *Am J Surg Pathol*. 1985; 9(11): 827-834.
507. Miller TA, Weber TR, Appelman HD. Paraganglioma of the gallbladder. *Arch Surg*. 1972; 105(4): 637-639.

508. Grignon DJ, Ro JY, Mackay B, et al. Paraganglioma of the urinary bladder: immunohistochemical, ultrastructural, and DNA flow cytometric studies. *Hum Pathol*. 1991; 22(11): 1162-1169.
509. Beham A, Schmid C, Fletcher CD, et al. Malignant paraganglioma of the uterus. *Virchows Arch A Pathol Anat Histopathol*. 1992; 420(5): 453-457.
510. Young TW, Thrasher TV. Nonchromaffin paraganglioma of the uterus. A case report. *Arch Pathol Lab Med*. 1982; 106(12): 608-609.
511. Horoupian DS, Kerson LA, Sainotz H, Valsamis M. Paraganglioma of cauda equina. Clinicopathologic and ultrastructural studies of an unusual case. *Cancer*. 1974; 33(5): 1337-1348.
512. Moran CA, Rush W, Mena H. Primary spinal paragangliomas: a clinicopathological and immunohistochemical study of 30 cases. *Histopathology*. 1997; 31(2): 167-173.
513. Plouin PF, Gimenez-Roqueplo AP. Pheochromocytomas and secreting paragangliomas. *Orphanet J Rare Dis*. 2006; 1: 49.
514. Babic B, Patel D, Aufforth R, et al. Pediatric patients with pheochromocytoma and paraganglioma should have routine preoperative genetic testing for common susceptibility genes in addition to imaging to detect extra-adrenal and metastatic tumors. *Surgery*. 2017; 161: 220-227.

第 6 篇

女性生殖系统病理学

30 外阴

Black Gilks 原著 李 虹 回允中 译

章目录

正常解剖结构

外阴是由下面解剖学结构组成的：阴阜，阴蒂，小阴唇，大阴唇，外阴前庭和前庭阴道球，尿道口，处女膜，前庭大腺和尿道旁腺（Skene gland）及其导管，以及阴道入口[1-2]。

大阴唇（labia majora）被覆角化皮肤，含有所有皮肤附件：毛囊、皮脂腺、顶浆分泌腺，和小汗腺[3]。**小阴唇（labia minora）**的前庭表面被覆非角化性复层鳞状上皮，但其侧面有薄的角化层。小阴唇通常缺乏皮肤附件，但偶尔可见汗腺和皮脂腺。

前庭大腺（Bartholin gland）具有管泡状结构。它是由分泌黏液的柱状细胞组成的腺泡和内衬移行上皮的导管构成的[4]。**前庭小腺（minor vestibular gland）**是单管型腺体，内衬分泌黏液的柱状上皮，在前庭部分与复层鳞状上皮混合。

Skene 或尿道旁腺（Skene or periurethral gland）与男性前列腺相同；它们内衬假复层分泌黏液的柱状上皮，并与导管的移行型上皮合并，然后又与前庭的复层鳞状上皮结合。

处女膜（hymen）的两面被覆非角化性复层鳞状上皮。

阴蒂（clitoris）含有勃起组织，类似于阴茎海绵体。

大多数外阴的血管和淋巴管引流到浅表腹股沟淋巴结，但阴蒂直接引流到深部淋巴链。

外阴乳腺样腺体和相关病变

外阴乳腺样腺体（mammary-like glands of the vulva）从前被认为是与“乳线”有关的异位乳腺组织，现在认为是外阴的正常所见[5]，主要见于小阴唇和大阴唇之间的界沟。这些腺体是由导管组成的，伴有多少不等的内衬腺上皮的腺泡，与乳腺相同。这些腺体通过导管引流穿过皮肤排空。这些导管穿过表皮时可见单个或成簇的透明细胞（Toker 细胞）。这种组织容易出现许多在正常乳腺发生的生理性和病理性改变，一些似乎是这个部位的特殊改变。其中，包括妊娠期肿胀和分泌乳汁、囊肿[6]、独特的增生性病变[7]、所谓的假血管瘤性间质增生（pseudoangiomatous stromal hyperplasia, PASH；见第 36 章）[8]、纤维腺瘤（包括幼年性纤维腺瘤）[8-10]（图 30.1）、叶状肿瘤[11-12]和癌[6,13-15]。后者多数是导管型癌，但任何组织分型 / 分子学亚型均可遇到，即管腔性、基底细胞样、HER2 性癌[16-18]。此外，异位乳腺组织好像是常见的被称为乳头状汗腺瘤的良性外阴肿瘤的来源。

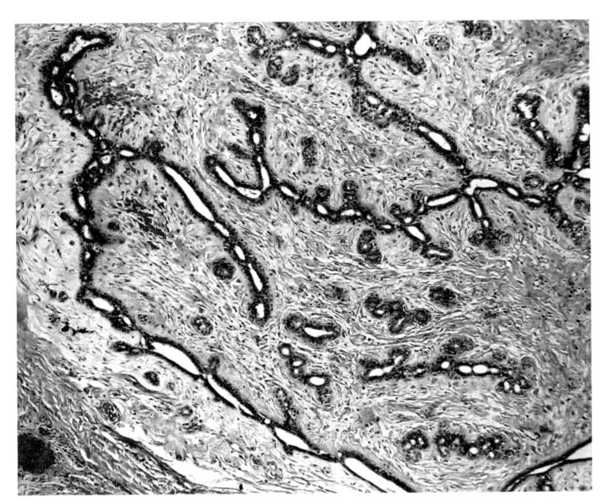

图 30.1 来自异位乳腺组织的纤维腺瘤

炎症性疾病

在女性，**梅毒（syphilis）**本身最初常常累及外阴部位。显微镜下，充分发育的梅毒下疳是由浆细胞、淋巴细胞和组织细胞组成的，其上有中性粒细胞和坏死碎屑浸润的溃疡带覆盖。其显微镜下表现没有特异性，但结合有多量浆细胞和动脉内膜炎应警惕该诊断。你的诊断报告应根据组织病理学所见提示梅毒的可能性，并告知临床医师需要做适当的血清学实验以除外这种可能性。另外，现在可以进行梅毒螺旋体免疫染色，由此容易确定病原微生物[19]。有时，梅毒的可能性最初是根据显微镜下检查肿大的腹股沟淋巴结提示的，即这个淋巴结显示有包膜及其膜周围纤维化、滤泡增生、浆细胞浸润和动脉内膜炎。后一种特征是最有用的诊断线索，尤其可见于淋巴结包膜内和包膜外（见第 37 章）。

腹股沟肉芽肿（granuloma inguinale），又名杜诺凡病（donovanosis）是由肉芽肿克雷伯菌属（鞘杆菌属）引起的慢性感染性疾病，克雷伯菌是一种革兰氏氏阴性的、不活动的、有包膜的杆菌[20-22]。腹股沟肉芽肿开始表现为软的隆起的肉芽肿区域，通过向周围延伸和溃疡形成非常缓慢地增大。显微镜下，真皮有由组织细胞和浆细胞组成的致密的炎症浸润，伴有散在的小脓肿[23]。诊断依靠证实杜诺凡小体（Donovan bodies）——表现为组织细胞胞质内的小圆形有包膜的小体。杜诺凡小体在 HE 染色切片上即可见，但最好用 Giemsa 或 Warthin-Starry 染色证实。突出的假上皮瘤性增生，可能伴有慢性炎症，应与可能发生在这个区域的非常罕见的鳞状细胞癌鉴别[24]。腹股沟肉芽肿这种感染可能播散到腹膜后，类似于软组织肿瘤[25]。

性病性淋巴肉芽肿（lymphogranuloma venereum, LGV）是由沙眼衣原体（特别是 L 血清型）引起的性传播性疾病[26-28]。它主要累及淋巴管和淋巴组织。最初在性接触的部位出现小的溃疡，常常不被觉察。第一个临床表现是由被淡染的上皮样细胞包绕的星形脓肿引起的腹股沟淋巴结肿大[29]。当性病性淋巴肉芽肿进展时，出现广泛的瘢痕，常常导致尿道、阴道和直肠的瘘管形成和狭窄。性病性淋巴肉芽肿的发病率在增加，特别是在同性恋男性中[30]。通过送检拭子扩增 LGV 基因型核酸发现样本衣原体呈阳性即可以证实诊断。Rainey[31] 报道了 11 例发生在淋巴肉芽肿狭窄部位的鳞状细胞癌或腺癌，其中多数肿瘤位于肛门直肠区。

克罗恩病（Crohn disease）可以累及外阴部[32-35]。在一些病例，外阴克罗恩病病变伴有会阴疾病和瘘管形成；而在另一些病例，外阴克罗恩病病变通过正常组织与肛门克罗恩病病变分开。大体上，外阴出现红斑性区域，后来形成溃疡。显微镜下，可见非干酪性肉芽肿，报告为肉芽肿性外阴炎的病例可能与克罗恩病有关，因为有些患者随后或发生肠克罗恩病或肉芽肿性唇炎[36]。

Behçet 病（Behçet disease）少数情况下可累及外阴，显微镜下表现为非特异性溃疡形成[37-38]。

外阴**坏死性筋膜炎（necrotizing fascitis）**可以见于糖尿病妇女。它的死亡率高；治疗选择广泛切除病变组织[39]。

外阴前庭炎（vulvar vestibulitis）是一种显微镜下以非特异性慢性炎症浸润为特征的疾病，主要累及前庭部位的黏膜固有膜和腺体周围 / 导管周围的结缔组织[40]。它与人乳头瘤病毒（human papilloma virus, HPV）无关[41]。

Zoon 浆细胞外阴炎（plasma cell vulvitis of Zoon）是一种病因不确定的少见疾病。其典型的表现为外阴孤立性、无症状的、界限清楚的红色/棕色斑片。显微镜下，真皮浅层有致密的、带样单核炎症浸润，主要由浆细胞（＞50%）组成[42]。其鉴别诊断包括二期梅毒和苔藓样药物反应——这些病变均不表现为类似于浆细胞外阴炎的孤立性病变。

外阴皮肤棘细胞层水肿性和苔藓样反应

外阴存在一组发病机制上不相关的疾病，但它们在临床上具有几个共同的特征。它们的典型表现为：由皮肤不规则增厚区组成的慢性病变，常常伴有严重的瘙痒。颜色通常为白色，在这种病例，临床上一直使用**白斑（leukoplakia）**这个描述性术语（注意，这不是一个可以接受的组织病理学诊断！）。在另外一些情况下，病变颜色为红色或红色和白色混合存在。它们容易受到损伤或被擦破。在一些病变，外阴软组织萎缩和收缩，这种病例临床上使用**干皱症（kraurosis）**这一术语。

在出现某些这类临床特征的病变时，重要的是要做出特异性诊断，因此，常常需要进行活检[43]。如果病变大或各处表现不同，可能需要进行多处活检。活检的主要作用是除外肿瘤，但重要的是做出特异性诊断，因为这样才能指导随后的治疗，因此，从前诊断为良性“外阴萎缩”或“鳞状上皮增生”的诊断是不能接受的[44-45]。下面列出的是最常见的外阴炎症性疾病；这个列表绝不是详尽的，但已足以处理在普通外科病理学实践中遇到的大多数非肿瘤性炎症性病变的外阴活检，即将重点放在这些累及外阴的主要疾病。许多炎症性皮肤疾病可以继发性累及外阴皮肤，读者可以参考第 2 章有关这些疾病的详细讨论。

外阴**棘细胞层水肿性皮炎（湿疹性反应）**[**spongiotic dermatitis (eczematous reaction)**] 是皮肤炎症的一种非特异性表现，实践中与人们熟悉的包括明显皮肤病理学成分的形态结构相似。它的特征是：表皮细胞间水肿（棘细胞层水肿），伴有上皮内淋巴细胞，以及在少数情况下可见中性粒细胞和（或）嗜酸性粒细胞。在外阴活检中，单纯性急性棘细胞层水肿性反应罕见，但混合有慢性病变的棘细胞层水肿性皮炎并不少见，特别是慢性单纯性苔藓（下面讨论），所以认识其组织病理学特征很重要。局限于外阴的湿疹样反应的最常见原因是过敏或接触刺激物引起的反应。药物反应和特应性反应不常见。在伴有接触性过敏反应的患者，过敏原可能难以确定，因为在去除过敏原后临床反应可能持续不同的时间。其治疗包括尽量避免刺激物 / 过敏原[46]。当病变长期持续时可以进展为慢性单纯性苔藓，我们的印象是，许多慢性单纯性苔藓病例开始都表现为急性棘细胞层水肿性皮炎。

慢性单纯性苔藓（lichen simplex chronicus）或许是外阴活检中做出的最常见的诊断。它可累及非外阴部位，也可局限于外阴。外阴慢性单纯性苔藓表现为瘙痒性、有鳞屑的斑块[46]。显微镜下所见反映慢性刺激。慢性单纯性苔藓的诊断不代表单一的疾病，而是反映任何原因对外阴皮肤的慢性刺激。组织病理学检查，有角化过度（主要是正角化，伴有局部角化不全，例如，如同表皮剥脱的部位），伴有表皮增生和真皮浅层成片，主要是淋巴细胞的炎症浸润（图 30.2）。因为慢性单纯性苔藓反映的是外伤，可能继发于许多不同的原发性皮肤疾病，重要的是寻找引起慢性单纯性苔藓的基础疾病。话虽这么说，在多数病例不能确定基础疾病。皮肤真菌感染可能导致慢性单纯性苔藓，但应用过碘酸 - 希夫 - 淀粉酶（periodic acid-Schiff-diastase, PAS-D）染色可以将其除外。慢性单纯性苔藓的鉴别诊断是外阴上皮内肿瘤（vulvar intraepithelial neoplasia, VIN），特别是对于临床医师，慢性单纯性苔藓缺乏 VIN 的非典型性［鉴别诊断参见分化性 VIN（differentiated VIN, dVIN）中的详细讨论］。

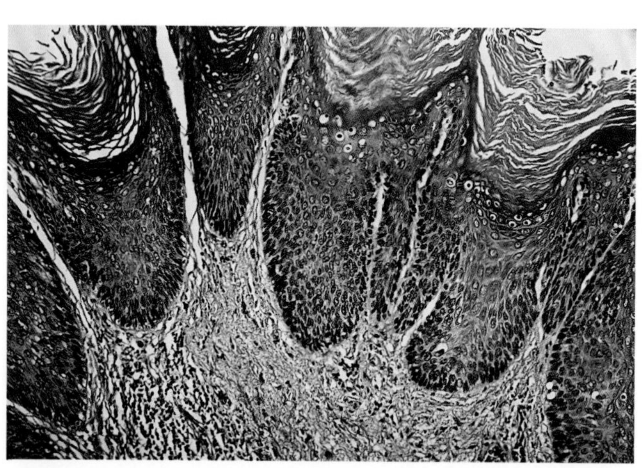

图 30.2　慢性单纯性苔藓，伴有角化过度、表皮增生和其下间质慢性炎症。没有明显的非典型性

扁平苔藓（lichen planus）是一种特发性炎症性皮肤疾病，其特征为瘙痒性红色 / 紫色斑块[46]。虽然通常累及生殖器外部位，但外阴的病变可能是唯一可见的表现。在大多数患者，这种病变 12 ~ 18 个月后消退。其组织病理学表现是：浅表真皮带样浸润，伴有基底角化细胞损伤，导致角化细胞凋亡（Civatte 小体）。炎症浸润并不延伸到浅表角化细胞。常常可见角化过度伴楔形颗粒层增生。扁平苔藓总是不如慢性单纯性苔藓或硬化性苔藓常见。缺乏基底角化细胞退化性改变有助于慢性单纯性苔藓和扁平苔藓之间的鉴别。扁平苔藓可累及黏膜和其他生殖器外部位，这些也可以作为区分扁平苔藓和硬化性苔藓的临床所见。对于扁平苔藓和硬化性苔藓之间的鉴别诊断，有用的组织病理学特征在下文讨论。

外阴的**硬化性苔藓（lichen sclerosus, LS）**[也叫硬化症（sclerosis）] 可以发生在任何年龄组，包括儿童（图 30.3）[47]。在儿童组，外阴是 LS 的最常见部位，且其到青春期时有高的自发退化发生率[48]。显微镜下，其特征与发生在皮肤其他部位的 LS 相似，但又不尽相同（见第 2 章）（图 30.4）。一直以来，显微镜下诊断 LS 的最低组

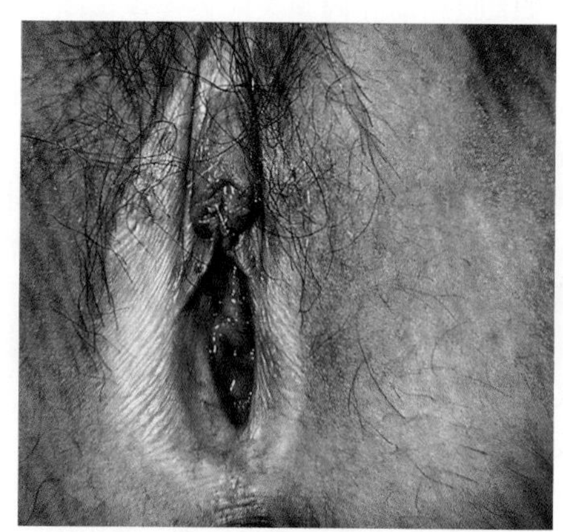

图 30.3　外阴硬化性苔藓的临床表现

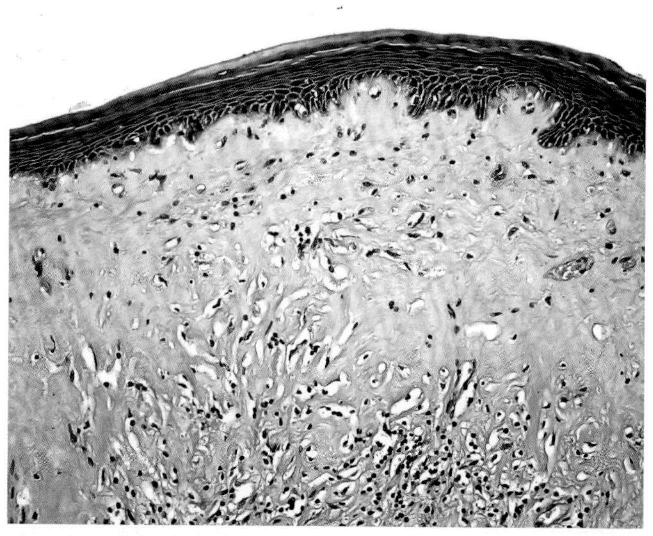

图 30.4　外阴硬化性苔藓。一侧为增厚的、细胞稀少的水肿层被萎缩的表皮界定，另一侧是炎症性间质

织学标准是：在炎症浸润和表皮和（或）血管壁之间的真皮硬化（均匀的嗜酸性胶原带）交界处，出现空泡状界面反应结构[49]。在早期阶段，LS可能难以诊断，因为其与扁平苔藓可能无法区分[50]。在这样的病例，应注意鉴别诊断，在病理报告中应指出，应进行随访以弄清是扁平苔藓还是LS，因为LS能出现确定诊断的浅表玻璃样变胶原。早期LS的诊断改变可能非常微妙，而且附件结构的病变常常比毛囊间皮肤突出[51]。表皮萎缩是特征性的改变，但偶尔它可能显示局灶增生[52]；然而，LS中出现增生，特别是表现为灶状，形成临床上可辨认的散在的病变，从邻近萎缩的上皮突然转变为增生灶，总是应提出与发生在LS中的dVIN的鉴别诊断问题。增生灶出现基底细胞非典型性和成熟改变（颗粒细胞层丧失）是支持dVIN诊断的证据。

现在一般认为LS是癌前病变，发生dVIN和HPV无关性鳞状细胞癌的风险增加。然而，这种风险相对较小。在一项病例研究中，92例患者中仅有1例发生了鳞状细胞癌[53]；而在另一项病例研究中，290例患者平均随访了12.5年，结果发现了4例（4%）鳞状细胞癌[54]。在一项大型（507例）LS患者前瞻性研究中，在357例得到推荐的适当治疗的患者中，没有1例发生浸润性鳞状细胞癌或VIN；而在没有得到充分适当治疗的150例患者中，7例发生了鳞状细胞癌或VIN[55]。虽然许多HPV无关性浸润性鳞状细胞癌在诊断时是见于LS的背景下，新诊断的LS（缺乏肿瘤）应用药物治疗后进展的风险是相对低的。“非典型性LS”这一术语被用于有萎缩上皮的基底细胞非典型性LS病例，其发生超过预期的普通LS[56]。据报道，非典型性LS显示*p53*过度表达[56-57]，而且非典型性LS可能是发生dVIN的通路的一步，但是，我们对非典型性LS无法做出可重复的诊断，也不了解其临床意义；因此，还不能认为非典型性LS是与临床关系密切的诊断。在实际工作中，在外科病理报告的评论中应记录LS出现基底细胞非典型性，指出它有恶性变增加的可能性，并建议进行密切随访。

人乳头状瘤病毒和外阴病理学

人乳头状瘤病毒（human papilloma virus, HPV）在外阴病理学方面的作用与其在阴道和子宫颈病理学方面[在后面相关章节详细讨论（见第32章）]的作用相同。在外阴，HPV相关的疾病包括：湿疣（尖锐湿疣和扁平湿疣）以及高级别鳞状上皮内病变（high-grade squamous intraepithelial lesion, HSIL）VIN 2/3和HPV相关性浸润性鳞状细胞癌。外阴与子宫颈的不同之处在于，外阴有相当数量的HPV无关性鳞状细胞癌，而实际上所有的宫颈鳞状细胞癌均为HPV相关性的。很明显，外阴的HPV无关性上皮内和浸润性鳞状细胞肿瘤的侵袭性比HPV相关性对应病变的侵袭性强[58-60]。同时，应注意，外阴这两种鳞状细胞肿瘤亚型之间的差异（组织病理学和自然病史），见表30.1总结。至于诊断，p16INK4a免疫染色已成为检测HPV相关性和HPV无关性外阴鳞状上皮肿瘤的敏感性和特异性替代品，其敏感性为100%，特异性为98%～99%[61-62]。其染色对于上皮内病变或早期浸润癌最可靠，因为p16表达随着肿瘤的进展可能丧失。聚合酶链反应（polymerase chain reaction, PCR）检测HPV DNA可对病毒基因进行分型，具有高敏感性，但缺乏特异性[60]。HPV原位杂交（in situ hybridization, ISH）具有高度特异性，但其费用比免疫染色费用贵，并且出报告时间较长；然而，但对于临床、组织形态学和p16染色结果不一致的病例，HPV ISH在确立HPV状况可能具有价值[62]。检测HPV致癌基因E6的mRNA可以通过证实病毒基因组转录用于确立HPV的病原学作用。然而，这种实验还没有得到广泛应用，现在p16免疫染色是HPV状况最重要的替代实验。

表30.1 HPV相关性和HPV无关性外阴上皮内肿瘤和外阴鳞状细胞癌

	HPV相关性	HPV无关性
没有浸润癌的VIN的发生率	87%	13%
浸润性鳞状细胞癌的发生率	29%	71%
年龄（发病高峰）	51~60岁	71~80岁
前体病变的组织学特征	HSIL（CIN 2/3）	分化性VIN（dVIN）
浸润癌的组织学类型	湿疣性/基底细胞样	高分化角化型
硬化性苔藓	一般缺乏	常常存在
VIN的非手术治疗	咪喹莫德和其他抗病毒/免疫调节剂治疗有效	抗病毒治疗没有作用
生存/预后	侵袭性低	复发率和死亡率明显高

dVIN：分化性外阴上皮内肿瘤；HSIL：高级别鳞状上皮内病变；VIN：外阴上皮内肿瘤

湿疣和脂溢性角化症

外阴**湿疣（condyloma）**是一种由HPV引起的性疾病，通常为6型HPV感染。根据2012版《肛门下生殖道鳞状术语》（Low Anogenital Squamous Terminology, LAST）推荐，虽然这些病变应被诊断为VIN 1（低级别鳞状上皮内病变，LSIL）[63]，但因为湿疣这一诊断已被认可，将其诊断为LSIL可能导致混淆。在8年前，外阴病变不用VIN 1这一LAST推荐诊断时，因为2004版国际外阴疾病研究学会曾把VIN 1从推荐的术语中除掉了，原因是它一般被认为没有特殊的意义。那时它被视为不同疾病的一个集合，包括低风险HPV感染[64]。虽然我们能够赞同将LSIL（CIN 1）用于子宫颈湿疣病变，但我们不主张将这一术语应用在外阴湿疣性病变，

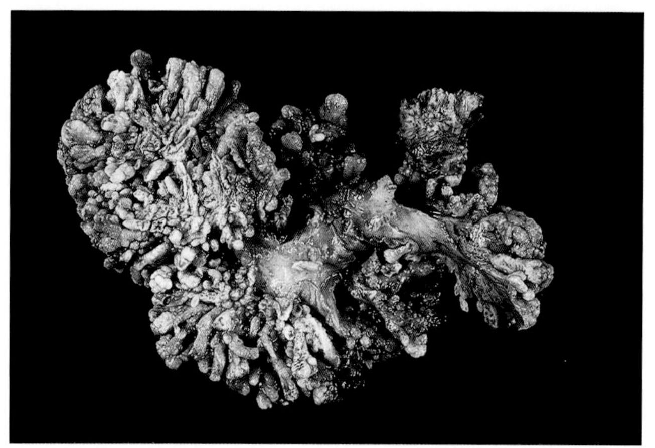

图 30.5 外阴的大的湿疣

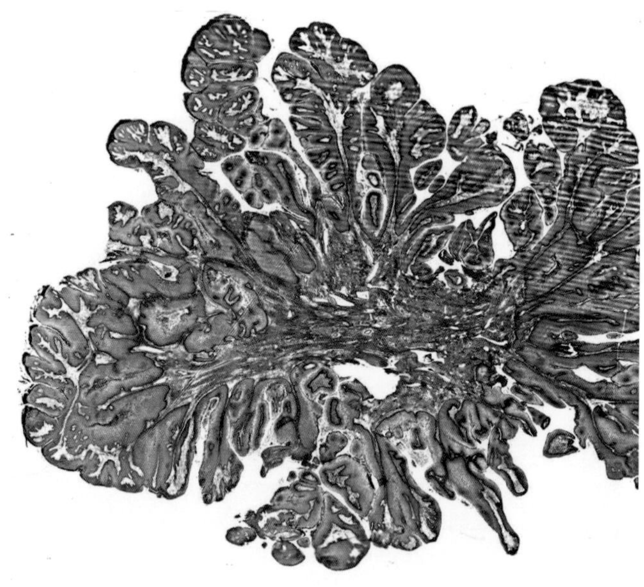

图 30.6 外阴尖锐湿疣的全标本包埋切片

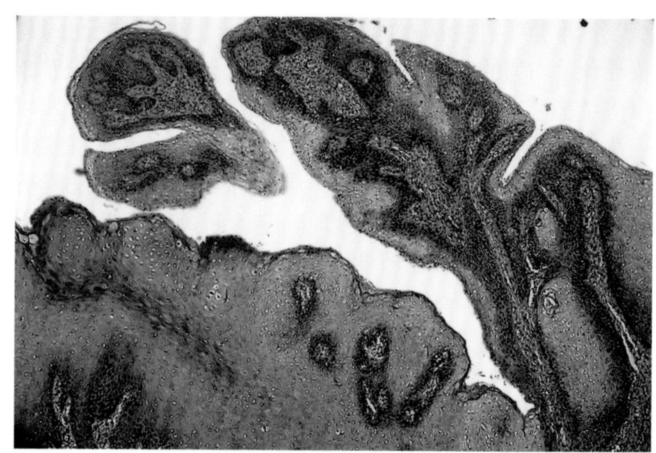

图 30.7 外阴湿疣的乳头状外形

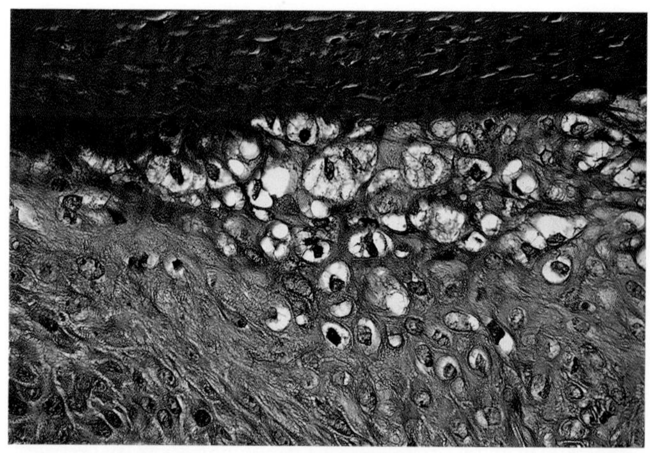

图 30.8 外阴上皮的突出的挖空细胞改变

而是主张将外阴湿疣性病变诊断外阴“湿疣”。更广为人知的湿疣类型是**尖锐湿疣（condyloma acuminatum）**，其大体特征为一个或几个大小不同的质软的隆起性肿块（图 30.5）。显微镜下，其高分化的波浪状鳞状上皮成复杂的乳头状排列，并被纤细的、富于血管的结缔组织茎支撑，后者含有许多单核炎性细胞（主要是 $CD4^+$ 和 $CD8^+$ 细胞）（图 30.6 和 30.7）[65]。实际上，其他类型的湿疣是**扁平湿疣（flat condyloma）**（不要与梅毒的梅毒性湿疣混淆），更为常见。两种类型的湿疣的细胞学特征相似，表皮挖空细胞形成和间质淋巴细胞浸润是常见的特征（图 30.8）。挖空细胞形成是指细胞核周围胞质透明和核膜皱缩（“葡萄干”核）。一般来说，这种改变在外阴的湿疣不如在子宫颈的湿疣明显。非典型性湿疣显示轻微的基底或副基底细胞非典型性，有序地成熟并平稳过渡到挖空细胞中间体和浅表细胞；可能可见许多核分裂象，但均为典型的核分裂象[66-67]。而 VIN 2/3 病变显示基底和副基底层异常核分裂象和核多形性、核增大和深染，以及 p16 免疫染色“大块阳性”（block positivity），至少 1/3 的基底上皮的胞核和胞质呈强阳性，但阳性通常延伸到上 1/2 层（见下文）。湿疣的增生活性增加（不同于纤维上皮性息肉和鳞状上皮乳头状瘤），应用 Ki-67 染色容易评估[68]。湿疣的 DNA 成分是二倍体和多倍体（包括四倍体八倍体）的，不同于见于多数 VIN 2/3 病例的非整倍体结构[69]。

有时可见缺乏湿疣病毒细胞病变效应的（挖空细胞改变）疣状乳头状外阴病变，这些病变常常被称为**鳞状上皮乳头状瘤（squamous papilloma）**，PCR 检查，它们通常含有生殖器类型的 HPV[70]。相反，在缺乏 HPV 感染的情况下，可能有与反应性病变有关的非典型性多核鳞状上皮细胞[71]。在儿童，在湿疣的最后诊断中要考虑寻常疣，因为儿童的外阴可能发生 HPV-2 感染，形态学上与湿疣不能区分[72]。因此，在儿童诊断湿疣（暗指性病 / 性虐待）应该非常谨慎。在这种情况下，我们主张进行 HPV 分型监测，以确定生殖器类型 HPV 感染而支持湿疣的诊断。这里需要讨论的另外一种外阴病变是形态学上不能与**皮肤脂溢性角化症（cutaneous seborrheic keratosis）**区分的病变，在这个特殊部位，脂溢性角化症通常伴有 HPV 感染[73]。湿疣的鉴别诊断还包括以表皮松解性角化过度（**epidermolytic hyperkeratosis**）为特征的病变，后者可能与毛囊角化病（Darier 病）有关，或者是 Hailly-Hailly 病的一种形式 [74]。棘层松解症通常位于基底层，但我们也看到过其位于颗粒层水平。最后一个重要的鉴别诊断是疣状癌。尽管被称为疣状癌，但其与 HPV 无关，是 HPV 无关性外阴鳞状上皮肿瘤谱系的一部分；通过检查表皮 / 真皮交界可与湿疣鉴别。疣状癌的特征是：具有独特的向下生长的球状结构，伴有推挤性边缘，将在本章下文详细讨论。

湿疣的传统治疗包括应用鬼臼树脂。显微镜下，鬼臼树脂治疗后出现表皮苍白、角化细胞坏死和核分裂象明显增加，72 小时后这些改变减弱，一周后基本消退 [75]。偶尔，类似的显微镜下改变也可见于未进行鬼臼树脂治疗的患者 [76]。对于这些病变，现在的治疗方法是进行二氧化碳激光治疗 [77]。

鳞状上皮内病变

现在评估外阴鳞状上皮肿瘤可将其分为 HPV 相关性和 HPV 无关性，它们的不同之处在于它们的病因、诊断时年龄、自然病史和形态学不同（也就是说它们是不同的疾病）。这些区别如表 30.1 总结。在北美，多数浸润前病变（VIN）是 HPV 相关性（HSIL）（VIN 2/3）而不是 dVIN，而大多数浸润性鳞状细胞癌是 HPV 无关性；这被认为反映了 dVIN 会更迅速地进展为浸润癌 [60]。外阴出现的混合性 HPV 相关性和 HPV 无关性鳞状上皮肿瘤不同于子宫颈或阴道，实际上子宫颈和阴道出现的所有鳞状上皮肿瘤均为 HPV 相关性。因为组织病理学上 HPV 相关性和 HPV 无关性鳞状上皮肿瘤（上皮内和浸润性）不同，将在下文分别描述。重要的是要知道，对于每一个鳞状上皮肿瘤病例，临床和形态学特征（根据 HE 染色切片检查）均不能区分 HPV 相关性和 HPV 无关性；然而，p16 免疫染色是一种对外阴 HPV 相关性鳞状上皮肿瘤而言敏感性（100%）和特异性（＞98%）均高的标志物 [61-62]。至于子宫颈病变，p16 免疫染色的解释是基于是否出现“块状”阳性的，如果上皮基底 1/3 *每*一个细胞的胞核和胞质染色均为致密的（图 30.9），则定义为 p16 染色呈阳性，即为 HPV 相关性 VIN 或浸润性鳞状细胞癌的证据。注意，在 HSIL（VIN 2/3）浅层，p16 染色强度常常降低，因为肿瘤性鳞状上皮变成熟了。

人乳头状瘤病毒相关性鳞状上皮内肿瘤：HSIL（VIN 2/3）

如前所述，HPV 相关性外阴鳞状上皮肿瘤的原位或浸润前病变称为**高级别鳞状上皮内肿瘤（high-grade squamous intraepithelial neoplasia, HSIL）**或**高级别外阴上皮内肿瘤（high-grade vulvar intraepithelial neoplasia, VIN 2/3）**，与阴道（VaIN 2/3）、子宫颈（CIN 2/3）或肛门黏膜（AIN 2/3）的相应病变完全相似 [63]。对浸润前病变推荐的术语与致瘤性 HPV（最常见的是 HPV-16 或 -18，但许多其他致瘤性 HPV 基因型也有报道）有关，根据 LAST 推荐，是 HSIL（VIN 2 或 VIN 3）[63]。实际上，对 VIN 2 和 VIN 3 不可能进行可重复性的区分，临床上它们也不能区分。有人提出，将 VIN 2 用于“异型增生”没有延伸到鳞状上皮的上 1/3 的病例，而将 VIN 3 的诊断用于异型增生为全层或接近全层的病例；生物学上，这是一个耐人寻味的问题，因为 VIN 2/3 的所有细胞均为肿瘤性的和由致瘤性 HPV 转化而来的细胞（即上皮全层被克隆性肿瘤性增生取代，不论浅表细胞是否是有某种程度的扁平或成熟）。因此，VIN 2 和 VIN 3 之间的任何区分都是人为的，实际上，我们可以简单地将这类病例称为 VIN 3 或 VIN 2/3。如果这看起来是一种对旧习的触碰，值得注意的是，根据国际外阴阴道疾病研究学会 2004 年的推荐，“高级别 VIN”的诊断是用于根据 LAST 标准可以诊断为 VIN 2 或 VIN 3 的所有病变 [64]，几乎十年来我们许多人都是应用这种简单方法的，并且发现它完全符合要求。

HSIL（VIN 2/3）通常表现为轻微隆起的斑块样病变，伴有红色天鹅绒般表现 [78]。典型者以大阴唇为中心，且可能延伸到会阴和肛门。显微镜下，有角化过度和角化不全，棘层增厚，以及数量不同的多核角化不良细胞和异常核分裂象——累及表皮全层（图 30.10）。毛囊顶端（毛囊的上皮内部分）也常常受累，但通常并不累及汗腺顶端（汗腺的上皮内部分）[79-80]。偶尔，肿瘤细胞排列成巢状结构和（或）有透明胞质，因此，类似于 Paget 病 [81-82]。HSIL（VIN 2/3）病变可能均匀一致，由具有高核质比的细胞组成（基底细胞样 VIN 2/3），或当细胞向表面移动时可能是成熟的，伴有上皮增生和挖空细胞改变（湿疣

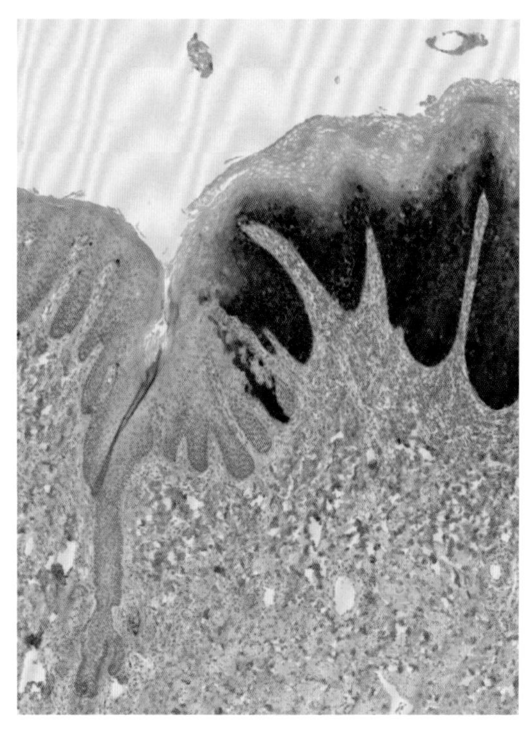

图 30.9 p16 呈强“块状”免疫反应，HSIL（VIN 2/3）至少是上皮基底 1/3 的所有细胞的胞核和胞质强染色，作为致瘤性 HPV 存在的一个代表性检测

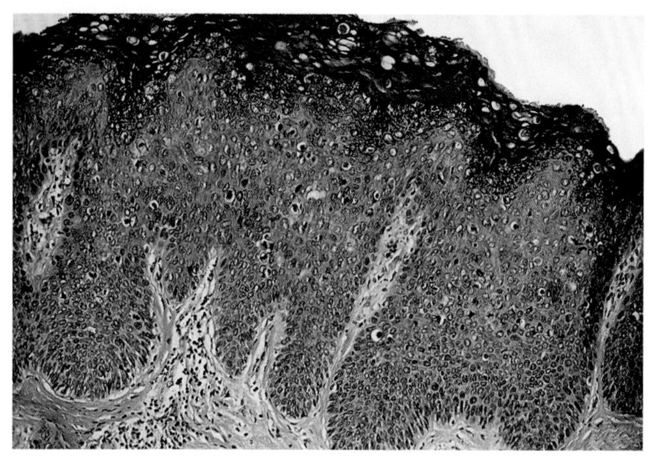

图 30.10 HSIL（VIN 2/3）的典型显微镜下表现

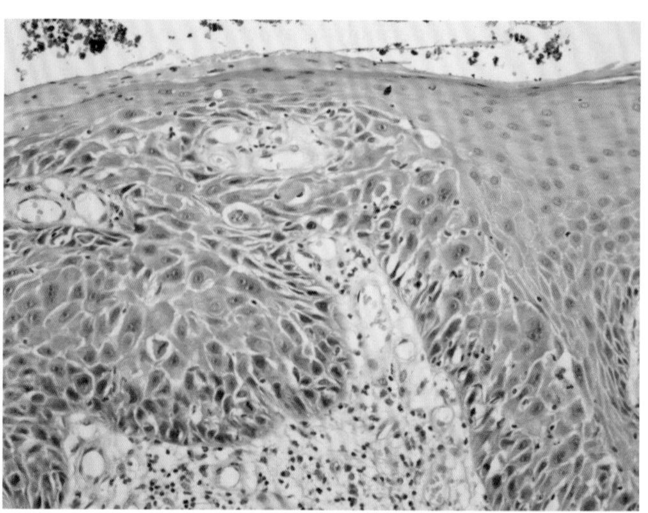

图 30.11 分化性 VIN（dVIN），显示基底上皮非典型性

性 VIN 2/3）。后一种形态可能类似于湿疣，但显示较明显的非典型性和 p16 呈块状阳性。

组织学上，HSIL（VIN 2/3）的类型被命名为 **Bowen 样丘疹病（bowenoid papulosis）**，表现为年轻患者外阴或外阴附近的多发性且常常是色素性的丘疹。临床上，它们类似于疣、小的湿疣或痣；但显微镜下它们显示明显的细胞学非典型性，类似于 Bowen 病 / 普通的 HSIL[83]。重要的是要注意，临床上可能应用 Bowen 病和 Bowen 样丘疹病这样的术语，但两者的病理学诊断均为 HSIL（VIN 2/3），因为没有能够可靠地区分两者的组织病理学特征。同样，实际上"湿疣性"或"基底细胞样" VIN 这样的命名并不常规应用，因为它们没有临床意义。

如果不进行治疗，大约 10% 的 HSIL（VIN 2/3）病例将进展为浸润癌，但在不同的病例研究中，它们的转化率有很大差异[84]。HSIL（VIN 2/3）的治疗取决于患者的年龄以及病变的大小、结构和分布[84]。局灶性病变可以通过广泛的局部切除术、剥皮外阴切除术、激光或局部治疗予以治疗[85]。咪喹莫特，一种免疫反应调节剂，可以用于治疗 HSIL（VIN 2/3），许多病变对其均有反应，有时完全有效[86]。

在未来的几年中，可以预期，随着抗 HPV 疫苗的广泛应用，HSIL（VIN 2/3）病例将开始减少。抗 HPV 疫苗的应用一直在增加，特别是在年轻妇女中。多次异常宫颈涂片的病史是重要的，有下肛门生殖道其他部位 HSIL 或 HPV 相关性鳞状细胞癌既往史的所有患者均有外阴疾病增加的风险。

人乳头状瘤病毒无关性鳞状上皮内肿瘤：分化性 VIN（dVIN）

分化性 VIN（dVIN）HPV 总是呈阴性，发生于老年妇女，常常伴有鳞状上皮增生和硬化性苔藓（LS），并与角化型浸润性鳞状细胞癌有关[56,87-89]。显微镜下，其特征为：①表皮增生，伴有角化不全和表皮突延长及相互吻合；②显著的基底细胞非典型性；③细胞伴有丰富的嗜酸性胞质（图 30.11）[89]。在临床实践中，dVIN 被忽视的现象越来越多，因为前面提到的改变可能并不完全出现或可能轻微[90-91]。作为辅助诊断，免疫染色的应用价值有限，因为在鉴别诊断中，其 Ki-67 染色的强度与反应性病变有重叠，并且 p53 的表达是可变的；尽管有些病例显示 p53 完全丧失或有令人信服的 p53 过表达，符合具有 *TP53* 突变，但这不是一贯的表现[89,92-94]。p16 免疫染色一致呈阴性（即缺乏与致瘤性 HPV 相关性 VIN 相关的块状阳性）。重要的是要注意，HPV 无关性 VIN 可能是高级别的，甚至可能类似于基底细胞样 HSIL（VIN 2/3）[95]。HPV 无关性 VIN 这种变型同样可以通过 p16 免疫染色与 HPV 相关性 VIN 鉴别，根据我们的经验，它一般显示异常的 p53 免疫反应（完全缺失或呈弥漫强阳性）。如何称呼这样的病变是另外一个问题，因为在现今的分类方法中尚未充分提到这个问题。低分化性 dVIN 本身有可能表现为一种类型（以至被予以莫名其妙的诊断，例如小细胞癌的大细胞亚型或透明细胞癌的嗜酸性亚型），但简单地将其诊断为 HPV 无关性高级别鳞状上皮内病变并在你的报告注释栏中解释这一非常规术语更可取。在缺乏浸润性鳞状细胞癌——提示迅速进展为浸润癌——的情况下，不常诊断为 dVIN。这种观点得到了一项有关没有浸润癌的 dVIN 的小型病例研究的支持，因为这些患者多数发生浸润癌，诊断 dVIN 和浸润癌之间的平均间隔时间为 1.9 年，其预后比 HSIL（VIN 2/3）的预后明显要差[60]。

外阴棘皮症伴有分化改变（vulvar acanthosis with altered differentiation, VAAD）的特征是有：明显的棘皮症，多变的疣状结构，颗粒层丧失，表面细胞胞质苍白，以及多层角化不全。这提示 VAAD（HPV 总是呈阴性）可能是疣状癌的前体病变或危险因素[96]。

浸润性鳞状细胞癌

一般特征

外阴**鳞状细胞癌（squamous cell carcinoma）**占这个器官恶性肿瘤的 95%。

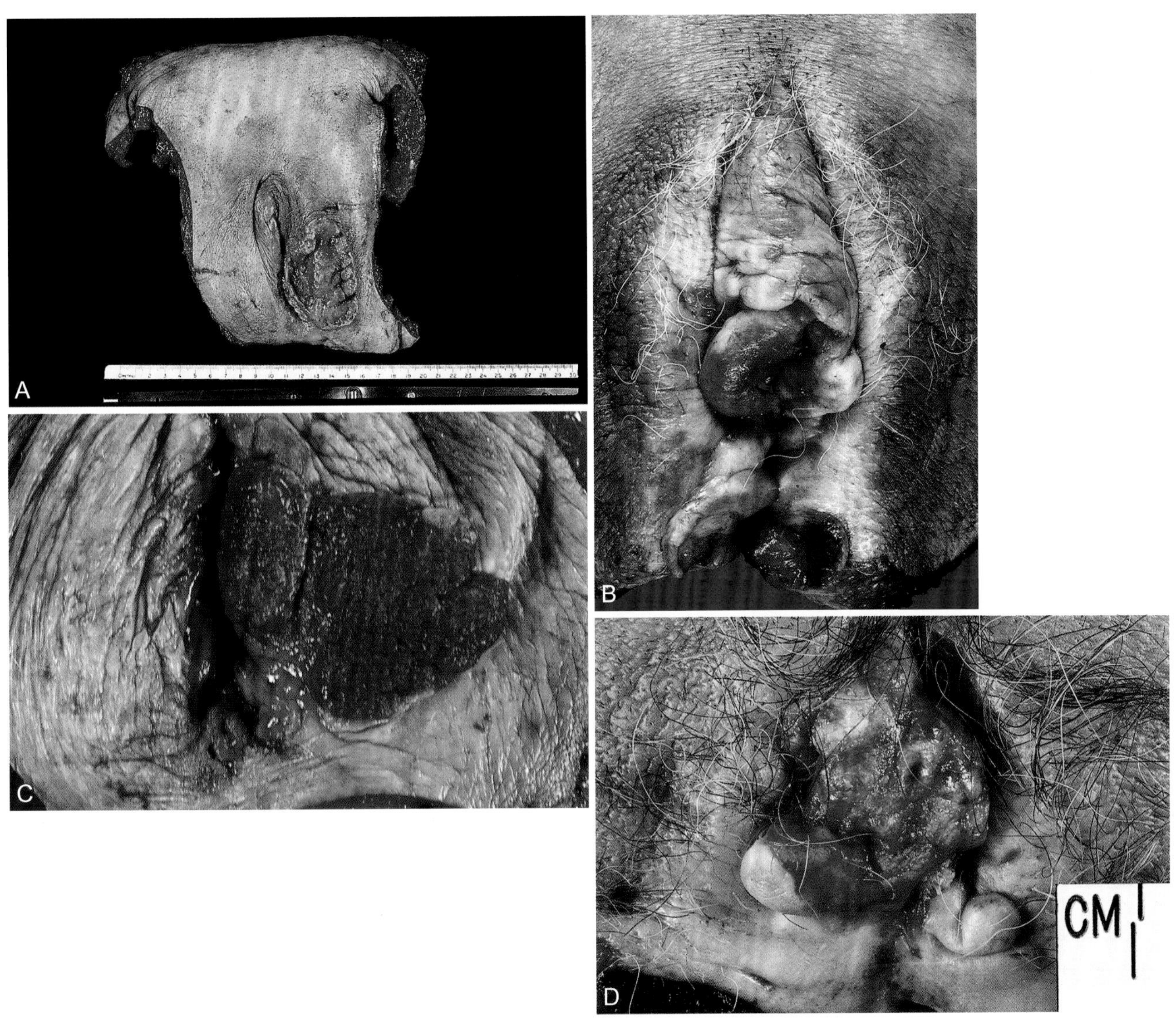

图 30.12 外阴浸润性鳞状细胞癌的大体表现。**A**，大阴唇的肿瘤。**B**，阴蒂的肿瘤。**C**，浸润两侧阴唇的肿瘤。**D**，巨大的肿瘤累及整个外阴结构

外阴浸润性鳞状细胞癌最常发生在大阴唇，但也可发生于小阴唇或阴蒂部位（图 30.12）[97]。外阴鳞状细胞癌的免疫组织化学特征没有特殊性。

HPV 相关性浸润性鳞状细胞癌

外阴 **HPV 相关性浸润性鳞状细胞癌（HPV-associated invasive squamous cell carcinoma）** 比 HPV 无关性癌少见 [98-99]。HPV 相关性疾病患者的年龄平均比 HPV 无关性肿瘤患者的年轻 10 岁或更多，而且她们先前常常有宫颈细胞学异常、宫颈上皮内肿瘤（CIN）或宫颈癌病史。奇怪的是，发生在宫颈鳞状细胞癌成功治疗之后的外阴鳞状细胞癌好像来自相同的恶性克隆，但与转移相比，其行为更像 HPV 无关性原发性外阴癌 [100]。HPV 相关性鳞状细胞癌较常见于免疫力低下的患者。形态学上，多数 HPV 相关性癌是基底细胞样或湿疣型结构（图 30.13）；然而，也有非常少的病例是高分化或中分化角化性癌 [62]，因此，形态学上不能与 HPV 无关性癌区分。湿疣性癌 [101] 不应与疣状癌混淆，尽管后者的大体表现有时被描述为“湿疣性的”。“湿疣性癌”这一术语应该用于肿瘤细胞显示明显多形性、增大、非典型性和多核形成的鳞状细胞癌。这些特征常常伴有邻近上皮的挖空细胞非典型性。基底细胞样形态的癌 [101] 其表现与上呼吸消化道和阴茎的对应病变相同。周围栅栏状排列是突出的（见图 30.13）。典型的 HSIL（VIN 2/3）可能见于浸润癌的附近，是这种癌是 HPV 相关性癌的最有力的证据。

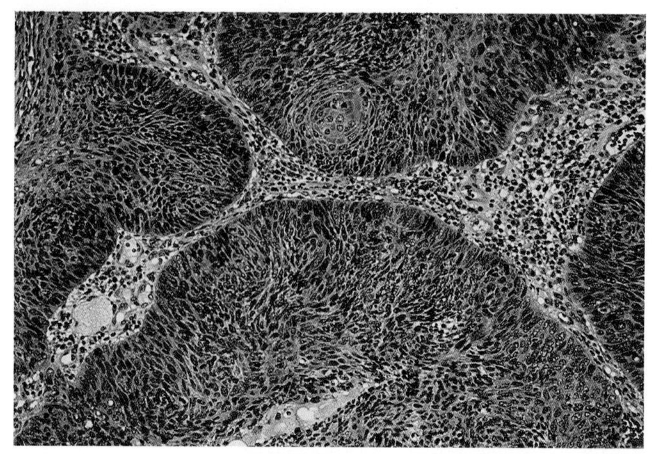

图 30.13 外阴基底细胞样形态的浸润性鳞状细胞癌，有典型的HPV 相关性外阴鳞状细胞癌结构。注意周围栅栏状排列和深嗜碱性染色

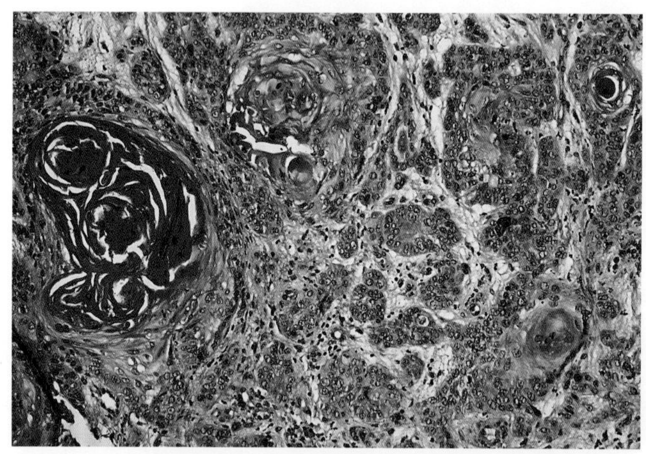

图 30.14 外阴浸润性高分化角化性鳞状细胞癌的显微镜下表现。这种肿瘤一般为 HPV 无关性癌

HPV 无关性浸润性鳞状细胞癌

外阴 **HPV 无关性浸润性鳞状细胞癌（HPV-independent invasive squamous cell carcinoma）**发生于老年妇女，常常发生在硬化性苔藓（LS）的背景下。多数 HPV 无关性鳞状细胞癌是高分化或中分化角化性鳞状细胞癌（图 30.14）。dVIN 可能出现在其病变的边缘。这是一种支持 HPV 无关性鳞状细胞癌诊断的解释。HPV 无关性鳞状细胞癌可以是高级别癌，偶尔为肉瘤样癌，或开始即表现为肉瘤样癌，或是分化性癌在复发过程中进展为肉瘤样癌。疣状癌是一个 HPV 无关性癌的独特变型，将在下文讨论。

扩散和转移

大约 20% 的病例发生局部淋巴结转移 [102]。阴唇的肿瘤最先扩散到腹股沟淋巴结，而阴蒂的肿瘤可能直接转移到深部淋巴结。应注意的是，外阴癌的溃疡和炎症常常导致腹股沟淋巴结反应性肿大，临床上可能与转移性疾病混淆，因此，临床上对淋巴结状况进行的评估是不可靠的。

前哨淋巴结活检技术可用作外阴癌的一个分期标准和治疗指导 [103]，这个手术对于预估患者的腹股沟股淋巴结状况是非常准确的 [104]。病理实验室对收到的前哨淋巴结样本的满意的处理方法，以及微小浸润或孤立肿瘤细胞的意义，特别是伴有外阴鳞状细胞癌的前哨淋巴结，这些仍有待于确定；然而，目前的第 8 版美国癌症联合会的《AJCC 癌症分期手册》已包括了一个对孤立性肿瘤细胞进行分类的 pN0(i+) 分类（表 30.2）[105]。

治疗

对于浸润癌，通常的治疗方法是进行根治性外阴切除术加双侧根治性腹股沟淋巴结切除术 [106]。对于晚期病例，还要进行髂淋巴结切除术和盆腔去脏术 [107]。相反，对于早期病例，可以应用广泛局部切除术这样比较保守的方法治疗 [108]；有资料显示，1 cm 无肿瘤切缘的局部控制率高 [109]。替代治疗方法包括放疗（单独或与化疗一起 [110]）以及联合局部广泛切除术和放疗 [111-112]。

预后

一项最大的病例研究显示，外阴鳞状细胞癌患者治疗后总的 5 年生存率是 50% ~ 75%[112-114]。其预后因素包括：

1. 分期：是包括在分期系统中的最重要的预后因素，由肿瘤直径、浸润深度和淋巴结状况确定 [109,113-117]。迄今为止，淋巴结状况是最有意义的参数 [118-119]。
2. 淋巴结包膜外播散：在伴有淋巴结受累的病例，出现包膜外播散和大的转移灶是预后不良的指征 [120-121]。
3. HPV 状况：如前所述，HPV 相关性外阴癌具有较好的预后，这也见于头颈部的鳞状细胞癌。浸润性边缘 [122-123]、纤维黏液样间质反应 [124] 和异常的 p53 免疫染色 [125-126] 都是要报告的预后指标，但也要报告是否是 HPV 无关性癌，尚不清楚 HPV 状况的无关性是否具有预后意义。

浅表浸润性鳞状细胞癌

浅表浸润性鳞状细胞癌（superficially invasive squamous cell carcinoma）这一术语是广泛应用的更新的 2016 版美国病理医师学会的外阴癌患者标本检查方案的“组织学类型”命名 [127]。它是指穿透深度＜1 mm 的癌（见图 30.13）。外阴癌的浸润深度以毫米计，从邻近真皮乳头的上皮 - 间质交界处最浅表的部位到浸润的最深点。值得注意的是，病理医师评估是否有浸润以及测量浸润深度的可重复性较差；当 11 位病理医师复审 50 例病例时，他们考虑显示浸润性鳞状细胞癌的例数为 21 ~ 44 例，取决于复审病理医师的个人看法 [128]。尽管

表30.2 美国癌症联合会TNM定义：外阴

原发性肿瘤（T）的定义		
T分类	FIGO分期	T的标准
TX		原发性肿瘤不能评估
T0		没有原发性肿瘤的证据
T1	Ⅰ	肿瘤局限于外阴和（或）会阴 多灶性病变应该照样指出。识别最大的病变或伴有最大浸润深度的病变作为目标病变以解决最高pT分期。浸润深度的定义是：从邻近最表浅真皮乳头的上皮-间质交界处测量到的浸润的最深点。
T1a	ⅠA	病变≤2 cm，局限于外阴和（或）会阴，伴有间质浸润≤1.0 mm
T1b	ⅠB	病变>2 cm，或任何大小的伴有>1.0 mm的间质浸润的病变，局限于外阴和（或）会阴
T2	Ⅱ	任何大小的伴有肿瘤延伸到邻近会阴结构（尿道的下/远1/3），阴道的下/远1/3，肛门受累
T3	ⅣA	任何大小的伴有肿瘤延伸到下面任何部位（尿道的上/近2/3，阴道的上/近2/3，膀胱黏膜或直肠黏膜）或固定到骨盆骨
局部淋巴结转移（N）的定义		
N分类	FIGO分期	N的标准
NX		局部淋巴结不能评估
N0		没有局部淋巴结转移
N0(i+)		≤0.2 mm的局部淋巴结内有孤立的肿瘤细胞
N1	Ⅲ	一个或两个局部淋巴结转移，每个均<5 mm，或一个淋巴结转移，≥5 mm
N1a[a]	ⅢA	一个或两个淋巴结转移，每个<5 mm
N1b	ⅢA	一个淋巴结转移，=5 mm
N2		三个或三个以上淋巴结转移，每个均<5 mm，或者两个或两个以上淋巴结转移，每个均=5 mm，或伴有淋巴结外延伸
N2a[a]	ⅢB	三个或三个以上淋巴结转移，每个均<5 mm
N2b	ⅢB	两个或两个以上淋巴结转移，>5 mm
N2c	ⅢC	淋巴结伴有节外延伸
N3	ⅣA	局部淋巴结转移固定或溃疡
远隔转移（M）的定义		
M分类	FIGO分期	M的标准
M0		没有远隔转移（没有病理学的M0；应用临床M完成分期分组）
M1	ⅣB	远隔转移（包括盆腔淋巴结转移）

[a]包括微小转移，N1mi和N2mi

注意：应记录淋巴结转移的部位、大小和侧别

From Amin MB, Edge S, Greene F, et al. Eds. *AJCC Cancer Staging Manual*. vol. 8. NewYork: Spriger; 2017.

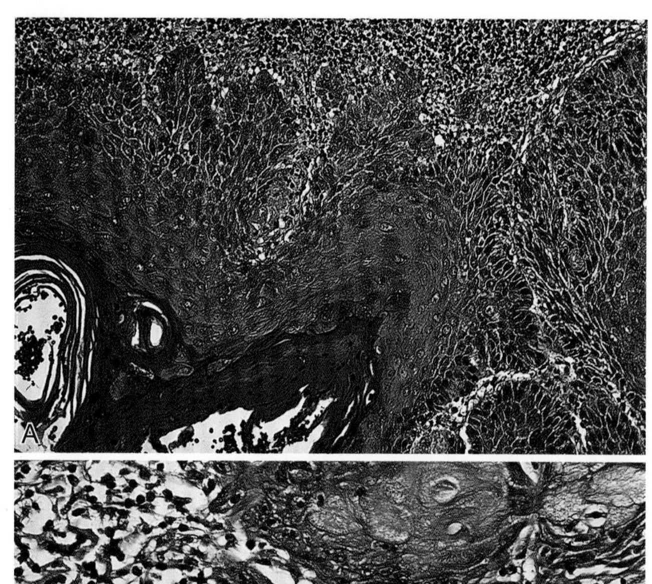

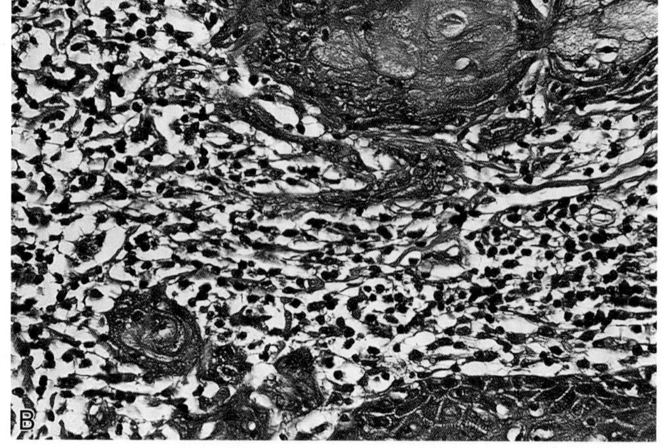

图 30.15 **浅表浸润性鳞状细胞癌**。**A**，低倍镜下表现。**B**，高倍镜观，显示小簇的肿瘤细胞脱离原位成分和浸润，伴有重度炎症的间质。所有浸润的细胞均出现在其上表皮 - 真皮交界处 1 mm 以内

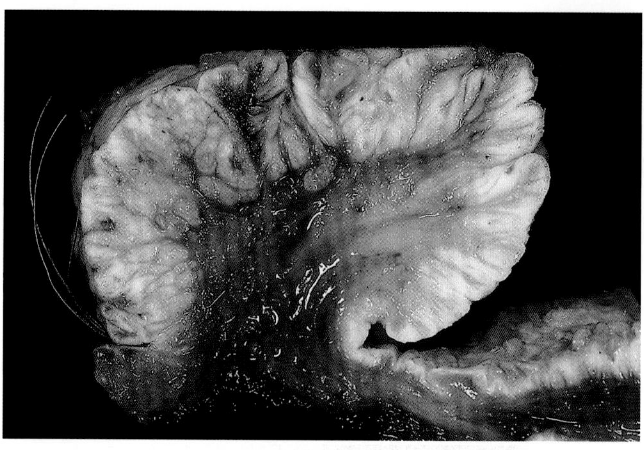

图 30.16 Cut surface of verrucous carcinoma of vulva.（Courtesy of Dr. Pedro J Grases Galofré; from Grases Galofré PJ. Patologia gine-cológica. *Bases para el diagnóstico morfológico*. Barcelona: Masson; 2002.）
注：因第三方版权问题，保留原文

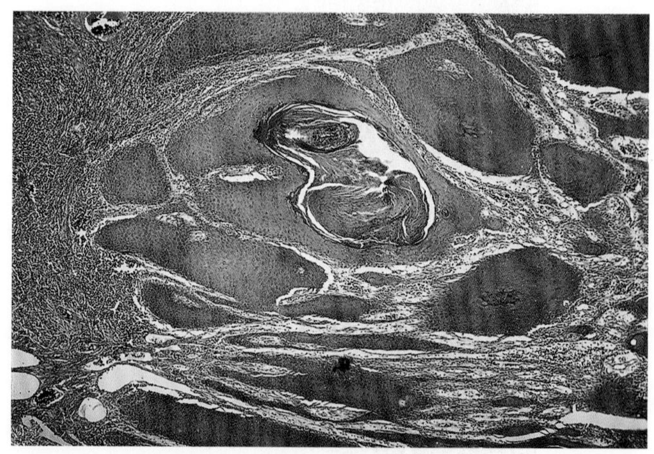

图 30.17 外阴疣状癌，高分化鳞状细胞的球状钉突浸润间质

有这样的局限性，在认为浸润深度＜1 mm 的肿瘤（图 30.15），可以考虑放弃进行淋巴结取样，虽然有些肿瘤医师会对这些患者进行前哨淋巴结活检。

疣状癌（verrucous carcinoma）是一种独特类型的外阴鳞状细胞癌，类似于较常见于上呼吸消化道的同名癌病。它的直径可能很大，具有典型的外生性表现和局灶浸润（图 30.16 和 30.17）。实际上疣状癌从不出现转移[129-130]，因此，腹股沟淋巴结切除术不是其适应证。

疣状癌的鉴别诊断包括尖锐湿疣和普通的鳞状细胞癌。与前者的鉴别在于疣状癌一般较大，出现棍棒状指样上皮——以非常局限的（“推挤性”）方式浸润其下的间质[131]。疣状癌与鳞状细胞癌的鉴别完全依靠两个标准，且它们常常一起出现，即鳞状细胞癌出现细胞学非典型性和（或）明确的浸润性生长方式；这些特征无论出现哪种都应该将其诊断从疣状癌的范畴移入鳞状细胞癌的范畴。免疫组织化学染色，疣状癌的角蛋白染色比鳞状细胞癌的角蛋白染色更均匀一致和更同质[132]。

Paget 病

Paget 病（Paget disease）是外阴的一种恶性肿瘤，可以再分为原发性 Paget 病和继发性 Paget 病，后者由潜在的直肠癌、膀胱癌或宫颈内膜癌播散而来。实际上，原发性 Paget 病更为常见，为下文讨论的重点。Paget 病是组织发生不能确定的外阴腺癌。可能可以将其视为原发于汗腺表皮内部分（汗管顶端）的汗腺癌[133]，或视为存在于毛囊漏斗皮脂腺单位和沿着汗腺系分化的其他附件结构的多潜能（附件干细胞）癌[134]，或视为来自一种与外阴的乳腺样导管开口有关的 CK7 阳性透明细胞群——被称为 Toker 细胞[135]。

临床上，Paget 病表现为成年和老年患者的大阴唇、小阴唇和（或）会阴皮肤的结壳的、隆起的鳞屑性红斑疹（图 30.18）。显微镜下，其表皮内含有大的淡染肿瘤细胞，形成实性细胞巢、腺体间隙，或沿着表皮基底膜形成一层连续的细胞，大的淡染肿瘤细胞也可见于毛皮脂腺结构和汗腺导管（图 30.19）。在恶性细胞和其上角化细胞

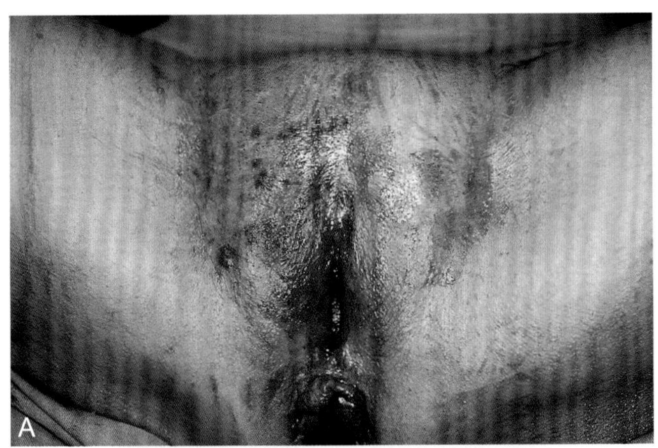

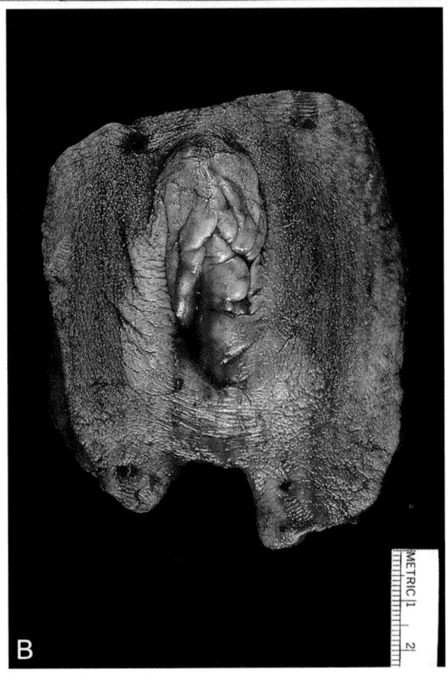

图 30.18 **A 和 B**，外阴 Paget 病的临床和大体表现。这两个病例的病变非常广泛

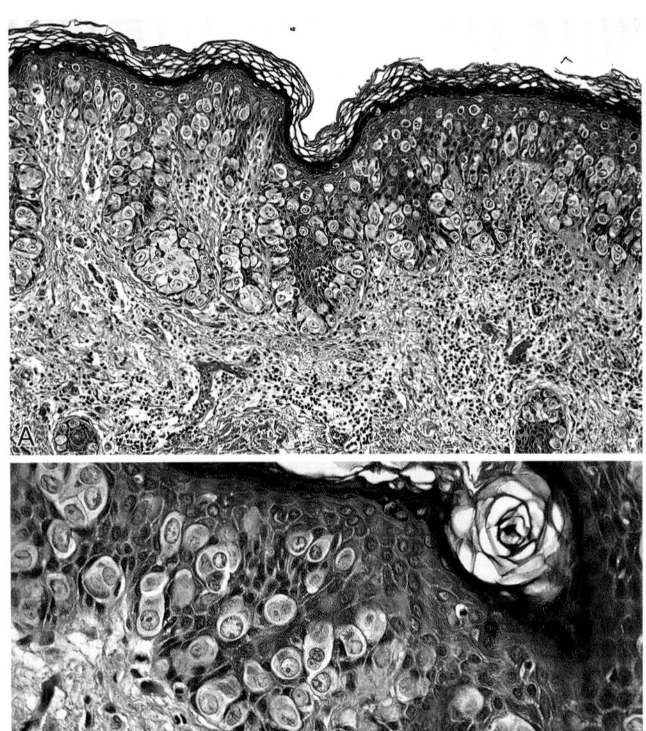

图 30.19 **A 和 B**，外阴 Paget 病的低倍镜和中倍镜下表现。大的透明肿瘤细胞不同于表皮生发层细胞

之间常常出现裂隙，低倍镜下表现有时类似于棘层松解性基底上大疱。Paget 病也可能会被误诊为恶性黑色素瘤。应注意，当一些肿瘤细胞中出现黑色素颗粒时，不能除外 Paget 病的诊断。组织化学染色，有些或所有肿瘤细胞含有酸性黏液，Mayer 黏液卡红和醛复红染色呈阳性可以证实 [136]。免疫组织化学染色，这些黏液对 MUC1 和 MUC5AC 呈阳性，后者明显不同于乳腺 Paget 病 [137-138]。HGM-45 也呈阳性，HGM-45 是一种胃表面黏液细胞相关性标志物 [139]。外阴 Paget 病还表达广谱角蛋白（包括 CK7）、上皮膜抗原（epithelial membrane antigen, EMA）、癌胚抗原（carcinoembryonic antigen, CEA）、B72.3 和 GCDFP-15（一种顶浆分化标志物）（图 30.20）[140-144]。多达 1/3 的病例 S-100 蛋白呈阳性，取决于应用的免疫染色方法，而 HMB-45 和 Melan-A 呈阴性 [145-146]。CDX-2 也呈阴性，这不同于伴有直肠癌的继发性 Paget 病病例 [147]。外阴 Paget 病不同程度表达雌激素受体（ER）和孕激素受体（PR），常常表达雄激素受体 [148-149]。

关于角蛋白，原发性外阴 Paget 病常见的表达谱系为 $CK7^+/CK20^-$ [150-151]。而如果 $CK20^+$（和 GCDFP-15 呈阴性），则应怀疑继发性 Paget 病的可能性（特别是直肠和尿路上皮性质的）[150,152]。应用 uroplakin- Ⅲ 免疫染色可以证实后者 [153]。一项新近的研究报道，胞核表达 GATA3 是原发性外阴 Paget 病的典型表现——当考虑继发于尿路上皮癌时可能是一个诊断陷阱 [154]。*HER2* 过表达和扩增可见于少数病例 [155]。

正如已经指出的，外阴 Paget 病在几个方面不同于乳腺 Paget 病。后者几乎总是伴有一个其下的癌，可能是导管内癌或浸润癌，而表皮内的恶性细胞黏液染色通常呈阴性。而多数外阴 Paget 病病例（大约 90%）不伴有浸润癌 [156]，黏液染色通常（虽然并不总是）呈阳性，正如前面提到的那样 [157-159]。原发性外阴 Paget 病中发生浸润癌（“浸润性 Paget 病”）的发生率为 0% ~ 30%，取决于不同的病例研究 [160-162]，根据有限例数的病例报告，有些浸润病例属于微小浸润或最低程度浸润（浸润深度 < 1 mm）范畴，不伴有淋巴结转移或远处转移 [163]。

如果在切除标本中没有发现浸润成分，则预后良好。在这种情况下不会发生转移，即使局部复发常见（大约 30%），有时表现为浸润癌 [156,163-164]。因此，切除应包括正常皮肤切缘及其下的皮下组织。不幸的是，显微镜下

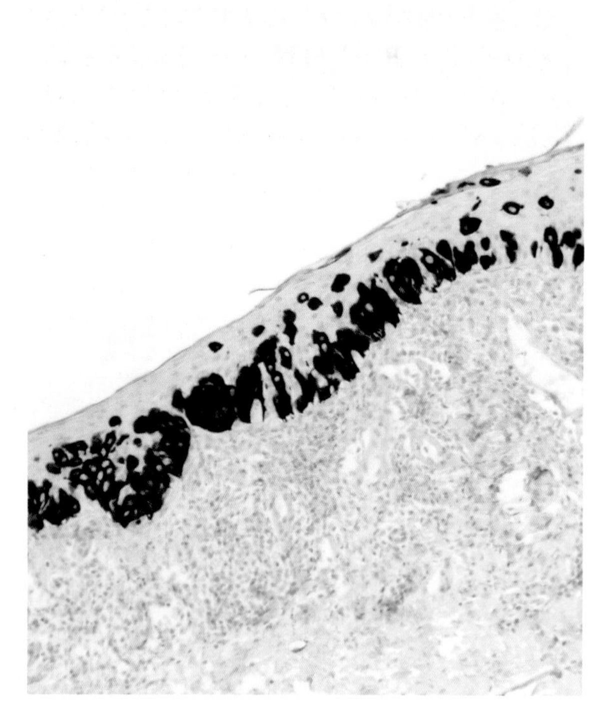

图 30.20 外阴 Paget 病中 CK7 的表达

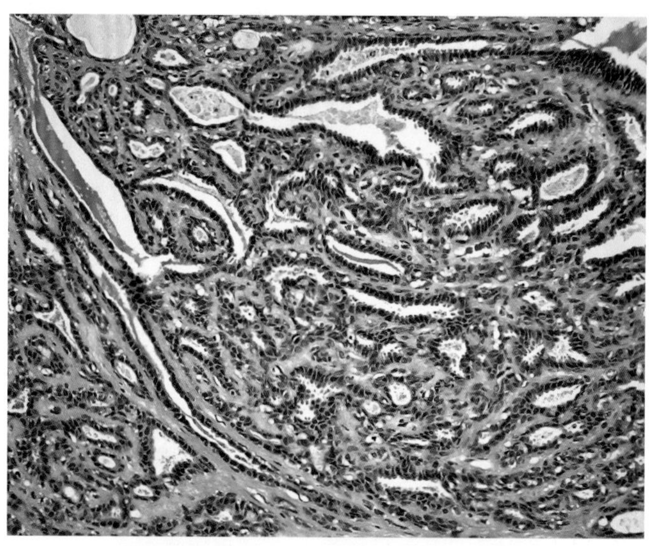

图 30.21 外阴乳头状汗腺瘤。这种肿瘤可能是来源于异位的乳腺组织

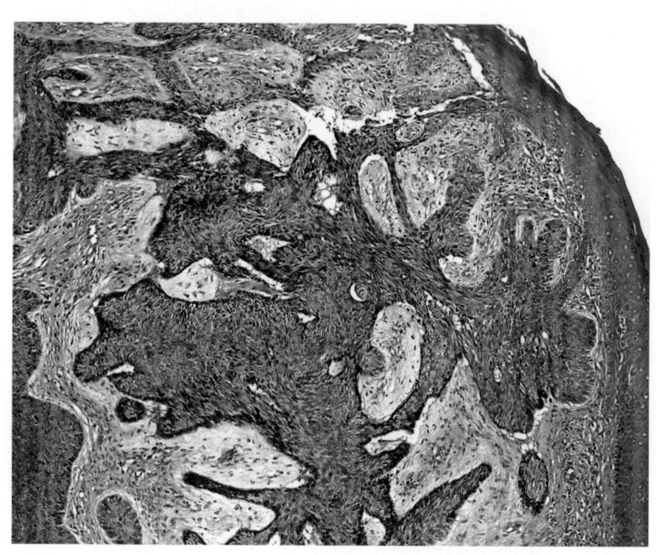

图 30.22 外阴基底细胞癌。重要的是这种肿瘤应与鳞状细胞癌鉴别，特别是基底细胞样鳞状细胞癌

病变的范围常常大于临床检查怀疑的范围，这在手术时应予以考虑[165]。切缘状况与局部复发的相关性并不密切[163]。在一些患者，局部复发可见于外阴中厚皮片[166]。伴有超出微小浸润范畴的浸润成分的 Paget 病病例其淋巴结受累的可能性高[163]。

其他上皮性肿瘤

外阴**乳头状汗腺瘤**（**hidradenoma papilliferum**）是一种良性外阴肿瘤，通常表现为小的、界限清楚的结节，被覆正常皮肤。偶尔，其穿透皮肤形成溃疡，临床上可能类似于癌。显微镜下，外阴乳头状汗腺瘤具有复杂的乳头状腺体结构，伴有分层和某种程度的多形性和核分裂活性，有时很明显[167]。肌上皮层总是很明显（图 30.21）。传统上这种肿瘤被认为是来源于汗腺。然而，它在形态学和免疫组织化学染色上非常类似于乳腺导管内乳头状瘤和乳头腺瘤，提示其来源于外阴乳腺样组织。这种肿瘤所有确认的病例均具有良性行为[168-169]。然而，有 1 例乳腺型顶浆分泌上皮导管内癌来源于这种肿瘤的报道[170]。

发生在外阴的**表皮或皮肤附件型良性病变**（**benign lesions of epidermal or skin adnexal type**）包括寻常疣[72]、汗管瘤[171]、软骨样汗管瘤（良性混合瘤）[172]、肌上皮瘤[173]、色素性顶浆分泌腺错构瘤[174]、腺脂肪瘤[175]、良性毛发肿瘤[176]、其他毛源性肿瘤[177]、疣状角化不良瘤[178]和内翻性毛囊角化症[179]。虽然不一定是良性皮肤附件肿瘤，我们也想在这里提一下偶尔发生的外阴角化棘皮瘤[180-181]。

外阴**基底细胞癌**（**basal cell carcinoma**）通常表现为老年患者的大阴唇的结节状肿块；它可能长得很大并形成溃疡[182-183]。显微镜下，其表现和行为与皮肤其他部位的基底细胞癌相同，实性、角化性和腺样型均有描述（图 30.22）。其鉴别诊断包括伴有基底细胞样结构的 HPV 相关性鳞状细胞癌[101]。应记住，与在皮肤其他部位一样，基底细胞癌可能显示突然的可能为毛囊型的鳞状分化，这种改变并不影响病变的自然病史；这样的肿瘤不应被称为基底鳞状细胞癌。

外阴基底细胞癌淋巴结转移的发生率非常低，主要局限于深部浸润的病变[183]。

已报道，外阴有 **Merkel 细胞癌**（**Merkel cell carcinoma**），有时伴有 HPV 相关性鳞状上皮肿瘤（浸润性或上皮内）[184-185]。外阴 Merkel 细胞癌具有高度侵袭性行为[186]。在 1 例单个病例检测中没有发现有 Merkel 细胞多瘤病毒的证据[185]。

外阴**汗腺癌（sweat gland carcinoma）**非常少见；它可能表现为各种形态学结构，应与转移性腺癌鉴别[187]。在报道的病例中，有1例显示了黏液性和神经内分泌特征[188]，1例显示伴有恶性肌上皮瘤的特征[189]，还有1例显示类似于涎腺多形性低级别腺癌[190]（也见Bartholin腺中）。

皮脂腺癌（sebaceous carcinoma）可以发生在外阴；其表现类似于较常见于头颈部的皮脂腺癌[191]。

黑色素细胞肿瘤

黑色素细胞痣（melanocytic nevi）可发生于外阴，特别是大阴唇。见于成人的黑色素细胞痣几乎都是皮内痣或复合痣。有时年轻妇女的黑色素细胞痣可见明显的交界成分，其中增大的交界巢的大小、形状和部位不同，可能导致过诊断为恶性黑色素瘤[192-193]。有时（非典型性）**生殖器痣（genital nevus）**这一术语被用于这种令人烦恼的显微镜下病变，它可能显示程度明显的细胞学和结构非典型性[194-195]。良性雀斑（单纯性雀斑痣）也可以发生在外阴。生殖器黑变病的斑点一般比雀斑大（大至1.5 cm）；它们可显示相似的雀斑基底色素沉着，一般表皮增生不明显。真皮可能出现噬黑色素细胞。

外阴**黑色素瘤（melanoma）**是外阴继鳞状细胞癌之后第二个最常见的恶性肿瘤，大约占外阴所有恶性肿瘤的5%[196-197]。绝大多数黑色素瘤病例诊断时是50岁以上的妇女。外阴黑色素瘤最重要的鉴别诊断是外阴痣[198-199]。黑色素瘤的大多数病变在诊断时已处于晚期（Clark Ⅲ或Ⅳ级）（图30.23）[200]。显微镜下，外阴黑色素瘤表现类似于皮肤黑色素瘤（见第3章）（图30.24A）。一个重要的鉴别诊断是Paget病，偶尔两种肿瘤共存而使情况更复杂[201]。有时，黑色素瘤由梭形细胞构成，成束生长，酷似肉瘤（见图30.24B）。

对于外阴黑色素瘤，通常的治疗是根治性外阴切除术加双侧腹股沟淋巴结切除术；但是，对于深度≤1.75 mm的小病变，治疗可以采取广泛局部切除术[202-204]。外阴黑色素瘤的总的5年生存率大约是35%[205-206]。淋巴结状况、原发肿瘤的分级或厚度以及溃疡形成是最重要的预后参数[206-210]。有人提示，DNA倍体状况也可以提供预后信息[211]。外阴黑色素瘤比其他解剖学部位的黑色素瘤可能更常发生*c-KIT*或*NRAS*突变，但*BRAF*突变罕见[212-214]。

外阴**恶性蓝痣（malignant blue nevus）**发生卵巢转移已有报道[215]。

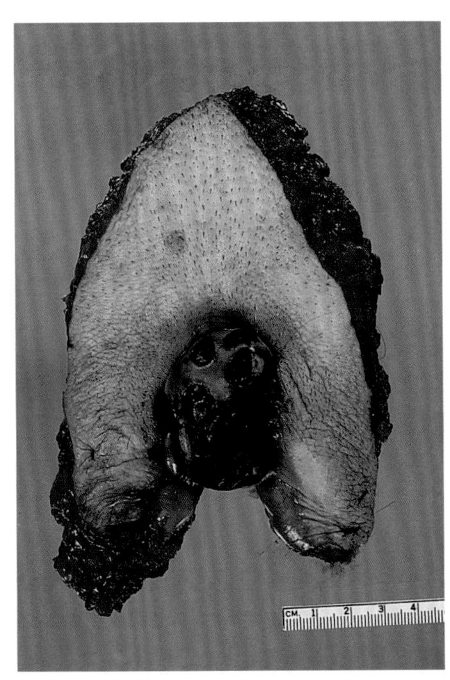

图30.23 外阴恶性黑色素瘤的大体表现。肿瘤大、息肉样、深度色素沉着和有溃疡形成

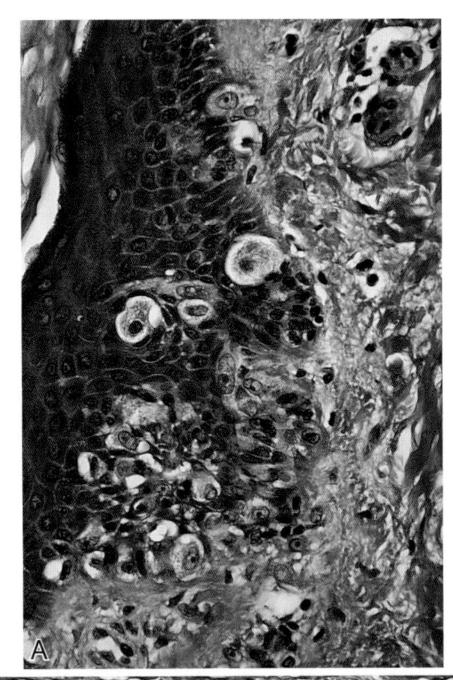

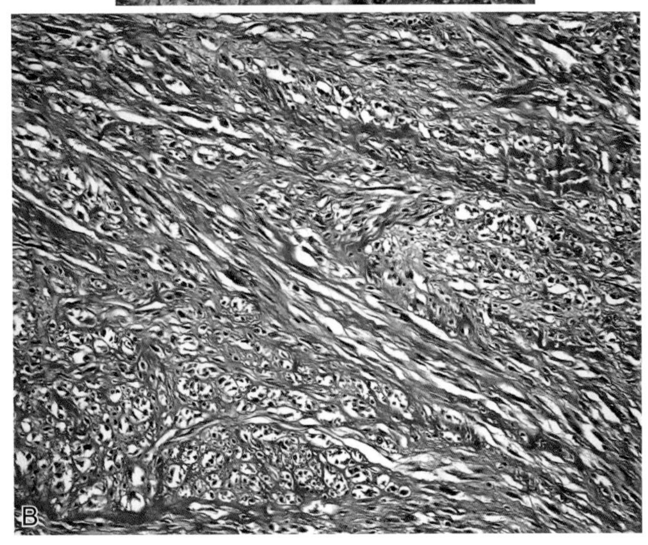

图30.24 **外阴恶性黑色素瘤**。**A**，浅表播散型，显示Paget样细胞的典型的表皮内生长。**B**，表现为梭形细胞成束生长的黑色素瘤，酷似间叶性肿瘤

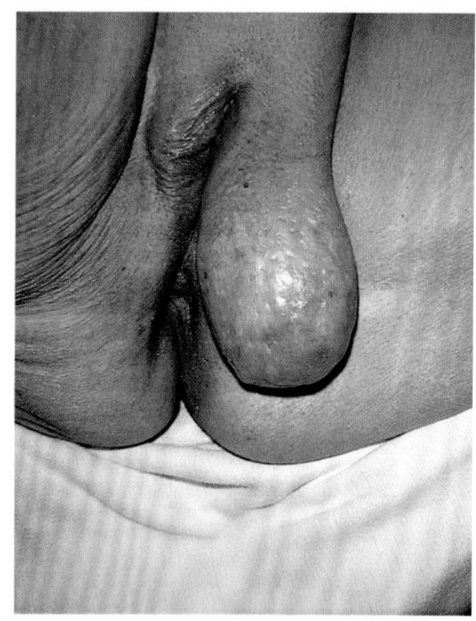

图 30.25 一侧阴唇的息肉样突出的侵袭性血管黏液瘤

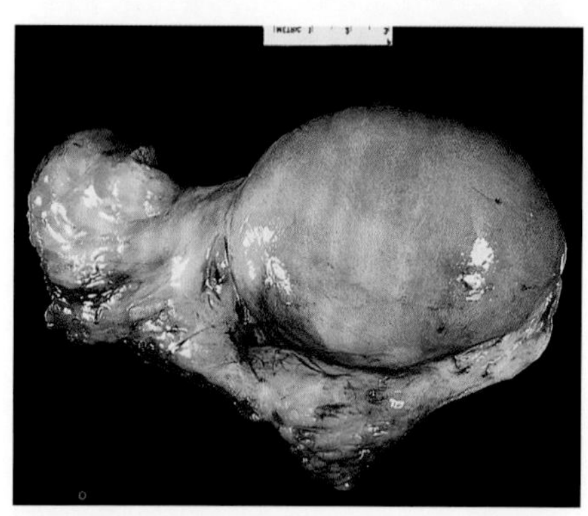

图 30.26 外阴侵袭性血管黏液瘤的切面。肿瘤质软，呈胶状，有包膜

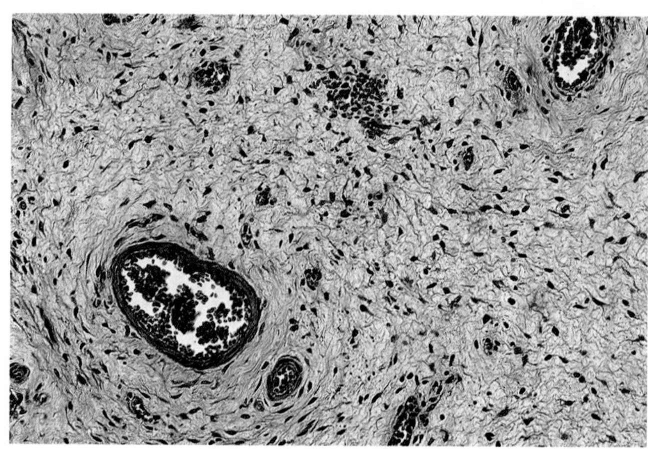

图 30.27 侵袭性血管黏液瘤的显微镜下表现。病变中细胞稀少，血管较大是其特征

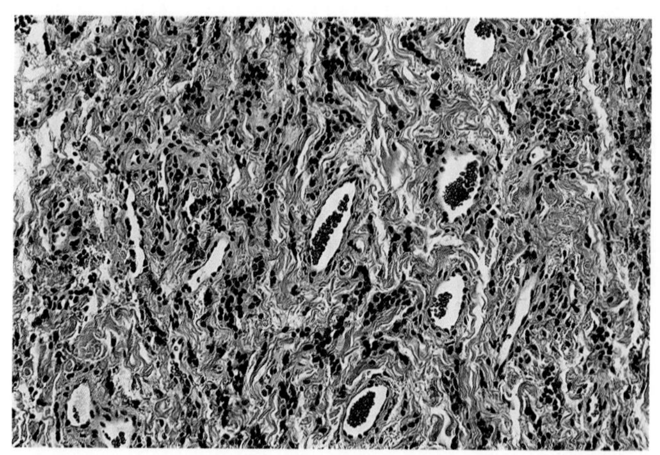

图 30.28 外阴血管肌成纤维细胞瘤。成排的小卵圆形细胞被纤维性条带分开

侵袭性血管黏液瘤和相关病变

侵袭性血管黏液瘤（aggressive angiomyxoma）是一种软组织肿瘤，通常发生在会阴。它常常表现为外阴肿块，临床上酷似前庭大腺囊肿（图 30.25）[216-217]。多数患者的年龄为 11 ~ 20 岁或 21 ~ 30 岁，但也有儿童病例报道[217-218]。在男性阴囊部位的类似肿瘤也有描述[219]。

大体上，外阴侵袭性血管黏液瘤的表现为水肿和界限不清（图 30.26）。显微镜下，可见细胞过少的间质，没有非典型性或核分裂活性，混合有相对大的血管，后者具有扩张的管腔，其外膜玻璃样变增厚（图 30.27）。这种肿瘤不同于下文描述的较常见的无害的纤维上皮性息肉，因为它较大，位置较深，且缺乏奇异的间质细胞。外阴侵袭性血管黏液瘤的鉴别诊断还包括血管肌成纤维细胞瘤、富于细胞的血管纤维瘤和重度会阴水肿（见下文）。浅表血管黏液瘤是一种密切相关的肿瘤，如同它的名字所示，其部位比较表浅（常常为外生性的），而且其非常局限，也不同于侵袭性血管黏液瘤[220]。超微结构和免疫组织化学染色检查，侵袭性血管黏液瘤具有原始间叶细胞的特征，局灶显示肌肉的特征[221-222]。酸性黏液染色，侵袭性血管黏液瘤仅为弱阳性，提示间质水肿多于黏液样。结蛋白（在男性病变不明显）、SMA（在大约半数的病例）、CD34（在大约半数）、雌激素受体（ER）和孕激素受体（PR）（100%，无论性别）呈阳性[223-224]。1/4 的病例还显示角蛋白 AE1/AE3 呈阳性[225]。一些病例细胞遗传学分析显示其涉及 12q14-15 位点的染色体易位[226]，即高机动组 AT-book 2 基因 *HMGA2* 在此易位，导致这种分子过表达[227-229]。应注意的是，*HMGA2* 过表达对于侵袭性血管黏液瘤不是特异性的，也可以见于其他肿瘤，包括平滑肌瘤[229]。已发现 1 例侵袭性血管黏液瘤有 t(5;8)(p15;q22) 易位[230]。

坐骨直肠窝和腹膜后间隙复发常见，可能是因为这些部位在进行手术完全切除时难以达到[231]。此外，有报道 2 例典型的病例有肺转移[232-233]。有报道，应用激素受体对肿瘤细胞进行靶向治疗已取得引人注目的反应[234]。

外阴**血管肌成纤维细胞瘤（angiomyofibroblastoma）**是一种外阴良性肿瘤，其特征是细胞丰富区与细胞稀少区交替出现，并混合有小的血管[235-237]。梭形和肥胖的间质细胞聚集在血管周围（图 30.28）。这些细胞对波形蛋白、结蛋白和激素受体呈阳性免疫反应，但对肌动

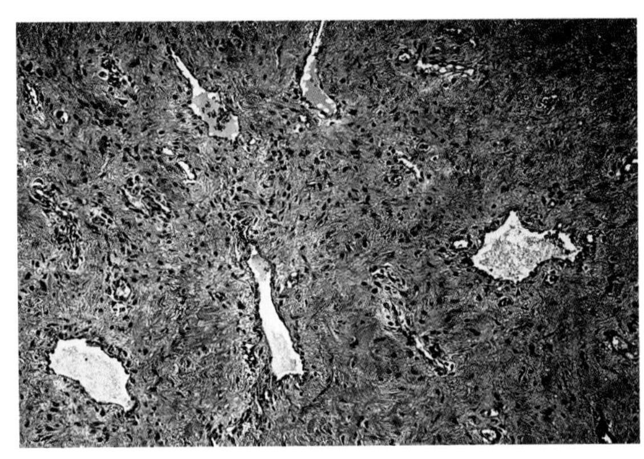

图 30.29 外阴血管纤维瘤。其显微镜下表现类似于鼻咽的血管纤维瘤（Slide Courtesy of Dr. Robert E Scully, Boston, MA）

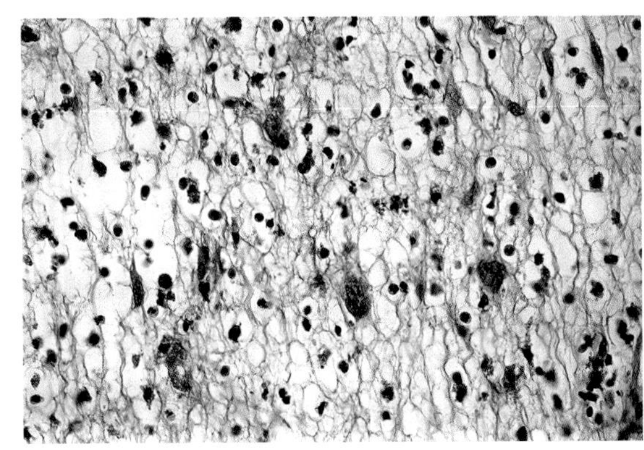

图 30.30 含有反应性间质细胞的外阴息肉，其中一些是多核细胞

蛋白或角蛋白通常不反应[238-239]。可能有成熟的脂肪组织成分；当脂肪丰富时，这种肿瘤被称为**脂肪瘤亚型**（**lipomatous variant**）[240]。其行为为良性行为，局部复发率非常低，但有1例有肉瘤性转化（"血管肌纤维肉瘤"）的报道[241]。已有提示，血管肌成纤维细胞瘤和他莫昔芬治疗之间存在相关性[242]。

典型的血管肌成纤维细胞瘤不同于侵袭性血管黏液瘤，因为它有清楚的边缘，高度富于细胞，血管丰富，间质细胞肥胖，有少量的间质黏液，以及很少有红细胞外渗[235,243]。然而，血管肌成纤维细胞瘤和侵袭性血管黏液瘤之间有足够的共同特征和转化发生，提示它们是密切相关的疾病[222,244-246]。

外阴**富于细胞的血管纤维瘤**（**cellular angiofibroma**）具有非常清楚的边缘，如同外阴血管肌成纤维细胞瘤。显微镜下，富于细胞的血管纤维瘤是由均一的、良性梭形间叶细胞组成的，伴有许多厚壁血管和不显著的成熟脂肪岛（图 30.29）[247]。该肿瘤富于细胞，核分裂活性可能活跃[248]。再次要强调的是，对这种肿瘤很难避免与这一节描述的其他肿瘤在组织发生上具有相关性的怀疑，它们的共同点是它们都来源于女性下生殖道特化的激素受体阳性的间叶组织[99,223]。

其他肿瘤和肿瘤样疾病

青春期前和青春期早期的**不对称性大阴唇增大**（**asymmetric labium majus enlargement**）在临床上可能类似于肿瘤[249]。它倾向于自发恢复，可能是这个年龄组对应正常激素调节的一种不对称性生理学增大。

重度外阴水肿（**massive vulvar edema**）可能是继发于肥胖和疏通不畅[250]。如果不是相同，它也类似于描述为外阴肥大伴淋巴水肿（或重度局灶性淋巴水肿）的病变[251]。它可能类似于侵袭性血管黏液瘤，但其临床特征会提醒妇科医师和病理医师做出正确诊断。

纤维上皮性息肉（**fibroepithelial polyp**）是一种位于浅表的病变，由疏松的黏液样间质构成，被覆正常的鳞状上皮。常常出现奇异的星形细胞，常常是多核细胞（图 30.30）[252-254]。一些病变有中度的细胞过多。这种细胞过多和奇异肿瘤细胞的混合可能会导致过诊断[255]。与发生在其他部位的这种病变一样，可能出现结蛋白免疫反应[256]。

青春期前外阴纤维瘤（**prepuberal vulvar fibroma**）是一种有争议的疾病，有些作者认为它是非肿瘤性激素引起的疾病，与不对称性大阴唇增大相同[249,257]。青春期前外阴纤维瘤的发病中位数年龄为8岁。大体上，其界限清楚；显微镜下，其是由位于不同程度的胶原性到水肿性到黏液性间质中的梭形细胞束组成的，缺乏非典型性和核分裂活性。切除之后可能局部复发[258]。

外阴可以发生良性和恶性**平滑肌肿瘤**（**smooth muscle tumor**）[259]。外阴平滑肌瘤包括可能酷似侵袭性血管黏液瘤的黏液样亚型[260]，而平滑肌肉瘤包括上皮样和黏液样亚型[261-262]。Nielsen 等[259]根据肿瘤大小（≥5 cm）、边缘浸润性、核分裂象（≥5/10 HPF）以及中到重度非典型性对外阴平滑肌肿瘤进行评估。具有上述三项或所有四项特征的肿瘤被认为是平滑肌肉瘤，而不具有或仅具有上述一项特征的肿瘤被命名为典型的平滑肌瘤，具有上述两项特征的肿瘤被称为非典型性平滑肌瘤。

许多其他类型的**非上皮性肿瘤和肿瘤样疾病**（**nonepithelial tumor and tumor-like condition**）发生在外阴及其周围均已有描述，其中多数是软组织类型的[263-264]。它们包括：子宫内膜异位症、静脉曲张[265]、血管瘤和血管瘤病（有时作为 Maffucci 综合征的一种成分）[266]、淋巴管瘤（临床上可能酷似疣）[267]、血管角皮瘤[268]、上皮样血管内皮细胞瘤[269]、血管球瘤[270-271]和球血管瘤[272]、血管肉瘤[273]（包括放疗后上皮样型）[274]、孤立性纤维性肿瘤[271]（图 30.31）、良性和恶性颗粒细胞瘤（有些伴有假上皮性增生）[275-277]（图 30.32）、神经鞘瘤[278]、神经纤维瘤（病）[279-280]、恶性外周神经鞘瘤[281-282]、硬化性脂肪肉芽肿[283]、卵黄囊瘤[284]、横纹肌肉瘤[285-286]（通常发生在儿童，属于胚胎性 / 葡萄状亚型）、良性淋巴组织增生[287]、疣状黄色瘤[288]、朗格汉斯细胞组织细胞增生症[289-291]、结节性筋膜炎[292]、术后梭形细胞结节[293]、未分化多形性肉瘤[294]、隆突性皮肤纤维肉瘤[295-297]（包括纤维肉瘤转化的病例[298]）、尤因肉瘤 /PNET[299]、滑膜肉瘤[300]（包括单形性型[301]）、纤维瘤病 / 硬纤维瘤（有时与妊娠有关）[302-303]、非典型性脂肪瘤性肿瘤[304]（一种类似于脂肪母细胞瘤的病变[305]）、恶性淋巴瘤[306-307]、副神经节瘤[308]、腺泡状软组织肉瘤[309]以及上皮样肉瘤[310]。

外阴**上皮样肉瘤**（**epithelioid sarcoma**）具有重要意义，因为它在外阴相对常见，而且它比常见的肢体远端

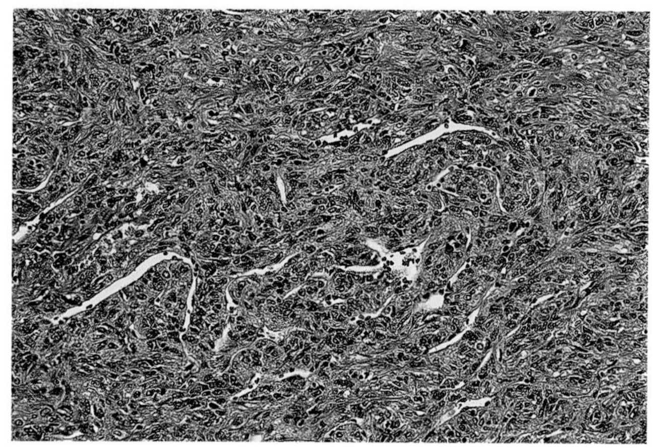

图 30.31　1 例累及外阴软组织的罕见的孤立性纤维性肿瘤病例

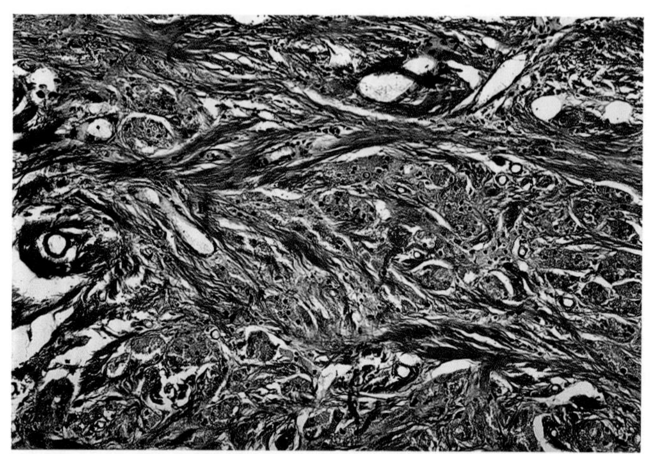

图 30.32　外阴颗粒细胞瘤

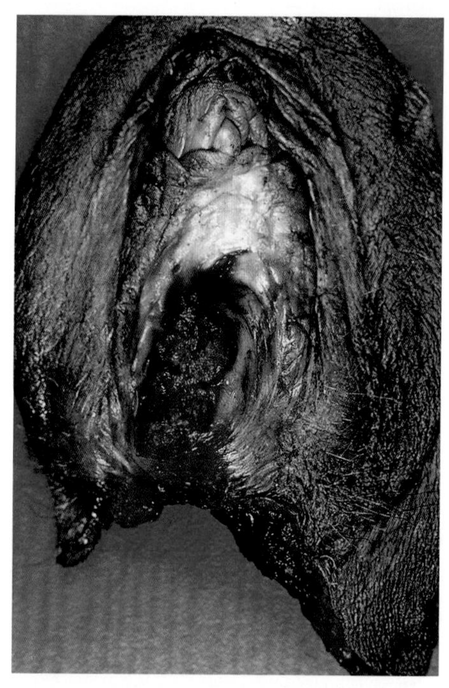

图 30.33　发生于前庭大腺的较大的癌

的上皮样肉瘤更倾向于有侵袭性的经过。当上皮样肉瘤这种肿瘤发生于外阴时，常常显示横纹肌样特征，这被认为与侵袭性经过有关，至少可能是侵袭性强的部分原因[311]。事实上，可能难以确定伴有这些特征的一个外阴肿瘤应该命名为上皮样肉瘤还是命名为恶性横纹肌样肿瘤[312-313]。这两种疾病在分子水平上也有重叠，因为两者均可能显示 *SMARCB1*（IN11）表达丧失[314]。远端型上皮样肉瘤这一术语已经用于这种特别的情况，其中外阴是最好的例子（见第 41 章）。

外阴转移性肿瘤通常来自子宫颈（几乎 50%）、子宫内膜、肾或胃肠道[315]。大多数表现为全身性疾病[316]。大阴唇是最常见的转移部位[317]。

前庭大腺和相关结构的病变

前庭大腺囊肿和脓肿（cyst and abscess of the Bartholin gland）是慢性细菌性炎症的结果，囊肿的内衬通常是移行或鳞状上皮，炎症浸润可能部分或完全破坏内衬上皮。通过在形成囊壁的纤维性和炎症性结缔组织中找到残留的黏液腺可以确立囊肿的本质。其分泌产物是非硫酸性涎腺黏液[4]。这种黏液有时外渗到间质中，可能引起类似于口腔“黏液囊肿”的改变[318]。这种囊肿可以通过切除术或开窗减压术治疗[319]。在个别情况下，发现炎症浸润具有**软斑病（malakoplakia）**的特征[320]。

外阴前庭**黏液性囊肿（mucous cyst）**通常为孤立囊肿，内衬产生黏液的柱状细胞[321]。

外阴这个区域的**良性肿瘤和肿瘤样疾病（benign tumor and tumor-like condition）**包括前庭小腺腺瘤[322]（可能是继发于外伤和炎症的局灶增生性改变）、结节性增生、腺肌瘤[323]、黏液性囊腺瘤[324]和乳头状瘤[325]。

前庭大腺的*癌*[326-329]可能表现为：鳞状细胞癌（图 30.33），腺癌[330]，尿路上皮（移行细胞）癌，HPV 相关性鳞状细胞癌的一种亚型（图 30.34），涎腺型基底细胞和上皮 - 肌上皮腺癌[331-332]，小细胞（神经内分泌）癌[333]，以及腺样囊性癌（包括腺管状亚型）（图 30.35）[334-336]。淋巴结转移常见。鳞状细胞癌[337]以及移行细胞癌[338]常见 HPV。腺样囊性癌可能有 *NFIB* 基因重排，类似于常见的涎腺腺样囊性癌[339]。总的生存率大约为 60%[324,340]。

女性尿道的病变

尿道肉阜（urethral caruncle）具有一个小的从尿道口突起的树莓样表现；它容易出血且可能发生感染。尿道肉阜仅发生在女性尿道，是一种反应性息肉样病变而不是真正的肿瘤。显微镜下，可见不同比例的慢性炎症细胞、扩张的血管和增生的上皮。过度解读反应性上皮岛或散在的奇异细胞或淋巴细胞则可能误诊为恶性肿瘤[341]。

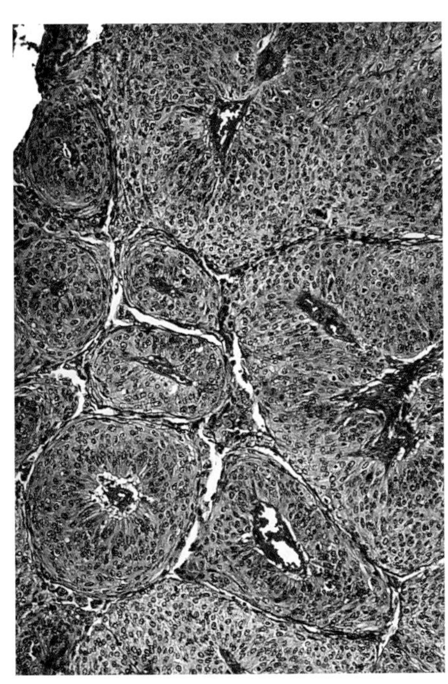

图 30.34 移行细胞型前庭大腺癌，是 HPV 相关性鳞状细胞癌的一种亚型

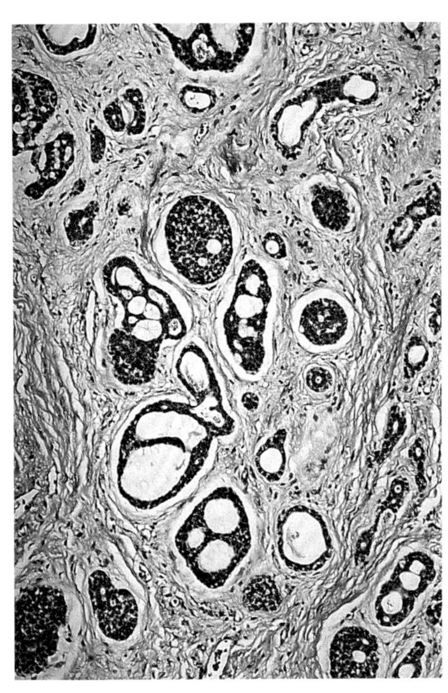

图 30.35 前庭大腺腺样囊性癌

尿道肉阜这种病变切除之后容易复发，可能是因为原来的刺激因素持续存在。

尿道黏膜脱垂（prolapse of urethral mucosa）可能发生于儿童期，临床上与外阴阴道肿瘤相似[342]。

所谓的**肾原性（中肾）腺瘤［nephrogenic (mesonephric) adenoma］**，传统上被认为是由炎症引起的化生性改变而不是真正的肿瘤。显微镜下，其类似于位于膀胱颈的较常见的病变[343-344]。同样，出现在尿道黏膜的结肠型黏液上皮也可以解释其化生性本质，虽然也可能是先天性来源的[345]。

绒毛状腺瘤（villous adenoma）发生在尿道也有报道，伴有直肠管状绒毛状腺瘤和腺癌[346]。

尿道癌（urethral carcinoma）发生在老年患者，临床表现为血尿和排尿困难[347-348]。大多数病例发生于尿道口，在移行和鳞状上皮交界处。在一项包含 35 例尿道癌病例的病例研究中，19 例的病变位于前方（外阴尿道），4 例位于后方（膀胱输尿管），而 12 例累及整个尿道[349]。

显微镜下，多数尿道癌是鳞状细胞癌[350-351]。其他类型的尿道癌包括：尿路上皮（移行细胞）癌、柱状 / 黏液性腺癌[352]、印戒细胞腺癌[353]、和透明细胞腺癌[354-355]。有趣的是，报道的发生在尿道憩室的癌接近半数是普通的腺癌或透明细胞腺癌[356-357]。有些尿道腺癌伴有尿道周围腺体腺瘤性增生[358]。大部分尿道癌应用 PCR 技术可以检测到 HPV[359]。

尿道癌的预后相对较差，除了肿瘤局限于尿道前部时[360]。一项大型病例研究显示，其 5 年、10 年和 15 年的精算生存率分别为 41%、31% 和 22%[361]。尿道癌通常采取放疗[361-363]，但根据其大小和部位，也可以单独采取手术或手术加放疗[364-365]。

尿道**平滑肌瘤（leiomyoma）**虽然非常少见，但它是这个部位最常见的良性间叶性肿瘤[366]。

尿道**恶性黑色素瘤（malignant melanoma）**是高度侵袭性肿瘤，治疗采取全尿道切除术加双侧腹股沟淋巴结切除术[367-368]。

在非常例外的情况下，**恶性淋巴瘤（malignant lymphoma）**可以表现为尿道肿瘤[369]。

尿道**转移性肿瘤（metastatic tumor）**通常来源于女性生殖道的其他部分，特别是子宫内膜[351]。

参考文献

1. McLean JM. Anatomy and physiology of the vulvar area. In: Ridley CM, ed. *The Vulva*. New York: Churchill Livingstone; 1988.
2. Wilkinson EJ, Hardt NS. Vulva. In: Mills SE, ed. *Histology for Pathologists*. 3rd ed. Philadelphia: Lippincott Williams and Wilkins; 2007: 983-998.
3. van der Putte SC. Anogenital 'sweat' glands. Histology and pathology of a gland that may mimic mammary glands. *Am J Dermatopathol*. 1991; 13: 557-567.
4. Rorat E, Ferenczy A, Richart RM. Human Bartholin gland, duct, and duct cyst. *Arch Pathol*. 1975; 99: 367-374.
5. Kazakov DV, Spagnolo DV, Kacerovska D, Michal M. Lesions of anogenital mammary-like glands: an update. *Adv Anat Pathol*. 2011; 18: 1-28.
6. van der Putte SC. Mammary-like glands of the vulva and their disorders. *Int J Gynecol Pathol*. 1994; 13: 150-160.
7. Kazakov DV, Hügel H, Vanecek T, Michal M.

Unusual hyperplasia of anogenital mammary-like glands. *Am J Dermatopathol.* 2006; 28: 134-137.

8. Kazakov DV, Spagnolo DV, Stewart CJ, et al. Fibroadenoma and phyllodes tumors of anogenital mammary-like glands: a series of 13 neoplasms in 12 cases, including mammary-type juvenile fibroadenoma, fibroadenoma with lactation changes, and neurofibromatosis-associated pseudoangiomatous stromal hyperplasia with multinucleated giant cells. *Am J Surg Pathol.* 2010; 34: 95-103.
9. Burger RA, Marcuse PM. Fibroadenoma of the vulva. *Am J Clin Pathol.* 1954; 24: 965-968.
10. Sington JD, Manek S, Hollowood K. Fibroadenoma of the mammary-like glands of the vulva. *Histopathology.* 2002; 41: 563-565.
11. Chulia MT, Paya A, Niveiro M, et al. Phyllodes tumor in ectopic breast tissue of the vulva. *Int J Surg Pathol.* 2001; 9: 81-83.
12. Tbakhi A, Cowan DF, Kumar D, Kyle D. Recurring phyllodes tumor in aberrant breast tissue of the vulva. *Am J Surg Pathol.* 1993; 17: 946-950.
13. Di Bonito L, Patriarca S, Falconieri G. Aggressive 'breast-like' adenocarcinoma of vulva. *Pathol Res Pract.* 1992; 188: 211-214.
14. Rose PG, Roman LD, Reale FR, et al. Primary adenocarcinoma of the breast arising in the vulva. *Obstet Gynecol.* 1990; 76: 537-539.
15. Simon KE, Dutcher JP, Runowicz CD, Wiernik PH. Adenocarcinoma arising in vulvar breast tissue. *Cancer.* 1988; 62: 2234-2238.
16. Abbott JJ, Ahmed I. Adenocarcinoma of mammary-like glands of the vulva: report of a case and review of the literature. *Am J Dermatopathol.* 2006; 28: 127-133.
17. Chung-Park M, Zheng Liu C, Giampoli EJ, et al. Mucinous adenocarcinoma of ectopic breast tissue of the vulva. *Arch Pathol Lab Med.* 2002; 126: 1216-1218.
18. Kazakov DV, Belousova IE, Sima R, Michal M. Mammary type tubulolobular carcinoma of the anogenital area: report of a case of a unique tumor presumably originating in anogenital mammary-like glands. *Am J Surg Pathol.* 2006; 30: 1193-1196.
19. Martin-Ezquerra G, et al. Treponema pallidum distribution patterns in mucocutaneous lesions of primary and secondary syphilis: an immunohistochemical and ultrastructural study. *Hum Pathol.* 2009; 40(5): 624-630.
20. Bassa AG, Hoosen AA, Moodley J, Bramdev A. Granuloma inguinale(donovanosis) in women. An analysis of 61 cases from Durban, South Africa. *Sex Transm Dis.* 1993; 20: 164-167.
21. O'Farrell N. Donovanosis. *Sex Transm Infect.* 2002; 78: 452-457.
22. Velho PE, Souza EM, Belda Junior W. Donovanosis. *Braz J Infect Dis.* 2008; 12: 521-525.
23. Ramdial PK, Kharsany AB, Reddy R, Chetty R. Transepithelial elimination of cutaneous vulval granuloma inguinale. *J Cutan Pathol.* 2000; 27: 493-499.
24. Alexander LJ, Shields TL. Squamous cell carcinoma of the vulva secondary to granuloma inguinale. *Arch Dermatol.* 1953; 67: 395-402.
25. Barnes R, Masood S, Lammert N, Young RH. Extragenital granuloma inguinale mimicking a soft-tissue neoplasm. A case report and review of the literature. *Hum Pathol.* 1990; 21: 559-561.
26. Mabey D, Peeling RW. Lymphogranuloma venereum. *Sex Transm Infect.* 2002; 78: 90-92.
27. Oriel JD. Infective conditions of the vulva. In: Ridley CM, Neill SM, eds. *The Vulva.* 2nd ed. Oxford: Blackwell Science; 1999: 71-120.
28. White JA. Manifestations and management of lymphogranuloma venereum. *Curr Opin Infect Dis.* 2009; 22: 57-66.
29. Koteen H. Lymphogranuloma venereum. *Medicine(Baltimore).* 1945; 24: 1-69.
30. O'Byrne P, MacPherson P, DeLaplante S, et al. Approach to lymphogranuloma venereum. *Can Fam Physician.* 2016; 62: 554-558.
31. Rainey R. The association of lymphogranuloma inguinale and cancer. *Surgery.* 1954; 35: 221-235.
32. Andreani SM, Ratnasingham K, Dang HH, et al. Crohn's disease of the vulva. *Int J Surg.* 2010; 8: 2-5.
33. Kremer M, Nussenson E, Steinfeld M, Zuckerman P. Crohn's disease of the vulva. *Am J Gastroenterol.* 1984; 79: 376-378.
34. Lavery HA, Pinkerton JHM, Sloan J. Crohn's disease of the vulva. Two further cases. *Br J Dermatol.* 1985; 113: 359-363.
35. Vettraino IM, Merritt DF. Crohn's disease of the vulva. *Am J Dermatopathol.* 1995; 17: 410-413.
36. Guerrieri C, Ohlsson E, Rydén G, Westermark P. Vulvitis granulomatosa. A cryptogenic chronic inflammatory hypertrophy of vulvar labia related to cheilitis granulomatosa and Crohn's disease. *Int J Gynecol Pathol.* 1995; 14: 352-359.
37. Haidopoulos D, Rodalakis A, Stefanidis K, et al. Behçet's disease: part of the differential diagnosis of the ulcerative vulva. *Clin Exp Obstet Gynecol.* 2002; 29: 219-221.
38. Sakane T, Takeno M, Suzuki N, Inaba G. Behçet's disease. *N Engl J Med.* 1999; 341: 1284-1291.
39. Roberts DB. Necrotizing fascitis of the vulva. *Am J Obstet Gynecol.* 1987; 157: 568-571.
40. Prayson RA, Stoler MH, Hart WR. Vulvar vestibulitis. A histopathologic study of 36 cases, including human papillomavirus in situ hybridization analysis. *Am J Surg Pathol.* 1995; 19: 154-160.
41. Chadha S, Gianotten WL, Drogendijk AC, et al. Histopathologic features of vulvar vestibulitis. *Int J Gynecol Pathol.* 1998; 17: 7-11.
42. Virgili A, Levratti A, Marzola A, Corassa M. Retrospective histopathologic reevaluation of 18 cases of plasma cell vulvitis. *J Reprod Med.* 2005; 50: 3-7.
43. Kiryu H, Ackerman AB. A critique of current classification of vulvar diseases. *Am J Dermatopathol.* 1990; 12: 377-392.
44. Ambros RA, Malfetano JH, Carlson JA, Mihm MC. Non-neoplastic epithelial alterations of the vulva: recognition assessment and comparisons of terminologies used among the various specialities. *Mod Pathol.* 1997; 10: 401-408.
45. Lawrence WD. Non-neoplastic epithelial disorders of the vulva(vulvar dystrophies). Historical and current perspectives. *Pathol Annu.* 1993; 28(Pt 2): 23-51.
46. Guerrero A, Venkatesan A. Inflammatory vulvar dermatoses. *Clin Obstet Gynecol.* 2015; 58: 464-475.
47. Janovski NA, Ames S. Lichen sclerosus et atrophicus of the vulva. A poorly understood disease entity. *Obstet Gynecol.* 1963; 22: 697-708.
48. Laseano EF, Montes LF, Mazzini MA. Lichen sclerosus et atrophicus in childhood. Report of 6 cases. *Obstet Gynecol.* 1964; 24: 872-877.
49. Carlson JA, Lamb P, Malfetano J, et al. Clinicopathologic comparison of vulvar and extragenital lichen sclerosus: histologic variants, evolving lesions, and etiology of 141 cases. *Mod Pathol.* 1998; 11: 844-854.
50. Fung MA, LeBoit PE. Light microscopic criteria for the diagnosis of early vulvar lichen sclerosus: a comparison with lichen planus. *Am J Surg Pathol.* 1998; 22: 473-478.
51. Regauer S, Liegl B, Reich O. Early vulvar lichen sclerosus: a histopathological challenge. *Histopathology.* 2005; 47: 340-347.
52. Lee ES, Allen D, Scurry J. Pseudoepitheliomatous hyperplasia in lichen sclerosus of the vulva. *Int J Gynecol Pathol.* 2002; 22: 57-62.
53. Hart WR, Norris JH, Helwig EB. Relation of lichen sclerosus et atrophicus of the vulva to development of carcinoma. *Obstet Gynecol.* 1975; 45: 369-377.
54. Wallace HJ. Lichen sclerosus et atrophicus. *Trans St Johns Hosp Dermatol Soc.* 1971; 57: 9-30.
55. Lee A, Bradford J, Fisher G. Long-term management of adult vulvar lichen sclerosus: a prospective cohort study of 507 women. *JAMA Dermatol.* 2015; 151: 1061-1067.
56. Chiessa-Vottero A, Dvoretsky PM, Hart WR. Histopathologic study of thin vulvar squamous cell carcinomas and associated cutaneous lesions: a correlative study of 48 tumors in 44 patients with analysis of adjacent vulvar intraepithelial neoplasia type and lichen sclerosus. *Am J Surg Pathol.* 2006; 30: 310-318.
57. Carlson JA, Ambros R, Malfetano J, et al. Vulvar lichen sclerosus and squamous cell carcinoma: a cohort, case control, and investigational study with historical perspective; implications for chronic inflammation and sclerosis in the development of neoplasia. *Hum Pathol.* 1998; 29: 932-948.
58. McAlpine JN, Leung SCY, Cheng A, et al. Human papillomavirus(HPV)-independent vulvar squamous cell carcinoma has a worse prognosis than HPV-associated disease: a retrospective cohort study. *Histopathology.* 2017 [Epub ahead of print].
59. Lee LJ, Howitt B, Catalanod P, et al. Prognostic importance of human papilloma virus(HPV) and p16 positivity in squamous cell carcinoma of the vulva treated with radiotherapy. *Gynecol Oncol.* 2016; 142: 293-298.
60. McAlpine JM, Kim SY, Akbari A, et al. HPV-independent differentiated vulvar intraepithelial neoplasia(dVIN) is associated with an aggressive clinical course. *Int J Gynecol Pathol.* 2016; in press.
61. Santos M, Landolfi S, Olivella A, et al. p16 overexpression identifies HPV-positive vulvar squamous cell carcinomas. *Am J Surg Pathol.* 2006; 30: 1347-1356.
62. Cheng AS, Karnezis AN, Jordan S, et al. p16 immunostaining allows for accurate subclassification of vulvar squamous cell carcinoma into HPV-associated and HPV-independent cases. *Int J Gynecol Pathol.* 2016; 35: 385-393.
63. Darragh TM, Colgan TJ, Cox T, et al. The lower anogenital squamous terminology standardization project for HPV-associated lesions: background and consensus recommendations from the College of American Pathologists and the American Society for Colposcopy and Cervical Pathology. *Int J Gynecol Pathol.* 2013; 32: 76-115.
64. Sideri M, Jones RW, Wilkinson EJ, et al. Squamous vulvar intraepithelial neoplasia: 2004 modified terminology, ISSVD Vulvar Oncology Subcommittee. *J Reprod Med.* 2005; 50: 807-810.
65. McMillan A, Bishop PE, Fletcher S. An immunohistological study of condylomata acuminata. *Histopathology.* 1990; 17: 45-52.
66. Crum CP, Fu YS, Levine RU, et al. Intraepithelial squamous lesions of the vulva. Biologic and histologic criteria for the distinction of condylomas from vulvar intraepithelial neoplasia. *Am J Obstet Gynecol.* 1982; 144: 77-83.
67. Nuovo GJ, O'Connell M, Blanco JS, et al. Correlation of histology and human papillomavirus DNA detection in condyloma acuminatum and condyloma-like vulvar lesions. *Am J Surg Pathol.*

1989; 13: 700-706.
68. Pirog EC, Chen YT, Isacson C. MIB-1 immunostaining is a beneficial adjunct test for accurate diagnosis of vulvar condyloma acuminatum. *Am J Surg Pathol.* 2000; 24: 1393-1399.
69. Shevchuk MM, Richart RM. DNA content of condyloma acuminatum. *Cancer.* 1982; 49: 489-492.
70. McLachlin CM, Kozakewich H, Craighill M, et al. Histologic correlates of vulvar human papillomavirus infection in children and young adults. *Am J Surg Pathol.* 1994; 18: 728-735.
71. McLachlin CM, Mutter GL, Crum CP. Multinucleated atypia of the vulva. Report of a distinct entity not associated with human papillomavirus. *Am J Surg Pathol.* 1994; 18: 1233-1239.
72. Aguillera-Barrantes I, Magro C, Nuovo GJ. Verruca vulgaris of the vulva in children and adults: a non-venereal type of vulvar wart. *Am J Surg Pathol.* 2007; 31: 529-535.
73. Hongwei B, Cviko A, Granter S, et al. Immunophenotypic and viral(human papillomavirus) correlates of vulvar seborrheic keratosis. *Hum Pathol.* 2003; 34: 559-564.
74. Quinn TR, Young RH. Epidermolytic hyperkeratosis in the lower female genital tract: an uncommon simulant of mucocutaneous papillomavirus infection—a report of two cases. *Int J Gynecol Pathol.* 1997; 16: 163-168.
75. Wade TR, Ackerman AB. The effects of resin of podophyllin on condyloma acuminatum. *Am J Dermatopathol.* 1984; 6: 109-122.
76. Nucci MR, Genest DR, Tate JE, et al. Pseudobowenoid change of the vulva: a histologic variant of untreated condyloma acuminatum. *Mod Pathol.* 1996; 9: 375-379.
77. Ferenczy A. Laser treatment of patients with condylomata and squamous carcinoma precursors of the lower female genital tract. *CA Cancer J Clin.* 1987; 37: 334-347.
78. Abell MR, Gosling JRG. Intraepithelial and infiltrating carcinoma of the vulva. Bowen's type. *Cancer.* 1961; 14: 318-329.
79. Patterson JW, Kao GF, Graham JH, Helwig EB. Bowenoid papulosis. A clinicopathologic study with ultrastructural observations. *Cancer.* 1986; 57: 823-836.
80. Shatz P, Bergeron C, Wilkinson EJ, et al. Vulvar intraepithelial neoplasia and skin appendage involvement. *Obstet Gynecol.* 1989; 74: 769-774.
81. Armes JE, Lourie R, Bowlay G, Tabrizi S. Pagetoid squamous cell carcinoma in situ of the vulva: comparison with extramammary Paget disease and nonpagetoid squamous cell neoplasia. *Int J Gynecol Pathol.* 2008; 27: 118-124.
82. Raju RR, Goldblum JR, Hart WR. Pagetoid squamous cell carcinoma in situ(pagetoid Bowen disease) of the external genitalia. *Int J Gynecol Pathol.* 2003; 22: 127-135.
83. Kimura A. Condylomata acuminata with pigmented papular lesions. *Dermatologica.* 1980; 160: 390-397.
84. Sykes P, Smith N, McCormick P, Frizelle FA. High-grade vulval intraepithelial neoplasia (VIN 3): a retrospective analysis of patient characteristics, management outcome and relationship to squamous cell carcinoma of the vulva 1989–1999. *Aust N Z J Obstet Gynaecol.* 2002; 42: 69-74.
85. Forney JP, Morrow CP, Townsend DE, DiSaia PJ. Management of carcinoma in situ of the vulva. *Am J Obstet Gynecol.* 1977; 127: 801-806.
86. van Seters M, van Beurden M, ten Kate FJ, et al. Treatment of vulvar intraepithelial neoplasia with topical imiquimod. *N Engl J Med.* 2008; 358: 1465-1473.
87. Hart WR. Vulvar intraepithelial neoplasia: historical aspects and current status. *Int J Gynecol Pathol.* 2001; 20: 16-30.
88. Mulvany NJ, Allen DG. Differentiated intraepithelial neoplasia of the vulva. *Int J Gynecol Pathol.* 2008; 27: 125-135.
89. Yang B, Hart WR. Vulvar intraepithelial neoplasia of the simplex(differentiated) type: a clinicopathologic study including analysis of HPV and p53 expression. *Am J Surg Pathol.* 2000; 24: 429-441.
90. van de Nieuwenhof HP, Bulten J, Hollema H, et al. Differentiated vulvar intraepithelial neoplasia is often found in lesions, previously diagnosed as lichen sclerosus, which have progressed to vulvar squamous cell carcinoma. *Mod Pathol.* 2011; 24: 297-305.
91. Singh N, Leen SL, Han G, et al. Expanding the morphologic spectrum of differentiated VIN (dVIN) through detailed mapping of cases with p53 loss. *Am J Surg Pathol.* 2015; 39: 52-60.
92. Kaefner HK, Tate JE, McLachlin CM, Crum CP. Vulvar intraepithelial neoplasia. Morphological phenotype, papillomavirus DNA, and coexisting invasive carcinoma. *Hum Pathol.* 1995; 26: 147-154.
93. Pinto AP, Miron A, Yassin Y, et al. Differentiated vulvar intraepithelial neoplasia contains Tp53 mutations and is genetically linked to vulvar squamous cell carcinoma. *Mod Pathol.* 2010; 23: 404-412.
94. van der Avoort IA, van der Laak JA, Paffen A, et al. MIB1 expression in basal cell layer: a diagnostic tool to identify premalignancies of the vulva. *Mod Pathol.* 2007; 20: 770-778.
95. Ordi J, Alejo M, Fuste V, et al. HPV-negative vulvar intraepithelial neoplasia(VIN) with basaloid histologic pattern: an unrecognized variant of simplex(differentiated) VIN. *Am J Surg Pathol.* 2009; 33: 1659-1665.
96. Nascimento AF, Granter SR, Cviko A, et al. Vulvar acanthosis with altered differentiation: a precursor to verrucous carcinoma? *Am J Surg Pathol.* 2004; 28: 638-643.
97. Dvoretsky PM, Bonfiglio TA. The pathology of vulvar squamous cell carcinoma and verrucous carcinoma. *Pathol Annu.* 1986; 21(Pt 2): 23-45.
98. McCluggage WG. Recent developments in vulvovaginal pathology. *Histopathology.* 2009; 54: 156-173.
99. Del Pino M, Rodriguez-Carunchio L, Ordi J. Pathways of vulvar intraepithelial neoplasia and squamous cell carcinoma. *Histopathology.* 2013; 62: 392-399.
100. Vinokurova S, Wentzensen N, Einekel J, et al. Clonal history of papillomavirus-induced dysplasia in the female lower genital tract. *J Natl Cancer Inst.* 2005; 97: 1816-1821.
101. Kurman RJ, Toki T, Schiffman MH. Basaloid and warty carcinomas of the vulva. Distinctive types of squamous cell carcinoma frequently associated with human papillomaviruses. *Am J Surg Pathol.* 1993; 17: 133-145.
102. Figge DC, Tamimi HK, Greer BE. Lymphatic spread in carcinoma of the vulva. *Am J Obstet Gynecol.* 1985; 152: 387-394.
103. Cady B. Sentinel lymph node procedure in squamous cell carcinoma of the vulva. *J Clin Oncol.* 2000; 18: 2795-2797.
104. de Hullu JA, Hollema H, Piers DA, et al. Sentinel lymph node procedure is highly accurate in squamous cell carcinoma of the vulva. *J Clin Oncol.* 2000; 18: 2811-2816.
105. Gibb RK, et al. Vulva. In: Mahul B, ed. *AJCC Cancer Staging Manual.* 8th ed. Amin: Chicago, IL; 2016.
106. Creasman WT, Phillips JL, Menck HR. The National Cancer Data Base Report on early stage invasive vulvar carcinoma. The American College of Surgeons Commission on Cancer and the American Cancer Society. *Cancer.* 1997; 80: 505-513.
107. Hopkins MP, Morley GW. Pelvic exenteration for the treatment of vulvar cancer. *Cancer.* 1992; 70: 2835-2838.
108. Hacker NF, Van der Velden J. Conservative management of early vulvar cancer. *Cancer.* 1993; 71: 1673-1677.
109. Heaps JM, Fu YS, Montz FJ, et al. Surgical–pathologic variables predictive of local recurrence in squamous cell carcinoma of the vulva. *Gynecol Oncol.* 1990; 38: 309-314.
110. Moore DH. Chemotherapy and radiation therapy in the treatment of squamous cell carcinoma of the vulva: are two therapies better than one? *Gynecol Oncol.* 2009; 113: 379-383.
111. Coleman RL, Santoso JT. Vulvar carcinoma. *Curr Treat Options Oncol.* 2000; 1: 177-190.
112. Perez CA, Grigsby PW, Galakatos A, et al. Radiation therapy in management of carcinoma of the vulva with emphasis on conservation therapy. *Cancer.* 1993; 71: 3707-3716.
113. Donaldson ES, Powell DE, Hanson MB, van Nagell JR. Prognostic parameters in invasive vulvar cancer. *Gynecol Oncol.* 1981; 11: 184-190.
114. Homesley HD, Bundy BN, Sedlis A, et al. Assessment of current International Federation of Gynecology and Obstetrics staging of vulvar carcinoma relative to prognostic factors for survival(a Gynecologic Oncology Group study). *Am J Obstet Gynecol.* 1991; 164: 997-1003.
115. Homesley HD, Bundy BN, Sedlis A, et al. Prognostic factors for groin node metastasis in squamous cell carcinoma of the vulva(a Gynecologic Oncology Group study). *Gynecol Oncol.* 1993; 49: 279-283.
116. Husseinzadeh N, Zaino R, Nahhas WA, Mortel R. The significance of histologic findings in predicting nodal metastases in invasive squamous cell carcinoma of the vulva. *Gynecol Oncol.* 1983; 16: 105-111.
117. Kunschner A, Kanbour AI, David B. Early vulvar carcinoma. *Am J Obstet Gynecol.* 1978; 132: 599-606.
118. Blecharz P, Karolewski K, Bieda T, et al. Prognostic factors in patients with carcinoma of the vulva—our own experience and literature review. *Eur J Gynaecol Oncol.* 2008; 29: 260-263.
119. Woelber L, Mahner S, Voelker K, et al. Clinicopathological prognostic factors and patterns of recurrence in vulvar cancer. *Anticancer Res.* 2009; 29: 545-552.
120. Homesley HD. Lymph node findings and outcome in squamous cell carcinoma of the vulva [editorial]. *Cancer.* 1994; 74: 2399-2402.
121. Paladini D, Cross P, Lopes A, Monaghan JM. Prognostic significance of lymph node variables in squamous cell carcinoma of the vulva. *Cancer.* 1994; 74: 2491-2496.
122. Binder SW, Huang I, Fu YS, et al. Risk factors for the development of lymph node metastasis in vulvar squamous cell carcinoma. *Gynecol Oncol.* 1990; 37: 9-16.
123. Ross MJ, Ehrmann RL. Histologic prognosticators in stage I squamous cell carcinoma of the vulva. *Obstet Gynecol.* 1987; 70: 774-784.
124. Ambros RA, Melfetano JH, Mihm MC. Clinicopathologic features of vulvar squamous cell carcinomas exhibiting prominent fibromyxoid stromal response. *Int J Gynecol Pathol.* 1996; 15: 137-145.
125. Kagie MJ, Kenter GG, Tollenaar RA, et al. p53 protein overexpression, a frequent observation

in squamous cell carcinoma of the vulva and in various synchronous vulvar epithelia, has no value as a prognostic parameter. *Int J Gynecol Pathol.* 1997; 16: 124-130.

126. Kojiro S, Growdon WB, Orezzoli JP, et al. Expression of p16, p53 and EGFR in squamous cell carcinoma(SCC) of the vulva: a study of 96 cases. *Lab Invest.* 2009; 89(suppl 1): 221A.
127. College of American Pathologists. Cancer protocol templates. http://www.cap.org/web/oracle/webcenter/portalapp/pagehierarchy/cancer_protocol_templates.jspx?_adf.ctrl-state=sj65ljtfp_4&_afrLoop=886554031265311#!.
128. Abdel-Mesih A, Daya D, Onuma K, Sur M. Interobserver agreement for assessing invasion in stage 1A vulvar squamous cell carcinoma. *Am J Surg Pathol.* 2013; 37: 1336-1341.
129. Japaze H, Van Dinh T, Woodruff JD. Verrucous carcinoma of the vulva. Study of 24 cases. *Obstet Gynecol.* 1982; 60: 462-466.
130. Kraus FT, Perez-Mesa C. Verrucous carcinoma. Clinical and pathologic study of 105 cases involving oral cavity, larynx and genitalia. *Cancer.* 1966; 19: 26-38.
131. Partridge EE, Murad T, Shingleton HM, et al. Verrucous lesions of the female genital tract. I. Giant condyloma. *Am J Obstet Gynecol.* 1980; 137: 412-418.
132. Brisigotti M, Moreno A, Murcia C, et al. Verrucous carcinoma of the vulva. A clinicopathologic and immunohistochemical study of five cases. *Int J Gynecol Pathol.* 1989; 8: 1-7.
133. Liegl B, Leibl S, Gogg-Kamerer M, et al. Mammary and extramammary Paget's disease: an immunohistochemical study of 83 cases. *Histopathology.* 2007; 50: 439-447.
134. Regauer S. Extramammary Paget's disease—a proliferation of adnexal origin? *Histopathology.* 2006; 48: 723-729.
135. Willman JH, Golitz LE, Fitzpatrick JE. Vulvar clear cells of Toker: precursors of extramammary Paget's disease. *Am J Dermatopathol.* 2005; 27: 185-188.
136. Helm KF, Goellner JR, Peters MS. Immunohistochemical stains in extramammary Paget's disease. *Am J Dermatopathol.* 1992; 14: 402-407.
137. Kuan SF, Montag AG, Hart J, et al. Differential expression of mucin genes in mammary and extramammary Paget's disease. *Am J Surg Pathol.* 2001; 25: 1469-1477.
138. Yoshii N, Kitajima S, Yonezawa S, et al. Expression of mucin core proteins in extramammary Paget's disease. *Pathol Int.* 2002; 52: 390-399.
139. Kondo Y, Kashima K, Daa T, et al. The ectopic expression of gastric mucin in extramammary and mammary Paget's disease. *Am J Surg Pathol.* 2002; 26: 617-623.
140. Kohler S, Smoller BR. Gross cystic disease fluid protein-15 reactivity in extramammary Paget's disease with and without associated internal malignancy. *Am J Dermatopathol.* 1996; 18: 118-123.
141. Nadji M, Morales AR, Girtanner RE, et al. Paget's disease of the skin. A unifying concept of histogenesis. *Cancer.* 1982; 50: 2203-2206.
142. Olson DJ, Fujimura M, Swanson P, Okagaki T. Immunohistochemical features of Paget's disease of the vulva with and without adenocarcinoma. *Int J Gynecol Pathol.* 1991; 10: 285-295.
143. Urabe A, Matsukuma A, Shimizu N, et al. Extramammary Paget's disease. Comparative histopathologic studies of intraductal carcinoma of the breast and apocrine adenocarcinoma. *J Cutan Pathol.* 1990; 17: 257-265.
144. Watanabe S, Ohnishi T, Takahashi H, Ishibashi Y. A comparative study of cytokeratin expression in Paget cells located at various sites. *Cancer.* 1993; 72: 3323-3330.
145. Guarner J, Cohen C, De Rose PB. Histogenesis of extramammary and mammary Paget cells. An immunohistochemical study. *Am J Dermatopathol.* 1989; 11: 313-318.
146. Reed W, Oppedal BR, Eeg Larsen T. Immunohistology is valuable in distinguishing between Paget's disease, Bowen's disease and superficial spreading malignant melanoma. *Histopathology.* 1990; 16: 583-588.
147. Zeng HA, Cartun R, Ricci A Jr. Potential diagnostic utility of CDX-2 immunophenotyping in extramammary Paget's disease. *Appl Immunohistochem Mol Morphol.* 2005; 13: 342-346.
148. Diaz de Leon E, Carcangiu ML, Prieto VG, et al. Extramammary Paget's disease is characterized by the consistent lack of estrogen and progesterone receptors but frequently expresses androgen receptor. *Am J Clin Pathol.* 2000; 113: 572-575.
149. Fujimoto A, Takata M, Hatta N, Takehara K. Expression of structurally unaltered androgen receptor in extramammary Paget's disease. *Lab Invest.* 2000; 80: 1465-1471.
150. Goldblum JR, Hart WR. Vulvar Paget's disease: a clinicopathologic and immunohistochemical study of 19 cases. *Am J Surg Pathol.* 1997; 21: 1178-1187.
151. Smith KJ, Tuur S, Corvette D, et al. Cytokeratin 7 staining in mammary and extramammary Paget's disease. *Mod Pathol.* 1997; 10: 1069-1074.
152. Wilkinson EJ, Brown HM. Vulvar Paget disease of urothelial origin: a report of three cases and a proposed classification of vulvar Paget disease. *Hum Pathol.* 2002; 33: 549-554.
153. Brown HM, Wilkinson EJ. Uroplakin-III to distinguish primary vulvar Paget disease from Paget disease secondary to urothelial carcinoma. *Hum Pathol.* 2002; 33: 545-548.
154. Morbeck D, et al. GATA3 expression in primary vulvar Paget disease: a potential pitfall leading to misdiagnosis of pagetoid urothelial intraepithelial neoplasia. *Histopathology.* 2016; 70(3): 435-441.
155. Plaza JA, Torres-Cabala C, Ivan D, Preito VG. Her-2/neu expression in extramammary Paget disease: immunohistochemical study of 47 cases with and without underlying malignancy. *J Cutan Pathol.* 2009; 36: 729-733.
156. Shaco-Levy R, Bean SM, Vollmer RT, et al. Paget disease of the vulva: a histologic study of 56 cases correlating pathologic features and disease course. *Int J Gynecol Pathol.* 2010; 29: 69-78.
157. Alguacil-Garcia A, O'Connor R. Mucin-negative biopsy in extra-mammary Paget's disease. A diagnostic problem. *Histopathology.* 1989; 15: 429-431.
158. Helwig EB, Graham JH. Anogenital (extramammary) Paget's disease. A clinicopathological study. *Cancer.* 1963; 16: 387-403.
159. Jones RE Jr, Austin C, Ackerman AB. Extramammary Paget's disease. A critical reexamination. *Am J Dermatopathol.* 1979; 1: 101-132.
160. Curtin JP, Rubin SC, Jones WB, et al. Paget's disease of the vulva. *Gynecol Oncol.* 1990; 39: 374-377.
161. Fenn ME, Morley GW, Abell MR. Paget's disease of vulva. *Obstet Gynecol.* 1971; 38: 660-670.
162. Lee SC, Roth LM, Ehrlich C, Hall JA. Extramammary Paget's disease of the vulva. A clinicopathologic study of 13 cases. *Cancer.* 1977; 39: 2540-2549.
163. Crawford D, Nimmo M, Clement PB, et al. Prognostic factors in Paget's disease of the vulva: a study of 21 cases. *Int J Gynecol Pathol.* 1999; 18: 351-359.
164. Hart WR, Millman JB. Progression of intraepithelial Paget's disease of the vulva to invasive carcinoma. *Cancer.* 1977; 40: 2333-2337.
165. Gunn RA, Gallager HS. Vulvar Paget's disease. A topographic study. *Cancer.* 1980; 46: 590-594.
166. Misas JE, Larson JE, Podezaski E, et al. Recurrent Paget disease of the vulva in a split-thickness graft. *Obstet Gynecol.* 1990; 76: 543-544.
167. Sington J, Chandrapala R, Manek S, Hollowood K. Mitotic count is not predictive of clinical behavior in hidradenoma papilliferum of the vulva: a clinicopathologic study of 19 cases. *Am J Dermatopathol.* 2006; 28: 322-326.
168. Meeker JH, Neubecker RD, Helwig EF. Hidradenoma papilliferum. *Am J Clin Pathol.* 1962; 37: 182-195.
169. Woodworth H Jr, Dockerty MB, Wilson RB, Pratt JH. Papillary hidradenoma of the vulva. A clinicopathologic study of 69 cases. *Am J Obstet Gynecol.* 1971; 110: 501-508.
170. Pelosi G, Martignoni G, Bonetti F. Intraductal carcinoma of mammary-type apocrine epithelium arising within a papillary hydradenoma of the vulva. Report of a case and review of the literature. *Arch Pathol Lab Med.* 1991; 115: 1249-1254.
171. Carneiro SJ, Gardner HL, Knox JM. Syringoma. Three cases with vulvar involvement. *Obstet Gynecol.* 1972; 39: 95-99.
172. Rorat E, Wallach RC. Mixed tumors of the vulva. Clinical outcome and pathology. *Int J Gynecol Pathol.* 1984; 3: 323-328.
173. Meenakshi M, McCluggage WG. Myoepithelial neoplasms involving the vulva and vagina: report of 4 cases. *Hum Pathol.* 2009; 40: 1747-1753.
174. Chen KT. Pigmented apocrine hamartoma of the vulva: a report of two cases. *Int J Gynecol Pathol.* 2005; 24: 85-87.
175. Pantanowitz L, Henneberry JM, Otis CN, Zakhary M. Adenolipoma of the external female genitalia. *Int J Gynecol Pathol.* 2008; 27: 297-300.
176. Avinoach I, Zirkin HJ, Glezerman M. Proliferating trichilemmal tumor of the vulva. Case report and review of the literature. *Int J Gynecol Pathol.* 1989; 8: 163-168.
177. Regauer S, Nogales FF. Vulvar trichogenic tumors: a comparative study with vulvar basal cell carcinoma. *Am J Surg Pathol.* 2005; 29: 479-484.
178. Duray PH, Merino MJ, Axiotis C. Warty dyskeratoma of the vulva. *Int J Gynecol Pathol.* 1983; 2: 286-293.
179. Roth LM, Look KY. Inverted follicular keratosis of the vulvar skin: a lesion that can be confused with squamous cell carcinoma. *Int J Gynecol Pathol.* 2001; 19: 369-373.
180. Chen W, Koenig C. Vulvar keratoacanthoma: a report of two cases. *Int J Gynecol Pathol.* 2004; 23: 284-286.
181. Rhatigan RM, Nuss RC. Keratoacanthoma of the vulva. *Gynecol Oncol.* 1985; 21: 118-123.
182. Cruz-Jimenez PR, Abell MR. Cutaneous basal cell carcinoma of vulva. *Cancer.* 1975; 36: 1860-1868.
183. Perrone T, Twiggs LB, Adcock LL, Dehner LP. Vulvar basal cell carcinoma. An infrequently metastasizing neoplasm. *Int J Gynecol Pathol.* 1987; 6: 152-165.
184. Chen KTK. Merkel's cell(neuroendocrine) carcinoma of the vulva. *Cancer.* 1994; 73: 2186-2191.
185. Chien CH, Wu YY, Kuo KT, et al. Combined squamous cell carcinoma and Merkel cell carcinoma of the vulva: Role of human papillomavirus and Merkel cell polyomavirus. *JAAD Case Rep.* 2015; 4: 196-199.
186. Loret de Mola JR, Hudock PA, Steinetz C, et al. Merkel cell carcinoma of the vulva. *Gynecol On-*

col. 1993; 51: 272-276.
187. Wick MR, Goellner JR, Wolfe JT III, Su WPD. Vulvar sweat gland carcinomas. *Arch Pathol Lab Med.* 1985; 109: 43-47.
188. Rahilly MA, Beattie GJ, Lessells AM. Mucinous eccrine carcinoma of the vulva with neuroendocrine differentiation. *Histopathology.* 1995; 27: 82-86.
189. Hinze P, Feyler S, Berndt J, et al. Malignant myoepithelioma of the vulva resembling a rhabdoid tumour. *Histopathology.* 1999; 35: 50-54.
190. Young S, Leon M, Talerman A, et al. Polymorphous low-grade adenocarcinoma of the vulva and vagina: a tumor resembling adenoid cystic carcinoma. *Int J Surg Pathol.* 2003; 11: 43-49.
191. Escalonilla P, Grilli R, Canamero M, et al. Sebaceous carcinoma of the vulva. *Am J Dermatopathol.* 1999; 21: 468-472.
192. Christensen WN, Friedman KJ, Woodruff JD, Hood AF. Histologic characteristics of vulvar nevocellular nevi. *J Cutan Pathol.* 1987; 14: 87-91.
193. Rock B. Pigmented lesions of the vulva. *Dermatol Clin.* 1992; 10: 361-370.
194. Clark WH Jr, Hood AF, Tucker MA, Jampel RM. Atypical melanocytic nevi of the genital type with a discussion of reciprocal parenchymal–stromal interactions in the biology of neoplasia. *Hum Pathol.* 1998; 29: S1-S24.
195. Gleason BC, Hirsch MS, Nucci MR, et al. Atypical genital nevi. A clinicopathologic analysis of 56 cases. *Am J Surg Pathol.* 2008; 32: 51-57.
196. Jaramillo BA, Ganjei P, Averette HE, et al. Malignant melanoma of the vulva. *Obstet Gynecol.* 1985; 66: 398-401.
197. Panizzon RG. Vulvar melanoma. *Semin Dermatol.* 1996; 15: 67-70.
198. Ragnarsson-Olding B, Johansson H, Rutqvist LE, Ringborg U. Malignant melanoma of the vulva and vagina. Trends in incidence, age distribution, and long-term survival among 245 consecutive cases in Sweden 1960–1984. *Cancer.* 1993; 71: 1893-1897.
199. Ragnarsson-Olding BK, Kanter-Lewensohn LR, Lagerlof B, et al. Malignant melanoma of the vulva in a nationwide, 25-year study of 219 Swedish females: clinical observations and histopathologic features. *Cancer.* 1999; 86: 1273-1284.
200. Ronan SG, Eng AM, Briele HA, et al. Malignant melanoma of the female genitalia. *J Am Acad Dermatol.* 1990; 22: 428-435.
201. Hill SJ, Berkowitz R, Granter SR, Hirsch MS. Pagetoid lesions of the vulva: a collision between malignant melanoma and extramammary Paget disease. *Int J Gynecol Pathol.* 2008; 27: 292-296.
202. Dunton CJ, Kautzky M, Hanau C. Malignant melanoma of the vulva: a review. *Obstet Gynecol Surv.* 1995; 50: 739-746.
203. Irvin WP Jr, Legallo RL, Stoler MH, et al. Vulvar melanoma: a retrospective analysis and literature review. *Gynecol Oncol.* 2001; 83: 457-465.
204. Look KY, Roth LM, Sutton GP. Vulvar melanoma reconsidered. *Cancer.* 1993; 72: 143-146.
205. Bradgate MG, Rollason TP, McConkey CC, Powell J. Malignant melanoma of the vulva. A clinicopathological study of 50 women. *Br J Obstet Gynaecol.* 1990; 97: 124-133.
206. Raber G, Mempel V, Jackisch C, et al. Malignant melanoma of the vulva: report of 89 patients. *Cancer.* 1996; 78: 2353-2358.
207. Johnson TL, Kumar NB, White CD, Morley GW. Prognostic features of vulvar melanoma. A clinicopathologic analysis. *Int J Gynecol Pathol.* 1986; 5: 110-118.
208. Podratz KC, Symmonds RE, Taylor WF, Williams TJ. Carcinoma of the vulva. Analysis of treatment and survival. *Obstet Gynecol.* 1983; 61: 63-74.
209. Ragnarsson-Olding BK, Nilsson BR, Kanter-Lewensohn LR, et al. Malignant melanoma of the vulva in a nationwide, 25-year study of 219 Swedish females: predictors of survival. *Cancer.* 1999; 86: 1285-1293.
210. Tasseron EW, van der Esch EP, Hart AA, et al. A clinicopathological study of 30 melanomas of the vulva. *Gynecol Oncol.* 1992; 46: 170-175.
211. Scheistroen M, Trope C, Koern J, et al. Malignant melanoma of the vulva. Evaluation of prognostic factors with emphasis on DNA ploidy in 75 patients. *Cancer.* 1995; 75: 72-80.
212. Rouzbahman M, et al. Malignant melanoma of vulva and vagina: a histomorphological review and mutation analysis–a single-center study. *J Low Genit Tract Dis.* 2015; 19(4): 350-353.
213. van Engen-van Grunsven AC, et al. NRAS mutations are more prevalent than KIT mutations in melanoma of the female urogenital tracty—a study of 24 cases from the Netherlands. *Gynecol Oncol.* 2014; 134(1): 10-14.
214. Aulmann S, Sinn HP, Penzel R, et al. Comparison of molecular abnormalities in vulvar and vaginal melanomas. *Mod Pathol.* 2013; 27: 1386-1393.
215. Spatz A, Zimmermann U, Bachollet B, et al. Malignant blue nevus of the vulva with late ovarian metastasis. *Am J Dermatopathol.* 1998; 20: 408-412.
216. Bégin LR, Clement PB, Kirk ME, et al. Aggressive angiomyxoma of pelvic soft parts. A clinicopathologic study of nine cases. *Hum Pathol.* 1985; 16: 621-628.
217. Steeper TA, Rosai J. Aggressive angiomyxoma of the female pelvis and perineum. Report of nine cases of a distinctive type of gynecologic soft tissue neoplasm. *Am J Surg Pathol.* 1983; 7: 463-475.
218. White J, Chan YF. Aggressive angiomyxoma of the vulva in an 11-year-old girl. *Pediatr Pathol.* 1994; 14: 27-37.
219. Iezzoni JC, Fechner RE, Wong LS, Rosai J. Aggressive angiomyxoma in males. A report of four cases. *Am J Clin Pathol.* 1995; 104: 391-396.
220. Fetsch JF, Laskin WB, Tavassoli FA. Superficial angiomyxoma(cutaneous myxoma): a clinicopathologic study of 17 cases arising in the genital region. *Int J Gynecol Pathol.* 1998; 16: 325-334.
221. Martinez MA, Ballestin C, Carabias E, Lois CG. Aggressive angiomyxoma: an ultrastructural study of four cases. *Ultrastruct Pathol.* 2003; 27: 227-233.
222. Skalova A, Michal M, Husek K, et al. Aggressive angiomyxoma of the pelvioperineal region. Immunohistological and ultrastructural study of seven cases. *Am J Dermatopathol.* 1993; 15: 446-451.
223. McCluggage WG, Ganesan R, Hirschowitz L, Rollason TP. Cellular angiofibroma and related fibromatous lesions of the vulva: report of a series of cases with a morphological spectrum wider than previously described. *Histopathology.* 2004; 45: 360-368.
224. Rotmensch EJ, Kasznica J, Hamid MA. Immunohistochemical analysis of hormone receptors and proliferating cell nuclear antigen in aggressive angiomyxoma of the vulva. *Int J Gynaecol Obstet.* 1993; 41: 171-179.
225. van Roggen JF, van Unnik JA, Briaire-de Bruijn IH, Hogendoorn PC. Aggressive angiomyxoma: a clinicopathological and immunohistochemical study of 11 cases with long-term follow-up. *Virchows Arch.* 2005; 446: 157-163.
226. Kazmierczak B, Wanschura S, Meyer-Bolte K, et al. Cytogenetic and molecular analysis of an aggressive angiomyxoma. *Am J Pathol.* 1995; 147: 580-585.
227. Micci F, Panagopoulos I, Bjerkehagen B, Heim S. Deregulation of HMGA2 in an aggressive angiomyxoma with t(11;12)(q23;q15). *Virchows Arch.* 2006; 448: 838-842.
228. Rabban JT, Dal Cin P, Oliva E. HMGA2 rearrangement in a case of vulvar aggressive angiomyxoma. *Int J Gynecol Pathol.* 2006; 25: 403-407.
229. McCluggage WG, Connoly L, McBride HA. HMGA2 is a sensitive but not specific immunohistochemical marker of vulvovaginal aggressive angiomyxoma. *Am J Surg Pathol.* 2010; 34: 1037-1042.
230. Tsuji T, Yoshinaga M, Inomoto Y, et al. Aggressive angiomyxoma of the vulva with a sole t(5;8)(p15;q22) chromosome change. *Int J Gynecol Pathol.* 2007; 26: 494-496.
231. Fetsch JF, Laskin WB, Lefkowitz M, et al. Aggressive angiomyxoma: a clinicopathologic study of 29 female patients. *Cancer.* 1996; 78: 79-90.
232. Blandamura S, Cruz J, Vergara LF, et al. Aggressive angiomyxoma: a second case of metastasis with patient's death. *Hum Pathol.* 2003; 34: 1072-1074.
233. Siassi R, Papadopoulos T, Matzel KE. Metastasizing aggressive angiomyxoma [letter to the editor]. *N Engl J Med.* 1999; 341: 1772.
234. McCluggage EG, Jamieson T, Dobbs SP, Grey A. Aggressive angiomyxoma of the vulva: dramatic response to gonadotropin-releasing hormone agonist therapy. *Gynecol Oncol.* 2006; 100: 623-625.
235. Fletcher CD, Tsang WY, Fisher C, et al. Angiomyofibroblastoma of the vulva. A benign neoplasm distinct from aggressive angiomyxoma. *Am J Surg Pathol.* 1992; 16: 373-382.
236. Fukunaga M, Nomura K, Matsumoto K, et al. Vulval angiomyofibroblastoma. Clinicopathologic analysis of six cases. *Am J Clin Pathol.* 1997; 107: 45-51.
237. Vasquez MD, Ro JY, Park YW, et al. Angiomyofibroblastoma: a clinicopathologic study of eight cases and review of the literature. *Int J Surg Pathol.* 1999; 7: 161-170.
238. Laskin WB, Fetsch JF, Tavassoli FA. Angiomyofibroblastoma of the female genital tract: analysis of 17 cases including a lipomatous variant. *Hum Pathol.* 1997; 28: 1046-1055.
239. Nielsen GP, Rosenberg AE, Young RH, et al. Angiomyofibroblastoma of the vulva and vagina. *Mod Pathol.* 1996; 9: 284-291.
240. Cao D, Srodon M, Montgomery EA, Kurman RJ. Lipomatous variant of angiomyofibroblastoma: report of two cases and review of the literature. *Int J Gynecol Pathol.* 2005; 24: 196-200.
241. Nielsen GP, Young RH, Dickersin GR, Rosenberg AE. Angiomyofibroblastoma of the vulva with sarcomatous transformation ('angiomyofibrosarcoma'). *Am J Surg Pathol.* 1997; 21: 1104-1108.
242. Ganesan R, McCluggage WG, Hirschowitz L, Rollason TP. Superficial myofibroblastoma of the lower female genital tract: report of a series including tumours with a vulval location. *Histopathology.* 2005; 46: 137-143.
243. Hisaoka M, Kouho H, Aoki T, et al. Angiomyofibroblastoma of the vulva. A clinicopathologic study of seven cases. *Pathol Int.* 1995; 45: 487-492.
244. Alameda F, Munné A, Baró T, et al. Vulvar angiomyxoma, aggressive angiomyxoma, and angiomyofibroblastoma: an immunohistochemical and ultrastructural study. *Ultrastruct Pathol.* 2006; 30: 193-205.
245. Granter SR, Nucci MR, Fletcher CD. Aggressive angiomyxoma: reappraisal of its relationship to angiomyofibroblastoma in a series of 16 cases. *Histopathology.* 1997; 30: 3-10.
246. Ockner DM, Sayadi H, Swanson PE, et al. Genital

angiomyofibroblastoma. Comparison with aggressive angiomyxoma and other myxoid neoplasms of skin and soft tissue. *Am J Clin Pathol.* 1997; 107: 36-44.

247. Iwasa Y, Fletcher CD. Cellular angiofibroma: clinicopathologic and immunohistochemical analysis of 51 cases. *Am J Surg Pathol.* 2004; 28: 1426-1435.
248. Nucci MR, Granter SR, Fletcher CD. Cellular angiofibroma: a benign neoplasm distinct from angiomyofibroblastoma and spindle cell lipoma. *Am J Surg Pathol.* 1997; 21: 636-644.
249. Vargas SO, Kozakewich HP, Boyd TK, et al. Childhood asymmetric labium majus enlargement: mimicking a neoplasm. *Am J Surg Pathol.* 2005; 29: 1007-1016.
250. McCluggage WG, Nielsen GP, Young RH. Massive vulval edema secondary to obesity and immobilization: a potential mimic of aggressive angiomyxoma. *Int J Gynecol Pathol.* 2008; 27: 447-452.
251. Vang R, Connelly JH, Hammill HA, Shannon RL. Vulvar hypertrophy with lymphedema: a mimicker of aggressive angiomyxoma. *Arch Pathol Lab Med.* 2000; 124: 1697-1699.
252. Abdul-Karim FW, Cohen RE. Atypical stromal cells of lower female genital tract. *Histopathology.* 1990; 17: 249-253.
253. Elliott GB, Elliott JDA. Superficial stromal reactions of lower genital tract. *Arch Pathol.* 1973; 95: 100-101.
254. Ostor AG, Fortune DW, Riley CB. Fibroepithelial polyps with atypical stromal cells(pseudosarcoma botryoides) of vulva and vagina. A report of 13 cases. *Int J Gynecol Pathol.* 1988; 7: 351-360.
255. Nucci MR, Young RH, Fletcher CD. Cellular pseudosarcomatous fibroepithelial stromal polyps of the lower female genital tract: an underrecognized lesion often misdiagnosed as sarcoma. *Am J Surg Pathol.* 2000; 24: 231-240.
256. Mucitelli DR, Charles EZ, Kraus FT. Vulvovaginal polyps. Histologic appearance, ultrastructure, immunocytochemical characteristics, and clinicopathologic correlations. *Int J Gynecol Pathol.* 1990; 9: 20-40.
257. Goldrat O, et al. Prepubertal vulvar fibroma: neoplasm or physiological condition? *J Pediatr Adolesc Gynecol.* 2016; e67-e70.
258. Iwasa Y, Fletcher CD. Distinctive prepubertal vulval fibroma: a hitherto unrecognized mesenchymal tumor of prepubertal girls: analysis of 11 cases. *Am J Surg Pathol.* 2004; 28: 1601-1608.
259. Nielsen GP, Rosenberg AE, Koerner FC, et al. Smooth-muscle tumors of the vulva: a clinicopathological study of 25 cases and review of the literature. *Am J Surg Pathol.* 1996; 20: 779-793.
260. Nemoto T, Shinoda M, Komatsuzaki K, et al. Myxoid leiomyoma of the vulva mimicking aggressive angiomyxoma. *Pathol Int.* 1994; 44: 454-459.
261. Newman PL, Fletcher CD. Smooth muscle tumours of the external genitalia. Clinicopathological analysis of a series. *Histopathology.* 1991; 18: 523-529.
262. Tavassoli FA, Norris HJ. Smooth muscle tumors of the vulva. *Obstet Gynecol.* 1979; 53: 213-217.
263. Nielsen GP, Young RH. Mesenchymal tumors and tumor-like lesions of the female genital tract: a selective review with emphasis on recently described entities. *Int J Gynecol Pathol.* 2001; 20: 105-127.
264. Nucci MR, Fletcher CD. Vulvovaginal soft tissue tumors: update and review. *Histopathology.* 2000; 36: 97-108.
265. Bell D, Kane PB, Liang S, et al. Vulvar varices: an uncommon entity in surgical pathology. *Int J Gynecol Pathol.* 2007; 26: 99-101.
266. Fernández-Aguilar S, Fayt I, Noël JC. Spindle cell vulvar hemangiomatosis associated with enchondromatosis: a rare variant of Maffucci's syndrome. *Int J Gynecol Pathol.* 2004; 23: 68-70.
267. Mu XC, Tran TA, Dupree M, Carslon JA. Acquired vulvar lymphangioma mimicking genital warts. A case report and review of the literature. *J Cutan Pathol.* 1999; 26: 150-154.
268. McNeely TB. Angiokeratoma of the clitoris. *Arch Pathol Lab Med.* 1992; 116: 880-881.
269. Strayer SA, Yum MN, Sutton GP. Epithelioid hemangioendothelioma of the clitoris. A case report with immunohistochemical and ultrastructural findings. *Int J Gynecol Pathol.* 1992; 11: 234-239.
270. Katz VL, Askin FB, Bosch BD. Glomus tumor of the vulva. A case report. *Obstet Gynecol.* 1986; 67: 43S-45S.
271. Sonobe H, Ro JY, Ramos M, et al. Glomus tumor of the female external genitalia. A report of two cases. *Int J Gynecol Pathol.* 1994; 13: 359-364.
272. Blandamura S, Florea G, Brotto M, et al. Periurethral glomangiomyoma in women: case report and review of the literature [letter]. *Histopathology.* 2000; 36: 571-572.
273. Nirenberg A, Ostor AG, Slavin J, et al. Primary vulvar sarcomas. *Int J Gynecol Pathol.* 1995; 14: 55-62.
274. Guirguis A, Kanbour-Shakir A, Kelley J. Epithelioid angiosarcoma of the mons after chemoradiation for vulvar cancer. *Int J Gynecol Pathol.* 2007; 26: 265-268.
275. Papalas JA, Shaco-Levy R, Robboy SJ, Selim MA. Isolated and synchronous vulvar granular cell tumors: a clinicopathologic study of 17 cases in 13 patients. *Int J Gynecol Pathol.* 2010; 29: 173-180.
276. Robertson AJ, McIntosh W, Lamont P, Guthrie W. Malignant granular cell tumour (myoblastoma) of the vulva. Report of a case and review of the literature. *Histopathology.* 1981; 5: 69-79.
277. Wolber RA, Talerman A, Wilkinson EJ, Clement PB. Vulvar granular cell tumors with pseudocarcinomatous hyperplasia. A comparative analysis with well-differentiated squamous carcinoma. *Int J Gynecol Pathol.* 1991; 10: 59-66.
278. Huang HJ, Yamabe T, Tagawa H. A solitary neurilemmoma of the clitoris. *Gynecol Oncol.* 1983; 15: 103-110.
279. Gersell DJ, Fulling KH. Localized neurofibromatosis of the female genitourinary tract. *Am J Surg Pathol.* 1989; 13: 873-878.
280. Hood AF, Lumadue J. Benign vulvar tumors. *Dermatol Clin.* 1992; 10: 371-385.
281. Terada KY, Schmidt RW, Roberts JA. Malignant schwannoma of the vulva. A case report. *J Reprod Med.* 1988; 33: 969-972.
282. Thomas WJ, Bevan HE, Hooper DG, Downey EJ. Malignant schwannoma of the clitoris in a 1-year-old child. *Cancer.* 1989; 63: 2216-2219.
283. Kempson RL, Sherman AI. Sclerosing lipogranuloma of the vulva. Report of a case. *Obstet Gynecol.* 1968; 101: 854-856.
284. Dudley AG, Young RH, Lawrence WD, Scully RE. Endodermal sinus tumor of the vulva in an infant. *Obstet Gynecol.* 1983; 61: 76S-78S.
285. Hays DM, Raney RB Jr, Lawrence W Jr, et al. Rhabdomyosarcoma of the female urogenital tract. *J Pediatr Surg.* 1981; 16: 828-834.
286. Hays DM, Shimada H, Raney RB Jr, et al. Clinical staging and treatment results in rhabdomyosarcoma of the female genital tract among children and adolescents. *Cancer.* 1988; 61: 1893-1903.
287. Kernen JA, Morgan ML. Benign lymphoid hamartoma of the vulva. Report of a case. *Obstet Gynecol.* 1970; 35: 290-292.
288. Santa Cruz J, Martin SA. Verruciform xanthoma of the vulva. *Am J Clin Pathol.* 1979; 71: 224-228.
289. Axiotis CA, Merino MJ, Duray PH. Langerhans cell histiocytosis of the female genital tract. *Cancer.* 1991; 67: 1650-1660.
290. Meehan SA, Smoller BR. Cutaneous Langerhans cell histiocytosis of the genitalia in the elderly: a report of three cases. *J Cutan Pathol.* 1998; 25: 370-374.
291. Padula A, Medeiros LJ, Silva EG, Deavers MT. Isolated vulvar Langerhans cell histiocytosis: report of two cases. *Int J Gynecol Pathol.* 2004; 23: 278-283.
292. O'Connell JX, Young RH, Nielsen GP, et al. Nodular fasciitis of the vulva: study of six cases and literature review. *Int J Gynecol Pathol.* 1997; 16: 117-123.
293. Manson CM, Hirsch PJ, Coyne JD. Post-operative spindle cell nodule of the vulva. *Histopathology.* 1995; 26: 571-574.
294. Taylor RN, Bottles K, Miller TR, Braga CA. Malignant fibrous histiocytoma of the vulva. *Obstet Gynecol.* 1985; 66: 145-148.
295. Barnhill DR, Boling R, Nobles W, et al. Vulvar dermatofibrosarcoma protuberans. *Gynecol Oncol.* 1988; 30: 149-152.
296. Bock JE, Andreasson B, Thorn A, Holck S. Dermatofibrosarcoma protuberans of the vulva. *Gynecol Oncol.* 1985; 20: 129-135.
297. Edelweiss M, Malpica A. Dermatofibrosarcoma protuberans of the vulva: a clinicopathologic and immunohistochemical study of 13 cases. *Am J Surg Pathol.* 2010; 34: 393-400.
298. Ghorbani RP, Malpica A, Ayala AG. Dermatofibrosarcoma protuberans of the vulva: clinicopathologic and immununohistochemical analysis of four cases, one with fibrosarcomatous change, and review of the literature. *Int J Gynecol Pathol.* 1999; 18: 366-373.
299. Vang R, Taubenberger JK, Mannion CM, et al. Primary vulvar and vaginal extraosseous Ewing's sarcoma/peripheral neuroectodermal tumor: diagnostic confirmation with CD99 immunostaining and reverse transcriptase-polymerase chain reaction. *Int J Gynecol Pathol.* 2000; 19: 103-109.
300. Nielsen GP, Shaw PA, Rosenberg AE, et al. Synovial sarcoma of the vulva: a report of two cases. *Mod Pathol.* 1997; 9: 970-974.
301. White BE, Kaplan A, Lopez-Terrada DH, et al. Monophasic synovial sarcoma arising in the vulva: a case report and review of the literature. *Arch Pathol Lab Med.* 2008; 132: 698-702.
302. Allen MV, Novotny DB. Desmoid tumor of the vulva associated with pregnancy. *Arch Pathol Lab Med.* 1997; 121: 512-514.
303. Nielsen GP, Young RH. Fibromatosis of soft tissue type involving the female genital tract: a report of two cases. *Int J Gynecol Pathol.* 1998; 16: 383-386.
304. Nucci MR, Fletcher CD. Liposarcoma(atypical lipomatous tumors) of the vulva: a clinicopathologic study of six cases. *Int J Gynecol Pathol.* 1998; 17: 17-23.
305. Lae ME, Pereira PF, Keeney GL, Nascimento AG. Lipoblastoma-like tumour of the vulva: report of three cases of a distinctive mesenchymal neoplasm of adipocytic differentiation. *Histopathology.* 2002; 40: 505-509.
306. Kaplan MA, Jacobson JO, Ferry JA, Harris NL. T-cell lymphoma of the vulva in a renal allograft recipient with associated hemophagocytosis. *Am J Surg Pathol.* 1993; 17: 842-849.
307. Vang R, Medeiros LJ, Malpica A, et al. Non-

Hodgkin's lymphoma involving the vulva. *Int J Gynecol Pathol.* 2000; 19: 236-242.
308. Colgan TJ, Dardick I, O'Connell G. Paraganglioma of the vulva. *Int J Gynecol Pathol.* 1991; 10: 203-208.
309. Shen J-T, D'Ablaing G, Morro CP. Alveolar soft part sarcoma of the vulva. Report of first case and review of literature. *Gynecol Oncol.* 1982; 13: 120-128.
310. Ulbright TM, Brokaw SA, Stehman FB, Roth LM. Epithelioid sarcoma of the vulva. Evidence suggesting a more aggressive behavior than extragenital epithelioid sarcoma. *Cancer.* 1983; 52: 1462-1469.
311. Weissmann D, Amenta PS, Kantor GR. Vulvar epithelioid sarcoma metastatic to the scalp. A case report and review of the literature. *Am J Dermatopathol.* 1990; 12: 462-468.
312. Matias C, Nunes JF, Vicente LF, Almeida MO. Primary malignant rhabdoid tumour of the vulva. *Histopathology.* 1990; 17: 576-578.
313. Perrone T, Swanson PE, Twiggs L, et al. Malignant rhabdoid tumor of the vulva. Is distinction from epithelioid sarcoma possible? A pathologic and immunohistochemical study. *Am J Surg Pathol.* 1989; 13: 848-858.
314. Folpe AL, Schoolmeester JK, McCluggage WG, et al. SMARCB1 deficient vulvar neoplasms: a clinicopathologic, immunohistochemical and molecular genetic study of 14 cases. *Am J Surg Pathol.* 2015; 39: 836-849.
315. Dehner LP. Metastatic and secondary tumors of the vulva. *Obstet Gynecol.* 1973; 42: 47-57.
316. Mazur MT, Hsueh S, Gersell DJ. Metastases to the female genital tract. Analysis of 325 cases. *Cancer.* 1984; 53: 1978-1984.
317. Neto AG, Deavers MT, Silva EG, Malpica A. Metastatic tumors of the vulva. A clinicopathologic study of 66 cases. *Am J Surg Pathol.* 2003; 27: 799-804.
318. Freedman SR, Goldman RL. Mucocele-like changes in Bartholin's glands. *Hum Pathol.* 1978; 9: 111-114.
319. Andersen G, Christensen S, Detlefsen GU, Kern-Hansen P. Treatment of Bartholin's abscess. Marsupialization versus incision, curettage and suture under antibiotic cover. A randomized trial with a 6-months follow-up. *Acta Obstet Gynecol Scand.* 1992; 71: 59-62.
320. Paquin ML, Davis JR, Weiner S. Malacoplakia of Bartholin's gland. *Arch Pathol Lab Med.* 1986; 110: 757-758.
321. Friedrich EG Jr, Wilkinson EJ. Mucous cysts of the vulvar vestibule. *Obstet Gynecol.* 1973; 42: 407-414.
322. Axe S, Parmley T, Woodruff JD, Hlopak B. Adenomas in minor vestibular glands. *Obstet Gynecol.* 1986; 68: 16-18.
323. Koenig C, Tavassoli FA. Nodular hyperplasia, adenoma, and adenomyoma of Bartholin's gland. *Int J Gynecol Pathol.* 1998; 17: 289-294.
324. Chapman GW Jr, Hassan N, Page D, et al. Mucinous cystadenoma of Bartholin's gland. A case report. *J Reprod Med.* 1987; 32: 939-941.
325. Enghardt MH, Valente PT, Day DH. Papilloma of Bartholin's gland duct cyst. First report of a case. *Int J Gynecol Pathol.* 1993; 12: 86-92.
326. Balat O, Edwards CL, Delclos L. Advanced primary carcinoma of the Bartholin gland: report of 18 patients. *Eur J Gynaecol Oncol.* 2001; 22: 46-49.
327. Copeland LJ, Sneige N, Gershenson DM, et al. Bartholin gland carcinoma. *Obstet Gynecol.* 1986; 67: 794-801.
328. Leuchter RS, Hacker NF, Voet RL, et al. Primary carcinoma of the Bartholin gland. A report of 14 cases and review of the literature. *Obstet Gynecol.* 1982; 60: 361-368.
329. Wheelock JB, Goplerud DR, Dunn LJ, Oates JF III. Primary carcinoma of the Bartholin gland. A report of ten cases. *Obstet Gynecol.* 1984; 63: 820-824.
330. Mossler JA, Woodard BH, Addison A, McArty KS. Adenocarcinoma of Bartholin's gland. *Arch Pathol Lab Med.* 1980; 104: 523-526.
331. Felix A, Nunes JF, Soares J. Salivary gland-type basal cell adenocarcinoma of presumed Bartholin's gland origin: a case report. *Int J Gynecol Pathol.* 2002; 21: 194-197.
332. McCluggage WG, Aydin NE, Wong NA, Cooper K. Low-grade epithelial–myoepithelial carcinoma of Bartholin gland: report of 2 cases of a distinctive neoplasm arising in the vulvovaginal region. *Int J Gynecol Pathol.* 2009; 28: 286-291.
333. Jones MA, Mann EW, Caldwell CL, et al. Small cell neuroendocrine carcinoma of Bartholin's gland. *Am J Clin Pathol.* 1990; 94: 439-442.
334. Copeland LJ, Sneige N, Gershenson DM, et al. Adenoid cystic carcinoma of Bartholin gland. *Obstet Gynecol.* 1986; 67: 115-120.
335. Milchgrub S, Wiley EL, Vuitch F, Albores-Saavedra J. The tubular variant of adenoid cystic carcinoma of the Bartholin's gland. *Am J Clin Pathol.* 1994; 101: 204-208.
336. Rosenberg P, Simonsen E, Risberg B. Adenoid cystic carcinoma of Bartholin's gland. A report of five new cases treated with surgery and radiotherapy. *Gynecol Oncol.* 1989; 34: 145-147.
337. Felix JC, Cote RJ, Kramer EE, et al. Carcinomas of Bartholin's gland. Histogenesis and the etiological role of human papillomavirus. *Am J Pathol.* 1993; 142: 925-933.
338. Scinicariello F, Rady P, Hannigan E, et al. Human papillomavirus type 16 found in primary transitional cell carcinoma of the Bartholin's gland and in a lymph node metastasis. *Gynecol Oncol.* 1992; 47: 263-266.
339. Xing D, Bakhsh S, Melnyk N, et al. Frequent NFB1-associated gene rearrangement in adenoid cystic carcinoma of the vulva. *Int J Gynecol Pathol.* 2016; in press.
340. Cardosi RJ, Speights A, Fiorica JV, et al. Bartholin's gland carcinoma: a 15-year experience. *Gynecol Oncol.* 2001; 82: 247-251.
341. Young RH, Oliva E, Saenz Garcia JA, et al. Urethral caruncle with atypical stromal cells simulating lymphoma or sarcoma—a distinctive pseudoneoplastic lesion of females: a report of six cases. *Am J Surg Pathol.* 1996; 20: 1190-1195.
342. Capraro VJ, Bayonet-Rivera NP, Magoss I. Vulvar tumor in children due to prolapse of urethral mucosa. *Am J Obstet Gynecol.* 1970; 108: 572-575.
343. Furusato M, Takaki K, Joh K, et al. Nephrogenic adenoma in female urethra. *Acta Pathol Jpn.* 1983; 33: 1009-1015.
344. Odze R, Begin LR. Tubular adenomatous metaplasia(nephrogenic adenoma) of the female urethra. *Int J Gynecol Pathol.* 1989; 8: 374-380.
345. Jarvi OH, Marin S, de Boer WG. Further studies of intestinal heterotopia in urethral caruncle. *Acta Pathol Microbiol Immunol Scand [A].* 1984; 92: 469-474.
346. Morgan DR, Dixon MF, Harnden P. Villous adenoma of urethra associated with tubulovillous adenoma and adenocarcinoma of rectum. *Histopathology.* 1998; 32: 87-89.
347. Benson RC, Tunca JC, Buchler DA, Uehling DT. Primary carcinoma of the female urethra. *Gynecol Oncol.* 1982; 14: 313-318.
348. Johnson DE, O'Connell JR. Primary carcinoma of female urethra. *Urology.* 1983; 21: 42-44.
349. Rogers RE, Burns B. Carcinoma of the female urethra. *Obstet Gynecol.* 1969; 33: 54-57.
350. Amin MB, Young RH. Primary carcinomas of the urethra. *Semin Diagn Pathol.* 1997; 14: 147-160.
351. Mostofi FK, David CJ Jr, Sesterhenn IA. Carcinoma of the male and female urethra. *Urol Clin North Am.* 1992; 19: 347-358.
352. Meis JM, Ayala AG, Johnson DE. Adenocarcinoma of the urethra in women. A clinicopathologic study. *Cancer.* 1987; 60: 1038-1052.
353. Suzuki K, Morita T, Tokue A. Primary signet ring cell carcinoma of female urethra. *Int J Urol.* 2001; 8: 509-512.
354. Oliva E, Young RH. Clear cell adenocarcinoma of the urethra: a clinicopathologic analysis of 19 cases. *Mod Pathol.* 1997; 9: 513-520.
355. Young RH, Scully RE. Clear cell adenocarcinoma of the bladder and urethra. A report of three cases and review of the literature. *Am J Surg Pathol.* 1985; 9: 816-826.
356. Clayton M, Siami P, Guinan P. Urethral diverticular carcinoma. *Cancer.* 1992; 70: 665-670.
357. Evans KJ, McCarthy MP, Sands JP. Adenocarcinoma of a female urethral diverticulum. Case report and review of the literature. *J Urol.* 1981; 126: 124-126.
358. Baxendine-Jones JA, Wedderburn AW, Smart CJ, Theaker JM. Primary adenocarcinoma of the female urethra associated with adenomatous hyperplasia of the periurethral glands. *J Urol Pathol.* 1998; 9: 233-239.
359. Wiener JS, Walther PJ. A high association of oncogenic human papillomaviruses with carcinomas of the female urethra. Polymerase chain reaction-based analysis of multiple histological types. *J Urol.* 1994; 151: 49-53.
360. Mayer R, Fowler JE Jr, Clayton M. Localized urethral cancer in women. *Cancer.* 1987; 60: 1548-1551.
361. Garden AS, Zagars GK, Delclos L. Primary carcinoma of the female urethra. Results of radiation therapy. *Cancer.* 1993; 71: 3102-3108.
362. Prempee T, Amornmarn R, Patanaphan V. Radiation therapy in primary carcinoma of the female urethra. Part II. An update on results. *Cancer.* 1984; 54: 729-733.
363. Wegnaupt K, Gerstner GJ, Kucera H. Radiation therapy for primary carcinoma of the female urethra. A survey over 25 years. *Gynecol Oncol.* 1984; 17: 58-63.
364. Grigsby PW, Corn BW. Localized urethral tumors in women. Indications for conservative versus exenterative therapies. *J Urol.* 1992; 147: 1516-1520.
365. Narayan P, Konety B. Surgical treatment of female urethral carcinoma. *Urol Clin North Am.* 1992; 19: 373-382.
366. Saad AG, Kaouk JH, Kaspar HG, Khauli RB. Leiomyoma of the urethra: report of three cases of a rare entity. *Int J Surg Pathol.* 2003; 11: 123-126.
367. Kim CJ, Pak K, Hamaguchi A, et al. Primary malignant melanoma of the female urethra. *Cancer.* 1993; 71: 448-451.
368. Oliva E, Quinn TR, Amin MB, et al. Primary malignant melanoma of the urethra: a clinicopathologic analysis of 15 cases. *Am J Surg Pathol.* 2000; 24: 785-796.
369. Ohsawa M, Mishima K, Suzuki A, et al. Malignant lymphoma of the urethra. Report of a case with detection of Epstein–Barr virus genome in the tumor cells. *Histopathology.* 1994; 24: 525-529.

31 阴道

Blake Gilks 著 钱利华 回允中 译

章目录

正常解剖结构

阴道是由成对的 müller 管演变而来的管道结构，从外阴前庭延伸到子宫[1-6]。阴道主要由三层结构组成：黏膜、肌层和外膜。阴道黏膜是由复层鳞状上皮组成的，依附在疏松的结缔组织间质上，鳞状上皮对于类固醇激素有反应，其表现取决于个体年龄和月经周期的时间[5]。

阴道上皮下间质或固有膜含有弹力纤维并富于静脉和淋巴管网。多角形到星形间质细胞可能出现，有的为多核细胞。这些细胞对于结蛋白和激素受体有免疫反应。

阴道的中肾管（wolff）是 **Gartner 管（Gartner's duct）**[6]，沿着阴道侧壁深部走行。显微镜下，Gartner 管通常表现为小的单个的导管，有时被成簇的小腺体包围，它们全都内衬单层立方上皮。导管腔内出现的浓缩的嗜酸性分泌物是残留的中肾管的特征。这些细胞对 GATA3 和 CD10 有免疫反应[7]。

在罕见的情况下，阴道可见异位组织，包括**前列腺（prostatic gland）**[5] 和**皮脂腺（sebaceous gland）**[1]。

阴道的淋巴引流相当复杂。阴道前上壁的淋巴管引流到子宫颈并终止于髂外（髂间）淋巴结的内侧链。阴道后壁的淋巴管引流到盆腔深部、直肠和主动脉旁淋巴结。阴道较下部分的一些淋巴管（包括处女膜）引流到髂间淋巴结。阴道其他淋巴管穿过膀胱旁间隙引流到臀下淋巴结。最后，阴道淋巴管和外阴淋巴管相互吻合引流到股淋巴结[2-3]。

腺病和相关病变

阴道**腺病（adenosis）**最初被描述为一种阴道黏膜部分或完全从鳞状上皮转变为子宫颈内膜型腺上皮的转变（图 31.1）[8]，但是，后来这一概念被扩展到包含阴道任何类型的 müller 型腺上皮的出现。Sandberg[9] 发现，在尸检的 22 例女性阴道中，在 9 例（41%）来自青春期后女性的阴道发现了不可思议的阴道腺病，而在 13 例来自青春期前女性的阴道没有发现阴道腺病。Kurman 和 Scully[10] 获得了类似的结果，提示阴道腺病可能是在先天性基础上发生的，类固醇激素在其发生中可能起一种刺激作用。在有症状的病例中，过多的黏液性排液是最常见的主诉。大体上，阴道腺病表现为红色颗粒状斑点或斑块，Lugol 液染色不着色。显微镜下，其腺体可能分泌黏液，类似于子宫颈内膜腺体（最常见）或内衬类似于输卵管或子宫内膜黏膜（图 31.2）[11]。根据其主要的上皮成分，阴道腺病被描述为黏液性（宫颈内膜性）[mucinous（endocervical）] 和输卵管子宫内膜性（tuboendometrial）阴道腺病。阴道腺病的腺上皮可能在固有膜内或被覆阴道表面。慢性炎症和鳞状化生（成熟性、未成熟性或非典型性）是其常见的伴随特征（图 31.3）。鳞状化生时，胞质糖原稀少，可能阻塞腺腔，像一个表皮突与表面连续，这种特征有可能被误诊为高级别鳞状上皮内病变（high-grade squamous intraepithelial lesion, HSIL）/ 阴道上皮内肿瘤 2/3（vaginal intraepithelial neoplasia 2/3, VaIN 2/3）甚或浸润性鳞状细胞癌[12]。然而，应注意，伴有 HSIL（VaIN 2/3）特征的病变可以发生在腺病病灶上；其鉴别特征与子宫颈一章中描述的类似病变相同。

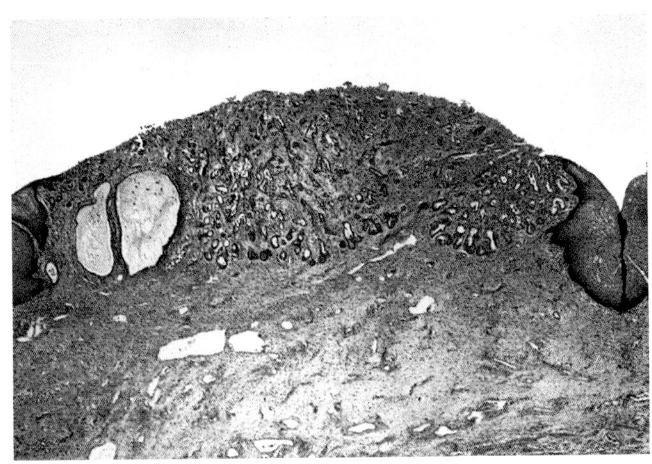

图 31.1　阴道腺病，表面鳞状上皮被腺上皮取代，腺体向下延伸到浅表固有层

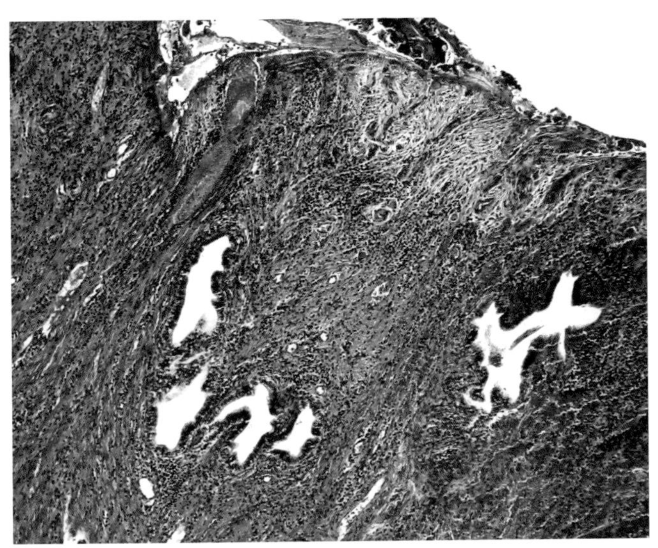

图 31.2　输卵管子宫内膜型阴道腺病，位于溃疡性表面的下方。这个标本的其他区域显示发生于腺病的腺癌

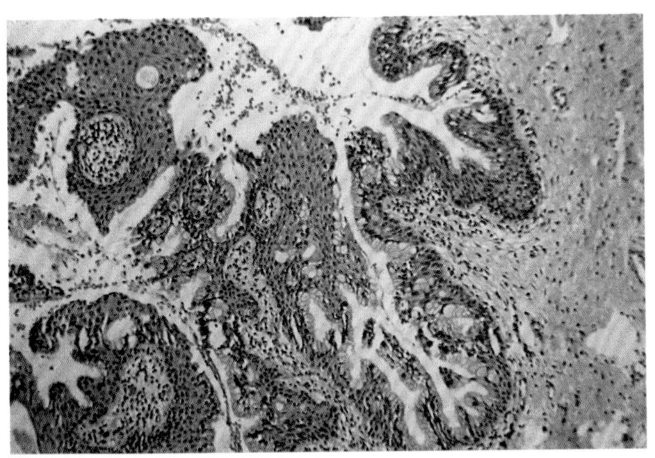

图 31.3　阴道腺病中可见广泛的鳞状化生

有时鳞状化生非常广泛，以至先前存在的腺病的唯一证据是出现细胞间黏液池或细胞内黏液小滴，黏液卡红或其他黏液染色可以显示。有人提出，当患者变老时，阴道腺病可通过鳞状化生过程而消退[13]。

阴道腺病可以发生微小腺体增生，重要的是，不要将这种良性病变与腺癌混淆[14]。

有关阴道腺病与宫内接触己烯雌酚（diethylstilbestrol, DES）之间的因果关系的历史渊源，在这里要做一些补充说明。不同的病例研究报道的有宫内接触 DES 的人群的阴道腺病发生率为 35% 到 90% 以上[15]。已有研究显示，如果在妊娠第 8 周或 8 周之前给药，阴道腺病和相关的阴道镜检查异常的发生率接近 100%；如果在第 15 周或 15 周后给药则仅为 6%[16]。宫内接触 DES 的女性的阴道腺病的显微镜下特征与无子宫内接触 DES 的女性相同[17-18]。**横脊（transverse ridge）**和其他结构异常也与服用 DES 有关[19-20]。在接触 DES 的人群中，大约 1/4 的阴道腺病见于阴道上部或子宫颈，显微镜下，横脊是由纤维组织轴心被覆黏液上皮、化生的鳞状上皮或在罕见情况下被覆输卵管或子宫内膜上皮组成的。

其他非肿瘤性病变

阴道横隔（transverse vaginal septum）是一种先天性畸形，其发生是远端 müller 管和肛门生殖窦未融合的结果。阴道横隔可以完全阻塞阴道，出现原发性无月经。其组织学特征是中心平滑肌（在处女膜中看不到），并且阴道横隔的远侧可能显示腺病上皮。它不同于伴有（完全性或部分性）生殖道重复的阴道纵隔，它可能伴有其他异常[21]。

湿疣（condyloma）可以发生在阴道，具有类似于发生在身体其他部位的湿疣的乳头状瘤结构和病毒细胞病变效应（挖空细胞改变，伴有显示不规则核轮廓的大的细胞核），例如发生在外阴和阴茎。由阴道毛滴虫（*Trichomonas vaginalis*）和白色念珠菌（*Candida albicans*）引起的无痛性感染相对常见，尤其是在妊娠期[22]。**性病性淋巴肉芽肿（lymphogranuloma venereum）**晚期可以累及阴道，导致阴道狭窄。**黄色瘤性反应（xanthogranulomatous reactions）**[23]和**软化斑（malakoplakia）**[24]可能作为非寻常的细菌感染而发生，并导致假肿瘤性结构或狭窄（图 31.4）。使用止血棉塞（tampon），特别是将其长时间留置在阴道，可以导致大体阴道溃疡，与使用阴道栓可以发生溃疡一样[25]。

偶尔，进行经阴道子宫切除术后，**输卵管伞（tubal fimbria）**可能会陷入愈合的阴道顶端，切忌将这一所见与肿瘤性病变混淆[26]。其临床表现为阴道顶端出现类似于“肉芽组织”的肿块，通常出现在子宫切除术后 6 个月之内[27]。偶尔，**输卵管脱垂（tubal prolapse）**的间质反应伴有明显的血管肌成纤维细胞表现，这种特征会增加诊断困难[28]。

子宫内膜异位症（endometriosis）和被称为**宫颈内膜异位症（endocervicosis）**的相关病变可以发生在阴道，但比发生在生殖道其他部位少见[29]。多数病例与会阴侧切瘢痕有关。

阴道**囊肿（cyst）**可以有几种不同的类型[30]。最常见的类型是**上皮包涵囊肿（epithelial inclusion cyst）**，内衬鳞状上皮，有时则是由手术或外伤导致。另外一种常见类型其特征是一种内衬分泌黏液的、高柱状、非纤毛上皮的宫颈内膜型囊肿，有时伴有局灶鳞状化生；这种

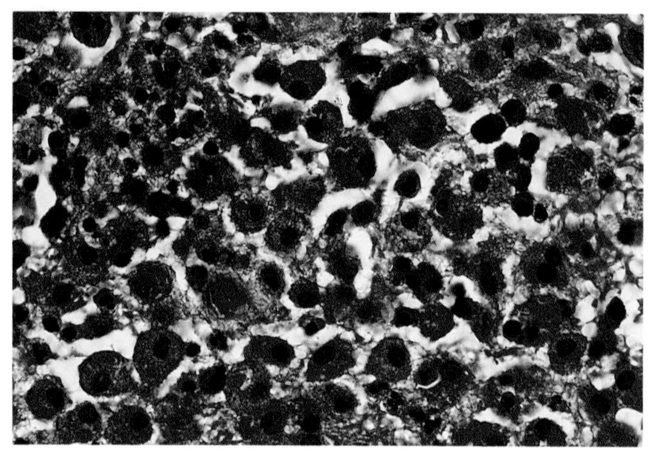

图 31.4 **阴道软化斑**。过碘酸 - 希夫（PAS）染色显示许多组织细胞的胞质内含有颗粒状物

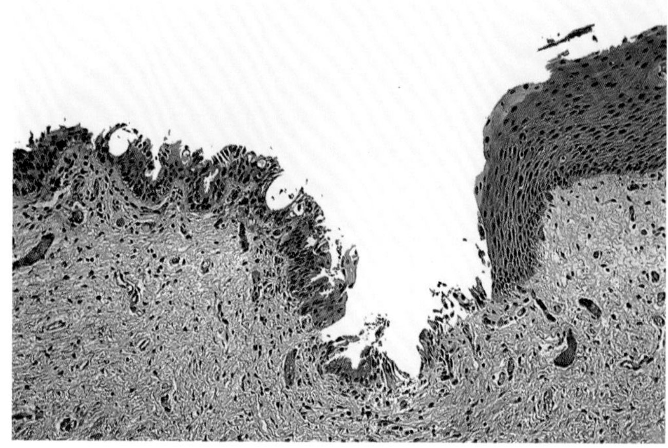

图 31.5 内衬 müller 上皮的阴道囊肿，与表面鳞状上皮相连

囊肿曾被称为 **müller 囊肿（müllerian cyst）**，可以见于阴道的任何部位（图 31.5）。**中肾管（Gardner 管）囊肿［mesonephric (Gartner duct) cyst］**罕见；它位于阴道的前外侧壁，内衬矮立方上皮细胞，有时有纤毛，不分泌黏液。阴道其他罕见的囊性病变包括尿路上皮囊肿（位于阴道的尿道下部分，可能来源于尿道下腺或 Skene 管）、气肿性阴道炎 [30-31] 和已经提到的子宫内膜异位症。

良性上皮性肿瘤

Müller 乳头状瘤（müllerian papilloma）具有分枝状结构，被覆单层立方细胞，在儿童有罕见描述。它可能位于黏膜表面，表现为阴道息肉或位于阴道壁内。阴道**乳头状 müller 囊腺纤维瘤（papillary müllerian cystadenofibroma）**可能是一种组织发生上密切相关的肿瘤 [32]。

鳞状上皮乳头状瘤（squamous papilloma）可能可以见于成人阴道，表现为一个孤立性病变或多发性小突起［微小乳头状瘤病（micropapillomatosis）］。在大多数病例这两种亚型均与 HPV 无关。

阴道**管状绒毛状腺瘤和绒毛状腺瘤（tubulovillous adenoma and villous adenoma）**已有描述 [33-34]，形态学上类似于结直肠的同名病变，但免疫组织化学染色上不同［即它们对雌激素受体（ER）和 CK7 呈阳性］。它们与 HPV 无关，目前对其组织发生还不清楚，但它们可能是子宫颈的 HPV 无关性原位腺癌的阴道类似病变，因为伴有浸润性腺癌的病例已有描述。

混合瘤（mixed tumor）［梭形细胞上皮瘤（spindle cell epithelioma）］通常位于或接近处女膜环。它是由小的间质型梭形细胞组成的，混合有成熟的鳞状细胞和内衬黏液上皮的腺体（图 31.6）[32,35]。超微结构和免疫组织化学检查支持其为上皮来源 [36]。它们可能对 CD34、ER、PR、h 钙介质素和 CD10 也有免疫反应 [35,37]。这种病变是良性病变，但如果切除不完全，可能会局部复发 [36,38]。

腺管鳞状息肉（tubulosquamous polyp）是一种新近描述的独特阴道病变，显微镜下，其特征是出现界限清楚的膨胀性上皮细胞巢——包埋在细胞稀少的纤维性间质中。上皮成分一般为鳞状和腺体两种类型，以前者为主 [39]。它们可能为实性 / 息肉样或囊性，前者更常位于阴道上部，后者更常位于阴道下 1/3。息肉内有时可见前列腺型组织。腺体组织对前列腺特异性抗原（prostate-specific antigen, PSA）染色可能呈阳性 [40]。

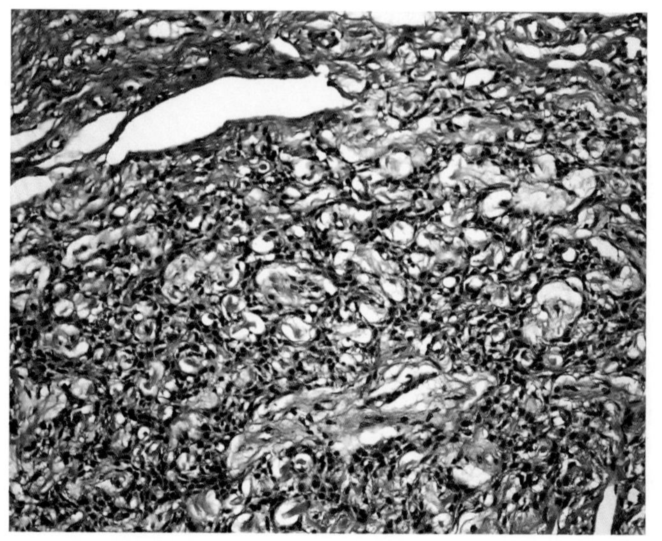

图 31.6 **阴道混合瘤**。见于这个视野的丛状生长方式是本病的特征

鳞状上皮内病变

阴道非典型性癌前鳞状上皮病变现在被命名为 HSIL（VaIN 2/3），应用的是下肛门生殖道鳞状术语标准化项目（Lower Anogenital Squamous Terminology Standardization Project, LAST）为肛门生殖道 HPV 感染相关性鳞状上皮内肿瘤建议的术语（图 31.7）[41]。应注意，阴道的病变通常来源于原本的鳞状上皮，不同于多数来源于鳞状上皮化生的子宫颈病例。大约半数 HSIL（VaIN 2/3）病例有多灶性病变，经常伴有同时、随后或之前发生的下生殖道其他部位（原位或浸润性）的肿瘤，特别是在子宫颈 [42-44]。阴道上 1/3 是最常见的部位，在这种情况下，

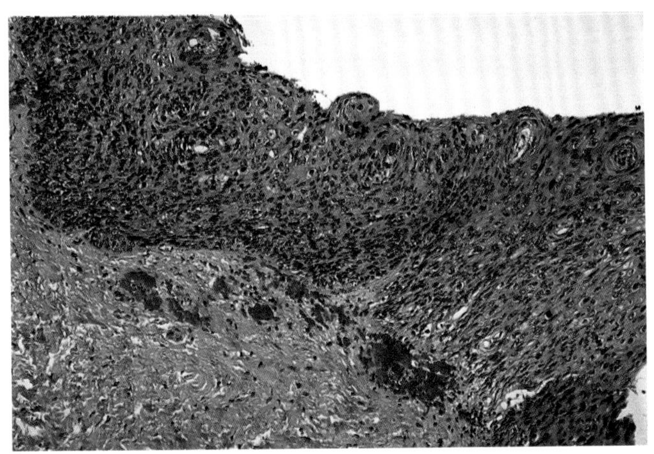

图 31.7　高级别鳞状上皮内病变 / 阴道上皮内肿瘤（HSIL/VaIN 3）

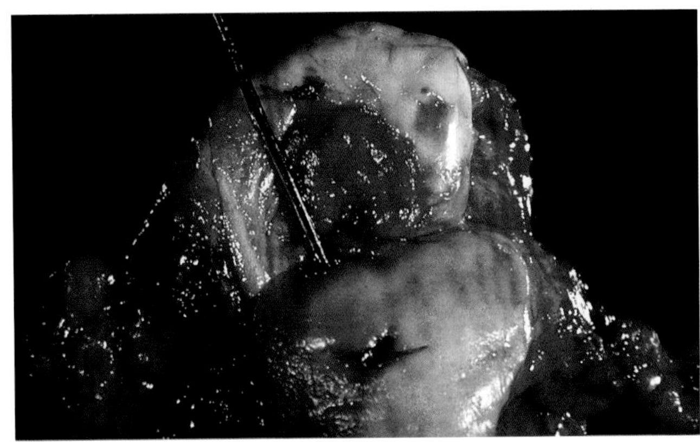

图 31.8　浸润性鳞状细胞癌导致的大的溃疡性肿块

阴道和子宫颈的病变可能发生融合[45]。HSIL（VaIN 2/3）中 HPV 基因型分布类似于生殖道其他部位的 HSIL[46]。治疗的类型主要取决于疾病的范围，可以进行局部切除、部分或全部阴道切除、CO_2 激光治疗或局部应用 5- 氟尿嘧啶[42-43,47]。

重要的是不要将移行细胞化生过诊断为 HSIL（VaIN 2/3）。其鉴别诊断标准与子宫颈的同名疾病相同[48]。另外，阴道萎缩可能非常类似于鳞状上皮内肿瘤，因为核质比例高。

浸润性鳞状细胞癌

阴道原发性癌比外阴和宫颈原发性癌少见得多，常常出现在从前诊断为 HSIL 或宫颈浸润癌或外阴浸润癌患者[49-51]，绝大多数病例为 HPV 相关性的，主要是发生在老年人的疾病[52-53]。同外阴鳞状细胞癌一样，非 HPV 相关性肿瘤的预后比常见的 HPV 相关性鳞状细胞癌的预后要差[54]。因为累及阴道上部的大多数癌是直接由宫颈癌延伸而来的，所以只有那些没有累及子宫颈的阴道肿瘤才被看做是原发性阴道肿瘤。累及两个部位的肿瘤被归入宫颈癌延伸至阴道，不管受累的相对比例如何。同样的推理适合累及外阴和阴道远端的癌，按着惯例，将其归入外阴癌延伸至阴道。

大体上，大多数原发性阴道癌呈结节状或溃疡性（图 31.8）[55]。它们最常发生于阴道上 1/3 和前侧或外侧壁[56]。少数病例起源于手术建立的新阴道[57-58]。

显微镜下，阴道**鳞状细胞癌（squamous cell carcinoma）**的形态学表现与外阴鳞状细胞癌相同，可以是高分化角化型（图 31.9），也可以显示基底细胞样或湿疣样形态学（图 31.10）。

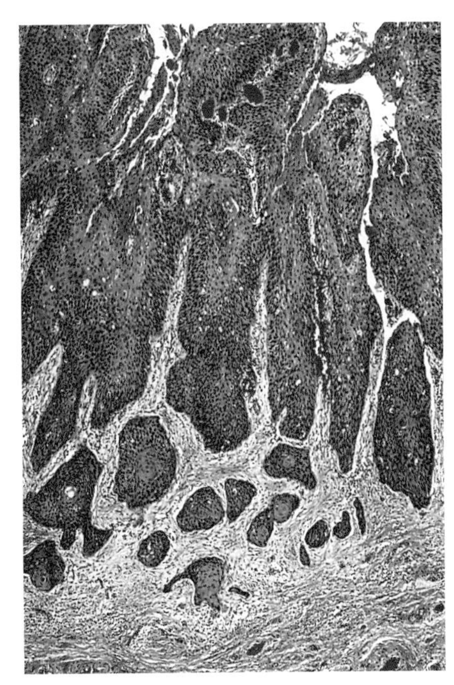

图 31.9　阴道高分化角化性鳞状细胞癌的浅表间质浸润

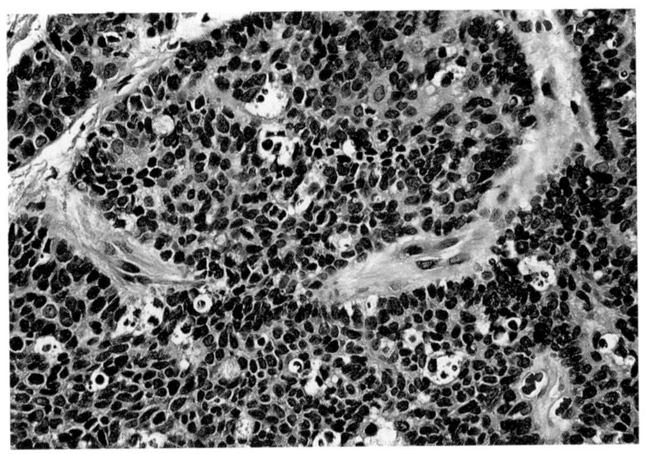

图 31.10　阴道鳞状细胞癌，伴有明显的基底细胞形态学表现

阴道癌通常通过外照射和内照射的联合放疗予以治疗[59-61]。小的肿瘤可以进行局部切除术；对于肿瘤位于阴道上 1/3 或后壁的选择性病例，可行根治性手术[62]。阴道癌总的 5 年生存率为 40%～50%，但 Ⅰ 期阴道癌的生存率明显高些（～75%）（表 31.1）[63]。不管患者从前是否进行过宫颈癌治疗，其预后类似[64]。大多数复发发生在治疗之后 1 年之内，预后不良。较上部位的病变容

表31.1 AJCC的TNM定义：阴道

原发性肿瘤（T）的定义		
T分类	FIGO分期	T标准
TX		原发性肿瘤不能评估
T0		没有原发性肿瘤的证据
T1	Ⅰ	肿瘤局限于阴道
T1a	Ⅰ	肿瘤局限于阴道，≤2.0 cm
T1b	Ⅰ	肿瘤局限于阴道，>2.0 cm
T2	Ⅱ	肿瘤浸润阴道旁组织，但未达盆壁
T2a	Ⅱ	肿瘤浸润阴道旁组织，但未达盆壁，≤2.0 cm
T2b	Ⅱ	肿瘤浸润阴道旁组织，但未达盆壁，>2.0 cm
T3	Ⅲ	肿瘤延伸到盆壁[a]和（或）累及阴道下1/3和（或）引起肾盂积水或无功能性肾
T4	ⅣA	肿瘤浸润膀胱或直肠黏膜和（或）延伸到真骨盆外（大疱性水肿不是分类为T4肿瘤的充分证据）
局部淋巴结（N）的定义		
N分类	FIGO分期	N标准
NX		局部淋巴结不能评估
N0		无局部淋巴结转移
N0（i+）		局部淋巴结内孤立的肿瘤细胞，≤0.2 mm
N1	Ⅲ	盆腔或腹股沟淋巴结转移
远隔转移（M）的定义		
M分类	FIGO分期	M标准
M0		没有远隔转移
M1	ⅣB	远隔转移

[a]盆壁的定义是肌肉、筋膜、神经血管结构或骨盆的骨骼部分。在直肠检查时，肿瘤和盆壁之间没有无癌的间隙

From Amin M, Edge S, Greene F, et al., eds. *AJCC Cancer Staging Manual*. Vol 8. New York, NY: Springer; 2017.

易局部复发，而较下部位的病变更常伴有盆腔侧壁和远隔转移[65]。

已经提出，阴道出现**微小浸润（浅表或微小浸润）癌［microinvasive (superficially or minimally invasive) carcinoma］**是一种独特的临床疾病，但其概念面临准确定义的理论和实际困难，与在外阴和子宫颈一样，且阴道癌罕见加剧了这一问题[66]。美国病理医师学会阴道肿瘤目录的确包括浅表浸润性鳞状细胞癌这一分类，定义为浸润≤3 mm，不伴有淋巴血管浸润，这种定义确定了一组淋巴结转移机会减少的（但不可忽略的）患者[66]。

透明细胞癌

透明细胞（腺）癌［clear cell (adeno) carcinoma］特征性地发生在阴道上部的前壁或侧壁，或者发生在子宫颈。从前透明细胞（腺）癌最常见于有子宫内接触DES的儿童、青春期和年轻人[12,56]，但自从妊娠期停止使用DES以来，它已成为非常罕见类型的阴道癌。显微镜下，它显示内衬透明细胞的小管和囊肿与实性区和乳头状结构交替出现（图31.11）[67]。核分裂象不定，但通常缺乏。肿瘤细胞因为存在糖原而具有丰富的透明胞质。胞质内黏液或缺乏或稀少。常见突入腺腔的鞋钉形细胞。显微镜下，主要需要与微小腺体增生进行鉴别诊断，微小腺体增生可能发生在阴道腺病区域；还要与妊娠或促孕剂相关性Arias-Stella反应鉴别。理论上，卵黄囊瘤也应包括在其鉴别诊断中，卵黄囊瘤几乎完全发生在婴儿和小儿（4岁以下）。这些肿瘤的免疫组织化学染色没有很好的特征性，但似乎类似于较常见的子宫内膜和卵巢透明细胞癌[68]。

阴道透明细胞癌的预后相对较好；小而无症状的肿瘤通过手术切除通常可以治愈。大的接近切缘的肿瘤或穿透阴道壁>3 mm的肿瘤容易发生局部复发[69]。

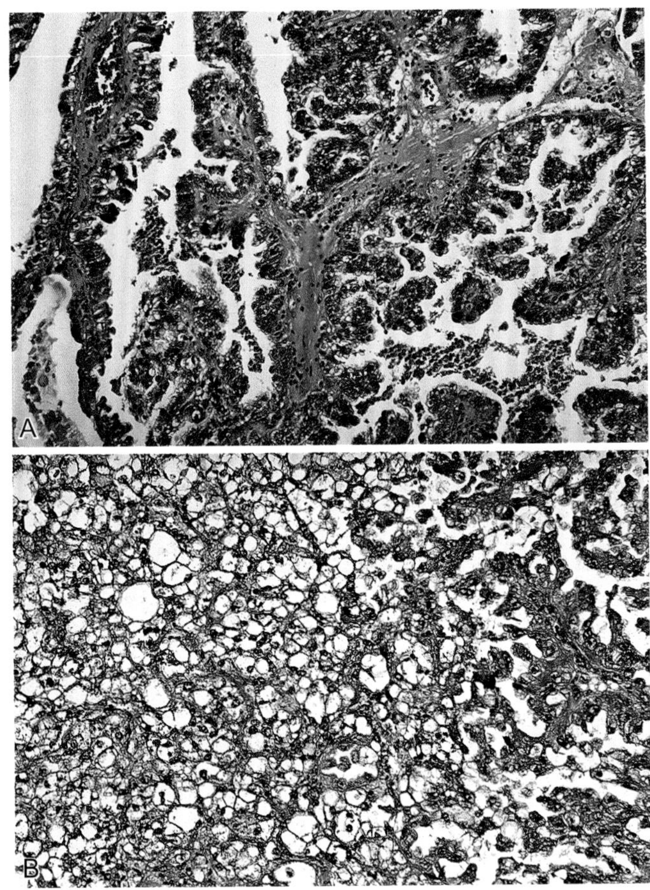

图 31.11　**阴道透明细胞癌**。**A**，乳头状结构；**B**，突出的透明细胞特征

其他类型的癌

疣状癌（**verrucous carcinoma**）是一种极端高分化的鳞状细胞癌亚型。同外阴和宫颈疣状癌一样，阴道疣状癌是局部浸润，实际上从不伴有淋巴结转移。但阴道疣状癌局部播散可以相当广泛，到达直肠和尾椎[70]。阴道疣状癌应与尖锐湿疣鉴别，尖锐湿疣在少数情况下可以累及阴道；其标准与在外阴一节描述的相同。多数疣状癌与 HPV 无关[71]。

子宫内膜样腺癌（**endometroid adenocarcinoma**）可以发生在阴道，大多数病例的病变位于阴道顶端[72]。它被认为是在阴道的子宫内膜异位症的基础上发生的[73]。出现子宫内膜异位症对于支持阴道肿瘤是原发性的而不是继发于子宫内膜的播散是重要的。p16 和 ER 的联合免疫染色，最常用于鉴别 HPV 相关性宫颈腺癌（p16 呈弥漫阳性，ER 呈阴性）与子宫内膜的子宫内膜样腺癌（p16 呈片块阳性，ER 呈阳性），可以阐明阴道活检出现的腺癌的发病机制，但不能区分发生于子宫内膜异位症的原发性子宫内膜样型阴道腺癌和来自子宫内膜子宫内膜样癌继发累及阴道，或 HPV 相关性阴道原发性腺癌或宫颈腺癌继发累及阴道。注意，转移累及阴道比原发性阴道腺癌常见，而且必须根据临床背景除外原发性子宫内膜腺癌或宫颈腺癌，因为没有对原发部位特异的免疫标志物。据推测，大多数位于直肠阴道隔的腺癌来源于子宫内膜异位症，其阴道或直肠黏膜均未受累[74-75]。

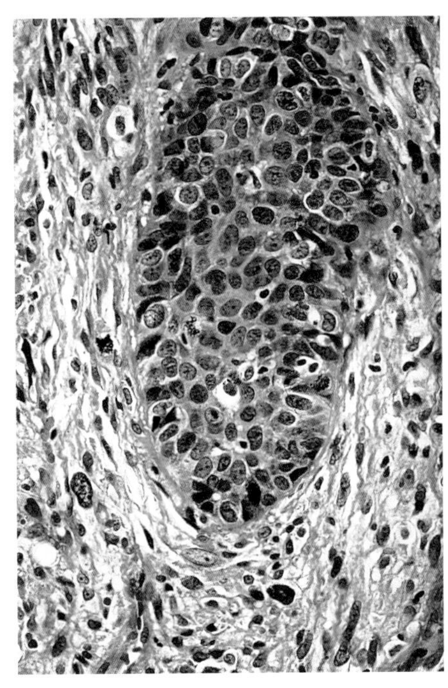

图 31.12　阴道梭形细胞（肉瘤样）癌。可见具有间叶样表现的、细长的细胞围绕界限清楚的、具有上皮表现的、轮廓清晰的细胞巢

阴道**中肾管腺癌**[**mesonephric (wolffian) adenocarcinoma**]是一种非常罕见的肿瘤，位于阴道旁，沿着 wolff 管来源的 Gartner 管走向分布[76-77]。在形态学上和免疫表型上类似于更常见的子宫颈和子宫体的中肾管腺癌。它们可能是双相性的，伴有梭形细胞成分[76]。

阴道**肉瘤样癌**（**sarcomatoid carcinoma**）[**癌肉瘤**（**carcinosarcoma**）]相当于更常见的上呼吸消化道肉瘤样癌（图 31.12）[78-79]。

阴道**黏液性腺癌**（**mucinous adenocarcinoma**）在中年和老年患者已见描述，偶尔发生在宫颈内膜异位症的基础上[80]。其显微镜下特征与更常见的宫颈子宫内膜黏液性腺癌无法区分[81]。在已报道的少数病例中，其表现让人想起了肠上皮[33,82]。目前，它与 HPV 的关系尚不清楚。

高级别神经内分泌癌（**high-grade neuroendocrine carcinoma**）可以发生在阴道，或为单纯性，或伴有鳞状或腺体成分[80,83-85]。它们可以是小细胞型，也可以是大细胞型。大多数病例应用放疗和化疗联合治疗[84]。还有 1 例阴道神经内分泌癌伴有 Merkel 细胞（Merkel cell）表型的报道[86]。

已描述过的阴道其他类型癌是：尿路上皮细胞（移行细胞）癌[87]（包括 Paget 样型[88]和描述为乳头状鳞状移行细胞亚型[89]）、淋巴上皮瘤样癌[90-91]、基底细胞样癌[92]、腺样基底细胞癌和腺鳞癌。

间叶性肿瘤和肿瘤样疾病

纤维上皮性息肉（**fibroepithelial polyp**）可以见于成人女性阴道（特别是在妊娠期）或新生儿[93-94]。它们或许不是真正的肿瘤而是由激素引起的上皮下疏松结缔组织带的局灶增生[95]。其他一些可能是肉芽组织的终末阶段表现（图 31.13）[96]。显微镜下，它们是由纤维

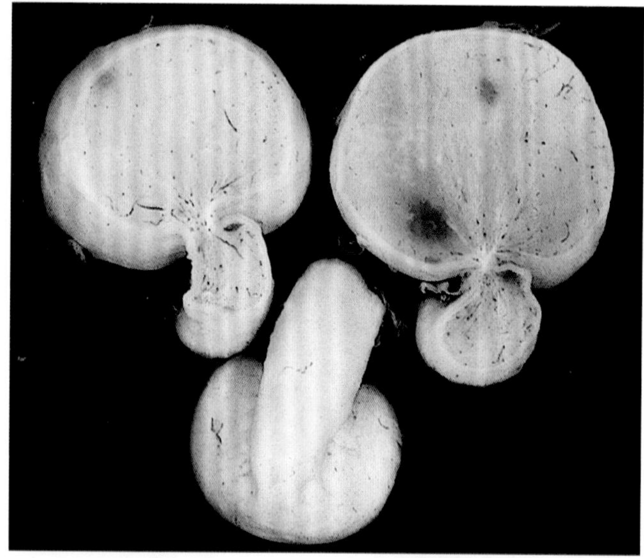

图 31.13 Curious mushroom-like appearance of vaginal fibroepithelial polyp. (Courtesy of Dr. Pedro J. Grases Galofré; from Grases Galofré PJ. *Patología ginecológica. Bases para el diagnóstico morfológico*. Barcelona: Masson; 2002.)
注：因第三方版权问题，保留原文

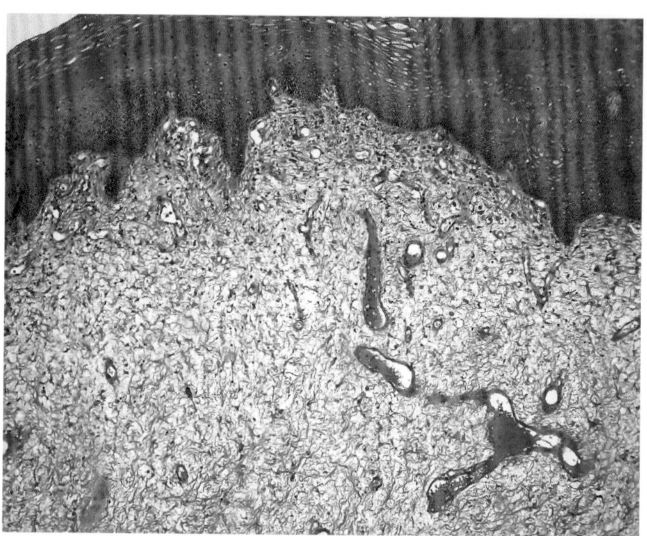

图 31.14 阴道纤维上皮性息肉，显示疏松的纤维血管间质被覆略显增厚的但并没有特殊表现的鳞状上皮

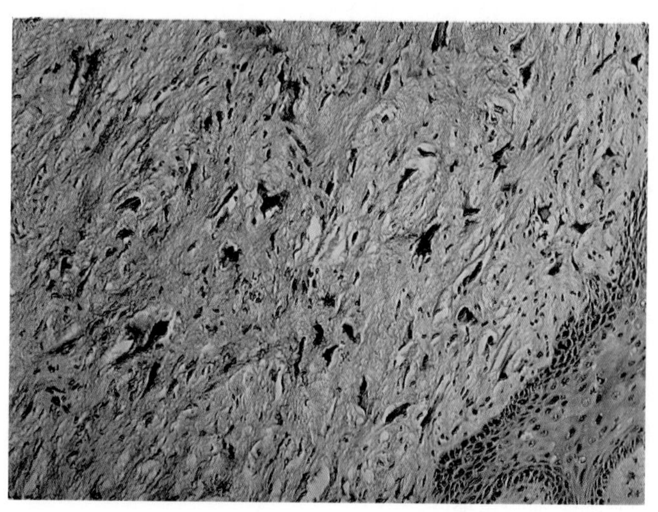

图 31.15 阴道息肉中的非典型性良性间质细胞

血管轴心被覆正常表现的鳞状上皮组成（图 31.14）。有时，间质有明显的水肿[95]；在另一些情况下，其细胞丰富和（或）含有散在的高度非典型性的星形间质细胞（图 31.15）[97-100]。这些间质细胞对结蛋白和类固醇受体常常有免疫反应，但对肌动蛋白通常没有反应[101-102]。这种临床表现、核的非典型性和结蛋白免疫反应可能导致其被误诊为横纹肌肉瘤或其他类型的恶性肿瘤[94,103]。其鉴别特征包括：临床上生长速度缓慢，缺乏新生层、上皮浸润和横纹，以及缺乏肌母细胞标志物、肌细胞生成素（myogenin）和肌源调节蛋白（MyoD1）的免疫染色表达。

侵袭性血管黏液瘤（aggressive angiomyxoma）可以表现为突向阴道内的肿块并通过阴道旁软组织蔓延[104]。

血管肌成纤维细胞瘤（angiomyofibroblastoma）、**浅表肌成纤维细胞瘤（superficial myofibroblastoma）**和**孤立性纤维性肿瘤（solitary fibrous tumor）**是具有成纤维细胞/肌成纤维细胞本质的其他类型的良性间叶性肿瘤（**mesenchymal tumor**），已有报道发生在阴道[105-107]。血管肌成纤维细胞瘤的表现与外阴血管肌成纤维细胞瘤的表现相同，浅表肌成纤维细胞瘤是血管肌成纤维细胞瘤的轻微亚型，是这个部位间叶细胞对激素反应形成的良性息肉样肿块[108]。孤立性纤维性肿瘤，与在其他部位一样，免疫组织化学染色可能证实有 *STAT6* 核表达。

术后梭形细胞结节（postoperative spindle cell nodule）是一种假肉瘤性阴道病变，发生在子宫切除术或这个部位其他手术操作后数周，表现为阴道穹的小而易碎的淡红色肿块[109-110]。显微镜下，显示溃疡形成、肉芽组织和非常丰富的梭形细胞增生，特征为成束的生长方式，可见许多核分裂象和外渗的红细胞，导致一种卡波西肉瘤样表现（图 31.16）[109]。术后梭形细胞结节还可能与肉瘤（特别是平滑肌肉瘤）和肉瘤样癌混淆。免疫组织化学染色，术后梭形细胞结节可能对低分子量角蛋白有免疫反应，这可能是这种病变被误解的原因。辨认术后梭形细胞结节的线索是：独特的束状结构；卡波西肉瘤样区域；细腻的核染色质，缺乏多形性；核分裂象虽然丰富，但均为典型的核分裂象；以及最重要的是，有这个区域新近手术的病史。

平滑肌瘤（leiomyoma）是阴道最常见的良性间叶性肿瘤[108,111]。患者为成人，阴道的任何部位均可能发生。一个特殊的病例，其内可见副神经节样组织[112]。

平滑肌肉瘤（leiomyosarcoma）可以达到相当大小并有溃疡形成[113]。大多数病例的恶性表现仅为局部复发。Tavassoli 和 Norris 应用的恶性标准[111]是：出现中到重度非典型性，以及核分裂象 ≥ 5/10 HPF。低分化肿瘤的死亡率高[114]。

横纹肌瘤（rhabdomyoma）表现为息肉样肿块[115]。所有报道的成年病例均已治愈，这点是与下面讨论的葡

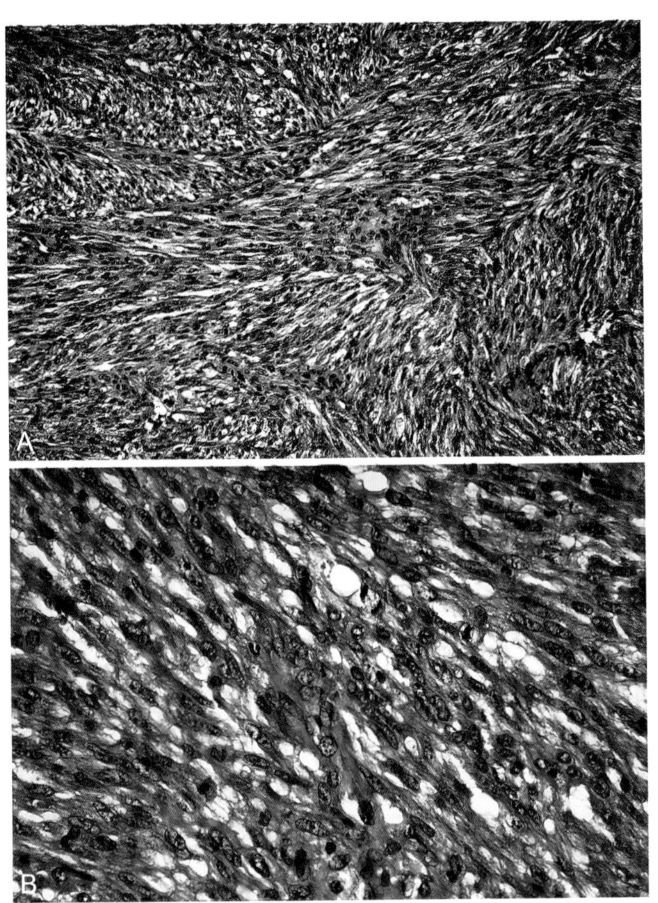

图 31.16 **A 和 B**，术后梭形细胞结节的中倍镜和高倍镜观。这种病变高度富于细胞，核分裂活跃，但几乎没有多形性

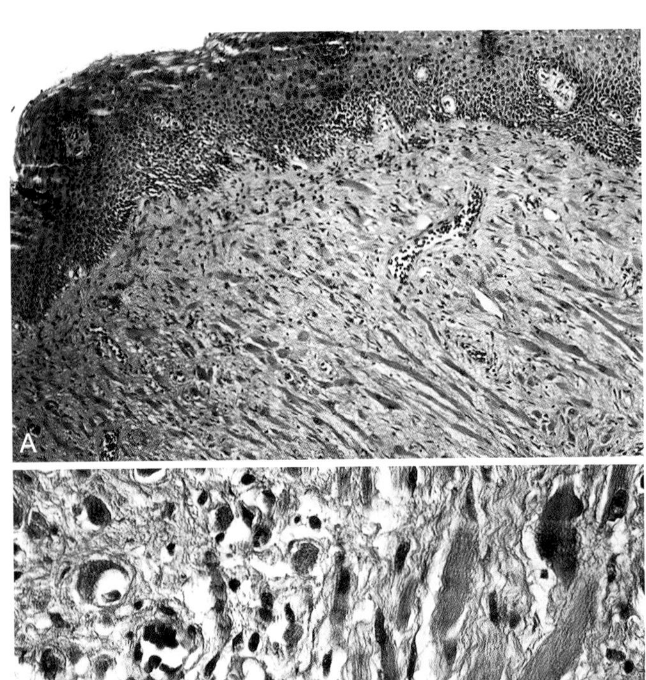

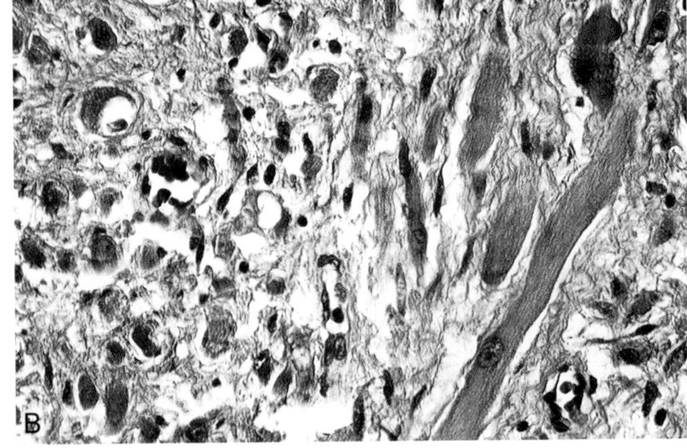

图 31.17 **A 和 B**，阴道横纹肌瘤由成熟的骨骼肌细胞束组成，散在分布于正常鳞状上皮下间质中

萄状横纹肌肉瘤的一个重要鉴别点。显微镜下，其病变是由交织和杂乱排列的梭形到带状细胞束组成的，有些伴有横纹（图 31.17）[116]。核分裂象稀少或缺乏，上皮下没有肿瘤细胞集聚。

已报道的阴道其他良性间叶性肿瘤包括血管瘤、血管外皮细胞瘤[117]、血管球瘤[118]、良性“Triton”瘤[119]、血管肌肉脂肪瘤[120]、细胞性神经鞘瘤[121]和神经纤维瘤[122]。

胚胎性横纹肌肉瘤（embryonal rhabdomyosarcoma）［葡萄状肉瘤（sarcoma botryoides）］是一种罕见的息肉样浸润性肿瘤，通常发生在阴道前壁（图 31.18）[123]。大约 90% 的病例为 5 岁以下的女孩，接近 2/3 的病例出现在 2 岁之前。大体上，胚胎性横纹肌肉瘤表现为聚集成团的、软的息肉样肿块，类似于一串葡萄，因此被冠以“葡萄状”前缀。

显微镜下，可见黏液样间质内含有混合性圆形和梭形细胞束（图 31.19）。其中，一些细胞含有明显的嗜酸性颗粒性胞质，提示横纹肌母细胞分化；它们呈球拍状或带形结构，类似于正常肌肉胚胎发生期的细胞；横纹可能出现或不出现。一个重要的诊断特征是：血管周围肿瘤细胞密集，最重要的是，它们在鳞状上皮下——这导致独特的上皮下致密带［Nicholson“新生层”（“carbium layer” of Nicholson）］（图 31.20）。其上的上皮可见浸润。灶状肿瘤性软骨也可能见到；据说，它们倾向于与生在

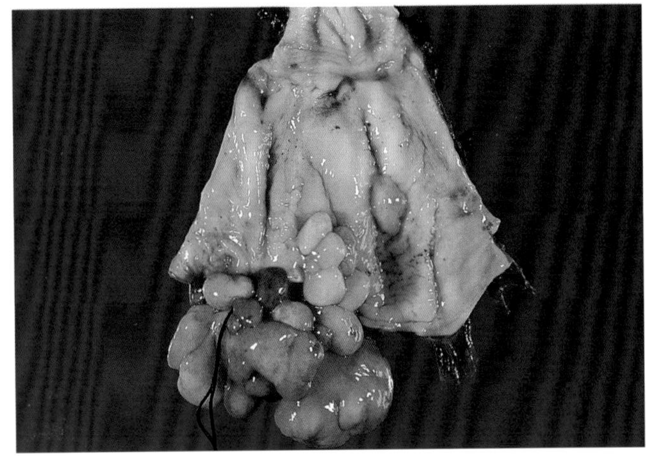

图 31.18 **阴道葡萄状胚胎性横纹肌肉瘤**。这种葡萄样结构的病变具有特征性

较大患儿和（或）伴有较好预后的位于阴道较高部位或子宫颈的肿瘤。现在认为，葡萄状肿瘤是胚胎性横纹肌肉瘤的一种亚型，因为它们的部位就在膨胀的被覆上皮下。它们的死亡原因常常是直接蔓延而不是远隔转移[124]。在 Hilgers 等[125]复审的 15 个尸检病例中，大约半数肿瘤局限于骨盆。

这种肿瘤的治疗传统上是进行根治性手术[126-127]，现在则主要采取化疗，可以结合放疗和（或）手术，取决于

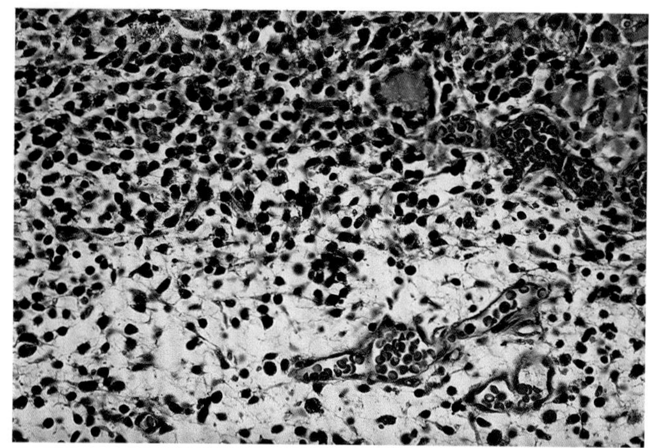

图 31.19 **胚胎性横纹肌肉瘤的显微镜下表现**。其鉴别诊断是小圆细胞肿瘤

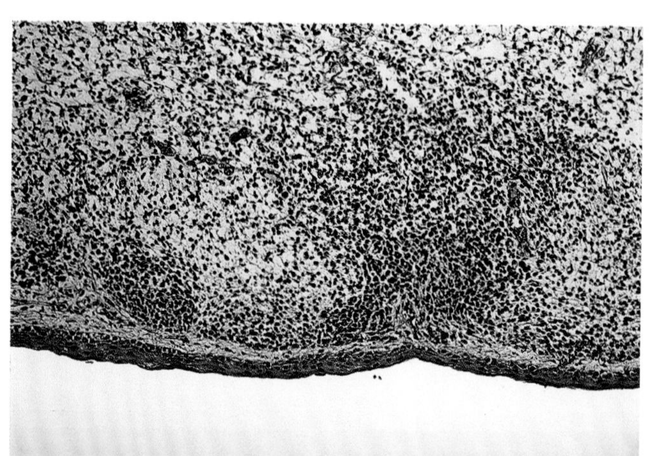

图 31.20 胚胎性横纹肌肉瘤中非肿瘤性上皮下所谓的新生层

具体情况[128]。

已报道的阴道**其他原发性肉瘤（other primary sarcoma）**包括：子宫内膜型间质肉瘤[129]、恶性外周神经鞘肿瘤[129]、血管肉瘤[130]（有时是放疗的并发症[131]）、腺泡状软组织肉瘤（alveolar soft part sarcoma）[132-134]、滑膜肉瘤[135]和尤因肉瘤/PNET[136]。证实有特征性的分子改变（例如尤因肉瘤的*EWS*易位）是准确诊断这些罕见肿瘤的关键。

黑色素细胞肿瘤

黑色素瘤（melanoma）可以作为原发性肿瘤发生在老年患者的阴道[137-140]。黑色素瘤表现为质软的息肉样肿块，呈蓝色或黑色，常常有溃疡形成（图 31.21）[141]。大多数病例的病变位于阴道前侧壁的下 1/3[142]。显微镜下，其表现类似于皮肤黑色素瘤，但倾向于显示较明显的间变和多形性（图 31.22）。应寻找雀斑表现的上皮内成分以证实其为局部起源，虽然这种特征可能被肿瘤性溃疡破坏。黑色素瘤的预后非常差[138,143-144]。在一项原发性阴道黑色素瘤病例研究中，没有发现*BRAF*和*KIT*突变，

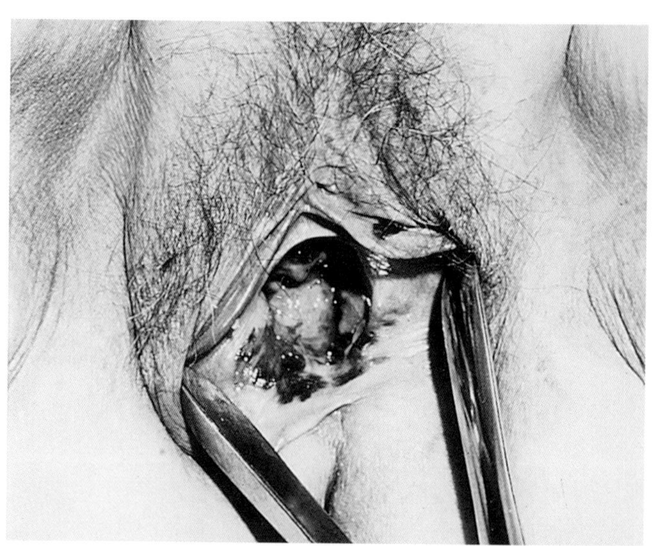

图 31.21 阴道恶性黑色素瘤（From Norris HJ, Taylor HB. Melanomas of the vagina. *Am J Clin Pathol*. 1966; 46: 420-426.）

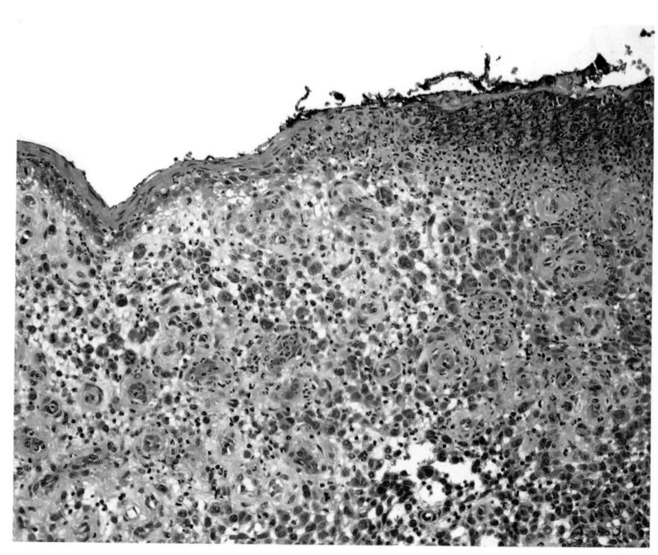

图 31.22 **阴道恶性黑色素瘤**。该肿瘤有一个未分化的表现，主要是无黑色素性，有表面溃疡形成

但12%的病例有*NRAS*突变，且另外12%有*KIT*扩增[145]。在 3% 的正常阴道内可见黑色素细胞[139]，它们很可能是这种肿瘤的起源细胞，有时认为黑变病或非典型性黑色素细胞增生是其前期阶段[146-147]。

普通型**蓝痣（blue nevus）**可以表现为原发性阴道病变[141]。

其他原发性肿瘤

卵黄囊瘤（yolk sac tumor）[内胚窦瘤（endodermal sinus tumor）]一般发生在 2 岁以下的婴儿，较常发生在阴道后壁或阴道穹[148-149]。临床上，它可能类似于横纹肌肉瘤[150]。显微镜下，其最重要的鉴别诊断是透明细胞（腺）癌，在过去一直很混乱。免疫组织化学染色，对 SALL4 和 AFP 有免疫反应支持卵黄囊瘤，而对 Leu-M1

有反应支持透明细胞癌[151]。在早期的病例研究中，多数阴道卵黄囊瘤患者死于全身转移[152]。但是，结合手术切除和多种药物化疗（有时另加放疗）的治疗已使许多患者得到长期治愈[129,153]。

恶性淋巴瘤（malignant lymphoma）可能继发性累及阴道，或有时仅仅累及阴道；几乎所有病例均为非霍奇金淋巴瘤[154-156]。最大的一组是弥漫性大B细胞淋巴瘤[157]。已经报道了1例伴有软化斑的病例[158]。**急性髓性白血病（acute myeloid leukemia）**[**粒细胞肉瘤（granulocytic sarcoma）**]也可以累及阴道[159]。

阴道或阴道旁部位的其他原发性肿瘤全都非常罕见，包括Brenner瘤[160-161]、可能是wolff管来源的女性附件肿瘤[162]、PEComa[155]、肌上皮瘤[163]和胃肠道间质肿瘤（出现在阴道壁或直肠阴道隔）[164-165]。

转移性肿瘤

阴道**转移癌**最常来自子宫颈和子宫内膜，其次来自卵巢、大肠和肾[166-168]。有些病例是直接蔓延，而另外一些病例是远隔转移。来自子宫内膜腺癌的转移癌常常位于黏膜下和阴道的上1/3。

可以转移到阴道的其他肿瘤是黑色素瘤[169]和恶性滋养细胞肿瘤，包括上皮样滋养细胞肿瘤[170]。

参考文献

1. Belousova IE, Kazakov DV, Michal M. Ectopic sebaceous glands in the vagina. *Int J Gynecol Pathol.* 2005; 24: 193-195.
2. Hafez ES, Evans TN, eds. *The Human Vagina.* New York, NY: North-Holland; 1978.
3. Krantz KE. The gross and microscopic anatomy of the human vagina. *Ann N Y Acad Sci.* 1959; 83: 89-104.
4. McCluggage WG, Ganesan R, Hirschowitz L, et al. Ectopic prostatic tissue in the uterine cervix and vagina: report of a series with a detailed immunohistochemical analysis. *Am J Surg Pathol.* 2006; 30: 209-215.
5. Robboy SJ, Bently RC. Vagina. In: Mills SE, ed. *Histology for Pathologists.* 3rd ed. Philadelphia, PA: Lippincott Williams and Wilkins; 2007: 999-1010.
6. Ulfelder H, Robboy SJ. The embryological development of the human vagina. *Am J Obstet Gynecol.* 1976; 126: 769-776.
7. Howitt BE, Emori M, Drapkin R, et al. GATA3 is a sensitive and specific marker of benign and malignant mesonephric lesions in the lower female genital tract. *Am J Surg Pathol.* 2015; 39: 1411-1419.
8. Siders DB, Parrott MH, Abell MR. Gland cell prosoplasia(adenosis) of vagina. *Am J Obstet Gynecol.* 1965; 91: 190-203.
9. Sandberg EC. The incidence of distribution of occult vaginal adenosis. *Trans Pac Coast Obstet Gynecol Soc.* 1967; 35: 36-48.
10. Kurman RJ, Scully RE. The incidence and histogenesis of vaginal adenosis. An autopsy study. *Hum Pathol.* 1974; 5: 265-276.
11. Hart WR, Townsend DE, Aldrich JO, et al. Histopathologic spectrum of vaginal adenosis and related changes in stilbestrol-exposed females. *Cancer.* 1976; 37: 763-775.
12. Robboy SJ, Scully RE, Welch WR, Herbst AL. Intrauterine diethylstilbestrol exposure and its consequences. Pathologic characteristics of vaginal adenosis, clear cell adenocarcinoma, and related lesions. *Arch Pathol Lab Med.* 1977; 101: 1-5.
13. Robboy SJ, Szyfelbein WM, Goellner JR, et al. Dysplasia and cytologic findings in 4589 young women enrolled in the Diethylstilbestrol Adenosis(DESAD) Project. *Am J Obstet Gynecol.* 1981; 140: 579-586.
14. Robboy SJ, Welch WR. Microglandular hyperplasia in vaginal adenosis associated with oral contraceptives and prenatal diethylstilbestrol exposure. *Obstet Gynecol.* 1977; 49: 430-434.
15. Antonioli DA, Burke L. Vaginal adenosis. Analysis of 325 biopsy specimens from 100 patients. *Am J Clin Pathol.* 1975; 64: 625-638.
16. Sonek M, Bibbo M, Wied GL. Colposcopic findings in offspring of DES-treated mothers as related to onset of therapy. *J Reprod Med.* 1976; 16: 65-71.
17. Chattopadhyay I, Cruickshan DJ, Packer M. Non diethylstilbesterol induced vaginal adenosis—a case series and review of literature. *Eur J Gynecol Oncol.* 2001; 22: 260-262.
18. Robboy SJ, Hill EC, Sandberg EC, Czernobilsky B. Vaginal adenosis in women born prior to the diethylstilbestrol era. *Hum Pathol.* 1986; 17: 488-492.
19. Herbst AL, Poskanzer DC, Robboy SJ, et al. Prenatal exposure to stilbestrol. A prospective comparison of exposed female offspring with unexposed controls. *N Engl J Med.* 1975; 292: 334-339.
20. Jefferies JA, Robboy SJ, O'Brien PC, et al. Structural anomalies of the cervix and vagina in women enrolled in the Diethylstilbestrol Adenosis(DESAD) Project. *Am J Obstet Gynecol.* 1984; 148: 59-66.
21. Amer MI, Ahmed Mel-S, Ali AH. Congenital urethrovaginal fistula with transverse vaginal septum. *J Obstet Gynaecol Res.* 2016; 42: 1042-1045.
22. Sobel JD. Vaginal infections in adult women. *Med Clin North Am.* 1990; 74: 1573-1602.
23. Strate SM, Taylor WE, Forney JP, Silva FG. Xanthogranulomatous pseudotumor of the vagina. Evidence of a local response to an unusual bacterium(mucoid *Escherichia coli*). *Am J Clin Pathol.* 1983; 79: 637-643.
24. Chalvardjan A, Picard L, Shaw R, et al. Malacoplakia of the female genital tract. *Am J Obstet Gynecol.* 1980; 138: 391-394.
25. Danielson RW. Vaginal ulcers caused by tampons. *Am J Obstet Gynecol.* 1983; 146: 547-548.
26. Bilodeau B. Intravaginal prolapse of the fallopian tube following vaginal hysterectomy. *Am J Obstet Gynecol.* 1982; 143: 970-971.
27. Silverberg SG, Frable WJ. Prolapse of fallopian tube into vaginal vault after hysterectomy. Histopathology, cytopathology, and differential diagnosis. *Arch Pathol.* 1974; 97: 100-103.
28. Michal M, Rokyta Z, Mejchar B, et al. Prolapse of the fallopian tube after hysterectomy associated with exuberant angiomyofibroblastic stroma response: a diagnostic pitfall. *Virchows Arch.* 2000; 437: 436-439.
29. Martinka M, Allaire C, Clement PB. Endocervicosis presenting as a painful vaginal mass: a case report. *Int J Gynecol Pathol.* 2002; 18: 274-276.
30. Deppisch LM. Cysts of the vagina. Classification and clinical correlations. *Obstet Gynecol.* 1975; 45: 632-637.
31. Kramer K, Tobón H. Vaginitis emphysematosa. *Arch Pathol Lab Med.* 1987; 111: 746-749.
32. Kerner H, Munichor M. Papillary mullerian cystadenofibroma of the vagina. *Histopathology.* 1997; 30: 84-86.
33. Fox H, Wells M, Harris M, et al. Enteric tumours of the lower female genital tract. A report of three cases. *Histopathology.* 1988; 12: 167-176.
34. Pena-Fernandez M, Abdulkader-Nalib I, Novo-Dominguez A, et al. Vaginal tubulovillous adenoma: a clinicopathologic and molecular study with review of the literature. *Int J Gynecol Pathol.* 2013; 32: 131-136.
35. Sirota RL, Dickersin GR, Scully RE. Mixed tumors of the vagina. *Am J Surg Pathol.* 1981; 5: 413-422.
36. Branton PA, Tavassoli FA. Spindle cell epithelioma, the so-called mixed tumor of the vagina. A clinicopathologic, immunohistochemical, and ultrastructural analysis of 28 cases. *Am J Surg Pathol.* 1993; 17: 509-515.
37. Oliva E, Gonzalez L, Dionigi A, Young RH. Mixed tumors of the vagina: an immunohistochemical study of 13 cases with emphasis on the cell of origin and potential aid in differential diagnosis. *Mod Pathol.* 2004; 17: 1243-1250.
38. Wright RG, Buntine DW, Forbes KL. Recurrent benign mixed tumor of the vagina. *Gynecol Oncol.* 1991; 40: 84-86.
39. McCluggage WG, Young RH. Tubulo-squamous polyp: a report of ten cases of a distinctive hitherto uncharacterized vaginal polyp. *Am J Surg Pathol.* 2007; 31: 1013-1019.
40. Kazakov DV, Stewart CJ, Kacerovska D, et al. Prostatic-type tissue in the lower female genital tract: a morphologic spectrum, including vaginal tubulosquamous polyp, adenomyomatous hyperplasia of paraurethral Skene glands(female prostate), and ectopic lesion in the vulva. *Am J Surg Pathol.* 2010; 34: 950-955.
41. Darragh TM, Colgan TJ, Cox T, et al. The lower anogenital squamous terminology standardization project for HPV-associated lesions: background and consensus recommendations from the College of American Pathologists and the American Society for Colposcopy and Cervical Pathology. *Int J Gynecol Pathol.* 2013; 32: 76-115.
42. Aho M, Vesterinen E, Meyer B, et al. Natural history of vaginal intraepithelial neoplasia. *Cancer.* 1991; 68: 195-197.
43. Benedet JL, Sanders BH. Carcinoma in situ of the vagina. *Am J Obstet Gynecol.* 1984; 148: 695-700.
44. Kanbour AI, Klionsky B, Murphy AI. Carcinoma of the vagina following cervical cancer. *Cancer.* 1974; 34: 1838-1841.
45. Nwabineli NJ, Monaghan JM. Vaginal epithelial

abnormalities in patients with CIN. Clinical and pathological features and management. *Br J Obstet Gynaecol.* 1991; 98: 25-29.

46. Srodon M, Stoler MH, Baber GB, Kurman RJ. The distribution of low and high-risk HPV types in vulvar and vaginal intraepithelial neoplasia(VIN and VaIN). *Am J Surg Pathol.* 2006; 30: 1513-1518.
47. Audet-Lapointe P, Body G, Vauclair R, et al. Vaginal intraepithelial neoplasia. *Gynecol Oncol.* 1990; 36: 232-239.
48. Weir MM, Bell DA, Young RH. Transitional cell metaplasia of the uterine cervix and vagina: an underrecognized lesion that may be confused with high-grade dysplasia: a report of 59 cases. *Am J Surg Pathol.* 1997; 21: 510-517.
49. Benedet JL. Vaginal malignancy. *Curr Opin Obstet Gynecol.* 1991; 3: 73-77.
50. Manetta A, Gutrecht EL, Berman ML, Di Saia PJ. Primary invasive carcinoma of the vagina. *Obstet Gynecol.* 1990; 76: 639-642.
51. Piura B, Rabinovich A, Cohen Y, Glezerman M. Primary squamous cell carcinoma of the vagina: report of four cases and review of the literature. *Eur J Gynecol Oncol.* 1998; 19: 60-63.
52. Ikenberg H, Runge M, Goppinger A, Pfeiderer A. Human papillomavirus DNA in invasive carcinoma of the vagina. *Obstet Gynecol.* 1990; 76: 432-438.
53. Merino MJ. Vaginal cancer. The role of infectious and environmental factors. *Am J Obstet Gynecol.* 1991; 165: 1255-1262.
54. Alonso I, Felix A, Torne A, et al. Human Papilloma Virus as a favourable prognostic biomarker in squamous cell carcinoma of the vagina. *Gynecol Oncol.* 2012; 125: 194-199.
55. Whelton J, Kottmeier HL. Primary carcinoma of the vagina. A study of a Radiumhemmet series of 145 cases. *Acta Obstet Gynecol Scand.* 1962; 41: 22-40.
56. Robboy SJ, Young RH, Welch WR, et al. Atypical vaginal adenosis and cervical ectropion. Association with clear cell adenocarcinoma in diethylstilbestrol-exposed offspring. *Cancer.* 1984; 54: 869-875.
57. Rotmensch J, Rosenshein N, Dillon M, et al. Carcinoma arising in the neovagina. Case report and review of the literature. *Obstet Gynecol.* 1983; 61: 534-538.
58. Steiner E, Woernle F, Kuhn W, et al. Carcinoma of the neovagina: case report and review of the literature. *Gynecol Oncol.* 2002; 84: 171-175.
59. Kucera H, Vavra N. Radiation management of primary carcinoma of the vagina. Clinical and histopathological variables associated with survival. *Gynecol Oncol.* 1991; 40: 12-16.
60. Reddy S, Lee MS, Graham JE, et al. Radiation therapy in primary carcinoma of the vagina. *Gynecol Oncol.* 1987; 26: 19-24.
61. Spirtos NM, Doshi BP, Kapp DS, Teng N. Radiation therapy for primary squamous cell carcinoma of the vagina. Standford University experience. *Gynecol Oncol.* 1989; 35: 20-26.
62. Davis KP, Stanhope CR, Garton GR, et al. Invasive vaginal carcinoma. Analysis of early-stage disease. *Gynecol Oncol.* 1991; 42: 131-136.
63. Hellman K, Lundell M, Silverwood C, et al. Clinical and histopathologic factors related to prognosis in primary squamous cell carcinoma of the vulva. *Int J Gynecol Cancer.* 2006; 16: 1201-1211.
64. Perez CA, Arneson AN, Galakatos A, Samanth HK. Malignant tumors of the vagina. *Cancer.* 1973; 31: 36-44.
65. Tarraza MH Jr, Muntz H, Decain M, et al. Patterns of recurrence of primary carcinoma of the vagina. *Eur J Gynaecol Oncol.* 1991; 12: 89-92.
66. Peters WA III, Kumar NB, Morley GW. Microinvasive carcinoma of the vagina. A distinct clinical entity? *Am J Obstet Gynecol.* 1985; 153: 505-507.
67. Nordqvist SRB, Fidler WJ Jr, Woodruff JM, Lewis JL. Clear cell adenocarcinoma of the cervix and vagina. A clinicopathologic study of 21 cases with and without a history of maternal ingestion of estrogens. *Cancer.* 1976; 37: 858-871.
68. Vang R, Whitaker BP, Farhood AI, et al. Immunohistochemical analysis of clear cell carcinoma of the gynaecologic tract. *Int J Gynecol Pathol.* 2001; 20: 252-259.
69. Robboy SJ, Herbst AL, Scully RE. Clear-cell adenocarcinoma of the vagina and cervix in young females. Analysis of 37 tumors that persisted or recurred after primary therapy. *Cancer.* 1974; 34: 606-614.
70. Ramzy I, Smout MS, Collins JA. Verrucous carcinoma of the vagina. *Am J Clin Pathol.* 1976; 65: 644-653.
71. del Pino M, Bleeker MC, Quint WG, et al. Comprehensive analysis of human papillomavirus prevalence and the potential role of low-risk types in verrucous carcinoma. *Mod Pathol.* 2012; 25: 1354-1363.
72. Staats PN, Clement PB, Young RH. Primary endometrioid adenocarcinoma of the vagina: a clinicopathologic study of 18 cases. *Am J Surg Pathol.* 2007; 31: 1490-1501.
73. Haskel S, Chen SS, Spiegel G. Vaginal endometrioid adenocarcinoma arising in vaginal endometriosis. A case report and literature review. *Gynecol Oncol.* 1989; 34: 232-236.
74. Granai CO, Walters MD, Safaii H, et al. Malignant transformation of vaginal endometriosis. *Obstet Gynecol.* 1984; 64: 592-595.
75. Young EE, Gamble CH. Primary adenocarcinoma of the rectovaginal septum arising from endometriosis. Report of a case. *Cancer.* 1969; 24: 597-601.
76. Bagué S, Rodríguez IM, Prat J. Malignant mesonephric tumors of the female genital tract: a clinicopathologic study of 9 cases. *Am J Surg Pathol.* 2004; 28: 601-607.
77. Hinchey WW, Silva EG, Guarda LA, et al. Paravaginal Wolffian duct(mesonephros) adenocarcinoma. A light and electron microscopic study. *Am J Clin Pathol.* 1983; 80: 539-544.
78. Raptis S, Haber G, Ferenczy A. Vaginal squamous cell carcinoma with sarcomatoid spindle cell features. *Gynecol Oncol.* 1993; 49: 100-106.
79. Steeper TA, Piscioli F, Rosai J. Squamous cell carcinoma with sarcoma-like stroma of the female genital tract. Clinicopathologic study of four cases. *Cancer.* 1983; 52: 890-898.
80. McCluggage WG, Price JH, Dobbs SP. Primary adenocarcinoma of the vagina arising in endocervicosis. *Int J Gynecol Pathol.* 2001; 20: 399-402.
81. Ebrahim S, Daponte A, Smith TH, et al. Primary mucinous adenocarcinomas of the vagina. *Gynecol Oncol.* 2001; 80: 89-92.
82. Yaghsezian H, Palazzo JP, Finkel GC, et al. Primary vaginal adenocarcinoma of the intestinal type associated with adenosis. *Gynecol Oncol.* 1992; 45: 62-65.
83. Chafe W. Neuroepithelial small cell carcinoma of the vagina. *Cancer.* 1989; 64: 1948-1951.
84. Hopkins MP, Kumar NB, Lichter AS, et al. Small cell carcinoma of the vagina with neuroendocrine features. A report of three cases. *J Reprod Med.* 1989; 34: 486-491.
85. Kaminski JM, Anderson PR, Han AC, et al. Primary small cell carcinoma of the vagina. *Gynecol Oncol.* 2003; 88: 451-455.
86. Coleman NM, Smith-Zagone MJ, Tanyi J, et al. Primary neuroendocrine carcinoma of the vagina with Merkel cell carcinoma phenotype. *Am J Surg Pathol.* 2006; 30: 405-410.
87. Bass PS, Birch B, Smart C, et al. Low-grade transitional cell carcinoma of the vagina. An unusual cause of vaginal bleeding. *Histopathology.* 1994; 24: 581-583.
88. Singer G, Hohl MK, Hering F, Anabitarte M. Transitional cell carcinoma of the vagina with pagetoid spread pattern. *Hum Pathol.* 1998; 29: 299-301.
89. Rose PG, Stoler MH, Abdul-Karin FW. Papillary squamotransitional cell carcinoma of the vagina. *Int J Gynecol Pathol.* 1998; 17: 372-375.
90. Dietl J, Horny HP, Kaiserling E. Lymphoepithelioma-like carcinoma of the vagina. A case report with special reference to the immunophenotype of the tumor cells and tumor-infiltrating lymphoreticular cells. *Int J Gynecol Pathol.* 1994; 13: 186-189.
91. McCluggage WG. Lymphoepithelioma-like carcinoma of the vagina. *J Clin Pathol.* 2001; 54: 964-965.
92. Li H, Heller DS, Sama J, et al. Basaloid squamous cell carcinoma of the vagina metastasizing to the lung. A case report. *J Reprod Med.* 2000; 45: 841-843.
93. McCluggage WG. A review and update of morphologically bland vulvovaginal mesenchymal lesions. *Int J Gynecol Pathol.* 2005; 24: 26-38.
94. Norris HJ, Taylor HB. Polyps of the vagina. *Cancer.* 1966; 19: 227-232.
95. al-Nafussi AI, Rebello G, Hughes D, Blessing K. Benign vaginal polyp. A histological, histochemical and immunohistochemical study of 20 polyps with comparison to normal vaginal subepithelial layer. *Histopathology.* 1992; 20: 145-150.
96. Halvorsen TB, Johannesen E. Fibroepithelial polyps of the vagina. Are they old granulation tissue polyps? *J Clin Pathol.* 1992; 45: 235-240.
97. Abdul-Karim FW, Cohen RE. Atypical stromal cells of lower female genital tract. *Histopathology.* 1990; 17: 249-253.
98. Chirayil SJ, Tobon H. Polyps of the vagina. A clinico-pathologic study of 18 cases. *Cancer.* 1981; 47: 2904-2907.
99. Miettinen M, Wahlstrom T, Vesterinen E, Saksela E. Vaginal polyps with pseudosarcomatous features. A clinicopathologic study of seven cases. *Cancer.* 1983; 51: 1148-1151.
100. Ostor AG, Fortune DW, Riley CB. Fibroepithelial polyps with atypical stromal cells(pseudosarcoma botryoides) of vulva and vagina. A report of 13 cases. *Int J Gynecol Pathol.* 1988; 7: 351-360.
101. Hartmann CA, Sperling M, Stein H. So-called fibroepithelial polyps of the vagina exhibiting an unusual but uniform antigen profile characterized by expression of desmin and steroid hormone receptors but no muscle-specific actin or macrophage markers. *Am J Clin Pathol.* 1990; 93: 604-608.
102. Mucitelli DR, Charles EZ, Kraus FT. Vulvovaginal polyps. Histologic appearance, ultrastructure, immunocytochemical characteristics, and clinicopathologic correlations. *Int J Gynecol Pathol.* 1990; 9: 20-40.
103. Nucci MR, Young RH, Fletcher CD. Cellular pseudosarcomatous fibroepithelial stromal polyps of the lower female genital tract: an underrecognized lesion often misdiagnosed as sarcoma. *Am J Surg Pathol.* 2000; 24: 231-240.
104. Steeper TA, Rosai J. Aggressive angiomyxoma of the female pelvis and perineum. Report of nine cases of a distinctive type of gynecologic soft tissue neoplasm. *Am J Surg Pathol.* 1983; 7: 463-475.
105. Laskin WB, Fetsch JF, Tavassoli FA. Superficial cervicovaginal myofibroblastoma: fourteen cases of a distinctive mesenchymal tumor arising from the specialised subepithelial stroma of the lower female genital tract. *Hum Pathol.* 2001; 32: 715-725.

106. Nielsen GP, Rosenberg AE, Young RH, et al. Angiomyofibroblastoma of the vulva and vagina. *Mod Pathol.* 1996; 9: 284-291.
107. Vadmal MS, Pellegrini AE. Solitary fibrous tumor of the vagina. *Am J Dermatopathol.* 2000; 22: 83-86.
108. Nucci MR, Fletcher CD. Vulvovaginal soft tissue tumors: update and review. *Histopathology.* 2000; 36: 97-108.
109. Proppe KH, Scully RE, Rosai J. Postoperative spindle cell nodules of genitourinary tract resembling sarcomas. A report of eight cases. *Am J Surg Pathol.* 1984; 8: 101-108.
110. Young RH, Clement PB. Pseudoneoplastic lesions of the lower female genital tract. *Pathol Annu.* 1989; 24(Pt 2): 189-226.
111. Tavassoli FA, Norris HJ. Smooth muscle tumors of the vagina. *Obstet Gynecol.* 1979; 53: 689-693.
112. Naidoo P. Vaginal leiomyoma with heterologous paragangliomatous elements. *Int J Surg Pathol.* 2001; 8: 359-365.
113. Ciaravino G, Kapp DS, Vela AM, et al. Primary leiomyosarcoma of the vagina. A case report and literature review. *Int J Gynecol Cancer.* 2000; 10: 340-347.
114. Rastogi BL, Bergman B, Angervall L. Primary leiomyosarcoma of the vagina. A study of five cases. *Gynecol Oncol.* 1984; 18: 77-86.
115. Chabrel CM, Beilby JOW. Vaginal rhabdomyoma. *Histopathology.* 1980; 4: 645-651.
116. Gold JH, Bossen EH. Benign vaginal rhabdomyoma. A light and electron microscopic study. *Cancer.* 1976; 37: 2283-2294.
117. Hiura M, Nogawa T, Nagai N, et al. Vaginal hemangiopericytoma. A light microscopic and ultrastructural study. *Gynecol Oncol.* 1985; 21: 376-384.
118. Spitzer M, Molho L, Seltzer VL, Lipper S. Vaginal glomus tumor. Case presentation and ultrastructural findings. *Obstet Gynecol.* 1985; 66: 86S-88S.
119. Azzopardi JG, Eusebi V, Tison V, Betts CM. Neurofibroma with rhabdomyomatous differentiation. Benign 'triton' tumour of the vagina. *Histopathology.* 1983; 7: 561-572.
120. Chen KT. Angiomyolipoma of the vagina. *Gynecol Oncol.* 1990; 37: 302-304.
121. Ellison DW, MacKenzie IZ, McGee JO. Cellular schwannoma of the vagina. *Gynecol Oncol.* 1992; 46: 119-121.
122. Gersell DJ, Fulling KH. Localized neurofibromatosis of the female genitourinary tract. *Am J Surg Pathol.* 1989; 13: 873-878.
123. Hays DM, Shimada H, Raney RB Jr, et al. Sarcomas of the vagina and uterus. The Intergroup Rhabdomyosarcoma Study. *J Pediatr Surg.* 1985; 20: 718-724.
124. Leuschner I, Harms D, Mattke A, et al. Rhabdomyosarcoma of the urinary bladder and vagina: a clinicopathologic study with emphasis on recurrent disease: a report from the Kiel Pediatric Tumor Registry and the German CWS study. *Am J Surg Pathol.* 2001; 25: 856-864.
125. Hilgers R, Malkasian GD Jr, Soule EH. Embryonal rhabdomyosarcoma(botryoid type) of the vagina. A clinicopathologic review. *Am J Obstet Gynecol.* 1970; 107: 484-502.
126. Hilgers RD. Pelvic exenteration for vaginal embryonal rhabdomyosarcoma. A review. *Obstet Gynecol.* 1975; 45: 175-180.
127. Rutledge F, Sullivan MP. Sarcoma botryoides. *Ann N Y Acad Sci.* 1967; 142: 694-708.
128. Hays DM, Shimada H, Raney RB Jr, et al. Clinical staging and treatment results in rhabdomyosarcoma of the female genital tract among children and adolescents. *Cancer.* 1988; 61: 1893-1903.
129. Peters WA III, Kumar NB, Anderson WA, Morley GW. Primary sarcoma of the adult vagina. A clinicopathologic study. *Obstet Gynecol.* 1985; 63: 699-704.
130. Prempree T, Tang C-K, Hatef A, Forster S. Angiosarcoma of the vagina. A clinicopathologic report. A reappraisal of the radiation treatment of angiosarcomas of the female genital tract. *Cancer.* 1983; 51: 618-622.
131. Chan WW, Sen Gupta SK. Postirradiation angiosarcoma of the vaginal vault. *Arch Pathol Lab Med.* 1991; 115: 527-528.
132. Carinelli SG, Giudici MN, Brioschi D, Cefis F. Alveolar soft part sarcoma of the vagina. *Tumori.* 1990; 76: 77-80.
133. Chapman GW, Genda J, Williams T. Alveolar soft-part sarcoma of the vagina. *Gynecol Oncol.* 1984; 18: 125-129.
134. Nielsen GP, Oliva E, Young RH, et al. Alveolar soft-part sarcoma of the female genital tract. A report of nine cases and review of the literature. *Int J Gynecol Pathol.* 1995; 14: 283-292.
135. Pelosi G, Luzzatto F, Landoni F, et al. Poorly differentiated synovial sarcoma of the vagina: first reported case with immunohistochemical, molecular and ultrastructural data. *Histopathology.* 2007; 50: 808-810.
136. Vang R, Taubenberger JK, Mannion CM, et al. Primary vulvar and vaginal extraosseous Ewing's sarcoma/peripheral neuroectodermal tumor: diagnostic confirmation with CD99 immunostaining and reverse transcriptase-polymerase chain reaction. *Int J Gynecol Pathol.* 2000; 19: 103-109.
137. Chung AF, Casey MJ, Flannery JT, et al. Malignant melanoma of the vagina. Report of 19 cases. *Obstet Gynecol.* 1980; 55: 720-727.
138. Neven P, Shepherd JH, Masotina A, et al. Malignant melanoma of the vulva and vagina: a report of 23 cases presenting in 10-year period. *Int J Gynecol Cancer.* 1994; 4: 379-383.
139. Nigogosyan G, De La Pava S, Pickren JW. Melanoblasts in the vaginal mucosa. Origin for primary malignant melanoma. *Cancer.* 1964; 17: 912-913.
140. Ragnarsson-Olding B, Johansson H, Rutqvist LE, Ringborg U. Malignant melanoma of the vulva and vagina. Trends in incidence, age distribution, and long-term survival among 245 consecutive cases in Sweden 1960–1984. *Cancer.* 1993; 71: 1893-1897.
141. Schmidt M, Honig A, Schwab M, et al. Primary vaginal melanoma: a case report and literature review. *Eur J Gynaecol Oncol.* 2008; 29: 285-288.
142. Borazjani G, Prem KA, Okagaki T, et al. Primary malignant melanoma of the vagina. A clinicopathological analysis of 10 cases. *Gynecol Oncol.* 1990; 37: 264-267.
143. Gupta D, Neto AG, Deavers MT, et al. Metastatic melanoma of the vagina: clinicopathologic and immunohistochemical study of three cases and literature review. *Int J Gynecol Pathol.* 2003; 22: 136-140.
144. Hasumi K, Sakamoto G, Sugano H, et al. Primary malignant melanoma of the vagina. Study of four autopsy cases with ultrastructural findings. *Cancer.* 1978; 42: 2675-2686.
145. Aulmann S, Sinn HP, Penzel R, et al. Comparison of molecular abnormalities in vulvar and vaginal melanomas. *Mod Pathol.* 2013; 27: 1386-1393.
146. Bottles K, Lacey CG, Miller TR. Atypical melanocytic hyperplasia of the vagina. *Gynecol Oncol.* 1984; 19: 226-230.
147. Kerley SW, Blute ML, Keeney GL. Multifocal malignant melanoma arising in vesicovaginal melanosis. *Arch Pathol Lab Med.* 1991; 115: 950-952.
148. Copeland LJ, Sneige N, Ordonex NG, et al. Endodermal sinus tumor of the vagina and cervix. *Cancer.* 1985; 55: 2558-2565.
149. Young RH, Scully RE. Endodermal sinus tumor of the vagina. A report of nine cases and review of the literature. *Gynecol Oncol.* 1984; 18: 380-392.
150. Lopes LF, Chazan R, Sredni ST, de Camargo B. Endodermal sinus tumor of the vagina in children. *Med Pediatr Oncol.* 1999; 32: 377-381.
151. Zirker TA, Silva EG, Morris M, Ordonez NG. Immunohistochemical differentiation of clear-cell carcinoma of the female genital tract and endodermal sinus tumor with the use of alpha-fetoprotein and Leu-M1. *Am J Clin Pathol.* 1989; 91: 511-514.
152. Norris HJ, Bagley GP, Taylor HB. Carcinoma of the infant vagina. A distinctive tumor. *Arch Pathol.* 1970; 90: 473-479.
153. Kohorn EI, McIntosh S, Lytton B, et al. Endodermal sinus tumor of the infant vagina. *Gynecol Oncol.* 1985; 20: 196-203.
154. Chorlton I, Karnei RF Jr, Norris HJ. Primary malignant reticuloendothelial disease involving the vagina, cervix, and corpus uteri. *Obstet Gynecol.* 1974; 44: 735-748.
155. Kalyanasundaram K, Parameswaran A, Mani R. Perivascular epithelioid tumor of urinary bladder and vagina. *Ann Diagn Pathol.* 2005; 9: 275-278.
156. Perren T, Farrant M, McCarthy K, et al. Lymphomas of the cervix and upper vagina. A report of five cases and a review of the literature. *Gynecol Oncol.* 1992; 44: 87-95.
157. Vang R, Medeiros LJ, Silva EG, et al. Non-Hodgkin's lymphoma involving the vagina: a clinicopathologic analysis of 14 patients. *Am J Surg Pathol.* 2000; 24: 719-725.
158. Skinnider BF, Clement PB, MacPherson N, et al. Primary non-Hodgkin's lymphoma and malakoplakia of the vagina: a case report. *Hum Pathol.* 1999; 30: 871-874.
159. Harris NL, Scully RE. Malignant lymphoma and granulocytic sarcoma of the uterus and vagina. A clinicopathologic analysis of 27 cases. *Cancer.* 1984; 53: 2530-2545.
160. Ben-Izhak O, Munichor M, Malkin L, Kerner H. Brenner tumor of the vagina. *Int J Gynecol Pathol.* 1998; 17: 79-82.
161. Chen KTK. Brenner tumor of the vagina. *Diagn Gynecol Obstet.* 1981; 3: 255-258.
162. Daya D, Murphy J, Simon G. Paravaginal female adnexal tumor of probable wolffian origin. *Am J Clin Pathol.* 1994; 101: 275-278.
163. Meenakshi M, McCluggage WG. Myoepithelial neoplasms involving the vulva and vagina: report of 4 cases. *Hum Pathol.* 2009; 40: 1747-1753.
164. Lam MM, Corless CL, Goldblum JR, et al. Extragastrointestinal stromal tumors presenting as vulvovaginal/rectovaginal septal masses: a diagnostic pitfall. *Int J Gynecol Pathol.* 2006; 25: 288-292.
165. McCluggage WG. Recent developments in vulvovaginal pathology. *Histopathology.* 2009; 54: 156-173.
166. Mazur MT, Hsueh S, Gersell DJ. Metastases to the female genital tract. Analysis of 325 cases. *Cancer.* 1984; 53: 1978-1984.
167. Nerdrum TA. Vaginal metastasis of hypernephroma. Report of three cases. *Acta Obstet Gynecol Scand.* 1966; 45: 515-524.
168. Stander RW. Vaginal metastases following treatment of endometrial carcinoma. *Am J Obstet Gynecol.* 1956; 71: 776-779.
169. Gupta D, Malpica A, Deavers MT, Silva EG. Vaginal melanoma: a clinicopathologic and immunohistochemical study of 26 cases. *Am J Surg Pathol.* 2002; 26: 1450-1457.
170. Ohira S, Yamazaki T, Hatano H, et al. Epithelioid trophoblastic tumor metastatic to the vagina: an immunohistochemical and ultrastructural study. *Int J Gynecol Pathol.* 2001; 19: 381-386.

32 子宫：子宫颈

Blake Gilks 著 卢珊珊 译 沈丹华 校

章目录

正常解剖结构

子宫颈位于子宫的下半部分，子宫和阴道通过子宫颈管相连。子宫颈可以分为：突入阴道的部分［**子宫颈阴道部（portio vaginalis）**］和阴道穹以上的部分［**子宫颈阴道上部（supravaginal portion）**］。子宫颈阴道部的外表面称为外子宫颈或外宫颈，而与子宫颈管相关的部分对应子宫颈管内膜。子宫颈管向外子宫颈开口称为子宫颈外口（external os），而大体上难以确定的子宫颈管上界称为子宫颈内口（internal os）[1]。

外子宫颈的大部分区域被覆非角化鳞状上皮，在生育年龄女性由三层组成：基底细胞层、中间层（海绵层）和表层。紧靠基底层上方的中间层部分被称为**基底上层（suprabasal layer）**。各层的形态学表现随着年龄的不同而不同；在绝经后期，细胞萎缩，表现为核质比例高。不要将这些变化误认为是鳞状上皮内病变（squamous intraepithelial lesion, SIL）/ 宫颈上皮内肿瘤（cervical intraepithelial neoplasia, CIN）的证据。

组织化学染色显示，基底层上方的细胞含有数量不等的糖原，组织切片过碘酸 - 希夫（periodic acid-Schiff, PAS）染色和临床上应用碘（Lugol 或 Schiller）检测很容易证实。免疫组织化学染色，基底层细胞对低分子量角蛋白和组织多肽抗原（tissue polypeptide antigen, TPA）呈阳性，但对高分子量（表皮型）角蛋白或套膜蛋白（involucrin）呈阴性[2-6]。基底层上方的细胞对于后两种标志物呈阳性反应。基底细胞对雌激素受体也呈阳性反应[7]。

子宫颈管内膜的腺上皮黏膜是由一层分泌黏液的柱状细胞组成，黏液的组织化学反应取决于月经周期的时相[8]。在正常情况下，这些柱状上皮下方可见一层不明显的“储备”细胞，这些细胞 TPA 染色也呈阳性[2]。这些“储备”细胞（特别是位于或邻近鳞柱交界的储备细胞）与鳞状上皮化生、高级别鳞状上皮内病变（high-grade SIL, HSIL）(CIN 2/3）和癌的发生密切相关。子宫颈管内膜的腺上皮对雌激素受体呈阳性[7]。除了覆盖子宫颈表面外，这些腺上皮还可以陷入间质，形成长的裂隙（深度通常＜5 mm，但有时可以深达 1 cm 或以上），组成子宫颈内膜腺体。

子宫颈的鳞状上皮和腺上皮汇合的区域称为**鳞柱交界（squamocolumnar junction）**（图 32.1）。值得注意的是，鳞柱交界并不位于解剖学上的子宫颈外口，而是位于相邻的外子宫颈部位，这使其容易通过阴道镜进行检查。子宫颈内膜覆盖外子宫颈部的现象有时被称为**宫颈外翻（cervical ectropion）**，有时会被不准确地称为**糜烂（erosion）**。鳞柱交界是一个非常不稳定的区域，反复发生着一种上皮被另一种上皮取代的过程，Robert Meyer 将这种情况喻为“上皮之间的战斗”。现在，这一区域被更加贴切地称为**移行带（transformation zone）**。

正常子宫颈内膜和外子宫颈部均可见散在分布的内分泌细胞[9-10]，外子宫颈部的基底层偶尔可见黑色素细胞[11]。

子宫颈间质主要由纤维组织构成，其间混杂着弹力纤维和散在的平滑肌纤维。子宫颈间质主要为 CD34 免疫表型，而子宫内膜间质则呈现 CD10 免疫表型[12]。

残件和异位

中肾管残件（mesonephric rest）是 wolff 管的残件，周围包绕着子宫颈内膜间质，可见于约 1/3 的女性。中

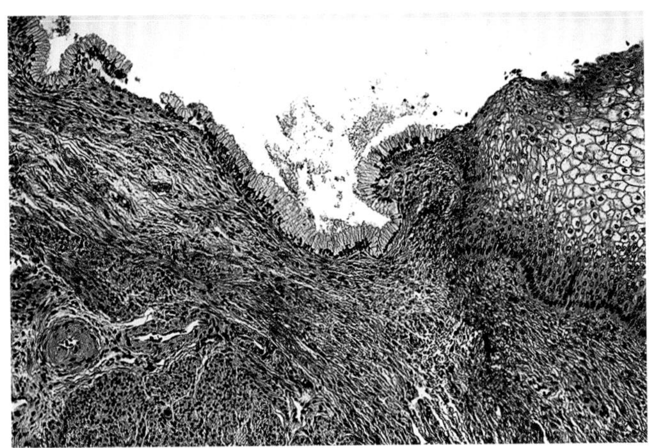

图 32.1 外宫颈鳞状上皮细胞和宫颈内膜产生黏液的腺上皮之间的移行带

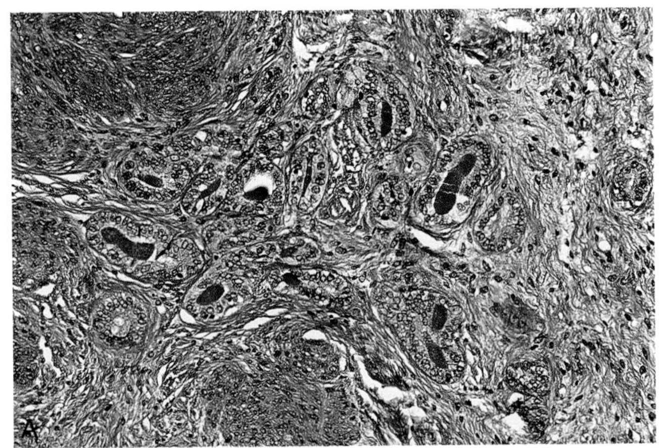

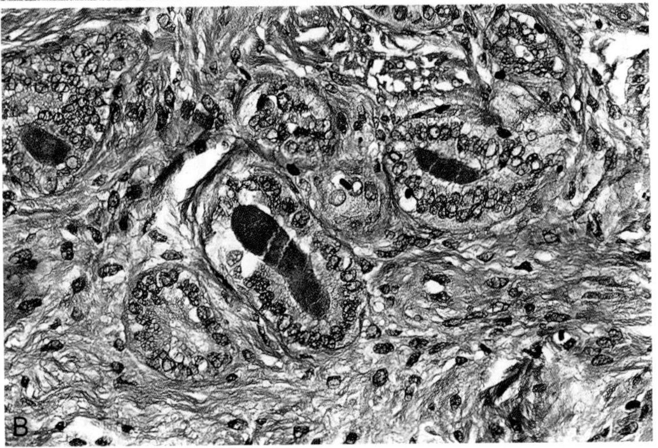

图 32.2 **A** 和 **B**，子宫颈内口部的旺炽性中肾管残件。注意腺腔内浓稠的嗜酸性分泌物，这是一个重要的诊断线索

肾管残件由内衬单层立方细胞的小管构成；管腔内通常含有浓稠深染的嗜酸性分泌物（图 32.2）。它们对 PAX8、PAX2 和 GATA3 呈阳性免疫反应，这有助于其与宫颈腺癌和其他腺上皮增生性病变鉴别 [13-14]。

子宫颈有时可以见到**异位组织（ectopic tissue）**，包括皮肤附属器（皮脂腺和毛囊）[15]、前列腺组织（有时被称为“女性前列腺”）[16-18] 和成熟软骨岛 [19]。不要将后者

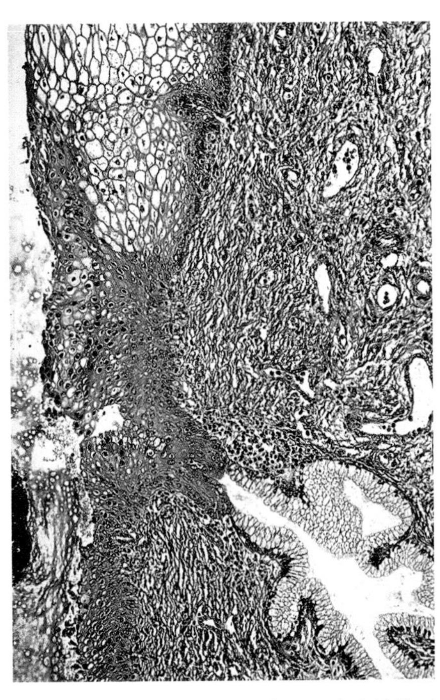

图 32.3 宫颈内膜的鳞状化生，累及表面上皮和腺体开口处

（可能是化生而不是异位）与癌或横纹肌肉瘤中的软骨成分混淆。

鳞状化生和其他类型的化生

子宫颈上皮可以发生各种类型的化生性改变，其表现与被累及的黏膜类型有关。鳞状上皮化生是目前最常见的化生性改变（以至于有人认为它是一种正常所见），通常以移行带为中心；移行上皮化生可累及外子宫颈部的鳞状上皮，而输卵管、输卵管子宫内膜和肠上皮化生可累及子宫颈内膜的腺上皮。

鳞状化生（squamous metaplasia）这一术语是指分泌黏液的腺上皮被复层鳞状上皮局灶或广泛取代，在其后期，其在形态学上与正常外子宫颈部被覆的鳞状上皮难以区分（图 32.3）。其发病机制也被称为**分化异常（prosoplasia）**，一直是一个争论热点话题。现在普遍认为，鳞状化生最常发生在储备细胞增生和化生的基础上。在另一些情况下，鳞状化生可能是由外子宫颈原有的成熟鳞状上皮直接向内生长进入子宫颈黏膜内的结果，可能是作为真正宫颈糜烂的一种愈合机制 [20]。严格地说，宫颈糜烂不是一个化生过程，而是一个“鳞状上皮化”过程。然而，无论这种改变的机制假说如何，通常都使用鳞状上皮化生这一术语。

几乎所有生育年龄女性的子宫颈都会出现某种程度的鳞状上皮化生。最常见的是，这一过程仅累及浅表层上皮，表现为子宫颈内膜腺体表层被覆鳞状上皮。在其他情况下，这一过程也可累及腺体部分，形成复杂的显微镜下表现，缺乏经验的病理医师可能会将其误诊为浸润性癌（图 32.4）。

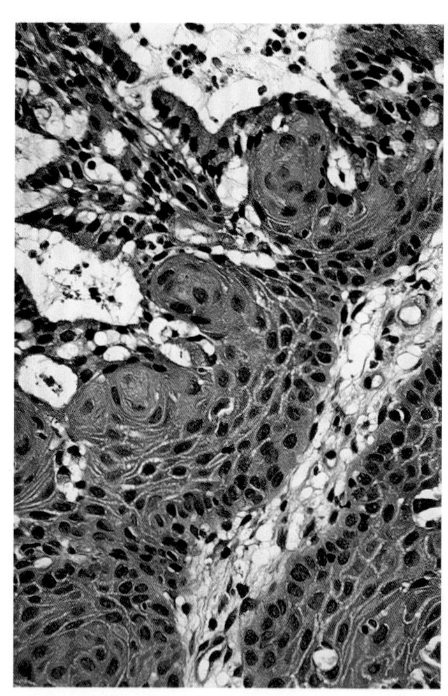

图 32.4　宫颈鳞状上皮化生形成的复杂改变，可能会被过诊断为鳞状细胞癌

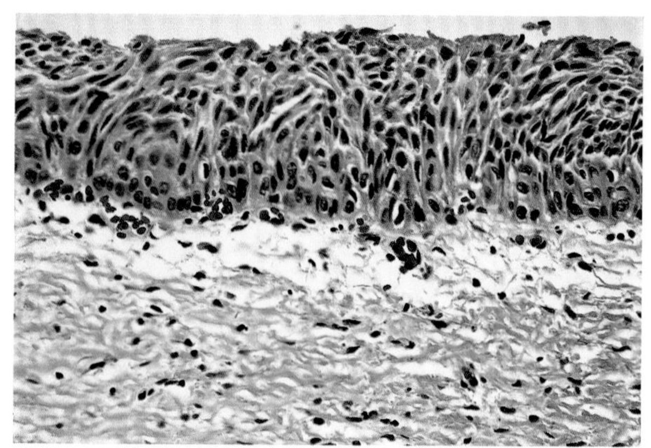

图 32.5　移行上皮化生的典型表现，缺乏 HSIL（CIN 2/3）的细胞核的非典型性

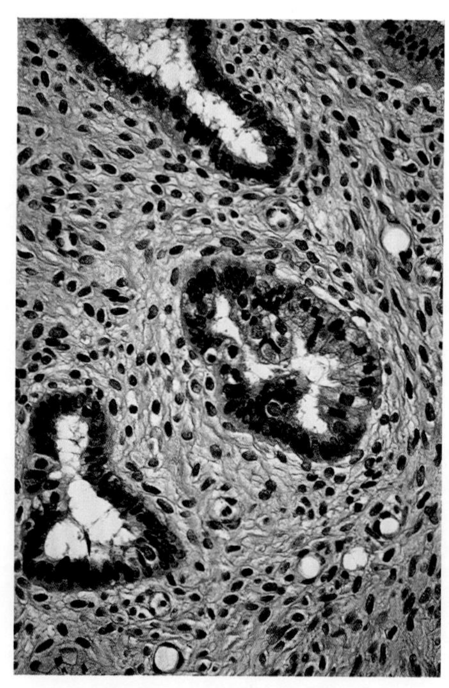

图 32.6　宫颈内膜的输卵管上皮化生。可见部分衬覆细胞为纤毛细胞

鳞状上皮的超微结构和免疫组织化学标志物与其形态学变化具有**一致性（pari passu）**[21-22]。鳞状上皮化生变化多样，可能表现为同一病变的不同阶段，可以描述为**储备细胞增生（reserve cell hyperplasia）**以及不成熟（immature）、中间性（intermediate）和成熟鳞状化生（mature squamous metaplasia）[23]。如果不成熟鳞状化生伴有细胞学非典型性，则有可能发生 SIL/CIN；p16 免疫组织化学染色可以可用来诊断 HSIL（CIN 2/3），但是，非典型不成熟化生和低级别鳞状上皮内病变（low-grade SIL, LSIL）之间形态学特征上仍存在重叠，会造成这两种病变的区分存在观察者间差异[23-28]。有关 SIL 的诊断将在本章下文详细讨论。

上述所有变化均有扁平结构的特征，因此，它们不同于尖锐湿疣和其他乳头状病变，包括所谓的“乳头状”不成熟化生（不成熟性尖锐湿疣）。

虽然大多数宫颈癌发生于子宫颈既往存在鳞状化生的区域，但后者本身并不是癌前病变。事实上，鳞状化生是如此普遍和没有意义，除非病变相当广泛和（或）累及腺体成分，在病理报告中我们通常会忽略它。

在子宫脱垂的子宫颈中经常可以看到一种不同的外观，其临床表现通常被称为“白斑”。显微镜下，病变主要累及外子宫颈部分，其特征是鳞状上皮中出现颗粒层和角质层。这一病变与癌无关，最好称为**角化病（keratosis）**。有时，这种上皮出现散在的大而淡染的细胞，这种改变被称为 **Paget 样角化不良（pagetoid dyskeratosis）**[29]。

移行化生（transitional metaplasia）常见于老年女性的外子宫颈部，常常伴有萎缩。其形态学上与移行（尿路）上皮相似，累及黏膜全层，缺乏正常鳞状上皮成熟表现。其细胞核呈椭圆形，无非典型性；其长轴与表面垂直，通常有纵行核沟（图 32.5）[30-31]；免疫组织化学染色，CK13、CK17 和 CK18 呈阳性，而 CK20[32] 呈阴性。其表型特征与老年萎缩非常相似[33]。虽然过去对于这种病变与 SIL 的关系存在一些争议[34]，目前认为它是一种良性化生性改变，与萎缩的区别仅仅在于它是由更多的细胞层组成的[35-36]。

当子宫颈内膜标本中（通常来自上部）出现包含正常输卵管的所有三种类型的细胞（即纤毛细胞、分泌细胞和插入细胞）时即诊断为*输卵管上皮化生（tubal metaplasia）*[37-38]（图 32.6）。在多数情况下，出现上皮化生的同时出现输卵管和子宫内膜上皮的特征，这种情况被称为**输卵管子宫内膜（输卵管子宫内膜样）化生［tuboendometrial (tuboendometrioid) metaplasia］**[39-41]。当腺体位置较深、形状不规则、囊状扩张和（或）伴有富于细胞的、水肿或黏液样间质时，可能会造成诊断困难[42]。这些改变通过细胞学涂片可以识别[43]。

Ki-67 和 p16 联合染色有助于鉴别原位和浸润性宫颈腺癌，因为输卵管化生显示低增殖指数和缺乏见于人乳头状瘤病毒（HPV）相关性腺癌的那种弥漫的、强阳性 p16 染色[40,44]。输卵管化生常见于子宫颈锥切术后，提示其为一种损伤后的异常分化[45]。

此外，曾有子宫己烯雌酚（DES）接触史的女性出现**假浸润（pseudoinvasive）**改变，提示其可能是一种 DES 相关性腺病[46]。

肠上皮化生（intestinal metaplasia）是一种较少见的情况，可伴有黏液外渗进入间质[47]。如果外子宫颈出现杯状细胞，则应立即寻找异常改变/原位腺癌；这种改变可能与 HPV 感染相关，也可能与 HPV 感染不相关。

嗜酸细胞化生［oxyphilic (eosinophilic) metaplasia］的特征是：子宫颈内膜腺体出现大的立方或多角形上皮细胞，胞质呈强嗜酸性，局灶空泡状，并伴有不同程度的核非典型性[48-49]。其鉴别诊断包括嗜酸性细胞的 HSIL（CIN2/3），可通过出现核分裂象和 p16 免疫组织化学染色呈阳性加以识别。

炎症性病变

慢性宫颈炎（chronic cervicitis）是一种成年女性非常常见的疾病，至少在显微镜下是如此。慢性宫颈炎病变多累及子宫颈鳞柱交界部位和子宫颈内膜，可伴有充血、水肿、纤维化和上皮化生性改变。慢性宫颈炎病因多种多样[50]。大多数患者没有症状。由于鳞柱交界处有炎细胞是正常的（这里是无菌子宫内膜腔/子宫颈和外子宫颈/阴道的连接处），“正常子宫颈”和有一定程度的炎症——被描述为“慢性宫颈炎”之间的区分是很主观的。

子宫颈**单纯疱疹病毒感染（herpes simplex infection）**是目前认为的一种比较常见的疾病。显微镜下，在子宫颈活检样本中可见重度非特异性炎症伴溃疡形成（图 32.7A）。只有在很少的情况下才能见到诊断性的具有核内包涵体的多核鳞状上皮细胞（图 32.7B）[51]。进行免疫细胞化学检查，检测到病毒抗原即可以证实诊断[52-53]。

沙眼衣原体感染（*Chlamydia trachomatis* infection）现在被认为是西方世界最常见的性病。显微镜下，子宫颈沙眼衣原体感染表现为慢性非特异性炎症，伴有反应性上皮非典型性，有时可见明显的淋巴滤泡形成[54-55]。沙眼衣原体在常规组织切片中不能见到，在细胞学涂片中也很难见到，但可以进行免疫细胞化学技术检测[55]。沙眼衣原体分离培养被认为是活动性感染的诊断标准。衣原体性宫颈炎可能与 CIN 有关，但没有证据支持两者的因果关系[56]。

梅毒（syphilis）可以累及子宫颈，通常是原发性软下疳的一种形式[57]。

阿米巴病（amebiasis）可以在子宫颈形成息肉和溃疡性肿块，临床上类似于癌，也可以在先前存在的宫颈癌基础上发生[58-59]。

发生在子宫颈的**放线菌病（actinomycosis）**需要与更为常见的假性放线菌性放射状颗粒鉴别，后者可能以围绕微生物或生物性的核心物质的形式出现[60]。

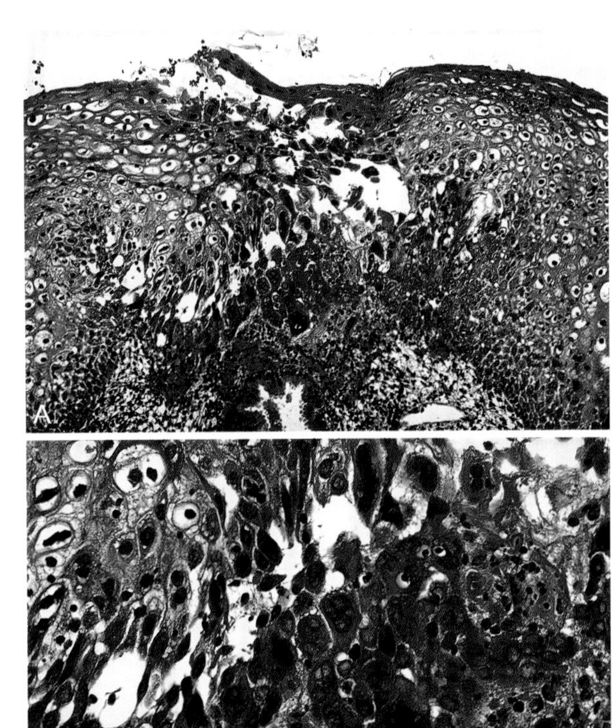

图 32.7 **A 和 B**，宫颈单纯性疱疹病毒感染的低倍镜和高倍镜下表现。高倍镜下可见明显的多核上皮细胞以及核内包涵体

血吸虫病（bilharziasis）常见于非洲和中美洲，可累及女性生殖道的任何部位，包括子宫颈[61]。

软斑病（malakoplakia）很少发生于子宫颈，有时与子宫体、肾盂或肾的疾病有关[62]。

蜡质样肉芽肿（ceroid granuloma）较常见于胆囊，罕见于子宫颈。

子宫颈**局限性动脉炎（localized arteritis）**已有报道，伴有炎症和溃疡形成，并且仅限于此解剖部位[65-66]。在有肉芽肿病伴多血管炎（形成 Wegener 肉芽肿）[67]的患者，子宫颈也可以被累及。

非肿瘤性腺体的病变

宫颈息肉（endocervical poly）不是真正的肿瘤，可能是慢性炎症性改变（“慢性息肉样宫颈炎”）。宫颈息肉通常很小，但直径也可达到数厘米。显微镜下，可见扩张的子宫颈腺体生长于水肿、炎症和纤维性间质中。宫颈息肉中偶尔可见 HSIL（CIN 2/3）。有时，宫颈息肉中可出现乳头状分支结构，这被称为**乳头状宫颈内膜炎（papillary endocervicitis）**（图 32.8）[47]。这种病变需要与所谓的“浅表性宫颈阴道肌成纤维细胞瘤”鉴别，后者也是良性病变，两者或许在组织发生上存在一定的相关性[68]。特殊情况下，伴有溃疡的宫颈息肉中可见印戒

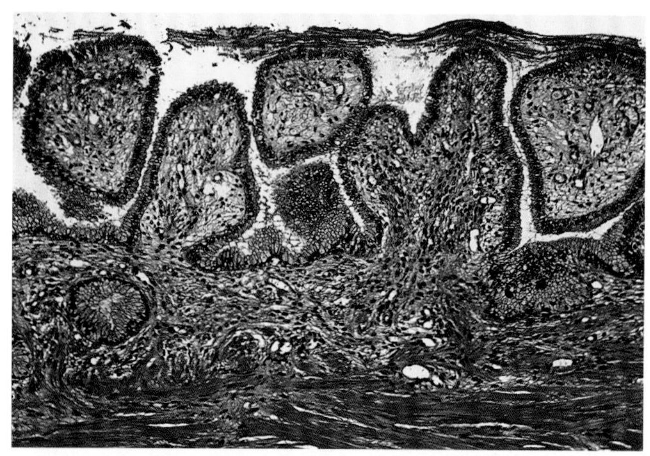

图 32.8 慢性宫颈炎形成表面乳头状结构。这种形态有时被称为乳头状宫颈内膜炎

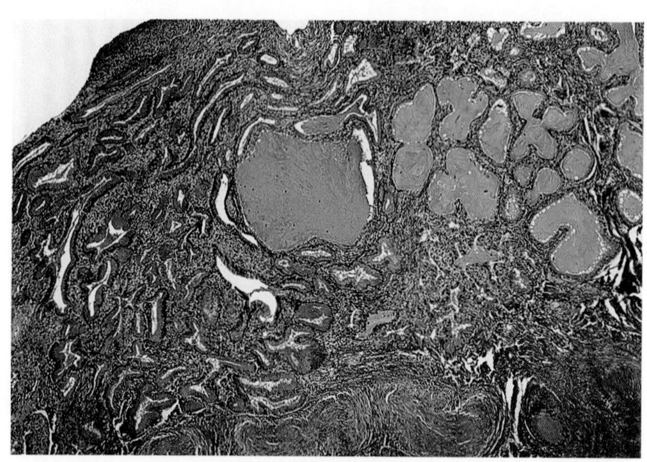

图 32.9 囊状为主型的宫颈隧道样腺丛

细胞形态的细胞，这可能与缺血有关，不应将其过度诊断为印戒细胞癌[69]。

Naboth 囊肿（Nabothian cyst）被认为是继发于炎症和相关病变的子宫颈腺体阻塞。大体上，Naboth 囊肿表现为囊腔内充满黏液样物质。显微镜下，囊状扩张的腺体内衬扁平上皮，有时上皮局灶缺如。偶尔，它们会延伸到子宫颈壁的深层，不应把这种现象误认为是恶性的[70]。

隧道样腺丛（tunnel cluster），正如 Fluhmann 最初所描述的那样，它们是子宫颈内腺体（裂隙）局灶性增生，伴有腺腔旁出芽性生长。由于浓稠的嗜酸性分泌物积聚，可伴有扩张（图 32.9）[71]。

宫颈内膜上皮**微小腺体增生（microglandular hyperplasia）**最初报道见于口服避孕药的女性，少数见于妊娠期女性[72-73]。然而，宫颈内膜上皮微小腺体增生病变也可以见于不伴有上述情况的女性，甚至可见于绝经后的女性[74]。事实上，对宫颈内膜上皮微小腺体增生与口服避孕药或其他激素紊乱之间的确切关系仍有质疑[75]。显微镜下，该病变的典型特征是小腺体复杂性增生，这些腺体衬覆扁平上皮细胞，无或仅有轻微的非典型性（图 32.10）。该病变通常会演变为鳞状化生，导致

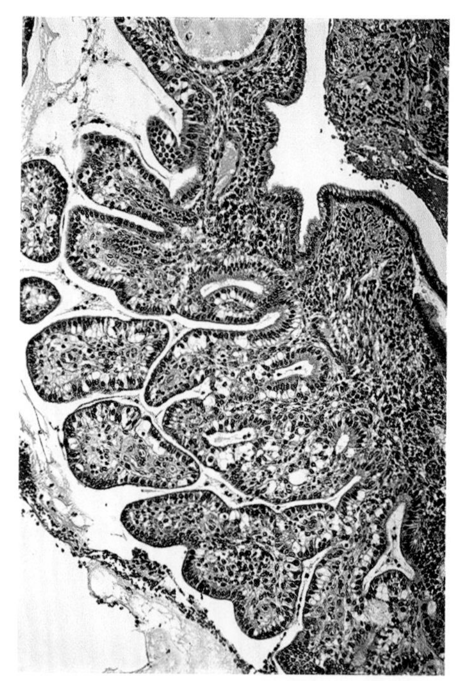

图 32.10 **宫颈微小腺体增生**。该病常见乳头状结构

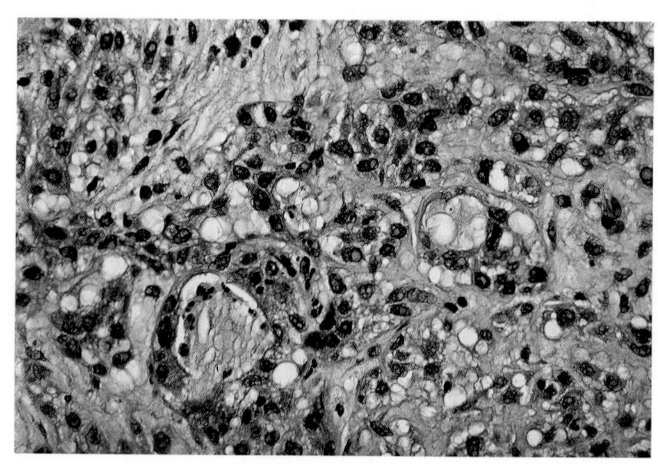

图 32.11 **实性生长为主的宫颈微小腺体增生**。此亚型特别容易被过诊断为恶性疾病

复杂的显微镜下表现而可能与癌混淆（图 32.11）。其他可能导致过度诊断的表现包括：实性增生区域、假浸润结构、印戒细胞、局灶非典型增生和偶尔见到的核分裂象[76]。宫颈内膜上皮微小腺体增生的病变间质始终表现为慢性炎症。免疫细胞化学检查，它们通常对癌胚抗原（carcinoembryonic antigen, CEA）呈阴性反应，这一特征有助于其与宫颈腺癌的鉴别诊断[77]。宫颈内膜上皮微小腺体增生需要与伴有微腺体增生样特征的子宫内膜样癌鉴别[78]；后者常见于老年女性，主要见于子宫内膜活检/刮除标本而不是子宫颈内膜刮除标本，常常伴有子宫内膜非典型增生，并且缺乏微小腺体增生中的 p63 阳性的储备细胞。

Arias-Stella 反应（Arias-Stella reaction）见于妊娠期时可以累及子宫颈腺体。细胞核异常与更常见于子宫

内膜中的细胞核的变化相似，不应与恶性肿瘤混淆[79-81]。显微镜下，Arias-Stella 反应表现多样，包括空泡状透明胞质、腺腔内上皮小簇状增生、鞋钉样细胞、嗜酸性胞质、丝状乳头、核内假包涵体和腺腔内筛状生长[82]。与透明细胞癌不同，Arias-Stella 反应不形成肿块，缺乏促结缔组织增生性间质反应，也没有浸润性生长方式[82]。

宫颈内膜表面上皮**反应性非典型增生（atypical reactive proliferation）**可见于因子宫内膜癌或其他疾病实施内膜诊刮术后。其表现为细胞核复层、短的微乳头状突起、鳞状化生、鞋钉样细胞和轻度细胞非典型性（许多特征与微小腺体增生相关）。不应将其误认为子宫内膜癌累及子宫颈[83]。

弥漫性板层状宫颈腺体增生（diffuse laminar endocervical glandular hyperplasia, DLEGH）是一种非肿瘤性疾病，其特征是子宫颈壁内 1/3 可见中等大小、均匀分布、分化良好的宫颈内膜腺体增生，与其下间质界限清楚，常伴有慢性炎症[84]（图 32.12）。不应将 DLEGH 与恶性腺瘤混淆。DLEGH 缺乏间质浸润、促纤维增生间质反应和细胞非典型性[80]。

小叶状宫颈内膜腺体增生（lobular endocervical glandular hyperplasia, LEGH）的特征是小到中等大小的腺体呈清晰的分叶状增生，通常以一个较大的腺体为中心[85]。一些病变分泌胃型黏液[86]。LEGH 与恶性腺瘤不同是：LEGH 缺乏间质浸润、促纤维增生性间质反应以及显著的细胞非典型性。有趣的是，LEGH 的表型与幽门腺的表型相似[87]。基于免疫组织化学和分子遗传学的相似性[87-88]以及两者偶尔的关联[86,89]，推测 LEGH 和恶性腺瘤（以及与 HPV 无关性宫颈黏液腺癌）在发病机制上可能存在相关性。

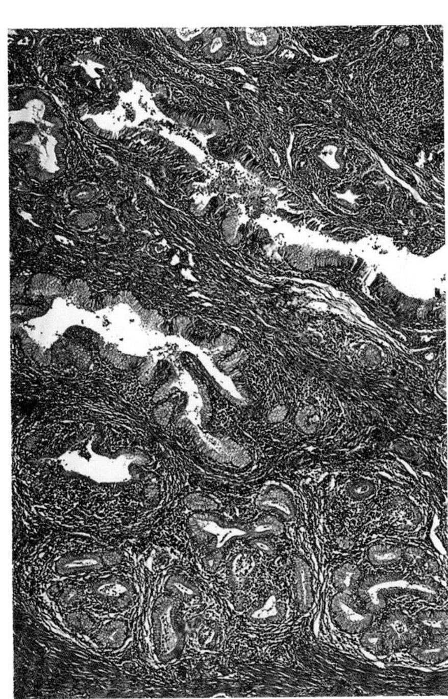

图 32.12　**弥漫性板层状宫颈腺体增生**。可见腺体呈中等大小、分布均匀且分化良好

中肾管残件（mesonephric duct rest）可见囊性扩张或旺炽、活跃的甚至非典型改变增生性改变[90-92]（图 32.13）。这种增生可以呈小叶状、弥漫性或导管样结构[93]（图 32.14）。这些结构还可以继发罕见的恶性肿瘤。在少见情况下，HSIL（CIN 2/3）可累及中肾管残件[94]。中肾性乳头状瘤是发生于儿童子宫颈和阴道的罕见的良性息肉样病变，其是否与中肾管残件相关还不确定[95-96]。显微镜下，中肾管残件病变位置表浅，由纤细的结缔组织轴心被覆单层立方细胞组成，可能起源于 müller 上皮。

非肿瘤性间质病变（包括子宫内膜异位症和相关病变）

多核间质巨细胞（multinucleated stromal giant cell）可以出现于子宫颈上皮下，并且可以被误认为是恶性肿瘤。多核间质巨细胞病变常常伴有水肿，可能会形成模糊的息肉状外观[97-98]。这些细胞实质上是反应性成纤维细胞 / 肌成纤维细胞，类似可见于其他部位的表面被覆黏膜组织的细胞，如在外阴、阴道、肛门、口腔和鼻腔等部位[99-100]。

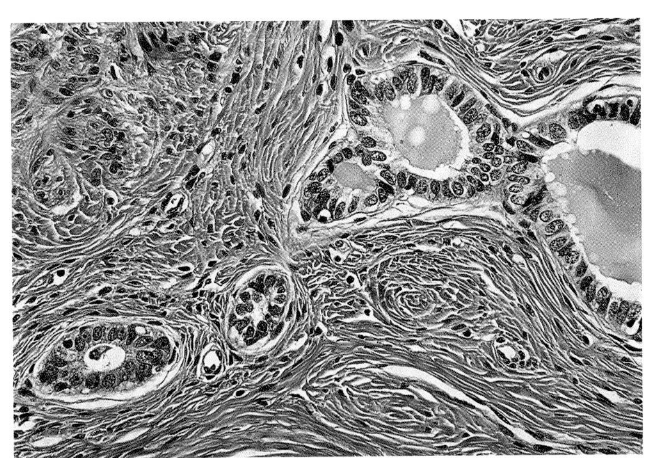

图 32.13　增生的中肾管残件，伴有轻度非典型性

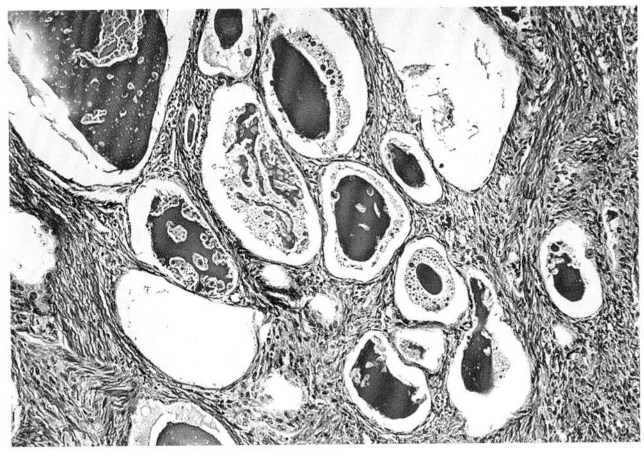

图 32.14　宫颈间质的中肾管腺体囊状扩张，腺腔内出现特征性的浓稠的嗜酸性分泌物

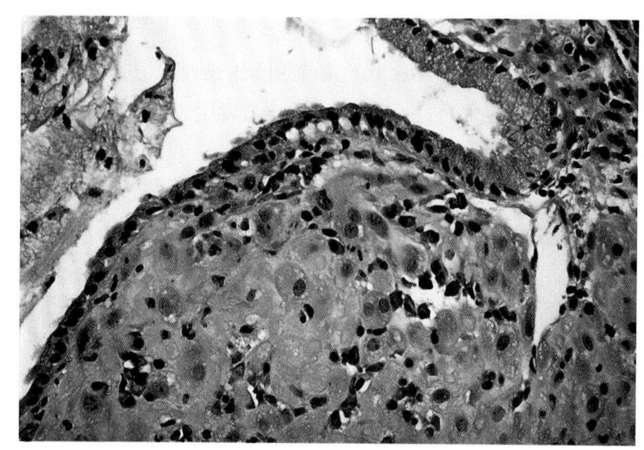

图 32.15 异位宫颈蜕膜反应灶

妊娠期宫颈**蜕膜反应**（**decidual reaction**）通常表现为子宫颈黏膜的多发性、淡黄色或红色、小的隆起性病变。它们柔软且易碎，容易因创伤而出血。少数情况下，它们可以进展为蕈状肿块，大体上难以与癌鉴别[101]。显微镜下，蜕膜细胞有丰富的淡染、颗粒状细胞质，细胞核形态温和（图 32.15）。免疫组织化学染色，它们对角蛋白呈阴性。

胎盘部位结节（**placental site nodule**）表现为一种紧邻子宫颈黏膜下的、界限清楚的、玻璃样变病变[102]。这种病变由胞质空泡状的中间型滋养细胞组成[103-104]。可能存在一些细胞核非典型性。这种病变可能与癌和肿瘤性软骨混淆。免疫组织化学染色，滋养细胞角蛋白呈阳性（这是导致误诊为恶性的另一个因素），人胎盘催乳素也呈阳性。

子宫颈的**子宫内膜异位症**（**endometriosis**）表现为蓝色或红色结节，可导致异常子宫出血。诊断需要同时见到子宫内膜腺体和间质。然而，这两种成分的比例在不同病例之间差异很大。有时，整个病变完全由子宫内膜间质组织组成（"间质性子宫内膜异位症"），可能会与肿瘤混淆[105]。另一个容易混淆的情况是，位置表浅的宫颈子宫内膜异位症可能会被误诊为宫颈内膜腺体异型增生或原位腺癌，原因之一是其可能有活跃的核分裂象[106]。宫颈子宫内膜异位症与子宫颈的输卵管内膜化生不同的是：尽管稀少，它总是伴有子宫内膜间质的存在。子宫颈的一种类似于微型子宫病变（"子宫样肿块"）的表现，已被解释为一种伴有活跃平滑肌化生的表浅子宫内膜异位症[107]。**宫颈内膜异位症**（**endocervicosis**）属于本类病变的一个独特变化，可以表现为位置深在的宫颈肿块，类似于宫颈腺癌[108]。

类似于结核或类风湿结节的**渐进性坏死性肉芽肿**（**necrobiotic granuloma**）可见于子宫颈手术后[109]。在组织学和发病机制上类似于前列腺术后病变（见第 26 章）。

旺炽性间叶反应（**florid mesenchymal reaction**）可见于子宫颈间质，作为各种外科手术的结果，可能会与肉瘤混淆[110]。有些病例具有结节性筋膜炎样外观，可被视为发生于泌尿生殖系统的此类软组织病变。

有时子宫颈间质（和子宫肌层）可以出现**黏液样变**（**myxoid change**），其本质可能是退行性变，不伴有任何其他病理改变[111]。

人乳头状瘤病毒和女性下生殖道

人乳头状瘤病毒（**human papilloma virus, HPV**）在湿疣和癌的发病机制中所起的作用已经非常明确，以至于人们很容易忘记这种关系是最近才完全不被质疑的。目前已有的研究表明，99% 以上的宫颈癌与致癌性 HPV 相关[112]，并且目前已对病毒介导肿瘤发生的分子机制有相当详细的了解。Zur Hausen 由于其研究工作确立了 HPV 与宫颈癌之间的关联，他当之无愧地成为 2008 年诺贝尔奖获得者，并且随着 HPV 初筛检测癌前病变及对其越来越多地采取 HPV 免疫来预防，我们已经可以看到这一关联环节正在闭合。在这个背景下，我们应该承认，这是一个迅速发展的领域，本节的内容在下一版之前无疑将已经过时。我们可以想象到一个由 HPV 引起的疾病负担大幅度减少的世界，但这还需要数年的时间，在可预见的未来，我们仍将就活检和切除标本的诊断进行探讨，讨论其是否存在 HPV 相关性癌前病变或恶性肿瘤这一问题。在下文的讨论中，我们将重点放在 HPV 的生物学上，以便我们可以将其与后面描述的组织病理学改变联系起来。

HPV 是一种 DNA 病毒，基于病毒基因组被分为不同的基因型，且每种基因型均有一个指定的编号（如 HPV-6）[113]。HPV-2 是引起寻常疣的最常见原因，但下面讨论的重点是生殖器 HPV 基因型，这组基因型是通过性接触传播的；其中，低风险的 HPV 基因型与尖锐湿疣有关，诸如 HPV-6 和 -11；高风险的基因型（后来又称为致癌基因型）与宫颈癌有关，其中 HPV-16 和 -18 是最重要的。其他被认为致癌的 HPV 基因型包括 HPV-31、-33、-35、-39、-45、-51、-52、-56、-58 和 -59[114]。其他基因型被认为可能具有致癌性，具有不确定的致癌潜能（即信息不足难以分类）或非致癌性；HPV-6 和 -11 属于后者。在致癌 HPV 基因型中，它们风险各不相同，有些更可能与恶性转化有关。

生殖器 HPV 基因型是亲表皮性的，特别是高危型 HPV，对鳞柱交界的鳞状化生细胞有一种趋化性[115-116]。这对于细胞学筛查有着非常重要的意义，因为大多数癌前病变和癌都发生在这个部位，可以用刷子或刮板取样。例如，如果生殖道 HPV 相关性肿瘤性病变是随意分布在阴道和外子宫颈的鳞状黏膜中，筛查就有可能像在口腔一样失败。

潜在传染性病毒颗粒必须到达增殖的基底细胞才能发生复制性感染，并且认为这种情况必须有鳞状上皮微损伤才发生[117]。从理论上讲，在腺上皮只有一层细胞的情况下，增殖的干细胞应该更容易进入；然而，鳞状细胞感染的可能性却比子宫颈腺上皮细胞更大，其原因尚不清楚。一旦病毒颗粒被基底上皮细胞吸收，就可能变成潜伏性感染（例如，通过病毒基因组甲基化使游离病毒 DNA 留在细胞内，但不能转录或翻译），或导致复制性感染。这种感染可导致宿主鳞状上皮细胞成熟时病毒基因的

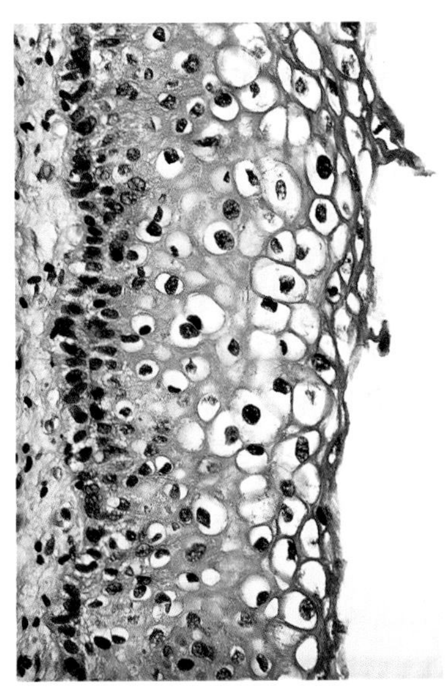

图 32.16 宫颈鳞状上皮的挖空细胞改变。这些对 HPV 感染有诊断性意义

有序表达，伴感染病毒颗粒在上皮表面组装和释放。这通常与挖空细胞改变有关，这是一种病毒细胞病变效应，即病毒基因组编码的 E4 蛋白导致细胞质角蛋白基质破坏。由此产生的挖空细胞是一种表层或中层的成熟鳞状细胞，其特征是：有界限清晰的核周空晕，有致密和不均匀染色的周围细胞质，细胞核增大，核膜呈波浪状（葡萄干样或梅干状）且为绳索状染色质模式（图 32.16）[118]。可见双核和多核细胞[119]。这些细胞核改变——可能伴有二倍体或多倍体核 DNA 的分布[120]——对于诊断挖空细胞（并且可以推测 HPV 感染）很重要，否则其他形式的细胞质透明（特别是与糖原积累有关的）会被误归类为 HPV 感染[121-122]。这种有序表达的病毒基因组会随着鳞状细胞分化成熟和移动到表层而导致 LSIL，稍后下文将对此进行更详细的讨论。在高危 / 致癌性 HPV 感染的情况下，病毒基因组的表达也可能不受控制。这些 HPV 基因组编码的 E6 和 E7 蛋白可与 *TP53* 和 *Rb* 抑癌基因编码的蛋白质结合并使其失活，从而导致宿主细胞不受限制地增殖。这还可导致 E4 的表达减少和病毒产量减少，以及挖空细胞改变减少或缺失，而病毒基因组整合到宿主基因组中的可能性增加，宿主细胞获得其他遗传异常和恶性转化。并不是所有的病毒感染都会导致转化，大多数感染都能通过细胞介导的免疫而被宿主的免疫系统清除。

HPV 可通过电子显微镜检测到（如核内结晶和偶尔呈丝状的包涵体），但其特异性识别取决于核酸杂交——可以通过液基或原位分析的 DNA 或 RNA 扩增或不扩增来完成[123-127]。在谈论用于 HPV 检测的特定技术之前，重要的是要重申，HPV DNA 的存在可能反映的是：①上皮表面的病毒颗粒继发于近期暴露，无感染；②会被宿主完全清除的复制性感染；③潜伏性感染；④整合到宿主基因组中的致癌性 HPV DNA。如果复制性感染是由低危型 HPV（-6 或 -11）引起，可导致 LSIL/ 尖锐湿疣，伴有病毒所致的细胞改变，而如果复制性感染是由高危型 HPV（最常见 16 或 18）引起，可导致 LSIL 或进展为 HSIL 或浸润性鳞状细胞癌。因此，鉴别 HPV 的特定基因型具有重要意义，但即使为高危型 HPV 感染，也并不意味着存在癌前病变或恶性肿瘤，尤其是在年轻人中，因为 HPV 可以被宿主清除。杂交捕获 HPV 检测是一种信号放大的杂交微板阵列（microplate-based array），可用于检测多种 HPV 基因型，是液基核酸检测技术的一个例子[128]。这些阵列是最敏感的，比原位杂交技术更敏感。然而，它们可能过于敏感以至于可以检测到尚未感染宿主或正在被正常免疫机制清除的病毒。在外科病理学实践中，p16 免疫组织化学染色已成为高危型 HPV[129-130] 感染的高敏感性和高特异性检测。p16 抑癌基因在细胞中高水平表达是由于磷酸化 RB 蛋白不能正常下调 p16 表达；在高危型 HPV 感染的细胞中，这种情况是由于病毒 E7 蛋白使 Rb 蛋白失活所致。这可导致 p16 高水平表达，表现为细胞核和细胞质的强免疫反应。p16 免疫组织化学染色必须呈“大块状”阳性才能提示高危型 HPV 感染（即位于上皮层的基底 1/3 层中每个细胞的细胞核和细胞质均呈强染色），在典型者，这种染色可延伸到中 1/3 层和上 1/3 层。只有在正确应用染色方法并设定适当的对照后，才能正确解读 p16 免疫组织化学染色结果。目前已有许多针对 p16 的特异性抗体克隆，且每个病理实验室都有责任优化他们所选择的克隆染色，但这一责任有时会被忽视。p16 免疫组织化学染色对 HPV 及其肿瘤类型无特异性，与 HPV 感染不相关的肿瘤只要具有 RB 调控异常也都可以显示 p16 强染色（例如，输卵管 - 卵巢或子宫内膜起源的高级别浆液性癌）。随着宫颈癌的进展，p16 的表达可以通过突变而丢失，但这种情况在宫颈 HSIL 或原位腺癌中很少见，因此，p16 可以作为宫颈高危型 HPV 的一种非常有用的检测方法。本章稍后将更详细介绍 p16 的使用适应证。在特定的情况下（如果没有病毒癌基因转录，HPV DNA 可以作为旁观者存在），病毒 E5 癌蛋白 mRNA 的表达被认为是具有致癌作用的 HPV 的更好标志物，但是，目前这种检测在临床实验室中还没有得到广泛应用。

肿瘤

鳞状细胞癌及其前驱病变

鳞状上皮内病变 / 宫颈上皮内肿瘤

我们推荐对细胞学标本使用 Bethesda 术语[131-134]，而对外科病理标本使用 LAST 委员会提出的基于 Bethesda 分类的诊断术语[133]。**鳞状上皮内病变（squamous intraepithelial lesion, SIL）**这个术语已获得广泛接受，但仍有一些 CIN 术语的坚持者，因此，我们将采用 LAST 推荐允许的做法，提供两部分诊断，先使用 SIL 这个术语，然后再将等效的**宫颈上皮内肿瘤（cervical intraepithelial neoplasia, CIN）**这个术语放在括号内。因此，LSIL 将以“LSIL（CIN 1）”的形式出现。CIN 2 和 CIN 3 都被认为是 HSIL，CIN 2 和 CIN 3 的区别是主观的且与临床不相关。有关 CIN 2 与 CIN 3 在自然史上的细微差异已有报道，但是，我们将一些病例的前一组（CIN 2）归入 CIN 1 更好，而不是表明 CIN 2 和 CIN 3 是不同疾病。因此，我们将不再努力区分 CIN 2 和 CIN 3，而是使用术语 HSIL（CIN 2/3）来表示所有高级别病变。

大多数 SIL 最初是通过细胞学检查检测到的，然后才进行了阴道镜活检。偶尔，SIL 是一个意外发现，有时出现在子宫内膜活检标本中。随着 HPV 疫苗的普及，预计 SIL 将会减少，但这尚未影响到实际工作。随着 HPV 检测作为初筛而不是细胞学检查作为初筛，正如本章后面的细胞学部分所讨论的那样，更多的患者会被转到阴道镜检查中，因此，对于未来将从事普通外科病理学工作的人来说，熟悉 SIL 及其相似形态非常重要。

在 LAST 标准中，LSIL（CIN 1）包含了湿疣[133]。幸亏以往试图确定湿疣内是否有异型增生（即尖锐湿疣 ± CIN 1）的做法已经结束了。挖空细胞的病毒细胞改变（见图 32.16）是湿疣的特殊病理特征；LSIL（CIN 1）作为HPV感染的一种指征，在没有挖空细胞改变的情况下，其诊断的可重复性值得怀疑。湿疣可以是外生型或扁平型的。前者即**尖锐湿疣（condyloma acuminatum）**比后者少见得多，大体上其呈息肉样病变，其显微镜下特征为：乳头状增生、棘层增厚、挖空细胞形成和间质中不同程度的炎症细胞浸润。上皮呈波浪状是其低倍镜下一个特征。鳞状上皮常有轻度的非典型性，不需要提及；如果有更严重的非典型性，则应就是否是扁平 SIL [即是否存在 HSIL（CIN 2/3）] 进行 评估和分级。

70%～90% 的尖锐湿疣病例与 HPV-6 或 HPV-11 相关，但偶尔也会检测到 HPV 的其他类型，比如 HPV-16。当伴有 HPV-16 感染时，可能会发现高级别的细胞非典型性。尖锐湿疣的鉴别诊断包括疣状癌，稍后将进行详细讨论。**内翻性移行细胞（尿路上皮）乳头状瘤**[**inverted transitional cell (urothelial) papilloma**]类似于膀胱内翻性乳头状瘤，已在子宫颈中描述过[127,135]。它可能与 HPV 无关，之所以在这里提及是因为它需要与该部位的其他息肉样良性病变鉴别。低倍镜下，乳头状移行性病变可类似于尖锐湿疣，但无挖空细胞改变，并且其细胞核特征非常一致，染色质均匀，可见核沟。鳞状上皮乳头状瘤是一种由良性鳞状细胞组成、无异型增生、缺乏挖空细胞改变的结构上类似于尖锐湿疣的病变。这些病变可能与已经清除 HPV 感染的尖锐湿疣有关，但这只是推测。它们不被认为具有恶性前期病变的潜能。

所谓的扁平湿疣比尖锐湿疣更常见，是 LSIL（CIN 1）的经典型病变，在肉眼下通常是无法识别的。显微镜下，可见其基底层相对正常，基底旁细胞层扩大和增生，有序的成熟，核分裂象局限于上皮的下 1/3（但很少或没有异常核分裂象），以及挖空细胞形成（图 32.17）。在 LSIL 的范围内，上皮下 1/3 的异型增生是可以接受的，尽管由于细胞增殖导致的"异型增生"与基底旁层反应性增生之间的区别是非常主观的。由于难以区分挖空细胞（HPV 效应）伴有或不伴有异型增生，其在 Bethesda 分类中被合并

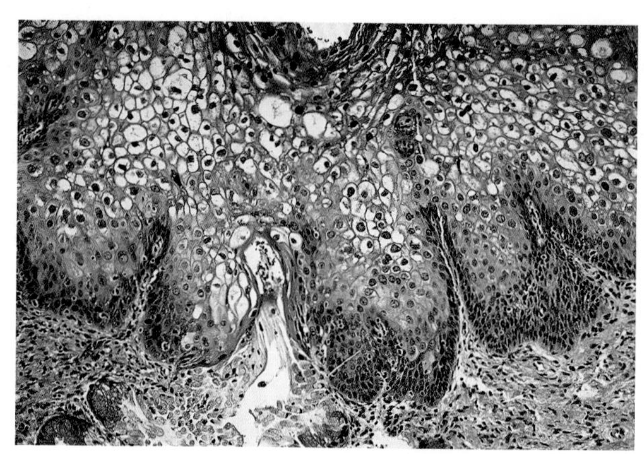

图 32.17　HPV 引起的 LSIL（CIN 1）病变，其特征是棘层肥厚、乳头状增生和挖空细胞形成

为 LSIL。在这一点上，我们强烈推荐放弃旧分类，而只是将其作为一种历史上的用法保留，即根据异型增生在下 1/3、下 2/3 和鳞状上皮的全层将其分为轻度、中度和重度宫颈异型增生（CIN 1～3），这种观察法仍然被用于培训，但其根本没有机制基础。Bethesda 分类则反映了子宫颈原位鳞状上皮肿瘤的生物学特征，特别是与 HPV 相关的生物学特征，即采用了 LSIL/HSIL 二分法系统[134]。宫颈 LSIL（CIN 1）的增殖率明显高于炎症或化生性宫颈鳞状上皮。除尖锐湿疣外，大多数 LSIL 与高危型 HPV 有关。

LSIL 的自然病程是大多数会自发清除，很少进展为 HSIL（CIN 2/3）。LSIL 进展的危险因素包括高危型 HPV 的存在，但如前所述，高危型 HPV 存在于大多数 LSIL 中。细胞角蛋白（cytokeratin, CK）7 是移行带鳞状细胞的标志物，被认为是更有可能进展的 LSIL 的标志物[115]。这是基于观察到 LSIL/ 湿疣可出现在外子宫颈或女性下生殖道的其他部位，而在这些部位几乎没有进展到 HSIL 的风险[115-116]。相比之下，移行带鳞状上皮化生在感染高危型 HPV 时尤其容易进展。CK7 是这些化生细胞的标志物，虽然它有望成为从 LSIL 向 HSIL 进展可能性增加的标志物，但在进行常规检测之前还需要得到进一步验证[136]。

当范围很广时，HSIL（CIN 2/3）可以从肉眼上看到（图 32.18），但最好在阴道镜下进行观察。显微镜下，其特征是上皮所有细胞层高核质（N：C）比例，而不仅是基底层和基底旁层，但最重要的是核异型性（图 32.19）。有明显的有丝分裂活性，通常存在非典型的核分裂，核分裂象出现在上皮的上层。有些病例需要进行 LSIL 和 HSIL 鉴别，对此建议使用 p16 免疫组织化学染色作为辅助，如呈强的弥漫性大块状阳性，可做出 HSIL（CIN 2/3）的诊断。值得注意的是，LSIL 或 HSIL 的诊断主要是基于 HE 染色，只有在交界性病例中选择使用 p16 免疫组织化学染色[129]。

在实践水平上，HSIL 可以通过锥切、电刀、冷冻外科、激光或环形电切除等方法进行安全治疗，所有这些手术都是在阴道镜引导下完成的[137-141]。在最后做出决定治疗这组病变的时间和类型时，显微镜下诊断只是

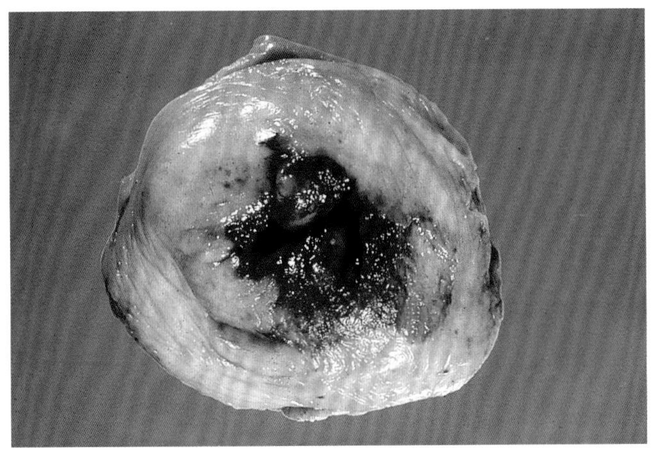

图 32.18 广泛累及子宫颈的 HSIL（CIN 2/3）的大体表现（Courtesy of Dr Hector Rodriguez-Martinez, Mexico City.）

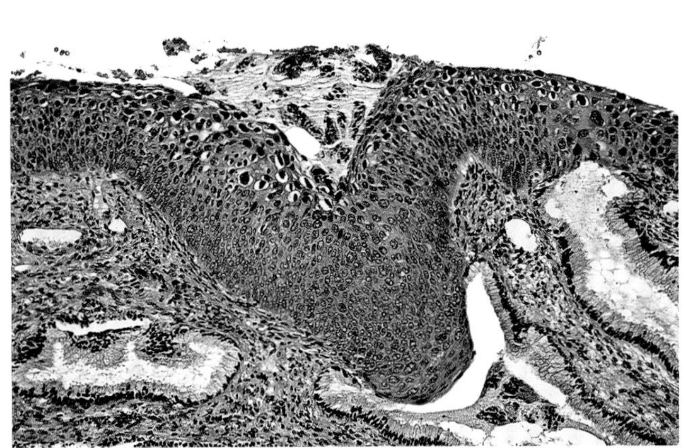

图 32.20 HSIL（CIN2/3）广泛累及宫颈表面上皮和腺体

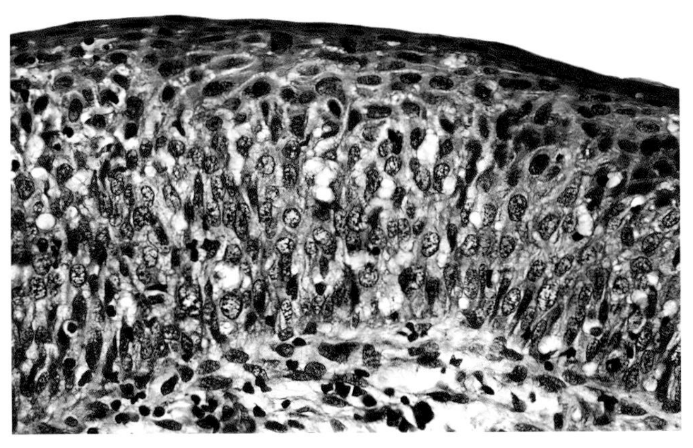

图 32.19 HSIL（CIN2/3）。可见细胞增生和非典型性，伴有高核质（N : C）比例，并且失去正常成熟化

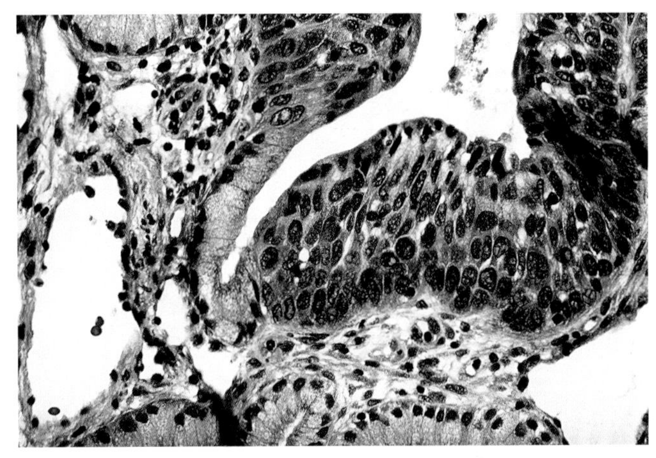

图 32.21 宫颈腺上皮部分被 HSIL（CIN 2/3）取代

需要考虑的因素之一，尽管这是一个非常重要的因素。病变的范围、患者的年龄、胎次以及想要更多孩子的愿望都必须予以考虑。由于 HSIL（CIN 2/3）向子宫颈腺体延伸是常见的，必须考虑到受累的表面和可能的深度（图 32.20 和 32.21）。Anderson 和 Hartley [142] 的计算结果表明，组织破坏深度在 2.92 mm 时，95% 的患者的所有累及腺体的病变可以根除，而组织破坏深度在 3.8 mm 时，则 99.7% 的患者的病变可以根除。切缘阳性以及 HSIL（CIN 2/3）腺体受累是疾病残留或复发的独立预测指标 [143-145]。

一旦病理医师对子宫颈活检标本做出 HSIL（CIN 2/3）诊断，妇科医师就有责任判断是否存在浸润性癌。完整的子宫颈取样和适当的组织切片应可以确定是否存在浸润性癌。如果为浸润性癌，可以采取传统的治疗。当采取保守治疗时，长期随访（超过 5 年）是必要的。一项病例研究发现，首次治疗 HSIL（CIN 2/3）后细胞学随访持续异常的患者发生浸润性癌的可能性是随访正常患者的 25 倍 [146]。

HSIL（CIN 2/3）的鉴别诊断包括旺炽性鳞状化生和移行上皮化生。还应指出的是，用来描述子宫颈锥切前病变程度的碘试验可导致上皮细胞收缩、胞质嗜酸性粒细胞增多和空泡化以及核固缩（特别是当上皮细胞开始异常时）[147]。

浅表浸润性鳞状细胞癌

浅表浸润性鳞状细胞癌（superficial invasive squamous cell carcinoma）是作为间质浸润深度最小（≤3 mm，并且宽度＜7 mm，分期为 Ⅰ a1）的浸润性鳞状细胞癌与其他浸润性癌分开并命名的（图 32.22 和表 32.1）[148-151]。

浅表浸润性鳞状细胞癌病变的自然病程与普通浸润性癌有很大不同，更类似于 HSIL（CIN 2/3），因而认为其是一种独特的病变 [151-153]。因此，虽然需要个体化治疗，但对其一般采取保守治疗 [148,154-155]。值得强调的是，在其微小浸润灶，常常出现细胞多形性、细胞鳞状分化、明显的核仁以及单个细胞的角化（图 32.23）[150]。由于上述特征在 HSIL（CIN 2/3）中很少同时出现，在明显的子宫颈上皮内病变中发现这些特征时，应注意寻找早期浸润灶 [156]。另一个提示早期间质浸润的特征是：

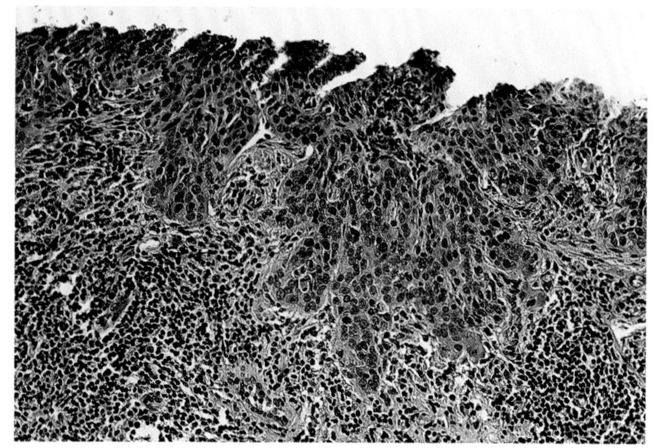

图 32.22　宫颈浅表浸润性鳞状细胞癌的低倍镜观

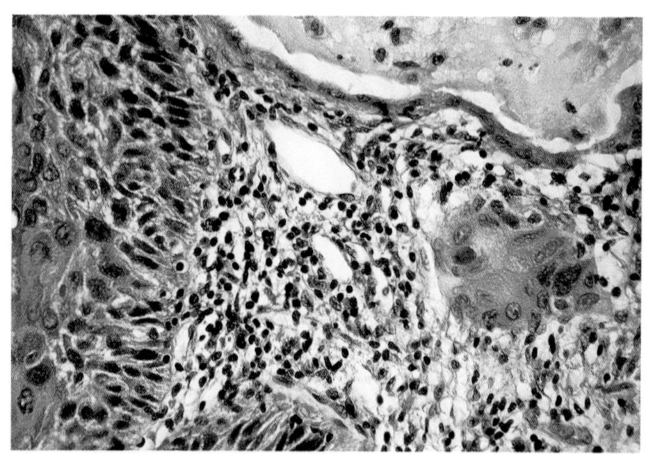

图 32.23　在 HSIL（CIN 2/3）中有小灶浸润。注意微小浸润成分有更明显的鳞状分化特征

在富含酸性黏液的物质中出现促结缔组织增生性间质并呈现异染性特征[157]。在其浸润区域，基底膜已被突破。Hasumi 等[158]进行的研究发现，在 106 例浸润深度达 3 mm 的患者中，1 例（0.9%）发生了淋巴结转移，而在 29 例浸润深度为 3.1 ~ 5 mm 的患者中，有 4 例（13.19%）发生了淋巴结转移。这项研究将浅表浸润定义为初始浸润深度 ≤ 3 mm，采用保守性手术［正如 HSIL（CIN 2/3）］作为首选治疗方案，而根治性手术加子宫旁和淋巴结切除的治疗方法适用于更深的浸润性癌。

浸润性鳞状细胞癌

一般特征

在大多数国家，子宫颈**浸润性鳞状细胞癌（invasive squamous cell carcinoma）**仍然是女性生殖道最常见的恶性肿瘤，也是女性最常见的肿瘤[159-160]。如前所述，几乎所有宫颈癌均与 HPV 感染相关，但也有罕见的与 HPV 不相关的鳞状细胞癌确实发生[161]，尤其是疣状癌。因此，宫颈鳞状细胞癌发生的危险因素反映了 HPV 暴露的可能性的增加，如初次性交的年龄、早婚、多产、社会经济水平低以及吸烟[162-164]。

宿主免疫应答因素决定了是否有 HPV 持续性感染和 HSIL（CIN 2/3）进展。6 号染色体上人白细胞抗原（HLA）区域的基因与高危型 HPV 转化的敏感性增加有关。免疫功能受损者，如器官移植后进行免疫抑制剂治疗的人群和 HIV 感染人群，发生子宫颈肿瘤的风险增加 5 ~ 10 倍[165]。

鳞状细胞癌可能与显微镜下表现类似的上、下生殖道的肿瘤相关。在一些病例中已经证实它们有相同的克隆模式，这支持其为子宫颈来源而后迁移至生殖道其他部位[166]。尽管有这个克隆分子证据和转移行为，但这些异时性发生的肿瘤（通常先累及子宫颈，后累及外阴）表现得像是独立的原发性肿瘤。

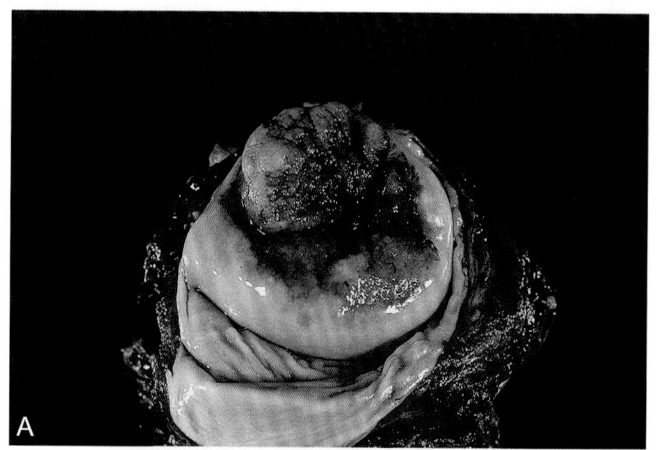

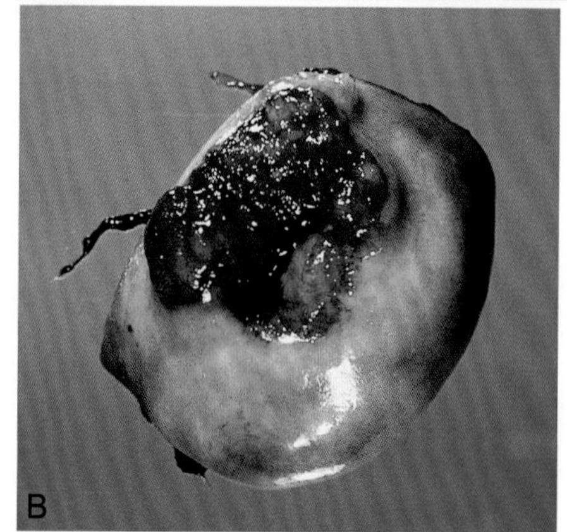

图 32.24　**A** 和 **B**，宫颈浸润性鳞状细胞癌的大体表现

形态学特征

大体上，宫颈癌呈息肉状或深部浸润性生长（图 32.24）。呈外生性生长的巨块型癌浸润周围组织的概率比呈浸润性生长的癌要低。一般认为，外生性肿瘤的侵袭性不如内生性肿瘤，宫颈鳞状细胞癌也是如此。

因临床表现不明显或检查者漏诊，一些肿瘤是在切除子宫良性病变的病理检查中首次发现的[167]。还有一些

表32.1 AJCC宫颈癌TNM分期定义

原发性肿瘤（T）

T分类	FIGO分期	T标准
Tx		原发性肿瘤无法评估
T0		无原发性肿瘤的证据
T1	Ⅰ	宫颈癌局限于子宫（不考虑扩散至子宫体）
T1a	ⅠA	浸润癌仅在显微镜下可以诊断。间质浸润从上皮基底层测量，最大浸润深度为5 mm，水平扩散≤7 mm。脉管浸润（血管或淋巴管）对分期无影响
T1a1	ⅠA1	测量的间质浸润深度≤3 mm，水平扩散≤7 mm
T1a2	ⅠA2	测量的间质浸润深度>3 mm、<5 mm，水平扩散≤7 mm
T1b	ⅠB	局限于子宫颈的临床可见的病变或显微镜下病变超过T1a/ⅠA2。包括所有大体可见的病变，即使为表浅浸润
T1b1	ⅠB1	临床可见的病变最大径≤4 cm
T1b2	ⅠB2	临床可见的病变最大径>4 cm
T2	Ⅱ	宫颈癌浸润到子宫外，但未达盆腔壁或阴道下1/3
T2a	ⅡA	肿瘤无子宫旁浸润
T2a1	ⅡA1	临床可见的病变最大径≤4 cm
T2a2	ⅡA2	临床可见的病变最大径>4 cm
T2b	ⅡB	肿瘤有子宫旁浸润
T3	Ⅲ	肿瘤浸润至骨盆侧壁[a]和（或）阴道下1/3和（或）导致肾积水或无功能肾
T3a	ⅢA	肿瘤浸润至阴道下1/3，但未达盆腔壁
T3b	ⅢB	肿瘤浸润至盆腔壁和（或）导致肾积水或肾无功能
T4	Ⅳ	肿瘤浸润膀胱或直肠黏膜和（或）超过真骨盆（存在大疱性水肿不足以诊断为T4）

局部淋巴结（N）

N分类	FIGO分期	N标准
Nx		局部淋巴结情况无法评估
N0		无局部淋巴结转移
N0（i+）		局部淋巴结有孤立性肿瘤细胞，最大径<0.2 mm
N1		有局部淋巴结转移

远处转移（M）

M分类	FIGO分期	M标准
M0		无远处转移
M1	ⅣB	有远处转移（包括腹膜扩散或锁骨上、纵隔或远处淋巴结转移；肺；肝或骨）

[a]骨盆侧壁是指肌肉、筋膜、神经血管结构和骨盆的骨骼部分。在直肠检查中，在肿瘤和骨盆侧壁之间没有无癌间隙

From Amin M, Edge S, Greene F, et al. (eds.). AJCC Cancer Staging Manual. 8th ed. New York: Springer; 2017.

肿瘤发生于子宫切除术后残留的子宫颈[168]。

显微镜下，宫颈鳞状细胞癌存在三种主要类型：大细胞非角化型和角化型（图32.25）以及小细胞型[169-171]，但也有混合型和中间型。小细胞型宫颈鳞状细胞癌应与小细胞神经内分泌癌鉴别，后者是一种形态上类似于肺小细胞癌的肿瘤，具有神经内分泌分化的特征。鉴别两者需要进行免疫组织化学检查。虽然这些类型形态上是有区别的，但其与临床治疗计划或预后并不相关[172-173]。

有些宫颈鳞状细胞癌有特殊的乳头状生长方式，需要与疣状癌鉴别[174]。

其他鳞状细胞癌可伴有棘层松解而形成假腺样结构[175]。在另外一些病例中，间质中可见淀粉样物质沉积[176-177]。有时，宫颈鳞状细胞癌与大量成熟性嗜酸性粒细胞浸润有关，伴有或不伴有外周血嗜酸性粒细胞增多；

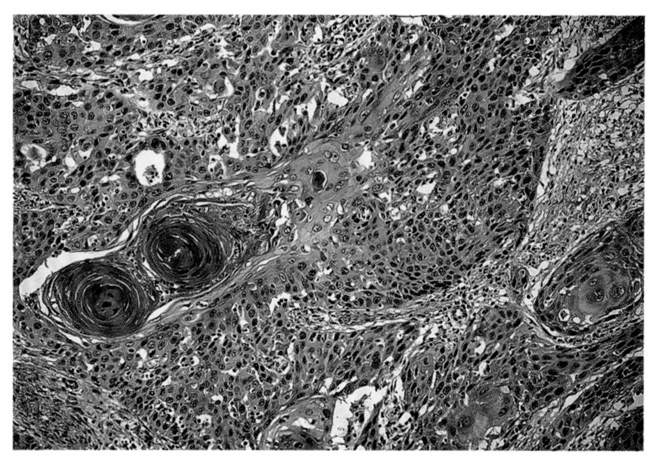

图 32.25　大细胞角化型宫颈浸润性鳞状细胞癌的显微镜下表现

其发生机制可能与肿瘤细胞产生的嗜酸性粒细胞趋化因子和嗜酸性粒细胞物质有关[178-179]。

在少数在常规染色切片中呈现鳞状细胞癌形态学特征的病例中，黏液卡红染色可显示肿瘤细胞胞质内散在的黏液小滴[180]，这一类似现象有时也会在肺癌和其他部位的癌中见到。它们的生物学行为与缺乏黏液分泌的鳞状细胞癌几乎相同[180]。

尽管极为罕见，但也有宫颈癌中出现皮脂腺分化特征的报道[181]。

免疫组织化学和分子遗传学特征

免疫组织化学染色，宫颈鳞状细胞癌表达角蛋白（几乎 100% 的病例）、CEA（90%）[182]、p63（一种 p53 类似物，主要表达于子宫颈基底细胞和不成熟鳞状上皮）[183] 和 p40。宫颈鳞状细胞癌表达角蛋白的种类某种程度上取决于其亚型，但范围十分广泛[184]。宫颈鳞状细胞癌对 β 人绒毛膜促性腺激素（β-hCG）[185] 和甲状旁腺激素相关基因（虽然这些肿瘤很少引起高钙血症）可能也有反应[186]。

与许多其他人体恶性肿瘤不同，在宫颈鳞状细胞癌中，*TP53* 基因很少发生突变，生物学上相关的 *MDM2* 基因也是如此[187]。尽管缺乏 *TP53* 突变，但由于 HPV 相关性 E6 蛋白的作用——与 p53 蛋白结合，导致其迅速降解，*TP53* 基因功能丧失[165]。*RB* 基因的功能由于 HPV 相关性 E7 蛋白与 RB 蛋白结合而同样失活[165]。

扩散和转移

宫颈癌扩散的特征是直接向阴道、子宫体（子宫内膜和肌壁）、子宫旁组织、下尿道和子宫骶韧带扩散（图 32.26）[188-189]。

淋巴结转移也很常见。转移通常遵循一定的顺序。第一站为子宫颈旁、下腹、闭孔和髂外淋巴结；第二站为骶髂、髂总、主动脉和腹股沟淋巴结[190]。淋巴结受累的发生率与疾病的分期直接相关。过去的研究认为血行转移是罕见的，但随着子宫颈局部病变的更好控制，血行转移率也不断增加[189]。肺（9%）和骨（4%）是最常见的转移部位[191-193]。宫颈癌卵巢转移的发生率低于子宫内膜癌，但也可以发生[194]。

肺原发性鳞状细胞癌和宫颈鳞状细胞癌肺转移之间的鉴别单从形态上非常困难，但应用 HPV DNA 原位杂交、PCR 或免疫组织化学 p16 染色对两者的鉴别有很大帮助[195-196]。

治疗

浸润性宫颈癌的治疗方法比Ⅰa1 期更激进，可以采取根治性手术治疗，也可以采取放疗加或不加敏感性化疗[197-200]。治疗方法的选择取决于肿瘤的范围、患者的一般状况以及患者就诊医疗机构的专长。对于早期病变，可以采取子宫切除术或腔内放疗联合铂类化疗以放射增敏肿瘤细胞来进行有效的治疗[198,201-202]；对于Ⅱa 期病变，随机研究结果显示，采取单独放疗的效果和放疗联合手术治疗的效果是相同的[203]。然而，一般情况下，人们要么选择手术治疗要么选择放疗作为主要治疗方式，而不是选择两者联合治疗，因为后者会导致患者经受这两种治疗方式的发病率和死亡率。外科手术一般是早期癌症患者的首选，因为此时患者通常较年轻，并且手术没有放疗晚期（＞10 年）继发性恶性肿瘤的并发症。在一些治疗中心，在手术开始时会送检前哨淋巴结冰冻切片，如果送检结果呈阳性，则不进行根治性子宫切除术，因为淋巴结呈阳性是放疗适应证。如果前哨淋巴结送检冰冻切片结果呈阴性，则手术将按计划进行。但我们要了解，冰冻切片并不是完全敏感的，因为在石蜡切片上偶尔会发现冰冻切片中没有出现的微转移[204]。

对于早期病变，可以采取保守的根治性阴道子宫颈切除术，这种手术是一种保留生育功能的手术，是自子宫颈上段或子宫体下段切除子宫颈，同时切除阴道断端、子宫旁组织和盆腔淋巴结。

对于宫颈癌放疗后复发的病例，应认真考虑盆腔脏器切除术，因为有相当多的患者的肿瘤是局限于盆腔内[205]。盆腔脏器切除术是切除所有盆腔脏器和盆腔外侧淋巴结。根据肿瘤的位置，膀胱（前切除）、直肠（后切除）或两者都可以切除。在进行开腹手术时，外科医师应仔细检查患者上腹部，特别是主动脉旁区域，以获取其骨盆外扩散的证据。在手术开始前，任何可疑的淋巴结或肝结节都应送检冰冻切片检查。冰冻切片检查是一种具有较高准确性的检测方法，而对盆腔外肿大的结节进行大体评估是不可靠的[206]。对外科手术标本的检查应包括淋巴结、手术切除侧缘和肿瘤的局部范围。显微镜下，应检查淋巴结、血管和邻近器官是否被肿瘤累及。在对盆腔脏器切除标本进行的病理评估中，淋巴结是否有转移对预后影响最大[207]。

对放疗和化疗后手术标本进行显微镜下检查是困难的，因为肿瘤细胞会出现一定程度的退变，表现为胞质嗜酸性变、空泡化和泡沫变性。瘤栓是此类标本中最重要的预后相关因素[208]。

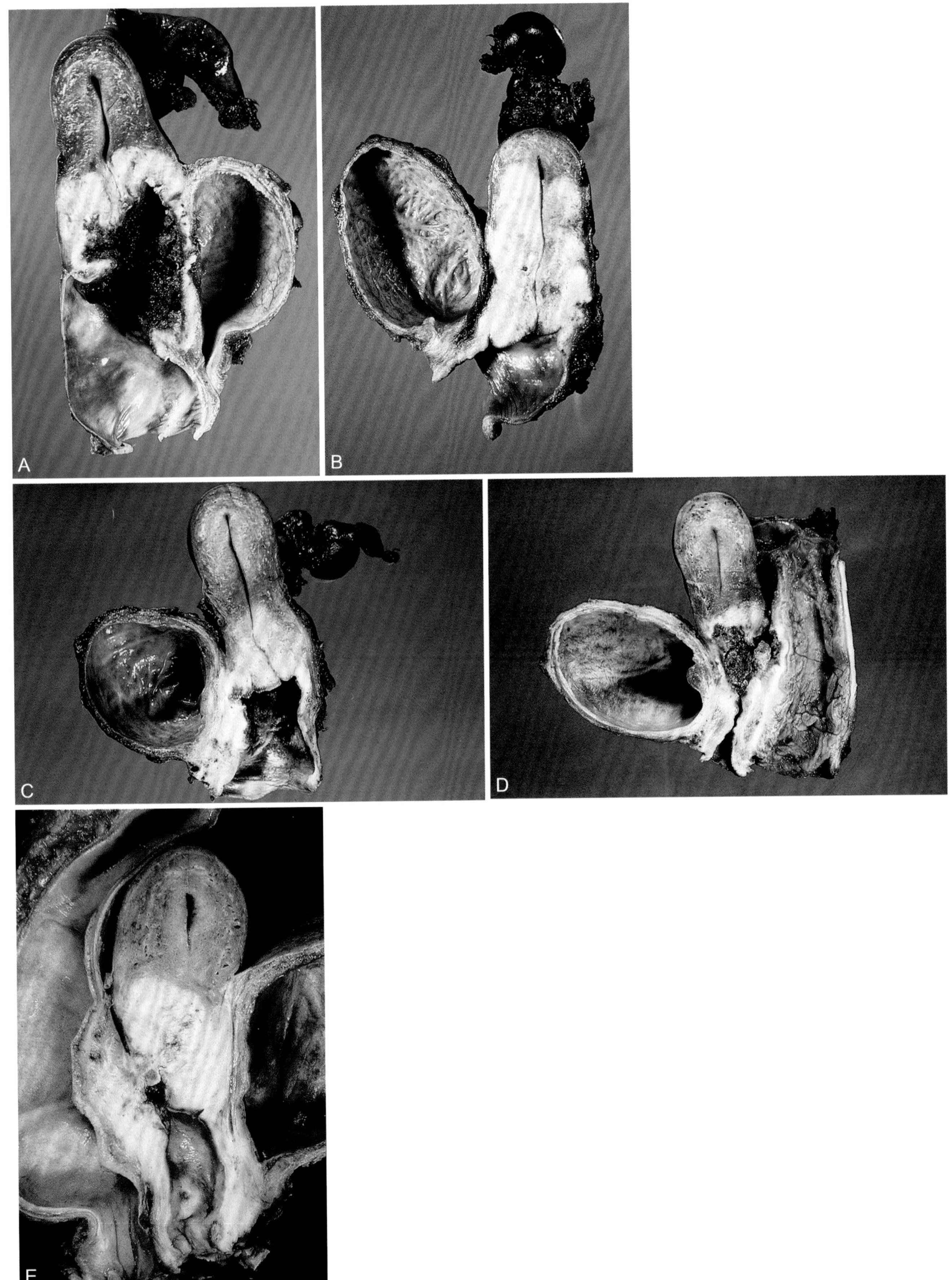

图 32.26 盆腔脏器切除术标本，显示了宫颈鳞状细胞癌的扩散方式。**A**，大的溃疡性肿物累及子宫峡部和阴道；**B**，广泛蔓延至子宫体；**C**，扩散至膀胱；**D**，扩散至膀胱和直肠；**E**，扩散到直肠壁并浸润直肠黏膜（**A–D**, Courtesy of Dr Hector Rodriguez-Martinez, Mexico City, Mexico.）

预后

宫颈癌的预后与以下因素相关：

1. 临床分期：同大多数其他人体恶性肿瘤一样，临床分期是最重要的预后决定因素[209]。应该指出，与其他器官不同，临床分期（FIGO）用于宫颈癌。TNM分期也是可以的，但只适用于进行手术治疗的患者；许多患者初始治疗是接受放疗，而手术病理分期在这类病例中是不适用的。
2. 淋巴结状况：这是另一个决定性因素，已经被合并到分期方案中[210-211]。
3. 最大受累淋巴结的大小[212]和阳性淋巴结的数目[213]。
4. 原发性肿瘤的大小：通过测量肿瘤的最大直径[214-215]或容量测定技术来确定[216]。
5. 浸润深度[217-219]。
6. 子宫内膜受累：这种特征存在可使生存率降低10%～20%[220]。
7. 子宫旁受累：显微镜下发现[221]。
8. 血管浸润[222-225]。

无论是采用Reagan-Ng分级法还是采用Broders分级法[225-226]，显微镜下组织学分级均不具有预后意义，这与大多数其他癌症有所不同。我们坚持在宫颈鳞状细胞癌的病理报告中指定一个级别是一种好奇心使然，这种无用的做法在不久的将来可能被停止。类似的病例报告内容也可见于鳞状细胞癌的细胞类型（例如，大细胞非角化型）；如前所述，它也不具有预后意义[172-173]。

其他组织学类型

疣状癌（verrucous carcinoma）是一种高分化的鳞状细胞癌，具有息肉状生长方式，肿瘤细胞分化极好；具有局部侵袭能力，但不会转移扩散。有一些病例被发现累及了子宫腔[227]。疣状癌应与尖锐湿疣和伴有明显乳头状生长方式的普通型鳞状细胞癌鉴别[228-229]。疣状癌的大体和显微镜下特征见第30章。

梭形细胞癌（spindle cell carcinoma）（肉瘤样癌；伴有肉瘤样间质的鳞状细胞癌；癌肉瘤）形态上类似于上呼吸消化道的同名肿瘤[230]。它可能含有破骨细胞样巨细胞[231]，而且常常存在HPV感染的证据[232]。如果其肿瘤中出现了可识别的上皮成分，则为鳞状细胞癌；这与恶性混合性müller源性肿瘤不同，后者的上皮成分通常为腺上皮。对这两种肿瘤（均可以发生在子宫颈）建议将它们分为不同的类别，尽管它们都可能是伴有肉瘤样成分的癌。

基底细胞样（鳞状细胞）癌［basaloid (squamous cell) carcinoma］的特征是：周边细胞成明显栅栏状排列，生长方式为浸润性生长，间质反应轻（图32.27）[233]。该肿瘤的生物学行为与上呼吸消化道的同名肿瘤一样具有侵袭性。因此，将这种肿瘤与腺样囊性癌和腺样基底癌明确区分开来非常重要[234]。

淋巴上皮瘤样癌（lymphoepithelioma-like carcinoma）类似于更为常见的上呼吸道的同名肿瘤，其特征是：肿瘤细胞大，核呈空泡状、核仁明显，可见合体细胞和大量淋巴细胞浸润[235-237]。一些病例分泌β-hCG，后者偶尔也可见于普通型鳞状细胞癌[238]。这种肿瘤是否与EBV或HPV相关仍有争议[239-241]。这种肿瘤与所描述的局限型宫颈癌有一定的重叠[242]。

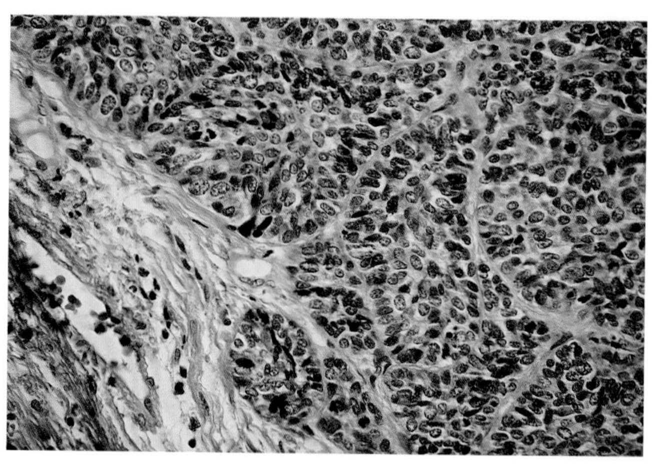

图 32.27 **宫颈基底细胞样鳞状细胞癌**。可见肿瘤以界限清楚的巢状方式生长，周围细胞成栅栏状排列

腺癌

背景

腺癌约占所有宫颈癌的20%[243-244]。由于腺癌的前期病变的筛查方面相对不太成功，在子宫颈筛查项目已降低浸润性鳞状细胞癌发生率的地区，腺癌相对更为常见[245]。传统上，宫颈腺癌是根据其肿瘤细胞的类型进行亚分类的，但这种分类方法已逐渐被类似于对外阴鳞状细胞癌进行分类的分类方法所取代（即HPV相关性和HPV无关性的分类）。这种转变的基础是：这两大类肿瘤的形态学特征和预后是明显不同的[246-249]。这是一个最新进展，尤其是关于HPV无关性宫颈腺癌仍有很多需要了解的地方，但在这一新趋势下，考虑应将HPV相关性和HPV无关性类型分别对待。对于其他下生殖道癌，p16免疫组织化学染色可作为HPV状态的检测方法，“大块阳性”提示HPV相关性肿瘤[250-252]。但是，p16免疫组织化学染色并不完美，因为在p53功能缺失和RB信号失调的肿瘤中均可见p16表达，并且已有在HPV无关性宫颈腺癌中发现罕见的p16表达的报道[253]。另一方面，p16的表达在HPV相关性肿瘤的进展过程中可能会通过突变而丢失；因此，在对体积较大的癌进行染色时，应优先选择伴有原位腺癌的组织块，因为在HPV相关性宫颈腺癌中该区域几乎无一例外地可检测到p16的阳性表达。在实践中，如果形态学特征与p16染色结果一致，则可将肿瘤分类为HPV相关性或HPV无关性。如果有不一致的特征，就可以用HPV核酸的分子检测方法来确定HPV的状态，就像在外阴鳞状细胞癌一样[247]。

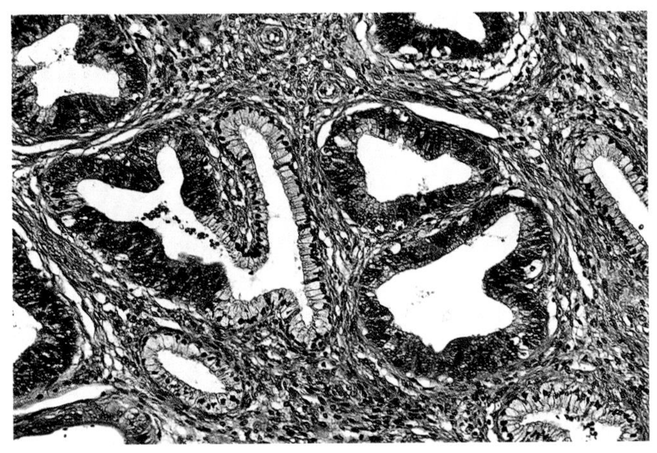

图 32.28 伴有宫颈内膜腺体部分保留的原位腺癌

原位腺癌

尽管有关宫颈腺癌存在原位腺癌（in situ adenocarcinoma, AIS）阶段的相关文献落后于有关鳞状细胞癌的文献，但其是确实存在的，至少对于 HPV 相关性宫颈腺癌是如此[254-255]。细胞非典型性（表现为细胞核深染和多形性）和细胞核分裂象增多是两个最重要的具有诊断意义的特征（图 32.28）。出现大量凋亡小体是另一个诊断线索[256]。这种核分裂活性增加和大量凋亡小体的联合出现是致癌性 HPV 引起的病变特征。这种变化可以是非常轻微并局限于子宫颈内膜表面的[257]。

原位恶性腺体分泌的黏液可能类似于正常子宫颈内膜腺体或肠黏膜杯状细胞分泌的黏液[258]。后者被称为肠型宫颈原位腺癌，其细胞一致性表达 CDX2[259]。大多数宫颈原位腺癌对 CEA 呈阳性[260]，细胞增殖指数（用 Ki-67 免疫组织化学染色检测测量）增高，细胞周期相关分子表达异常，激素受体表达降低或缺如[261]。p16 胞核胞质强阳性与 HPV 有关，并具有特征性[262]。其腺体异型增生不及原位腺癌已有描述[263-268]，但尚无明确的诊断定义，因而未推荐用于常规实践。

宫颈原位腺癌的一个重要鉴别诊断是输卵管或输卵管 - 子宫内膜化生[269]。输卵管或输卵管 - 子宫内膜化生的细胞核 / 质比例增高，但缺乏复层化、核非典型性、大量凋亡小体或原位腺癌的核分裂象增加。在输卵管或输卵管 - 子宫内膜化生中也可见斑片状 p16 阳性，但未见原位腺癌的弥漫性“大块状”阳性。

近半数的侵袭性 HPV 相关性宫颈腺癌和约 75% 的原位腺癌伴有表面上皮 HSIL（CIN 2/3）[270-272]。

复层产生黏液的上皮内病变（stratified mucin-producing intraepithelial lesion, SMILE）是罕见的上皮内病变，可能与宫颈腺癌或腺鳞癌相关[273-274]。更典型的 HSIL（CIN 2/3）或原位腺癌也可能共存。SMILE 由具有核异型性的复层上皮细胞和高增殖指数 /p16 弥漫强阳性细胞组成，与 HSIL 不同，其病变细胞具有丰富的胞质内黏液（图 32.29），被认为是原位腺癌或原位腺鳞癌的一种不常见亚型[273]。

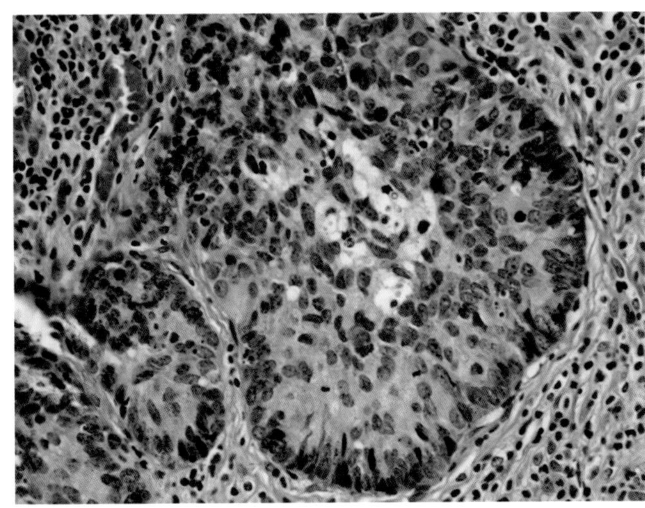

图 32.29 SMILE 是一种宫颈原位腺癌 / 腺鳞癌的形态学亚型（Courtesy of Dr Lien Hoang, Vancouver, Canada.）

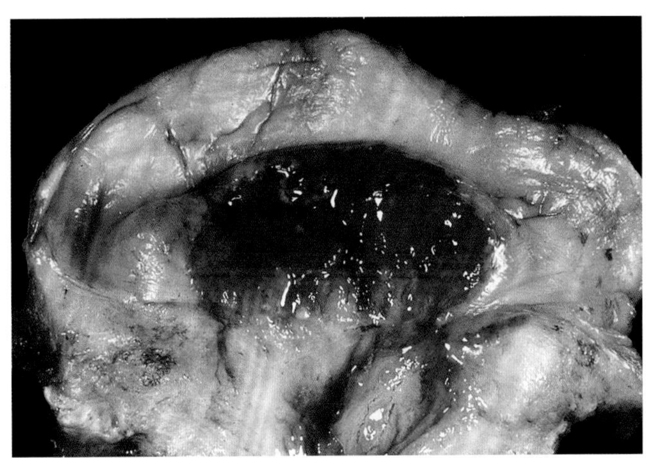

图 32.30 宫颈腺癌的大体表现

宫颈原位腺癌可以选择锥切或 LEEP 治疗[275]。肿瘤周边范围是疾病残留 / 复发的标志，因此，病理报告中应包含这一信息，这十分重要[267-277]。

HPV 相关性宫颈腺癌

一般特征

HPV 相关性肿瘤占宫颈腺癌的绝大多数。这些肿瘤与发生在子宫颈的鳞状细胞癌大体上没有明显的特征差异性（图 32.30）。显微镜下，最常见的 HPV 相关性肿瘤类型是分化良好的肿瘤细胞排列成腺样结构，伴有黏液分泌，部分黏液可以渗入间质[278-282]（图 32.31）。然而，其分化程度不尽相同，也可以出现低分化型。根据 2014 版 WHO 宫颈腺癌分类方法，大多数 HPV 相关性宫颈腺癌都是“普通型”的，但其他类型也可见，见下文描述。这些组织学亚型在特定情况下可以共存，并且在实际应用中观察者间存在相当大的差异。此外，对 HPV 相关性

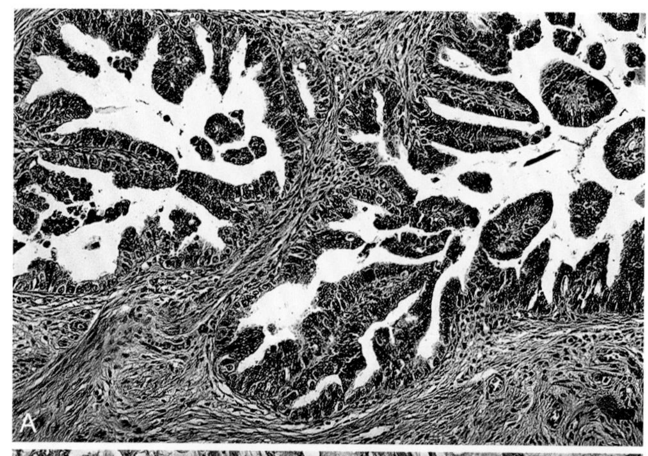

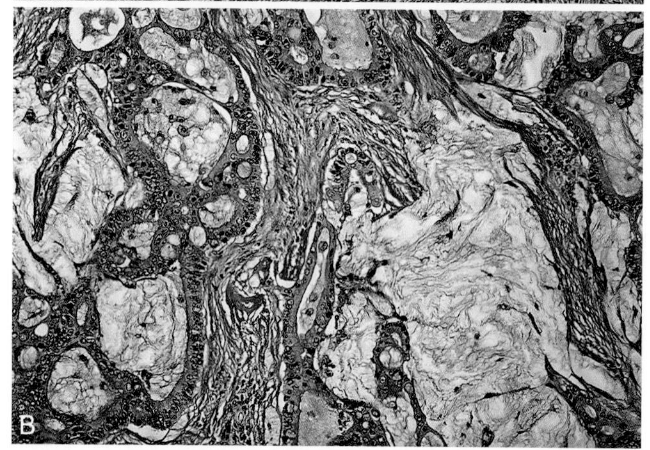

图 32.31 HPV 相关性普通型宫颈腺癌的显微镜下表现。注意图 **A** 和 **B** 中的黏液含量不同

宫颈腺癌进行亚分类对患者的治疗并没有影响，因此其意义值得怀疑。

组织化学染色，几乎所有普通型宫颈腺癌的肿瘤细胞中均可见阿辛蓝和黏液卡红阳性物质 [283]。黏液蛋白染色，MUC1 的阳性率接近 100%，MUC2 的阳性率为 40%，MUC4 的阳性率为 75%，大部分 MUC5AC 呈阳性 [284]。角蛋白、上皮膜抗原（EMA）和 CEA 总是呈阳性，而波形蛋白呈阴性 [285-288]。雌激素受体和孕激素受体仅在 1/4 的病例中表达 [289]。约 1/4 的宫颈腺癌 CDX-2、CK20 或两者均呈阳性；这种特征通常（但不总是）伴有肠上皮分化 [290-291]。应注意的是，伴有杯状细胞的肠上皮分化可见于 HPV 相关性肿瘤中，但在 HPV 无关性肿瘤中也很常见。宫颈腺癌也可出现嗜银细胞（可能是神经内分泌细胞）[292]、各种多肽类激素 [293] 和乳脂球蛋白（尽管不如子宫内膜癌常见）[294]。

Roma 等人提出了一种不考虑组织学类型 /HPV 状态而依据生长模式进行分类的宫颈腺癌分类方法 [295]。浸润性腺癌被细分为 A、B 或 C 型。A 型的特征是：边界清楚的腺体轮廓圆滑，无破坏性浸润（即无单细胞浸润或淋巴血管浸润）；这一类别包括一些观察者认为完全原位的肿瘤。B 型表现为有限的破坏性浸润。C 型表现为弥漫性破坏性浸润。最有趣的发现是，A 型浸润方式的肿瘤中没有一例出现淋巴结转移 [295]。后续的研究证实，依据浸润性模式分类的观察者间一致性优于依据浸润性和非浸润性的诊断方式 [296]。虽然应用这种分类方法的重复性好（$\kappa = 0.65$），但仍有相当数量的病例病理医师不赞同应用这一分类方法，这部分病例的治疗决策则很难制定（即是否进行根治性淋巴结清扫术）[296]。从这种分类方法中得出的一个重要实用性观点是，在太多情况下鉴别原位腺癌和浅表的 A 型浸润癌对于临床来讲并不重要，因为这两组病例的预后都很好，并且淋巴结转移的可能性都很小。最后一个观察是，在我们的经验中，C 型浸润模式似乎更常见于 HPV 无关性胃型腺癌，两者是否具有显著关联性将是有趣的发现，并且如果两者确有，那么是浸润方式还是 HPV 状态则是更重要的预后指标。

宫颈腺癌可以直接蔓延至子宫内膜和阴道，并可转移到区域淋巴结，其分布方式类似于宫颈鳞状细胞癌（见上文）。宫颈腺癌也可以转移到卵巢，特别是当肿瘤蔓延到子宫下段时 [297-298]。以往合并宫颈腺癌和卵巢黏液腺癌（少数情况下甚至是输卵管腺癌）[299-300] 被认为是独立的原发性肿瘤，现在则认为可能是子宫颈肿瘤的上述器官转移 [297-298]。对于卵巢肿瘤，p16 免疫组织化学染色或 HPV 检测有助于证实这些肿瘤的转移性质。

宫颈腺癌的首选治疗方法是手术（尤其是早期病变）、化疗 / 放疗或放疗与手术联合治疗 [301-303]。在宫颈腺癌腔内放疗后的子宫切除标本中检出残留癌的概率远高于宫颈鳞状细胞癌 [304]。宫颈腺癌的预后取决于临床分期、肿瘤量（以肿瘤体积表示）、组织学分级和淋巴结状况 [305-310]。大多数研究显示，宫颈腺癌的整体预后不如鳞状细胞癌，但这些分析中没有排除更具有侵袭性的 HPV 无关性宫颈腺癌，它们可能是造成宫颈腺癌和鳞状细胞癌之间细微差别的原因 [307,311-312]。HPV 相关性宫颈腺癌的各种组织学亚型之间没有明显差异 [313]。淋巴结转移是预后不良的指标 [314]。

HPV 相关性宫颈腺癌的形态学亚型

大部分以前诊断为宫颈**子宫内膜样腺癌**（**endometrioid adenocarcinoma**）的宫颈腺癌最好诊断为普通型（HPV 相关性）腺癌，这种肿瘤表现为：核分裂象率高，大量凋亡小体，p16 呈弥漫性强阳性，并且常常与 HPV 相关性宫颈腺癌混合出现。其鉴别诊断包括子宫内膜来源的子宫内膜样腺癌，后者可以伴有极具欺骗性的子宫颈播散 [315]，稍后将进一步讨论。

浆液性（乳头状）癌［**serous (papillary) carcinoma**］与发生在子宫和卵巢的同名肿瘤相似，包括常见的砂粒体 [316-317]。它也可能伴有普通型宫颈腺癌。

绒毛管状（乳头状）腺癌［**villoglandular (papillary) adenocarcinoma**］表现为外生性息肉状病变，乳头被覆子宫颈内膜型、子宫内膜型或肠型上皮，细胞仅显示轻度非典型性（图 32.31）。其表面部分的形态表现与结直肠的绒毛状腺瘤十分相似[318]。在基底部，该肿瘤呈 Silva A 型结构[295]，腺体光滑，无浸润特征，可能就是原位病变。大多数病例伴有原位腺癌和（或）HSIL（CIN 2/3）[319-320]。该肿瘤的预后非常好[321]，但只限于应用严格的组织结构和细胞学标准（外生生长，与间质边界光滑，细胞核形态温和）评估的病例[322]。该肿瘤诊断不适用于小活检样本，因为其下可能是普通型浸润性宫颈腺癌——一个"高分化的绒毛管状腺癌"的诊断提示预后非常好而不能反映出其下方的浸润性成分。

腺鳞（混合性）癌［**adenosquamous (mixed) carcinoma**］是伴有明确鳞状细胞成分的腺癌[323]。腺鳞癌应与无腺样结构但组织化学染色上显示细胞内有黏液的鳞状细胞癌鉴别[324]。当将腺癌和鳞状细胞癌按照组织学分级和临床分期进行对应比较时，其预后无明显差异[325-326]。

毛玻璃样细胞癌（**glassy cell carcinoma**）被认为是低分化腺鳞癌的一种特殊类型[327]。与其他子宫颈肿瘤相比，毛玻璃样细胞癌发生于较年轻女性（患者平均年龄为 41 岁），并且常与妊娠有关。毛玻璃样细胞癌肿瘤细胞胞质量中等，呈毛玻璃样或细粒状；细胞膜明显呈嗜酸性且 PAS 染色呈阳性；细胞核大，核仁明显。核分裂象数目众多；邻近间质内常有明显的富于嗜酸性粒细胞的炎症细胞浸润，并可伴有外周血嗜酸性粒细胞增多。

在纯粹的毛玻璃样细胞癌病例，腺样或鳞状分化缺乏，但是，通过超微结构检查可以确认它们的存在[328]。另一些病例则可以显示混合有分泌黏液的腺癌和（或）界限清晰的鳞状细胞癌病灶，人们由此质疑将毛玻璃样细胞癌视为一种特殊类型的肿瘤是否合理[329-330]。在使用这一诊断时，观察者之间可能存在明显差异性。毛玻璃样细胞癌的预后不良[331-332]。

腺样囊性癌（**adenoid cystic carcinoma**）是宫颈腺癌的一种特殊类型，好发于非洲裔老年多产女性[333]，预后特别差[334-335]。其形态学表现与涎腺的同名肿瘤相似。同前者一样，其以筛状（最常见）结构或实性生长方式为主[336]。具有腺样囊性分化可与 HPV 相关性宫颈腺癌的其他类型混合出现[337]。

腺样基底细胞癌（肿瘤；上皮瘤）［**adenoid basal carcinoma（tumor; epithelioma）**］需要与腺样囊性癌和基底细胞癌（鳞状细胞癌）鉴别。虽然它与腺样囊性癌有许多共同的表型特征[338]，但它是一个很低级别的病变，这与上述两种可能被混淆的肿瘤不同。它通常是偶然发现的，不形成肿块，如果不伴有其他分化也不会发生转移[339-340]。有文献报道，它有致癌性 HPV 的持续存在[341]。其病变常与其进程中被称为腺样基底细胞增生的病变混合存在。Brainard 和 Hart[339] 建议将这两种疾病归入**腺样基底细胞上皮瘤**（**adenoid basal epithelioma**），以强调其惰性本质。腺样基底细胞癌可伴有明确的浸润性癌，此时可呈现多种形态学特征（如鳞状细胞、腺样囊性或小细胞神经内分泌癌）；其生物学行为取决其侵袭性成分[342]。

宫颈腺癌的其他亚型均极为罕见，包括为微囊型[343]、印戒细胞型[344-345]、小肠（肠）型[346-347]以及伴有绒毛膜癌和肝样分化型[348]，这些罕见的宫颈腺癌亚型的 HPV 状况还有待阐明。

HPV 无关性宫颈腺癌

一般特征

大约只有 10% 的宫颈腺癌（也就是 2% 的宫颈癌）是 **HPV 无关性宫颈腺癌**（**HPV-independent cervical adenocarcinoma**）[349-350]，这并不是一组相同的肿瘤，正如下面讨论中提到的不同类型。它们的共同之处在于难以被细胞学涂片检出，更有可能到病变晚期才被发现，而且与 HPV 相关性腺癌相比预后更差[247-250,253]。细胞学检查的困难既反映了许多此类肿瘤温和的细胞学特征，也反映了此类肿瘤的位置更常位于子宫颈上段，而普通型 HPV 相关性腺癌常位于鳞柱交界（类似于 HPV 相关的鳞状细胞癌）。目前，我们对这些罕见肿瘤的认识还不完全，但通过准确的组织病理学诊断，我们将很快对它们有更多的了解，希望这将有助于改善管理患者的预后。事实上，除非病理学家准确地识别这些肿瘤，否则从诊断开始的临床研究，就不太可能取得进步。

HPV 无关性宫颈腺癌的形态学亚型

宫颈**胃型腺癌**（**gastric-type adenocarcinoma**）与肠型和印戒细胞型在 2014 版 WHO 分类中被一起归为"黏液性癌"的一个亚型。这是一个不成功的分类，因为这个分类合并了发病机制完全不同的肿瘤（HPV 相关性和 HPV 无关性）。宫颈胃型腺癌目前仍是一个不明确的概念，但它正开始得到更广泛的认识和常规诊断[247-250,253]。其特征是：腺体结构良好，细胞排列整齐，胞质透明或呈嗜酸性，细胞界限清晰（图 32.32）[247-248]。缺乏 HPV 相关性宫颈腺癌

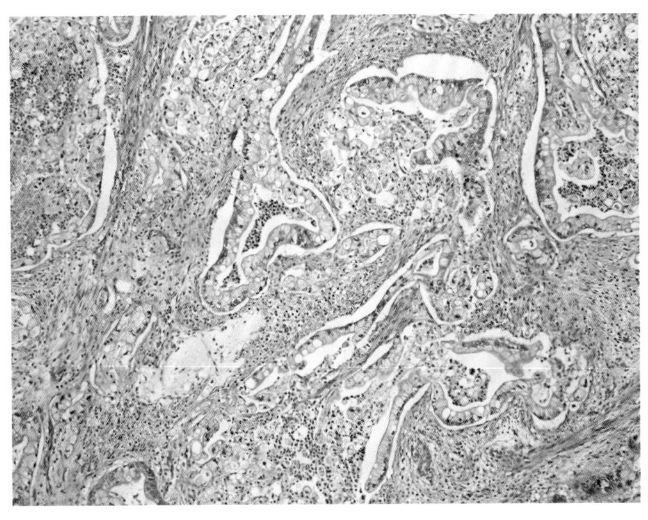

图 32.32　宫颈胃型腺癌

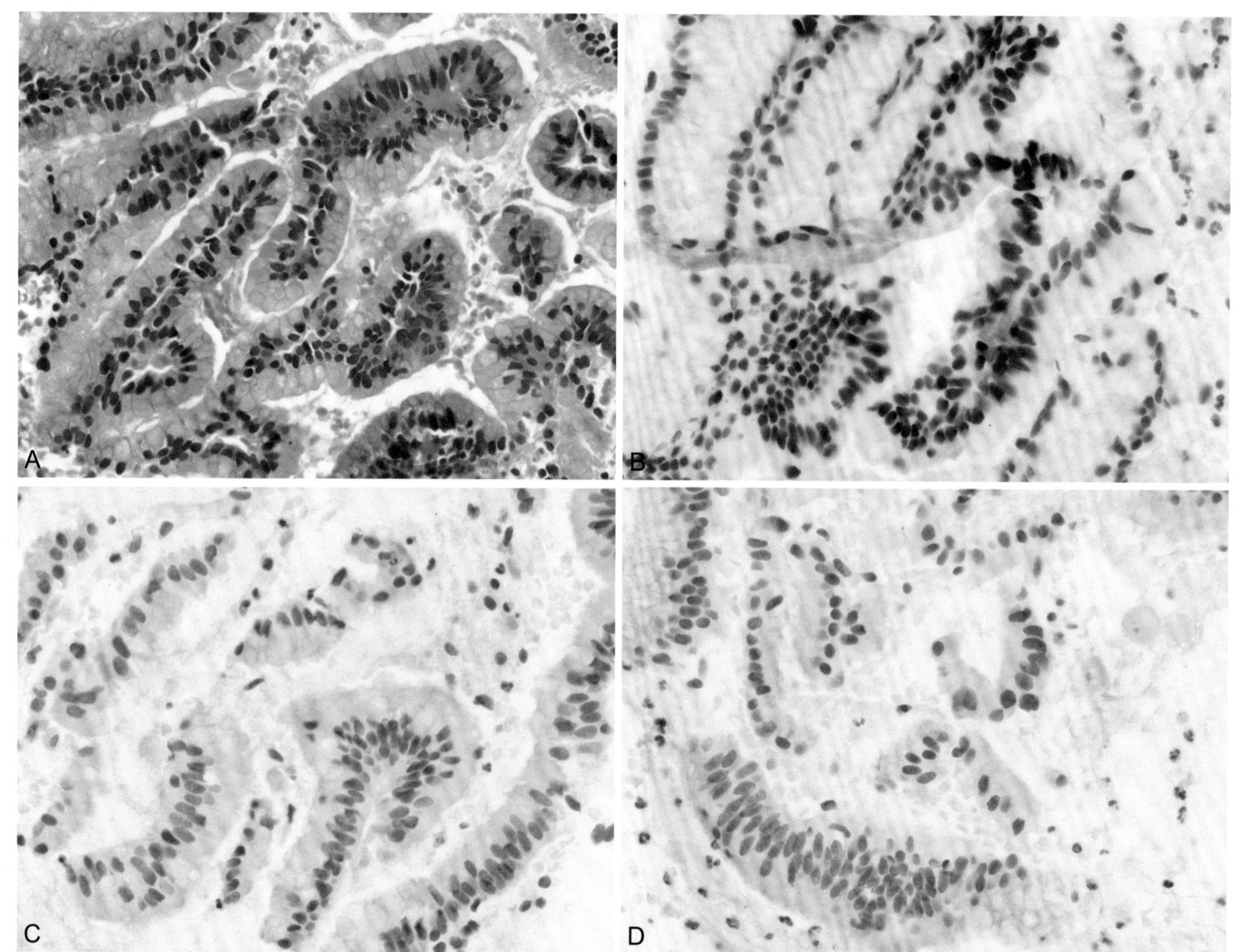

图 32.33 **A**，宫颈低级别胃型腺癌搔刮术。**B**，这些细胞 CDX2 染色局灶显示阳性，ER 染色（**C**）和 p16 染色（**D**）呈阴性

的高核分裂象率和大量凋亡体。p16 免疫组织化学染色有助于区分宫颈胃型腺癌和普通型 HPV 相关性腺癌，因为前者通常呈阴性或只有局灶呈阳性。当胃型腺癌进展为更高级别肿瘤时（如伴有 *TP53* 突变），p16 免疫组织化学染色增强，但这种情况并不常见 [253]。CEA 呈阳性可用于良性病变的鉴别诊断，例如，微腺体增生 CEA 呈阴性。胃型腺癌细胞 ER 表达通常为完全阴性，这是与正常子宫颈内膜腺上皮或子宫内膜样癌鉴别的重要参考因素；约有一半的胃型腺癌表达 CDX-2（图 32.33）[253]。宫颈胃型腺癌肿瘤间形态差异很大，尽管细胞质内含有丰富的黏液具有特征性，但随着肿瘤的进展也有可能出现分化差的区域以及细胞核级别更高的区域。约 25% 的病例可见杯状细胞。在肿瘤浸润的边缘，可以发现单个细胞浸润和（或）印戒细胞。大多数胃型腺癌发现时为Ⅱ ~ Ⅳ期，而 HPV 相关性宫颈腺癌大多为Ⅰ期 [249,254]。

恶性腺瘤（adenoma malignum）（微小偏离性腺癌）是一种特殊类型的高分化胃型宫颈腺癌。其结构和细胞分化可以很好，以至于将其诊断为恶性的依据只是在子宫颈的深在位置中出现了轮廓不规则的扭曲腺体，并且这些肿瘤的浸润部分伴有间质反应 [351-354]（图 32.34）。事实上，正是这种高度分化的外观将恶性腺瘤与胃型腺癌区分开来，但应该承认，这种区分是人为的，而恶性腺瘤应被归为胃型腺癌的范畴。对于恶性腺瘤患者来说，在诊断恶性之前做多个浅表活检并不少见，因为其细胞学特征非常良善。大约一半的病例有小灶区域表现为分化程度较低；根据定义这种区域应占肿瘤的 10% 以下。可出现血管和神经周围浸润。事实上，恶性腺瘤与更常见的腺癌一样对 CEA 也呈阳性，这对于与微小腺体增生等良性病变的鉴别诊断具有重要意义 [355-356]。HIK1083 已被用作恶性腺瘤的一种新的标志物，但尚未广泛应用 [357]。恶性腺瘤的鉴别诊断还包括：子宫颈内膜型宫颈腺肌瘤（cervical adenomyoma）[358] 和旺炽性深在腺体（florid deep gland）[359]，这些病变缺乏细胞非典型性、无组织结构紊乱和促纤维增生性间质反应。奇怪的是，小叶状宫颈内膜腺体增生（LEGH）与恶性腺瘤相关，大约20%的恶性腺瘤中可以见到这一病变，而在非恶性腺瘤的胃型腺癌中这个比例不到5%[247]。虽然分化良好，但恶性腺瘤发现时即为进展期，且其预后不良，这一点与分化较低的胃型腺癌相似[247]。约1/3的胃样腺癌可能被诊断为恶性腺瘤[247]。有些病例伴有Peutz-Jeghers综合征[351,360]，并且半数以上的恶性腺瘤病例有*STK11*基因突变（是引起该综合征的一种抑癌基因，位于19p13.3）[361]。

宫颈**透明细胞癌（clear cell carcinoma）**（以前称为中肾管癌）是müller上皮来源的而不是中肾来源的[362]。宫颈透明细胞癌腺体内衬胞质丰富、透明的大细胞是其特征（图32.35）。"鞋钉"细胞很常见，形成腔内乳头状突起。大体上，该肿瘤通常是外生型的。这种肿瘤类型现在很罕见，但有一组病例发生在有宫内接触己烯雌酚（DES）的年轻妇女中。而现在我们看到大多数病例发生于老年女性[363]。

中肾管（腺）癌［mesonephric (adeno) carcinoma］是一类非常罕见的肿瘤。过去报道的大多数病例可能是müller型腺癌或卵黄囊瘤。真正的中肾管癌发生于中肾管增生（有时呈现旺炽性或非典型性）组织的附近，生长方式表现多样，如导管样（类似于子宫内膜样腺癌）、小管状、网状、实性、性索样和梭形[364-366]（图32.36）。免疫组织化学染色，与中肾管残件相似，包括CD 10、GATA 3和钙网膜蛋白阳性表达[357]。如果肿瘤性上皮成分与同源性或异源性肉瘤样成分混合存在，则被称为**恶性混合型中肾管肿瘤（malignant mixed mesonephric tumor）**[367]。

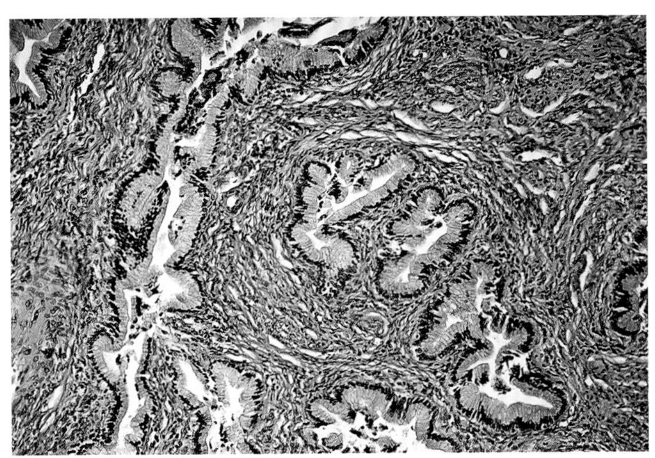

图32.34　恶性腺瘤（微小偏离性腺癌）是宫颈HPV无关性胃型腺癌中分化极好的类型

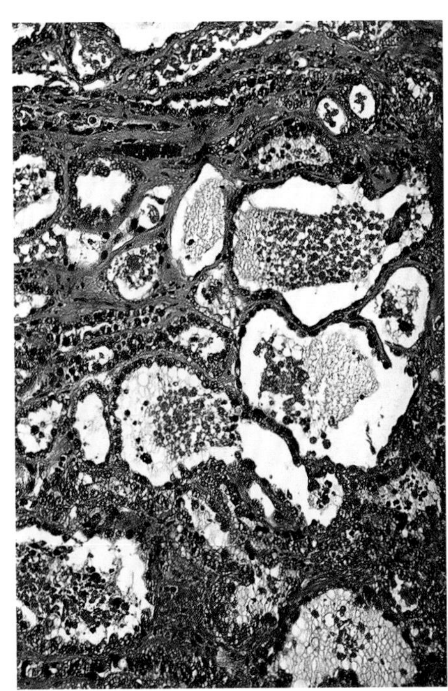

图32.35　宫颈透明细胞癌显示管状、微囊状和管囊状特征

早期浸润性腺癌

虽然美国病理医师学会的报告宫颈腺癌的检查清单中包含**早期浸润性腺癌（early invasive adenocarcinoma）**，但没有给出其定义，因此，可取的方法是测量浸润深度并据此进行明确分期，正如本章上文有关宫颈鳞状细胞癌所述。尽管如此，必须承认，对于浸润性宫颈腺癌，无论是其识别还是其深度测量，都要困难得多[296]。不规则的肿瘤细胞巢和单个肿瘤细胞都是相对少见的，特别是HPV相关性宫颈腺癌和HPV无关性腺癌中的恶性腺瘤亚型。只有当轮廓光滑的腺体出现在子宫颈壁外1/2中（超过正常子宫颈腺体的深度）或肿瘤性腺体紧邻厚壁血管（从最近的腺体到厚壁血管的距离≤血管壁的厚度）时，才能诊断为浸润[368]。浸润不明确或最多为浅表浸润性腺癌的预后良好。例如，在Ostor报道的219例浸润深度≤5 mm的患者中只有5例（2%）出现了淋巴结转移[369]。有趣的是，73例肿瘤显示Silva A型（即圆形腺体边缘）浸润的患者均存活且随访结果良好。这些来自不同研究的发现表明，浅表浸润性宫颈腺癌，特别是没有破坏性浸润的，其预后都非常好。鉴于浸润不明确或最多为浅表浸润性腺癌的生物学行为通常是惰性的，对大

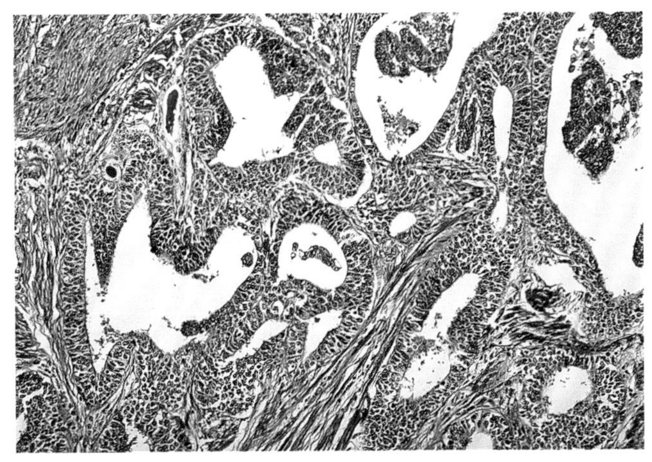

图32.36　宫颈中肾管腺癌

多数病例建议采取保守性手术[370]。

与子宫内膜腺癌的鉴别诊断

宫颈腺癌和子宫内膜腺癌之间的鉴别诊断可能非常困难。最常见的是 HPV 相关性宫颈腺癌和子宫内膜样型子宫内膜腺癌之间的鉴别，这是我们重点关注的鉴别诊断。需要注意的是，如果患者是 HPV 无关性宫颈腺癌，则有关指南并不适用。我们曾经遇到过宫颈胃型腺癌和中肾管腺癌的病例，刮除标本免疫组织化学染色 p16 呈阴性导致了子宫内膜癌的诊断错误，因此，必须关注 HE 切片的组织学特征，不要急于进行免疫组织化学染色。

支持子宫颈内膜原发的特征如下所述：

1. 子宫颈腺体内出现原位腺癌。
2. 波形蛋白染色呈阴性[371]。
3. 雌激素受体或孕激素受体表达呈阴性或弱阳性[372-373]。
4. 通过原位杂交或 PCR[373] 检测出 HPV 核酸。
5. p16 免疫组织化学染色呈强阳性[374]。

关于 p16 免疫组织化学染色，值得注意的是，一些子宫内膜的子宫内膜样癌有 80% 以上的细胞 p16 呈阳性，但这些肿瘤始终缺乏大多数 HPV 相关性普通型宫颈腺癌的细胞核和细胞质强阳性特征。宫颈子宫内膜异位症有可能引起真正的子宫内膜样癌；这种肿瘤与 HPV 不相关，其免疫表型与子宫体或子宫下段发生的子宫内膜样癌无明显区别；这种情况的发生是罕见的。最常见的子宫下段的肿瘤是子宫内膜细胞起源的，与子宫体肿瘤无明显区别，而与宫颈腺癌无关。

神经内分泌癌

少数宫颈癌显示有明确的神经内分泌分化，可通过超微结构、组织化学和（或）免疫组织化学检查检测出来。这些肿瘤的名称多样，有（非典型）类癌（atypical）（carcinoid tumor）、嗜酸性细胞癌（argyrophil cell carcinoma）、（肺外）小细胞癌（extrapulmonary）（small cell carcinoma）、（神经）内分泌癌（neuro）（endocrine carcinoma）和伴有（神经）内分泌分化的癌[carcinoma with (neuro) endocrine differentiation]；术语的选择取决于肿瘤的分化程度、内分泌特征的程度以及观察者的倾向性[375-376]。建议使用类似于其他部位的神经内分泌肿瘤所使用的术语，正如 2014 版 WHO 分类所推荐的，即低级别神经内分泌肿瘤（类癌或非典型类癌）或高级别神经内分泌癌（小细胞神经内分泌癌或大细胞神经内分泌癌）。重要的是要记住，我们可以在常见类型的宫颈癌中发现神经内分泌标志物的表达，但这不应导致其名称的改变；只有在 HE 染色切片上看到神经内分泌分化特征才能诊断为神经内分泌肿瘤[377]。

子宫颈低级别神经内分泌肿瘤非常罕见，所以我们只能看到小细胞和大细胞神经内分泌癌。宫颈神经内分泌癌患者的年龄分布与宫颈鳞状细胞癌的相同。两者都与 HPV 相关[378-380]。宫颈神经内分泌癌几乎不伴有类癌综合征，但部分病例可出现 Cushing 综合征[381]和抗利尿激素（ADH）的异常分泌[382]。与鳞状细胞癌不同，宫颈神经内分泌癌的邻近上皮极少出现 HSIL（CIN 2/3）[380-383]。宫颈神经内分泌癌的组织学特征与身体其他部位更常见的同类肿瘤相同。大细胞神经内分泌癌显示多种多样的器官样排列方式，有小梁状、岛状、腺管样和梭形细胞样生长方式，而小细胞神经内分泌癌则是由细胞质稀少、具有深染细胞核的单形性小细胞组成（图 32.37）。大多数病例是单纯性的，但也有合并鳞状细胞癌[384]或腺癌的病例[385-387]。免疫组织化学染色，CD56[388]、嗜铬素（但仅见于分化较好的病例）和（或）突触素呈阳性，但有些肿瘤可能对所有三种标志物都呈阴性。一般的神经内分泌标志物[389-390]和各种多肽类激素可能呈阳性（图 32.38）[391]。可能可以见到 TTF-1 的表达，但这并不有助于其与肺原发小细胞癌鉴别[392]。p16 的表达提示 HPV 参与这些肿瘤的发生，这些可能可以在分子水平上得到进一步证实[393-396]。

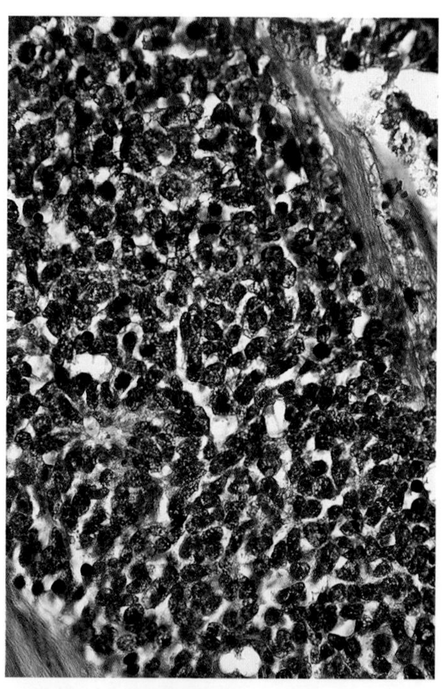

图 32.37 宫颈高级别小细胞神经内分泌癌

大部分宫颈神经内分泌肿瘤组织学上和临床上是侵袭性肿瘤。其治疗，特别是高级别病变，通常采取手术、放疗和化疗联合治疗[396]。宫颈神经内分泌肿瘤的预后一般较差[378,397-399]。当然，肿瘤的预后与临床分期也有密切关系[400]。呈息肉状外观或息肉样病变继发而来的小细胞和大细胞神经内分泌癌可能具有较好的预后[401]。

细胞学

临床细胞学的最广泛和最成功的应用就是应用该技术对宫颈浸润性癌和前期病变进行诊断。本章仅提供子宫颈细胞学的简要概述，读者可参阅子宫颈细胞学相关的资料，如优秀的 Bethesda 2014 网站，以更详细地了解有关

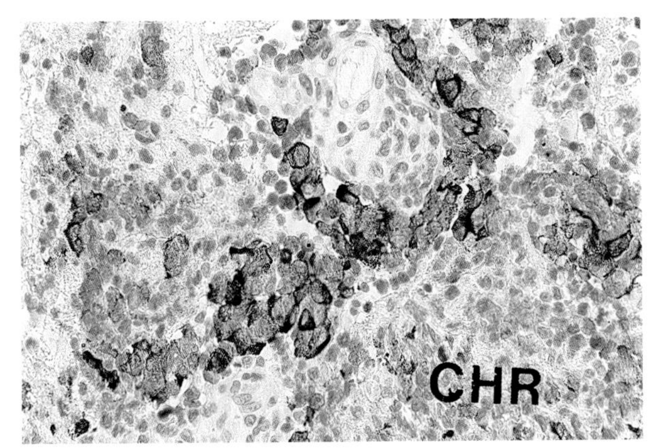

图 32.38　宫颈神经内分泌癌，嗜铬素呈局灶强阳性

子宫颈涂片的细胞学诊断信息[402]。在即将到来的过渡期，HPV 初检将占据更重要的位置，但是，毫无疑问，在近些年中，仍会有大量的子宫颈细胞学涂片需要进行专业的解读，因此，子宫颈细胞学无疑仍将是解剖病理学实践中的一个重要组成部分。子宫颈细胞学首先是由罗马尼亚病理学家 Aureli Babès 描述的，随后由 Cornell 大学的 George Papanicolaou 推广使用，因此，通常称其为 Pap 检测（子宫颈细胞学巴氏染色）[403-404]（图 32.39）。如今，其在世界范围内已被广泛用作无症状人群的筛查检查[405-406]。

大规模的细胞学筛查已经将宫颈癌的发现从临床阶段提前到临床前阶段，因而挽救了许多人的生命。Christopherson 和 Scott[407] 在一篇经常被引用的文章中写道，在小于 60 岁的女性中，与 1955—1956 年相比，1970—1971 年间宫颈癌的死亡率下降了 70%。值得强调的是，子宫颈细胞学检查是一种筛查检查，其敏感性不足 100%。宫颈癌筛查方案在降低宫颈癌的死亡率方面取得的成功，也使一些人对子宫颈涂片在检测宫颈癌的前期病变和恶性病变方面的表现抱有不切实际的期望。

特殊技术也适用于细胞学涂片，包括免疫组织化学染色和原位杂交[408]。例如，子宫颈涂片的 Ki-67 染色可以提高宫颈 LSIL 的诊断准确率[409-410]，而 p16 免疫组织化学染色在诊断 HSIL[411] 方面也有价值。然而，最重要的发展是开发敏感的自动化 HPV 检测。前面描述的杂交捕获检测就是使用这些技术的一个主要例子。HPV 检测最初是作为一种分流试验用于不典型细胞但不能被诊断为 SIL 的患者；在这种情况下，HPV 检测的结果是被用来指导转诊阴道镜检查。最近出现了一种联合检测（即进行常规子宫颈涂片细胞学检查和 HPV 检测）或 HPV 初筛的趋势，即只进行 HPV 筛查，而不进行子宫颈涂片细胞学检查。更多选择 HPV 检测作为初筛检测的基础是：它比子宫颈细胞学更敏感[412-415]。在对 45 000 多名女性进行的 ATHENA 研究中，在四个参与研究的实验室中，HPV 检测的敏感性为 85%～90%，而子宫颈细胞学筛查的敏感性均较低且实验室间差异较大（42%～73%）[413-415]。考虑到联合筛查的额外成本，且在其敏感性方面几乎没有提高，未来几年很可能将转向只进行 HPV 初筛。一种将根据 HPV 检测结果将患者分层的方法如下：①检测结果为阴性的女性将不再进行进一步的检测，但要定期进行 HPV 筛查；②如果检测结果为 HPV-16 或 -18 阳性，则转诊阴道镜检查；③如果检测到其他 HPV 基因型，则进行子宫颈细胞学涂片以指导转诊阴道镜检查（如果这些细胞学涂片结果为阴性，则应在 12 个月内重复检测，且检测间隔时间应缩短）。世界上一些地区（如墨西哥和土耳其）已经开始施行 HPV 初筛计划。

读者无疑已注意到，现在是一个过渡时期。受到患者儿童或年轻时已接种过 HPV 疫苗的影响，开始筛查的年龄（不早于 25 岁开始）还存在着不确定性和变化。可以预见这些高效疫苗会对筛查方案造成影响，因为其将减少接种人群的 HSIL 的患病率，而较低的流行率会进一步降低子宫颈细胞学筛查的敏感性和特异性；因此，子宫颈细胞学筛查这种初筛方式在 HPV 疫苗免疫接种人群中可能会消失。在这类人群中，HPV 检测的特异性也会降低（虽然敏感性应仍保持在较高水平），更多的阳性检测结果将与一过性感染相关，而这些一过性感染会被免疫清除而不进展到 SIL。此外，非 HPV-16 和非 HPV-18 检出率也会更高，而这些患者进展为 HSIL 的风险较小。

推荐子宫颈阴道细胞学术语使用 2014 版 Bethesda 分类[428]。在许多资深医师的记忆中，诊断术语已经有了很大的发展，我们将对此进行简要回顾。Papanicolaou 的最初系统是随着非典型性的增加分为五“级”。虽然这种命名方法在这项技术建立时曾经发挥过非常重要的作用，但由于它所提供信息模糊，最终被废弃了。例如，一个“Ⅲ级”涂片可以代表从中度异型增生到浸润性癌的所有病变。因此，在 20 世纪 60 年代，这个命名逐渐被另一个组织病理学中流行的命名取代，即呈阴性、良性非典型性、异型增生（轻度、中度或重度）、原位癌和浸润性癌[416-417]。到了 20 世纪 70 年代，无论是对细胞学还是对组织学标本，许多机构都改用了 CIN 系统。1988 年，在 Bethesda 首次会议上建议将 SIL 分为以下几类：①非典型鳞状细胞，意义不明（atypical squamous cells of undetermined significance, ASCUS）；②低级别 SIL；③高级别 SIL；④鳞状细胞癌[418-420]。由于一些问题，这一分类系统也曾遭到了批评，其原因是导致了许多子宫颈涂片属于低级别 SIL 的个体的过度治疗[421-422]。根据这些意见，这一分类系统于 2001 年进行了修订以便于进行分层处理，现在只有对高度怀疑存在高级别病变的女性才进行更严格的筛查[423-424]。目前的分类系统（Bethesda，2014 年）包括以下类别的鳞状细胞异常：

1. 非典型鳞状细胞：
   a. 意义不明确（ASCUS）
   b. 不能除外高级别鳞状上皮内病变（ASC-H）
2. 低级别鳞状上皮内病变（LSIL）
3. 高级别鳞状上皮内病变（HSIL）
4. 鳞状细胞癌

建议对两次细胞学检测重复为 ASCUS 的患者立即进行阴道镜检查或高危型 HPV DNA 检测，而对 LSIL 或

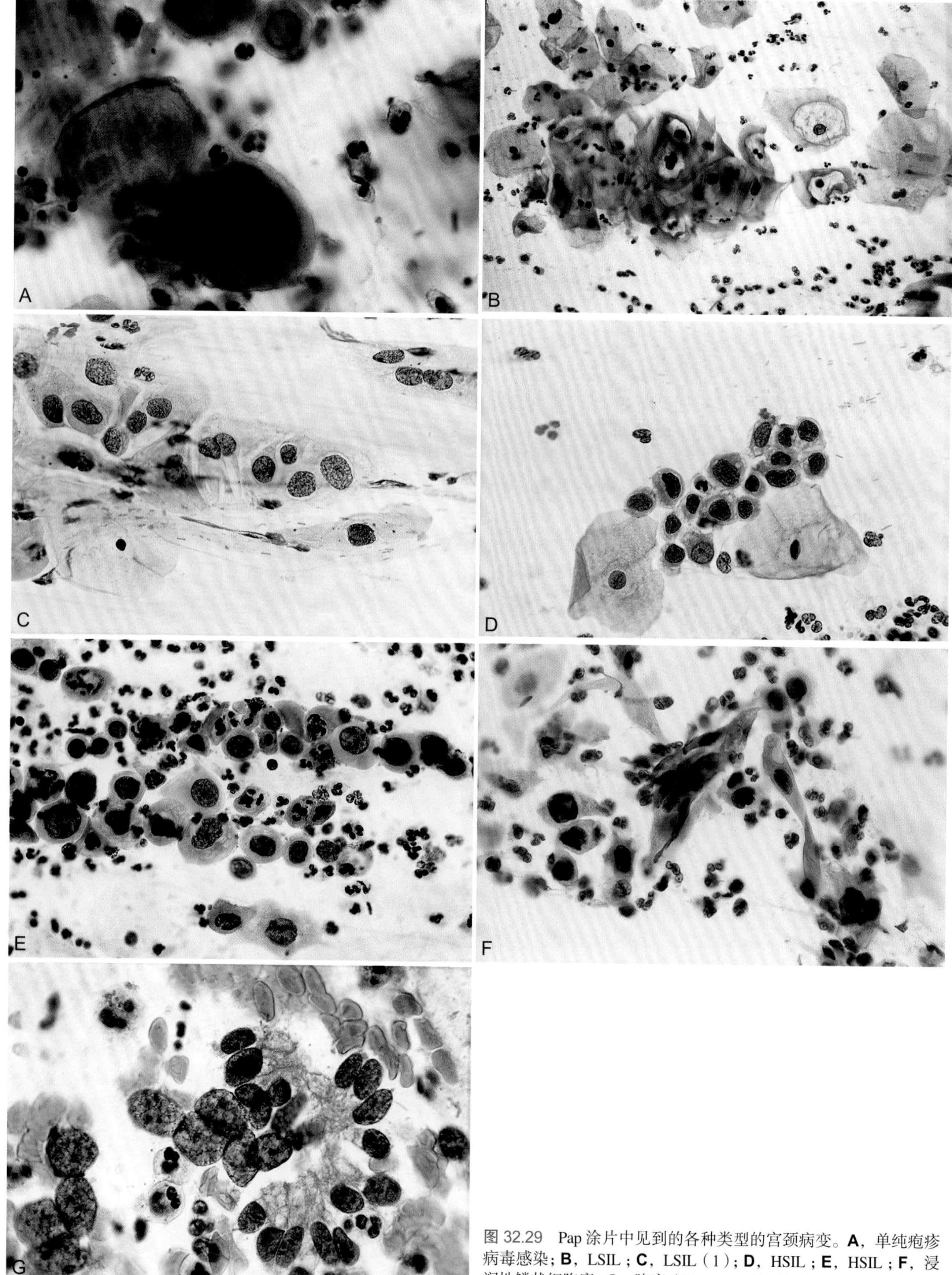

图 32.29 Pap 涂片中见到的各种类型的宫颈病变。**A**，单纯疱疹病毒感染；**B**，LSIL；**C**，LSIL（1）；**D**，HSIL；**E**，HSIL；**F**，浸润性鳞状细胞癌；**G**，腺癌（Courtesy of L. Alasio, Milan, Italy.）

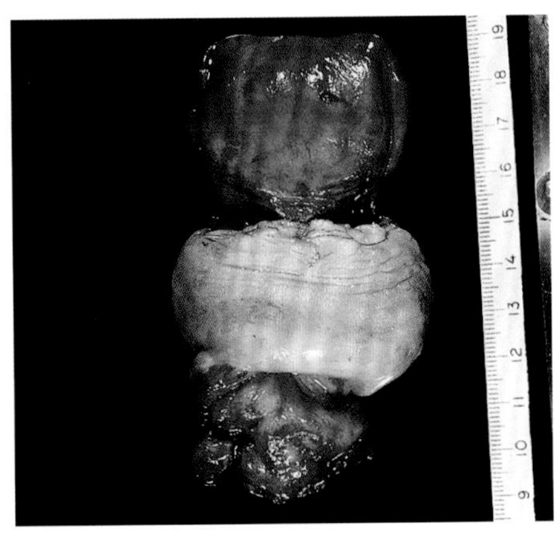

图 32.40 宫颈胚胎状（葡萄状）横纹肌肉瘤，可见葡萄样肿物向外突出

HSIL 患者则被推荐进行阴道镜检查[425]。

无论是联合筛查还是 HPV 初筛，即使疫苗的接种率为 100%，仍会有宫颈癌和宫颈癌死亡发生。基于假设科学以及 HPV 如此普遍以至 80% 的性活跃女性将在 50 岁前暴露于 HPV 中，也还会有一小部分患者对疫苗产生抵抗。此外，并非所有宫颈癌都与 HPV 有关，在上一节中我们讨论了 HPV 不相关性宫颈腺癌（如胃型或透明细胞癌），这些腺癌不会通过 HPV 检测被发现，因此，子宫颈筛查检测也只能获得次优结果。

其他肿瘤和肿瘤样疾病

各种类型的宫颈癌约占所有宫颈原发性恶性肿瘤的 99%。其余 1% 由其他各种不同类型的肿瘤组成。

胚胎状（葡萄状）横纹肌肉瘤[embryonal (botryoid) rhabdomyosarcoma]见于儿童和青少年，表现为黏液样息肉状肿物，被覆菲薄的上皮[426-428]。其外观类似于同名阴道肿瘤。然而，部分年龄偏大患者的肿瘤中可含有软骨，且预后较好[429]（图 32.40）。**腺泡状横纹肌肉瘤（alveolar rhabdomyosarcoma）**也有报道[430]。

癌肉瘤（carcinosarcoma）[恶性 müller 混合瘤（malignant mixed müllerian tumor）]也表现为息肉样肿物，但一般发生在年龄较大的患者，患者的平均发病年龄为 65 岁[431]。部分肿瘤类似于更常见的子宫体同名肿瘤；在另一些病例中，上皮成分可呈腺样基底或鳞状分化表现[431-432]。当出现后一种表现时，需要与梭形细胞（肉瘤样）癌鉴别。

Müller 腺肉瘤（müllerian adenosarcoma）[433-434]和子宫内膜型**间质肉瘤（stromal sarcoma）**也可以发生于子宫颈（图 32.41），前者有时会出现灶状卵巢性索样结构[435]。**平滑肌肿瘤（smooth muscle tumor）**无论是良性的还是恶性的，都可以发生在子宫颈（图 32.42）[436]。其诊断标准与子宫体平滑肌瘤相同，但两者的比例可能略有不同（在子宫颈中发现的平滑肌肉瘤相对较多）。部分报道的平滑肌肉瘤为黏液亚型[437]，而另外一些呈现黄色瘤样表现[438]。

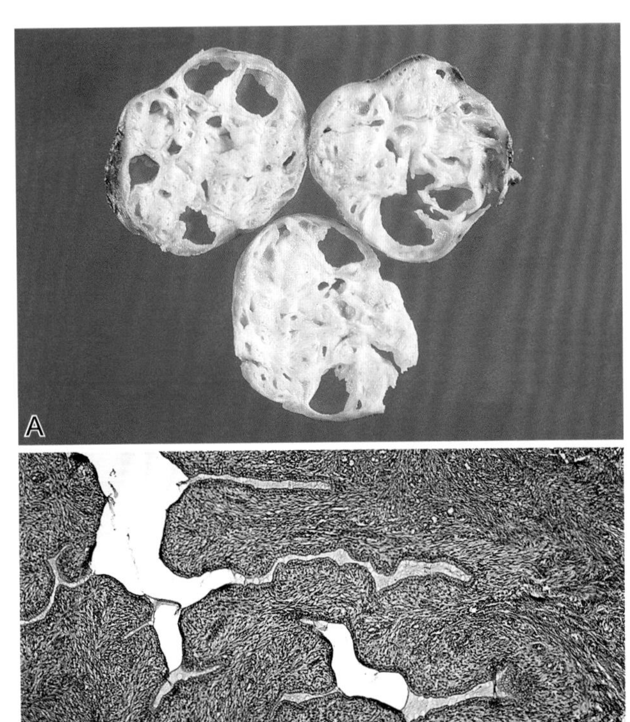

图 32.41 **A** 和 **B**，宫颈 müller 腺肉瘤。**A**，大体表现。**B**，典型腺肉瘤的显微镜下表现，类似于乳腺叶状肿瘤（**A,** Courtesy of Dr Juan Losé Segura, San José, Costa Rica.）

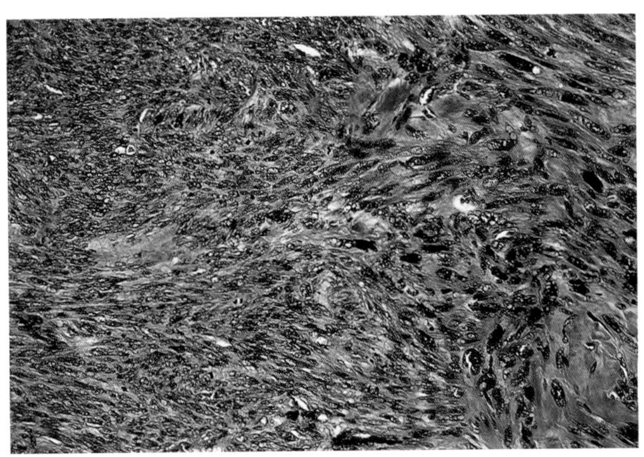

图 32.42 子宫颈的分化差的平滑肌肉瘤

其他宫颈原发性肿瘤和肿瘤样疾病包括：**畸胎瘤（teratoma）**[439-440]，可能为胚胎起源的**胶质息肉（glial polyp）**[**胶质异位（glial heterotopia）**，**胶质瘤（glioma）**][441]和**节细胞神经瘤（ganglioneuroma）**[442]；**卵黄囊（内胚窦）瘤[yolk sac (endodermal sinus) tumor]**，临床表现与胚胎状横纹肌肉瘤非常相似[443]；**绒毛膜癌（choriocarcinoma）**[444]；**皮脂腺癌（sebaceous carcinoma）**[445]；**肾外 Wilms 瘤（extrarenal Wilms tumor）**[446]；**创伤性（截肢术后）神经瘤[traumatic (amputation) neuroma]**[447]；部分发生在产后[448]；**神经纤维瘤（neurofibroma）**[449]；**神经鞘瘤（schwannoma）**[450]（包括色素亚型）[451]；**恶性外周神经**

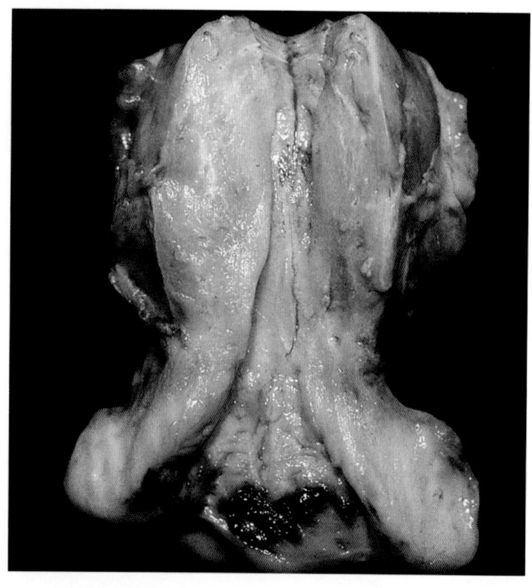

图 32.43　宫颈蓝痣的大体表现（Courtesy of Dr Luis Spitale, Córdoba, Argentina.）

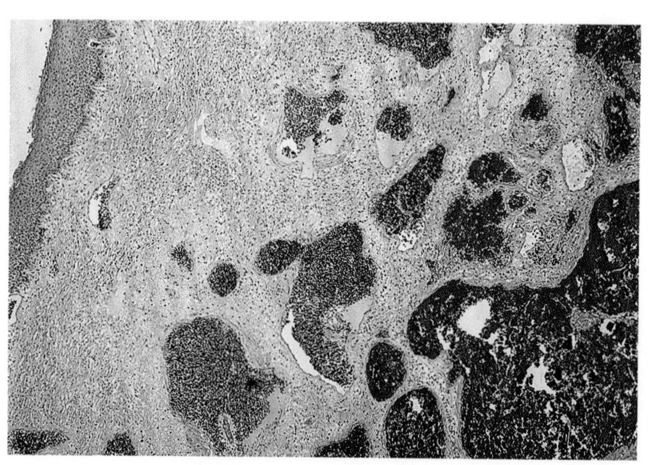

图 32.44　宫颈海绵状血管瘤，很少见

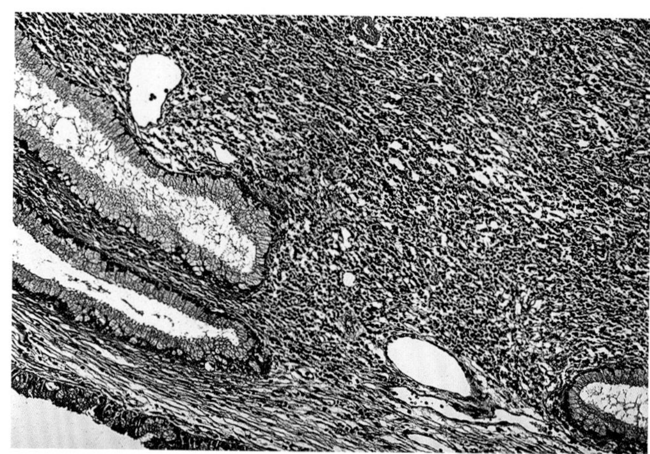

图 32.45　宫颈弥漫性大 B 细胞淋巴瘤，肿瘤细胞在正常宫颈内膜腺体之间生长

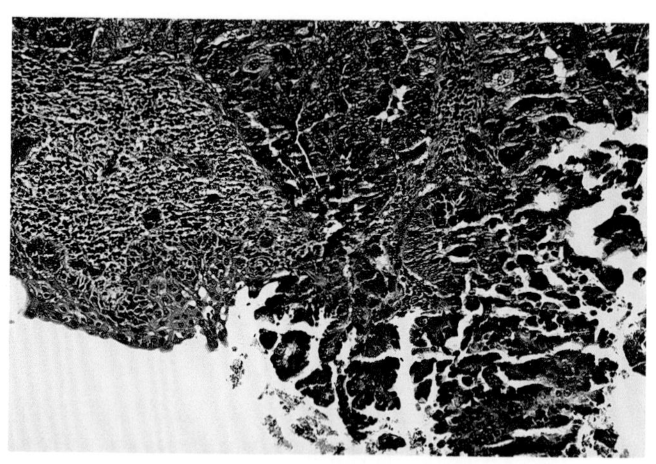

图 32.46　卵巢高级别浆液性癌转移到子宫颈

鞘肿瘤（**malignant peripheral nerve sheath tumor**）[452-453]；**孤立性纤维性肿瘤**（**solitary fibrous tumor**）[454]；**婴儿色素性神经外胚叶瘤**（**pigmented neuroectodermal tumor of infancy**）[455]；**黑变病**（**melanosis**），有时发生于 SIL 冷冻治疗后[456-458]；**蓝痣**（**blue nevus**）[459-461]（图 32.43）；**细胞性蓝痣**（**cellular blue nevus**）；**恶性黑色素瘤**（**malignant melanoma**）[462-463]，包括促纤维组织增生性亚型[464]和类似于恶性周围神经鞘瘤亚型[465]；**良性间叶瘤**（**benign mesenchymoma**）[466]；**血管瘤**（**hemangioma**）[467]（图 32.44）；**血管球瘤**（**glomus tumor**）[468]；**血管肉瘤**（**angiosarcoma**）[469]；**骨肉瘤**（**osteosarcoma**）[470]；**腺泡软组织肉瘤**（**alveolar soft part sarcoma**）[471-473]；以及**尤因肉瘤 /PNET**（**Ewing sarcoma/PNET**）[474-476]。

宫颈**恶性淋巴瘤**（**malignant lymphoma**）表现为阴道出血和上皮下肿块，无明显溃疡形成[477]。大部分宫颈恶性淋巴瘤是弥漫性大 B 细胞淋巴瘤，多数伴有广泛的纤维化[475,478-481]（图 32.45）。一个重要的鉴别诊断是**淋巴瘤样病变**（**lymphoma-like lesion**），后者是伴有慢性宫颈炎出现的局灶旺炽性的淋巴组织增生，或作为传染性单核细胞增多症的表现之一[482-483]；诊断依靠浸润细胞的形态多样性（包括成熟的浆细胞、小淋巴细胞和中性粒细胞）、表面有溃疡做出，而硬化轻微或不出现。尽管在有些病例中偶尔检测结果可以是单克隆性的，但到目前为止，随访的此部分病例仍然表现为良性的临床进展[484]。**粒细胞肉瘤**（**granulocytic sarcoma**）[**绿色瘤**（**chloroma**）][485-487]、**霍奇金淋巴瘤**（**Hodgkin lymphoma**）、**炎性假瘤**（**inflammatory pseudotumor**）[488]、局限性**淀粉样变**（**amyloidosis**）[457]和 **Rosai-Dorfman 病**（**Rosai-Dorfman disease**）（窦组织细胞增生伴巨大淋巴结病）[489]的最初表现也可以为宫颈肿块。

宫颈**转移癌**（**metastatic carcinoma**）（不包括子宫内膜癌的直接浸润）可来自生殖器官或生殖器官外；最常见的原发部位是卵巢、大肠、胃、乳腺和肾[490-491]（图 32.46）。有些病例的临床和病理表现与原发性宫颈癌相似，包括浸润性癌和原位腺癌[492]。了解临床病史可避免犯错。

有一种非常罕见的情况是：来自阑尾的转移性黏液性肿瘤替代了子宫颈内膜（和子宫内膜）的黏膜上皮[479]。

参考文献

1. Hendrickson MR, Atkins KA, Kempson RL. Uterus and fallopian tubes. In: Mills SE, ed. *Histology for Pathologists*. 3rd ed. Philadelphia: Lippincott Williams and Wilkins; 2007: 1011-1062.
2. Loning T, Kuhler C, Caselitz J, Stegner HE. Keratin and tissue polypeptide antigen profiles of the cervical mucosa. *Int J Gynecol Pathol.* 1983; 2: 105-112.
3. Malecha MJ, Miettinen M. Patterns of keratin subsets in normal and abnormal uterine cervical tissues. An immunohistochemical study. *Int J Gynecol Pathol.* 1992; 11: 24-29.
4. Smedts F, Ramaekers F, Troyanovsky S, et al. Basal-cell keratins in cervical reserve cells and a comparison to their expression in cervical intraepithelial neoplasia. *Am J Pathol.* 1992; 140: 601-612.
5. Warhol MJ, Antonioli DA, Pinkus GS, et al. Immunoperoxidase staining for involucrin. A potential diagnostic aid in cervicovaginal pathology. *Hum Pathol.* 1982; 13: 1095-1099.
6. Whittaker JR, Samy AM, Sunter JP, et al. Cytokeratin expression in cervical epithelium. An immunohistological study of normal, wart virus-infected and neoplastic tissue. *Histopathology.* 1989; 14: 151-160.
7. Nonogaki H, Fujii S, Konishi I, et al. Estrogen receptor localization in normal and neoplastic epithelium of the uterine cervix. *Cancer.* 1990; 66: 2620-2627.
8. Gilks CB, Reid PE, Clement PB, Owen DA. Histochemical changes in cervical mucus-secreting epithelium during the normal menstrual cycle. *Fertil Steril.* 1989; 5: 286-291.
9. Fetissof F, Serres G, Arbeille B, et al. Argyrophilic cells and ectocervical epithelium. *Int J Gynecol Pathol.* 1991; 10: 177-190.
10. Remadi S, MacGee W, Mégevand E, et al. Resident neuroendocrine cells in the normal ectoendocervical epithelium: an immunohistochemical study of 100 cases using a microwave heating technique. *Int J Surg Pathol.* 1997; 5: 19-24.
11. Osamura RY, Watanabe K, Oh M. Melanin-containing cells in the uterine cervix. Histochemical and electron-microscopic studies of two cases. *Am J Clin Pathol.* 1980; 74: 239-242.
12. Barroeta JE, Pasha TL, Acs G, Zhang PJ. Immunoprofile of endocervical and endometrial stromal cells and its potential application in localization of tumor involvement. *Int J Gynecol Pathol.* 2007; 26: 76-82.
13. Howitt BE, Emori M, Drapkin R, et al. GATA3 Is a sensitive and specific marker of benign and malignant mesonephric lesions in the lower female genital tract. *Am J Surg Pathol.* 2015; 39: 1411-1419.
14. Rabban JT, McAlhany S, Lerwill MF, et al. PAX2 distinguishes benign mesonephric and mullerian glandular lesions of the cervix from endocervical adenocarcinoma, including minimal deviation adenocarcinoma. *Am J Surg Pathol.* 2010; 34: 137-146.
15. Robledo M, Vazquez J, Contreras-Mejuto F, Lopez-Garcia G. Sebaceous glands and hair follicles in the cervix uteri. *Histopathology.* 1992; 21: 278-279.
16. McCluggage WG, Ganesan R, Hirschowitz L, et al. Ectopic prostatic tissue in the uterine cervix and vagina: report of a series with a detailed immunohistochemical analysis. *Am J Surg Pathol.* 2006; 30: 209-215.
17. Nucci MR, Ferry JA, Young PR. Ectopic prostatic tissue in the uterine cervix: a report of four cases and review of ectopic prostatic tissue. *Am J Surg Pathol.* 2000; 24: 1224-1230.
18. Rath-Wolfson L, Koren R, Amiel A, et al. The 'female prostrate' in cervix uteri: a case report. *Appl Immunohistochem Mol Morphol.* 1998; 6: 50-53.
19. Roth E, Taylor HB. Heterotopic cartilage in the uterus. *Obstet Gynecol.* 1966; 27: 838-844.
20. Johnson LD, Easterday CL, Gore H, Hertig AT. Histogenesis of carcinoma in situ of the uterine cervix. A preliminary report of the origin of carcinoma in situ in subcylindrical cell anaplasia. *Cancer.* 1964; 17: 213-229.
21. Feldman D, Romney SL, Edgcomb J, Valentine T. Ultrastructure of normal, metaplastic, and abnormal human uterine cervix. Use of montages to study the topographical relationship of epithelial cells. *Am J Obstet Gynecol.* 1984; 150: 573-688.
22. Puts JJG, Moesker O, Kenemans P, et al. Expression of cytokeratins in early neoplastic epithelial lesions of the uterine cervix. *Int J Gynecol Pathol.* 1985; 4: 300-313.
23. Crum CP, Egawa K, Fu YS, et al. Atypical immature metaplasia(AIM). A subset of human papilloma virus infection of the cervix. *Cancer.* 1983; 51: 2214-2219.
24. Duggan MA, Akbari M, Magliocco AM. Atypical immature cervical metaplasia: immunoprofiling and longitudinal outcome. *Hum Pathol.* 2006; 37: 1473-1481.
25 Geng L, Connolly DC, Isaacson C, et al. Atypical immature metaplasia(AIM) of the cervix: is it related to high-grade squamous intraepithelial lesion(HSIL). *Hum Pathol.* 1999; 30: 345-351.
26. Kong CS, Balzer BL, Troxell ML, et al. p16INK4A immunohistochemistry is superior to HPV in situ hybridization for the detection of high-risk HPV in atypical squamous metaplasia. *Am J Surg Pathol.* 2007; 31: 33-43.
27. Miyatake T, Ueda Y, Yoshino K, et al. Clonality analysis and human papillomavirus infection in squamous metaplasia and atypical immature metaplasia of uterine cervix: is atypical immature metaplasia a precursor to cervical intraepithelial neoplasia 3? *Int J Gynecol Pathol.* 2007; 26: 180-187.
28. Park JJ, Genest DR, Sun D, Crum CP. Atypical immature metaplastic-like proliferations of the cervix: diagnostic reproducibility and viral (HPV) correlates. *Hum Pathol.* 1999; 30: 1161-1165.
29. Val-Bernal JF, Pinto J, Garijo MF, Gomez MS. Pagetoid dyskeratosis of the cervix: an incidental histologic finding in uterine prolapse. *Am J Surg Pathol.* 2000; 24: 1518-1523.
30. Egan AJM, Russell P. Transitional(urothelial) cell metaplasia of the uterine cervix: morphological assessment of 31 cases. *Int J Gynecol Pathol.* 1997; 16: 89-98.
31. Weir MM, Bell DA, Young RH. Transitional cell metaplasia of the uterine cervix and vagina: an underrecognized lesion that may be confused with high-grade dysplasia: a report of 59 cases. *Am J Surg Pathol.* 1997; 21: 510-517.
32. Harnden P, Kennedy W, Andrew AC, Southgate J. Immunophenotype of transitional metaplasia of the uterine cervix. *Int J Gynecol Pathol.* 1999; 18: 125-129.
33. Park SH, Lee YH, Kim KR. The immunoexpressions of biomarkers(p16, Ki67, and PreExTMC) are beneficial for the differential diagnosis of transitional cell metaplasia from high grade cervical intraepithelial neoplasia of the uterine cervix in perimenopausal and postmenopausal women. *Lab Invest.* 2009; 89(suppl 1): 231A.
34. Koss LG. Transitional cell metaplasia of cervix: a misnomer. *Am J Surg Pathol.* 1998; 22: 774-776.
35. Jones MA. Transitional cell metaplasia and neoplasia in the female genital tract: an update. *Adv Anat Pathol.* 1999; 5: 106-113.
36. Mittal K, Mesia A, Demopoulos RI. MIB-1 expression is useful in distinguishing dysplasia from atrophy in elderly women. *Int J Gynecol Pathol.* 1999; 18: 122-124.
37. Jonasson JG, Wang HH, Antonioli DA, Ducatman BS. Tubal metaplasia of the uterine cervix. A prevalence study in patients with gynecologic pathologic findings. *Int J Gynecol Pathol.* 1992; 11: 89-95.
38. Suh KS, Silverberg SG. Tubal metaplasia of the uterine cervix. *Int J Gynecol Pathol.* 1990; 9: 122-128.
39. al-Nafussi A, Rahilly M. The prevalence of tuboendometrial metaplasia and adenomatoid proliferation. *Histopathology.* 1993; 22: 177-179.
40. McCluggage WG, Maxwell P, McBride HA, et al. Monoclonal antibodies Ki-67 and MIB1 in the distinction of tuboendometrial metaplasia from endocervical adenocarcinoma and adenocarcinoma in situ in formalinfixed material. *Int J Gynecol Pathol.* 1995; 14: 209-216.
41. Yeh IT, Bronner M, Li Volsi VA. Endometrial metaplasia of the uterine endocervix. *Arch Pathol Lab Med.* 1993; 117: 734-735.
42. Oliva E, Clement PB, Young RH. Tubal and tuboendometrioid metaplasia of the uterine cervix. Unemphasized features that may cause problems in differential diagnosis – a report of 25 cases. *Am J Clin Pathol.* 1995; 103: 618-623.
43. Ducatman BS, Wang HH, Jonasson JG, et al. Tubal metaplasia. A cytologic study with comparison to other neoplastic and non-neoplastic conditions of the endocervix. *Diagn Cytopathol.* 1993; 9: 95-103.
44. Samarawardana PN, Shroyer KR. Co-localization of p16INK4a and MIB-1 distinguishes high grade premalignant lesions from tuboendometrial metaplasia in cervical mucosa. *Lab Invest.* 2009; 89(suppl 1): 235A.
45. Ismail SM. Cone biopsy causes cervical endometriosis and tubo-endometrioid metaplasia. *Histopathology.* 1991; 18: 107-114.
46. Vang R, Vinh TN, Burks RT, et al. Pseudoinfiltrative tubal metaplasia of the endocervix: a potential form of in utero diethylstilbestrol exposure-related adenosis simulating minimal deviation adenocarcinoma. *Int J Gynecol Pathol.* 2005; 24: 391-398.
47. Young RH, Clement PB. Pseudoneoplastic glandular lesions of the uterine cervix. *Semin Diagn Pathol.* 1991; 8: 234-249.
48. Jones MA, Young RH. Atypical oxyphilic metaplasia of the endocervical epithelium: a report of six cases. *Int J Gynecol Pathol.* 1997; 16: 99-102.
49. Ma L, Fisk JM, Zhang RR, et al. Eosinophilic dysplasia of the cervix: a newly recognized variant of cervical squamous intraepithelial neoplasia. *Am J Surg Pathol.* 2004; 28: 1474-1484.
50. Paavonen J, Critchlow CW, DeRouen T, et al. Etiology of cervical inflammation. *Am J Obstet Gynecol.* 1986; 154: 556-564.
51. Naib ZM, Nahmias AJ, Josey WE. Cytology and histopathology of cervical herpes simplex infection. *Cancer.* 1966; 19: 1026-1031.
52. Adams RL, Springall DR, Levene MM. The immunocytochemical detection of herpes simplex

virus in cervical smears. A valuable technique for routine use. *J Pathol.* 1984; 143: 241-247.
53. Marsella RC, Buckner SB, Bratthauer GL, et al. Identification of genital herpes simplex virus infection by immunoperoxidase staining. *Appl Immunohistochem Mol Morphol.* 1995; 3: 184-189.
54. Kiviat NB, Paavonen JA, Wolner-Hanssen P, et al. Histopathology of endocervical infection caused by *Chlamydia trachomatis,* herpes simplex virus, *Trichomonas vaginalis,* and *Neisseria gonorrhoeae. Hum Pathol.* 1990; 21: 831-837.
55. Winkler B, Crum CP. *Chlamydia trachomatis* infection of the female genital tract. Pathogenetic and clinicopathologic correlations. *Pathol Annu.* 1987; 22(Pt 1): 193-223.
56. Mitao M, Reumann W, Winkler B, et al. Chlamydial cervicitis and cervical intraepithelial neoplasia. An immunohistochemical analysis. *Gynecol Oncol.* 1984; 19: 90-97.
57. Tchertkoff V, Ober WB. Primary chancre of cervix uteri. *N Y State J Med.* 1966; 66: 1921-1924.
58. Albores-Saavedra J, Rosas-Uribe A, Altramirano-Dimas M, Brandt H. Cancer with superimposed amebiasis. *Am J Clin Pathol.* 1968; 49: 677-682.
59. Cohen C. Three cases of amoebiasis of the cervix uteri. *J Obstet Gynaecol Br Commonw.* 1973; 80: 476-479.
60. Bhagavan BS, Ruffier J, Shinn B. Pseudoactinomycotic radiate granules in the lower female genital tract. Relationship to the Splendore–Hoeppli phenomenon. *Hum Pathol.* 1982; 13: 898-904.
61. Berry A. A cytopathological and histopathological study of bilharziasis of the female genital tract. *J Pathol Bacteriol.* 1966; 91: 325-338.
62. Chen KTK, Hendricks EJ. Malakoplakia of the female genital tract. *Obstet Gynecol.* 1985; 65: 84S-87S.
63. al Nafussi AI, Hughes D, Rebello G. Ceroid granuloma of the uterine cervix. *Histopathology.* 1992; 21: 282-284.
64. Pikarsky E, Maly B, Maly A. Ceroid granuloma of the uterine cervix. *Int J Gynecol Pathol.* 2002; 21: 191-193.
65. Crow J, McWhinney N. Isolated arteritis of the cervix uteri. *Br J Obstet Gynaecol.* 1979; 86: 393-398.
66. Marrogi AJ, Gersell DJ, Kraus FT. Localized asymptomatic giant cell arteritis of the female genital tract. *Int J Gynecol Pathol.* 1991; 10: 51-58.
67. Bean SM, Conner MG. Wegener's granulomatosis of the uterine cervix: a case report and review of the literature. *Int J Gynecol Pathol.* 2007; 26: 95-98.
68. Laskin WB, Fetsch JF, Tavassoli FA. Superficial cervicovaginal myofibroblastoma: fourteen cases of a distinctive mesenchymal tumor arising from a specialized subepithelial stroma of the lower female genital tract. *Hum Pathol.* 2001; 32: 715-725.
69. Ragazzi M, Carbonara C, Rosai J. Nonneoplastic signet-ring cells in the gallbladder and uterine cervix. A potential source of overdiagnosis. *Hum Pathol.* 2009; 40: 326-331.
70. Clement PB, Young RH. Deep nabothian cysts of the uterine cervix. A possible source of confusion with minimal-deviation adenocarcinoma(adenoma malignum). *Int J Gynecol Pathol.* 1989; 8: 340-348.
71. Segal GH, Hart WR. Cystic endocervical tunnel clusters. A clinicopathologic study of 29 cases of so-called adenomatous hyperplasia. *Am J Surg Pathol.* 1990; 14: 895-903.
72. Kyriakos M, Kempson RL, Konikov NF. A clinical and pathologic study of endocervical lesions associated with oral contraceptives. *Cancer.* 1968; 22: 99-110.
73. Taylor HB, Irey NS, Norris HJ. Atypical endocervical hyperplasia in women taking oral contraceptives. *JAMA.* 1967; 202: 637-639.
74. Chumas JC, Nelson B, Mann WJ, et al. Microglandular hyperplasia of the uterine cervix. *Obstet Gynecol.* 1985; 66: 406-409.
75. Greeley C, Schroeder S, Silverberg SG. Microglandular hyperplasia of the cervix. A true 'pill' lesion? *Int J Gynecol Pathol.* 1995; 14: 50-54.
76. Young RH, Scully RE. Atypical forms of microglandular hyperplasia of the cervix simulating carcinoma. A report of five cases and review of the literature. *Am J Surg Pathol.* 1989; 13: 50-56.
77. Speers WC, Picaso LG, Silverberg SG. Immunohistochemical localization of carcinoembryonic antigen in microglandular hyperplasia and adenocarcinoma of the endocervix. *Am J Clin Pathol.* 1983; 79: 105-107.
78. Young RH, Scully RE. Uterine carcinomas simulating microglandular hyperplasia: A report of six cases. *Am J Surg Pathol.* 1992; 16: 1092-1097.
79. Cove H. The Arias-Stella reaction occurring in the endocervix in pregnancy. Recognition and comparison with an adenocarcinoma of the cervix. *Am J Surg Pathol.* 1979; 3: 567-568.
80. Nucci MR. Tumor-like glandular lesions of the uterine cervix. *Int J Gynecol Pathol.* 2002; 21: 347-359.
81. Rhatigan RM. Endocervical gland atypia secondary to Arias-Stella change. *Arch Pathol Lab Med.* 1992; 116: 943-946.
82. Nucci MR, Young RH. Arias-Stella reaction of the endocervix: a report of 18 cases with emphasis on its varied histology and differential diagnosis. *Am J Surg Pathol.* 2004; 28: 608-612.
83. Scott M, Lyness RW, McCluggage WG. Atypical reactive proliferation of endocervix: a common lesion associated with endometrial carcinoma and likely related to prior endometrial sampling. *Mod Pathol.* 2006; 19: 470-474.
84. Jones MA, Young RH, Scully RE. Diffuse laminar endocervical glandular hyperplasia. A benign lesion often confused with adenoma malignum(minimal deviation adenocarcinoma). *Am J Surg Pathol.* 1991; 15: 1123-1129.
85. Nucci MR, Clement PB, Young RH. Lobular endocervical glandular hyperplasia, not otherwise specified: a clinicopathologic analysis of thirteen cases of a distinctive pseudoneoplastic lesion and comparison with fourteen cases of adenoma malignum. *Am J Surg Pathol.* 1999; 23: 886-891.
86. Kondo T, Hashi A, Murata S, et al. Endocervical adenocarcinomas associated with lobular endocervical glandular hyperplasia: a report of four cases with histochemical and immunohistochemical analyses. *Mod Pathol.* 2005; 18: 1199-1210.
87. Mikami Y, Hata S, Melamed J, et al. Lobular endocervical glandular hyperplasia is a metaplastic process with a pyloric gland phenotype. *Histopathology.* 2001; 39: 364-372.
88. Kawauchi S, Kusuda T, Liu XP, et al. Is lobular endocervical glandular hyperplasia a cancerous precursor of minimal deviation adenocarcinoma?: a comparative molecular-genetic and immunohistochemical study. *Am J Surg Pathol.* 2008; 32: 1807-1815.
89. Tsuda H, Mikami Y, Kaku T, et al. Reproducible and clinically meaningful differential diagnosis is possible between lobular endocervical glandular hyperplasia and 'adenoma malignum' based on common histopathological criteria. *Pathol Int.* 2005; 55: 412-418.
90. Inai K, Arihiro K, Tokuoka S, et al. Mesonephric duct hyperplasia of the uterus. Report of two cases and three other cases of mesonephric duct remnant with findings of mucin histochemistry and lectin binding immunohistochemistry. *Acta Pathol Jpn.* 1989; 39: 457-464.
91. Jones MA, Andrews J, Tarraza HM. Mesonephric remnant hyperplasia of the cervix. A clinicopathologic analysis of 14 cases. *Gynecol Oncol.* 1993; 49: 41-47.
92. Seidman JD, Tavassoli FA. Mesonephric hyperplasia of the uterine cervix. A clinicopathologic study of 51 cases. *Int J Gynecol Pathol.* 1995; 14: 293-299.
93. Ferry JA, Scully RE. Mesonephric remnants, hyperplasia, and neoplasia in the uterine cervix. A study of 49 cases. *Am J Surg Pathol.* 1990; 14: 1100-1111.
94. Samaratunga H, Beresford A, Davison A. Squamous cell carcinoma in situ involving mesonephric remnants. A potential diagnostic pitfall. *Am J Surg Pathol.* 1994; 18: 1265-1269.
95. Janovski NA, Kasdon EJ. Benign mesonephric papillary and polypoid tumors of the cervix in childhood. *J Pediatr.* 1963; 63: 211-216.
96. Selzer I, Nelson HM. Benign papilloma (polypoid tumor) of the cervix uteri in children. Report of 2 cases. *Am J Obstet Gynecol.* 1962; 84: 165-169.
97. Clement PB. Multinucleated stromal giant cells of the uterine cervix. *Arch Pathol Lab Med.* 1985; 109: 200-202.
98. Elliott GB, Elliott JDA. Superficial stromal reactions of lower genital tract. *Arch Pathol.* 1973; 95: 100-101.
99. Abdul-Karim FW, Cohen RE. Atypical stromal cells of lower female genital tract. *Histopathology.* 1990; 17: 249-253.
100. Hariri J, Ingemanssen JL. Multinucleated stromal giant cells of the uterine cervix. *Int J Gynecol Pathol.* 1993; 12: 228-234.
101. Clement PB, Young RH, Scully RE. Nontrophoblastic pathology of the female genital tract and peritoneum associated with pregnancy. *Semin Diagn Pathol.* 1989; 6: 372-406.
102. Van Dorpe J, Moerman P. Placental site nodule of the uterine cervix. *Histopathology.* 1997; 29: 379-382.
103. Huettner PC, Gersell DJ. Placental site nodule. A clinicopathologic study of 38 cases. *Int J Gynecol Pathol.* 1994; 13: 191-198.
104. Young RH, Kurman RJ, Scully RE. Placental site nodules and plaques. A clinicopathologic analysis of 20 cases. *Am J Surg Pathol.* 1990; 14: 1001-1009.
105. Clement PB, Young RH, Scully RE. Stromal endometriosis of the uterine cervix. A variant of endometriosis that may simulate a sarcoma. *Am J Surg Pathol.* 1990; 14: 449-455.
106. Baker PM, Clement PB, Bell DA, Young RH. Superficial endometriosis of the uterine cervix: a report of 20 cases of a process that may be confused with endocervical glandular dysplasia or adenocarcinoma in situ. *Int J Gynecol Pathol.* 2002; 18: 198-205.
107. Fukunaga M. Uterus-like mass in the uterine cervix: superficial cervical endometriosis with florid smooth muscle metaplasia? *Virchows Arch.* 2001; 438: 302-305.
108. Young RH, Clement PB. Endocervicosis involving the uterine cervix: a report of four cases of a benign process that may be confused with deeply invasive endocervical adenocarcinoma. *Int J Gynecol Pathol.* 2001; 19: 322-328.
109. Evans CS, Goldman RL, Klein HZ, Kohout ND. Necrobiotic granulomas of the uterine cervix. A probable postoperative reaction. *Am J Surg Pathol.* 1984; 8: 841-844.
110. Kay S, Schneider V. Reactive spindle cell nodule

of the endocervix simulating uterine sarcoma. *Int J Gynecol Pathol.* 1985; 4: 255-257.

111. McCluggage WG, Young RH. Myxoid change of the myometrium and cervical stroma: description of a hitherto unreported non-neoplastic phenomenon with discussion of myxoid uterine lesions. *Int J Gynecol Pathol.* 2010; 29: 351-357.

112. Walboomers JM, Jacobs MV, Manos MM, et al. Human papillomavirus is a necessary cause of invasive cervical cancer worldwide. *J Pathol.* 1999; 189: 12-49.

113. Bzhalava D, Eklund C, Dillner J. International standardization and classification of human papillomavirus types. *Virology.* 2015; 476: 341-344.

114. Doorbar J, Quint W, Banks S, et al. The biology and life cycle of human papilloma viruses. *Vaccine.* 2012; 30(suppl 5): F55-F70.

115. Herfs M, Yamamoto Y, Laury A, et al. A discrete population of squamocolumnar junction cells implicated in the pathogenesis of cervical cancer. *Proc Natl Acad Sci USA.* 2012; 109: 10516-10521.

116. Herfs M, Parra-Herran C, Howitt BE, et al. Cervical squamocolumnar junction-specific markers define distinct, clinically relevant subsets of low-grade squamous intraepithelial lesions. *Am J Surg Pathol.* 2013; 37: 1311-1318.

117. Kurman RJ, Carcangiu ML, Herrington CS, Young RH, eds. *WHO Classification of Tumors of the Female Reproductive Organs.* IARC Lyon: 2014.

118. Lee KR, Minter LJ, Crum CP. Koilocytotic atypia in Papanicolaou smears: reproducibility and biopsy correlations. *Cancer.* 1997; 81: 10-15.

119. Prasad CJ, Sheets E, Selig AM, et al. The binucleate squamous cell. Histologic spectrum and relationship to low-grade squamous intraepithelial lesions. *Mod Pathol.* 1993; 6: 313-317.

120. Johnson TL, Kim W, Plieth DA, Sarkar FH. Detection of HPV 16/18 DNA in cervical adenocarcinoma using polymerase chain reaction(PCR) methodology. *Mod Pathol.* 1992; 5: 35-40.

121. Mittal KR, Chan W, Demopoulos RI. Sensitivity and specificity of various morphological features of cervical condylomas. An in situ hybridization study. *Arch Pathol Lab Med.* 1990; 114: 1038-1041.

122. Ward BE, Burkett B, Petersen C, et al. Cytologic correlates of cervical papillomavirus infection. *Int J Gynecol Pathol.* 1990; 9: 297-305.

123. Delvenne P, Fontaine M, Delvenne C, et al. Detection of human papillomaviruses in Paraffin-embedded biopsies of cervical intraepithelial lesions. Analysis by immunohistochemistry, in situ hybridization, and the polymerase chain reaction. *Mod Pathol.* 1994; 7: 113-119.

124. Vallejos H, Delmistro AD, Kleinhaus S, et al. Characterization of human papilloma virus types in condylomata acuminata in children by in situ hybridization. *Lab Invest.* 1987; 56: 611-615.

125. Nagai N, Nuovo G, Freidman D, Crum CP. Detection of papillomavirus nucleic acids in genital precancers with the in situ hybridization technique. *Int J Gynecol Pathol.* 1987; 6: 366-379.

126. Poljak M, Seme K, Gale N. Detection of human papillomaviruses in tissue specimens. *Adv Anat Pathol.* 1999; 5: 216-234.

127. Zehbe I, Rylander E, Edlund K, et al. Detection of human papillomavirus in cervical intraepithelial neoplasia, using in situ hybridisation and various polymerase chain reaction techniques. *Virchows Arch.* 1996; 428: 151-157.

128. Jenkins D. Diagnosing human papillomaviruses: recent advances. *Curr Opin Infect Dis.* 2001; 14: 53-62.

129. Darragh TM, Colgan TJ, Cox T, et al. The lower anogenital squamous terminology standardization project for HPV-associated lesions: background and consensus recommendations from the College of American Pathologists and the American Society for Colposcopy and Cervical Pathology. *Int J Gynecol Pathol.* 2013; 32: 76-115.

130. Klaes R, Benner A, Friedrich T, et al. p16INK4a immunohistochemistry improves interobserver agreement in the diagnosis of cervical intraepithelial neoplasia. *Am J Surg Pathol.* 2002; 11: 1389-1399.

131. Crum CP. Symposium part 1: should the Bethesda system terminology be used in diagnostic surgical pathology? *Int J Gynecol Pathol.* 2002; 22: 5-12.

132. Joste NE, Rushing L, Granados R, et al. Bethesda classification of cervicovaginal smears: reproducibility and viral correlates. *Hum Pathol.* 1996; 27: 581-585.

133. Kalof AN, Evans MF, Simmons-Arnold L, et al. p16INK4A immunoexpression and HPV in situ hybridization signal patterns: potential markers of high-grade cervical intraepithelial neoplasia. *Am J Surg Pathol.* 2005; 29: 674-679.

134. Wilbur DC, Nayar R. Bethesda 2014: improving on a paradigm shift. *Cytopathology.* 2015; 26(6): 339-342.

135. Albores-Saavedra J, Young RH. Transitional cell neoplasms(carcinomas and inverted papillomas) of the uterine cervix. A report of four cases. *Am J Surg Pathol.* 1995; 19: 1138-1145.

136. Mills AM, Paquette C, Terzic T, et al. CK7 Immunohistochemistry as a Predictor of CIN1 progression: a retrospective study of patients from the quadrivalent HPV vaccine trials. *Am J Surg Pathol.* 2017; 41(2): 143-152.

137. Coppleson M, Pixley E, Reid B. Colposcopy. In: *A Scientific and Practical Approach to the Cervix in Health and Disease.* Springfield, IL: Charles C Thomas; 1971.

138. Kolstad P, Stafl A. *Atlas of Colposcopy.* Baltimore: University Park Press; 1972.

139. Matseoane S, Williams SB, Navarro C, et al. Diagnostic value of conization of the uterine cervix in the management of cervical neoplasia: a review of 756 consecutive patients. *Gynecol Oncol.* 1992; 47: 287-291.

140. McIndoe GA, Robson MS, Tidy JA, et al. Laser excision rather than vaporization. The treatment of choice for cervical intraepithelial neoplasia. *Obstet Gynecol.* 1989; 74: 165-168.

141. Walton LA, Edelman DA, Fowler WC Jr, Photropulos GJ. Cryosurgery for the treatment of cervical intraepithelial neoplasm during the reproductive years. *Obstet Gynecol.* 1980; 55: 353-357.

142. Anderson MC, Hartley RB. Cervical crypt involvement by intraepithelial neoplasia. *Obstet Gynecol.* 1980; 55: 546-550.

143. Demopoulos RI, Horowitz LF, Vamvakas EC. Endocervical gland involvement by cervical intraepithelial neoplasia grade III. Predictive value for residual and/or recurrent disease. *Cancer.* 1991; 68: 1932-1936.

144. Livasy CA, Maygarden SJ, Rajaratnam CT, Novotny DB. Predictors of recurrent dysplasia after a cervical loop electrocautery excision procedure for CIN-3: a study of margin, endocervical gland, and quadrant involvement. *Mod Pathol.* 1999; 12: 233-238.

145. Paterson-Brown S, Chappatte OA, Clark SK, et al. The significance of cone biopsy resection margins. *Gynecol Oncol.* 1992; 46: 182-185.

146. McIndoe WA, McLean MR, Jones RW, Mullins PR. The invasive potential of carcinoma in situ of the cervix. *Obstet Gynecol.* 1984; 64: 451-458.

147. Benda JA, Lamoreaux J, Johnson SR. Artifact associated with the use of strong iodine solution(Lugol's) in cone biopsies. *Am J Surg Pathol.* 1987; 11: 367-374.

148. Copeland LJ, Silva EG, Gershenson DM, et al. Superficially invasive squamous cell carcinoma of the cervix. *Gynecol Oncol.* 1992; 45: 307-312.

149. Margulis RR, Ely CW Jr, Ladd JE. Diagnosis and management of stage IA(microinvasive) carcinoma of cervix. *Obstet Gynecol.* 1967; 29: 529-538.

150. Ng ABP, Reagan JW. Microinvasive carcinoma of the uterine cervix. *Am J Clin Pathol.* 1969; 52: 511-529.

151. Ostor AG. Studies on 200 cases of early squamous cell carcinoma of the cervix. *Int J Gynecol Pathol.* 1993; 12: 193-207.

152. Brudenell M, Cox BS, Taylor CW. The management of dysplasia, carcinoma in situ and microcarcinoma of the cervix. *J Obstet Gynaecol Br Commonw.* 1973; 80: 673-679.

153. Jones WB, Mercer GO, Lewis JL Jr, et al. Early invasive carcinoma of the cervix. *Gynecol Oncol.* 1993; 51: 26-32.

154. Burghardt E, Girardi F, Lahousen M, et al. Microinvasive carcinoma of the uterine cervix (International Federation of Gynecology and Obstetrics Stage IA). *Cancer.* 1991; 67: 1037-1045.

155. Christopherson WM, Gray LA, Parker JE. Microinvasive carcinoma of the uterine cervix. A long-term follow-up study of eighty cases. *Cancer.* 1976; 38: 629-632.

156. Genadry R, Olson J, Parmley T, Woodruff JD. The morphology of the earliest invasive cell in low genital tract epidermoid neoplasia. *Obstet Gynecol.* 1978; 51: 718-722.

157. Hartveit F, Sandstad E. Stromal metachromasia. A marker for areas of infiltrating tumour growth? *Histopathology.* 1982; 6: 423-428.

158. Hasumi K, Sakamoto A, Sugano H. Microinvasive carcinoma of the uterine cervix. *Cancer.* 1980; 45: 928-931.

159. Cannistra SA, Niloff JM. Cancer of the uterine cervix. *N Engl J Med.* 1996; 334: 1030-1038.

160. Piver MS. Invasive cervical cancer in the 1990s. *Semin Surg Oncol.* 1990; 6: 359-363.

161. Casey S, Harley I, Jamison J, et al. A rare case of HPV-negative cervical squamous cell carcinoma. *Int J Gynecol Pathol.* 2015; 34: 208-212.

162. Devesa SS. Descriptive epidemiology of cancer of the uterine cervix. *Obstet Gynecol.* 1984.

163. Herrero R, Brinton LA, Reeves WC, et al. Sexual behavior, venereal diseases, hygiene practices, and invasive cervical cancer in a high-risk population. *Cancer.* 1990; 65: 380-386.

164. La Vecchia C, Franceschi S, Decarli A, et al. Sexual factors, venereal diseases, and the risk of intraepithelial and invasive cervical neoplasia. *Cancer.* 1986; 58: 935-941.

165. Pfeifer JD. *Molecular Genetic Testing in Surgical Pathology.* Philadelphia: Lippincott Williams and Wilkins; 2006.

166. Kushima M, Fujii H, Murakami K, et al. Simultaneous squamous cell carcinomas of the uterine cervix and upper genital tract: loss heterozygosity analysis demonstrates clonal neoplasms of cervical origin. *Int J Gynecol Pathol.* 2001; 20: 353-358.

167. Heller PB, Barnhill DR, Mayer AR, et al. Cervical carcinoma found incidentally in a uterus removed for benign indications. *Obstet Gynecol.* 1986; 67: 187-190.

168. Miller BE, Copeland LJ, Hamberger AD, et al. Carcinoma of the cervical stump. *Gynecol Oncol.* 1984; 18: 100-108.

169. Benda JA. Pathology of cervical carcinoma and its

prognostic implications. *Semin Oncol.* 1994; 21: 3-11.
170. Clement PB, Scully RE. Carcinoma of the cervix. Histologic types. *Semin Oncol.* 1982; 9: 251-264.
171. Ng ABP, Atkin NB. Histological cell type and DNA value in the prognosis of squamous cell cancer of uterine cervix. *Br J Cancer.* 1973; 28: 322-331.
172. Goellner JR. Carcinoma of the cervix. Clinicopathologic correlation of 196 cases. *Am J Clin Pathol.* 1976; 66: 775-785.
173. Gunderson LL, Weems WS, Hebertson RM, Plenk HP. Correlation of histopathology with clinical results following radiation therapy for carcinoma of the cervix. *Am J Roentgenol Radium Ther Nucl Med.* 1974; 120: 74-87.
174. Brinck U, Jakob C, Bau O, Fuzesi L. Papillary squamous cell carcinoma of the uterine cervix: report of three cases and a review of its classification. *Int J Gynecol Pathol.* 2000; 19: 231-235.
175. Aho HJ, Talve L, Maenpaa J. Acantholytic squamous cell carcinoma of the uterine cervix with amyloid deposition. *Int J Gynecol Pathol.* 1992; 11: 150-155.
176. Gondo T, Ishihara T, Kawano H, et al. Localized amyloidosis in squamous cell carcinoma of uterine cervix. Electron microscopic features of nodular and star-like amyloid deposits. *Virchows Arch A Pathol Anat Histopathol.* 1993; 422: 225-231.
177. Tsang WY, Chan JK. Amyloid-producing squamous cell carcinoma of the uterine cervix. *Arch Pathol Lab Med.* 1993; 117: 199-201.
178. Bostrom SG, Hart WR. Carcinomas of the cervix with intense stromal eosinophilia. *Cancer.* 1981; 47: 2887-2893.
179. Kapp DS, LiVolsi VA. Intense eosinophilic stromal infiltration in carcinoma of the uterine cervix. A clinicopathologic study of 14 cases. *Gynecol Oncol.* 1983; 16: 19-30.
180. Samlal RA, Ten Kate FJ, Hart AA, Lammes FB. Do mucin-secreting squamous cell carcinomas of the uterine cervix metastasise more frequently to pelvic lymph nodes? A case-control study. *Int J Gynecol Pathol.* 1998; 17: 201-204.
181. Rizzardi C, Perin T, Schneider M, et al. Carcinoma of the uterine cervix with squamous and sebaceous differentiation. *Int J Gynecol Pathol.* 2009; 28: 292-295.
182. Bychkov V, Rothman M, Bardawil WA. Immunocytochemical localization of carcinoembryonic antigen(CEA), alpha-fetoprotein(AFP), and human chorionic gonadotropin(HCG) in cervical neoplasia. *Am J Clin Pathol.* 1983; 79: 414-420.
183. Wang TY, Chen BF, Yang YC, et al. Histologic and immunophenotypic classification of cervical carcinomas by expression of the p53 homologue p63: a study of 250 cases. *Hum Pathol.* 2001; 32: 479-486.
184. Smedts F, Ramaekers F, Link M, et al. Detection of keratin subtypes in routinely processed cervical tissue. Implications for tumour classification and the study of cervix cancer aetiology. *Virchows Arch.* 1994; 425: 145-155.
185. Hameed A, Miller DS, Muller CY, et al. Frequent expression of beta-human chorionic gonadotropin(beta-hCG) in squamous cell carcinoma of the cervix. *Int J Gynecol Pathol.* 1999; 18: 381-386.
186. Dunne FP, Rollason T, Ratcliff WA, et al. Parathyroid hormone-related protein gene expression in invasive cervical tumors. *Cancer.* 1994; 74: 83-89.
187. Kessis TD, Slebos RJ, Han SM, et al. p53 gene mutations and MDM2 Amplification are uncommon in primary carcinomas of the uterine cervix. *Am J Pathol.* 1993; 143: 1398-1405.
188. Benedetti-Panici P, Maneschi F, D'Andrea G, et al. Early cervical carcinoma: the natural history of lymph node involvement redefined on the basis of thorough parametrectomy and giant section study. *Cancer.* 2000; 88: 2267-2274.
189. Uqmakli A, Bonney WA Jr, Palladino A. The nonlymphatic metastases of carcinoma of the uterine cervix. A prospective analysis based on laparotomy. *Cancer.* 1978; 41: 1027-1033.
190. Henriksen E. The lymphatic spread of carcinoma of the cervix and the body of the uterus. *Am J Obstet Gynecol.* 1949; 58: 924-942.
191. Barmeir E, Langer O, Levy JI, et al. Unusual skeletal metastases in carcinoma of the cervix. *Gynecol Oncol.* 1985; 20: 307-316.
192. Ratanatharathorn V, Powers WE, Steverson N, et al. Bone metastasis from cervical cancer. *Cancer.* 1994; 73: 2372-2379.
193. Tellis CJ, Beechler CR. Pulmonary metastasis of carcinoma of the cervix. A retrospective study. *Cancer.* 1982; 49: 1705-1709.
194. Young RH, Gersell DJ, Roth LM, Scully RE. Ovarian metastases from cervical carcinomas other than pure adenocarcinomas. A report of 12 cases. *Cancer.* 1993; 71: 407-418.
195. Plaza JA, Ramirez NC, Nuovo GJ. Utility of HPV analysis for evaluation of possible metastatic disease in women with cervical cancer. *Int J Gynecol Pathol.* 2004; 23: 7-12.
196. Wang CW, Wu TI, Yu CT, et al. Usefulness of p16 for differentiating primary pulmonary squamous cell carcinoma from cervical squamous cell carcinoma metastatic to the lung. *Am J Clin Pathol.* 2009; 131: 715-722.
197. Holtz DO, Dunton C. Traditional management of invasive cervical cancer. *Obstet Gynecol Clin North Am.* 2002; 29: 645-657.
198. Keys HM, Bundy BN, Stehman FB, et al. Cisplatin, radiation, and adjuvant hysterectomy compared with radiation and adjuvant hysterectomy for bulky stage IB cervical carcinoma. *N Engl J Med.* 1999; 340: 1154-1161.
199. Morgan LS, Nelson JH. Surgical treatment of early cervical cancer. *Semin Oncol.* 1982; 9: 312-330.
200. Thar TL, Million RR, Daly JW. Radiation treatment of carcinoma of the cervix. *Semin Oncol.* 1982; 9: 299-311.
201. Hamberger AD, Fletcher GH, Wharton JT. Results of treatment of early stage I carcinoma of the uterine cervix with intracavitary radium alone. *Cancer.* 1978; 41: 980-985.
202. Hopkins MP, Morley GW. Radical hysterectomy versus radiation therapy for stage IB squamous cell cancer of the cervix. *Cancer.* 1991; 68: 272-277.
203. Perez CA, Camel HM, Kao MS, Hederman MA. Randomized study of preoperative radiation and surgery or irradiation alone in the treatment of stage IB and IIA carcinoma of the uterine cervix. Final report. *Gynecol Oncol.* 1987; 27: 129-140.
204. Roy M, Bouchard-Fortier G, Popa I, et al. Value of sentinel node mapping in cancer of the cervix. *Gynecol Oncol.* 2011; 122: 269-274.
205. Morley GW. Pelvic exenterative therapy and the treatment of recurrent carcinoma of the cervix. *Semin Oncol.* 1982; 9: 331-340.
206. Bjornsson BL, Nelson BE, Reale FR, Rose PG. Accuracy of frozen section for lymph node metastasis in patients undergoing radical hysterectomy for carcinoma of the cervix. *Gynecol Oncol.* 1993; 51: 50-53.
207. Perez-Mesa C, Spjut HJ. Persistent postirradiation carcinoma of cervix uteri. A pathologic study of 83 pelvic exenteration specimens. *Arch Pathol.* 1963; 75: 462-474.
208. Zannoni GF, Vellone VG, Carbone A. morphological effects of radiochemotherapy on cervical carcinoma: a morphological study of 50 cases of hysterectomy specimens after neoadjuvant treatment. *Int J Gynecol Pathol.* 2008; 27: 274-281.
209. Baltzer J, Lohe KJ. What's new in prognosis of uterine cancer? *Pathol Res Pract.* 1984; 178: 635-641.
210. Hopkins MP, Morley GW. Prognostic factors in advanced stage squamous cell cancer of the cervix. *Cancer.* 1993; 72: 2389-2393.
211. Noguchi H, Shiozawa I, Sakai Y, et al. Pelvic lymph node metastasis of uterine cervical cancer. *Gynecol Oncol.* 1987; 27: 150-158.
212. Inoue T, Chihara T, Morita K. The prognostic significance of the size of the largest nodes in metastatic carcinoma from the uterine cervix. *Gynecol Oncol.* 1984; 19: 187-193.
213. Inoue T, Morita K. The prognostic significance of number of positive nodes in cervical carcinoma stages IB, IIA, and IIB. *Cancer.* 1990; 65: 1923-1927.
214. Kamura T, Tsukamoto N, Tsuruchi N, et al. Multivariate analysis of the histopathologic prognostic factors of cervical cancer in patients undergoing radical hysterectomy. *Cancer.* 1992; 69: 181-186.
215. Perez CA, Grigsby PW, Nene SM, et al. Effect of tumor size on the prognosis of carcinoma of the uterine cervix treated with irradiation alone. *Cancer.* 1992; 69: 2796-2806.
216. Burghardt E, Baltzer J, Tulusan AH, Haas J. Results of surgical treatment of 1028 cervical cancers studied with volumetry. *Cancer.* 1992; 70: 648-655.
217. Inoue T. Prognostic significance of the depth of invasion relating to nodal metastases, parametrial extension, and cell types. A study of 628 cases with stage IB, IIA, and IIB cervical carcinoma. *Cancer.* 1984; 54: 3035-3042.
218. Robert ME, Fu YS. Squamous cell carcinoma of the uterine cervix – a review with emphasis on prognostic factors and unusual variants. *Semin Diagn Pathol.* 1990; 7: 173-189.
219. Samlal RA, van der Velden J, Ten Kate FJ, et al. Surgical pathology factors that predict recurrence in stage IB and IIA cervical carcinoma patients with negative pelvic lymph nodes. *Cancer.* 1997; 80: 1234-1240.
220. Perez CA, Camel HM, Askin F, Breaux S. Endometrial extension of carcinoma of the uterine cervix. A prognostic factor that may modify staging. *Cancer.* 1981; 48: 170-180.
221. Inoue T, Okumura M. Prognostic significance of parametrial extension in patients with cervical carcinoma stages IB, IIA, and IIB. A study of 628 cases treated by radical hysterectomy and lymphadenectomy with or without postoperative irradiation. *Cancer.* 1984; 54: 1714-1719.
222. Boyce JG, Fruchter RG, Nicastri AD, et al. Vascular invasion in stage I carcinoma of the cervix. *Cancer.* 1984; 53: 1175-1180.
223. Obermair A, Wanner C, Bilgi S, et al. The influence of vascular space involvement on the prognosis of patients with stage IB cervical carcinoma: correlation of results from hematoxylin and eosin staining with results from immunostaining for factor VIII-related antigen. *Cancer.* 1998; 82: 689-696.
224. Sakuragi N, Takeda N, Hareyama H, et al. A multivariate analysis of blood vessel invasion as predictor of ovarian and lymph node metastases in patients with cervical carcinoma. *Cancer.* 2000; 88: 2578-2583.

225. Zaino RJ, Ward S, Delgado G, et al. Histopathologic predictors of the behavior of surgically treated stage IB squamous cell carcinoma of the cervix. A gynecologic oncology group study. *Cancer.* 1992; 69: 1750-1758.
226. Stock RJ, Zaino R, Bundy BN, et al. Evaluation and comparison of histopathologic grading systems of epithelial carcinoma of the uterine cervix; Gynecologic Oncology Group studies. *Int J Gynecol Pathol.* 1994; 13: 99-108.
227. Tiltman AJ, Atad J. Verrucous carcinoma of the cervix with endometrial involvement. *Int J Gynecol Pathol.* 1982; 1: 221-226.
228. Brinck U, Jakob C, Bau O, Fuzesi L. Papillary squamous cell carcinoma of the uterine cervix: report of three cases and a review of its classification. *Int J Gynecol Pathol.* 2000; 19: 231-235.
229. Randall ME, Andersen WA, Mills SE, Kim JAC. Papillary squamous cell carcinoma of the uterine cervix. A clinicopathologic study of nine cases. *Int J Gynecol Pathol.* 1986; 5: 1-10.
230. Steeper TA, Piscioli F, Rosai J. Squamous cell carcinoma with sarcoma-like stroma of the female genital tract. *Cancer.* 1983; 52: 890-898.
231. Pang LC. Sarcomatoid squamous cell carcinoma of the uterine cervix with osteoclast-like giant cells: report of two cases. *Int J Gynecol Pathol.* 1998; 17: 174-177.
232. Grayson W, Taylor LF, Cooper K. Carcinosarcoma of the uterine cervix: a report of eight cases with immunohistochemical analysis and evaluation of human papillomavirus status. *Am J Surg Pathol.* 2001; 25: 338-347.
233. Daroca PJ Jr, Dhorandhar HN. Basaloid carcinoma of uterine cervix. *Am J Surg Pathol.* 1980; 4: 235-239.
234. Grayson W, Cooper K. A reappraisal of 'basaloid carcinoma' of the cervix, and the differential diagnosis of basaloid cervical neoplasms. *Adv Anat Pathol.* 2002; 9: 290-300.
235. Halpin TF, Hunter RE, Cohen MB. Lymphoepithelioma of the uterine cervix. *Gynecol Oncol.* 1989; 34: 101-105.
236. Mills SE, Austin MB, Randall ME. Lymphoepithelioma-like carcinoma of the uterine cervix. A distinctive, undifferentiated carcinoma with inflammatory stroma. *Am J Surg Pathol.* 1985; 9: 883-889.
237. Weinberg E, Hoisington S, Eastman AY, et al. Uterine cervical lymphoepithelial-like carcinoma. Absence of Epstein–Barr virus genomes. *Am J Clin Pathol.* 1993; 99: 195-199.
238. Coleman RL, Lindberg G, Muller CY, et al. Ectopic production and localization of beta-human chorionic gonadatropin in lymphoepithelioma-like carcinoma of the cervix: a case report. *Int J Gynecol Pathol.* 2000; 19: 179-182.
239. Matorell MA, Julian JM, Calabuig C, et al. Lymphoepithelioma-like carcinoma of the uterine cervix. *Arch Pathol Lab Med.* 2002; 126: 1501-1505.
240. Song JS, Choi J, Lee YH, Kim KR. Lymphoepithelioma-like carcinomas in the uterine cervix and endometrium: a clinicopathologic study of 6 cases with evaluation of Epstein–Barr virus and human papilloma virus genomes. *Lab Invest.* 2009; 89(suppl 1): 238A.
241. Tseng CJ, Pao CC, Tseng LH, et al. Lymphoepithelioma-like carcinoma of the uterine cervix: association with Epstein–Barr virus and human papillomavirus. *Cancer.* 1997; 80: 91-97.
242. Hasumi K, Sugano H, Sakamoto G, et al. Circumscribed carcinoma of the uterine cervix, with marked lymphocytic infiltration. *Cancer.* 1977; 39: 2503-2507.
243. Arraiz GA, Wigle DT, Mao Y. Is cervical cancer increasing among young women in Canada? *Can J Public Health.* 1990; 81: 396-397.
244. Smith HO, Tiffany MF, Qualls CR, Key CR. The rising incidence of adenocarcinoma relative to squamous cell carcinoma of the uterine cervix in the United States—a 24-year population-based study. *Gynecol Oncol.* 2000; 78: 97-105.
245. Kalir T, Simsir A, Demopoulos HB, Demopoulos RI. Obstacles to the early detection of endocervical adenocarcinoma. *Int J Gynecol Pathol.* 2005; 24: 399-403.
246. Cheng AS, Karnezis AN, Jordan S, et al. p16 Immunostaining allows for accurate subclassification of vulvar squamous cell carcinoma into HPV-associated and HPV-independent cases. *Int J Gynecol Pathol.* 2016; 35: 385-393.
247. Karamurzin YS, Kiyokawa T, Parkash V, et al. Gastric-type endocervical adenocarcinoma: an aggressive tumor with unusual metastatic patterns and poor prognosis. *Am J Surg Pathol.* 2015; 39: 1449-1457.
248. Kawakami F, Mikami Y, Kojima A, et al. Diagnostic reproducibility in gastric-type mucinous adenocarcinoma of the uterine cervix: validation of novel diagnostic criteria. *Histopathology.* 2010; 56: 551-553.
249. Kojima A, Mikami Y, Sudo T, et al. Gastric morphology and immunophenotype predict poor outcome in mucinous adenocarcinoma of the uterine cervix. *Am J Surg Pathol.* 2007; 31: 664-672.
250. Kusanagi Y, Kojima A, Mikami Y, et al. Absence of high-risk human papillomavirus (HPV) detection in endocervical adenocarcinoma with gastric morphology and phenotype. *Am J Pathol.* 2010; 177: 2169-2175.
251. Negri G, Egarter-Vigl E, Kasal A, et al. P16 INK4a is a useful marker for the diagnosis of adenocarcinoma of the cervix uteri and its precursors: an immunohistochemical study with immunocytochemical correlations. *Am J Surg Pathol.* 2003; 27: 187-193.
252. Yemelyanova A, Ji H, Shih IeM, et al. Utility of p16 expression for distinction of uterine serous carcinomas from endometrial endometrioid and endocervical adenocarcinomas: immunohistochemical analysis of 201 cases. *Am J Surg Pathol.* 2009; 33: 1504-1514.
253. Carleton C, Hoang L, Sah S, et al. A detailed immunohistochemical analysis of a large series of cervical and vaginal gastric-type adenocarcinomas. *Am J Surg Pathol.* 2016; 40: 636-644.
254. Jones MW, Silverberg SG. Cervical adenocarcinoma in young women. Possible relationship to microglandular hyperplasia and use of oral contraceptives. *Obstet Gynecol.* 1989; 73: 984-989.
255. Muntz HG, Bell DA, Lage JM, et al. Adenocarcinoma in situ of the uterine cervix. *Obstet Gynecol.* 1992; 80: 935-939.
256. Biscotti CV, Hart WR. Apoptotic bodies: a consistent morphologic feature of endocervical adenocarcinoma in situ. *Am J Surg Pathol.* 1998; 22: 434-439.
257. Witkiewicz A, Lee KR, Brodsky G, et al. Superficial(early) endocervical adenocarcinoma in situ: a study of 12 cases and comparison to conventional AIS. *Am J Surg Pathol.* 2005; 29: 1609-1614.
258. Gloor E, Hurlimann J. Cervical intraepithelial glandular neoplasia(adenocarcinoma in situ and glandular dysplasia). A correlative study of 23 cases with histologic grading, histochemical analysis of mucins, and immunohistochemical determination of the affinity for four lectins. *Cancer.* 1986; 58: 1272-1280.
259. McCluggage WG, Shah R, Connolly LE, McBride HA. Intestinal-type cervical adenocarcinoma in situ and adenocarcinoma exhibit a partial enteric immunophenotype with consistent expression of CDX2. *Int J Gynecol Pathol.* 2008; 27: 92-100.
260. Hurlimann J, Gloor E. Adenocarcinoma in situ and invasive adenocarcinoma of the uterine cervix. An immunohistologic study with antibodies specific for several epithelial markers. *Cancer.* 1984; 54: 103-109.
261. Lu X, Shiozawa T, Nakayama K, et al. Abnormal expression of sex steroid receptors and cell cycle-related molecules in adenocarcinoma in situ of the uterine cervix. *Int J Gynecol Pathol.* 1999; 18: 109-114.
262. Riethdorf L, Riethdorf S, Lee KR, et al. Human papillomavirus, expression of p16INK4A, and early endocervical glandular neoplasia. *Hum Pathol.* 2002; 33: 899-904.
263. Jaworski RC. Endocervical glandular dysplasia, adenocarcinoma in situ, and early invasive (microinvasive) adenocarcinoma of the uterine cervix. *Semin Diagn Pathol.* 1990; 7: 190-204.
264. Jaworski RC, Pacey NF, Greenberg ML, Osborn RA. The histologic diagnosis of adenocarcinoma in situ and related lesions of the cervix uteri. Adenocarcinoma in situ. *Cancer.* 1988; 61: 1171-1181.
265. Lee KR, Flynn CE. Early invasive adenocarcinoma of the cervix. *Cancer.* 2000; 89: 1048-1055.
266. Lee KR, Sun D, Crum CP. Endocervical intraepithelial glandular atypia(dysplasia): a histopathologic, human papillomavirus, and MIB-1 analysis of 25 cases. *Hum Pathol.* 2000; 31: 656-664.
267. Park KJ, Soslow RA. Current concepts in cervical pathology. *Arch Pathol Lab Med.* 2009; 133: 729-738.
268. Zaino RJ. Adenocarcinoma in situ, glandular dysplasia, and early invasive adenocarcinoma of the uterine cervix. *Int J Gynecol Pathol.* 2002; 21: 314-326.
269. Schlesinger C, Silverberg SG. Endocervical adenocarcinoma in situ of tubal type and its relation to atypical tubal metaplasia. *Int J Gynecol Pathol.* 1999; 18: 1-4.
270. Colgan TJ, Lickrish GM. The topography and invasive potential of cervical adenocarcinoma in situ, with and without associated dysplasia. *Gynecol Oncol.* 1990; 36: 246-249.
271. Maier RC, Norris HJ. Coexistence of cervical intraepithelial neoplasia with primaadenocarcinoma of the endocervix. *Obstet Gynecol.* 1980; 56: 361-364.
272. Weisbrot IM, Stabinsky C, Davis AM. Adenocarcinoma in situ of the uterine cervix. *Cancer.* 1972; 29: 225-233.
273. Boyle DP, McCluggage WG. Stratified mucin-producing intraepithelial lesion (SMILE): report of a case series with associated pathological findings. *Histopathology.* 2015; 66: 658-663.
274. Onishi J, Sato Y, Sawaguchi A, et al. Stratified mucin-producing intraepithelial lesion with invasive carcinoma: 12 cases with immunohistochemical and ultrastructural findings. *Hum Pathol.* 2016; 55: 174-181.
275. Andersen ES, Arffmann E. Adenocarcinoma in situ of the uterine cervix. A clinico-pathologic study of 36 cases. *Gynecol Oncol.* 1989; 35: 1-7.
276. Goldstein NS, Mani A. The status and distance of cone biopsy margins as a predictor of excision adequacy for endocervical adenocarcinoma in situ. *Am J Clin Pathol.* 1998; 109: 727-732.
277. Plotkin A, Khalifa MA, Ismiil N, et al. The circumferential extent of disease should be reported in vervical adenocarcinoma in situ (AIS) excised

by LEEP and cone biopsies. *Lab Invest.* 2009; 89(suppl 1): 232A.

278. Konishi I, Fujii S, Nanbu Y, et al. Mucin leakage into the cervical stroma may increase lymph node metastasis in mucin-producing cervical adenocarcinomas. *Cancer.* 1990; 65: 229-237.
279. Nguyen GK, Daya D. Cervical adenocarcinoma and related lesions. Cytodiagnostic criteria and pitfalls. *Pathol Annu.* 1993; 28(Pt 2): 53-75.
280. Young RH, Clement PB. Endocervical adenocarcinoma and its variants: their morphology and differential diagnosis. *Histopathology.* 2002; 41: 185-207.
281. Young RH, Scully RE. Invasive adenocarcinoma and related tumors of the uterine cervix. *Semin Diagn Pathol.* 1990; 7: 205-227.
282. Zaino RJ. Glandular lesions of the uterine cervix. *Mod Pathol.* 2000; 13: 261-274.
283. Sorvari TE. A histochemical study of epithelial mucosubstances in endometrial and cervical adenocarcinomas. With reference to normal endometrium and cervical mucosa. *Acta Pathol Microbiol Scand.* 1969; 207(suppl): 1-85.
284. Baker AC, Eltoum I, Curry RO, et al. Mucinous expression in benign and neoplastic glandular lesions of the uterine cervix. *Arch Pathol Lab Med.* 2006; 130: 1510-1515.
285. Cohen C, Shulman G, Budgeon LR. Endocervical and endometrial adenocarcinoma. An immunoperoxidase and histochemical study. *Am J Surg Pathol.* 1982; 6: 151-157.
286. Cooper P, Russell G, Wilson B. Adenocarcinoma of the endocervix. A histochemical study. *Histopathology.* 1987; 11: 1321-1330.
287. Dabbs DJ, Geisinger KR, Norris HT. Intermediate filaments in endometrial and endocervical carcinomas. The diagnostic utility of vimentin patterns. *Am J Surg Pathol.* 1986; 10: 568-576.
288. Kudo R, Sasano H, Koizumi M, et al. Immunohistochemical comparison of new monoclonal antibody 1C5 and carcinoembryonic antigen in the differential diagnosis of adenocarcinoma of the uterine cervix. *Int J Gynecol Pathol.* 1990; 9: 325-336.
289. Fujiwara H, Tortolero-Luna G, Mitchell MF, et al. Adenocarcinoma of the cervix: expression and clinical significance of estrogen and progesterone receptors. *Cancer.* 1997; 79: 505-512.
290. Park KJ, Bramlage MP, Ellenson LH, Pirog EC. Immunoprofile of adenocarcinomas of the endometrium, endocervix, and ovary with mucinous differentiation. *Appl Immunohistochem Mol Morphol.* 2009; 17: 8-11.
291. Sullivan LM, Smolkin ME, Frierson HF Jr, Galgano MT. Comprehensive evaluation of CDX2 in invasive cervical adenocarcinomas: immunopositivity in the absence of overt colorectal morphology. *Am J Surg Pathol.* 2008; 32: 1608-1612.
292. Lee SJ, Rollason TP. Argyrophilic cells in cervical intraepithelial glandular neoplasia. *Int J Gynecol Pathol.* 1994; 13: 131-132.
293. Ueda G, Yamasaki M, Inoue M, et al. Immunohistochemical demonstration of peptide hormones in cervical adenocarcinomas with argyrophil cells. *Int J Gynecol Pathol.* 1984; 2: 373-379.
294. Onuma K, Dabbs DJ, Bhargava R. Mammaglobin expression in the female genital tract: immunohistochemical analysis in benign and neoplastic endocervix and endometrium. *Int J Gynecol Pathol.* 2008; 27: 418-425.
295. Roma AA, Diaz De Vivar A, Park KJ, et al. Invasive endocervical adenocarcinoma: a new pattern-based classification system with important clinical significance. *Am J Surg Pathol.* 2015; 39: 667-672.
296. Parra-Herran C, Taljaard M, Djordjevic B, et al. Pattern-based classification of invasive endocervical adenocarcinoma, depth of invasion measurement and distinction from adenocarcinoma in situ: interobserver variation among gynecologic pathologists. *Mod Pathol.* 2016; 29: 879-892.
297. Elishaev E, Gilks CB, Miller D, et al. Synchronous and metachronous endocervical and ovarian neoplasms: evidence supporting interpretation of the ovarian neoplasms as metastatic endocervical adenocarcinomas simulating primary ovarian surface epithelial neoplasms. *Am J Surg Pathol.* 2005; 29: 281-294.
298. Ronnett BM, Yemelyanova AV, Vang R, et al. Endocervical adenocarcinomas with ovarian metastases: analysis of 29 cases with emphasis on minimally invasive cervical tumors and the ability of the metastases to simulate primary ovarian neoplasms. *Am J Surg Pathol.* 2008; 32: 1835-1853.
299. Jackson-York GL, Ramzy I. Synchronous papillary mucinous adenocarcinoma of the endocervix and fallopian tubes. *Int J Gynecol Pathol.* 1992; 11: 63-67.
300. LiVolsi VA, Merino MJ, Schwartz PE. Coexistent endocervical adenocarcinoma and mucinous adenocarcinoma of ovary. A clinicopathologic study of four cases. *Int J Gynecol Pathol.* 1983; 1: 391-402.
301. Eifel PJ, Burke TW, Delclos L, et al. Early stage I adenocarcinoma of the uterine cervix. Treatment results in patients with tumors less than or equal to 4 cm in diameter. *Gynecol Oncol.* 1991; 41: 199-205.
302. Greer BE, Figge DC, Tamimi HK, Cain JM. Stage IB adenocarcinoma of the cervix treated by radical hysterectomy and pelvic lymph node dissection. *Am J Obstet Gynecol.* 1989; 160: 1509-1513.
303. Hopkins MP, Schmidt RW, Roberts JA, Morley GW. The prognosis and treatment of stage I adenocarcinoma of the cervix. *Obstet Gynecol.* 1988; 72: 915-921.
304. Kjorstad KE, Bond B. Stage IB adenocarcinoma of the cervix. Metastatic potential and patterns of dissemination. *Am J Obstet Gynecol.* 1984; 150: 297-299.
305. Angel C, Du Beshter B, Lin JY. Clinical presentation and management of stage I cervical adenocarcinoma. A 25 year experience. *Gynecol Oncol.* 1992; 44: 71-78.
306. Eifel PJ, Morris M, Oswald MJ, et al. Adenocarcinoma of the uterine cervix. Prognosis and patterns of failure in 367 cases. *Cancer.* 1990; 65: 2507-2514.
307. Hopkins MP, Sutton P, Roberts JA. Prognostic features and treatment of endocervical adenocarcinoma of the cervix. *Gynecol Oncol.* 1987; 27: 69-75.
308. Kaspar HG, Dinh TV, Doherty MG, et al. Clinical implications of tumor volume measurement in stage I adenocarcinoma of the cervix. *Obstet Gynecol.* 1993; 81: 296-300.
309. Kleine W, Rau K, Schwoeorer D, Pfleiderer A. Prognosis of the adenocarcinoma of the cervix uteri: a comparative study. *Gynecol Oncol.* 1989; 35: 145-149.
310. Matthews CM, Burke TW, Tornos C, et al. Stage I cervical adenocarcinoma. Prognostic evaluation of surgically treated patients. *Gynecol Oncol.* 1993; 49: 19-23.
311. Korhonen MO. Adenocarcinoma of the uterine cervix. Prognosis and prognostic significance of histology. *Cancer.* 1984; 53: 1760-1763.
312. Moberg PJ, Einhorn N, Silfversward C, Soderberg G. Adenocarcinoma of the uterine cervix. *Cancer.* 1986; 57: 407-410.
313. Alfsen GC, Thorensen S, Kristensen GB, et al. Histopathological subtyping of cervical adenocarcinoma reveals increasing incidence rates of endometrioid tumors in all age groups: a population based study with review of all nonsquamous cervical carcinomas in Norway from 1966 to 1970, 1976 to 1980, and 1986 to 1990. *Cancer.* 2000; 89: 1291-1299.
314. Berek JS, Hacker NF, Fu Y-S, et al. Adenocarcinoma of the uterine cervix. Histologic variables associated with lymph node metastasis and survival. *Obstet Gynecol.* 1985; 65: 46-52.
315. Tambouret R, Clement PB, Young RH. Endometrial endometrioid adenocarcinoma with a deceptive pattern of spread to the uterine cervix. A manifestation of stage IIB endometrial carcinoma liable to be misinterpreted as an independent carcinoma or a benign lesion. *Am J Surg Pathol.* 2003; 27: 1080-1088.
316. Shintaku M, Ueda H. Serous papillary adenocarcinoma of the uterine cervix. *Histopathology.* 1993; 22: 506-507.
317. Zhou C, Gilks CB, Hayes M, Clement PB. Papillary serous carcinoma of the uterine cervix: a clinicopathologic study of 17 cases. *Am J Surg Pathol.* 1998; 22: 113-120.
318. Hart WR. Symposium Part II: special types of adenocarcinoma of the uterine cervix. *Int J Gynecol Pathol.* 2002; 21: 327-346.
319. Jones MW, Silverberg SG, Kurman RJ. Well-differentiated villoglandular adenocarcinoma of the uterine cervix. A clinicopathological study of 24 cases. *Int J Gynecol Pathol.* 1993; 12: 1-7.
320. Jones MW, Kounelis S, Papadaki H, et al. Well-differentiated villoglandular adenocarcinoma of the uterine cervix: oncogene/tumor suppressor gene alterations and human papillomavirus genotyping. *Int J Gynecol Pathol.* 2000; 124: 110-117.
321. Young RH, Scully RE. Villoglandular papillary adenocarcinoma of the uterine cervix. A clinicopathologic analysis of 13 cases. *Cancer.* 1989; 63: 1773-1779.
322. Heatley MK. Villoglandular adenocarcinoma of the uterine cervix – a systematic review of the literature. *Histopathology.* 2007; 51: 268-269.
323. Choo YC, Naylor B. Coexistent squamous cell carcinoma and adenocarcinoma of the uterine cervix. *Gynecol Oncol.* 1984; 17: 168-174.
324. Thelmo WL, Nicastri AD, Fruchter R, et al. Mucoepidermoid carcinoma of uterine cervix stage IB. Long-term follow-up, histochemical and immunohistochemical study. *Int J Gynecol Pathol.* 1990; 9: 316-324.
325. Costa MJ, Kenny MB, Judd R. Adenocarcinoma and adenosquamous carcinoma of the uterine cervix. Histologic and immunohistochemical features with clinical correlation. *Int J Surg Pathol.* 1994; 1: 181-190.
326. Harrison TA, Sevin BU, Koechli O, et al. Adenosquamous carcinoma of the cervix. Prognosis in early stage disease treated by radical hysterectomy. *Gynecol Oncol.* 1993; 50: 310-315.
327. Glücksmann A, Cherry CP. Incidence, histology, and response to radiation of mixed carcinomas(adenocanthomas) of the uterine cervix. *Cancer.* 1956; 9: 971-979.
328. Ulbright TM, Gersell DJ. Glassy cell carcinoma of the uterine cervix. A light and electron microscopic study of five cases. *Cancer.* 1983; 51: 2255-2263.
329. Costa MJ, Kenny MB, Hewan-Lowe K, Judd R. Glassy cell features in adenosquamous carcinoma of the uterine cervix. Histologic, ultrastructural, immunohistochemical, and clinical findings. *Am J Clin Pathol.* 1991; 96: 520-528.

330. Maier RC, Norris HJ. Glassy cell carcinoma of the cervix. *Obstet Gynecol.* 1982; 60: 219-224.
331. Littman P, Clement PB, Henriksen B, et al. Glassy cell carcinoma of the cervix. *Cancer.* 1976; 37: 2238-2246.
332. Pak HY, Yokota SB, Paladugu RR, Agliozzo CM. Glassy cell carcinoma of the cervix. Cytologic and clinicopathologic analysis. *Cancer.* 1983; 52: 307-312.
333. Gallager HS, Simpson CB, Ayala AG. Adenoid cystic carcinoma of the uterine cervix. Report of 4 cases. *Cancer.* 1971; 27: 1398-1402.
334. Fowler WC Jr, Miles PA, Surwit EA, et al. Adenoid cystic carcinoma of the cervix. *Obstet Gynecol.* 1978; 52: 337-342.
335. Hoskins WJ, Averette HE, Ng ABP, Yon JL. Adenoid cystic carcinoma of the cervix uteri. Report of six cases and review of literature. *Gynecol Oncol.* 1979; 7: 371-384.
336. Albores-Saavedra J, Manivel C, Mora A, et al. The solid variant of adenoid cystic carcinoma of the cervix. *Int J Gynecol Pathol.* 1992; 11: 2-10.
337. Xing D, Bakhsh S, Melnyk N, et al. Frequent NFB1-associated gene rearrangement in adenoid cystic carcinoma of the vulva. *Int J Gynecol Pathol.* 2016 Sep 22;[Epub ahead of print].
338. Grayson W, Taylor LF, Cooper K. Adenoid cystic and adenoid basal carcinoma of the uterine cervix: comparative morphologic, mucin, and immunohistochemical profile of two rare neoplasms of putative 'reserve cell' origin. *Am J Surg Pathol.* 1999; 23: 448-458.
339. Brainard JA, Hart WR. Adenoid basal epitheliomas of the uterine cervix: a reevaluation of distinctive cervical basaloid lesions currently classified as adenoid basal carcinoma and adenoid basal hyperplasia. *Am J Surg Pathol.* 1998; 22: 965-975.
340. Ferry JA, Scully RE. Adenoid cystic'carcinoma and adenoid basal carcinoma of the uterine cervix. A study of 28 cases. *Am J Surg Pathol.* 1988; 12: 134-144.
341. Jones MW, Kounelis S, Papadaki H, et al. The origin and molecular characterization of adenoid basal carcinoma of the uterine cervix. *Int J Gynecol Pathol.* 1998; 16: 301-306.
342. Parwani AV, Smith Sehdev AE, Kurman RJ, Ronnett BM. Cervical adenoid basal tumors comprised of adenoid basal epithelioma associated with various types of invasive carcinoma: clinicopathologic features, human papillomavirus DNA detection, and P16 expression. *Hum Pathol.* 2005; 36: 82-90.
343. Tambouret R, Bell DA, Young RH. Microcystic endocervical adenocarcinomas: a report of eight cases. *Am J Surg Pathol.* 2000; 24: 369-374.
344. Mayorga M, Garcia-Valtuille A, Fernàndez F, et al. Adenocarcinoma of the uterine cervix with massive signet-ring cell differentiation. *Int J Surg Pathol.* 1997; 5: 95-100.
345. Suárez-Peñaranda JM, Abdulkader I, Barón-Duarte FJ, et al. Signet-ring cell carcinoma presenting in the uterine cervix: report of a primary and 2 metastatic cases. *Int J Gynecol Pathol.* 2007; 26: 254-258.
346. Lee KR, Trainer TD. Adenocarcinoma of the uterine cervix of small intestinal type containing numerous Paneth cells. *Arch Pathol Lab Med.* 1990; 114: 731-733.
347. Savargaonkar PR, Hale RJ, Pope R, et al. Enteric differentiation in cervical adenocarcinomas and its prognostic significance. *Histopathology.* 1993; 23: 275-277.
348. Shintaku M, Kariya M, Shime H, Ishikura H. Adenocarcinoma of the uterus cervix with choriocarcinomatous and hepatoid differentiation: report of a case. *Int J Gynecol Pathol.* 2000; 19: 174-178.
349. Andersson S, Rylander E, Larsson B, et al. The role of human papillomavirus in cervical adenocarcinoma carcinogenesis. *Eur J Cancer.* 2001; 37: 246-250.
350. Quint KD, de Koning MN, Geraets DT, et al. Comprehensive analysis of Human Papillomavirus and Chlamydia trachomatis in in-situ and invasive cervical adenocarcinoma. *Gynecol Oncol.* 2009; 114: 390-394.
351. Gilks CB, Young RH, Aguirre P, et al. Adenoma malignum(minimal deviation adenocarcinoma) of the uterine cervix. A clinicopathological and immunohistochemical analysis of 26 cases. *Am J Surg Pathol.* 1989; 13: 717-729.
352. Kaku T, Enjoji M. Extremely well-differentiated adenocarcinoma('adenoma malignum') of the cervix. *Int J Gynecol Pathol.* 1983; 2: 28-41.
353. Kaminski PF, Norris HJ. Minimal deviation carcinoma(adenoma malignum) of the cervix. *Int J Gynecol Pathol.* 1983; 2: 141-152.
354. Norris HJ, McCauley KM. Unusual forms of adenocarcinoma of the cervix. An update. *Pathol Annu.* 1993; 28(Pt 1): 73-95.
355. Michael H, Grawe L, Kraus FT. Minimal deviation endocervical adenocarcinoma. Clinical and histologic features, immunohistochemical staining for carcino-embryonic antigen, and differentiation from confusing benign lesions. *Int J Gynecol Pathol.* 1984; 3: 261-276.
356. Steeper TA, Wick MR. Minimal deviation adenocarcinoma of the uterine cervix ('adenoma malignum'). An immunohistochemical comparison with microglandular endocervical hyperplasia and conventional endocervical adenocarcinoma. *Cancer.* 1986; 58: 1131-1138.
357. McCluggage WG. Immunohistochemistry as a diagnostic aid in cervical pathology. *Pathology.* 2007; 39: 97-111.
358. Gilks CB, Young RH, Clement PB, et al. Adenomyomas of the uterine cervix of endocervical type: a report of ten cases of a benign cervical tumor that may be confused with adenoma malignum [corrected]. *Mod Pathol.* 1996; 9: 220-224.
359. Daya D, Young RH. Florid deep glands of the uterine cervix. Another mimic of adenoma malignum. *Am J Clin Pathol.* 1995; 103: 614-617.
360. Young RH, Welch WR, Dickersin GR, Scully RE. Ovarian sex-cord tumor with annular tubules. *Cancer.* 1982; 50: 1384-1402.
361. Kuragaki C, Enomoto T, Ueno Y, et al. Mutations in the STK11 gene characterize minimal deviation adenocarcinoma of the uterine cervix. *Lab Invest.* 2003; 83: 35-45.
362. Matias-Guiu X, Lerma E, Prat J. Clear cell tumors of the female genital tract. *Semin Diagn Pathol.* 1998; 14: 233-239.
363. Kaminski PF, Maier RC. Clear cell adenocarcinoma of the cervix unrelated to diethylstilbestrol exposure. *Obstet Gynecol.* 1983; 62: 720-727.
364. Clement PB, Young RH, Keh P, et al. Malignant mesonephric neoplasms of the uterine cervix. A report of eight cases, including four with a malignant spindle cell component. *Am J Surg Pathol.* 1995; 19: 1158-1171.
365. Lang G, Dallenbach-Hellweg G. The histogenetic origin of cervical mesonephric hyperplasia6and mesonephric adenocarcinoma of the uterine cervix studied with immunohistochemical methods. *Int J Gynecol Pathol.* 1990; 9: 145-157.
366. Rosen Y, Dolan TE. Carcinoma of the cervix with cylindromatous features believed to arise in mesonephric duct. *Cancer.* 1975; 36: 1739-1747.
367. Bagué S, Rodríguez IM, Prat J. Malignant mesonephric tumors of the female genital tract: a clinicopathologic study of 9 cases. *Am J Surg Pathol.* 2004; 28: 601-607.
368. Wheeler DT, Kurman RJ. The relationship of glands to thick-wall blood vessels as a marker of invasion in endocervical adenocarcinoma. *Int J Gynecol Pathol.* 2005; 24: 125-130.
369. Ostor AG. Early invasive adenocarcinoma of the uterine cervix. *Int J Gynecol Pathol.* 2000; 19: 29-38.
370. Ceballos KM, Shaw D, Daya D. Microinvasive cervical adenocarcinoma(FIGO stage 1A tumors): results of surgical staging and outcome analysis. *Am J Surg Pathol.* 2006; 30: 370-374.
371. Castrilon DH, Lee KR, Nucci MR. Distinction between endometrial and endocervical adenocarcinoma: an immunohistochemical study. *Int J Gynecol Pathol.* 2002; 21: 4-10.
372. McCluggage WG, Sumathi VP, McBride HA, Patterson A. A panel of immunohistochemical stains, including carcinoembryonic antigen, vimentin, and estrogen receptor, aids the distinction between primary endometrial and endocervical adenocarcinomas. *Int J Gynecol Pathol.* 2002; 21: 11-15.
373. Staebler A, Sherman ME, Zaino RJ, Ronnett BM. Hormone receptor immunohistochemistry and human papillomavirus in situ hybridisation are useful for distinguishing endocervical and endometrial adenocarcinomas. *Am J Surg Pathol.* 2002; 26: 998-1006.
374. Ansari-Lari MA, Staebler A, Zaino RJ, et al. Distinction of endocervical and endometrial adenocarcinomas: immunohistochemical p16 expression correlated with human papillomavirus(HPV) DNA detection. *Am J Surg Pathol.* 2004; 28: 160-167.
375. Ibrahim NBN, Briggs JC, Corbishley CM. Extrapulmonary oat cell carcinoma. *Cancer.* 1984; 54: 1645-1661.
376. Tateishi R, Wada A, Hayakawa K, et al. Argyrophil cell carcinomas(apudomas) of the uterine cervix. Light and electron microscopic observations of 5 cases. *Virchows Arch A Pathol Anat Histol.* 1975; 366: 257-274.
377. Chavez-Bianco A, Taja-Chayeb L, Cetina L, et al. Neuroendocrine marker expression in cervical carcinomas of non-small cell type. *Int J Gynecol Pathol.* 2002; 21: 368-374.
378. Abeler VM, Holm R, Nesland JM, Kjorstad KE. Small cell carcinoma of the cervix. A clinicopathologic study of 26 patients. *Cancer.* 1994; 73: 672-677.
379. Mannion C, Park WS, Man YG, et al. Endocrine tumors of the cervix: morphologic assessment, expression of human papillomavirus, and evaluation for loss of heterozygosity on 1p, 3p, 11q and 17p. *Cancer.* 1998; 83: 1391-1400.
380. Stoler MH, Mills SE, Gersell DJ, Walker AN. Small-cell neuroendocrine carcinoma of the cervix. A human papillomavirus type 18-associated cancer. *Am J Surg Pathol.* 1991; 15: 28-32.
381. Jones HW III, Plymate S, Gluck FB, et al. Small cell non-keratinizing carcinoma of the cervix associated with ACTH production. *Cancer.* 1976; 38: 1629-1635.
382. Ishibashi-Ueda H, Imakita M, Yutani C, et al. Small cell carcinoma of the uterine cervix with syndrome of inappropriate antidiuretic hormone secretion. *Mod Pathol.* 1996; 9: 397-400.
383. Ambros RA, Park JS, Shah KV, Kurman RJ. Evaluation of histologic, morphometric, and immunohistochemical criteria in the differential diagnosis of small cell carcinomas of the cervix with particular reference to human papillomavirus types 16 and 18. *Mod Pathol.* 1991; 4: 586-593.
384. Stahl R, Demopoulos RI, Bigelow B. Carcinoid

tumor within a squamous cell carcinoma of the cervix. *Gynecol Oncol.* 1981; 11: 387-392.
385. Husain AN, Gattuso P, Abraham K, Castelli MJ. Synchronous adenocarcinoma and carcinoid of the uterine cervix. Immunohistochemical study of a case and review of literature. *Gynecol Oncol.* 1990; 33: 125-128.
386. Mullins JD, Hilliard GD. Cervical carcinoid ('argyrophil cell' carcinoma) associated with an endocervical adenocarcinoma. A light and ultrastructural study. *Cancer.* 1981; 47: 785-790.
387. Silva EG, Kott MM, Ordonez NG. Endocrine carcinoma intermediate cell type of the uterine cervix. *Cancer.* 1984; 54: 1705-1713.
388. Albores-Saavedra J, Latif S, Carrick KS, et al. CD56 reactivity in small cell carcinoma of the uterine cervix. *Int J Gynecol Pathol.* 2005; 24: 113-117.
389. Ueda G, Shimizu C, Shimizu H, et al. An immunohistochemical study of small-cell and poorly differentiated carcinomas of the cervix using neuroendocrine markers. *Gynecol Oncol.* 1989; 34: 164-169.
390. Ueda G, Yamasaki M, Inoue M, et al. Immunohistochemical demonstration of HNK-1-defined antigen in gynecologic tumors with argyrophilia. *Int J Gynecol Pathol.* 1986; 5: 143-150.
391. Ulich TR, Liao S-Y, Layfield L, et al. Endocrine and tumor differentiation markers in poorly differentiated small cell carcinoids of the cervix and vagina. *Arch Pathol Lab Med.* 1986; 110: 1054-1057.
392. McCluggage WG, Kennedy K, Busam KJ. An immunohistochemical study of cervical neuroendocrine carcinomas: neoplasms that are commonly TTF1 positive and which may express CK20 and P63. *Am J Surg Pathol.* 2010; 34: 525-532.
393. Horn LC, Lindner K, Szepankiewicz G, et al. p16, p14, p53, and Cyclin D1 expression and HPV analysis in small cell carcinomas of the uterine cervix. *Int J Gynecol Pathol.* 2006; 25: 182-186.
394. Ishida GM, Kato N, Hayasaka T, et al. Small cell neuroendocrine carcinomas of the uterine cervix: a histological, immunohistochemical, and molecular genetic study. *Int J Gynecol Pathol.* 2004; 23: 366-372.
395. Wang HL, Lu DW. Detection of human papillomavirus DNA and expression of p16, Rb, and p53 proteins in small cell carcinomas of the uterine cervix. *Am J Surg Pathol.* 2004; 28: 901-908.
396. Sevin BU, Method MW, Nadji M, et al. Efficacy of radical hysterectomy as treatment for patients with small cell carcinoma
397. Gersell DJ, Mazoujian G, Mutch DG, Rudloff MA. Small-cell undifferentiated carcinoma of the cervix. A clinicopathologic, ultrastructural, and immunocytochemical study of 15 cases. *Am J Surg Pathol.* 1988; 12: 684-698.
398. Johannessen JV, Capella C, Solcia E, et al. Endocrine cell carcinoma of the uterine cervix. *Diagn Gynecol Obstet.* 1980; 2: 127-134.
399. Miller B, Dockter M, el Torky M, Photopulos G. Small cell carcinoma of the cervix: a clinical and flow-cytometric study. *Gynecol Oncol.* 1991; 42: 27-33.
400. Chan JK, Loizzi V, Burger RA, et al. Prognostic factors in neuroendocrine small cell cervical carcinoma: a multivariate analysis. *Cancer.* 2003; 97: 568-574.
401. Albores-Saavedra J, Martinez-Benitez B, Luevano E. Small cell carcinomas and large cell neuroendocrine carcinomas of the endometrium and cervix: polypoid tumors and those arising in polyps may have a favorable prognosis. *Int J Gynecol Pathol.* 2008; 27: 333-339.
402. http://nih.techriver.net. 403. Koss LG. *Diagnostic Cytology and its Histopathologic Bases.* 3rd ed. Philadelphia: J.B. Lippincott; 1979.
404. Schneider V, Henry MR, Jimenez-Ayala M, et al. Cervical cancer screening, screening errors, and reporting. *Acta Cytol.* 2001; 45: 493-498.
405. Ducatman BS, Wang HH. *The PAP Smear: Controversies in Practice.* London: Arnold; 2002.
406. Nguyen GK, Nguyen-Ho P, Husain M, Husain EM. Cervical squamous cell carcinoma and its precursor lesions: cytodiagnostic criteria and pitfalls. *Anat Pathol.* 1998; 1: 139-164.
407. Christopherson WM, Scott MA. Trends in mortality from uterine cancer in relation to mass screening. *Acta Cytol.* 1977; 21: 5-9.
408. Davey DD, Gallion H, Jennings CD. DNA cytometry in postirradiation cervical-vaginal smears. *Hum Pathol.* 1992; 23: 1027-1031.
409. Pirog EC, Baergen RN, Soslow RA, et al. Diagnostic accuracy of cervical low-grade squamous intraepithelial lesions is improved with MIB-1 immunostaining. *Am J Surg Pathol.* 2001; 26: 70-75.
410. Zeng Z, Del Priore G, Cohen JM, Mittal K. MIB-1 expression in cervical Papanicolau tests correlates with dysplasia in subsequent cervical biopsies. *Appl Immunohistochem Mol Morphol.* 2002; 10: 15-19.
411. Schledermann D, Andersen BT, Bisgaard K, et al. Are adjunctive markers useful in routine cervical cancer screening? Application of p16(INK4a) and HPV-PCR on ThinPrep samples with histological follow-up. *Diagn Cytopathol.* 2008; 36: 453-459.
412. Kinney W, Stoler MH, Castle PE. Special commentary: patient safety and the next generation of HPV DNA tests. *Am J Clin Pathol.* 2010; 134: 193-199.
413. Wright TC Jr, Stoler MH, Sharma A, et al. Evaluation of HPV-16 and HPV-18 genotyping for the triage of women with high-risk HPV + cytology-negative results. *Am J Clin Pathol.* 2011; 36: 578-586.
414. Wright TC Jr, Stoler MH, Behrens CM, et al. Interlaboratory variation in the performance of liquid-based cytology: insights from the ATHENA trial. *Int J Cancer.* 2014; 134: 1835-1843.
415. Wright TC, Stoler MH, Behrens CM, et al. Primary cervical cancer screening with human papillomavirus: end of study results from the ATHENA study using HPV as the first-line screening test. *Gynecol Oncol.* 2015; 136: 189-197.
416. Seybolt JF. Thoughts on 'the numbers game. *Acta Cytol.* 1968; 12: 271-273.
417. Seybolt JF, Johnson WD. Cervical cytodiagnostic problems. A survey. *Am J Obstet Gynecol.* 1971; 109: 1089-1103.
418. Luff RD. The Bethesda System for reporting cervical/vaginal cytologic diagnoses. Report of the 1991 Bethesda workshop. The Bethesda System Editorial Committee. *Hum Pathol.* 1992; 23: 719-721.
419. Solomon D. The Bethesda Sytem for reporting cervical/vaginal cytologic diagnosis. An overview. *Int J Gynecol Pathol.* 1991; 10: 323-325.
420. The Bethesda System for reporting cervical/vaginal cytologic diagnosis: revised after the second National Cancer Institute Workshop, April 29–30, 1991. *Acta Cytol.* 1993; 37: 115-124.
421. Bonfiglio TA. Atypical squamous cell of undetermined significance: a continuing controversy. *Cancer.* 2002; 96: 125-127.
422. Herbst AL. The Bethesda System for cervical/vaginal cytologic diagnoses. A note of caution [editorial]. *Obstet Gynecol.* 1990; 76: 449-450.
423. Smith JH. Bethesda 2001. *Cytopathology.* 2002; 13: 4-10.
424. Solomon D, Davey D, Kurman R, et al. The 2001 Bethesda System: terminology for reporting results of cervical cytology. *JAMA.* 2002; 287: 2114-2119.
425. Wright TC Jr, Cox JT, Massad LS, et al. 2001 Consensus Guidelines for the management of women with cervical cytological abnormalities. *JAMA.* 2002; 287: 2120-2129.
426. Brand E, Berek JS, Nieberg RK, Hacker NF. Rhabdomyosarcoma of the uterine cervix. Sarcoma botryoides. *Cancer.* 1987; 60: 1552-1560.
427. Copeland LJ, Gershenson DM, Saul PB, et al. Sarcoma botryoides of the female genital tract. *Obstet Gynecol.* 1985; 66: 262-266.
428. Loughlin KR, Retik AB, Weinstein HJ, et al. Genitourinary rhabdomyosarcoma in children. *Cancer.* 1989; 63: 1600-1606.
429. Daya DA, Scully RE. Sarcoma botryoides of the uterine cervix in young women: a clinicopathological study of 13 cases. *Gynecol Oncol.* 1988; 29: 290-304.
430. Rivasi F, Botticelli L, Bettelli SR, Masellis G. Alveolar rhabdomyosarcoma of the uterine cervix. A case report confirmed by FKHR break-apart rearrangement using a fluorescence in situ hybridization probe on Paraffin-embedded tissues. *Int J Gynecol Pathol.* 2008; 27: 442-446.
431. Clement PB, Zubovits JT, Young RH, Scully RE. Malignant mullerian mixed tumors of the uterine cervix: a report of nine cases of a neoplasm with morphology often different from its counterpart in the corpus. *Int J Gynecol Pathol.* 1998; 17: 211-222.
432. Mathoulin-Portier MP, Pernault-Llorca F, Labit-Bouvier C, et al. Malignant mullerian mixed tumor of the uterine cervix and adenoid cystic component. *Int J Gynecol Pathol.* 1998; 17: 91-92.
433. Gallardo A, Prat J. Mullerian adenosarcoma: a clinicopathologic and immunohistochemical study of 55 cases challenging the existence of adenofibroma. *Am J Surg Pathol.* 2009; 33: 278-288.
434. Jones MW, Lefkowitz M. Adenosarcoma of the uterine cervix. A clinicopathological study of 12 cases. *Int J Gynecol Pathol.* 1995; 14: 223-229.
435. Hirschfield L, Kahn LB, Chen S, et al. Müllerian adenosarcoma with ovarian sex cord-like differentiation. *Cancer.* 1986; 57: 1197-1200.
436. Tiltman AJ. Leiomyomas of the uterine cervix: a study of frequency. *Int J Gynecol Pathol.* 1998; 17: 231-234.
437. Fraga M, Prieto O, Garcia-Caballero T, et al. Myxoid leiomyosarcoma of the uterine cervix. *Histopathology.* 1994; 25: 381-383.
438. Grayson W, Fourie J, Tiltman AJ. Xanthomatous leiomyosarcoma of the uterine cervix. *Int J Gynecol Pathol.* 1998; 17: 89-90.
439. Hanai J, Tsuji M. Uterine teratoma with lymphoid hyperplasia. *Acta Pathol Jpn.* 1981; 31: 153-159.
440. Khoor A, Fleming MV, Purcell CA, et al. Mature teratoma of the uterine cervix with pulmonary differentiation. *Arch Pathol Lab Med.* 1995; 119: 848-850.
441. Siddon A, Hui P. Glial heterotopia of the uterine cervix: DNA genotyping confirmation of its fetal origin. *Int J Gynecol Pathol.* 2010; 29: 394-397.
442. Luevano-Flores E, Sotelo J, Tena-Suck M. Glial polyp(glioma) of the uterine cervix. Report of a case with demonstration of glial fibrillary acidic protein. *Gynecol Oncol.* 1985; 21: 385-390.
443. Copeland LJ, Sneige N, Ordonez NG, et al. Endodermal sinus tumor of the vagina and cervix. *Cancer.* 1985; 55: 2558-2565.
444. Lee JD, Chang TC, Lai YM, et al. Choriocarcinoma of the cervix. *Acta Obstet Gynecol Scand.* 1992; 71: 479-481.
445. Yamazawa K, Ishikura H, Matsui H, et al. Seba-

ceous carcinoma of the uterine cervix: a case report. *Int J Gynecol Pathol.* 2002; 22: 92-94.
446. Bell DA, Shimm DS, Gang DL. Wilms'tumor of the endocervix. *Arch Pathol Lab Med.* 1985; 109: 371-373.
447. Barua R. Post-cone biopsy traumatic neuroma of the uterine cervix. *Arch Pathol Lab Med.* 1989; 113: 945-947.
448. Tiltman AJ, Duffield MS. Postpartum microneuromas of the uterine cervix. *Histopathology.* 1996; 28: 153-156.
449. Gersell DJ, Fulling KH. Localized neurofibromatosis of the female genitourinary tract. *Am J Surg Pathol.* 1989; 13: 873-878.
450. Gwavava NJ, Traub AL. A neurilemmoma of the cervix. *Br J Obstet Gynaecol.* 1980; 87: 444-446.
451. Terzakis JA, Opher E, Melamed J, et al. Pigmented melanocytic schwannoma of the uterine cervix. *Ultrastruct Pathol.* 1990; 14: 357-366.
452. Bernstein HB, Broman JH, Apicelli A, Kredentser DC. Primary malignant schwannoma of the uterine cervix: a case report and literature review. *Gynecol Oncol.* 1999; 74: 288-292.
453. Keel SB, Clement PB, Prat J, Young RH. Malignant schwannoma of the uterine cervix: a study of three cases. *Int J Gynecol Pathol.* 1998; 17: 223-230.
454. Rahimi K, Shaw PA, Chetty R. Solitary fibrous tumor of the uterine cervix. *Int J Gynecol Pathol.* 2010; 29: 189-192.
455. Sobel N, Carcangiu ML. Primary pigmented neuroectodermal tumor of the uterine cervix. *Int J Surg Pathol.* 1994; 2: 31-36.
456. Deppisch LM. Cervical melanosis. *Obstet Gynecol.* 1983; 62: 525-526.
457. Gibbons D, Lindberg GM, Ashfaq R, Saboorian MH. Localized amyloidosis of the uterine cervix. *Int J Gynecol Pathol.* 1998; 17: 368-371.
458. Yilmaz AG, Chandler P, Hahm GK, et al. Melanosis of the uterine cervix: a report of two cases and discussion of pigmented cervical lesions. *Int J Gynecol Pathol.* 1999; 18: 73-76.
459. Patel DS, Bhagavan BS. Blue nevus of the uterine cervix. *Hum Pathol.* 1985; 16: 79-86.
460. Uehara T, Izumo T, Kishi K, et al. Stromal melanocytic foci('blue nevus') in step sections of the uterine cervix. *Acta Pathol Jpn.* 1991; 41: 751-756.
461. Zevallos-Giampietri EA, Barrionuevo C. Common blue nevus of the uterine cervix: case report and review. *Appl Immunohistochem Mol Morphol.* 2004; 12: 79-82.
462. Clark KC, Butz WR, Hapke MR. Primary malignant melanoma of the uterine cervix: case report with world literature review. *Int J Gynecol Pathol.* 2002; 18: 265-273.
463. Kristiansen SB, Anderson R, Cohen DM. Primary malignant melanoma of the cervix and review of the literature. *Gynecol Oncol.* 1992; 47: 398-403.
464. Ishikura H, Kojo T, Ichimura H, Yoshiki T. Desmoplastic malignant melanoma of a uterine cervix: a rare primary malignancy in the uterus mimicking a sarcoma. *Histopathology.* 1998; 33: 93-94.
465. Pusceddu S, Bajetta E, Buzzoni R, et al. Primary uterine cervix melanoma resembling malignant peripheral nerve sheath tumor: a case report. *Int J Gynecol Pathol.* 2008; 27: 596-600.
466. Volpe R, Canzonieri V, Gloghini A, Carbone A. 'Lipoleiomyoma with metaplastic cartilage'(benign mesenchymoma) of the uterine cervix. *Pathol Res Pract.* 1992; 188: 799-801.
467. Kondi-Pafiti A, Kairi-Vassilatou E, Spanidou-Carvouni H, et al. Vascular tumors of the female genital tract: a clinicopathological study of nine cases. *Eur J Gynaecol Oncol.* 2003; 24: 48-50.
468. Albores-Saavedra J, Gilcrease M. Glomus tumor of the uterine cervix. *Int J Gynecol Pathol.* 1999; 18: 69-72.
469. Clement PB. Miscellaneous primary tumors and metastatic tumors of the uterine cervix. *Semin Diagn Pathol.* 1990; 7: 228-248.
470. Bloch T, Roth LM, Stehman FB, et al. Osteosarcoma of the uterine cervix associated with hyperplastic and atypical mesonephric rests. *Cancer.* 1988; 62: 1594-1600.
471. Foschini MP, Eusebi V, Tison V. Alveolar soft part sarcoma of the cervix uteri. A case report. *Pathol Res Pract.* 1989; 184: 354-358.
472. Nielsen GP, Oliva E, Young RH, et al. Alveolar soft-part sarcoma of the female genital tract. A report of nine cases and review of the literature. *Int J Gynecol Pathol.* 1995; 14: 283-292.
473. Sahin AA, Silva EG, Ordonez NG. Alveolar soft part sarcoma of the uterine cervix. *Mod Pathol.* 1989; 2: 676-680.
474. Cenacchi G, Pasquinelli G, Montanaro L, et al. Primary endocervical extaosseous Ewing's sarcoma/ PNET. *Int J Gynecol Pathol.* 1998; 17: 83-88.
475. Ferry JA, Young RH. Malignant lymphoma, pseudolymphoma, and hematopoietic disorders of the female genital tract. *Pathol Annu.* 1991; 26(Pt 1): 227-263.
476. Malpica A, Moran CA. Primitive neuroectodermal tumor of the cervix: a clinicopathologic and immunohistochemical study of two cases. *Ann Diagn Pathol.* 2002; 6: 281-287.
477. Lagoo AS, Robboy SJ. Lymphoma of the female genital tract: current status. *Int J Gynecol Pathol.* 2006; 25: 1-21.
478. Aozasa K, Saeki K, Ohsawa M, et al. Malignant lymphoma of the uterus. Report of seven cases with immunohistochemical study. *Cancer.* 1993; 72: 1959-1964.
479. Moore WF, Bentley RC, Kim KR, et al. Goblet-cell mucinous epithelium lining the endometrium and endocervix: evidence of a metastasis from an appendiceal primary tumor through the use of cytokeratin-7 and -20 immunostains. *Int J Gynecol Pathol.* 1998; 17: 363-367.
480. Kosari F, Daneshbod Y, Parwaresch R, et al. Lymphomas of the female genital tract: a study of 186 cases and review of the literature. *Am J Surg Pathol.* 2005; 29: 1512-1520.
481. Perren T, Farrant M, McCarthy K, et al. Lymphomas of the cervix and upper vagina: a report of five cases and a review of the literature. *Gynecol Oncol.* 1992; 44: 87-95.
482. Ma J, Shi QL, Zhou XJ, et al. Lymphoma-like lesion of the uterine cervix: report of 12 cases of a rare entity. *Int J Gynecol Pathol.* 2007; 26: 194-198.
483. Young RH, Harris NL, Scully RE. Lymphoma-like lesions of the lower female genital tract. A report of 16 cases. *Int J Gynecol Pathol.* 1985; 4: 289-299.
484. Geyer JT, Ferry JA, Harris NL, et al. Florid reactive lymphoid hyperplasia of the lower female genital tract(lymphoma-like lesions): a benign condition that frequently harbors clonal immunoglobulin heavy chain gene rearrangements. *Am J Surg Pathol.* 2010; 34: 161-168.
485. Abeler V, Kjorstad KE, Langholm R, Marton PF. Granulocytic sarcoma(chloroma) of the uterine cervix. Report of two cases. *Int J Gynecol Pathol.* 1983; 2: 88-92.
486. Garcia MG, Deavers MT, Knoblock RJ, et al. Myeloid sarcoma involving the gynecologic tract: a report of 11 cases and review of the literature. *Am J Clin Pathol.* 2006; 125: 783-790.
487. Seo IS, Hull MT, Pak HY. Granulocytic sarcoma of the cervix as a primary manifestation. Case without overt leukemic features for 26 months. *Cancer.* 1977; 40: 3030-3037.
488. Abenoza P, Shek Y, Perrone T. Inflammatory pseudotumor of the cervix. *Int J Gynecol Pathol.* 1994; 13: 80-86.
489. Murray J, Fox H. Rosai–Dorfman disease of the uterine cervix. *Int J Gynecol Pathol.* 1991; 10: 209-213.
490. Imachi M, Tsukamoto N, Amagase H, et al. Metastatic adenocarcinoma to the uterine cervix from gastric cancer. A clinicopathologic analysis of 16 cases. *Cancer.* 1993; 71: 3472-3477.
491. Lemoine NR, Hall PA. Epithelial tumors metastatic to the uterine cervix. A study of 33 cases and review of the literature. *Cancer.* 1986; 57: 2002-2005.
492. McCluggage WG, Hurrell DP, Kennedy K. Metastatic carcinomas in the cervix mimicking primary cervical adenocarcinoma and adenocarcinoma in situ: report of a series of cases. *Am J Surg Pathol.* 2010; 34: 735-741.

33 子宫：子宫体

Blake Gilks 著　张　彤 译　戴　林 校

章目录

正常解剖结构

未生育过的成年女性的子宫是一个中空、梨形器官，重 40 ~ 80 g，长轴长 7 ~ 8 cm。子宫分为**子宫颈（cervix）**（第 32 章中讨论）和**子宫体（corpus）**。双侧输卵管入口之间的连线的子宫上方称为**子宫底（fundus）**，子宫底两侧有输卵管开口处称为**子宫角（cornua）**，子宫体与子宫颈的连接处称为**子宫峡部（isthmus）**或**子宫下段（lower uterine segment）**。

子宫腔呈三角形，长约 6 cm。子宫腔衬覆的子宫黏膜构成子宫的内层（子宫内膜），其周围环绕着厚的肌层，其外则被覆浆膜，浆膜层延伸至腹膜折返。大体检查时有助于辨认子宫全切除标本的前后部的两个线索是：①子宫后壁的腹膜折返点较前壁低；②子宫前壁显示输卵管入口位于圆韧带后方[1]。

子宫的淋巴引流至丰富的淋巴结网，主要包括：子宫旁和子宫颈旁淋巴结，髂内（下腹动脉）、髂外和髂总淋巴结，主动脉周淋巴结，以及腹股沟淋巴结。

子宫内膜由腺体和间质组织，被分为深层的**基底层（basal layer）**和表面的**功能层（functional layer）**。子宫内膜基底层等同于其他上皮的储备细胞层，负责月经后子宫内膜的再生；其由增生能力较弱的腺体和梭形细胞间质构成。子宫内膜功能层又可再分为两层：**致密层（compactum）**（靠近表面）和**海绵层（spongiosum）**（靠近基底）。子宫内膜间质组织主要由子宫内膜间质细胞（随月经周期发生明显变化，见下文）和血管（其中螺旋小动脉最具特征性）构成，其他成分还有间质粒细胞。子宫内膜间质细胞的免疫组织化学表达以 CD10 为主、以 CD34 为辅，而宫颈间质的表达谱正好相反[2]。子宫内膜腺体的表型谱将与该处发生的各类病理性改变一起讨论[3-4]；需要提醒读者警惕的是，子宫内膜细胞也可表达两个与乳腺和肺 / 甲状腺相关的标志物，分别为乳球蛋白（mammaglobin）和甲状腺转录因子 -1（thyroid transcription factor-1, TTF-1）[5-6]。

在生育年龄，正常子宫内膜在排卵周期中会发生一系列连续的变化，以利于受精卵着床[7]（图 33.1）。如果卵子未受精，则增生的子宫内膜会随着月经脱落，如此周而复始。正常的子宫内膜周期包括子宫内膜腺体和间质的变化，病理医师可以通过显微镜下检查来判断月经周期所处的阶段[8]。Noyes 等[9-10]在一系列的经典论文中提出了一个特异性标准，以相对准确地判断子宫内膜所处的阶段（图 33.2）。病理医师曾经一度被要求在子宫内膜活检标本中确定子宫内膜所处阶段（即评估相对于排卵期的子宫内膜腺体和间质的发育情况）——即被用于检查不孕症，但这种需求在过去十年间已经显著降低。然而，所有病理医师都应熟悉子宫内膜的正常周期变化。

一般情况下，功能性子宫内膜的变化是较为一致的[9]。子宫内膜表面上皮对激素不如腺上皮对激素敏感。出现核下空泡被认为是排卵的证据，切片中至少50%的功能层腺体应出现核下空泡；当子宫内膜受到持续的、无拮抗的雌激素刺激时，常常出现核下空泡的不协调发展（所谓的子宫内膜增生紊乱）。中性粒细胞浸润，在组织退变（从第26天起开始）区域可见到大量，在月经周期的其他日子里则很少见；应当将它们同前文提到的间质粒细胞区分开，后者氯乙酸酯酶染色呈阴性[11]。

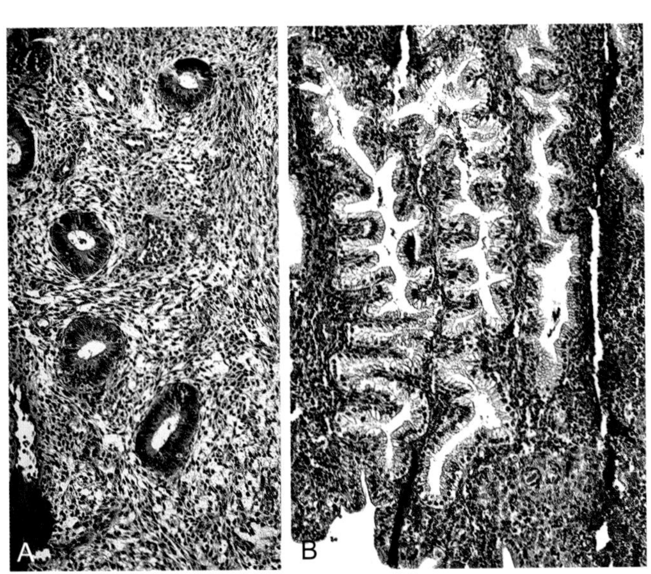

图 33.1 正常子宫内膜。**A**，增生期；**B**，分泌期

当月经期标本中出现细胞核密集、鳞状上皮样表现以及局灶嗜酸性胞质时，注意不要与恶性病变或其他病理性改变混淆。在极少数情况下，血管腔内可见到月经期子宫内膜，这种情况更容易导致过诊断[12]。值得注意的是，子宫内膜也可以出现在子宫肌层的血管中，与月经无关[13]。

子宫内膜的基底层不会受到黄体酮的影响，同样，子宫下段内膜对激素刺激也不敏感，可以表现的与功能层完全不同[14]。子宫下段内膜逐渐移行为宫颈内膜，在子宫内膜标本（活检或者诊断性刮宫）中可以见到混杂存在的子宫内膜 - 宫颈内膜腺体和间质。

子宫内膜标本中一旦出现前蜕膜反应，又有腺体分泌和间质水肿，即子宫内膜标本中同时出现这三种表现，则表明受精卵已经着床。这种妊娠相关的现象的过度表现被称为 **Arias-Stella 反应（Arias-Stella reaction）**，最初是由秘鲁的病理医师 Javier Arias-Stella 描述的[15]。在 Arias-Stella 反应中，子宫内膜腺体呈分泌期或增殖期改变，伴有显著的核的变化，表现为细胞核深染和体积明显增大（图 33.3）。还可出现正常的和异常的核分裂象[16]。这些变化几乎总是呈灶状分布，并可发生于子宫颈以及宫颈息肉、腺肌症和子宫内膜异位症的病变中[17]。它们还较常见于流产后的刮宫标本中（占此类病例的20%～70%，可持续数周），也可见于正常或异位妊娠、水泡状胎块、绒毛膜癌以及（少数情况下）外源性激素使用后[18-20]。在水泡状胎块和绒毛膜癌中，子宫内膜细胞可见巨型核。最重要的鉴别诊断是浆液性和透明细胞型

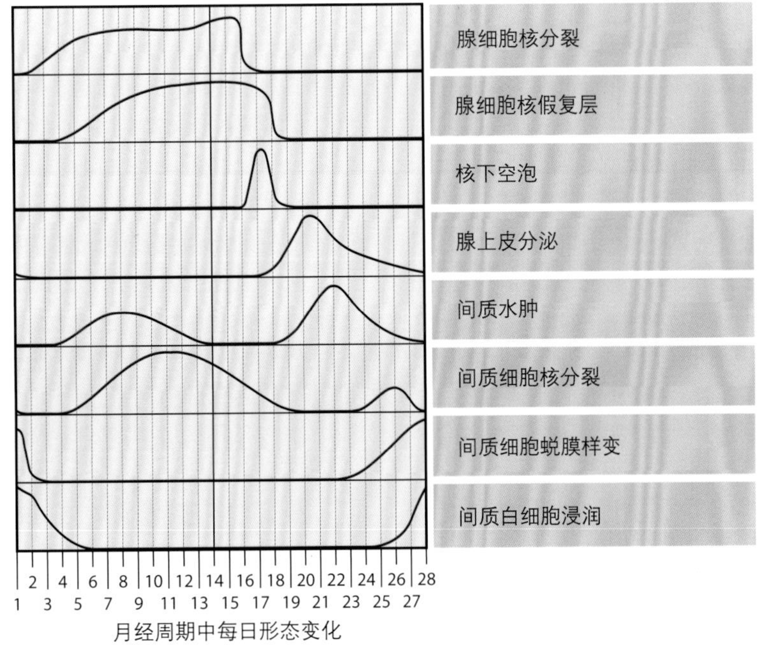

图 33.2 **子宫内膜的周期性改变**。与形态学变化的大致关系（From American Society for Reproductive Medicine. Noyes RW, Hertig AT, Rock J. Dating the endometrial biopsy. *Fertil Steril*. 1950; 1: 3–25）

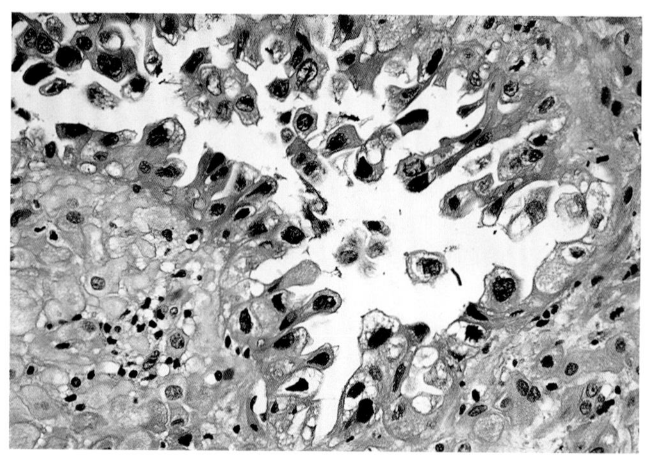

图 33.3 **子宫内膜中的 Arias-Stella 反应**。不要与恶性病变混淆

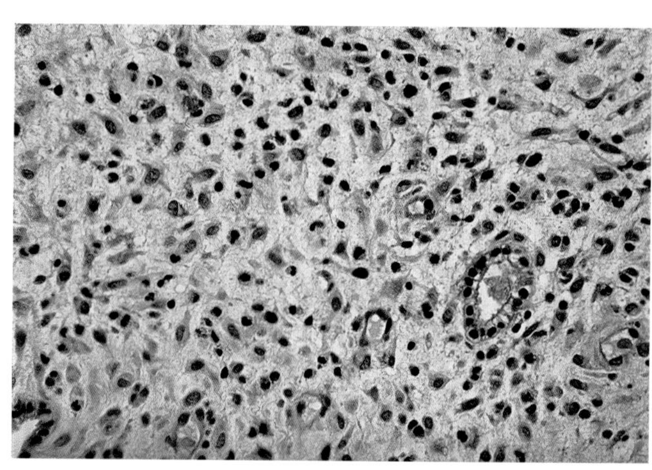

图 33.4 长期服用避孕药后子宫内膜的典型表现。可见腺体稀少且萎缩，间质明显且有蜕膜的特征，反映了孕激素的显著作用

子宫内膜腺癌。对此，Ki-67 和 p53 免疫组织化学染色是有帮助的，两者在 Arias-Stella 反应中通常分别为低表达和野生型表达[21]。

另外一个与妊娠相关的有意思的子宫内膜改变（常与 Arias-Stella 反应相关）是局灶腺细胞中出现透明核，与病毒包涵体相似；这些变化是由于正常的核染色质被与生物素发生免疫反应的纤细的丝网状结构取代所致[22-24]。

个别情况下，缺少外源性或内源性过量黄体酮的绝经后子宫内膜中也可以出现“特发性”蜕膜反应[25]。

绝经后，子宫内膜变得不活跃（腺体被覆代谢活性低的、无核分裂象的立方上皮细胞和相关的间质）或萎缩（无活性上皮细胞条索，伴有或不伴有少量间质）。这时子宫内膜腺体可以呈囊性扩张（囊性萎缩），但被覆的细胞呈萎缩样改变，这点与不伴有非典型性的子宫内膜增生症不同，后者可以出现囊性腺体，但被覆增生的柱状细胞。尽管可以通过有无子宫内膜间质来鉴别非活动性和萎缩性子宫内膜，但这没有临床意义。绝经后出血的子宫内膜活检标本是最常见的标本，这些标本大多数都表现为非活动性 / 萎缩性子宫内膜。子宫内膜癌和子宫内膜息肉导致的绝经后出血发生率都是 5% ~ 15%[26-27]。在大多数没有典型病理改变（即只表现非活动性 / 萎缩性子宫内膜）的病例中，子宫内膜血管的退化以及其他改变有一定的病因提示作用[28-29]。

子宫肌层的中间部分含有丰富的厚壁血管网，这个特征大体检查中即可发现。有时在子宫肌壁中可见一种特殊的血管结构，即在裂隙样间隙中出现明显的游离动脉，这些裂隙被认为是静脉通路[30]。

激素治疗的影响

雌激素治疗

外源性**雌激素治疗**（**estrogen therapy**）可以有效地刺激周期性或绝经后子宫内膜[31]。接受无拮抗的雌激素治疗常常可导致子宫内膜增生症，而且这可以进展为非典型性增生和子宫内膜腺癌[32-33]。继发于无拮抗的雌激素的大多数肿瘤分化较好、表浅且预后好[34]。

孕激素类药物

孕激素类药物（**progestational agent**）由于治疗和避孕目的而广泛应用，实践中常常遇见继发于孕激素作用的子宫内膜改变[35-37]。这种外源性孕激素的作用主要见于间质，主要表现为显著的假蜕膜样变[38]（图 33.4）。与间质的显著变化不同，其腺体比较小，散在分布于间质中，呈萎缩性改变。

服用口服避孕药的患者的子宫内膜呈孕激素优势改变，不同程度地显示上文描述的特征，即间质变化显著，有假蜕膜样改变和小的萎缩性腺体[39]。极少数情况下，服用口服避孕药的患者的子宫内膜中可见到局灶 Arias-Stella 样腺体变化特征。在大多数病例中，停用孕激素后几周，子宫内膜可恢复正常状态。

对因绝经症状而接受激素替代治疗的患者，通常采取低剂量的雌激素和孕激素联合应用，目的是缓解绝经症状、又不刺激子宫内膜。因此，其子宫内膜呈非活跃性或萎缩性。如果接受绝经后激素替代治疗的患者出现出血，而且活检显示增生性改变，则提示子宫内膜的雌激素刺激过量；如果不调整剂量，则可能会出现持续性出血。

继发于子宫内膜增生症高剂量孕激素治疗的子宫内膜特征将在子宫内膜增生症部分讨论。

曼月乐避孕环（左炔诺孕酮）（**Mirena coil**）（**levonorgestrel**）已越来越多地被用于治疗月经过多 / 子宫内膜增生症，可诱导出多种子宫内膜改变，包括假蜕膜样变、黏液变、溃疡、炎性浸润、间质玻璃样变结节、表面上皮微乳头改变、蜕膜梗死、退行性钙化和其他改变[40]。

孕激素受体调节剂（progesterone receptor modulator）被用于治疗子宫内膜异位症和子宫平滑肌瘤时仅引起轻微的或暂时的子宫内膜变化，但是，可以引起腺体的囊性扩张，这需要与子宫内膜增生症进行鉴别诊断[41]。子宫内膜腺体囊壁被覆的上皮细胞呈不活跃性，而且无核下空泡，这点可以用于与子宫内膜增生症进行鉴别[42]。常可见异常的间质血管。

他莫昔芬

他莫昔芬（tamoxifen）是一种人工合成的抗雌激素药物，用于乳腺癌的治疗和预防。它既能拮抗卵巢分泌的雌激素对子宫内膜的作用，又能在卵巢不分泌雌激素时起到反常的雌激素作用[43-45]。他莫昔芬的使用与子宫内膜增殖性病变（例如子宫内膜增生症、息肉和恶性肿瘤）的发生率升高相关[46-47]，但由于恶性肿瘤并不常见，目前认为尚不需要对服用该药物的人群进行例行子宫内膜活检[48]。他莫昔芬导致的这些改变并不是特异性的[49]，因此，接受他莫昔芬治疗的患者与未接受他莫昔芬治疗患者的子宫内膜活检标本的诊断所用的术语和标准是一致的。至于应用他莫昔芬人群发生的子宫内膜癌，在两项病例研究报道中，有相当一部分为高级别、预后差[50-52]，但其他大多数研究中为低级别子宫内膜腺癌[53]，因此，这两项研究可能反映了一定的选择偏差。

子宫内膜炎

急性子宫内膜炎（acute endometritis）通常与流产、产后状态及使用各种器械有关。病理医师很少见到淋球菌性子宫内膜炎，因为淋球菌的生命力非常短暂。在做出急性子宫内膜炎诊断之前，病理医师应当牢记，在月经周期的第26、27和28天，子宫内膜中出现中性粒细胞属于正常现象[54]。

慢性子宫内膜炎（chronic endometritis）的特征为淋巴细胞和浆细胞浸润（常伴有少量嗜酸性粒细胞[55]），可发生于妊娠或流产后，或因放置宫内避孕器（IUD），或因黏膜下子宫肌瘤，或因黏液脓性宫颈炎和（或）盆腔炎症性疾病（pelvic inflammatory disease, PID）[56-57]。慢性子宫内膜炎与不孕症或复发性种植失败有一定关系。有证据表明，对这些患者进行抗生素治疗后进行体外受精可以得到更好的结果，因此，慢性子宫内膜炎是一个重要的、具有临床可行性的诊断[58]。慢性子宫内膜炎最常见的症状是阴道出血和盆腔疼痛，但大多数患者是没有症状的[57]。需要强调的是，子宫内膜功能层中出现有或没有生发中心的淋巴滤泡是一种正常现象，不应将其作为慢性子宫内膜炎的诊断依据[59]。因此，浆细胞的辨认成为诊断慢性子宫内膜炎的重要指标，可通过传统的形态学标准或有人提出的免疫染色方法检测免疫球蛋白[60]、CD38[61]、VS38[61]或多配体蛋白聚糖-1（syndecan-1）[62]的表达来辨认（图33.5）。然而，应当记住的是，非子宫内膜炎中也可以有散在的浆细胞[63]，而且免疫染色显

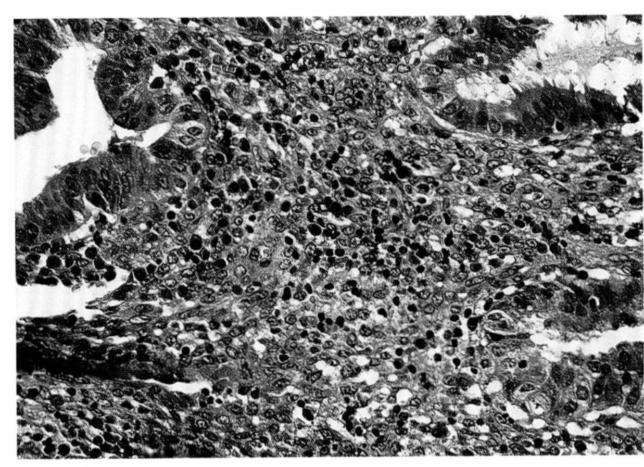

图33.5 慢性子宫内膜炎，可见间质内富于淋巴细胞和浆细胞的炎症细胞浸润

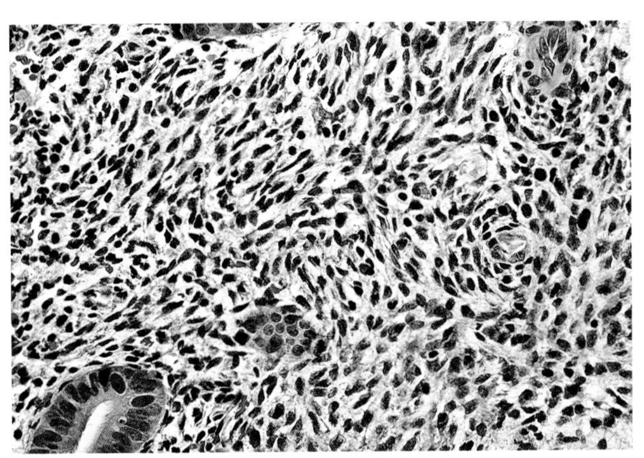

图33.6 子宫内膜间质细胞呈卵圆形到梭形，偶尔为星状，是慢性子宫内膜炎的诊断线索

示有少量的浆细胞也不应过诊断为子宫内膜炎。很明显，在确定慢性子宫内膜炎的诊断标准方面还有重要的工作要做。如果找到浆细胞以及异常的周期模式，有局灶单核细胞浸润，腺腔内有炎细胞，间质致密，间质细胞呈放射状增生，或出现灶性坏死或钙化，则提示存在炎症的可能性（图33.6）。腺体的变化通常是伴有炎症反应。子宫内膜表面出现中性粒细胞是提示PID的指标，尤其是同时在子宫内膜间质找到浆细胞时[64]

除非炎症非常严重，大部分类型的子宫内膜炎（结节病除外，见下文）一般均不累及子宫肌层。

为避孕而放置的**宫内避孕器（intrauterine device, IUD）**会导致多种生物学改变[65-66]。最常见的改变是局灶性或广泛性慢性子宫内膜炎，并可伴有坏死和鳞状上皮化生[67-68]。偶尔，炎症可通过输卵管播散导致PID，并且有时会出现输卵管-卵巢脓肿[69-70]。放线菌是其病原体之一[71-73]（图33.7）。这种病原体可在组织学切片或细胞学涂片中检测到[74]，但要注意与假放线菌放射性颗粒鉴别，后者缺乏中心分枝状细丝和白喉样结构[75]。这些变化也可继发于子宫放入曼月乐避孕环之后，详见上文的描述。

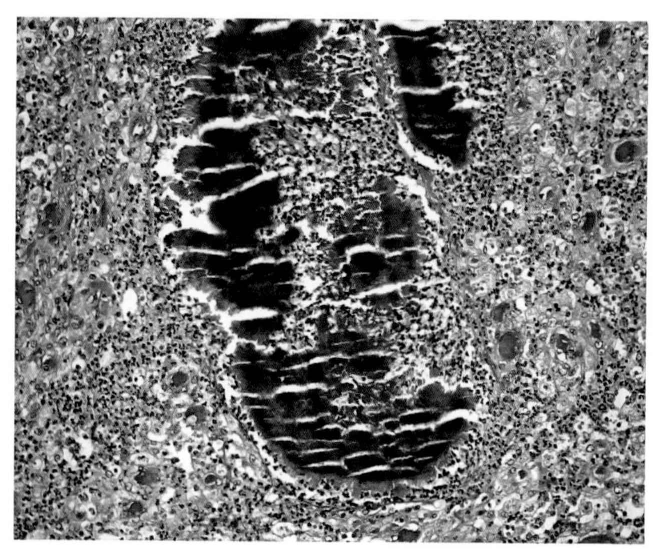

图 33.7 宫内避孕器（IUD）相关性子宫放线菌病。病变已经播散到盆腔

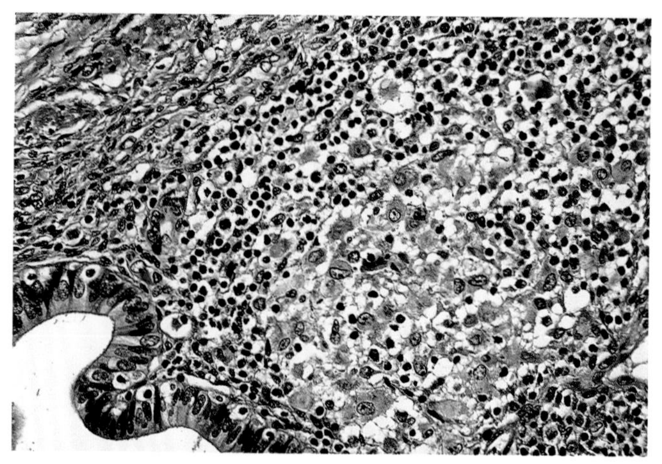

图 33.8 子宫内膜非干酪性肉芽肿，符合结节病

子宫积脓（**pyometra**）是指脓液在子宫腔内聚集，是阻塞和合并感染的结果。Whiteley 和 Hamlett [76] 对 35 例绝经后子宫积脓患者进行了回顾研究，发现其中仅有 5 例继发于癌，其余 30 例是由于老年性闭锁、手术或烧灼术导致的良性宫颈狭窄所致。

子宫积血（**hematometra**）是指血液在子宫腔内聚集，通常是由于子宫颈闭塞所致。子宫积血可导致子宫内膜消失，代之以片状、含有脂质的组织细胞，当病变弥漫时称为**组织细胞性或黄色肉芽肿性子宫内膜炎**（**histiocytic or xanthogranulomatous endometritis**）；而当病变局限时则称为**结节性组织细胞增生**（**nodular histiocytic hyperplasia**）[77-78]。有时这些组织细胞的胞质内可见黄棕色色素，称为**含蜡样脂组织细胞肉芽肿**（**ceroid-containing histiocytic granuloma**）[79]。

子宫内膜结核（**endometrial tuberculosis**）在美国罕见，但在世界其他地方仍然常见；常表现为月经失调。其组织学诊断是基于在结核结节中或通过细菌培养发现抗酸杆菌做出。浆细胞和白细胞的出现常由继发感染导致 [80]。结核结节可能很难找到，除非进行多层次的刮宫检查。由于肉芽肿多集中出现在子宫内膜功能层的浅层，建议在分泌晚期取活检，而且对活检组织要同时进行培养和组织学检查。

衣原体感染（**chlamydial infection**）可以通过免疫组织化学 [81-82] 或 PCR[83] 证实子宫内膜上皮细胞内存在衣原体抗原做出诊断。这些病例可伴有严重的急性和（或）慢性炎症，常有多量浆细胞浸润，事实上已经有人提出，出现大量浆细胞提示存在**衣原体**（**Chlamydia**）感染 [84]。

子宫内膜的**病毒性感染**（**viral infection**）可能比通常认为的更为常见。巨细胞病毒性子宫内膜炎和弥漫性乳头状瘤病（湿疣）均有文献报道 [85-86]；前者可呈肉芽肿性炎改变 [87]。

子宫**球孢子菌病**（**coccidioidomycosis**）在美国已有几例病例报道，表现为局灶性感染；它可能来源于临床症状不明显且完全消退的原发性肺部感染 [88-89]。

子宫内膜的**术后肉芽肿**（**postoperative granuloma**）已有描述，发生于子宫内膜部分切除术后；这种病变被认为可能相当于男性经尿道（前列腺）切除术（TUR）治疗后出现的前列腺和膀胱的病变 [90-91]。

子宫内膜**软斑病**（**malakoplakia**）也已有报道，有时表现为复发性病变，偶尔伴有子宫内膜腺癌 [92]。

子宫可发生**结节病**（**sarcoidosis**），但其诊断仍需通过排除诊断得出 [93]（图 33.8）。与结核不同，它的肉芽肿性反应通常会扩散到子宫肌层 [94]。肉芽肿性子宫内膜炎也可继发于宫腔镜子宫内膜切除术后 [95]。

巨细胞性动脉炎（**giant cell arteritis**）可累及老年女性的子宫和其他女性的生殖器官，可以是孤立性表现（也就是说没有系统性症状和正常急性期反应），也可以是全身巨细胞性动脉炎的局部表现 [96-98]。前者较后者常见 [98]，但有时女性生殖系统病变可为系统性结节性动脉周围炎的首发表现 [99]。超过 90% 的子宫肌层孤立性血管炎患者都有一个非肉芽肿性病史 [100]。

化生

子宫内膜的腺体和间质常发生各种化生性改变，其中多数是由激素诱导的。这些化生性改变常伴有子宫内膜的腺体增生性改变，但它们也可单独发生；因此，要对它们进行单独评估。不要将化生本身看成是存在肿瘤性病变的证据；但是，如果出现鳞状化生和黏液化生，应警惕伴有子宫内膜增生症的可能。乳头状合体细胞和纤毛细胞化生很少与子宫内膜增生症相关。子宫内膜化生包括：

1. **鳞状**（**桑葚**）**化生**（**squamous (morular) metaplasia**）：最常见于增生的子宫内膜，但有时伴有子宫平滑肌瘤或息肉 [101]。明显的角化非常罕见［子宫**鱼鳞藓**（**ichthyosis uteri**）］。比较常见的是出现非角化的鳞状细胞——或弥漫性分布（腺棘皮病）[102]，或呈浆果样聚集（桑葚体或桑葚状化生）[103]（图 33.9）。大多数见于绝经前女性、接受外源性激素治疗或伴有多囊卵

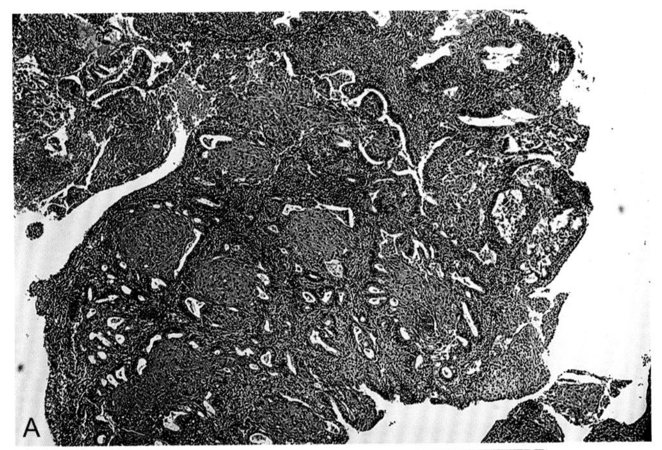

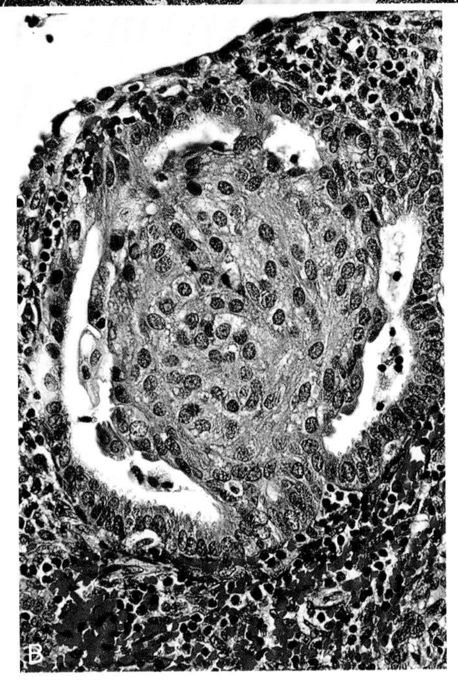

图 33.9 **A** 和 **B**，子宫内膜鳞状化生，伴有桑葚体

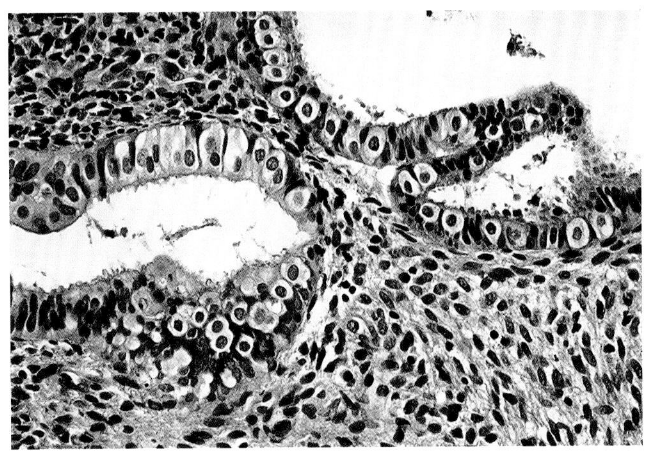

图 33.10 **子宫内膜黏膜层输卵管化生**。可见构成正常输卵管黏膜上皮的三种细胞

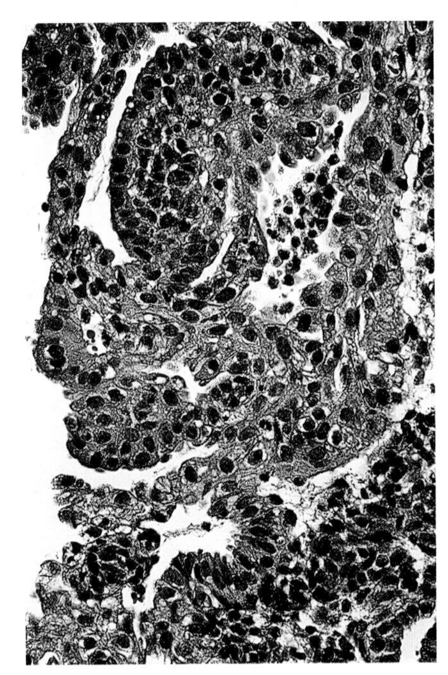

图 33.11 子宫内膜乳头状（合体细胞）化生

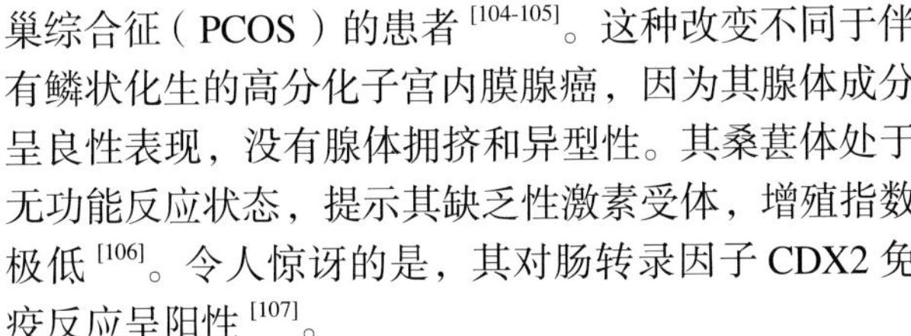

巢综合征（PCOS）的患者[104-105]。这种改变不同于伴有鳞状化生的高分化子宫内膜腺癌，因为其腺体成分呈良性表现，没有腺体拥挤和异型性。其桑葚体处于无功能反应状态，提示其缺乏性激素受体，增殖指数极低[106]。令人惊讶的是，其对肠转录因子 CDX2 免疫反应呈阳性[107]。

2. **纤毛细胞（输卵管）化生（ciliated cell (tubal) metaplasia）**：正常子宫内膜黏膜层可见散在的纤毛细胞；当纤毛细胞大量增加时，其表现与输卵管上皮相似，故称为纤毛细胞（输卵管）化生[108]（图 33.10）。纤毛细胞化生常见于萎缩性子宫内膜，以至于不需要对这种改变进行描述。偶尔，这种改变可伴有细胞核非典型性[**非典型输卵管化生（atypical tubal metaplasia）**]，但即便如此，也不能将其看做是子宫内膜腺癌发生的高危因素[109]。
3. **乳头状合体细胞化生（papillary syncytial metaplasia）（乳头状合体细胞改变）**：这种变化的特征是，嗜酸性细胞沿表面上皮聚集成合体细胞和乳头状结构（图 33.11）；常见于子宫内膜崩解[110]。
4. **黏液化生（mucinous metaplasia）**：在这种情况下，子宫内膜黏膜层在形态学、组织化学和超微结构上都变得与宫颈内膜黏膜层相似[111-112]（图 33.12）；特别常见于子宫内膜息肉。其最主要的鉴别诊断是正常子宫颈、子宫内膜的非典型黏液增生 / 子宫内膜腺癌的黏液变性[113]。至于与正常子宫颈的鉴别，其黏液化生常陷于子宫内膜组织内（即与子宫内膜间质细胞和非化生性子宫内膜腺上皮相关），而缺乏宫颈细胞。黏液化生应是局灶性的、温和的，没有腺体结构特征；当其出现时，是否做出非典型黏液腺体增生（下

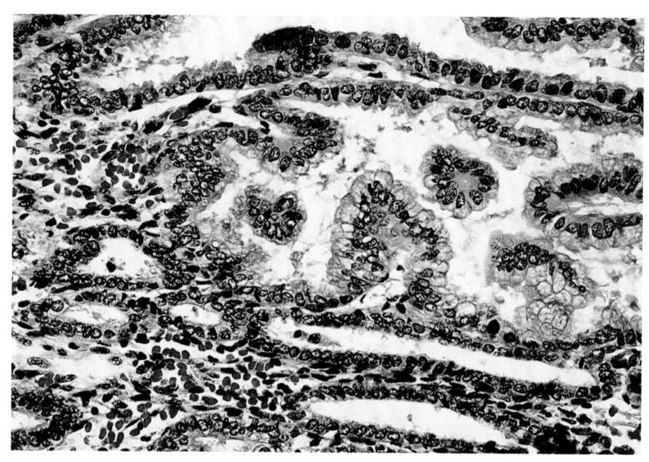
图 33.12 **子宫内膜黏液化生**。注意，细胞呈柱状，胞核位于基底部，胞质富含黏液

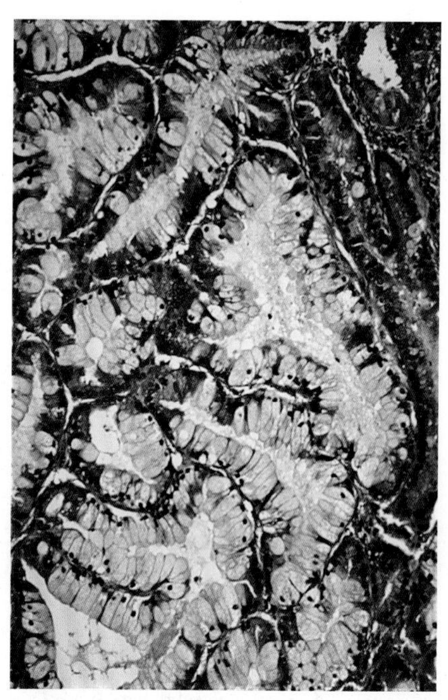
图 33.13 **子宫内膜透明细胞化生**。可见胞质呈细颗粒状

文讨论）的诊断引起人们注意。

5. **嗜酸细胞（嗜酸性；嗜酸瘤细胞性）化生（eosinophilic (oxyphilic; oncocytic) metaplasia）**：其特征是细胞含有丰富的嗜酸性胞质[114]。嗜酸细胞化生需要与子宫非典型性增生和非常罕见的嗜酸细胞癌鉴别，嗜酸细胞化生缺乏腺体拥挤和细胞核非典型性的特征[115-116]。
6. **鞋钉状和透明细胞化生（hobnail and clear cell metaplasia）**：在这些关系密切的化生性病变中，上皮细胞呈高柱状，胞质透明，细胞核位于顶端（图 33.13）。需要与透明细胞（中肾管）腺癌进行鉴别[115]。
7. **Arias-Stella 反应（Arias-Stella reaction）**：见正常解剖学项下。
8. **间质化生（stromal metaplasia）**：包括在子宫内膜间质中形成岛状平滑肌[117]、软骨[118]和骨[119]。需要注意的是，在某些情况下，出现软骨或骨组织可能是胎儿残留的结果[120]。

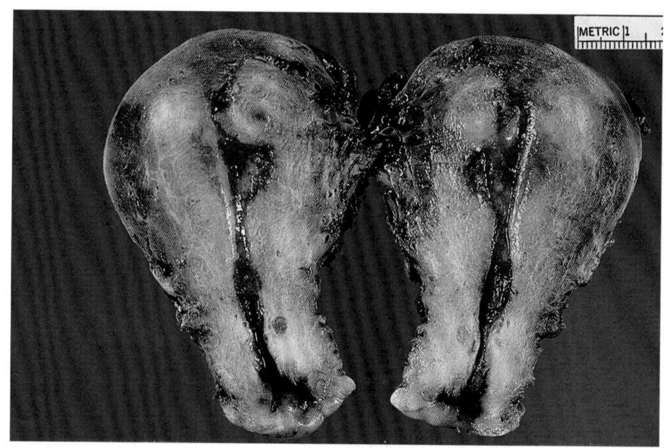

图 33.14 **子宫腺肌症的大体表现**。可见肌壁不规则增厚，其内可见小出血灶

腺肌症和子宫内膜异位症

腺肌症（adenomyosis）是指子宫肌壁深层出现岛状子宫内膜腺体和间质；而子宫内膜异位症是指子宫内膜组织在子宫以外的部位出现[121]。这两种病变通常被认为密切相关，但它们的组织学表现存在一定的差异。在大多数病例，腺肌症是由子宫内膜的非功能（基底）层构成的并常与黏膜层相连。而子宫内膜异位症是由子宫内膜的功能层构成的。因此，腺肌症可能会经历类似于正常子宫内膜的增生期、分泌期和月经期变化。然而，应用常规形态学、免疫组织化学和细胞增殖标志物技术的研究发现，不论是育龄期女性还是绝经后女性，异位子宫内膜的增殖活性通常高于正常子宫内膜[122-124]。在绝经后的女性中，腺肌症非常罕见，除了与他莫昔芬相关的病例，后者倾向于出现间质纤维化、腺体扩张和各类化生性改变[125]。

多年来已提出了多种**子宫内膜异位症（endometriosis）**的发病机制理论，包括：起源于先天性 müller 管或 wolff 残件，子宫内膜种植，淋巴管或血源性扩散，以及浆膜化生[126-127]。在单个子宫内膜异位灶[121,128]、同一患者的多发病灶[129]以及子宫内膜异位灶上皮发生的致癌突变[130]都呈克隆性，支持子宫内膜异位症种植理论。但是，值得注意的是，子宫内膜异位症可能涉及多种发病机制。

子宫内膜异位症和腺肌症均有可能引起盆腔疼痛——特征性地与月经周期相关。30%～40% 的子宫内膜异位症患者有不孕症，但其确切的机制尚不清楚。极个别情况下，腺肌症可能会导致妊娠子宫破裂。

大体上，腺肌症表现为子宫增大，呈球形，因为其通常伴有子宫肌层的增厚[131-132]。子宫增大通常是不对称的。当在子宫切面见到明显肥厚但境界不清的肌壁内有小的凹陷性囊性病变时（图 33.14），应考虑腺肌症的可能。腺肌症可形成肉眼可见的结节，可称为腺肌瘤或腺肌样结节[133]。伴有腺肌症的子宫平滑肌瘤本身可能参与了这一过程；伴有腺肌症的平滑肌瘤与腺肌瘤 / 腺肌样结节的鉴别是主观的，但主要是基于子宫内膜腺体和间质

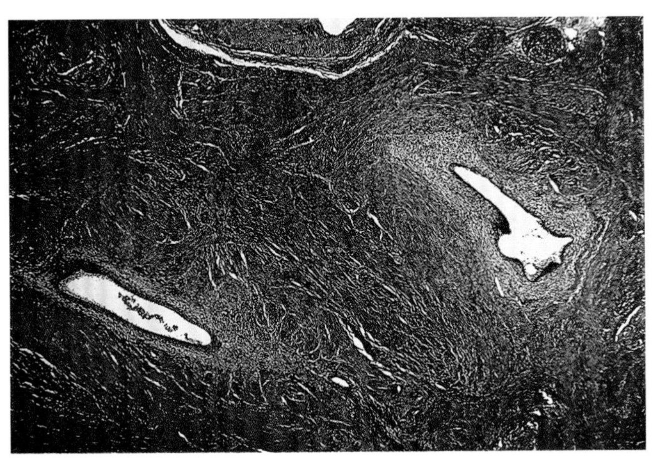

图 33.15 子宫腺肌症。子宫肌层内可见由子宫内膜腺体和间质构成的病灶

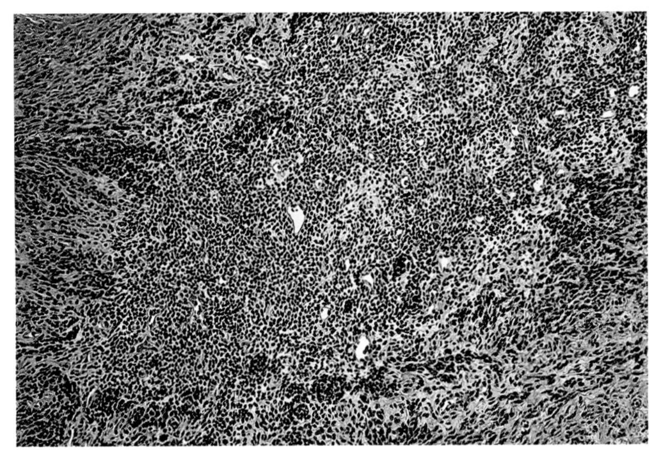

图 33.16 **所谓的间质性腺肌症**。子宫深肌层中可见由子宫内膜间质构成的界限不清的岛状结构

成分进行鉴别的——在前者主要分布于结节周围，而在后者则是弥漫分布。

显微镜下，腺肌症的诊断取决于病理医师各自采用的标准，事实上有些标准非常随意[134]。正常情况下，子宫内膜和子宫肌层之间的界限是不规则的，也没有黏膜下层；子宫内膜基底层伸入子宫肌层浅层应被视为一种正常现象。按照惯例，当子宫肌层中出现子宫内膜腺体和间质且它们距离子宫内膜 - 肌层交界至少一个低倍视野时才能诊断为腺肌症（图 33.15）。

显微镜下，腺肌症的子宫内膜通常呈增生期表现，符合基底层的特征。当周围正常子宫内膜处于分泌期时，1/4 的腺肌症病灶内的子宫内膜也表现为分泌期[135]。正常子宫内膜发生的任何病变都可以累及腺肌症病灶，包括增生症和腺癌[136]。认识到这种现象很重要，可以避免将子宫内膜原位癌或浅表癌的伴有局灶腺肌症的相似病灶误认为是恶性肿瘤的深处浸润[137]。腺肌症病灶出现子宫内膜腺癌累及似乎不会影响肿瘤的预后[138]。

腺肌症可出现血管累及，切勿将其误认为恶性病变[139]。

一些小的腺肌症病灶主要由子宫内膜间质构成［**间质性腺肌症（stromal adenomyosis）**、**不完全性腺肌症（incomplete adenomyosis）**或**伴有稀少腺体的腺肌症（adenomyosis with sparse glands）**］[140]（图 33.16）；然而，如果在肌层中出现完全由子宫内膜间质构成的较大病灶，则可能是子宫内膜间质肉瘤[141]。

在美国，**子宫内膜异位症（endometriosis）**见于 1%～7% 的女性[142-143]，是引起盆腔疼痛和继发性不孕的主要原因[144]。它可发生于子宫颈、阴道、外阴、直肠阴道隔、卵巢、输卵管、子宫韧带、阑尾、小肠和大肠、膀胱和输尿管、盆腔腹膜、疝囊、淋巴结、肾以及皮肤，甚至可发生于骨骼肌、外周神经、胸膜、肺和鼻腔（图 33.17 和 33.18）。子宫内膜异位症在不同部位的特征性改变在相应的章节分别讨论。特发性皮肤子宫内膜异位症局限于脐和腹股沟区[145]。在其他部位，如下腹壁，子宫内膜异位

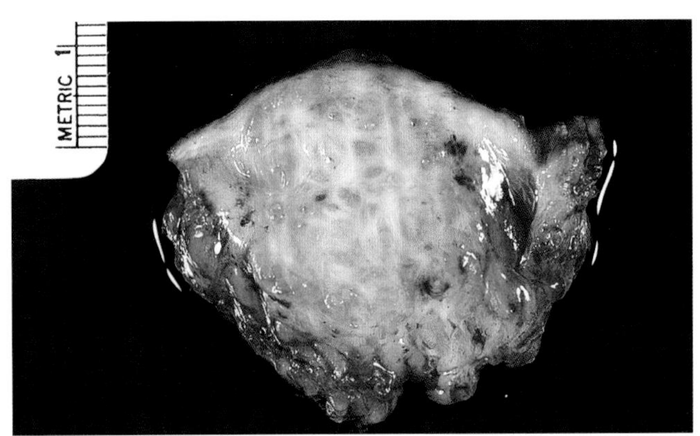

图 33.17 子宫内膜异位症累及前腹壁的大体表现

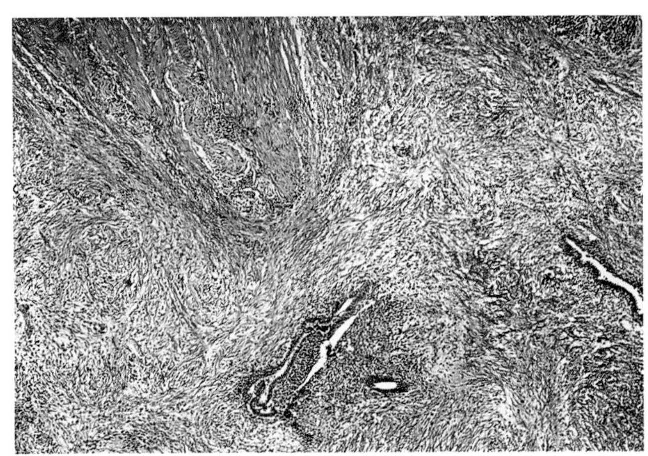

图 33.18 子宫内膜异位症累及脐部

症几乎总是发生于手术瘢痕处（尤其是剖宫产的切口）。

大体上，子宫内膜异位症表现为蓝色囊性小结节，周围常伴有纤维化。个别情况下，子宫内膜异位症可表现为多发性息肉样肿物，与肿瘤性病变相似［**息肉样子宫内膜异位症（polypoid endometriosis）**或**子宫内膜异位性息肉病（endometriotic polyposis）**］[146-147]。此类肿块也可见于结肠、卵巢、子宫浆膜、输尿管、输卵管和其他几个部位[147]。

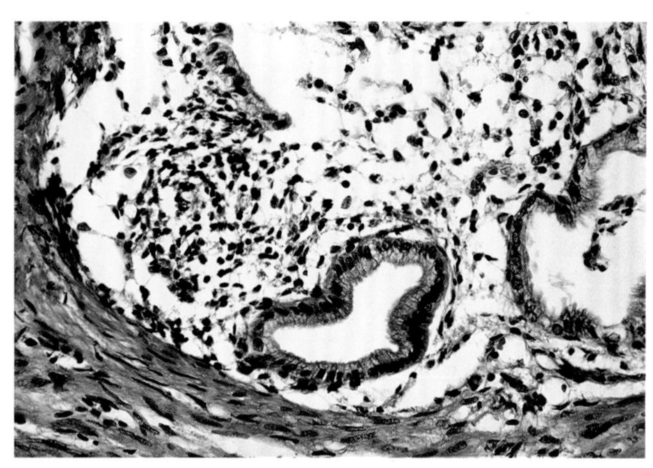

图 33.19 **所谓的宫颈内膜异位症**。其间质呈子宫内膜样，但腺体为子宫颈型

显微镜下，可见子宫内膜腺体和间质，它们常常埋在致密的纤维团块中，其中可有新鲜和陈旧性出血[148]。子宫内膜异位症的间质成分可发生平滑肌化生[149]。因此，对于其所形成的结节性病灶是否类似于一个微型子宫仍有争议，这种改变在腹腔的几个部位（卵巢、小肠等）均可见到，被看做是伴有间质平滑肌化生的子宫内膜异位症的一种特殊类型或 müller 管的一种畸形[131,150-151]。

子宫内膜异位症还存在一些其他形态学变异型，其中一些的有关解释仍令人困惑，包括微小间质结节、间质弹力纤维变形、显著的黏液变、神经束膜受累以及周围新生的骨骼肌[152-155]。异位的子宫内膜病灶可出现显著的黏液化生，这种变化易被误诊为高分化黏液腺癌。这种变化被认为是宫颈内膜型上皮化生，被称为**宫颈内膜异位症（endocervicosis）**[148]（图 33.19）。

虽然有确切的淋巴结子宫内膜异位症的病例报道，但大多数此类病例的病变均局限于淋巴结的被膜区或皮质区，病变腺体是由纤毛或无纤毛立方上皮构成，没有内膜间质[156]；这些特征使它们更像输卵管而不像子宫内膜上皮，因此，将它们称为**输卵管内膜异位症（endosalpingiosis）**更为合适。它们见于约 14% 的女性的淋巴结，但在男性中从未发现这样的病变[157]。

输卵管内膜异位症特别常见于盆腔腹膜，而且与卵巢低级别浆液性肿瘤具有相关性。输卵管内膜异位症也可形成多彩性囊性肿块并可累及穿透整个子宫壁[158-159]。

有时，子宫内膜异位症与宫颈内膜异位症和（或）输卵管内膜异位症合并发生，称为 müller 上皮异位症[160]。

同腺肌症一样，子宫内膜异位症可随着正常子宫内膜发生化生性、增生性和非典型性改变[162]。更重要的是，子宫内膜异位症可能会发生恶变[163-164]。最常见的类型是子宫内膜样癌和透明细胞癌[146,165-167]，子宫内膜的间质肉瘤、癌肉瘤和腺肉瘤也有报道[168]。普通的子宫内膜异位症和输卵管内膜异位症均可发生浆液性或子宫内膜样良性和交界性肿瘤[169-172]。子宫内膜异位症相关的肿瘤的最常见部位是卵巢异位囊肿、盆腔腹膜、直肠阴道隔、肠壁以及其他一些不常见部位[167,173]。

子宫内膜异位症的治疗依据患者的具体情况而定，可采取激素或手术治疗[174]。目前认为，对于微小和轻度子宫内膜异位症，采取腹腔镜切除术能提高不孕女性的生育能力[175]。

功能异常性子宫出血

育龄女性非器质性原因导致的出血属于一大类分类不十分明确的病变，称为**功能异常性子宫出血（dysfunctional uterine bleeding）**。对于功能异常性子宫出血患者，对其宫颈扩张和宫腔内膜刮除术（D&C）或子宫内膜活检标本的检查主要是要排除肿瘤性或癌前病变，或其他可能引起异常出血的病理改变，如子宫内膜息肉。在这种子宫内膜中可以观察到不同于正常增生期或分泌期的子宫内膜的范围很广的病变，病理学家曾尝试将这些病变进行分类以指导治疗，但这些尝试并没有成功。在个人方面，作为一名资深外科病理医师，与一群年轻的妇科医师交流的经验是令人气馁的，因为我发现我精心描述的与功能异常性子宫出血相关的子宫内膜的微小形态学变化的病理报告其临床价值是微不足道的！下面是对功能异常性子宫出血的子宫内膜标本中可能会遇见的一些组织学异常改变的描述，但建议的诊断术语将在下文“刮除术和活检”一节中给出。

在子宫内膜间质中见到纤维蛋白团块（通常不出现在正常月经期的子宫内膜中）[123]，在致密的间质细胞成分中见到崩解碎片［称为**间质崩解（stromal crumbling）**］，以及腺体底部凋亡小体（所谓的 Benirschke 颗粒）数目增多[176]都可以发现。见于有排卵的出血病例中的另一类缺陷被称为**子宫内膜不规则脱落（irregular shedding of the endometrium）**。这个术语指的是有规律地持续出现月经过多，出血期可达 7 天或以上，但整个月经周期并未延长。这是由于分泌期子宫内膜脱落时间延迟所致，正常时子宫内膜脱落应在月经的第 4 天完成[177]。取活检应当在月经出血开始后的第 5 天或以后进行，诊断有赖于在见到破碎的月经期和（或）增生早期子宫内膜之外发现残留的分泌期子宫内膜。

膜性痛经（membranous dysmenorrhea）比较少见，其特征是：在月经刚开始的数天有子宫内膜管型排出并引起疼痛。显微镜下，子宫内膜管型表现为蜕膜。这种疾病被认为是高孕激素反应的结果，也可以是由给予高剂量孕激素诱导所致[177]。

无排卵周期（anovulatory cycle）导致的活跃的**子宫内膜增生性紊乱（disordered proliferative endometrium）**的特征是：腺体轮廓不规则，以及腺体结构比正常增生期子宫内膜更为复杂；但是，其腺体的拥挤程度并不足以做出子宫内膜增生症的诊断。其腺上皮细胞缺乏异型性，细胞核的特征类似于正常增生期腺体。在腺体中可能可以发现残留的核下空泡和凋亡小体。无排卵周期常见于多囊卵巢综合征（PCOS）患者，但也常见于青春期和围绝经期女性。子宫内膜增生性紊乱与正常的增生期子宫内膜的鉴别以及与不伴非典型性的子宫内增生症的

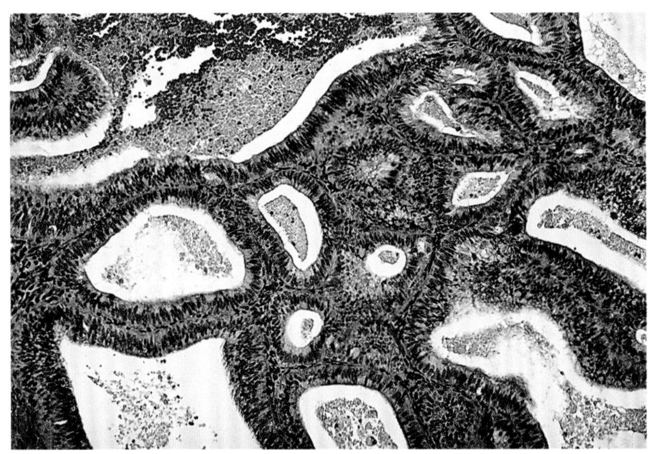

图 33.20 **不伴有非典型性的子宫内膜增生症**。可见腺体结构轻度不规则、拥挤

鉴别是主观的。在这种情况下，诊断的一般规则是，只有当变化明确时才能诊断为异常；只有当腺体结构异常的程度不能归入正常增生期子宫内膜时才能诊断为子宫内膜增生性紊乱。子宫内膜增生性紊乱与不伴有非典型性的增生症之间的鉴别将在下文讨论。

不伴有非典型性、非典型性增生的子宫内膜增生症和变异型

子宫内膜增生症的特征是：腺体/间质比增高，以及腺体结构不规则和复杂性。多年以来，子宫内膜增生症已有许多分类方法，但目前应用的是 2014 版世界卫生组织（WHO）提出的分类标准[124]。

不伴有非典型性的子宫内膜增生症（endometrial hyperplasia without atypia）是无拮抗的雌激素刺激的结果，由子宫内膜增生性紊乱连续发展而来。腺体有分支、不规则且拥挤（图 33.20）。与子宫内膜增生性紊乱相比，不伴有非典型性的子宫内膜增生症的诊断标准有显著的主观性，但是，在腺体明显多于间质的部位，诊断不伴有非典型性的子宫内膜增生症是比较恰当的。过去，子宫内膜增生症是根据其腺体结构的复杂程度分为单纯性和复杂性子宫内膜增生症；现在这一分类已不存在，因为这种分类不再是一个临床相关的分类。不伴有非典型性的子宫内膜增生症进展为癌的风险非常低（1%～3%）[178]。其主要的鉴别诊断是非典型性增生，这是基于对细胞异型性的评估；非典型性的诊断标准将在下一节介绍。

非典型性增生（atypical hyperplasia）是低级别子宫内膜腺癌的前期病变。其表现为腺体拥挤、不规则以及细胞异型性。细胞核非典型性的特征是增大、变圆、多形性和出现核仁。除了这些描述性术语，细胞学的非典型性主要是依靠非典型性增生灶与其周围增生的子宫内膜腺上皮细胞的细胞学特征进行对比（图 33.21）[124,179]。这种细胞非典型性的诊断方法由 Mutter 等提出，提高了诊断可重复性[126,180]。这与我们通过结肠活检标本对腺瘤性病变进行评估完全一致，因为与结肠腺瘤的情况一样，

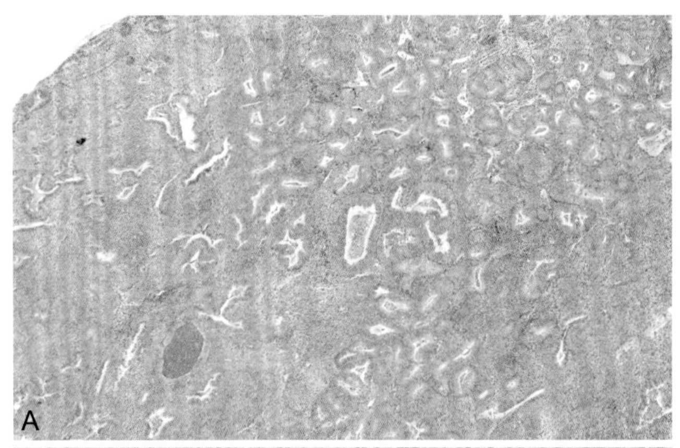

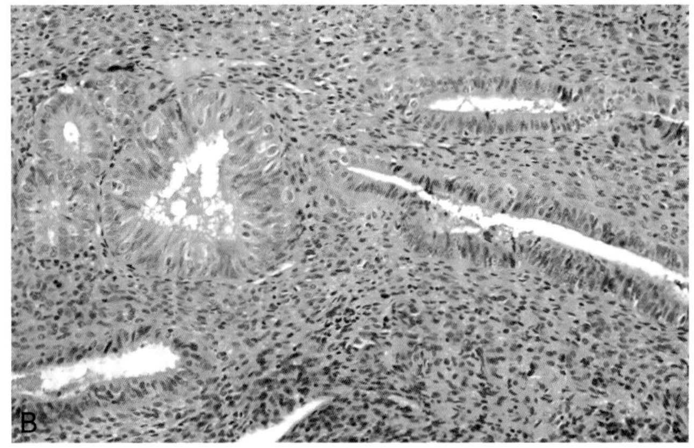

图 33.21 **A**，息肉中伴有非典型性的子宫内膜增生症；低倍镜下，腺体拥挤。**B**，高倍镜下，增生灶边缘可见（左侧）非典型性增生的上皮与（右侧）无非典型性的上皮的细胞差异

非典型性增生中的细胞非典型性反映了细胞的克隆性增殖，其中有一些但不是全部其基因突变是转化为癌所必需的。值得注意的是，应用这种方法诊断细胞非典型性时，如果增生的子宫内膜和静止的子宫内膜共存，则两个区域的细胞核会有差异，但这并不提示癌前病变。非典型性的识别是基于增生病灶与非增生子宫内膜腺体之间存在的细胞差异。

化生性改变的存在使细胞学特征的解释变得复杂，我们无法简单地解决这个令人烦恼的、反复出现的问题：这是非典型性增生还是伴有化生但不伴有非典型性的增生？化生和非典型性增生的频繁共存使其进一步复杂化。作为一种实用的指导原则，腺体拥挤程度越高，细胞学改变为非典型性的可能越大。

子宫内膜上皮内肿瘤（endometrioid intraepithelial neoplasia, EIN）是非典型性增生的另一诊断术语。EIN 这个术语是由 Mutter 提出的，Mutter 提出了一套用于识别子宫内膜的癌前病变的更好的诊断标准[134,179,181]。目前已普遍采用了新的诊断子宫内膜癌前病变的标准，但对 EIN 术语的采用却不那么统一。因此，此时非典型性增生与 EIN 是完全同义的诊断术语，反映了相同的诊断标准。

伴有非典型性增生的子宫内膜癌的发生率大概为 15%，在一些病例研究中达到了 30%[125,178,182-183]。在基于

活检或刮除术诊断为非典型性增生的患者中，有相当一部分随后根据其子宫切除术标本被诊断为腺癌（几乎都是低级别和微小浸润的或无平滑肌浸润）[184]。

伴有重度结构和细胞非典型性的非典型性增生和分化良好的腺癌之间的区别非常困难，主要是因为子宫内膜增生症和癌在形态学、超微结构、免疫细胞化学和分子遗传学水平上代表了疾病谱中的不同阶段[39,185-186]。建议仔细阅读 Longacre 及其同事的界标式研究论文[187]。尽管这篇论文已经发表 20 多年了，但它仍是一个设计很好的研究的例子，其获得的数据还在指导着日常实践。腺体融合的存在，即不再有被间质包围的小腺体，或乳头状 / 绒毛状结构，是分化良好的腺癌的诊断特征。在活检或刮除术标本中，推荐用“非典型性增生，不能排除低级别腺癌”来诊断那些具有介于非典型性增生和子宫内膜样腺癌 I 级之间的特征的病例，我们支持这一观点。我们不建议对子宫切除术标本使用这个术语。

为避免切除子宫以保留生育能力，使用高剂量孕激素治疗非典型性增生甚至低级别腺癌的趋势越来越明显[188]。由于具有显著的促孕反应，包括上皮的鳞状和黏液化生以及间质蜕膜反应，使对活检标本的随访的解释更为复杂。根据我们的经验，这些随访标本有三种可能的诊断：①无增生残留的证据；②伴有治疗后反应（化生和蜕膜样变）的残留增生；③无治疗后反应的残留增生，甚至与治疗前相比出现更重的非典型性或进展为癌。

子宫内膜的**非典型黏液性腺体增生（atypical mucinous glandular proliferation）**被认为是黏液癌的癌前病变。它表现为腺体拥挤、复杂，腺上皮细胞伴有明显的黏液化生，但这些细胞可显示轻度的细胞学异型性[124]。对于区分非典型性增生和癌，我们以前就已经认识到了其困难性；而对于区分黏液性增生和癌则更加困难。在最近的一项研究中，在诊断为非典型黏液性腺体增生的子宫切除标本中发现，腺癌的可能性为 45%[189]。子宫内膜的非典型黏液性腺体增生应被认为是一种具有显著进展性或伴发癌的癌前病变，子宫切除术是其首选治疗方法。对子宫内膜的非典型黏液增生的认识非常重要，因为我们已经发现这种癌前病变被误诊为正常宫颈内膜组织的情况。

子宫内膜乳头状增生（papillary proliferation of the endometrium, PPE）是由 Lehman 和 Hart[190] 首次描述的，其特征是：明显的乳头状结构，乳头被覆的上皮细胞伴有轻度细胞非典型性（图 33.22）。可见从小灶短柄的、无分支的单纯性乳头，到弥漫性细长柄、有分支的复杂性乳头，结构变化多样。缺乏显著的细胞核异型性可以与癌鉴别。其被覆上皮由单层细胞构成，细胞质呈淡嗜酸性或呈黏液性，有时有纤毛结构。乳头状增生常累及一个子宫内膜息肉。PPE 之后由 Ip 等细分为单纯性和复杂性 PPE[191]。单纯性 PPE 的特征是：短柄而无分支

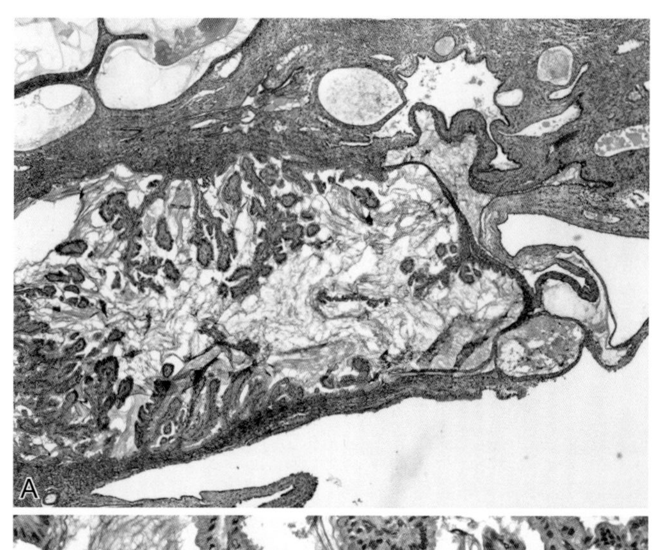

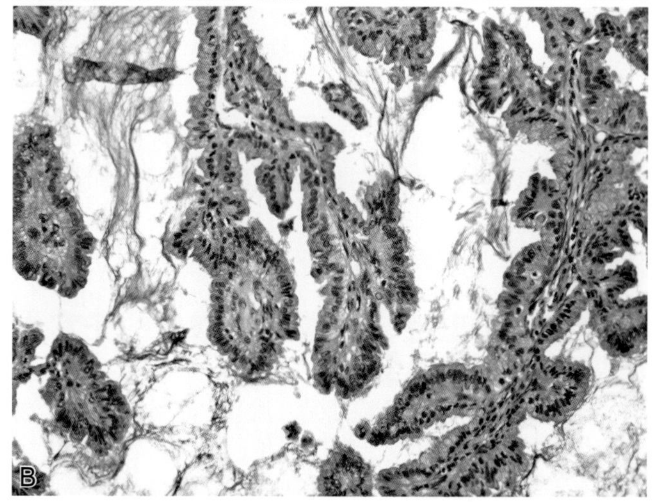

图 33.22　**子宫内膜乳头状增生（PPE）**。**A**，一个息肉内的 PPE；**B**，乳头被覆扁平的黏液上皮细胞。局限于息肉内的单灶 PPE 称为单纯性 PPE

（偶尔可见到二级分支），常局限于息肉表面、非息肉样子宫内膜或囊性扩张的腺体内的一个或两个病灶，或息肉的累及比率＜50%。复杂性 PPE 包含复杂性乳头（柄短或长，常伴有二级或复杂分支）和（或）弥漫分布（一个标本中有三个病灶或更多病灶，或息肉的累及比率＞50%）。特别是复杂性 PPE，经常伴有传统的非典型性增生甚至癌。基于一些病例数有限的病例研究报道，单纯性 PPE 的临床意义等同于不伴有非典型性的增生，而复杂性 PPE 等同于非典型性增生[191]。

非典型分泌性增生（atypical secretory hyperplasia）这个术语被用于描述分泌性子宫内膜的结构异常和细胞异型性，这些非典型腺体与正常月经周期的第 16～17 天所见的腺体相似[128,132,192]。这种变化应与 Arias-Stella 反应以及激素治疗后的一般子宫内膜增生症鉴别。（非典型）分泌性增生这种病变的自然史尚不清楚，但当背景子宫内膜也呈分泌反应时，退化似乎是相对常见的[192]。正常分泌性子宫内膜腺体相对拥挤，在分泌性子宫内膜中，

增生症的诊断最好保守地做出。

刮除术和活检

传统上采用**宫颈扩张和宫腔内膜刮除术（dilation and curettage, D&C）**的方法获得子宫内膜组织用于诊断。通过**分段诊刮（fractional curettage）**（即在同一次手术中分别刮除子宫内膜和宫颈内膜组织）可获取子宫内膜肿瘤蔓延至宫颈内膜的信息。首先应刮取宫颈内膜，以最大限度地降低来自子宫内膜的污染。然而，即使采用了这种预防方法，有时在宫颈内膜活检标本中也会发现实际上并不存在宫颈浸润的小块游离的肿瘤组织。因此，只有在同一组织块中同时见到癌和正常宫颈腺体，才能报告肿瘤累及子宫颈。否则，就单纯地报告送检的宫颈活检样本中有癌组织，让临床医师根据刮除术中所见决定其意义。

子宫内膜活检已经成为 D&C 的一种替代方法[127]。它可以在诊室安全地进行（但会引起明显的不适，病理医师不应轻率地建议进行子宫内膜重新活检取样）。子宫内膜活检也可以在宫腔镜指导下进行[121]。对使用 Pipelle 方法进行的一个 meta 分析研究显示，子宫内膜癌的检出率，在绝经后女性为 99.6%，在绝经前女性为 91%[136]。另外一个问题是，与子宫内膜切除术样本相比，采用子宫内膜活检进行子宫内膜癌分级的准确性。在一项研究中，Ⅰ级的符合率为 45%，Ⅱ级为 63.3%，Ⅲ级为 75.6%，整体的符合率为 64.5%[193]。即使比较活检 /D&C 标本和子宫切除术标本之间低级别（Ⅰ级或Ⅱ级）和高级别（Ⅲ级）癌的诊断，存在的差异仍然令人沮丧，但已有一些改善（κ=0.7）[194]。组织学分型诊断（即子宫内膜样、浆液性、透明细胞性等）在活检 / 诊刮标本和子宫切除术标本之间仅显示为中度一致（κ=0.4）[194]。

在宫腔镜取样组织中可见到一个有意思的人工假象，即**假脂肪瘤病（pseudolipomatosis）**，一种类似于其胃肠道较常发生的同类病变的病变。它是由于空气或其他气体进入子宫内膜导致的脂肪浸润外观[195]。

一个极其罕见的情况是：在子宫内膜活检诊断为腺癌的子宫全切除术标本中未找到肿瘤。这个令人沮丧的情况称为**消失的子宫内膜癌（vanishing endometrial carcinoma）**（类似于在前列腺中描述的同类现象），可能是由于肿瘤极其微小，大部分或全部肿瘤成分均已在活检时被取走了[196]。

在子宫内膜活检病理报告中，各个病理医师之间关于良性病变的描述的差别较大，这与我们用于癌症标本的标准化语言和格式形成了鲜明的对照。尽管没有被要求报告是否有排卵已经十多年了，但仍有部分病理医师认为被要求予以报告，同时另一部分病理医师会对因不孕症进行活检的标本的形态学细节进行详细报告，而他们的临床同事只是想确认有无息肉、子宫内膜炎或增生症 / 癌。请与临床医师讨论他们的需求，以便在手术病理报告中提供临床相关信息而更好地为患者服务。然而，我们相信，良性子宫内膜活检标本的更加统一报告模板可以提高病理报告的价值，提高其可理解性。加拿大妇科病理特别兴趣小组提出了一个用于报告子宫内膜活检标本的统一诊断类别指南（框 33.1）；在一定范围的实践应用中，90% 以上的病例可以使用该模板进行报告。

最后，需要对子宫内膜活检或刮宫标本获取组织不足的标准进行讨论。请记住，绝经后女性的子宫内膜呈静止性或萎缩性。在这种临床情况下，出现萎缩子宫内膜条是正常的，不应认为是诊断不足，例如，在未获取子宫内膜组织的部位应保留诊断。Sakhdari 等提出建议，超过 10 个子宫内膜组织条可以认为标本充足，而小于 10 个组织条则认为次优（在标本充足的情况下，阴性预测值 > 99%；而在次优标本组中，阴性预测值大约为 80%）[197]。这一结果应该被独立验证，但是似乎共有三类样本：组织充足；良性但是由于数量有限而不是最优（< 10 个子宫内膜组织条）；不足以诊断（未取到子宫内膜组织）。

框33.1　良性子宫内膜活检或D&C标本病理报告中建议使用的术语

诊断（选择一个或多个）

- 无诊断性组织（无子宫内膜组织）
- 少许不完整的子宫内膜表面上皮和（或）间质的碎片；这是一种病理学评估的次优标本，可能不具有代表性*
- 非活性/萎缩性子宫内膜
- 增生期子宫内膜
  - 正常增生期
  - 轻度增生
  - 增生性紊乱
- 分泌期子宫内膜
  - 正常分泌期
    - 日期
    - 息肉样分泌期子宫内膜
  - 不规则分泌
- 绝经期子宫内膜
- 子宫内膜息肉
- 不伴有非典型性的子宫内膜
- 慢性子宫内膜炎
- 与外源性激素治疗相关的改变
  - 孕激素
  - 孕激素受体选择性激动剂
  - 口服避孕药
- 妊娠产物
  - 绒毛膜绒毛
  - 绒毛膜板
  - 绒毛膜
  - 种植部位滋养细胞
  - 种植部位过度反应
  - 胚胎/胎儿组织
- 妊娠相关的子宫内膜改变
- 单纯妊娠相关的子宫内膜改变；无妊娠产物
- 胎盘部位结节/过去的植入部位
- 脂肪组织，间皮——被覆于组织或其他子宫外组织

*在子宫活检或D&C标本中，少于10个子宫内膜组织条称为次优的，可导致敏感性降低和阴性预测值[197]

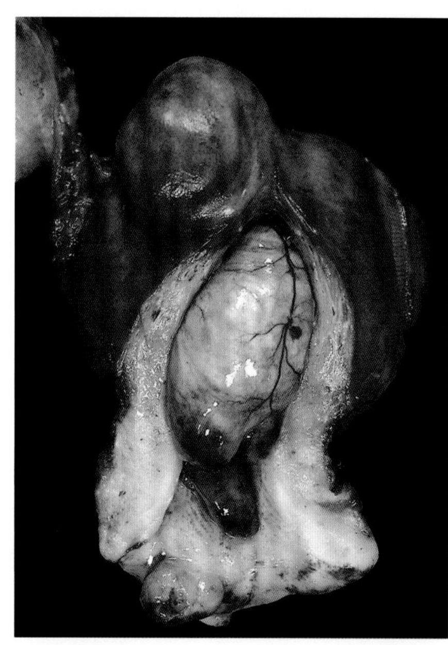

图 33.23 Huge Endometrial Polyp Filling the Endometrial Cavity. There is also a smaller endocervical polyp and a subserosal leiomyoma. (Courtesy Dr. Pedro J Grases Galofrè; from Grases Galofrè PJ. *Patologia ginecològica. Bases para el diagnòstico morfològico* . Barcelona: Masson; 2002.)
注：因第三方版权问题，保留原文

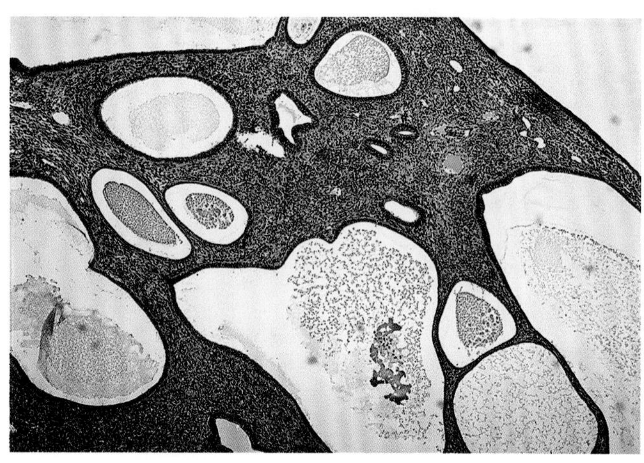

图 33.24 子宫内膜息肉的低倍镜观，显示腺体囊性扩张以及伴有厚壁血管的纤维性间质

肿瘤

子宫内膜息肉

子宫内膜息肉（endometrial polyp）突入子宫内膜腔，其表现继发于供血不足或脱垂（图 33.23）。子宫内膜息肉由子宫内膜的上皮和间质部分构成。在碎片样标本中，如在 D&C 标本中，识别子宫内膜息肉的关键是间质细胞的改变；与正常子宫内膜间质相比，子宫内膜息肉常表现为间质细胞减少，而有更多的“纤维性”表现和梭形细胞。子宫内膜息肉的腺体常有某种程度的囊性改变；它们可内衬包含核分裂象的活跃假复层上皮，也可内衬不活跃的扁平上皮，后者见于绝经后女性（图 33.24）。这些异常的腺体结构可能会被误诊为子宫内膜增生症，但缺乏腺体拥挤这一特征可以排除子宫内膜增生症的诊断。注意，子宫内膜增生症（伴有或不伴有非典型性）或子宫内膜癌可以发生于子宫内膜息肉，其诊断标准与无息肉时相同。

子宫内膜息肉的腺体和间质对孕激素刺激没有反应，在整个月经周期中可以保持其完整性。子宫内膜息肉和子宫内膜增生症的频繁共存提示这两种病变存在共同的发病机制。无论是否累及或局限于子宫内膜息肉，非典型性增生的临床意义和治疗方法是相同的[198]。

在特殊情况下，子宫内膜息肉的间质可见有散在的非典型（奇异型）细胞[199-200]。

接触他莫昔芬后子宫内膜息肉的发生率升高；其特征为：多发性，体积大，有纤维化、间质蜕膜样变和黏液性化生[201-203]。

随着宫腔镜检查的增多，我们经常收到息肉样子宫内膜标本，其显微镜下表现为正常的分泌期子宫内膜。不幸的是，对于这种相对常见的情况目前还没有统一的诊断名称，建议用“息肉样分泌期子宫内膜”或“分泌期假息肉”。

子宫内膜息肉除了惯常所见的腺体和间质外，还可含有平滑肌纤维（与血管壁无关），这种息肉称为**腺肌瘤性息肉（adenomyomatous polyp）**（又称为息肉样腺肌瘤）[204]（图 33.25）。做出腺肌瘤性息肉这个诊断时，平滑肌应该是息肉的一部分。良性子宫内膜息肉开始脱垂时，平滑肌经常被拉入息肉柄内，这种现象不应作为腺肌瘤性息肉的诊断依据；其特征是质地硬，呈灰色。

子宫内膜息肉的一个比较重要的变异型是**非典型息肉样腺肌瘤（atypical polypoid adenomyoma）**[205-208]。它们主要发生于绝经前女性（平均年龄为 40 岁），表现为异常子宫出血（图 33.26）。一些病例伴有 Turner 综合征[209]。显微镜下，非典型息肉样腺肌瘤中可见子宫内膜间质和平滑肌之间的腺体表现为不同程度的增生和非典型性（常伴有鳞状桑葚样化生），有时近似于低级别癌的表现[210]（图 33.27）。认识到这一点对于避免将非典型息肉样腺肌瘤误诊为腺癌伴有肌层浸润非常重要。其行为可反映上皮成分的复杂性和非典型性的程度，从不伴有增生的非典型性到非典型性增生症，有时则为低级别子宫内膜样癌。

在分子学水平，非典型息肉样腺肌瘤和增生症具有几种相同的改变[211]。

子宫内膜癌

概述和临床特征，包括分子亚型

在发达国家，**子宫内膜癌（endometrial carcinoma）**是最常见的妇科恶性肿瘤[212]，其发病率在美国和加拿大最高，但近年来其发病率和死亡率均有所下降。子宫内膜癌通常发生于老年人，诊断时 80% 的病例为绝经后女性[213]；然而，任何年龄组均可发生，甚至有宫内妊娠伴发子宫内膜癌的病例报道[214]。40 岁及更为年轻的女性所发生的子宫内膜腺癌多为子宫内膜样型，为高分化到中分化，临床分期为早期[215]。相反，老年患者子宫内膜腺癌确诊时多为 2 级或 3 级，临床分期为晚期[216]。

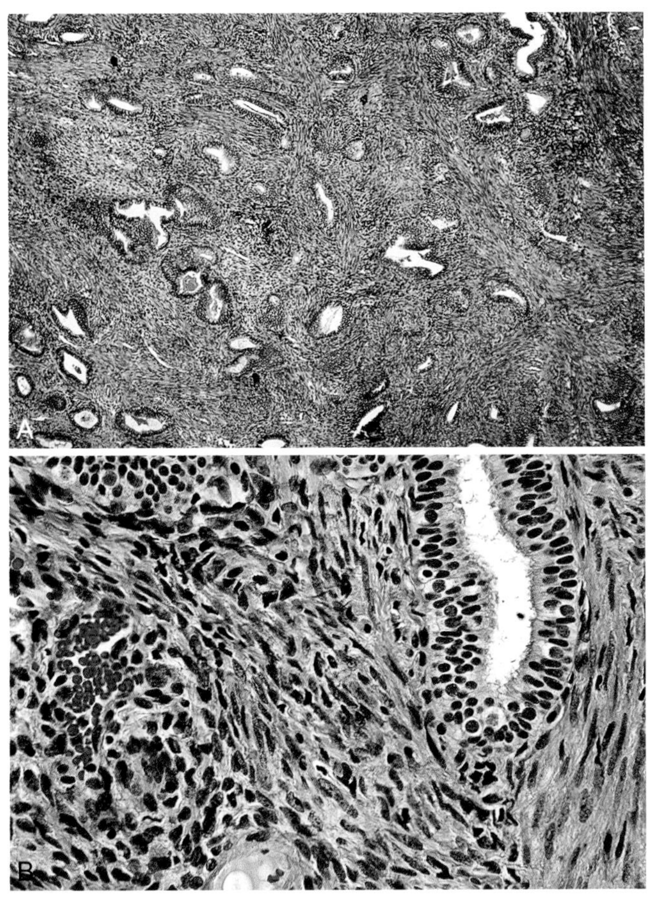

图 33.25 **A 和 B**，腺肌瘤性息肉的低倍镜观和高倍镜观

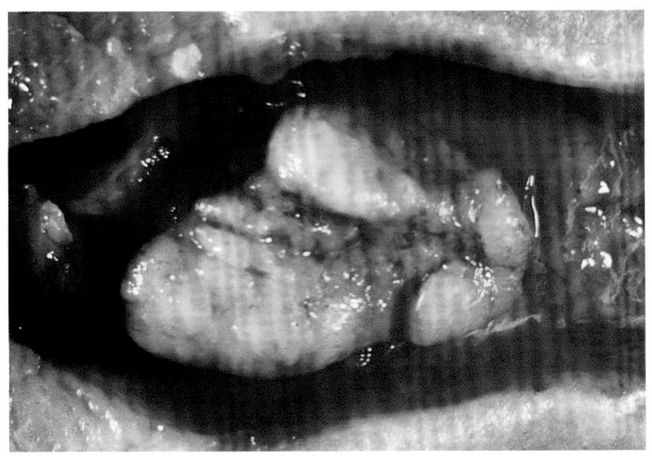

图 33.26 **非典型性息肉样腺肌瘤**。可见其大体表现与普通的息肉没有本质区别

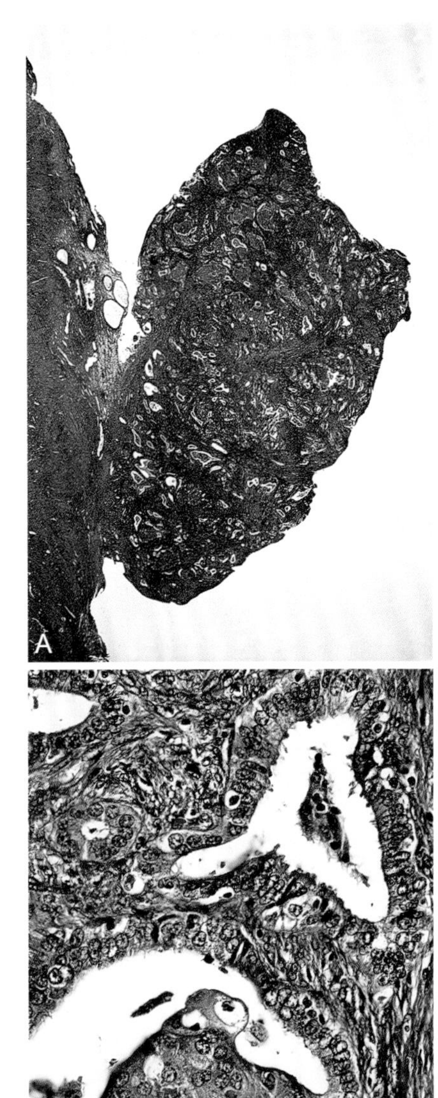

图 33.27 **A 和 B**，非典型性息肉样腺肌瘤的低倍镜整体观和高倍镜下表现。注意，腺体的结构复杂，有化生性改变和非典型性

Bokhman 建议根据发病机制将子宫内膜癌分为两种类型：Ⅰ型和Ⅱ型。Ⅰ型，迄今为止比较常见的一型，是由于过量雌激素刺激、在子宫内膜增生症背景上发生的；Ⅱ型，为原发性病变，与雌激素无关，常见于老年女性[217-219]。Ⅰ型子宫内膜癌的原型为低级别子宫内膜样腺癌，而Ⅱ型子宫内膜癌的原型为浆液性癌。

Ⅰ型的高危人群包括：肥胖、糖尿病、高血压和不孕症患者；无排卵［包括多囊卵巢综合征（PCOS）］和功能异常性出血患者；长期使用雌激素者；使用他莫昔芬治疗乳腺癌患者（见下文）；伴有重度子宫内膜增生症患者；以及——少数情况下——伴有功能性颗粒细胞瘤和卵泡膜细胞瘤患者[220-222]。这种类型的肿瘤一般分级低、预后好，孕激素治疗是一种选择，特别是在需要保留生育能力的患者。

发生Ⅱ型子宫内膜癌的危险因素还不清楚。偶尔有患者伴有 *BRCA* 基因突变的报道[215]；但可以肯定的是，

Ⅱ型子宫内膜癌发生 *BRCA* 基因突变比输卵管 - 卵巢起源的高级别浆液性癌发生 *BRCA* 基因突变少见得多 [223]。

一项对 373 例子宫内膜癌病例进行的癌症基因组图谱（The Cancer Genome Atlas, TCGA）研究为子宫内膜癌的分子亚型分类打开了重要的新窗口 [223]。除了确定了Ⅰ型和Ⅱ型亚型的存在——它们的特征分别为：少量的体细胞拷贝数（copy number, CN）改变（CN 低）/p53 野生型表达和基因组中大量的体细胞拷贝数改变（CN 高）/p53 异常表达，基于它们的基因突变谱，两种另外的子宫内膜癌的分子亚型也被鉴别出来：高突变子宫内膜癌和超突变子宫内膜癌。后两种亚型加起来约占子宫内膜癌的 1/3。这些亚型的临床意义仍在探索中，但很可能能被证明是非常重要的——可以影响手术和辅助治疗方法 [224-232]。

高突变子宫内膜癌的特征是微卫星不稳定性（microsatellite instability, MSI），是继发于一种酶的功能异常，这种酶可通过复制后 DNA 错配修复通路修复 DNA 异常序列。鉴别这类肿瘤的替代方法是错配修复酶（MLH1、PMS2、MSH2、MSH6）的免疫组织化学检测，这种方法已越来越为 MSI 检测所青睐（图 33.28）。由于错配（mismatch repair, MMR）蛋白质二聚化，仅对 MSH6 和 PMS2 两种蛋白质免疫染色着色，可以对 MMR 缺乏型（MMR deficiency, MMR-D）进行筛查；如果 MSH6 和 PMS2 两者都表达，则肿瘤是 MMR 完整的。Lynch 综合征患者的子宫内膜癌发生率为 3%～4%，这些肿瘤都是 MMR-D 的。Lynch 综合征患者的子宫内膜癌常在年轻时出现 [233-235]。MMR-D 子宫内膜癌的级别更高，而且常伴有肿瘤周围和肿瘤内的淋巴细胞浸润 [233-234]；虽然大多数是子宫内膜样组织学表现，但也可能是非子宫内膜样组织学表现 [233]。大多数 MMR-D 子宫内膜癌与 Lynch 综合征无关；在这些病例中，MMR-D 表型是继发于体细胞事件的，最常见的是 *MLH1* 启动子甲基化，伴有蛋白质表达缺失。与伴有 Lynch 综合征的 MMR-D 子宫内膜癌患者相比，伴有体细胞 *MLH1* 启动子甲基化的患者年龄较大，更可能为子宫内膜样型，表现为黏液分化并有肿瘤淋巴细胞浸润 [236]。

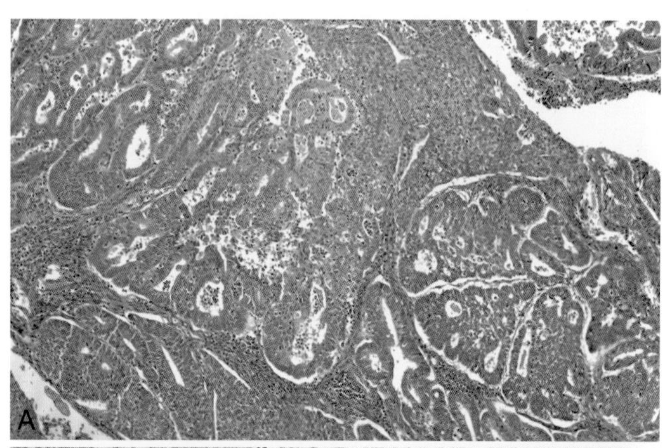

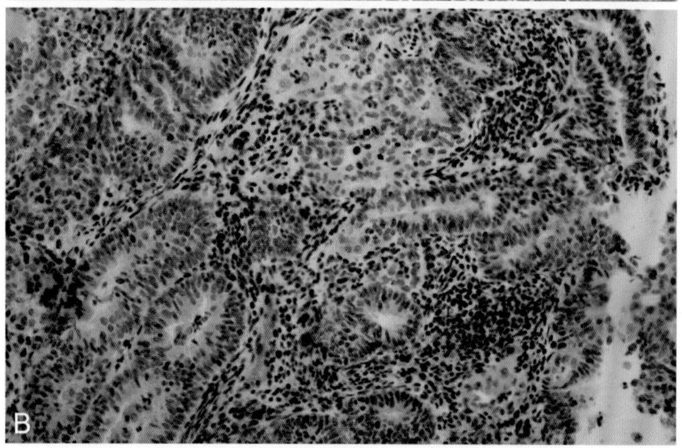

图 33.28　**高突变型 / 错配修复缺乏型（MMD-D）子宫内膜癌**。可见肿瘤具有异质性。**A**，更多的实性区域和腺性区域交替出现。**B**，免疫组织化学染色，肿瘤细胞 *MLH1* 表达缺失，而淋巴细胞和间质细胞胞质仍有 *MLH1* 表达

超突变子宫内膜癌的突变比高突变子宫内膜癌的突变多 10 倍，其分子基础是基因突变，几乎无一例外地是体细胞突变，在聚合酶 - ε（polymerase-epsilon, POLE）基因中，导致核酸外切酶校对功能丧失和突变率增加。与 POLE 核酸外切酶结构域突变相关的肿瘤（POLE exonuclease domain mutation, POLE EDM）的预后非常好，即使它们的级别通常比较高 [224-226,237]。同 MMR-D 肿瘤一样，它们是典型的子宫内膜样组织学类型，常伴有明显的淋巴样浸润 [227]（图 33.29）。

子宫内膜癌各主要分子亚型（Ⅰ型 /CN 低 /p53 野生型，Ⅱ型 /CN 高 /p53 异常型，MMR-D，POLE EDM）的临床、分子和病理特征见于表 33.1，其预后差异见图 33.30。子宫内膜癌的传统组织病理学特征，如分级和组织学分型，与分子亚型并不完全相关，因此，在可预见的未来，我们将把这些发现纳入我们的病理报告。本节的其余部分将着重讨论子宫内膜癌的组织病理学评估。

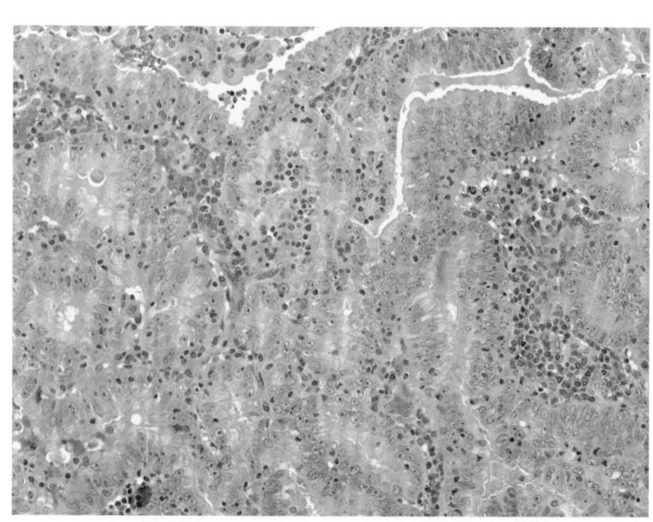

图 33.29　**超突变型 / 聚合酶 - ε 外切酶结构域突变型（POLE EDM）子宫内膜癌**。此型子宫内膜癌的细胞显示高级别胞核特征，伴有显著的淋巴细胞浸润，有 POLE EDM 肿瘤的相关特征

表33.1 基于基因组的子宫内膜癌亚型

TCGA分类[223]	基因组改变	标志物	以前采用的分类[229]	年龄[217]	预后	组织学分型
CN低	少量突变，低体细胞拷贝数改变	缺乏POLE EDM、MMR-D和p53异常	Ⅰ型	65岁	中等	子宫内膜样（常为1级或2级）
CN高	少量突变，低体细胞拷贝数改变	p53异常	Ⅱ型	72岁	差	浆液型，有些为3级子宫内膜样
高突变型	大量突变	MMR-D	NA	66岁	中等	大多数为子宫内膜样，可能为高级别的
超突变型	非常大量突变	POLE EDM	NA	62岁	好	子宫内膜样，可以是高级别

CN高：大量的体细胞拷贝数异常；CN低：少量的体细胞拷贝数异常；MMR-D：错配修复缺乏型；NA：不适用；p53 异常：免疫组织化学p53表达异常，完全缺失或弥漫强阳性表达；POLE EDM：POLE外切酶结构域突变；TCGA：癌症基因组图谱

病理学特征

大体上，子宫内膜癌可以形成基底较宽的息肉样肿物或弥漫性浸润子宫肌层（图 33.31）。一般而言，有广泛肌层浸润的子宫体积会增大，临床检查可以发现。然而，也有例外情况，有时癌浸润至深肌层而子宫体积却正常，这种生长方式与子宫颈的恶性腺瘤相似[223]。

任何部位的子宫内膜均可发生子宫内膜癌。在较年轻的女性，子宫内膜癌更易发生在子宫下段（峡部）[238]。根据临床和生物标志物表达谱，大多数发生在峡部的肿瘤应被归入子宫内膜癌的范畴而不是宫颈癌的范畴[239]。局限于子宫角的、较小的癌在活检 /D&C 中可能会被遗漏。

显微镜下，约 80% 的子宫内膜恶性上皮性肿瘤为普通型腺癌，常分为高分化（Ⅰ级，50%）、中分化（Ⅱ级，35%）和低分化（Ⅲ级，15%）肿瘤（图 33.32A 至 C）。FIGO 三级分级方法主要是基于肿瘤生长方式（腺样和实性区域的相对比例）的：Ⅰ级，实性区＜5%；Ⅱ级，实性区 5%～50%；Ⅲ级，实性区＞50%；但同时也对核的非典型性做出了限定，当核非典型性显著时分级增加一级，3 级定义为核非典型性＞50% 的肿瘤[223,240]。因为Ⅰ级和Ⅱ级之间的预后差异最小，且辅助化疗和放疗治疗方法相同，所以也有人建议将Ⅰ级和Ⅱ级合并为“低级别”。

分化较好的肿瘤的光镜和电子显微镜特征与非肿瘤性子宫内膜非常相似[241-242]，因此被命名为“子宫内膜样”。超过 1/4 的子宫内膜样癌具有乳头状（绒毛腺管状）结构——位于表面或浸润的区域[243]（图 33.32D）。此类肿瘤应与高度侵袭性乳头状浆液性癌严格区分开来[244-246]。还有一种有非绒毛性小乳头的子宫内膜样腺癌变异型。这些乳头或来自于普通的子宫内膜样腺癌，或来自其绒毛腺管状变异的绒毛状突起[247]。应注意的是，子宫内膜样腺癌的最表浅部分的形态学与子宫内膜的各种增生性和化生性病变表现非常相似[248]。

子宫内膜样腺癌的间质可见大量泡沫细胞聚集，可能是肿瘤坏死所致[249]。然而，在子宫内膜增生性和非增生性上皮性病变中也可见到泡沫细胞。泡沫细胞为组织细胞表型而非子宫内膜间质细胞表型[250]。

子宫内膜样腺癌周边的非肿瘤性子宫内膜常有增生性改变，极少情况下会表现为正常的增生期或分泌期改变[251]。

子宫内膜样腺癌出现肌层浸润的概率和范围与其组织学分级直接相关[187]。高级别的肿瘤与出现子宫颈和淋巴管血管浸润密切相关[253]。应注意的是，要将真正的肿瘤肌层浸润与子宫内膜 - 肌层交界的延伸以及非典型性或累及已存在的腺肌症病灶的恶性病变区别开[254]；在肌层内增生的子宫内膜腺体周围见到子宫内膜间质可确定为后一种情况[255]。有人提出，CD10 免疫染色可能有助于鉴别诊断——CD10 染色能显示腺肌症病变周围的子宫内膜间质成分[256]。然而，需要警惕的是，腺癌浸润灶周边的间质对 CD10 也可为免疫反应阳性[257]，而且我们不建议在评估子宫肌层浸润时使用免疫染色。如果对子宫肌层浸润的存在有疑问，在手术病理报告中可以表达为“未见明确的子宫肌层浸润”。

10% 以上的子宫内膜癌累及子宫颈，通常是直接蔓延浸润[258-259]，但也可能与子宫内膜肿瘤不连续（可能通过黏膜“掉落”而种植，也可能通过淋巴扩散）。大体上，子宫颈浸润可以非常明显，也可以仅在显微镜下才能发现。对于分期来说，区分表面 / 黏膜受累和宫颈间质浸润非常重要，前者对分期没有影响，而后者可导致肿瘤分期进入Ⅱ期[223,259]。评估子宫间质浸润是一项具有挑战性的工作，在评估这一重要特征进而确定肿瘤分期时，观察者之间存在相当大的差异[260]。

关于子宫内膜样癌的分子亚型，低级别（1级或2级）肿瘤包括Ⅰ型 /CN 低 /p53 野生型、MMR-D 和 POLE 突变肿瘤，而高级别（3 级）子宫内膜样癌可以是四种分子

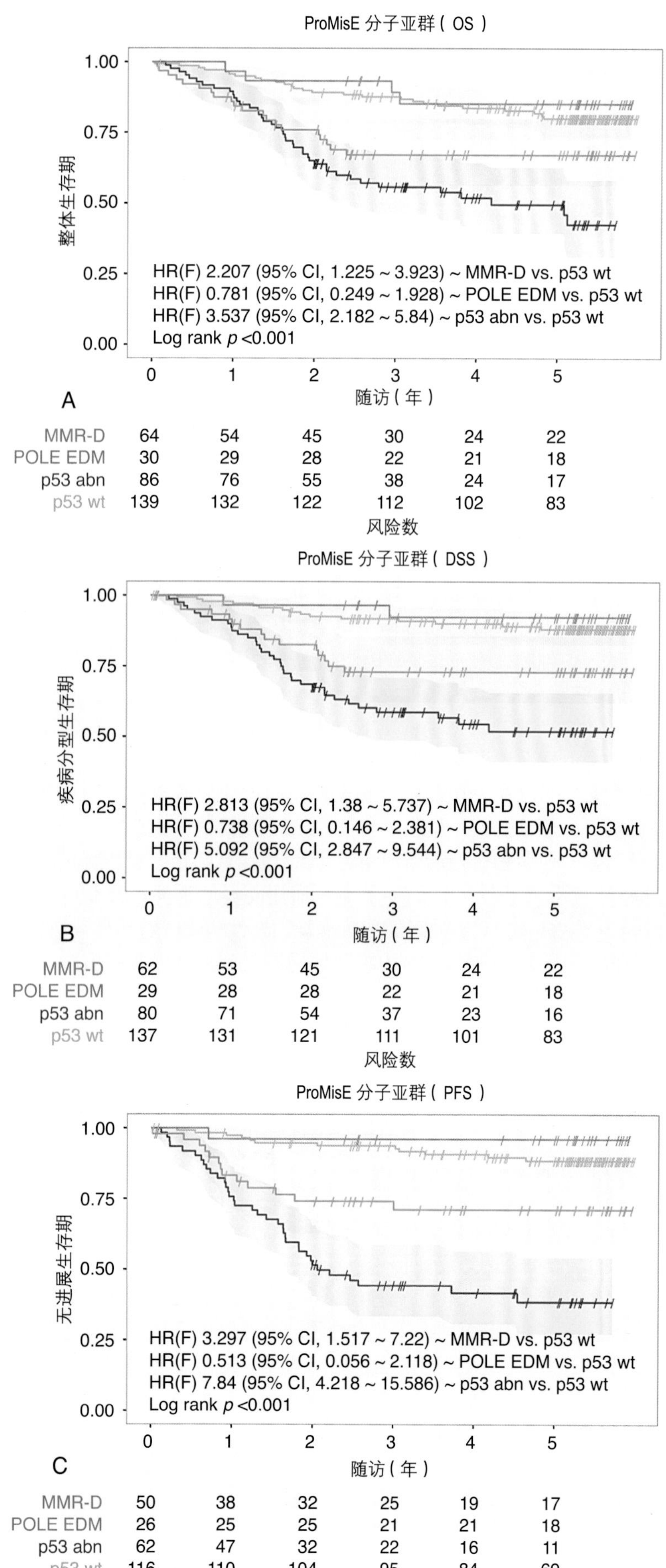

图 33.30 四种基因亚型的子宫内膜癌患者的预后［POLE 外切酶结构域突变型（POLE EDM）、CN 低 /p53 野生型（p53 wt）、错配修复缺乏型（MMR-D）和 CN 高 /p53 异常型（p53 abn），预后由好到差］。**A**，整体生存期。**B**，疾病分型生存期。**C**，无进展生存期（From Talhouk A, McConechy MK, Leung S, et al. Confirmation of ProMisE: A simple genomics-based clinical classifier for endometrial cancer. *Cancer* 2017; 123: 802–813.）

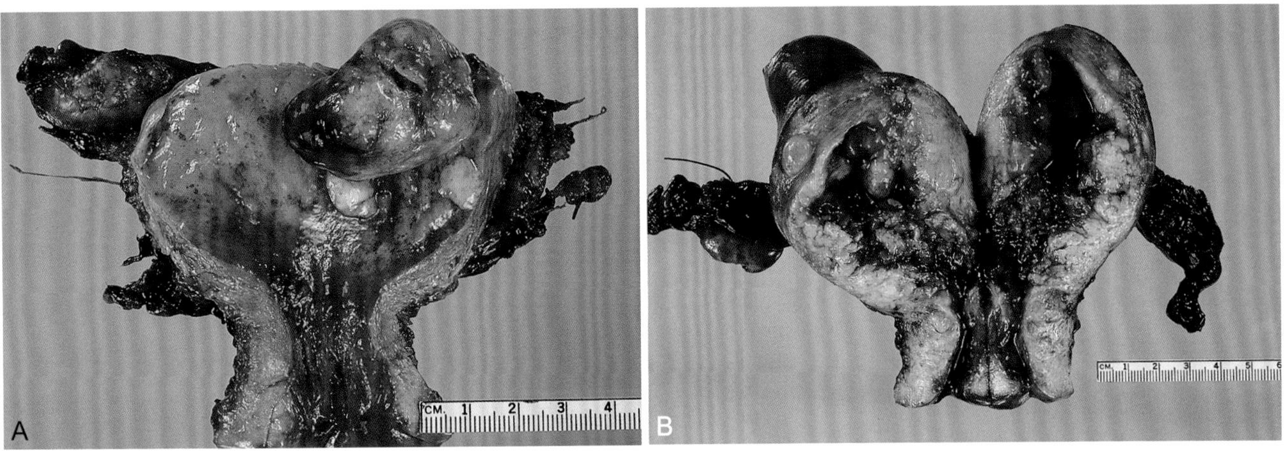

图 33.31　**A** 和 **B**，子宫内膜样腺癌的大体表现。**A**，表现为息肉样；**B**，表现为广泛浸润

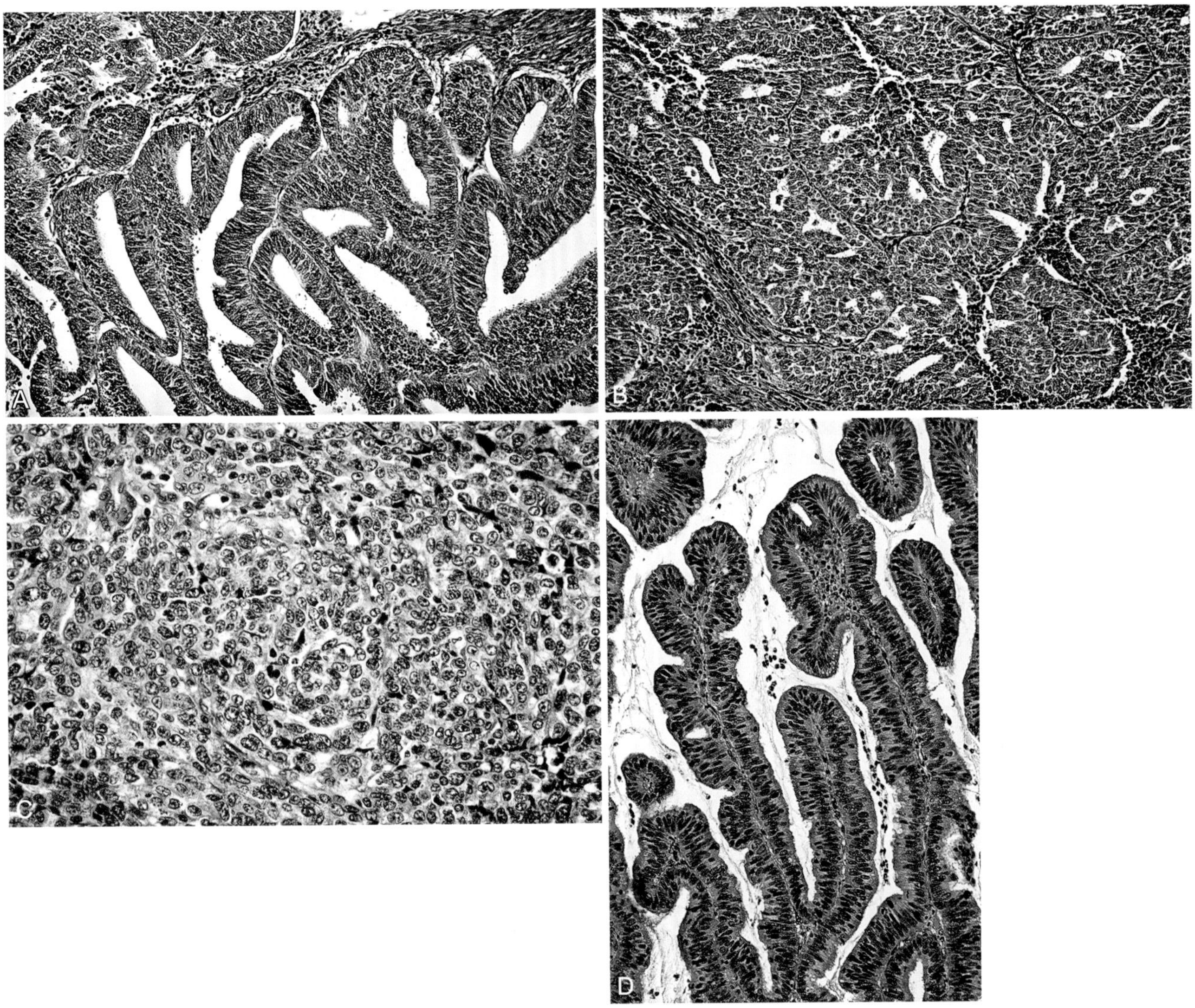

图 33.32　**子宫内膜样子宫内膜腺癌**。**A**，Ⅰ级，高分化。**B**，Ⅱ级，中分化。**C**，Ⅲ级，低分化。**D**，伴有绒毛管状结构

亚型中的任何一种。

子宫内膜癌和宫颈内膜腺癌的鉴别在其他地方讨论。

子宫内膜样癌的变异型和其他子宫内膜癌组织类型

子宫内膜腺癌有多种形态学类型。其中，如伴有鳞状化生的腺癌、黏液性癌和分泌性癌被认为是普通型（“子宫内膜样”）腺癌的变异型。另外一些，特别是浆液性癌、癌肉瘤和透明细胞癌，被认为是非子宫内膜样型，尽管它们都可与子宫内膜样腺癌并存。

伴有鳞状化生的腺癌（adenocarcinoma with squamous differentiation）（如果是低级别，以前称为腺棘皮瘤；如果是高级别，以前称为腺鳞癌）是指子宫内膜样腺癌中含有由肿瘤腺体化生而来的鳞状上皮成分（图 33.33 和 33.34）。其自然病程与相似分化程度但不存在鳞状分化的普通型腺癌基本一致[261]。**毛玻璃样细胞癌（glassy cell carcinoma）**是伴有鳞状分化的子宫内膜样癌的一种变异型，偶尔有报道发生在子宫内膜；其形态与子宫颈较常见的毛玻璃样细胞癌相似[262-263]。

条索状和玻璃样变子宫内膜样癌（corded and hyalinized endometrioid carcinoma, CHEC）的特征是：上皮细胞由透明样变的间质分隔成条索状。梭形上皮细胞也很常见[264]。细胞核为 1 级或 2 级，这点可用于将子宫内膜样癌的低级别变异型与癌肉瘤区分开，这两者经常被混淆。

子宫内膜样腺癌的**微囊状、伸长状和碎片状（microcystic, elongated, and fragmented, MELF）**型因其组织学特征细微容易被忽视（尤其是在对肌层浸润深度进行冰冻切片分析时），其可能具有分期意义[265]。MELF 的特征是小灶状纤维黏液样间质反应，包含不同模式的混合性嗜酸性癌细胞：上皮细胞变薄的小腺体（即微囊），具有扁平的类似内皮细胞内衬的细长腺体，或簇状的分散或单个细胞。淋巴细胞和中性粒细胞常见。子宫肌层的淋巴血管浸润和淋巴结转移常见，并且常常具有非常轻微的“组织细胞样”外观[266-268]。有关这种类型的子宫内膜癌的长期临床意义的数据仍在不断涌现。

分泌性癌（secretory carcinoma）的特征是：肿瘤性腺体有核下空泡形成，类似于正常月经周期第 17 天的分泌期子宫内膜，而邻近未受累的子宫内膜常为分泌晚期

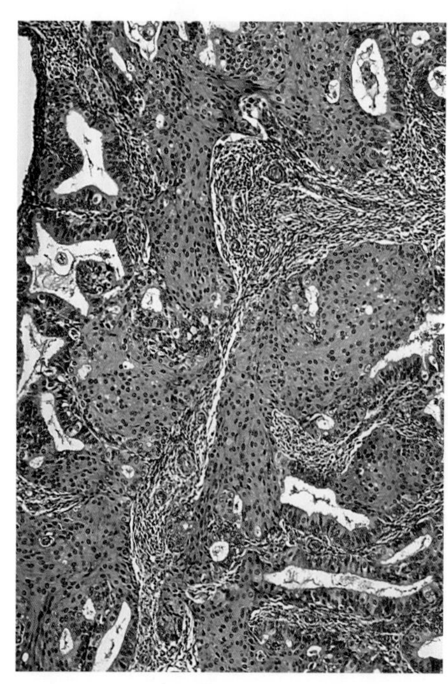

图 33.33 高分化子宫内膜样腺癌伴有鳞状上皮化生

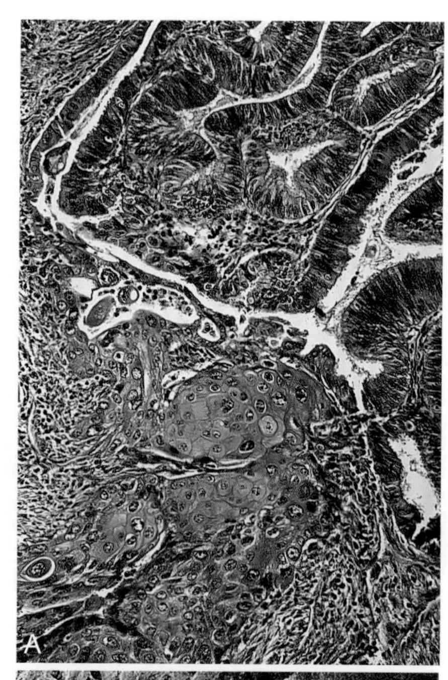

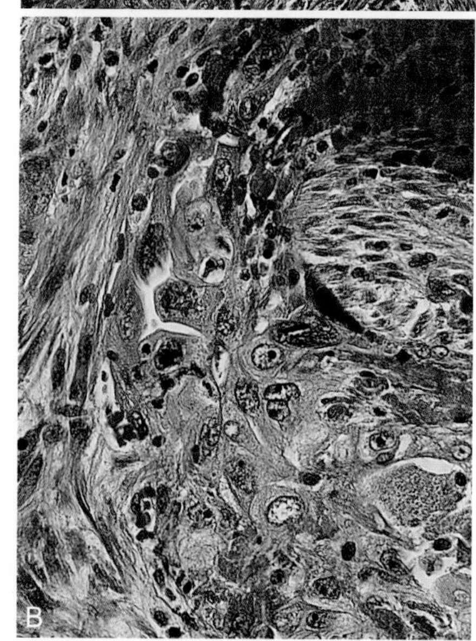

图 33.34 **A** 和 **B**，子宫内膜样型子宫内膜腺癌伴有鳞状上皮化生。与图 33.36 不同，鳞状成分具有明显的细胞非典型性改变

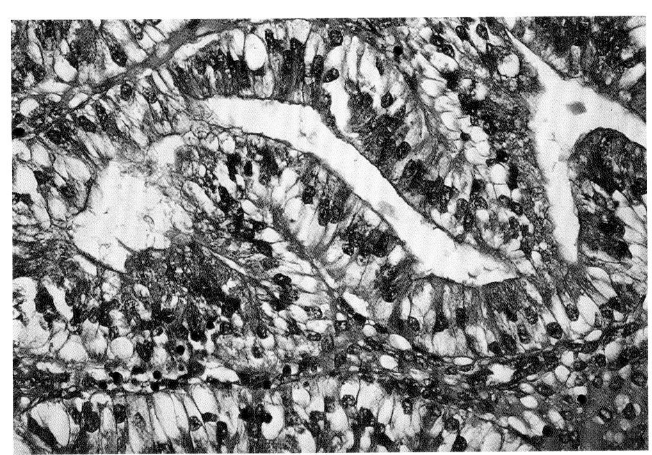

图 33.35 **子宫内膜分泌性癌**。这种高分化病变是子宫内膜样腺癌的一种变异型，其肿瘤细胞胞质透明或呈细颗粒状。应与透明细胞癌鉴别

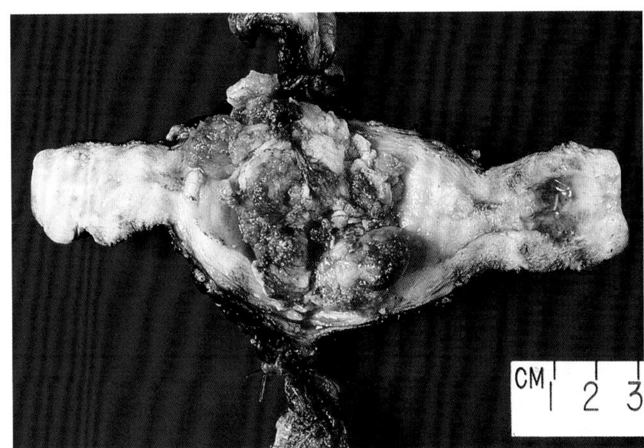

图 33.36 子宫内膜乳头状浆液性癌的大体表现。可见肿瘤充满子宫腔

表现[269]（图 33.35）。分泌性癌被认为是在高分化子宫内膜样癌中可广泛性或局灶性出现的一种表达模式，通常为孕激素刺激的结果。分泌性癌应当与后面描述的透明细胞癌和其他伴有透明细胞特征的子宫内膜样腺癌区分开[270-272]。

黏液性腺癌（mucinous adenocarcinoma）这个亚型的特征是：肿瘤细胞内黏液丰富[273]。在普通型子宫内膜样腺癌中，黏液分化灶相对常见，并无临床意义。根据定义，黏液性腺癌必须主要由表现出黏液分化的肿瘤细胞构成（即＞50%），当这样定义时，这个亚型是子宫内膜腺癌的一种少见变异型。它与子宫内膜的非典型黏液性腺体增生（黏液性非典型性增生）的区别在于其腺体结构更为复杂。由于其细胞异型性非常小，甚至在黏液性癌中也是如此，细胞异型性在鉴别诊断中的作用有限。子宫内膜黏液性癌的上皮内常可见明显的中性粒细胞浸润。子宫内膜黏液性腺癌和原发性宫颈内膜腺癌之间的鉴别可以通过免疫染色进行，前者大多数对 ER 和 PR 呈弥漫强阳性，而缺乏 p16 团块状阳性表达；后者如果与 HPV 感染相关则对 p16 呈团块状阳性，如果为与 HPV 感染不相关的胃型腺癌则对 ER/PR 呈阴性[274-275]。偶尔，子宫内膜黏液性腺癌或黏液性 - 子宫内膜样混合型子宫内膜腺癌表现出明显的**微腺体**结构，伴有腺腔内嗜酸性黏液分泌和显著的急性炎症反应，整体表现类似于宫颈内膜微小腺体增生[276-277]。

浆液性癌（serous carcinoma）是一种高度侵袭性子宫内膜腺癌，与输卵管 - 卵巢的高级别浆液性癌非常相似[278-280]（图 33.36）。其特征是：肿瘤呈复杂的乳头状生长方式，具有高级别的细胞非典型性（多形性，核深染，核仁巨大），有大量的核分裂象，出现广泛坏死，砂粒体形成（30% 的病例），以及有明显的肌层浸润（图 33.37）。浆液性癌应与已经提到的（且更为常见的）伴有绒毛管状结构的子宫内膜腺癌区分开，两者具有几种共同的结构特征[281]。一个至关重要的问题是，浆液性癌总是具有高级别的细胞学特征[282]。相反，其乳头结

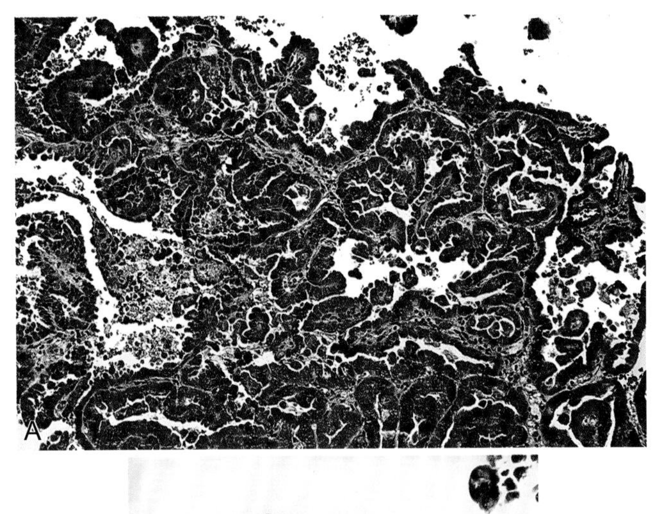

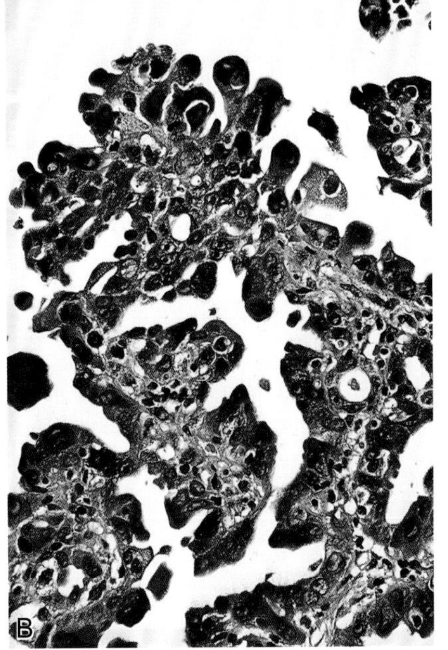

图 33.37 **A** 和 **B**，浆液性癌的低倍镜观和高倍镜观。注意细胞的高核分级

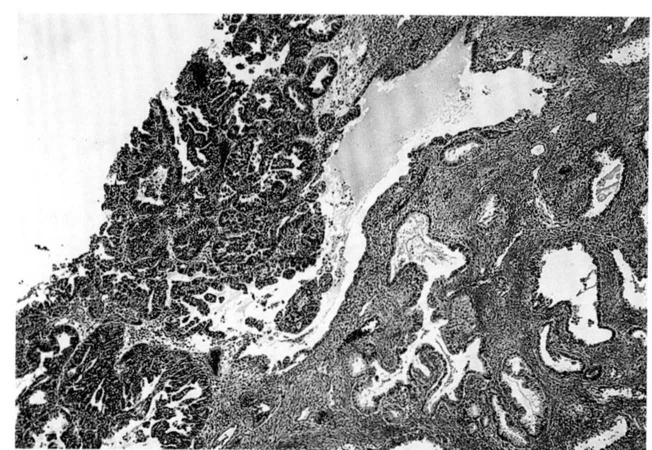

图 33.38 浆液性癌局限于他莫昔芬相关性子宫内膜息肉的表面部分

构可以非常稀少，主要表现为伴有腺体成角和管腔闭塞的小管状腺样结构——需要与子宫内膜样癌鉴别[283]。与子宫内膜样腺癌的典型的平滑边缘相比，浆液性癌的腺腔边缘显得不规则。这里应指出的是，砂粒体并不一定是浆液性癌的标志，因为偶尔子宫内膜样癌中也可见到砂粒体[241]。

子宫浆液性癌可与子宫的子宫内膜样腺癌共存[284]，或局限于子宫内膜息肉中，或完全位于黏膜内（“微小浆液性癌”）[242,284-291]图（33.38）。即使子宫浆液性癌局限于息肉，偶尔也可能有子宫外播散，可能是通过输卵管途径[292-293]。**子宫内膜腺体异型增生（endometrial glandular dysplasia）**被认为可能是浆液性癌的前驱病变[277,294-295]。在子宫内膜广泛累及的高级别浆液性癌患者中，大多数为子宫内膜原发性肿瘤[292]。WT1 在子宫内膜浆液性癌中的阳性率要低于在输卵管 - 卵巢浆液性癌中的阳性率，但 WT1 在个别病例中并不是一个可靠的标志物。当广泛的浆液性癌伴有明显的子宫内膜受累时，我们的做法是将其作为一个子宫内膜原发性肿瘤进行分期，不进行免疫染色[293]。

免疫组织化学上，异常的 p53 染色（呈弥漫强阳性或完全阴性）是浆液性癌的特征性表现，虽然不是每个浆液性癌都出现异常的 p53 染色；大约 30% 的高级别子宫内膜样癌表现出异常的 p53 免疫反应。因此，p53 染色并不能帮助区分浆液性癌和高级别子宫内膜样癌，但 p53 染色对于异型性比低级别子宫内膜样癌高、又缺乏浆液性癌的明确高级别细胞学特征的腺性肿瘤是有用的。在这些所谓的“模糊”病例中，异常的 p53 免疫染色支持浆液性癌的诊断[296]。根据分子分类，浆液性癌几乎都是Ⅱ型 /CN 高 /p53 异常亚型。

癌肉瘤（carcinosarcoma）（以前称为恶性混合性 müller 瘤）多年来一直被认为是子宫肉瘤的一种变异型，但现在基于一些证据已被分类为伴有肉瘤样化生的子宫内膜癌。癌肉瘤通常见于绝经后患者，但也有例

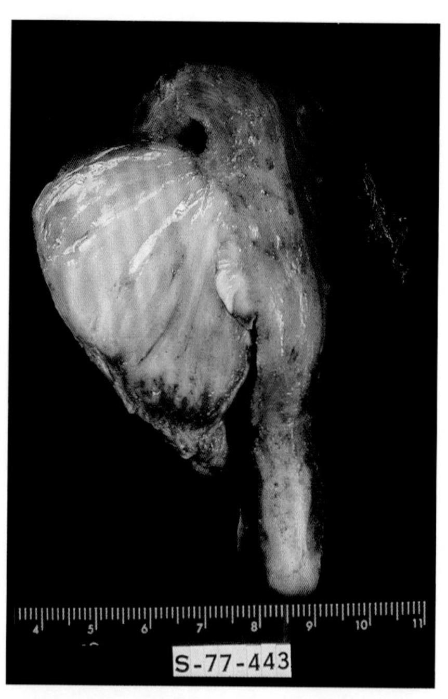

图 33.39 子宫癌肉瘤形成的巨大息肉样肿块

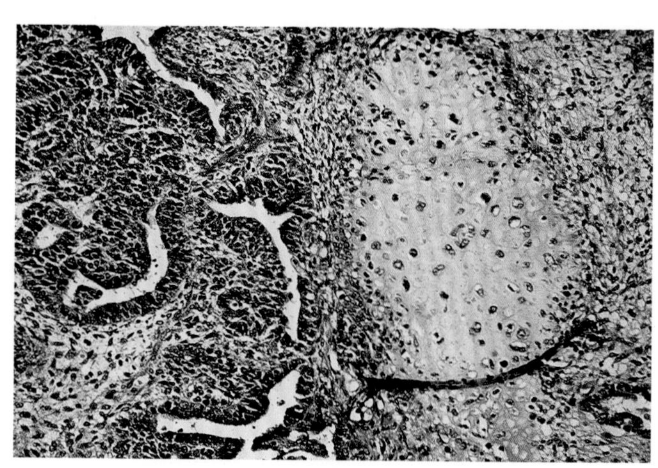

图 33.40 癌肉瘤中的腺样和间叶成分。可见异源性成分的软骨形式

外[297]。大体上，癌肉瘤为体积大、质软肿瘤，呈息肉样增生，累及子宫内膜和肌层，有时可以从子宫颈脱出（图 33.39）。坏死和出血灶很常见。

显微镜下，癌肉瘤的显著特征是：癌样和肉瘤样成分混合，具有特征性的双相型表现（图 33.40）。癌和肉瘤之间的转变应该是突然的；如果不是，可以考虑类似癌肉瘤的肿瘤，如去分化癌或条索样和透明样型子宫内膜样癌（CHEC）。其癌性成分通常是腺样型，如子宫内膜样癌、透明细胞癌或乳头状浆液性癌（尤其是后者）[298]。一般来说，其分化较差，属于高级别肿瘤；因此，无论何时只要在子宫内膜活检中发现这样的成分，特别是伴有广泛坏死和出血时，都应仔细寻找肉瘤成分。鳞状细胞，未分化成分和原始的神经外胚层成分也可能

可以看到[299-300]。也有一些伴有黑色素细胞[301]和卵黄囊分化的病例报道[302]。

肉瘤成分的表现是长期以来将这些肿瘤分为同源性和异源性变异型的基础。在前者，恶性间质是由与子宫内膜间质相似的圆形细胞或与平滑肌瘤或纤维肉瘤相似的梭形细胞构成。在后者，还存在一些特定的异源性间叶成分（如骨骼肌、软骨、骨或脂肪组织）（图 33.40）。横纹肌或骨骼肌的免疫细胞化学标志物［如肌形成蛋白（myogenin）］是确定横纹肌肉瘤样成分存在所必需的。在有些情况下，这种成分非常突出，超过上皮成分，容易被混淆为单纯的横纹肌肉瘤[281]。相反，肉瘤样成分可能非常不明显。转移瘤通常是上皮性的，但也可能是混合性的或肉瘤性的。在特殊情况下，横纹肌样成分会出现[303]。

角蛋白通常在上皮性区域表达，但在肉瘤成分中也可以表达，虽然其表达降低[304]。癌肉瘤可以表现为Ⅰ型子宫内膜癌的基因改变［即 *PTEN* 和（或）*ARID1A* 突变以及 *p53* 突变］或Ⅱ型子宫内膜癌的基因改变（不伴有 *PTEN* 或 *ARID1A* 突变的 *TP53* 突变），并且癌肉瘤可能是这两种通路的进展结果[305]。在高突变 /MMR-D 或超突变 /POLE 突变的肿瘤中，癌肉瘤很少见，但在撰写本文时，有关这一点的数据相对较少。

癌肉瘤很容易与畸胎瘤区分开，因为癌肉瘤发生在年龄较大者，没有皮肤附属器、神经胶质、甲状腺和其他组织；然而，如前所述，它们可能含有神经外胚层成分[299]。癌肉瘤还应与胚胎性横纹肌肉瘤（葡萄状肉瘤）明确区分开。后者仅发生于儿童或青少年，起源于子宫颈或阴道，显示骨骼肌分化，而缺乏癌样成分。

癌肉瘤是高度侵袭性肿瘤，其侵袭性甚至可能比更高级别和更差组织学分型的子宫内膜癌的侵袭性更高[306]。癌肉瘤扩散至骨盆、淋巴和血管以及远处淋巴结转移和血源性转移都很常见。如果癌肉瘤在手术时已经扩散到子宫的浆膜或更远，则预后会很差。在多项病例研究中，具有同源性间质成分的癌肉瘤的预后好于具有异源性成分的癌肉瘤[307-310]。然而，应当指出的是，两者之间的差异通常很小，在一些病例研究中则完全没有差异，且这种分型远远不如肿瘤的分期重要[311-313]。

癌肉瘤是放疗后子宫发生的最常见的肿瘤，尤其是宫颈癌放疗后；这些放疗后肿瘤在放疗后 8 ~ 10 年开始出现，预后特别差[314-315]。

透明细胞癌（clear cell carcinoma）是由体积较大的透明细胞构成，其细胞境界清楚，含有数量不等但通常为多量的糖原[271,316]（图 33.41 和 33.42）。透明细胞癌中所见到的乳头状结构和“鞋钉”细胞与发生于卵巢、子宫颈和阴道的同名肿瘤一致。透明细胞癌的超微结构和免疫组织化学特征支持其为 müller 来源这一说法而非过去认为的中肾管来源[317-320]。大多数患者为绝经后女性。

一种罕见的透明细胞癌其特征是：嗜伊红（嗜酸性）细胞为其主要或唯一成分[321]。与浆液性癌不同，大多数透明细胞对 p53 呈野生型表达。ER 和 PR 通常为阴性表达。

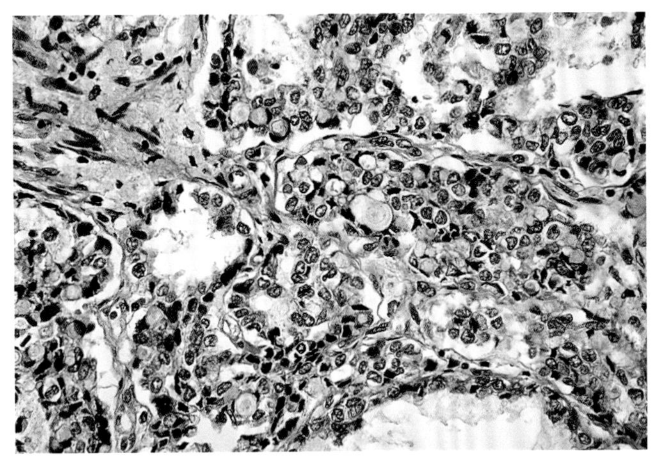

图 33.41　子宫内膜透明细胞癌

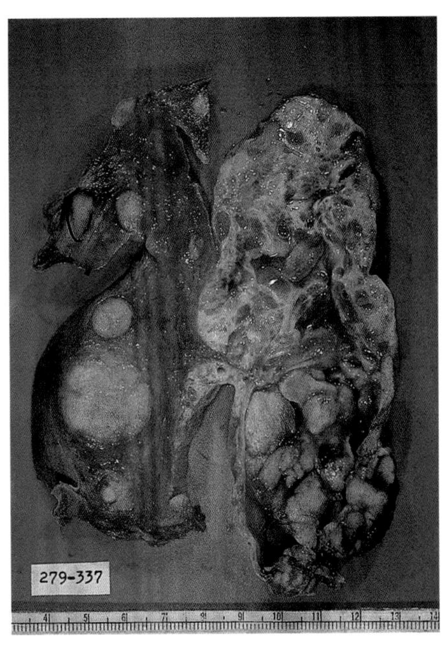

图 33.42　累及一个子宫内膜大息肉的透明细胞癌的大体表现（Courtesy Dr. Juan José Segura, San José, Costa Rica.）

现已提出一个可能的前驱病变，其特征为：伴有透明和（或）嗜酸性胞质，细胞核有不同程度的非典型性[322]。

未分化癌（undifferentiated carcinoma）和与之关系密切相关的存在低级别子宫内膜样癌成分的**去分化癌（dedifferentiated carcinoma）**现在已经归为同一种肿瘤[323]。其肿瘤细胞呈实性片状生长，无明显分化特征[323-324]（图 33.43）。其上皮分化不明显，因此，其鉴别诊断可能包括肉瘤或恶性造血系统肿瘤。由于其预后较差，需要与子宫内膜样腺癌 3 级区分开，这点十分重要[325]。有些未分化癌被报道发生于年轻女性，有一个暴发性临床过程[326]。未分化和去分化癌的特征是：SWI/SNF 染色质重建复合体基因中有基因突变（与高钙型卵巢小细胞癌的基因突变相同），对角蛋白呈弱阳性或局灶阳性，PAX8 表达缺失，p53 野生型表达，常伴有错配修复蛋白质的表达缺失[327-329]（图 33.43B）。

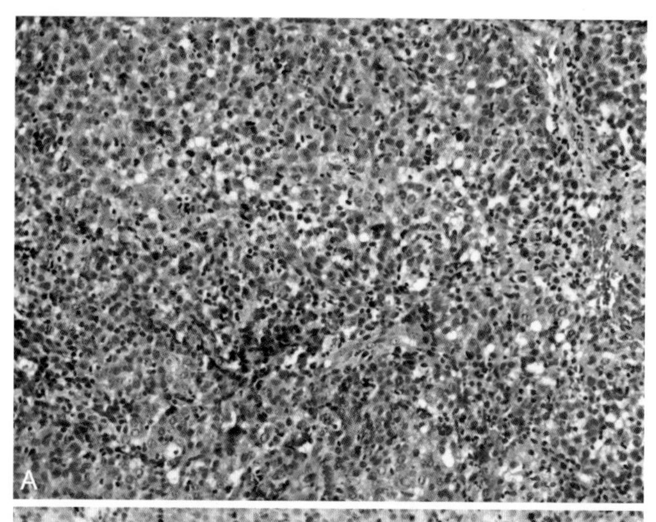

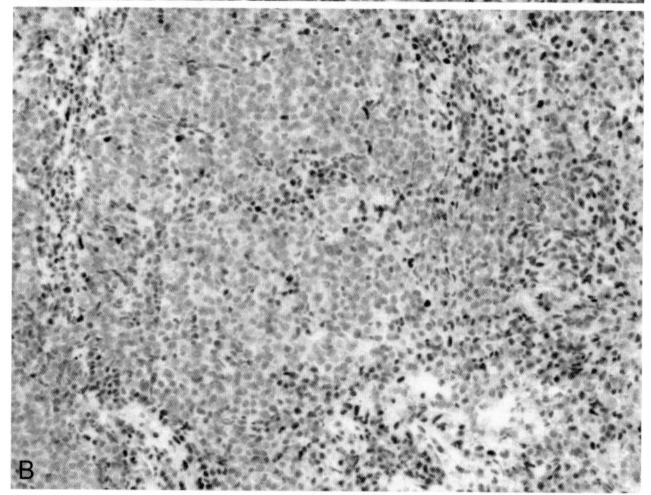

图 33.43 **A**，未分化癌；**B**，肿瘤细胞伴有 MLH1 表达缺失

小细胞（神经内分泌）癌［**small cell (neuroendocrine) carcinoma**］大体检查通常表现为巨大的（有时呈息肉样）、边界不清的、浸润性生长的肿物[330]。显微镜下，其形态学与较常见于子宫颈的小细胞癌相似。小细胞（神经内分泌）癌可以是普通子宫内膜样或浆液性腺癌的局灶表现，也可以是癌肉瘤的一种成分[331-333]。免疫组织化学染色，其对神经元特异性烯醇酶（neruon-specific enolase, NSE）和低分子量角蛋白通常呈阳性，有时对嗜铬素和突触素也呈阳性。超微结构检查可检出致密核心分泌颗粒。小细胞（神经内分泌）癌的生物学行为极具侵袭性[334]。与在肺、子宫颈和其他部位一样，小细胞（神经内分泌）癌具有高级别的神经内分泌肿瘤特征，但主要由中等到大的细胞构成，可为纯粹的小细胞（神经内分泌）癌，也可以与子宫内膜样腺癌混合存在[324-335]。在这种情况下应当注意，应用嗜银染色法，在 25% ~ 50% 的典型子宫内膜腺癌中可以检测到少量内分泌细胞[336-337]。其中一部分细胞含有嗜铬素、NSE、5- 羟色胺（5-HT）、生长抑素、促肾上腺皮质激素（ACTH）和吲哚胺颗粒[338-339]。

发生于子宫内膜的纯粹的**鳞状细胞癌**（**squamous cell carcinoma**）极少见[340-341]，在这种情况下除外宫颈癌蔓延到子宫体尤为重要[342]。一些老年女性病例伴有子宫积脓，推测是在先前存在的子宫内膜鳞状化生基础之上发生的[343]。有些病例伴有**梭形细胞（肉瘤样）**改变[334]，还有 1 例**疣状癌**的个例报道[345]。

巨细胞癌（**giant cell carcinoma**）是高级别子宫内膜腺癌的一种罕见的多形性类型，其特征是：奇异型多核巨细胞松散地排列成片状或巢状[346-347]。它还可与分化较好的子宫内膜样或透明细胞癌成分并存[347]。

伴有滋养细胞（绒毛膜癌）或卵黄囊分化的子宫内膜癌［**endometrial carcinoma with trophoblastic (choriocarcinomatous) or yolk sac differentiation**］应与上文提到的巨细胞癌以及恶性生殖细胞肿瘤和妊娠相关的绒毛膜癌区分开[348]。在这种肿瘤中，多核合体滋养细胞样细胞对人绒毛膜促性腺激素（hCG）呈强阳性免疫反应，而卵黄囊分化与 α 甲胎蛋白的表达相关[349-351]。传统的子宫内膜腺癌区域常为浆液性而非子宫内膜样形态。

伴有支持细胞（性索样）分化的子宫内膜样癌［**endometrioid carcinoma with sertoliform (sex cord-like) differentiation**］已有报道，与较常见的卵巢子宫内膜样肿瘤相似[352-353]。其需与类似于卵巢性索肿瘤的子宫肿瘤（UTROST）区分开。**索状和玻璃样变子宫内膜样癌**（所谓的 CHEC 型）可能是这种性索样分化的一种类型，其与癌肉瘤的鉴别非常重要，后者的侵袭性更高[264]。

发生于子宫内膜的**肝样腺癌**（**hepatoid adenocarcinoma**）已有报道，伴有 α 甲胎蛋白的产生[354]。

印戒细胞腺癌（**signet ring cell adenocarcinoma**）已被描述为一种原发性子宫肿瘤[355]。在做出这个诊断之前，须除外转移癌（特别是来源于乳腺和胃的转移癌）以及酷似印戒细胞的空泡变的蜕膜细胞和间质组织细胞[356]。

淋巴上皮瘤样癌（**lymphoepithelioma-like carcinoma**）与发生在其他部位的同名肿瘤相似。已报道的少数几个病例中均未发现 EBV 感染的证据[357]。

子宫的**横纹肌样肿瘤**（**rhabdoid tumor**）至少在部分病例是子宫内膜腺癌的去分化形式，其偶尔与普通的子宫内膜腺癌并存也有力地支持这一说法[358]。

子宫内膜的**中肾管（腺）癌**［**mesonephric (adeno) carcinoma**］是真正起源于 wolff 残件的肿瘤，因此，其与上述的透明细胞癌无关（过去后者被称为中肾管癌，这是不准确的），据描述其表现为子宫肌层的肿块[359-361]。它可能比通常认为的更常见，因为它可以与低级别子宫内膜样癌非常相似，而且毫无疑问，这种肿瘤在过去被确诊过。TTF-1、CD10 和 GATA3 阳性表达以及雌激素受体（estrogen receptor, ER）和孕激素受体（progesterone receptor, PR）表达缺失是有用的诊断特征。

组织化学和免疫组织化学特征

免疫组织化学染色，普通的（子宫内膜样）子宫内膜腺癌肿瘤细胞表达角蛋白（特别是 CK 7、8、18 和 19）[362-363]、波形蛋白[364-365] 和 PAX8[366]。角蛋白和波形蛋白的共同表达是其基准[367]。有一些肿瘤细胞还含有胶质纤维酸性蛋白质（GFAP）[363]。

大多数子宫内膜样腺癌表达 ER 和 PR，而低级别肿瘤几乎一成不变地呈阳性[368-370]。在高级别子宫内膜样癌和浆液性癌中，ER和PR的表达是多变的；在透明细胞癌中，ER和PR的阳性表达不常见[371]。一个具有诊断意义的发现是：WT-1在输卵管、卵巢浆液性癌及其转移癌中几乎总是呈阳性，但在子宫内膜的浆液性癌[372-374]和其他类型的原发性子宫内膜癌中通常呈完全阴性或弱阳性[375]。一个有代表性的潜在陷阱是TTF-1的表达，其通常被用作肺癌和甲状腺癌的标志物，但其在子宫内膜（和子宫颈）腺癌中也可表达[376-377]。

需要注意的是，没有一种免疫标志物具有完全的组织类型敏感性和特异性，子宫内膜癌的组织类型诊断应基于对HE染色切片的评估。如前所述，在一个具有“模糊特征”的腺性肿瘤的特殊情况下（即细胞核异型性超过了低级别子宫内膜样癌而又不足以诊断浆液性癌），p53免疫染色可用于低级别子宫内膜样癌和浆液性癌的鉴别，p53野生型表达支持前者的诊断[296]。

分子遗传学特征

在本节上文，我们描述过如何应用癌症基因组图谱（TCGA）根据基因组特征识别子宫内膜癌的四种亚型：Ⅰ型/低体细胞拷贝数异常/p53野生型（子宫内膜样，尤其是低级别）；Ⅱ型/高体细胞拷贝数异常/p53异常型（大多数为浆液性伴有少量高级别子宫内膜样）；高突变/MMR缺乏型（大多数为子宫内膜样）；超突变/POLE核酸外切酶结构域突变（子宫内膜样，常为高级别）[228-230, 232]。到目前为止，我们一直试图在组织学类型的背景下理解子宫内膜癌的分子遗传学特征，但今后所有的分子研究都应考虑这四种基因组亚型。

子宫内膜样腺癌检测到的主要基因异常是*PTEN*基因突变（多数病例）和*PIK3CA*、*KRAS*、*ARID1A*和*CTNNB1*的频繁突变，而浆液性癌则有*TP53*突变（>90%的病例）[382-389]。*PPP2R1A*突变是子宫内膜浆液性癌而不是输卵管和卵巢浆液性癌的特征[390]。

在约1/4的病例，DNA呈非整倍体，这部分肿瘤多为手术分期较晚和组织学分级较高的肿瘤，伴有子宫深肌层浸润和淋巴结转移。与预期的一样，浆液性癌的DNA通常呈非整倍体，但有少数子宫内膜样癌其DNA也可呈非整倍体[391-392]。

扩散和转移

子宫内膜癌直接扩散的两个常见部位是子宫肌层和子宫颈，两者均有重要的预后意义[393]。根据肌层浸润程度，即浸润深度不超过和超过1/2肌壁，将子宫内膜癌分为两期。这个看似直观的指标实际上有很多潜在的不准确性[394]。子宫肌壁的弓状血管丛有助于浸润深度的测量，肿瘤浸润至或穿透弓状血管丛可作为提示肿瘤浸润深度超过50%肌壁的指标[393]。当测量浸润深度有困难时，如子宫肌瘤使子宫体变形时，这可能是一个有用的方法。如果同时存在子宫腺肌症，则很难判断子宫内膜癌的浸润深度。一方面，子宫内膜癌可累及腺肌症病灶，可能会被误认为肿瘤的深肌层浸润；另一方面，子宫内膜癌累及腺肌症病灶被认为可作为提示存在真正的肌层浸润的指标[395]。

子宫内膜癌浸润子宫颈较常见，其组织学特征在前面已讨论过。

淋巴管血管浸润是子宫内膜癌的最重要的扩散途径。最近的研究表明，“大量”的而非极少的或局灶的淋巴血管浸润对预后具有重要意义；有一两个淋巴管受累的患者的预后与无淋巴血管浸润的患者的预后无明显差异[396]。在这里需要提醒的是，在腹腔镜子宫切除术标本中，有时由于人工假象会出现**血管假浸润（vascular pseudoinvasion）**，其特征是：在子宫肌层外的厚壁血管或肌层内扩张的血管腔内见到不明显的肿瘤碎片，即肿瘤碎片是与血管壁分开的，血管周围无炎细胞浸润，且在肌壁裂口内也可见到肿瘤碎片。

子宫内膜样腺癌向子宫外扩散的最常见部位是盆腔、主动脉旁淋巴结和卵巢（见下文）。淋巴结转移见于5%～25%的临床Ⅰ期患者，且在高级别的浸润性肿瘤（即便肿瘤较表浅）、体积较大和（或）浸润较深的肿瘤（无论其分级如何）、有子宫颈累及以及伴有血管浸润的肿瘤中更为常见[397-399]。

浆液性癌尤其更倾向于沿淋巴管扩散。浆液性癌早期甚至是在上皮内肿瘤阶段即可发生腹膜表面（特别是盆腔部位的腹膜表面）的累及[400]。对这部分病例的分子分析显示，其为克隆性肿瘤，提示其为同一肿瘤起源、继发早期扩散[393,399,401]。子宫内膜癌的另一个扩散途径是沿输卵管扩散[293,403]。在这里，另一个需要警惕的是，少数情况下，伴有鳞状上皮化生的子宫内膜癌的角质成分可脱落至子宫腔内并经输卵管种植于腹膜表面而形成异物性肉芽肿[404]。在没有发现存活的肿瘤细胞时，不应将其看做是发生转移的证据。对此部分患者的随访研究显示，出现这类角质肉芽肿并无预后意义，应与真正的活的肿瘤细胞种植区分开[405]。

子宫内膜癌最常见的复发部位是阴道穹和盆壁。浆液性癌的特征是以类似于输卵管-卵巢浆液性癌播散的方式播散至整个腹腔。子宫内膜癌的膀胱转移可能类似于膀胱的原发性肿瘤[406]。

子宫内膜癌的远处转移常见于肺、肝、骨、中枢神经系统和皮肤。后者易于发生在头颈部，尤其是头皮。

子宫癌和其他生殖道癌共存

约8%的子宫内膜癌同时伴有**卵巢癌（ovarian carcinoma）**。当它们的组织学形态相似时——事实上常常如此，很难确定是存在两个独立的肿瘤，还是一个部位的肿瘤是由另外一个部位的肿瘤转移而来[407]。子宫内膜肿瘤中被认为符合一个独立的原发性肿瘤的特征是Ⅰa期，1级或2级，无淋巴血管浸润；而卵巢肿瘤应局限于卵巢内，且为低级别肿瘤[408]。基于多项大型病例研究，有充分的证据表明，这些肿瘤的生物学行为为独立的Ⅰ期原发性肿瘤，而不是Ⅱ期卵巢癌或Ⅲ期子宫内膜癌[407,409]。高级别肿瘤应被认为是转移性的肿瘤（如前所述，几乎都是从子宫内膜转移至卵巢的），除非有证据证明其为非转移性肿瘤[407]。其他支持卵巢肿瘤为转移性肿瘤的特征有：双侧受累，多结节生长，出现表面种植，以及卵巢间质中有明显的淋巴管或血管浸润[410]。临床结果数据对全基因组或全外显子组测序数据的解释具有挑战性，因为这些数据清楚地显示，大多数共存的卵巢和子宫内膜肿瘤为一个克隆起源[411-412]。证据支持应用旧的临床病理分期标准，因为它们会带来适当的保守治疗，在这种情况下，分子检测结果不应成为决定是否将这些共存肿瘤作为独立的原发性肿瘤进行分期的依据。请注意，在采取这种实用的方法时，我们并不是支持这些共存肿瘤是独立发生的；这与所提示的证据一致，我们只是提倡一种由临床结果数据支持的分期方法，以避免对患者进行过度治疗。

子宫内膜样癌被认为可同时累及子宫体和输卵管。在约半数病例，输卵管肿瘤位于输卵管末端或伞端，且部分肿瘤为原位病变[413]。大约 20% 的子宫内膜浆液性癌与输卵管黏膜转移有关[293]。毫无疑问，自从采用了更广泛的输卵管伞端取样方法以来，子宫内膜癌累及输卵管黏膜的病例越来越多，但这一发现的临床意义尚不明确。

治疗

子宫内膜癌的治疗方式通常是行经腹子宫切除术加双侧输卵管 - 卵巢切除术。如果出现以下任何一种情况：肌层浸润深度＞50%，肿瘤分级为Ⅲ级，累及子宫颈，子宫外扩散，组织学类型不好（浆液性、透明细胞或未分化型），可触及肿大淋巴结，则只要可能，均应进行手术分期（包括盆腔和主动脉旁淋巴结活检）[415]。放疗，过去常规与外科手术（术前或术后）联合使用，现在已不再提倡，除非在具有预后不良因素而处于高复发风险的患者[416]。这在很大程度上是随机临床试验的结果，这些试验显示，放疗可减少局部复发，但不影响疾病特异性或总体生存率[417]。

孕激素类药物对早期、低级别肿瘤是治愈性的，对更高级别肿瘤虽然不是治愈性的，但偶尔能使原发性肿瘤和转移性肿瘤暂时显著消退[418-419]。高分化癌使用孕激素类药物治疗后可显示，腺体 - 间质比值下降，腺样细胞成分减少，核分裂象减少或缺如，细胞非典型性消失，以及发生多种胞质变化，包括黏液性、分泌性、鳞状上皮以及嗜酸性化生[420]。

浆液性癌的治疗方法包括：子宫切除术加双侧输卵管 - 卵巢切除术、网膜切除术以及手术分期，后者包括腹腔细胞学检查以及盆腔和主动脉旁淋巴结活检。除了微小浸润癌以外，术后常进行其他辅助治疗[421-425]。

肿瘤复发可表现为局部复发（50%）、远处转移（28%）或两者均有（21%）；中位间隔时间是 1～2 年[426]。对局部复发进行冲击式放疗可能可以获得成功[427]。

预后

子宫内膜腺癌的重要预后因素如下所述：

1. **肿瘤分期**：通过 FIGO 系统进行[428]。对于大多数常见的上皮恶性肿瘤，分期是最强的预后指标，并且所有的生物标志物都必须独立于分期进行评估。
2. **子宫肌壁浸润深度**：已纳入 FIGO 系统[461]。肿瘤浸润深度＞肌层 1/2 的预后差于浸润深度＜1/2 肌层的预后[429-432]。对后者（ⅠB 期肿瘤）而言，浸润深度≤肌层的 1/3 的肿瘤和浸润深度为 1/3～1/2 肌层的肿瘤之间预后没有明显差异[433]。
3. **组织学分级**：通过 FIGO 系统进行[431,434-435]。如前所述，这种分类方法主要是基于结构而不是基于核的特征，但不包括对浆液性癌和透明细胞癌——它们已被定义为高级别肿瘤[436]。在 FIGO 系统中加入核的特征这一参数可加强其预后意义[437]。高级别肿瘤的预后差，无论其为何种组织学亚型[438]。
4. **年龄**：患者的年龄一直是一个重要的预后因素。随着患者的年龄增长，预后越来越差，但这一点最近受到了质疑；Haley 等进行的一项大型病例研究显示，在早期子宫内膜癌患者中，只要仔细匹配肿瘤分级 / 组织学分型和其他病理学特征，则年龄作为预后因素没有意义[439]。这意味着，当预后指标一起变化时，如年龄和Ⅱ型 / 浆液性 / 晚期，评估其中各个指标在预后方面的相对强度是困难的。
5. **组织学分型**：在高级别肿瘤（Ⅲ级子宫内膜样腺癌、浆液性癌和透明细胞癌）中，一些研究表明，组织学类型具有预后意义，但是，有些研究并不这样认为；可能的解释是，Ⅲ级子宫内膜样癌具有异质性，包括所有四个分子亚型（即 CN 低型、CN 高型、超突变型和高突变型），根据基因组异常的定义，Ⅲ级子宫内膜样癌亚型的预后有很大的差异[440]。
6. **淋巴管浸润**：肿瘤扩散到淋巴管是预后不良的指征[441-442]，特别是弥漫浸润时[396,444]。
7. **分子亚型**：子宫内膜癌基于 TCGA 研究的四个分子亚型（在本节前面已经讨论过）已成为子宫内膜癌相关的重要预后亚型（表 33.1）。
8. **其他**被认为能提示预后好的指标有：L1CAM 表达缺乏[229]，缺乏 β- 连环蛋白突变[229,446]，以及细胞 DNA 呈二倍体[392,448]。

子宫内膜间质肿瘤

由子宫内膜间质构成的肿瘤多发生于中年女性（平均年龄为 45 岁），常表现为阴道出血[449]。

显微镜下，低级别子宫内膜间质肿瘤是由均一的、多半呈卵圆形的小细胞构成，这些细胞非常类似于子宫内膜的间质细胞，每个细胞都有网状纤维包绕，并且特征性地围绕着类似于螺旋小动脉的小血管（图 33.44）。

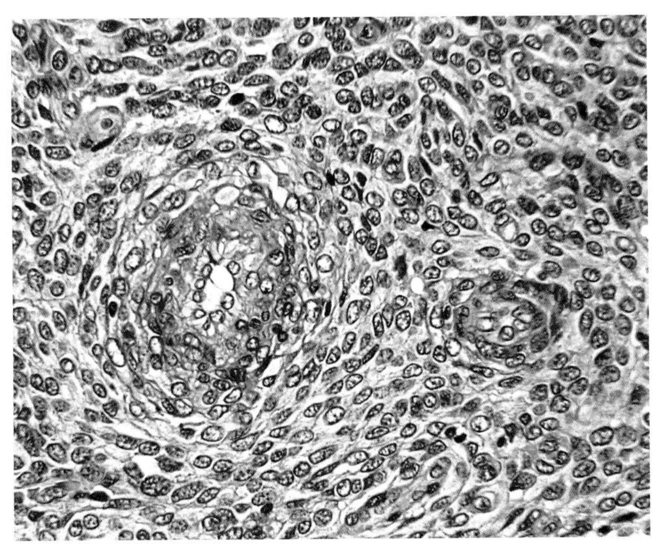

图 33.44 低级别子宫内膜间质肿瘤的典型显微镜下改变，显示形态良善的卵圆形细胞围绕螺旋小动脉成同心圆排列

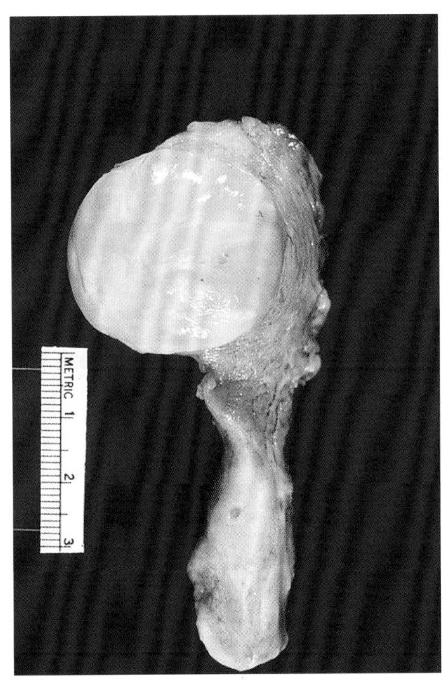

图 33.45 **子宫内膜间质结节**。其病变特征是界限清楚，呈黄色

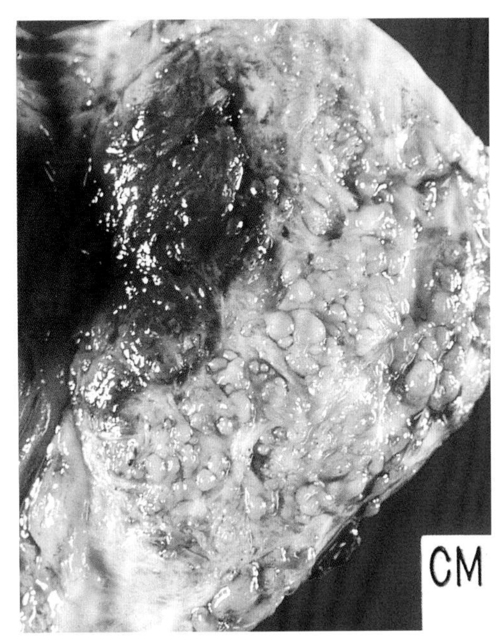

图 33.46 低级别子宫内膜间质肉瘤，可见肌层异常弥漫性浸润，表现为突出于切面的小结节

子宫内膜间质肿瘤分为低级别和高级别肿瘤；低级别子宫间质肿瘤又根据肿瘤边缘类型进一步细分为：①良性（子宫内膜间质结节），具有推挤性边缘；②恶性（低级别子宫内膜间质肉瘤），具有浸润性边缘[450-452]。子宫内膜间质结节和低级别子宫内膜间质肉瘤的区分仅仅是基于肿瘤和子宫肌层之间的边缘进行的，因此，根据子宫内膜活检 / 刮除术标本是无法进行区分的。在活检 / 刮除术标本中发现＞5 mm 的无腺体间质融合区，可以认为是子宫内膜间质肿瘤；在这种情况下，只能诊断为“低级别子宫间质肿瘤”，最终的分类要推迟到对子宫切除术标本进行的评估。

大体上，**子宫内膜间质结节（endometrial stromal nodule）**表现为孤立性的、境界清楚的肿物；肿物质地较软，呈特征性的黄色 - 橘黄色（图 33.45）。子宫内膜间质结节不浸润静脉、淋巴管或子宫肌层。其预后非常好。在 Tavassoli 和 Norris 进行的病例研究中，60 例子宫内膜间质结节即使边缘有些不规则，出现大量的核分裂象或灶状腺样结构，也均未出现复发[430]。有边缘显著不规则、但缺乏子宫内膜间质肉瘤的典型且通常广泛浸润时称为**子宫内膜间质肿瘤伴有局部浸润**[453]。它们的生物学行为似乎与一般的子宫内膜间质结节一样，比较温和。子宫内膜间质结节通常特征性地携有 t(7;17)，可导致 *JAZF1-JJAZ1* 融合基因[454-456]。其鉴别诊断是与富于细胞的平滑肌瘤鉴别，这种情况下重要的标志物是 CD10（几乎总是呈阳性）、h 钙介质素（几乎总是呈阴性）和 HDAC8（几乎总是呈阴性）；注意，结蛋白和平滑肌肌动蛋白在低级别子宫内膜间质肿瘤中可以呈弱阳性[457-461]。

低级别子宫内膜间质肉瘤（low-grade endometrial stromal sarcoma）浸润子宫肌层，尤其容易浸润淋巴管（图 33.46 和 33.47）。有时，浸润淋巴管这个特征在大体检查时也能发现，表现为扩张的管腔中充满淡黄色、绳索状或球状肿块。低级别子宫内膜间质肉瘤也可以表现为息肉样肿物（图 33.48）。其局部浸润可蔓延至阔韧带、输卵管和卵巢。低倍镜下，其表现非常有特征性，为界限清楚的肿瘤岛，边缘成角，肌层广泛浸润，有些类似于胸腺瘤（背景完全不同）的低倍镜下所见。低级别子宫内膜间质肉瘤的其他常见特征包括玻璃样变和散在的泡沫细胞[462]。其组织学变异（后面详细描述的除外）包括：出现显著的纤维化或黏液成分[463]，脂肪化生[464]，含伴有丰富的嗜酸性胞质的上皮样细胞成分[465]，散在分布的合体细胞样肿瘤细胞[464,466]，以及乳头 / 假乳头形成[467]。

低级别子宫内膜间质肉瘤的自然病程为：临床进展

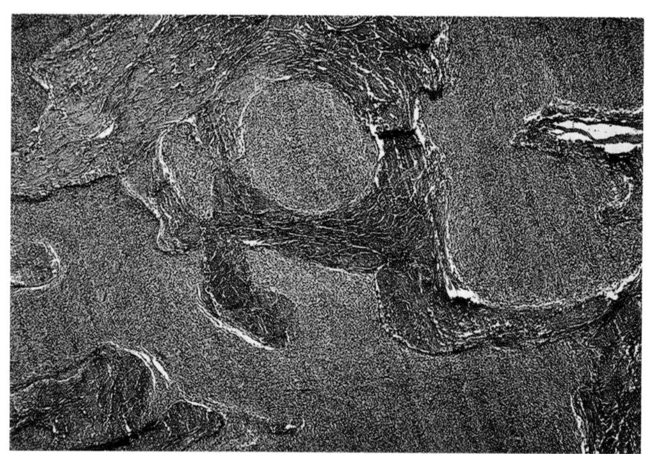

图 33.47 子宫内膜间质肉瘤的典型低倍镜下表现

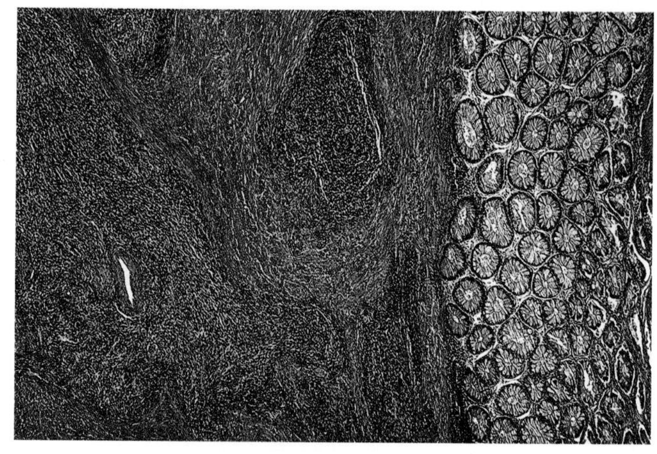

图 33.49 低级别子宫内膜间质肉瘤转移至大肠肠壁

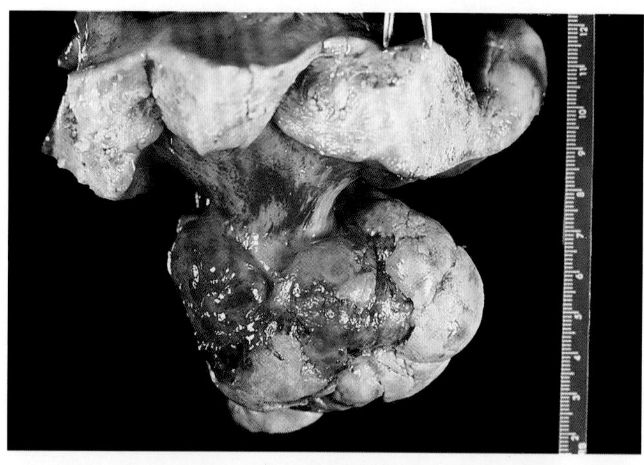

图 33.48 低级别子宫内膜间质肉瘤，表现为子宫腔内的巨大的息肉样肿块。这种生长方式在这种肿瘤中比较少见

缓慢，局部反复复发（在盆腔、卵巢、肠壁和其他腹腔内部位和前腹壁），偶尔发生转移（图 33.49 和 33.50）[468]。

低级别子宫内膜间质肉瘤的肿瘤大小和子宫外浸润是其重要的预后特征。直径＜4 cm 的低级别间质肿瘤几乎从不复发，而且在初次手术时局限于子宫的肿瘤也很少复发。

低级别子宫内膜间质肉瘤的肿瘤细胞含有 ER 和 PR，且肿瘤对孕激素类药物有反应 [469-470]。遗传学上，约 50% 的病例携带 t(7;17)，伴有 *JAZF1-SUZ12*（*JJAZ1*）融合基因（与在子宫内膜间质结节中发现的一样，不同之处在于：未重排的 *SUZ12* 等位基因同时沉默）。其他少见的基因异常包括：t(6;7)，伴有 *JAZF1-PHF1* 融合；t(6;10)（EPC1-PHF1 融合）；以及 t(1;6)（MEAF6-PHF1）[454-456]。通过荧光原位杂交（fluorescence in situ hybridization, FISH）或反转录聚合酶链反应（RT-PCR）技术检测这些遗传学特征有助于子宫内膜间质肉瘤的诊断。值得注意的是，除了前面描述的易位外，有值得注意的一小部分低级别子宫内膜间质肉瘤通过 FISH 方法可检测到 *JAZF1* 或 *PHF1* 基因重排，但未发现融合基因 [471]。

低级别子宫内膜间质肿瘤和平滑肌肿瘤之间的鉴别诊断前面已经讨论过，但是，有一个相关问题，即基于显微镜检查和免疫染色，这两种肿瘤都出现子宫内膜间质和平滑肌分化。如果平滑肌分化在典型的子宫内膜间质肿瘤中以灶状不明显的方式出现，则诊断时可忽略不计 [472]。一种独特的组织学形态是：一些小上皮样细胞形成相对散在的结节，嵌入透明样变的胶原中，对结蛋白呈强阳性，形成所谓的“星芒状”结构 [473]。如果平滑肌成分较多（占肿瘤的 1/3 或以上），则称为**混合性平滑肌 - 间质肿瘤**（**combined smooth muscle-stromal tumor**）[473-474]。这种混合性肿瘤常携有 t(7;17)，伴有 *JAZF1-SUZ12* 融合，即低级别子宫内膜间质肿瘤的特征，与子宫平滑肌瘤相比，它们的生物学行为似乎与子宫内膜间质肿瘤更为接近，但整体而言它们属于惰性肿瘤；因此，其诊断常应用**子宫内膜间质肉瘤伴有平滑肌分化**这一术语 [474]。

子宫内膜间质肿瘤可能出现上皮样结构，表现为实性团块、腺样结构或相互吻合的条索。其中，部分这类结构如同卵巢性索间质肿瘤（特别是颗粒细胞瘤）的同类结构，含有这类结构的肿瘤称为**类似于卵巢性索肿瘤的子宫肿瘤**（**uterine tumor resembling ovarian sex-cord tumor, UTROSCT**）（图 33.51）[455,475]。部分病例具有上皮样网状结构，与卵巢网相似 [476]。它们的超微结构和免疫组织化学检查，不同的研究报道的差异很大，从肌源性到上皮性，说法不一 [477]。然而，至少部分这类病例确实显示了伴有性索分化的表型，包括对抑制素、CD99、和 Melan-A 呈免疫阳性反应 [478-481]。以这些结构为主而几乎没有其他成分的子宫肿瘤的生物学行为通常是良性的 [475]，但偶尔也有其发生转移的报道 [482]。

被称为**丛状肿瘤**（**plexiform tumor**）或**小瘤**（**tumorlet**）的子宫肿瘤是子宫切除术标本中的偶然发现。它们的大小通常＜1 cm，且它们的生物学行为总是良性的。目前对它们的组织学起源是有争议的，有研究认为，它们是子宫内膜间质 [483]、肌成纤维细胞 [484] 和平滑肌起源的 [485-486]。

在子宫内膜间质肿瘤中还可能见到另外一种不同类型的上皮样结构，称为**灶性子宫内膜样腺体**（**endometrioid glandular foci**），可表现为良性、非典型

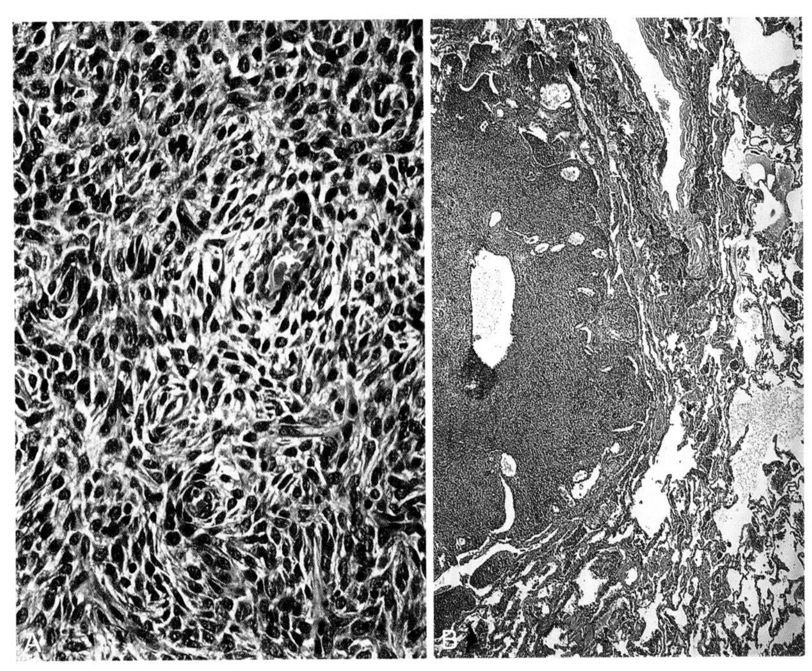

图 33.50 **A** 和 **B**，低级别子宫内膜间质肉瘤转移至肺的低倍镜观和高倍镜观。这种病变容易被误诊为梭形细胞类癌、血管外皮细胞瘤或孤立性纤维性肿瘤

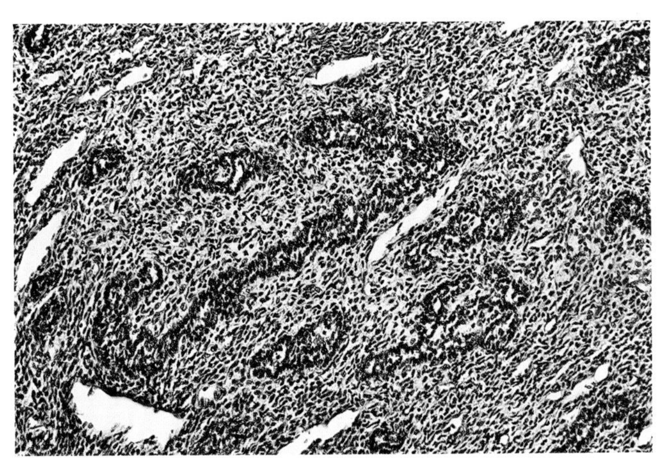

图 33.51 低级别子宫内膜间质肉瘤，伴有类似于卵巢性索肿瘤的结构

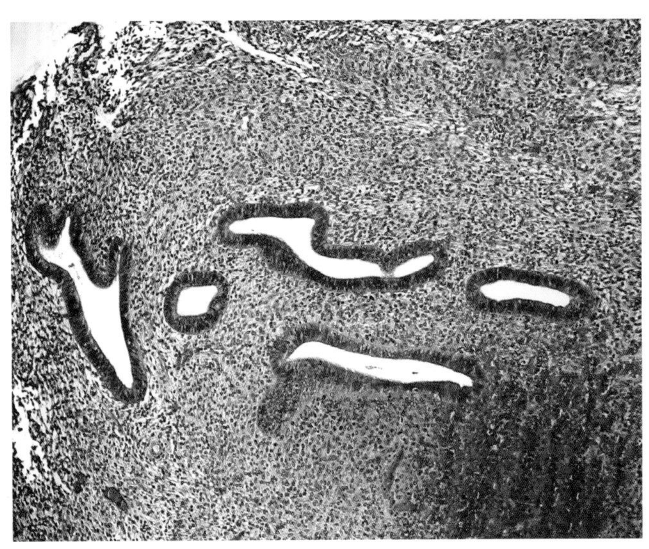

图 33.52 子宫内膜间质肉瘤的腹膜转移，伴有良性的子宫内膜腺体

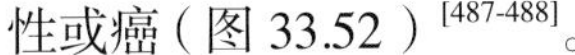

性或癌（图 33.52）[487-488]。

具有低级别间质肿瘤表现的肿瘤可见于子宫颈[489]、卵巢、盆腔和腹膜后[490]。其中部分病例伴有子宫内膜异位症，由此推测它们是异位的子宫内膜来源的[491]。这些位于子宫外的肿瘤可以具有上述子宫肿瘤的形态学特征和变异型，包括卵巢性索样结构和子宫内膜样腺体增生[492]。需要注意的是，在诊断原发性子宫外子宫内膜间质肿瘤之前，应除外子宫病变的转移；要知道，转移灶通常是孤立的，并且它们可能出现在原发性肿瘤切除数年甚至数十年之后；而原发性肿瘤（使问题更加复杂）可能被误诊为有奇异型表现的平滑肌肿瘤[493-494]。

高级别子宫内膜间质肉瘤（high-grade endometrial stromal sarcoma）是一种少见的肿瘤；然而，就像最近描述的，其真实的发病率是未知的。低倍镜下，其肌层浸润的方式与低级别子宫内膜间质肉瘤相似[495]。其显微镜下表现多样，从低级别梭形细胞区域，到高级别均一的小圆细胞成分[496]（图 33.53）。高级别子宫内膜间质肉瘤缺乏明显的多形性，这点与未分化子宫肉瘤（见下文）不同。与低级别子宫内膜间质肉瘤相比，高级别子宫内膜间质肉瘤的有丝分裂活性通常＞10 /10 HPF。高级别子宫内膜间质肉瘤的高级别成分对 ER、PR 和 CD10 呈阴性，但对细胞周期蛋白 D1 呈阳性（遗憾的是，细胞周期蛋白并不是该肿瘤的特异性标志物），c-kit/CD117 也可以表达[497]。高

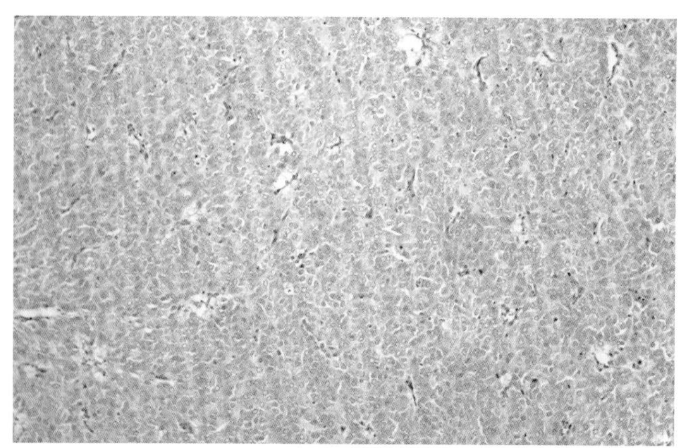

图 33.53　伴有 t(10;17)*YWHAE-NUTM2* 易位的高级别子宫内膜间质肉瘤。其肿瘤细胞胞核级别高于低级别子宫内膜间质肉瘤（Courtesy Dr. Lien Hoang, Vancouver.）

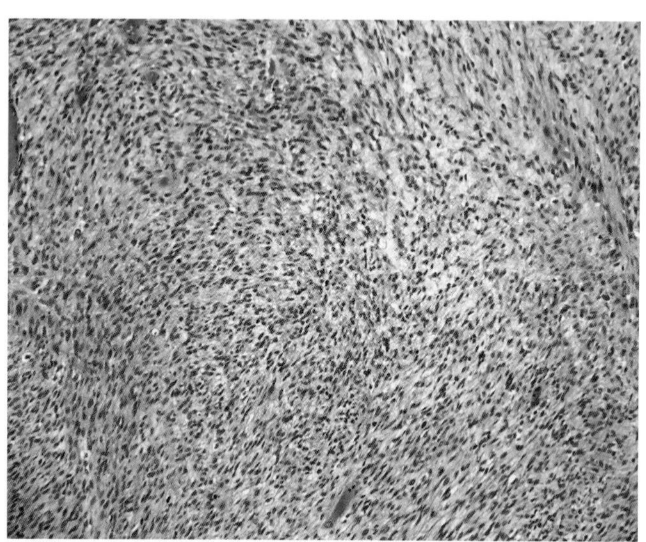

图 33.54　伴有 *Z3H7B-BCOR* 易位的黏液性高级别子宫内膜间质肉瘤（Courtesy Dr. Lien Hoang, Vancouver.）

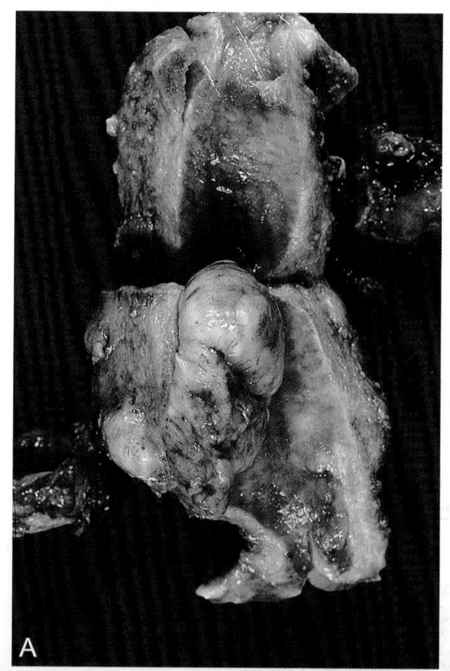

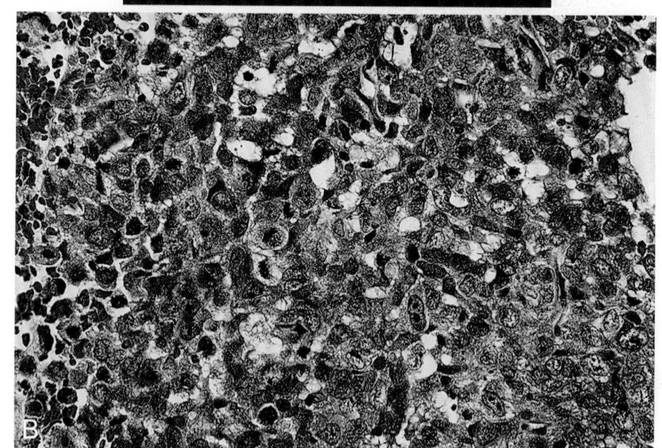

图 33.55　**A** 和 **B**，未分化子宫肉瘤的大体和显微镜下表现

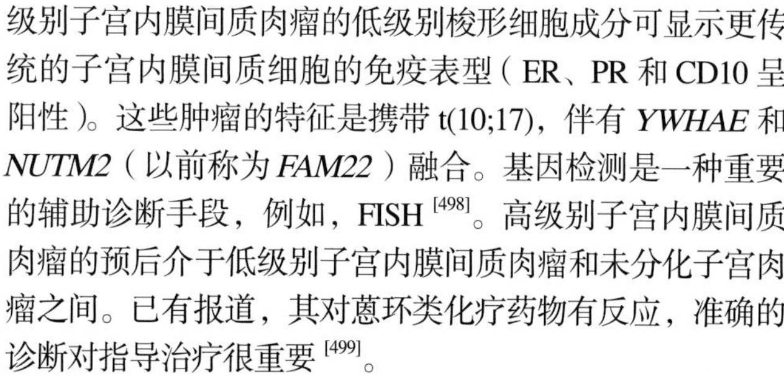

级别子宫内膜间质肉瘤的低级别梭形细胞成分可显示更传统的子宫内膜间质细胞的免疫表型（ER、PR 和 CD10 呈阳性）。这些肿瘤的特征是携带 t(10;17)，伴有 *YWHAE* 和 *NUTM2*（以前称为 *FAM22*）融合。基因检测是一种重要的辅助诊断手段，例如，FISH [498]。高级别子宫内膜间质肉瘤的预后介于低级别子宫内膜间质肉瘤和未分化子宫肉瘤之间。已有报道，其对蒽环类化疗药物有反应，准确的诊断对指导治疗很重要 [499]。

另一种高级别子宫内膜间质肉瘤变异型前面已描述过，其特征是肿瘤细胞呈梭形，伴有丰富的黏液基质，有丝分裂活跃，具有类似于黏液样平滑肌肉瘤的表现 [500]（图 33.54）。这些肿瘤具有 *ZC3H7B-BCOR* 基因融合，临床过程呈侵袭性。

最近的研究表明，BCOR 免疫组织化学染色可能是鉴别高级别子宫内膜间质肉瘤的一种敏感性和特异性高的方法，而不论潜在的遗传学改变为何（即伴有 *BCOR* 和 *YWHAE* 改变的肿瘤免疫反应均呈阳性）[501]。

未分化子宫肉瘤（undifferentiated uterine sarcoma）可显示显著的核多形性和非典型性，而缺乏子宫内膜间质肉瘤的血管生长方式和其他特征性改变（图 33.55）。这是一种与前面所描述的低级别、缘于染色体易位的肉瘤完全不同的肿瘤，具有非常强的侵袭性。从组织遗传学上看，它可能是一种混合性肿瘤，有些起源于子宫内膜间质细胞或平滑肌细胞，另一些形态上类似于单相型癌肉瘤。

Müller 腺肉瘤和相关肿瘤

Müller 腺肉瘤（müllerian adenosarcoma）是一种特殊类型的子宫肿瘤，由肉瘤样间质和典型的低级别、良性的腺体成分构成 [502-504]。Müller 腺肉瘤通常见于老年女性，表现为巨大的息肉状肿块，充满整个子宫腔，表现为壁内结节者较为少见（图 33.56）。显微镜下，müller 腺肉瘤与乳腺叶状肿瘤有着惊人的相似之处（图 33.57）。光镜和电子显微镜检查，其间质成分显示与子宫内膜间质相似，但其细胞更为细长 [505-506]。Müller 腺肉瘤通常不

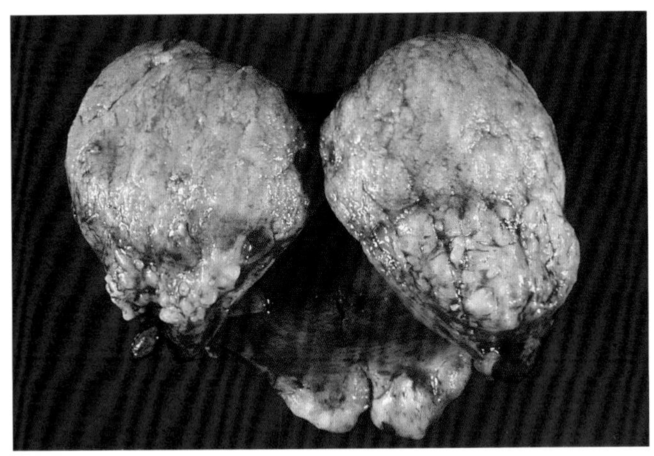

图 33.56 **Müller 腺肉瘤**。与普通的恶性混合性 müller 肿瘤相比，其肿瘤坏死和出血程度较轻

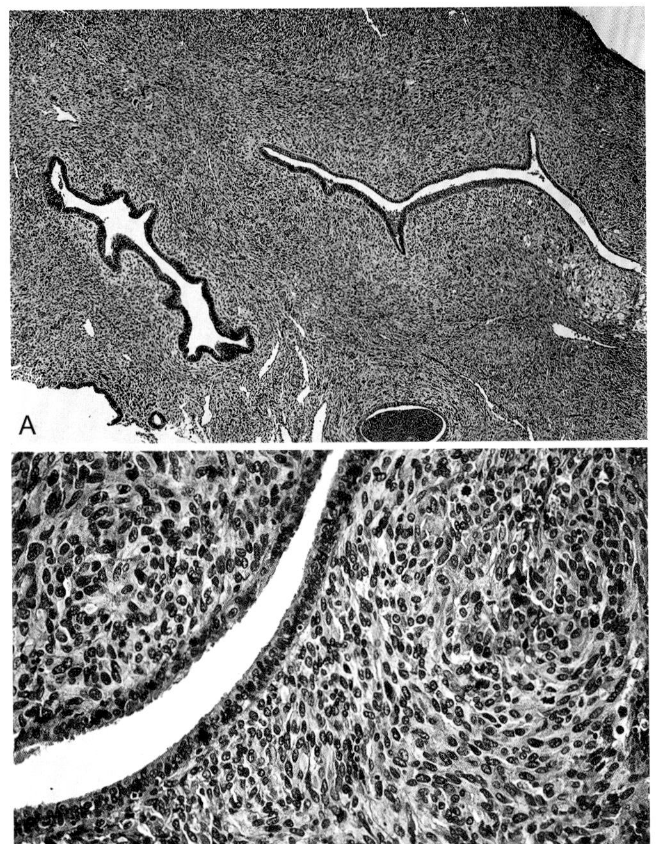

图 33.57 **A** 和 **B**，Müller 腺肉瘤的低倍镜和高倍镜所见。其与乳腺的叶状肿瘤十分相似

会出现典型的恶性混合性 müller 管肿瘤（malignant mixed müllerian tumors, MMMT）那样的奇异型和未分化特征，尽管在约 20% 的病例中可以见到多核巨细胞和异源性成分。后者常为骨骼肌，但一些特殊的成分也可见到，如血管肉瘤[507-508]。间质广泛纤维化会导致假良性外观[503]。

与乳腺的叶状肿瘤一样，müller 腺肉瘤可以表现为肉瘤成分过度生长，其细胞分级和核分裂指数均高于普通腺肉瘤中的肉瘤样成分（图 33.58）。这些**伴有肉瘤过度生长的 müller 腺肉瘤（müllerian adenosarcoma with sarcomatous overgrowth）**的行为与腺肉瘤的通常的惰性行为相反，侵袭性强，常伴有术后复发或转移，容易致死[504,509]。高级别细胞学特征与肉瘤过度生长同时发生；在低级别肿瘤中仅见高级别细胞学特征或肉瘤过度生长时其预后意义尚不明确，因为仅有很少的病例报道。

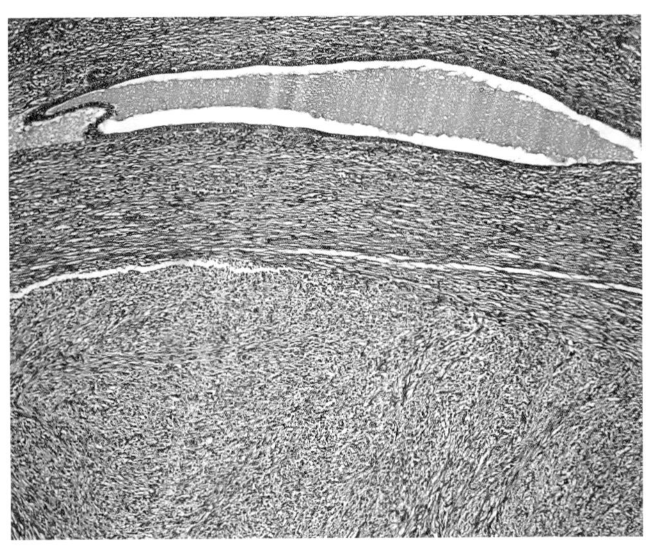

图 33.58 Müller 腺肉瘤（上部）伴有肉瘤性过度生长（下部）

过去，**子宫腺纤维瘤（uterine adenofibroma）**被认为是与腺肉瘤相对应的良性肿瘤[510-513]。这两组肿瘤之间的界限不十分明确[514]，现在可以肯定的是，具有子宫腺“纤维瘤”特征的肿瘤偶尔可侵及子宫肌层和盆腔静脉，因此，现在建议将所有这些肿瘤都诊断为腺肉瘤[515]。腺癌合并腺肉瘤的病例已有报道[516]。

平滑肌瘤

子宫**平滑肌瘤（leiomyoma）**非常常见，整体发病率为 4%～11%，但在 50 岁以上的女性中其发病率上升到近 40%。出现明显的临床症状在经产妇中不如在未产妇中常见，且在绝经前女性不如在绝经后女性常见[517]。绝经后子宫平滑肌瘤缩小，这可能与纤维化以及单个肿瘤细胞体积缩小有关[518-519]。伴有平滑肌瘤的子宫的正常肌层的 ER 表达水平较高，这可能与其发病机制有关[520]。在黑人女性中，子宫平滑肌瘤更为常见，且通常为多发性的（图 33.59）。

多数子宫平滑肌瘤体积较小，甚至检测不到；对 100 例子宫切除术标本进行的系统性细致检查发现，77 例有平滑肌瘤，且其中 84% 的病例的平滑肌瘤是多发性的[521]。

子宫平滑肌瘤可发生于浆膜下、肌壁内或黏膜下（图 33.60），患者是否出现症状与肿瘤的大小和部位有关。传统的教科书（与其他大多数传统的教科书一样，仅仅部分是对的）认为，子宫黏膜下平滑肌瘤可引起子宫出血，有时大而重的（由于子宫内膜溃疡形成）；子宫肌壁间平滑

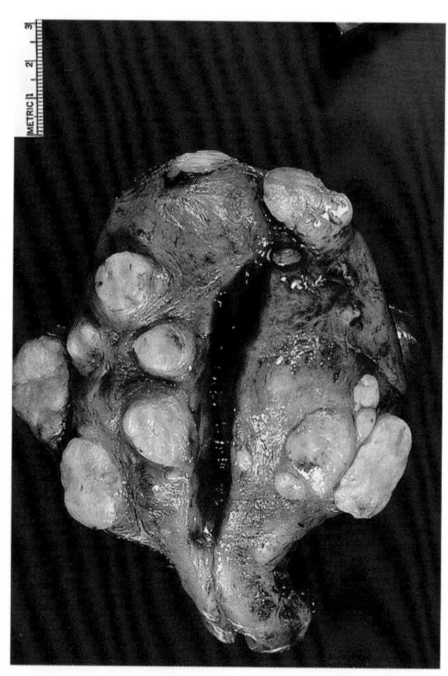

图 33.59 子宫多发性平滑肌瘤

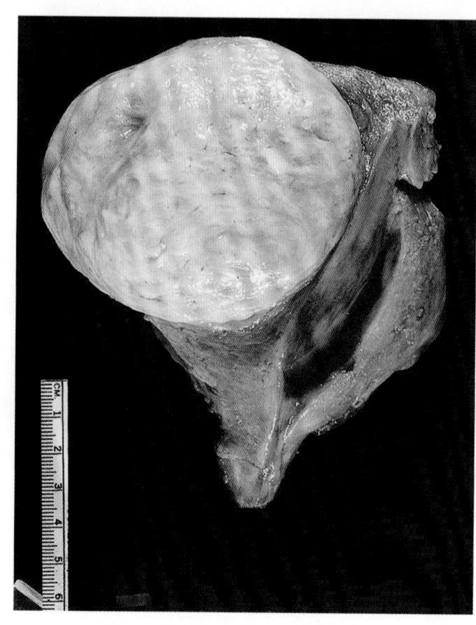

图 33.60 子宫巨大平滑肌瘤累及肌壁间和浆膜下

肌瘤可导致月经过多（因为其妨碍肌层收缩）；而子宫浆膜下平滑肌瘤通常没有症状。子宫平滑肌瘤可以很大，阻塞子宫腔，影响妊娠或引起炎症性并发症。少数情况下，子宫平滑肌瘤可伴有红细胞增多症，后者在肿瘤切除后可消退（"肌瘤性红细胞增多综合征"）[522]。这些肿瘤的体积通常很大，被认为是促红细胞生成素的来源[523]。

子宫黏膜下平滑肌瘤常出现继发性子宫内膜改变，从腺体变形到萎缩和溃疡形成均可见到。子宫黏膜下平滑肌瘤可以充满整个子宫腔，并且可以发生于子宫颈管，呈息肉样生长（"新生肌瘤"）。在这些情况下，其表面常有溃疡形成和感染，大体上与恶性肿瘤相似。

当刮宫术标本中只出现少许小的平滑肌碎片时，做出平滑肌瘤的诊断很难。除非这些平滑肌碎片中的细胞成分明显增多或细胞成分减少 / 玻璃样变，否则无法确

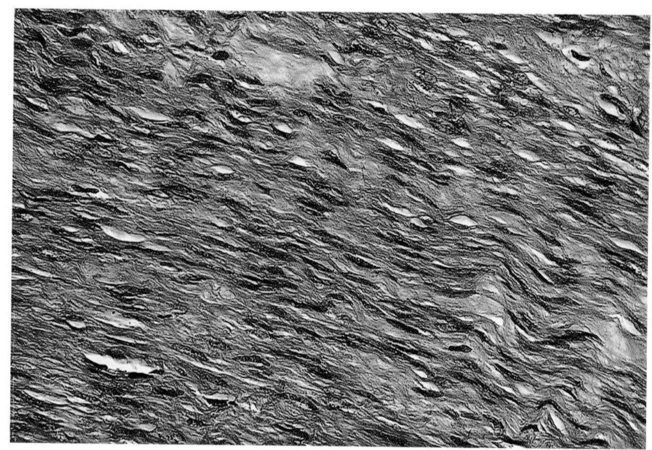

图 33.61 普通型子宫平滑肌瘤，其肿瘤细胞呈长梭形，胞质呈嗜酸性

定它们是来源于黏膜下平滑肌瘤还是来源于正常的浅表平滑肌组织。

大体上，典型的子宫平滑肌瘤的切面呈白色旋涡样，类似于生丝绸样外观。显微镜下，子宫平滑肌瘤由编织状排列的平滑肌束构成，并由不等量的血管丰富的结缔组织分隔（图 33.61）。超微结构检查，可见不同程度的平滑肌细胞分化特征[524]。个别情况下，子宫平滑肌瘤内可见到骨骼肌样细胞（然而，这些细胞无横纹，且不表达肌形成蛋白；参见平滑肌瘤变异型）和横纹肌样细胞[525]。子宫平滑肌瘤间质中含有散在分布的淋巴细胞。与其他部位的平滑肌瘤相比，子宫平滑肌瘤的肥大细胞常常比较明显[526-527]。它们的平均数量在富于细胞性平滑肌瘤中和伴有奇异型核的平滑肌瘤中明显多于在普通的平滑肌瘤或平滑肌肉瘤中[522]。

子宫平滑肌瘤常有细胞遗传学改变。最恒定出现的改变是：6p 重组（累及 *HMGA1* 基因），7q 缺失，+12（累及 *HMGA2* 基因），以及 t(12;14)（累及 *HMGA2* 基因）[528-532]。这些变化可引起高活动性组蛋白质 HMGA1 和 HMGA2 的表达中断或失调，进而参与这些肿瘤的发生[410,533]。*MED12* 突变在大多数传统的平滑肌瘤中都存在，但在一些变异型平滑肌瘤中较为少见[534-535]。

子宫平滑肌瘤（包括后面列举的大部分变异型）的治疗方法不一，取决于肿瘤的大小和数目、患者的年龄及其对生育的要求。大多数无症状的平滑肌瘤无需切除。子宫平滑肌瘤恶变非常罕见，实际上可以忽略不计。有症状的子宫平滑肌瘤可以通过子宫切除术治疗，对于有生育要求的患者则采用肌瘤切除术[536]。药物治疗包括应用促性腺激素释放激素类药物治疗，如长效醋酸亮丙瑞林。这类药物可使平滑肌瘤的体积变小，这可能是这类药物导致其发生缺血性损伤和细胞萎缩的结果，但这类药物不会引起明显的细胞多形性或核分裂活性增加[537-541]。也有在超微结构水平发现细胞体积缩小和胶原化增加的报道[542]。其他一些作者报道，子宫平滑肌瘤内有以 T 细胞为主的淋巴细胞浸润[543-544]和血管炎[545]。免疫组织化学染色显示，

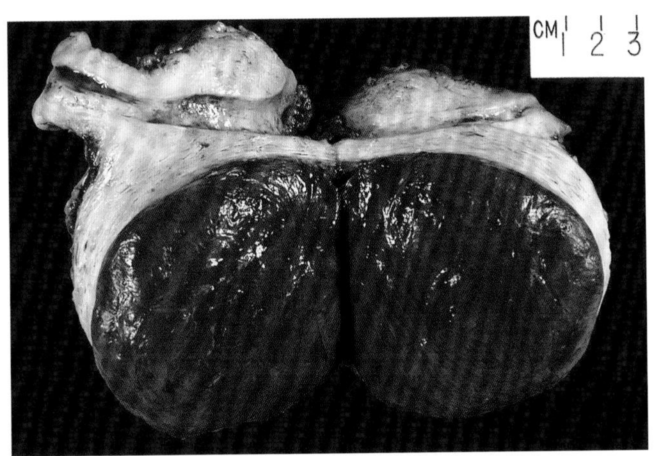

图 33.62 子宫平滑肌瘤伴有广泛的所谓的红色变性

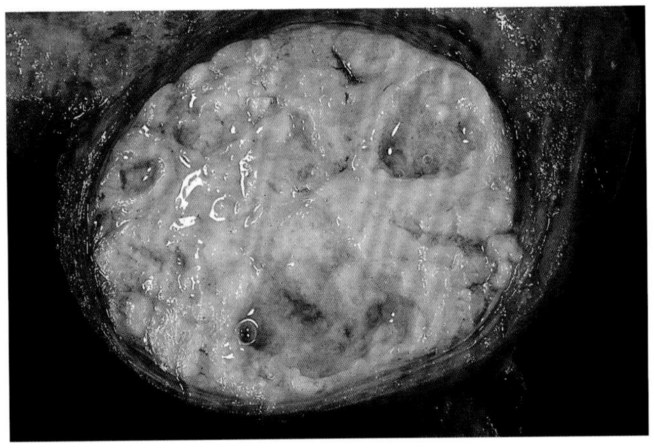

图 33.63 Leiomyoma with edematous (hydropic) changes leading to the formation of cystic cavities. (Courtesy Dr. Pedro J. Grases Galofré; from Grases Galofré PJ. *Patología ginecológica. Bases para el diagnóstico morfológico* . Barcelona: Masson; 2002.)
注：因第三方版权问题，保留原文

亮丙瑞林治疗后平滑肌瘤显示细胞增殖指数和激素受体表达下调[546]。目前对有症状的子宫平滑肌瘤已越来越多地使用选择性 PR 调节剂治疗，它们已被证明对单一疗程和重复性治疗都有效[547]。病理医师应当注意这些药物对子宫内膜的影响，对此本节前面已经描述过。

子宫平滑肌瘤的另外一种治疗方式是进行三丙烯明胶微球动脉栓塞[548]。这种治疗可导致子宫平滑肌瘤大片坏死，有时也可伴有钙化、血栓形成以及对注射物产生的异物反应[549-550]。氨甲环酸（一种抗纤溶制剂）治疗的子宫平滑肌瘤也可见梗死型的坏死改变[551]。

平滑肌瘤变异型

既往描述的多种平滑肌瘤变异型的确存在。这些变异型大部分是由于发生的继发性改变导致的，见于约 65% 的病例。这些继发性变化包括玻璃样变（63%）、黏液样变（19%）、钙化（8%）、囊性变（4%）以及脂肪变性（3%）。这些继发性变化的出现与临床症状没有关系[552]。

红色变性（red degeneration）出现于 3% 的病例中，可导致腹痛、呕吐和发热。大体上，这种病变的特征是表面隆起，呈均一的暗红色外观；显微镜下，这种病变表现为广泛的凝固性坏死。它们常常与妊娠和使用避孕药有关（图 33.62）。

卒中性平滑肌瘤（apoplectic leiomyoma）的发病机制与红色变性相关，其特征是：在富于细胞的平滑肌结节内可见到新鲜的星形出血带，核分裂象罕见或缺如[553]。这种变异型的变化多样，有些与恶性肿瘤相似[554]。

水肿变性（hydropic degeneration）的特征是：水肿液积聚，常常伴有胶原沉积。水肿变性病变可以表现为弥漫性、结节周围性或其他类型[555-556]（图 33.63 和 33.64）。其表现可能与静脉内平滑肌瘤病或黏液性平滑肌肉瘤相似[555]。与黏液性平滑肌肉瘤相比，伴有水肿变性的平滑肌瘤具有纤细的纤维状结构，而没有粗大的束状排列结构，且其细胞外的物质是水肿液而不是黏多糖。此外，水肿变性的细胞外基质中“漂浮”的中到大口径的

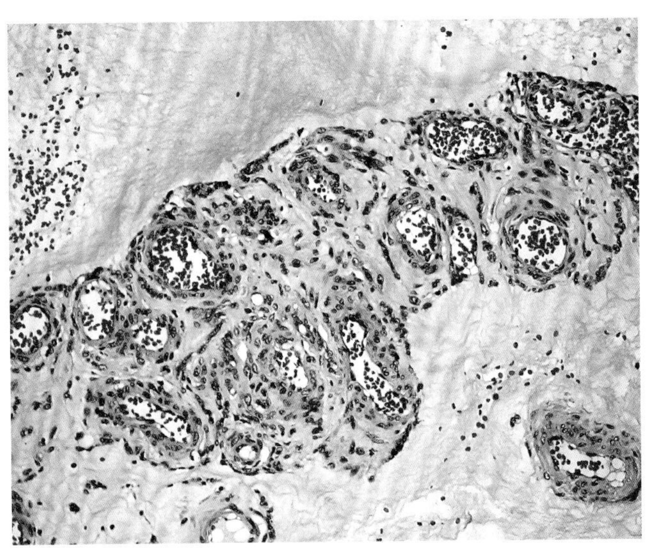

图 33.64 子宫平滑肌瘤的所谓的结节周围性水肿变性

血管更具有水肿变化的特征。

黏液样平滑肌瘤（myxoid leiomyoma）需要与水肿变性和黏液性平滑肌肉瘤鉴别。后者的诊断是基于出现肌壁的破坏性浸润以及恶性肿瘤的普遍特征[557]。

伴有淋巴组织浸润的平滑肌瘤（leiomyoma with lymphoid infiltration）可能与恶性淋巴瘤相似，因为其内含有大量的炎症成分，即由小淋巴细胞、免疫母细胞和浆细胞构成[558]。有时可见到生发中心。其周围的子宫肌层相对正常[559-560]。此种类型还有另外一个变异型，即伴有大量嗜酸性细胞浸润的平滑肌瘤[561]。

富于细胞性平滑肌瘤（cellular leiomyoma）是指肿瘤细胞成分增加，但缺乏凝固性坏死、非典型性或多量的核分裂象（图 33.65）。这种诊断应该谨慎地使用；许多平滑肌瘤可能比周围的肌层细胞更为丰富，但是富于细胞性平滑肌瘤的定义仅适用于细胞丰富肿瘤中的极端情况。其自然病程看上去与普通的平滑肌瘤一样。其需与平滑肌肉瘤和子宫内膜间质肿瘤鉴别[562]。在细胞遗传学水平，富于细

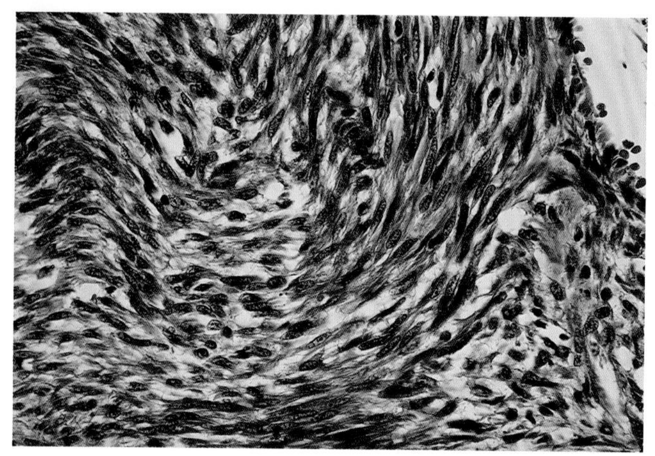

图 33.65 富于细胞性子宫平滑肌瘤。显示无细胞多形性、过多的核分裂象或坏死

胞性平滑肌瘤存在 1 号染色体短臂的几乎完全缺失[563]。

伴有奇异型核的平滑肌瘤（leiomyoma with bizarre nuclei）（过去也称为非典型性、奇异型、合体细胞性或多形性平滑肌瘤）含有奇异型肿瘤细胞，其大小和形状各异，胞核深染，有多核细胞，但无肌层浸润、凝固性坏死或核分裂活性增加[564]（图 33.66）。少数情况下，伴有奇异型核的平滑肌瘤整个肿瘤都由此种形态的细胞构成。合体细胞出现通常被认为是一种退变表现，但此类细胞仍有活跃的增殖能力[565]。核分裂象不应超过偶尔可见，否则应使用恶性潜能未定的平滑肌肿瘤（STUMP）这一名称（见下文）。

核分裂活跃的平滑肌瘤（mitotically active leiomyoma）是指核分裂象为 5～15/10 HPF 但缺乏凝固性坏死或细胞非典型性的子宫平滑肌瘤[566-567]（图 33.67）。

平滑肌脂肪瘤（leiomyolipoma）［**脂肪平滑肌瘤（lipoleiomyoma）**］由平滑肌和成熟脂肪组织混合构成[568-571]（图 33.68）。其中，部分肿瘤以及更为罕见的**脂肪瘤（lipoma）**被认为是平滑肌瘤的脂肪化生[569,572]。其鉴别诊断包括富于脂肪组织的血管平滑肌脂肪瘤（PEComa），后者对 HMB45 呈阳性（见下文）[573]。**栅栏状平滑肌瘤（palisaded leiomyoma）**的特征是肿瘤细胞胞核成栅栏状排列，类似于神经鞘瘤[574]。

上皮样平滑肌瘤（epithelioid leiomyoma）部分或完全由圆形或多角形细胞构成（图 33.69）。上皮样细胞、透明细胞和丛状结构常常混合存在，这些足以提示它们是同一种疾病的不同变异型[575-576]。有时可以见到其向平滑肌的移行。形态学上类似的肿瘤可以发生在圆韧带[577]。

绒毛叶状分割性平滑肌瘤（cotyledonoid dissecting leiomyoma）之所以这样命名是因为其大体表现类似于胎盘组织。这种肿瘤表现为外生性生长的巨大瘤块，从子宫壁蔓延至阔韧带和盆腔[578-579]。显微镜下，其表现为伴有广泛变性的平滑肌瘤（图 33.70）。尽管表现为分割状结构，但其缺乏血管浸润，属于良性病变。这种平滑肌瘤存在变异型，可以表现为绒毛叶样结构而无分割[580]，也可以仅有分割而无绒毛叶样结构[581-582]。无论相信与

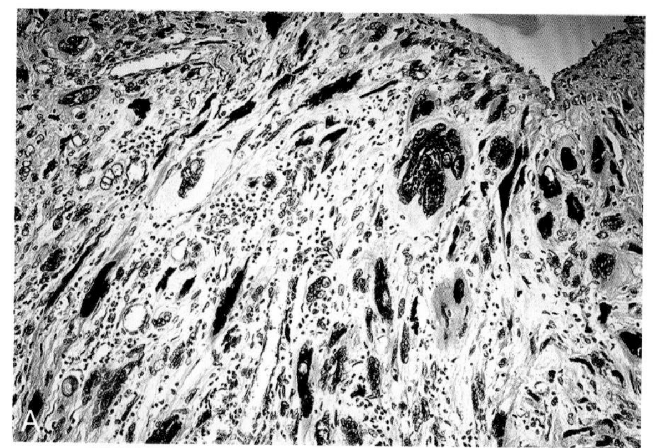

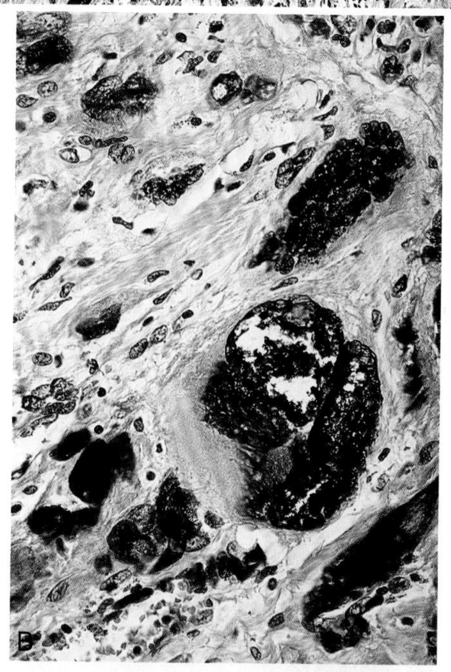

图 33.66 **A** 和 **B**，具有奇异型核的平滑肌瘤的两个视野。部分肿瘤细胞核增大，几乎肉眼即可见

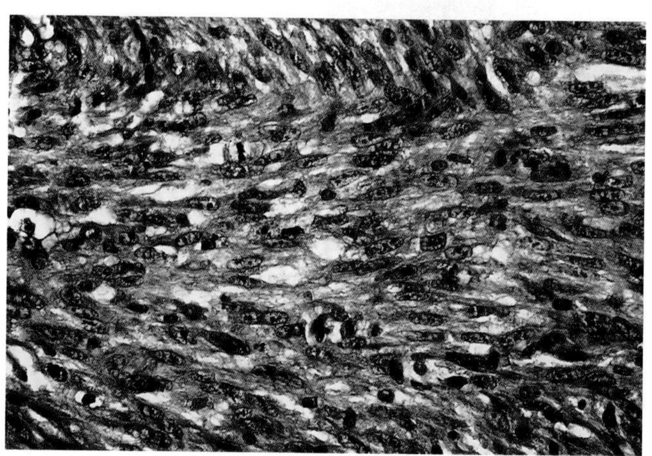

图 33.67 核分裂活跃的子宫平滑肌瘤。可见细胞丰富但无多形性或坏死

否，绒毛叶状水肿型静脉内平滑肌瘤病的确存在[583]。

寄生性平滑肌瘤（parasitic leiomyoma）是指与子宫分离的子宫平滑肌瘤，它们是从网膜、盆腔壁或其他腹腔内脏器（如盲肠壁）处获得的血管连接。发生在女性低位

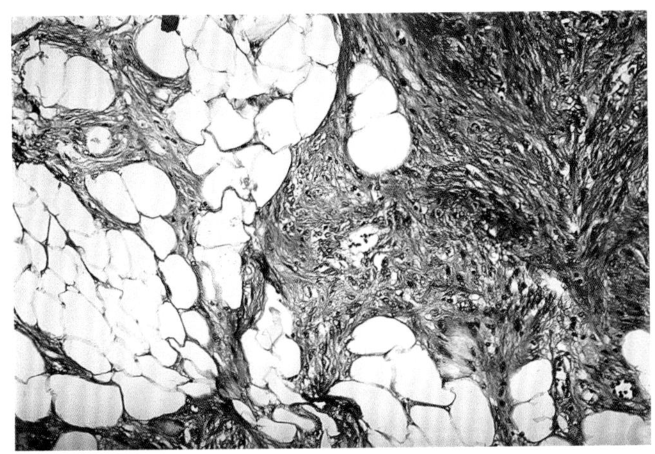

图 33.68 子宫平滑肌脂肪瘤由成熟的平滑肌和脂肪组织构成

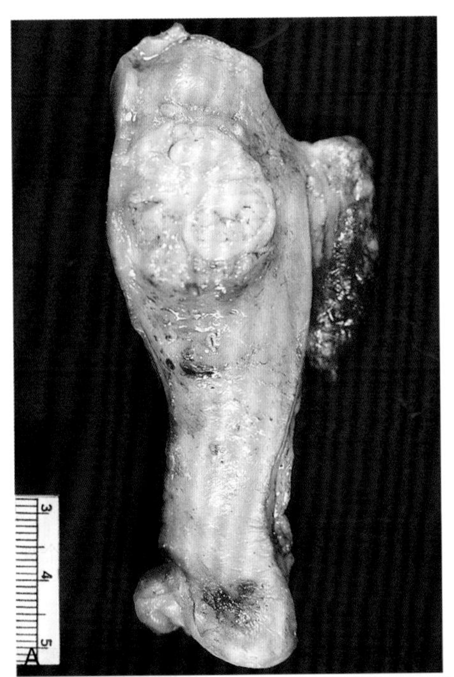

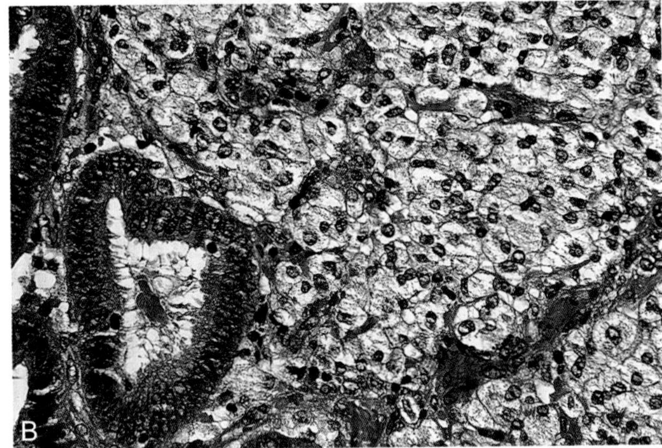

图 33.69 **上皮样平滑肌瘤**。**A**，大体表现；**B**，显微镜下表现。可见肿瘤细胞呈圆形，胞质透明，为人工假象

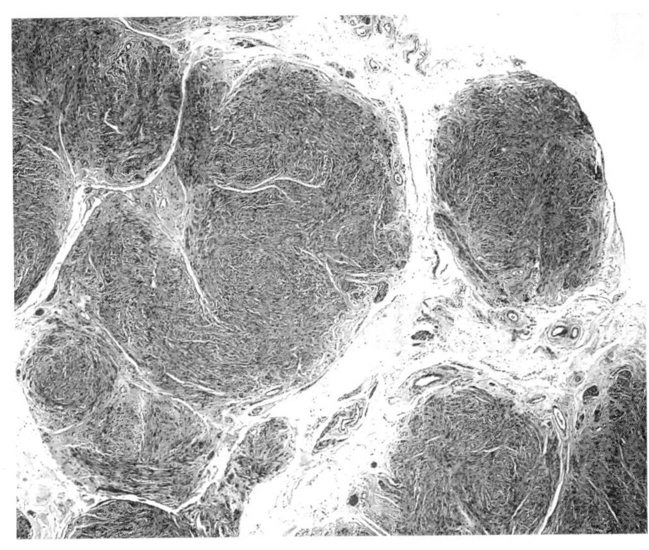

图 33.70 具有所谓的绒毛叶状分割型大体表现的子宫平滑肌瘤，其显微镜下表现为微结节状结构

腹膜后且具有良性生物学行为的平滑肿瘤可能属于这个范畴，因为无论是否发生于子宫肌层，它们都是由子宫肌层类型的平滑肌构成[584]。ER 的表达是女性生殖道平滑肌肿瘤的一个特征；ER 在非妇科平滑肌肿瘤中很少表达[585]。

伴有骨骼肌分化的平滑肌瘤（leiomyoma with skeletal muscle differentiation）曾有个例报道[586-587]。

血管平滑肌瘤（angioleiomyoma）[血管性平滑肌瘤（vascular leiomyoma）]是子宫平滑肌瘤的一个变异型，特征性地表现为梭形细胞围绕子宫肌层血管成旋涡状排列，与发生于软组织的同名肿瘤相似。此类肿瘤被认为起源于子宫肌层间叶细胞（与其他子宫平滑肌瘤一样）而非血管壁的平滑肌细胞[588]。

弥漫性平滑肌瘤病（diffuse leiomyomatosis）是指几乎整个子宫肌层布满无数个境界不清的平滑肌瘤，许多仅为显微镜下可见[589-590]。对 1 例患者的这种病变进行的克隆性分析证实，这些微小平滑肌瘤均为相互独立的肿瘤[591]。这种病变极其罕见，可能等同于所谓的**种子平滑肌瘤（seedling leiomyoma）**[592]，应与**原发性子宫肌层肥大（primary myometrial hypertrophy）**或**子宫肌层增生（myometrial hyperplasia）**区分开，后者是指重量超过 120 g 但完全缺乏子宫肌层瘤样病变的子宫[593-594]。

遗传性平滑肌瘤病和肾癌综合征（hereditary leiomyomatosis and renal cancer syndrome）是一种罕见的常染色体显性遗传病，伴有富马酸盐水合酶基因的种系突变。该综合征患者早期多有多发性平滑肌瘤，其特征是细胞核非典型性，伴有突出的核仁，偶尔有多形核[595-596]。这种子宫肿瘤的其他组织学特征前面已经描述过，例如，核仁周晕（也可见于肾的肿瘤）、血管周细胞瘤样血管结构和明显的嗜酸性小体[596-597]，基于 HE 染色无法确认这种综合征性平滑肌瘤；其 S-（2 琥珀酸）半胱氨酸（2-SC）免疫染色过表达可用于鉴别与该综合征相关的肿瘤[598]。

静脉内平滑肌瘤病（intravenous leiomyomatosis）非常少见，特征是其子宫和盆腔静脉内有成熟的平滑肌生长[599-600]（图 33.71 和 33.72）。其常与典型子宫平滑肌瘤

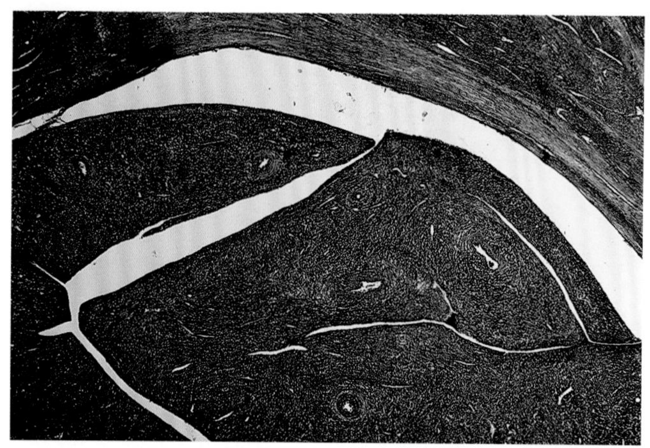

图 33.71 静脉内平滑肌瘤病，可见血管腔内充满了成熟平滑肌所形成的巨大栓子

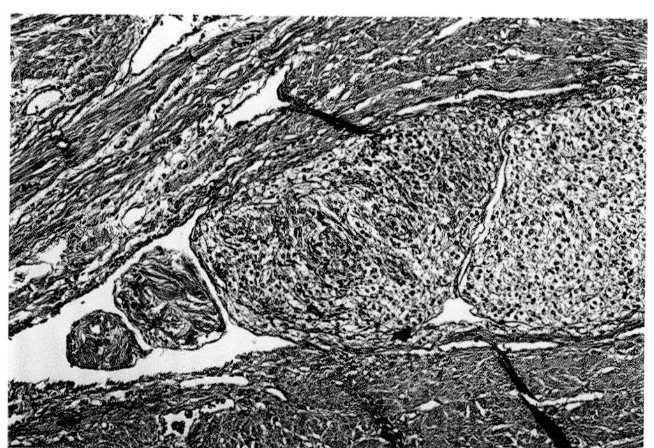

图 33.72 静脉内平滑肌瘤病由透明的平滑肌细胞构成

有关[601]。静脉内平滑肌瘤病的临床和大体特征类似于低级别子宫内膜间质肉瘤，但其大体检查时可见静脉受累比较明显。显微镜下，静脉内平滑肌瘤病由细长的平滑肌细胞构成，而子宫内膜间质肉瘤则由圆形或卵圆形的子宫内膜间质细胞构成。核分裂象罕见或缺如。静脉内平滑肌瘤病沿血管生长，常常延伸至阔韧带以及子宫和髂静脉内；肿瘤也可进一步沿着下腔静脉生长甚至到达右心房[602]。然而，远处转移非常罕见，而且长期预后非常好[603]。显微镜下，已描述病例有，静脉内肿物表现为平滑肌脂肪瘤[604]，静脉内平滑肌瘤病伴有肺内平滑肌瘤转移[605]。

子宫**良性转移性平滑肌瘤（benign metastasizing leiomyoma）**是指具有典型平滑肌瘤特征的子宫肿瘤（有时富于细胞，但总是缺乏凝固性坏死、核分裂活性增加以及显著的非典型性），伴有肺内、局部淋巴结或其他部位出现类似的结节性病变——推测可能是由子宫转移而来[606]。子宫外结节可呈与原发的子宫肿瘤一样的良性表现，也可显示平滑肌肉瘤或恶性潜能未定的平滑肌肿瘤（STUMP）的特征[607]。患者行子宫切除术与出现肺内结节的平均时间间隔为 15 年。子宫良性转移性平滑肌瘤的肺内结节常是多发性的，平均大小为 2 cm。子宫良性转移性平滑肌瘤患者较普通的平滑肌肉瘤患者年轻，且其临床进展较为温和，切除“转移”病灶后中位生存时间为 94 个月[608]。有时候“转移”病灶的发生可能是由于对原发性肿瘤取样不足导致，但在多数情况下，子宫外病灶的显微镜下表现非常温和，提示其无法用于解释整个疾病。顺便说一下，此类肿瘤的激素受体水平（高）和增殖活性（低）也与普通平滑肌瘤相似[608-609]。它们可以表现 19 号和 22 号染色体长臂缺失[610]。另外一个已经提出的可能性是，宫外病灶是独立的肿瘤[611]。然而，肿瘤克隆性分析结果支持，子宫良性转移性平滑肌瘤患者的肺部结节是由其子宫肿瘤转移而来的[612-613]。

尽管子宫良性转移性平滑肌瘤的发生机制尚未明确，但以上描述是完全可信的。其肿瘤的生物学行为通常是良性的，但又能导致同样“良性”表现的转移灶，同类例子当然也是存在的，涎腺良性混合瘤就是一个最好的例子。我们必须接受这样一个事实，即肿瘤不一定必须要有传统意义上的恶性形态学改变才能发生转移。至于本节讨论的这种特殊肿瘤，是将其称为转移性平滑肌瘤还是称为类似于平滑肌瘤的低级别恶性平滑肌肉瘤，取决于命名是根据形态学改变（在这种情况下，应称为平滑肌瘤）还是根据生物学行为（在这种情况下，应称为平滑肌肉瘤）。在这方面，本文借此机会引用 Julian Huxley——著名生物学家、动物学家、人类学家和广受欢迎的作家——的一段话，他 1955 年在 Sloan Kettering 研究院进行“癌症生物学有关方面”演讲时，当讨论到单独根据病变形态学对其进行命名的原则时说，“这似乎是墨守成规的、令人遗憾的例子。癌症（恶性肿瘤）必须按照肿瘤细胞的行为而不是其形态学进行有效的命名，否则这种命名就不再具有生物学意义”[614]。

平滑肌肉瘤

临床和大体特征

子宫**平滑肌肉瘤（leiomyosarcoma）**患者的平均年龄要大于子宫平滑肌瘤患者（中位年龄为 54 岁），尽管其也可发生在较年轻的女性。子宫平滑肌肉瘤的部分流行病学特征与子宫内膜癌相同，提示无拮抗性雌激素刺激在其中发生作用[615]。大体上，子宫平滑肌肉瘤类似于普通的子宫平滑肌瘤，但绝大多数质软或呈鱼肉样，伴有坏死或出血区域以及浸润的迹象[616]（图 33.73）。

显微镜下特征

显微镜下，典型的子宫平滑肌肉瘤是富于细胞的，伴有胞核非典型性和多形性，核分裂象活跃（部分为病理性核分裂象），并且伴有坏死[617]（图 33.74）。然而，并不是所有子宫平滑肌肉瘤均同时出现以上所有特征，一些病例可能仅仅显示其中一种或几种改变[564]。有关子宫平滑肌瘤和子宫平滑肌肉瘤之间鉴别诊断中这些标准的相对重要性在下一节专门讨论。

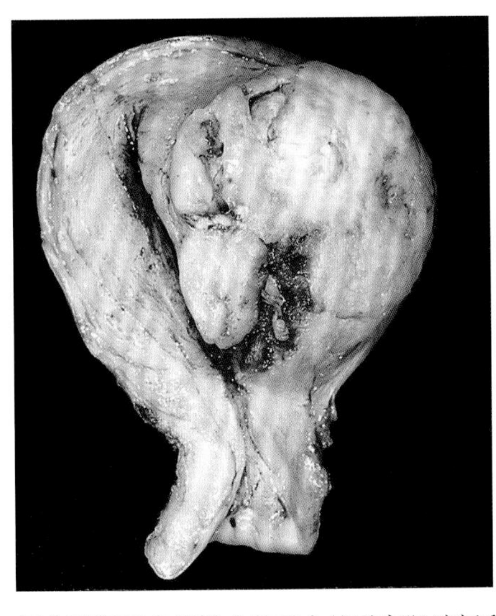

图 33.73 子宫平滑肌肉瘤形成的巨大的子宫肌壁间和黏膜下肿块，伴有灶状出血和坏死

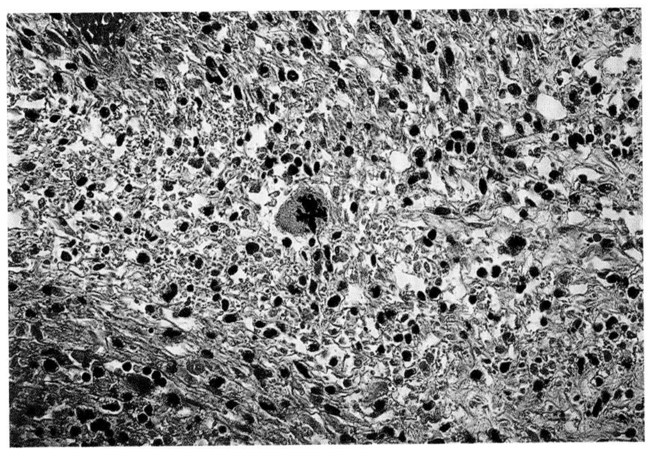

图 33.74 子宫平滑肌肉瘤，显微镜下显示富于细胞、细胞多形性、病理性核分裂象和坏死

电子显微镜、免疫组织化学和分子遗传学特征

超微结构和免疫组织化学检查结果支持子宫平滑肌肉瘤具有平滑肌细胞的特征[619-620]。它们恒定对平滑肌和普通肌肉肌动蛋白、结蛋白、钙调蛋白、h 钙介质素和波形蛋白免疫反应呈阳性[621]。它们对低分子量角蛋白（CAM5.2）和上皮膜抗原（epithelial membrane antigen, EMA）[622]免疫反应也常呈阳性，这一特征可能会导致误诊，特别是当其肿瘤细胞具有上皮样特征时[623]。子宫平滑肌肉瘤肿瘤细胞也表达 ER 和 PR，但其表达强度不如子宫平滑肌瘤[624-625]。子宫平滑肌肉瘤的免疫组织化学特征与女性生殖道以外的平滑肌肉瘤有所不同，这可能至少部分是由于前者对雌激素的依赖[585,627]。

在分子遗传学水平，目前尚无相关证据支持子宫平滑肌肉瘤是由子宫平滑肌瘤发展而来的[456]。与软组织的同名肿瘤相比，子宫平滑肌肉瘤的表型复杂。子宫平滑肌肉瘤存在 1q32 和 10q22 点突变发生位点的聚集[456]。与子宫平滑肌瘤不同，其常发生 *TP53* 基因突变，导致 p53 蛋白的过表达[625,629-630]。

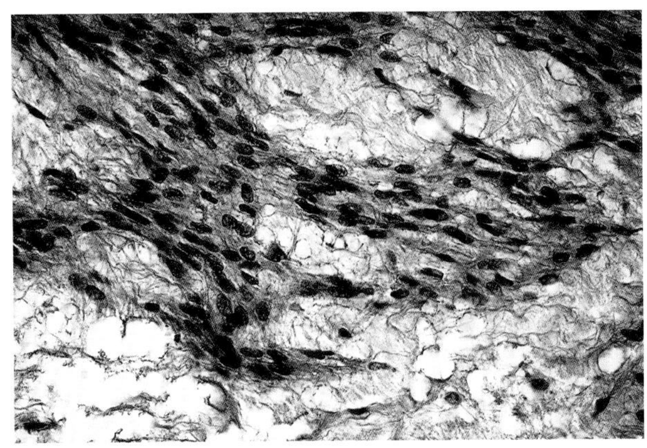

图 33.75 子宫黏液性平滑肌肉瘤（Courtesy Dr. Robert E Scully, Boston.）

平滑肌肉瘤变异型

子宫**上皮样平滑肌肉瘤（epithelioid leiomyosarcoma）**少见，需与其所对应的良性病变（即上皮样平滑肌瘤）鉴别[631-633]。通常应用的标准（见前文）为：有明显的非典型性，体积较大，浸润性边缘，核分裂活性，出现坏死，以及缺乏玻璃样变[631-633]。由于子宫上皮样平滑肌肿瘤较为罕见，其良性和恶性之间鉴别标准不如更为常见的梭形细胞平滑肌肿瘤完善，并且恶性潜能未定的平滑肌肿瘤（STUMP）这个名称可用于伴有一个或两个相关特征而无法做出平滑肌肉瘤诊断的肿瘤。子宫上皮样平滑肌肉瘤的鉴别诊断还包括子宫内膜间质肿瘤、转移癌[634]和子宫胃肠道间质肿瘤（GIST），后者的阳性标志物为 CD117 和 DOG-1[635]。

子宫**黏液性平滑肌肉瘤（myxoid leiomyosarcoma）**可以发生在子宫壁、阔韧带和盆腔的其他部位[636]。大体上，子宫黏液性平滑肌肉瘤呈胶样外观，边界清楚，具有欺骗性。显微镜下，子宫黏液性平滑肌肉瘤表现为浸润性生长；间质呈高度的黏液样改变，肿瘤细胞排列成典型的平滑肌束并与难以归类的间叶细胞交替排列（图 33.75）。其主要的鉴别诊断（重要的）是伴有水肿变性的平滑肌瘤。关于这种鉴别诊断，重要的是要指出，用于普通平滑肌肉瘤的核分裂象计数标准（见下文）并不适用，因为无论核分裂象是罕见的（这是常见情况）还是大量的，子宫黏液样平滑肌肉瘤总是易于复发和转移[636-637]。

伴有破骨细胞样巨细胞的平滑肌肉瘤（leiomyosarcoma with osteoclast-like giant cell）在子宫比在其他可发生恶性平滑肌肿瘤的部位更为常见。免疫组织化学检查可证实其肿瘤细胞具有平滑肌细胞的特征，据此可将其与所谓的“恶性巨细胞瘤”区分开[638]。

子宫**静脉内平滑肌肉瘤病（intravenous leiomyosarcomatosis）**非常罕见，可以将其看做子宫静脉内平滑肌瘤病对应的恶性肿瘤[639]。

子宫**伴有骨骼肌分化的平滑肌肉瘤（leiomyosarcoma with skeletal muscle differentiation）**极其罕见，与有时在子宫内膜间质肉瘤中的所见相似[640]。

扩散、转移、治疗和预后

子宫平滑肌肉瘤通常扩散至盆腔内，并可发生远处转移至肺、骨和其他部位[641]。子宫平滑肌肉瘤是一种侵袭性肿瘤，大多数患者会死于该疾病，即使是Ⅰ期患者也会死于该疾病；由于目前实践中对与子宫平滑肌肉瘤相似的子宫良性平滑肌瘤的变异型的诊断更为准确，一种稀奇的现象发生了，即在最近的几项病例研究中，Ⅰ期子宫平滑肌肉瘤患者的结局似乎要差于过去的患者[642]。子宫平滑肌肉瘤的淋巴结转移是罕见的。其标准的治疗是经腹腔全子宫切除术加双侧输卵管 - 卵巢切除术。其预后因素如下所述：

1. **肿瘤分期：**肿瘤扩散至子宫外部位是预后不良的指标[643]。一项对20例出现子宫外扩散的子宫平滑肌肉瘤患者的研究发现，这些病例无一例生存期超过29个月[644]。
2. **肿瘤大小：**对于局限于子宫体的肿瘤，这是一个十分重要的预后因素[645]。
3. **组织学分级：**子宫平滑肌肉瘤目前尚无公认的分级体系，患者的生存期与肿瘤组织学分级并非恒定相关。用于软组织肉瘤的分级方法并不适合于子宫平滑肌肉瘤[646]。尽管如此，偶尔会出现细胞核特征更一致、核分裂活性低和预后明显更好的子宫平滑肌肉瘤[647]，但在实践中，我们仍缺乏认识这些肿瘤的一致性标准（病例回顾时除外）。

子宫平滑肌肿瘤的形态学和生物学行为之间的关系

大多数子宫平滑肌肿瘤的良性和恶性很容易划分[124,648]。然而，有些病变却很难定义，有时令人备受折磨[650]。形态学标准，同时也是明确诊断的主要标准，有如下几点：

1. **坏死：**平滑肌肿瘤中可见两种类型的坏死，分别命名为凝固性坏死和玻璃样坏死。在凝固性坏死中，存活的肿瘤突然过渡为坏死的区域。低倍镜下，典型表现是残存的肿瘤细胞围绕大血管呈套袖状分布，周围为大片的肿瘤坏死区。高倍镜下，可见两种典型形态学改变的细胞核坏死（核固缩和核碎裂）。在玻璃样坏死中，有类似于进行性梗死的独特的带状结构：中心为“温和”的坏死（即罕见核碎屑的坏死），周围可见肉芽组织，两者之间有一层玻璃样变的胶原。目前认为，上述定义的凝固性坏死是此类肿瘤恶性程度的最重要的判断标准。不幸的是（但可以预见），在评估凝固性坏死时，观察者之间的差异相当大[651]。
2. **核分裂活性：**尽管缺乏标准化，可重复性差，核分裂活性仍然是一个重要标准[652-654]。核分裂活性易受切片厚度、放大倍数、肿瘤细胞大小、肿瘤细胞与间质的比例以及观察者自身的标准的影响[655]。至于后者，新手常见的错误是，常常将散在分布于平滑肌肿瘤中的固缩核（无论是来源于淋巴细胞、肥大细胞还是来源于平滑肌细胞）当做核分裂象。从理论上讲，另一个变异来源是，切除术和标本固定之间的时间间隔，但这一点似乎并不那么重要。可以采取一些切实可行的方法来提高准确性。一种方法是扫描最活跃区域的切片，对此区域进行连续10个视野的核分裂象计数，至少重复4次。另一个有效的方法是对肿瘤进行充分的取样。Kempson[652]建议至少观察10张切片或每一厘米直径取一张切片，以较大者为准。注意，本指南适用于具有肉眼或组织学非典型特征的肿瘤，而不是大多数常见的良性平滑肌瘤。高倍视野（HPF）通常是指10倍的目镜和40倍的物镜视野的。如果观察者应用15倍的目镜和（或）63倍的物镜，则应做出调整。辨认核分裂象应有严格的标准。多中心形态学测量乳腺癌项目的成员提出了如下标准[656]：

1. **核膜：**必须缺乏，这样的细胞一定过了分裂前期。
2. **核染色质：**必须出现透明、毛刺状（染色质浓缩）和凝集（初期），平铺（中期 / 后期）或散在的凝块（末期）。有规律的延伸伴有中空带支持不是核分裂象。
3. **非典型性：**是指多形性（意指大小和形状明显不同）和核深染，在低倍镜下观察就已经非常明显。非典型性分为局灶性或广泛性，并分为轻度、中度和重度三级（需要承认操作的主观性）。
4. **细胞构成：**这个术语无需解释，确定细胞构成同样主观。这是这里最不重要的参数之一。
5. **肿瘤边缘：**即肿瘤与周围子宫肌层的关系。

应用这些标准进行评估，单独或联合，可以相当准确，但并不能绝对可靠地预测肿瘤的行为。要注意以下几点：

1. 形态学因素的重要性依次为凝固性坏死、核分裂活性增高、多形性和细胞构成（记住，大多数平滑肌肉瘤大体检查时即可出现浸润和转移的证据，呈明显的恶性表现，因此，并不需要非常详细的组织学评估）。
2. 细胞丰富但缺乏其他标准的肿瘤应被看做良性的富于细胞的平滑肌瘤。
3. 无浸润但伴有非典型性的肿瘤（即使显著且弥漫），如果缺乏凝固性坏死和核分裂象＜10 /10 HPF，也不应被看做是恶性的。相反，如果核分裂象罕见（＜2/10 HPF），则应归入**伴有奇异型核的平滑肌瘤**，如果核分裂象为2～10 /10 HPF，应归入恶性潜能未定的平滑肌肿瘤（smooth muscle tumor of uncertain malignant potential，STUMP）。
4. 伴有核分裂活性增高（多达15 /10 HPF）但缺乏凝固性坏死和非典型性的肿瘤，应看做是**核分裂活跃的平滑肌瘤**。
5. 伴有凝固性坏死和弥漫性非典型性和（或）核分裂活性增高（＞10/10 HPF）的肿瘤，应看做是平滑肌肉瘤。
6. 伴有凝固性坏死但既无非典型性也无核分裂活性增高的肿瘤，应诊断为STUMP。
7. 伴有弥漫性中度到重度非典型性且核分裂象＞10/10 HPF的肿瘤，应诊断为平滑肌肉瘤，即使缺乏凝固性坏死。

这些建议主要是根据Richard Kempson等人35年来细致而又艰苦的工作提出的[648,655,657-661]。基于2014版WHO指南已进行了一些修改[662]，表33.2以简单的形式给读者列出了这些标准。尽管Kempson及其同事没有提出“STUMP”这一类别，但按照WHO的分类这一类别保留在本表中[662]。

表33.2 子宫平滑肌肿瘤的标准和诊断术语

凝固性肿瘤细胞坏死	核分裂象/10 HPF	非典型性	诊断
有	>10	中到重度（局灶或弥漫性）	平滑肌肉瘤
		无到轻度	平滑肌肉瘤
	≤10	中到重度（局灶或弥漫性）	平滑肌肉瘤
		无到轻度	STUMP
无	>10	中到重度 弥漫性	平滑肌肉瘤
		局灶	STUMP
		无到轻度	核分裂活跃的平滑肌瘤（允许多达15 /10 HPF）
	1~10	中到重度 弥漫性	STUMP
		局灶	STUMP
		无到轻度	核分裂活跃的平滑肌瘤

Data from Kempson RL, Hendrickson MR. Smooth muscle, endometrial stromal, and mixed Mullerian tumors of the uterus. Mod Pathol. 2000; 13: 328–342.

我们的观点是，为了更好地为患者和临床医师服务（而且也应该尽量反映真实情况），应废除将肿瘤分类为良性和恶性（即平滑肌瘤和平滑肌肉瘤）的传统的两分分类方法，目前情况已略有改进，即引入了 STUMP 这一概念，而且命名法也被转换成另外一种命名方法，即将它们简单地称为平滑肌肿瘤，然后再通过仔细评估本节讨论的参数和其他一些所有可能有帮助的参数，来评估肿瘤复发和转移的可能性（理想上用百分数表达）。直到和除非分类学发生了某种根本性改变，只要我们自身接受 Manicheist 方法，就不得不接受以上的建议。

还有另外两点需要说明。这些针对普通类型的子宫平滑肌肿瘤诊断的参数并不能原封不动地用于特殊类型的平滑肌肿瘤。例如，大多数黏液性平滑肌肉瘤即使缺乏凝固性坏死、活跃的核分裂象以及重度非典型性，也可以明确诊断。

另外一点需要说明的是，有望获得的有关这些肿瘤基因型特征的大量信息将有助于病理医师准确评估预后和提出治疗建议。目前最有希望的方法是比较基因组杂交和基因组指数的测定；这些方法可以在最少的基因组干扰情况下，将平滑肌瘤与平滑肌肉瘤区分开，并可以识别具有高或低复发风险的 STUMP，但是，这些方法无法充分验证是否适合日常使用[663]。公平地说，现在将子宫平滑肌肿瘤归入某个既定预后类别仍然主要取决于由来已久的形态学标准。

血管周上皮样细胞肿瘤（PEComa）

血管周上皮样细胞肿瘤（perivascular epithelioid cell tumor, PEComa）是显示黑色素细胞和平滑肌分化的肿瘤[664]。它们发生在非妇科系统部位，由于其罕见性和子宫平滑肌肿瘤的数量和种类繁多，它们在子宫部位的认识曾被延迟；毫无疑问，过去这些肿瘤曾被诊断为平滑肌肿瘤，特别是上皮样变异型。这些肿瘤中的一些与盆腔淋巴管肌瘤病有关，和（或）发生在伴有结节性硬化病的患者[665-668]。它们可以是良性的，也可以是恶性的；由于报道的病例较少，恶性的诊断标准尚不完善[664,669]。在女性生殖器官中最常见的，PEComa 部位是子宫体；其大体上与平滑肌肿瘤相似。显微镜下，子宫血管周上皮样细胞肿瘤由上皮样细胞或混合性上皮样和梭形细胞构成。一些肿瘤伴有显著的硬化。半数的肿瘤可见坏死，还有显著的核异型性。核分裂活性较为多变，从无到活跃。其肿瘤细胞对 HMB-45 染色呈一致阳性，少部分病例对 Melan-A 和 MiTF 表现出免疫反应[664,670]。近 2/3 的病例表达平滑肌标志物（平滑肌肌动蛋白，结蛋白，钙介质素）[664]。与肿瘤恶性相关的特征包括：肿瘤 > 5 cm，边缘浸润，核为高级，细胞增多，核分裂象 > 1/50 HPF，有血管浸润和坏死[669]。所有这些特征的缺失则与良性行为相关，与此同时，有人认为，存在以上一个特征就应认为是“恶性潜能未定”；在大多数病例中，存在两个及以上的特征则与恶性行为相关[664,669]。

也有 PEComa 病（PEComatosis）的报道，即 PEComa 多发，累及女性生殖器官、肠壁、网膜和淋巴结[671]。

综合征性（结节性硬化复合体）和散发性 PEComa 都与 TSC1 或 TSC2 失活有关[672]。*TFE-3* 易位已在一个 PEComa 亚群中发现[560,673]。

炎性肌成纤维细胞瘤

炎性肌成纤维细胞瘤（inflammatory myofibroblastic tumor）与 PEComa 相似，可以发生于人体许多部位，当发生于子宫时，其常与平滑肌肿瘤发生混淆。子宫的炎性肌成纤维细胞瘤可以发生于任何年龄，包括幼年[675-677]。大体上，子宫炎性肌成纤维细胞瘤界限不清，但可与平滑肌瘤相似。显微镜下，其表现与身体其他部位发生的炎性肌成纤维细胞瘤相同；可见肥大的梭形细胞由水肿的间质分隔，呈束状生长，或可有间质玻璃样变（图 33.76）[677]。出现黏液样区域则需要与子宫黏液样平滑肌肉瘤或子宫内膜间质肉瘤的黏液型进行鉴别诊断，诸如伴

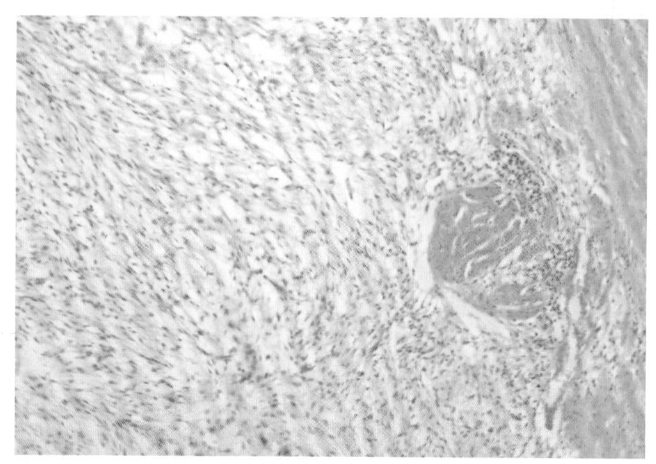

图 33.76 炎性肌成纤维细胞瘤

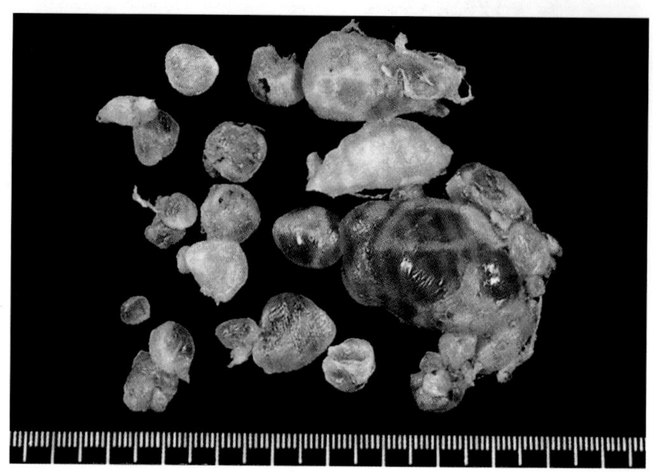

图 33.77 **Complete Mole**. All villi are markedly swollen. (Courtesy Dr. Pedro J Grases Galofrè; from Grases Galofrè PJ. *Patologia ginecològica. Bases para el diagnòstico morfològico*. Barcelona: Masson; 2002.)
注：因第三方版权问题，保留原文

有 *BCOR* 改变的亚型 [676]。富于浆细胞的单核炎细胞浸润总是存在，但在一些区域可能较为稀疏。ALK 免疫反应是一种重要的辅助诊断方法，可将炎性肌成纤维细胞瘤与平滑肌肿瘤区分开 [677]。部分肿瘤表现出侵袭性病程 [676]。

妊娠滋养细胞肿瘤

有一组与正常或异常妊娠有关的疾病，其共同特征是滋养细胞增生，通常被称为（**妊娠**）**滋养细胞肿瘤**［**(gestational) trophoblastic neoplasia**］。不同个体妊娠滋养细胞肿瘤之间在外观和临床意义上存在显著差异。妊娠滋养细胞肿瘤主要包括水泡状胎块（完全性、部分性或侵袭性）、胎盘部位滋养细胞肿瘤和绒毛膜癌 [678]。目前这些肿瘤的发病机制尚不清楚，但基因组印迹被认为在水泡状胎块的形成中起着关键作用 [679-681]。

水泡状胎块

在**水泡状胎块**（**hydatidiform mole**）中，滋养细胞的增生与绒毛的肿胀相关。水泡状胎块分为完全性和部分性，并且任何一种类型都可能是侵袭性的。

完全性水泡状胎块

完全性水泡状胎块（**complete mole**）是由异常的配子形成和受精异常所致。完全性水泡状胎块的滋养细胞胞核只含有父亲的染色体，因此，在来源上属于雄核发育 [682-683]。大多数完全性水泡状胎块病例的染色体数目正常，其中 85% 的病例为 46XX，15% 为 46XY。在少数病例，其 DNA 可为四倍体，一般发生于高龄组 [656]。

完全性水泡状胎块的发生具有显著的地区性差异。东南亚报道的发病率至少是美国的 4～5 倍 [684-685]。墨西哥（1∶200）、菲律宾（1∶173）、印度（1∶160）、中国台湾（1∶125）和印度尼西亚（1∶82）的发病率更高 [686]。在有足月生育史者，水泡状胎块的发病风险会降低；而在有水泡状胎块妊娠史者，再次发病的风险会大大增高 [685,687-688]。“反复性”水泡状胎块通常为完全性水泡状胎块，但也可以是部分性水泡状胎块，或出现完全性水泡状胎块后又出现部分性水泡状胎块 [689]。

临床上，完全性水泡状胎块累及的子宫体积增大，与妊娠时间不成比例 [690]。患者血清人绒毛膜促性腺激素（human chorionic gonadotropin, hCG）在第 14 周后仍持续升高，而在正常妊娠时 hCG 水平在第 14 周后通常开始下降。妊娠毒血症的表现（高血压、水肿、蛋白尿）较为常见，尤其是在孕早期。个别情况下，甲状腺功能亢进症发生，作为水泡状胎块分泌的甲状腺刺激物的结果，也可以是 hCG 分子本身作用的结果 [691-693]。在就诊期间，患者可出现阴道出血，这是水泡状胎块发生自然流产的一种征象。

大体上，完全性水泡状胎块呈典型的“葡萄串状”，全部或几乎所有的绒毛均发生水肿变性。单个囊泡的直径在 1～300 mm 之间，总重量通常超过 200 g。在子宫切除术标本中，可见肿胀的绒毛充满子宫腔并使子宫变大（图 33.77）。通常情况下，没有可以辨认的胚胎、脐带或羊膜。个别情况下，在真性完全性水泡状胎块中出现胚胎，这几乎总是见于双胎妊娠 [694-695]。

显微镜下，完全性水泡状胎块具有两个恒定的特征：**滋养细胞增生**和**绒毛囊泡状肿胀**，后者可能是继发现象。病变的严重程度在不同病例和不同绒毛间相差很大，因此，可能难以在病变很早期检测到，这点可由不同观察者之间以及同一观察者多次观察之间的高度差异性证明 [696-698]。有的绒毛可围绕着变薄的变性滋养细胞。另外一些绒毛的滋养细胞则增生呈片状（图 33.78）。绒毛扩张的轴心被断断续续的、支离破碎的纤维性条带分隔（“水池”形成）。尽管血管的数目在 CD34 染色切片上并没有显示显著减少，但在 HE 切片上通常难以见到或非常稀少 [699]。绒毛间质变化，包括黏液变性和出现核碎片（凋亡），可以很早期就出现，因而可以为诊断提供线索 [700-702]。与正常妊娠早期绒毛周围增生的滋养细胞排列的极向不同，完全性水泡状胎块的增生的滋养细胞特征性地环状围绕每个绒毛且排列紊乱。看不到绒毛膜癌中常见的合体滋养细胞和细胞滋养细胞混合生长而形成的丛状结构。胎盘种植部位也可发生滋养细胞的异型增生，其程度比流产和部分性

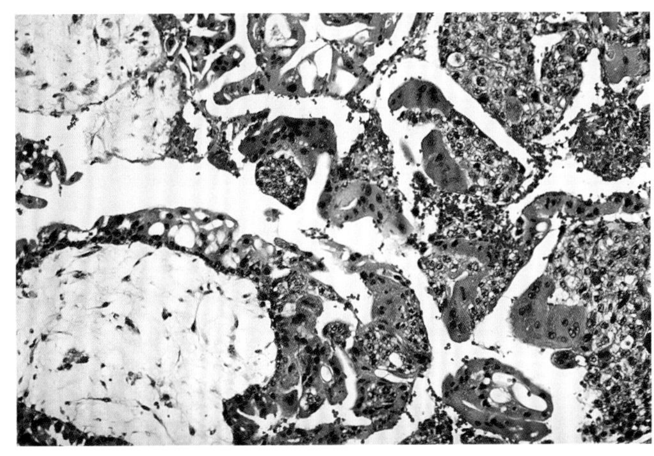

图 33.78 完全性水泡状胎块。显示绒毛增大，伴有间质水肿和显著的滋养细胞增生

水泡状胎块中的水肿绒毛严重[703]。

超微结构上，水泡状胎块的滋养细胞与正常妊娠头3个月中所见到的滋养细胞非常相似[704]。

免疫组织化学上，hCG和胎盘样碱性磷酸酶（placental-like alkaline phosphatase, PLAP）分别广泛和片状分布于水泡状胎块的合体滋养细胞上，表达强度与妊娠时间无关；而人胎盘催乳素（human placental lactogen, hPL）的表达强度则随着妊娠时间的增加而增加[705-706]。水泡状胎块的合体滋养细胞同时表达抑制素的α和β亚单位[707-708]。一种对完全性水泡状胎块的鉴别诊断非常有用的标志物是P57 ^{kip2} 蛋白——一种由父亲的一个强大印迹基因编码的细胞周期抑制蛋白和肿瘤抑制蛋白。其在正常妊娠、自然流产和部分水泡状胎块的细胞滋养细胞和绒毛间叶细胞表达良好，但在完全性水泡状胎块，由于两个*TP57*基因拷贝均来自父亲，其表达缺失或明显减少[709-712]。

流式细胞学检测发现，完全性水泡状胎块最常见的是二倍体，而非二倍体在大多数情况下为四倍体[713]。杂合性（双受精卵）水泡状胎块，包括双受精卵的杂合XY水泡状胎块，与持续性滋养细胞疾病发生率的相关性要高于纯合性（单精受精卵）水泡状胎块[714]。

完全性水泡状胎块的治疗是：首先要做刮宫术进行病理诊断[715]；然后要对hCG β亚单位进行持续性定量测定[716-717]。推荐的测定方法是：在终止水泡状胎块妊娠后的第10、20、30、45和60天分别测定血清hCG水平。80%病例到第60天时血清hCG可达正常水平。如果血清hCG水平在第45～60天之间仍高，或到第60天时仍在高水平，则需给予化疗，大约20%的患者需要进行化疗[718]。应用上述治疗方法，患者的痊愈率接近100%[719]。但不幸的是，依托泊苷的使用常与第二种肿瘤的发生风险升高有关[720]。

还有人推荐，对于水泡状胎块排出2周后血清hCG水平仍连续三次高于正常值的患者（20%～30%的患者）进行化疗。还有人推荐，在进行化疗前应观察4周甚至2个月，尤其是当血清hCG水平低时[721]。

在一项包含738例水泡状胎块患者的病例研究中，81%的患者的病变自然消退了；其余患者中，17%发展为侵袭性水泡状胎块，2%发展为绒毛膜癌[722]。水泡状胎块妊娠患者进行刮除术后出现绒毛或非典型滋养细胞，

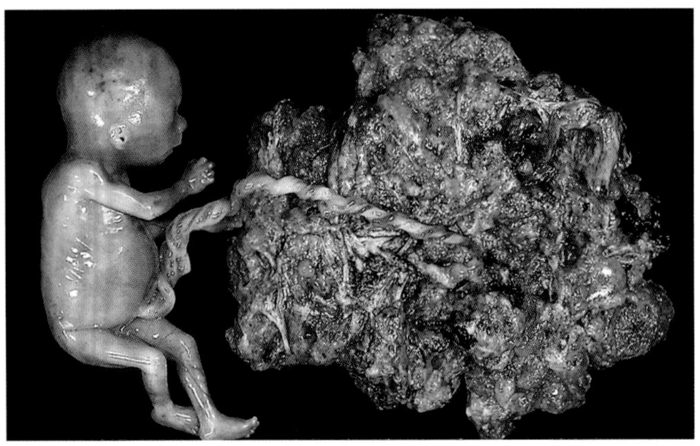

图 33.79 **Partial Mole With Attached Fetus**. The fetus showed no abnormality and was connected to the mole by a normal umbilical cord. (Courtesy Dr. Pedro J Grases Galofré; from Grases Galofré PJ. *Patología ginecológica. Bases para el diagnóstico morfológico*. Barcelona: Masson; 2002.)

注：因第三方版权问题，保留原文

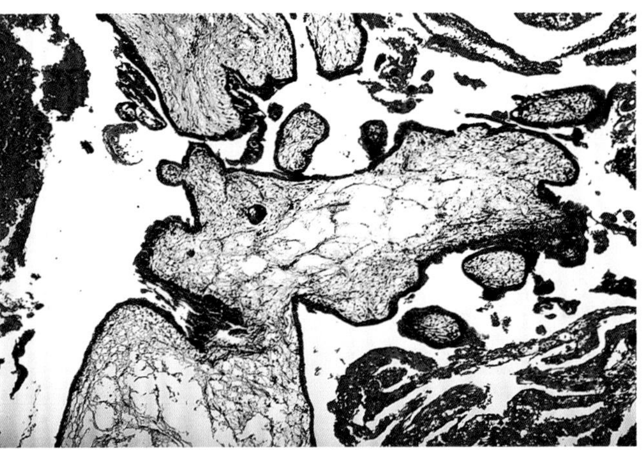

图 33.80 部分性水泡状胎块，显示绒毛呈扇贝形，间质中可见孤立的滋养细胞

提示"持续性滋养细胞疾病"，对此类患者是否给予化疗仍主要依靠血清hCG水平。

部分性水泡状胎块

在所有水泡状胎块中，**部分性水泡状胎块（partial mole）**占15%～35%。与完全性水泡状胎块不同，部分性水泡状胎块患者通常有胚胎存在，尽管常常是异常的（"枯萎的受精卵"）。其胎盘组织的体积是相对正常的。大体上，部分性水泡状胎块中可见囊泡状绒毛和正常绒毛混合存在（图33.79）。前者常显示局灶性水肿，导致中心"水池"形成以及滋养细胞间质包涵体（图33.80）。许多绒毛呈不规则形或扇贝形，并含有血管，其内有胎儿（有核）红细胞。绒毛间质常有纤维化。滋养细胞显示增生，尽管一般不如完全性水泡状胎块严重；合体细胞胞质空泡化非常显著[723]。

大多数部分性水泡状胎块为三倍体（69,XXX或69,XXY），少数显示染色体16三倍体[724-726]。多出来的染色体是父亲来源的（所谓的"双雄三倍体"）[727]。

由于部分性水泡状胎块病灶通常较小，子宫几乎总是较小或与妊娠时间相符。尽管血清hCG水平升高，但相对较低，不发生完全性水泡状胎块常伴随出现的卵泡膜-黄

体囊肿[728]。部分性水泡状胎块发展为绒毛膜癌的风险非常低，但已有几例记录较完整的报道[729-730]。而且，已有报道部分性水泡状胎块有5%～10%发展为持续性滋养细胞疾病的文献（早期进行了清除的病例的发生率较低）[731]，说明对这些患者必须进行随访[732-734]。有些病例复发后成为侵袭性水泡状胎块[735-737]，部分表现为肺转移[738]。

正如已经指出的，并非所有的三倍体孕体的胎盘都会转变为部分性水泡状胎块；有些（可能是多数）具有正常的形态学表现[739]。上述两种三倍体胎儿都将在孕8周左右死亡[740]。

部分性水泡状胎块除了要与完全性水泡状胎块鉴别外，还要与见于15%～40%的自发性流产中的水肿绒毛以及少见的胎盘绒毛干水肿、间叶细胞发育异常和Beckwith-Wiedemann综合征鉴别[741]。如前所述，鉴于p57免疫染色表达于细胞滋养细胞和绒毛间质细胞，其可用于区分完全性和部分性水泡状胎块，但对于区分部分性水泡状胎块和水肿性流产没有帮助。对于部分性水泡状胎块和水肿性流产的鉴别诊断，后者不存在显著的绒毛状肿胀和水池形成。前面已经提到过，水肿性流产的绒毛滋养细胞变扁，如果增生，则有极向分布；而且，其滋养细胞非典型性较少或不存在。流式细胞术倍体检测法非常有助于这个问题，三倍体支持部分性水泡状胎块的诊断；注意，四倍体的自发性流产也可以发生，但缺乏部分性水泡状胎块的组织学特征[727,732,742]。目前流式细胞术的倍体检测法还没用广泛应用，因此，FISH HER2检测方法——作为确定17号染色体三倍体的检测指标，HER2可应用检测乳腺癌和胃癌HER2 FISH的着丝粒探针进行检测——可以作为一种替代检测方法[743]。然而，诊断水泡状胎块的"金标准"是应用DNA指纹分析/法医鉴定技术进行的基因型分析，因为其可以确定DNA的拷贝数和亲本来源而提高诊断的准确性[744]。这种方法应用的并不广泛，而且相对昂贵，因此，水泡状妊娠的诊断主要还是基于常规的组织学以及p57免疫染色。

侵袭性水泡状胎块

侵袭性水泡状胎块（invasive mole）是指水泡状胎块（几乎总是完全性的，偶尔是部分性的）的绒毛穿入子宫肌层和（或）其血管中[745-746]（图33.81至33.83）。这种现象见于16%的完全性水泡状胎块，是正常滋养细胞浸润能力的过度表达，滋养细胞浸润能力是胚胎种植的一种必要特性。

侵袭性水泡状胎块可以穿入很深的子宫肌层，并可导致持续性出血，但子宫浆膜层通常完整。不过，子宫穿孔也可发生。浸润血管可导致子宫外滋养细胞结节形成，如在阴道、肺、脑和脊髓[747-748]。肺部结节具有特征性的X线表现[749-750]；它们可以持续产生hCG，并有类似的出血倾向。其临床症状与浸润部位有关：一个相当大的肺内结节可以自发消退而无任何症状，而一个小的脑内病灶可以导致致命性出血[751-752]。

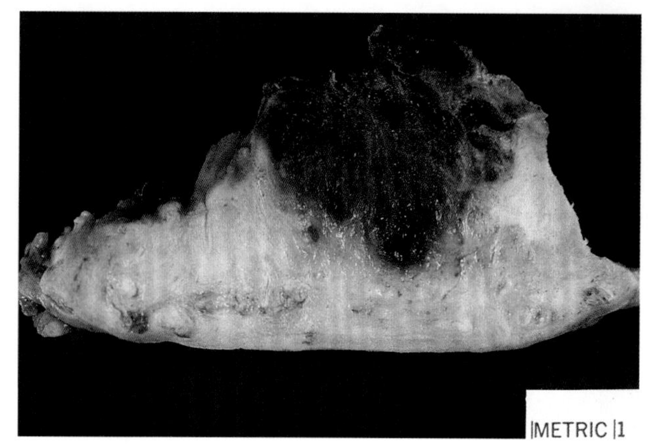

图33.81 **侵袭性水泡状胎块的大体表现**。可见出血性肿块穿透了子宫肌壁的一半

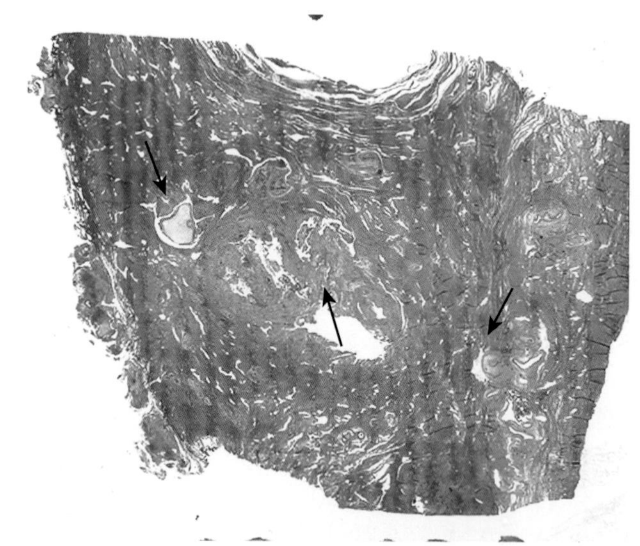

图33.82 **侵袭性水泡状胎块的整体观**。可见异常绒毛穿入增厚的子宫肌层（箭头所示）

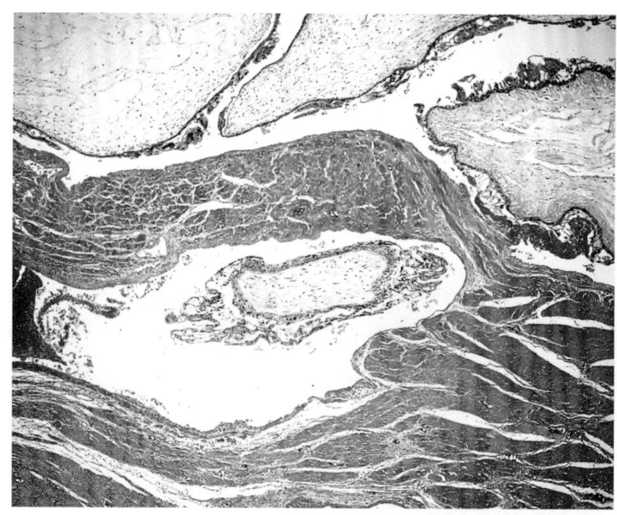

图33.83 侵袭性水泡状胎块。可见被覆增生滋养细胞的水肿绒毛穿入子宫肌壁

应该指出的是，侵袭性水泡状胎块与普通的水泡状胎块的区别在于它具有侵袭性，它与绒毛膜癌的区别在

于它可以出现绒毛，而且绒毛也可见于“转移”的病灶中。侵袭性水泡状胎块的滋养细胞的增生程度与普通水泡状胎块没有明显差异。对于有侵袭性水泡状胎块的患者主要进行化疗，有时也可采取子宫全切术 [746,753]。

绒毛膜癌

如果不给予治疗，**绒毛膜癌（choriocarcinoma）**是妊娠滋养细胞肿瘤中最具侵袭性的病变。大多数绒毛膜癌病例发生于完全性水泡状胎块之后；因此，这种恶性肿瘤常见于世界上水泡状胎块较为常见的地区。据估计，1%～2% 的完全性水泡状胎块可以发展为绒毛膜癌 [754]。

绒毛膜癌也可发生于部分性水泡状胎块（非常少见）、异位妊娠、非水泡状胎块性子宫腔内流产或足月妊娠之后（尤其少见）[755-757]。在后者，绒毛膜癌可在正常的胎盘上形成一个或多个肿块，或分娩后发生 [758-760]。另外，也有来源于妊娠早期绒毛干滋养细胞的非“原位”绒毛膜癌的病例报道 [761]。

流产后的绒毛膜癌病例（不管有无水泡状胎块）的潜伏期几乎总是少于一年，尽管有的相当长（“潜伏性绒毛膜癌”）[762]。在诊断这种恶性肿瘤时，患者的平均年龄为 29 岁。

大体上，绒毛膜癌质软，呈暗红色，有出血的圆形结节状肿物（图 33.84）。显微镜下，绒毛膜癌由一簇簇被一片片合体滋养细胞分隔的细胞滋养细胞构成，形成特征性的双相丛状结构 [763]（图 33.85）。出血和坏死较为常见，但无真正的诊断意义，因为它们在自发性流产中也较为常见。绒毛膜癌的特征是：没有绒毛出现。事实上，绒毛的出现据说可以排除绒毛膜癌的诊断，无论滋养细胞的非典型性如何突出 [764]。

免疫组织化学染色，绒毛膜癌细胞对 hCG 和角蛋白呈阳性；对 hPL、SP1 和 CEA 也可以呈阳性 [765]。还可以有少数中间滋养细胞表达 hPL、CD146（Mel-CAM）、HLA-G 和抑制素。

未经治疗的绒毛膜癌的自然病程的特征是：在早期发生血行转移，最常见的部位是肺、脑、肝、肾和肠 [766-768]。临床上转移可以是单发的，并可以发生于最不常见的部位且常伴有大量出血 [769]。有意思的是，即便在有广泛转移的病例中，胎儿也极少受累 [770]。在死于绒毛膜癌广泛转移的患者中，残留的子宫绒毛膜癌可以不明显或完全看不到 [771]。

绒毛膜癌患者的其他脏器的许多形态学变化均为其肿瘤细胞分泌 hCG 和其他激素的结果。这些变化包括：宫颈内膜腺体增生，蜕膜反应（子宫内膜腺体和异位腺体），Arias-Stella 现象，由于卵泡膜 - 黄体囊肿导致的双侧卵巢增大（“黄体过度反应”），以及乳腺小叶增生。在绒毛膜癌治疗很久后发现的卵巢卵泡膜 - 黄体囊肿可以作为推测绒毛膜癌持续存在的一个证据 [772]。在伴有子宫内膜蜕膜反应的绒毛膜癌患者中，螺旋小动脉并不发育，与正常月经周期不同，子宫内膜的表现类似于使用孕激素后的改变 [771]。

绒毛膜癌（和一般意义的妊娠滋养细胞肿瘤）的治疗进展是医学肿瘤学领域最成功的例子之一 [773]。当仅用外科手术治疗时，明显局限于子宫的绒毛膜癌的治愈率仅为 40%，而有转移时治愈率不足 20% [774]。随着化疗的应用，肿瘤局限于子宫的绒毛膜癌患者的生存率接近 100%，伴转移的患者的生存率约为 83% [775-776]。依据转移部位、hCG 水平和病变存在的时间可以区分低风险组

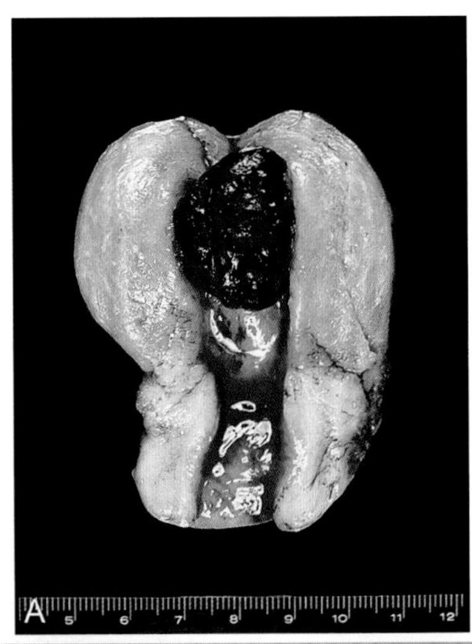

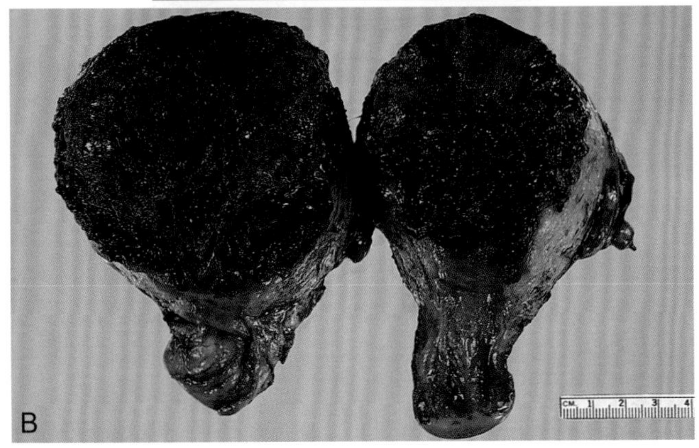

图 33.84 **A 和 B**，子宫绒毛膜癌显示典型的重度出血外观

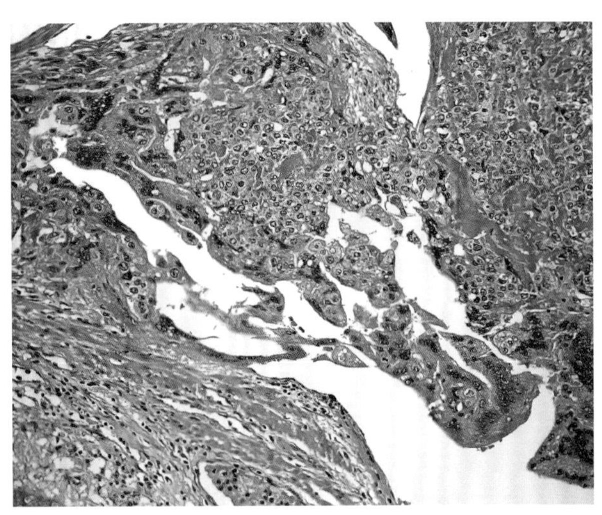

图 33.85 绒毛膜癌中合体滋养细胞和细胞滋养细胞交织存在

表33.3 FIGO/WHO妊娠滋养细胞肿瘤的预后指数

	评分[a]			
预后因素	0	1	2	4
年龄（岁）	≤39	>39	—	—
妊娠史	水泡状胎块	流产	足月	—
间隔（月）[b]	4	4~6	7~12	>12
β-hCG（IU/L）	<10^3	10^3~10^4	10^4~10^5	>10^5
最大肿瘤，包括子宫肿瘤	<3 cm	3~5 cm	>5 cm	—
转移部位	肺	脾，肾	消化道	脑，肝
转移灶的数量	—	1~4	5~8	>8
化疗史	—	—	一种药物	两种以上药物

[a]总分是将每个预后因素的分数相加得到的，低危=0~6，高危≥7

[b]间隔是从以往妊娠结束到化疗开始之间的时间

From Kurman RJ, Carcangiu ML, Herrington CS, Young RH, eds. *WHO Classification of Tumors of the Female Reproductive Organs*. Lyon: IARC; 2014.

和高风险组患者（表 33.3）[777]。

大多数病例可保留子宫。子宫全切术应用于不要求保留生育功能和（或）对化疗不敏感的患者。外科手术还有助于控制转移病灶的致命性大出血[778-779]。

早期诊断、迅速制订治疗方案和通过连续定量测定 hCG 来监测治疗效果的重要性无论怎样强调都不过分。对于后者，需要提出的是，hCG 的分泌决不限于妊娠性绒毛膜癌，它也可以发生在非妊娠性绒毛膜癌，还可能发生在其他卵巢和睾丸的生殖细胞肿瘤、黑色素瘤、恶性淋巴瘤以及食管、胃、胰腺、肾、肝、肺、膀胱、子宫、肾上腺、乳腺和其他部位的癌。这些肿瘤的一个共同特征是：可以出现免疫细胞学染色 hCG 阳性的瘤巨细胞[780]。

遗传学检测方法是应用先前描述的、用于帮助诊断水泡状胎块妊娠的技术，可以通过确定父亲 DNA 区分妊娠性和非妊娠性绒毛膜癌[744]。

胎盘部位滋养细胞肿瘤和中间滋养细胞的相关病变

胎盘部位滋养细胞肿瘤（placental site trophoblastic tumor）是一种罕见的滋养细胞疾病[782-784]。大约 75% 的患者发生在正常妊娠后，仅有 5% 的患者以前有水泡状胎块妊娠病史[785]。父亲 X 染色体和 Y 染色体的缺乏可能是其形成所必需的，提示其为一个女性胚胎的滋养外胚层来源[786-787]。大体上，胎盘部位滋养细胞肿瘤肿块位于子宫肌层，境界清楚或不清楚（图 33.86A）。其出血不如侵袭性水泡状胎块或绒毛膜癌明显。其子宫传入可以很深，导致自发性或刮除术后子宫穿孔。

显微镜下，在子宫肌层和血管腔内可见大的滋养细胞，胞质丰富，呈嗜酸性；胞核有多形性（图 33.86B）。这些细胞的形态学、超微结构和免疫组织化学特征均与中间型滋养细胞一致[788-791]。hPL 呈强阳性且分布较广，而 hCG 往往呈局灶阳性[792-793]。其肿瘤细胞表达角蛋白、CD66a（CEACAM1）、CD146（Mel-CAM）、妊娠相关的主要基本蛋白质、HLA-G 和抑制素[794-796]。流式细胞术检测，其 DNA 常为二倍体[797-798]，在某些罕见的恶性病例中似乎也是如此[799]。其 Ki-67 标记指数高于过度胎盘植入反应而低于绒毛膜癌[800]。相对于上皮样滋养细胞肿瘤，其 p63 呈阴性，可用于两者的鉴别[801]（见下文）。

尽管最初胎盘部位滋养细胞肿瘤被认为是一种合体细胞子宫内膜炎的过度增生[782]，但新的证据表明，它是一种肿瘤性病变，如果治疗不当，其致死率可达 10%~20%[802]。有些胎盘部位滋养细胞肿瘤病例会发生广泛转移[797,803]，这种情况通常见于原发性肿瘤中核分裂象多见、有广泛坏死和（或）大量胞质透明的细胞时[783]。

胎盘部位滋养细胞肿瘤的血清 hCG 水平通常不如绒毛膜癌高，可能并不能准确地反映疾病的严重程度。有时胎盘部位滋养细胞肿瘤对化疗完全没有反应[804-805]。已观察到这种肿瘤伴有独特的以蛋白尿和血尿为特征的肾小球病变——特征是肾小球毛细血管管腔内有嗜酸性沉积物阻塞——的病例[806]。

胎盘部位滋养细胞肿瘤的鉴别诊断包括：其他妊娠期滋养细胞病变以及中间型滋养细胞的非肿瘤性胎盘增生，特别是胎盘部位结节。与胎盘部位结节不同，胎盘部位滋养细胞肿瘤显示中间型滋养细胞的弥漫生长，而且其 Ki-67 指数要高于 10%。其与绒毛膜癌的区别是，胎盘部位滋养细胞肿瘤中缺乏细胞滋养细胞和合体滋养细胞两种细胞聚集的双相型结构（尽管可以见到散在的多核细胞），出血少或无，在子宫肌层中呈指突状浸润性生长。

上皮样滋养细胞肿瘤

上皮样滋养细胞肿瘤（epithelioid trophoblastic tumor）是最后一个进入妊娠滋养细胞疾病家族的成员，它最初被认为是一种化疗后进行手术切除的绒毛膜癌转移灶的特殊改变[807]，但现在知道它原位也可发生。与妊娠滋养细胞疾病家族中的其他成员相似，它通常发生于育龄期女性（尽管绝经期后也可见到）[808]，表现为异

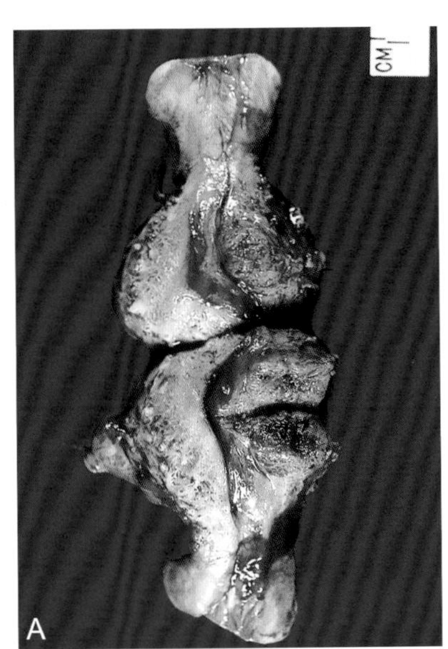

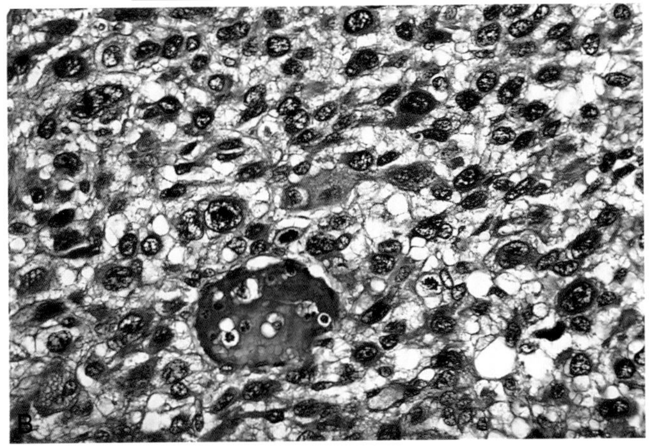

图 33.86 **A 和 B**，胎盘部位滋养细胞肿瘤。**A**，大体观。可见实性出血结节使子宫肌壁增厚并破入子宫腔。**B**，显微镜下观。显示中等大小的中间型滋养细胞在子宫肌层弥漫性生长。缺乏典型绒毛膜癌具有的合体滋养细胞和细胞滋养细胞混合存在形成的双相形态结构

常的阴道出血。原发性上皮样滋养细胞肿瘤最常见于子宫肌壁内，但有时可发生于子宫颈[809]，也可以发生于子宫外，如发生于阔韧带[810]，甚至可以表现为原发性肺肿瘤；其显微镜下表现类似于肺鳞状细胞癌和多形性癌[811]。其血清 hCG 水平通常升高。大体上，上皮样滋养细胞肿瘤为囊实性肿瘤，散在分布，可见出血。显微镜下，可见其是由相对一致的中间滋养细胞构成的巢和实性团块；可见广泛坏死和地图状分布的玻璃样基质（图 33.87）。上皮样滋养细胞肿瘤的形态与癌高度相似。免疫组织化学染色显示，上皮样滋养细胞肿瘤对角蛋白、α 抑制素、EMA、p63、HLA-G 和 E 钙粘连蛋白呈弥漫性表达，但对 hPL、hCG、PLAP 和 CD116（Mel-CAM）仅呈局灶阳性[812]。细胞周期蛋白 E 呈阳性有助于其与胎盘部位滋养细胞肿瘤鉴别，p16 呈阴性有助于其与宫颈癌和其他类型的癌鉴别[813]。Shih 和 Kurman[814] 认为，上皮样滋养细胞肿瘤是由绒毛膜型中间滋养细胞构成的。其分子遗传学分析证实了这点：上皮样滋养细胞肿瘤中具有周围正常子宫组织没有的 Y 染色体位点和（或）新的（父

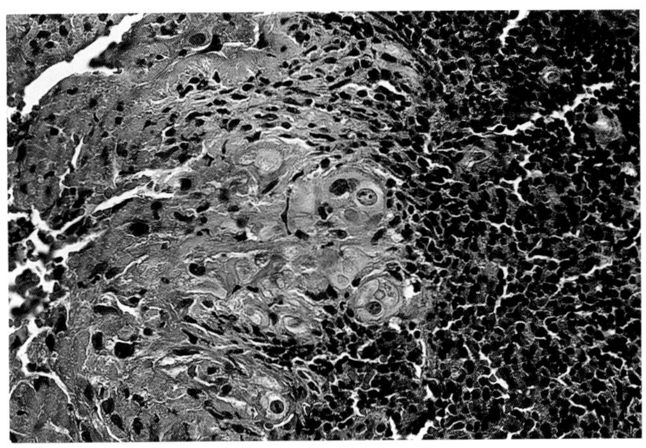

图 33.87 **上皮样滋养细胞肿瘤**。其显微镜下表现与癌（鳞状细胞癌或玻璃样变细胞型）非常相似

亲）等位基因[815]。其生物学行为属于恶性肿瘤，可转移至肺和其他部位[814]。

中间滋养细胞的肿瘤样疾病（tumorlike condition of intermediate trophoblast）。中间型滋养细胞非肿瘤性增生与恶性滋养细胞肿瘤之间可能有严重的鉴别诊断问题，包括胎盘部位过度反应、胎盘部位结节以及胎盘部位斑块[816]。

胎盘部位过度反应（exaggerated placental site reaction）过去曾被称为合体细胞性子宫内膜炎。后者是一种双重误称，因为这种病变既不是炎症，也不是由合体滋养细胞构成的。现在的疾病名称表明，其病变是一种由正常中间型滋养细胞在胎盘种植部位的过度浸润（图 33.88）。其与胎盘部位滋养细胞肿瘤很难鉴别，因为两者在细胞学和免疫组织化学特征上都非常相似。当病灶仅在显微镜下可见、缺乏核分裂象、滋养细胞间可见玻璃样物质以及有蜕膜和绒毛混合时，诊断为胎盘部位过度反应较为合适。

胎盘部位结节和斑块（placental site nodule and plaque）可单发或多发，绝大多数界限清楚，表现为细胞多少不等的圆形或扁平病变（表现为结节或斑块），常伴有广泛的玻璃样变[817-818]（图 33.89）。大多数细胞具有丰富的嗜双色性或嗜酸性胞质，核形不规则，分裂象罕见；而其余细胞具有富含糖原的透明胞质[819]。可见 Mollory 小体（是角蛋白丝在胞质中异常聚集的结果）[820]。这些结节和斑块同样也可以出现于子宫颈、输卵管和其他部位[821-822]。与胎盘部位滋养细胞肿瘤不同，胎盘部位结节和斑块的体积小，界限清楚，有广泛玻璃样变，核分裂象稀少[823-824]。已经有人指出，胎盘部位结节和斑块更类似于滑面绒毛膜，而不是植入部位的中间滋养细胞。同样，胎盘部位结节和斑块弥漫表达 PLAP，但仅灶状表达或不表达 hPL 和 CD146（Mel-CAM）[819]。

在刮除术标本中，并不总能做到准确鉴别胎盘部位滋养细胞肿瘤和上述非肿瘤性增生。在这些病例中，随后的刮除术和血清 hCG 和 hPL 水平监测是绝对必要的。

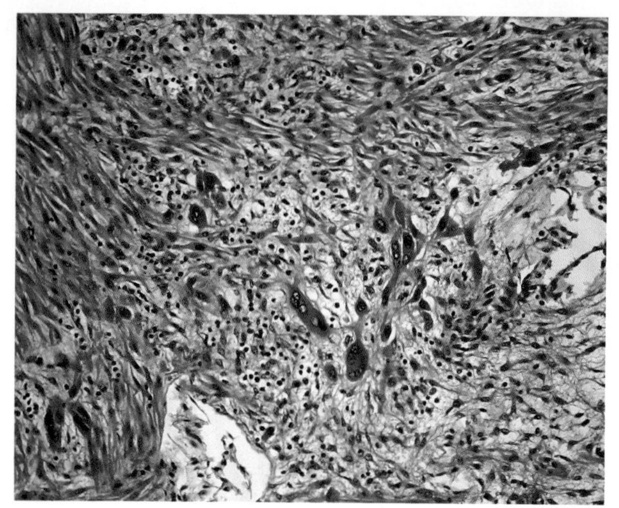

图 33.88 胎盘部位过度反应中滋养细胞浸润子宫肌壁形成肿瘤样改变

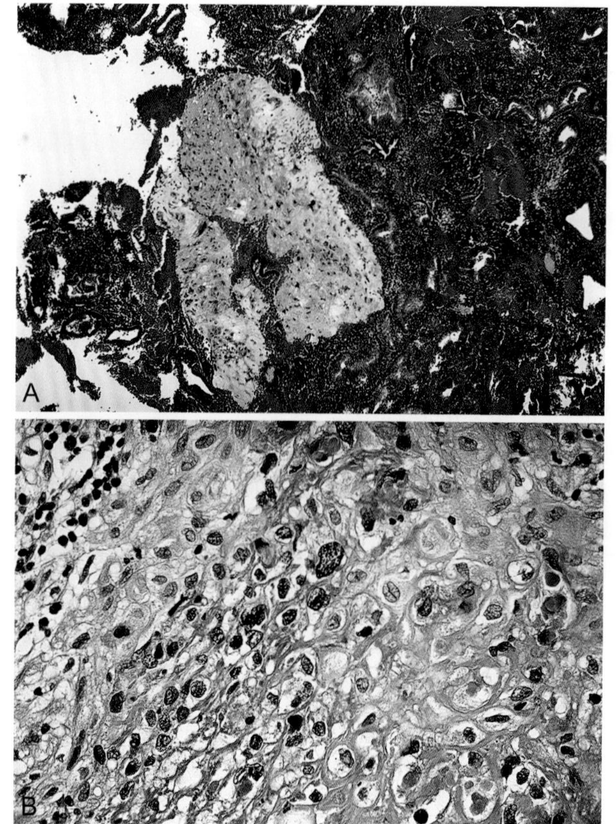

图 33.89 **A** 和 **B**，胎盘部位结节的低倍镜观和中倍镜观。其表现似软骨，易于误诊

其他肿瘤和肿瘤样疾病

手术后梭形细胞结节（postoperative spindle cell nodule）与发生于阴道的病变相似，它们也可见于子宫内膜[825]。

特发性肉芽肿（idiopathic granuloma）与卵巢常见的肉芽肿相似（也称为特发性卵巢皮质肉芽肿），它们偶尔也会发生于子宫。特发性肉芽肿大多数为多发，位于子宫肌层[826]。

髓外造血（extramedullary hematopoiesis）可以发生在没有任何血液疾病或系统性疾病［但之后可发生粒细胞（髓样）肉瘤］的子宫[827]。报道的大多数髓外造血病例位于子宫内膜息肉或平滑肌瘤内，并与慢性贫血相关[828]。

黏液样变（myxoid change）可在没有其他任何病理改变的情况下发生于子宫肌层[829]。

腺瘤样瘤（adenomatoid tumor）与更常见于输卵管的腺瘤样瘤相似，有时可发现于子宫壁，常位于子宫浆膜下，靠近子宫角[830-831]。偶尔，其在切除标本中非常明显。腺瘤样瘤通常较小（平均直径为 2 cm），显微镜下易被误诊为平滑肌瘤。显微镜下，其特征为腺样、血管瘤样、实性以及单发或多发囊性[832-833]（图 33.90）。囊性特征非常显著的可能类似于淋巴管瘤。超微结构和免疫组织化学（包括钙网蛋白、WTI 和 D2-40 阳性）检查发现，其为间皮性质的肿瘤[834-839]。

子宫壁中的**动静脉瘘（arteriovenous fistula）**可形成较大的搏动性肿块。血管造影检查可显示其血管的连接情况[840]。

良性间叶性肿瘤（benign mesenchymal tumor）是非常罕见的，除了那些已经描述过的。子宫良性间叶性肿瘤包括子宫内膜**血管瘤（hemangioma）**[841]、**孤立性纤维性肿瘤（solitary fibrous tumor）**（部分与低血糖相关）[842-843] 和脂肪瘤（lipoma）。后者至少在某些情况下可以由平滑肌瘤的脂肪化生导致[569-570]。

其他未描述的**肉瘤（sarcoma）**也可发生于子宫，包括：**软骨肉瘤（chondrosarcoma）**[846]，**骨肉瘤（osteosarcoma）**[847]，**横纹肌肉瘤（rhabdomyosarcoma）**[848-851]，**恶性外周神经鞘肿瘤（malignant peripheral nerve sheath tumor）**[852]，**血管肉瘤（angiosarcoma）**[853-855]，所谓的**恶性纤维组织细胞瘤（malignant fibrous histiocytoma）**[856]，**恶性间叶瘤（malignant mesenchymoma）**（一种起源于平滑肌瘤的肿瘤）[857]，**腺泡状软组织肉瘤（alveolar soft part sarcoma）**[858]，**胃肠道间质肿瘤（gastrointestinal stromal tumor）**[859]，所谓的**横纹肌样肉瘤（rhabdoid sarcoma）**[860]，**尤因肉瘤 / 原始神经外胚叶肿瘤（Ewing sarcoma/primitive neuroectodermal tumor）**[861-863]，以及缺乏 *EWSR1* 基因重排的**伴有神经外胚层分化的肿瘤（tumor with neuorectodermal differentiation）**[864-865]（图 33.91）。其中一些肉瘤是在宫颈癌或其他恶性肿瘤放疗后发生的[866]。一些血管肉瘤是上皮样的，对角蛋白免疫反应呈阳性，而且明显地发生于平滑肌瘤内[867]。

在做出子宫肉瘤诊断之前［特别是如果肿瘤是多形性的和（或）具有异源成分］，应通过充分取样排除更有可能的以肉瘤样成分为主的恶性混合性 müller 管肿瘤（MMMT）的可能[868]。

恶性淋巴瘤（malignant lymphoma）最初可能见于子宫内膜（包括子宫内膜息肉[869]）、子宫肌层或两者[870-873]。患者通常有出血和肿块表现。大多数恶性淋巴瘤为弥漫性大 B 细胞类型[874-876]。原发于子宫的低级别 B 细胞淋巴瘤（包括边缘区 B 细胞淋巴瘤）[876-877]、T 细胞淋巴瘤[878]、霍奇金淋巴瘤[879]、嗜血管性淋巴瘤[880] 以及伴有原发性子宫累及的血管内大 B 细胞淋巴瘤病例[881] 也有报道。恶

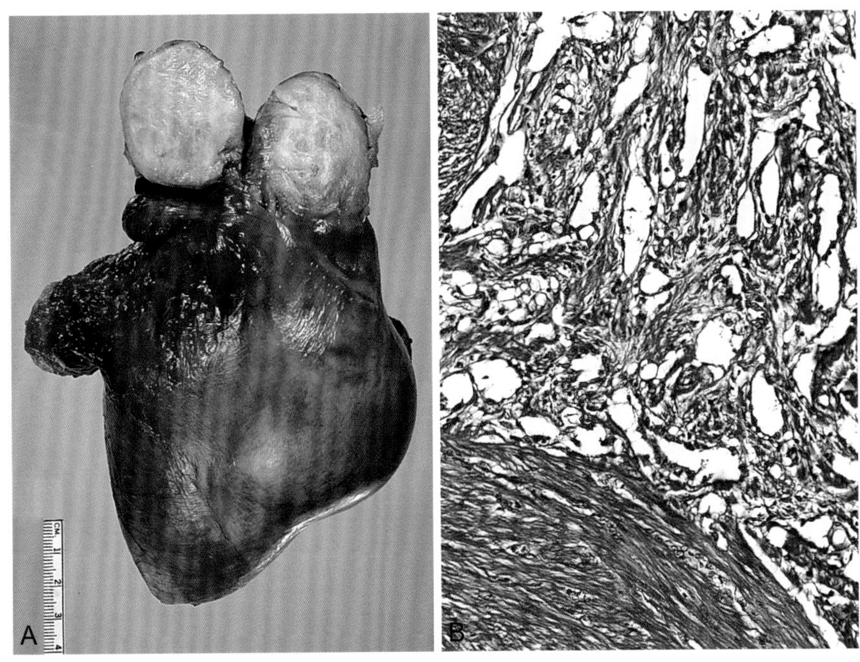

图 33.90 **A** 和 **B**，子宫的腺瘤样瘤。**A**，大体观。可见其特征性地位于一侧子宫角。**B**，显微镜下显示为管腔样结构被覆扁平的间皮细胞

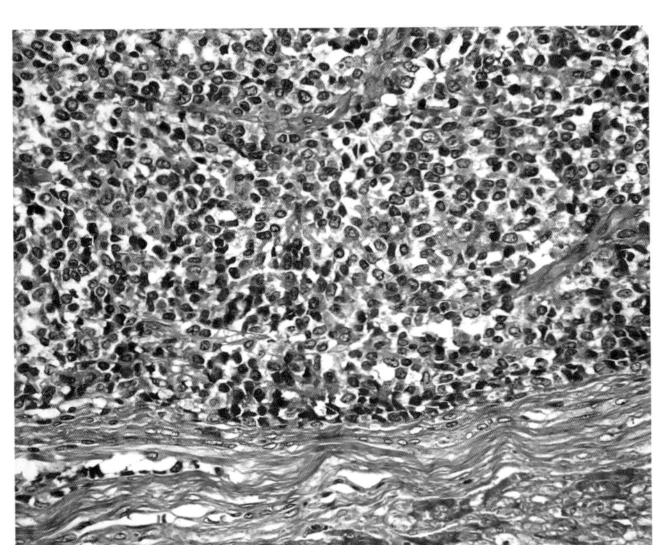

图 33.91 尤因肉瘤 / 原始神经外胚叶肿瘤表现为一个子宫肿块，一个最不常见的发生部位

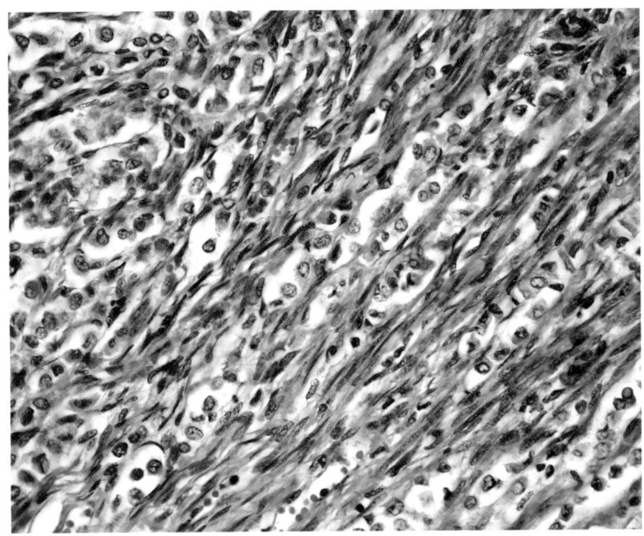

图 33.92 乳腺小叶癌转移至子宫肌层。注意其印度列兵样生长方式

性淋巴瘤应与累及子宫内膜的旺炽性、反应性淋巴增生（淋巴瘤样病变）[882-883] 和平滑肌瘤的大量淋巴样细胞浸润（见下文）区分开。在这些良性病变中，大淋巴细胞常常伴有浆细胞、小淋巴细胞和（或）中性粒细胞浸润 [884]。**粒细胞（髓样）肉瘤**［**granulocytic (myeloid) sarcoma**］和**浆细胞瘤 / 骨髓瘤**（**plasmacytoma/myeloma**）也可累及子宫，偶尔是作为恶性淋巴瘤的首发表现 [871,885-887]。

其他罕见的原发性子宫肿瘤包括：**Brenner 瘤**（**Brenner tumor**）[888]（显微镜下与卵巢Brenner肿瘤相似，有时具有息肉样结构）[889]，**肾外 Wilms 瘤**（**extrarenal Wilms tumor**）（伴有或不伴有畸胎样特征）[890-891]，**促结缔组织增生性小细胞肿瘤**（**desmoplastic small cell tumor**），**胶质瘤**（**glioma**）[892]，**类癌**（**carcinoid tumor**）[893]，**副神经节瘤**（**paraganglioma**）[894]（包括色素变异型 [895]），以及**卵黄囊（内胚窦）瘤**［**yolk sac (endodermal sinus) tumor**］[896]。

来自于盆腔外的**转移癌**（**metastatic carcinoma**）可转移至子宫，引起子宫出血。乳腺、胃肠道、肾和皮肤（黑色素瘤）是最常见的原发性部位 [897-899]。子宫肌层比子宫内膜更易受累（图 33.92），有时平滑肌瘤可表现为含有转移瘤；然而，在子宫内膜刮除术标本中发现转移癌并不少见，尤其是乳腺小叶癌 [900]、神经内分泌癌和其他肿瘤中 [901]。不同寻常的是，阑尾分化良好的黏液性肿瘤以假黏液瘤的形式覆盖于子宫内膜表面 [902]。偶尔，转移性乳腺小叶癌可发生于他莫昔芬相关的子宫息肉内 [903]，而黑色素瘤也可转移至子宫腺肌瘤内 [904]。

参考文献

1. Young ES, Diaz-Arrastia C, Castro CY. The hysterectomy. *Ann Diagn Pathol.* 2005; 9: 202-208.
2. Barroeta JE, Pasha TL, Acs G, Zhang PJ. Immunoprofile of endocervical and endometrial stromal cells and its potential application in localization of tumor involvement. *Int J Gynecol Pathol.* 2007; 26: 76-82.
3. McElin TW, Bird CC, Reeves BD, Scott RC. Diagnostic dilation and curettage. A 20-year survey. *Obstet Gynecol.* 1969; 33: 807-812.
4. Mittal K, Soslow R, McCluggage WG. Application of immunohistochemistry to gynecologic pathology. *Arch Pathol Lab Med.* 2008; 132: 402-423.
5. Niu HL, Pasha TL, Pawel BR, et al. Thyroid transcription factor-1 expression in normal gynecologic tissues and its potential significance. *Int J Gynecol Pathol.* 2009; 28: 301-307.
6. Onuma K, Dabbs DJ, Bhargava R. Mammaglobin expression in the female genital tract: immunohistochemical analysis in benign and neoplastic endocervix and endometrium. *Int J Gynecol Pathol.* 2008; 27: 418-425.
7. Hendrickson MR, Atkins KA, Kempson RL. Uterus and fallopian tubes. In: Mills SE, ed. *Histology for Pathologists.* 3rd ed. Philadelphia: Lippincott Williams and Wilkins; 2007: 1011-1062.
8. Norris HJ, Hertig AT, Abell MR. *The Uterus.* Baltimore: Williams and Wilkins; 1973.
9. Noyes RW. Uniformity of secretory endometrium. Study of multiple sections from 100 uteri removed at operation. *Fertil Steril.* 1956; 7: 103-109.
10. Noyes RW, Hertig AT, Rock J. Dating the endometrial biopsy. *Fertil Steril.* 1950; 1: 3-25.
11. Poropatich C, Rojas M, Silverberg SG. Polymorphonuclear leukocytes in the endometrium during the normal menstrual cycle. *Int J Gynecol Pathol.* 1987; 6: 230-234.
12. Banks ER, Mills SE, Frierson HF Jr. Uterine intravascular menstrual endometrium simulating malignancy. *Am J Surg Pathol.* 1991; 15: 407-412.
13. Sahin AA, Silva EG, Landon G, et al. Endometrial tissue in myometrial vessels not associated with menstruation. *Int J Gynecol Pathol.* 1989; 8: 139-146.
14. Ferenczy A, Bertrand G, Gelfand MM. Proliferation kinetics of human endometrium during the normal menstrual cycle. *Am J Obstet Gynecol.* 1979; 133: 859-867.
15. Arias-Stella J. *Historia de un descubrimiento científico en un pais en desarrollo.* Lima, Peru: Universidad Peruana Cayetano Heredia; 2009.
16. Arias-Stella J Jr, Arias-Velasquez A, Arias-Stella J. Normal and abnormal mitoses in the atypical endometrial change associated with chorionic tissue effect. *Am J Surg Pathol.* 1994; 18: 694-701.
17. Arias-Stella J. Atypical endometrial changes produced by chorionic tissue. *Hum Pathol.* 1972; 3: 450-453.
18. Azzopardi JC, Zayid I. Synthetic progestogen-oestrogen therapy and uterine changes. *J Clin Pathol.* 1967; 20: 731-738.
19. Reference deleted in proofs.
20. Huettner PC, Gersell DJ. Arias-Stella reaction in nonpregnant women. A clinicopathologic study of nine cases. *Int Gynecol Pathol.* 1994; 13: 241-247.
21. Vang R, Barner R, Wheeler DT, Strauss BL. Immunohistochemical staining for Ki-67 and p53 helps distinguish endometrial Arias-Stella reaction from high-grade carcinoma, including clear cell carcinoma. *Int J Gynecol Pathol.* 2004; 23: 223-233.
22. McCluggage WG. Immunohistochemical and functional biomarkers of value in female genital tract lesions. *Int J Gynecol Pathol.* 2006; 25: 101-120.
23. Sickel JZ, di Sant'Agnese PA. Anomalous immunostaining of 'optically clear' nuclei in gestational endometrium. A potential pitfall in the diagnosis of pregnancy-related herpesvirus infection. *Arch Pathol Lab Med.* 1994; 118: 831-833.
24. Yokoyama S, Kashima K, Inoue S, et al. Biotin-containing intranuclear inclusions in endometrial glands during gestation and puerperium. *Am J Clin Pathol.* 1993; 99: 13-17.
25. Clement PB, Scully RE. Idiopathic postmenopausal decidual reaction of the endometrium. A clinicopathologic analysis of four cases. *Int J Gynecol Pathol.* 1988; 7: 152-161.
26. Mazur MT, Hendrickson MR, Kempson RL. Optically clear nuclei. An alteration of endometrial epithelium in the presence of trophoblast. *Am J Surg Pathol.* 1983; 7: 415-423.
27. Pacheco JC, Kempers RD. Etiology of postmenopausal bleeding. *Obstet Gynecol.* 1968; 32: 40-46.
28. Loghavi S, Silva EG. Abnormal myometrial vasculature explains some cases of menorrhagia. *Lab Invest.* 2009; 89(suppl 1): 225A.
29. Meyer WC, Malkasian GD, Dockerty MB, Decker DG. Postmenopausal bleeding from atrophic endometrium. *Obstet Gynecol.* 1971; 38: 731-738.
30. Merchant S, Malpica A, Deavers MT, et al. Vessels within vessels in the myometrium. *Am J Surg Pathol.* 2002; 26: 232-236.
31. Whitehead MI, Townsend PT, Pryse-Davies J, et al. Effects of estrogens and progestins on the biochemistry and morphology of the post-menopausal endometrium. *N Engl J Med.* 1981; 305: 1599-1605.
32. Smith DC, Prentice R, Thompson DJ, Herrmann WL. Association of exogenous estrogen and endometrial carcinoma. *N Engl J Med.* 1975; 293: 1164-1166.
33. Ziel HK, Finkle WD. Increased risk of endometrial carcinoma among users of conjugated estrogens. *N Engl J Med.* 1975; 293: 1167-1170.
34. Silverberg SG, Mullen D, Faraci JA, et al. Endometrial carcinoma. Clinical–pathologic comparison of cases in post-menopausal women receiving and not receiving exogenous estrogens. *Cancer.* 1980; 45: 3018-3026.
35. Deligdisch L. Effects of hormone therapy on the endometrium. *Mod Pathol.* 1993; 6: 94-106.
36. Ober WB. Effects of oral and intrauterine administration of contraceptives on the uterus. *Hum Pathol.* 1977; 8: 513-527.
37. Rice-Wray E, Aranda-Rosell A, Maqueo M, Goldzieher JW. Comparison of the long-term endometrial effects of synthetic progestins used in fertility control. *Am J Obstet Gynecol.* 1963; 87: 429-433.
38. Azzopardi JG, Zayid I. Synthetic progestogen–oestrogen therapy and uterine changes. *J Clin Pathol.* 1967; 20: 731-738.
39. Ober WB. Synthetic progestogen-oestrogen preparations and endometrial morphology. *J Clin Pathol.* 1966; 19: 138-147.
40. Hejmadi RK, Chaudhri S, Ganesan R, Rollason TP. Morphologic changes in the endometrium associated with the use of the mirena coil: a retrospective study of 106 cases. *Int J Surg Pathol.* 2007; 15: 148-154.
41. Mutter GL, Bergeron C, Deligdisch L, et al. The spectrum of endometrial pathology induced by progesterone receptor modulators. *Mod Pathol.* 2008; 21: 591-598.
42. Williams AR, Bergeron C, Barlow DH, Ferenczy A. Endometrial morphology after treatment of uterine fibroids with the selective progesterone receptor modulator, ulipristal acetate. *Int J Gynecol Pathol.* 2012; 31: 556-569.
43. Hachisuga T, Hideshima T, Kawarabayashi T, et al. Expression of steroid receptors, Ki-67, and epidermal growth factor receptor in tamoxifen-treated endometrium. *Int J Gynecol Pathol.* 1999; 18: 297-303.
44. Leslie KK, Walter SA, Torkko K, et al. Effect of tamoxifen on endometrial histology, hormone receptors, and cervical cytology: a prospective study with follow-up. *Appl Immunohistochem Mol Morphol.* 2007; 15: 284-293.
45. Seidman JD, Kurman RJ. Tamoxifen and the endometrium. *Int J Gynecol Pathol.* 1999; 18: 293-296.
46. Carcangiu ML. Uterine pathology in tamoxifen-treated patients with breast cancer. *Anat Pathol.* 1998; 2: 53-70.
47. Ismail SM. Endometrial pathology associated with prolonged tamoxifen therapy: a review. *Adv Anat Pathol.* 1996; 3: 266-271.
48. Barakat RR, Goόewski TA, Almadrones L, et al. Effect of adjuvant tamoxifen on the endometrium in women with breast cancer: a prospective study using office endometrial biopsy. *J Clin Oncol.* 2000; 18: 3459-3463.
49. Kennedy MM, Baigrie CF, Manek S. Tamoxifen and the endometrium: review of 102 cases and comparison with HRT-related and non-HRT related endometrial pathology. *Int J Gynecol Pathol.* 1999; 18: 130-137.
50. Deligdisch L, Kalir T, Cohen CJ, et al. Endometrial histopathology in 700 patients treated with tamoxifen for breast cancer. *Gynecol Oncol.* 2000; 78: 181-186.
51. Magriples U, Naftolin F, Schwartz PE, Carcangiu ML. High-grade endometrial carcinoma in tamoxifen-treated breast cancer patients. *J Clin Oncol.* 1993; 11: 485-490.
52. Silva EG, Tornos CS, Follen-Mitchell M. Malignant neoplasms of the uterine corpus in patients treated for breast carcinoma. The effects of tamoxifen. *Int J Gynecol Pathol.* 1994; 13: 248-258.
53. Turbiner J, Moreno-Bueno G, Dahiya S, et al. Clinicopathological and molecular analysis of endometrial carcinoma associated with tamoxifen. *Mod Pathol.* 2008; 21: 925-936.
54. Risse EKJ, Beerthuizen RJCM, Vooijs GP. Cytologic and histologic findings in women using an IUD. *Obstet Gynecol.* 1981; 58: 569-573.
55. Adegboyega PA, Pei Y, McLarty J. Relationship between eosinophils and chronic endometritis. *Hum Pathol.* 2010; 41: 33-37.
56. Park HJ, Kim YS, Yoon TK, Lee WS. Chronic endometritis and infertility. *Clin Exp Reprod Med.* 2016; 43: 185-192.
57. Schmidt WA. IUDs, inflammation, and infection. Assessment after two decades of IUD use. *Hum Pathol.* 1982; 13: 878-881.
58. Paukku M, Puolakkainen M, Paavonen T, Paavonen J. Plasma cell endometritis is associated with *Chlamydia trachomatis* infection. *Am J Clin Pathol.* 1999; 112: 211-215.
59. Shintaku M, Sasaki M, Baba Y. Ceroid-containing histiocytic granuloma of the endometrium. *Histopathology.* 1991; 18: 169-172.

60. Crum CP, Egawa K, Fenoglio CM, Richart RM. Chronic endometritis. The role of immunohistochemistry in the detection of plasma cells. *Am J Obstet Gynecol.* 1983; 147: 812-815.
61. Lombard CM, Moore MH, Seifer DB. Diagnosis of systemic polyarteritis nodosa following total abdominal hysterectomy and bilateral salpingo-oophorectomy. A case report. *Int J Gynecol Pathol.* 1986; 5: 63-68.
62. Bayer-Garner IB, Nickell JA, Korourian S. Routine syndecan-1 immunohistochemistry aids in the diagnosis of chronic endometritis. *Arch Pathol Lab Med.* 2004; 128: 1000-1003.
63. Gilmore H, Fleischhacker D, Hecht JL. Diagnosis of chronic endometritis in biopsies with stromal breakdown. *Hum Pathol.* 2007; 38: 581-584.
64. Leong AS, Vinyuvat S, Leong FW, Suthipintawong C. Anti-CD38 and VS38 antibodies for the detection of plasma cells in the diagnosis of chronic endometritis. *Appl Immunohistochem.* 1997; 5: 189-193.
65. Corfman PA, Segal SJ. Biologic effects of intrauterine devices. *Am J Obstet Gynecol.* 1968; 100: 448-459.
66. Silvernagel SW, Harshbarger KE, Shevlin DW. Postoperative granulomas of the endometrium: histological features after endometrial ablation. *Ann Diagn Pathol.* 1999; 1: 82-90.
67. Rotterdam H. Chronic endometritis. A clinicopathologic study. *Pathol Annu.* 1978; 13(Pt 2): 209-231.
68. Sen DK, Fox H. The lymphoid tissue of the endometrium. *Gynaecologia.* 1967; 163: 371-378.
69. Venkataseshan VS, Woo TH. Diffuse viral papillomatosis(condyloma) of the uterine cavity. *Int J Gynecol Pathol.* 1985; 4: 370-377.
70. Whiteley PF, Hamlett JD. Pyometra—a reappraisal. *Am J Obstet Gynecol.* 1971; 109: 108-112.
71. Bhagavan BS, Gupta PK. Genital actinomyosis and intrauterine contraceptive devices. Cytopathologic diagnosis and clinical significance. *Hum Pathol.* 1978; 9: 567-578.
72. Burkman R, Schlesselman S, McCaffrey L, et al. The relationship of genital tract *Actinomyces* and the development of pelvic inflammatory disease. *Am J Obstet Gynecol.* 1982; 143: 585-589.
73. Paavonen J, Aine R, Teisala K, et al. Comparison of endometrial biopsy and peritoneal fluid cytologic testing with laparoscopy in the diagnosis of acute pelvic inflammatory disease. *Am J Obstet Gynecol.* 1985; 151: 645-650.
74. Gupta PK. Intrauterine contraceptive devices. Vaginal cytology, pathologic changes and clinical implications. *Acta Cytol.* 1982; 26: 571-613.
75. Bhagavan BS, Ruffier J, Shinn B. Pseudoactinomycotic radiate granules in the lower female genital tract. Relationship to the Splendore–Hoeppli phenomenon. *Hum Pathol.* 1982; 13: 898-904.
76. Winkler B, Reumann W, Mitao M, et al. Chlamydial endometritis. A histological and immunohistochemical analysis. *Am J Surg Pathol.* 1984; 8: 771-778.
77. Buckley CH, Fox H. Histiocytic endometritis. *Histopathology.* 1980; 4: 105-110.
78. Kiviat NB, Wolner-Hanssen P, Eschenbach DA, et al. Endometrial histopathology in patients with culture-proved upper genital tract infection and laparoscopically diagnosed acute salpingitis. *Am J Surg Pathol.* 1990; 14: 167-175.
79. Silverberg SG, Haukkamaa M, Arko H, et al. Endometrial morphology during long-term use of levonorgestrel-releasing intrauterine devices. *Int J Gynecol Pathol.* 1986; 5: 235-241.
80. Govan ADT. Tuberculous endometritis. *J Pathol Bacteriol.* 1962; 83: 363-372.
81. Paavonen J, Kiviat N, Brunham RC, et al. Prevalence and manifestations of endometritis among women with cervicitis. *Am J Obstet Gynecol.* 1985; 152: 280-286.
82. Abell MR. Endometrial biopsy. Normal and abnormal diagnostic characteristics. In: Gold JJ, ed. *Gynecologic Endocrinology.* New York: Harper and Row; 1975: 156-190.
83. Taylor ES, McMillan JH, Greer BE, et al. The intrauterine device and tubo-ovarian abscess. *Am J Obstet Gynecol.* 1975; 123: 338-347.
84. Kiviat NB, Wolner-Hanssen P, Eschenbach DA, et al. Endometrial histopathology in patients with culture-proven upper genital tract infection and laparascopically diagnosed acute salpingitis. *Am J Surg Pathol.* 1990; 14: 167-175.
85. Dehner LP, Askin FB. Cytomegalovirus endometritis. *Obstet Gynecol.* 1975; 45: 211-214.
86. Westrom L, Bengtsson LP, Mardh P. The risk of pelvic inflammatory disease in women using intrauterine contraceptive devices as compared to non-users. *Lancet.* 1976; 2: 221-224.
87. Frank TS, Himebaugh KS, Wilson MD. Granulomatous endometritis associated with histologically occult cytomegalovirus in a healthy patient. *Am J Surg Pathol.* 1992; 16: 716-720.
88. Bylund DJ, Nanfro JJ, Marsh WL. Coccidioidomycosis of the female genital tract. *Arch Pathol Lab Med.* 1986; 110: 232-235.
89. Hart WR, Prins RP, Tsai JC. Isolated coccidioidomycosis of the uterus. *Hum Pathol.* 1976; 7: 235-239.
90. Almoujahed MO, Briski LE, Prysak M, et al. Uterine granulomas. Clinical and pathologic features. *Am J Clin Pathol.* 2002; 117: 771-775.
91. Stern RA, Svoboda-Newman SM, Frank TS. Analysis of chronic endometritis for *Chlamydia trachomatis* by polymerase chain reaction. *Hum Pathol.* 1996; 27: 1085-1088.
92. Müller-Holzner E, Ruth NR, Abfalter E, et al. IUD-associated pelvic actinomycosis. A report of five cases. *Int J Gynecol Pathol.* 1995; 14: 70-74.
93. Kim KR, Lee YH, Ro JY. Nodular histocytic hyperplasia of the endometrium. *Int J Gyncol Pathol.* 2002; 21: 141-146.
94. Di Carlo FJ Jr, Di Carlo JP, Robboy SJ, Lyons MM. Sarcoidosis of the uterus. *Arch Pathol Lab Med.* 1989; 113: 941-943.
95. Ashworth MT, Moss CI, Kenyon WE. Granulomatous endometritis following hysteroscopic resection of the endometrium. *Histopathology.* 1991; 18: 185-187.
96. Bell DA, Mondschein M, Scully RE. Giant cell arteritis of the female genital tract. A report of three cases. *Am J Surg Pathol.* 1986; 10: 696-701.
97. Francke ML, Mihaescu A, Chaubert P. Isolated necrotizing arteritis of the female genital tract: a clinicopathologic and immunohistochemical study of 11 cases. *Int J Gynecol Pathol.* 1998; 17: 193-200.
98. Ganesan R, Ferryman SR, Meier L, Rollason TP. Vasculitis of the female genital tract with clinicopathologic correlation: a study of 46 cases with follow-up. *Int J Gynecol Pathol.* 2000; 19: 258-265.
99. Molnar JJ, Poliak A. Recurrent endometrial malakoplakia. *Am J Clin Pathol.* 1983; 80: 762-764.
100. Hernández-Rodríguez J, Tan CD, Rodríguez ER, Hoffman GS. Gynecologic vasculitis: an analysis of 163 patients. *Medicine(Baltimore).* 2009; 88(3): 169-181.
101. Crum CP, Richart RM, Fenoglio CM. Adenoacanthosis of the endometrium. A clinicopathologic study in premenopausal women. *Am J Surg Pathol.* 1981; 5: 15-20.
102. Demopoulos RI, Greco MA. Mucinous metaplasia of the endometrium. Ultrastructural and histochemical characteristics. *Int J Gynecol Pathol.* 1983; 1: 383-390.
103. Hendrickson MR, Kempson RL. Endometrial epithelial metaplasias. Proliferations frequently misdiagnosed as adenocarcinoma. Report of 89 cases and proposed classification. *Am J Surg Pathol.* 1980; 4: 525-542.
104. Bomze EJ, Friedman NB. Squamous metaplasia and adenoacanthosis of the endometrium. *Obstet Gynecol.* 1967; 30: 619-625.
105. Nucci MR, Prasad CJ, Crum CP, Mutter GL. Mucinous endometrial epithelial proliferations: a morphologic spectrum of changes with diverse clinical significance. *Mod Pathol.* 2000; 12: 1137-1142.
106. Miranda MC, Mazur MT. Endometrial squamous metaplasia. An unusual response to progestin therapy of hyperplasia. *Arch Pathol Lab Med.* 1995; 119: 458-460.
107. Lin MC, Lomo L, Baak JP, et al. Squamous morules are functionally inert elements of premalignant endometrial neoplasia. *Mod Pathol.* 2009; 22: 167-174.
108. Shah SS, Mazur MT. Endometrial eosinophilic syncytial change related to breakdown: immunohistochemical evidence suggests a regressive process. *Int J Gynecol Pathol.* 2008; 27: 534-538.
109. Silver SA, Cheung AN, Tavassoli FA. Oncocytic metaplasia and carcinoma of the endometrium: an immunohistochemical and ultrastructural study. *Int J Gynecol Pathol.* 1999; 18: 12-19.
110. Simon RA, Peng SL, Liu F, et al. Tubal metaplasia of the endometrium with cytologic atypia: analysis of p53, Ki-67, TERT, and long-term follow-up. *Mod Pathol.* 2011; 24(9): 1254-1261.
111. Dutra FR. Intraglandular morules of the endometrium. *Am J Clin Pathol.* 1959; 31: 60-65.
112. Schueller EF. Ciliated epithelia of the human uterine mucosa. *Obstet Gynecol.* 1968; 31: 215-223.
113. Roth E, Taylor HB. Heterotopic cartilage in the uterus. *Obstet Gynecol.* 1966; 27: 838-844.
114. Bhatia NN, Hoshiko MG. Uterine osseous metaplasia. *Obstet Gynecol.* 1982; 60: 256-259.
115. Houghton O, Connolly LE, McCluggage WG. Morules in endometrioid proliferations of the uterus and ovary consistently express the intestinal transcription factor CDX2. *Histopathology.* 2008; 53: 156-165.
116. Tyagi SP, Saxena K, Rizvi R, Langley FA. Foetal remnants in the uterus and their relation to other uterine heterotopia. *Histopathology.* 1979; 3: 339-345.
117. Blaustein A. Morular metaplasia misdiagnosed as adenoacanthoma in young women with polycystic ovarian disease. *Am J Surg Pathol.* 1982; 6: 223-228.
118. Salm R. Mucin production of the normal and abnormal endometrium. *Arch Pathol.* 1962; 73: 30-39.
119. Bird CC, Willis RA. The production of smooth muscle by the endometrial stroma of the adult human uterus. *J Pathol Bacteriol.* 1965; 90: 75-81.
120. Ahmed AA, Swan RW, Owen A, et al. Uterus-like mass arising in broad ligament: a metaplasia or mullerian duct anomaly? *Int J Gynecol Pathol.* 1998; 16: 279-281.
121. Chambers JT, Chambers SK. Endometrial sampling. When? Where? Why? With what? *Clin Obstet Gynecol.* 1992; 35: 28-39.
122. Meenakshi M, McCluggage WG. Vascular involvement in adenomyosis: report of a large series of a common phenomenon with observations on the pathogenesis of adenomyosis. *Int J Gynecol*

Pathol. 2010; 29: 117-121.
123. Picoff RC, Luginbuhl WH. Fibrin in the endometrial stroma. Its relation to uterine bleeding. *Am J Obstet Gynecol.* 1964; 88: 642-646.
124. Kurman RJ, Carcangiu ML, Herrington CS, Young RH, eds. *WHO Classification of Tumors of the Female Reproductive Organs.* Lyon: IARC; 2014.
125. Dietel M. The histological diagnosis of endometrial hyperplasia: is there a need to simplify? *Virchows Arch.* 2001; 439: 604-608.
126. Baak JP, Mutter GL, Robboy S, et al. The molecular genetics and morphometry-based endometrial intraepithelial neoplasia classification system predicts disease progression in endometrial hyperplasia more accurately than the 1994 World Health Organization classification system. *Cancer.* 2005; 103: 2304-2312.
127. Hofmeister FJ, Vondrak B, Barbo DM. The value of the endometrial biopsy. A study of 14,655 office endometrial biopsies. *Am J Obstet Gynecol.* 1966; 95: 91-98.
128. Welch WR, Scully RE. Precancerous lesions of the endometrium. *Hum Pathol.* 1977; 8: 503-512.
129. Anglesio MS, Papadopoulos N, Ayhan A, et al. Cancer-associated mutations in endometriosis without cancer. *N Engl J Med.* 2017; 376: 1835-1848.
130. Barbieri RL. Etiology and epidemiology of endometriosis. *Am J Obstet Gynecol.* 1990; 162: 565-567.
131. Shutter J. Uterus-like ovarian mass presenting near menarche. *Int J Gynecol Pathol.* 2005; 24: 382-384.
132. Bell CD, Ostrezega E. The significance of secretory features and coincident hyperplastic changes in endometrial biopsy specimens. *Hum Pathol.* 1987; 18: 830-838.
133. Giudice LC. Endometriosis. *N Engl J Med.* 2010; 362: 2389-2398.
134. Mutter GL. Histopathology of genetically defined endometrial precancers. *Int J Gynecol Pathol.* 2001; 19: 301-309.
135. Fox H, Buckley CH. The endometrial hyperplasias and their relationship to endometrial neoplasia. *Histopathology.* 1982; 6: 493-510.
136. Dijkhuizen FP, Mol BW, Brolmann HA, Heintz AP. The accuracy of endometrial sampling in the diagnosis of patients with endometrial carcinoma and hyperplasia: a meta-analysis. *Cancer.* 2000; 89: 1765-1772.
137. Toki T, Horiuchi A, Li SF, et al. Proliferative activity of postmenopausal endometriosis: a histopathologic and immunocytochemical study. *Int J Gynecol Pathol.* 1996; 15: 45-53.
138. Wells M. Recent advances in endometriosis with emphasis on pathogenesis, molecular pathology, and neoplastic transformation. *Int J Gynecol Pathol.* 2004; 23: 316-320.
139. Fenoglio CM, Crum CP, Ferenczy A. Endometrial hyperplasia and carcinoma. Are ultrastructural, biochemical and immunocytochemical studies useful in distinguishing between them? *Pathol Res Pract.* 1982; 174: 257-284.
140. Molitor JJ. Adenomyosis. A clinical and pathological appraisal. *Am J Obstet Gynecol.* 1971; 110: 275-284.
141. Tamura M, Fukaya T, Murakami T, et al. Analysis of clonality in human endometriotic cysts based on evaluation of X chromosome inactivation in archival formalin-fixed, Paraffin-embedded tissue. *Lab Invest.* 1998; 78: 213-218.
142. Brooks JJ, Wheeler JE. Malignancy arising in extragonadal endometriosis. A case report and summary of the world literature. *Cancer.* 1977; 40: 3065-3073.
143. Chumas JC, Thanning L, Mann WJ. Malignant mixed müllerian tumor arising in extragenital endometriosis. Report of a case and review of the literature. *Gynecol Oncol.* 1986; 23: 227-233.
144. Heaps JM, Nieberg RK, Berek JS. Malignant neoplasms arising in endometriosis. *Obstet Gynecol.* 1990; 75: 1023-1028.
145. Steck WD, Helwig EB. Cutaneous endometriosis. *JAMA.* 1965; 191: 167-170.
146. Mostoufizadeh M, Scully RE. Malignant tumors arising in endometriosis. *Clin Obstet Gynecol.* 1980; 23: 951-963.
147. Parker RL, Dadmanesh F, Young RH, Clement PB. Polypoid endometriosis: a clinicopathologic analysis of 24 cases and a review of the literature. *Am J Surg Pathol.* 2004; 28: 285-297.
148. Clement PB, Granai CO, Young RH, Scully RE. Endometriosis with myxoid change. A case simulating pseudomyxoma peritonei. *Am J Surg Pathol.* 1994; 18: 849-853.
149. Fukunaga M, Ushigome S. Epithelial metaplastic changes in ovarian endometriosis. *Mod Pathol.* 1998; 11: 784-788.
150. Ahn GH, Scully RE. Clear cell carcinoma of the inguinal region arising from endometriosis. *Cancer.* 1991; 67: 116-120.
151. Karp LA, Czernobilsky B. Glandular inclusions in pelvic and abdominal paraaortic lymph nodes. *Am J Clin Pathol.* 1969; 52: 212-218.
152. Clement PB, Young RH. Florid cystic endosalpingiosis with tumor-like manifestations: a report of four cases including the first reported cases of transmural endosalpingiosis of the uterus. *Am J Surg Pathol.* 1999; 23: 166-175.
153. Colella R, Mameli MG, Bellezza G, et al. Endometriosis-associated skeletal muscle regeneration: a hitherto undescribed entity and a potential diagnostic pitfall. *Am J Surg Pathol.* 2010; 34: 10-17.
154. Ferguson BR, Bennington JL, Haber SL. Histochemistry of mucosubstances and histology of mixed müllerian pelvic lymph node glandular inclusions. Evidence for histogenesis by müllerian metaplasia of coelomic epithelium. *Obstet Gynecol.* 1969; 33: 617-625.
155. Roth LM. Endometriosis with perineural involvement. *Am J Clin Pathol.* 1973; 59: 807-809.
156. Fukunaga M. Smooth muscle metaplasia in ovarian endometriosis. *Histopathology.* 2000; 36: 348-352.
157. Leiman G. Carcinoma ex endometriosis: the jury is still out. *Adv Anat Pathol.* 1996; 3: 362-366.
158. Clement PB, Young RH. Two previously unemphasized features of endometriosis: micronodular stromal endometriosis and endometriosis with stromal elastosis. *Int J Surg Pathol.* 2001; 8: 223-227.
159. Youssef AH, Ganesan R, Rollason TP. Florid cystic endosalpingiosis of the uterus. *Histopathology.* 2006; 49: 546-548.
160. Sinkre P, Hoang MP, Albores-Saavedra J. Mullerianosis of inguinal lymph nodes: report of a case. *Int J Gynecol Pathol.* 2002; 21: 60-64.
161. Reference deleted in proofs.
162. Seidman JD. Prognostic importance of hyperplasia and atypia in endometriosis. *Int J Gynecol Pathol.* 1996; 15: 1-9.
163. Jung WY, Shin BK, Kim I. Uterine adenomyoma with uterus-like features: a report of two cases. *Int J Surg Pathol.* 2002; 10: 163-166.
164. Lu PY, Ory SJ. Endometriosis. Current management. *Mayo Clin Proc.* 1995; 70: 453-463.
165. Anglesio MS, Bashashati A, Wang YK, et al. Multifocal endometriotic lesions associated with cancer are clonal and carry a high mutation burden. *J Pathol.* 2015; 236: 201-209.
166. Bulun SE. Endometriosis. *N Engl J Med.* 2009; 360: 268-279.
167. Stern RC, Dash R, Bentley RC, et al. Malignancy in endometriosis: frequency and comparison of ovarian and extraovarian types. *Int J Gynecol Pathol.* 2001; 20: 133-139.
168. Clement PB. Pathology of endometriosis. *Pathol Annu.* 1990; 25(Pt 1): 245-295.
169. McCluggage WG, Bryson C, Lamki H, Boyle DD. Benign, borderline, and malignant endometrioid neoplasia arising in endometriosis in association with tamoxifen therapy. *Int J Gynecol Pathol.* 2000; 19: 276-279.
170. Nagai Y, Kishimoto T, Nikaido T, et al. Squamous predominance in mixed-epithelial papillary cystadenomas of borderline malignancy of Mullerian type arising in endometriotic cysts: a study of four cases. *Am J Surg Pathol.* 2003; 27: 242-247.
171. Nuovo M, Bayani E, Gerold T, et al. Endometrioid cystadenofibroma developing in juxtahepatic endometriosis: a case report. *Int J Surg Pathol.* 1998; 6: 109-112.
172. Prade M, Spatz A, Bentledy R, et al. Borderline and malignant serous tumor arising in pelvic lymph nodes. Evidence of origin in benign glandular inclusions. *Int J Gynecol Pathol.* 1995; 14: 87-91.
173. Slavin RE, Krum R, Van Dinh T. Endometriosis-associated intestinal tumors: a clinical and pathologic study of 6 cases and review of the literature. *Hum Pathol.* 2000; 31: 456-463.
174. Ho K-L. Sarcoidosis of the uterus. *Hum Pathol.* 1978; 10: 219-222.
175. Marcoux S, Maheux R, Berube S. Laparoscopic surgery in infertile women with minimal or mild endometriosis. Canadian Collaborative Group on Endometriosis. *N Engl J Med.* 1997; 337: 217-222.
176. Stewart CJ, Campbell-Brown M, Critchley HO, Farquharson MA. Endometrial apoptosis in patients with dysfunctional uterine bleeding. *Histopathology.* 1999; 34: 99-105.
177. Greenblatt RB, Hammond DO, Clark SL. Membranous dysmenorrhea. Studies in etiology and treatment. *Am J Obstet Gynecol.* 1954; 68: 835-844.
178. Kurman RJ, Kaminski PF, Norris HJ. The behavior of endometrial hyperplasia. A long-term study of 'untreated' hyperplasia in 170 patients. *Cancer.* 1985; 56: 403-412.
179. Jarboe EA, Mutter GL. Endometrial intraepithelial neoplasia. *Semin Diagn Pathol.* 2010; 27: 215-225.
180. Usubutun A, Mutter GL, Saglam A, et al. Reproducibility of endometrial intraepithelial neoplasia diagnosis is good, but influenced by the diagnostic style of pathologists. *Mod Pathol.* 2012; 25: 877-884.
181. Mutter GL. Endometrial intraepithelial neoplasia(EIN): will it bring order to chaos? The Endometrial Collaborative Group. *Gynecol Oncol.* 2000; 76: 287-290.
182. Chamlian LD, Taylor HB. Endometrial hyperplasia in young women. *Obstet Gynecol.* 1970; 36: 659-666.
183. Gusberg SB, Kaplan AL. Precursors of corpus cancer. IV. Adenomatous hyperplasia as stage 0 carcinoma of the endometrium. *Am J Obstet Gynecol.* 1963; 87: 662-667.
184. Trimble CL, Kauderer J, Zaino R, et al. Concurrent endometrial carcinoma in women with a biopsy diagnosis of atypical endometrial hyperplasia: a Gynecologic Oncology Group study. *Cancer.* 2006; 106: 812-819.

185. Baloglu H, Cannizzaro LA, Jones J, Koss LG. Atypical endometrial hyperplasia shares genomic abnormalities with endometrioid carcinoma by comparative genomic hybridisation. *Hum Pathol.* 2001; 32: 615-622.
186. Gordon MD, Ireland K. Pathology of hyperplasia and carcinoma of the endometrium. *Semin Oncol.* 1994; 21: 64-70.
187. Longacre TA, Chung MH, Jensen DN, Hendrickson MR. Proposed criteria for the diagnosis of well-differentiated endometrial carcinoma. A diagnostic test for myoinvasion. *Am J Surg Pathol.* 1995; 19: 371-406.
188. Trimble CL, Method M, Leitao M, et al. Society of Gynecologic Oncology Clinical Practice Committee.. Management of endometrial precancers. *Obstet Gynecol.* 2012; 120: 1160-1175.
189. Rawish KR, Desouki MM, Fadare O. Atypical mucinous glandular proliferations in endometrial samplings: follow-up and other clinicopathologic findings in 41 cases. *Hum Pathol.* 2017; 63: 53-62.
190. Lehman MB, Hart WR. Simple and complex hyperplastic papillary proliferations of the endometrium: a clinicopathologic study of nine cases of apparently localized papillary lesions with fibrovascular stromal cores and epithelial metaplasia. *Am J Surg Pathol.* 2001; 25: 1347-1354.
191. Ip PP, Irving JA, McCluggage WG, et al. Papillary proliferation of the endometrium: a clinicopathologic study of 59 cases of simple and complex papillae without cytologic atypia. *Am J Surg Pathol.* 2013; 37: 167-177.
192. Parra-Herran CE, Monte NM, Mutter GL. Endometrial intraepithelial neoplasia with secretory differentiation: diagnostic features and underlying mechanisms. *Mod Pathol.* 2013; 26: 68-73.
193. Mitchard J, Hirschowitz L. Concordance of FIGO grade of endometrial adenocarcinomas in biopsy and hysterectomy specimens. *Histopathology.* 2003; 42: 372-378.
194. Talhouk A, Hoang LN, McConechy MK, et al. Molecular classification of endometrial carcinoma on diagnostic specimens is highly concordant with final hysterectomy: Earlier prognostic information to guide treatment. *Gynecol Oncol.* 2016; 143: 46-53.
195. Unger ZM, Gonzalez JL, Hanissian PD, Schned AR. Pseudolipomatosis in hysteroscopically resected tissues from the gynecologic tract: pathologic description and frequency. *Am J Surg Pathol.* 2009; 33: 1187-1190.
196. Dubé V, Macdonald D, Allingham-Hawkins DJ, et al. Vanishing endometrial carcinoma. *Int J Gynecol Pathol.* 2007; 26: 271-277.
197. Sakhdari A, Moghaddam PA, Liu Y. Endometrial samples from postmenopausal women: a proposal for adequacy criteria. *Int J Gynecol Pathol.* 2016; 35: 525-530.
198. Mittal K, Da Costa D. Endometrial hyperplasia and carcinoma in endometrial polyps: clinicopathologic and follow-up findings. *Int J Gynecol Pathol.* 2008; 27: 45-48.
199. Creagh TM, Krausz T, Flanagan AM. Atypical stromal cells in a hyperplastic endometrial polyp. *Histopathology.* 1995; 27: 386-387.
200. Tai LH, Tavassoli FA. Endometrial polyps with atypical(bizarre) stromal cells. *Am J Surg Pathol.* 2002; 26: 505-509.
201. Corley D, Rowe J, Curtis MT, et al. Postmenopausal bleeding from unusual endometrial polyps in women on chronic tamoxifen therapy. *Obstet Gynecol.* 1992; 79: 111-116.
202. Reference deleted in proofs.
203. Schlesinger C, Kamoi S, Ascher SM, et al. Endometrial polyps: a comparison study of patients receiving tamoxifen with two control groups. *Int J Gynecol Pathol.* 1998; 17: 302-311.
204. Gilks CB, Clement PB, Hart WR, Young RH. Uterine adenomyomas excluding atypical polypoid adenomyomas and adenomyomas of endocervical type: a clinicopathologic study of 30 cases of an underemphasized lesion that may cause diagnostic problems with brief consideration of adenomyomas of other female genital tract sites. *Int J Gynecol Pathol.* 2000; 19: 195-205.
205. Heatley MK. Atypical polypoid adenomyoma: a systematic review of the English literature. *Histopathology.* 2006; 48: 609-610.
206. Mazur MT. Atypical polypoid adenomyomas of the endometrium. *Am J Surg Pathol.* 1981; 5: 473-482.
207. Tahlan A, Nanda A, Mohan H. Uterine adenomyoma: a clinicopathologic review of 26 cases and a review of the literature. *Int J Gynecol Pathol.* 2006; 25: 361-365.
208. Young RH, Treger T, Scully RE. Atypical polypoid adenomyoma of the uterus. A report of 27 cases. *Am J Clin Pathol.* 1986; 86: 139-145.
209. Clement PB, Young RH. Atypical polypoid adenomyoma of the uterus associated with Turner's syndrome. A report of three cases, including a review of 'estrogen-associated' endometrial neoplasms and neoplasms associated with Turner's syndrome. *Int J Gynecol Pathol.* 1987; 6: 104-113.
210. Longacre TA, Chung MH, Rouse RV, Hendrickson MR. Atypical polypoid adenomyofibromas (atypical polypoid adenomyomas) of the uterus: a clinicopathologic study of 55 cases. *Am J Surg Pathol.* 1996; 20: 1-20.
211. Ota S, Catasus L, Matius-Guiu X, et al. Molecular pathology of atypical polypoid adenomyoma of the uterus. *Hum Pathol.* 2003; 34: 784-788.
212. LF, Weiss NS. Epidemiology of endometrial cancer. *Cancer Treat Res.* 1989; 49: 1-21.
213. Rose PG. Endometrial carcinoma. *N Engl J Med.* 1996; 335: 640-649.
214. Schammel DP, Mittal KR, Kaplan K, et al. Endometrial adenocarcinoma associated with intrauterine pregnancy: a report of five cases and a review of the literature. *Int J Gynecol Pathol.* 1998; 17: 327-335.
215. de Jonge MM, Mooyaart AL, Vreeswijk MP, et al. Linking uterine serous carcinoma to BRCA1/2-associated cancer syndrome: a meta-analysis and case report. *Eur J Cancer.* 2017; 72: 215-225.
216. Hafezi S, Nofech-Mozes S, Ismiil N, et al. Endometrioid endometrial adenocarcinoma (EEA) in elderly women: a clinic-pathologic study. *Lab Invest.* 2009; 89(suppl 1): 216A.
217. Bokhman JV. Two pathogenetic types of endometrial carcinoma. *Gynecol Oncol.* 1983; 15: 10-17.
218. Gusberg SB. The changing nature of endometrial cancer. *N Engl J Med.* 1980; 302: 709-732.
219. Silverberg SG. The endometrium. *Arch Pathol Lab Med.* 2007; 131: 372-382.
220. Geisler HE, Huber CP, Rogers S. Carcinoma of the endometrium in premenopausal women. *Am J Obstet Gynecol.* 1969; 104: 657-663.
221. Robboy SJ, Miller AW III, Kurman RJ. The pathologic features and behavior of endometrial carcinoma associated with exogenous estrogen administration. *Pathol Res Pract.* 1982; 174: 237-256.
222. Shapiro S, Kelly JP, Rosenberg L, et al. Risk of localized and widespread endometrial cancer in relation to recent and discontinued use of conjugated estrogens. *N Engl J Med.* 1985; 313: 969-972.
223. The Cancer Genome Atlas Research, N, Kandoth C, Schultz N, et al. Integrated genomic characterization of endometrial carcinoma. *Nature.* 2013; 497: 67-73.
224. Church DN, Stelloo E, Nout RA, et al. Prognostic significance of POLE proofreading mutations in endometrial cancer. *J Natl Cancer Inst.* 2015; 107: 402.
225. Hussein YR, Weigelt B, Levine DA, et al. Clinicopathological analysis of endometrial carcinomas harboring somatic POLE exonuclease domain mutations. *Mod Pathol.* 2015; 28: 505-514.
226. Meng B, Hoang LN, McIntyre JB, et al. POLE exonuclease domain mutation predicts long progression-free survival in grade 3 endometrioid carcinoma of the endometrium. *Gynecol Oncol.* 2014; 134: 15-19.
227. Stelloo E, Nout RA, Naves LC, et al. High concordance of molecular tumor alterations between preoperative curettage and hysterectomy specimens in patients with endometrial carcinoma. *Gynecol Oncol.* 2014; 133: 197-204.
228. Stelloo E, Bosse T, Nout RA, et al. Refining prognosis and identifying targetable pathways for high-risk endometrial cancer; a TransPORTEC initiative. *Mod Pathol.* 2015; 28: 836-844.
229. Stelloo E, Nout RA, Osse EM, et al. Improved risk assessment by integrating molecular and clinicopathological factors in early-stage endometrial cancer-combined analysis of the PORTEC cohorts. *Clin Cancer Res.* 2016; 22: 4215-4524.
230. Talhouk A, McConechy MK, Leung S, et al. A clinically applicable molecular-based classification for endometrial cancers. *Br J Cancer.* 2015; 113: 299-310.
231. Reference deleted in proofs.
232. Talhouk A, McConechy MK, Leung S, et al. Confirmation of ProMisE: A simple, genomics-based clinical classifier for endometrial cancer. *Cancer.* 2017; 123: 802-813.
233. Carcangiu ML, Radice P, Casalini P, et al. Lynch syndrome—related endometrial carcinomas show a high frequency of nonendometrioid types and of high FIGO grade endometrioid types. *Int J Surg Pathol.* 2010; 18: 21-26.
234. Chui MH, Ryan P, Radigan J, et al. The histomorphology of Lynch syndrome-associated ovarian carcinomas: toward a subtype-specific screening strategy. *Am J Surg Pathol.* 2014; 38: 1173-1181.
235. Garg K, Soslow RA. Lynch syndrome (hereditary non-polyposis colorectal cancer) and endometrial carcinoma. *J Clin Pathol.* 2009; 62: 679-684.
236. Sloan EA, Moskaluk CA, Mills AM. Mucinous differentiation with tumor infiltrating lymphocytes is a feature of sporadically methylated endometrial carcinomas. *Int J Gynecol Pathol.* 2016;[Epub ahead of print].
237. Bakhsh S, Kinloch M, Hoang LN, et al. Histopathological features of endometrial carcinomas associated with POLE mutations: implications for decisions about adjuvant therapy. *Histopathology.* 2016; 68: 916-924.
238. Hachisuga T, Fukuda K, Iwasaka T, et al. Endometrial adenocarcinomas of the uterine corpus in women younger than 50 years of age can be divided into two distinct clinical and pathologic entities based on anatomic location. *Cancer.* 2001; 92: 2578-2584.
239. Jacques SM, Qureshi F, Ramirez NC, et al. Tumors of uterine isthmus: clinicopathologic features and immunohistochemical characterization of p53 expression and hormone receptors. *Int J Gynecol Pathol.* 1997; 16: 38-44.
240. Zaino RJ, Kurman RJ, Diana KL, Morrow CP. The utility of the revised International Federation of Gynecology and Obstetrics histologic grading of endometrial adenocarcinoma using a defined

nuclear grading system. A Gynecologic Oncology Group study. *Cancer.* 1995; 75: 81-86.
241. Parkash V, Carcangiu ML. Endometrioid endometrial adenocarcinoma with psammoma bodies. *Am J Surg Pathol.* 1997; 21: 399-406.
242. Rabban JT, Zaloudek CJ. Minimal uterine serous carcinoma: current concepts in diagnosis and prognosis. *Pathology.* 2007; 39: 125-133.
243. Gospel C. Ultrastructure of endometrial carcinoma. Review of fourteen cases. *Cancer.* 1971; 28: 745-754.
244. Clement PB, Young RH. Endometrioid carcinomas of the uterine corpus: a review of its pathology with emphasis on recent advances and problematic aspects. *Adv Anat Pathol.* 2002; 9: 145-184.
245. Esteller M, Garcia A, Martinez-Palones JM, et al. Clinicopathologic features and genetic alterations in endometrioid carcinoma of the uterus with villoglandular differentiation. *Am J Clin Pathol.* 1999; 111: 336-342.
246. Zaino RJ, Kurman RJ, Brunetto VL, et al. Villoglandular adenocarcinoma of the endometrium: a clinicopathologic study of 61 cases: a Gynecologic Oncology Group Study. *Am J Surg Pathol.* 1998; 22: 1379-1385.
247. Murray SK, Young RH, Scully RE. Uterine endometrioid carcinoma with small nonvillous papillae: an analysis of 26 cases of a favourable-prognosis tumor to be distinguished from serous carcinoma. *Int J Surg Pathol. 2001;* 8: 279-289.
248. Jacques SM, Qureshi F, Lawrence WD. Surface epithelial changes in endometrial adenocarcinoma. Diagnostic pitfalls in curettage specimens. *Int J Gynecol Pathol.* 1995; 14: 191-197.
249. Isaacson PG, Pilot LM Jr. Gooselaw JG. Foam cells in the stroma in carcinoma of the endometrium. *Obstet Gynecol.* 1964; 23: 9-11.
250. Silver SA, Sherman ME. Morphologic and immunophenotypic characterization of foam cells in endometrial lesions. *Int J Gynecol Pathol.* 1998; 17: 140-145.
251. Risberg B, Grontoft O, Westholm B. Origin of carcinoma in secretory endometrium—a study using a whole-organ sectioning technique. *Gynecol Oncol.* 1983; 15: 32-41.
252. Reference deleted in proofs.
253. Nofech-Mozes S, Ghorab Z, Ismiil N, et al. Endometrial endometrioid adenocarcinoma: a pathologic analysis of 827 consecutive cases. *Am J Clin Pathol.* 2008; 129: 110-114.
254. Jacques SM, Lawrence WD. Endometrial adenocarcinoma with variable-level myometrial involvement limited to adenomyosis. A clinicopathologic study of 23 cases. *Gynecol Oncol.* 1990; 37: 401-407.
255. Hall JB, Young RH, Nelson JH. The prognostic significance of adenomyosis in endometrial carcinoma. *Gynecol Oncol.* 1984; 17: 32-40.
256. Nascimento AF, Hirsch MS, Cviko A, et al. The role of CD10 staining in distinguishing invasive endometrial adenocarcinoma from adenocarcinoma involving adenomyosis. *Mod Pathol.* 2003; 16: 22-27.
257. Srodon M, Klein WM, Kurman RJ. CD10 immunostaining does not distinguish endometrial carcinoma invading myometrium from carcinoma involving adenomyosis. *Am J Surg Pathol.* 2003; 27: 786-789.
258. Frauenhoffer EE, Zaino RJ, Wolff TV, Whitney CE. Value of endocervical curettage in the staging of endometrial carcinoma. *Int J Gynecol Pathol.* 1987; 6: 195-202.
259. Larson DM, Copeland LJ, Gallagher HS, et al. Nature of cervical involvement in endometrial carcinoma. *Cancer.* 1987; 59: 959-962.
260. Zaino RJ, Abendroth C, Yemelyanova A, et al. Endocervical involvement in endometrial adenocarcinoma is not prognostically significant and the pathologic assessment of the pattern of involvement is not reproducible. *Gynecol Oncol.* 2013; 128: 83-87.
261. Zaino RJ, Kurman R, Herbold D, et al. The significance of squamous differentiation in endometrial carcinoma. Data from a Gynecologic Oncology Group study. *Cancer.* 1991; 68: 2293-2302.
262. Christopherson WM, Alberhasky RC, Connelly PJ. Glassy cell carcinoma of the endometrium. *Hum Pathol.* 1982; 13: 418-421.
263. Hachisuga T, Sugimori H, Kaku T, et al. Glassy cell carcinoma of the endometrium. *Gynecol Oncol.* 1990; 36: 134-138.
264. Murray SK, Clement PB, Young RH. Endometrioid carcinomas of the uterine corpus with sex cord-like formations, hyalinization, and other unusual morphologic features: a report of 31 cases of a neoplasm that may be confused with carcinosarcoma and other uterine neoplasms. *Am J Surg Pathol.* 2005; 29: 157-166.
265. Murray SK, Young RH, Scully RE. Unusual epithelial and stromal changes in myoinvasive endometrioid adenocarcinoma: a study of their frequency, associated diagnostic problems, and prognostic significance. *Int J Gynecol Pathol.* 2003 Oct; 22(4): 324-333.
266. Altunpulluk MD, Kir G, Topal CS, et al. The association of the microcystic, elongated and fragmented(MELF) invasion pattern in endometrial carcinomas with deep myometrial invasion, lymphovascular space invasion and lymph node metastasis. *J Obstet Gynaecol.* 2014; 35(4): 397-402.
267. McKenney JK, Kong CS, Longacre TA. Endometrial adenocarcinoma associated with subtle lymph-vascular space invasion and lymph node metastasis: a histologic pattern mimicking intravascular and sinusoidal histiocytes. *Int J Gynecol Pathol.* 2005; 24(1): 73-78.
268. Hertel JD, Huettner PC, Pfeifer JD. Lymphovascular space invasion in microcystic elongated and fragmented(MELF)-pattern well-differentiated endometrioid adenocarcinoma is associated with a higher rate of lymph node metastasis. *Int J Gynecol Pathol.* 2014; 33(2): 127-134.
269. Tobon H, Watkins GJ. Secretory adenocarcinoma of the endometrium. *Int J Gynecol Pathol.* 1985; 4: 328-335.
270. Christopherson WM, Alberhasky RC, Connelly PJ. Carcinoma of the endometrium. I. A clinicopathologic study of clear cell carcinoma and secretory carcinoma. *Cancer.* 1982; 49: 1511-1523.
271. Kurman RJ, Scully RE. Clear cell carcinoma of the endometrium. An analysis of 21 cases. *Cancer.* 1976; 37: 872-882.
272. Silva EG, Young RH. Endometrioid neoplasms with clear cells: a report of 21 cases in which the alteration is not of typical secretory type. *Am J Surg Pathol.* 2007; 31: 1203-1208.
273. Melhem MF, Tobon H. Mucinous adenocarcinoma of the endometrium. A clinico-pathological review of 18 cases. *Int J Gynecol Pathol.* 1987; 6: 347-355.
274. Alkushi A, Irving J, Hsu F, et al. Immunoprofile of cervical and endometrial adenocarcinomas using a tissue microarray. *Virchows Arch.* 2003; 442: 271-277.
275. Ansari-Lari MA, Staebler A, Zaino RJ, et al. Distinction of endocervical and endometrial adenocarcinomas: immunohistochemical p16 expression correlated with human papillomavirus(HPV) DNA detection. *Am J Surg Pathol.* 2004; 28: 160-167.
276. Zaloudek C, Hayashi GM, Ryan IP, et al. Microglandular adenocarcinoma of the endometrium: a form of mucinous adenocarcinoma that may be confused with microglandular hyperplasia of the cervix. *Int J Gynecol Pathol.* 1997; 16: 52-59.
277. Zheng W, Liang SX, Yu H, et al. Endometrial glandular dysplasia: a newly defined precursor lesion of uterine papillary serous carcinoma. Part I: morphologic features. *Int J Surg Pathol.* 2004; 12: 207-223.
278. Gitsch G, Friedlander ML, Wain GV, Hacker NF. Uterine papillary serous carcinoma. A clinical study. *Cancer.* 1995; 75: 2239-2243.
279. Hendrickson M, Ross J, Eifel P, et al. Uterine papillary serous carcinoma. A highly malignant form of endometrial adenocarcinoma. *Am J Surg Pathol.* 1982; 6: 93-108.
280. Jeffrey JF, Krepart GV, Lotocki RJ. Papillary serous adenocarcinoma of the endometrium. *Obstet Gynecol.* 1986; 67: 670-674.
281. Deligdisch L, Gil J, Heller D, Cohen CJ. Two types of endometrial papillary neoplasm. A morphometric study. *Pathol Res Pract.* 1992; 188: 473-477.
282. Kuebler DL, Nikrui N, Bell DA. Cytologic features of endometrial papillary serous carcinoma. *Acta Cytol.* 1989; 33: 120-126.
283. Darvishian F, Hummer AJ, Thaler HT, et al. Serous endometrial cancers that mimic endometrioid adenocarcinomas: a clinicopathologic and immunohistochemical study of a group of problematic cases. *Am J Surg Pathol.* 2004; 28: 1568-1578.
284. Carcangiu ML, Chambers JT. Uterine papillary serous carcinoma. A study on 108 cases with emphasis on the prognostic significance of associated endometrioid carcinoma, absence of invasion, and concomitant ovarian carcinoma. *Gynecol Oncol.* 1992; 47: 298-305.
285. Carcangiu ML, Tan LK, Chambers JT. Stage 1A uterine serous carcinoma: a study of 13 cases. *Am J Surg Pathol.* 1998; 21: 1507-1514.
286. Dotto J, Tavassoli FA. Serous intraepithelial carcinoma arising in an endometrial polyp: a proposal for Modification of terminology. *Int J Surg Pathol.* 2008; 16: 8-10.
287. Hui P, Kelly M, O'Malley DM, et al. Minimal uterine serous carcinoma: a clinicopathological study of 40 cases. *Mod Pathol.* 2005; 18: 75-82.
288. Sherman ME, Bitterman P, Rosenshein NB, et al. Uterine serous carcinoma. A morphologically diverse neoplasm with unifying clinicopathologic features. *Am J Surg Pathol.* 1992; 16: 600-610.
289. Silva EG, Jenkins R. Serous carcinoma in endometrial polyps. *Mod Pathol.* 1990; 3: 120-128.
290. Trahan S, Têtu B, Raymond PE. Serous papillary carcinoma of the endometrium arising from endometrial polyps: a clinical, histological, and immunohistochemical study of 13 cases. *Hum Pathol.* 2005; 36: 1316-1321.
291. Wheeler DT, Bell KA, Kurman RJ, Sherman ME. Minimal uterine serous carcinoma: diagnosis and clinicopathologic correlation. *Am J Surg Pathol.* 2000; 24: 797-806.
292. Euscher ED, Malpica A, Deavers MT, Silva EG. Differential expression of WT-1 in serous carcinomas in the peritoneum with or without associated serous carcinoma in endometrial polyps. *Am J Surg Pathol.* 2005; 29: 1074-1078.
293. Kommoss F, Faruqi A, Gilks CB, et al. Uterine serous carcinomas frequently metastasize to the fallopian tube and can mimic serous tubal intraepithelial carcinoma. *Am J Surg Pathol.* 2017; 41: 161-170.

294. Liang SX, Chambers SK, Cheng L, et al. Endometrial glandular dysplasia: a putative precursor lesion of uterine papillary serous carcinoma. Part II: molecular features. *Int J Surg Pathol.* 2004; 12: 319-331.
295. Zheng W, Liang SX, Yi X, et al. Occurrence of endometrial glandular dysplasia precedes uterine papillary serous carcinoma. *Int J Gynecol Pathol.* 2007; 26: 38-52.
296. Garg K, Leitao MM Jr, Wynveen CA, et al. p53 overexpression in morphologically ambiguous endometrial carcinomas correlates with adverse clinical outcomes. *Mod Pathol.* 2010; 23: 80-92.
297. Chumas JC, Mann WJ, Tseng L. Malignant mixed müllerian tumor of the endometrium in a young woman with polycystic ovaries. *Cancer.* 1983; 52: 1478-1481.
298. Silverberg SG, Major FJ, Blessing JA, et al. Carcinosarcoma(malignant mixed mesodermal tumor) of the uterus. A Gynecologic Oncology Group pathologic study of 203 cases. *Int J Gynecol Pathol.* 1990; 9: 1-19.
299. Gersell DJ, Duncan DA, Fulling KH. Malignant mixed müllerian tumor of the uterus with neuroectodermal differentiation. *Int J Gynecol Pathol.* 1989; 8: 169-178.
300. Yorokoglu K, Aktas S, Gore O, Ozen E. Malignant mixed mullerian tumor of the uterus with prominent neuroectodermal differentiation: a case report. *Int J Surg Pathol.* 1998; 6: 155-158, 375.
301. Amant F, Moerman P, Davel GH, et al. Uterine carcinosarcoma with melanocytic differentiation. *Int J Gynecol Pathol.* 2001; 20: 186-190.
302. Shokeir MO, Noel SM, Clement PB. Malignant Müllerian mixed tumor of the uterus with a prominent alpha-fetoprotein-producing component of yolk sac tumor. *Mod Pathol.* 1996; 9: 647-651.
303. Mount SL, Lee KR, Taatjes DJ. Carcinosarcoma (malignant mixed müllerian tumor) of the uterus with a rhabdoid tumor component. An immunohistochemical, ultrastructural, and immunoelectron microscopic case study. *Am J Clin Pathol.* 1995; 103: 235-239.
304. George E, Manivel JC, Dehner LP, Wick MR. Malignant mixed müllerian tumors. An immunohistochemical study of 47 cases, with histogenetic considerations and clinical correlation. *Hum Pathol.* 1991; 22: 215-223.
305. McConechy MK, Ding J, Cheang MC, et al. Use of mutation profiles to refine the classification of endometrial carcinomas. *J Pathol.* 2012; 228: 20-30.
306. George E, Lillemoe TJ, Twiggs LB, Perrone T. Malignant mixed müllerian tumor versus high-grade endometrial carcinoma and aggressive variants of endometrial carcinoma. A comparative analysis of survival. *Int J Gynecol Pathol.* 1995; 14: 39-44.
307. Ferguson SE, Tornos C, Hummer A, et al. Prognostic features of surgical stage I uterine carcinosarcoma. *Am J Surg Pathol.* 2007; 31: 1653-1661.
308. Norris HJ, Roth E, Taylor HB. Mesenchymal tumors of the uterus. II. A clinical and pathologic study of 31 mixed mesodermal tumors. *Obstet Gynecol.* 1966; 28: 57-63.
309. Norris NJ, Taylor HB. Mesenchymal tumors of the uterus. III. A clinical and pathologic study of 31 carcinosarcomas. *Cancer.* 1966; 19: 1459-1465.
310. Schaepman-van Geuns EJ. Mixed tumors and carcinosarcomas of the uterus evaluated five years after treatment. *Cancer.* 1970; 25: 72-77.
311. Chuang JT, Van Velden DJJ, Graham JB. Carcinosarcoma and mixed mesodermal tumor of the uterine corpus. Review of 49 cases. *Obstet Gynecol.* 1970; 35: 769-780.
312. Gagne E, Tetu B, Blondeau L, et al. Morphologic prognostic factors of malignant mixed müllerian tumor of the uterus. A clinicopathologic study of 58 cases. *Mod Pathol.* 1989; 2: 433-438.
313. Spanos WJ, Wharton JT, Gomez L, et al. Malignant mixed müllerian tumors of the uterus. *Cancer.* 1984; 53: 311-316.
314. Norris HJ, Taylor HB. Postirradiation sarcomas of the uterus. *Obstet Gynecol.* 1965; 26: 689-694.
315. Varela-Duran J, Nochomovitz LE, Prem KA, Dehner LP. Postirradiation mixed müllerian tumors of the uterus. A comparative clinicopathologic study. *Cancer.* 1980; 45: 1625-1631.
316. Matias-Guiu X, Lerma E, Prat J. Clear cell tumors of the female genital tract. *Semin Diagn Pathol.* 1998; 14: 233-239.
317. Lax SF, Pizer ES, Ronnett BM, Kurman RJ. Clear cell carcinoma of the endometrium is characterized by a distinctive profile of p53, Ki-67, estrogen, and progesterone receptor expression. *Hum Pathol.* 1998; 29: 551-558.
318. Rorat E, Ferenczy A, Richart RM. The ultrastructure of clear cell adenocarcinoma of endometrium. *Cancer.* 1974; 33: 880-887.
319. Roth LM. Clear-cell adenocarcinoma of the female genital tract. A light and electron microscopic study. *Cancer.* 1974; 33: 990-1001.
320. Vang R, Whitaker BP, Farhood AI, et al. Immunohistochemical analysis of clear cell carcinoma of the gynecologic tract. *Int J Gynecol Pathol.* 2001; 20: 252-259.
321. Pitman MB, Young RH, Clement PB, et al. Endometrioid carcinoma of the ovary and endometrium, oxyphilic cell type. A report of nine cases. *Int J Gynecol Pathol.* 1994; 13: 290-301.
322. Fadare O, Liang SX, Ulukus EC, et al. Precursors of endometrial clear cell carcinoma. *Am J Surg Pathol.* 2006; 30: 1519-1530.
323. Silva EG, Deavers MT, Malpica A. Undifferentiated carcinoma of the endometrium: a review. *Pathology.* 2007; 39: 134-138.
324. Abeler VM, Kjorstad KE, Nesland JM. Undifferentiated carcinoma of the endometrium. A histopathologic and clinical study of 31 cases. *Cancer.* 1991; 68: 98-105.
325. Altrabulsi B, Malpica A, Deavers MT, et al. Undifferentiated carcinoma of the endometrium. *Am J Surg Pathol.* 2005; 29: 1316-1321.
326. Tafe LJ, Garg K, Chew I, et al. Endometrial and ovarian carcinomas with undifferentiated components: clinically aggressive and frequently underrecognized neoplasms. *Mod Pathol.* 2010; 23: 781-789.
327. Coatham M, Li X, Karnezis AN, et al. Concurrent ARID1A and ARID1B inactivation in endometrial and ovarian dedifferentiated carcinomas. *Mod Pathol.* 2016; 29: 1586-1593.
328. Hoang LN, Lee YS, Karnezis AN, et al. Immunophenotypic features of dedifferentiated endometrial carcinoma—insights from BRG1/INI1-deficient tumours. *Histopathology.* 2016; 69: 560-569.
329. Karnezis AN, Hoang LN, Coatham M, et al. Loss of switch/sucrose non-fermenting complex protein expression is associated with dedifferentiation in endometrial carcinomas. *Mod Pathol.* 2016; 29: 302-314.
330. Albores-Saavedra J, Martinez-Benitez B, Luevano E. Small cell carcinomas and large cell neuroendocrine carcinomas of the endometrium and cervix: polypoid tumors and those arising in polyps may have a favorable prognosis. *Int J Gynecol Pathol.* 2008; 27: 333-339.
331. Huntsman DG, Clement PB, Gilks CB, Scully RE. Small-cell carcinoma of the endometrium. A clinicopathological study of sixteen cases. *Am J Surg Pathol.* 1994; 18: 364-375.
332. Paz RA, Frigerio B, Sundblad AS, Eusebi V. Small-cell(oat cell) carcinoma of the endometrium. *Arch Pathol Lab Med.* 1985; 109: 270-272.
333. Shaco-Levy R, Manor E, Piura B, Ariel I. An unusual composite endometrial tumor combining papillary serous carcinoma and small cell carcinoma. *Am J Surg Pathol.* 2004; 28: 1103-1106.
334. van Hoeven KH, Hudock JA, Woodruff JM, Suhrland MJ. Small cell neuroendocrine carcinoma of the endometrium. *Int J Gynecol Pathol.* 1995; 14: 21-29.
335. Mulvany NJ, Allen DG. Combined large cell neuroendocrine and endometrioid carcinoma of the endometrium. *Int J Gynecol Pathol.* 2008; 27: 49-57.
336. Bannatyne P, Russell P, Wills EJ. Argyrophilia and endometrial carcinoma. *Int J Gynecol Pathol.* 1983; 2: 235-254.
337. Sivridis E, Buckley CH, Fox H. Argyrophil cells in normal, hyperplastic, and neoplastic endometrium. *J Clin Pathol.* 1984; 37: 378-381.
338. Aguirre P, Scully RE, Wolfe HJ, DeLellis RA. Endometrial carcinoma with argyrophil cells. A histochemical and immunohistochemical analysis. *Hum Pathol.* 1984; 15: 210-217.
339. Inoue M, DeLellis RA, Scully RE. Immunohistochemical demonstration of chromogranin in endometrial carcinomas with argyrophil cells. *Hum Pathol.* 1986; 17: 841-847.
340. Abeler V, Kjorstad KE. Endometrial squamous cell carcinoma. Report of three cases and review of the literature. *Gynecol Oncol.* 1990; 36: 321-326.
341. Jeffers MD, McDonald GS, McGuinness EP. Primary squamous cell carcinoma of the endometrium. *Histopathology.* 1991; 19: 177-179.
342. Peison B, Benisch B, Fox H. Invasive keratinising squamous cell carcinoma of the endometrium as extension of invasive cervical squamous cell carcinoma. *Int J Surg Pathol.* 1997; 4: 189-192.
343. Hopkin ID, Harlow RA, Stevens PJ. Squamous carcinoma of the body of the uterus. *Br J Cancer.* 1970; 24: 71-76.
344. Yamashina M, Kobara TY. Primary squamous cell carcinoma with its spindle cell variant in the endometrium. A case report and review of literature. *Cancer.* 1986; 57: 340-345.
345. Ryder DE. Verrucous carcinoma of the endometrium—a unique neoplasm with long survival. *Obstet Gynecol.* 1982; 59: 78S-80S.
346. Jones MA, Young RH, Scully RE. Endometrial adenocarcinoma with a component of giant cell carcinoma. *Int J Gynecol Pathol.* 1991; 10: 260-270.
347. Mulligan AM, Plotkin A, Rouzbahman M, et al. Endometrial giant cell carcinoma: a case series and review of the spectrum of endometrial neoplasms containing giant cells. *Am J Surg Pathol.* 2010; 34: 1132-1138.
348. Kalir T, Seijo L, Deligdisch L, Cohen C. Endometrial adenocarcinoma with choriocarcinomatous differentiation in an elderly virginal woman. *Int J Gynecol Pathol.* 1995; 14: 266-269.
349. McNamee T, Damato S, McCluggage WG. Yolk sac tumours of the female genital tract in older adults derive commonly from somatic epithelial neoplasms: somatically derived yolk sac tumours. *Histopathology.* 2016; 69: 739-751.
350. Pesce C, Merino MJ, Chambers JT, Nogales F. Endometrial carcinoma with trophoblastic differentiation. An aggressive form of uterine cancer. *Cancer.* 1991; 68: 1799-1802.
351. Tran TA, Ortiz HB, Holloway RW, et al. Alpha-

fetoprotein-producing serous carcinoma of the uterus metastasizing to the ovaries, mimicking primary ovarian yolk sac tumor: a case report and review of the literature. *Int J Gynecol Pathol.* 2007; 26: 66-70.
352. Eichhorn JH, Young RH, Clement PB. Sertoliform endometrial adenocarcinoma: a study of four cases. *Int J Gynecol Pathol.* 1996; 15: 119-126.
353. Usadi RS, Bentley RC. Endometrioid carcinoma of the endometrium with sertoliform differentiation. *Int J Gynecol Pathol.* 1995; 14: 360-364.
354. Hoshida Y, Nagakawa T, Mano S, et al. Hepatoid adenocarcinoma of the endometrium associated with alpha-fetoprotein production. *Int J Gynecol Pathol.* 1997; 15: 266-269.
355. Mooney EE, Robboy SJ, Hammond CB, et al. Signet-ring cell carcinoma of the endometrium: a primary tumor masquerading as a metastasis. *Int J Gynecol Pathol.* 1997; 16: 169-172.
356. Iezzoni GC, Mills SE. Nonneoplastic endometrial signet-ring cells. Vacuolated decidual cells and stromal histiocytes mimicking adenocarcinoma. *Am J Clin Pathol.* 2001; 115: 249-255.
357. Vargas MP, Merino MJ. Lymphoepitheliomalike carcinoma: an usual variant of endometrial cancer; a report of two cases. *Int J Gynecol Pathol.* 1998; 17: 272-276.
358. Gaertner EM, Farley JH, Taylor RR, Silver SA. Collision of uterine rhaboid tumor and endometrial adenocarcinoma: a case report and review of the literature. *Int J Gynecol Pathol.* 1999; 18: 396-401.
359. McFarland M, Quick CM, McCluggage WG. Hormone receptor-negative, thyroid transcription factor 1-positive uterine and ovarian adenocarcinomas: report of a series of mesonephric-like adenocarcinomas. *Histopathology.* 2016; 68: 1013-1020.
360. Ordi J, Nogales FF, Palacin A, et al. Mesonephric adenocarcinoma of the uterine corpus: CD10 expression as evidence of mesonephric differentiation. *Am J Surg Pathol.* 2001; 25: 1540-1545.
361. Wani Y, Notohara K, Tsukayama C. Mesonephric adenocarcinoma of the uterine corpus: a case report and review of the literature. *Int J Gynecol Pathol.* 2008; 27: 346-352.
362. Moll R, Levy R, Czernobilsky B, et al. Cytokeratins of normal epithelia and some neoplasms of the female genital tract. *Lab Invest.* 1983; 49: 599-610.
363. Moll R, Pitz S, Levy R, et al. Complexity of expression of intermediate filament proteins, including glial filament protein, in endometrial and ovarian adenocarcinomas. *Hum Pathol.* 1991; 22: 989-1001.
364. Dabbs DJ, Geisinger KR, Norris HT. Intermediate filaments in endometrial and endocervical carcinomas. The diagnostic utility of vimentin patterns. *Am J Surg Pathol.* 1986; 10: 568-576.
365. Dabbs DJ, Sturtz K, Zaino RJ. The immunohistochemical discrimination of endometrioid adenocarcinomas. *Hum Pathol.* 1996; 27: 172-177.
366. Tong GX, Devaraj K, Hamele-Bena D, et al. PAX8: a marker for carcinoma of Müllerian origin in serous effusions. *Diagn Cytopathol.* 2011; 39(8): 567-574.
367. Puts JJG, Moesker O, Aldeweireldt J, et al. Application of antibodies to intermediate filament proteins in simple and complex tumors of the female genital tract. *Int J Gynecol Pathol.* 1987; 6: 257-274.
368. Brustein S, Fruchter R, Greene GL, Pertschuk LP. Immunocytochemical assay of progesterone receptors in Paraffin-embedded specimens of endometrial carcinoma and hyperplasia. A preliminary evaluation. *Mod Pathol.* 1989; 2: 449-455.
369. Reference deleted in proofs.
370. Reid-Nicholson M, Iyengar P, Hummer AJ, et al. Immunophenotypic diversity of endometrial adenocarcinomas: implications for differential diagnosis. *Mod Pathol.* 2006; 19: 1091-1100.
371. Demopoulos RI, Mesia AF, Mittal K, Vamvakas E. Immunohistochemical comparison of uterine papillary serous and papillary endometrioid carcinoma: clues to pathogenesis. *Int J Gynecol Pathol.* 2002; 18: 233-237.
372. Al-Hussaini M, Stockman A, Foster H, McCluggage WG. WT-1 assists in distinguishing ovarian from uterine serous carcinoma and in distinguishing between serous and endometrioid ovarian carcinoma. *Histopathology.* 2004; 44: 109-115.
373. Goldstein NS, Uzieblo A. WT1 immunoreactivity in uterine papillary serous carcinomas is different from ovarian serous carcinomas. *Am J Clin Pathol.* 2002; 117: 541-545.
374. McCluggage WG. WT1 is of value in ascertaining the site of origin of serous carcinomas within the female genital tract. *Int J Gynecol Pathol.* 2004; 23: 97-99.
375. Zhang PJ, Williams E, Pasha T, Acs G. WT1 is expressed in serous, but not in endometrioid, clear cell or mucinous carcinomas of the peritoneum, fallopian tube, ovaries and endometrium [abstract]. *Mod Pathol.* 2003; 16: 216a.(See also *Int J Gynecol Pathol* 2004;23:110-118).
376. Siami K, McCluggage WG, Ordonez NG, et al. Thyroid transcription factor-1 expression in endometrial and endocervical adenocarcinomas. *Am J Surg Pathol.* 2007; 31: 1759-1763.
377. Zhang PJ, Gao HG, Pasha TL, et al. TTF-1 expression in ovarian and uterine epithelial neoplasia and its potential significance, an immunohistochemical assessment with multiple monoclonal antibodies and different secondary detection systems. *Int J Gynecol Pathol.* 2009; 28: 10-18.
378. Reference deleted in proofs.
379. Reference deleted in proofs.
380. Reference deleted in proofs.
381. Reference deleted in proofs.
382. Ali IU. Gatekeeper for endometrium: the PTEN tumor suppressor gene. *J Natl Cancer Inst.* 2000; 92: 861-863.
383. Bussaglia E, del Rio E, Matias-Guiu X, Prat J. PTEN mutations in endometrial carcinomas: a molecular and clinicopathologic analysis of 38 cases. *Hum Pathol.* 2000; 31: 312-317.
384. Machin P, Catasus L, Pons C, et al. CTNNB1 mutations and beta-catenin expression in endometrial carcinoma. *Hum Pathol.* 2002; 33: 206-212.
385. Matias-Guiu X, Catasus L, Bussaglia E, et al. Molecular pathology of endometrial hyperplasia and carcinoma. *Hum Pathol.* 2001; 32: 569-577.
386. Tashiro H, Lax SF, Gaudin PB, et al. Microsatellite instability is uncommon in uterine serous carcinoma. *Am J Pathol.* 1997; 150: 75-79.
387. Reference deleted in proofs.
388. Tritz D, Pieretti M, Turner S, Powell D. Loss of heterozygosity in usual and special variant carcinomas of the endometrium. *Hum Pathol.* 1997; 28: 607-612.
389. Watanabe Y, Nakajima H, Nozaki K, et al. Clinicopathologic and immunohistochemical features and microsatellite status of endometrial cancer of the uterine isthmus. *Int J Gynecol Pathol.* 2001; 20: 368-373.
390. McConechy MK, Anglesio MS, Kalloger SE, et al. Subtype-specific mutation of PPP2R1A in endometrial and ovarian carcinomas. *J Pathol.* 2011; 223: 567-573.
391. Williams JW, Hirschowitz L. Assessment of uterine wall thickness and position of the vascular plexus in the deep myometrium: implications for the measurement of depth of myometrial invasion of endometrial carcinomas. *Int J Gynecol Pathol.* 2006; 25: 59-64.
392. Danielsen HE, Pradhan M, Novelli M. Revisiting tumour aneuploidy—the place of ploidy assessment in the molecular era. *Nat Rev Clin Oncol.* 2016; 13: 291-304.
393. Tambouret R, Clement PB, Young RH. Endometrial endometrioid adenocarcinoma with a deceptive pattern of spread to the uterine cervix. A manifestation of stage IIB endometrial carcinoma liable to be misinterpreted as an independent carcinoma or a benign lesion. *Am J Surg Pathol.* 2003; 27: 1080-1088.
394. Ali A, Black D, Soslow RA. Difficulties in assessing the depth of myometrial invasion in endometrial carcinoma. *Int J Gynecol Pathol.* 2007; 26: 115-123.
395. Ismiil N, Rasty G, Ghorab Z, et al. Adenomyosis involved by endometrial adenocarcinoma is a significant risk factor for deep myometrial invasion. *Ann Diagn Pathol.* 2007; 11: 252-257.
396. Bosse T, Peters EE, Creutzberg CL, et al. Substantial lymph-vascular space invasion (LVSI) is a significant risk factor for recurrence in endometrial cancer—a pooled analysis of PORTEC 1 and 2 trials. *Eur J Cancer.* 2015; 51: 1742-1750.
397. Boronow RC, Morrow CP, Creasman WT, et al. Surgical staging in endometrial cancer. Clinical–pathologic findings of a prospective study. *Obstet Gynecol.* 1984; 63: 825-832.
398. Creasman WI, Morrow CP, Bundy BN, et al. Surgical pathologic spread patterns of endometrial cancer. *Cancer.* 1987; 60: 2035-2041.
399. Kupryjanczyk J, Thor AD, Beauchamp R, et al. Ovarian, peritoneal, and endometrial serous carcinoma: clonal origin of multifocal disease. *Mod Pathol.* 1996; 9: 166-173.
400. Soslow RA, Pirog E, Isaacson C. Endometrial intraepithelial carcinoma with associated peritoneal carcinomatosis. *Am J Surg Pathol.* 2000; 24: 726-732.
401. Baergen RN, Warren CD, Isaacson C, Ellenson LH. Early uterine serous carcinoma: clonal origin of extrauterine disease. *Int J Gynecol Pathol.* 2001; 20: 214-219.
402. Reference deleted in proofs.
403. Snyder MJ, Bentley R, Robboy SJ. Transtubal spread of serous adenocarcinoma of the endometrium: an underrecognized mechanism of metastasis. *Int J Gynecol Pathol.* 2006; 25: 155-160.
404. Chen KTK, Kostich ND, Rosai J. Peritoneal foreign body granulomas to keratin in uterine adenoacanthoma. *Arch Pathol Lab Med.* 1978; 102: 174-177.
405. Kim KR, Scully RE. Peritoneal keratin granulomas with carcinomas of endometrium and ovary and atypical polypoid adenomyoma of endometrium. A clinicopathological analysis of 22 cases. *Am J Surg Pathol.* 1990; 14: 925-932.
406. Young RH, Johnston WH. Serous adenocarcinoma of the uterus metastatic to the urinary bladder mimicking primary bladder neoplasia. A report of a case. *Am J Surg Pathol.* 1990; 14: 877-880.
407. Singh N. Synchronous tumours of the female genital tract. *Histopathology.* 2010; 56: 277-285.
408. Scully RE, Young RH, Clement PB. *Tumors of the Ovary, Maldeveloped Gonads, Fallopian Tube and Broad Ligament. Atlas of Tumor Pathology.* Bethesda, MD: Armed Forces Institute of Pathology; 1998.
409. Heitz F, Amant F, Fotopoulou C, et al. Synchronous ovarian and endometrial cancer—an interna-

tional multicenter case-control study. *Int J Gynecol Cancer.* 2014; 24: 54-60.

410. Ligon AH, Morton CC. Genetics of uterine leiomyomata. *Genes Chromosomes Cancer.* 2000; 28: 235-245.
411. Anglesio MS, Wang YK, Maassen M, et al. Synchronous endometrial and ovarian carcinomas: evidence of clonality. *J Natl Cancer Inst.* 2016; 108: djv428.
412. Schultheis AM, Ng CK, De Filippo MR, et al. Massively parallel sequencing-based clonality analysis of synchronous endometrioid endometrial and ovarian carcinomas. *J Natl Cancer Inst.* 2016; 108: djv427.
413. Culton LK, Deavers MT, Silva EG, et al. Endometrioid carcinoma simultaneously involving the uterus and the fallopian tube: a clinicopathologic study of 13 cases. *Am J Surg Pathol.* 2006; 30: 844-849.
414. Reference deleted in proofs.
415. Sonoda Y. Optimal therapy and management of endometrial cancer. *Expert Rev Anticancer Ther.* 2003; 3: 37-47.
416. Tewari KS, DiSaia PJ. Radiation therapy for gynecologic cancer. *J Obstet Gynaecol Res.* 2003; 28: 123-140.
417. Kong A, Johnson N, Kitchener HC, Lawrie TA. Adjuvant radiotherapy for stage I endometrial cancer. *Cochrane Database Syst Rev.* 2012;(18): CD003916.
418. Baekelandt M. Hormonal treatment of endometrial carcinoma. *Expert Rev Anticancer Ther.* 2002; 2: 106-112.
419. Kim YB, Holschneider CH, Ghosh K, et al. Progestin alone as primary treatment of endometrial carcinoma in premenopausal women: report of seven cases and review of the literature. *Cancer.* 1997; 79: 320-327.
420. Wheeler DT, Bristow RE, Kurman RJ. Histologic alterations in endometrial hyperplasia and well-differentiated carcinoma treated with progestins. *Am J Surg Pathol.* 2007; 31: 988-998.
421. Frank AH, Tseng PC, Haffty BG, et al. Adjuvant whole-abdominal radiation therapy in uterine papillary serous carcinoma. *Cancer.* 1991; 68: 1516-1519.
422. Levine DA, Hoskins WJ. Update in the management of endometrial cancer. *Cancer J.* 2002; 8: S31-S40.
423. Lim P, Al Kushi A, Gilks B, et al. Early stage uterine papillary serous carcinoma of the endometrium: effect of adjuvant whole abdominal radiotherapy and pathologic parameters and outcome. *Cancer.* 2001; 91: 752-757.
424. Price FV, Chambers SK, Carcangiu ML, et al. Intravenous cisplatin, doxorubicin, and cyclophosphamide in the treatment of uterine papillary serous carcinoma(UPSC). *Gynecol Oncol.* 1993; 51: 383-389.
425. Trope C, Kristensen GB, Abeler VM. Clear-cell and papillary serous cancer: treatment options. *Best Pract Res Clin Obstet Gynaecol.* 2001; 15: 433-446.
426. Aalders JG, Abeler V, Kolstad P. Recurrent adenocarcinoma of the endometrium. A clinical and histopathological study of 379 patients. *Gynecol Oncol.* 1984; 17: 85-103.
427. Sears JD, Greven KM, Hoen HM, Randall ME. Prognostic factors and treatment outcome for patients with locally recurrent endometrial cancer. *Cancer.* 1994; 74: 1303-1308.
428. Pecorelli S. Revised FIGO staging for carcinoma of the vulva, cervix, and endometrium. *Int J Gynaecol Obstet.* 2009; 105: 103-104.
429. Christopherson WM, Connelly PJ, Alberhasky RC. Carcinoma of the endometrium. V. An analysis of prognosticators in patients with favorable subtypes and stage I disease. *Cancer.* 1983; 51: 1705-1709.
430. Greven KM, Lanciano RM, Corn B, et al. Pathologic stage III endometrial carcinoma. Prognostic factors and patterns of recurrence. *Cancer.* 1993; 71: 3697-3702.
431. Hendrickson M, Ross J, Eifel PJ, et al. Adenocarcinoma of the endometrium. Analysis of 256 cases with carcinoma limited to the uterine corpus. Pathology review and analysis of prognostic variables. *Gynecol Oncol.* 1982; 13: 373-392.
432. Homesley HD, Zaino R. Endometrial cancer. Prognostic factors. *Semin Oncol.* 1994; 21: 71-78.
433. Ambros RA, Vigna PA, Figge J, et al. Observations on tumor and metastatic suppressor gene status in endometrial carcinoma with particular emphasis on. *Cancer.* 1994; 73.
434. Sidawy MK, Silverberg SG. Endometrial carcinoma. Pathologic factors of therapeutic and prognostic significance. *Pathol Annu.* 1992; 27: 153-185.
435. Zaino RJ. Pathologic indicators of prognosis in endometrial adenocarcinoma. Selected aspects emphasizing the GOG experience. Gynecologic Oncology Group. *Pathol Annu.* 1995; 30(Pt 1): 1-28.
436. Zaino RJ, Silverberg SG, Norris HJ, et al. The prognostic value of nuclear versus architectural grading in endometrial adenocarcinoma. A Gynecologic Oncology Group study. *Int J Gynecol Pathol.* 1994; 13: 29-36.
437. Ayhan A, Taskiran C, Yuce K, Kucukali T. The prognostic value of nuclear grading and the revised FIGO grading of endometrial adenocarcinoma. *Int J Gynecol Pathol.* 2002; 22: 71-74.
438. Soslow RA, Bissonnette JP, Wilton A, et al. Clinicopathologic analysis of 187 high-grade endometrial carcinomas of different histologic subtypes: similar outcomes belie distinctive biologic differences. *Am J Surg Pathol.* 2007; 31: 979-987.
439. Haley L, Burmeister C, Buekers T, Elshaikh MA. Is older age a real adverse prognostic factor in women with early-stage endometrial carcinoma? A matched analysis. *Int J Gynecol Cancer.* 2017; 27: 479-485.
440. Tjalling Bosse T, Nout R, McAlpine JN, et al. Molecular classification of grade 3 endometrioid endometrial cancers identifies distinct prognostic subgroups. *Mod Pathol.* 2017; 30(suppl 2): 277A.
441. Hanson MB, Van Nagell JR, Powell DE, et al. The prognostic significance of lymph-vascular space invasion in stage I endometrial cancer. *Cancer.* 1985; 55: 1753-1757.
442. Mannelqvist M, Stefansson I, Salvesen HB, Akslen LA. Importance of tumour cell invasion in blood and lymphatic vasculature among patients with endometrial carcinoma. *Histopathology.* 2009; 54: 174-183.
443. Reference deleted in proofs.
444. Hachisuga T, Kaku T, Fukuda K, et al. The grading in lymphovascular space invasion in endometrial carcinoma. *Cancer.* 2000; 86: 2090-2097.
445. Reference deleted in proofs.
446. Liu Y, Patel L, Mills GB, et al. Clinical significance of CTNNB1 mutation and Wnt pathway activation in endometrioid endometrial carcinoma. *J Natl Cancer Inst.* 2014; 106: dju245.
447. Reference deleted in proofs.
448. Zaino RJ, Davis AT, Ohlsson-Wilhelm BM, Brunetto VL. DNA content is an independent prognostic indicator in endometrial adenocarcinoma: a Gynecologic Oncology Group study. *Int J Gynecol Pathol.* 1998; 17: 312-319.
449. Fekete PS, Vellios F. The clinical and histologic spectrum of endometrial stromal neoplasms. A report of 41 cases. *Int J Gynecol Pathol.* 1984; 3: 198-212.
450. Kempson RL, Hendrickson MR. Smooth muscle, endometrial stromal, and mixed Mullerian tumors of the uterus. *Mod Pathol.* 2000; 13: 328-342.
451. Norris HJ, Taylor HB. Mesenchymal tumors of the uterus. I, A clinical and pathological study of 53 endometrial stromal tumors. *Cancer.* 1966; 19: 755-766.
452. Oliva E, Clement PB, Young RH. Endometrial stromal tumors: an update on a group of tumors with a protean phenotype. *Adv Anat Pathol.* 2000; 7: 257-281.
453. Dionigi A, Oliva E, Clement PB, Young RH. Endometrial stromal nodules and endometrial stromal tumors with limited infiltration: a clinicopathologic study of 50 cases. *Am J Surg Pathol.* 2002; 26: 567-581.
454. Czernobilsky B. Uterine tumors resembling ovarian sex cord tumors: an update. *Int J Gynecol Pathol.* 2008; 27: 229-235.
455. Dal Cin P. Cytogenetics of mesenchymal tumors of the female genital tract. *Surg Pathol Clin.* 2009; 2: 813-821.
456. Lee CH, Ali R, Gilks CB. Molecular genetics of mesenchymal tumors of the female genital tract. *Surg Pathol Clin.* 2009; 2: 823-834.
457. Chu PG, Arber DA, Weiss LM, Chang KL. Utility of CD10 in distinguishing between endometrial stromal sarcoma and uterine smooth muscle tumors: an immunohistochemical comparison of 34 cases. *Mod Pathol.* 2001; 14: 465-471.
458. deLeval L, Waltregny D, Boniver J, et al. Use of histone deacetylase 8(HDAC8), a new marker of smooth muscle differentiation, in the classification of mesenchymal tumors of the uterus. *Am J Surg Pathol.* 2006; 30: 319-327.
459. McCluggage WG, Sumathi VP, Maxwell P. CD10 is a sensitive and diagnostically useful immunohistochemical marker of normal endometrial stroma and of endometrial stromal neoplasms. *Histopathology.* 2001; 39: 273-278.
460. Nucci MR, O'Connell JT, Heuttner PC, et al. H-Caldesmon expression effectively distinguishes endometrial stromal tumors from uterine smooth muscle tumors. *Am J Surg Pathol.* 2001; 25: 455-463.
461. Rush DS, Tan J, Baergen RN, Soslow RA. h-Caldesmon, a novel smooth muscle-specific antibody, distinguishes between cellular leiomyoma and endometrial stromal sarcoma. *Am J Surg Pathol.* 2001; 25: 253-258.
462. Suarez Vilela D, Izquierdo Garcia FM. Foam cells and histiocytes in endometrial stromal tumours. *Histopathology.* 1998; 32: 568-569.
463. Oliva E, Young RH, Clement PB, Scully RE. Myxoid and fibrous endometrial stromal tumors of the uterus: a report of 10 cases. *Int J Gynecol Pathol.* 1999; 18: 310-319.
464. Baker PM, Moch H, Oliva E. Unusual morphologic features of endometrial stromal tumors: a report of 2 cases. *Am J Surg Pathol.* 2005; 29: 1394-1398.
465. Oliva E, Clement PB, Young RH. Epithelioid endometrial and endometrioid stromal tumors: a report of four cases emphasising their distinction from epithelioid smooth muscle tumors and other oxyphilic uterine and extrauterine tumors. *Int J Gynecol Pathol.* 2002; 21: 48-55.
466. Shah R, McCluggage WG. Symplastic atypia in neoplastic and non-neoplastic endometrial stroma: report of 3 cases with a review of atypical symplastic cells within the female genital tract. *Int J*

Gynecol Pathol. 2009; 28: 334-337.
467. McCluggage WG, Young RH. Endometrial stromal sarcomas with true papillae and pseudopapillae. *Int J Gynecol Pathol.* 2008; 27: 555-561.
468. Abrams J, Talcott J, Corson JM. Pulmonary metastases in patients with low-grade endometrial stromal sarcoma. Clinicopathologic findings with immunohistochemical characterization. *Am J Surg Pathol.* 1989; 13: 133-140.
469. Sabini G, Chumas JC, Mann WJ. Steroid hormone receptors in endometrial stromal sarcomas. A biochemical and immunohistochemical study. *Am J Clin Pathol.* 1992; 97: 381-386.
470. Tsukamoto N, Kamura T, Matsukuma K, et al. Endolymphatic stromal myosis. A case with positive estrogen and progesterone receptors and good response to progestins. *Gynecol Oncol.* 1985; 20: 120-128.
471. Chiang S, Ali R, Melnyk N, et al. Frequency of known gene rearrangements in endometrial stromal tumors. *Am J Surg Pathol.* 2011; 35: 1364-1372.
472. Yilmaz A, Rush DS, Soslow RA. Endometrial stromal sarcomas with unusual histologic features: a report of 24 primary and metastatic tumors emphasizing fibroblastic and smooth muscle differentiation. *Am J Surg Pathol.* 2002; 26: 1142-1150.
473. Oliva E, Clement PB, Young RH, Scully RE. Mixed endometrial stromal and smooth muscle tumors of the uterus: a clinicopathologic study of 15 cases. *Am J Surg Pathol.* 1998; 22: 997-1005.
474. Tavassoli FA, Norris HJ. Mesenchymal tumours of the uterus. VII. A clinicopathological study of 60 endometrial stromal nodules. *Histopathology.* 1981; 5: 1-10.
475. Clement PB, Scully RE. Uterine tumors resembling ovarian sex-cord tumors. A clinicopathologic analysis of fourteen cases. *Am J Clin Pathol.* 1976; 66: 512-525.
476. Nogales FF, Stolnicu S, Harilal KR, et al. Retiform uterine tumours resembling ovarian sex cord tumours. A comparative immunohistochemical study with retiform structures of the female genital tract. *Histopathology.* 2009; 54: 471-477.
477. Lillemoe TJ, Perrone T, Norris HJ, Dehner LP. Myogenous phenotype of epithelial-like areas in endometrial stromal sarcomas. *Arch Pathol Lab Med.* 1991; 115: 215-219.
478. Baker RJ, Hildebrandt RH, Rouse RV, et al. Inhibin and CD99(MIC2) expression in uterine stromal neoplasms with sex-cord-like elements. *Hum Pathol.* 1999; 30: 671-679.
479. Czernobilsky B, Mamet Y, David MB, et al. Uterine retiform Sertoli–Leydig cell tumor: report of a case providing additional evidence that uterine tumors resembling ovarian sex cord tumors have a histologic and immunohistochemical phenotype of genuine sex cord tumors. *Int J Gynecol Pathol.* 2005; 24: 335-340.
480. Irving JA, Carinelli S, Prat J. Uterine tumors resembling ovarian sex cord tumors are polyphenotypic neoplasms with true sex cord differentiation. *Mod Pathol.* 2006; 19: 17-24.
481. Krishnamurthy S, Jungbluth AA, Busam KJ, Rosai J. Uterine tumors resembling ovarian sex-cord tumors have an immunophenotype consistent with true sex-cord differentiation. *Am J Surg Pathol.* 1998; 22: 1078-1082.
482. Biermann K, Heukamp LC, Büttner R, Zhou H. Uterine tumor resembling an ovarian sex cord tumor associated with metastasis. *Int J Gynecol Pathol.* 2008; 27: 58-60.
483. Larbig GG, Clemmer JJ, Koss LG, Foote FW. Plexiform tumorlets of endometrial stromal origin. *Am J Clin Pathol.* 1965; 44: 32-35.
484. Fisher ER, Paulson JD, Gregorio RM. The myofibroblastic nature of the uterine plexiform tumor. *Arch Pathol Lab Med.* 1978; 102: 477-480.
485. Goodhue WW, Susin M, Kramer EE. Smooth muscle origin of uterine plexiform tumors. Ultrastructural and histochemical evidence. *Arch Pathol.* 1974; 97: 263-268.
486. Kaminski PF, Tavassoli FA. Plexiform tumorlet. A clinical and pathologic study of 15 cases with ultrastructural observations. *Int J Gynecol Pathol.* 1984; 3: 124-134.
487. Clement PB, Scully RE. Endometrial stromal sarcomas of the uterus with extensive endometrioid glandular differentiation. A report of three cases that caused problems in differential diagnosis. *Int J Gynecol Pathol.* 1992; 11: 163-173.
488. McCluggage WG, Ganesan R, Herrington CS. Endometrial stromal sarcomas with extensive endometrioid glandular differentiation: report of a series with emphasis on the potential for misdiagnosis and discussion of the differential diagnosis. *Histopathology.* 2009; 54: 365-373.
489. Mazur MT, Askin FB. Endolymphatic stromal myosis. Unique presentation and ultrastructural study. *Cancer.* 1978; 42: 2661-2667.
490. Ulbright TM, Kraus FT. Endometrial stromal tumors of extra-uterine tissue. *Am J Clin Pathol.* 1981; 76: 371-377.
491. Shiraki M, Otis CN, Powell JL. Endometrial stromal sarcoma arising from ovarian and extraovarian endometriosis—report of two cases and review of the literature. *Surg Pathol.* 1991; 4: 333-343.
492. Lee CH, Ali RH, Rouzbahman M, et al. Cyclin D1 as a diagnostic immunomarker for endometrial stromal sarcoma with YWHAE-FAM22 rearrangement. *Am J Surg Pathol.* 2012; 36: 1562-1570.
493. Aubry MC, Myers JL, Colby TV, et al. Endometrial stromal sarcoma metastatic to the lung: a detailed analysis of 16 patients. *Am J Surg Pathol.* 2002; 26: 440-449.
494. Kolda TF, Ro JY, Ordonez NG, et al. Endometrial stromal sarcoma presenting as extrauterine metastases: a morphologic and immunohistochemical approach to diagnosis. *Int J Surg Pathol.* 1997; 5: 105-110.
495. Lee CH, Mariño-Enriquez A, Ou W, et al. The clinicopathologic features of YWHAE-FAM22 endometrial stromal sarcomas: a histologically high-grade and clinically aggressive tumor. *Am J Surg Pathol.* 2012; 36: 641-653.
496. Kurihara S, Oda Y, Ohishi Y, et al. Endometrial stromal sarcomas and related high-grade sarcomas: immunohistochemical and molecular genetic study of 31 cases. *Am J Surg Pathol.* 2008; 32: 1228-1238.
497. Levine PH, Abou-Nassar S, Mittal K. Extrauterine low-grade endometrial stromal sarcoma with florid endometrioid glandular differentiation. *Int J Gynecol Pathol.* 2001; 20: 395-398.
498. Isphording A, Ali RH, Irving J, et al. YWHAE-FAM22 endometrial stromal sarcoma: diagnosis by reverse transcription-polymerase chain reaction in formalin-fixed, Paraffin-embedded tumor. *Hum Pathol.* 2013; 44: 837-843.
499. Hemming ML, Wagner AJ, Nucci MR, et al. YWHAE-rearranged high-grade endometrial stromal sarcoma: two-center case series and response to chemotherapy. *Gynecol Oncol.* 2017; 145: 531-535.
500. Hoang LN, Aneja A, Conlon N, et al. Novel high-grade endometrial stromal sarcoma: a morphologic mimicker of myxoid leiomyosarcoma. *Am J Surg Pathol.* 2017; 41: 12-24.
501. Chiang S, Lee CH, Stewart C, et al. BCOR is a robust diagnostic immunohistochemical marker of genetically diverse high-grade endometrial stromal sarcoma, including tumors exhibiting variant morphology. *Mod Pathol.* 2017; PMID: 28621321. epub ahead of print.
502. Clement PB, Scully RE. Müllerian adenosarcoma of the uterus. A clinicopathologic analysis of ten cases of a distinctive type of müllerian mixed tumor. *Cancer.* 1974; 34: 1138-1149.
503. Clement PB, Scully RE. Müllerian adenosarcoma of the uterus. A clinicopathologic analysis of 100 cases with a review of the literature. *Hum Pathol.* 1990; 21: 363-381.
504. Kaku T, Silverberg SG, Major FJ, et al. Adenosarcoma of the uterus. A Gynecologic Oncology Group clinicopathologic study of 31 cases. *Int J Gynecol Pathol.* 1992; 11: 75-88.
505. Gloor E. Müllerian adenosarcoma of the uterus. *Am J Surg Pathol.* 1979; 3: 203-209.
506. Katzenstein AA, Askin FB, Feldman PS. Müllerian adenosarcoma of the uterus. An ultrastructural study of four cases. *Cancer.* 1977; 40: 2233-2242.
507. Chen KTK. Rhabdomyosarcomatous uterine adenosarcoma. *Int J Gynecol Pathol.* 1985; 4: 146-152.
508. Lack EE, Bitterman P, Sundeen JT. Müllerian adenosarcoma of the uterus with pure angiosarcoma. Case report. *Hum Pathol.* 1991; 22: 1289-1291.
509. Clement PB. Müllerian adenosarcomas of the uterus with sarcomatous overgrowth. A clinicopathological analysis of 10 cases. *Am J Surg Pathol.* 1989; 13: 28-38.
510. Grimalt M, Arguelles M, Ferenczy A. Papillary cyst-adenofibroma of endometrium. A histochemical and ultrastructural study. *Cancer.* 1975; 36: 137-144.
511. Silverberg SG. Adenomyomatosis of endometrium and endocervix. A hamartoma? *Am J Clin Pathol.* 1975; 64: 192-199.
512. Vellios F, Ng ABP, Reagan JW. Papillary adenofibroma of the uterus. A benign mesodermal mixed tumor of müllerian origin. *Am J Clin Pathol.* 1973; 60: 543-551.
513. Zaloudek CJ, Norris HJ. Adenofibroma and adenosarcoma of the uterus. A clinicopathologic study of 35 cases. *Cancer.* 1981; 48: 354-366.
514. Gallardo A, Prat J. Mullerian adenosarcoma: a clinicopathologic and immunohistochemical study of 55 cases challenging the existence of adenofibroma. *Am J Surg Pathol.* 2009; 33: 278-288.
515. Clement PB, Scully RE. Müllerian adenofibroma of the uterus with invasion of myometrium and pelvic veins. *Int J Gynecol Pathol.* 1990; 9: 363-371.
516. Miller KN, McClure SP. Papillary adenofibroma of the uterus. Report of a case involved by adenocarcinoma and review of the literature. *Am J Clin Pathol.* 1992; 97: 806-809.
517. Parazzini F, La Vecchia C, Negri E, et al. Epidemiologic characteristics of women with uterine fibroids. A case-control study. *Obstet Gynecol.* 1988; 72: 853-857.
518. Cramer SF, Horiszny J, Patel A, Sigrist S. The relation of fibrous degeneration to menopausal status in small uterine leiomyomas with evidence for postmenopausal origin of seeding myomas. *Mod Pathol.* 1997; 9: 774-780.
519. Cramer SF, Marchetti C, Freedman J, Padela A. Relationships of myoma cell size and menopausal status in small uterine leiomyomas. *Arch Pathol Lab Med.* 2000; 124: 1448-1453.
520. Richards PA, Tiltman AJ. Anatomical variation of the oestrogen receptor in the non-neoplastic myo-

metrium of fibromyomatous uteri. *Virchows Arch.* 1996; 428: 347-351.

521. Cramer SF, Patel A. The frequency of uterine leiomyomas. *Am J Clin Pathol.* 1990; 94: 435-438.
522. Nedwich A, Frumin A, Meranze DR. Erythrocytosis associated with uterine myomas. *Am J Obstet Gynecol.* 1962; 84: 174-178.
523. Pollio F, Staibano S, Mansueto G, et al. Erythropoietin and erythropoietin receptor system in a large uterine myoma of a patient with myomatous erythrocytosis syndrome: possible relationship with the pathogenesis of unusual tumor size. *Hum Pathol.* 2005; 36: 120-127.
524. Konishi I, Fujii S, Ban C, et al. Ultrastructural study of minute uterine leiomyomas. *Int J Gynecol Pathol.* 1983; 2: 113-120.
525. Parker RL, Young RH, Clement PB. Skeletal muscle-like and rhabdoid cells in uterine leiomyomas. *Int J Gynecol Pathol.* 2005; 24: 319-325.
526. Lascano EF. Mast cells in human tumors. *Cancer.* 1958; 11: 1110-1114.
527. Mäkinen N, Kämpjärvi K, Frizzell N, et al. Characterization of MED12, HMGA2, and FH alterations reveals molecular variability in uterine smooth muscle tumors. *Mol Cancer.* 2017; 6: 101.
528. Orii A, Mori A, Zhai YL, et al. Mast cells in smooth muscle tumors of the uterus. *Int J Gynecol Pathol.* 1998; 17: 336-342.
529. Reference deleted in proofs.
530. Hu J, Surti U. Subgroups of uterine leiomyomas based on cytogenetic analysis. *Hum Pathol.* 1991; 22: 1009-1016.
531. Reference deleted in proofs.
532. Nilbert M, Heim S, Mandahl N, et al. Karyotypic rearrangements in 20 uterine leiomyomas. *Cytogenet Cell Genet.* 1988; 49: 300-304.
533. Klotzbucher M, Wasserfall A, Fuhrmann U. Misexpresson of wild-type and truncated isoforms of the high-mobility group I proteins HMBI-C and HMGI(Y) in uterine leiomyomas. *Am J Pathol.* 1999; 155: 1535-1542.
534. Heinonen HR, Sarvilinna NS, Sjöberg J, et al. MED12 mutation frequency in unselected sporadic uterine leiomyomas. *Fertil Steril.* 2014; 102: 1137-1142.
535. Maluf HM, Gersell DJ. Uterine leiomyomas with high content of mast cells. *Arch Pathol Lab Med.* 1994; 118: 712-714.
536. Brown JM, Malkasian GD Jr, Symmonds RE. Abdominal myomectomy. *Am J Obstet Gynecol.* 1967; 99: 126-129.
537. Colgan TJ, Pendergast S, Le Blanc M. The histopathology of uterine leiomyomas following treatment with gonadotropin-releasing hormone analogues. *Hum Pathol.* 1993; 24: 1073-1077.
538. Demopoulus RI, Jones KY, Mittal KR, Vamvakas EC. Histology of leiomyomata in patients treated with leuprolide acetate. *Int J Gynecol Pathol.* 1997; 16: 131-137.
539. Friedman AJ, Hoffman DI, Comite F, et al. Treatment of leiomyomata uteri with leuprolide acetate depot. A double-blind, placebo-controlled, multicenter study. The Leuprolide Study Group. *Obstet Gynecol.* 1991; 77: 720-725.
540. Gutmann JN, Thornton KL, Diamond MP, Carcangiu ML. Evaluation of leuprolide acetate treatment on histopathology of uterine myomata. *Fertil Steril.* 1994; 61: 622-626.
541. Sreenan JJ, Prayson RA, Biscotti CV, et al. Histopathologic findings in 107 uterine leiomyomas treated with leuprolide acetate compared with 126 controls. *Am J Surg Pathol.* 1996; 20: 427-432.
542. Kalir T, Goldstein M, Dottino P, et al. Morphometric and electron-microscopic analyses of the effects of gonadotropin-releasing hormone agonists on uterine leiomyomas. *Arch Pathol Lab Med.* 1998; 122: 442-446.
543. Bardsley V, Cooper P, Peat DS. Massive lymphocytic infiltration of uterine leiomyomas associated with GnRH agonist treatment. *Histopathology.* 1998; 33: 80-82.
544. Laforga JB, Aranda FI. Uterine leiomyomas with T-cell infiltration associated with GnRH agonist goserelin. *Histopathology.* 1999; 34: 471-472.
545. McClean G, McCluggage WG. Unusual morphologic features of uterine leiomyomas treated with gonadotropin-releasing hormone agonists: massive lymphoid infiltration and vasculitis. *Int J Surg Pathol.* 2003; 11: 339-344.
546. Vu K, Greenspan DL, Wu TC, et al. Cellular proliferation, estrogen receptor, progesterone receptor, and bcl-2 expression in GnRH agonist-treated uterine leiomyomas. *Hum Pathol.* 1998; 29: 359-363.
547. Donnez J, Vázquez F, Tomaszewski J, et al. Long-term treatment of uterine fibroids with ulipristal acetate. *Fertil Steril.* 2014; 101: 1565-1573.
548. Weichert W, Denkert C, Gauruder-Burmester A, et al. Uterine arterial embolization with tris-acryl gelatin microspheres: a histopathologic evaluation. *Am J Surg Pathol.* 2005; 29: 955-961.
549. Colgan TJ, Pron G, Mocarski EJM, et al. Pathologic features of uteri and leiomyomas following uterine artery embolization for leiomyomas. *Am J Surg Pathol.* 2003; 27: 167-177.
550. McCluggage WG, Ellis PK, McClure N, et al. Pathologic features of uterine leiomyomas following uterine artery embolization. *Int J Gynecol Pathol.* 2000; 19: 342-347.
551. Ip PP, Lam KW, Cheung CL, et al. Tranexamic acid-associated necrosis and intralesional thrombosis of uterine leiomyomas: a clinicopathologic study of 147 cases emphasizing the importance of drug-induced necrosis and early infarcts in leiomyomas. *Am J Surg Pathol.* 2007; 31: 1215-1224.
552. Persaud V, Arjoon PD. Uterine leiomyoma. Incidence of degenerative change and a correlation of associated symptoms. *Obstet Gynecol.* 1970; 35: 432-436.
553. Myles JL, Hart HR. Apoplectic leiomyomas of the uterus. *Am J Surg Pathol.* 1985; 9: 798-805.
554. Lamb CA, Young RH. Apoplectic change in uterine leiomyomas: an analysis of 70 cases highlighting previously underemphasized aspects. *Lab Invest.* 2009; 89(suppl 1): 223A.
555. Clement PB, Young RH, Scully RE. Diffuse, perinodular, and other patterns of hydropic degeneration within and adjacent to uterine leiomyomas. Problems in differential diagnosis. *Am J Surg Pathol.* 1992; 16: 26-32.
556. Coad JE, Sulaiman RA, Das K, Staley N. Perinodular hydropic degeneration of a uterine leiomyoma: a diagnostic challenge. *Hum Pathol.* 1997; 28: 249-251.
557. Lamb CA, Young RH. Myxoid leiomyomas of the uterus: a report of 14 cases. *Lab Invest.* 2009; 89(suppl 1): 223A.
558. Botsis D, Koliopoulos C, Kondi-Pafitis A, Creatsas G. Frequency, histological, and immunohistochemical properties of massive inflammatory lymphocytic infiltration of leiomyomas of the uterus: an entity causing diagnostic difficulties. *Int J Gynecol Pathol.* 2005; 24: 326-329.
559. Ferry JA, Harris NL, Scully RE. Uterine leiomyomas with lymphoid infiltration simulating lymphoma. A report of seven cases. *Int J Gynecol Pathol.* 1989; 8: 263-270.
560. Gilks CB, Taylor GP, Clement PB. Inflammatory pseudotumor of the uterus. *Int J Gynecol Pathol.* 1987; 6: 275-286.
561. Vang R, Medeiros LJ, Samoszuk M, Deavers MT. Uterine leiomyomas with eosinophils: a clinicopathologic study of 3 cases. *Int J Gynecol Pathol.* 2001; 20: 239-243.
562. Oliva E, Young RH, Clement PB, et al. Cellular benign mesenchymal tumors of the uterus. A comparative morphologic and immunohistochemical analysis of 33 highly cellular leiomyomas and six endometrial stromal nodules, two frequently confused tumors. *Am J Surg Pathol.* 1995; 19: 769-774.
563. Dal Cin P, Christacos N, Morton CC, Quade BJ. Cellular leiomyoma: a genetically distinct entity among benign uterine tumors [abstract]. *Mod Pathol.* 2003; 16: 187a.
564. Downes KA, Hart WR. Bizarre leiomyomas of the uterus: a comprehensive pathologic study of 24 cases with long-term follow-up. *Am J Surg Pathol.* 1997; 21: 1261-1270.
565. Sun X, Mittal K. MIB-1(Ki-67), estrogen receptor, progesterone receptor, and p53 expression in atypical cells in uterine symplastic leiomyomas. *Int J Gynecol Pathol.* 2009; 29: 51-54.
566. O'Connor DM, Norris HJ. Mitotically active leiomyomas of the uterus. *Hum Pathol.* 1990; 21: 223-227.
567. Prayson RA, Hart WR. Mitotically active leiomyomas of the uterus. *Am J Clin Pathol.* 1992; 97: 14-20.
568. Jacobs DS, Cohen H, Johnson JS. Lipoleiomyomas of the uterus. *Am J Clin Pathol.* 1965; 44: 45-51.
569. Pounder DJ. Fatty tumours of the uterus. *J Clin Pathol.* 1982; 35: 1380-1383.
570. Resta L, Maiorano E, Piscitelli D, Botticella MA. Lipomatous tumors of the uterus. Clinicopathological features of 10 cases with immunocytochemical study of histogenesis. *Pathol Res Pract.* 1994; 190: 378-383.
571. Wang X, Kumar D, Seidman JD. Uterine lipoleiomyomas: a clinicopathologic study of 50 cases. *Int J Gynecol Pathol.* 2006; 25: 239-242.
572. Shintaku M. Lipoleiomyomatous tumors of the uterus: a heterogeneous group? Histopathological study of five cases. *Pathol Int.* 1997; 46: 498-502.
573. Aung T, Goto M, Nomoto M, et al. Uterine lipoleiomyoma: a histopathological review of 17 cases. *Pathol Int.* 2004; 54: 751-758.
574. Clement PB. The pathology of uterine smooth muscle tumors and mixed endometrial stromal-smooth muscle tumors: a selective review with emphasis on recent advances. *Int J Gynecol Pathol.* 2000; 19: 39-55.
575. Hyde KE, Geisinger KR, Marshall RB, Jones TL. The clear-cell variant of uterine epithelioid leiomyoma. An immunohistologic and ultrastructural study. *Arch Pathol Lab Med.* 1989; 113: 551-553.
576. Kurman RJ, Norris HJ. Mesenchymal tumors of the uterus. VI. Epithelioid smooth muscle tumors including leiomyoblastoma and clear-cell leiomyoma. A clinical and pathologic analysis of 26 cases. *Cancer.* 1976; 37: 1853-1865.
577. Bakotic BW, Cabello-Inchausti B, Willis IH, Suster S. Clear-cell epithelioid leiomyoma of the round ligament. *Mod Pathol.* 1999; 12: 912-918.
578. Cheuk W, Chan JK, Liu JY. Cotyledonoid leiomyoma: a benign uterine tumor with alarming gross appearance. *Arch Pathol Lab Med.* 2002; 126: 210-213.
579. Roth LM, Reed RJ, Sternberg WH. Cotyledonoid dissecting leiomyoma of the uterus: the Sternberg tumor. *Am J Surg Pathol.* 1996; 20: 1455-1461.
580. Roth LM, Reed RJ. Cotyledonoid leiomyoma of

the uterus: report of a case. *Int J Gynecol Pathol.* 2000; 19: 272-275.
581. Fukunaga M, Ushigome S. Dissecting leiomyoma of the uterus with extrauterine extension. *Histopathology.* 1998; 32: 160-164.
582. Roth LM, Reed RJ. Dissecting leiomyomas of the uterus other than cotyledonoid dissecting leiomyomas: a report of eight cases. *Am J Surg Pathol.* 1999; 23: 1032-1039.
583. Jordan LB, Al-Nafussi A, Beattie G. Cotyledonoid hydropic intravenous leiomyomatosis: a new variant leiomyoma. *Histopathology.* 2002; 40: 245-252.
584. Billings SD, Folpe AL, Weiss SW. Do leiomyomas of deep soft tissue exist? An analysis of highly differentiated smooth muscle tumors of deep soft tissue supporting two distinct subtypes. *Am J Surg Pathol.* 2001; 25: 1134-1142.
585. Lee CH, Turbin DA, Sung YC, et al. A panel of antibodies to determine site of origin and malignancy in smooth muscle tumors. *Mod Pathol.* 2009; 22: 1519-1531.
586. Fornelli A, Pasquinelli G, Eusebi V. Leiomyoma of the uterus showing skeletal muscle differentiation: a case report. *Hum Pathol.* 1999; 30: 356-359.
587. Martin-Reay DG, Christ ML, La Pata RE. Uterine leiomyoma with skeletal-muscle differentiation. Report of a case. *Am J Clin Pathol.* 1991; 96: 344-347.
588. McCluggage WG, Boyde A. Uterine angioleiomyomas: a report of 3 cases of a distinctive benign leiomyoma variant. *Int J Surg Pathol.* 2007; 15: 262-265.
589. Clement PB, Young RH. Diffuse leiomyomatosis of the uterus. A report of four cases. *Int J Gynecol Pathol.* 1987; 6: 322-330.
590. Mulvany NJ, Ostör AG, Ross I. Diffuse leiomyomatosis of the uterus. *Histopathology.* 1995; 27: 175-179.
591. Baschinsky DY, Isa A, Niemann TH, et al. Diffuse leiomyomatosis of the uterus: a case report with clonality analysis. *Hum Pathol.* 2000; 31: 1429-1432.
592. Cramer SF, Mann L, Calianese E, et al. Association of seedling myomas with myometrial hyperplasia. *Hum Pathol.* 2009; 40: 218-225.
593. Cramer SF, Patel A. Myometrial hyperplasia. Proposed criteria for a discrete morphological entity. *Mod Pathol.* 1995; 8: 71-77.
594. Lemis PL, Lee ABH, Easler RE. Myometrial hypertrophy. A clinical pathologic study and review of the literature. *Am J Obstet Gynecol.* 1962; 84: 1032-1041.
595. Sanz-Ortega J, Vocke C, Stratton P, et al. Morphologic and molecular characteristics of uterine leiomyomas in hereditary leiomyomatosis and renal cancer(HLRCC) syndrome. *Am J Surg Pathol.* 2013; 37: 74-80.
596. Joseph NM1, Solomon DA, Frizzell N, et al. Morphology and immunohistochemistry for 2SC and FH aid in detection of fumarate hydratase gene aberrations in uterine leiomyomas from young patients. *Am J Surg Pathol.* 2015; 39(11): 1529-1539.
597. Reyes C, Karamurzin Y, Frizzell N, et al. Uterine smooth muscle tumors with features suggesting fumarate hydratase aberration: detailed morphologic analysis and correlation with S-(2-succino)-cysteine immunohistochemistry. *Mod Pathol.* 2014; 27(7): 1020-1027.
598. Alsolami S, El-Bahrawy M, Kalloger SE, et al. Current morphologic criteria perform poorly in identifying hereditary leiomyomatosis and renal cell carcinoma syndrome-associated uterine leiomyomas. *Int J Gynecol Pathol.* 2014; 33: 560-567.
599. Harper RS, Scully RE. Intravenous leiomyomatosis of the uterus. *Am J Clin Pathol.* 1965; 4: 45-51.
600. Norris HJ, Parmley T. Mesenchymal tumors of the uterus. V. Intravenous leiomyomatosis. A clinical and pathologic study of 14 cases. *Cancer.* 1975; 36: 2164-2178.
601. Nogales FF, Novano N, Martinez de Victoria JM, et al. Uterine intravascular leiomyomatosis. An update and report of seven cases. *Int J Gynecol Pathol.* 1987; 6: 331-339.
602. Canzonieri V, D'Amore ES, Bartoloni G, et al. Leiomyomatosis with vascular invasion. A unified pathogenesis regarding leiomyoma with vascular microinvasion, benign metastasizing leiomyoma and intravenous leiomyomatosis. *Virchows Arch.* 1994; 425: 541-545.
603. Mulvany NJ, Slavin JL, Ostor AG, Fortune DW. Intravenous leiomyomatosis of the uterus. A clinicopathologic study of 22 cases. *Int J Gynecol Pathol.* 1994; 13: 1-9.
604. Brescia RJ, Tazelaar HD, Hobbs J, Miller AW. Intravascular lipoleiomyomatosis. A report of two cases. *Hum Pathol.* 1989; 20: 252-256.
605. Lee HJ, Choi J, Kim KR. Pulmonary benign metastasizing leiomyoma associated with intravenous leiomyomatosis of the uterus: clinical behavior and genomic changes supporting a transportation theory. *Int J Gynecol Pathol.* 2008; 27: 340-345.
606. Abell MR, Littler ER. Benign metastasizing uterine leiomyoma. Multiple lymph nodal metastases. *Cancer.* 1975; 36: 2206-2213.
607. Esteban JM, Allen WM, Schaerf RH. Benign metastasising leiomyoma of the uterus: histologic and immunohistochemical characterization of primary and metastatic lesions. *Arch Pathol Lab Med.* 1999; 123: 960-962.
608. Kayser K, Zink S, Schneider T, et al. Benign metastasising leiomyoma of the uterus: documentation of clinical, immunohistochemical and lectin-histochemical data of ten cases. *Virchows Arch.* 2000; 437: 284-292.
609. Jautzke G, Muller-Ruchholtz E, Thalmann U. Immunohistological detection of estrogen and progesterone receptors in multiple and well differentiated leiomyomatous lung tumors in women with uterine leiomyomas(so-called benign metastasising leiomyomas). A report on 5 cases. *Pathol Res Pract.* 1997; 192: 215-223.
610. Nucci MR, Drapkin R, Dal Cin P, et al. Distinctive cytogenetic profile in benign metastasizing leiomyoma: pathogenetic implications. *Am J Surg Pathol.* 2007; 31: 737-743.
611. Cho KR, Woodruff JD, Epstein JI. Leiomyoma of the uterus with multiple extrauterine smooth muscle tumors: a case report suggesting multifocal origin. *Hum Pathol.* 1989; 20: 80-82.
612. Patton KT, Cheng L, Papavero V, et al. Benign metastasizing leiomyoma: clonality, telomere length and clinicopathologic analysis. *Mod Pathol.* 2006; 19: 130-140.
613. Tietze L, Gunther K, Horbe A, et al. Benign metastasising leiomyoma: a cytogenetically balanced but clonal disease. *Hum Pathol.* 2000; 31: 126-128.
614. Huxley J. *Biological Aspects of Cancer.* New York: Harcourt, Brace; 1958: 14.
615. Schwartz SM, Weiss NS, Daling JR, et al. Exogenous sex hormone use, correlates of endogenous hormone levels, and the incidence of histologic types of sarcoma of the uterus. *Cancer.* 1996; 77: 717-724.
616. Christopherson WM, Williamson EO, Gray LA. Leiomyosarcoma of the uterus. *Cancer.* 1972; 29: 70-75.
617. Moinfar F, Azodi M, Tavassoli FA. Uterine sarcomas. *Pathology.* 2007; 39: 55-71.
618. Reference deleted in proofs.
619. Dickersin GR, Selig MK, Park YN. The many faces of smooth muscle neoplasms in a gynaecological sampling: an ultrastructural study. *Ultrastruct Pathol.* 1997; 21: 109-134.
620. Marshall RJ, Braye SG. Alpha-1-antitrypsin, alpha-1-antichymotrypsin, actin, and myosin in uterine sarcomas. *Int J Gynecol Pathol.* 1985; 4: 346-354.
621. Watanabe K, Tajino T, Sekiguchi M, Suzuki T. h-caldesmon as a specific marker for smooth muscle tumors. Comparison with other smooth muscle markers in bone tumors. *Am J Clin Pathol.* 2000; 113: 663-668.
622. Iwata J, Fletcher CM. Immunohistochemical detection of cytokeratin and epithelial membrane antigen in leiomyosarcoma: a systematic study of 100 cases. *Pathol Int.* 2000; 50: 7-14.
623. Rizeq MN, van de Rijn M, Hendrickson MR, Rouse RV. A comparative immunohistochemical study of uterine smooth muscle neoplasms with emphasis on the epithelioid variant. *Hum Pathol.* 1994; 25: 671-677.
624. Mittal K, Iovine RI. MIB-1(Ki-67), p53, estrogen receptor, and progesterone receptor expression in uterine smooth muscle tumors. *Hum Pathol.* 2001; 32: 984-987.
625. Zhai YL, Kobayashi Y, Mori A, et al. Expression of steroid receptors, Ki-67, and p53 in uterine leiomyosarcoma. *Int J Gynecol Pathol.* 1999; 18: 20-28.
626. Reference deleted in proofs.
627. Rao UN, Finkelstein SD, Jones MW. Comparative immunohistochemical and molecular analysis of uterine and extrauterine leiomyosarcomas. *Mod Pathol.* 1999; 12: 1001-1009.
628. Reference deleted in proofs.
629. Reference deleted in proofs.
630. Niemann TH, Raab SS, Lenel JC, et al. p53 protein over-expression in smooth muscle tumors of the uterus. *Hum Pathol.* 1995; 26: 375-379.
631. Buscema J, Carpenter SE, Rosenshein NB, Woodruff JD. Epithelioid leiomyosarcoma of the uterus. *Cancer.* 1986; 7: 1192-1196.
632. Reference deleted in proofs.
633. Prayson RA, Goldblum JR, Hart WR. Epithelioid smooth-muscle tumors of the uterus: a clinicopathologic study of 18 patients. *Am J Surg Pathol.* 1997; 21: 383-391.
634. Seidman JD, Yetter RA, Papadimitriou JC. Epithelioid component of uterine leiomyosarcoma simulating metastatic carcinoma. *Arch Pathol Lab Med.* 1992; 116: 287-290.
635. Wingen CB, Pauwels PA, Debiec-Rychter M, et al. Uterine gastrointestinal stromal tumour (GIST). *Gynecol Oncol.* 2005; 97: 970-972.
636. King E, Dickersin GR, Scully RE. Myxoid leiomyosarcoma of the uterus. *Am J Surg Pathol.* 1982; 6: 589-598.
637. Pounder DJ, Iyer PV. Uterine leiomyosarcoma with myxoid stroma. *Arch Pathol Lab Med.* 1985; 109: 762-764.
638. Watanabe K, Hiraki H, Ohishi M, et al. Uterine leiomyosarcoma with osteoclast-like giant cells. Histopathological and cytological observations. *Pathol Int.* 1997; 46: 656-660.
639. Coard KC, Fletcher HM. Leiomyosarcoma of the uterus with a florid intravascular component('intravenous leiomyosarcomatosis. *Int J Gynecol Pathol.* 2002; 21: 182-185.
640. Shintaku M, Sekiyama K. Leiomyosarcoma of

the uterus with focal rhabdomyosarcomatous differentiation. *Int J Gynecol Pathol.* 2004; 23: 188-192.
641. Lucas DR, Kolodziej P, Gross ML, et al. Metastatic uterine leiomyosarcoma to bone: a clinicopathologic study. *Int J Surg Pathol.* 1997; 4: 159-168.
642. D'Angelo E, Spagnoli LG, Prat J. Comparative clinicopathologic and immunohistochemical analysis of uterine sarcomas diagnosed using the World Health Organization classification system. *Hum Pathol.* 2009; 40: 1571-1585.
643. Salazar OM, Bonfiglio TA, Patten SF, et al. Uterine sarcomas. Natural history, treatment and prognosis. *Cancer.* 1978; 42: 1152-1160.
644. Bartsich EG, Bowe ET, Moore JG. Leiomyosarcoma of the uterus. A 50-year review of 42 cases. *Obstet Gynecol.* 1968; 32: 101-106.
645. Abeler VM, Røyne O, Thoresen S, et al. Uterine sarcomas in Norway. A histopathological and prognostic survey of a total population from 1970 to 2000 including 419 patients. *Histopathology.* 2009; 54: 355-364.
646. Pautier P, Genestie C, Rey A, et al. Analysis of clinicopathologic prognostic factors for 157 uterine sarcomas and evaluation of a grading score validated for soft tissue sarcoma. *Cancer.* 2000; 88: 1425-1431.
647. D'Angelo E, Espinosa I, Ali R, et al. Uterine leiomyosarcomas: tumor size, mitotic index, and biomarkers Ki67, and Bcl-2 identify two groups with different prognosis. *Gynecol Oncol.* 2011; 121: 328-333.
648. Longacre TA, Hendrickson MR, Kempson RL. Predicting clinical outcome for uterine smooth muscle neoplasms with a reasonable degree of certainty. *Adv Anat Pathol.* 1997; 4: 95-104.
649. Reference deleted in proofs.
650. Toledo G, Oliva E. Smooth muscle tumors of the uterus: a practical approach. *Arch Pathol Lab Med.* 2008; 132: 595-605.
651. Lim D, Alvarez T, Nucci MR, et al. Interobserver variability in the interpretation of tumor cell necrosis in uterine leiomyosarcoma. *Am J Surg Pathol.* 2013; 37: 650-658.
652. Editorials. Mitosis counting—I.(Scully RE et al) Mitosis counting—II.(Kempson RL) Mitosis counting—III.(Norris HJ). *Hum Pathol.* 1976; 7: 481-484.
653. Silverberg SG. Reproducibility of the mitosis count in the histologic diagnosis of smooth muscle tumors of the uterus. *Hum Pathol.* 1976; 7: 451-454.
654. Thunnissen FBJM, Ambergen AW, Koss M, et al. Mitotic counting in surgical pathology: sampling bias, heterogeneity and statistical uncertainty. *Histopathology.* 2001; 39: 1-8.
655. Donhuijsen K. Mitosis counts. Reproducibility and significance in grading of malignancy. *Hum Pathol.* 1986; 17: 1122-1125.
656. Bewtra C, Frankforter S, Marcus JN. Clinicopathologic differences between diploid and tetraploid complete hydatidiform moles. *Int J Gynecol Pathol.* 1998; 16: 239-244.
657. van Diest PJ, Baak JP, Matze-Cok P, et al. Reproducibility of mitosis counting in 2,469 breast cancer specimens; results from the Multicenter Morphometric Mammary Carcinoma Project. *Hum Pathol.* 1992; 23: 603-607.
658. Bell SW, Kempson RL, Hendrickson MR. Problematic uterine smooth muscle neoplasms. A clinicopathologic study of 213 cases. *Am J Surg Pathol.* 1994; 18: 535-558.
659. Hart WR. Problematic uterine smooth muscle neoplasms. *Am J Surg Pathol.* 1997; 21: 252-255.
660. Reference deleted in proofs.
661. Kempson RL, Hendrickson MR. Smooth muscle, endometrial stromal, and mixed Mullerian tumors of the uterus. *Mod Pathol.* 2000; 13: 328-342.
662. Wilkinson N, Rollason TP. Recent advances in the pathology of smooth muscle tumors of the uterus. *Histopathology.* 2001; 39: 331-341.
663. Croce S, Ribeiro A, Brulard C, et al. Uterine smooth muscle tumor analysis by comparative genomic hybridization: a useful diagnostic tool in challenging lesions. *Mod Pathol.* 2015; 28: 1001-1010.
664. Conlon N, Soslow RA, Murali R. Perivascular epithelioid tumours(PEComas) of the gynaecological tract. *J Clin Pathol.* 2015; 68: 418-426.
665. Gyure KA, Hart WR, Kennedy AW. Lymphangiomyomatosis of the uterus associated with tuberous sclerosis and malignant neoplasia of the female genital tract. A report of two cases. *Int J Gynecol Pathol.* 1995; 14: 344-351.
666. Jameson CF. Angiomyoma of the uterus in a patient with tuberous sclerosis. *Histopathology.* 1990; 16: 202-203.
667. Liang SX, Pearl M, Liu J, et al. Malignant' uterine perivascular epithelioid cell tumor, pelvic lymph node lymphangioleiomyomatosis, and gynecological pecomatosis in a patient with tuberous sclerosis: a case report and review of the literature. *Int J Gynecol Pathol.* 2008; 27: 86-90.
668. Yavuz E, Cakr C, Tuzlal S, et al. Uterine perivascular epithelioid cell tumor coexisting with pulmonary lymphangioleiomyomatosis and renal angiomyolipoma: a case report. *Appl Immunohistochem Mol Morphol.* 2008; 16: 405-409.
669. Folpe AL, Mentzel T, Lehr HA, et al. Perivascular epithelioid cell neoplasms of soft tissue and gynecologic origin: a clinicopathologic study of 26 cases and review of the literature. *Am J Surg Pathol.* 2005; 29: 1558-1575.
670. Fadare O, Parkash V, Yilmaz Y, et al. Perivascular epithelioid cell tumor(PEComa) of the uterine cervix associated with intraabdominal "PEComatosis": A clinicopathological study with comparative genomic hybridization analysis. *World J Surg Oncol.* 2004; 2: 35.
671. Michal M, Zamecnik M. Hyalinized uterine mesenchymal neoplasms with HMB-45-positive epithelioid cells: epithelioid leiomyomas or angiomyolipomas? Report of four cases. *Int J Surg Pathol.* 2000; 8: 323-328.
672. Argani P, Aulmann S, Illei PB, et al. A distinctive subset of PEComas harbors TFE3 gene fusions. *Am J Surg Pathol.* 2010; 34: 1395-1406.
673. Martignoni G, Pea M, Reghellin D, et al. Molecular pathology of lymphangioleiomyomatosis and other perivascular epithelioid cell tumors. *Arch Pathol Lab Med.* 2010; 134: 33-40.
674. Reference deleted in proofs.
675. Gilks CB, Taylor GP, Clement PB. Inflammatory pseudotumor of the uterus. *Int J Gynecol Pathol.* 1987; 6: 275-286.
676. Parra-Herran C, Quick CM, Howitt BE, et al. Inflammatory myofibroblastic tumor of the uterus: clinical and pathologic review of 10 cases including a subset with aggressive clinical course. *Am J Surg Pathol.* 2015; 39: 157-168.
677. Rabban JT, Zaloudek CJ, Shekitka KM, Tavassoli FA. Inflammatory myofibroblastic tumor of the uterus: a clinicopathologic study of 6 cases emphasizing distinction from aggressive mesenchymal tumors. *Am J Surg Pathol.* 2005; 29: 1348-1355.
678. Shih IeM. Gestational trophoblastic neoplasia—pathogenesis and potential therapeutic targets. *Lancet Oncol.* 2007; 8: 642-650.
679. Berkowitz RS, Goldstein DP. Chorionic tumors. *N Engl J Med.* 1996; 335: 1740-1748.
680. Li HW, Tsao SW, Cheung AN. Current understandings of the molecular genetics of gestational trophoblastic diseases. *Placenta.* 2002; 23: 20-31.
681. Shih IM, Kurman RJ. Molecular basis of gestational trophoblastic diseases. *Curr Mol Med.* 2002; 2: 1-12.
682. Fulop V, Mok SC, Gati I, Berkowitz RS. Recent advances in molecular biology of gestational trophoblastic diseases. A review. *J Reprod Med.* 2002; 47: 369-379.
683. Kajii T, Ohama K. Androgenetic origin of hydatidiform mole. *Nature.* 1977; 268: 633-634.
684. Hsu CT, Chen TY, Chiu WH, et al. Some aspects of trophoblastic diseases peculiar to Taiwan. *Am J Obstet Gynecol.* 1964; 90: 308-316.
685. Joint Project for Study of Choriocarcinoma and Hydatidiform Mole in Asia. Geographic variation in the occurrence of hydatidiform mole and choriocarcinoma. *Ann N Y Acad Sci.* 1959; 80: 178-195.
686. Park WW. *Choriocarcinoma. A Study of its Pathology.* Philadelphia: F.A. Davis; 1971.
687. Sand PK, Lurain JR, Brewer JI. Repeat gestational trophoblastic disease. *Obstet Gynecol.* 1984; 63: 140-144.
688. Shapter AP, McLellan R. Gestational trophoblastic disease. *Obstet Gynecol Clin North Am.* 2001; 28: 805-817.
689. Rice LW, Lage JM, Berkowitz RS, et al. Repetitive complete and partial hydatidiform mole. *Obstet Gynecol.* 1989; 74: 217-219.
690. Atrash HK, Hogue CJR, Grimes DA. Epidemiology of hydatidiform mole during early gestation. *Am J Obstet Gynecol.* 1986; 154: 906-909.
691. Cave WT Jr, Dunn JT. Choriocarcinoma with hyperthyroidism. Probable identity of the thyrotropin with human chorionic gonadotropin. *Ann Intern Med.* 1976; 85: 60-63.
692. Hershman JM, Higgins HP. Hydatidiform mole—a cause of clinical hyperthyroidism. Report of two cases with evidence that the molar tissue secreted a thyroid stimulator. *N Engl J Med.* 1971; 284: 573-577.
693. Narasimhan KL, Ghobrial MW, Ruby EB. Hyperthyroidism in the setting of gestational trophoblastic disease. *Am J Med Sci.* 2002; 323: 285-287.
694. Baergen RN, Kelly T, McGinnis MJ, et al. Complete hydatidiform mole with a coexistent embryo. *Hum Pathol.* 1996; 27: 731-734.
695. Van de Kaa CA, Robben JC, Hopman AH, et al. Complete hydatidiform mole in twin pregnancy. Differentiation from partial mole with interphase cytogenetic and DNA cytometric analyses on Paraffin embedded tissues. *Histopathology.* 1995; 26: 123-129.
696. Deavers MT, Kalhor N, Silva EG. Diagnostic problems with trophoblastic lesions. *Arch Pathol Lab Med.* 2008; 132: 168-174.
697. Fukunaga M, Katabuchi H, Nagasaka T, et al. Interobserver and intraobserver variability in the diagnosis of hydatidiform mole. *Am J Surg Pathol.* 2005; 29: 942-947.
698. Keep D, Zaragoza MV, Hassold T, Redline RW. Very early complete hydatidiform mole. *Hum Pathol.* 1996; 27: 708-713.
699. Qiao S, Nagasaka T, Nakashima N. Numerous vessels detected by CD34 in the villous stroma of complete hydatidiform moles. *Int J Gynecol Pathol.* 1998; 16: 233-238.
700. Kim KR, Park BH, Hong YO, et al. The villous stromal constituents of complete hydatidiform mole differ histologically in very early pregnancy from the normally developing placenta. *Am J Surg*

Pathol. 2009; 33: 176-185.
701. Kim MJ, Kim KR, Ro JY, et al. Diagnostic and pathogenetic significance of increased stromal apoptosis and incomplete vasculogenesis in complete hydatidiform moles in very early pregnancy periods. *Am J Surg Pathol.* 2006; 30: 362-369.
702. Wells M. The pathology of gestational trophoblastic disease: recent advances. *Pathology.* 2007; 39: 88-96.
703. Montes M, Roberts D, Berkowitz RS, Genest DR. Prevalence and significance of implantation site trophoblastic atypia in hydatidiform moles and spontaneous abortions. *Am J Clin Pathol.* 1996; 105: 411-416.
704. Okudaira Y, Strauss L. Ultrastructure of molar trophoblast. Observations on hydatidiform mole and chorioadenoma destruens. *Obstet Gynecol.* 1967; 30: 172-187.
705. Brescia RJ, Kurman RJ, Main CS, et al. Immunocytochemical localization of chorionic gonadotropin, placental lactogen, and placental alkaline phosphatase in the diagnosis of complete and partial hydatidiform moles. *Int J Gynecol Pathol.* 1987; 6: 213-229.
706. Fukunaga M, Miyazawa Y, Sugishita M, Ushigome S. Immunohistochemistry of molar and nonmolar placentas with special reference to their differential diagnosis. *Acta Pathol Jpn.* 1993; 43: 683-689.
707. Kommoss F, Schmidt D, Coerdt W, et al. Immunohistochemical expression analysis of inhibin-alpha and -beta subunits in partial and complete moles, trophoblastic tumors, and endometrial decidua. *Int J Gynecol Pathol.* 2001; 20: 380-385.
708. Pelkey TJ, Frierson HF, Mills SE, Stoler MH. Detection of the alpha-subunit of inhibin in trophoblastic neoplasia. *Hum Pathol.* 1999; 30: 26-31.
709. Castrillon DH, Sun D, Weremowicz S, et al. Discrimination of complete hydatidiform mole from its mimics by immunohistochemistry of the paternally imprinted gene product p57KIP2. *Am J Surg Pathol.* 2001; 25: 1225-1230.
710. Crisp H, Burton JL, Stewart R, Wells M. Refining the diagnosis of hydatidiform mole: image ploidy analysis and p57KIP2 immunohistochemistry. *Histopathology.* 2003; 43: 363-373.
711. Fukunaga M. Immunohistochemical characterization of p57KIP2 expression in early hydatidiform moles. *Hum Pathol.* 2003; 33: 1188-1192.
712. Jun S-Y, Ro JY, Kim K-R. P57KIP2 is useful in the classification and differential diagnosis of complete and partial hydatidiform moles. *Histopathology.* 2003; 43: 17-25.
713. Lage JM, Popek EJ. The role of DNA flow cytometry in evaluation of partial and complete hydatidiform moles and hydropic abortions. *Semin Diagn Pathol.* 1993; 10: 267-274.
714. Baasanjav B, Usui H, Kihara M, et al. The risk of post-molar gestational trophoblastic neoplasia is higher in heterozygous than in homozygous complete hydatidiform moles. *Hum Reprod.* 2010; 25: 1183-1191.
715. Rose PG. Hydatidiform mole. Diagnosis and management. *Semin Oncol.* 1995; 22: 149-156.
716. Berkowitz RS, Goldstein DP. Clinical practice. Molar pregnancy. *N Engl J Med.* 2009; 360: 1639-1645.
717. Tyrey L. Human chorionic gonadotropin. Structural, biologic, and immunologic aspects. *Semin Oncol.* 1982; 9: 163-173.
718. Lewis JL Jr. Diagnosis and management of gestational trophoblastic disease. *Cancer.* 1993; 71: 1639-1647.
719. Hancock BW, Tidy JA. Current management of molar pregnancy. *J Reprod Med.* 2002; 47: 347-354.
720. Schorge JO, Goldstein DP, Bernstrein MR, Berkowitz RS. Recent advances in gestational trophoblastic disease. *J Reprod Med.* 2000; 45: 692-700.
721. Kohorn EI. Criteria toward the definition of nonmetastatic gestational trophoblastic disease after hydatidiform mole. *Am J Obstet Gynecol.* 1982; 142: 416-419.
722. Lurain JR, Brewer JI, Torok EE, Halpern B. Natural history of hydatidiform mole after primary evacuation. *Am J Obstet Gynecol.* 1983; 145: 591-595.
723. Chew SH, Periman EJ, Williams R, et al. Morphology and DNA content analysis in the evaluation of first trimester placentas for partial hydatidiform mole(PHM). *Hum Pathol.* 2000; 31: 914-924.
724. Boue J, Boue A. Chromosomal anomalies in early spontaneous abortion. In: Gropp A, Benirschke K, eds. *Current Topics in Pathology. 62. Developmental Biology and Pathology.* Berlin: Springer-Verlag; 1977.
725. Vejerslev LO, Fisher RA, Surti U, Walke N. Hydatidiform mole. Cytogenetically unusual cases and their implications for the present classification. *Am J Obstet Gynecol.* 1987; 157: 180-184.
726. Wolf NG, Lage JM. Genetic analysis of gestational trophoblastic disease. A review. *Semin Oncol.* 1995; 22: 113-120.
727. Genest DR. Partial hydatidiform mole: clinicopathological features, differential diagnosis, ploidy and molecular studies, and gold standards for diagnosis. *Int J Gynecol Pathol.* 2001; 20: 315-322.
728. Berkowitz RS, Goldstein DP, Bernstein MR. Natural history of partial molar pregnancy. *Obstet Gynecol.* 1983; 66: 677-681.
729. Gardner HA, Lage JM. Choriocarcinoma following a partial hydatidiform mole. A case report. *Hum Pathol.* 1992; 23: 468-471.
730. Szulman AE, Surti U. The clinicopathologic profile of the partial hydatidiform mole. *Obstet Gynecol.* 1982; 59: 597-602.
731. Fukunaga M. Early partial hydatidiform mole: prevalence, histopathology, DNA ploidy, and persistence rate. *Virchows Arch.* 2000; 437: 180-184.
732. Jeffers MD, O'Dwyer P, Curran B, et al. Partial hydatidiform mole. A common but underdiagnosed condition. A 3-year retrospective clinicopathological and DNA flow cytometric analysis. *Int J Gynecol Pathol.* 1993; 12: 315-323.
733. Lage JM, Berkowitz RS, Rice LW, et al. Flow cytometric analysis of DNA content in partial hydatidiform moles with persistent gestational trophoblastic tumor. *Obstet Gynecol.* 1991; 77: 111-115.
734. Mostoufi-zadeh M, Berkowitz RS, Driscoll SG. Persistence of partial mole. *Am J Clin Pathol.* 1987; 87: 377-380.
735. Gaber LW, Redline RW, Mostoufi-zadeh M, Driscoll SG. Invasive partial mole. *Am J Clin Pathol.* 1986; 85: 722-724.
736. Goto S, Yamada A, Ishizuka T, Tomoda Y. Development of postmolar trophoblastic disease after partial molar pregnancy. *Gynecol Oncol.* 1993; 48: 165-170.
737. Rice LW, Berkowitz RS, Lage JM, et al. Persistent gestational trophoblastic tumor after partial hydatidiform mole. *Gynecol Oncol.* 1990; 36: 358-362.
738. Cheung AN, Khoo US, Lai CY, et al. Metastatic trophoblastic disease after an initial diagnosis of partial hydatidiform mole: genotyping and chromosome in situ hybridization analysis. *Cancer.* 2004; 100: 1411-1417.
739. Doshi N, Surti U, Szulman AE. Morphologic anomalies in triploid liveborn fetuses. *Hum Pathol.* 1983; 14: 716-723.
740. Szulman AE, Philippe E, Boue JG, Boue A. Human triploidy. Association with partial hydatidiform moles and nonmolar conceptuses. *Hum Pathol.* 1981; 12: 1016-1021.
741. Paradinas FJ, Sebire NJ, Fisher RA, et al. Pseudopartial moles: placental stem vessel hydrops and the association with Beckwith–Wiedemann syndrome and complete moles. *Histopathology.* 2001; 39: 447-454.
742. Koenig C, Demopoulos RI, Vamvakas EC, et al. Flow cytometric DNA ploidy and quantitative histopathology in partial moles. *Int J Gynecol Pathol.* 1993; 12: 235-240.
743. LeGallo RD, Stelow EB, Ramirez NC, Atkins KA. Diagnosis of hydatidiform moles using p57 immunohistochemistry and HER2 fluorescent in situ hybridization. *Am J Clin Pathol.* 2008; 129: 749-755.
744. Vang R, Gupta M, Wu LS, et al. Diagnostic reproducibility of hydatidiform moles: ancillary techniques(p57 immunohistochemistry and molecular genotyping) improve morphologic diagnosis. *Am J Surg Pathol.* 2012; 36: 443-453.
745. Kurman RJ. Pathology of trophoblast. *Monogr Pathol.* 1991; 33: 195-227.
746. Lurain JR, Brewer JI. Invasive mole. *Semin Oncol.* 1982; 9: 174-180.
747. Haines M. Hydatidiform mole and vaginal nodules. *J Obstet Gynaecol Br Emp.* 1955; 62: 6-11.
748. Ring AM. The concept of benign metastasizing hydatidiform moles. *Am J Clin Pathol.* 1972; 58: 111-117.
749. Bagshawe KD, Garnett ES. Radiological changes in the lungs of patients with trophoblastic tumours. *Br J Radiol.* 1963; 36: 673-679.
750. Evans KT, Cockshott WP, de Hendrickse P V. Pulmonary changes in malignant trophoblastic disease. *Br J Radiol.* 1965; 38: 161-171.
751. Greene RR. Chorioadenoma destruens. *Ann N Y Acad Sci.* 1959; 80: 143-148.
752. Wilson RB, Hunter JS Jr, Dockerty MB. Chorioadenoma destruens. *Am J Obstet Gynecol.* 1961; 81: 546-559.
753. Takeuchi S. Nature of invasive mole and its rational management. *Semin Oncol.* 1982; 9: 181-186.
754. Benirschke K, Kaufmann P. *Pathology of the Human Placenta.* New York: Springer; 2000.
755. Berkowitz RS, Goldstein DP, Bernstein MR. Choriocarcinoma following term gestation. *Gynecol Oncol.* 1984; 17: 52-57.
756. Medeiros F, Callahan MJ, Elvin JA, et al. Intraplacental choriocarcinoma arising in a second trimester placenta with partial hydatidiform mole. *Int J Gynecol Pathol.* 2008; 27: 247-251.
757. Olive DL, Lurain JR, Brewer JI. Choriocarcinoma associated with term gestation. *Am J Obstet Gynecol.* 1984; 148: 711-716.
758. Barghorn A, Bannwart F, Stallmach T. Incidental choriocarcinoma confined to a near-term placenta. *Virchows Arch.* 1998; 433: 89-91.
759. Brewer JI, Mazur MT. Gestational choriocarcinoma. Its origin in the placenta during seemingly normal pregnancy. *Am J Surg Pathol.* 1981; 5: 267-277.
760. Lage J, Roberts DJ. Choriocarcinoma in a term placenta. Pathologic diagnosis of tumor in an asymptomatic patient with metastatic disease. *Int J Gynecol Pathol.* 1993; 12: 80-85.
761. Fukunaga M, Nomura K, Ushigome S. Choriocarcinoma in situ of a first trimester: report of two cases indicating an origin of trophoblast of a stem villus. *Virchows Arch.* 1996; 429: 185-188.

762. Dyke PC, Fink LM. Latent choriocarcinoma. *Cancer.* 1967; 20: 150-154.
763. Redline RW, Abdul-Karim FW. Pathology of gestational trophoblastic disease. *Semin Oncol.* 1995; 22: 96-108.
764. Elston CW, Bagshawe KD. The diagnosis of trophoblastic tumours from uterine curettings. *J Clin Pathol.* 1972; 25: 111-118.
765. Lind HM, Haghighi P. Carcinoembryonic antigen staining in choriocarcinoma. *Am J Clin Pathol.* 1986; 86: 538-540.
766. Ishizuka T, Tomoda Y, Kaseki S, et al. Intracranial metastasis of choriocarcinoma. A clinicopathologic study. *Cancer.* 1983; 52: 1896-1903.
767. Mazur MT, Lurain JR, Brewer JI. Fatal gestational choriocarcinoma. Clinicopathologic study of patients treated at a trophoblastic disease center. *Cancer.* 1982; 50: 1833-1846.
768. Soper JT, Mutch DG, Chin N, et al. Renal metastases of gestational trophoblastic disease. A report of eight cases. *Obstet Gynecol.* 1988; 72: 796-798.
769. Heaton GE, Matthews TH, Christopherson WM. Malignant trophoblastic tumors with massive hemorrhage presenting as liver primary. A report of two cases. *Am J Surg Pathol.* 1986; 10: 342-347.
770. Tsukamoto N, Matsumura M, Matsukuma K, et al. Choriocarcinoma in mother and fetus. *Gynecol Oncol.* 1986; 24: 113-119.
771. Ober WB, Edgcomb JH, Price EB Jr. The pathology of choriocarcinoma. *Ann N Y Acad Sci.* 1971; 172: 299-321.
772. Kohorn EI. Theca lutein ovarian cyst may be pathognomonic for trophoblastic neoplasia. *Obstet Gynecol.* 1983; 62: 80S-81S.
773. Ostor A. God's first cancer and man's first cure': milestones in gestational trophoblastic disease. *Anat Pathol.* 1998; 1: 165-178.
774. Brewer JI, Smith RT, Pratt GB. Choriocarcinoma. Absolute 5-year survival rates of 122 patients treated by hysterectomy. *Am J Obstet Gynecol.* 1963; 85: 841-843.
775. Kaseki S. Prognosis and treatment of trophoblastic diseases. *Excerpta Medica (International Congress Series).* 1980; 512: 566-570.
776. Lurain JR, Brewer JI, Torok EE, Halpern B. Gestational trophoblastic disease. Treatment results at the Brewer Trophoblastic Disease Center. *Obstet Gynecol.* 1982; 60: 354-360.
777. Mortakis AE, Braga CA. 'Poor prognosis' metastatic gestational trophoblastic disease. The prognostic significance of the scoring system in predicting chemotherapy failures. *Obstet Gynecol.* 1990; 76: 272-277.
778. Clayton LA, Barnard DE, Weed JC Jr, Hammond CB. The role of surgery in the management of gestational trophoblastic disease. *Semin Oncol.* 1982; 9: 213-220.
779. Lewis J, Ketcham AS, Hertz R. Surgical intervention during chemotherapy of gestational trophoblastic neoplasms. *Cancer.* 1966; 19: 1517-1522.
780. Civantos F, Rywlin AM. Carcinomas with trophoblastic differentiation and secretion of chorionic gonadotrophins. *Cancer.* 1972; 29: 789-798.
781. Reference deleted in proofs.
782. Kurman RJ, Scully RE, Norris HJ. Trophoblastic pseudotumor of the uterus. An exaggerated form of 'syncytial endometritis' simulating a malignant tumor. *Cancer.* 1976; 38: 1214-1226.
783. Scully RE, Young RH. Trophoblastic pseudotumor. A reappraisal. *Am J Surg Pathol.* 1981; 5: 75-76.
784. Young RH, Scully RE. Placental-site trophoblastic tumor. Current status. *Clin Obstet Gynecol.* 1984; 27: 248-258.
785. Silva EG, Tornos C, Lage J, et al. Multiple nodules of intermediate trophoblast following hydatidiform moles. *Int J Gynecol Pathol.* 1993; 12: 324-332.
786. Hui P, Parkash V, Perkins AS, Carcangiu ML. Pathogenesis of placental site trophoblastic tumor may require the presence of a paternally derived X chromosome. *Lab Invest.* 2000; 80: 965-972.
787. Hui P, Wang HL, Chu P, et al. Absence of Y chromosome in human placental site trophoblastic tumor. *Mod Pathol.* 2007; 20: 1055-1060.
788. Duncan DA, Mazur MT. Trophoblastic tumors. Ultrastructural comparison of choriocarcinoma and placental-site trophoblastic tumor. *Hum Pathol.* 1989; 20: 370-381.
789. Kurman RJ. The morphology, biology, and pathology of intermediate trophoblast. A look back to the present. *Hum Pathol.* 1991; 22: 847-855.
790. Motoyama T, Ohta T, Ajioka Y, Watanabe H. Neoplastic and non-neoplastic intermediate trophoblasts. An immunohistochemical and ultrastructural study. *Pathol Int.* 1994; 44: 57-65.
791. Yeh IT, O'Connor DM, Kurman RJ. Intermediate trophoblast. Further immunocytochemical characterization. *Mod Pathol.* 1990; 3: 282-287.
792. Berger G, Verbaere J, Feroldi J. Placental site trophoblastic tumor of the uterus. An ultrastructural and immunohistochemical study. *Ultrastruct Pathol.* 1984; 6: 319-329.
793. Kurman RJ, Young RH, Norris HJ, et al. Immunocytochemical localization of placental lactogen and chorionic gonadotropin in the normal placenta and trophoblastic tumors, with emphasis on intermediate trophoblast and the placental site trophoblastic tumor. *Int J Gynecol Pathol.* 1984; 3: 101-121.
794. Bamberger AM, Sudhal S, Wagener C, Loning T. Expression pattern of the adhesion molecule CEACAM1(C-CAM, CD66a, BGP) in gestational trophoblastic lesions. *Int J Gynecol Pathol.* 2001; 20: 160-165.
795. Rhoton-Vlasak A, Wagner JM, Rutgers JL, et al. Placental site trophoblastic tumor: human placental lactogen and pregnancy-associated major basic protein ad immunohistologic markers. *Hum Pathol.* 1998; 29: 280-288.
796. Singer G, Kurman RJ, McMaster MT, Shih IeM. HLA-G immunoreactivity is specific for intermediate trophoblast in gestational trophoblastic disease and can serve as a useful marker in differential diagnosis. *Am J Surg Pathol.* 2002; 26: 914-920.
797. Fukunaga M, Ushigome S. Metastasizing placental site trophoblastic tumor. An immunohistochemical and flow cytometric study of two cases. *Am J Surg Pathol.* 1993; 17: 1003-1010.
798. Kotylo PK, Michael H, Davis TE, et al. Flow cytometric DNA analysis of placental-site trophoblastic tumors. *Int J Gynecol Pathol.* 1992; 11: 245-252.
799. Xue WC, Guan XY, Ngam HY, et al. Malignant placental site trophoblastic tumor: a cytogenetic study using comparative genomic hybridisation and chromosome in situ hybridisation. *Cancer.* 2002; 94: 2288-2294.
800. Shih IM, Kurman RJ. Ki-67 labeling index in the differential diagnosis of exaggerated placental site, placental site trophoblastic tumor, and choriocarcinoma: a double immunohistochemical staining technique using Ki-67 and MEL-CAM antibodies. *Hum Pathol.* 1998; 29: 27-33.
801. Shih IM, Kurman RJ. p63 expression is useful in the distinction of epithelioid trophoblastic and placental site trophoblastic tumors by profiling trophoblastic subpopulations. *Am J Surg Pathol.* 2004; 28: 1177-1183.
802. Lathrop JC, Lauchlan S, Nayak R, Ambler M. Clinical characteristics of placental site trophoblastic tumor(PSTT). *Gynecol Oncol.* 1988; 31: 32-42.
803. Orrell JM, Sanders DS. A particularly aggressive placental site trophoblastic tumour. *Histopathology.* 1991; 18: 559-561.
804. Eckstein RP, Paradinas FJ, Bagshawe KD. Placental site trophoblastic tumour (trophoblastic pseudotumour). A study of four cases requiring hysterectomy including one fatal case. *Histopathology.* 1982; 6: 211-226.
805. Gloor E, Dialdas J, Hurlimann J, et al. Placental site trophoblastic tumor (trophoblastic pseudotumor) of the uterus with metastases and fetal outcome. Clinical and autopsy observations of a case. *Am J Surg Pathol.* 1983; 7: 483-486.
806. Young RH, Scully RE, McCluskey RT. A distinctive glomerular lesion complicating placental site trophoblastic tumor. Report of two cases. *Hum Pathol.* 1985; 16: 35-42.
807. Mazur MT. Metastatic gestational choriocarcinoma. Unusual pathologic variant following therapy. *Cancer.* 1989; 63: 1370-1377.
808. Coulson LE, Kong CS, Zaloudek C. Epithelioid trophoblastic tumor of the uterus in postmenpausal women: a case report and review of the literature. *Am J Surg Pathol.* 2000; 24: 1558-1562.
809. Fadare O, Parkash V, Carcangiu ML, Hui P. Epithelioid trophoblastic tumor: clinicopathological features with an emphasis on uterine cervical involvement. *Mod Pathol.* 2006; 19: 75-82.
810. Kuo KT, Chen MJ, Lin MC. Epithelioid trophoblastic tumor of the broad ligament: a case report and review of the literature. *Am J Surg Pathol.* 2004; 28: 405-409.
811. Lewin SN, Aghajanian C, Moreira AL, Soslow RA. Extrauterine epithelioid trophoblastic tumors presenting as primary lung carcinomas: morphologic and immunohistochemical features to resolve a diagnostic dilemma. *Am J Surg Pathol.* 2009; 33: 1809-1814.
812. Hamazaki S, Nakamoto S, Okino T, et al. Epithelioid trophoblastic tumor: morphological and immunohistochemical study of three lung lesions. *Hum Pathol.* 1999; 30: 1321-1327.
813. Mao TL, Seidman JD, Kurman RJ, Shih IeM. Cyclin E and p16 immunoreactivity in epithelioid trophoblastic tumor—an aid in differential diagnosis. *Am J Surg Pathol.* 2006; 30: 1105-1110.
814. Shih IM, Kurman RJ. Epithelioid trophoblastic tumor: a neoplasm distinct from choriocarcinoma and placental site trophoblastic tumor simulating carcinoma. *Am J Surg Pathol.* 1998; 22: 1393-1403.
815. Oldt RJ III, Kurman RJ, Shih IM. Molecular genetic analysis of placental site trophoblastic tumors and epithelioid trophoblastic tumors confirms their trophoblastic origin. *Am J Pathol.* 2002; 161: 1033-1037.
816. Shih IM, Kurman RJ. The pathology of intermediate trophoblastic tumors and tumor-like lesions. *Int J Gynecol Pathol.* 2001; 20: 31-47.
817. Huettner PC, Gersell DJ. Placental site nodules. A clinicopathologic study of 38 cases. *Int J Gynecol Pathol.* 1994; 13: 191-198.
818. Shitabata PK, Rutgers JL. The placental site nodule. An immunohistochemical study. *Hum Pathol.* 1994; 25: 1295-1301.
819. Shih IM, Seidman JD, Kurman RJ. Placental site nodule and characterization of distinctive type of intermediate trophoblast. *Hum Pathol.* 1999; 30: 687-694.
820. Tsang WY, Chum NP, Tang SK, et al. Mallory's

bodies in placental site nodule. *Arch Pathol Lab Med.* 1993; 117: 547-550.
821. Campello TR, Fittipaldi H, O'Valle F, et al. Extrauterine(tubal) placental site nodule. *Histopathology.* 1998; 32: 562-565.
822. El Hag IA, Ramesh K, Kollur SM, Salem M. Extrauterine placental site trophoblastic tumour in association with a lithopedion. *Histopathology.* 2002; 41: 446-449.
823. Lee KC, Chan JK. Placental site nodule. *Histopathology.* 1988; 16: 193-195.
824. Young RH, Kurman RJ, Scully RE. Placental site nodules and plaques. A clinicopathologic analysis of 20 cases. *Am J Surg Pathol.* 1990; 14: 1001-1009.
825. Davey DD, Munn R, Smith LW, Cibull ML. Angiotropic lymphoma. Presentation in uterine vessels with cytogenetic studies. *Arch Pathol Lab Med.* 1990; 114: 879-882.
826. Kelly P, McCluggage WG. Idiopathic uterine granulomas: report of a series with morphological similarities to idiopathic ovarian cortical granulomas. *Int J Gynecol Pathol.* 2006; 25: 243-246.
827. Sirgi KE, Swanson PE, Gersell DJ. Extramedullary hematopoiesis in the endometrium. Report of four cases and review of the literature. *Am J Clin Pathol.* 1994; 101: 643-646.
828. Gru AA, Hassan A, Pfeifer JD, Huettner PC. Uterine extramedullary hematopoiesis: what is the clinical significance? *Int J Gynecol Pathol.* 2010; 29: 366-373.
829. McCluggage WG, Young RH. Myxoid change of the myometrium and cervical stroma: description of a hitherto unreported non-neoplastic phenomenon with discussion of myxoid uterine lesions. *Int J Gynecol Pathol.* 2010; 29: 351-357.
830. Nogales FF, Isaac A, Hardisson D, et al. Adenomatoid tumors of the uterus: an analysis of 60 cases. *Int J Gynecol Pathol.* 2002; 21: 34-40.
831. Tiltman AJ. Adenomatoid tumours of the uterus. *Histopathology.* 1980; 4: 437-443.
832. Palacios J, Suarez Manrique A, Ruiz Villaespesa A, et al. Cystic adenomatoid tumor of the uterus. *Int J Gynecol Pathol.* 1991; 10: 296-301.
833. Quigley JC, Hart WR. Adenomatoid tumors of the uterus. *Am J Clin Pathol.* 1981; 76: 627-635.
834. McAlhany SJ, Rabban JT. Expression of D2-40, a marker of mesothelial and lymphatic endothelial differentiation, in adenomatoid tumors: a potential diagnostic pitfall in distinguishing from lymphatic tumors. *Lab Invest.* 2009; 89(suppl 1): 227A.
835. Otis CN. Uterine adenomatoid tumors: immunohistochemical characteristics with emphasis on Ber-EP4 immunoreactivity and distinction from adenocarcinoma. *Int J Gynecol Pathol.* 1996; 15: 146-151.
836. Sangoi AR, McKenney JK, Schwartz EJ, et al. Adenomatoid tumors of the female and male genital tracts: a clinicopathological and immunohistochemical study of 44 cases. *Mod Pathol.* 2009; 22: 1228-1235.
837. Shintaku M, Sasaki M, Honda T. Thrombomodulin immunoreactivity in adenomatoid tumour of the uterus. *Histopathology.* 1997; 28: 375-377.
838. Stephenson TJ, Mill PM. Adenomatoid tumours. An immunohistochemical and ultrastructural appraisal of their histogenesis. *J Pathol.* 1986; 148: 327-335.
839. Suzuki T, Yoshida Y, Kaku T, et al. Adenomatoid tumor of the uterus. Ultrastructural, histochemical, and immunohistochemical analysis. *Arch Pathol Lab Med.* 1985; 109: 1049-1051.
840. Liggins GC. Uterine arteriovenous fistula. *Obstet Gynecol.* 1964; 23: 214-217.
841. Johnson C, Reid-Nicholson M, Deligdisch L, et al. Capillary hemangioma of the endometrium: a case report and review of the literature. *Arch Pathol Lab Med.* 2005; 129: 1326-1329.
842. Thaung C, Shanks J, Eyden B, Fitzmaurice R. Solitary fibrous tumour of the uterus. *Histopathology.* 2006; 49: 199-201.
843. Wakami K, Tateyama H, Kawashima H, et al. Solitary fibrous tumor of the uterus producing high-molecular-weight insulin-like growth factor II and associated with hypoglycemia. *Int J Gynecol Pathol.* 2005; 24: 79-84.
844. Reference deleted in proofs.
845. Reference deleted in proofs.
846. Clement PB. Postoperative spindle-cell nodule of the endometrium. *Arch Pathol Lab Med.* 1988; 112: 566-568.
847. Di Tommaso L, Rahal D, Bresciani G, Roncalli M. Cutaneous melanoma metastatic to uterine adenomyoma: report of a case. *Int J Surg Pathol.* 2005; 13: 223-225.
848. Fadare O, Bonvicino A, Martel M, et al. Pleomorphic rhabdomyosarcoma of the uterine corpus: a clinicopathologic study of 4 cases and a review of the literature. *Int J Gynecol Pathol.* 2010; 29: 122-134.
849. Ferguson SE, Gerald W, Barakat RR, et al. Clinicopathologic features of rhabdomyosarcoma of gynecologic origin in adults. *Am J Surg Pathol.* 2007; 31: 382-389.
850. Ordi J, Stamatakos MD, Tavassoli FA. Pure pleomorphic rhabdomyosarcomas of the uterus. *Int J Gynecol Pathol.* 1998; 16: 369-377.
851. Podczaski E, Sees J, Kaminski P, et al. Rhabdomyosarcoma of the uterus in a postmenopausal patient. *Gynecol Oncol.* 1990; 37: 439-442.
852. den Bakker MA, Hegt VN, Sleddens HB, et al. Malignant mesenchymona of the uterus, arising in a leiomyoma. *Histopathology.* 2002; 40: 65-70.
853. Cardinale L, Mirra M, Galli C, et al. Angiosarcoma of the uterus: report of 2 new cases with deviant clinicopathologic features and review of the literature. *Ann Diagn Pathol.* 2008; 12: 217-221.
854. Milne DS, Hinshaw K, Malcolm AJ, Hilton P. Primary angiosarcoma of the uterus. A case report. *Histopathology.* 1994; 16: 203-205.
855. Schammel DP, Tavassoli FA. Uterine angiosarcomas: a morphologic and immunohistochemcial study of four cases. *Am J Surg Pathol.* 1998; 22: 246-250.
856. Chou S-T, Fortune D, Beischer NA, et al. Primary malignant fibrous histiocytoma of the uterus—ultrastructural and immunocytochemical studies of two cases. *Pathology.* 1985; 17: 36-40.
857. De Young B, Bitterman P, Lack EE. Primary osteosarcoma of the uterus. Report of a case with immunohistochemical study. *Mod Pathol.* 1992; 5: 212-215.
858. Gray GF, Glick AD, Kurtin PJ, Jones HWIII. Alveolar soft part sarcoma of the uterus. *Hum Pathol.* 1986; 17: 297-300.
859. Terada T. Gastrointestinal stromal tumor of the uterus: a case report with genetic analyses of c-kit and PDGFRA genes. *Int J Gynecol Pathol.* 2009; 28: 29-34.
860. Al-Hussaini M, Hirschowitz L, McCluggage WG. Uterine neoplasms composed of rhabdoid cells do not exhibit loss of INI1 immunoreactivity and are not related to childhood malignant rhabdoid tumor. *Int J Gynecol Pathol.* 2008; 27: 236-242.
861. de A Focchi GR, Cuatrecasas M, Prat J. Malignant peripheral nerve sheath tumor of the uterine corpus: a case report. *Int J Gynecol Pathol.* 2007; 26: 437-440.
862. Hendrickson MR, Scheithauer BW. Primitive neuroectodermal tumor of the endometrium. Report of two cases, one with electron microscopic observations. *Int J Gynecol Pathol.* 1986; 5: 249-259.
863. Varghese L, Arnesen M, Boente M. Primitive neuroectodermal tumor of the uterus: a case report and review of literature. *Int J Gynecol Pathol.* 2006; 25: 373-377.
864. Clement PB. Chondrosarcoma of the uterus. Report of a case and review of the literature. *Hum Pathol.* 1978; 9: 726-732.
865. Fraggetta F, Magro G, Vasquez E. Primitive neuroectodermal tumor of the uterus with focal cartilaginous differentiation. *Histopathology.* 1997; 30: 483-485.
866. Morrel B, Mulder AF, Chadha S, et al. Angiosarcoma of the uterus following radiotherapy for squamous cell carcinoma of the cervix. *Eur J Obstet Gynecol Reprod Biol.* 1993; 49: 193-197.
867. Tallini G, Price FV, Carcangiu ML. Epithelioid angiosarcoma arising in uterine leiomyomas. *Am J Clin Pathol.* 1993; 100: 514-518.
868. Euscher ED, Deavers MT, Lopez-Terrada D, et al. Uterine tumors with neuroectodermal differentiation: a series of 17 cases and review of the literature. *Am J Surg Pathol.* 2008; 32: 219-228.
869. Rittenbach J, Cao JD, Weiss LM, et al. Primary diffuse large B-cell lymphoma of the uterus presenting solely as an endometrial polyp. *Int J Gynecol Pathol.* 2005; 24: 347-351.
870. Ferry JA, Young RH. Malignant lymphoma of the genitourinary tract. *Curr Diagn Pathol.* 1997; 4: 145-169.
871. Harris NL, Scully RE. Malignant lymphoma and granulocytic sarcoma of the uterus and vagina. *Cancer.* 1984; 53: 2530-2545.
872. Lagoo AS, Robboy SJ. Lymphoma of the female genital tract: current status. *Int J Gynecol Pathol.* 2006; 25: 1-21.
873. Vang R, Medeiros LJ, Ha CS, Deavers S. Non-Hodgkin's lymphoma involving the uterus: a clinicopathologic analysis of 26 cases. *Mod Pathol.* 2000; 13: 19-28.
874. Aozasa K, Saeki K, Ohsawa M, et al. Malignant lymphoma of the uterus. Report of seven cases with immunohistochemical study. *Cancer.* 1993; 72: 1959-1964.
875. Kosari F, Daneshbod Y, Parwaresch R, et al. Lymphomas of the female genital tract: a study of 186 cases and review of the literature. *Am J Surg Pathol.* 2005; 29: 1512-1520.
876. Heeren JH, Croonen AM, Pijnenborg JM. Primary extranodal marginal zone B-cell lymphoma of the female genital tract: a case report and literature review. *Int J Gynecol Pathol.* 2008; 27: 243-246.
877. van de Rijn M, Kamel OW, Chang PP, et al. Primary low-grade endometrial B-cell lymphoma. *Am J Surg Pathol.* 1997; 21: 187-194.
878. Masunaga A, Abe M, Tsuji E, et al. Primary uterine T-cell lymphoma. *Int J Gynecol Pathol.* 1998; 17: 376-379.
879. Hung LHY, Kurtz DM. Hodgkin's disease of the endometrium. *Arch Pathol Lab Med.* 1985; 109: 952-953.
880. Daya D, Lukka H, Clement PB. Primitive neuroectodermal tumors of the uterus. A report of four cases. *Hum Pathol.* 1992; 23: 1120-1129.
881. Sur M, Ross C, Moens F, Daya D. Intravascular large B-cell lymphoma of the uterus: a diagnostic challenge. *Int J Gynecol Pathol.* 2005; 24: 201-203.
882. Geyer JT, Ferry JA, Harris NL, et al. Florid reactive lymphoid hyperplasia of the lower female genital tract(lymphoma-like lesion): a benign condition that frequently harbors clonal immunoglobulin heavy chain gene rearrangements. *Am J Surg Pathol.* 2010; 34: 161-168.

883. Young RH, Harris NL, Scully RE. Lymphoma-like lesions of the lower female genital tract. A report of 16 cases. *Int J Gynecol Pathol.* 1985; 4: 289-299.
884. Ferry JA, Young RH. Malignant lymphoma, pseudolymphoma, and hematopoietic disorders of the female genital tract. *Pathol Annu.* 1991; 26: 227-263.
885. Garcia MG, Deavers MT, Knoblock RJ, et al. Myeloid sarcoma involving the gynecologic tract: a report of 11 cases and review of the literature. *Am J Clin Pathol.* 2006; 125: 783-790.
886. Oliva E, Ferry JA, Young RH, et al. Granulocytic sarcoma of the female genital tract: a clinicopathologic study of 11 cases. *Am J Surg Pathol.* 1997; 21: 1156-1165.
887. Smith NL, Baird DB, Strausbauch PH. Endometrial involvement by multiple myeloma. *Int J Gynecol Pathol.* 1997; 16: 173-175.
888. Arhelger RB, Bocian JJ. Brenner tumor of the uterus. *Cancer.* 1976; 38: 1741-1743.
889. Angeles-Angeles A, Gutierrez-Villalobos LG, Lome-Maldonado C, Jimenez-Moreno A. Polypoid brenner tumor of the uterus. *Int J Gynecol Pathol.* 2002; 21: 86-87.
890. García-Galvis OF, Stolnicu S, Muñoz E, et al. Adult extrarenal Wilms tumor of the uterus with teratoid features. *Hum Pathol.* 2009; 40: 418-424.
891. Muc RS, Grayson W, Grobbelaar JJ. Adult extrarenal Wilms tumor occurring in the uterus. *Arch Pathol Lab Med.* 2001; 125: 1081-1083.
892. Young RH, Kleinman GM, Scully RE. Glioma of the uterus. *Am J Surg Pathol.* 1981; 5: 695-699.
893. Chetty R, Clark SP, Bhathal PS. Carcinoid tumor of the uterine corpus. *Virchows Arch A Pathol Anat Histopathol.* 1993; 422: 93-95.
894. Young TW, Thrasher TV. Nonchromaffin paraganglioma of the uterus. *Arch Pathol Lab Med.* 1982; 106: 608-609.
895. Tavassoli FA. Melanotic paraganglioma of the uterus. *Cancer.* 1986; 58: 942-948.
896. Joseph MG, Fellows FG, Hearn SA. Primary endodermal sinus tumor of the endometrium. A clinicopathologic, immunocytochemical, and ultrastructural study. *Cancer.* 1990; 65: 297-302.
897. Kumar NB, Hart WR. Metastases to the uterine corpus from extragenital cancers. *Cancer.* 1982; 50: 2163-2169.
898. Mazur MT, Hsueh S, Gersell DJ. Metastases to the female genital tract. *Cancer.* 1984; 53: 1978-1984.
899. Stemmermann GN. Extrapelvic carcinoma metastatic to the uterus. *Am J Obstet Gynecol.* 1961; 82: 1261-1266.
900. Taxy JB, Trujillo YP. Breast cancer metastatic to the uterus. Clinical manifestations of a rare event. *Arch Pathol Lab Med.* 1994; 118: 819-821.
901. Jordan CD, Andrews SJ, Memoli VA. Well-differentiated pulmonary neuroendocrine carcinoma metastatic to the endometrium: a case report. *Mod Pathol.* 1997; 9: 1066-1070.
902. Moore WF, Bentley RC, Kim KR, et al. Goblet-cell mucinous epithelium lining the endometrium and endocervix: evidence of a metastasis from an appendiceal primary tumor through the use of cytokeratin-7 and -20 immunostains. *Int J Gynecol Pathol.* 1998; 17: 363-367.
903. Houghton JP, Ioffe OB, Silverberg SG, et al. Metastatic breast lobular carcinoma involving tamoxifen-associated endometrial polyps: report of two cases and review of tamoxifen-associated polypoid uterine lesions. *Mod Pathol.* 2003; 16: 395-398.
904. Donner LR. Uterine carcinosarcoma with complete sarcomatous overgrowth mimicking pure embryonal rhabdomyosarcoma. *Int J Gynecol Pathol.* 2002; 22: 89-91.

34 输卵管

Blake Gilks 著 李蔚范 赵 彦 回允中 译

章目录

正常解剖结构

输卵管是中空的管状结构，长为 11 ~ 12 cm，走行于整个阔韧带的顶端，并从子宫角延伸到卵巢外侧。输卵管分为四个部分：壁内（intramural）（子宫肌壁内）、**峡部（isthmus）**（2 ~ 3 cm，壁厚）、**壶腹部（ampulla）**（薄壁的扩张区域）和**漏斗部（infundibulum）**（喇叭形的输卵管伞口开口于腹腔）。后一种结构称为**卵巢伞（ovarian fimbria）**，使输卵管贴附在卵巢上。

输卵管的内衬黏膜排列成纵行的分支皱襞［称为**皱襞（plicae）**］，与伞端融合。显微镜下，输卵管的黏膜特征与输卵管所见有良好的相关性 [1]；输卵管上皮由三种独特类型的细胞组成：**分泌细胞（secretory cell）**、**纤毛细胞（ciliated cell）**和**插入（钉）细胞［intercalated (peg) cell］**[2]。输卵管上皮分泌淀粉酶，免疫组织化学染色可以显示其存在 [3]。输卵管上皮仅在极特别的情况下可见内分泌细胞。在正常情况下，输卵管上皮的增生活性低，其在月经周期中的增生期 / 滤泡期比分泌期 / 黄体期增生明显 [4]。在月经期和产后几天之内，输卵管的黏膜可能有中性粒细胞浸润，这是对血液和坏死碎屑的反应［**"生理性输卵管炎（physiological salpingitis）"**］；其细菌培养呈阴性，不要与细菌性或其他感染性输卵管炎混淆 [5-6]。

输卵管的肌壁［**输卵管肌层（myosalpinx）**］由内环层和外纵层组成；接近子宫输卵管交界的峡部还具有内纵层。

输卵管的淋巴管位于输卵管系膜内的管壁，在此它们与来自卵巢和子宫的输出淋巴管汇合，流入卵巢淋巴管，终止于主动脉淋巴结。输卵管的其他淋巴管进入阔韧带，引流到髂间淋巴结；来自输卵管壶腹的一支淋巴管引流到阔韧带，终止于臀上淋巴结。

阔韧带（broad ligament）是腹膜皱襞，从两侧支撑子宫，再从子宫延伸到盆壁。它是由卵巢系膜、子宫系膜和输卵管系膜组成的。阔韧带和邻近的区域含有许多与 müller 和 wolff 系统有关的管状结构，有可能形成大体上可见的囊肿 [7]。其中大多数囊肿内衬 müller 型上皮，根据其特殊的部位和可能的组织发生，分别被称为**卵巢旁囊肿（parovarian cyst）**、**输卵管旁囊肿（paratubal cyst）**［**Morgagni 水泡（hydatid of Morgagni）**］、浆膜下 müller 囊 肿（subserosal müllerian cyst）、**Kobelt 囊 肿（Kobelt cyst）**［**泡状附件（appendix vesiculosa）**］、**卵巢旁体囊肿（paroöphoron cyst）**、**卵巢冠囊肿（epoöphoron cyst）**和**卵巢网囊肿（rete ovarian cyst）**[8]。Walthard 细胞巢也可以是囊性的，具有不同的（可能是间皮）的性质。

圆韧带（round ligament）是附着于两侧子宫上缘的纤维性条索，它越过髂外血管和腹股沟环深部穿出腹腔，从腹股沟管穿出后固定于大阴唇。它的作用是在输卵管前方维持子宫的方位。

炎症

输卵管的**细菌性感染（bacterial infection）**是常见疾病，其发生率在不断增加。卵管细菌性感染在进行有创操作之后（例如刮宫术和置入宫内避孕器 [9]）可能会发生，也可能会伴有子宫内膜炎 [10]，但大多数病例是由于上行性

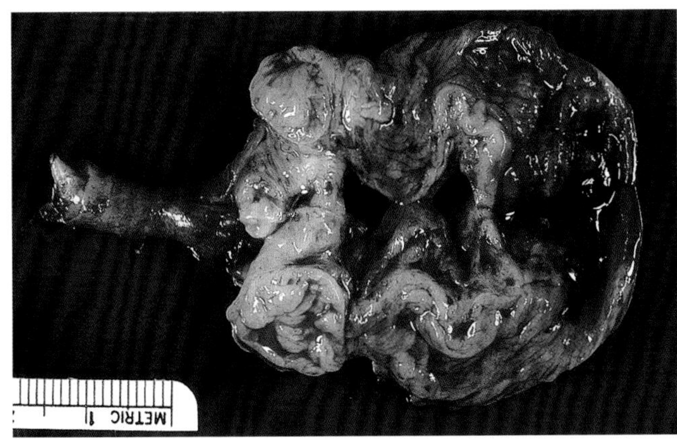

图 34.1 伴有急性改变的慢性输卵管炎的大体观

感染引起的，常常是性传播性疾病（图 34.1）[11]。这种炎症有可能导致输卵管皱襞的融合和开口的闭塞（图 34.2A）。伞端阻塞以及在少数情况下壁内或峡部阻塞，会导致输卵管不孕[12]。显微镜下，输卵管的残留的上皮间隙形成复杂的腺样结构，可能酷似恶性病变（见图 34.2B[13]）。

输卵管管腔常常扩张并充满分泌物或脓液［**输卵管积脓（pyosalpinx）**］（图 34.3）。大量腔内出血可能导致**输卵管积血（hematosalpinx）**，这是一种罕见的病变，需要与较常见的继发于输卵管妊娠破裂的出血鉴别。在慢性炎症病例，输卵管管壁明显纤维化，浆膜粘连突出。炎性渗出常常播散到卵巢，导致**输卵管 - 卵巢脓肿（tubo-ovarian abscess）**，造成盆腔结构解剖关系相互模糊（图 34.4）。脓肿破裂可导致局限性或播散性腹膜炎[14]，对此有人主张，液体集聚 > 3 cm 应进行腹腔镜引流[15]。**输卵管积水（hydrosalpinx）**一般认为是化脓性输卵管炎的终末阶段，其中脓液吸收被渗出的血浆取代[16]。大体上，其表现形似烧瓶（图 34.5）。在罕见的情况下，其仅累及输卵管的子宫壁内部分。其管壁变薄和纤维化，伴有管壁平滑肌萎缩甚或消失。其上皮扁平和局灶缺失。

盆腔炎症性疾病（pelvic inflammatory disease, PID）是用于这个部位炎症性病变的通用术语，其中输卵管是炎症的中心[17-19]。大多数病例是由淋球菌（*Neisseria gonorrhoeae*）和衣原体引起的[20-22]。引起输卵管腹膜感染的其他病原微生物［包括脆弱类杆菌（*Bacteroidis fragilis*）、消化链球菌、消化球菌和其他病原体］也是大多数 PID 的原因。在确诊的输卵管 - 卵巢脓肿中，最常见的致病菌是大肠杆菌。在 Mickal 等[14]进行的一项包含 93 例病例的病例研究中，只有 1 例分离出了淋球菌。然而，这一发现并不能除外淋球菌可能是多重感染的初始感染致病菌，因为输卵管炎很少能分离出淋球菌[23]。

输卵管结核（tuberculosis）是通过血行感染发生的。大多数患者年轻，常见不育[24-25]。在晚期病例，双侧输卵管均已被干酪样结核性肿块取代（图 34.6）。常常有输卵管黏膜高度增生，伴有肉芽肿性炎症，这可能导致其被误诊为癌。大约 80% 的病例伴有子宫内膜同时受累[26]。

输卵管**肉芽肿性炎（granulomatous inflammation）**

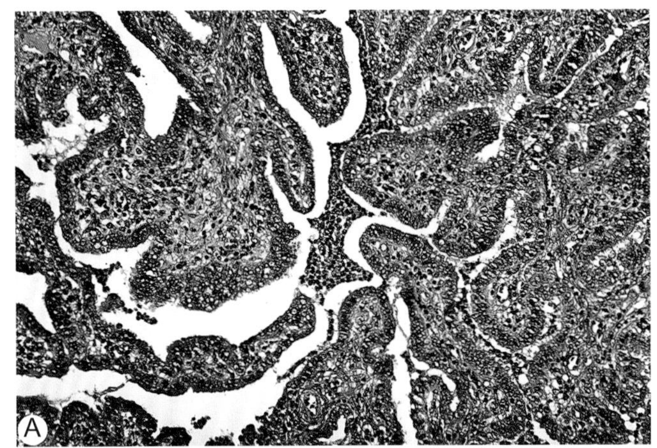

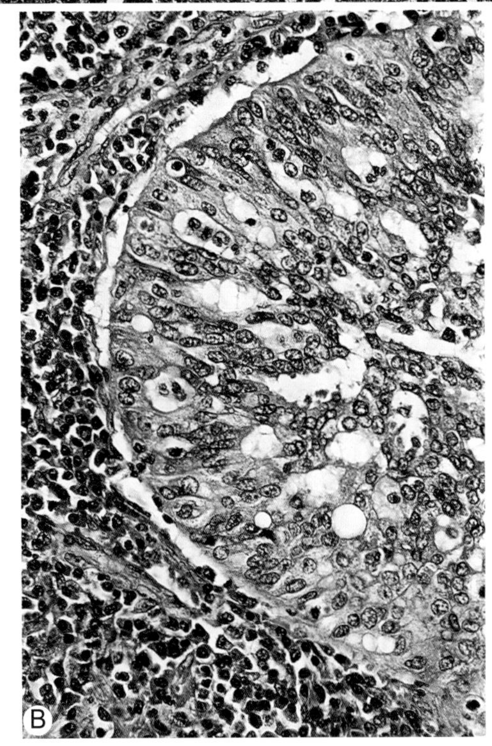

图 34.2 **慢性输卵管炎**。**A**，可见由于重度炎症浸润，绒毛变钝。**B**，可见黏膜明显的继发性反应性增生，可类似于恶性肿瘤

也可能是由血吸虫（*Schistosoma*）、蛲虫（*Oxyuris vermicularis*）、放线菌（*Actinomyces*）、粗球孢子菌（*Coccidioides immitis*）和其他病原体引起的[27]。**结节病（sarcoidosis）**和**克罗恩病（Chron disease）**可能累及输卵管。

诊断或治疗引入的异物（foreign body）可引起奇异的肉芽肿反应（图 34.7）。用于输卵管通气试验引入的碘油（lipiodol）可引起非常明显的反应性增生，类似于肿瘤。用子宫探子推来推去有可能将滑润剂推入输卵管，引起类脂质肉芽肿[28]。

黄色肉芽肿性（假黄瘤性）输卵管炎［xanthogranulomatous (pseudoxanthomatous) salpingitis］的特征是由于泡沫样组织细胞浸润导致输卵管皱襞膨胀（图 34.8）。有些作者会对黄色肉芽肿性和假黄瘤性输卵管炎进行区分，但这种区分很可能是没有根据的[29]。有些病例可能是由子宫内膜异位症引起的，因此，用“输卵管炎”

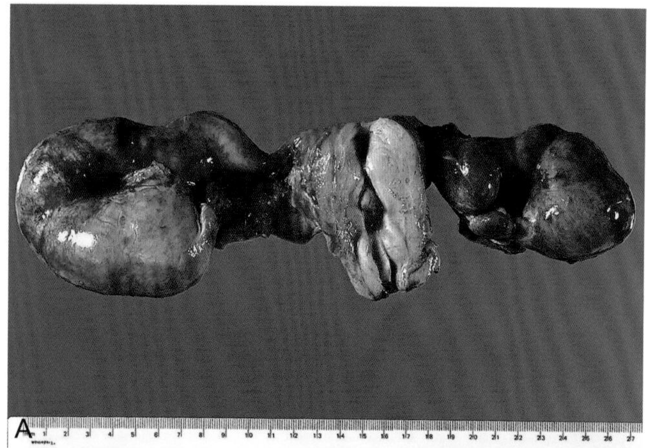

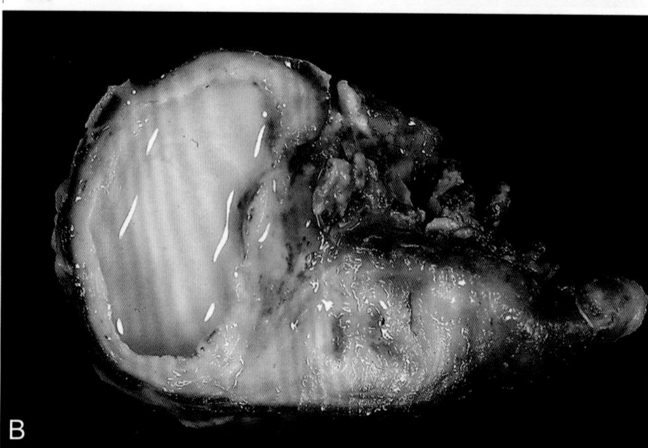

图 34.3 **A** 和 **B**，输卵管积脓的外面和切面观（**A**, Courtesy of Dr RA Cooke, Brisbane, Australia; from Cooke RA, Stewart B. *Colour Atlas of Anatomical Pathology*. Edinburgh: Churchill Livingstone; 2004; **B**, Courtesy of Dr Pedro J Grases Galofrè; from Grases Galofrè PJ. *Patologia ginecològica. Bases para el diagnòstico morfològico*. Barcelona: Masson; 2002）
注：因第三方版权问题，保留原文

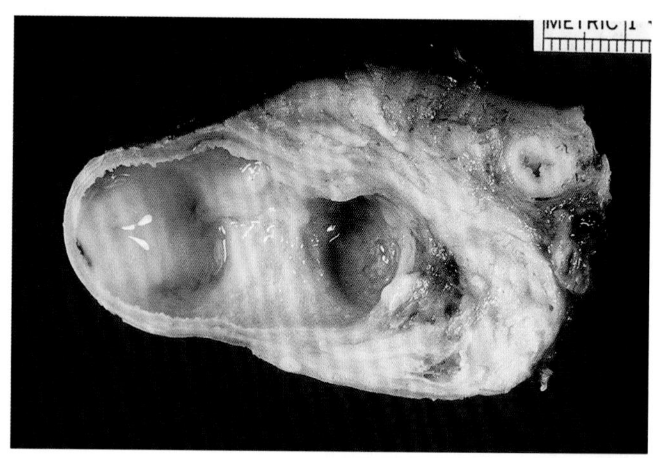

图 34.4 输卵管和卵巢融合形成的输卵管 - 卵巢脓肿

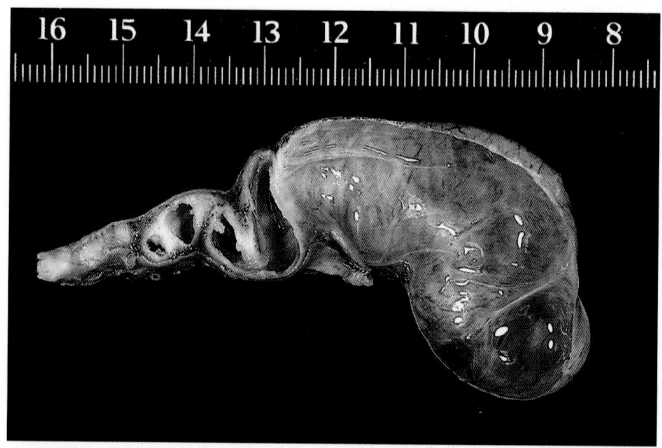

图 34.5 Gross appearance of hydrosalpinx showing the typical retort-type appearance. (Courtesy of Dr Pedro J Grases Galofré; from Grases Galofré PJ. Patología ginecológica. Bases para el diagnóstico morfológico . Barcelona: Masson; 2002)
注：因第三方版权问题，保留原文

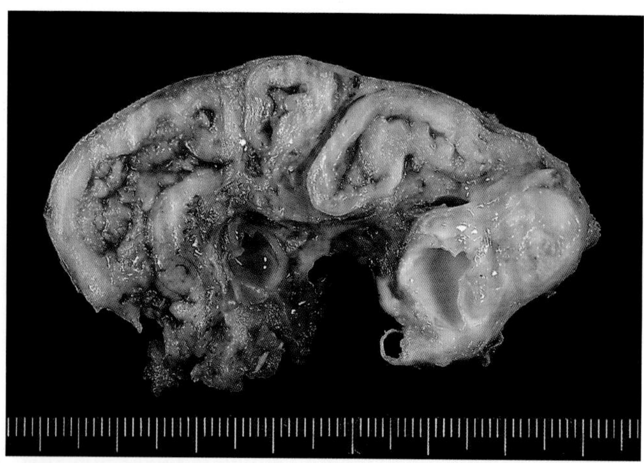

图 34.6 Large caseating nodules in tuberculous salpingitis. (Courtesy of Dr Pedro J Grases Galofré; from Grases Galofré PJ. *Patología ginecológica. Bases para el diagnóstico morfológico* . Barcelona: Masson; 2002)
注：因第三方版权问题，保留原文

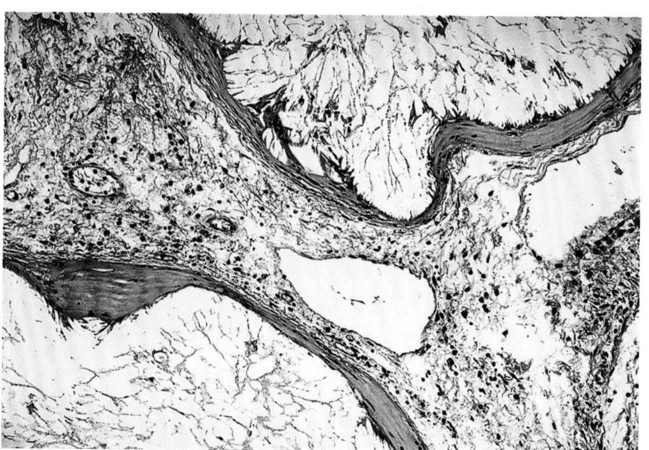

图 34.7 输卵管对注入的对比剂的肉芽肿反应

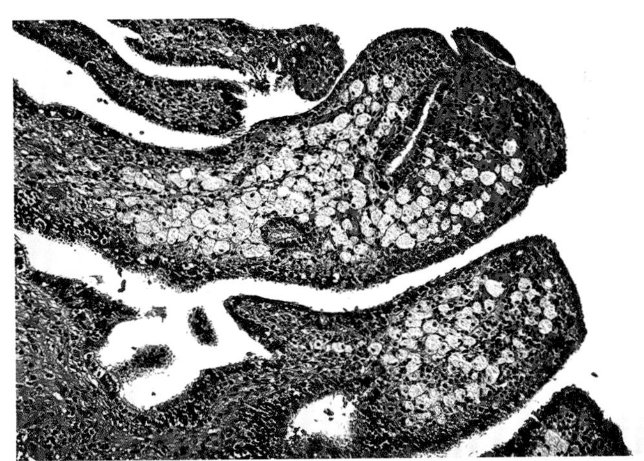

图 34.8 黄色肉芽肿性输卵管炎

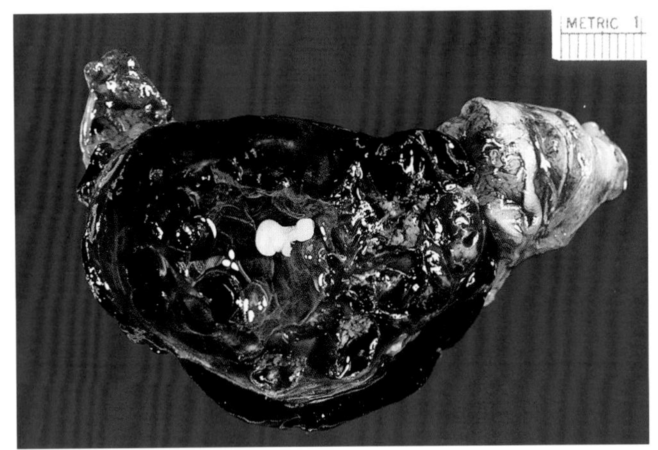

图 34.9 输卵管妊娠破裂，伴有明显的出血（输卵管血肿）。可见血块的中心有小的胚胎

这一术语可能并不准确[30]。另外，有些作者将其称为假黄瘤性输卵管病（pseudoxanthomatous salpingiosis）[31]。

巨细胞动脉炎（giant cell arteritis）偶尔可见于绝经后患者的输卵管、卵巢和子宫，或为孤立性表现（最常见），或作为全身性免疫介导性疾病的一种表现[18,32-33]。

扭转

输卵管和卵巢的**扭转（torsion）**通常继发于炎症或肿瘤，但偶尔发生在从前正常的输卵管。其手术时的表现是出血性梗死。输卵管和卵巢的扭转可发生在成人[34]以及婴儿和儿童[35-36]。在儿童，正常附件扭转同卵巢囊肿或肿瘤扭转，大约占 1/3[37]。如果尽早手术（可以在腹腔镜下进行），复位附件则可能完全康复。如果不进行手术干预，则可能自行恢复，也可能导致坏死和形成钙化性肿块——最后可能与子宫分离。有人提出，这种并发症如果发生在从前正常的附件，则是由于连接卵巢的骨盆漏斗韧带过长，以至输卵管和卵巢好似吊在一个非常细的蒂上而容易发生扭转。

输卵管妊娠

输卵管妊娠（tubal pregnancy）的发生率最近有所增加[38]。输卵管妊娠常常是慢性输卵管炎的后果，慢性输卵管炎可导致输卵管内衬皱襞的炎症性破坏和卵子的滞留[39-40]。先天性输卵管异常、输卵管功能障碍和结节性输卵管峡炎是少数输卵管妊娠的原因[39,41]。不孕的病史与输卵管妊娠风险增加有关[42]。

在输卵管妊娠，妊娠囊完全由输卵管组织组成，没有卵巢或韧带内组织成分。在受精卵种植于输卵管上皮内（通常在壶腹 - 峡部或输卵管中部）之后，绒毛和绒毛外（中间）滋养细胞可能主要在腔内生长[43]或穿入管壁，这与它们在子宫的生长是相同的[39,44]，除非输卵管管壁太薄。当滋养细胞侵入肌层和血管时，常有临床表现。当发生水肿性变化和两级的滋养细胞增生时，不要过诊断为水泡状胎块[45]。种植部位的输卵管动脉可见类似于动脉粥样硬化的改变，与发生在子宫内的正位妊娠相同[46]。输卵管妊娠时，输卵管上皮可能发生透明细胞增生[47]。虽然少数输卵管妊娠可以长到足月[48]，但其结局通常是流产。母体血管会破入妊娠囊，引起输卵管血肿（图 34.9）。在出现大的血肿时，妊娠产物可能难以辨认；应从大量输卵管内血块中寻找妊娠产物。因为滋养细胞浸润破坏输卵管管壁，可能发生输卵管妊娠破裂（通常接近第 2 个月末），可导致严重的腹腔内出血。输卵管妊娠破裂可能导致明显的间皮反应性增生，伴有乳头和砂粒体形成。这些改变应被视为反应性改变，而不应解释为卵巢浆液性肿瘤的转移或种植。输卵管妊娠破裂后坏死的滋养组织可能长时间存留，表现为玻璃样变的绒毛鬼影轮廓[49]。有时，这些残留组织的表现相当于所谓的胎盘部位结节（placental site nodule），如同在子宫体内描述的病变[50-51]。

输卵管妊娠的通常治疗是输卵管切除术或腹腔镜输卵管造口术（去除输卵管内种植而保留输卵管[43,52-53]）。输卵管妊娠的保守腹腔镜手术有可能导致输卵管外滋养细胞种植，伴有术后 β人绒毛膜促性腺激素（β-hCG）血清滴度持续升高[54]。在个别情况下，可见胎儿部分种植在网膜，成为异位妊娠破裂输卵管切除术的一个后遗症[55]。

在胚胎存活（viable）的输卵管妊娠，刮除术显示的是妊娠期子宫内膜，有时伴有 Arias-Stella 反应。当在常规染色切片中滋养细胞成分不明显时，有些作者提出进行 hCG、人胎盘催乳素（hPL）和角蛋白免疫组织化学染色检查，以证实子宫内妊娠；然而，我们在实践中没有常规应用这些染色检查[56-57]。在胚胎或胎儿死亡之后，可能有子宫内膜蜕膜管型排出、上皮再生和月经周期恢复。因此，当有增生期、分泌期或月经期子宫内膜的患者伴有附件肿块时，不能完全除外异位妊娠的可能性。

其他非肿瘤性病变

Walthard 细胞巢（Walthard cell nest）是具有尿路上皮表现的、位于输卵管浆膜的扁平到立方细胞的小的、有光泽的圆形集聚[58]，有时伴有囊性变。Walthard 细胞

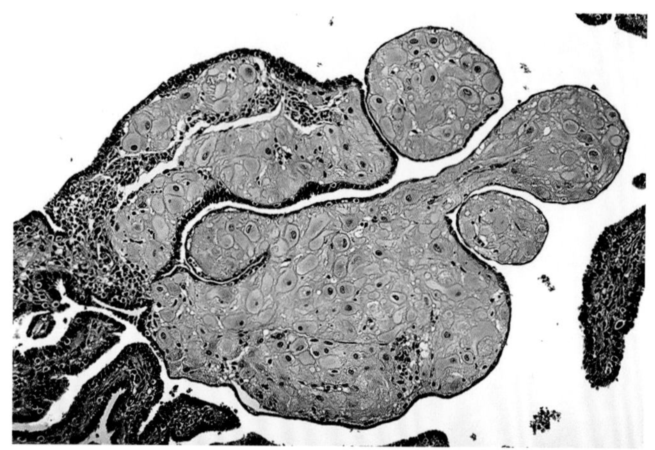

图 34.10　输卵管的异位蜕膜反应。这是妊娠期常见的改变

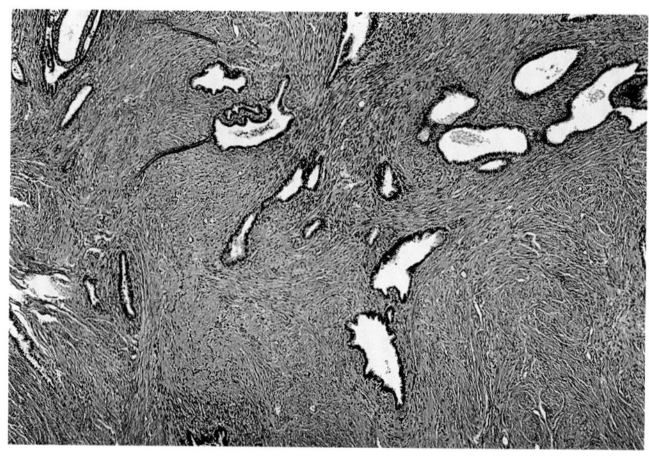

图 34.11　结节性输卵管峡炎的低倍镜下观

巢可能是间皮来源的而非 müller 管或 wolff 管来源的 [58]。不应将它们误认为是卵巢肿瘤的浆膜种植。

输卵管旁囊肿（paratubal cyst）传统上被称为**泡状附件（hydatid of Morgagni）**，常常表现为小圆形囊肿，通过一个蒂附着于输卵管伞端。其壁薄如纸，内容物透明。偶尔，输卵管旁囊肿可达到相当大小并可能发生扭转 [59]。大多数输卵管旁囊肿内衬含有纤毛细胞和分泌细胞的输卵管柱状上皮，有时其呈乳头状结构突入管腔，被覆薄层平滑肌 [60]。输卵管旁囊肿的表现符合 müller 型结构来源。其他输卵管旁囊肿，内衬扁平细胞并被薄的纤维壁围绕，被认为是间皮来源的 [61]。

子宫内膜异位症（endometriosis）常常累及输卵管，表现为位于输卵管管壁或浆膜的结节 [62]。在这种情况下，应该提到的是，异位于输卵管的子宫内膜的最常见表现是输卵管上皮局灶性被子宫内膜取代 [63]；至于输卵管峡部黏膜被子宫内膜上皮和间质取代是否与传统的子宫内膜异位症有关，尚值得怀疑；然而，子宫内膜异位症可能与不孕有关。

有病例报道认为，输卵管子宫内膜异位症的发病机制与输卵管系膜 müller 上皮异位症（müllerianosis）（子宫内膜异位症加输卵管内膜异位症和宫颈内膜异位症）有关 [64]。

输卵管内膜异位症（endosalpingiosis）是一种用于在输卵管解剖范围以外出现异位输卵管上皮的术语 [65]。输卵管内膜异位症通常位于腹膜，但也可位于淋巴结和盆腔其他部位，由内衬输卵管管型细胞（分泌、间插和纤毛细胞）的上皮的小囊性结构组成。这种病变常常伴有卵巢低级别浆液性肿瘤，在下一章中详细讨论。

输卵管黏膜的**蜕膜反应（decidual reaction）**常见于剖宫产时行输卵管结扎的标本，表现为蜕膜细胞小结节状集聚，被覆扁平的、有时是发炎的上皮（图 34.10）。类似的改变在激素治疗后也有描述 [66]。

Arias-Stella 反应（Arias-Stella reaction）可以发生在输卵管上皮。与正位妊娠或输卵管妊娠有关 [67]。

结节性输卵管峡炎（salpingitis isthmica nodosa）通常为双侧性病变，大体上表现为输卵管峡部界限清楚的结节状增大 [65]。显微镜下，可见囊性扩张的腺样结构被增生的肌肉包围（图 34.11）。放射影像学和三维重建研究显示，该囊性结构与输卵管管腔相连。虽然通常认为这是炎症的结果（因此这样命名），但令人信服的证据显示，其发病机制与子宫腺肌症相同 [68]。半数的患者伴有不孕，它还可能导致异位妊娠 [69]。

输卵管绝育手术（tubal sterilization procedure）可能会导致一系列的形态学改变，其中包括输卵管近端管腔扩张、皱襞变细以及伴有假息肉形成和远端皱襞变粗的慢性炎症 [70]。随着绝育后时间的长短，各种表现各异 [71]。

几种**化生性改变（metaplastic change）**可以在输卵管黏膜发生。**移行细胞（尿路上皮）化生［transitional cell (urothelial) metaplasia］**通常位于伞端，在此可能酷似浆液性输卵管上皮内癌（serous tubal intraepithelial carcinoma, STIC）。其不同于 STIC 的特点有：细胞大小和形状一致，核质比例低，缺乏核非典型性，存在核沟，缺乏核分裂象，以及缺乏异常 p53 表达或 Ki-67 染色增加 [72-73]。

偶尔可见**嗜酸细胞化生（eosinophilic metaplasia）**（有时伴有黏液性改变），表现为界限清楚的乳头状病变；最初它们是在产后期立即切除的输卵管标本中发现的（图 34.12）[74-75]。它们的行为是良性的。这种病变曾被称为**化生性乳头状肿瘤（metaplastic papillary tumor）**，形态学上类似于"乳头状输卵管化生"，在后面详细讨论。它们是一种令人关注的病变，但没有临床意义，因此无需进一步治疗。输卵管黏膜**黏液性改变（mucinous change）**也有描述 [76]，它们可能是化生性质的。然而，当它们伴有阑尾和卵巢黏液性肿瘤时，我们怀疑它们是播散到输卵管黏膜继发改变——已遇到 1 例其原发性肿瘤和输卵管黏液性上皮均有 HER2 扩增的病例。在 Peuts-Jeghers 综合征患者也曾发现这种病变，患者有卵巢黏液性肿瘤并同时有输卵管和子宫内膜黏液性上皮 [77]。

乳头状内皮细胞增生（papillary endothelial hyperplasia）可以发生在输卵管血管，类似于血管肉瘤；如同在其他部位，它表现为机化和血栓再通 [78]。

经阴道子宫切除术后发生的**输卵管脱垂（fallopian**

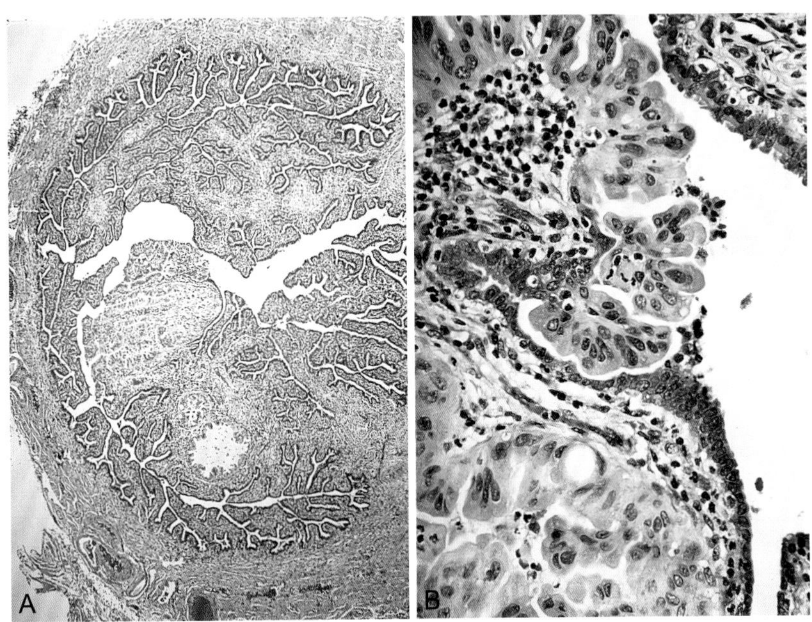

图 34.12 **A 和 B**，所谓的输卵管化生性乳头状肿瘤。这种病变的特征是嗜酸性上皮乳头状增生。这种病变或许与“乳头状输卵管增生”相同

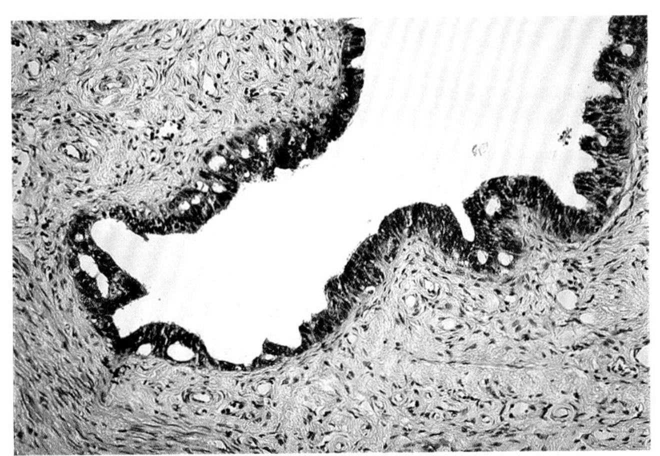

图 34.13 输卵管上皮增生；这是一种常见的偶然发现，没有临床意义，必须与浆液性输卵管上皮内癌（STIC）鉴别

tube prolapse）到阴道顶端，在显微镜下很像复发性子宫内膜腺癌的表现，或如果以间质为主，则类似于侵袭性血管黏液瘤[79]。

增生性上皮病变

增生性上皮病变（proliferative epithelial lesion）可见于输卵管结扎术或输卵管切除术标本显微镜下检查时。它们可能显示一种或多种下述特征：核密集，呈复层，极性消失，有轻度到至多不超过中度的非典型性，偶尔可见核分裂象，嗜酸性化生，以及乳头状结构（图 34.13）[80]。轻度增生性上皮病变非常常见；一项研究显示，在所有检查的输卵管良性病变中，83% 可见增生性上皮病变[81]。

上述某些改变伴有其他病变或状况，例如，输卵管炎，外源性或内源性雌激素刺激；这样明显的反应性增生过去曾与 STIC 混淆，但它们缺乏 STIC 的高级别的核非典型性，而且完全是良性的[81-85]。

乳头状输卵管增生（papillary tubal hyperplasia）这一术语已有报道，用于由良性输卵管上皮细胞形成的圆形乳头簇的乳头状病变，其乳头突入输卵管腔中。它们可能是浆液性交界性肿瘤的输卵管切除术标本中的偶然发现，或与任何卵巢病变无关。Kurman 等提出，它们是浆液性交界性肿瘤和输卵管内膜异位症的前体病变[86]。这样一种关系是高度推测性的，因为没有见到它们与大多数浆液性交界性肿瘤有关。在 1 例出现卵巢浆液性交界性肿瘤和双侧输卵管均出现乳头状输卵管增生的病例发现了 RAS 突变，提示乳头状输卵管增生具有克隆相关性[87]。形态学上，乳头状输卵管增生似乎与化生性乳头状肿瘤相同，Scully 及其同事最初将它们描述为输卵管的一个罕见的偶然的良性所见。现在认为，在比较仔细的输卵管检查中，乳头状输卵管增生较常遇到，但它们依然非常少见，而且其与低级别浆液性肿瘤的关系仍有待于阐明。

癌

传统上，输卵管的原发性癌被认为非常罕见，大约占原发性生殖道恶性肿瘤的 1%[88]。然而，这个数字是基于对有轻度卵巢累及的原发性输卵管癌予以这种诊断的诊断标准的；出现卵巢肿块导致的肿瘤被诊断为原发性卵巢癌[89]。这些标准是基于所谓的肿块优势理论的——这种理论是完全不可信的。例如，与阑尾黏液性肿瘤、胃癌、结直肠癌和宫颈腺癌相关的卵巢累及常常大于原发性肿瘤，而伴随的卵巢肿瘤过去被误认为是独立的原发性卵巢肿瘤——它们现在已被认为是转移性肿瘤。识别原发部位的一个好的方法是在有转移播散和多部位受累之前，确定高级别浆液性癌（high-gade serious carcinoma, HGSC）单灶病变的解剖部位。在最早的散发性和遗传性 HGSC 病例，单一的病变几乎均在输卵

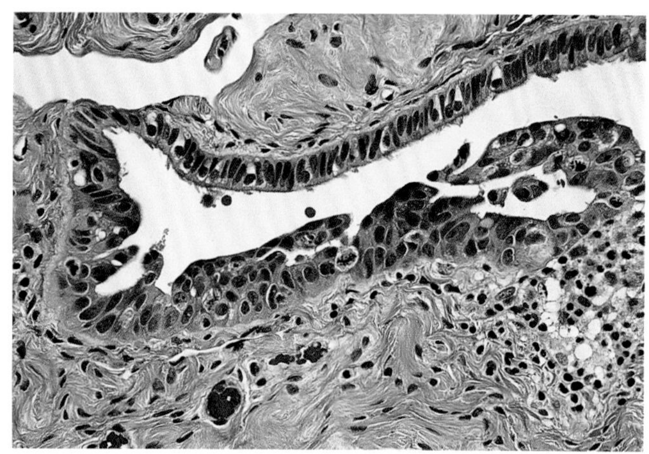

图 34.14 **浆液性输卵管上皮内癌**。注意，良性输卵管上皮细胞突然转变为具有多形性核的细胞。异常 p53 免疫染色和 Ki-67 标记指数高（＞10%）有助于证实这一诊断

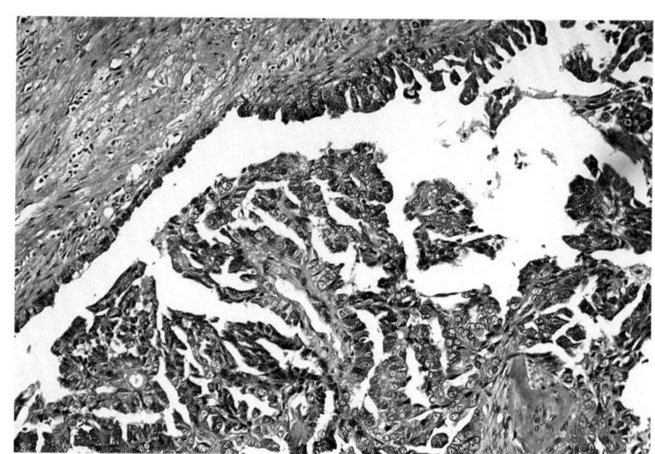

图 34.15 高级别浆液性癌的高倍镜观，显示其复杂的乳头状结构，这是其特征

管[89-90]。确实有一些 HGSC 病例即使仔细检查其输卵管也是正常的，但这只是少数[90]。

浆液性输卵管上皮内癌

高级别浆液性癌（high-grade serious carcinoma, HGSC）的最早的充分的恶性病变是**浆液性输卵管上皮内癌（serious tubal intraepithelial carcinoma, STIC）**。STIC 最常见，但毫无例外均累及输卵管伞端，其特征是：核质比增加，伴有圆形核，细胞极性消失，染色质呈粗块状，有突出的核仁，以及非纤毛细胞（即分泌细胞）出现核分裂活性（图 34.14）。其细胞形态学上与 HGSC 相同；免疫表型也相同，有 WT-1 表达，Ki-67 标记指数高（通常＞50%），以及异常的 p53 染色。自此 STIC 的诊断标准发生了变化，目前其诊断原则已经确立，包括应用 53 和 Ki-67 免疫染色[91-93]；高级别核非典型性，连同异常 p53 染色以及 Ki-67 标记指数＞10% 为可重复的 STIC 诊断标准[93]。遵守这些标准可带来观察者之间的诊断高度一致性。实际上，免疫组织化学检查可以用于单靠形态学不足以明确诊断的病例；在晚期 HGSC 患者，通常不依靠免疫染色即可做出 STIC 的诊断。

不能满足 STIC 所有诊断标准的伴有非典型性的输卵管上皮病变被称为过渡期的输卵管上皮内病变（tubal intraepithelial lesion in transition, TILT）或浆液性输卵管上皮内病变（serious tubal intraepithelial lesion, STIL）[94-97]。这些病变的意义不能确定，在我们看来，这些诊断术语不应当被用于常规实践；其临床意义还需进行进一步的研究去证实，如果存在的话。同样，p53 染色也不应予以报告。在缺乏细胞学非典型性的情况下，p53 染色可以以呈小灶状致密核染色的形式出现，最常见累及连续的分泌细胞，但并不排除在伞端[98]。p53 染色常见于正常输卵管，因此，不应在诊断性外科病理学报告中予以评论。

如果不伴有浸润性或输卵管外疾病，STIC 通常具有良性经过[99-100]。但也有例外报道。如果子宫内膜浆液性癌局限于一个息肉内，如果进行了适当的分期手术，STIC 的预后是良好的，因为明显的非侵袭性 STIC 伴有经体腔播散的疾病和Ⅲ期疾病。因此，只能在已证实没有输卵管外疾病时才能诊断为偶然发现的 STIC。

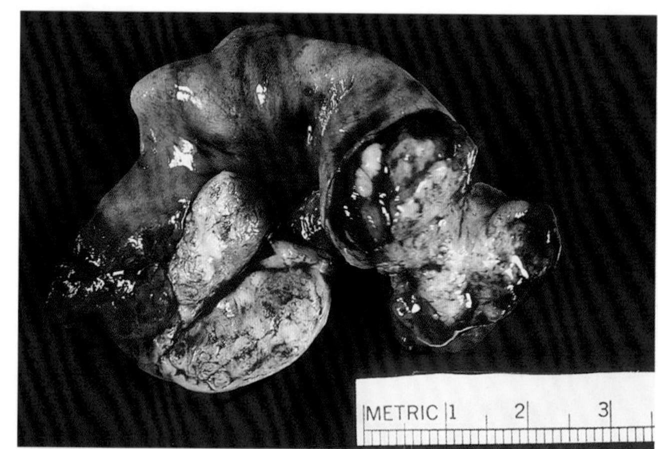

图 34.16 输卵管充满高级别浆液性癌。可见这个少见的发现伴有输卵管伞端阻塞

高级别浆液性癌

不管肿瘤是发生在输卵管、卵巢，还是发生在腹膜，**高级别浆液性癌（high-grade serious carcinoma, HGSC）**的临床和病理学特征是相同的（图 34.15）。我们对大多数 HGSC 起源于何处的理解已经发生了转变[89]，但这对于治疗结果没有显著影响。为了保持传统，我们将在本章后面卵巢癌一节对 HGSC 进行更全面的讨论，虽然有证据表明大多数 HGSC 起源于输卵管[89-90]。虽然大多数 HGSC 患者表现为腹水和附件肿块，但其附件受累的性质可能不同。在伴有明显输卵管受累的患者，与先前输卵管炎共存的病史和（或）形态学证据常见，进入腹腔的肿瘤细胞减少可以解释肿瘤的不寻常分布（图 34.16）。HGSC 的分期相同，不管其起源于输卵管或卵巢。

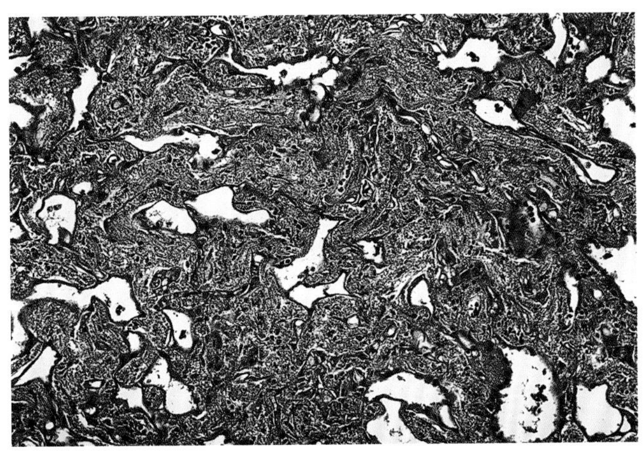

图 34.17 输卵管腺瘤样瘤，伴有平滑肌增生

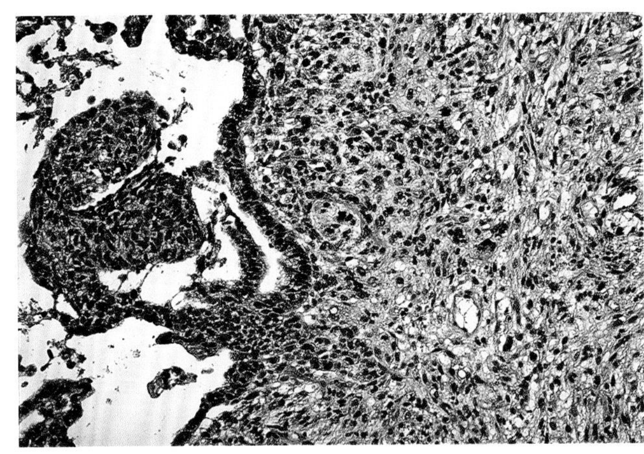

图 34.18 输卵管癌肉瘤（恶性混合性 müller 肿瘤），显示典型的双相性结构

其他癌

虽然 HGSC 常见，但在卵巢发生的所有类型的癌均可以发生在输卵管，包括子宫内膜样癌（第二种最常见的类型，包括梭形细胞癌、嗜酸细胞癌、腺棘癌、腺鳞癌和鳞状细胞癌）、黏液性癌、浆液黏液性癌、透明细胞癌和肝样癌 [11,101-107]。子宫内膜样癌的典型表现为腔内肿块，显微镜下可能类似于 wolff 管来源的肿瘤 [108]。

广泛累及子宫内膜和输卵管的癌应诊断为原发性子宫内膜癌；当仔细检查输卵管时，会发现 20% 的子宫内膜浆液性癌病例有输卵管受累 [109]。子宫内膜浆液性癌 WT1 染色呈弱阳性或阴性，而输卵管 - 卵巢 HDSC 的特征是 WT1 染色呈强阳性。

输卵管交界性上皮性肿瘤（borderline epithelial neoplasm）也有报道。如同卵巢交界性上皮性肿瘤，输卵管交界性上皮性肿瘤可为浆液性、子宫内膜样或黏液性 [110-111]。

其他肿瘤

腺瘤样瘤（adenomatoid tumor）是一种良性肿瘤，通常是小病变，可能见于输卵管管壁内或接近子宫角的浆膜下 [112]。其大体和显微镜下特征与附睾腺瘤样瘤相同（见第 27 章）。其界限不清的似乎是浸润性的边缘可能导致误诊为癌 [113]。出现显著的平滑肌增生可能掩盖其真正的性质（图 34.17）。根据超微结构和免疫组织化学（包括钙网膜蛋白、WT1、CK5/6 和 D2-40[112,114]）染色阳性所见，现在一致认为腺瘤样瘤来自间皮（而不是 wolff、müller 或血管内皮来源），而且它是主要局限于生殖部位的唯一良性的间皮瘤 [115-116]，正如最初 Pierre Masson 提出的假定那样。

输卵管系膜的**乳头状囊腺瘤（papillary cystadenoma）**已见于 von Hipple-Lindau 病患者 [88]。在这些病例已经发现 VHL 基因等位缺失 [117]。

输卵管的**黏液性病变（mucinous lesion）**涵盖了范围广泛的病变，包括黏液性化生（见上文）、黏液性囊腺瘤、“黏液性交界性肿瘤”和黏液腺癌。其中一些病变发生在 Peuts-Jeghers 综合征患者，另外一些伴有女性生殖道其他部位（例如宫颈内膜）的原位癌或浸润性腺癌，还有一些

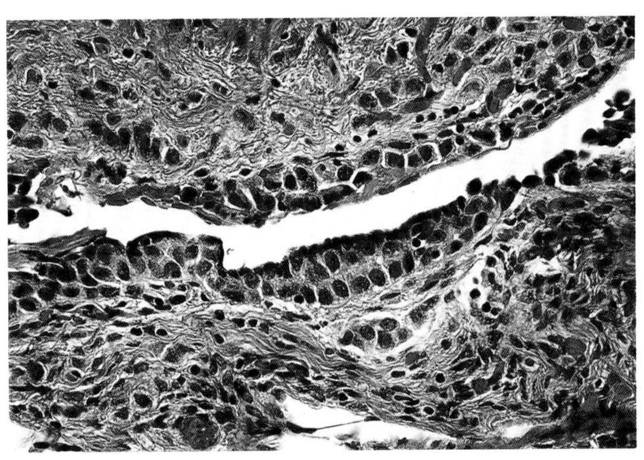

图 34.19 生长在输卵管上皮下的输卵管转移性乳腺小叶癌

与阑尾黏液性肿瘤有关 [118-119]。后一种情况很可能是原发性阑尾肿瘤的输卵管转移或种植。

目前大约已报道了 50 例输卵管**畸胎瘤（teratoma）**，几乎全为囊性和良性畸胎瘤 [120]，其中 1 例含有**类癌瘤（carcinoid tumor）**，另外 1 例完全由成熟的甲状腺组织组成［**输卵管甲状腺肿（struma salpingis）**］[121]。已报道的其他输卵管良性肿瘤均非常罕见，包括**平滑肌瘤（leiomyoma）**、**血管瘤（hemangioma）**、**腺纤维瘤（adenofibroma）**[122-124]、**伴有环状小管的性索肿瘤（sex-cord tumor with annular tubules）**（与子宫内膜异位症有关）[125] 和乳头状瘤 [121]。后者应与较常见的与炎症和雌激素过多有关的乳头状增生鉴别。

除了癌以外，恶性肿瘤包括**癌肉瘤（carcinosarcoma）**［**恶性混合性 müller 肿瘤（malignant mixed müllerian tumor）**］[88,124,126-128]（一些为双侧性的 [129]）（图 34.18）、**平滑肌肉瘤（leiomyosarcoma）**、**妊娠期绒毛膜细胞癌（gestational choriocarcinoma）**[130] 和**滑膜肉瘤（synovial sarcoma）**[131]。前三种肿瘤大体和形态学上类似于对应的子宫肿瘤；鉴别诊断总是应该考虑从子宫蔓延到输卵管的可能性。**恶性淋巴瘤（malignant lymphoma）**累及输卵管是全身性疾病的局部表现。大多数输卵管的转移灶（metastase）来自其他生殖器官（图 34.19）[111]。

阔韧带和圆韧带的肿瘤和肿瘤样疾病

圆韧带和阔韧带（round ligament and broad ligament）是唯一罕见的原发性疾病部位[107,132]。**横纹肌发育异常（striated muscle heteroplasia）**是一种不重要的偶然发现，被认为是原位下方横纹肌母细胞的异常持久存在[133]。

来自müller管或中肾（wolff）管残余的**囊性结构（cystic formation）**可以见于圆韧带或阔韧带。

Wolff管肿瘤（wolffian tumor）[**可能是wolff管起源的女性附件肿瘤（female adnexal tumor of probable wolffian origin）**]是一种独特的病变，最初的描述是发生在阔韧带，后来也有描述发生在卵巢。其最典型的病变可见于阔韧带叶内，或通过一个蒂挂在阔韧带或输卵管上。大体上，它以实性为主。显微镜下，它是由弥漫性、小梁状和管状结构生长的上皮细胞组成的（图34.20）。核分裂活性和包膜浸润可能可以见到，但其预后一般良好[134-135]。Wolff管肿瘤的鉴别诊断包括子宫内膜样癌和性索间质肿瘤。出现在阔韧带是支持wolff管肿瘤的所见。对免疫染色结果的解释必须小心，因为其常常表达性索间质标志物，而且其对中肾分化标志物表达不一致，例如GATA3。

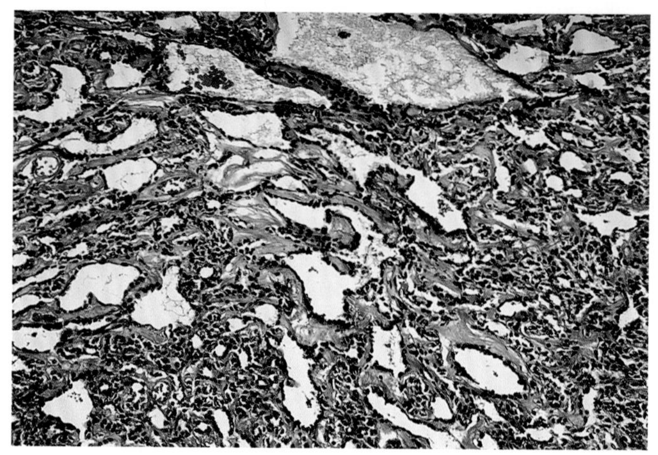

图34.20 阔韧带wolff管肿瘤。其袖套样低倍镜下所见具有特征性

可能见于阔韧带的、既与子宫无关、也与卵巢疾病无关的其他肿瘤和瘤样病变是：子宫内膜异位症（包括与称为子宫样肿块可能相关的病变）[136]、交界性浆液性肿瘤[137]、浆液性癌、子宫内膜样癌、透明细胞癌和黏液癌[138-139]，与von Hipple-Lindau病有关的乳头状囊腺瘤和其他肿瘤[140-141]，室管膜瘤[142]，平滑肌肿瘤，以及其他类型的间叶性肿瘤。这个部位的一些癌被认为是来源于子宫内膜异位症病灶[139]。

参考文献

1. Hershlag A, Seifer DB, Carcangiu ML, et al. Salpingoscopy. Light microscopic and electron microscopic correlations(published erratum appears in Obstet Gynecol 1991 May; 77: 809–810). *Obstet Gynecol.* 1991; 77: 399-405.
2. Hendrickson MR, Atkins KA, Kempson RL. Uterus and fallopian tubes. In: Mills SE, ed. *Histology for Pathologists.* 3rd ed. Philadelphia: Lippincott Williams and Wilkins; 2007: 1011-1062.
3. Bruns DE, Mills SE, Savory J. Amylase in fallopian tube and serous ovarian neoplasms. Immunohistochemical localization. *Arch Pathol Lab Med.* 1982; 106: 17-20.
4. George SH, Milea A, Shaw PA. Proliferation in the normal FTE is a hallmark of the follicular phase, not BRCA mutation status. *Clin Cancer Res.* 2012; 18: 6199-6207.
5. Nassberg S, McKay DG, Hertig AT. Physiologic salpingitis. *Am J Obstet Gynecol.* 1954; 67: 130-137.
6. Rubin A, Czernobilsky B. Tubal ligation. A bacteriologic, histologic and clinical study. *Obstet Gynecol.* 1970; 36: 199-203.
7. Hunt JL, Lynn AA. Histologic features of surgically removed fallopian tubes. *Arch Pathol Lab Med.* 2002; 126: 951-955.
8. Gardner GH, Greene RR, Peckham B. Normal and cystic structures of the broad ligament. *Am J Obstet Gynecol.* 1948; 55: 917-939.
9. Charonis G, Larsson PG. Prolonged use of intrauterine contraceptive device as a risk factor for tubo-ovarian abscess. *Acta Obstet Gynecol Scand.* 2009; 88: 680-684.
10. Seidman JD, Sherman ME, Bell KA, et al. Salpingitis, salpingoliths, and serous tumors of the ovaries: is there a connection? *Int J Gynecol Pathol.* 2002; 21: 101-107.
11. Thor AD, Young RH, Clement PB. Pathology of the fallopian tube, broad ligament, peritoneum, and pelvic soft tissues. *Hum Pathol.* 1991; 22: 856-867.
12. Fortier KJ, Haney AF. The pathologic spectrum of uterotubal junction obstruction. *Obstet Gynecol.* 1985; 65: 93-98.
13. Cheung ANY, Young RH, Scully RE. Pseudocarcinomatous hyperplasia of the fallopian tube associated with salpingitis. A report of 14 cases. *Am J Surg Pathol.* 1994; 18: 1125-1130.
14. Mickal A, Sellmann AH, Beebe JL. Ruptured tuboovarian abscess. *Am J Obstet Gynecol.* 1968; 100: 432-436.
15. Brun JL, Graesslin O, Fauconnier A, et al. Updated French guidelines for diagnosis and management of pelvic inflammatory disease. *Int J Gynaecol Obstet.* 2016; 134: 121-125.
16. David A, Garcia C-S, Czernobilsky B. Human hydrosalpinx. Histologic study and chemical composition of fluid. *Am J Obstet Gynecol.* 1969; 105: 400-411.
17. McCormack WM. Pelvic inflammatory disease. *N Engl J Med.* 1994; 330: 115-119.
18. Onuma K, Chu CT, Dabbs GJ. Asymptomatic giant-cell(temporal) arteritis involving the bilateral adnexa: case report and literature review. *Int J Gynecol Pathol.* 2007; 26: 352-355.
19. Washington AE, Aral SO, Wolner-Hanssen P, et al. Assessing risk for pelvic inflammatory disease and its sequelae. *JAMA.* 1991; 266: 2581-2586.
20. Eschenbach DA, Buchanan TM, Pollock HM, et al. Polymicrobial etiology of acute pelvic inflammatory disease. *N Engl J Med.* 1975; 29: 166-171.
21. Wallace TM, Hart WR. Acute chlamydial salpingitis with ascites and adnexal mass simulating a malignant neoplasm. *Int J Gynecol Pathol.* 1991; 10: 394-401.
22. Winkler B, Reumann W, Mitao M, et al. Immunoperoxidase localization of chlamydial antigens in acute salpingiris. *Am J Obstet Gynecol.* 1985; 152: 275-278.
23. Sweet RL, Draper DL, Hadley WK. Etiology of acute salpingitis. Influence of episode number and duration of symptoms. *Obstet Gynecol.* 1981; 58: 62-68.
24. Francis WAJ. Female genital tuberculosis. A review of 135 cases. *J Obstet Gynaecol Br Commonw.* 1964; 71: 418-428.
25. Henderson DN, Harkins JL, Stitt JF. Pelvic tuberculosis. *Am J Obstet Gynecol.* 1966; 94: 630-633.
26. Nogales-Ortiz F, Tarancón I, Nogales FF Jr. The pathology of female genital tuberculosis. *Obstet Gynecol.* 1979; 53: 422-428.
27. Erthan Y, Zekioglu O, Ozdemir N, Sen S. Unilateral salpingitis due to enterobious vermicularis. *Int J Gynecol Pathol.* 2000; 19: 188-189.
28. Elliott GB, Brody H, Elliott KA. Implications of "lipoid salpingitis". *Fertil Steril.* 1965; 16: 541-548.
29. Kostopoulou E, Daponte A, Kallitsaris A, et al. Xanthogranulomatous salpingitis: report of three cases and comparison with a case of pseudoxanthomatous salpingitis. *Clin Exp Obstet Gynecol.* 2008; 35: 291-294.
30. Furuya M, Murakami T, Sato O, et al. Pseudoxanthomatous salpingitis of the fallopian tube: a report of four cases and a literature review. *Int J Gynecol Pathol.* 2002; 21: 56-59.

31. Seidman JD, Oberer S, Bitterman P, Aisner SC. Pathogenesis of pseudoxanthomatous salpingiosis. *Mod Pathol.* 1993; 6: 53-55.
32. Bell DA, Mondschein M, Scully RE. Giant cell arteritis of the female genital tract. A report of three cases. *Am J Surg Pathol.* 1986; 10: 696-701.
33. Ganesan R, Ferryman SR, Meier L, Rollason TP. Vasculitis of the female genital tract with clinicopathologic correlation: a study of 46 cases with follow-up. *Int J Gynecol Pathol.* 2000; 19: 258-265.
34. Hansen OH. Isolated torsion of the fallopian tube. *Acta Obstet Gynecol Scand.* 1970; 49: 3-6.
35. Grosfeld JL. Torsion of normal ovary in the first two years of life. *Am J Surg.* 1969; 117: 726-727.
36. James DF, Barber HRK, Graber EA. Torsion of normal uterine adnexa in children. Report of three cases. *Obstet Gynecol.* 1970; 35: 226-230.
37. Breech LL, Hillard PJ. Adnexal torsion in pediatric and adolescent girls. *Curr Opin Obstet Gynecol.* 2005; 17: 483-489.
38. Barnhart KT. Ectopic pregnancy. *N Engl J Med.* 2009; 361: 379-387.
39. Green LK, Kott ML. Histopathologic findings in ectopic tubal pregnancy. *Int J Gynecol.* 1989; 8: 255-262.
40. Pauerstein CJ, Croxatto HB, Eddy CA, et al. Anatomy and pathology of tubal pregnancy. *Obstet Gynecol.* 1986; 67: 301-308.
41. Majmudar B, Henderson PH, Semple E. Salpingitis isthmica nodosa. A high-risk for tubal pregnancy. *Obstet Gynecol.* 1983; 62: 73-78.
42. Yang CP, Chow WH, Daling JR, et al. Does prior infertility increase the risk of tubal pregnancy? *Fertil Steril.* 1987; 48: 62-66.
43. Stock RJ. Tubal pregnancy. Associated histopathology. *Obstet Gynecol Clin North Am.* 1991; 18: 73-94.
44. Randall S, Buckley CH, Fox H. Placentation in the fallopian tube. *Int J Gynecol Pathol.* 1987; 6: 132-139.
45. Burton JL, Lidbury EA, Gillespie AM, et al. Overdiagnosis of hydatidiform mole in early tubal ectopic pregnancy. *Histopathology.* 2001; 38: 409-417.
46. Blaustein A, Shenker L. Vascular lesions of the uterine tube in ectopic pregnancy. *Obstet Gynecol.* 1967; 30: 551-555.
47. Tziortziotis DV, Bouros AC, Ziogas VS, Young RH. Clear cell hyperplasia of the fallopian tube epithelium associated with ectopic pregnancy: report of a case. *Int J Gynecol Pathol.* 1997; 16: 79-80.
48. Chokroverty M, Caballes RL, Gear PE. An unruptured tubal pregnancy at term. *Arch Pathol Lab Med.* 1986; 110: 250-251.
49. Jacques SM, Qureshi F, Ramirez NC, Lawrence WD. Retained trophoblastic tissue in fallopian tubes: a consequence of unsuspected ectopic pregnancies. *Int J Gynecol Pathol.* 1998; 16: 219-224.
50. Campello TR, Fittipaldi H, O'Valle F, et al. Extrauterine(tubal) placental site nodule. *Histopathology.* 1998; 32: 562-565.
51. Nayar R, Snell J, Silverberg SG, Lage JM. Placental site nodule occurring in a fallopian tube. *Hum Pathol.* 1997; 27: 1243-1245.
52. Goldrath MH, Platt LD. Treatment of ectopic tubal pregnancies by laparoscopy. *J Am Assoc Gynecol Laparosc.* 2002; 9: 409-413.
53. Mol F, Mol BW, Ankum WM, et al. Current evidence on surgery, systemic methotrexate and expectant management in the treatment of tubal ectopic pregnancy: a systematic review and meta-analysis. *Hum Reprod Update.* 2008; 14: 309-319.
54. Doss BJ, Jacques SM, Qureshi F, et al. Extratubal secondary trophoblastic implants: clinicopathologic correlation and review of the literature. *Hum Pathol.* 1998; 29: 184-187.
55. Deheragoda MG, Baithun S. Omental deposits of fetal parts as a sequal to salpingectomy for ruptured ectopic pregnancy. *Histopathology.* 2006; 49: 426.
56. Angel E, Davis JR, Nagle RB. Immunohistochemical demonstration of placental hormones in the diagnosis of uterine versus ectopic pregnancy. *Am J Clin Pathol.* 1985; 84: 705-709.
57. O'Connor DM, Kurman RJ. Intermediate trophoblast in uterine curettings in the diagnosis of ectopic pregnancy. *Obstet Gynecol.* 1988; 72: 665-670.
58. Teoh TB. The structure and development of Walthard nests. *J Pathol Bacteriol.* 1953; 66: 433-439.
59. Wittich AC. Hydatid of Morgagni with torsion diagnosed during cesarean delivery. A case report. *J Reprod Med.* 2002; 47: 680-682.
60. Bransilver BR, Ferenczy A, Richart RM. Female genital tract remnants. An ultrastructural comparison of hydatid of Morgagni and mesonephric ducts and tubules. *Arch Pathol.* 1973; 96: 255-261.
61. Samaha M, Woodruff JD. Paratubal cysts. Frequency, histogenesis, and associated clinical features. *Obstet Gynecol.* 1985; 65: 691-694.
62. Sheldon RS, Wilson RB, Dockerty MB. Serosal endometriosis of fallopian tubes. *Am J Obstet Gynecol.* 1967; 99: 882-884.
63. Rubin IC, Lisa JR, Trinidad S. Further observations of ectopic endometrium of fallopian tube. *Surg Gynecol Obstet.* 1956; 103: 469-474.
64. Lim S, Kim JY, Park K, et al. Mullerianosis of the mesosalpinx: a case report. *Int J Gynecol Pathol.* 2003; 22: 209-212.
65. Jenkins CS, Williams SR, Schmidt GE. Salpingitis isthmica nodosa: a review of the literature, discussion of clinical significance, and consideration of patient management. *Fertil Steril.* 1993; 60: 599-607.
66. Mills SE, Fechner RE. Stromal and epithelial changes in the fallopian tube following hormonal therapy. *Hum Pathol.* 1980; 11: 583-584.
67. Milchgrub S, Sandstad J. Arias-Stella reaction in fallopian tube epithelium. A light and electron microscopic study with a review of the literature. *Am J Clin Pathol.* 1991; 95: 892-895.
68. Benjamin CL, Beaver DC. Pathogenesis of salpingitis isthmica nodosa. *Am J Clin Pathol.* 1951; 21: 212-222.
69. Majmudar B, Henderson PH, Semple E. Salpingitis isthmica nodosa. A high-risk for tubal pregnancy. *Obstet Gynecol.* 1983; 62: 73-78.
70. Rubin A, Czernobilsky B. Tubal ligation. A bacteriologic, histologic and clinical study. *Obstet Gynecol.* 1970; 36: 199-203.
71. Stock RJ. Histopathologic changes in fallopian tubes subsequent to sterilization procedures. *Int J Gynecol Pathol.* 1983; 2: 13-27.
72. Egan AJM, Russell P. Transitional(urothelial) cell metaplasia of the fallopian tube mucosa: morphological assessment of three cases. *Int J Gynecol Pathol.* 1996; 15: 72-76.
73. Rabban JT, Crawford B, Chen LM, et al. Transitional cell metaplasia of fallopian tube fimbriae: a potential mimic of early tubal carcinoma in risk reduction salpingo-oophorectomies from women with BRCA mutations. *Am J Surg Pathol.* 2009; 33: 111-119.
74. Bartnik J, Powell WS, Moriber-Katz S, Amenta PS. Metaplastic papillary tumor of the fallopian tube. Case report, immunohistochemical features, and review of the literature. *Arch Pathol Lab Med.* 1989; 113: 545-547.
75. Saffos RO, Rhatigan RM, Scully RE. Metaplastic papillary tumor of the fallopian tube – a distinctive lesion of pregnancy. *Am J Clin Pathol.* 1980; 74: 232-236.
76. Wong AK, Seidman JD, Barbuto DA, et al. Mucinous metaplasia of the fallopian tube: a diagnostic pitfall mimicking metastasis. *Int J Gynecol Pathol.* 2011; 30: 36-40.
77. Song SH, Lee JK, Saw HS, et al. Peutz-Jeghers Syndrome with multiple genital tract tumors and breast cancer: a case report with a review of literatures. *J Korean Med Sci.* 2006; 21: 752-757.
78. Safneck JR, Alguacil-Garcia A, Paraskevas M. Papillary endothelial hyperplasia of adnexal vasculature. *Histopathology.* 1996; 28: 157-161.
79. Varnholt H, Otis CN, Nucci MR, Johari VP. Fallopian tube prolapse mimicking aggressive angiomyxoma. *Int J Gynecol Pathol.* 2005; 24: 292-294.
80. Moore SW, Enterline HT. Significance of proliferative epithelial lesions of the uterine tube. *Obstet Gynecol.* 1975; 45: 385-390.
81. Yanai-Inbar I, Siriaunkgul S, Silverberg SG. Mucosal epithelial proliferation of the fallopian tube. A particular association with ovarian serous tumor of low malignant potential? *Int J Gynecol Pathol.* 1995; 14: 107-113.
82. Colgan TJ. Challenges in the early diagnosis and staging of fallopian-tube carcinomas associated with BRCA mutations. *Int J Gynecol Pathol.* 2003; 22: 109-120.
83. Piek JM, van Diest PJ, Zweemer RP, et al. Dysplastic changes in prophylactically removed fallopian tubes of women predisposed to developing ovarian cancer. *J Pathol.* 2001; 195: 451-456.
84. Robey SS, Silva EG. Epithelial hyperplasia of the fallopian tube. Its association with serous borderline tumors of the ovary. *Int J Gynecol Pathol.* 1989; 8: 214-220.
85. Yanai-Inbar I, Silverberg SG. Mucosal epithelial proliferation of the fallopian tube: prevalence, clinical associations, and optimal strategy for histopathologic assessment. *Int J Gynecol Pathol.* 2000; 19: 139-144.
86. Kurman RJ, Vang R, Junge J, et al. Papillary tubal hyperplasia: the putative precursor of ovarian atypical proliferative(borderline) serous tumors, noninvasive implants, and endosalpingiosis. *Am J Surg Pathol.* 2011; 35: 1605-1614.
87. Huang WC, Tsai CC, Wei MC, Kuo KT. Mutation analysis of papillary tubal hyperplasia associated with ovarian atypical proliferative serous tumor and low-grade serous carcinoma. *Am J Obstet Gynecol.* 2013; 209: e6-e8.
88. Gersell DJ, King TC. Papillary cystadenoma of the mesosalpinx in von Hippel–Lindau disease. *Am J Surg Pathol.* 1988; 12: 145-149.
89. Singh N, Gilks CB, Wilkinson N, McCluggage WG. The secondary Mullerian system, field effect, BRCA, and tubal fimbria: our evolving understanding of the origin of tubo-ovarian high-grade serous carcinoma and why assignment of primary site matters. *Pathology.* 2015; 47(5): 423-431.
90. Singh N, Gilks CB, Wilkinson N, McCluggage WG. Assessment of a new system for primary site assignment in high-grade serous carcinoma of the fallopian tube, ovary, and peritoneum. *Histopathology.* 2015; 67(3): 331-337.
91. Carlson JW, Jarboe EA, Kindelberger D, et al. Serous tubal intraepithelial carcinoma: diagnostic reproducibility and its implications. *Int J Gynecol Pathol.* 2010; 29(4): 310-314.
92. Vang R, Visvanathan K, Gross A, et al. Validation

of an algorithm for the diagnosis of serous tubal intraepithelial carcinoma. *Int J Gynecol Pathol.* 2012; 31(3): 243-253.
93. Visvanathan K, Vang R, Shaw P, et al. Diagnosis of serous tubal intraepithelial carcinoma based on morphologic and immunohistochemical features: a reproducibility study. *Am J Surg Pathol.* 2011; 35(12): 1766-1775.
94. Mehra K, Mehrad M, Ning G, et al. STICS, SCOUTs and p53 signatures; a new language for pelvic serous carcinogenesis. *Front Biosci (Elite Ed).* 2011; 3: 625-634.
95. Morrison JC, Blanco LZ Jr, Vang R, Ronnett BM. Incidental serous tubal intraepithelial carcinoma and early invasive serous carcinoma in the non-prophylactic setting: analysis of a case series. *Am J Surg Pathol.* 2015; 39(4): 442-453.
96. Mehrad M, Ning G, Chen EY, et al. A pathologist's road map to benign, precancerous, and malignant intraepithelial proliferations in the fallopian tube. *Adv Anat Pathol.* 2010; 17(5): 293-302.
97. Vang R, Shih IeM, Kurman RJ. Fallopian tube precursors of ovarian low- and high-grade serous neoplasms. *Histopathology.* 2013; 62(1): 44-58.
98. Folkins AK, Jarboe EA, Saleemuddin A, et al. A candidate precursor to pelvic serous cancer (p53 signature) and its prevalence in ovaries and fallopian tubes from women with BRCA mutations. *Gynecol Oncol.* 2008; 109(2): 168-173.
99. Chay WY, McCluggage WG, Lee CH, et al. Outcomes of Incidental Fallopian Tube High-Grade Serous Carcinoma and Serous Tubal Intraepithelial Carcinoma in Women at Low Risk of Hereditary Breast and Ovarian Cancer. *Int J Gynecol Cancer.* 2016; 26(3): 431-436.
100. Wethington SL, Park KJ, Soslow RA, et al. Clinical outcome of isolated serous tubal intraepithelial carcinomas(STIC). *Int J Gynecol Cancer.* 2013; 23(9): 1603-1611.
101. Cheung A, So K, Ngan H, Wong L. Primary squamous cell carcinoma of fallopian tube. *Int J Gynecol Pathol.* 1994; 13: 92-95.
102. De la Torre FJ, Rojo F, Garcia A. Clear cells carcinoma of fallopian tubes associated with tubal endometriosis. Case report and review. *Arch Gynecol Obstet.* 2002; 266: 172-174.
103. Fukunaga M, Fujiwara Y, Naito Z. Hepatoid carcinoma with serous component of the fallopian tube: a case report with immunohistochemical and ultrastructural studies. *Int J Gynecol Pathol.* 2006; 25: 233-237.
104. Gilks CB, Irving J, Kobel M, et al. Incidental nonuterine high-grade serous carcinomas arise in the fallopian tube in most cases: further evidence for the tubal origin of high-grade serous carcinomas. *Am J Surg Pathol.* 2015; 39(3): 357-364.
105. Navani SS, Alvarado-Cabrero I, Young RH, Scully RE. Endometrioid carcinoma of the fallopian tube: a clinicopathologic analysis of 26 cases. *Gynecol Oncol.* 1996; 63: 371-378.
106. Voet RL, Lifshitz S. Primary clear cell adenocarcinoma of the fallopian tube. Light microscopic and ultrastructural findings. *Int J Gynecol Pathol.* 1982; 1: 292-298.
107. Young RH. Neoplasms of the fallopian tube and broad ligament: a selective survey including historical perspective and emphasising recent developments. *Pathology.* 2007; 39: 112-124.
108. Daya D, Young RH, Scully RE. Endometrioid carcinoma of the fallopian tube resembling an adnexal tumor of probable wolffian origin. A report of six cases. *Int J Gynecol Pathol.* 1992; 11: 122-130.
109. Kommoss F, Faruqi A, Gilks CB, et al. Uterine Serous Carcinomas Frequently Metastasize to the Fallopian Tube and Can Mimic Serous Tubal Intraepithelial Carcinoma. *Am J Surg Pathol.* 2017; 41(2): 161-170.
110. Zheng W, Wolf S, Kramer EE, et al. Borderline papillary serous tumor of the fallopian tube. *Am J Surg Pathol.* 1996; 20: 30-35.
111. Mazur MT, Hsueh S, Gersell DJ. Metastases to the female genital tract. Analysis of 325 cases. *Cancer.* 1984; 53: 1978-1984.
112. Sangoi AR, McKenney JK, Schwartz EJ, et al. Adenomatoid tumors of the female and male genital tracts: a clinicopathological and immunohistochemical study of 44 cases. *Mod Pathol.* 2009; 22: 1228-1235.
113. Youngs LA, Taylor HB. Adenomatoid tumors of the uterus and fallopian tube. *Am J Clin Pathol.* 1967; 48: 537-545.
114. Schwartz EJ, Longacre TA. Adenomatoid tumors of the female and male genital tracts express WT1. *Int J Gynecol Pathol.* 2004; 23: 123-128.
115. Mackay B, Bennington JL, Skoglund RW. The adenomatoid tumor. Fine structural evidence for a mesothelial origin. *Cancer.* 1971; 27: 109-115.
116. Salazar H, Kanbour A, Burgess F. Ultrastructure and observations on the histogenesis of mesotheliomas "adenomatoid tumors" of the female genital tract. *Cancer.* 1972; 29: 141-152.
117. Shen T, Zhuang Z, Gersell DJ, Tavassoli FA. Allelic deletion of VHL gene detected in papillary tumors of the broad ligament, epididymis, and retroperitoneum in von Hippel–Lindau disease patients. *Int J Surg Pathol.* 2001; 8: 207-212.
118. Kanbour AL, Burgess F, Salazar H. Intramural adenofibroma of the fallopian tube light and electron microscopy. *Cancer.* 1973; 31: 1433-1439.
119. Seidman JD. Mucinous lesions of the fallopian tube. A report of seven cases. *Am J Surg Pathol.* 1994; 18: 1205-1212.
120. Imachi M, Tsukamoto N, Shigematsu T, et al. Malignant mixed Mullerian tumor of the fallopian tube. Report of two cases and review of literature. *Gynecol Oncol.* 1992; 47: 114-124.
121. Horn T, Jao W, Keh PC. Benign cystic teratoma of the fallopian tube [letter to the Editor]. *Arch Pathol Lab Med.* 1983; 107: 48.
122. Bossuyt V, Medeiros F, Drapkin R, et al. Adenofibroma of the fimbria: a common entity that is indistinguishable from ovarian adenofibroma. *Int J Gynecol Pathol.* 2008; 27: 390-397.
123. Carlson J, Ackerman B, Wheeler J. Malignant mixed mullerian tumor of the fallopian tube. *Cancer.* 1993; 71: 187-192.
124. Li S, Zimmerman RL, LiVolsi VA. Mixed malignant germ cell tumor of the fallopian tube. *Int J Gynecol Pathol.* 1999; 18: 183-185.
125. Hoda SA, Huvos AG. Struma salpingis associated with struma ovarii. *Am J Surg Pathol.* 1993; 17: 1187-1189.
126. Jackson-York GL, Ramzy I. Synchronous papillary mucinous adenocarcinoma of the endocervix and fallopian tubes. *Int J Gynecol Pathol.* 1991; 10: 394-401.
127. Manes JL, Taylor HB. Carcinosarcoma and mixed müllerian tumors of the fallopian tube. Report of four cases. *Cancer.* 1976; 38: 1687-1693.
128. Muntz HG, Rutgers JL, Tarraza HM, Fuller AF Jr. Carcinosarcomas and mixed Mullerian tumors of the fallopian tube. *Gynecol Oncol.* 1989; 34: 109-115.
129. van Dijk CM, Kooijman CD, van Lindert AC. Malignant mixed mullerian tumor of the fallopian tube. *Histopathology.* 1990; 16: 300-302.
130. Riggs JA, Wainer AS, Hahn GA, Farell MD. Extrauterine tubal choriocarcinoma. *Am J Obstet Gynecol.* 1964; 88: 637-641.
131. Mitsuhashi A, Nagai Y, Suzuka K, et al. Primary synovial sarcoma in fallopian tube: case report and literature review. *Int J Gynecol Pathol.* 2007; 26: 34-37.
132. Gardner GH, Greene RR, Peckham B. Tumors of the broad ligament. *Am J Obstet Gynecol.* 1957; 73: 536-555.
133. Honore LH, Manickavel V. Striated muscle heteroplasia in the uterine round ligament. A report of 30 cases. *Arch Pathol Lab Med.* 1991; 115: 223-225.
134. Kariminejad MH, Scully RE. Female adnexal tumor of probable wolffian origin. A distinctive pathologic entity. *Cancer.* 1973; 31: 671-677.
135. Rahilly MA, Williams AR, Krausz T, al Nafussi A. Female adnexal tumour of probable Wolffian origin. A clinicopathological and immunohistochemical study of three cases. *Histopathology.* 1995; 26: 69-74.
136. Ahmed AA, Swan RW, Owen A, et al. Uterus-like mass arising in the broad ligament: a metaplasia or mullerian duct anomaly? *Int J Gynecol Pathol.* 1998; 16: 279-281.
137. Aslani M, Ahn GH, Scully RE. Serous papillary cystadenoma of borderline malignancy of broad ligament. A report of 25 cases. *Int J Gynecol Pathol.* 1988; 7: 131-138.
138. Altaras MM, Jaffe R, Corduba M, et al. Primary paraovarian cystadenocarcinoma. Clinical and management aspects and literature review. *Gynecol Oncol.* 1990; 38: 268-272.
139. Aslani M, Scully RE. Primary carcinoma of the broad ligament. Report of four cases and review of the literature. *Cancer.* 1989; 64: 1540-1545.
140. Korn WT, Schatzki SC, Di Sciullo AJ, Scully RE. Papillary cystadenoma of the broad ligament in von Hippel–Lindau disease. *Am J Obstet Gynecol.* 1990; 163: 596-598.
141. Werness BA, Guccion JG. Tumor of the broad ligament in von Hippel–Lindau disease of probable mullerian origin. *Int J Gynecol Pathol.* 1998; 16: 282-285.
142. Bell DA, Woodruff JM, Scully RE. Ependymoma of the broad ligament. A report of two cases. *Am J Surg Pathol.* 1984; 8: 203-209.

卵巢

35

Blake Gilkks 著　张原媛　张晓波 译　陈定宝　沈丹华 校

章目录

正常解剖结构

卵巢是一对盆腔器官，位于子宫两侧，紧邻盆腔侧壁，在阔韧带后方、直肠前方。卵巢通过卵巢系膜（腹膜双层折叠）连接于阔韧带，通过卵巢固有（或子宫卵巢）韧带连接于子宫角，通过骨盆漏斗（或悬）韧带连接于盆腔侧壁。在育龄期，卵巢的平均大小为 4 cm × 2 cm × 1 cm，重量为 5 ~ 8 g；绝经后，卵巢的体积缩小至原来的一半或更小。

卵巢的淋巴管引流至卵巢门处的淋巴丛主干，经由卵巢系膜汇入腹主动脉旁淋巴结；其他淋巴管汇入髂内、髂外、主动脉间、髂总和腹股沟淋巴结。

卵巢表面被覆单层变异的间皮细胞，称为**卵巢表面上皮细胞（ovarian surface epithelium, OSE）**。这种上皮细胞免疫组织化学染色表达角蛋白、上皮膜抗原（epithelial membrane antigen, EMA）、Ber-EP4、CA125、波形蛋白、ER、PR 和卵泡刺激素（FSH）[1-2]。在卵巢皮质，常见上皮包含性腺体 / 囊肿。有趣的是，虽然 OSE 的 PAX8 表达呈阴性，但上皮包含性囊肿的内衬细胞 PAX8 表达呈阳性 [3]。

卵巢间质（ovarian stroma）分为皮质区和髓质区，但两者之间没有明确的界限。卵巢间质主要由类似于成纤维细胞的梭形间质细胞构成，后者典型地排列成旋涡状或编织结构。间质细胞可含有胞质脂质，周围是致密的网状纤维网。免疫组织化学染色，FOXL2、ER、PR 呈阳性 [1]。有些这种细胞具有肌样（肌成纤维细胞）特征，免疫组织化学染色，SMA 和结蛋白呈阳性 [4-5]。灶状平滑肌增生可能可见，它们最常见于围绝经期或绝经期后妇女 [4]。骨化生也可能发生 [6]。卵巢间质中可见的其他细胞包括黄素化间质细胞（在髓质，呈单个或小巢状分布）、蜕膜细胞、类似于子宫内膜间质细胞的巢状细胞、成熟脂肪细胞和神经内分泌细胞 [1,6-7]。

卵巢卵泡（ovarian follicle）的生命周期包括原始卵泡、成熟卵泡（初级卵泡、次级卵泡、三级卵泡和囊状卵泡）、闭锁卵泡，以及完全成熟的黄体和白体。原始卵泡含有生殖细胞——它们来源于卵黄囊内胚层并迁移到卵巢，在卵巢发育成卵原细胞和卵母细胞 [1]。成熟卵泡由卵母细胞、颗粒层细胞和两层卵泡膜细胞组成。**颗粒细胞（granulosa cell）**缺乏网状纤维包绕，免疫组织化学染色，对波形蛋白、FOXL2、ER 呈阳性，对角蛋白呈不同程度阳性或弱阳性表达 [1]。它们可形成特征性的小菊形团结构，中心可见由多量基底膜组成的明显嗜酸性丝状物，称为 Call-Exner 小体。间质来源的**卵泡膜细胞（theca cell）**形成内层（典型的黄素化）和外层（细胞较丰富，当沿正切方向切开时，可类似于肿瘤性病变）。内层卵泡膜细胞是产生类固醇性腺激素的重要部位，通过免疫组织化学检测可间接证实类固醇激素合成相关的酶[8-9]。

成熟**黄体**（**corpus luteum**）是一个直径为 1.5 ~ 2.5 cm 的黄色圆形结构，呈分叶状，中心可见囊腔。形成黄体的颗粒细胞和卵泡膜细胞呈明显黄素化。黄体分期的形态学标准已经确立[10]。妊娠期黄体的特征是：体积较大，金黄色，中心囊腔明显，可见玻璃样变小滴和钙化[1]。

卵巢门处可见小巢状细胞，类似于睾丸的 Leydig 细胞，称为**卵巢门细胞**（**ovarian hilus cell**）。它们与卵巢大静脉和淋巴管紧密相连，可形成结节样的隆起突向腔内。它们与卵巢门处神经纤维也有密切关系[1,11]。这类细胞可含有 Reinke 结晶、脂质和脂褐素。卵巢门细胞增生可见于服用绒毛膜促性腺激素、妊娠和绒毛膜癌发生时[1]。

卵巢网（**rete ovarii**）相当于睾丸网，位于卵巢门处。卵巢网由裂隙、腺管、囊腔和乳头网络构成，被覆不同高度的上皮，周围由梭形间质细胞成袖套状围绕。上皮细胞免疫组织化学染色表达角蛋白和 CA125[12]。

Walthard 细胞巢（**Walthard cell nest**）呈囊性或实性，位于卵巢系膜、输卵管系膜附近或卵巢门内，内衬移行/尿路上皮细胞（有时分泌黏液），其本质可能是间皮细胞。

以上有关卵巢特征的描述主要是针对育龄期发育成熟的卵巢的。青春期前和绝经后的卵巢有很大的差异，本章对此不做详述。但需要注意的是，新生儿或青春期的卵巢可出现明显的囊性滤泡，这是正常的；绝经后的皱缩卵巢（“脑回状卵巢”）具有厚壁髓质和卵巢门血管（不应误诊为血管瘤）。这些萎缩的卵巢还可含有无临床意义的肉芽肿和玻璃样变的瘢痕[1]。

卵巢的各类细胞成分的免疫组织化学特征将在各种结构相关的肿瘤中进行深入讨论。

性腺发育不全

性腺发育不全（**gonadal dysgenesis**）患者有发育异常的性腺，其性发育处于婴儿期。本章讨论的主要病变与性染色体异常（“性别决定异常”）有关，不同于以下病变，如男性/女性假两性畸形、持续性 müller 管综合征（由于 müller 管抑制性物质系统的缺失导致）和终末器官缺陷[13]（“生殖器发育异常”）[14-15]。

在评估这些畸形时，有时需要对性腺组织进行活检或切除[16-17]。

Klinefelter 综合征（**Klinefelter syndrome**）的特征性核型为 47,XXY，将在第 27 章深入讨论。

性腺发育不全（**gonadal dysgenesis**）的患者要么是“单纯性”（核型为 46, XX 或 46, XY），要么是伴有 **Turner 综合征**（**Turner syndrome**）躯体特征（核型为 45, XO），其性腺均表现为纤维组织条索，类似于卵巢间质（图 35.1）[18-20]。这些患者的性腺肿瘤的发生率似乎并不增高（缺乏 Y 染色体特异性序列）[21]，但在伴有 Turner 综合征的患者中，各种类型的非性腺肿瘤已有报道（如子宫非典型性息肉状腺肌瘤、白血病和各种软组织肿瘤）[22-23]。

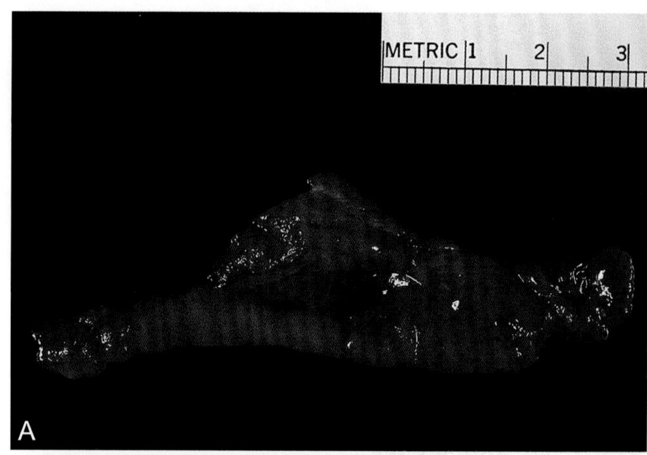

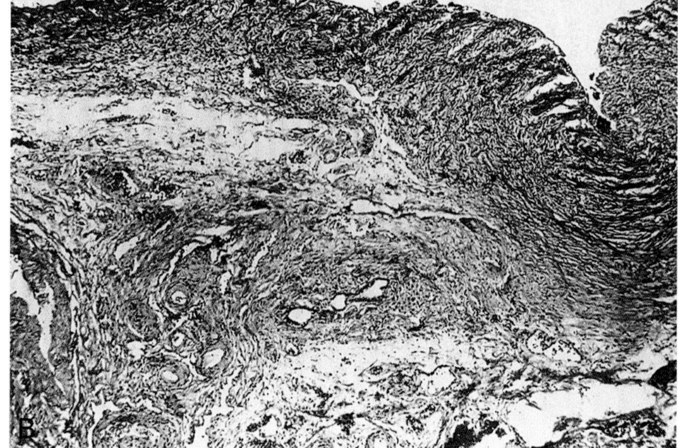

图 35.1 **Turner 综合征的条索状性腺**。**A**，大体表现；**B**，显微镜下表现

几例伴有 Turner 综合征的有子宫内膜腺癌的病例已有报道，其中有些病例曾进行过长期的雌激素治疗[24]。

在**混合性性腺发育不全**（**mixed gonadal dysgenesis**）患者（核型通常为特征性 45, X/46, XY 嵌合体或 46, XY 表型），一侧性腺表现为条索状性腺或条索状睾丸，而另一侧为睾丸（通常呈典型的隐睾），或双侧均为条索状睾丸[25]。该病患者特别容易发生性腺母细胞瘤，对此可通过早期手术切除性腺以预防此并发症发生[26]。这类肿瘤可能会将睾丸成分全部清除，因此可导致性腺发育不全的错误分型。

真两性畸形（**true hermaphrodite**）可含有卵睾，即含有卵巢和不成熟的输精管或为其他卵巢和睾丸的组合（图 35.2）[27-29]。其最常见的核型是 46, XX（60%）、46, XY（12%）和嵌合体（28%）。这些性腺中可发生多个肿瘤[30]。

睾丸女性化（**testicular feminization**）家族综合征是最常见的男性假两性畸形类型。其发生在有正常男性染色体核型但有终末器官缺陷（激素不敏感）的患者。其典型的特征是：存在几种发育良好的女性第二性征。这些患者因无月经或不孕而就诊于妇科医师。医师会发现他们有阴道但无子宫，且伴有双侧隐睾。后者常含有不成熟曲细精管的结节状包块，不应与 Sertoli-Leydig 细胞瘤混淆（图 35.3）[31-32]。此综合征在临床上非常重要，因为

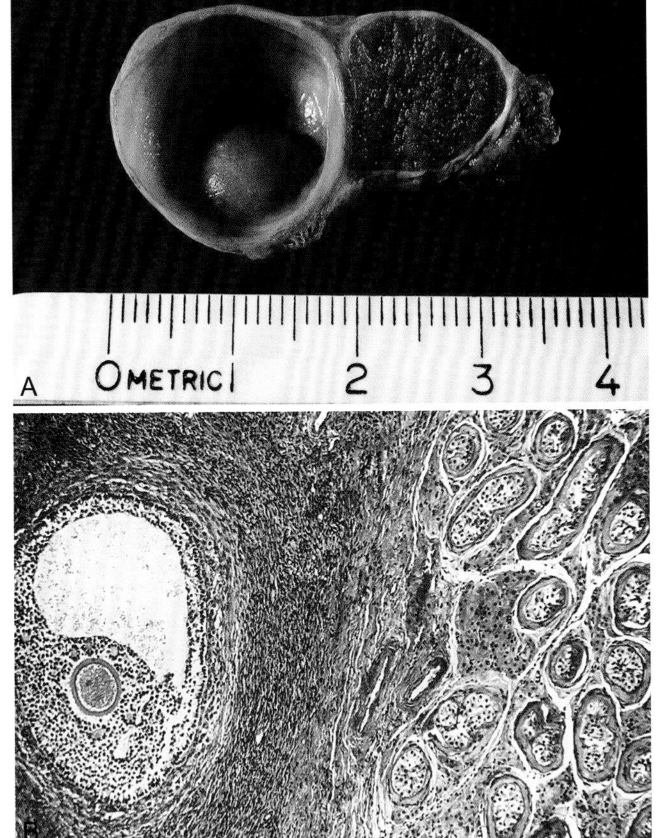

图 35.2 **真两性畸形的卵睾**。**A**，大体表现。睾丸成分表现为实性结节，而卵巢成分表现为大的囊腔。**B**，两种成分的显微镜下表现

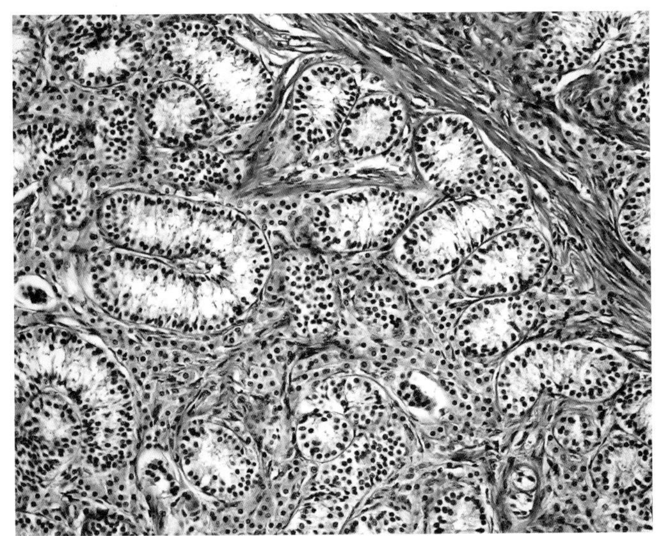

图 35.3 睾丸女性化综合征患者的不成熟曲细精管

约 9% 的该病患者其隐睾处最终会发生恶性肿瘤。有鉴于此，应在青春期后切除这类睾丸并给予雌激素补充治疗。性别发育异常的分类见表 35.1。

囊肿、间质增生和其他非肿瘤性病变

具有外科重要性的卵巢疾病可大致分为：非肿瘤性囊肿、炎症和肿瘤。非肿瘤性囊肿在育龄期妇女中最常见；囊肿可达 6 cm，经超声检查发现后可随访，大多数囊肿会自发消退，这反映了其功能性本质。

包涵囊肿（inclusion cyst）（"皮质的包涵囊肿"）常见于老年妇女，通常体积小且多发，无临床意义。大多数包涵囊肿可能由于表面上皮内陷进而失去与表面上皮的联系所致（图 35.4A）[33]。显微镜下，囊肿衬覆扁平、立方或柱状上皮细胞；常见输卵管化生（图 35.4B）。囊肿腔内或周围间质中可见砂粒体。皮质包涵囊肿定义为：囊肿直径 < 1 cm；如果囊肿较大，称为浆液性囊腺瘤，可见输卵管上皮细胞；如果被覆无特征性扁平或立方上皮，则为良性单纯性囊肿。这种标准并不需要严格遵守。一般情况下，如果临床上囊肿明显，则可诊断为囊腺瘤或良性单纯性囊肿，而偶然发现的小囊肿可认定为包涵囊肿。这种实践反映了该定义的主观性本质——在包涵囊肿和浆液性囊腺瘤之间存在连续性。

滤泡囊肿（follicular cyst）是由发育中的卵泡或闭锁卵泡扩大形成的，直径通常 ≤ 10 cm（图 35.5）。曾建议将直径 < 2.5 cm 的囊性卵泡结构称为正常囊性滤泡，而当其直径 > 2.5 cm 时将其称为滤泡囊肿。滤泡囊肿可发生于从婴儿到绝经期的任何年龄，大部分病例无症状。有时可发生卵巢蒂扭转，导致卵巢出血性梗死。在儿童，可见滤泡囊肿与青春期性早熟相关[34-35]。在育龄期女性，滤泡囊肿可能与子宫内膜增生和子宫出血有关[36]。囊肿液可含有雌激素。

囊肿壁内衬卵泡膜细胞，伴有或不伴有内侧颗粒细胞层（图 35.6）。卵泡膜细胞层常发生黄素化。颗粒细胞层在青春期后可发生黄素化，但在青春期前不发生。**多发性黄素化滤泡囊肿（multiple luteinized follicular cyst）**（卵泡膜黄素化囊肿；高反应性黄素化）常见于水泡状胎块和绒毛膜癌病例，也可见于双胎妊娠；少数情况下，也见于无并发症的单胎妊娠（图 35.7）[37]。**大的孤立性黄素化滤泡囊肿（large solitary luteinized follicular cyst）**是少见病变，见于妊娠期和产后，不伴有内分泌紊乱。这种类型囊肿的平均直径为 25 cm[38]。此病变的黄素化细胞中常见明显的局灶非典型增生[39]。

多囊（硬化性囊性）卵巢［polycystic (sclerocystic) ovary］的特征为多发性滤泡囊肿或囊性滤泡，伴有不同程度的内层卵泡膜细胞黄素化，表层皮质呈致密的纤维化。先前排卵的证据（即黄体或白体）少见或缺乏（图 35.8）[40-41]。多囊卵巢患者可出现为不同的临床表现，包括月经不调、不孕、子宫内膜增生和明显的男性化；这些症状可总称为多囊卵巢综合征（polycystic ovary syndrome, PCOS），以前（有时仍）称为 Stein-Leventhal 综合征。PCOS 的发病机制知之甚少[38,42-43]。PCOS 患者具有"男性化"的垂体和卵巢反应，是由特定的促性腺激素释放激素激动剂那法瑞林（nafarelin）引发，提示卵巢调节 17- 羟化酶和 C-17,20- 裂解酶的活性是异常的[44]。已有报道，PCOS 患者存在 11-β- 羟基类固醇脱氢酶的失调，导致氢化可的松（cortisol）过多氧化为可的松（cortisone）[45]。

表35.1 性别发育异常

综合征	性腺	生殖道	外生殖器	青春期	BARR染色体	染色体	FSH	激素17-KS	雌激素	备注
Klinefelter	睾丸内出现玻璃样变性的硬化性小管和簇状Leydig细胞	男性	男性	阴茎正常，睾丸小；部分雄激素缺乏	“真性”为染色质阳性，少数为2+或3+	至少在有些细胞，所有呈阳性的染色质均含有2X和1Y。阴性的染色质为46, YY	↑↑	正常或↑	正常	影响1∶400的男性新生儿
Turner	条索状性腺伴旋涡状间质	女性	女性	无青春期发育；少数病例呈轻度男性化	50%染色质呈阴性	在有些或所有细胞中，第二性别染色体丢失或异常	↑↑	↓	↓	1∶7 000新生儿；更常见于流产儿；个子矮
真两性畸形	卵巢和睾丸	均有子宫，多数有输卵管，少数有输精管	性别模糊，但80%为男性	80%有女性特征，50%有月经	80%染色质呈阳性	血细胞中仅有60%为46, XX；Y存在于多数其他细胞中	正常	正常	正常	—
混合性性腺发育不全	条索状伴睾丸或肿物	女性；偶尔可见输精管	不定，可为女性（常有阴蒂肥大），也可为生育能力低的男性和正常男性	男性化，有时为完全性；发生肿瘤时，可伴有乳腺发育	染色质呈阴性	几乎均为嵌合体，包括XO系；许多还有Y相关系统	↑	正常	?	—
男性不育假两性畸形	发育不全的睾丸	男性和（或）女性混合	程度不等的男性化	患者极少能生育	染色质呈阴性	有些是XO/XY	↑	正常	?	—
家族性男性假两性畸形，从睾丸女性化到	不成熟的不育睾丸	无子宫，±退化的输卵管	女性，阴道短且为盲端	乳腺发育，但阴毛缺失	染色质呈阴性	46,XY	↑或正常	↑或正常	正常	性染色体连锁隐性遗传或性别限制性常染色体显性遗传
Reifenstein综合征	不育睾丸	男性	男性伴尿道下裂±阴囊裂	在不完全男性化，已证实有雄激素缺乏	染色质呈阴性	46,XY	↑或正常	↑或正常	?	
女性假两性畸形										
1.先天性肾上腺增生	卵巢	女性	不同程度男性化	闭经伴男性化	染色质呈阳性	46,XX	正常	↑↑	正常	常染色体隐性遗传
2.肾上腺缺失	卵巢	女性	不同程度男性化	正常	染色质呈阳性	46,XX	正常	正常	正常	考虑是由于母体受到孕激素和雄激素的影响

↑：增高；↑↑：明显增高；↓：降低

此标题下的摘要非常简短；全文需考虑更多细节、限制和至关重要的异常情况

From Fedeman DD. *Abnormal Sexual Development. A Genetic and Endocrine Approach to Differential Diagnosis*. Philadelphia: WB Saunders; 1967.

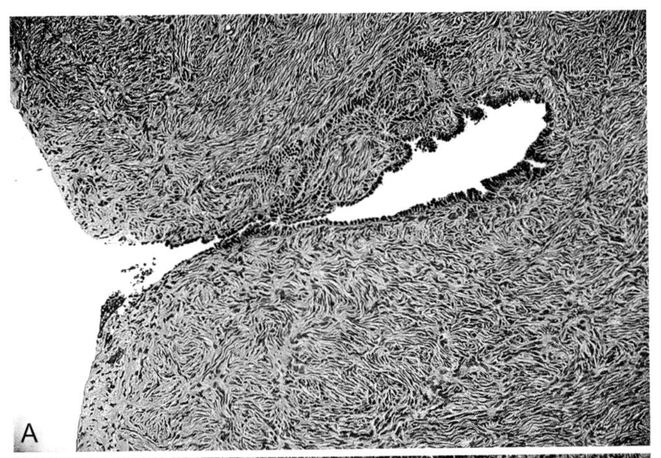

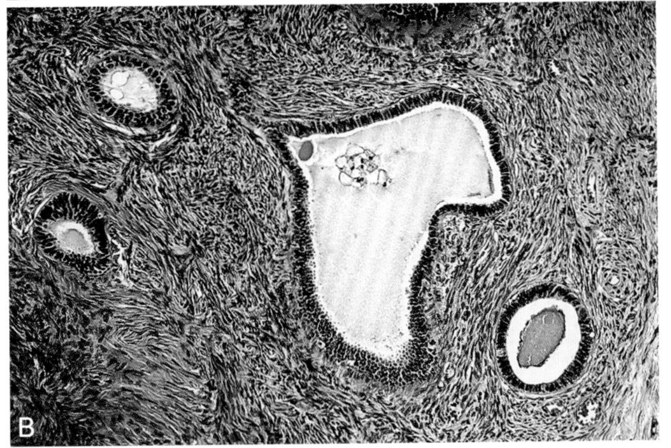

图 35.4 **卵巢包涵囊肿**。**A**，表面上皮内陷形成囊肿。**B**，卵巢皮质内多发性包涵囊肿。内衬上皮与表面上皮相似，但常常较高且明显

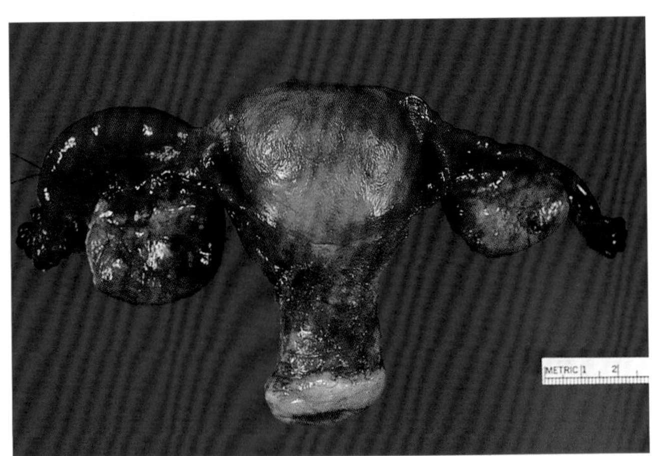

图 35.5 双侧卵巢滤泡囊肿的大体表现

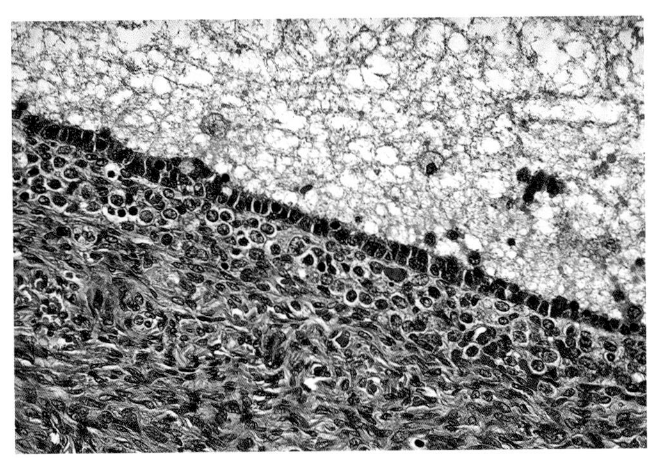

图 35.6 **滤泡囊肿的显微镜下表现**。单层颗粒细胞邻近厚的卵泡膜层

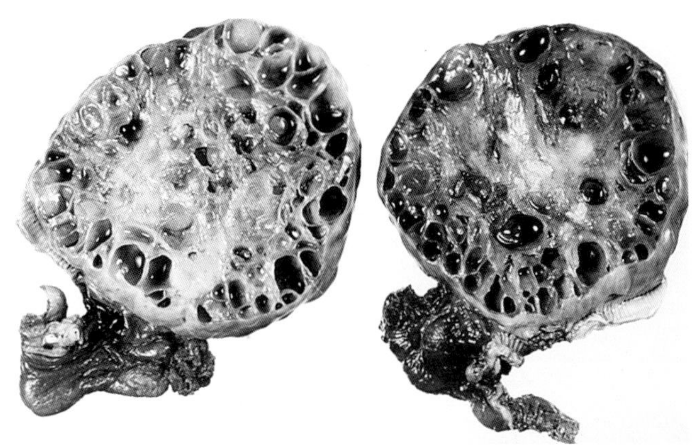

图 35.7 与正常妊娠相关的多发性卵泡膜黄素化囊肿导致的双侧卵巢明显增大。这种改变可被误诊为肿瘤而将双侧卵巢切除

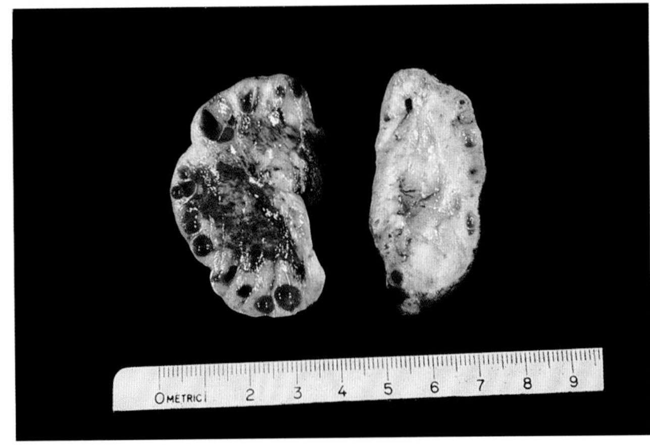

图 35.8 1 例多囊卵巢综合征（PCOS）患者的卵巢外表面和切面。可见卵巢表面下有多量滤泡囊肿，缺乏黄体

总之，PCOS 患者的卵巢具有上述的大体和显微镜下特征。但对于某一特定病例，其组织学表现与临床症状并不一定关联得很好；在因不相关原因切除卵巢的无症状患者，硬化性囊性变可能是偶然发现。也已观察到多囊卵巢与原发性甲状腺功能减退症相关[46]。

大部分 PCOS 患者对药物治疗反应良好，可恢复月经周期，通常是使用二甲双胍（一种口服降糖药）和芳香化酶抑制剂，诸如来曲唑[47-48]。PCOS 患者的子宫内膜可呈增生性表现，子宫内膜癌在这种背景下可发生，肿瘤典型呈高分化表现且表浅[49-50]。

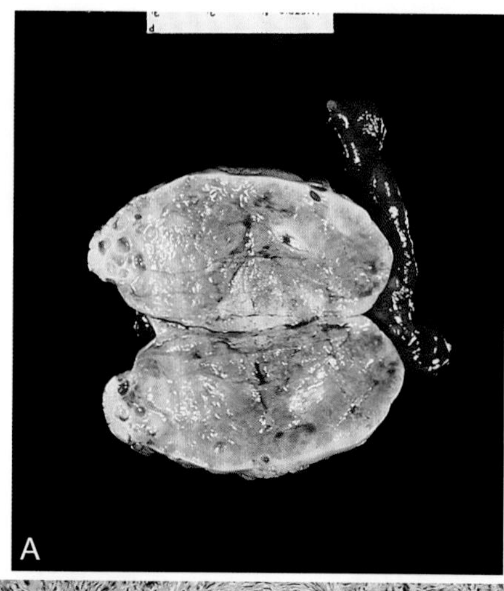

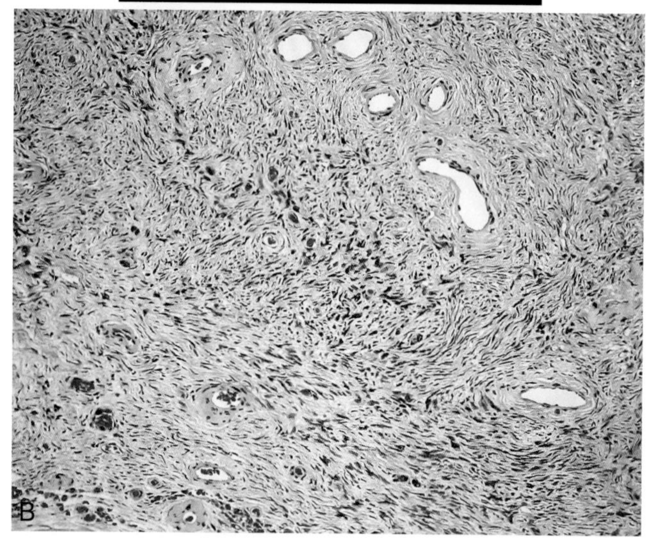

图 35.9 **卵巢间质增生**。**A**，大体观。切面呈实性、黄色。**B**，显微镜下观。卵巢间质富于细胞

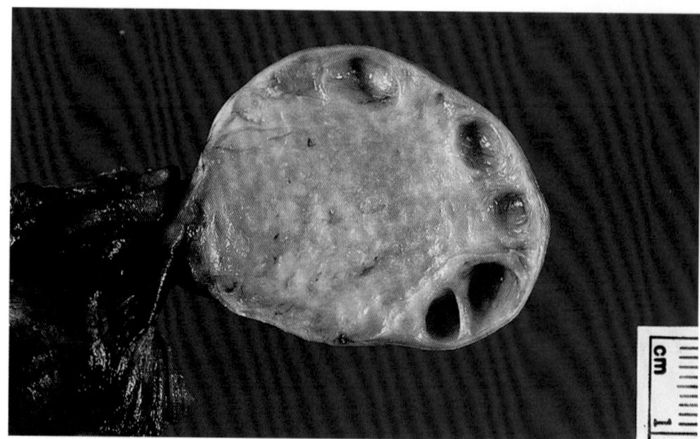

图 35.10 卵巢显示多发性滤泡囊肿与间质增生同时存在，提示两者之间的发病机制具有相关性

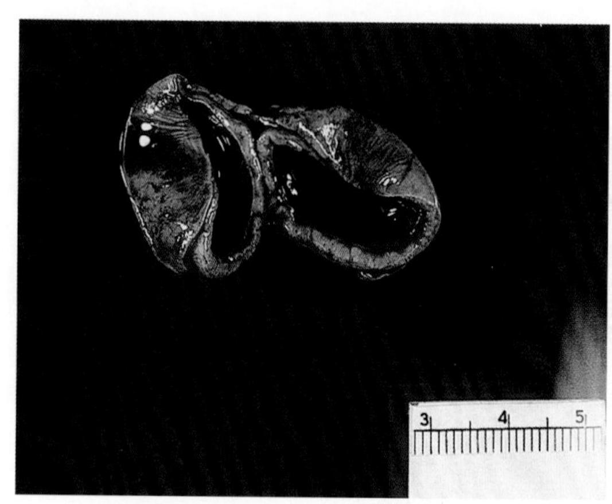

图 35.11 **黄体囊肿的大体观**。囊内容物为典型的血性液体

间质增生和卵泡膜细胞增生症（stromal hyperplasia and hyperthecosis）的特征是：肥胖的卵巢间质细胞呈弥漫性或结节状增生，浸润髓质（图 35.9）[7]。间质增生累及卵巢通常最大径＞5 cm。这些细胞可出现斑片状黄素化，这种表现被称为**间质卵泡膜细胞增生症（stromal hyperthecosis）**。间质增生和间质卵泡膜细胞增生症可能与雌激素和雄激素的作用、肥胖、高血压和糖耐量试验异常甚或典型糖尿病有关。其发病症状可为突发性的，因此类似于男性化卵巢肿瘤的表现。免疫组织化学检查显示有黄素化间质细胞产生的雄激素，提示这些病例的雌激素作用是通过这些雄激素的外周芳香化介导的[51]。

多囊性病变和间质增生之间的界限不清[41,52]（图 35.10）；但是，典型的间质增生缺乏囊肿，通常更难以治疗。

黄体囊肿（corpus luteum cyst）呈单发性，直径通常＜6 cm。黄体囊肿可发生于月经末期或妊娠期（图 35.11）。囊肿壁由黄素化颗粒细胞和卵泡膜细胞层组成。在与妊娠相关的黄体囊肿中，可见透明小体和钙化灶。囊内液体常常为血性的。如果囊肿破裂，出血流入腹腔（有时超过 500 ml），可被误诊为异位妊娠破裂[53]。应当记住，正常黄体也呈囊性结构。主观建议用直径 2.5 cm 区分（正常）囊性黄体和黄体囊肿，类似于滤泡相关囊性病变所应用的方法。黄体囊肿和黄素化滤泡囊肿之间的鉴别可能是主观性的，当囊肿黄素化的程度类似于正常黄体细胞时，则倾向于诊断黄体囊肿。

异常妊娠反应（ectopic decidual reaction）可发生于妊娠期卵巢，甚至偶尔发生于无目前或近期妊娠情况下。

所谓的妊娠黄体瘤（luteoma of pregnancy）为黄色或橙色实性结节，体积可以是巨大的（图 35.12）[39]。其典型病变见于多胎妊娠妇女的剖宫产术中，有时伴有轻度男性化[54-55]。如果不予以处理，则肿瘤在分娩后自行消退[56]。显微镜下，妊娠黄体瘤肿瘤由大量一致的黄素化卵泡膜细胞组成（图 35.13），偶尔伴有颗粒细胞增生[57]。所有报道的病变均为良性病变。将妊娠黄体瘤视为黄素化卵泡膜细胞的结节状增生而不是真正的肿瘤是合理的[55]。如果通过冰冻切片可以准确诊断妊娠黄体瘤，则不需要进一步进行手术治疗。不应根据剖宫产时进行的卵巢肿物冰冻切片检查诊断类固醇细胞瘤，因为其更可能是妊娠黄体瘤，并且其被错误地诊断为类固醇细胞瘤可能导致不必要的卵巢切除。就像无数例子已证明的那样，在

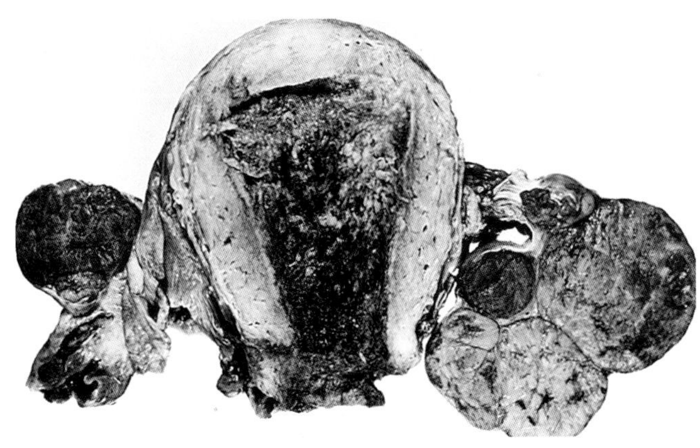

图 35.12 一位 29 岁女性患者的双侧妊娠黄体瘤，为因脐带脱垂行剖宫产时的偶然发现。手术操作时肿瘤出血过多，不得不切除了卵巢

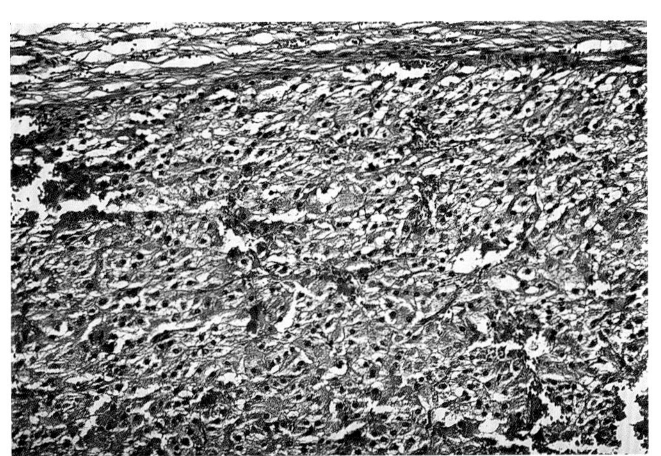

图 35.13 妊娠黄体瘤的实性生长结构

进行术中会诊或冰冻切片检查时，充分了解临床病史具有重要性。

发育性囊肿（**developmental cyst**）起源于 wolff 管（中肾管）和 müller 管（副中肾管）残件，常见于卵巢门。根据一些作者所述，在显微镜下鉴别这两种组织及其来源的囊肿是可能的[58]。Wolff 管（中肾管）结构被覆立方细胞，主要是无纤毛上皮，位于发育完好的基底膜；而 müller 管（副中肾管）结构一般被覆高柱状细胞，无纤毛，细胞核较大，位于不明显的基底膜。这种鉴别在临床上不重要，在有些病例区分困难，可应用“良性卵巢冠（或输卵管旁）囊肿”这一名称。两者均可见平滑肌层。根据这些诊断标准和一些超微结构的差异[59]，**Morgagni 水泡**（**hydatid of Morgagni**）（输卵管伞端的有蒂囊肿）被认为是起源于 müller 管（副中肾管）的，而大多数**卵巢冠和输卵管旁囊肿**（**parovarian and paratubal cyst**）（位于输卵管卵巢韧带）以及 **Gartner 管囊肿**（**Gartner duct cyst**）（位于阴道壁）被认为是起源于 wolff（中肾管）残件的。

卵巢网囊肿（**cysts of the rete ovarii**）的特征是：位于卵巢门，被覆不同高度的上皮细胞，通常无纤毛，囊内表面可见裂隙，纤维肌壁内常常含有增生的卵巢门细胞[50]。卵巢网也常是其他良性增生性病变的好发部位，腺瘤样增生[60]和腺瘤[61]已有不同的报道（图 35.14）。

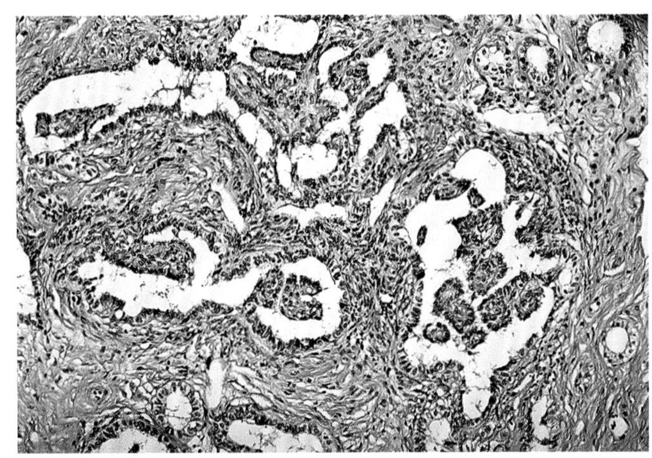

图 35.14 卵巢网的良性增生性改变，这种改变没有临床意义

表皮样囊肿（**epidermoid cyst**）极少见，组织学发生不明确；表皮样囊肿被覆良性鳞状上皮细胞，无皮肤附属器结构或其他畸胎瘤成分[62-64]。

卵巢表面上皮的**鳞状化生**（**squamous metaplasia**）伴上皮下纤维化在长期腹膜透析的患者已有描述[65]。

淀粉样变（**amyloidosis**）少数情况下可表现为双侧卵巢肿物[66]。

多余卵巢（**supernumerary ovary**）极其罕见[67]，在大多数报道的病例 < 1 cm，应与**副卵巢**（**accessory ovary**）鉴别。副卵巢是卵巢组织的一小部分，位于正常卵巢位置附近，有时与正常卵巢相连[68]。

炎症

卵巢的**非特异性炎症**（**nonspecific inflammation**）通常由子宫内膜蔓延而来，且实际上总是伴有输卵管受累。局部常常形成大的囊性肿物，内含脓液或分泌物，卵巢间质构成囊壁的一部分（输卵管 - 卵巢脓肿或囊肿）。少数情况下，在病史较长的病例，可形成富于泡沫状巨噬细胞的实性肿块［“**黄色肉芽肿性卵巢炎**（**xanthogranulomatous oophoritis**）”］[69-70]。

肉芽肿性炎（**granulomatous infection**）可发生于卵巢，如结核。其总是经血行播散，也可累及输卵管和子宫内膜。有时，感染消退时可留下一个大的输卵管卵巢包块。其他引起肉芽肿性卵巢炎的感染病原体包括**放线菌**（**Actinomyces**）（尤其常见于放置宫内节育器后）、**血吸虫**（***Schistosoma***）和**蛲虫**（***Enterobius vermicularis***）。偶尔，卵巢也可发生**结节病**（**sarcoidosis**）和**克罗恩病**（**Crohn disease**），而克罗恩病是由肠道病变直接蔓延的结果。卵巢表面可能可以见到**异物肉芽肿**（**foreign body granuloma**），其来源依次是滑石粉、玉米淀粉、碳粉（电切手术部位）[71]，其他外源性物质[72]，以及角化物。角化物可能来源于卵巢囊性畸胎瘤破裂，或者由伴有鳞状

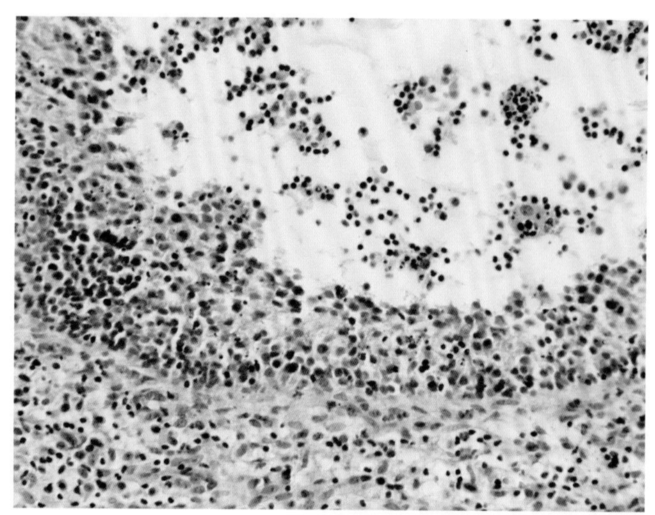

图 35.15 自身免疫性卵巢炎，可见发育中的滤泡有淋巴细胞和浆细胞浸润

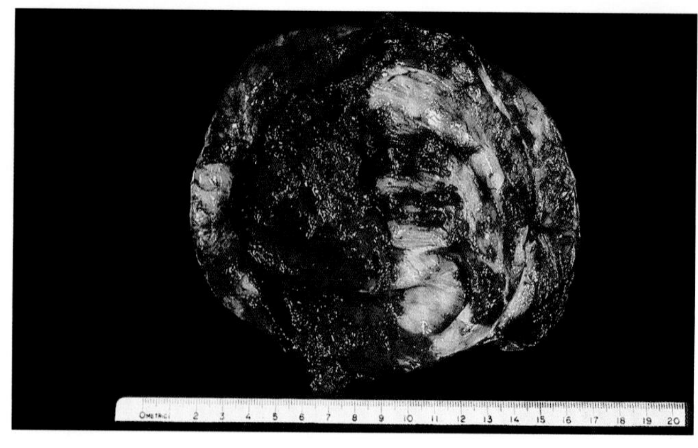

图 35.16 卵巢子宫内膜异位症病例的囊肿内侧面，呈典型的褐色

分化的子宫内膜样子宫内膜腺癌经输卵管蔓延到达卵巢引起[73]。不明原因的**栅栏状肉芽肿（palisading granuloma）**已有报道，其大多数患者都有先前的盆腔手术史[74]。

自身免疫性卵巢炎（autoimmune oophoritis）是一种不明原因的早熟卵巢衰竭的病变，其显微镜下特征是：与发育卵泡而与非原始卵泡有关的淋巴细胞和浆细胞浸润（图 35.15）[71,75]。该病可导致原发性卵巢衰竭，伴有原发性或继发性闭经[76-77]。许多报道的病例伴有肾上腺功能衰竭（Addison 病）、甲状腺功能低下或两种病变都有[76,78]。

嗜酸性滤泡周围炎（eosinophilic perifolliculitis）的特征是：滤泡周围以嗜酸性粒细胞浸润为主；这种少见的病变如何与自身免疫性卵巢有关目前尚不明确[79]。

巨细胞动脉炎（giant cell arteritis）偶尔累及老年女性的卵巢；可孤立发生（大多数情况），也可作为全身性巨细胞动脉炎的一部分[80]。

子宫内膜异位症

卵巢是子宫内膜异位症（endometriosis）最常见的部位。子宫内膜异位症的定义是：在子宫外出现子宫内膜腺体和间质[81]。子宫内膜异位症的发病机制仍不十分清楚，简言之，子宫内膜异位症显示克隆性的证据，少数病例的上皮具有活化的 KRAS 突变[82-83]。卵巢子宫内膜异位症通常伴有不育，且病变在育龄期保持活动状态[84-85]。月经周期疼痛是卵巢子宫内膜异位症最常见的症状；少数情况下，卵巢子宫内膜异位症可伴有大量腹腔积液，或穿孔至腹腔[86]。大体上，卵巢子宫内膜异位症通常表现为卵巢表面小的、蓝莓斑点状轻微隆起，常伴纤维化粘连。在病变广泛的病例，整个卵巢因反复出血而变成“巧克力囊肿”（图 35.16）。显微镜下，典型的病变由子宫内膜腺体、子宫内膜间质和新鲜出血以及含有含铁血黄素的陈旧出血灶组成（图 35.17）[87]。子宫内膜间质是出血的主要原因；间质细胞伴有“裸核”，有网状纤维和典型的螺旋小动脉围绕，伴有陈旧性和新近出血。然而，这种诊断性组合表现并不总是出现。卵巢子宫内膜异位症的病变进展得越多，诊断就越困难，需要的切片数目就越多。反复出血往往可完全破坏异位的子宫内膜组织，可见具有厚的纤维囊壁的囊肿衬覆多层吞噬含铁血黄素的巨噬细胞。这种情况下，病理医师能做的是，将这种病例报告为出血性囊肿，并注明这种改变“符合”卵巢子宫内膜异位症。有时，病变完全表现为**坏死性假黄瘤样结节（necrotic pseudoxanthomatous nodule）**，需要与感染性肉芽肿和伴有坏死的肿瘤鉴别（图 35.18）[88]。卵巢子宫内膜异位症的其他形态学变型包括 Liesegang 环形成[89]、间质弹力纤维增生[90]、平滑肌增生[91]，后者有时可形成子宫样肿物[92]。

子宫内膜异位症的异位子宫内膜组织也受影响子宫内子宫内膜的大多数因素的影响。在盆腔，卵巢的子宫内膜异位症的病灶比其他部位的子宫内膜异位症的病灶更容易发生恶变。令人有些困惑的是，两种不同的癌前病变在卵巢子宫内膜异位症已有描述，而且都被称为“非典型子宫内膜异位症”。第一种病变的细胞无明显的复层结构，但细胞核异型明显（图 35.19）[93-96]。这些细胞被认为是透明细胞癌的前驱病变，伴有 ARID1A 突变，其免疫表型介于子宫内膜异位症和透明细胞癌之间[97]。卵巢子宫内膜异位症出现的另一种癌前病变其形态学与子宫内膜非典型增生相同，伴有腺体密集和非典型性[98]。这种病变被认为是子宫内膜样癌的前期病变。虽然透明细胞癌和子宫内膜样癌在由子宫内膜异位症发生的恶性肿瘤中占大部分，但卵巢子宫内膜异位症还可发生许多其他恶性肿瘤（例如癌肉瘤、腺肉瘤、子宫内膜间质肉瘤、交界性浆液黏液性肿瘤以及少见的交界性浆液性肿瘤或低级别浆液性癌）。

肿瘤

分类

卵巢肿瘤的分类主要是基于肿瘤细胞的形态学和细胞特征。多年来此方法仍在沿用，其效果良好，因为近期的分子学研究很大程度上支持这种基于形态学的分类系统，并已证明此分类方法可精准地反映组织发生或细胞起源，以及不同卵巢肿瘤亚型中潜在的分子异常[99]。

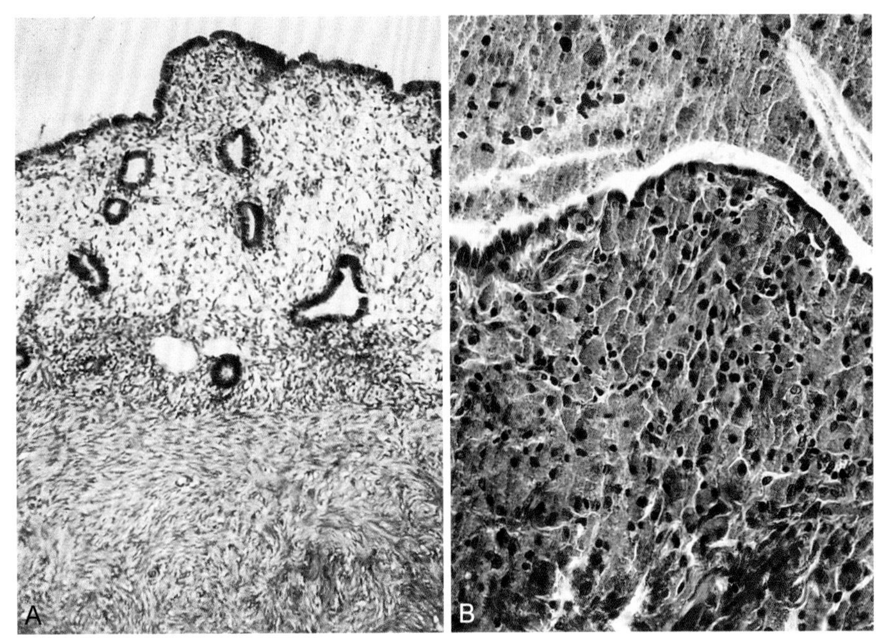

图 35.17 **卵巢子宫内膜异位症**。**A**，该区域真实地再现了正常的子宫内膜的形态学表现。**B**，由反复出血和吞噬含铁血黄素的巨噬细胞聚集形成的较常见的表现

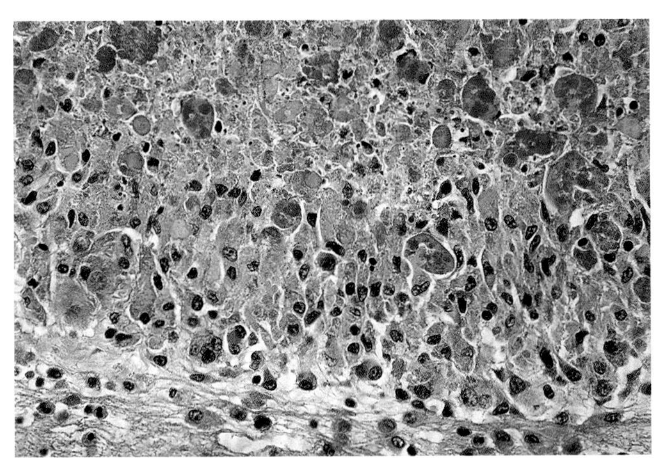
图 35.18 盆腔子宫内膜异位症中，坏死的结节周围可见组织细胞

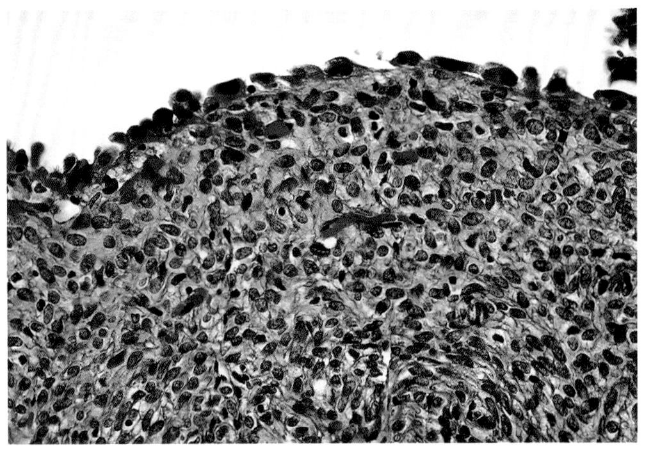
图 35.19 卵巢子宫内膜异位性囊肿的内衬细胞具有非典型性，这种改变被称为非典型子宫内膜异位症

但是，2014 版 WHO 分类系统有一些小的调整 [100]，然而，几十年来卵巢包括四种主要组织类型的前提基础及其发生的多种肿瘤没有改变。这四种组织类型是：

1. 上皮细胞
2. 生殖细胞
3. 性索
4. 卵巢间质，特化性和非特异性

上皮性肿瘤

概述

上皮性肿瘤（epithelial tumor）是卵巢最常见的肿瘤，传统上认为其起源于卵巢表面上皮 [101]，因此称其为"表面上皮性"肿瘤。现有倾向于认为卵巢上皮性肿瘤在组织遗传学方面具有不同的起源，本章将在对应的特异性组织学类型部分对各组织学起源类型的细胞进行讨论。

卵巢上皮性肿瘤的细分类是根据细胞类型进行的，如浆液性（serous）、子宫内膜样（endometrioid）、透明细胞（clear cell）、黏液性（mucinous）、浆黏液性（seromucinous）或移行细胞（transitional）（Brenner）[100]。现在一般认为，组织学类型反映了细胞起源和分子学异常的不同，因此，近年来基于细胞类型或组织学类型的分类的重要性与日俱增 [100]。

在每一种组织学类型中，其肿瘤又进一步被分类为良性（benign）、交界性（borderline）或恶性（malignant）。良性肿瘤的特征是：上皮细胞核的特征呈良性，胞质呈良性分化；例如，良性浆液性肿瘤的细胞特征是具有纤毛，形态学上与正常输卵管纤毛细胞相同。良性上皮性肿瘤还可进一步再分类，即根据其是以囊性

为主、以囊性和实性为主或以实性为主伴有纤维间质来细分，例如，可分为囊腺瘤、囊腺纤维瘤和腺纤维瘤[99]。在囊腺瘤和囊腺纤维瘤之间的区分中，判断是主观性的，囊腺纤维瘤定义为具有至少 25% 的实性成分。这种基于肿瘤大体表现的分类与临床并无相关性，而只与影像学相关。

交界性类型的病变其特征是：细胞学异型，但没有浸润的证据。其作为一种疾病诊断曾受到争议。虽然这种类型的诊断被认为是卵巢肿瘤特有的，但其他“交界性”肿瘤也的确存在，如阑尾的低级别黏液性肿瘤。已有对卵巢上皮性交界性肿瘤进行阐明的尝试，即将该类肿瘤分为良性或恶性[102-103]；但经过尝试后，交界性分类这种分类仍被保留下来。保留“交界性”病变这类诊断的关键可能是因为其有作为卵巢上皮性肿瘤的一种亚型的历史[104]；以前人们就已认识到，存在着一种其行为并不像普通型高分期卵巢癌的进展期肿瘤，且对于这些患者，辅助治疗带来的是危害而不是受益。对于这类少见肿瘤，应用交界性肿瘤这种诊断可使制订更保守的治疗方案成为可能。这对于浆液性和浆液黏液性交界性肿瘤尤其符合实际情况，其中明显有少部分病例（15%～40%）与卵巢外种植有关（即Ⅱ或Ⅲ期），预后良好。交界性这种分类已应用于其他临床组织学类型（如透明细胞、子宫内膜样），当应用严格的标准进行诊断时，这些肿瘤通常为Ⅰ期，并且可能具有良性的生物学行为。

鉴别交界性和恶性肿瘤的依据是后者存在“浸润”；浸润的标准因组织学类型而不同，关于组织学类型特异性的讨论将在本章后文进行。恶性上皮性肿瘤（“癌”）在不同组织学类型之间显示其他明显差异，在表 35.2 进行总结[105]，在本章后文组织学类型特异性部分有更详细的描述。重要的是要认识到，虽然卵巢癌的组织学类型在过去被认为不具有诊断可重复性或卵巢相关性，但这种情况已有改变，并且卵巢癌组织学类型的诊断在组间观察者中具有很高的一致性[106-108]，和更多的临床意义。仍然有 1%～2% 的卵巢癌显示少见的形态学特征，不易进行组织学类型分类，但是大多数肿瘤的组织学类型诊断是直接依靠常规 HE 染色。卵巢癌组织学类型的重要性可归纳为两方面的考虑：病变的分期和与遗传性肿瘤易感性综合征相关性。

不同组织学类型的卵巢癌的病变分期见表 35.3[109]。对于有高分期病变的患者（即Ⅲ期或Ⅳ期），绝大多数均为高级别浆液性癌，而肿瘤局限于附件的肿瘤更可能不是高级别浆液性癌，高级别浆液性癌只占这种病例的一小部分。器官的组织学类型限定了卵巢癌的诊断类型，例如，术前考虑为子宫内膜异位囊肿的附件包块的冰冻切片的诊断结果与伴有腹水和大网膜浸润的患者的诊断结果明显不同。

家族性卵巢癌综合征

家族性卵巢癌综合征（familial ovarian cancer syndrome）有两种常见的常染色体显性遗传肿瘤综合征：遗传性乳腺和卵巢癌综合征（hereditary breast and ovarian cancer syndrome, HBOCS）和 Lynch 综合征，前者首先由 Henry Lynch 报道，后者因 Henry Lynch 在确定这些遗传性肿瘤综合征的重要性方面做出的开拓性工作而得名；两种综合征均与卵巢癌的风险增加有关，但这些综

表35.2 卵巢癌的五种主要类型的特征

	高级别浆液性癌	透明细胞癌	子宫内膜样癌	低级别浆液性癌	黏液癌
平均年龄（岁）	63	55	58	53	45
5年生存率（仅Ⅲ期）（%）	40	23	66	71	不适用
起源	输卵管	子宫内膜异位症	子宫内膜异位症	囊腺瘤	生殖细胞，移行上皮细胞
分子学异常	基因组不稳定性；*TP53*突变；同源性重组DNA损伤修复缺陷；CCNE1、NOTCH3激活；Rb、NF1失活	Wnt-连环蛋白激活；ARID1A染色质重塑复合体失活；PI3K激活；PTEN失活，MMR异常		KRAS/BRAF/MEK通路激活	ERBB2/KRAS/BRAF/MEK通路激活
遗传性综合征	遗传性乳腺和卵巢癌综合征	Lynch综合征	Lynch综合征	？Lynch综合征	？Lynch综合征
对基于铂类的化疗药物的敏感性	敏感	相对抵抗	相对抵抗	相对抵抗	相对抵抗
已批准或试验中的辅助/靶向治疗	PARPi；免疫检查点抑制剂	放疗；舒尼替尼	mTOR抑制剂	司美替尼（MEK1/2抑制剂）	曲妥珠单抗

From Singh N, Gilks Cb. The changing landscape of gynaecological cancer diagnosis: implications for histopathological practice in the 21st century. *Histopathology*, 2017; 70: 56-69.

表35.3 上皮性卵巢癌的组织学类型的低分期（Ⅰ/Ⅱ）和高分期（Ⅲ/Ⅳ）分布

卵巢癌组织学类型	百分比（所有分期）（%）	百分比（Ⅲ/Ⅳ期）（%）	Ⅰ/Ⅱ期：Ⅲ/Ⅳ期
高级别浆液性癌	68.1	87.7	20：80
透明细胞癌	12.2	4.5	82：18
子宫内膜样癌	11.3	2.5	88：12
黏液癌	3.4	1.2	82：18
低级别浆液性癌	3.4	5.3	18：82

From Singh N, McCluggage WG, Gilks CB. High-grade serous carcinoma of tubo-ovarian origin: recent developments. *Histopathology*. 2017 May 6. [Epub ahead of print].

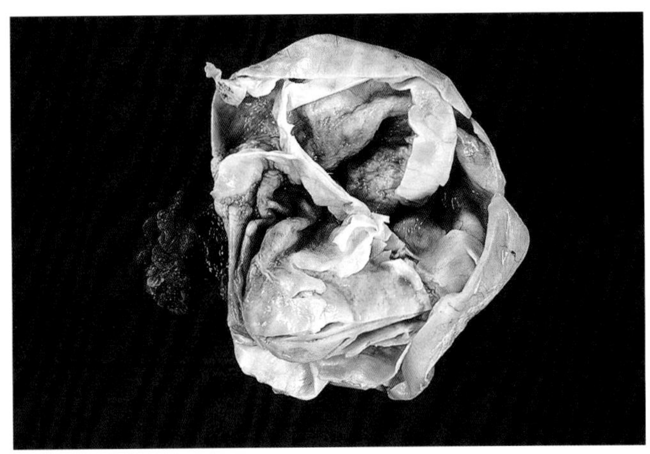

图 35.20 1 例卵巢浆液性囊腺瘤，可见囊性结构的外表面和内面光滑

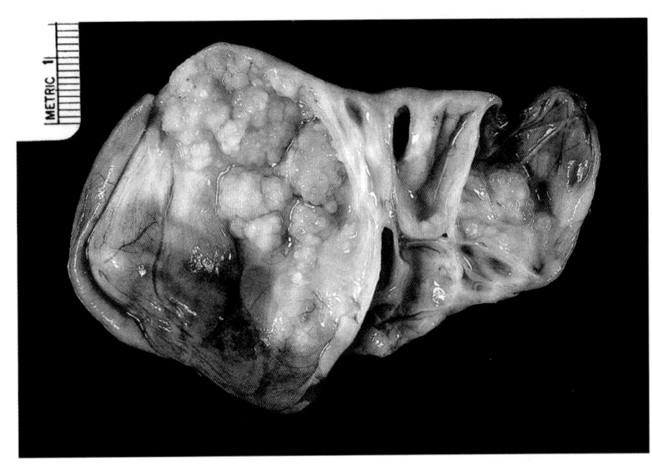

图 35.21 1 例浆液性囊腺瘤的内面，可见乳头结构凸起

合征所发生的癌的组织学类型则完全不同。编码参与双链 DNA 断裂高保真修复蛋白的 *BRCA1* 或 *BRCA2* 基因的胚系突变，占 HBOCS 病例的 95%，这些患者终生罹患卵巢癌的风险约为 45%，虽然风险因特异性突变而不同，有 *BRCA1* 突变的患者的风险高于有 *BRCA2* 突变的患者 [110-111]。在 HBOCS 患者中，患者罹患高级别浆液性癌的风险增加，而发生其他组织学类型的卵巢癌、交界性肿瘤、生殖细胞肿瘤或性索 - 间质肿瘤的风险并不明显增加 [112-113]。在近期诊断为高级别浆液性癌的患者中，15%～20% 的患者有 *BRCA1* 或 *BRCA2* 胚系突变；因此，对于这类患者需要考虑进行遗传学咨询并进行 HBOCS 检查 [114]。

Lynch 综合征终生罹患卵巢癌的风险为 8%～10%，仅次于参与另一种错配修复的 DNA 修复途径的基因突变 [115-116]，伴有 Lynch 综合征的患者发生的癌的组织学类型与子宫内膜异位症相关（即子宫内膜样癌和透明细胞癌）[117-118]。伴有 Lynch 综合征的卵巢发生透明细胞癌或子宫内膜样癌的可能性似乎与发生结直肠癌或子宫内膜癌的可能性相同（即 3%～5%）。因此，在新近诊断的癌中，如果通过免疫染色检查错配修复酶筛查 Lynch 综合征突变，则建议不仅应包括结直肠癌和子宫内膜癌，还应包括 20% 的卵巢子宫内膜样癌和透明细胞癌 [118]。

浆液性肿瘤

浆液性肿瘤（serous tumor）大约占所有卵巢肿瘤的 1/4，大多肿瘤发生于成人。我们对卵巢肿瘤理解的关键进展是近期认识到，低级别浆液性肿瘤的病变不同于高级别浆液性癌的病变 [119-124]。过去认为，高级别浆液性癌源于低级别浆液性癌的进展；现在则认为，尽管它们都具有“浆液性”或输卵管细胞型的特征，但低级别浆液性癌和高级别浆液性癌之间关系并不密切。它们之间的差异包括：细胞和起源部位，在发病机制和对化疗反应中的分子学事件等。因此，低级别浆液性癌和高级别浆液性癌将分别讨论。

低级别浆液性肿瘤

低级别浆液性肿瘤（low-grade serous neopiasia）这种类型包括良性浆液性癌、交界性浆液性肿瘤和低级别浆液性癌。大体上，这些肿瘤通常为囊性肿物，通常为单房，内含清亮液体，后者有时为黏液性的（图 35.20）。常见乳头状结构，其中大多数乳头突向囊腔，但有些乳头偶尔发生于外表面（图 35.21）。在交界性浆液性肿瘤中，与良性浆液性肿瘤的间质为主的乳头相比，其囊肿内衬的乳头更为纤细（图 35.22）。低级别浆液性癌常常为实性的肿瘤，但缺乏明显的坏死和出血区。

显微镜下，可见囊壁和乳头衬覆立方状或柱状细胞（图 35.23）。这些细胞在光学显微镜和电子显微镜下的形态均类似于正常的输卵管上皮细胞 [125]。可见鞋钉细胞，这并不是存在透明细胞癌成分的证据 [126]。在交界性肿瘤和低级别浆液性癌中，常见具有同心圆状分层结构的钙化小体（砂粒体）。

这些肿瘤中存在一个形态学增生谱系。该谱系的一端是良性**浆液性囊腺瘤（serous cystadenoma）**，其中囊

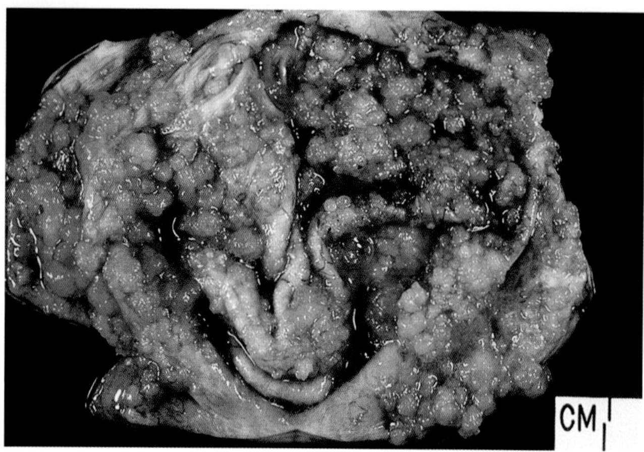

图 35.22 1 例卵巢交界性浆液性肿瘤的内面，可见多量细小的乳头凸起

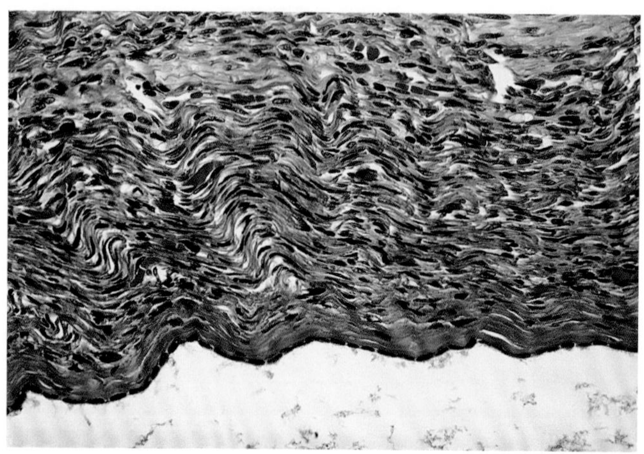

图 35.23 1 例浆液性囊腺瘤的囊性结构，被覆单层良性上皮细胞

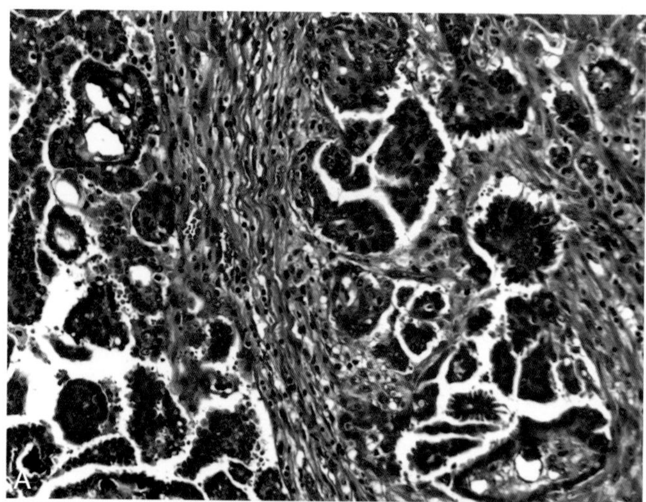

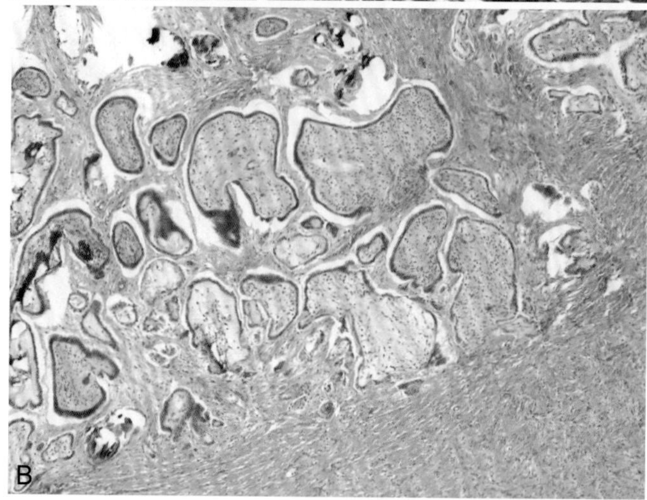

图 35.24 **低级别浆液性癌**。浸润是明显的，可见微乳头和单个细胞间质浸润（**A**）以及大乳头，伴有宽的轴心，也可见浸润间质（**B**）；注意，浸润性细胞簇的周围可见透明间隙

肿和乳头（如果有）被覆单层细胞，细胞无异型性，无结构复杂性或浸润（图 35.23）。该谱系的另一端是**低级别浆液性癌（low-grade serous carcinoma, LGSC）**，其特征是具有低级别的细胞核异型、核分裂象、细胞分层、腺体复杂性、分枝状乳头和间质浸润（图 35.24）。LGSC 的间质浸润可表现为多种形式，可呈混合性单个肿瘤细胞[127]，包括：①单个细胞和小的、密集、不规则细胞巢；②微乳头和复杂的乳头结构（见图 35.24A）；③反转性大乳头，其中肿瘤上皮细胞被覆宽的纤维血管间质轴心（这是最少见的结构，见图 35.24B）；④筛孔状；⑤腺样或囊性；⑥实性片状伴有裂隙状区域。在所有的这些结构中，肿瘤细胞周围可见典型的透明空隙。所谓的**浆液性砂粒体癌（serous psammocarcinoma）**是一种少见类型的 LGSC，其特征是可见大量的砂粒体形成（图 35.25）[128]。在以上谱系的两端之间是**浆液性交界性肿瘤（serous borderline tumor）**，其特征是可见细胞复层，散在的细胞簇，细胞异型，偶尔可见核分裂象，但缺乏间质浸润（图 35.26）[129-130]。在所有浆液性肿瘤中，交界性肿瘤约占 15%[131-135]。纤毛细胞总是可见于良性浆液性肿瘤，其

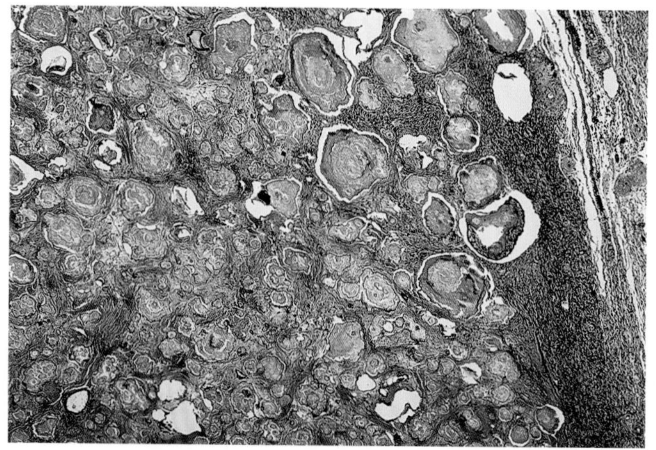

图 35.25 所谓的浆液性砂粒体癌，即低级别浆液性癌伴大量砂粒体

次可见于交界性浆液性肿瘤，在 LGSC 少见。

总之，良性浆液性肿瘤（浆液性囊腺瘤、浆液性囊腺纤维瘤或浆液性腺纤维瘤）与交界性浆液性肿瘤的区别是其缺乏细胞复层和异型性。散在的上皮细胞簇的

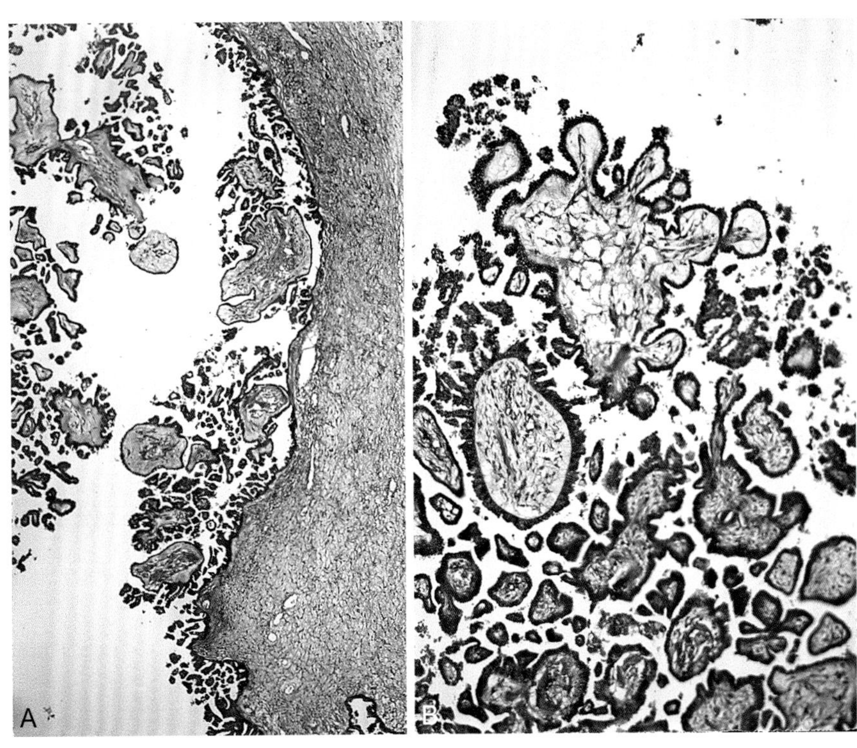

图 35.26　卵巢浆液性交界性肿瘤的低倍镜（**A**）和中倍镜表现（**B**）。生长呈完全外生性

出现是细胞分层的重要依据；出现上皮细胞假复层伴有明确的多层上皮细胞可能是由于斜切造成的，这种情况从不出现散在细胞簇。当其他方面呈良性的肿瘤仅出现灶状“交界性”特征（即占囊肿内衬细胞的比例少于10%）时，则可应用“**囊腺瘤伴局灶增生或局灶异型性（cystadenoma with focal proliferation or focal atypia）**”这个名称进行诊断，这些肿瘤的预后良好[131-136]。

浆液性交界性肿瘤和LGSC之间的区别在于：间质有无浸润。还应注意交界性浆液性肿瘤的微小浸润，其定义为最大径＜5 mm的单个或多个浸润灶，相对常见于浆液性交界性肿瘤，占病例的10%～15%，没有预后意义（图 35.27）[100,137-138]。微小浸润灶通常表现为胞质丰富嗜酸性的、散在的单个细胞或簇状细胞（“嗜伊红化生性细胞”），Ki-67标记指数低[139-140]。应注意，约50%或更多的LGSC中同时存在交界性成分，可能是低级别浆液癌的起源。一种特殊的情况是卵巢浆液性交界性肿瘤和卵巢外浸润性种植的低级别浆液癌同时存在时（过去将这种情况诊断为“浆液性交界性肿瘤伴浸润性种植”）。对卵巢外种植的浸润性癌的识别是基于Bell等提出的标准[141]：出现不规则浸润性生长方式，被浸润组织的结构破坏。腹膜表面受累不构成卵巢外浸润性种植的依据；必须有腹膜下面的组织的浸润。出现卵巢以外部位的浸润时应诊断为LGSC，即使卵巢肿瘤完全呈交界性表现[100,142]。

与较常见的高级别浆液性癌不同，LGSC常常伴有交界性浆液性肿瘤，且其细胞核的多形性程度较低（核的大小变化＜3倍）。在以上两种病变可能性难以明确的病例，LGSC的核分裂象数目比高级别浆液性癌的核分裂象数目更低（≤12/10 HPF）[119-121]，P53免疫染色呈正常表达，不同于95%的高级别浆液性癌的异常表达（所谓全或无的形式）。

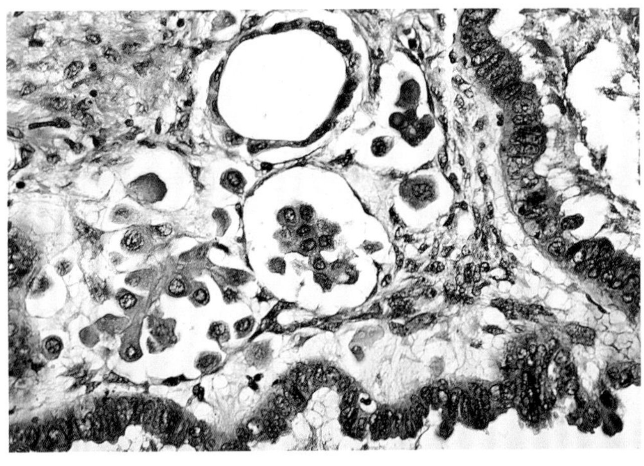

图 35.27　交界性浆液性肿瘤伴局部微小浸润，可见灶状胞质丰富嗜酸性细胞

预后

良性浆液性肿瘤总是良性的，而交界性浆液性肿瘤的预后主要取决于其分期。Ⅰa期的肿瘤没有表面累及、腹腔冲洗液阳性或卵巢外种植时，其预后良好。令人惊

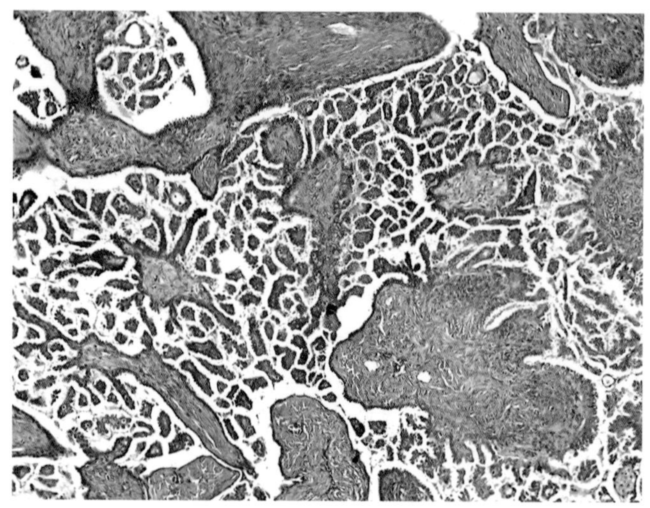

图 35.28 伴有微乳头状生长结构的卵巢交界性浆液性肿瘤

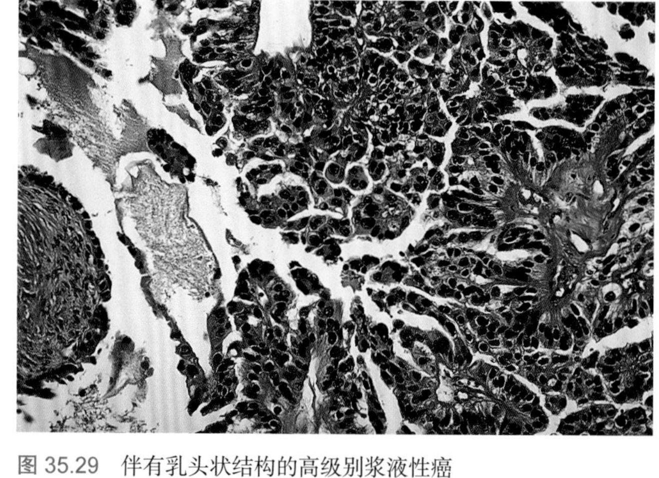

图 35.29 伴有乳头状结构的高级别浆液性癌

奇的是，交界性浆液性肿瘤患者出现淋巴结累及并不与预后较差相关。在交界性浆液性肿瘤，微乳头结构与预后差有关，但尚不确定这是独立于微乳头与较高分期相关性（众所周知的）的因素，还是浸润性低级别浆液癌的一种成分（卵巢内或卵巢外）[143-146]。微乳头结构被定义为：无分支的细长丝状乳头和（或）筛状结构，后者比前者更为少见。乳头的长至少是宽的 5 倍（图 35.28），且微乳头病变必须是融合性的，至少为 5 mm。Kurman 及其同事建议，应将伴有微乳头特征的交界性浆液性肿瘤诊断为非浸润性 LGSC；Ⅰa 期肿瘤的微乳头与Ⅰa 期普通型交界性浆液性肿瘤的预后大致相同[145]，因此，我们认为，针对以上患者应用新的诊断名称（即非浸润性 LGSC）是不合理的，尤其是当诊断标准尚未显示重复性高时。在 20 世纪 50 年代引入了交界性分类，目的是为了清楚地说明这类肿瘤患者的自然病史不同于普通型癌，现在这个基本原理仍然是适用的，但与“非浸润性低级别浆液性”这个名称的应用形成了争议。如前所述，微乳头结构更倾向于与较高分期病变（卵巢表面累及和卵巢外种植）有关，或存在浸润性 LGSC，并且这些肿瘤也较常见以癌的形式复发。因此，当出现微乳头时，应在病理报告中予以记录，并仔细寻找较高分期或浸润的证据，但这只是目前我们基于交界性浆液性肿瘤出现微乳头改变的推荐的做法。

LGSC 的预后主要取决于分期。Ⅰa 期病变的预后非常好，但在大多数报道的病例中，在诊断时有卵巢外蔓延的患者的预后差——类似于高级别浆液性癌[126,147]。随着肿瘤的复发和进展，LGSC 可进展为高级别浆液性癌，核分裂活性增加。这些肿瘤不同于普通型高级别浆液性癌，缺乏 *TP53* 突变[124]（即它们不是从 LGSC“进展”为普通型高级别浆液性癌者的例子）[148]。

免疫组织化学特征和分子病理学

免疫组织化学染色，LGSC 的典型角蛋白谱系是 $CK7^{+}/CK20^{-}$[149]。它们还表达 CK8、18 和 19，EMA，B72.3[150-152]，波形蛋白[153]，胶质纤维酸性蛋白（GFAP）（偶尔表达）[152]，人绒毛膜促性腺激素（hCG）的 β 亚单位（少数病例）[154]，以及雌激素和雄激素受体[155-156]。一小部分（约 10%）浆液性肿瘤表达钙网膜蛋白（calretinin）和（或）抑制素，在与性索间质肿瘤的鉴别诊断中是潜在的容易混淆的情况[157]。在大多数卵巢 LGSC 中，WT-1 和 PAX-8 表达[158-160]。交界性浆液性肿瘤和 LGSC 的突变相对少，通常是二倍体。最常见的突变基因是 *KRAS* 和 *BRAF*[100,123]。

高级别浆液性癌

大多数**高级别浆液性癌（high-grade serous carcinoma, HGSC）**均为双侧卵巢受累。大体检查，常见输卵管伞端受累，且通常为单侧受累。卵巢肿物切面呈囊实性，伴有明显的出血和坏死。显微镜下，HGSC 的特征是：形态学异质性，常见不同结构形式混合，包括乳头状、微乳头状、裂隙样、腺性、微囊 / 微腺性、实性和移行上皮样结构。由于乳头状成分和裂隙样腔隙是 HGSC 的特征（图 35.29 和 35.30），形成完好的圆形腺体也常见，可形成假子宫内膜样表现（图 35.31）。肿瘤细胞胞质通常稀少或中等量，但偶尔可见丰富的嗜酸性或透明胞质，或细胞伴有空泡和胞质内黏液，形成印戒样外观。肿瘤细胞总是显示高级别核的特征，多形性明显，核分裂象多，可见异常核分裂象。一般来说，高倍镜视野易于见到多个核分裂象，还常常可见个别奇异型瘤巨细胞，这种特征有助于排除 LGSC。常见坏死区，但砂粒体比 LGSC 少见。

预后

每当泛泛讨论“卵巢肿瘤”时，其关注的通常是 HGSC，因为后者占所有卵巢肿瘤的 70%（见表 35.2）且其因死亡的病例数不成比例。HGSC 死亡率高是因为这些肿瘤在诊断时即是高分期肿瘤，因其自身原因，大多

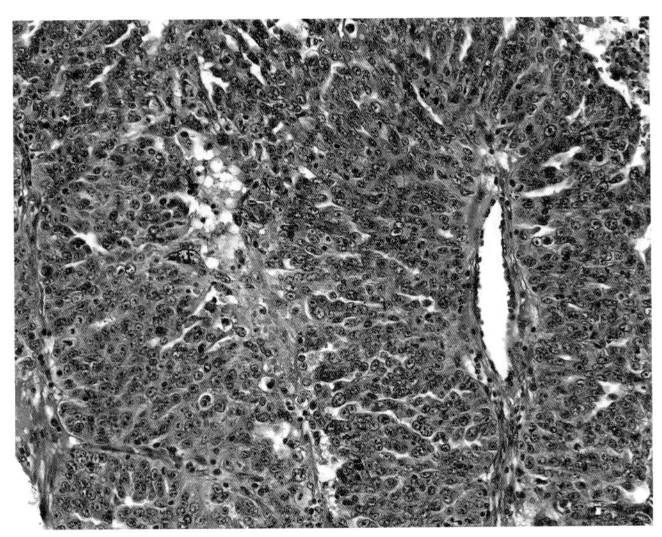

图 35.30　伴有裂隙样区域的高级别浆液性癌

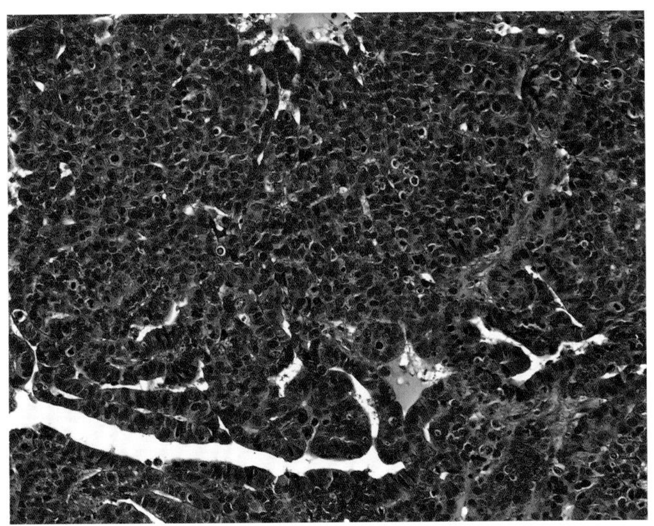

图 35.31　**伴有腺体形成的高级别浆液性癌**。这是高级别浆液性癌常见的一种表现，不是子宫内膜样癌成分的证据

数起源于输卵管伞端（下文讨论）。不幸的是，HGSC 的治疗进展很小。虽然大多数患者会缓解，但由于疾病进展而复发和死亡是常见的。针对 HGSC 的分子学异常的靶向治疗前景良好，如使用 PARP 抑制剂 [161]，但这些治疗尚未作为辅助治疗付诸实践。在治疗中，靶向治疗是被寄予治愈目的的。靶向治疗显示的抗 HGSC 复发的作用是令人振奋的，毫无疑问，靶向治疗在近些年将得到更为广泛的应用。

起源部位

毋庸置疑，现已证实，大多数子宫外 HGSC 起源于输卵管（输卵管伞端最常见）的前期病变，被称为**输卵管浆液性上皮内癌（serous tubal intraepithelial carcinoma, STIC）**[162-167]。首先认识到的是，输卵管伞端是绝大多数伴有胚系 *BRCA1* 或 *BRCA2* 基因突变的 HGSC 的起源部位，其依据是：在降低风险的输卵管卵巢切除术标本中发现，早期癌位于输卵管 [166,168-170]。以上发现只有经过更为细致和系统的输卵管检查才能成为可能；引入输卵管制片和广泛检查（the Sectioning and Extensively Examining the FIMbria, SEE-FIM）操作流程后，STIC 和小的浸润性 HGSC 的发现明显增加了。现在已清楚，STIC 和小的输卵管黏膜 HGSC 的检出率，在散发性"卵巢"HGSC 中与在遗传性乳腺和卵巢癌综合征（HBOCS）高危患者中相当。当加入了那些输卵管伞端过度生长并融到附件区包块的 STIC 病例中时，只有少于 20% 的 HGSC 没有输卵管受累。现在也已证实，输卵管病变通常先于卵巢和其他输卵管外部病变出现 [170]。四项近期研究报道的 HGSC 是在因其他原因进行的手术中意外发现而诊断的 [171-174]。100% 的病例中输卵管黏膜受累（48/48），98% 的病例发现有 STIC，伴有或不伴有浸润性黏膜癌（47/48）。

应当记住，子宫或非妇科原发性肿瘤可累及输卵管黏膜和卵巢，可类似于 STIC。大多数同时发生子宫内膜浆液性癌（上皮内或浸润性）和单侧或双侧卵巢 HGSC [和（或）输卵管 STIC 或 HGSC] 的病例是原发于子宫内膜的肿瘤转移至附件 [161]。对于以上病例的鉴别，WT-1 可能是有意义的，因为大多数输卵管 HGSCWT-1 呈弥漫核阳性，而大多数子宫内膜浆液性癌呈阴性。不幸的是，WT-1 染色存在一些重叠，有一部分子宫浆液性癌 WT-1 呈阳性（不同研究之间的阳性百分比不同，但可高达 30%），并且少部分输卵管 HGSC WT-1 呈阴性 [175]。

尽管原发部位的判别对于 HGSC 的治疗方法并无影响，但肿瘤登记系统常常要求注明原发部位，并且希望有判别原发部位的统一标准。下述指南参考了如前所述有关 HGSC 的组织发生的最新进展 [176]：①当存在 STIC 或任何一侧输卵管黏膜浸润性 HGSC 时，或者当输卵管部分或完全与输卵管 - 卵巢肿物融合且不可分离时，认为原发部位是输卵管。②只有当存在卵巢受累而输卵管清晰可见且可从卵巢表面分离，经标准 SEE-FIM 操作流程充分检查且任何一侧输卵管均无 STIC 和浸润性黏膜内癌时，认为卵巢是原发部位。③只有当双侧输卵管和双侧卵巢的大体和显微镜下检查均正常时，认为原发部位是腹膜；原发性腹膜 HGSC 的诊断只能基于首次手术的标本（因为新辅助化疗可改变病变的分布，影响原发部位的判别）且只能在应用标准操作流程对双侧输卵管和双侧卵巢进行全面检查之后才能诊断。

鉴别诊断

HGSC 和 LGSC 之间的鉴别诊断在前文已经讨论过。HGSC 的鉴别诊断还包括子宫内膜样癌、透明细胞癌和未分化癌（图 35.32）。由于子宫内膜样腺体结构、透明细胞变或实性未分化结构在整个充分取材的肿瘤均非常少见，出现经典的 HGSC 表现即可明确诊断。在复杂的病例（例如，在小的活检可供寻找不同结构的组织有限），免疫组织化学染色可能有帮助（表 35.4）。对于未分化癌，其诊断应是整个肿瘤都是未分化的；根据定义，即使少部分肿瘤显示了分化，即可排除未分化癌的诊断。同样，也不要急于做出混合性 HGSC 和子宫内膜样癌或混合性 HGSC 和透明细胞癌的诊断。因为这些成分的真正混合是罕见的，大多数报道的病例是基于临床和免疫组织化学特征做出诊断的，即 HGSC 分别伴有腺体结构或透明细胞而诊断的[177-178]。

免疫组织化学特征和分子形态学

与其他卵巢癌相比，HGSC 的免疫组织化学特征如表 35.4 所示。关于与间皮瘤的鉴别诊断，浆液性癌更可能表达 MOC31、Ber-EP4、PAX-8 和激素受体，而钙网膜蛋白、血栓调节蛋白（thrombomodulin）和 CK5/6 表达更多见于间皮瘤[179-182]。癌症基因组图谱（the Cancer Genome Atlas, TCGA）研究——具有 300 例以上输卵管 - 卵巢 HGSC 患者的测序分析[183]证实了 *TP53* 突变的普遍性；该研究还关注了一个事实，除了 *TP53*、*BRCA1* 和 *BRCA2*，HGSC 很少存在重复性突变，这与其他许多类型的肿瘤不同。HGSC 的特征是非整倍体和大量体细胞拷贝数的改变，而不是重复性突变。解释这种表型的机制是：DNA 双链断裂高保真修复的细胞机制存在缺陷——导致突变倾向的修复机制和非整倍体 / 拷贝数异常。在分裂的肿瘤细胞内，基因异常增长迅速，导致在遗传学和分子水平上形成显著的肿瘤内异质性。一项对晚期 HGSC 进行的研究对同一位患者的多个解剖部位的肿瘤进行了比较，结果显示，在所有取材的标本中，突变的出现 < 50%[184]。因此，在 HGSC 中，修复 DNA 双链断裂能力的丢失是早期事件，接着是拷贝数异常的大量增多，导致肿瘤间和肿瘤外的显著异质性。少数 HGSC 具有周期蛋白 E1（cyclin E1, *CCNE1*）基因扩增——一种与 *BRCA* 突变相互排斥的分子异常，与预后差或铂类耐药有关，与没有 *CCNE* 扩增 HGSC 不同[185-187]。*CCNE* 扩增常常与 *AKT* 扩增共存，直接对抗周期蛋白依赖性激酶 2（cyclin-dependent kinase-2, CDK2）和 AKT 的治疗，辅以小分子激酶抑制剂，是潜在的铂类耐药的 HGSC 患者的靶向治疗方法[188]。

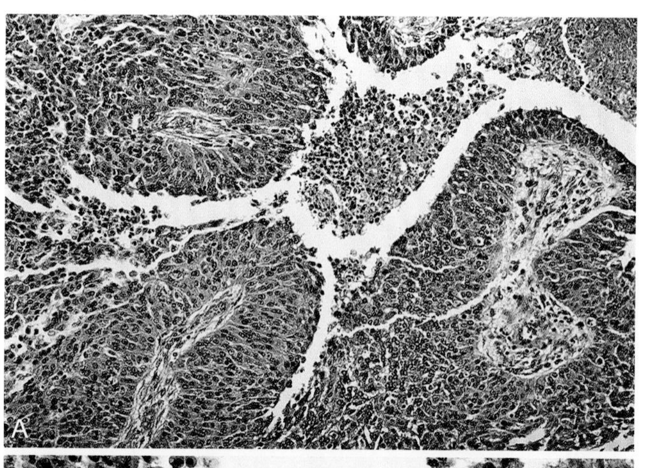

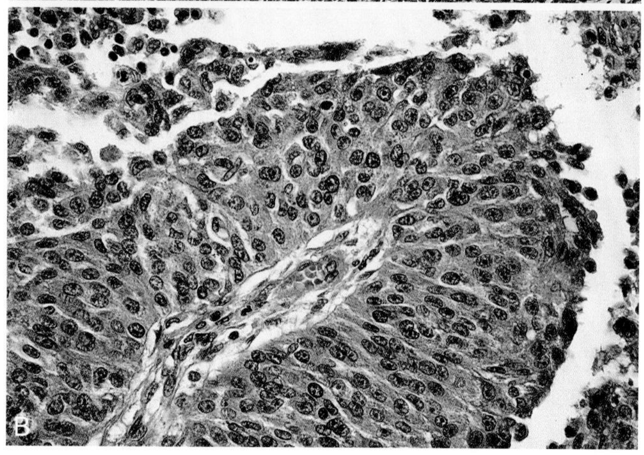

图 35.32 **A 和 B**，高级别浆液性癌伴有实性和移行上皮样结构

黏液性肿瘤

黏液性肿瘤（mucinous tumor）比浆液性肿瘤少见，双侧发生的病例不足 10%[189]。与浆液性癌相对应，卵巢黏液性肿瘤分为良性［**黏液性囊腺瘤（mucinous cystadenoma）**］、交界性和恶性［**黏液性癌（mucinous carcinoma）**］；大多数黏液性肿瘤是良性的或交界性的。大体上，黏液性肿瘤的体积常常比浆液性肿瘤的大；部分或完全呈囊性，常常呈多房，表面光滑；囊腔内可见黏液样性质的液体或黏液物质（图 35.33 至 35.35）。

表35.4　对卵巢癌组织学类型的诊断有价值的标志物

	高级别浆液性癌	低级别浆液性癌	子宫内膜样癌	透明细胞癌	黏液癌
WT-1	弥漫阳性	弥漫阳性	阴性	阴性	阴性
p53	突变型	野生型	野生型或突变型	野生型	野生型或突变型
p16	弥漫阳性	局灶阳性	局灶阳性	不定	不定
ER	弥漫或局灶阳性或阴性	弥漫阳性	弥漫阳性	阴性	阴性或局灶阳性
HNF-1β	阴性	阴性	阴性	弥漫或局灶阳性	不定
Napsin A	阴性	阴性	阴性	弥漫或局灶阳性	阴性

From Singh N, McCluggage WG, Gilks CB. High-grade serous carcinoma of tubo-ovarian origin: recent developments. Histopathology. 2017 May 6. [Epub ahead of print].
注意：有三种最常见的染色方式，但所有标志物均可有异常表达
ER：雌激素受体；HNF-1β：肝细胞核因子-1β

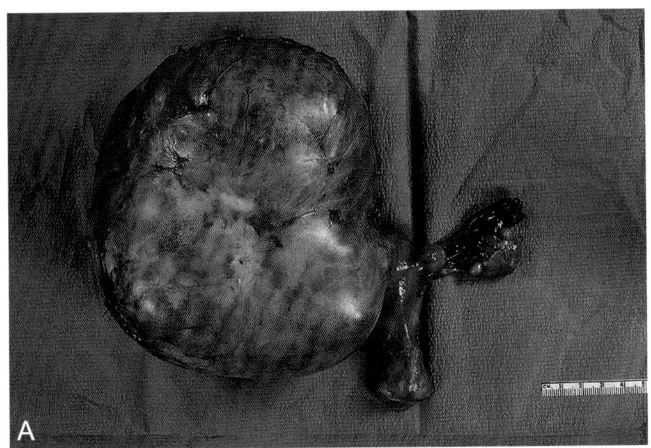

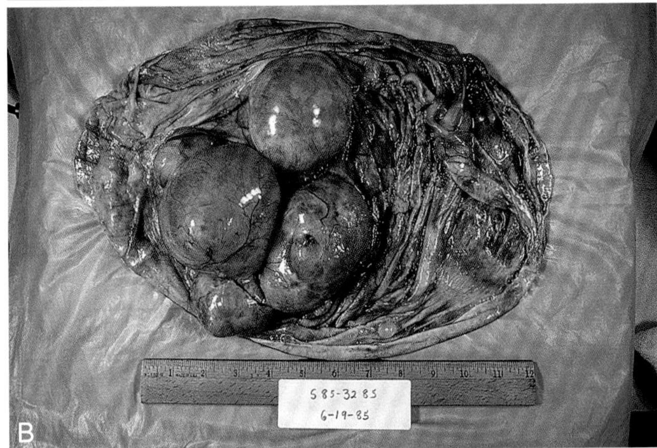

图 35.33 **A** 和 **B**，黏液性囊腺瘤的外观和切面观

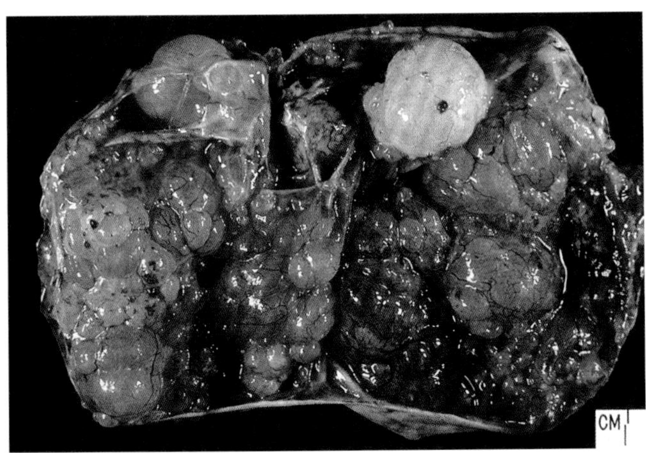

图 35.34 1 例黏液性卵巢肿瘤的大体观，其在显微镜下显示了交界性特征

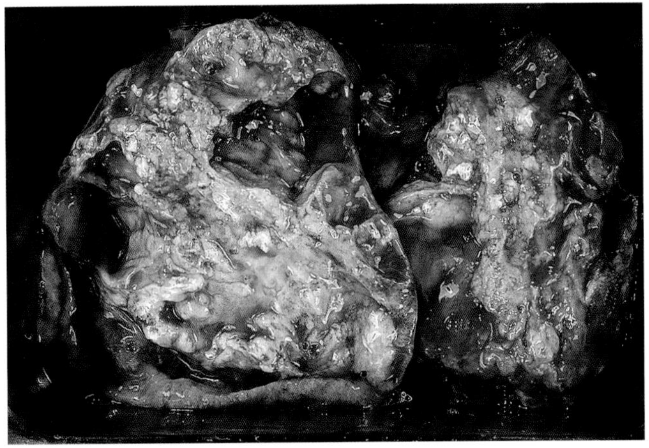

图 35.35 **黏液性囊腺癌的大体观**。可见肿瘤主要是实性的，但仍可见一些含有黏液的囊腔

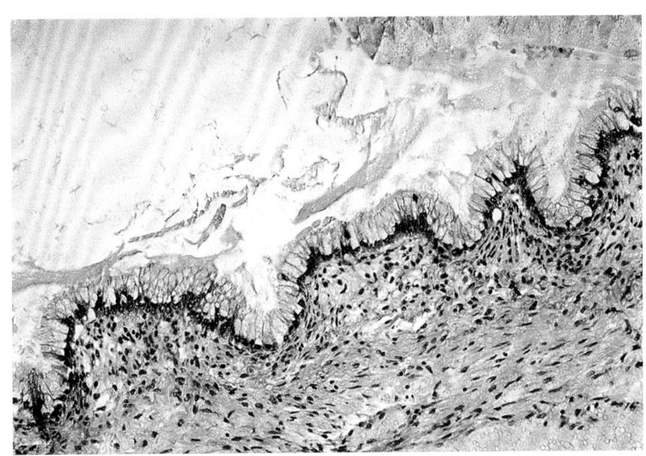

图 35.36 **黏液性囊腺瘤的内壁**。可见杯状细胞

黏液性肿瘤是指上皮呈肠型（与浆黏液性肿瘤的宫颈内膜样的上皮形态不同，见下文描述）且特征性成“尖桩篱笆样”排列，可见杯状细胞、Paneth 细胞、内分泌细胞、胃肠型和胰胆管型黏液分泌[190]以及肠消化酶生成（如脂酶、胰蛋白酶、淀粉酶和蔗糖酶）（图 35.36）[191]。其内分泌细胞是嗜银性细胞，有时是亲银性细胞，更常见于交界性肿瘤中[192]。通过免疫组织化学染色，已在内分泌细胞群中检测出 5- 羟色胺（5-hydroxytryptamine, 5-HT）[血清素（serotonin）]、ACTH、胃泌素、生长抑素和其他肽类激素[193-196]。通常没有激素过量的临床证据，但已有与 Zollinger-Ellison 综合征相关的病例报道[197]。偶尔可见局灶印戒细胞成分，可导致误诊为 Krukenberg 肿瘤[198]，应注意，印戒细胞的出现通常是一个提醒我们考虑卵巢转移癌的指征[199]。

偶尔，可在同一卵巢内发现肠型黏液性肿瘤伴畸胎瘤或类癌成分[200]。这些伴有畸胎瘤成分的不常见的黏液性肿瘤通常是生殖细胞来源的，基于纯合性的经常表现，黏液性肿瘤和畸胎瘤可能有相同的遗传易感性[201-202]。那些缺乏畸胎瘤成分的黏液性肿瘤有正常的纯合性基因，这意味着它们极有可能是体细胞来源的。生殖细胞起源的黏液性肿瘤最有可能在卵巢间质间形成黏液（卵巢假黏液瘤）。重要的是，生殖细胞来源的黏液性肿瘤可以呈良性、交界性或恶性表现，具有完整的肠型免疫标志物表型［即 $CK20^+$、$CK7^-$，不同于无畸胎瘤成分的黏液性肿瘤的混合性 /müller 性免疫标志物表型（CK20 和 CK7 均呈阳性）］。

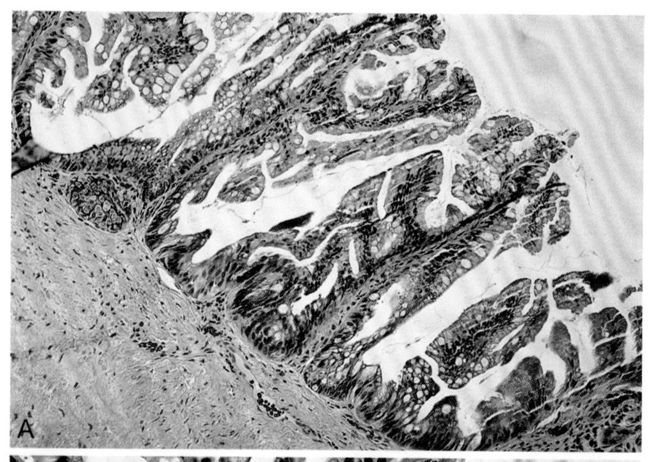

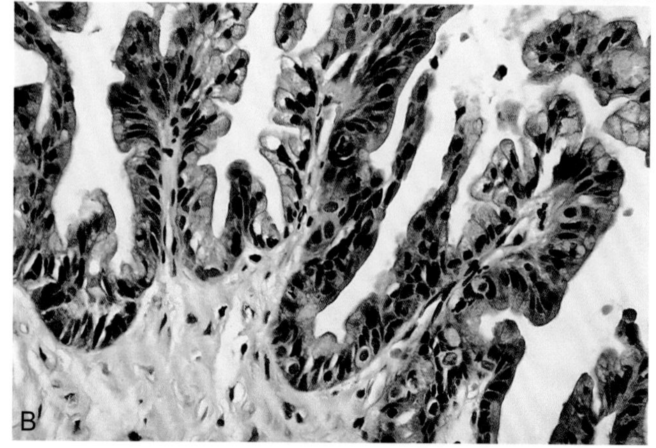

图 35.37 **A** 和 **B**，交界性肠型黏液性肿瘤，局灶伴上皮内癌

良性黏液性肿瘤和交界性黏液性肿瘤之间的鉴别依据是：后者出现细胞异型性以及细胞层数增多（图 35.37），而前者不出现。这种鉴别很显然是有较高的主观性的。如果交界性病变仅是局灶的，其在囊壁中所占的比例少于 10%，而其他部分的病变是良性的，则建议命名为良性黏液性肿瘤伴局灶非典型性或局灶上皮增生，所有这类肿瘤都是按照良性病变来随访的 [203]。几乎所有的肠型交界性黏液性肿瘤都有相应良性的临床过程，但极罕见的例外病例也有报道 [204]。交界性黏液性肿瘤和癌之间的区别是基于浸润的出现；在黏液性肿瘤中已识别出了两种浸润方式。最常见的浸润方式是膨胀性浸润方式，腺体结构呈现明显的复杂性。其腺体间的间质极少或没有，腺体结构呈筛状或迷路样（图 35.58）。腺体边缘的轮廓光滑，不像侵袭性或毁损性浸润。具有复杂结构的腺体常衬覆非典型细胞，细胞层数增加，出现乳头［例如出芽、搭桥和（或）出现实性区域，见图 35.58］[199,205]。第二种浸润方式是侵袭性浸润方式（也称为“毁损性浸润”），可通过其结缔组织增生的间质中出现单个细胞或不规则的细胞簇来识别。这种浸润方式较少见，其预后与单纯膨胀性浸润方式相比可能要差些；然而，应注意的是，仅有膨胀性浸润生长方式的肿瘤可以是完全恶性的且有可能发生转移 [199,205]。

在交界性肿瘤类型中，我们也识别出了交界性黏液性肿瘤伴局灶上皮内癌（见图 35.37B）[199]。其细胞异型性程度要比普通的交界性黏液性肿瘤更明显，类似于结肠的腺瘤性息肉伴高级别异型增生，其特征是恶性表现的上皮细胞，显示细胞复层，有时出现筛孔结构。从临床上看，交界性黏液性肿瘤伴上皮内癌的预后通常较好，但偶尔患者可出现致死性复发 [199,206]。交界性黏液性肿瘤伴微浸润（＜5 mm）应与明确的浸润性癌（≥5 mm）区分开来，前者有较好的预后 [199,207-208]。

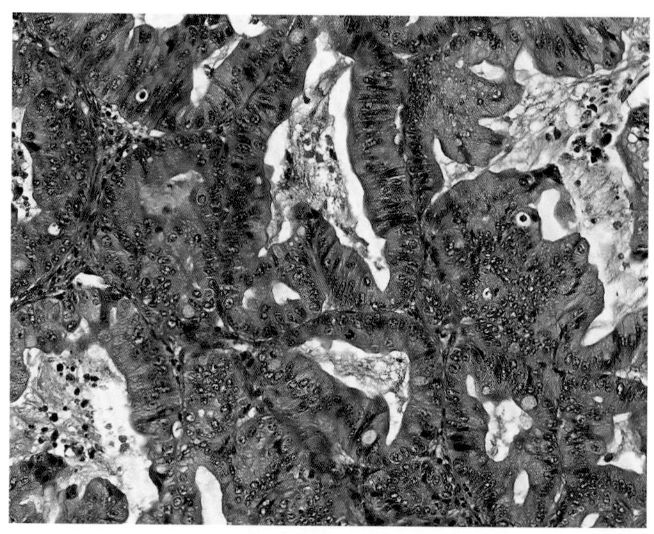

图 35.38　伴有膨胀性浸润生长方式的黏液性癌，腺体排列密集，间质极少

黏液性肿瘤有一类亚型，其间质成分显著。如果是良性的，则它们被称为**黏液性腺纤维瘤（mucinous adenofibroma）**或**囊性腺纤维瘤（cystadenofibroma）**；如果是恶性的，则它们被称为**黏液性腺癌纤维瘤（adenocarcinofibroma）**和**囊性腺癌纤维瘤（cystadenocacinofibroma）**。良性病变有时由于不规则的腺体穿插在促结缔组织增生的间质中，可能会被误诊为恶性病变甚至转移性病变 [209]，或由于出现微小细胞巢，被误诊为微浸润 [210]。

偶尔，卵巢黏液性肿瘤可被发现包含有以下局灶性病变：①**肉瘤样结节（sarcoma-like nodule）**，其组织结构和细胞构成类似于软组织的巨细胞瘤 [211]，其特征为缺乏角蛋白免疫反应 [212]；②**肉瘤（sarcoma）**，通常为梭形细胞，有时具有异源性特征，同样不表达角蛋白 [213-214]；③**间变性癌（anaplastic carcinoma）**，伴有多形性圆形或梭形细胞，角蛋白免疫反应呈阳性 [215-216]。后两种病变在显微镜下和组织发生上的区别很细微（与在胰腺或甲状腺见到病变相似），两者的预后都很差，除非是 I 期病变 [217]。实际上，我们认为，肉瘤样结节不是反应性病变 [218]，而是一种肿瘤，其组织发生上与其他两种病变相关，其他研究也显示了这种可能性 [219]，而且这些不同病变偶尔可重叠或同时存在也支持这一结论。然而，将肉瘤样结节分开评估非常重要，因为它们的预后较好 [211,216,218,220]。偶尔，囊壁结节呈现良性平滑肌瘤表现 [221]。

免疫组织化学检查显示，卵巢黏液性肿瘤的肿瘤细胞表达 CEA［尤其是肠型和（或）恶性肿瘤］[222]、角蛋白、EMA（尤其如果是恶性的）[223]、MUC5AC（一种胃泌素黏液基因）、DPC4（一种核转录因子，在约一半的胰腺癌中表达失活）[224]、肝细胞核因子 1[225] 和肝细胞核因子 4α[226]。重要的是，肠型细胞表达胃肠型分化标志物［诸如 CK20、SATB2（非常罕见）和 CDX2］[224,227-230]，以及 CK7——在大多数病例中表达强于肠型标志物[230]。正如前文所述，生殖细胞源性的黏液性肿瘤具有更单纯的肠型免疫表型（CK20、SATB2 和 CDX2 呈弥漫强阳，而 CK7 呈阴性）。与其他卵巢上皮肿瘤相反，其 PAX8 经常呈阴性，WT1 和 ER 也同样呈阴性[161]。

非常罕见的是，卵巢黏液性肿瘤可伴发腹部的广泛黏液沉积（腹膜假黏液瘤）。目前的观点认为，这些肿瘤绝大部分源于阑尾转移至卵巢和腹膜腔，因此，这些肿瘤将在第 16 章讨论。

卵巢黏液性肿瘤的主要鉴别诊断是转移癌。有一种用于鉴别卵巢原发性和转移性黏液肿瘤的简单流程——依赖于肿瘤的大小和是否双侧发生。如果肿瘤单侧发生，表面光滑，直径 > 13 cm，无黏液腹水，则高度可能为卵巢原发性黏液性肿瘤[231]。卵巢黏液性肿瘤的鉴别诊断包括：高级别浆液性癌（HGSC）或子宫内膜样癌，特别是在黏液癌中，细胞内黏液缺失，细胞核级别增加时。免疫组织化学染色，低级别或交界性肿瘤的区域 WT1 呈阴性（或仅局灶呈阳性）、ER 呈阴性可以支持黏液癌的诊断（见表 35.4）。

浆黏液性肿瘤

浆黏液性肿瘤（seromucinous tumor）以前被认为是卵巢黏液性肿瘤的一个亚型，但 2014 版 WHO 分类已将其划分为一种肿瘤类型。这类肿瘤在形态学上和临床上不同于肠型黏液性肿瘤。这种肿瘤也曾被命名为**宫颈内膜肿瘤（endocervical tumor）**、**宫颈内膜样肿瘤（endocervical-like tumor）**或 **müller 肿瘤（müllerian tumor）**，其特征是：具有类似浆液性肿瘤的乳头结构，但衬覆的是高柱状非纤毛上皮，细胞核位于基底，胞质内可见丰富的黏液（图 35.39）；典型者，乳头间质水肿，可见中性粒细胞浸润。浆黏液性肿瘤表达 müller 性标志物（如激素受体、CA125 和间皮素），光学显微镜和电子显微镜下结构类似于宫颈内膜上皮[232]。需要注意的是，在组织形态学和免疫组织化学特征方面，浆黏液性肿瘤与子宫内膜样癌或浆液性癌（甚至是透明细胞癌）更为相似，而不是与肠型黏液性肿瘤更相似[233-235]。交界性浆黏液性肿瘤常伴有 ARID1A 基因突变和 ARID1A 蛋白表达的缺失，这与子宫内膜样肿瘤更为相似[236]。除了黏液成分外，其常常混有浆液性成分，偶尔，还可混有鳞状上皮或透明细胞成分，这使浆液性肿瘤的命名更倾向于改为“混合性 müller 肿瘤”。但由于这类肿瘤在 2014 版 WHO 分类中刚刚被单独分出，其命名很难很快就更改。

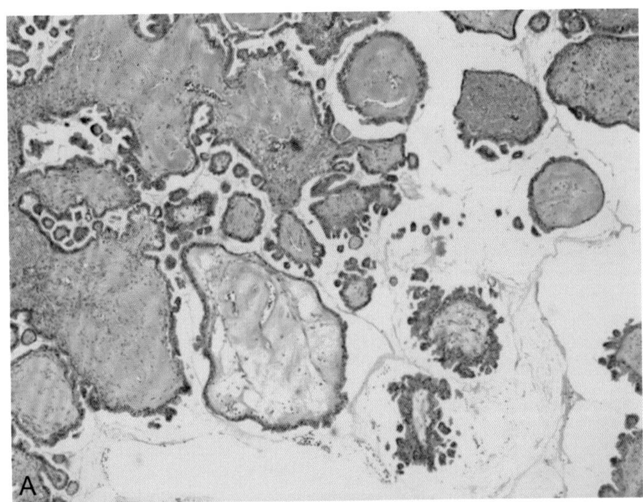

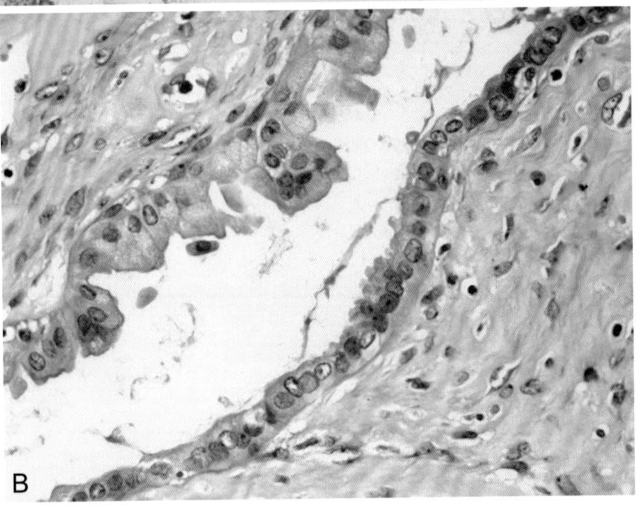

图 35.39 **交界性浆黏液性肿瘤**。低倍镜观，类似于交界性浆液性肿瘤，但乳头间质水肿明显（**A**）。高倍镜观，可见明显的细胞内黏液（**B**）

大多数浆黏液性肿瘤是良性的或交界性的，仅有小部分是癌的报道。交界性肿瘤的预后较好，即使发生卵巢外种植，其预后仍较好。

良性浆黏液性肿瘤的鉴别诊断包括肠型良性黏液性肿瘤。实际上，良性黏液性肿瘤的亚型并无在临床上的相关性，“黏液性囊腺瘤”（或腺纤维瘤）的诊断并没有进一步的限定，基于 HE 染色即可以诊断，并无适当的特殊染色用于诊断。交界性浆液性肿瘤容易鉴别，仅进行常规的 HE 染色即可诊断无疑。其显著的细胞内黏液的存在容易将其与交界性浆液性肿瘤区分开来，这些肿瘤通常是相似的。尽管浆黏液性癌已有报道，但对它们与常见的内膜样癌伴黏液分化的区别仍不十分清楚。

子宫内膜样肿瘤

子宫内膜样癌（endometrioid carcinoma）占所有卵巢原发性上皮性癌的 10%（见表 35.3）。子宫内膜样癌经常与子宫内膜异位症混合存在[237]，可以看到部分肿瘤起源于子宫内膜异位病灶。然而，对于子宫内膜样癌的诊断，子宫内膜异位并不是必要的。

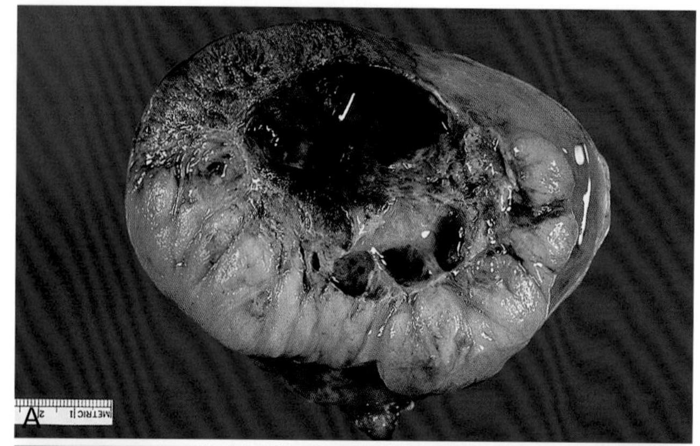

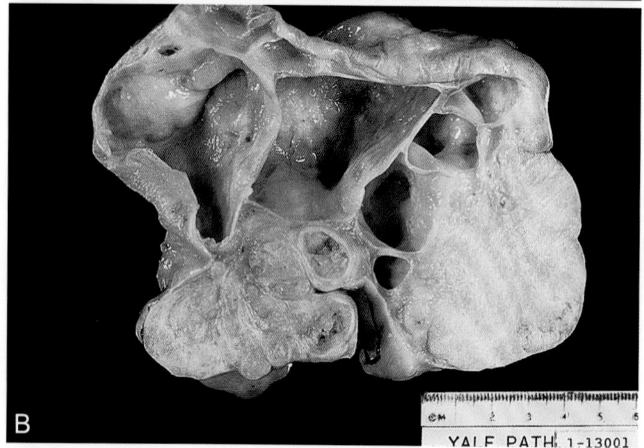

图 35.40 **A** 和 **B**，卵巢子宫内膜样癌的大体表现。肿瘤中都可见实性和囊性表现混合存在

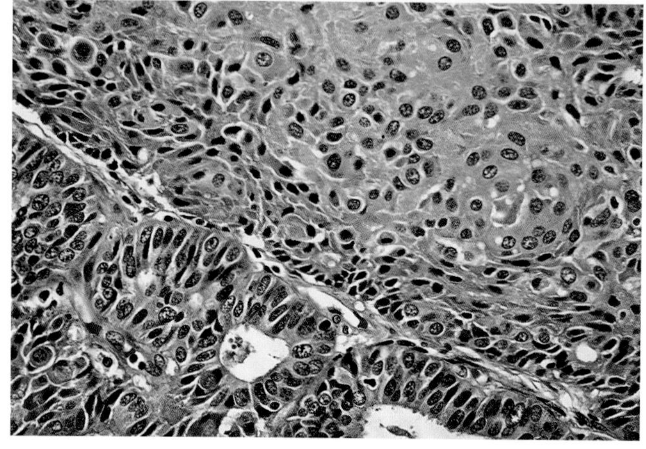

图 35.41 分化良好的卵巢子宫内膜样癌，伴有广泛的鳞状上皮化生

大体上，子宫内膜样癌常为囊性或实性肿物（图 35.40）。囊内容物更常是血性的，而不是浆液性或黏液性的。明显的乳头通常不存在或不明显。显微镜下，卵巢子宫内膜样癌非常类似于普通子宫内膜样癌，并因而得名（图 35.41）[238-239]。它们大多数分化良好（根据子宫内膜样癌的 FIGO 分级系统为 1 级或 2 级），伴有或不伴有乳头结构，半数病例可见鳞状上皮化生（图 35.43）[240]。一些病例可表达 CDX2 和 β 连环蛋白（核转位）[241]。与浆液性肿瘤不同，砂粒体很少见。大约 10% 的子宫内膜样癌伴有间质细胞黄素化。

这些卵巢肿瘤产生的角蛋白可导致腹膜角蛋白肉芽肿形成[74]。在报道的卵巢原发性**鳞状细胞癌（squamous cell carcinoma）**病例中，至少有一部分可能是子宫内膜样癌过度鳞状上皮化生的结果[242-245]。其他大多数卵巢鳞状细胞癌与良性囊性畸胎瘤（如继发性的体细胞转化）恶变有关[246]。

组织化学染色，在腺腔内和肿瘤细胞的顶部边缘可见到黏液，一些肿瘤伴有黏液化生，与在子宫内膜发生的子宫内膜样癌一样；这些肿瘤缺乏杯状细胞，ER 呈强阳性表达，这可作为其与肠型黏液性肿瘤的鉴别之处（见表 35.4）。在大约半数病例中可见散在的嗜银细胞[247]。

免疫组织化学染色，其肿瘤细胞角蛋白、EMA、波形蛋白和 PAX8 呈阳性，而 CEA 常呈阴性或弱阳性[248]。其肿瘤细胞 CA19-9 和 hPL 也可呈阳性[249-250]。

在几乎一半的卵巢子宫内膜样癌病例可检测到导致 β 连环蛋白反常的突变[251]。最近的研究显示，与浆液性癌明显不同，很多子宫内膜样癌和透明细胞癌（与子宫内膜异位相关的卵巢肿瘤）常具有 *ARID1A* 突变，这是一种肿瘤抑制基因。与子宫内膜样癌不同，浆液性癌不具有这种基因突变[98]。

在一些子宫内膜样癌病例中，肿瘤性腺体很小，呈管状或实性条索，类似于性索 - 间质肿瘤，特别是 Sertoli-Leydig 细胞瘤[252-253]。因此，它们被命名为类似性索 - 间质肿瘤的子宫内膜样癌[254]。在这些病例中，支持其为子宫内膜样癌诊断的特征是：患者年龄较大；通常缺乏内分泌表现；肿瘤其他部分出现大的肿瘤性腺管，伴有局灶鳞状上皮化生、腺腔内黏液积聚和腺纤维瘤样结构；免疫组织化学染色，角蛋白（包括 CK7）和 EMA 呈阳性，抑制素呈阴性[255-256]。对于呈现类似于颗粒细胞肿瘤表现的其他子宫内膜样癌，如果需要，可通过免疫组织化学检查进行鉴别诊断[257]。

子宫内膜样癌的其他形态学变异还包括：出现卵黄囊成分[258-259]，有纤毛细胞成分[260]，有嗜酸性上皮[261-262]，以及含有类似于鳞状上皮化生的局灶性胶原小球[263]。含有局灶肝样分化的子宫内膜样癌已有报道[264]。正如子宫的子宫内膜样肿瘤，子宫内膜样癌也可以呈去分化子宫内膜样肿瘤，表现为低级别子宫内膜样肿瘤中出现未分化癌的成分[265]。这与 SWI/SNF 染色体重建复合体（BRG1、INI1、ARID1A、ARID1B）中的一种或多种蛋白质表达缺失有关，在大多数该病例中伴有相应的基因突变[266]。

卵巢子宫内膜样肿瘤除了恶性类型外，还存在良性和交界性类型[261,267-269]。良性子宫内膜样肿瘤罕见，具有明显的间质成分，其根据囊性改变程度被命名为腺纤维瘤或囊性腺纤维瘤（图 35.42）。有时，同一病例中可同时存在良性和恶性区域[270-271]。在交界性肿瘤中，上皮的变化与子宫内膜的非典型性增生相似。在交界性肿瘤，上皮的变化类似于无间质浸润的、分化良好的子宫内膜样癌（图 35.43）。交界性子宫内膜样肿瘤和低级别子宫内膜样癌之间的鉴别诊断是基于子宫内的子宫内膜样癌

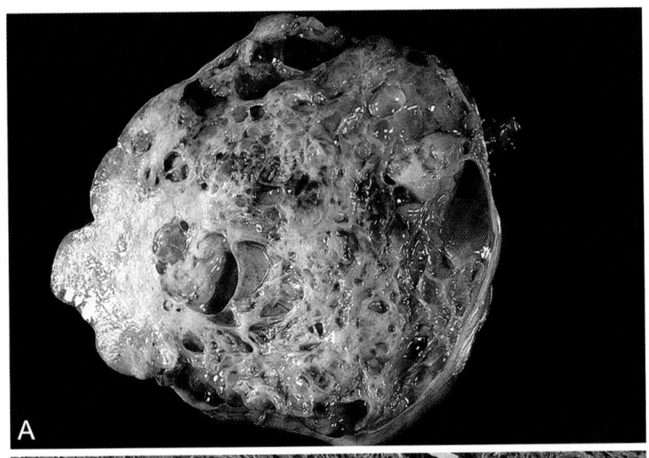

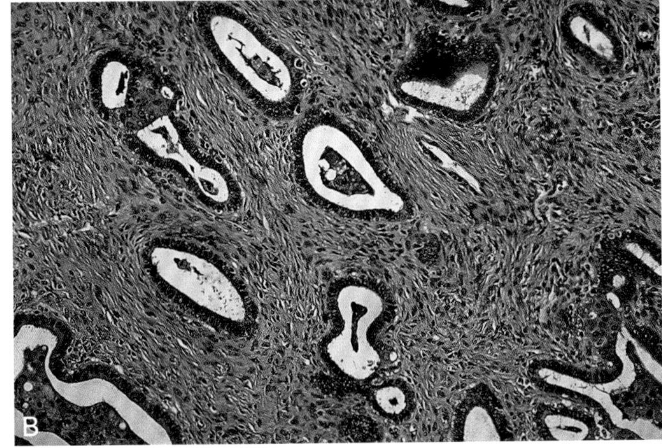

图 35.42 **A** 和 **B**，显示子宫内膜样腺纤维瘤的大体和显微镜下表现

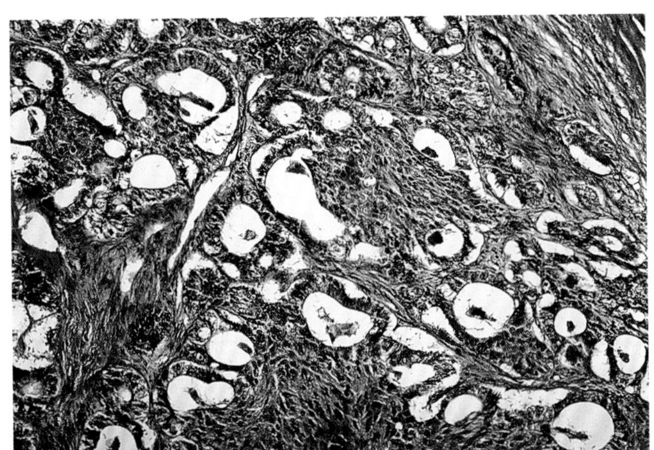

图 35.43 伴有交界性表现的卵巢子宫内膜样肿瘤，可见腺体结构复杂

的同样标准（即主要基于结构复杂性，但伴有有关细胞异型的额外要求）。

一些卵巢子宫内膜样癌患者有子宫内膜增生，或同时有子宫内膜样癌——通常分化良好，位置表浅 [272]。尤其后者的发生率有很大差异（主要是因为在过去诊断标准不同），范围为 15%～45%。由于卵巢子宫内膜样癌的诊断更准确（将高级别浆液性癌误诊为子宫内膜样癌的情况很少发生）[119,239,272]。近些年来，卵巢子宫内膜样癌

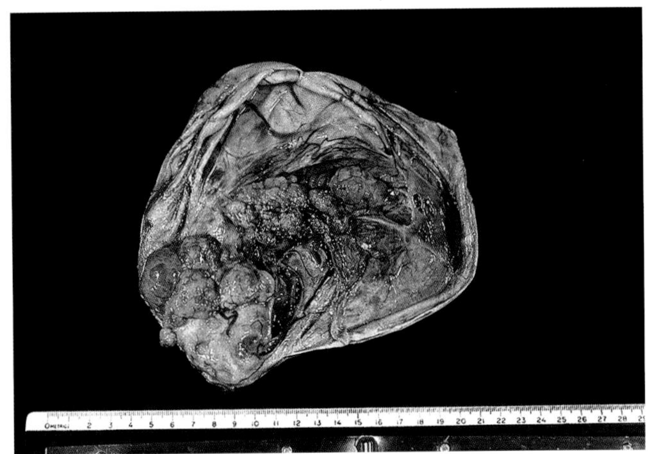

图 35.44 **卵巢透明细胞癌的大体观**。肿瘤主要为囊性的，但也包含一些附壁结节

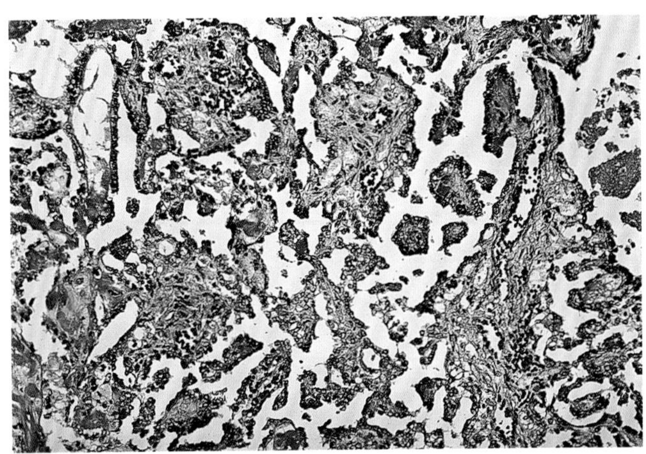

图 35.45 低倍显微镜下，卵巢透明细胞癌中可见丰富的乳头状结构

的发生率有所提高。我们的意见是，如果之前没有做过宫腔活检，在任何有卵巢子宫内膜样癌的患者，保证进行一次子宫内膜活检就可以了。

子宫内膜样癌的鉴别诊断包括：浆液性癌（WT1 呈阳性）；肠型黏液性癌（ER 呈阴性或局灶弱阳性）；在一些罕见的情况下，还需要与性索 - 间质肿瘤（EMA 呈阴性，抑制素呈阳性）鉴别。

透明细胞肿瘤

卵巢透明细胞癌（ovarian clear cell tumor）占卵巢癌的 10%（见表 35.2），是一种独特的肿瘤，大体上呈海绵状，常为囊性（图 35.44），显微镜下呈管 - 囊样、乳头状和实性片状（图 35.45）[273-274]。伴有明显的腺纤维瘤样成分、富于间质的透明细胞癌亚型也很常见。与浆液性癌不同，透明细胞癌的乳头不呈多级分枝状，且缺乏上皮复层化 [275]。

卵巢透明细胞癌的肿瘤细胞大，一些细胞的细胞核突向腔内，呈“鞋钉”样（图 35.46）。肿瘤细胞胞质透明，其内常含有糖原、黏液和脂肪，并可见过碘酸 - 希

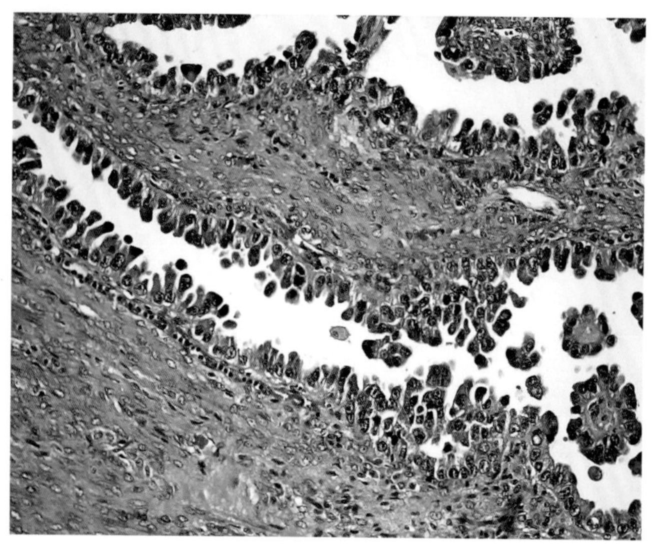

图 35.46 **卵巢透明细胞癌**。注意高分级核和鞋钉样结构

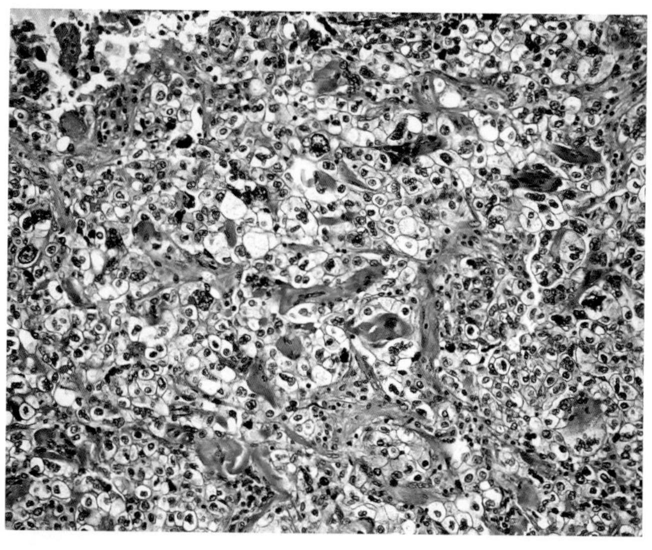

图 35.48 卵巢透明细胞癌。可见高度异型性细胞围绕玻璃样轴心，呈矮乳头状

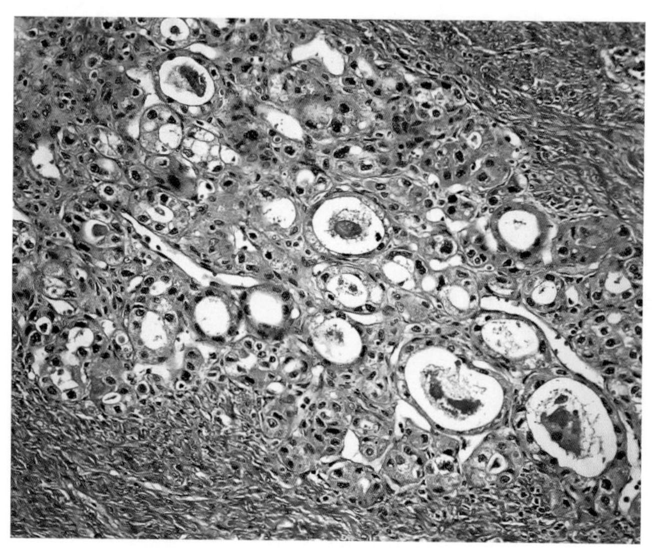

图 35.47 透明细胞癌的嗜酸性变异型

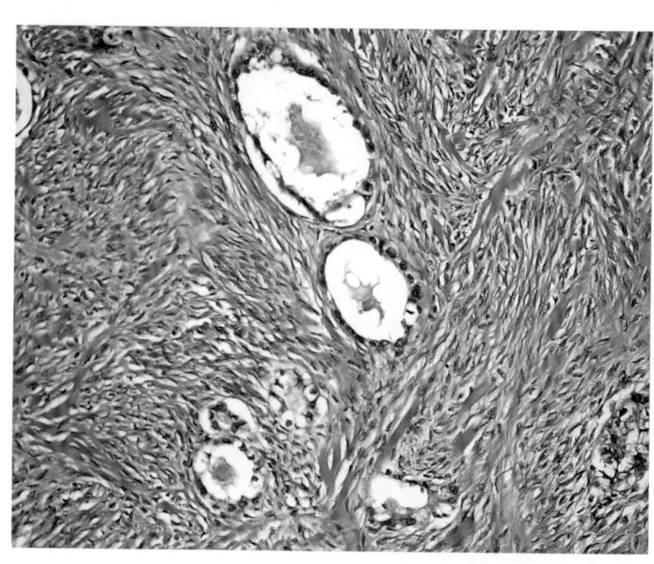

图 35.49 交界性透明细胞肿瘤。这种腺纤维瘤的上皮细胞呈轻 - 中度核异型

夫（periodic acid-Schiff, PAS）阳性的抗淀粉酶的玻璃样小球，后者对甲胎蛋白呈阴性。在一些肿瘤细胞中，胞质呈嗜酸性而不透明（图 35.47）[268,276]。间质玻璃样变性是透明细胞癌常见且较独有的特征，是基底膜物质沉积于乳头间质形成的（图 35.48）。免疫组织化学染色，肿瘤细胞对角蛋白（CK7、CK5/6、CAM5.2、34βE12）、EMA、CD15（Leu-M1）、Ber-Ep4、波形蛋白和 PAX8 总是呈阳性；对 ER、PR 常呈阴性，最多仅呈局灶阳性；而对 p53 呈野生型表达。Napsin A 和肝细胞核因子 -1β（hepatocyte nuclear factor-1β, HNF-1β——与肝分化相关的一种转录因子）常呈阳性 [249,277]。

卵巢透明细胞癌常伴有盆腔子宫内膜异位症，一些病例起源于子宫内膜囊肿 [278-279]。子宫内膜异位囊肿衬覆的上皮常有明显的细胞非典型性，被命名为“非典型内膜异位症”——可以认为是透明细胞癌的前驱病变 [98]。在电子显微镜超微结构水平上观察，肿瘤细胞胞质透明很有可能是由糖原聚集所致 [280]。

良性和交界性卵巢透明细胞肿瘤（benign and borderline ovarian clear cell tumor）非常少见。它们可以单独存在，也可与明显恶性的透明细胞癌伴发 [281]。它们的生长方式可为囊腺瘤、腺纤维瘤或囊性腺纤维瘤 [248]。交界性肿瘤的鉴别要点是：上皮有中 - 重度的增生或非典型性，但没有明确的间质浸润（图 35.49）[282]。

卵巢透明细胞癌的鉴别诊断包括：

- **转移性肾细胞癌（metastatic rental cell carcinoma）**：对角蛋白 34βE12 呈阴性，对 CD10 呈阳性；而原发性透明细胞卵巢癌通常（但并不总是）显示相反的结果 [283]。
- **卵巢卵黄囊瘤（ovarian yolk sac tumor）**：通常表达 SALL4 [284]，也表达 glypican-3，但 40% 的透明细胞癌也如此 [286]。

- **卵巢浆液性癌（ovarian serous carcinoma）**：透明细胞癌事实上可具有丰富的乳头状生长结构[287]，浆液性癌也可含有透明细胞[178]，一系列免疫组织化学染色包括 WT1、ER 和 HNF-1β 有助于两者的鉴别[288]。

Brenner 瘤

Brenner 瘤（Brenner tumor） 占所有卵巢肿瘤的 1%～2%[289]。患者的平均发病年龄约为 50 岁，大约 70% 的患者超过 40 岁。部分病例伴有雌激素增多症状，例如，绝经后妇女因子宫内膜增生导致的子宫出血。Brenner 瘤的生长速度很慢，腹水罕见。大体上，这些肿瘤大小不等，通常为单侧发生，质硬，呈白色或黄白色（图 35.50）。除了经常可见的囊内充满浑浊的、黏稠的、黄褐色液体的小囊腔外，非常类似于纤维瘤或卵泡膜瘤。显微镜下，由实性和囊性的、类似移行上皮（尿路上皮）的上皮细胞巢组成，周围围绕着丰富致密的、具有成纤维细胞性质的间质成分（图 35.51）。上皮细胞界限清楚。囊肿内壁衬覆扁平、立方形或柱状上皮细胞，肿瘤细胞核呈卵圆形，核仁小而明显，并有明显的纵行核沟，类似于颗粒细胞瘤中所见（图 35.52）。肿瘤细胞胞质透明，免疫组织化学染色，角蛋白、EMA 和 CEA 呈阳性（后者也可见于囊腔内）。GATA3 核阳性也较常见[290]。约 1/3 的病例也可见散在的嗜银染色的细胞，它们对 CgA 和 5-羟色胺（5-HT）呈阳性。超微结构检查，可见致密核心颗粒，类似于正常尿路上皮中所见[250,291]。免疫组织化学检测，合成类固醇的酶通常缺失[292]。

有时肿瘤内的囊性结构非常明显，并伴有丰富的黏液改变[293]。如果结构复杂（拥挤、上皮细胞层数增多）且细胞核有非典型性但没有浸润的证据，则可诊断为交界性 Brenner 瘤，所有这类肿瘤都呈良性临床经过（图 35.53 和 35.54）。**恶性 Brenner 瘤（malignant Brenner tumor）** 非常罕见，其中部分病例为双侧发生[294-295]。其诊断依据主要是：在典型的良性或交界性成分中出现恶性上皮成分[296]。其恶性上皮成分可表现为移行细胞癌、

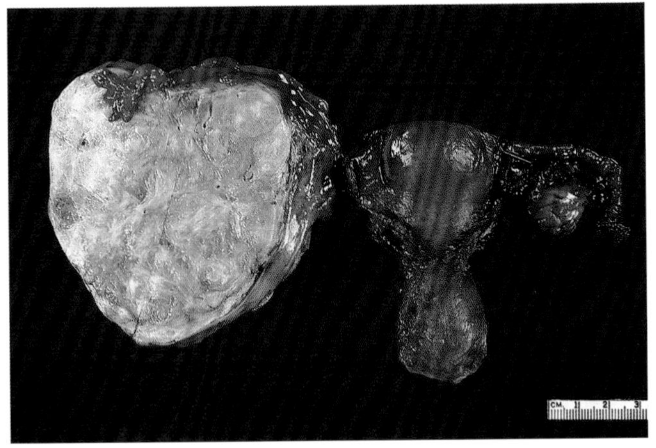

图 35.50 **右侧卵巢的巨大 Brenner 瘤**。肿瘤大体观，类似于纤维瘤或卵泡膜瘤

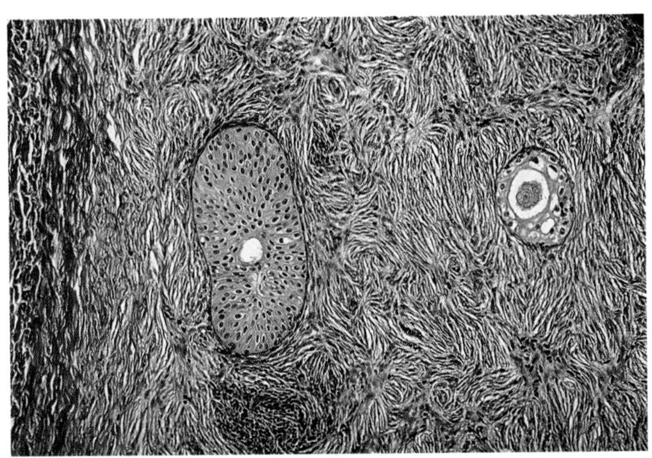

图 35.51 卵巢 Brenner 瘤，在纤维组织中可见排列成实性和囊样的上皮细胞团

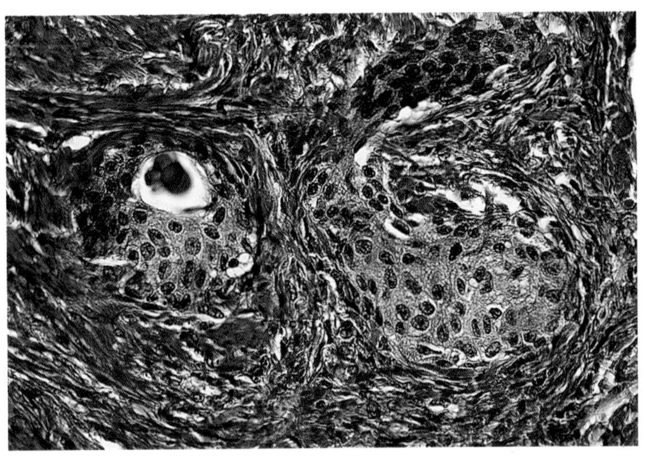

图 35.52 Brenner 瘤的上皮细胞巢由具有卵圆形细胞核的细胞组成，许多细胞可见纵行核沟

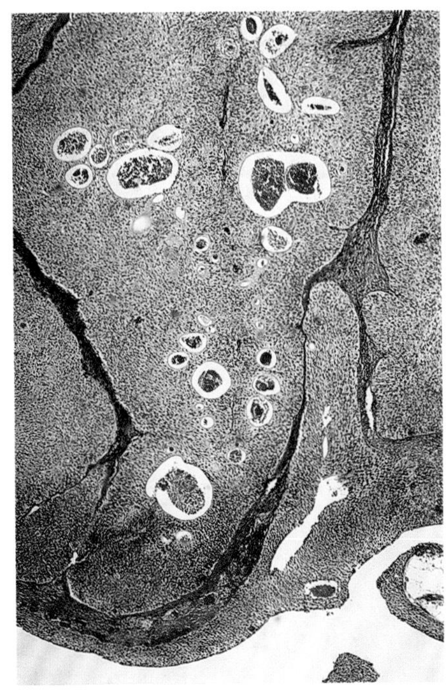

图 35.53 **交界性 Brenner 瘤**

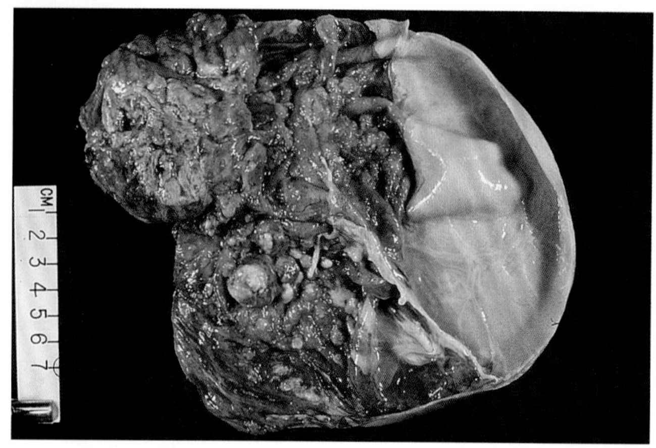

图 35.54　交界性 Brenner 瘤，显示有乳头结构的实性区域，伴有较大囊腔

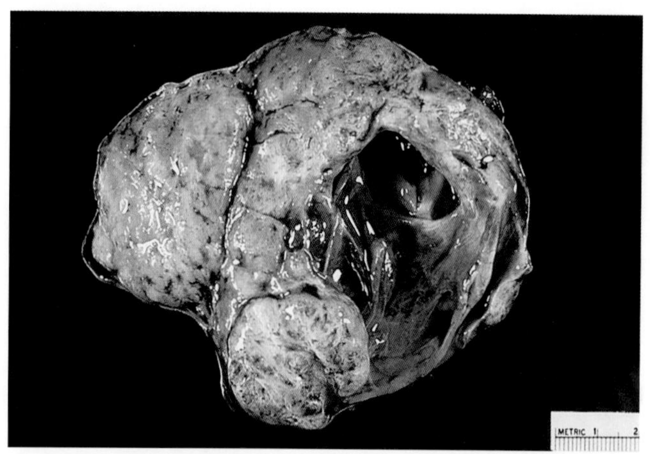

图 35.55　Brenner 瘤，可见典型的实性区域和黏液型囊腺瘤同时存在，很容易识别两种成分联合存在

鳞状细胞癌、腺癌或未分化癌或这些类型的癌的混合出现[296]。

以前被称为**移行细胞癌（transitional cell carcinoma）**（非 Brenner）[292,297] 的肿瘤其实与良性或交界性 Brenner 瘤并没有关联（图 35.32），它们现在被认为是高级别浆液性癌的变型（例如，它们与 Brenner 瘤没有关系）。它们的免疫表型显示典型的高级别浆液性癌（表达 WT1 和 ER）[298]。

Brenner 瘤与卵巢黏液性肿瘤高度相关（图 35.55）[299]，且有时可伴有卵巢甲状腺肿[300]。罕见情况下，Brenner 瘤可见于卵巢附件[301] 或女性生殖道的其他部位，包括阴道。

癌肉瘤和腺肉瘤

大体和显微镜下，卵巢**癌肉瘤（carcinosarcoma）**［**恶性混合性 müller 肿瘤（malignant mixed müllerain tumor, MMMT）**］的各个方面表现均类似于更常见的子宫的相应肿瘤（图 35.56）。因此，它们可分为**同源性类型（homologous variety）**（具有非特异性恶性间质成分）和**异源性类型（heterologous variety）**（具有恶性异源性成分）[302]。MMMT 的癌的成分可为浆液性型、子宫内膜样型、鳞状细胞型或透明细胞型。肉瘤样成分可表现为软骨肉瘤（最常见）、骨肉瘤、横纹肌肉瘤或血管肉瘤（图 35.57）。常可见 MMMT 的肿瘤细胞胞质内含有 α1- 抗胰蛋白酶活性的玻璃样小滴[303]。虽然有部分病例化疗有效的报道，但其总体预后仍然非常差[304]，个别病例除外[305]。最可靠的预后指标是最初的肿瘤分期[208,306-308]。但不幸的是，大多数肿瘤在手术时已扩散至卵巢外[309]。最重要的鉴别诊断是：未成熟性畸胎瘤和伴有异源性成分的腺肉瘤。几乎所有 MMMT 均见于绝经后女性，而未成熟畸胎瘤典型地发生于儿童和青少年期。此外，前者通常缺乏畸胎瘤所具有的神经和其他生殖细胞成分。然而，具有明显神经外胚层分化的 MMMT 病例也有报道[247,310-311]。

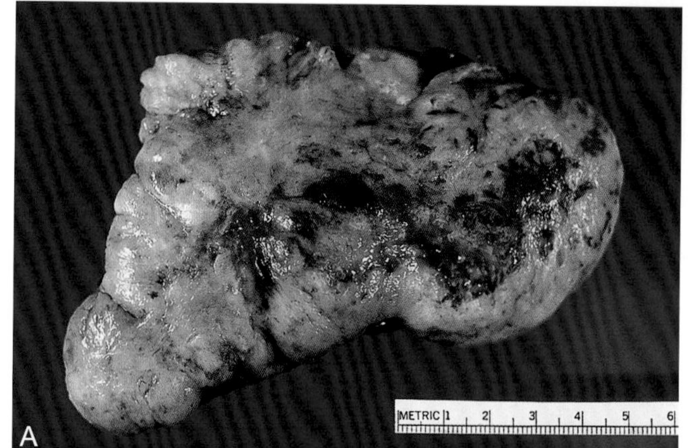

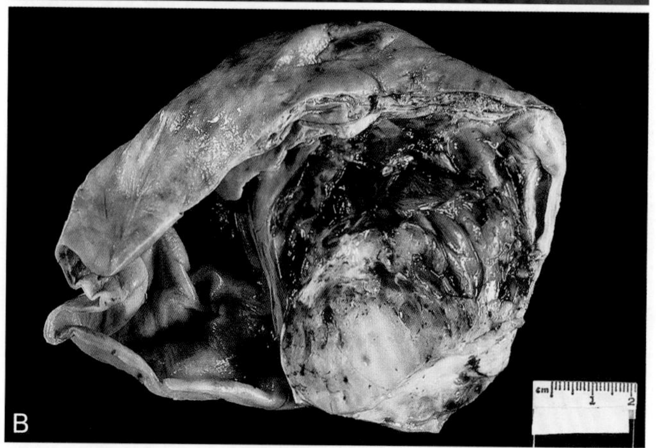

图 35.56　**A 和 B**，卵巢的癌肉瘤的大体观，可见肿瘤很大，呈斑驳状、实性和囊性，伴有出血和坏死区域

Müller 腺肉瘤（müllerian adenosarcoma）常见于子宫内膜和子宫颈，也可发生于卵巢[306,312-314]。其形态学表现和生物学行为也类似于发生于子宫的相应肿瘤，包括出现性索样成分、肉瘤样过度生长和异源性成分[313]。这在本书前面已全面讨论过（见第 33 章）。

混合性和其他上皮性肿瘤

由五种卵巢癌常见组织类型中的两种或更多种类型混合构成的卵巢癌在所有卵巢癌中所占比例不到 1%，并且这些混合性癌的最常见的组织学类型是与子宫内膜异位症相关的癌类型（例如透明细胞癌和子宫内膜样癌）[179]。只

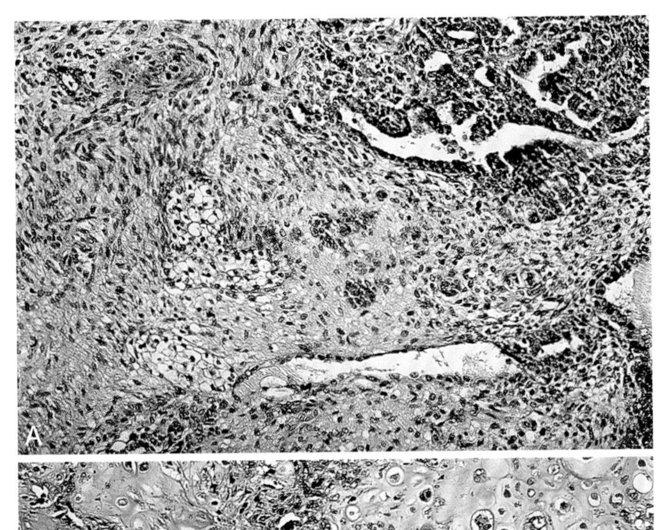

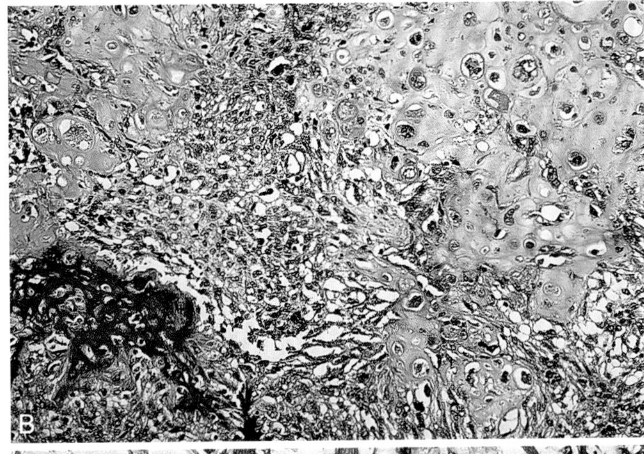

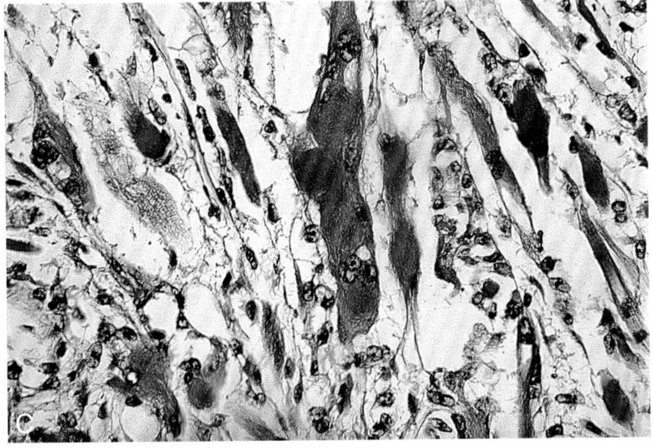

图 35.57 **卵巢的癌肉瘤**。**A**，图中所示肿瘤为所谓的同源性肿瘤；**B**，表现为骨和软骨的异源性肿瘤；**C**，表现为骨骼肌的异源性肿瘤

有当显示有超过一种以上的组织类型的癌的证据明确时才能诊断为混合性癌，最好是有适当的免疫组织化学染色支持（当然在形态学明确的病例并不需要这样做）。

大约 1% 的卵巢癌的组织学分类难以确定，我们称其为“腺癌，非特指（NOS）”。未分化癌是用于诊断呈现一种完全未分化状态的肿瘤。有高级别浆液性癌的任何成分甚或有浆液性成分的标志物 WT1 表达，都足以将其归入高级别浆液性癌中。在未分化癌中，当见到低级别子宫内膜样癌成分时，应将其诊断为去分化癌，它实际上属于子宫内膜样肿瘤[265]。在极其例外的情况下，卵巢癌可以呈现一种类似于涎腺的腺样囊性癌或皮肤的基底细胞癌的结构[284,315-316]。这些结构可为单独存在，也可伴有普通的浆液性、子宫内膜样或透明细胞结构。具有腺样囊性癌样表现的肿瘤的侵袭性比基底样肿瘤更高[284]。

卵巢癌

儿童的卵巢肿瘤

生殖细胞肿瘤（germ cell tumor）是儿童最常发生的肿瘤，在这一年龄组所有肿瘤中的占比为 60% ~ 70%[317-319]。尽管成熟的囊性畸胎瘤居多，但恶性生殖细胞肿瘤的比例（特别是未成熟性畸胎瘤、卵黄囊瘤和无性细胞瘤）明显高于成人[320-324]。

性索 - 间质肿瘤占所有病例的 10% ~ 25%，主要表现为幼年型颗粒细胞瘤和纤维卵泡膜瘤[325]。表面上皮性肿瘤仅占儿童卵巢肿瘤的 15% ~ 20%，且绝大多数为良性肿瘤[326]。然而，毫无疑问的是，这个年龄组是可以发生癌的，特别是黏液性癌；然而，一些报道为浆液性癌的实际上是卵黄囊瘤或伴有明显乳头状结构的网状 Sertoli-Leydi 细胞瘤，并且当一个人在其一生的头二十年中遇到一个恶性卵巢肿瘤时，卵巢癌是最不可能的那个。

与在成人一样，儿童的原发性恶性卵巢肿瘤需要与转移性肿瘤鉴别，后者包括神经母细胞瘤、肾上腺皮质癌、横纹肌肉瘤、尤因肉瘤和腹腔内促纤维组织增生性小细胞肿瘤[327]。

卵巢癌和子宫内膜癌共存

卵巢癌和子宫癌共同存在（coexistence of ovarian and endometrial carcinoma）并不常见，但却是一种公认的情况[328-330]。这两处的肿瘤可能有相似的形态（通常为子宫内膜样，但有时为浆液性或透明细胞性），也可能是不同的组织学类型[328]。理论上，此现象可能是由以下情况的结果：①子宫内膜癌转移至卵巢；②两个独立的原发性肿瘤；③卵巢癌转移至子宫内膜[329]。组织学上，从子宫内膜转移至卵巢的肿瘤更倾向是高级别（特别是浆液性）的肿瘤，处于临床进展期，双侧发生，和（或）卵巢肿瘤体积非常小，累及输卵管腔，并且在子宫肿瘤中出现深肌层的浸润和（或）血管浸润[328]。发生在这两个部位的大多数低级别子宫内膜样肿瘤曾被认为可能是独立存在的肿瘤，因为它们的子宫肌层很少或没有浸润，子宫外病变局限于卵巢（没有卵巢表面受累或经体腔播散），并且常发生子宫内膜异位症。即使没有进行辅助治疗，这些患者也有非常好的预后，正如同步发生的Ⅰa 期肿瘤；令人惊奇的是，检测这些肿瘤的 DNA 序列时发现，在大多数病例，子宫内膜和卵巢的肿瘤都起源于一个克隆位点[331-332]。当然，这些肿瘤克隆相关性的引人注目的分子学证据并没有改变其很好的预后，因此，继续使用先前的临床分期，将低级别、局限于器官内的肿瘤归类为独立的原发性肿瘤被认为是合理的，因为这反映了它们的生物学行为。更有趣的是，在子宫内膜癌和卵巢癌同时发生的患者中仅有 7% 有 Lynch 综合征[333]。

细胞学

卵巢癌的细胞学诊断的主要作用是：辨认腹腔内的恶性肿瘤细胞。通过腹腔冲洗液细胞显微镜下检测卵巢癌扩散的价值已得到公认，实际上，FIGO 分期系统中就包含了灌洗液的结果。浆液性癌比其他类型的癌更常为阳性，高度恶性肿瘤的阳性率比低度恶性肿瘤高 [334]。特别是，癌细胞高阳性率与肿瘤的进展期、累及卵巢表面、中等到大量腹水以及非血性浆液性腹水相关。

腹腔冲洗液对于混合有反应性间皮细胞和腹膜恶性间皮瘤之间的鉴别是有困难的 [335]。钙网膜蛋白是一个很好的恶性间皮瘤阳性标志物，尽管 BerEP4 在癌细胞中总是呈阳性，偶尔在间皮瘤也可表达 [336-337]。应注意的是，"上皮 / 癌" 标志物，例如 BerEP4 和 MOC31，并不能鉴别癌和良性上皮（例如来自子宫内膜异位症的细胞），两者都可以呈阳性。对于间皮瘤的诊断，9p21 的杂合缺失是特异性的，但并不是特别敏感 [336]。

治疗

卵巢表面上皮性肿瘤的主要治疗方式是手术治疗 [338-340]。对良性肿瘤采取保守的单侧输卵管 - 卵巢切除术即可治愈。虽然有时对小的良性肿瘤可保留未受累的部分卵巢，但在大多数病例需要切除整个卵巢。对于发生于年轻女性的大多数交界性肿瘤，也可采取安全的保守治疗，单纯输卵管 - 卵巢切除术的疗效与切除范围更广泛的治疗相同 [341-342]。事实上，对一些病例仅做囊肿切除时总的疗效也很好。然而，同侧卵巢的肿瘤复发也相对常见，密切随访非常必要 [343]。

卵巢癌的传统治疗，最初是双侧输卵管 - 卵巢切除加子宫全切除和网膜切除，腹腔冲洗，以及腹膜活检和淋巴结探查（所谓的完整的临床分期），而不管组织形态如何。很显然，一些病例并不都需要进行更广泛的分期手术，那些"明确的"低分期（Ⅰa 期）黏液癌和内膜样癌肿瘤的预后非常好，以至于不需要进行临床分期手术或辅助治疗。对于这两种亚型的肿瘤，未进行更广泛的分期手术或辅助治疗并不明显影响它们的极好的预后（5 年无病生存率 > 95%）[344]。另一方面，对于高级别浆液性癌患者，需要密切关注他们的预后，到目前为止，还无法确定在无医疗禁忌证时，哪一组患者不需要化疗。因此，对于那些可以接受顺铂 / 紫杉醇类化疗方案（伴有腹腔内播散的患者）的患者，并不需要施行包括淋巴结切除在内的更广泛的手术，无论是否出现淋巴结转移 [338]。就目前而言，大多数卵巢癌患者较少进行完整的手术分期。

最近的趋势是，对于高分期卵巢癌患者，采用新辅助化疗方案治疗。正如先前关注的那样，这类肿瘤大多数为高级别浆液性癌。一项大规模国际随机临床研究显示，新辅助化疗后再手术和先手术后化疗两者具有相同的生存率，而前者的发病率更低 [345]。这种治疗方案已被广泛接受；只有对化疗有反应的患者随后才进行手术，并且才有机会在肿瘤减灭术期间去评估化疗反应评分（chemotherapy response score, CRS）——作为对新辅助化疗反应的一个指标 [346]。CRS 的评估是基于对网膜的检查：① CRS1，可见肿瘤主体，不伴有或仅局灶伴有极少量的退变相关的纤维炎症改变；② CRS2，在存活的肿瘤中可以观察到肿瘤的反应；③ CRS3，没有残余的肿瘤或肿瘤细胞巢或结节大小最大 ≤ 2 mm。只有 CRS3 具有预后意义，正如所期望的那样，这些患者更可能长期存活 [346]。

预后

卵巢癌的预后总体上仍很差。其中，高级别浆液性癌占大多数，这类患者大部分显示高分期癌，绝大部分患者死于该病。临床分期和组织学类型是独立的预后因素（甚至两者是共变的，见表 35.2）。卵巢癌分级是基于组织学类型的 [347]。在高级别浆液性癌、低级别浆液性癌和透明细胞癌中不必再分级。对透明细胞癌已有建议的分级系统，但其并没有显示出不同于分期的独立预后价值。卵巢子宫内膜样癌的分级采用子宫的内膜样癌的 FIGO 系统，而黏液癌最常采用的是 WHO 系统分级，但后者并没有为提供更具体的分级标准。

生殖细胞肿瘤

生殖细胞肿瘤（germ cell tumor）约占全部卵巢肿瘤的 20%。大多数病例见于儿童和年轻人，大约 95% 为良性囊性畸胎瘤；患者越年轻，生殖细胞肿瘤越可能为恶性的 [328,348]。

近年来对这些肿瘤的认识已取得了重大进展，其中许多是由新近报道的免疫组织化学标志物带来的 [349-350]，这些标志物对普通的生殖细胞肿瘤和一些独特类型的肿瘤都具有较高的特异性 [351-353]。

下文将按这些肿瘤的类型分别进行讨论；然而，应该认识到，在大约 8% 的病例中，各种成分常是同时存在的，因此，它们被称为**混合性生殖细胞肿瘤（mixed germ cell tumor）**[354-355]；最常见的组合是无性细胞瘤和卵黄囊瘤混合存在，但也可发生其他混合性肿瘤 [356]，包括以多胚瘤成分为主者 [348]。

肿瘤学中最大的成就之一就是对恶性生殖细胞肿瘤的治疗。由博来霉素、依托泊苷（鬼臼乙叉甙）和顺铂组成的联合化疗方案可使患者的总的无病生存率超过 95% [357-358]。

无性细胞瘤

无性细胞瘤（dysgerminoma）在所有卵巢肿瘤中所占比例不到 1% [359]。多数患者为年轻患者。在 Santesson 对近 300 例患者所做的一项病例研究中，81% 的患者 < 30 岁，44% 的患者 < 20 岁 [360]。在 Abell 等收集的 188 例儿童卵巢肿瘤病例中 [361]，无性细胞瘤占 6%。大约 5% 的无性细胞瘤起源于异常性腺：单纯性或混合性性腺发育不全（来自性腺母细胞瘤）或雄激素女性化（睾丸不敏感）综合征。个别情况下，患者有高钙血症 [362]。

无性细胞瘤更多见于右侧卵巢，15% 的病例为双侧受累。肿瘤常常很大（可超过 1 000 克）且有包膜，表

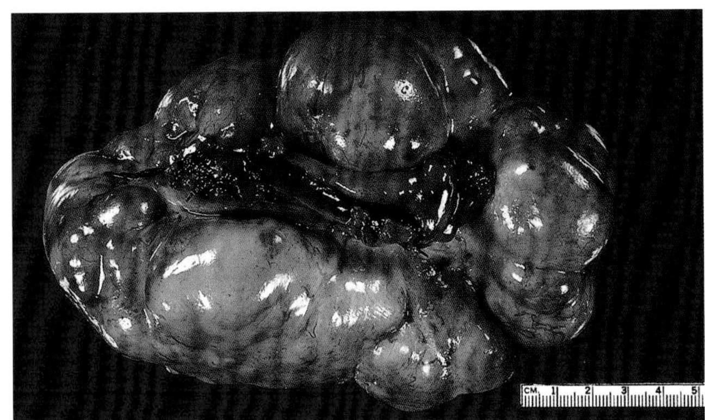

图 35.58 卵巢无性细胞瘤的典型分叶状外观

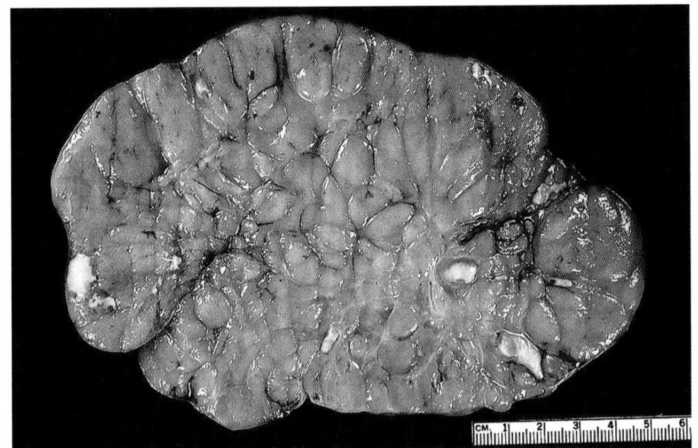

图 35.59 **卵巢无性细胞瘤的切面**。其典型特征为多结节状、棕褐色、实性病灶

面光滑，常呈脑回状(图 35.58)。肿瘤切面呈实性、灰白色；出血坏死灶可见，但不像在其他恶性生殖细胞肿瘤中那样常见和明显(图 35.59)。显微镜下，肿瘤细胞成巢排列，癌细胞巢的边界清楚，被纤维条索分隔开，纤维条索中有淋巴细胞浸润(多数为 T 细胞[363]，图 35.60)。偶尔，可见肿瘤呈假腺管状、腺泡状或条索状排列(后者特别是在肿瘤的外周)，易引起迷惑(图 35.61)[364]。局灶性坏死、血管壁中玻璃样变性、生发中心以及肉芽肿性病灶也都可以看到。肿瘤细胞是均匀一致的，有大的"方形"核仁——一个或多个明显拉长的紫色核仁，且胞质丰富，从透亮到细颗粒状，内含糖原，有时有细小的脂肪滴。细胞膜明显。

免疫组织化学染色，卵巢无性细胞瘤肿瘤细胞恒定表达 PLAP 和 CD117，角蛋白表达不一(表达不稳定，局灶性)，有时表达 GFAP 和结蛋白，但不表达 CD30[365-368]。OCT4——一个在胚胎发育过程中参与多能性调节的转录因子，在无性细胞瘤、性腺母细胞瘤中的生殖细胞成分以及胚胎性癌中都可以表达，但在卵黄囊瘤中不表达[369]。SALL4 也呈典型的阳性表达[370]。

卵巢无性细胞瘤的显微镜下特征、超微结构表现、免疫组织化学染色结果和细胞遗传学研究、临床行为和可能的组织学发生(来源于不分化的或原始的生殖细胞)

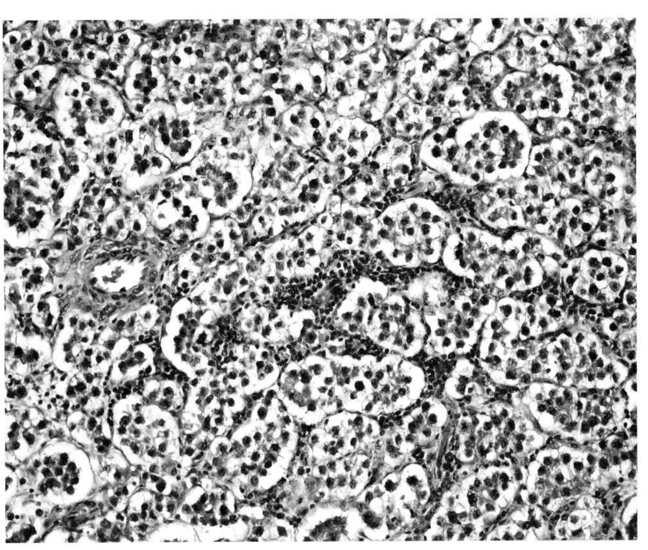

图 35.60 卵巢无性细胞瘤的典型肿瘤细胞排列成巢，细胞间隔中含有大量的炎细胞

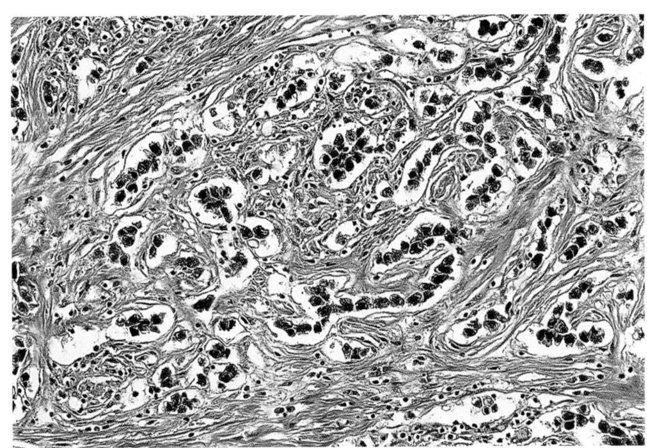

图 35.61 卵巢无性细胞瘤有时会呈纤细的梁索状排列，易造成误诊

与经典的睾丸精原细胞瘤都相同[371-373]。它也常显示涉及 12 染色体短臂(12p)的细胞遗传学异常。正如睾丸精原细胞瘤，卵巢无性细胞瘤也可出现早期向其他类型的生殖细胞成分分化的征象，包括：

1. 散在的 hcG 阳性的合体滋养层细胞，常位于血管或出血灶周围(图 35.62)[374]。这一改变可见于 3% 的无性细胞瘤中，并可能伴有血清 hCG 升高和组织 hCG 免疫反应阳性。
2. 发育不全的卵黄囊成分，伴有血清甲胎蛋白(alpha-fetoprotein, AFP)升高和组织对这一标志物呈现免疫反应(图 35.63)[375]。

正如睾丸的同名肿瘤，目前仍不清楚这些变化是否会改变无性细胞瘤的预后，因此，最为重要的是将它们与无性细胞瘤混合绒毛膜癌、胚胎性癌或卵黄囊瘤区别开——这些表现可发生在大约 8% 的病例中，并且明显影响预后。

卵巢无性细胞瘤转移常发生于对侧卵巢、腹膜后淋巴结和腹腔。

单纯型无性细胞瘤的生存率为95%。单侧无性细胞瘤的最初治疗是卵巢切除术。当肿瘤蔓延至卵巢外时，化疗也是治疗的一种治疗选择。

卵黄囊瘤和胚胎性癌

卵巢的这两种生殖细胞肿瘤的历史充满了混乱、矛盾和有时甚至是错误，例如，它们的起源、相互关系和自然病史。卵黄囊瘤在Schiller的最初描述中被包括在中肾瘤内[376]，与目前称为透明细胞癌的卵巢肿瘤放在一起[377]。当意识到透明细胞癌具有不同的组织发生、组织学表现和自然病史，它们之间的相似点就不再站得住脚了。卵黄囊瘤和**胚胎性癌（embryonal carcinoma）**这两个术语在文章接下来的部分被划分为两种肿瘤，但它们之间或多或少仍有交替使用，因为这两种肿瘤均来源于生殖细胞，有许多共同的形态学表现，有非常相似的组织遗传学特征，因而这种状况也并非是完全不恰当的[378]。然而，这两种肿瘤之间存在着明显的差异，故将它们区分开是有道理的。

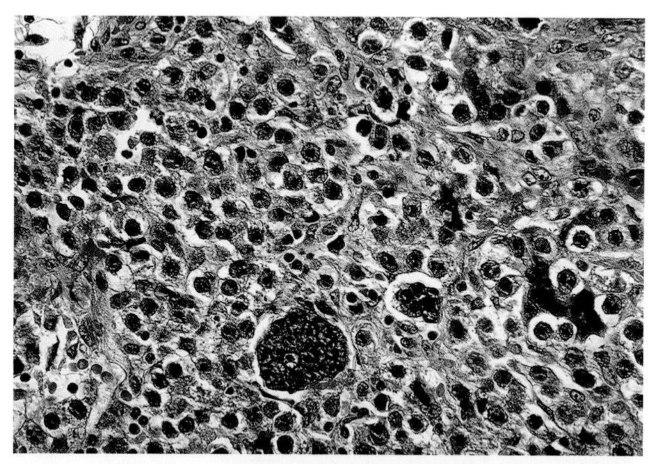

图 35.62　卵巢无性细胞瘤中可见散在的多核滋养层细胞

卵黄囊瘤（yolk sac tumor）[内胚窦瘤（endodermal sinus tumor）]通常见于儿童和年轻人（中位年龄为19岁）[379]。在Kurman和Norris所进行的一项病例研究中[380]，23%的患者在诊断时处于青春前期。患者无性早熟、闭经或多毛等表现，只有1%的病例有阴道出血。血清甲胎蛋白水平常升高，绒毛膜促性腺激素水平正常，因而妊娠试验持续呈阴性。大体上，卵黄囊瘤肿瘤的平均直径为15 cm，表面光滑且有光泽，切面呈多彩状，部分呈囊性，常含有大的出血和坏死灶（图35.64）。在71个病例中有10例确定含有良性囊性畸胎瘤成分。

个别情况下，卵黄囊瘤可出现在盆腔（靠近子宫的位置）、网膜或肠系膜，而不与卵巢相连[381-383]。

显微镜下，卵黄囊瘤的表现多种多样[384]。可有被覆扁平或立方形细胞的疏松筛状结构组成的网状或微囊区域（图35.65）、圆形或花彩串状假乳头结构伴中心为血管（Schiller-Duval小体，SD小体）和实性区域。这些肿瘤中的间质样成分具有多向分化潜能；它通常以梭形细胞的形式表现——出现在血管化很好的黏液样背景中，但其对角蛋白呈阳性免疫反应，这可作为早期上皮性分化的一个标志，并且也可以含有异源性成分，如骨骼肌[385]。

卵黄囊瘤肿瘤细胞胞质内和细胞外几乎总是可以见到PAS阳性的玻璃样小滴。它们的化学组成是异质性的，α甲胎蛋白染色通常呈阳性，但它们也可以含有α1-抗

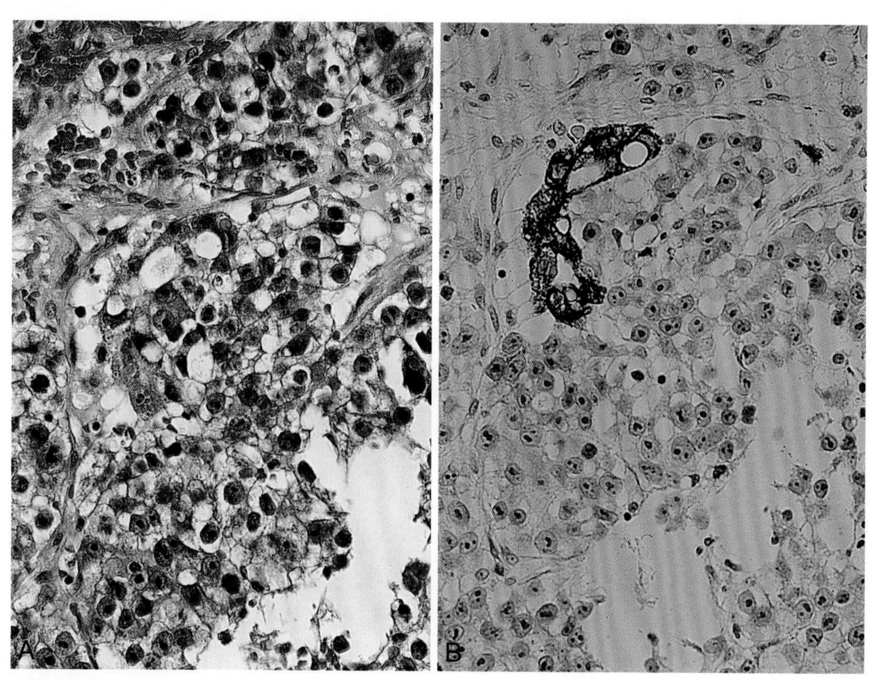

图 35.63　**A和B，伴有早期卵黄囊分化的卵巢无性细胞瘤。A**，HE染色。画面近中心处可见局灶的、呈小腺管样结构的早期卵黄囊分化。**B**，与肿瘤的其余部位相比，此结构角蛋白呈强阳性（Courtesy of Dr. Vinita Parash, New Haven, CT.）

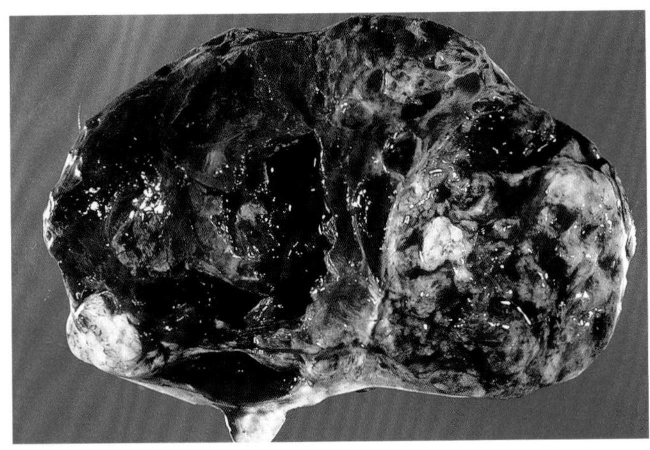

图 35.64 卵黄囊瘤的大体观。切面由于广泛的出血、坏死和囊性变呈现明显的异质性

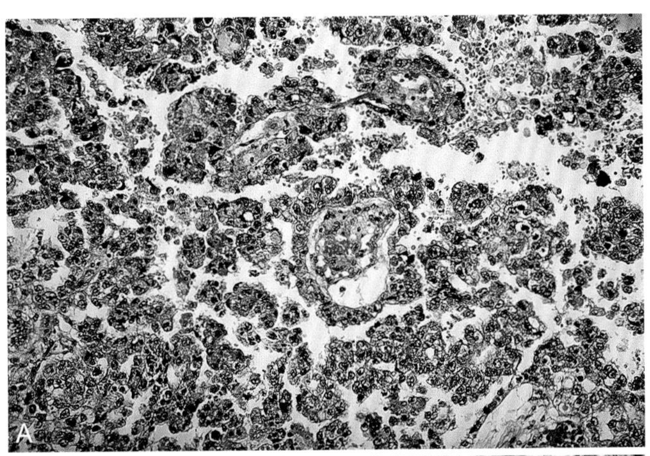

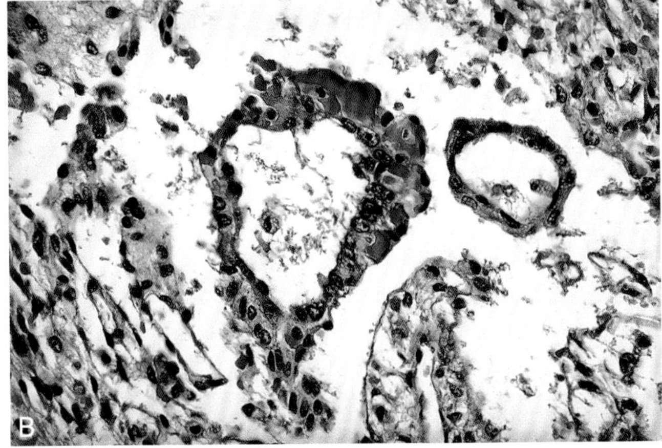

图 35.65 **A 和 B**，卵巢卵黄囊瘤的低倍镜和高倍镜下观。乳头被覆的肿瘤细胞胞质内可见多量玻璃样小滴

胰蛋白酶和基底膜成分（Ⅳ型胶原层粘连蛋白）[386]。卵黄囊瘤也可以表达广谱角蛋白，但不表达 CK7、EMA（不同于子宫内膜样癌和透明细胞卵巢癌）或 WT1（不同于卵巢浆液性癌）[387]。另外，卵黄囊瘤还表达 SALL4 和 glypican 3 [388]，与睾丸和生殖系统之外的卵黄囊瘤的性质一样 [389]。然而，卵黄囊瘤 OCT4 典型呈阴性。DNA 倍体研究显示，这些肿瘤几乎均为非整倍体 [390]。

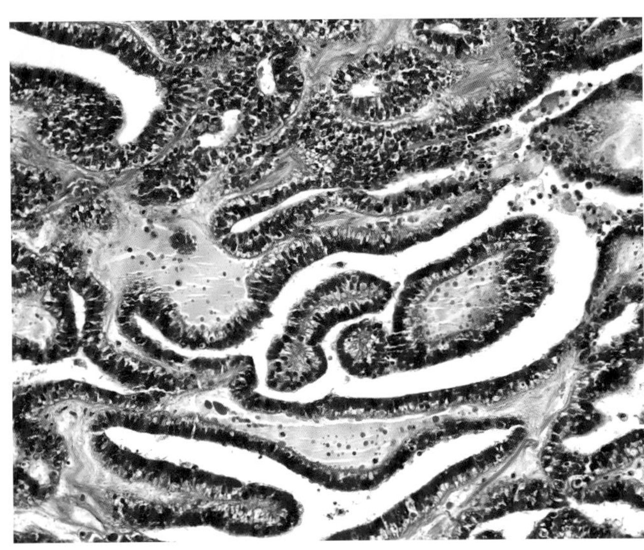

图 35.66 具有子宫内膜样特征的卵黄囊瘤

1/4 的卵黄囊瘤有偏心性缩窄的囊泡状结构，周围伴有致密的梭形细胞间质围绕，这称为多泡性卵黄结构，而且据说如果是单纯性的，则预后良好 [391]。其他卵黄囊瘤可见散在的 hCG 阳性的合体滋养层细胞成分。还有一些卵黄囊瘤显示有向肝、肠和卵黄囊壁结构方向分化的证据 [392]。后者可通过细胞之间出现增厚的基底膜来识别 [393]。肝样成分可以很显著，以至几乎看不到其他成分，即由大的多边形细胞构成的团块、巢状和宽带样结构组成，偶尔可见腺样结构和多个玻璃样小体。它们的免疫组织化学特征与肝细胞癌相似，包括对 α1- 抗胰蛋白酶呈阳性和多克隆 CEA 的微管状表达模式 [394-395]。这种肝样卵黄囊瘤需要与**肝样卵巢癌**（**hepatoid ovarian carcinoma**）鉴别，后者是一罕见的上皮性来源的肿瘤 [396]。在一些卵黄囊瘤中可以出现腺样结构，其可能类似于子宫内膜样癌的表现（图 35.66）[397]。在卵黄囊瘤中一个少见情况是出现黏液性类癌成分，这是内胚层分化的证据 [398]。

卵黄囊瘤可以出现黄素化间质细胞区域，有时可以导致男性化。

在生殖细胞来源的卵黄囊瘤的鉴别诊断中，一个重要现象是老年女性中发生的典型卵黄囊瘤，有时与上皮性恶性肿瘤有关，例如透明细胞癌 [399]。这些推测来源于体细胞的卵黄囊瘤与已知的来自不同原发部位的分化差的癌中出现的绒毛膜癌分化具有相同的表现 [400]。患者的年龄常常可以作为区别点，体细胞来源的肿瘤患者的年龄稍大一些。

Teilum 的卓越的假说认为，卵黄囊肿瘤包含正常的卵黄囊成分，这已被组织化学和超微结构研究充分证实 [401-403]，包括检测到 GATA4——一种调节鼠卵黄囊内胚层分化和功能的转录因子 [404]。

在 Kurman 和 Norris 40 多年前所进行一项病例研究中 [380]，3 年的实际生存率只有 13%；虽然 71% 的患者被认为处于Ⅰ期，但 84% 的患者存在亚临床转移。

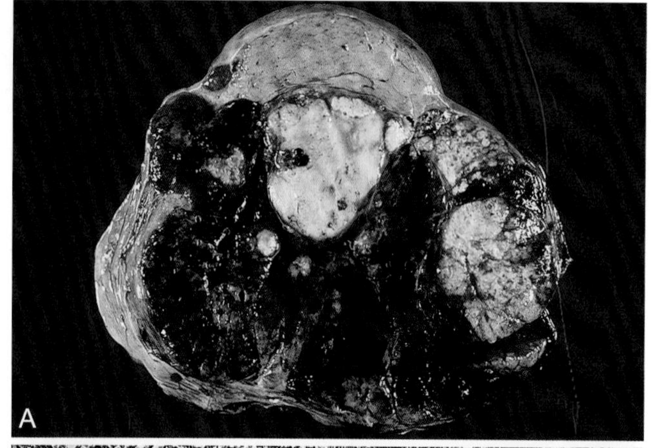

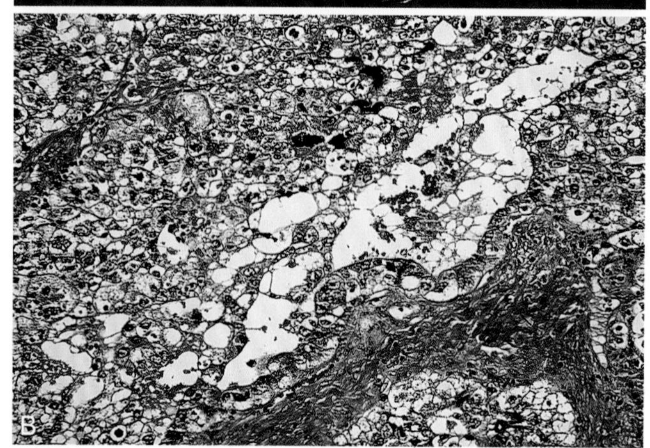

图 35.67 **A** 和 **B**，卵巢胚胎性癌的大体和显微镜下表现

随着引入多种化疗药物联合使用的治疗，生存率明显提高了[405]。一般而言，临床分期是最重要的预后因素[385,406]。血清甲胎蛋白的系列检查可用于监测卵黄囊肿瘤的病程[407-408]。

胚胎性癌（**embryonal carcinoma**）也可发生于青少年（中位年龄为 15 岁）。在一项病例研究中，47% 的患者在诊断时是处于青春期，其中 43% 的患者出现了青春期早熟[409]，33% 的患者存在阴道出血，7% 有闭经，7% 有多毛。绒毛膜促性腺激素水平则总是升高，并且是可导致妊娠试验持续阳性的水平。

大体上，胚胎性癌的平均直径为 17 cm，其外表面光滑、有光泽，切面呈明显的实性和多彩状，伴有有广泛出血和坏死的区域（图 35.67）。显微镜下，胚胎性癌类似于成人睾丸的胚胎性癌。因而，其由大的原始细胞所构成，形成实性的片状和癌巢，有时形成乳头状和不完整腺样结构（图 35.67）。在小的肿瘤细胞中常可见到散在的合体滋养细胞样肿瘤细胞；其 hCG 免疫染色呈阳性。胚胎性癌表达广谱角蛋白、CD30、OCT4 和 SALL4[410]。在 Kurman 和 Norris 所做的一项病例研究中，胚胎性癌的预后较卵黄囊瘤略好，但目前使用多药联合化疗已使这种差异不再明显了[380,411]。

当胚胎性癌主要由胚胎样小体构成时，则称为**多胚瘤**（**polyembryoma**）[360]。

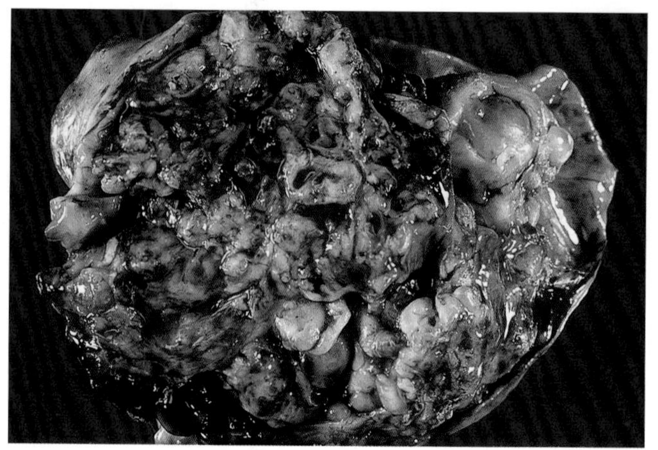

图 35.68 卵巢未成熟性畸胎瘤的大体观

绒毛膜癌

大多数累及卵巢的**绒毛膜癌**（**choriocarcinoma**）均由子宫肿瘤转移而来。卵巢原发性绒毛膜癌极其罕见，可发生于卵巢妊娠（妊娠型最常见）或作为生殖细胞肿瘤的一种形式（非妊娠型）[412]。后者可以是单纯性的，但更常见的是混合性生殖细胞肿瘤的一种成分。如果是单纯性的，可能需要做 DNA 分型，包括父系 DNA，以便鉴别其是妊娠型还是母系的生殖细胞来源的非妊娠型的绒毛膜癌。显微镜下，在坏死和出血背景中可见典型的合体滋养层细胞和实性的细胞滋养层细胞区域混合存在。绒毛膜癌需要与混有合体滋养层细胞的其他生殖细胞肿瘤鉴别（例如卵黄囊瘤或胚胎性癌），这并不会改变诊断。免疫组织化学染色，绒毛膜癌 hCG 染色常呈阳性反应。

无论是妊娠型还是非妊娠型卵巢绒毛膜癌，均应与特别罕见的伴有绒毛膜癌分化的卵巢上皮来源的卵巢癌鉴别，此现象类似于有时发生在肺、乳腺、子宫内膜、胆囊和其他部位的癌[413]。伴绒毛膜癌分化的恶性上皮性肿瘤患者的发病年龄通常要明显大于生殖细胞来源或妊娠型的卵巢绒毛膜癌患者的发病年龄。

卵巢妊娠型绒毛膜癌的预后比非妊娠型绒毛膜癌好[400]。

未成熟性畸胎瘤

未成熟性畸胎瘤（**immature teratoma**）是当前对卵巢恶性畸胎瘤使用的术语，其通常见于儿童和青少年人，无论其大体表现如何，其均由来自所有三个胚层的胚胎性组织和成熟组织混合组成（图 35.68）。任何组织类型均可见到。其主要成分通常为神经组织，而中胚叶成分也很常见（图 35.69）[414]。有的未成熟性畸胎瘤主要由内胚叶成分组成，包括食管、肝和肠管组织[415]。

GFAP 染色有助于鉴别成熟性和未成熟性神经胶质组织[416]。然而，要注意的是，软骨细胞中也可检测到 GFAP[417]。

大体上，未成熟性畸胎瘤可以是完全实性的、实性

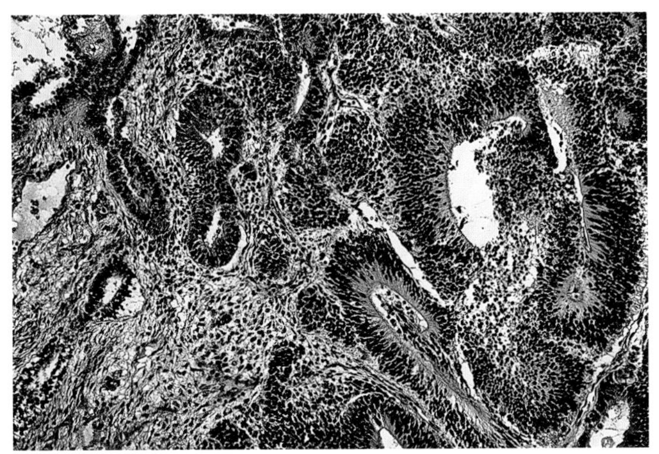

图 35.69 卵巢未成熟性畸胎瘤，以原始神经上皮成分为主

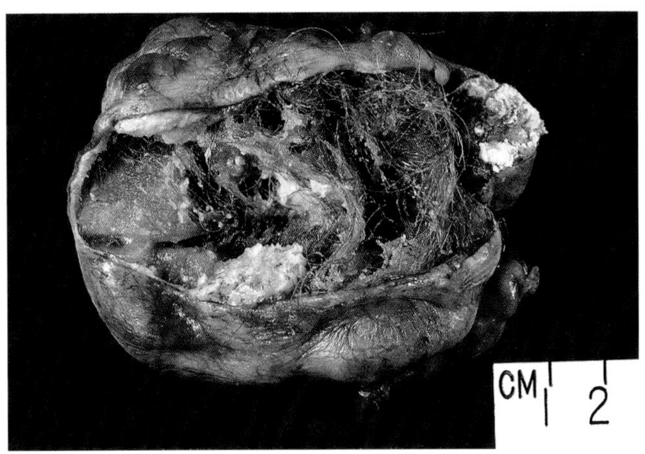

图 35.70 卵巢成熟性囊性畸胎瘤，腔内可见皮脂和毛发的混合物

伴多发微囊或主要是囊性的。基于 2014 版 WHO 肿瘤分级推荐，未成熟性畸胎瘤的分级如下：Ⅰ级未成熟畸胎瘤呈现良性过程，而Ⅱ级和Ⅲ级未成熟性畸胎瘤属于恶性肿瘤，被一起划归为"高级别"未成熟性畸胎瘤。其分级系统如下：

Ⅰ级：偶尔仅局灶可见未成熟神经上皮组织（任一切片不超过 1 个低倍视野）

Ⅱ级：偶尔可见伴有核分裂象的未成熟神经上皮组织（任一切片不超过 3 个低倍视野）

Ⅲ级：很少或没有成熟组织；大量的神经上皮成分，同时富于细胞的间质（在一张切片中占 4 个或 4 个以上的低倍视野）

很明显，为了保证分级的准确性，肿瘤标本的充分取材很重要。

将具有卵黄囊瘤或胚胎性癌形态的畸胎瘤单独区分出来是十分重要的[418]。有时卵巢未成熟性畸胎瘤可主要或全部由一种类型的组织构成。全部或几乎全部由恶性神经外胚叶组织构成的肿瘤称为**恶性神经外胚叶肿瘤（malignant neuroectodermal tumor）**，通常认为其是单胚层畸胎瘤的一种形式，是**卵巢室管膜瘤（ovarian ependymoma）**的一种变异型[419-420]，其中神经外胚叶成分完全由原始的室管膜结构组成[420-422]。其他畸胎瘤可有丰富的肾（后肾组织）[423]、视网膜原基[424]或骨骼肌（横纹肌肉瘤）成分[425]。

有时在畸胎瘤中可以看到一种容易混淆的结构，表现为旺炽的血管增生与神经外胚叶成分相伴出现[426]，这可能与肿瘤细胞分泌血管生成因子有关，在其他部位也有报道[427]。

另一个特殊改变是膜状脂肪坏死，可能继发于扭转和缺血[428]。

Ⅱ级或Ⅲ级未成熟性畸胎瘤的治疗包括外科手术加多药联合化疗[429-431]；有时治疗后在转移部位只能发现成熟的组织，这提示预后良好[416]。然而，有意思的是，来自未成熟性畸胎瘤的异常核型在化疗所致的成熟成分中仍然存在[432]。这种成熟的组织可能会继续生长（畸胎瘤生长综合征，这在睾丸的生殖细胞肿瘤中更为常见），但是，如果所有组织是成熟的且肿块的形成能被观察到，则即使没有进一步的治疗，这种生长也是自限性的[433]。

成熟性实性畸胎瘤

成熟性实性畸胎瘤（mature solid teratoma）大体上多呈实性，但也可有多发性微小囊腔。因此，有些作者倾向于将其更确切地称为多囊性畸胎瘤。根据定义，此肿瘤应完全由来自三个胚层的成熟组织构成[434-435]。

很显然，要想将此肿瘤与Ⅰ级未成熟性畸胎瘤区分开来需要广泛取材。这两种肿瘤关系密切，其鉴别具有一定主观性，事实上，某些作者将成熟性实性畸胎瘤称为"0 级"未成熟性畸胎瘤。

这种罕见的肿瘤常发生于年轻妇女，多为 11 ~ 20 岁。即使存在腹膜种植（也是成熟组织，且基本上由神经胶质组成），其预后也极好[436]。

成熟性囊性畸胎瘤

成熟性囊性畸胎瘤（mature cystic teratoma）几乎占所有卵巢肿瘤的 20%[332]。它们是儿童最常见的卵巢肿瘤，88% 的病例为单侧发生，且只引起与肿块有关的症状。然而，偶尔可伴有溶血性贫血[437-438]、男性化[439-440]或副肿瘤化脑炎[441]。后者常与 N- 甲基化 -D- 天冬氨酸盐（NMDA）受体拮抗产生的自身抗体有关；畸胎瘤（包括成熟性或未成熟性）是被发现最常伴有这种特殊的副肿瘤综合征的肿瘤，表现为精神症状和（或）神经功能缺陷，在大多数患者中当肿瘤去除后症状消退。一部电影从患者的视角记录了这种情况，它取自 Susannah Cahalan 的名为《燃烧的大脑》的回忆录。大体上，成熟性囊性畸胎瘤通常是多房的。囊内容物多为油脂，主要由角化物、皮脂和毛发组成（图 35.70）。常含有牙齿（图 35.71）[442]。有时，成熟性囊性畸胎瘤可包含不完整的下颌骨，甚至是部分人体样结构（小人）；后者被称为**小胎性畸胎瘤（fetiform teratoma）**[443]。牙齿常位于界限清楚的乳头样结构中，其表面被覆毛发，被称

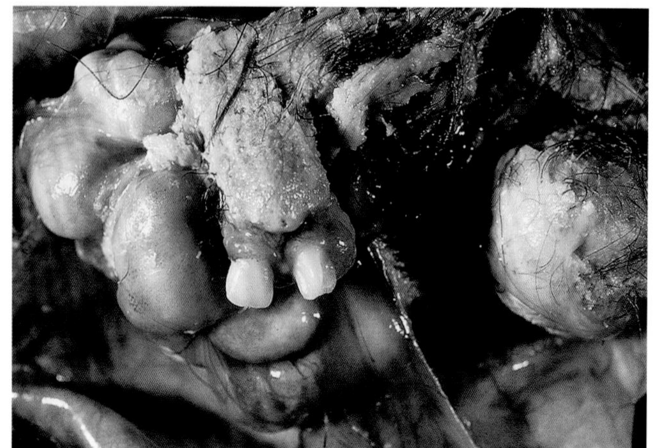

图 35.71 卵巢成熟性囊性畸胎瘤中可见分化好的牙齿

为 Rokitansky 结节。对这种结构都应选取进行显微镜下检查（即使可能需要脱钙），因为它可显示组织的多样性。

在一项经典的显微镜下研究中，Blackwell 等[444]发现，100% 的成熟性囊性畸胎瘤具有外胚层组织，93% 具有中胚层结构，71% 具有内胚层结构。其囊腔被覆成熟的表皮。皮肤附属器和神经组织（尤其是神经胶质）非常常见。后者可能具有特征性的脑膜上皮增生和 Wagner-Meissner 小体，并可伴有显著的血管增生[445-446]。其他常见的组织包括软骨、呼吸道组织和胃肠道组织（图 35.72）。胃黏膜在结构上可能发育良好，甚至可见 Cajal 间质细胞[447]；有时可伴有消化性溃疡形成[448]。其他组织包括甲状腺（10% 的病例）、含黑色素的各种组织（尤其是在黑人）[449]、腺垂体[450]、各种类型的神经内分泌细胞[451]、前列腺[452-453]、胰腺和海绵状血管。神经胶质成分中有显著的淋巴组织浸润，伴生发中心形成，这是 NMDA 受体相关的副肿瘤化综合征相关的畸胎瘤的一种特征；偶尔，这种综合征在畸胎瘤被切除后会变得更明显[441]。

由于常以皮肤和皮肤附属器结构为主，也基于历史的原因，一些作者仍旧喜欢使用“皮样囊肿”这个老名称来命名卵巢成熟性囊性畸胎瘤。除了考虑历史悠久外，我们觉得这个术语从发病机制而言并不能提供足够的信息，而且从这些肿瘤中出现的其他更多类型的组织类型而言也欠公允。

从定义上看，成熟性囊性畸胎瘤中所有成分组织学上应分化成熟。但是，偶然也可见微小局灶的分化不成熟的组织（需与恶性进行鉴别，详见下文）。这些肿瘤的生物学行为通常是良性的，可被认为是Ⅰ级未成熟性畸胎瘤，外科切除后无需进行进一步治疗[454]。

成熟性囊性畸胎瘤可能会与 Brenner 瘤和纤维卵泡膜瘤共存[455-456]。

偶尔，畸胎瘤破裂进入腹腔。出现这种情况时，体腔内出现角蛋白和皮脂成分——可刺激明显的异物反应出现，使外科医生以为是转移癌而对病理报告为良性病变的诊断产生怀疑（但还不至于固执己见）（图 35.73）[457-458]。

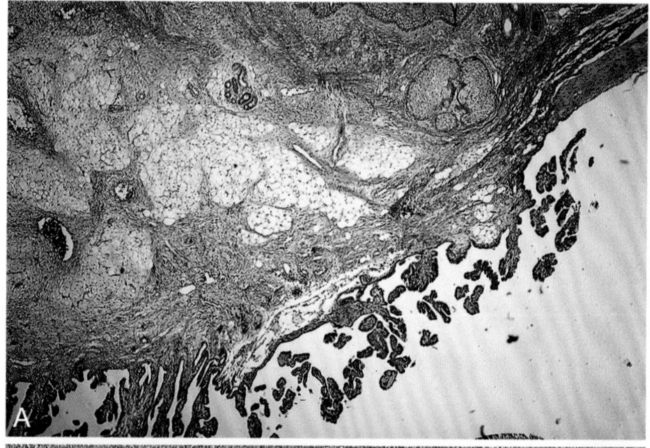

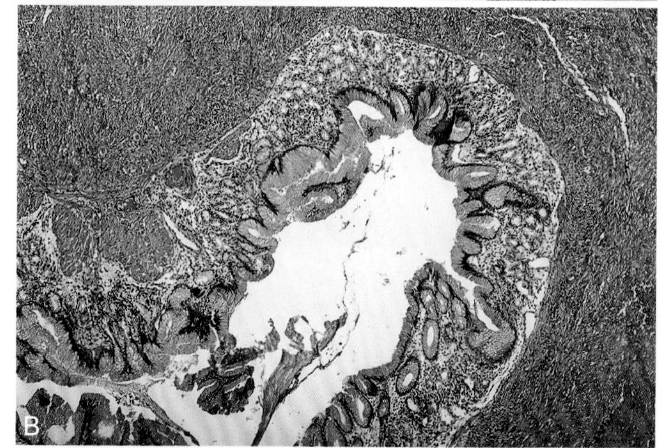

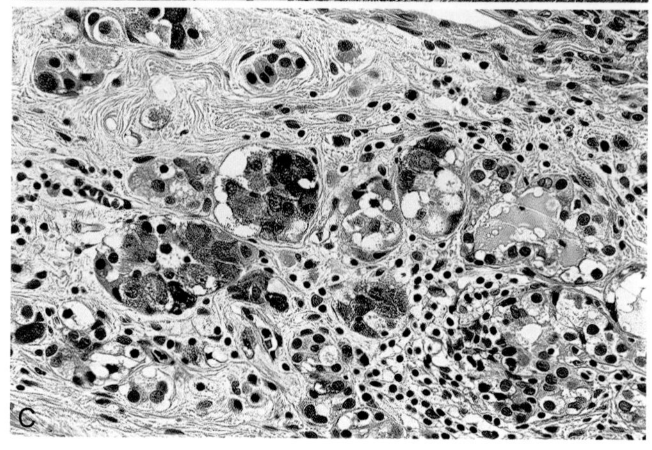

图 35.72 卵巢成熟性囊性畸胎瘤中不同的组织成分。**A**，皮肤附件、神经胶质和脉络丛；**B**，幽门型胃黏膜；**C**，腺垂体

另外，与未成熟性畸胎瘤一样，成熟性实性或囊性卵巢畸胎瘤可伴有完全由成熟的神经胶质和神经组织构成的腹膜结节，一种被称为**腹膜神经胶质瘤病（gliomatosis peritonei）**的疾病（图 35.74）[459-462]。大体上，这些结节表现为腹膜表面或网膜上的粟粒状灰白色结节，可伴有纤维化和慢性炎症改变。只要神经胶质组织完全成熟且无其他畸胎瘤成分，此疾病就还是一个良性疾病（图 35.75）[463-465]。另一个畸胎瘤相关的疾病是腹膜“黑变病”，也可导致囊性畸胎瘤破裂[466]。

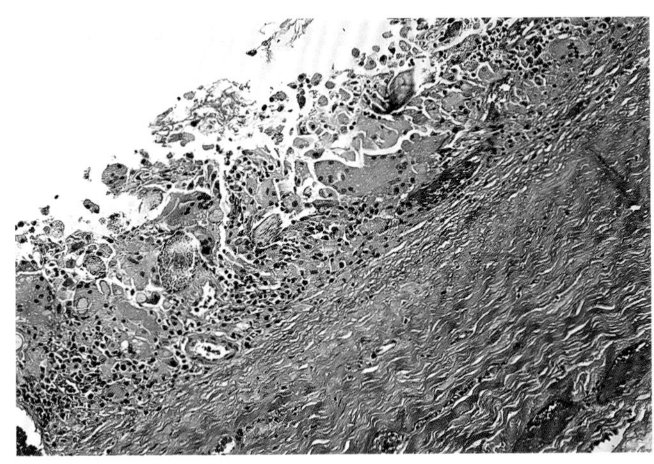

图 35.73 破裂的卵巢成熟性囊性畸胎瘤，可见丰富的异物巨细胞反应。这些病变可能类似于结核性腹膜炎或转移癌的表现

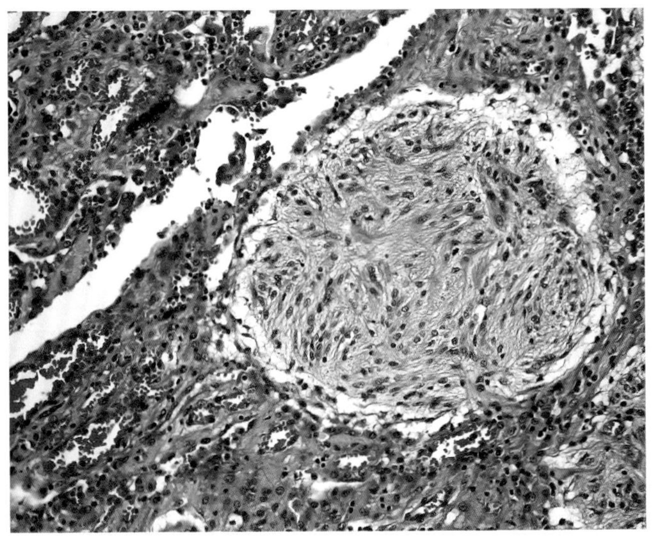

图 35.74 卵巢畸胎瘤的成熟性神经胶质组织的腹膜种植（所谓的“腹膜神经胶质瘤病”）

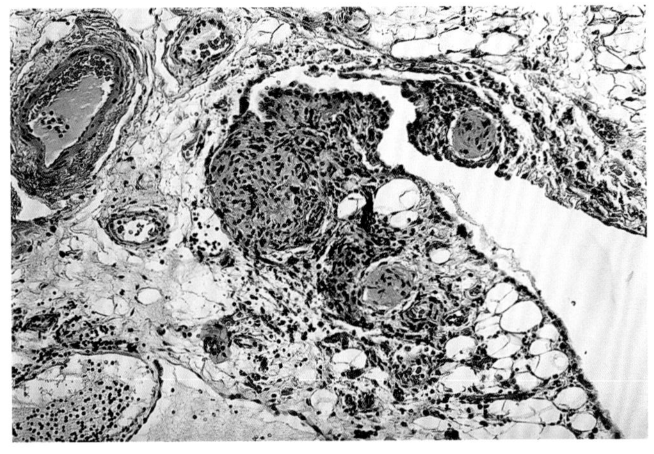

图 35.75 继发于未成熟性卵巢畸胎瘤的腹膜种植。当种植呈现不成熟性时，如本图所见，与腹膜胶质瘤病相比，更需警惕其预后情况（与图 35.74 对比）

发生在成熟性囊性畸胎瘤的“体细胞型”肿瘤

伴有体细胞特征的良性或恶性肿瘤在成熟性囊性畸胎瘤中并不常见，仅在约 2% 的病例可以发生。

囊性畸胎瘤最常见的恶性变是鳞状细胞癌（可能来源于化生的柱状上皮）[467]，其次是类癌和腺癌[468-471]。这些卵巢鳞状细胞癌通常发生于 41 ~ 50 岁之间，提示这种转化需要上皮和囊壁成分长时间的接触。需要对起源于畸胎瘤的鳞状细胞癌的预后进行监测，这些肿瘤具有侵袭性特征，局灶呈现浸润性生长[469]。其他类型的恶性变包括黑色素瘤[472-473]、Paget 病[474]、各种类型的肉瘤[475]、癌肉瘤、多形胶质母细胞瘤、中枢型神经细胞瘤[476]和神经母细胞瘤 /PNET[477-478]。这些恶性转化常伴有复杂的染色体异常[479]。有意思的是，黏液性交界性肿瘤和腺癌类似于阑尾发生肿瘤并可导致腹膜假黏液瘤的形成[480-482]。这些起源于畸胎瘤相关的黏液性肿瘤具有肠道肿瘤的完全免疫表型，以至于与结直肠肿瘤无法区分。在 Kerr 等进行的一项高精尖的研究中，通过 DNA 型分析能够显示与畸胎瘤相关的黏液性肿瘤是生殖细胞来源的，而无畸胎瘤成分的黏液性肿瘤是体细胞来源的[201]。畸胎瘤成分可能不明显或由单胚层成分组成，例如类癌。

也已描述良性肿瘤，如蓝痣[483-484]、皮脂腺腺瘤[485]、汗腺肿瘤[486]、血管球瘤[487]、上皮样血管瘤（组织细胞样）[488]和各种类型的垂体腺瘤[489-490]。

表皮样囊肿

罕见的卵巢表皮样囊肿（epidermoid）可能来源于 Brenner 瘤的上皮细胞巢[65]。它应与成熟性囊性畸胎瘤鉴别，可通过全面取材来寻找是否出现皮肤附属器和其他组织来区分。这里需要讨论的是，这一鉴别诊断点并不总是有效，因为皮肤附属器成分在一些明显可能是成熟性囊性畸胎瘤的病变中可能丢失或缺如。

卵巢甲状腺肿

卵巢甲状腺肿（struma ovarii）表现为在畸胎瘤中甲状腺组织显著增生，有时可完全缺乏其他成分（图 35.76）[491]。大体上，卵巢甲状腺肿具有甲状腺组织的颜色和质地，但它常为囊性的（图 35.77）。囊性结构可以非常明显以至于混淆诊断，导致被误诊为浆液性囊腺瘤[492-493]。病变的甲状腺性质已通过生物学和免疫组织化学方法显示 TTF-1 和甲状腺激素而证实[494]。肿瘤组织可呈现在正常甲状腺位置所发生的任何病理学改变，包括弥漫性或结节状增生（可导致甲状腺功能亢进[495]）、甲状腺炎、乳头状癌（包括滤泡亚型和微小癌亚型[496]——具有特征性的 RAS 或 BRAF 基因突变）[497-498]、滤泡癌（有时可发生腹膜播散，即所谓的腹膜甲状腺肿病）[499-500]和恶性淋巴瘤[494,501]。一些病例的分化非常好[498-499,502]，而另一些病例则以实性或小梁状结构为主[493]。

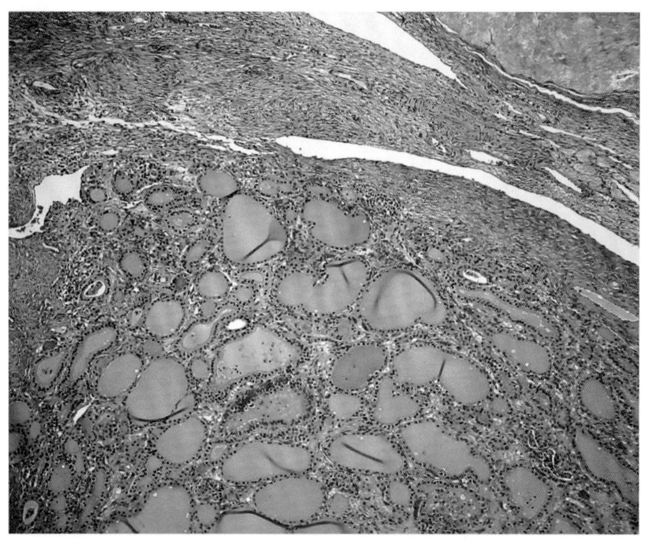

图 35.76 **卵巢甲状腺肿**。显微镜下可见显著的甲状腺组织，与卵巢间质界限清晰

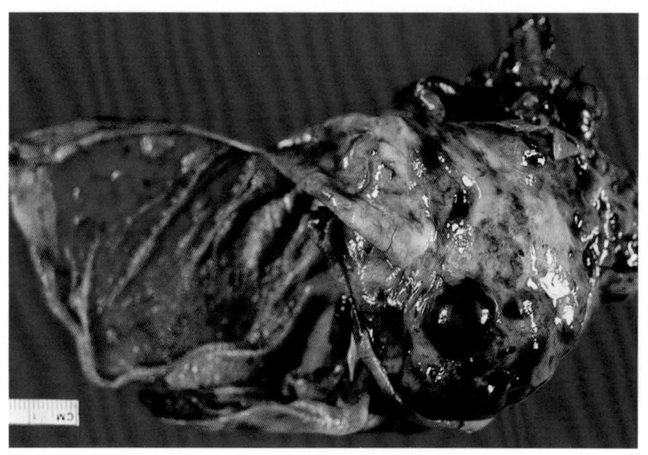

图 35.77 **卵巢甲状腺肿大体表现**。甲状腺组织为实性区域

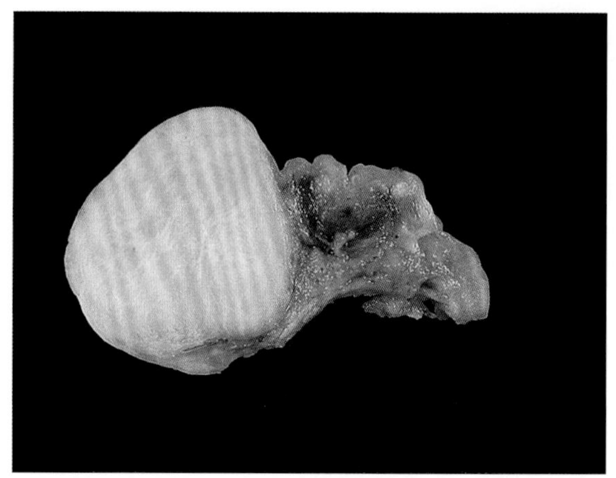

图 35.78 卵巢类癌的切面，呈典型的实性表现，颜色为白色到淡黄色

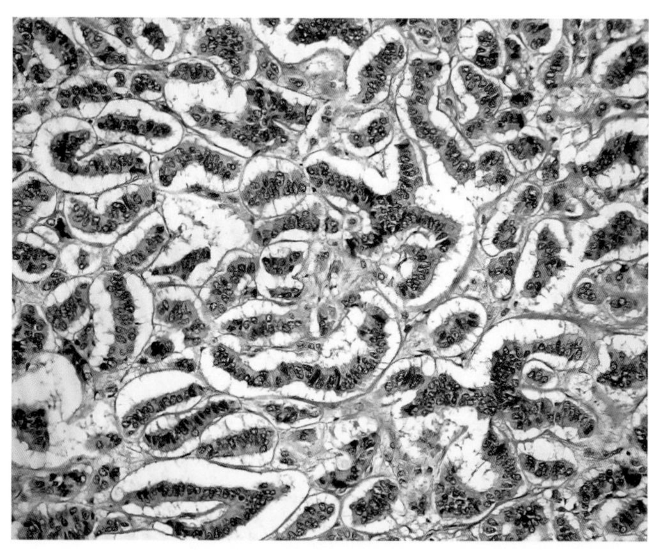

图 35.79 **呈小梁状生长的原发性卵巢类癌**。与肺和直肠的类癌相似

卵巢甲状腺肿可与黏液性囊腺瘤、Brenner 瘤或类癌共存。后一种组合被称为甲状腺肿类癌，将在下一节中讨论。

类癌和甲状腺肿类癌

卵巢中见到的**类癌（carcinoid tumor）**可为胃肠道或其他部位肿瘤转移所致[503]，也可为成熟性囊性畸胎瘤的一种成分，或者是原发于此器官的单纯性肿瘤。后者接近 1/3 伴有类癌综合征，即使是在无肝转移的病例[504]；肿瘤越大，发生类癌综合征的可能性越大。有些病例表现为严重的便秘，推测这可能是由于分泌 YY 肽所致[505]。发生在囊性畸胎瘤的小类癌几乎都没有症状。原发性卵巢类癌大多数为单侧的，但 16% 的病例的对侧卵巢可由于囊性畸胎瘤或黏液性肿瘤而受累[506]。相反，多数卵巢转移性类癌为双侧的，并有腹膜转移。原发性卵巢类癌（无论是单纯性类癌还是作为囊性畸胎瘤的一种成分）的预后都非常好，而转移性类癌的预后则很差。

大体上，单纯性原发性类癌的平均直径为 10 cm，它们的外表面光滑或有突起，切面主要呈实性，质硬，呈棕黄色或黄色，质地均匀（图 35.78）。显微镜下，单纯性原发性类癌的表现类似于其他部位的类癌，它们可显现这种分化良好的神经内分泌肿瘤的见于不同部位的各种结构。因此，可见到类似于见于阑尾和小肠类癌中的岛状结构，也可见到类似于见于直肠来源的类癌的小梁状结构（图 35.79），也可见到见于类似于阑尾原发性类癌的黏液表现（杯状细胞）[507-509]。这些相似性还表现在它们偶尔为多形性表现，它们的组织化学特征（嗜银或亲银染色）[510]，以及它们在电子显微镜水平上可以见到神经分泌颗粒[511]。

免疫组织化学染色证实，这些肿瘤表达神经元特异性烯醇化酶（NSE）、嗜铬素、5- 羟色胺和大量肽类激素（包括 YY 肽），特别是小梁型类癌[505,512]。

仅从形态学上对原发性和转移性类癌进行区分是不可能的；然而，如果卵巢类癌和畸胎瘤混合存在，则绝大部分病变为原发性类癌。相反，具有类似于杯状细胞类癌样特征和印戒细胞形态（传统上被称为杯状细胞类癌，见第 16 章）的肿瘤可能是从阑尾转移而来的[513]。需要注意的一个陷阱是，原发性卵巢类癌或胃肠道转移而来的类癌具有相同的免疫表型（均可表达 CDX2）[514]，因此，免疫组织化学染色对于鉴别类癌是原发性的还是转移性的没有帮助。

表现为岛状或小梁状的原发性卵巢类癌的切除治疗是可治愈的。与发生在阑尾的肿瘤一样，黏液型肿瘤则具有更高的侵袭性，特别是当肿瘤包含明显的癌成分时[507]。

甲状腺肿性类癌（strumal carcinoid）是一种具有类癌和卵巢甲状腺肿混合特征的卵巢肿瘤（图 35.80）[515]。基于超微结构的研究对后者的甲状腺性质尚存疑问，但免疫组织化学以证实其的确存在甲状腺球蛋白和 TTF-1[516-517]，并且偶尔发生的甲状腺微小乳头状癌已解决了这一疑问[518]。有意思的是，类癌样成分可以呈现来源于甲状腺 C 细胞的髓样癌表现[519]，但其形态学表现和免疫组织化学所见更类似于那些来源于后肠的小梁状类癌[520-521]；特别是很少产生降钙素和淀粉样物质[522]。值得注意的是，这些肿瘤中的类癌成分对前列腺酸性磷酸酶（PAP）呈阳性免疫反应，进一步证实了它们类似于直肠类癌（后肠型）[523]。偶尔患者可发生严重的便秘，推测与 YY 肽分泌有关，且与类癌心脏病有关[524]。个别情况下，类癌成分可为黏液型成分[525]。

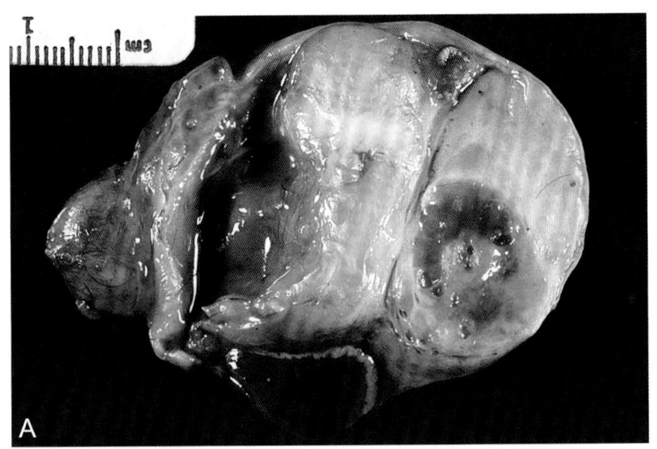

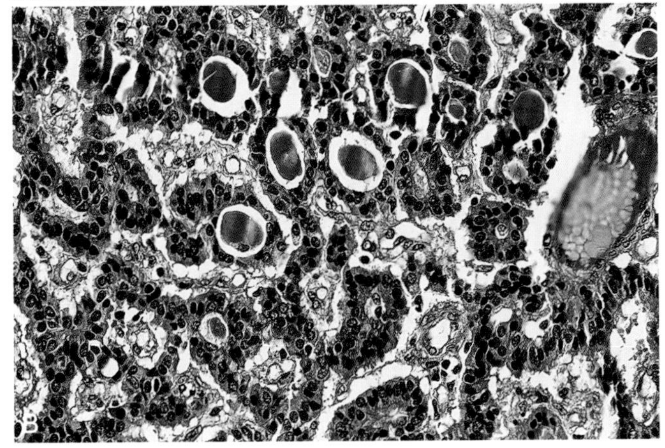

图 35.80 **A**，甲状腺肿性类癌的大体表现，由于类癌和卵巢甲状腺肿混合存在，其形态表现是多样化的。**B**，显微镜下表现，显示甲状腺滤泡和类癌小梁密切混合

超过 50% 的甲状腺肿性类癌中可发现其他畸胎瘤成分[504]。甲状腺肿性类癌也可见于多发性神经内分泌肿瘤 2a 型[526]。

性索－间质肿瘤

性索 - 间质肿瘤（sex cord-stromal tumor）约占所有卵巢肿瘤的 5%，是由向性索和 / 特化的卵巢间质方向分化的肿瘤构成[527]。性索 - 间质肿瘤包括女性 - 型细胞（颗粒细胞和卵泡膜细胞）、男性 - 型细胞（Sertoli 和 Leydig 细胞）和未定向的成分[528-529]。这些各种各样的成分可以混合存在[530]并呈现多方向分化，这些分化经常重现了胚胎发生过程中卵巢和睾丸所能产生的各种结构，正如 Gunnar Teilum[531] 很多年前提出的假设那样。也可以发生一些继发性变化，诸如黄素化。其结果是可以看到一系列肿瘤类型，其中一些并不容易被归入一个严格的分类系统中。一般而言，肿瘤的形态学表现与临床上所呈现的激素活性以及类型具有相关性[532-534]。然而，它们也可能没有内分泌效应，一些罕见的病例可以出现肿瘤的激素效应与其所表现的形态学特征恰恰相反[535-536]。

近年来已开发了许多免疫组织化学标志物，它们对于这些肿瘤的诊断有很大的帮助[537-538]。抑制素（inhibin）被认为是其中最有用的标志物之一[549]，其 α 亚单位的特异性比 β 亚单位的特异性高[540-541]。抑制素可用于所有类型的性索 - 间质肿瘤、其他妇科肿瘤的性索样成分和大多数滋养细胞肿瘤的染色[542-543]。抑制素也有助于卵巢上皮、生殖细胞和其他类型的卵巢肿瘤中的非肿瘤性间质成分中类固醇激素分泌细胞的鉴别[544]。已报道，一些其他部位的癌也可以进行抑制素染色[545]，但这种染色至少有部分原因是由于内源性生物素反应所致，因为在旧的研究中曾经使用抗生物素蛋白过氧化物酶检测系统[546]。同样应指出的是，抑制素呈阴性并不能排除性索 - 间质肿瘤的诊断（遵循阴性染色不能除外诊断的一般原则）。

在功能上，与性索 - 间质肿瘤阳性染色的抑制素相关的分子包括：激活素（activin）（一种生物化学性质与抑制素相似但功能相反的分子，含有 2 个 βA 亚单位）、müller 抑制性物质（抗 müller 激素）和松弛肽样因子[537,547-548]。

钙网膜蛋白（calretinin）染色比抑制素染色更敏感，但它的特异性较差。它可以在抑制素呈阴性的性索 - 间质肿瘤中表达，如纤维瘤[549-551]。然而，它也可以在多种表面上皮性肿瘤中表达。

Melan-A 在性索 - 间质肿瘤和其他类型的产生类固醇激素细胞中表达，诸如在卵巢类固醇细胞肿瘤和肾上腺皮质肿瘤的细胞中表达[552]。然而，作为性索 - 间质肿瘤鉴别的标志物，它也像钙网膜蛋白一样缺乏特异性。

FOXL2 是一种转录因子，表达于肿瘤细胞的胞核；对胞质稀少的细胞染色有一定优势（例如对成年型颗粒细胞瘤和纤维瘤），这些胞质对抑制素染色可能不呈阴性[549]。除了对 Sertoli-Leydig 细胞瘤（仅有 50% 染色）和类固醇细胞瘤（大部分呈阴性）外，FOXL2 对性索 - 间质肿瘤是一个非常敏感的标志物。

SF-1（类固醇生成因子）对性索 - 间质肿瘤是一个敏感的标志物[553]。

WT1 在正常的颗粒细胞中表达，也可在大多数卵巢性索 - 间质肿瘤中表达[542]。

偶尔，卵巢型的性索 - 间质肿瘤可出现于卵巢外，如出现在阔韧带[554]。

颗粒细胞瘤

颗粒细胞瘤（granulosa cell tumor）是一种表现为向滤泡的颗粒细胞方向分化的卵巢性索 - 间质肿瘤。存在着两种不同的类型，分别称为成年型和幼年型。

成年型颗粒细胞瘤（adult granulosa cell tumor）通常在生育期被诊断，但也可发生于绝经后，有时甚至发生于青春期前期（尽管与它的名字不符）。3/4 的病例伴有雌激素水平过高；雌激素合成过多可导致儿童的青春期同性性早熟和包括绝经后妇女在内的成人子宫出血[555]。一些病例临床上无激素活性，产生雄激素的病例很少[557-558]。

大体上，成年型颗粒细胞瘤通常表面光滑，呈分叶状，切面主要为实性的（图 35.81）。颜色常为灰色，但黄素化的区域可为黄色（图 35.82）。可能见到充满淡黄色液体或黏液的囊肿（图 35.83）。有时囊肿非常明显，大体上类似于囊腺瘤表现（图 35.84）。有意思的是，一些不相称的雄激素性颗粒细胞瘤的体积常常很大且呈囊性，单房或多房。显微镜下，颗粒细胞瘤的表现变化多样，甚至在同一肿瘤内也是如此[558-559]。其生长方式包括微滤泡型（伴有 Call-Exner 小体）、巨滤泡型、小梁型、岛状型、缎带型、实性型、假乳头型和弥漫型（肉瘤样）（图 35.85）[560-561]。卵泡膜细胞成分也可见到。局灶黄素化既可出现在颗粒细胞中也可出现在卵泡膜细胞成分中[562]，特别是在伴有妊娠的肿瘤中非常显著，并且同时伴有水肿和排列紊乱[563]。一个很重要的诊断要点是：有细胞核折叠或核沟——导致“咖啡豆”样外观（图 35.86）。偶尔，可见奇异型核和多核巨细胞（有时呈“花瓣”型）；这种改变本身并非恶性征象，而是更倾向于退变性质[564]。有报道显示，在罕见病例中，颗粒细胞瘤可呈现肝细胞分化[565-566]，其他病例可伴有黏液性囊腺瘤[567]。

颗粒细胞瘤恒定表达的免疫组织化学标志物包括波形蛋白、FOXL2 和 SF-1（见上文所述，图 35.87）[549,556,568-571]。

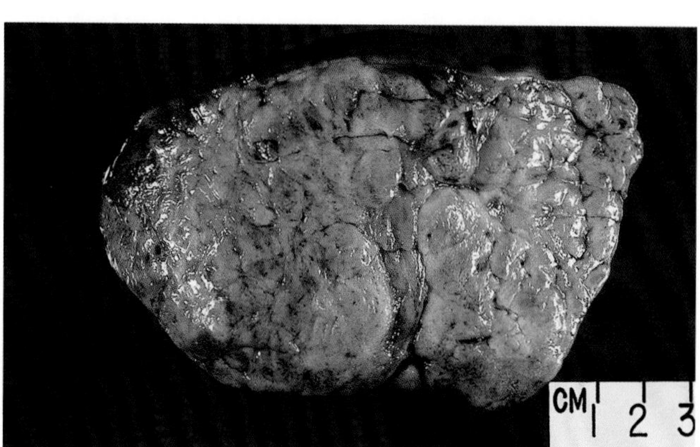

图 35.81 成年型颗粒细胞瘤，切面呈实性

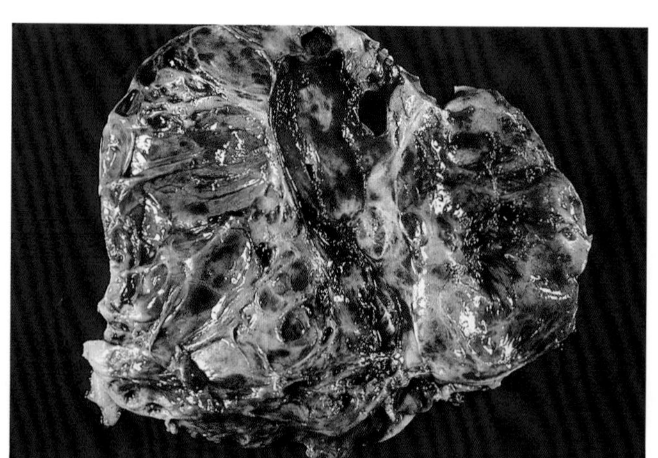
图 35.82 成年型颗粒细胞瘤，实性和囊性区域混合存在

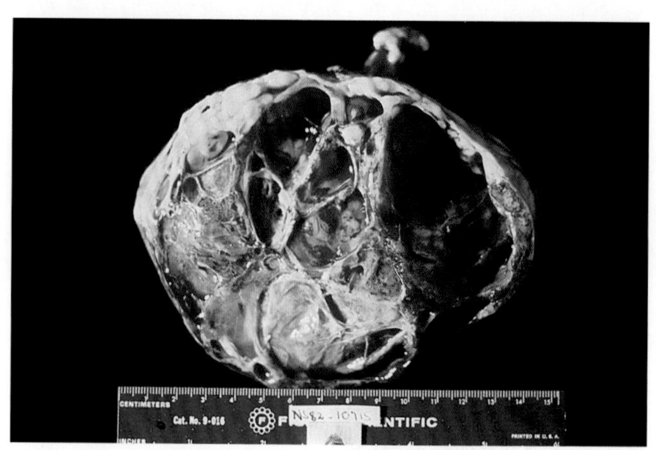
图 35.83 以囊性结构为主的成年型颗粒细胞瘤

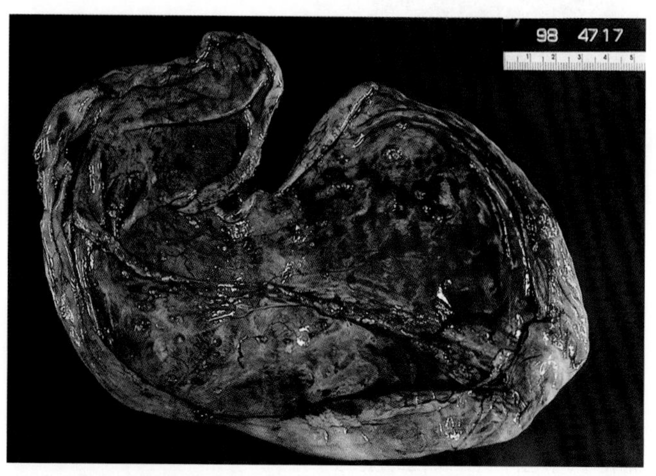

图 35.84 完全呈囊性表现的成年型颗粒细胞瘤

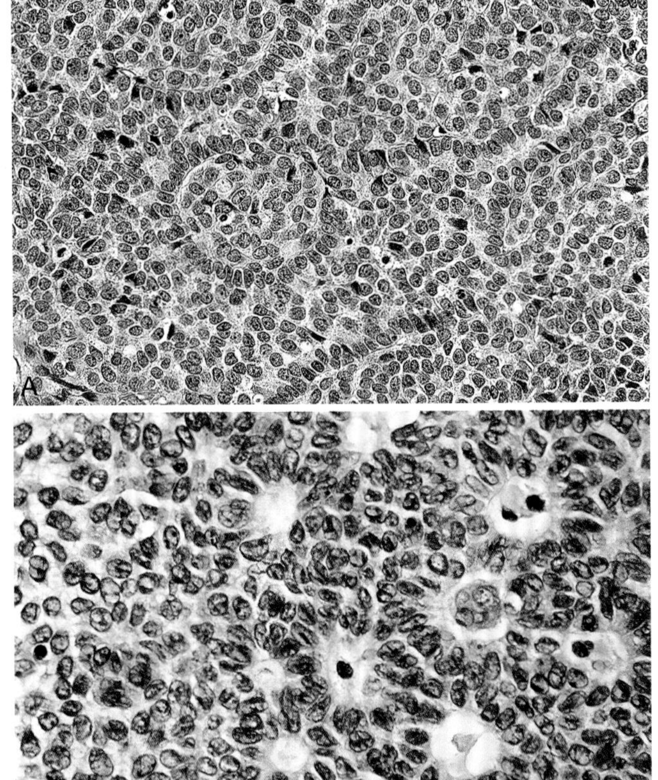

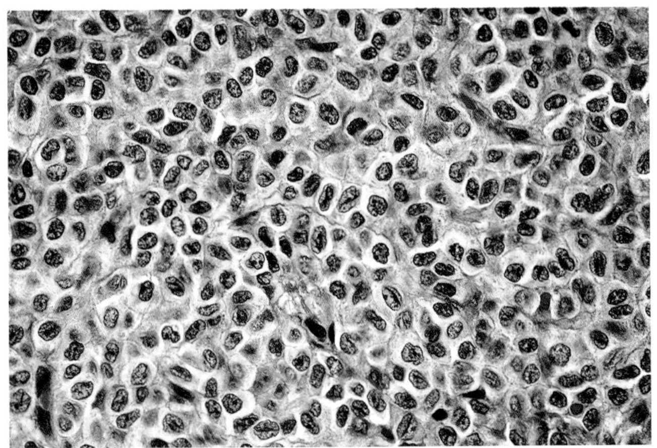

图 35.85 **A** 和 **B**，成年型颗粒细胞瘤的显微镜下表现，**B** 图中可见 Call-Exner 小体

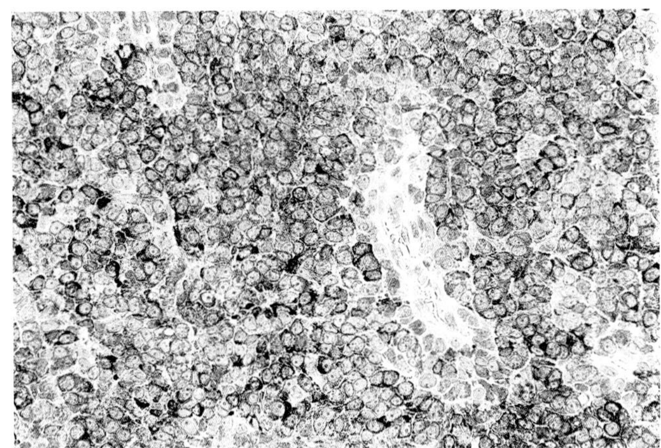

图 35.86 成年型颗粒细胞瘤的“咖啡豆”样核

抑制素在细胞质特别稀少的肿瘤中的表达可能比较弱或呈阴性，这常造成诊断的困惑。在 1/3 ~ 1/2 的病例中可见角蛋白表达，呈典型的点状分布，主要为 CK8 和 CK18 型 [572]。大约 50% 的病例 S-100 蛋白染色呈阳性，而 EMA 染色呈阴性 [573]。ER 和 PR 常常呈阳性 [574]。已经发现，正常卵巢颗粒细胞可产生的肽类激素抑制素和滤泡调节蛋白在颗粒细胞瘤患者的血清中水平升高 [575]。奇怪的是，颗粒细胞肿瘤也常常表达 CD99，这是一种与

图 35.87 成年型颗粒细胞瘤对抑制素呈强阳性表达

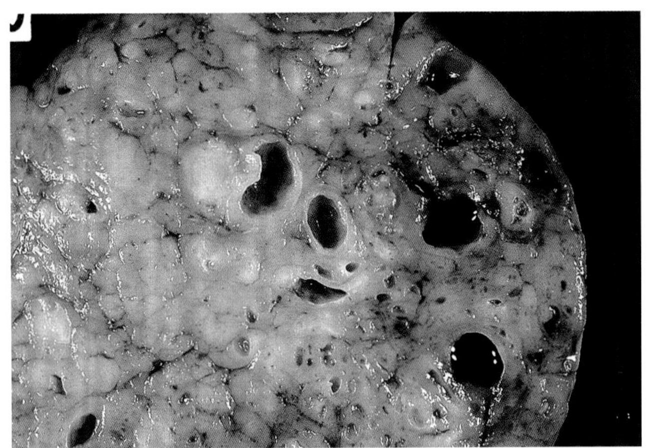

图 35.88 幼年型颗粒细胞瘤的大体观

尤因肉瘤相关的标志物 [568]。

近来发现，几乎所有的成年型颗粒细胞瘤病例都显示有 FOXL2 基因（402C → G）的体细胞突变 [567,576-577]，这是一个有用的诊断标志物。除了偶尔在高 - 中分化的 Sertoli-Leydig 细胞瘤中出现以外，FOXL2 突变对成年型颗粒细胞瘤是一个比较特异的标志物。突变的状态在典型的成年型颗粒细胞瘤中不需要去评估，但在诊断有挑战性的病例中，FOXL2 突变检测对于诊断 / 排除成年型颗粒细胞瘤是非常重要的 [577]。

在几乎 80% 的病例，**幼年型颗粒细胞瘤（juvenile granulosa cell tumor）**发生在 20 岁以下，大多数患者表现为同性性早熟（图 35.88）。少数病例伴有内生软骨瘤病（Ollier 病）[578] 或 Maffucci 综合征 [579]。其典型的形态学表现包括：弥漫型或巨滤泡型（主要以前者为主）生长方式，滤泡内黏液阳性分泌物，表现为伴有广泛黄素化的大细胞，胞核缺乏核沟，可见卵泡膜细胞成分，细胞核有非典型性，核分裂活性不等，但通常活性高（图 35.89）[580-581]。同成年型颗粒细胞瘤一样，幼年型颗粒细胞瘤也可以显示假乳头特征，并可显示 12 号染色体三体 [582]。

颗粒细胞瘤（特别是成年型）的鉴别诊断包括：来源于表面上皮的低分化癌（主要为实性）、类癌和特别罕见

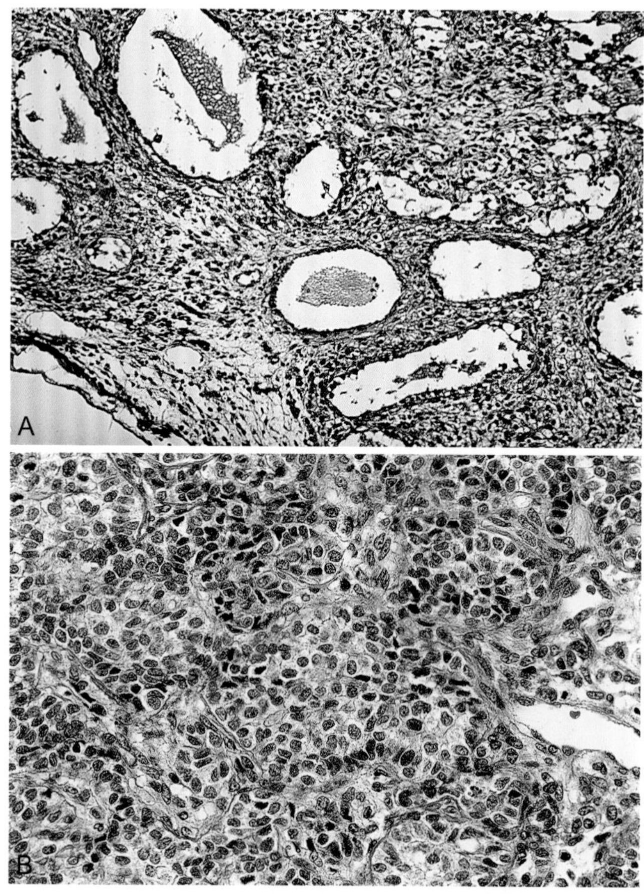

图 35.89 **A 和 B，幼年型颗粒细胞瘤**。一般特征是低倍显微镜下可见滤泡样空腔（**A**）。高倍显微镜下，肿瘤细胞缺乏成年型可见的咖啡豆样细胞核（**B**）

的子宫内膜间质型的肿瘤[542]。在这一点上，细胞核的特征非常重要，一些早期的病例研究报道，颗粒细胞瘤的预后很差，可能是混合有实性结构的卵巢癌（即是上皮来源的肿瘤而不是性索 - 间质来源的肿瘤）[583]。在有争议的病例中，角蛋白广泛强阳性提示癌的分化方向，特别是阳性物质弥漫于胞质内而不呈点状分布时。鉴别诊断还包括**妊娠型卵巢颗粒细胞增生**（**ovarian granulose cell proliferations of pregnancy**），这种改变常在显微镜下才能看到，是多发的并伴有闭锁滤泡[584]。

颗粒细胞瘤的预后主要与临床分期和肿瘤的可切除性有关。成年型颗粒细胞瘤是比较惰性的，预后与年龄并不完全匹配[583]，然而，可发生盆腔或上腹部转移，特别是常见于术中肿瘤破裂的病例。重要的是，这些复发病例可发生于首次手术切除后的 10 年甚至 20 年后。幼年型颗粒细胞瘤常有比较好的预后，特别是在诊断时肿瘤局限于卵巢内，大多数病例都如此。

卵泡膜细胞瘤、纤维瘤和相关肿瘤

纤维瘤（**fibroma**）和**卵泡膜细胞瘤**（**thecoma**）是关系密切的肿瘤，但在大多数病例中鉴别还是可能的［尽管有些人建议对所有这类肿瘤诊断均为**纤维卵泡膜细胞瘤**（**fibrothecoma**）］。

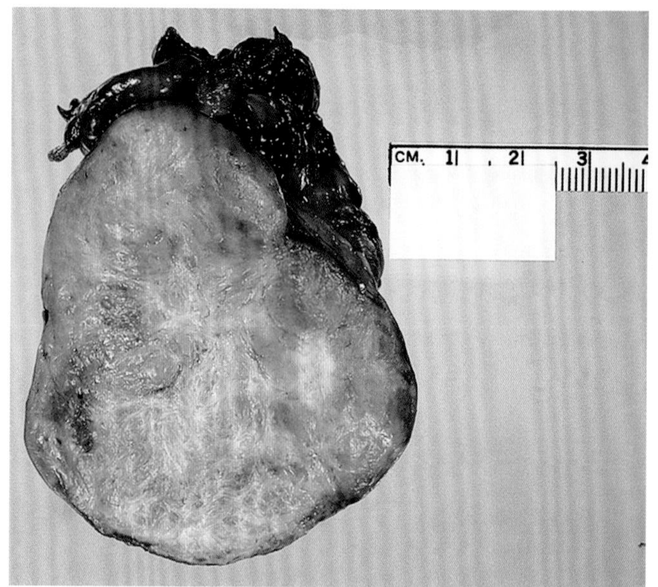

图 35.90　卵泡膜细胞瘤的切面，以黄色为主，间有灰白色区域

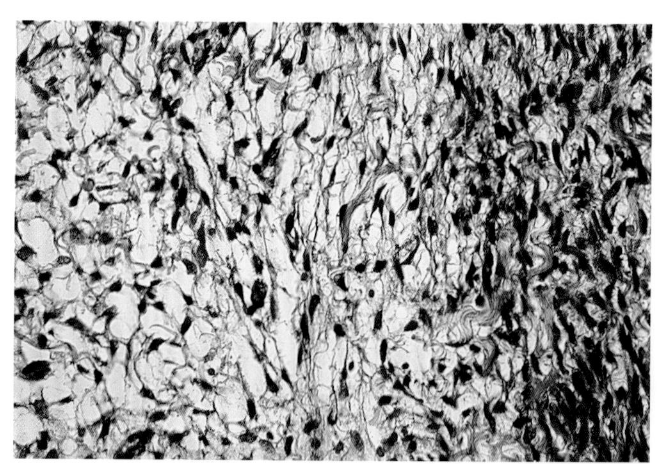

图 35.91　卵泡膜细胞瘤的显微镜下表现，细胞疏密不等

65% 的卵泡膜细胞瘤患者为绝经后妇女。卵泡膜细胞瘤通常为单侧的，大小相差较大。大体上，卵泡膜细胞瘤有明显的包膜，质硬，切面绝大部分或全部为实性，但可以有囊性结构；色黄，这是其与纤维瘤重要的鉴别点（图 35.90）。显微镜下，卵泡膜细胞瘤由成束的梭形细胞构成，界限不清；细胞核居中；有中等量的浅灰色 - 粉色胞质（图 35.91）；间隔组织显示为大量的胶原沉着和局灶玻璃样变性；细胞丰富程度相差较大；在一些年轻女性患者可见明显钙化[585]。

油红 O 染色显示，卵泡膜细胞瘤的细胞胞质内含有丰富的中性脂肪，而银染色通常可见网状纤维围绕单个细胞（与颗粒细胞瘤正好相反，其网状纤维围绕肿瘤细胞巢）。卵泡膜细胞瘤与伴有黄素化的成年型颗粒细胞瘤之间的鉴别诊断具有挑战性；对于这种鉴别诊断，FOXL2 突变分析可能有用，如果存在突变，则支持成年型颗粒细胞瘤的诊断[577]。

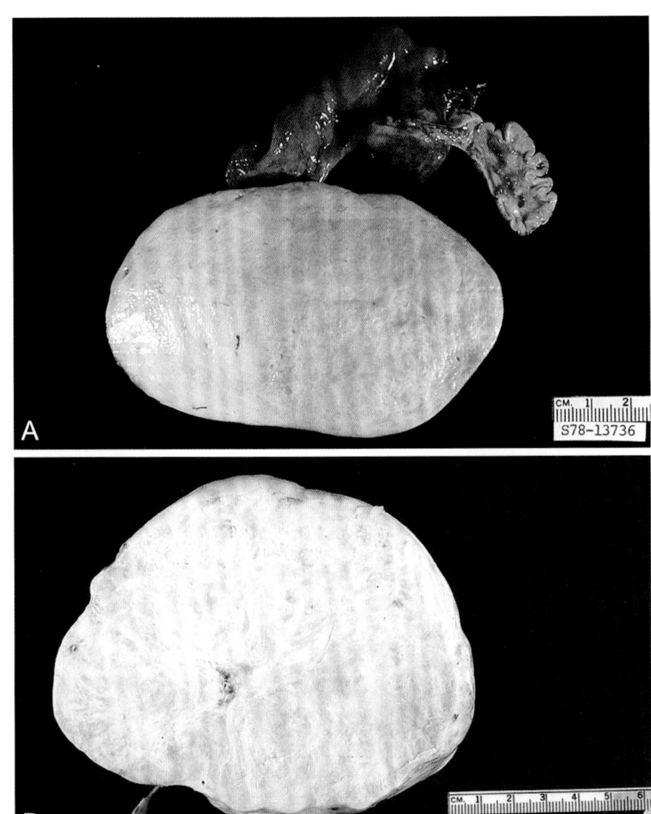

图 35.92 **A** 和 **B**，卵巢纤维瘤的外表面和切面。切面呈灰白色，与卵泡膜细胞瘤的黄色不同（与图 35.90 比较）

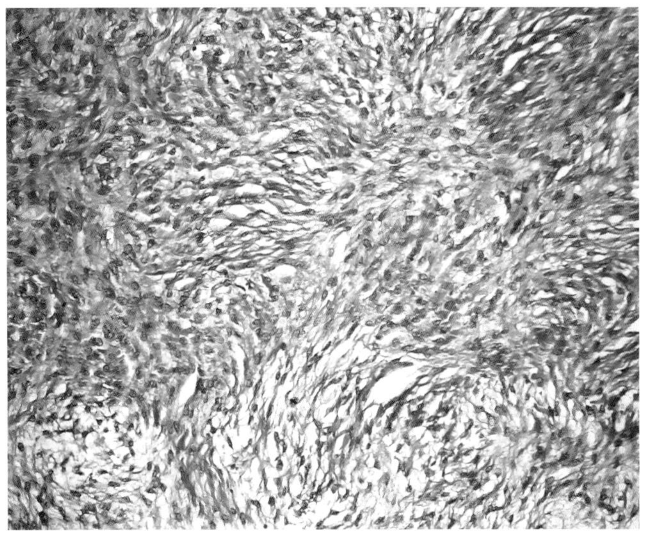

图 35.93 卵巢纤维瘤，可见细胞核温和，呈编织状排列

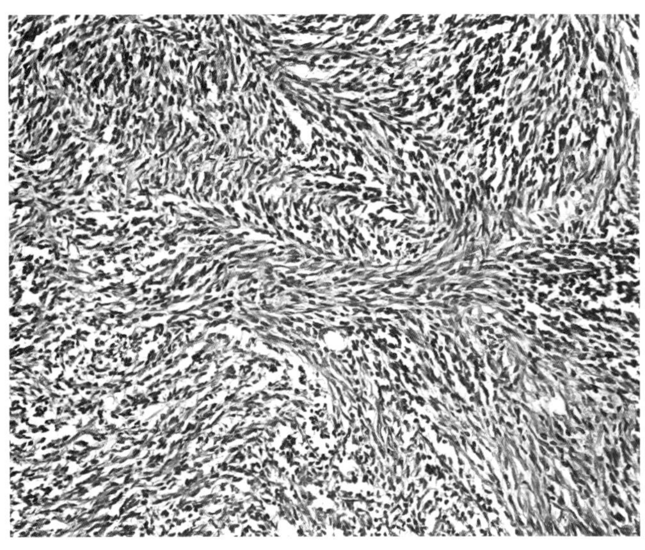

图 35.94 富于细胞的纤维瘤，肿瘤细胞丰富，但多形性和核分裂象非常少见

卵泡膜细胞瘤可伴有明显的间质增生，尤其是在绝经后患者。典型的卵泡膜细胞瘤会出现高雌激素引起的临床表现；然而，一些肿瘤（特别是含有类固醇细胞瘤，正如所显示的）可能有雄激素增多的表现。卵泡膜细胞瘤几乎都是良性的，但也有少数恶性的病例报道[586]。已经发现，一些具有黄素化间质细胞的卵泡膜细胞瘤表现的卵巢肿瘤可以呈现一种特殊的**硬化性腹膜炎（sclerosing peritonitis）**形式，这一形式被认为是间质黄体瘤的一种形式[587-589]。

卵巢**纤维瘤（fibroma）**是常见的卵巢肿瘤，通常为单侧的，几乎总是发生于青春期后[590]。纤维瘤呈实性、分叶状，质硬，均质，灰白色，通常无粘连（图 35.92）。其平均直径为 6 cm。可见黏液样改变或水肿，有时可导致囊性变。大体上，纤维瘤可能与卵泡膜细胞瘤、Brenner 瘤和 Krukenberg 瘤相似。

显微镜下，卵巢纤维瘤由紧密排列的梭形间质细胞组成，呈“羽毛状”或编织状排列（图 35.93）[591]；可见到玻璃样条带、水肿和玻璃样小球。有些纤维瘤可发生于伴有基底细胞痣（Gorlin）综合征的年轻女性，这些肿瘤可以钙化，通常为双侧和多结节性的[592]。细胞丰富的纤维瘤被称为**富于细胞的纤维瘤（cellular fibroma）**（图 35.94）。一些富于细胞的纤维瘤可伴有明显的核分裂象，称为**核分裂活跃的富于细胞的纤维瘤（mitotically active cellular fibroma）**。但**纤维肉瘤（fibrosarcoma）**[593]的诊断应该指的是细胞有中 - 重度异型性、伴有或不伴有坏死的肿瘤（图 35.95）[594]。卵巢纤维瘤和卵巢纤维肉瘤之间的鉴别可通过 DNA 倍体、基因和细胞增殖水平多方面来进行[595]。

一些其他方面都典型的纤维瘤可含有少量的性索成分[696]。

细胞遗传学研究发现，卵泡膜细胞瘤和纤维瘤两者中有少量瘤细胞具有 12 号染色体三体[597-598]，并且 *PTCH* 基因（Gorlin 综合征相关）和 *STK11* 基因（Peutz-Jeghers 综合征相关）的杂合缺失在富于细胞性纤维瘤中相对更多见[599]。

卵巢纤维瘤和卵泡膜细胞瘤之间的鉴别可以通过大体表现（相对更白一些而不是呈黄色）、肿瘤细胞缺乏明显的胞质以及缺乏激素产生引起的症状（例如子宫内膜增生或癌）来进行。

卵巢纤维瘤（尤其是巨大肿瘤）可出现腹水，有时可合并出现右侧胸腔积液（Meigs 综合征）[600-601]。这种情况可能会造成卵巢肿瘤不能手术的错误印象，而切除

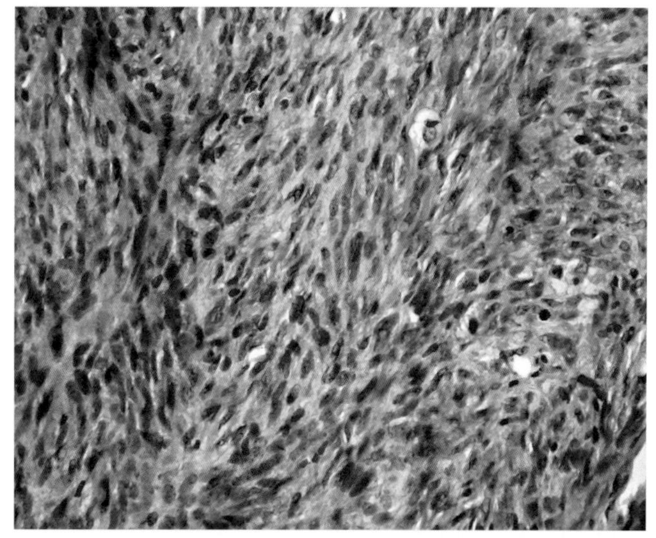

图 35.95 **卵巢纤维肉瘤**。其细胞丰富，核染色深，可见活跃的核分裂象，后者是与富于细胞的纤维瘤鉴别的最重要的特征

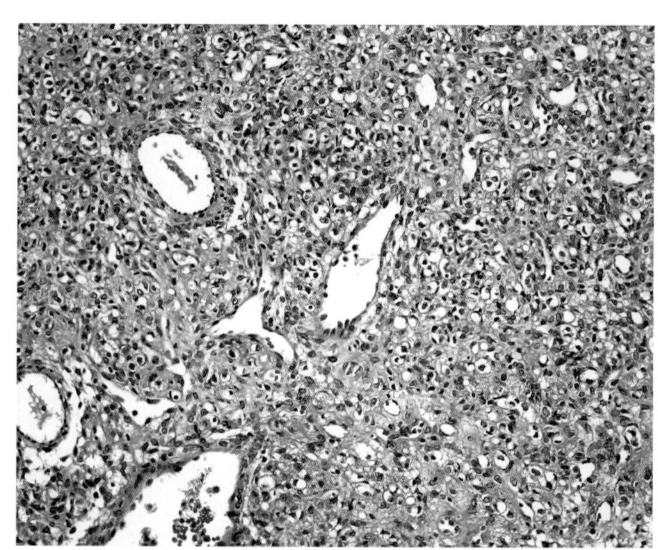

图 35.97 **卵巢硬化性间质瘤**。可见血管外皮瘤样病灶和细胞疏密与细胞丰富区交替，这是重要的诊断线索

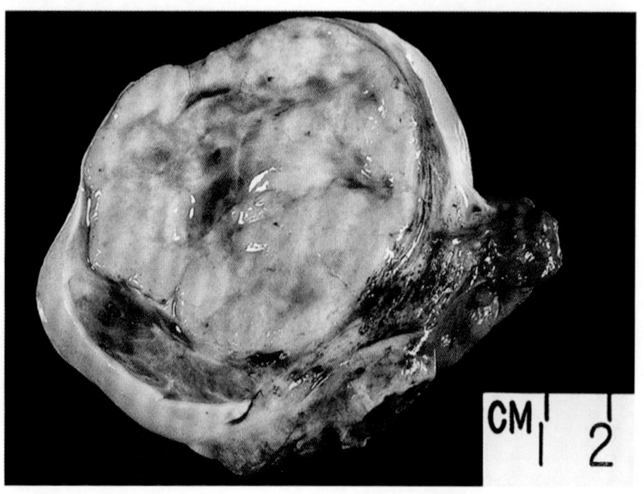

图 35.96 硬化性间质瘤，可见切面呈多结节状

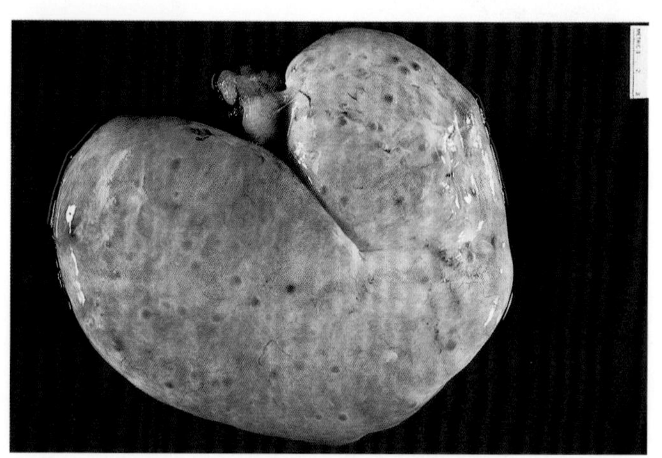

图 35.98 卵巢巨大水肿的切面，呈膨胀外翻状

肿瘤即可使胸水和腹水消退。据说，胸腔积液的发病机制与胸腔内负压和腹水经过腹膜“孔”或淋巴管穿过膈有关。Meigs 综合征也可见于其他卵巢肿瘤 [602]。

卵巢纤维瘤是良性肿瘤，行卵巢切除术即可治愈。然而，富于细胞的纤维瘤可以复发或伴有腹膜种植 [593]。

卵巢**硬化性间质瘤（sclerosing stromal tumor）**是一种良性肿瘤，与卵巢纤维瘤和卵泡膜细胞瘤有许多共同特征。然而，它发生于较为年轻的患者中，具有质地并不均一的大体表现（图 35.96）。显微镜下，卵巢硬化性间质瘤呈现特征性的分叶状生长结构、小叶内纤维化、明显的血管化以及两种细胞聚集，即产生胶原的梭形细胞和含有脂质的圆形或卵圆形细胞（图 35.97）。后者可部分呈印戒样表现，因而类似于 Krukenberg 瘤 [603]。卵巢硬化性间质瘤偶尔有内分泌表现 [604]。肿瘤细胞表达 SMA，有时表达结蛋白 [605-606]。细胞遗传学上，可出现 12 号染色体三体，这也是卵巢纤维瘤和卵泡膜细胞瘤的特征表现 [607]。

卵巢巨大水肿（massive edema of the ovary）可能不是肿瘤，但因为它在大体上类似于卵巢纤维瘤，具有肿瘤样形态，因而放在这里讨论。多数患者伴有腹痛、腹部肿块和（或）月经不规则；男性化、性早熟和 Meigs 综合征也有描述 [608-609]。卵巢巨大水肿的发病机制可能是卵巢系膜部分扭转影响了其静脉和淋巴管回流所致。其切面常常较湿润（图 35.98）。显微镜下，滤泡和其他结构周围的间质有明显水肿（图 35.99）[610]。常可见到黄素化细胞群 [611]。滤泡和其他正常的卵巢结构的存在是卵巢巨大水肿与纤维瘤病的鉴别点。

卵巢**纤维瘤病（fibromatosis）**是由 Young 和 Scully 提出的 [612]，他们推测这种疾病可能与卵巢巨大水肿有关。卵巢纤维瘤病患者通常是因月经不规则来就诊的。大体上，卵巢切面质硬，呈灰白色。显微镜下，正常滤泡结构周围可见梭形细胞弥漫性增生，并被致密的胶原分隔。可见到黄素化细胞。实际上，一些卵巢巨大水肿病例可伴有纤维瘤病的小的富于细胞灶，这支持 Young 和

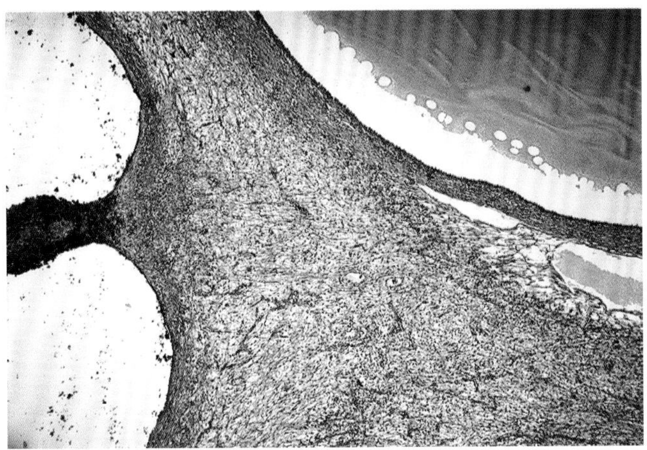

图 35.99　典型的卵巢巨大水肿，围绕着扩张的滤泡

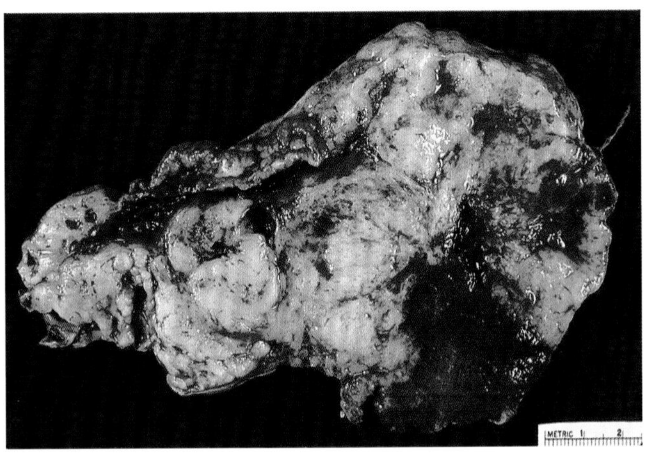

图 35.100　卵巢高血钙型小细胞癌，可见其切面呈实性，伴有出血灶

Scully 的解释。纤维瘤病这一术语虽然描述正确，但并不应等同于软组织中相似名称的病变（韧带样纤维瘤）——这一病变在个别情况下可累及卵巢[613]。

卵巢黏液瘤（myxoma of ovary）表现为囊性和实性肿物，偶尔一些囊肿内充满了血液。显微镜下，在很好血管化的黏液样背景中，可见到散在的具有成纤维细胞/肌成纤维细胞特征的细胞[614-615]。一些作者认为，卵巢黏液瘤是一种独立类型的卵巢肿瘤，而另一些作者认为它只是纤维卵泡膜细胞瘤分化谱系中的一部分[616-617]。

高血钙型小细胞癌

高血钙型小细胞癌（small cell carcinoma of hypercalcemic type）是高级别的卵巢恶性肿瘤，易与颗粒细胞瘤混淆[618-620]。它发生于年轻女性（平均年龄为23岁），常双侧发生[621]。家族性病例已有报道。2/3 的病例伴有高钙血症，肿瘤切除后可自行消退[622]。大体上，肿瘤巨大且为实性的，伴有出血和坏死区域（图 35.100）。显微镜下，可见小而紧密排列的癌细胞弥漫性增生，癌细胞胞质稀少，细胞核较小（图 35.101）。在大约一半的病例中可见成簇的、大的和多形性横纹肌样细胞。还可见到胞质内透明小体。高血钙型小细胞癌中含有大量的这样的大肿瘤

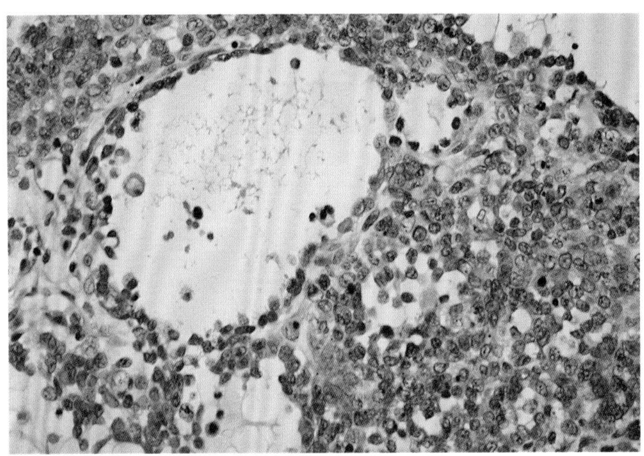

图 35.101　**小细胞癌，高血钙型**。滤泡样结构的出现是诊断的重要特征

细胞，它们被戏称为小细胞癌的“大细胞变异型”。肿瘤中也存在着小岛状、条索状、小梁状、黏液腺和滤泡样结构。后者是重要的诊断线索。

高血钙型小细胞癌的肿瘤细胞通常表达角蛋白、波形蛋白、EMA 和 WT1，而不表达 S-100 蛋白、嗜铬素、抑制素、CD117 或 OCT4[623-624]。不管是散发的还是家族性的，它们的遗传学基础近来都有阐述[625-628]；大部分病例伴有 SMARCA4 基因突变，该基因编码 BRG1 蛋白——这是 SWI/SNF 染色质重构复合体的成分之一。在卵巢肿瘤中，BRG1 和 BRM（SMARCA2 基因编码的另一种 SWI/SNF 蛋白）表达缺失对于高血钙型小细胞癌似乎是完全特异性的[629]。其预后非常差。对其组织发生仍不清楚，但其偶尔伴有生殖细胞肿瘤（成熟性或未成熟性畸胎瘤或卵黄囊瘤）提示其是原始的生殖细胞肿瘤。高血钙型小细胞性癌的鉴别诊断包括**肺型小细胞癌（pulmonary-type small carcinoma）**，后者是一种类似于肺的同名肿瘤的肿瘤（图 35.102）[630]。它可以是单纯性的，也可以是伴有子宫内膜样癌或其他类型肿瘤的肿瘤。免疫组织化学染色显示，肺型小细胞癌 CK、EMA、NSE 和（罕见）CgA、Leu7（CD57）呈阳性。它预后很差。与高血钙型小细胞癌相比，这一肿瘤更易发生在老年患者，有人认为其是上皮来源的恶性肿瘤中的去分化表现。

Sertoli-Leydig 细胞瘤

正如名称所示，**Sertoli-Leydig 细胞瘤（Sertoli-Leydig cell tumor）**是由形态学上类似于男性 Sertoli 细胞和 Leydig 细胞的细胞按不同比例混合而成的；其中，Sertoli 细胞成分常常为主，伴有多少不等的 Leydig 细胞成分——这一细胞成分经常不明显。Sertoli-Leydig 细胞瘤这一术语已取代了旧的诊断名称：卵巢男性细胞瘤和男性母细胞瘤，并被认为是 Sertoli- 间质细胞肿瘤的同义词。单纯的 Sertoli 细胞瘤也包括在这一组内，但是，单纯的 Leydig 细胞瘤则被归入类固醇细胞瘤[631]。有意思的是，Sertoli-Leydig 细胞瘤肿瘤中仅 Sertoli 细胞成分被认为是肿瘤性成分，而 Leydig 细胞显示为多克隆性的，至

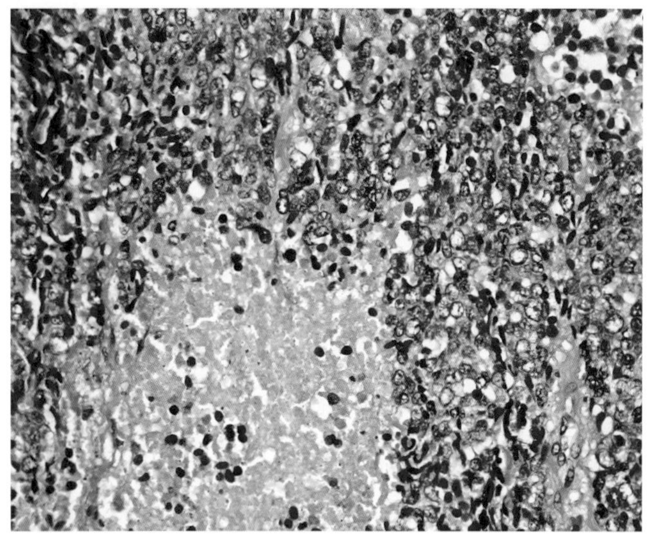

图 35.102 **肺型小细胞癌**。这种肿瘤的一般特征是：可见界限清楚的坏死灶，显微镜下表现类似于肺小细胞癌

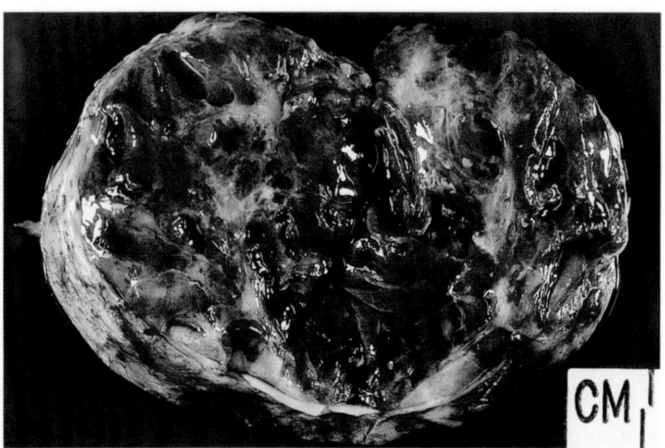

图 35.103 卵巢 Sertoli-Leydig 细胞瘤，可见切面呈多彩状外观

少在部分病例中如此[632-633]。

Sertoli-Leydig 细胞瘤少见，不足卵巢肿瘤的 0.1%。大体上，其主要为实性的，也可见到囊性区域（图 35.103）。

显微镜下，Sertoli-Leydig 细胞瘤的结构变化多样，一些主要类型已有所描述，它们可共存于同一肿瘤内：

1. 高分化型（11%）：由衬覆 Sertoli 细胞的小腺管组成，之间夹杂着数量不等的Leydig样细胞（图35.104）[634]。有时腺管可呈中空的“假子宫内膜样”结构，其表现可为类似于交界性或恶性的子宫内膜样肿瘤[635]。反之，类似于 Sertoli-Leydig 细胞瘤的子宫内膜样腺癌也存在（或更常见），有时免疫组织化学检查对于诊断非常必要[636]。
2. 中分化型（中间级别）（54%）：其特征是 Sertoli 样细胞呈条索、片块和灶状，其间由梭形的间质细胞和可识别的 Leydig 细胞分隔（图 35.105）。
3. 低分化型（肉瘤样型；未分化型）（13%）：由梭形细胞构成的团块组成，排列成“肉瘤样”结构（图 35.106）。

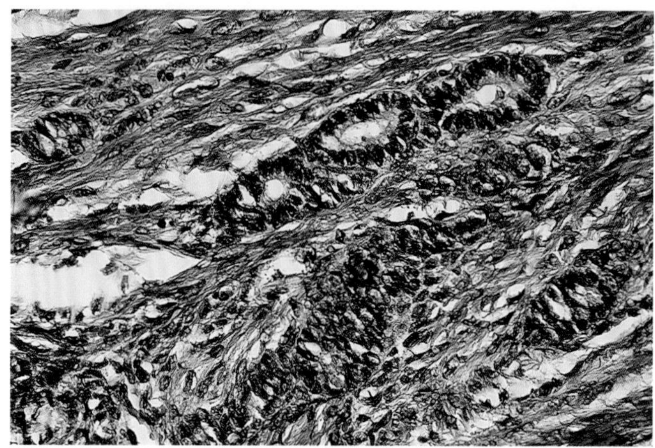

图 35.104 高分化卵巢 Sertoli-Leydig 细胞瘤

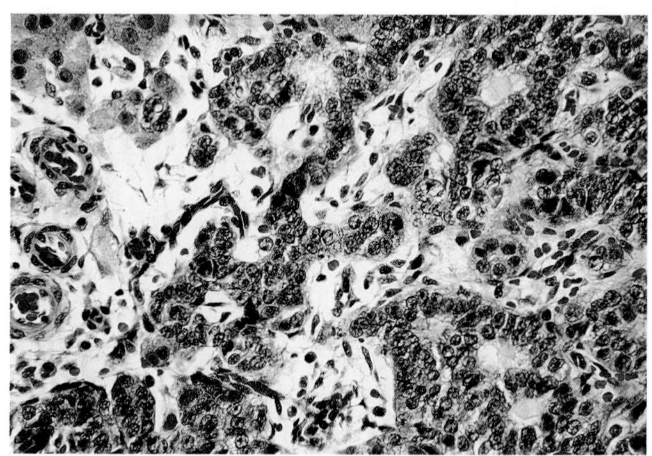

图 35.105 中分化卵巢 Sertoli-Leydig 细胞瘤

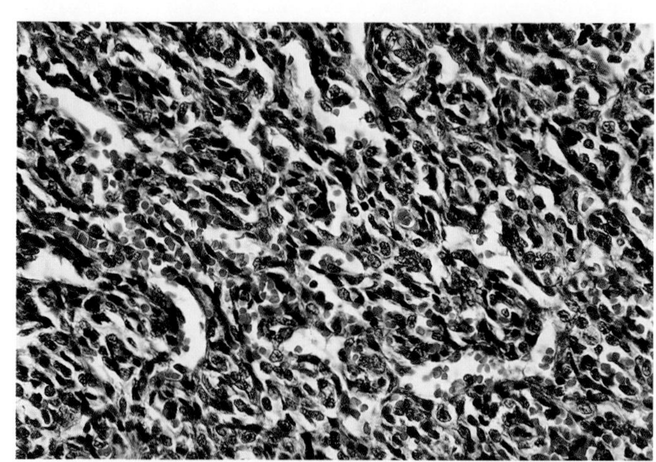

图 35.106 低分化卵巢 Sertoli-Leydig 细胞瘤

4. 单纯性 Sertoli 细胞瘤：与高分化型 Sertoli-Leydig 细胞瘤十分相似，但缺乏 Leydig 细胞和原始的间质成分[637-638]。可见肿瘤细胞胞质内富含脂质。显微镜下，表现为小腺管状或滤泡样结构[639]；可存在淀粉样物质。电子显微镜下，可发现胞质内具有晶体结构[640]。有些 Sertoli 细胞瘤是由具有嗜酸性胞质的细胞构成的[641]。
5. 伴有异源性成分（22%）：罕见病例与伴有诸如胃肠

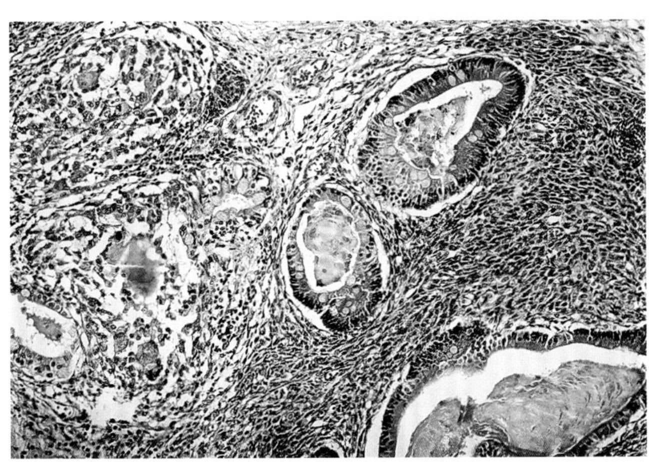

图 35.107 伴有异源性成分的 Sertoli-Leydig 细胞瘤，表现为分化良好的分泌黏液的腺体

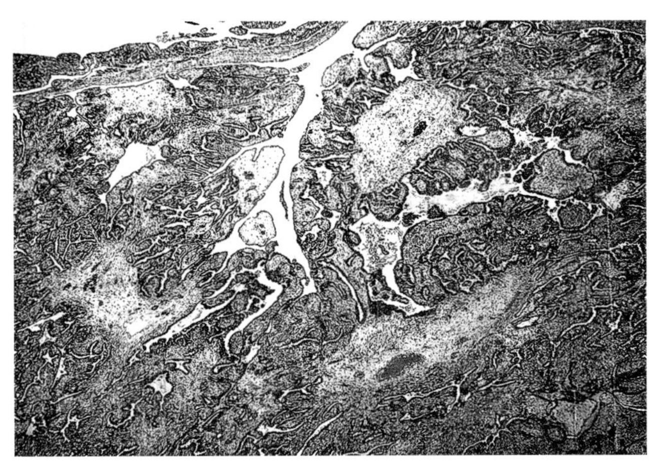

图 35.109 网状型 Sertoli-Leydig 细胞瘤的低倍镜观，在网状区域可见局灶微乳头

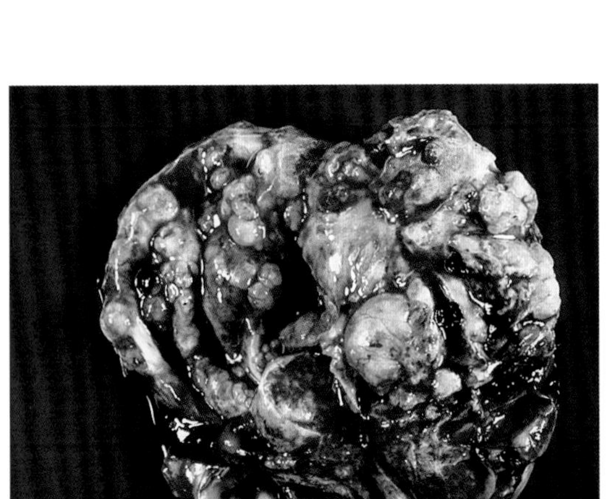

图 35.108 网状型 Sertoli-Leydig 细胞瘤的大体观

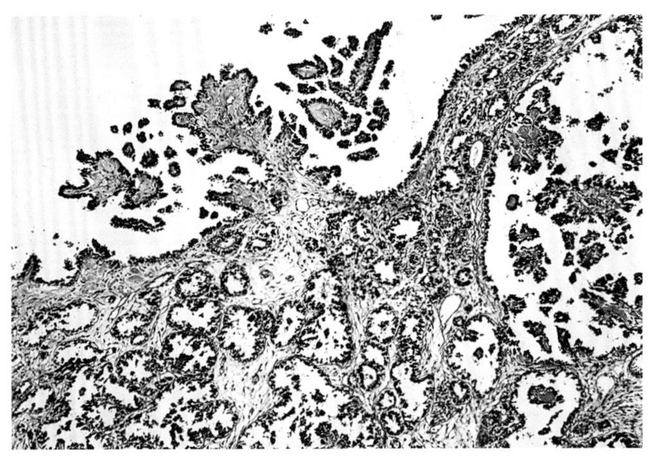

图 35.110 当网状型 Sertoli-Leydig 细胞瘤主要或全部有网状成分构成而无常见的 Sertoli-Leydig 细胞灶时，很容易漏诊

型黏液上皮、肝[642]、骨骼肌或软骨之类的组织有关（图 35.107）[643-644]。这种类型的肿瘤的上皮性部分含有一些不等量的内分泌细胞[645]，显微镜下可能会被诊断为类癌[576,646]。

6. 网状型（15%）：在这一类型中，典型的 Sertoli-Leydig 细胞瘤成分与类似于卵巢或睾丸网的结构共同存在（图 35.108 和 35.109）。它们表现为不规则的裂隙样结构，衬覆矮立方形细胞；常可见到伴有轴心玻璃样变性或水肿的粗短乳头。有时网状结构占明显优势，几乎或完全见不到 Sertoli-Leydig 细胞成分（图 35.110）[647-648]。在另外一些病例中，肿瘤中可见到肝细胞成分，如果不进行免疫组织化学染色则很难与 Leydig 细胞鉴别[649]。

正如在颗粒细胞瘤病例，少数 Sertoli-Leydig 细胞瘤病例的细胞可含有奇异型和（或）多核，这一改变并无明显的预后意义[579]。

免疫组织化学染色显示，睾酮和雌二醇可见于 Sertoli 细胞和 Leydig 细胞中，而很少见于原始的间质细胞中[650]。Sertoli 细胞分化的区域对角蛋白和 SOX-9 呈阳性染色（但对 EMA、PLAP、CEA 或 S-100 蛋白呈阴性）[651]。在大多数肿瘤中，抑制素、钙网膜蛋白和 WT1 呈阳性[652-653]。

在大多数 Sertoli-Leydig 细胞瘤中可发现 *DICER1* 基因突变[654]。*DICER1* 基因在 miRNA 转录过程中可编码内切核糖核酸酶；该突变与诊断时患者较年轻、肿瘤为高级别、伴有异源性成分或网状型有关。*DICER1* 基因突变可能是胚系突变，这一遗传倾向并不只见于 Sertoli-Leydig 细胞瘤，胸膜肺母细胞瘤和胚胎性横纹肌肉瘤也可发生 *DICER1* 基因突变[655]。少数低级别 Sertoli 细胞瘤或 Sertoli-Leydig 细胞瘤也可伴有 *FOXL2* 的体细胞突变，这一突变也见于 95% 的成年型颗粒细胞瘤；与通常的 Sertoli-Leydig 细胞瘤的发病年龄相比，这些肿瘤患者的发病年龄更年长一些（即在绝经后），并且其与成年型颗粒细胞瘤的关系有待确定。

大多数 Sertoli-Leydig 细胞瘤见于年轻患者（平均年龄为 25 岁），绝经后妇女相对罕见。一些患者在妊娠期被诊断[578]。这些患者表现为明显的细胞间水肿。不足 2% 的病例可累及双侧卵巢。伴有成熟性囊性畸胎瘤的病例也有报道[656]。几乎半数的病例伴有雄激素过多征象。最先表现为去女性化（闭经，乳腺萎缩，皮下脂肪组织缺失），以后逐渐出现男性化症状（阴蒂肥大，声音低沉，多毛）。通常随着该肿瘤的切除，患者女性特征迅速恢复，而男性化表现消失得要缓慢一些。

一些 Sertoli-Leydig 细胞瘤没有内分泌效应，而另一些则伴有雌激素或孕激素分泌的表现。后者常为单纯性 Sertoli 细胞瘤 [657]。再次强调一下，对这些肿瘤的诊断应建立在它们的形态学表现基础上，而不是依赖于它们的激素表现。奇怪的是，一些 Sertoli-Leydig 细胞瘤病例的血清甲胎蛋白升高 [658-660]；应用免疫组织化学方法可在肝细胞样分化的区域 [642] 和更常见的 Leydig 细胞和 Sertoli 细胞样成分更多的区域中检测到这个标志物。

Sertoli-Leydig 细胞瘤的预后通常良好，与肿瘤的分期和分化程度相关 [661-662]。在一项大的病例研究中，临床恶性的总发生率为 18%；所有高分化的肿瘤均为良性肿瘤，但 11% 的中分化的病例、59% 的分化差的病例和 19% 的伴有异源性成分的病例为恶性肿瘤 [642]。在一项包含 28 例单纯性 Sertoli 细胞瘤的病例研究中，只有 2 例复发 [640]。对于大体上局限于卵巢、患者年轻的 Sertoli-Leydig 细胞瘤，多采取保守手术治疗 [639,662]。

类固醇细胞瘤

卵巢肿瘤中有一小部分肿瘤完全由形态学上具有分泌类固醇激素特征的细胞组成。这些细胞具有丰富的嗜酸性或空泡状胞质，脂肪染色常为阳性，超微结构显示含有发育良好的滑面内质网和具有管泡状嵴的线粒体 [663]。正常的类固醇激素分泌细胞可为黄素化细胞（卵泡膜细胞或间质细胞）、Leydig 细胞（门细胞）和肾上腺皮质型细胞 [664]。理论上，这些肿瘤可来自上述任何一种细胞。在少数病例中可以见到 Reinke 结晶，这样的肿瘤被分类为 **Leydig 细胞瘤（Leydig cell tumor）** [664-666]。对这种肿瘤的确切起源仍无定论；因此，使用了描述性术语，如脂质（lipid）细胞瘤和类脂样（lipoid）细胞瘤，以及新近建议将这组肿瘤命名为**类固醇细胞瘤（steroid cell tumor）**，而 Leydig 细胞瘤这个亚型被公认为是这类肿瘤中含有 Reinke 结晶或起源于卵巢门部（与门细胞增生有关）的肿瘤。

类固醇细胞瘤通常为单侧性肿瘤，由被纤维性小梁分隔的黄色或黄褐色结节组成（图 35.111）。显微镜下，它们的特征是由大的圆形或多角形细胞组成的团片，其细胞形态学和超微结构特征与之前描述的正常对应的细胞相同（图 35.112）。免疫组织化学染色，3/4 的病例波形蛋白呈阳性，1/2 的病例 CK 呈阳性，大约 1/3 的病例肌动蛋白（actin）呈阳性 [667]。同时它们恒定表达抑制素和 Melan-A[668]。

类固醇细胞瘤可发生于任何年龄。大多数病例伴有男性化综合征（伴有去女性化和闭经），少数病例符合 Cushing 综合征标准。一些类固醇细胞瘤无生物学活性，至少在临床水平如此，而另一些类固醇细胞瘤伴有雌激素或孕激素增多的表现。少数病例伴有子宫内膜样癌 [669]。临床上，类固醇细胞瘤为恶性的发生率约为 25%[670]。恶性类固醇细胞瘤多为巨大的肿瘤（直径为 7 cm 或更大），伴有出血和坏死灶，并具有细胞核非典型性和核分裂活性 [670]。含有 Reinke 结晶的类固醇细胞瘤几乎总是良性肿瘤 [665]。

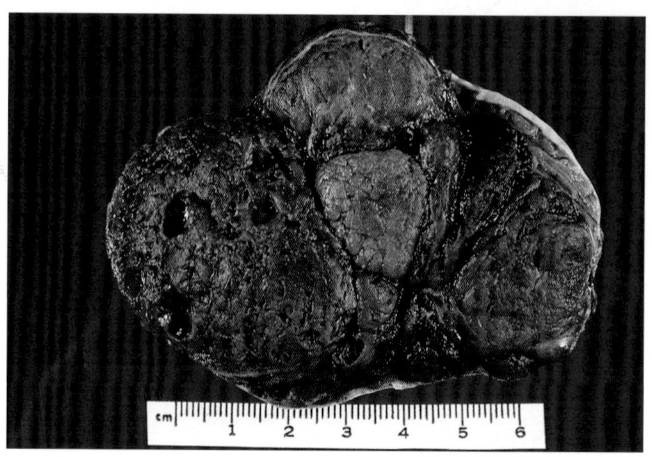

图 35.111 **卵巢类固醇细胞瘤的切面**。呈深褐色，类似于肾或甲状腺嗜酸细胞腺瘤

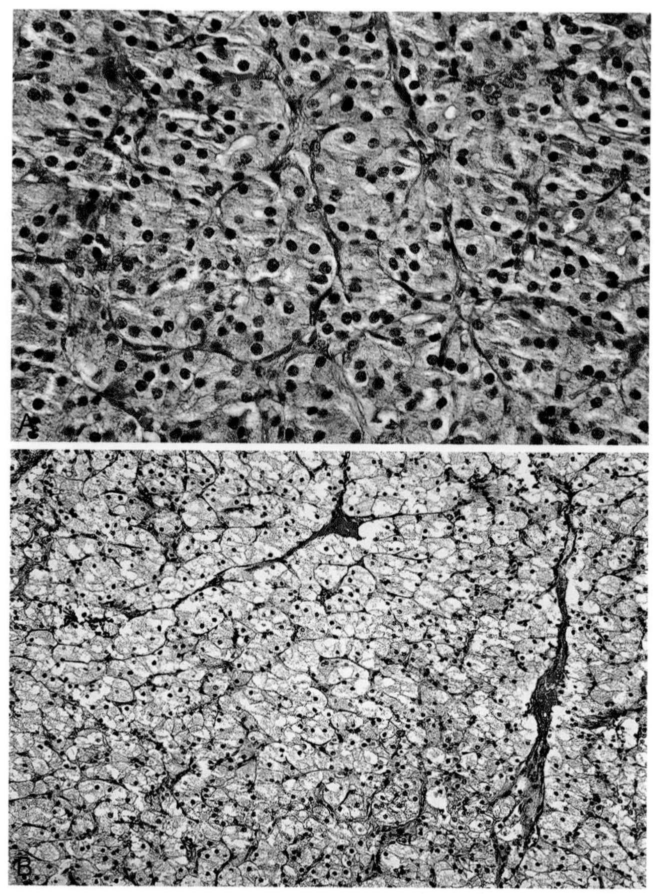

图 35.112 2 例类固醇细胞瘤，显示肿瘤细胞胞质嗜酸性（**A**）和透明（**B**）表现

类固醇细胞瘤应与那些伴有产生类固醇激素的细胞特征的继发性病变鉴别，包括黄素化的颗粒细胞瘤（特别是幼年型）、纤维卵泡膜细胞瘤以及相对较为常见的类固醇细胞的非肿瘤性增生，后者可见于其他肿瘤的周围，如卵巢甲状腺肿、甲状腺肿类癌、上皮性肿瘤和转移癌 [671]。

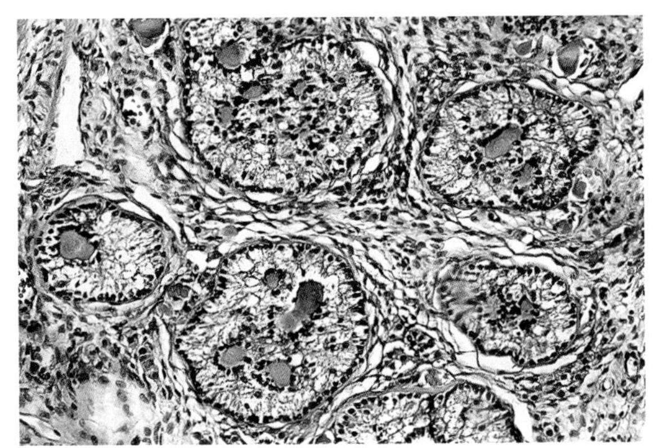

图 35.113 **伴有环状小管的性索肿瘤**。患者合并有 Peutz-Jeghers 综合征

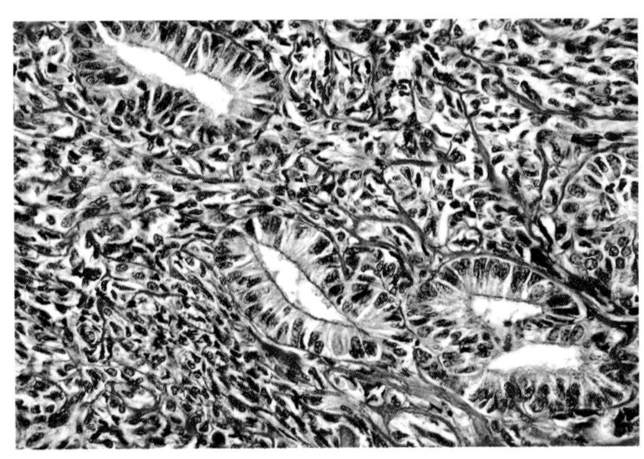

图 35.114 **卵巢 wolff 管肿瘤**。可见拉长的腺样结构以及卵圆至梭形细胞构成的实性病灶混合存在

其他类型

两性母细胞瘤（gynandroblastoma）这一术语用于由相似数量、具有明确可辨别的颗粒细胞和 Sertoli-Leydig 细胞两种成分混合组成的性索 - 间质肿瘤 [672]。按照这样的定义，这种肿瘤十分罕见。偶尔，颗粒细胞成分是幼年型的而不是成年型的 [673-674]。已报道的此类肿瘤病例可伴有雄激素效应、雌激素效应或缺乏激素活性 [675-676]。两性母细胞瘤切除后晚期复发的病例也有报道 [677]。两性母细胞瘤也可发生 *DICER1* 基因突变，特别是当颗粒细胞瘤的成分为幼年型时 [678]。

伴有环状小管的性索肿瘤（sex cord tumor with annular tubules）是一特殊的卵巢肿瘤，1/3 的病例伴有 Peutz-Jeghers 综合征 [679-680]。此病变具有颗粒细胞瘤的特征，又呈现 Sertoli 细胞的生长方式 [681]。其形态学特征是：有单纯的和复杂的环状小管同时存在，其内含有嗜酸性透明小体，常伴有钙化（图 35.113）。这种表现类似于性腺母细胞瘤，但两者之间的临床 / 遗传学背景不同，后者存在生殖细胞成分。

超微结构检查，伴有环状小管的性索肿瘤的肿瘤细胞具有模糊的或双相形态学特征：具有明确的颗粒细胞或非特异性卵巢间质特征，与显现 Sertoli 细胞分化的特征穿插存在 [682-683]，特别是出现 Charcot-Bottcher 纤丝结构 [684]。大约 50% 的病例可见高雌激素血症所致的临床症状。伴有 Peutz-Jeghers 综合征的肿瘤的典型表现为多灶性的、双侧性的，体积小（甚至仅在显微镜下可见），钙化，通常为良性的，当然也有例外 [685]。而那些不伴有 Peutz-Jeghers 综合征的肿瘤为单侧性的，通常体积较大，约 22% 的病例临床上为恶性肿瘤 [686-687]。

这里应强调的是，Peutz-Jeghers 综合征可伴有其他女性生殖道肿瘤，如其他类型的卵巢性索 - 间质肿瘤 [688]、卵巢黏液性肿瘤以及与 HPV 感染不相关的宫颈高分化胃型腺癌（恶性腺瘤）。

Wolff 管肿瘤（wolffian tumor）最初被命名为**可能是 wolff 起源的卵巢肿瘤（ovarian tumor of probable wolffian origin）**或**可能是 wolff 起源的女性附件肿瘤（female adnexal tumor probable wolffian origin）**（后一命名反映了与卵巢部位相比，其更常发生于阔韧带）[689-691]。Wolff 管肿瘤被认为来源于 wolff（中肾）管。尽管其本质上并不属于性索 - 间质，在这里讨论它们是因为它们之间的相似性以及它们和性索 - 间质肿瘤在免疫表型上有重叠。大体上，它们可以为实性或囊实性。显微镜下，可见上皮细胞以囊性结构、实性或中空管腔形式生长，也可呈弥漫片状生长（图 35.114）。低倍镜检查发现筛网状结构是一有用的诊断依据。反之，出现大量梭形细胞成分则容易造成误诊 [692]。上皮细胞团巢的周围有明显的 PAS 阳性的基底膜。这些肿瘤缺乏分泌类固醇激素的间质细胞，且不伴有激素增多的效应。它们对黏液染色呈阴性。免疫组织化学染色，wolff 管肿瘤 CK（表达 CK7 但不表达 CK20）、雄激素受体（3/4 的病例）、雌激素和孕激素受体（1/4 的病例）、抑制素（超过一半）、FOXL2、钙网膜蛋白（几乎全部病例阳性）和波形蛋白呈阳性（经常）。奇怪的是，就算假定为 wolff 来源，大多数病例 GATA3 呈阴性 [693]。其对 CEA 呈阴性。其生物学行为通常为良性的，少数肿瘤可以复发或转移 [691,694-695]。

卵巢**印戒细胞间质瘤（signet cell stromal tumor）**非常罕见但非常重要，因为它很容易被误诊为 Krukenberg 瘤。其中一些病例可能是硬化性间质瘤的变异型。卵巢印戒细胞间质瘤不表达 CK、PAS 和黏液。其生物学行为是良性的 [696]。

卵巢**微囊性间质瘤（microcystic stromal tumor）**是最近才被归入卵巢性索 - 间质肿瘤这组中的肿瘤 [697]。卵巢微囊性间质瘤通常单侧发生，无功能性。显微镜下，其最独特的表现为小的、圆形到卵圆形囊腔，在一些区域可聚集形成更大的不规则的管腔，伴有被纤维性或纤维玻璃样间质分隔的小叶状富于细胞的团片灶。β 连环蛋白突变、相关的核免疫标志物呈阳性是该肿瘤的特征 [698-699]。

性索 - 间质肿瘤 NOS（不确定或不能分类型）（sex cord-stromal tumor indeterminate or unclassified type）是指细胞学和（或）结构特征符合性索 - 间质来源但不能将其确切地归入其中任何一种特定类别并予以命名的卵巢肿瘤。这类肿瘤非常少见。其生物学行为类似于颗粒细胞瘤和 Sertoli-Leydig 细胞瘤，当该肿瘤局限于卵巢时，其预后非常好 [699-700]。

生殖细胞 – 性索 – 间质肿瘤

在由生殖细胞和性索 - 间质细胞混合组成的**生殖细胞 - 性索 - 间质肿瘤（germ cell-sex cord-stromal tumor）**这组肿瘤中，最特殊的一种是**性腺母细胞瘤（gonadoblastoma）**[701]。实际上，性腺母细胞瘤这种肿瘤总是发生于性腺异常的个体，最常是由性腺发育不全和携带全部或部分Y染色体（即XY性腺发育不全和XO-XY嵌合型而不是XX性腺发育不全）所致。据推测，睾丸特异性蛋白-Y编码基因是性腺母细胞瘤的相关基因，其位于Y染色体上[702]。

据估计，这些发育不全的性腺发生肿瘤的风险为25%。然而，有文献表明，性腺母细胞瘤也可发生于表型和染色体核型均正常的女性，甚至是妊娠妇女[703-704]。性腺母细胞瘤也曾见于共济失调-毛细血管扩张症[705]。尚不能确定发生肿瘤的性腺的性质。一些病例中，它可以表现为纤维条索，而在另一些病例中它常常表现为隐睾，但是从未发现有正常卵巢。

大约36%的性腺母细胞瘤为双侧的。它们的体积通常较小，多数病例甚至只有在显微镜检查时才能发现（图35.115）[706]。显微镜下，其主要表现为原始生殖细胞（类似于无性细胞瘤）与形态学和免疫表型均类似于不成熟的Sertoli细胞和颗粒细胞的性索-间质混合存在（图35.116）[707-709]。也可见到分泌类固醇激素的细胞，特别是青春期后；它们产生类固醇激素的能力已通过产生雄激素和雌激素的体外实验证实[710]。玻璃样变性和钙化常可见到。这种玻璃样变性物质抗层粘连蛋白抗体呈强阳性，表明为基底膜物质沉积[711]。

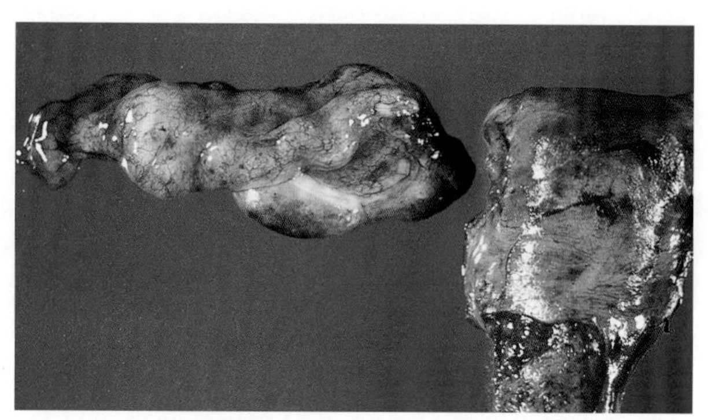

图35.115 显微镜下显示包含性腺母细胞瘤的条索状性腺。该肿瘤外观上几乎见不到肿块

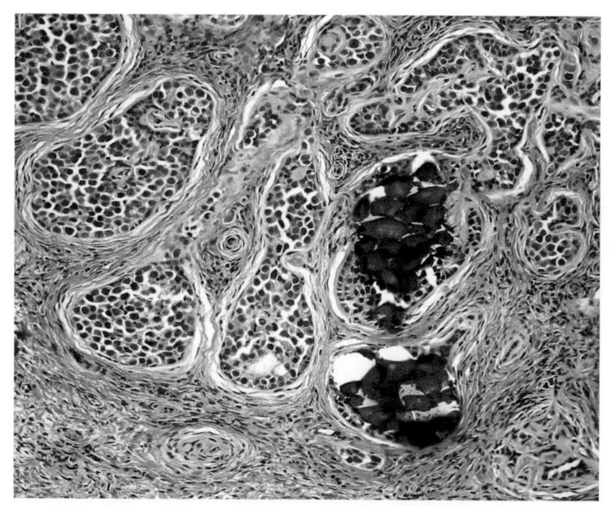

图35.116 **卵巢性腺母细胞瘤**。注意界限清楚的肿瘤细胞巢以及显著的钙化

对性腺母细胞瘤和睾丸小管内生殖细胞肿瘤进行的基于形态学和免疫表型的有趣类比显示，性腺母细胞瘤是一种起源于发育不全性腺的生殖细胞原位恶性肿瘤[709]。

性腺母细胞瘤的生殖细胞成分可能多于间质成分，结果是形成生殖细胞肿瘤（即如果发生在睾丸，则被诊断为精原细胞瘤；如果发生在卵巢，则被诊断为无性细胞瘤），或个别情况下形成其他类型的生殖细胞肿瘤[712-713]。只有在这些情况下，肿瘤才被赋予恶性潜能。更为少见的异常是：性索-间质成分的过度增生，由此可能具有Sertoli细胞肿瘤的特征[714]。

显微镜下，偶尔可以在正常婴儿和儿童的卵巢中发现类似于性腺母细胞瘤和伴有环状小管的性索肿瘤的结构，它们可以伴有滤泡囊肿，提示它们呈现的是这些肿瘤的前驱病变[715]。

罕见的生殖细胞-性索-间质肿瘤已有报道，按照标准它们不足以诊断为性腺母细胞瘤，一般见于正常女性[506,716]，其中的一些含有网状结构[717]。这些肿瘤中的生殖细胞成分——与性腺母细胞一样表达PLAP、OCT4和CD117[718]。这些肿瘤可以具有激素活性，临床表现为恶性肿瘤[719]。与性腺母细胞瘤一样，它们可以伴有无性细胞瘤或其他生殖细胞肿瘤。

卵巢非特异性肿瘤

恶性淋巴瘤和白血病

众所周知，全身性淋巴瘤或**白血病**（**leukemia**）可以继发性累及卵巢[720-721]。更为罕见的是，**恶性淋巴瘤**（**malignant lymphoma**）累及卵巢为其首发表现（图35.117）[721-725]。**粒细胞肉瘤**（**granulocytic sarcoma**）也可以首先累及卵巢作为原发表现[726-727]。

几乎所有的卵巢淋巴瘤均为非霍奇金淋巴瘤。在儿童，伯基特淋巴瘤最多见；在成人，大多数为弥漫性大B细胞淋巴瘤[728-729]。免疫表型上，实际上所有病例均为B细胞来源[728-730]。在Osborne和Robboy进行的一项病例研究中[731]，55%的患者为双侧发生，且64%的患者也可累及性腺外部位（通常为大网膜、输卵管或淋巴

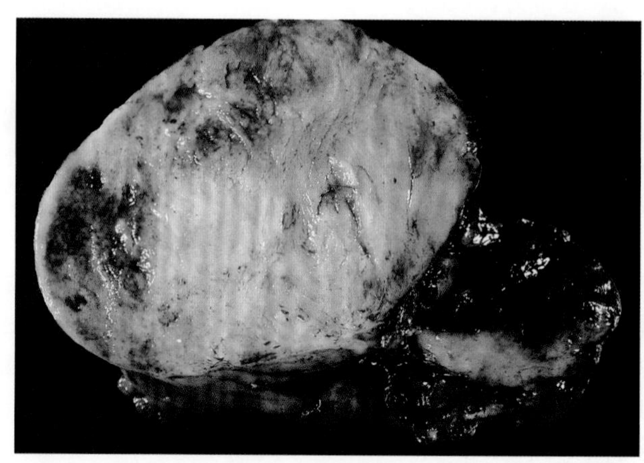

图35.117 广泛累及卵巢的伯基特型恶性淋巴瘤

结）；42 例患者中只有 9 例的生存期超过 5 年，2 例随后死于淋巴瘤。

卵巢淋巴瘤个别情况下被发现与交界性浆液性肿瘤共存[732]。

肉瘤

卵巢原发性**肉瘤（sarcoma）**极为罕见。它们需要与未分化癌、癌肉瘤 / 恶性混合性 müller 肿瘤（MMMT）、性索 - 间质肿瘤的"肉瘤样"成分、伴有活跃的间质反应的 Krukenberg 瘤和富于细胞的纤维瘤鉴别。

纤维肉瘤（fibrosarcoma）与富于细胞的纤维瘤的鉴别主要是基于它们的核分裂象（≥4/10 HPF）和细胞中 - 重度非典型性；出血和坏死也较常见（见图 35.94 和 35.95）。它们通常体积较大，呈实性并伴有粘连，临床病程具有侵袭性[610]。有 1 例曾在痣样基底细胞癌综合征的基础上诊断[733]。

子宫内膜（子宫内膜样）间质肉瘤［endometrial (endometrioid) stromal sarcoma］可作为原发性卵巢肿瘤发生；它们具有非常类似于弥漫性颗粒细胞瘤的生长方式[734]，但因呈现围绕螺旋小动脉样血管排列的肥胖的卵圆形细胞形态而易于识别[735]。免疫组织化学染色，它们对 CD10 呈反应阳性，但对抑制素和 FOXL2 呈阴性。

与恶性 müller 混合瘤相比，已讨论过的 **müller 腺肉瘤（müllerian adenosarcoma）**可能与子宫内膜间质肉瘤的关系更为密切。

发生于成人卵巢的其他肉瘤均非常罕见，包括**平滑肌肉瘤（leiomyosarcoma）**[736-737]（一些为黏液型，一些患者伴有痣样基底细胞癌综合征）[738-739]、**软骨肉瘤（chondrosarcoma）**[740]、**骨肉瘤（osteosarcoma）**[741-743]、**恶性外周神经鞘肿瘤（malignant peripheral nerve sheath tumor）**[744]、**血管肉瘤（angiosarcoma）**[745]、**横纹肌肉瘤（rhabdomyosarcoma）**[746]、**低级别纤维黏液样肉瘤（low-grade fibromyxoid sarcoma）**[747]和**尤因肉瘤（Ewing sarcoma）**[748-749]。横纹肌肉瘤一般为胚胎型的，但也可以是腺泡型的[750]；有 1 例同时合并透明细胞癌的病例报道[751]。血管肉瘤形态学上显示多种多样，可以伴有成熟性囊性畸胎瘤[752-753]。

卵巢肉瘤的治疗是外科切除（"细胞减灭术"）加化疗[754]。

其他原发性肿瘤

卵巢**血管瘤（hemangioma）**通常体积小，偶然被发现，单侧发生，为海绵状血管瘤[755]。罕见情况下，卵巢血管瘤可以是双侧性的和（或）伴有身体其他部位的血管瘤。卵巢血管瘤应与正常卵巢门部显著增生的血管、伴有明显血管成分的脂质细胞瘤以及卵巢生殖细胞肿瘤中的幼稚神经外胚叶成分伴发的非肿瘤性血管增生鉴别[439]。已报道过的卵巢其他类型的血管瘤有**婴儿血管内皮瘤（infantile hemangioendothelioma）**[756]、**淋巴管瘤（lymphangioma）**（可能为双侧的）[757]和**血管球瘤（glomus tumor）**[758-759]。个别情况下，卵巢也可发生**平滑肌瘤（leiomyoma）**[760]，通常伴有子宫平滑肌瘤，部分肿瘤细胞胞核分裂活跃，需要与平滑肌肉瘤鉴别[761-763]。鉴别标准与子宫常见的同名肿瘤相似（有点令人失望）[758]。

孤立的卵巢肌成纤维细胞瘤[764]、上皮样血管平滑肌脂肪瘤 /PEComa[765]、肾母细胞瘤（Wilms 瘤）[766]、促纤维增生性小细胞肿瘤[767]、嗜铬细胞瘤 / 副神经节瘤[768-769]、水泡状胎块病例也有描述[770]。腺瘤样瘤可发生于卵巢内或邻近卵巢的部位；它们的表现可能类似于卵黄囊瘤[771]，可以主要由胞质嗜酸的细胞构成[772]。

绝大部分睾丸及卵巢的**黑色素瘤（melanoma）**是转移来的，但也有原发于卵巢的黑色素瘤的报道，最令人信服的例子是那些发生于成熟性囊性畸胎瘤或卵巢甲状腺肿中的肿瘤[773]。胰腺型实性假乳头肿瘤也可发生在卵巢[774]。

转移性肿瘤

卵巢是常见的肿瘤转移部位[775-778]。大约 7% 的临床表现为原发性卵巢肿瘤的病变其实是转移而来的。超过半数的病例为双侧发生。最常见的原发灶为胃、大肠、阑尾、乳腺、子宫（子宫体和子宫颈）[779]、肺[780-781]和皮肤（黑色素瘤）[782-785]。卵巢和子宫同时发生癌时，由于表现相似，很难判断原发部位，这已在其他章节讨论过。在对乳腺癌患者行治疗性卵巢切除的标本中，来自乳腺的转移癌并不少见，它们通常体积很小，有时为显微镜下可见转移灶（非常隐匿），生长方式可以是弥漫性（单细胞列兵样排列，提示来源于小叶癌）或腺管状的，但更多则保持着导管癌形态。最为重要的是与原发性卵巢癌鉴别，转移性卵巢癌可采用 GCDFP15 和 GATA3 免疫染色进行鉴别，它们通常呈阴性[786-787]；原发性卵巢癌通常表达 WT1 和 PAX8，而乳腺癌不表达[161,788]。

大肠的腺癌尤为重要，不仅因为其发生率较高，而且因为其非常类似于原发性卵巢肿瘤，主要是黏液性或子宫内膜样型，但有时也可以是透明细胞型（图 35.118）[784,789-791]。原发性肿瘤总是中晚期的，但有时可以很小或临床症状隐匿[792]。卵巢转移性肿瘤倾向为囊性肿瘤，分化良好，产生黏液，且常伴有出血和坏死。在一些病例中（主要是盲肠来源），卵巢转移常伴有周围间质黄素化，后者可导致男性化和其他内分泌表现[793]。

来自大肠的转移性肿瘤的特征是：双侧发生，肿瘤累及卵巢表面，呈浸润性或结节状生长方式，卵巢门受累，单个细胞浸润，印戒细胞，花环状和筛状生长方式，"污秽的"坏死，腺体节段性破坏和缺乏鳞状上皮化生，以及血管浸润（图 35.119）[789,794-796]。原发性卵巢肿瘤的特征是：膨胀性（推挤式）生长方式，复杂的乳头结构，体积超过 13 cm，外表面光滑，以及局部出现良性和交界性表现[795]。与肿瘤的这一结构特征结合，就可以在 HE 染色切片中对大多数病例进行鉴别诊断。不幸的是，对于每种肿瘤，任何标准都可能有例外[797]。免疫组织化学染色有很大帮助，尽管有时也不足以确诊。转移性大肠癌呈特征性的 $CK7^-/CK20^+$、$CDX2^+$ 和 $SATB2^+$。相反，原发性卵巢黏液性肿瘤几乎都表达 CK7，不同程度地表

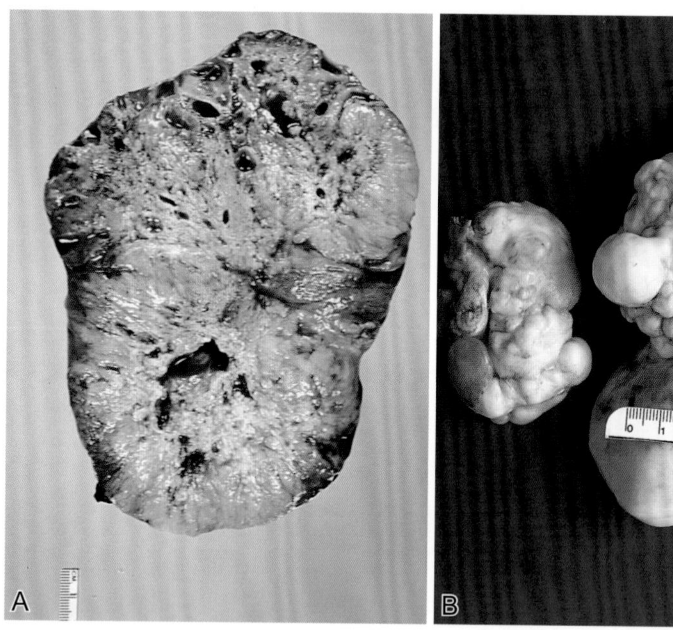

图 35.118 **A 和 B**，结肠癌的卵巢转移。这在大体和显微镜下容易被误诊为卵巢原发性肿瘤

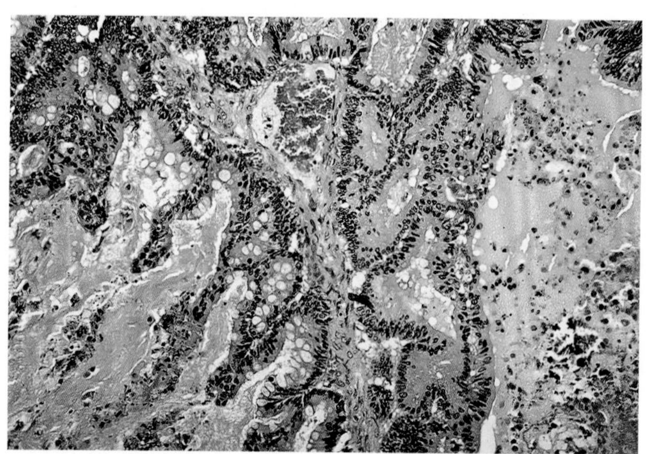

图 35.119 结肠癌转移至卵巢

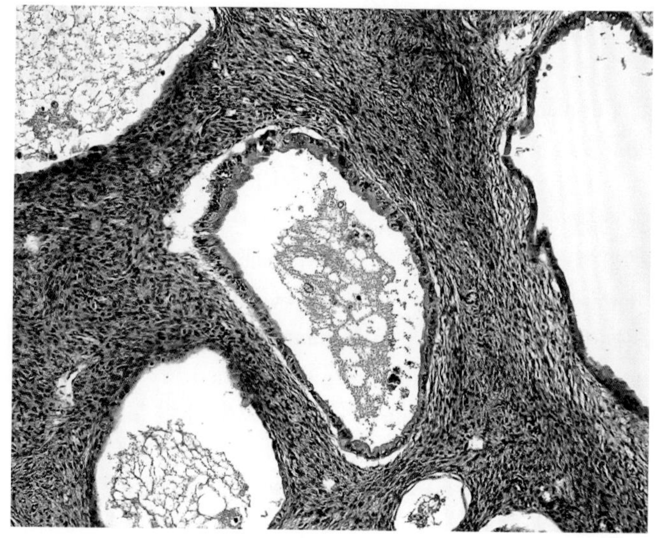

图 35.120 **胰腺腺癌转移至卵巢**。同原发性肿瘤一样，卵巢转移性肿瘤显示了组织结构的高分化和与细胞核重度不典型增生两者的不一致性，这是胰胆管肿瘤的特征

达 CK20、SATB2 和 CDX2[798-800]。激素受体没有帮助，无论是转移性结肠癌还是原发于卵巢的普通型黏液性癌激素受体均为阴性[801]。

应该意识到，这些鉴别点对于大肠癌转移到卵巢是非常特异的。而原发于胃、胆囊或胰腺的卵巢转移癌则具有不同的免疫表型特征（图 35.120）[225,802-804]。值得注意的是，局灶胰胆管腺癌有时具有类似于卵巢良性或交界性黏液性肿瘤的温和区域。卵巢黏液性肿瘤和腹膜假黏液瘤之间的特殊关系在本章之前已讨论过。简单地说，目前基于临床、形态学、免疫组织化学染色和分子生物学观察得到的统一意见是，这些肿瘤大部分为阑尾原发性肿瘤发生了腹膜表面和卵巢种植[805-806]。然而，这个意见并不适用于所有病例（例如罕见的阑尾型卵巢黏液腺癌来自于良性囊性畸胎瘤）[482]。

卵巢的转移性类癌在别处已讨论过。来自肺、胃肠道、胸腺和其他部位的小细胞（神经内分泌）癌可转移至卵巢；它们应与伴有高钙血症型和肺型的卵巢原发性小细胞癌鉴别[807]，而与后者的鉴别更困难。

使用 **Krukenberg 瘤（Krukenberg tumor）**这一人名术语来命名的卵巢肿瘤通常为双侧发生的，几乎总是转移性肿瘤；其大体特征是中等大小的、实性多结节性肿块；显微镜下，肿瘤弥漫浸润生长着含有丰富中性和唾液酸（涎腺）黏液的印戒细胞[808-811]（图 35.121 和 35.122）。在超过半数的病例中可见瘤栓[812]。常可见间质明显增生和伴有编织状生长方式和不同程度的黄素化，可能误导诊断[811]。另一个难题是存在管状亚型，肿瘤细胞呈明显的管状排列，间质黄素化，有时伴有男性化，

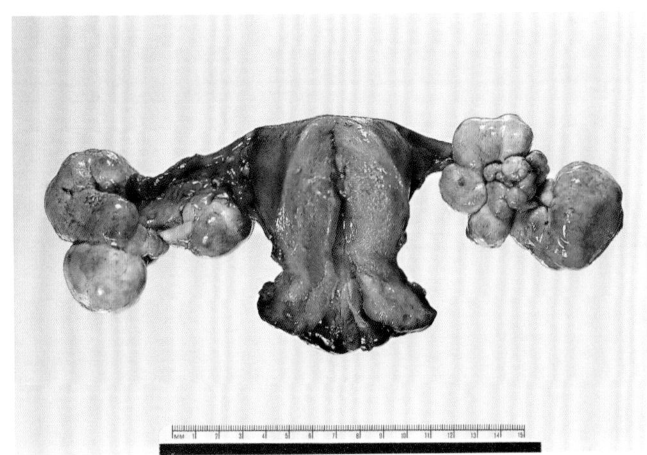

图 35.121 **卵巢 Krukenberg 瘤的典型大体表现**。可见肿瘤累及双侧，呈现典型的多结节状外观（Courtesy of Dr. RA Cooke, Brisbane, Australia; from Cooke RA, Stewart B. *Colour Atlas of Anatomical Pathology*. Edinburgh; Churchill Livingstone; 2004.）

这些可导致误诊为 Sertoli-Leydig 细胞瘤（图 35.123）[812]；存在典型的黏液染色阳性的印戒细胞可以提示正确诊断。

大多数 Krukenberg 瘤病例发生于 40 岁以后，但也有较年轻的患者，在后一种情况下，肿瘤常常被误诊为颗粒细胞瘤或类固醇细胞瘤。

Krukenberg 瘤的原发灶通常为胃、大肠、阑尾和乳腺（图 35.124）[812-815]。以往弥漫性胃癌（"皮革胃"）最常见，但目前大多数病例来源于乳腺，至少在美国是如此。卵巢转移病灶常伴有后腹膜淋巴结转移和腹膜种植转移的发生。罕见情况下，也可见到肠型胃癌转移到卵巢[816]。

个别情况下，对 Krukenberg 瘤患者进行的尸解并不能发现卵巢外的原发性肿瘤。在这种情况下，其病变会被推测为卵巢原发性肿瘤[817]。在接受这样的事实之前，应对胃肠道、乳腺和其他器官进行细致的大体和显微镜下检查[812]。这里需要强调的是，诊断 Krukenberg 瘤需要组织化学证实胞质内黏液的存在以及免疫组织化学检测出上皮性标志物，因为黏液染色阴性的印戒细胞有时可见于其他卵巢病变[818]。

其他能转移至卵巢且可造成诊断困难的肿瘤为胰胆管癌（类似于原发性卵巢黏液性肿瘤，可生长于胰腺、胆囊和肝门内外胆管）[819-822]、胰腺腺泡细胞癌[823]、肾细胞癌（类似于卵巢透明细胞癌）[824-825]、肾盂癌[826]、甲状腺癌（易与卵巢甲状腺肿混淆）[827]、肝细胞癌和肝母细胞瘤（不要与肝样型卵黄囊瘤或肝样癌混淆，它们对 Hep-Par1 都可呈阳性[828]）[829-830]、腹腔内促纤维增生性小细胞肿瘤（卵巢受累可能是唯一表现）[831-832] 和各种肉瘤［包括横纹肌肉瘤[777]、平滑肌肉瘤、骨肉瘤[833]、胃肠道间质肿瘤（GIST）[834]、软组织透明细胞肉瘤[835] 和脊索瘤）］[778,836-837]。我们还见到过恶性胸腺瘤转移至卵巢的病例。

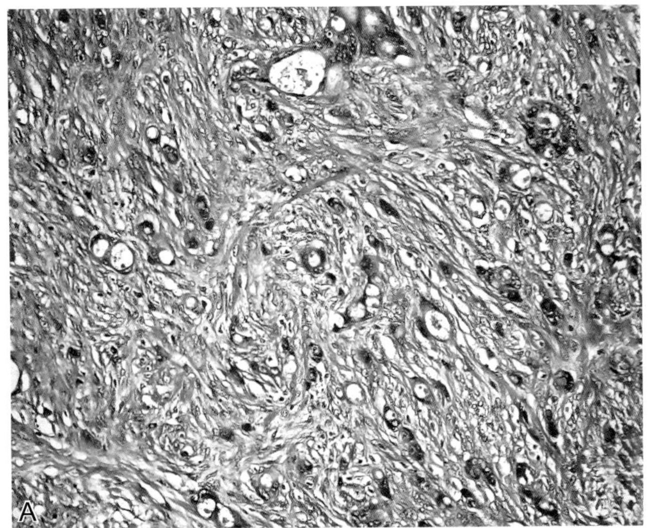

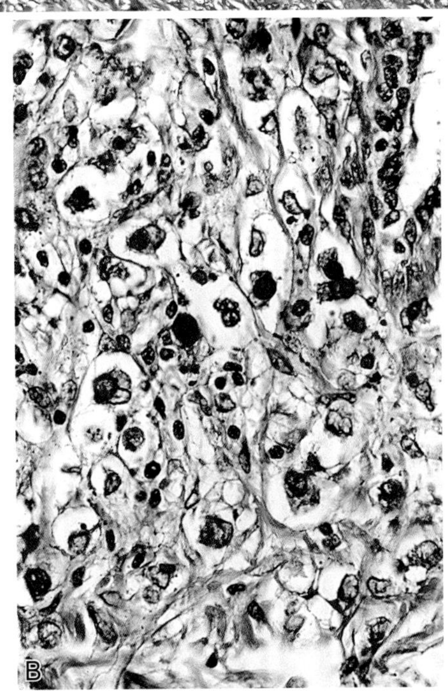

图 35.122 **卵巢 Krukenberg 瘤**。**A**，显微镜下表现，高度纤维性间质中可见大量印戒细胞，单个或成小巢排列。**B**，可见 Meyer 黏液卡红染色显示的细胞内黏液

黑色素瘤通常容易识别，因为它们有色素沉着，呈结节状生长，以及有独特的细胞学特征；然而，一些病例可与原发性卵巢肿瘤混淆（特别是幼年型颗粒细胞瘤和高血钙型小细胞癌），因为这些病例具有形成滤泡样腔隙的倾向（图 35.125 和 35.126）[785]。HE 染色切片检查后，S-100 蛋白、SOX10、Melan A 以及 HMB45 免疫染色呈阳性可消除诊断上的疑虑[838]。转移性黑色素瘤应与非常罕见的原发性卵巢黑色素瘤鉴别。

不足为奇的是，卵巢转移癌的总体预后非常差。

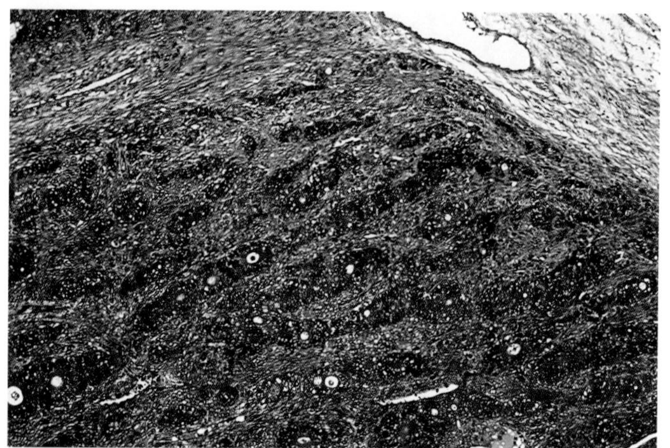

图 35.123　Krukenberg 瘤的管状变异型

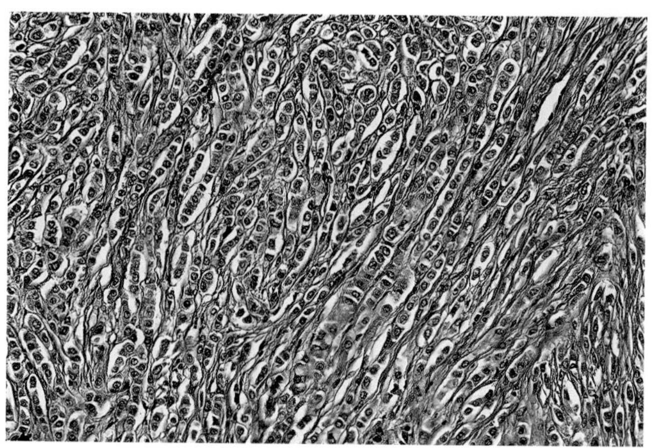

图 35.124　乳腺小叶癌转移至卵巢

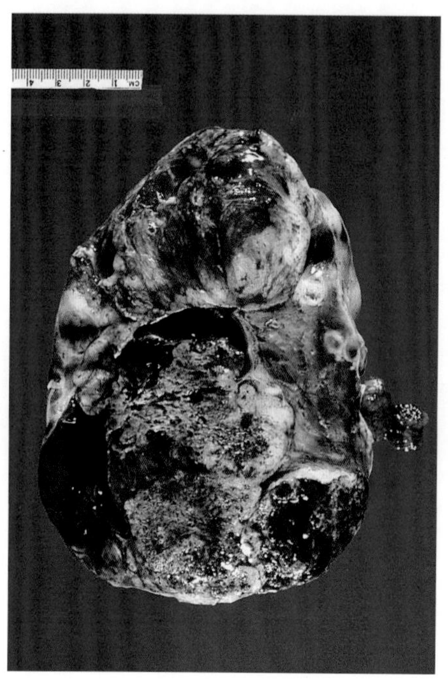

图 35.125　恶性黑色素瘤卵巢转移的大体所见

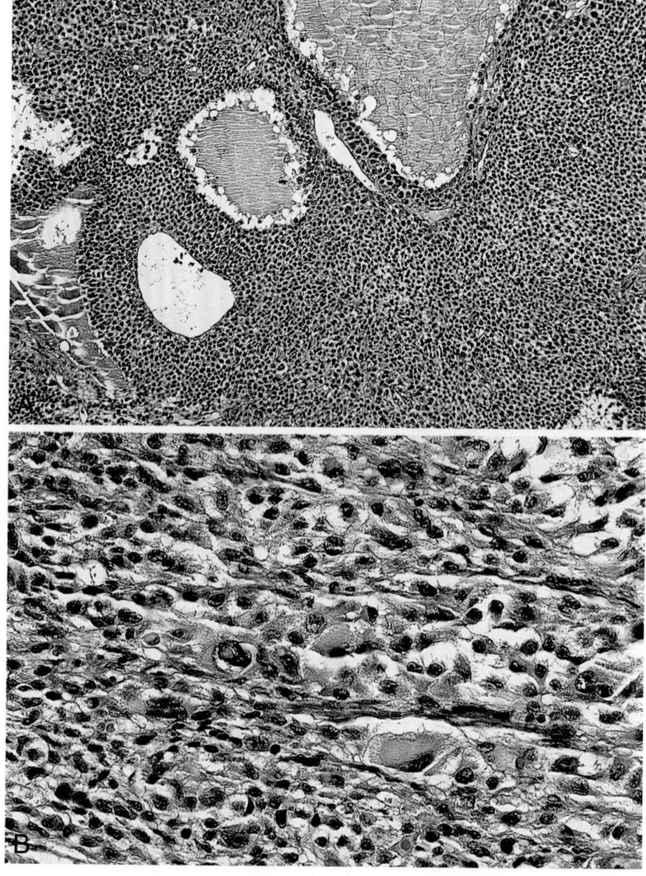

图 35.126　**A** 和 **B**，恶性黑色素瘤卵巢转移的低倍镜和高倍镜观。**A**，可见滤泡样结构，易误诊为幼年型颗粒细胞瘤或高血钙型小细胞癌

参考文献

1. Gilks CB, Clement PB. Ovary. In: Mills SE, ed. *Histology for Pathologists*. 4th ed. Philadelphia: Lippincott Williams and Wilkins; 2012: 1119-1148.
2. Zheng W, Magid MS, Kramer EE, Chen YT. Follicle-stimulating hormone receptor is expressed in human ovarian surface epithelium and fallopian tube. *Am J Pathol*. 1996; 148: 47-53.
3. Bowen NJ, Logani S, Dickerson EB, et al. Emerging roles for PAX8 in ovarian cancer and endosalpingeal development. *Gynecol Oncol*. 2007; 104: 331-337.
4. Czernobilsky B, Shezen E, Lifschitz-Mercer B, et al. Alpha smooth muscle actin(alpha-SM actin) in normal human ovaries, in ovarian stromal hyperplasia and in ovarian neoplasms. *Virchows Arch [Cell Pathol]*. 1989; 57: 55-61.
5. Lastarria D, Sachdev RK, Babury RA, et al. Immunohistochemical analysis for desmin in normal and neoplastic ovarian stromal tissue. *Arch Pathol Lab Med*. 1990; 114: 502-505.
6. Fetissof F, Dubois MP, Heitz PU, et al. Endocrine cells in the female genital tract. *Int J Gynecol Pathol*. 1986; 5: 75-87.
7. Boss JH, Scully RE, Wegner KH, Cohen RB. Structural variations in the adult ovary. Clinical significance. *Obstet Gynecol*. 1965; 25: 747-764.
8. Sasano H, Sasano N. What's new in the localization of sex steroids in the human ovary and its tumors? *Pathol Res Pract*. 1989; 185: 942-948.
9. Sasano H, Okamoto M, Mason JI, et al. Immunolocalization of aromatase, 17 alpha-hydroxylase and side-chain cleavage cytochromes P-450 in the human ovary. *J Reprod Fertil*. 1989; 85: 163-169.
10. Visfeldt J, Starup J. Dating of the human corpus luteum of menstruation using histological parameters. *Acta Pathol Microbiol Scand [A]*. 1974; 82: 137-144.
11. Laffargue P, Benkoël L, Laffargue F, et al. Ultrastructural and enzyme histochemical study of ovarian hilar cells in women and their relationships with sympathetic nerves. *Hum Pathol*. 1978; 9: 649-659.
12. Woolnough E, Russo L, Khan MS, Heatley MK. An immunohistochemical study of the rete ovarii and epoophoron. *Pathology*. 2000; 32: 77-83.
13. Robboy SJ, Bentley RC, Russell P. Embryology of the female genital tract and disorders of abnormal sexual development. In: Kurman RJ, ed. *Blaustein's Pathology of the Female Genital Tract*. ed 5. New York: Springer-Verlag; 2002: 3-36.
14. MacLaughlin DT, Donahoe PK. Sex determination and differentiation. *N Engl J Med*. 2004; 350: 367-378.
15. Robboy SJ, Jaubert F. Neoplasms and pathology of sexual developmental disorders (intersex). *Pathology*. 2007; 39: 147-163.
16. Rutgers JL. Advances in the pathology of intersex conditions. *Hum Pathol*. 1991; 22: 884-891.
17. Scully RE. Gonadal pathology of genetically determined diseases. *Monogr Pathol*. 1991; 33: 257-285.
18. Jones HW, Ferguson-Smith MA, Heller RH. The pathology and cytogenetics of gonadal agenesis. *Am J Obstet Gynecol*. 1963; 87: 578-600.
19. Sohval AR. The syndrome of pure gonadal dysgenesis. *Am J Med*. 1965; 38: 615-625.
20. Sybert VP, McCauley E. Turner's syndrome. *N Engl J Med*. 2004; 351: 1227-1238.
21. Taylor H, Barter RH, Jacobson CB. Neoplasms of dysgenetic gonads. *Am J Obstet Gynecol*. 1966; 96: 816-823.
22. Clement PB, Young RH. Atypical polypoid adenomyoma of the uterus associated with Turner's syndrome. A report of three cases, including a review of 'estrogen-associated' endometrial neoplasms and neoplasms associated with Turner's syndrome. *Int J Gynecol Pathol*. 1987; 6: 104-113.
23. Males JL, Lain KC. Epithelioid sarcoma in XO/XX Turner's syndrome. *Arch Pathol*. 1972; 94: 214-216.
24. McCarty KS Jr, Barton TK, Peete CH Jr, Creasman WT. Gonadal dysgenesis with adenocarcinoma of the endometrium. An electron microscopic and steroid receptor analyses with a review of the literature. *Cancer*. 1978; 42: 512-520.
25. Calabrese F, Valente M. Mixed gonadal dysgenesis: histological and ultrastructural finding in two cases. *Int J Gynecol Pathol*. 1996; 15: 270-277.
26. Robboy SJ, Miller T, Donahoe PK, et al. Dysgenesis of testicular and streak gonads in the syndrome of mixed gonadal dysgenesis. Perspective derived from a clinicopathologic analysis of twenty-one cases. *Hum Pathol*. 1982; 13: 700-716.
27. Federman DD. *Abnormal Sexual Development. A Genetic and Endocrine Approach to Differential Diagnosis*. Philadelphia: WB Saunders; 1967.
28. Jones HW, Ferguson-Smith MA, Heller RH. Pathologic and cytogenetic findings in true hermaphroditism. Report of 6 cases and review of 23 cases from the literature. *Obstet Gynecol*. 1965; 25: 435-447.
29. Kim KR, Kwon Y, Young Joung J, et al. True hermaphroditism and mixed gonadal dysgenesis in young children: a clinicopathologic study of 10 cases. *Mod Pathol*. 2002; 15: 1013-1019.
30. Radhakrishnan S, Sivaraman L, Natarajan PS. True hermaphrodite with multiple gonadal neoplasms. Report of a case with cytogenetic study. *Cancer*. 1978; 42: 2726-2732.
31. Ferenczy A, Richart RM. The fine structure of the gonads in the complete form of testicular feminization syndrome. *Am J Obstet Gynecol*. 1972; 113: 399-409.
32. Neubecker RD, Theiss EA. Sertoli cell adenomas in patients with testicular feminization. *Am J Clin Pathol*. 1962; 38: 52-59.
33. Blaustein A. Surface cells and inclusion cysts in fetal ovaries. *Gynecol Oncol*. 1981; 12: 222-233.
34. Adelman S, Benson CD, Hertzler JH. Surgical lesions of the ovary in infancy and childhood. *Surg Gynecol Obstet*. 1975; 141: 219-222.
35. Towne BH, Mahour GH, Woolley MM, Isaacs H. Ovarian cysts and tumors in infancy and childhood. *J Pediatr Surg*. 1975; 10: 311-320.
36. Morris JM, Scully RE. *Endocrine Pathology of the Ovary*. St Louis: CV Mosby; 1958.
37. Wajda KJ, Lucas JG, Marsh WL Jr. Hyperreactio luteinalis. Benign disorder masquerading as an ovarian neoplasm. *Arch Pathol Lab Med*. 1989; 113: 921-925.
38. Legro RS, Strauss JF. Molecular progress in infertility: polycystic ovary syndrome. *Fertil Steril*. 2002; 78: 569-576.
39. Clement PB. Tumor-like lesions of the ovary associated with pregnancy. *Int J Gynecol Pathol*. 1993; 12: 108-115.
40. Goldzieher JW, Green JA. The polycystic ovary. I. Clinical and histologic features. *J Clin Endocrinol*. 1962; 22: 325-338.
41. Sommers SC. Polycystic ovaries revisited. In: Fenoglio CM, Wolfe M, eds. *Progress in Surgical Pathology*. New York: Masson; 1980: 221-232.
42. Balen A, Michelmore K. What is polycystic ovary syndrome? Are national views important? *Hum Reprod*. 2002; 17: 2219-2227.
43. Insler V, Lunenfeld B. Pathophysiology of polycystic ovarian disease. New insights. *Hum Reprod*. 1991; 6: 1025-1029.
44. Barnes RB, Rosenfield RL, Burstein S, Ehrmann DA. Pituitary-ovarian responses to nafarelin testing in the polycystic ovary syndrome. *N Engl J Med*. 1989; 320: 559-565.
45. Rodin A, Thakkar H, Taylor N, Clayton R. Hyperandrogenism in polycystic ovary syndrome. Evidence of dysregulation of 11 β -hydroxysteroid dehydrogenase. *N Engl J Med*. 1994; 330: 460-465.
46. Lindsay AN, Voorhess ML, MacGillivray MH. Multicystic ovaries in primary hypothyroidism. *Obstet Gynecol*. 1983; 61: 433-437.
47. Awartani KA, Cheung AP. Metformin and polycystic ovary syndrome: a literature review. *J Obstet Gynaecol Can*. 2002; 24: 393-401.
48. Franik S, Kremer JA, Nelen WL, Farquhar C. Aromatase inhibitors for subfertile women with polycystic ovary syndrome. *Cochrane Database Syst Rev*. 2014;(2): CD010287.
49. Fechner RE, Kaufman RH. Endometrial adenocarcinoma in Stein–Leventhal syndrome. *Cancer*. 1974; 34: 444-452.
50. Smyczek-Gargya B, Geppert M. Endometrial cancer associated with polycystic ovaries in young women. *Pathol Res Pract*. 1992; 188: 946-948.
51. Sasano H, Fukunaga M, Rojas M, Silverberg SG. Hyperthecosis of the ovary. Clinicopathologic study of 19 cases with immunohistochemical analysis of steroidogenic enzymes. *Int J Gynecol Pathol*. 1989; 8: 311-320.
52. Judd HL, Scully RE, Herbst AL, et al. Familial hyperthecosis. Comparison of endocrinologic and histologic findings with polycystic ovarian disease. *Am J Obstet Gynecol*. 1973; 117: 976-982.
53. Hallatt JG, Steele CH Jr, Snyder M. Ruptured corpus luteum with hemoperitoneum. A study of 173 surgical cases. *Am J Obstet Gynecol*. 1984; 149: 5-9.
54. Garcia-Bunuel R, Berek JS, Woodruff JD. Luteomas of pregnancy. *Obstet Gynecol*. 1975; 45: 407-414.
55. Norris HJ, Taylor HB. Nodular theca-lutein hyperplasia of pregnancy(so-called 'pregnancy luteoma'). *Am J Clin Pathol*. 1967; 47: 557-566.
56. Sternberg WH, Barclay DL. Luteoma of pregnancy. *Am J Obstet Gynecol*. 1966; 95: 165-184.
57. Piana S, Nogales FF, Corrado S, et al. Pregnancy luteoma with granulosa cell proliferation: an unusual hyperplastic lesion arising in pregnancy and mimicking an ovarian neoplasia. *Pathol Res Pract*. 1999; 195: 859-863.
58. Gardner GH, Greene RR, Peckham B. Normal and cystic structures of broad ligament. *Am J Obstet Gynecol*. 1948; 55: 917-939.
59. Bransilver BR, Ferenczy A, Richart RM. Female genital tract remnants. An ultrastructural comparison of hydatid of Morgagni and mesonephric ducts and tubules. *Arch Pathol*. 1973; 96: 255-261.
60. Heatley MK. Adenomatous hyperplasia of the rete ovarii. *Histopathology*. 2000; 36: 383-384.
61. Nogales FF, Carvia RE, Donne C, et al. Adenomas of the rete ovarii. *Hum Pathol*. 1998; 28: 1428-1433.
62. Fan LD, Zang HY, Zhang XS. Ovarian epidermoid cyst: report of eight cases. *Int J Gynecol Pathol*. 1996; 15: 69-71.

63. Nogales FF, Silverberg SG. Epidermoid cysts of the ovary. A report of five cases with histogenetic considerations and ultrastructural findings. *Am J Obstet Gynecol.* 1976; 124: 523-528.
64. Young RH, Prat J, Scully RE. Epidermoid cyst of the ovary. A report of three cases with comments on histogenesis. *Am J Clin Pathol.* 1980; 73: 272-276.
65. Hosfield EM, Rabban JT, Chen LM, Zaloudek CJ. Squamous metaplasia of the ovarian surface epithelium and subsurface fibrosis: distinctive pathologic findings in the ovaries and fallopian tubes of patients on peritoneal dialysis. *Int J Gynecol Pathol.* 2008; 27: 465-474.
66. Mount SL, Eltabbakh GH, Hardin NJ. Beta-2 microglobulin amyloidosis presenting as bilateral ovarian masses: a case report and review of the literature. *Am J Surg Pathol.* 2001; 26: 130-133.
67. Kamiyama K, Moromizato H, Toma T, et al. Two cases of supernumerary ovary: one with large fibroma with Meig's syndrome and the other with endometriosis and cystic change. *Pathol Res Pract.* 2001; 197: 847-851.
68. Lee B, Gore BZ. A case of supernumerary ovary. *Obstet Gynecol.* 1984; 64: 738-740.
69. Gray Y, Libbey P. Xanthogranulomatous salpingitis and oophoritis: a case report and review of the literature. *Arch Pathol Lab Med.* 2001; 125: 260-263.
70. Pace EH, Voet RL, Melancon JT. Xanthogranulomatous oophoritis. An inflammatory pseudotumor of the ovary. *Int J Gynecol Pathol.* 1984; 3: 398-402.
71. Tatum ET, Beattie JF, Bryson K. Postoperative carbon pigment granuloma: a report of eight cases involving the ovary. *Hum Pathol.* 1996; 27: 1008-1011.
72. Mostafa SAM, Bargeron CB, Flower RW, et al. Foreign body granulomas in normal ovaries. *Obstet Gynecol.* 1985; 66: 701-702.
73. Kim KR, Scully RE. Peritoneal keratin granulomas with carcinomas of endometrium and ovary and atypical polypoid adenomyoma of endometrium: a clinicopathological analysis of 22 cases. *Am J Surg Pathol.* 1990; 14: 925-932.
74. Herbold DR, Frable WJ, Kraus FT. Isolated noninfectious granulomas of the ovary. *Int J Gynecol Pathol.* 1984; 2: 380-391.
75. Gloor E, Hurlimann J. Autoimmune oophoritis. *Am J Clin Pathol.* 1984; 81: 105-109.
76. Bannatyne P, Russell P, Shearman RP. Autoimmune oophoritis. A clinicopathologic assessment of 12 cases. *Int J Gynecol Pathol.* 1990; 9: 191-207.
77. Silva CA, Yamakami LY, Aikawa NE, et al. Autoimmune primary ovarian insufficiency. *Autoimmun Rev.* 2014; 13: 427-430.
78. Irvine WJ, Barnes EW. Addison's disease and autoimmune ovarian failure. *J Reprod Fertil.* 1974; 21(suppl): 1-31.
79. Lewis J. Eosinophilic perifolliculitis. A variant of autoimmune oophoritis. *Int J Gynecol Pathol.* 1993; 12: 360-364.
80. Francke ML, Mihaescu A, Chaubert P. Isolated necrotizing arteritis of the female genital tract: a clinicopathologic and immunohistochemical study of 11 Cases. *Int J Gynecol Pathol.* 1998; 17: 193-200.
81. Olive DL, Schwartz LB. Endometriosis. *N Engl J Med.* 1993; 328: 1759-1769.
82. Anglesio MS, Bashashati A, Wang YK, et al. Multifocal endometriotic lesions associated with cancer are clonal and carry a high mutation burden. *J Pathol.* 2015; 236: 201-209.
83. Jimbo H, Hitomi Y, Yoshikawa H, et al. Evidence for monoclonal expansion of epithelial cells in ovarian endometrial cysts. *Am J Pathol.* 1997; 150: 1173-1178.
84. Devereux WP. Endometriosis. Long-term observation with particular reference to incidence of pregnancy. *Obstet Gynecol.* 1963; 22: 444-450.
85. Young RH, Scully RE. Ovarian pathology of infertility. *Monogr Pathol.* 1991; 33: 104-139.
86. Pratt JH, Shamblin WR. Spontaneous rupture of endometrial cysts of the ovary presenting as an acute abdominal emergency. *Am J Obstet Gynecol.* 1970; 108: 56-62.
87. Clement PB. Pathology of endometriosis. *Pathol Annu.* 1990; 25: 245-295.
88. Clement PB, Young RH, Scully RE. Necrotic pseudoxanthomatous nodules of ovary and peritoneum in endometriosis. *Am J Surg Pathol.* 1988; 12: 390-397.
89. Perotta PL, Ginsburg FW, Siderides CI, Parkash V. Liesegang rings and endometriosis. *Int J Gynecol Pathol.* 1998; 17: 358-362.
90. Clement PB, Young RH. Two previously unemphasized features of endometriosis: micronodular stromal endometriosis and endometriosis with stromal elastosis. *Int J Surg Pathol.* 2001; 8: 223-227.
91. Fukunaga M. Smooth muscle metaplasia in ovarian endometriosis. *Histopathology.* 2000; 36: 348-352.
92. Pai SA, Desai SB, Borges AM. Uteruslike masses of the ovary associated with breast cancer and raised serum CA 125.*Am J Surg Pathol.* 1998; 22: 333-337.
93. Ballouk F, Ross JS, Wolf BC. Ovarian endometriotic cysts. An analysis of cytologic atypia and DNA ploidy patterns. *Am J Clin Pathol.* 1994; 102: 415-419.
94. Czernobilsky B, Morris WJ. A histologic study of ovarian endometriosis with emphasis on hyperplastic and atypical changes. *Obstet Gynecol.* 1979; 53: 318-323.
95. Fukunaga M, Nomura K, Ishikawa E, Ushigome S. Ovarian atypical endometriosis. Its close association with malignant epithelial tumors. *Histopathology.* 1997; 30: 249-255.
96. La Grenade A, Silverberg SG. Ovarian tumors associated with atypical endometriosis. *Hum Pathol.* 1988; 19: 1080-1084.
97. Wiegand KC, Shah SP, Al-Agha OM, et al. ARID1A mutations in endometriosis-associated ovarian carcinomas. *N Engl J Med.* 2010; 363: 1532-1543.
98. Fukunaga M, Ushigome S. Epithelial metaplastic changes in ovarian endometriosis. *Mod Pathol.* 1998; 11: 784-788.
99. Scully RE, Young RH, Clement PB. *Tumors of the Ovary, Maldeveloped Gonads, Fallopian Tube, and Broad Ligament. Atlas of Tumor Pathology, Series 3, Fascicle 23.* Washington, DC: Armed Forces Institute of Pathology; 1998: 527.
100. Kurman RJ, Carcandiu ML, Herrington SC, Young RH, eds. *WHO Classification of Tumours of the Female Reproductive Organs.* Lyon: IARC; 2014.
101. Bell DA. Ovarian surface epithelial–stromal tumors. *Hum Pathol.* 1991; 22: 750-762.
102. Seidman JD, Kurman RJ. Subclassification of serous borderline tumors of the ovary into benign and malignant types: a clinicopathologic study of 65 advanced stage cases. *Am J Surg Pathol.* 1996; 20: 1331-1345.
103. Smith Sehdev AE, Sehdev PS, Kurman RJ. Noninvasive and invasive micropapillary (low-grade) serous carcinoma of the ovary. A clinicopathologic analysis of 135 cases. *Am J Surg Pathol.* 2003; 27: 725-736.
104. Scully RE. One pathologist's reminiscences of the 20th century and random thoughts about the 21st: Reflections at the millennium. *Int J Surg Pathol.* 2002; 10: 8-13.
105. Singh N, Gilks CB. The changing landscape of gynaecological cancer diagnosis: implications for histopathological practice in the 21st century. *Histopathology.* 2017; 70: 56-69.
106. Kobel M, Kalloger SE, Baker PM, et al. Diagnosis of ovarian carcinoma cell type is highly reproducible: a transcanadian study. *Am J Surg Pathol.* 2010; 34: 984-993.
107. Kobel M, Bak J, Bertelsen BI, et al. Ovarian carcinoma histotype determination is highly reproducible, and is improved through the use of immunohistochemistry. *Histopathology.* 2014; 4: 1004-1013.
108. Kommoss SG, Gilks CB, du Bois A, Kommoss F. Ovarian carcinoma diagnosis: the clinical impact of 15 years of change. *Br J Cancer.* 2016; 115: 993-999.
109. Singh N, McCluggage WG, Gilks CB. High-grade serous carcinoma of tubo-ovarian origin: recent developments. *Histopathology.* 2017 May 6; [Epub ahead of print].
110. Girolimetti G, Perrone AM, Santini D, et al. BRCA-associated ovarian cancer: from molecular genetics to risk management. *Biomed Res Int.* 2014; 2014: 787143.
111. Lynch HT, Snyder C, Casey MJ. Hereditary ovarian and breast cancer: what have we learned? *Ann Oncol.* 2013; 24(suppl 8): viii8 3-viii95.
112. McAlpine JN, Porter H, Köbel M, et al. BRCA1 and BRCA2 mutations correlate with TP53 abnormalities and presence of immune cell infiltrates in ovarian high-grade serous carcinoma. *Mod Pathol.* 2012; 25: 740-750.
113. Risch HA, McLaughlin JR, Cole DE, et al. Prevalence and penetrance of germline BRCA1 and BRCA2 mutations in a population series of 649 women with ovarian cancer. *Am J Hum Genet.* 2001; 68: 700-710.
114. Schrader KA, Hurlburt J, Kalloger SE, et al. Germline BRCA1 and BRCA2 mutations in ovarian cancer: utility of a histology-based referral strategy. *Obstet Gynecol.* 2012; 120: 235-240.
115. Aarnio M, Sankila R, Pukkala E, et al. Cancer risk in mutation carriers of DNA-mismatchrepair genes. *Int J Cancer.* 1999; 81: 214-218.
116. Watson P, Vasen HF, Mecklin J-PP, et al. The risk of extra-colonic, extra-endometrial cancer in the Lynch syndrome. *Int J Cancer.* 2008; 123: 444-449.
117. Chui MH, Gilks CB, Cooper K, et al. Identifying Lynch syndrome in patients with ovarian carcinoma: the significance of tumor subtype. *Adv Anat Pathol.* 2013; 20: 378-386.
118. Chui MH, Ryan P, Radigan J, et al. The histomorphology of Lynch syndrome-associated ovarian carcinomas: toward a subtype-specific screening strategy. *Am J Surg Pathol.* 2014; 38: 1173-1181.
119. Malpica A, Deavers MT, Lu K, et al. Grading ovarian serous carcinoma using a two-tier system. *Am J Surg Pathol.* 2004; 28: 496-504.
120. Malpica A, Deavers MT, Tornos C, et al. Interobserver and intraobserver variability of a two-tier system for grading ovarian serous carcinoma. *Am J Surg Pathol.* 2007; 31: 1168-1174.
121. O'Neill CJ, Deavers MT, Malpica A, et al. An immunohistochemical comparison between low-grade and high-grade ovarian serous carcinomas: significantly higher expression of p53, MIB1, BCL2, HER-2/neu, and C-KIT in high-grade neoplasms. *Am J Surg Pathol.* 2005; 29: 1034-1041.

122. Singer G, Kurman RJ, Chang HW, et al. Diverse tumorigenic pathways in ovarian serous carcinoma. *Am J Pathol.* 2002; 160: 1223-1228.
123. Singer G, Shih IeM, Truskinovsky A, et al. Mutational analysis of K-ras segregates ovarian serous carcinomas into two types: invasive MPSC(low-grade tumor) and conventional serous carcinoma(high-grade tumor). *Int J Gynecol Pathol.* 2003; 22: 37-41.
124. Singer G, Stohr R, Cope L, et al. Patterns of p53 mutations separate ovarian serous borderline tumors and low- and high-grade carcinomas and provide support for a new model of ovarian carcinogenesis: a mutational analysis with immunohistochemical correlation. *Am J Surg Pathol.* 2005; 29: 218-224.
125. Fenoglio CM. Ultrastructural features of the common epithelial tumors of the ovary. *Ultrastruct Pathol.* 1980; 1: 419-444.
126. Ohishi Y, Oda Y, Kurihara S, et al. Hobnail-like cells in serous borderline tumor do not represent concomitant incipient clear cell neoplasms. *Hum Pathol.* 2009; 40: 1168-1175.
127. Ahn G, Folkins AK, McKenney JK, Longacre TA. Low-grade serous carcinoma of the ovary: clinicopathologic analysis of 52 invasive cases and identification of a possible noninvasive intermediate lesion. *Am J Surg Pathol.* 2016; 40: 1165-1176.
128. Gilks CB, Bell DA, Scully RE. Serous psammocarcinoma of the ovary and peritoneum. *Int J Gynecol Pathol.* 1990; 9: 110-121.
129. Colgan TJ, Norris HJ. Ovarian epithelial tumors of low malignant potential: a review. *Int J Gynecol Pathol.* 1983; 1: 367-382.
130. Ulbright TM, Roth LM. Common epithelial tumors of the ovary. Proliferating and of low malignant potential. *Semin Diagn Pathol.* 1985; 2: 2-15.
131. Bell DA, Longacre TA, Prat J, et al. Serous borderline(low malignant potential, atypical proliferative) ovarian tumors: workshop perspectives. *Hum Pathol.* 2004; 35: 934-948.
132. Dietel M, Hauptmann S. Serous tumors of low malignant potential of the ovary. 1. Diagnostic pathology. *Virchows Arch.* 2000; 436: 403-412.
133. Hart WR. Borderline epithelial tumors of the ovary. *Mod Pathol.* 2005; 18(suppl 2): S33-S50.
134. Kurman RJ, Seidman JD, Shih IeM. Serous borderline tumours of the ovary. *Histopathology.* 2005; 47: 310-315.
135. Silva EG, Kurman RJ, Russell P, Scully RE. Symposium: ovarian tumors of borderline malignancy. *Int J Gynecol Pathol.* 1996; 15: 281-307.
136. Katzenstein AL, Mazur MT, Morgan TE, Kao MS. Proliferative serous tumors of the ovary. Histologic features and prognosis. *Am J Surg Pathol.* 1978; 2: 339-355.
137. Bell DA, Scully RE. Ovarian serous borderline tumors with stromal microinvasion. A report of 21 cases. *Hum Pathol.* 1990; 21: 397-403.
138. Nayar R, Siriaunkgul S, Robbins KM, et al. Microinvasion of low malignant potential tumors of the ovary. *Hum Pathol.* 1996; 27: 521-527.
139. McKenney JK, Balzer BL, Longacre TA. Patterns of stromal invasion in ovarian serous tumors of low malignant potential(borderline tumors): a reevaluation of the concept of stromal microinvasion. *Am J Surg Pathol.* 2006; 30: 1209-1221.
140. Yemelyanova A, Mao TL, Nakayama N, et al. Low-grade serous carcinoma of the ovary displaying a macropapillary pattern of invasion. *Am J Surg Pathol.* 2008; 32: 1800-1806.
141. Bell DA, Weinstock MA, Scully RE. Peritoneal implants of ovarian serous borderline tumors. Histologic features and prognosis. *Cancer.* 1988; 62: 2212-2222.
142. McKenney JK, Gilks CB, Kalloger S, Longacre TA. Classification of extraovarian implants in patients with ovarian serous borderline tumors(tumors of low malignant potential) based on clinical outcome. *Am J Surg Pathol.* 2016; 40: 1155-1164.
143. Burks RT, Sherman ME, Kurman RJ. Micropapillary serous carcinoma of the ovary: a distinctive low-grade carcinoma related to serous borderline tumors. *Am J Surg Pathol.* 1996; 20: 1319-1330.
144. Eichhorn JH, Bell DA, Young RH, Scully RE. Ovarian serous borderline tumors with micropapillary and cribriform patterns: a study of 40 cases and comparison with 44 cases without these patterns. *Am J Surg Pathol.* 1999; 23: 397-409.
145. Hannibal CG, Vang R, Junge J, et al. A nationwide study of serous "borderline" ovarian tumors in Denmark 1978–2002: centralized pathology review and overall survival compared with the general population. *Gynecol Oncol.* 2014(134): 267-273.
146. Hannibal CG, Vang R, Junge J, et al. A nationwide study of ovarian serous borderline tumors in Denmark 1978–2002. Risk of recurrence, and development of ovarian serous carcinoma. *Gynecol Oncol.* 2017(144): 174-180.
147. Ali RH, Kalloger SE, Santos JL, et al. Stage II to IV low-grade serous carcinoma of the ovary is associated with a poor prognosis: a clinicopathologic study of 32 patients from a population-based tumor registry. *Int J Gynecol Pathol.* 2013; 32: 529-535.
148. Boyd C, McCluggage WG. Low-grade ovarian serous neoplasms(low-grade serous carcinoma and serous borderline tumor) associated with high-grade serous carcinoma or undifferentiated carcinoma: report of a series of cases of an unusual phenomenon. *Am J Surg Pathol.* 2012; 36: 368-375.
149. Cathro HP, Stoler MH. Expression of cytokeratins 7 and 20 in ovarian neoplasia. *Am J Clin Pathol.* 2002; 117: 944-951.
150. Cajigas HE, Fariza E, Scully RE, Thor AD. Enhancement of tumor-associated glycoprotein-72 antigen expression in hormone-related ovarian serous borderline tumors. *Cancer.* 1991; 68: 348-354.
151. Hanselaar AG, Vooijs GP, Mayall B, et al. Epithelial markers to detect occult microinvasion in serous ovarian tumors. *Int J Gynecol Pathol.* 1993; 12: 20-27.
152. Moll R, Pitz S, Levy R, et al. Complexity of expression of intermediate filament proteins, including glial filament protein, in endometrial and ovarian adenocarcinomas. *Hum Pathol.* 1991; 22: 989-1001.
153. Miettinen M, Lehto V-P, Virtanen I. Expression of intermediate filaments in normal ovaries and ovarian epithelial, sex cord-stromal, and germinal tumors. *Int J Gynecol Pathol.* 1983; 2: 64-71.
154. Mohabeer J, Buckley CH, Fox H. An immunohistochemical study of the incidence and significance of human chorionic gonadotrophin synthesis by epithelial ovarian neoplasms. *Gynecol Oncol.* 1983; 16: 78-84.
155. Chadha S, Rao BR, Slotman BJ, et al. An immunohistochemical evaluation of androgen and progesterone receptors in ovarian tumors. *Hum Pathol.* 1993; 24: 90-95.
156. Harding M, Cowan S, Hole D, et al. Estrogen and progesterone receptors in ovarian cancer. *Cancer.* 1990; 65: 486-491.
157. Cathro HP, Stoler MH. The utility of calretinin, inhibin, and WT1 immunohistochemical staining in the differential diagnosis of ovarian tumors. *Hum Pathol.* 2005; 36: 195-201.
158. Hwang H, Quenneville L, Yaziji H, Gown AM. Wilms tumor gene product: sensitive and contextually specific marker of serous carcinomas of ovarian surface epithelial origin. *Appl Immunohistochem Mol Morphol.* 2004; 12: 122-126.
159. Laury AR, Hornick JL, Perets R, et al. PAX8 reliably distinguishes ovarian serous tumors from malignant mesothelioma. *Am J Surg Pathol.* 2010; 34: 627-635.
160. Nonaka D, Chiriboga L, Soslow RA. Expression of pax8 as a useful marker in distinguishing ovarian carcinomas from mammary carcinomas. *Am J Surg Pathol.* 2008; 32: 1566-1571.
161. Konecny GE, Kristeleit RS. PARP inhibitors for BRCA1/2-mutated and sporadic ovarian cancer: current practice and future directions. *Br J Cancer.* 2016; 115: 1157-1173.
162. Herrington CS, McCluggage WG. The emerging role of the distal fallopian tube and p53 in pelvic serous carcinogenesis. *J Pathol.* 2010; 220: 5-6.
163. Kindelberger DW, Lee Y, Miron A, et al. Intraepithelial carcinoma of the fimbria and pelvic serous carcinoma: evidence for a causal relationship. *Am J Surg Pathol.* 2007; 31: 161-169.
164. Lee Y, Miron A, Drapkin R, et al. A candidate precursor to serous carcinoma that originates in the distal fallopian tube. *J Pathol.* 2007; 211: 26-35.
165. Lee Y, Medeiros F, Kindelberger D, et al. Advances in the recognition of tubal intraepithelial carcinoma: applications to cancer screening and the pathogenesis of ovarian cancer. *Adv Anat Pathol.* 2006; 13: 1-7.
166. Medeiros F, Muto MG, Lee Y, et al. The tubal fimbria is a preferred site for early adenocarcinoma in women with familial ovarian cancer syndrome. *Am J Surg Pathol.* 2006; 30: 230-236.
167. Przybycin CG, Kurman RJ, Ronnett BM, et al. Are all pelvic(nonuterine) serous carcinomas of tubal origin? *Am J Surg Pathol.* 2010; 34: 1407-1416.
168. Piek JM, van Diest PJ, Zweemer RP, et al. Dysplastic changes in prophylactically removed fallopian tubes of women predisposed to developing ovarian cancer. *J Pathol.* 2001; 195: 451-456.
169. Piek JM, Verheijen RH, Kenemans P, et al. BRCA1/2-related ovarian cancers are of tubal origin: a hypothesis. *Gynecol Oncol.* 2003; 90: 491.
170. Singh N, Gilks CB, Wilkinson N, McCluggage WG. The secondary mullerian system, field effect, BRCA, and tubal fimbria: our evolving understanding of the origin of tubo-ovarian high-grade serous carcinoma and why assignment of primary site matters. *Pathology.* 2015; 47: 423-431.
171. Gilks CB, Irving J, Kobel M, et al. Incidental nonuterine high-grade serous carcinomas arise in the fallopian tube in most cases: further evidence for the tubal origin of high-grade serous carcinomas. *Am J Surg Pathol.* 2015; 39(3): 357-364.
172. Morrison JC, Blanco LZ Jr, Vang R, Ronnett BM. Incidental serous tubal intraepithelial carcinoma and early invasive serous carcinoma in the nonprophylactic setting: analysis of a case series. *Am J Surg Pathol.* 2015; 39: 442-453.
173. Rabban JT, Garg K, Crawford B, et al. Early detection of high-grade tubal serous carcinoma in women at low risk for hereditary breast and ovarian cancer syndrome by systematic examination of fallopian tubes incidentally removed during benign surgery. *Am J Surg Pathol.* 2014; 38: 729-742.
174. Semmel DR, Folkins AK, Hirsch MS, et al. Intercepting early pelvic serous carcinoma by routine pathological examination of the fimbria. *Mod*

Pathol. 2009; 22: 985-988.
175. Al-Hussaini M, Stockman A, Foster H, McCluggage WG. WT-1 assists in distinguishing ovarian from uterine serous carcinoma and in distinguishing between serous and endometrioid ovarian carcinoma. *Histopathology.* 2004; 44: 109-115.
176. Singh N, Gilks CB, Hirshowitz L, et al. Adopting a uniform approach to site assignment in tubo-ovarian high-grade serous carcinoma: the time has come. *Int J Gynecol Pathol.* 2016; 35(3): 230-237.
177. Han G, Gilks CB, Leung S, et al. Mixed ovarian epithelial carcinomas with clear cell and serous components are variants of high-grade serous carcinoma: an interobserver correlative and immunohistochemical study of 32 cases. *Am J Surg Pathol.* 2008; 32: 955-964.
178. Mackenzie R, Talhouk A, Eshragh S, et al. Morphologic and molecular characteristics of mixed epithelial ovarian cancers. *Am J Surg Pathol.* 2015; 39: 1548-1557.
179. Attanoos RL, Webb RL, Dojcinov SD, Gibbs AR. Value of mesothelial and epithelial antibodies in distinguishing diffuse peritoneal mesothelioma in females from serous papillary carcinoma of the ovary and peritoneum. *Histopathology.* 2002; 40: 237-244.
180. Bollinger DJ, Wick MR, Dehner LP, et al. Peritoneal malignant mesothelioma versus serous-papillary adenocarcinoma. A histochemical and immunohistochemical comparison. *Am J Surg Pathol.* 1989; 13: 659-670.
181. Halperin R, Zehavi S, Hadas E, et al. Immunohistochemical comparison of primary ovarian serous papillary carcinoma. *Int J Gynecol Pathol.* 2001; 20: 341-345.
182. Khoury N, Raju U, Crissman JD, et al. A comparative immunohistochemical study of peritoneal and ovarian serous tumors, and mesotheliomas. *Hum Pathol.* 1990; 21: 811-819.
183. Cancer Genome Atlas Research Network. Integrated genomic analyses of ovarian carcinoma. *Nature.* 2011; 474: 609-615.
184. Bashashati A, Ha G, Tone A, et al. Distinct evolutionary trajectories of primary high-grade serous ovarian cancers revealed through spatial mutational profiling. *J Pathol.* 2013; 231: 21-34.
185. Etemadmoghadam D, Weir BA, Au-Yeung G, et al. Synthetic lethality between CCNE1 Amplification and loss of BRCA1. *Proc Natl Acad Sci USA.* 2013; 110: 19489-19494.
186. Nakayama N, Nakayama K, Shamima Y, et al. Gene Amplification CCNE1 is related to poor survival and potential therapeutic target in ovarian cancer. *Cancer.* 2010; 116: 2621-2634.
187. Patch AM, Christie EL, Etemadmoghadam D, et al. Whole-genome characterization of chemoresistant ovarian cancer. *Nature.* 2015; 521: 489-494.
188. Au-Yeung G, Lang F, Azar WJ, et al. Selective targeting of Cyclin E1 amplified high grade serous ovarian cancer by cyclin-dependent kinase 2 and AKT inhibition. *Clin Cancer Res.* 2016, Sept 23; [Epub ahead of print].
189. Yemelyanova AV, Vang R, Judson K, et al. Distinction of primary and metastatic mucinous tumors involving the ovary: analysis of size and laterality data by primary site with reevaluation of an algorithm for tumor classification. *Am J Surg Pathol.* 2008; 32: 128-138.
190. Shiohara S, Shiozawa T, Shimizu M, et al. Histochemical analysis of estrogen and progesterone receptors and gastric-type mucin in mucinous ovarian tumors with reference to their pathogenesis. *Cancer.* 1997; 80: 908-916.
191. Shiozawa T, Tsukahara Y, Ishii K, et al. Histochemical demonstration of gastrointestinal mucins in ovarian mucinous cystadenoma. *Acta Pathol Jpn.* 1992; 42: 104-110.
192. Klemi PJ. Pathology of mucinous ovarian cystadenomas. I. Argyrophil and argentaffin cells and epithelial mucosubstances. *Acta Pathol Microbiol Scand [A].* 1978; 86: 465-470.
193. Aguirre P, Scully RE, Dayal Y, DeLellis RA. Mucinous tumors of the ovary with argyrophil cells. An immunohistochemical analysis. *Am J Surg Pathol.* 1984; 8: 345-356.
194. Louwerens JK, Schaberg A, Bosman FT. Neuroendocrine cells in cystic mucinous tumours of the ovary. *Histopathology.* 1983; 7: 389-398.
195. Sasaki E, Sasano N, Kimura N, et al. Demonstration of neuroendocrine cells in ovarian mucinous tumors. *Int J Gynecol Pathol.* 1989; 8: 189-200.
196. Sporrong B, Alumets J, Clase L, et al. Neurohormonal peptide immunoreactive cells in mucinous cystadenomas and cystadenocarcinomas of the ovary. *Virchows Arch [A].* 1981; 392: 271-280.
197. Bhagavan BS, Slavin RE, Goldberg J, Rao RN. Ectopic gastrinoma and Zollinger-Ellison syndrome. *Hum Pathol.* 1986; 17: 584-592.
198. McCluggage WG, Young RH. Primary ovarian mucinous tumors with signet ring cells: report of 3 cases with discussion of so-called primary Krukenberg tumor. *Am J Surg Pathol.* 2008; 32: 1373-1379.
199. Lee KR, Scully RE. Mucinous tumors of the ovary: a clinicopathologic study of 196 borderline tumors(of intestinal type) and carcinomas, including an evaluation of 11 cases with 'pseudomyxoma peritonei. *Am J Surg Pathol.* 2000; 24: 1447-1464.
200. Robboy SJ. Insular carcinoid of ovary associated with malignant mucinous tumors. *Cancer.* 1984; 54: 2273-2276.
201. Kerr SE, Flotte AB, McFalls MJ, et al. Matching maternal isodisomy in mucinous carcinomas and associated ovarian teratomas provides evidence of germ cell derivation for some mucinous ovarian tumors. *Am J Surg Pathol.* 2013; 37: 1229-1235.
202. Snir OL, Buza N, Hui P. Mucinous epithelial tumours arising from ovarian mature teratomas: a tissue genotyping study. *Histopathology.* 2016; 69: 383-392.
203. Ronnett BM, Kajdacsy-Balla A, Gilks CB, et al. Mucinous borderline ovarian tumors: points of general agreement and persistent controversies regarding nomenclature, diagnostic criteria, and behavior. *Hum Pathol.* 2004; 35: 949-960.
204. Chiesa AG, Deavers MT, Veras E, et al. Ovarian intestinal type mucinous borderline tumors: are we ready for a nomenclature change? *Int J Gynecol Pathol.* 2010; 29: 108-112.
205. Tabrizi AD, Kalloger SE, Köbel M, et al. Primary ovarian mucinous carcinoma of intestinal type: significance of pattern of invasion and immunohistochemical expression profile in a series of 31 cases. *Int J Gynecol Pathol.* 2010; 29: 99-107.
206. Rodriguez IM, Prat J. Mucinous tumors of the ovary: a clinicopathologic analysis of 75 borderline tumors(of intestinal type) and carcinomas. *Am J Surg Pathol.* 2002; 26: 139-152.
207. Khunamornpong S, Russell P, Dalrymple JC. Proliferating(LMP) mucinous tumors of the ovaries with microinvasion: morphologic assessment of 13 cases. *Int J Gynecol Pathol.* 2002; 18: 238-246.
208. Nomura K, Aizawa S. Noninvasive, microinvasive and invasive mucinous carcinomas of the ovary: a clinicopathologic analysis of 40 cases. *Cancer.* 2000; 89: 1541-1546.
209. Bell DA. Mucinous adenofibromas of the ovary. A report of 10 cases. *Am J Surg Pathol.* 1991; 15: 227-232.
210. Ishikura H, Shibata M, Yoshiki T. Endocrine cell micronests in an ovarian mucinous cystadenofibroma: a mimic of microinvasion. *Int J Gynecol Pathol.* 1999; 18: 392-395.
211. Prat J, Scully RE. Ovarian mucinous tumors with sarcoma-like nodules. A report of seven cases. *Cancer.* 1979; 44: 1332-1344.
212. Matias-Guiu X, Aranda I, Prat J. Immunohistochemical study of sarcoma-like mural nodules in a mucinous cystadenocarcinoma of the ovary. *Virchows Arch [A].* 1991; 419: 89-92.
213. Prat J, Scully RE. Sarcomas in ovarian mucinous tumors. A report of two cases. *Cancer.* 1979; 44: 1327-1331.
214. Tsujimura T, Kawano K. Rhabdomyosarcoma coexistent with ovarian mucinous cystadenocarcinoma. A case report. *Int J Gynecol Pathol.* 1992; 11: 58-62.
215. Nichols GE, Mills SE, Ulbright TM, et al. Spindle cell mural nodules in cystic ovarian mucinous tumors. A clinicopathologic and immunohistochemical study of five cases. *Am J Surg Pathol.* 1991; 15: 1055-1062.
216. Prat J, Young RH, Scully RE. Ovarian mucinous tumors with foci of anaplastic carcinoma. *Cancer.* 1982; 50: 300-304.
217. Provenza C, Young RH, Prat J. Anaplastic carcinoma in mucinous ovarian tumors: a clinicopathologic study of 34 cases emphasizing the crucial impact of stage on prognosis, their histologic spectrum, and overlap with sarcomalike mural nodules. *Am J Surg Pathol.* 2008; 32: 383-389.
218. Baguè S, Rodriguez IM, Prat J. Sarcoma-like mural nodules in mucinous cystic tumors of the ovary revisited: a clinicopathologic analysis of 10 additional cases. *Am J Surg Pathol.* 2002; 26: 1467-1476.
219. Czernobilsky B, Dgani R, Roth LM. Ovarian mucinous cystadenocarcinoma with mural nodule of carcinomatous derivation. A light and electron microscopic study. *Cancer.* 1983; 51: 141-148.
220. Baergen RN, Rutgers JL. Mural nodules in common epithelial tumors of the ovary. *Int J Gynecol Pathol.* 1994; 13: 62-72.
221. Lifschitz-Mercer B, Dgani R, Jacob N, et al. Ovarian mucinous cystadenoma with leiomyomatous mural nodule. *Int J Gynecol Pathol.* 1990; 9: 80-85.
222. Charpin C, Bhan AK, Zurawski VR, Scully RE. Carcinoembryonic antigen(CEA) and carbohydrate determinant 19-9(CA 19-9) localization in 121 primary and metastatic ovarian tumors. An immunohistochemical study with the use of monoclonal antibodies. *Int J Gynecol Pathol.* 1982; 1: 231-245.
223. Rutgers JL, Bell DA. Immunohistochemical characterization of ovarian borderline tumors of intestinal and mullerian types. *Mod Pathol.* 1992; 5: 367-371.
224. Ji H, Isacson C, Seidman JD, et al. Cytokeratins 7 and 20, Dpc4, and MUC5AC in the distinction of metastatic mucinous carcinomas in the ovary from primary ovarian mucinous tumors: Dpc4 assists in identifying metastatic pancreatic carcinomas. *Int J Gynecol Pathol.* 2002; 21: 391-400.
225. Tsuchiya A, Sakamoto M, Yasuda J, et al. Expression profiling in ovarian clear cell carcinoma: identification of hepatocyte nuclear factor-1 as a molecular marker and a possible molecular target for therapy of ovarian clear cell carcinoma. *Am J Pathol.* 2003; 163: 2503-2512.
226. Sugai M, Umezu H, Yamamoto T, et al. Expression of hepatocyte nuclear factor 4 alpha in pri-

mary ovarian mucinous tumors. *Pathol Int.* 2008; 58: 681-686.

227. Moh M, Krings G, Ates D, et al. SATB2 expression distinguishes ovarian metastases of colorectal and appendiceal origin from primary ovarian tumors of mucinous or endometrioid type. *Am J Surg Pathol.* 2016; 40: 419-432.
228. Park KJ, Bramlage MP, Ellenson LH, Pirog EC. Immunoprofile of adenocarcinomas of the endometrium, endocervix, and ovary with mucinous differentiation. *Appl Immunohistochem Mol Morphol.* 2009; 17: 8-11.
229. Vang R, Gown AM, Wu LS, et al. Immunohistochemical expression of CDX2 in primary ovarian mucinous tumors and metastatic mucinous carcinomas involving the ovary: comparison with CK20 and correlation with coordinate expression of CK7. *Mod Pathol.* 2006; 19: 1421-1428.
230. Vang R, Gown AM, Barry TS, et al. Ovarian atypical proliferative(borderline) mucinous tumors: gastrointestinal and seromucinous (endocervical-like) types are immunophenotypically distinctive. *Int J Gynecol Pathol.* 2006; 25: 83-89.
231. Plaxe SC, Dottino PR, Goodman HM, et al. Clinical features of advanced ovarian mixed mesodermal tumors and treatment with doxorubicin-and *cis* -platinum-based chemotherapy. *Gynecol Oncol.* 1990; 37: 244-249.
232. Dubé V, Roy M, Plante M, et al. Mucinous ovarian tumors of Mullerian-type: an analysis of 17 cases including borderline tumors and intraepithelial, microinvasive, and invasive carcinomas. *Int J Gynecol Pathol.* 2005; 24: 138-146.
233. Kurman RJ, Shih IeM. Seromucinous tumors of the ovary. What's in a name? *Int J Gynecol Pathol.* 2016; 35: 78-81.
234. Rutgers JL, Scully RE. Ovarian mullerian mucinous papillary cystadenomas of borderline malignancy. A clinicopathologic analysis. *Cancer.* 1988; 61: 340-348.
235. Shappell HW, Riopel MA, Smith Sehdev AE, et al. Diagnostic criteria and behavior of ovarian seromucinous(endocervical-type mucinous and mixed cell-type) tumors: atypical proliferative (borderline) tumors, intraepithelial, microinvasive, and invasive carcinomas. *Am J Surg Pathol.* 2002; 26: 1529-1541.
236. Wu CH, Mao TL, Vang R, et al. Endocervical-type mucinous borderline tumors are related to endometrioid tumors based on mutation and loss of expression of ARID1A. *Int J Gynecol Pathol.* 2012; 31: 297-303.
237. Mostoufizadeh M, Scully RE. Malignant tumors arising in endometriosis. *Clin Obstet Gynecol.* 1980; 23: 951-963.
238. Czernobilsky B. Endometrioid neoplasia of the ovary. A reappraisal. *Int J Gynecol Pathol.* 1982; 1: 203-210.
239. Czernobilsky B, Silverman BB, Mikuta JJ. Endometrioid carcinoma of the ovary. A clinicopathologic study of 75 cases. *Cancer.* 1970; 26: 1141-1152.
240. Kistner RW, Hertig AT. Primary adenoacanthoma of the ovary. *Cancer.* 1952; 5: 1134-1145.
241. Houghton O, Connolly LE, McCluggage WG. Morules in endometrioid proliferations of the uterus and ovary consistently express the intestinal transcription factor CDX2. *Histopathology.* 2008; 53: 156-165.
242. Macko MB, Johnson LA. Primary squamous ovarian carcinoma. A case report and review of the literature. *Cancer.* 1983; 52: 1117-1119.
243. Park JY, Song JS, Choi G, et al. Pure primary squamous cell carcinoma of the ovary: a report of two cases and review of the literature. *Int J Gynecol Pathol.* 2010; 29: 328-334.
244. Tetu B, Silva EG, Gershenson DM. Squamous cell carcinoma of the ovary. *Arch Pathol Lab Med.* 1987; 111: 864-866.
245. Yetman TJ, Dudzinski MR. Primary squamous carcinoma of the ovary. A case report and review of the literature. *Gynecol Oncol.* 1989; 34: 240-243.
246. Pins MR, Young RH, Daly WJ, Scully RE. Primary squamous cell carcinoma of the ovary: report of 37 cases. *Am J Surg Pathol.* 1996; 20: 823-833.
247. Ehrmann RL, Weidner N, Welch WR, Gleiberman I. Malignant mixed mullerian tumor of the ovary with prominent neuroectodermal differentiation(teratoid carcinosarcoma). *Int J Gynecol Pathol.* 1990; 9: 272-282.
248. Zhao C, Barner R, Kurman R, et al. Clinicopathologic analysis of ovarian clear cell carcinoma: comparison of cases with and without adenofibromatous components and implications for pathogenesis. *Lab Invest.* 2009; 89(suppl 1): 242A.
249. Yamamoto S, Tsuda H, Aida S, et al. Immunohistochemical detection of hepatocyte nuclear factor 1beta in ovarian and endometrial clear-cell adenocarcinomas and nonneoplastic endometrium. *Hum Pathol.* 2007; 38: 1074-1080.
250. Euscher ED, Malpica A. Neuroendocrine cells as a component of ovarian Brenner tumor: the source rare ovarian carcinoid tumors associated with these neoplasms. *Lab Invest.* 2009; 89(suppl 1): 212A-213A.
251. Zhai Y, Wu R, Schwartz DR, et al. Role of beta-caterin/T-cell factor-regulated genes in ovarian endometrioid adenocarcinomas. *Am J Pathol.* 2002; 160: 1229-1238.
252. Roth LM, Liban E, Czernobilsky B. Ovarian endometrioid tumors mimicking Sertoli and Sertoli-Leydig cell tumors. Sertoliform variant of endometrioid carcinoma. *Cancer.* 1984; 50: 1322-1331.
253. Young RH, Prat J, Scully RE. Ovarian endometrioid carcinomas resembling sex cord-stromal tumors. A clinicopathological analysis of 13 cases. *Am J Surg Pathol.* 1982; 6: 513-522.
254. Ordi J, Schammel DP, Rasekh L, Tavassoli FA. Sertoliform endometrioid carcinomas of the ovary: a clinicopathologic and immunohistochemical study of 13 cases. *Mod Pathol.* 1999; 12: 933-940.
255. Aguirre P, Thor AD, Scully RE. Ovarian endometrioid carcinomas resembling sex cord–stromal tumors. An immunohistochemical study. *Int J Gynecol Pathol.* 1989; 8: 364-373.
256. Guerrieri C, Franlund B, Malmstrom H, Boeryd B. Ovarian endometrioid carcinomas simulating sex cord–stromal tumors: a study using inhibin and cytokeratin 7. *Int J Gynecol Pathol.* 1998; 17: 266-271.
257. Fujibayashi M, Aiba M, Iizuka E, et al. Granulosa cell tumor-like variant of endometrioid carcinoma of the ovary exhibiting nuclear clearing with biotin activity: a subtype showing close macroscopic, cytologic, and histologic similarity to adult granulosa cell tumor. *Arch Pathol Lab Med.* 2005; 129: 1288-1294.
258. Nogales FF, Carvia RE, Bergeron C, et al. Ovarian endometrioid tumors with yolk sac tumor component, an unusual form of ovarian neoplasm: analysis of six cases. *Am J Surg Pathol.* 1996; 20: 1056-1066.
259. Rutgers JL, Young RH, Scully RE. Ovarian yolk sac tumor arising from an endometrioid carcinoma. *Hum Pathol.* 1987; 18: 1296-1299.
260. Eichhorn JH, Scully RE. Endometrioid ciliated-cell tumors of the ovary: a report of five cases. *Int J Gynecol Pathol.* 1997; 15: 248-256.
261. Pitman MB, Young RH, Clement PB, et al. Endometrioid carcinoma of the ovary and endometrium, oxyphilic cell type. A report of nine cases. *Int J Gynecol Pathol.* 1994; 13: 290-301.
262. Young RH, Scully RE. Oxyphilic tumors of the female and male genital tracts. *Semin Diagn Pathol.* 1999; 16: 146-161.
263. Treilleux I, Godeneche J, Duvillard P, et al. Collagenous spherulosis mimicking keratinizing squamous metaplasia in a borderline endometrioid tumor of the ovary. *Histopathology.* 1999; 35: 271-276.
264. Stolnicu S, Preda O, Dohan M, et al. Pseudoglandular hepatoid differentiation in endometrioid carcinoma of the ovary simulates oxyphilic cell change. *Int J Gynecol Pathol.* 2008; 27: 521-525.
265. Silva EG, Deavers MT, Bodurka DC, Malpica A. Association of low-grade endometrioid carcinoma of the uterus and ovary with undifferentiated carcinoma: a new type of dedifferentiated carcinoma? *Int J Gynecol Pathol.* 2006; 25: 52-58.
266. Coatham M, Li X, Karnezis AN, et al. Concurrent ARID1A and ARID1B inactivation in endometrial and ovarian dedifferentiated carcinomas. *Mod Pathol.* 2016; 29: 1586-1593.
267. Bell DA, Scully RE. Atypical and borderline endometrioid adenofibromas of the ovary. A report of 27 cases. *Am J Surg Pathol.* 1985; 9: 205-214.
268. Bell KA, Kurman RJ. A clinicopathologic analysis of atypical proliferative(borderline) tumors and well-differentiated endometrioid adenocarcinomas of the ovary. *Am J Surg Pathol.* 2000; 24: 1465-1479.
269. Roth LM, Emerson RE, Ulbright TM. Ovarian endometrioid tumors of low malignant potential. A clinicopathologic study of 30 cases with comparison to well-differentiated endometrioid adenocarcinoma. *Am J Surg Pathol.* 2003; 27: 1253-1259.
270. Hughesdon PE. Benign endometrioid tumours of the ovary and the müllerian concept of ovarian epithelial tumours. *Histopathology.* 1984; 8: 977-990.
271. Roth LM, Czernobilsky B, Langley FA. Ovarian endometrioid adenofibromatous and cystadenofibromatous tumors. Benign, proliferating, and malignant. *Cancer.* 1981; 48: 1838-1845.
272. Zaino RJ, Unger ER, Whitney C. Synchronous carcinomas of the uterine corpus and ovary. *Gynecol Oncol.* 1984; 19: 329-335.
273. Matias-Guiu X, Lerma E, Prat J. Clear cell tumors of the female genital tract. *Semin Diagn Pathol.* 1998; 14: 233-239.
274. Montag AG, Jenison EL, Griffiths CT, et al. Ovarian clear cell carcinoma. A clinicopathologic analysis of 44 cases. *Int J Gynecol Pathol.* 1989; 8: 85-96.
275. DeLair D, Olvia E, Köbel M, et al. Morphologic spectrum of immunohistochemically characterized clear cell carcinoma of the ovary: a study of 155 cases. *Am J Surg Pathol.* 2011; 35: 36-44.
276. Young RH, Scully RE. Oxyphilic clear cell carcinoma of the ovary. A report of nine cases. *Am J Surg Pathol.* 1987; 11: 661-667.
277. Kato N, Sasou S, Motoyama T. Expression of hepatocyte nuclear factor-1beta(HNF-1beta) in clear cell tumors and endometriosis of the ovary. *Mod Pathol.* 2006; 19: 83-89.
278. Brescia RJ, Dubin N, Demopoulos RI. Endometrioid and clear cell carcinoma of the ovary. Factors affecting survival. *Int J Gynecol Pathol.* 1989; 8: 132-138.
279. Scully RE, Barlow JF. Mesonephroma of the ovary. Tumor of müllerian nature related to the endometrioid carcinoma. *Cancer.* 1967; 20: 1405-

1417.
280. Kwon TJ, Ro JY, Mackay B. Clear-cell carcinoma: an ultrastructural study of 57 tumors from various sites. *Ultrastruct Pathol.* 1997; 20: 519-527.
281. Yamamoto S, Tsuda H, Yoshikawa T, et al. Clear cell adenocarcinoma associated with clear cell adenofibromatous components: a subgroup of ovarian clear cell adenocarcinoma with distinct clinicopathologic characteristics. *Am J Surg Pathol.* 2007; 31: 999-1006.
282. Roth LM, Langley FA, Fox H, et al. Ovarian clear cell adenofibromatous tumors. Benign, of low malignant potential, and associated with invasive clear cell carcinoma. *Cancer.* 1984; 53: 1156-1163.
283. Nolan LP, Heatley MK. The value of immunohistochemistry in distinguishing between clear cell carcinoma of the kidney and ovary. *Int J Gynecol Pathol.* 2001; 20: 155-159.
284. Eichhorn JH, Scully RE. "Adenoid cystic" and basaloid carcinomas of the ovary. Evidence for a surface epithelial lineage. A report of 12 cases. *Mod Pathol.* 1995; 8: 731-740.
285. Esheba GE, Pate LL, Longacre TA. Oncofetal protein glypican-3 distinguishes yolk sac tumor from clear cell carcinoma of the ovary. *Am J Surg Pathol.* 2008; 32: 600-607.
286. Maeda D, Ota S, Takazawa Y, et al. Glypican-3 expression in clear cell adenocarcinoma of the ovary. *Mod Pathol.* 2009; 22: 824-832.
287. Sangoi AR, Soslow RA, Teng NN, Longacre TA. Ovarian clear cell carcinoma with papillary features: a potential mimic of serous tumor of low malignant potential. *Am J Surg Pathol.* 2008; 32: 269-274.
288. Köbel M, Kalloger SE, Carrick J, et al. A limited panel of immunomarkers can reliably distinguish between clear cell and high-grade serous carcinoma of the ovary. *Am J Surg Pathol.* 2009; 33: 14-21.
289. Silverberg SG. Brenner tumor of the ovary. A clinicopathologic study of 60 tumors in 54 women. *Cancer.* 1971; 28: 588-596.
290. Ganjei P, Nadji M, Penneys NS, et al. Immunoreactive prekeratin in Brenner tumors of the ovary. *Int J Gynecol Pathol.* 1983; 1: 353-358.
291. Aguirre P, Scully RE, Wolfe HJ, DeLellis RA. Argyrophil cells in Brenner tumors. Histochemical and immunohistochemical analysis. *Int J Gynecol Pathol.* 1986; 5: 223-234.
292. Sasano H, Wargotz ES, Silverberg SG, et al. Brenner tumor of the ovary. Immunoanalysis of steroidogenic enzymes in 23 cases. *Hum Pathol.* 1989; 20: 1103-1107.
293. Roth LM, Dallenbach-Hellweg G, Czernobilsky B. Ovarian Brenner tumors. I. Metaplastic, proliferating, and of low malignant potential. *Cancer.* 1985; 56: 582-591.
294. Hallgrimsson J, Scully RE. Borderline and malignant Brenner tumors of the ovary. A report of 15 cases. *Acta Pathol Microbiol Scand.* 1972; 233(suppl): 56-66.
295. Seldenrijk CA, Willig AP, Baak JPA, et al. Malignant Brenner tumor. A histologic, morphometrical, immunohistochemical, and ultrastructural study. *Cancer.* 1986; 58: 754-760.
296. Roth LM, Czernobilsky B. Ovarian Brenner tumors. II. Malignant. *Cancer.* 1985; 56: 592-601.
297. Eichhorn JH, Young RH. Transitional cell carcinoma of the ovary: a morphologic study of 100 cases with emphasis on differential diagnosis. *Am J Surg Pathol.* 2004; 28: 453-463.
298. Ali RH, Seidman JD, Luk M, et al. Transitional cell carcinoma of the ovary is related to high-grade serous carcinoma and is distinct from malignant brenner tumor. *Int J Gynecol Pathol.* 2012; 31: 499-506.
299. Seidman JD, Khedmati F. Exploring the histogenesis of ovarian mucinous and transitional cell(Brenner) neoplasms and their relationship with Walthard cell nests: a study of 120 tumors. *Arch Pathol Lab Med.* 2008; 132: 1753-1760.
300. Moon S, Waxman M. Mixed ovarian tumor composed of Brenner and thyroid elements. Cancer 1976, 38: 1997–2001. *Virchows Arch.* 2001; 438: 181-191.
301. Heller DS, Harpaz N, Breakstone B. Neoplasms arising in ectopic ovaries. A case of Brenner tumor in an accessory ovary. *Int J Gynecol Pathol.* 1990; 9: 185-189.
302. Dictor M. Malignant mixed mesodermal tumor of the ovary. A report of 22 cases. *Obstet Gynecol.* 1985; 65: 720-724.
303. Dictor M. Ovarian malignant mixed mesodermal tumor. The occurrence of hyaline droplets containing alpha-1-antitrypsin. *Hum Pathol.* 1982; 13: 930-933.
304. Dehner LP, Norris HJ, Taylor HB. Carcinosarcomas and mixed mesodermal tumors of the ovary. *Cancer.* 1971; 27: 207-216.
305. Dass KK, Biscoti CV, Webster K, Saxton JP. Malignant mixed mullerian tumors of the ovary. An analysis of two long-term survivors. *Am J Clin Oncol.* 1993; 16: 346-349.
306. Ariyoshi K, Kawauchi S, Kaku T, et al. Prognostic factors in ovarian carcinosarcoma: a clinicopathological and immunohistochemical analysis of 23 cases. *Histopathology.* 2000; 37: 427-436.
307. Boucher D, Tetu B. Morphologic prognostic factors of malignant mixed mullerian tumors of the ovary. A clinicopathologic study of 15 cases. *Int J Gynecol Pathol.* 1994; 13: 22-28.
308. Morrow CP, d'Ablaing G, Brady LW, et al. A clinical and pathologic study of 30 cases of malignant mixed müllerian epithelial and mesenchymal ovarian tumors. A gynecologic oncology group study. *Gynecol Oncol.* 1984; 18: 278-292.
309. Fenn ME, Abell MR. Carcinosarcoma of the ovary. *Am J Obstet Gynecol.* 1971; 110: 1066-1074.
310. García-Galvis OF, Cabrera-Ozoria C, Fernández JA, et al. Malignant Müllerian mixed tumor of the ovary associated with yolk sac tumor, neuroepithelial and trophoblastic differentiation(teratoid carcinosarcoma). *Int J Gynecol Pathol.* 2008; 27: 515-520.
311. Tanimoto A, Arima N, Hayashi R, et al. Teratoid carcinosarcoma of the ovary with prominent neuroectodermal differentiation. *Pathol Int.* 2002; 51: 829-832.
312. Clement PB, Scully RE. Extrauterine mesodermal(müllerian) adenosarcoma. A clinicopathologic analysis of five cases. *Am J Clin Pathol.* 1978; 69: 276-283.
313. Eichhorn JH, Young RH, Clement PB, Scully RE. Mesodermal(mullerian) adenosarcoma of the ovary: a clinicopathologic analysis of 40 cases and a review of the literature. *Am J Surg Pathol.* 2002; 26: 1243-1258.
314. Fukunaga M, Nomura K, Endo Y, et al. Ovarian adenosarcoma. *Histopathology.* 1997; 30: 283-287.
315. Feczko JD, Jentz LD, Roth LM. Adenoid cystic ovarian carcinoma compared with other adenoid cystic carcinomas of the female genital tract. *Mod Pathol.* 1996; 9: 413-417.
316. Zamecnik M, Michal M, Curik R. Adenoid cystic carcinoma of the ovary. *Arch Pathol Lab Med.* 2000; 124: 1529-1531.
317. Hawkins EP. Germ cell tumors. *Am J Clin Pathol.* 1998; 109: S82-S88.
318. Lack EE, Young RH, Scully RE. Pathology of ovarian neoplasms in childhood and adolescence. *Pathol Annu.* 1992; 27(Pt 2): 281-356.
319. Young RH. Ovarian tumors of the young. *Int J Surg Pathol.* 2010; 18(suppl): 155S-161S.
320. Breen JL, Neubecker RD. Ovarian malignancy in children with special reference to the germ cell tumors. *Ann N Y Acad Sci.* 1967; 142: 658-674.
321. Ein SH, Darte JMM, Stephens CA. Cystic and solid ovarian tumors in children. A 44-year review. *J Pediatr Surg.* 1970; 5: 148-156.
322. Morris HB, La Vecchia C, Draper GJ. Endodermal sinus tumor and embryonal carcinoma of the ovary in children. *Gynecol Obstet.* 1985; 21: 7-17.
323. Norris HJ, Jensen RD. Relative frequency of ovarian neoplasms in children and adolescents. *Cancer.* 1972; 30: 713-719.
324. Wollner N, Exelby PR, Woodruff JM, et al. Malignant ovarian tumors in childhood. Prognosis in relation to initial therapy. *Cancer.* 1976; 37: 1953-1964.
325. Zaloudek C, Norris HJ. Granulosa tumors of the ovary in children. A clinical and pathologic study of 32 cases. *Am J Surg Pathol.* 1982; 6: 513-522.
326. Morris HB, La Vecchia C, Draper GJ. Malignant epithelial tumors of the ovary in childhood. A clinicopathological study of 13 cases in Great Britain 1962–1978. *Gynecol Oncol.* 1984; 19: 290-297.
327. Young RH, Kozakewich HP, Scully RE. Metastatic ovarian tumors in children. A report of 14 cases and review of the literature. *Int J Gynecol Pathol.* 1993; 12: 8-19.
328. Eifel P, Hendrickson M, Ross J, et al. Simultaneous presentation of carcinoma involving the ovary and the uterine corpus. *Cancer.* 1982; 50: 163-170.
329. Press MF. Are synchronous uterine and ovarian carcinomas independent primary tumors? *Adv Anat Pathol.* 1997; 4: 370-372.
330. Robboy SJ, Datto MB. Synchronous endometrial and ovarian tumors: metastatic disease or independent primaries? *Hum Pathol.* 2005; 36: 597-599.
331. Anglesio MS, Wang YK, Maassen M, et al. Synchronous endometrial and ovarian carcinomas: evidence of clonality. *J Natl Cancer Inst.* 2016; 108: djv428.
332. Schultheis AM, Ng CK, De Filippo MR, et al. Massively parallel sequencing-based clonality analysis of synchronous endometrioid endometrial and ovarian carcinomas. *J Natl Cancer Inst.* 2016; 108: djv427.
333. Soliman PT, Broaddus RR, Schmeler KM, et al. Women with synchronous primary cancers of the endometrium and ovary: do they have Lynch syndrome? *J Clin Oncol.* 2005; 23: 9344-9350.
334. Yoshimura S, Scully RE, Taft PD, Herrington JB. Peritoneal fluid cytology in patients with ovarian cancer. *Gynecol Oncol.* 1984; 17: 161-167.
335. Yoshimura S, Scully RE, Bell DA, Taft PD. Correlation of ascitic fluid cytology with histologic findings before and after treatment of ovarian cancer. *Am J Obstet Gynecol.* 1984; 148: 716-721.
336. Kawai T, Tominaga S, Hiroi S, et al. Peritoneal malignant mesothelioma(PMM), and primary peritoneal serous carcinoma(PPSC) and reactive mesothelial hyperplasia(RMH) of the peritoneum. Immunohistochemical and fluorescence in situ hybridisation(FISH) analyses. *J Clin Pathol.* 2016; 69: 706-712.
337. Yaziji H, Battifora H, Barry TS, et al. Evaluation of 12 antibodies for distinguishing epithelioid mesothelioma from adenocarcinoma: identification of a three-antibody immunohistochemical panel with maximal sensitivity and specificity. *Mod Pathol.* 2006; 19: 514-523.

338. Armstrong DK, Bundy B, Wenzel L, et al. Gynecologic Oncology Group. Intraperitoneal cisplatin and paclitaxel in ovarian cancer. *N Engl J Med.* 2006; 354: 34-43.
339. Fields AL, Runowicz CD. Current therapies in ovarian cancer. *Cancer Invest.* 2003; 21: 148-156.
340. McGuire WP. Primary treatment of epithelial ovarian malignancies. *Cancer.* 1993; 71: 1541-1550.
341. Tazelaar HD, Bostwick DG, Ballon SC, et al. Conservative treatment of borderline ovarian tumors. *Obstet Gynecol.* 1985; 66: 417-422.
342. Tropé C, Davidson B, Paulsen T, et al. Diagnosis and treatment of borderline ovarian neoplasms: "the state of the art". *Eur J Gynaecol Oncol.* 2009; 30: 471-482.
343. Lim-Tan SK, Cajigas HE, Scully RE. Ovarian cystectomy for serous borderline tumors. A follow-up study of 35 cases. *Obstet Gynecol.* 1988; 72: 775-781.
344. Köbel M, Kalloger SE, Santos JL, et al. Tumor type and substage predict survival in stage I and II ovarian carcinoma: insights and implications. *Gynecol Oncol.* 2010; 116: 50-56.
345. Vergote I, Tropé CG, Amant F, et al. Neoadjuvant chemotherapy or primary surgery in stage IIIC or IV ovarian cancer. *N Engl J Med.* 2010; 363: 943-953.
346. Böhm S, Faruqi A, Said I, et al. Chemotherapy response score: development and validation of a system to quantify histopathologic response to neoadjuvant chemotherapy in tubo-ovarian high-grade serous carcinoma. *J Clin Oncol.* 2015; 33: 2457-2463.
347. Malpica A. Grading of ovarian cancer: a histotype-specific approach. *Int J Gynecol Pathol.* 2008; 27: 175-181.
348. Jondle DM, Shahin MS, Sorosky J, Benda JA. Ovarian mixed germ cell tumor with predominance of polyembryoma: a case report with literature review. *Int J Gynecol Pathol.* 2002; 21: 78-81.
349. Roth LM, Talerman A. Recent advances in the pathology and classification of ovarian germ cell tumors. *Int J Gynecol Pathol.* 2006; 25: 305-320.
350. Ulbright TM. Germ cell tumors of the gonads: a selective review emphasizing problems in differential diagnosis, newly appreciated, and controversial issues. *Mod Pathol.* 2005; 18(suppl 2): S61-S79.
351. Chang MC, Vargas SO, Hornick JL, et al. Embryonic stem cell transcription factors and D2-40 (podoplanin) as diagnostic immunohistochemical markers in ovarian germ cell tumors. *Int J Gynecol Pathol.* 2009; 28: 347-355.
352. Hart AH, Hartley L, Parker K, et al. The pluripotency homeobox gene NANOG is expressed in human germ cell tumors. *Cancer.* 2005; 104: 2092-2098.
353. Iczkowski KA, Butler SL, Shanks JH, et al. Trials of new germ cell immunohistochemical stains in 93 extragonadal and metastatic germ cell tumors. *Hum Pathol.* 2008; 39: 275-281.
354. Gershenson DM, Del Junco G, Copeland LJ, Rutledge FN. Mixed germ cell tumors of the ovary. *Obstet Gynecol.* 1984; 64: 200-206.
355. Kurman RJ, Norris HJ. Malignant mixed germ cell tumors of the ovary. A clinical and pathologic analysis of 30 cases. *Obstet Gynecol.* 1976; 48: 579-589.
356. Young RH. New and unusual aspects of ovarian germ cell tumors. *Am J Surg Pathol.* 1993; 17: 1210-1224.
357. Gershenson DM. Update on malignant ovarian germ cell tumors. *Cancer.* 1993; 71: 1581-1590.
358. Pfleiderer A. Therapy of ovarian malignant germ cell tumors and granulosa tumors. *Int J Gynecol Pathol.* 1993; 12: 162-165.
359. Creasman WT, Fetter BF, Hammond CB, Parker RT. Germ cell malignancies of the ovary. *Obstet Gynecol.* 1979; 53: 226-230.
360. Santesson L. Clinical and pathological survey of ovarian tumors treated at the Radium-hemmet. *Acta Radiol(Stockh).* 1947; 28: 643-668.
361. Abell MR, Johnson VJ, Holtz F. Ovarian neoplasms in childhood and adolescence. *Am J Obstet Gynecol.* 1965; 92: 1059-1081.
362. Fleischhacker DS, Young RH. Dysgerminoma of the ovary associated with hypercalcemia. *Gynecol Oncol.* 1994; 52: 87-90.
363. Dietl J, Horny HP, Ruck P, Kaiserling E. Dysgerminoma of the ovary. An immunohistochemical study of tumor-infiltrating lymphoreticular cells and tumor cells. *Cancer.* 1993; 71: 2562-2568.
364. Asadourian LA, Taylor HB. Dysgerminoma. An analysis of 105 cases. *Obstet Gynecol.* 1969; 33: 370-379.
365. Beckstead JH. Alkaline phosphatase histochemistry in human germ cell neoplasms. *Am J Surg Pathol.* 1983; 7: 341-349.
366. Cossu-Rocca P, Jones TD, Roth LM, et al. Cytokeratin and CD30 expression in dysgerminoma. *Hum Pathol.* 2006; 37: 1015-1021.
367. Lifshitz-Mercer B, Walt H, Kushnir I, et al. Differentiation potential of ovarian dysgerminoma. An immunohistochemical study of 15 cases. *Hum Pathol.* 1995; 26: 62-66.
368. Sever M, Jones TD, Roth LM, et al. Expression of CD117(c-kit) receptor in dysgerminoma of the ovary: diagnostic and therapeutic implications. *Mod Pathol.* 2005; 18: 1411-1416.
369. Cheng L, Thomas A, Roth LM, et al. OCT4: a novel biomarker for dysgerminoma of the ovary. *Am J Surg Pathol.* 2004; 28: 1341-1346.
370. Cao D, Guo S, Allan RW, et al. SALL4 is a novel sensitive and specific marker of ovarian primitive germ cell tumors and is particularly useful in distinguishing yolk sac tumor from clear cell carcinoma. *Am J Surg Pathol.* 2009; 33: 894-904.
371. Freel JH, Cassir JF, Pierce VK, et al. Dysgerminoma of the ovary. *Cancer.* 1979; 43: 798-805.
372. Gibas Z, Talerman A. Analysis of chromosome aneuploidy in ovarian dysgerminoma by flow cytometry and fluorescence in situ hybridization. *Diagn Mol Pathol.* 1993; 2: 50-56.
373. Gondos B. Comparative studies of normal and neoplastic ovarian germ cells. II. Ultrastructure and pathogenesis of dysgerminoma. *Int J Gynecol Pathol.* 1987; 6: 124-131.
374. Zaloudek CJ, Tavassoli FA, Norris HJ. Dysgerminoma with syncytiotrophoblastic giant cells. A histologically and clinically distinctive subtype of dysgerminoma. *Am J Surg Pathol.* 1981; 5: 361-367.
375. Parkash V, Carcangiu ML. Transformation of ovarian dysgerminoma to yolk sac tumor. Evidence for a histogenetic continuum. *Mod Pathol.* 1995; 8: 881-887.
376. Schiller W. Mesonephroma ovarii. *Am J Cancer.* 1939; 35: 1-21.
377. Teilum G. Endodermal sinus tumors of the ovary and testis. Comparative morphogenesis of the so-called mesonephroma ovarii (Schiller) and extraembryonic(yolk sac-allantoic) structures of the rat's placenta. *Cancer.* 1959; 12: 1092-1105.
378. Langley FA, Govan ADT, Anderson MC, et al. Yolk sac and allied tumours of the ovary. *Histopathology.* 1981; 5: 389-401.
379. Oh C, Kendler A, Hernandez E. Ovarian endodermal sinus tumor in a postmenopausal woman. *Gynecol Oncol.* 2001; 82: 392-394.
380. Kurman RJ, Norris HJ. Endodermal sinus tumor of the ovary. A clinical and pathologic analysis of 71 cases. *Cancer.* 1976; 38: 2404-2419.
381. Clement PB, Young RH, Scully RE. Extraovarian pelvic yolk sac tumors. *Cancer.* 1988; 62: 620-626.
382. Jones MA, Clement PB, Young RH. Primary yolk sac tumors of the mesentery. A report of two cases. *Am J Clin Pathol.* 1994; 101: 42-47.
383. Park NH, Ryu SY, Park IA, et al. Primary endodermal sinus tumor of the omentum. *Gynecol Oncol.* 1999; 72: 427-430.
384. Gonzalez-Crussi F. The human yolk sac and yolk sac(endodermal sinus) tumors. A review. *Persp Pediatr Pathol.* 1979; 5: 179-215.
385. Nawa A, Obata N, Kikkawa F, et al. Prognostic factors of patients with yolk sac tumors of the ovary. *Am J Obstet Gynecol.* 2001; 184: 1182-1188.
386. Barsky SH, Hannah JB. Extracellular hyaline bodies are basement membrane accumulations. *Am J Clin Pathol.* 1987; 87: 455-460.
387. Ramalingam P, Malpica A, Silva EG, et al. The use of cytokeratin 7 and EMA in differentiating ovarian yolk sac tumors from endometrioid and clear cell carcinomas. *Am J Surg Pathol.* 2004; 28: 1499-1505.
388. Zynger DL, McCallum JC, Luan C, et al. Glypican 3 has a higher sensitivity than alpha-fetoprotein for testicular and ovarian yolk sac tumour: immunohistochemical investigation with analysis of histological growth patterns. *Histopathology.* 2010; 56: 750-757.
389. Wang F, Liu A, Peng Y, et al. Diagnostic utility of SALL4 in extragonadal yolk sac tumors: an immunohistochemical study of 59 cases with comparison to placental-like alkaline phosphatase, alpha-fetoprotein, and glypican-3. *Am J Surg Pathol.* 2009; 33: 1529-1539.
390. Kommoss F, Bibbo M, Talerman A. Nuclear deoxyribonucleic acid content(ploidy) of endodermal sinus(yolk sac) tumor. *Lab Invest.* 1990; 62: 223-231.
391. Nogales FF Jr, Matilla A, Nogales-Ortiz F, Galera-Davidson HL. Yolk sac tumors with pure and mixed polyvesicular vitelline patterns. *Hum Pathol.* 1978; 9: 553-566.
392. Cohen MB, Friend DS, Molnar JJ. Gonadal endodermal sinus(yolk sac) tumor with pure intestinal differentiation. A new histologic type. *Pathol Res Pract.* 1987; 182: 609-616.
393. Ulbright TM, Roth LM, Brodhecker CA. Yolk sac differentiation in germ cell tumors. A morphologic study of 50 cases with emphasis on hepatic, enteric, and parietal yolk sac features. *Am J Surg Pathol.* 1986; 10: 151-164.
394. Devouassoux-Shisheboran M, Schammel DP, Tavassoli FA. Ovarian hepatoid yolk sac tumors: morphological, immunohistochemical and ultrastructural features. *Histopathology.* 1999; 34: 462-469.
395. Prat J, Bhan AK, Dickersin GR, et al. Hepatoid yolk sac tumor of the ovary(endodermal sinus tumor with hepatoid differentiation). A light microscopic, ultrastructural and immunohistochemical study of seven cases. *Cancer.* 1982; 50: 2355-2368.
396. Ishikura H, Scully RE. Hepatoid carcinoma of the ovary. A newly described tumor. *Cancer.* 1987; 60: 2775-2784.
397. Clement PB, Young RH, Scully RE. Endometrioid-like variant of ovarian yolk sac tumor. A clinicopathological analysis of eight cases. *Am J Surg Pathol.* 1987; 11: 767-778.
398. Nogales FF, Buriticá C, Regauer S, González T. Mucinous carcinoid as an unusual manifestation

of endodermal differentiation in ovarian yolk sac tumors. *Am J Surg Pathol.* 2005; 29: 1247-1251.

399. McNamee T, Damato S, McCluggage WG. Yolk sac tumours of the female genital tract in older adults derive commonly from somatic epithelial neoplasms: somatically derived yolk sac tumours. *Histopathology.* 2016; 69: 739-751.
400. Vance RP, Geisinger KR. Pure nongestational choriocarcinoma of the ovary. Report of a case. *Cancer.* 1985; 56: 2321-2325.
401. Nogales FF. Embryologic clues to human yolk sac tumors. A review. *Int J Gynecol Pathol.* 1993; 12: 101-107.
402. Nogales FF, Beltran E, Pavcovich M, Bustos M. Ectopic somatic endoderm in secondary human yolk sac. *Hum Pathol.* 1992; 23: 921-924.
403. Nogales-Fernandez G, Silverberg SG, Bloustein PA, et al. Yolk sac carcinoma(endodermal sinus tumor). Ultrastructure and histogenesis of gonadal and extragonadal tumors in comparison with normal human yolk sac. *Cancer.* 1977; 39: 1462-1474.
404. Siltanen S, Anttonen M, Heikkila P, et al. Transcription factor GATA-4 is expressed in pediatric yolk sac tumors. *Am J Pathol.* 1999; 155: 1823-1829.
405. Gershenson DM, Del Junco G, Herson J, Rutledge FN. Endodermal sinus tumor of the ovary. The M.D. Anderson experience. *Obstet Gynecol.* 1983; 61: 194-202.
406. Kawai M, Kano T, Furuhashi Y, et al. Prognostic factors in yolk sac tumors of the ovary. A clinicopathologic analysis of 29 cases. *Cancer.* 1991; 67: 184-192.
407. Kawai M, Furuhashi Y, Kano T, et al. Alpha-fetoprotein in malignant germ cell tumors of the ovary. *Gynecol Oncol.* 1990; 39: 160-166.
408. Talerman A, Haije WG, Baggerman L. Serum alphafetoprotein(AFP) in diagnosis and management of endodermal sinus(yolk sac) tumor and mixed germ cell tumor of the ovary. *Cancer.* 1978; 41: 272-278.
409. Kurman RJ, Norris HJ. Embryonal carcinoma of the ovary. A clinicopathologic entity distinct from endodermal sinus tumor resembling embryonal carcinoma of the adult testis. *Cancer.* 1976; 38: 2420-2433.
410. Cheng L, Zhang S, Talerman A, Roth LM. Morphologic, immunohistochemical, and fluorescence in situ hybridization study of ovarian embryonal carcinoma with comparison to solid variant of yolk sac tumor and immature teratoma. *Hum Pathol.* 2010; 41: 716-723.
411. Abu-Rustum NR, Aghajanian C. Management of malignant germ cell tumors of the ovary. *Semin Oncol.* 1998; 25: 235-242.
412. Gerbie MV, Brewer JI. Tamini H. Primary choriocarcinoma of the ovary. *Obstet Gynecol.* 1975; 46: 720-723.
413. Oliva E, Andrada E, Pezzica E, Prat J. Ovarian carcinomas with choriocarcinomatous differentiation. *Cancer.* 1993; 72: 2441-2446.
414. Nogales FF Jr, Favara BE, Major FJ, Silverberg SG. Immature teratoma of the ovary with a neural component('solid' teratoma). *Hum Pathol.* 1976; 7: 625-642.
415. Nogales FF, Ruiz Avila I, Concha A, del Moral E. Immature endodermal teratoma of the ovary. Embryologic correlations and immunohistochemistry. *Hum Pathol.* 1993; 24: 364-370.
416. Schwartz PE, Merino MJ, LiVolsi VA. Immature ovarian teratomas. Maturation following chemotherapy. *Am J Diagn Gynecol Obstet.* 1979; 1: 361-366.
417. Notohara K, Hsueh CL, Awai M. Glial fibrillary acidic protein immunoreactivity of chondrocytes in immature and mature teratomas. *Acta Pathol Jpn.* 1990; 40: 335-342.
418. Heifetz SA, Cushing B, Giller R, et al. Immature teratomas in children: pathologic considerations: a report from the combined pediatric oncology group/children's cancer group. *Am J Surg Pathol.* 1998; 22: 1115-1124.
419. Aguirre P, Scully RE. Malignant neuroectodermal tumor of the ovary, a distinctive form of monodermal teratoma. Report of five cases. *Am J Surg Pathol.* 1982; 6: 283-292.
420. Kleinman GM, Young RH, Scully RE. Primary neuroectodermal tumors of the ovary. A report of 25 cases. *Am J Surg Pathol.* 1993; 17: 764-778.
421. Guerrieri C, Jarlsfelt I. Ependymoma of the ovary. A case report with immunohistochemical, ultrastructural, and DNA cytometric findings, as well as histogenetic considerations. *Am J Surg Pathol.* 1993; 17: 623-632.
422. Kleinman GM, Young RH, Scully RE. Ependymoma of the ovary. Report of three cases. *Hum Pathol.* 1984; 15: 632-638.
423. Nogales FF Jr, Ortega I, Rivera F, Armas JR. Metanephrogenic tissue in immature ovarian teratoma. *Am J Surg Pathol.* 1980; 4: 297-299.
424. King ME, Micha JP, Allen SL, et al. Immature teratoma of the ovary with predominant malignant retinal anlage component. A parthenogenically derived tumor. *Am J Surg Pathol.* 1985; 9: 221-231.
425. Yanai H, Matsuura H, Kawasaki M, et al. Immature teratoma of the ovary with a minor rhabdomyosarcomatous component and fatal rhabdomyosarcomatous metastases: the first case in a child. *Int J Gynecol Pathol.* 2002; 21: 82-85.
426. Baker PM, Rosai J, Young RH. Ovarian teratomas with florid benign vascular proliferation: a distinctive finding associated with the neural component of teratomas that may be confused with a vascular neoplasm. *Int J Gynecol Pathol.* 2002; 21: 16-21.
427. Gaudin PB, Rosai J. Florid vascular proliferation associated with neural and neuroendocrine neoplasms. A diagnostic clue and potential pitfall. *Am J Surg Pathol.* 1995; 19: 642-652.
428. Ramdial PK, Bagratee JS. Membranous fat necrosis in mature cystic teratomas of the ovary. *Int J Gynecol Pathol.* 1998; 17: 120-122.
429. Culine S, Lhomme C, Kattan J, et al. Pure malignant immature teratoma of the ovary: the role of chemotherapy and second-look surgery. *Int J Gynecol Cancer.* 1995; 5: 432-437.
430. Kawai M, Kano T, Furuhashi Y, et al. Immature teratoma of the ovary. *Gynecol Oncol.* 1991; 40: 133-137.
431. Koulos JP, Hoffman JS, Steinhoff MM. Immature teratoma of the ovary. *Gynecol Oncol.* 1989; 34: 46-49.
432. Gibas Z, Talerman A, Faruqi S, et al. Cytogenetic analysis of an immature teratoma of the ovary and its metastasis after chemotherapy-induced maturation. *Int J Gynecol Pathol.* 1993; 12: 276-280.
433. Merard R, Ganesan R, Hirschowitz L. Growing teratoma syndrome: a report of 2 cases and review of the literature. *Int J Gynecol Pathol.* 2015; 34: 465-472.
434. Peterson WF. Solid, histologically benign teratomas of the ovary. A report of four cases and review of the literature. *Am J Obstet Gynecol.* 1956; 72: 1094-1102.
435. Thurlbeck WM, Scully RE. Solid teratoma of the ovary. A clinicopathological analysis of 9 cases. *Cancer.* 1960; 13: 804-811.
436. Benirschke K, Easterday C, Abramson D. Malignant solid teratoma of the ovary. Report of three cases. *Obstet Gynecol.* 1960; 15: 512-521.
437. Cobo F, Pereira A, Nomdedeu B, et al. Ovarian dermoid cyst-associated autoimmune hemolytic anemia. A case report with emphasis on pathogenic mechanisms. *Am J Clin Pathol.* 1996; 105: 567-571.
438. Payne D, Muss HB, Homesley HD, et al. Autoimmune hemolytic anemia and ovarian dermoid cysts. Case report and review of the literature. *Cancer.* 1981; 48: 721-724.
439. Boman F, Vantyghem MC, Querleu D, Sasano H. Virilizing ovarian dermoid cyst with peripheral steroid cells: a case study with immunohistochemical study of steroidogenesis. *Int J Gynecol Pathol.* 1999; 18: 174-177.
440. López-Beltrán A, Calañas AS, Jimena P, et al. Virilizing mature ovarian cystic teratomas. *Virchows Arch.* 1997; 431: 149-151.
441. Mann AP, Grebenciucova E, Lukas RV. Anti- *N* -methyl- D -aspartate-receptor encephalitis: diagnosis, optimal management, and challenges. *Ther Clin Risk Manag.* 2014; 10: 517-525.
442. Dick HM, Honoré LH. Dental structures in benign ovarian cystic teratomas(dermoid cysts). A study of ten cases with a review of the literature. *Oral Surg.* 1985; 60: 299-307.
443. Miyake J, Ireland K. Ovarian mature teratoma with homunculus coexisting with an intrauterine pregnancy. *Arch Pathol Lab Med.* 1986; 110: 1192-1194.
444. Blackwell WJ, Dockerty MB, Masson JC, Mussey RD. Dermoid cysts of the ovary. Their clinical and pathologic significance. *Am J Obstet Gynecol.* 1946; 51: 151-172.
445. Chen E, Fletcher CDM, Nucci MR. Meningothelial proliferations in mature cystic teratoma of the ovary: evidence for the common presence of cranially derived tissues paralleling anterior embryonic plate development. An analysis of 25 consecutive cases. *Am J Surg Pathol.* 2010; 34: 1014-1018.
446. Fellegara G, Young RH, Kuhn E, Rosai J. Ovarian mature cystic teratoma with florid vascular proliferation and Wagner-Meissnerlike corpuscles. *Int J Surg Pathol.* 2008; 16: 320-323.
447. Agaimy A, Lindner M, Wuensch PH. Interstitial cells of Cajal(ICC) in mature cystic teratoma of the ovary. *Histopathology.* 2006; 48: 208-209.
448. Sahin AA, Ro JY, Chen J, Ayala AG. Spindle cell nodule and peptic ulcer arising in a fully developed gastric wall in a mature cystic teratoma. *Arch Pathol Lab Med.* 1990; 114: 529-531.
449. Lewis MG. Melanin-pigmented components in ovarian teratomas in Ugandan Africans. *J Pathol Bacteriol.* 1968; 95: 405-409.
450. McKeel DW Jr, Askin FB. Ectopic hypophyseal hormonal cells in benign cystic teratoma of the ovary. Light microscopic histochemical dye staining and immunoperoxidase cytochemistry. *Arch Pathol Lab Med.* 1978; 102: 122-128.
451. Calame J, Bosman FT, Schaberg A, Louwerens JWK. Immunocytochemical localization of neuroendocrine hormones and oncofetal antigens in ovarian teratomas. *Int J Gynecol Pathol.* 1984; 3: 92-100.
452. McLachlin CM, Srigley JR. Prostatic tissue in mature cystic teratomas of the ovary. *Am J Surg Pathol.* 1992; 16: 780-784.
453. Vadmal M, Hadju SI. Prostatic tissue in benign cystic ovarian teratomas. *Hum Pathol.* 1996; 27: 428-429.
454. Yanai-Inbar I, Scully RE. Relation of ovarian dermoid cysts and immature teratomas. An analysis of 350 cases of immature teratoma and 10 cases of dermoid cyst with microscopic foci of immature tissue. *Int J Gynecol Pathol.* 1987; 6: 203-212.
455. Burg J, Kommoss F, Bittinger F, et al. Mature cys-

tic teratoma of the ovary with struma and benign Brenner tumor: a case report with immunohistochemical characterization. *Int J Gynecol Pathol.* 2002; 21: 74-77.

456. Morimitsu Y, Nakashima O, Kage M, et al. Coexistence of mature teratoma and thecoma in an ovary. A report of two cases. *Acta Pathol Jpn.* 1991; 41: 922-926.
457. Ackerman LV. Autobiographical notes. In: Rosai J, ed. *Guiding the Surgeon's Hand. The History of American Surgical Pathology.* Washington, DC: The American Registry of Pathology/Armed Forces Institute of Pathology; 1997: 284.
458. Auer EA, Dockerty MB, Mayo CW. Ruptured dermoid cyst of the ovary simulating abdominal carcinomatosis. *Mayo Clin Proc.* 1951; 26: 489-497.
459. Harms D, Janig U, Gobel U. Gliomatosis peritonei in childhood and adolescence. Clinicopathological study of 13 cases including immunohistochemical findings. *Pathol Res Pract.* 1989; 184: 422-430.
460. Huang AY, Bolen AW, Zaloudek CJ. Neuronal elements within gliomatosis peritonei: immunohistochemical evidence of an under-recognized feature. *Lab Invest.* 2009; 89(suppl 1): 218A.
461. Robboy SJ, Scully RE. Ovarian teratoma with glial implants on the peritoneum. An analysis of 12 cases. *Hum Pathol.* 1970; 1: 644-653.
462. Wheeler JE. Extraovarian teratoma with peritoneal gliomatosis. *Hum Pathol.* 1978; 9: 232-234.
463. Fortt RW, Mathie IK. Gliomatosis peritonei caused by ovarian teratoma. *J Clin Pathol.* 1969; 22: 348-353.
464. Nielsen SNJ, Scheithauer BW, Gaffey TA. Gliomatosis peritonei. *Cancer.* 1985; 56: 2499-2503.
465. Truong LD, Jurco S III, McGavran MH. Gliomatosis peritonei. Report of two cases and review of literature. *Am J Surg Pathol.* 1982; 6: 443-449.
466. Jaworski RC, Boable R, Greg J, Cocks P. Peritoneal 'melanosis' associated with a ruptured ovarian dermoid cyst: report of a case with electron-probe energy dispersive X-ray analysis. *Int J Gynecol Pathol.* 2001; 20: 386-389.
467. Climie ARW, Heath LP. Malignant degeneration of benign cystic teratomas of the ovary. Review of the literature and report of a chondrosarcoma and carcinoid tumor. *Cancer.* 1968; 22: 824-832.
468. Ronnett BM, Seidman JD. Mucinous tumors arising in ovarian mature cystic teratomas. *Am J Surg Pathol.* 2003; 27: 650-657.
469. Hirakawa T, Tsuneyoshi M, Enjoji M. Squamous cell carcinoma arising in mature cystic teratoma of the ovary. Clinicopathologic and topographic analysis. *Am J Surg Pathol.* 1989; 13: 397-405.
470. Kelley RR, Scully RE. Cancer developing in dermoid cysts of the ovary. *Cancer.* 1961; 14: 989-1000.
471. Peterson WF. Malignant degeneration of benign cystic teratomas of the ovary. A collective review of the literature. *Obstet Gynecol Survey.* 1957; 12: 793-830.
472. Davis GL. Malignant melanoma arising in mature ovarian cystic teratoma(dermoid cyst). Report of two cases and literature analysis. *Int J Gynecol Pathol.* 1997; 15: 356-362.
473. Ueda Y, Kimura A, Kawahara E, et al. Malignant melanoma arising in a dermoid cyst of the ovary. *Cancer.* 1991; 67: 3141-3145.
474. Shimizu S, Kobayashi H, Suchi T, et al. Extramammary Paget's disease arising in mature cystic teratoma of the ovary. *Am J Surg Pathol.* 1991; 15: 1002-1006.
475. Yadav A, Lellouch-Tubiana A, Fournet JC, et al. Glioblastoma multiforme in a mature ovarian teratoma with recurring brain tumors. *Histopathology.* 1999; 35: 170-173.
476. Hirschowitz L, Ansari A, Cahill DJ, et al. Central neurocytoma arising within a mature cystic teratoma of the ovary. *Int J Gynecol Pathol.* 1997; 16: 176-179.
477. Kanbour-Shakir A, Sawaday J, Kanbour AI, et al. Primitive neuroectodermal tumor arising in an ovarian mature cystic teratoma. Immunohistochemical and electron microscopic studies. *Int J Gynecol Pathol.* 1993; 12: 270-275.
478. Reid H, van der Walt JD, Fox H. Neuroblastoma arising in a mature cystic teratoma of the ovary. *J Clin Pathol.* 1983; 36: 68-73.
479. Shen DH, Khoo US, Xue WC, Cheung AN. Ovarian mature cystic teratoma with malignant transformation: an interphase cytogenetic study. *Int J Gynecol Pathol.* 1998; 17: 351-357.
480. Iwasa A, Oda Y, Kaneki E, et al. Squamous cell carcinoma arising in mature cystic teratoma of the ovary: an immunohistochemical analysis of its tumorigenesis. *Histopathology.* 2007; 51: 98-104.
481. Hwang JH, So KA, Modi G, et al. Borderline-like mucinous tumor arising in mature cystic teratoma of the ovary associated with pseudomyxoma peritonei. *Int J Gynecol Pathol.* 2009; 28: 376-380.
482. Stewart CJ, Junckerstorff R, Tsukamoto T. Ovarian mucinous tumor arising in mature cystic teratoma associated with pseudomyxoma peritonei: a case with possible respiratory epithelial differentiation. *Int J Gynecol Pathol.* 2008; 27: 41-43.
483. Kudo M. The nature of "blue nevus" in cystic teratomas of the ovary. An ultrastructural evidence for Schwann cell origin. *Acta Pathol Jpn.* 1985; 35: 693-698.
484. Tsang P, Berman L, Kasznica J. Adnexal tumor and a pigmented nevoid lesion in a benign cystic ovarian teratoma. *Arch Pathol Lab Med.* 1993; 117: 846-847.
485. Chumas JC, Scully RE. Sebaceous tumors arising in ovarian dermoid cysts. *Int J Gynecol Pathol.* 1991; 10: 356-363.
486. Morimitsu Y, Nakashima O, Nakashima Y, et al. Apocrine adenocarcinoma arising in cystic teratoma of the ovary. *Arch Pathol Lab Med.* 1993; 117: 647-649.
487. Silver SA, Tavassoli FA. Glomus tumor arising in a mature teratoma of the ovary: report of a case simulating a metastasis from cervical squamous carcinoma. *Arch Pathol Lab Med.* 2000; 124: 1373-1375.
488. Madison JF, Cooper PH. A histiocytoid (epithelioid) vascular tumor of the ovary. Occurrence within a benign cystic teratoma. *Mod Pathol.* 1989; 2: 55-58.
489. Palmer PE, Bogojavlensky S, Bhan AK, Scully RE. Prolactinoma in wall of ovarian dermoid cyst with hyperprolactinemia. *Obstet Gynecol.* 1990; 75: 540-543.
490. Waugh MS, Soler AP, Robboy SJ. Silent corticotroph cell pituitary adenoma in a struma ovarii. *Int J Gynecol Pathol.* 2007; 26: 26-29.
491. Talerman A, Roth LM. Recent advances in the pathology and classification of gonadal neoplasms composed of germ cells and sex cord derivatives. *Int J Gynecol Pathol.* 2007; 26: 313-321.
492. Szyfelbein WM, Young RH, Scully RE. Cystic struma ovarii. A frequently unrecognized tumor. A report of 20 cases. *Am J Surg Pathol.* 1994; 18: 785-788.
493. Szyfelbein WM, Young RH, Scully RE. Struma ovarii simulating ovarian tumors of other types. A report of 30 cases. *Am J Surg Pathol.* 1995; 19: 21-29.
494. Hasleton PS, Kelehan P, Wittaker JS, et al. Benign and malignant struma ovarii. *Arch Pathol Lab Med.* 1978; 102: 180-184.
495. Roth LM, Talerman A. The enigma of struma ovarii. *Pathology.* 2007; 39: 139-146.
496. Boutross-Tadross O, Saleh R, Asa SL. Follicular variant papillary thyroid carcinoma arising in struma ovarii. *Endocr Pathol.* 2007; 18: 182-186.
497. Coyne C, Nikiforov YE. RAS mutation-positive follicular variant of papillary thyroid carcinoma arising in a struma ovarii. *Endocr Pathol.* 2010; 21: 144-147.
498. Schmidt J, Derr V, Heinrich MC, et al. BRAF in papillary thyroid carcinoma of ovary(struma ovarii). *Am J Surg Pathol.* 2007; 31: 1337-1343.
499. Garg K, Soslow RA, Rivera M, et al. Histologically bland 'extremely well differentiated' thyroid carcinomas arising in struma ovarii can recur and metastasize. *Int J Gynecol Pathol.* 2009; 28: 222-230.
500. Roth LM, Karseladze AI. Highly differentiated follicular carcinoma arising from struma ovarii: a report of 3 cases, a review of the literature, and a reassessment of so-called peritoneal strumosis. *Int J Gynecol Pathol.* 2008; 27: 213-222.
501. Seifer DB, Weiss LM, Kempson RL. Malignant lymphoma arising within thyroid tissue in a mature cystic teratoma. *Cancer.* 1986; 58: 2459-2461.
502. Roth LM, Miller AW 3rd, Talerman A. Typical thyroid-type carcinoma arising in struma ovarii: a report of 4 cases and review of the literature. *Int J Gynecol Pathol.* 2008; 27: 496-506.
503. Robboy SJ, Scully RE, Norris HJ. Carcinoid metastatic to ovary. A clinicopathologic analysis of 35 cases. *Cancer.* 1974; 33: 798-811.
504. Robboy SJ, Scully RE. Strumal carcinoid of the ovary. An analysis of 50 cases of a distinctive tumor composed of thyroid tissue and carcinoid. *Cancer.* 1980; 46: 2019-2034.
505. Motoyama T, Katayama Y, Watanabe H, et al. Functioning ovarian carcinoids induce severe constipation. *Cancer.* 1992; 70: 513-518.
506. Robboy SJ, Norris HJ, Scully RE. Insular carcinoid primary in ovary—a clinicopathologic analysis of 48 cases. *Cancer.* 1975; 36: 406-420.
507. Baker PM, Oliva E, Young RH, et al. Ovarian mucinous carcinoids including some with a carcinomatous component: a report of 17 cases. *Am J Surg Pathol.* 2001; 25: 557-568.
508. Robboy SJ, Scully RE, Norris HJ. Primary trabecular carcinoid of the ovary. *Obstet Gynecol.* 1977; 49: 202-207.
509. Serratoni FT, Robboy SJ. Ultrastructure of primary and metastatic ovarian carcinoids. Analysis of 11 cases. *Cancer.* 1975; 36: 157-160.
510. Czernobilsky B, Segal M, Dgani R. Primary ovarian carcinoid with marked heterogeneity of microscopic features. *Cancer.* 1984; 54: 585-589.
511. Shigeta H, Taga M, Kurogi K, et al. Ovarian strumal carcinoid with severe constipation: immunohistochemical and mRNA analyses of peptide YY. *Hum Pathol.* 1999; 30: 242-246.
512. Sporrong B, Falkmer S, Robboy SJ, et al. Neurohormonal peptides in ovarian carcinoids. An immunohistochemical study of 81 primary carcinoids and of intraovarian metastases from six midgut carcinoids. *Cancer.* 1982; 49: 68-74.
513. Hristov AC, Young RH, Vang R, et al. Ovarian metastases of appendiceal tumors with goblet cell carcinoidlike and signet ring cell patterns: a report of 30 cases. *Am J Surg Pathol.* 2007; 31: 1502-1511.
514. Rabban JT, Lerwill MF, McCluggage WG, et al. Primary ovarian carcinoid tumors may express CDX-2: a potential pitfall in distinction from metastatic intestinal carcinoid tumors involving the ovary. *Int J Gynecol Pathol.* 2009; 28: 41-48.

515. Talerman A. Carcinoid tumors of the ovary. *J Cancer Res Clin Oncol.* 1984; 107: 125-135.
516. Hamazaki S, Okino T, Tsukayama C, Okada S. Expression of thyroid transcription factor-1 in strumal carcinoid and struma ovarii: an immunohistochemical study. *Pathol Int.* 2002; 52: 458-462.
517. Ulbright TM, Roth LM, Ehrlich CE. Ovarian strumal carcinoid. An immunocytochemical and ultrastructural study of two cases. *Am J Clin Pathol.* 1982; 77: 622-631.
518. Pelosi G, Sonzogni A, Rosai J. Thyroid-type papillary microcarcinoma in ovarian strumal carcinoid. *Int J Surg Pathol.* 2008; 16: 435-437.
519. Arhelger RB, Kelly B. Strumal carcinoid. Report of a case with electron microscopical observations. *Arch Pathol.* 1974; 97: 323-325.
520. Snyder RR, Tavassoli FA. Ovarian strumal carcinoid. Immunohistochemical, ultrastructural, and clinicopathologic observations. *Int J Gynecol Pathol.* 1986; 3: 187-201.
521. Stagno PA, Petras RE, Hart WR. Strumal carcinoids of the ovary. An immunohistologic and ultrastructural study. *Arch Pathol Lab Med.* 1987; 111: 440-446.
522. Dayal Y, Tashjian H Jr, Wolfe HJ. Immunocytochemical localization of calcitonin-producing cells in a strumal carcinoid with amyloid stroma. *Cancer.* 1979; 43: 1331-1338.
523. Sidhu J, Sanchez RL. Prostatic acid phosphatase in strumal carcinoids of the ovary. An immunohistochemical study. *Cancer.* 1993; 72: 1673-1678.
524. Brunaud L, Antunes L, Sebbag H, et al. Ovarian strumal carcinoid tumor responsible for carcinoid heart disease. *Eur J Obstet Gynecol Reprod Biol.* 2001; 98: 124-126.
525. Matias-Guiu X, Forteza J, Prat J. Mixed strumal and mucinous carcinoid tumor of the ovary. *Int J Gynecol Pathol.* 1995; 14: 179-183.
526. Tamsen A, Mazur MT. Ovarian strumal carcinoid in association with multiple endocrine neoplasia, type IIA. *Arch Pathol Lab Med.* 1992; 116: 200-203.
527. Young RH, Scully RE. Ovarian sex cord– stromal tumors. Problems in differential diagnosis. *Pathol Annu.* 1988; 23(Pt 1): 273-296.
528. Young RH, Scully RE. Ovarian sex cord–stromal tumors. Recent progress. *Int J Gynecol Pathol.* 1982; 1: 101-123.
529. Young RH. Sex cord–stromal tumors of the ovary and testis: their similarities and differences with consideration of selected problems. *Mod Pathol.* 2005; 18(suppl 2): S81-S98.
530. Vang R, Herrmann ME, Tavassoli FA. Comparative immunohistochemical analysis of granulosa and sertoli components in ovarian sex cord–stromal tumors with mixed differentiation: potential implications for derivation of sertoli differentiation in ovarian tumors. *Int J Gynecol Pathol.* 2004; 23: 151-161.
531. Teilum G. Estrogen-producing Sertoli cell tumors (androblastoma tubular lipoides) of the human testis and ovary. Homologous ovarian and testicular tumors. *J Clin Endocrinol.* 1949; 9: 301-318.
532. Roth LM, Billings SD. Hormonally functional ovarian neoplasms. *Endocrine Pathol.* 2002; 11: 1-17.
533. Sasano H. Functional pathology of human ovarian steroidogenesis. Normal cycling ovary and steroid-producing neoplasms. *Endocr Pathol.* 1994; 5: 81-89.
534. Tavassoli FA. Ovarian tumors with functioning manifestations. *Endocr Pathol.* 1994; 5: 137-148.
535. Freeman DA. Steroid hormone-producing tumors of the adrenal, ovary, and testes. *Endocrinol Metab Clin North Am.* 1991; 20: 751-766.
536. Lobo RA. Ovarian hyperandrogenism and androgen-producing tumors. *Endocrinol Metab Clin North Am.* 1991; 20: 773-805.
537. McCluggage WG. Recent advances in immunohistochemistry in gynecological pathology. *Histopathology.* 2002; 40: 309-326.
538. Yaziji H, Gown AM. Immunohistochemical analysis of gynecologic tumors. *Int J Gynecol Pathol.* 2000; 20: 64-78.
539. Roth LM. Recent advances in the pathology and classification of ovarian sex cord–stromal tumors. *Int J Gynecol Pathol.* 2006; 25: 199-215.
540. Choi YL, Kim HS, Ahn G. Immunoexpression of inhibin alfa subunit, inhibin/activin beta A subunit and CD99 in ovarian tumors. *Arch Pathol Lab Med.* 2000; 124: 563-569.
541. Iczkowski KA, Bostwick DG, Roche PC, Cheville JC. Inhibin A is a sensitive and specific marker for testicular sex cord–stromal tumors. *Mod Pathol.* 1998; 11: 774-779.
542. Deavers MT, Malpica A, Liu J, et al. Ovarian sex cord–stromal tumors: an immunohistochemical study including a comparison of calretinin and inhibin. *Mod Pathol.* 2003; 16: 584-590.
543. Pelkey TJ, Frierson HF Jr, Mills SE, Stoler MH. Detection of the alpha-subunit of inhibin in trophoblastic neoplasia. *Hum Pathol.* 1999; 30: 26-31.
544. Kommoss F, Oliva E, Bhan AK, et al. Inhibin expression in ovarian tumors and tumor-like lesions: an immunohistochemical study. *Mod Pathol.* 1998; 11: 656-664.
545. McCluggage WG, Maxwell P. Adenocarcinomas of various sites may exhibit immunoreactivity with anti-inhibin antibodies. *Histopathology.* 1999; 35: 216-220.
546. Iezzoni JC, Mills SE, Pelkey TJ, Stoler MH. Inhibin is not an immunohistochemical marker for hepatocellular carcinoma. An example of the potential pitfall diagnostic immunohistochemistry caused by endogenous biotin. *Am J Clin Pathol.* 1999; 111: 229-234.
547. Bamberger AM, Ivell R, Balvers M, et al. Relaxin-like factor(RLF): a new specific marker for Leydig cells in the ovary. *Int J Gynecol Pathol.* 1999; 18: 163-168.
548. Rey R, Sabourin JC, Venara M, et al. Anti-Mullerian hormone is a specific marker of Sertoli- and granulosa-cell origin in gonadal tumors. *Hum Pathol.* 2000; 31: 1202-1208.
549. Al-Agha OM, Huwait HF, Chow C, et al. FOXL2 is a sensitive and specific marker for sex cord–stromal tumors of the ovary. *Am J Surg Pathol.* 2011; 35: 484-494.
550. Cao QJ, Jones JG, Li M. Expression of calretinin in human ovary, testis and ovarian sex cord–stromal tumors. *Int J Gynecol Pathol.* 2001; 20: 346-352.
551. Movahedi-Lankarani S, Kurman RJ. Calretinin, a more sensitive but less specific marker than alpha-inhibin for ovarian sex cord–stromal neoplasms: an immunohistochemical study of 215 cases. *Am J Surg Pathol.* 2002; 26: 1477-1483.
552. Busam KJ, Iversen K, Coplan KA, et al. Immunoreactivity for A103, and antibody to Melan-A(Mart-1), in adrenocortical and other steroid tumors. *Am J Surg Pathol.* 1998; 22: 57-63.
553. Zhao C, Vinh TN, McManus K, et al. Identification of the most sensitive and robust immunohistochemical markers in different categories of ovarian sex cord–stromal tumors. *Am J Surg Pathol.* 2009; 33: 354-366.
554. Keitoku M, Konishi I, Nanbu K, et al. Extraovarian sex cord–stromal tumor: case report and review of the literature. *Int J Gynecol Pathol.* 1997; 16: 180-185.
555. Lack EE, Perez-Atayde AR, Murthy ASK, et al. Granulosa theca cell tumors in premenarchal girls. A clinical and pathologic study of ten cases. *Cancer.* 1981; 48: 1846-1854.
556. Evans AT III, Gaffey TA, Malkasian GD Jr, Annegers JF. Clinicopathologic review of 118 granulosa and 82 theca cell tumors. *Obstet Gynecol.* 1980; 55: 231-238.
557. Castro CY, Malpica A, Hearne RH, et al. Androgenic adult granulosa cell tumor in a 13-year-old prepubertal patient: a case report and review of the literature. *Int J Gynecol Pathol.* 2000; 19: 266-271.
558. Nakashima N, Young RH, Scully RE. Androgenic granulosa cell tumors of the ovary. A clinicopathologic analysis of 17 cases and review of the literature. *Arch Pathol Lab Med.* 1984; 108: 786-791.
559. Norris HJ, Taylor HB. Virilization associated with cystic granulosa tumors. *Obstet Gynecol.* 1969; 34: 629-635.
560. Irving JA, Young RH. Granulosa cell tumors of the ovary with a pseudopapillary pattern: a study of 14 cases of an unusual morphologic variant emphasizing their distinction from transitional cell neoplasms and other papillary ovarian tumors. *Am J Surg Pathol.* 2008; 32: 581-586.
561. Scully RE. Ovarian tumors. A review. *Am J Pathol.* 1977; 87: 686-720.
562. Young RH, Oliva E, Scully RE. Luteinized adult granulosa cell tumors of the ovary. A report of four cases. *Int J Gynecol Pathol.* 1994; 13: 302-310.
563. Young RH, Dudley AG, Scully RE. Granulosa cell, Sertoli-Leydig cell, and unclassified sex cord–stromal tumors associated with pregnancy. A clinico-pathological analysis of thirty-six cases. *Gynecol Oncol.* 1984; 18: 181-205.
564. Young RH, Scully RE. Ovarian sex cord– stromal tumors with bizarre nuclei. A clinicopathologic analysis of 17 cases. *Int J Gynecol Pathol.* 1983; 1: 325-335.
565. Ahmed E, Young RH, Scully RE. Adult granulosa cell tumor of the ovary with foci of hepatic cell differentiation: a report of four cases and comparison with two cases of granulosa cell tumor with Leydig cells. *Am J Surg Pathol.* 1999; 23: 1089-1093.
566. Nogales FF, Concha A, Plata C, Ruiz-Avila I. Granulosa cell tumor of the ovary with diffuse true hepatic differentation simulating stromal luteinization. *Am J Surg Pathol.* 1993; 17: 85-90.
567. Shah SP, Kobel M, Senz J, et al. Mutation of FOXL2 in granulosa-cell tumors of the ovary. *N Engl J Med.* 2009; 360: 2719-2729.
568. Loo KT, Leung AKF, Chan JKC. Immunohistochemical staining of ovarian granulosa cell tumours with MIC2 antibody. *Histopathology.* 1995; 27: 388-390.
569. McCluggage WG, Maxwell P, Sloan JM. Immunohistochemical staining of ovarian granulosa cell tumors with monoclonal antibody against inhibin. *Hum Pathol.* 1997; 28: 1034-1038.
570. Miettinen M, Wahlstrom T, Virtanen I, et al. Cellular differentiation in ovarian sex cord–stromal and germ-cell tumors studied with antibodies to intermediate-filament proteins. *Am J Surg Pathol.* 1985; 9: 640-651.
571. Rodgers KE, Marks JF, Ellefson DD, et al. Follicle regulatory protein. A novel marker for granulosa cell cancer patients. *Gynecol Oncol.* 1990; 37: 381-387.
572. Otis CN, Powell JL, Barbuto D, Carcangiu ML. Intermediate filamentous proteins in adult granulosa cell tumors. An immunohistochemical study

of 25 cases. *Am J Surg Pathol.* 1992; 16: 962-968.

573. Costa MJ, De Rose PB, Roth LM, et al. Immunohistochemical phenotype of ovarian granulosa cell tumors. Absence of epithelial membrane antigen has diagnostic value. *Hum Pathol.* 1994; 25: 60-66.
574. Farinola MA, Gown AM, Judson K, et al. Estrogen receptor alpha and progesterone receptor expression in ovarian adult granulosa cell tumors and Sertoli-Leydig cell tumors. *Int J Gynecol Pathol.* 2007; 26: 375-382.
575. Flemming P, Wellmann A, Maschjek H, et al. Monoclonal antibodies against inhibin represent key markers of adult granulosa cell tumors of the ovary even in their metastases. A report of three cases with late metastasis, being previously misinterpreted as hemangiopericytoma. *Am J Surg Pathol.* 1995; 19: 927-933.
576. Jamieson S, Butzow R, Andersson N, et al. The FOXL2 C134W mutation is characteristic of adult granulosa cell tumors of the ovary. *Mod Pathol.* 2010; 23: 1477-1485.
577. Kommoss S, Gilks CB, Penzel R, et al. A current perspective on the pathological assessment of FOXL2 in adult-type granulosa cell tumours of the ovary. *Histopathology.* 2014; 64: 380-388.
578. Tamimi HK, Bolen JW. Enchondromatosis (Ollier's disease) and ovarian juvenile granulosa cell tumor. A case report and review of the literature. *Cancer.* 1984; 53: 1605-1608.
579. Tanaka Y, Sasaki Y, Nishihira H, et al. Ovarian juvenile granulosa cell tumor associated with Maffucci's syndrome. *Am J Clin Pathol.* 1992; 97: 523-527.
580. Roth LM, Nicholas TR, Ehrlich CE. Juvenile granulosa cell tumor. A clinicopathologic study of three cases with ultrastructural observations. *Cancer.* 1979; 44: 2194-2205.
581. Young RH, Dickersin GR, Scully RE. Juvenile granulosa cell tumor of the ovary. A clinicopathologic analysis of 125 cases. *Am J Surg Pathol.* 1984; 8: 575-596.
582. Schofield DE, Fletcher JA. Trisomy 12 in pediatric granulosa-stromal cell tumors. Demonstration by a modified method of fluorescence in situ hybridization on Paraffin-embedded material. *Am J Pathol.* 1992; 141: 1265-1269.
583. McConechy MK, Färkkilä A, Horlings HM, et al. Molecularly defined adult granulosa cell tumor of the ovary: the clinical phenotype. *J Natl Cancer Inst.* 2016; 108(11).
584. Clement PB, Young RH, Scully RE. Ovarian granulosa cell proliferations of pregnancy. A report of nine cases. *Hum Pathol.* 1988; 19: 657-662.
585. Young RH, Clement PB, Scully RE. Calcified thecomas in young women. A report of four cases. *Int J Gynecol Pathol.* 1988; 7: 343-350.
586. Waxman M, Vuletin JC, Urcuyo R, Belling CG. Ovarian low-grade stromal sarcoma with thecomatous features. A critical reappraisal of the so-called 'malignant thecoma. *Cancer.* 1979; 44: 2206-2217.
587. Clement PB, Young RH, Hanna W, Scully RE. Sclerosing peritonitis associated with luteinized thecomas of the ovary. A clinicopathological analysis of six cases. *Am J Surg Pathol.* 1994; 18: 1-13.
588. Iwasa Y, Minamiguchi S, Konishi I, et al. Sclerosing peritonitis associated with luteinized thecoma of the ovary. *Pathol Int.* 1996; 46: 510-514.
589. Werness BA. Luteinized thecoma with sclerosing peritonitis. *Arch Pathol Lab Med.* 1996; 120: 303-306.
590. Fox H. Sex cord–stromal tumours of the ovary. *J Pathol.* 1985; 145: 127-148.
591. Michal M, Kacerovska D, Mukensnabl P, et al. Ovarian fibromas with heavy deposition of hyaline globules: a diagnostic pitfall. *Int J Gynecol Pathol.* 2009; 28: 356-361.
592. Raggio M, Kaplan AL, Harberg JF. Recurrent ovarian fibromas with basal cell nevus syndrome(Gorlin syndrome). *Obstet Gynecol.* 1983; 61: 95S-96S.
593. Prat J, Scully RE. Cellular fibromas and fibrosarcomas of the ovary. A comparative clinicopathologic analysis of seventeen cases. *Cancer.* 1981; 47: 2663-2670.
594. Irving JA, Alkushi A, Young RH, Clement PB. Cellular fibromas of the ovary: a study of 75 cases including 40 mitotically active tumors emphasizing their distinction from fibrosarcoma. *Am J Surg Pathol.* 2006; 30: 929-938.
595. Tsuji T, Kawauchi S, Utsunomiya T, et al. Fibrosarcoma versus cellular fibroma of the ovary: a comparative study of their proliferative activity and chromosome aberrations using MIB-1 immunostaining, DNA flow cytometry, and fluorescence in situ hybridisation. *Am J Surg Pathol.* 1997; 21: 52-59.
596. Young RH, Scully RE. Ovarian stromal tumors with minor sex-cord elements. A report of seven cases. *Int J Gynecol Pathol.* 1983; 2: 227-234.
597. Persons DL, Hartmann LC, Herath JF, et al. Fluorescence in situ hybridization analysis of trisomy 12 in ovarian tumors. *Am J Clin Pathol.* 1994; 102: 775-779.
598. Taruscio D, Carcangiu ML, Ward DC. Detection of trisomy 12 on ovarian sex cord stromal tumors by fluorescence in situ hybridization. *Diagn Mol Pathol.* 1993; 2: 94-98.
599. Tsuji T, Catasus L, Prat J. Is loss of heterozygosity at 9q22.3(PTCH gene) and 19p13.3(STK11 gene) involved in the pathogenesis of ovarian stromal tumors? *Hum Pathol.* 2005; 36: 792-796.
600. Samanth KK, Black WCIII. Benign ovarian stromal tumors associated with free peritoneal fluid. *Am J Obstet Gynecol.* 1970; 107: 538-545.
601. Young RH. Meigs'syndrome: Dr. Richard Cabot's hidden first American case. *Int J Surg Pathol.* 2001; 8: 165-168.
602. Meigs JV. Pelvic tumors other than fibromas of the ovary with ascites and hydrothorax. *Obstet Gynecol.* 1954; 3: 471-486.
603. Chalvardjian A, Scully RE. Sclerosing stromal tumors of the ovary. *Cancer.* 1973; 31: 664-670.
604. Tiltman AJ. Sclerosing stromal tumor of the ovary. Demonstration of ligandin in three cases. *Int J Gynecol Pathol.* 1985; 4: 362-369.
605. Saitoh A, Tsutsumi Y, Osamura RY, Watanabe K. Sclerosing stromal tumor of the ovary. Immunohistochemical and electron-microscopic demonstration of smooth-muscle differentiation. *Arch Pathol Lab Med.* 1989; 113: 372-376.
606. Tiltman AJ, Haffajee Z. Sclerosing stromal tumors, thecomas, and fibromas of the ovary: an immunohistochemical profile. *Int J Gynecol Pathol.* 2002; 18: 254-258.
607. Kawauchi S, Tsuji T, Kaku T, et al. Sclerosing stromal tumor of the ovary: A clinicopathologic, immunohistochemical, ultrastructural, and cytogenetic analysis with special reference to its vasculature. *Am J Surg Pathol.* 1998; 22: 83-92.
608. Lacson AG, Alrabeeah A, Gillis DA, et al. Secondary massive ovarian edema with Meigs ' syndrome. *Am J Clin Pathol.* 1989; 91: 597-603.
609. Roth LM, Deaton RL, Sternberg WH. Massive ovarian edema. A clinicopathologic study of five cases including ultrastructural observations and review of the literature. *Am J Surg Pathol.* 1979; 3: 11-21.
610. Nogales FF, Martin-Sances L, Mendoza-Garcia E, et al. Massive ovarian oedema. *Histopathology.* 1997; 28: 229-234.
611. Kanbour AI, Salazar H, Tobon H. Massive ovarian edema. A non-neoplastic pelvic mass of young women. *Arch Pathol Lab Med.* 1979; 103: 42-45.
612. Young RH, Scully RE. Fibromatosis and massive edema of the ovary, possibly related entities. A report of 14 cases of fibromatosis and 11 cases of massive edema. *Int J Gynecol Pathol.* 1984; 3: 153-178.
613. Nielsen GP, Young RH. Fibromatosis of soft tissue type involving the female genital tract: a report of two cases. *Int J Gynecol Pathol.* 1998; 16: 383-386.
614. Eichhorn JH, Scully RE. Ovarian myxoma. Clinicopathologic and immunocytologic analysis of five cases and a review of the literature. *Int J Gynecol Pathol.* 1991; 10: 156-169.
615. Tetu B, Bonenfant JL. Ovarian myxoma. A study of two cases with long-term follow-up. *Am J Clin Pathol.* 1991; 95: 340-346.
616. Costa MJ, Morris R, De Rose PB, Cohen C. Histologic and immunohistochemical evidence for considering ovarian myxoma as a variant of the thecomafibroma group of ovarian stromal tumors. *Arch Pathol Lab Med.* 1993; 117: 802-808.
617. Costa MJ, Thomas W, Majmudar B, Hewan-Lowe K. Ovarian myxoma. Ultrastructural and immunohistochemical findings. *Ultrastruct Pathol.* 1992; 16: 429-438.
618. Dickersin GR, Kline IW, Scully RE. Small cell carcinoma of the ovary with hypercalcemia. A report of eleven cases. *Cancer.* 1982; 49: 188-197.
619. Scully RE. Small cell carcinoma of hypercalcemic type. *Int J Gynecol Pathol.* 1993; 12: 148-152.
620. Young RH, Oliva E, Scully RE. Small cell carcinoma of the ovary, hypercalcemic type. A clinicopathological analysis of 150 cases. *Am J Surg Pathol.* 1994; 18: 1102-1116.
621. Lamovec J, Bracko M, Cerar O. Familial occurrence of small-cell carcinoma of the ovary. *Arch Pathol Lab Med.* 1995; 119: 551-554.
622. Clement PB. Selected miscellaneous ovarian lesions: small cell carcinomas, mesothelial lesions, mesenchymal and mixed neoplasms, and nonneoplastic lesions. *Mod Pathol.* 2005; 18(suppl 2): S113-S129.
623. Carlson JW, Nucci MR, Brodsky J, et al. Biomarker-assisted diagnosis of ovarian, cervical and pulmonary small cell carcinomas: the role of TTF-1, WT-1 and HPV analysis. *Histopathology.* 2007; 51: 305-312.
624. Ulbright TM, Roth LM, Stehman FB, et al. Poorly differentiated(small cell) carcinoma of the ovary in young women. Evidence supporting a germ cell origin. *Hum Pathol.* 1987; 18: 175-184.
625. Jelinic P, Mueller JJ, Olvera N, et al. Recurrent SMARCA4 mutations in small cell carcinoma of the ovary. *Nat Genet.* 2014; 46: 424-426.
626. Kupryja ń czyk J, Dansonka-Mieszkowska A, Moes-Sosnowska J, et al. Ovarian small cell carcinoma of hypercalcemic type-evidence of germline origin and SMARCA4 gene inactivation. A pilot study. *Pol J Pathol.* 2013; 64: 238-246.
627. Ramos P, Karnezis AN, Craig DW, et al. Small cell carcinoma of the ovary, hypercalcemic type, displays frequent inactivating germline and somatic mutations in SMARCA4. *Nat Genet.* 2014; 46: 427-429.
628. Witkowski L, Carrot-Zhang J, Albrecht S, et al. Germline and somatic SMARCA4 mutations characterize small cell carcinoma of the ovary, hypercalcemic type. *Nat Genet.* 2014; 46: 438-443.

629. Karnezis AN, Wang Y, Ramos P, et al. Dual loss of the SWI/SNF complex ATPases SMARCA4/BRG1 and SMARCA2/BRM is highly sensitive and specific for small cell carcinoma of the ovary, hypercalcaemic type. *J Pathol.* 2016; 238: 389-400.
630. Eichhorn JH, Young RH, Scully RE. Primary ovarian small cell carcinoma of pulmonary type. A clinicopathologic, immunohistologic, and flow cytometric analysis of 11 cases. *Am J Surg Pathol.* 1992; 16: 926-938.
631. Fox H, Langley FA. *Tumours of the Ovary.* London: Heinemann; 1976: 156-157.
632. Emerson RE, Wang M, Roth LM, et al. Molecular genetic evidence supporting the neoplastic nature of the Leydig cell component of ovarian Sertoli-Leydig cell tumors. *Int J Gynecol Pathol.* 2007; 26: 368-374.
633. Mooney EE, Man YG, Bratthauer GL, Tavassoli FA. Evidence that Leydig cells in Sertoli-Leydig cell tumors have a reactive rather then a neoplastic profile. *Cancer.* 2000; 86: 2312-2319.
634. Young RH, Scully RE. Well-differentiated ovarian Sertoli-Leydig cell tumors. A clinicopathological analysis of 23 cases. *Int J Gynecol.* 1984; 3: 277-290.
635. McCluggage WG, Young RH. Ovarian Sertoli-Leydig cell tumors with pseudoendometrioid tubules (pseudoendometrioid Sertoli-Leydig cell tumors). *Am J Surg Pathol.* 2007; 31: 592-597.
636. Zhao C, Bratthauer GL, Barner R, Vang R. Comparative analysis of alternative and traditional immunohistochemical markers for the distinction of ovarian Sertoli cell tumor from endometrioid tumors and carcinoid tumor: a study of 160 cases. *Am J Surg Pathol.* 2007; 31: 255-266.
637. Oliva E, Alvarez T, Young RH. Sertoli cell tumors of the ovary: a clinicopathologic and immunohistochemical study of 54 cases. *Am J Surg Pathol.* 2005; 29: 143-156.
638. Young RH, Scully RE. Ovarian Sertoli cell tumors. A report of 10 cases. *Int J Gynecol Pathol.* 1984; 2: 349-363.
639. Young RH, Scully RE. Ovarian Sertoli-Leydig cell tumors. A clinicopathological analysis of 207 cases. *Am J Surg Pathol.* 1985; 9: 543-569.
640. Tavassoli FA, Norris HJ. Sertoli tumors of the ovary. A clinicopathologic study of 28 cases with ultrastructural observations. *Cancer.* 1980; 46: 2281-2297.
641. Ferry JA, Young RH, Engel G, Scully RE. Oxyphilic Sertoli cell tumor of the ovary. A report of three cases, two in patients with the Peutz-Jeghers syndrome. *Int J Gynecol Pathol.* 1994; 13: 259-266.
642. Young RH, Perez-Atayde AR, Scully RE. Ovarian Sertoli-Leydig cell tumor with retiform and heterologous components. Report of a case with hepatocytic differentiation and elevated serum alpha-fetoprotein. *Am J Surg Pathol.* 1984; 8: 709-718.
643. Prat J, Young RH, Scully RE. Ovarian Sertoli-Leydig cell tumors with heterologous elements. II. Cartilage and skeletal muscle. A clinicopathologic analysis of twelve cases. *Cancer.* 1982; 50: 2465-2475.
644. Roth LM, Cleary RE, Rosenfield RL. Sertoli-Leydig cell tumor of the ovary, with an associated mucinous cystadenoma. An ultrastructural and endocrine study. *Lab Invest.* 1974; 31: 648-657.
645. Aguirre P, Scully RE, DeLellis RA. Ovarian heterologous Sertoli-Leydig cell tumors with gastrointestinal-type epithelium. An immunohistochemical analysis. *Arch Pathol Lab Med.* 1986; 110: 528-533.
646. Young RH, Prat J, Scully RE. Ovarian Sertoli-Leydig cell tumors with heterologous elements. I. Gastrointestinal epithelium and carcinoid. A clinicopathologic analysis of thirty-six cases. *Cancer.* 1982; 50: 2448-2456.
647. Roth LM, Slayton RE, Brady LW, et al. Retiform differentiation in ovarian Sertoli-Leydig cell tumors. A clinicopathologic study of six cases from a gynecologic oncology group study. *Cancer.* 1985; 55: 1093-1098.
648. Young RH, Scully RE. Ovarian Sertoli-Leydig cell tumors with a retiform pattern. A problem in histopathologic diagnosis. A report of 25 cases. *Am J Surg Pathol.* 1983; 7: 755-771.
649. Mooney EE, Nogales FF, Tavassoli FA. Hepatocytic differentiation in retiform Sertoli-Leydig cell tumors: distinguishing a heterologous element from Leydig cells. *Hum Pathol.* 1999; 30: 611-617.
650. Kurman RJ, Ganjei P, Nadji M. Contributions of immunocytochemistry to the diagnosis and study of ovarian neoplasms. *Int J Gynecol Pathol.* 1984; 3: 3-26.
651. Zhao C, Bratthauer GL, Barner R, Vang R. Immunohistochemical analysis of sox9 in ovarian Sertoli cell tumors and other tumors in the differential diagnosis. *Int J Gynecol Pathol.* 2007; 26: 1-9.
652. Mooney EE, Nogales FF, Bergeron C, Tavassoli FA. Retiform Sertoli-Leydig cell tumors: clinical, morphological and immunohistochemical findings. *Histopathology.* 2002; 41: 110-117.
653. Zhao C, Bratthauer GL, Barner R, Vang R. Diagnostic utility of WT1 immunostaining in ovarian sertoli cell tumor. *Am J Surg Pathol.* 2007; 31: 1378-1386.
654. Heravi-Moussavi A, Anglesio MS, Cheng SW, et al. Recurrent somatic DICER1 mutations in nonepithelial ovarian cancers. *N Engl J Med.* 2012; 366: 234-242.
655. Foulkes WD, Priest JR, Duchaine TF. DICER1: mutations, microRNAs and mechanisms. *Nat Rev Cancer.* 2014; 14: 662-672.
656. Seidman JD, Patterson JA, Bitterman P. Sertoli-Leydig cell tumor associated with a mature cystic teratoma in a single ovary. *Mod Pathol.* 1989; 2: 687-692.
657. Tracy SL, Askin FB, Reddick RL, et al. Progesterone-secreting Sertoli cell tumor of the ovary. *Gynecol Oncol.* 1985; 22: 85-96.
658. Chadha S, Honnebier WJ, Schaberg A. Raised serum alphafetoprotein in Sertoli-Leydig cell tumor(androblastoma) of ovary. Report of two cases. *Int J Gynecol Pathol.* 1987; 6: 82-88.
659. Gagnon S, Tetu B, Silva EG, McCaughey WT. Frequency of alpha-fetoprotein production by Sertoli-Leydig cell tumors of the ovary. An immunohistochemical study of eight cases. *Mod Pathol.* 1989; 2: 63-67.
660. Motoyama I, Watanabe H, Gotoh A, et al. Ovarian Sertoli-Leydig cell tumor with elevated serum alpha-fetoprotein. *Cancer.* 1989; 63: 2047-2053.
661. Roth LM, Anderson MC, Govan ADT, et al. Sertoli-Leydig cell tumors. A clinicopathologic study of 34 cases. *Cancer.* 1981; 48: 187-197.
662. Zaloudek C, Norris HJ. Sertoli-Leydig tumors of the ovary. A clinicopathologic study of 64 intermediate and poorly differentiated neoplasms. *Am J Surg Pathol.* 1984; 8: 405-418.
663. Ishida T, Okagaki T, Tagatz GE, et al. Lipid cell tumor of the ovary. An ultrastructural study. *Cancer.* 1977; 40: 234-243.
664. Roth LM, Sternberg WH. Ovarian stromal tumors containing Leydig cells. II. Pure Leydig cell tumor, nonhilar type. *Cancer.* 1973; 32: 952-960.
665. Paraskevas M, Scully RE. Hilus cell tumor of the ovary. A clinicopathological analysis of 12 Reinke crystal-positive and nine crystal-negative cases. *Int J Gynecol Pathol.* 1989; 8: 299-310.
666. Salm R. Ovarian hilus-cell tumours. Their varying presentations. *J Pathol.* 1974; 113: 117-127.
667. Seidman JD, Abbondanzo SL, Bratthauer GL. Lipid cell(steroid cell) tumor of the ovary. Immunophenotype with analysis of potential pitfall due to endogenous biotin-like activity. *Int J Gynecol Pathol.* 1995; 14: 331-338.
668. Jones MW, Harri R, Dabbs DJ, Carter GJ. Immunohistochemical profile of steroid cell tumor of the ovary: a study of 14 cases and a review of the literature. *Int J Gynecol Pathol.* 2010; 29: 315-320.
669. Ichinohasama R, Teshima S, Kishi K, et al. Leydig cell tumor of the ovary associated with endometrial carcinoma and containing 17 beta-hydroxysteroid dehydrogenase. *Int J Gynecol Pathol.* 1989; 8: 64-71.
670. Hayes MC, Scully RE. Ovarian steroid cell tumors(not otherwise specified). A clinicopathological analysis of 63 cases. *Am J Surg Pathol.* 1987; 11: 835-845.
671. Rutgers JL, Scully RE. Functioning ovarian tumors with peripheral steroid cell proliferation. A report of twenty-four cases. *Int J Gynecol Pathol.* 1986; 5: 319-337.
672. Fukunaga M, Endo Y, Ushigome S. Gynandroblastoma of the ovary: a case report with an immunohistochemical and ultrastructural study. *Virchows Arch.* 1997; 430: 77-82.
673. Broshears JR, Roth LM. Gynandroblastoma with elements resembling juvenile granulosa cell tumor. *Int J Gynecol Pathol.* 1998; 16: 387-391.
674. McCluggage WG, Sloan JM, Murnaghan M, White R. Gynandroblastoma of ovary with juvenile granulosa cell component and heterologous intestinal type glands. *Histopathology.* 1997; 29: 253-257.
675. Neubecker RD, Breen JL. Gynandroblastoma. A report of five cases, with a discussion of the histogenesis and classification of ovarian tumors. *Am J Clin Pathol.* 1962; 38: 60-69.
676. Novak ER. Gynandroblastoma of the ovary. Review of 8 cases from the Ovarian Tumor Registry. *Obstet Gynecol.* 1967; 30: 709-715.
677. Chivukula M, Hunt J, Carter G, et al. Recurrent gynandroblastoma of ovary—a case report: a molecular and immunohistochemical analysis. *Int J Gynecol Pathol.* 2007; 26: 30-33.
678. Oparka R, Cassidy A, Reilly S, et al. The C134W(402 C > G) FOXL2 mutation is absent in ovarian gynandroblastoma: insights into the genesis of an unusual tumour. *Histopathology.* 2012; 60: 838-842.
679. Hart WR, Kumar N, Crissman JD. Ovarian neoplasms resembling sex cord tumors with annular tubules. *Cancer.* 1980; 45: 2352-2363.
680. Scully RE. The prolonged gestation, birth, and early life of the sex cord tumor with annular tubules and how it joined a syndrome. *Int J Surg Pathol.* 2001; 8: 233-238.
681. Anderson MC, Govan ADT, Langley FA, et al. Ovarian sex cord tumours with annular tubules. *Histopathology.* 1980; 4: 137-145.
682. Crissman JD, Hart WR. Ovarian sex cord tumors with annular tubules. An ultrastructural study of three cases. *Am J Clin Pathol.* 1981; 75: 11-17.
683. Hertel BF, Kempson RL. Ovarian sex cord tumors with annular tubules. An ultrastructural study. *Am J Surg Pathol.* 1977; 1: 145-153.
684. Ahn GH, Chi JG, Lee SK. Ovarian sex cord tumor with annular tubules. *Cancer.* 1986; 57: 1066-1073.
685. Lele SM, Sawh RN, Zaharopoulos P, et al. Malignant ovarian sex cord tumor with annular tubules

in a patient with Peutz-Jeghers syndrome: a case report. *Mod Pathol.* 2000; 13: 466-470.

686. Gloor E. Ovarian sex-cord tumor with annular tubules. Clinicopathologic report of two benign and one malignant cases with long follow-ups. *Virchows Arch [A].* 1979; 384: 185-193.
687. Young RH, Welch WR, Dickersin GR, Scully RE. Ovarian sex cord tumor with annular tubules. Review of 74 cases including 27 with Peutz-Jeghers syndrome and four with adenoma malignum of the cervix. *Cancer.* 1982; 50: 1384-1402.
688. Young RH, Dickersin GR, Scully RE. A distinctive ovarian sex cord–stromal tumor causing sexual precocity in the Peutz-Jeghers syndrome. *Am J Surg Pathol.* 1983; 7: 233-243.
689. Kariminejad MH, Scully RE. Female adnexal tumor of probable wolffian origin—a distinctive pathological entity. *Cancer.* 1973; 31: 671-677.
690. Rahilly MA, Williams ARW, Krausz T, al Nafussi A. Female adnexal tumour of probable Wolffian origin. A clinicopathological and immunohistochemical study of three cases. *Histopathology.* 1995; 26: 69-74.
691. Young RH, Scully RE. Ovarian tumors of probable wolffian origin. A report of 11 cases. *Am J Surg Pathol.* 1983; 7: 125-135.
692. Fanghong LI, Szallasi A, Young RH. Wolffian tumor of the ovary with a prominent spindle cell component: report of a case with brief discussion of unusual problems in differential diagnosis, and literature review. *Int J Surg Pathol.* 2008; 16: 222-225.
693. Goyal A, Masand RP, Roma AA. Value of PAX-8 and SF-1 Immunohistochemistry in the distinction between female adnexal tumor of probable Wolffian origin and its mimics. *Int J Gynecol Pathol.* 2016; 35: 167-175.
694. Brescia RJ, Cardoso De Almeida PC, Fuller AF, et al. Female adnexal tumor of probable wolffian origin with multiple recurrences over 16 years. *Cancer.* 1985; 56: 1456-1461.
695. Sheyn I, Mira JL, Bejarano PA, Husseinzadeh N. Metastatic female adnexal tumor of probable Wolffian origin: a case report and review of the literature. *Arch Pathol Lab Med.* 2000; 124: 431-434.
696. Vang R, Bagué S, Tavassoli FA, Prat J. Signet-ring stromal tumor of the ovary: clinicopathologic analysis and comparison with Krukenberg tumor. *Int J Gynecol Pathol.* 2004; 23: 45-51.
697. Irving JA, Young RH. Microcystic stromal tumor of the ovary: report of 16 cases of a hitherto uncharacterized distinctive ovarian neoplasm. *Am J Surg Pathol.* 2009; 33: 367-375.
698. Bi R, Bai QM, Yang F, et al. Microcystic stromal tumour of the ovary: frequent mutations of β-catenin(CTNNB1) in six cases. *Histopathology.* 2015; 67: 872-879.
699. Seidman JD. Unclassified ovarian gonadal stromal tumors: a clinicopathologic study of 32 cases. *Am J Surg Pathol.* 1996; 20: 699-706.
700. Simpson JL, Michael H, Roth LM. Unclassified sex cord–stromal tumors of the ovary: a report of eight cases. *Arch Pathol Lab Med.* 1998; 122: 52-55.
701. Teter J. The mixed germ tumours with hormonal activity. *Acta Pathol Microbiol Scand [A].* 1963; 58: 306-320.
702. Li Y, Tabatabai ZL, Lee TL, et al. The Y-encoded TSPY protein: a significant marker potentially plays a role in the pathogenesis of testicular germ cell tumors. *Hum Pathol.* 2007; 38: 1470-1481.
703. Nakashima N, Nagasaka T, Fukata S, et al. Ovarian gonadoblastoma with dysgerminoma in a woman with two normal children. *Hum Pathol.* 1989; 20: 814-816.
704. Pratt-Thomas HR, Cooper JM. Gonadoblastoma with tubal pregnancy. *Am J Clin Pathol.* 1976; 65: 121-125.
705. Goldsmith CI, Hart WR. Ataxia-telangiectasia with ovarian gonadoblastoma and contralateral dysgerminoma. *Cancer.* 1975; 36: 1838-1842.
706. Scully RE. Gonadoblastoma. A review of 74 cases. *Cancer.* 1970; 25: 1340-1356.
707. Hou-Jensen K, Kempson RL. The ultrastructure of gonadoblastoma and dysgerminoma. *Hum Pathol.* 1974; 5: 79-91.
708. Hussong J, Crussi FG, Chou PM. Gonadoblastoma: immunohistochemical localization of Mullerian-inhibiting substance, inhibin, WT-1, and. *Mod Pathol.* 1997; 10(1101-1105): p53.
709. Kersemaekers AM, Honecker F, Stoop H, et al. Identification of germ cells at risk for neoplastic transformation in gonadoblastoma: an immunohistochemical study for OCT3/4 and TSPY. *Hum Pathol.* 2005; 36: 512-521.
710. Mackay AM, Pettigrew N, Symington T, Neville AM. Tumors of dysgenetic gonads (gonadoblastoma). Ultrastructural and steroidogenic aspects. *Cancer.* 1974; 34: 1108-1125.
711. Roth LM, Eglen DE. Gonadoblastoma. Immunohistochemical and ultrastructural observations. *Int J Gynecol Pathol.* 1989; 8: 72-81.
712. Govan ADT, Woodcock AS, Gowing NFC, et al. A clinico-pathological study of gonadoblastoma. *Br J Obstet Gynecol.* 1977; 84: 222-228.
713. Hart WR, Burkons DM. Germ cell neoplasms arising in gonadoblastomas. *Cancer.* 1979; 43: 669-678.
714. Nomura K, Matsui T, Aizawa S. Gonadoblastoma with proliferation resembling sertoli cell tumor. *Int J Gynecol Pathol.* 1999; 18: 91-93.
715. Safneck JR, deSa DJ. Structures mimicking sex cord–stromal tumours and gonadoblastomas in the ovaries of normal infants and children. *Histopathology.* 1986; 10: 909-920.
716. Talerman A, van der Harten JJ. A mixed germ cell–sex cord–stromal tumor of the ovary associated with isosexual precocious puberty in a normal girl. *Cancer.* 1977; 40: 889-894.
717. Tokuoka S, Aoki Y, Hayashi Y, et al. A mixed germ cell–sex cord–stromal tumor of the ovary with retiform tubular structure. A case report. *Int J Gynecol Pathol.* 1985; 4: 161-170.
718. Michal M, Vanecek T, Sima R, et al. Mixed germ cell sex cord–stromal tumors of the testis and ovary. Morphological, immunohistochemical, and molecular genetic study of seven cases. *Virchows Arch.* 2006; 448: 612-622.
719. Lacson AG, Gillis DA, Shawwa A. Malignant mixed germ-cell–sex cord–stromal tumors of the ovary associated with isosexual precocious puberty. *Cancer.* 1988; 61: 2122-2133.
720. Ferry JA, Young RH. Malignant lymphoma, pseudolymphoma, and hematopoietic disorders of the female genital tract. *Pathol Annu.* 1991; 26(Pt 1): 227-263.
721. Ferry JA, Young RH. Malignant lymphoma of the genitourinary tract. *Curr Diagn Pathol.* 1997; 4: 145-169.
722. Chorlton I, Norris HJ, King FM. Malignant reticuloendothelial disease involving the ovary as a primary manifestation. A series of 19 lymphomas and 1 granulocytic sarcoma. *Cancer.* 1974; 34: 397-407.
723. Lagoo AS, Robboy SJ. Lymphoma of the female genital tract: current status. *Int J Gynecol Pathol.* 2006; 25: 1-21.
724. Paladugu RR, Bearman RM, Rappaport H. Malignant lymphoma with primary manifestation in the gonad. A clinicopathologic study of 38 patients. *Cancer.* 1980; 45: 561-571.
725. Rotmensch J, Woodruff JD. Lymphoma of the ovary. Report of twenty new cases and update of previous series. *Am J Obstet Gynecol.* 1982; 143: 870-875.
726. Oliva E, Ferry JA, Young RH, et al. Granulocytic sarcoma of the female genital tract: a clinicopathologic study of 11 cases. *Am J Surg Pathol.* 1997; 21: 1156-1165.
727. Pressler H, Horny HP, Wolf A, Kaiserling E. Isolated granulocytic sarcoma of the ovary. Histologic, electron microscopic, and immunohistochemical findings. *Int J Gynecol Pathol.* 1992; 11: 68-74.
728. Monterroso V, Jaffe ES, Merino MJ, Medeiros LJ. Malignant lymphomas involving the ovary. A clinicopathologic analysis of 39 cases. *Am J Surg Pathol.* 1992; 17: 154-170.
729. Vang R, Medeiros J, Warnke RA, et al. Ovarian non-Hodgkin's lymphoma: a clinicopathologic study of eight primary cases. *Mod Pathol.* 2001; 14: 1093-1099.
730. Kosari F, Daneshbod Y, Parwaresch R, et al. Lymphomas of the female genital tract: a study of 186 cases and review of the literature. *Am J Surg Pathol.* 2005; 29: 1512-1520.
731. Osborne BM, Robboy SJ. Lymphomas or leukemias presenting as ovarian tumors. An analysis of 42 cases. *Cancer.* 1983; 52: 1933-1943.
732. Skodras G, Fields V, Kragel PJ. Ovarian lymphoma and serous carcinoma of low malignant potential arising in the same ovary. A case report with literature review of 14 primary ovarian lymphomas. *Arch Pathol Lab Med.* 1994; 118: 647-650.
733. Kraemer BB, Silva EG, Sneige N. Fibrosarcoma of ovary. A new component in the nevoid basal-cell carcinoma syndrome. *Am J Surg Pathol.* 1984; 8: 231-236.
734. Young RH, Prat J, Scully RE. Endometrioid stromal sarcomas of the ovary. A clinicopathologic analysis of 23 cases. *Cancer.* 1984; 53: 1143-1155.
735. Silverberg SG, Fernandez FN. Endolymphatic stromal myosis of the ovary. A report of three cases and literature review. *Gynecol Oncol.* 1981; 12: 129-138.
736. Lerwill MF, Sung R, Oliva E, et al. Smooth muscle tumors of the ovary: a clinicopathologic study of 54 cases emphasizing prognostic criteria, histologic variants, and differential diagnosis. *Am J Surg Pathol.* 2004; 28: 1436-1451.
737. Nasu M, Inoue J, Matsui M, et al. Ovarian leiomyosarcoma: an autopsy case report. *Pathol Int.* 2000; 50: 162-165.
738. Nogales FF, Ayala A, Ruiz-Avila I, Sirvent JJ. Myxoid leiomyosarcoma of the ovary. Analysis of three cases. *Hum Pathol.* 1991; 22: 1268-1273.
739. Seracchioli R, Colombo FM, Bagnoli A, et al. Primary ovarian leiomyosarcoma as a new component in the nevoid basal cell carcinoma syndrome: a case report. *Am J Obstet Gynecol.* 2003; 188: 1093-1095.
740. Talerman A, Auerbach WM, Van Meurs AJ. Primary chondrosarcoma of the ovary. *Histopathology.* 1981; 5: 319-324.
741. Fadare O, Bossuyt V, Martel M, Parkash V. Primary osteosarcoma of the ovary: a case report and literature review. *Int J Gynecol Pathol.* 2007; 26: 21-25.
742. Hines JF, Compton DM, Stacy CC, Potter ME. Pure primary osteosarcoma of the ovary presenting as an extensively Calcified adnexal mass. A case report and review of the literature. *Gynecol Oncol.* 1990; 39: 259-263.
743. Sakata H, Hirahara T, Ryu A, et al. Primary osteo-

sarcoma of the ovary. A case report. *Acta Pathol Jpn.* 1991; 41: 311-317.
744. Stone GC, Bell DA, Fuller A, et al. Malignant schwannoma of the ovary. Report of a case. *Cancer.* 1986; 58: 1575-1582.
745. Ongkasuwan C, Taylor JE, Tang C-K, Prempree T. Angiosarcomas of the uterus and ovary. Clinicopathologic report. *Cancer.* 1982; 49: 1469-1475.
746. Guerard MJ, Arguelles MA, Ferenczy A. Rhabdomyosarcoma of the ovary. Ultrastructural study of a case and review of literature. *Gynecol Oncol.* 1983; 15: 325-339.
747. Winfield HL, De Las Casas LE, Greenfield WW, et al. Low-grade fibromyxoid sarcoma presenting clinically as a primary ovarian neoplasm: a case report. *Int J Gynecol Pathol.* 2007; 26: 173-176.
748. Kawauchi S, Fukuda T, Miyamoto S, et al. Peripheral primitive neuroectodermal tumor of the ovary confirmed by CD99 immunostaining, karyotypic analysis, and RT-PCR for EWS/FLI-1 chimeric mRNA. *Am J Surg Pathol.* 1998; 22: 1417-1422.
749. Kojiro S, Quer A, Snuderl M, et al. Primitive neuroectodermal tumors(PNETs) of the female genital tract(FGT): a morphologic, immunohistochemical, and molecular study of 18 cases. *Lab Invest.* 2009; 89(suppl 1): 222A.
750. Nielsen GP, Oliva E, Young RH, et al. Primary ovarian rhabdomyosarcoma: a report of 13 cases. *Int J Gynecol Pathol.* 1998; 17: 113-119.
751. Sant'Ambrogoio S, Malpica A, Schroeder B, Silva EG. Primary ovarian rhabdomyosarcoma associated with clear cell carcinoma of the ovary: a case report and review of the literature. *Int J Gynecol Pathol.* 2000; 19: 169-173.
752. Nielsen GP, Young RH, Prat J, Scully RE. Primary angiosarcoma of the ovary: A report of seven cases and review of the literature. *Int J Gynecol Pathol.* 1998; 16: 378-382.
753. Nucci MR, Krausz T, Lifschitz-Mercer B, et al. Angiosarcoma of the ovary: clinicopathologic and immunohistochemical analysis of four cases with a broad morphologic spectrum. *Am J Surg Pathol.* 1998; 22: 620-630.
754. Sood AK, Sorosky JI, Gelder MS, et al. Primary ovarian sarcoma: analysis of prognostic variables and the role of surgical cytoreduction. *Cancer.* 1998; 82: 1731-1737.
755. Alvarez M, Cerezo L. Ovarian cavernous hemangioma. *Arch Pathol Lab Med.* 1986; 110: 77-78.
756. Prus D, Rosenburg AE, Blumenfeld A, et al. Infantile hemangioendothelioma of the ovary: a monodermal teratoma or a neoplasm of ovarian somatic cells? *Am J Surg Pathol.* 1997; 21: 1231-1235.
757. Evans A, Lytwyn A, Urbach G, Chapman W. Bilateral lymphangiomas of the ovary: an immunohistochemical characterization and review of the literature. *Int J Gynecol Pathol.* 1999; 18: 87-90.
758. Gokten N, Peterdy G, Philpott T, Maluf HM. Glomus tumor of the ovary: report of a case with immunohistochemical and ultrastructural observations. *Int J Gynecol Pathol.* 2001; 20: 390-394.
759. Slone SP, Moore GD, Parker LP, et al. Glomus tumor of the ovary masquerading as granulosa cell tumor: case report. *Int J Gynecol Pathol.* 2010; 29: 24-26.
760. Doss BJ, Wanek SM, Jacques SM, et al. Ovarian leiomyomas: clinicopathologic features in fifteen cases. *Int J Gynecol Pathol.* 1999; 18: 63-68.
761. Friedman HD, Mazur MT. Primary ovarian leiomyosarcoma. An immunohistochemical and ultrastructural study. *Arch Pathol Lab Med.* 1991; 115: 941-945.
762. Kandalaft PL, Esteban JM. Bilateral massive ovarian leiomyomata in a young woman. A case report with review of the literature. *Mod Pathol.* 1992; 5: 586-589.
763. Prayson RA, Hart WR. Primary smooth-muscle tumors of the ovary. A clinicopathologic study of four leiomyomas and two mitotically active leiomyomas. *Arch Pathol Lab Med.* 1992; 116: 1068-1071.
764. Rhoades CP, McMahon JT, Goldblum JR. Myofibroblastoma of the ovary: report of a case. *Mod Pathol.* 1999; 12: 907-911.
765. Anderson AE, Yang X, Young RH. Epithelioid angiomyolipoma of the ovary: a case report and literature review. *Int J Gynecol Pathol.* 2002; 21: 69-73.
766. Isaac MA, Vijayalakshmi S, Madhu CS, et al. Pure cystic nephroblastoma of the ovary with a review of extrarenal Wilms'tumors. *Hum Pathol.* 2000; 31: 761-764.
767. Fang X, Rodabaugh K, Penetrante R, et al. Desmoplastic small round cell tumor (DSRCT) with ovarian involvement in 2 young women. *Appl Immunohistochem Mol Morphol.* 2008; 16: 94-99.
768. Fawcett FJ, Kimbell NKB. Phaeochromocytoma of the ovary. *J Obstet Gynaecol Br Commonw.* 1971; 78: 458-459.
769. McCluggage WG, Young RH. Paraganglioma of the ovary: report of three cases of a rare ovarian neoplasm, including two exhibiting inhibin positivity. *Am J Surg Pathol.* 2006; 30: 600-605.
770. Yenen E, Inanc FA, Babuna C. Primary ovarian hydatidiform mole. Report of a case. *Obstet Gynecol.* 1966; 26: 721-724.
771. Young RH, Silva EG, Scully RE. Ovarian and juxtaovarian adenomatoid tumors. A report of six cases. *Int J Gynecol Pathol.* 1991; 10: 364-371.
772. Phillips V, McCluggage WG, Young RH. Oxyphilic adenomatoid tumor of the ovary: a case report with discussion of the differential diagnosis of ovarian tumors with vacuoles and related spaces. *Int J Gynecol Pathol.* 2007; 26: 16-20.
773. McCluggage WG, Bissonnette JP, Young RH. Primary malignant melanoma of the ovary: a report of 9 definite or probable cases with emphasis on their morphologic diversity and mimicry of other primary and secondary ovarian neoplasms. *Int J Gynecol Pathol.* 2006; 25: 321-329.
774. Deshpande V, Oliva E, Young RH. Solid pseudopapillary neoplasm of the ovary: a report of 3 primary ovarian tumors resembling those of the pancreas. *Am J Surg Pathol.* 2010; 34: 1514-1520.
775. Demopoulos RI, Touger L, Dubin N. Secondary ovarian carcinoma. A clinical and pathological evaluation. *Int J Gynecol Pathol.* 1987; 6: 166-175.
776. McCluggage WG, Wilkinson N. Metastatic neoplasms involving the ovary: a review with an emphasis on morphological and immunohistochemical features. *Histopathology.* 2005; 47: 231-247.
777. Mazur MT, Hsueh S, Gersell DJ. Metastases to the female genital tract. Analysis of 325 cases. *Cancer.* 1984; 53: 1978-1984.
778. Young RH, Scully RE. Metastatic tumors in the ovary. A problem-oriented approach and review of the recent literature. *Semin Diagn Pathol.* 1991; 8: 250-276.
779. Ronnett BM, Yemelyanova AV, Vang R, et al. Endocervical adenocarcinomas with ovarian metastases: analysis of 29 cases with emphasis on minimally invasive cervical tumors and the ability of the metastases to simulate primary ovarian neoplasms. *Am J Surg Pathol.* 2008; 32: 1835-1853.
780. Irving JA, Young RH. Lung carcinoma metastatic to the ovary: a clinicopathologic study of 32 cases emphasizing their morphologic spectrum and problems in differential diagnosis. *Am J Surg Pathol.* 2005; 29: 997-1006.
781. Young RH, Scully RE. Ovarian metastases from cancer of the lung. Problems in interpretation—a report of seven cases. *Gynecol Oncol.* 1985; 21: 337-350.
782. Fitzgibbons PL, Martin SE, Simmons TJ. Malignant melanoma metastatic to the ovary. *Am J Surg Pathol.* 1987; 11: 959-964.
783. Ulbright TM, Roth LM, Stehman FB. Secondary ovarian neoplasia. A clinicopathologic study of 35 cases. *Cancer.* 1984; 53: 1164-1174.
784. Yazigi R, Sandstad J. Ovarian involvement in extragenital cancer. *Gynecol Oncol.* 1989; 34: 84-87.
785. Young RH, Scully RE. Malignant melanoma metastatic to the ovary. A clinicopathologic analysis of 20 cases. *Am J Surg Pathol.* 1991; 15: 849-860.
786. Monteagudo C, Merino MJ, La Porte N, Neumann RD. Value of gross cystic disease fluid protein-15 in distinguishing metastatic breast carcinomas among poorly differentiated neoplasms involving the ovary. *Hum Pathol.* 1991; 22: 368-372.
787. Yang Y, Lu S, Zeng W, et al. GATA3 expression in clinically useful groups of breast carcinoma: a comparison with GCDFP15 and mammaglobin for identifying paired primary and metastatic tumors. *Ann Diagn Pathol.* 2017; 26: 1-5.
788. Tornos C, Soslow R, Chen S, et al. Expression of WT1, CA 125, and GCDFP-15 as useful markers in the differential diagnosis of primary ovarian carcinomas versus metastatic breast cancer to the ovary. *Am J Surg Pathol.* 2005; 29: 1482-1489.
789. Daya D, Nazerali L, Frank GL. Metastatic ovarian carcinoma of large intestinal origin simulating primary ovarian carcinoma. A clinicopathologic study of 25 cases. *Am J Clin Pathol.* 1992; 97: 751-758.
790. Hart WR. Diagnostic challenge of secondary (metastatic) ovarian tumors simulating primary endometroid and mucinous neoplasms. *Pathol Int.* 2005; 55: 231-243.
791. Young RH, Hart WR. Metastatic intestinal carcinomas simulating primary ovarian clear cell carcinoma and secretory endometrioid carcinoma: clinicopathologic and immunohistochemical study of five cases. *Am J Surg Pathol.* 1998; 22: 805-815.
792. Judson K, McCormick C, Vang R, et al. Women with undiagnosed colorectal adenocarcinomas presenting with ovarian metastases: clinicopathologic features and comparison with women having known colorectal adenocarcinomas and ovarian involvement. *Int J Gynecol Pathol.* 2008; 27: 182-190.
793. Scully RE, Richardson GS. Luteinization of the stroma of metastatic cancer involving the ovary and its endocrine significance. *Cancer.* 1961; 14: 827-840.
794. Lash RH, Hart WR. Intestinal adenocarcinomas metastatic to the ovaries. A clinicopathologic evaluation of 22 cases. *Am J Surg Pathol.* 1987; 11: 114-121.
795. Lee KR, Young RH. The distinction between primary and metastatic mucinous carcinomas of the ovary: gross and histologic findings in 50 cases. *Am J Surg Pathol.* 2003; 27: 281-292.
796. Seidman JD, Kurman RJ, Ronnett BM. Primary and metastatic mucinous adenocarcinomas in the ovaries. Incidence of routine practice with a new approach to improve intraoperative diagnosis. *Am J Surg Pathol.* 2003; 27: 985-993.
797. Lewis MR, Deavers MT, Silva EG, Malpica A. Ovarian involvement by metastatic colorectal adenocarcinoma: still a diagnostic challenge. *Am J Surg Pathol.* 2006; 30: 177-184.
798. Albarracin CT, Jafri J, Montag AG, et al. Differential expression of MUC2 and MUC5AC mucin

genes in primary ovarian and metastatic colonic carcinoma. *Hum Pathol.* 2000; 31: 672-677.

799. Groisman GM, Meir A, Sabo E. The value of Cdx2 immunostaining in differentiating primary ovarian carcinomas from colonic carcinomas metastatic to the ovaries. *Int J Gynecol Pathol.* 2004; 23: 52-57.
800. Lagendijk JH, Mullink H, Van Diest PJ, et al. Tracing the origin of adenocarcinomas with unknown primary. Using immunohistochemistry: differential diagnosis between colonic and ovarian carcinomas as primary sites. *Hum Pathol.* 1998; 29: 491-497.
801. Vang R, Gown AM, Barry TS, et al. Immunohistochemistry for estrogen and progesterone receptors in the distinction of primary and metastatic mucinous tumors in the ovary: an analysis of 124 cases. *Mod Pathol.* 2006; 19: 97-105.
802. Abadeer RA, Malpica A. Metastatic pancreatic adenocarcinoma to the ovary: a clinicopathologic review of twenty nine cases. *Lab Invest.* 2009; 89(suppl 1): 204A-205A.
803. Park SY, Kim HS, Hong EK, Kim WH. Expression of cytokeratins 7 and 20 in primary carcinomas of the stomach and colorectum and their value in the differential diagnosis of metastatic carcinomas of the ovary. *Hum Pathol.* 2002; 33: 1078-1085.
804. Vang R, Gown AM, Barry TS, et al. Cytokeratins 7 and 20 in primary and secondary mucinous tumors of the ovary: analysis of coordinate immunohistochemical expression profiles and staining distribution in 179 cases. *Am J Surg Pathol.* 2006; 30: 1130-1139.
805. Ronnett BM, Kurman RJ, Shmookler BM, et al. The morphologic spectrum of ovarian metastases of appendiceal: a clinicopathologic immunohistochemical analysis of tumors often misinterpreted as primary ovarian tumors or metastatic tumors from other gastrointestinal sites. *Am J Surg Pathol.* 1997; 21: 1144-1155.
806. Szych C, Staebler A, Connolly DC, et al. Molecular genetic evidence supporting the clonality and appendiceal origin of pseudomyxoma peritonei in women. *Am J Pathol.* 1999; 154: 1849-1855.
807. Eichhorn JH, Young RH, Scully RE. Nonpulmonary small cell carcinomas of extragenital origin metastatic to the ovary. *Cancer.* 1993; 71: 177-186.
808. Al-Agha OM, Nicastri AD. An in-depth look at Krukenberg tumor: an overview. *Arch Pathol Lab Med.* 2006; 130: 1725-1730.
809. Kiyokawa T, Young RH, Scully RE. Krukenberg tumors of the ovary: a clinicopathologic analysis of 120 cases with emphasis on their variable pathologic manifestations. *Am J Surg Pathol.* 2006; 30: 277-299.
810. Wong PC, Ferenczy A, Fan L-D, McCaughey E. Krukenberg tumors of the ovary. Ultrastructural, histochemical, and immunohistochemical studies of 15 cases. *Cancer.* 1986; 57: 751-760.
811. Woodruff JD, Novak ER. The Krukenberg tumor. Study of 48 cases from the Ovarian Tumor Registry. *Obstet Gynecol.* 1960; 15: 351-360.
812. Bullon A Jr, Arseneau J, Prat J, et al. Tubular Krukenberg tumor. A problem in histopathologic diagnosis. *Am J Surg Pathol.* 1981; 5: 225-232.
813. Holtz F, Hart WR. Krukenberg tumors of the ovary. A clinicopathologic analysis of 27 cases. *Cancer.* 1982; 50: 2438-2447.
814. Klein EA, Rosen MH. Bilateral Krukenberg tumors due to appendiceal mucinous carcinoid. *Int J Gynecol Pathol.* 1996; 15: 85-88.
815. Warren S, Macomber WB. Tumor metastasis. IV. Ovarian metastasis of carcinoma. *Arch Pathol.* 1935; 19: 75-82.
816. Lerwill MF, Young RH. Ovarian metastases of intestinal-type gastric carcinoma: a clinicopathologic study of 4 cases with contrasting features to those of the Krukenberg tumor. *Am J Surg Pathol.* 2006; 30: 1382-1388.
817. Joshi VV. Primary Krukenberg tumor of ovary. Review of literature and case report. *Cancer.* 1968; 22: 1199-1207.
818. Ramzy I. Signet-ring stromal tumor of ovary. Histochemical, light, and electron microscopic study. *Cancer.* 1976; 38: 166-172.
819. Khunamornpong S, Lerwill MF, Siriaunkgul S, et al. Carcinoma of extrahepatic bile ducts and gallbladder metastatic to the ovary: a report of 16 cases. *Int J Gynecol Pathol.* 2008; 27: 366-379.
820. Khunamornpong S, Siriaunkgul S, Suprasert P, et al. Intrahepatic cholangiocarcinoma metastatic to the ovary: a report of 16 cases of an underemphasized form of secondary tumor in the ovary that may mimic primary neoplasia. *Am J Surg Pathol.* 2007; 31: 1788-1799.
821. Young RH, Hart WR. Metastases from carcinomas of the pancreas simulating primary mucinous tumors of the ovary. A report of seven cases. *Am J Surg Pathol.* 1989; 13: 748-756.
822. Young RH, Scully RE. Ovarian metastases from carcinoma of the gallbladder and extrahepatic bile ducts simulating primary tumors of the ovary. A report of six cases. *Int J Gynecol Pathol.* 1990; 9: 60-72.
823. Vakiani E, Young RH, Carcangiu ML, Klimstra DS. Acinar cell carcinoma of the pancreas metastatic to the ovary: a report of 4 cases. *Am J Surg Pathol.* 2008; 32: 1540-1545.
824. Insabato L, De Rosa G, Franco R, et al. Ovarian metatasis from renal cell carcinoma: a report of three cases. *Int J Surg Pathol.* 2003; 11: 309-312.
825. Young RH, Hart WR. Renal cell carcinoma metastatic to the ovary. A report of three cases emphasizing possible confusion with ovarian clear cell adenocarcinoma. *Int J Gynecol Pathol.* 1992; 11: 96-104.
826. Irving JA, Vasques DR, McGuinness TB, Young RH. Krukenberg tumor of renal pelvic origin: report of a case with selected comments on ovarian tumors metastatic from the urinary tract. *Int J Gynecol Pathol.* 2006; 25: 147-150.
827. Young RH, Jackson A, Wells M. Ovarian metastasis from thyroid carcinoma 12 years after partial thyroidectomy mimicking struma ovarii. Report of a case. *Int J Gynecol Pathol.* 1994; 13: 181-185.
828. Pitman MB, Triratanachat S, Young RH, Oliva E. Hepatocyte Paraffin 1 antibody does not distinguish primary ovarian tumors with hepatoid differentiation from metastatic hepatocellular carcinoma. *Int J Gynecol Pathol.* 2004; 23: 58-64.
829. Green LK, Silva EG. Hepatoblastoma in an adult with metastasis to the ovaries. *Am J Clin Pathol.* 1989; 92: 110-115.
830. Young RH, Gersell DJ, Clement PB, Scully RE. Hepatocellular carcinoma metastatic to the ovary. A report of three cases discovered during life with discussion of the differential diagnosis of hepatoid tumors of the ovary. *Hum Pathol.* 1992; 23: 574-580.
831. Young RH, Eichhorn JH, Dickersin GR, Scully RE. Ovarian involvement by the intra-abdominal desmoplastic small round cell tumor with divergent differentiation. A report of three cases. *Hum Pathol.* 1992; 23: 454-464.
832. Zaloudek C, Miller TR, Stern JL. Desmoplastic small cell tumor of the ovary. A unique polyphenotypic tumor with an unfavorable prognosis. *Int J Gynecol Pathol.* 1995; 14: 260-265.
833. Eltabbakh GH, Belinson JL, Biscotti CV. Osteosarcoma metastatic to the ovary: a case report and review of the literature. *Int J Gynecol Pathol.* 1997; 16: 76-78.
834. Irving JA, Lerwill MF, Young RH. Gastrointestinal stromal tumors metastatic to the ovary: a report of five cases. *Am J Surg Pathol.* 2005; 29: 920-926.
835. Nugent SL, Dim DC, Bridge JA, Ioffe OB. Clear cell sarcoma of soft tissue metastatic to the ovaries: a heretofore unreported occurrence. *Int J Gynecol Pathol.* 2009; 28: 234-238.
836. Young RH, Scully RE. Sarcomas metastatic to the ovary. A report of 21 cases. *Int J Gynecol Pathol.* 1990; 9: 231-252.
837. Zukerberg LR, Young RH. Chordoma metastatic to the ovary. *Arch Pathol Lab Med.* 1990; 114: 208-210.
838. Gupta D, Deavers MT, Silva EG, Malpica A. Malignanat melanoma involving the ovary: a clinicopathologic and immunohistochemical study of 23 cases. *Am J Surg Pathol.* 2004; 28: 771-780.

第 7 篇

乳腺病理学

36 乳腺

Laura C. Collins 著　时云飞　赖玉梅　薛卫成 译

章目录

正常解剖结构

乳腺或乳腺腺体被覆皮肤和皮下组织，位于胸肌前方，两者之间由筋膜层隔开。乳腺的基本形态功能单位是复杂的分枝状结构，它们有序地排列成腺叶结构。腺叶（lobe）主要由两部分构成：**终末导管 - 小叶单元（terminal duct-lobular unit, TDLU）**和大导管系统（large duct system）[1]。TDLU 是由小叶（lobule）和终末导管（terminal ductule）构成，代表乳腺的分泌部，小叶又由腺泡构成。TDLU 与其亚段导管（subsegmental duct）相连，后者又通往乳段导管（segmental duct），然后到达集合管（collecting duct）[输乳管（lactiferous duct）]，后者开口于乳头。位于乳头下方的集合管和乳段导管之间的梭形膨大部分称为乳窦（lactiferous sinus）（图 36.1）。

TDLU 呈明显的小叶结构，外围由特化的、黏液样的激素反应性结缔组织构成，缺乏弹力纤维。乳腺的发育依赖于这些特化的上皮和间叶组织密切的相互作用[2]。大导管仅有少量特化的间质，由连续的和发育良好的弹力纤维层包绕。乳腺的整个导管 - 小叶系统均由两层细胞衬覆，即具有分泌和吸收功能的特化的内层上皮细胞层（inner epithelial cell layer）（通常简称为上皮）和外层

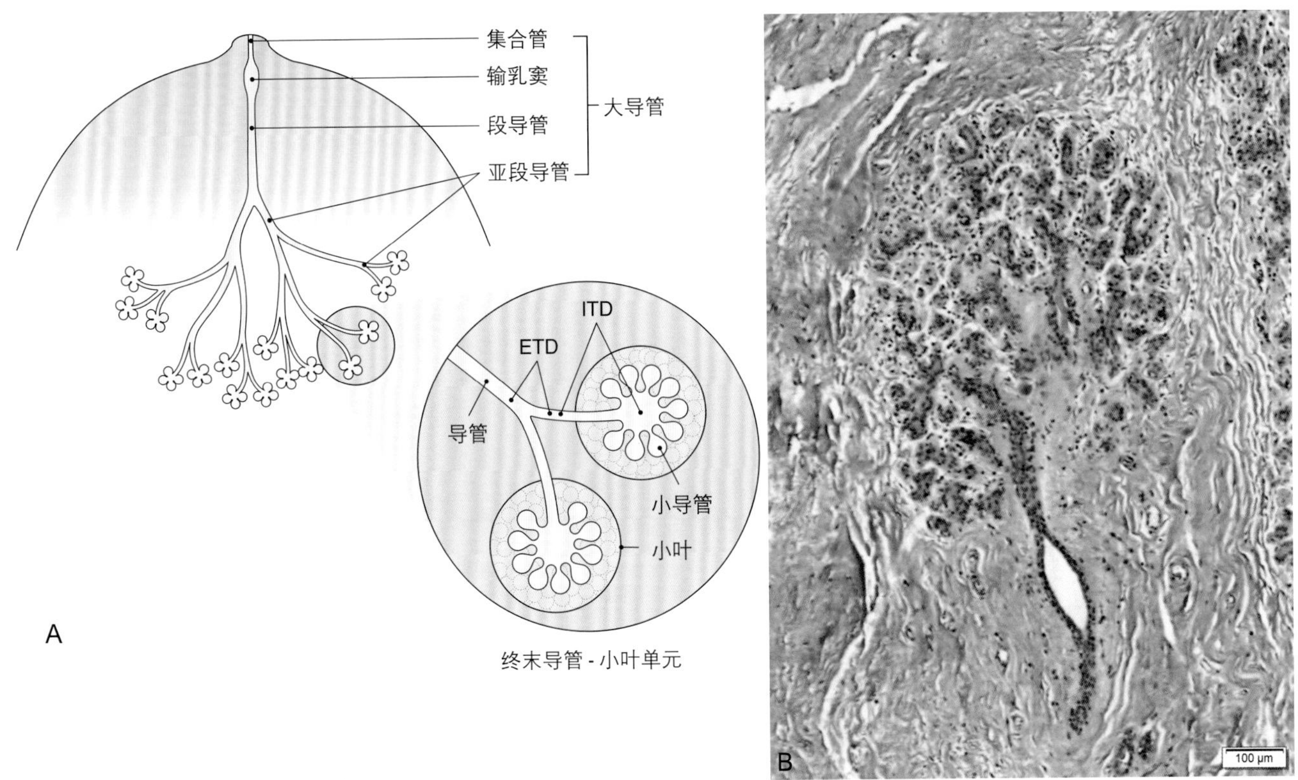

图 36.1 **终末导管 - 小叶单元。A**，终末导管 - 小叶单元示意图。**B**，正常成年女性的终末导管 - 小叶单元的显微镜下观。ETD：小叶外终末导管；ITD：小叶内终末导管

肌上皮细胞层（myoepithelial cell layer）。这两种细胞类型具有独特的免疫组织化学特征。上皮细胞最可靠的标志物是：各种细胞角蛋白（cytokeratin, CK）（见下文）、上皮膜抗原（epithelial membrane antigen, EMA）、乳球蛋白（mammaglobin）（图 36.2A）、GCDFP-15 和 GATA3。肌上皮细胞表达高分子量（high-molecular-weight, HMW）CK、平滑肌肌动蛋白（smooth muscle actin, SMA）、钙调理蛋白（calponin）、平滑肌肌球蛋白重链（见图 36.2B）、mapsin 和钙介质素（caldesmon）（后者仅表达于导管部分）、p63（TP53 基因家族成员）和 p75 神经营养素受体（p75 neurotrophin receptor, p75NTR）。

EMA 在分泌活跃细胞的腔缘呈强阳性反应，但在其他上皮细胞中仅微弱表达或呈阴性。广谱角蛋白抗体（pankeratin antibody, Pan-CK）在上皮细胞和肌上皮细胞均表达。CK8、CK18 和 CK19 与整个 TDLU 中的上皮细胞中均有反应，但不与肌上皮细胞反应，而 CK14 则相反。乳腺上皮细胞的其他免疫组织化学特征在浸润性癌一节中讨论。在正常乳腺中，应用嗜铬粒蛋白（chromogranin）染色可见稀疏的内分泌细胞群[3]。

有学者提出，乳腺的上皮细胞和肌上皮细胞这两种基本细胞系起源于相同的干细胞——这种细胞具有定向干细胞（祖细胞）表型，表达 CK5，而不表达 CK8、CK18、CK19 和 SMA。有人推测，这些祖细胞可分化为一种同时表达 CK5 和 CK8/18 或 SMA 的中间型细胞[4-5]。

乳腺的整个腺体系统均附着于连续的基底膜，可通过网织染色或对层粘连蛋白或Ⅳ型胶原的免疫组织化学染色来证实。

乳头具有特征性的组织学表现。大的集合管通过 5～9 个小孔开口于乳头表面，这些小孔排列成中心组和外围组[6]。除此之外，乳头还包含许多独立于毛囊的皮脂腺开口以及密集的纤维间质和嵌入其中的可勃起平滑肌组织。Montgomery 结节（montgomery tubercle）是乳晕表面的突起，通常有 10～20 个，在妊娠期会变得突出。显微镜下，它们由集合管与开口其内的皮脂腺共同组成。乳头和乳晕的表皮与其他部位皮肤的表皮相似，只是其基底层黑色素含量增加，偶尔出现被称为 Toker 细胞（toker cell）的透明细胞——有可能被误认为是 Paget 病细胞[7-8]。乳窦的不规则的褶皱形态不应与病理状态混淆。在大约 15% 的个体中，乳头区域存在正常的乳腺小叶[9]。

在整个生命周期，乳腺组织都会受激素和其他因素的调节，因此，乳腺的“正常”形态变化多端：青春期前，乳腺尚未成熟，大多处于静止期；生育期，乳腺发育充分，其形态随月经周期而变化[10]；泌乳期，乳腺分泌活跃（图 36.3）；绝经后，乳腺退化。在静止期，乳腺细胞增生主要局限于上皮细胞[11]；在妊娠期和哺乳期，乳腺所有细胞类型都表现出高水平的增生活性[12]。可发生乳腺结节和乳汁渗漏到间质中；这些现象的过度表现分别被称为**泌乳腺瘤（lactating adenoma）**和**乳汁肉芽肿（milk granuloma）**[13-14]。在使用避孕药物治疗的初期，也可以看到乳腺出现轻微短暂的变化。显微镜下，药物引起的唯一确定的乳腺改变是真性腺泡发育，类似于泌乳期乳腺[15]。

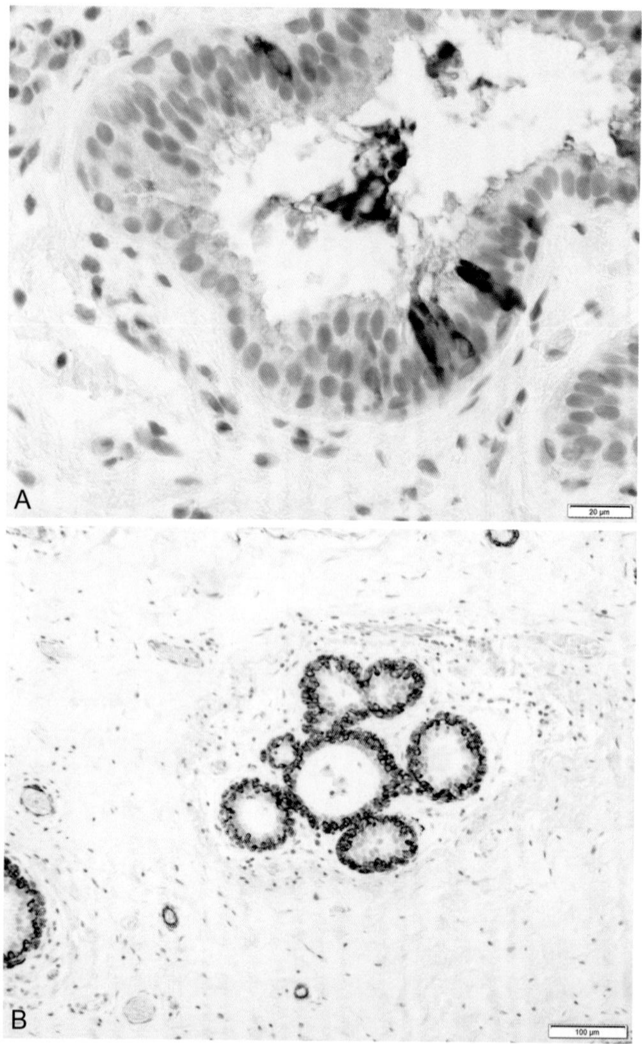

图 36.2 **乳腺小叶的免疫组织化学标志物**。**A**，乳球蛋白，可见散在的分泌性上皮细胞和腺腔内物质呈阳性。**B**，平滑肌肌球蛋白重链，可见外层肌上皮细胞呈阳性。邻近血管壁中的平滑肌细胞作为内对照

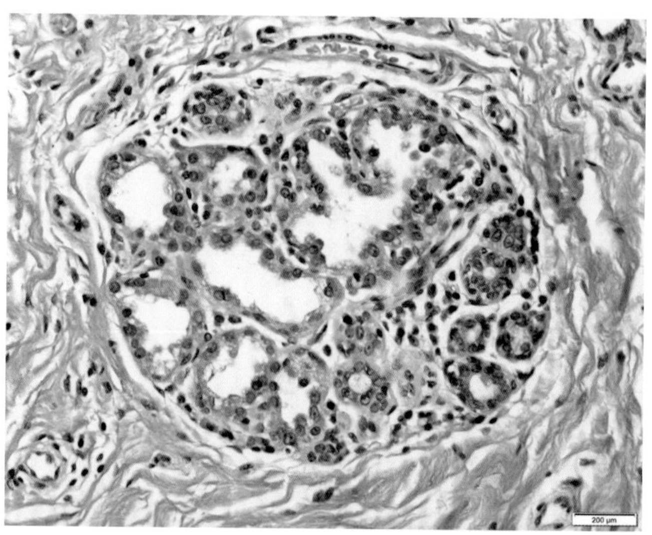

图 36.3 **乳腺小叶的泌乳或分泌性改变**。可见这个小叶的一些腺泡细胞的胞质呈空泡状和突出，而胞核呈与泌乳和分泌性改变相应的增大

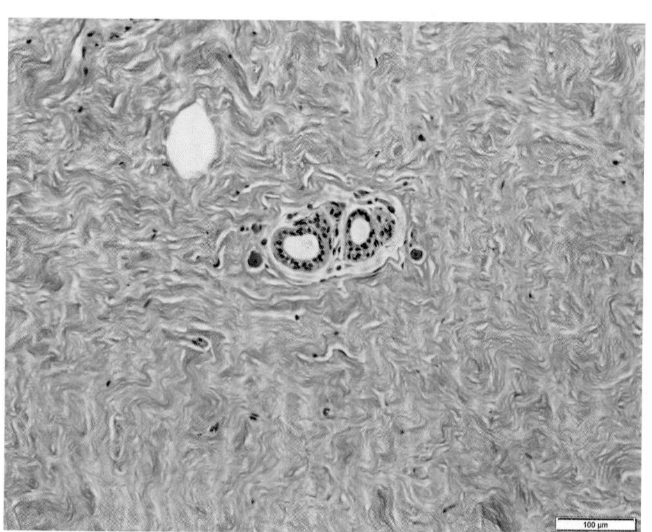

图 36.4 **绝经后乳腺组织**。TDLU 退化，仅存萎缩的腺泡

正常的**绝经后退化（postmenopausal involution）**过程在 TDLU 表现最明显，上皮和特化的间质也同时发生退化（图 36.4）；可呈微囊性改变。已报道，在近半数 50 岁以上的女性中，导管周围有弹力纤维组织沉积［弹力纤维组织变性（elastosis）］[16]。

乳腺有两种特殊的形态改变值得注意，不是因为它们自身具有临床意义，而是因为它们可能有与其他有更严重结果的疾病的相似表现。一种改变是**现妊娠样改变（pregnancy-like change）**，可见于非妊娠或激素治疗情况下一个或多个小叶中[17-18]。这些细胞有丰富的空泡状胞质，胞核大且有时位于顶部（使其看起来像 Arias-Stella 反应），并且腺腔是扩张的（图 36.5）。妊娠样改变可能与**囊性高分泌性增生（cystic hypersecretory hyperplasia, CHH）**有关，尽管这两种病变的确切关系目前尚不清楚[19]。另一种改变是导管或小叶上皮的**透明细胞变（clear cell change）**，其细胞质含有细小颗粒、细小空泡或完全透明（图 36.6）[17,20]。这两种改变的发生机制尚不清楚。

乳腺腺体分为两个主要部分（导管和小叶），这样区分有其重要意义，即它们与乳腺的疾病有关。正如 Wellings 等[21]已令人信服地展示和 Azzopardi 等[22]极力强调的那样：良性乳腺疾病和大多数癌症（包括所谓的导管型）的起源部位是 TDLU 而非大导管系统。后者是大多数单发性孤立性乳头状瘤和导管扩张症的原发部位。

异位

乳腺不是一个界限分明的器官；因此，有时可以在乳腺实质的标准解剖结构界限之外看到孤立的乳腺小叶，例如，在乳头或腋窝[9,23]。后者可能可以解释一些看似腋窝原发性乳腺癌的发生。也有报道，**异位（ectopia）**乳腺组织出现在腋窝淋巴结内[24-25]和沿“乳线”从腋窝到

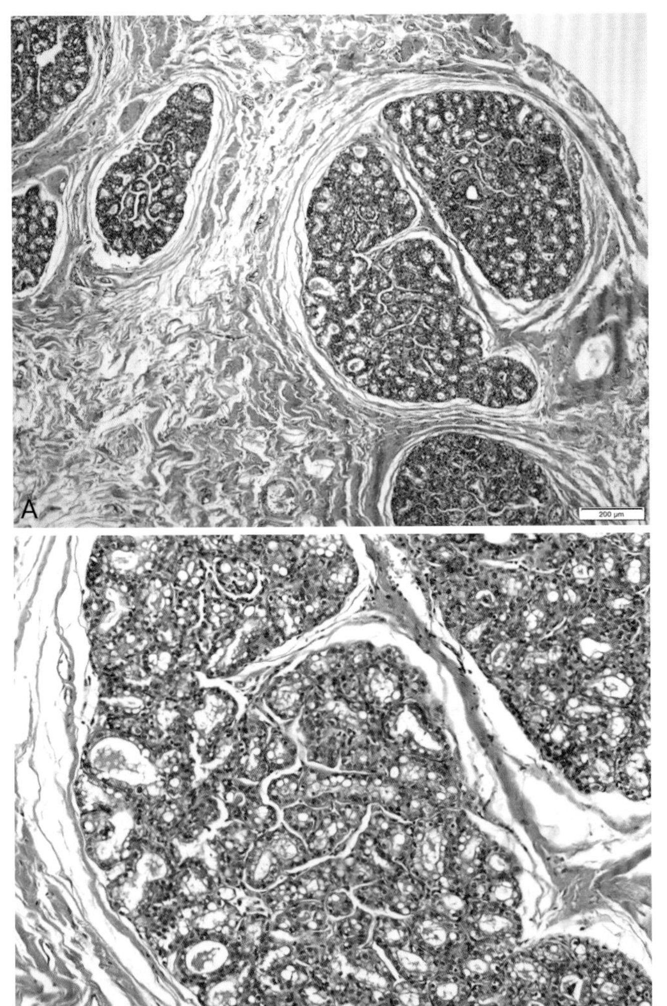

图 36.5 **乳腺小叶的妊娠样改变**。**A**，低倍镜观。**B**，高倍镜观

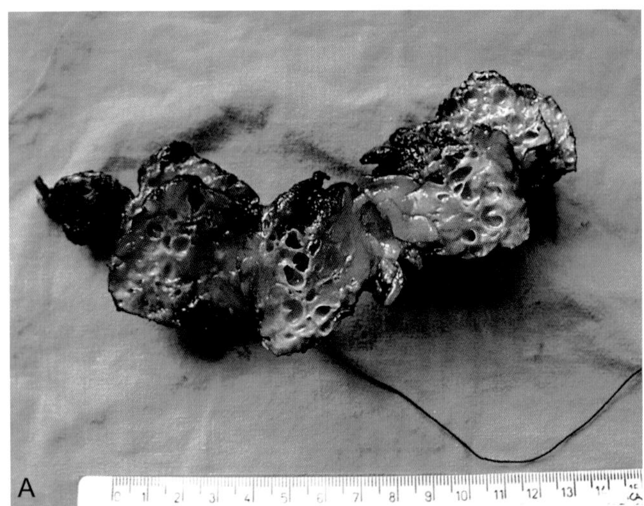

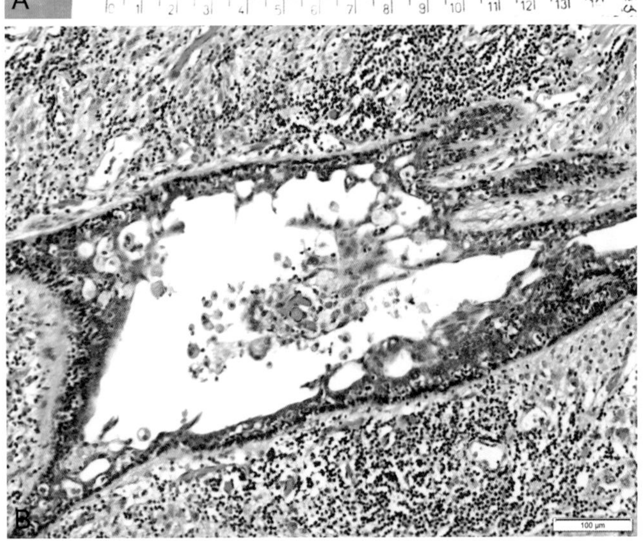

图 36.7 **乳腺导管扩张症的大体和显微镜下表现**。**A**，有些扩张的导管含有浓稠的深色物质。**B**，导管扩张症的炎性阶段，其中可见扩张的大导管，管腔内积聚了富含脂质的碎屑，并伴有显著的炎症反应，富含巨噬细胞和浆细胞

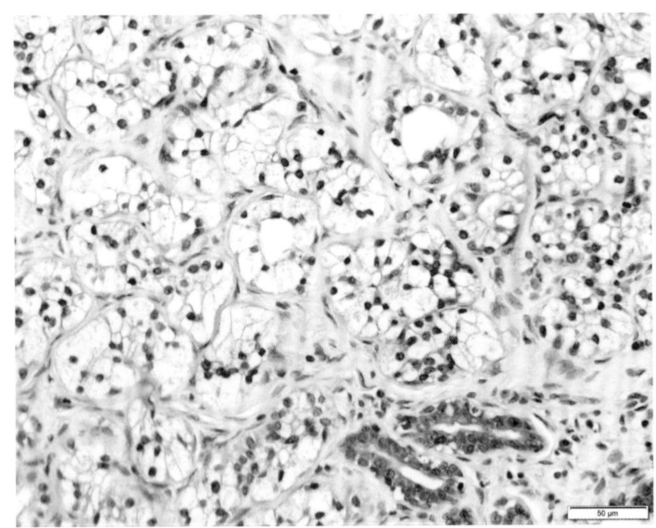

图 36.6 透明细胞改变

腹股沟的，最常见的部位是胸壁和外阴 [26]。

异位乳腺组织可出现类似于原位乳腺的病变，包括哺乳期改变、良性肿瘤和癌症 [26-27]。异位乳腺组织和汗腺的乳腺样化生之间有相当大的重叠，这一事实使明确区分其中一些病变的组织起源几乎是不可能的 [28]。

炎症和相关病变

乳腺导管扩张症

乳腺导管扩张症（mammary duct ectasia）也称为乳腺导管周围炎和闭塞性乳腺炎（图 36.7）[29]。大多数病例见于绝经前女性，可能代表局部组织对停滞分泌物的反应。尽管发病机制尚不清楚，但一些研究表明乳腺导管扩张症与吸烟有关 [30]。正如 Haagensen[31] 在其经典文章中所进行的完美描述和阐述那样，乳腺导管扩张症可能会导致乳头回缩或凹陷，在临床和影像学上可能像浸润性癌。钙化很常见，在乳腺 X 线检查中表现为管状、

环形和线性阴影。乳头溢液出现在20%的病例。显微镜下，可见大导管扩张，伴管腔内大量富含脂质的碎屑聚集，管壁纤维性增厚，其中含有大量弹力纤维。通常不伴有上皮增生或大汗腺化生。如果腔内物质从导管中逸出，则可能产生富含巨噬细胞和浆细胞的显著炎症反应。在进展期，可以发生导管的纤维性阻塞。一些作者提出，炎症期（“导管周围乳腺炎”）和晚期纤维化期（“导管扩张”）代表两种不同的疾病，因为在前者患者更年轻且与吸烟更相关[30,32]。

脂肪坏死

在两种不同的情况下，乳腺中可以看到**脂肪坏死**（**fat necrosis**）的显微镜下特征（即泡沫样巨噬细胞浸润于部分坏死的脂肪组织中）。一种情况是乳腺导管扩张症和大囊形成时的相对不重要的继发性改变。在这类病例中，扩张的导管或囊性结构的破裂导致腔内容物外渗，出现某种程度的组织坏死以及继发炎症反应，其中泡沫样巨噬细胞可能很多。对这种现象特别突出的病例可以使用“黄色肉芽肿性乳腺炎”这个术语[33]。顺便说一下，在导管腔内或沿导管壁分布的黏附性肿块中经常可以见到小团泡沫细胞，其免疫组织化学表型支持其是组织细胞而非上皮细胞[34]。

另一种情况或许是唯一堪称脂肪坏死的病变，是创伤型（事故或手术原因）脂肪坏死。在事故中，创伤型病变通常累及浅表皮下组织而非乳腺实质（图36.8）。大约一半的病例在诊断前1~2周有创伤史。由于皮肤收缩，其临床表现酷似癌症（图36.9），其影像学表现也是如此[35]。在病程长久者，结节较硬，纤维化更严重，并且由于有含铁血黄素沉积而呈黄褐色。通过粗针抽取活检或切除活检通常可以直接做出显微镜下诊断。

乳腺癌放疗后出现乳腺脂肪坏死的病例[36]也有报道，乳腺脂肪坏死也可作为Weber-Christian病的局部表现。个别情况下，脂肪坏死可以获得所谓的膜型的形态学特征，即由嗜酸性膜形成大小不等的囊性间隙，尤其是在放疗后病例中[37]。

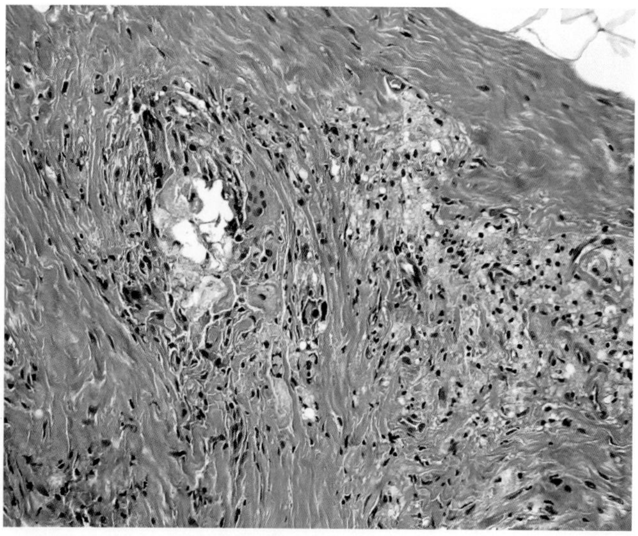

图36.8 创伤后脂肪坏死累及乳腺

淋巴细胞性乳腺病

淋巴细胞性乳腺病（**lymphocytic mastopathy**）是一种少见的乳腺病变，其发病机制可能是免疫介导的。显微镜下，淋巴细胞性乳腺病可见小叶周围、血管周围有致密的淋巴细胞浸润，这些与小叶萎缩和瘢痕疙瘩样纤维化有关（图36.10）[41-42]。浸润的淋巴细胞以B淋巴细胞为主，且常伴有间质上皮样肌成纤维细胞，易被误诊为浸润性癌、颗粒细胞瘤或Rosai-Dorfman病[43-44]。临床上，淋巴细胞性乳腺病可形成肿块；可与糖尿病有关［又名为**糖尿病性乳腺病**（**diabetic mastopathy**）］[45-47]，但也可与糖尿病无关，或并发其他自身免疫性疾病[48]。虽然已经报道可与癌症共存，但淋巴细胞性乳腺病患者的恶性肿瘤相关风险没有增加[49]。

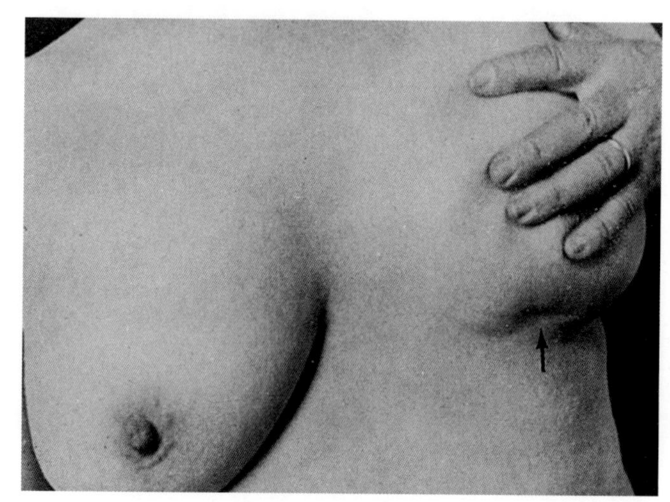

图36.9 脂肪坏死的患者出现皮肤回缩（箭头所示）（From Lee BJ, Adair F. Traumatic fat necrosis of the female breast and its differentiation from carcinoma. *Ann Surg*. 1924; 80: 670–691.）

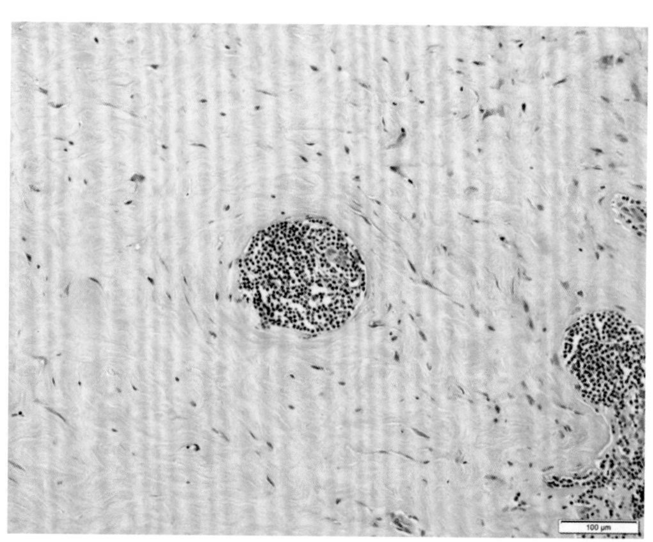

图36.10 **淋巴细胞性乳腺病**。其特征是导管周围和血管周围有淋巴细胞浸润、纤维化，间质中可见上皮样肌成纤维细胞

粗针活检标本中，由于间质改变轻微以及良性炎细胞易于被忽视，淋巴细胞性乳腺病容易被过低诊断。在肿块明显但难以诊断肿瘤的粗针活检标本中，在诊断正常或无明确病变的乳腺组织之前，应仔细观察小叶周围和血管周围的淋巴细胞浸润、瘢痕疙瘩样胶原和上皮样肌成纤维细胞。

特发性肉芽肿性乳腺炎

特发性肉芽肿性乳腺炎（idiopathic granulomatous mastitis）是乳腺的肉芽肿性炎症病变，其特征是局限于乳腺小叶的非坏死性肉芽肿，且其中未发现病原微生物。有人提出，特发性肉芽肿性乳腺炎可能是免疫介导的，因此类似于肉芽肿性甲状腺炎或肉芽肿性睾丸炎[50-51]。其临床和影像学表现类似于恶性肿瘤[52]。显微镜下，可见小叶中心性肉芽肿性炎，通常混有中性粒细胞。据推测，一些肉芽肿性乳腺炎可能属于IgG4相关性疾病谱系[53-54]，或属于囊性中性粒细胞性肉芽肿性乳腺炎（CNGM）（见下文）。特发性肉芽肿性乳腺炎是一种排除性诊断。

囊性中性粒细胞性肉芽肿性乳腺炎

囊性中性粒细胞性肉芽肿性乳腺炎（cystic neutrophilic granulomatous mastitis, CNGM）是新近才认识的病变类型，表现为经产或哺乳期女性乳腺炎[55-58]。CNGM在患有高催乳素血症的未产女性中发生也有描述[59]。患者常有发热伴白细胞增多。乳头凹陷或回缩很常见，可出现瘘管。

CNGM的组织学特征是小叶中心性肉芽肿，通常含有中性粒细胞或有微脓肿形成，类似于特发性肉芽肿性乳腺炎。CNGM有别于特发性肉芽肿性乳腺炎之处在于：其有脂质溶解形成的囊性空腔（图36.11）。这些囊性空腔周围是中性粒细胞，也可出现巨细胞。仔细观察时在这些囊性空腔中可隐约发现杆状结构，为革兰氏染色阳性的杆菌，形态符合棒状杆菌（*Corynebacteria*）。微生物学鉴定结果显示，最常见的是亲脂性细菌柯氏棒状杆菌（*Corynebacterium kroppenstedtii*）[55-56,58]。研究发现，一侧乳腺不能哺乳（例如，由于乳头凹陷）的女性由于乳汁淤积可导致该侧乳腺易于发生CNGM。可能某些（不是全部）特发性肉芽肿性乳腺炎病例实际上是未找到细菌的CNGM。这些微生物在实验室很难培养，需要特殊的培养基和很长的培养时间。CNGM的治疗通常包括抗生素治疗（虽然目前并非特异针对棒状杆菌）、手术切除或激素治疗。由于对CNGM的认识不足，目前尚未确定最合适的治疗方案[55-56,60-61]。

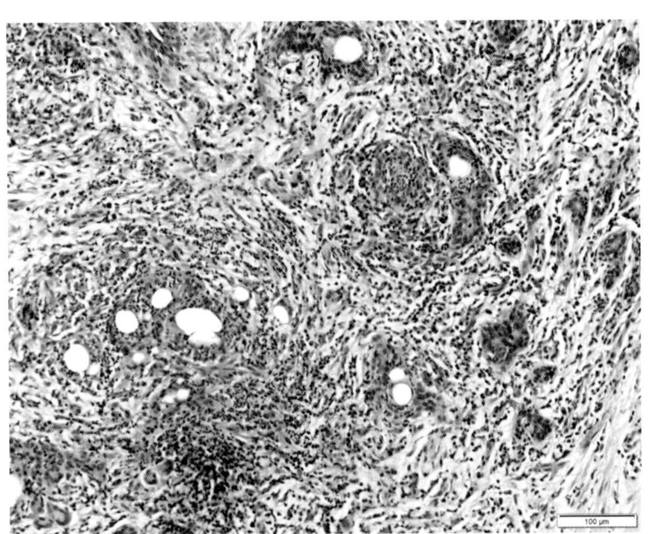

图36.11 **囊性中性粒细胞性肉芽肿性乳腺炎**。注意，在这个视野中存在"囊"腔，其由中性粒细胞包绕，背景为淋巴细胞、组织细胞和巨细胞（视野左下方）

其他炎症性疾病

乳腺脓肿（breast abscess）通常由乳腺导管破裂引起，最常见于哺乳期，但也可与哺乳期无关[38]。乳腺脓肿可位于乳腺实质深处或乳晕周围[39]。显微镜下，乳腺脓肿的脓腔中心充满中性粒细胞和分泌物，周围有混合性炎细胞，外周发生纤维化，小叶结构消失。临床上，乳腺局部脓肿可能酷似癌症。乳晕周围脓肿伴输乳管鳞状上皮化生（SMOLD）时称为Zuska病（见下文）[39-40]。

乳腺**结核（tuberculosis）**可继发于血行播散或由周围的结核病灶直接蔓延[62]。大体上，乳腺结核可见多发窦道和干酪样坏死。显微镜下，多数病例可见典型的坏死性肉芽肿。临床上，乳腺结核可能会被误诊为进展期乳腺癌。区域淋巴结常受累；偶尔，受累淋巴结位于乳腺内[63]。

乳腺放线菌病（actinomycosis）、球孢子菌病（coccidiomycosis）和组织胞浆菌病（histoplasmosis）可引起坏死性肉芽肿性肿块和多个窦道[64-65]。

结节病（sarcoidosis）可原发于乳腺并长期局限于乳腺[66-67]。另外，乳腺受累也可以是系统性疾病的一部分[68]。其形态特征与身体其他部位的结节病相同。

乳腺**异物反应（foreign body reaction）**是乳腺对过去乳腺成形术所用聚乙烯塑料或硅酮的异物反应，或偶尔是由于非正规医师将这些物质直接注射到乳腺中所导致的瘤样肿块和窦道（图36.12）（见下文有关植入物相关的恶性肿瘤讨论）[69]。

乳腺梗死（breast infarct）可以是多种疾病的并发症，包括乳腺导管内乳头状瘤、纤维腺瘤、叶状肿瘤、妊娠期小叶增生、梅毒和肉芽肿病合并多血管炎[70-71]。也有报道，乳腺梗死与抗凝治疗、产后脓肿、迁移性播散性血栓性静脉炎以及伴有心力衰竭的二尖瓣狭窄有关[72]。

Mondor病（Mondor disease）是指累及乳腺和邻近胸腹壁的特殊血栓性静脉炎[73]。其临床表现类似于恶性肿瘤，通常突然发生，表现为皮下质硬、略呈结节状的条索，伴有或不伴有瘀斑。显微镜下，Mondor病为静脉炎伴血栓形成。随着时间的推移，血栓可以完全再通。Mondor病为自限性疾病，实际上其从不复发。Mondor病可能与机械性损伤有关，正如Herrmann报道[74]，在

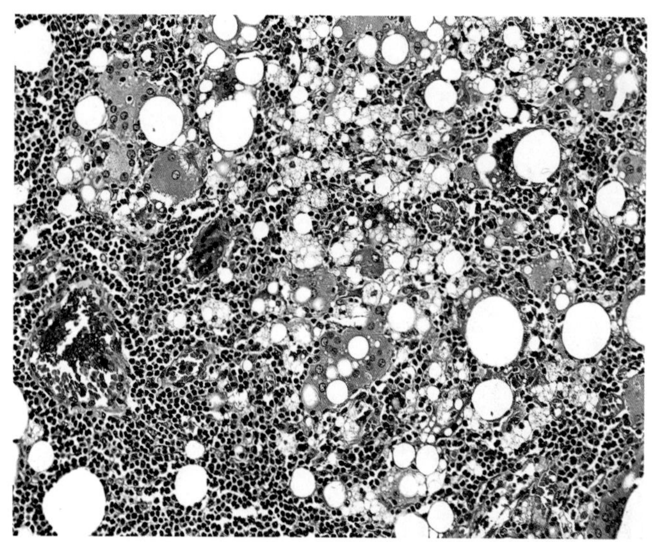

图 36.12 **硅酮引起的旺炽性肉芽肿反应**。可见泡沫样巨噬细胞、异物型多核巨细胞和淋巴细胞

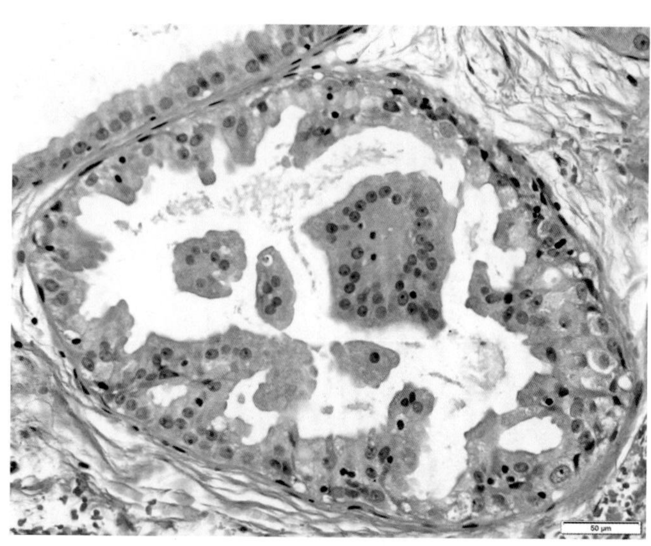

图 36.13 **大汗腺化生**。可见细胞具有丰富的颗粒状嗜酸性胞质，常有顶端“顶浆分泌突起”；胞核呈圆形，大小中等，核仁突出

15 例病例中有 8 例是乳腺根治术后几个月出现的。少数病例与未经治疗的乳腺癌有关[75]。

类风湿结节（rheumatoid nodule）、结节性动脉周围炎（periarteritis nodosa）、深在性红斑狼疮和肉芽肿病合并多血管炎（granulomatosis with polyangiitis）［Wegener 肉芽肿病（Wegener granulomatosis）］可表现为单个或多个乳腺包块[70,76-82]。

乳腺良性疾病

乳腺良性疾病（benign breast disease）这个术语用于描述一组乳腺实质中相互关联的增生性疾病，其中许多不是真性肿瘤，而是激素诱导的增生性病变[83]。

导管内增生性病变和非增生性改变

纤维囊性改变这个术语是由美国病理医师协会（the College of American Pathologists, CAP）引入的，用于笼统描述乳腺的非增生性和增生性改变[84]。这一术语优于“纤维囊性乳腺病”，并且在病理报告中给予描述或诊断后应对其组成成分进行具体说明。但是，如今在病理报告中这些术语都没有被广泛使用，而是优先列出所有组成性病变。良性乳腺疾病是一组极其重要的疾病，因为它们高发，而且一些病变的临床、影像、大体和显微镜下改变类似于乳腺癌，一些病变还与癌症相关[85]。

非增生性和导管内增生性病变最常见于 25～45 岁的患者，至少在临床层面上是这样的。乳腺增生性病变在安格鲁 - 撒克逊女性比在拉丁美洲、美洲土著或日本女性更常见[86]。其实际发病率难以估计，因为其诊断在很大程度上取决于临床医师、影像科医师或病理医师各自使用的定义[87]。在 65 岁以下的女性中，活检证实的乳腺良性疾病的累积发病率约为 9%，而尸检证实的则为 50%～60%[87-88]。在乳腺增生性病变的发生中，激素起作用，但确切的发病机制尚不清楚[89]。尚无确切证据表明口服避孕药可增加上皮细胞增生的程度[90]。流行病学证据表明，饮酒与良性乳腺疾病的发生及其最终发展成乳腺癌的风险之间存在适度相关性，而咖啡摄入则被发现与其呈相反的关系[91-92]。

认识到乳腺非增生性和增生性病变主要累及 TDLU 这一点非常重要，虽然上皮增生也可以延伸到较大的导管。其基本的形态改变如下所述。

非增生性改变

1. **囊肿**：可以为显微镜下所见或大体可见，有时体积很大；通常含有混浊的黄色或清亮液体。有些囊肿略带蓝色（Bloodgood 描述的“蓝色圆顶囊肿”）。偶尔，在乳腺实质中可见许多小的薄壁囊肿围绕着一个大囊肿。显微镜下，大多数囊肿（尤其是较大的囊肿）衬覆上皮扁平，或消失而只残留厚的纤维壁。囊肿经常破裂，引起间质炎症反应，出现大量泡沫样巨噬细胞和胆固醇裂隙。Azzopardi 观察到，囊肿（无论多大）都来自 TDLU 而不是导管[22]。
2. **大汗腺化生**：这是一种很常见的改变，最常见于扩张的和囊性的结构中，但也可出现在大小正常的小叶。单个细胞富含颗粒状嗜酸性胞质，通常有核上空泡和黄棕色色素，部分含有铁质。胞质的顶部显示出典型的“顶浆分泌突起”。胞核呈圆形，中等大小，核仁非常突出（图 36.13）。过碘酸 - 希夫（PAS）染色，腔面显示有新月形的粗糖脂颗粒。免疫组织化学染色，胞质 GCDFP-15 呈强阳性；胞核雄激素受体（androgen receptor, AR）呈强阳性[93]。影像学检查，成簇的大汗腺囊肿可显示为“肿块性病变”或钙化灶，需要进行粗针抽取活检。钙化物通常为草酸钙晶体，在常规组织学检查中可能会被忽略。囊肿通过偏振光观察可发现半透明晶体。

3. **纤维化**："纤维化"常常存在，但程度各异，因此，确定其何时为病理性具有挑战性。纤维化最常被视为囊肿破裂的继发性改变，并可能发展成玻璃样变。一些作者将以局部程度不等的间质纤维化为主要改变的乳腺病变称为乳腺**纤维性疾病**（**fibrous disease**）和**纤维性乳腺病**（**fibrous mastopathy**）。然而，尚不清楚其是否是独立的临床疾病，并且由于很难确定每一个病例的纤维化程度，尤其是在粗针活检时，因而不鼓励使用这类术语。
4. **钙化**：钙化的化学组成可以是磷酸钙或草酸钙。在乳腺 X 线片上，草酸钙晶体为低至中密度的无定形物质，几乎总是与良性疾病伴发。这些晶体在常规切片上很容易被遗漏；它们用偏振光显微镜可以更好地观察到（因为它们有双折光性）。如前所述，草酸钙经常与大汗腺囊肿相关，有意识地寻找这种晶体有助于诊断。在影像学检查中，磷酸钙为中至高密度，在苏木素 - 伊红（HE）染色切片上易于识别。
5. **慢性炎症**：这是良性乳腺活检中另一个常见的继发性特征。慢性炎症通常与囊肿破裂有关，伴有分泌物释放到间质中。淋巴细胞、浆细胞和泡沫样组织细胞是其主要成分。不应将伴有显著慢性炎症的囊肿与乳腺导管扩张症混淆。

导管内增生性病变

普通型导管增生

普通型导管增生（usual ductal hyperplasia, UDH）是 WTO 工作组的首选术语。如果需要，可以注明增生程度：**轻度**（厚度由 3～4 层上皮细胞组成）、**中度到旺炽性**（增生更明显时）。在旺炽性 UDH，整个管腔均由增生的上皮细胞填充。最有助于识别增生的良性特征如下：

1. 胞核呈卵圆形（不是圆形，除非横切），染色质正常（而非深染），有核沟，有轻微重叠：核仁小、单个、不明显；偶尔有核内包涵体；很少或没有核分裂活性（图 36.14）。
2. 胞质呈嗜酸性而非淡染和均一。
3. 胞质边界模糊，使胞核看起来似位于合胞体而非在轮廓清晰的细胞膜内。
4. 流水状表现，由卵圆形细胞成大致平行的束状排列所致（图 36.15）。
5. 上皮呈"簇"状和"丘"状结构突入腔内。
6. 增生周边出现细长的裂隙，一侧为锚定在基底膜的单层细胞，另一侧为向腔内实性生长的结构；有时裂隙几乎横跨整个管腔，上皮细胞回缩呈实心球样悬挂在壁上，如肾小球的血管丛。UDH 的细胞间裂隙在大小、形状（细长而非圆形）、位置（主要位于外周）上均趋于不规则；而在筛状型导管原位癌（ductal carcinoma in situ, DCIS）中，细胞间裂隙的这三个参数是规则的。值得注意的是，裂隙周围的细胞缺乏极向性。

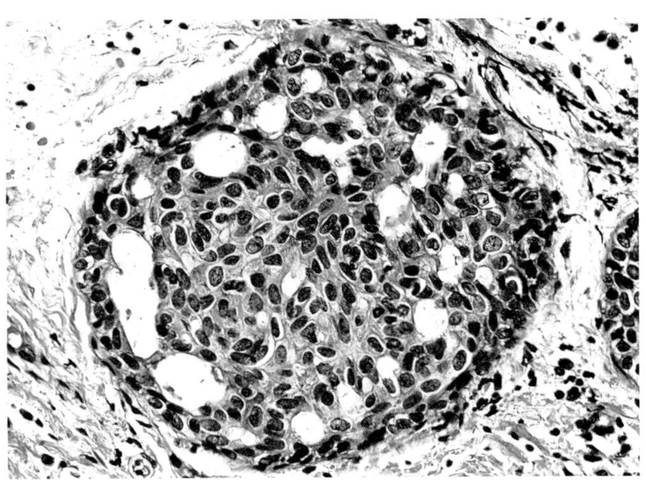

图 36.14 **普通型导管增生**。在这个增生区域，注意细胞核呈卵圆形，着色正常，有轻微重叠；细胞成流水状排列。导管外围更易见裂隙，裂隙周围细胞缺乏极向性

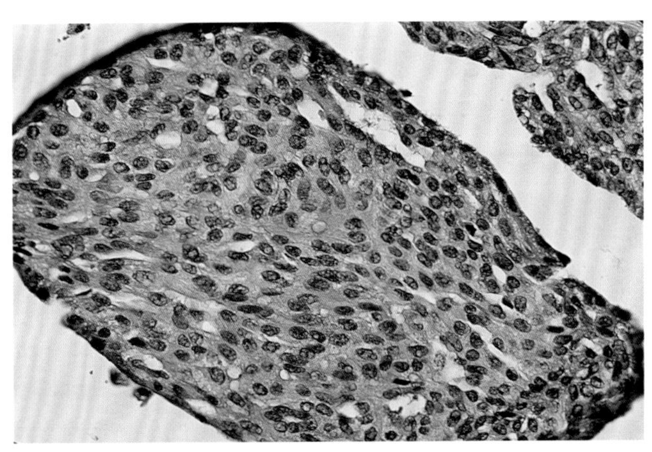

图 36.15 **普通型导管增生**。注意，细胞核呈卵圆形，平行排列呈"流水状"

7. 有不规则的细胞桥连接管壁两侧。构成细胞桥的细胞胞核呈椭圆形，成平行于细胞桥的长轴排列。它们的形态与低级别 DCIS 中的僵硬的小梁和罗马桥明显不同。
8. 完全性或不完全性大汗腺化生。
9. 存在外层肌上皮细胞，其胞质透明或呈嗜酸性，或拉长和呈平滑肌样。
10. 泡沫样巨噬细胞出现在管腔，与增生的上皮细胞密切混合[94]。
11. 偶尔出现腔内或间质钙化。
12. 无坏死（见下文）。

这些特征尽管很重要，但都不具有独立诊断性。这些特征需要进行相互权衡，有时需要根据病例具体情况进行调整，有时可完全忽略。例如，在 UDH 中可以发现局灶坏死，特别是在乳头腺瘤内的 UDH 中。此外，增生性良性乳腺疾病可以和癌共存，这意味着在良性腺体包绕的区域可以出现 DCIS。

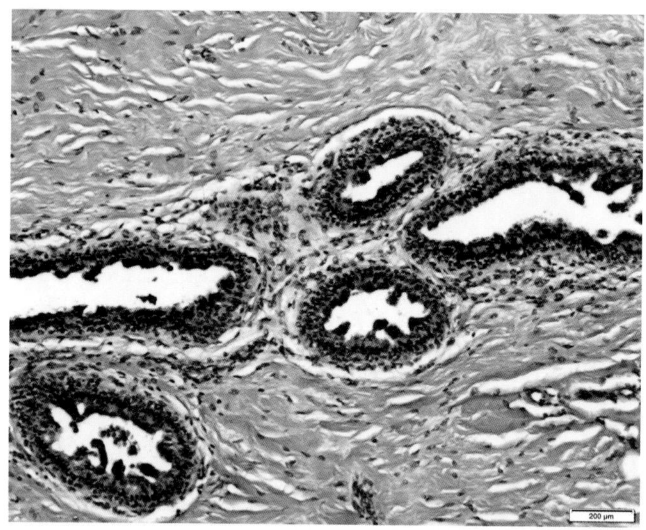

图 36.16　**男性乳腺发育样增生**。一种 UDH 变异型，其特征是内衬上皮微乳头状增生；微乳头基底部较宽，顶端较窄。微乳头顶端的细胞胞核也比底部的细胞胞核更小、更深染

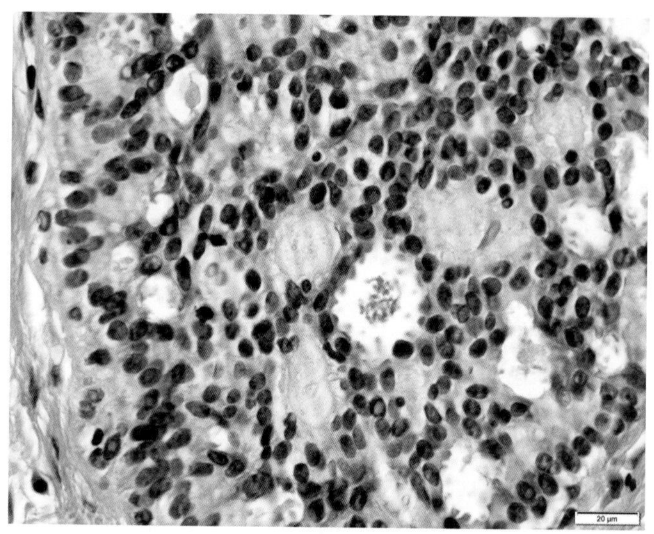

图 36.17　**胶原小球病**。可见圆形腔隙内含有富含胶原的小球，这些小球呈嗜酸性或有时呈嗜碱性，由基底膜物质组成。注意，在包含嗜酸性基底膜物质的腔隙周围有偏梭形的肌上皮细胞胞核

免疫组织化学染色，UDH 特征地显示高分子量（HMW）角蛋白抗体，特别是 CK 5/6（优于 34βE12），呈异质性或"嵌合"状表达[95]。这对于其与非典型性导管增生（atypical ductal hyperplasia, ADH）以及低级别和中级别 DCIS 的鉴别诊断非常重要，后者对 HMW 角蛋白缺乏反应性。雌激素受体（estrogen receptor, ER）在 UDH 中也显示异质性着色模式，而在 ADH 和 DCIS 中则显示强的弥漫性核染色，因而 ER 和 CK5/6 一起使用特别有助于它们之间的鉴别诊断。

值得注意的其他良性导管内增生或 UDH 的变异型如下所述。

男性乳腺发育样增生（gynecomastoid hyperplasia）是女性乳腺 UDH 的一种类型，类似于男性乳腺发育，其特征是被覆上皮的微乳头状增生。微乳头基底宽，头部窄，微乳头基底部的细胞核比头部的细胞核大（图 36.16）。

导管增生的特殊变异型，即幼年性乳头状瘤病或"瑞士奶酪"病，将在本章下文讨论。

胶原小球病（collagenous spherulosis）的特征是：腔内存在富含胶原的小球，这些小球多数情况下呈嗜酸性，偶尔呈嗜碱性，位于肌上皮细胞包围的腔隙内（图 36.17）[96]。超微结构显示，小球由不同比例的基底膜样物质、带状胶原和矿物质沉积构成[97]。这种特殊疾病可能会与腺样囊性癌、印戒细胞癌、筛状型 DCIS 混淆。值得注意的是，胶原小球病可伴发于导管内乳头状瘤、硬化性腺病和小叶原位癌（lobular carcinoma in situ, LCIS）[98]。由于 LCIS 的细胞形态单一，如果与具有筛状结构的胶原小球病混合在一起，则此时 LCIS 与筛状型 DCIS 的鉴别可能会很困难（图 36.18）[99]。

囊性高分泌性增生（cystic hypersecretory hyperplasia, CHH）的特征是：存在囊性扩张的导管，其内含亮粉色胶样物质，衬覆细胞具有相对丰富空泡状或分泌性胞质（图 36.19A）；这种病变需要与囊性高分泌性癌鉴别，有时它们之间的鉴别有困难[100]。CHH 可以继发非典型性（CHH 伴非典型性或 DCIS），可因结构和核非典型性增加而被识别（见图 36.19B）[101]。

以上讨论了良性导管增生，尤其是 UDH，应注意的是，除非符合非典型性小叶增生（ALH）的标准，否则应避免使用小叶增生这个术语（见下文）。

非典型性导管增生和非典型性小叶增生

如前所述，良性乳腺疾病的上皮细胞的增生程度变化范围很广。已经证明，乳腺增生性疾病与浸润性癌的发生风险相关[102-105]。Dupont 和 Page[103] 提出了**非典型性导管增生（atypical ductal hyperplasia, ADH）**和**非典型性小叶增生（atypical lobular hyperplasia, ALH）**这两个术语，它们分别指代具有 DCIS 或 LCIS 的部分而非全部特征的增生性病变。在一项对患有良性乳腺疾病的病例进行的回顾性研究中，Dupont 和 Pag 应用这一标准对其进行了诊断，结果显示，3.6% 的病例被诊断为非典型性增生［ADH 和（或）ALH］且这些患者患浸润性乳腺癌的相对风险是一般人群的 4～5 倍（即其风险约为 DCIS 和 LCIS 的一半）。很大程度上基于这项研究，推荐将患有良性乳腺疾病（以前称为"纤维囊性改变"）的患者归入以下三类[106]：

1. 无或轻度 UDH（非增生性改变）：没有继发性浸润性癌增加的风险。
2. 中度或旺炽性 UDH（不伴有非典型性的增生性疾病）：风险是 1.5～2 倍。
3. ADH 或 ALH（非典型性增生）：风险是 4～5 倍。

　　为了完整性和便于比较的目的，Page[107] 在此分类中又添加了第 4 个类别：

4. DCIS 或 LCIS：风险是 8～10 倍。

对于良性乳腺疾病与乳腺癌之间的关系以及良性乳

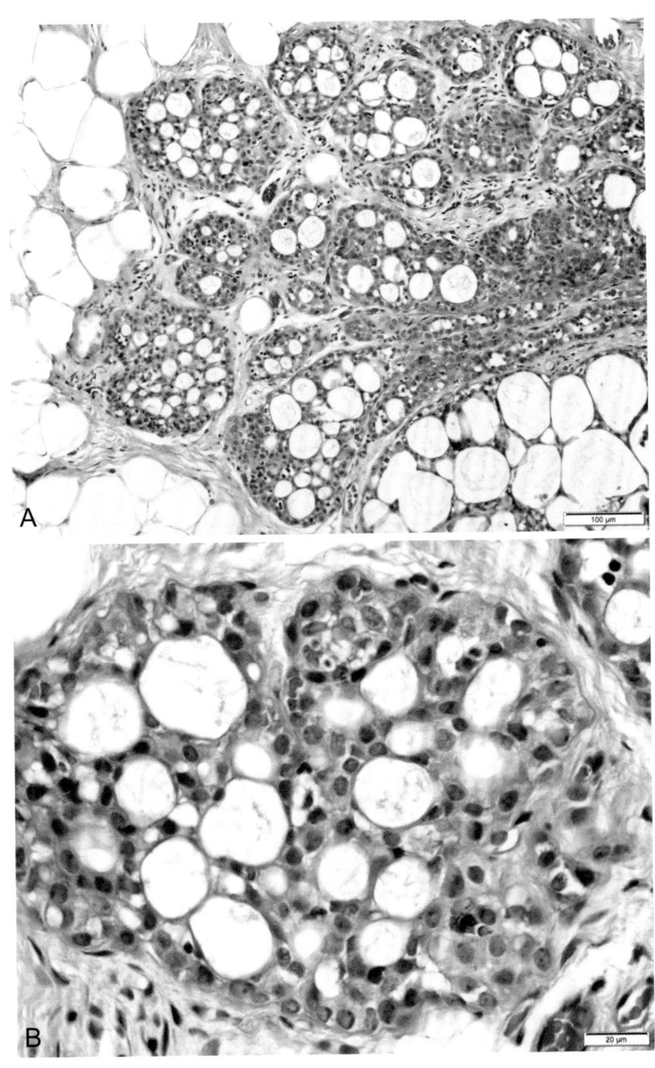

图 36.18 **小叶原位癌累及胶原小球病**。**A**，单形性的 LCIS 细胞与筛状结构的胶原小球病混合，低倍镜下酷似导管原位癌。**B**，高倍镜下可以更好地观察 LCIS 的细胞非典型性和细胞失黏附性。注意，在含有嗜酸性基底膜物质的腔隙周围存在肌上皮细胞

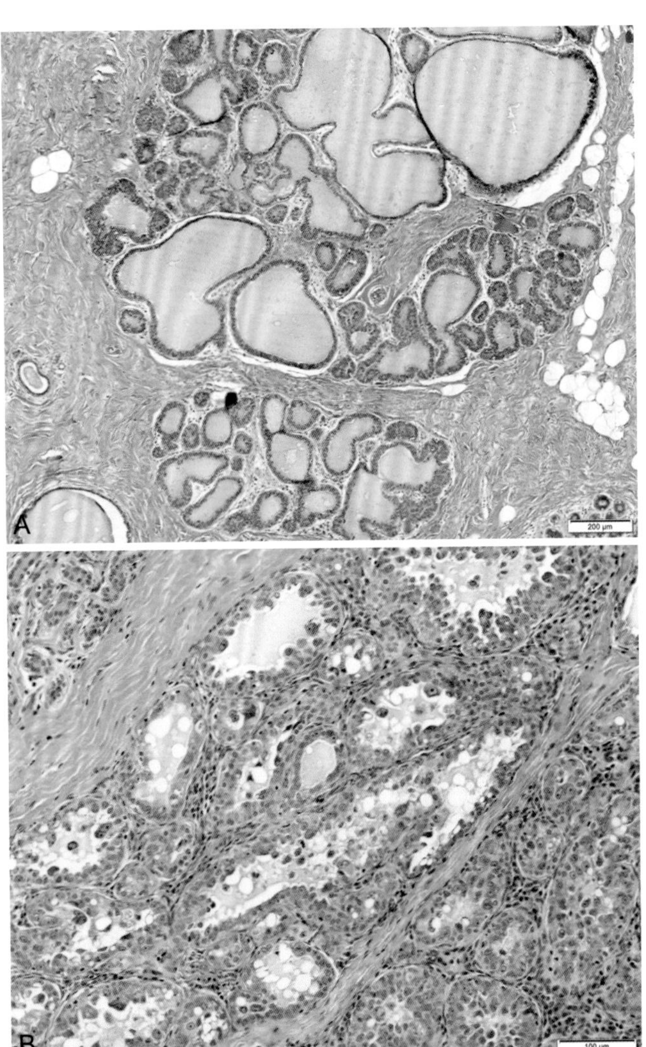

图 36.19 **A** 和 **B**，囊性高分泌性增生（CHH）的特征是存在囊性扩张的管腔，其内含亮粉色的胶样物质，衬覆细胞具有相对丰富的空泡状和分泌性胞质（**A**）。该病变可出现结构和细胞非典型性区域（**B**），本例足以诊断为导管原位癌

腺疾病的规范命名和诊断标准，Page-Dupont 的研究具有极其重要的作用，对患者、临床医师和病理医师也具有巨大影响。目前公认的 ADH 的定义是：其细胞学和结构特征与低级别 DCIS 无法区别，也就是说，ADH 具有单形性细胞，胞核呈卵圆形或圆形，在所处管腔内形成微乳头、簇状、叶状、桥状、实性和（或）筛状结构（图 33.20 至 36.22）；其区别是：①与 UDH 密切混合；或②仅累及部分 TDLU。有人提出了管腔完全累及的定量要求（即 ≤2 mm，或累及少于两个相邻的管腔；反之，如果同样的细胞累及两个或更多管腔，或范围 >2 mm，则应诊断低级别 DCIS）。最新的 WHO 工作组没有评判哪一种方法更好[108]。

ALH 被定义为非典型性上皮细胞的单形性增生，胞核呈圆形，核仁不明显。细胞缺乏黏附性，常有胞质内空泡（图 36.23 和 36.24）。ALH 是指因非典型性增生导致扩张的范围不足半个 TDLU 的表现，而 LCIS 是指因非典型性增生而扩张的范围超过半个 TDLU 的表现。ALH 也可以出现沿导管的 Paget 样扩散。

目前尚未发现能将低级别 DCIS 和 LCIS 与 ADH 和 ALH 进行区分的特殊技术（例如，形态计量学、DNA 倍体研究、免疫组织化学染色或分子遗传学检测）[109-110]。

柱状细胞病变和平坦上皮非典型性

乳腺导管增生的另一个变异型是一组统称为柱状细胞病变的疾病，由于与微钙化有关，通过乳腺钼靶筛查，这一病变的检出率增加了。这组病变是由柱状细胞改变、柱状细胞增生和平坦上皮非典型性（flat epithelial atypia, FEA）组成，这是 WHO 工作组推荐的术语[111]。不幸的是，文献中关于这些病变还有许多名称，例如，早期的

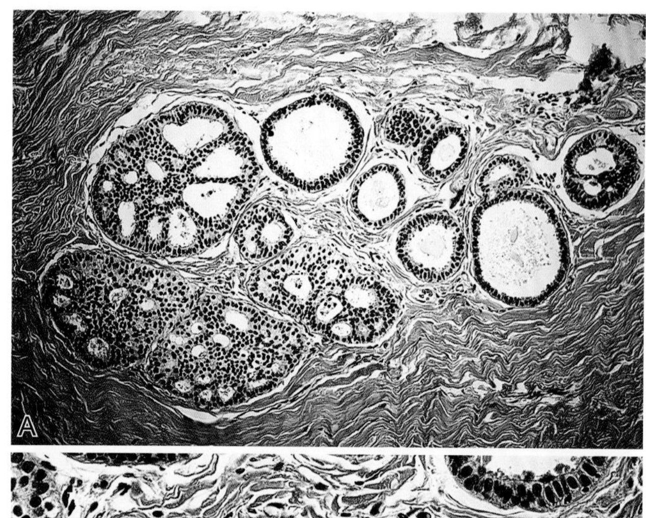

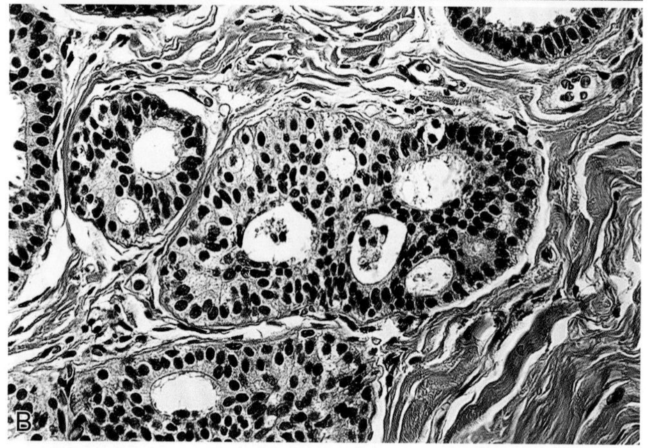

图 36.20　**A** 和 **B**，非典型性导管增生。具有单形细胞和筛状结构的增生性导管病变，由于其细胞结构特征且病变小，诊断为非典型性导管增生

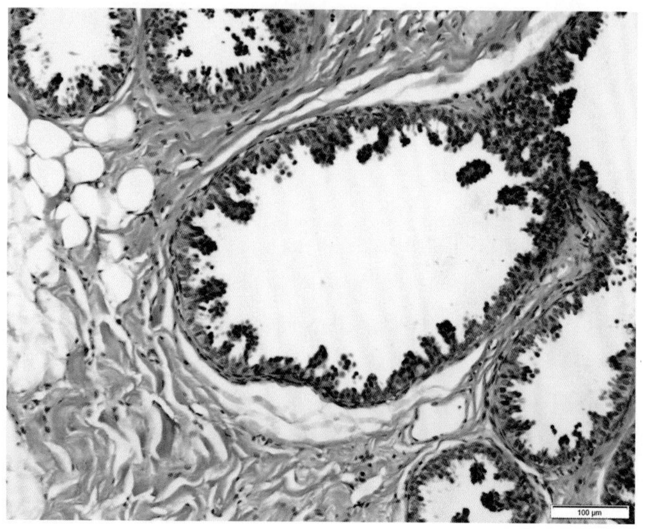

图 36.21　**非典型性导管增生**。这种微乳头状增生表现为球状微乳头，在微乳头底部和顶部均有增大的非典型性细胞核

FEA 术语包括低级别（单形性）附壁癌、非典型性囊性小叶、非典型性柱状细胞改变、柱状细胞增生和具有非典型性的柱状细胞改变。

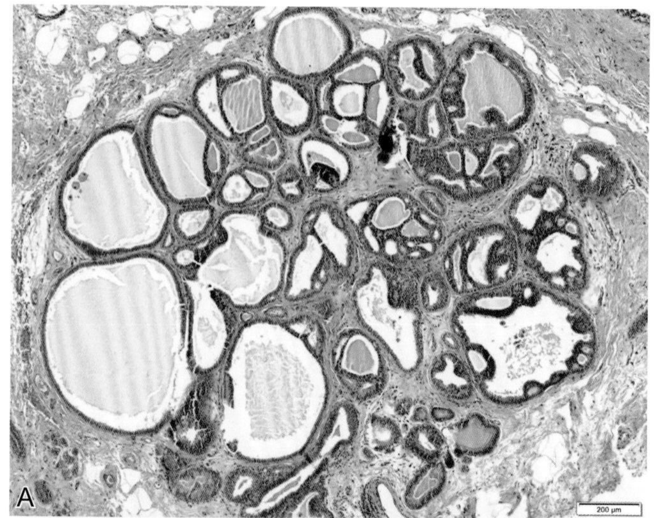

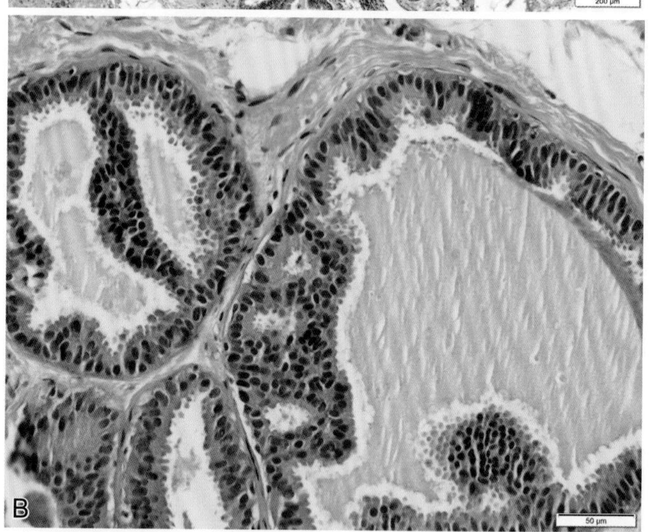

图 36.22　**非典型性导管增生**。**A**，TDLU 中单形上皮细胞主要呈筛状增生，也可见一些僵硬的桥和梁状结构。**B**，高倍镜下可见低级别细胞核非典型性，细胞围绕筛状空腔成极向排列

FEA 的特征是：单层或复层柱状或立方细胞，具有低级别细胞非典型性，以及相对于基底膜而言失去极向。受累的 TDLU 的腺泡有不同程度扩张，轮廓平滑而非不规则（图 36.25 和 36.26）。顶端突起可能明显。腺泡腔内含有颗粒状分泌物和（或）钙化[112]。似乎矛盾的是，一个病变同时可以既为扁平又为柱状，具体的解释是，“扁平”是指受累腺泡的“结构”外观，而柱状是指衬覆上皮细胞的形状。

与 FEA 相比，**柱状细胞改变（columnar cell change）**和**柱状细胞增生（columnar cell hyperplasia）**指的也是这些结构上“扁平”的病变，但缺乏细胞非典型性。在柱状细胞改变和柱状细胞增生这两种病变中，衬覆上皮细胞明显呈柱状，具有垂直于基底膜的细长胞核；而在 FEA 中，衬覆上皮细胞更趋于呈立方形。在柱状细胞增生中，衬覆上皮细胞为复层排列，可有一些簇状结构，但不形成真正的微乳头结构。这些病变的其他特征包括：有大

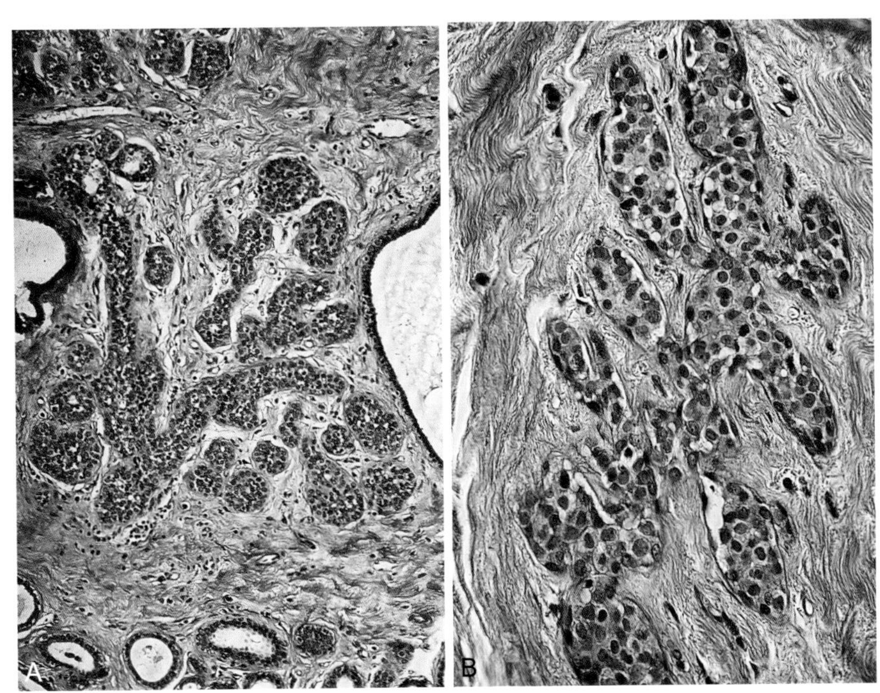

图 36.23 **非典型性小叶增生**。**A**，可见小叶扩张，非典型性上皮细胞呈单形性增生，胞核呈圆形，核仁不明显。**B**，高倍镜下可见细胞缺乏黏附性，通常具有胞质内空泡

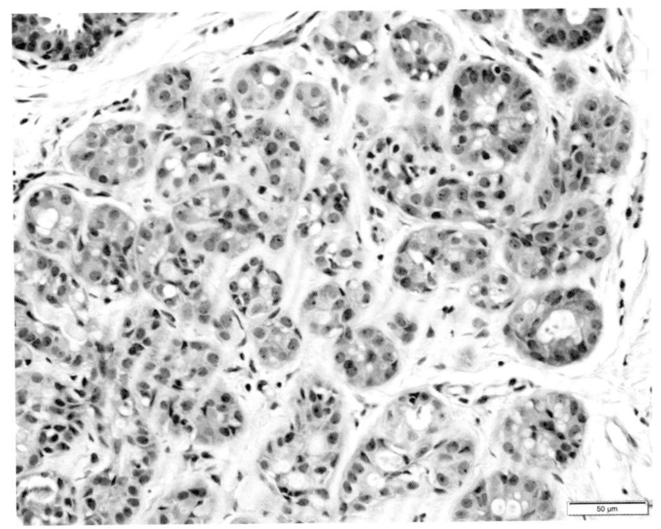

图 36.24 **非典型性小叶增生**。可见小叶扩张，非典型性上皮细胞呈单形性增生，胞核增大，有小核仁。细胞缺乏黏附性，多数具有胞质内空泡

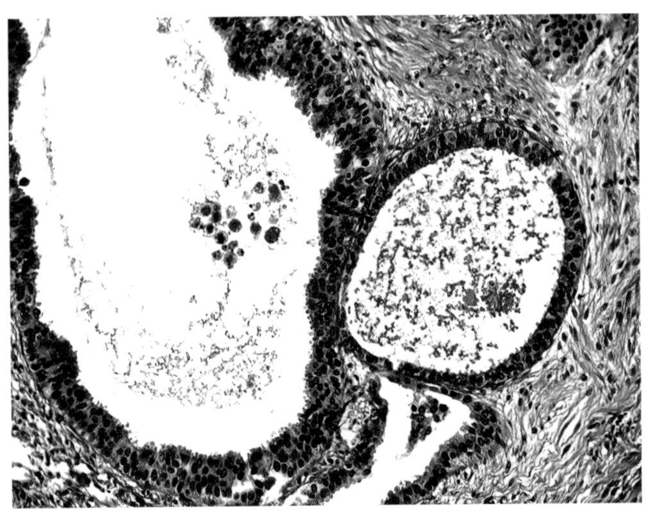

图 36.25 **平坦上皮非典型性**。可见管腔扩张，被覆复层立方细胞，呈低级别细胞非典型性

小不一的扩张腺泡，腺泡轮廓不规则，有明显的顶浆突起，腺腔中富含分泌物，以及有钙化（图 36.27 和 36.28）[111]。ER 呈强阳性，CK 5/6 呈阴性，并且 MIB-1 表达在所有柱状细胞病变中均增加 [113]。

FEA 的生物学意义仍有待阐明，但通常认为它是低级别乳腺肿瘤发病过程中最早的一步（可能是 ADH 的前驱病变）[114]，其继发乳腺癌的风险类似于无非典型性的增生性病变（即 1.5～2 倍风险），尽管风险可能没有增加或超过任何相关的增生性病变 [115-117]。一些研究发现，柱状细胞病变经常与低级别DCIS、LCIS以及单纯性和（或）混合性小管癌伴发 [118-121]。

增生性导管和小叶病变的命名

尽管首先由 Page 等人提出的命名法获得了 CAP 认可，是 WHO 工作组的首选术语 [122]，但也有人提出了其他术语，如导管或小叶型乳腺上皮内肿瘤（mammary intraepithelial neoplasia, MIN），随后又提出了一个分级系统 [123]，与许多其他部位的分级系统相似，如子宫颈

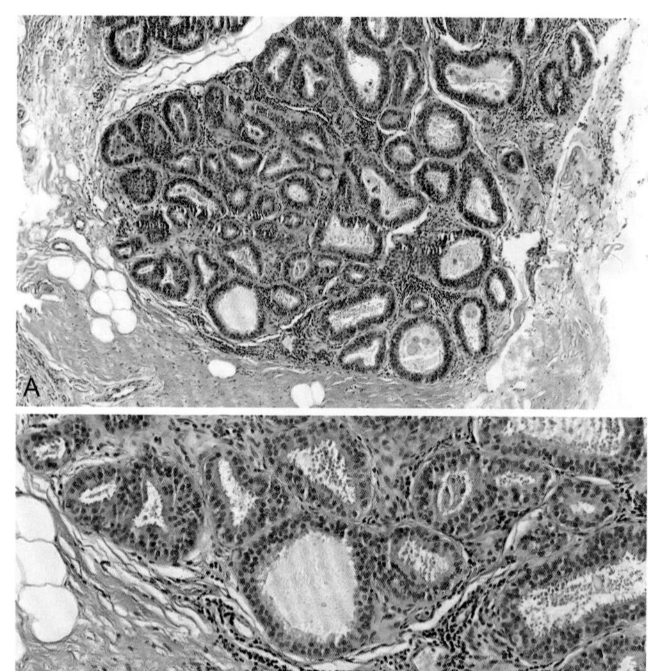

图 36.26 **平坦上皮非典型性**。**A**，可见终末导管小叶单元的腺泡有不同程度的扩张，并且管腔衬覆复层单形性立方细胞。**B**，高倍镜下，可见低级别的细胞非典型性以及明显的细胞顶浆突起和腺腔分泌物

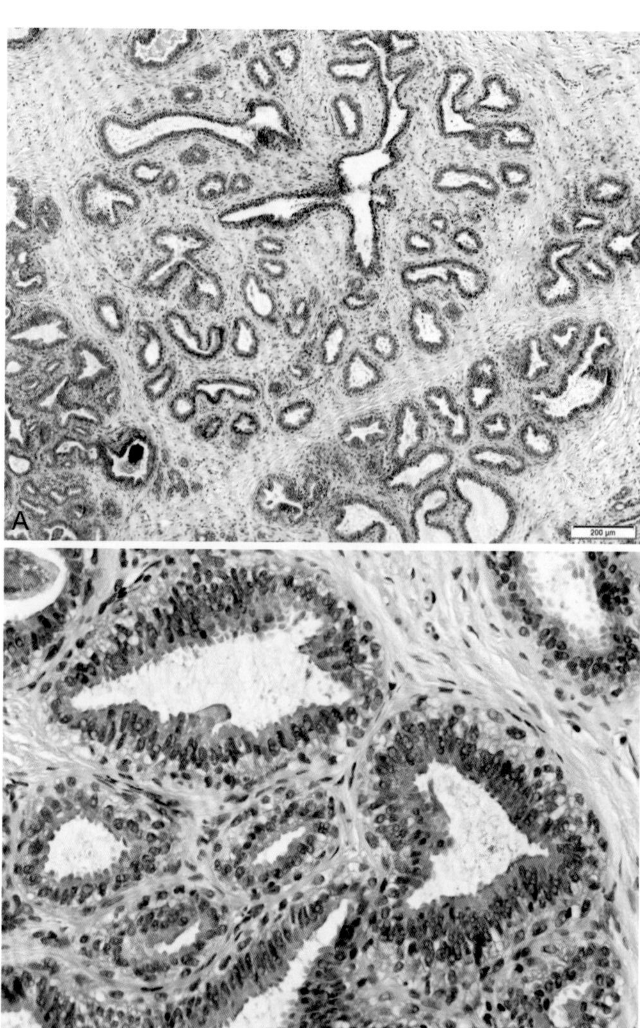

图 36.27 **柱状细胞改变**。**A**，可见终末导管小叶单元的腺泡有不同程度的扩张，管腔衬覆单层柱状上皮细胞，视野左下方可见钙化。**B**，高倍镜下，可见柱状细胞垂直于基底膜排列，存在顶浆突起

（CIN）、前列腺（PIN）和胃肠道。Tavassoli 和她的小组根据这个思路进一步发展了这个命名法，如表 36.1 所示 [124-126]。

这个命名法有一些优点；事实上，许多反对采用这个命名法的意见也适用于其他器官部位，但这些意见也没能阻止那些部位命名术语的变化。然而，有一个问题值得指出。导管上皮内肿瘤（ductal intraepithelial neoplasia, DIN）的量化术语意味着连续变化，这种现象可能存在也可能不存在。另一个观点由 Azzopardi[22] 明确提出，现已得到许多专家支持，即认为增生性乳腺疾病可以分为截然不同的类别："普通型"增生类和导管内癌类，并且也许可以进一步再分为低级别和高级别类 [127]。按照这个命名法，ADH 和 FEA（有可能）不是低级别 DCIS 的前驱病变。如此，将这些病变（即低级别和高级别 DCIS）放在同一个分级系统中可能会造成误导。事实上，MIN 术语在美国尚未被广泛采用，并且这个术语在 2012 版乳腺肿瘤 WHO 分类出版物中未被采纳 [128]。

与癌症和治疗的关系

多年来，根据以下证据，提出了良性乳腺疾病与乳腺癌之间的关系：

1. 因乳腺癌切除的组织中通常也出现良性乳腺疾病的改变 [129]，并且与没有癌的人群相比，上皮细胞增生的程度更高 [130]。
2. 回顾性研究显示，在发生浸润性癌的患者进行的前期乳腺活检常显示病变为增生性疾病，伴有或不伴有非典型性增生，而不是非增生性改变 [131-132]。
3. 不同人群中，乳腺癌和良性增生性病变的发病率存在平行关系 [133]，有乳腺癌家族史的人群的乳腺增生性疾病的发病率也更高 [134]。
4. 非典型性增生中存在与乳腺癌一致的分子改变 [114,135-138]。
5. 良性乳腺疾病患者发生浸润性癌的概率高于对照人群 [139-141]。顺便说一下，在良性乳腺疾病基础上发生的乳腺癌其组织学类型与对照组无差别 [142]。

后续癌症的风险一经证实不是由良性乳腺疾病本身决定的而是由上皮细胞增生的存在和类型决定的，就产生了量变的突破；这种风险是对照人群的 1 ~ 5 倍，如有关非典型性增生章节所示 [107,143]。这一事实

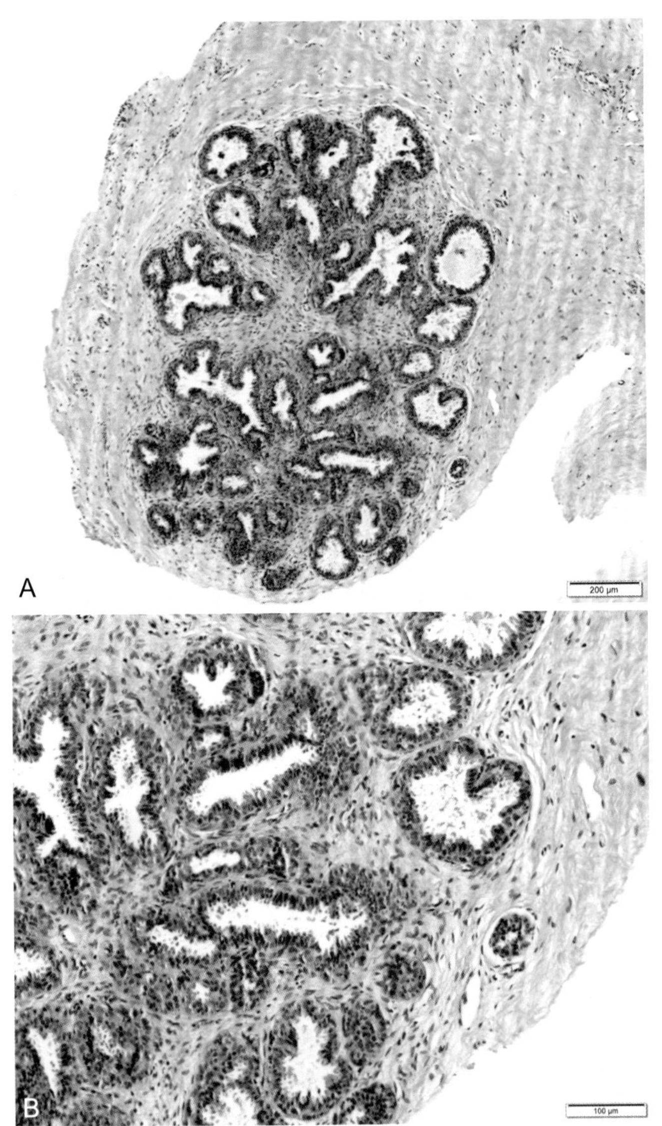

图 36.28 **柱状细胞增生**。**A**，可见终末导管小叶单元的腺泡有不同程度的扩张，管腔衬覆单层柱状上皮细胞，一些细胞呈复层和簇状；一些腺泡内可见钙化（视野上部）。**B**，高倍镜下，可见柱状细胞和顶浆突起

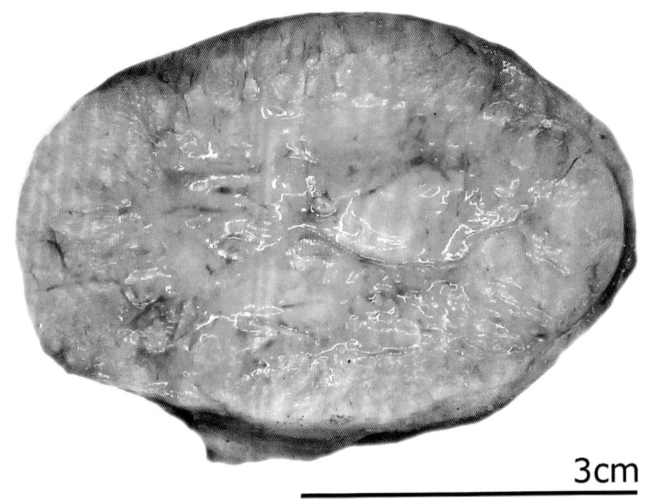

图 36.29 **纤维腺瘤的大体表现**。可见病灶边界清晰，切面膨出，有裂隙样空隙（Photograph courtesy of Dr. M. DiStasio）

表36.1 增生性导管和小叶病变的替代性术语

传统术语	MIN术语
普通型导管增生	（没有对应的DIN）
平坦上皮非典型性	DIN 1A
非典型性导管增生	DIN 1B
低级别DCIS	DIN 1C
中级别DCIS	DIN 2
高级别DCIS	DIN 3
ALH/LCIS谱系	LIN 1、2和3
难以区分导管或小叶的上皮增生性病变	MIN

ALH：非典型性小叶增生；LCIS：小叶原位癌；DCIS：导管原位癌；DIN：导管上皮内肿瘤；LIN：小叶上皮内肿瘤；MIN：乳腺上皮内肿瘤

已被多项独立研究证实[139-140]，由此表明，评估上皮增生是决定这些患者后续最佳治疗的重要指标。当然，还需要考虑其他几个因素，如自诊断非典型性增生以来的时间长短和非典型性增生的类型（是 ADH 还是 ALH）[144-147]。一般来说，对良性乳腺疾病采取保守治疗是充分合理的[148]。

纤维上皮性病变

纤维腺瘤

纤维腺瘤（fibroadenoma）是一种很常见的良性肿瘤，通常发生在 20 ~ 35 岁之间。纤维腺瘤的体积在孕期增大，并随着年龄增长趋于退化。纤维腺瘤通常单发，但在 20% 的病例中，可出现同侧或双侧乳腺多个病灶。

大体上，纤维腺瘤的典型表现为界限清晰的质硬肿块，直径通常不超过 3 cm；切面呈实性，灰白色，膨出，具有旋涡状和裂隙样结构（图 36.29）；无坏死。

显微镜下，每一个纤维腺瘤的形态均有所不同，取决于其腺体和纤维组织的相对数量以及腺体的结构（图 36.30）。当结缔组织陷入腺腔内时，它们看起来好像位于导管内，被称为管内型（intracanalicular）；当腺体保留规则的圆形或椭圆形轮廓时，它们被称为管周型（pericanalicular）。两种生长模式常常可出现在同一病灶中，因此，这种区分没有临床意义。纤维腺瘤的腺体由立方或矮柱状细胞组成，排列在肌上皮细胞层上，有圆形、规则的胞核。纤维腺瘤的间质通常由富含酸性黏多糖的疏松结缔组织构成，但也可以部分或完全由致密的纤维型间质组成。纤维腺瘤的梭形细胞主要是 CD34 阳

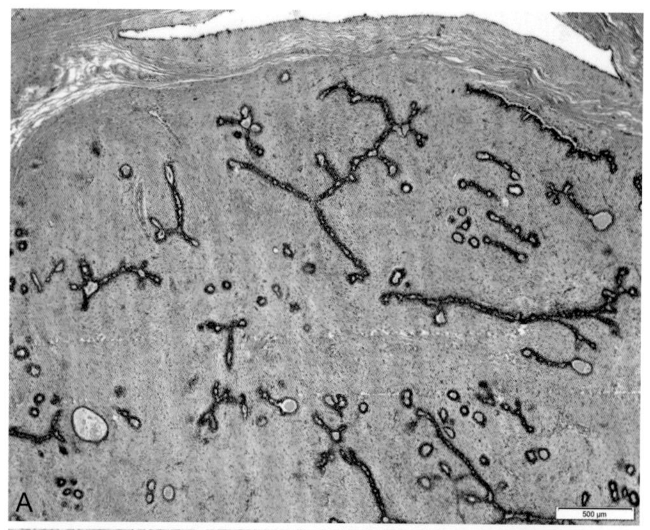

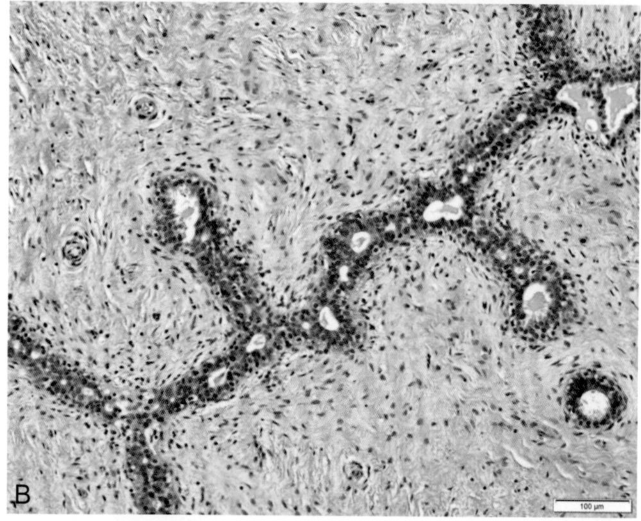

图 36.30 **纤维腺瘤的显微镜下表现**。**A**，低倍镜下，可见边界清楚，腺体和间质混合生长。**B**，高倍镜下，间质梭形细胞形态温和，并可见轻度上皮增生

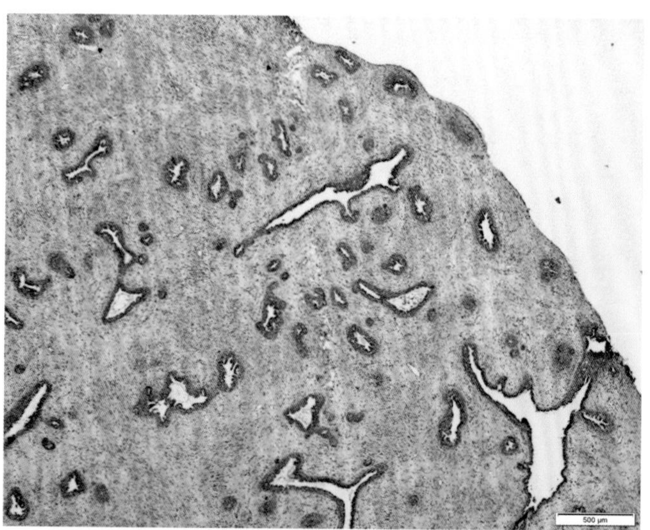

图 36.31 **幼年型纤维腺瘤**。在这种特殊病变中，管周型生长方式占优势；上皮成分常见旺炽性增生

性的成纤维细胞[149]。纤维腺瘤没有弹力纤维，这与其起源于 TDLU 的推断一致。纤维腺瘤的间质细胞的密度因病例而异，但对于任何细胞过于丰富的病变均应考虑叶状肿瘤的诊断（见下文）。

纤维腺瘤的形态学变化多样，有些改变更有意义：

1. 间质玻璃样变、钙化和（或）骨化。这些改变更常见于老年患者，影像检查可以发现。
2. 间质中存在反应性多核巨细胞，类似于鼻腔和其他部位的息肉性病变[150-151]。
3. 间质中出现成熟的脂肪组织、平滑肌或化生软骨[152]。有些曾称为乳腺错构瘤或迷芽瘤的病变可能属于这一类型[153]。
4. 明显的黏液样变。大多数这种纤维腺瘤与其他纤维腺瘤并无不同。然而，任何时候发现多发、高黏液样纤维腺瘤时，都要考虑它们可能是 Carney 综合征的一个部分。Carney 综合征还包括内分泌性亢进、心脏黏液瘤、皮肤色素沉着和其他异常。顺便说一下，在 Carney 综合征中可以看到的其他乳腺异常包括黏液瘤和具有小管特征的导管腺瘤[154]。
5. 富于细胞的间质。有时纤维腺瘤的间质细胞密度增加，需要对**富于细胞性纤维腺瘤（cellular fibroadenoma）**与良性叶状肿瘤进行鉴别。
6. 出血性梗死。伴有出血性梗死这种并发症的纤维腺瘤大体上呈红色，膨出，使人非常困惑。它们多发生在孕期。
7. 边界不清，与周围乳腺实质融合存在。这种表现通常被称为**纤维腺瘤样改变（fibroadenomatous change）**。
8. 硬化性腺病。这种情况的发生率不足 10%[22]。伴发 > 3 mm 的囊肿、硬化性腺病、钙化或乳头状大汗腺改变的纤维腺瘤被称为“复杂性纤维腺瘤”[155]。
9. 鳞状上皮化生。这种表现少见，如果大量出现，则应考虑叶状肿瘤的可能。
10. 泌乳改变。它们表现为上皮细胞胞质量增加，呈空泡状，管腔扩张并含分泌物[26]。有人提出，泌乳腺瘤实际代表的就是这种现象，而不是一个独立的病种。
11. 年轻患者，肿瘤体积大，细胞丰富。这一类型有理由成为纤维腺瘤的独立类型，它们倾向于发生在青少年（常见于非裔美国人，有时累及双侧乳腺），体积可以很大（> 10 cm），并显示富于细胞的腺体和（或）间质[156]。这些病变具有多种名称，取决于哪个特征占优势或给作者的印象最深刻。有与年龄相关的术语，如**幼年型纤维腺瘤（juvenile fibroadenoma）**[157-158]；与大小相关的术语，如巨大纤维腺瘤；以及与细胞丰富程度有关的术语，如**富于细胞性纤维腺瘤（cellular fibroadenoma）**[158]。幼年型纤维腺瘤的细胞丰富，主要表现为旺炽性 UDH，以管周型生长方式为主（图 36.31）[157]。最重要的是将此病变识别为纤维腺瘤，而不要把它与青春期肥大或更重要的叶状肿瘤混淆。

由于缺乏临床意义，富于细胞性上皮成分可以忽略（除非它具有 DCIS 的细胞结构特征）。应更仔细地评估间质细胞增生和间质细胞非典型性的程度：然而，最好记住，年轻患者极少发生叶状肿瘤（虽然也可以发生）。

发生在口服避孕药患者的纤维腺瘤偶尔可见腺泡形成[159]。

纤维腺瘤几乎普遍表达孕激素受体（progesterone receptor, PR），大约 1/4 的病例表达 ER[160]。有趣的是，纤维腺瘤的间质细胞表达 ERβ 而不是 ERα，这种表达与平滑肌标志物的表达有关[161]。

细胞遗传学上，大约 20% 的纤维腺瘤存在克隆性染色体异常[162]。限制性谱系分析显示，这些克隆性异常存在于间质成分中，提示纤维腺瘤是乳腺特化间质的良性肿瘤，上皮成分是伴发的[163]。最近一项大规模的流行病学研究证实，纤维腺瘤患者存在发生乳腺癌的低的、长期风险（1.5～2 倍；即类似于不伴有非典型性的增生性病变），且其风险在患有复杂性纤维腺瘤的女性没有进一步增加[164]，而且即便纤维腺瘤有局灶非典型性增生，其风险也没有进一步增加[165]。

恶变

纤维腺瘤的恶变仅见于 0.1% 的病例[166-167]。纤维腺瘤的恶变通常累及上皮成分，大部分为原位病变（图 36.32）[168]。在一些病例，恶性肿瘤完全局限于纤维腺瘤范围内，但在其他病例中恶性肿瘤也可累及纤维腺瘤周围的乳腺实质。后者有可能是起源于乳腺其他部位的癌累及纤维腺瘤[168]。

叶状肿瘤

叶状肿瘤（phyllodes tumor）是双相分化的肿瘤，最早 1838 年 Johannes Muller 将其命名为叶状囊肉瘤——这是一个隐含恶性之意的名称，因此，叶状囊肉瘤这个术语应该避免使用。叶状肿瘤发生于中老年女性。年龄小于 25 岁的患者极少，这与纤维腺瘤的年龄分布形成了鲜明对比。然而，叶状肿瘤也可发生于年轻人甚至是青春期女性[169]，因而不能依据年龄来排除叶状肿瘤的诊断。值得注意的是，在亚洲人群中，叶状肿瘤患者的平均年龄为 41 岁[170]。一个有趣的发现是，与在其他种族相比，叶状肿瘤在西班牙裔人更为常见，而且在拉丁美洲出生的西班牙裔人的风险比在美国出生的西班牙裔人的风险更高[171]。

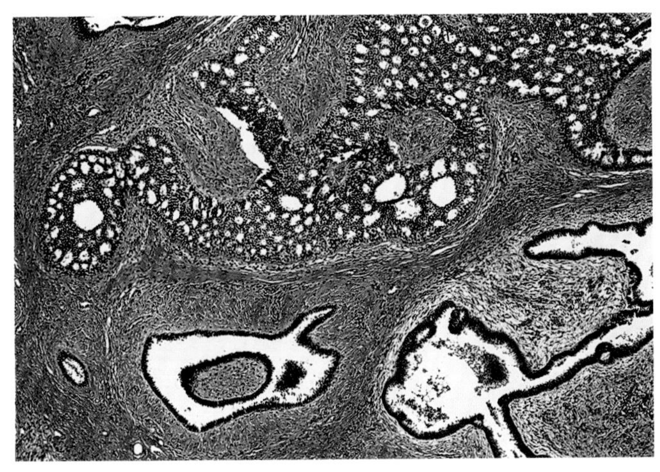

图 36.32 低级别导管原位癌局灶累及纤维腺瘤

大体上，典型的叶状肿瘤呈圆形，边界相对清楚，质硬；乳头可能变平，但几乎从不侵犯表面的皮肤；切面呈实性、灰白色，可见裂隙样腔隙，并由此得名（图 36.33A）。可有坏死、囊性变和出血区域（图 36.33B）。少数情况下，整个叶状肿瘤发生出血性梗死。很多叶状肿瘤的体积大，有些甚至巨大，但也有直径 < 5 cm 者。因此，既不能仅根据大小做出叶状肿瘤的诊断，也不能仅根据大小排除叶状肿瘤的诊断。对于显微镜下呈纤维腺瘤改变的病变，即使病变很大，在恰当取材后仍应诊断为纤维腺瘤。

显微镜下，叶状肿瘤的两个主要特征是：间质细胞丰富，存在良性腺体成分。后者也是叶状肿瘤的组成部分（图 36.34）。间质的数量和形态决定了是将其诊断为纤维腺瘤还是诊断为叶状肿瘤，以及在诊断叶状肿瘤时其有多大可能表现为临床侵袭性肿瘤。叶状肿瘤有三种组织学类型，尽管它们的特征有相当大的重叠，以至于并非总是能明确区分良性和交界性肿瘤，以及交界性和恶性肿瘤（两者的重叠要小一些）[172]。此外，在该谱系的良性一端，也很难可靠地将富于细胞性纤维腺瘤与良性叶状肿瘤区分开。

具有纤维腺瘤结构但间质细胞丰富且腺体和间质比例失衡的肿瘤属于叶状肿瘤谱系的“良性”端：间质成分具有成纤维细胞形态，细胞轻度或中度非典型性，核分裂象少（< 5 /10 HPF）。恶性叶状肿瘤的间质细胞高度丰富，胞核有明显非典型性，可见大量核分裂象（≥ 10 /10 HPF），而且间质中腺体的分布更加不均衡。一个重要的恶性诊断标准是：恶性间质远远多于腺体成分，以至于在低倍视野（4 倍）中仅见间质而没有上皮成分（“间质过度生长”）[172]。肿瘤性间质成分可以是单形性的，也可以是高度多形性的，其形态最常使人想起纤维肉瘤，但也可有脂肪肉瘤分化（图 36.35）；还可以出现异源性成分，如化生性软骨、骨以及极少见的骨骼肌成分。伴有异源性间质成分的叶状肿瘤更具侵袭性。肿瘤坏死也与预后不良有关[173]。不言而喻，交界性叶状肿瘤具有介于良性和恶性叶状肿瘤之间的特征：间质细胞中度丰富，由轻度到中度的非典型性，核分裂象为 5～9 /10 HPF，以及没有（或仅非常局限）间质过度生长。叶状肿瘤的边界是用于帮助对其分类的另一个特征：良性叶状肿瘤边界清楚，恶性叶状肿瘤具有浸润性或渗透性边界，交界性叶状肿瘤通常边界清楚，但局灶可以是渗透性的。尽管上皮成分是非肿瘤性的，但也可以有明显的增生，如

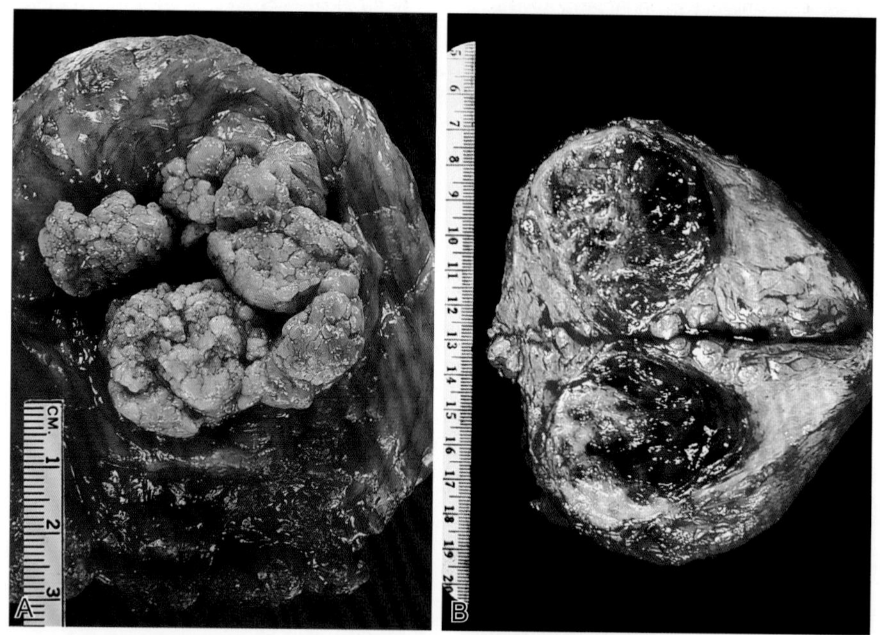

图 36.33 **叶状肿瘤的大体表现。A**，显示的是典型的切面外观。**B**，所示的肿瘤有广泛梗死

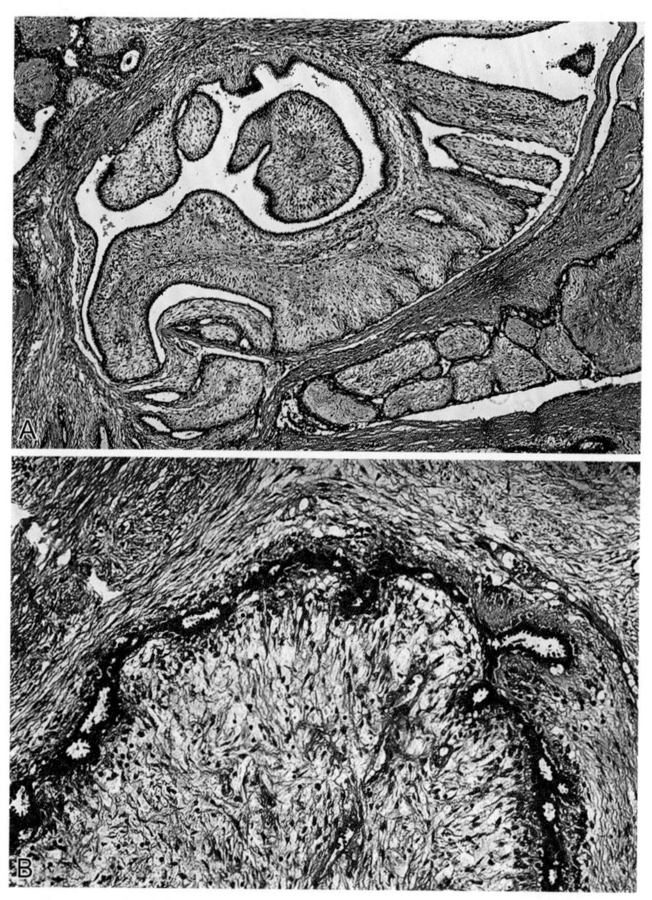

图 30.34 **A** 和 **B**，良性叶状肿瘤的显微镜下观，显示裂隙样腔隙和上皮下间质细胞聚集

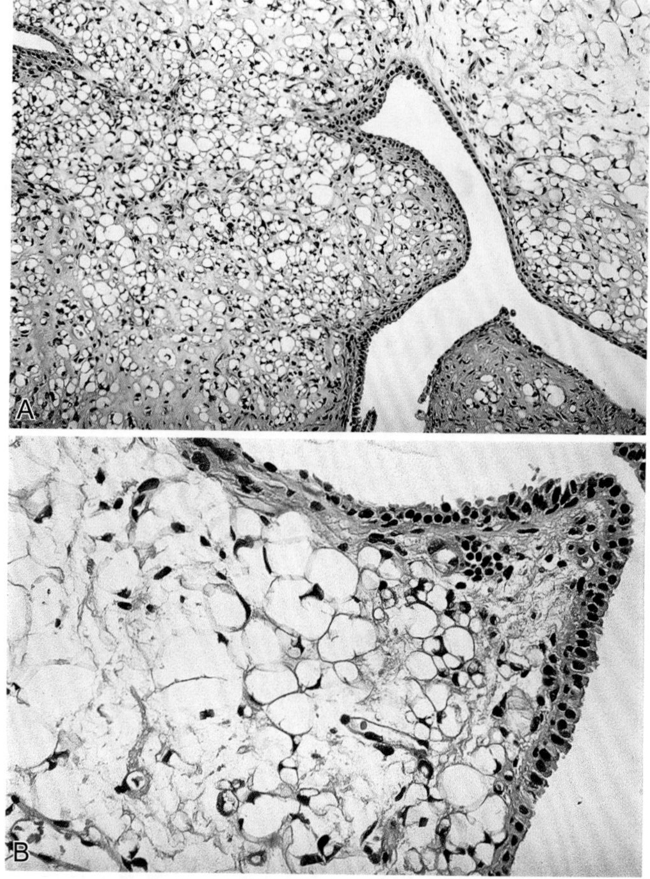

图 36.35 **A** 和 **B**，恶性叶状肿瘤，可见肿瘤性间质成分伴有脂肪肉瘤分化

同在有些纤维腺瘤中那样，这一现象没有临床意义。在极少数情况下，可能存在导管型或小叶型原位癌[174-176]。

免疫组织化学检查，叶状肿瘤常表达CD34和BCL2，这点与乳腺的其他间叶性肿瘤相似，而不同于梭形细胞化生性癌，这在鉴别诊断上有重要意义[161,177]。值得注意的是，最近有报道显示，叶状肿瘤的间质细胞同时表达p63和CK[178-179]，尽管在大多数病例中为局灶弱阳性，在粗针活检中遇到明显的纯梭形细胞病变时这一现象的存在可能会造成困难。每当在粗针活检中考虑梭形细胞化生性癌的诊断时，请记住，这种标本也可能取自恶性叶状肿瘤的间质成分。约1/3的叶状肿瘤和半数以上的恶性叶状肿瘤表达CD117[180]。几乎所有病例的间质细胞都表达ERβ和PR[160]。组织学恶性和有交界性病变的病例不同程度地存在p53过表达，但那些显微镜下特征为良性的病例很少有p53过表达；然而，p53这一标志物在临床上尚无足够的鉴别意义。

已有研究表明，纤维上皮性病变中存在*MED12*突变，且*MED12*在叶状肿瘤中的突变率比在纤维腺瘤中略微更高（62.5%比59%）[181]。在叶状肿瘤疾病谱恶性端，遗传学改变更复杂，最近基于阵列的比较基因组杂交（comparative genomic hybridization, CGH）数据显示，间质细胞中存在累及*CDKN2A*位点的9p21缺失[182-183]。

良性叶状肿瘤的生物学行为特征是：有局部复发的潜能，但极少有远处转移[172]。如果临床考虑纤维腺瘤且已行肿物剔除术，则对于患者的复发可能性可以安全地进行随访。如果随后复发，或在初次手术时已考虑叶状肿瘤，则可选择局部扩大切除术，即切缘保留更大范围的正常组织[184]。复发的叶状肿瘤仍可通过局部扩大切除术予以治疗。

细胞学上恶性的肿瘤有转移可能性，转移的发生率在不同的研究中为3%～12%，虽然较常见的仍是局部复发。腋窝淋巴结转移极为罕见，最常见的远处转移部位是肺和骨[185-186]。转移成分为间质成分，虽然肺内正常结构的陷入可使其像双相分化。

对大多数细胞学恶性的叶状肿瘤采取局部扩大切除术（切缘保留足够宽的正常乳腺组织）治疗即足矣[184]，但如果有任何可疑侵犯筋膜的迹象，则应将肿瘤连同其下方的肌肉一并切除。不需要清扫腋窝淋巴结，除非临床上有腋窝淋巴结受累的特殊情况。

如果取材时同时取到良性上皮成分和间质成分，则通常可以直接诊断为叶状肿瘤（尽管需要进行分级）。恶性叶状肿瘤的主要鉴别诊断是梭形细胞化生性癌（如前所述），极少数情况下还需要与其他类型的肉瘤鉴别（同样主要取决于是否存在非肿瘤性上皮成分）。良性叶状肿瘤主要需要与富于细胞性纤维腺瘤鉴别，这两种肿瘤都有间质细胞增加，但后者更常表现为管周型生长模式，并且腺体在间质中的分布更均衡。应该承认，在某些情况下，这种区分在实践层面上和理论层面上均不可行，在这种情况下，WHO提出了“良性纤维上皮性肿瘤”这一术语[172]。

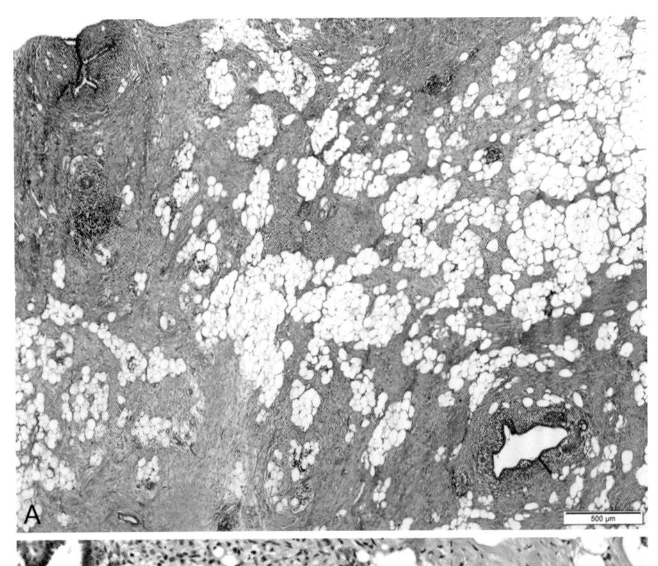

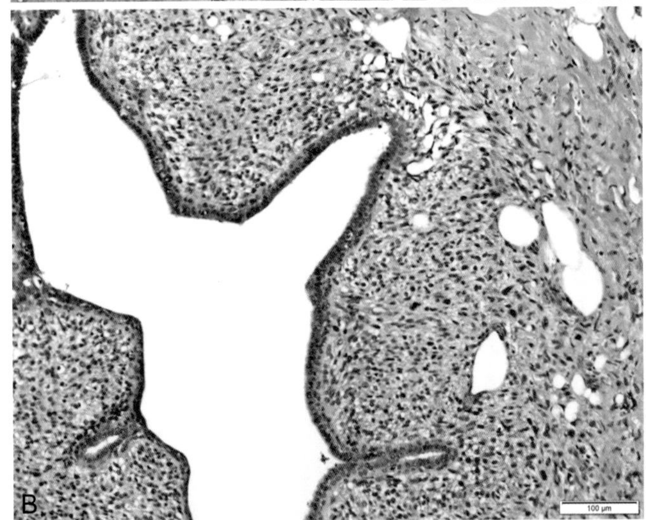

图36.36 **导管周围间质肿瘤**。**A**，这个纤维上皮性肿瘤缺乏纤维腺瘤或叶状肿瘤中清楚的边界，而是表现为分散的结节。**B**，高倍镜观，显示良性上皮成分周围有富于细胞的间质

被描述为**导管周围间质肿瘤**（**periductal stromal tumor**）[187]的肿瘤具有类似于纤维上皮性病变的上皮结构，但其间质成分缺乏叶状结构，也无明确的肿瘤界限，而表现为分散的结节（图36.36）。其间质细胞可能有非典型性，也可能存在核分裂象。

腺病和硬化性病变

腺病

腺病这个术语适用于主要累及乳腺腺管成分的任何一种增生性病变；因此，为了取得特定的临床病理学意义，应用时应加上一个修饰词。

盲管腺病

盲管腺病（**blunt duct adenosis**）这个术语在文献中应用迥异，因此不再推荐使用。乳腺肿瘤的WHO分类

将这个术语视为柱状细胞改变的同义词[122]。

硬化性腺病

硬化性腺病（sclerosing adenosis）是了解最多的腺病形式，因为其相对常见且有可能被误诊为癌。大多数情况下，硬化性腺病为偶然的显微镜下发现；然而，在一些情况下，它可表现为影像学发现的乳腺肿块或乳腺钼靶检查发现的微钙化灶。大体上，硬化性腺病可以表现为小的肿块，具有盘状、略呈多结节的结构，切面质韧。有些病例的整个大体表现可能很像浸润性癌。

显微镜下，硬化性腺病的最重要的诊断特征是其低倍镜下结构，保留有圆形的、小叶中心性结构，并且中心细胞比周围更丰富（图 36.37 和 36.38）。细长、受挤压的增生小管衬覆上皮细胞，且周围有肌上皮细胞层。在有些病变中，肌上皮成分占优势，甚至可能表现出梭形的“肌样”特征。不形成典型的筛状结构，缺乏核多形性和坏死。间质致密，可有灶状弹力纤维增生，虽然不像在放射状瘢痕或浸润性癌中那样常见。可能存在微钙化。

可以通过各种免疫组织化学染色（见图 36.37C 和 36.38C）（平滑肌肌球蛋白重链、钙调理蛋白、p63，或现在不太常用的肌动蛋白）证实病变中含有肌上皮细胞。而层粘连蛋白或Ⅳ型胶原染色可用来证实小管周围基底膜的存在，虽然后者在临床上不常用。

硬化性腺病的形态学变异使其诊断更加复杂化，其中包括可能伴随妊娠的旺炽性改变、大汗腺化生（伴有核和核仁增大）、偶尔可见的神经周围侵犯（图 36.39）[188]和静脉壁浸润[189]。

硬化性腺病患者继发浸润性癌的风险与不伴有非典型性的增生性疾病相同[190]。

有时，硬化性腺病局部可能被 LCIS 甚至 DCIS 累及（图 36.40）[191]。在这些病例中，硬化性腺病造成的变形可能导致其误诊为浸润性癌。低倍镜下硬化性腺病的印象对正确诊断至关重要；硬化性腺病病灶（有或无 CIS）有周围的导管扩张和中央的导管缩窄，而浸润性小叶癌则没有这些[192]。免疫组织化学检测证实肌上皮细胞存在有助于识别潜在的良性病变。

结节性腺病（nodular adenosis）和**腺病瘤（adenosis tumor）**是指形成可触及的或影像学可见肿块的硬化性腺病病变。与硬化性腺病相比，增生腺体有更明显的边界并形成更明确的肿块。

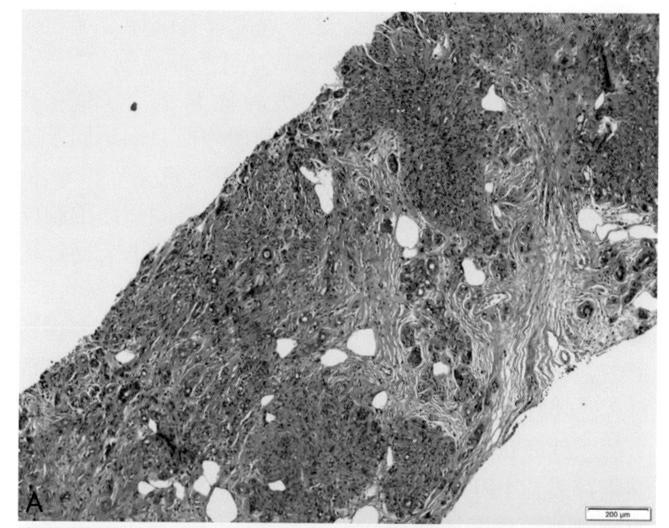

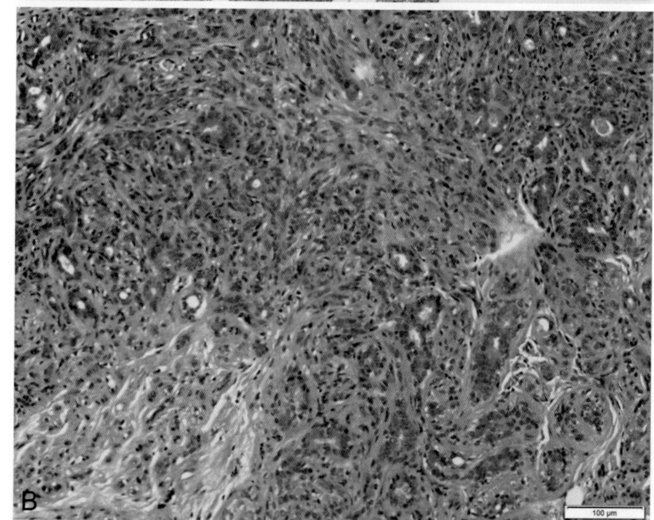

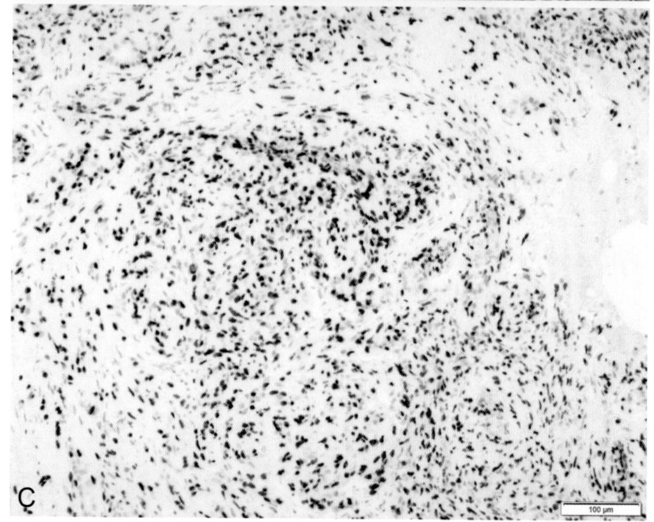

图 36.37 **硬化性腺病。A**，低倍镜观。即使在这一粗针活检标本上，小腺管增生的小叶结构也很明显。**B**，中倍视野，注意存在梭形的肌上皮细胞。C，肌上皮细胞成分 p63 免疫组织化学染色呈强阳性

微腺性腺病

微腺性腺病（microglandular adenosis）是一种罕见的腺病，其中，可见小而一致的腺体杂乱分布在纤维组织或脂肪中，腺腔开放，内含嗜酸性分泌物（图 36.41）[193-195]。其腺体由单层、小而一致的立方细胞组成，胞质呈空泡状或颗粒状，无顶浆分泌型小突起（snout）。与其他形式的腺病不同，微腺性腺病没有肌上皮层[193,196]。但其中存在基底膜，可通过免疫组织化学和超微结构识别[195]。间质可以有玻璃样变性，然而，其细胞稀疏或不含弹力纤维。微腺性腺病 ER、PR 和人表皮生长因子受体（human epidermal growth factor receptor-2,

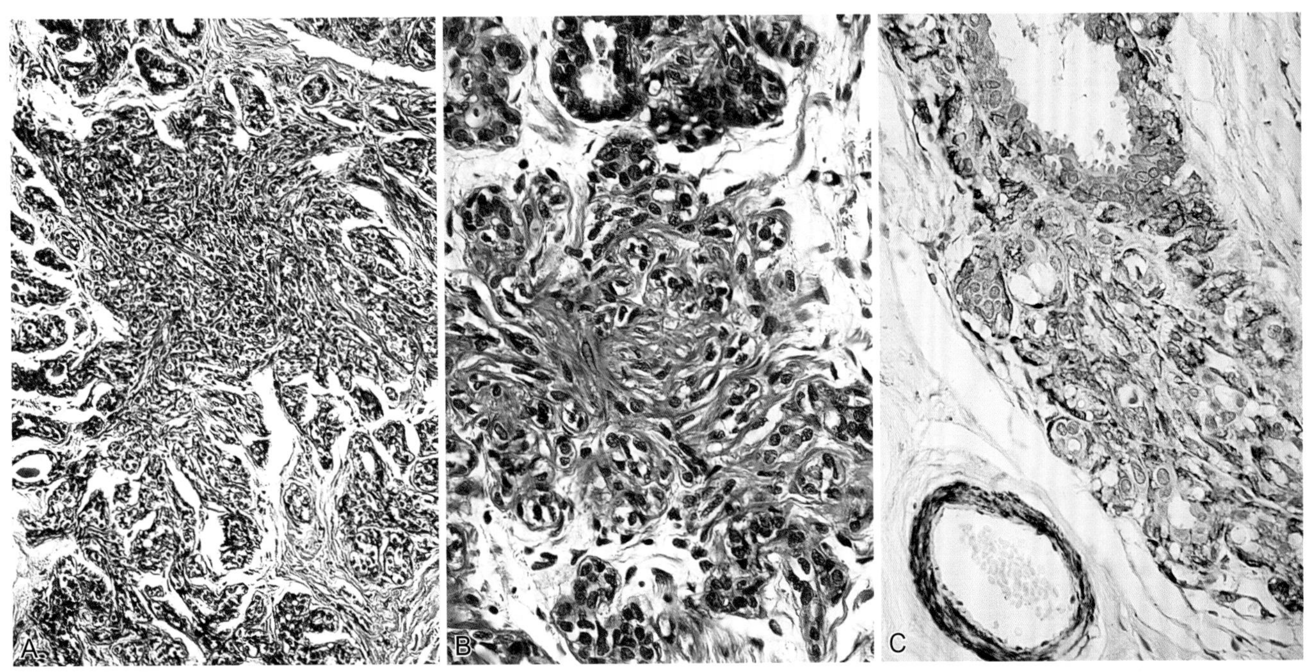

图 36.38 **硬化性腺病**。**A**，低倍镜观。病变有明显的小叶结构。**B**，中倍视野，TDLU 中央可见肌上皮细胞。**C**，肌上皮细胞成分肌动蛋白免疫组织化学染色呈强阳性

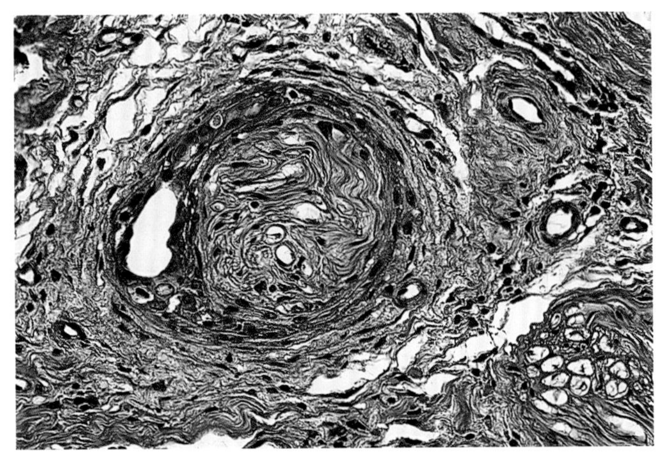

图 36.39 乳腺病变内的良性“神经周围侵犯”，别处有硬化性腺病的典型特征

HER2）染色呈阴性，S-100 蛋白染色呈弥漫强阳性。其主要的鉴别诊断是小管癌，后者也缺乏肌上皮细胞层，但其 ER 染色均呈阳性[193]。

当腺体开始融合而形成实性或筛状小巢结构时，应诊断为**非典型性微腺性腺病（atypical microglandular adenosis）**，它们通常伴有细胞非典型性（图 36.42）。在非典型性微腺性腺病中，腺腔分泌物不太明显。

目前尚不清楚微腺性腺病是良性病变还是癌前病变[197]；已报道，有相当多的病例与癌相伴，提示在一些患者其可能演变为恶性肿瘤[197-199]。有趣的是，在一项病例研究报道中，这些癌中有很高比例是腺样囊性癌[198]。事实上，非典型性微腺性腺病病变与明显的癌通常存在空间上的相关性，且微腺性腺病是唯一一个缺乏肌上皮细胞的“良性”乳腺上皮病变，这使人怀疑它是否代表了一种惰性形式的浸润性导管癌。事实上，已有报道，微腺性腺病病例中，尤其是非典型性微腺性腺病和浸润性癌并发病例中，特别是三阴性乳腺癌的病例中，经常存在 5q 染色体丢失和 8q 染色体增加以及 *TP53* 突变[200-202]。鉴于微腺性腺病是否是癌前病变尚不确定，其治疗是否需要完整切除病灶尚有争议；对粗针活检诊断为微腺性腺病的病例应予以切除病灶的治疗。

大汗腺腺病

大汗腺腺病（apocrine adenosis）属于腺病的一种。其腺体较大，衬覆上皮本质上为大汗腺细胞，且存在肌上皮细胞（图 36.43）[203-204]。偶尔可见核非典型性和核仁突出；当核和核仁的大小差异≥3 倍时，称为**非典型性大汗腺腺病（atypical apocrine adenosis）**。大汗腺腺病和非典型性大汗腺腺病继发乳腺癌的风险尚不确定[205-206]。

小管腺病

小管腺病（tubular adenosis）是腺病的一种少见类型，其特征是腺体细长，呈管状和分枝状，不规则排列。存在肌上皮细胞层，这对于鉴别小管腺病和与之相似的浸润性癌非常有用（图 36.44）[207]。

放射状瘢痕和复杂硬化性病变

放射状瘢痕（radial scar）和**复杂硬化性病变（complex sclerosing lesion）**这一组乳腺病变的特征是：体积一般较小，呈星芒状，中心纤维化，有不同程度的上皮增生和变形[208-209]。它们有多个不同的名称，如放

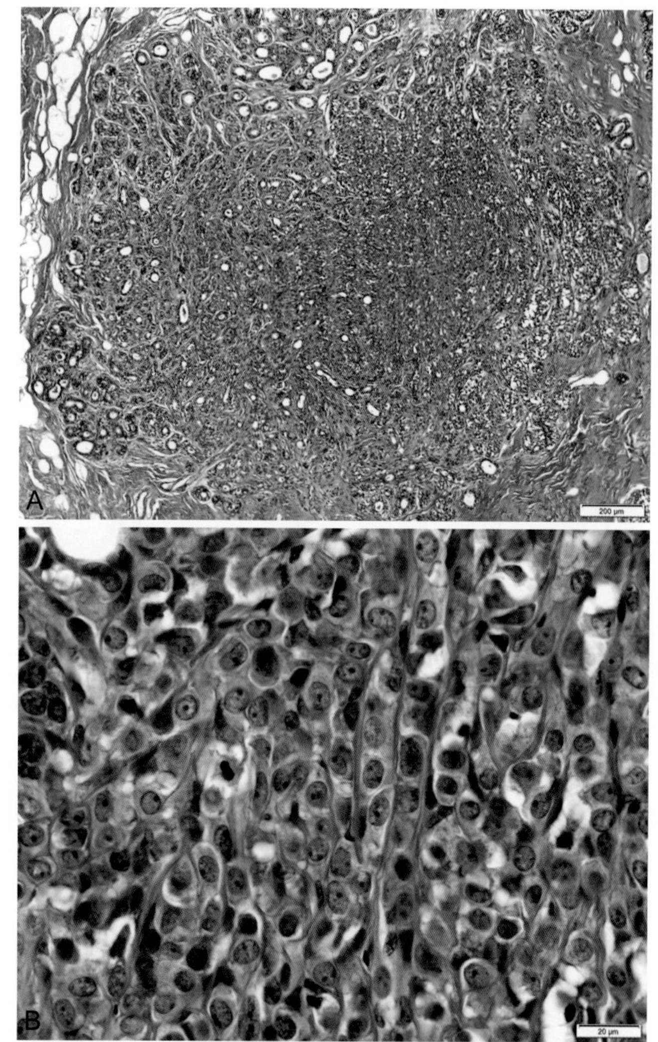

图 36.40 **硬化性腺病合并小叶原位癌**。**A**，注意，在低倍镜下增生的边缘缺乏浸润性生长的特征。**B**，高倍镜下确认，在腺病中存在 LCIS

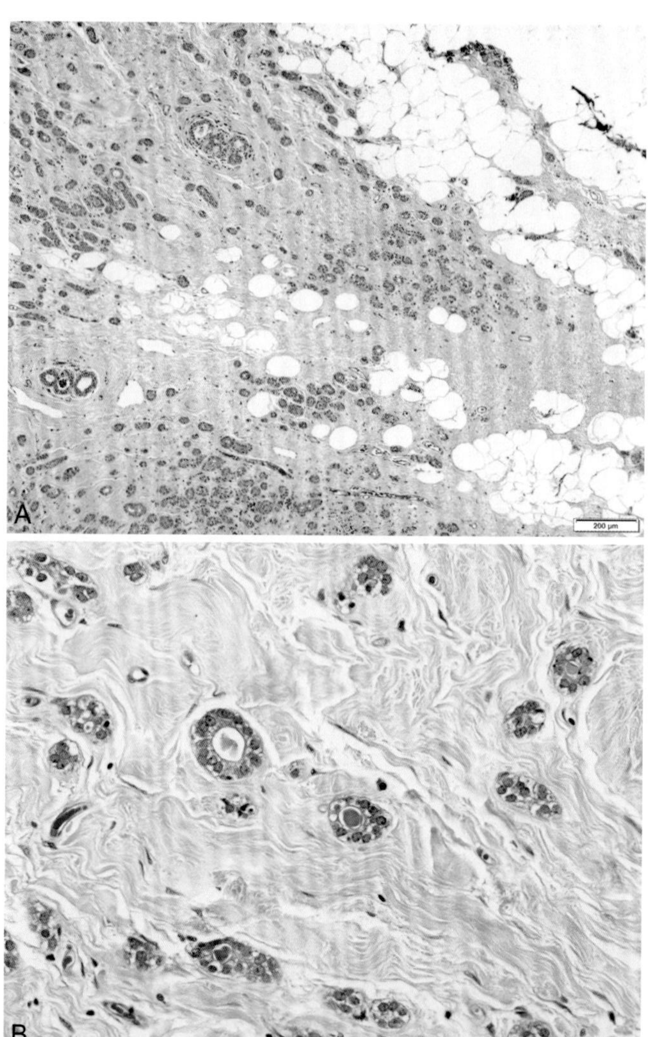

图 36.41 **微腺性腺病**。**A**，低倍镜下，可见杂乱分布的小圆形腺体。**B**，高倍镜下，可见腺体开放，腔内含有强嗜酸性分泌物。无肌上皮细胞层

射状瘢痕、复杂硬化性病变和浸润性上皮增生病[210]。在乳腺 X 线片和大体检查中，不规则的、星芒状改变与浸润性导管癌相似（图 36.45）。显微镜下，其中心的结缔组织为致密的纤维组织或弹力纤维组织（图 36.46）。闭塞的导管壁和间质内可有嗜碱性弹力组织，有时非常丰富。小导管和腺体内陷在间质内中，由于纤维化引起扭曲变形而显得杂乱无章，但仍由上皮细胞和肌上皮细胞组成；在放射状病变的周围是更大的导管样结构，可扩张和（或）显示为 UDH。

放射状瘢痕和复杂硬化性病变这两个术语在某种程度上是可以互换使用的，一些作者对它们的大小进行了区分（前者＜1 cm，后者＞1 cm），而另一些作者则对它们根据中心瘢痕周围病变改变的程度进行区分。放射状瘢痕 / 复杂硬化性病变的最重要方面是与浸润性导管癌进行鉴别诊断，如果放射状瘢痕被 DCIS 或 LCIS 累及，则这一问题可能会更加复杂（图 36.47）。无论是否有中央瘢痕，癌的诊断标准均应相同，包括 HE 染色切片中所见的细胞和结构标准，以及评估肌上皮细胞的存在，必要时可以进行免疫组织化学染色。值得注意的是，有文献报道，在这种情况下，一些肌上皮细胞标志物的表达减少，因此，建议使用一组免疫组织化学染色证实[211]。

尚无证据表明放射状瘢痕是浸润性乳腺癌的直接癌前病变；任何与此病变相关的风险都与其中是否存在增生性疾病有关[208]。有研究表明，无论其中良性乳腺病变的组织学类型是什么，有放射状瘢痕的女性发生乳腺癌的风险约是没有放射状瘢痕女性的 2 倍[212-213]；然而，其他研究认为，除了背景乳腺组织中良性乳腺疾病的组织学类型所带来的风险外，乳腺癌的风险并无增加[214-215]。尽管通过大孔径活检针和真空辅助粗针活检获得更多的标本后并非每个病例都需要予以切除，但乳腺钼靶检测到的放射状瘢痕通常要在粗针活检后进行保守切除以排除更严重的病变[216]。

发生于年轻人的**管状腺瘤（tubular adenoma）**表现为一个实性、界限清楚、质硬、棕黄色的肿块，显微镜下可见由紧密排列、形态一致的小管组成，后者衬覆单层上皮细胞和一层变薄的肌上皮细胞；间质稀疏。尚不清楚这是

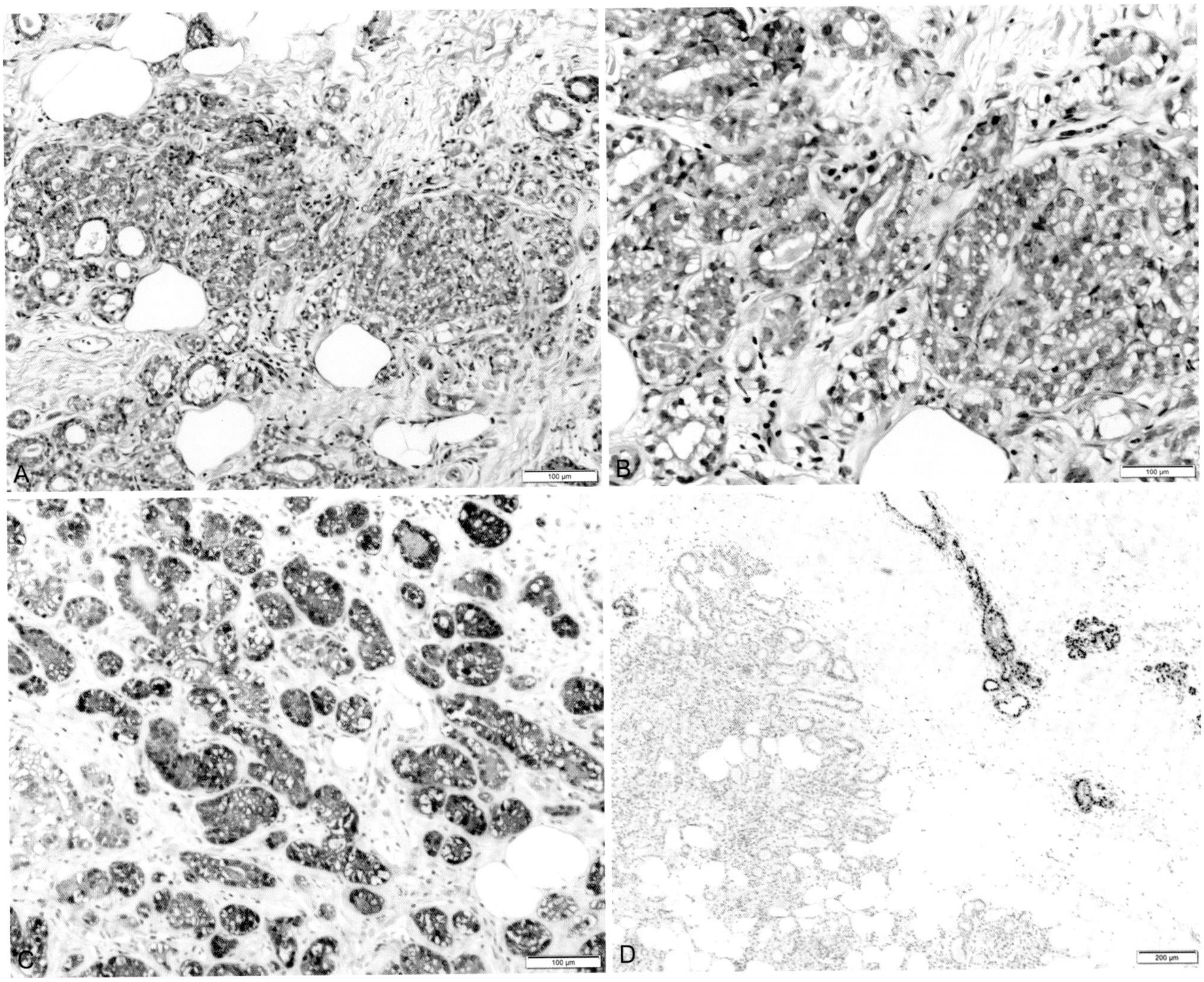

图 36.42 **非典型性微腺性腺病**。**A**，中倍镜观，可见周边为杂乱排列的小圆形腺体，中心为实性巢。**B**，高倍镜下，可见细胞非典型性；有些腔内保留有分泌物（视野右上方）。**C**，S-100 蛋白免疫组织化学染色呈强阳性。**D**，微腺性腺病中雌激素受体免疫组织化学染色呈阴性，周围正常导管是很好的内对照

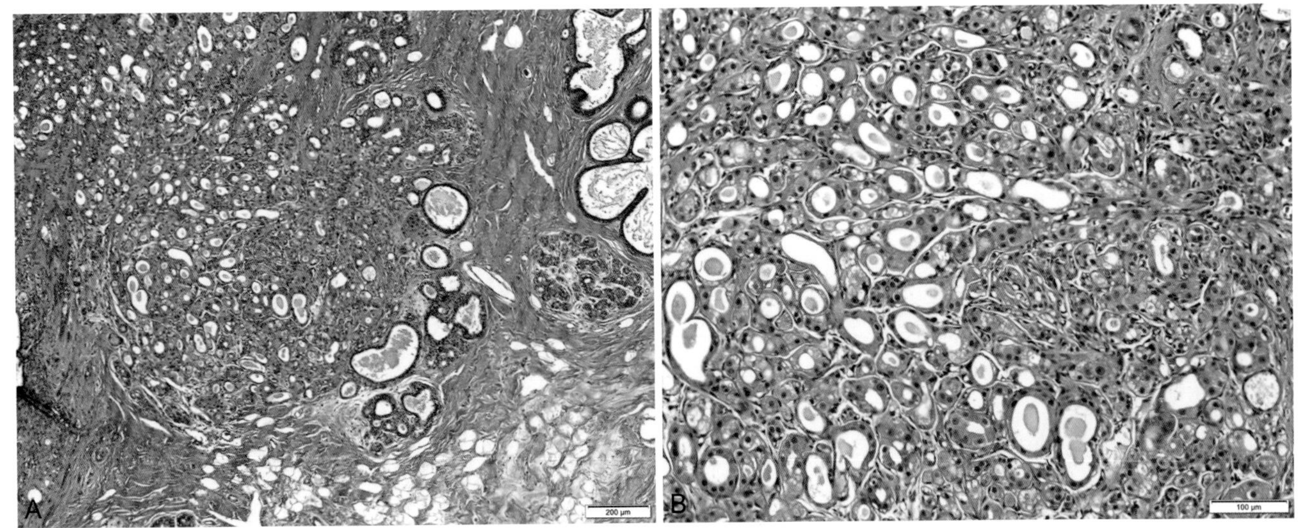

图 36.43 **大汗腺腺病**。**A**，低倍镜观，可见腺病的小叶中心结构；具有大汗腺特征。**B**，在较高放大倍数下，可以评估大汗腺细胞。其胞核呈圆形，核仁大，但无显著的核增大或大小差异

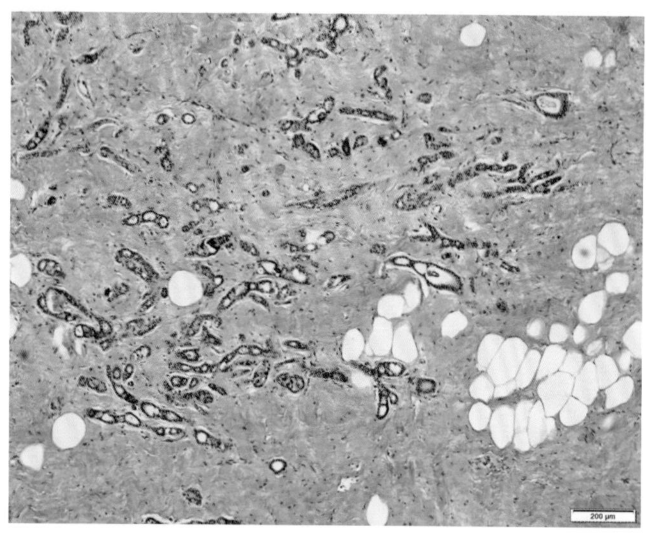

图 36.44 **小管腺病**。低倍镜下，可见小管腺病的特征性细长的、管状和分枝状腺体，排列略微杂乱

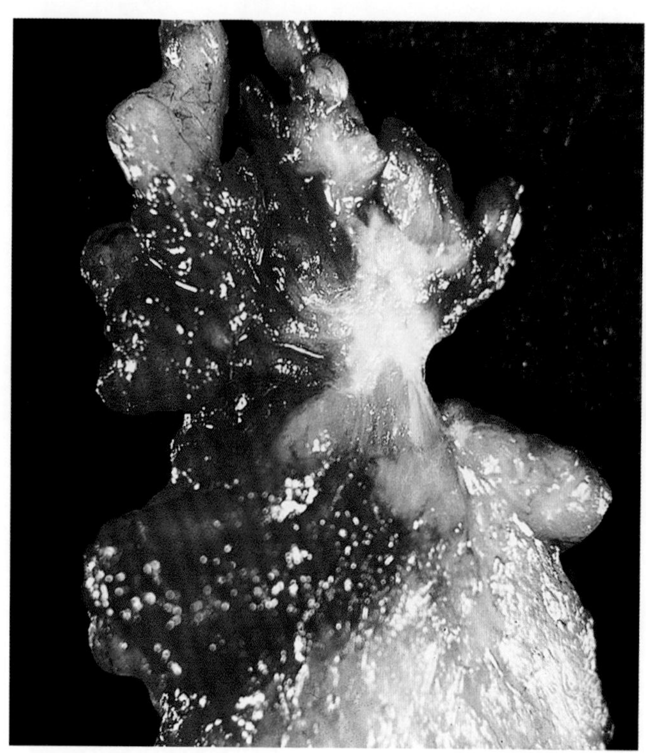

图 36.45 放射状瘢痕的大体表现

否是一种独立的疾病还是纤维腺瘤的一个类型[217]。

泌乳腺瘤（lactating adenoma）表现为妊娠期或产褥期发生的一个单个或多个可自由活动的乳腺肿块。该病变更可能是哺乳期乳腺的局灶性增生，其也可在异位（如腋窝、胸壁或外阴）发生[26,217]。大体上，该病变边界清晰，呈分叶状。切面呈灰色或棕褐色，不同于纤维腺瘤的白色（图 36.48）。有时可见梗死区。显微镜下，其增生性小叶有分泌活跃的立方细胞衬覆（图 36.49）。与该病变可能混淆的是妊娠引起的原有纤维腺瘤出现的增生

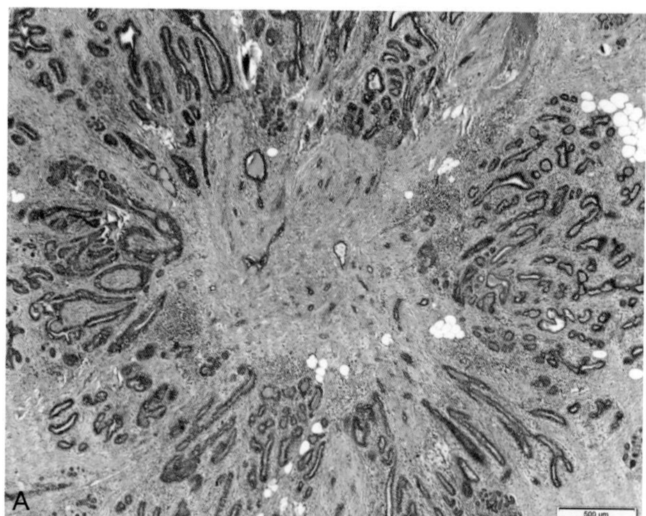

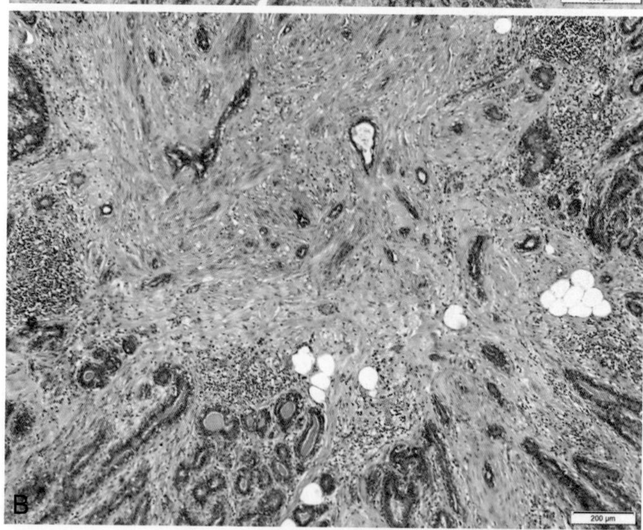

图 36.46 **放射状瘢痕**。**A**，低倍镜下可见典型星芒状的放射状瘢痕。**B**，良性导管结构陷入中央的弹力纤维间质中

和分泌性改变，这种鉴别可能没有临床意义[26]。

乳头状病变

导管内乳头状瘤

乳腺**导管内乳头状瘤（intraductal papilloma）**最常见于 30 ~ 50 岁之间。它可以起源于大导管或小导管，因此，它可以表现为导管内息肉样肿块或仅可在显微镜检查中发现。导管内乳头状瘤可引起乳头血性溢液，可在乳晕下触及，但其直径很少超过 3 cm。导管内乳头状瘤病变柔软易碎，可能有出血区域。含有乳头状瘤的导管可能会扩张（图 36.50）。大约 90% 的导管内乳头状瘤病变是孤立的。多发性乳头状瘤好发于年龄稍轻的患者，且发生于较小的、周围型导管，通常不发生乳头溢液，1/4 的病例为双侧发生。

显微镜下，导管乳头状瘤病变结构复杂，细胞丰富，通常呈复杂的分枝状（图 36.51A）。乳腺导管内乳头状瘤的乳头状病变中有助于良性诊断的特征包括：粗大的乳头纤维血管轴心中有玻璃样变的间质，存在两种细胞类型

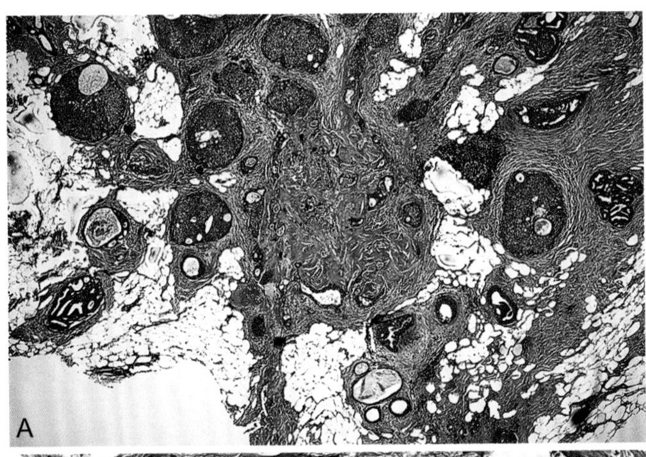

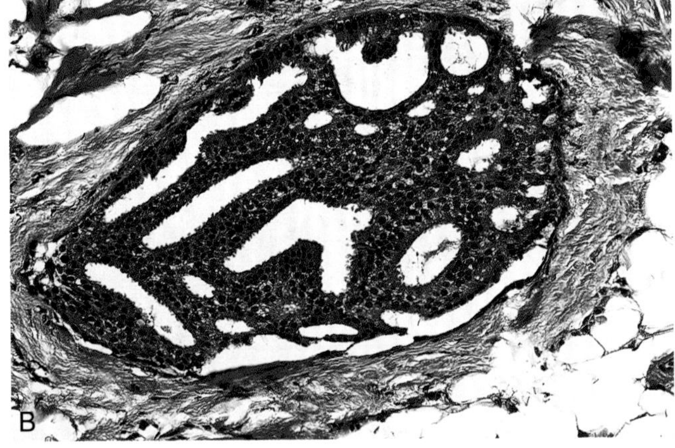

图 36.47 **A 和 B**，放射状瘢痕伴有低级别导管原位癌

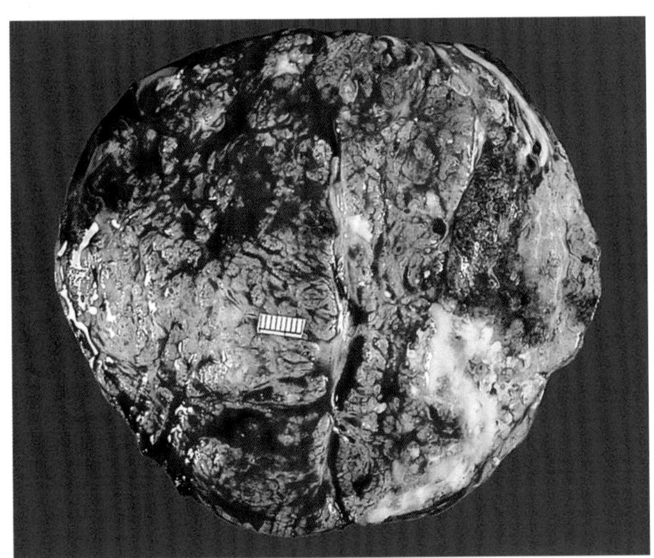

图 36.48 **泌乳腺瘤的大体表现**。可见这个肿块呈明显的分叶状、黄色，有显著的血管生成

（上皮细胞和肌上皮细胞）（图 36.51B），上皮细胞胞核呈卵圆形，染色质正常，核分裂象少见，局灶存在大汗腺化生，以及缺乏筛状结构[218]。通常无坏死（但也可以有，见下文）。肌上皮细胞成分的存在可以用各种免疫组织化学染色来显示，如 p63、钙调理蛋白和平滑肌肌球蛋白重

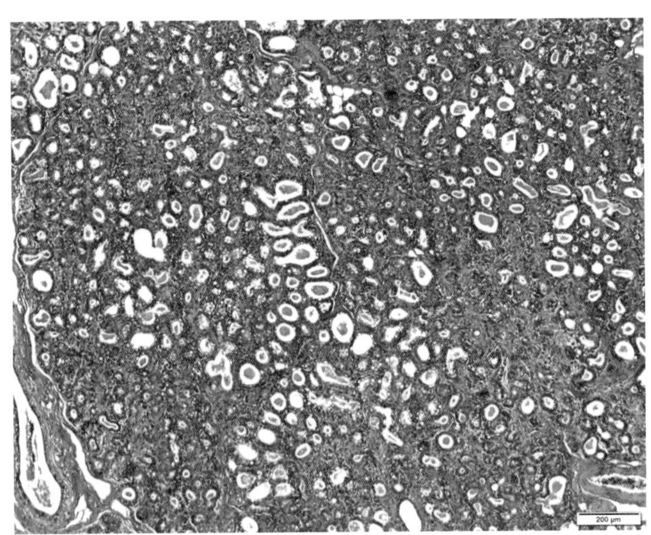

图 36.49 **所谓的泌乳腺瘤**。可见增生的小叶显示分泌性改变

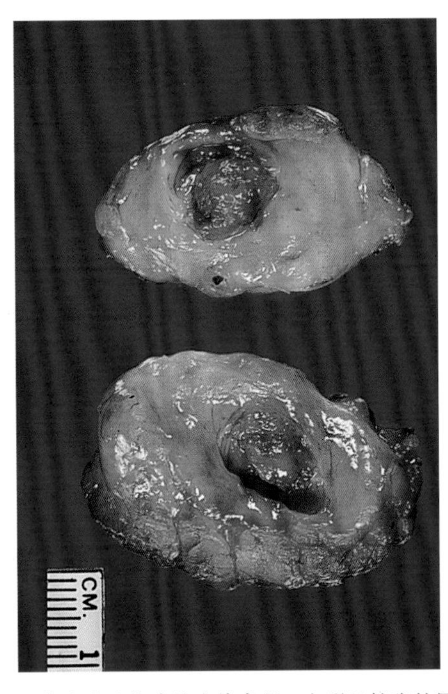

图 36.50 **导管内乳头状瘤的大体表现**。在明显扩张的导管管腔内可见一个突出的息肉样肿块

链。克隆性分析表明，导管内乳头状瘤是一种克隆性病变，这一发现支持其为肿瘤性的疾病[219]。

乳腺导管内乳头状瘤有时会出现形态变异型，包括：

1. 部分或完全出血性梗死。这种改变可能是由血液供应障碍引起的，与癌症引起的肿瘤性坏死完全不同，最常见于细针抽吸（FNA）细胞学检查或粗针活检后。
2. 坏死。文献报道，乳头状瘤被旺炽性 UDH 累及时可有坏死；坏死的存在不应引致误诊为 DCIS[220]。其坏死通常是局灶性的。

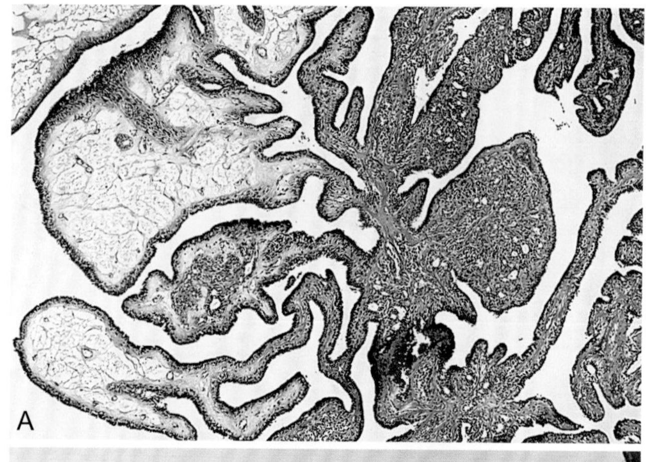

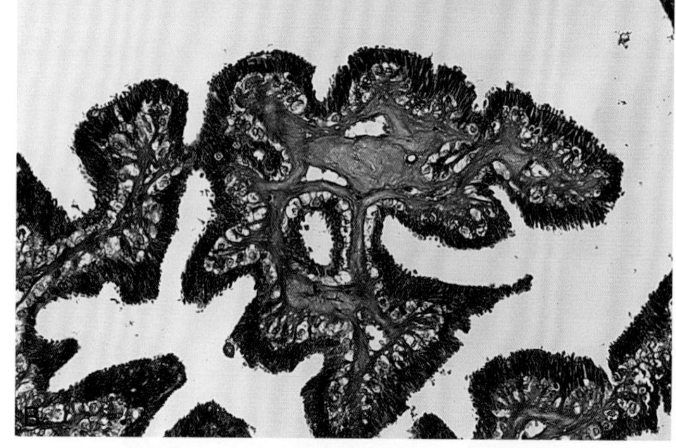

图 36.51 **导管内乳头状瘤**。**A**，低倍镜观，可见复杂分枝状结构。**B**，高倍镜观，可见双层细胞成分，伴有一排清楚的肌上皮细胞

3. 鳞状上皮化生。这种改变不常见，可能继发于局灶坏死。
4. 乳头状瘤内或周围出现腺体嵌入。从可能造成过诊断的角度来说，这是最容易出现问题的改变。硬化（可能有时继发于梗死）导致腺体明显变形，有时可造成孤立的小管嵌入致密的纤维组织中而出现这一改变。当这种改变在整个病变中普遍存在时，适合使用“硬化性乳头状瘤”这个诊断（图 36.52）。存在两层细胞以及伴有含铁血黄素沉积和胆固醇裂隙都是支持性诊断特征。HE 染色切片上难以识别两层细胞时，肌上皮细胞的免疫组织化学染色（如 p63 或平滑肌肌球蛋白重链）通常有助于诊断。
5. 显著的旺炽性 UDH。在旺炽性 UDH 和原位癌鉴别困难的情况下，ER 和高分子量角蛋白染色（如 CK5/6）的联合使用可能非常有用。前者 ER 和 CK5/6 均呈不均匀的染色模式，而非典型性导管增生和 DCIS 表现为 ER 弥漫强阳性且 CK5/6 无着色。
6. **导管腺瘤**。这种病变缺乏典型乳头状瘤的分支乳头状特征，但其位于导管内，有致密的纤维性包膜，硬化的间质中可见由两型细胞（免疫组织化学证实）构成的变形的增生上皮细胞，表明这些病变可能是导管内乳头状瘤的高度硬化变异型 [221-222]。管状特征的导管腺瘤可被视为 Carney 综合征的一个组成部分 [223]。

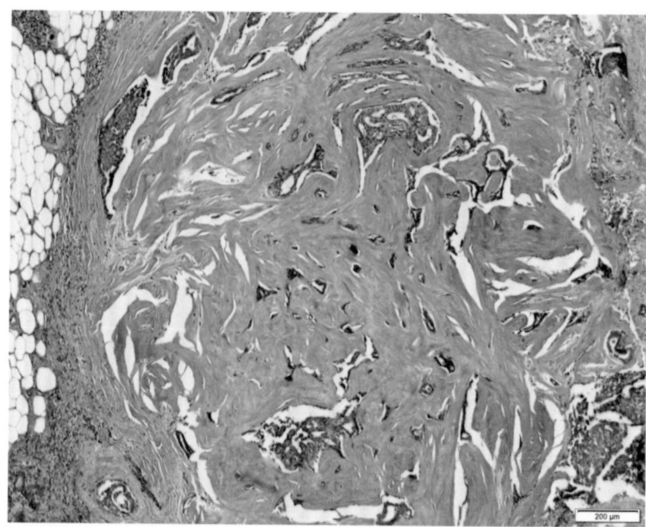

图 36.52 乳腺硬化性乳头状瘤，可见上皮结构陷入纤维性间质中，导致假浸润外观

7. 皮脂腺化生。这种情况非常罕见，但确实有过报道 [224]。
8. 发生于导管内乳头状瘤中的 ADH 和 DCIS。这些病变的细胞学诊断标准与没有乳头状瘤时并无不同（见下文）[225-226]。可以通过免疫组织化学染色（如 p63、SMMHC）来证实非典型性区域缺乏肌上皮细胞；更有用的是联合使用 ER 和 CK5/6（关于这些标志物在 UDH 鉴别诊断中的应用见上文）。WHO 肿瘤分类乳腺工作组的建议是：乳头状瘤中的低级别非典型性病灶 < 3 mm 时，诊断为导管内乳头状瘤伴 ADH；非典型性病灶 ≥ 3 mm 时，诊断为 DCIS 累及导管内乳头状瘤（图 36.53）[122]。
9. 活检或 FNA 后的良性上皮移位 / 植入。在先前做过穿刺的良性导管内乳头状瘤切除标本中，在活检部位可以看见退变的不规则小巢状和单个上皮细胞，分布杂乱，很像浸润性癌（图 36.54）[227]。

孤立性导管内乳头状瘤是一种良性病变，局部切除可以治愈。粗针活检后的治疗手段在不断发展，然而，大多数患者仍需要进行手术治疗。其继发乳腺癌的风险与其他不伴有非典型性的增生性病变相似（1.5 ~ 2 倍）[228-229]。多发性乳头状瘤可能有更高的风险 [229-231]。一些研究报道，伴有局灶非典型性增生的乳头状瘤（“非典型性乳头状瘤”）继发乳腺癌的风险的增高在很大程度上取决于原发乳头状瘤的解剖部位 [232]，而另一些研究则认为，这种风险等同于与乳头状瘤无关的非典型性增生，并且双侧乳腺的风险是一样的 [229]。

乳头状导管原位癌

乳头状导管原位癌（papillary ductal carcinoma in situ）与乳头状瘤合并导管原位癌不同，详见下文 [233]。与导管内乳头状瘤中存在上皮细胞和肌上皮细胞两种细胞不同的是，乳头状 DCIS 的特征是：单一、一致的

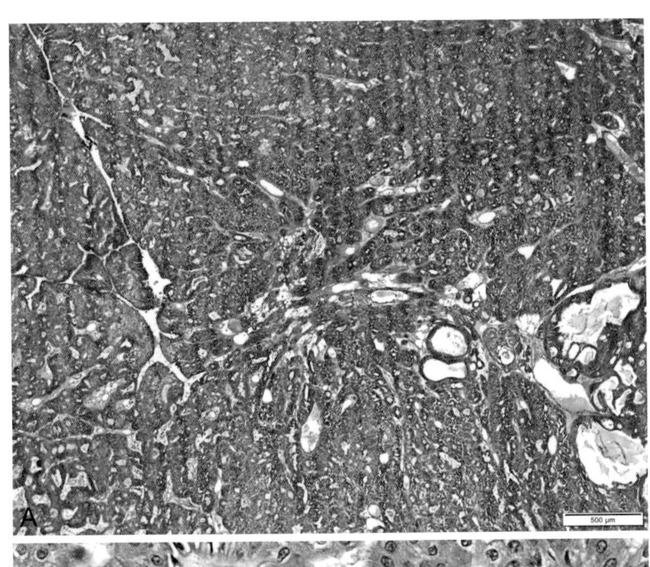
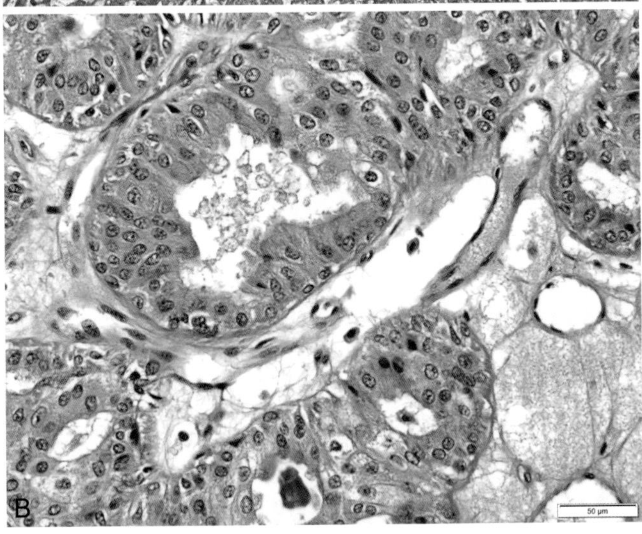

图 36.53 **导管原位癌累及导管内乳头状瘤**。**A**，低倍镜观，可见具有纤维血管核心的复杂分枝状结构（在视野的左下方尤其明显）和上皮增生。**B**，高倍镜观，可见单形性上皮细胞和筛状结构；注意，其中存在与纤维血管轴心并行的散在的肌上皮细胞

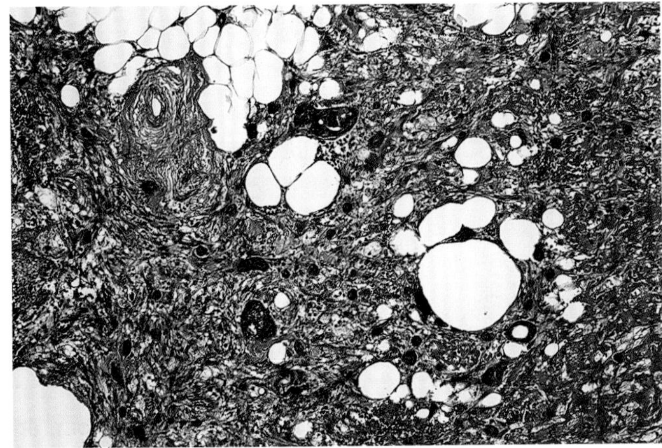

图 36.54 良性导管内乳头状瘤粗针穿刺活检后移位的上皮细胞。可见巢状和单个鳞状细胞样细胞嵌入反应性的间质中，这是移位上皮细胞的特征性表现

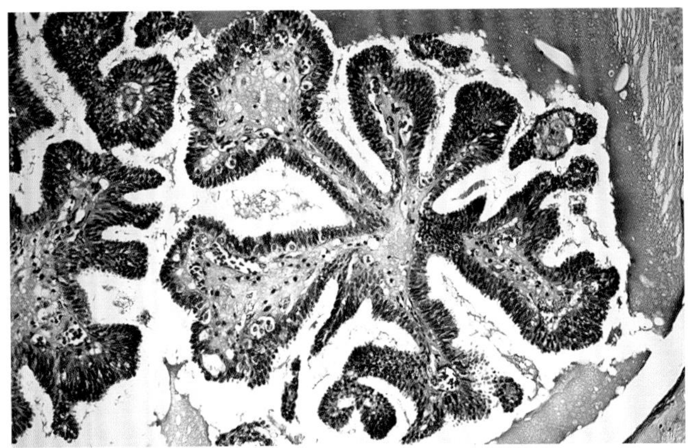

图 36.55 **乳头状导管原位癌**。该肿瘤的树枝状结构和突出的纤维血管轴心与良性乳头状瘤并无太大差别，但其中缺乏沿着纤维血管轴心分布的肌上皮细胞层，胞核也有非典型性，故而做出诊断

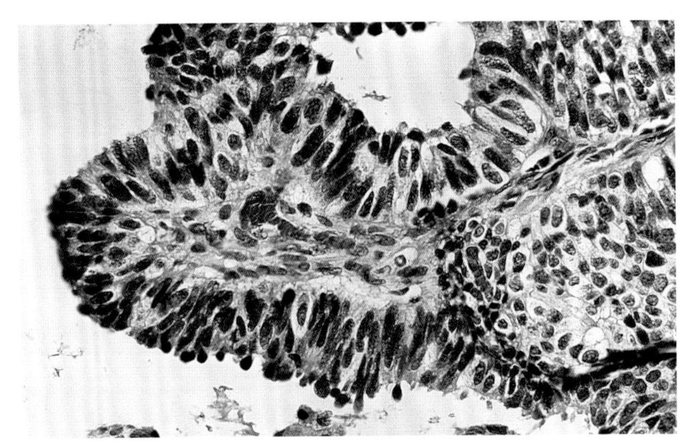

图 36.56 **乳头状导管原位癌的高倍镜观**。注意，细胞层次多，胞核极向丧失、明显深染，而且缺乏沿着纤维血管轴心分布的肌上皮细胞层

非典型性上皮细胞，胞核通常为低级别或中等级别（图 36.55 和 36.56）。其肿瘤细胞垂直于纤细的纤维血管核心排列，很像典型的乳头状癌（见下文）[218]。值得注意的是，其纤维血管核心没有肌上皮细胞，由此支持这一假设，即作为肿瘤的一部分，其中的乳头是后来发生的[233]，而在 DCIS 累及乳头状瘤时，肌上皮细胞层沿着纤维血管核心可见，表明先前存在良性乳头状瘤。乳头状 DCIS 的管腔周围存在肌上皮细胞层，这与其原位癌的本质一致。诊断乳头状 DCIS 的有用线索是：在邻近的导管中可见其他类型的 DCIS，且在乳头状增生的区域不存在大汗腺化生。偶尔出现散在的、大而淡的嗜酸性细胞——称为球状细胞，主要集中在基底层，这些细胞有可能被误认为是肌上皮细胞而给诊断带来困难（图 36.57）[218]。

包裹性乳头状癌

包裹性乳头状癌（encapsulated papillary carcinoma）是一种界限清楚的乳头状肿瘤，周围有一层厚厚的纤维囊（图 36.58）。这种肿瘤发生于老年女性，位于乳腺中

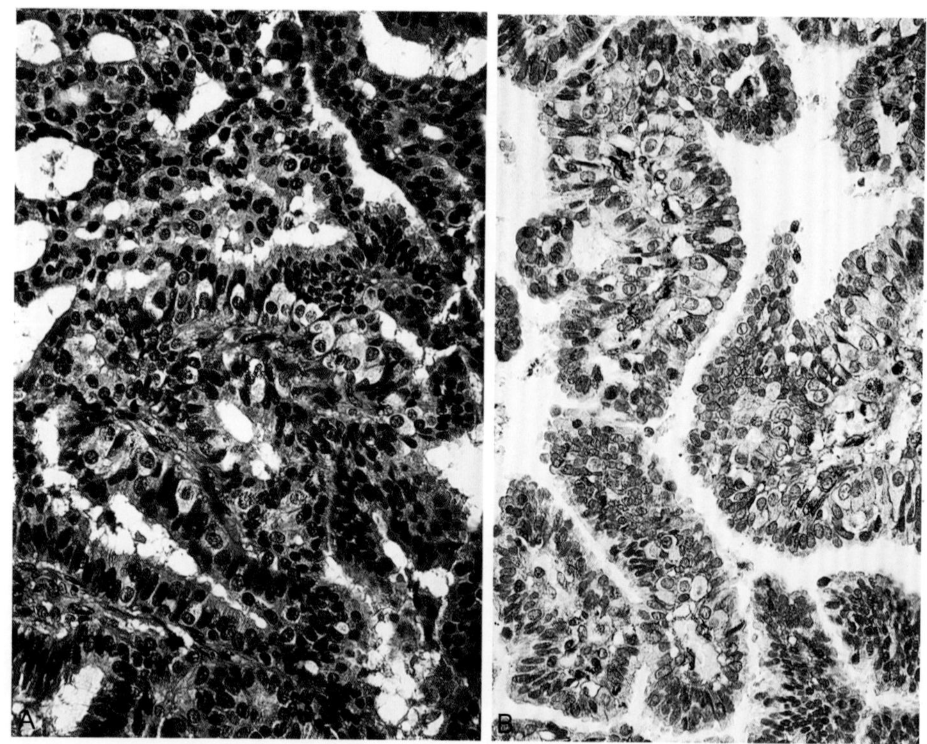

图 36.57 **A 和 B**，具有“球状”细胞的乳头状导管原位癌。不要将这些 GCDFP-15 和 CK 阳性的细胞与肌上皮细胞混淆。**B**，平滑肌肌动蛋白免疫组织化学染色显示，球状细胞对肌上皮细胞标志物呈阴性

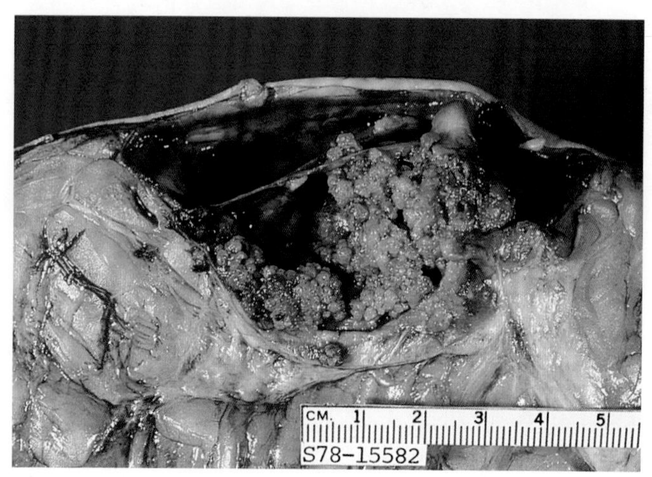

图 36.58 **乳腺包裹性乳头状癌**。大体即可见其乳头状结构非常明显

心位置，通常表现为伴有或不伴有血性乳头溢液的乳腺肿块。显微镜下，包裹性乳头状癌看起来像起源于导管内或“囊”内，并且传统上被认为是原位或“囊内”病变。其纤维血管轴心纤细，由增生的单形性非典型性上皮细胞围绕，因而除了乳头状结构外，可能还有实性或筛状区域（图 36.59）。与乳头状 DCIS 一样，包裹性乳头状癌也缺乏沿着纤维血管核心分布的肌上皮细胞，但与前面提到的 DCIS 不同，大多数包裹性乳头状癌的周围也没有肌上皮细胞[234-236]，因此，这些肿瘤有可能是低级别的浸润性癌而非原位病变[237-238]。包裹性乳头状癌存在潜在浸润性的进一步证据是：即使在没有常规浸润性癌的情况下，也可以出现罕见的腋窝淋巴结转移[239]。评估是否有明确的常规浸润性癌区域非常重要，因为其结果会将影响患者的肿瘤分期和治疗。这种评估可能比想象的更具挑战性，因为大多数患者经历过粗针穿刺活检后，其上皮巢会移位到活检部位和纤维囊壁中。因此，谨慎的做法是：将浸润性癌相关的诊断限制在明确远离活检部位的区域。就肿瘤分期而言，WHO 工作组的建议是：将包裹性乳头状癌按原位病变（Tis）进行分期和治疗；任何相关的微小浸润或浸润性癌均应报告，并根据常规浸润性癌的最大病灶的大小进行分期[237]。包裹性乳头状癌 ER 和 PR 染色通常呈阳性，而 HER2 染色呈阴性。绝大多数包裹性乳头状癌具有低级别或中等级别的胞核，其生物学行为呈惰性表现；然而，偶尔也有包囊性乳头状癌病例的胞核表现为高级别胞核并有活跃的核分裂象[240]。最近的数据表明，这些特殊的肿瘤代表了约 3% 的包裹性乳头状癌，它们更具侵袭性，因此应按大小相同的常规浸润性癌进行分期和治疗[240]。

实性乳头状癌

实性乳头状癌（solid papillary carcinoma）发生于老年女性，通常为影像学检测到的乳腺肿块。显微镜下，实性乳头状癌由肿瘤性上皮细胞构成的多个实性巢组成，巢内有纤细的纤维血管轴心，形成乳头状结构（图 36.60）。其肿瘤性上皮细胞可以呈梭形并具有流水样外观，很像普通型导管增生。其肿瘤细胞还可以出现颗粒

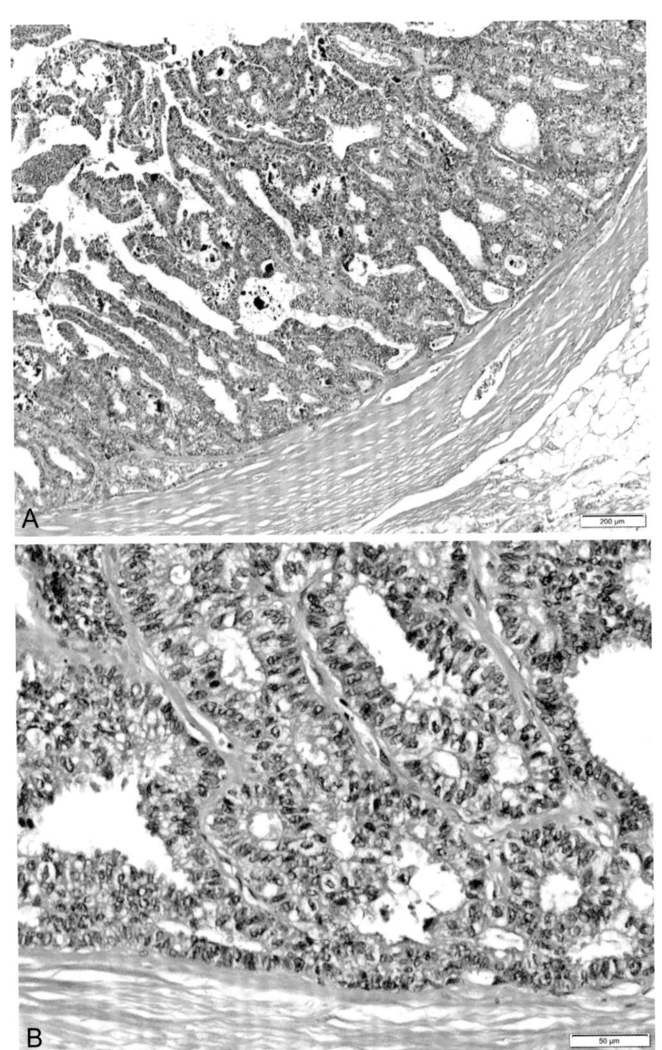

图 36.59 **包裹性乳头状癌**。**A**，低倍镜观，可见包裹性乳头状癌周围有纤维性囊壁。在这个放大倍数下，乳头状结构很明显。**B**，在较高放大倍数下，可以更好地观察单形性肿瘤性上皮细胞；此外，注意包裹性乳头状癌的筛状结构，其周围没有肌上皮细胞（视野左下），也没有肌上皮细胞沿着纤维血管轴心分布

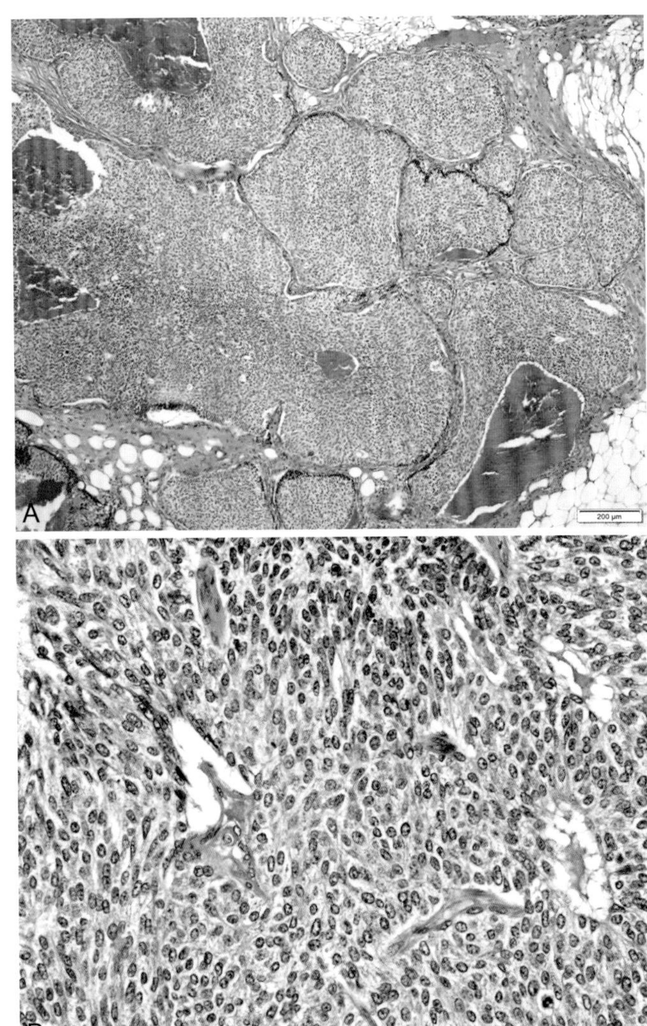

图 36.60 **实性乳头状癌**。**A**，低倍镜观，可见肿瘤性上皮细胞形成多个实性巢。**B**，高倍镜观，可见纤维血管网，这在低倍镜下不易观察。肿瘤细胞具有流水样外观，但它们是单形性的，具有细胞非典型性

状嗜酸性胞质，核染色质细，与神经内分泌分化一致。实性乳头状癌常分泌黏蛋白。与乳头状 DCIS 和包裹性乳头状癌一样，其肿瘤性结节内不存在肌上皮细胞。研究报道，至少有一些实性乳头状癌病例的周围缺乏肌上皮细胞 [241]。因此，像包囊性乳头状癌一样，实性乳头状癌可能是惰性、浸润性癌，而不是原位病变 [242]。WHO 工作组提供了有助于将实性乳头状癌分为原位或浸润性疾病的建议 [242]：

具有圆形的巢和完整或部分肌上皮细胞层的肿瘤应归类为：DCIS，实性乳头状亚型。

由边界不规则的巢组成，呈地图样拼图样生长方式、缺乏肌上皮细胞层的肿瘤可被认为是：浸润性癌。

部分但不是所有细胞巢缺乏肌上皮细胞层的肿瘤更难分类。推荐如果不确定是否存在浸润，应报告为原位癌以便用于分期和治疗。

实性乳头状癌的主要鉴别诊断是 UDH。识别纤细的纤维血管网是鉴别两者的第一步。其他支持实性乳头状癌而非 UDH 的特征包括：上皮细胞形态非常单一，纤维血管轴心周围的细胞有极向，分泌黏蛋白，可见核分裂象。对于有疑问的病例，ER 和 CK5/6 的组合可以帮助诊断。在实性乳头状癌中，ER 呈弥漫强阳性，而 CK5/6 呈阴性 [243]。

反转性实性乳头状癌

反转性实性乳头状癌（solid papillary carcinoma with reverse polarity, SPCRP）是一种新近报道的肿瘤，顾名思义，其特征是：温和的柱状上皮细胞构成实性乳头状巢，细胞核为低级别或中等级别，位于乳头的顶端

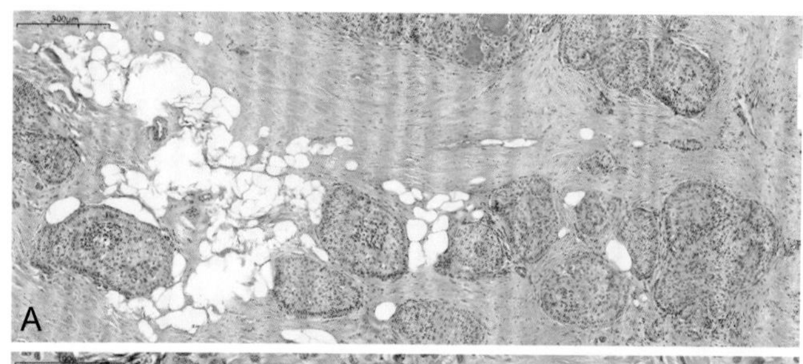

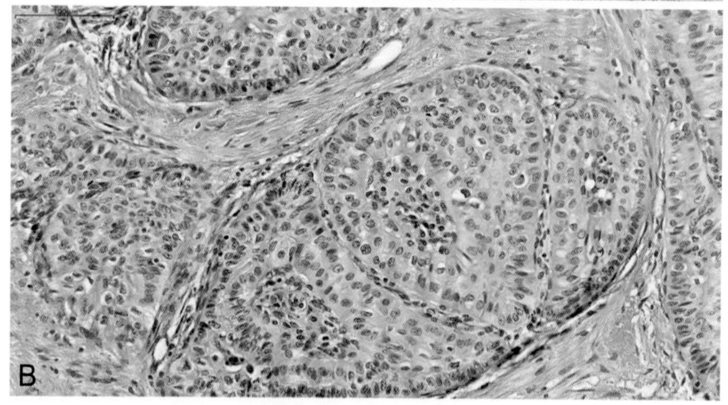

图 36.61 **反转性实性乳头状癌**。**A**，低倍镜观，可见由肿瘤性上皮细胞形成的实性乳头状巢浸润于乳腺实质中。**B**，高倍镜观，可见纤维血管轴心和肿瘤细胞极向反转的特征

而不是基底部（“反转性”）。乳头轴心常有泡沫样组织细胞[243a]。SPCRP 的肿瘤细胞巢杂乱地浸润于乳腺实质和脂肪组织中，缺乏周围的肌上皮细胞层（图 36.61）。这种肿瘤的形态是如此与众不同，一旦遇到过，以后就很能容易诊断出来。SPCRP 肿瘤细胞通常对 ER、PR 和 HER2 呈阴性［尽管有其对 ER 和（或）PR 呈阳性的报道］；有趣的是，其上皮细胞对低分子量 CK 和高分子量 CK 均表达[243a]。之前文献报道的“类似于甲状腺乳头状癌高细胞亚型的乳腺肿瘤”[243b-243c]与 SPCRP 有一些相似之处，但由于 SPCRP 表达乳腺标志物（GCDFP-15，乳球蛋白）且不表达甲状腺标志物（TTF-1 和甲状腺球蛋白），SPCRP 这个术语能更好地描述其病变。对这些肿瘤的分子分析表明，其中有反复出现的 *IDH2* 以及 *PIK3CA* 和 *PIK3R1* 突变[243a-243d]。虽然对这些罕见肿瘤的临床随访非常有限，它们一般表现为惰性生物学行为。

浸润性乳头状癌

浸润性乳头状癌（invasive papillary carcinoma）是一种非常罕见的肿瘤[244]。乳头状导管原位癌、包裹性乳头状癌和（或）实性乳头状癌伴浸润性导管癌或黏液癌均不属于浸润性乳头状癌。对于明显呈浸润性乳头状癌的病例，在诊断乳腺原发性乳头状癌之前，应考虑其他部位的癌转移至乳腺的可能，如卵巢癌或肺癌的转移。

乳头病变

乳头腺瘤

乳头腺瘤（nipple adenoma），也称为乳头导管的旺炽性乳头状瘤病和糜烂性腺瘤病，是一种纤维性间质背景中腺体的良性增生（图 36.62）。乳头腺瘤通常发生于 30～50 岁，几乎总是单侧发生，常伴有乳头浆液性或血性溢液。临床上，乳头腺瘤的乳头可能出现糜烂，因而可能会与 Paget 病混淆。

显微镜下，乳头腺瘤最常见的形态是显著的乳头状瘤结构，并往往由于存在致密的间质而扭曲变形。后者被 Rosen 和 Caicco[245] 称为硬化性乳头状瘤病型，其他类型包括乳头状瘤病（无硬化）和腺病（三者中最不常见）。支持乳头腺瘤病变为良性的特征基本上类似于导管内乳头状瘤和 UDH，包括导管中存在上皮细胞和肌上皮细胞两种细胞（如果需要可经免疫组织化学染色确认），胞核呈卵圆形，缺乏非典型性，“流水样”，周边有裂隙形成，以及缺乏筛状结构。乳头腺瘤病变中需要注意的是，乳腺导管的腺上皮与表皮的鳞状上皮有密切的相互作用（见图 36.62），结果形成腺鳞状巢，故而可能导致过诊断。此外，典型的乳头腺瘤可在增生的导管中央出现小的坏死灶（图 36.63）[245]。

需要引起警惕的是，仅仅因为导管内乳头状病变位于乳头内或靠近乳头，并不一定意味着它就是乳头腺瘤或它就是良性的。乳头状 DCIS 和浸润性导管癌也可能发生在这个位置，有些甚至偶尔发生于乳头腺瘤内[245-246]。

单纯乳头腺瘤的治疗为局部切除[245,247]。

输乳管鳞状上皮化生

输乳管鳞状上皮化生（squamous metaplasia of lactiferous duct, SMOLD）临床上表现为反复发生的脓肿，伴有或不伴有瘘管形成[248]。顾名思义，其特征是：乳头的鳞状上皮延伸到输乳管下方 1～2 mm 以远处（1～2 mm 以内是正常现象）。结果是产生角质碎屑积聚，导致导管破裂，进而继发炎症反应（图 36.64）。因患者常被怀疑为乳腺炎伴脓肿形成，常采取切开引流治疗。当 SMOLD 组织标本到达病理科时，由于所取标本的炎症反应往往相当严重且标本是破碎的，难以识别潜在的输乳管鳞状上皮化生。在这种临床病理情况下，应考虑 SMOLD 的诊断，以指导对患者进行适当的治疗，即广泛切除受累的导管，通常采取楔形乳头切除术以根除病变。

Paget 病

Paget 病（Paget disease）这个术语是指由乳头上皮中的乳腺癌引起的乳头结痂病变，最初是于 1874 年由 James Paget 爵士描述的。几乎所有 Paget 病病例（95%）都伴有潜在的乳腺癌，通常是高级别 DCIS，伴有或不伴有间质浸润。从这一点上说，Paget 病是肿瘤的继发特征，尽管表现很明显。其治疗和预后在很大程度上取决于其基础癌是原位癌还是浸润性癌以及是否有腋窝淋巴结受累，而与乳头表皮内成分的存在或形态无关。

临床上，这些渗出性、湿疹样的病变是以乳头为

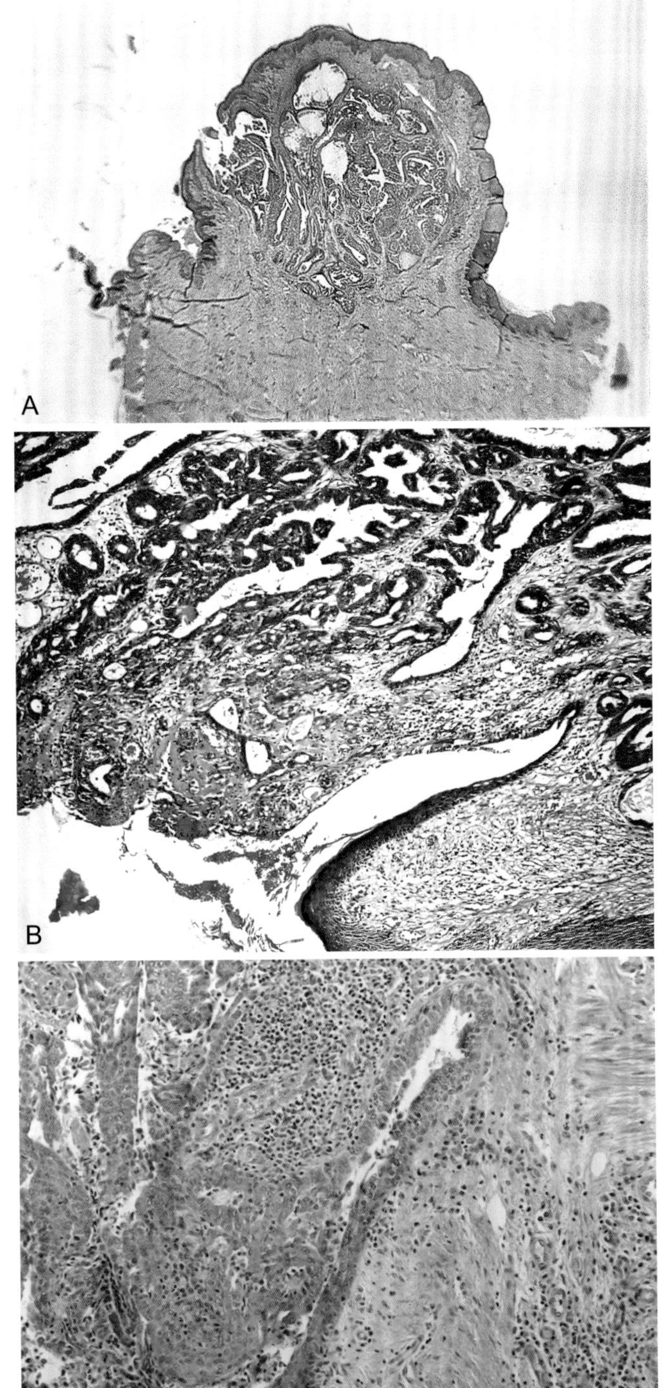

图36.62 **A**，全标本包埋切片，可见乳头腺瘤呈典型的息肉样形状。**B**，复杂的结构排列可导致过诊断。**C**，与皮肤鳞状上皮有连续性是其特征

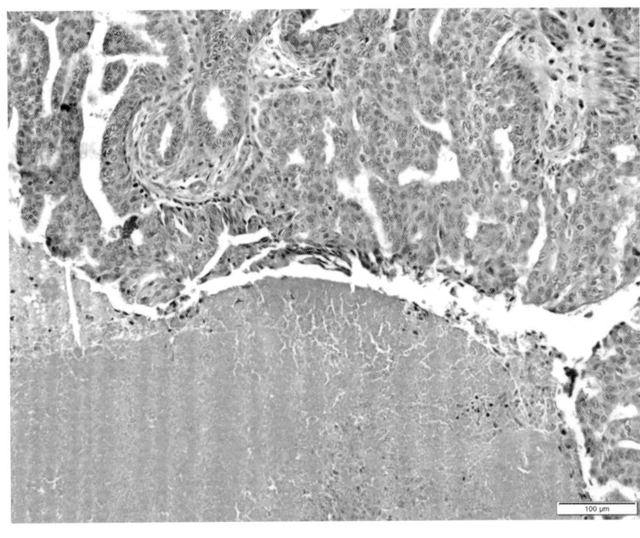

图 36.63 **乳头腺瘤**。高倍镜观，可见乳头腺瘤中存在普通型导管增生和坏死

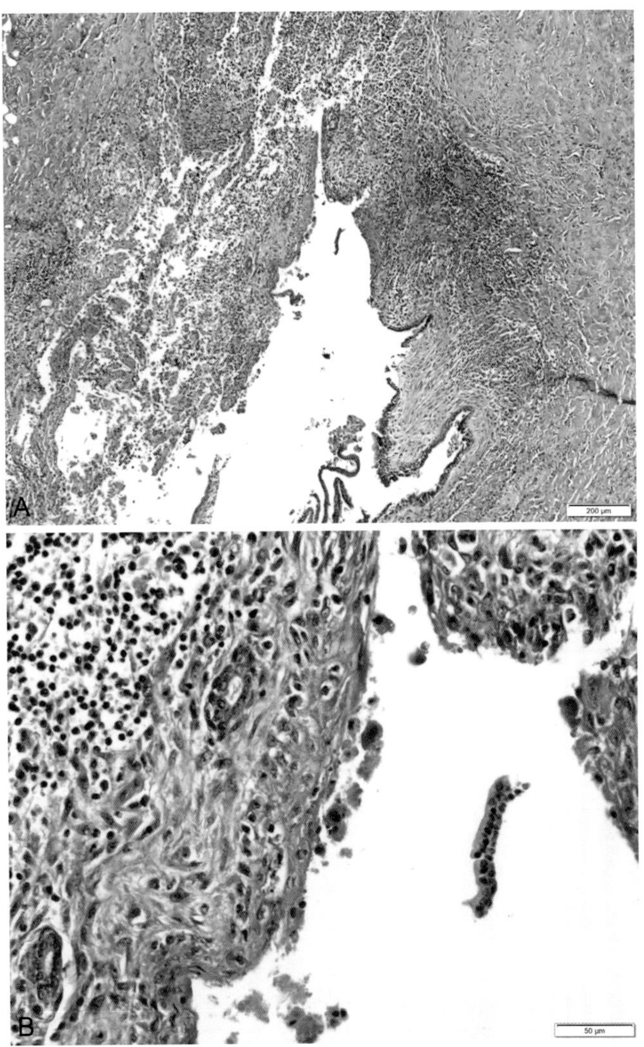

图 36.64 **输乳管鳞状上皮化生**。**A**，低倍镜观，可见乳头导管扩张，部分区域被覆鳞状上皮，周围可见炎症。**B**，高倍镜观，可见衬覆的鳞状上皮

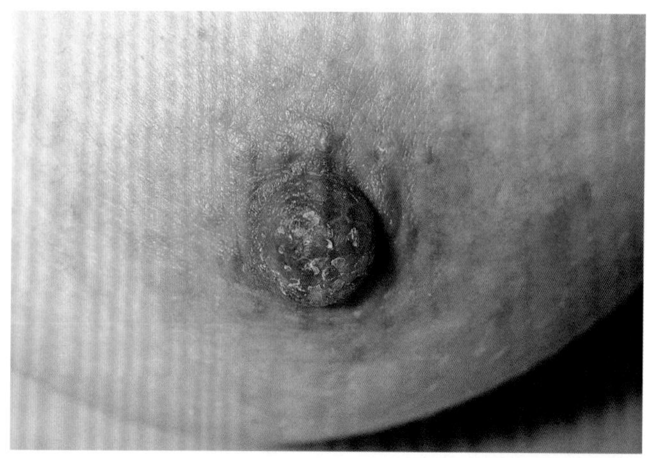

图 36.65 Paget 病的湿疹样充血和糜烂性临床表现（Courtesy of Dr RA Cooke, Brisbane, Australia. From Cooke RA, Stewart B. *Colour Atlas of Anatomical Pathology*. Edinburgh: Churchill Livingstone; 2004.）

中心的（图 36.65）。之后乳晕和周围几厘米范围的皮肤可能会被累及。显微镜下，可见表皮内有高度非典型性胞核的、大而透明的细胞，它们通常集中在基底层，但它们也可沿着表皮向上播散（Paget 样生长方式）（图 36.66）。这些细胞可以分散或成簇存在，有时形成小的腺管结构[249]。偶尔这些细胞的胞质内会出现黑色素颗粒，这一特征可能导致将其误诊为恶性黑色素瘤[250]。

实际工作中，Paget 病下方的乳腺癌几乎总是高级别导管癌，且癌细胞的形态与表皮内的细胞相似。它们对黏蛋白染色通常呈阳性。免疫组织化学检查，Paget 细胞表达 EMA、多克隆性 CEA、低分子量 CK（包括 CK7）和 HER2，有些病例还表达 GCDFP-15（图 36.67）。一般来说，它们对高分子量 CK 和 S-100 蛋白染色呈阴性。它们对 ER 可呈阳性也可呈阴性。

Paget 病的主要鉴别诊断包括 Bowen 病、恶性黑色素瘤和 Toker 细胞。在缺乏容易识别的乳腺癌或乳头小活检时，进行免疫组织化学染色以帮助鉴别这些病变常常是必要的（表 36.2）。

有人认为，乳头表皮中的 Paget 细胞是从深部导管结构的癌中迁移到乳头表面的。Paget 细胞与任何潜在的高级别癌都存在相似的免疫组织化学表达谱（如 HER2 阳性、ER 阴性），这一点支持这个假设。另一方面，也存在罕见的不伴有潜在的导管癌的 Paget 病病例，提示在一些病例中，起源的细胞是位于鳞柱交界处的 Toker 细胞或角化细胞[251-252]。在这方面，Toker 观察到，在无 Paget 病临床证据或乳腺癌组织学证据的乳头中存在透明细胞，这一发现引起了极大关注。这些透明细胞与 Paget 细胞在免疫组织化学上有一些相似之处（CK7 和 EMA 呈阳性，p63 呈阴性）[7,253]，并可表现出轻微的核非典型性，提示它们可能是一种异型增生（dysplastic）或“Paget 前”改变[254-255]。实际上，Toker 细胞与 Paget 病细胞是不同的，因为 Toker 细胞缺乏临床改变、无恶性细胞学特征（图

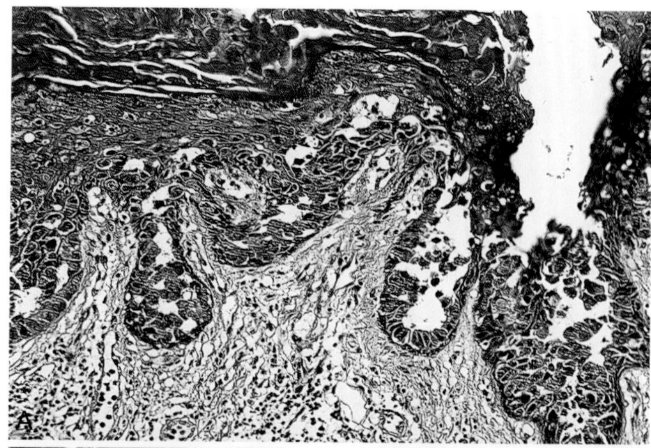

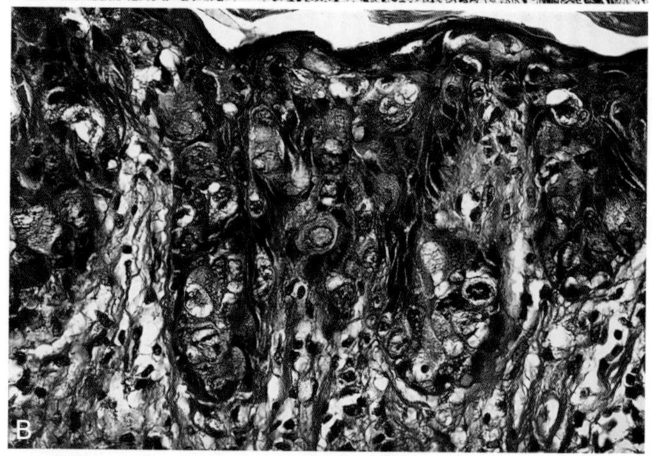

图 36.66 **A** 和 **B**，Paget 病的低倍镜观和高倍镜观。**A**，低倍镜观，可见肿瘤细胞与上覆鳞状上皮之间呈裂隙状分离，这是特征性的。**B**，高倍镜观，可见肿瘤细胞有明显的细胞非典型性

36.68），并且它们之间也存在一些组织化学和免疫组织化学染色方面的差异，如 Toker 细胞对黏蛋白和 GCDFP-15 呈阴性。

癌

一般特征

年龄

绝大多数乳腺癌是在绝经后发现的。然而，乳腺癌可以发生在任何年龄，从儿童到老年人均可发病。

发病率

乳腺癌是最常见的恶性肿瘤，也是女性癌症死亡的第二常见原因，全世界每年有 170 多万例乳腺癌患者发病[256]。在美国，每年约有 23 万例新发乳腺癌病例被诊断，每年约有 4 万名患者死于乳腺癌[257]。在北美和北欧，乳腺癌发病率很高（新发病例为 92 例 / 10 万妇女 · 年）；在南欧和拉丁美洲国家，乳腺癌发病率为中等水平；在大多数亚洲和非洲国家，乳腺癌发病率为低水平（但近年来在其中一些国家迅速上升）。在美国，乳腺癌的检出率急剧上升，主要是由于乳腺 X 线检查的广泛应用[258]。

这些病例大多数处于早期阶段，直径＜2 cm 和（或）为 DCIS[259]。起初，这种小肿瘤在数量上的增加并没有带来生存率的提高。事实上，从 20 世纪 30 年代到 20 世纪 90 年代初，乳腺癌的死亡率变化很小[259]。然而，在全球的一些地区（北美、西欧和澳大利亚），乳腺癌的死亡率正在下降，这可归功于早期诊断和改进的治疗的综合作用[260-261]。

临床上隐匿性癌的发病率可以从乳腺缩小成形术标本的检查中得到一定程度的推断。在一项包含 2 498 例患者的研究中，Desouki 等人发现，浸润性癌和 DCIS 极为罕见（0.2%），相比之下，非典型性增生性病变的发生率占 4.3%；最常见的病变是小叶内肿瘤（2.2%）[262]。

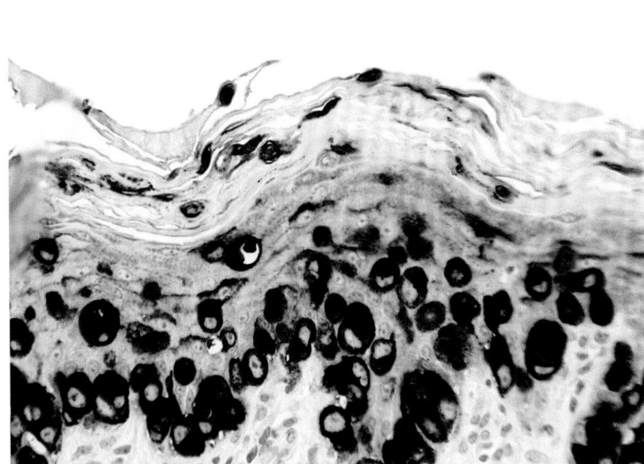

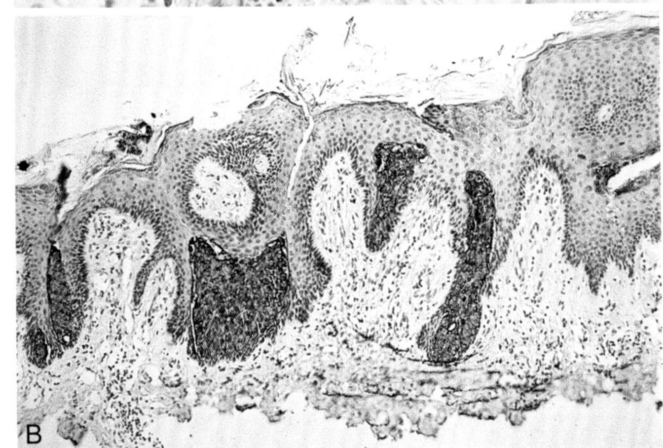

图 36.67 Paget 病中表皮内恶性细胞的免疫组织化学染色。**A**，EMA 染色。**B**，HER2 染色

危险因素

目前已经明确了几种发生乳腺癌的危险因素，但还有许多其他因素尚不明确。有学者提出假设，认为其中大部分危险因素的共同点是：在遗传易感性的背景上有很强的和（或）长时间持续的雌激素刺激作用。

1. **出生国籍**：如前所述。
2. **家族史**：有一级亲属患乳腺癌的女性其发病风险是普通人群的 2 倍或 3 倍，如果其一级亲属的发病年龄小和（或）为双侧发病，则其发病风险会进一步增加[263]。与乳腺癌易感性相关的基因将在下一节讨论。

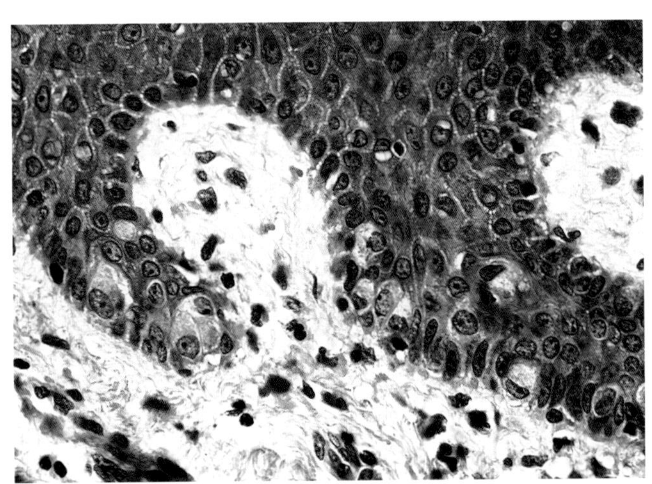

图 36.68 乳头活检显示，基底层有散在的不伴有胞核非典型性的透明细胞（“Toker 细胞”）

表36.2 乳头表皮病变的组织化学和免疫组织化学染色表现差异（以标志物阳性病例所占的比例报告）

	Paget 病	恶性黑色素瘤	鳞状细胞原位癌	Toker细胞
黏液	高	阴性	阴性	阴性
CK7	阳性	低	低	阳性
HER2	高	阴性	低	阴性
ER/PR	低	阴性	阴性	高
GCDFP15	中等	阴性	阴性	低
S-100蛋白	低	阳性	低	阴性
HMB45	阴性	阳性	阴性	阴性

阳性：＞90%的病例；高：60%~90%的病例；中等：40%~60%的病例；低：10%~30%的病例；阴性：＜10%的病例

From Dillon D, Lester S. Lesions of the nipple. In: Collins LC ed. *Current Concepts in Breast Pathology*. Philadelphia PA: Saunders; 2009: 391–412.

3. **月经和生育史**：乳腺癌发病风险的增加与初潮年龄小、不孕、高龄初产和绝经期晚有关[264]。乳腺癌很少发生在双侧卵巢切除的女性；35岁之前行预防性输卵管卵巢切除术者的发病风险约降低一半[265-266]。第一次妊娠时年龄较小的女性发生乳腺癌的终身风险较低。但要注意的是，妊娠相关的效应是双重的：对发生乳腺癌的风险在初期短暂增加，随后则是长期的保护作用[267]。文献报道，哺乳时间至少4个月的经产女性发生乳腺癌的风险降低[268]。血浆雄激素水平过高的绝经后女性发生乳腺癌的风险增加[269-270]。
4. **导管内增生性病变**：不伴有非典型性的导管内增生性病变与乳腺癌的关系在前面的章节中已讨论过。
5. **外源性雌激素**：外源性激素对发生乳腺癌的风险的影响是复杂的，因治疗的时间和所使用的联合药物的不同而不同。简言之，与单纯使用雌激素者相比，长期使用雌激素/雌孕激素联合使用者的风险更大[264]。
6. **避孕药**：各种流行病学研究表明，使用避孕药发生乳腺癌的风险无增加，或至多在长期服用避孕药的年轻女性中有很小幅度的增加[271]。
7. **电离辐射**：文献报道，暴露于电离辐射时，特别是当这种暴露发生在乳腺发育期时，发生乳腺癌的风险增加，例如，接受过霍奇金淋巴瘤斗篷野照射的年轻女性或小于10岁时暴露于辐射下的原子弹幸存者[272-274]。
8. **隆胸术**：乳房植入物不会增加发生乳腺癌的风险。对先前发表的一项报道乳房植入物会增加发生乳腺癌风险的病例研究进行的重新分析表明，其乳腺癌的发病率与普通人群相比并没有更高或更低（有关隆胸术相关的其他恶性肿瘤的讨论见下文）[275-276]。
9. **其他**：乳腺癌和脑膜瘤之间的一种特殊联系已经被反复提及，更为特殊的是，有时发现乳腺癌转移到脑膜瘤。然而，最近一项对12 000多名乳腺癌患者进行评估的研究发现，其发生脑膜瘤的风险没有增加，10年累计发病率仅为0.37%[277]。

遗传倾向

5%～10%的乳腺癌病例具有家族遗传性[278-279]。乳腺癌研究中一个里程碑事件是：发现了两个高外显率的易感基因，当受胚系突变影响时，这两个基因与乳腺癌以及其他一些癌症有关，特别是发生卵巢癌的终生风险高[278]。最初，有人认为这些基因的突变是大部分家族性乳腺癌的原因，但现在发现它们只占其中的16%左右[279-281]。这些基因包括位于染色体17q21上的*BRCA1*和位于染色体13q12.3上的*BRCA2*（表36.3）[282-284]。这些基因的突变在大约2%的犹太人中存在。据估计，到70岁时，这些突变基因的携带者发生乳腺癌的风险高达70%～80%[285-287]。阳性的突变检测结果会给受影响的个体带来选择上的痛苦，即究竟是选择密切随访还是选择进行双侧乳腺预防性切除术[288]。

*BRCA1*编码的蛋白质具有许多功能，包括通过同源重组修复DNA损伤、细胞周期检查点控制、泛素化、染色质重塑和DNA解链[279]；*BRCA2*编码的蛋白质参与DNA修复、胞质分裂和减数分裂[279]；即*BRCA1*和*BRCA2*对于通过同源重组精确修复DNA双链的断裂均至关重要[279]。这种功能在相关癌症中的丧失已被用来开发新的治疗方法，例如，聚腺苷二磷酸核糖聚合酶（PARP）抑制剂，它们通过同源重组DNA修复功能缺乏的肿瘤细胞中的替代路径阻断DNA的损伤修复，这一过程被称为“合成致死”[289-290]。

对乳腺癌进行的分析表明，*BRCA1*突变携带者发生的乳腺癌多具有基底样基因表达谱（见下文讨论），且倾向于高级别、核分裂象非常活跃、合体样生长方式、推挤性边缘、融合状坏死、对激素受体和HER2呈阴性（“三阴”），并且与*TP53*突变相关[279,291-293]。另一方面，*BRCA2*相关的癌是一组不具有特殊形态或表型的异质群体，通常对激素受体呈阳性[291,293]。

除*BRCA1*和*BRCA2*外，其他几个基因（如*CHEK2*、*CDH1*、*RAD50*和*PALB2*）也可使发生乳腺癌的风险呈低至中度增加[294]。遗传性乳腺癌也可以发生在多种癌症综合征中[279]，例如，Lynch综合征（如*MLH1*）、Li-Fraumeni综合征（*TP53*）、共济失调性毛细血管扩张综合征（*ATM*）和Cowden综合征（*PTEN*），如表36.3所概述[279,295]。

位置

乳腺癌的发生位置通常用所处的乳腺象限表示。约33%的乳腺癌位于乳腺外上象限，9%位于内上象限，6%位于外下象限，5%位于内下象限，7%位于中心区域（乳晕1 cm范围内），40%跨象限（或位置不确定）[296]。一些研究还报道了一个特殊的事实，即乳腺癌在左侧乳腺中的发生率略高于在右侧乳腺（“横向比”）。最近的一项病例研究中发现，与右侧乳腺癌的发生率相比，左侧乳腺癌的发生率相对增高的程度因年龄、象限和出生地而异[296]。对小鼠模型的初步研究表明，在青春期发育过程中，左右两侧乳腺的基因表达可能是独立调控的，因而左右两侧乳腺之间存在基线差异，这可能导致了双侧乳腺发病的差异[297]。

多中心性和多灶性

多中心性定义为：在主体肿瘤所在象限之外的其他象限还存在另外的癌灶，这最早在1920年就有过描述，至后其他人也有报道[298-299]。多灶性定义为：在同一象限内有多个癌灶。在一组同期发生的1 495例浸润性癌患者中，82.3%的肿瘤为单灶性肿瘤，11.3%为多灶性，6.4%为多中心性。小叶癌的多中心性比导管癌的多中心性更常见，患者更年轻，肿瘤更大，更容易出现血管淋巴管侵犯和淋巴结阳性。多灶性更常见于有广泛导管原位癌成分的浸润性导管癌，并且对ER、PR和HER2呈

表36.3　遗传性乳腺癌相关的综合征概述

综合征（OMIN）	涉及的基因和染色质条带	临床特征
遗传性乳腺癌和卵巢癌综合征（113705）	*BRCA1*（17q21）	乳腺癌，高危（50%~80%） 卵巢癌，高危（40%~50%）。
遗传性乳腺癌和卵巢癌综合征（600185）	*BRCA2*（13q12.3）	乳腺癌，高危（50%~70%） 卵巢癌，中危（10%） 前列腺癌 胰腺癌 黑色素瘤
*CHEK2*突变（Li-Fraumeni 2综合征？）	*CHEK2*（22q12.1）	乳腺癌，中危（~2倍） 肉瘤 脑肿瘤
其他*FANC*基因（114480、610355、607139、600901、6O5882）	*PALB2/FANCN*（16p12），*FANCA*（16q24.3），*FANCE*（6p22-p21），*BRIP1/FANCJ*（17q22）	*PALB2/FANCN*和*BRIP1/FANCJ*：乳腺癌，中危 其他*FANC*基因：乳腺癌，低危
家族性皮革胃型胃癌和小叶性乳腺癌综合征（192090）	*CDH1*（16q22.1）	胃癌 小叶性乳腺癌
Louis-Bar综合征（208900）	*ATM*（11q22.3）	淋巴瘤 小脑共济失调 免疫缺陷 胶质瘤 髓母细胞瘤 乳腺癌
Li-Fraumeni综合征（151623）	*TP53*（17p13.1）	年轻时的高外显率的乳腺癌 有发生软组织肉瘤以及骨肉瘤、脑肿瘤、白血病和肾上腺皮质癌的风险
Cowden综合征（158350）	*PTEN*（10q23.31）	发生肿瘤的风险增加（乳腺癌、甲状腺癌、子宫内膜癌和其他） 胃肠道错构瘤性息肉 黏膜皮肤病变
Bannayan-Riley-Ruvalcaba综合征（153480）	*PTEN*（10q23.31）	乳腺癌 脑膜瘤 甲状腺滤泡性肿瘤
Peutz-Jeghers综合征（175200）	*STK1*（19p13.3）	唇部、口腔黏膜和手指的黑色素斑 多发性胃肠道错构瘤性息肉 发生各种肿瘤（乳腺、睾丸、胰腺和子宫颈）的风险增加
Lynch癌症家族综合征Ⅱ型（114400）	*MSH2*（2p22-p21），*MSH3*（5q11-q12），*MSH6*（2p16），*MLH1*（3p21.3），*PMS1*（2q31-q33），*PMS2*（7p22）	发生子宫内膜癌和结直肠癌风险增加 发生多发性原发性恶性肿瘤的风险高，包括乳腺、卵巢、胃肠道和泌尿生殖系统癌以及肉瘤、胶质母细胞瘤和白血病

FANC：Fanconi贫血
From Tan DSP, Marchio C, Reis-Filho JS. Hereditary breast cancer: from molecular pathology to tailored therapies. *J Clin Pathol.* 2008; 61: 1073–1082.

阳性[299]。在接受过术前乳腺MRI和钼靶检查的患者中，多中心性和多灶性的发生率更高，这并不奇怪[299]。理论上，多发性乳腺癌可由单个病灶的乳腺内播散所致，也可各自独立发生[300]。克隆性研究表明，这两种机制都存在[301-302]。如果将直径进行叠加的话，单灶性癌和多灶性癌发生区域淋巴结转移的发生率相似[303]，但其他研究表明，即使在多发性肿瘤的患者中，应用AJCC TNM分期系统推荐的单个肿瘤最大直径方法也可以对患者进行准确的分期[299,304]。

双侧性

据估计，浸润性乳腺癌患者发生对侧乳腺癌的概率约为1%/年，如果患者有乳腺癌家族史或浸润性小叶癌，则该概率甚至更高[305]。辅助使用加或不加化疗的雌激素阻滞剂可显著降低对侧发生异时性乳腺癌的风险[305-306]。除了对终生风险大于20%～25%的患者建议使用MRI进行辅助筛查外，目前对这些患者的监测方法是每年进行乳腺钼靶筛查[307]。

由于术前对确诊为乳腺癌的患者常规进行MRI检查，检出同时性双侧浸润性乳腺癌的频率更高了。然而，这种实践也导致了不幸后果，即对于对侧乳腺X线检查可疑区的粗针活检病理结果为良性或非典型性（非恶性）的患者行对侧乳腺切除术的数量不断增加[308-309]。文献报道，相匹配的单侧乳腺癌和双侧乳腺癌患者之间的总生存率无显著差异[310]。

诊断

临床检查

临床检查是乳腺疾病检查和评估的传统方法，且仍然是一种非常有用和实用的技术，无论是医师还是患者自己进行检查。然而，临床检查的敏感性和辨识力都是有限的。如今，大多数乳腺癌是通过影像学检查发现的，只有大约10%的肿瘤是单纯通过触诊发现的[311]。临床印象考虑为良性的病例中大约15%是错误的，考虑为恶性的病例中大约10%是错误的。对腋窝淋巴结进行的临床评估结果也有很多是错误的；确定淋巴结的转移状况需要进行显微镜检查[312]。

乳腺钼靶检查

乳腺钼靶筛查的广泛应用已使早期和体积较小的乳腺癌的检出率增加，主要是基于存在微钙化、不可触及的肿块或结构变形检出的[313]。钙化的发生率，在乳腺癌中为50%～60%，在良性乳腺疾病中为20%[314]。微钙化的表现也存在着重要的质的差异，其中多形性或异质性钙化更常提示组织学上为恶性疾病，包括细腻、线性、分枝状或铸型（符合导管的结构）钙化。一项有2 545名女性入选乳腺筛查项目的研究发现，基于乳腺钼靶检查仅有微钙化的人中，47.9%随后显示与恶性肿瘤相关（31.8%为DCIS，16.1%为浸润性癌，后者多数伴有DCIS），52.1%与非恶性病变相关[315]。在美国，乳腺钼靶检查结果普遍采用乳腺影像学报告和数据系统（Breast Imaging Reporting and Data System, BI-RADS）来报告，这使放射科医师能够估算怀疑的程度，其中1级为阴性，5级为高度怀疑恶性[316]。大多数粗针活检标本来自BI-RADS 4级的患者。这一类别是非常宽泛的，活检诊断癌症的可能性从2%到94%。因此，为了更好地表达怀疑的程度又创建了亚分类：BI-RADS 4A（2%～9%的恶性概率）、BI-RADS 4B（10%～49%的恶性概率）和BI-RADS 4C（50%～94%的恶性概率）。

应该记住，乳腺钼靶检查为阴性并不能排除癌的可能性，因为大约15%的可触及肿块应用这种技术是检测不到的[317]。对于可触及的肿块，超声检查可能是更好的检查方法式。乳腺钼靶检查发现的乳腺病变的正确处理需要放射科医师、外科医师和病理科医师的密切合作。对于乳腺钼靶检查发现的不可触及的病变，如果需要切除，术前通常需要进行导丝定位，以便引导外科医师找到乳腺内的可疑区域。在进行乳腺切除术前，现在对大多数患者均先进行粗针穿刺活检，放置一个不透X线的夹子并通过这个夹子联合体表标记来指导放射科医师进行导丝定位。一旦切除了可疑的区域，外科医师应采用缝线标记其边缘（按惯例通常是短线标记上切缘，长线标记外切缘），并对标本进行钼靶检查，以确认切除了目标区域和活检夹。如果没有发现病变/钙化或夹子，外科医师应在可行的情况下切除更多的组织。如果标本中存在异常区域，应根据外科医师给出的方向，用六种不同颜色的墨水对标本进行染色标记，并在病理实验室对标本进行切开和处理。如前所述，绝大多数患者在最终手术前进行过粗针活检，因此，先前的病理诊断可用于指导进行组织处理。对钼靶钙化和纤维性实质区域的组织学检查最有助于诊断[318]。

可以对蜡块进行钼靶检查，以证明乳腺钼靶片中所见的微钙化已经被包埋（图36.69）。钼靶检查发现的钙化与显微镜下表现存在差异的一个重要原因是：草酸钙结晶很容易通过钼靶检查识别，但在组织学检查中可能会丢失[319]。应尽一切努力在组织切片中找到放射科医师认为是“可疑癌”的影像学靶点。

乳腺超声检查是一个很有价值的检查工具，尤其是对于确定肿块是囊性的还是实性的，界限是清楚的和纵横比＜1（这两者是良性的特征），或相反，边界为不规则的低回声、纵横比＞1以及存在后阴影（这三个特征支持恶性诊断）[320]。

MRI不太可能取代乳腺钼靶检查而作为首选的成像方法，尽管对比增强技术能为其提供更多的信息和潜在的应用价值。MRI更敏感，但其特异性较低，可导致更多的假阳性召回和不必要的活检。MRI的使用率在乳腺癌发生风险为高危（终生风险＞20%）的患者中更高[321]。

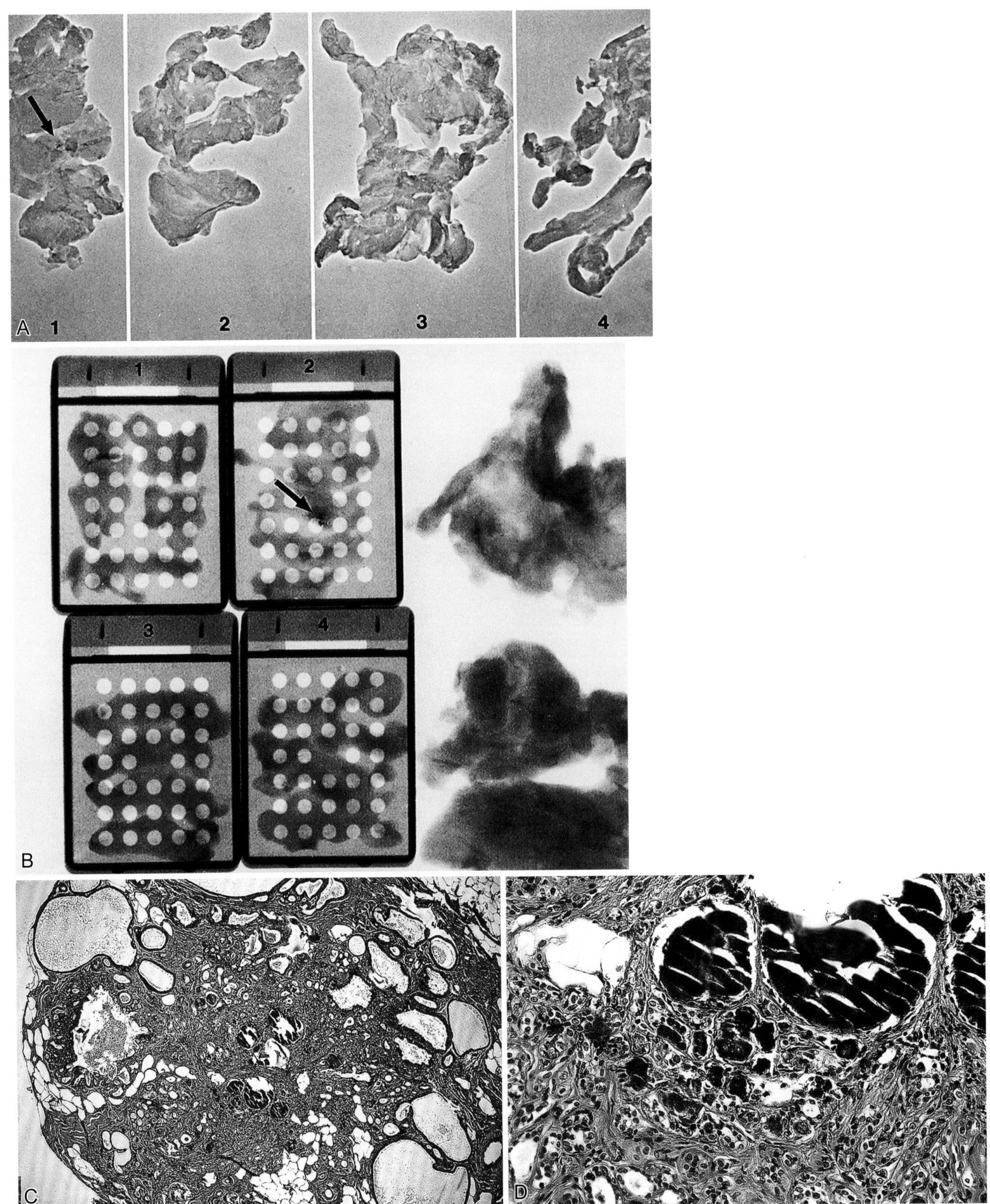

图 36.69 **标本 X 线检查示意图**。切除乳腺钼靶检查发现的病变。**A**，标本被切成四部分并拍摄 X 线片，在第一部分组织中找到了与乳腺钼靶检查中一致的钙化图像（箭头所示）。**B**，将此钙化区域所在的组织进一步分为四块并全部进行石蜡包埋。对包埋盒拍摄 X 线片，显示可疑区域位于第二个盒（箭头所示）。剩余部分（右侧两块组织）未见钙化。**C** 和 **D**，低倍镜观和高倍镜观，可见相应标本的组织学微小钙化

乳腺钼靶检查作为一种普查方法，美国国家癌症研究所建议40岁以上的女性每年进行一次乳腺钼靶检查。但最近美国预防服务工作组（US Preventive Services Task Force）提出的修订推荐方案引起了很大的争议，其号召50～74岁的女性每两年进行一次乳腺钼靶检查，而是否从40岁开始筛查则视女性的危险因素而自行决定[322]。

细胞学

从乳腺病变中获取细胞学材料的两种方法包括：收集乳头分泌物（通常直接将其放在玻片上）和细针抽吸可触及的病变。

乳头分泌物细胞学的应用价值有限，无论是用于筛查目的还是用于诊断临床或乳腺钼靶可检测到的乳腺病变。它也许能发现一些癌，但依据这些通常呈血性、退化的标本来做出明确的诊断是很困难的，因此，这种方法的价值很有限。细针抽吸（fine-needle aspiration, FNA）细胞学检查则不同，如20世纪30年代纪念斯隆-凯特林癌症中心的先驱们的尝试所示。在经验丰富的人手中，这种技术高度可靠（图36.70）[323-324]，其平均敏感性约为87%，特异性接近100%，阳性诊断的预测值接近100%，阴性诊断的预测值为60%～90%[323,325]。大部分细胞学检查可能误诊为恶性的良性病变是有明显上皮增生的纤维腺瘤或导管内乳头状瘤[326]。然而，对于恶性上皮增生，FNA细胞学检查无法鉴别原位癌和浸润性癌[327]，因此，粗针穿刺活检在很大程度上已取代了FNA细胞学检查，成为美国首选的诊断方法。FNA乳腺钼靶检查在评估临床阳性的腋窝淋巴结方面仍有作用，特别是采取新辅助治疗在化疗开始前证实淋巴结转移时。

粗针穿刺活检

近年来，粗针穿刺活检（影像学引导的，有或无真空辅助）已成为影像学可见的乳腺病变的诊断金标准，无论病变是否可以触及。在乳腺癌术前诊断中，粗针穿刺活检优于FNA细胞学检查。如前所述，粗针穿刺活检可以对细胞和结构特征进行评估，因而在有浸润性癌时可以进行确切的诊断。粗针穿刺活检对于良性病变也可以很容易地识别，如纤维腺瘤，而且粗针穿刺活检可以更容易地取样和发现微钙化。此外，粗针穿刺活检可以减少样本量不足情况的发生，而且不需要细胞病理学的专门知识。为获得足够的信息，病理科医师应得到完整的临床病史，包括影像学征象和活检部位。对于存在微钙化的病例，应对标本进行X线检查，将有钙化的组织和无钙化的组织分开送检，对有钙化的组织应多切几个层面[328]。在粗针活检时使用定位装置对放射科医师非常有用，可以指导定位线的放置（如果病变需要切除）并确定切下来的手术标本中是否包含X线检查所见的异常区域。

根据美国临床肿瘤学会（ASCO）/美国病理医师协会（CAP）发布的指南：如果需要做生物标志物检测，则乳腺标本应至少固定6小时且不超过72小时，以获得准确的检测结果[329]；所有粗针穿刺活检标本至少要切三个层面，必要时进一步增加层面并进行免疫组织化学染色[330]。大多数病例可以通过粗针活检进行明确诊断并指导治疗[331]。然而，有一些诊断为非恶性的病变有理由认为是需要进行手术切除的，因为在有所担忧的区域的切除标本中发现更为严重的病变的频率（即“升级”或“低估”率）较高。不幸的是，这些要求切除的建议很多是基于小规模研究的数据，这些研究通常存在影像-病理不一致性，且在有关哪些患者进行切除术上存在选择偏倚。新的研究已经注意在影像学结果上进行调整，以确保影像-病理的一致性，并且提供了有关偶发非典型性病例升级率的数据[216]。以下是标准的治疗模式：

1. 对所有显示DCIS或浸润性癌的病例均应行切除术。
2. 对显示ADH或非典型性导管增生伴有DCIS近似特征的病例应行切除术[216]。
3. LCIS和ALH的治疗在不断发展。过去，大多数作者建议对其进行手术切除[332-333]，但在最近的一些研究中，对于影像-病理一致性好且小叶肿瘤为目标病变中的偶然发现的病变，建议的治疗为观察而非行切除术（如果目标病变是良性的且其本身不需要切除时），但非经典的或多形性LCIS除外[334-335]。
4. 不伴有非典型性的柱状细胞病变（即柱状细胞改变和柱状细胞增生）不需要切除。对于粗针活检中发现的平坦上皮非典型性（FEA），治疗仍然存在争议。WHO的建议是，对于影像-病理一致但在活检后的乳腺钼靶检查中有残余钙化的患者，或影像-病理不一致的患者，应考虑行切除术[112]。
5. 在大多数病例，粗针穿刺活检可以将乳头状瘤与乳头状癌区分开[336]。当诊断为乳头状癌或乳头状瘤伴有非典型性时，需要进行切除活检；而当诊断为乳头状瘤时，如果与影像检查结果一致，则可采用临床随访的方案，尽管许多中心对于影像学发现的乳头状瘤仍然采取切除治疗[216]。
6. 由于担心有黏液癌取样不足的可能，存在黏液囊肿样病变相关的黏蛋白间质池过去一直是手术切除的一个指征，但是对于没有非典型性和黏液癌相关影像学表现的患者，进行观察是可以接受的[216]。

粗针穿刺活检的并发症包括出血、反应性梭形细胞结节和表皮包涵囊肿[337-338]。上皮细胞机械移位到间质甚至血管腔内是另一种类型的并发症，可以见于FNA术后，但更常见于粗针穿刺活检术后（见图36.54）[339-340]。这种现象在良性和恶性乳头状病变中更常见，可能是由于它们更加易碎[341]。这种发现是否具有临床意义值得怀疑。认识到这一现象的更重要的意义在于：这是一种手术后的假象，而不是浸润性癌病灶（有可能会被误诊为浸润性癌）。移位的上皮细胞可能以小巢或单个细胞的形式出现，具有非典型性、“鳞状”或退化特征。识别活检部位

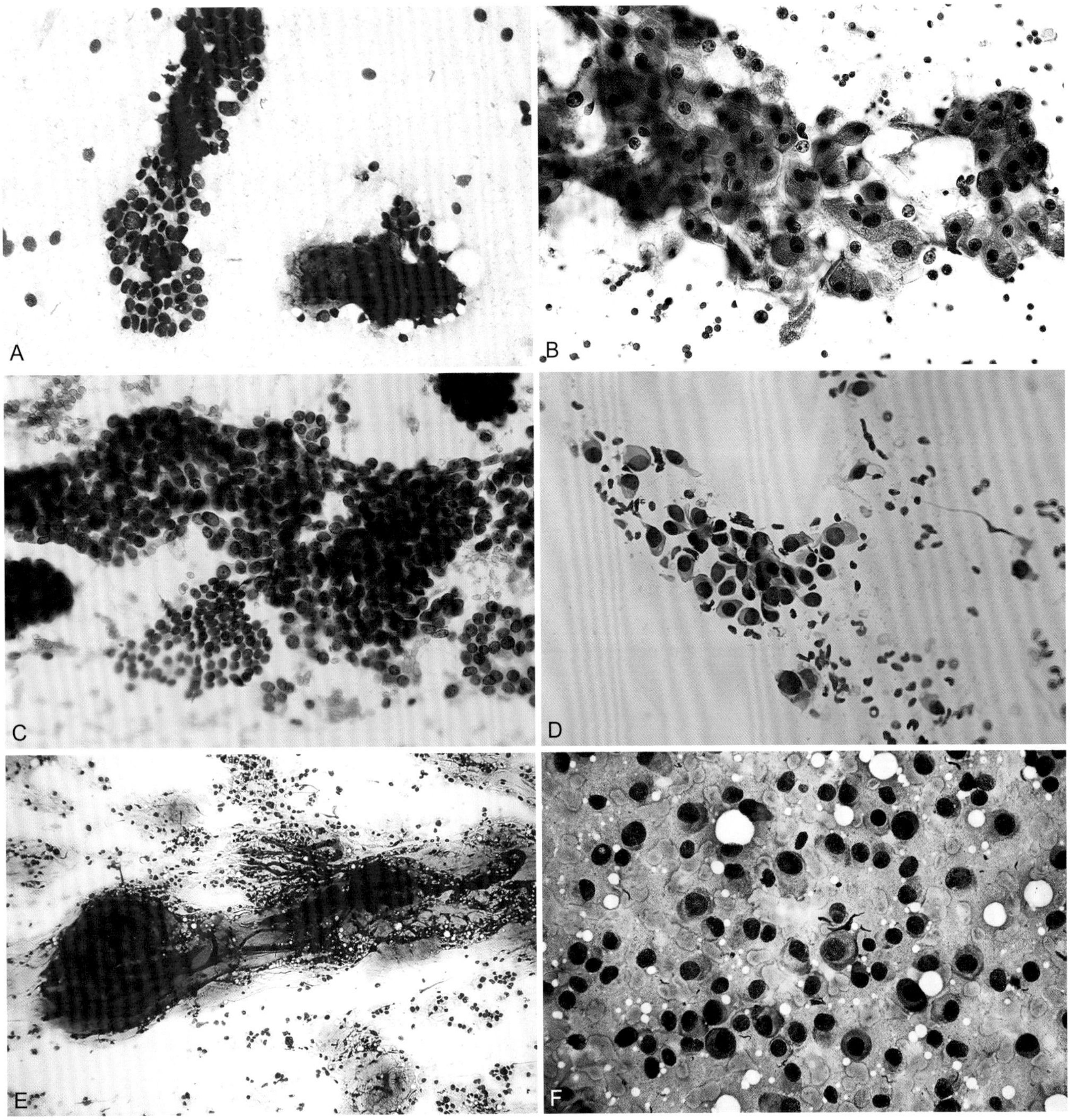

图 36.70 FNA 标本中不同类型的乳腺病变的细胞学特征。**A**，纤维腺瘤。**B**，大汗腺化生。**C** 和 **D**，浸润性导管癌。**E**，黏液癌。**F**，浸润性小叶癌

的改变有助于避免错误的诊断，如肉芽组织和吞噬含铁血黄素的巨噬细胞。注意，肌上皮细胞常常不存在，故而免疫组织化学检查没有帮助。

冰冻切片

在目前的实践中，术中冰冻切片评估的应用价值有限。一些中心对标本的切缘进行术中评估，以便可以即刻再切除受累的切缘。这种标本的冰冻技术上具有挑战性，因为它们通常完全由脂肪组织组成，而且对其进行解读也富有挑战性，导致有相当高的假阳性率和假阴性率[342]。

目前一些中心仍在对前哨淋巴结进行术中冰冻切片评估。这一需求基本上已经过时了[343-344]，因为美国外科医师学会肿瘤学组（ACSOG）Z0011 随机临床试验结果表明，即使在有 1 ~ 3 个前哨淋巴结呈阳性的患者，行腋窝淋巴结清扫术也没有临床获益。偶尔在乳腺切除术中会送检冰冻切片，如果其前哨淋巴结呈阳性，则可能行腋窝淋巴结清扫术。

组织学类型

乳腺癌的形态学研究有两大重点：①肿瘤是局限于导管小叶系统内（原位癌）还是已经浸润间质（浸润癌）；②肿瘤是导管型的还是小叶型的。不言而喻，第一个标准的预测意义远大于第二个标准，但也有必要对第二个标准进行阐述。“导管癌”这个术语可能意味着肿瘤起源于导管或累及导管，对小叶癌与小叶的关系也可以做出类似的推断。然而，Wellings 等人[21]的经典研究和其他一些人的研究所获得的证据表明，这两种类型的肿瘤（以及大多数良性增生性乳腺疾病）都来自乳腺腺体的同一部位，即 TDLU。当然，就发生部位而言，许多导管原位癌优先累及呈导管形态的腺体，而大多数小叶原位癌优先累及小叶。然而，两个方向都存在许多例外。据推测，这些情况分别代表了导管原位癌继发累及小叶（“小叶癌化”——一个过时的术语），或小叶原位癌继发播散到导管[345]。尽管如此，应该明确的是，是细胞结构特征所决定的肿瘤类型确定了其为这两个诊断类别中的哪一个，而不是其在乳腺内的精确位置。因此，将这些肿瘤分别称为导管型（ductal type）和小叶型（lobular type）可能更准确，也更不容易混淆。然而，为了简明和依照惯例，本章仍然沿用传统的导管癌和小叶癌名称。

原位癌

导管原位癌

导管原位癌（ductal carcinoma in situ, DCIS）的定义是：肿瘤性的上皮细胞局限于导管系统内。DCIS 存在许多结构变异，如乳头状、实性、筛状和微乳头状；此外，胞核也存在变异，从低级别到高级别不等。DCIS 被认为是起源于 TDLU（尽管通常累及更大的导管），传统上被分为高级别粉刺癌（特征为有大而多形性的细胞伴有坏死）和低级别实性 / 筛状 / 微乳头状癌（由小而一致的细胞组成，不伴有坏死）。目前的分类方法主要基于胞**核多形性（nuclear pleomorphism）**，将 DCIS 分为三级，而无论是否有**粉刺样坏死（comedo necrosis）**。无论结构形态如何，这些标准都适用。根据所采用的分类方法，无论是否存在坏死，这些标准也都适用[346-348]。不幸的是，DCIS 的分类方法仍然没有国际共识，但是，如果报告了级别、是否有粉刺样坏死、结构形态和大小估计值等，则众多分类方法中的任何一个都可以用来对给定的 DCIS 病变进行分类[349-350]。

目前，绝大多数的 DCIS 都是通过乳腺钼靶筛查发现的，表现为簇状微钙化。线性、分枝状的钙化最需要警惕 DCIS，但也存在其他类型的钙化，并且不确定它们在多大程度上能够与 X 线检查中存在的微钙化的良性病变鉴别。当有足够多的怀疑时，应进行粗针穿刺活检，以便进行病理诊断。

少数 DCIS 病变表现为可触及的肿块或乳头溢液。有研究表明，发生于年轻女性的 DCIS 比发生于老年女性的 DCIS 更容易出现症状，范围更广，且更常伴有小叶累及[351]。

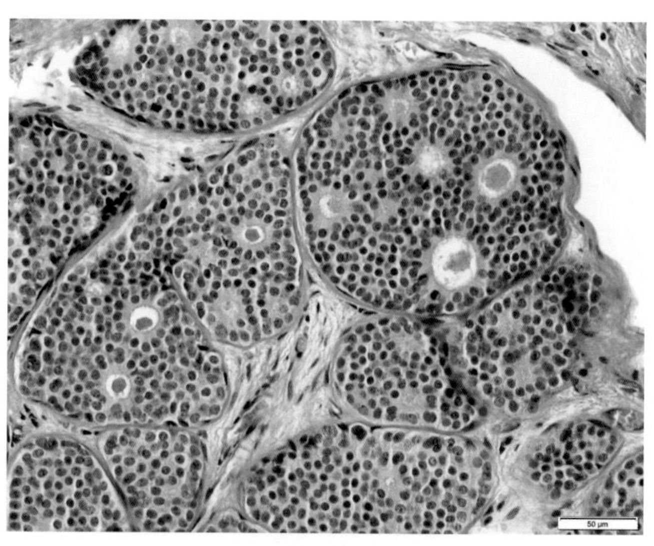

图 36.71　低级别导管原位癌，筛状型

低级别导管原位癌

低级别 DCIS 的特征是：单形性上皮细胞的肿瘤性增生，呈实性、筛状、乳头状或微乳头状（图 36.71）。在实性型中，微腺泡和（或）有细胞极向的区域可能很明显，这一特征有助于其与 LCIS 区别。其细胞有圆形而规则的胞核，染色质均匀，核仁不明显。核分裂象罕见。可以有点状或甚至粉刺样坏死，但不常见。经常出现微钙化。

中等级别导管原位癌

中等级别 DCIS 的特征是：其细胞的胞核的变异性比低级别 DCIS 稍高。在所累及的 TDLU 中，其细胞更大，分布更不均匀。极向较不明显，但仍然可以观察到（图 36.72）。可能出现钙化、核分裂象和坏死。

高级别导管原位癌

高级别 DCIS 的特征是：高度非典型性的上皮细胞呈肿瘤性增生，胞核大而多形，染色质呈粗块状，核仁显著。细胞增生可能呈实性、筛状，也可能呈微乳头，但细胞排列紊乱，且通常缺乏极向（图 36.73）。核分裂象丰富，坏死常见，虽然这些不是必需的特征。当大约一半的受累管腔有大量的坏死物质并被 DCIS 细胞包围时，称之为粉刺样坏死。附壁型是一种较少见的高级别 DCIS 型，其中可见一层高度非典型性的细胞排列在受累管腔（见下文）。

DCIS 在大体检查中通常无法观察到，但有大面积高级别 DCIS 伴粉刺样坏死的病例可能例外——有促结缔组织增生性间质。这种病例可能有可以触及的肿块，且在切面上可以看到簇状的厚壁导管。当这些导管受到挤压时，可见到栓状坏死的肿瘤组织从中挤出，显示为粉刺，

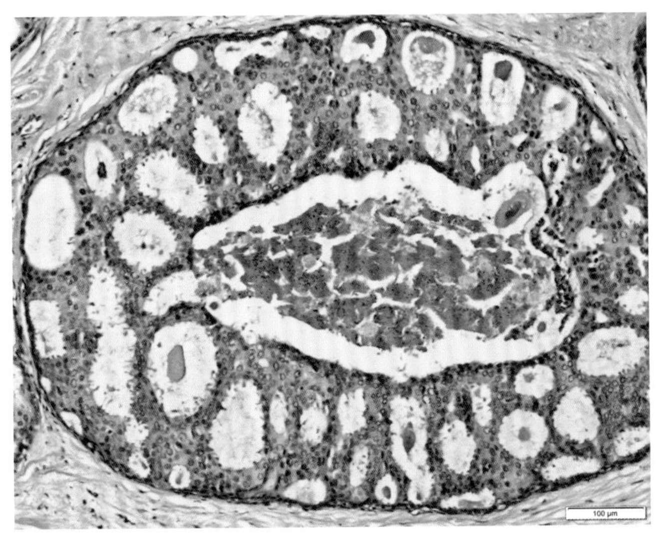

图 36.72 中等级别导管原位癌，可见筛状结构伴有坏死。与低级别 DCIS 相比，胞核的变异性更大

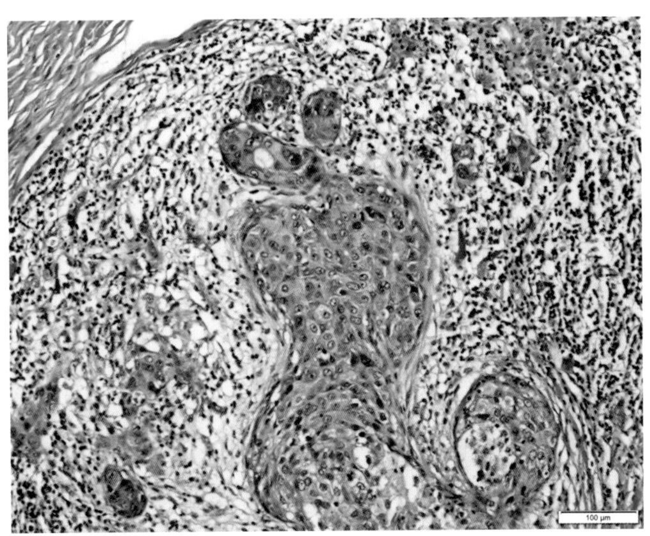

图 36.74 高级别导管原位癌相关的微小浸润癌。注意，在高级别 DCIS 周围的间质中，存在簇状和单个高度非典型性的上皮细胞。常有密集的淋巴细胞浸润

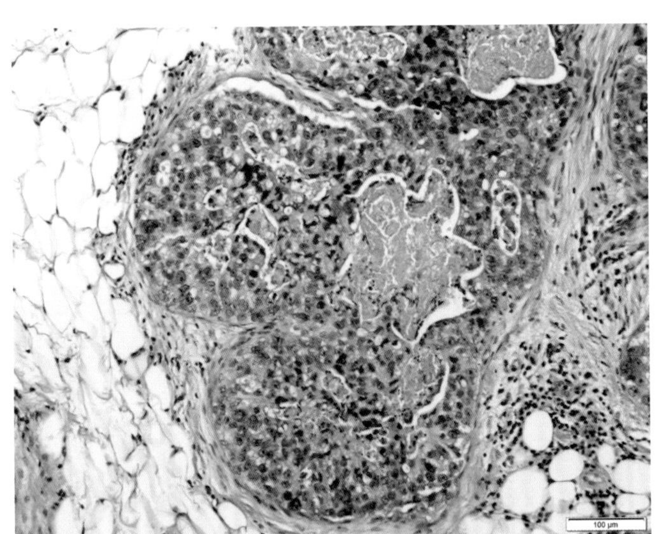

图 36.73 高级别导管原位癌，实性型，伴有坏死

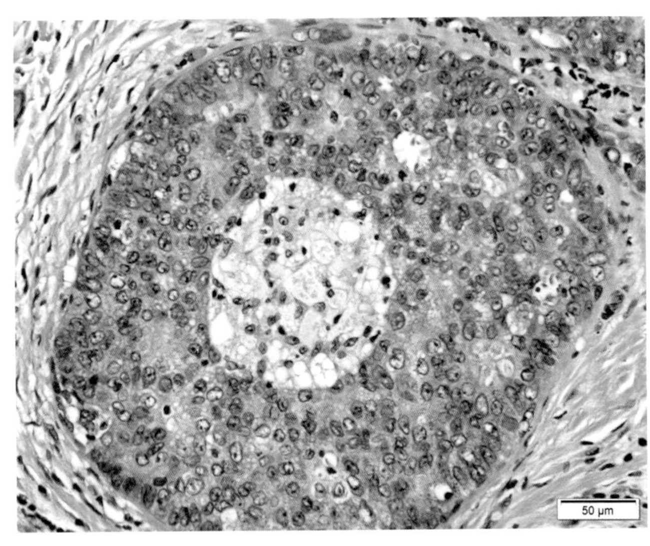

图 36.75 **中等级别导管原位癌**。注意，即使没有形成良好的筛状结构，也可以见到细胞排列成玫瑰花环或微腺泡结构

使人联想到历史上有名的名称“粉刺癌”。

一旦确定了 DCIS 的诊断，就有另外两个重要的问题需要明确。首先是病变的范围这个问题，在一些病例，病变的范围可能非常广泛，甚至延伸到乳头，导致 Paget 病。另一个问题是寻找有明确间质浸润的区域，如果有，则报告最大浸润灶的大小。即使在所检查的切片中没有观察到明确的浸润，浸润的可能也始终存在，特别是在伴有广泛的高级别 DCIS 中，即在标本的某个区域可能存在很小的浸润灶（图 36.74）[352]。这就解释了为什么高达 15% 的患者的腋窝淋巴结中存在肿瘤细胞（尤其是经 CK 免疫组织化学检查证实的）而乳腺中却没有可识别的浸润成分[353-355]。

导管原位癌的结构形态

在实性型 DCIS 中，TDLU 的腺泡被增生细胞填满，这些细胞中等大小，比 LCIS 中的细胞大，通常拥有低级别、单形性的胞核，尽管任何级别的胞核都可以看到。Azzopardi[22] 指出，与 UDH 的细胞相比，这些细胞具有清楚的细胞界限（UDH 的细胞呈“合体”样）以及淡染的胞质（UDH 的胞质呈明显嗜酸性）。即使没有真性腔形成，实性型 DCIS 的细胞也具有极化倾向，在实性增生的区域形成玫瑰花环或微腺泡结构（图 36.75）。这一特征最有助于区分低级别实性型 DCIS 和 LCIS。

在筛状型 DCIS 中，TDLU 的受累腺泡形成圆形规则的腔隙（见图 36.71 和 36.72）；与 UDH 中所见的不规则

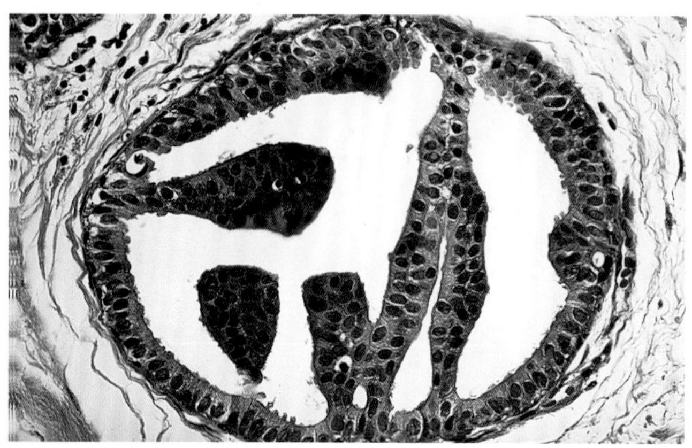

图 36.76 **非典型性导管增生中的小梁**。注意，细胞核相对于小梁的长轴垂直排列

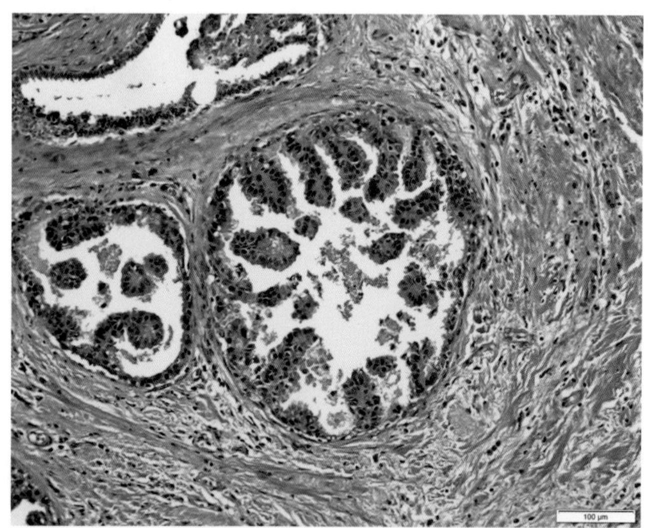

图 36.77 微乳头型导管原位癌

和裂隙状的腔隙不同，DCIS 中的腔隙在分布、大小和形状上更加规则（见图 36.36 和 36.37）。筛状型 DCIS 常与两种发病机制相似的结构形成有关，Azzopardi[22] 分别称之为小梁和罗马桥。小梁是数排僵直排列的细胞，它们的长轴或多或少垂直于（或至少不平行于）小梁的长轴，这在 ADH 中更容易识别（图 36.76）。罗马桥是连接两部分内衬上皮的曲线状小梁。胶原小球病和腺样囊性癌可以类似于 DCIS 的筛状结构。

微乳头型 DCIS 显示有突向管腔的上皮微乳头；这些微乳头缺乏结缔组织支持，并且顶端经常显示球状扩张（图 36.77）。这种变异型比其他变异型更易累及乳腺的多个象限 [356]。

乳头状型 DCIS 是另一种结构类型，其特征为：有纤维血管轴心的乳头状突起（见上文讨论）。

附壁型 DCIS 显示有一层或两层肿瘤性上皮细胞排列在一个腔隙中，通常形成空腔，虽然可以看到坏死 [22,357]。这种衬覆细胞的体积大，呈高度非典型性，伴有凋亡（图 36.78）。在美国，“附壁型癌”一词仅限于上述高级别病

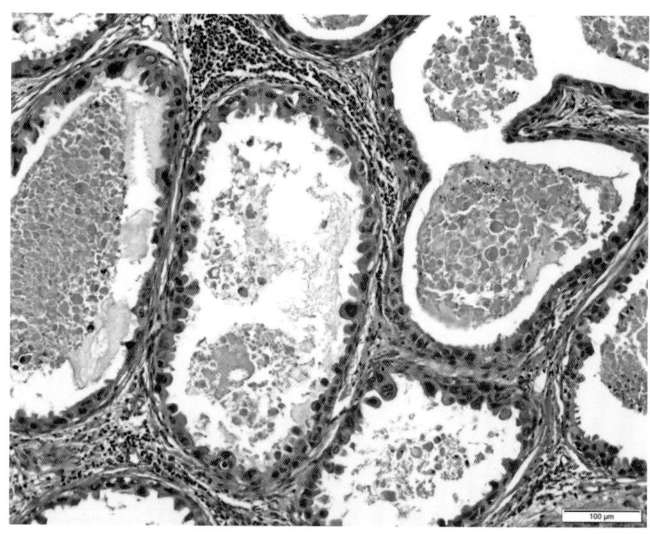

图 36.78 **附壁型导管原位癌**。可见一层或两层高度非典型性的细胞衬覆在伴有坏死的扩张管腔内

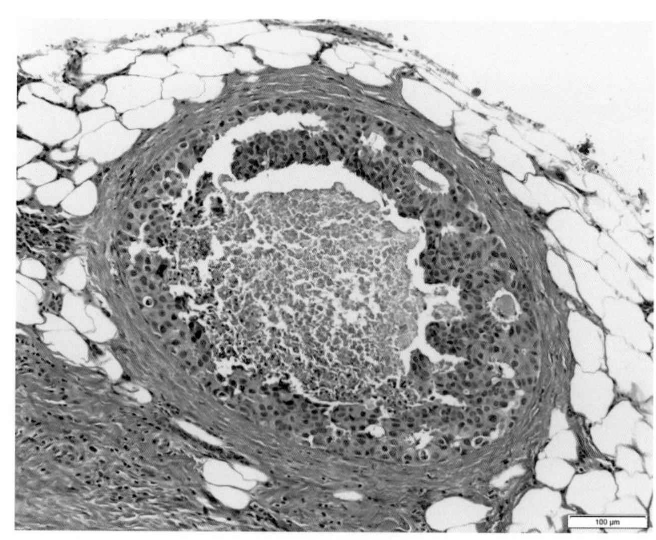

图 36.79 导管原位癌，伴有粉刺样坏死

变。在欧洲，其还参考了 DCIS 的一种变异型，称为单形性附壁型癌，但这种病变现在是归入平坦上皮非典型性（FEA）。

粉刺样型 DCIS 实际上指的是坏死的形态，而不是 DCIS 的结构变异型，其中受累的管腔衬覆几层肿瘤性上皮细胞，大约一半的腺腔被坏死占据（图 36.79）。

有时 DCIS 累及的腺泡或小叶仍然很小，以前称为小叶癌化，现在推荐首选 DCIS“小叶累及”或“累及小叶”这个术语（图 36.80）。现有的证据表明，这种现象代表了 DCIS 生长方式的一种变异，其中受累的结构仍然保留了易于识别的小叶结构 [345]。

其他罕见的 DCIS 形态变异型包括：伴有印戒细胞（见图 36.62）[358]、大汗腺型细胞（apocrine cytology）（图 36.81）[359]、鳞状特征 [360] 以及（神经）内分泌分化的病例（图 36.82）[361]。后一种肿瘤称为（神经）内分泌型导

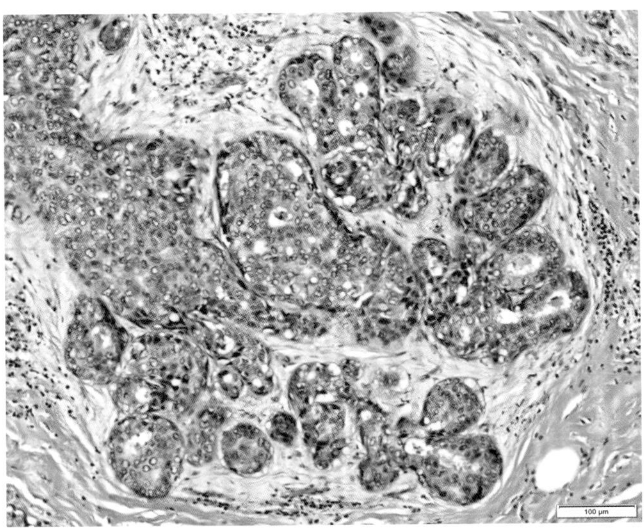

图 36.80 **导管原位癌累及小叶**。可见终末导管小叶单元明显扩大，由相对较大的 DCIS 细胞组成

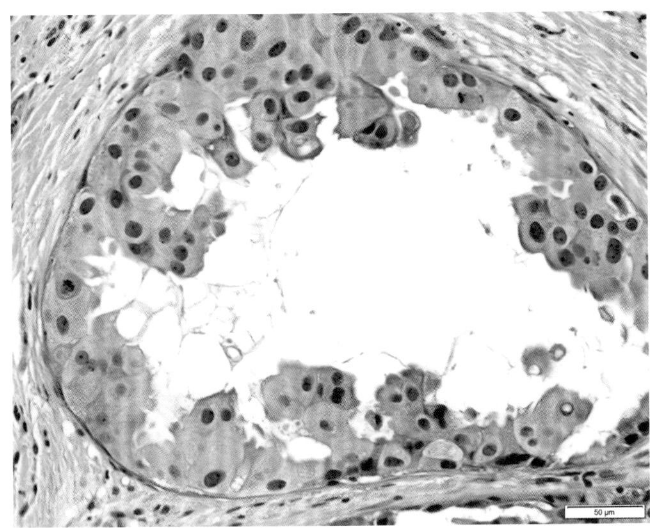

图 36.81 具有大汗腺特征的导管原位癌

管原位癌［(neuro) nendocrine DCIS, E-DCIS］，常见与实性乳头状癌相关 [362]。有时这些肿瘤伴有浸润性成分，通常也是神经内分泌型。这种肿瘤可能与被描述为梭形细胞型 DCIS 的病变密切相关 [363]。

DCIS 的两个主要鉴别诊断是 LCIS（与低级别 DCIS 鉴别）和 UDH（与中等级别 DCIS 鉴别），两者都可以在形态学基础上进行区分，必要时可以辅以免疫组织化学检查。

实性型低级别 DCIS 是由具有黏附性的细胞组成，且趋于有极向（形成微腺泡或玫瑰花环结构）。相比之下，LCIS 细胞缺乏黏附性，常有胞质内空泡，缺乏极向。在 DCIS 中，E 钙黏合素（E-cadherin）、β 连环蛋白（β-catenin）和 p120 连环蛋白免疫染色呈强的膜阳性。一般来说，LCIS 细胞对 E 钙黏合素和 β 连环蛋白免疫染色不着色，并且 p120 连环蛋白免疫染色为细胞质着色模式（其他异常表达方式见 LCIS 项下的讨论）。

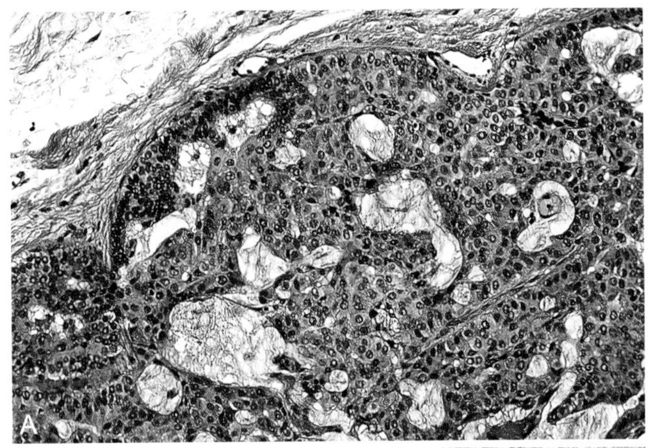

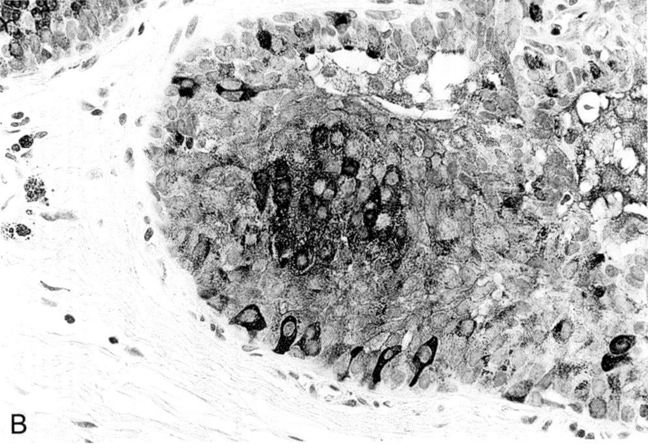

图 36.82 **具有内分泌特征的导管原位癌**。**A**，苏木素 - 伊红染色。**B**，嗜铬粒蛋白免疫染色

即使存在类似于 UDH 的流水样结构，中等级别 DCIS 也可以通过识别形态单一的非典型性细胞来与 UDH 鉴别。在中等级别 DCIS 中，有些区域的极化可能很明显。UDH 的细胞的大小、形状和染色质粗细更不一致。免疫组织化学检查，DCIS 不表达 CK5/6，弥漫强表达 ER，而在 UDH 中这两个标志物呈异质性的表达。

DCIS 和 ADH 的分子遗传学分析表明，肿瘤的形成有一个低级别的通路，其中，在进展为平坦上皮非典型性这种早期病变中，发现有 16q 缺失。在 ADH 和低级别 DCIS 以及小叶肿瘤的通路中也存在相同的遗传学异常，提示小叶病变和低级别导管病变关系密切 [118]。与低级别病变相比，高级别 DCIS 具有一系列不同的且更显著的分子遗传学改变，包括 17q 缺失 [364]。显然，中等级别的病变在分子遗传学改变方面是异质性的 [365]。

进展

DCIS 的诊断意义是：如果不治疗，其病变可能会进展为具有相似形态特征的浸润性癌。DCIS 被认为并非绝对是癌前病变的证据如下：

1. 并非所有病例都会转变为浸润癌，至少在个体的正常寿命期限内是如此 [366]。
2. 当这种转变发生时，这一过程通常需要经过几年甚至几十年的演变 [366]。

3. 不同类型的 DCIS 转变为浸润性癌的发生率差异相当大，高级别 DCIS 的进展更快，而低级别和中等级别 DCIS 的进展更缓慢[367-370]。
4. DCIS 的级别（在某种程度上说是显微镜下类型）和所并存的浸润性成分有相关性；然而也有许多例外[371]。
5. DCIS 的分子改变更相似于同等级别的浸润性癌，而非不同级别的 DCIS（如低级别 DCIS 的基因表达谱系更相似于低级别浸润性癌而非高级别 DCIS，反之亦然）[372]。

并不是所有的浸润性乳腺癌都是按照刚才描述的顺序发展的；有些乳腺癌的导管内阶段很短，而且在应用各种检查技术发现之前就已经是浸润性的了。这一事实降低了乳腺癌筛查技术（如乳腺钼靶检查）的价值，因为这些技术更容易检测出生长缓慢、原位癌阶段很长的乳腺癌。DCIS 的治疗目的是彻底根除 DCIS 病灶，可以进行局部（保留乳房）手术加或不加放疗，然后对 ER 阳性的 DCIS 患者进行抗雌激素治疗[373-374]。有些患者由于 DCIS 范围广而需要行乳腺切除术。

小叶原位癌

小叶原位癌（lobular carcinoma in situ, LCIS）在大体检查上没有明显的特征，通常是乳腺活检或因其他原因切除时的偶然发现。有时使用“小叶肿瘤”这个术语，特别是同时指代**非典型性小叶增生（atypical lobular hyperplasia, ALH）**和 LCIS 时。LCIS 在 60%～80% 的病例中是多中心性的，在 30%～40% 的病例中是双侧的[375]。

显微镜下，小叶是膨胀的，被相对一致、圆形、小到中等大的肿瘤性上皮细胞完全填满，细胞核呈圆形，染色质正常或仅轻度深染[376]。在典型病例中，肿瘤细胞之间缺乏黏附性；可见胞质内空泡；多形性、核分裂象和坏死很少或不存在（图 36.83 和 36.84）[375]。LCIS 细胞可能在导管上皮下形成连续的一排，这种生长方式称之为 Paget 样（图 36.85）。以下任何一种微小的形态变异都可以单独或同时发生：中度核多形性、核增大、核分裂象明显、散在的印戒细胞（相对常见）、大汗腺改变（少见）和局灶性坏死[377]。当其肿瘤细胞体积为中等到大且伴有更明显核多形性时——核仁常突出、细胞质中等到丰富，称其为多形性 LCIS（图 36.86）[378]。另一种 LCIS 变异型是伴有粉刺样坏死的旺炽性 LCIS（图 36.87），其中受累的 TDLU 因 LCIS 细胞的增生而明显膨胀，通常有经典的细胞学特征，但伴有粉刺样坏死和钙化[379]。

LCIS 也可累及纤维上皮性病变（图 36.88）、硬化性腺病（见图 36.40）或胶原小球病（图 36.89 和见图 36.18），累及硬化性腺病时很像浸润性小叶癌，累及胶原小球病时很像筛状型 DCIS。LCIS 的诊断只有在细胞增生形成实性巢并导致小叶膨胀超过 50% 时才能做出，而小叶膨胀程度较低的病变应诊断为 ALH。LCIS 也需要与实性型 DCIS 鉴别。

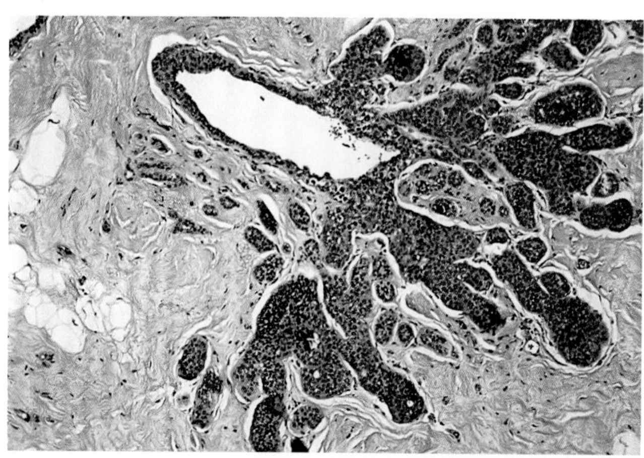

图 36.83　小叶原位癌累及终末导管小叶单元的典型形态

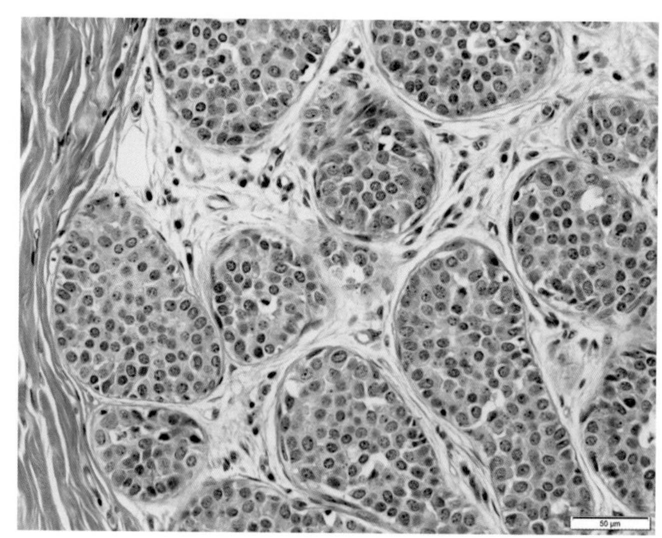

图 36.84　小叶原位癌使小叶单元发生显著膨胀

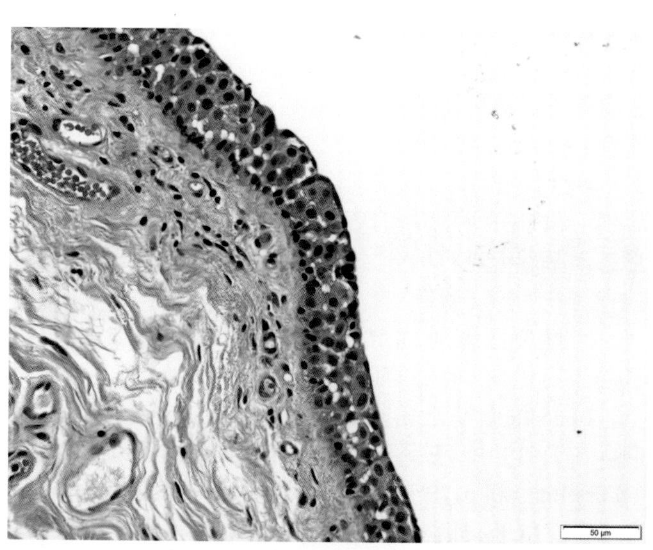

图 36.85　**小叶原位癌 Paget 样累及导管**。注意，在变薄的原导管上皮下面有形态单一的、失黏附性的细胞群

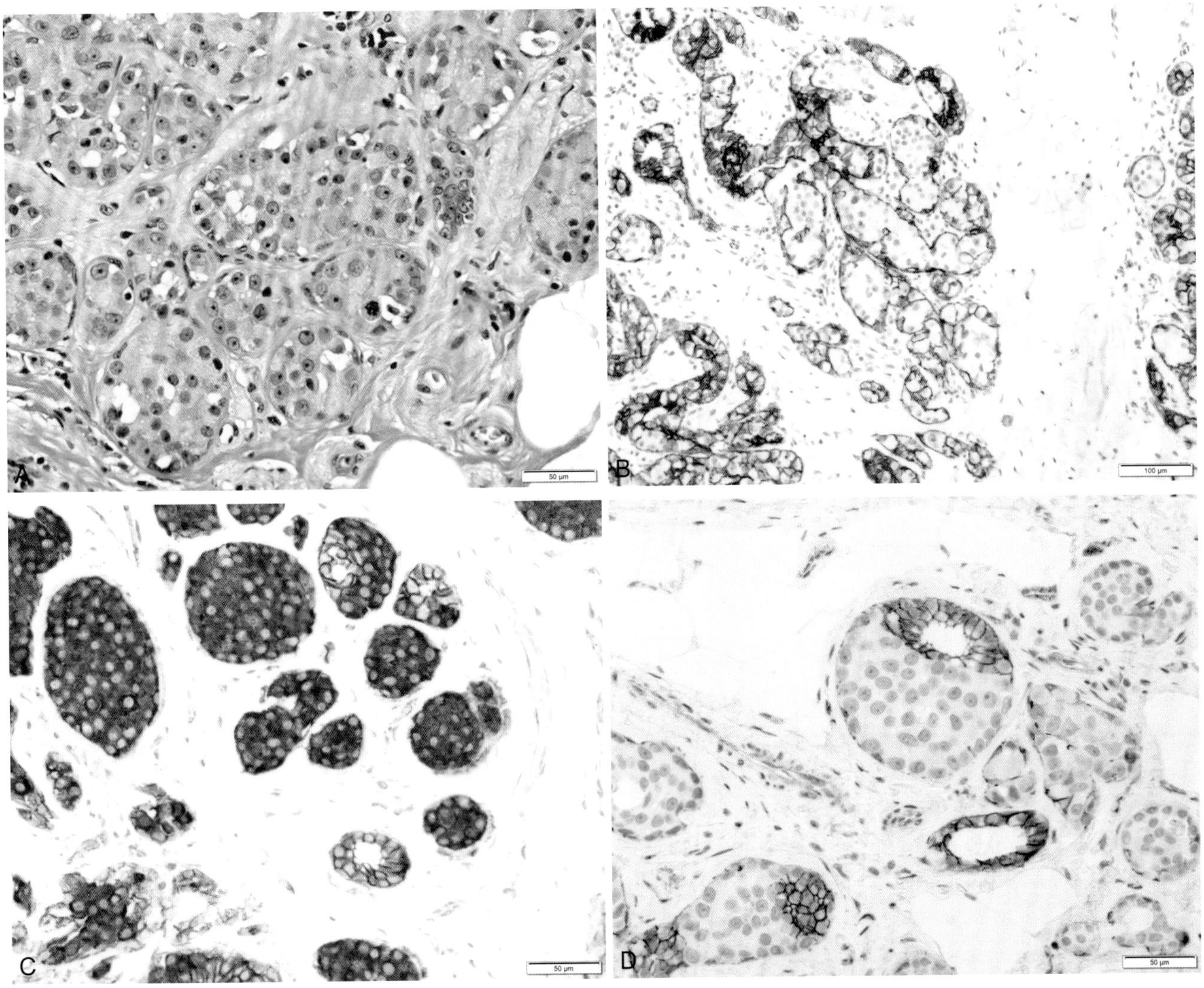

图 36.86 **多形性小叶原位癌**。**A**，多形性 LCIS 累及的小叶。可见细胞大，胞质丰富，呈嗜酸性，胞核多形性，有明显的核仁。**B**，E 钙黏合素免疫染色。可见 LCIS 细胞没有着色。肌上皮细胞和邻近的正常导管上皮显示膜着色。**C**，p120 连环蛋白免疫染色。可见 LCIS 细胞胞质着色。肌上皮细胞和邻近的正常导管上皮显示膜着色。**D**，β 连环蛋白免疫染色。与 **E** 钙黏合素一样，LCIS 细胞没有着色，而肌上皮细胞和周围的正常导管上皮显示膜着色

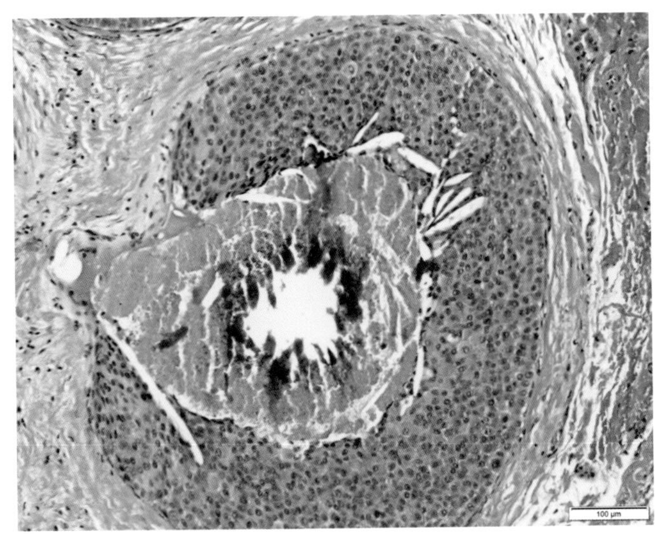

图 36.87 **小叶原位癌伴粉刺样坏死**。可见腺腔膨胀，充满形态单一、失黏附性的增生上皮细胞（在视野的右下角最明显）；细胞没有极向。腺腔中心有粉刺样坏死和钙化

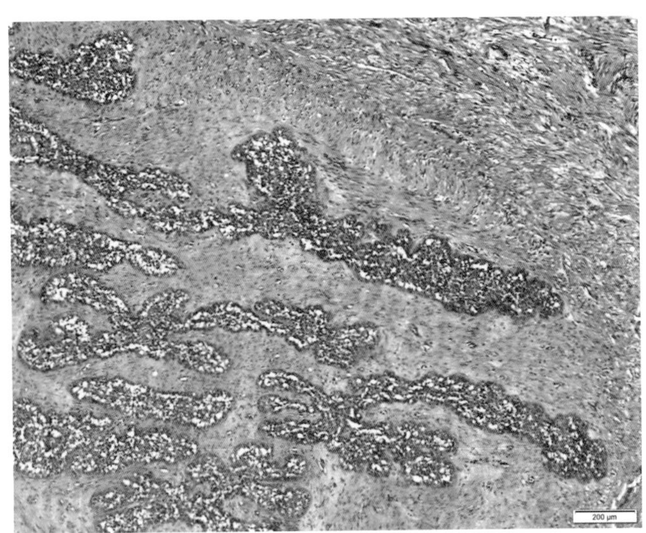

图 36.88 **小叶原位癌累及良性叶状肿瘤**。可见导管因形态单一、失黏附性的 LCIS 细胞增生而扩张

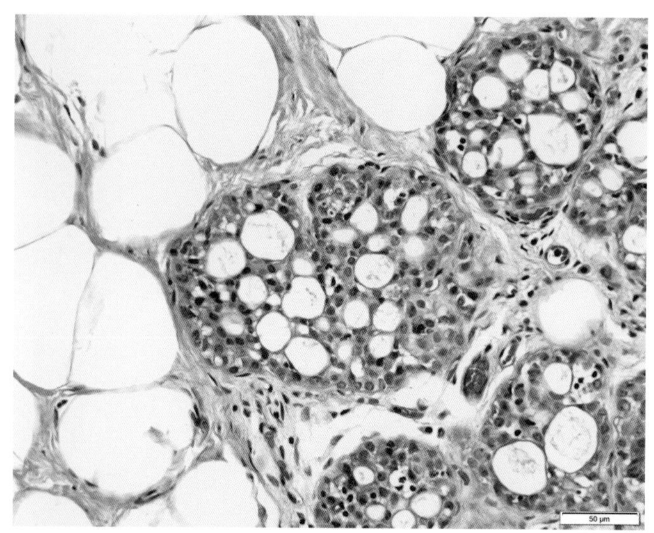

图 36.89 **小叶原位癌累及胶原小球病**。可见此病变所形成的筛状结构很像导管原位癌

从与 DCIS 鉴别的角度来看，支持 LCIS 诊断的形态学特征包括：细胞缺乏黏附性，存在胞质内空泡，累及的腔隙周围没有极向或任何微腺泡形成的趋势；导管的 Paget 样累及也更常见于 LCIS。LCIS 的重要免疫组织化学特征是：不表达 E 钙黏合素（见图 36.86B 和 D）和 β 连环蛋白，而对 p120 连环蛋白呈胞质阳性（见图 36.86C）。与此相反，DCIS 对这三个标志物呈均一致阳性，为膜表达 [380-381]。也许可以预期，一些 LCIS 表现为混合的免疫组织化学特征，对 E 钙黏合素呈异常弱表达；有帮助的是，其对 p120 连环蛋白通常保持小叶表型病变中特有的胞质着色方式 [381]。LCIS 中与 E 钙黏合素表达缺失相关的分子改变是 *CDH1* 基因突变；据推测，表达异常可能是失活型突变的一个功能 [382-384]。

进展

乳腺病理学中最具争议的问题之一是 LCIS 的性质，特别是在活检做出 LCIS 诊断之后，在不加治疗的情况下其进展为浸润性癌的可能性有多大。尽管不同研究 [385-389] 得出的数据不能完全吻合，但下列结论应当是可靠的：① 20% ~ 30% 的患者会发展成浸润性癌，其风险比对照组高 8 ~ 10 倍；②发展充分的 LCIS 发展成浸润性癌的风险比 ALH 更大；③无论 LCIS 的数量多少，其发展成浸润性癌的风险都差不多；④其发展成浸润性癌的风险的增加适用于双侧乳腺，尽管活检一侧的风险稍大；⑤浸润性癌可能要么是小叶型要么是导管型，尽管以浸润性小叶癌居多；⑥如果对活检诊断为 LCIS 的患者定期进行随诊，则其乳腺癌的死亡风险很小。有关非经典型或变异型 LCIS 继发乳腺癌的风险的数据非常有限。

大多数研究者都同意，对于 LCIS 患者，密切的终身随访似乎是安全合理的选择 [387,390-391]。使用选择性 ER 调节剂（如他莫昔芬）或芳香化酶抑制剂（如阿那曲唑）阻断 ER 可更大程度地降低风险 [392-393]。目前，一种不常见的策略是，对于有很强的癌家族史或不能确保长期随访的患者，考虑进行单纯性乳腺切除术，尽管考虑到 LCIS 的双侧性风险行双侧乳腺切除术可能是更合适的手术治疗。

浸润性癌

这类肿瘤包括所有存在间质浸润的癌，不管是否有可识别的原位成分，也无论这两种成分的相对比例如何；换句话说，它还包括“微小浸润性癌”。类似于原位病变，大多数浸润性癌可分为两大类——导管型和小叶型，当然也有混合型。应当注意的是，浸润性癌的类型应根据其自身的特征来确定，而不是根据存在的原位成分（如果有）的类型来推断，因为两者并不总是一致的。

浸润性乳腺癌的分类已有很长时间的发展，因而纳入了范围广泛的标准，如细胞类型（如大汗腺癌）、分泌物的量（如黏液癌）、结构特征（如乳头状癌）和扩散方式（如炎性乳腺癌，严格来说是一个临床而非病理定义）。

微小浸润性乳腺癌

一旦妇科文献中“微小浸润性癌”的概念确立，那么很自然地，它就会被建议用于其他部位，包括乳腺。可惜，它在乳腺这个部位的应用并不是那么简单，原因之一是：乳腺上皮不像子宫颈那样有一条明确的线将其与间质截然分开 [394]。即使如此，仍将**乳腺微小浸润性癌**（**microinvasive breast carcinoma**）定义为任何显示间质浸润范围不超过 1 mm 的乳腺癌 [395]。该术语同时适用于导管和小叶病变，但前者更为常见。可能有单灶的微小浸润，也可能有多灶性微小浸润。文献报道的浸润灶数量平均为两个 [396]。与微小浸润相关的 DCIS 特征包括：范围广，核级别高，呈实性，有粉刺样坏死，以及导管周围有淋巴细胞浸润（见图 36.74）[393]。注意，尽管如此，其他级别和类型的 DCIS 和 LCIS 也可能出现微小浸润。可能需要用肌上皮细胞标志物免疫组织化学评估来明确诊断；如果可能，还可以结合 CK 染色以突显微小浸润的上皮成分 [395,397]。有微小浸润性癌的患者有发生淋巴结转移的风险 [398]，但其生存率优于 T1 期的浸润性癌 [399]，而微小浸润性癌的范围似乎与淋巴结转移的风险不相关 [400-401]。

浸润性导管癌

浸润性导管癌（**invasive ductal carcinoma**）病变代表了乳腺癌的经典表现形态，在使用“乳腺癌”或“乳腺癌症”这两个术语时，如无附加说明，通常暗指这一肿瘤类型。其大小、形状和边界变化很大。大体上，典型的病例肿瘤质硬，边界不清；切开有砂粒样阻力感，切面呈灰黄色，呈小梁样放射状穿透周围乳腺实质到脂肪组织中，形成明显的星芒状或蟹足样结构，这就是“癌”（cancer）这个词的来源（图 36.90）。坏死、出血和囊性

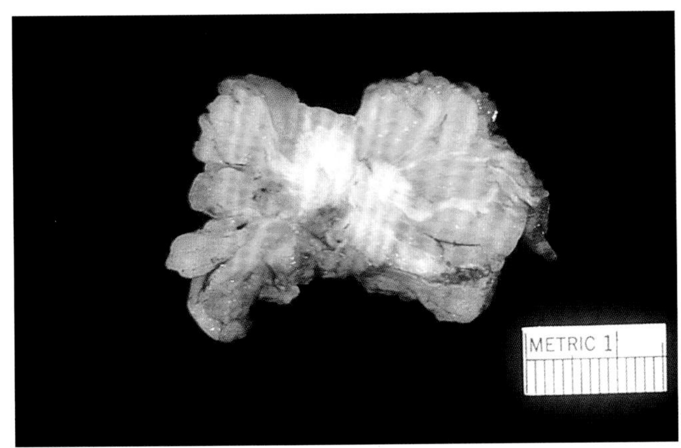

图 36.90 **浸润性导管癌的典型大体表现**。注意，可见肿瘤不规则（蟹足样）的形状、白色纤维性的外观和瓷白色的条纹

变的区域不常见，但也可出现，特别是在较大的肿瘤中。浸润性导管癌可能向上侵犯皮肤或向下侵犯筋膜和胸肌。传统上将由于有大量的促结缔组织增生性间质而特别硬的肿瘤称为“硬癌”。这些肿瘤的切面常出现“瓷白色条纹”，这是由导管周围弹力纤维增生所致[402]。此时，病变的质地硬而脆，与未成熟的梨极其相似，尤其是在切开的时候。

显微镜下，浸润性导管癌也存在巨大变异，肿瘤可以呈弥漫片状、界限清楚的巢状、条索状或单个细胞生长。腺管 / 管状分化可以发育良好（图 36.91），也可以隐约可见，或完全缺乏。肿瘤细胞大小和形状各异；胞核大，有不同程度的多形性，核仁可以突出；核分裂象从罕见到多见不等。坏死不常见，但在有些病例中可以看见。间质的量从无到丰富不等，其形态可以从密集的纤维性（“促结缔组织增生”）到富于细胞性。在间质丰富的病例中，可能很难发现肿瘤细胞。“弹力纤维增生”的区域可能存在，并可累及导管壁和血管壁（主要是静脉）[402]。文献报道，在约 60% 的病例可见钙化，可以为或粗或细的沉积物，偶尔表现为砂粒体；大多数情况下，钙化是在相关的原位成分中发现的[315,403]。肿瘤与间质的交界处可能存在多少不等的单核炎细胞浸润，极少数病例可见肉芽肿性炎。

据 Fisher 等人[403]报道，明确的神经周围、淋巴管和血管侵犯分别出现在 28%、33% 和 5% 的病例中。淋巴管侵犯可能难以与组织收缩的假象鉴别。用于证实存在淋巴管瘤栓的特征包括：①有问题的区域出现在癌的边界之外；②肿瘤栓子的轮廓与其所在的管腔不完全一致；③存在内皮细胞衬覆；④紧邻区域有血管伴行[404]。如果仍存在怀疑，应用 D2-40 或其他内皮细胞标志物染色检查可能会有帮助（图 36.92）。注意，D2-40 与肌上皮细胞存在交叉反应[405]，因此，在免疫组织化学组合检查中也应谨慎加上肌上皮细胞的标志物。如有必要，可先将 HE 染色切片去除盖玻片并脱色，然后再进行这些免疫组织化学染色[406]。

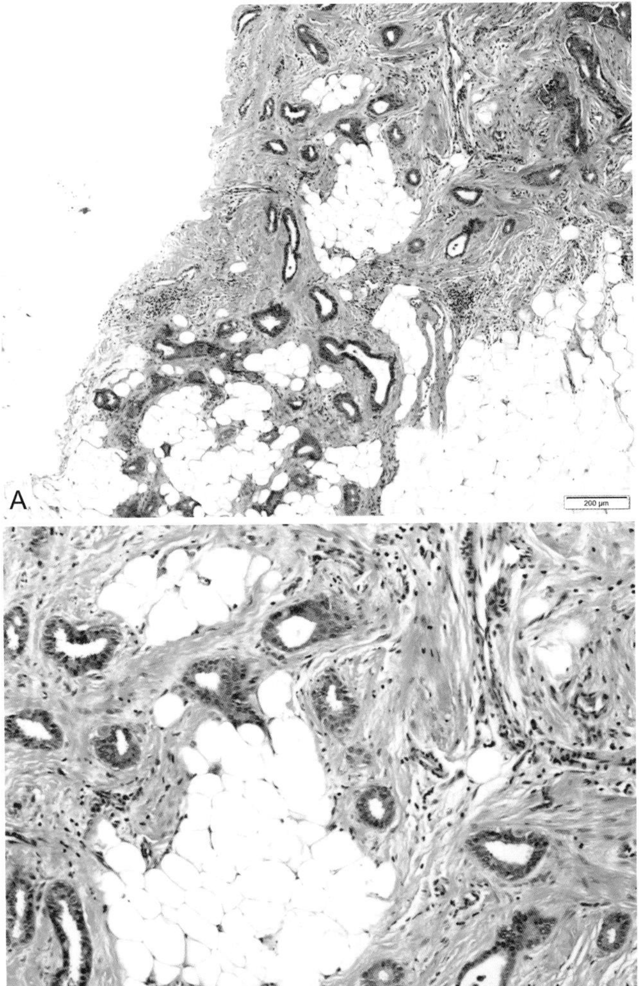

图 36.91 **典型的浸润性导管癌**。**A**，可见形状不规则的腺体杂乱地浸润于间质中。**B**，可见细胞非典型性，无肌上皮细胞

“广泛导管内癌”（extensive intraductal carcinoma, EIC）这个术语适用于导管内成分占浸润性肿瘤所包围区域的 25% 或以上且也存在于周围乳腺组织中的肿瘤[407]。EIC 的识别对于预测再次切除的女性乳腺中残留癌的可能性很重要；然而，在当前的实践中更多关注的是切缘的评估，因而 EIC 这个病理特征变得不那么重要了。

免疫组织化学检查，乳腺癌细胞表达低分子量 CK（特别是 8、18 和 19 型）和 EMA[408]。一些肿瘤（特别是实性生长的高级别肿瘤和伴有灶状鳞状上皮化生的肿瘤）也表达高分子量 CK（CK5/6）[409]。三个有用的乳腺相关标志物是乳球蛋白、GCDFP-15 和 GATA3。它们每个都有不同的敏感性和特异性，在需要确定为乳腺来源的时候，联合使用它们可以提高诊断的敏感性和特异性[410-412]。

乳腺癌 S-100 蛋白免疫组织化学染色可以阳性，其比例在不同的报道中为 10% 到 45% 不等[413-414]。在腋窝淋巴结转移性肿瘤的鉴别诊断时要记住这一点，以免将乳腺癌误诊为转移性黑色素瘤。更危险的是，有些乳

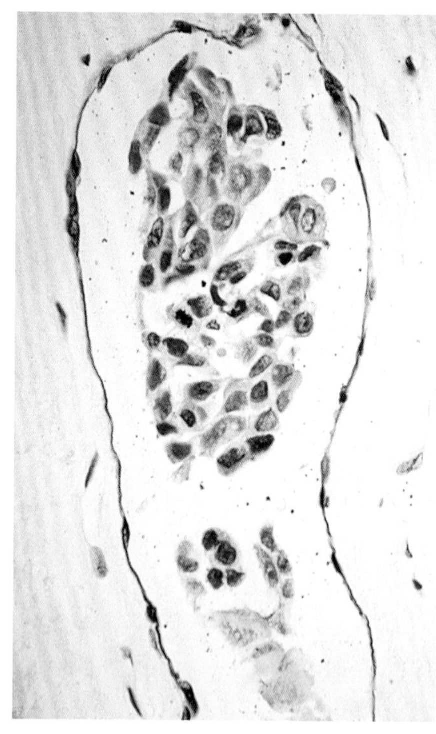

图 36.92 内皮细胞荆豆凝集素 I（Ulex europaeus lectin I）染色呈阳性，证实乳腺癌存在血管侵犯

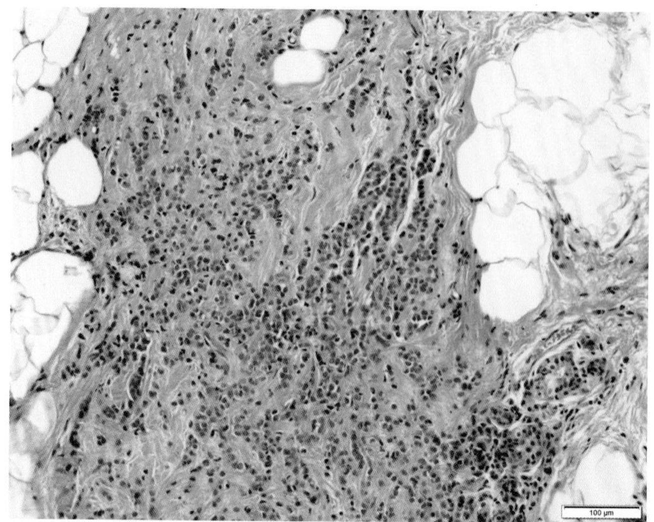

图 35.93 **浸润性小叶癌**。可见肿瘤细胞小而一致，细胞核呈圆形，呈单排方式生长

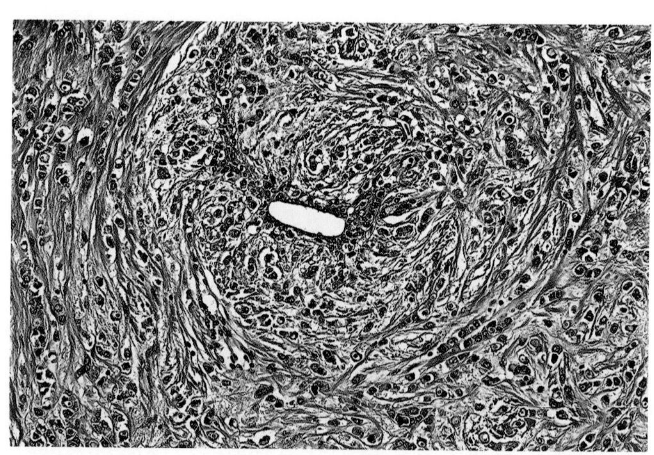

图 36.94 浸润性小叶癌。可见肿瘤细胞围绕正常的导管呈典型的靶环状生长

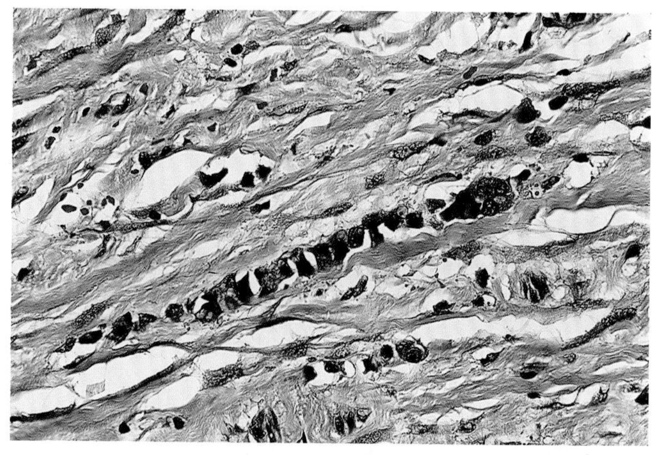

图 36.95 浸润性小叶癌的单排生长方式

腺癌可能表达 HMB-45[415]。乳腺癌对 TTF-1 也可有阳性表达，对既往有乳腺癌病史的患者，评估其肺部肿块的粗针穿刺活检时要记住这一点 [416]。虽然在临床实践中不经常使用，但已证实乳腺癌存在骨基质蛋白骨结合素（osteonectin）和骨桥蛋白（osteopontin）的表达增加，提示在乳腺癌的归巢骨转移中这可能起作用 [417-418]。乳腺癌基底膜成分的层粘连蛋白和Ⅳ型胶原染色显示为不连续的线状形态或完全缺如，与导管内病变的连续性形态不同 [419-420]。在浸润性癌中，平滑肌肌球蛋白重链、钙蛋白、p63 和其他肌上皮细胞标志物呈阴性，证实肿瘤巢周围没有肌上皮细胞。

超微结构检查，乳腺癌细胞表现出不同程度的腺样分化特征，如管腔侧的微绒毛和终棒 [421]。还有一个特别的特征是：乳腺癌细胞胞质内存在微绒毛分割形成的腔 [422-423]，尽管这个特征不像起初所说的那样对乳腺癌特异。当这些结构足够大时，在光镜水平上表现为“牛眼”样，与印戒细胞中所见的胞质内空泡不同。乳腺癌中的促结缔组织增生性间质是由具有成纤维细胞和肌成纤维细胞超微结构特征的细胞组成 [424]。

浸润性小叶癌

经典型。在最典型的类型中，**浸润性小叶癌**（**invasive lobular carcinoma**）的特征是：小而相对一致的肿瘤细胞呈单排增生浸润，以及在导管周围呈靶环状分布（图 36.93 至 36.95）。腺管形成不是浸润性小叶癌的特征。浸润性小叶癌的间质通常丰富，为密集的纤维性间质，在导管周围和静脉周围可见弹力纤维增生。偶尔可有淋巴细胞浸润。

浸润性小叶癌的免疫表型类似于其对应的原位病变，包括：表达低分子量CK，E钙黏合素表达缺失，以及p120连环蛋白胞质着色[380]。虽然E钙黏合素表达缺失是小叶癌的标志，但当形态特征符合时，E钙黏合素免疫染色呈阳性并不能排除小叶癌的诊断。事实上，高达16%的浸润性小叶癌病例表达E钙黏合素，但这些病例通常显示有一个或多个连环蛋白复合物家族蛋白质的异常表达，最常见的是p120连环蛋白的弥漫性胞质表达[382,426]。也就是说，浸润性小叶癌的诊断应以形态学为基础；在浸润性癌的组织学分型中，E钙黏合素的使用没有决定性意义[381]。

小叶癌中E钙黏合素表达缺失的遗传学基础包括：①编码E钙黏合素的*CDH1*基因发生失活突变，通常归因于16q染色体的杂合性缺失或*CDH1*基因的纯合性缺失；②*CDH1*启动子超甲基化；③*CDH1*的截断突变；④转录失活[426]。

浸润性小叶癌的主要鉴别诊断是兼具导管和小叶特征的浸润性癌。细胞小、均一、缺乏黏附性是最重要的鉴别特征。然而，值得注意的是，在某些情况下鉴别诊断很难，而且在很大程度存在主观性，在已发表的病例研究中，浸润性小叶癌的发病率为0.7%～20%不等，这一事实也证实了这一点[427]。如前所述，LCIS侵犯腺病时可以很像浸润性小叶癌，肌上皮细胞标志物在这种情况下有帮助。其他可能与浸润性小叶癌混淆的肿瘤包括具有神经内分泌特征的癌和淋巴瘤。当浸润性小叶癌转移到腋窝淋巴结或其他部位时，特别是眼眶时，更容易与淋巴瘤混淆[428]。在这些情况下，由于肿瘤细胞的弥漫性生长方式和具有组织细胞样形态，它们可能会被误诊为大细胞淋巴瘤或恶性组织细胞增生症。在常规染色切片检查不能明确诊断时，它们对CK免疫组织化学染色和黏液卡红特殊染色呈阳性可以解决问题。

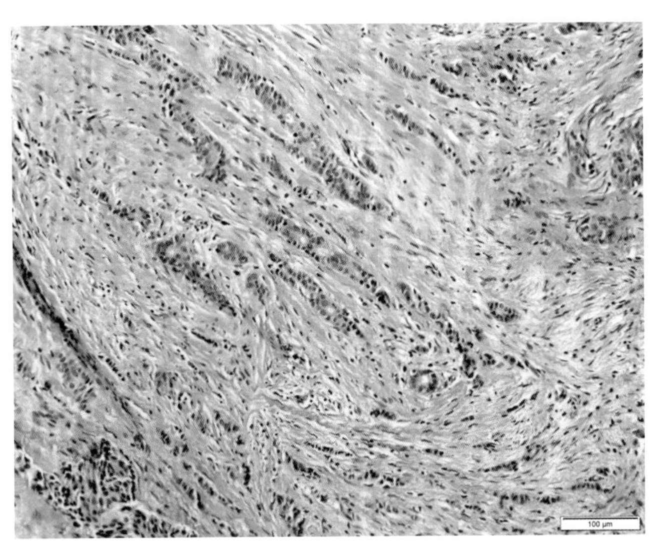

图 36.96 兼具导管和小叶特征的浸润性癌。可见在一些区域有腺管形成，而在其他区域，肿瘤细胞成单排排列（视野下方）

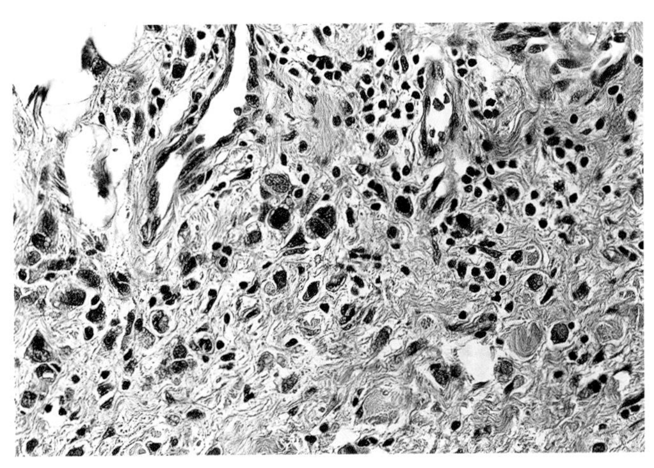

图 36.97 浸润性小叶癌，多形性亚型

兼具导管和小叶特征的浸润性癌

由两种成分构成的癌这种癌的确存在，即部分为明确的浸润性导管癌，部分为明确的浸润性小叶癌；但更常见的是既不具有明确的小叶特征也不具有明确的导管特征的癌（图36.96）。可以把这些肿瘤诊断为兼具导管和小叶特征的浸润性癌。应将它们与同一乳腺中有不同组织学表现的两种独立肿瘤的情况区分开来。也应将它们与所谓的小管-小叶癌区分开来，后者有相当独特的形态学表现（见下文）。

浸润性小叶癌的变异型

多形性浸润性小叶癌（pleomorphic invasive lobular carcinoma）。此型浸润性乳腺癌具有经典乳腺癌的生长方式，但显示显著的核多形性（图36.97）[429]。也可见大汗腺分化和局灶印戒细胞形态。多形性浸润性小叶癌更常缺乏激素受体表达，显示HER2和p53表达，同时仍然保留着小叶表型，即不表达E钙黏合素，以及存在16号染色体长臂缺失[383-384,430]。

印戒细胞癌（signet ring carcinoma）。印戒细胞癌是乳腺癌的一种类型，其中相当数量的肿瘤细胞存在胞质内黏液蓄积，形成典型的印戒细胞形态（图36.98）。将这种肿瘤与黏液癌（黏液位于细胞外）区分开非常重要，因为两者的预后不同。

大多数印戒细胞癌病例的细胞结构特征（如癌细胞小、均一、缺乏黏附性）类似于那些经典的浸润性小叶癌，有时与之共存。此外，LCIS或浸润性小叶癌掺杂散在的印戒细胞并不罕见。因此，大多数印戒细胞癌被认为是浸润性小叶癌的亚型[431]。

免疫组织化学染色，印戒细胞癌对CK7和MUC1呈阳性，对E钙黏合素通常呈阴性[432]。

与胃印戒细胞癌的鉴别极具挑战性，要特别小心，因为已知具有印戒细胞特征的浸润性小叶癌可以转移到胃。反过来，胃癌转移到乳腺的罕见情况也有报道[433-434]。

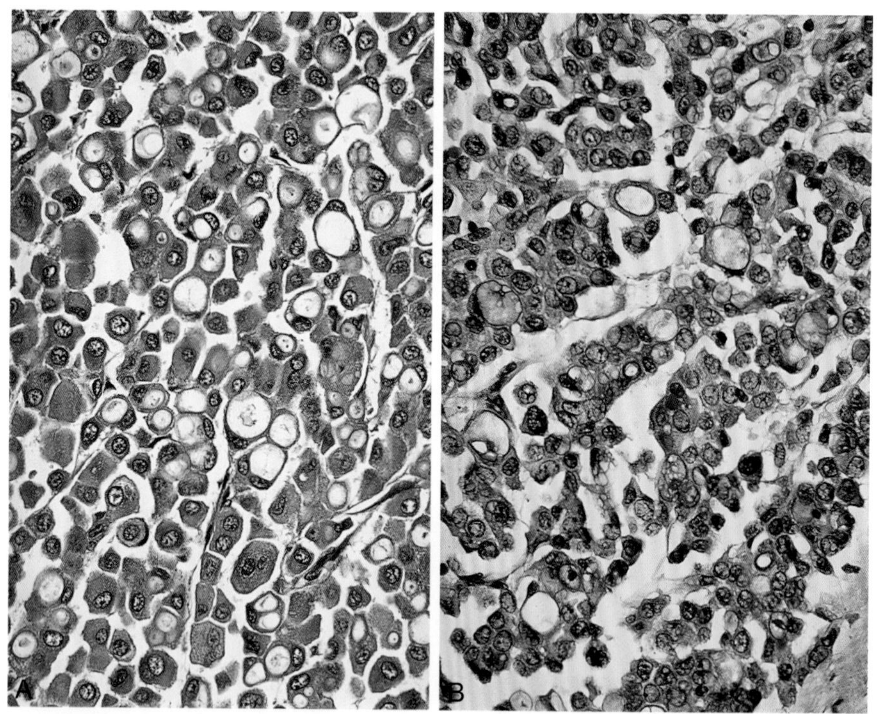

图 36.98 **A 和 B，乳腺印戒细胞癌**。这被认为是小叶癌的一种变异型。**B**，阿辛蓝 -PAS 染色

组织细胞样癌（histiocytoid carcinoma）。组织细胞样癌的特征是：肿瘤细胞呈弥漫性生长，形态温和，显示有丰富的颗粒状、泡沫样胞质[435]。组织细胞样癌可与炎症性病变或颗粒细胞瘤的形态相似[436-437]。组织细胞样癌被认为是呈大汗腺分化的浸润性小叶癌的一种变异型，免疫组织化学染色对 GCDFP-15 呈阳性而 E 钙黏合素表达缺失[436-438]。

组织细胞样癌也应与**富于脂质的癌（lipid-rich carcinoma）**区别开。后者是乳腺癌的一种类型，显示 90% 以上的肿瘤细胞胞质中有脂质积聚（图 36.99）[439-441]。

其他类型。只要有相对温和、一致的细胞形态，那些呈紧密聚集、实性、小梁状和疏松腺泡状排列的病例都可以认为是浸润性小叶癌。也许这些类型中最独特的是腺泡变异型，其特征是：肿瘤细胞排列成界限清楚的团巢，并由纤维组织分隔，有时含有破骨细胞样巨细胞[442]。不可否认，各种亚型的细胞学和（或）结构与经典的浸润性小叶癌有相似性；然而，问题在于，浸润性小叶癌的概念扩大得越大，达到了某种程度的稀释，这种类型的癌的独特性就越不明显，其临床意义也就越不显著（或至少更不一致了）[443]。

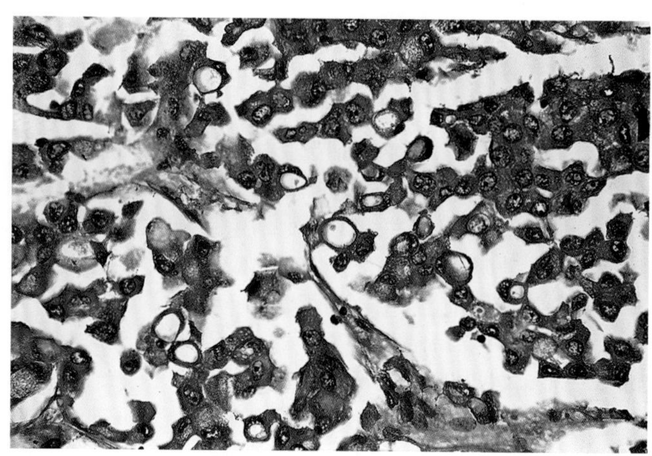

图 36.99 **乳腺的富于脂质的癌**。由于脂质积聚，细胞胞质呈空泡状伴核移位。**A**，中倍镜观。**B**，高倍镜观

小管癌

小管癌（tubular carcinoma）是一种分化良好的肿瘤，更常见于老年女性。大体上，小管癌呈恶性改变，边界不清，硬度与非特殊型的浸润性导管癌相似。它通常较小，平均直径约为 1 cm[444-445]。显微镜下，由于腺体分化良好，没有坏死或核分裂象，多形性不明显，小管癌似良性病变（特别是放射状瘢痕，但也像微腺性腺病）。小管癌的诊断线索是：腺体在间质中杂乱地排列，没有任何小叶结构；通常浸润病变周围的脂肪组织；间质细胞丰富（但也经常有弹力纤维增生[446]）；腺体的轮廓不规则，通常成角（图 36.100）；开放的管腔中有时可见嗜碱性分泌物；细胞质顶端"突起"；缺少肌上皮细胞成分（推荐使用肌上皮细胞标志物，如 p63 和 SMMHC）；缺乏基底膜；2/3 或以上的病例存在低级别 DCIS，通常为微乳头状或筛状型[444]。小管癌的病例中

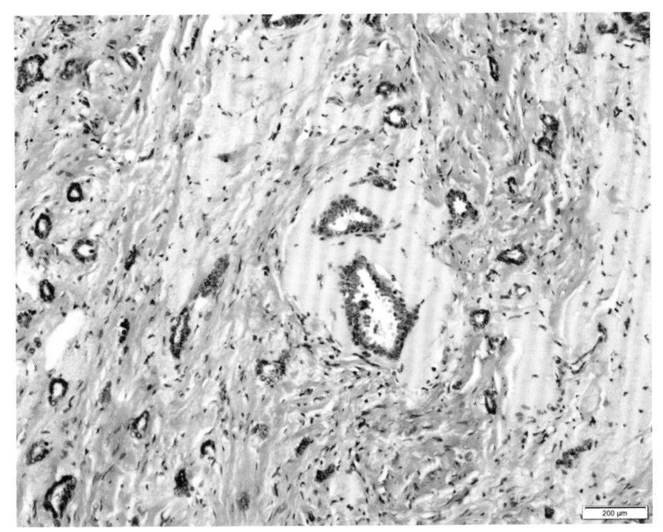

图 36.100 **乳腺小管癌**。这种病变的特征是成角的腺体杂乱地浸润于细胞性间质中。在本例中，可见有明显的间质弹力纤维增生

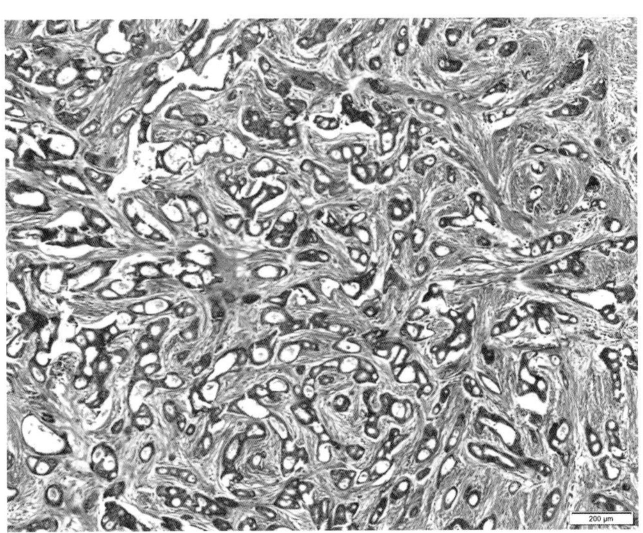

图 36.101 **浸润性筛状癌**。在这个病例中，可见所有的肿瘤细胞巢都呈筛状结构。其肿瘤细胞巢的不规则轮廓和浸润性的生长方式有助于将这种病变与筛状型 DCIS 区分

也经常出现平坦上皮非典型性（FEA）。事实上，低级别 DCIS、ADH 和 FEA 并非低级别浸润性癌和小管癌的绝对癌前病变 [118,447-448]。

由于细胞分化良好，在 FNA 标本中，这些肿瘤被低诊断为纤维腺瘤或其他一些良性病变的情况并不少见 [449]。它们在粗针活检标本中则更容易识别。

在大约 10% 的病例发生腋窝淋巴结转移 [444]，但这似乎并不影响结局，即使没有进行全身化疗 [450-452]。在 Rakha 等人 [452] 进行的病例研究中，中位随访时间为 127 个月，102 名患者中只有 7% 的患者出现了复发或发生了转移，而且这些均与不同组织类型和（或）级别的乳腺癌复发有关。因此，可以认为小管癌是一种特殊类型的乳腺癌，其预后极好 [452]。

有时，小管癌的形态也可见于普通的浸润性导管癌；然而，诊断小管癌应保证小管成分占肿瘤的 90% 以上。

小管小叶癌（tubulolobular carcinoma）。这种亚型的特征是：小管结构与呈小叶结构的条索状肿瘤细胞混合存在 [453]。如果原位成分存在，则可以是小叶型、导管型或两种类型混合 [454]。小管小叶癌的免疫表型介于导管癌和小叶癌之间，可能显示 E 钙黏合素阳性 [454]。与单纯的小管癌相比，小管小叶癌的肿瘤多灶性和腋窝淋巴结阳性的发生率更高 [455-456]。

浸润性筛状癌

浸润性筛状癌（invasive cribriform carcinoma）是另一种特殊类型的乳腺癌，预后极好，这点与小管癌相似 [457-458]。顾名思义，浸润性筛状癌呈筛状结构，与对应的原位病变中更常见到的筛状结构相似，但它有间质浸润和缺乏肌上皮细胞层（图 36.101）。浸润性筛状癌的生长方式常与小管癌有关，由两种成分的相对比例来决定使用的术语 [458]。浸润性筛状癌这种特殊肿瘤的最重要方面是：要认识到筛状病变可能是浸润性的，这是一个潜在的诊断陷阱。在许多病例中，筛状型 DCIS 也存在，但报告用于分期的应是浸润性成分的大小。浸润性成分可通过以下几点来识别：导管和小叶之间及其周围更具浸润性的生长方式、一些肿瘤细胞巢的不规则轮廓和促结缔组织增生性的间质。相反，DCIS 的生长方式局限于正常的导管小叶结构，细胞巢轮廓更圆，通常不存在间质改变。必要时，可通过肌上皮细胞免疫组织化学染色来明确 DCIS 与浸润性筛状癌的相对比例。

黏液癌

黏液癌（mucinous carcinoma）的发病年龄范围较广（25～85 岁），但中位年龄为 71 岁，大于非特殊型浸润性导管癌 [459]。大体上，黏液癌肿瘤边界清楚，触之有波动性，为胶冻状的肿块，由纤细的间隔将其聚在一起（图 36.102）。有的可见出血灶。显微镜下，经典的、经常被引用的描述是小簇状肿瘤细胞“漂浮在黏液池中”（图 36.103）。这些簇可能是实性、腺泡状或微乳头状结构 [460]。黏液几乎全是细胞外的，可能是酸性或中性类型 [461]。偶尔，黏液癌几乎完全由黏液构成，需要全部取材以检出肿瘤性上皮。易于识别的原位病变可能不存在或不明显（见下文）。免疫组织化学染色，与非特殊型浸润性导管癌相比，其对 MUC2 免疫反应为胞质呈强阳性而 MUC1 表达下降 [462-463]。乳腺纯的和混合性黏液癌均常表达 WT1，这是卵巢癌的潜在诊断陷阱 [464]。黏液癌激素受体总是呈阳性，而 HER2 几乎总是呈阴性 [465]。

有趣的是，大约 1/4 到将近一半的黏液癌表现出与内分泌分化一致的特征，如突触素和嗜铬素免疫反应性，以及超微结构检查存在致密核心分泌颗粒 [466-467]。这个意外的发现增加了黏液癌和神经内分泌癌之间存在联系

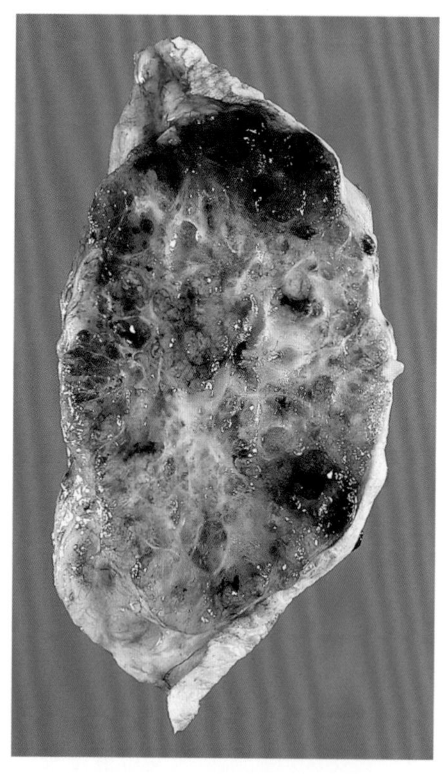

图 36.102 **纯黏液癌的典型的胶冻样大体表现**。注意，肿瘤有极其清楚的边界（Courtesy of Dr RA Cooke, Brisbane, Australia. From Cooke RA, Stewart B. *Colour Atlas of Anatomical Pathology*. Edinburgh: Churchill Livingstone; 2004.）

的可能性[468]。一些作者根据细胞的多少以及是否存在神经内分泌分化提出了两种类型的黏液癌，分别称为 A 型和 B 型（分别为图 36.103A 和 B 以及 C 和 D）[466]。这种区分似乎对生存没有影响[469]。

据阵列比较基因组杂交结果分析，纯的黏液癌是同源性的，聚类在一起，与非特殊型浸润性导管癌不同[465,468]。与级别和 ER 表达水平相匹配的非特殊型浸润性导管癌相比，黏液癌更少出现 1q 和 16p 的获得以及 16q 和 22q 的缺失。基因表达谱分析显示，B 型黏液癌和神经内分泌癌是同一病变谱系的一部分，而 A 型黏液癌是一种独立的疾病[468]。

为了评估预后，或从组织遗传学的角度考虑，必须将黏液癌一词限定为整个肿瘤均呈黏液癌特征的乳腺肿瘤（“纯”黏液癌），并排除以下肿瘤：①“混合性”肿瘤，即黏液性成分与浸润性导管癌混合（这些肿瘤的预后类似于后者）[465]；②印戒细胞癌，虽然从技术上讲这些也是“黏液性”肿瘤，但它们有不同之处，印戒细胞癌的黏液位于细胞内，而黏液癌中大多数黏液位于细胞外。

纯黏液癌的淋巴结转移发生率极低（2%～4%）[451,459,470]。有些病例研究报道的发生率较高可能是因为其中包含了“混合性”黏液性肿瘤。因此，纯的黏液癌的短期预后极好。然而，有研究显示，这种肿瘤相关的死亡可能发生在治疗后 25 年以上，表明需要长期随访[451,471]。正如已经指出的，一些研究组发现具有内分泌样特征的黏液癌与不具有此特征者之间没有预后差异[470]，尽管其他研究组认为前者具有更好的组织学和免疫组织化学参数[472]。

当遇到黏液性病变时，需要注意的一个诊断上的挑战是：良性或非典型性病变相关的黏液外渗。“黏液囊肿样病变”[473]的产生可能是由于一个囊性扩张、充满黏液的导管发生破裂导致黏液外渗到间质所致（图 36.104）。在多数情况下，内衬上皮变薄；但在一些黏液囊肿样病变中，内衬上皮增生，其形态学改变包括 UDH、ADH，甚至 DCIS。有时，这种增生的上皮会脱落并“漂浮”在间质黏液池中，似黏液癌。这种鉴别可能富有挑战性，特别是如果脱落的上皮是来自 DCIS。支持为上皮脱落的黏液囊肿样病变而非黏液癌的特征是：从导管壁脱落的上皮碎片成线状排列且存在肌上皮细胞。

在粗针活检标本中，黏液性病变尤其难以分类，因为我们知道一些黏液癌具有丰富的黏液而细胞很少。大多数从业者都建议，对粗针活检诊断的黏液性病变予以切除，不管是否发现非典型性[474]；然而，对于与影像表现一致、不伴有上皮非典型性的黏液囊肿样病变，最近的文献已经开始推荐一种更为保守的治疗方法[475-476]。

黏液癌的另一个变异型是黏液性囊腺癌，这是一种非常罕见的肿瘤，主要由高柱状细胞组成，胞质内黏液丰富，具有与卵巢相应肿瘤相似的多囊性大体外观[477]。

具有髓样特征的癌

2011 年 WHO 召开的乳腺肿瘤分类共识小组会议建议将髓样癌和非典型性髓样癌合并称为“**具有髓样特征的癌（carcinoma with medullary feature）**”[478]。这些肿瘤通常发生于年轻女性，据报道，患者平均年龄在 42～52 岁之间。也有报道称，*BRCA1* 突变的患者特别容易患具有髓样特征的癌[479]。大体上，具有髓样特征的癌界限清楚，可能长得很大；因此，它们在临床、影像学和大体上可能被误认为是纤维腺瘤，但它们缺少后者的小梁状或旋涡状外观。更确切地说，具有髓样特征的癌切面呈实性、均质、灰色，有时可见小灶坏死（图 36.105）。极少数病例部分或主要呈囊性[480]。显微镜下，具有髓样特征的癌可见“推挤”型的边界，肿瘤细胞呈弥漫性生长，腺管分化极少或无。具有髓样特征的癌的肿瘤细胞大，伴有大的、多形性胞核，核仁明显，核分裂象丰富（有些为非典型性核分裂象）。肿瘤细胞边界不清，使肿瘤呈合体样或片状，有点像生殖细胞肿瘤中的胚胎性癌。而且，位于边缘的肿瘤细胞拉长，胞质更致密、嗜酸性更强，与合体滋养叶细胞有几分相似。其他常见的特征包括：梭形细胞形态、怪异的瘤巨细胞、广泛坏死和缺乏钙化。一种

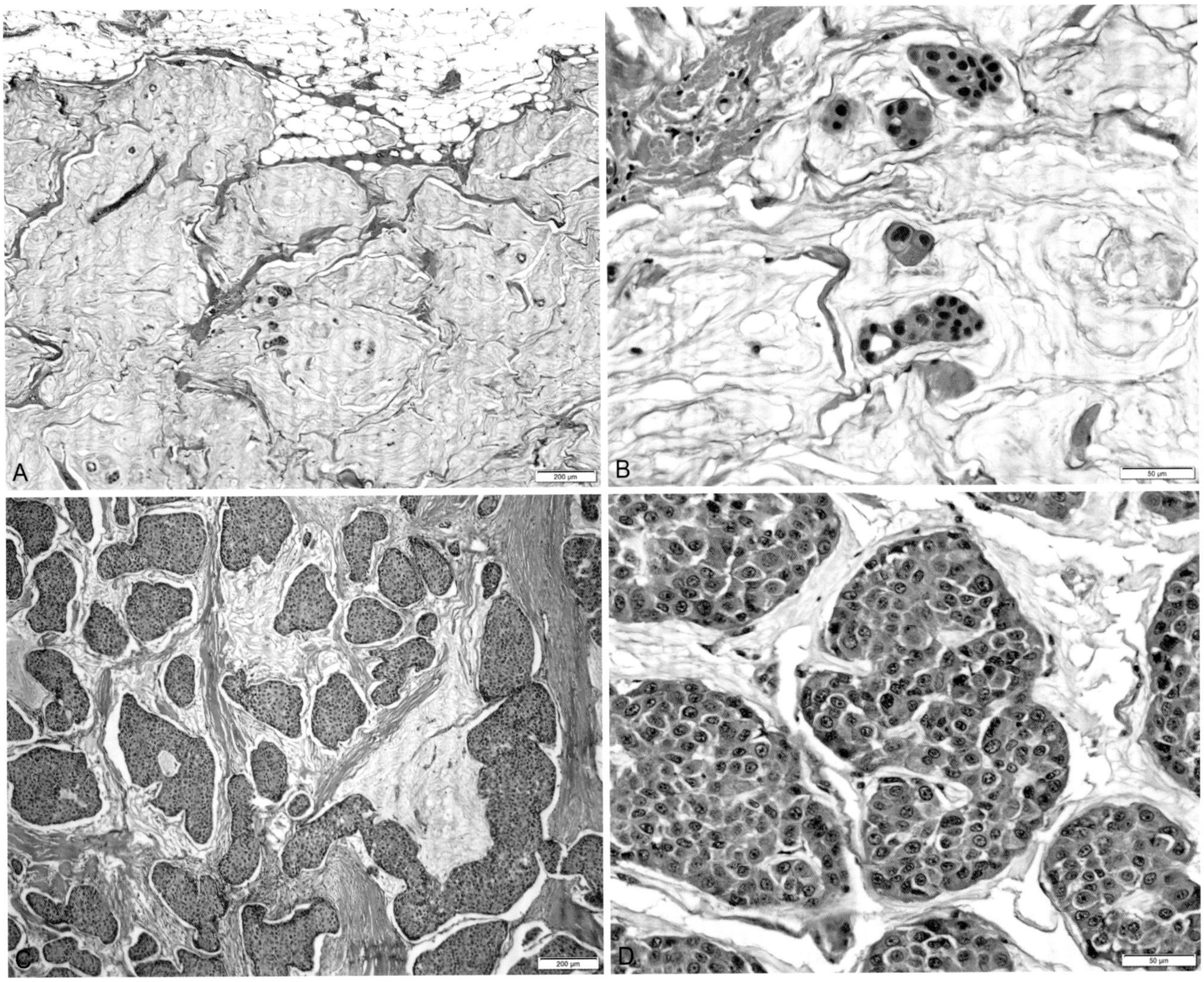

图 36.103 **乳腺黏液癌**。可见簇状分化良好的肿瘤细胞漂浮在黏液海洋中。少细胞型，低倍镜观（**A**）和高倍镜观（**B**）。富于细胞变异型，低倍镜观（**C**）和高倍镜观（**D**）

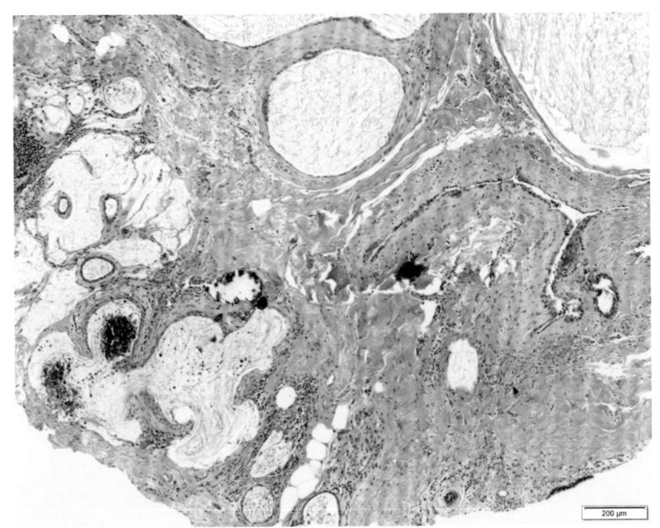

图 36.104 **黏液囊肿样病变**。可见囊性扩张的导管内衬一层变薄的上皮并充满黏液。局部有破裂，黏液外渗至间质。注意，本例中可见钙化

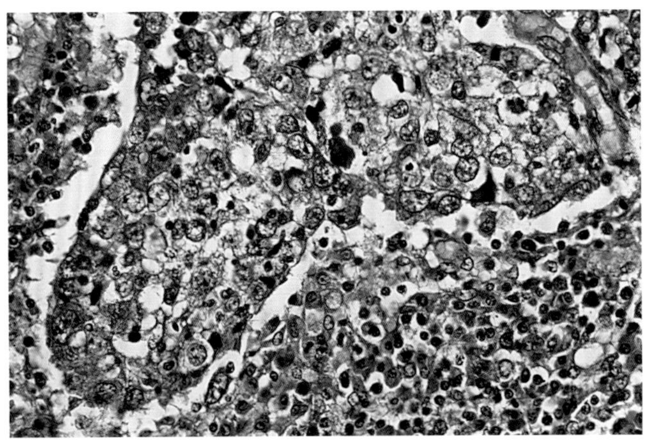

图 36.105 **具有髓样特征的癌**。可见大的肿瘤细胞呈“合体细胞”样生长，并与周围的间质截然分开，间质中可见大量淋巴细胞和浆细胞浸润

恒定的成分是显著的淋巴细胞和浆细胞浸润，这被认为是宿主对肿瘤的反应。DCIS 通常很少或不存在。

免疫组织化学上，具有髓样特征的癌与普通的浸润性导管癌相似，通常表达 CK7、波形蛋白、S-100 蛋白和 p53 以及高分子量（基底样）CK 和小窝蛋白 -1（caveolin-1）[478]。激素受体和 HER2 几乎总是呈阴性（“三阴性”表型）[478]。

遗传学上，具有髓样特征的癌通常表现为 *TP53* 基因突变 [481]。尽管其基因表达谱被认为是基底样癌谱系的一部分（见下文）[482]，并且它与非特殊型基底样癌有相同的遗传学改变，如 1q 和 8q 的获得和 X 染色体的丢失，但它确实具有独特的分子遗传学特征，包括在阵列 CGH 分析中有更多的染色体获得和缺失，以及反复发生的 10p、9p 和 16q 获得，4p 缺失，以及 1q、8p、10p 和 12p 扩增 [481]。

具有髓样特征的癌的腋窝淋巴结转移很常见，但转移数目通常很少且局限于腋下组。据报道，“髓样癌”的预后优于普通的浸润性导管癌，但由于观察者之间诊断的可重复性较低，而且常使用更具描述性的术语来诊断具有上述特征的肿瘤，临床医师越来越多地用对三阴性乳腺癌患者的强疗法来治疗这些患者 [478]。新的基因表达谱研究发现了一些似乎与伴大量淋巴细胞和浆细胞浸润的三阴性乳腺癌患者预后较好相关的免疫印迹 [483]。

浸润性微乳头状癌

浸润性微乳头状癌（invasive micropapillary carcinoma）是浸润性导管癌的一个独特亚型，与预后显著相关 [484-485]。显微镜下，浸润性微乳头状癌与其他器官（尤其是卵巢和膀胱）的微乳头状癌极为相似 [486]，其特征是形成缺乏纤维血管轴心的假乳头结构，以及在透明的空腔中有自由漂浮的管状结构（图 36.106）；其中一些空腔已被证明是淋巴管，但大多数是肿瘤细胞极向反转所形成的新的裂隙（如 MUC1 和 EMA 染色所证实）[487-488]；胞核的级别通常很高 [489]；大约一半的病例中存在砂粒体 [484]。免疫组织化学上，浸润性微乳头状癌通常表达 ER 和乳腺标志物（乳球蛋白、GCDFP-15 和 GATA3），不表达 PAX8 和 WT1；PAX8 和 WT1 这个组合有助于其与卵巢浆液性癌转移鉴别 [490-491]。HER2 呈阳性不常见，只有不到 10% 的病例表现为过表达 / 扩增 [485]。在浸润性微乳头状癌，淋巴结转移几乎已成定律（其发生率与淋巴管浸润直接相关 [492]），其局部复发率高，但其生存率与相同分期和分级的普通型浸润性导管癌相比无明显差异 [493-494]。

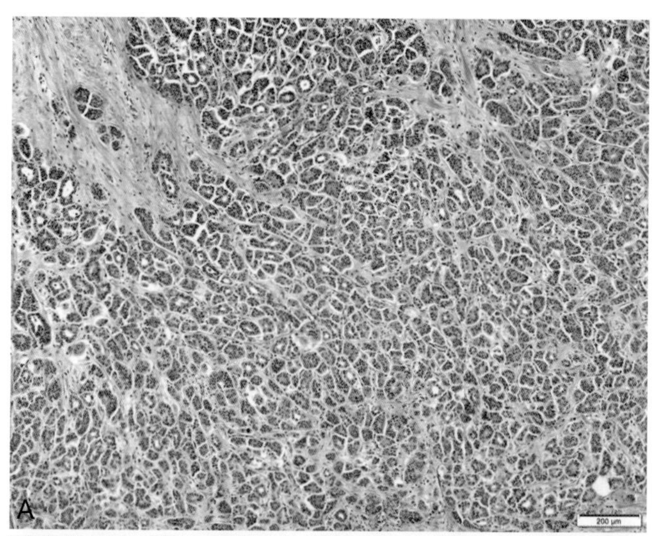

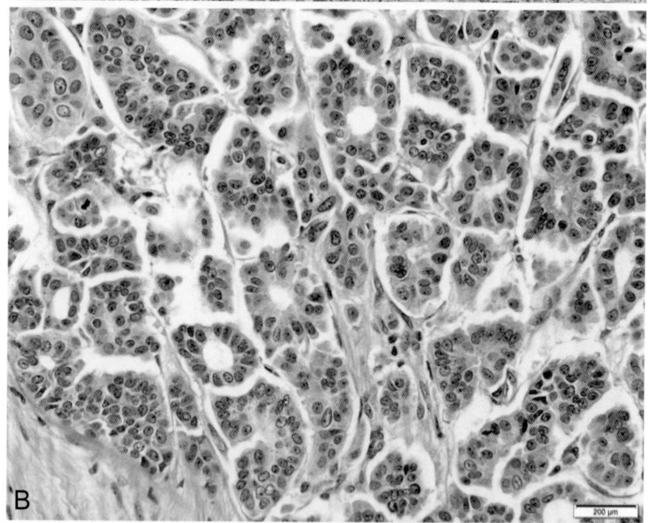

图 36.106 **浸润性微乳头状癌。A**，低倍镜下，肿瘤的特征是形成缺乏纤维血管轴心的微乳头结构，以及在透明的空腔中有自由漂浮的管状结构。**B**，在较高放大倍数下，可见肿瘤细胞有明显的极向反转

伴有大汗腺分化的癌

伴有大汗腺分化的癌（carcinoma with apocrine differentiation）是一种罕见的乳腺恶性肿瘤（占所有病例的 1%～4%），至少当其定义为完全或主要由大汗腺型上皮组成时是这样的 [495-496]。其肿瘤细胞体积大；细胞质丰富、呈嗜酸性、似呈颗粒状，其中可能含有 PAS 染色强阳性的嗜酸性或金棕色颗粒，细胞核呈空泡状，核仁突出。常可见腺样分化，上皮细胞的腔面侧常呈典型的球状膨出（“顶浆分泌突起”）（图 36.107）。超微结构上，肿瘤细胞内可见大量线粒体（有些可见异常的嵴）[497]。免疫组织化学上，GCDFP-15 和雄激素受体呈弥漫阳性 [498]。编码 GCDFP-15 的基因位于 7q 染色体上，与编码催乳素诱导蛋白（prolactin-inducible protein, PIP）的基因相同；原位杂交技术已经证实该基因在伴有大汗腺分化的癌中表达 [499]。伴有大汗腺分化的癌通常 ER 呈阴性；常见 HER2 过表达。

由于在乳腺中大汗腺改变通常提示为良性，即使细胞的核仁明显增大，也应仅在结构特征明显是癌的情况下才诊断为伴有大汗腺分化的癌；原位大汗腺病变的鉴别诊断比浸润性病变更加困难。鉴于近 10% 的普通型癌可见局部的大汗腺分化 [498]，将这一诊断限定为存在广泛大汗腺改变的癌也很重要 [499]。最后，应注意的是，尽管伴有大汗腺分化的癌通常是 DCIS 或浸润性导管癌的变异型，在 LCIS 和浸润性小叶癌中也有大汗腺分化的

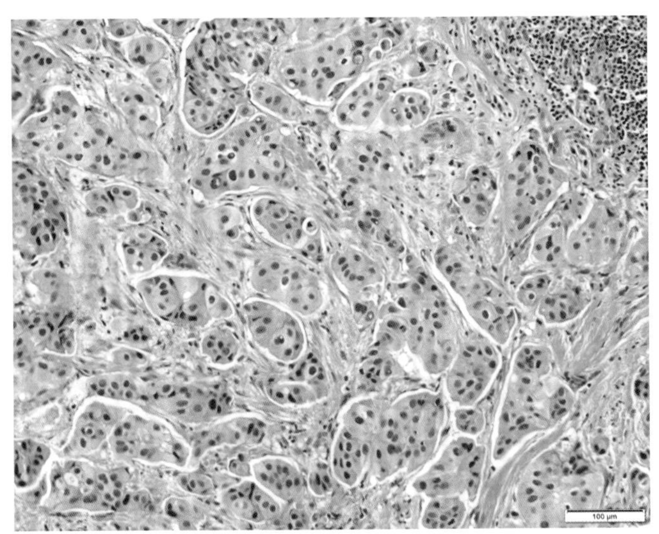

图 36.107 **伴有大汗腺分化的癌**。可见肿瘤细胞体积大,胞质丰富、呈嗜酸性、略呈颗粒状，其中可能含有嗜酸性或金褐色的 PAS 强阳性颗粒；细胞核呈空泡状，核仁清晰可见

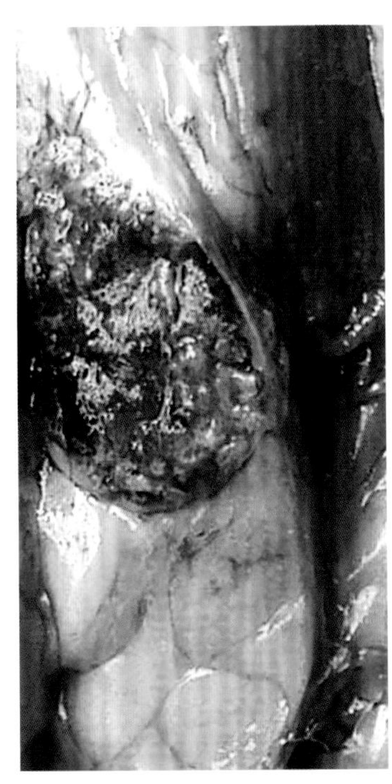

图 36.108 **分泌性癌的大体表现**。可见肿瘤边界清楚，切面色彩斑斓

描述[500]。

分泌性癌

分泌性癌（secretory carcinoma）这种罕见的乳腺癌主要见于儿童，也可发生于成人[501-502]。大体上，分泌性癌肿瘤界限清晰，报道的平均大小为 3 cm（图 36.108）[503]。肿瘤边缘呈“推挤”型，中央常可见明显的玻璃样变性。显微镜下，分泌性癌表现独特（图 36.109），可见多少不等的管状、微囊和实性结构，形成的腔隙内充满嗜酸性、PAS 阳性分泌物；周围细胞胞质呈空泡状（有时呈“肾上

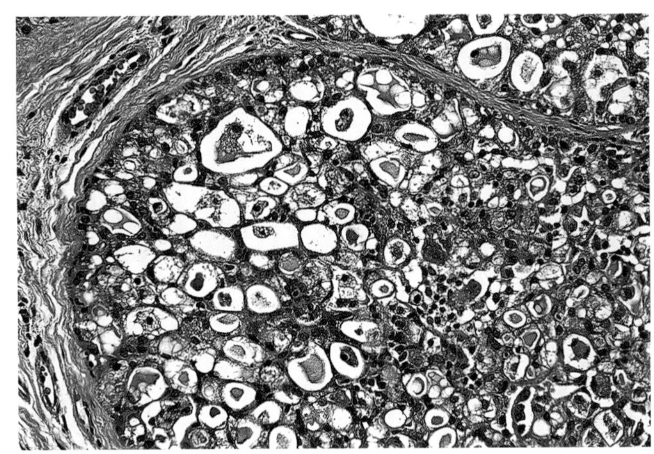

图 36.109 **分泌性癌**。可见小而一致的腺腔内有分泌物填充

腺样”）、颗粒状[502-504]；核仁可能很突出，但核分裂象很少见。超微结构上，肿瘤细胞含有许多与膜结合的胞质内分泌液泡[505]。

免疫组织化学上，分泌性癌 α 乳白蛋白和 S-100 蛋白染色呈强阳性，并不同程度地表达 GCDFP-15 和 CEA[506]。分泌性癌通常为三阴性（ER、PR 和 HER2 阴性）癌。据推测，分泌性癌和一种涎腺肿瘤之间可能存在组织遗传学联系，这种涎腺肿瘤历史上曾被归入腺泡细胞癌，其中一部分最近被重新分类为乳腺样分泌性癌，因为发现了相似的分子遗传学异常[507]，即如乳腺分泌性癌中所见一样，存在反复出现的 t(12;15)(p13;q25) 平衡染色体易位——导致 *ETV6* 和 *NTRK3* 基因融合[508-509]。事实上，正是这种基因融合产物的发现使得乳腺分泌性癌与腺泡细胞癌得以区分[509]。

分泌性癌的总体预后很好，尤其是年轻患者，大多数病例研究报道的 5 年生存率接近 100%[502-504]。分泌性癌可发生局部复发和淋巴结转移，有时发生于病程的很晚阶段[502-504]。因肿瘤播散而致死者仅有极个别报道[502]。据报道，分泌性癌也可发生于缺乏乳腺原发灶的腋窝皮肤处[510]。

伴有神经内分泌特征的癌

（包括所谓的类癌）。乳腺**伴有神经内分泌特征的癌（carcinoma with neuroendocrine feature）**的临床表现与普通的乳腺癌并无不同。具体地说，即使病变广泛播散，也没有一个患者患有类癌综合征。伴有神经内分泌特征的癌没有独特的大体特征，其发生于年龄较大的女性，占所有乳腺癌的比例不到 1%。

显微镜下，伴有神经内分泌特征的癌的肿瘤细胞体积小，排列成实性巢，并由纤细的纤维组织条带分隔（图 36.110）；其中通常不存在缎带样和玫瑰花环样结构；核分裂象通常罕见；可有黏液分泌。显微镜下的鉴别诊断包括浸润性小叶癌的腺泡亚型以及其他部位神经内分泌肿瘤的乳腺转移。导管内成分的发现有助于确定乳腺起源。

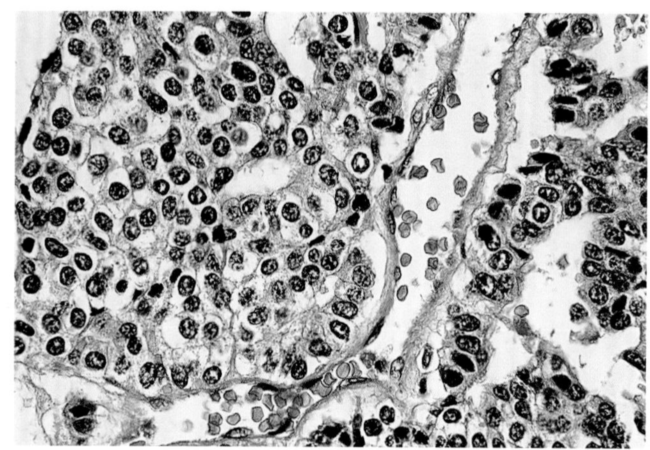

图 36.110 伴有神经内分泌特征的乳腺癌

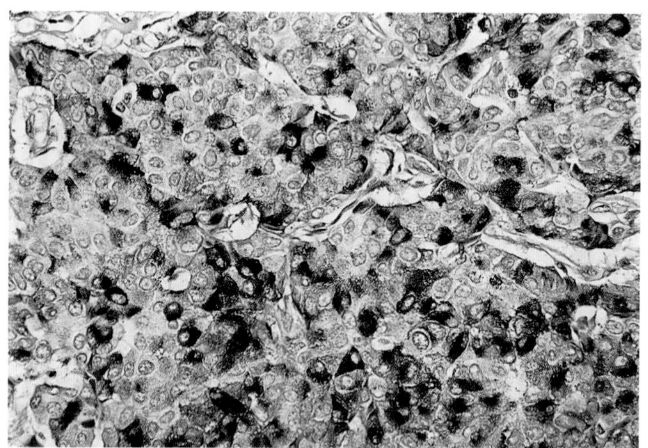

图 36.111 伴有神经内分泌特征的乳腺癌嗜铬粒蛋白呈强阳性

有意思的是，乳腺神经内分泌癌的肿瘤细胞呈亲银性，但嗜银染色呈阴性。超微结构上，可见多种类型的致密核心分泌颗粒 [511-512]。免疫组织化学上，其肿瘤细胞显示嗜铬素、突触素、NSE 和 CD56 呈阳性 [513-515]，在某些情况下表达特定的激素肽 [516]，提示内分泌分化（图 36.111）。

这里应该提到的是，在其他形态类型的乳腺癌中也发现了神经内分泌特征 [517]。由于在乳腺病理检查中不常规检测神经内分泌分化标志物，这种肿瘤的真正发病率还不清楚 [513,518]，尽管最近的一个报道发现，10% ~ 30% 的非特殊型浸润性导管癌表达神经内分泌标志物 [519]。

化生性癌

化生性癌（metaplastic carcinoma）是上皮成分分化为非腺性成分的一类乳腺癌的总称，包括鳞状分化和（或）间叶成分分化 [520-521]。由于这个名称太广，诊断时最好与限定词一起使用。

以下类别相互间有很大的重叠，包括：

1. **伴有间叶分化的化生性癌（metaplastic carcinoma with mesenchymal differentiation）**。大体上，这类肿瘤往往界限清晰（图 36.112）。显微镜下，间叶成分可能分化相对较好，表现为非典型性低的梭形细胞，或可能类似于其对应的肉瘤，出现软骨肉瘤、骨肉瘤、横纹肌肉瘤、血管肉瘤区域或混合存在 [522]。从癌性成分到间叶成分可以逐渐过渡，也可以截然分开。有些有明显的癌性成分的肿瘤可以突然转变为软骨样和（或）骨样基质，而没有梭形细胞区或破骨样巨细胞，它们被称为产生基质的癌 [522-524]。

   免疫组织化学上，这些肿瘤的间叶成分通常表达波形蛋白和间叶性质的其他标志物（“表型转换”），但仍保留上皮标志物，尽管是局灶和多少不等的表达，这一点最好使用几种广谱 CK 抗体来证明 [525]。

   与其他部位一样，分子研究支持可识别的上皮和间叶成分来源于同一干细胞的学说 [526-527]。

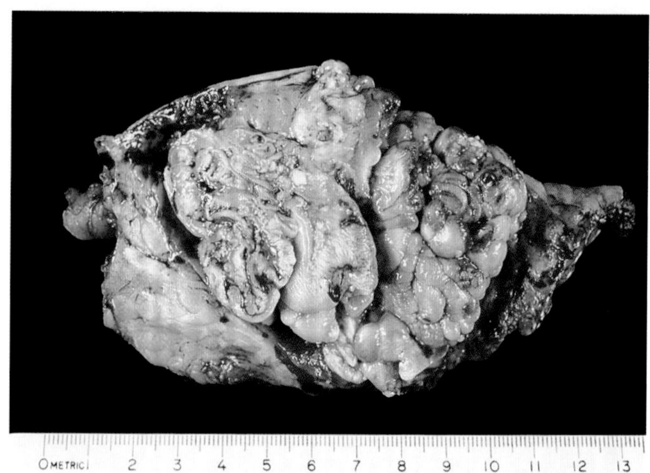

图 36.112 **化生性癌的大体表现**。可见一个巨大的、鱼肉样肿块突向囊腔内。显微镜下，这个肿瘤是由鳞状细胞和梭形细胞两种成分混合组成

2. **梭形细胞癌（spindle cell carcinoma）**。这些肿瘤中有明显的癌性成分，如果存在，可能是浸润性导管癌或 DCIS，也可能全部为鳞状细胞癌 [528]。其梭形细胞成分由纤维胶原间质内的非典型性梭形细胞组成，呈羽毛状、黏液样、血管样和旋涡状结构（图 36.113）[529-530]。其上皮成分和梭形细胞成分区通常混合存在。其梭形细胞免疫组织化学上表达 CK 和 p63，尽管在一些病例中是局灶和强弱不等的表达 [531-532]。
3. **纤维瘤病样化生性癌（fibromatosis-like metaplastic carcinoma）**。这些肿瘤以形态温和的梭形细胞为特征，细胞非典型性很小或没有，顾名思义，类似于纤维瘤病（图 36.114）。其梭形细胞成束状排列，浸润于周围的脂肪以及导管和小叶之间。有时，可能会出现中央瘢痕样区域。其中一些肿瘤的发生与复杂硬化性病变、硬化性乳头状病变和腺肌上皮瘤相关 [522,533]。
4. **伴有破骨细胞样巨细胞的化生性癌（metaplastic carcinoma with osteoclast-like giant cell）**[534]。当这些细胞与间叶成分混合出现时，应将其视为化生性癌的

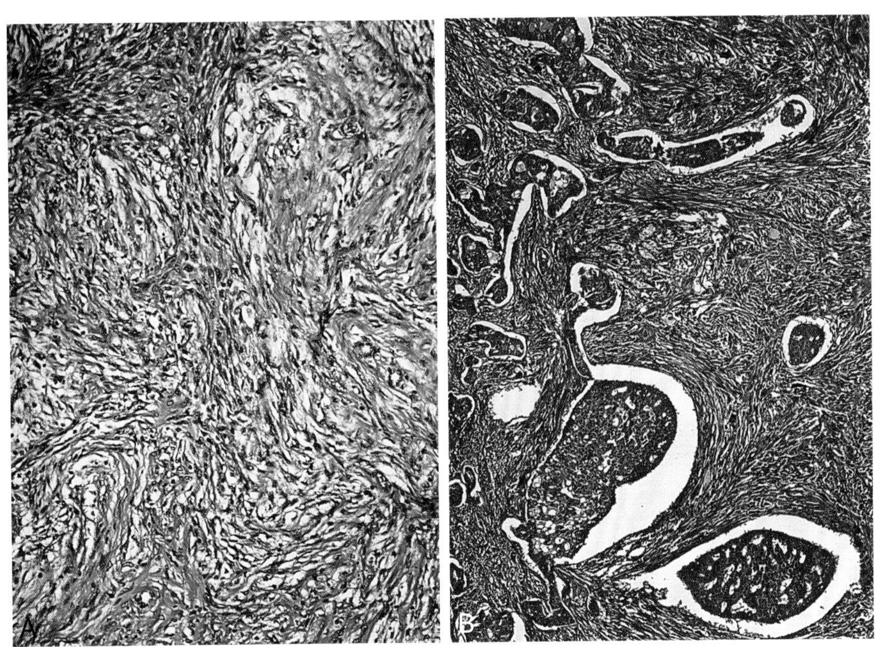

图 36.113 **化生性癌**。**A**，图中所示的肿瘤表现为上皮细胞和梭形细胞成分混合存在，这使其更难以被识别为癌。**B**，图中所示的肿瘤具有更容易识别的上皮成分且与恶性梭形细胞成分混合

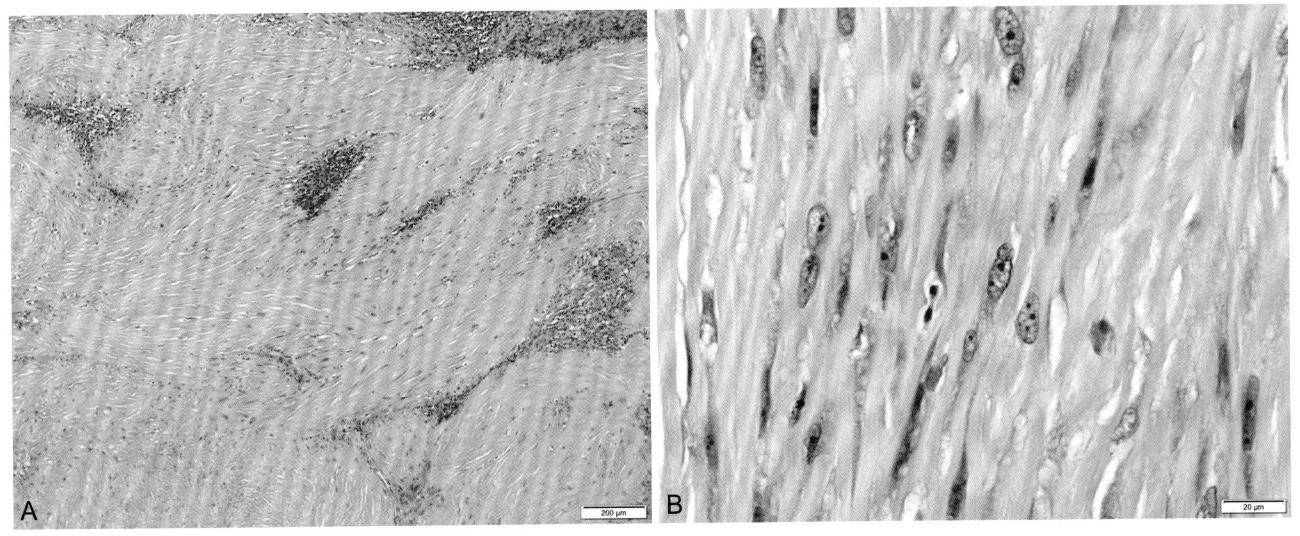

图 36.114 **低级别纤维瘤病样化生性癌**。**A**，低倍镜下，肿瘤似乎是由致密胶原中温和的梭形细胞组成，类似瘢痕。**B**，高倍镜下，梭形细胞具有细胞非典型性。肿瘤细胞 CK（MNF116）染色呈阳性

一种变异型。当缺乏间叶分化的典型的癌的间质中存在破骨细胞样巨细胞时，将其归类为伴**有破骨细胞样巨细胞的浸润性导管癌**更合适。有趣的是，这种特殊的肿瘤在大体检查时其外观往往呈红棕色，显微镜下可见红细胞外渗。所有的现有证据表明，破骨细胞样成分的本质为非肿瘤性组织细胞，由单核细胞前体融合形成[535-536]。

5. **鳞状细胞癌（squamous cell carcinoma）**。鳞状细胞癌是一种罕见的化生性癌变异型[522,537]。应排除肿瘤起源于皮肤或鳞状成分是典型叶状肿瘤的一部分这两种情况。同样重要的是，不要把具有髓样特征的癌的合体细胞区或有时在其他肿瘤中看到的部分大汗腺分化误认为是鳞状改变。鳞状细胞癌的大体形态与普通的乳腺癌基本无差别，尽管有时可以观察到中心有一个充满角质的大囊肿。显微镜下，大多数病例似乎代表浸润性导管癌的鳞状上皮化生，提示鳞状细胞癌是一种特殊类型的化生性癌（图 36.115）[538]。偶尔伴有显著的黏液样间质[539]。

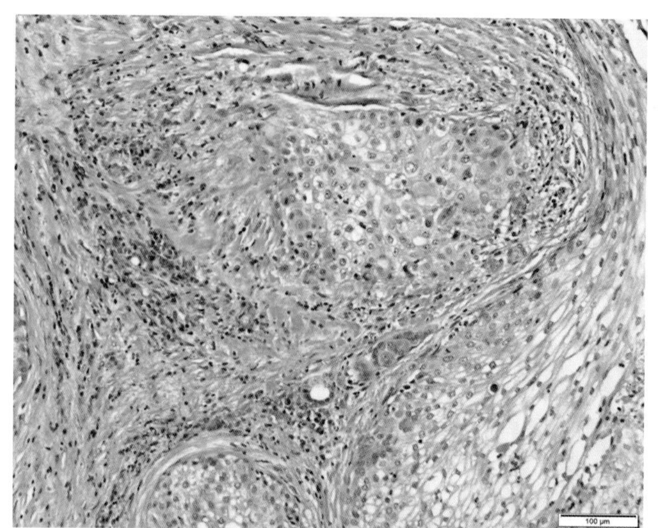

图 36.115 化生性癌，鳞状细胞型

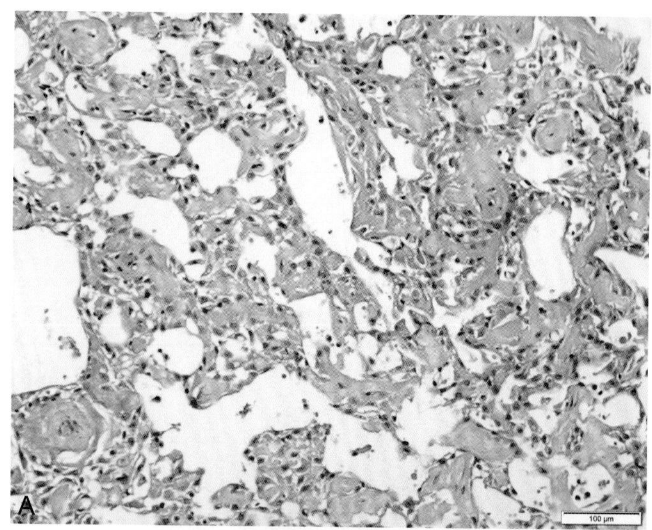

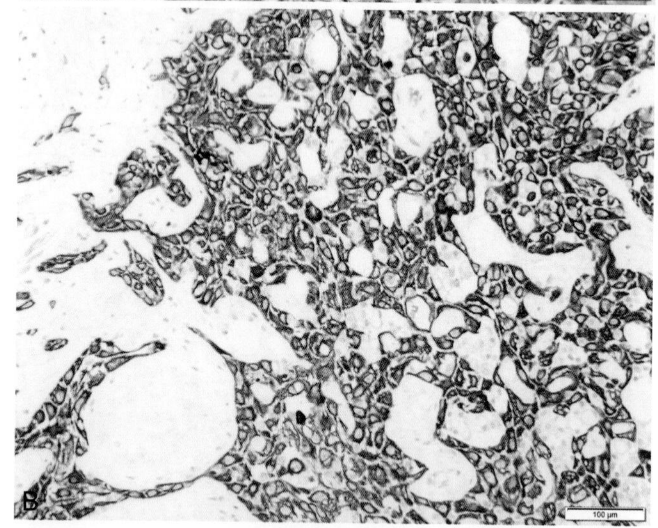

图 36.116 **A**，化生性癌，鳞状细胞型，伴有似血管肉瘤的棘层松解性结构。**B**，CK 903 免疫组织化学染色

另外两个变异型是**棘层松解性鳞状细胞癌（acantholytic squamous cell carcinoma）**——肿瘤细胞缺乏黏附性，导致假血管样或假腺样外观（图 36.116）[540]——和**低级别腺鳞癌（low-grade adenosquamous carcinoma）**（见下文）。

6. 低级别腺鳞癌（low-grade adenosquamous carcinoma）。低级别腺鳞癌是一种分化良好的肿瘤，具有腺和鳞双向分化，可见角化珠或角质囊肿形成，肿瘤浸润于富于细胞的间质中（图 36.117）。进行保留乳腺的手术后局部复发很常见，但淋巴结和远处转移罕见[541]。与纤维瘤病样化生性癌一样，低级别腺鳞癌的发生可能与腺肌上皮瘤和良性硬化性病变有关[533,541-544]。

化生性癌的鉴别诊断包括叶状肿瘤、纤维瘤病或瘢痕以及可能性较小的乳腺原发性肉瘤。为辅助诊断这些具有挑战性的病例，有必要使用多个 CK 免疫组织化学组合和 p63 染色。如前所述，化生性癌表达何种 CK 以及肿瘤细胞的阳性程度在不同病例中各有不同。在一个充分取材的纯梭形细胞病变中，CK 或 p63 的明确阳性被认为足以诊断化生性癌[522]，虽然有一点值得注意，即最近有研究证实，叶状肿瘤，特别是恶性叶状肿瘤的间质成分，免疫组织化学可能局灶表达 p63［和（或）P40］和（或）CK[178-179]。因此，对于纯梭形细胞病变，要在粗针活检标本中基于这些免疫组织化学的解读而做出明确诊断时应当谨慎。

与非特殊型浸润性导管癌相比，化生性癌的生物学行为尚不明确，尽管纤维瘤病样化生性癌和低级别腺鳞癌的病程似乎表现为更加惰性[530]。转移往往是通过血行播散而不是通过淋巴结[530]。

炎性癌

炎性癌（inflammatory carcinoma）一词来源于临床，是指乳腺发红、发热、表面皮肤广泛水肿且类似乳腺炎表现的一种类型的乳腺癌[545]。炎性癌其乳腺肿块不连续分布且有时不可触及。其临床的表现与广泛的癌栓累及真皮淋巴管有关（图 36.118）。然而，患者有可能具有炎性癌的临床表现而缺乏病理上可识别的真皮淋巴管侵犯，至少在皮肤的小穿刺活检标本中是如此；相反，也可以见到有广泛的真皮淋巴管侵犯而临床上却没有炎性癌特征的癌（所谓的隐匿性炎性癌[546]）。潜在伴随的癌通常是高级别的非特殊型浸润性导管癌。炎性癌的分期为 T4d。从预后的角度来看，无论其临床表现是否为炎性癌，显微镜下发现有真皮淋巴管浸润都是预后不良的征象，尽管新辅助化疗对预后生存有一些改善[546-547]。

腺样囊性癌

腺样囊性癌（adenoid cystic carcinoma）与涎腺和肺中出现的同名肿瘤相似。重要的是不要将这种少见的肿瘤与更常见的筛状型 DCIS、浸润性筛状癌或胶原小球病混淆[548-549]。乳腺的腺样囊性癌与涎腺的腺样囊性癌

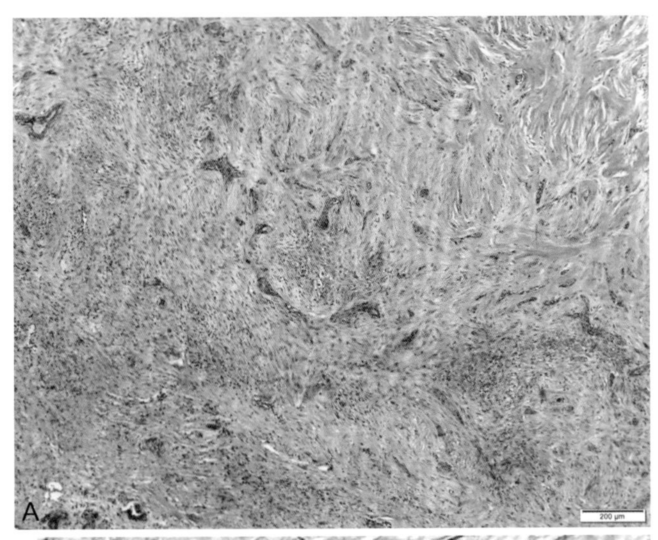

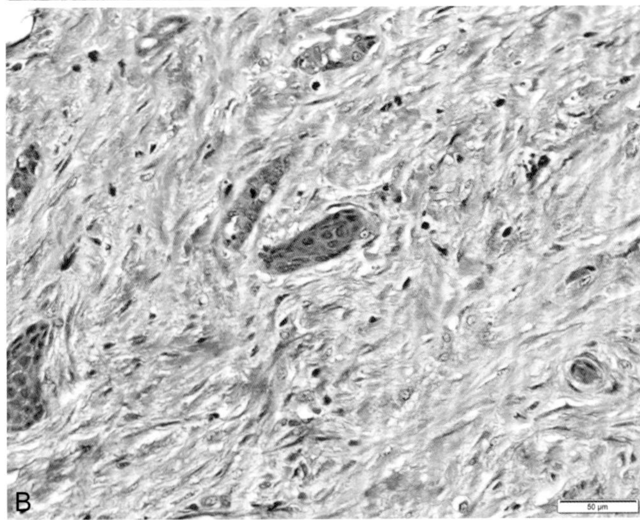

图 36.117 **低级别腺鳞癌**。**A**，低倍镜下，腺体和鳞状细胞巢杂乱地浸润于细胞数量不等的致密胶原间质中。**B**，高倍镜下，肿瘤细胞非典型性和核分裂象易见

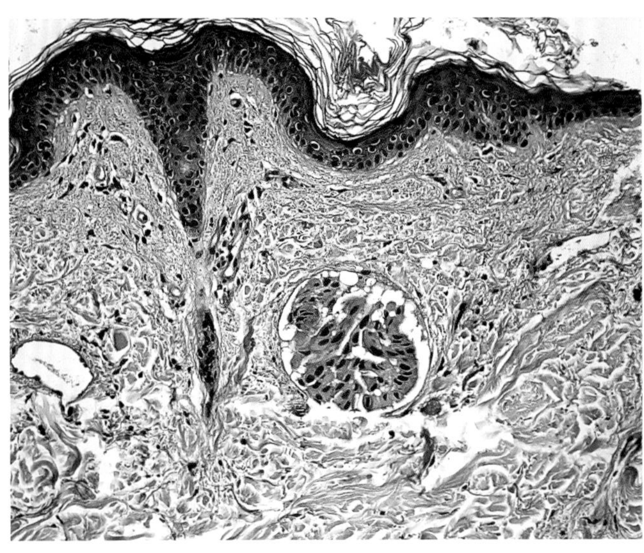

图 36.118 1 例临床表现为炎性癌的病例，可见真皮淋巴管中有大的瘤栓

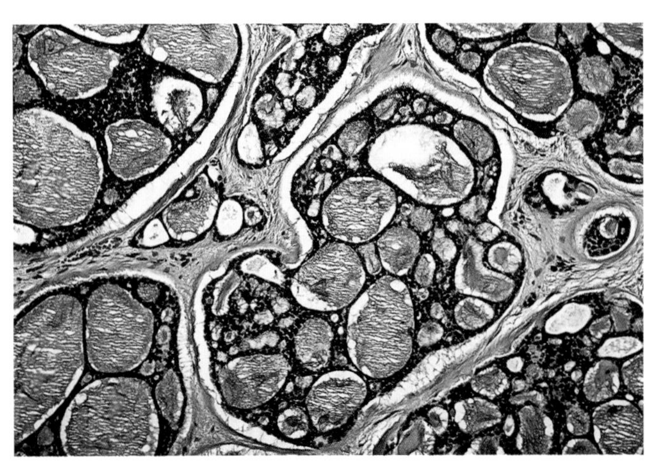

图 36.119 **腺样囊性癌**。其形态与更为常见的涎腺同源性肿瘤相似。其特征是由两种腔形成：真腺腔和含有基底膜样物质的假腺腔，后者周围有基底样肌上皮细胞，这一特征在本图中更为明显

相似，可见两种类型的腺腔形成：真腺腔内衬细胞 CK7 和 CK8/18 呈阳性；而假腺腔含有嗜酸性基底膜样物质和（或）嗜碱性黏液，周围有基底样肌上皮细胞，可表达肌上皮标志物和基底样 CK（图 36.119）[550]。也可见局灶皮脂腺分化 [551]。可能存在神经周围侵犯。腺样囊性癌通常 ER、PR 和 HER2 呈阴性（即它们是“三阴性”肿瘤 [552]，尽管它并不等同于“三阴性”乳腺癌）[553]。乳腺的腺样囊性癌 CD117 通常呈阳性，与涎腺腺样囊性癌一致；CD117 在上文提及的容易与腺样囊性癌混淆的肿瘤中不表达 [554-555]。与涎腺发生的同源性肿瘤相似，乳腺的腺样囊性癌通常可见独特的染色体易位 t(6:9)——导致 *MYB-NFIB* 基因融合，且免疫组织化学染色 MYB 核表达可用于确认组织学不明确病例的诊断 [556-556a]。腋窝淋巴结转移极为罕见 [557-558]。有些患者在初始治疗多年后出现局部复发或肺转移 [557,559]，但这种肿瘤的预后总的来说非常好 [560]。其显微镜下分级和预后之间的关系存在争议 [557,561-562]。

有文献描述了一种伴有基底样特征的实性型腺样囊性癌，其中的腺腔和具有基底膜样物质的假腺腔均不明显。其肿瘤细胞胞核通常级别较高，可能出现核分裂象和坏死（图 36.120）。尽管资料有限，但这些肿瘤的预后似乎不太好 [561-562]。如前所述，一些腺样囊性癌病例与微腺性腺病有关 [198]。

腺泡细胞癌

如其名称所提示的，**腺泡细胞癌（acinic cell carcinoma）**与涎腺的同源性肿瘤具有高度相似性，其生长方式多种多样，包括微囊、微腺和实性，偶尔伴有粉刺样坏死。其肿瘤细胞胞质丰富，呈嗜酸性颗粒状或透明，胞核呈圆形，核仁明显（图 36.121）。其细胞质颗粒粗，呈亮粉色。这些相似之处也表现在超微结构和免疫组织化学上，包括表达 α1- 抗糜蛋白酶、涎腺淀粉酶和

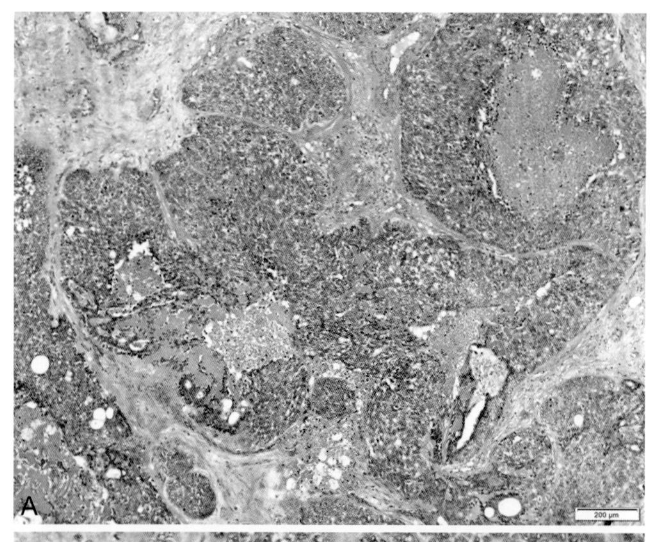

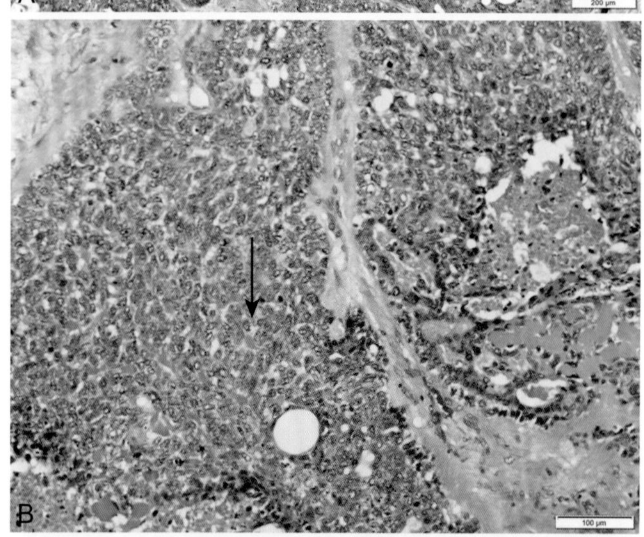

图 36.120 **伴有基底样特征的实性型腺样囊性癌**。**A**，低倍镜下，可见实性巢状的高级别肿瘤细胞具有基底样特征和大量坏死。视野的左下方也可见基底膜样物质。**B**，高倍镜下，可证实存在含有基底膜样物质的假腺腔。真腺腔的识别可能更富有挑战性（箭头所示）

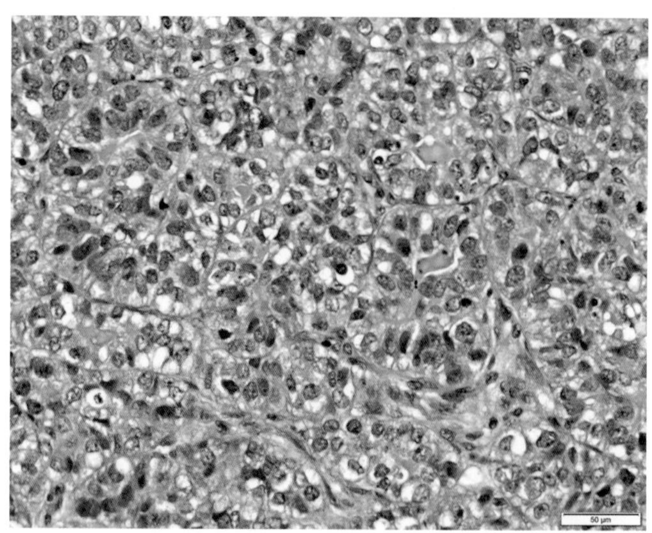

图 36.121 **乳腺的腺泡细胞癌**。可见细胞胞质丰富，呈嗜酸性或透明，胞核呈圆形，核仁突出。通常可见胞质内嗜酸性粗颗粒

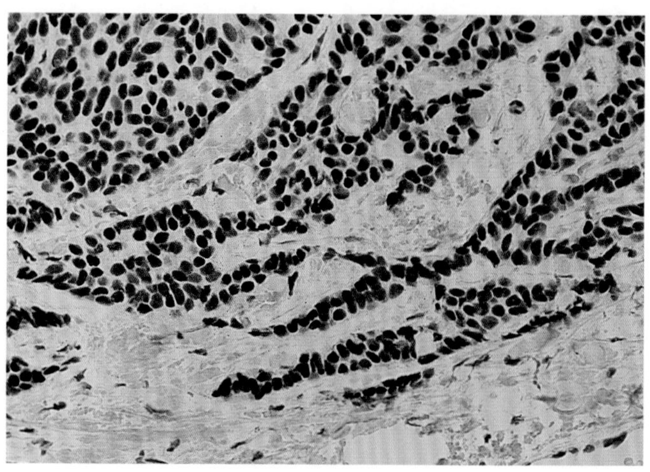

图 36.122 **浸润性导管癌的雌激素受体免疫染色**。可见肿瘤细胞胞核呈强阳性

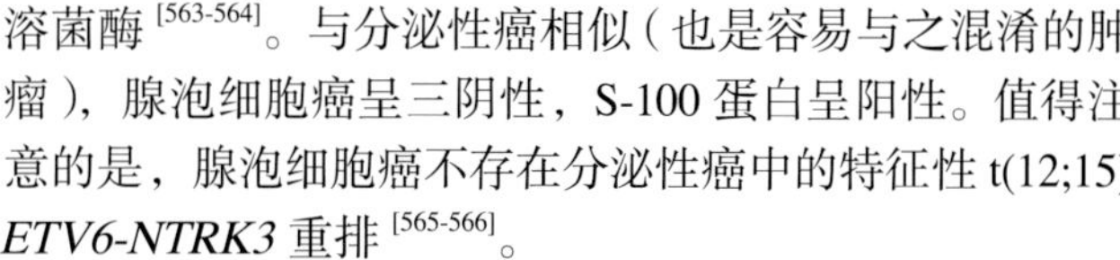

溶菌酶[563-564]。与分泌性癌相似（也是容易与之混淆的肿瘤），腺泡细胞癌呈三阴性，S-100 蛋白呈阳性。值得注意的是，腺泡细胞癌不存在分泌性癌中的特征性 t(12;15) *ETV6-NTRK3* 重排[565-566]。

与涎腺中的相应肿瘤相似的乳腺其他罕见恶性肿瘤包括：黏液表皮样癌[567]、多形性（低级别）腺癌[568]、皮脂腺癌[569]、嗜酸细胞癌[570]和基底细胞样癌[571]。

富于糖原的（透明细胞）癌［**glycogen-rich (clear cell) carcinoma**］是由大而透明的细胞组成，其中含有丰富的糖原[572-576]。其鉴别诊断为胞质透明的其他乳腺肿瘤，包括腺肌上皮瘤、富于脂质的癌、组织细胞样癌、转移性肾细胞癌以及极其罕见的血管周上皮样细胞肿瘤（PEComa）[572]。

激素受体

乳腺癌治疗的一个重要进展是：已认识到肿瘤组织中激素（雌激素和孕激素）受体的存在与激素治疗和化疗反应密切相关[577]。事实上，ER 状态被认为是乳腺癌治疗中最有力的预测指标之一[578]。ER 和 PR 是相互依赖的变量，对于内分泌治疗反应的预测作用，PR 比 ER 较弱[579]。最初，这些激素受体通过葡聚糖包裹活性炭吸附法和蔗糖梯度法来检测，但现在这些方法已经被免疫组织化学方法所取代，因为后者具有几个重要的优势（它不需要新鲜组织，少量的肿瘤组织就可以检测，激素受体阳性表达的部位可以看见等）（图 36.122），这两种方法之间的一致性非常好[580-581]，而且免疫组织化学染色技术很简单。目前已经通过标准化技术流程和报告以及应用适当的对照尝试达到免疫组织化学方法半定量化[329,582-583]。据报道，延迟固定会影响结果，而固定时间在合理范围内则不会影响结果[584]。ASCO 和 CAP 已发布了乳腺标本 ER 和 PR 免疫组织化学检测的推荐指南[329,585]。该指南的发布促进了北美实验室间检测实施和报告的标准化。

该指南的一些要点如下所述：

- 病理科医师必须报告浸润性肿瘤细胞的阳性百分比。
- 如果肿瘤中有 1% 或以上的浸润性癌细胞着色，则判读为阳性。
- 必须包括染色的平均强度（弱、中等或强）。
- 病理科医师必须阐明样本是阳性的还是阴性的。
- 可以选择百分比加强度的组合评分系统（Allred、H 或 Quick 评分）。
- 标本离体后（冷缺血时间）应在 1 小时内（理想时间应更短）放入 10% 中性福尔马林缓冲液中。
- 固定时间至少 6 小时，且不超过 72 小时。
- 标本中的正常乳腺细胞应作为内部阳性对照，并对所提供的内部对照染色的准确性进行评论。

在石蜡包埋的乳腺组织中，激素受体也可以通过原位杂交和 PCR 进行评估[586-587]。

大约 80% 的乳腺癌是 ER 阳性的，因此，大于 30% 的 ER 阴性率提示方法中存在一些需要调查和解决的问题。

ER 阳性的乳腺癌通常是分化较好的肿瘤；相反，ER 阴性的乳腺癌倾向于组织学 3 级，但一些特殊类型的肿瘤例外，如腺样囊性癌和分泌性癌。具有髓样特征的癌、化生性癌和伴有大汗腺分化的癌大部分为 ER 阴性癌，而黏液癌、小管癌和小叶癌的 ER 阳性率高。DCIS 中，高级别是 ER 阴性状态的最佳形态预测因子[588-589]。LCIS 中的 ER 阳性表达特别强，尽管这在临床实践中不进行检测或报告[590]。ER 阴性的癌在复发或转移的时候变为 ER 阳性的情况很少见，而反过来则更常见，特别是在加入他莫昔芬治疗的情况下。

激素受体阳性也与 bcl2 阳性[591]和 *TP53* 突变缺乏相关[592]，而与表皮生长因子受体（如 HER2）的表达呈负相关[593]。

应该指出，大多数乳腺癌细胞也含有雄激素受体，并且在雌激素和孕激素受体缺乏的病例中也可能存在雄激素受体，这一发现正在被开发作为三阴性乳腺癌患者的一种治疗选择[594]。

HER2

人表皮生长因子受体（human epidermal growth factor receptor-2, HER2）（*c-erb*B-2）是一种癌基因，编码具有酪氨酸激酶活性的跨膜糖蛋白 p185，属于表皮生长因子受体家族[595]。约 15% 的浸润性乳腺癌显示 *HER2* 基因扩增和蛋白质过表达[596]。在选择患者进行 *HER2* 靶向治疗（如曲妥珠单抗）时识别 *HER2* 阳性的肿瘤至关重要。*HER2* 的过表达和扩增可分别通过免疫组织化学或荧光原位杂交（fluorescent in situ hybridization, FISH）技术（或用显色原位杂交方法）测定[597]，这些方法之间存在很好的相关性（图 36.123）[598]。

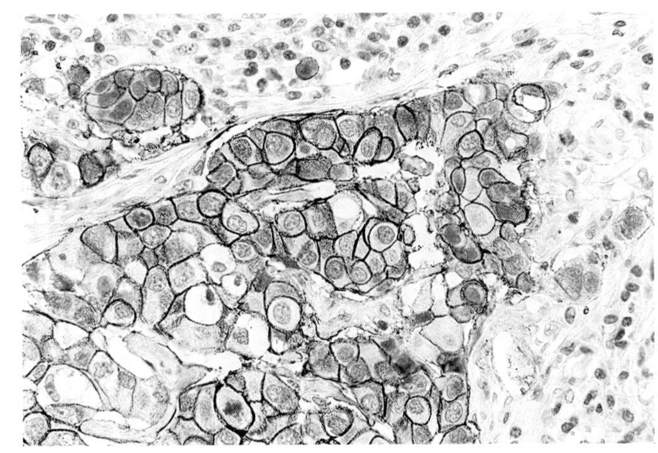

图 36.123 高级别浸润性导管癌 HER2 免疫染色阳性（3+），>10% 的肿瘤细胞中可见强而完整的膜染色

ASCO/CAP 已发布并更新了乳腺癌 *HER2* 检测的推荐指南[599-600]。根据该联合指南，*HER2* 阳性是指：

- 免疫组织化学染色为 3+（大于 10% 的浸润性肿瘤细胞呈均匀、强的膜染色），或
- FISH 结果为平均每个核的 *HER2* 拷贝数 ≥ 6.0，或
- FISH 比值（*HER2* 基因信号与 17 号染色体信号之比）≥ 2.0。

HER2 阴性是指：

- 免疫组织化学染色为 0 或 1+，或
- FISH 结果为平均每个核的 *HER2* 拷贝数 < 4.0，或
- FISH 比值 < 2.0。

HER2 结果不确定是指：

- 免疫组织化学染色为 2+（>10% 的肿瘤细胞呈弱和中等强度的膜染色），或
- FISH 比值 < 2.0 且 FISH 结果为平均每个核的 *HER2* 拷贝数 ≥ 4.0 而 < 6.0。

如果免疫组织化学检查结果不确定，建议用 FISH 进行验证。如果 FISH 检测结果不确定，则使用相同样本进行免疫组织化学检查验证，或使用替代的 17 号染色体探针进行 ISH 检测，或进行新的检测（如果有，用新的样本进行原位杂交或免疫组织化学检查）。

许多实验室负责人认为，从成本效果的角度来看，最好的 *HER2* 检测流程是从免疫组织化学方法开始，免疫组织化学结果根据表 36.4 中总结的 ASCO/CAP 指南进行评分[599]。如果免疫组织化学检查结果为 3+ 或 0/1+，那么可以安全地停止继续检测，因为它与相应的 FISH 检测结果（分别为基因扩增或无扩增）的符合率接近 100%。如果免疫组织化学检查结果为 2+（不确定），则推荐进行 FISH 检测，所得结果往往被视为最终结果。其他实验室则对所有病例同时进行免疫组织化学检查和 FISH 检测，因为患者存在其中一个检测方法呈 *HER2* 阳性的小概率可能[601]。

两种方法的 *HER2* 阳性都能很好地预测对曲妥珠单抗的反应。*HER2* 阳性的肿瘤通常是高级别肿瘤。*HER2* 扩增与雌激素和孕激素表达呈负相关，尽管一些激素受体阳性的肿瘤 *HER2* 也呈阳性（约占所有浸润性乳腺癌的 10%）[596]。

表36.4 **HER2过表达免疫组织化学染色评分**

染色模式	评分	HER2蛋白过表达评估
无着色或≤10%的肿瘤细胞中可见弱而不完整的膜染色	0	阴性
>10%的肿瘤细胞中可见不完整、弱或勉强可见的膜染色	1+	阴性
>10%的肿瘤细胞中可见弱-中等强度、完整的膜染色	2+	不确定
>10%的肿瘤细胞中可见完整而强的膜染色	3+	阳性

Data from Wolff AC, Hammond ME, Hicks DG, et al. Recommendations for human epidermal growth factor receptor 2 testing in breast cancer: American Society of Clinical Oncology/College of American Pathologists clinical practice guideline update. *J Clin Oncol.* 2013; 31(31): 3997–4013.

HER2 异质性非常重要，CAP 专家小组已制定了对其进行定义的标准 [602]。在 2009 年，CAP 专家小组将 *HER2* 异质性定义为：浸润性肿瘤细胞＞5% 但不足 50%，在双色探针原位杂交检测中存在比值升高（那时是＞2.2，现在是＞2.0）[602]。文献报道，20%～30% 的病例的 *HER2* 扩增具有异质性 [603-604]。

在结束乳腺癌的 ER、PR 和 *HER2* 相关话题之前，需要再谈一谈这三种标志物都呈阴性的肿瘤，即三阴性肿瘤 [605-606]。三阴性癌与基底样癌（一种通过基因表达谱研究定义的肿瘤，下文详细讨论）和发生在 *BRCA1* 突变携带者身上的乳腺癌有相当大的重叠。然而，三阴性癌并不等同于基底样癌，只有 70%～80% 的按基因表达谱分类为基底样癌的病例显示出三阴性表型，反之，有相似比例（尽管未必完全相同）的三阴性癌显示出基底样基因表达谱 [607]。三阴性乳腺癌是一组异质性的肿瘤，其最主要的特征为：形态学通常为非特殊型高级别浸润性导管癌，非整倍体比例高，更易于转移至肺和脑 [605-606]。

乳腺癌的分子遗传学和分子分型

分子遗传学

如同其他解剖部位的癌一样，浸润性乳腺癌的发生涉及多个基因改变。乳腺癌中最常受累且一致存在的基因有：*PIK3CA*、*PTEN*、*AKT1*、*TP53*、*GATA3*、*CDH1*、*RB1*、*MLL3*、*MAP3K1 和 CDKN1B*[608]。另外，还有一些类型的乳腺癌表现出独特的遗传学改变，如分泌性癌、小叶癌和腺样囊性癌，如各节所述。

分子分型

2000 年，Perou 等人通过微阵列平台将乳腺癌按照基因表达谱的相似性分为不同的亚型，这种首创性的分型受到了医学界和科学界的热情追捧，大家都希望通过这种方法能为乳腺癌的生物学研究提供新的见解，从而影响治疗策略 [609-610]。该小组报告的亚型后来演变成了乳腺癌的分子分型。

根据基因表达印迹，最广泛被接纳的乳腺癌亚型包括：腺腔型（A 型和 B 型）、*HER2* 富集型、基底样型和正常乳腺样型。最后一种亚型可能是由于微阵列分析时组织样本中的肿瘤缺失或含量低而导致的人工假象，而非真正的乳腺癌亚型。表 36.5 总结了四种分子亚型的主要特征。在各种亚型中，基底样型的预后最差 [610]。乳腺癌的不同分子亚型表现为特定的特征，因此，更具特异性和针对性的治疗方法有可能发展出来。人们已经尝试应用免疫组织化学标志物（*诸如包括* ER、PR、*HER2*、CK5/6、EGFR、Ki-67 的抗体组合）检查作为替代将乳腺癌分为各种分子亚型（表 36.6）[611-614]，但不一致的意见也不少，目前还没有广泛接受的定义免疫组织化学染色表达（特别是 Ki-67）的标准。

目前乳腺癌的分子分型仍然存在缺陷，分子亚型的研究是基于相对较少的病例进行的，未包含一些少见类型的乳腺癌（如分泌性癌）[468,615]。基底样亚型具有高度异质性，包括一些预后良好的肿瘤，如分泌性癌和腺样囊性癌，因而需要命名一个“低级别”的基底样癌 [615]。忽略已知的具有特征性形态学和生物学表现的独特类型（如浸润性小叶癌和分泌性癌）而试图将多种不同类型的乳腺癌分为几个分子类型，显得过于简单 [616]。事实上，后来发现了更多的分子亚型，如分子大汗腺型或腺腔雄激素受体型和 claudin 低表达型 [617-619]。

如同所有包含病理检查和分类的临床试验一样，基因表达谱的研究中也存在着分析方法的标准化、可重复性、样本量获得的足够以及评估其在异质性群体中的临床应用价值等问题。此外，如何将基因表达谱应用于常规诊断和预后判定中还没有完全确定。再者，尽管几乎每个已发表的基于微阵列检测的分类系统都能识别具有相似生存率的分子亚型，也能相当一致地识别基底样亚型，但对于非基底样肿瘤，这些系统尚不能可靠地将同类患者归入相同的分子亚型中 [620]。

尽管人们对乳腺癌的分子分型很感兴趣，但对于浸润性乳腺癌有临床价值的特征，目前除了常规的组织学类型、组织学分级和 ER/PR/*HER2* 状态外，尚未确立其他特征；事实上，决定治疗的正是这些特征 [614]。因此，目前尚不要求对乳腺癌病例进行分子分型，尽管肿瘤科医师可能使用病理报告中提供的信息将肿瘤分类为它们

表36.5 根据基因表达谱决定的乳腺癌主要分子亚型

	分子亚型			
	腺腔A型	腺腔B型	HER2富集型	基底样型[a]
基因表达方式	表达腺上皮（低分子量）角蛋白、激素受体和相关基因高表达	表达腺上皮（低分子量）角蛋白、PR和相关基因中等到弱表达	*HER2*和17q12扩增子上的其他基因高表达 ER和相关基因低表达	基底细胞基因和基底细胞角蛋白高表达 ER和相关基因低表达 *HER2*相关基因低表达
临床和生物学特征	约占浸润性乳腺癌的60% ER/PR呈阳性 *HER2*呈阴性 低增殖活性	约占浸润性乳腺癌的10% ER呈阳性，PR低表达 *HER2*表达各异（阳性或阴性），增殖活性中等或高（Ki-67高） 腺腔B型的组织学级别倾向于比腺腔A型高	约占浸润性乳腺癌的15% ER/PR呈阴性 *HER2*呈阳性（尽管并非所有分子亚型为*HER2*富集型的病例均为临床定义的*HER2*阳性） 高增殖活性 *TP53*突变常见 高级别和淋巴结转移更常见	约占浸润性乳腺癌的15% 大多数为ER/PR和*HER2*呈阴性（“三阴性”） 高增殖活性 *TP53*突变常见 *BRCA1*功能障碍（胚系，散发） 特别常见于非裔美国女性
组织学相关性	小管癌 筛状癌 低级别浸润性导管癌NST[b] 经典型小叶癌	浸润性导管癌NST 微乳头状癌	高级别浸润性导管癌NST	高级别浸润性导管癌NST 化生性癌 具有髓样特征的癌
治疗反应和预后	对内分泌治疗有反应 一般不需要化疗 预后好	对内分泌治疗有反应（他莫昔芬和芳香化酶抑制剂） 治疗效果可能不及腺腔A型 对化疗反应各异（优于腺腔A型） 预后不如腺腔A型	曲妥珠单抗（赫赛汀）有效 蒽环类为基础的化疗有效 预后一般较差，但经*HER2*靶向治疗预后较好	对内分泌治疗或曲妥珠单抗（赫赛汀）无反应 似乎对铂类为基础的化疗和PARP抑制剂敏感 预后一般较差（但并非都差）

ER：雌激素受体；PARP：聚腺苷二磷酸核糖聚合酶；PR：孕激素受体；NST：非特殊型

[a]有一组低级别的基底样肿瘤同样表达基底样型（高分子量）CK，具有三阴性表型，但增殖活性低（如腺样囊性癌、分泌性癌）

[b]虽然经典的小叶癌通常表现为腺腔A型，但多形性小叶癌通常表现其他分子亚型的特征

表36.6 应用免疫组织化学作为乳腺癌分子亚型的替代标志物

	分子亚型			
免疫标志物	腺腔A型	腺腔B型	HER2富集型	基底样型
ER、PR	ER+和PR高表达	ER+和PR低或中等+	ER−、PR−	ER−、PR−
HER2	*HER2−*	*HER2+*或*HER2−*	*HER2+*	*HER2−*
其他	Ki67低表达（<14%）	Ki67≥14%		CK5/6和（或）EGFR+

EGFR：表皮生长因子受体；ER：雌激素受体；PR：孕激素受体

Modified from Coates AS, Winer EP, Goldhirsch A, et al. Tailoring therapies—improving the management of early breast cancer: St Gallen International Expert Consensus on the Primary Therapy of Early Breast Cancer 2015. *Ann Oncol.* 2015; 26(8): 1533–1546.

所替代的分子亚型[621]。

肿瘤科医师在治疗腺腔型乳腺癌（即激素受体阳性的肿瘤）患者时，可能会选择一种基因预测模型（如Oncotype Dx、MammaPrint、PAM50，见下文），以确定是否需要进行辅助化疗。尽管这些检测的成本相对较高，但如果检测结果显示复发风险很低，可决定不用化疗，则由此带来的人力和经济获益将是巨大的[613,622-624]。

扩散、局部复发和转移

乳腺癌通过直接侵犯、淋巴道和血行转移扩散。其中一些转移在诊断时已经存在，而另一些转移在初始诊断和治疗后几个月、几年或几十年才出现。局部侵犯可发生在乳头、皮肤、胸筋膜和胸肌或胸壁的其他结构。

Rosen 等人评估了大体所见肿瘤范围以外的显微镜下侵犯的频率，他们将乳腺切除标本中的肿瘤及其周围2 cm的组织切除后对剩余乳腺组织进行了取材和显微镜下观察；结果发现，在18例肿瘤直径＜1 cm的乳腺切除标本中，11%有浸润性癌残留，另外22%有DCIS残留；这在浸润性小叶癌尤其如此[625-626]。由于外科保守治疗的病例很多，对乳腺癌的范围和切缘状态进行全面的病理评估至关重要[627-628]。

一个有点相关的问题是：显微镜下乳头的DCIS累及，因为当进行局部切除时，乳头这个结构是保留在原位的。在所有临床可检出的浸润性癌中，约12%存在乳头受累[629]。在一个保留乳头的乳腺切除术时代，这个问题越来越重要，此时需要评估切除标本的乳头下切缘[630]。

乳腺切除术后的局部复发表现为：手术瘢痕内或附近的浅表结节或胸骨旁皮下结节。由于与异物肉芽肿和感染性病变非常相似，只能通过活检来确诊其恶性。

局部切除术后的肿瘤复发通常发生在同一乳腺象限内，这一事实使得一些作者建议采用切除整个肿块和相关导管系统的切除技术[631]。然而，由于辅助放疗的频繁使用，当前的切除术更为保守。

转移性乳腺癌通常累及的两站淋巴结是腋窝和内乳链，锁骨上区域代表腋窝的延伸。应记住，在乳腺实质内发现淋巴结（“乳腺内淋巴结”）也不少见。腋窝淋巴结转移出现在约30%的病例[632]，根据其与胸小肌位置的解剖关系被分为多个级别：低或近侧、中和高或远侧。当癌广泛转移时，腋窝淋巴结是可触及的，但临床检查的错误率很高。病理科医师对送检的淋巴结进行仔细的剖开和显微镜下检查对于准确分期很重要。据报道，锁骨上淋巴结转移在腋窝淋巴结受累患者中占近20%，但在腋窝淋巴结阴性患者中几乎为零[633]。

第二大淋巴结引流区是位于胸廓内动脉旁、肋间隙前端的内乳链。在临床上可检测到的腋窝淋巴结转移患者中，此链转移的总发生率约为20%[634]。极少数情况下，转移淋巴结表现为完全坏死，似感染性病变；CK免疫组织化学染色可能有助于检测坏死的肿瘤细胞。

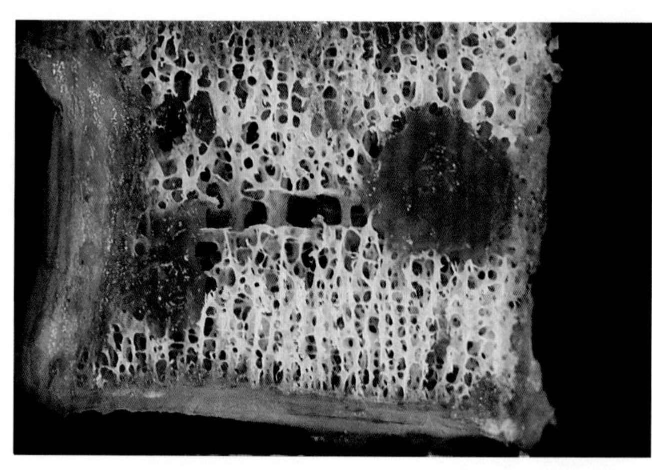

图 36.124 **乳腺癌转移到椎骨**。组织薄片中的正常骨髓已被高压水流冲洗出去

远处转移最常见于骨骼系统（图36.124）、肺和胸膜、肝、卵巢、肾上腺和中枢神经系统（包括软脑膜和眼睛）[635-636]，并随乳腺癌的亚型而变化，激素受体阳性、HER2阴性的亚型在诊断时发生淋巴结转移的比例比三阴性亚型高[637]。浸润性小叶癌（包括印戒细胞亚型）通常转移至腹腔，特别是胃肠道（图36.125）、卵巢和浆膜表面[638-639]。

当在肺和其他部位发现原发灶不明的转移性肿瘤时，如果有乳腺标志物GCDFP-15、乳球蛋白、GATA3以及激素受体免疫反应，则强烈提示为乳腺原发[412,640-642]。乳腺癌转移到卵巢时通常对上述乳腺标志物呈阳性，对WT1、CA125和PAX8呈阴性，而原发性卵巢癌则相反（除ER外）[412,643-644]。

Fisher 等人在一项患者的治疗方式不同的随机性大样本病例研究中评估了乳腺癌的转移扩散放式[645]，他们得出的结论是：肿瘤没有有序的播散方式；区域淋巴结在阻止肿瘤播散方面是无效的，当区域淋巴结呈阳性时，更多的是提示宿主与肿瘤的特定关系而非远处转移；血行播散在肿瘤的播散中具有重要意义；宿主与肿瘤的复杂相互关系影响疾病的各个方面；可手术的乳腺癌是一种全身性疾病；不同的局部区域治疗对生存不太可能有实质性的影响[646]。

隐匿性乳腺癌

有时成年女性的单个腋窝淋巴结肿大被发现是转移性非淋巴性肿瘤累及，临床和影像学检查均显示为正常乳腺，且其他部位也无肿瘤证据。当出现这种情况时，将有超过90%的病例会被诊断为转移性乳腺癌或转移性恶性黑色素瘤。通过形态学特征和免疫组织化学染色，包括CK、GCDFP-15、乳球蛋白、GATA3、S-100、

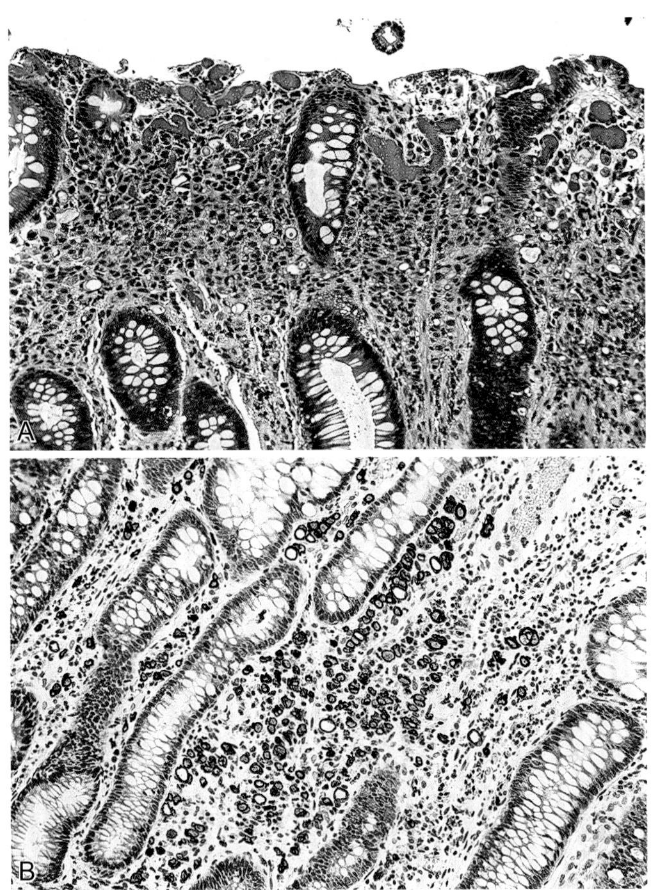

图 36.125 **A** 和 **B**，乳腺小叶癌转移到大肠黏膜固有层。**B**，CK7 免疫组织化学染色

HMB-45 和其他标志物组合，在几乎每个病例都可以区分癌和黑色素瘤。对免疫组织化学染色的解读要谨慎，因为目前已知 S-100 蛋白（最初认为在这种情况下对黑色素瘤非常特异）可在许多乳腺癌中表达，并且一些黑色素瘤可能表现出 CK 的异常表达。MRI 可用于确定肿瘤的位置。如果联合应用以上方法显示：①肿瘤是癌而不是黑色素瘤；②这种癌的表现与乳腺原发性肿瘤一致；③其他部位没有肿瘤的临床和影像学证据，则治疗方案包括同侧乳腺切除术、全乳腺放疗，甚至化疗 [647-649]。在大多数病例都可以发现原发性乳腺癌，且肿瘤可能非常小 [647-649]。从现有的有限数据来看，接受乳腺切除术的患者的预后比选择乳腺放疗的患者的预后更好 [647,649]。

有时，对乳房复位成形术标本进行常规显微镜检查时会发现隐匿性癌 [262]。如前所述，这些肿瘤几乎都是原位的，而非浸润性肿瘤。

前哨淋巴结

自 20 世纪 90 年代初第一次应用以来，将前哨淋巴结活检用于乳腺癌评估和治疗的技术已受到了广泛的关注，并已成为标准技术 [650]。前哨淋巴结活检手术是基于这样一个概念：如果前哨淋巴结呈阴性，则此组淋巴结的其他淋巴结在所有情况下也几乎都是阴性的；而如果前哨淋巴结呈阳性，则此组淋巴结的其他淋巴结发生转移的可能性约为 1/3[344,651-652]。大样本研究表明，原发灶肿瘤的大小和血管淋巴管侵犯是前哨淋巴结阳性的重要预测因子 [653-654]。前哨淋巴结检查的目的是确定宏转移（macrometastase）（＞2 mm），可以通过间隔 2 mm 切开和用 1 张 HE 切片检查来达到这个目的 [655]。加强的技术是不常规使用的，如连续切片或进行 CK 免疫组织化学染色以发现隐匿性转移，因为这种发现并不能转化为额外的临床获益 [656-657]。应用 RT-PCR 进行分子评估（寻找乳腺珠蛋白基因 *MGB1* 和 *MGB2* 或 CK19 mRNA）提供了一种发现淋巴结转移的替代方法 [658]；然而，由于前面提到的原因，这些技术在美国还没有被广泛采用。

淋巴结判读时存在的陷阱包括：淋巴结中的固有网状细胞 CK 呈阳性（可能增生活跃，具有典型的树突细胞形态；使用 AE1/AE3 而非 CAM5.2 可避免这种错误）、良性腺体包涵体、输卵管子宫内膜异位症和其他上皮组织，以及外伤导致的乳腺上皮移位 [27,659-660]。在这些不同的陷阱中，最大的挑战是机械性移位，也就是说，活检操作可能将正常或肿瘤性上皮细胞推入乳腺淋巴管间隙，从而使之进入前哨淋巴结 [659-660]。这种现象很可能发生，其更常见于进行过活检操作的患者这一事实也证实了这一点 [661]。前哨淋巴结内也可能同时含有肿瘤细胞和正常细胞。但可惜的是，对于这些淋巴结内的孤立性上皮细胞，正常细胞和肿瘤性上皮细胞之间的鉴别绝非易事 [662-663]。因此，从实用的角度出发，建议将**微转移**（**micrometastase**）这个术语应用于肿瘤细胞团＞0.2mm（或＞200 个细胞）但≤2 mm 的情况，而将**孤立性肿瘤细胞团**（**isolated tumor cell, ITC**）这个术语用于恶性肿瘤细胞总数＜200 个细胞或最大径≤0.2 mm 的情况。细胞退变且伴有吞噬含铁血黄素的巨噬细胞支持为移位。

如前所述，对于患者的治疗，孤立性肿瘤细胞甚至是微转移的发现的影响不大；此外，有 1～3 个腋窝淋巴结宏转移且无淋巴结外侵犯的患者其治疗已演变为强度较小的治疗方案。ACSOG ZO011 试验表明，对上述患者进行腋窝淋巴结清扫术的预后与仅行局部扩大切除术、全乳腺放疗和前哨淋巴结活检的患者相比没有显著差异 [344]。这已使得前哨淋巴结的术中评估率减少，腋窝淋巴结的清扫率降低 [664-665]。

乳腺癌的分期

最广泛使用的乳腺癌临床分期系统是国际癌症控制联盟（the International Union for Cancer Control, UICC）和美国癌症联合委员会（the American Joint Commission on Cancer, AJCC）采用的系统。该系统是基于 TNM 系统的（T 代表肿瘤；N 代表淋巴结；M 代表转移），如表 36.7 所示 [666]。该系统有两个分期组表：解剖分期组表和预后分期组表。美国癌症登记处和美国

表36.7 乳腺癌 AJCC TNM分期的定义

原发性肿瘤的定义（T）——临床和病理	
T分期	T标准
TX	原发性肿瘤无法评估
T0	没有原发性肿瘤的证据
Tis（DCIS）[a]	导管原位癌
Tis（Paget）	与其下乳腺实质的浸润性癌和（或）原位癌（DCIS）无关的乳头Paget病。与Paget病相关的乳腺实质癌根据实质内病变的大小和性质进行分期，尽管Paget病的存在仍需记录
T1	肿瘤最大径≤20 mm
T1mi	肿瘤最大径≤1 mm
T1a	肿瘤最大径＞1 mm但≤5 mm（1.0~1.9 mm记为2 mm）
T1b	肿瘤最大径＞5 mm但≤10 mm
T1c	肿瘤最大径＞10 mm但≤20 mm
T2	肿瘤最大径＞20 mm但≤50 mm
T3	肿瘤最大径＞50 mm
T4	任何大小的肿瘤直接侵犯胸壁和（或）皮肤（形成溃疡或大体可见的结节）；仅侵犯真皮不属于T4
T4a	侵犯胸壁；侵犯胸肌或与之粘连但未侵犯胸壁结构不属于T4
T4b	形成溃疡和（或）同侧大体可见的卫星结节，和（或）不足以诊断为炎性癌的皮肤水肿（包括橘皮征）
T4c	同时存在T4a和T4b
T4d	炎性癌

区域淋巴结的定义——临床（cN）[b]	
cN 分期	cN标准
cNX[c]	区域淋巴结无法评估（如之前行过清扫术）
cN0	无区域淋巴结转移（影像学或临床检查）
cN1	转移至同侧可活动的Ⅰ级，Ⅱ级腋窝淋巴结
cN1mi[d]	微转移（大约200个细胞；＞0.2 mm但≤2.0 mm）

区域淋巴结的定义——临床（cN）[b]	
CN分期	CN标准
cN2	临床固定或粘连的同侧Ⅰ级、Ⅱ级腋窝淋巴结转移；或同侧内乳淋巴结转移而无腋窝淋巴结转移
cN2a	同侧Ⅰ级、Ⅱ级腋窝淋巴结转移，相互固定或粘连，或与其他组织粘连
cN2b	仅有同侧内乳淋巴结转移而无腋窝淋巴结转移
CN3	同侧锁骨下（Ⅲ级腋窝）淋巴结转移，伴有或不伴有Ⅰ级、Ⅱ级腋窝淋巴结转移； 或同侧内乳淋巴结伴Ⅰ级、Ⅱ级腋窝淋巴结转移； 或同侧锁骨上淋巴结转移，伴有或不伴有腋窝和内乳淋巴结转移
cN3a	同侧锁骨下淋巴结转移
cN3b	同侧内乳淋巴结和腋窝淋巴结转移
cN3c	同侧锁骨上淋巴结转移

区域淋巴结的定义——病理（pN）[e]	
pN分期	pN标准
pNX	区域淋巴结无法评估（如未清扫送病理，或之前清扫过）
pN0	区域淋巴结无转移或仅为ITC
pN0(i+)	区域淋巴结仅为ITC（恶性肿瘤细胞团≤0.2 mm）
pN0(mol+)	反转录聚合酶链反应（RT-PCR）呈阳性，而未发现ITC
PN1	微转移；或1~3个腋窝淋巴结转移；和（或）临床上内乳淋巴结呈阴性而前哨淋巴结活检为微转移
pN1mi	微转移（约200个细胞，＞0.2 mm但≤2.0 mm）
pN1a	1~3个腋窝淋巴结转移，至少有一个＞2.0 mm的转移灶
pN1b	同侧内乳前哨淋巴结转移，不包括ITC
pN1c	pN1a和pN1b同时存在

表36.7 乳腺癌 AJCC TNM分期的定义（续）

区域淋巴结的定义——病理（pN）[e]		区域淋巴结的定义——病理（pN）[e]	
pN分期	pN标准	pN分期	pN标准
pN2	4~9个腋窝淋巴结转移；或影像学检查同侧内乳淋巴结呈阳性而腋窝淋巴结无转移	pN3b	pN1a或pN2a，同时具有cN2b（影像学检查内乳淋巴结呈阳性）；或pN2a伴pN1b
pN2a	4~9个腋窝淋巴结转移（至少有一个肿瘤灶＞2.0 mm）	pN3c	同侧锁骨上淋巴结转移
pN2b	临床发现的内乳淋巴结转移，无论是否有显微镜下确认；并且腋窝淋巴结病理检查阴性		
		远处转移的定义（M）	
		M分期	M标准
pN3	10个或以上腋窝淋巴结转移；或锁骨下（第Ⅲ级腋窝）淋巴结转移；或影像学检查同侧内乳淋巴结阳性，伴有1个或以上Ⅰ级、Ⅱ级腋窝淋巴结阳性；或3个以上腋窝淋巴结转移，伴有临床阴性的同侧内乳前哨淋巴结活检微转移或宏转移；或同侧锁骨上淋巴结转移	M0	无临床或影像学远处转移的证据[f]
		cM0（i+）	无临床或影像学远处转移的证据，但显微镜下发现了≤0.2 mm的肿瘤细胞团，或通过分子技术在无症状或转移征象的患者的外周血、骨髓或其他非区域淋巴结组织中发现了肿瘤
pN3a	10个或以上腋窝淋巴结转移（至少有一个肿瘤灶＞2.0 mm）；或锁骨下（第Ⅲ级腋窝）淋巴结转移	M1	通过临床和影像学方法发现（cM）和（或）组织学证实的＞0.2 mm的转移灶（pM）

From Amin M, Edge S, Greene F, et al. (Eds.). AJCC Cancer Staging Manual. Ed. 8. New York: Springer; 2017.

[a] 注意：小叶原位癌（LCIS）是一种良性病变，《AJCC癌症分期手册（第8版）》中的TNM分期已将其已删除

[b] 注意：（sn）和（f）后缀应添加到N分期中，分别表示通过前哨淋巴结活检或细针抽吸/粗针活检确认的转移

[c] cNX分期仅用于以前手术清扫过的区域淋巴结或缺乏腋窝查体记录的情形

[d] cN1mi极少使用，但可能适用于肿瘤切除术前进行过前哨淋巴结活检的病例，最可能发生于新辅助治疗的病例中

[e] 注意：（sn）和（f）后缀应添加到N分期中，分别表示通过前哨淋巴结活检或细针抽吸/粗针活检确认的转移，而未切除更多的淋巴结

[f] 注意：不需要通过影像学检查来证实cM0分期

医师必须使用预后分期组表进行报告。病理报告只需报告生物标志物状态，以便可以在预后分期组表中适当地进行分型。

乳腺癌的治疗

乳腺癌的治疗包括手术、放疗、激素治疗、化疗和靶向治疗，取决于肿瘤的类型和范围[667]。

外科治疗，历史上等同于 Halsted 的根治性乳腺切除术，现在包括多种选择，如部分乳腺切除术（肿块切除术，乳段切除术或象限切除术，即保乳手术）和全（单纯）乳腺切除术。手术方式的选择受多种因素的影响，包括肿瘤的分期、患者的偏好、乳腺的大小、外科医师的经验、是否可以进行重建手术以及地域因素[668-670]。放疗常被用于术后辅助治疗（尤其是切除范围较小的手术），也可用于疾病局部复发的控制[671-672]。

对于确定是否需要额外的手术和（或）放疗，对保乳手术的所有手术切缘和乳腺切除术中的基底切缘进行显微镜下评估至关重要。最近的一项 meta 分析提出，对于接受保乳手术加全乳腺放疗的浸润性乳腺癌患者，切缘阳性的定义是：必须看见墨汁在肿瘤上（浸润性或 DCIS）。其他情况均应报告为阴性切缘，并以毫米为单位报告切缘和肿瘤的距离[673]。几项研究表明，切缘阳性的患者更容易发生局部复发和远处转移[674-676]。对于切缘阴性的病例，同侧乳腺治疗失败和远处转移的可能性与切缘附近癌的量有关[677]。切缘的宽度也是 DCIS 患者复发的影响因素，尤其是那些拒绝放疗的患者[678]。最近的一项 meta 分析表明，DCIS 患者需要保留 2mm 的边缘[679]。对于 LCIS 的变异型，如多形性 LCIS，建议报告切缘的

状况；但对于经典的 LCIS，无需报告切缘。

内分泌治疗是所有 ER 阳性乳腺癌患者的标准治疗[680]。目前，使用选择性雌激素受体调节剂（SERM，如他莫昔芬）或绝经后女性使用芳香化酶抑制剂（如阿那曲唑）是早期激素受体阳性乳腺癌的标准治疗，通常根据患者的年龄和其他参数联合应用放疗、加或不加辅助化疗予以治疗[680]。激素疗法过去包括双侧卵巢切除术、肾上腺切除术和垂体切除术，现在主要依靠前面提到的雌激素拮抗药物。

曲妥珠单抗（赫赛汀）是一种针对 HER2 受体的人源化单克隆抗体，是一种靶向治疗方法，对 HER2 阳性（免疫组织化学评分为 3+ 或 FISH 检测为 *HER2* 基因扩增）的乳腺癌有效。虽然曲妥珠单抗最初只用于有转移的患者，但现在也作为早期乳腺癌辅助治疗的标准治疗方法[681]。此外，新的抗 HER2 及其相关受体的药物越来越多，无论是作为替代疗法，还是作为复发或转移时的二线疗法。

化疗对转移性乳腺癌患者的生存有显著影响，联合用药疗效最好。此外，在腋窝淋巴结阳性的患者中，化疗目前作为局部治疗后的辅助手段具有治疗的目的。感兴趣的读者应参考临床教材以了解更多信息[682]。以铂类为基础的化疗药物和聚腺苷二磷酸核糖聚合酶（PARP）抑制剂在治疗具有特定 DNA 修复缺陷的乳腺癌方面也显示了有价值的前景，包括在 *BRCA1* 或 *BRCA2* 突变携带者发生的癌和基底样型乳腺癌[683]。

治疗对肿瘤和正常乳腺的影响

乳腺癌的放疗可能导致奇异核改变、瘤巨细胞形成、裸核和异常的核分裂象。广泛的肿瘤坏死可能发生，由一层纤维性厚壁包裹。需要记住的是，形态学活性未必等同于生物学活性（即肿瘤细胞的增殖能力）。在非肿瘤性乳腺中，最典型的放疗影响是终末导管上皮细胞的非典型性增生伴小叶硬化和萎缩（图 36.126）[684]。这些放疗后改变可以持续多年[685]。

ER 阳性肿瘤的内分泌治疗会导致明显的间质纤维化和玻璃样变性，弹力纤维组织增多，以及肿瘤细胞变性。后者表现为胞质空泡化，细胞膜破裂，核异常，最终坏死。这些变化在原发性肿瘤和转移瘤中均可能发生，并且可能呈斑片状分布，即形态学上无变化的肿瘤细胞掺杂在高度变性的细胞之间。

化疗也可以诱导肿瘤细胞发生显著的形态学变化（图 36.127），包括明显的胞质空泡化，以至似组织细胞。化疗还可以导致 TDLU 萎缩，偶尔出现正常上皮细胞的非典型性[686]。在大多数情况下，新辅助化疗不会影响癌的组织学分级；但是，在一些病例中，肿瘤可能表现为更高分级的肿瘤（由于细胞核更加多形性）或甚至更低分级的肿瘤（由于核分裂象更少见了）[687]。治疗后肿瘤的组织学特征与患者预后的相关性很小[687]。在有些病例中，残留肿瘤仅为或主要为淋巴管瘤栓，这是一种预后不良的特征[688]。

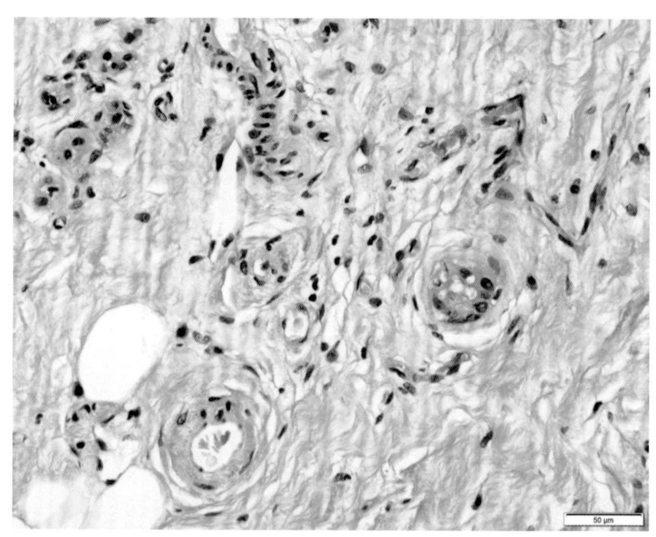

图 36.126 **非肿瘤性乳腺的放疗后改变**。可见小叶的上皮细胞表现为细胞增大，胞核结构不清，胞质呈空泡状，伴有小叶硬化和萎缩。注意，没有任何上皮细胞增生

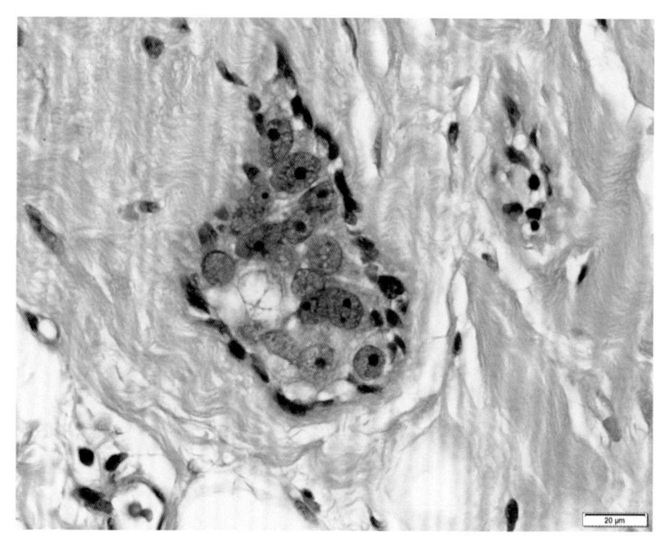

图 36.127 **化疗反应**。可见残余导管癌的化疗反应：胞核增大、核仁明显和细胞空泡化

已发表的指南详细介绍了乳腺癌新辅助治疗后正确的大体检查、取材和报告方式[687]。对于此类患者，应仔细检查瘤床，其特征是：间质玻璃样变性、富含血管，伴有弹力纤维组织增生以及有组织细胞浸润的水肿（图 36.128），这是确定病理反应程度的关键，尤其是在没有任何浸润性癌残余病灶的情况下。目前有多种分类方案可用于评估肿瘤反应的程度，其中最著名的两种是残余癌负荷评分和 Miller-Payne 分级（表 36.8）[689-690]。

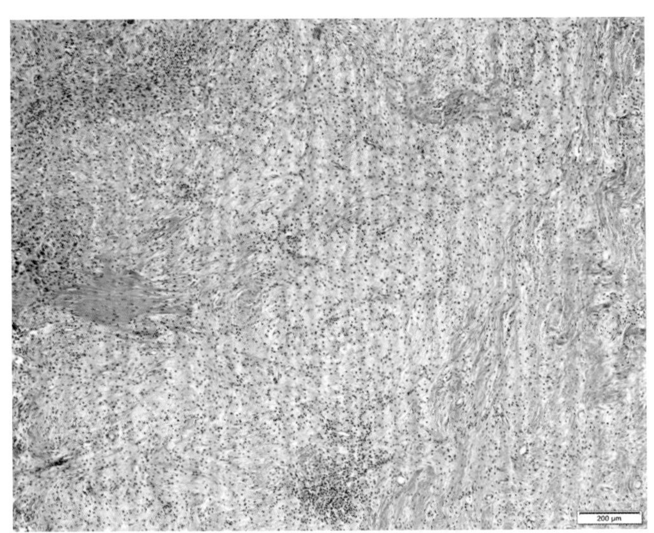

图 36.128 肿瘤床，其特征为间质玻璃样变、富含血管，伴有弹力纤维组织增生以及有组织细胞浸润的水肿。视野中还可见淋巴细胞和含铁血黄素

表36.8 乳腺癌新辅助治疗后的分类

残余癌负荷（RCB）[689]与MDAnderson网络计算机联合使用（http://www3. mdanderson.org /app/medcalc/index.cfm? pagename= jsconvert3）

分类	定义
RCB-0（pCR）	乳腺或淋巴结中无癌
RCB-Ⅰ	部分反应
RCB-Ⅱ	部分反应
RCB-Ⅲ	化疗无效
Miller-Payne系统	
分级	反应描述
1级	没有改变或单个恶性细胞有轻微改变，但总的细胞量没有减少
2级	肿瘤细胞少量减少，但总的细胞数量仍然很高；减少量≤30%
3级	肿瘤细胞数量减少估计为30%~90%
4级	肿瘤细胞明显减少（>90%）；仅有小簇或广泛散在的单个细胞残留
5级	没有可见的恶性细胞；只剩瘤床。可能有DCIS或LVI

DCIS：导管原位癌；LVI：淋巴管血管侵犯

Data from Symmans WF, Peintinger F, Hatzis C, et al. Measurement of residual breast cancer burden to predict survival after neoadjuvant chemotherapy. *J Clin Oncol*. 2007; 25(28): 4414–4422; and Ogston KN, Miller ID, Payne S, et al. A new histological grading system to assess response of breast cancers to primary chemotherapy: prognostic significance and survival. Breast. 2003; 12(5): 320–327.

另一个值得讨论的“治疗相关的”影响与用于重建的乳腺植入物有关。在植入物周围通常形成纤维囊，囊内壁表面有滑膜化生倾向，有时增生会很明显。偶尔可见良性鳞状上皮包围着纤维囊[691]，极少数情况下，可能会发生植入物相关的间变性淋巴瘤（见下文）[692-693]。

预后

乳腺癌的预后与众多临床病理特征有关，对其中一些特征的讨论见下文——有关它们常常有相互矛盾的报告，这并不是根据其相关的风险级别而排序的。

患者年龄。老龄、绝经后女性的预后最好，因为这些患者罹患的肿瘤通常分化较好、ER 呈阳性、在较早期就可以筛查出来，虽然这个年龄组容易伴发其他疾病而影响生存。对于发生在年轻女性（≤35 岁或<40 岁）的肿瘤而言，研究表明，年龄小是一个独立的危险因素，即使采取更积极的治疗，患者仍然容易发生复发和远处转移，这是因为该年龄组患者倾向于有不良组织学特征且诊断常常被延迟，因而其分期更晚 / 分级更高[694-697]。

BRCA。早期研究认为，对发生于 *BRCA1* 突变携带者的乳腺癌如果不予以辅助治疗，其总生存率较差，但一项对以色列女性携带 *BRCA1* 和 *BRCA2* 突变者进行的大样本研究表明，其乳腺癌特异性死亡率与非携带者相似[698]。目前不认为 *BRCA* 突变状态是临床结局的独立预测因子[666]。

妊娠和口服避孕药。一般认为，在妊娠期或哺乳期发现的乳腺癌侵袭性通常强，激素受体低表达，HER2 高表达，总体预后较差[699-700]。然而，这种差别在进行分期分层评估后并未发现有统计学差异[701-702]。

尚没有令人信服的证据表明先前服用口服避孕药对乳腺癌患者的疾病演进或生存有影响[703]。

早期诊断。在一个大型筛查项目（乳腺癌示范检测项目）中，检测到的无症状的乳腺癌患者的相对 5 年、10 年和 20 年生存率分别为 87%、79% 和 78.2%[311,704]。这些数据比临床上可发现的癌的生存率要高得多，这与大多数病例的肿瘤小、通常没有腋窝淋巴结转移有关，并且与预后较好的组织学类型占比高有关。

大小。原发性肿瘤的直径与淋巴结转移的发生率和生存率有很好的相关性，但注意基底样癌除外，后者不遵循“大小 - 淋巴结定律”，也就是说，小的三阴性癌的淋巴结也可能呈阳性，反之亦然[605,611,705-706]。事实上，研究发现，这一简单、快速且成本低廉的参数是淋巴结阴性乳腺癌扩散和复发的最强预测因子之一[707]。应注意的是，在同时具有 DCIS 和浸润性成分的肿瘤中，浸润性成分的大小（显微镜下测量）是比肿瘤总大小更好的预测因子，因此，有关分期指南指出，应报告浸润性成分的显微镜下大小作为 T 分期[666,706,708]。

部位。大多数研究未发现原发性肿瘤的象限位置与预后相关。但在一项大样本研究中发现，位于中央的肿瘤比位于周围的肿瘤发生肿瘤相关死亡的风险更高，但在局部肿瘤的控制方面无明显差异 [709-711]。

组织学类型。普通的浸润性导管癌与浸润性小叶癌无明显预后差异 [712]。预后较好的浸润性导管癌的形态学亚型包括：小管癌、浸润性筛状癌、纯黏液癌、腺样囊性癌和分泌性癌 [210,713]。预后不良的浸润性小叶癌（有时是导管癌）亚型是印戒细胞癌，炎性癌（显微镜下定义，见下文）的预后也特别不好。化生性癌的生存率与非特殊型浸润性癌相似 [210]。

组织学分级。因为发现结构和细胞学与预后相关，Elston 和 Ellis 主张对 Bloom 和 Richardson[714] 以及 Black 等人 [715] 原先提出的分级方案进行修订，这两个分级方案分别基于腺管形成和细胞核非典型性程度进行分级。Elston 和 Ellis 的分级方案被称为 Bloom-Richardson 分级的 Nottingham 修订版；除了包括对腺管形成和细胞核非典型性程度的评估，它还包括对核分裂象的评估 [716]。在这个方案中，腺管形成、核多形性和核分裂象计数可以分别被评为 1、2 或 3 分，然后将它们的分数相加得出最后的分级。最终的分级可以通过框 36.1 以及表 36.9 和 36.10 中列出的公式计算得出。该分级系统及其相关分级系统的应用价值已被反复论证，是令人信服的 [717-718]，以至于这个信息已被要求纳入到常规的病理报告中 [666]。此外，在应用此分级标准时，观察者之间的可重复性可达到可接受的程度 [719-720]。这个分级系统主要是针对非特殊型浸润性导管癌设计的，但也可应用于特殊类型的导管癌和浸润性小叶癌 [721]。

框36.1 乳腺癌的组织学分级：Bloom-Richardson评分系统的Nottingham修订版

腺管形成
1分：>75%的肿瘤中腺管形成
2分：10%~75%肿瘤中腺管形成
3分：<10%的肿瘤中腺管形成
核多形性
1分：细胞核的大小和形状差异很小
2分：细胞核的大小和形状差异中等
3分：细胞核的大小和形状差异很大
核分裂象计数
根据表36.9评分为1、2或3分

表36.9 根据视野直径对核分裂象计数进行评分

视野直径（mm）	0.44	0.59	0.63
核分裂象计数			
1分	0~5	0~9	0~11
2分	6~10	10~19	12~22
3分	>11	>20	>23

肿瘤浸润淋巴细胞（tumor-infiltrating lymphocyte, TIL）。越来越多的数据表明，乳腺癌中有显著的淋巴细胞反应的患者对新辅助化疗的反应比没有淋巴细胞浸润者对新辅助化疗的反应更好，尤其是三阴性和 HER2 阳性的肿瘤 [722]。同样，伴有显著的淋巴细胞反应的三阴性或 HER2 阳性肿瘤患者接受辅助化疗的生存率比不伴有 TIL 者接受辅助化疗的生存率更好 [722-723]。激素受体呈阳性、HER2 呈阴性的患者在不同 TIL 状态下的预后则无明显差异 [722]。然而，目前还没有公认的标准来计算 TIL 或报告“免疫评分”。

HER2。如前所述，通过免疫组织化学或 FISH 确定的 HER2 过表达或扩增是对患者对曲妥珠单抗（或其他 HER2 靶向治疗）的反应的一个极好的预测因子。尽管一部分患者的预后不良，但由于 HER2 状态与肿瘤分级密切相关，HER2 状态在多因素分析中缺乏独立的预后意义 [724-725]。

皮肤侵犯。乳腺癌中表面皮肤的侵犯与生存率下降有关 [726]，真皮淋巴管侵犯作为“炎性癌”的决定性形态，是一个预后特别不好的指标。

淋巴管瘤栓。乳腺中淋巴管瘤栓的存在与远处复发的风险增加有关；这种相关性在经免疫组织化学证实的（如用 D2-40）受累腔隙为淋巴管者更强 [727-728]。

血管瘤栓。血管瘤栓与肿瘤大小、组织学分级、肿瘤类型、淋巴结转移状态、远处转移的发生和预后不良有很高的相关性 [729]。

Paget 病。浸润性导管癌中 Paget 病的存在与否与预后无关 [730]。

ER。ER 呈阳性的肿瘤患者的无病生存期比 ER 呈阴性的患者的无病生存期更长。

DNA 倍体。尽管通过流式细胞术对 DNA 倍体进行了大量的研究，但现在仍不清楚在考虑了肿瘤大小、组织学分级、淋巴结转移状态和激素受体状态后，该参数是否具有独立的治疗或预后价值；在常规的临床实践中这一辅助信息尚未提供 [731-733]。

细胞增殖。无论是采用传统的核分裂象计数、MIB-1（Ki-67）或类似的免疫组织化学染色法、流式细胞术检测 S 期分数来测量，还是采用分子检测（如 PCR 或基因表达谱）来测量，细胞增殖这一参数均显示为非常重要的预后决定因素，特别是对于 ER 阳性的病例，因此，Elston 建议将这一指标放入综合分级系统中 [716]。许多人认为，细胞增殖是综合分级系统中最重要的组成部分，这一点也得到了众多基因表达谱分析的证据的支持，显

表36.10 最终的分级评分

总分	最终分级
3~5	1
6~7	2
8~9	3

示在每个基因印记中，增殖相关的基因都是主要的驱动基因[734-735]。

腋窝淋巴结转移。这是最重要的预测参数之一。不仅淋巴结阳性和阴性患者之间的生存率有显著差异，而且其生存率还取决于受累腋窝淋巴结的受累级别（低、中或高）、绝对数（＜4个与≥4个相比）、转移肿瘤的数量以及是否存在淋巴结外侵犯[655]。NSABP（国家外科辅助性乳腺和肠道项目）B32试验显示，"微转移"（0.2～2 mm）或"孤立性肿瘤细胞"（≤0.2 mm）的存在没有临床意义[736]。为了评估预后，最好的淋巴结分组方法似乎是：淋巴结阴性，1～3个淋巴结阳性，以及≥4个淋巴结阳性。

内乳淋巴结转移。内乳淋巴结受累的患者其生存率低于没有内乳淋巴结受累的患者，尤其是在只有1～3个腋窝淋巴结转移者[737]。

循环肿瘤细胞。越来越多的证据表明，循环血液中肿瘤细胞的存在和数量是早期和转移性乳腺癌患者无进展和总生存率的独立预后因素[738]。

局部复发。早期的研究表明，这是一个预后很差的指标。然而，最近来自更大规模研究的数据表明，局部复发后的死亡风险与乳腺癌最初诊断时的分期有关[739]。

治疗类型。这是一个过于复杂和影响因素太多的问题，无法在这里进行充分的阐明。现有的证据表明，乳腺癌的结局取决于具体肿瘤的性质、接受的治疗类型以及前面讨论过的那些因素。评估治疗结果的一个复杂因素是：个体之间的疾病自然病程存在着显著差异，解决这个问题需要进行精细的随机性研究[740-741]。六项大型前瞻性随机临床试验的结果清楚地表明，保乳手术和放疗结合的生存率与乳腺切除术的生存率相当[742]。

手术切缘。保乳手术标本的显微镜下阳性切缘与同侧肿瘤复发的高风险相关[628,673,743]。文献中对"阳性"和"近距"切缘的定义各不相同，但一个多学科专家组最近发表的指南建议，在浸润性乳腺癌患者中，阳性切缘的定义为"墨在肿瘤上"。所有其他情况均应报告为阴性切缘，肿瘤与切缘的距离以毫米为单位报告[673]。可以预见，在是否需要再切除方面，阳性切缘定义的标准化将使所做的决策不再那么武断。早期的迹象显示，外科实践已发生了变化，即所报道的再切除率降低了[744]。一些外科医师实施分别切除多个"缺损切缘"（在同一手术过程中从缺损的壁上切取）的手术，并将其视为"最终切缘"，以替代切除标本的初始切缘[745]。

基因表达谱。许多研究报道了微阵列分析的应用，即通过筛选肿瘤基因印记而将患者划分到有意义的预后/预测组别，这可能有助于治疗方法的选择[609,746-749]。目前市售的受欢迎的检测方法有：① MammaPrint（通过微阵列分析70个基因的表达）；② Oncotype DX（通过反转录定量PCR分析16个癌症相关基因和5个参考基因的表达）。这两种检测方法可能都可以在福尔马林固定石蜡包埋的组织上进行[750]。第三种检测方法，PAM50 Prosigna检测试剂最近开始上市；它应用的是Nanostring技术，并提供预后和预测信息，这种检测方法还可以根据肿瘤的内在分子亚型对肿瘤进行分类。这种检测方法将来可以在各个实验室自行操作，而不像Oncotype DX和MammaPrint检测方法只能在指定的、商业化实验室进行。应注意的是，几乎所有的基因印记都适用于激素受体阳性的肿瘤，决策点是除了抗雌激素治疗是否加上化疗[623,749,751]。最近的两项前瞻性临床试验的数据表明，Oncotype DX复发评分低或MammaPrint基因表达特征预后良好的患者可以安全地免除化疗[623]。这些检测结果能否指导中危组患者的治疗尚无报道。

涎腺和皮肤附属器型肿瘤（包括肌上皮肿瘤）

乳腺的一小部分良性和恶性肿瘤的表现与涎腺或皮肤附属器的肿瘤相似，尤其是与汗腺中更常见的肿瘤相似，或至少会让人联想到这些肿瘤[752]。这并不太令人惊讶，因为乳腺是一种特化的汗腺，而汗腺肿瘤和涎腺肿瘤有很多相似之处。这类肿瘤中的一些恶性肿瘤具有普通乳腺癌的许多特征，因此已在上文中讨论过。然而，由于它们（至少在概念层面上）与涎腺的良性肿瘤似乎具有组织遗传相关性和（或）具有皮肤附属器型的形态学，它们应包括在这里。

这类肿瘤中的良性肿瘤包括**小汗腺螺旋腺瘤**（**eccrine spiradenoma**）（与在皮肤一样，可能发生恶性转化）、**汗管瘤样鳞状细胞肿瘤**（**syringomatous squamous tumor**）（区别于低级腺鳞状癌）、**乳头状汗管囊腺瘤**（**papillary syringocystadenoma**）、**皮肤型圆柱瘤**（**dermal type cylindroma**）（不等同于腺样囊性癌）、**小汗腺末端螺旋腺瘤**（**eccrine acrospiroma**）（包括结节型、实性囊性、透明细胞性汗腺瘤）和**多形性腺瘤**（**pleomorphic adenoma**）。后者在人类极为罕见，但在雌性犬中相对常见，有些人将其视为导管内乳头状瘤的一种变异型，但其形态与涎腺多形性腺瘤（良性混合瘤）或皮肤汗腺腺瘤（软骨样汗管瘤）非常相似（图36.129）。这种肿瘤可能以单个或多个结节的形式出现，有时在其背景中可见普通型导管增生，或（可能是巧合）与乳腺癌相关。其与化生性癌的关系尚未明确[753-754]。

一个更复杂的问题是可能为肌上皮源性的乳腺肿瘤。首先，应认识到，肌上皮成分是良性增生性乳腺疾病（如硬化性腺病、UDH、导管内乳头状瘤和乳头腺瘤）的一个组成部分，并且在一些病例中为主要成分。其次，肌上皮细胞是导管和小叶的正常组成部分，因此，人们可能会疑惑这些肿瘤是否应该被视为涎腺或汗腺型。之所以在这里讨论它们，是因为它们的形态变化和分类问题与在涎腺中的非常相似（见第12章）。腺肌上皮瘤是一种体积小（平均直径为1 cm）、质硬、边界清楚、通常为多分叶状的肿瘤，显微镜下，其由多角形细胞组成，细胞质为透明到嗜酸性，细胞成巢状排列，其内有时可见形成腺管的上皮细胞[755]。其生长方式可以

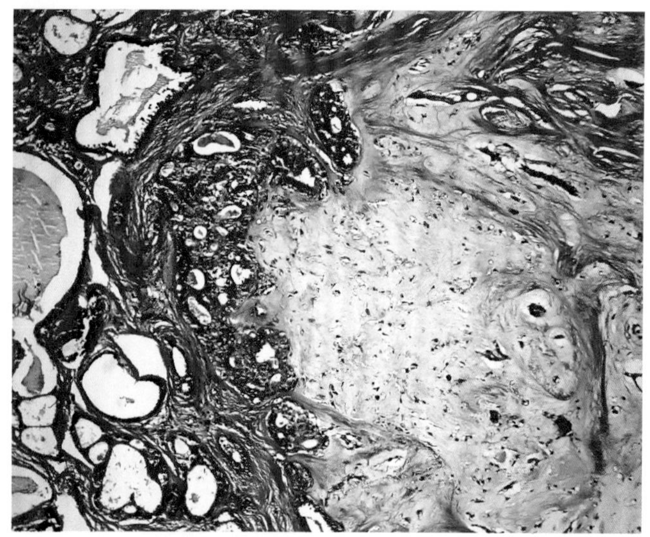

图 36.129 **乳腺多形性腺瘤 / 良性混合瘤**。可见腺管结构间有明显的黏液软骨样间质

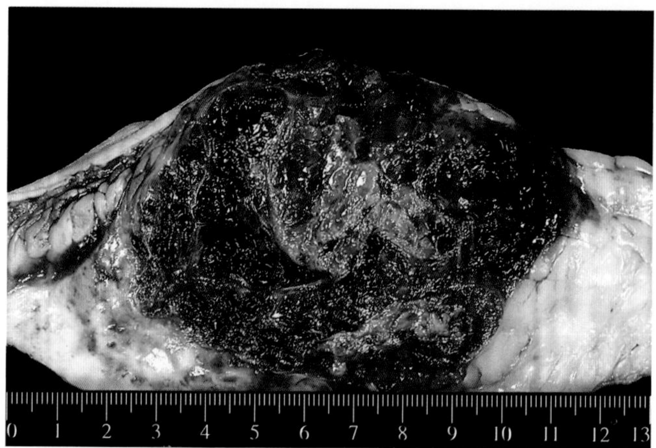

图 36.131 **Typical Hemorrhagic Gross Appearance of Angiosarcoma of Breast.**（Courtesy of Dr Pedro J Grases Galofrè. From Grases Galofrè P. *Patologìa ginecològica, Bases para el diagnòstico morfològico*. Barcelona: Masson; 2002.）
注：因第三方版权问题，保留原文

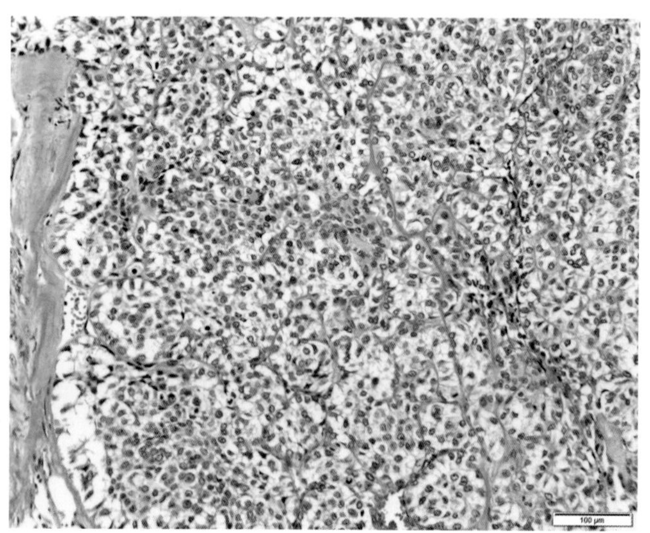

图 36.130 **腺肌上皮瘤**。这是一个边界清楚、多分叶状的肿瘤，由胞质透明的多角形细胞构成，成巢状排列。形成腺管的上皮细胞有更加嗜酸性的胞质，较难辨识

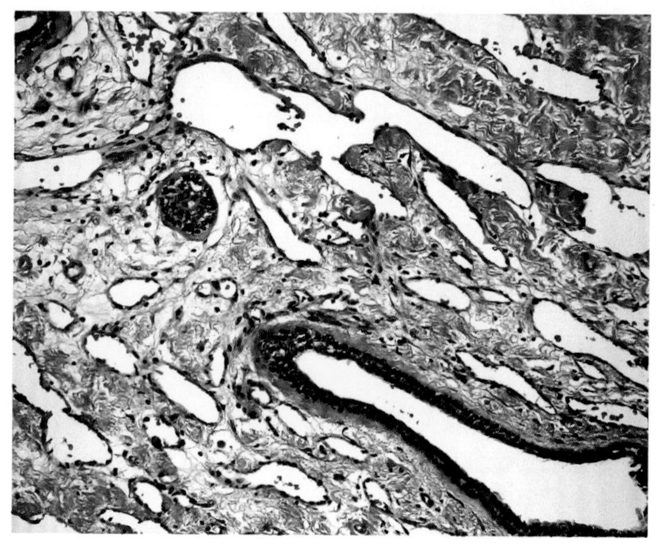

图 36.132 乳腺高分化血管肉瘤

是梭形细胞（肌样）、管状或分叶状（图 36.130）[755-757]。其生物学行为通常是良性的，有局部复发的报道，但没有转移扩散的病例[756,758]。鉴于这些肿瘤中肌上皮和上皮标志物的表达存在相当大的重叠，最好将与腺肌上皮瘤相关的完全恶性的肌上皮肿瘤（恶性肌上皮瘤和（或）肌上皮癌）归入化生性癌；这种分类的变化主要是语义上的[210]。

间质和血管肿瘤及肿瘤样疾病

乳腺**原发性血管肉瘤（primary angiosarcoma）**是一种极为罕见的肿瘤，发生于中青年女性[759]。乳腺影像学上，它表现为不伴有钙化的孤立性肿块[760]。大体上，原发性血管肉瘤表现为质软、海绵状和出血性肿瘤（图 36.131）。显微镜下，其诊断性区域的特征是：吻合交错的血管腔浸润于乳腺实质中，血管腔内衬非典型性内皮细胞（图 36.132）。即使在同一个肿瘤中，其形态表现也可能不同，可以从高度未分化的实性肿瘤到细胞学上极其温和的肿瘤。然而，仔细检查通常会发现，即使是高分化的区域也会显示血管肉瘤的征象（即吻合交错的血管腔和内皮细胞非典型性）（图 36.133 和 36.134；见图 36.132）。原发性血管肉瘤被认为是血管性的而非淋巴管性的。偶尔，原发性血管肉瘤有一个更加上皮样的形态，似高级别浸润性导管癌；如果其异常表达角蛋白则可构成双重陷阱[761]。奇怪的是，一些乳腺血管肉瘤病例还表达 ER[762]。血管肉瘤的鉴别诊断包括：化生性癌，尤其是鳞状细胞癌的棘层松解型（见图 36.116）；血管瘤（见下文讨论）；以及假血管瘤样间质增生（PASH）。据说，

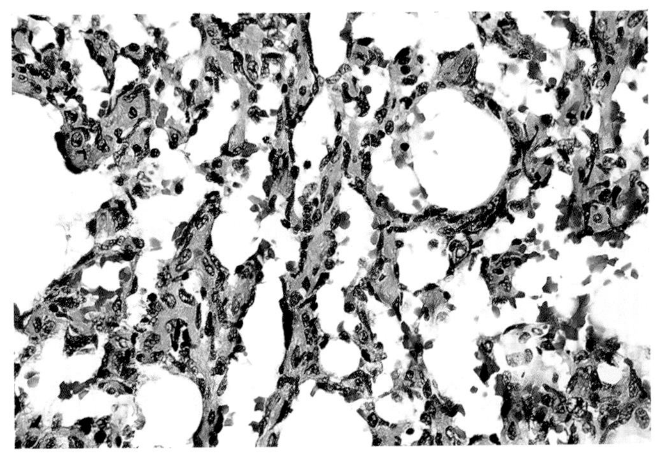

图 36.133 乳腺血管肉瘤中复杂吻合的血管腔结构

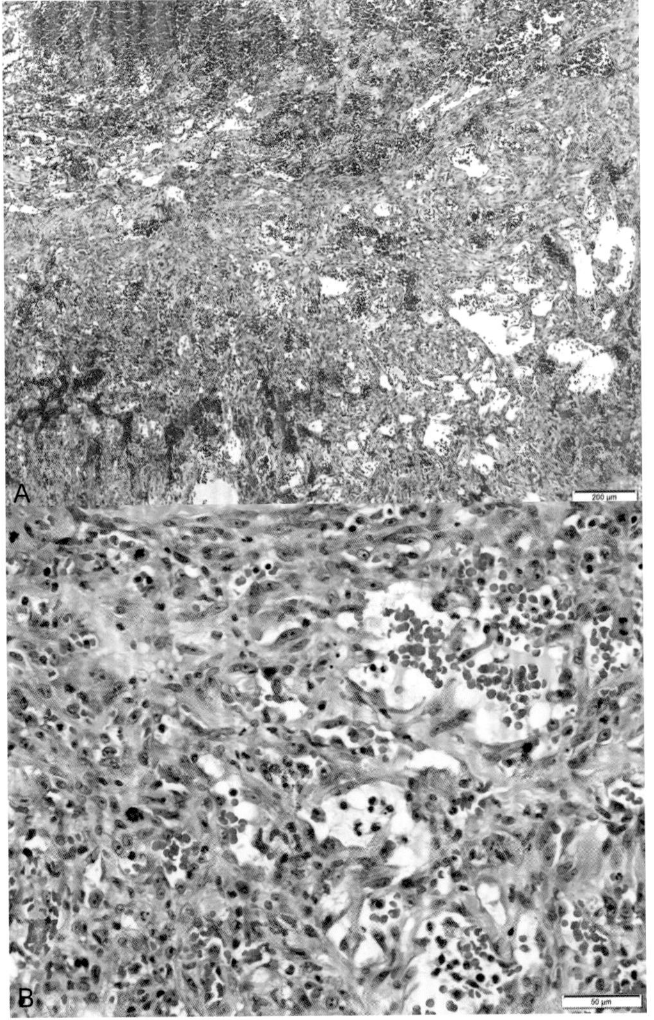

图 36.134 **乳腺低分化血管肉瘤**。**A**，低倍镜下，可见明显的血管腔相互吻合，并可见实性生长区和“血湖”形成。**B**，高倍镜下，可见内皮细胞非典型性显著，核分裂活跃

MIB-1（Ki-67）免疫组织化学染色有助于鉴别高分化血管肉瘤和血管瘤[763]。

有用的血管肉瘤免疫组织化学组合应包括血管标志物，如 ERG、CD34 和 CD31，并且如果鉴别诊断包括化生性癌和（或）高级别浸润性导管癌，则还需要加上 CK，有时还加上 p63。注意，有些血管肉瘤可能异常表达 CK，特别是上皮样型。

血管肉瘤的整体预后较差，大多数患者的转移是经由血行播散发生的[764]。Donnell 等人[765]的研究显示，组织学分级和预后之间存在很好的相关性。在他们的研究中，5 年无病生存率为 33%，在其中 13 例有 I 级病变的患者中，10 例存活良好。组织学分级与预后的关系已被一些（但并非全部）研究证实[766-768]。

（乳腺切除术后；淋巴水肿后）**淋巴管肉瘤（lymphangiosarcoma）**是一种罕见而高度恶性的并发症，发生于上肢的软组织，是由于乳腺根治术或乳段切除术（很少见）[769]后存在长期的淋巴水肿而导致的（Stewart-Treves 综合征）。不过这一现象现在几乎已看不到了，它已被乳腺癌放疗后的另一种医源性病变所取代，如下文所述。

放疗后血管增生（post-radiation vascular proliferation）。对接受保留乳房手术治疗的乳腺癌患者进行放疗后，其表面皮肤可发生各种血管增生性病变，范围从淋巴管瘤样结节到血管肉瘤[770]，中间型病变被描述为**非典型性血管病变（atypical vascular lesion）**[771-777]。非典型性血管病变的特征是：真皮内血管腔增生，成楔形排列。几乎没有内皮细胞非典型性，临床过程倾向于良性，至少在短期内是这样。一些研究显示，这些病变可能演变成血管肉瘤[778]。

最近的研究表明，**放疗后血管肉瘤（post-radiation angiosarcoma）**经常显示 *MYC* 扩增，这可能有助于其与原发性血管肉瘤和非典型性血管病变的鉴别，在后两者未见这种癌基因的扩增[779-782]。放疗后血管肉瘤也主要发生于皮肤而不是发生于乳腺实质本身[783]。其组织学特征与原发性血管肉瘤相同，预后不良。与 Stewart-Treves 综合征型血管肉瘤相比，放疗后血管肉瘤这种类型从接触放射线到发病之间的间隔时间短，淋巴水肿很轻或无[784]。

良性血管肿瘤（benign vascular tumor）也可以发生在乳腺实质，与旧的观念（即几乎所有的乳腺血管肿瘤都是恶性的）不同。虽然不能过分强调乳腺的一些血管肉瘤的形态可以非常温和，但也确实有一些真正良性的血管肿瘤可以发生在乳腺。首先，不同类型的血管瘤可以发生在表面的皮肤和皮下脂肪中，其特征与身体其他部位的相同。最可能被过诊断的是**血管脂肪瘤（angiolipoma）**，因为它的细胞有时可能非常丰富，而脂肪组织成分可能不明显[785-786]。在粗针活检时，血管中纤维素性血栓的存在以及乳腺实质的缺乏——提示部位为皮下组织——这两点是重要的诊断线索[787]；包膜在这些标本中通常很不明显。

小叶周围血管瘤（perilobular hemangioma）通常是一种偶然的显微镜下发现，其特征是小叶周围毛细血管大小的血管扩张，缺乏吻合交错或细胞非典型性[788]。尸检研究显示，这是一种相对常见的病变，在所有检查的乳腺中的发生率达 11%[789]。其他**血管瘤（hemangioma）**不位于小叶周围；它们也往往很小，但直径可达 2 cm[790]。

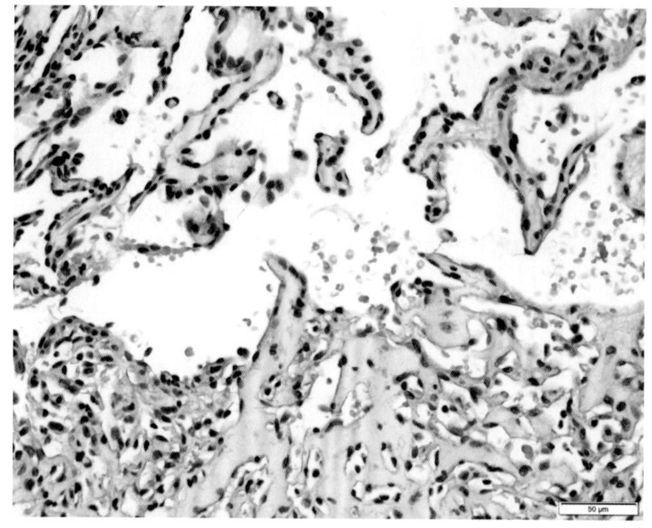

图 36.135 **乳头状内皮细胞增生**。高倍视野显示血管吻合和明显的内皮细胞，这可能似低级别血管肉瘤

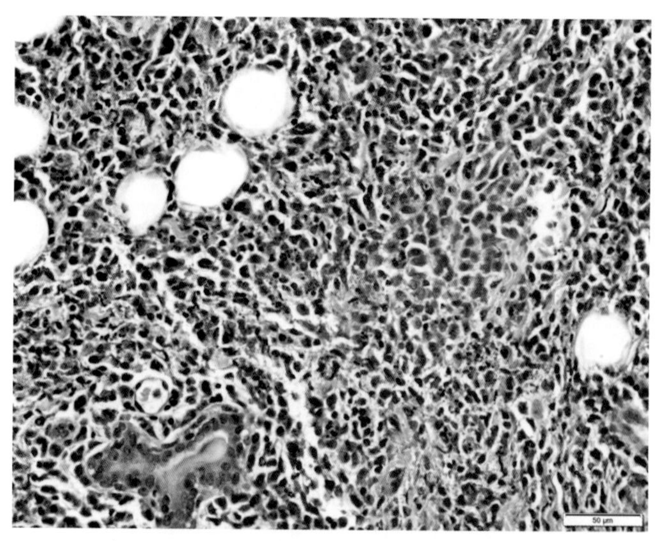

图 36.136 **乳腺弥漫性大 B 细胞淋巴瘤**。可见异常淋巴细胞浸润于乳腺实质中，细胞体积大或中等，胞核形态不规则，可见大量凋亡细胞

也有**静脉血管瘤**（**venous hemangioma**）[791]。呈弥漫性表现的血管瘤（尽管没有吻合的血管腔）被称为**血管瘤病**（**angiomatosis**）[792]。**上皮样血管瘤**（**epithelioid hemangioma**）和**血管内乳头状内皮细胞增生 /Masson 瘤**（**introvascular papillary endothelial hyperplasia/Masson tumor**）也可位于乳腺实质内（图 36.135）；后者可以似低级别血管肉瘤。

其他恶性间质肿瘤

原发性乳腺肉瘤（**primary breast sarcoma**）是一种非常罕见的肿瘤。事实上，除了血管肉瘤以外，对于有任何肉瘤样改变的乳腺肿瘤在诊断之前都应进行彻底检查，以排除化生性癌或恶性叶状肿瘤的间质成分。大体上，原发性乳腺肉瘤呈实性、灰白色、均质状，可能出现坏死。显微镜下，大多数乳腺肉瘤都具有纤维肉瘤的特征，可发生局灶性骨化生。浸润性的边界和显著的非典型性提示其更容易发生局部复发和远处转移[793]。乳腺肉瘤中许多肉瘤的形态与发生在普通软组织部位的肉瘤并不完全相同，可能是因为它们是由一种特化的间质构成的。文献所报道的 CD10 阳性的乳腺肉瘤就是这种现象的例子[794]。如前所述，应当承认，与各种类型的躯体软组织肉瘤形态相同的肿瘤确实存在[795]。其中包括但不限于脂肪肉瘤（liposarcoma）、平滑肌肉瘤（leiomyosarcoma）、横纹肌肉瘤（rhabdomyosarcoma）（尽管大多数此类肿瘤是转移而来的）、纤维肉瘤（fibrosarcoma）、软骨肉瘤（chondrosarcoma）和骨肉瘤（osteosarcoma）。

淋巴组织肿瘤和肿瘤样疾病

恶性淋巴瘤（**malignant lymphoma**）可以作为一种原发性乳腺肿瘤，也可以作为全身疾病的一部分累及乳腺[796]。淋巴瘤的发生也可能与乳腺植入物相关（见下文）[692-693]。大体上，乳腺淋巴瘤呈鱼肉状、灰白

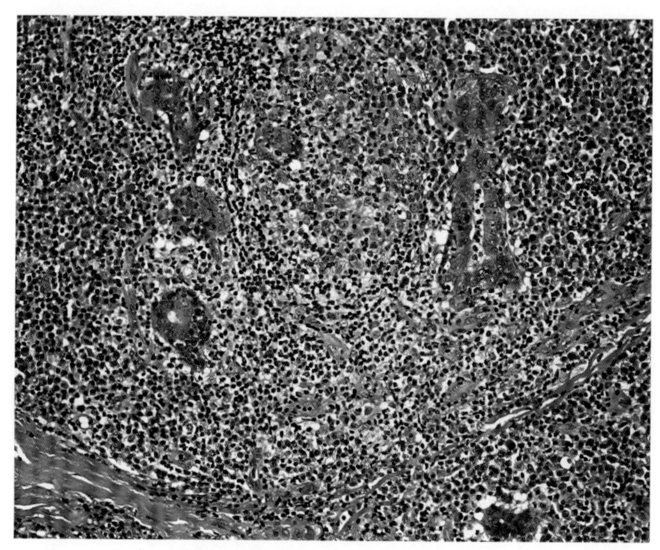

图 36.137 **乳腺黏膜相关淋巴组织结外边缘区淋巴瘤（MALT 淋巴瘤）**。可见一些肿瘤性淋巴细胞浸润于腺体结构中

色。乳腺淋巴瘤不伴有皮肤皱缩或乳头溢液。有时会出现多发结节。10% 的患者为双侧受累。成年患者的乳腺原发性淋巴瘤几乎总是非霍奇金淋巴瘤，通常为 B 细胞类[796]，尽管 T 细胞淋巴瘤的病例也有报道[797-798]。B 细胞淋巴瘤可以由大细胞或小细胞组成[799-800]，通常显示非生发中心表型[801]。原发性乳腺淋巴瘤大多数为弥漫性大 B 细胞型（图 36.136）；其他类型包括黏膜相关性淋巴组织结外边缘区淋巴瘤（MALT 淋巴瘤）和滤泡性淋巴瘤（图 36.137）[796]。罕见类型的淋巴瘤包括伯基特淋巴瘤、淋巴母细胞性淋巴瘤和植入物相关性间变性大细胞淋巴瘤（见下文）。MALT 淋巴瘤可显示典型的包绕和浸润上皮结构管壁和管腔的倾向，导致所谓的“淋巴上皮病变”。免疫组织化学检测显示其具有与其他部位淋巴瘤相同的特征[800]。需要注意的是，MALT 淋巴瘤的导管周围有时可见靶环样结构，可能与浸润性小叶癌的表现相似；在

这种病例，进行 CD45、CD20 和 CK 染色可解决诊断难题。乳腺淋巴瘤患者的生存率与其分期和组织学类型有关[796,799]。

“**假性淋巴瘤（pseudolymphoma）**”在乳腺中曾有描述。与在其他器官一样，它与黏膜相关性淋巴组织结外边缘区淋巴瘤（MALT 淋巴瘤）的关系不清。有些病例在形态学和免疫组织化学方面均有明确反应，可能代表了局部对损伤的过度反应[802-804]。有些病例可能代表了 IgG4 相关性疾病谱系的一部分[53-54]。而其他病例则由单一的小淋巴细胞群组成，不易与低级别淋巴瘤区分。在一些情况下，**小淋巴细胞增生（small lymphocytic proliferation）**这一不明确的诊断可能是最佳方法，并建议如果没有发现淋巴瘤的系统性证据则无需进一步治疗。至于假性淋巴瘤这一术语最好是都不要使用。

非洲儿童的**伯基特淋巴瘤（Burkitt lymphoma）**累及乳腺可形成巨大的双侧肿块。双侧发生的伯基特淋巴瘤也见于年轻女性妊娠期[805]。

霍奇金淋巴瘤（Hodgkin lymphoma）原发于乳腺者罕见，乳腺的霍奇金淋巴瘤大多数是Ⅳ期淋巴瘤的继发累及。

浆细胞瘤（plasmacytoma）可表现为原发性乳腺肿块，有时伴有单克隆性血清蛋白质[806]。

血管内淋巴瘤（intravascular lymphoma）可累及乳腺，与高级别 DCIS 极其相似，正如罗塞博士在多年前参加的一个研讨会上承认的那样，他在学习时付出了艰辛的努力[807-808]。

间变性大细胞淋巴瘤（anaplastic large cell lymphoma）也可累及乳腺[809]。值得注意的是，所报道的大多数病例都发生在乳腺假体周围（“植入物相关性”）。**植入物相关性间变性大细胞淋巴瘤（implant-associated anaplastic large cell lymphoma）**是一种最近报道的独立疾病，与系统性 ALK 阴性间变性大细胞淋巴瘤有很大的不同。似乎与植入物或植入物放置后持续的时间没有关系；最近的数据表明，其与毛面植入物有显著的相关性。有限的数据显示，其病程相对惰性，治疗方法为移除植入物并随诊观察，只有对形成肿块性的病变才会采用更激进的治疗方法[692-693,809]。

急性或慢性**髓细胞性白血病（myelocytic leukemia）**可表现为乳腺内的局限性肿块（粒细胞或髓细胞肉瘤），显微镜下容易与大细胞淋巴瘤混淆（图 36.138）[810]。HE 切片中最重要的诊断线索是发现嗜酸性粒细胞和晚幼粒细胞，这些细胞胞核呈圆形或略凹陷，胞质内有强嗜酸性颗粒。通过髓过氧化物酶或 CD117 免疫组织化学染色可以确诊[811]。

髓外造血（extramedullary hematopoiesis）极少数情况下也可表现为乳腺内的肿块性病变，见于特发性骨髓纤维化或新辅助化疗后的患者[812-813]。

其他原发性肿瘤和肿瘤样疾病

基底细胞癌（basal cell carcinoma）、**鳞状细胞癌（squamous cell carcinoma）**、**角质囊肿（keratinous cyst）**和**汗腺肿瘤（sweat gland tumor）**可发生于乳头或乳腺其他部位的皮肤，但它们不属于原发性乳腺肿瘤。

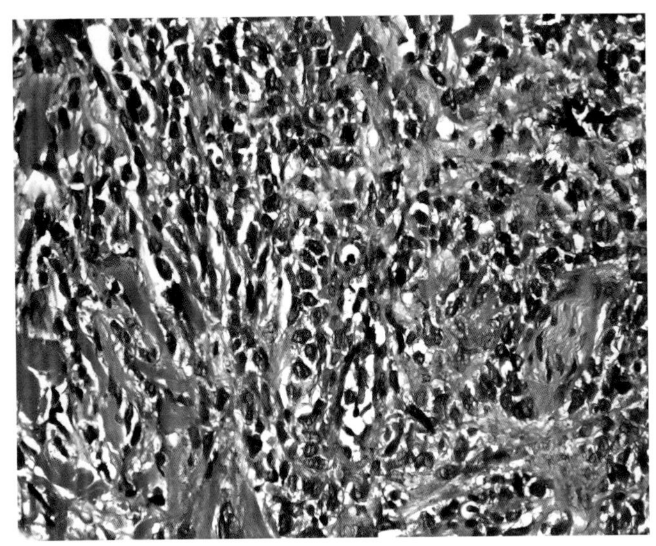

图 36.138 **乳腺粒细胞肉瘤**。此病变很容易被误诊为大细胞淋巴瘤

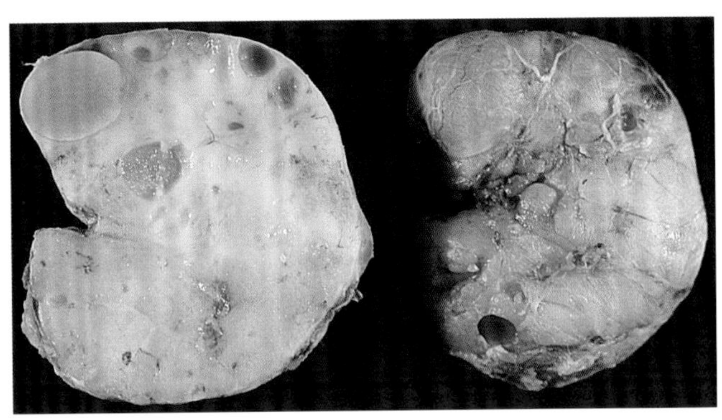

图 36.139 **所谓的错构瘤的大体表现**。可见导管囊性扩张、纤维化和脂肪组织陷入。此病变的大体表现比显微镜下改变更有特征性、更加令人印象深刻

乳腺错构瘤（mammary hamartoma）的定义是：导管、小叶、胶原性间质和脂肪组织混合存在，病变相对局限。其诊断需结合临床、影像学和病理标准综合分析[814-815]。形态学上，乳腺 X 线片检查被认为是错构瘤的病变表现可能多种多样，根据定义，其共同点是有上皮和间质成分的混合，后者包括脂肪（图 36.139 和 36.140）[816-818]。尚无报道一个可重现的免疫组织化学谱系[819]。**肌样错构瘤（myoid hamartoma）**[817,820]（可含有上皮样平滑肌细胞[821]）和**软骨脂肪瘤（chondrolipoma）**（一种由脂肪、软骨、有时还有骨混合组成的良性病变）是介于畸形和良性肿瘤之间的另外两个跨界性病变。

颗粒细胞瘤（granular cell tumor）之所以重要是因为其大体改变似浸润性癌[822-824]。其通常较小，但也可以达到 10 cm 或以上。从切面看，颗粒细胞瘤是实性、均匀的，呈白色或灰黄色。一般来说，颗粒细胞瘤不会与表面的皮肤粘连，但可固定在其下方的筋膜上。其生物学行为是良性的，治疗是局部切除[822,825]。

肌成纤维细胞瘤（myofibroblastoma）是一种良性的间叶性肿瘤，最初报道于男性乳腺，但也可发生在女性[826-827]。大体上，肌成纤维细胞瘤界限清楚，体积通

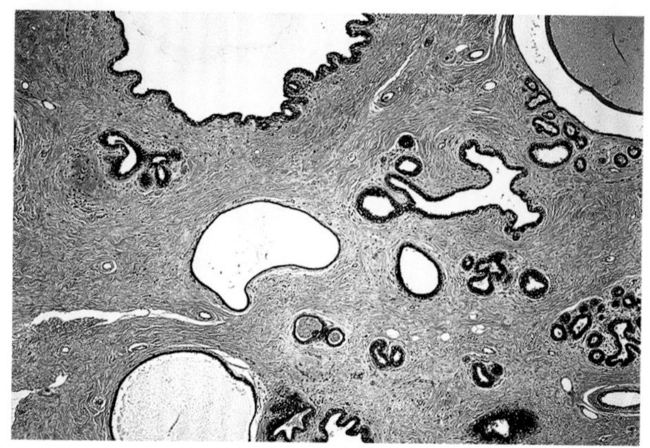

图 36.140 乳腺错构瘤，可见腺上皮和纤维性间质排列紊乱

常小，虽然有时它可以长得很大。显微镜下，肌成纤维细胞瘤可见一致性、形态温和的梭形细胞成短束状排列，并由玻璃样变性的宽大胶原分隔（图 36.141）[826-828]。局部可能可以见平滑肌、软骨或脂肪化生。这种形态很容易让人想起孤立性纤维性肿瘤和梭形细胞脂肪瘤，因此，有人提出，这些肿瘤之间有着密切的组织遗传学联系[828-830]。这一假设因在这组病变中发现了 13q14 的基因重排或缺失以及免疫组织化学 Rb 表达缺失而得到了进一步支持[828,831-832]。免疫组织化学上，大多数病例表达结蛋白和 CD34[828]。ER 和 bcl-2 也呈强阳性表达[826]。

肌成纤维细胞瘤有几种变异型，如**上皮样肌成纤维细胞瘤（epithelioid myofibroblastoma）**和**蜕膜样肌成纤维细胞瘤（deciduoid myofibroblastoma）**。前者似浸润性小叶癌，尤其是在粗针活检时；当病变细胞表达 ER 时可能更容易误诊。

孤立性纤维性肿瘤（solitary fibrous tumor）据报道可以发生在乳腺。其形态学和免疫组织化学特征与其他部位发生的孤立性纤维性肿瘤一致，并容易与梭形细胞脂肪瘤和肌成纤维细胞瘤混淆[833]。免疫组织化学上，CD34、Bcl-2 的表达有助于确诊，特别是 STAT6 的表达[833]。

平滑肌瘤（leiomyoma）通常累及乳头，且常有痛感[834]；偶尔也可发生在乳腺实质中[835]。文献报道，有些病例具有上皮样特征和颗粒细胞改变[836]。

良性外周神经肿瘤（benign peripheral nerve tumor）已有报道，包括**神经鞘瘤（schwannoma）**和神经束膜瘤（perineurioma）。乳腺切除术后瘢痕中可见伴有颗粒细胞改变的创伤性神经瘤（traumatic neuroma）[837]。

血管周上皮样细胞肿瘤（perivascular epithelioid cell neoplasm, PEComa）[又称为**透明细胞（“糖”）瘤（clear cell (“sugar”) tumor）**] 可发生在乳腺[838]。这种肿瘤特征为 HMB45 阳性的上皮样平滑肌细胞。

结节性筋膜炎（nodular fasciitis）很少发生在乳腺内，其形态和生物学行为与更为常见的软组织结节性筋膜炎相似。应将其包括在乳腺梭形细胞病变的鉴别诊断中。

纤维瘤病（fibromatosis）[腹腔外韧带样瘤（extra-abdominal desmoids tumor）] 也可发生在乳腺实质内（图

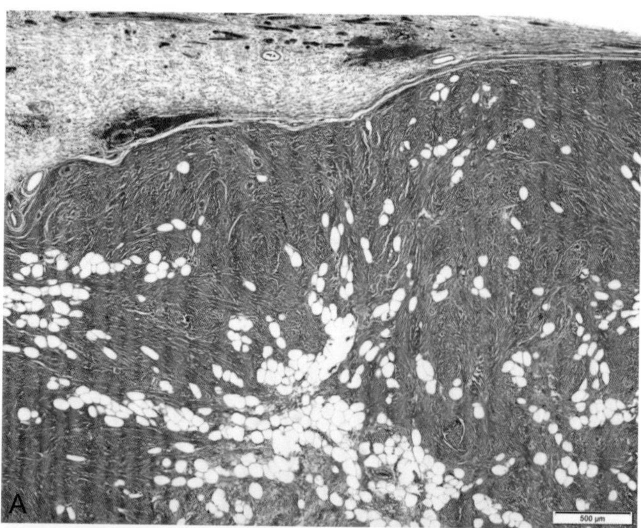

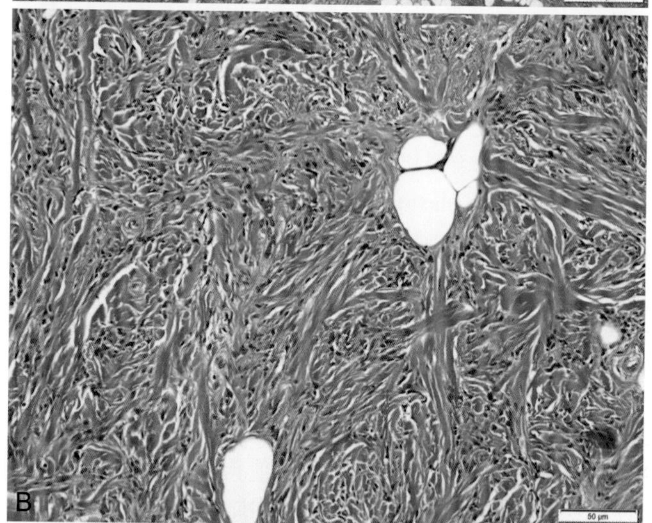

图 36.141 **肌成纤维细胞瘤**。**A**，低倍镜下，可见肿瘤边界清楚，由温和的梭形细胞构成。**B**，高倍镜下，可见梭形细胞形态温和，成短束状排列，并由宽大的胶原带分隔

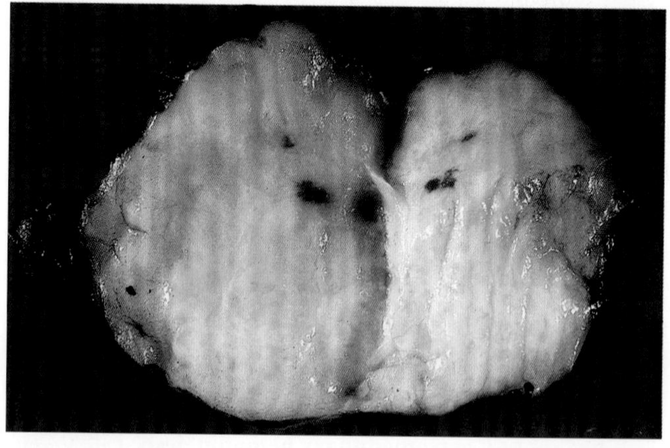

图 36.142 纤维瘤病累及乳腺的大体表现。可见肿瘤切面是实性的，边界不清

36.142）。形态学上，它由长而宽大的温和梭形细胞束组成，包裹着原有导管和小叶。病变周围常见淋巴细胞浸润（图 36.143）。它与躯体软组织中的纤维瘤病一样，经常出现浸润、局部侵袭性和局部复发[839]。这在分子水平上也是如此，它们有相似的 *CTNNB1*（β 连环蛋白）和

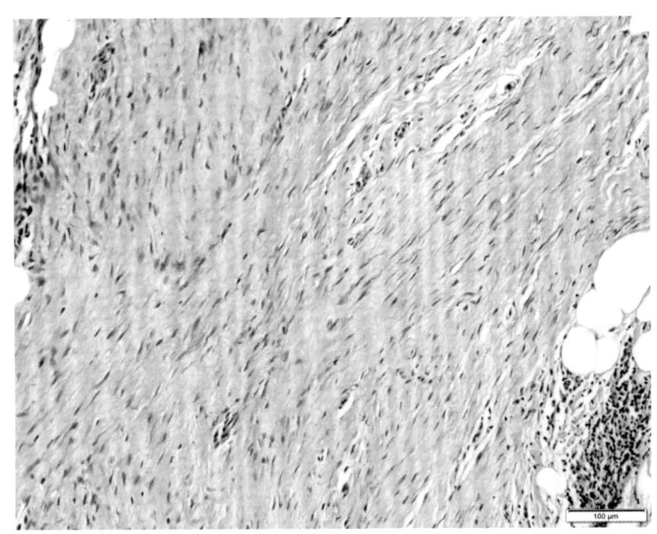

图 36.143　**纤维瘤病**。可见病变由长而宽大的束状温和梭形细胞构成，这些细胞包裹着原有的导管和小叶。病变周围常见淋巴细胞浸润

APC 谱基因改变 [840]。报道显示，乳腺纤维瘤病可以发生于大体上完整的植入假体的包膜内或周围，但这之间尚未建立起明显的致病关系 [841]。

一般而言，育龄期发生的乳腺纤维瘤病的细胞比绝经后发生的乳腺纤维瘤病的更丰富 [842]，具有浸润性、侵袭性，并容易局部复发 [839]。纤维瘤病应与低级别纤维瘤病样化生性癌、（手术）创伤继发的瘢痕区别开来。β 连环蛋白胞核着色可能有助于证实纤维瘤病的诊断，虽然这并不是其特有的，因为叶状肿瘤和化生性癌也可能会表达 β 连环蛋白。

假血管瘤样间质增生（pseudoangiomatous stromal hyperplasia, PASH）的特征是：成纤维细胞 / 肌成纤维细胞性的间质梭形细胞增生，伴有血管腔样的裂隙形成（图 36.144）[843-844]。这是一种常见的改变，可见于近 1/3 的乳腺活检中。在乳腺钼靶和超声检查中，PASH 可能表现为肿块；在 MRI 中，PASH 更可能表现为非肿块样增强区。因影像学检查考虑为肿块，所以在诊断 PASH 之前应仔细排除其他可能的病理诊断。有时，肌成纤维细胞聚集成束；这种现象被称为束状 PASH。免疫组织化学检查，梭形细胞表达波形蛋白和 CD34，而不表达血管标志物，如 ERG 和 CD31。此外，PASH 对 PR 呈强阳性反应。后者表明，PASH 代表一种局部的间质过度生长，其发病机制与激素（主要是孕激素）相关 [845]。

反应性多核巨细胞（multinucleated giant cell）有时可偶然发现于正常乳腺的间质或纤维腺瘤的间质中 [150,846]；它们没有临床意义，可能类似于见于鼻腔、口腔、肛门和女性下生殖道等部位黏膜下的非肿瘤性息肉样间质病变（图 36.145）[846]。之所以在这里提到它们，是为了使大家认识这些细胞，而不要将其误诊为恶性病变。

炎性肌成纤维细胞瘤（inflammatory myofibroblastic tumor）可能累及乳腺，其镜下特征与发生于其他更常见部位者相似 [847-848]。

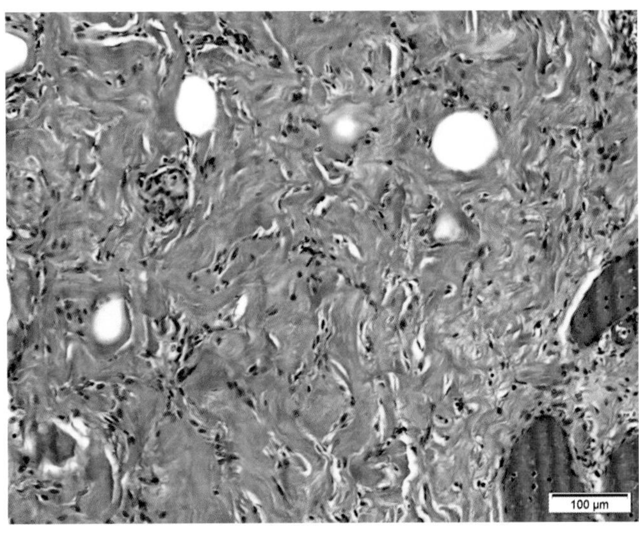

图 36.144　**假血管瘤样间质增生**。可见玻璃样变的间质内有散在衬覆梭形细胞的薄壁裂隙

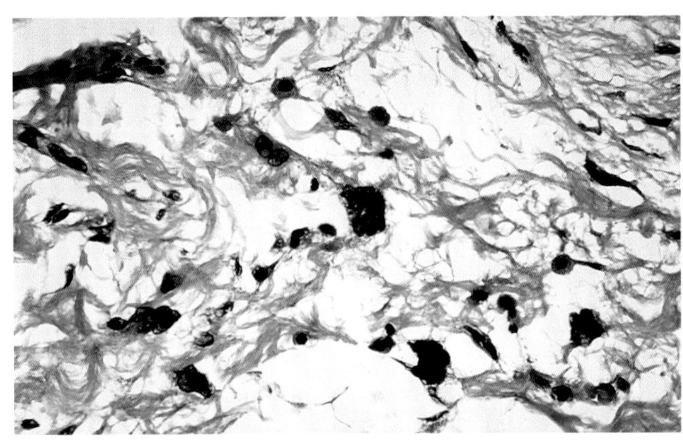

图 36.145　**乳腺间质中的奇异型多核细胞**。这种非肿瘤性改变与上呼吸消化道和生殖道的间质中更为常见的改变相似

淀粉样变（amyloidosis）可表现为乳腺实质内孤立的结节（所谓淀粉样瘤）[849-850]。

Rosai-Dorfman 病（Rosai-Dorfman disease） 和 **Erdheim-Chester 病（Erdheim-Chester disease）**在极少数情况下也可表现为乳腺肿块，前者可作为孤立病变或系统性病变的一个组成部分 [851-852]。

幼年性黄色肉芽肿（juvenile xanthogranuloma）可累及儿童乳腺，但在极少数情况下也可见于成人患者 [853]。

结节性黏蛋白病（nodular mucinosis）表现为乳头附近的界限清晰的黏液样间质改变 [854]。应与黏液癌和黏液囊肿样病变区分开。

转移性肿瘤

除非已经广泛播散，否则转移性恶性肿瘤很少累及乳腺 [855]。转移性恶性肿瘤通常表现为表浅、界限清晰的多结节性肿块。恶性黑色素瘤、肺癌、卵巢癌、肾癌和胃癌是最常见的来源 [856-857]。大多数肺源性肿瘤是小细胞神经内分泌癌。文献报道，乳腺转移也可源于分化好的神经内分泌肿瘤，如支气管或小肠、胰腺的（神经）内分泌肿瘤，甲状腺髓样癌，甚至尾肠囊肿类癌 [858-862]。

在乳腺的转移性肿瘤中，别忘了对侧乳腺癌的转移，这在尸检研究中并不少见[855]。Azzopardi 已观察到一个有趣的现象，即在乳腺的转移性疾病中未发现弹力纤维组织增生[22]。

乳腺的转移癌可以与乳腺的原发性恶性肿瘤相似；极少数情况下，它们与 DCIS 的形态极为相似[863]。在新辅助化疗使用越来越多的时代背景下，当遇到一个形态少见的乳腺肿瘤，其有广泛的淋巴管血管侵犯而"浸润性"成分很少、缺乏原位成分和（或）免疫表型为三阴性时，考虑转移是很重要的。如果对肿瘤是否为乳腺原发的存有怀疑，可使用一组乳腺标志物（GCDFP-15、乳腺珠蛋白、GATA3）。当然，查出先前有其他部位恶性肿瘤病史并比较两者的形态可能是最有用的办法。

在儿童中，转移到乳腺的恶性肿瘤最常见的（不包括淋巴造血系统恶性肿瘤）是横纹肌肉瘤，尤其是腺泡状型[864-866]。

儿童和青少年的乳腺疾病

在这个年龄组中，因乳腺"肿块"而就诊者最常见的实际上根本不是一种病理状态，而是早熟，即乳腺发育，有时主要是单侧的[867]。如果这样的"肿块"被不小心切除了，就会导致乳腺不能发育。

纤维腺瘤（fibroadenoma）是青春期至 20 岁之间乳腺最常见的病理状态，但在极少数情况下也可发生于青春期前[867]。

青春期乳腺肥大症（virginal hypertrophy）（巨乳症）可造成单侧或双侧乳腺巨大[867]。其显微镜下特征是：导管和间质均增生，而小叶成分很少（如果有）（图 36.146）[866]。

假血管瘤样间质增生（pseudoangiomatous stromal hyperplasia）通常发生于成人，但在青少年和儿童（包括一名 3 岁的男孩）中也有报道[868]。

所谓的纤维囊性改变在这个年龄组几乎从未出现过。然而，高度增生性上皮病变可发生，如乳头状瘤和普通型导管增生，与成人乳腺中所见相似，伴有或不伴有相关的硬化和导管变形[869]。Wilston 等人[870]研究了 74 名患有他们称为**乳头状导管增生（papillary duct hyperplasia）**的患者，他们将其与后来描述的幼年性乳头状瘤病区别开来。他们发现，28% 的患者有乳腺癌家族史，但截止到最后一次随访，所有患者均未发展为癌。

幼年性乳头状瘤病（juvenile papillomatosis）（"瑞士奶酪"病）通常见于年轻人（患者平均年龄为 19 岁），但发病年龄范围广（10～44 岁）。临床上，幼年性乳头状瘤病病变表现为局限性、多结节状肿块，似纤维腺瘤。大体上，可见聚集的囊腔，由此形成的切面外观使人联想到瑞士奶酪——因此出现了这一别称（图 36.147）。显微镜下，幼年性乳头状瘤病可见旺炽性上皮增生［有时伴有非典型性和（或）局灶坏死］和囊肿，伴有或不伴有大汗腺化生、导管淤滞和硬化性腺病（图 36.148）[871-872]。其中 58% 的患者有乳腺癌家族史，10% 的患者随后发展为乳腺癌[872-873]。

青春期前乳腺发生的癌非常罕见，大多数病例是所谓的分泌型（见前述）。少数肿瘤表现为普通的浸润性导管癌。

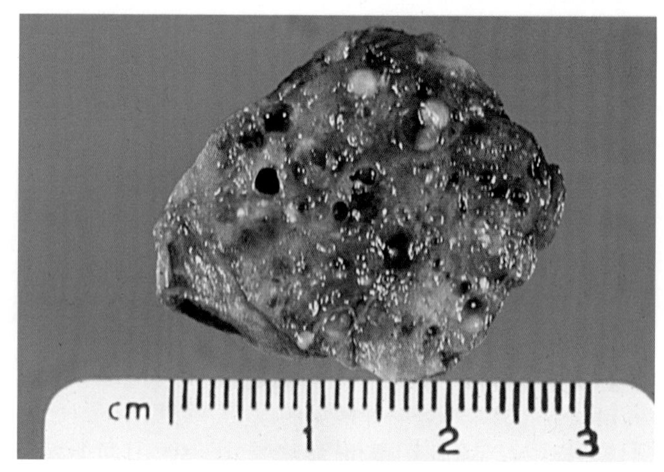

图 36.147 **幼年性乳头状瘤病（瑞士奶酪病）**。大体外观为囊腔聚集所致

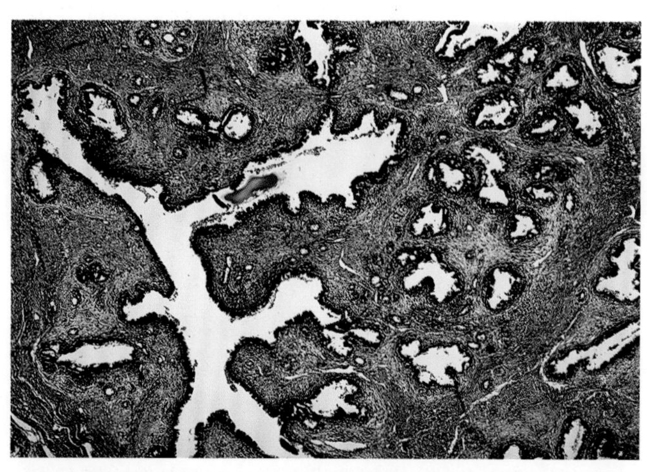

图 36.146 乳腺的所谓的"青春期乳腺肥大症"，可见上皮和间质的增生性改变

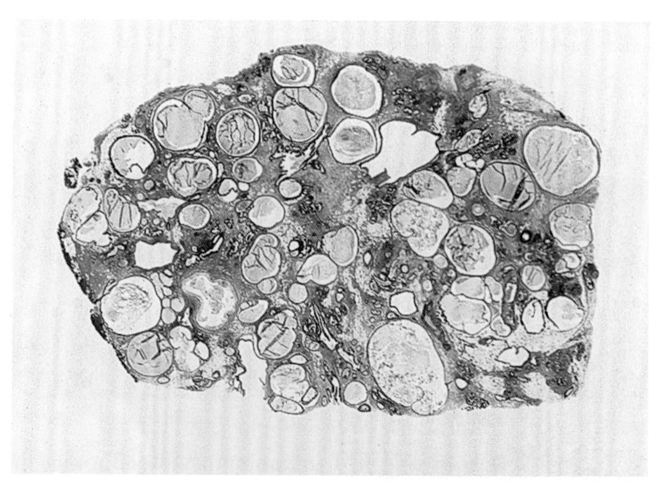

图 36.148 **幼年性乳头状瘤病（瑞士奶酪病）**。全片观，可见有不同大小的囊腔形成，间或有实性的上皮增生

当在儿童或青少年的乳腺中发现高级别的恶性圆形细胞肿瘤时，应考虑到它可能是腺泡状横纹肌肉瘤的一种实性变异型，无论是原发性的还是转移性的[156]。

男性的乳腺疾病

男性的乳腺发育

男性乳腺发育（gynecomastia）是指由于腺体和间质成分的肥大和增生而导致的男性乳腺增大。男性乳腺发育可能是多种原因造成的，并且这些原因的共同点是：雌激素活性相对增加（无论是内源性的还是外源性的），雄激素活性降低，或两者兼有[874-875]。在25岁之前发生的男性乳腺发育通常与青春期的激素变化有关，而在25岁之后发生的男性乳腺发育可能是由有激素分泌活性的肿瘤（睾丸Leydig细胞瘤、分泌hCG的生殖细胞肿瘤、肺癌或其他）、肝硬化或药物（洋地黄、利血平、苯妥英钠等）引起的[876]。男性乳腺发育在1型神经纤维瘤病中也有报道[877]。如在女性患者中所见，男性糖尿病患者的临床乳腺发育可表现出糖尿病或淋巴细胞性乳腺炎的特征[878]。许多病例是特发性的。

临床上，男性乳腺发育通常集中在乳头后方，这是与癌鉴别的一个重要特征，癌往往位于偏心位置[874]。男性乳腺发育可以是单侧的（至少在临床水平上，左侧乳腺比右侧乳腺更容易受累），也可以是双侧的。青春期和激素诱导的男性乳腺发育通常是双侧的，而特发性和非激素药物诱导的男性乳腺发育通常是单侧的。

在超声检查中，男性乳腺发育可表现为低回声、高回声或混合回声的肿块[879]。乳腺钼靶检查，男性乳腺发育显示乳晕后圆形密度影，并呈束状向深部脂肪组织延伸[879]。大体上，男性乳腺发育的表现具有特征性，肿块呈卵圆形、盘状，弹性一致，边界清晰。显微镜下，男性乳腺发育显示导管上皮增生程度不一，有时非常明显，周围有明显的水肿性间质，导致典型的“晕”效应（图36.149）。水肿性间质含有大量酸性黏多糖（主要是透明质酸），其类型与女性乳腺纤维腺瘤中的相似[880]。男性乳腺发育的免疫表型与正常乳腺间质相似[881]。可能出现假血管瘤样间质增生（PASH）和局灶鳞状上皮化生；可能有小叶形成[874,882]。极少数情况下，导管内可能存在GCDFP-15阳性的透明或杯状细胞群[883]。

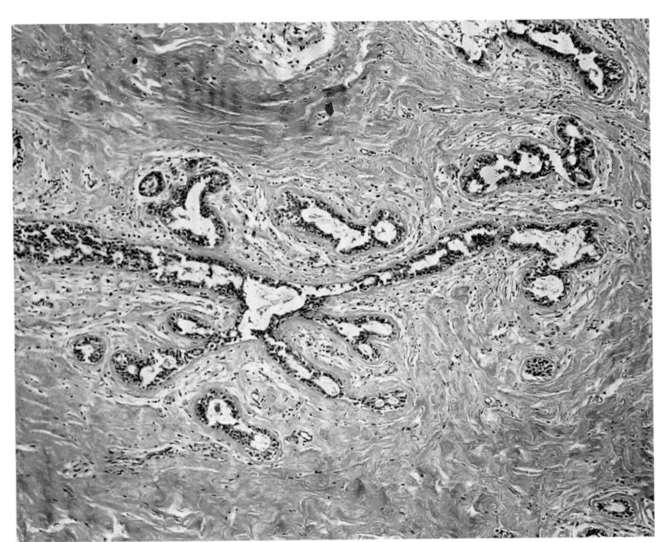

图36.149 男性乳腺发育，可见上皮细胞增生，周围可见稀疏的黏液样晕包绕

男性乳腺发育的组织学改变与其持续的时间有关。时间短的病例往往有明显的增生性上皮成分，常有微乳头（“男性乳腺发育样”）结构和间质水肿，而时间长的病例则有明显的间质纤维化[884]。偶尔可能出现非典型性导管增生（ADH）；然而，在这种情况下这种诊断的临床意义尚不清楚[885]。男性乳腺发育和乳腺癌之间可能的相关性探讨见下文。女性乳腺中也可以出现形态与男性乳腺发育相似的变化（“男性乳腺发育样增生”）。

肌成纤维细胞瘤

肌成纤维细胞瘤（myofibroblastoma）是指由肌成纤维细胞和胶原组成的良性间质肿瘤，最先由Toker等人报道[886]。最初认为肌成纤维细胞瘤主要累及男性乳腺，现在发现它在女性乳腺中有较高的发病率[887]。

癌

在美国，只有1%的乳腺癌发生在男性，但在一些阿拉伯国家，此比例上升到近10%[888-891]。在Klinefelter综合征患者中，乳腺癌发病率增加[892]。家族性病例也有报道，特别是在*BRCA2*突变携带者中[893-894]。原发性乳腺癌可发生在接受雌激素治疗的前列腺癌患者中[875,895]。尚未证实男性乳腺发育和乳腺癌之间有明确的关系。

临床上，大多数乳腺癌发生在老年男性，表现为乳腺肿块，伴有或不伴有相关的乳头异常[896]。成年男性出现乳头溢液时应高度怀疑为癌，尤其是为血性溢液时。皮肤的直接侵犯以及Paget病更常出现在男性中。

影像学检查，男性乳腺癌患者的表现与先前描述的女性乳腺癌患者中所见相同，即乳腺钼靶片上为毛刺状肿块，超声检查表现为低回声、纵横比高、可见后阴影[879]。同样，男性乳腺癌在大体上、显微镜下和免疫组织化学上也与女性乳腺癌的表现相似。它们可以是原位的或浸润性、低级别或高级别癌。在女性乳腺中发现的所有组织学类型和分子亚型在男性中都存在。男性乳头状癌的发生率高于女性[889,897]。几种主要类型中最不常见的是浸润性小叶癌，只报道了少数病例[897-898]。

大多数患者的乳腺癌是通过粗针活检诊断的，对于男性患者的乳腺肿块，最重要的鉴别诊断是男性乳腺发育。男性乳腺癌的ER阳性率高于女性乳腺癌的ER阳性率[899]。

男性乳腺癌的总生存率低于女性乳腺癌的总生存率，但通常情况下，当对分期相同的肿瘤进行比较时，这种差异往往消失[888-889]。事实上，与在女性一样，男性乳腺癌的预后显著受临床分期、组织学分级和激素受体状态的影响。男性乳腺癌的预后还与核分裂象、DNA倍体和

p53 状态有关[900-901]。

其他病变

乳腺导管扩张症（mammary duct ectasia）和**硬化性腺病（sclerosing adenosis）**可发生在男性乳腺。纤维腺瘤（有时为双侧）、叶状肿瘤、假血管瘤样间质增生（PASH）和结节性筋膜炎也有报道[902-903]。**乳头腺瘤（nipple adenoma）**和**导管内乳头状瘤（intraductal papilloma）**偶尔也有报道。此外，也有乳头**平滑肌瘤（leiomyoma）**和**平滑肌肉瘤（leiomyosarcoma）**[904]以及儿童**神经纤维瘤病（neurofibromatosis）**的报道，后者似男性乳腺发育[905]。

男性乳腺的**转移癌**通常来源于前列腺，常为双侧性的，而且几乎总是见于雌激素治疗后[895]。因此，其发生的背景不同于男性乳腺发育。其中一些病例可与原发性乳腺癌混淆。前列腺特异性抗原（prostate-specific antigen, PSA）和前列腺酸性磷酸酶（prostatic acid phosphatase, PAP）免疫组织化学染色有助于鉴别诊断。然而，男性正常的乳腺导管上皮和男性乳腺发育的增生性上皮 PSA（而不是 PAP）染色常呈阳性，这一事实使问题更加复杂化。通常在男性乳腺癌这两个标志物的表达都是阴性的；尽管文献报道有 1 例原发性乳腺癌的 FNA 标本 PSA 呈阳性[906-907]。

在转移到男性乳腺的非上皮性肿瘤中，最常见的是恶性黑色素瘤[897]。

参考文献

1. Collins LC, Schnitt SJ. *Breast*. 4th ed. Philadelphia: Lippincott Williams & Wilkins; 2012.
2. Cunha GR. Role of mesenchymal-epithelial interactions in normal and abnormal development of the mammary gland and prostate. *Cancer*. 1994; 74(3 suppl): 1030-1044.
3. Bussolati G, Gugliotta P, Sapino A, et al. Chromogranin-reactive endocrine cells in argyrophilic carcinomas("carcinoids") and normal tissue of the breast. *Am J Pathol*. 1985; 120(2): 186-192.
4. Boecker W, Buerger H. Evidence of progenitor cells of glandular and myoepithelial cell lineages in the human adult female breast epithelium: a new progenitor(adult stem) cell concept. *Cell Prolif*. 2003; 36(suppl 1): 73-84.
5. Bocker W, Moll R, Poremba C, et al. Common adult stem cells in the human breast give rise to glandular and myoepithelial cell lineages: a new cell biological concept. *Lab Invest*. 2002; 82(6): 737-746.
6. Love SM, Barsky SH. Anatomy of the nipple and breast ducts revisited. *Cancer*. 2004; 101(9): 1947-1957.
7. Di Tommaso L, Franchi G, Destro A, et al. Toker cells of the breast. Morphological and immunohistochemical characterization of 40 cases. *Hum Pathol*. 2008; 39(9): 1295-1300.
8. Toker C. Clear cells of the nipple epidermis. *Cancer*. 1970; 25(3): 601-610.
9. Rosen PP, Tench W. Lobules in the nipple. Frequency and significance for breast cancer treatment. *Pathol Annu*. 1985; 20(Pt 2): 317-322.
10. McCarty KS, Nath M. Breast. In: Sternberg SS, ed. *Histology for Pathologists*. Philadelphia: Lippincott-Raven; 1997: 71-82.
11. Joshi K, Smith JA, Perusinghe N, Monoghan P. Cell proliferation in the human mammary epithelium. Differential contribution by epithelial and myoepithelial cells. *Am J Pathol*. 1986; 124(2): 199-206.
12. Battersby S, Anderson TJ. Histological changes in breast tissue that characterize recent pregnancy. *Histopathology*. 1989; 15(4): 415-419.
13. Rytina ER, Coady AT, Millis RR. Milk granuloma: an unusual appearance in lactational breast tissue. *Histopathology*. 1990; 17(5): 466-468.
14. Slavin JL, Billson VR, Ostor AG. Nodular breast lesions during pregnancy and lactation. *Histopathology*. 1993; 22(5): 481-485.
15. Fechner RE. The surgical pathology of the reproductive system and breast during oral contraceptive therapy. *Pathol Annu*. 1971; 6: 299-319.
16. Farahmand S, Cowan DF. Elastosis in the normal aging breast. A histopathologic study of 140 cases. *Arch Pathol Lab Med*. 1991; 115(12): 1241-1246.
17. Tavassoli FA, Yeh IT. Lactational and clear cell changes of the breast in nonlactating, nonpregnant women. *Am J Clin Pathol*. 1987; 87(1): 23-29.
18. Kiaer HW, Andersen JA. Focal pregnancy-like changes in the breast. *Acta Pathol Microbiol Scand A*. 1977; 85(6): 931-941.
19. Shin SJ, Rosen PP. Carcinoma arising from preexisting pregnancy-like and cystic hypersecretory hyperplasia lesions of the breast: a clinicopathologic study of 9 patients. *Am J Surg Pathol*. 2004; 28(6): 789-793.
20. Barwick KW, Kashgarian M, Rosen PP. "Clear-cell" change within duct and lobular epithelium of the human breast. *Pathol Annu*. 1982; 17(Pt 1): 319-328.
21. Wellings SR, Jensen HM, Marcum RG. An atlas of subgross pathology of the human breast with special reference to possible precancerous lesions. *J Natl Cancer Inst*. 1975; 55(2): 231-273.
22. Azzopardi JG. *Problems in Breast Pathology*. Philadelphia: WB Saunders; 1979.
23. Jordan K, Laumann A, Conrad S, Medenica M. Axillary mass in a 20-year-old woman. Diagnosis: axillary accessory breast tissue. *Arch Dermatol*. 2001; 137(10): 1367-1372.
24. Edlow DW, Carter D. Heterotopic epithelium in axillary lymph nodes: report of a case and review of the literature. *Am J Clin Pathol*. 1973; 59(5): 666-673.
25. Turner DR, Millis RR. Breast tissue inclusions in axillary lymph nodes. *Histopathology*. 1980; 4(6): 631-636.
26. O'Hara MF, Page DL. Adenomas of the breast and ectopic breast under lactational influences. *Hum Pathol*. 1985; 16(7): 707-712.
27. Boulos FI, Granja NM, Simpson JF, et al. Intranodal papillary epithelial proliferations: a local process with a spectrum of morphologies and frequent association with papillomas in the breast. *Am J Surg Pathol*. 2014; 38(3): 383-388.
28. Pfeifer JD, Barr RJ, Wick MR. Ectopic breast tissue and breast-like sweat gland metaplasias: an overlapping spectrum of lesions. *J Cutan Pathol*. 1999; 26(4): 190-196.
29. Webb AJ. Mammary duct ectasia—periductal mastitis complex. *Br J Surg*. 1995; 82(10): 1300-1302.
30. Dixon JM, Ravisekar O, Chetty U, Anderson TJ. Periductal mastitis and duct ectasia: different conditions with different aetiologies. *Br J Surg*. 1996; 83(6): 820-822.
31. Haagensen CD. Mammary-duct ectasia; a disease that may simulate carcinoma. *Cancer*. 1951; 4(4): 749-761.
32. Furlong AJ, al-Nakib L, Knox WF, et al. Periductal inflammation and cigarette smoke. *J Am Coll Surg*. 1994; 179(4): 417-420.
33. Koo JS, Jung W. Xanthogranulomatous mastitis: clinicopathology and pathological implications. *Pathol Int*. 2009; 59(4): 234-240.
34. Dabbs DJ. Mammary ductal foam cells: macrophage immunophenotype. *Hum Pathol*. 1993; 24(9): 977-981.
35. Kinoshita T, Yashiro N, Yoshigi J, et al. Fat necrosis of breast: a potential pitfall in breast MRI. *Clin Imaging*. 2002; 26(4): 250-253.
36. Clarke D, Curtis JL, Martinez A, et al. Fat necrosis of the breast simulating recurrent carcinoma after primary radiotherapy in the management of early stage breast carcinoma. *Cancer*. 1983; 52(3): 442-445.
37. Coyne JD, Parkinson D, Baildam AD. Membranous fat necrosis of the breast. *Histopathology*. 1996; 28(1): 61-64.
38. Dener C, Inan A. Breast abscesses in lactating women. *World J Surg*. 2003; 27(2): 130-133.
39. Watt-Boolsen S, Rasmussen NR, Blichert-Toft M. Primary periareolar abscess in the nonlactating breast: risk of recurrence. *Am J Surg*. 1987; 153(6): 571-573.
40. Passaro ME, Broughan TA, Sebek BA, Esselstyn CB Jr. Lactiferous fistula. *J Am Coll Surg*. 1994; 178(1): 29-32.
41. Schwartz IS, Strauchen JA. Lymphocytic mastopathy. An autoimmune disease of the breast? *Am J Clin Pathol*. 1990; 93(6): 725-730.
42. Lammie GA, Bobrow LG, Staunton MD, et al. Sclerosing lymphocytic lobulitis of the breast—evidence for an autoimmune pathogenesis. *Histopathology*. 1991; 19(1): 13-20.
43. Ely KA, Tse G, Simpson JF, et al. Diabetic mastopathy. A clinicopathologic review. *Am J Clin Pathol*. 2000; 113(4): 541-545.
44. Fong D, Lann MA, Finlayson C, et al. Diabetic (lymphocytic) mastopathy with exuberant lym-

phohistiocytic and granulomatous response: a case report with review of the literature. *Am J Surg Pathol*. 2006; 30(10): 1330-1336.

45. Morgan MC, Weaver MG, Crowe JP, Abdul-Karim FW. Diabetic mastopathy: a clinicopathologic study in palpable and nonpalpable breast lesions. *Mod Pathol*. 1995; 8(4): 349-354.
46. Seidman JD, Schnaper LA, Phillips LE. Mastopathy in insulin-requiring diabetes mellitus. *Hum Pathol*. 1994; 25(8): 819-824.
47. Tomaszewski JE, Brooks JS, Hicks D, Livolsi VA. Diabetic mastopathy: a distinctive clinicopathologic entity. *Hum Pathol*. 1992; 23(7): 780-786.
48. Ashton MA, Lefkowitz M, Tavassoli FA. Epithelioid stromal cells in lymphocytic mastitis—a source of confusion with invasive carcinoma. *Mod Pathol*. 1994; 7(1): 49-54.
49. Valdez R, Thorson J, Finn WG, et al. Lymphocytic mastitis and diabetic mastopathy: a molecular, immunophenotypic, and clinicopathologic evaluation of 11 cases. *Mod Pathol*. 2003; 16(3): 223-228.
50. Fletcher A, Magrath IM, Riddell RH, Talbot IC. Granulomatous mastitis: a report of seven cases. *J Clin Pathol*. 1982; 35(9): 941-945.
51. Kessler EI, Katzav JA. Lobular granulomatous mastitis. *Surg Pathol*. 1990; 3: 115-120.
52. Khamapirad T, Hennan K, Leonard M Jr, et al. Granulomatous lobular mastitis: two case reports with focus on radiologic and histopathologic features. *Ann Diagn Pathol*. 2007; 11(2): 109-112.
53. Ogura K, Matsumoto T, Aoki Y, et al. IgG4-related tumour-forming mastitis with histological appearances of granulomatous lobular mastitis: comparison with other types of tumour-forming mastitis. *Histopathology*. 2010; 57(1): 39-45.
54. Cheuk W, Chan AC, Lam WL, et al. IgG4-related sclerosing mastitis: description of a new member of the IgG4-related sclerosing diseases. *Am J Surg Pathol*. 2009; 33(7): 1058-1064.
55. Paviour S, Musaad S, Roberts S, et al. Corynebacterium species isolated from patients with mastitis. *Clin Infect Dis*. 2002; 35(11): 1434-1440.
56. Taylor GB, Paviour SD, Musaad S, et al. A clinicopathological review of 34 cases of inflammatory breast disease showing an association between corynebacteria infection and granulomatous mastitis. *Pathology*. 2003; 35(2): 109-119.
57. D'Alfonso TM, Moo TA, Arleo EK, et al. Cystic Neutrophilic Granulomatous Mastitis: Further Characterization of a Distinctive Histopathologic Entity Not Always Demonstrably Attributable to Corynebacterium Infection. *Am J Surg Pathol*. 2015; 39(10): 1440-1447.
58. Troxell ML, Gordon NT, Doggett JS, et al. Cystic neutrophilic granulomatous mastitis: association with gram-positive bacilli and corynebacterium. *Am J Clin Pathol*. 2016; 145(5): 635-645.
59. Kutsuna S, Mezaki K, Nagamatsu M, et al. Two cases of granulomatous mastitis caused by corynebacterium kroppenstedtii infection in nulliparous young women with hyperprolactinemia. *Intern Med*. 2015; 54(14): 1815-1818.
60. Renshaw AA, Derhagopian RP, Gould EW. Cystic neutrophilic granulomatous mastitis: an underappreciated pattern strongly associated with gram-positive bacilli. *Am J Clin Pathol*. 2011; 136(3): 424-427.
61. Dobinson HC, Anderson TP, Chambers ST, et al. Antimicrobial treatment options for granulomatous mastitis caused by Corynebacterium species. *J Clin Microbiol*. 2015; 53: 2895-2899.
62. Khanna R, Prasanna GV, Gupta P, et al. Mammary tuberculosis: report on 52 cases. *Postgrad Med J*. 2002; 78(921): 422-424.
63. Arnaout AH, Shousha S, Metaxas N, Husain OA. Intramammary tuberculous lymphadenitis. *Histopathology*. 1990; 17(1): 91-93.
64. Bocian JJ, Fahmy RN, Michas CA. A rare case of 'coccidioidoma' of the breast. *Arch Pathol Lab Med*. 1991; 115(10): 1064-1067.
65. Osborne BM. Granulomatous mastitis caused by histoplasma and mimicking inflammatory breast carcinoma. *Hum Pathol*. 1989; 20(1): 47-52.
66. Banik S, Bishop PW, Ormerod LP, O'Brien TE. Sarcoidosis of the breast. *J Clin Pathol*. 1986; 39(4): 446-448.
67. Fitzgibbons PL, Smiley DF, Kern WH. Sarcoidosis presenting initially as breast mass: report of two cases. *Hum Pathol*. 1985; 16(8): 851-852.
68. Lower EE, Hawkins HH, Baughman RP. Breast disease in sarcoidosis. *Sarcoidosis Vasc Diffuse Lung Dis*. 2001; 18(3): 301-306.
69. Symmers WS. Silicone mastitis in "topless" waitresses and some other varieties of foreign-body mastitis. *Br Med J*. 1968; 3(5609): 19-22.
70. Jordan JM, Rowe WT, Allen NB. Wegener's granulomatosis involving the breast. Report of three cases and review of the literature. *Am J Med*. 1987; 83(1): 159-164.
71. Rickert RR, Rajan S. Localized breast infarcts associated with pregnancy. *Arch Pathol*. 1974; 97(3): 159-161.
72. Nudelman HL, Kempson RL. Necrosis of the breast: a rare complication of anticoagulant therapy. *Am J Surg*. 1966; 111(5): 728-733.
73. Farrow JH. Thrombophlebitis of the superficial veins of the breast and anterior chest wall (Mondor's disease). *Surg Gynecol Obstet*. 1955; 101(1): 63-68.
74. Herrmann JB. Thrombophlebitis of breast and contiguous thoracicoabdominal wall (Mondor's disease). *N Y State J Med*. 1966; 66(24): 3146-3152.
75. Catania S, Zurrida S, Veronesi P, et al. Mondor's disease and breast cancer. *Cancer*. 1992; 69(9): 2267-2270.
76. Allende DS, Booth CN. Wegener's granulomatosis of the breast: a rare entity with daily clinical relevance. *Ann Diagn Pathol*. 2009; 13(5): 351-357.
77. Cooper NE. Rheumatoid nodule in the breast. *Histopathology*. 1991; 19(2): 193-194.
78. Kariv R, Sidi Y, Gur H. Systemic vasculitis presenting as a tumorlike lesion. Four case reports and an analysis of 79 reported cases. *Medicine(Baltimore)*. 2000; 79(6): 349-359.
79. Kinonen C, Gattuso P, Reddy VB. Lupus mastitis: an uncommon complication of systemic or discoid lupus. *Am J Surg Pathol*. 2010; 34(6): 901-906.
80. Ng WF, Chow LT, Lam PW. Localized polyarteritis nodosa of breast—report of two cases and a review of the literature. *Histopathology*. 1993; 23(6): 535-539.
81. Nigar E, Contractor K, Singhal H, Matin RN. Lupus mastitis—a cause of recurrent breast lumps. *Histopathology*. 2007; 51(6): 847-849.
82. Trueb RM, Scheidegger EP, Pericin M, et al. Periarteritis nodosa presenting as a breast lesion: report of a case and review of the literature. *Br J Dermatol*. 1999; 141(6): 1117-1121.
83. Santen RJ, Mansel R. Benign breast disorders. *N Engl J Med*. 2005; 353(3): 275-285.
84. Conference C. Is 'fibrocystic disease' of the breast precancerous? *Arch Pathol Lab Med*. 1986; 110(3): 171-173.
85. Connolly JL, Schnitt SJ. Benign breast disease. Resolved and unresolved issues. *Cancer*. 1993; 71(4): 1187-1189.
86. Bartow SA, Black WC, Waeckerlin RW, Mettler FA. Fibrocystic disease: a continuing enigma. *Pathol Annu*. 1982; 17(Pt 2): 93-111.
87. Love SM, Gelman RS, Silen W. Sounding board. Fibrocystic "disease" of the breast—a nondisease? *N Engl J Med*. 1982; 307(16): 1010-1014.
88. Goehring C, Morabia A. Epidemiology of benign breast disease, with special attention to histologic types. *Epidemiol Rev*. 1997; 19(2): 310-327.
89. Rohan TE, Miller AB. Hormone replacement therapy and risk of benign proliferative epithelial disorders of the breast. *Eur J Cancer Prev*. 1999; 8(2): 123-130.
90. Fechner RE. Fibrocystic disease in women receiving oral contraceptive hormones. *Cancer*. 1970; 25(6): 1332-1339.
91. Oh JK, Sandin S, Strom P, et al. Prospective study of breast cancer in relation to coffee, tea and caffeine in Sweden. *Int J Cancer*. 2015; 137(8): 1979-1989.
92. Liu Y, Nguyen N, Colditz GA. Links between alcohol consumption and breast cancer: a look at the evidence. *Womens Health(Lond)*. 2015; 11(1): 65-77.
93. Mazoujian G, Pinkus GS, Davis S, Haagensen DE Jr. Immunohistochemistry of a gross cystic disease fluid protein(GCDFP-15) of the breast. A marker of apocrine epithelium and breast carcinomas with apocrine features. *Am J Pathol*. 1983; 110(2): 105-112.
94. Damiani S, Cattani MG, Buonamici L, Eusebi V. Mammary foam cells. Characterization by immunohistochemistry and in situ hybridization. *Virchows Arch*. 1998; 432(5): 433-440.
95. Raju U, Crissman JD, Zarbo RJ, Gottlieb C. Epitheliosis of the breast. An immunohistochemical characterization and comparison to malignant intraductal proliferations of the breast. *Am J Surg Pathol*. 1990; 14(10): 939-947.
96. Clement PB, Young RH, Azzopardi JG. Collagenous spherulosis of the breast. *Am J Surg Pathol*. 1987; 11(6): 411-417.
97. Maluf HM, Koerner FC, Dickersin GR. Collagenous spherulosis: an ultrastructural study. *Ultrastruct Pathol*. 1998; 22(3): 239-248.
98. Resetkova E, Albarracin C, Sneige N. Collagenous spherulosis of breast: morphologic study of 59 cases and review of the literature. *Am J Surg Pathol*. 2006; 30(1): 20-27.
99. Sgroi D, Koerner FC. Involvement of collagenous spherulosis by lobular carcinoma in situ. Potential confusion with cribriform ductal carcinoma in situ. *Am J Surg Pathol*. 1995; 19(12): 1366-1370.
100. Guerry P, Erlandson RA, Rosen PP. Cystic hypersecretory hyperplasia and cystic hypersecretory duct carcinoma of the breast. Pathology, therapy, and follow-up of 39 patients. *Cancer*. 1988; 61(8): 1611-1620.
101. Kasami M, Jensen RA, Simpson JF, Page DL. Lobulocentricity of breast hypersecretory hyperplasia with cytologic atypia: infrequent association with carcinoma in situ. *Am J Clin Pathol*. 2004; 122(5): 714-720.
102. Walker RA. The pathology of "precancerous" breast disease. *Pathol Annu*. 1994; 29(Pt 2): 75-97.
103. Dupont WD, Page DL. Risk factors for breast cancer in women with proliferative breast disease. *N Engl J Med*. 1985; 312(3): 146-151.
104. Page DL, Dupont WD, Rogers LW, Rados MS. Atypical hyperplastic lesions of the female breast. A long-term follow-up study. *Cancer*. 1985; 55(11): 2698-2708.
105. Page DL, Kidd TE Jr, Dupont WD, et al. Lobular

neoplasia of the breast: higher risk for subsequent invasive cancer predicted by more extensive disease. *Hum Pathol*. 1991; 22(12): 1232-1239.

106. Fitzgibbons PL, Henson DE, Hutter RV. Benign breast changes and the risk for subsequent breast cancer: an update of the 1985 consensus statement. Cancer Committee of the College of American Pathologists. *Arch Pathol Lab Med*. 1998; 122(12): 1053-1055.
107. Page DL. Cancer risk assessment in benign breast biopsies. *Hum Pathol*. 1986; 17(9): 871-874.
108. Simpson J, Schnitt S, Visscher D, et al. Atypical ductal hyperplasia. In: Lakhani S, Ellis IO, Schnitt SJ, et al, eds. *WHO Classification of Tumours of the Breast*. Lyon: IARC press; 2012: 88-89.
109. Putti TC, Pinder SE, Elston CW, et al. Breast pathology practice: most common problems in a consultation service. *Histopathology*. 2005; 47(5): 445-457.
110. Yeh IT, Mies C. Application of immunohistochemistry to breast lesions. *Arch Pathol Lab Med*. 2008; 132(3): 349-358.
111. Hanby A, Ellis IO, Schnitt SJ. Colunmar cell change and hyperplasia. In: Lakhani SREI, Schnitt SJ, Tan PH, van de Vijver MJ, eds. *WHO Classification of Tumors of the Breast*. Lyon: IARC; 2012: 86-87.
112. Schnitt S, Collins LC, Lakhani SR, et al. Flat epithelial atypia. In: Lakhani SR, Ellis IO, Schnitt SJ, et al, eds. *WHO Classification of Tumours of the Breast*. Lyon: IARC press; 2012: 87.
113. Dabbs DJ, Kessinger RL, McManus K, Johnson R. Biology of columnar cell lesions in core biopsies of the breat. *Mod Pathol*. 2003; 16: 26A.
114. Abdel-Fatah TM, Powe DG, Hodi Z, et al. Morphologic and molecular evolutionary pathways of low nuclear grade invasive breast cancers and their putative precursor lesions: further evidence to support the concept of low nuclear grade breast neoplasia family. *Am J Surg Pathol*. 2008; 32(4): 513-523.
115. Boulos FI, Dupont WD, Simpson JF, et al. Histologic associations and long-term cancer risk in columnar cell lesions of the breast: a retrospective cohort and a nested case-control study. *Cancer*. 2008; 113(9): 2415-2421.
116. Aroner SA, Collins LC, Schnitt SJ, et al. Columnar cell lesions and subsequent breast cancer risk: a nested case-control study. *Breast Cancer Res*. 2010; 12(4): R61.
117. Said SM, Visscher DW, Nassar A, et al. Flat epithelial atypia and risk of breast cancer: a Mayo cohort study. *Cancer*. 2015; 121(10): 1548-1555.
118. Abdel-Fatah TM, Powe DG, Hodi Z, et al. High frequency of coexistence of columnar cell lesions, lobular neoplasia, and low grade ductal carcinoma in situ with invasive tubular carcinoma and invasive lobular carcinoma. *Am J Surg Pathol*. 2007; 31(3): 417-426.
119. Collins LC, Achacoso NA, Nekhlyudov L, et al. Clinical and pathologic features of ductal carcinoma in situ associated with the presence of flat epithelial atypia: an analysis of 543 patients. *Mod Pathol*. 2007; 20(11): 1149-1155.
120. Leibl S, Regitnig P, Moinfar F. Flat epithelial atypia(DIN 1a, atypical columnar change): an underdiagnosed entity very frequently coexisting with lobular neoplasia. *Histopathology*. 2007; 50(7): 859-865.
121. Noske A, Pahl S, Fallenberg E, et al. Flat epithelial atypia is a common subtype of B3 breast lesions and is associated with noninvasive cancer but not with invasive cancer in final excision histology. *Hum Pathol*. 2010; 41(4): 522-527.
122. Lakhani SR, Ellis IO, Schnitt SJ, et al. *WHO Classification of Tumours of the Breast*. 4th ed. Lyon: IARC Press; 2012.
123. Rosai J. Borderline epithelial lesions of the breast. *Am J Surg Pathol*. 1991; 15(3): 209-221.
124. Bratthauer GL, Tavassoli FA. Lobular intraepithelial neoplasia: previously unexplored aspects assessed in 775 cases and their clinical implications. *Virchows Arch*. 2002; 440(2): 134-138.
125. Tavassoli FA. Ductal carcinoma in situ: introduction of the concept of ductal intraepithelial neoplasia. *Mod Pathol*. 1998; 11(2): 140-154.
126. Tavassoli FA, Hoefler H, Rosai J, et al. Intraductal proliferative lesions. In: Tavassoli FA, Devilee P, eds. *Pathology and Genetics: Tumours of the Breast and Female Genital Organs*. Lyon: IARC Press; 2003: 63-73.
127. Lopez-Garcia MA, Geyer FC, Lacroix-Triki M, et al. Breast cancer precursors revisited: molecular features and progression pathways. *Histopathology*. 2010; 57(2): 171-192.
128. Schnitt S, Ellis I, van de Vijver MJ, et al. Intraductal proliferative lesions: Introduction and overview. In: Lakhani S, Ellis IO, Schnitt SJ, et al, eds. *WHO Classification of Tumours of the Breast*. Lyon: IARC press; 2012: 82-83.
129. McDivitt RW. Breast carcinoma. *Hum Pathol*. 1978; 9(1): 3-21.
130. Frantz VK, Pickren JW, Melcher GW, Auchincloss H. Incidence of chronic cystic disease in so-called normal breasts: A study based on 225 post mortem examinations. *Cancer*. 1951; 4: 762.
131. Kern WH, Brooks RN. Atypical epithelial hyperplasia associated with breast cancer and fibrocystic disease. *Cancer*. 1969; 24(4): 668-675.
132. Steinhoff NG, Black WC. Florid cystic disease preceding mammary cancer. *Ann Surg*. 1970; 171(4): 501-508.
133. Schnitt SJ, Jimi A, Kojiro M. The increasing prevalence of benign proliferative breast lesions in Japanese women. *Cancer*. 1993; 71(8): 2528-2531.
134. Skolnick MH, Cannon-Albright LA, Goldgar DE, et al. Inheritance of proliferative breast disease in breast cancer kindreds. *Science*. 1990; 250(4988): 1715-1720.
135. Aubele MM, Cummings MC, Mattis AE, et al. Accumulation of chromosomal imbalances from intraductal proliferative lesions to adjacent in situ and invasive ductal breast cancer. *Diagn Mol Pathol*. 2000; 9(1): 14-19.
136. Millikan R, Hulka B, Thor A, et al. p53 mutations in benign breast tissue. *J Clin Oncol*. 1995; 13(9): 2293-2300.
137. Washington C, Dalbegue F, Abreo F, et al. Loss of heterozygosity in fibrocystic change of the breast: genetic relationship between benign proliferative lesions and associated carcinomas. *Am J Pathol*. 2000; 157(1): 323-329.
138. Younes M, Lebovitz RM, Bommer KE, et al. p53 accumulation in benign breast biopsy specimens. *Hum Pathol*. 1995; 26(2): 155-158.
139. Byrne C, Connolly JL, Colditz GA, Schnitt SJ. Biopsy confirmed benign breast disease, postmenopausal use of exogenous female hormones, and breast carcinoma risk. *Cancer*. 2000; 89(10): 2046-2052.
140. Hartmann LC, Sellers TA, Frost MH, et al. Benign breast disease and the risk of breast cancer. *N Engl J Med*. 2005; 353(3): 229-237.
141. Page DL, Dupont WD. Histopathologic risk factors for breast cancer in women with benign breast disease. *Semin Surg Oncol*. 1988; 4(4): 213-217.
142. Jacobs TW, Byrne C, Colditz G, et al. Pathologic features of breast cancers in women with previous benign breast disease. *Am J Clin Pathol*. 2001; 115(3): 362-369.
143. Dupont WD, Parl FF, Hartmann WH, et al. Breast cancer risk associated with proliferative breast disease and atypical hyperplasia. *Cancer*. 1993; 71(4): 1258-1265.
144. Schnitt SJ. Benign breast disease and breast cancer risk: morphology and beyond. *Am J Surg Pathol*. 2003; 27(6): 836-841.
145. Collins LC, Baer HJ, Tamimi RM, et al. Magnitude and laterality of breast cancer risk according to histologic type of atypical hyperplasia: results from the Nurses'Health Study. *Cancer*. 2007; 109(2): 180-187.
146. Hartmann LC, Radisky DC, Frost MH, et al. Understanding the premalignant potential of atypical hyperplasia through its natural history: a longitudinal cohort study. *Cancer Prev Res(Phila)*. 2014; 7(2): 211-217.
147. Dupont WD, Page DL. Relative risk of breast cancer varies with time since diagnosis of atypical hyperplasia. *Hum Pathol*. 1989; 20(8): 723-725.
148. Rosen PP. Proliferative breast "disease". An unresolved diagnostic dilemma [comment]. *Cancer*. 1993; 71(12): 3798-3807.
149. Moore T, Lee AH. Expression of CD34 and bcl-2 in phyllodes tumours, fibroadenomas and spindle cell lesions of the breast. *Histopathology*. 2001; 38(1): 62-67.
150. Berean K, Tron VA, Churg A, Clement PB. Mammary fibroadenoma with multinucleated stromal giant cells. *Am J Surg Pathol*. 1986; 10(11): 823-827.
151. Huo L, Gilcrease MZ. Fibroepithelial lesions of the breast with pleomorphic stromal giant cells: a clinicopathologic study of 4 cases and review of the literature. *Ann Diagn Pathol*. 2009; 13(4): 226-232.
152. Goodman ZD, Taxy JB. Fibroadenomas of the breast with prominent smooth muscle. *Am J Surg Pathol*. 1981; 5(1): 99-101.
153. Petrik PK. Mammary hamartoma. *Am J Surg Pathol*. 1987; 11(3): 234-235.
154. Carney JA, Toorkey BC. Myxoid fibroadenoma and allied conditions(myxomatosis) of the breast. A heritable disorder with special associations including cardiac and cutaneous myxomas. *Am J Surg Pathol*. 1991; 15(8): 713-721.
155. Kuijper A, Mommers EC, van der Wall E, van Diest PJ. Histopathology of fibroadenoma of the breast. *Am J Clin Pathol*. 2001; 115(5): 736-742.
156. Dehner LP, Hill DA, Deschryver K. Pathology of the breast in children, adolescents, and young adults. *Semin Diagn Pathol*. 1999; 16(3): 235-247.
157. Mies C, Rosen PP. Juvenile fibroadenoma with atypical epithelial hyperplasia. *Am J Surg Pathol*. 1987; 11(3): 184-190.
158. Pike AM, Oberman HA. Juvenile(cellular) adenofibromas. A clinicopathologic study. *Am J Surg Pathol*. 1985; 9(10): 730-736.
159. Fechner RE. Fibroadenomas in patients receiving oral contraceptives: a clinical and pathologic study. *Am J Clin Pathol*. 1970; 53(6): 857-864.
160. Umekita Y, Yoshida H. Immunohistochemical study of hormone receptor and hormone-regulated protein expression in phyllodes tumour: comparison with fibroadenoma. *Virchows Arch*. 1998; 433(4): 311-314.
161. Sapino A, Bosco M, Cassoni P, et al. Estrogen receptor-beta is expressed in stromal cells of fibroadenoma and phyllodes tumors of the breast. *Mod Pathol*. 2006; 19(4): 599-606.
162. Petersson C, Pandis N, Rizou H, et al. Karyotypic abnormalities in fibroadenomas of the breast. *Int J Cancer*. 1997; 70(3): 282-286.

163. Fletcher JA, Pinkus GS, Weidner N, Morton CC. Lineage-restricted clonality in biphasic solid tumors. *Am J Pathol*. 1991; 138(5): 1199-1207.
164. Nassar A, Visscher DW, Degnim AC, et al. Complex fibroadenoma and breast cancer risk: a Mayo Clinic Benign Breast Disease Cohort Study. *Breast Cancer Res Treat*. 2015; 153(2): 397-405.
165. Carter BA, Page DL, Schuyler P, et al. No elevation in long-term breast carcinoma risk for women with fibroadenomas that contain atypical hyperplasia. *Cancer*. 2001; 92(1): 30-36.
166. Buzanowski-Konakry K, Harrison EG Jr, Payne WS. Lobular carcinoma arising in fibroadenoma of the breast. *Cancer*. 1975; 35(2): 450-456.
167. McDivitt RW, Farrow JH, Stewart FW. Breast carcinoma arising in solitary fibroadenomas. *Surg Gynecol Obstet*. 1967; 125(3): 572-576.
168. Diaz NM, Palmer JO, McDivitt RW. Carcinoma arising within fibroadenomas of the breast. A clinicopathologic study of 105 patients. *Am J Clin Pathol*. 1991; 95(5): 614-622.
169. Rajan PB, Cranor ML, Rosen PP. Cystosarcoma phyllodes in adolescent girls and young women: a study of 45 patients. *Am J Surg Pathol*. 1998; 22(1): 64-69.
170. Tan PH. 2005 Galloway Memorial Lecture: Breast phyllodes tumours—morphology and beyond. *Ann Acad Med Singapore*. 2005; 34(11): 671-677.
171. Bernstein L, Deapen D, Ross RK. The descriptive epidemiology of malignant cystosarcoma phyllodes tumors of the breast. *Cancer*. 1993; 71(10): 3020-3024.
172. Tan PH, Tse G, Lee A, et al. Fibroepithelial tumours. In: Lakhani SR, Ellis IO, Schnitt SJ, et al, eds. *WHO Classification of Tumours of the Breast*. Lyon: IARC press; 2012: 142-147.
173. Cohn-Cedermark G, Rutqvist LE, Rosendahl I, Silfversward C. Prognostic factors in cystosarcoma phyllodes. A clinicopathologic study of 77 patients. *Cancer*. 1991; 68(9): 2017-2022.
174. Macher-Goeppinger S, Marme F, Goeppert B, et al. Invasive ductal breast cancer within a malignant phyllodes tumor: case report and assessment of clonality. *Hum Pathol*. 2010; 41(2): 293-296.
175. Knudsen PJ, Ostergaard J. Cystosarcoma phylloides with lobular and ductal carcinoma in situ. *Arch Pathol Lab Med*. 1987; 111(9): 873-875.
176. Nishimura R, Hasebe T, Imoto S, Mukai K. Malignant phyllodes tumour with a noninvasive ductal carcinoma component. *Virchows Arch*. 1998; 432(1): 89-93.
177. Lee AH. Recent developments in the histological diagnosis of spindle cell carcinoma, fibromatosis and phyllodes tumour of the breast. *Histopathology*. 2008; 52(1): 45-57.
178. Cimino-Mathews A, Sharma R, Illei PB, et al. A subset of malignant phyllodes tumors express p63 and p40: a diagnostic pitfall in breast core needle biopsies. *Am J Surg Pathol*. 2014; 38(12): 1689-1696.
179. Chia Y, Thike AA, Cheok PY, et al. Stromal keratin expression in phyllodes tumours of the breast: a comparison with other spindle cell breast lesions. *J Clin Pathol*. 2012; 65(4): 339-347.
180. Tan PH, Jayabaskar T, Yip G, et al. p53 and c-kit(CD117) protein expression as prognostic indicators in breast phyllodes tumors: a tissue microarray study. *Mod Pathol*. 2005; 18(12): 1527-1534.
181. Ng CC, Tan J, Ong CK, et al. MED12 is frequently mutated in breast phyllodes tumours: a study of 112 cases. *J Clin Pathol*. 2015; 68(9): 685-691.
182. Jones AM, Mitter R, Springall R, et al. A comprehensive genetic profile of phyllodes tumours of the breast detects important mutations, intratumoral genetic heterogeneity and new genetic changes on recurrence. *J Pathol*. 2008; 214(5): 533-544.
183. Tan WJ, Lai JC, Thike AA, et al. Novel genetic aberrations in breast phyllodes tumours: comparison between prognostically distinct groups. *Breast Cancer Res Treat*. 2014; 145(3): 635-645.
184. Reinfuss M, Mitus J, Duda K, et al. The treatment and prognosis of patients with phyllodes tumor of the breast: an analysis of 170 cases. *Cancer*. 1996; 77(5): 910-916.
185. Schwentner L, Kurzeder C, Kreienberg R, Wockel A. Focus on haematogenous dissemination of the malignant cystosarcoma phylloides: institutional experience. *Arch Gynecol Obstet*. 2011; 283(3): 591-596.
186. Tan PH, Thike AA, Tan WJ, et al. Predicting clinical behaviour of breast phyllodes tumours: a nomogram based on histological criteria and surgical margins. *J Clin Pathol*. 2012; 65(1): 69-76.
187. Burga AM, Tavassoli FA. Periductal stromal tumor: a rare lesion with low-grade sarcomatous behavior. *Am J Surg Pathol*. 2003; 27(3): 343-348.
188. Taylor HB, Norris HJ. Epithelial invasion of nerves in benign diseases of the breast. *Cancer*. 1967; 20(12): 2245-2249.
189. Eusebi V, Azzopardi JG. Vascular infiltration in benign breast disease. *J Pathol*. 1976; 118(1): 9-16.
190. Jensen RA, Page DL, Dupont WD, Rogers LW. Invasive breast cancer risk in women with sclerosing adenosis. *Cancer*. 1989; 64(10): 1977-1983.
191. Oberman HA, Markey BA. Noninvasive carcinoma of the breast presenting in adenosis. *Mod Pathol*. 1991; 4(1): 31-35.
192. Fechner RE. Lobular carcinoma in situ in sclerosing adenosis. A potential source of confusion with invasive carcinoma. *Am J Surg Pathol*. 1981; 5(3): 233-239.
193. Clement PB, Azzopardi JG. Microglandular adenosis of the breast—a lesion simulating tubular carcinoma. *Histopathology*. 1983; 7(2): 169-180.
194. Rosen PP. Microglandular adenosis. A benign lesion simulating invasive mammary carcinoma. *Am J Surg Pathol*. 1983; 7(2): 137-144.
195. Tavassoli FA, Norris HJ. Microglandular adenosis of the breast. A clinicopathologic study of 11 cases with ultrastructural observations. *Am J Surg Pathol*. 1983; 7(8): 731-737.
196. Millis RR. Microglandular adenosis of the breast. *Adv Anat Pathol*. 1995; 2: 10.
197. Koenig C, Dadmanesh F, Bratthauer GL, Tavassoli FA. Carcinoma arising in microglandular adenosis: an immunohistochemical analysis of 20 intraepithelial and invasive neoplasms. *Int J Surg Pathol*. 2000; 8(4): 303-315.
198. Acs G, Simpson JF, Bleiweiss IJ, et al. Microglandular adenosis with transition into adenoid cystic carcinoma of the breast. *Am J Surg Pathol*. 2003; 27(8): 1052-1060.
199. Khalifeh IM, Albarracin C, Diaz LK, et al. Clinical, histopathologic, and immunohistochemical features of microglandular adenosis and transition into in situ and invasive carcinoma. *Am J Surg Pathol*. 2008; 32(4): 544-552.
200. Geyer FC, Lacroix-Triki M, Colombo PE, et al. Molecular evidence in support of the neoplastic and precursor nature of microglandular adenosis. *Histopathology*. 2012; 60(6B): E115-E130.
201. Shin SJ, Simpson PT, Da Silva L, et al. Molecular evidence for progression of microglandular adenosis(MGA) to invasive carcinoma. *Am J Surg Pathol*. 2009; 33(4): 496-504.
202. Guerini-Rocco E, Piscuoglio S, Ng CK, et al. Microglandular adenosis associated with triple-negative breast cancer is a neoplastic lesion of triple-negative phenotype harbouring TP53 somatic mutations. *J Pathol*. 2016; 238(5): 677-688.
203. O'Malley FP. Non-invasive apocrine lesions of the breast. *Curr Diagn Pathol*. 2004; 10: 211-219.
204. Eusebi V, Damiani S, Losi L, Millis RR. Apocrine differentiation in breast epithelium. *Adv Anat Pathol*. 1997; 4: 139.
205. Seidman JD, Ashton M, Lefkowitz M. Atypical apocrine adenosis of the breast: a clinicopathologic study of 37 patients with 8.7-year follow-up. *Cancer*. 1996; 77(12): 2529-2537.
206. Fuehrer N, Hartmann L, Degnim A, et al. Atypical apocrine adenosis of the breast: long-term follow-up in 37 patients. *Arch Pathol Lab Med*. 2012; 136(2): 179-182.
207. Lee KC, Chan JK, Gwi E. Tubular adenosis of the breast. A distinctive benign lesion mimicking invasive carcinoma. *Am J Surg Pathol*. 1996; 20(1): 46-54.
208. Andersen JA, Carter D, Linell F. A symposium on sclerosing duct lesions of the breast. *Pathol Annu*. 1986; 21(Pt 2): 145-179.
209. Rabban JT, Sgroi DC. Sclerosing lesions of the breast. *Semin Diagn Pathol*. 2004; 21(1): 42-47.
210. Lakhani SREI, Schnitt SJ, Tan PH, van de Vijver MJ, eds. *WHO Classification of Tumors of the Breast*. Lyon: IARC press; 2012.
211. Hilson JB, Schnitt SJ, Collins LC. Phenotypic alterations in myoepithelial cells associated with benign sclerosing lesions of the breast. *Am J Surg Pathol*. 2010; 34(6): 896-900.
212. Jacobs TW, Byrne C, Colditz G, et al. Radial scars in benign breast-biopsy specimens and the risk of breast cancer. *N Engl J Med*. 1999; 340(6): 430-436.
213. Aroner SA, Collins LC, Connolly JL, et al. Radial scars and subsequent breast cancer risk: results from the Nurses'Health Studies. *Breast Cancer Res Treat*. 2013; 139(1): 277-285.
214. Sanders ME, Page DL, Simpson JF, et al. Interdependence of radial scar and proliferative disease with respect to invasive breast carcinoma risk in patients with benign breast biopsies. *Cancer*. 2006; 106(7): 1453-1461.
215. Berg JC, Visscher DW, Vierkant RA, et al. Breast cancer risk in women with radial scars in benign breast biopsies. *Breast Cancer Res Treat*. 2008; 108(2): 167-174.
216. Calhoun B, Collins L. Recommendations for excision following core needle biopsy of the breast: a contemporary evaluation of the literature. *Histopathology*. 2016; 68(1): 138-151.
217. Hertel BF, Zaloudek C, Kempson RL. Breast adenomas. *Cancer*. 1976; 37(6): 2891-2905.
218. Kraus FT, Neubecker RD. The differential diagnosis of papillary tumors of the breast. *Cancer*. 1962; 15: 444-455.
219. Noguchi S, Motomura K, Inaji H, et al. Clonal analysis of solitary intraductal papilloma of the breast by means of polymerase chain reaction. *Am J Pathol*. 1994; 144(6): 1320-1325.
220. Jaffer S, Bleiweiss IJ. Intraductal papilloma with "comedo-like" necrosis, a diagnostic pitfall. *Ann Diagn Pathol*. 2004; 8(5): 276-279.
221. Lammie GA, Millis RR. Ductal adenoma of the breast—a review of fifteen cases. *Hum Pathol*. 1989; 20(9): 903-908.
222. Azzopardi JG, Salm R. Ductal adenoma of the breast: a lesion which can mimic carcinoma. *J Pathol*. 1984; 144(1): 15-23.

223. Carney JA, Toorkey BC. Ductal adenoma of the breast with tubular features. A probable component of the complex of myxomas, spotty pigmentation, endocrine overactivity, and schwannomas. *Am J Surg Pathol*. 1991; 15(8): 722-731.
224. Jiao YF, Nakamura S, Oikawa T, et al. Sebaceous gland metaplasia in intraductal papilloma of the breast. *Virchows Arch*. 2001; 438(5): 505-508.
225. MacGrogan G, Tavassoli FA. Central atypical papillomas of the breast: a clinicopathological study of 119 cases. *Virchows Arch*. 2003; 443(5): 609-617.
226. Raju U, Vertes D. Breast papillomas with atypical ductal hyperplasia: a clinicopathologic study. *Hum Pathol*. 1996; 27(11): 1231-1238.
227. Lee KC, Chan JK, Ho LC. Histologic changes in the breast after fine-needle aspiration. *Am J Surg Pathol*. 1994; 18(10): 1039-1047.
228. Rosen PP. Arthur Purdy Stout and papilloma of the breast. Comments on the occasion of his 100th birthday. *Am J Surg Pathol*. 1986; 10(suppl 1): 100-107.
229. Lewis JT, Hartmann LC, Vierkant RA, et al. An analysis of breast cancer risk in women with single, multiple, and atypical papilloma. *Am J Surg Pathol*. 2006; 30(6): 665-672.
230. Papotti M, Gugliotta P, Ghiringhello B, Bussolati G. Association of breast carcinoma and multiple intraductal papillomas: an histological and immunohistochemical investigation. *Histopathology*. 1984; 8(6): 963-975.
231. Ali-Fehmi R, Carolin K, Wallis T, Visscher DW. Clinicopathologic analysis of breast lesions associated with multiple papillomas. *Hum Pathol*. 2003; 34(3): 234-239.
232. Page DL, Salhany KE, Jensen RA, Dupont WD. Subsequent breast carcinoma risk after biopsy with atypia in a breast papilloma. *Cancer*. 1996; 78(2): 258-266.
233. Collins LC, Schnitt SJ. Papillary lesions of the breast: selected diagnostic and management issues. *Histopathology*. 2008; 52(1): 20-29.
234. Collins LC, Carlo VP, Hwang H, et al. Intracystic papillary carcinomas of the breast: a reevaluation using a panel of myoepithelial cell markers. *Am J Surg Pathol*. 2006; 30(8): 1002-1007.
235. Esposito NN, Dabbs DJ, Bhargava R. Are encapsulated papillary carcinomas of the breast in situ or invasive? A basement membrane study of 27 cases. *Am J Clin Pathol*. 2009; 131(2): 228-242.
236. Wynveen CA, Nehhozina T, Akram M, et al. Intracystic papillary carcinoma of the breast: an in situ or invasive tumor? results of immunohistochemical analysis and clinical follow-up. *Am J Surg Pathol*. 2011; 35(1): 1-14.
237. Collins L, O'Malley F, Visscher D, et al. Encapsulated papillary carcinoma. In: Lakhani SR, Ellis IO, Schnitt SJ, et al, eds. *WHO Classification of Tumours of the Breast*. Lyon: IARC press; 2012.
238. Rakha EA, Gandhi N, Climent F, et al. Encapsulated papillary carcinoma of the breast: an invasive tumor with excellent prognosis. *Am J Surg Pathol*. 2011; 35(8): 1093-1103.
239. Mulligan AM, O'Malley FP. Metastatic potential of encapsulated(intracystic) papillary carcinoma of the breast: a report of 2 cases with axillary lymph node micrometastases. *Int J Surg Pathol*. 2007; 15(2): 143-147.
240. Rakha EA, Varga Z, Elsheik S, Ellis IO. High-grade encapsulated papillary carcinoma of the breast: an under-recognized entity. *Histopathology*. 2015; 66(5): 740-746.
241. Nassar H, Qureshi H, Volkanadsay N, Visscher D. Clinicopathologic analysis of solid papillary carcinoma of the breast and associated invasive carcinomas. *Am J Surg Pathol*. 2006; 30(4): 501-507.
242. Visscher D, Colllins L, O'Malley F, et al. Solid papillary carcinoma. In: Lakhani SR, Ellis IO, Schnitt SJ, et al, eds. *WHO Classification of Tumors of the Breast*. Lyon, France: IARC; 2012: 108-109.
243. Rabban JT, Koerner FC, Lerwill MF. Solid papillary ductal carcinoma in situ versus usual ductal hyperplasia in the breast: a potentially difficult distinction resolved by cytokeratin 5/6. *Hum Pathol*. 2006; 37(7): 787-793.
243a. Chiang S, Weigelt B, Wen HC, et al. IDH2 Mutations define a unique subtype of breast cancer with altered nuclear polarity. *Cancer Res*. 2016; 76(24): 7118-7129.
243b. Eusebi V, Damiani S, Ellis IO, et al. Breast tumor resembling the tall cell variant of papillary thyroid carcinoma: report of 5 cases. *Am J Surg Pathol*. 2003; 27(8): 1114-1118.
243c. Foschini MP, Asioli S, Foreid S, et al. Solid papillary breast carcinomas resembling the tall cell variant of papillary thyroid neoplasms: a unique invasive tumor with indolent behavior. *Am J Surg Pathol*. 2017; 41(7): 887-895.
243d. Bhargava R, Florea AV, Pelmus M, et al. Breast tumor resembling tall cell variant of papillary thyroid carcinoma: a solid papillary neoplasm with characteristic immunohistochemical profile and few recurrent mutations. *Am J Clin Pathol*. 2017; 147(4): 399-410.
244. Tse G, Moriya T, Niu Y. Invasive papillary carcinoma. In: Lakhani SR, Ellis IO, Schnitt SJ, et al, eds. *WHO Classification of Tumours of the Breast*. Lyon, France: IARC; 2012: 64.
245. Rosen PP, Caicco JA. Florid papillomatosis of the nipple. A study of 51 patients, including nine with mammary carcinoma. *Am J Surg Pathol*. 1986; 10(2): 87-101.
246. Jones MW, Tavassoli FA. Coexistence of nipple duct adenoma and breast carcinoma: a clinicopathologic study of five cases and review of the literature. *Mod Pathol*. 1995; 8(6): 633-636.
247. Perzin KH, Lattes R. Papillary adenoma of the nipple(florid papillomatosis, adenoma, adenomatosis). A clinicopathologic study. *Cancer*. 1972; 29(4): 996-1009.
248. Lester S. Subareolar abscess(Zuska's Disease): a specific disease entity with specific treatment and prevention strategies. *Pathol Case Rev*. 1999; 4(5): 189-193.
249. Shousha S. Glandular Paget's disease of the nipple. *Histopathology*. 2007; 50(6): 812-814.
250. Tang X, Umemura S, Kumaki N, et al. A case report of pigmented mammary Paget's disease mimicking nevus of the nipple. *Breast Cancer*. 2014; 21(3): 370-374.
251. Kuan SF, Montag AG, Hart J, et al. Differential expression of mucin genes in mammary and extramammary Paget's disease. *Am J Surg Pathol*. 2001; 25(12): 1469-1477.
252. Yao DX, Hoda SA, Chiu A, et al. Intraepidermal cytokeratin 7 immunoreactive cells in the non-neoplastic nipple may represent interepithelial extension of lactiferous duct cells. *Histopathology*. 2002; 40(3): 230-236.
253. Lundquist K, Kohler S, Rouse RV. Intraepidermal cytokeratin 7 expression is not restricted to Paget cells but is also seen in Toker cells and Merkel cells. *Am J Surg Pathol*. 1999; 23(2): 212-219.
254. Fernandez-Flores A. Toker-cell pathology as a unifying concept. *Histopathology*. 2008; 52(7): 889-891, author reply 91-2.
255. Marucci G, Betts CM, Golouh R, et al. Toker cells are probably precursors of Paget cell carcinoma: a morphological and ultrastructural description. *Virchows Arch*. 2002; 441(2): 117-123.
256. U.S. Cancer Statistics Working Group. United States Cancer Statistics: 1999–2014 Incidence and Mortality Web-based Report. Atlanta (GA): Department of Health and Human Services, Centers for Disease Control and Prevention, and National Cancer Institute; 2017. Available at: http://www.cdc.gov/uscs.
257. American Cancer Society. *Cancer Facts and Figures 2015*. Atlanta, Georgia: American Cancer Society; 2015.
258. Sondik EJ. Breast cancer trends. Incidence, mortality, and survival. *Cancer*. 1994; 74(3 suppl): 995-999.
259. Garfinkel L, Boring CC, Heath CW Jr. Changing trends. An overview of breast cancer incidence and mortality. *Cancer*. 1994; 74(1 suppl): 222-227.
260. Jatoi I, Miller AB. Why is breast-cancer mortality declining? *Lancet Oncol*. 2003; 4(4): 251-254.
261. Peto R, Boreham J, Clarke M, et al. UK and USA breast cancer deaths down 25% in year 2000 at ages 20-69 years. *Lancet*. 2000; 355(9217): 1822.
262. Desouki MM, Li Z, Hameed O, et al. Incidental atypical proliferative lesions in reduction mammoplasty specimens: analysis of 2498 cases from 2 tertiary women's health centers. *Hum Pathol*. 2013; 44(9): 1877-1881.
263. Skolnick MH, Cannon-Albright LA. Genetic predisposition to breast cancer. *Cancer*. 1992; 70(6 suppl): 1747-1754.
264. Willett WC, Tamimi RM, Hankinson SE, et al. Nongenetic factors in the causation of breast cancer. In: Harris JR, Lippman ME, Morrow M, Osborne CK, eds. *Diseases of the Breast*. 4th ed. Philadelphia: Lippincott Williams & Wilkins; 2010: 248-290.
265. Kauff ND, Domchek SM, Friebel TM, et al. Risk-reducing salpingo-oophorectomy for the prevention of BRCA1- and BRCA2-associated breast and gynecologic cancer: a multicenter, prospective study. *J Clin Oncol*. 2008; 26(8): 1331-1337.
266. Eisen A, Lubinski J, Klijn J, et al. Breast cancer risk following bilateral oophorectomy in BRCA1 and BRCA2 mutation carriers: an international case-control study. *J Clin Oncol*. 2005; 23(30): 7491-7496.
267. Lambe M, Hsieh C, Trichopoulos D, et al. Transient increase in the risk of breast cancer after giving birth. *N Engl J Med*. 1994; 331(1): 5-9.
268. Cancer CGoHFiB. Breast cancer and breastfeeding: collaborative reanalysis of individual data from 47 epidemiological studies in 30 countries, including 50 302 women with breast cancer and 96 973 women without the disease. *Lancet*. 2002; 360: 187-195.
269. Key T, Appleby P, Barnes I, Reeves G. Endogenous sex hormones and breast cancer in postmenopausal women: reanalysis of nine prospective studies. *J Natl Cancer Inst*. 2002; 94(8): 606-616.
270. Kaaks R, Rinaldi S, Key TJ, et al. Postmenopausal serum androgens, oestrogens and breast cancer risk: the European prospective investigation into cancer and nutrition. *Endocr Relat Cancer*. 2005; 12(4): 1071-1082.
271. Collaborative Group on Hormonal Factors in Breast C. Breast cancer and hormonal contraceptives: collaborative reanalysis of individual data on 53 297 women with breast cancer and 100 239 women without breast cancer from 54 epidemiological studies. *Lancet*. 1996; 347(9017): 1713-1727.

272. Goss PE, Sierra S. Current perspectives on radiation-induced breast cancer. *J Clin Oncol*. 1998; 16(1): 338-347.
273. Tokunaga M, Land CE, Tokuoka S, et al. Incidence of female breast cancer among atomic bomb survivors, 1950-1985. *Radiat Res*. 1994; 138(2): 209-223.
274. Hancock SL, Tucker MA, Hoppe RT. Breast cancer after treatment of Hodgkin's disease. *J Natl Cancer Inst*. 1993; 85(1): 25-31.
275. Berkel H, Birdsell DC, Jenkins H. Breast augmentation: a risk factor for breast cancer? *N Engl J Med*. 1992; 326(25): 1649-1653.
276. Bryant H, Brasher P. Breast implants and breast cancer—reanalysis of a linkage study. *N Engl J Med*. 1995; 332(23): 1535-1539.
277. Criscitiello C, Disalvatore D, Santangelo M, et al. No link between breast cancer and meningioma: results from a large monoinstitutional retrospective analysis. *Cancer Epidemiol Biomarkers Prev*. 2014; 23(1): 215-217.
278. Wooster R, Weber BL. Breast and ovarian cancer. *N Engl J Med*. 2003; 348(23): 2339-2347.
279. Tan DS, Marchio C, Reis-Filho JS. Hereditary breast cancer: from molecular pathology to tailored therapies. *J Clin Pathol*. 2008; 61(10): 1073-1082.
280. Prevalence and penetrance of BRCA1 and BRCA2 mutations in a population-based series of breast cancer cases. Anglian Breast Cancer Study Group. *Br J Cancer*. 2000; 83(10): 1301-1308.
281. Ponder B. Breast cancer genes. Searches begin and end. *Nature*. 1994; 371(6495): 279.
282. Blackwood MA, Weber BL. BRCA1 and BRCA2: from molecular genetics to clinical medicine. *J Clin Oncol*. 1998; 16(5): 1969-1977.
283. Futreal PA, Liu Q, Shattuck-Eidens D, et al. BRCA1 mutations in primary breast and ovarian carcinomas. *Science*. 1994; 266(5182): 120-122.
284. Wooster R, Neuhausen SL, Mangion J, et al. Localization of a breast cancer susceptibility gene, BRCA2, to chromosome 13q12-13. *Science*. 1994; 265(5181): 2088-2090.
285. Narod SA, Foulkes WD. BRCA1 and BRCA2: 1994 and beyond. *Nat Rev Cancer*. 2004; 4(9): 665-676.
286. Hartge P, Struewing JP, Wacholder S, et al. The prevalence of common BRCA1 and BRCA2 mutations among Ashkenazi Jews. *Am J Hum Genet*. 1999; 64(4): 963-970.
287. Struewing JP, Hartge P, Wacholder S, et al. The risk of cancer associated with specific mutations of BRCA1 and BRCA2 among Ashkenazi Jews. *N Engl J Med*. 1997; 336(20): 1401-1408.
288. Robson M, Offit K. Clinical practice. Management of an inherited predisposition to breast cancer. *N Engl J Med*. 2007; 357(2): 154-162.
289. Fong PC, Boss DS, Yap TA, et al. Inhibition of poly(ADP-ribose) polymerase in tumors from BRCA mutation carriers. *N Engl J Med*. 2009; 361(2): 123-134.
290. Ashworth A. A synthetic lethal therapeutic approach: poly(ADP) ribose polymerase inhibitors for the treatment of cancers deficient in DNA double-strand break repair. *J Clin Oncol*. 2008; 26(22): 3785-3790.
291. Da Silva L, Lakhani SR. Pathology of hereditary breast cancer. *Mod Pathol*. 2010; 23(suppl 2): S46-S51.
292. Adem C, Reynolds C, Soderberg CL, et al. Pathologic characteristics of breast parenchyma in patients with hereditary breast carcinoma, including BRCA1 and BRCA2 mutation carriers. *Cancer*. 2003; 97(1): 1-11.
293. Palacios J, Robles-Frias MJ, Castilla MA, et al. The molecular pathology of hereditary breast cancer. *Pathobiology*. 2008; 75(2): 85-94.
294. Sheikh A, Hussain SA, Ghori Q, et al. The spectrum of genetic mutations in breast cancer. *Asian Pac J Cancer Prev*. 2015; 16(6): 2177-2185.
295. Stuckey AR, Onstad MA. Hereditary breast cancer: an update on risk assessment and genetic testing in 2015. *Am J Obstet Gynecol*. 2015; 213(2): 161-165.
296. Sughrue T, Brody JP. Breast tumor laterality in the United States depends upon the country of birth, but not race. *PLoS ONE*. 2014; 9(8): e103313.
297. Robichaux JP, Hallett RM, Fuseler JW, et al. Mammary glands exhibit molecular laterality and undergo left-right asymmetric ductal epithelial growth in MMTV-cNeu mice. *Oncogene*. 2015; 34(15): 2003-2010.
298. Qualheim RE, Gall EA. Breast carcinoma with multiple sites of origin. *Cancer*. 1957; 10(3): 460-468.
299. Kanumuri P, Hayse B, Killelea BK, et al. Characteristics of Multifocal and Multicentric Breast Cancers. *Ann Surg Oncol*. 2015; 22(8): 2475-2482.
300. Dawson PJ, Baekey PA, Clark RA. Mechanisms of multifocal breast cancer: an immunocytochemical study. *Hum Pathol*. 1995; 26(9): 965-969.
301. Middleton LP, Vlastos G, Mirza NQ, et al. Multicentric mammary carcinoma: evidence of monoclonal proliferation. *Cancer*. 2002; 94(7): 1910-1916.
302. Volante M, Sapino A, Croce S, Bussolati G. Heterogeneous versus homogeneous genetic nature of multiple foci of in situ carcinoma of the breast. *Hum Pathol*. 2003; 34(11): 1163-1169.
303. Andea AA, Bouwman D, Wallis T, Visscher DW. Correlation of tumor volume and surface area with lymph node status in patients with multifocal/multicentric breast carcinoma. *Cancer*. 2004; 100(1): 20-27.
304. Hilton JF, Bouganim N, Dong B, et al. Do alternative methods of measuring tumor size, including consideration of multicentric/ multifocal disease, enhance prognostic information beyond TNM staging in women with early stage breast cancer: an analysis of the NCIC CTG MA.5 and MA.12 clinical trials. *Breast Cancer Res Treat*. 2013; 142(1): 143-151.
305. Broet P, de la Rochefordiere A, Scholl SM, et al. Contralateral breast cancer: annual incidence and risk parameters. *J Clin Oncol*. 1995; 13(7): 1578-1583.
306. Early Breast Cancer Trialists'Collaborative G. Aromatase inhibitors versus tamoxifen in early breast cancer: patient-level meta-analysis of the randomised trials. *Lancet*. 2015; 386(10001): 1341-1352.
307. Saslow D, Boetes C, Burke W, et al. American Cancer Society guidelines for breast screening with MRI as an adjunct to mammography. *CA Cancer J Clin*. 2007; 57(2): 75-89.
308. Hawley ST, Jagsi R, Morrow M, et al. Social and clinical determinants of contralateral prophylactic mastectomy. *JAMA Surg*. 2014; 149(6): 582-589.
309. Kummerow KL, Du L, Penson DF, et al. Nationwide trends in mastectomy for early-stage breast cancer. *JAMA Surg*. 2015; 150(1): 9-16.
310. Nichol AM, Yerushalmi R, Tyldesley S, et al. A case-match study comparing unilateral with synchronous bilateral breast cancer outcomes. *J Clin Oncol*. 2011; 29(36): 4763-4768.
311. Smart CR, Byrne C, Smith RA, et al. Twenty-year follow-up of the breast cancers diagnosed during the Breast Cancer Detection Demonstration Project. *CA Cancer J Clin*. 1997; 47(3): 134-149.
312. Specht MC, Fey JV, Borgen PI, Cody HS 3rd. Is the clinically positive axilla in breast cancer really a contraindication to sentinel lymph node biopsy? *J Am Coll Surg*. 2005; 200(1): 10-14.
313. Gajdos C, Tartter PI, Bleiweiss IJ, et al. Mammographic appearance of nonpalpable breast cancer reflects pathologic characteristics. *Ann Surg*. 2002; 235(2): 246-251.
314. Millis RR, Davis R, Stacey AJ. The detection and significance of calcifications in the breast: a radiological and pathological study. *Br J Radiol*. 1976; 49(577): 12-26.
315. Farshid G, Sullivan T, Downey P, et al. Independent predictors of breast malignancy in screen-detected microcalcifications: biopsy results in 2545 cases. *Br J Cancer*. 2011; 105(11): 1669-1675.
316. D'Orsi C, Sickles E, Mendelson E, Morris EA. *ACR BI-RADS Atlas, Breast Imaging Reporting and Data System*. Reston, VA: American College of Radiology; 2013.
317. Barlow WE, Lehman CD, Zheng Y, et al. Performance of diagnostic mammography for women with signs or symptoms of breast cancer. *J Natl Cancer Inst*. 2002; 94(15): 1151-1159.
318. Owings DV, Hann L, Schnitt SJ. How thoroughly should needle localization breast biopsies be sampled for microscopic examination? A prospective mammographic/ pathologic correlative study. *Am J Surg Pathol*. 1990; 14(6): 578-583.
319. Gonzalez JE, Caldwell RG, Valaitis J. Calcium oxalate crystals in the breast. Pathology and significance. *Am J Surg Pathol*. 1991; 15(6): 586-591.
320. Gisvold JJ. Imaging of the breast: techniques and results. *Mayo Clin Proc*. 1990; 65(1): 56-66.
321. Gillman J, Toth HK, Moy L. The role of dynamic contrast-enhanced screening breast MRI in populations at increased risk for breast cancer. *Women's health*. 2014; 10(6): 609-622.
322. Force USPST. Screening for breast cancer: U.S. Preventive Services Task Force recommendation statement. *Ann Intern Med*. 2009; 151(10): 716-726, W-236.
323. Arisio R, Cuccorese C, Accinelli G, et al. Role of fine-needle aspiration biopsy in breast lesions: analysis of a series of 4,110 cases. *Diagn Cytopathol*. 1998; 18(6): 462-467.
324. Kline TS, Joshi LP, Neal HS. Fine-needle aspiration of the breast: diagnoses and pitfalls. A review of 3545 cases. *Cancer*. 1979; 44(4): 1458-1464.
325. Norton LW, Davis JR, Wiens JL, et al. Accuracy of aspiration cytology in detecting breast cancer. *Surgery*. 1984; 96(4): 806-814.
326. Kline TS. Masquerades of malignancy: a review of 4,241 aspirates from the breast. *Acta Cytol*. 1981; 25(3): 263-266.
327. Abendroth CS, Wang HH, Ducatman BS. Comparative features of carcinoma in situ and atypical ductal hyperplasia of the breast on fine-needle aspiration biopsy specimens. *Am J Clin Pathol*. 1991; 96(5): 654-659.
328. Chandrasoma PT. Microcalcification in the breast and the pathologist. *Am J Surg Pathol*. 2002; 26(1): 135-136.
329. Hammond ME, Hayes DF, Dowsett M, et al. American Society of Clinical Oncology/ College Of American Pathologists guideline recommendations for immunohistochemical testing of estrogen and progesterone receptors in breast cancer. *J Clin Oncol*. 2010; 28(16): 2784-2795.
330. Renshaw AA. Adequate histologic sampling of breast core needle biopsies. *Arch Pathol Lab Med*. 2001; 125(8): 1055-1057.
331. Collins LC, Connolly JL, Page DL, et al. Diagnostic agreement in the evaluation of image-

guided breast core needle biopsies: results from a randomized clinical trial. *Am J Surg Pathol*. 2004; 28(1): 126-131.

332. Elsheikh TM, Silverman JF. Follow-up surgical excision is indicated when breast core needle biopsies show atypical lobular hyperplasia or lobular carcinoma in situ: a correlative study of 33 patients with review of the literature. *Am J Surg Pathol*. 2005; 29(4): 534-543.
333. Cangiarella J, Guth A, Axelrod D, et al. Is surgical excision necessary for the management of atypical lobular hyperplasia and lobular carcinoma in situ diagnosed on core needle biopsy?: a report of 38 cases and review of the literature. *Arch Pathol Lab Med*. 2008; 132(6): 979-983.
334. Murray MP, Luedtke C, Liberman L, et al. Classic lobular carcinoma in situ and atypical lobular hyperplasia at percutaneous breast core biopsy: Outcomes of prospective excision. *Cancer*. 2013; 119(5): 1073-1079.
335. Rendi MH, Dintzis SM, Lehman CD, et al. Lobular in-situ neoplasia on breast core needle biopsy: imaging indication and pathologic extent can identify which patients require excisional biopsy. *Ann Surg Oncol*. 2012; 19(3): 914-921.
336. Carder PJ, Garvican J, Haigh I, Liston JC. Needle core biopsy can reliably distinguish between benign and malignant papillary lesions of the breast. *Histopathology*. 2005; 46(3): 320-327.
337. Davies JD, Nonni A, D'Costa HF. Mammary epidermoid inclusion cysts after wide-core needle biopsies. *Histopathology*. 1997; 31(6): 549-551.
338. Gobbi H, Tse G, Page DL, et al. Reactive spindle cell nodules of the breast after core biopsy or fine-needle aspiration. *Am J Clin Pathol*. 2000; 113(2): 288-294.
339. Youngson BJ, Liberman L, Rosen PP. Displacement of carcinomatous epithelium in surgical breast specimens following stereotaxic core biopsy. *Am J Clin Pathol*. 1995; 103(5): 598-602.
340. Koo JS, Jung WH, Kim H. Epithelial displacement into the lymphovascular space can be seen in breast core needle biopsy specimens. *Am J Clin Pathol*. 2010; 133(5): 781-787.
341. Nagi C, Bleiweiss I, Jaffer S. Epithelial displacement in breast lesions: a papillary phenomenon. *Arch Pathol Lab Med*. 2005; 129(11): 1465-1469.
342. Sauter ER, Hoffman JP, Ottery FD, et al. Is frozen section analysis of reexcision lumpectomy margins worthwhile? Margin analysis in breast reexcisions. *Cancer*. 1994; 73(10): 2607-2612.
343. Bishop JA, Sun J, Ajkay N, Sanders MA. Decline in frozen section diagnosis for axillary sentinel lymph nodes as a result of the American College of Surgeons Oncology Group Z0011 trial. *Arch Pathol Lab Med*. 2016; 140(8): 830-835.
344. Giuliano AE, McCall L, Beitsch P, et al. Locoregional recurrence after sentinel lymph node dissection with or without axillary dissection in patients with sentinel lymph node metastases: the American College of Surgeons Oncology Group Z0011 randomized trial. *Ann Surg*. 2010; 252(3): 426-432, discussion 432-433.
345. Kerner H, Lichtig C. Lobular cancerization: incidence and differential diagnosis with lobular carcinoma in situ of breast. *Histopathology*. 1986; 10(6): 621-629.
346. Badve S, A'Hern RP, Ward AM, et al. Prediction of local recurrence of ductal carcinoma in situ of the breast using five histological classifications: a comparative study with long follow-up. *Hum Pathol*. 1998; 29(9): 915-923.
347. Douglas-Jones AG, Gupta SK, Attanoos RL, et al. A critical appraisal of six modern classifications of ductal carcinoma in situ of the breast(DCIS): correlation with grade of associated invasive carcinoma. *Histopathology*. 1996; 29(5): 397-409.
348. Ellis IO, Pinder SE, Lee AH, Elston CW. A critical appraisal of existing classification systems of epithelial hyperplasia and in situ neoplasia of the breast with proposals for future methods of categorization: where are we going? *Semin Diagn Pathol*. 1999; 16(3): 202-208.
349. Consensus Conference on the classification of ductal carcinoma in situ. The Consensus Conference Committee. *Cancer*. 1997; 80(9): 1798-1802.
350. Lester SC, Connolly JL, Amin MB. College of American Pathologists protocol for the reporting of ductal carcinoma in situ. *Arch Pathol Lab Med*. 2009; 133(1): 13-14.
351. Collins LC, Achacoso N, Nekhlyudov L, et al. Relationship between clinical and pathologic features of ductal carcinoma in situ and patient age: an analysis of 657 patients. *Am J Surg Pathol*. 2009; 33(12): 1802-1808.
352. Carter D, Smith RR. Carcinoma in situ of the breast. *Cancer*. 1977; 40(3): 1189-1193.
353. Lara JF, Young SM, Velilla RE, et al. The relevance of occult axillary micrometastasis in ductal carcinoma in situ: a clinicopathologic study with long-term follow-up. *Cancer*. 2003; 98(10): 2105-2113.
354. Rosen PP. Axillary lymph node metastases in patients with occult noninvasive breast carcinoma. *Cancer*. 1980; 46(5): 1298-1306.
355. O'Sullivan MJ, Morrow M. Ductal carcinoma in situ—current management. *Surg Clin North Am*. 2007; 87(2): 333-351, viii.
356. Bellamy CO, McDonald C, Salter DM, et al. Noninvasive ductal carcinoma of the breast: the relevance of histologic categorization. *Hum Pathol*. 1993; 24(1): 16-23.
357. Schnitt SJ. Clinging carcinoma: an American perspective. *Semin Diagn Pathol*. 2010; 27(1): 31-36.
358. Fisher ER, Brown R. Intraductal signet ring carcinoma. A hitherto undescribed form of intraductal carcinoma of the breast. *Cancer*. 1985; 55(11): 2533-2537.
359. Leal C, Henrique R, Monteiro P, et al. Apocrine ductal carcinoma in situ of the breast: histologic classification and expression of biologic markers. *Hum Pathol*. 2001; 32(5): 487-493.
360. Hayes MM, Peterse JL, Yavuz E, et al. Squamous cell carcinoma in situ of the breast: a light microscopic and immunohistochemical study of a previously undescribed lesion. *Am J Surg Pathol*. 2007; 31(9): 1414-1419.
361. Cross AS, Azzopardi JG, Krausz T, et al. A morphological and immunocytochemical study of a distinctive variant of ductal carcinoma in-situ of the breast. *Histopathology*. 1985; 9(1): 21-37.
362. Tsang WY, Chan JK. Endocrine ductal carcinoma in situ(E-DCIS) of the breast: a form of low-grade DCIS with distinctive clinicopathologic and biologic characteristics. *Am J Surg Pathol*. 1996; 20(8): 921-943.
363. Farshid G, Moinfar F, Meredith DJ, et al. Spindle cell ductal carcinoma in situ. An unusual variant of ductal intra-epithelial neoplasia that simulates ductal hyperplasia or a myoepithelial proliferation. *Virchows Arch*. 2001; 439(1): 70-77.
364. Bombonati A, Sgroi DC. The molecular pathology of breast cancer progression. *J Pathol*. 2011; 223(2): 307-317.
365. Sotiriou C, Wirapati P, Loi S, et al. Gene expression profiling in breast cancer: understanding the molecular basis of histologic grade to improve prognosis. *J Natl Cancer Inst*. 2006; 98(4): 262-272.
366. Rosen PP, Braun DW Jr, Kinne DE. The clinical significance of pre-invasive breast carcinoma. *Cancer*. 1980; 46(4 suppl): 919-925.
367. Collins LC, Tamimi RM, Baer HJ, et al. Outcome of patients with ductal carcinoma in situ untreated after diagnostic biopsy: results from the Nurses'Health Study. *Cancer*. 2005; 103(9): 1778-1784.
368. Eusebi V, Foschini MP, Cook MG, et al. Long-term follow-up of in situ carcinoma of the breast with special emphasis on clinging carcinoma. *Semin Diagn Pathol*. 1989; 6(2): 165-173.
369. Sanders ME, Schuyler PA, Dupont WD, Page DL. The natural history of low-grade ductal carcinoma in situ of the breast in women treated by biopsy only revealed over 30 years of long-term follow-up. *Cancer*. 2005; 103(12): 2481-2484.
370. Sanders ME, Schuyler PA, Simpson JF, et al. Continued observation of the natural history of low-grade ductal carcinoma in situ reaffirms proclivity for local recurrence even after more than 30 years of follow-up. *Mod Pathol*. 2015; 28(5): 662-669.
371. Lampejo OT, Barnes DM, Smith P, Millis RR. Evaluation of infiltrating ductal carcinomas with a DCIS component: correlation of the histologic type of the in situ component with grade of the infiltrating component. *Semin Diagn Pathol*. 1994; 11(3): 215-222.
372. Ma XJ, Salunga R, Tuggle JT, et al. Gene expression profiles of human breast cancer progression. *Proc Natl Acad Sci USA*. 2003; 100(10): 5974-5979.
373. Morrow M, Schnitt SJ, Norton L. Current management of lesions associated with an increased risk of breast cancer. *Nat Rev Clin Oncol*. 2015; 12(4): 227-238.
374. Morrow M, Strom EA, Bassett LW, et al. Standard for the management of ductal carcinoma in situ of the breast(DCIS). *CA Cancer J Clin*. 2002; 52(5): 256-276.
375. Schnitt SJ, Morrow M. Lobular carcinoma in situ: current concepts and controversies. *Semin Diagn Pathol*. 1999; 16(3): 209-223.
376. Hanby AM, Hughes TA. In situ and invasive lobular neoplasia of the breast. *Histopathology*. 2008; 52(1): 58-66.
377. Fadare O, Dadmanesh F, Alvarado-Cabrero I, et al. Lobular intraepithelial neoplasia [lobular carcinoma in situ] with comedo-type necrosis: a clinicopathologic study of 18 cases. *Am J Surg Pathol*. 2006; 30(11): 1445-1453.
378. Sneige N, Wang J, Baker BA, et al. Clinical, histopathologic, and biologic features of pleomorphic lobular(ductal-lobular) carcinoma in situ of the breast: a report of 24 cases. *Mod Pathol*. 2002; 15(10): 1044-1050.
379. Shin SJ, Lal A, De Vries S, et al. Florid lobular carcinoma in situ: molecular profiling and comparison to classic lobular carcinoma in situ and pleomorphic lobular carcinoma in situ. *Hum Pathol*. 2013; 44(10): 1998-2009.
380. Dabbs DJ, Bhargava R, Chivukula M. Lobular versus ductal breast neoplasms: the diagnostic utility of p120 catenin. *Am J Surg Pathol*. 2007; 31(3): 427-437.
381. Canas-Marques R, Schnitt SJ. E-cadherin immunohistochemistry in breast pathology: uses and pitfalls. *Histopathology*. 2016; 68(1): 57-69.
382. Da Silva L, Parry S, Reid L, et al. Aberrant expression of E-cadherin in lobular carcinomas of the breast. *Am J Surg Pathol*. 2008; 32(5): 773-783.

383. Middleton LP, Palacios DM, Bryant BR, et al. Pleomorphic lobular carcinoma: morphology, immunohistochemistry, and molecular analysis. *Am J Surg Pathol*. 2000; 24(12): 1650-1656.
384. Palacios J, Sarrio D, Garcia-Macias MC, et al. Frequent E-cadherin gene inactivation by loss of heterozygosity in pleomorphic lobular carcinoma of the breast. *Mod Pathol*. 2003; 16(7): 674-678.
385. Andersen JA. Lobular carcinoma in situ. A long-term follow-up in 52 cases. *Acta Pathol Microbiol Scand [A]*. 1974; 82(4): 519-533.
386. Fisher ER, Land SR, Fisher B, et al. Pathologic findings from the National Surgical Adjuvant Breast and Bowel Project: twelve-year observations concerning lobular carcinoma in situ. *Cancer*. 2004; 100(2): 238-244.
387. Haagensen CD, Lane N, Lattes R, Bodian C. Lobular neoplasia(so-called lobular carcinoma in situ) of the breast. *Cancer*. 1978; 42(2): 737-769.
388. Ottesen GL, Graversen HP, Blichert-Toft M, et al. Lobular carcinoma in situ of the female breast. Short-term results of a prospective nationwide study. The Danish Breast Cancer Cooperative Group. *Am J Surg Pathol*. 1993; 17(1): 14-21.
389. Wheeler JE, Enterline HT, Roseman JM, et al. Lobular carcinoma in situ of the breast. Long-term followup. *Cancer*. 1974; 34(3): 554-563.
390. Andersen JA. Lobular carcinoma in situ of the breast. An approach to rational treatment. *Cancer*. 1977; 39(6): 2597-2602.
391. Fisher ER, Costantino J, Fisher B, et al. Pathologic findings from the National Surgical Adjuvant Breast Project(NSABP) Protocol B-17. Five-year observations concerning lobular carcinoma in situ. *Cancer*. 1996; 78(7): 1403-1416.
392. Fisher B, Costantino JP, Wickerham DL, et al. Tamoxifen for prevention of breast cancer: report of the National Surgical Adjuvant Breast and Bowel Project P-1 Study. *J Natl Cancer Inst*. 1998; 90(18): 1371-1388.
393. Sue GR, Lannin DR, Killelea B, Chagpar AB. Predictors of microinvasion and its prognostic role in ductal carcinoma in situ. *Am J Surg*. 2013; 206(4): 478-481.
394. Schnitt SJ. Microinvasive carcinoma of the breast: a diagnosis in search of a definition. *Adv Anat Pathol*. 1998; 5(6): 367-372.
395. Hoda SA, Prasad ML, Moore A, et al. Microinvasive carcinoma of the breast: can it be diagnosed reliably and is it clinically significant? *Histopathology*. 1999; 35(5): 468-470.
396. Prasad ML, Osborne MP, Giri DD, Hoda SA. Microinvasive carcinoma(T1mic) of the breast: clinicopathologic profile of 21 cases. *Am J Surg Pathol*. 2000; 24(3): 422-428.
397. Werling RW, Hwang H, Yaziji H, Gown AM. Immunohistochemical distinction of invasive from noninvasive breast lesions: a comparative study of p63 versus calponin and smooth muscle myosin heavy chain. *Am J Surg Pathol*. 2003; 27(1): 82-90.
398. Zavotsky J, Hansen N, Brennan MB, et al. Lymph node metastasis from ductal carcinoma in situ with microinvasion. *Cancer*. 1999; 85(11): 2439-2443.
399. Padmore RF, Fowble B, Hoffman J, et al. Microinvasive breast carcinoma: clinicopathologic analysis of a single institution experience. *Cancer*. 2000; 88(6): 1403-1409.
400. de Mascarel I, MacGrogan G, Mathoulin-Pelissier S, et al. Breast ductal carcinoma in situ with microinvasion: a definition supported by a long-term study of 1248 serially sectioned ductal carcinomas. *Cancer*. 2002; 94(8): 2134-2142.
401. Matsen CB, Hirsch A, Eaton A, et al. Extent of microinvasion in ductal carcinoma in situ is not associated with sentinel lymph node metastases. *Ann Surg Oncol*. 2014; 21(10): 3330-3335.
402. Azzopardi JG, Laurini RN. Elastosis in breast cancer. *Cancer*. 1974; 33(1): 174-183.
403. Fisher ER, Gregorio RM, Fisher B, et al. The pathology of invasive breast cancer. A syllabus derived from findings of the National Surgical Adjuvant Breast Project(protocol no. 4). *Cancer*. 1975; 36(1): 1-85.
404. Rosen PP. Tumor emboli in intramammary lymphatics in breast carcinoma: pathologic criteria for diagnosis and clinical significance. *Pathol Annu*. 1983; 18(Pt 2): 215-232.
405. Rabban JT, Chen YY. D2-40 expression by breast myoepithelium: potential pitfalls in distinguishing intralymphatic carcinoma from in situ carcinoma. *Hum Pathol*. 2008; 39(2): 175-183.
406. Ordonez NG, Brooks T, Thompson S, Batsakis JG. Use of Ulex europaeus agglutinin I in the identification of lymphatic and blood vessel invasion in previously stained microscopic slides. *Am J Surg Pathol*. 1987; 11(7): 543-550.
407. Schnitt SJ, Connolly JL, Khettry U, et al. Pathologic findings on re-excision of the primary site in breast cancer patients considered for treatment by primary radiation therapy. *Cancer*. 1987; 59(4): 675-681.
408. Jarasch ED, Nagle RB, Kaufmann M, et al. Differential diagnosis of benign epithelial proliferations and carcinomas of the breast using antibodies to cytokeratins. *Hum Pathol*. 1988; 19(3): 276-289.
409. Collins LC, Martyniak AJ, Kandel MJ, et al. Basal cytokeratin and epidermal growth factor receptor expression are not predictive of BRCA1 mutation status in women with triple-negative breast cancers. *Am J Surg Pathol*. 2009; 33: 1093-1097.
410. Bhargava R, Beriwal S, Dabbs DJ. Mammaglobin vs GCDFP-15: an immunohistologic validation survey for sensitivity and specificity. *Am J Clin Pathol*. 2007; 127(1): 103-113.
411. Mazoujian G, Bodian C, Haagensen DE Jr, Haagensen CD. Expression of GCDFP-15 in breast carcinomas. Relationship to pathologic and clinical factors. *Cancer*. 1989; 63(11): 2156-2161.
412. Miettinen M, McCue PA, Sarlomo-Rikala M, et al. GATA3: a multispecific but potentially useful marker in surgical pathology: a systematic analysis of 2500 epithelial and nonepithelial tumors. *Am J Surg Pathol*. 2014; 38(1): 13-22.
413. Dwarakanath S, Lee AK, Delellis RA, et al. S-100 protein positivity in breast carcinomas: a potential pitfall in diagnostic immunohistochemistry. *Hum Pathol*. 1987; 18(11): 1144-1148.
414. Lunde S, Nesland JM, Holm R, Johannessen JV. Breast carcinomas with protein S-100 immunoreactivity. An immunocytochemical and ultrastructural study. *Pathol Res Pract*. 1987; 182(5): 627-631.
415. Bonetti F, Colombari R, Manfrin E, et al. Breast carcinoma with positive results for melanoma marker(HMB-45). HMB-45 immunoreactivity in normal and neoplastic breast. *Am J Clin Pathol*. 1989; 92(4): 491-495.
416. Robens J, Goldstein L, Gown AM, Schnitt SJ. Thyroid transcription factor-1 expression in breast carcinomas. *Am J Surg Pathol*. 2010; 34(12): 1881-1885.
417. Bellahcene A, Castronovo V. Increased expression of osteonectin and osteopontin, two bone matrix proteins, in human breast cancer. *Am J Pathol*. 1995; 146(1): 95-100.
418. Hirota S, Ito A, Nagoshi J, et al. Expression of bone matrix protein messenger ribonucleic acids in human breast cancers. Possible involvement of osteopontin in development of calcifying foci. *Lab Invest*. 1995; 72(1): 64-69.
419. Wetzels RH, Holland R, van Haelst UJ, et al. Detection of basement membrane components and basal cell keratin 14 in noninvasive and invasive carcinomas of the breast. *Am J Pathol*. 1989; 134(3): 571-579.
420. Willebrand D, Bosman FT, de Goeij AF. Patterns of basement membrane deposition in benign and malignant breast tumours. *Histopathology*. 1986; 10(12): 1231-1241.
421. Fisher ER. Ultrastructure of the human breast and its disorders. *Am J Clin Pathol*. 1976; 66(2): 291-375.
422. Battifora H. Intracytoplasmic lumina in breast carcinoma: a helpful histopathologic feature. *Arch Pathol*. 1975; 99(11): 614-617.
423. Sobrinho-Simoes M, Johannessen JV, Gould VE. The diagnostic significance of intracytoplasmic lumina in metastatic neoplasms. *Ultrastruct Pathol*. 1981; 2(4): 327-335.
424. Ohtani H, Sasano N. Myofibroblasts and myoepithelial cells in human breast carcinoma. An ultrastructural study. *Virchows Arch A Pathol Anat Histol*. 1980; 385(3): 247-261.
425. de Deus Moura R, Wludarski SC, Carvalho FM, Bacchi CE. Immunohistochemistry applied to the differential diagnosis between ductal and lobular carcinoma of the breast. *Appl Immunohistochem Mol Morphol*. 2013; 21: 1-12.
426. Rakha EA, Ellis IO. Lobular breast carcinoma and its variants. *Semin Diagn Pathol*. 2010; 27(1): 49-61.
427. Martinez V, Azzopardi JG. Invasive lobular carcinoma of the breast: incidence and variants. *Histopathology*. 1979; 3(6): 467-488.
428. Raap M, Antonopoulos W, Dammrich M, et al. High frequency of lobular breast cancer in distant metastases to the orbit. *Cancer Med*. 2015; 4(1): 104-111.
429. Weidner N, Semple JP. Pleomorphic variant of invasive lobular carcinoma of the breast. *Hum Pathol*. 1992; 23(10): 1167-1171.
430. Chen YY, Hwang ES, Roy R, et al. Genetic and phenotypic characteristics of pleomorphic lobular carcinoma in situ of the breast. *Am J Surg Pathol*. 2009; 33(11): 1683-1694.
431. Steinbrecher JS, Silverberg SG. Signet-ring cell carcinoma of the breast. The mucinous variant of infiltrating lobular carcinoma? *Cancer*. 1976; 37(2): 828-840.
432. Chu PG, Weiss LM. Immunohistochemical characterization of signet-ring cell carcinomas of the stomach, breast, and colon. *Am J Clin Pathol*. 2004; 121(6): 884-892.
433. Mahmud N, Ford JM, Longacre TA, et al. Metastatic lobular breast carcinoma mimicking primary signet ring adenocarcinoma in a patient with a suspected CDH1 mutation. *J Clin Oncol*. 2015; 33(4): e19-e21.
434. Iesato A, Oba T, Ono M, et al. Breast metastases of gastric signet-ring cell carcinoma: a report of two cases and review of the literature. *Onco Targets Ther*. 2015; 8: 91-97.
435. Shimizu S, Kitamura H, Ito T, et al. Histiocytoid breast carcinoma: histological, immunohistochemical, ultrastructural, cytological and clinicopathological studies. *Pathol Int*. 1998; 48(7): 549-556.
436. Tan PH, Harada O, Thike AA, Tse GM. Histiocytoid breast carcinoma: an enigmatic lobular entity. *J Clin Pathol*. 2011; 64(8): 654-659.
437. Eusebi V, Foschini MP, Bussolati G, Rosen PP. Myoblastomatoid(histiocytoid) carcinoma of the

breast. A type of apocrine carcinoma. *Am J Surg Pathol*. 1995; 19(5): 553-562.
438. Walford N, ten Velden J. Histiocytoid breast carcinoma: an apocrine variant of lobular carcinoma. *Histopathology*. 1989; 14(5): 515-522.
439. Ramos CV, Taylor HB. Lipid-rich carcinoma of the breast. A clinicopathologic analysis of 13 examples. *Cancer*. 1974; 33(3): 812-819.
440. van Bogaert LJ, Maldague P. Histologic variants of lipid-secreting carcinoma of the breast. *Virchows Arch A Pathol Anat Histol*. 1977; 375(4): 345-353.
441. Guan B, Wang H, Cao S, et al. Lipid-rich carcinoma of the breast clinicopathologic analysis of 17 cases. *Ann Diagn Pathol*. 2011; 15(4): 225-232.
442. Shousha S, Backhous CM, Alaghband-Zadeh J, Burn I. Alveolar variant of invasive lobular carcinoma of the breast. A tumor rich in estrogen receptors. *Am J Clin Pathol*. 1986; 85(1): 1-5.
443. Dixon JM, Anderson TJ, Page DL, et al. Infiltrating lobular carcinoma of the breast. *Histopathology*. 1982; 6(2): 149-161.
444. McDivitt RW, Boyce W, Gersell D. Tubular carcinoma of the breast. Clinical and pathological observations concerning 135 cases. *Am J Surg Pathol*. 1982; 6(5): 401-411.
445. Peters GN, Wolff M, Haagensen CD. Tubular carcinoma of the breast. Clinical pathologic correlations based on 100 cases. *Ann Surg*. 1981; 193(2): 138-149.
446. Tremblay G. Elastosis in tubular carcinoma of the breast. *Arch Pathol*. 1974; 98(5): 302-307.
447. Aulmann S, Elsawaf Z, Penzel R, et al. Invasive tubular carcinoma of the breast frequently is clonally related to flat epithelial atypia and low-grade ductal carcinoma in situ. *Am J Surg Pathol*. 2009; 33(11): 1646-1653.
448. Kunju LP, Ding Y, Kleer CG. Tubular carcinoma and grade 1(well-differentiated) invasive ductal carcinoma: comparison of flat epithelial atypia and other intra-epithelial lesions. *Pathol Int*. 2008; 58(10): 620-625.
449. Dawson AE, Logan-Young W, Mulford DK. Aspiration cytology of tubular carcinoma. Diagnostic features with mammographic correlation. *Am J Clin Pathol*. 1994; 101(4): 488-492.
450. Winchester DJ, Sahin AA, Tucker SL, Singletary SE. Tubular carcinoma of the breast. Predicting axillary nodal metastases and recurrence. *Ann Surg*. 1996; 223(3): 342-347.
451. Diab SG, Clark GM, Osborne CK, et al. Tumor characteristics and clinical outcome of tubular and mucinous breast carcinomas. *J Clin Oncol*. 1999; 17(5): 1442-1448.
452. Rakha EA, Lee AH, Evans AJ, et al. Tubular carcinoma of the breast: further evidence to support its excellent prognosis. *J Clin Oncol*. 2010; 28(1): 99-104.
453. Fisher ER, Gregorio RM, Redmond C, Fisher B. Tubulolobular invasive breast cancer: a variant of lobular invasive cancer. *Hum Pathol*. 1977; 8(6): 679-683.
454. Wheeler DT, Tai LH, Bratthauer GL, et al. Tubulolobular carcinoma of the breast: an analysis of 27 cases of a tumor with a hybrid morphology and immunoprofile. *Am J Surg Pathol*. 2004; 28(12): 1587-1593.
455. Esposito NN, Chivukula M, Dabbs DJ. The ductal phenotypic expression of the E-cadherin/catenin complex in tubulolobular carcinoma of the breast: an immunohistochemical and clinicopathologic study. *Mod Pathol*. 2007; 20(1): 130-138.
456. Green I, McCormick B, Cranor M, Rosen PP. A comparative study of pure tubular and tubulolobular carcinoma of the breast. *Am J Surg Pathol*. 1997; 21(6): 653-657.
457. Venable JG, Schwartz AM, Silverberg SG. Infiltrating cribriform carcinoma of the breast: a distinctive clinicopathologic entity. *Hum Pathol*. 1990; 21(3): 333-338.
458. Page DL, Dixon JM, Anderson TJ, et al. Invasive cribriform carcinoma of the breast. *Histopathology*. 1983; 7(4): 525-536.
459. Di Saverio S, Gutierrez J, Avisar E. A retrospective review with long term follow up of 11,400 cases of pure mucinous breast carcinoma. *Breast Cancer Res Treat*. 2008; 111(3): 541-547.
460. Bal A, Joshi K, Sharma SC, et al. Prognostic significance of micropapillary pattern in pure mucinous carcinoma of the breast. *Int J Surg Pathol*. 2008; 16(3): 251-256.
461. Walker RA. Mucoid carcinomas of the breast: a study using mucin histochemistry and peanut lectin. *Histopathology*. 1982; 6(5): 571-579.
462. O'Connell JT, Shao ZM, Drori E, et al. Altered mucin expression is a field change that accompanies mucinous(colloid) breast carcinoma histogenesis. *Hum Pathol*. 1998; 29(12): 1517-1523.
463. Matsukita S, Nomoto M, Kitajima S, et al. Expression of mucins(MUC1, MUC2, MUC5AC and MUC6) in mucinous carcinoma of the breast: comparison with invasive ductal carcinoma. *Histopathology*. 2003; 42(1): 26-36.
464. Domfeh AB, Carley AL, Striebel JM, et al. WT1 immunoreactivity in breast carcinoma: selective expression in pure and mixed mucinous subtypes. *Mod Pathol*. 2008; 21(10): 1217-1223.
465. Lacroix-Triki M, Suarez PH, MacKay A, et al. Mucinous carcinoma of the breast is genomically distinct from invasive ductal carcinomas of no special type. *J Pathol*. 2010; 222(3): 282-298.
466. Capella C, Eusebi V, Mann B, Azzopardi JG. Endocrine differentiation in mucoid carcinoma of the breast. *Histopathology*. 1980; 4(6): 613-630.
467. Rasmussen BB, Rose C, Thorpe SM, et al. Argyrophilic cells in 202 human mucinous breast carcinomas. Relation to histopathologic and clinical factors. *Am J Clin Pathol*. 1985; 84(6): 737-740.
468. Weigelt B, Geyer FC, Horlings HM, et al. Mucinous and neuroendocrine breast carcinomas are transcriptionally distinct from invasive ductal carcinomas of no special type. *Mod Pathol*. 2009; 22(11): 1401-1414.
469. Scopsi L, Andreola S, Pilotti S, et al. Mucinous carcinoma of the breast. A clinicopathologic, histochemical, and immunocytochemical study with special reference to neuroendocrine differentiation. *Am J Surg Pathol*. 1994; 18(7): 702-711.
470. Rasmussen BB, Rose C, Christensen IB. Prognostic factors in primary mucinous breast carcinoma. *Am J Clin Pathol*. 1987; 87(2): 155-160.
471. Bussolati G, Sapino A. Mucinous carcinoma and caricnomas with signet ring cell differentiation. In: Lakhani SR, Ellis IO, Schnitt SJ, et al, eds. *WHO Classification of Tumours of the Breast*. Lyon: IARC Press; 2012.
472. Tse GM, Ma TK, Chu WC, et al. Neuroendocrine differentiation in pure type mammary mucinous carcinoma is associated with favorable histologic and immunohistochemical parameters. *Mod Pathol*. 2004; 17(5): 568-572.
473. Rosen PP. Mucocele-like tumors of the breast. *Am J Surg Pathol*. 1986; 10(7): 464-469.
474. Carder PJ, Murphy CE, Liston JC. Surgical excision is warranted following a core biopsy diagnosis of mucocoele-like lesion of the breast. *Histopathology*. 2004; 45(2): 148-154.
475. Rakha EA, Shaaban AM, Haider SA, et al. Outcome of pure mucocele-like lesions diagnosed on breast core biopsy. *Histopathology*. 2013; 62(6): 894-898.
476. Sutton B, Davion S, Feldman M, et al. Mucocele-like lesions diagnosed on breast core biopsy: assessment of upgrade rate and need for surgical excision. *Am J Clin Pathol*. 2012; 138(6): 783-788.
477. Koenig C, Tavassoli FA. Mucinous cystadenocarcinoma of the breast. *Am J Surg Pathol*. 1998; 22(6): 698-703.
478. Jacquemier J, Reis-Filho JS, Lakhani S, Rakha E. Carcinomas with medullary features. In: Lakhani S, Ellis IO, Schnitt SJ, et al, eds. *WHO Classification of Tumors of the Breast*. Lyon: IARC press; 2012.
479. Farshid G, Balleine RL, Cummings M, Waring P. Morphology of breast cancer as a means of triage of patients for BRCA1 genetic testing. *Am J Surg Pathol*. 2006; 30(11): 1357-1366.
480. Howell LP, Kline TS. Medullary carcinoma of the breast. An unusual cytologic finding in cyst fluid aspirates. *Cancer*. 1990; 65(2): 277-282.
481. Vincent-Salomon A, Gruel N, Lucchesi C, et al. Identification of typical medullary breast carcinoma as a genomic sub-group of basal-like carcinomas, a heterogeneous new molecular entity. *Breast Cancer Res Treat*. 2007; 9: R24.
482. Bertucci F, Finetti P, Cervera N, et al. Gene expression profiling shows medullary breast cancer is a subgroup of basal breast cancers. *Cancer Res*. 2006; 66(9): 4636-4644.
483. Sabatier R, Finetti P, Cervera N, et al. A gene expression signature identifies two prognostic subgroups of basal breast cancer. *Breast Cancer Res Treat*. 2011; 126(2): 407-420.
484. Pettinato G, Manivel CJ, Panico L, et al. Invasive micropapillary carcinoma of the breast: clinicopathologic study of 62 cases of a poorly recognized variant with highly aggressive behavior. *Am J Clin Pathol*. 2004; 121(6): 857-866.
485. Reis-Filho JS, Ellis I. Invasive micropapillary carcinoma. In: Lakhani S, Ellis IO, Schnitt SJ, et al, eds. *WHO Classification of Tumors of the Breast*. Lyon: IARC press; 2012.
486. Moritani S, Ichihara S, Hasegawa M, et al. Serous papillary adenocarcinoma of the female genital organs and invasive micropapillary carcinoma of the breast. Are WT1, CA125, and GCDFP-15 useful in differential diagnosis? *Hum Pathol*. 2008; 39(5): 666-671.
487. Acs G, Esposito NN, Rakosy Z, et al. Invasive ductal carcinomas of the breast showing partial reversed cell polarity are associated with lymphatic tumor spread and may represent part of a spectrum of invasive micropapillary carcinoma. *Am J Surg Pathol*. 2010; 34(11): 1637-1646.
488. Nassar H, Pansare V, Zhang H, et al. Pathogenesis of invasive micropapillary carcinoma: role of MUC1 glycoprotein. *Mod Pathol*. 2004; 17(9): 1045-1050.
489. De la Cruz C, Moriya T, Endoh M, et al. Invasive micropapillary carcinoma of the breast: clinicopathological and immunohistochemical study. *Pathol Int*. 2004; 54(2): 90-96.
490. Lee AH, Paish EC, Marchio C, et al. The expression of Wilms'tumour-1 and Ca125 in invasive micropapillary carcinoma of the breast. *Histopathology*. 2007; 51(6): 824-828.
491. Lotan TL, Ye H, Melamed J, et al. Immunohistochemical panel to identify the primary site of invasive micropapillary carcinoma. *Am J Surg Pathol*. 2009; 33(7): 1037-1041.
492. Acs G, Paragh G, Chuang ST, et al. The presence of micropapillary features and retraction artifact in core needle biopsy material predicts lymph node metastasis in breast carcinoma. *Am J Surg Pathol*. 2009; 33(2): 202-210.

493. Nassar H, Wallis T, Andea A, et al. Clinicopathologic analysis of invasive micropapillary differentiation in breast carcinoma. *Mod Pathol*. 2001; 14(9): 836-841.
494. Paterakos M, Watkin WG, Edgerton SM, et al. Invasive micropapillary carcinoma of the breast: a prognostic study. *Hum Pathol*. 1999; 30(12): 1459-1463.
495. Abati AD, Kimmel M, Rosen PP. Apocrine mammary carcinoma. A clinicopathologic study of 72 cases. *Am J Clin Pathol*. 1990; 94(4): 371-377.
496. O'Malley FP, Bane A. An update on apocrine lesions of the breast. *Histopathology*. 2008; 52(1): 3-10.
497. Mossler JA, Barton TK, Brinkhous AD, et al. Apocrine differentiation in human mammary carcinoma. *Cancer*. 1980; 46(11): 2463-2471.
498. Eusebi V, Millis RR, Cattani MG, et al. Apocrine carcinoma of the breast. A morphologic and immunocytochemical study. *Am J Pathol*. 1986; 123(3): 532-541.
499. Pagani A, Sapino A, Eusebi V, et al. PIP/ GCDFP-15 gene expression and apocrine differentiation in carcinomas of the breast. *Virchows Arch*. 1994; 425(5): 459-465.
500. Eusebi V, Betts C, Haagensen DE Jr, et al. Apocrine differentiation in lobular carcinoma of the breast: a morphologic, immunologic, and ultrastructural study. *Hum Pathol*. 1984; 15(2): 134-140.
501. Krausz T, Jenkins D, Grontoft O, et al. Secretory carcinoma of the breast in adults: emphasis on late recurrence and metastasis. *Histopathology*. 1989; 14(1): 25-36.
502. Tavassoli FA, Norris HJ. Secretory carcinoma of the breast. *Cancer*. 1980; 45(9): 2404-2413.
503. McDivitt RW, Stewart FW. Breast carcinoma in children. *JAMA*. 1966; 195(5): 388-390.
504. Rosen PP, Cranor ML. Secretory carcinoma of the breast. *Arch Pathol Lab Med*. 1991; 115(2): 141-144.
505. Akhtar M, Robinson C, Ali MA, Godwin JT. Secretory carcinoma of the breast in adults. Light and electron microscopic study of three cases with review of the literature. *Cancer*. 1983; 51(12): 2245-2254.
506. Lamovec J, Bracko M. Secretory carcinoma of the breast: light microscopical, immunohistochemical and flow cytometric study. *Mod Pathol*. 1994; 7(4): 475-479.
507. Skalova A, Vanecek T, Sima R, et al. Mammary analogue secretory carcinoma of salivary glands, containing the ETV6-NTRK3 fusion gene: a hitherto undescribed salivary gland tumor entity. *Am J Surg Pathol*. 2010; 34(5): 599-608.
508. Del Castillo M, Chibon F, Arnould L, et al. Secretory breast carcinoma: a histopathologic and genomic spectrum characterized by a joint specific ETV6-NTRK3 gene fusion. *Am J Surg Pathol*. 2015; 39(11): 1458-1467.
509. Tognon C, Knezevich SR, Huntsman D, et al. Expression of the ETV6-NTRK3 gene fusion as a primary event in human secretory breast carcinoma. *Cancer Cell*. 2002; 2(5): 367-376.
510. Brandt SM, Swistel AJ, Rosen PP. Secretory carcinoma in the axilla: probable origin from axillary skin appendage glands in a young girl. *Am J Surg Pathol*. 2009; 33(6): 950-953.
511. Maluf HM, Zukerberg LR, Dickersin GR, Koerner FC. Spindle-cell argyrophilic mucin-producing carcinoma of the breast. Histological, ultrastructural, and immunohistochemical studies of two cases. *Am J Surg Pathol*. 1991; 15(7): 677-686.
512. Capella C, Usellini L, Papotti M, et al. Ultrastructural features of neuroendocrine differentiated carcinomas of the breast. *Ultrastruct Pathol*. 1990; 14(4): 321-334.
513. Bussolati G, Badve S. Carcinomas with neuroendocrine features. In: Lakhani S, Ellis IO, Schnitt SJ, et al, eds. *WHO Classification of Tumors of the Breast*. Lyon: IARC press; 2012.
514. Bussolati G, Papotti M, Sapino A, et al. Endocrine markers in argyrophilic carcinomas of the breast. *Am J Surg Pathol*. 1987; 11(4): 248-256.
515. Papotti M, Macri L, Finzi G, et al. Neuroendocrine differentiation in carcinomas of the breast: a study of 51 cases. *Semin Diagn Pathol*. 1989; 6(2): 174-188.
516. Scopsi L, Andreola S, Pilotti S, et al. Argyrophilia and granin(chromogranin/ secretogranin) expression in female breast carcinomas. Their relationship to survival and other disease parameters. *Am J Surg Pathol*. 1992; 16(6): 561-576.
517. Righi L, Sapino A, Marchio C, et al. Neuroendocrine differentiation in breast cancer: established facts and unresolved problems. *Semin Diagn Pathol*. 2010; 27(1): 69-76.
518. Sapino A, Bussolati G. Is detection of endocrine cells in breast adenocarcinoma of diagnostic and clinical significance? *Histopathology*. 2002; 40(3): 211-214.
519. Bogina G, Munari E, Brunelli M, et al. Neuroendocrine differentiation in breast carcinoma: clinicopathological features and outcome. *Histopathology*. 2016; 68(3): 422-432.
520. Yamaguchi R, Horii R, Maeda I, et al. Clinicopathologic study of 53 metaplastic breast carcinomas: their elements and prognostic implications. *Hum Pathol*. 2010; 41(5): 679-685.
521. Okada N, Hasebe T, Iwasaki M, et al. Metaplastic carcinoma of the breast. *Hum Pathol*. 2010; 41(7): 960-970.
522. Reis-Filho JS, Lakhani S, Gobbi H, Sneige N. Metaplastic carcinoma. In: Lakhani S, Ellis IO, Schnitt SJ, et al, eds. *WHO Classification of Tumors of the Breast*. Lyon: IARC press; 2012.
523. Downs-Kelly E, Nayeemuddin KM, Albarracin C, et al. Matrix-producing carcinoma of the breast: an aggressive subtype of metaplastic carcinoma. *Am J Surg Pathol*. 2009; 33(4): 534-541.
524. Wargotz ES, Norris HJ. Metaplastic carcinomas of the breast. I. Matrix-producing carcinoma. *Hum Pathol*. 1989; 20(7): 628-635.
525. Adem C, Reynolds C, Adlakha H, et al. Wide spectrum screening keratin as a marker of metaplastic spindle cell carcinoma of the breast: an immunohistochemical study of 24 patients. *Histopathology*. 2002; 40(6): 556-562.
526. Geyer FC, Weigelt B, Natrajan R, et al. Molecular analysis reveals a genetic basis for the phenotypic diversity of metaplastic breast carcinomas. *J Pathol*. 2010; 220(5): 562-573.
527. Zhuang Z, Lininger RA, Man YG, et al. Identical clonality of both components of mammary carcinosarcoma with differential loss of heterozygosity. *Mod Pathol*. 1997; 10(4): 354-362.
528. Wargotz ES, Deos PH, Norris HJ. Metaplastic carcinomas of the breast. II. Spindle cell carcinoma. *Hum Pathol*. 1989; 20(8): 732-740.
529. Brogi E. Benign and malignant spindle cell lesions of the breast. *Semin Diagn Pathol*. 2004; 21(1): 57-64.
530. Carter MR, Hornick JL, Lester S, Fletcher CD. Spindle cell(sarcomatoid) carcinoma of the breast: a clinicopathologic and immunohistochemical analysis of 29 cases. *Am J Surg Pathol*. 2006; 30(3): 300-309.
531. Koker MM, Kleer CG. p63 expression in breast cancer: a highly sensitive and specific marker of metaplastic carcinoma. *Am J Surg Pathol*. 2004; 28(11): 1506-1512.
532. Raju GC, Wee A. Spindle cell carcinoma of the breast. *Histopathology*. 1990; 16(5): 497-499.
533. Gobbi H, Simpson JF, Jensen RA, et al. Metaplastic spindle cell breast tumors arising within papillomas, complex sclerosing lesions, and nipple adenomas. *Mod Pathol*. 2003; 16(9): 893-901.
534. Wargotz ES, Norris HJ. Metaplastic carcinomas of the breast: V. Metaplastic carcinoma with osteoclastic giant cells. *Hum Pathol*. 1990; 21(11): 1142-1150.
535. Holland R, van Haelst UJ. Mammary carcinoma with osteoclast-like giant cells. Additional observations on six cases. *Cancer*. 1984; 53(9): 1963-1973.
536. Nielsen BB, Kiaer HW. Carcinoma of the breast with stromal multinucleated giant cells. *Histopathology*. 1985; 9(2): 183-193.
537. Wargotz ES, Norris HJ. Metaplastic carcinomas of the breast. IV. Squamous cell carcinoma of ductal origin. *Cancer*. 1990; 65(2): 272-276.
538. Oberman HA. Metaplastic carcinoma of the breast. A clinicopathologic study of 29 patients. *Am J Surg Pathol*. 1987; 11(12): 918-929.
539. Foschini MP, Fulcheri E, Baracchini P, et al. Squamous cell carcinoma with prominent myxoid stroma. *Hum Pathol*. 1990; 21(8): 859-865.
540. Eusebi V, Lamovec J, Cattani MG, et al. Acantholytic variant of squamous-cell carcinoma of the breast. *Am J Surg Pathol*. 1986; 10(12): 855-861.
541. Van Hoeven KH, Drudis T, Cranor ML, et al. Low-grade adenosquamous carcinoma of the breast. A clinocopathologic study of 32 cases with ultrastructural analysis. *Am J Surg Pathol*. 1993; 17(3): 248-258.
542. Foschini MP, Pizzicannella G, Peterse JL, Eusebi V. Adenomyoepithelioma of the breast associated with low-grade adenosquamous and sarcomatoid carcinomas. *Virchows Arch*. 1995; 427(3): 243-250.
543. Drudis T, Arroyo C, Van Hoeven K, et al. The pathology of low-grade adenosquamous carcinoma of the breast. An immunohistochemical study. *Pathol Annu*. 1994; 29(Pt 2): 181-197.
544. Drudis T, Arroyo C, Van Hoeven KH, et al. The pathology of low grade adenosquamous carcinoma of the breast. An immunohistochemical study. *Pathol Annu*. 1994; 29(Pt 2): 181-197.
545. Robertson FM, Bondy M, Yang W, et al. Inflammatory breast cancer: the disease, the biology, the treatment. *CA Cancer J Clin*. 2010; 60(6): 351-375.
546. Saltzstein SL. Clinically occult inflammatory carcinoma of the breast. *Cancer*. 1974; 34(2): 382-388.
547. Charafe-Jauffret E, Tsuda H, Rutgers EJ. Inflammatory carcinoma. In: Lakhani S, Ellis IO, Schnitt SJ, et al, eds. *WHO Classification of Tumors of the Breast*. Lyon: IARC press; 2012.
548. Harris M. Pseudoadenoid cystic carcinoma of the breast. *Arch Pathol Lab Med*. 1977; 101(6): 307-309.
549. Rosen PP. Adenoid cystic carcinoma of the breast. A morphologically heterogeneous neoplasm. *Pathol Annu*. 1989; 24(Pt 2): 237-254.
550. Kasami M, Olson SJ, Simpson JF, Page DL. Maintenance of polarity and a dual cell population in adenoid cystic carcinoma of the breast: an immunohistochemical study. *Histopathology*. 1998; 32(3): 232-238.
551. Tavassoli FA, Norris HJ. Mammary adenoid cystic carcinoma with sebaceous differentiation. A morphologic study of the cell types. *Arch Pathol Lab Med*. 1986; 110(11): 1045-1053.
552. Trendell-Smith NJ, Peston D, Shousha S. Ad-

enoid cystic carcinoma of the breast: a tumour commonly devoid of oestrogen receptors and related proteins. *Histopathology*. 1999; 35(3): 241-248.

553. Foschini MP, Krausz T. Salivary gland-type tumors of the breast: a spectrum of benign and malignant tumors including "triple negative carcinomas" of low malignant potential. *Semin Diagn Pathol*. 2010; 27(1): 77-90.
554. Crisi GM, Marconi SA, Makari-Judson G, Goulart RA. Expression of c-kit in adenoid cystic carcinoma of the breast. *Am J Clin Pathol*. 2005; 124(5): 733-739.
555. Azoulay S, Lae M, Freneaux P, et al. KIT is highly expressed in adenoid cystic carcinoma of the breast, a basal-like carcinoma associated with a favorable outcome. *Mod Pathol*. 2005; 18(12): 1623-1631.
556. Persson M, Andren Y, Mark J, et al. Recurrent fusion of MYB and NFIB transcription factor genes in carcinomas of the breast and head and neck. *Proc Natl Acad Sci USA*. 2009; 106(44): 18740-18744.

556a.Poling J, Yonescu R, Sharma R, et al. MYB Labeling by Immunohistochemistry Is More Sensitive and Specific for Breast Adenoid Cystic Carcinoma than MYB Labeling by FISH. *Am J Surg Pathol*. 2017; 41(7): 973-979.

557. Ro JY, Silva EG, Gallager HS. Adenoid cystic carcinoma of the breast. *Hum Pathol*. 1987; 18(12): 1276-1281.
558. Wells CA, Nicoll S, Ferguson DJ. Adenoid cystic carcinoma of the breast: a case with axillary lymph node metastasis. *Histopathology*. 1986; 10(4): 415-424.
559. Cavanzo FJ, Taylor HB. Adenoid cystic carcinoma of the breast. An analysis of 21 cases. *Cancer*. 1969; 24(4): 740-745.
560. Arpino G, Clark GM, Mohsin S, et al. Adenoid cystic carcinoma of the breast: molecular markers, treatment, and clinical outcome. *Cancer*. 2002; 94(8): 2119-2127.
561. Kleer CG, Oberman HA. Adenoid cystic carcinoma of the breast: value of histologic grading and proliferative activity. *Am J Surg Pathol*. 1998; 22(5): 569-575.
562. Shin SJ, Rosen PP. Solid variant of mammary adenoid cystic carcinoma with basaloid features: a study of nine cases. *Am J Surg Pathol*. 2002; 26(4): 413-420.
563. Damiani S, Pasquinelli G, Lamovec J, et al. Acinic cell carcinoma of the breast: an immunohistochemical and ultrastructural study. *Virchows Arch*. 2000; 437(1): 74-81.
564. Roncaroli F, Lamovec J, Zidar A, Eusebi V. Acinic cell-like carcinoma of the breast. *Virchows Arch*. 1996; 429(1): 69-74.
565. Piscuoglio S, Hodi Z, Katabi N, et al. Are acinic cell carcinomas of the breast and salivary glands distinct diseases? *Histopathology*. 2015; 67(4): 529-537.
566. Guerini-Rocco E, Hodi Z, Piscuoglio S, et al. The repertoire of somatic genetic alterations of acinic cell carcinomas of the breast: an exploratory, hypothesis-generating study. *J Pathol*. 2015; 237(2): 166-178.
567. Di Tommaso L, Foschini MP, Ragazzini T, et al. Mucoepidermoid carcinoma of the breast. *Virchows Arch*. 2004; 444(1): 13-19.
568. Asioli S, Marucci G, Ficarra G, et al. Polymorphous adenocarcinoma of the breast. Report of three cases. *Virchows Arch*. 2006; 448(1): 29-34.
569. Hisaoka M, Takamatsu Y, Hirano Y, et al. Sebaceous carcinoma of the breast: case report and review of the literature. *Virchows Arch*. 2006; 449(4): 484-488.
570. Damiani S, Eusebi V, Losi L, et al. Oncocytic carcinoma(malignant oncocytoma) of the breast. *Am J Surg Pathol*. 1998; 22(2): 221-230.
571. Lamovec J, Falconieri G, Salviato T, Pizzolitto S. Basaloid carcinoma of the breast: a review of 9 cases, with delineation of a possible clinicopathologic entity. *Ann Diagn Pathol*. 2008; 12(1): 4-11.
572. Dina R, Eusebi V. Clear cell tumors of the breast. *Semin Diagn Pathol*. 1997; 14(3): 175-182.
573. Fisher ER, Tavares J, Bulatao IS, et al. Glycogen-rich, clear cell breast cancer: with comments concerning other clear cell variants. *Hum Pathol*. 1985; 16(11): 1085-1090.
574. Hayes MM, Seidman JD, Ashton MA. Glycogen-rich clear cell carcinoma of the breast. A clinicopathologic study of 21 cases. *Am J Surg Pathol*. 1995; 19(8): 904-911.
575. Hull MT, Warfel KA. Glycogen-rich clear cell carcinomas of the breast. A clinicopathologic and ultrastructural study. *Am J Surg Pathol*. 1986; 10(8): 553-559.
576. Sorensen FB, Paulsen SM. Glycogen-rich clear cell carcinoma of the breast: a solid variant with mucus. A light microscopic, immunohistochemical and ultrastructural study of a case. *Histopathology*. 1987; 11(8): 857-869.
577. Barnes DM, Hanby AM. Oestrogen and progesterone receptors in breast cancer: past, present and future. *Histopathology*. 2001; 38(3): 271-274.
578. Payne SJ, Bowen RL, Jones JL, Wells CA. Predictive markers in breast cancer—the present. *Histopathology*. 2008; 52(1): 82-90.
579. Mohsin SK, Weiss H, Havighurst T, et al. Progesterone receptor by immunohistochemistry and clinical outcome in breast cancer: a validation study. *Mod Pathol*. 2004; 17(12): 1545-1554.
580. Battifora H, Mehta P, Ahn C, Esteban JM. Estrogen receptor immunohistochemical assay in Paraffin-embedded tissue. A better gold standard? *Appl Immunohistochem*. 1993; 1(1): 39-45.
581. Zafrani B, Aubriot MH, Mouret E, et al. High sensitivity and specificity of immunohistochemistry for the detection of hormone receptors in breast carcinoma: comparison with biochemical determination in a prospective study of 793 cases. *Histopathology*. 2000; 37(6): 536-545.
582. Allred DC, Harvey JM, Berardo M, Clark GM. Prognostic and predictive factors in breast cancer by immunohistochemical analysis. *Mod Pathol*. 1998; 11(2): 155-168.
583. Yaziji H, Taylor CR, Goldstein NS, et al. Consensus recommendations on estrogen receptor testing in breast cancer by immunohistochemistry. *Appl Immunohistochem Mol Morphol*. 2008; 16(6): 513-520.
584. Ibarra JA, Rogers LW, Kyshtoobayeva A, Bloom K. Fixation time does not affect the expression of estrogen receptor. *Am J Clin Pathol*. 2010; 133(5): 747-755.
585. Fitzgibbons PL, Murphy DA, Hammond ME, et al. Recommendations for validating estrogen and progesterone receptor immunohistochemistry assays. *Arch Pathol Lab Med*. 2010; 134(6): 930-935.
586. Badve SS, Baehner FL, Gray RP, et al. Estrogen-and progesterone-receptor status in ECOG 2197: comparison of immunohistochemistry by local and central laboratories and quantitative reverse transcription polymerase chain reaction by central laboratory. *J Clin Oncol*. 2008; 26(15): 2473-2481.
587. Graham DM, Jin L, Lloyd RV. Detection of estrogen receptor in Paraffin-embedded sections of breast carcinoma by immunohistochemistry and in situ hybridization. *Am J Surg Pathol*. 1991; 15(5): 475-485.
588. Bur ME, Zimarowski MJ, Schnitt SJ, et al. Estrogen receptor immunohistochemistry in carcinoma in situ of the breast. *Cancer*. 1992; 69(5): 1174-1181.
589. Bryan BB, Schnitt SJ, Collins LC. Ductal carcinoma in situ with basal-like phenotype: a possible precursor to invasive basal-like breast cancer. *Mod Pathol*. 2006; 19(5): 617-621.
590. Middleton LP, Perkins GH, Tucker SL, et al. Expression of ERalpha and ERbeta in lobular carcinoma in situ. *Histopathology*. 2007; 50(7): 875-880.
591. Bhargava V, Kell DL, van de Rijn M, Warnke RA. Bcl-2 immunoreactivity in breast carcinoma correlates with hormone receptor positivity. *Am J Pathol*. 1994; 145(3): 535-540.
592. Caleffi M, Teague MW, Jensen RA, et al. p53 gene mutations and steroid receptor status in breast cancer. Clinicopathologic correlations and prognostic assessment. *Cancer*. 1994; 73(8): 2147-2156.
593. van Agthoven T, Timmermans M, Foekens JA, et al. Differential expression of estrogen, progesterone, and epidermal growth factor receptors in normal, benign, and malignant human breast tissues using dual staining immunohistochemistry. *Am J Pathol*. 1994; 144(6): 1238-1246.
594. Agoff SN, Swanson PE, Linden H, et al. Androgen receptor expression in estrogen receptor-negative breast cancer. Immunohistochemical, clinical, and prognostic associations. *Am J Clin Pathol*. 2003; 120(5): 725-731.
595. Hung MC, Lau YK. Basic science of HER-2/ neu: a review. *Semin Oncol*. 1999; 26(4 suppl 12): 51-59.
596. Lal P, Tan LK, Chen B. Correlation of HER-2 status with estrogen and progesterone receptors and histologic features in 3,655 invasive breast carcinomas. *Am J Clin Pathol*. 2005; 123(4): 541-546.
597. Lewis F, Jackson P, Lane S, et al. Testing for HER2 in breast cancer. *Histopathology*. 2004; 45(3): 207-217.
598. Rhodes A, Jasani B, Anderson E, et al. Evaluation of HER-2/neu immunohistochemical assay sensitivity and scoring on formalin-fixed and Paraffin-processed cell lines and breast tumors: a comparative study involving results from laboratories in 21 countries. *Am J Clin Pathol*. 2002; 118(3): 408-417.
599. Wolff AC, Hammond ME, Hicks DG, et al. Recommendations for human epidermal growth factor receptor 2 testing in breast cancer: American Society of Clinical Oncology/College of American Pathologists clinical practice guideline update. *J Clin Oncol*. 2013; 31(31): 3997-4013.
600. Wolff AC, Hammond ME, Schwartz JN, et al. American Society of Clinical Oncology/ College of American Pathologists guideline recommendations for human epidermal growth factor receptor 2 testing in breast cancer. *J Clin Oncol*. 2007; 25(1): 118-145.
601. Cuadros M, Villegas R. Systematic review of HER2 breast cancer testing. *Appl Immunohistochem Mol Morphol*. 2009; 17(1): 1-7.
602. Vance GH, Barry TS, Bloom KJ, et al. Genetic heterogeneity in HER2 testing in breast cancer: panel summary and guidelines. *Arch Pathol Lab Med*. 2009; 133(4): 611-612.
603. Bartlett AI, Starcyznski J, Robson T, et al. Heterogeneous HER2 gene Amplification: impact on patient outcome and a clinically relevant defini-

tion. *Am J Clin Pathol*. 2011; 136(2): 266-274.

604. Allison KH, Dintzis SM, Schmidt RA. Frequency of HER2 heterogeneity by fluorescence in situ hybridization according to CAP expert panel recommendations: time for a new look at how to report heterogeneity. *Am J Clin Pathol*. 2011; 136(6): 864-871.
605. Foulkes WD, Smith IE, Reis-Filho JS. Triple-negative breast cancer. *N Engl J Med*. 2010; 363(20): 1938-1948.
606. Reis-Filho JS, Tutt AN. Triple negative tumours: a critical review. *Histopathology*. 2008; 52(1): 108-118.
607. Prat A, Perou CM. Deconstructing the molecular portraits of breast cancer. *Mol Oncol*. 2011; 5(1): 5-23.
608. Cancer Genome Atlas N. Comprehensive molecular portraits of human breast tumours. *Nature*. 2012; 490(7418): 61-70.
609. Perou CM, Sorlie T, Eisen MB, et al. Molecular portraits of human breast tumours. *Nature*. 2000; 406(6797): 747-752.
610. Sorlie T, Perou CM, Tibshirani R, et al. Gene expression patterns of breast carcinomas distinguish tumor subclasses with clinical implications. *Proc Natl Acad Sci USA*. 2001; 98(19): 10869-10874.
611. Cheang MC, Voduc D, Bajdik C, et al. Basal-like breast cancer defined by five biomarkers has superior prognostic value than triple-negative phenotype. *Clin Cancer Res*. 2008; 14(5): 1368-1376.
612. Cheang MCU, Chia SK, Voduc D, et al. Ki67 index, HER2 status, and prognosis of patients with luminal B breast cancer. *J Natl Cancer Inst*. 2009; 101(10): 736-750.
613. Goldhirsch A, Winer EP, Coates AS, et al. Personalizing the treatment of women with early breast cancer: highlights of the St Gallen International Expert Consensus on the Primary Therapy of Early Breast Cancer 2013. *Ann Oncol*. 2013; 24(9): 2206-2223.
614. Coates AS, Winer EP, Goldhirsch A, et al. Tailoring therapies—improving the management of early breast cancer: St Gallen International Expert Consensus on the Primary Therapy of Early Breast Cancer 2015. *Ann Oncol*. 2015; 26(8): 1533-1546.
615. Weigelt B, Horlings HM, Kreike B, et al. Refinement of breast cancer classification by molecular characterization of histological special types. *J Pathol*. 2008; 216(2): 141-150.
616. Jones RLCA, Reis-Filho JS. Molecular classification of breast cancer. In: *Surgical Pathology Clinics Breast Pathology: Diagnosis and Insights*. 5th ed. Philadelphia: Elsevier; 2012: 701-718.
617. Farmer P, Bonnefoi H, Becette V, et al. Identification of molecular apocrine breast tumours by microarray analysis. *Oncogene*. 2005; 24(29): 4660-4671.
618. Prat A, Parker JS, Karginova O, et al. Phenotypic and molecular characterization of the claudin-low intrinsic subtype of breast cancer. *Breast Cancer Res*. 2010; 12(5): R68.
619. Lehmann BD, Jovanovic B, Chen X, et al. Refinement of triple-negative breast cancer molecular subtypes: implications for neoadjuvant chemotherapy selection. *PLoS ONE*. 2016; 11(6): e0157368.
620. Weigelt B, Mackay A, A'Hern R, et al. Breast cancer molecular profiling with single sample predictors: a retrospective analysis. *Lancet Oncol*. 2010; 11(4): 339-349.
621. Schnitt SJ. Will molecular classification replace traditional breast pathology? *Int J Surg Pathol*. 2010; 18(3 suppl): 162S-166S.
622. Rouzier R, Pronzato P, Chereau E, et al. Multigene assays and molecular markers in breast cancer: systematic review of health economic analyses. *Breast Cancer Res Treat*. 2013; 139(3): 621-637.
623. Sparano JA, Gray RJ, Makower DF, et al. Prospective validation of a 21-gene expression assay in breast cancer. *N Engl J Med*. 2015; 373(21): 2005-2014.
624. Gluz O, Nitz UA, Christgen M, et al. West German Study Group Phase III PlanB Trial: first prospective outcome data for the 21-gene recurrence score assay and concordance of prognostic markers by central and local pathology assessment. *J Clin Oncol*. 2016; 34(20): 2341-2349.
625. Goldstein NS. Does the level of E-cadherin expression correlate with the primary breast carcinoma infiltration pattern and type of systemic metastases? *Am J Clin Pathol*. 2002; 118(3): 425-434.
626. Rosen PP, Fracchia AA, Urban JA, et al. "Residual" mammary carcinoma following simulated partial mastectomy. *Cancer*. 1975; 35(3): 739-747.
627. Connolly JL, Schnitt SJ. Evaluation of breast biopsy specimens in patients considered for treatment by conservative surgery and radiation therapy for early breast cancer. *Pathol Annu*. 1988; 23(Pt 1): 1-23.
628. Leong C, Boyages J, Jayasinghe UW, et al. Effect of margins on ipsilateral breast tumor recurrence after breast conservation therapy for lymph node-negative breast carcinoma. *Cancer*. 2004; 100(9): 1823-1832.
629. Duarte GM, Tomazini MV, Oliveira A, et al. Accuracy of frozen section, imprint cytology, and permanent histology of sub-nipple tissue for predicting occult nipple involvement in patients with breast carcinoma. *Breast Cancer Res Treat*. 2015; 153(3): 557-563.
630. Brachtel EF, Rusby JE, Michaelson JS, et al. Occult nipple involvement in breast cancer: clinicopathologic findings in 316 consecutive mastectomy specimens. *J Clin Oncol*. 2009; 27(30): 4948-4954.
631. Johnson JE, Page DL, Winfield AC, et al. Recurrent mammary carcinoma after local excision. A segmental problem. *Cancer*. 1995; 75(7): 1612-1618.
632. Siegel RL, Miller KD, Jemal A. Cancer statistics, 2015. *CA Cancer J Clin*. 2015; 65(1): 5-29.
633. Veronesi U, Cascinelli N, Bufalino R, et al. Risk of internal mammary lymph node metastases and its relevance on prognosis of breast cancer patients. *Ann Surg*. 1983; 198(6): 681-684.
634. Qiu PF, Cong BB, Zhao RR, et al. Internal mammary sentinel lymph node biopsy with modified injection technique: high visualization rate and accurate staging. *Medicine(Baltimore)*. 2015; 94(41): e1790.
635. Lamovec J, Zidar A. Association of leptomeningeal carcinomatosis in carcinoma of the breast with infiltrating lobular carcinoma. An autopsy study. *Arch Pathol Lab Med*. 1991; 115(5): 507-510.
636. Merrill CF, Kaufman DI, Dimitrov NV. Breast cancer metastatic to the eye is a common entity. *Cancer*. 1991; 68(3): 623-627.
637. Mattes MD, Bhatia JK, Metzger D, et al. Breast cancer subtype as a predictor of lymph node metastasis according to the SEER registry. *J Breast Cancer*. 2015; 18(2): 143-148.
638. Merino MJ, Livolsi VA. Signet ring carcinoma of the female breast: a clinicopathologic analysis of 24 cases. *Cancer*. 1981; 48(8): 1830-1837.
639. Gagnon Y, Tetu B. Ovarian metastases of breast carcinoma. A clinicopathologic study of 59 cases. *Cancer*. 1989; 64(4): 892-898.
640. Monteagudo C, Merino MJ, LaPorte N, Neumann RD. Value of gross cystic disease fluid protein-15 in distinguishing metastatic breast carcinomas among poorly differentiated neoplasms involving the ovary. *Hum Pathol*. 1991; 22(4): 368-372.
641. Chaubert P, Hurlimann J. Mammary origin of metastases. Immunohistochemical determination. *Arch Pathol Lab Med*. 1992; 116(11): 1181-1188.
642. Takeda Y, Tsuta K, Shibuki Y, et al. Analysis of expression patterns of breast cancer-specific markers(mammaglobin and gross cystic disease fluid protein 15) in lung and pleural tumors. *Arch Pathol Lab Med*. 2008; 132(2): 239-243.
643. Tornos C, Soslow R, Chen S, et al. Expression of WT1, CA 125, and GCDFP-15 as useful markers in the differential diagnosis of primary ovarian carcinomas versus metastatic breast cancer to the ovary. *Am J Surg Pathol*. 2005; 29(11): 1482-1489.
644. Nonaka D, Chiriboga L, Soslow RA. Expression of pax8 as a useful marker in distinguishing ovarian carcinomas from mammary carcinomas. *Am J Surg Pathol*. 2008; 32(10): 1566-1571.
645. Fisher ER, Fisher B. Relationship of pathologic and some clinical discriminants to the spread of breast cancer. *Int J Radiat Oncol Biol Phys*. 1977; 2(7-8): 747-750.
646. Whelan TJ, Olivotto IA, Parulekar WR, et al. Regional nodal irradiation in early-stage breast cancer. *N Engl J Med*. 2015; 373(4): 307-316.
647. Fayanju OM, Stoll CR, Fowler S, et al. Geographic and temporal trends in the management of occult primary breast cancer: a systematic review and meta-analysis. *Ann Surg Oncol*. 2013; 20(10): 3308-3316.
648. Varadarajan R, Edge SB, Yu J, et al. Prognosis of occult breast carcinoma presenting as isolated axillary nodal metastasis. *Oncology*. 2006; 71(5-6): 456-459.
649. Blanchard DK, Farley DR. Retrospective study of women presenting with axillary metastases from occult breast carcinoma. *World J Surg*. 2004; 28(6): 535-539.
650. Beek MA, Verheuvel NC, Luiten EJ, et al. Two decades of axillary management in breast cancer. *Br J Surg*. 2015; 102(13): 1658-1664.
651. Nadeem RM, Gudur LD, Saidan ZA. An independent assessment of the 7 nomograms for predicting the probability of additional axillary nodal metastases after positive sentinel lymph node biopsy in a cohort of British patients with breast cancer. *Clin Breast Cancer*. 2014; 14(4): 272-279.
652. Biolchini F, Vicentini M, Di Felice E, et al. Axillary nodal metastases in Italian early breast cancer patients with positive sentinel lymph node: can axillary node dissection be avoided by using predictive nomograms? *Tumori*. 2015; 101(3): 298-305.
653. Jonjic N, Mustac E, Dekanic A, et al. Predicting sentinel lymph node metastases in infiltrating breast carcinoma with vascular invasion. *Int J Surg Pathol*. 2006; 14(4): 306-311.
654. Viale G, Zurrida S, Maiorano E, et al. Predicting the status of axillary sentinel lymph nodes in 4351 patients with invasive breast carcinoma treated in a single institution. *Cancer*. 2005; 103(3): 492-500.
655. Maguire A, Brogi E. Sentinel lymph nodes for breast carcinoma: an update on current practice. *Histopathology*. 2016; 68(1): 152-167.

656. Krag DN, Anderson SJ, Julian TB, et al. Sentinel-lymph-node resection compared with conventional axillary-lymph-node dissection in clinically node-negative patients with breast cancer: overall survival findings from the NSABP B-32 randomised phase 3 trial. *Lancet Oncol*. 2010; 11(10): 927-933.
657. Lester SC, Bose S, Chen YY, et al. Protocol for the examination of specimens from patients with ductal carcinoma in situ of the breast. *Arch Pathol Lab Med*. 2009; 133(1): 15-25.
658. Verbanac KM, Min CJ, Mannie AE, et al. Long-term follow-up study of a prospective multicenter sentinel node trial: molecular detection of breast cancer sentinel node metastases. *Ann Surg Oncol*. 2010; 17(suppl 3): 368-377.
659. Bleiweiss IJ, Nagi CS, Jaffer S. Axillary sentinel lymph nodes can be falsely positive due to iatrogenic displacement and transport of benign epithelial cells in patients with breast carcinoma. *J Clin Oncol*. 2006; 24(13): 2013-2018.
660. Diaz NM, Cox CE, Ebert M, et al. Benign mechanical transport of breast epithelial cells to sentinel lymph nodes. *Am J Surg Pathol*. 2004; 28(12): 1641-1645.
661. Moore KH, Thaler HT, Tan LK, et al. Immunohistochemically detected tumor cells in the sentinel lymph nodes of patients with breast carcinoma: biologic metastasis or procedural artifact? *Cancer*. 2004; 100(5): 929-934.
662. van Deurzen CH, Bult P, de Boer M, et al. Morphometry of isolated tumor cells in breast cancer sentinel lymph nodes: metastases or displacement? *Am J Surg Pathol*. 2009; 33(1): 106-110.
663. van Deurzen CH, de Bruin PC, Koelemij R, et al. Isolated tumor cells in breast cancer sentinel lymph nodes: displacement or metastases? An immunohistochemical study. *Hum Pathol*. 2009; 40(6): 778-782.
664. Weber WP, Barry M, Stempel MM, et al. A 10-year trend analysis of sentinel lymph node frozen section and completion axillary dissection for breast cancer: are these procedures becoming obsolete? *Ann Surg Oncol*. 2012; 19(1): 225-232.
665. Caudle AS, Hunt KK, Tucker SL, et al. American College of Surgeons Oncology Group(ACOSOG) Z0011: impact on surgeon practice patterns. *Ann Surg Oncol*. 2012; 19(10): 3144-3151.
666. Amin MB, Edge S, Greene F, et al, eds. *Cancer AJCC. Staging Manual*. 8th ed. New York: Springer; 2017.
667. Goldhirsch A, Wood WC, Coates AS, et al. Strategies for subtypes—dealing with the diversity of breast cancer: highlights of the St. Gallen International Expert Consensus on the Primary Therapy of Early Breast Cancer 2011. *Ann Oncol*. 2011; 22(8): 1736-1747.
668. Hassani A, Griffith C, Harvey J. Size does matter: High volume breast surgeons accept smaller excision margins for wide local excision—a national survey of the surgical management of wide local excision margins in UK breast cancer patients. *Breast*. 2013; 22(5): 718-722.
669. Habermann EB, Abbott A, Parsons HM, et al. Are mastectomy rates really increasing in the United States? *J Clin Oncol*. 2010; 28(21): 3437-3441.
670. Lee MC, Rogers K, Griffith K, et al. Determinants of breast conservation rates: reasons for mastectomy at a comprehensive cancer center. *Breast J*. 2009; 15(1): 34-40.
671. Mansfield CM, Krishnan L, Komarnicky LT, et al. A review of the role of radiation therapy in the treatment of patients with breast cancer. *Semin Oncol*. 1991; 18(6): 525-535.
672. Solin LJ, Recht A, Fourquet A, et al. Ten-year results of breast-conserving surgery and definitive irradiation for intraductal carcinoma (ductal carcinoma in situ) of the breast. *Cancer*. 1991; 68(11): 2337-2344.
673. Houssami N, Macaskill P, Marinovich ML, Morrow M. The association of surgical margins and local recurrence in women with early-stage invasive breast cancer treated with breast-conserving therapy: a meta-analysis. *Ann Surg Oncol*. 2014; 21(3): 717-730.
674. Connolly JL, Boyages J, Nixon AJ, et al. Predictors of breast recurrence after conservative surgery and radiation therapy for invasive breast cancer. *Mod Pathol*. 1998; 11(2): 134-139.
675. Park CC, Mitsumori M, Nixon A, et al. Outcome at 8 years after breast-conserving surgery and radiation therapy for invasive breast cancer: influence of margin status and systemic therapy on local recurrence. *J Clin Oncol*. 2000; 18(8): 1668-1675.
676. Schnitt SJ, Abner A, Gelman R, et al. The relationship between microscopic margins of resection and the risk of local recurrence in patients with breast cancer treated with breast-conserving surgery and radiation therapy. *Cancer*. 1994; 74(6): 1746-1751.
677. Goldstein NS, Kestin L, Vicini F. Factors associated with ipsilateral breast failure and distant metastases in patients with invasive breast carcinoma treated with breast-conserving therapy. A clinicopathologic study of 607 neoplasms from 583 patients. *Am J Clin Pathol*. 2003; 120(4): 500-527.
678. Van Zee KJ, Subhedar P, Olcese C, et al. Relationship Between Margin Width and Recurrence of Ductal Carcinoma In Situ: Analysis of 2996 Women Treated With Breast-conserving Surgery for 30 Years. *Ann Surg*. 2015; 262(4): 623-631.
679. Morrow M, Van Zee KJ. Margins in DCIS: does residual disease provide an answer? *Ann Surg Oncol*. 2016; 23(11): 3423-3425.
680. Goldhirsch A, Wood WC, Gelber RD, et al. Meeting highlights: updated international expert consensus on the primary therapy of early breast cancer. *J Clin Oncol*. 2003; 21(17): 3357-3365.
681. Brufsky A. Trastuzumab-based therapy for patients with HER2-positive breast cancer: from early Scientific development to foundation of care. *Am J Clin Oncol*. 2010; 33(2): 186-195.
682. Harris JR, Lippman ME, Morrow M, Osborne CK. *Diseases of the Breast*. 4th ed. Philadelphia: Lippincott Williams & Wilkins; 2014.
683. Rodler ET, Kurland BF, Griffin M, et al. Phase I study of veliparib(ABT-888) combined with cisplatin and vinorelbine in advanced triple-negative breast cancer and/or BRCA mutation-associated breast cancer. *Clin Cancer Res*. 2016; 22(12): 2855-2864.
684. Schnitt SJ, Connolly JL, Harris JR, Cohen RB. Radiation-induced changes in the breast. *Hum Pathol*. 1984; 15(6): 545-550.
685. Moore GH, Schiller JE, Moore GK. Radiation-induced histopathologic changes of the breast: the effects of time. *Am J Surg Pathol*. 2004; 28(1): 47-53.
686. Kennedy S, Merino MJ, Swain SM, Lippman ME. The effects of hormonal and chemotherapy on tumoral and nonneoplastic breast tissue. *Hum Pathol*. 1990; 21(2): 192-198.
687. Sahoo S, Lester SC. Pathology of breast carcinomas after neoadjuvant chemotherapy: an overview with recommendations on specimen processing and reporting. *Arch Pathol Lab Med*. 2009; 133(4): 633-642.
688. Rabban JT, Glidden D, Kwan ML, Chen YY. Pure and predominantly pure intralymphatic breast carcinoma after neoadjuvant chemotherapy: an unusual and adverse pattern of residual disease. *Am J Surg Pathol*. 2009; 33(2): 256-263.
689. Symmans WF, Peintinger F, Hatzis C, et al. Measurement of residual breast cancer burden to predict survival after neoadjuvant chemotherapy. *J Clin Oncol*. 2007; 25(28): 4414-4422.
690. Ogston KN, Miller ID, Payne S, et al. A new histological grading system to assess response of breast cancers to primary chemotherapy: prognostic significance and survival. *Breast*. 2003; 12(5): 320-327.
691. Kitchen SB, Paletta CE, Shehadi SI, Bauer WC. Epithelialization of the lining of a breast implant capsule. Possible origins of squamous cell carcinoma associated with a breast implant capsule. *Cancer*. 1994; 73(5): 1449-1452.
692. Adrada BE, Miranda RN, Rauch GM, et al. Breast implant-associated anaplastic large cell lymphoma: sensitivity, specificity, and findings of imaging studies in 44 patients. *Breast Cancer Res Treat*. 2014; 147(1): 1-14.
693. Kim B, Predmore ZS, Mattke S, et al. Breast implant-associated anaplastic large cell lymphoma: updated results from a structured expert consultation process. *Plast Reconstr Surg Glob Open*. 2015; 3(1): e296.
694. Bertheau P, Steinberg SM, Cowan K, Merino MJ. Breast cancer in young women: clinicopathologic correlation. *Semin Diagn Pathol*. 1999; 16(3): 248-256.
695. Jayasinghe UW, Taylor R, Boyages J. Is age at diagnosis an independent prognostic factor for survival following breast cancer? *ANZ J Surg*. 2005; 75(9): 762-767.
696. Adami HO, Malker B, Holmberg L, et al. The relation between survival and age at diagnosis in breast cancer. *N Engl J Med*. 1986; 315(9): 559-563.
697. Bosma SC, van der Leij F, van Werkhoven E, et al. Very low local recurrence rates after breast-conserving therapy: analysis of 8485 patients treated over a 28-year period. *Breast Cancer Res Treat*. 2016; 156(2): 391-400.
698. Rennert G, Bisland-Naggan S, Barnett-Griness O, et al. Clinical outcomes of breast cancer in carriers of BRCA1 and BRCA2 mutations. *N Engl J Med*. 2007; 357(2): 115-123.
699. Schedin P. Pregnancy-associated breast cancer and metastasis. *Nat Rev Cancer*. 2006; 6(4): 281-291.
700. Collins LC, Gelber S, Marotti JD, et al. Molecular phenotype of breast cancer according to time since last pregnancy in a large cohort of young women. *Oncologist*. 2015; 20(7): 713-718.
701. Kroman N, Mouridsen HT. Prognostic influence of pregnancy before, around, and after diagnosis of breast cancer. *Breast*. 2003; 12: 516-521.
702. Puckridge PJ, Saunders CM, Ives AD, Semmens JB. Breast cancer and pregnancy: a diagnostic and management dilemma. *ANZ J Surg*. 2003; 73: 500-503.
703. Rosner D, Lane WW. Oral contraceptive use has no adverse effect on the prognosis of breast cancer. *Cancer*. 1986; 57(3): 591-596.
704. Seidman H, Gelb SK, Silverberg E, et al. Survival experience in the Breast Cancer Detection Demonstration Project. *CA Cancer J Clin*. 1987; 37(5): 258-290.
705. Carter CL, Allen C, Henson DE. Relation of tumor size, lymph node status, and survival in 24,740 breast cancer cases. *Cancer*. 1989; 63(1): 181-187.
706. Seidman JD, Schnaper LA, Aisner SC. Relation-

ship of the size of the invasive component of the primary breast carcinoma to axillary lymph node metastasis. *Cancer*. 1995; 75(1): 65-71.
707. Quiet CA, Ferguson DJ, Weichselbaum RR, Hellman S. Natural history of node-negative breast cancer: a study of 826 patients with long-term follow-up. *J Clin Oncol*. 1995; 13(5): 1144-1151.
708. Abner AL, Collins L, Peiro G, et al. Correlation of tumor size and axillary lymph node involvement with prognosis in patients with T1 breast carcinoma. *Cancer*. 1998; 83(12): 2502-2508.
709. Brautigam E, Track C, Seewald DH, et al. Medial tumor localization in breast cancer—an unappreciated risk factor? *Strahlenther Onkol*. 2009; 185(10): 663-668.
710. Lohrisch C, Jackson J, Jones A, et al. Relationship between tumor location and relapse in 6,781 women with early invasive breast cancer. *J Clin Oncol*. 2000; 18(15): 2828-2835.
711. Lynch SP, Lei X, Hsu L, et al. Breast cancer multifocality and multicentricity and locoregional recurrence. *Oncologist*. 2013; 18(11): 1167-1173.
712. Santiago RJ, Harris EE, Qin L, et al. Similar long-term results of breast-conservation treatment for Stage I and II invasive lobular carcinoma compared with invasive ductal carcinoma of the breast: The University of Pennsylvania experience. *Cancer*. 2005; 103(12): 2447-2454.
713. Dawson PJ, Ferguson DJ, Karrison T. The pathological findings of breast cancer in patients surviving 25 years after radical mastectomy. *Cancer*. 1982; 50(10): 2131-2138.
714. Bloom HJ, Richardson WW. Histological grading and prognosis in breast cancer; a study of 1409 cases of which 359 have been followed for 15 years. *Br J Cancer*. 1957; 11(3): 359-377.
715. Black MM, Barclay TH, Hankey BF. Prognosis in breast cancer utilizing histologic characteristics of the primary tumor. *Cancer*. 1975; 36(6): 2048-2055.
716. Elston CW, Ellis IO. Pathological prognostic factors in breast cancer. I. The value of histological grade in breast cancer: experience from a large study with long-term follow-up. *Histopathology*. 1991; 19(5): 403-410.
717. Fisher ER, Redmond C, Fisher B, Bass G. Pathologic findings from the National Surgical Adjuvant Breast and Bowel Projects(NSABP). Prognostic discriminants for 8-year survival for node-negative invasive breast cancer patients. *Cancer*. 1990; 65(9 suppl): 2121-2128.
718. Simpson JF, Page DL. Status of breast cancer prognostication based on histopathologic data. *Am J Clin Pathol*. 1994; 102(4 suppl 1): S3-S8.
719. Dalton LW, Page DL, Dupont WD. Histologic grading of breast carcinoma. A reproducibility study. *Cancer*. 1994; 73(11): 2765-2770.
720. Robbins P, Pinder S, de Klerk N, et al. Histological grading of breast carcinomas: a study of interobserver agreement. *Hum Pathol*. 1995; 26(8): 873-879.
721. Bane AL, Tjan S, Parkes RK, et al. Invasive lobular carcinoma: to grade or not to grade. *Mod Pathol*. 2005; 18(5): 621-628.
722. Carbognin L, Pilotto S, Nortilli R, et al. Predictive and prognostic role of tumor-infiltrating lymphocytes for early breast cancer according to disease subtypes: sensitivity analysis of randomized trials in adjuvant and neoadjuvant setting. *Oncologist*. 2016; 21(3): 283-291.
723. Loi S, Michiels S, Salgado R, et al. Tumor infiltrating lymphocytes are prognostic in triple negative breast cancer and predictive for trastuzumab benefit in early breast cancer: results from the FinHER trial. *Ann Oncol*. 2014; 25(8): 1544-1550.
724. Rosen PP, Lesser ML, Arroyo CD, et al. Immunohistochemical detection of HER2/neu in patients with axillary lymph node negative breast carcinoma. A study of epidemiologic risk factors, histologic features, and prognosis. *Cancer*. 1995; 75(6): 1320-1326.
725. Baak JP, Chin D, van Diest PJ, et al. Comparative long-term prognostic value of quantitative HER-2/neu protein expression, DNA ploidy, and morphometric and clinical features in Paraffin-embedded invasive breast cancer. *Lab Invest*. 1991; 64(2): 215-223.
726. Sears HF, Janus C, Levy W, et al. Breast cancer without axillary metastases. Are there high-risk biologic subpopulations? *Cancer*. 1982; 50(9): 1820-1827.
727. Arnaout-Alkarain A, Kahn HJ, Narod SA, et al. Significance of lymph vessel invasion identified by the endothelial lymphatic marker D2-40 in node negative breast cancer. *Mod Pathol*. 2007; 20(2): 183-191.
728. Acs G, Dumoff KL, Solin LJ, et al. Extensive retraction artifact correlates with lymphatic invasion and nodal metastasis and predicts poor outcome in early stage breast carcinoma. *Am J Surg Pathol*. 2007; 31(1): 129-140.
729. Fisher ER, Anderson S, Tan-Chiu E, et al. Fifteen-year prognostic discriminants for invasive breast carcinoma: National Surgical Adjuvant Breast and Bowel Project Protocol-06. *Cancer*. 2001; 91(8 suppl): 1679-1687.
730. Ortiz-Pagan S, Cunto-Amesty G, Narayan S, et al. Effect of Paget's disease on survival in breast cancer: an exploratory study. *Arch Surg*. 2011; 146(11): 1267-1270.
731. Fitzgibbons PL, Page DL, Weaver D, et al. Prognostic factors in breast cancer. College of American Pathologists Consensus Statement 1999. *Arch Pathol Lab Med*. 2000; 124(7): 966-9678.
732. Lee AK, Wiley B, Loda M, et al. DNA ploidy, proliferation, and neu-oncogene protein overexpression in breast carcinoma. *Mod Pathol*. 1992; 5(1): 61-67.
733. Olszewski W, Darzynkiewicz Z, Rosen PP, et al. Flow cytometry of breast carcinoma: I. Relation of DNA ploidy level to histology and estrogen receptor. *Cancer*. 1981; 48(4): 980-984.
734. Fan C, Oh DS, Wessels L, et al. Concordance among gene-expression-based predictors for breast cancer. *N Engl J Med*. 2006; 355(6): 560-569.
735. Wirapati P, Sotiriou C, Kunkel S, et al. Meta-analysis of gene expression profiles in breast cancer: toward a unified understanding of breast cancer subtyping and prognosis signatures. *Breast Cancer Res*. 2008; 10(4): R65.
736. Weaver DL, Ashikaga T, Krag DN, et al. Effect of occult metastases on survival in node-negative breast cancer. *N Engl J Med*. 2011; 364(5): 412-421.
737. Noguchi M, Tsugawa K, Taniya T, Miwa K. The role of internal mammary lymph node metastases in the management of breast cancer. *Breast Cancer*. 1998; 5(2): 117-125.
738. Paoletti C, Hayes DF. Circulating tumor cells. *Adv Exp Med Biol*. 2016; 882: 235-258.
739. Sopik V, Nofech-Mozes S, Sun P, Narod SA. The relationship between local recurrence and death in early-stage breast cancer. *Breast Cancer Res Treat*. 2016; 155(1): 175-185.
740. Fisher B, Redmond C, Poisson R, et al. Eight-year results of a randomized clinical trial comparing total mastectomy and lumpectomy with or without irradiation in the treatment of breast cancer. *N Engl J Med*. 1989; 320(13): 822-828.
741. Jacobson JA, Danforth DN, Cowan KH, et al. Ten-year results of a comparison of conservation with mastectomy in the treatment of stage I and II breast cancer [see comments]. *N Engl J Med*. 1995; 332(14): 907-911.
742. Morrow M, Strom EA, Bassett LW, et al. Standard for breast conservation therapy in the management of invasive breast carcinoma. *CA Cancer J Clin*. 2002; 52(5): 277-300.
743. Moran MS, Schnitt SJ, Giuliano AE, et al. Society of Surgical Oncology-American Society for Radiation Oncology consensus guideline on margins for breast-conserving surgery with whole-breast irradiation in stages I and II invasive breast cancer. *Ann Surg Oncol*. 2014; 21(3): 704-716.
744. DeSnyder SM, Hunt KK, Smith BD, et al. Assessment of practice patterns following publication of the SSO-ASTRO consensus guideline on margins for breast-conserving therapy in stage i and ii invasive breast cancer. *Ann Surg Oncol*. 2015; 22(10): 3250-3256.
745. Chagpar AB, Killelea BK, Tsangaris TN, et al. A randomized, controlled trial of cavity shave margins in breast cancer. *N Engl J Med*. 2015; 373(6): 503-510.
746. Ross JS, Hatzis C, Symmans WF, et al. Commercialized multigene predictors of clinical outcome for breast cancer. *Oncologist*. 2008; 13(5): 477-493.
747. van de Vijver MJ, He YD, van't Veer LJ, et al. A gene-expression signature as a predictor of survival in breast cancer. *N Engl J Med*. 2002; 347(25): 1999-2009.
748. van 't Veer LJ, Dai H, van de Vijver MJ, et al. Gene expression profiling predicts clinical outcome of breast cancer. *Nature*. 2002; 415(6871): 530-536.
749. Correa Geyer F, Reis-Filho JS. Microarray-based gene expression profiling as a clinical tool for breast cancer management: are we there yet? *Int J Surg Pathol*. 2009; 17(4): 285-302.
750. Ross JS. Multigene classifiers, prognostic factors, and predictors of breast cancer clinical outcome. *Adv Anat Pathol*. 2009; 16(4): 204-215.
751. Sparano JA, Paik S. Development of the 21-gene assay and its application in clinical practice and clinical trials. *J Clin Oncol*. 2008; 26(5): 721-728.
752. Wick MR, Ockner DM, Mills SE, et al. Homologous carcinomas of the breasts, skin, and salivary glands. A histologic and immunohistochemical comparison of ductal mammary carcinoma, ductal sweat gland carcinoma, and salivary duct carcinoma. *Am J Clin Pathol*. 1998; 109(1): 75-84.
753. Rakha EA, Badve S, Eusebi V, et al. Breast lesions of uncertain malignant nature and limited metastatic potential: proposals to improve their recognition and clinical management. *Histopathology*. 2016; 68(1): 45-56.
754. Rakha EA, Aleskandarany MA, Samaka RM, et al. Pleomorphic adenoma-like tumour of the breast. *Histopathology*. 2016; 68(3): 405-410.
755. Tavassoli FA. Myoepithelial lesions of the breast. Myoepitheliosis, adenomyoepithelioma, and myoepithelial carcinoma. *Am J Surg Pathol*. 1991; 15(6): 554-568.
756. Rosen PP. Adenomyoepithelioma of the breast. *Hum Pathol*. 1987; 18(12): 1232-1237.
757. Zarbo RJ, Oberman HA. Cellular adenomyoepithelioma of the breast. *Am J Surg Pathol*. 1983; 7(8): 863-870.
758. McLaren BK, Smith J, Schuyler PA, et al. Adenomyoepithelioma: clinical, histologic, and immunohistologic evaluation of a series of related

lesions. *Am J Surg Pathol*. 2005; 29(10): 1294-1299.
759. Vorburger SA, Xing Y, Hunt KK, et al. Angiosarcoma of the breast. *Cancer*. 2005; 104(12): 2682-2688.
760. Liberman L, Dershaw DD, Kaufman RJ, Rosen PP. Angiosarcoma of the breast. *Radiology*. 1992; 183(3): 649-654.
761. Macias-Martinez V, Murrieta-Tiburcio L, Molina-Cardenas H, Dominguez-Malagon H. Epithelioid angiosarcoma of the breast. Clinicopathological, immunohistochemical, and ultrastructural study of a case. *Am J Surg Pathol*. 1997; 21(5): 599-604.
762. Brentani MM, Pacheco MM, Oshima CT, et al. Steroid receptors in breast angiosarcoma. *Cancer*. 1983; 51(11): 2105-2111.
763. Shin SJ, Lesser M, Rosen PP. Hemangiomas and angiosarcomas of the breast: diagnostic utility of cell cycle markers with emphasis on Ki-67. *Arch Pathol Lab Med*. 2007; 131(4): 538-544.
764. Steingaszner LC, Enzinger FM, Taylor HB. Hemangiosarcoma of the Breast. *Cancer*. 1965; 18: 352-361.
765. Donnell RM, Rosen PP, Lieberman PH, et al. Angiosarcoma and other vascular tumors of the breast. *Am J Surg Pathol*. 1981; 5(7): 629-642.
766. Merino MJ, Carter D, Berman M. Angiosarcoma of the breast. *Am J Surg Pathol*. 1983; 7(1): 53-60.
767. Rosen PP, Kimmel M, Ernsberger D. Mammary angiosarcoma. The prognostic significance of tumor differentiation. *Cancer*. 1988; 62(10): 2145-2151.
768. Nascimento AF, Raut CP, Fletcher CD. Primary angiosarcoma of the breast: clinicopathologic analysis of 49 cases, suggesting that grade is not prognostic. *Am J Surg Pathol*. 2008; 32(12): 1896-1904.
769. Benda JA, Al-Jurf AS, Benson AB 3rd. Angiosarcoma of the breast following segmental mastectomy complicated by lymphedema. *Am J Clin Pathol*. 1987; 87(5): 651-655.
770. Patton KT, Deyrup AT, Weiss SW. Atypical vascular lesions after surgery and radiation of the breast: a clinicopathologic study of 32 cases analyzing histologic heterogeneity and association with angiosarcoma. *Am J Surg Pathol*. 2008; 32(6): 943-950.
771. Fineberg S, Rosen PP. Cutaneous angiosarcoma and atypical vascular lesions of the skin and breast after radiation therapy for breast carcinoma. *Am J Clin Pathol*. 1994; 102(6): 757-763.
772. Brenn T, Fletcher CD. Postradiation vascular proliferations: an increasing problem. *Histopathology*. 2006; 48(1): 106-114.
773. Lucas DR. Angiosarcoma, radiation-associated angiosarcoma, and atypical vascular lesion. *Arch Pathol Lab Med*. 2009; 133(11): 1804-1809.
774. Monroe AT, Feigenberg SJ, Mendenhall NP. Angiosarcoma after breast-conserving therapy. *Cancer*. 2003; 97(8): 1832-1840.
775. Otis CN, Peschel R, McKhann C, et al. The rapid onset of cutaneous angiosarcoma after radiotherapy for breast carcinoma. *Cancer*. 1986; 57(11): 2130-2134.
776. Rosso R, Gianelli U, Carnevali L. Acquired progressive lymphangioma of the skin following radiotherapy for breast carcinoma. *J Cutan Pathol*. 1995; 22(2): 164-167.
777. Weaver J, Billings SD. Postradiation cutaneous vascular tumors of the breast: a review. *Semin Diagn Pathol*. 2009; 26(3): 141-149.
778. Di Tommaso L, Fabbri A. Cutaneous angiosarcoma arising after radiotherapy treatment of a breast carcinoma. Description of a case and review of the literature. *Pathologica*. 2003; 95(4): 196-202.
779. Fernandez AP, Sun Y, Tubbs RR, et al. FISH for MYC Amplification and anti-MYC immunohistochemistry: useful diagnostic tools in the assessment of secondary angiosarcoma and atypical vascular proliferations. *J Cutan Pathol*. 2011; 39(2): 234-242.
780. Guo T, Zhang L, Chang NE, et al. Consistent MYC and FLT4 gene Amplification in radiation-induced angiosarcoma but not in other radiation-associated atypical vascular lesions. *Genes Chromosomes Cancer*. 2011; 50(1): 25-33.
781. Manner J, Radlwimmer B, Hohenberger P, et al. MYC high level gene Amplification is a distinctive feature of angiosarcomas after irradiation or chronic lymphedema. *Am J Pathol*. 2010; 176(1): 34-39.
782. Mentzel T, Schildhaus HU, Palmedo G, et al. Postradiation cutaneous angiosarcoma after treatment of breast carcinoma is characterized by MYC Amplification in contrast to atypical vascular lesions after radiotherapy and control cases: clinicopathological, immunohistochemical and molecular analysis of 66 cases. *Mod Pathol*. 2012; 25(1): 75-85.
783. Parham DM, Fisher C. Angiosarcomas of the breast developing post radiotherapy. *Histopathology*. 1997; 31(2): 189-195.
784. Billings SD, McKenney JK, Folpe AL, et al. Cutaneous angiosarcoma following breast-conserving surgery and radiation: an analysis of 27 cases. *Am J Surg Pathol*. 2004; 28(6): 781-788.
785. Rosen PP. Vascular tumors of the breast. V. Nonparenchymal hemangiomas of mammary subcutaneous tissues. *Am J Surg Pathol*. 1985; 9(10): 723-729.
786. Yu GH, Fishman SJ, Brooks JS. Cellular angiolipoma of the breast. *Mod Pathol*. 1993; 6(4): 497-499.
787. Mantilla JG, Koenigsberg T, Reig B, et al. Core biopsy of vascular neoplasms of the breast: pathologic features, imaging, and clinical findings. *Am J Surg Pathol*. 2016; 40(10): 1424-1434.
788. Rosen PP, Ridolfi RL. The perilobular hemangioma. A benign microscopic vascular lesion of the breast. *Am J Clin Pathol*. 1977; 68(1): 21-23.
789. Lesueur GC, Brown RW, Bhathal PS. Incidence of perilobular hemangioma in the female breast. *Arch Pathol Lab Med*. 1983; 107(6): 308-310.
790. Jozefczyk MA, Rosen PP. Vascular tumors of the breast. II. Perilobular hemangiomas and hemangiomas. *Am J Surg Pathol*. 1985; 9(7): 491-503.
791. Rosen PP, Jozefczyk MA, Boram LH. Vascular tumors of the breast. IV. The venous hemangioma. *Am J Surg Pathol*. 1985; 9(9): 659-6565.
792. Rosen PP. Vascular tumors of the breast. III. Angiomatosis. *Am J Surg Pathol*. 1985; 9(9): 652-658.
793. Norris HJ, Taylor HB. Sarcomas and related mesenchymal tumors of the breast. *Cancer*. 1968; 22(1): 22-28.
794. Leibl S, Moinfar F. Mammary NOS-type sarcoma with CD10 expression: a rare entity with features of myoepithelial differentiation. *Am J Surg Pathol*. 2006; 30(4): 450-456.
795. Pollard SG, Marks PV, Temple LN, Thompson HH. Breast sarcoma. A clinicopathologic review of 25 cases. *Cancer*. 1990; 66(5): 941-944.
796. Talwalkar SS, Miranda RN, Valbuena JR, et al. Lymphomas involving the breast: a study of 106 cases comparing localized and disseminated neoplasms. *Am J Surg Pathol*. 2008; 32(9): 1299-1309.
797. Aguilera NS, Tavassoli FA, Chu WS, Abbondanzo SL. T-cell lymphoma presenting in the breast: a histologic, immunophenotypic and molecular genetic study of four cases. *Mod Pathol*. 2000; 13(6): 599-605.
798. Gualco G, Chioato L, Harrington WJ Jr, et al. Primary and secondary T-cell lymphomas of the breast: clinico-pathologic features of 11 cases. *Appl Immunohistochem Mol Morphol*. 2009; 17(4): 301-306.
799. Abbondanzo SL, Seidman JD, Lefkowitz M, et al. Primary diffuse large B-cell lymphoma of the breast. A clinicopathologic study of 31 cases. *Pathol Res Pract*. 1996; 192(1): 37-43.
800. Arber DA, Simpson JF, Weiss LM, Rappaport H. Non-Hodgkin's lymphoma involving the breast. *Am J Surg Pathol*. 1994; 18(3): 288-295.
801. Yoshida S, Nakamura N, Sasaki Y, et al. Primary breast diffuse large B-cell lymphoma shows a non-germinal center B-cell phenotype. *Mod Pathol*. 2005; 18(3): 398-405.
802. Lin JJ, Farha GJ, Taylor RJ. Pseudolymphoma of the breast. I. In a study of 8,654 consecutive tylectomies and mastectomies. *Cancer*. 1980; 45(5): 973-978.
803. Salman WD, Al-Dawoud A, Howat AJ, Twaij Z. Lymphoid tissue in the breast: a histological conundrum. *Histopathology*. 2007; 51(4): 572-573.
804. Boudova L, Kazakov DV, Sima R, et al. Cutaneous lymphoid hyperplasia and other lymphoid infiltrates of the breast nipple: a retrospective clinicopathologic study of fifty-six patients. *Am J Dermatopathol*. 2005; 27(5): 375-386.
805. Bobrow LG, Richards MA, Happerfield LC, et al. Breast lymphomas: a clinicopathologic review. *Hum Pathol*. 1993; 24(3): 274-278.
806. Kirshenbaum G, Rhone DP. Solitary extramedullary plasmacytoma of the breast with serum monoclonal protein: a case report and review of the literature. *Am J Clin Pathol*. 1985; 83(2): 230-232.
807. Monteiro M, Duarte I, Cabecadas J, Orvalho ML. Intravascular large B-cell lymphoma of the breast. *Breast*. 2005; 14(1): 75-78.
808. Ho CW, Mantoo S, Lim CH, Wong CY. Synchronous invasive ductal carcinoma and intravascular large B-cell lymphoma of the breast: a case report and review of the literature. *World J Surg Oncol*. 2014; 12: 88.
809. Doren EL, Miranda RN, Selber JC, et al. United States epidemiology of breast implant-associated anaplastic large cell lymphoma. *Plast Reconstr Surg*. 2017; 139(5): 1042-1050.
810. Byrd JC, Edenfield WJ, Shields DJ, Dawson NA. Extramedullary myeloid cell tumors in acute nonlymphocytic leukemia: a clinical review. *J Clin Oncol*. 1995; 13(7): 1800-1816.
811. Valbuena JR, Admirand JH, Gualco G, Medeiros LJ. Myeloid sarcoma involving the breast. *Arch Pathol Lab Med*. 2005; 129(1): 32-38.
812. Brooks JJ, Krugman DT, Damjanov I. Myeloid metaplasia presenting as a breast mass. *Am J Surg Pathol*. 1980; 4(3): 281-285.
813. Wang J, Darvishian F. Extramedullary hematopoiesis in breast after neoadjuvant chemotherapy for breast carcinoma. *Ann Clin Lab Sci*. 2006; 36(4): 475-478.
814. Charpin C, Mathoulin MP, Andrac L, et al. Reappraisal of breast hamartomas. A morphological study of 41 cases. *Pathol Res Pract*. 1994; 190(4): 362-371.
815. Daya D, Trus T, D'Souza TJ, et al. Hamartoma of the breast, an underrecognized breast lesion. A clinicopathologic and radiographic study of 25 cases. *Am J Clin Pathol*. 1995; 103(6): 685-689.
816. Fisher CJ, Hanby AM, Robinson L, Millis RR.

Mammary hamartoma—a review of 35 cases. *Histopathology*. 1992; 20(2): 99-106.
817. Oberman HA. Hamartomas and hamartoma variants of the breast. *Semin Diagn Pathol*. 1989; 6(2): 135-145.
818. Tse GM, Law BK, Ma TK, et al. Hamartoma of the breast: a clinicopathological review. *J Clin Pathol*. 2002; 55(12): 951-954.
819. Herbert M, Sandbank J, Liokumovich P, et al. Breast hamartomas: clinicopathological and immunohistochemical studies of 24 cases. *Histopathology*. 2002; 41(1): 30-34.
820. Daroca PJ Jr, Reed RJ, Love GL, Kraus SD. Myoid hamartomas of the breast. *Hum Pathol*. 1985; 16(3): 212-219.
821. Garfein CF, Aulicino MR, Leytin A, et al. Epithelioid cells in myoid hamartoma of the breast: a potential diagnostic pitfall for core biopsies [see comments]. *Arch Pathol Lab Med*. 1996; 120(7): 676-680.
822. Adeniran A, Al-Ahmadie H, Mahoney MC, Robinson-Smith TM. Granular cell tumor of the breast: a series of 17 cases and review of the literature. *Breast J*. 2004; 10(6): 528-531.
823. Damiani S, Dina R, Eusebi V. Eosinophilic and granular cell tumors of the breast. *Semin Diagn Pathol*. 1999; 16(2): 117-125.
824. DeMay RM, Kay S. Granular cell tumors of the breast. In: Sommers SC, Rosen PP, eds. *Pathology Annual, Part 1*. Norwalk, CT: Appleton-Century-Crofts; 1984.
825. Damiani S, Koerner FC, Dickersin GR, et al. Granular cell tumour of the breast. *Virchows Arch A Pathol Anat Histopathol*. 1992; 420(3): 219-226.
826. Magro G, Fletcher C, Eusebi V. Myofibroblastoma. In: Lakhani SR, Ellis IO, Schnitt SJ, et al, eds. *WHO Classifiction of Tumours of the Breast*. Lyon, France: IARC; 2012: 130-131.
827. Magro G. Mammary myofibroblastoma: a tumor with a wide morphologic spectrum. *Arch Pathol Lab Med*. 2008; 132(11): 1813-1820.
828. Howitt BE, Fletcher CD. Mammary-type myofibroblastoma: clinicopathologic characterization in a series of 143 cases. *Am J Surg Pathol*. 2016; 40(3): 361-367.
829. Magro G, Bisceglia M, Michal M, Eusebi V. Spindle cell lipoma-like tumor, solitary fibrous tumor and myofibroblastoma of the breast: a clinico-pathological analysis of 13 cases in favor of a unifying histogenetic concept. *Virchows Arch*. 2002; 440(3): 249-260.
830. McMenamin ME, Fletcher CD. Mammary-type myofibroblastoma of soft tissue: a tumor closely related to spindle cell lipoma. *Am J Surg Pathol*. 2001; 25(8): 1022-1029.
831. Chen BJ, Marino-Enriquez A, Fletcher CD, Hornick JL. Loss of retinoblastoma protein expression in spindle cell/pleomorphic lipomas and cytogenetically related tumors: an immunohistochemical study with diagnostic implications. *Am J Surg Pathol*. 2012; 36(8): 1119-1128.
832. Pauwels P, Sciot R, Croiset F, et al. Myofibroblastoma of the breast: genetic link with spindle cell lipoma. *J Pathol*. 2000; 191(3): 282-285.
833. Magro G, Angelico G, Leone G, Palazzo J. Solitary fibrous tumor of the breast: report of a case with emphasis on diagnostic role of STAT6 immunostaining. *Pathol Res Pract*. 2016; 212(5): 463-467.
834. Nascimento AG, Karas M, Rosen PP, Caron AG. Leiomyoma of the nipple. *Am J Surg Pathol*. 1979; 3(2): 151-154.
835. Minami S, Matsuo S, Azuma T, et al. Parenchymal leiomyoma of the breast: a case report with special reference to magnetic resonance imaging findings and an update review of literature. *Breast Cancer*. 2011; 18(3): 231-236.
836. Roncaroli F, Rossi R, Severi B, et al. Epithelioid leiomyoma of the breast with granular cell change: a case report. *Hum Pathol*. 1993; 24(11): 1260-1263.
837. Rosso R, Scelsi M, Carnevali L. Granular cell traumatic neuroma: a lesion occurring in mastectomy scars. *Arch Pathol Lab Med*. 2000; 124(5): 709-711.
838. Govender D, Sabaratnam RM, Essa AS. Clear cell 'sugar' tumor of the breast: another extrapulmonary site and review of the literature. *Am J Surg Pathol*. 2002; 26(5): 670-675.
839. Rosen PP, Ernsberger D. Mammary fibromatosis. A benign spindle-cell tumor with significant risk for local recurrence. *Cancer*. 1989; 63(7): 1363-1369.
840. Abraham SC, Reynolds C, Lee JH, et al. Fibromatosis of the breast and mutations involving the APC/beta-catenin pathway. *Hum Pathol*. 2002; 33(1): 39-46.
841. Balzer BL, Weiss SW. Do biomaterials cause implant-associated mesenchymal tumors of the breast? Analysis of 8 new cases and review of the literature. *Hum Pathol*. 2009; 40(11): 1564-1570.
842. Devouassoux-Shisheboran M, Schammel MD, Man YG, Tavassoli FA. Fibromatosis of the breast: age-correlated morphofunctional features of 33 cases. *Arch Pathol Lab Med*. 2000; 124(2): 276-280.
843. Vuitch MF, Rosen PP, Erlandson RA. Pseudoangiomatous hyperplasia of mammary stroma. *Hum Pathol*. 1986; 17(2): 185-191.
844. Powell CM, Cranor ML, Rosen PP. Pseudoangiomatous stromal hyperplasia (PASH). A mammary stromal tumor with myofibroblastic differentiation. *Am J Surg Pathol*. 1995; 19(3): 270-277.
845. Anderson C, Ricci A Jr, Pedersen CA, Cartun RW. Immunocytochemical analysis of estrogen and progesterone receptors in benign stromal lesions of the breast. Evidence for hormonal etiology in pseudoangiomatous hyperplasia of mammary stroma. *Am J Surg Pathol*. 1991; 15(2): 145-149.
846. Rosen PP. Multinucleated mammary stromal giant cells: a benign lesion that simulates invasive carcinoma. *Cancer*. 1979; 44(4): 1305-1308.
847. Khanafshar E, Phillipson J, Schammel DP, et al. Inflammatory myofibroblastic tumor of the breast. *Ann Diagn Pathol*. 2005; 9(3): 123-129.
848. Zhou Y, Zhu J, Zhang Y, et al. An inflammatory myofibroblastic tumour of the breast with ALK overexpression. *BMJ Case Rep*. 2013; 2013.
849. Luo JH, Rotterdam H. Primary amyloid tumor of the breast: a case report and review of the literature. *Mod Pathol*. 1997; 10(7): 735-738.
850. Rocken C, Kronsbein H, Sletten K, et al. Amyloidosis of the breast. *Virchows Arch*. 2002; 440(5): 527-535.
851. Morkowski JJ, Nguyen CV, Lin P, et al. Rosai-Dorfman disease confined to the breast. *Ann Diagn Pathol*. 2010; 14(2): 81-87.
852. Provenzano E, Barter SJ, Wright PA, et al. Erdheim-chester disease presenting as bilateral clinically malignant breast masses. *Am J Surg Pathol*. 2010; 34(4): 584-588.
853. Shin SJ, Scamman W, Gopalan A, Rosen PP. Mammary presentation of adult-type "juvenile" xanthogranuloma. *Am J Surg Pathol*. 2005; 29(6): 827-831.
854. Sanati S, Leonard M, Khamapirad T, Eltorky MA. Nodular mucinosis of the breast: a case report with pathologic, ultrasonographic, and clinical findings and review of the literature. *Arch Pathol Lab Med*. 2005; 129(3): e58-e61.
855. Di Bonito L, Luchi M, Giarelli L, et al. Metastatic tumors to the female breast. An autopsy study of 12 cases. *Pathol Res Pract*. 1991; 187(4): 432-436.
856. Yamasaki H, Saw D, Zdanowitz J, Faltz LL. Ovarian carcinoma metastasis to the breast case report and review of the literature. *Am J Surg Pathol*. 1993; 17(2): 193-197.
857. Tempfer CB, El Fizazi N, Ergonenc H, Solass W. Metastasis of ovarian cancer to the breast: a report of two cases and a review of the literature. *Oncol Lett*. 2016; 11(6): 4008-4012.
858. Fishman A, Kim HS, Girtanner RE, Kaplan AL. Solitary breast metastasis as first manifestation of ovarian carcinoid tumor. *Gynecol Oncol*. 1994; 54(2): 222-226.
859. Harrist TJ, Kalisher L. Breast metastasis: an unusual manifestation of a malignant carcinoid tumor. *Cancer*. 1977; 40(6): 3102-3106.
860. Kashlan RB, Powell RW, Nolting SF. Carcinoid and other tumors metastatic to the breast. *J Surg Oncol*. 1982; 20(1): 25-30.
861. Lozowski MS, Faegenburg D, Mishriki Y, Lundy J. Carcinoid tumor metastatic to breast diagnosed by fine needle aspiration. Case report and literature review. *Acta Cytol*. 1989; 33(2): 191-194.
862. Rubio IT, Korourian S, Brown H, et al. Carcinoid tumor metastatic to the breast. *Arch Surg*. 1998; 133(10): 1117-1119.
863. Gupta D, Merino MI, Farhood A, Middleton LP. Metastases to breast simulating ductal carcinoma in situ: report of two cases and review of the literature. *Ann Diagn Pathol*. 2001; 5(1): 15-20.
864. D'Angelo P, Carli M, Ferrari A, et al. Breast metastases in children and adolescents with rhabdomyosarcoma: experience of the Italian Soft Tissue Sarcoma Committee. *Pediatr Blood Cancer*. 2010; 55(7): 1306-1309.
865. Howarth CB, Caces JN, Pratt CB. Breast metastases in children with rhabdomyosarcoma. *Cancer*. 1980; 46(11): 2520-2524.
866. Pettinato G, Manivel JC, Kelly DR, et al. Lesions of the breast in children exclusive of typical fibroadenoma and gynecomastia. A clinicopathologic study of 113 cases. *Pathol Annu*. 1989; 24(Pt 2): 296-328.
867. Bauer BS, Jones KM, Talbot CW. Mammary masses in the adolescent female. *Surg Gynecol Obstet*. 1987; 165(1): 63-65.
868. Shehata BM, Fishman I, Collings MH, et al. Pseudoangiomatous stromal hyperplasia of the breast in pediatric patients: an underrecognized entity. *Pediatr Dev Pathol*. 2009; 12(6): 450-454.
869. Rosen PP. Papillary duct hyperplasia of the breast in children and young adults. *Cancer*. 1985; 56(7): 1611-1617.
870. Wilson M, Cranor ML, Rosen PP. Papillary duct hyperplasia of the breast in children and young women. *Mod Pathol*. 1993; 6(5): 570-574.
871. Rosen PP, Cantrell B, Mullen DL, DePalo A. Juvenile papillomatosis(Swiss cheese disease) of the breast. *Am J Surg Pathol*. 1980; 4(1): 3-12.
872. Taffurelli M, Santini D, Martinelli G, et al. Juvenile papillomatosis of the breast. A multidisciplinary study. *Pathol Annu*. 1991; 26(Pt 1): 25-35.
873. Rosen PP, Kimmel M. Juvenile papillomatosis of the breast. A follow-up study of 41 patients having biopsies before 1979. *Am J Clin Pathol*. 1990; 93(5): 599-603.
874. Bannayan GA, Hajdu SI. Gynecomastia: clinicopathologic study of 351 cases. *Am J Clin Pathol*. 1972; 57(4): 431-437.

875. Wilson SE, Hutchinson WB. Breast masses in males with carcinoma of the prostate. *J Surg Oncol*. 1976; 8(2): 105-112.
876. Carlson HE. Gynecomastia. *N Engl J Med*. 1980; 303(14): 795-799.
877. Damiani S, Eusebi V. Gynecomastia in type-1 neurofibromatosis with features of pseudoangiomatous stromal hyperplasia with giant cells. Report of two cases. *Virchows Arch*. 2001; 438(5): 513-516.
878. Hunfeld KP, Bassler R, Kronsbein H. "Diabetic mastopathy" in the male breast—a special type of gynecomastia. A comparative study of lymphocytic mastitis and gynecomastia. *Pathol Res Pract*. 1997; 193(3): 197-205.
879. Ng AM, Dissanayake D, Metcalf C, Wylie E. Clinical and imaging features of male breast disease, with pathological correlation: a pictorial essay. *J Med Imaging Radiat Oncol*. 2014; 58(2): 189-198.
880. Fisher ER, Creed DL. Nature of the periductal stroma in gynecomastia. *Lab Invest*. 1956; 5(3): 267-275.
881. Kalekou H, Kostopoulos I, Milias S, Papadimitriou CS. Comparative study of CD34, alpha-SMA and h-caldesmon expression in the stroma of gynaecomastia and male breast carcinoma. *Histopathology*. 2005; 47(1): 74-81.
882. Gottfried MR. Extensive squamous metaplasia in gynecomastia. *Arch Pathol Lab Med*. 1986; 110(10): 971-973.
883. Guillou L, Gebhard S. Gynecomastia with unusual intraductal "clear cell" changes mimicking pagetoid ductal spread of lobular neoplasia. *Pathol Res Pract*. 1995; 191(2): 156-163, discussion 64-5.
884. Andersen JA, Gram JB. Gynecomasty: histological aspects in a surgical material. *Acta Pathol Microbiol Immunol Scand [A]*. 1982; 90(3): 185-190.
885. Wells JM, Liu Y, Ginter PS, et al. Elucidating encounters of atypical ductal hyperplasia arising in gynaecomastia. *Histopathology*. 2015; 66(3): 398-408.
886. Toker C, Tang CK, Whitely JF, et al. Benign spindle cell breast tumor. *Cancer*. 1981; 48(7): 1615-1622.
887. Wargotz ES, Weiss SW, Norris HJ. Myofibroblastoma of the breast. Sixteen cases of a distinctive benign mesenchymal tumor. *Am J Surg Pathol*. 1987; 11(7): 493-502.
888. Fentiman IS, Fourquet A, Hortobagyi GN. Male breast cancer. *Lancet*. 2006; 367(9510): 595-604.
889. Gomez-Raposo C, Zambrana Tevar F, Sereno Moyano M, et al. Male breast cancer. *Cancer Treat Rev*. 2010; 36(6): 451-457.
890. Donegan WL. Cancer of the breast in men. *CA Cancer J Clin*. 1991; 41(6): 339-354.
891. El-Gazayerli MM, Abdel-Aziz AS. On Bilharziasis and Male Breast Cancer in Egypt: A Preliminary Report and Review of the Literature. *Br J Cancer*. 1963; 17: 566-571.
892. Brinton LA. Breast cancer risk among patients with Klinefelter syndrome. *Acta Paediatr*. 2011; 100(6): 814-818.
893. Ottini L, Rizzolo P, Zanna I, et al. BRCA1/ BRCA2 mutation status and clinical-pathologic features of 108 male breast cancer cases from Tuscany: a population-based study in central Italy. *Breast Cancer Res Treat*. 2009; 116(3): 577-586.
894. Kozak FK, Hall JG, Baird PA. Familial breast cancer in males. A case report and review of the literature. *Cancer*. 1986; 58(12): 2736-2739.
895. Benson WR. Carcinoma of the prostate with metastases to breasts and testis; critical review of the literature and report of a case. *Cancer*. 1957; 10(6): 1235-1245.
896. Anderson WF, Jatoi I, Tse J, Rosenberg PS. Male breast cancer: a population-based comparison with female breast cancer. *J Clin Oncol*. 2010; 28(2): 232-239.
897. Burga AM, Fadare O, Lininger RA, Tavassoli FA. Invasive carcinomas of the male breast: a morphologic study of the distribution of histologic subtypes and metastatic patterns in 778 cases. *Virchows Arch*. 2006; 449(5): 507-512.
898. Moten A, Obirieze A, Wilson LL. Characterizing lobular carcinoma of the male breast using the SEER database. *J Surg Res*. 2013; 185(2): e71-e76.
899. Muir D, Kanthan R, Kanthan SC. Male versus female breast cancers. A population-based comparative immunohistochemical analysis. *Arch Pathol Lab Med*. 2003; 127(1): 36-41.
900. Visfeldt J, Scheike O. Male breast cancer. I. Histologic typing and grading of 187 Danish cases. *Cancer*. 1973; 32(4): 985-990.
901. Wang-Rodriguez J, Cross K, Gallagher S, et al. Male breast carcinoma: correlation of ER, PR, Ki-67, Her2-Neu, and p53 with treatment and survival, a study of 65 cases. *Mod Pathol*. 2002; 15(8): 853-861.
902. Ansah-Boateng Y, Tavassoli FA. Fibroadenoma and cystosarcoma phyllodes of the male breast. *Mod Pathol*. 1992; 5(2): 114-116.
903. Haj M, Loberant N, Cohen I. Pseudoangiomatous hyperplasia of mammary stroma in a male breast presenting as a discrete nodule. *Breast J*. 2005; 11(6): 472-473.
904. Hernandez FJ. Leiomyosarcoma of male breast originating in the nipple. *Am J Surg Pathol*. 1978; 2(3): 299-304.
905. Lipper S, Willson CF, Copeland KC. Pseudogynecomastia due to neurofibromatosis—a light microscopic and ultrastructural study. *Hum Pathol*. 1981; 12(8): 755-759.
906. Gupta RK. Immunoreactivity of prostate-specific antigen in male breast carcinomas: two examples of a diagnostic pitfall in discriminating a primary breast cancer from metastatic prostate carcinoma. *Diagn Cytopathol*. 1999; 21(3): 167-169.
907. Gatalica Z, Norris BA, Kovatich AJ. Immunohistochemical localization of prostate-specific antigen in ductal epithelium of male breast. Potential diagnostic pitfall in patients with gynecomastia. *Appl Immunohistochem Mol Morphol*. 2000; 8(2): 158-161.

第 8 篇

血液病理学

37 淋巴结

Daniel A. Arber 著 农 琳 郑雅琳 刘菊梅 译 李 挺 农 琳 校

章目录

正常解剖结构

淋巴结是免疫系统的主要的解剖组成成分之一[1-2]。

淋巴结（lymph node）的三个主要区带是**皮质（cortex）**、**副皮质（paracortex）**和**髓质（medulla）**（图 37.1A）。皮质位于淋巴结被膜下，大多数淋巴滤泡分布于此，主要由 B 淋巴细胞和滤泡树突状细胞组成。髓质紧邻淋巴结门部，呈条索状，富含淋巴窦、动脉和静脉，而仅含有少量淋巴细胞成分——由 B 淋巴细胞和 T 淋巴细胞混合组成。淋巴滤泡的形态随着其活化状况而不同；初级滤泡是由胞质稀少的小淋巴细胞组成的圆形聚集区；次级滤泡则随着抗原刺激而出现，其特征表现是出现由外套区围绕的生发中心[3]。生发中心的细胞主要有：被称为滤泡中心细胞的 B 淋巴细胞（中心母细胞和中心细胞，或小核裂和大核裂细胞以及无核裂细胞）、巨噬细胞和滤泡树突状细胞；但通常也有一群滤泡辅助 T 细胞分布于此。在苏木素和伊红染色（HE）切片上，生发中心内可见淡染的大细胞，它们通常有高的增殖活性，并显示朝向抗原刺激侧的极性。周围外套区 B 淋巴细胞是小的、深蓝色和包含少量胞质的细胞（图 37.1B）[1]。生

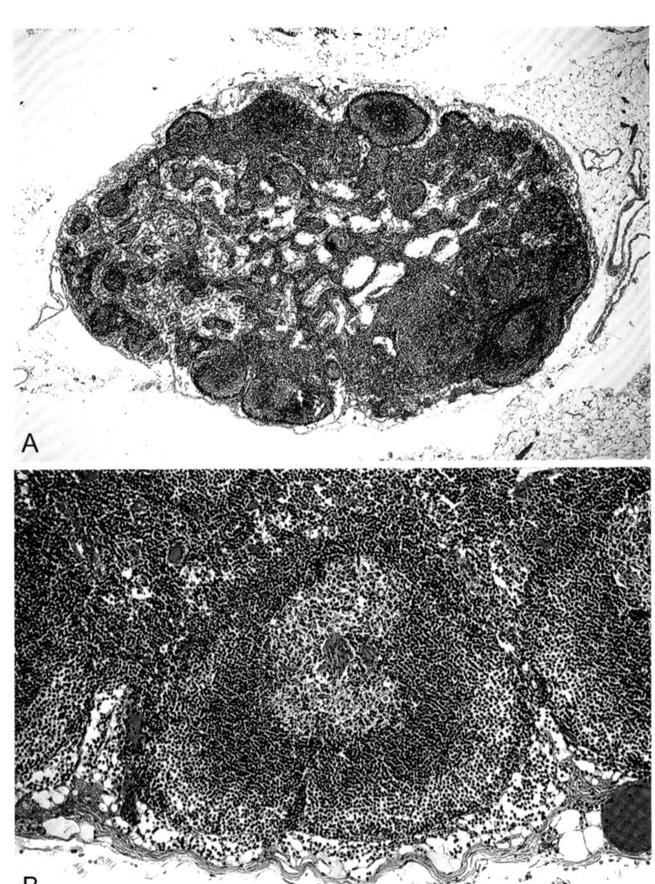

图 37.1 **正常淋巴结**。**A**，淋巴结不同组分的形态学差异在肠系膜淋巴结中尤其明显，这是一个例子。**B**，伴有极性明显的生发中心的次级淋巴滤泡

发中心增生总是提示体液抗体产生。在强烈抗原刺激下，生发中心也可出现在髓索中[4]。

副皮质是位于皮质和髓质之间的区带，包含负责细胞介导的免疫反应的 T 淋巴细胞流动池[1]。其特征是具有毛细血管后微静脉——可通过其被覆的高内皮细胞以及随之迁移的淋巴细胞识别。出现在副皮质区的另一种类型的细胞为指突状树突状细胞——是辅助免疫系统的一个成员。副皮质区增生提示发生了细胞介导的免疫反应。毛细血管后微静脉管腔和管壁内的淋巴细胞的数量可大致反映淋巴细胞再循环的程度[5]。

输入淋巴管穿过淋巴结被膜开口于边缘窦，其与淋巴结内错综复杂的淋巴窦网络相交通，淋巴窦网络汇入输出淋巴管并从门部出淋巴结。被覆于边缘窦外侧（即被膜下）的内皮细胞与输入和输出淋巴管的内皮细胞相似，属于非吞噬细胞；而淋巴结内淋巴窦被覆的内皮细胞则具有强吞噬特性。淋巴结的主要动脉和静脉穿过淋巴结门部并呈放射状分布于髓质、副皮质和皮质的内侧部分，其他血管则穿透被膜而供应浅层皮质和小梁周围的少部分区域。

下文将讨论不同淋巴细胞亚群和辅助免疫系统细胞亚群的形态和表型特征，并与这些细胞亚群相关的增生性病理改变相结合。

淋巴结的评估

正确的淋巴结检查是一个复杂的工作，可能需要根据不同病例的特性采取多种特殊方法。

活检

淋巴结活检的部位的选择极为重要。在全身淋巴结肿大的情况下，应尽量避免取腹股沟淋巴结进行活检，因为腹股沟淋巴结常有非特异性慢性炎性和纤维化改变。取腋下或颈部淋巴结进行活检可能更有意义。只要可能，都应尽量切取这些部位的最大淋巴结进行活检。小的表浅淋巴结可能仅表现为非特异性增生，而同组深处淋巴结则可能表现出诊断性特征。

当外科医师要进行腹腔内淋巴结或大型颈部或腋窝肿物活检时，应进行冰冻切片或印片检查，以确保所取组织具有代表性——不必得到一个特殊诊断，这样也许可以避免进行二次活检。

病理科严格遵守淋巴结切片制备技术至关重要（见下文）[6]。手术切取标本后应立即将新鲜标本送至病理科。病理科接收标本后应尽快将其切开、取材，以便进行适当的检查。对于拟进行石蜡包埋的标本（厚度应 ≤ 3 mm），可将其置于 10% 福尔马林缓冲液和（或）含汞固定液（如 B5 固定液）中。作为一个常规技术，进行切片 HE 染色用以初步筛查是非常足够的，然后再根据病例需要进行其他染色和应用特殊技术（可能需要做很多，也可能不需要做）。

一种常被忽略的辅助组织切片检查技术是对新鲜淋巴结切面进行印片制作、Giemsa 或 Wright 染色检查。该技术对于淋巴瘤和白血病评估以及标本预检（如看到肉芽肿时送检组织培养）特别有用。例如，在 HE 染色切片中，粒细胞白血病可能非常像大细胞淋巴瘤，但两者在印片中可能易于区分。

穿刺活检

粗针活检（core needle biopsy）足以诊断转移癌。尽管在原发性淋巴组织疾病的诊断中并不优先采用，但目前粗针活检的使用日益增多，而基于有限的组织量进行诊断大大增加病理医师的压力。粗针活检中人工挤压假象很常见，与切取活检相比，其细胞更小，胞核染色也更深。为了从活检标本中获取更多诊断信息，常需采用流式细胞术免疫表型分析和更广泛的免疫组织化学评估。

淋巴结细针吸取（fine-needle aspiration）活检非常有助于转移癌的诊断（图 37.2），最常用于颈部淋巴结[7]，但也可用于其他部位，包括腹腔内和腹膜后区[8]。50% ~ 75% 的恶性淋巴瘤病例可通过细胞学做出诊断，其准确性在高级别病变中最高（见图 37.2）[9]。恶性淋巴瘤的初步诊断可依据细胞形态学，但这并不充分，对于所有进行细针穿刺的潜在淋巴瘤患者，均应对其细针穿刺

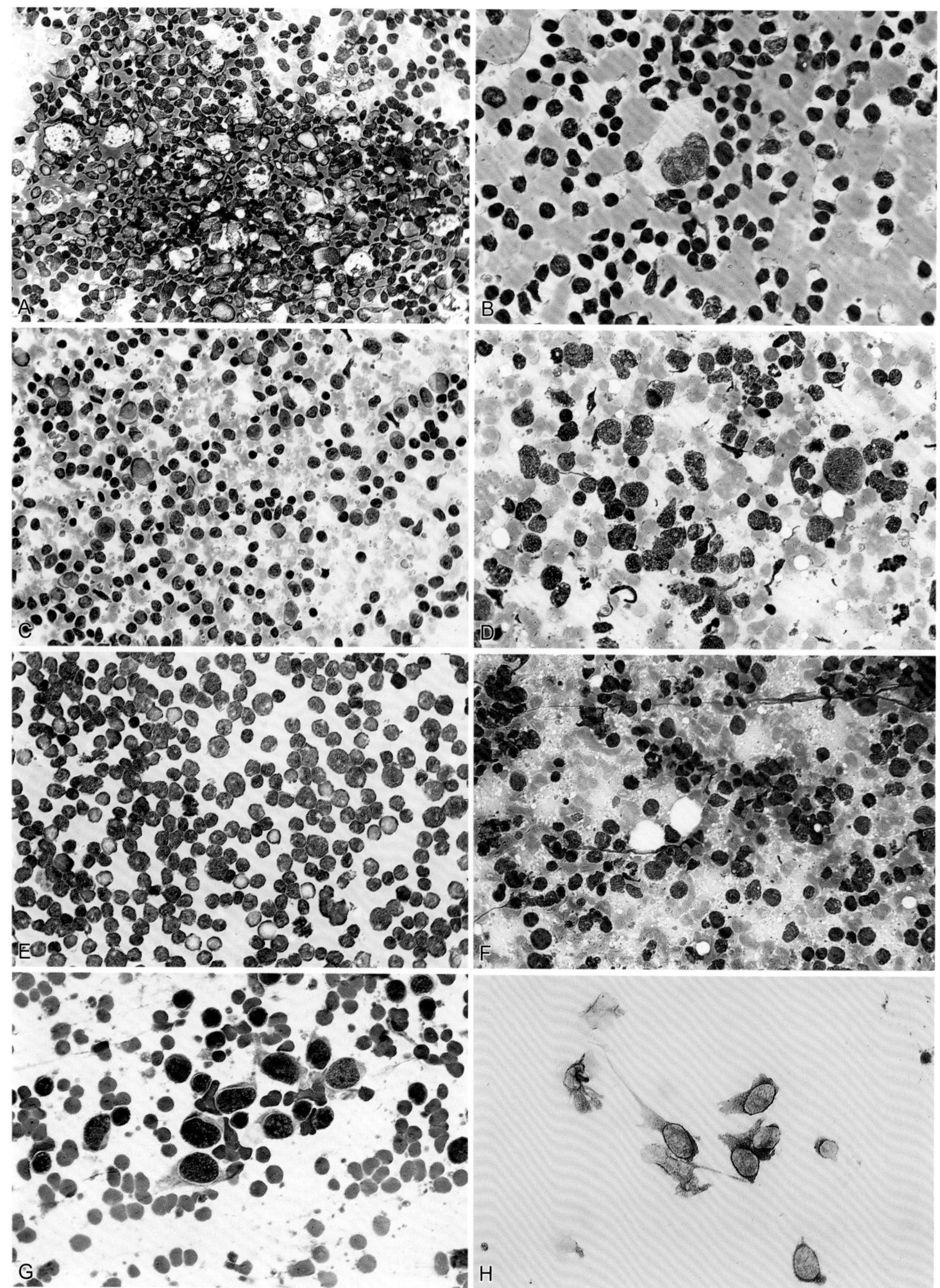

图 37.2 细针穿刺活检标本中各种淋巴结疾病的表现。**A**，滤泡增生；**B**，霍奇金淋巴瘤（Reed-Sternberg 细胞）；**C**，小淋巴细胞性淋巴瘤 / 慢性淋巴细胞白血病；**D**，滤泡性淋巴瘤，3 级；**E**，淋巴母细胞性淋巴瘤；**F**，转移性肺小细胞癌；**G**，转移性腺泡状横纹肌肉瘤；**H**，与 **G** 为同一病例，结蛋白免疫染色（Courtesy of L. Alasio, Milan, Italy）

标本进行流式细胞术免疫表型分析，并且最好同时进行粗针活检进行结构评估。即使是这样，仍有多达 35% 的病例不能明确淋巴瘤分类，需要行切除活检。细针穿刺技术对于为活检选择代表性淋巴结、复发性淋巴瘤诊断、疾病分期、治疗监测以及辅助检查的材料收集等方面最有帮助。沿针道有可能发生出血、坏死和肌成纤维细胞增生，不应将后者与卡波西肉瘤或其他肿瘤混淆。

感染性疾病的检查

怀疑淋巴结有感染性病变时，必须将无菌采集的足够的淋巴结活检标本直接送检细菌、真菌以及病毒检查，或至少将其置入无菌 Petri 培养皿（有盖培养皿）中并放入冰箱内。如果固定切片显示为炎症性病变，则可将标本复苏并进行感染性疾病检查。由于一些原因，这种技术上颇为简单的步骤最常被遗忘；但可识别感染性病原体的分子技术目前已可用于福尔马林固定石蜡包埋标本 [10-13]，而且如果组织学改变提示感染性病因，即使培养呈阴性，也应考虑采用。

免疫表型分析

由于免疫系统内细胞种类繁多，可用于表型分析的标志物数量巨大（超过 1 000 种），淋巴组织疾病的表型分析已演变为一个极为复杂的领域。

采用经包被或未经包被的红细胞与多克隆抗体的玫瑰花结试验（rosetting test），曾经是非常有用的淋巴瘤的早期指征试验，如今因单克隆抗体的应用已被完全取代。这些抗体曾得到大量命名——多取决于制造商而非抗体的特性。幸运的是，目前已有了国际认可的命名法［即 CD 系统，即命名簇或分化簇（cluster of designation nor cluster of differentiation）系统］，这样在不同实验室间可以进行更好的交流。已被确认的 CD 抗体已超过 300 种。这些单克隆抗体中有许多已可用于石蜡切片（表 37.1）。这些试验及其在淋巴造血系统疾病的鉴别诊断中应用的详细讨论已超越本书的范畴。

免疫表型分析可通过流式细胞术（需要新鲜组织）或用石蜡包埋材料进行 [14-15]。流式细胞术有两大主要优点：一是结果快速可得，二是可通过表面免疫球蛋白的准确评估对 B 淋巴细胞进行克隆性分析。流式细胞术的缺点是：需要采用新鲜组织进行即刻处理，且对结构 - 形态之间相关性的评估欠佳。

分子遗传学和细胞遗传学研究

基因重排分析

单个 T 和 B 淋巴细胞经历抗原受体基因重排是细胞正常成熟过程的一部分，其结果是产生独特的免疫球蛋白或 T 细胞受体。绝大多数成熟 B 淋巴细胞都要经历免疫球蛋白重链（immunoglobulin heavy chain, IGH）基因和免疫球蛋白 κ 轻链（immunoglobulin kappa light chain, IGK）基因的重排，而且大约 1/3 的 B 淋巴细胞也经历免疫球蛋白 λ（immunoglobulin lambda, IGL）基因重排。成熟 T 细胞通常都经历 T 细胞受体 γ（T-cell receptor alpha, TRG）基因和 T 细胞受体 δ 基因（T-cell receptor delta, TRD）重排，然后大多数细胞再经历 T 细胞受体 α 基因（T-cell receptor alpha, TRA）和 T 细胞受体 β 基因（T-cell receptor beta, TRB）的重排。表达 α 和 β 蛋白质的成熟 T 细胞被称为 α/β T 细胞。小部分正常 T 细胞未能经历 TRA 和 TRB 重排，结果导致这些细胞表面只表达 γ 和 δ 蛋白质，这些细胞被称为 δ / γ T 细胞。基因重排过程导致初始胚系 DNA 编辑，将基因的一个可变区（V 区）与一个连接区（J 区）拼接，有时两者之间接入一个可变区（D 区）（图 37.3）。不同数量的小核苷酸被添加到这些区域之间。这种 V 区、D 区和 J 区的重组导致单个反应性淋巴细胞抗原受体基因的大小产生差异，而克隆细胞群则由大量基因重排大小一致的细胞组成。分子遗传学分析即尝试利用该原理区分反应性和克隆性细胞，但一些正常的抗原反应也可能会导致寡克隆增殖，从而产生假阳性结果。

成熟 B 细胞淋巴瘤几乎总是显示免疫球蛋白基因的克隆性重排，但极少数病例可能同时显示 T 细胞受体基因的克隆性重排 [16]。成熟 T 细胞淋巴瘤几乎总是显示 T 细胞受体基因的克隆性重排，但极少数病例可能同时显示免疫球蛋白基因的克隆性重排——尤其多见于血管免疫母细胞性 T 细胞淋巴瘤（AITL）（20% ~ 30%），可能是由于相关的 B 细胞增殖 [17]。然而，前体淋巴母细胞性淋巴瘤常显示交叉细胞谱系的抗原受体基因重排 [18]。

对淋巴增生性疾病中免疫球蛋白基因和 T 细胞受体基因的状况进行分析可能有助于确定其克隆性，通常可（但并不是一定）提示肿瘤性疾病 [19]，并可能有助于确定成熟淋巴细胞增生性疾病的细胞谱系，但可能存在交叉细胞谱系基因重排的陷阱 [16,20]。克隆性免疫球蛋白基因和 T 细胞受体基因重排的检测最常采用聚合酶链反应（polymerase chain reaction, PCR）技术，该技术现已取代了更为繁琐的 Southern 印记杂交法 [21]。虽然 PCR 技术是一种高度敏感性的技术，能检测出即使很少量的克隆细胞群，但也可能由于共同引物与靶 DNA 序列的不完全退火而产生显著的假阴性结果，尤其是当采用福尔马林固定石蜡包埋组织的碎片化 DNA 片段进行检测时 [16,22-23]。采用针对抗原受体靶基因的多重 PCR 引物可明显减少假阴性结果，例如使用 BIOMED-2 引物 [18,24]。使用这些方法时也可发生假阳性结果，常与标本中淋巴细胞的寡克隆增殖或数量少有关 [25]。新兴二代测序技术似乎有助于克服这些缺陷 [26]。

染色体易位

除了抗原受体基因克隆性重排外，一部分非霍奇金淋巴瘤可伴有非随机染色体易位，较为常见的易位见表 37.2。虽然大多数染色体易位并不绝对特异性地发生于单一淋巴瘤类型，但在相应临床情境下其检出可能很有帮助，这些将在不同淋巴瘤类型的相应部分中详细讨论。

染色体易位可通过传统的细胞遗传学方法、直

表37.1 用于淋巴组织增殖性疾病的石蜡组织切片的主要抗体

CD抗原和（或）抗体	主要的正常细胞反应	肿瘤中的反应	评论/注意
白细胞			
CD45RB白细胞共同抗原	B细胞和大多数T细胞、巨噬细胞、髓细胞	大多数淋巴瘤和白血病	浆细胞肿瘤和Reed-Sternberg细胞通常无反应；有些淋巴母细胞性淋巴瘤和间变性大细胞淋巴瘤也无反应
B淋巴细胞			
C20（L26）	B细胞，浆细胞除外	大多数B细胞淋巴瘤；NLPHL中L&H细胞；大约20%的经典型霍奇金淋巴瘤中的一些Reed-Sternberg细胞；少数T细胞淋巴瘤	浆母细胞和浆细胞肿瘤通常无反应；部分胸腺瘤上皮可能着色
免疫球蛋白轻链	B细胞和浆细胞	B细胞和浆细胞肿瘤	常可在石蜡切片中检出胞质Ig，表面Ig常需要流式细胞术或冰冻组织
CD79A	B细胞，包括大多数浆细胞	大多数B细胞淋巴瘤；B淋巴母细胞白血病	CD79a与B细胞抗原受体（Ig）相关，类似于CD3 在T细胞的形式
PAX5	B细胞，浆细胞除外	B细胞肿瘤，包括B淋巴母细胞肿瘤；NLPHL中L&H细胞；经典型霍奇金淋巴瘤中的 Reed-Sternberg细胞显示中等-弱着色	浆细胞肿瘤通常无反应
OCT2	B细胞，包括浆细胞	B细胞肿瘤，包括浆细胞和浆母细胞肿瘤；NLPHL中L&H细胞核强阳性；经典型霍奇金淋巴瘤中弱着色或丢失	
BOB.1	B细胞，包括浆细胞	B细胞肿瘤，包括浆细胞和浆母细胞肿瘤；经典型霍奇金淋巴瘤中弱着色或丢失	一些T细胞淋巴瘤可以阳性表达BOB.1
B淋巴细胞分化阶段			
CD10 (CALLA)	前体B细胞，滤泡中心B细胞；滤泡中心T辅助细胞；粒细胞	许多B细胞和一些T细胞淋巴母细胞性淋巴瘤/白血病；滤泡性淋巴瘤；伯基特淋巴瘤；一些大B细胞淋巴瘤；血管免疫母细胞性T细胞淋巴瘤	用于区分滤泡性和其他低级别B细胞淋巴瘤；一部分骨髓瘤表达；可与多种非淋巴造血系统肿瘤起反应
BCL6	滤泡中心B细胞；滤泡中心T辅助细胞；少数T细胞亚群	滤泡性淋巴瘤；伯基特淋巴瘤；一些大B细胞淋巴瘤；血管免疫母细胞性T细胞淋巴瘤；间变性大细胞淋巴瘤	
MUM1	浆细胞和浆母细胞；$BCL6^+$滤泡中心B细胞亚群；少数活化T细胞	浆细胞和浆母细胞肿瘤；淋巴浆细胞性淋巴瘤；弥漫大B细胞淋巴瘤（75%的病例）；其他B细胞淋巴瘤（不同比例）；一些T细胞淋巴瘤（不同比例）	MUM1可能在一些非淋巴造血系统肿瘤中表达，如恶性黑色素瘤
CD138	浆细胞和浆母细胞；一些免疫母细胞	浆细胞和浆母细胞肿瘤；一些大B细胞淋巴瘤	CD138表达于正常上皮细胞和多种非淋巴造血系统肿瘤

表37.1 用于淋巴组织增殖性疾病的石蜡组织切片的主要抗体（续）			
CD抗原和（或）抗体	主要的正常细胞反应	肿瘤中的反应	评论/注意
CD23	外套区B细胞，滤泡树突状细胞亚群	CLL/小淋巴细胞性淋巴瘤常有反应；滤泡性淋巴瘤（一些病例）；纵隔大B细胞淋巴瘤；滤泡树突状细胞肿瘤	对IgE的Fc受体亲和力低；EBV感染后上调
T和NK淋巴细胞			
胞质CD3（由单克隆或多克隆抗体检出）	T细胞和NK细胞	大多数T细胞和NK细胞淋巴瘤；个别例外的B细胞淋巴瘤病例可能CD3^{+}	石蜡切片中CD3表达代表胞质CD3，可表达于T细胞和NK细胞。表面CD3在T细胞中呈典型阳性表达，但在NK细胞（及其肿瘤）为阴性，需要用新鲜或冰冻组织证实
CD2	T细胞，NK细胞	大多数T细胞、NK细胞淋巴瘤和白血病；少数髓系白血病；系统性肥大细胞增多症	CD2是绵羊红细胞受体
CD5	T细胞；小B细胞亚群呈弱表达	大多数T细胞淋巴瘤和白血病；慢性淋巴细胞白血病/小淋巴细胞性淋巴瘤；套细胞淋巴瘤；少数弥漫性大B细胞淋巴瘤亚型	在自身免疫性疾病中，CD5^{+}B细胞可能增加，在弥漫小B细胞肿瘤中CD5的表达具有诊断价值；CD5在NK细胞及其肿瘤中通常为阴性；CD5于非淋巴造血系统肿瘤中可表达，如胸腺癌
CD7	大多数T细胞，NK细胞	大多数T细胞以及一些NK细胞淋巴瘤和白血病；一些髓系白血病	T细胞发育中最早表达的抗原，而且是淋巴母细胞肿瘤的最佳T细胞标志物之一；外周T细胞恶性肿瘤中最常丢失的抗原，尤其是蕈样真菌病
TCRβ	95%以上的成熟T细胞表达	许多T细胞淋巴瘤	NK细胞及其肿瘤无反应
TCR γ	一小群成熟T细胞中表达，通常在结外部位	γ/δ型T细胞淋巴瘤，常常在结外	NK细胞及其肿瘤无反应
CD56	NK细胞，少数T细胞亚群，神经组织	NK细胞淋巴瘤；一些外周T细胞淋巴瘤；一些浆细胞肿瘤	也与神经和神经内分泌细胞及其肿瘤起反应
CD43	T细胞，巨噬细胞，朗格汉斯细胞，髓系细胞，少数B细胞亚群	大多数T细胞淋巴瘤；一些B细胞淋巴瘤（CLL/小淋巴细胞性淋巴瘤，套细胞淋巴瘤，一些边缘区淋巴瘤）；髓系白血病；组织细胞肿瘤；朗格汉斯细胞组织细胞增生症；一些浆细胞肿瘤	B细胞上共表达有助于诊断，但由于与CD43反应的细胞类型具有异质性，在判读这部分共表达时应慎重
T细胞或NK细胞亚群或分化阶段			
CD57	一些NK细胞；生发中心T细胞亚群	T细胞大颗粒淋巴细胞白血病；少数T淋巴母细胞肿瘤病例	NLPHL中CD57^{+}细胞常呈花环状环绕L&H细胞
PD1	滤泡辅助T细胞	血管免疫母细胞性T细胞淋巴瘤	NLPHL中PD1^{+}细胞常呈花环状环绕L&H细胞

表37.1 用于淋巴组织增殖性疾病的石蜡组织切片的主要抗体（续）

CD抗原和（或）抗体	主要的正常细胞反应	肿瘤中的反应	评论/注意
CD4	大多数辅助/诱导T细胞，许多巨噬细胞和树突状细胞	许多外周T细胞淋巴瘤；组织细胞肿瘤；朗格汉斯细胞组织细胞增生症	
CD8	大多数细胞毒/抑制T细胞，NK细胞亚群，脾窦内衬细胞	少数外周T细胞淋巴瘤	
前体细胞标志物			
末端脱氧核糖核苷转移酶（TdT）	骨髓B细胞前体细胞中前体细胞，皮质胸腺细胞	大多数T或B细胞系淋巴母细胞性淋巴瘤和白血病；一些髓系白血病	作为前体细胞的有效标志物
CD34	多种细胞类型，包括内皮细胞和不成熟造血细胞	血管源性肿瘤，胃肠道间质肿瘤，许多淋巴母细胞和原始髓细胞	在罕见TdT阴性淋巴母细胞增生中确定其不成熟性
霍奇金淋巴瘤相关标志物			
CD30	一些活化的B和T细胞，一些浆细胞	大多数经典型霍奇金淋巴瘤病例中的Reed-Sternberg细胞；间变性大细胞淋巴瘤；一些B和T细胞淋巴瘤	胚胎性癌和少数其他非淋巴造血系统肿瘤也有反应
CD15 (Leu-M1)	粒细胞，一些巨噬细胞	大多数经典型霍奇金淋巴瘤病例中的Reed-Sternberg细胞；一些B或T细胞淋巴瘤中的大细胞；组织细胞肿瘤；一些髓系白血病	许多癌可表达；CMV感染细胞也可表达；CD15是IgM同型抗体，因此可能有利于同型特异性检测；L&H细胞通常无反应
辅助细胞			
CD68	巨噬细胞和单核细胞；髓系细胞KP1阳性但对PGM1抗体无反应	真性组织细胞肿瘤；单核细胞白血病；髓系白血病KP1^{+}	颗粒细胞肿瘤、一些黑色素瘤、恶性纤维组织细胞瘤和肾细胞癌有反应
CD163	生发中心和脾白髓以外的巨噬细胞	组织细胞肿瘤；急性单核细胞白血病	树突状细胞及其肿瘤不表达CD163
溶菌酶	巨噬细胞、髓系细胞	组织细胞肿瘤；许多髓系白血病	许多非淋巴造血系统肿瘤也表达
S-100蛋白	朗格汉斯细胞；指状突细胞（IDRC）和一些滤泡树突状细胞	朗格汉斯细胞组织细胞增多症；IDRC肿瘤；少数T细胞淋巴瘤；组织细胞肿瘤；Rosai-Dorfman病	许多非淋巴造血系统肿瘤也表达
CD1a	皮质胸腺细胞，朗格汉斯细胞	一些T淋巴母细胞性淋巴瘤/白血病；朗格汉斯细胞组织细胞增生症	
CD207（langerin）	朗格汉斯细胞	朗格汉斯细胞组织细胞增多症	

表37.1 用于淋巴组织增殖性疾病的石蜡组织切片的主要抗体（续）

CD抗原和（或）抗体	主要的正常细胞反应	肿瘤中的反应	评论/注意
CD21	外套区和边缘区B细胞；滤泡树突状细胞	一些B细胞淋巴瘤；滤泡树突状细胞肿瘤	C3d（CR2）补体受体；EBV受体；扩大的CD21⁺滤泡树突网是血管免疫母细胞性T细胞淋巴瘤的特征性表现
CD35	外套区和边缘区B细胞；滤泡树突状细胞；一些巨噬细胞	一些B细胞淋巴瘤；滤泡树突状细胞肿瘤；一些髓系白血病	C3b（CR1）补体受体
其他			
BCL2	非生发中心B细胞，大多数T细胞，浆细胞	大多数滤泡性淋巴瘤和一些弥漫大B细胞淋巴瘤中过表达；在许多其他淋巴瘤和白血病中也可表达	鉴别滤泡性淋巴瘤和反应性滤泡增生的最有效的标志物
细胞周期蛋白D1	一些组织细胞；正常淋巴细胞呈阴性	套细胞淋巴瘤；一些CLL/小淋巴细胞性淋巴瘤的增殖中心；一些浆细胞肿瘤；毛细胞白血病	细胞周期蛋白D1在许多非淋巴造血系统肿瘤也可表达，但有助于在CD5⁺小B细胞增生中证实其为套细胞淋巴瘤
间变性淋巴瘤激酶（ALK）	无	ALK⁺间变性大细胞淋巴瘤；ALK⁺大B细胞淋巴瘤	一些炎症性肌成纤维细胞瘤中也可表达ALK
髓过氧化酶	髓细胞	髓系白血病	髓系肿瘤的最敏感和特异的标志物

ALK：间变性淋巴瘤激酶；CLL：慢性淋巴细胞白血病；CMV：巨细胞病毒；EBV：Epstein-Barr病毒；NLPHL：结节性淋巴细胞为主型霍奇金淋巴瘤

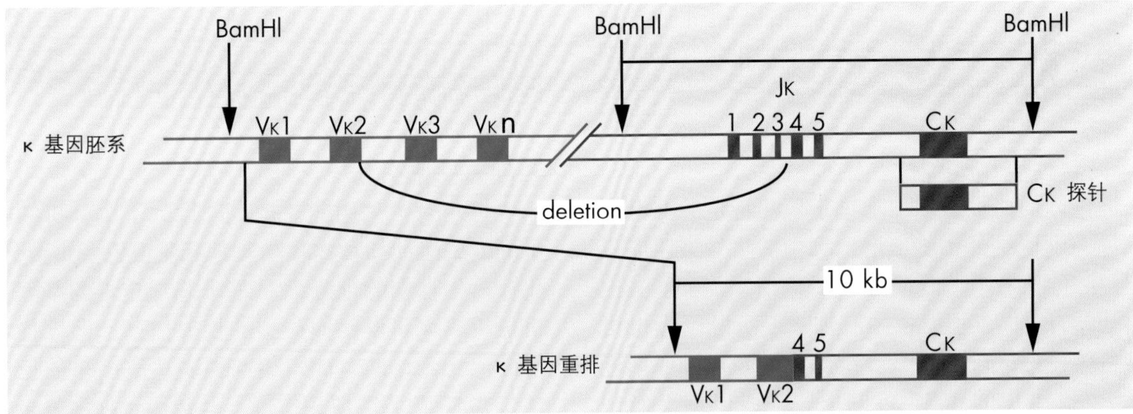

图 37.3 免疫球蛋白基因重排的原理示意图，以 κ 基因（IGK）为例。κ 轻链基因的胚系构型（如上排所示）是由多个可变基因片段（V-κ，1-*n*）、五个连接基因片段（J-κ，1-5）和一个恒定区基因片段（C-κ）组成。功能性轻链基因（如下排所示）的组装是通过将选择性 V 和 J 片段在剪切掉间隔 DNA 序列后相互对接而成。该剪切重塑了 J-κ 上游部位的限制性酶切位点，从而改变了 Southern 印迹杂交方法分析时可用 C-κ 杂交探针检出的 *BamH1* 片段的大小（如图所示，为 12 kb 胚系片段与 10 kb 重排片段之对比）。目前 PCR 方法可针对性地检测重排产物（如下排所示）（From Warnke RA, Weiss LM, Chan JKC, et al. *Tumors of the Lymph Nodes and Spleen. Atlas of Tumor Pathology*, series 3, fascicle 14. Washington, DC: Armed Forces Institute of Pathology; 1995.）

表37.2 淋巴瘤中的重现性染色体异常			
染色体异常	最常见的淋巴瘤类型	抗原受体基因	癌基因
t(8;14)(q24;q32.33) t(2;8)(2p11.2;q24) t(8;22)(q24;q11.2)	伯基特淋巴瘤，一些高级别B细胞淋巴瘤，极少数弥漫大B细胞淋巴瘤	*IGH* *IGK* *IGL*	*MYC* *MYC* *MYC*
t(14;18)(q32.33;q21.3)	滤泡性淋巴瘤；部分弥漫性大B细胞淋巴瘤和高级别B细胞淋巴瘤	*IGH*	*BCL2*
t(11;14)(q13;q32.33)	套细胞淋巴瘤	*IGH*	*CCND1*（细胞周期蛋白 D1）
t(3;v)(q27;v)[a]	大B细胞淋巴瘤；一些高级别B细胞淋巴瘤；少部分滤泡性淋巴瘤	*IGH*、*IGK*、*IGL*和其他	*BCL6*
t(14;v)(q11.2;v)	T淋巴母细胞性淋巴瘤；成人T细胞白血病/淋巴瘤	*TRA*	多种
t(7;v)(q34;v)	T淋巴母细胞性淋巴瘤	*TRB*	多种
t(2;5)(p23;q35.1)和t(5;v)(q35.1;v)	间变性大细胞淋巴瘤，ALK⁺	NA	*NPM-ALK*融合基因
t(11;18)(q22;q21) t(14;18)(q32.33;q21) t(3;14)(p13;q32.33) t(1;14)(p22;q32.33)	结外黏膜相关性淋巴组织边缘区淋巴瘤	NA *IGH* *IGH* *IGH*	*BIRC3-MALT1*融合基因 *MALT1* *FOXP1* *BCL10*

[a] 可变异
NA：不适用

接或反转录 PCR 和荧光原位杂交（fluorescence in situ hybridization, FISH）等方法检测。这些技术各具其优缺点。然而，FISH 技术，不论采用断裂探针还是采用双融合探针，都具有最高的敏感性，并可以在福尔马林固定石蜡包埋组织内进行[27-28]。

染色体拷贝数改变和染色体获得或缺失

整个染色体的拷贝数增加常见于一些特定的淋巴瘤类型，例如，淋巴结外边缘区淋巴瘤中的 3 号染色体三体或 18 号染色体三体，慢性淋巴细胞白血病 / 小淋巴细胞性淋巴瘤中的 12 号染色体三体[29-30]。淋巴瘤也可表现为染色体特殊区段的缺失或获得，例如，淋巴结外 NK/T 细胞淋巴瘤中的 6q21-25 缺失，边缘区淋巴瘤中的 6q23.3 缺失，以及套细胞淋巴瘤中的 3q26 获得[31]。这些染色体改变可通过传统的细胞遗传学方法、FISH 或单核苷酸多态性微阵列分析等方法进行检测，但与基因重排和染色体易位分析比较，其对诊断的帮助不大。

基因突变、扩增和高甲基化

特殊基因点突变是部分淋巴瘤类型的特征性改变，包括原癌基因的活化性突变，例如，一些弥漫性大 B 细胞淋巴瘤中发生了核因子 κB（nuclear factor kappa B, NF-κB）调节基因点突变，以及肿瘤抑制基因失活性突变，如多种类型的淋巴瘤中的 *A20*[32-35]。肿瘤抑制基因失活突变常伴随其等位的染色体 / 基因缺失，从而导致该基因功能的完全性丢失[33,35]。在一些淋巴瘤中，肿瘤抑制基因选择性失活是通过基因启动子高甲基化（如套细胞淋巴瘤中的 p16）引起的[36]。基因扩增可见于一些淋巴瘤，如弥漫性大 B 细胞淋巴瘤中的 *REL*[37]。

基因表达谱分析

近年来，采用芯片技术进行分子谱分析的研究引起了高度关注，如对弥漫性大 B 细胞淋巴瘤进行分型[38]和化疗后生存期的预测[39]。基于芯片技术的基因表达谱分析可提供大量淋巴瘤类型的相关信息，但该技术目前尚不能应用于诊断。而采用基因表达谱结果的免疫组织化学公式[40]预测已成为常规，其他用于检测复杂分子淋巴瘤亚型的新方法尚在开发中。

原发性免疫缺陷

原发性免疫缺陷综合征是一种先天性免疫系统异常，最常导致感染风险增加，但目前也发现其与淋巴瘤发生风险增加相关[41-42]。超过 250 种遗传性异常被确定与原发性免疫缺陷有关，有关这些缺陷和疾病的内容已超出本书范畴。然而，这些遗传性缺陷可导致正常 B 细胞、T 细胞和（或）NK 细胞或其亚群细胞的数量减少和（或）功能降低。而 T 细胞缺失——一些严重类型的联合免疫缺陷疾病的一个特征——在胸腺最为显著；淋巴结也常显示正常免疫结构缺失，这可能包括 B 细胞滤泡结构的完全缺失或出现“裸的”生发中心而无正常外套区。在另一些疾病，如 Omenn 综合征[43]，T 细胞的数量则正常或增加，即使有影响 T 细胞功能的基因突变。罕见的伴有 *SH2D1A* 和 *BICA4* 基因突变的 X 连锁遗传性疾病与 EB 病毒阳性致死性传染性单核细胞增多症相关，常发生于年轻男性[44]。

自身免疫性淋巴组织增生综合征（autoimmune lymphoproliferative syndrome, ALPS）（Canale-Smith 病）发生于年轻男性，常伴有淋巴结病变和肝脾大，患者平均发病年龄为 3 岁[45-46]。它是一种遗传性疾病，由 Fas- 介导的细胞凋亡引起的功能缺陷所致，大多数病例的特征为淋巴结肿大、脾大、高丙种球蛋白血症和自身免疫现象[45,47]。大多数患者儿童期发病，但也有成人发病的报道[48]。大多数 ALPS 患者发生 *FAS*（*TNFRSF6*）、*FASL* 或 *CASP10* 基因胚系突变（少数为体系突变）[49]。据描述，ALPS 被分为四种亚型[49]。

显微镜下，受累淋巴结的主要改变为：副皮质区明显扩大，混杂有小 - 中等大的淋巴细胞和大量大的免疫母细胞[50-51]；滤泡间区扩大，有大量缺乏 CD4 和 CD8 表达（“双阴性”）的 T 淋巴细胞增生，伴有 S-100 蛋白阳性的树突细胞增多[52]。这种扩张可以很显著，以至于与淋巴瘤相似。此外，常有旺炽滤泡增生，常伴有局灶生发中心进行性转化。多克隆浆细胞增多也常见[51]。

ALPS 人群的恶性淋巴瘤发生率增加[53]。有意思的是，多达 41% 的 Ⅰa 型 ALPS 患者有 Rosai-Dorfman 病（Rosai-Dorfman disease, RDD）样淋巴结改变，提示 RDD 可能与 ALPS 相关，并且可能是其部分改变[52]。

大多数原发性免疫缺陷综合征的形态学特征是非特异的，年轻人出现反复非典型性增生或持续的传染性单核细胞增多症样改变时，有必要进行进一步的临床和遗传学评估以寻找潜在的免疫缺陷证据[54]。

增生方式

淋巴结的不同组分均可因各种已知的和未知的刺激发生反应性改变，有些表现为炎症反应，有些则表现为免疫反应，两者常同时存在。不同的病因可引起相似的显微镜下表现，但有些病因可产生特征性显微镜下表现。当增生改变非常强烈时，其与恶性淋巴瘤的鉴别诊断可能很困难[5,55-56]，此时可能需要进行免疫表型分析和分子遗传学检查[57]。

虽然大多数淋巴结反应涉及多种组分，但对这些组分分别进行评估是很有用的，不仅因为它们的存在及其反应程度与不同的具体疾病有关（因此可提供重要的病原学线索），而且因为各组分可带来与不同类型恶性病变的鉴别诊断问题。从局部解剖和功能角度上看，淋巴组织反应性增生的主要方式为：滤泡性 / 结节性、滤泡间 / 副皮质区性、弥漫性、淋巴窦性以及混合性。这些方式也适用于各种不同类型的恶性淋巴瘤（表 37.3）。

滤泡增生

滤泡增生（follicular hyperplasia）的显微镜下标准是由 Hicks 等[58]在其经典论著中建立的，Nathwani 等[59]对其进行了进一步详述，其至今仍然十分有用且也是鉴别反应性滤泡增生和滤泡性淋巴瘤的可靠依据（表 37.4）。一般情况下，反应性滤泡的大小和形状差异很大；它们的边界清晰，周围围绕着外套层小淋巴细胞——常排列成洋葱皮样环状且有时集中于滤泡的一极（相当于抗原刺激侧）；这些滤泡由小的和大的淋巴细胞混合组成，其胞核不规则（长形和分裂状）；核分裂象多见；组织细胞吞噬核碎片活动明显，形成星空现象。滤泡间的淋巴组织明显不同于滤泡自身的淋巴组织（虽然在滤泡性淋巴瘤可能如此），是由小淋巴

表37.3　低倍镜下淋巴结中主要反应性增生方式的鉴别诊断

滤泡状/结节状	滤泡间/副皮质区	弥漫性	窦性	混合性/其他
非肿瘤性				
反应性滤泡增生 暴发性滤泡增生（HIV） 进行性生发中心转化 Castleman病 类风湿性淋巴结病 梅毒性淋巴结炎 木村病	免疫母细胞增生 病毒性淋巴结炎（EBV、CMV、疱疹病毒） 接种后淋巴结炎 药物过敏，如苯妥英（狄兰汀）	免疫母细胞增生 病毒性淋巴结炎（EBV、CMV、疱疹病毒） 接种后淋巴结炎 药物过敏，如苯妥英	窦性增生 Rosai-Dorfman病 淋巴管造影效应 Whipple病 窦血管转化 噬血细胞综合征	混合性增生 皮肤病性淋巴结病 弓形体病 猫抓病 系统性红斑狼疮 Kawasaki病 Kikuchi淋巴结炎 肉芽肿性淋巴结炎 炎性假瘤

CMV：巨细胞病毒；EBV：Epstein-Barr病毒

Modifi ed from Warnke RA, Weiss LM, Chan JKC, et al. *Tumors of the Lymph Nodes and Spleen. Atlas of Tumor Pathology*, series 3, fascicle 14. Washington, DC: Armed Forces Institute of Pathology; 1995.

表37.4 滤泡性淋巴瘤和反应性滤泡增生的组织结构和细胞特征

滤泡性淋巴瘤	反应性滤泡增生
结构特征	
正常结构完全破坏	淋巴结结构仍保留
皮质和髓质均匀布满滤泡	滤泡在淋巴结皮质区更为显著
滤泡的大小和形状有轻-中度的差异	滤泡的大小和形状差异显著，有长形、成角形和哑铃形
滤泡衰退	反应性生发中心边界清晰
被膜和被膜脂肪内大量浸润，伴有或不伴有被膜外肿瘤性滤泡形成	无或仅有中度被膜和被膜外脂肪炎细胞浸润，可能呈灶性聚集于血管周（当与淋巴结炎有关时）
滤泡周围有致密的网织纤维	轻微或无网织纤维支架的变化
细胞特征	
滤泡由显示细胞多形性和核不规则的肿瘤细胞构成	滤泡的中心（生发中心）由淋巴细胞、组织细胞和“网状细胞”组成，伴有少量或不伴有细胞和胞核不规则性
缺乏吞噬现象	生发中心可见活跃的吞噬现象
核分裂象相对缺乏，滤泡内外核分裂象数量通常无显著差异；可出现非典型性核分裂象	生发中心有中等至明显的核分裂活性；生发中心外极少有或没有核分裂象；无非典型性核分裂象
滤泡内和滤泡外的细胞类型相似	生发中心之间组织有炎性细胞浸润（当与淋巴结炎有关时）

Slightly modified from Rappaport H, Winter WJ, Hicks EB. Follicular lymphoma. A re-evaluation of its position in the scheme of malignant lymphoma, based on a survey of 253 cases. Cancer. 1956; 9: 792–821.

细胞、大淋巴样细胞和显著的毛细血管后微静脉组成，有时还伴有显著的成熟浆细胞成分（图 37.4）。

滤泡增生可伴有许多炎性和非感染性疾病。当反应性滤泡特别大（“巨大”）时，尤其是如果存在带状或单细胞坏死和多形性浆样细胞的副皮质区增生，应怀疑有 EBV 感染。

应当牢记，滤泡增生可能同时存在于伴有滤泡性淋巴瘤或其他类型恶性淋巴瘤的同一淋巴结内。

滤泡增生和滤泡性淋巴瘤之间的免疫表型差异见下文讨论，但反应性滤泡 B 细胞应不表达 BCL2，并且不发生 *IGH/BCL2* 融合。然而，免疫球蛋白基因重排分析也可能可以检测到反应性滤泡增生中的克隆性或寡克隆性细胞群，尤其是在伴有 EBV 感染的病例，此时不应单凭该检测诊断淋巴瘤。

进行性和退行性转化的生发中心

进行性转化的生发中心（progressively transformed germinal center）是一种滤泡增生的独特形态学表现。它们通常与更为典型的反应性生发中心并存，并且常位于淋巴结内更为中心的位置（图 37.5）[60]。它们体积大，含有多量小淋巴细胞，其边界不清，且生发中心和小淋巴细胞套之间的界面模糊不清。然而，可见残存的星空样巨噬细胞，伴有散在大淋巴细胞（有裂和无裂细胞）和周围偶尔有的上皮样细胞聚集[61]。滤泡树突状细胞网增大，有大量外套区淋巴细胞和相对大量 T 淋巴细胞[62]。尽管可能存在多个转化的生发中心，它们在淋巴结内不形成明显肿块，并与更典型的反应性小滤泡混合。转化的滤泡内一般仍有残存的 BCL-2 阴性的生发中心 B 细胞，并且周围外套区保留着 IgD 阳性细胞。在多数情况下根据对这些特征进行的评估易于对进行性转化的生发中心和滤泡性淋巴瘤进行鉴别诊断，但有一些病例在常规染色切片上很难进行鉴别诊断[63]，因此，大多数病例需要进行免疫组织化学检查。

进行性转化的生发中心可以作为孤立性自限性反应病变发生，尤其是在年轻男性[63-64]。然而，它们与结节性淋巴细胞为主型霍奇金淋巴瘤（nodular lymphocyte predominant Hodgkin lymphoma, NLPHL）的关系很有意思，且至今仍不明确。它们可有三种表现方式：可先于 NLPHL 发生；可伴随 NLPHL 出现于受累的淋巴结；还可出现在 NLPHL 治疗后再发的但无 NLPHL 证据的肿大淋巴结[65-67]。进行性转化的生发中心的主要鉴别诊断即是 NLPHL，如果 T 细胞菊形团（rosettes）明显，如果大 B 细胞延伸至转化的生发中心外，或如果扩大的结节形成肿块取代相邻的反应性或正常淋巴结组织，应怀疑有 NLPHL，

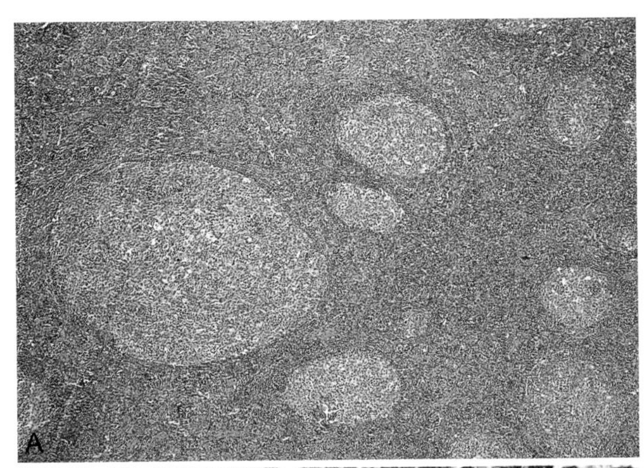

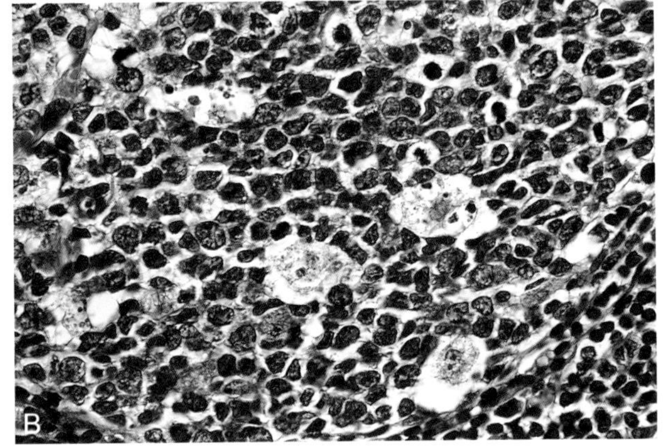

图 37.4　**滤泡增生**。**A**，低倍镜观显示生发中心的大小明显不同，边界清楚，具有明确的外套环绕。**B**，高倍镜观，显示大量“着色小体（tingiblebody）”巨噬细胞

此时应彻底寻找 NLPHL 中的非典型性细胞（见下文）[68]。

退行性转化的生发中心（regressively transformed germinal center）体积小，几乎缺乏淋巴细胞，由滤泡树突状细胞、血管内皮细胞和过碘酸 - 希夫（PAS）染色阳性的玻璃样变性细胞间质构成。这些异常的生发中心在低倍镜下呈洋葱皮样外观。退行性转化的生发中心在 Castleman 病尤其显著和众多（见下文），但也可见于 HIV 感染或与血管免疫母细胞性 T 细胞淋巴瘤（AITL）相关病变。发生于器官移植受者的一种“仅含滤泡树突状细胞”的怪异退行性转化的生发中心已有报道 [69]。

外套区 / 边缘区增生

外套区 / 边缘区增生（mantle/marginal zone hyperplasia）这种增生方式易与玻璃样血管型 Castleman 病的淋巴细胞亚型混淆，其特征为：伴有圆形胞核和透明胞质的小淋巴细胞的单形性增生，可以呈结节状、反向滤泡样和（或）边缘区生长方式。其主要鉴别诊断是罕见的外套区型套细胞淋巴瘤和一些淋巴结内边缘区淋巴瘤病例的单核细胞样 B 细胞生长方式。在 HE 染色水平上，支持为良性病变的特征包括：缺乏被膜外浸润、淋巴窦保留、散在分布的反应性滤泡以及副皮质区结节性增生 [70]。此外，反应性“单核样 B 细胞”常为 BCL2 阴性，并混有中性粒细胞。而边缘区淋巴瘤的细胞通常 BCL2 呈阳性，并且大约 40% 的病例共表达 CD43[71-72]。绝大多数套细胞淋巴瘤病例的 B 细胞显示 CD5 和 CD43 的异常共表达，并且胞核对细胞周期蛋白 D1 呈阳性表达，以上特征均不见于反应性增生。

副皮质区增生

副皮质（滤泡间）区增生［paracortical (interfollicular) hyperplasia］可以是结节状增生或弥漫性增生。结节状增生是皮肤病性淋巴结炎的特征，而病毒性淋巴结炎、药物反应、接种疫苗后增生以及免疫母细胞增生一般倾向于更为弥漫的增生（图 37.6）。副皮质区弥漫性增生常常需要与外周 T 细胞淋巴瘤鉴别。这些特殊类型的增生在下文将进行详细的讨论。

淋巴窦性增生

在多种疾病中，淋巴窦可表现为扩张和突出。**淋巴窦性增生（sinus hyperplasia）**（淋巴窦组织细胞增生，淋巴窦“卡他”）是最为常见但诊断意义最小的改变，可见于感染性或肿瘤性疾病的引流淋巴结，其特征为淋巴窦腔内充满大量巨噬细胞（图 37.7）。其他主要累及淋巴窦的反应性疾病包括 Rosai-Dorfman 病 / 窦组织细胞增生伴巨大淋巴结病（SHML）、朗格汉斯细胞组织细胞增生症（Langerhans cell histiocytosis, LCH）、Whipple 病、淋巴窦血管转化和噬血细胞综合征。

肉芽肿性炎

淋巴结内肉芽肿形成可由许多疾病导致，包括各种类型的感染、异物反应、异常免疫反应、结节病以及癌引流淋巴结的继发性反应 [73-74] 或见于霍奇金淋巴瘤和其他淋巴瘤患者（无论此淋巴结是否被恶性肿瘤累及）[75-77] 和转移性精原细胞瘤患者。有时在 HE 染色切片中这种肉芽肿的表现即具有强烈的诊断特异性 [78]。在这方面，重要的形态学特征包括：坏死及其类型；朗汉斯巨细胞（Langhans giant cell）的出现、数量和大小；肉芽肿的大小、形状和分布；以及组织间伴随改变的类型。然而，在大多数病例，需要结合临床、形态学和培养结果来确定淋巴结内肉芽肿的病原体。因此，重要的是，对于任何疑有某种肉芽肿性病变的淋巴结，除应对其进行常规显微镜下检查外，还应另取样本进行培养。

淋巴结增生涉及的其他细胞类型

单核细胞样 B 细胞

单核细胞样 B 细胞增生（monocytoid B cell hyperplasia）是上文提及的边缘区增生的一种变异型，其特征是：淋巴窦内充满胞核呈圆形或成角形、胞质透明的小淋巴细胞，有时还混有中性粒细胞（图 37.8）。起初其被描述为不成熟的淋巴窦组织细胞增生，但标志物分析显示，这些单核细胞样透明细胞具有 B 细胞表型 [79-80]。这种变化在弓

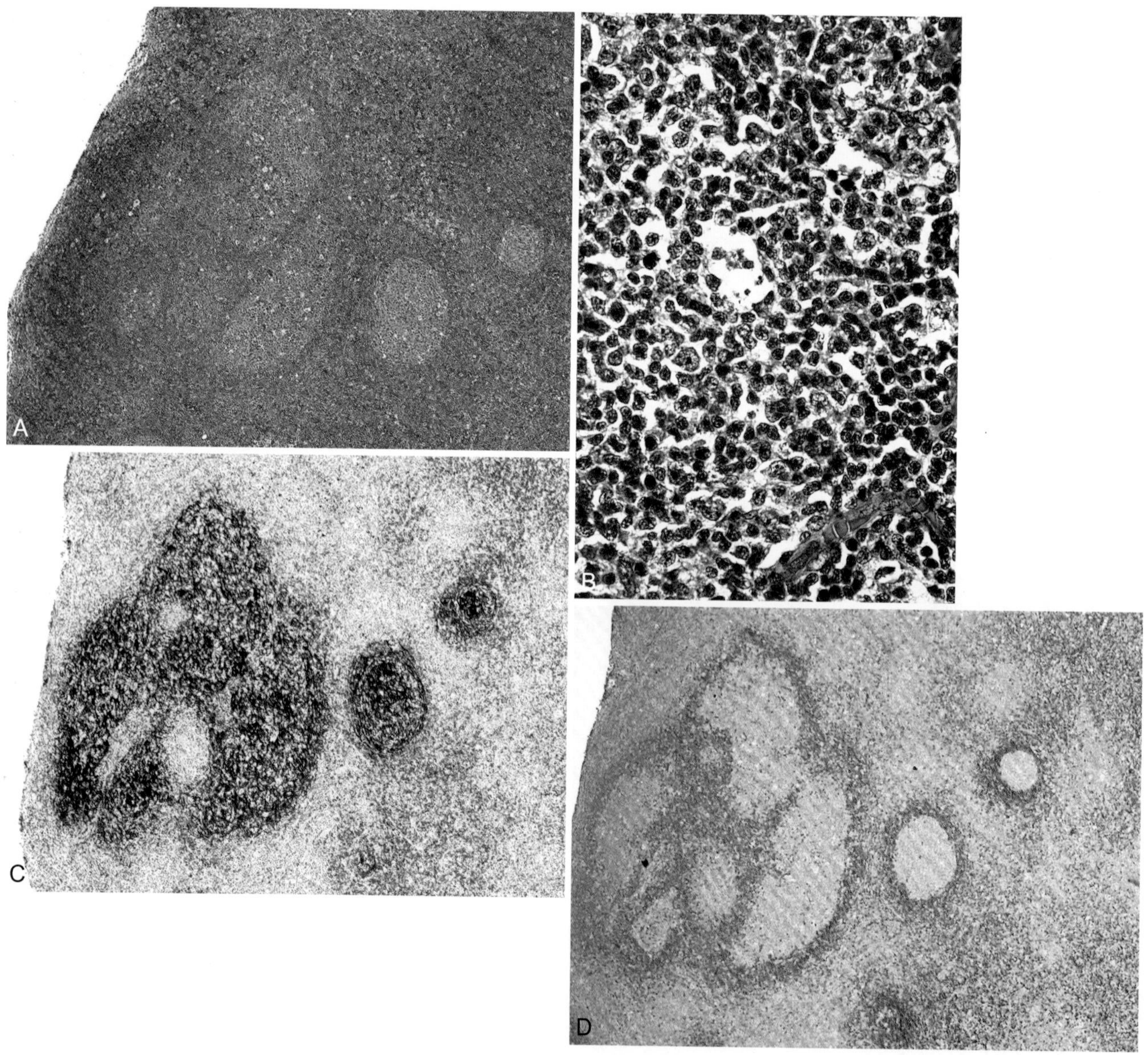

图 37.5 **进行性转化的生发中心**。**A**，低倍镜观，显示此结构比相邻的增生性滤泡更大且边界更不清楚。**B**，高倍镜观，显示其细胞构成与普通的增生性滤泡无太大区别。**C**，CD21 染色显示滤泡树突细胞网扩大和破坏。**D**，IgD 染色，显示外套区保留并向转化的生发中心浸润

形体病时最为常见，但也可见于许多其他反应性疾病，包括猫抓病[81]、传染性单核细胞增多症、艾滋病和自身免疫性疾病[82]。其也可伴随恶性淋巴瘤发生，包括霍奇金淋巴瘤[83]。单核细胞样 B 细胞增生应与其他具有透明细胞特征的淋巴结病变鉴别（诸如外周 T 细胞淋巴瘤、毛细胞白血病和肥大细胞增生症），也应与由具有单核细胞样 B 细胞特征的细胞组成的恶性淋巴瘤（淋巴结边缘区 B 细胞淋巴瘤）鉴别[84]。

浆细胞样树突状细胞

在多种反应性淋巴结病变中，有时可见到成簇的具有浆细胞样胞质、细腻核染色质和小核仁的细胞（图 37.9）。也可见核固缩和星空现象[85]。这些细胞最初被认为是 T 细胞相关的浆细胞（T-associated plasma cell），但后来被认为是 T 细胞的一个亚型，后来又被认为是一种巨噬细胞 / 单核细胞（浆细胞样单核细胞），但最近则被认为是一种特殊类型的树突状细胞[86-88]。这些细胞在 Kikuchi 坏死性淋巴结炎和 Castleman 病中特别常见[89-90]，但它们也可见于其他淋巴结炎[91]和慢性粒 - 单核细胞白血病。此外，**浆细胞样树突状细胞（plasmacytoid dentritic cell）**的肿瘤也有发生。

多核细胞

多核细胞（polykaryocyte）一词用于描述见于淋巴组织内的一种多核巨细胞类型，其典型代表为麻疹的 Warthin-Finkeldey 巨细胞。这些细胞可见于多种反应性或肿瘤性疾病相关的淋巴结。它们的直径为 25 ~ 150 μm，可有多达 60 个排列成簇的胞核[92]，胞质则非常稀少（图

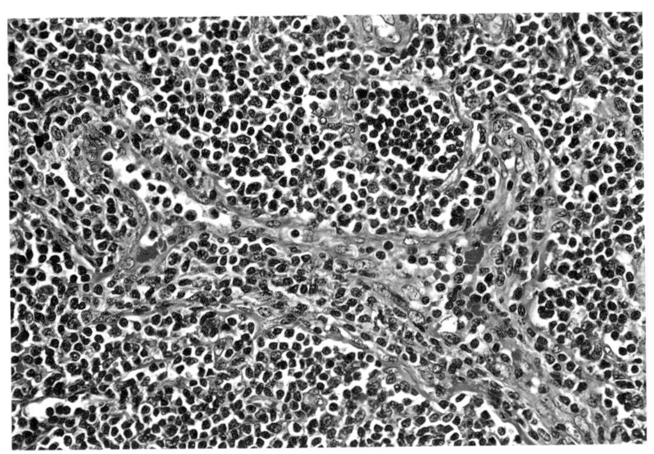

图 37.6　副皮质区增生，可通过显著毛细血管后微静脉识别

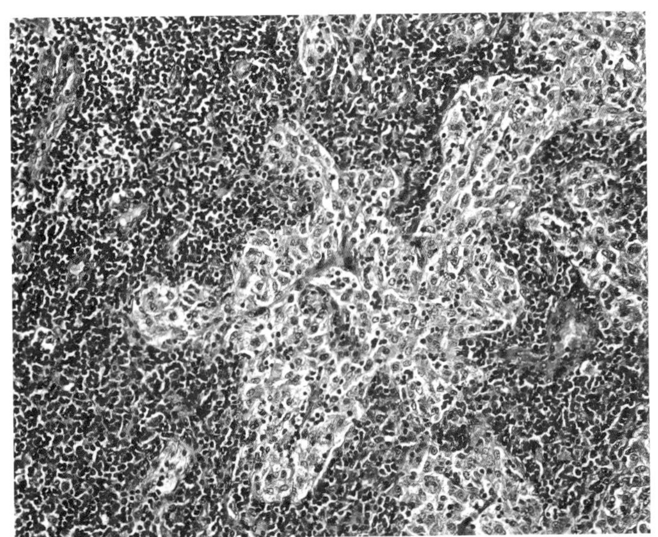

图 37.7　**窦性增生**。窦内细胞由组织细胞和窦衬覆细胞混合组成

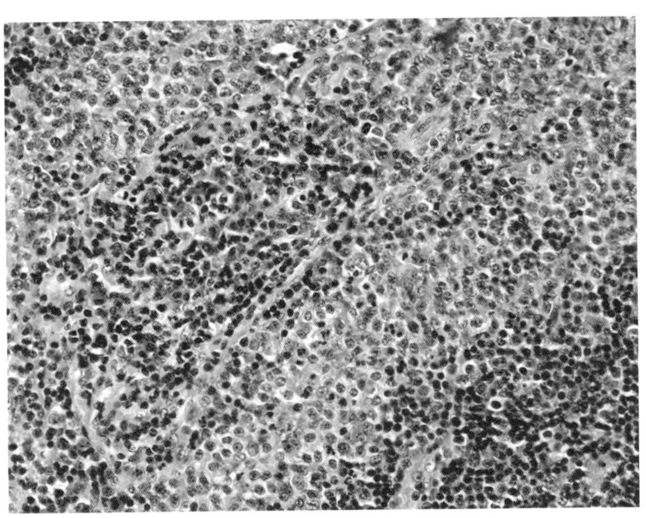

图 37.8　**1 例弓形体性淋巴结炎病例的单核细胞样 B 细胞增生**。可见小 - 中等大小的、胞质透明的细胞呈簇状分布。注意，混有中性粒细胞和胞核残留是反应性单核细胞样 B 细胞的一个特征

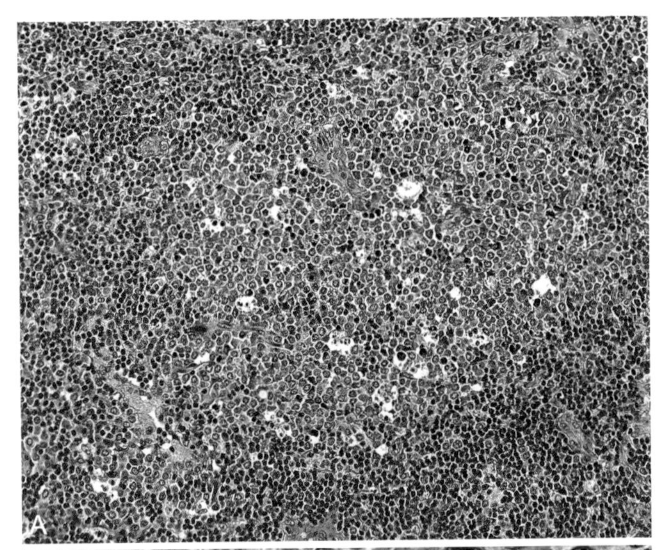

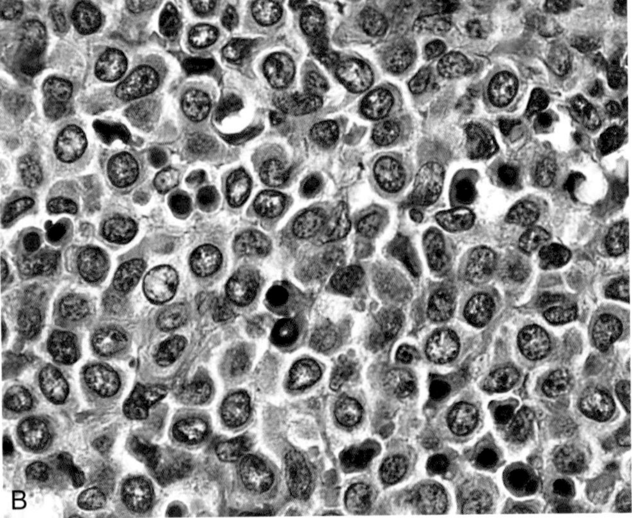

图 37.9　浆细胞样单核细胞的低倍镜观（**A**）和高倍镜观（**B**）

37.10）。虽然一些早期研究提示其具有 T 细胞表型，但更新的研究则推测其可能为滤泡树突状细胞的多核形式——这与其形态表现更符合[93]。

炎症性 / 增生性疾病

急性非特异性淋巴结炎

典型的**急性非特异性淋巴结炎（acute nonspecific lymphadenitis）**病例很少进行活检。显微镜下，其最早期改变是由淋巴液流量增加导致的淋巴窦扩张，继而出现中性粒细胞聚集、血管扩张和被膜水肿。**化脓性淋巴结炎（suppurative lymphadenitis）**是链球菌感染、肠系膜淋巴结炎、性病性淋巴肉芽肿和猫抓病的一个特征。坏死表现可以见于腺鼠疫、土拉菌病、炭疽、伤寒、类鼻疽以及被称为 Kikuchi 坏死性淋巴结炎的疾病（见下文）。

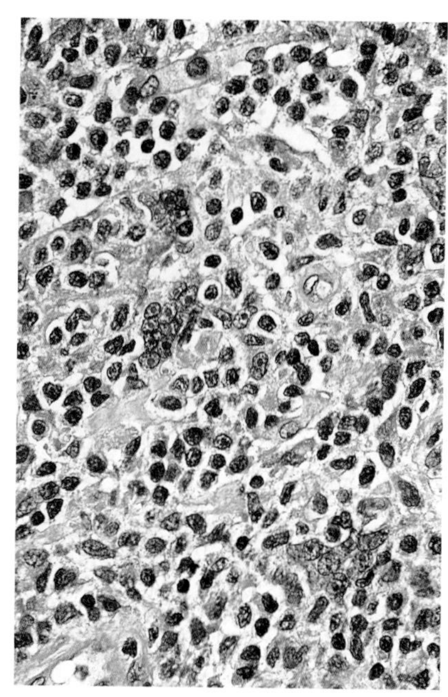

图 37.10 **所谓的多核细胞**。这些细胞的特征是有大量聚集的细胞核

Kikuchi 坏死性淋巴结炎

Kikuchi 坏死性淋巴结炎（Kikuchi necrotizing lymphadenitis）（Kikuchi 淋巴结炎；Kikuchi-Fujimoto 病）最常见于日本和其他亚洲国家 [94]，但也发生于美国和西欧等其他地区。大多数患者是年轻女性，表现为持续的无痛性颈部淋巴结肿大——中等大小，可伴有发热 [95]。显微镜下，受累淋巴结表现为灶状、界限清楚的副皮质区坏死病变。其内可见大量的核碎片、散在的纤维素沉积、单核细胞的聚集 [96] 和细胞碎片，但缺乏明确的中性粒细胞浸润（图 37.11）。特殊检查显示，坏死是细胞毒性淋巴细胞介导的凋亡性细胞死亡的表现 [97-98]。其重要的诊断指征是：浆细胞非常少见，缺乏中性粒细胞 [99-100]。常有大量的浆细胞样树突状细胞、巨噬细胞和活化 T 细胞 [89,101]。当这些细胞丰富时，其形态可能与恶性淋巴瘤相似 [102-104]。其主要病变细胞包括：表达胞质髓过氧化酶的组织细胞（$CD68^{+}$ 和 $CD163^{+}$），以及聚集成片的浆细胞样树突状细胞（$TCL1^{+}$ 和 $CD123^{+}$）[87,105]。偶尔可见继发性黄色瘤样反应，甚至可以很显著 [106]。这种病例可缺乏坏死灶，但仍然有凋亡性核碎片并缺乏中性粒细胞。超微结构上，常可看到与红斑狼疮中描述的相似的管网状结构和胞质内棒状小体 [107]。

在其细针穿刺材料中，如果见到许多胞核靠边（“新月状”）的吞噬性组织细胞，以及中等大小的、胞核偏位的浆细胞样树突状细胞 [108]，则可以做出诊断或至少怀疑诊断。

Kikuchi 坏死性淋巴结炎一般呈良性和自限性经过。然而，也有再发淋巴结肿大或伴发皮肤病变的病例报道 [109-110]。个别致死性病例也有报道 [111]。其病原学仍然未知。其最重要的鉴别诊断是伴有继发性坏死的恶性淋巴瘤。伴有大的新月形组织细胞的混合 T 细胞成分有可能被过诊断为外周 T 细胞淋巴瘤。狼疮性淋巴结炎可表现与 Kikuchi 淋巴结炎相同的特征，因此，所有 Kikuchi 淋巴结炎病例均应除外狼疮的可能性 [112]。狼疮的苏木素小体在 Kikuchi 淋巴结炎不应见到，但有时狼疮病变也缺乏此小体。

慢性非特异性淋巴结炎

慢性淋巴结炎（chronic lymphadenitis）在形态学特征上和概念上与淋巴结增生无法截然分开。慢性淋巴结炎的一般特征是：滤泡增生，显著的毛细血管后微静脉，免疫母细胞、浆细胞和组织细胞数量增多，以及纤维化。慢性淋巴结炎的淋巴结被膜可能显示有炎症和（或）纤维化，其病变也可能会延伸到紧邻的淋巴结周围组织。在有些慢性淋巴结炎病例可见过度增多的嗜酸性粒细胞、泡沫状巨噬细胞和（或）肥大细胞。根据细胞浸润类型，有时可采用诸如**嗜酸性淋巴结炎（eosinophilic lymphadenitis）**或**黄色肉芽肿性淋巴结炎（xanthogranulomatous lymphadenitis）**的名称 [113]。当淋巴结内出现大量嗜酸性粒细胞时，应考虑到朗格汉斯细胞组织细胞增生症（LCH）、寄生虫感染、霍奇金淋巴瘤、自身免疫疾病和木村病的可能性。上皮样血管瘤 / 血管淋巴组织增生伴嗜酸性细胞增多（淋巴结累及罕见）、Churg-Strauss 病、T 细胞淋巴瘤和各种慢性嗜酸性粒细胞肿瘤中也可见大量嗜酸性粒细胞。

结核

结核（tuberculosis）累及淋巴结时，受累淋巴结之间可能会互相粘连融合，形成大的多结节状团块，以至临床上与转移癌混淆（图 37.12）。临床上淋巴结显著肿大的最常见部位为颈部（“瘰疬”），在此淋巴引流窦与皮肤可能会相互交通（“皮肤瘰疬”）[114]。显微镜下，受累淋巴结的表现可从形似结节病的多发小的上皮样肉芽肿，到由朗汉斯巨细胞、上皮样细胞和淋巴细胞围绕的巨大干酪样坏死灶。确定诊断需要采用特殊染色、病原体培养或 PCR 证实病原菌 [115]。

非典型分枝杆菌病

非典型分枝杆菌（atypical mycobacteria）是肉芽肿性淋巴结炎的一种常见病因。在美国，儿童颈部淋巴结发生的干酪样肉芽肿性病变不伴有肺部受累时，很可能是由非典型分枝杆菌所致。**非典型分枝杆菌病（atypical mycobacteriosis）**通常累及颈中部外侧淋巴结。在未经特殊治疗的情况下，其炎性渗出物的排放可持续数月或数年，痊愈过程中可能导致瘢痕和挛缩。显微镜下，宿主反应可能与结核难以区分，但肉芽肿反应常被化脓性病变掩盖 [116-118]。如果肉芽肿是境界不清（非栅栏状）、形状不规则或匐行性表现时，应怀疑非结核性分枝杆菌感染 [50,117]。对于所有病因不明的肉芽肿性和化脓性淋巴结炎病例，特别是对于儿童患者或 HIV 感染个体，均应进行抗酸染色检查 [119]。病原体的最终明确有赖于细菌培养或分子特征检查。

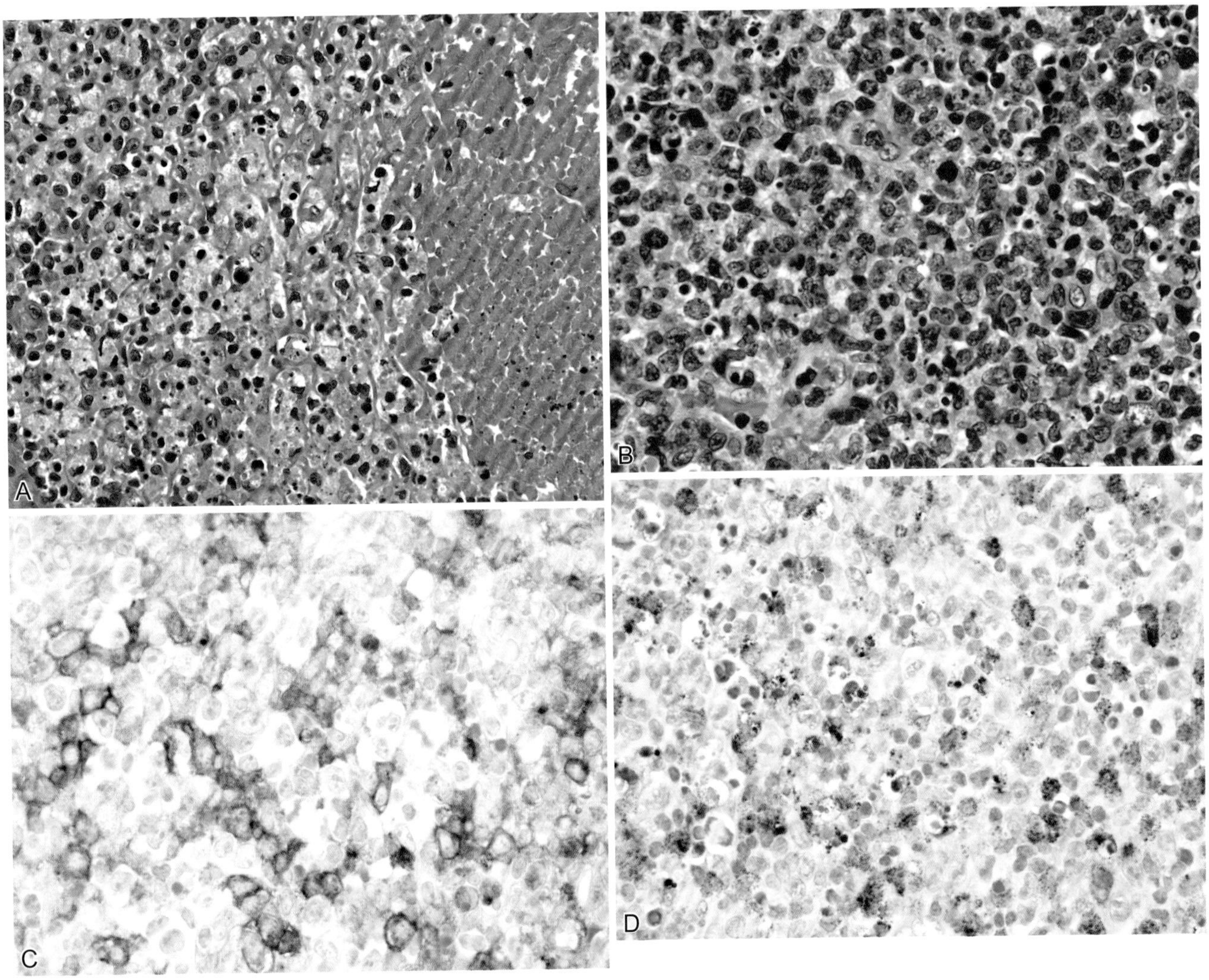

图 37.11 **坏死性淋巴结炎（Kikuchi-Fujimoto 病）**。**A**，最常见的生长方式是伴有核碎裂和核固缩的坏死，但不伴有中性粒细胞。**B**，其他病例显示更多的单核细胞浸润，但缺乏带状坏死。CD123 阳性细胞数量增多（**C**）和髓过氧化物酶阳性的组织细胞数增多（**D**）支持这一诊断

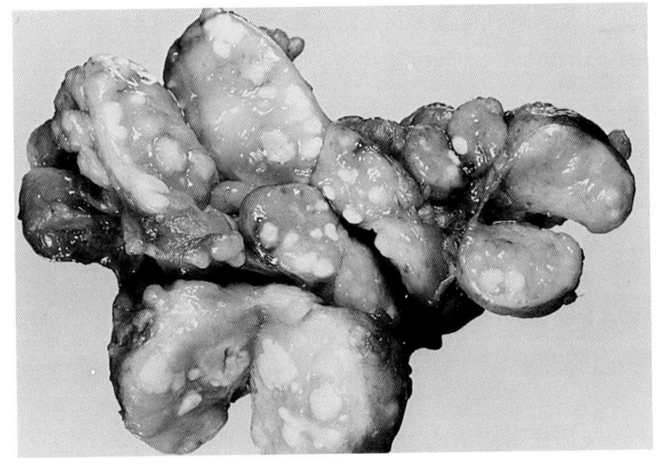

图 37.12 大的相互粘连的结核性淋巴结，其中含有广泛的干酪性坏死灶

在免疫抑制患者中，分枝杆菌感染可能会引起大量梭形细胞增生，可与肿瘤性疾病（分枝杆菌性梭形细胞假瘤）相似[120]。

结节病

结节病（sarcoidosis）是一种在临床病理学上令人困惑的疾病，在世界范围内分布广泛[121]。在斯堪的纳维亚国家尤其多见[122]。在美国，黑人发病是白人发病的10～15 倍。实际上所有器官均可受累，但肺、淋巴结、眼、皮肤和肝受累最为常见[123-125]。结节性红斑常常先于或伴随结节病出现。结节病患者常有功能性甲状旁腺功能减退症，也有少数患者合并原发性甲状旁腺功能亢进症的病例报道[126-127]。这似乎是由于肉芽肿内的细胞分泌甲状旁腺激素（PTH）相关蛋白质所致[128]。

显微镜下，结节病的基本病变主要是由上皮样细胞、散在朗汉斯巨细胞和淋巴细胞组成的小型肉芽肿[129]（图 37.13）。其朗汉斯巨细胞通常比见于典型结核患者的小，胞核也更少。坏死要么缺乏，要么仅存中央小灶纤维素样坏死（“硬”肉芽肿）；结节病也有一种坏死变异型，但通常发生于淋巴结外。有时在巨细胞胞质中可见到 Schaumann 小体、星芒状小体和草酸钙结晶（图 37.14

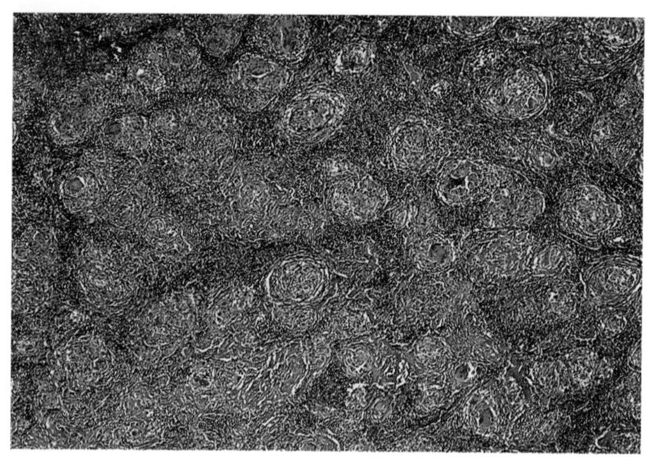

图 37.13 结节病累及的淋巴结内可见大量主要由上皮样细胞构成的融合的非坏死性肉芽肿

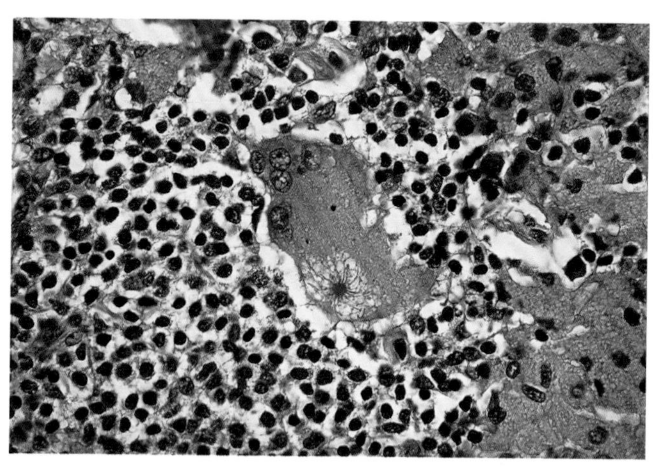

图 37.14 结节病中多核巨细胞胞质内的星芒状小体

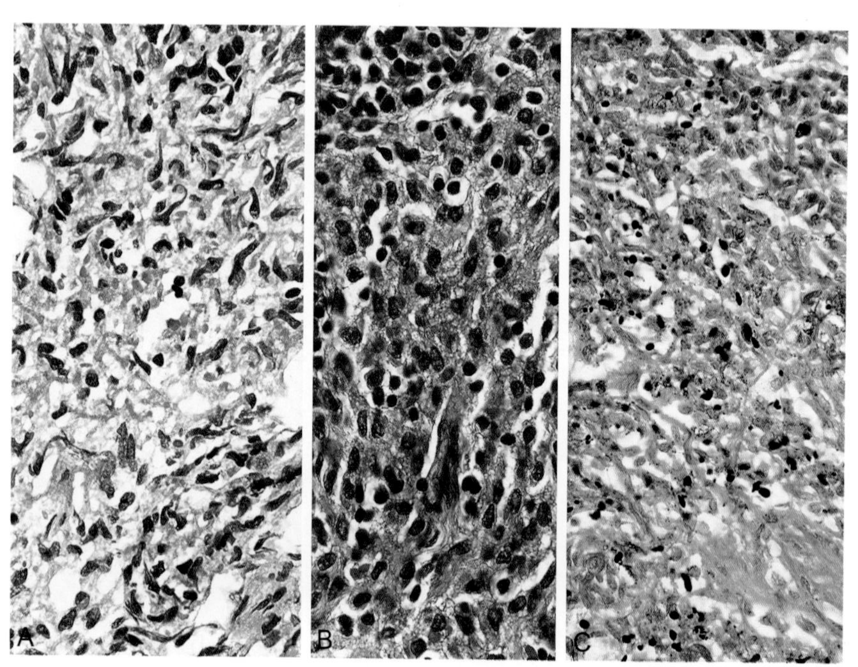

图 37.15 结节病淋巴结中的 Hamazaki-Wesenberg 小体。**A**，HE 染色。**B**，PAS 染色。**C**，GMS 染色

和 37.15）[130]。Schaumann 小体是一种圆形、同心圆分层状结构，含铁和钙。超微结构上，星芒状小体是由“髓样”膜包裹的放射状丝状体组成[131]。元素分析显示，其中含有钙、磷、硅和铝[129,131]。一种特殊的 PAS 阳性、黄色或卵圆形的被称为 Hamazaki-Wesenberg 小体的包涵体，曾被认为是结节病特异性的，但后来的组织化学和超微结构研究[132]显示它们并无显著病因学或致病意义。它们可能是含有血脂褐素的大的溶酶体，可见于多种疾病[130,133]。这些包涵体对于结节病均不特异。从病理学的角度来看，结节病的诊断总是排除性的。淋巴结或皮肤的显微镜下无法与结节病区分的非干酪性肉芽肿性炎，可见于结核、非典型分枝杆菌病（包括游泳池肉芽肿）、真菌病、麻风、梅毒、利什曼病、布鲁氏菌病、土拉菌病、睑板腺囊肿、锆肉芽肿、铍中毒、克罗恩病、霍奇金淋巴瘤等以及癌引流区淋巴结和其他疾病[134]。只有当所有这些可能的疾病被除外且同时具有特征性临床表现时，才能诊断为结节病。

结节病肉芽肿中的多数淋巴细胞属于 $CD4^{+}$T 细胞；这些淋巴细胞和上皮样组织细胞均显示增殖和（或）活化特征，免疫组织化学染色分别体现为 Ki-67 和白介素 -1 呈阳性[135-136]。发病机制方面，结节病被认为是循环血中 T 细胞功能障碍伴 B 细胞过度活化所致[137]。特殊的人白细胞抗原（human leukocyte antigen, HLA）与结节病的相关性提示：HLA 连锁免疫反应基因和疾病易感性起一定作用[138]。特别是其已显示出基因多态性的一些类型与患病风险增高或疾病表现有关[139]。

结节病 Kveim 试验是一种接种患者脾内提取物后发生的皮内反应。结节病患者的 Kveim 试验阳性率为

60%～85%，且少有假阳性。Kveim 试验阳性即接种 4～6 周后在接种部位进行活检，显微镜下可见到结节病型肉芽肿。在一项包含六大洲 37 个国家的 2 400 位受试者的临床试验中，采用同一种上清液对受试者进行了检测，结果显示，各国受试者的反应水平和显微镜下所见相似，支持全世界结节病为同种疾病的观点。然而，由于抗原匮乏，如今 Kveim 试验已很少采用。结节病的病因学和发病机制仍不明确 [140]。

真菌感染

淋巴结**真菌感染**（**fungal infection**）可表现为慢性化脓性病变、肉芽肿性病变或两者混合。最重要的真菌性淋巴结炎是**组织胞浆菌病**（**histoplasmosis**），除可具有上述组织学改变外，还能导致广泛淋巴结坏死和显著弥漫性窦组织细胞增生（图 37.16）。其他已知可引起淋巴结炎的真菌性疾病还有芽生菌病、类球孢子菌病、球孢子菌病和孢子丝菌病 [141]。此外，还有一些机会性感染，如隐球菌病、曲霉菌病、毛霉菌病以及念珠菌病。

真菌病原体常可通过 Gomori 六甲基四胺银染色（Gomori methenamine silver, GMS）染色或 PAS-Gridley 染色证实，但有时由于数量太少，只能通过培养或分子检测检出 [10]。

弓形体病

弓形体病（**toxoplasmosis**）是发生于人类和其他温血动物的最常见的寄生虫感染之一，由原虫类寄生虫弓形体引起 [142]。弓形体性淋巴结炎（以前称为 Piringer-Kuchinka 淋巴结炎）的经典表现为年轻妇女颈后淋巴结受累 [143]。触诊时，受累淋巴结质硬，中等增大。显微镜下，受累淋巴结结构保留完好。弓形体病的典型三联征包括（但并非在所有病例都能见到）：①显著的滤泡增生，伴有核分裂活性活跃和核碎片吞噬现象；②上皮样组织细胞在增生滤泡内及其周围形成松散的小型聚集灶，侵入周边并使其边缘模糊；③单核细胞样 B 细胞充盈并引起边缘窦和皮质窦扩张（图 37.17）。弓形体病的另一特征是，髓索中出现免疫母细胞和浆细胞 [144]。其他变化还包括肉芽肿中出现坏死或少数朗汉斯巨细胞。

形态学、免疫组织化学或 PCR 检查都很难在淋巴结

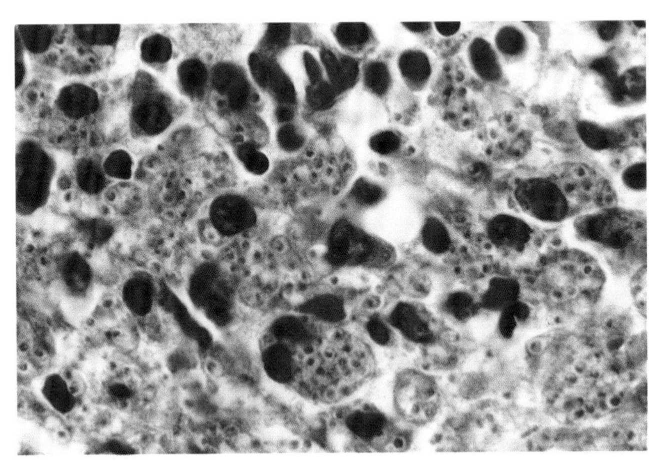

图 37.16 组织细胞胞质中的大量组织胞浆菌

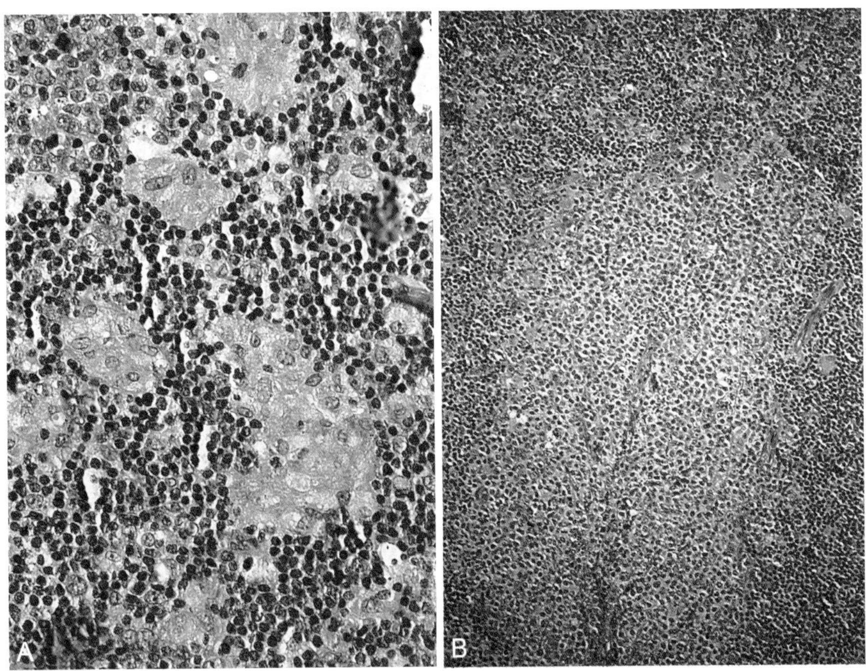

图 37.17 **淋巴结的弓形体病**。**A**，位于一个增生滤泡周围的、由上皮样细胞构成的小型非干酪性肉芽肿。该表现几乎为所有弓形体病所特有。**B**，一个大量单核样 B 细胞增生的区域

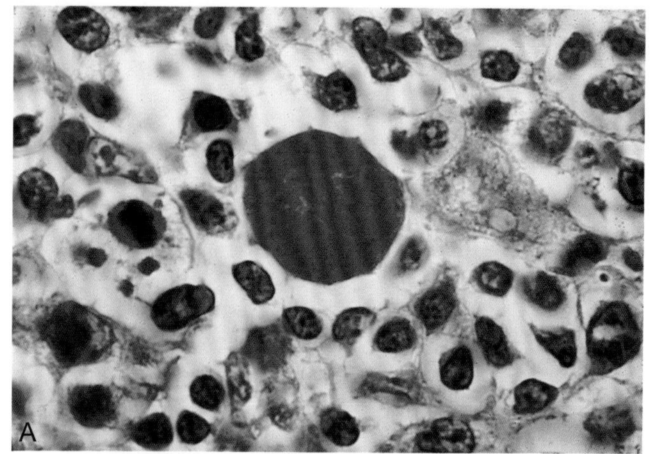

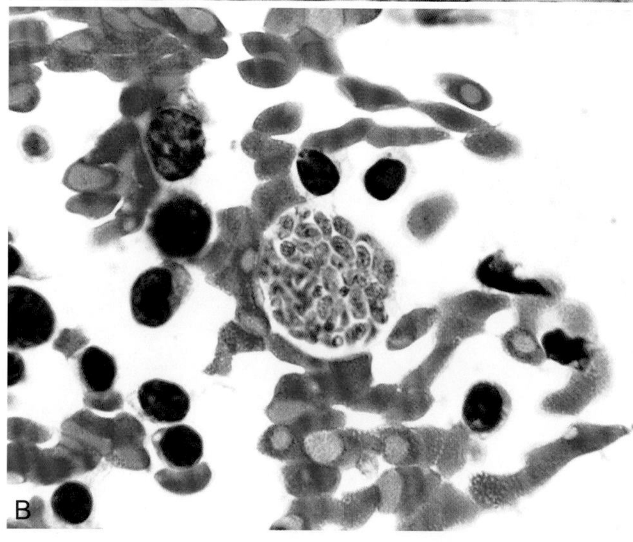

图 37.18　显微镜切片（**A**）和印片（**B**）中所见的弓形体囊。这在弓形体病累及的淋巴结中是非常难得的发现

中找到弓形体病原体（图 37.18）[145-146]。这与弓形体性脑膜炎和弓形体性心肌炎的检测结果明显相反 [146]，提示弓形体性淋巴结炎表现可能是对其他部位感染的免疫反应。上述显微镜下特征与血清学检查结果显著相关。在 Dorfman 和 Remington[147] 进行的 31 例弓形体病病例研究中，所有病例 Sabin-Feldman 染料试验均呈阳性，97% 的病例 IgM 免疫荧光抗体试验呈阳性。

如果显微镜下表现疑为弓形体性淋巴结炎，应进行血清学检查予以证实。但应牢记，这些检查在弓形体病早期阶段可能正常 [148]。

弓形体病的鉴别诊断包括其他感染性疾病和淋巴细胞为主型霍奇金淋巴瘤。Miettinen 和 Franssila 等 [149] 就此提出了引人关注的论点，即生发中心内出现上皮样细胞团可视为弓形体病的特异性改变。

梅毒

Ⅱ期**梅毒**（**syphilis**）的常见体征为全身性淋巴结肿大，而局部区域淋巴结增大可见于Ⅰ期和Ⅲ期梅毒。Ⅱ期梅毒表现为旺炽性滤泡增生。Ⅰ期梅毒的多种病变组合可能会被误诊为恶性淋巴瘤。大多数病例表现为孤立性腹股沟淋巴结肿大 [150]。可有被膜和被膜周组织的炎症、广泛纤维化，弥漫性浆细胞浸润常延伸至被膜内或被膜下，血管增生伴内皮细胞肿胀和管壁炎性浸润（静脉炎和动脉内膜炎），以及滤泡增生（图 37.19）[150]。少数情况下，可见非干酪性肉芽肿和脓肿形成。特殊情况下，淋巴结可呈炎性假瘤改变，提示淋巴结活检诊断必须通过组织化学或免疫组织化学染色来寻找螺旋体 [151]。

发生于 HIV 感染患者时，两者之间的形态学特征基本上没有区别 [152]，大多数病例可通过 Warthin-starry 或 Levaditi 染色、印片免疫荧光技术 [153] 或石蜡切片免疫组织化学染色寻找病原体，后者最常见于血管壁中。目前应用 PCR 也可在淋巴结活检和细针穿刺标本中检出梅毒螺旋体 [154]。

麻风

瘤型**麻风**（**leprosy**）累及的淋巴结具有非常特征性的显微镜下形态。其主要表现为：大型淡染的圆形组织细胞（“麻风”或“Virchow”细胞）进行性积聚，无肉芽肿形成，可伴有少量坏死或没有坏死（图 37.20）。Wade-Fite 和 File-Farasco 染色（即改良的 Ziehl-Neelsen 反应）可证实组织细胞胞质内含有大量抗酸菌，后者也可通过荧光方法 [155] 和 PCR 技术检出 [156]。

肠系膜淋巴结炎

肠系膜淋巴结炎［**mesenteric (Masshoff) lymphadenitis**］是由假结核耶尔森菌（*Yersinia pseudotuberculosis*）或小肠结肠炎耶尔森菌（*Yersinia enterocolitica*）引起的，这两种病原菌均为革兰氏阴性、多形性、球形或卵圆形的能动病原菌 [157-160]。肠系膜淋巴结炎是一种良性自限性疾病，临床上，与急性阑尾炎相似；显微镜下，可见淋巴结被膜增厚、水肿，皮质区和副皮质区免疫母细胞和浆细胞增多，淋巴窦扩张，其内大的淋巴细胞聚集，以及滤泡生发中心增生 [161-162]。小型肉芽肿和脓肿在假结核耶尔森菌引起的淋巴结炎中常见，而在小肠结肠炎耶尔森菌引起的淋巴结炎中则不常见 [162]。这些淋巴结改变常伴有回肠末段和盲肠的炎症改变。肠系膜淋巴结炎的诊断由培养证实最为理想。临床上，有些患者时常呈急性阑尾炎表现而阑尾正常，对此需要解释其原因。如果这些患者有正常或轻度淋巴结增生，则可诊断肠系膜淋巴结炎。

肠系膜淋巴结炎的病原菌可采用 PCR 技术来证实。有意思的是，克罗恩病患者的肠系膜淋巴结中也可检出耶尔森菌 DNA[163]。

猫抓病

猫抓病（**cat-scratch disease**）的特征为：原发性皮肤病变和区域淋巴结肿大，且通常发生在腋窝或颈部淋巴结（图 37.21）[164]。猫抓病淋巴结病变随病程而改变；早期病变为组织细胞增生和滤泡增生，中期病变为肉芽肿改变，晚期病变则有大小不同的脓肿形成（图 37.22）[165]。

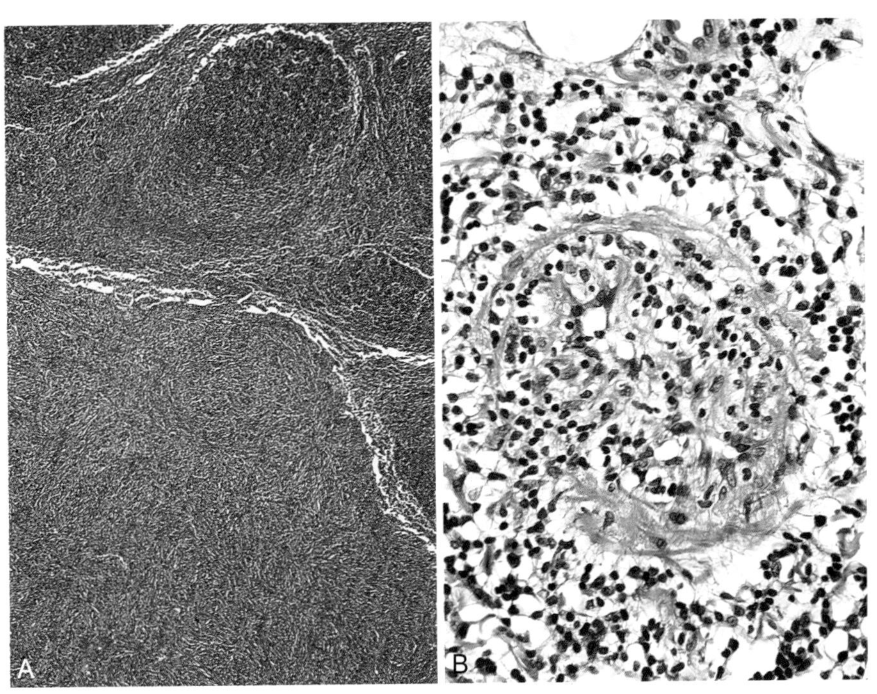

图 37.19 **淋巴结梅毒**。**A**，可见滤泡增生伴有显著的被膜周围炎和纤维化。**B**，视野中所见的显著血管炎是诊断的重要线索

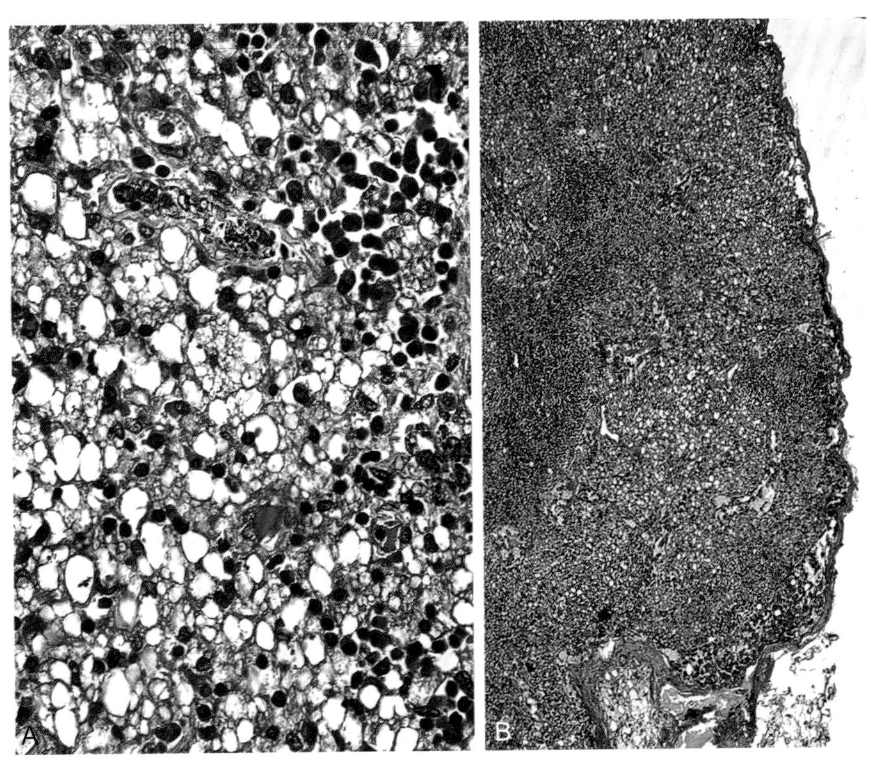

图 37.20 **A** 和 **B**，瘤型麻风累及的淋巴结。淋巴窦因泡沫样组织细胞的聚集而明显扩张

这些脓肿的中心有时可呈星芒状坏死，伴有大量中性粒细胞，周围环绕栅栏状排列的组织细胞，这些特征强烈提示猫抓病的诊断[166]。但类似的脓肿也可见于性病性淋巴肉芽肿。猫抓病淋巴结的另一常见特征是：淋巴窦内充满单核细胞样 B 淋巴细胞，后者伴有滤泡增生，可能类似于弓形体病[81]。然而，猫抓病淋巴结的滤泡周围和滤泡内缺乏上皮样细胞团[55]。

猫抓病的原发性皮肤病变表现为病原体侵入部位出

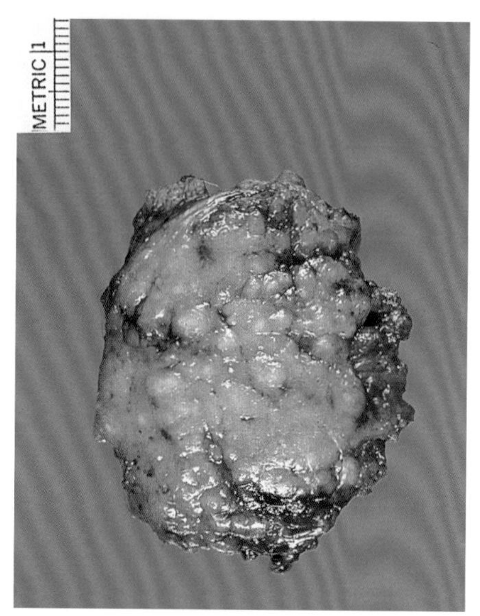

图 37.21 猫抓病累及的淋巴结

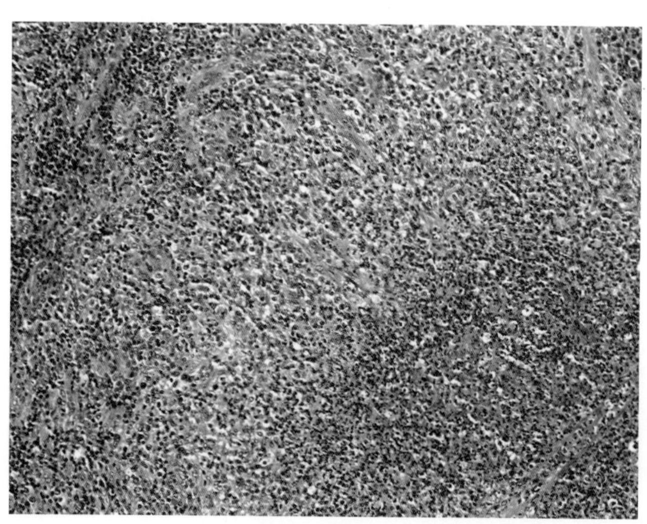

图 37.22 猫抓病中由组织细胞包绕的、伴有中性粒细胞的星芒状坏死区

现红色丘疹，通常于接触病原菌后 7～12 天出现。它们也可能会发展为脓疱或结痂。显微镜下，可见真皮内有坏死灶，周围环绕组织细胞套；也可见多核巨细胞、淋巴细胞和嗜酸性粒细胞[167]。

猫抓病的病原菌是一种多形性、球杆菌属胞外菌，可通过 Warthin-Starry 银染色或免疫组织化学检查证实，尤其是在伴有广泛坏死的病例[168-170]。该病原菌已被超微结构研究证实[171]，最初被命名为亨氏罗克利巴体菌（*Rochalimaea henselae*），现在已更名为亨氏巴尔通体（*Bartonella henselae*）。猫抓病的诊断可通过血清学、免疫组织化学或 PCR 检查做出[172-175]。

猫抓病的少见并发症包括：肉芽肿性结膜炎［“帕里诺眼 - 腺综合征（oculoglandular syndrome of Parinaud）”］、血小板减少性紫癜以及中枢神经系统表现[176]。

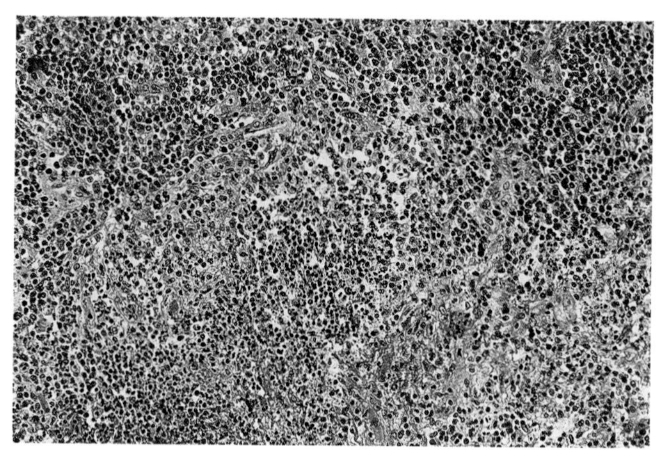

图 37.23 性病性淋巴肉芽肿累及的淋巴结内的坏死性肉芽肿，与猫抓病相似，但又不完全相同

性病性淋巴肉芽肿

性病性淋巴肉芽肿（lymphogranuloma venereum） 这种性传播性疾病（勿与腹股沟肉芽肿混淆）是由沙眼衣原体相应血清型 L1、L2 和 L3 引起的[177]。性病性淋巴肉芽肿初始病变为生殖器上的无痛性小水泡或溃疡（2～3 mm），常被忽视，可于数日内消退；随后出现腹股沟淋巴结肿大，可非常显著。如前所述，尽管发病部位是其诊断的重要线索，但其形态学特征与猫抓病相似。显微镜下，受累淋巴结早期表现为伴有中性粒细胞浸润的微小坏死灶；之后坏死灶扩大并融合呈星芒状脓肿，此为本病最具特征性的形态学特征（图 37.23）；后期可见上皮样细胞、散在朗汉斯巨细胞和成纤维细胞被覆于脓肿壁；这些脓肿常相互融合，并可形成皮肤窦道；愈合期表现为致密纤维壁包绕无定型物质形成结节[178]。

上述显微镜下表现并非本病所特有，类似病变也可见于猫抓病、非典型分枝杆菌病和土拉菌病。因此，当怀疑为性病性淋巴肉芽肿时，应进行 Frei 试验［一种应用纯化的“性病性淋巴肉芽肿（lygranum）”衣原体抗原进行的迟发性皮肤过敏试验］、补体结合、免疫荧光或分子检测予以证实[177,179-181]。

土拉菌病

土拉菌病（tularemia） 是一种由致病性极强的土拉热弗朗西丝菌（*Francisella tularensis*）引起的细菌性疾病[182-184]，近年来该病原菌作为一种潜在的细菌武器而臭名昭著[185-186]。在溃疡 - 腺型土拉菌病中，淋巴结明显肿大。当土拉菌病以哺乳类动物作为传播媒介时，其以腋窝淋巴结肿大为主；而当其以节肢类动物为传播媒介时，则其主要表现为颈部或腹股沟淋巴结肿大[187]。对于有家兔饲养史的患者，应首先考虑土拉菌病的可能。血凝素滴度升高支持本病的诊断[183,188]。

显微镜下，土拉菌病的急性期表现为强烈淋巴结炎伴广泛坏死，有时还伴有形状不规则的微脓肿和肉芽肿形成[185]。在慢性阶段可有肉芽肿性反应，部分病例甚至呈显著结核样改变[189]。土拉菌病的组织学和细胞特征并不特异，但还是可以通过细针穿刺标本获取病原体分子检测所需的材料[190]。

布鲁氏菌病

布鲁氏菌病（Brucellosis）是由流产布鲁杆菌（*Brucella abortus*）、羊布鲁杆菌（*Brucella melitensis*）或猪布鲁杆菌（*Brucella suis*）引起的[191]。在美国，布鲁氏菌病已由一种职业性疾病演变为与乳品和乳酪摄入相关的食品传播性疾病[192]。布鲁氏菌病的最常见的临床表现为发热和肝脾大[193]；淋巴结肿大不常见，出现时通常呈中等肿大。显微镜下，可见非特异性滤泡增生以及成团的上皮样细胞，后者有时可形成大的非干酪性肉芽肿；可伴有多形性嗜酸性粒细胞、浆细胞和免疫母细胞浸润。当出现大量免疫母细胞时，其显微镜下表现可能与霍奇金淋巴瘤混淆。

布鲁氏菌病只有通过细菌学或 PCR 技术[194]检出病原菌或凝集反应为高效价才可确诊[195]。

获得性免疫缺陷综合征（艾滋病）相关性淋巴结病

获得性免疫缺陷综合征（acquired immunodeficiency syndrome, AIDS）（艾滋病）患者的淋巴结异常可有多种类型，包括分枝杆菌感染和其他机会性感染（部分可导致梭形细胞假瘤）[120,196]、卡波西肉瘤、霍奇金或非霍奇金恶性淋巴瘤以及淋巴结高度反应性增生[197-199]。淋巴瘤（下文讨论）和淋巴结高度反应性增生最为常见（图 37.24）。增生可伴有淋巴窦内单核细胞样 B 细胞聚集、中性粒细胞浸润以及皮肤病性淋巴结病表现。在许多病例中，反应性生发中心可呈所谓的**滤泡溶解（follicle lysis）**，其特征为外套区淋巴细胞向内陷入生发中心内，并且这种特征常伴有滤泡间出血。滤泡溶解伴有这些生发中心结构破坏（“虫蚀征”）和明显的大型滤泡中心细胞的聚集[200-201]，形成所谓的**爆炸性滤泡增生（explosive follicular hyperplasia）**。超微结构下，已有报道滤泡树突状细胞的纤细胞质突起发生显著变化[202]；免疫组织化学染色（fascin 染色）也提示这些细胞易感染艾滋病病毒［人类免疫缺陷病毒（human immunodeficiency virus, HIV）］[203-204]。还有人提出，有时在 HIV 感染淋巴结中见到的多核细胞（Warthin-Finkeldey 细胞）实际上是滤泡树突状细胞的多核形式[93]。在此异常生发中心 HIV 核心蛋白 P24 免疫组织化学染色已证实呈阳性反应[205-206]。

上述多种滤泡变化虽非艾滋病所独有，但一经发现，即应怀疑艾滋病并予以证实，例如进行 P24 免疫染色或进行血清学检查[205]。

未经治疗艾滋病患者的部分淋巴结也可以表现为淋巴细胞进一步消减，伴有或不伴有异常的（退行性转化的）生发中心[200,202]。

滤泡间组织可显示显著血管增生，以至可能与 Castleman 病混淆。在这些区域以及淋巴结被膜下区寻找卡波西肉瘤的早期征象非常重要[207]。这些改变还应与淋巴窦血管转化鉴别。

目前已发现，淋巴结反应形式、细胞悬液免疫表型数据和患者 HIV 状态之间存在粗略关联性[208-209]。

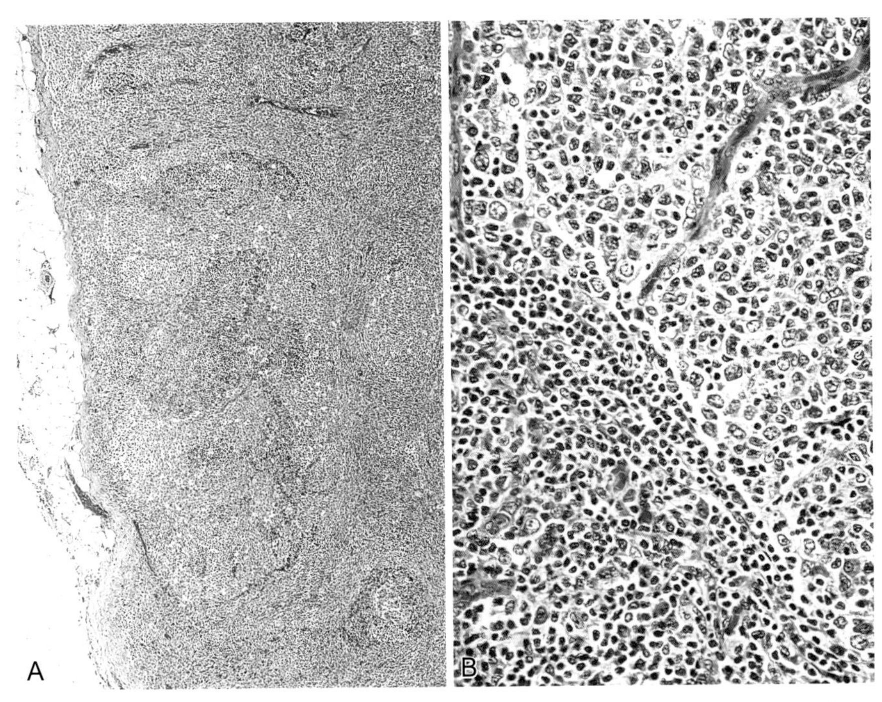

图 37-24　艾滋病相关性淋巴结病的低倍镜观（**A**）和高倍镜观（**B**）。可见生发中心结构被来自外套区的小淋巴细胞的侵占所破坏。这是该病的常见但非疾病特异性表现

慢性淋巴结病综合征（chronic lymphadenopathy syndrome）这一术语专指艾滋病高危人群中出现的持续3个月以上、两处或两处以上无法解释的腹股沟外淋巴结肿大[210]。其显微镜下形态如前所述[211]。总体上有高达1/4的患者在随访中最终发生了艾滋病，恶病质和体重减轻是疾病进展的临床指征[212-213]。

淋巴结HIV相关性淋巴组织增生性疾病将在后面章节中讨论。

传染性单核细胞增多症

典型的**传染性单核细胞增多症（infectious mononucleosis）**的病原体为EBV[214]，但不典型的病例也可涉及其他病原体[215]。病理医师很少能看到来自具有典型临床表现的患者的淋巴结，因为大多情况下临床疑诊病例通过外周血和血清学检查即可做出诊断，无需进行淋巴结活检[216]。仅在不典型的病例出现淋巴结肿大却不伴有发热、咽痛或脾大时，临床医师为了排除恶性淋巴瘤才送检淋巴结活检。

显微镜下，传染性单核细胞增多症患者的受累淋巴结和其他淋巴器官由于结构破坏，可与恶性淋巴瘤混淆，表现为小梁、被膜和淋巴结外脂肪浸润；免疫母细胞、不成熟浆细胞和成熟浆细胞显著增生（“多形性B细胞增生”）（图37.25和37.26）。这些形态学特征如果出现在器官移植受者或其他免疫抑制患者，则会格外显著[217]。坏死也可能出现，常仅为灶性，但免疫缺陷患儿可出现大量坏死。

传染性单核细胞增多症与恶性淋巴瘤的鉴别诊断的重要特征包括：大淋巴细胞以淋巴窦为主分布，滤泡增生伴有明显的核分裂活性和吞噬现象（这些滤泡通常较小），浆细胞增多并常呈多形形态，以及血管增生[218]。传染性单核细胞增多症的另一重要特征是：淋巴结结构虽有破坏，但淋巴窦结构保存完好，局部甚至很显著。此外，传染性单核细胞增多症还有淋巴窦内淋巴细胞成群或“集落”表现，它们大小不等，从小淋巴细胞到大淋巴细胞或伴有浆细胞样特征的免疫母细胞[219]。免疫母细胞常有一个大的空泡状核，核膜薄，有一个或两个嗜双色性或嗜碱性显著的核仁；常可见核周“晕（hof）”；当为双核时，这种细胞可与Reed-Sternberg细胞极为相似而导致霍奇金淋巴瘤的错误诊断[220-221]（见图37.26）。联合免疫表型和EBV原位杂交检测可以诊断大多数病例（图37.27）[222-224]；但应认识到，传染性单核细胞增多症中许多增大的EBV感染细胞形态上可能与霍奇金细胞相似，也表达CD30[225]，而且接近40%的经典型霍奇金淋巴瘤EBV呈阳性。然而，霍奇金病中EBV感染主要局限于肿瘤细胞，传染性单核细胞增多症中EBV阳性细胞的大小不等，可包括小细胞。由于传染性单核细胞增多症与霍奇金淋巴瘤、甚至与弥漫大B细胞淋巴瘤形态上存在重叠，在免疫功能缺陷青少年或年轻人头颈部进行活检时，特别是进行扁桃体活检时，要做出以上两种恶性诊断应非常谨慎。

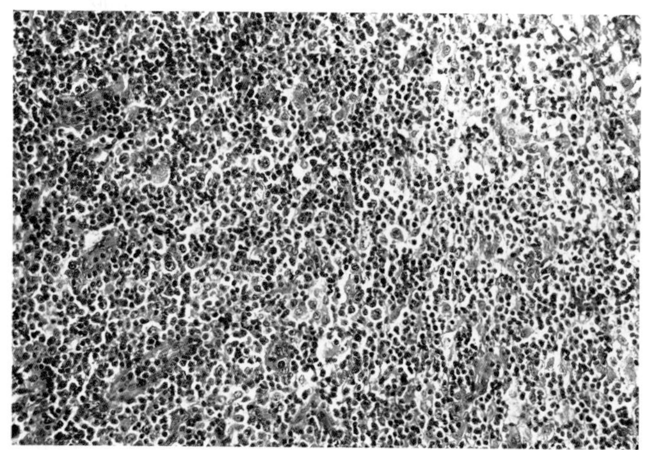

图37.25 传染性单核细胞增多症累及的淋巴结。可见由多形性淋巴细胞浸润导致的淋巴结结构明显破坏

其他病毒性（包括接种后）淋巴结炎

接种天花疫苗后，皮肤接种处引流淋巴结可发生肿大和疼痛。如果此时切除肿大的淋巴结，则其显微镜下表现易与淋巴瘤混淆，尤其是疫苗接种史被忽略时。在Hartsock[226]报道的20例接种后淋巴结炎病例中，13例发生于接种部位同侧的锁骨上区，直径最大者为6 cm，接种至活检时间间隔为1周至3个月。

显微镜下，肿大淋巴结的变化为：弥漫性或结节状副皮质区增生，伴有混合细胞增生，由嗜酸性粒细胞、浆细胞和大量免疫母细胞组成；同时有血管和淋巴窦改变，以及散在的灶状坏死。接种后增生的最重要的组织学特征是：众多免疫母细胞散在分布于淋巴细胞间，使淋巴组织呈现出一种斑驳状表现（图37.28）。Hartsock[226]提到，滤泡增生仅出现在接种后15天以上切除的淋巴结中。这些改变已通过实验再现得到印证[226]。

由单纯疱疹感染引起的病毒性淋巴结炎可为局限性[227]或全身性表现[228]。其形态学特征与接种后淋巴结炎相似，特别是均有明显的免疫母细胞增生[229-230]。可见到核内病毒包涵体，尤其是在坏死区边缘[231-233]。带状疱疹性淋巴结炎的淋巴结改变与传染性单核细胞增多症的淋巴结改变有相似的性质，对后者有专门的讨论（见上文）。大多数有相似形态学改变但缺乏以上临床疾病的病例可能是由一些未经证实的病毒感染导致的。

接种麻疹减毒活疫苗也可引起明显的区域淋巴结肿大；显微镜下，可见典型的Warthin-Finkeldey多核巨细胞[234]（见图37.10）。

黏膜皮肤淋巴结综合征

黏膜皮肤淋巴结综合征（mucocutaneous lymph node syndrome）也称为Kawasaki综合征，是一种病因不明的发热性疾病，常累及儿童，最初报道于日本文献，但有世界范围内分布[235]。发热、颈部淋巴结肿大、咽炎和眼

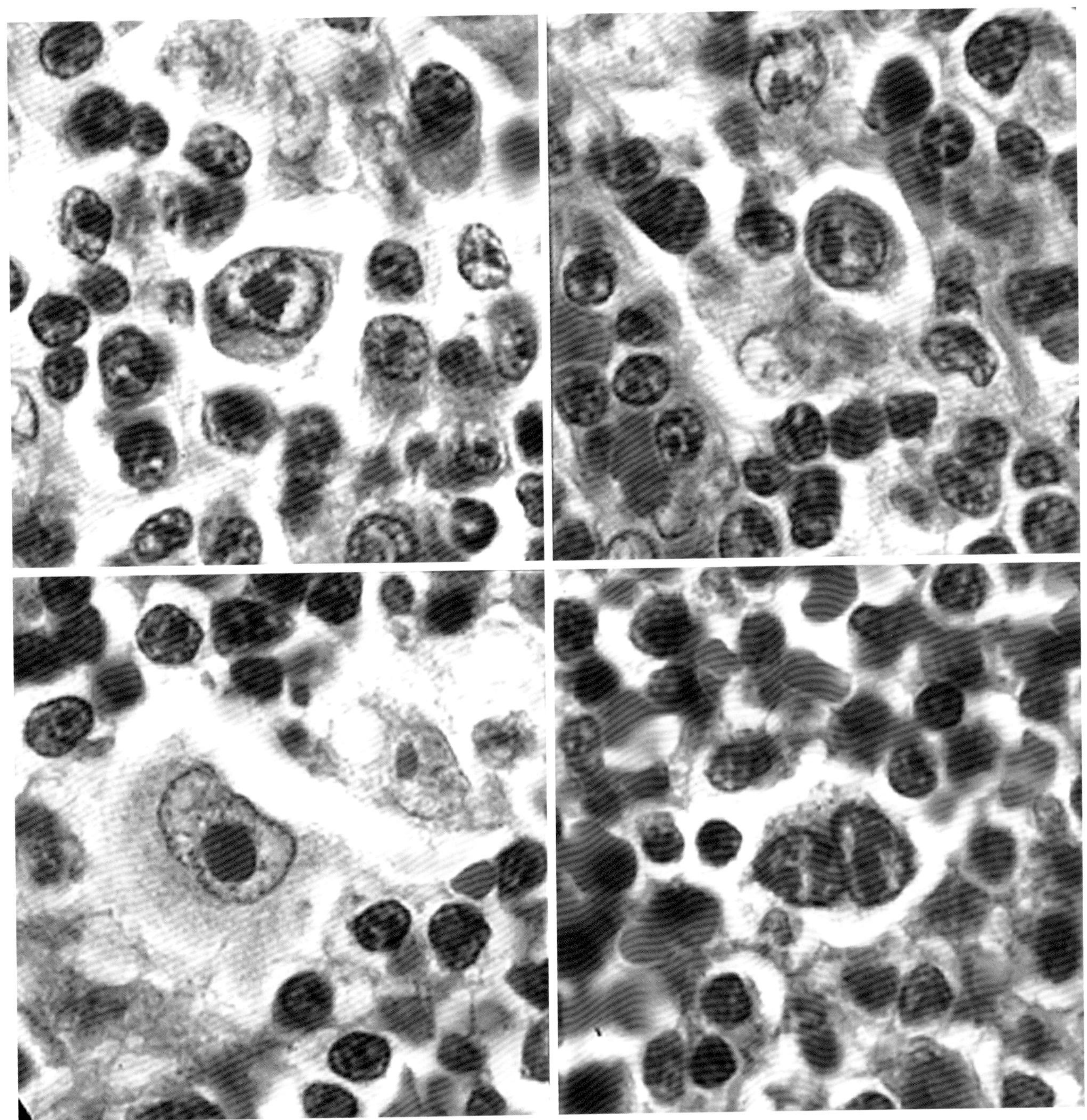

图 37.26 传染性单核细胞增多症累及淋巴结时可见各种类型的免疫母细胞。可见双核型(右下图所示)与 Reed-Sternberg 细胞相似。注意，可见胞核的嗜碱性特征和核周晕；还可见背景淋巴细胞大小不一，也可呈浆细胞样。多样性表现是传染性单核细胞增多症的特征

结膜炎以及皮肤红色斑疹为其最常见的临床症状。有时淋巴结肿大是该病的最突出表现[236]。40% 的病例患有关节炎。冠状动脉炎可引起致死性并发症。黏膜皮肤淋巴结综合征的病因至今未明，但疑为感染性因素使然。

显微镜下，黏膜皮肤淋巴结综合征的受累淋巴结中常见小血管内纤维素性血栓，伴有片状梗死或非肉芽肿性坏死，或有或无中性粒细胞[237-238]。这些改变被理解为急性血管炎的表现。其主要鉴别诊断是 Kikuchi 坏死性淋巴结炎，但出现血栓时需与川崎病鉴别。冠状动脉的持续性损伤可发生于近 1/4 的未经治疗的患儿[239]。

红斑狼疮

红斑狼疮（lupus erythematosus）的淋巴结改变一般是非特异性的，由中等滤泡增生构成，伴有血管增生

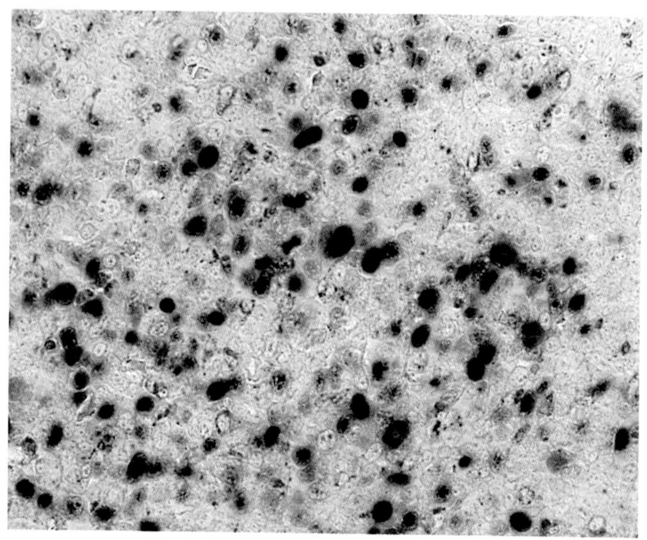

图 37.27 在 1 例传染性单核细胞增多症患者应用原位杂交技术证实了 EBV EBER 呈阳性。注意，大细胞和小细胞均呈阳性，不同于 EBV 阳性霍奇金淋巴瘤以大细胞 EBV 呈阳性为主

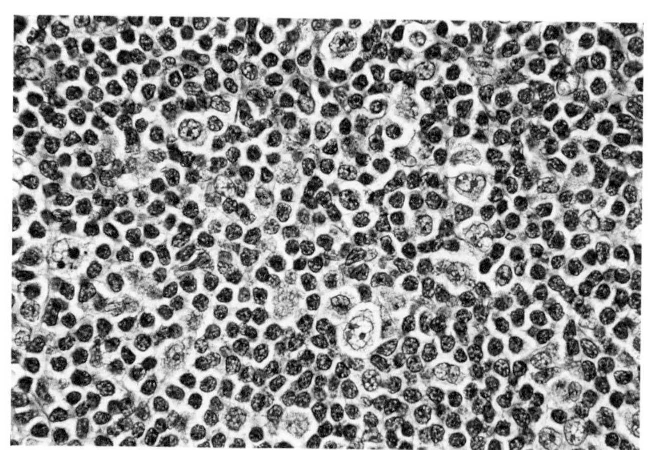

图 37.28 病毒性淋巴结炎，显示由散在分布的免疫母细胞形成的“胡椒盐”样表现

以及散在的免疫母细胞和浆细胞。部分浆细胞胞质内含有 PAS 阳性小体，代表免疫球蛋白产生的部位[240]。偶尔可见一种特殊形式的坏死，其特征为间质、淋巴窦和血管壁内嗜苏木素物质沉积[241]（图 37.29）。这些物质衍生于碎裂核物质的 DNA，推测来源于淋巴细胞。如前所述，显微镜下，狼疮性淋巴结炎的改变可能与 Kikuchi 病难以鉴别[242]，一些最初诊断为 Kikuchi 病的患者实际上可能是系统性红斑狼疮的早期表现。苏木素小体的存在在狼疮比在 Kikuchi 病更为特异。狼疮的形态学改变偶尔还与玻璃样血管型或中间型 Castleman 病相似[240,243]。另外，部分红斑狼疮病例还可有众多 Warthin-Finkeldey 样多核细胞[244]。狼疮性淋巴结炎的免疫表型也是非特异性的[241]。

类风湿性关节炎

大多数**类风湿性关节炎（rheumatoid arthritis）**患

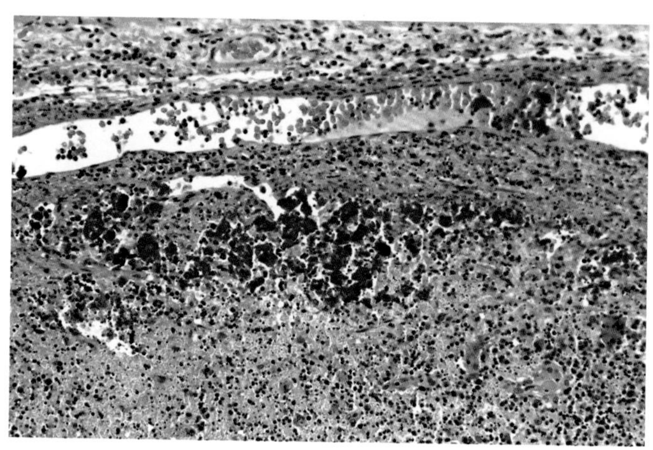

图 37.29 在 1 例系统性红斑狼疮患者的淋巴结被膜下区可见大量含 DNA 的嗜碱性物质沉积

者都会在其病程中某个时刻出现全身性淋巴结肿大[245]。其淋巴结增大可先于关节炎发生，临床上可能被疑为淋巴瘤。

显微镜下，类风湿性关节炎的最重要改变是：滤泡增生和浆细胞增多，伴有 Russell 小体形成[246]。血管增生也是一种恒定表现。类风湿性关节炎的这些改变可能与浆细胞型 Castleman 病十分相似。在部分病例还可见小灶坏死和中性粒细胞聚集。淋巴结被膜常有淋巴细胞浸润。免疫组织化学检查显示，其浆细胞增生为多克隆性增生[247]。成人 Still 病也可引起与外周 T 细胞淋巴瘤相似的强烈增生性改变[248]。其他免疫介导性疾病常不伴有此类淋巴结异常，例如红斑狼疮、结节性多动脉炎和硬皮病等。

接受金化合物治疗的类风湿性关节炎患者可发生金相关性淋巴结病[249]。据说其恶性淋巴瘤发生率也会轻度增高[250-251]。

Castleman 病

Castleman 病（Castleman disease）［巨大淋巴结增生症（giant lymph node hyperplasia）］是一种形态学上独特的淋巴结增生性疾病，多数病例的病因不明。Castleman 病最常见于成人，但也可儿童受累[252]。Castleman 病有两种主要临床和显微镜下类型，且两者间并不常关联[253-254]。第一种形态学类型被称为玻璃样血管型或血管滤泡型，表现为淋巴组织肿物中有散在分布的大的淋巴滤泡。这些滤泡有显著的血管增生和异常的生发中心玻璃样变性；它们曾因被误以为是 Hassall 小体和脾白髓，导致在前一种情况被误诊为胸腺瘤，而在第二种情况被误诊为异位脾（图 37.30）。这些改变符合退行性转化的生发中心表现。玻璃样变中心内有许多空泡状，胞核大的细胞为滤泡树突状细胞，CD21 和 CD35 免疫染色呈强阳性反应[255]。滤泡周围可见紧密同心圆排列的淋巴细胞（相当于外套区），形成葱皮样外观。滤泡间的间质也很明显，伴有大量毛细血管后微静脉型血管增生，以及浆细胞、嗜酸性粒细胞、免疫母细胞、紧密排列的 CD123 阳性浆细胞样树突状细胞和 TdT 阳性 T 细胞的混合性浸润[256-259]。淋巴窦特征性缺失。玻璃样血管型这一亚型既往被称为淋巴细胞亚型（lymphoid type），其滤泡外套区明显扩宽，生发中心则较小且相对不显著。玻璃样血管型 Castleman 病在形态学上与外套区增生相似，因此，易与滤泡型或套细胞型恶性淋巴瘤混淆。免疫组织化学染色显示，有浆细胞的多克隆性免疫球蛋白产物，滤泡间区有大量抑制性 T 细胞；在外套区细胞中还可检测到异常 Ki-B3 阴性的 B 淋巴细胞[260]。

Castleman 病的第二种形态学类型被称为浆细胞型[254]。其特征为：滤泡间有弥漫性浆细胞增生，有时还伴有许多 Russell 小体。滤泡中的玻璃样血管改变不明显或缺乏，而滤泡中心常可见无定形嗜酸性物质沉积，其中可能含有纤维素和免疫复合物。综上所述表现会令人联想到类风湿性关节炎患者的淋巴结所见（图 37.31）。浆细胞型 Castleman 病中可检测到大量白介素 -6 表达，这被认为是导致浆细胞明显浸润的原因[261]。

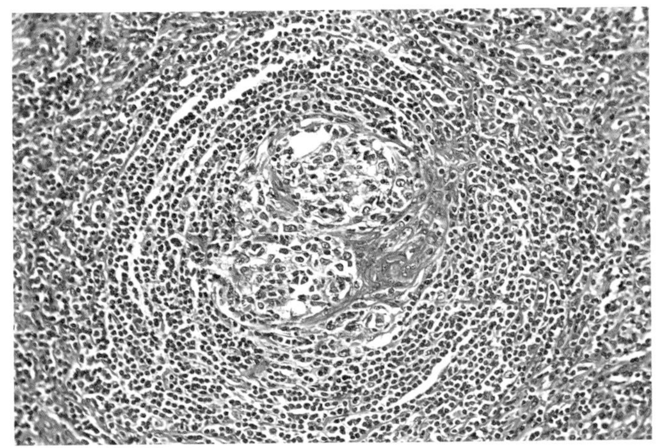

图 37.30　**玻璃样血管型 Castleman 病**。可见一个突出的生发中心显示典型改变

根据临床表现，Castleman 病被分为孤立型和多中心型。孤立型表现为单个肿块，最常位于纵隔，也有位于颈部、肺、腋窝、肠系膜、阔韧带、腹膜后、肢体软组织（包括皮下和骨骼肌）[262]、鼻咽、脑膜和其他部位的报道[263]。大体上，肿块为圆形、境界清楚的灰白色实性肿物，直径可达 15 cm 以上（图 37.32）。虽然孤立型根据定义表现为单个肿块，但有时在其相邻淋巴结可见其早期阶段的显微镜下改变。显微镜下，90% 以上的孤立型病例为玻璃样血管型（包括淋巴细胞亚型），其余为浆细胞型。玻璃样血管型常无症状，而浆细胞型伴有发热、贫血、红细胞沉降率加快、高丙种球蛋白血症和低白蛋白血症。亚洲国家报道的特发性浆细胞性淋巴结病伴有多克隆高丙种球蛋白血症，可能不同于 Castleman 病的浆细胞型，但其中有相当比例的病例可能是 IgG4 相关性淋巴结病[264-265]。孤立型 Castleman 病的治疗采用外科手术切除，术后各种相关异常可以迅速消退[266]。

多中心型或系统性型几乎总是属于浆细胞型[267]，但偶尔有报道为玻璃样血管型的病例（甚至累及皮肤）[268]。

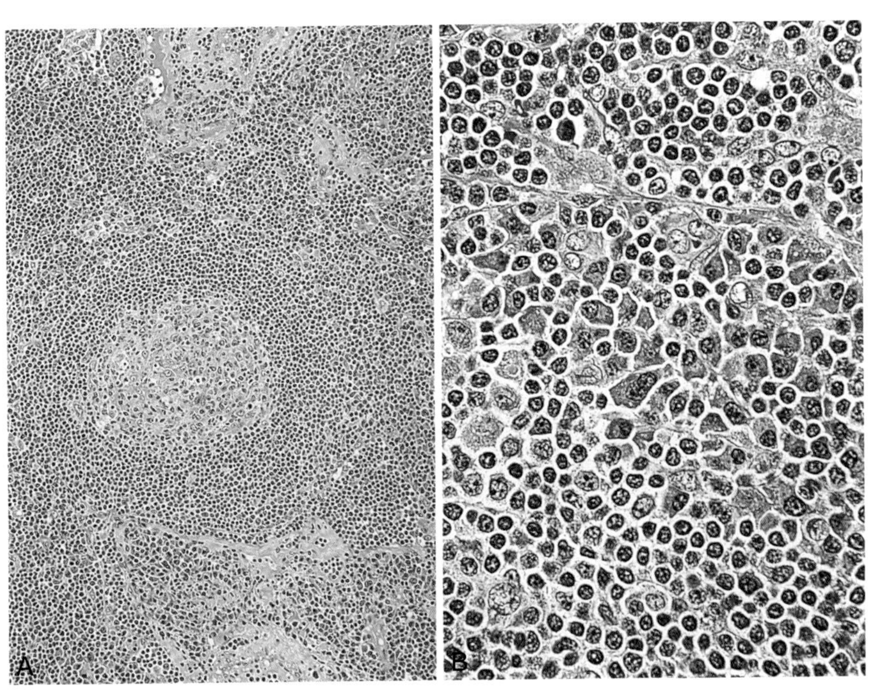

图 37.31　**浆细胞型 Castleman 病**。**A**，低倍镜下，可见滤泡增生但无玻璃样血管改变。**B**，高倍镜下，可见滤泡间区有大量浆细胞浸润。一些浆细胞显示有多核和轻度核异型性

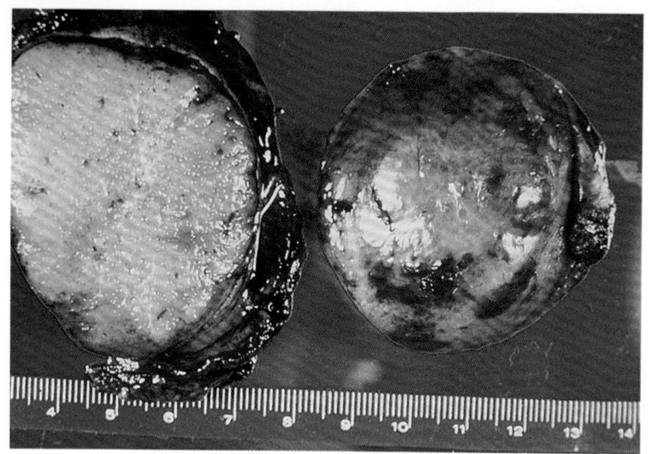

图 37.32 玻璃样血管型 Castleman 病的大体表现

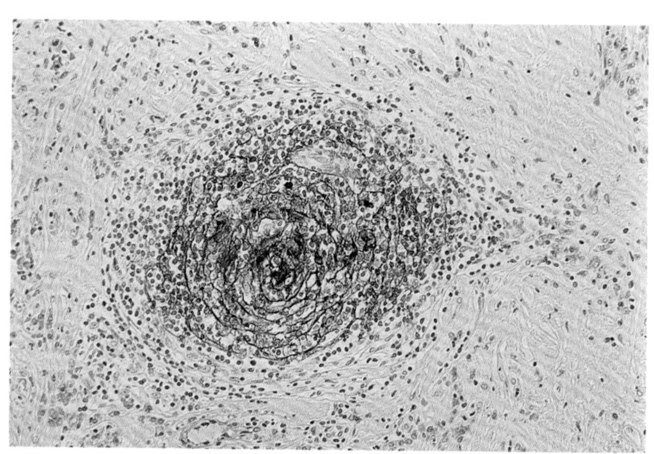
图 37.33 Castleman 病的异常生发中心可见显著的 CD21 阳性滤泡树突状细胞网

多中心型表现为全身淋巴结肿大，也可能会累及脾[269-271]。其病因至今未明，但有两种主要假说（两者并不互相排斥），即异常免疫反应和病毒感染[272]。关于后者，已证实，HHV8 与多中心型 Castleman 病之间存在明确关联（HHV8 也与卡波西肉瘤和原发性渗出性淋巴瘤有关，可采用免疫组织化学检测）[273-275]。据报道，形态学上，HHV8 阳性 Castleman 病的特征为淋巴滤泡溶解[276]。有人推测，HHV8 是通过白介素 -6 的产生引发 Castleman 病的相关改变[277-278]。

有时多中心型 Castleman 病可伴发 POEMS 综合征，POEMS 为多发性外周神经病（polyneuropathy）、器官巨大症（organomegaly）、内分泌疾病（endocrinopathy）、M 蛋白（M-protein）和皮肤病变（skin changes）的缩略语[279-280]。POEMS 综合征包括一种名为肾小球样血管瘤的独特血管疾病[281]。此外，POEMS 综合征也有 Castleman 病伴淀粉样物质沉积的报道[282-283]。

系统性 Castleman 病的远期预后不良，可持续数月或数年，有时可导致肾或肺的并发症[284]。另外，还发现部分患者患有卡波西肉瘤。实际上，多中心型 Castleman 病与卡波西肉瘤共存于同一标本中的现象并不少见[285]。有些病例还可发展为伴有浆母细胞特征的大细胞淋巴瘤，他们大部分与 HHV8 感染相关。在一些系统性 Castleman 病病例中还发现了免疫球蛋白和 T 细胞受体基因克隆性重排并伴有 EBV 基因组拷贝增加的证据；但这些特征在孤立型 Castleman 病中均未发现[286-289]。这提示，多中心型 Castleman 病是一种与经典局限型 Castleman 病不同的疾病，其可能演变为克隆性淋巴组织增生。实际上也确有一些学者认为，多中心型 Castleman 病是一种淋巴增生性疾病，而不是反应性 / 炎性疾病。

玻璃样血管型 Castleman 病的一个重要表现是：有多种非淋巴细胞成分主动参与。其中一种成分是滤泡树突状细胞，其在玻璃样变结节中很明显，成为本病的特征，并被一些学者认为是本病发病机制的核心[290-291]（图 37.33）。这些细胞在异常生发中心和滤泡间组织中可以

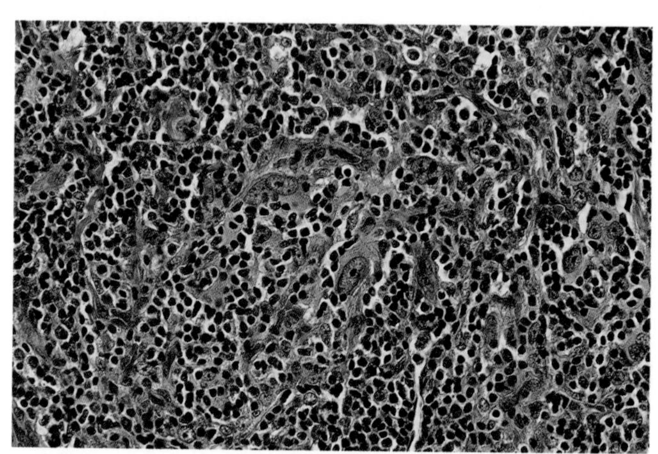
图 37.34 Castleman 病中的网状 / 树突状细胞的“非典型性”。这些细胞对结蛋白免疫反应呈阳性

变成非典型性（“异型性”）细胞[291]，并表现细胞遗传学上和分子学上的克隆性证据[292-294]（图 37.34）。而且它们可能会导致滤泡性树突状细胞肿瘤的发生[295-296]。另一种增生类型涉及存在于滤泡间的血管和相关的收缩（肌样）成分。这些成分在一些 Castleman 病病例中过分显著，被称为富于间质性（图 37.35）[256]。这些成分的进一步增生可形成血管肌样增生性病变[296]以及所谓的血管瘤性错构瘤[297]（图 37.36）或血管肿瘤，后者有时可呈血管周细胞瘤样表现[298]。也有起源于 Castleman 病的高级别恶性梭形细胞肉瘤的病例报道，这些病例最初被解读为可能具有血管性质，因为其中的肌样细胞与血管结构毗邻[299]（图 37.37）。但这些肌样细胞是否真的与血管相关，或它们是否来自网状 / 树突状细胞家族的其他成员（所谓的“成纤维细胞性网状细胞”“肌样网状细胞”或“dychthyocyte”）仍不清楚。

基于以上信息可以认定，Castleman 病的肿瘤性潜能主要是通过浆细胞型发展为淋巴细胞肿瘤、玻璃样血管型发展为树突 / 间质肿瘤来实现的。然而也有例外，玻璃样血管型个别病例可同时伴有或之前先有浆细胞瘤[300-301]、

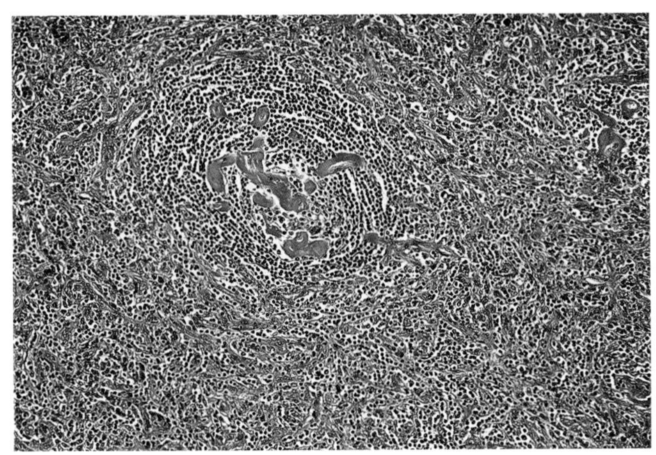

图 37.35 透明血管型 Castleman 病伴有明显的富于血管化的间质成分（“间质丰富”型）

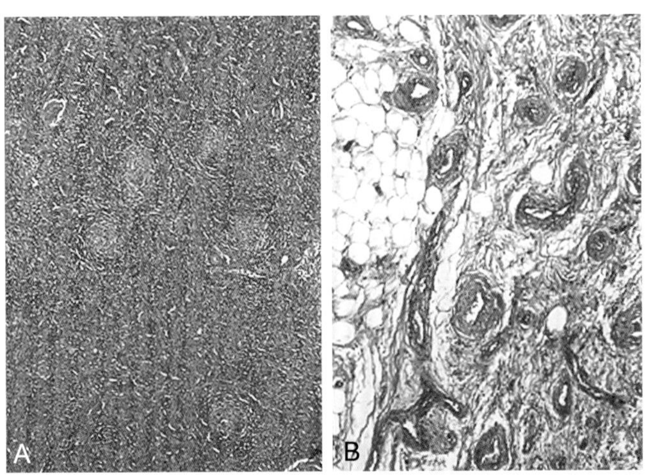

图 37.36 Castleman 病伴有周围软组织血管增生（Courtesy of Dr. Pietro Muretto, Pesaro, Italy.）

滤泡性淋巴瘤[302-303]甚至是霍奇金淋巴瘤[304-306]。

药物过敏

乙内酰脲（hydantoin）衍生的抗癫痫药物可引起过敏反应，例如苯妥英钠（地仑丁）和美芬妥英（美山妥因），表现为皮疹、发热、全身淋巴结肿大（颈淋巴结为主）和外周血嗜酸性粒细胞增多。这种反应十分少见，多在治疗的最初数月内发生，停药后病变消失。这种过敏反应的淋巴结增大也可不伴有药物反应的其他表现。

显微镜下，可见多形性细胞浸润导致淋巴结结构的部分破坏[307]。组织细胞、免疫母细胞、嗜酸性粒细胞、中性粒细胞和浆细胞均可见到。部分免疫母细胞有非典型性核特征，包括伴有 Reed-Sternberg 样细胞的罕见病例。Salzstein 和 Ackerman 的经典文章首次提到了此病中有局灶坏死[308]。显微镜下，部分病例与病毒性感染、接种后淋巴结病甚或血管免疫母 T 细胞淋巴瘤和经典型霍奇金淋巴瘤相似。详细用药史和临床信息为正确诊断所必需，并且只有在停药后达到临床消退才能确诊。

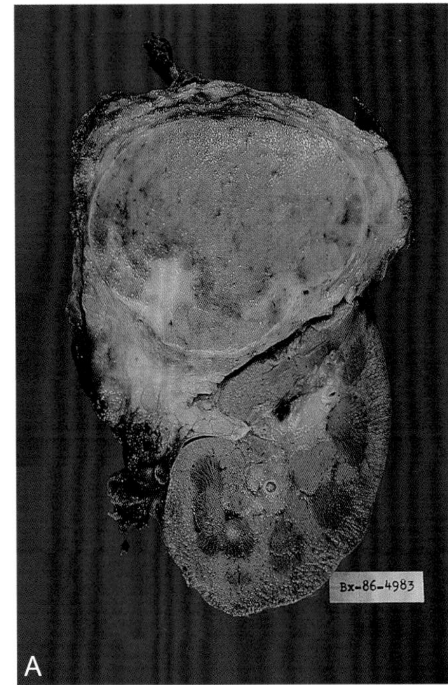

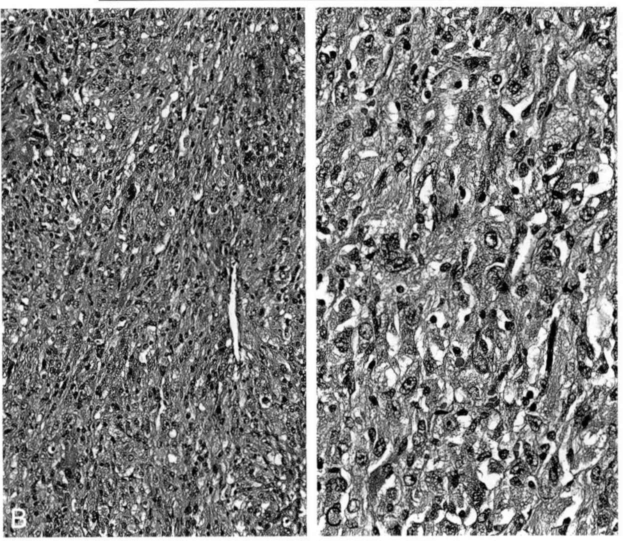

图 37.37 **Castleman 病伴发肉瘤**。**A**，1 例发生在肾周区的患者的大体表现。**B**，另一病例的显微镜下表现。可见该肿瘤呈一种隐约血管周细胞瘤样特征。**C**，高倍镜观

皮肤病性淋巴结炎

皮肤病性淋巴结炎（dermatopathic lymphadenitis）［又称为 **Pautrier 网状脂性黑色素沉着病（lipomelanosis reticu-laris of Pautrier）**］是淋巴结增生的一种形式，常继发于各种全身性皮炎，特别是伴有表皮剥脱者。发病机制上，皮肤病性淋巴结炎为 T 淋巴细胞对指突状树突状细胞处理和呈递皮肤抗原的一种反应。它可以发生于任何有明显瘙痒的皮肤病，包括牛皮癣等炎性皮肤病以及蕈样真菌病等肿瘤性疾病。偶尔，皮肤病性淋巴结炎的形态学改变也可见于临床上无皮肤病的患者[309]。

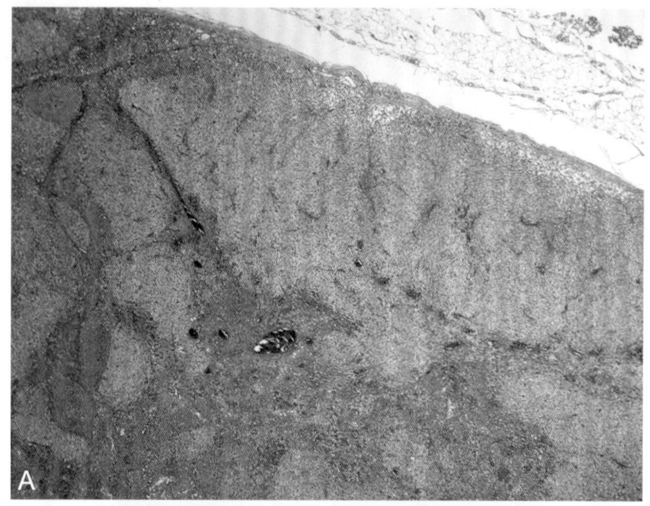

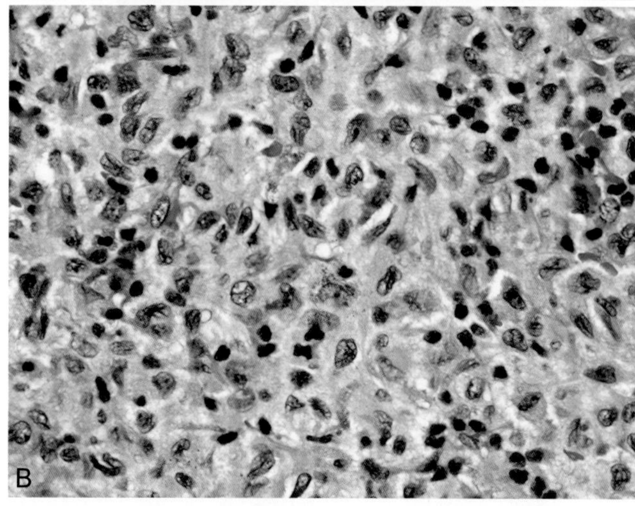

图 37.38 **皮肤病性淋巴结炎**。**A**，可见副皮质区明显扩大，导致被膜和淋巴滤泡之间形成宽大淡染区。**B**，高倍镜下，可见副皮质区有大量具有卵圆形泡状核的细胞，相当于指突状树突状细胞和朗格汉斯细胞的混合。也可见散在分布的含色素细胞

大体上，皮肤病性淋巴结炎的受累淋巴结增大，切面膨隆，呈淡黄色。在增生旺盛的病例，受累淋巴结周边可见黑色线条区，为黑色素聚集区，与恶性黑色素瘤的表现相似。

显微镜下，受累淋巴结结构保存完好，主要改变为副皮质区明显淡染增宽，低倍镜下尤其明显 [310]（图 37.38）。占据该区的大的非淋巴细胞主要有三种：组织细胞、朗格汉斯细胞和指突状树突状细胞，混合表达 CD163、CD1a、langerin 和 S-100 蛋白 [311-312]。其中许多组织细胞的胞质中含有吞噬的黑色素和中性脂肪。常有浆细胞浸润和滤泡增生，也可见散在分布的嗜酸性粒细胞。

皮肤病性淋巴结炎累及的淋巴结可与霍奇金淋巴瘤、蕈样真菌病、单核细胞白血病或朗格汉斯细胞组织细胞增生症（LCH）混淆。皮肤病性淋巴结炎尤其应注意与蕈样真菌病的鉴别，因为蕈样真菌病本身即为一种可伴有皮肤病性淋巴结炎的皮肤疾病 [313-314]。可通过免疫组织化学和分子病理学检查辅助诊断。当皮肤病性淋巴结炎同时被蕈样真菌病累及时，可失去 CD7 和 CD62L 的表达，有时还可失去全 T 细胞标志物表达，如 CD5、CD3 和 CD2[315]。分子水平上，在蕈样真菌病累及的病例可以检测到 T 细胞受体基因克隆性重排 [316]。蕈样真菌病患者如果存在皮肤病性淋巴结炎，则即使缺乏蕈样真菌病淋巴结受累，也应考虑是一种异常表现，并属于 N1 期的临床分期，并且需要进行 T 细胞受体基因重排检测 [317-318]。

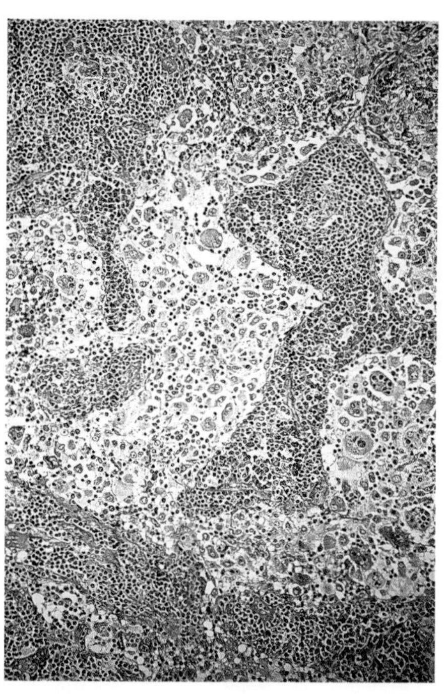

图 37-39 **Rosai-Dorfman 病**。低倍镜观，可见由组织细胞浸润导致的淋巴窦的显著扩张

Rosai-Dorfman 病

Rosai-Dorfman 病（Rosai-Dorfman disease, RDD）也称为窦组织细胞增生伴巨大淋巴结病，其最典型的表现形式为：双侧颈部无痛性巨大淋巴结肿大，可伴有发热、白细胞增多、红细胞沉降率加快和多克隆性高丙种球蛋白血症 [319-320]。大多数病例发生于 20 岁前，但任何年龄均可受累。少数病例为同一个家庭中的两个成员受累 [321]。黑人具有 RDD 易感性。虽然 RDD 的地理分布广泛，并且大多病例报道来自于美国和西欧，但在非洲和加勒比海地区其发病率呈不均衡性升高 [319]。迄今为止，颈部是 RDD 最常见和最突出的受累部位，但其他外周和中枢淋巴结组也可以受累，可伴有或不伴有颈部病变。

大体上，RDD 受累淋巴结因周围明显纤维化而粘连成团。其切面根据脂肪含量不同可呈灰白色至金黄色。

显微镜下，可见淋巴窦明显扩张，导致淋巴结结构部分或完全破坏（图 37.39）。这些淋巴窦内占据着淋巴细胞、浆细胞以及尤其显著的大量组织细胞样

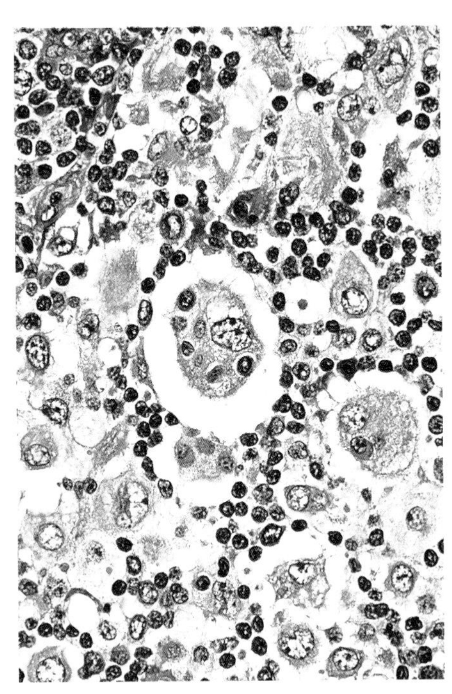

图 37.40 **Rosai-Dorfman 病**。高倍镜观，可见窦组织细胞的淋巴细胞吞噬作用

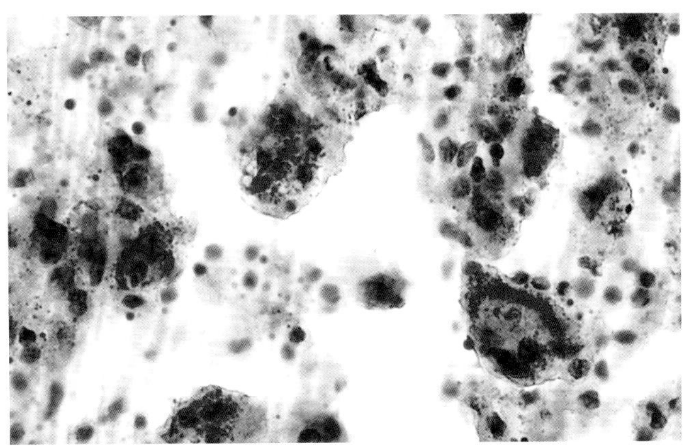

图 37.41 **Rosai-Dorfman 病**。油红 O 染色，可见组织细胞胞质内有丰富的中性脂质

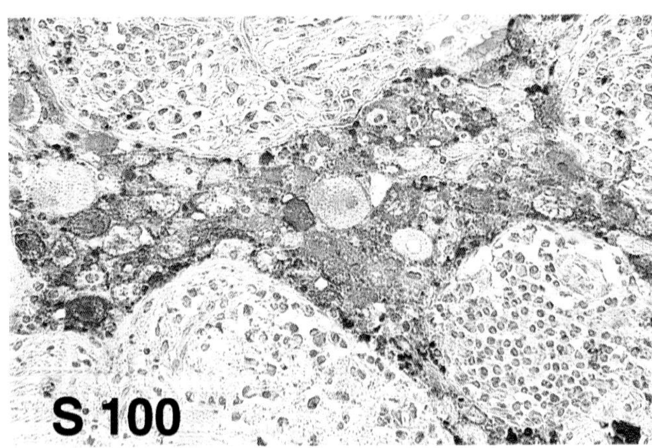

图 37.42 Rosai-Dorfman 病中窦组织对 S-100 蛋白免疫反应呈强阳性

细胞，后者伴有大的空泡状胞核、丰富透明或弱嗜酸性胞质——可能含有大量中性脂质。许多这种组织细胞的胞质内包含大量完好淋巴细胞——这个现象被称为伸入运动（emperipolesis）或淋巴细胞吞噬作用（lymphocytophagocytosis）。虽然不是特异性改变，但这种改变是 RDD 的一个固定特征（至少在淋巴结部位），因此具有重大的诊断意义（图 37.40）。有时这种组织细胞胞质中也可见到其他细胞类型，如浆细胞和红细胞。

在淋巴窦间组织中可见不等量甚或大量的成熟浆细胞，其中部分含有 Russell 小体。常见被膜及其周围炎症和纤维化，但淋巴结内纤维化少见或缺如。在少数病例，扩张的淋巴窦内可见微脓肿或灶性坏死。超微结构检查，淋巴窦内组织细胞可见有大量伪足，缺乏 Birbeck 颗粒；病毒颗粒或其他感染证据也一向缺乏。这些淋巴窦组织细胞含有胞质内脂肪（图 37.41），对 S-100 蛋白[322]和 CD68 呈强阳性反应（图 37.42），但对 CD1a 呈阴性；部分对免疫球蛋白呈阳性，推测后者是从周围环境中吞噬而来的。免疫组织化学表达谱（包括黏附分子表达）分析提示，这些组织细胞是新近从循环血中募集来的单核细胞[323-326]。一些病例显示 IgG4 阳性浆细胞增多，因此，需要明确 RDD 与 IgG4 相关性疾病的关系[327-329]。淋巴细胞表现为 B 细胞和 T 细胞的混合。

1/4 以上的 RDD 病例有淋巴结外累及[319]，常发生于伴有巨大淋巴结病的情况下，因此易于识别。然而，在一些病例，淋巴结外表现颇为突出，甚至是唯一表现。RDD 几乎可发生于所有器官系统，但最常见部位为眼及其附件（特别是眼眶）[330]、头颈部[331]、上呼吸道[332-333]、皮肤和皮下组织（可能亚洲地区更为常见）[334-339]、骨骼系统[340]和中枢神经系统[341-343]。但也有 RDD 发生于其他部位的报道，包括胃肠道[344-346]、胰腺[347]、涎腺[348]、泌尿生殖道、甲状腺[349]、纵隔[350]、乳腺[351-352]、子宫颈[353]和骨髓[354]。在有些病例还可见广泛的淋巴结内和淋巴结外播散[355]。肺、脾和骨髓一般不受 RDD 侵犯（后者不包括上面提到的局灶骨病变）。淋巴结外 RDD 的组织病理学特征与淋巴结内的相似，所不同的是其纤维化更明显，而伸入运动不太明显。

RDD 的病因至今未明，两种最大的可能（彼此并不互相排斥）为：某种病毒或其他微生物感染；一种隐匿且不确定的免疫缺陷的表现。曾有人提出，通过巨噬细胞集落刺激因子（M-CSF）刺激单核细胞 / 巨噬细胞产生的免疫抑制性巨噬细胞可能是其主要发病机制[356]。尽管早年的血清学数据有一些提示[357-358]，但大多数研究无法明确感染性病因。受累组织的分子研究也没有显示克隆性证据，与 RDD 为反应性本质的假说一致。这至少与朗格汉斯细胞组织细胞增生症（LCH）的一些研究发现相反，LCH 在临床、形态学和表型等方面与 RDD 有很多相似之处[325,359-360]，两者还可以共同存在[361-362]。

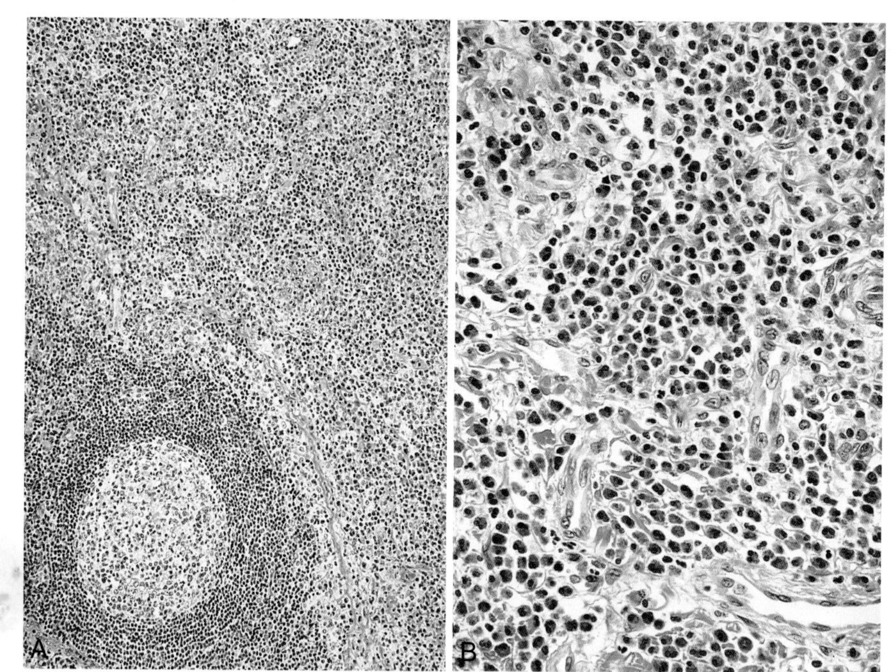

图 37.43 **A** 和 **B**，木村病累及的淋巴结。可见滤泡增生和主要由嗜酸性粒细胞构成的显著的淋巴结周围炎（Courtesy of Dr. T.-T. Kuo, Taipei, Taiwan.）

RDD 对治疗相对无反应，然而一些病例化疗有效[363-365]，且偶尔据说有完全和持久的疗效[366]。在许多病例，RDD 可发生迅速而完全的自行消退。而在其他病例，临床病程可持续数年或数十年，尤其是有广泛淋巴结外受累的病例。在有些病例，RDD 在疾病消退数年后又在其他部位复发。有些患者由于重要器官广泛受累或诸如淀粉样变[369]等免疫异常相关性并发症[367-368]而死于 RDD。

RDD 的鉴别诊断包括：非特异性淋巴窦性增生（缺乏伸入运动，且 S-100 蛋白呈阴性），LCH（S-100 蛋白和 CD1a 均呈阳性）、麻风、鼻硬结病（可与 RDD 同时存在[370]）以及转移性恶性黑色素瘤。其中，与 RDD 最相似的疾病是由钴 - 铬和钛引起的淋巴窦组织细胞增多症，其可发生于髋关节置换术后的盆腔淋巴结[344]。

还应当注意的是，局灶性 RDD 样变化有时也见于其他疾病的淋巴结中，如霍奇金淋巴瘤[371]或非霍奇金淋巴瘤的淋巴结中，一种有时可见于 LCH 的类似现象[372]。相似的改变也可发生于自身免疫性淋巴组织增生综合征（ALPS）累及的淋巴结中[52]。

木村病（Kimura 病）

木村病［**Kimura 病**（**Kimura's disease**）］又称为淋巴结嗜酸性肉芽肿，是一种病因不明的炎症性疾病，主要流行于亚洲国家[373]，但也见于世界其他地区，包括美国和欧洲[374]。其通常表现为头颈部皮下组织或大唾液腺肿块，常伴有区域淋巴结肿大。有时淋巴结肿大为该病唯一表现。

显微镜下，木村病受累淋巴结显示生发中心的明显增生，少数可呈进行性转化型。这些生发中心常有明显血管化，并含有多核细胞、间质纤维化和蛋白物质沉积。也可有成熟嗜酸性粒细胞广泛浸润，偶尔形成嗜酸性脓肿（图 37.43）。淋巴结副皮质区常可见玻璃样变血管，以及不同程度的淋巴窦和副皮质区硬化。副皮质区浆细胞和肥大细胞数量增多[375]，伴有毛细血管后微静脉增生[374]。部分病例伴有 IgG4 阳性浆细胞升高，但其意义不明[376]。

与早期观点相反，现有的证据强烈提示，木村病与皮肤科医师所熟知的血管淋巴组织增生伴嗜酸细胞增多（ALHE）是不同的疾病（见第 3 章）；特别是前者缺乏上皮样（组织细胞样）内皮细胞，而这却是后者的形态学标志[377-380]。木村病的鉴别诊断包括：寄生虫感染以及慢性嗜酸性粒细胞白血病和相关的克隆性嗜酸性粒细胞疾病的组织表现（见第 39 章）。

慢性肉芽肿性疾病

慢性肉芽肿性疾病（chronic granulomatous disease）是一种遗传性粒细胞和单核细胞酶缺陷导致的疾病[381-383]。这些细胞能吞噬微生物，但由于它们不能产生超氧阴离子（O_2^-），它们无法将微生物破坏。NADPH 氧化酶的五个组分中的任何一个发生缺陷都可致病，该酶负责抗微生物氧化剂的生成[382]。X 连锁遗传方式见于约 65% 的慢性肉芽肿性疾病患者，是由编码 NADPH 氧化酶细胞色素 b558 组分的 g9l-phox 亚单位基因突变所致。其余 35% 为常染色体隐性遗传，由编码 NADPH 氧化酶的其他三个组分的基因突变所致[384-386]。

检测慢性肉芽肿性疾病的传统实验室技术为硝基四氮唑蓝试验，也可采用流式细胞术检测二氢罗丹明氧化[383,387]。

慢性肉芽肿性疾病的主要临床特征为：反复发生淋巴结炎、肝脾大、皮疹、肺浸润、贫血、白细胞增多和高丙种球蛋白血症[388-390]。显微镜下，受累淋巴结和其他脏器内中央坏死化脓的肉芽肿形成。其形态与猫抓病和性病性淋巴肉芽肿十分相似。含有脂褐素样色素的组织细胞聚集[391]也很常见，是诊断慢性肉芽肿性疾病的重要线索。

噬脂性反应

中性脂质储积和泡沫状巨噬细胞（黄瘤细胞）反应缺乏临床意义，可继发于多种淋巴结炎性和肿瘤性疾病，包括LCH、RDD、Erdheim-Chester病和霍奇金淋巴瘤。此外，也有以噬脂性肉芽肿（lipophagic granuloma）为原发性改变的病变。噬脂性肉芽肿是指单核细胞和多核巨细胞聚集——它们的胞质均呈泡沫样并缺乏其他类型的细胞参与。迄今为止，最常见的部位（如此常见以至几乎是普遍存在的，至少在西方国家是普遍存在的）是门脉周围和肠系膜淋巴结，为无临床症状者的显微镜下偶尔发现，可能是由摄入矿物油所致[392]（图37.44）。Boitnott和Margolis[393]在一组49例成人尸检病例研究中发现，78%的病例可见此病变。化学和组织化学分析显示其油滴属于液态饱和烃沉积物。矿物油目前广泛应用于食品加工业，如在胶囊、片剂、烘烤食品以及脱水水果和蔬菜中作为防粘（脱模）剂和润滑剂使用。有文献报道，短肠综合征患者采用长期和完全肠外营养治疗后可发生大范围噬脂性肉芽肿[394]。

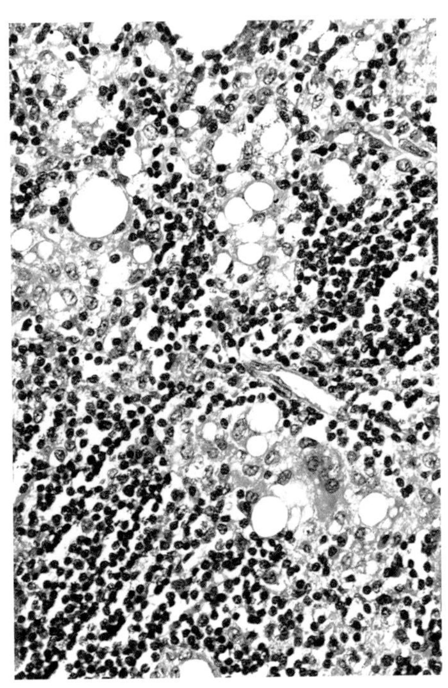

图37.44 **含有噬脂性肉芽肿的淋巴结**。其病变表现为窦内可见单核细胞和多核组织细胞，并含有大的胞质内空泡

Whipple病（Whipple disease）可导致肠系膜淋巴结明显肿大并伴有多量噬脂性肉芽肿形成[395]；也可见含PAS阳性糖蛋白的组织细胞聚集[396]。油镜和电镜检查，可发现特征性的杆菌菌体。PAS阳性组织细胞聚集也可发生在外周淋巴结，在体重日益减轻、有乏力和多发性关节炎的患者，这可作为Whipple病诊断的最初线索。Whipple病的另一个典型症状是脂肪泻，但后者只发生于疾病晚期阶段。当常规切片检查有可疑发现时，可采用免疫荧光或PCR证实相关病原体［惠普尔吸收障碍菌（*Tropheryma whipplei*）］后才能确诊[397-399]。

淋巴管造影——一项目前已几乎不再采用的技术——可引起持续数月的噬脂性肉芽肿反应；其表现为淋巴窦明显扩张，衬覆组织细胞，其中许多为多核细胞；髓索中可能可以见到相当数量的嗜酸性粒细胞，在此之前常有显著中性粒细胞浸润[400]。

恶性淋巴瘤

恶性淋巴瘤（malignant lymphoma）是对淋巴系统并特指淋巴细胞及其前体细胞肿瘤的总称，不论是T细胞、B细胞或裸细胞表型。传统上，组织细胞和免疫系统辅助细胞的肿瘤也被纳入恶性淋巴瘤范畴，但目前认为，它们无论从概念上还是从实际应用上都应被划分出去。过去命名为组织细胞淋巴瘤或网织细胞肉瘤的肿瘤实际上大多为淋巴细胞性质的肿瘤，即真性恶性淋巴瘤，而真性组织细胞肿瘤和恶性淋巴瘤之间的相互关系也已逐渐明晰[401]。

初始即表现为局灶病变并形成大体上肿块的相关肿瘤目前仍采用恶性淋巴瘤这一名称，虽然存在重叠。相反，初始即表现为系统性和弥漫性肿瘤性淋巴组织增生的相关肿瘤通常被命名为白血病（见第39章）。

恶性淋巴瘤分为两大主要类型：霍奇金淋巴瘤和所有其他淋巴瘤，后者由于缺乏更好的名称而被统称为非霍奇金淋巴瘤[402-406]。两组淋巴瘤又进一步细分为多种亚型。目前最新且被广泛接纳的是2016版WHO分类修订版[407]。该分类系统整合了免疫表型、分子遗传学、基因组学和蛋白质组学等领域的丰富信息，但仍需依靠临床信息和形态学。其他分类包括Rappaport、Kiel和所谓工作分类[408-410]，它们各有其历史意义，但已不再使用。

霍奇金淋巴瘤

霍奇金淋巴瘤（Hodgkin lymphoma）最早是由Thomas Hodgkin于1832年描述的，后由Samuel Wilks首先建议将其命名为霍奇金病，这已成为肿瘤病理学历史篇章中最丰富的章节之一[411-414]。其最早的彩色图片已成为纪念性图片[415]，而原始的病例资料至今仍保存在伦敦Guy医院的病理学博物馆内，并且在标本固定超过一个多世纪后又被重新进行了显微镜和免疫组织化学分析，并再次证实了其诊断（至少在部分病例）[416]。人们对这种神秘疾病的兴趣至今未减，并且其已被“分子形态学”这一新兴学科引为典范[414]。

传统定义的霍奇金病，现称为霍奇金淋巴瘤，是恶性淋巴瘤的一种类型，其中Reed-Sternberg（R-S）细胞存在于由不同类型的反应性炎细胞组成的“特征性背景”中，并伴有不同程度的纤维化。现在这个定义仍然适用，至少在部分病例，即所谓的经典型霍奇金淋巴瘤病例；但现在已认识到，结节性淋巴细胞为主型霍奇金淋巴瘤（nodular lymphocyte predominance Hodgkin lymphoma, NLPHL）病例和经典型霍奇金淋巴瘤病例之间是不同的。虽然识别典型的R-S细胞对于经典型霍奇金淋巴瘤的初步诊断很有帮助，但是，有相似特征的细胞也可见于其他肿瘤，包括非霍奇金淋巴瘤，而部分霍奇金淋巴瘤病例的诊断无需见到典型的双核R-S细胞也可做出。至于其“特征性背景”或“适当背景”，虽然有很大差异性，但大多数经典型霍奇金淋巴瘤缺乏其他恶性淋巴瘤的单形性表现。显微镜下，经典型霍奇金淋巴瘤可有多少不等的成熟淋巴细胞、嗜酸性粒细胞、浆细胞和组织细胞，取决于其显微镜下类型。许多R-S细胞由排列成花环样的T细胞围绕。

大多数经典型霍奇金淋巴瘤病例和所有NLPHL病例都起源于B细胞[417-420]，且大约40%的经典型霍奇金淋巴瘤病例伴有EBV感染[421]。有传染性单核细胞增多症病史的患者罹患霍奇金淋巴瘤的概率增加[422-423]；霍奇金淋巴瘤患者在诊断前即可存在EBV抗体反应模式改变[424]；传染性单核细胞增多症和霍奇金淋巴瘤之间存在着明显的相似表型[425]；大约40%的病例的R-S细胞可检出EBV基因组[尤其是在混合细胞亚型、年轻患者和（或）发展中国家]（图37.45）[426-430]。此外，也有遗传易感因子的证据[431]。

大体特征

除了在很早期阶段外，霍奇金淋巴瘤的受累淋巴结均有增大，有时增大明显。其大体表现一定程度上取决于其显微镜下亚型（见下文）；其质地软硬程度取决于其纤维化的多少；可呈一定程度的结节状外观，尤其是在结节硬化型（图37.46）；可有坏死灶。除了NLPHL，与大多数非霍奇金淋巴瘤相比，其受累淋巴结的切面有更异质性改变。进展期病例的同组淋巴结可相互融合，正如Hodgkin经典论著中的附图所展示的那样。

经典型霍奇金淋巴瘤

Reed-Sternberg 细胞

典型的R-S细胞，可见于经典型霍奇金淋巴瘤（不包括NLPHL，见下文）所有亚型中，是一种大细胞（直径为20～50 μm或更大），具有丰富弱嗜酸性或双嗜性胞质——可以呈均质或颗粒状且无Golgi区淡染带（图37.47）。其细胞核可为双叶或多叶，以至其看起来有双核或多核。但部分病例可能确实存在真正的双核或多核

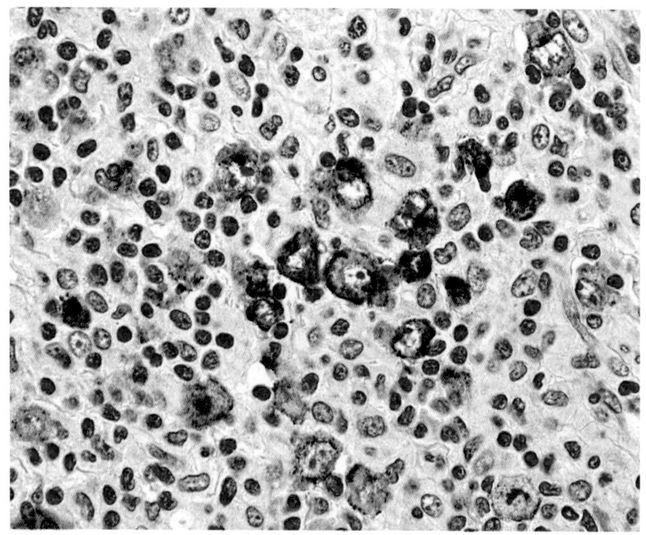

图37.45 1例霍奇金淋巴瘤患者的肿瘤细胞通过LMP1抗原免疫组织化学染色证实存在EBV感染

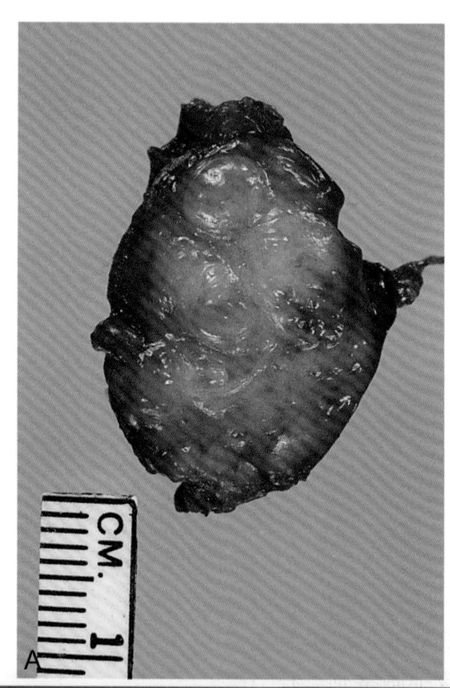

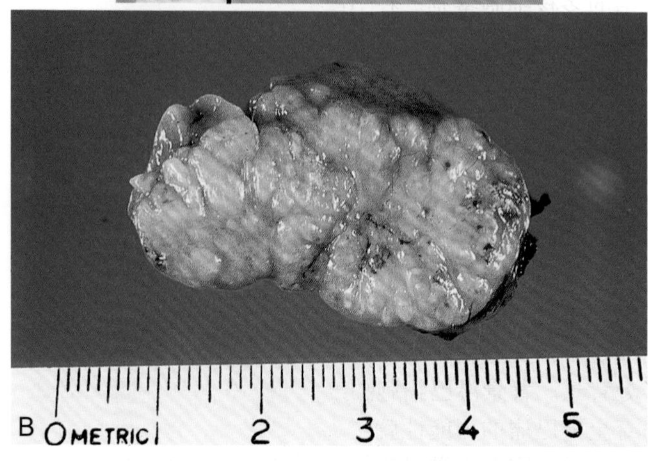

图37.46 **A**和**B**，霍奇金淋巴瘤累及淋巴结的大体表现。注意其结节性和硬化性

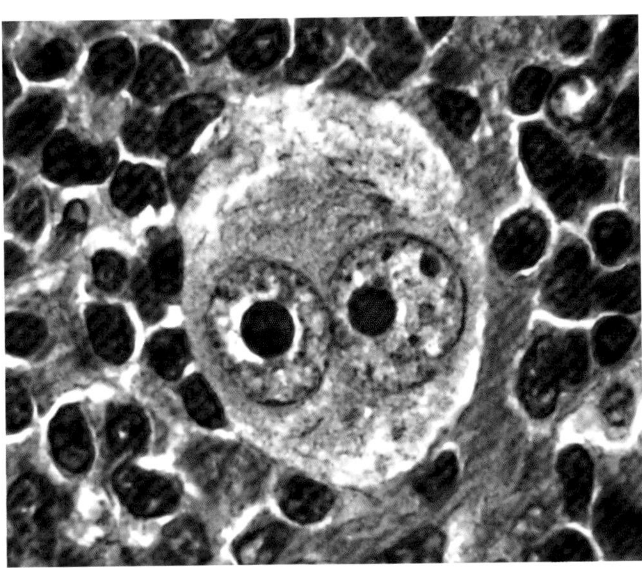

图 37.47 Reed-Sternberg 细胞的一个引人注目的例子（Courtesy of Dr. Fabio Facchetti, Brescia, Italy.）

细胞（图 37.48）。典型的 R-S 细胞胞核的核膜厚且轮廓清晰。胞核常呈空泡状，可散在分布粗大染色质团块。核仁居中，可以非常大，形状各异但常呈圆形、强嗜酸性，周围环绕透明空晕。最典型的 R-S 细胞其两叶核是相互面对的（"镜影"），形成经常引述的"鹰眼"图像。当有多叶核时，其形状被形容为一个"鸡蛋篮"。具有这些特征但缺乏核分叶的细胞被称为 R-S 细胞的单核细胞变异型或霍奇金细胞。需要强调的是，诊断性 R-S 细胞的最低标准为：双叶核中至少有一叶含有一个显著的嗜酸性核仁。R-S 细胞谱系的另一端为：巨大的 R-S 细胞，胞核高度多形深染，具有诸如类似间变性癌或多形性肉瘤的细胞形态。另一种 R-S 细胞类型具有深染和皱缩特征，被称为木乃伊或渐进性坏死型，可能是细胞凋亡的形态学表现（图 37.49）。R-S 细胞还有其他形态学变异型，这些将在不同类型的霍奇金淋巴瘤中讨论。

霍奇金淋巴瘤的 R-S 细胞应与其他可能出现于淋巴结的多核细胞鉴别。在 HE 染色切片中，巨核细胞可能与 R-S 细胞非常相似，但它们可以通过其胞质内含有的 PAS 强阳性物质及其不同的免疫表型加以识别，包括它们对Ⅷ因子相关抗原和 CD61 呈阳性。传染性单核细胞增多症和其他病毒感染性疾病时可见形态学上与 R-S 细胞非常相似的细胞，如多形性免疫母细胞 [221]。许多上皮性和间叶性肿瘤的肿瘤细胞也可能像 R-S 细胞 [432]。此外，一些非霍奇金型恶性淋巴瘤可能伴有有 R-S 细胞样表现的细胞。在所有这些疾病，尤其是在淋巴瘤中，最重要的是不仅要查找可能存在的 R-S 细胞，而且要观察其所处背景。背景淋巴细胞的细胞非典型性越明显，诊断霍奇金淋巴瘤的可能性就越小。尽管具有相当独特的形态学特征，霍奇金淋巴瘤的诊断已不再单纯依靠形态学做出，而应该通过肿瘤细胞的特征性免疫表型来确认（见下文）。

众多研究已总结了经典型霍奇金淋巴瘤中 R-S 细胞及其单核细胞变异型的免疫组织化学表达谱 [433-447]。虽然抗原表达存在差异，免疫组织化学分析（多为应用石蜡切片）对于正确诊断并排除形态上类似霍奇金淋巴瘤的疾病依然是必需的。绝大多数霍奇金淋巴瘤 CD30 染色呈阳性（图 37.50），但是，当大多数（如果不是全部）非典型性大细胞 CD30 表达不十分强时，应谨慎诊断。据报道，可见高达 80% 的病例对 CD15 呈胞膜、Golgi 体或胞质形式表达，但笔者经验中似乎没有这么常见。经典型霍奇金淋巴瘤的肿瘤细胞对 CD45 呈阴性，但有关 CD45 染色的判读常很困难，除非切片中出现了大量背靠背排列的肿瘤细胞。虽然经典型霍奇金淋巴瘤一般起源于 B 细胞，但 B 细胞抗原的表达并不一致且通常多变。据报道，约 20% 的病例表达 CD20，但即使在有不同程度表达 CD20 的病例，也常有部分肿瘤细胞呈阴性。对 CD20 呈一致性强表达时应考虑其他诊断。至少 90% 的病例对 B 细胞转录因子 PAX5 呈弱阳性核表达，但对其他转录因子，尤其是 OCT2 和 BOB1，常呈阴性或仅少量阳性表达。对个别全 T 细胞标志物可能偶尔会有表达，但如果有多种 T 细胞抗原强表达时，则提示其为 T 细胞肿瘤。

分子分析在经典型霍奇金淋巴瘤诊断中的作用有限。其大多数病例的免疫球蛋白重链（IGH）和轻链基因以及 T 细胞受体基因呈胚系构型，这主要是由于被非肿瘤性细胞稀释所致；而对 R-S 细胞及其变异型细胞数量增多的病例进行的研究已显示克隆性重排，且通常为 IGH [448-452]，而采用显微切割分析的病例也显示了 B 细胞克隆性的证据 [417,420]。

一般和临床特征

在美国和西欧，经典型霍奇金淋巴瘤占所有恶性淋巴瘤的 20%～30%，但其在日本和其他亚洲国家所占比例要低很多 [453]。其发病年龄分布范围广，随地理位置不同而异。在美国，其患者发病年龄呈双峰分布，第一个峰在 15～40 岁间，第二个峰较小，在 61～70 岁。在日本，年轻成人的发病高峰缺乏。在不发达国家，儿童的发病率较高，15～40 岁年龄组发病率相对较低，而第三个高峰在较晚年龄组出现 [454-455]。除结节硬化型外，所有组织学类型均以男性为主（男女比约为 1.5：1）。霍奇金淋巴瘤有多种临床表现，无痛性浅表（常为颈部）淋巴结肿大最为常见（大约占 90%）。发热、盗汗和体重减轻（所谓 B 症状）发生于约 25% 的病例，其存在与否影响临床分期。瘙痒也是常见症状。

结节硬化型是美国迄今最常见的霍奇金淋巴瘤类型。特征性发生于年轻女性的颈部和（或）纵隔 [456]。淋巴细胞消减型霍奇金淋巴瘤发生于成年人或老年人时，可表现为伴有全血细胞减少或淋巴细胞减少、肝大和肝功能异常的发热性疾病，而缺乏外周淋巴结肿大 [457]，但其也可表现霍奇金淋巴瘤的常见症状 [458]。儿童罕见

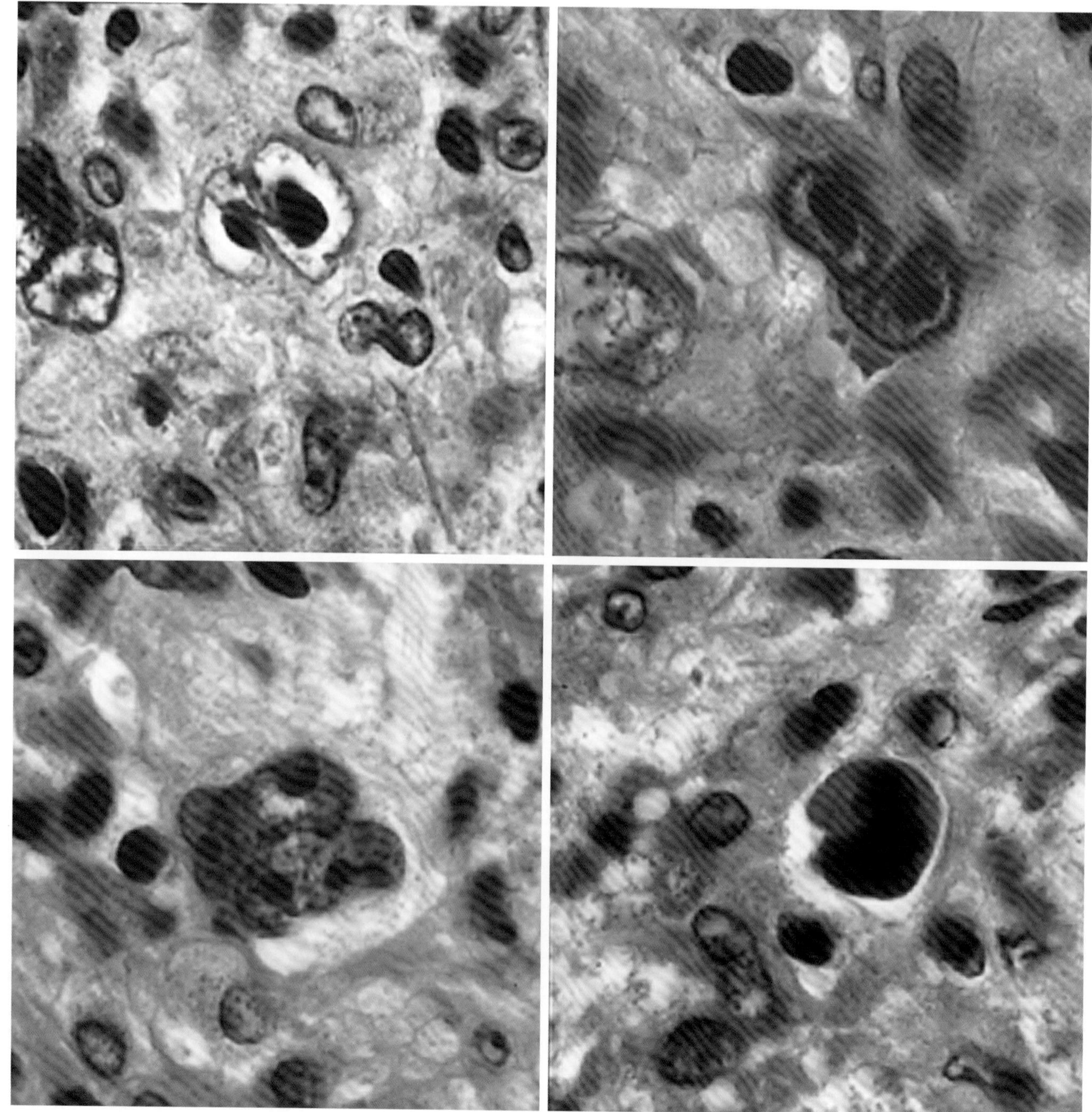

图 37.48 **Reed-Sternberg 细胞的各种形态表现**。右下方图中的细胞具有“木乃伊样”形态表现

淋巴细胞消减型，而以结节硬化型和淋巴细胞为主型多见[459-460]。

结节硬化型一般有纵隔受累，而在混合细胞型和淋巴细胞消减型则不定[461]。有 B 症状、淋巴细胞消减型或混合细胞型的患者其腹腔受累的风险较大，无症状且呈结节硬化型形态的女性患者其腹腔受累风险最低（6%）[462]。

初始累及 Waldeyer 环、皮肤、胃肠道或横膈下的淋巴瘤，诊断为霍奇金淋巴瘤时都应受到质疑。这些病例大多数为存在霍奇金样细胞的非霍奇金淋巴瘤。

霍奇金淋巴瘤患者常有细胞免疫缺陷，导致对一些感染的易感性增加[463]。但当其作为自然免疫缺陷、免疫抑制或其他免疫性疾病的并发症被诊断时，则应持怀疑态度。尽管确实存在相关病例（特别是在共济失调 - 毛细血管扩张症和 HIV 感染患者中）[464-465]，但实际上多数是其他肿瘤类型。HIV 相关的霍奇金淋巴瘤通常呈高临床分期和侵袭性临床过程[466]。

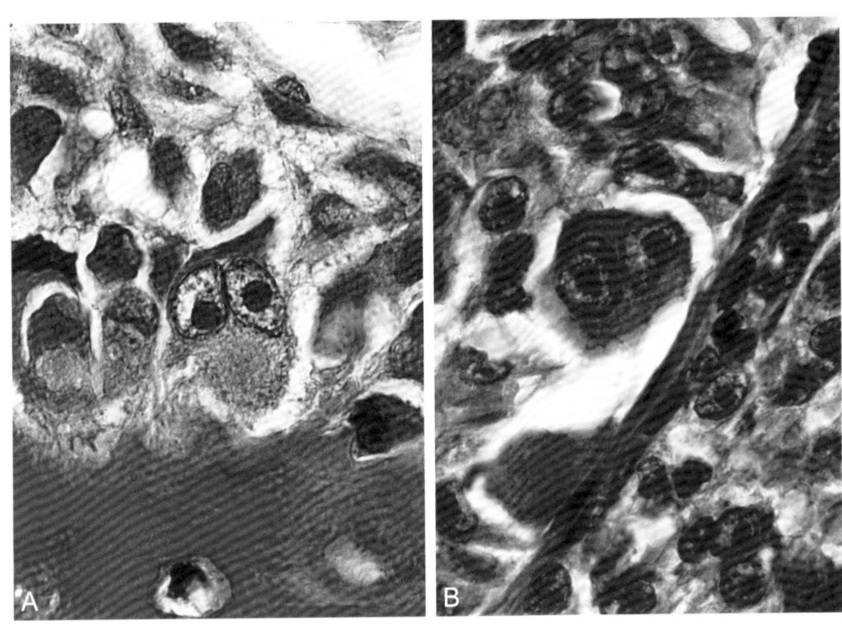

图 37.49 恶性黑色素瘤中（**A**）和骨母细胞瘤中（**B**）的 R-S 样细胞

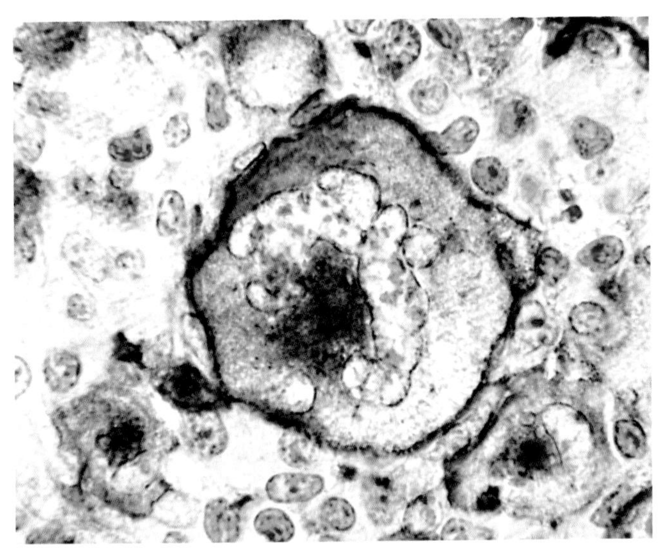

图 37.50 Reed-Sternberg 细胞的 CD30 免疫组织化学染色，显示胞膜和高尔基体区呈阳性（Courtesy of Dr. Fabio Facchetti, Brescia, Italy.）

扩散

大多数经典型霍奇金淋巴瘤起自横膈上淋巴结，并由此向其他淋巴结组群和淋巴结外部位播散。采用积极的诊断方法，特别是作为霍奇金淋巴瘤的常规分期手段的开腹手术，可获得有关肿瘤播散发生率及其意义相关的重要信息[467-468]。

1. **直接扩散**。霍奇金淋巴瘤可扩散到淋巴结周围组织，有时扩散范围较广，可导致受累淋巴结融合。进展期病例可发生皮肤、骨骼肌和其他部位直接侵及。纵隔霍奇金淋巴瘤可连续性蔓延至大血管、肺和胸壁[469]。
2. **其他淋巴结群**。大多数经典型霍奇金淋巴瘤是通过累及相邻淋巴结群进行播散的[470]。这种毗邻播散方式在结节硬化型尤为常见[469]。可通过淋巴管造影检查、CT 和分期开腹手术等方法评估淋巴结播散。淋巴管造影术较常采用，其诊断准确率可＞90%；其对第 2 腰椎水平以下受累情况的检查更有效，而对高于主动脉旁淋巴结的检查结果则不稳定。大约有 30% 的淋巴管造影检查阴性患者会由于腹主动脉旁淋巴结漏诊而未得到治疗——后来证实有横膈下病变[471]。在分期开腹手术中进行的淋巴结活检表明，最易受累的部位为脾门和腹膜后淋巴结。肠系膜淋巴结则总是免于受累。
3. **脾**。脾重量达到 400 g 或以上时进行的脾组织学检查常有阳性发现。反之却不一定，但脾重量低于 400 g 也有较高比例的受累。由于霍奇金淋巴瘤具有局灶分布的特征，应对脾进行仔细的大体检查。应对整个脾标本进行彻底的薄切检查，并对每个可疑区域进行显微镜检查。如果大体检查未发现结节，则进行切片随机显微镜检查发现霍奇金淋巴瘤的概率极低。脾受累被认为可代表霍奇金淋巴瘤播散的关键期，其同时也是血行播散的早期表现。病理报告应报告脾内瘤结节的大致数量，因为这与预后有关，尤其应报告是否有 5 个或以上的瘤结节。
4. **肝**。肝内病变几乎常与脾和腹膜后淋巴结受累以及所谓的 B 症状相关。肝受累的临床评估十分不可靠。应仔细区分良性淋巴细胞聚集和霍奇金淋巴瘤累及，前者有时可呈轻度异型性[472]。
5. **骨髓**。将在第 39 章讨论。
6. **其他**。实际上任何器官均可发生霍奇金淋巴瘤的继发受累，如肺、皮肤、胃肠道和中枢神经系统（参见相应章节）。

组织学类型

历史上曾提出过多个霍奇金淋巴瘤分类系统并得到了认可，其中描述了多种组织学亚型[473-475]。然而，2016版WHO霍奇金淋巴瘤分类系统是现今得到了最广泛认可的命名系统，可用于所有病例[407]。现已认识到，NLPHL是一类在组织学、生物学和临床表现上均与传统型霍奇金淋巴瘤（即经典型霍奇金淋巴瘤）不同的淋巴瘤类型，将在下文单独阐述。应用目前的治疗方法，霍奇金淋巴瘤的不同组织学亚型间不存在临床或预后差异，尤其在细针穿刺标本中，一个简单的“经典型霍奇金淋巴瘤”诊断对于患者的治疗已足够。

如上所述，**经典型霍奇金淋巴瘤（classical Hodgkin lymphoma）**的分类囊括了除了NLPHL之外的所有霍奇金淋巴瘤类型。由于其肿瘤细胞具有相似免疫表型，其被认为是疾病分类学上的一个独立病种。其差异性在于受累部位、临床表现、生长方式、纤维化的存在、细胞背景构成、肿瘤细胞数量和异型性程度以及EBV感染率等方面。经典型霍奇金淋巴瘤的这些亚型有：结节硬化型、混合细胞型、富于淋巴细胞型和淋巴细胞消减型。

结节硬化型（nodular sclerosis）霍奇金淋巴瘤的特征为：在充分发展阶段，宽阔的胶原带将淋巴组织分隔成境界清楚的结节（图37.51）。偏光显微镜下，这些纤维带呈双折光特性，且常以血管为中心。除典型的R-S细胞外，结节硬化型霍奇金淋巴瘤还出现一种所谓的“陷窝（lacunar）”细胞变异型（图37.52）。陷窝细胞体积颇大（直径为40～50 μm），具有丰富的透明胞质和复杂折叠的多叶核，与典型的R-S细胞相比，其核仁较小。其“脆弱”的胞质由于收缩而贴近核膜，以至其形似悬浮于“陷窝”中。这是一种由福尔马林固定而引起的人工假象，在B-5液或Zenker液固定的组织中并无此现象。在有些病例，陷窝细胞可成群出现，尤其是在坏死区周围，成片和黏附成巢，以至可能被误诊为大细胞非霍奇金淋巴瘤、癌、生殖细胞瘤或胸腺瘤等。该表现明显的结节硬化型霍奇金淋巴瘤被称为合体细胞、肉瘤样或肉瘤变异型霍奇金淋巴瘤[476]。

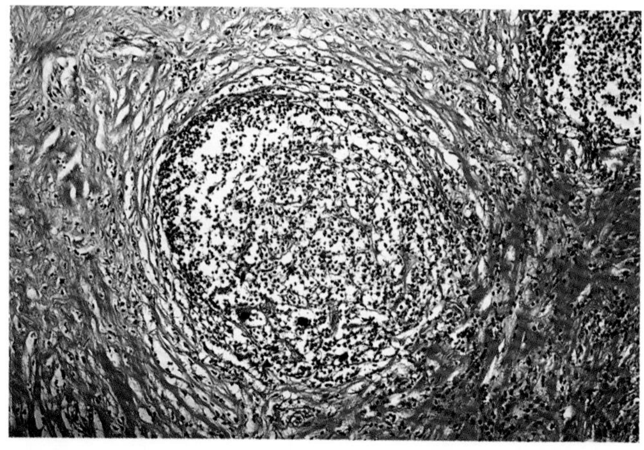

图37.51 **1例结节硬化型霍奇金淋巴瘤典型病例。**可见淋巴小结包裹于致密的玻璃样变纤维组织中

构成结节硬化型霍奇金淋巴瘤的非肿瘤性浸润的细胞成分差异很大，因此，有些作者提出将结节硬化型霍奇金淋巴瘤再分为淋巴细胞为主型、混合细胞型和淋巴细胞消减型，过去这种亚型划分具有某些预后意义。类似的情况还有，英国国家淋巴瘤研究组提出将结节硬化型霍奇金淋巴瘤分为两个级别。在此方案中，具有以下任何一个特征者归入Ⅱ级，更具侵袭性：① 25%以上的细胞性结节中出现淋巴细胞消减型的“网状”或“多形性”表现；② 80%以上的细胞性结节中出现淋巴细胞消减型的“纤维组织细胞性”表现；③ 25%以上的结节中出现大量怪异和高度间变的R-S细胞和霍奇金细胞而无淋巴细胞消减[477]。Ⅱ级还包括其他作者提到的“合体细胞”变异型。这些亚型对于目前的治疗方法没有预后意义，因此，这种分类并不必要[478]。

电镜下，结节硬化型霍奇金淋巴瘤显示有丰富的胶原纤维和肌成纤维细胞[479]。有人认为，后者可能与该病出现挛缩有关。关于纤维化，应牢记，几乎所有类型的霍奇金淋巴瘤都可显示一定程度的纤维化，特别是治疗后和复发的经典型霍奇金淋巴瘤病例，不必进行进一步分类。

在混合细胞型（mixed cellularity）霍奇金淋巴瘤，典型的R-S细胞与大量嗜酸性粒细胞、浆细胞和非典型性单核细胞混合存在，R-S细胞的数量通常较多。可有灶状坏死，但纤维化很少或没有（图37.53）。混合细胞型霍奇金淋巴瘤更常见发生于头颈部并伴有霍奇金细胞的EBV感染。

富于淋巴细胞型（lymphocyte-rich）霍奇金淋巴瘤的特征是：R-S细胞散布于主要由小B淋巴细胞（与其他类型的经典型霍奇金淋巴瘤中具有显著的T细胞背景不同）构成的结节状（最常见）或弥漫性背景中，而缺乏嗜酸性粒细胞和中性粒细胞[480]。其主要的鉴别诊断是NLPHL，主要是根据其是否具有R-S细胞的典型形态和免疫组织化学特征进行。

淋巴细胞消减型（lymphocyte-depletion）霍奇金淋巴瘤在所有霍奇金淋巴瘤中所占比例不足5%，包括两种形态学不同的亚型，在最初的Lukes分类中分别被称为“弥漫纤维化”亚型和“网状”亚型。在弥漫纤维化亚型，淋巴细胞和其他细胞的数量由于胶原纤维大量沉积而进行性减少。网状亚型的特征是：非典型性单核细胞和其他成分中出现大量诊断性R-S细胞（其中有许多为怪异形）（图37.54）。坏死区比在其他类型多见。淋巴细胞消减型霍奇金淋巴瘤的“网状”亚型需要与大细胞型非霍奇金淋巴瘤[包括间变性大细胞淋巴瘤（ALCL）]和伴有陷窝细胞聚集的结节硬化型霍奇金淋巴瘤鉴别[481]。

经典型霍奇金淋巴瘤中肿瘤细胞的免疫表达谱在之前有关“R-S细胞”的叙述中已讨论。其背景淋巴细胞以T淋巴细胞为主，但富于淋巴细胞型经典型霍奇金淋巴瘤例外。

复发性霍奇金淋巴瘤一般会保持与原发病变相同的免疫表型和形态学特征，但放疗和化疗可导致一些形态

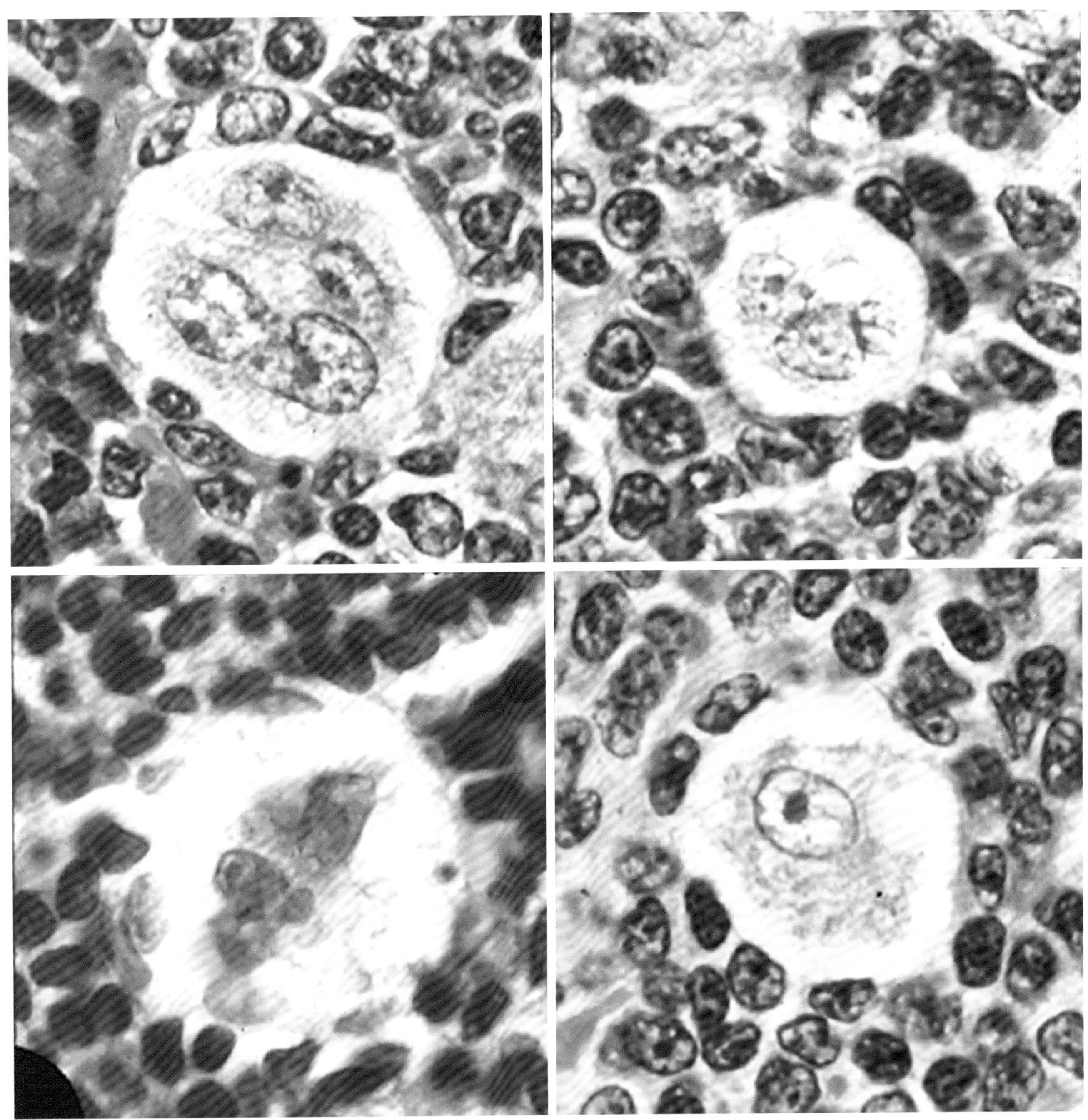

图 37.52 结节硬化型霍奇金淋巴瘤中的陷窝细胞的各种形态

学改变 [482-484]。此外，一些复发病例的肿瘤细胞的数量会更多，呈更典型的淋巴细胞消减型霍奇金淋巴瘤的肿瘤细胞形态，但对复发性病例并不推荐进行重新分型。对这些病例应进行免疫组织化学检查以确认其为疾病复发而非新发肿瘤，可将其简单诊断为复发性经典型霍奇金淋巴瘤。

其他组织学特征

霍奇金淋巴瘤还有其他一些值得讨论的显微镜下变异，如果对其发生缺乏认识则易导致误诊。

1. **泡沫样巨噬细胞**。成群的泡沫样巨噬细胞可引起黄色肉芽肿样表现，尤其是在结节硬化型 [485]。
2. **嗜酸性粒细胞**。在有些病例，嗜酸性粒细胞浸润的程度很高并可形成所谓的“嗜酸性微脓肿”，可能会与 LCH、过敏反应或“变态反应性肉芽肿病”混淆。
3. **其他炎细胞**。S-100 蛋白阳性的树突状细胞 [486]、肥大细胞 [487] 和单核细胞样 B 细胞 [488] 可大量存在。
4. **局灶滤泡间受累**。在霍奇金淋巴瘤早期可能仅可见淋巴结局灶受累 [489]，且常局限于副皮质区高度增生的滤泡间区，这种生长方式曾被称为滤泡间霍奇金淋巴瘤 [490]。
5. **滤泡受累**。有时霍奇金淋巴瘤的淋巴结受累主要发生于生发中心，这种表现与 NLPHL 相似 [491]。

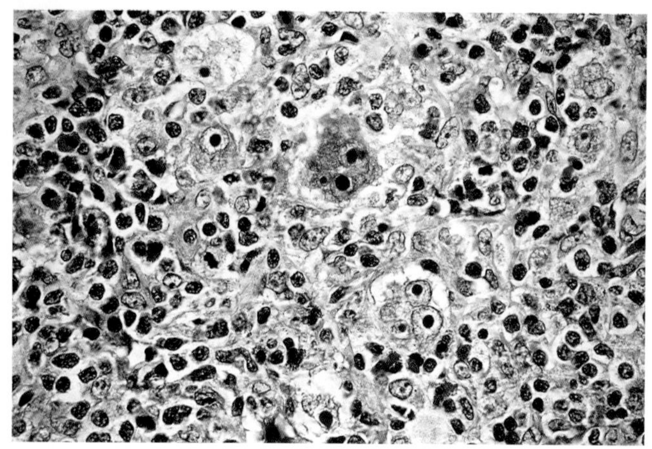
图 37.53 **混合细胞型霍奇金淋巴瘤**。可见多个诊断性 Reed-Sternberg 细胞，混合有富于嗜酸性粒细胞的多形淋巴细胞浸润

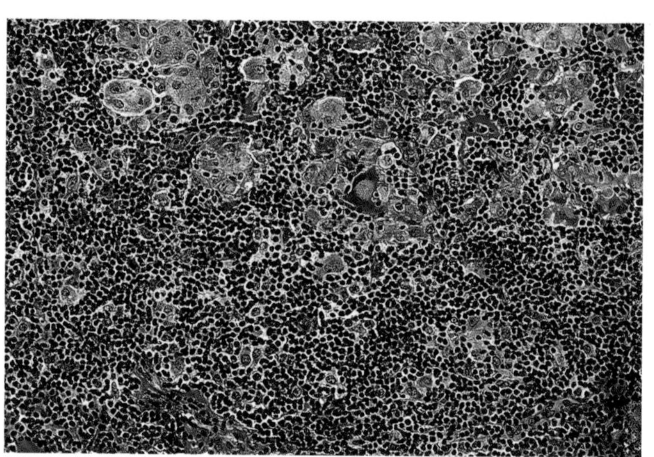
图 37.55 **霍奇金淋巴瘤伴有大量结节病样肉芽肿**。这种成分的存在可能会掩盖霍奇金淋巴瘤的本质

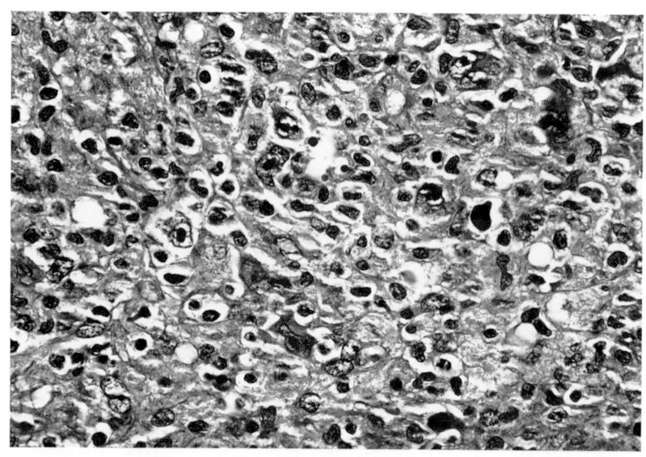
图 37.54 **淋巴细胞消减型霍奇金淋巴瘤**。在致密的纤维性间质中可见大量非典型性细胞。淋巴细胞稀少

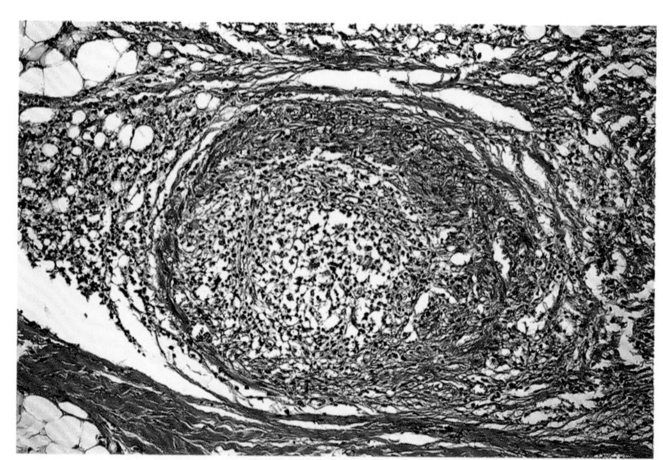
图 37.56 **霍奇金淋巴瘤中的血管浸润**

6. **Castleman 病样特征**。有些霍奇金淋巴瘤病例可伴有或先出现浆细胞浸润和生发中心异常，与浆细胞型 Castleman 病的形态十分相似，这可能是由于 R-S 细胞分泌 IL-6 所致。
7. **纤维化**。纤维化可见于结节硬化型霍奇金淋巴瘤，但有时也可见于其他类型，其纤维化的程度可与炎症性纤维硬化症（如硬化性纵隔炎或腹膜后纤维化）相似。
8. **梭形细胞增生**。在少数霍奇金淋巴瘤病例中可见卵圆形至梭形细胞大量增生，其程度与纤维肉瘤、恶性纤维组织细胞瘤或滤泡树突状细胞肿瘤相似；这种病变曾被称为纤维肉瘤性或成纤维细胞性霍奇金淋巴瘤。这些梭形细胞中有部分具有一定程度的核非典型性，甚至可提示它们具有肿瘤性且与 R-S 细胞和霍奇金细胞相关；实际上这些病变大多可归入英国国家淋巴瘤研究组分类方案中的结节硬化型Ⅱ级。其他则可为反应性和间质衍生物（即由成纤维细胞和肌成纤维细胞构成）[492]。
9. **非干酪性肉芽肿**。这些肉芽肿有时可见于被霍奇金淋巴瘤累及的淋巴结和其他器官。偶尔它们的数量很多，甚至会掩盖霍奇金淋巴瘤的诊断性特征（图 37.55）。此外，这些肉芽肿还可见于霍奇金淋巴瘤患者的未受累器官[77]。它们的意义不明，也许代表了一种迟发型超敏反应。过去有些是见于淋巴管造影检查后对造影剂的反应[493]。这些肉芽肿的存在并不意味着霍奇金淋巴瘤累及了有这些肉芽肿的器官，因而不影响分期。但有人认为，在一定临床分期中，这些肉芽肿的存在与预后较好相关[494]。
10. **血管侵犯**。应用弹力纤维染色发现，6% ~ 14% 的霍奇金淋巴瘤病例显微镜下有血管浸润（图 37.56）[495]。这一发现据说与淋巴结外器官受累的发生率增高有关[496]，但这种说法及其观察结果的准确性受到了质疑。

分子遗传学

几乎所有的经典型霍奇金淋巴瘤病例均可通过肿瘤细胞（R-S 细胞）显微切割或富于肿瘤细胞的组织标本证实其免疫球蛋白的克隆性重排；但也有少数例外情况，它们是 T 细胞受体基因克隆性重排[417,497-499]。其免疫球蛋白基因的可变区常显示高频突变而非进行性突变。值得注意的是，其免疫球蛋白 mRNA 转录通常缺乏，这可能是由免疫球蛋白基因调节元件的功能缺陷所致或发生免疫球蛋白基因致残性（crippling）突变所致[498,500]。即其肿瘤细胞符合丧失表达功能性抗原受体能力的生发中心 B 细胞，但与其正常对应细胞不同的是，其肿瘤细胞可以通过多种机制逃避凋亡，如存在 EBV 感染或 NFκB 途径的异常活化[501-503]。

经典型霍奇金淋巴瘤的细胞遗传学研究显示其有复杂核型，常表现超二倍体或超四倍体特征[504-505]。新近的 FISH 研究表明，约 20% 的病例有免疫球蛋白基因重排，累及的伙伴基因可能包括：*BCL2*、*BCL3*、*BCL6*、*REL*、*MYC*、*MHCT2A* 和未确定基因[506-508]以及其他基因的突变，包括 NFκB[509-510]。

大约 40% 的经典型霍奇金淋巴瘤病例与 EBV 相关，可通过 EBV-LMP1 免疫组织化学或 EBV 编码的早期 RNA（EBV-encoded early RNA, EBER）的原位杂交检测证实[511]。经典型霍奇金淋巴瘤与 EBV 的相关性在儿童/年轻人和老年人这两个不同年龄组以及在混合细胞型中更明显。应当注意的是，经典型霍奇金淋巴瘤与 EBV 相关的总体发生率在免疫缺陷个体（近 100%）或在发展中国家人群中（80% ~ 100%）更高[512-515]。

结节性淋巴细胞为主型霍奇金淋巴瘤

结节性淋巴细胞为主型霍奇金淋巴瘤（nodular lymphocyte predominant Hodgkin lymphoma, NLPHL）的优势细胞为不规则的、中等大小的 B 淋巴细胞（L&H 或爆米花细胞），伴有或不伴有形态良性的组织细胞[516-517]。有高内皮毛细血管后微静脉可能很显著[518-519]。淋巴结结构部分或完全破坏，其浸润方式呈多种形成良好的结节状表现[520]。NLPHL 的结节形成可能很显著，以至其低倍镜下表现与滤泡性淋巴瘤相似。但 NLPHL 的结节在大小和染色上更不一致，并且由于其淋巴细胞和上皮样细胞混合存在，使其呈现斑驳状外观（图 37.57）。NLPHL 的结节周边环绕的未受累或增生的淋巴组织可能包含进行性转化的生发中心，但反应性滤泡不会与大的肿瘤性结节混合。嗜酸性粒细胞、浆细胞和纤维化病灶少见或缺如。缺乏经典的 R-S 细胞，代之以数量不等的、常较多的另一种 R-S 细胞变异型（L&H 细胞、LP 细胞或“爆米花”细胞），其特征为胞核呈折叠状，分叶多，核仁较小。这些细胞最常见于结节内，但也可向结节间区溢出。如果在淋巴结内淋巴细胞为主的背景中发现大量典型的 R-S 细胞，则可能为经典型霍奇金淋巴瘤（富于淋巴细胞型）。L&H 细胞偶尔以结节边缘分布为主，表现为花环状围绕。它们也可表现为大片聚集，形似弥漫性大 B 细胞淋巴瘤[521]。

Poppema 等[61,522-523]首次提出了 NLPHL 起源于淋巴结 B 细胞区——特别是进行性转化的生发中心——的理论。他们通过显示 NLPHL 的特征性 L&H 细胞为 B 细胞系来支持他们的理论，这点也已被其他许多学者所证实[524-526]。L&H 细胞表达全 B 细胞标志物 CD19、

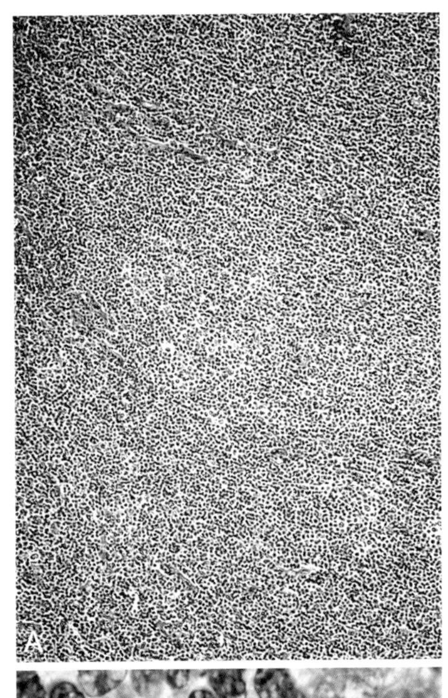

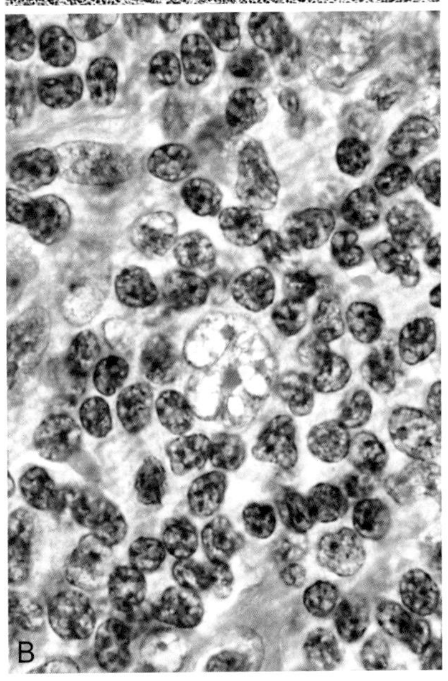

图 37.57 **淋巴细胞为主型霍奇金淋巴瘤**。**A**，低倍镜观，可见淋巴结呈斑驳状形态。**B**，高倍镜观，可见淋巴细胞性和（或）组织细胞性（L&H）细胞（“爆米花”细胞）型，这是本病的特征

CD20、CD22、CD79A、PAX5 和 OCT2[525,527-528]。它们也对 CD45RB（LCA）呈阳性，但它们对 T 细胞标志物常呈阴性。它们还常表达上皮膜抗原（EMA），但一般缺乏 CD30 和 CD15 表达。NLPHL 的肿瘤细胞特征性出现在小 B 细胞（$CD20^+$）结节内，伴有扩大的滤泡树突状细胞网，并溢出到 T 细胞区。NLPHL 肿瘤细胞 OCT2 核染色常呈强阳性，这可突显其扩张并超出了 B 细胞结节。这些“爆米花”细胞常被滤泡辅助 T（follicular helper T, TFH）细胞菊形团样环绕，这些细胞表达 CD3、PD1、BCL6 和 CD57[529-530]。

NLPHL 应与经典型霍奇金淋巴瘤明确区分开（也包括流行病学和临床方面），即使两者偶尔可同时存在[531-532]。虽然 NLPHL 一般为相当惰性的肿瘤，但部分病例可转化

为弥漫性大B细胞淋巴瘤（DLBCL），并且这种病例已被证实是克隆相关性的[533]。

NLPHL与富于T细胞/组织细胞性B细胞淋巴瘤的鉴别诊断将在下文进行更详细的叙述，小活检中两者可能无法区分。进行鉴别诊断时，伴有小B细胞背景的结节性生长方式及呈现相关滤泡树状突细胞网则支持NLPHL的诊断。

分子遗传学

显微切割分析显示，NLPHL的肿瘤（L&H/LP）细胞有免疫球蛋白基因克隆性重排，并显示为高频突变和进行性突变，与转化的抗原选择性生发中心B细胞一致[418,502,534-535]。此重排的免疫球蛋白基因是功能性的，可被转录为免疫球蛋白mRNA，进而翻译为免疫球蛋白[535-536]。

细胞遗传学研究显示其有复杂核型，常在二倍体范围内，最常见的异常为1q获得或部分获得、4q28-q32染色体丢失以及累及3q27的基因重排（涉及*BCL6*基因，可与多种伙伴基因融合，包括位于14q32的*IGH*基因）[537-539]。比较基因组杂交（comparative genomic hybridization, CGH）阵列研究证实，NLPHL有*REL*所在染色体2p16.1获得，以及2p11.2和9p11.2丢失，此特征与富于T细胞/组织细胞性大B细胞淋巴瘤相似[540]。

虽然绝大多数NLPHL病例与EBV不相关，但最近有罕见两者相关的病例报道[541-542]。

非霍奇金淋巴瘤

2016版WHO分类涵盖了众多**非霍奇金淋巴瘤（non-Hodgkin lymphoma）**类型，如框37.1所示。大多数非霍奇金淋巴瘤累及淋巴结，但部分原发于淋巴结外，后者将在其他章进行详细讨论。如前所述，WHO分类是基于临床特征、形态学、免疫表型和遗传学信息的整合来定义病种的，因为单靠形态学已不足以进行淋巴瘤诊断。

非霍奇金淋巴瘤一般分为B细胞谱系或T/NK细胞谱系，并且它们还被进一步分为成熟淋巴细胞肿瘤和**前体淋巴细胞肿瘤（precursor lymphoid neoplasm）**。前体淋巴细胞肿瘤表现为淋巴母细胞白血病/淋巴瘤，尽管两者的临床表现不同（白血病性、组织内发生或两者兼有），但因它们具有相似性而被并为一组。

前体淋巴细胞肿瘤

淋巴母细胞性淋巴瘤（lymphoblastic lymphoma）代表以组织内发生为主的一类T或B淋巴母细胞白血病/淋巴瘤。其中，白血病型将在第39章详细讨论。多数淋巴母细胞白血病为前体T细胞谱系白血病。

淋巴母细胞性淋巴瘤主要发生于儿童和青少年，也可发生于成人[543-544]。T淋巴母细胞性淋巴瘤有独特的临床表现。大约半数淋巴母细胞性淋巴瘤病例有胸腺区发生的纵隔肿物（旧称Sternberg肉瘤）。未经治疗者其临床经过极具侵袭性，迅速发生多系统播散并出现白血病征象[545]而于数月后死亡[546]。大体上，淋巴母细胞性淋巴瘤质软，呈白色，常见灶状出血和坏死。显微镜下，可见弥漫性和相对单一形态的细胞增殖方式，在一些病例其均一形态仅由于具有灶状“星空”现象而被破坏。淋巴母细胞性淋巴瘤常扩展到淋巴结外或胸腺外，弥漫性侵犯周围脂肪组织。靶心样渗透血管壁是淋巴母细胞性淋巴瘤的另一个形态学特征。其肿瘤细胞胞质少，胞核呈圆形（而非滤泡性淋巴瘤典型的成角状）；但在部分病例中仔细观察可发现，胞核呈轻微扭曲状，这是由于核膜上有多个微小内陷导致。淋巴母细胞性淋巴瘤的这个特征必须通过制作良好的、极薄的切片和油镜观察来证实，但这个特征可能仅见于少部分肿瘤细胞，有时甚至缺如（图37.58）[546]。淋巴母细胞性淋巴瘤的肿瘤细胞胞核染色质呈细点状，核仁不明显。核分裂活性非常高。这些扭曲状的细胞与蕈样真菌病-Sézary综合征的脑回状细胞相似（可从其相似名称联想到），但与后者不同的是其核膜更薄，染色质更松散，核膜内陷也更细微。实际上，区分这两种细胞类型的理论意义大于实际意义，因为这两种疾病在临床表现上有很大差异。

淋巴母细胞性淋巴瘤的纵隔肿物中常可看到残存的胸腺，因而易导致胸腺瘤的错误诊断。但应记住，胸腺瘤在儿童非常少见，而且其特征为小的或活化的淋巴细胞，而非扭曲核淋巴细胞。当淋巴母细胞性淋巴瘤播散到淋巴结时，常先累及副皮质（胸腺依赖）区。

淋巴母细胞性淋巴瘤的特征性免疫组织化学标志物为TdT——一种前体淋巴细胞的标志物。前体T细胞病例表达全T细胞抗原，如CD1、CD2、CD7、胞质CD3和CD43，但一般不表达细胞膜CD3[547]。当采用流式细胞术进行免疫表型分析（不进行胞质标志物分析）时，不表达胞膜CD3这一特征非常重要；但这个特征在免疫组织化学检查中并不是主要关注的问题，因为免疫组织化学可以常规检测到胞质CD3表达。大约1/3的T淋巴母细胞白血病/淋巴瘤病例表达CD10，这可能会引起其与B细胞淋巴瘤混淆。淋巴母细胞性淋巴瘤对CD34也可能会出现阳性表达，这对于罕见病例证明TdT弱表达或阴性表达很有用。淋巴母细胞性淋巴瘤对CD99也常呈阳性反应。

涉及14q11.2位点的α和δ T细胞受体基因、7q35位点的β基因和7p14-15位点的γ基因与多种伙伴基因（如*MYC*、*TAL1*、*RBTN1*、*RBTN2和HOX11*）的易位，会导致后者的转录调节障碍，这在T淋巴母细胞白血病/淋巴瘤中是相对常见的。在大多数病例已证实有*NOTCH1*基因和（或）NOTCH1通路突变[548]。极少数病例可能伴有嗜酸性粒细胞增多症，并有涉及*FGFR1*基因的易位，特别是t(8;13)(p11;q12)。这种病例在WHO分类中被认为是一种独特病种（髓系/淋巴细胞肿瘤伴*FGFR1*重排），其复发时可能有显著不同的免疫表型[549]。虽然表现为白血病或淋巴瘤的病例在大多数方面表现相似，但有一项研究发现，以组织内发生为主的病例有*BCL2*、*S1PR1*和*ICAM1*的上调，提示这些基因在肿瘤细胞向组织归巢中而非向骨髓归巢中起作用[550]。

在15%～20%的淋巴母细胞性淋巴瘤病例中，其肿瘤细胞为前体B细胞，表达CD19和CD79A，且大多数表达CD10[551]。它们通常也表达TdT，但不表达表面

框37.1 成熟淋巴细胞肿瘤2016版WHO分类

斜体为暂定病种。本章只讨论原发于淋巴结的病种

成熟B细胞肿瘤

慢性淋巴细胞白血病/小淋巴细胞性淋巴瘤
单克隆B细胞增多症
B细胞性幼稚淋巴细胞白血病
脾边缘区淋巴瘤
毛细胞白血病
脾B细胞淋巴瘤/白血病，不能分类
  脾弥漫性红髓小B细胞淋巴瘤
  毛细胞白血病变异型
淋巴浆细胞性淋巴瘤
  Waldenström巨球蛋白血症
意义不确定的单克隆性丙种球蛋白病（MGUS），IgM⁺
μ重链病
γ重链病
α重链病
MGUS，IgG/A⁺
浆细胞肿瘤
骨孤立性浆细胞瘤
骨外浆细胞瘤
单克隆免疫球蛋白沉积病
结外黏膜相关性淋巴组织边缘区淋巴瘤（MALT淋巴瘤）
淋巴结边缘区淋巴瘤
  儿童淋巴结边缘区淋巴瘤
滤泡性淋巴瘤
  原位滤泡性肿瘤
  十二指肠型滤泡性淋巴瘤
儿童型滤泡性淋巴瘤
大B细胞淋巴瘤伴IRF4重排
原发性皮肤滤泡中心性淋巴瘤
套细胞淋巴瘤
  原位套细胞肿瘤
弥漫性大B细胞淋巴瘤（DLBCL），非特指型
  生发中心B细胞型
  活化B细胞型
富于T细胞/组织细胞性大B细胞淋巴瘤
原发性中枢神经系统弥漫性大B细胞淋巴瘤
原发性皮肤弥漫性大B细胞淋巴瘤，腿型
EBV⁺弥漫性大B细胞淋巴瘤，非特指型
EBV⁺黏膜皮肤溃疡
慢性炎症相关性弥漫性大B细胞淋巴瘤
淋巴瘤样肉芽肿病
原发性纵隔（胸腺）大B细胞淋巴瘤
ALK⁺大B细胞淋巴瘤
浆母细胞性淋巴瘤
原发性渗出性淋巴瘤
HHV8⁺弥漫性大B细胞淋巴瘤，非特指型
伯基特淋巴瘤
伯基特样淋巴瘤伴11q异常
高级别B细胞淋巴瘤伴*MYC*和*BCL2*和（或）*BCL6*重排
高级别B细胞淋巴瘤，非特指型
B细胞淋巴瘤，不能分类，具有介于弥漫性大B细胞淋巴瘤和经典型霍奇金淋巴瘤之间的特征

成熟T细胞和NK细胞肿瘤

T细胞性幼稚淋巴细胞白血病
T细胞大颗粒淋巴细胞白血病
NK细胞性慢性淋巴增生性疾病
侵袭性NK细胞白血病
儿童系统性EBV⁺T细胞淋巴瘤
种痘水疱样淋巴增生性疾病
成人T细胞白血病/淋巴瘤
结外NK/T细胞淋巴瘤，鼻型
肠病相关性T细胞淋巴瘤
单形性亲上皮性肠型T细胞淋巴瘤
胃肠道惰性T细胞淋巴增生性疾病
肝脾T细胞淋巴瘤
皮下脂膜炎样T细胞淋巴瘤
蕈样真菌病
Sézary综合征
原发性皮肤CD30⁺T细胞淋巴增生性疾病
原发性皮肤γδT细胞淋巴瘤
原发性皮肤CD8⁺侵袭性亲表皮性细胞毒性T细胞淋巴瘤
原发性皮肤肢端CD8⁺T细胞淋巴瘤
原发性皮肤CD4⁺小/中T细胞淋巴增生性疾病
外周T细胞淋巴瘤，非特指型
血管免疫母细胞性T细胞淋巴瘤
滤泡性T细胞淋巴瘤
淋巴结外周T细胞淋巴瘤伴滤泡辅助T（TFH）表型
间变性大细胞淋巴瘤，ALK⁺
间变性大细胞淋巴瘤，ALK⁻
乳腺移植物相关性间变性大细胞淋巴瘤

Data from Swerdlow SH, Campo E, Pileri SA, Harris NL, Stein H, Siebert R, et al. The 2016 revision of the World Health Organization classification of lymphoid neoplasms. Blood. 2016;127(20):2375-2390.

免疫球蛋白，并且许多病例CD20呈阴性。这些病例通常不发生在纵隔，主要为淋巴结外肿瘤，很少发生白血病[552]。B淋巴母细胞性淋巴瘤的遗传学改变与B淋巴母细胞白血病相似，在第39章进行详细讨论。

淋巴母细胞性淋巴瘤的主要鉴别诊断包括：已提及的胸腺瘤（纵隔部位发生时）、尤因肉瘤/外周神经外胚层肿瘤（PNET）、伯基特淋巴瘤以及套细胞淋巴瘤的母细胞亚型[553-556]。除了胸腺瘤之外，TdT呈阳性还需除外其他可能。不形成肿块的TdT阳性细胞增生还可发生在淋巴结和扁桃体，并常与其他疾病有关，其本身并不能作为诊断淋巴母细胞性淋巴瘤的证据[557]。同样，一些更为弥漫的淋巴母细胞增生，特别是在淋巴结外部位，被认为具有惰性临床经过，结合临床表现分析，对于这些少见病例进行正确分类非常必要[558]。

B系成熟淋巴细胞肿瘤

慢性淋巴细胞白血病/小淋巴细胞性淋巴瘤及其相关疾病

与淋巴母细胞性肿瘤相似，**慢性淋巴细胞白血病（chronic lymphocytic leukemia, CLL）**和**小淋巴细胞性淋巴瘤（small lymphocytic lymphoma, SLL）**被认为是同一种疾病的不同表现。CLL在第39章进行更详细的讨论，CLL的诊断目前要求外周血肿瘤细胞$\geqslant 5\times10^9/L$[407]，并常伴有骨髓受累，伴有或不伴有其他组织受累。SLL这个术语仅用于极少数只有组织受累的病例，确定诊断需

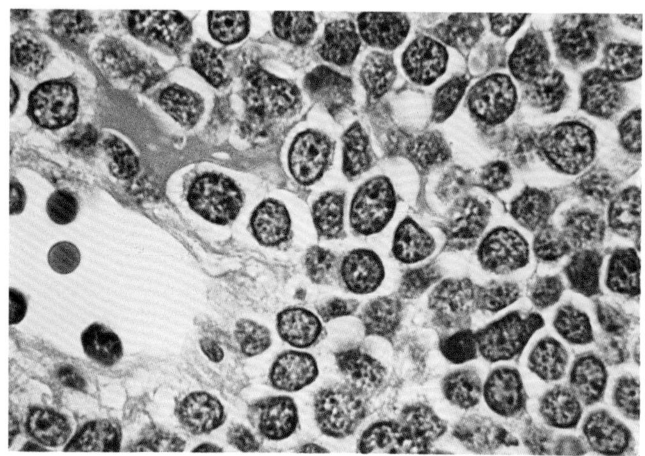

图 37.58 淋巴母细胞性淋巴瘤。不成熟淋巴瘤细胞具有细腻的核染色质，此为母细胞的特征而非大型成熟 B 细胞的特征

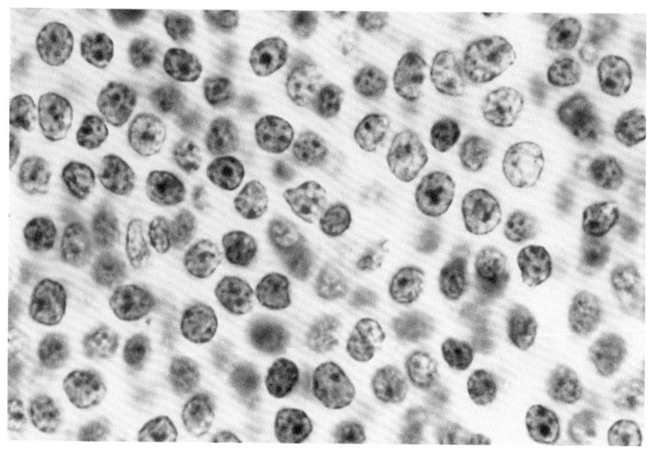

图 37.60 小淋巴细胞性淋巴瘤的高倍镜观。可见细胞大小轻微不同。胞核轮廓规则，染色质呈团块状，核仁不明显

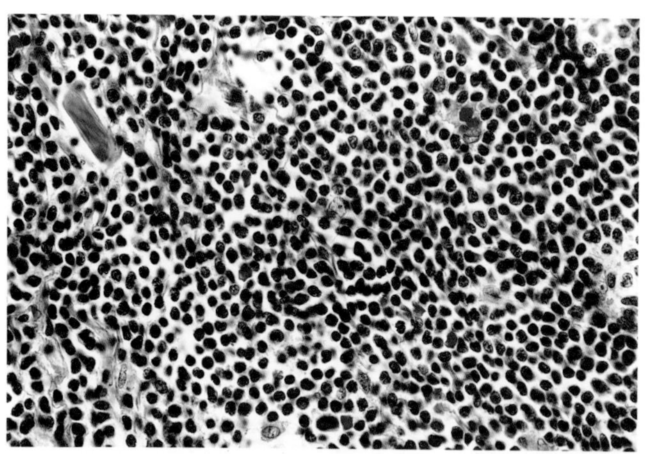

图 37.59 小淋巴细胞性淋巴瘤的低倍镜观。可见淋巴结结构被增生的小淋巴细胞破坏

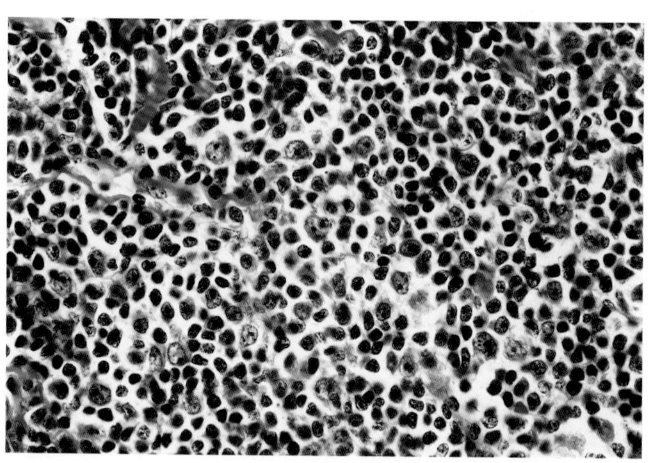

图 37.61 小淋巴细胞性淋巴瘤累及的淋巴结中的所谓“增殖中心”

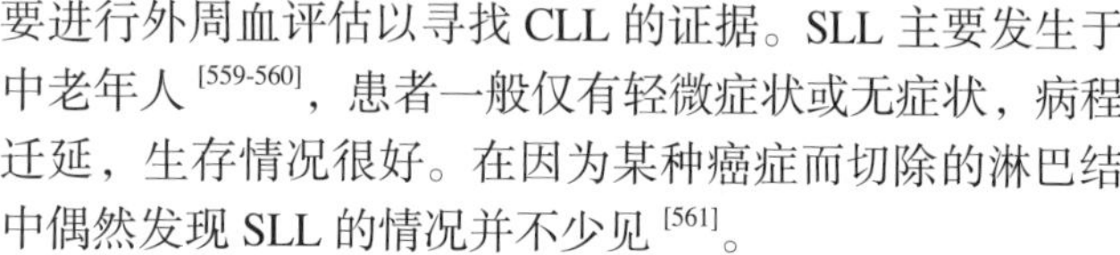

要进行外周血评估以寻找 CLL 的证据。SLL 主要发生于中老年人[559-560]，患者一般仅有轻微症状或无症状，病程迁延，生存情况很好。在因为某种癌症而切除的淋巴结中偶然发现 SLL 的情况并不少见[561]。

在大多数 SLL 病例中，淋巴结的结构被以小圆形淋巴细胞为主的细胞群破坏，这些淋巴细胞具有粗块状染色质，不明显的核仁，几乎缺乏胞质，核分裂活性低（图 37.59 和 37.60）。其中，也有数量不等的较大细胞（幼稚淋巴细胞和副免疫母细胞），其胞核呈空泡状，核仁显著，可单个或小灶聚集，这被称为增生中心（图 37.61）[562-565]。出现增生中心以及小淋巴细胞、幼稚淋巴细胞 / 副免疫母细胞异质性混杂是 SLL 的特征，这与套细胞淋巴瘤相反。

淋巴结浸润通常是弥漫性的，但类似浸润偶尔可局限于边缘区、滤泡周围或良性淋巴滤泡周围的滤泡间区，后者被称为滤泡间 SLL（interfollicular SLL）[566-568]。这类病例被认为可能是部分淋巴结被单克隆 B 细胞淋巴细胞增多症（MBL）（见下文）累及。SLL 的淋巴结外扩散可见于大约 1/3 的病例[569]。

按照定义，SLL 都是成熟 B 系细胞谱系[570]。其细胞表面恒定存在单克隆免疫球蛋白，包括 IgM 型和 IgD 型，但与正常 B 淋巴细胞和大多数其他 B 细胞淋巴瘤相比，这些细胞表面免疫球蛋白重链（IGH）和免疫球蛋白轻链均呈特征性弱表达。它们通常弱表达 CD20，伴有 $CD5^+$ 和 $CD43^+$ 的异常表达。它们通常也表达 CD23 以及 CD200、BCL2 和 LEF1，但对 CD10、细胞周期蛋白 D1 和 SOX11 呈阴性[571-576]。分子水平上，有 IGH 和免疫球蛋白轻链基因重排。尽管大多数肿瘤生长缓慢且常规核型分析显示无异常，但 FISH 检测可发现，大约 80% 的病例有细胞遗传异常，并且这些发现具有预后意义[577]。IGH 中体细胞高突变的出现也是预后良好的指标[578-579]（常与 ZAP70 表达缺失有关），并且已证实了具有潜在预后意义的多种基因突变和 CGH 阵列发现，包括 *NOTCH1* 突变和 *SF3B1* 突变[580-584]。这些预后标志物在第 39 章与 CLL 一起进行更详细的讨论。一些 SLL 病例偶尔可混有典型的 R-S 细胞，这类病例可能会以霍奇金淋巴瘤的形式复发，但不应据此诊断为复合型淋巴瘤，除非有无关联的经典型霍奇金淋巴瘤区域出现[585]。更具临床意义的是 SLL 转化为其他淋巴瘤，一般为弥漫性大 B 细胞淋巴瘤（DLBCL）[586]（图 37.62 和 37.63）。这种转化传统上称之为 Richter 综合征[587-588]，并伴有临床病程的急转直下。

单克隆B淋巴细胞增多症（monoclonal B-cell lymphocytosis, MBL）一般被定义为外周血出现 $< 5 \times 10^9/L$ 的单型性（monotypic）B细胞[589]，但可能也侵犯组织。大多数病例的免疫表型与CLL/SLL相似，而淋巴结内有类似浸润但不伴有淋巴结肿大的病例可能最好归为MBL而非SLL的部分性累及，除非在血液或其他地方出现更广泛的病变[590]。

B幼稚淋巴细胞白血病（B-prolymphocytic leukemia）是一类罕见疾病，定义为外周血出现≥55%的循环B系幼稚淋巴细胞[591]，但可以弥漫性或模糊结节状的方式累及淋巴结。幼稚淋巴细胞是小-中等大小的细胞，其核仁居中、显著，通常也显示增高的增殖指数。大多数病例与CLL/SLL不同，有Ig重链和轻链以及CD20强表达，缺乏CD5和CD23表达。一些白血病期套细胞淋巴瘤可能具有这些相似的特征，但会显示细胞周期蛋白D1核表达[592]，而B细胞幼稚淋巴细胞白血病缺乏这些特征。

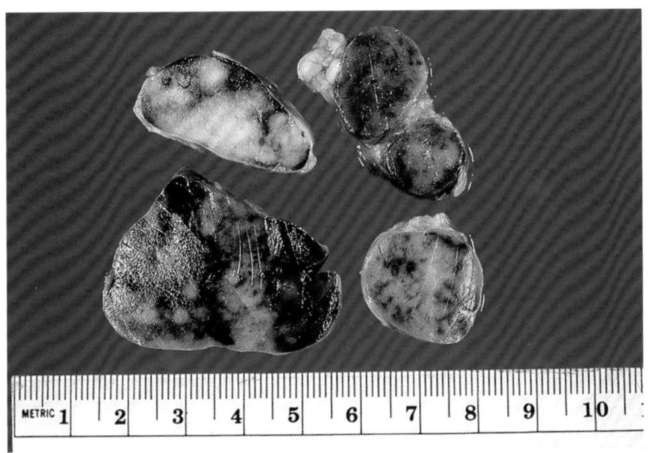

图 37.62　慢性淋巴细胞白血病/小淋巴细胞性淋巴瘤伴间变性转化（所谓"Richter综合征"）累及的淋巴结的大体表现

淋巴浆细胞性淋巴瘤

淋巴浆细胞性淋巴瘤（lymphoplasmacytic lymphoma）是一种惰性肿瘤，由小B淋巴细胞及混杂的浆样淋巴细胞和浆细胞组成[593-594]。根据定义，淋巴浆细胞性淋巴瘤的诊断必须除外所有其他可有浆细胞样成分的小B细胞淋巴瘤后才能做出。淋巴浆细胞性淋巴瘤病例的骨髓和脾常被累及，少部分病例的淋巴结可被累及。大多数患者有血单型性IgM升高，有可能导致高粘血症，并且符合Waldenström巨球蛋白血症的临床诊断标准。淋巴浆细胞性淋巴瘤有两种淋巴结受累方式，但第一种可能更为特异，即以小淋巴细胞为主的弥漫性浸润，混杂有浆细胞样细胞，常包括伴有核内包涵体或Dutcher小体的小的浆细胞（图37.64）。反应性肥大细胞常混杂于淋巴浆细胞中。浆细胞增生程度各异，从很少到小的浆细胞成片增生。这些病例可能显示显著的滤泡间区成分，伴有残余生发中心。另一种更具多形性的类型也被描述为伴有上皮样组织细胞和大小更为不等的浆细胞样细胞。后一组似乎包括所谓的多形性免疫细胞瘤病例（图37.65），后来其被证实是一种非特异性受累方式，其中包括多种T系和B系细胞淋巴瘤类型。

淋巴浆细胞性淋巴瘤的肿瘤细胞表达CD20，至少在较成熟的淋巴细胞成分，而其浆样细胞成分表达单型性轻链免疫球蛋白。B细胞一般缺乏CD5和CD10表达，且细胞周期蛋白D1和CD103染色也呈阴性。然而，上

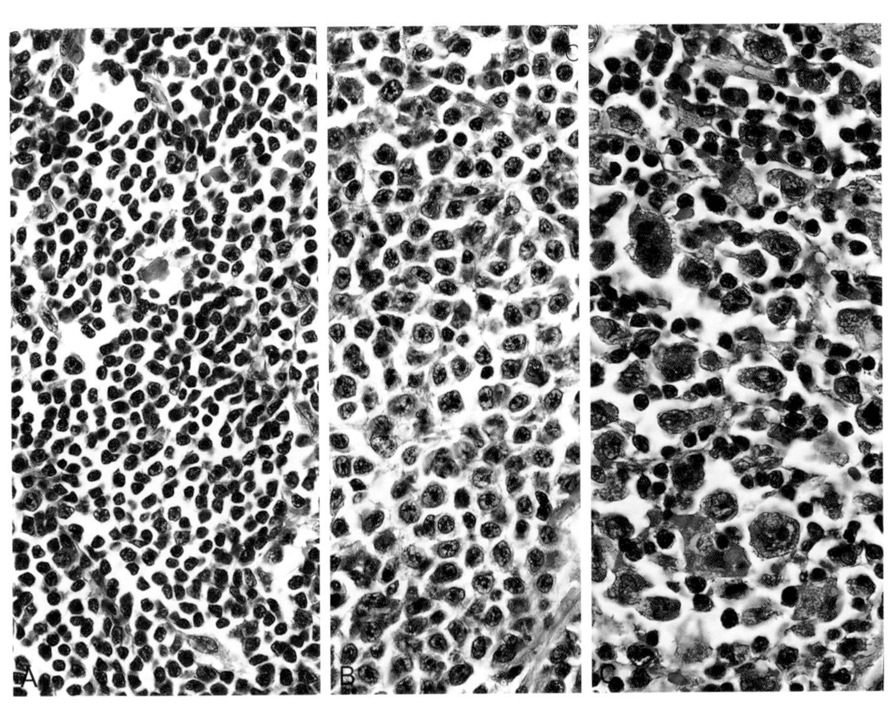

图 37.63　慢性淋巴细胞白血病/小淋巴细胞性淋巴瘤累及的淋巴结的各种形态学类型。**A**，成熟小淋巴细胞的单形性浸润；**B**，幼稚淋巴细胞增多，胞核有轻度增大，染色质更空；**C**，大的多形性肿瘤细胞（所谓的Richter综合征）

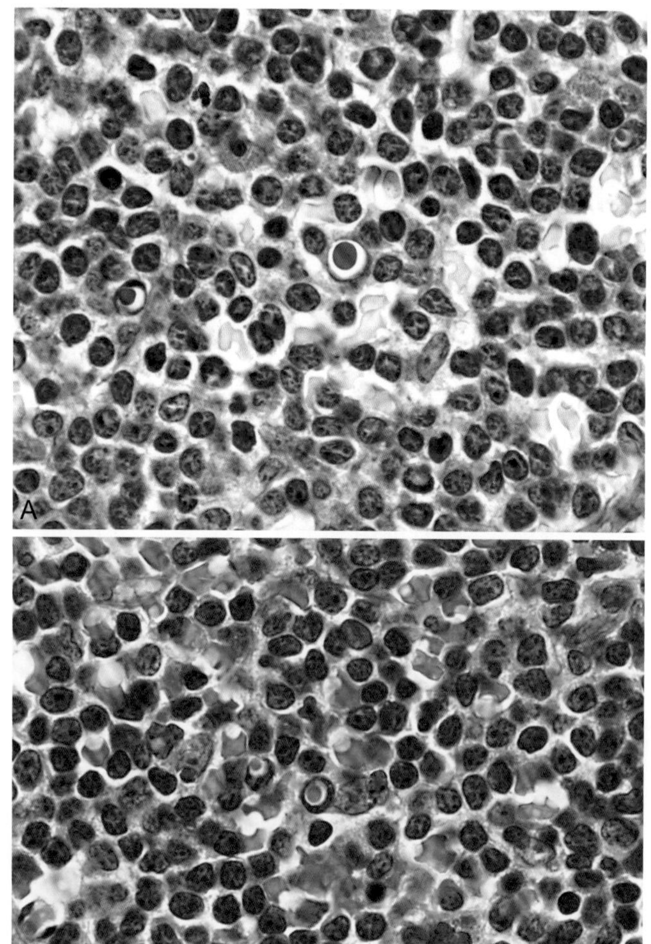

图 37.64 淋巴浆细胞性淋巴瘤累及的淋巴结，HE 染色（**A**）和 PAS 染色（**B**）后可见细胞核内免疫球蛋白包涵体（Dutcher 小体）

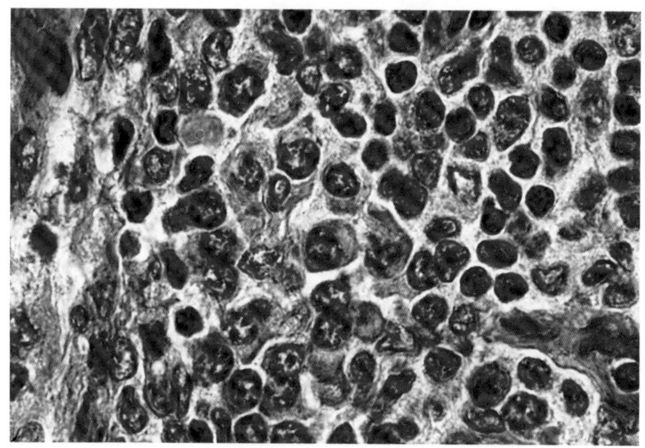

图 37.65 由淋巴细胞和不成熟浆细胞样细胞组成的恶性淋巴瘤（所谓的“多形性免疫细胞瘤”）

述免疫表型并不特异，也可见于多种其他 B 细胞淋巴瘤，尤其是边缘区淋巴瘤。

近期有报道描述，超过 90% 的淋巴浆细胞性淋巴瘤病例有 *MYD88* 突变[595-596]，伴有前文描述的弥漫型特征（并非多形性型）。虽然小部分其他小 B 细胞淋巴瘤也会有 *MYD88* 突变，但在有适当的临床和形态学表现的病例中，检测到 *MYD88* 突变仍有助于淋巴浆细胞性淋巴瘤的确诊。

淋巴浆细胞性淋巴瘤的鉴别诊断范围包括从边缘区淋巴瘤到浆细胞骨髓瘤的一系列淋巴瘤。如前文所述，检测到 *MYD88* 突变倾向于淋巴浆细胞性淋巴瘤或边缘区淋巴瘤的诊断；但 *MYD88* 突变并不完全敏感或特异，小活检可能无法解决这个鉴别诊断问题。一些浆细胞骨髓瘤病例可能会有显著的淋巴细胞成分，甚至表达 IgM（与大多数骨髓瘤病例产生 IgG 或 IgA 不同）[597]。这些淋巴细胞成分为主的骨髓瘤病例可能有细胞周期蛋白 D1 易位并表达细胞周期蛋白 D1，而这并非淋巴浆细胞性淋巴瘤的特征。识别浆细胞骨髓瘤的临床特征，包括溶骨病变，可能是区别这些少见类型的骨髓瘤和淋巴浆细胞性淋巴瘤的唯一方式。

重链病

所谓**重链病**（**heavy chain disease**）即单克隆性浆细胞和 B 淋巴细胞增生，不表达免疫球蛋白轻链而仅表达重链[598]。虽然少见，但重链病可与其他淋巴瘤相似，且也可能侵犯淋巴结。**μ 重链病**与 CLL/SLL 相似，但通常缺乏轻链表达。**γ 重链病**可能呈多种组织表现，包括类似于淋巴浆细胞性淋巴瘤、边缘区淋巴瘤，甚至类似于 T 细胞淋巴瘤和霍奇金淋巴瘤[599]。然而，γ 重链病缺乏 *MYD88* 突变[600]。**α 重链病**是淋巴结外边缘区淋巴瘤的一种亚型，通常累及胃肠道，也可累及区域淋巴结[601]。

淋巴结边缘区 B 细胞淋巴瘤

边缘区 B 细胞淋巴瘤（**marginal zone B-cell lymphoma**）是用于一组由异质性小 B 细胞组成的低级别 B 细胞淋巴瘤的统称。这个概念代表一组被分别描述的病种，其中大多数发生于淋巴结外部位[602]。其三种类型（黏膜相关性淋巴组织淋巴结外边缘区淋巴瘤、淋巴结边缘区淋巴瘤和脾边缘区淋巴瘤）似乎在临床、形态学和免疫组织化学方面有显著重叠[603]。因此有人提出，边缘区 B 细胞淋巴瘤为一组相关的肿瘤家族，均显示向边缘区细胞分化的形态学证据[604-605]。这些细胞被认为具有向单核细胞样 B 细胞和浆细胞成熟分化和组织特异性归巢的能力。这个观点的推论是：肿瘤性克隆的特异归巢方式可能导致不同的临床综合征[602]。但边缘区淋巴瘤的三大主要类型各不相同，尤其是在基因水平上。淋巴结外和脾边缘区淋巴瘤在所在解剖部位相关章节讨论，本节仅讨论淋巴结边缘区淋巴瘤。

淋巴结边缘区淋巴瘤（**nodal marginal zone B-cell lymphoma**）曾被称为单核细胞样 B 细胞淋巴瘤，是一种小至中等大的、后生发中心 B 淋巴细胞构成的肿瘤，其细胞

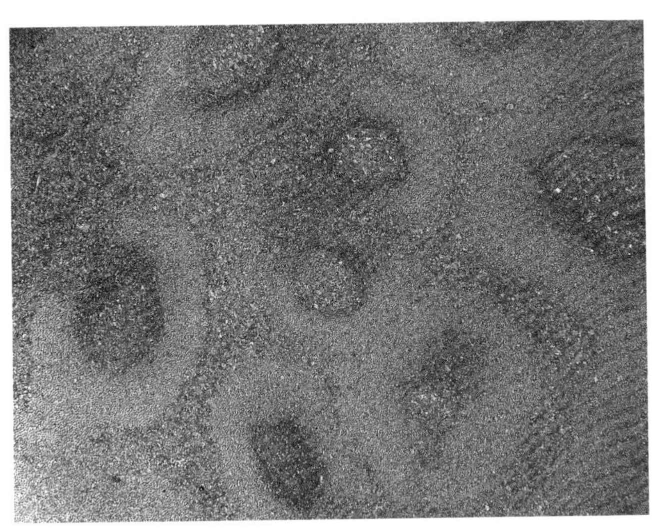

图 37.66 边缘区 B 细胞淋巴瘤的受累淋巴结，伴有显著的滤泡周或边缘区生长方式。可见多个残留的非肿瘤性生发中心

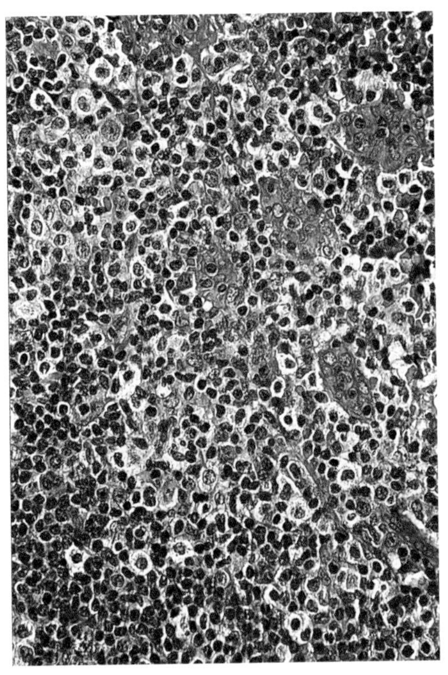

图 37.67 边缘区 B 细胞淋巴瘤的受累淋巴结，伴有胞质透明小淋巴瘤细胞。该肿瘤还累及了胸腺（Courtesy of Dr. John Chan, Hong Kong.）

核呈圆形或略呈锯齿状，有相对丰富的透明胞质，一般发生于淋巴结，因此，其被命名为“淋巴结”边缘区淋巴瘤（图 37.66 和 37.67）[606]。其肿瘤细胞被认为是单核细胞样 B 淋巴细胞所对应的肿瘤细胞[607]，后者可见于弓形体病和其他反应性疾病的淋巴窦内。部分病例可见明显的浆细胞样特征。主要累及滤泡周或滤泡间区[608]，但也有病例可见“滤泡植入（follicular colonization）”和“花卉样（floral）”特征[609]。临床上，女性患者更为常见，就诊时可为局灶性或全身性病变[610]。部分患者患有干燥综合征（Sjögren syndrome）等自身免疫性疾病。对所有病例均应通过临床检查除外淋巴结外边缘区 B 细胞淋巴瘤所致淋巴结播散的可能。有些病例可发生向大细胞淋巴瘤的组织学转化。

淋巴结边缘区淋巴瘤的肿瘤细胞为单型性成熟 B 细胞，表达 CD19、CD20、CD79A 和 PAX5，BCL2 呈弱阳性[611-613]。它们通常缺乏 CD5 表达，CD10、CD23 和细胞周期蛋白 D1 呈阴性。大约 40% 的病例显示 B 细胞异常共表达 CD43[72]。其肿瘤细胞 CD21 或 CD23 呈阴性，但其可突显被淋巴瘤细胞浸润的扩大的滤泡树状突细胞网（滤泡植入）。在部分（而不是全部）病例中，浆细胞为单型性的。

淋巴结边缘区淋巴瘤缺乏特异性遗传学标志物[614]。与其他 B 细胞肿瘤相似，其可有克隆性免疫球蛋白基因重排，但缺乏淋巴结外边缘区淋巴瘤相关的重现性细胞遗传异常。淋巴结边缘区淋巴瘤常见 3 号染色体异常，包括 3 号染色体三体，但这并不特异。淋巴结边缘区淋巴瘤中 *MYD88* 突变不常见。

儿童型淋巴结边缘区淋巴瘤（pediatric nodal marginal zone lymphoma）是 2016 版 WHO 分类中的一个暂定病种，可作为局限性疾病出现，通常发生于颈部淋巴结[407,615]。患者患病年龄平均为 16 岁，男性明显多发。与普通型淋巴结边缘区淋巴瘤更常呈全身性表现不同，儿童型淋巴结边缘区淋巴瘤病程非常惰性且局限，因此，其被归为暂定病种。

滤泡性淋巴瘤

滤泡性（结节性）淋巴瘤［follicular (nodular) lymphoma］是一种 B 细胞肿瘤，形态上可再现正常生发中心的结构和细胞特征[616]。在美国，滤泡性淋巴瘤占所有成人非霍奇金淋巴瘤的 40%；但在其他国家其相对发生率则低得多。大部分病例为老年患者，20 岁以下患者非常少见，非洲人发病者也相对少见[617]。

大体上和低倍镜下，滤泡性淋巴瘤的最显著特征是呈结节状生长方式（图 37.68 和 37.69）。本章前文对滤泡性淋巴瘤和反应性滤泡增生的形态学特征之间的鉴别诊断已有描述。随着疾病的进展，滤泡性淋巴瘤的清晰结节逐渐变得模糊，最终大部分发展为弥漫性方式。其肿瘤性结节的细胞组成特征为小淋巴细胞和大淋巴细胞以不同的比例混合，且这两种细胞与它们的正常滤泡对应细胞相似[618]。其小细胞的大小与正常淋巴细胞相似或略大，胞质少，具有不规则的、明显呈锯齿状和折叠状的长形裂样核，染色质粗，核仁不明显（图 37.70 至 37.72）。这类细胞曾被称为中心细胞、低分化淋巴细胞和滤泡中心小核裂细胞等。其大细胞的大小则为正常淋巴细胞的 2～3 倍，具有清晰的胞质边界和空泡状核、1 个或 3 个常靠近核膜的核仁。这些细胞有快速细胞周期，可能代表肿瘤的增殖部分，多年来被称为生发母细胞、中心母细胞、组织细胞、大（有裂或无裂）滤泡中心细胞、大淋巴细胞和淋巴母细胞。其中有些可能是双核细胞，类似 R-S 细胞[619]。滤泡性淋巴瘤中还可见到另一种大细胞，为非肿瘤性滤泡树状突细胞；其染色质细腻松散，细胞边界模糊，核仁不清，可以根据这些特征识别。

免疫组织化学上，滤泡性淋巴瘤（包括其所有亚型）的滤泡由单克隆性成熟 B 细胞与不同数量的非肿瘤细胞混合组成，包括小T细胞、巨噬细胞和滤泡树状突细胞——对应于正常生发中心的细胞成分（图37.73）[620-621]。滤泡性淋巴瘤的肿瘤细胞表达全B抗原，如CD19、CD20、CD22、PAX5和CD79A以及HLA-DR。它们也表达具有轻链限制性的表面和（或）胞质免疫球蛋白（常为IgM型）。CD10是一种生发中心细胞标志物，也表达于淋巴母细胞增生、伯基特淋巴瘤和一些大B细胞淋巴瘤，可在60%～70%的滤泡性淋巴瘤病例中检测到[622]。滤泡间存在一定量CD10^{+}细胞意味着滤泡间浸润，据此可帮助其与反应性滤泡增生鉴别。其他生发中心细胞的标志物在大多数病例也有表达，如BCL6、HGAL和LMO2。CD5和CD43常为阴性表达。

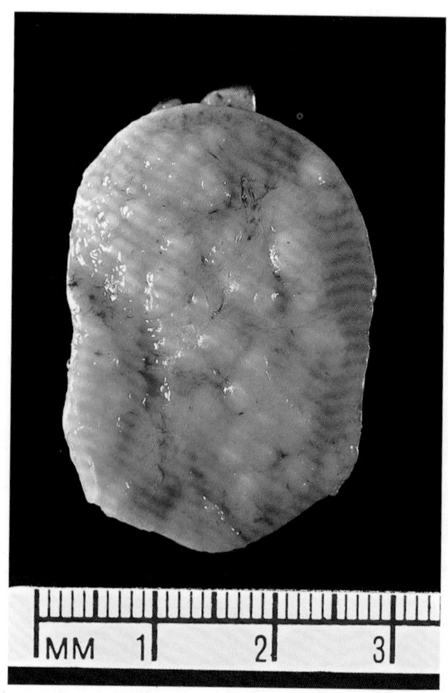

图37.68　滤泡性淋巴瘤累及的一个淋巴结的大体观。可见肿瘤性结节膨出于表面（Courtesy of Dr. R. A. Cooke, Brisbane, Australia; from Cooke RA, Stewart B. Colour Atlas of Anatomical Pathology. Edinburgh: Churchill Livingstone; 2004.）

BCL2蛋白免疫组织化学检查在大约85%的滤泡性淋巴瘤病例呈阳性[71]，因此是与反应性滤泡增生（BCL2呈阴性）鉴别的最有用的标志物之一，但应当认识到，BCL2呈阴性并不能完全除外滤泡性淋巴瘤[621,623-624]。BCL2免疫染色不能用于滤泡性淋巴瘤和其他低级别B细胞淋巴瘤之间的鉴别，后者BCL2也常呈阳性。滤泡生发中心细胞标志物对解决此鉴别诊断问题会更有帮助，如CD10和BCL6[625-626]。

滤泡性淋巴瘤显示免疫球蛋白基因克隆性重排，同时具有滤泡中心B细胞特征，即体细胞高频突变和进行性体细胞突变[627]。

滤泡性淋巴瘤的标志性遗传改变是t(14;18)(q32;q21)，可在90%的病例中发现[628]。其染色体易位造成*IGH*与*BCL2*基因对接可导致BCL2蛋白过表达，后者是位于线粒体内膜的抗凋亡分子，在正常滤泡中心B细胞中的表达通常关闭[629-631]。BCL2蛋白异常表达可导致肿瘤性滤泡中心细胞不发生凋亡。因此，滤泡性淋巴瘤更多是由于细胞聚积而非细胞增殖所致。虽然*BCL2*重排也见于一些弥漫性大B细胞淋巴瘤（DLBCL）病例，但在适当前提下，检测到该分子异常会对滤泡性淋巴瘤诊断提供有力支持，如在与非典型性滤泡增生、伴滤泡性生长方式的边缘区淋巴瘤和套细胞淋巴瘤鉴别时。技术上FISH比PCR更敏感[628,632]。某些滤泡性淋巴瘤类型少有或缺乏*BCL2*重排，包括儿童型滤泡性淋巴瘤、原发性

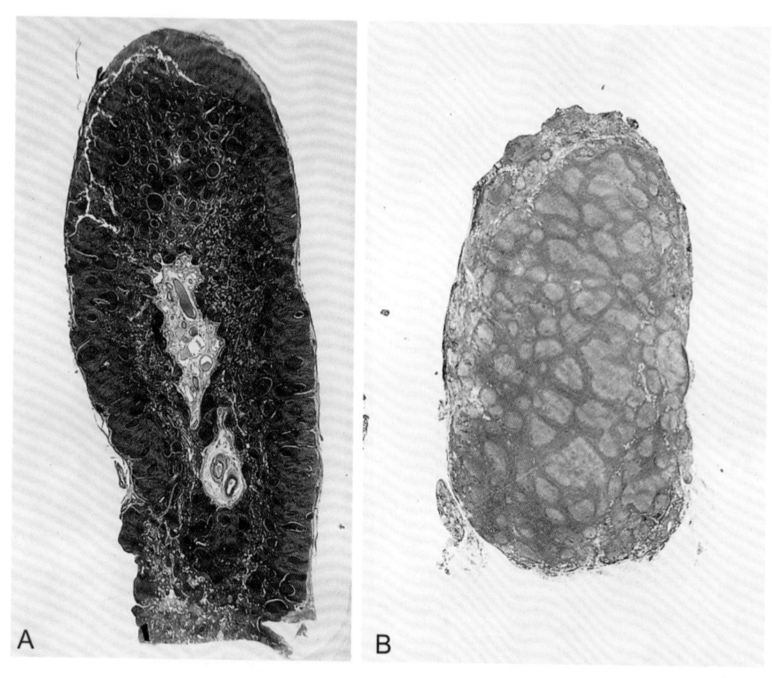

图37.69　滤泡性淋巴瘤中肿瘤性滤泡均匀分布（**B**），与滤泡增生时的典型的以皮质分布为主不同（**A**）

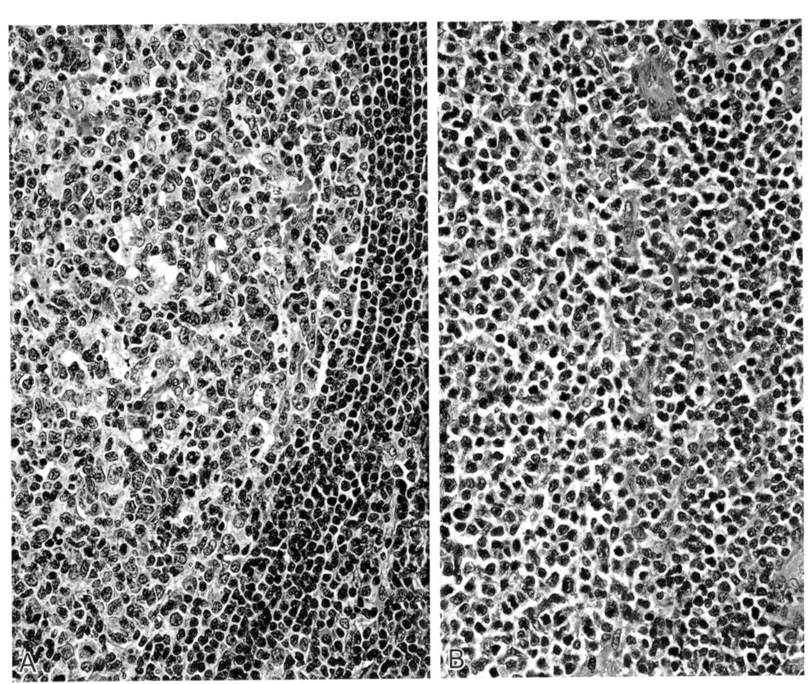

图 37.70　滤泡性淋巴瘤中肿瘤性滤泡的模糊边界（**B**），与滤泡增生时清晰的外套区边界不同（**A**）

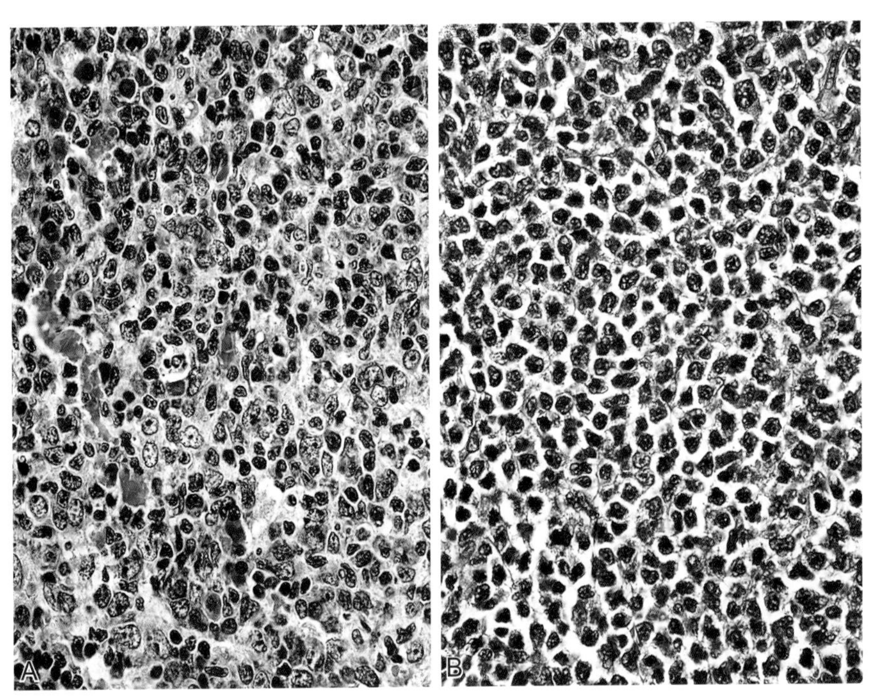

图 37.71　滤泡性淋巴瘤中的均一性小核裂细胞成分（**B**），与滤泡增生时的多形性成分不同——包括存在有可染小体的巨噬细胞（**A**）

皮肤滤泡中心性淋巴瘤以及 3b 级滤泡性淋巴瘤（见下文）[633-638]。

t(14;18) 单独存在似乎不足以引起滤泡性淋巴瘤的发生，因为其很少作为唯一的遗传学异常，甚至在健康人中也常见少量携带 t(14;18) 的 B 淋巴细胞 [639-643]。其他常见的遗传学改变包括 -1p36、+2p15、+6q、+7p、+7q、-9p、+12q、-17p、+18q 和 +X，其中部分与不良预后相关，如 -1p36、-6q、-9p 和 +18q[643-646]。

大约 10% 的病例发生 *BCL6* 易位，一般与 *BCL2* 易位互斥 [637,647]。其常与组织学 3b 级、高增殖指数以及 CD10 和 BCL2 的不常表达相关 [635,648-649]。伴有 6q23-26 缺失或 17p 缺失的滤泡性淋巴瘤转化为高级别 B 细胞淋

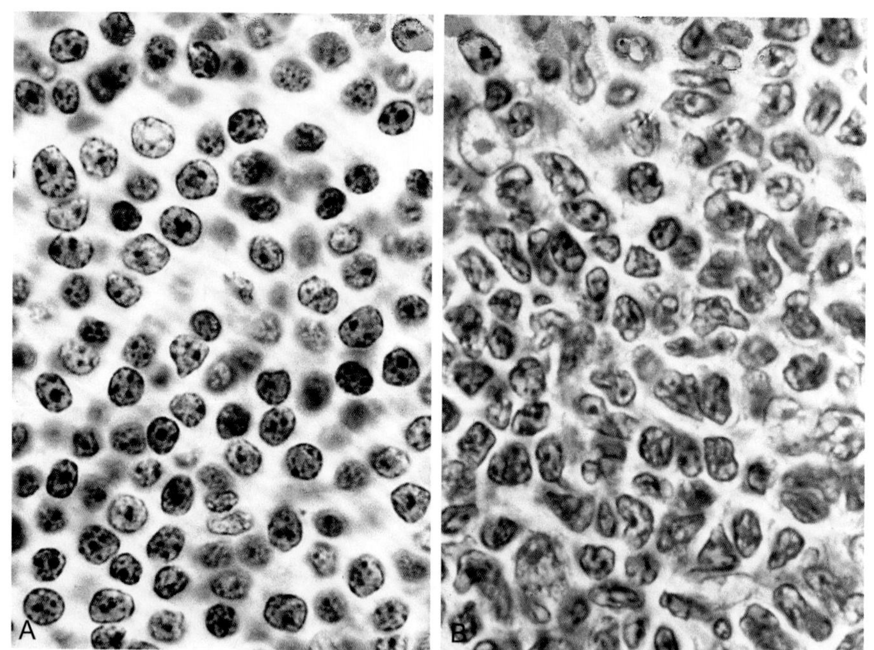

图 37.72 滤泡性淋巴瘤中的核裂细胞（**B**）与小淋巴细胞性淋巴瘤中形态规则的成熟淋巴细胞（**A**）形成鲜明对比

巴瘤的风险增加[631]。介导这种转化的遗传改变可能包括 *MYC* 易位、*TP53* 突变、*BCL2* 突变、累及 P16 和 P15 的 9p21 缺失，以及 *BCL6* 的 5' 非编码区的突变[650-652]。

滤泡性淋巴瘤的基因表达谱会重现正常生发中心 B 细胞的基因表达，而且与静止期 B 细胞者接近，这成就了其惰性本质[38]。微阵列分析结果显示，免疫反应 -1 信号，反映存在 T 细胞和其他免疫细胞的复杂浸润，预示生存期较长；而免疫反应 -2 信号，反映存在单核细胞和树突细胞显著浸润，预示生存期较短[653]。

根据大细胞和小细胞的相对比例，典型的滤泡性淋巴瘤可分为两种类型。因分级可重复性问题和缺乏预后意义，低级别病例现在被指定为 1/2 级，其定义为：每高倍视野有 ≤ 15 个中心母细胞（大 B 细胞）。3 级的定义为：每高倍视野有 > 15 个中心母细胞，并可再细分为 3a 级和 3b 级。伴有混合的中心细胞（小核裂 B 细胞）的病例被归为 3a 级，较常见，而出现实性成片中心母细胞的病例被归为 3b 级。

这些分组之间具有重要的临床差异[654-655]。1/2 级滤泡性淋巴瘤患者多无症状，常有全身性疾病（常累及淋巴结外部位，如肝和骨髓），预后好[656]，为此有些作者甚至建议对其不宜采用激进治疗方案[657-662]。3 级肿瘤就诊时虽然患者肿瘤多呈局限性，但却表现出更具侵袭性的临床过程[617,663]，更容易失去其结节性生长方式而变成弥漫性生长方式。

滤泡性淋巴瘤的淋巴结外播散是可预测的；发生于脾时，常累及 B 细胞衍生区，即偏心性定位于白髓的淋巴滤泡；发生于肝时，则主要浸润门脉周围；骨髓浸润多呈小梁旁分布；发生于皮肤时，可表现为广泛真皮内浸润，而与小血管或皮肤附属器无特殊相关性。

在一些滤泡性淋巴瘤病例（特别是 1/2 级），其外周血内可见恶性细胞；因后者具有显著的核裂，它们曾被血液科医师通俗地称为“臀”细胞（图 37.74）。尚未发现其预后意义。

对 1/2 级滤泡性淋巴瘤患者进行的后续活检或尸检显示，显微镜下，其形态可前后一致，也可进展为 3 级或弥漫性大 B 细胞淋巴瘤（DLBCL）[664-665]。滤泡性淋巴瘤偶尔出现不良的“母细胞性”或“母细胞样”细胞转化，其肿瘤细胞与伯基特淋巴瘤或淋巴母细胞性淋巴瘤相似，这类患者伴有高度侵袭性的临床过程[666]。其发生的高级别恶性肿瘤也可表达 CD30，但仍为成熟 B 细胞肿瘤，而不是间变性大细胞淋巴瘤（ALCL）[667]。

滤泡性淋巴瘤有几种形态变异型，它们包括：

1. 出现可进一步强化其结节性特征的纤细或粗大的纤维化条索病变，由此可能与癌混淆。这种特征在 3 级滤泡性淋巴瘤中更为常见[668]；尤其多发于腹膜后，但也可发生于颈部、纵隔和其他部位。
2. 出现单核细胞样 B 细胞 / 边缘区分化。大约 10% 的滤泡性淋巴瘤可见散在单核样 B 细胞灶，低倍镜下，其形成典型的肿瘤性滤泡周围淡染晕[669-670]。分子分析表明，其与来自于滤泡中心细胞的单核细胞样 B 细胞，为同一克隆起源[671-672]。据称，这个特征在临床上与生存期较短相关[673]。
3. 结节中央蛋白性物质沉积，与一些反应性疾病所见相似，尤其是浆细胞型 Castleman 病（图 37.75）。这种物质是无定形、无细胞、明亮嗜酸性和 PAS 阳性物质[654,674]。超微结构上，其由膜结构、膜结合小泡和电子致密小体组成[654]。据描述其见于 1/2 级滤泡性淋

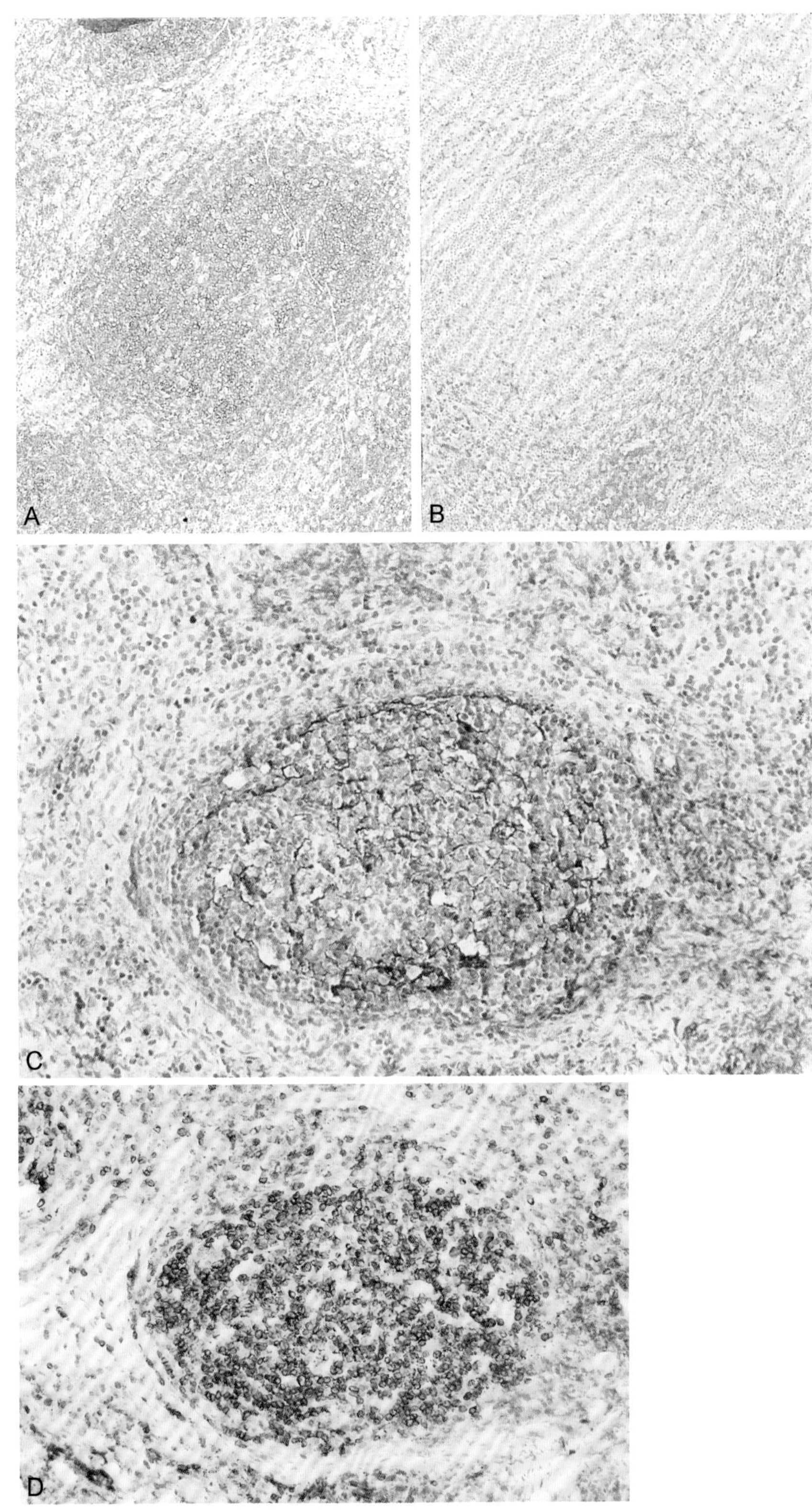

图 37.73　**滤泡性淋巴瘤**。**A**，CD20 染色显示肿瘤性结节并证实其为 B 细胞性质的细胞。**B**，CD3 染色显示滤泡周围环绕的非肿瘤性 T 细胞。**C**，CD21 染色显示肿瘤性滤泡中的大量滤泡树突状细胞。**D**，BCL2 染色显示生发中心中的 B 细胞（Courtesy of Dr. Glauco Frizzera, New York, NY, USA.）

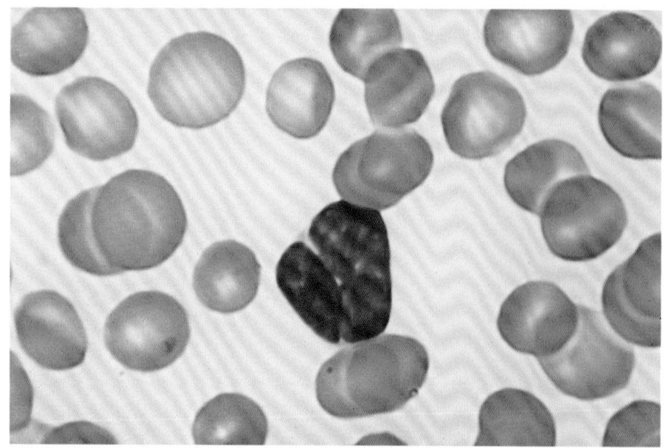

图 37.74 滤泡性淋巴瘤患者的血涂片，显示了所谓“核切迹状细胞”或“臀细胞”

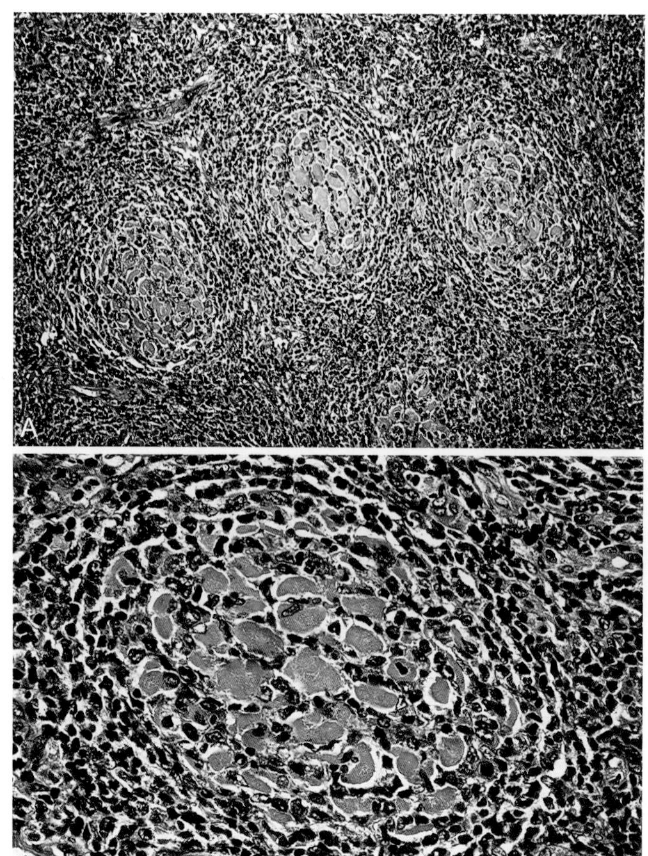

图 37.75 **A** 和 **B**，可见滤泡性淋巴瘤的肿瘤细胞间有蛋白样物质沉积。超微结构上，这些物质部分存在于滤泡树突状细胞的胞质内

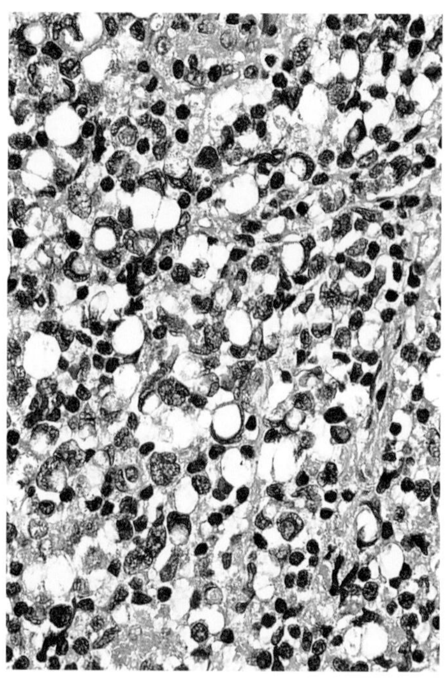

图 37.76 滤泡性淋巴瘤中可见一些肿瘤细胞呈印戒样改变

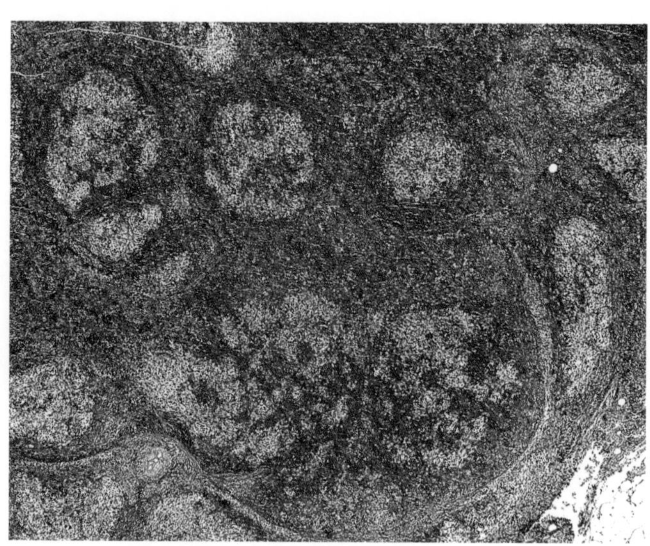

图 37.77 滤泡性淋巴瘤的所谓“花卉样”变异型，指的是被破坏的扩张的肿瘤性滤泡呈花朵样（flower-like）生长方式

巴瘤中 [675]。

4. 出现胞质内大的嗜酸性小体（可能为免疫球蛋白）或一个孤立小泡，将细胞核推向一侧而形成印戒样外观 [676]（图 37.76）。
5. 在一些或许多肿瘤性滤泡中心细胞中出现明显的浆细胞分化 [669,677]。
6. 出现伴有脑回状核（与 T 细胞淋巴瘤细胞相似）[678] 或多分叶核细胞 [679]。
7. 肿瘤性滤泡被可能是外套区来源的小圆淋巴细胞渗透，其形态与进行性转化生发中心（“花卉”型）相似（图 37.77）[63,680]。
8. 出现由肿瘤性淋巴细胞胞质和胞质突起构成的菊形团结构，其形态与神经内分泌肿瘤相似（图 37.78）[270]。
9. 出现类似于玻璃样血管型 Castleman 病的透明血管滤泡。
10. 低倍镜下出现与通常染色模式相反的模式，即肿瘤性滤泡似乎比周围淋巴组织染色更深。这种模式被称为

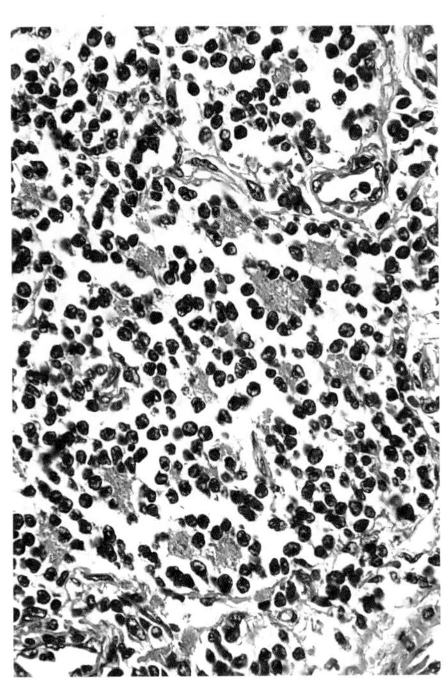

图 37.78　滤泡性淋巴瘤中可见一些淋巴细胞成花环状排列

滤泡性淋巴瘤的“反转”或“翻转”变异型，无预后意义[681]。

11. 显著的上皮样肉芽肿反应[682]。
12. 受累淋巴结残存局灶反应性生发中心。这个特征强烈提示其为疾病局限期[683]，这类病例可能是原位性滤泡性肿瘤（见下文）。

在缺乏生发中心外浸润或其他滤泡性淋巴瘤证据的情况下，在一些反应性淋巴结中可检测到 BCL2 阳性生发中心。这类情况可能会发生在有滤泡性淋巴瘤或其他类型的淋巴瘤的患者，但也可能会发生在健康个体。BCL2 阳性生发中心的存在并不一定就预示真性淋巴瘤的发生，应诊断为**原位滤泡性肿瘤（in situ follicular neoplasia）**而非滤泡性淋巴瘤[407,684-685]。

儿童型滤泡性淋巴瘤是 2016 版 WHO 分类中的一个独立病种[407,686-687]，为通常发生于儿童的局限性疾病，但也有成人发病的报道。它通常具有母细胞样大细胞为主的 3b 级特征。这些病例常不表达 BCL2 并应缺乏 t(14;18)。它们的临床病程呈惰性，仅在病变呈局限性且不能有弥漫区的情况下才能做出诊断。

大 B 细胞淋巴瘤伴 *IRF4* 重排是 2016 版 WHO 分类中的一个暂定病种，也多见于儿童和年轻人，缺乏 t(14;18)，常局限于颈部淋巴结或 Waldeyer 环[686,688]。它们可呈滤泡性或弥漫性生长，对 BCL6 和 IRF4（MUM1）呈强阳性表达，常有 *IRF4* 易位。虽然与儿童型滤泡性淋巴瘤相比侵袭性高，但它们对淋巴瘤的治疗反应良好。

十二指肠型滤泡性淋巴瘤是 WHO 分类中的一个独立病种，一般临床分期低，与传统滤泡性淋巴瘤或其他胃肠道部位累及的滤泡性淋巴瘤相比更为惰性[689]。

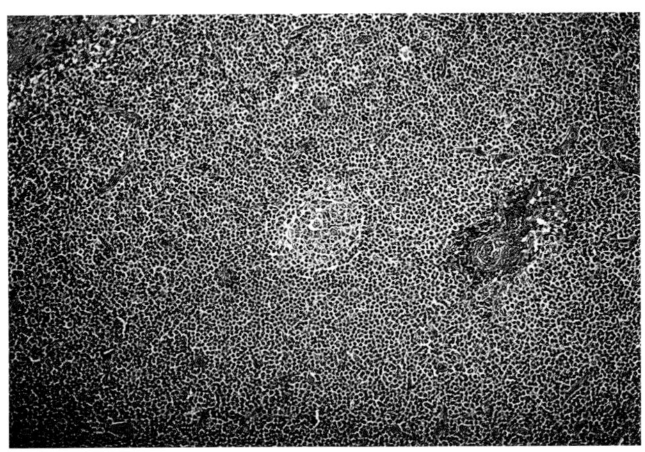

图 37.79　套细胞淋巴瘤围绕着一个残留的小生发中心

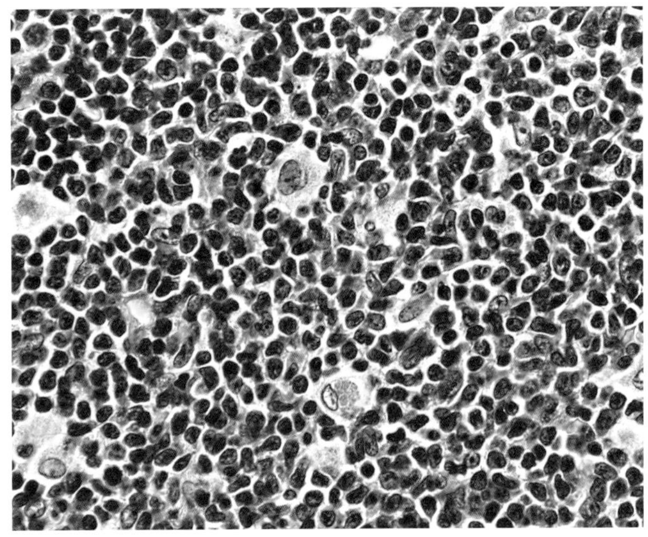

图 37.80　**套细胞淋巴瘤的高倍镜观**。可见胞核有轻度形态异常，介于小核裂滤泡性淋巴瘤和小淋巴细胞性淋巴瘤之间。注意个别上皮样组织细胞，这是套细胞淋巴瘤的特征性伴随表现

套细胞淋巴瘤

套细胞淋巴瘤（mantle cell lymphoma）是一类具有相对侵袭性的小 B 淋巴细胞肿瘤，曾被称为中间淋巴细胞性、外套区、中心细胞性和弥漫性小核裂细胞淋巴瘤[690-692]，占所有非霍奇金淋巴瘤的 3%～10%。同滤泡性淋巴瘤，它常发生于中年人和老年人[693-694]。低倍镜下，套细胞淋巴瘤多呈弥漫性淋巴瘤改变，但也可呈结节状和外套区生长（图 37.79）[695]。套细胞淋巴瘤的肿瘤细胞小，常显示有不规则的锯齿状胞核，类似于缺乏大细胞成分的小核裂细胞滤泡性淋巴瘤（图 37.80）[696]。有时这些肿瘤细胞中有些显示浆细胞分化[697]。在有些病例，其肿瘤细胞的胞核较大，伴有更松散染色质和更高的增殖指数（“母细胞样”或“多形性”变异型）[698]（图 37.81），但其淋巴瘤细胞大小仍保持均匀一致，不同于 CLL/SLL 和滤泡性淋巴瘤。常见混杂上皮样组织细胞，但其不聚集成团或形成肉芽肿，也不含有细胞碎片。套

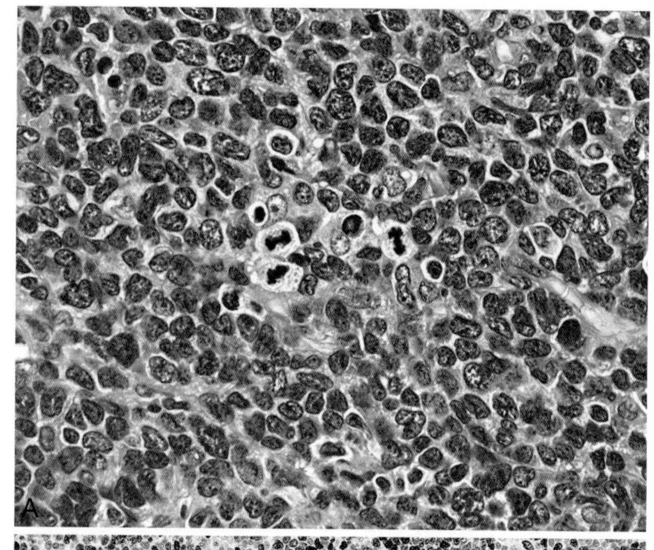

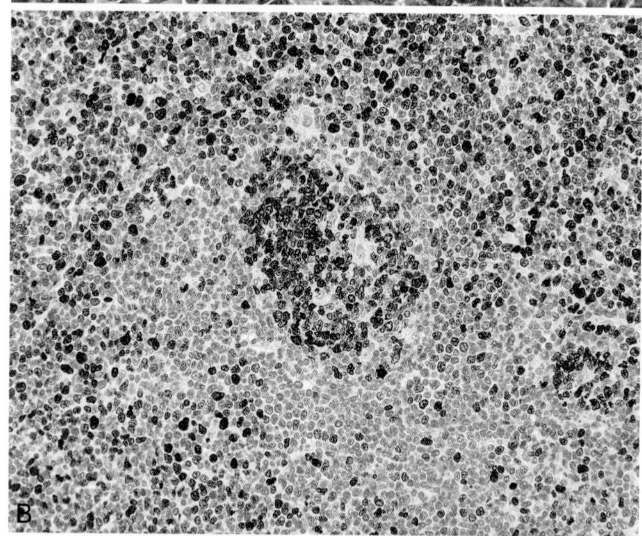

图 37.81 **套细胞淋巴瘤的所谓“母细胞样变型”**。**A**，HE 染色切片显示有高度核分裂活性。**B**，其大比例的肿瘤细胞 MIB-1 免疫反应呈核阳性

细胞淋巴瘤的母细胞样亚型（有时为经典型）可能会伴有血、骨髓和脾受累（“套细胞白血病”）[699-702]。

套细胞淋巴瘤的肿瘤细胞为免疫球蛋白（IgM，也常有 IgD）阳性和限制性轻链表达的成熟 B 细胞；表达 B 细胞相关抗原，如 CD19、CD20、CD79A 和 PAX5，并异常表达 CD43 和 CD5[703-704]。其一般缺乏 CD23 表达，故有助于其与 SLL 鉴别[572,705]，而其对 CD5 呈阳性则有助于其与滤泡性和边缘区淋巴瘤鉴别。但应强调的是，CD5 表达并不仅见于套细胞淋巴瘤[706]，也可见于与套细胞淋巴瘤无关的弥漫性大 B 细胞淋巴瘤（DLBCL）[707]。大多数套细胞淋巴瘤病例显示核表达细胞周期蛋白 D1，这与 t(11;14) (q13;q32) 的发生相关（图 37.82）[708-709]。极少数套细胞淋巴瘤病例细胞周期蛋白 D1 呈阴性，此时则常有 SOX11 表达[575]。

套细胞淋巴瘤的免疫球蛋白基因有克隆性重排而缺乏可变区突变，这表明其为幼稚（naive）B 细胞分化[710-711]。几乎所有病例均显示有 t (11;14)(q13;q32) 导致的 *CCND1*

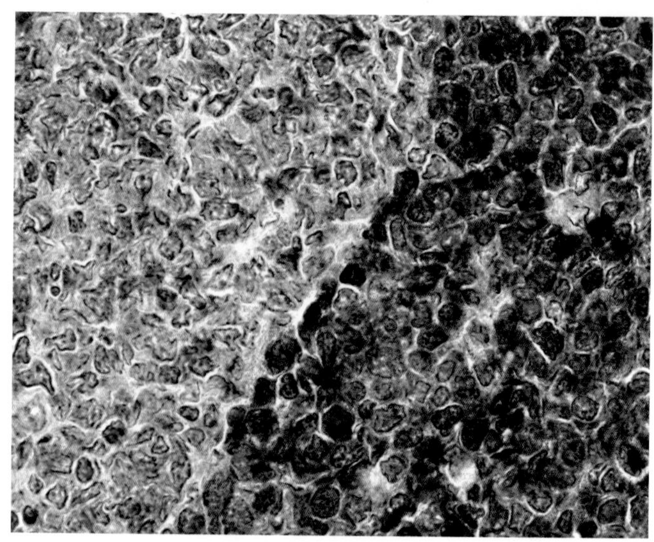

图 37.82 套细胞淋巴瘤细胞周期蛋白 D1 免疫反应呈阳性

（细胞周期蛋白 D1）与 *IGH* 基因融合（核型分析检出率为 70%，而分子学方法检出率几近 100%）[692,712]。其结果导致细胞周期蛋白 D1 过表达，促进细胞增生。除了部分浆细胞骨髓瘤病例之外，*CCND1* 易位几乎为套细胞淋巴瘤所特异，因此，*CCND1* 易位有助于套细胞淋巴瘤的诊断[713-714]。*CCND1* 易位的 FISH 检测敏感性最高（大于 95%），优于传统细胞遗传学、Southern 杂交或 PCR 方法[712,715]。套细胞淋巴瘤的其他常见遗传改变包括：*ATM*（11q22-23）失活性突变，*INK4a/ARF*（p16）纯合性缺失，以及 *TP53* 突变[710,716-717]。母细胞样 / 多形性变异型与 *TP53* 突变、*MYC* 异常和四倍体有关[718-721]。

微阵列分析显示，套细胞淋巴瘤具有不同于其他淋巴瘤的独特基因表达特征，并进一步证实存在细胞周期蛋白 D1 阴性的套细胞淋巴瘤亚型（发生率达 7%）[722-723]。后者部分表达细胞周期蛋白 D2 或细胞周期蛋白 D3 而不表达细胞周期蛋白 D1[723-725]，且大多数表达 SOX11[575]。套细胞淋巴瘤与伴有明显外套区细胞的滤泡增生（“外套区增生”）和 Castleman 病的鉴别可能很困难[70]。采用免疫组织化学技术证明细胞周期蛋白 D1 表达并确定细胞克隆性至关重要。套细胞淋巴瘤的鉴别诊断还包括 1 级滤泡性淋巴瘤。一个重要的鉴别点是：套细胞淋巴瘤完全缺乏中心母细胞和免疫母细胞样细胞。虽然细胞周期蛋白 D1 表达有助于诊断，但其对套细胞淋巴瘤并不特异，其也可表达于毛细胞白血病、多发性骨髓瘤和 CLL/SLL 的增生中心。

最后，套细胞淋巴瘤的母细胞样型需要与 T 或 B 细胞性淋巴母细胞性淋巴瘤鉴别[556]。

套细胞淋巴瘤患者的中位生存时间为 3～5 年。与滤泡性淋巴瘤相比，其累及范围更广泛，化疗反应也更差[709,726]。套细胞淋巴瘤的母细胞变异型有更为侵袭性的临床过程[690,727]。也有罕见的惰性套细胞淋巴瘤的报道[728]。增殖指数是所有套细胞淋巴瘤类型的强预后指标，

增殖指数＞30% 时与不良预后相关[729]。故对所有新诊断标本均应进行 Ki67 染色检查。

有些克隆性套细胞增生病例具有更惰性的临床过程。**白血病性非淋巴结套细胞淋巴瘤（leukemic nonnodal mantle cell lymphoma）**就是这类例子之一[730]。除了缺乏淋巴结受累之外，脾易被侵犯，SOX11 呈阴性。伴有细胞周期蛋白 D1 阳性细胞局限于外套区且不伴有周围结构浸润或弥漫性淋巴结内受累的病例，现在被称为**原位套细胞肿瘤（in situ mantle cell neoplasia）**，其进一步进展的发生率很低[731]。

弥漫性大 B 细胞淋巴瘤及其相关疾病

弥漫性大B细胞淋巴瘤（diffuse large B-cell lymphoma, DLBCL）包括一组异质性疾病。旧称网织细胞肉瘤、后称组织细胞性淋巴瘤的名称目前都已被弥漫性大 B 细胞淋巴瘤这个名称取代。形态学上，其特征为具有核仁明显的泡状胞核及胞质相对丰富的大细胞，免疫表型上表达 B 细胞标志物。一般来讲，DLBCL 的诊断仅依据少数标志物组合并证明其弥漫性增生的大细胞为 B 细胞系即可做出，但由于目前 DLBCL 存在众多亚型，需要进行额外分析；同时其有大量预后标志物，也需要进行个例分析。

作为一组疾病，DLBCL 既可发生于儿童，也可发生于成人，但大多发生于成人[732]。与大多数其他淋巴瘤相比，DLBCL 更多表现为淋巴结外病变，患者就诊时其病变也更多为局限性病变。DLBCL 病程进展迅速，如果不治疗则预后很差。DLBCL 在所谓的侵袭性淋巴瘤中所占比例很高[733-734]。然而，其多药物化疗效果良好，尤其是采用联合利妥昔单抗的疗法时（抗 CD20 治疗）[735-737]，而且目前针对部分亚型的新疗法正在开发中[738]。在许多病例，DLBCL 局限于横膈一侧（40%，不同于滤泡性淋巴瘤的 90%）[739]。DLBCL 中骨髓或肝受累比滤泡性或小淋巴细胞性淋巴瘤中少见[740]。大约 40% 的病例其病变发生于淋巴结外，如消化系统、皮肤和骨骼系统[739]。肝或脾受累常表现为散在分布的大的瘤块，而不像由小淋巴细胞组成的淋巴瘤常表现为多发小结节状或粟粒样。DLBCL 中受累淋巴结常明显增大，为均质的、个体化的，少有或缺乏坏死（图 37.83）。

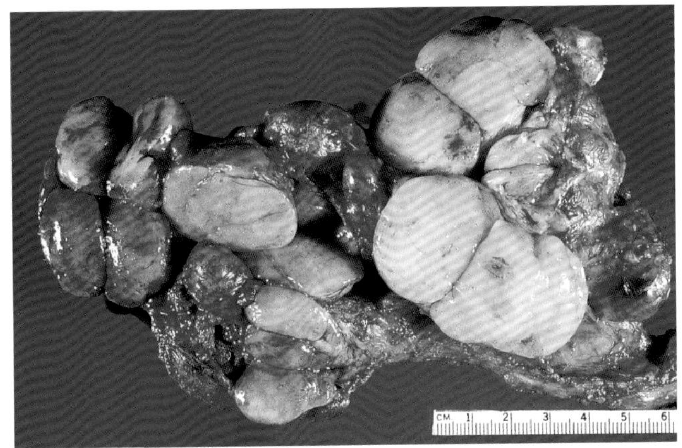

图 37.83 弥漫性大 B 细胞型非霍奇金淋巴瘤累及的淋巴结的大体观。可见肿大的淋巴结切面呈均一的棕褐色

显微镜下，如其定义，DLBCL 的淋巴结受累方式是弥漫性的。然而，其可为完全性弥漫或部分性弥漫，有时为滤泡间或淋巴窦方式（见下文）。淋巴结外常有扩展，有时可有硬化。核分裂象多见，并可有星空现象。

以前由生发中心（大核裂和无裂；中心母）细胞（图 37.84）和由免疫母细胞组成的肿瘤是根据细胞特征区分，免疫母细胞有大的泡状胞核，核仁明显居中，核膜厚，胞质嗜双色性和嗜派若宁深染，并且有明显核周晕（图 37.85）。由于这种区分在观察者内和观察者间可重复性差，已不再推荐。

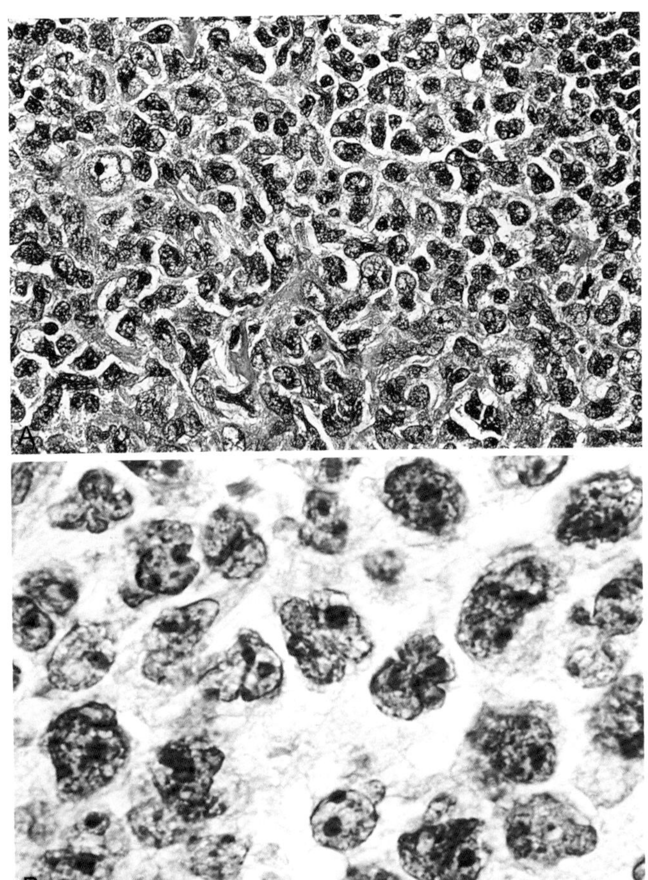

图 37.84 中倍镜观（**A**）和高倍镜观（**B**），可见弥漫性大 B 细胞淋巴瘤的大核裂细胞

大多数 DLBCL 病例被归类为“非特指型（not otherwise specified, NOS）”，但即使在这一组，它们之间也有显著的形态学变异。大多数变异型对治疗和预后并无差异，因此，对它们不常规进行亚分类。但由于可能导致误诊，认识这些变异型十分重要，如下所述：

1. **硬化**。弥漫性大细胞淋巴瘤可发生显著硬化，与滤泡性淋巴瘤中所见相似（图 37.86）[668,674,741-742]。这种物质主要由Ⅰ、Ⅲ和Ⅴ型胶原和纤连蛋白（fibronectin）组成[743]。硬化在纵隔（胸腺）大 B 细胞淋巴瘤中尤其

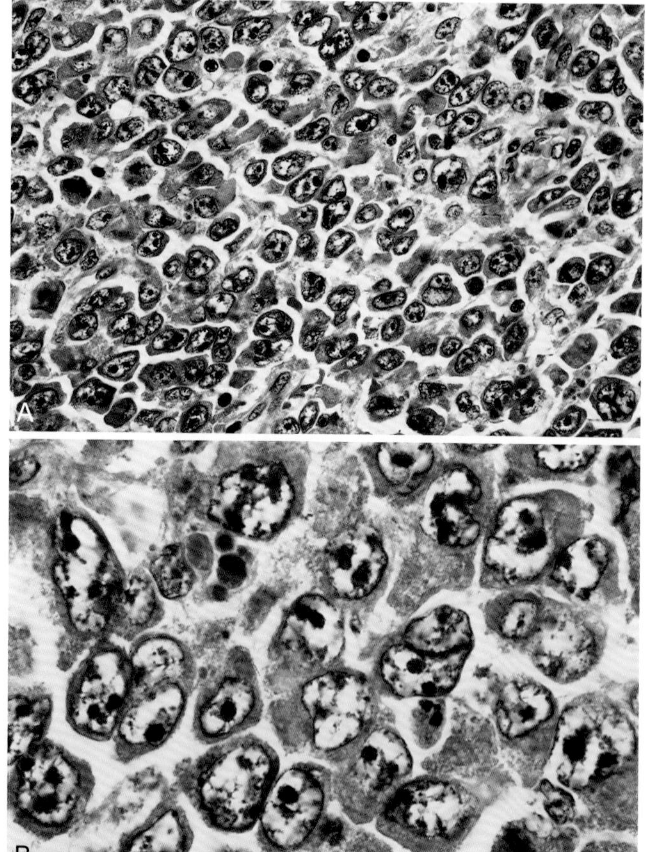

图 37.85 中倍镜观（**A**）和高倍镜观（**B**），可见弥漫性大 B 细胞淋巴瘤的免疫母细胞特征

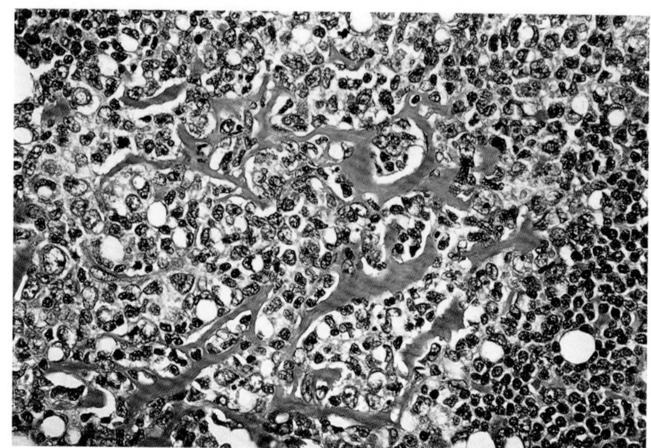

图 37.86 弥漫性大 B 细胞淋巴瘤的显著硬化和玻璃样变

常见。

2. **肿瘤细胞梭形变**。这种现象可能与上文所述的纤维化有关，似乎在纵隔和骨的大细胞淋巴瘤中更为常见，但也可见于包括淋巴结在内的其他任何部位[744]。肿瘤细胞梭形变被认为与生发中心 B 细胞起源的特征性标志物的存在有关[745]。
3. **黏液样间质存在**。黏液样间质存在可能类似于黏液样恶性纤维组织细胞瘤或黏液样软骨肉瘤的表现（图 37.87）[746-747]。

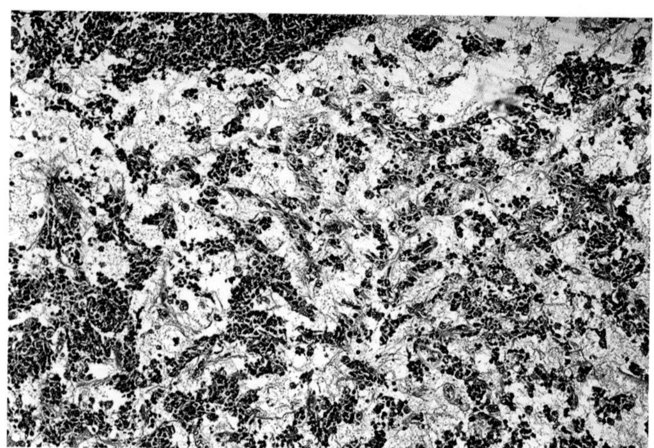

图 37.87 弥漫性大 B 细胞淋巴瘤的间质黏液样变。这是一种少见现象

4. **花环结构形成**。这种独特的改变最早是在滤泡性淋巴瘤中描述的，也可见于大细胞淋巴瘤。超微结构研究表明，花环结构中央的物质是由复杂的细胞突起构成的[748]。
5. **丝状细胞突起**。这种现象为超微结构研究所见，可能与上文所述的改变有关。形态上其有时与癌、间皮瘤和其他肿瘤中所见相似。呈现这种奇观改变的大细胞淋巴瘤曾被称为海葵细胞、微绒毛、丝状细胞、绒毛状细胞以及豪猪淋巴瘤[749-750]。
6. **印戒征**。这种改变在滤泡性淋巴瘤中更常见，但偶尔也可见于大细胞淋巴瘤，可类似于转移性腺癌[751]。
7. **淋巴窦性播散**。有淋巴窦性播散时，肿瘤细胞主要或全部局限于淋巴窦内，导致其表现酷似转移癌、恶性黑色素瘤或间变性大细胞淋巴瘤（图 37.88）[737,752]。这类病例也可显示间变性形态，甚至表达 CD30，但不应将其诊断为间变性大细胞淋巴瘤（ALCL），后者为 T 或裸细胞来源的独特病种。
8. **滤泡间生长方式**。这种生长方式在 T 细胞肿瘤中更常见，但也可发生在 B 细胞肿瘤中。
9. **多叶核**。虽然这一改变起初被认为是 T 细胞肿瘤的特征，但目前发现其也可见于 B 细胞肿瘤中[753-754]。

免疫表型方面，根据定义，DLBCL 为单型性 B 细胞肿瘤，对 B 细胞系标志物呈阳性（最重要的是 CD20，但对 CD19、CD79A 和 PAX5 也呈阳性），并不同程度地表达免疫球蛋白（表面或胞质）[755]。滤泡中心细胞标志物 CD10 和 BCL6 分别在 40% 和 60% 的病例中表达。部分病例表达后生发中心细胞或浆细胞相关的标志物，如 CD38、VS38 和 MUM1。大约 50% 的病例表达 BCL2 蛋白。少数 DLBCL 表达 CD30 且通常呈异质性表达。10% 的病例表达 CD5，在这类病例必须除外套细胞淋巴瘤的多形性变异型。Ki67 染色通常各不相同，但通常有高增殖指数，部分病例增殖指数甚至可接近 100%。细胞角蛋白表达罕见，这类病例易被误诊为癌[756]。

作为 B 细胞系肿瘤，DLBCL 显示免疫球蛋白基因克

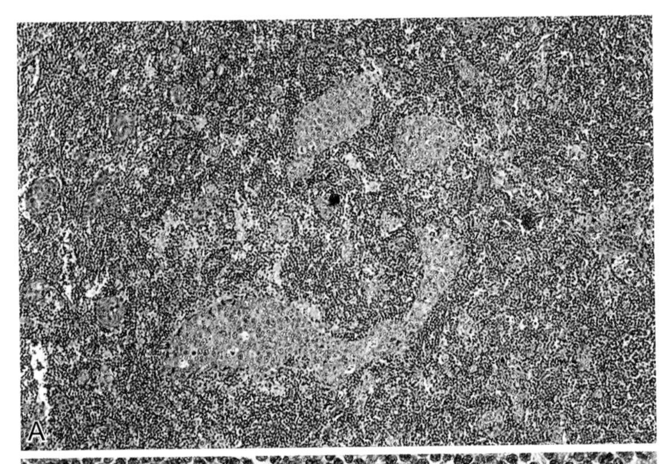

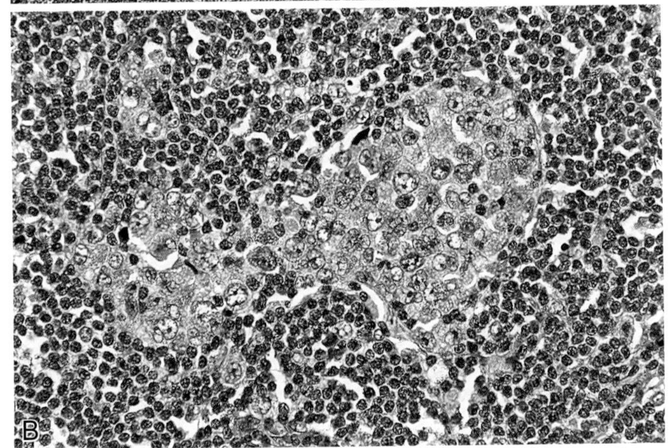

图 37.88 **A 和 B**，呈窦性生长方式的大 B 细胞淋巴瘤，类似于转移性肿瘤

隆性重排。IGH 的可变区通常发生高频突变，部分病例显示有进行性体细胞突变，提示其处于生发中心或后生发中心 B 细胞分化阶段 [757]。

大约 20% 的 DLBCL 病例显示由于发生 t(14;18)(q32;q21) 易位而导致的 *BCL2* 重排——滤泡性淋巴瘤的一个标志 [758-760]。这类病例可能是从已知的或隐匿的滤泡性淋巴瘤转化而来的，或可能是在缺乏前期滤泡性淋巴瘤病变的情况下直接演变为 DLBCL 的。然而，DLBCL 的发生还需要其他的遗传学改变，如 *TP53* 突变。*BCL6* 基因编码的转录因子是次级淋巴滤泡形成和 T 细胞依赖性抗体反应所必需的。其表达异常在 DLBCL 发生的原始致病通路中具有重要作用。在大约 35%DLBCL 病例中，*BCL6*（3q27）可与多种伙伴基因发生易位（与位于 14q32 的 *IGH* 基因发生易位最常见）而导致 BCL6 蛋白过表达，引起持续性增生状态，其中还可发生其他突变 [761-764]。这种易位并非 DLBCL 特异的，也可发生于部分滤泡性淋巴瘤 [648,765]。此外，大约 75% 的 DLBCL 病例显示有 *BCL6* 基因 5′ 非编码区体细胞突变，此现象也常见于其他生发中心和后生发中心 B 细胞淋巴瘤 [766-767]。至少部分这种突变会导致 *BCL6* 表达失调 [768]。这些突变独立于 *BCL6* 易位发生，是由针对免疫球蛋白基因可变区的同一体细胞高频突变机制引起的 [769-770]。高达 10% 的 DLBCL 病例可见 *MYC*（8q24）易位 [771-774]。与伯基特淋巴瘤不同，其 *MYC* 基因可能与一个非免疫球蛋白基因融合，其核型是复杂的。DLBCL 中 *MYC* 易位与高度侵袭性生物学行为相关 [775]。DLBCL 中 *MYC* 易位常伴有 *BCL2* 或 *BCL6* 易位，这种“双打击”淋巴瘤有特别侵袭性的生物学行为 [776]。在具有 DLBCL 形态学特征的病例，仅发生 *MYC* 易位并不改变其 DLBCL, NOS 的诊断；然而，在发生“双打击”的病例，目前的诊断要改为**伴 *MYC* 和 *BCL2* 和（或）*BCL6* 重排的高级别 B 细胞淋巴瘤（high-grade B-cell lymphoma with *MYC* and *BCL2* and/or *BCL6* rearrangements）**（见下文）。因此，对诊断为 DLBCL, NOS 的患者推荐常规进行 FISH 检测，以明确这三个基因的易位情况。免疫组织化学检测表达 *MYC*、*BCL2* 和（或）*BCL6* 与 FISH 检测发现易位并不直接相关，但所谓的双表达淋巴瘤也与预后更差有关 [777]，因此，一些医学中心常规进行 *MYC* 免疫组织化学染色以识别这组病变。

基因表达谱研究可以识别 DLBCL 的三个主要分组 [33-34,38,778-779]：①生发中心 B 细胞样（germinal center B cell-like, GCB）DLBCL，它们表达生发中心 B 细胞的特征性基因，与存在 t(14;18) 和 *C-REL* 扩增相关；②活化 B 细胞样（activated B cell-like, ABC）DLBCL，它们表达外周血 B 细胞体外活化时正常诱导产生的基因，与存在 *BCL6* 易位、*PRDM1/BLMP1* 失活和 NFkB 活化（由编码 NFkB 通路成分的基因发生体细胞突变引起，如 *A20/TNFAIP3* 和 *CARD11*）相关；③无法归入前两组的第 3 型 [34]。GCB 组的预后优于 ABC 组的预后，经 CHOP 和 CHOP 样治疗后两者的 5 年总生存率分别为 60% 和 35%[39]。虽然对这些亚型进行基因表达谱分析的技术在大多诊断实验室难以应用，但已推荐了几种免疫组织化学法则来区分 GCB 组和非 GCB 组淋巴瘤。其中 Hans 法则最为常用，已推荐用于所有 DBLCL, NOS 病例 [40]。Hans 法则采用三种免疫组织化学标志物：CD10、BCL6 和 MUM1。GCB 组定义为 CD10 阳性（不考虑 BCL6 或 MUM1 状态），或如果呈 $CD10^-/BCL6^+/MUM1^-$。其余所有（$CD10^-/BCL6^+/MUM1^+$ 或 $CD10^-/BCL6^-/MUM1^{+/-}$）均考虑为非 GCB 型。尽管这种方法与比较基因组杂交（CGH）分析并不完全匹配，其仍有助于进行疾病预后意义分组，并且对于非 GCB 型 DLBCL 已推荐了一些新颖的疗法 [738,780]。WHO 分类目前将 GCB 型和 ABC 型列为 DLBCL, NOS 亚组 [407]。

虽然 2016 版 WHO 分类将大多数 DLBCL 病例归入 NOS 范畴，但其分类中还定义了若干 DLBCL 特殊亚型 [407]。一些是非淋巴结原发的亚型，将在本书其他部分讨论，包括原发性纵隔（胸腺）大 B 细胞淋巴瘤、原发性皮肤 DLBCL, 腿型、原发性中枢神经系统 DLBCL、EBV^+ 黏膜皮肤溃疡以及淋巴瘤样肉芽肿病。**血管内大 B 细胞淋巴瘤（intravascular large B-cell lymphoma）**［亲血管性淋巴瘤（angiotropic lymphoma）］[781] 是一种可发生于淋巴结或其他任何器官的系统性恶性疾病。其最初被认为是血管内皮细胞的多中心性恶性转化，故曾被称为恶性血管内皮细胞瘤病，但目前已知其为一类具有明显亲血管特性的大 B 细胞淋巴瘤 [782]。

富于 T 细胞 / 组织细胞性大 B 细胞淋巴瘤（T-cell/histiocyte-rich large B-cell lymphoma）中大 B 细胞被反

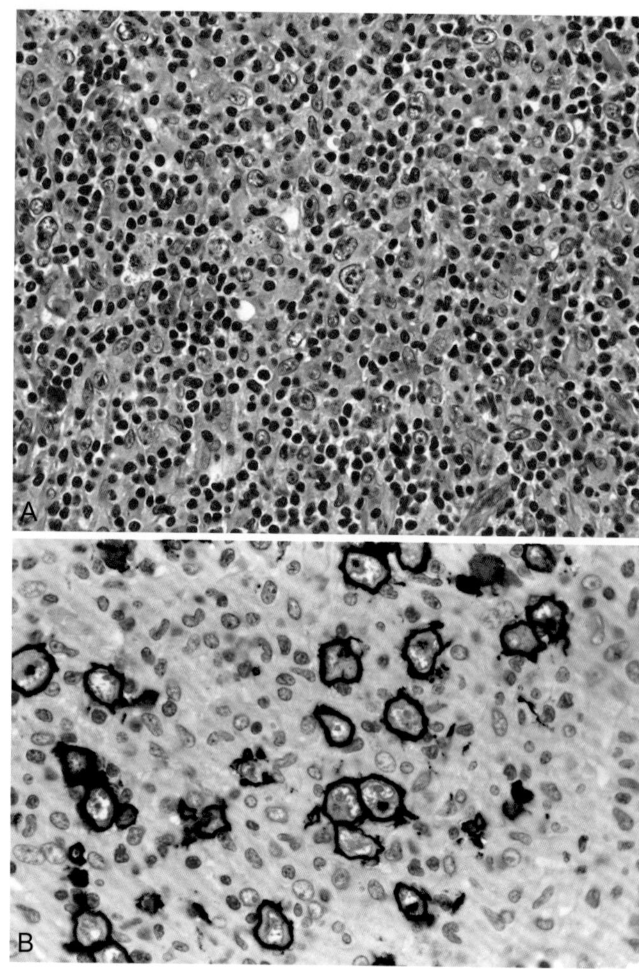

图 37.89　**富于 T 细胞 / 组织细胞性大 B 细胞淋巴瘤**。**A**，HE 染色；**B**，肿瘤性大细胞 CD20 免疫反应呈胞膜和高尔基体阳性

应性 T 细胞成分所掩盖（图 37.89）[783-784]，其肿瘤细胞占全部细胞的比例可能仅在 10% 以下。其生长方式为弥漫性生长，伴有纤细间质纤维化。其主要的鉴别诊断是 NLPHL，两者具有许多共同的表型特征 [785]，但 NLPHL 应显示结节状生长方式，通常混有小 B 淋巴细胞。有些作者对区分两者的必要性提出了质疑 [786]，但两者之间的确存在着较大的临床、形态学和分子遗传学差异。临床上，富于 T 细胞 / 组织细胞性大 B 细胞淋巴瘤更具侵袭性 [787]，呈现不同的滤泡树状突细胞染色方式 [788]。比较基因组杂交分析显示，两者呈不同的遗传学模式 [789]。

慢性炎症相关性 DLBCL（DLBCL associated with chronic inflammation）。这种变异型发生在有长期慢性炎症基础上，且常与 EBV 相关 [755]。大多数病例累及体腔或狭窄间隙，最初被称为脓胸相关淋巴瘤，因其可累及长期有脓胸的患者的胸腔 [790]。有些病例是在其他外科标本中偶然发现的，如脾囊肿、鞘膜囊肿和心房黏液瘤标本 [791]。

EBV 阳性 DLBCL, NOS（EBV-positive DLBCL, not otherwise specified）过去被称为老年人 EBV 阳性 DLBCL 或老年性 EBV 阳性淋巴增殖性疾病 [792]。这是一种可发生于任何年龄、但最常见于 50 岁以上成人、无明显免疫缺陷患者的 DLBCL 类型 [793-796]。根据定义，原位杂交检测其 EBV 呈阳性。其常伴有坏死，但缺乏特异性或独特的形态学改变。EBV 阳性 DLBCL, NOS 的诊断是一种排除性诊断，即当 1 例病例符合其他明确 DLBCL 类型时（如慢性炎症相关性 DLBCL、EBV 阳性黏膜皮肤溃疡或浆母细胞性淋巴瘤），就不做出此诊断。

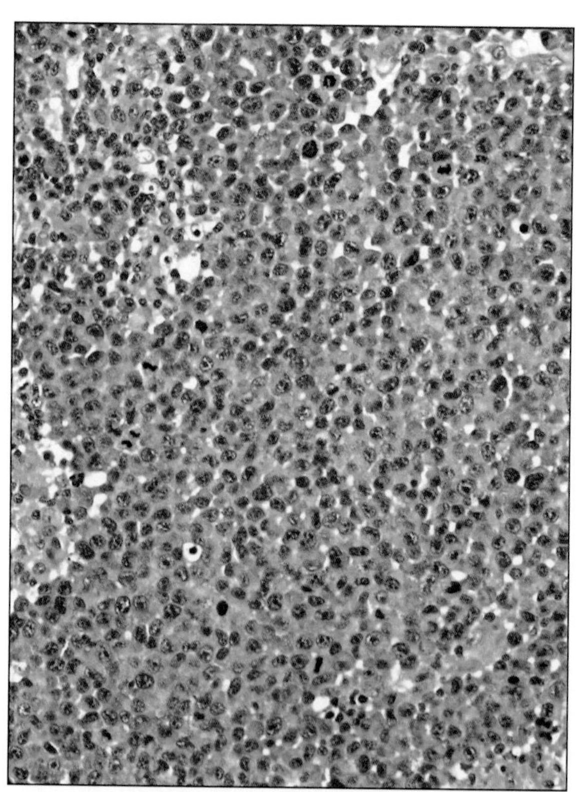

图 37.90　浆母细胞性淋巴瘤病例中的肿瘤细胞具有相当细腻的核染色质、丰富的嗜酸性胞质，核分裂活跃

浆母细胞性淋巴瘤（plasmablastic lymphoma）最初被描述为与 HIV 感染相关的口腔发生的肿瘤性增生，但其也可发生于包括淋巴结在内的任何部位，并与其他免疫缺陷原因或老龄化有关 [797-799]。已描述了两种浆母细胞性淋巴瘤形态学亚型。一种是单型性亚型，更具典型的 DLBCL 特征：细胞大，伴有泡状胞核，有单个居中的显著的大核仁或多个边集核仁，有丰富的嗜碱性胞质（图 37.90）。另一种是浆细胞亚型，可能类似于间变性浆细胞瘤，伴有多核和核周晕。浆母细胞性淋巴瘤的免疫表型通常与浆细胞相同，呈 $CD45^-$、$CD20^-$、$CD79a^{+/-}$、$PAX5^-$、$CD38c^+$、$VS38^+$、$CD138^+$ 和 $MUM1^+$。不同程度表达胞质免疫球蛋白。EBV 阳性见于 60%～75% 的病例，而 HHV8 呈阴性。免疫球蛋白重链（IGH）重排分析可确定其为 B 细胞系，*MYC* 易位见于大约半数的病例 [800-801]。

对于具有 DLBCL 形态学特征但缺乏 CD20、CD79A 或 PAX5 等常见 B 细胞标志物表达的病例以及有间变性骨髓瘤特征但 EBV 阳性的病例，应考虑浆母细胞性淋巴瘤的诊断。其他形态上类似浆母细胞性淋巴瘤的疾病包括：ALK^+ 大 B 细胞淋巴瘤、原发性渗出性淋巴瘤的组织浸润以及 Castleman 病相关的 $HHV8^+$DLBCL（见下文）。这些

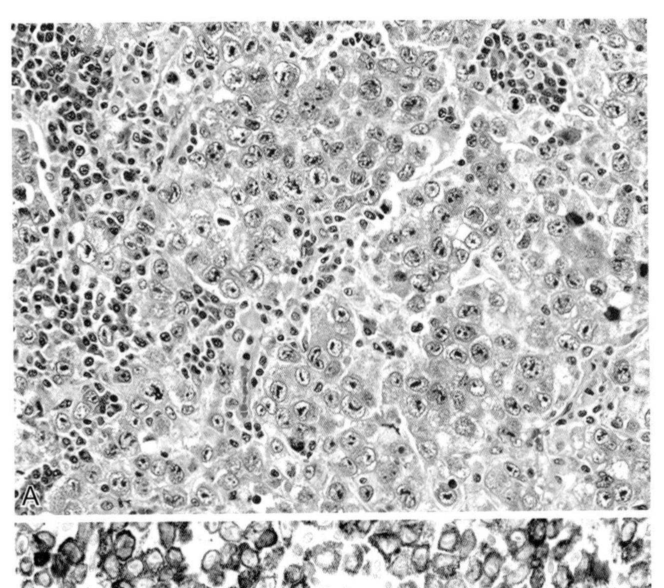

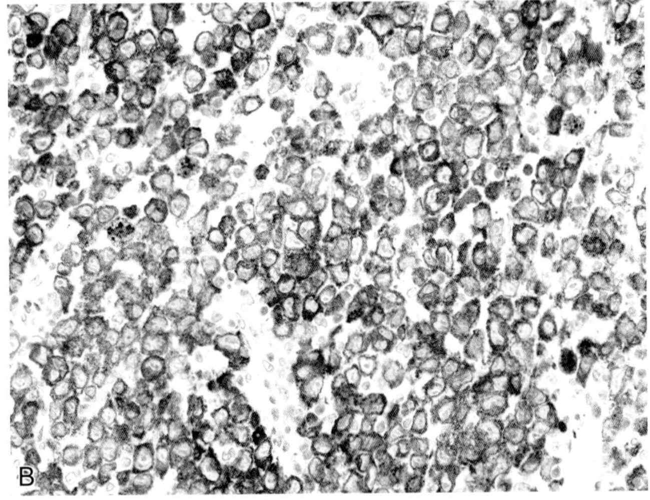

图 37.91 **ALK⁺ 大 B 细胞淋巴瘤**。**A**，大的非典型性细胞呈簇状聚集，可能类似于转移性癌。**B**，其肿瘤细胞表达 ALK

都是诊断时应优先于浆母细胞性淋巴瘤考虑的独特病种。

ALK$^+$ 大 B 细胞淋巴瘤（ALK$^+$ Large B-cell lymphoma）为 DLBCL 的少见类型，伴有浆母细胞分化，预后差。其肿瘤细胞具有免疫母细胞或浆母细胞形态，常见淋巴窦性浸润 [802-803]。由于它们看似具有黏附性，可能会被误认为癌细胞（图 37.91）。其免疫表型与浆母细胞性淋巴瘤相似，CD30 呈阴性而 IgA 常呈阳性。其最常见的分子异常是 t (2;17)(p23;q23)，可导致 *ALK* 与 *CLTC* 基因融合 [804-805]。由于 *CLTC* 基因编码一种颗粒相关的蛋白质，ALK 免疫组织化学呈典型的胞质颗粒状染色。这类肿瘤 EBV 和 HHV8 均呈阴性，且缺乏 *MYC* 易位 [806]。

原发性渗出性淋巴瘤（primary effusion lymphoma）通常不侵犯淋巴结，但因其与浆母细胞性淋巴瘤有潜在重叠，故而在此简要提及。原发性渗出性淋巴瘤是一种伴有浆母细胞分化的大 B 细胞淋巴瘤，其主要表现为艾滋病患者发生的胸腔或心包渗出 [807]。这些渗出的液体中含有显著的多形性细胞，易被误认为癌或间皮瘤。与浆母细胞性淋巴瘤相似，原发性渗出性淋巴瘤常缺乏 B 细胞抗原表达，并与 HIV 和 EBV 强烈相关。原发性渗出性淋巴瘤还常显示与 HHV8 的强相关，而浆母细胞性淋巴瘤不存在此关联性。原发性渗出性淋巴瘤存在其实体组织相对应的疾病 [808]。原发性渗出性淋巴瘤和浆母细胞性淋巴瘤之间的区别在于：前者存在 HHV8，临床表现为体腔积液并缺乏 *MYC* 易位。

HHV8 阳性 DLBCL, NOS（HHV8-positive DLBCL, not otherwise specified）是一类侵袭性淋巴瘤，过去被称为 HHV8 相关的多中心性 Castleman 病起源的大 B 细胞淋巴瘤 [809-810]。虽然仍与 Castleman 病有关，但也有其他疾病来源的 HHV8 阳性 DLBCL, NOS。这类淋巴瘤具有浆母细胞形态学特征（图 37.92），与浆母细胞性淋巴瘤相似，但它们更常表达 CD20，EBV 呈阴性，HHV8 呈阳性，后者可以通过免疫组织化学 LANA-1 抗体染色检测，所有这些特征均不发生于浆母细胞性淋巴瘤。其肿瘤细胞仅表达 λ 轻链——HHV8 感染的一个特征，即使在非肿瘤性病变中也是如此。与多中心性 Castleman 病中单个的非典型性 λ 阳性浆母细胞不同，这类淋巴瘤的肿瘤细胞成片出现。一些病例在同一淋巴结内可伴有卡波西肉瘤发生。

现行的弥漫性大 B 细胞淋巴瘤检测

通过 CD20 染色证明成片的大 B 细胞存在已足以做出 DLBCL 的大致诊断，但上文所述强调了常规采用多种检测手法进行评估的必要性。如前所述，DLBCL, NOS 必须通过检测 CD10、BCL6 和 MUM1 以区分生发中心型和非生发中心型。FISH 检测 *MYC*、*BCL2* 和 *BCL6* 易位也常规应用于高危"双打击"淋巴瘤的识别。大多数医学中心也进行 Ki67 染色以提示预后，以及 CD30 染色以评估是否存在新型抗 CD30 抗体的潜在治疗靶点。识别 EBV 相关性 NOS 病例必须进行原位杂交。CD5 染色呈阳性则提示必须进行进一步评估（细胞周期蛋白 D1 染色等）以除外多形性套细胞淋巴瘤。MYC 和 BCL2 免疫组织化学检测可用于识别所谓的高危"双表达"淋巴瘤，虽然目前尚不是常规，但在不久的将来可能会得到普遍应用。

伯基特淋巴瘤

伯基特淋巴瘤（Burkitt lymphoma）是一种由生发中心 B 细胞组成的高级别恶性淋巴瘤，可表现为三种临床形式：

1. **地方流行性**。这种临床表现形式发生于非洲赤道附近地带，是该地区最常见的儿童恶性肿瘤类型。患者特征性地表现为颌骨和眼眶病变，胃肠道、卵巢、肾和乳腺受累也较常见。
2. **散发性**。这种临床表现形式可见于全球范围内，主要累及儿童和青少年，比地方流行性表现形式更易累及腹腔 [811]。
3. **免疫缺陷相关性**。这种临床表现形式主要见于与 HIV 感染相关者，且常作为疾病的初始表现发生 [812-813]。

在以上所有三种类型，外周淋巴结肿大均罕见；如果有发生，也常局限于单组淋巴结 [814-815]。骨髓受累常发生于疾病晚期，但白血病表现少见 [811,816]。

显微镜下，伯基特淋巴瘤的生长方式通常为弥漫性的，但早期病例可能首先累及生发中心 [817]。其肿瘤细胞为中等大小的细胞（10 ~ 25 μm），呈圆形；胞核呈圆形或卵圆形，含有数个显著的嗜碱性核仁；染色质粗且核膜较厚；胞质易辨认，在 HE 染色切片中呈嗜双色性，

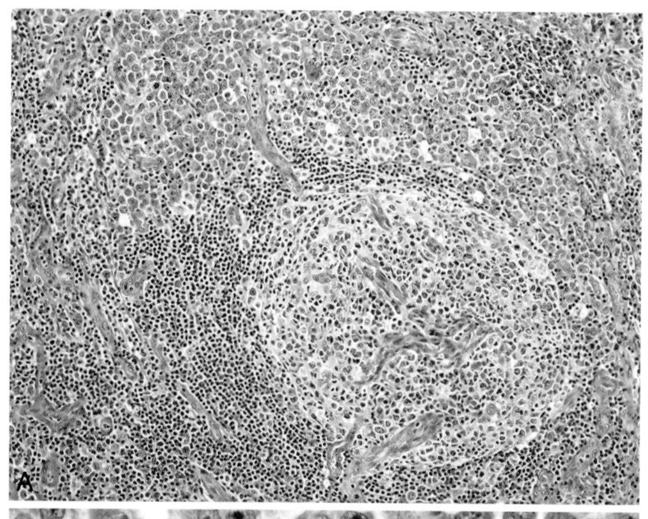

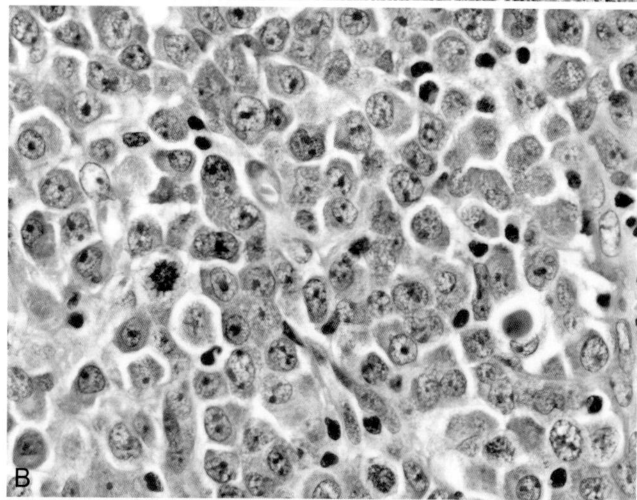

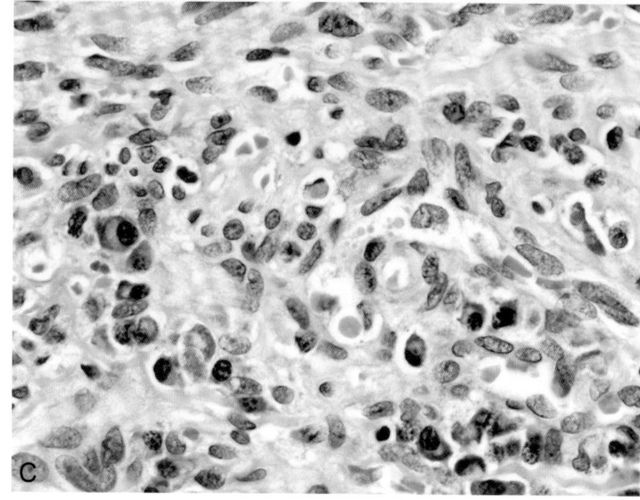

图 37.92 **1 例来源于 Castleman 病患者的 HHV8⁺ DLBCL, NOS**。**A**，可见在典型的 Castleman 生发中心的左上方有淋巴瘤细胞围绕。**B**，可见其细胞的形态特征类似于浆母细胞性淋巴瘤，但 HHV8 呈阳性，EBV 呈阴性。**C**，可见其淋巴结被膜有灶性卡波西肉瘤

并呈强嗜派洛宁性；可见含有脂质的小泡，于印片中尤其易见。核分裂象多见，通常可见显著的“星空”现象，但这种现象并非伯基特淋巴瘤所特有（图 37.93）[818]。其中混有大量凋亡小体。在固定良好的标本中，单个细胞的胞质呈“铺砖样（square off）”，相邻细胞之间的细胞

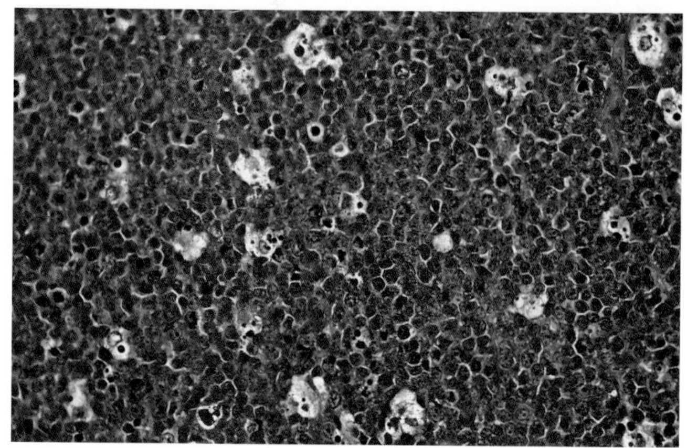

图 37.93 伯基特淋巴瘤伴特征性的“星空”现象

膜彼此紧靠形成锐角。有时伯基特淋巴瘤可伴有显著的肉芽肿反应[819]。其超微结构的主要特征包括：丰富的核糖体，多量的脂质包涵体，糖原颗粒缺乏，以及核小囊或突起[820]。

伯基特淋巴瘤属于成熟 B 细胞谱系淋巴瘤。其表达免疫球蛋白（主要为 IgM），常有重链和轻链限制性[821]。它们也表达 B 细胞特异抗原（如 CD19、CD20 和 CD22）以及生发中心细胞标志物 CD10 和 BCL6[822]。它们对活化标志物 CD25 和 CD30 呈阴性，BCL2 也呈阴性。与淋巴母细胞性淋巴瘤不同，伯基特淋巴瘤不表达 TdT。对伯基特淋巴瘤的诊断最有帮助的免疫组织化学表达谱包括 $CD20^+$、$CD10^+$、$BCL2^-$ 和 Ki67 指数 > 95%。

作为 B 细胞肿瘤，伯基特淋巴瘤也有免疫球蛋白基因克隆性重排。其标志性遗传学改变为 t(8;14)、t(2;8) 或 t(8;22)，可导致 *MYC* 基因与免疫球蛋白重链、κ 轻链或 λ 轻链基因融合[823]而发生 *MYC* 基因过表达，从而促进细胞周期的进展和抑制细胞分化[824]。但是，*MYC* 基因易位并非伯基特淋巴瘤所特有，其也可见于转化的滤泡性淋巴瘤、少数 DLBCL 以及高度致死性的所谓“双打击”淋巴瘤（同时出现 *MYC* 和 *BCL2* 易位）[775,825-828]。根据目前的认识，*MYC* 易位可能是伯基特淋巴瘤的唯一异常[775]。

FISH 检测是目前诊断伯基特淋巴瘤所必需的，伯基特淋巴瘤存在 *MYC* 易位，但缺乏 *BCL2* 和 *BCL6* 易位[819]。

伯基特淋巴瘤和 EBV 之间具有相关性，这在地方流行性表现形式为接近 100%，在散发性表现形式为 20% ~ 30%，在免疫缺陷相关表现形式为 25% ~ 40%（图 37.94）[823]。其 EBV 显示为潜伏 Ⅰ 型，即均表达 EBER 和 EBNA1，而对 LMP1 和 EBNA2 呈阴性。

过去，一些与伯基特淋巴瘤相似但形态学和（或）免疫表型不典型的病例被诊断为非典型性伯基特淋巴瘤、伯基特样淋巴瘤、小无核裂的非伯基特淋巴瘤、灰区淋巴瘤，或者介于 DLBCL 和伯基特淋巴瘤之间的无法分类的 B 细胞淋巴瘤。这些名称现在已不再使用，在 2016 版 WHO 分类中它们已被几种新的分类 / 名称所替代。

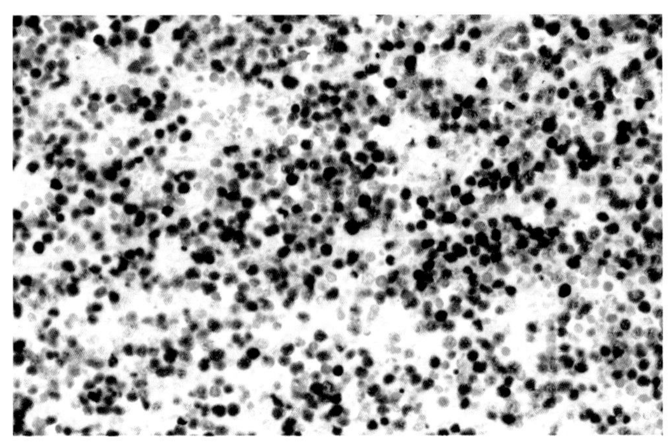

图 37.94 伯基特淋巴瘤中存在 EBV 基因组，原位杂交检测证实 EBER 呈阳性

伯基特样淋巴瘤伴 11q 异常（Burkitt-like lymphoma with 11q aberration）为 2016 版 WHO 分类的暂定病种。除较普通型伯基特淋巴瘤更具核多形性外，其形态学和免疫表型特征与前述伯基特淋巴瘤特征相似 [829-830]。与伯基特淋巴瘤仅有 *MYC* 易位且缺乏其他复杂细胞遗传学异常不同，伯基特样淋巴瘤伴 11q 异常发生 11q 扩增或缺失，且伴有相关复杂核型。有报道此类病例发生于移植后或与免疫缺陷相关。由于 11q 异常的检测并未常规进行，大多数病例目前可归为高级别 B 细胞淋巴瘤，NOS（见下文）。

高级别 B 细胞淋巴瘤

有些淋巴瘤，尤其是与伯基特淋巴瘤有相似特征的淋巴瘤，要么缺乏 *MYC* 易位，要么具有 *MYC* 易位，此外，它们还有其他细胞遗传学异常，特别是 *BCL2* 或 *BCL6* 易位 [776,831]。现在将具有 *MYC* 易位并伴有 *BCL2* 或 *BCL6* 易位的病例称为**伴 *MYC* 和 *BCL2* 和（或）*BCL6* 重排的高级别 B 细胞淋巴瘤（high-grade B-cell lymphoma with *MYC* and *BCL2* and/or *BCL6* rearrangements）**。这些病例可能有 DLBCL 或伯基特淋巴瘤的形态学特征，常表达 CD10 和 BCL2，增殖指数非常高（图 37.95）。然而，没有任何单一改变可预测这些合并的细胞遗传学异常。许多病例还有其他细胞遗传学异常。据报道，二次“打击”和三种易位同时发生的“三打击”病例存在预后差异 [832-834]，但有两个或以上易位发生就符合这个类型。现在将形态上与伯基特淋巴瘤相似或介于 DLBCL 和伯基特淋巴瘤之间、但缺乏 *MYC* 易位或 11q 异常的病例称为**高级别 B 细胞淋巴瘤，NOS（high-grade B-cell lymphoma, not otherwise specified）**。

免疫缺陷状态下的淋巴瘤

在大多数先天性和获得性免疫缺陷疾病存在的情况下，恶性淋巴瘤的发病率都会升高 [835-837]。慢性抗原刺激（可能由于致瘤病毒所致）以及可能存在的恶性淋巴细胞增殖的抗体反馈抑制丧失可能是淋巴瘤发病率升高的原因 [838]。EBV 尤其已反复被提及 [839]。

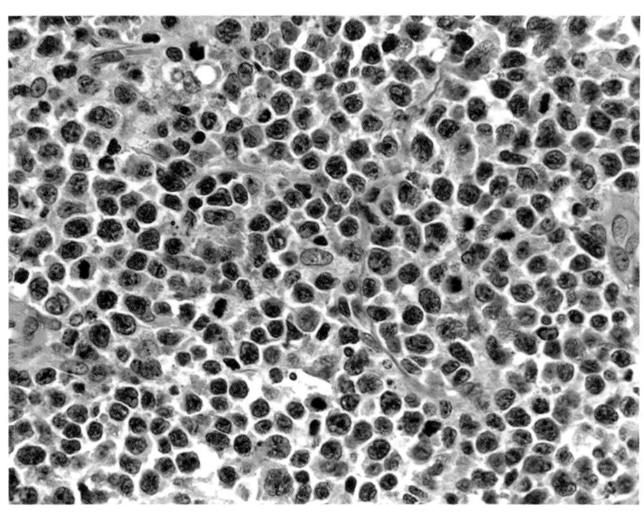

图 37.95 **高级别 B 细胞淋巴瘤伴 *MYC* 和 *BCL2* 重排**。可见其形态学特征介于 DLBCL 和伯基特淋巴瘤之间。出现以上两个易位的所谓的“双打击”可明确做出诊断

1. **原发性免疫缺陷（primary immunodeficiency）**。有遗传性免疫缺陷的患者其恶性肿瘤的发病率增高，尤其是淋巴瘤 [835,840-841]。这种原发性免疫缺陷包括共济失调 - 毛细血管扩张症、Wiskott-Aldrich 综合征、X 连锁淋巴增生综合征、常见的多种免疫缺陷以及重症联合免疫缺陷综合征 [842]。
2. **移植后淋巴组织增生性疾病（post-transplant lymphoproliferative disorder, PTLD）**。所有类型的实体器官移植受者的淋巴瘤发生率均是升高的，这是诱发性免疫抑制导致的直接或间接结果 [843-847]。在肾移植受者中，恶性肿瘤的发病率为 4% ~ 6% [848]。皮肤肿瘤、恶性淋巴瘤、卡波西肉瘤和宫颈癌是最常见的类型。据估计，淋巴瘤的发病率比年龄匹配的一般人群高 350 倍 [848-850]。在使用含 OKT-3 治疗的成人心脏移植患者，淋巴瘤的发病率尤其高 [851-852]。在报道的病例中，约半数的患者有中枢神经系统受累，而后者在一般淋巴瘤患者中的比例不到 1%。在 30% 的病例中，同种异体移植物也可受累。

显微镜下，PTLD 有多种生长方式。病程呈惰性的病例可有淋巴结或扁桃体累及而无结构破坏性生长方式，这类病例包括浆细胞增生、传染性单核细胞增多症和 PTLD 的旺炽性滤泡增生型。尽管它们有可能进展为破坏性和明显的肿瘤性增生，但许多病例并不会发生进展，因此，对于它们是否代表真正的 PTLD 或仅为不相关的增生性疾病仍存在争议。当为浆细胞增生和旺炽性滤泡增生型时尤其如此，即它们可能只有极少量的 EBV 阳性细胞，并与没有移植病史的患者的反应性疾病相似。PTLD 的传染性单核细胞增多症型形态学上与免疫正常患者的传染性单核细胞增多症一致，但有时难以与多形性 PTLD 鉴别开（见下文）。不伴有 EBV 的反应性增生表现不应考虑为 PTLD。

更为一致的观点认为，常类似于其他淋巴瘤类型、呈破坏性生长方式的病变代表真正的PTLD，包括多形性、

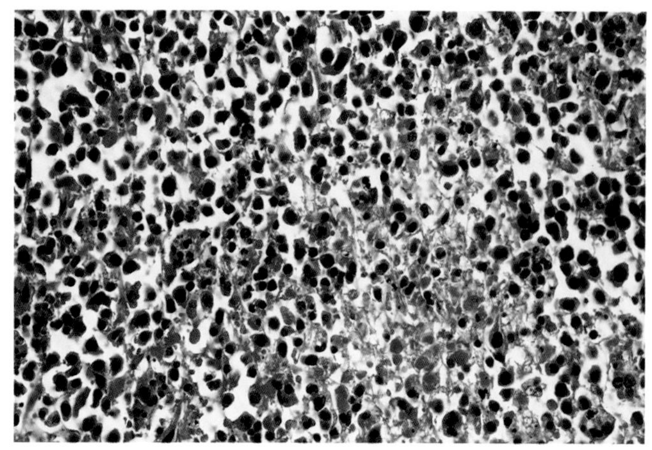

图 37.96　1 例肾移植患者的淋巴结中可见多形性淋巴组织增生性疾病伴坏死。有活化 EBV 感染的证据

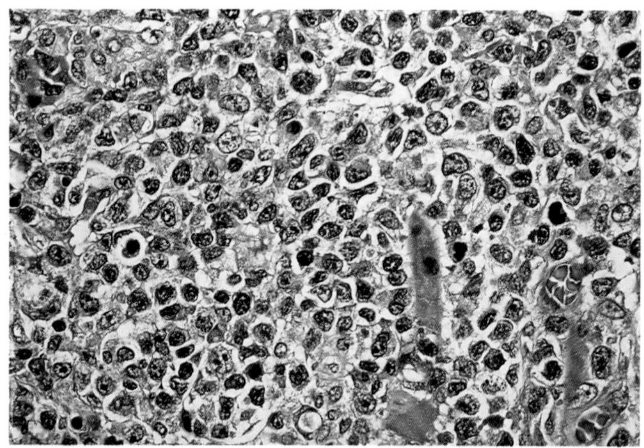

图 37.97　1 例肾移植受者发生的单形性移植后淋巴组织增生性疾病（DLBCL）

单形性和经典型霍奇金淋巴瘤多种类型。**多形性 PTLD（polymorphic PTLD）**破坏正常淋巴结结构，伴有 B 细胞和浆细胞的异质性混杂（图 37.96）[853]。常出现大的混杂的免疫母细胞和具有霍奇金样特征细胞。在这些增生中，B 细胞和浆细胞成分可能是单型性或多型性的。这种大的非典型性细胞常为 CD30 阳性，且大多数病例的大多数细胞 EBV 呈阳性。**单形性 PTLD（monomorphic PTLD）**的组织学特征与无免疫功能低下患者的非霍奇金淋巴瘤一致（图 37.97），尤其是在 DLBCL、伯基特淋巴瘤或浆细胞瘤最为常见，且通常为 EBV 阳性[854]。T 细胞或 NK 细胞系的单形性 PTLD 病例也有报道[855]。极少数边缘区淋巴瘤型的单形性 PTLD 也有报道且是 EBV 阳性的[856]，这是一个边缘区淋巴瘤较少见的特征。但一般来说，移植后出现的大多数小 B 细胞淋巴瘤不被认为是 PTLD。**经典型霍奇金淋巴瘤 PTLD（classical Hodgkin lymphoma PTLD）**具有经典型霍奇金淋巴瘤的形态学和免疫表型特征，多为 EBV 阳性。具有霍奇金样细胞且混杂有多形性背景的病例，如果不呈典型的经典型霍奇金淋巴瘤，则应考虑为多形性 PTLD，而不是经典型霍奇金淋巴瘤 PTLD。

分子研究已证实，实体器官移植后发生的淋巴瘤多来自受体，而在造血干细胞移植后发生的淋巴瘤则更多来自供体[857-859]。

移植后淋巴瘤 / 淋巴增生性疾病的临床病程通常非常迅速[860-861]。PTLD 的治疗包括减少免疫抑制和淋巴瘤标准疗法（化疗和放疗）的联合方案[862]。

3. **HIV**。HIV 感染患者是发生恶性肿瘤的高危人群，主要是卡波西肉瘤和恶性淋巴瘤[863-869]，有时是两者合并[809]。据估计，大约 3% 的艾滋病患者发生非霍奇金淋巴瘤，此人群的淋巴瘤患病风险比正常人群高 60 倍。大多数病例有多部位淋巴结外受累，其中胃肠道、中枢神经系统、骨髓、肝、口腔、体腔和心脏的受累发生率高[866,870]。几乎所有病例均为 B 细胞系的，因此，显示克隆性免疫球蛋白基因重排[864,871-872]。已有 HIV 相关性淋巴瘤的独特形态学亚型的描述，但许多患者有 DLBCL 或伯基特淋巴瘤，与非 HIV 病例具有相似性[812-813,873-874]。也有报道病例为外周 T 细胞淋巴瘤伴奇特 Touton 样巨细胞成分[875]，而其他具有更常见于实体器官移植受者的多形性淋巴增生性疾病的特征[876]。HIV 相关淋巴瘤，尤其是浆母细胞性淋巴瘤、原发渗出性淋巴瘤和 HHV8$^+$DLBCL（见前文）这些独特亚型，与 HHV8 和（或）EBV 感染的相关性更高[877-880]。
4. **其他**。在获得性免疫系统疾病中，淋巴瘤发病率升高的包括：风湿性关节炎[881-882]、干燥综合征[883]、桥本甲状腺炎和其他自身免疫性疾病[884]。

外周（胸腺后）T 细胞和 NK 细胞淋巴瘤

外周（胸腺后）T 细胞和 NK 细胞淋巴瘤［**peripheral (post-thymic) T-cell and natural killer-cell lymphoma**］是对具有成熟 T 细胞或 NK 细胞表型和基因型特征的肿瘤性淋巴细胞所构成的肿瘤家族的统称[885-886]。这是一组极为异质性的疾病，其中许多疾病主要发生于淋巴结外部位，并因此获得众多名称。它们大多数早在确认其为外周 T 细胞或 NK 细胞本质之前即已被认识到是独立病种了。

一般而言，外周 T 细胞和 NK 细胞淋巴瘤是高侵袭性淋巴瘤。它们的形态学特征依其类型不同而异，总是需要进行免疫组织化学检测来确定其 T 细胞或 NK 细胞本质。它们通常表达 CD3、CD45RO、CD2、CD5 和 CD7，但也有可能有一种或几种全 T 细胞标志物表达丢失（即所谓的异常免疫表型，有时可被用以支持其 T 细胞增生的肿瘤本质）。NK 细胞淋巴瘤常为 CD2$^+$，胞质 CD3$^+$，表面 CD3$^-$、CD5$^-$ 和 CD56$^+$，并且原位杂交检测 EBER 呈阳性。大多数外周 T 细胞淋巴瘤病例表达 CD4$^+$/CD8$^-$ 成熟辅助 T 细胞表型；大约 20% 的病例表达 CD4$^-$/CD8$^+$ 细胞毒性 / 抑制 T 细胞表型，极少数病例具有 CD4$^-$/CD8$^-$ 或 CD4$^+$/CD8$^+$ 表型。

分子水平上，外周 T 细胞淋巴瘤显示 γ 或 βT 细胞受体基因克隆性重排，但大约有 10% 的病例可能同时显示 IGH 基因克隆性重排[887]。

2016 版 WHO 分类的 T/NK 细胞肿瘤如框 37.1 所

示。许多并不原发于淋巴结的疾病将在其他章讨论。淋巴结发生者主要包括血管免疫母细胞性T细胞淋巴瘤（AITL）、间变性大细胞淋巴瘤（ALCL）和外周T细胞淋巴瘤，非特指型。

血管免疫母细胞性T细胞淋巴瘤

血管免疫母细胞性T细胞淋巴瘤（angioimmunoblastic T-cell lymphoma, AITL）包括最初称为血管免疫母细胞性淋巴结病（angioimmunoblastic lymphadenopathy, AILD）和免疫母细胞性淋巴结病的病例。AILD起初被认为是一种恶性前（premalignant）增生性病变，具有向T细胞淋巴瘤转化的高风险，但其并不被认为是肿瘤性[888]。据描述，AILD几乎毫无例外地总是发生于成年人和老年人，其临床特征为发热、贫血（常为溶血性）、多克隆性丙种球蛋白血症以及全身淋巴结肿大[889-891]。其他常见表现包括肝大、脾大、系统性症状和皮疹[892-894]。在Lukes和Tindle进行的经典病例研究中[891]，大约27%的病例是在服用药物之后突然发病，尤其是青霉素。但基于目前更深入的研究，以上部分病例可能仅是与AITL相似的疾病，而不是真正的淋巴瘤。

显微镜下，AITL是系统性的疾病，伴有淋巴结、脾、肝、骨髓和皮肤累及。淋巴结的特征性改变为淋巴结结构破坏（局部淋巴窦可保留），由多形性细胞浸润和纤细分枝状毛细血管后微静脉广泛增生所致（图37.98）。其浸润细胞是由小淋巴细胞、浆细胞、多量免疫母细胞以及经常和有时是大量的嗜酸性粒细胞组成，有时还有多核巨细胞。常缺乏正常生发中心，代之以由胞质淡染的组织细胞、极少的免疫母细胞或大的上皮样细胞松散聚集形成的生发中心；这些被称为"焚毁（burnt-out）的生发中心"，可与肉芽肿的表现非常相像。偶尔可见增生的生发中心[895]。也有树突/网状细胞特性[896]的细胞增生成分且可扩展到残留生发中心外，可应用CD21或CD23染色显示。另外，可能见到散布整个淋巴结的无定型嗜酸性PAS阳性的细胞间物质。常可见累及淋巴结被膜和被膜外组织的广泛浸润。虽然在许多病例不明显，在一些病例常为透明细胞的大细胞聚集簇，在大多数病例它们为克隆性T细胞增生（图37.99）。这些T细胞现在被认为是来自生发中心的**滤泡辅助T（follicular helper T, TFH）**细胞。免疫组织化学CD21或CD23染色有助于显示AITL的特征性扩张的滤泡树突状细胞网。在滤泡外见到TFH细胞也有助于诊断。这些T细胞表达CD10、CXCL13、BCL6和PD1。在超过75%的病例可见EBV阳性淋巴细胞，但这些细胞较少且与肿瘤性T细胞无关[897]。此外，可能存在混杂的非典型性大B细胞和（或）增生的浆细胞，而且这些细胞可能是单型性的。在AITL也可见到霍奇金样细胞。大B细胞的增生可能会增加诊断难度，因为在一些病例首诊时其T细胞成分被忽略，或将淋巴瘤正确地识别为伴有DLBCL特征的ATIL复发[898]。

尽管期望大多数AITL病例显示T细胞受体基因克隆性重排，但高达40%的病例同时具有免疫球蛋白基因的克隆性重排，支持其潜在的B细胞克隆性。这个发现可归因于既往B细胞的EBV感染，但这个发现也可见于EBV阴性病例[17,899-900]。AITL中染色体改变常见但并不特异，如+3、+5、+18、+19、+21、+X、-6q和-7[505,899,901-902]。基因表达谱分析显示其具有混合性滤泡树突状细胞、B细胞和间质成分，同时其过表达正常TFH细胞的基因特征[903-908]。已报道AITL中有多种基因突变，包括髓系相关基因*TET2*、*DNMT3A*和*IDH2*的突变[906-908]。然而，*RHOA*突变似乎最为常见，发生于大约60%的病例[909]。部分病例有累及*ITK*和*SYK*的t(5;9)(q33;q22)。

2016版WHO分类中已将两种罕见的淋巴瘤类型列为暂定病种，两者均与AITL密切相关[407,910]。它们均为TFH细胞肿瘤，其肿瘤性T细胞表达CD10、BCL6、CXCL13和（或）PD-1。**滤泡性T细胞淋巴瘤（follicular T-cell lymphoma）**显示显著的滤泡生长方式，伴有滤泡树状突细胞网扩张。**淋巴结外周T细胞淋巴瘤伴TFH表型（nodal peripheral T-cell lymphoma with TFH phenotype）**不显示任何AITL的典型特征，但具有相似的淋巴瘤细胞免疫表型。

间变性大细胞淋巴瘤

典型的**间变性大细胞淋巴瘤（anaplastic large cell lymphoma, ALCL）**的特征为高度异型性和多形性肿瘤细胞伴活化标志物CD30表达[911-914]。ALCL与其他CD30阳性转化的淋巴瘤不同，尤其是蕈样真菌病，并且只包括T细胞系或裸细胞系病例。原发性皮肤ALCL也是一个独立病种，属于原发性皮肤$CD30^+$T细胞淋巴增生性疾病谱系，不在此处讨论。

系统性ALCL既可累及淋巴结，也可累及淋巴结外部位，如骨髓、骨、呼吸道、皮肤和胃肠道[915-917]。其可发生于儿童或成人[918-921]。偶尔伴有白血病表现[922]。其可有诸如发热的系统性症状。系统性ALCL根据ALK表达情况目前被分为两类，它们在临床特征和预后上是不同的。ALK^+ALCL多发生于儿童和年轻人，给予恰当治疗后转归较好。而ALK^-ALCL则可发生在更广泛的年龄组人群，尤其是老年人，与不良预后相关，类似于外周T细胞淋巴瘤，非特指型。

显微镜下，其浸润呈多形性形态，常混有数量不等中性粒细胞、淋巴细胞、组织细胞和显示显著多形性的高度异型的大淋巴细胞[923]。这些大细胞的胞核常呈马蹄形或多分叶状，核仁突出。可能见到与R-S细胞无法区分的细胞。其胞质丰富且呈嗜酸性。黏附性生长和淋巴窦侵犯常见（图37.100）。在一些病例，淋巴窦侵犯这个特征十分显著，这是该病被误诊为恶性组织细胞增生症的原因之一。ALCL的形态还可能与恶性黑色素瘤、未分化癌和多种类型的软组织肉瘤的形态相似[924]。

已有几种ALCL的形态学亚型（常为ALK^+）的描述。

1. **小细胞型**。如名称所示，小细胞型以小至中等大小的细胞为主。其有一个非常重要的线索，即存在围绕血管分布的特征性大型间变性细胞[923,925]。小细胞亚型有转化为经典的间变性大细胞型的病例[926]。

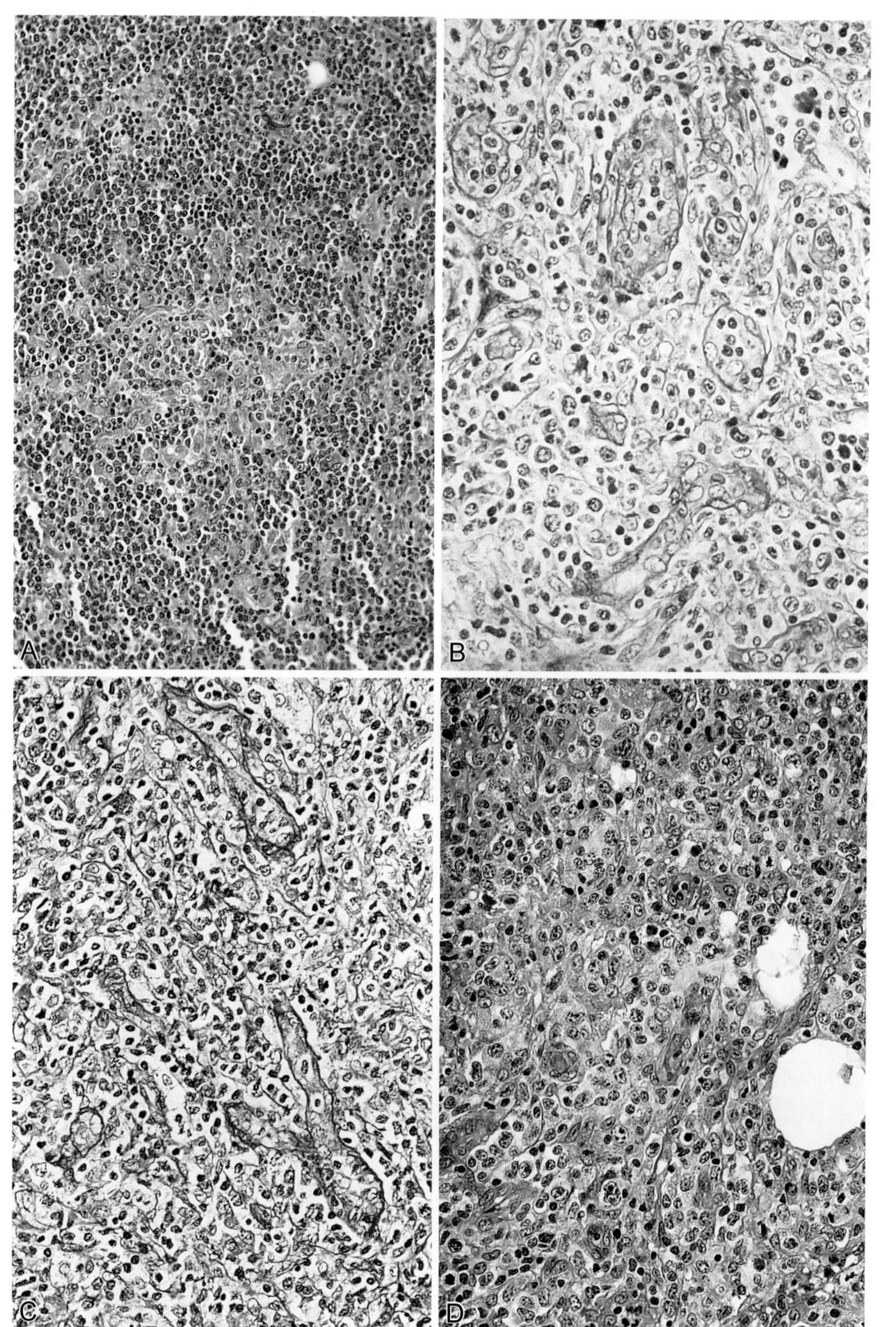

图 37.98　血管免疫母细胞性 T 细胞淋巴瘤累及淋巴结。A，低倍镜显示由淋巴细胞、浆细胞和组织细胞构成的多形性浸润，导致淋巴结结构部分破坏。也有显著的血管增生。**B** 和 **C**，PAS 染色突出了显著的毛细血管后微静脉。**D**，多形性浸润中可见非典型性淋巴细胞，常有透明胞质细胞的聚集。也有散在嗜酸性粒细胞

2. **淋巴组织细胞性**。该亚型的独特之处在于存在大量混杂反应性（非上皮样）组织细胞[927-929]（图 37.101）。与在上述小细胞型中一样，一个重要诊断线索是血管周围聚集着间变性肿瘤细胞。
3. 其他 ALCL 形态学变异型，尚不能作为真正的亚型，包括富于中性粒细胞和（或）嗜酸性粒细胞[930-931]、肉瘤样[924]、巨细胞[932]、印戒样[933]和寡细胞性型[934]。

免疫组织化学上，根据定义，ALCL 的肿瘤细胞 CD30（Ki-1）呈阳性（图 37.102）[935]。上皮膜抗原（EMA）、IL-2 受体[936]、簇集蛋白（clusterin，位于高尔基体）[937]、钙黏合素[93-938]和半乳糖凝集素 3（galectin-3，一种 β 半乳糖苷结合动物凝集素）[939-940]也常呈阳性反应。偶尔角蛋白可呈阳性[940]。

ALCL 的 T 细胞标志物表达不定，因此，应进行多种标志物组合检查以期获得一种或两种标志物着色。在所谓裸细胞病例，T 细胞系标志物均为阴性。根据定义，ALCL 缺乏 B 细胞标志物表达。B 细胞转录因子 PAX5 通常不表达，此标志物在 ALCL 与经典型霍奇金淋巴瘤（$PAX5^+$）的鉴别中非常有用。根据定义，ALK^+ALCL 为 ALK 呈阳性，而 ALK^-ALCL 则为 ALK 呈阴性（图 37.103）。ALCL 中 EBV 通常呈阴性[941]。

近 90% 的 ALK^+ALCL 病例有 T 细胞受体基因克隆

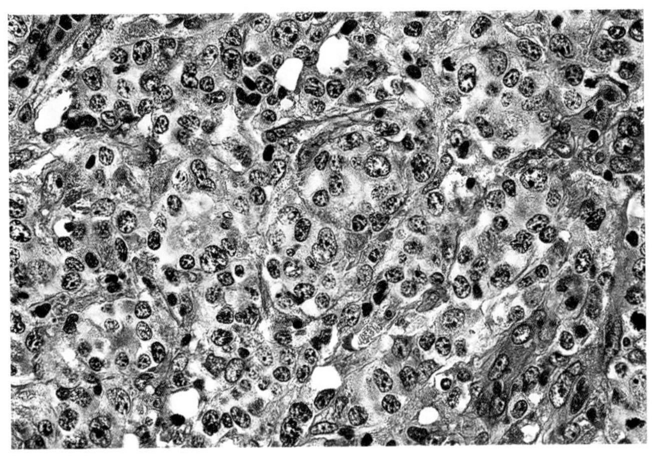

图 37.99 血管免疫母细胞性 T 细胞淋巴瘤，大的肿瘤性淋巴细胞呈一致性增生

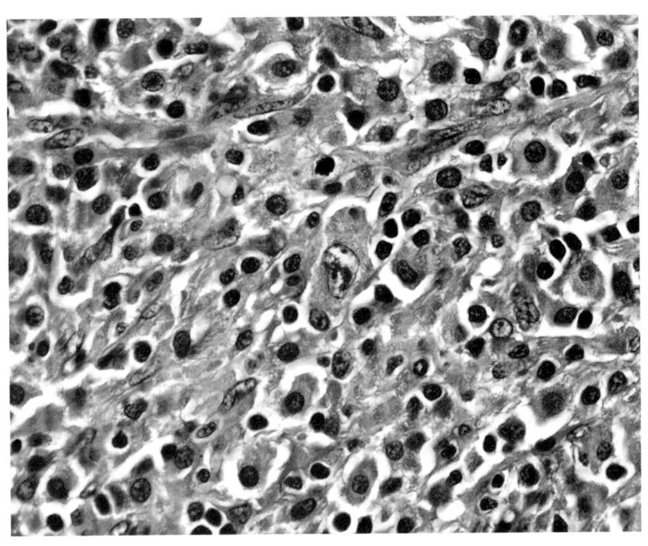

图 37.101 间变性大细胞淋巴瘤的所谓“淋巴组织细胞”变异型，仅有散在的肿瘤性大细胞

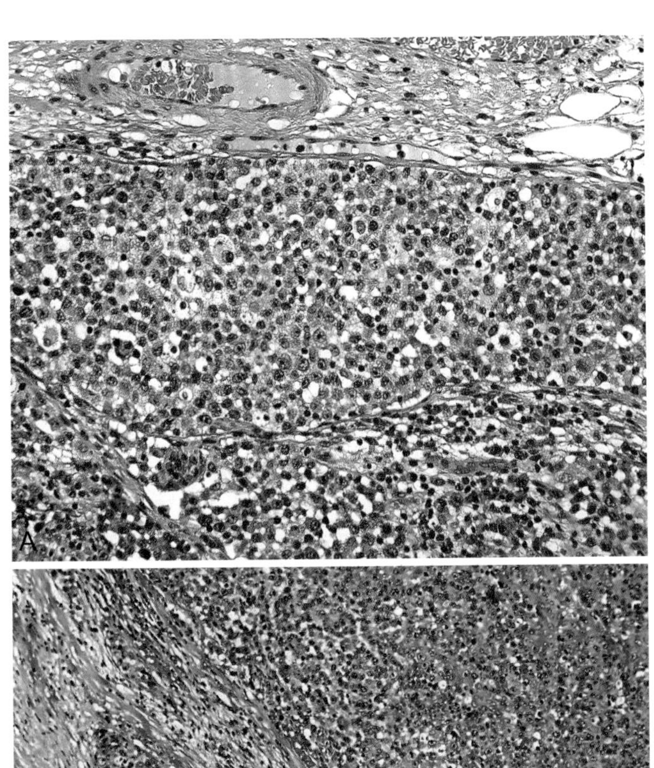

图 37.100 间变性大细胞淋巴瘤。**A**，可见周围淋巴窦内填充。**B**，可见血管侵犯

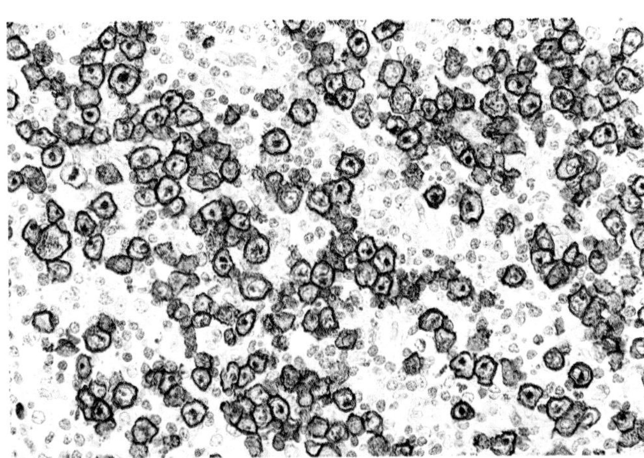

图 37.102 间变性大细胞淋巴瘤 CD30 免疫反应呈胞膜和高尔基体强阳性

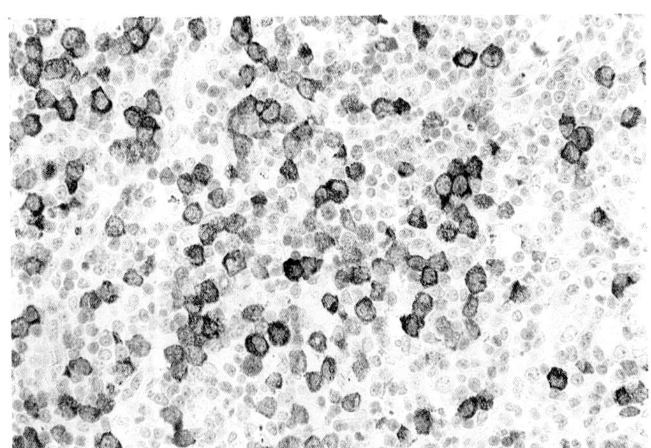

图 37.103 间变性大细胞淋巴瘤 ALK 免疫反应呈阳性

性重排，包括缺乏 T 细胞标志物表达的病例 [936,941]。此型淋巴瘤的标志是间变性淋巴瘤激酶基因易位（位于 2p23 的 *ALK*），虽然这个分子改变也可发生于 DLBCL 的一种不常见的亚型（ALK^+ 大 B 细胞淋巴瘤）、ALK^+ 组织细胞增生症、炎症性肌成纤维细胞瘤和肺腺癌的少见部分 [802,942-947]。*ALK* 基因可与多种伙伴基因融合，其中多为看家基因 [948]。易位产生嵌合蛋白质产物，其中 ALK 结构域（一种酪氨酸激酶受体）由于其 N 端存在寡聚合结构域而发生构成活化。最常见的伙伴基因是 *NPM*［位于 5q35 的核磷蛋白（nucleophosmin）基因］，占病例的 80%。其他伙伴基因包括 *TPM3*［原肌球蛋白Ⅲ（tropomysin-III）］、*TPM4*（原肌球蛋白Ⅳ）、*TFG*（*TRK* 融合基因）、*ATIC*、*CLTL*［网格蛋白（clathrin）］、*MSN*［膜突蛋白（moesin）］、*CARS* 和 *MYH9*。有趣的是，免疫染色时 ALK 的亚细胞定位与其伙伴基因编码的蛋白质的正常分布密切相关，例如，伙伴基因为核磷蛋白时胞核 - 胞质着色，为原肌球蛋白时胞质着色且外周增强，为膜突蛋白时胞膜着色，为网格蛋白时为胞质颗粒着色。不同伙伴基因并不影响其 ALK^+ALCL 的预后 [949]。

具有 *ALK* 易位的 ALCL 的预后明显优于 ALK^- ALCL 的预后 [949-952]。基因表达谱分析也证实，这两型 ALCL 为不同病种 [953]。新近的研究发现，缺乏 *ALK* 易位的 ALCL 存在两种额外的重现性遗传异常 [954-955]，包括涉及 *DUSP22* 的易位，通常为 t(6;7)(p25.3;q32.3)，见于近 30% 的病例；以及 *TP63* 异常，通常为 inv(3)(q26q28)，见于约 8% 的病例。*DUSP22* 易位似乎与更好的预后相关，与 ALK^+ALCL 相似；而 *TP63* 异常与较差的预后相关，可能比外周 T 细胞淋巴瘤，非特指型更差。缺乏 *ALK*、*DUSP22* 和 *TP63* 异常的 ALCL 患者的预后居中。

已知的 CD30 阳性肿瘤有多种，因此，ALCL 的鉴别诊断非常广泛。伴有大量霍奇金细胞的经典型霍奇金淋巴瘤常缺乏 T 细胞抗原表达，且 PAX5 呈阳性。外周 T 细胞淋巴瘤，NOS 中 CD30 阳性淋巴瘤细胞相当常见，但 CD30 的表达在大多数病例不强烈且不一致。伴有多形性 CD30 阳性淋巴瘤细胞的 DLBCL 表达 B 细胞标志物。原发性皮肤 ALCL 的生物学行为与系统性 ALCL 不同，前者 ALK 呈阴性，且病变局限于皮肤。发生 ALK 阳性皮肤病变时应进行全身彻底检查。另外，现在已认识到一类与女性乳腺假体植入后浆液聚积有关的 ALK 阴性 ALCL，这些病例的生物学行为与系统性 ALCL 不同，不侵犯乳腺间质，临床上常为惰性 [956]。

外周 T 细胞淋巴瘤，非特指型

外周 T 细胞淋巴瘤，非特指型［peripheral T-cell lymphoma, not otherwise specified (PTCL, NOS)］是一组相当常见的外周 T 细胞淋巴瘤，因不符合其他 T 细胞或 NK 细胞淋巴瘤诊断标准而被归入此"垃圾桶"。其基因表达谱多样且不同于 AITL 和 ALCL，提示其为一类异质性疾病 [904-905,957]。其形态学特征相当多变，可伴有任何大小的细胞的混合浸润。部分病例（5%～11%）与 EBV 有关 [958-959]；可有不同程度 CD30 表达，也可能类似于 AITL 而伴有 B 细胞增生。随着独特生物学病种的陆续发现，这类疾病可能也会同 DLBCL, NOS 一样随着时间的延长而不断减少。

现行的外周 T 细胞和 NK 细胞淋巴瘤检测

由于这些少见疾病相关的疾病种类繁多，诊断外周 T 细胞和 NK 细胞肿瘤时需要进行相当广泛的检查。由于经常有一个或多个抗原表达丢失，而且一些标志物并不具有特异性（例如 CD5 也表达于部分 B 细胞肿瘤），应当对每个病例进行多种 T 细胞相关抗原检查，如 CD2、CD3、CD5、CD7、CD4 和 CD8。CD10、CXCL13、BCL6 和 PD1 等标志物有助于评估滤泡辅助 T（TFH）细胞，CD21 和（或）CD23 有助于评估 AITL 中呈特征性破坏的滤泡树状突细胞网。此外，EBV 原位杂交和 CD56 免疫组织化学染色是鼻型 NK/T 细胞淋巴瘤确诊所必需的（在其他处讨论），CD30 染色（阳性时伴 ALK 染色）则应当用于 ALCL 评估。有 T 细胞受体基因重排有助于外周 T 细胞和 NK 细胞肿瘤与反应性病变鉴别，但须注意不应对此过度解读，因为寡克隆反应性增生可导致一些病例呈假阳性结果。

免疫辅助系统肿瘤

辅助免疫系统包括两大类细胞：抗原呈递细胞（树突状细胞）和抗原处置细胞（巨噬细胞）[960-965]。树突状细胞属于非淋巴细胞类，传统上被组织学家和病理学家称为网状细胞，并根据其定位、酶组织化学、超微结构以及免疫组织化学特征又将其分为或多或少几种明确的亚型。目前大多数（即使不是全部）这类细胞来源的肿瘤已被描述，WHO 和组织细胞学会（the Histiocyte Society）新近也提出了这些肿瘤的分类的修订版 [407,966]。

滤泡树突状细胞肿瘤（follicular dendritic cell tumor）（滤泡树突状细胞肉瘤；树突状网织细胞肉瘤）常呈孤立性肿块出现在颈部淋巴结（图 37.104）[967]，但也可累及其他部位的淋巴结组和多种淋巴结外部位 [968]，包括胃 [969]、小肠 [970]、大肠 [971]、大网膜 [972]、肠系膜 [973]、肝 [974]、鼻咽 [975]、口腔 [295]、扁桃体 [976]、头颈部软组织 [977]、纵隔 [978]、脾 [979]、肺 [980] 和乳腺 [981-982]。一些病例滤泡树突状细胞肿瘤是作为透明血管型 Castleman 病的合并症发生的 [983-984]，另外一些病例则与肝和脾的炎性假瘤有关 [985] 并与 EBV 有持续相关性，虽然这在其他部位没有见到 [974,986-987]。

显微镜下，滤泡树突状细胞肿瘤的特征为卵圆形至梭形细胞增生，排列成束状和旋涡状 [988]（图 37.105）。有时有席纹状或栅栏状结构 [967,989]。有时间质可具有黏液样特性 [981]。低倍镜下，滤泡树突状细胞肿瘤表现可与脑膜瘤相似。其胞核一般呈卵圆形，具有空泡状的染色质结构，核仁小，缺少核分裂活性。可能出现核内假包涵体和多核巨细胞。一个特征性征象是：在肿瘤细胞间散在分布着小淋巴细胞，形成一种胸腺瘤样外观 [990]。滤泡树突状细胞肿瘤的超微结构和免疫组织化学特征符合滤泡树突状细胞的特征（图 37.106）。对其特别有效的标志物为 CD2l、CD35、簇集蛋白（clusterin）、Ki-M4P 和 Ki-FDRC1p[991-992]。

其肿瘤细胞对 CD45RB 呈阴性或不确定性，对 S-100 蛋白反应不定。虽然过去曾认为这些肿瘤不显示免疫球蛋白或 T 细胞受体基因的克隆性重排，但近来研究已证实部分病例确实可显示有免疫球蛋白基因的克隆性重排[993]。

滤泡树状突细胞肿瘤的生物学行为属于恶性，可发生局部复发和远处转移至如肝和肺等部位[992,994]。与恶性淋巴瘤相比，其播散方式更像软组织肉瘤。其腹腔内肿瘤往往特别具有侵袭性[995]。复发和转移的病变可能显示更大的非典型性和多形性[992]。

指突状树突状细胞肿瘤（interdigitating dendritic cell tumor）（指突状网织细胞肉瘤）更为少见或不易被识别[996]。大多数患者是成人，但儿童也可发生[997]。大多数报道的病例发生于淋巴结[998-999]，但淋巴结外部位受累的例子也曾有报道，如皮肤、肠道、脾和睾丸受累的病例[979,1000-1002]。显微镜下，指突状树突状细胞肿瘤的形态与滤泡树突状细胞肿瘤难以区别，但其更趋于梭形化和多形性[1003-1004]。其诊断取决于免疫组织化学检查结果；但遗憾的是，这些结果缺乏完全特异性。其肿瘤细胞对 S-100 蛋白呈阳性，但对 CD21 和 CD35 呈阴性。其生物

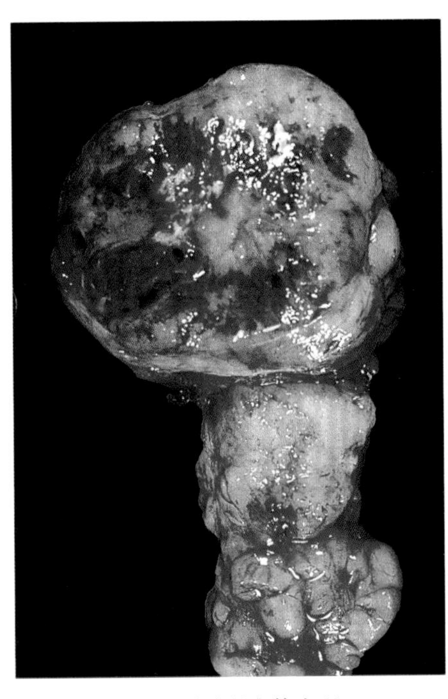

图 37.104 滤泡树突状细胞肿瘤的大体表现

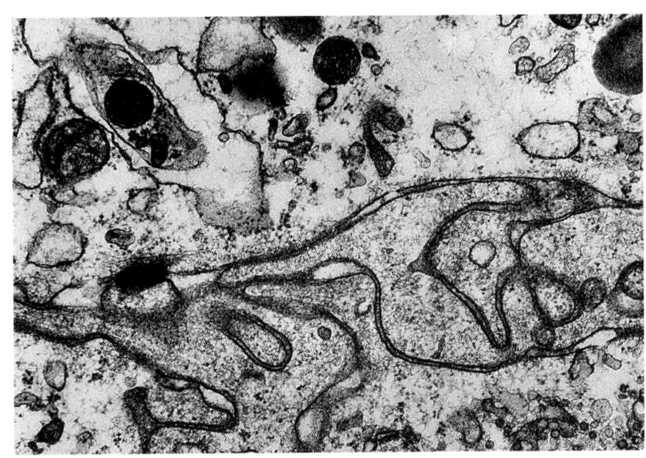

图 37.106 **滤泡树突状细胞肿瘤的电镜下形态**。其特征是可见桥粒连接的发育良好的胞质突起

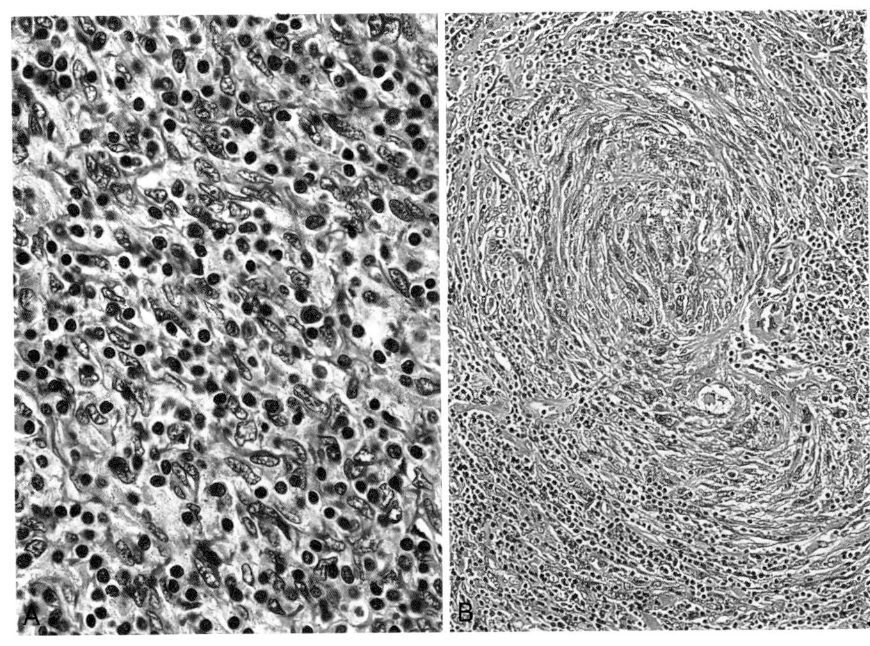

图 37.105 **淋巴结的滤泡树突状细胞肿瘤**。**A**，可见显著有卵圆形泡状胞核的肿瘤细胞与非肿瘤性小淋巴细胞混合存在，形成了类似胸腺瘤的形态。**B**，1 例在 Castleman 病基础上发生的滤泡树突状细胞肿瘤的显著的旋涡状结构

学行为似乎比滤泡树突状细胞肿瘤更具侵袭性。与早先的观点不同，部分指突状树突状细胞肿瘤病例显示有免疫球蛋白基因的克隆性重排[400,993]。

朗格汉斯细胞组织细胞增生症（Langerhans cell histiocytosis, LCH）也称为朗格汉斯细胞肉芽肿病、组织细胞增生症X、分化性组织细胞增生症以及嗜酸性肉芽肿等，用于一种特征为朗格汉斯细胞增生、具有临床病理特征的特殊病种，不过常有变异[1005-1007]。这些细胞被认为是免疫“辅助”细胞的一种确定类型，其功能涉及捕获一些抗原并呈递给淋巴细胞。与过去的认识不同的是，这些细胞本质上并不属于吞噬细胞。这些细胞的胞核极富特色：不规则，常为长形，有明显核沟以及贯穿于核的各个方向的皱褶；其胞质丰富并呈嗜酸性，有时甚至与胚胎性横纹肌肉瘤或间变性大细胞淋巴瘤相似。大多数朗格汉斯细胞为单核细胞，但偶尔可含有多个核，但仍保留上述胞核和胞质的特征。LCH常伴有明显嗜酸性粒细胞浸润。组织化学方面，LCH显示较弱的酸性磷酸酶和非特异性酯酶活性，但显示很强的亮氨酸-β-萘胺酶和膜结合ATP酶活性[1008]。据信它们源于淋巴细胞的前体细胞[1009]，在伴有和不伴有B细胞淋巴瘤的LCH病例中常存在IGH重排也支持这一假说[1010-1011]。

在石蜡切片中，朗格汉斯细胞和大多数LCH细胞均与S-100蛋白、波形蛋白、langerin（CD207）、fasin（一种树突状细胞标志物）、CD1a、CD74和HLA-DR发生反应[1012-1014]（图37.107）。另外它们还常与花生凝集素和巨噬细胞相关抗原CD68、组织蛋白酶D以及组织蛋白酶E发生反应[1015-1017]。它们一般不表达CD45RA、CD45RB、CDw75、α1-抗胰蛋白酶、上皮膜抗原（EMA）或CD15。在这些福尔马林耐受抗原决定簇中，最有用的是S-100蛋白、CD1a[1018]和langerin，后者具有很强的敏感性和特异性[1019-1020]。

电镜下，这些细胞含有一种极具特征性及明显诊断意义的细胞器：Birbeck颗粒或朗格汉斯颗粒，与langerin免疫组织化学相关。这是一种呈长形、拉链样的胞质结构，有时可与细胞膜相连，其功能尚不清楚[1021]。

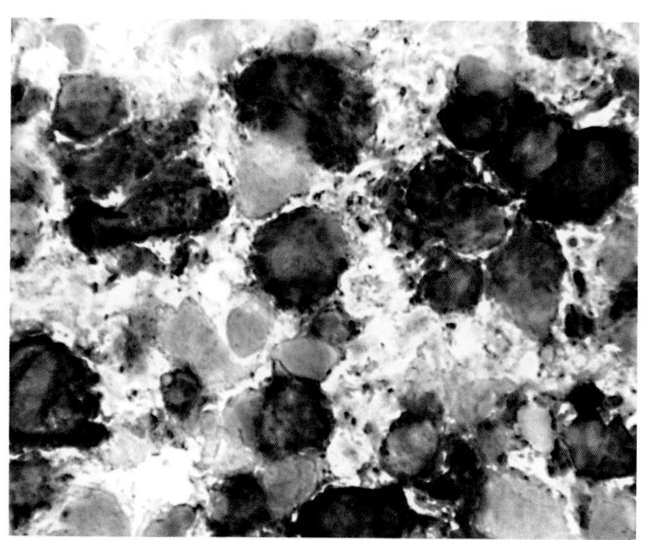

图37.107　朗格汉斯细胞组织细胞增生症的肿瘤细胞对langerin的免疫反应

正常情况下，皮肤、淋巴结、胸腺和其他器官中可见到少数散在的朗格汉斯细胞，而在一些疾病中它们有可能略有增多，如在间质性肺病和皮肤病性淋巴结炎中。因此，在这些部位见到少数具有上述特征的细胞并不意味着LCH[1022]。更确切地说，这类细胞的浸润只有达到相当数量时才考虑LCH的诊断[1020]。反之，朗格汉斯细胞的确认对于LCH的诊断是必需的。然而，文献中对此有关描述却存在着极大的混乱，其根源是：一些被冠以该病标签的病例实际上只是因为有广泛的组织细胞增生和伴有相应的临床表现。

LCH可以表现为一个器官系统的孤立性或多发性病变（骨是最常见部位），或表现为一种播散性疾病[1023]。大多数患者为儿童或青少年，但LCH可累及任何年龄组，包括老年人[1024]。LCH的治疗、预后和名称的采用主要取决于其累及的范围，而非其显微镜下特征或DNA倍体性[1025-1028]。Letterer-Siwe病这一名称过去用于发生在婴儿的系统性类型，Hand-Schuller-Christian病则用于发生于年龄较大的儿童和成人的相对不广泛和更惰性的类型[1029]。另外还有一种自愈性的、先天性类型，称为Hashimoto-Pritzker病[1030]。

淋巴结受累既可作为LCH系统性类型的一部分，也可作为LCH首发的表现，甚至是唯一的表现[1031-1033]。显微镜下，LCH的形态颇具特征性，表现为淋巴窦扩张，淋巴窦内单核和多核朗格汉斯细胞浸润并混有不同数量的嗜酸性粒细胞（图37.108）；常见坏死灶，且其周边常围绕一层嗜酸性粒细胞（即所谓的“嗜酸性微脓肿”），并始终局限于淋巴窦内。淋巴结结构可能保存或呈不同程度的破坏[1034]。

有时偶然可在非霍奇金淋巴瘤和霍奇金淋巴瘤累及的淋巴结中见到LCH病灶——两种病变间存在着明确的分界[1035-1036]。在大多数LCH病例，增生的朗格汉斯细胞局限于淋巴结内，可能代表宿主对淋巴瘤的反应[1037]；但有时这是全身性LCH的一种表现[1038]。随访研究表明，LCH病灶累及范围广，几乎涵盖了所有与LCH相关的综合征。然而，其预后通常极好。

除了骨和淋巴结之外，还有孤立性LCH累及肺、胸腺、皮肤、中枢神经系统和许多其他部位的报道，包括累及胃、肝、肛门、女性生殖道和甲状腺的报道[1039-1044]（参阅各章）。形态学上符合LCH的改变还可与Rosai-Dorfman病（RDD）和Erdhein-Chester病并存并可见于恶性黑色素瘤或甲状腺乳头状癌的引流淋巴结中[1045-1046]。

LCH的鉴别诊断范围很广，并在一定程度上受累及部位影响，包括RDD、寄生虫感染、木村病、过敏反应、猫抓病、Erdheim-Chester病和一些类型的恶性淋巴瘤，如霍奇金淋巴瘤和外周T细胞淋巴瘤[1047]。

LCH的病因至今未明，曾认为是病毒原因，但未获证实[1048-1049]。在大多数病例中，分子研究显示了其克隆性证据；但在一些局限于肺的病例中其可能是非克隆性的[359,1050-1051]。大约60%的病例发生*BRAF*基因或相关通路突变[1052-1054]，大多数*BRAF* V600E突变可通过免疫组织

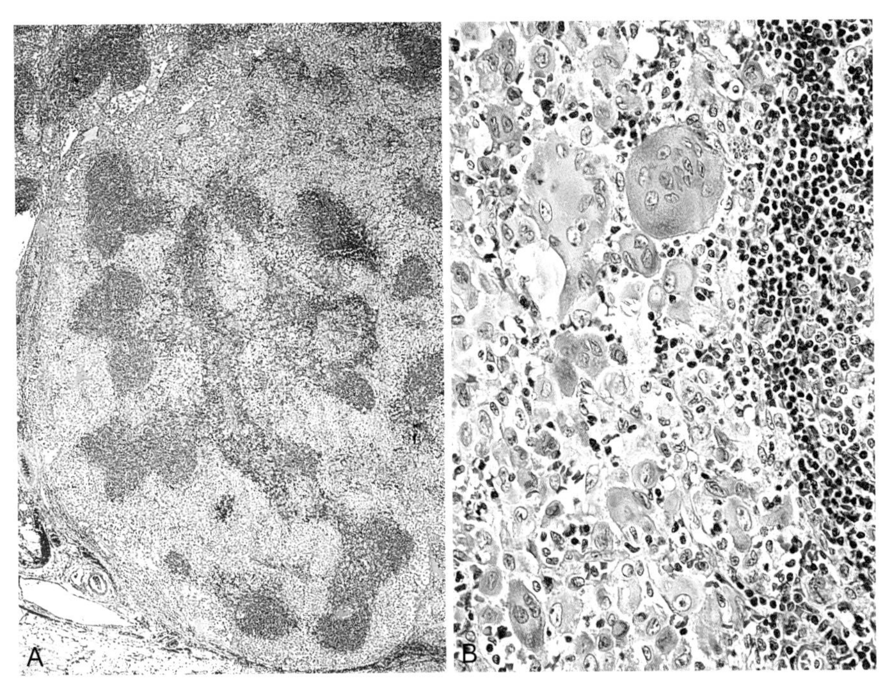

图 37.108 **朗格汉斯细胞组织细胞增生症累及淋巴结**。**A**，可见显著的窦性分布浸润方式。**B**，高倍镜下可见单核和多核朗格汉斯细胞。也可见大量嗜酸性粒细胞

化学证实 [1051]。其朗格汉斯细胞在经过反复的细胞遗传学改变后 [1055] 似乎不再像是一种特殊的增生细胞群体 [1056]。

此外，有一种形态学上的恶性疾病，其肿瘤细胞具有朗格汉斯细胞的超微结构和免疫组织化学特征 [1057-1059]，被称为朗格汉斯细胞肉瘤 [1060]。

未定类树突状细胞肿瘤（indeterminate dendritic cell tumor）是一种罕见肿瘤，累及皮肤更多见，但已有发生于淋巴结的报道 [1061-1062]。它们具有 LCH 特征，表达 S-100 蛋白和 CD1A，但电镜下缺乏 Birbeck 颗粒，免疫组织化学缺乏 langerin 表达。新近报道，一种 *ETV3-NCOA2* 融合基因为该肿瘤所独有 [1063]。

Erdheim-Chester 病（Erdheim-Chester disease）是另一种原因不明的“组织细胞增生症”，主要累及中枢神经系统、骨和肺。其组织细胞对 S-100 蛋白仅呈灶状阳性，而对 CD1a 和 langerin 呈阴性，且缺乏 Birbeck 颗粒 [1064]。

组织细胞肉瘤（histiocytic sarcomas）[恶性组织细胞增生症（malignant histiocytosis）] 是组织细胞谱系恶性肿瘤，但不符合其他辅助细胞肿瘤的标准。其表现是高度多变的，常见淋巴结外部位受累，诸如脾、皮肤、骨，尤其胃肠道 [1065-1069]。与树突状细胞肿瘤中的情况相似，有些“真性组织细胞肉瘤”可与真性恶性淋巴瘤并存 [1070]，有人将其细分为原发性和继发性 [966]。显微镜下，组织细胞肉瘤的肿瘤细胞大，胞核形状不规则，胞质丰富，一般呈嗜酸性。免疫组织化学上，其肿瘤细胞缺乏 B 细胞和 T 细胞相关标志物，但对组织细胞标志物呈阳性反应，如 CD68、CD163、lysozyme 和 CD4[1071-1073]。

以往曾认为，凡有免疫球蛋白或 T 细胞受体基因重排者均不符合组织细胞肉瘤的诊断；但近来的研究显示，克隆性免疫球蛋白基因重排以及极少数 T 细胞受体基因重排可发生于高达 50% 的病例 [401,933]。这种现象在散发的病例中已观察到，在继发于或同时伴有 B 或 T 淋巴母细胞白血病 / 淋巴瘤或低级别 B 细胞淋巴瘤（特别是滤泡性淋巴瘤）病例中也已观察到 [401,993,1074-1076]。在低级别 B 细胞淋巴瘤的情况下，组织细胞肉瘤常同时表达之前的白血病 / 淋巴瘤的克隆性标志物，如免疫球蛋白基因重排、*BCL2* 重排和克隆性细胞遗传学异常 [401,1074]。

血管肿瘤和肿瘤样疾病

血管瘤（hemangioma）和**淋巴管瘤（lymphangioma）**可累及淋巴结，常为原发于邻近软组织的病变向其局部淋巴结蔓延的结果。但也有少数原发于淋巴结的血管瘤和淋巴管瘤的报道 [1077-1078]（图 37.109）。

淋巴结的上皮样血管肿瘤（epithelioid vascular neoplasm）包括上皮样血管瘤、上皮样血管内皮瘤、梭形和上皮样血管内皮细胞瘤以及多形性血管内皮瘤，这些将在其他章节详细讨论 [1079-1082]。

杆菌性血管瘤病（bacillary angiomatosis）几乎无一例外地发生于存在免疫缺陷的情况下（特别是 HIV 感染患者），表现为淋巴结内多发性相互融合的丛状血管增生。这些血管被覆肥胖的、一定程度上的上皮样内皮细胞（因此其原有名称为上皮样血管瘤病）。一个最具诊断重要性的特征是：间质中存在丰富的嗜酸性至嗜双色性、无定形或颗粒状物质。另一个有助于诊断的特征是：存在中性粒细胞，有时可形成微脓肿 [1083-1085]。当进行 Warthin-Starry 法染色时，可见这种物质是由聚集的杆菌组成的，目前已知为汉赛巴尔通体（*Bartonella henselae*）和五日热巴尔通体（*Bartonella quintana*），与猫抓病（也

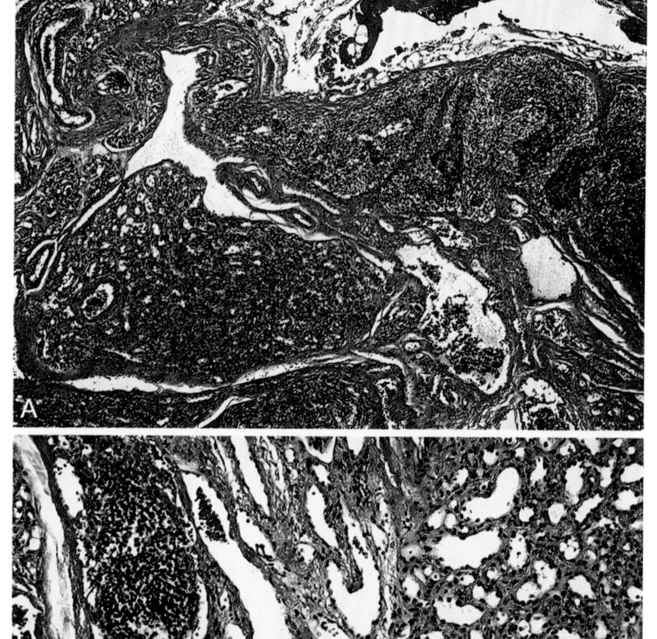

图 37.109 淋巴结血管瘤的低倍镜观（**A**）和中倍镜观（**B**）

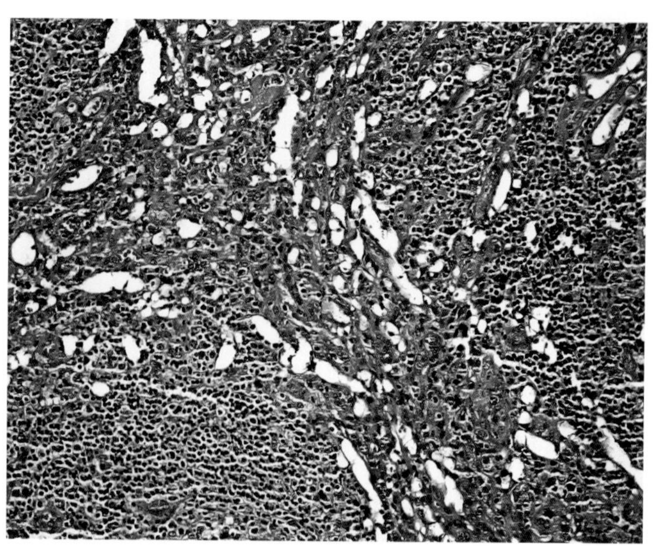

图 37.110 **杆菌性血管瘤病累及淋巴结**。滤泡间区可见广泛具有上皮样内皮细胞特征的血管增生，伴有中性粒细胞和其他炎细胞浸润

由汉赛巴尔通体引起）难以区别。免疫组织化学或 PCR 可以更精确地检测这些生物体。然而，最近一项关于汉赛巴尔通体相关淋巴结改变的研究发现，此感染通常与细菌性血管瘤病的特征无关[1086]。

淋巴窦血管转化（vascular transformation of the sinuse）的特征为：淋巴窦转化为被覆内皮细胞、相互吻合的复杂管道网络结构（图 37.110）[1087]。常有纤维化和反应性间质改变[1088]。而淋巴结血管瘤病可能是指更富于细胞的相似病变形式[1089-1090]（图 37.111）。在结节性梭形细胞亚型中，其梭形细胞结节由交错的细胞束和与之交替出现的血管裂隙共同组成[1091]。该亚型尤其易被误诊为卡波西肉瘤。其与后者的区别在于：其 HHV8 呈阴性，病变局限于淋巴窦内（少有被膜和淋巴实质受累），且无细胞非典型性；细胞束与结构完好的血管混合存在；常伴有纤维化，且常缺乏卡波西肉瘤中 PAS 阳性的玻璃样小体（图 37.112）[1092-1093]。其他血管转化病例可能是由于其输出小血管的近端阻塞所致。实际上，淋巴窦血管转化现已通过实验性完全阻塞输出小血管得到复制和证实[1094]。

血管脂肪瘤（angiolipoma）（包括其富于细胞亚型）通常位于软组织内，但特殊情况下也可发生于淋巴结内[1095]。

淋巴结卡波西肉瘤（Kaposi's sarcoma）可能与典型的皮肤病变有关，也可发生于无皮肤病变者[1096]。后者主要见于非洲儿童，但也可发生于成年人（常为 HIV 感染者，但并不绝对）。显微镜下，卡波西肉瘤受累淋巴结显示梭形细胞增生，被含有红细胞的裂隙样腔隙所分隔（图 37.113）[1097]。其最早期的变化是见于淋巴结被膜，但最终会累及整个淋巴结并延伸至淋巴结周围组织。几乎总能见到胞质内和细胞外 PAS 和 PTAH 染色阳性的玻璃样小体[1098]。辨认早期卡波西肉瘤受累淋巴结病变极其困难，虽然增生的梭形细胞 HHV8 免疫染色呈阳性时可做出明确诊断。在充分发展的病例，该肿瘤既可弥漫性生长，也可离散性生长。此梭形细胞病变常伴有淋巴组织增生，伴有明显的浆细胞和免疫母细胞成分。卡波西肉瘤也与 HHV8 阳性多中心性 Castleman 病相关，且往往是浆细胞型[269]。有时淋巴结卡波西肉瘤还可与恶性淋巴瘤或白血病共存[1099]。

如果一个淋巴结被具有**血管肉瘤（angiosarcoma）**形态学特征的恶性肿瘤累及，则其为转移性肿瘤的可能性极大（图 37.114）。

其他原发性肿瘤和肿瘤样疾病

系统性肥大细胞增生症（systemic mastocytosis）常累及淋巴结，导致淋巴结结构部分（通常为滤泡间区）或完全被圆形、梭形或多边形细胞的单形性增生所破坏[1100-1101]（图 37.115）。提示该增生细胞本质的线索包括：细胞核呈规则的圆形或卵圆形，胞质透明或呈颗粒状，细胞边界清楚，混有嗜酸性粒细胞并伴有硬化。用于证实肥大细胞的特殊技术为诊断所必需，尤其是 CD117 和胰蛋白酶（tryptase）免疫组织化学[1102-1108]。

急性髓性白血病（acute myeloid leukemia）可在淋巴结活检中首先被发现，并可被误诊为恶性淋巴瘤[1109]。传统上当其以一个瘤块的形式出现在淋巴结内或骨髓外的其他某些部位时将其称为粒细胞肉瘤、髓细胞肉瘤或

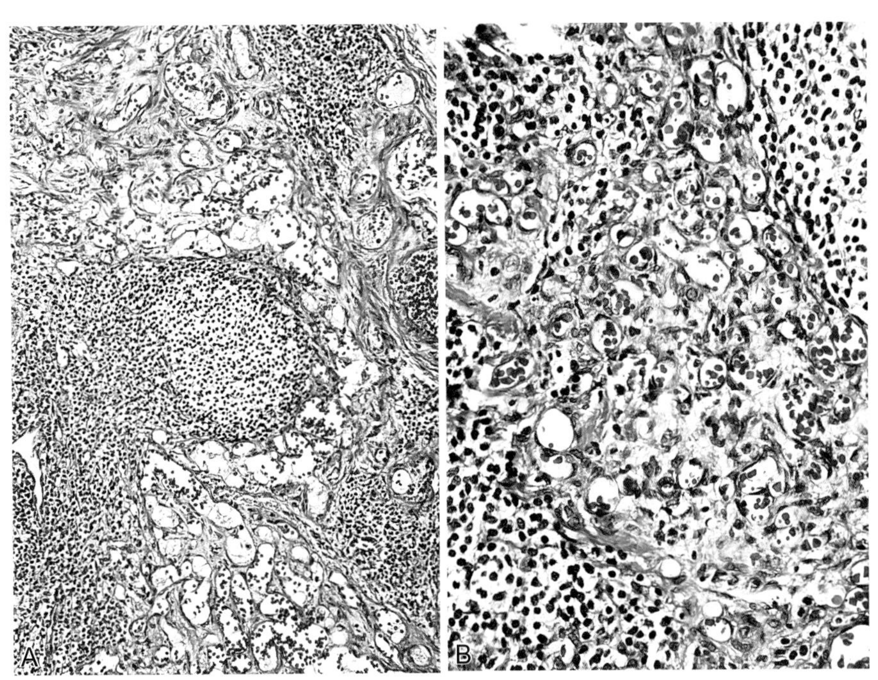

图 37.111 **A** 和 **B**，淋巴结血管转化。可见淋巴窦累及并呈反应性表现

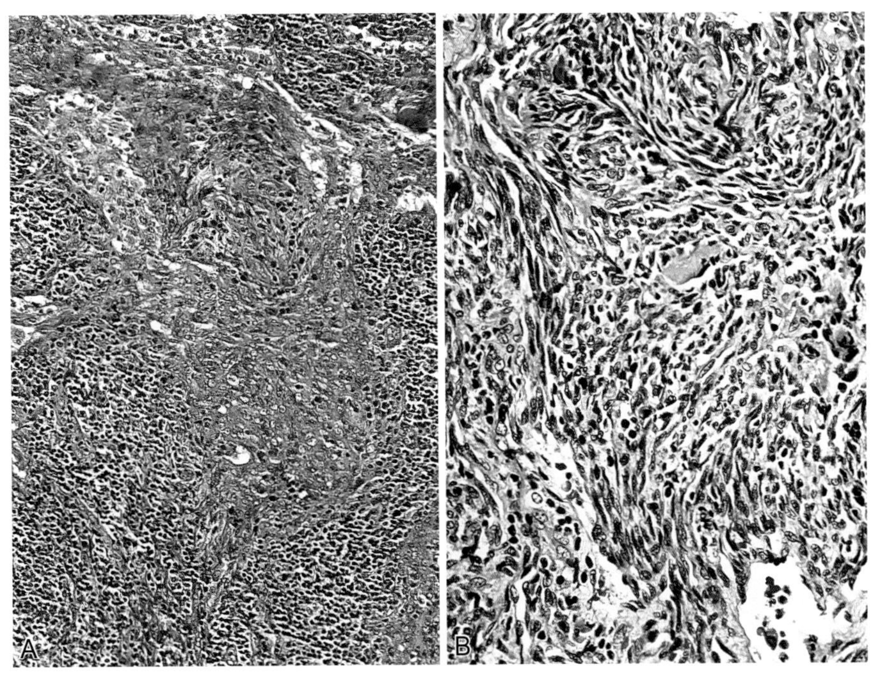

图 37.112 **淋巴结血管转化的实体型**。该病也称为淋巴结血管瘤病。**A**，可见病变的显著窦性分布。**B**，1 例肾细胞癌患者的一个腹膜后淋巴结发生血管转化的例子

绿色瘤（图 37.116）。其诊断线索包括：斑片状或淋巴窦内型淋巴结累及，有时伴有被膜内单行排列形式的浸润，胞质呈细颗粒状，核染色质细腻且缺乏 DLBCL 的典型的空亮染色质，并且可见嗜酸性粒细胞。免疫组织化学上，其对 CD43、溶菌酶、髓过氧化物酶、CD99 和 CD117 呈阳性反应 [1110-1111]。髓细胞肉瘤的确认确应进行骨髓评估。如果骨髓呈阴性，即使采用了细针穿刺，也应追加淋巴结组织标本，以进一步完成急性髓性白血病分型所必需的免疫表型分析、核型分析和分子检测（见第 39 章）。髓外造血（反应性或继发于骨髓增殖性肿瘤）伴有巨核细胞者可能会与霍奇金淋巴瘤和其他恶性肿瘤混淆（图 37.117）。Leder 氯乙酸盐染色或髓过氧化物酶

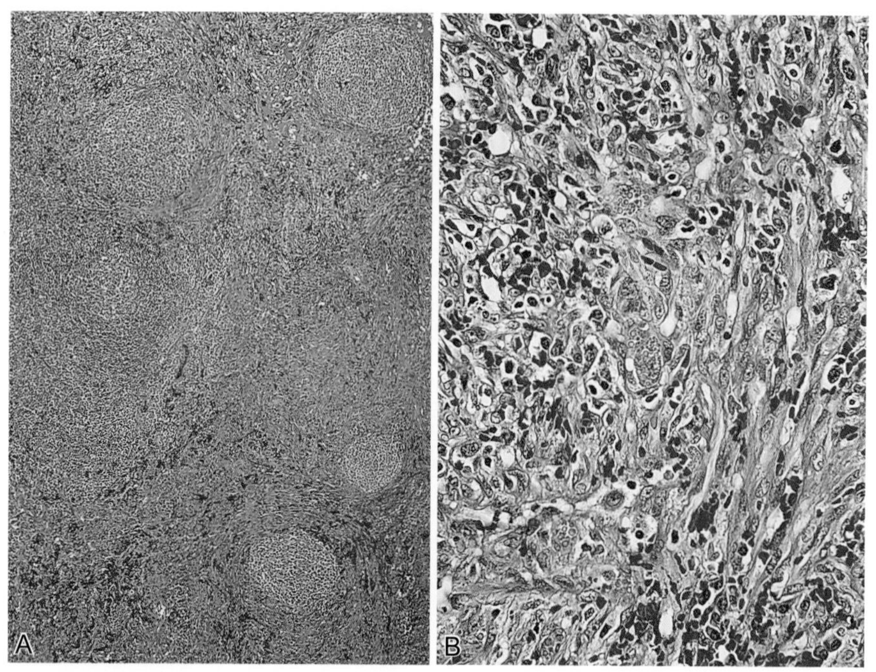

图 37.113 **A** 和 **B**，卡波西肉瘤累及淋巴结。浸润主要在淋巴窦内，其特征是增生的梭形细胞形成含有红细胞的裂隙

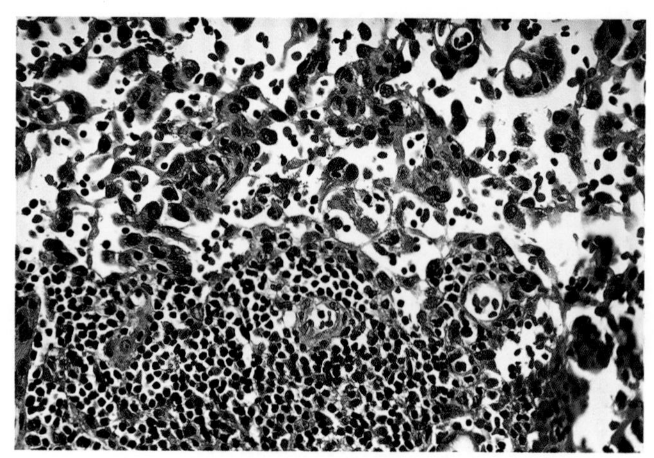

图 37.114 **头皮血管肉瘤转移至颈后淋巴结**。该淋巴结病变为该病例的首发表现

染色可显示成熟中的髓细胞形态。

原发性**平滑肌增生**（**smooth muscle proliferation**）可见于以下情况下的淋巴结内：

1. **淋巴结门平滑肌增生**：常伴有纤维化和显著血管供应[1112]，最常见于腹股沟区，无临床意义。
2. **血管平滑肌脂肪瘤**（**angiomyolipoma**）：最常见部位为腹膜后区，且通常与同一类型的肾肿瘤相连[1113]，对 HMB45 和其他黑色素细胞相关标志物免疫反应呈阳性是该病恒定不变的特征。
3. **淋巴管肌瘤病**（**lymphangiomatosis**）：仅见于妇女，常与肺受累相关，但有时仅显示盆腔淋巴结受累而偶然被发现[1114]。与前一病种相似并在组织发生上相关，该病 HMB45 免疫反应也呈阳性。

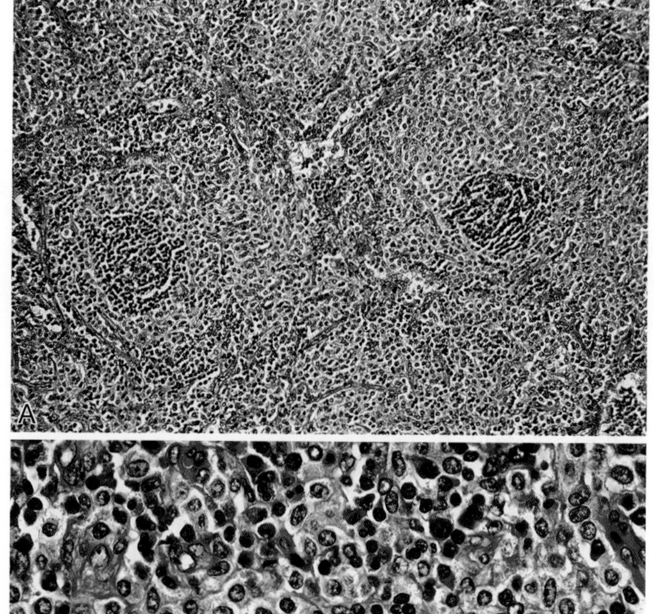

图 37.115 系统性肥大细胞增多症累及淋巴结的中倍镜观（**A**）和高倍镜观（**B**）。注意居中的圆形细胞核、细颗粒状胞质以及界限清楚的细胞膜

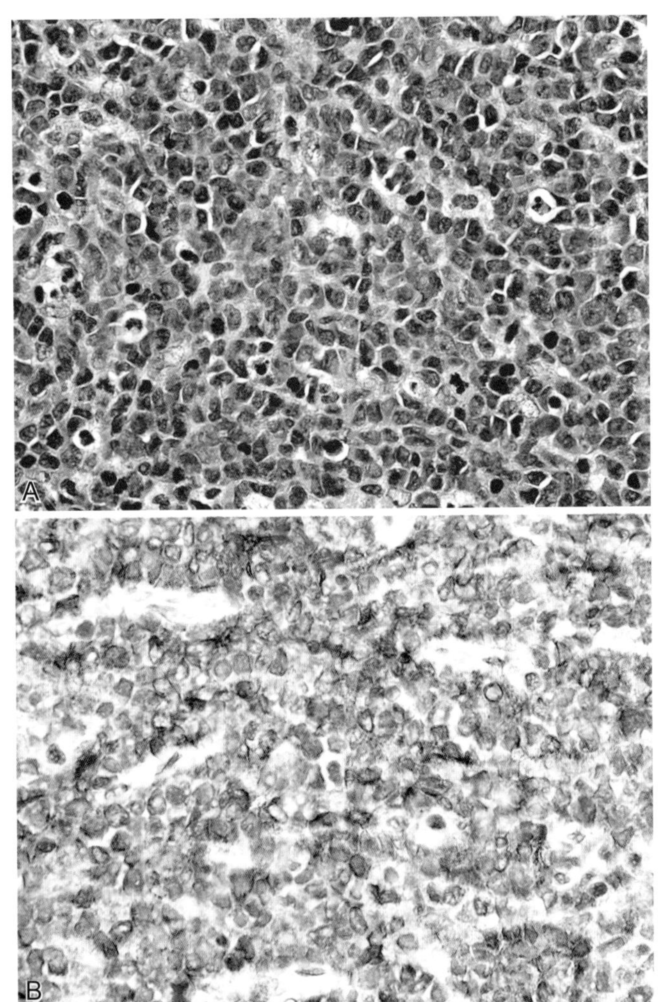

图 37.116 **急性髓系白血病累及淋巴结（髓系肉瘤）**。**A**，可见浸润细胞中等大，胞核形状不规则，核染色质细腻。**B**，细胞表达髓系相关抗原 CD33

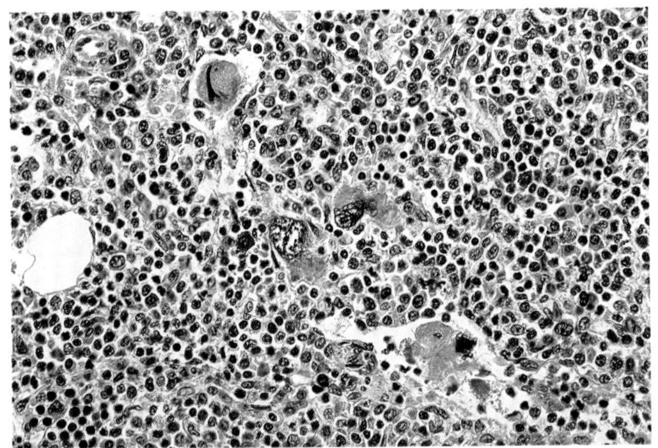

图 37.117 **髓外造血累及的淋巴结中的散在巨核细胞**。这些细胞成分不应与 Reed-Sternberg 细胞或癌细胞混淆

4. **平滑肌瘤病（leiomyomatosis）**：据报道主要见于腹腔内淋巴结，有时可与子宫平滑肌瘤或腹膜播散性平滑肌瘤病相关 [1115-1116]。
5. **血管瘤性错构瘤（angiomatous hamartoma）**：这是一种似乎仅发生于腹股沟区的特殊平滑肌增生方式，以淋巴结门部厚壁血管增生为特征，有时可延伸至淋巴结实质 [1079]。
6. **淋巴结内平滑肌瘤（intranodal leiomyoma）**：文献报道，有些病例发生在 HIV 感染的情况下 [1117]。

出血性梭形细胞肿瘤伴石棉样纤维（hemorrhagic spindle-cell tumor with amianthoid fibers）（也称为栅栏状肌成纤维细胞瘤）是一种特殊的良性肿瘤，好发于腹股沟淋巴结，但也可累及其他部位的淋巴结，如颈部和纵隔淋巴结 [1117-1123]。显微镜下，其主要特征为：形态良性的梭形细胞增生，有时呈栅栏状排列；伴有广泛的新鲜和陈旧性出血灶；以及呈巨大菊形团样聚集的胶原纤维（所谓"石棉样纤维"）[1124-1126]（图 37.118）。其鉴别诊断包括卡波西肉瘤和淋巴结内神经鞘瘤。免疫组织化学上，梭形细胞对波形蛋白和肌动蛋白呈阳性反应，特别是在围绕菊形团样结构的区域，而对 LANA-1（HHV8）和 S-100 蛋白呈阴性。与肌成纤维细胞相比，其染色特征和超微结构特征更支持其为平滑肌细胞而非肌成纤维细胞 [1127]。所有报道病例的生物学行为均呈良性，但偶尔有复发 [1128]。

淋巴结炎性假瘤样改变（inflammatory pseudotumor-like change）可为局限性或累及多个淋巴结组，可伴有发热、贫血、红细胞沉降率升高和高丙种球蛋白血症 [1129-1133]。显微镜下，该病首先累及淋巴结的纤维性间质，继而播散到淋巴组织和淋巴结周围组织。其特征是：席纹状生长方式，血管增生，以及由成纤维细胞、浆细胞、免疫母细胞、小淋巴细胞、组织细胞、树突状细胞和中性粒细胞组成的多形性浸润（图 37.119）。但在此基础上也存在形态学变异，这是由获取的活检标本处于该病的不同阶段所致 [1134]。与发生于脾和肝的形态与之相似但为肿瘤性病变的病例不同，淋巴结病例常不存在 EBV [1135]。淋巴结炎性假瘤的诊断并不特异，通常代表一种对感染或其他损伤的慢性反应。大多数患者的病因不明，但部分是对感染性微生物的反应，包括梅毒感染 [151] 和细胞内鸟型分枝杆菌（*Mycobacterium avium-intracellulare*）感染 [120]。后者发生在免疫功能低下个体（分枝杆菌性梭形细胞假瘤）（图 37.120）。

炭末沉着症（anthracosis）和**碳矽末沉着症（anthracosilicosis）**有时可因密集的组织细胞增生伴局灶席纹状生长方式而产生假瘤的表现 [1136]（图 37.121）。

日光性弹力纤维变性物质（solar elastotic material）可见于淋巴结被膜下淋巴窦及其实质中，推测其为皮肤机械性转运所致 [1137]。

淋巴结包含物

不同类型良性组织形成的包含物可发生于淋巴结中 [1138]。对这种现象缺乏了解可导致转移性癌的错误诊断。这些包括以下情况：

1. **唾液腺组织**：在上颈部淋巴结很常见，被认为是与该区域胚胎发生相关的正常情况 [1139]（图 37.122）。导

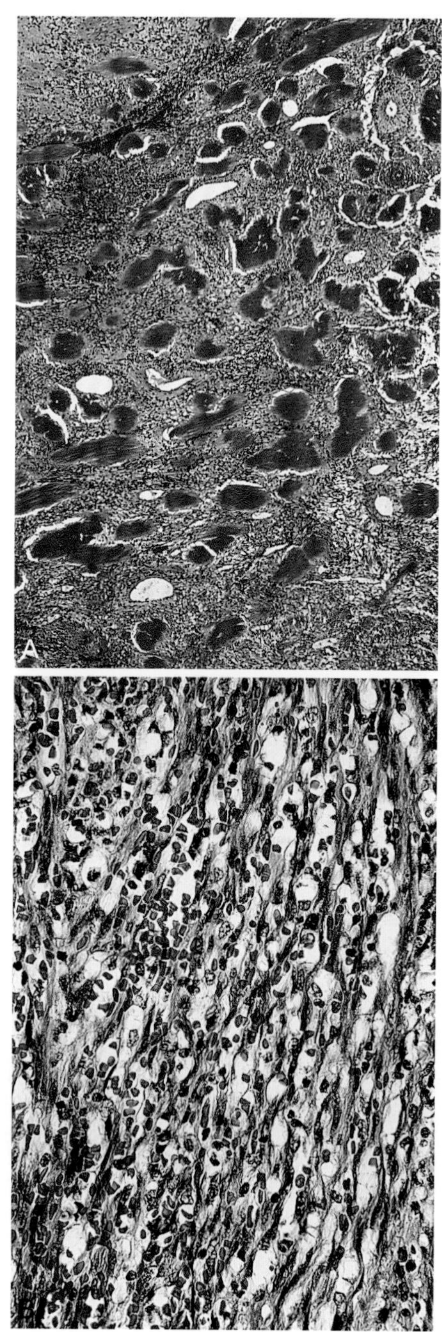

图 37.118 **出血性梭形细胞肿瘤伴石棉样纤维**。**A**，可见整个肿瘤均有显著的“石棉样”胶原沉积。**B**，可见肿瘤性梭形细胞和外渗红细胞混合，形成卡波西肉瘤样形态

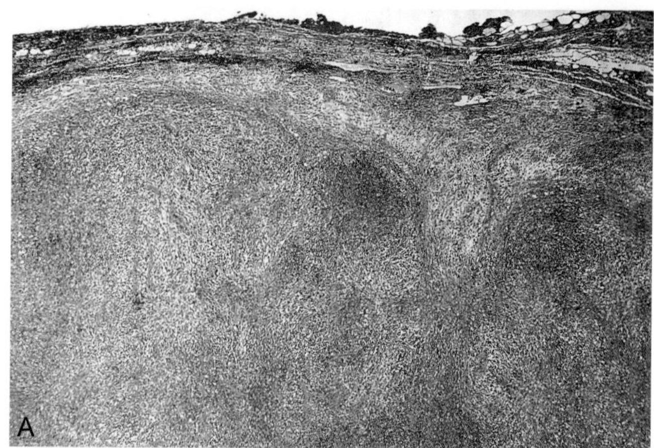

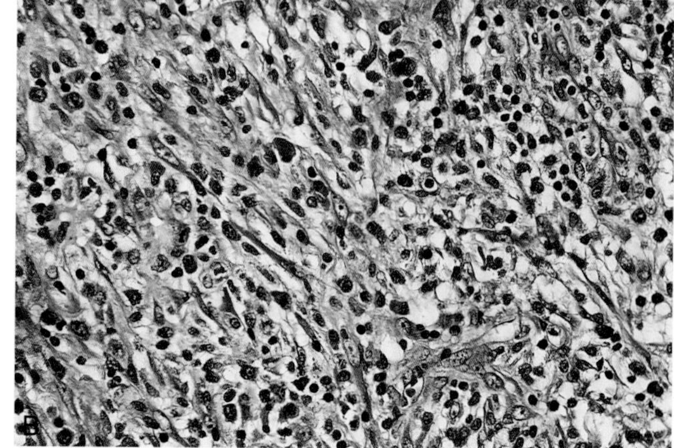

图 37.119 **淋巴结炎症性假瘤**。**A**，低倍镜下可见淋巴结结构部分破坏以及由反应性增生引起的淋巴窦和淋巴结外周区的扩张。**B**，高倍镜下可见由淋巴细胞、浆细胞和肌成纤维细胞组成的多形性浸润

管和腺泡两者均可见。这些包含物还可发生肿瘤性转变。Warthin 瘤是其中最常见的类型，但也有其他许多类型的报道，包括良性混合瘤、单形性腺瘤、黏液表皮样癌以及腺泡细胞癌。

2. **鳞状上皮**：显微镜下，有时在上颈部病变可看到被覆分化良好的鳞状上皮的囊性结构。它们被认为代表一种与前述胚胎发生相关的异常现象，即由鳃囊衍生物组成。“良性淋巴上皮囊肿”这一名称有时适用于这种情况。我们推测这种情况可能是由于之前存在的上皮包含物受到周围淋巴组织刺激而发生囊性扩张所致，是一种也适用于多房性胸腺囊肿、头颈部区域的其他囊性结构甚至 Warthin 瘤本身的发病机制（见第6章）。相似情况还见于胰腺周围淋巴结[1140]。其主要的鉴别诊断是转移性高分化鳞状细胞癌，因为众所周知，鳞状细胞癌在颈部区域具有明显的囊性变倾向[1141]。
3. **甲状腺滤泡**：可发生于缺乏甲状腺病理性改变时的颈中部淋巴结被膜或被膜下区。其与转移性甲状腺癌的鉴别极为困难。
4. **蜕膜反应**：妊娠期间蜕膜反应可发生于盆腔淋巴结内，可酷似转移性癌[1142]。蜕膜反应还可发生于子宫内膜异位症的间质细胞或该区域内受激素影响的细胞，与腹膜蜕膜反应的形式相似。
5. Müller 型上皮（müllerian-type epithelium）：被覆立方形细胞并具有 müller 型或体腔上皮形态的腺性包含物，常见于妇女盆腔淋巴结的被膜内，有时也在淋巴结自身内[1143-1144]。其形态和发病机制均与通常称为输卵管子宫内膜异位症的腹膜病变相似（图 37.123）。

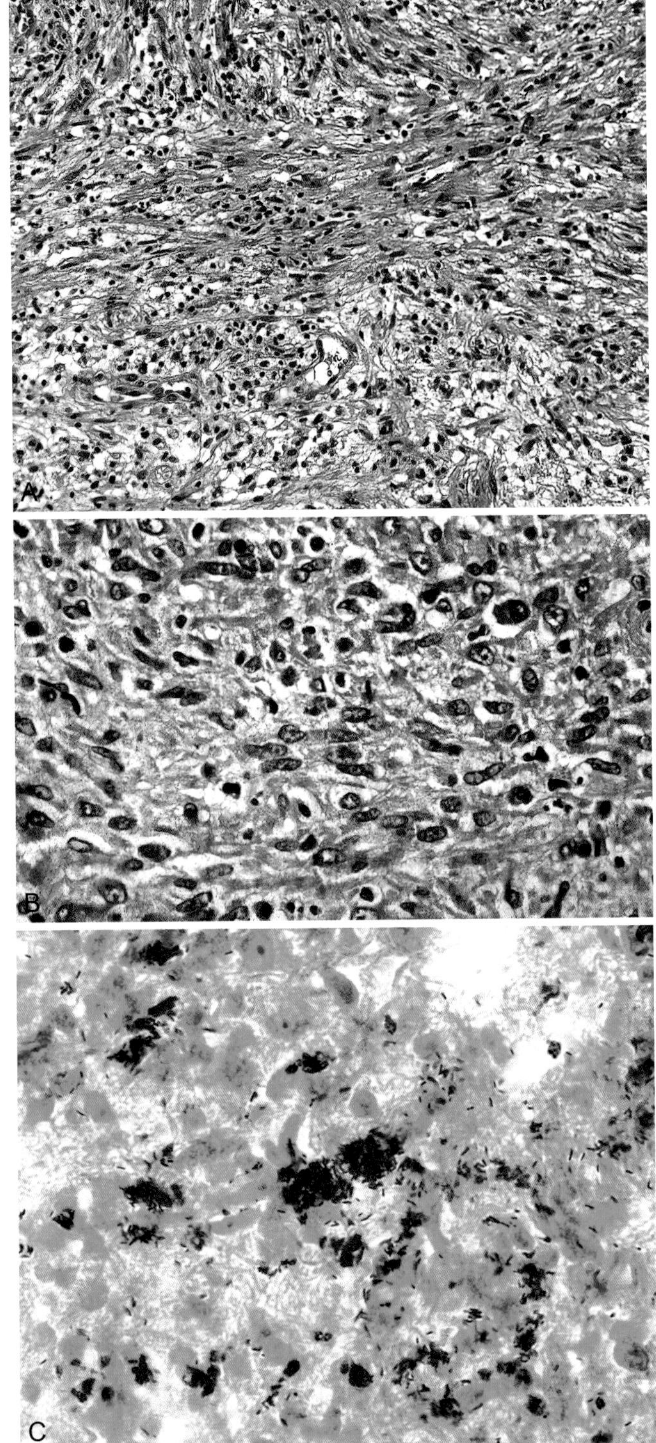

图 37.120 **1 例 HIV 感染患者发生细胞内鸟型分枝杆菌感染引起的淋巴结炎性假瘤**。**A**，低倍镜下，可见梭形细胞和淋巴细胞混合。**B**，高倍镜观。**C**，抗酸染色

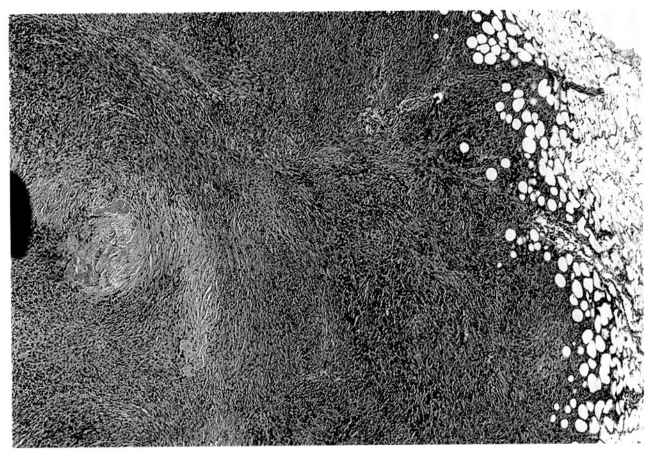

图 37.121 **纵隔淋巴结的碳矽末结节**。病变显著时可具有假瘤样特征

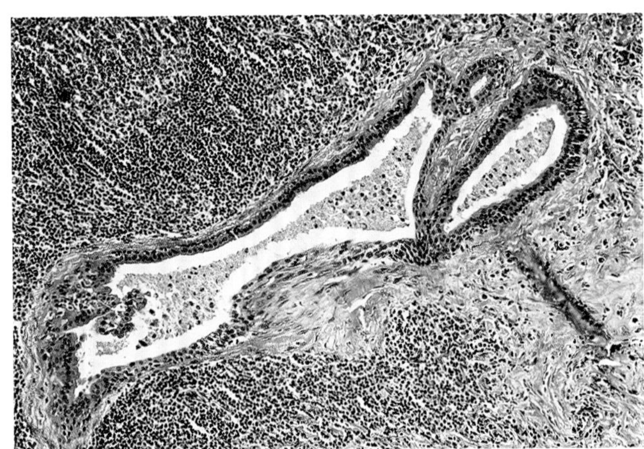

图 37.122 **1 例上颈部淋巴结内由导管结构组成的涎腺包含物**。这一病变非常常见

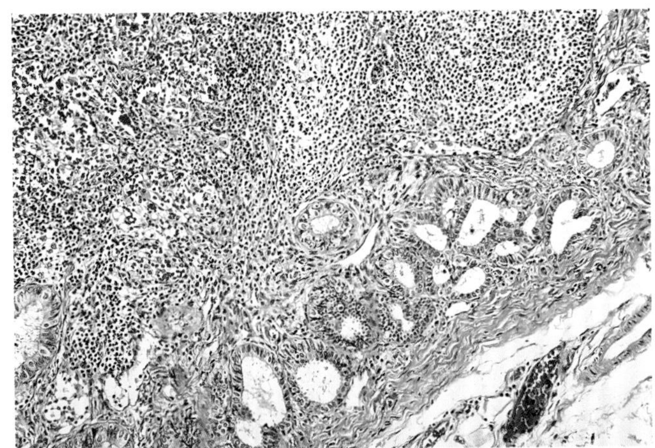

图 37.123 **输卵管子宫内膜异位症累及盆腔淋巴结**。淋巴结被膜内可见被覆 müller 样立方细胞的腺体，缺乏异型性

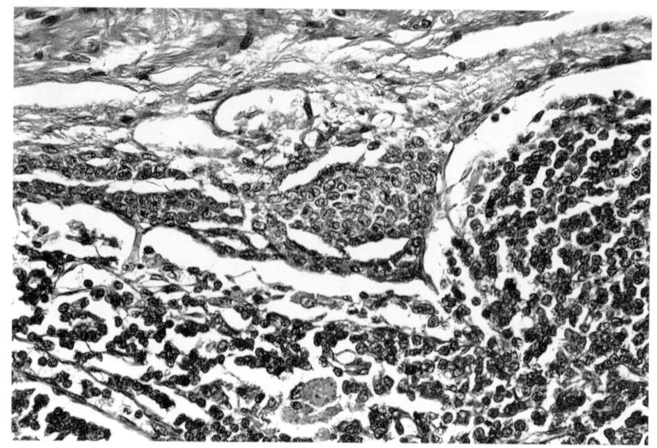

图 37.124 **腋窝淋巴结被膜内的痣细胞**。这些细微的结构不应被误诊为恶性黑色素瘤或转移性癌

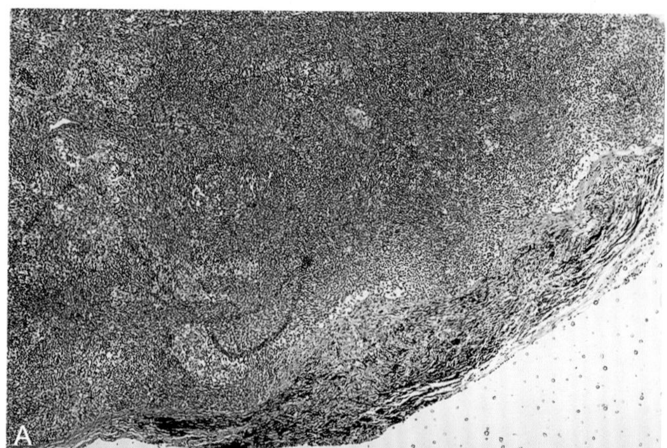

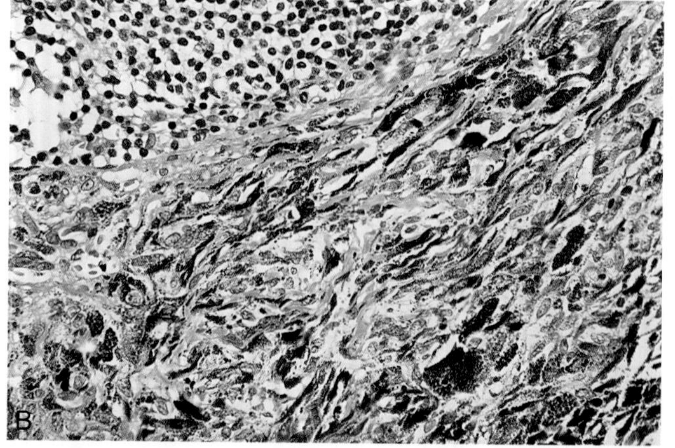

图 37.125 **A 和 B**，累及淋巴结被膜的蓝痣

与在后者一样，这些淋巴结包含物与源自卵巢低级别肿瘤的转移性病变可能难以区别，因它们可长入边缘窦，形成乳头，并伴有砂粒体，甚至呈小片状细胞增生[1145]。有些学者认为，这些"包含物"中有部分实际上是卵巢浆液性交界性肿瘤的转移[1146]。而形态学上相似的包含物还可见于男性的纵隔淋巴结[1138]和女性的腋窝淋巴结。少数情况下，具有同样形态但周围有内膜型间质包绕的淋巴结腺性包含物也可发生，代表淋巴结子宫内膜异位症。

6. **痣细胞**：淋巴结被膜偶尔可见形态正常的痣细胞团，而无淋巴结实质侵犯（图 37.124）。大多数报道的病例发生在腋窝淋巴结[1147]。另一相关性病变是蓝痣，已有见于淋巴结被膜中的报道[1148]（图 37.125）。这些病变的形态学特征及其与转移性恶性黑色素瘤的鉴别在第 3 章讨论。
7. **间皮细胞**：在显然无恶性间皮瘤的情况下，间皮细胞偶尔可见于淋巴结内[1149-1151]。其主要鉴别诊断是与源自腹腔或胸膜的隐匿性恶性间皮瘤转移鉴别[1152]。
8. **乳腺组织**：最为罕见的组织异位形式之一，表现为腋窝淋巴结中出现正常乳腺小叶[1153-1155]。另一种略为常见的现象是腋窝淋巴结内出现单层立方细胞（有时具有鞋钉样外观）被覆的小管结构，位于淋巴结被膜内或紧邻被膜下。这些结构与前述的盆腔淋巴结内 müller 型上皮包含物相似。由于这些病例部分发生于乳腺癌患者，其极有可能被误诊为转移性肿瘤[1156-1157]。女性的腋窝淋巴结上皮包含物主要分为三组：仅由腺体结构组成者，仅由鳞状上皮囊肿组成者，以及含有腺性和鳞状上皮两种成分者[1158]。

其他非肿瘤性病变

淋巴结**脂肪化生**（**adipose metaplasia**）非常常见，广泛时可形成巨大肿块，直径可达 10 cm 或以上。这些淋巴结有时被称为脂肪淋巴结。髂外和闭孔组淋巴结是最常受累的部位[1159]。

有时可见于锁骨上淋巴结活检的**异位胸腺**（**ectopic thymus**）尽管不是一种淋巴结病变，但为了鉴别诊断在此述及。病理医师如果不了解这种现象，可能易将其内 Hassall 小体误认为转移性鳞状细胞癌的细胞岛。

血管炎（**vasculitis**）累及淋巴结可见于许多疾病，如结节性多动脉炎（具有坏死性质，很少进行活检）、Henoch-Schönlein 紫癜（白细胞碎裂性，也很少进行活检）、Wegener 肉芽肿病（有时伴有广泛梗死）、系统性红斑狼疮、药物过敏以及黏膜皮肤淋巴结综合征。还应提起注意的是，闭塞性血管炎常见于梅毒性淋巴结炎。

淋巴结**梗死**（**infarction**）可表现为疼痛性肿胀，常位于浅表淋巴结链。显微镜下，可见髓质和皮质淋巴细胞广泛坏死，伴有明显的反应性淋巴结周围炎及一层肉芽组织。可残存薄层健活的被膜下淋巴组织[1160]。其发病机制被认为是淋巴结实质和门部的静脉内血栓形成[1160]。类似的变化还可见于小肠扭转患者的肠系膜淋巴结[1161]。其他病例可由血栓、结节性多动脉炎及其相关疾病的小动脉闭塞或细针穿刺等引起[1162-1163]，此时的淋巴结梗死常具有区段性特征。淋巴结梗死的鉴别诊断包括坏死性淋巴结炎、黏膜皮肤淋巴结综合征、传染性单核细胞增多症[1164]、坏死性肉芽肿性炎以及恶性肿瘤坏死。有两种恶性肿瘤累及淋巴结时偶尔可导致广泛或严重的梗死型坏死，即恶性淋巴瘤[1165-1166]和转移性恶性黑色素瘤。因此，为了除外伴发或潜在的恶性肿瘤，应彻底检查梗死的淋巴结、淋巴结外区域以及送检的其他淋巴结[1166]（图37.126 A 和 B）。彻底的免疫组织化学评估也是必要的。在广泛坏死的界面上可残存 CD20 阳性的肿瘤细胞[1167-1168]（图 37.126C）。通常情况下，如果梗死淋巴结显著肿大，则应怀疑有潜在恶性肿瘤的可能。

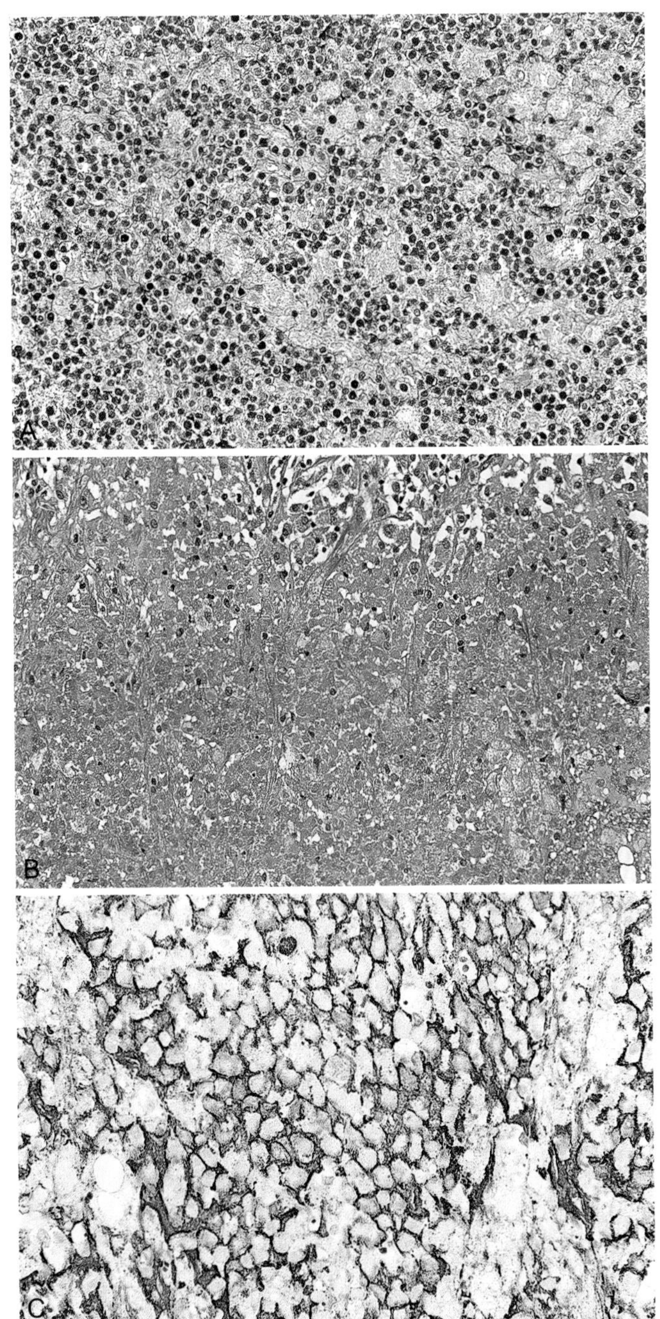

图 37.126 **A 至 C，发生大片梗死型坏死的大 B 细胞淋巴瘤。A**，其肿瘤细胞的轮廓仍可辨别。**B**，可见完全坏死区域，与“良性”梗死无法鉴别。**C**，可见坏死区内仍有明显的 CD20 阳性反应

玻璃样物质（hyaline material）有时聚集在淋巴结间质中。这种现象在腹主动脉 - 髂动脉区非常常见（图37.127）。玻璃样物质可继发钙化。玻璃样物质由于呈均质嗜酸性形态，可能会与淀粉样物混淆，故其曾被称为副淀粉样物质（para-amyloid）。玻璃样物质还应与出血性梭形细胞肿瘤伴石棉样纤维患者的淋巴结的玻璃样物质沉积鉴别。后一种玻璃样物质可能是一种异常类型的胶原，其存在并无临床意义。

蛋白质性淋巴结病（proteinaceous lymphadenopathy）是一种嗜酸性细胞外蛋白质性质的物质沉积于淋巴结引起的异常。这种物质与淀粉样物质在外观上相似，但它们的组织化学和超微结构却不同。有报道描述，少数具有这种罕见淋巴结异常的患者患有高丙种球蛋白血症，且其玻璃样物质内显示含有沉积的免疫球蛋白[1169]。

各种类型的异物（foreign material）可聚积在淋巴结内，一个例子是硅胶性淋巴结病，是隆乳术中注射液态硅胶或放置袋装的置换凝胶引起的副作用。显微镜下，可见淋巴窦内有一种非双折光性物质，并伴有许多大小不等的微小囊泡和多核巨细胞[1170]（图 37.128）。

另一个例子是之前描述过的盆腔淋巴结的淋巴窦组织细胞增生症，是由于行髋关节置换术时所用材料中含有的钴 - 铬和钛成分引起的[1171]（图 37.129）。

转移性肿瘤

淋巴结是转移性恶性肿瘤最常见的部位，有时甚至是肿瘤的首发临床表现[1172-1174]。对此病理医师的任务是：明确淋巴结内是否存在恶性病变，证实其是否是转移性的；如果是转移性的，则需要对其数量、显微镜下类型和可能来源进行评估。当恶性细胞位于输出淋巴管和（或）淋巴结外脂肪组织中时，病理医师应在病理报告中注明，因为这些发现可能具有预后意义。

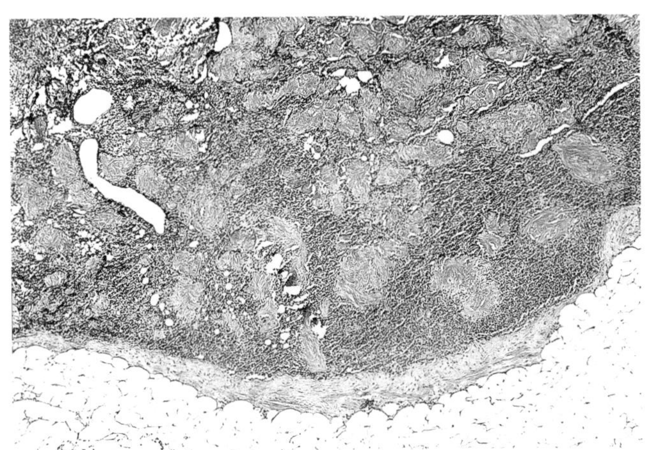

图 37.127 **盆腔淋巴结的玻璃样物质沉积**。这一改变并无临床意义

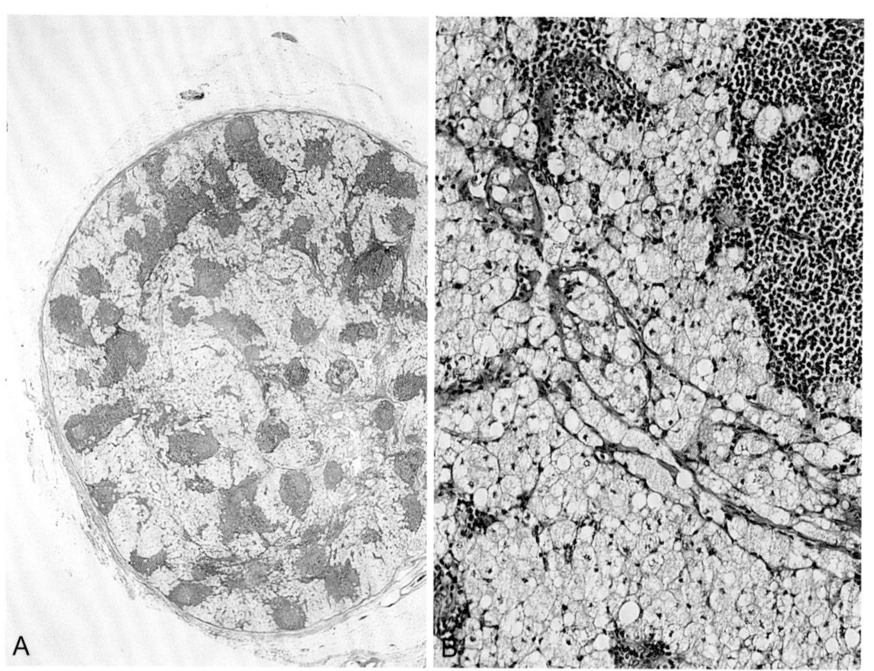

图 37.128 硅胶性淋巴结炎的低倍镜观（**A**）和中倍镜观（**B**）。可见淋巴窦因组织细胞浸润而明显扩张，形成类似 Rosai-Dorfman 病的表现

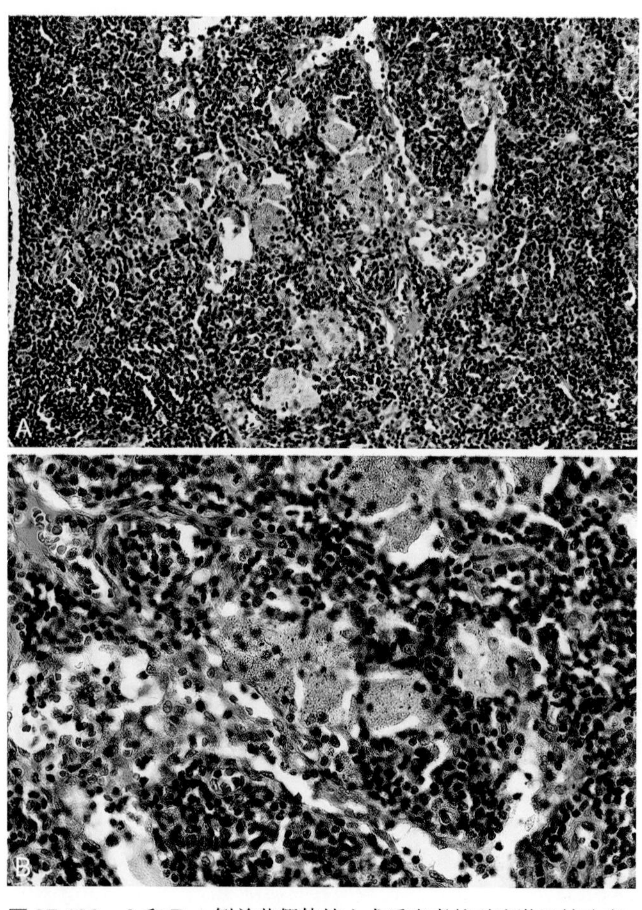

图 37.129 **A** 和 **B**，1 例关节假体植入术后患者的引流淋巴结改变。高倍镜下可见到一种细颗粒状黑色物质，其易被误认为是“尘土”而不予理会

任何恶性肿瘤均可发生淋巴结转移，但其发生率随肿瘤类型有很大差异。淋巴结转移在癌、恶性黑色素瘤和生殖细胞肿瘤中常见，而在肉瘤和中枢神经肿瘤中则少有。还应指出的是，原发于脏器（如胃或甲状腺）的大细胞淋巴瘤有时呈转移性播散方式累及区域淋巴结，间变性大细胞淋巴瘤（ALCL）的淋巴结浸润方式就酷似转移瘤。

转移性肿瘤累及淋巴结时还应考虑到恶性间皮瘤（图 37.130）。已有颈部或腹股沟区淋巴结肿大为首发表现的恶性间皮瘤的病例报道，原发瘤大多位于腹膜而非胸膜，且与受累淋巴结部位无关[1152]。鉴别诊断包括淋巴结内反应性良性间皮细胞增生（见下文）(图 37.131）。

软组织肉瘤以淋巴结转移作为首发表现者非常罕见。但腺泡状横纹肌肉瘤（尤其是实体型）例外，其不仅在形态上易与恶性淋巴瘤混淆，也可由于累及多组淋巴结（所谓的“淋巴结病型”）而易与恶性淋巴瘤混淆（图 37.132）。此外，其他区域淋巴结转移率高于平均水平的肉瘤有：胚胎性横纹肌肉瘤、血管肉瘤、上皮样肉瘤和滑膜肉瘤。

在常规切片上，转移性未分化癌和弥漫性大细胞淋巴瘤的鉴别诊断可能很困难，甚至在部分病例如果不进行辅助检查就无法鉴别。当肿瘤内存在局灶结节状结构，而这些结节并非是由纤维化引起时，以及静脉壁（与瘤栓相反）和脂肪组织内（如果存在淋巴结外成分时）弥漫性浸润时，支持淋巴瘤的诊断。而支持转移性肿瘤的特征包括：灶性淋巴结受累、有明确的肿瘤巢团、广泛坏死、以淋巴窦性分布为主以及有淋巴管内实性瘤栓。最易误诊为转移性癌的恶性淋巴瘤类型为：间变性大细胞淋巴瘤（ALCL）、因硬化形成明

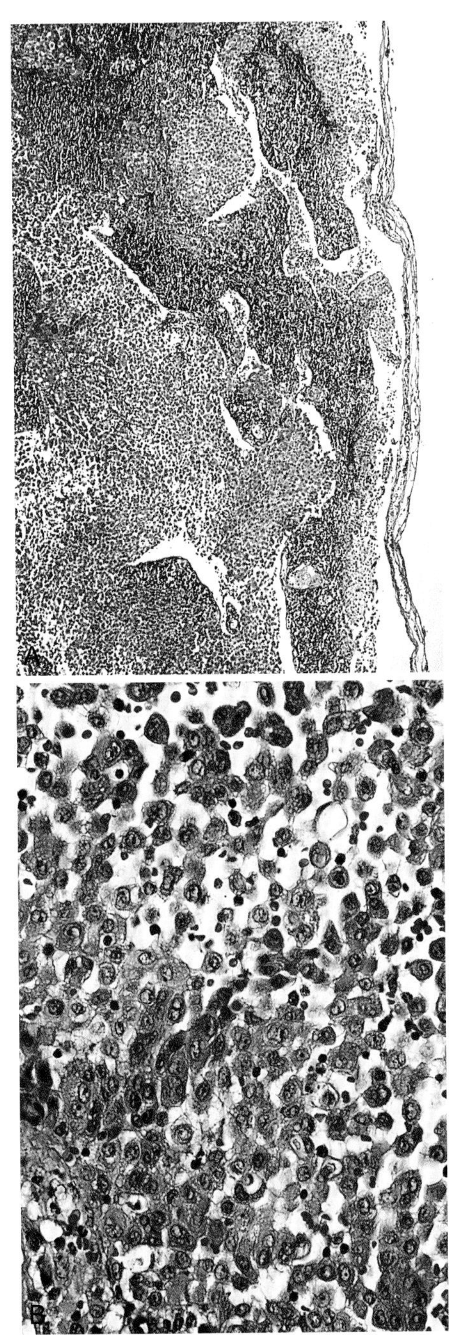

图 37.130 **A** 和 **B**，转移性间皮瘤累及淋巴结。可见此肿瘤浸润使淋巴窦显著扩张，肿瘤细胞是由具有中位核和嗜酸性胞质的立方形细胞所构成。其原发性肿瘤位于腹腔

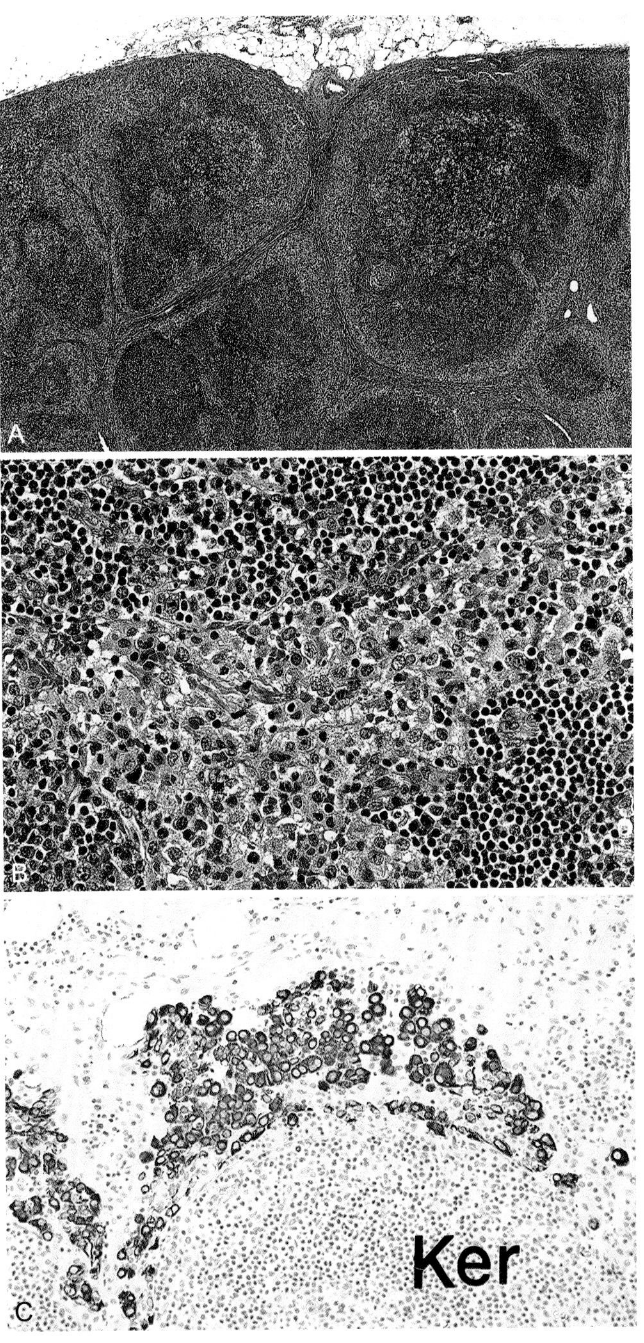

图 37.131 **淋巴结内间皮细胞增生**。**A**，窦性分布。**B**，温和的细胞形态。**C**，角蛋白强阳性免疫反应

显巢团结构的大 B 细胞淋巴瘤、以淋巴窦性生长方式为主的大 B 细胞淋巴瘤、结节硬化型霍奇金淋巴瘤伴有坏死区周围大的单核细胞变异型 Reed-Sternberg 细胞聚集以及印戒细胞淋巴瘤。此外，由滤泡性小裂细胞和弥漫性大细胞组成的复合型淋巴瘤可导致双重错误诊断，即将后者成分诊断为转移性癌，而将前者成分诊断为滤泡增生。

形态上与恶性淋巴瘤最相似的转移性癌为鼻咽淋巴上皮癌和乳腺小叶癌（图 37.133 和 37.134）。前者在临床和病理上均与霍奇金淋巴瘤相似，因为其常见于年轻成人，伴有一侧颈部淋巴结无痛性肿大，EBV 呈阳性，以及显微镜下表现为多形性细胞群（包括嗜酸性粒细胞）[1175]。而后者则可与某些恶性淋巴瘤类型混淆，包括印戒细胞淋巴瘤（图 37.135），或其癌细胞被误认为是组织细胞。来自肺或其他部位的转移性小细胞神经内分泌癌也可能与淋巴瘤难以鉴别。致密的核染色质结构、核挤压变形、

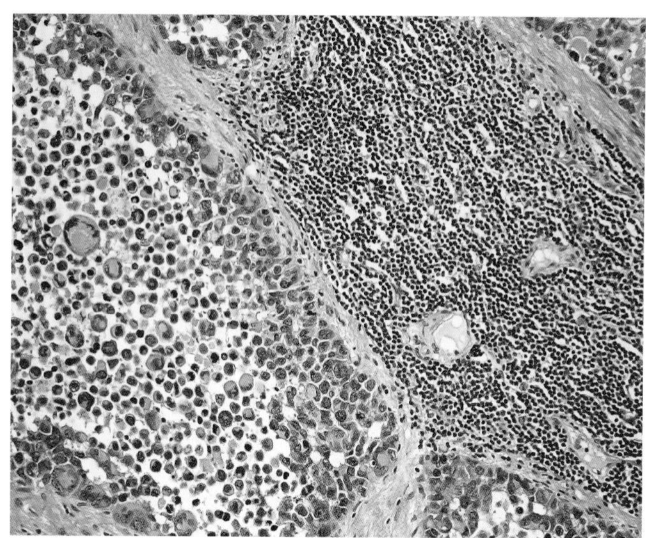

图 37.132　**腺泡状横纹肌肉瘤转移至淋巴结**。这是此肿瘤类型相对常见的累及部位，并且这可能是其首发的临床表现

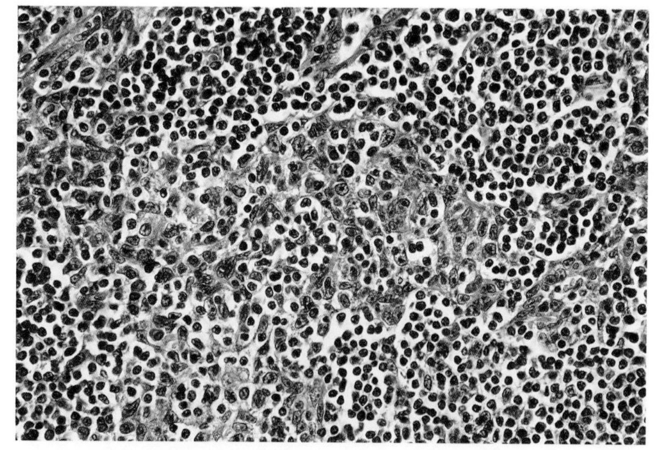

图 37.133　**来自鼻咽部的转移性淋巴上皮瘤累及淋巴结**。其相对弥漫性的增生方式可导致其被误诊为恶性淋巴瘤

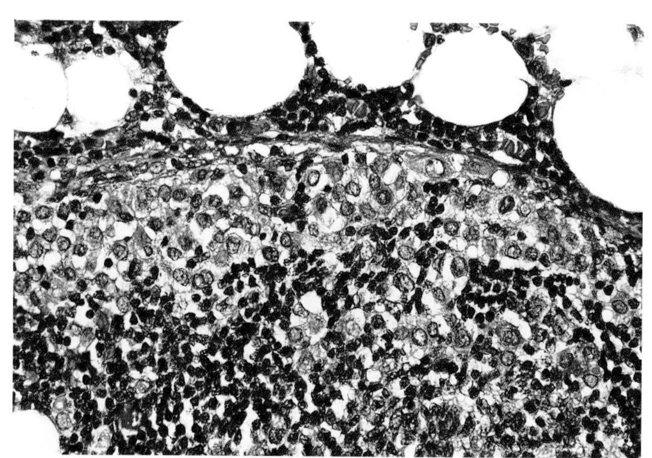

图 37.134　**小叶型乳腺癌转移至淋巴结窦内**。其细胞学形态可与恶性淋巴瘤或良性组织细胞增生混淆

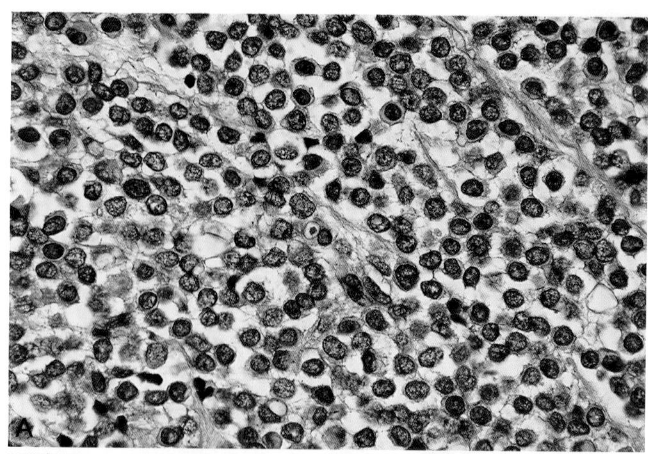

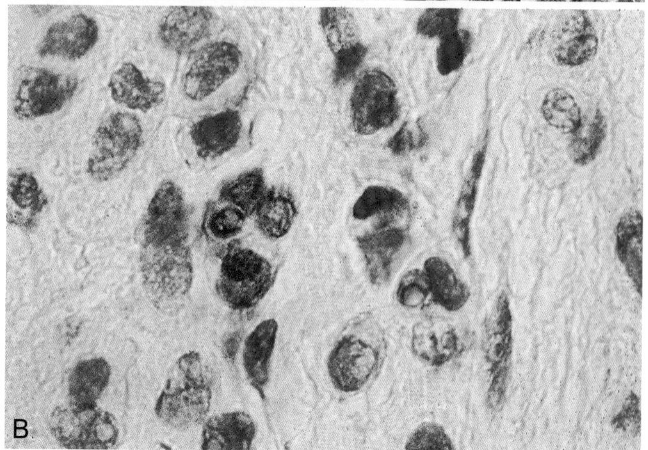

图 37.135　**最初被误诊为恶性淋巴瘤的伴有印戒样特征的低分化腺癌**。误诊的部分原因可能是由于该肿瘤发生于一位肾移植受者。**A**，HE 染色。**B**，黏液卡红染色，显示有少许胞质内黏液滴

灶状坏死以及血管壁嗜苏木素染色等均提示为小细胞癌。类似的思路也适用于转移性 Merkel 细胞瘤的诊断。转移性黑色素瘤在细胞学上可与大细胞淋巴瘤和浆细胞瘤高度相似。其气球样细胞变异型可与 Rosai-Dorfman 病（RDD）非常相似（图 37.136）。此外，还应牢记，转移也可发生于已被淋巴瘤或白血病累及的淋巴结。

当鳞状细胞癌发生淋巴结转移时特别易于发生囊性变。当发生在颈部淋巴结的囊性变显著时，可被误诊为腮裂囊肿（图 37.137 和 38.138）。

被转移癌累及的淋巴结所在的部位可提供有关癌原发部位的重要线索。大多数转移至上颈部淋巴结的肿瘤来源于上呼吸消化道。伴有颈部淋巴结肿大、但临床上难以探查的小的原发瘤常常隐匿发生于鼻咽部和后扁桃体柱[1176-1178]。颈中部淋巴结出现乳头状癌时常为转移性甲状腺癌，如果出现砂粒体则该诊断更为肯定。然而，这些乳头状肿瘤也可能来源于唾液腺、女性生殖道或胸腺（见相应章节）。此区域淋巴结的鳞状细胞癌常来源于

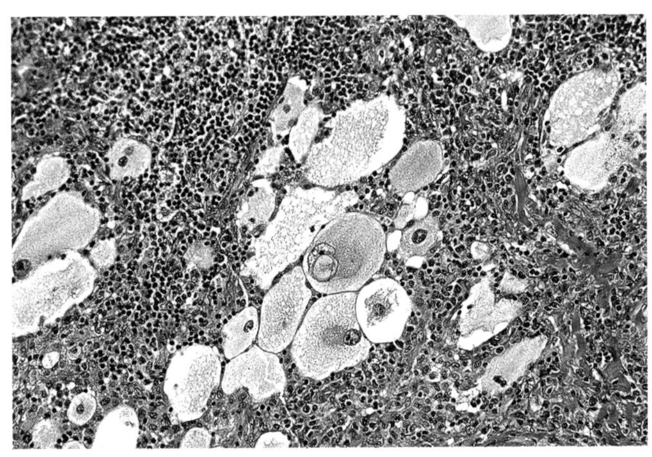

图 37.136 气球样细胞黑色素瘤转移至淋巴结，形似组织细胞疾病

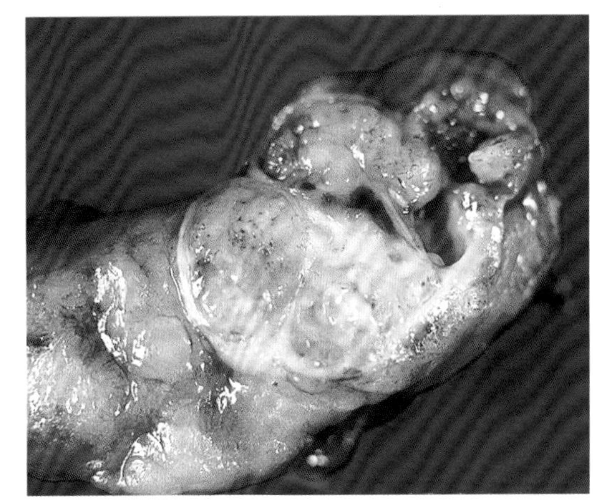

图 37.137 **鳞状细胞癌转移至淋巴结**。可见肿瘤发生部分囊性变

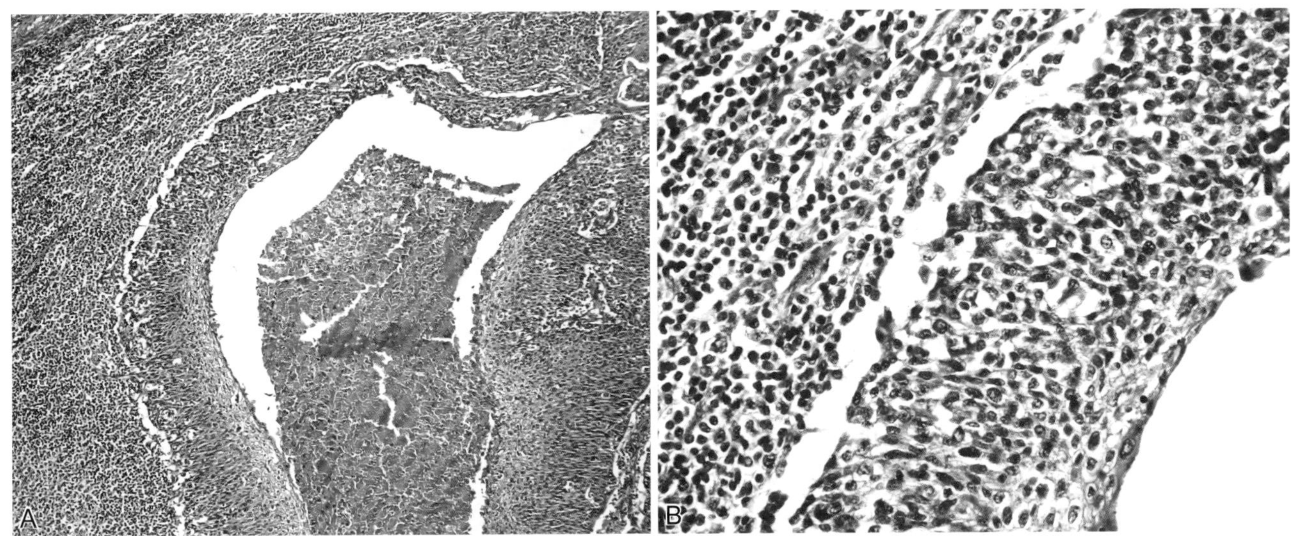

图 37.138 **鳞状细胞癌转移至颈部淋巴结**。**A**，中倍镜观，可见显著的囊性变，可导致其被误诊为鳃裂囊肿。**B**，高倍镜观，可见上皮全层均呈恶性细胞学形态

上呼吸消化道，特别是咽和喉[1179]。大多数转移至锁骨上淋巴结的癌来源于肺和乳腺。其他可转移至此组淋巴结的原发性肿瘤，特别是发生于左侧者，可能是胃癌、胰腺癌、前列腺癌和睾丸癌[1177,1180]。它们是通过终末集合淋巴干到达锁骨上淋巴结。锁骨上淋巴结因腹腔内癌而受累时有时被称作 Virchow 或 Troisier 淋巴结[1181]。绝大多数发生于成年女性腋窝淋巴结的转移性肿瘤是乳腺癌和恶性黑色素瘤[1182-1183]。也应考虑肺癌可能，特别是对有吸烟史的老年患者[1184]。腹股沟淋巴结常常受到外生殖器癌（临床检查时常常已很明显）或下肢恶性黑色素瘤的侵犯，但只偶尔来自腹腔内脏器（卵巢、宫颈与肛管），来自睾丸的更为少见，除非其已直接蔓延到阴囊皮肤[1185]。

对于明显受到恶性肿瘤累及的淋巴结，免疫组织化学检查组合包括 CD45、角蛋白和 S-100 蛋白，它们分别为淋巴细胞、上皮细胞和黑色素细胞的标志物。二线试剂可以包括上皮膜抗原（EMA）、癌胚抗原（CEA）、CD20、CD3、CD30，并根据情况选用 GCDFP-15 和乳白蛋白（lactalbumin，用于乳腺）、嗜铬素（chromogranin，用于内分泌肿瘤）、前列腺特异抗原 / 前列腺酸性磷酸酶（PSA/PAP，用于前列腺）以及角蛋白系列。不同肿瘤类型的特异性免疫组织化学检查组合在相关章节有更详细讨论。如果能合理地应用和判读，这些免疫分析应该可以解决大多数病例的问题。

同样重要的是，有些淋巴结的良性病变可能会被误诊为转移癌，其中包括间皮细胞增生[1149]、巨核细胞[1186]、印戒样淋巴窦组织细胞增生[1187]、淋巴结的噬黏液和嗜黏液卡红组织细胞增生[1188-1189]、旺炽型炭末沉着症和碳矽末沉着症[1136]以及上文所列出的各种淋巴结上皮性包含物，甚至增生滤泡的生发中心切面。

参考文献

1. Stein H, Bonk A, Tolksdorf G, et al. Immunohistologic analysis of the organization of normal lymphoid tissue and non-Hodgkin's lymphomas. *J Histochem Cytochem.* 1980; 28(8): 746-760.
2. Campo E, Jaffe ES, Harris NL. Normal lymphoid organs and tissues. In: Jaffe ES, Arber DA, Campo E, et al, eds. *Hematopathology.* 2nd ed. Philadelphia, PA: Elsevier; 2017: 131-152.
3. Liu YJ, Zhang J, Lane PJ, et al. Sites of specific B cell activation in primary and secondary responses to T cell-dependent and T cell-independent antigens. *Eur J Immunol.* 1991; 21(12): 2951-2962.
4. Szakal AK, Kosco MH, Tew JG. Microanatomy of lymphoid tissue during humoral immune responses: structure function relationships. *Annu Rev Immunol.* 1989; 7: 91-109.
5. Ioachim HL, Medeiros LJ. *Ioachim's Lymph Node Pathology.* 4th ed. Philadelphia, PA: Lippincott Williams & Wilkins; 2008.
6. Prakash S, Banks PM. Technical factors in the preparation and evaluation of lymph node biopsies. In: Orazi A, Weiss LM, Foucar K, Knowles DM, eds. *Neoplastic Hematopathology.* 3rd ed. Philadelphia, PA: Lippincott Williams & Wilkins; 2014: 286-292.
7. Kardos TF, Maygarden SJ, Blumberg AK, et al. Fine needle aspiration biopsy in the management of children and young adults with peripheral lymphadenopathy. *Cancer.* 1989; 63(4): 703-707.
8. Cafferty LL, Katz RL, Ordonez NG, et al. Fine needle aspiration diagnosis of intraabdominal and retroperitoneal lymphomas by a morphologic and immunocytochemical approach. *Cancer.* 1990; 65(1): 72-77.
9. Frable WJ, Kardos TF. Fine needle aspiration biopsy. Applications in the diagnosis of lymphoproliferative diseases. *Am J Surg Pathol.* 1988; 12(suppl 1): 62-72.
10. Moncada PA, Budvytiene I, Ho DY, et al. Utility of DNA sequencing for direct identification of invasive fungi from fresh and formalin-fixed specimens. *Am J Clin Pathol.* 2013; 140(2): 203-208.
11. Mills AM, Guo FP, Copland AP, et al. A comparison of CMV detection in gastrointestinal mucosal biopsies using immunohistochemistry and PCR performed on formalin-fixed, Paraffin-embedded tissue. *Am J Surg Pathol.* 2013; 37(7): 995-1000.
12. Fukumoto H, Sato Y, Hasegawa H, et al. Development of a new real-time PCR system for simultaneous detection of bacteria and fungi in pathological samples. *Int J Clin Exp Pathol.* 2015; 8(11): 15479-15488.
13. Safont M, Angelakis E, Richet H, et al. Bacterial lymphadenitis at a major referral hospital in France from 2008 to 2012. *J Clin Microbiol.* 2014; 52(4): 1161-1167.
14. Chu PG, Chang KL, Arber DA, Weiss LM. Immunophenotyping of hematopoietic neoplasms. *Semin Diagn Pathol.* 2000; 17(3): 236-256.
15. Heel K, Tabone T, Rohrig KJ, et al. Developments in the immunophenotypic analysis of haematological malignancies. *Blood Rev.* 2013; 27(4): 193-207.
16. Chan JK, Kwong YL. Common misdiagnoses in lymphomas and avoidance strategies. *Lancet Oncol.* 2010; 11(6): 579-588.
17. Tan BT, Warnke RA, Arber DA. The frequency of B- and T-cell gene rearrangements and epstein-barr virus in T-cell lymphomas: a comparison between angioimmunoblastic T-cell lymphoma and peripheral T-cell lymphoma, unspecified with and without associated B-cell proliferations. *J Mol Diagn.* 2006; 8(4): 466-475, quiz 527.
18. van Dongen JJ, Langerak AW, Bruggemann M, et al. Design and standardization of PCR primers and protocols for detection of clonal immunoglobulin and T-cell receptor gene recombinations in suspect lymphoproliferations: report of the BIOMED-2 Concerted Action BMH4-CT98- 3936. *Leukemia.* 2003; 17(12): 2257-2317.
19. Collins RD. Is clonality equivalent to malignancy: specifically, is immunoglobulin gene rearrangement diagnostic of malignant lymphoma? *Hum Pathol.* 1997; 28(7): 757-759.
20. Jevremovic D, Viswanatha DS. Molecular diagnosis of hematopoietic and lymphoid neoplasms. *Hematol Oncol Clin North Am.* 2009; 23(4): 903-933.
21. Sandberg Y, van Gastel-Mol EJ, Verhaaf B, et al. BIOMED-2 multiplex immunoglobulin/T-cell receptor polymerase chain reaction protocols can reliably replace Southern blot analysis in routine clonality diagnostics. *J Mol Diagn.* 2005; 7(4): 495-503.
22. Arber DA, Braziel RM, Bagg A, Bijwaard KE. Evaluation of T cell receptor testing in lymphoid neoplasms: results of a multicenter study of 29 extracted DNA and Paraffin-embedded samples. *J Mol Diagn.* 2001; 3(4): 133-140.
23. Bagg A, Braziel RM, Arber DA, et al. Immunoglobulin heavy chain gene analysis in lymphomas: a multi-center study demonstrating the heterogeneity of performance of polymerase chain reaction assays. *J Mol Diagn.* 2002; 4(2): 81-89.
24. van Krieken JH, Langerak AW, Macintyre EA, et al. Improved reliability of lymphoma diagnostics via PCR-based clonality testing: report of the BIOMED-2 Concerted Action BHM4-CT98-3936. *Leukemia.* 2007; 21(2): 201-206.
25. Elenitoba-Johnson KS, Bohling SD, Mitchell RS, et al. PCR analysis of the immunoglobulin heavy chain gene in polyclonal processes can yield pseudoclonal bands as an artifact of low B cell number. *J Mol Diagn.* 2000; 2(2): 92-96.
26. Sufficool KE, Lockwood CM, Abel HJ, et al. T-cell clonality assessment by next-generation sequencing improves detection sensitivity in mycosis fungoides. *J Am Acad Dermatol.* 2015; 73(2): 228-236 e2.
27. Belaud-Rotureau MA, Parrens M, Carrere N, et al. Interphase fluorescence in situ hybridization is more sensitive than BIOMED-2 polymerase chain reaction protocol in detecting IGH-BCL2 rearrangement in both fixed and frozen lymph node with follicular lymphoma. *Hum Pathol.* 2007; 38(2): 365-372.
28. Merker JD, Arber DA. Molecular diagnostics of non-Hodgkin lymphoma. *Expert Opin Med Diagn.* 2007; 1(1): 47-63.
29. Streubel B, Simonitsch-Klupp I, Mullauer L, et al. Variable frequencies of MALT lymphoma-associated genetic aberrations in MALT lymphomas of different sites. *Leukemia.* 2004; 18(10): 1722-1726.
30. Wotherspoon AC, Finn TM, Isaacson PG. Trisomy 3 in low-grade B-cell lymphomas of mucosa-associated lymphoid tissue. *Blood.* 1995; 85(8): 2000-2004.
31. Wong KF, Chan JK, Kwong YL. Identification of del(6)(q21q25) as a recurring chromosomal abnormality in putative NK cell lymphoma/leukaemia. *Br J Haematol.* 1997; 98(4): 922-926.
32. Compagno M, Lim WK, Grunn A, et al. Mutations of multiple genes cause deregulation of NF-kappaB in diffuse large B-cell lymphoma. *Nature.* 2009; 459(7247): 717-721.
33. Kato M, Sanada M, Kato I, et al. Frequent inactivation of A20 in B-cell lymphomas. *Nature.* 2009; 459(7247): 712-716.
34. Lenz G, Davis RE, Ngo VN, et al. Oncogenic CARD11 mutations in human diffuse large B cell lymphoma. *Science.* 2008; 319(5870): 1676-1679.
35. Novak U, Rinaldi A, Kwee I, et al. The NF- κ B negative regulator TNFAIP3(A20) is inactivated by somatic mutations and genomic deletions in marginal zone lymphomas. *Blood.* 2009; 113(20): 4918-4921.
36. Hutter G, Scheubner M, Zimmermann Y, et al. Differential effect of epigenetic alterations and genomic deletions of CDK inhibitors [p16(INK4a), p15(INK4b), p14(ARF)] in mantle cell lymphoma. *Genes Chromosomes Cancer.* 2006; 45(2): 203-210.
37. Houldsworth J, Mathew S, Rao PH, et al. REL proto-oncogene is frequently amplified in extranodal diffuse large cell lymphoma. *Blood.* 1996; 87(1): 25-29.
38. Alizadeh AA, Eisen MB, Davis RE, et al. Distinct types of diffuse large B-cell lymphoma identified by gene expression profiling. *Nature.* 2000; 403(6769): 503-511.
39. Rosenwald A, Wright G, Chan WC, et al. The use of molecular profiling to predict survival after chemotherapy for diffuse large-B-cell lymphoma. *N Engl J Med.* 2002; 346(25): 1937-1947.
40. Hans CP, Weisenburger DD, Greiner TC, et al. Confirmation of the molecular classification of diffuse large B-cell lymphoma by immunohistochemistry using a tissue microarray. *Blood.* 2004; 103(1): 275-282.
41. Chinen J, Notarangelo LD, Shearer WT. Advances in basic and clinical immunology in 2013. *J Allergy Clin Immunol.* 2014; 133(4): 967-976.
42. Al-Herz W, Bousfiha A, Casanova JL, et al. Primary immunodeficiency diseases: an update on the classification from the international union of immunological societies expert committee for primary immunodeficiency. *Front Immunol.* 2014; 5: 162.
43. Villa A, Notarangelo LD, Roifman CM. Omenn syndrome: inflammation in leaky severe combined immunodeficiency. *J Allergy Clin Immunol.* 2008; 122(6): 1082-1086.
44. Tangye SG. XLP: clinical features and molecular etiology due to mutations in SH2D1A encoding SAP. *J Clin Immunol.* 2014; 34(7): 772-779.
45. Oliveira JB, Bleesing JJ, Dianzani U, et al. Revised diagnostic criteria and classification for the autoimmune lymphoproliferative syndrome(ALPS): report from the 2009 NIH International Workshop. *Blood.* 2010; 116(14): e35-e40.
46. Holzelova E, Vonarbourg C, Stolzenberg MC, et al. Autoimmune lymphoproliferative syndrome with somatic Fas mutations. *N Engl J Med.* 2004; 351(14): 1409-1418.
47. Teachey DT, Seif AE, Grupp SA. Advances in the management and understanding of autoimmune lymphoproliferative syndrome (ALPS). *Br J Haematol.* 2010; 148(2): 205-216.
48. Deutsch M, Tsopanou E, Dourakis SP. The autoimmune lymphoproliferative syndrome (Canale-Smith) in adulthood. *Clin Rheumatol.* 2004; 23(1): 43-44.
49. Jackson CE, Puck JM. Autoimmune lymphoproliferative syndrome, a disorder of apoptosis. *Curr*

Opin Pediatr. 1999; 11(6): 521-527.

50. Kraus MD, Shenoy S, Chatila T, Hess JL. Light microscopic, immunophenotypic, and molecular genetic study of autoimmune lymphoproliferative syndrome caused by FAS mutation. *Pediatr Dev Pathol.* 2000; 3(1): 101-109.
51. Lim MS, Straus SE, Dale JK, et al. Pathological findings in human autoimmune lymphoproliferative syndrome. *Am J Pathol.* 1998; 153(5): 1541-1550.
52. Maric I, Pittaluga S, Dale JK, et al. Histologic features of sinus histiocytosis with massive lymphadenopathy in patients with autoimmune lymphoproliferative syndrome. *Am J Surg Pathol.* 2005; 29(7): 903-911.
53. Straus SE, Jaffe ES, Puck JM, et al. The development of lymphomas in families with autoimmune lymphoproliferative syndrome with germline Fas mutations and defective lymphocyte apoptosis. *Blood.* 2001; 98(1): 194-200.
54. Casanova JL, Conley ME, Seligman SJ, et al. Guidelines for genetic studies in single patients: lessons from primary immunodeficiencies. *J Exp Med.* 2014; 211(11): 2137-2149.
55. Dorfman RF, Warnke R. Lymphadenopathy simulating the malignant lymphomas. *Hum Pathol.* 1974; 5(5): 519-550.
56. van der Valk P, Meijer CJ. Lymph nodes. In: Mills SE, ed. *Histology for Pathologists.* 3rd ed. Philadelphia, PA: Lippincott Williams & Wilkins; 2007: 763-782.
57. Swerdlow SH. Genetic and molecular genetic studies in the diagnosis of atypical lymphoid hyperplasias versus lymphoma. *Hum Pathol.* 2003; 34(4): 346-351.
58. Hicks EB, Rappaport H, Winter WJ. Follicular lymphoma: a re-evaluation of its position in the scheme of malignant lymphoma, based on a survey of 253 cases. *Cancer.* 1956; 9(4): 792-821.
59. Nathwani BN, Winberg CD, Diamond LW, et al. Morphologic criteria for the differentiation of follicular lymphoma from florid reactive follicular hyperplasia: a study of 80 cases. *Cancer.* 1981; 48(8): 1794-1806.
60. Kojima M, Nakamura S, Motoori T, et al. Progressive transformation of germinal centers: a clinicopathological study of 42 Japanese patients. *Int J Surg Pathol.* 2003; 11(2): 101-107.
61. Poppema S, Kaiserling E, Lennert K. Hodgkin's disease with lymphocytic predominance, nodular type(nodular paragranuloma) and progressively transformed germinal centres—a cytohistological study. *Histopathology.* 1979; 3(4): 295-308.
62. Stein H, Gerdes J, Mason DY. The normal and malignant germinal centre. *Clin Haematol.* 1982; 11(3): 531-559.
63. Osborne BM, Butler JJ. Follicular lymphoma mimicking progressive transformation of germinal centers. *Am J Clin Pathol.* 1987; 88(3): 264-269.
64. Ferry JA, Zukerberg LR, Harris NL. Florid progressive transformation of germinal centers. A syndrome affecting young men, without early progression to nodular lymphocyte predominance Hodgkin's disease. *Am J Surg Pathol.* 1992; 16(3): 252-258.
65. Burns BF, Colby TV, Dorfman RF. Differential diagnostic features of nodular L & H Hodgkin's disease, including progressive transformation of germinal centers. *Am J Surg Pathol.* 1984; 8(4): 253-261.
66. Hansmann ML, Fellbaum C, Hui PK, Moubayed P. Progressive transformation of germinal centers with and without association to Hodgkin's disease. *Am J Clin Pathol.* 1990; 93(2): 219-226.
67. Poppema S, Kaiserling E, Lennert K. Nodular paragranuloma and progressively transformed germinal centers. Ultrastructural and immunohistologic findings. *Virchows Arch, B, Cell Pathol.* 1979; 31(3): 211-225.
68. Nguyen PL, Ferry JA, Harris NL. Progressive transformation of germinal centers and nodular lymphocyte predominance Hodgkin's disease: a comparative immunohistochemical study. *Am J Surg Pathol.* 1999; 23(1): 27-33.
69. Yamakawa M, Ikeda I, Masuda A, et al. An unusual regressive germinal center, the 'FDC-only lymphoid follicle,' in lymph nodes of organ transplant recipients. *Am J Surg Pathol.* 1999; 23(5): 536-545.
70. Hunt JP, Chan JA, Samoszuk M, et al. Hyperplasia of mantle/marginal zone B cells with clear cytoplasm in peripheral lymph nodes. A clinicopathologic study of 35 cases. *Am J Clin Pathol.* 2001; 116(4): 550-559.
71. Lai R, Arber DA, Chang KL, et al. Frequency of bcl-2 expression in non-Hodgkin's lymphoma: a study of 778 cases with comparison of marginal zone lymphoma and monocytoid B-cell hyperplasia. *Mod Pathol.* 1998; 11(9): 864-869.
72. Lai R, Weiss LM, Chang KL, Arber DA. Frequency of CD43 expression in non-Hodgkin lymphoma. A survey of 742 cases and further characterization of rare CD43 + follicular lymphomas. *Am J Clin Pathol.* 1999; 111(4): 488-494.
73. Gorton G, Linell F. Malignant tumours and sarcoid reactions in regional lymph nodes. *Acta Radiol.* 1957; 47(5): 381-392.
74. Nadel EM, Ackerman LV. Lesions resembling Boeck's sarcoid in lymph nodes draining an area containing a malignant neoplasm. *Am J Clin Pathol.* 1950; 20(10): 952-957.
75. Hall PA, Kingston J, Stansfeld AG. Extensive necrosis in malignant lymphoma with granulomatous reaction mimicking tuberculosis. *Histopathology.* 1988; 13(3): 339-346.
76. Hollingsworth HC, Longo DL, Jaffe ES. Small noncleaved cell lymphoma associated with florid epithelioid granulomatous response. A clinicopathologic study of seven patients. *Am J Surg Pathol.* 1993; 17(1): 51-59.
77. Kadin ME, Donaldson SS, Dorfman RF. Isolated granulomas in Hodgkin's disease. *N Engl J Med.* 1970; 283(16): 859-861.
78. Ioachim HL, ed. *Pathology of Granulomas.* New York, NY: Raven Press; 1983.
79. Sheibani K, Fritz RM, Winberg CD, et al. "Monocytoid" cells in reactive follicular hyperplasia with and without multifocal histiocytic reactions: an immunohistochemical study of 21 cases including suspected cases of toxoplasmic lymphadenitis. *Am J Clin Pathol.* 1984; 81(4): 453-458.
80. van den Oord JJ, de Wolf-Peeters C, De Vos R, Desmet VJ. Immature sinus histiocytosis. Light- and electron-microscopic features, immunologic phenotype, and relationship with marginal zone lymphocytes. *Am J Pathol.* 1985; 118(2): 266-277.
81. Kojima M, Hosomura Y, Itoh H, et al. Monocytoid B lymphocytes and epithelioid cell clusters in abscess-forming granulomatous lymphadenitis. With special reference to cat scratch disease. *Acta Pathol Jpn.* 1991; 41(5): 363-368.
82. Aozasa K, Ohsawa M, Horiuchi K, et al. The occurrence of monocytoid B-lymphocytes in autoimmune disorders. *Mod Pathol.* 1993; 6(2): 121-124.
83. Ohsawa M, Kanno H, Naka N, Aozasa K. Occurrence of monocytoid B-lymphocytes in Hodgkin's disease. *Mod Pathol.* 1994; 7(5): 540-543.
84. Shin SS, Sheibani K. Monocytoid B-cell lymphoma. *Am J Clin Pathol.* 1993; 99(4): 421-425.
85. Vollenweider R, Lennert K. Plasmacytoid T-cell clusters in non-specific lymphadenitis. *Virchows Arch, B, Cell Pathol.* 1983; 44(1): 1-14.
86. Facchetti F, de Wolf-Peeters C, Mason DY, et al. Plasmacytoid T cells. Immunohistochemical evidence for their monocyte/macrophage origin. *Am J Pathol.* 1988; 133(1): 15-21.
87. Jegalian AG, Facchetti F, Jaffe ES. Plasmacytoid dendritic cells: physiologic roles and pathologic states. *Adv Anat Pathol.* 2009; 16(6): 392-404.
88. Koo CH, Mason DY, Miller R, et al. Additional evidence that "plasmacytoid T-cell lymphoma" associated with chronic myeloproliferative disorders is of macrophage/monocyte origin. *Am J Clin Pathol.* 1990; 93(6): 822-827.
89. Facchetti F, de Wolf-Peeters C, van den Oord JJ, et al. Plasmacytoid monocytes(so-called plasmacytoid T-cells) in Kikuchi's lymphadenitis. An immunohistologic study. *Am J Clin Pathol.* 1989; 92(1): 42-50.
90. Hansmann ML, Kikuchi M, Wacker HH, et al. Immunohistochemical monitoring of plasmacytoid cells in lymph node sections of Kikuchi-Fujimoto disease by a new pan-macrophage antibody Ki-M1P. *Hum Pathol.* 1992; 23(6): 676-680.
91. Facchetti F, De Wolf-Peeters C, De Vos R, et al. Plasmacytoid monocytes(so-called plasmacytoid T cells) in granulomatous lymphadenitis. *Hum Pathol.* 1989; 20(6): 588-593.
92. Kjeldsberg CR, Kim H. Polykaryocytes resembling Warthin-Finkeldey giant cells in reactive and neoplastic lymphoid disorders. *Hum Pathol.* 1981; 12(3): 267-272.
93. Orenstein JM. The Warthin-Finkeldey-type giant cell in HIV infection, what is it? *Ultrastruct Pathol.* 1998; 22(4): 293-303.
94. Chan JK, Saw D. Histiocytic necrotizing lymphadenitis(Kikuchi's disease) a clinicopathologic study of 9 cases. *Pathology.* 1986; 18(1): 22-28.
95. Bosch X, Guilabert A, Miquel R, Campo E. Enigmatic Kikuchi-Fujimoto disease: a comprehensive review. *Am J Clin Pathol.* 2004; 122(1): 141-152.
96. Dorfman RF, Berry GJ. Kikuchi's histiocytic necrotizing lymphadenitis: an analysis of 108 cases with emphasis on differential diagnosis. *Semin Diagn Pathol.* 1988; 5(4): 329-345.
97. Felgar RE, Furth EE, Wasik MA, et al. Histiocytic necrotizing lymphadenitis (Kikuchi's disease): in situ end-labeling, immunohistochemical, and serologic evidence supporting cytotoxic lymphocyte-mediated apoptotic cell death. *Mod Pathol.* 1997; 10(3): 231-241.
98. Takakuwa T, Ohnuma S, Koike J, et al. Involvement of cell-mediated killing in apoptosis in histiocytic necrotizing lymphadenitis(Kikuchi-Fujimoto disease). *Histopathology.* 1996; 28(1): 41-48.
99. Pileri S, Kikuchi M, Lennert K. Histiocytic necrotizing lymphadenitis without granulocytic infiltration. *Virchows Arch A Pathol Anat Histol.* 1982; 395: 257-271.
100. Turner RR, Martin J, Dorfman RF. Necrotizing lymphadenitis. A study of 30 cases. *Am J Surg Pathol.* 1983; 7(2): 115-123.
101. Sumiyoshi Y, Kikuchi M, Ohshima K, et al. Human herpesvirus-6 genomes in histiocytic necrotizing lymphadenitis(Kikuchi's disease) and other forms of lymphadenitis. *Am J Clin Pathol.* 1993; 99(5): 609-614.
102. Chamulak GA, Brynes RK, Nathwani BN. Kikuchi-Fujimoto disease mimicking malignant lymphoma. *Am J Surg Pathol.* 1990; 14(6): 514-523.

103. Menasce LP, Banerjee SS, Edmondson D, Harris M. Histiocytic necrotizing lymphadenitis(Kikuchi-Fujimoto disease): continuing diagnostic difficulties. *Histopathology*. 1998; 33(3): 248-254.
104. Tsang WY, Chan JK, Ng CS. Kikuchi's lymphadenitis. A morphologic analysis of 75 cases with special reference to unusual features. *Am J Surg Pathol*. 1994; 18(3): 219-231.
105. Pilichowska ME, Pinkus JL, Pinkus GS. Histiocytic necrotizing lymphadenitis (Kikuchi-Fujimoto disease): lesional cells exhibit an immature dendritic cell phenotype. *Am J Clin Pathol*. 2009; 131(2): 174-182.
106. Kuo TT. Kikuchi's disease(histiocytic necrotizing lymphadenitis). A clinicopathologic study of 79 cases with an analysis of histologic subtypes, immunohistology, and DNA ploidy. *Am J Surg Pathol*. 1995; 19(7): 798-809.
107. Eimoto T, Kikuchi M, Mitsui T. Histiocytic necrotizing lymphadenitis. An ultrastructural study in comparison with other types of lymphadenitis. *Acta Pathol Jpn*. 1983; 33(5): 863-879.
108. Tsang WY, Chan JK. Fine-needle aspiration cytologic diagnosis of Kikuchi's lymphadenitis. A report of 27 cases. *Am J Clin Pathol*. 1994; 102(4): 454-458.
109. Kuo TT. Cutaneous manifestation of Kikuchi's histiocytic necrotizing lymphadenitis. *Am J Surg Pathol*. 1990; 14(9): 872-876.
110. Spies J, Foucar K, Thompson CT, LeBoit PE. The histopathology of cutaneous lesions of Kikuchi's disease(necrotizing lymphadenitis): a report of five cases. *Am J Surg Pathol*. 1999; 23(9): 1040-1047.
111. Chan JK, Wong KC, Ng CS. A fatal case of multicentric Kikuchi's histiocytic necrotizing lymphadenitis. *Cancer*. 1989; 63(9): 1856-1862.
112. Dumas G, Prendki V, Haroche J, et al. Kikuchi-Fujimoto disease: retrospective study of 91 cases and review of the literature. *Medicine(Baltimore)*. 2014; 93(24): 372-382.
113. Cozzutto C, Soave F. Xanthogranulomatous lymphadenitis. *Virchows Arch A Pathol Anat Histol*. 1979; 385(1): 103-108.
114. Moore SW, Schneider JW, Schaaf HS. Diagnostic aspects of cervical lymphadenopathy in children in the developing world: a study of 1,877 surgical specimens. *Pediatr Surg Int*. 2003; 19(4): 240-244.
115. Ikonomopoulos JA, Gorgoulis VG, Zacharatos PV, et al. Multiplex polymerase chain reaction for the detection of mycobacterial DNA in cases of tuberculosis and sarcoidosis. *Mod Pathol*. 1999; 12(9): 854-862.
116. Mackellar A, Hilton HB, Masters PL. Mycobacterial lymphadenitis in childhood. *Arch Dis Child*. 1967; 42(221): 70-74.
117. Pinder SE, Colville A. Mycobacterial cervical lymphadenitis in children. Can histological assessment help differentiate infections caused by non-tuberculous mycobacteria from *Mycobacterium tuberculosis*? *Histopathology*. 1993; 22: 59-64.
118. Reid JD, Wolinsky E. Histopathology of lymphadenitis caused by atypical mycobacteria. *Am Rev Respir Dis*. 1969; 99(1): 8-12.
119. Smith MB, Molina CP, Schnadig VJ, et al. Pathologic features of Mycobacterium kansasii infection in patients with acquired immunodeficiency syndrome. *Arch Pathol Lab Med*. 2003; 127(5): 554-560.
120. Logani S, Lucas DR, Cheng JD, et al. Spindle cell tumors associated with mycobacteria in lymph nodes of HIV-positive patients: 'Kaposi sarcoma with mycobacteria' and 'mycobacterial pseudotumor'. *Am J Surg Pathol*. 1999; 23(6): 656-661.
121. Newman LS, Rose CS, Maier LA. Sarcoidosis. *N Engl J Med*. 1997; 336(17): 1224-1234.
122. Siltzbach LE. Geographic aspects of sarcoidosis. *Trans N Y Acad Sci*. 1967; 29(4): 364-374.
123. Collison JM, Miller NR, Green WR. Involvement of orbital tissues by sarcoid. *Am J Ophthalmol*. 1986; 102(3): 302-307.
124. Devaney K, Goodman ZD, Epstein MS, et al. Hepatic sarcoidosis. Clinicopathologic features in 100 patients. *Am J Surg Pathol*. 1993; 17(12): 1272-1280.
125. Fink SD, Kremer JM. Cutaneous and musculoskeletal features, diagnostic modalities, and immunopathology in sarcoidosis. *Curr Opin Rheumatol*. 1994; 6(1): 78-81.
126. Cushard WG Jr, Simon AB, Canterbury JM, Reiss E. Parathyroid function in sarcoidosis. *N Engl J Med*. 1972; 286(8): 395-398.
127. Winnacker JL, Becker KL, Friedlander M, et al. Sarcoidosis and hyperparathyroidism. *Am J Med*. 1969; 46(2): 305-312.
128. Zeimer HJ, Greenaway TM, Slavin J, et al. Parathyroid-hormone-related protein in sarcoidosis. *Am J Pathol*. 1998; 152(1): 17-21.
129. Rosen Y, Vuletin JC, Pertschuk LP, Silverstein E. Sarcoidosis: from the pathologist's vantage point. *Pathol Annu*. 1979; 14(Pt 1): 405-439.
130. Reid JD, Andersen ME. Calcium oxalate in sarcoid granulomas. With particular reference to the small ovoid body and a note on the finding of dolomite. *Am J Clin Pathol*. 1988; 90(5): 545-558.
131. Kirkpatrick CJ, Curry A, Bisset DL. Light- and electron-microscopic studies on multinucleated giant cells in sarcoid granuloma: new aspects of asteroid and Schaumann bodies. *Ultrastruct Pathol*. 1988; 12(6): 581-597.
132. Sieracki JC, Fisher ER. The ceroid nature of the so-called "Hamazaki-Wesenberg bodies". *Am J Clin Pathol*. 1973; 59(2): 248-253.
133. Tudway AJ. Yellow bodies in superficial and deep lymph nodes. *J Clin Pathol*. 1979; 32(1): 52-55.
134. Cunningham JA. Sarcoidosis. *Pathol Annu*. 1967; 2: 31-46.
135. Chilosi M, Menestrina F, Capelli P, et al. Immunohistochemical analysis of sarcoid granulomas. Evaluation of Ki67 + and interleukin-1 + cells. *Am J Pathol*. 1988; 131(2): 191-198.
136. Devergne O, Emilie D, Peuchmaur M, et al. Production of cytokines in sarcoid lymph nodes: preferential expression of interleukin-1 beta and interferon-gamma genes. *Hum Pathol*. 1992; 23(3): 317-323.
137. James DG, Williams WJ. Immunology of sarcoidosis. *Am J Med*. 1982; 72(1): 5-8.
138. Gardner J, Kennedy HG, Hamblin A, Jones E. HLA associations in sarcoidosis: a study of two ethnic groups. *Thorax*. 1984; 39(1): 19-22.
139. Baughman RP, Lower EE, du Bois RM. Sarcoidosis. *Lancet*. 2003; 361(9363): 1111-1118.
140. Roman J, Galis ZS. Sarcoidosis: a mysterious tale of inflammation, tissue remodeling, and matrix metalloproteinases. *Hum Pathol*. 2002; 33(12): 1155-1157.
141. Brook I, Frazier EH. Microbiology of cervical lymphadenitis in adults. *Acta Otolaryngol*. 1998; 118(3): 443-446.
142. Hill D, Dubey JP. *Toxoplasma gondii:* transmission, diagnosis and prevention. *Clin Microbiol Infect*. 2002; 8(10): 634-640.
143. McCabe RE, Brooks RG, Dorfman RF, Remington JS. Clinical spectrum in 107 cases of toxoplasmic lymphadenopathy. *Rev Infect Dis*. 1987; 9(4): 754-774.
144. Saxen L, Saxen E, Tenhunen A. The significance of histological diagnosis in glandular toxoplasmosis. *Acta Pathol Microbiol Scand*. 1962; 56: 284-294.
145. Bastien P. Molecular diagnosis of toxoplasmosis. *Trans R Soc Trop Med Hyg*. 2002; 96(suppl 1): S205-S215.
146. Weiss LM, Chen YY, Berry GJ, et al. Infrequent detection of *Toxoplasma gondii* genome in toxoplasmic lymphadenitis: a polymerase chain reaction study. *Hum Pathol*. 1992; 23(2): 154-158.
147. Dorfman RF, Remington JS. Value of lymph-node biopsy in the diagnosis of acute acquired toxoplasmosis. *N Engl J Med*. 1973; 289(17): 878-881.
148. Frenkel JK. Toxoplasmosis. Mechanisms of infection, laboratory diagnosis and management. *Curr Top Pathol*. 1971; 54: 28-75.
149. Miettinen M, Franssila K. Malignant lymphoma simulating lymph node toxoplasmosis. *Histopathology*. 1982; 6(2): 129-140.
150. Hartsock RJ, Halling LW, King FM. Luetic lymphadenitis: a clinical and histologic study of 20 cases. *Am J Clin Pathol*. 1970; 53(3): 304-314.
151. Facchetti F, Incardona P, Lonardi S, et al. Nodal inflammatory pseudotumor caused by luetic infection. *Am J Surg Pathol*. 2009; 33(3): 447-453.
152. Farhi DC, Wells SJ, Siegel RJ. Syphilitic lymphadenopathy. Histology and human immunodeficiency virus status. *Am J Clin Pathol*. 1999; 112(3): 330-334.
153. Choi YJ, Reiner L. Syphilitic lymphadenitis: Immunofluorescent identification of spirochetes from imprints. *Am J Surg Pathol*. 1979; 3(6): 553-555.
154. Kouznetsov AV, Prinz JC. Molecular diagnosis of syphilis: the Schaudinn-Hoffmann lymph-node biopsy. *Lancet*. 2002; 360(9330): 388-389.
155. Nayak SV, Shivarudrappa AS, Mukkamil AS. Role of fluorescent microscopy in detecting *Mycobacterium leprae* in tissue sections. *Ann Diagn Pathol*. 2003; 7(2): 78-81.
156. Rastogi N, Goh KS, Berchel M. Species-specific identification of *Mycobacterium leprae* by PCR-restriction fragment length polymorphism analysis of the hsp65 gene. *J Clin Microbiol*. 1999; 37(6): 2016-2019.
157. Cover TL, Aber RC. *Yersinia enterocolitica*. *N Engl J Med*. 1989; 321(1): 16-24.
158. Jansson E, Wallgren GR, Ahvonen P. *Yersinia enterocolitica* as a cause of acute mesenteric lymphadenitis. *Acta Paediatr Scand*. 1968; 57(5): 448-450.
159. Knapp W. Mesenteric adenitis due to *Pasteurella* pseudotuberculosis in young people. *N Engl J Med*. 1958; 259(16): 776-778.
160. Nilehn B. Studies on *Yersinia enterocolitica* with special reference to bacterial diagnosis and occurrence in human acute enteric disease. *Acta Pathol Microbiol Scand Suppl*. 1969; 206(suppl 206): 5 +.
161. Ahlqvist J, Ahvonen P, Räsänen JA, Wallgren GR. Enteric infection with *Yersinia enterocolitica*. Large pyroninophilic cell reaction in mesenteric lymph nodes associated with early production of specific antibodies. *Acta Pathol Microbiol Scand A*. 1971; 79(2): 109-122.
162. Schapers RF, Reif R, Lennert K, Knapp W. Mesenteric lymphadenitis due to *Yersinia enterocolitica*. *Virchows Arch A Pathol Anat Histol*. 1981; 390(2): 127-138.
163. Lamps LW, Madhusudhan KT, Havens JM, et al. Pathogenic Yersinia DNA is detected in bowel and mesenteric lymph nodes from patients with Crohn's disease. *Am J Surg Pathol*. 2003; 27(2): 220-227.
164. Carithers HA. Cat-scratch disease. An overview based on a study of 1,200 patients. *Am J Dis Child*. 1985; 139(11): 1124-1133.

165. Winship T. Pathologic changes in so-called cat-scratch fever; review of findings in lymph node of 29 patients and cutaneous lesions of 2 patients. *Am J Clin Pathol.* 1953; 23(10): 1012-1018.
166. Kojima M, Nakamura S, Hosomura Y, et al. Abscess-forming granulomatous lymphadenitis: histological typing of suppurative granulomas and clinicopathological findings with special reference to cat scratch disease. *Acta Pathol Jpn.* 1993; 43(1-2): 11-17.
167. Johnson WT, Helwig EB. Cat-scratch disease. Histopathologic changes in the skin. *Arch Dermatol.* 1969; 100(2): 148-154.
168. English CK, Wear DJ, Margileth AM, et al. Cat-scratch disease. Isolation and culture of the bacterial agent. *JAMA.* 1988; 259(9): 1347-1352.
169. Miller-Catchpole R, Variakojis D, Vardiman JW, et al. Cat scratch disease. Identification of bacteria in seven cases of lymphadenitis. *Am J Surg Pathol.* 1986; 10(4): 276-281.
170. Wear DJ, Margileth AM, Hadfield TL, et al. Cat scratch disease: a bacterial infection. *Science.* 1983; 221(4618): 1403-1405.
171. Osborne BM, Butler JJ, Mackay B. Ultrastructural observations in cat scratch disease. *Am J Clin Pathol.* 1987; 87(6): 739-744.
172. Adal KA, Cockerell CJ, Petri WA Jr. Cat scratch disease, bacillary angiomatosis, and other infections due to Rochalimaea. *N Engl J Med.* 1994; 330(21): 1509-1515.
173. Cheuk W, Chan AK, Wong MC, Chan JK. Confirmation of diagnosis of cat scratch disease by immunohistochemistry. *Am J Surg Pathol.* 2006; 30(2): 274-275.
174. Scott MA, McCurley TL, Vnencak-Jones CL, et al. Cat scratch disease: detection of *Bartonella henselae* DNA in archival biopsies from patients with clinically, serologically, and histologically defined disease. *Am J Pathol.* 1996; 149(6): 2161-2167.
175. Windsor JJ. Cat-scratch disease: epidemiology, aetiology and treatment. *Br J Biomed Sci.* 2001; 58(2): 101-110.
176. Carithers HA, Carithers CM, Edwards RO Jr. Cat-scratch disease: its natural history. *JAMA.* 1969; 207(2): 312-316.
177. Mabey D, Peeling RW. Lymphogranuloma venereum. *Sex Transm Infect.* 2002; 78(2): 90-92.
178. Smith EB, Custer RP. The histopathology of lymphogranuloma venereum. *J Urol.* 1950; 63: 546-563.
179. Joseph AK, Rosen T. Laboratory techniques used in the diagnosis of chancroid, granuloma inguinale, and lymphogranuloma venereum. *Dermatol Clin.* 1994; 12(1): 1-8.
180. Mittal A, Sachdeva KG. Monoclonal antibody for the diagnosis of lymphogranuloma venereum: a preliminary report. *Br J Biomed Sci.* 1993; 50(1): 3-7.
181. Van Dyck E, Piot P. Laboratory techniques in the investigation of chancroid, lymphogranuloma venereum and donovanosis. *Genitourin Med.* 1992; 68(2): 130-133.
182. Ellis J, Oyston PC, Green M, Titball RW. Tularemia. *Clin Microbiol Rev.* 2002; 15(4): 631-646.
183. Evans ME, Gregory DW, Schaffner W, McGee ZA. Tularemia: a 30-year experience with 88 cases. *Medicine(Baltimore).* 1985; 64(4): 251-269.
184. Tarnvik A, Berglund L. Tularaemia. *Eur Respir J.* 2003; 21(2): 361-373.
185. Lamps LW, Havens JM, Sjostedt A, et al. Histologic and molecular diagnosis of tularemia: a potential bioterrorism agent endemic to North America. *Mod Pathol.* 2004; 17(5): 489-495.
186. Tjaden JA, Lazarus AA, Martin GJ. Bacteria as agents of biowarfare. How to proceed when the worst is suspected. *Postgrad Med.* 2002; 112(2): 57-60, 3-4, 7-70.
187. Ohara Y, Sato T, Fujita H, et al. Clinical manifestations of tularemia in Japan— analysis of 1,355 cases observed between 1924 and 1987. *Infection.* 1991; 19(1): 14-17.
188. Sato T, Fujita H, Ohara Y, Homma M. Microagglutination test for early and specific serodiagnosis of tularemia. *J Clin Microbiol.* 1990; 28(10): 2372-2374.
189. Sutinen S, Syrjala H. Histopathology of human lymph node tularemia caused by *Francisella tularensis* var palaearctica. *Arch Pathol Lab Med.* 1986; 110(1): 42-46.
190. Tuncer E, Onal B, Simsek G, et al. Tularemia: potential role of cytopathology in differential diagnosis of cervical lymphadenitis: multicenter experience in 53 cases and literature review. *APMIS.* 2014; 122(3): 236-242.
191. Trujillo IZ, Zavala AN, Caceres JG, Miranda CQ. Brucellosis. *Infect Dis Clin North Am.* 1994; 8(1): 225-241.
192. Chomel BB, DeBess EE, Mangiamele DM, et al. Changing trends in the epidemiology of human brucellosis in California from 1973 to 1992: a shift toward foodborne transmission. *J Infect Dis.* 1994; 170(5): 1216-1223.
193. Namiduru M, Gungor K, Dikensoy O, et al. Epidemiological, clinical and laboratory features of brucellosis: a prospective evaluation of 120 adult patients. *Int J Clin Pract.* 2003; 57(1): 20-24.
194. Nimri LF. Diagnosis of recent and relapsed cases of human brucellosis by PCR assay. *BMC Infect Dis.* 2003; 3: 5.
195. Weed LA, Dahlin DC. Bacteriologic examination of tissue removed for biopsy. *Am J Clin Pathol.* 1950; 20(2): 116-132.
196. Umlas J, Federman M, Crawford C, et al. Spindle cell pseudotumor due to *Mycobacterium avium-intracellulare* in patients with acquired immunodeficiency syndrome (AIDS). Positive staining of mycobacteria for cytoskeleton filaments. *Am J Surg Pathol.* 1991; 15(12): 1181-1187.
197. Baroni CD, Uccini S. The lymphadenopathy of HIV infection. *Am J Clin Pathol.* 1993; 99(4): 397-401.
198. Said JW. AIDS-related lymphadenopathies. *Semin Diagn Pathol.* 1988; 5(4): 365-375.
199. Bogoch II, Andrews JR, Nagami EH, et al. Clinical predictors for the aetiology of peripheral lymphadenopathy in HIV-infected adults. *HIV Med.* 2013; 14(3): 182-186.
200. Burns BF, Wood GS, Dorfman RF. The varied histopathology of lymphadenopathy in the homosexual male. *Am J Surg Pathol.* 1985; 9(4): 287-297.
201. Wood GS, Garcia CF, Dorfman RF, Warnke RA. The immunohistology of follicle lysis in lymph node biopsies from homosexual men. *Blood.* 1985; 66(5): 1092-1097.
202. Schuurman HJ, Kluin PM, Gmelig Meijling FH, et al. Lymphocyte status of lymph node and blood in acquired immunodeficiency syndrome(AIDS) and AIDS-related complex disease. *J Pathol.* 1985; 147(4): 269-280.
203. Said JW, Pinkus JL, Yamashita J, et al. The role of follicular and interdigitating dendritic cells in HIV-related lymphoid hyperplasia: localization of fascin. *Mod Pathol.* 1997; 10(5): 421-427.
204. Tacchetti C, Favre A, Moresco L, et al. HIV is trapped and masked in the cytoplasm of lymph node follicular dendritic cells. *Am J Pathol.* 1997; 150(2): 533-542.
205. de Paiva GR, Laurent C, Godel A, et al. Discovery of human immunodeficiency virus infection by immunohistochemistry on lymph node biopsies from patients with unexplained follicular hyperplasia. *Am J Surg Pathol.* 2007; 31(10): 1534-1538.
206. O'Hara CJ, Groopman JE, Federman M. The ultrastructural and immunohistochemical demonstration of viral particles in lymph nodes from human immunodeficiency virus-related and non-human immunodeficiency virus-related lymphadenopathy syndromes. *Hum Pathol.* 1988; 19(5): 545-549.
207. Harris NL. Hypervascular follicular hyperplasia and Kaposi's sarcoma in patients at risk for AIDS. *N Engl J Med.* 1984; 310(7): 462-463.
208. Chadburn A, Metroka C, Mouradian J. Progressive lymph node histology and its prognostic value in patients with acquired immunodeficiency syndrome and AIDS-related complex. *Hum Pathol.* 1989; 20(6): 579-587.
209. Westermann CD, Hurtubise PE, Linnemann CC, Swerdlow SH. Comparison of histologic nodal reactive patterns, cell suspension immunophenotypic data, and HIV status. *Mod Pathol.* 1990; 3(1): 54-60.
210. Abrams DI. Lymphadenopathy syndrome in male homosexuals. *Adv Host Def Mech.* 1985; 5: 75-97.
211. Ioachim HL, Cronin W, Roy M, Maya M. Persistent lymphadenopathies in people at high risk for HIV infection. Clinicopathologic correlations and long-term follow-up in 79 cases. *Am J Clin Pathol.* 1990; 93(2): 208-218.
212. Fishbein DB, Kaplan JE, Spira TJ, et al. Unexplained lymphadenopathy in homosexual men. A longitudinal study. *JAMA.* 1985; 254(7): 930-935.
213. Groopman JE. Clinical symptomatology of the acquired immunodeficiency syndrome (AIDS) and related disorders. *Prog Allergy.* 1986; 37: 182-193.
214. Rickinson A. Epstein-Barr virus. *Virus Res.* 2002; 82(1-2): 109-113.
215. Godshall SE, Kirchner JT. Infectious mononucleosis. Complexities of a common syndrome. *Postgrad Med.* 2000; 107(7): 175-179, 83-84, 86.
216. Luzuriaga K, Sullivan JL. Infectious mononucleosis. *N Engl J Med.* 2010; 362(21): 1993-2000.
217. Frizzera G, Hanto DW, Gajl-Peczalska KJ, et al. Polymorphic diffuse B-cell hyperplasias and lymphomas in renal transplant recipients. *Cancer Res.* 1981; 41(11 Pt 1): 4262-4279.
218. Salvador AH, Harrison EG Jr, Kyle RA. Lymphadenopathy due to infectious mononucleosis: its confusion with malignant lymphoma. *Cancer.* 1971; 27(5): 1029-1040.
219. Sieracki JC, Fisher ER. Diagnostic problems involving nodal lymphomas. *Pathol Annu.* 1970; 5: 91-124.
220. McMahon NJ, Gordon HW, Rosen RB. Reed-Sternberg cells in infectious mononucleosis. *Am J Dis Child.* 1970; 120(2): 148-150.
221. Tindle BH, Parker JW, Lukes RJ. "Reed-Sternberg cells" in infectious mononucleosis? *Am J Clin Pathol.* 1972; 58(6): 607-617.
222. Gulley ML. Molecular diagnosis of Epstein-Barr virus-related diseases. *J Mol Diagn.* 2001; 3(1): 1-10.
223. Shin SS, Berry GJ, Weiss LM. Infectious mononucleosis. Diagnosis by in situ hybridization in two cases with atypical features. *Am J Surg Pathol.* 1991; 15(7): 625-631.
224. Strickler JG, Fedeli F, Horwitz CA, et al. Infectious mononucleosis in lymphoid tissue. Histopathology, in situ hybridization, and differential diagnosis. *Arch Pathol Lab Med.* 1993; 117(3):

269-278.
225. Louissaint A Jr, Ferry JA, Soupir CP, et al. Infectious mononucleosis mimicking lymphoma: distinguishing morphological and immunophenotypic features. *Mod Pathol.* 2012; 25(8): 1149-1159.
226. Hartsock RJ. Postvaccinial lymphadenitis. Hyperplasia of lymphoid tissue that simulates malignant lymphomas. *Cancer.* 1968; 21(4): 632-649.
227. Miliauskas JR, Leong AS. Localized herpes simplex lymphadenitis: report of three cases and review of the literature. *Histopathology.* 1991; 19(4): 355-360.
228. Howat AJ, Campbell AR, Stewart DJ. Generalized lymphadenopathy due to herpes simplex virus type I. *Histopathology.* 1991; 19(6): 563-564.
229. Lapsley M, Kettle P, Sloan JM. Herpes simplex lymphadenitis: a case report and review of the published work. *J Clin Pathol.* 1984; 37(10): 1119-1122.
230. Tamaru J, Mikata A, Horie H, et al. Herpes simplex lymphadenitis. Report of two cases with review of the literature. *Am J Surg Pathol.* 1990; 14(6): 571-577.
231. Audouin J, Le Tourneau A, Aubert JP, Diebold J. Herpes simplex virus lymphadenitis mimicking tumoral relapse in a patient with Hodgkin's disease in remission. *Virchows Arch A Pathol Anat Histopathol.* 1985; 408(2-3): 313-321.
232. Gaffey MJ, Ben-Ezra JM, Weiss LM. Herpes simplex lymphadenitis. *Am J Clin Pathol.* 1991; 95(5): 709-714.
233. Witt MD, Torno MS, Sun N, Stein T. Herpes simplex virus lymphadenitis: case report and review of the literature. *Clin Infect Dis.* 2002; 34(1): 1-6.
234. Dorfman RF, Herweg JC. Live, attenuated measles virus vaccine. Inguinal lymphadenopathy complicating administration. *JAMA.* 1966; 198(3): 320-321.
235. Beitz LO, Barron KS. Kawasaki syndrome. *Curr Opin Dermatol.* 1995; 1: 114-122.
236. Stamos JK, Corydon K, Donaldson J, Shulman ST. Lymphadenitis as the dominant manifestation of Kawasaki disease. *Pediatrics.* 1994; 93(3): 525-528.
237. Giesker DW, Pastuszak WT, Forouhar FA, et al. Lymph node biopsy for early diagnosis in Kawasaki disease. *Am J Surg Pathol.* 1982; 6(6): 493-501.
238. Marsh WL Jr, Bishop JW, Koenig HM. Bone marrow and lymph node findings in a fatal case of Kawasaki's disease. *Arch Pathol Lab Med.* 1980; 104(11): 563-567.
239. Burns JC. Kawasaki disease: the mystery continues. *Min Pediatr.* 2002; 54(4): 287-294.
240. Kojima M, Nakamura S, Morishita Y, et al. Reactive follicular hyperplasia in the lymph node lesions from systemic lupus erythematosus patients: a clinicopathological and immunohistological study of 21 cases. *Pathol Int.* 2000; 50(4): 304-312.
241. Medeiros LJ, Kaynor B, Harris NL. Lupus lymphadenitis: report of a case with immunohistologic studies on frozen sections. *Hum Pathol.* 1989; 20(3): 295-299.
242. Hu S, Kuo TT, Hong HS. Lupus lymphadenitis simulating Kikuchi's lymphadenitis in patients with systemic lupus erythematosus: a clinicopathological analysis of six cases and review of the literature. *Pathol Int.* 2003; 53(4): 221-226.
243. Kojima M, Nakamura S, Itoh H, et al. Systemic lupus erythematosus(SLE) lymphadenopathy presenting with histopathologic features of Castleman ' disease: a clinicopathologic study of five cases. *Pathol Res Pract.* 1997; 193(8): 565-571.
244. Kubota K, Tamura J, Kurabayashi H, et al. Warthin-Finkeldey-like giant cells in a patient with systemic lupus erythematosus. *Hum Pathol.* 1988; 19(11): 1358-1359.
245. Robertson MD, Hart FD, White WF, et al. Rheumatoid lymphadenopathy. *Ann Rheum Dis.* 1968; 27(3): 253-260.
246. Nosanchuk JS, Schnitzer B. Follicular hyperplasia in lymph nodes from patients with rheumatoid arthritis. A clinicopathologic study. *Cancer.* 1969; 24(2): 243-254.
247. Kojima M, Hosomura Y, Itoh H, et al. Reactive proliferative lesions in lymph nodes from rheumatoid arthritis patients. A clinicopathological and immunohistological study. *Acta Pathol Jpn.* 1990; 40(4): 249-254.
248. Kojima M, Nakamura S, Miyawaki S, et al. Lymph node lesion in adult-onset Still's disease resembling peripheral T-cell lymphoma: a report of three cases. *Int J Surg Pathol.* 2002; 10(3): 197-202.
249. Rollins SD, Craig JP. Gold-associated lymphadenopathy in a patient with rheumatoid arthritis. Histologic and scanning electron microscopic features. *Arch Pathol Lab Med.* 1991; 115(2): 175-177.
250. Kamel OW, van de Rijn M, LeBrun DP, et al. Lymphoid neoplasms in patients with rheumatoid arthritis and dermatomyositis: frequency of Epstein-Barr virus and other features associated with immunosuppression. *Hum Pathol.* 1994; 25(7): 638-643.
251. Kojima M, Itoh H, Shimizu K, et al. Malignant lymphoma in patients with systemic rheumatic disease(rheumatoid arthritis, systemic lupus erythematosus, systemic sclerosis, and dermatomyositis): a clinicopathologic study of 24 Japanese cases. *Int J Surg Pathol.* 2006; 14(1): 43-48.
252. Smir BN, Greiner TC, Weisenburger DD. Multicentric angiofollicular lymph node hyperplasia in children: a clinicopathologic study of eight patients. *Mod Pathol.* 1996; 9(12): 1135-1142.
253. Frizzera G. Castleman's disease and related disorders. *Semin Diagn Pathol.* 1988; 5(4): 346-364.
254. Keller AR, Hochholzer L, Castleman B. Hyaline-vascular and plasma-cell types of giant lymph node hyperplasia of the mediastinum and other locations. *Cancer.* 1972; 29(3): 670-683.
255. Nguyen PL, Harris NL, Ritz J, Robertson MJ. Expression of CD95 antigen and Bcl-2 protein in non-Hodgkin's lymphomas and Hodgkin's disease. *Am J Pathol.* 1996; 148(3): 847-853.
256. Danon AD, Krishnan J, Frizzera G. Morpho-immunophenotypic diversity of Castleman's disease, hyaline-vascular type: with emphasis on a stroma-rich variant and a new pathogenetic hypothesis. *Virchows Arch A Pathol Anat Histopathol.* 1993; 423(5): 369-382.
257. Nagai K, Sato I, Shimoyama N. Pathohistological and immunohistochemical studies on Castleman's disease of the lymph node. *Virchows Arch A Pathol Anat Histopathol.* 1986; 409(2): 287-297.
258. Rollins-Raval MA, Marafioti T, Swerdlow SH, Roth CG. The number and growth pattern of plasmacytoid dendritic cells vary in different types of reactive lymph nodes: an immunohistochemical study. *Hum Pathol.* 2013; 44(6): 1003-1010.
259. Ohgami RS, Zhao S, Ohgami JK, et al. TdT + T-lymphoblastic populations are increased in Castleman disease, in Castleman disease in association with follicular dendritic cell tumors, and in angioimmunoblastic T-cell lymphoma. *Am J Surg Pathol.* 2012; 36(11): 1619-1628.
260. Menke DM, Tiemann M, Camoriano JK, et al. Diagnosis of Castleman's disease by identification of an immunophenotypically aberrant population of mantle zone B lymphocytes in Paraffin-embedded lymph node biopsies. *Am J Clin Pathol.* 1996; 105(3): 268-276.
261. Hsu SM, Waldron JA, Xie SS, Barlogie B. Expression of interleukin-6 in Castleman's disease. *Hum Pathol.* 1993; 24(8): 833-839.
262. Kazakov DV, Fanburg-Smith JC, Suster S, et al. Castleman disease of the subcutis and underlying skeletal muscle: report of 6 cases. *Am J Surg Pathol.* 2004; 28(5): 569-577.
263. Gulati P, Sun NC, Herman BK, et al. Isolated leptomeningeal Castleman's disease with viral particles in the follicular dendritic cells. *Arch Pathol Lab Med.* 1998; 122(11): 1026-1029.
264. Cheuk W, Yuen HK, Chu SY, et al. Lymphadenopathy of IgG4-related sclerosing disease. *Am J Surg Pathol.* 2008; 32(5): 671-681.
265. Kojima M, Nakamura S, Shimizu K, et al. Clinical implication of idiopathic plasmacytic lymphadenopathy with polyclonal hypergammaglobulinemia: a report of 16 cases. *Int J Surg Pathol.* 2004; 12(1): 25-30.
266. Bowne WB, Lewis JJ, Filippa DA, et al. The management of unicentric and multicentric Castleman's disease: a report of 16 cases and a review of the literature. *Cancer.* 1999; 85(3): 706-717.
267. Menke DM, Camoriano JK, Banks PM. Angiofollicular lymph node hyperplasia: a comparison of unicentric, multicentric, hyaline vascular, and plasma cell types of disease by morphometric and clinical analysis. *Mod Pathol.* 1992; 5(5): 525-530.
268. Skelton HG, Smith KJ. Extranodal multicentric Castleman's disease with cutaneous involvement. *Mod Pathol.* 1998; 11(1): 93-98.
269. Frizzera G, Banks PM, Massarelli G, Rosai J. A systemic lymphoproliferative disorder with morphologic features of Castleman's disease. Pathological findings in 15 patients. *Am J Surg Pathol.* 1983; 7(3): 211-231.
270. Frizzera G, Gajl-Peczalska K, Sibley RK, et al. Rosette formation in malignant lymphoma. *Am J Pathol.* 1985; 119(3): 351-356.
271. Weisenburger DD, Nathwani BN, Winberg CD, Rappaport H. Multicentric angiofollicular lymph node hyperplasia: a clinicopathologic study of 16 cases. *Hum Pathol.* 1985; 16(2): 162-172.
272. Isaacson PG. Commentary: Castleman's disease. *Histopathology.* 1989; 14: 429-432.
273. Ascoli V, Sirianni MC, Mezzaroma I, et al. Human herpesvirus-8 in lymphomatous and nonlymphomatous body cavity effusions developing in Kaposi's sarcoma and multicentric Castleman's disease. *Ann Diagn Pathol.* 1999; 3(6): 357-363.
274. Cronin DM, Warnke RA. Castleman disease: an update on classification and the spectrum of associated lesions. *Adv Anat Pathol.* 2009; 16(4): 236-246.
275. Parravicini C, Chandran B, Corbellino M, et al. Differential viral protein expression in Kaposi's sarcoma-associated herpesvirus-infected diseases: Kaposi's sarcoma, primary effusion lymphoma, and multicentric Castleman's disease. *Am J Pathol.* 2000; 156(3): 743-749.
276. Amin HM, Medeiros LJ, Manning JT, Jones D. Dissolution of the lymphoid follicle is a feature of the HHV8 + variant of plasma cell Castleman's disease. *Am J Surg Pathol.* 2003; 27(1): 91-100.
277. Hengge UR, Ruzicka T, Tyring SK, et al. Update on Kaposi's sarcoma and other HHV8 associated diseases. Part 2: pathogenesis, Castleman's disease, and pleural effusion lymphoma. *Lancet Infect Dis.* 2002; 2(6): 344-352.
278. Menke DM, Chadbum A, Cesarman E, et al. Analysis of the human herpesvirus 8 (HHV-8) genome

and HHV-8 vIL-6 expression in archival cases of castleman disease at low risk for HIV infection. *Am J Clin Pathol.* 2002; 117(2): 268-275.
279. Mandler RN, Kerrigan DP, Smart J, et al. Castleman's disease in POEMS syndrome with elevated interleukin-6. *Cancer.* 1992; 69(11): 2697-2703.
280. Munoz G, Geijo P, Moldenhauer F, et al. Plasmacellular Castleman's disease and POEMS syndrome. *Histopathology.* 1990; 17(2): 172-174.
281. Chan JK, Fletcher CD, Hicklin GA, Rosai J. Glomeruloid hemangioma. A distinctive cutaneous lesion of multicentric Castleman's disease associated with POEMS syndrome. *Am J Surg Pathol.* 1990; 14(11): 1036-1046.
282. Altiparmak MR, Pamuk GE, Pamuk ON, Dogusoy G. Secondary amyloidosis in Castleman's disease: review of the literature and report of a case. *Ann Hematol.* 2002; 81(6): 336-339.
283. Ordi J, Grau JM, Junque A, et al. Secondary (AA) amyloidosis associated with Castleman's disease. Report of two cases and review of the literature. *Am J Clin Pathol.* 1993; 100(4): 394-397.
284. Peterson BA, Frizzera G. Multicentric Castleman's disease. *Semin Oncol.* 1993; 20(6): 636-647.
285. Naresh KN, Rice AJ, Bower M. Lymph nodes involved by multicentric Castleman disease among HIV-positive individuals are often involved by Kaposi sarcoma. *Am J Surg Pathol.* 2008; 32(7): 1006-1012.
286. Hall PA, Donaghy M, Cotter FE, et al. An immunohistological and genotypic study of the plasma cell form of Castleman's disease. *Histopathology.* 1989; 14(4): 333-346, discussion 429-432.
287. Hanson CA, Frizzera G, Patton DF, et al. Clonal rearrangement for immunoglobulin and T-cell receptor genes in systemic Castleman's disease. Association with Epstein-Barr virus. *Am J Pathol.* 1988; 131(1): 84-91.
288. Ohyashiki JH, Ohyashiki K, Kawakubo K, et al. Molecular genetic, cytogenetic, and immunophenotypic analyses in Castleman's disease of the plasma cell type. *Am J Clin Pathol.* 1994; 101(3): 290-295.
289. Radaszkiewicz T, Hansmann ML, Lennert K. Monoclonality and polyclonality of plasma cells in Castleman's disease of the plasma cell variant. *Histopathology.* 1989; 14(1): 11-24.
290. Nguyen DT, Diamond LW, Hansmann ML, et al. Castleman's disease. Differences in follicular dendritic network in the hyaline vascular and plasma cell variants. *Histopathology.* 1994; 24(5): 437-443.
291. Ruco LP, Gearing AJ, Pigott R, et al. Expression of ICAM-1, VCAM-1 and ELAM-1 in angiofollicular lymph node hyperplasia (Castleman's disease): evidence for dysplasia of follicular dendritic reticulum cells. *Histopathology.* 1991; 19(6): 523-528.
292. Cokelaere K, Debiec-Rychter M, De Wolf-Peeters C, et al. Hyaline vascular Castleman's disease with HMGIC rearrangement in follicular dendritic cells: molecular evidence of mesenchymal tumorigenesis. *Am J Surg Pathol.* 2002; 26(5): 662-669.
293. Pauwels P, Dal Cin P, Vlasveld LT, et al. A chromosomal abnormality in hyaline vascular Castleman's disease: evidence for clonal proliferation of dysplastic stromal cells. *Am J Surg Pathol.* 2000; 24(6): 882-888.
294. Chang KC, Wang YC, Hung LY, et al. Monoclonality and cytogenetic abnormalities in hyaline vascular Castleman disease. *Mod Pathol.* 2014; 27(6): 823-831.
295. Chan JK, Tsang WY, Ng CS, et al. Follicular dendritic cell tumors of the oral cavity. *Am J Surg Pathol.* 1994; 18(2): 148-157.
296. Lin O, Frizzera G. Angiomyoid and follicular dendritic cell proliferative lesions in Castleman's disease of hyaline-vascular type: a study of 10 cases. *Am J Surg Pathol.* 1997; 21(11): 1295-1306.
297. Madero S, Onate JM, Garzon A. Giant lymph node hyperplasia in an angiolipomatous mediastinal mass. *Arch Pathol Lab Med.* 1986; 110(9): 853-855.
298. Chan JK, Tsang WY, Ng CS. Follicular dendritic cell tumor and vascular neoplasm complicating hyaline-vascular Castleman's disease. *Am J Surg Pathol.* 1994; 18(5): 517-525.
299. Gerald W, Kostianovsky M, Rosai J. Development of vascular neoplasia in Castleman's disease. Report of seven cases. *Am J Surg Pathol.* 1990; 14(7): 603-614.
300. Gould SJ, Diss T, Isaacson PG. Multicentric Castleman's disease in association with a solitary plasmacytoma: a case report. *Histopathology.* 1990; 17(2): 135-140.
301. Rolon PG, Audouin J, Diebold J, et al. Multicentric angiofollicular lymph node hyperplasia associated with a solitary osteolytic costal IgG lambda myeloma. POEMS syndrome in a South American (Paraguayan) patient. *Pathol Res Pract.* 1989; 185(4): 468-475, discussion 76-79.
302. Larroche C, Cacoub P, Soulier J, et al. Castleman's disease and lymphoma: report of eight cases in HIV-negative patients and literature review. *Am J Hematol.* 2002; 69(2): 119-126.
303. Vasef M, Katzin WE, Mendelsohn G, Reydman M. Report of a case of localized Castleman's disease with progression to malignant lymphoma. *Am J Clin Pathol.* 1992; 98(6): 633-636.
304. Abdel-Reheim FA, Koss W, Rappaport ES, Arber DA. Coexistence of Hodgkin's disease and giant lymph node hyperplasia of the plasma-cell type(Castleman's disease). *Arch Pathol Lab Med.* 1996; 120(1): 91-96.
305. Maheswaran PR, Ramsay AD, Norton AJ, Roche WR. Hodgkin's disease presenting with the histological features of Castleman's disease. *Histopathology.* 1991; 18(3): 249-253.
306. Zarate-Osorno A, Medeiros LJ, Danon AD, Neiman RS. Hodgkin's disease with coexistent Castleman-like histologic features. A report of three cases. *Arch Pathol Lab Med.* 1994; 118(3): 270-274.
307. Abbondazo SL, Irey NS, Frizzera G. Dilantin-associated lymphadenopathy. Spectrum of histopathologic patterns. *Am J Surg Pathol.* 1995; 19(6): 675-686.
308. Saltzstein SL, Ackerman LV. Lymphadenopathy induced by anticonvulsant drugs and mimicking clinically pathologically malignant lymphomas. *Cancer.* 1959; 12(1): 164-182.
309. Gould E, Porto R, Albores-Saavedra J, Ibe MJ. Dermatopathic lymphadenitis. The spectrum and significance of its morphologic features. *Arch Pathol Lab Med.* 1988; 112(11): 1145-1150.
310. Ree H, Fanger H. Paracortical alteration in lymphadenopathic and tumor-draining lymph nodes: histologic study. *Hum Pathol.* 1975; 6(3): 363-372.
311. Asano S, Muramatsu T, Kanno H, Wakasa H. Dermatopathic lymphadenopathy. Electronmicroscopic, enzyme-histochemical and immunohistochemical study. *Acta Pathol Jpn.* 1987; 37(6): 887-900.
312. Rausch E, Kaiserling E, Goos M. Langerhans cells and interdigitating reticulum cells in the thymus-dependent region in human dermatopathic lymphadenitis. *Virchows Arch B Cell Pathol.* 1977; 25(4): 327-343.
313. Burke JS, Colby TV. Dermatopathic lymphadenopathy. Comparison of cases associated and unassociated with mycosis fungoides. *Am J Surg Pathol.* 1981; 5(4): 343-352.
314. Scheffer E, Meijer CJ, Van Vloten WA. Dermatopathic lymphadenopathy and lymph node involvement in mycosis fungoides. *Cancer.* 1980; 45(1): 137-148.
315. Weiss LM, Wood GS, Warnke RA. Immunophenotypic differences between dermatopathic lymphadenopathy and lymph node involvement in mycosis fungoides. *Am J Pathol.* 1985; 120(2): 179-185.
316. Weiss LM, Hu E, Wood GS, et al. Clonal rearrangements of T-cell receptor genes in mycosis fungoides and dermatopathic lymphadenopathy. *N Engl J Med.* 1985; 313(9): 539-544.
317. Olsen E, Vonderheid E, Pimpinelli N, et al. Revisions to the staging and classification of mycosis fungoides and Sezary syndrome: a proposal of the International Society for Cutaneous Lymphomas(ISCL) and the cutaneous lymphoma task force of the European Organization of Research and Treatment of Cancer(EORTC). *Blood.* 2007; 110(6): 1713-1722.
318. Olsen EA, Whittaker S, Kim YH, et al. Clinical end points and response criteria in mycosis fungoides and Sezary syndrome: a consensus statement of the International Society for Cutaneous Lymphomas, the United States Cutaneous Lymphoma Consortium, and the Cutaneous Lymphoma Task Force of the European Organisation for Research and Treatment of Cancer. *J Clin Oncol.* 2011; 29(18): 2598-2607.
319. Foucar E, Rosai J, Dorfman R. Sinus histiocytosis with massive lymphadenopathy (Rosai-Dorfman disease): review of the entity. *Semin Diagn Pathol.* 1990; 7(1): 19-73.
320. Rosai J, Dorfman RF. Sinus histiocytosis with massive lymphadenopathy: a pseudolymphomatous benign disorder. Analysis of 34 cases. *Cancer.* 1972; 30(5): 1174-1188.
321. Marsh WL Jr, McCarrick JP, Harlan DM. Sinus histiocytosis with massive lymphadenopathy. Occurrence in identical twins with retroperitoneal disease. *Arch Pathol Lab Med.* 1988; 112(3): 298-301.
322. Miettinen M, Paljakka P, Haveri P, Saxen E. Sinus histiocytosis with massive lymphadenopathy. A nodal and extranodal proliferation of S-100 protein positive histiocytes? *Am J Clin Pathol.* 1987; 88(3): 270-277.
323. Bonetti F, Chilosi M, Menestrina F, et al. Immunohistological analysis of Rosai-Dorfman histiocytosis. A disease of S-100 + CD1-histiocytes. *Virchows Arch A Pathol Anat Histopathol.* 1987; 411(2): 129-135.
324. Eisen RN, Buckley PJ, Rosai J. Immunophenotypic characterization of sinus histiocytosis with massive lymphadenopathy (Rosai-Dorfman disease). *Semin Diagn Pathol.* 1990; 7(1): 74-82.
325. Paulli M, Rosso R, Kindl S, et al. Immunophenotypic characterization of the cell infiltrate in five cases of sinus histiocytosis with massive lymphadenopathy (Rosai-Dorfman disease). *Hum Pathol.* 1992; 23(6): 647-654.
326. Quaglino P, Tomasini C, Novelli M, et al. Immunohistologic findings and adhesion molecule pattern in primary pure cutaneous Rosai-Dorfman disease with xanthomatous features. *Am J Dermatopathol.* 1998; 20(4): 393-398.
327. Zhang X, Hyjek E, Vardiman J. A subset of Rosai-Dorfman disease exhibits features of IgG4-related disease. *Am J Clin Pathol.* 2013; 139(5): 622-632.
328. Park BH, Son DH, Kim MH, et al. Rosai-Dorfman Disease: report of a Case Associated with IgG4-

Related Sclerotic Lesions. *Korean J Pathol.* 2012; 46(6): 583-586.
329. Liu L, Perry AM, Cao W, et al. Relationship between Rosai-Dorfman disease and IgG4-related disease: study of 32 cases. *Am J Clin Pathol.* 2013; 140(3): 395-402.
330. Foucar E, Rosai J, Dorfman RF. The ophthalmologic manifestations of sinus histiocytosis with massive lymphadenopathy. *Am J Ophthalmol.* 1979; 87(3): 354-367.
331. Wenig BM, Abbondanzo SL, Childers EL, et al. Extranodal sinus histiocytosis with massive lymphadenopathy(Rosai-Dorfman disease) of the head and neck. *Hum Pathol.* 1993; 24(5): 483-492.
332. Foucar E, Rosai J, Dorfman RF. Sinus histiocytosis with massive lymphadenopathy. *Arch Otolaryngol.* 1978; 104(12): 687-693.
333. Leighton SE, Gallimore AP. Extranodal sinus histiocytosis with massive lymphadenopathy affecting the subglottis and trachea. *Histopathology.* 1994; 24(4): 393-394.
334. Al-Daraji W, Anandan A, Klassen-Fischer M, et al. Soft tissue Rosai-Dorfman disease: 29 new lesions in 18 patients, with detection of polyomavirus antigen in 3 abdominal cases. *Ann Diagn Pathol.* 2010; 14(5): 309-316.
335. Brenn T, Calonje E, Granter SR, et al. Cutaneous rosai-dorfman disease is a distinct clinical entity. *Am J Dermatopathol.* 2002; 24(5): 385-391.
336. Kong YY, Kong JC, Shi DR, et al. Cutaneous rosai-dorfman disease: a clinical and histopathologic study of 25 cases in China. *Am J Surg Pathol.* 2007; 31(3): 341-350.
337. Lu CI, Kuo TT, Wong WR, Hong HS. Clinical and histopathologic spectrum of cutaneous Rosai-Dorfman disease in Taiwan. *J Am Acad Dermatol.* 2004; 51(6): 931-939.
338. Montgomery EA, Meis JM, Frizzera G. Rosai-Dorfman disease of soft tissue. *Am J Surg Pathol.* 1992; 16(2): 122-129.
339. Thawerani H, Sanchez RL, Rosai J, Dorfman RF. The cutaneous manifestations of sinus histiocytosis with massive lymphadenopathy. *Arch Dermatol.* 1978; 114(2): 191-197.
340. Walker PD, Rosai J, Dorfman RF. The osseous manifestations of sinus histiocytosis with massive lymphadenopathy. *Am J Clin Pathol.* 1981; 75(2): 131-139.
341. Andriko JA, Morrison A, Colegial CH, et al. Rosai-Dorfman disease isolated to the central nervous system: a report of 11 cases. *Mod Pathol.* 2001; 14(3): 172-178.
342. Foucar E, Rosai J, Dorfman RF, Brynes RK. The neurologic manifestations of sinus histiocytosis with massive lymphadenopathy. *Neurology.* 1982; 32(4): 365-372.
343. Song SK, Schwartz IS, Strauchen JA, et al. Meningeal nodules with features of extranodal sinus histiocytosis with massive lymphadenopathy. *Am J Surg Pathol.* 1989; 13(5): 406-412.
344. Alatassi H, Ray MB, Galandiuk S, Sahoo S. Rosai-Dorfman disease of the gastrointestinal tract: report of a case and review of the literature. *Int J Surg Pathol.* 2006; 14(1): 95-99.
345. Lauwers GY, Perez-Atayde A, Dorfman RF, Rosai J. The digestive system manifestations of Rosai-Dorfman disease(sinus histiocytosis with massive lymphadenopathy): review of 11 cases. *Hum Pathol.* 2000; 31(3): 380-385.
346. Osborne BM, Hagemeister FB, Butler JJ. Extranodal gastrointestinal sinus histiocytosis with massive lymphadenopathy. Clinically presenting as a malignant tumor. *Am J Surg Pathol.* 1981; 5(6): 603-611.
347. Podberezin M, Angeles R, Guzman G, et al. Primary pancreatic sinus histiocytosis with massive lymphadenopathy(Rosai-Dorfman disease): an unusual extranodal manifestation clinically simulating malignancy. *Arch Pathol Lab Med.* 2010; 134(2): 276-278.
348. Juskevicius R, Finley JL. Rosai-Dorfman disease of the parotid gland: cytologic and histopathologic findings with immunohistochemical correlation. *Arch Pathol Lab Med.* 2001; 125(10): 1348-1350.
349. Cocker RS, Kang J, Kahn LB. Rosai-Dorfman disease. Report of a case presenting as a midline thyroid mass. *Arch Pathol Lab Med.* 2003; 127(4): e197-e200.
350. Hida AI, Yagi S, Obase Y, et al. Rosai-Dorfman disease presenting as a solitary mediastinal mass. *Pathol Int.* 2009; 59(4): 265-268.
351. Green I, Dorfman RF, Rosai J. Breast involvement by extranodal Rosai-Dorfman disease: report of seven cases. *Am J Surg Pathol.* 1997; 21(6): 664-668.
352. Morkowski JJ, Nguyen CV, Lin P, et al. Rosai-Dorfman disease confined to the breast. *Ann Diagn Pathol.* 2010; 14(2): 81-87.
353. Murray J, Fox H. Rosai-Dorfman disease of the uterine cervix. *Int J Gynecol Pathol.* 1991; 10(2): 209-213.
354. Huang Q, Chang KL, Weiss LM. Extranodal Rosai-Dorfman disease involving the bone marrow: a case report. *Am J Surg Pathol.* 2006; 30(9): 1189-1192.
355. Wright DH, Richards DB. Sinus histiocytosis with massive lymphadenopathy (Rosai-Dorfman disease): report of a case with widespread nodal and extra nodal dissemination. *Histopathology.* 1981; 5(6): 697-709.
356. Middel P, Hemmerlein B, Fayyazi A, et al. Sinus histiocytosis with massive lymphadenopathy: evidence for its relationship to macrophages and for a cytokine-related disorder. *Histopathology.* 1999; 35(6): 525-533.
357. Tsang WY, Yip TT, Chan JK. The Rosai-Dorfman disease histiocytes are not infected by Epstein-Barr virus. *Histopathology.* 1994; 25(1): 88-90.
358. Levine PH, Jahan N, Murari P, et al. Detection of human herpesvirus 6 in tissues involved by sinus histiocytosis with massive lymphadenopathy(Rosai-Dorfman disease). *J Infect Dis.* 1992; 166(2): 291-295.
359. Willman CL, Busque L, Griffith BB, et al. Langerhans'-cell histiocytosis(histiocytosis X)—a clonal proliferative disease. *N Engl J Med.* 1994; 331(3): 154-160.
360. Woda BA, Sullivan JL. Reactive histiocytic disorders. *Am J Clin Pathol.* 1993; 99(4): 459-463.
361. Wang KH, Cheng CJ, Hu CH, Lee WR. Coexistence of localized Langerhans cell histiocytosis and cutaneous Rosai-Dorfman disease. *Br J Dermatol.* 2002; 147(4): 770-774.
362. O'Malley DP, Duong A, Barry TS, et al. Co-occurrence of Langerhans cell histiocytosis and Rosai-Dorfman disease: possible relationship of two histiocytic disorders in rare cases. *Mod Pathol.* 2010; 23(12): 1616-1623.
363. Komp DM. The treatment of sinus histiocytosis with massive lymphadenopathy (Rosai-Dorfman disease). *Semin Diagn Pathol.* 1990; 7(1): 83-86.
364. Pulsoni A, Anghel G, Falcucci P, et al. Treatment of sinus histiocytosis with massive lymphadenopathy(Rosai-Dorfman disease): report of a case and literature review. *Am J Hematol.* 2002; 69(1): 67-71.
365. Suarez CR, Zeller WP, Silberman S, et al. Sinus histiocytosis with massive lymphadenopathy: remission with chemotherapy. *Am J Pediatr Hematol Oncol.* 1983; 5(3): 235-241.
366. Jabali Y, Smrcka V, Pradna J. Rosai-Dorfman disease: successful long-term results by combination chemotherapy with prednisone, 6-mercaptopurine, methotrexate, and vinblastine: a case report. *Int J Surg Pathol.* 2005; 13(3): 285-289.
367. Foucar E, Rosai J, Dorfman RF. Sinus histiocytosis with massive lymphadenopathy. An analysis of 14 deaths occurring in a patient registry. *Cancer.* 1984; 54(9): 1834-1840.
368. Foucar E, Rosai J, Dorfman RF, Eyman JM. Immunologic abnormalities and their significance in sinus histiocytosis with massive lymphadenopathy. *Am J Clin Pathol.* 1984; 82(5): 515-525.
369. Rocken C, Wieker K, Grote HJ, et al. Rosai-Dorfman disease and generalized AA amyloidosis: a case report. *Hum Pathol.* 2000; 31(5): 621-624.
370. Kasper HU, Hegenbarth V, Buhtz P. Rhinoscleroma associated with Rosai-Dorfman reaction of regional lymph nodes. *Pathol Int.* 2004; 54(2): 101-104.
371. Falk S, Stutte HJ, Frizzera G. Hodgkin's disease and sinus histiocytosis with massive lymphadenopathy-like changes. *Histopathology.* 1991; 19(3): 221-224.
372. Lu D, Estalilla OC, Manning JT Jr, Medeiros LJ. Sinus histiocytosis with massive lymphadenopathy and malignant lymphoma involving the same lymph node: a report of four cases and review of the literature. *Mod Pathol.* 2000; 13(4): 414-419.
373. Kung IT, Gibson JB, Bannatyne PM. Kimura's disease: a clinico-pathological study of 21 cases and its distinction from angiolymphoid hyperplasia with eosinophilia. *Pathology.* 1984; 16(1): 39-44.
374. Chen H, Thompson LD, Aguilera NS, Abbondanzo SL. Kimura disease: a clinicopathologic study of 21 cases. *Am J Surg Pathol.* 2004; 28(4): 505-513.
375. Hui PK, Chan JK, Ng CS, et al. Lymphadenopathy of Kimura's disease. *Am J Surg Pathol.* 1989; 13(3): 177-186.
376. McKelvie PA, Lyons B, Barnett G, Allen PW. Kimura's disease in two Caucasians, one with multiple recurrences associated with prominent IgG4 production. *Pathology.* 2012; 44(3): 275-278.
377. Chan JK, Hui PK, Ng CS, et al. Epithelioid haemangioma(angiolymphoid hyperplasia with eosinophilia) and Kimura's disease in Chinese. *Histopathology.* 1989; 15(6): 557-574.
378. Googe PB, Harris NL, Mihm MC Jr. Kimura's disease and angiolymphoid hyperplasia with eosinophilia: two distinct histopathological entities. *J Cutan Pathol.* 1987; 14(5): 263-271.
379. Kuo TT, Shih LY, Chan HL. Kimura's disease. Involvement of regional lymph nodes and distinction from angiolymphoid hyperplasia with eosinophilia. *Am J Surg Pathol.* 1988; 12(11): 843-854.
380. Urabe A, Tsuneyoshi M, Enjoji M. Epithelioid hemangioma versus Kimura's disease. A comparative clinicopathologic study. *Am J Surg Pathol.* 1987; 11(10): 758-766.
381. Lakshman R, Finn A. Neutrophil disorders and their management. *J Clin Pathol.* 2001; 54(1): 7-19.
382. Segal BH, Leto TL, Gallin JI, et al. Genetic, biochemical, and clinical features of chronic granulomatous disease. *Medicine(Baltimore).* 2000; 79(3): 170-200.
383. Holland SM. Chronic granulomatous disease. *Hematol Oncol Clin North Am.* 2013; 27(1): 89-99, viii.
384. Curnutte JT. Chronic granulomatous disease: the solving of a clinical riddle at the molecular level.

Clin Immunol Immunopathol. 1993; 67(3 Pt 2): S2-S15.

385. Roos D. The genetic basis of chronic granulomatous disease. *Immunol Rev*. 1994; 138: 121-157.
386. Umeki S. Mechanisms for the activation/ electron transfer of neutrophil NADPH-oxidase complex and molecular pathology of chronic granulomatous disease. *Ann Hematol*. 1994; 68(6): 267-277.
387. Baehner RL, Nathan DG. Quantitative nitroblue tetrazolium test in chronic granulomatous disease. *N Engl J Med*. 1968; 278(18): 971-976.
388. Johnston RB Jr. Clinical aspects of chronic granulomatous disease. *Curr Opin Hematol*. 2001; 8(1): 17-22.
389. Lekstrom-Himes JA, Gallin JI. Immunodeficiency diseases caused by defects in phagocytes. *N Engl J Med*. 2000; 343(23): 1703-1714.
390. Segal BH, Holland SM. Primary phagocytic disorders of childhood. *Pediatr Clin North Am*. 2000; 47(6): 1311-1338.
391. Levine S, Smith VV, Malone M, Sebire NJ. Histopathological features of chronic granulomatous disease(CGD) in childhood. *Histopathology*. 2005; 47(5): 508-516.
392. Kelsall GR, Blackwell JB. The occurrence and significance of lipophage clusters in lymph nodes and spleen. *Pathology*. 1969; 1(3): 211-220.
393. Boitnott JK, Margolis S. Mineral oil in human tissues. II. Oil droplets in lymph nodes of the porta hepatis. *Bull Johns Hopkins Hosp*. 1966; 118: 414-422.
394. Perez-Jaffe LA, Furth EE, Minda JM, et al. Massive macrophage lipid accumulation presenting as hepatosplenomegaly and lymphadenopathy associated with long-term total parenteral nutrition therapy for short bowel syndrome. *Hum Pathol*. 1998; 29(6): 651-655.
395. Walters S, Valliani T, Przemioslo R, Rooney N. Whipple's disease: an unexpected finding in a peripheral lymph node biopsy. *Lancet*. 2014; 383(9936): 2268.
396. Fisher ER. Whipple's disease: pathogenetic considerations. Electron microscopic and histochemical observations. *JAMA*. 1962; 181: 396-403.
397. Alkan S, Beals TF, Schnitzer B. Primary diagnosis of whipple disease manifesting as lymphadenopathy: use of polymerase chain reaction for detection of *Tropheryma whippelii*. *Am J Clin Pathol*. 2001; 116(6): 898-904.
398. Baisden BL, Lepidi H, Raoult D, et al. Diagnosis of Wihipple disease by immunohistochemical analysis: a sensitive and specific method for the detection of *Tropheryma whipplei*(the Whipple bacillus) in Paraffin-embedded tissue. *Am J Clin Pathol*. 2002; 118(5): 742-748.
399. Gunther U, Moos V, Offenmuller G, et al. Gastrointestinal diagnosis of classical Whipple disease: clinical, endoscopic, and histopathologic features in 191 patients. *Medicine(Baltimore)*. 2015; 94(15): e714.
400. Ravel R. Histopathology of lymph nodes after lymphangiography. *Am J Clin Pathol*. 1966; 46(3): 335-340.
401. Feldman AL, Arber DA, Pittaluga S, et al. Clonally related follicular lymphomas and histiocytic/dendritic cell sarcomas: evidence for transdifferentiation of the follicular lymphoma clone. *Blood*. 2008; 111(12): 5433-5439.
402. Jaffe ES. *Surgical Pathology of the Lymph Nodes and Related Organs*. 2nd ed. Philadelphia, PA: WB Saunders; 1995.
403. Knowles DM. Molecular pathology of acquired immunodeficiency syndrome-related non-Hodgkin's lymphoma. *Semin Diagn Pathol*. 1997; 14(1): 67-82.
404. Lennert K, Feller AC. *Histopathology of Non-Hodgkin's Lymphomas*. 2nd ed. New York, NY: Springer-Verlag; 1992.
405. Swerdlow SH, Campo E, Harris NL, et al. *WHO Classification of Tumours of Haematopoietic and Lymphoid Tissues*. 4th ed. Lyon: IARC Press; 2008.
406. Warnke RA, Weiss LM, Chan JKC, et al. *Tumors of the Lymph Nodes and Spleen. Atlas of Tumor Pathology*. Washington, DC: Armed Forces Institute of Pathology; 1995.
407. Swerdlow SH, Campo E, Pileri SA, et al. The 2016 revision of the World Health Organization classification of lymphoid neoplasms. *Blood*. 2016; 127(20): 2375-2390.
408. Rappaport H. *Tumors of the Hematopoietic System. Atlas of Tumor Pathology*. series 3, fascicle 8. Washington, DC: Armed Forces Institute of Pathology; 1966: 91-206.
409. Lennert K. Classification of non-Hodgkin's lymphomas. In: Lennert K, Mohri N, Stein H, et al, eds. *Malignant Lymphomas Other Than Hodgkin's Disease. Histology, Cytology, Ultrastructure, Immunology*. pt 3. Berlin: Springer-Verlag; 1978: 83-110.
410. National Cancer Institute sponsored study of classifications of non-Hodgkin's lymphomas: summary and description of a working formulation for clinical usage. The Non-Hodgkin's Lymphoma Pathologic Classification Project. *Cancer*. 1982; 49(10): 2112-2135.
411. Bonadonna G. Historical review of Hodgkin's disease. *Br J Haematol*. 2000; 110(3): 504-511.
412. Kaplan HS. *Hodgkin's Disease*. 2nd ed. London: Harvard University Press; 1980: 689.
413. Kass AM, Kass EH. *Perfecting the World: The Life and Times of Dr Thomas Hodgkin 1798–1866*. Boston, MA: Harcourt Brace Jovanovich; 1988.
414. Taylor CR, Riley CR. Molecular morphology of Hodgkin lymphoma. *Appl Immunohistochem Mol Morphol*. 2001; 9(3): 187-202.
415. Dawson PJ. The original illustrations of Hodgkin's disease. *Ann Diagn Pathol*. 1999; 3(6): 386-393.
416. Poston RN. Positive Leu-M1 immunohistochemistry and diagnosis of the lymphoma cases described by Hodgkin in 1832. *Appl Immunohistochem Mol Morphol*. 1999; 7: 6-8.
417. Kuppers R, Rajewsky K, Zhao M, et al. Hodgkin disease: Hodgkin and Reed-Sternberg cells picked from histological sections show clonal immunoglobulin gene rearrangements and appear to be derived from B cells at various stages of development. *Proc Natl Acad Sci USA*. 1994; 91(23): 10962-10966.
418. Braeuninger A, Kuppers R, Strickler JG, et al. Hodgkin and Reed-Sternberg cells in lymphocyte predominant Hodgkin disease represent clonal populations of germinal center-derived tumor B cells. *Proc Natl Acad Sci USA*. 1997; 94(17): 9337-9342.
419. Delabie J, Tierens A, Wu G, et al. Lymphocyte predominance Hodgkin's disease: lineage and clonality determination using a single-cell assay. *Blood*. 1994; 84(10): 3291-3298.
420. Delabie J, Tierens A, Gavriil T, et al. Phenotype, genotype and clonality of Reed-Sternberg cells in nodular sclerosis Hodgkin's disease: results of a single-cell study. *Br J Haematol*. 1996; 94(1): 198-205.
421. Chang KL, Chen YY, Shibata D, Weiss LM. Description of an in situ hybridization methodology for detection of Epstein-Barr virus RNA in Paraffin-embedded tissues, with a survey of normal and neoplastic tissues. *Diagn Mol Pathol*. 1992; 1(4): 246-255.
422. Gutensohn N, Cole P. Childhood social environment and Hodgkin's disease. *N Engl J Med*. 1981; 304(3): 135-140.
423. Hjalgrim H, Askling J, Rostgaard K, et al. Characteristics of Hodgkin's lymphoma after infectious mononucleosis. *N Engl J Med*. 2003; 349(14): 1324-1332.
424. Mueller N, Evans A, Harris NL, et al. Hodgkin's disease and Epstein-Barr virus. Altered antibody pattern before diagnosis. *N Engl J Med*. 1989; 320(11): 689-695.
425. Reynolds DJ, Banks PM, Gulley ML. New characterization of infectious mononucleosis and a phenotypic comparison with Hodgkin's disease. *Am J Pathol*. 1995; 146(2): 379-388.
426. Chang KL, Albujar PF, Chen YY, et al. High prevalence of Epstein-Barr virus in the Reed-Sternberg cells of Hodgkin's disease occurring in Peru. *Blood*. 1993; 81(2): 496-501.
427. Jarrett RF, Gallagher A, Jones DB, et al. Detection of Epstein-Barr virus genomes in Hodgkin's disease: relation to age. *J Clin Pathol*. 1991; 44(10): 844-848.
428. Pallesen G, Hamilton-Dutoit SJ, Rowe M, Young LS. Expression of Epstein-Barr virus latent gene products in tumour cells of Hodgkin's disease. *Lancet*. 1991; 337(8737): 320-322.
429. Weiss LM, Chang KL. Molecular biologic studies of Hodgkin's disease. *Semin Diagn Pathol*. 1992; 9(4): 272-278.
430. Weiss LM, Chen YY, Liu XF, Shibata D. Epstein-Barr virus and Hodgkin's disease. A correlative in situ hybridization and polymerase chain reaction study. *Am J Pathol*. 1991; 139(6): 1259-1265.
431. Mack TM, Cozen W, Shibata DK, et al. Concordance for Hodgkin's disease in identical twins suggesting genetic susceptibility to the young-adult form of the disease. *N Engl J Med*. 1995; 332(7): 413-418.
432. Strum SB, Park JK, Rappaport H. Observation of cells resembling Sternberg-Reed cells in conditions other than Hodgkin's disease. *Cancer*. 1970; 26(1): 176-190.
433. Agnarsson BA, Kadin ME. The immunophenotype of Reed-Sternberg cells. A study of 50 cases of Hodgkin's disease using fixed frozen tissues. *Cancer*. 1989; 63(11): 2083-2087.
434. Carbone A, Gloghini A, Gruss HJ, Pinto A. CD40 antigen expression on Reed-Sternberg cells. A reliable diagnostic tool for Hodgkin's disease. *Am J Pathol*. 1995; 146(3): 780-781.
435. Casey TT, Olson SJ, Cousar JB, Collins RD. Immunophenotypes of Reed-Sternberg cells: a study of 19 cases of Hodgkin's disease in plastic-embedded sections. *Blood*. 1989; 74(8): 2624-2628.
436. Chang KL, Curtis CM, Momose H, et al. Sensitivity and specificity of *Bauhinia purpurea* as a Paraffin section marker for the Reed–Sternberg cells of Hodgkin's disease. *Appl Immunohistochem Mol Morphol*. 1993; 1: 208-212.
437. Chittal SM, Caveriviere P, Schwarting R, et al. Monoclonal antibodies in the diagnosis of Hodgkin's disease. The search for a rational panel. *Am J Surg Pathol*. 1988; 12(1): 9-21.
438. Delabie J, Shipman R, Bruggen J, et al. Expression of the novel intermediate filament-associated protein restin in Hodgkin's disease and anaplastic large-cell lymphoma. *Blood*. 1992; 80(11): 2891-2896.
439. Foss HD, Hummel M, Gottstein S, et al. Frequent expression of IL-7 gene transcripts in tumor cells of classical Hodgkin's disease. *Am J Pathol*. 1995; 146(1): 33-39.
440. Hsu SM, Yang K, Jaffe ES. Phenotypic expression of Hodgkin's and Reed-Sternberg cells in Hodg-

kin's disease. *Am J Pathol.* 1985; 118(2): 209-217.
441. Hyder DM, Schnitzer B. Utility of Leu M1 monoclonal antibody in the differential diagnosis of Hodgkin's disease. *Arch Pathol Lab Med.* 1986; 110(5): 416-419.
442. Kadin ME, Muramoto L, Said J. Expression of T-cell antigens on Reed-Sternberg cells in a subset of patients with nodular sclerosing and mixed cellularity Hodgkin's disease. *Am J Pathol.* 1988; 130(2): 345-353.
443. O'Grady JT, Stewart S, Lowrey J, et al. CD40 expression in Hodgkin's disease. *Am J Pathol.* 1994; 144(1): 21-26.
444. Sarker AB, Akagi T, Jeon HJ, et al. *Bauhinia purpurea* —a new Paraffin section marker for Reed-Sternberg cells of Hodgkin's disease. A comparison with Leu-M1(CD15), LN2 (CD74), peanut agglutinin, and Ber-H2 (CD30). *Am J Pathol.* 1992; 141(1): 19-23.
445. Schmid C, Pan L, Diss T, Isaacson PG. Expression of B-cell antigens by Hodgkin's and Reed-Sternberg cells. *Am J Pathol.* 1991; 139(4): 701-707.
446. Zukerberg LR, Collins AB, Ferry JA, Harris NL. Coexpression of CD15 and CD20 by Reed-Sternberg cells in Hodgkin's disease. *Am J Pathol.* 1991; 139(3): 475-483.
447. Venkataraman G, Song JY, Tzankov A, et al. Aberrant T-cell antigen expression in classical Hodgkin lymphoma is associated with decreased event-free survival and overall survival. *Blood.* 2013; 121(10): 1795-1804.
448. Dallenbach FE, Stein H. Expression of T-cell-receptor beta chain in Reed-Sternberg cells. *Lancet.* 1989; 2(8667): 828-830.
449. Griesser H, Feller AC, Mak TW, Lennert K. Clonal rearrangements of T-cell receptor and immunoglobulin genes and immunophenotypic antigen expression in different subclasses of Hodgkin's disease. *Int J Cancer.* 1987; 40(2): 157-160.
450. Knowles DM 2nd, Neri A, Pelicci PG, et al. Immunoglobulin and T-cell receptor beta-chain gene rearrangement analysis of Hodgkin's disease: implications for lineage determination and differential diagnosis. *Proc Natl Acad Sci USA.* 1986; 83(20): 7942-7946.
451. Manzanal AI, Santon A, Acevedo A, et al. Molecular analysis of the IgH gene in 212 cases of Hodgkin's disease: correlation of IgH clonality with the histologic and the immunocytochemical features. *Mod Pathol.* 1997; 10(7): 679-685.
452. Weiss LM, Strickler JG, Hu E, et al. Immunoglobulin gene rearrangements in Hodgkin's disease. *Hum Pathol.* 1986; 17(10): 1009-1014.
453. Akazaki K, Wakasa H. Frequency of lymphoreticular tumors and leukemias in Japan. *J Natl Cancer Inst.* 1974; 52(2): 339-343.
454. Correa P, O'Conor GT. Epidemiologic patterns of Hodgkin's disease. *Int J Cancer.* 1971; 8(2): 192-201.
455. Grufferman S, Delzell E. Epidemiology of Hodgkin's disease. *Epidemiol Rev.* 1984; 6: 76-106.
456. Cross RM. A clinicopathological study of nodular sclerosing Hodgkin's disease. *J Clin Pathol.* 1968; 21(3): 303-310.
457. Neiman RS, Rosen PJ, Lukes RJ. Lymphocyte-depletion Hodgkin's disease. A clinicopathological entity. *N Engl J Med.* 1973; 288(15): 751-755.
458. Greer JP, Kinney MC, Cousar JB, et al. Lymphocyte-depleted Hodgkin's disease. Clinicopathologic review of 25 patients. *Am J Med.* 1986; 81(2): 208-214.
459. Poppema S, Lennert K. Hodgkin's disease in childhood: histopathologic classification in relation to age and sex. *Cancer.* 1980; 45(6): 1443-1447.
460. White L, McCourt BA, Isaacs H, et al. Patterns of Hodgkin's disease at diagnosis in young children. *Am J Pediatr Hematol Oncol.* 1983; 5(3): 251-257.
461. Bodis S, Kraus MD, Pinkus G, et al. Clinical presentation and outcome in lymphocyte-predominant Hodgkin's disease. *J Clin Oncol.* 1997; 15(9): 3060-3066.
462. Trotter MC, Cloud GA, Davis M, et al. Predicting the risk of abdominal disease in Hodgkin's lymphoma. A multifactorial analysis of staging laparotomy results in 255 patients. *Ann Surg.* 1985; 201(4): 465-469.
463. Levy R, Kaplan HS. Impaired lymphocyte function in untreated Hodgkin's disease. *N Engl J Med.* 1974; 290(4): 181-186.
464. Bellas C, Santon A, Manzanal A, et al. Pathological, immunological, and molecular features of Hodgkin's disease associated with HIV infection. Comparison with ordinary hodgkin's disease. *Am J Surg Pathol.* 1996; 20(12): 1520-1524.
465. Unger PD, Strauchen JA. Hodgkin's disease in AIDS complex patients. Report of four cases and tissue immunologic marker studies. *Cancer.* 1986; 58(4): 821-825.
466. Thompson LD, Fisher SI, Chu WS, et al. HIV-associated Hodgkin lymphoma: a clinicopathologic and immunophenotypic study of 45 cases. *Am J Clin Pathol.* 2004; 121(5): 727-738.
467. Glatstein E, Trueblood HW, Enright LP, et al. Surgical staging of abdominal involvement in unselected patients with Hodgkin's disease. *Radiology.* 1970; 97(2): 425-432.
468. Kadin ME, Glatstein E, Dorfman RF. Clinicopathologic studies of 117 untreated patients subjected to laparotomy for the staging of Hodgkin's disease. *Cancer.* 1971; 27(6): 1277-1294.
469. Keller AR, Kaplan HS, Lukes RJ, Rappaport H. Correlation of histopathology with other prognostic indicators in Hodgkin's disease. *Cancer.* 1968; 22(3): 487-499.
470. Kaplan HS. Contiguity and progression in Hodgkin's disease. *Cancer Res.* 1971; 31(11): 1811-1813.
471. Aisenberg AC. Malignant lymphoma. 1. *N Engl J Med.* 1973; 288(17): 883-890, 935–941.
472. Leslie KO, Colby TV. Hepatic parenchymal lymphoid aggregates in Hodgkin's disease. *Hum Pathol.* 1984; 15(9): 808-809.
473. Jackson H, Parker F. Hodgkin's disease. 1. General considerations. *N Engl J Med.* 1944; 230: 1-8.
474. Lukes RJ, Butler JJ, Hicks EB. Natural history of Hodgkin's disease as related to its pathologic picture. *Cancer.* 1966; 19: 317-344.
475. Lukes RJ, Craver LF, Hall TC, et al. Report of Nomenclature Committee. *Cancer Res.* 1966; 16: 1311.
476. Strickler JG, Michie SA, Warnke RA, Dorfman RF. The "syncytial variant" of nodular sclerosing Hodgkin's disease. *Am J Surg Pathol.* 1986; 10(7): 470-477.
477. MacLennan KA, Bennett MH, Tu A, et al. Relationship of histopathologic features to survival and relapse in nodular sclerosing Hodgkin's disease. A study of 1659 patients. *Cancer.* 1989; 64(8): 1686-1693.
478. van Spronsen DJ, Vrints LW, Hofstra G, et al. Disappearance of prognostic significance of histopathological grading of nodular sclerosing Hodgkin's disease for unselected patients, 1972–1992. *Br J Haematol.* 1997; 96(2): 322-327.
479. Seemayer TA, Lagace R, Schurch W. On the pathogenesis of sclerosis and nodularity in nodular sclerosing Hodgkin's disease. *Virchows Arch A Pathol Anat Histol.* 1980; 385(3): 283-291.
480. Nam-Cha SH, Montes-Moreno S, Salcedo MT, et al. Lymphocyte-rich classical Hodgkin's lymphoma: distinctive tumor and microenvironment markers. *Mod Pathol.* 2009; 22(8): 1006-1015.
481. Benharroch D, Levy A, Gopas J, Sacks M. Lymphocyte-depleted classic Hodgkin lymphoma-a neglected entity? *Virchows Arch.* 2008; 453(6): 611-616.
482. Strum SB, Rappaport H. Interrelations of the histologic types of Hodgkin's disease. *Arch Pathol.* 1971; 91(2): 127-134.
483. Colby TV, Warnke RA. The histology of the initial relapse of Hodgkin's disease. *Cancer.* 1980; 45(2): 289-292.
484. Vasef MA, Alsabeh R, Medeiros LJ, Weiss LM. Immunophenotype of Reed-Sternberg and Hodgkin's cells in sequential biopsy specimens of Hodgkin's disease: a Paraffin-section immunohistochemical study using the heat-induced epitope retrieval method. *Am J Clin Pathol.* 1997; 108(1): 54-59.
485. Variakojis D, Strum SB, Rappaport H. The foamy macrophages in Hodgkin's disease. *Arch Pathol.* 1972; 93(5): 453-456.
486. Alavaikko MJ, Hansmann ML, Nebendahl C, et al. Follicular dendritic cells in Hodgkin's disease. *Am J Clin Pathol.* 1991; 95(2): 194-200.
487. Crocker J, Smith PJ. A quantitative study of mast cells in Hodgkin's disease. *J Clin Pathol.* 1984; 37(5): 519-522.
488. Mohrmann RL, Nathwani BN, Brynes RK, Sheibani K. Hodgkin's disease occurring in monocytoid B-cell clusters. *Am J Clin Pathol.* 1991; 95(6): 802-808.
489. Strum SB, Rappaport H. Significance of focal involvement of lymph nodes for the diagnosis and staging of Hodgkin's disease. *Cancer.* 1970; 25(6): 1314-1319.
490. Doggett RS, Colby TV, Dorfman RF. Interfollicular Hodgkin's disease. *Am J Surg Pathol.* 1983; 7(2): 145-149.
491. Kansal R, Singleton TP, Ross CW, et al. Follicular hodgkin lymphoma: a histopathologic study. *Am J Clin Pathol.* 2002; 117(1): 29-35.
492. Colby TV, Hoppe RT, Warnke RA. Hodgkin's disease: a clinicopathologic study of 659 cases. *Cancer.* 1982; 49(9): 1848-1858.
493. Pak HY, Friedman NB. Pseudosarcoid granulomas in Hodgkin's disease. *Hum Pathol.* 1981; 12(9): 832-837.
494. Sacks EL, Donaldson SS, Gordon J, Dorfman RF. Epithelioid granulomas associated with Hodgkin's disease: clinical correlations in 55 previously untreated patients. *Cancer.* 1978; 41(2): 562-567.
495. Strum SB, Hutchison GB, Park JK, Rappaport H. Further observations on the biologic significance of vascular invasion in Hodgkin's disease. *Cancer.* 1971; 27(1): 1-6.
496. Rappaport H, Strum SB, Hutchison G, Allen LW. Clinical and biological significance of vascular invasion in Hodgkin's disease. *Cancer Res.* 1971; 31(11): 1794-1798.
497. Chute DJ, Cousar JB, Mahadevan MS, et al. Detection of immunoglobulin heavy chain gene rearrangements in classic hodgkin lymphoma using commercially available BIOMED-2 primers. *Diagn Mol Pathol.* 2008; 17(2): 65-72.
498. Marafioti T, Hummel M, Foss HD, et al. Hodgkin and reed-sternberg cells represent an expansion of a single clone originating from a germinal center B-cell with functional immunoglobulin gene rearrangements but defective immunoglobulin transcription. *Blood.* 2000; 95(4): 1443-1450.
499. Seitz V, Hummel M, Marafioti T, et al. Detec-

tion of clonal T-cell receptor gamma-chain gene rearrangements in Reed-Sternberg cells of classic Hodgkin disease. *Blood.* 2000; 95(10): 3020-3024.

500. Kanzler H, Kuppers R, Hansmann ML, Rajewsky K. Hodgkin and Reed-Sternberg cells in Hodgkin's disease represent the outgrowth of a dominant tumor clone derived from(crippled) germinal center B cells. *J Exp Med.* 1996; 184(4): 1495-1505.
501. Bechtel D, Kurth J, Unreel C, Kipper's R. Transformation of BCR-deficient germinal-center B cells by EBV supports a major role of the virus in the pathogenesis of Hodgkin and posttransplantation lymphomas. *Blood.* 2005; 106(13): 4345-4350.
502. Kuppers R, Hansmann ML, Rajewsky K. Clonality and germinal centre B-cell derivation of Hodgkin/Reed-Sternberg cells in Hodgkin's disease. *Ann Oncol.* 1998; 9(suppl 5): S17-S20.
503. Kuppers R, Hansmann ML. The Hodgkin and Reed/Sternberg cell. *Int J Biochem Cell Biol.* 2005; 37(3): 511-517.
504. Ladanyi M, Parsa NZ, Offit K, et al. Clonal cytogenetic abnormalities in Hodgkin's disease. *Genes Chromosomes Cancer.* 1991; 3(4): 294-299.
505. Schlegelberger B, Weber-Matthiesen K, Himmler A, et al. Cytogenetic findings and results of combined immunophenotyping and karyotyping in Hodgkin's disease. *Leukemia.* 1994; 8(1): 72-80.
506. Martin-Subero JI, Klapper W, Sotnikova A, et al. Chromosomal breakpoints affecting immunoglobulin loci are recurrent in Hodgkin and Reed-Sternberg cells of classical Hodgkin lymphoma. *Cancer Res.* 2006; 66(21): 10332-10338.
507. Szymanowska N, Klapper W, Gesk S, et al. BCL2 and BCL3 are recurrent translocation partners of the IGH locus. *Cancer Genet Cytogenet.* 2008; 186(2): 110-114.
508. Steidl C, Shah SP, Woolcock BW, et al. MHC class II transactivator CIITA is a recurrent gene fusion partner in lymphoid cancers. *Nature.* 2011; 471(7338): 377-381.
509. Schmitz R, Hansmann ML, Bohle V, et al. TNFAIP3(A20) is a tumor suppressor gene in Hodgkin lymphoma and primary mediastinal B cell lymphoma. *J Exp Med.* 2009; 206(5): 981-989.
510. Emmerich F, Theurich S, Hummel M, et al. Inactivating I kappa B epsilon mutations in Hodgkin/Reed-Sternberg cells. *J Pathol.* 2003; 201(3): 413-420.
511. Glaser SL, Lin RJ, Stewart SL, et al. Epstein-Barr virus-associated Hodgkin's disease: epidemiologic characteristics in international data. *Int J Cancer.* 1997; 70(4): 375-382.
512. Carbone A, Gloghini A, Serraino D, Spina M. HIV-associated Hodgkin lymphoma. *Curr Opin HIV AIDS.* 2009; 4(1): 3-10.
513. Glaser SL, Clarke CA, Gulley ML, et al. Population-based patterns of human immunodeficiency virus-related Hodgkin lymphoma in the Greater San Francisco Bay Area, 1988-1998. *Cancer.* 2003; 98(2): 300-309.
514. Leoncini L, Spina D, Nyong'o A, et al. Neoplastic cells of Hodgkin's disease show differences in EBV expression between Kenya and Italy. *Int J Cancer.* 1996; 65(6): 781-784.
515. Weinreb M, Day PJ, Niggli F, et al. The role of Epstein-Barr virus in Hodgkin's disease from different geographical areas. *Arch Dis Child.* 1996; 74(1): 27-31.
516. Regula DP Jr, Weiss LM, Warnke RA, Dorfman RF. Lymphocyte predominance Hodgkin's disease: a reappraisal based upon histological and immunophenotypical findings in relapsing cases. *Histopathology.* 1987; 11(11): 1107-1120.
517. Trudel MA, Krikorian JG, Neiman RS. Lymphocyte predominance Hodgkin's disease. A clinicopathologic reassessment. *Cancer.* 1987; 59(1): 99-106.
518. Moller P, Lennert K. On the angiostructure of lymph nodes in Hodgkin's disease. An immunohistochemical study using the lectin I of Ulex europaeus as endothelial marker. *Virchows Arch A Pathol Anat Histopathol.* 1984; 403(3): 257-270.
519. Soderstrom N, Norberg B. Observations regarding the specific post-capillary venules of lymph nodes in malignant lymphomas. *Acta Pathol Microbiol Scand A.* 1974; 82(1): 71-79.
520. Regula DP Jr, Hoppe RT, Weiss LM. Nodular and diffuse types of lymphocyte predominance Hodgkin's disease. *N Engl J Med.* 1988; 318(4): 214-219.
521. Fan Z, Natkunam Y, Bair E, et al. Characterization of variant patterns of nodular lymphocyte predominant hodgkin lymphoma with immunohistologic and clinical correlation. *Am J Surg Pathol.* 2003; 27(10): 1346-1356.
522. Poppema S, Kaiserling E, Lennert K. Epidemiology of nodular paragranuloma (Hodgkin's disease with lymphocytic predominance, nodular). *J Cancer Res Clin Oncol.* 1979; 95(1): 57-63.
523. Poppema S. Lymphocyte-predominance Hodgkin's disease. *Semin Diagn Pathol.* 1992; 9(4): 257-264.
524. Chittal SM, Alard C, Rossi JF, et al. Further phenotypic evidence that nodular, lymphocyte-predominant Hodgkin's disease is a large B-cell lymphoma in evolution. *Am J Surg Pathol.* 1990; 14(11): 1024-1035.
525. Coles FB, Cartun RW, Pastuszak WT. Hodgkin's disease, lymphocyte-predominant type: immunoreactivity with B-cell antibodies. *Mod Pathol.* 1988; 1(4): 274-278.
526. von Wasielewski R, Werner M, Fischer R, et al. Lymphocyte-predominant Hodgkin's disease. An immunohistochemical analysis of 208 reviewed Hodgkin's disease cases from the German Hodgkin Study Group. *Am J Pathol.* 1997; 150(3): 793-803.
527. Pinkus GS, Said JW. Hodgkin's disease, lymphocyte predominance type, nodular—a distinct entity? Unique staining profile for L&H variants of Reed-Sternberg cells defined by monoclonal antibodies to leukocyte common antigen, granulocyte-specific antigen, and B-cell-specific antigen. *Am J Pathol.* 1985; 118(1): 1-6.
528. McCune RC, Syrbu SI, Vasef MA. Expression profiling of transcription factors Pax-5, Oct-1, Oct-2, BOB.1, and PU.1 in Hodgkin's and non-Hodgkin's lymphomas: a comparative study using high throughput tissue microarrays. *Mod Pathol.* 2006; 19(7): 1010-1018.
529. Poppema S. The nature of the lymphocytes surrounding Reed-Sternberg cells in nodular lymphocyte predominance and in other types of Hodgkin's disease. *Am J Pathol.* 1989; 135(2): 351-357.
530. Nam-Cha SH, Roncador G, Sanchez-Verde L, et al. PD-1, a follicular T-cell marker useful for recognizing nodular lymphocyte-predominant Hodgkin lymphoma. *Am J Surg Pathol.* 2008; 32(8): 1252-1257.
531. Gelb AB, Dorfman RF, Warnke RA. Coexistence of nodular lymphocyte predominance Hodgkin's disease and Hodgkin's disease of the usual type. *Am J Surg Pathol.* 1993; 17(4): 364-374.
532. Mason DY, Banks PM, Chan J, et al. Nodular lymphocyte predominance Hodgkin's disease. A distinct clinicopathological entity. *Am J Surg Pathol.* 1994; 18(5): 526-530.
533. Ohno T, Huang JZ, Wu G, et al. The tumor cells in nodular lymphocyte-predominant Hodgkin disease are clonally related to the large cell lymphoma occurring in the same individual. Direct demonstration by single cell analysis. *Am J Clin Pathol.* 2001; 116(4): 506-511.
534. Brune V, Tiacci E, Pfeil I, et al. Origin and pathogenesis of nodular lymphocyte-predominant Hodgkin lymphoma as revealed by global gene expression analysis. *J Exp Med.* 2008; 205(10): 2251-2268.
535. Marafioti T, Hummel M, Anagnostopoulos I, et al. Origin of nodular lymphocyte-predominant Hodgkin's disease from a clonal expansion of highly mutated germinal-center B cells. *N Engl J Med.* 1997; 337(7): 453-458.
536. Schmid C, Sargent C, Isaacson PG. L and H cells of nodular lymphocyte predominant Hodgkin's disease show immunoglobulin light-chain restriction. *Am J Pathol.* 1991; 139(6): 1281-1289.
537. Renne C, Martin-Subero JI, Hansmann ML, Siebert R. Molecular cytogenetic analyses of immunoglobulin loci in nodular lymphocyte predominant Hodgkin's lymphoma reveal a recurrent IGH-BCL6 juxtaposition. *J Mol Diagn.* 2005; 7(3): 352-356.
538. Stamatoullas A, Picquenot JM, Dumesnil C, et al. Conventional cytogenetics of nodular lymphocyte-predominant Hodgkin's lymphoma. *Leukemia.* 2007; 21(9): 2064-2067.
539. Wlodarska I, Nooyen P, Maes B, et al. Frequent occurrence of BCL6 rearrangements in nodular lymphocyte predominance Hodgkin lymphoma but not in classical Hodgkin lymphoma. *Blood.* 2003; 101(2): 706-710.
540. Hartmann S, Doring C, Vucic E, et al. Array comparative genomic hybridization reveals similarities between nodular lymphocyte predominant Hodgkin lymphoma and T cell/histiocyte rich large B cell lymphoma. *Br J Haematol.* 2015; 169(3): 415-422.
541. Wang S, Medeiros LJ, Xu-Monette ZY, et al. Epstein-Barr virus-positive nodular lymphocyte predominant Hodgkin lymphoma. *Ann Diagn Pathol.* 2014; 18(4): 203-209.
542. Huppmann AR, Nicolae A, Slack GW, et al. EBV may be expressed in the LP cells of nodular lymphocyte-predominant Hodgkin lymphoma(NLPHL) in both children and adults. *Am J Surg Pathol.* 2014; 38(3): 316-324.
543. Picozzi VJ Jr, Coleman CN. Lymphoblastic lymphoma. *Semin Oncol.* 1990; 17(1): 96-103.
544. Rosen PJ, Feinstein DI, Pattengale PK, et al. Convoluted lymphocytic lymphoma in adults: a clinicopathologic entity. *Ann Intern Med.* 1978; 89(3): 319-324.
545. Pui CH, Relling MV, Downing JR. Acute lymphoblastic leukemia. *N Engl J Med.* 2004; 350(15): 1535-1548.
546. Nathwani BN, Kim H, Rappaport H. Malignant lymphoma, lymphoblastic. *Cancer.* 1976; 38(2): 964-983.
547. Patel JL, Smith LM, Anderson J, et al. The immunophenotype of T-lymphoblastic lymphoma in children and adolescents: a Children's Oncology Group report. *Br J Haematol.* 2012; 159(4): 454-461.
548. Asnafi V, Buzyn A, Le Noir S, et al. NOTCH1/FBXW7 mutation identifies a large subgroup with favorable outcome in adult T-cell acute lymphoblastic leukemia(T-ALL): a Group for Research on Adult Acute Lymphoblastic Leukemia(GRAALL) study. *Blood.* 2009; 113(17): 3918-3924.
549. Reiter A, Sohal J, Kulkarni S, et al. Consistent fusion of ZNF198 to the fibroblast growth factor receptor-1 in the t(8;13)(p11;q12) myeloprolifera-

tive syndrome. *Blood.* 1998; 92(5): 1735-1742.

550. Feng H, Stachura DL, White RM, et al. T-lymphoblastic lymphoma cells express high levels of BCL2, S1P1, and ICAM1, leading to a blockade of tumor cell intravasation. *Cancer Cell.* 2010; 18(4): 353-366.
551. Sheibani K, Nathwani BN, Winberg CD, et al. Antigenically defined subgroups of lymphoblastic lymphoma. Relationship to clinical presentation and biologic behavior. *Cancer.* 1987; 60(2): 183-190.
552. Lin P, Jones D, Dorfman DM, Medeiros LJ. Precursor B-cell lymphoblastic lymphoma: a predominantly extranodal tumor with low propensity for leukemic involvement. *Am J Surg Pathol.* 2000; 24(11): 1480-1490.
553. Brownell MD, Sheibani K, Battifora H, et al. Distinction between undifferentiated(small noncleaved) and lymphoblastic lymphoma. An immunohistologic study on Paraffin-embedded, fixed tissue sections. *Am J Surg Pathol.* 1987; 11(10): 779-787.
554. Ozdemirli M, Fanburg-Smith JC, Hartmann DP, et al. Differentiating lymphoblastic lymphoma and Ewing's sarcoma: lymphocyte markers and gene rearrangement. *Mod Pathol.* 2001; 14(11): 1175-1182.
555. Soslow RA, Bhargava V, Warnke RA. MIC2, TdT, bcl-2, and CD34 expression in Paraffin-embedded high-grade lymphoma/ acute lymphoblastic leukemia distinguishes between distinct clinicopathologic entities. *Hum Pathol.* 1997; 28(10): 1158-1165.
556. Soslow RA, Zukerberg LR, Harris NL, Warnke RA. BCL-1(PRAD-1/cyclin D-1) overexpression distinguishes the blastoid variant of mantle cell lymphoma from B-lineage lymphoblastic lymphoma. *Mod Pathol.* 1997; 10(8): 810-817.
557. Ohgami RS, Arber DA, Zehnder JL, et al. Indolent T-lymphoblastic proliferation (iT-LBP): a review of clinical and pathologic features and distinction from malignant T-lymphoblastic lymphoma. *Adv Anat Pathol.* 2013; 20(3): 137-140.
558. Velankar MM, Nathwani BN, Schlutz MJ, et al. Indolent T-lymphoblastic proliferation: report of a case with a 16-year course without cytotoxic therapy. *Am J Surg Pathol.* 1999; 23(8): 977-981.
559. Ben-Ezra J, Burke JS, Swartz WG, et al. Small lymphocytic lymphoma: a clinicopathologic analysis of 268 cases. *Blood.* 1989; 73(2): 579-587.
560. Morrison WH, Hoppe RT, Weiss LM, et al. Small lymphocytic lymphoma. *J Clin Oncol.* 1989; 7(5): 598-606.
561. Weir EG, Epstein JI. Incidental small lymphocytic lymphoma/chronic lymphocytic leukemia in pelvic lymph nodes excised at radical prostatectomy. *Arch Pathol Lab Med.* 2003; 127(5): 567-572.
562. Dick FR, Maca RD. The lymph node in chronic lymphocytic leukemia. *Cancer.* 1978; 41(1): 283-292.
563. Inamdar KV, Bueso-Ramos CE. Pathology of chronic lymphocytic leukemia: an update. *Ann Diagn Pathol.* 2007; 11(5): 363-389.
564. Pangalis GA, Nathwani BN, Rappaport H. Malignant lymphoma, well differentiated lymphocytic: its relationship with chronic lymphocytic leukemia and macroglobulinemia of Waldenstrom. *Cancer.* 1977; 39(3): 999-1010.
565. Schmid C, Isaacson PG. Proliferation centres in B-cell malignant lymphoma, lymphocytic (B-CLL): an immunophenotypic study. *Histopathology.* 1994; 24(5): 445-451.
566. Carbone A, Pinto A, Gloghini A, et al. B-zone small lymphocytic lymphoma: a morphologic, immunophenotypic, and clinical study with comparison to "well-differentiated" lymphocytic disorders. *Hum Pathol.* 1992; 23(4): 438-448.
567. Ellison DJ, Nathwani BN, Cho SY, Martin SE. Interfollicular small lymphocytic lymphoma: the diagnostic significance of pseudofollicles. *Hum Pathol.* 1989; 20(11): 1108-1118.
568. Gupta D, Lim MS, Medeiros LJ, Elenitoba-Johnson KS. Small lymphocytic lymphoma with perifollicular, marginal zone, or interfollicular distribution. *Mod Pathol.* 2000; 13(11): 1161-1166.
569. Swerdlow SH. Small B-cell lymphomas of the lymph nodes and spleen: practical insights to diagnosis and pathogenesis. *Mod Pathol.* 1999; 12(2): 125-140.
570. Spier CM, Grogan TM, Fielder K, et al. Immunophenotypes in "well-differentiated" lymphoproliferative disorders, with emphasis on small lymphocytic lymphoma. *Hum Pathol.* 1986; 17(11): 1126-1136.
571. Dorfman DM, Pinkus GS. Distinction between small lymphocytic and mantle cell lymphoma by immunoreactivity for CD23. *Mod Pathol.* 1994; 7(3): 326-331.
572. Kumar S, Green GA, Teruya-Feldstein J, et al. Use of CD23(BU38) on Paraffin sections in the diagnosis of small lymphocytic lymphoma and mantle cell lymphoma. *Mod Pathol.* 1996; 9(9): 925-929.
573. Sundeen JT, Longo DL, Jaffe ES. CD5 expression in B-cell small lymphocytic malignancies. Correlations with clinical presentation and sites of disease. *Am J Surg Pathol.* 1992; 16(2): 130-137.
574. Sandes AF, de Lourdes Chauffaille M, Oliveira CR, et al. CD200 has an important role in the differential diagnosis of mature B-cell neoplasms by multiparameter flow cytometry. *Cytometry B Clin Cytom.* 2014; 86(2): 98-105.
575. Chen YH, Gao J, Fan G, Peterson LC. Nuclear expression of sox11 is highly associated with mantle cell lymphoma but is independent of t(11;14)(q13;q32) in non-mantle cell B-cell neoplasms. *Mod Pathol.* 2010; 23(1): 105-112.
576. Tandon B, Peterson L, Gao J, et al. Nuclear overexpression of lymphoid-enhancerbinding factor 1 identifies chronic lymphocytic leukemia/small lymphocytic lymphoma in small B-cell lymphomas. *Mod Pathol.* 2011; 24(11): 1433-1443.
577. Dohner H, Stilgenbauer S, Benner A, et al. Genomic aberrations and survival in chronic lymphocytic leukemia. *N Engl J Med.* 2000; 343(26): 1910-1916.
578. Hamblin TJ, Davis Z, Gardiner A, et al. Unmutated Ig V(H) genes are associated with a more aggressive form of chronic lymphocytic leukemia. *Blood.* 1999; 94(6): 1848-1854.
579. Damle RN, Wasil T, Fais F, et al. Ig V gene mutation status and CD38 expression as novel prognostic indicators in chronic lymphocytic leukemia. *Blood.* 1999; 94(6): 1840-1847.
580. Jeromin S, Weissmann S, Haferlach C, et al. SF3B1 mutations correlated to cytogenetics and mutations in NOTCH1, FBXW7, MYD88, XPO1 and TP53 in 1160 untreated CLL patients. *Leukemia.* 2014; 28(1): 108-117.
581. Villamor N, Conde L, Martinez-Trillos A, et al. NOTCH1 mutations identify a genetic subgroup of chronic lymphocytic leukemia patients with high risk of transformation and poor outcome. *Leukemia.* 2013; 27(5): 1100-1106.
582. Houldsworth J, Guttapalli A, Thodima V, et al. Genomic imbalance defines three prognostic groups for risk Stratification of patients with chronic lymphocytic leukemia. *Leuk Lymphoma.* 2014; 55(4): 920-928.
583. Landau DA, Tausch E, Taylor-Weiner AN, et al. Mutations driving CLL and their evolution in progression and relapse. *Nature.* 2015; 526(7574): 525-530.
584. Puente XS, Bea S, Valdes-Mas R, et al. Non-coding recurrent mutations in chronic lymphocytic leukaemia. *Nature.* 2015; 526(7574): 519-524.
585. Momose H, Jaffe ES, Shin SS, et al. Chronic lymphocytic leukemia/small lymphocytic lymphoma with Reed-Sternberg-like cells and possible transformation to Hodgkin's disease. Mediation by Epstein-Barr virus. *Am J Surg Pathol.* 1992; 16(9): 859-867.
586. Armitage JO, Dick FR, Corder MP. Diffuse histiocytic lymphoma complicating chronic lymphocytic leukemia. *Cancer.* 1978; 41(2): 422-427.
587. Long JC, Aisenberg AC. Richter's syndrome. A terminal complication of chronic lymphocytic leukemia with distinct clinicopathologic features. *Am J Clin Pathol.* 1975; 63(6): 786-795.
588. Nakamura N, Abe M. Richter syndrome in B-cell chronic lymphocytic leukemia. *Pathol Int.* 2003; 53(4): 195-203.
589. Marti GE, Rawstron AC, Ghia P, et al. Diagnostic criteria for monoclonal B-cell lymphocytosis. *Br J Haematol.* 2005; 130(3): 325-332.
590. Gibson SE, Swerdlow SH, Ferry JA, et al. Reassessment of small lymphocytic lymphoma in the era of monoclonal B-cell lymphocytosis. *Haematologica.* 2011; 96(8): 1144-1152.
591. Galton DA, Goldman JM, Wiltshaw E, et al. Prolymphocytic leukaemia. *Br J Haematol.* 1974; 27(1): 7-23.
592. Schlette E, Bueso-Ramos C, Giles F, et al. Mature B-cell leukemias with more than 55% prolymphocytes. A heterogeneous group that includes an unusual variant of mantle cell lymphoma. *Am J Clin Pathol.* 2001; 115(4): 571-581.
593. Swerdlow SH, Kuzu I, Dogan A, et al. The many faces of small B cell lymphomas with plasmacytic differentiation and the contribution of MYD88 testing. *Virchows Arch.* 2016; 468(3): 259-275.
594. Lin P, Bueso-Ramos C, Wilson CS, et al. Waldenstrom macroglobulinemia involving extramedullary sites: morphologic and immunophenotypic findings in 44 patients. *Am J Surg Pathol.* 2003; 27(8): 1104-1113.
595. Hamadeh F, MacNamara SP, Aguilera NS, et al. MYD88 L265P mutation analysis helps define nodal lymphoplasmacytic lymphoma. *Mod Pathol.* 2015; 28(4): 564-574.
596. Treon SP, Xu L, Yang G, et al. MYD88 L265P somatic mutation in Waldenstrom's macroglobulinemia. *N Engl J Med.* 2012; 367(9): 826-833.
597. King RL, Howard MT, Hodnefield JM, Morice WG. IgM multiple myeloma: pathologic evaluation of a rare entity. *Am J Clin Pathol.* 2013; 140(4): 519-524.
598. Bianchi G, Anderson KC, Harris NL, Sohani AR. The heavy chain diseases: clinical and pathologic features. *Oncology.* 2014; 28(1): 45-53.
599. Bieliauskas S, Tubbs RR, Bacon CM, et al. Gamma heavy-chain disease: defining the spectrum of associated lymphoproliferative disorders through analysis of 13 cases. *Am J Surg Pathol.* 2012; 36(4): 534-543.
600. Hamadeh F, MacNamara S, Bacon CM, et al. Gamma heavy chain disease lacks the MYD88 L265p mutation associated with lymphoplasmacytic lymphoma. *Haematologica.* 2014; 99(9): e154-e155.
601. Seligmann M. Immunochemical, clinical, and pathological features of alpha-chain disease. *Arch Intern Med.* 1975; 135(1): 78-82.
602. Maes B, De Wolf-Peeters C. Marginal zone cell lymphoma—an update on recent advances. *Histopathology.* 2002; 40(2): 117-126.

603. Isaacson PG, Spencer J. Monocytoid B-cell lymphomas. *Am J Surg Pathol.* 1990; 14(9): 888-891.
604. Piris MA, Rivas C, Morente M, et al. Monocytoid B-cell lymphoma, a tumour related to the marginal zone. *Histopathology.* 1988; 12(4): 383-392.
605. van Krieken JH, von Schilling C, Kluin PM, Lennert K. Splenic marginal zone lymphocytes and related cells in the lymph node: a morphologic and immunohistochemical study. *Hum Pathol.* 1989; 20(4): 320-325.
606. Ngan BY, Warnke RA, Wilson M, et al. Monocytoid B-cell lymphoma: a study of 36 cases. *Hum Pathol.* 1991; 22(5): 409-421.
607. Sheibani K, Burke JS, Swartz WG, et al. Monocytoid B-cell lymphoma. Clinicopathologic study of 21 cases of a unique type of low-grade lymphoma. *Cancer.* 1988; 62(8): 1531-1538.
608. Cousar JB, McGinn DL, Glick AD, et al. Report of an unusual lymphoma arising from parafollicular B-lymphocytes(PBLs) or so-called "monocytoid" lymphocytes. *Am J Clin Pathol.* 1987; 87(1): 121-128.
609. Karube K, Ohshima K, Tsuchiya T, et al. A "floral" variant of nodal marginal zone lymphoma. *Hum Pathol.* 2005; 36(2): 202-206.
610. Cogliatti SB, Lennert K, Hansmann ML, Zwingers TL. Monocytoid B cell lymphoma: clinical and prognostic features of 21 patients. *J Clin Pathol.* 1990; 43(8): 619-625.
611. Bob R, Falini B, Marafioti T, et al. Nodal reactive and neoplastic proliferation of monocytoid and marginal zone B cells: an immunoarchitectural and molecular study highlighting the relevance of IRTA1 and T-bet as positive markers. *Histopathology.* 2013; 63(4): 482-498.
612. Dyhdalo KS, Lanigan C, Tubbs RR, Cook JR. Immunoarchitectural patterns of germinal center antigens including LMO2 assist in the differential diagnosis of marginal zone lymphoma vs follicular lymphoma. *Am J Clin Pathol.* 2013; 140(2): 149-154.
613. van den Brand M, van Krieken JH. Recognizing nodal marginal zone lymphoma: recent advances and pitfalls. A systematic review. *Haematologica.* 2013; 98(7): 1003-1013.
614. Arcaini L, Lucioni M, Boveri E, Paulli M. Nodal marginal zone lymphoma: current knowledge and future directions of an heterogeneous disease. *Eur J Haematol.* 2009; 83(3): 165-174.
615. Taddesse-Heath L, Pittaluga S, Sorbara L, et al. Marginal zone B-cell lymphoma in children and young adults. *Am J Surg Pathol.* 2003; 27(4): 522-531.
616. Isaacson PG. Malignant lymphomas with a follicular growth pattern. *Histopathology.* 1996; 28(6): 487-495.
617. Jones SE, Fuks Z, Bull M, et al. Non-Hodgkin's lymphomas. IV. Clinicopathologic correlation in 405 cases. *Cancer.* 1973; 31(4): 806-823.
618. Levine GD, Dorfman RF. Nodular lymphoma: an ultrastructural study of its relationship to germinal centers and a correlation of light and electron microscopic findings. *Cancer.* 1975; 35(1): 148-164.
619. McKenna RW, Brunning RD. Reed-Sternberglike cells in nodular lymphoma involving the bone marrow. *Am J Clin Pathol.* 1975; 63(6): 779-785.
620. Scoazec JY, Berger F, Magaud JP, et al. The dendritic reticulum cell pattern in B cell lymphomas of the small cleaved, mixed, and large cell types: an immunohistochemical study of 48 cases. *Hum Pathol.* 1989; 20(2): 124-131.
621. Utz GL, Swerdlow SH. Distinction of follicular hyperplasia from follicular lymphoma in B5-fixed tissues: comparison of MT2 and bcl-2 antibodies. *Hum Pathol.* 1993; 24(11): 1155-1158.
622. Wood BL, Bacchi MM, Bacchi CE, et al. Immunocytochemical differentiation of reactive hyperplasia from follicular lymphoma using monoclonal antibodies to cell surface and proliferation-related markers. *Diagn Immunohistochem.* 1994; 2: 48-53.
623. Gaulard P, d'Agay MF, Peuchmaur M, et al. Expression of the bcl-2 gene product in follicular lymphoma. *Am J Pathol.* 1992; 140(5): 1089-1095.
624. Veloso JD, Rezuke WN, Cartun RW, et al. Immunohistochemical distinction of follicular lymphoma from follicular hyperplasia in formalin-fixed tissues using monoclonal antibodies MT2 and bcl-2. *Appl Immunohistochem Mol Morphol.* 1995; 3: 153-159.
625. Almasri NM, Iturraspe JA, Braylan RC. CD10 expression in follicular lymphoma and large cell lymphoma is different from that of reactive lymph node follicles. *Arch Pathol Lab Med.* 1998; 122(6): 539-544.
626. Barcus ME, Karageorge LS, Veloso YL, Kornstein MJ. CD10 expression in follicular lymphoma versus reactive follicular hyperplasia: evaluation in Paraffin-embedded tissue. *Appl Immunohistochem Mol Morphol.* 2000; 8(4): 263-266.
627. Ottensmeier CH, Thompsett AR, Zhu D, et al. Analysis of VH genes in follicular and diffuse lymphoma shows ongoing somatic mutation and multiple isotype transcripts in early disease with changes during disease progression. *Blood.* 1998; 91(11): 4292-4299.
628. Weinberg OK, Ai WZ, Mariappan MR, et al. "Minor" BCL2 breakpoints in follicular lymphoma: frequency and correlation with grade and disease presentation in 236 cases. *J Mol Diagn.* 2007; 9(4): 530-537.
629. Aster JC, Longtine JA. Detection of BCL2 rearrangements in follicular lymphoma. *Am J Pathol.* 2002; 160(3): 759-763.
630. Horsman DE, Gascoyne RD, Coupland RW, et al. Comparison of cytogenetic analysis, southern analysis, and polymerase chain reaction for the detection of t(14; 18) in follicular lymphoma. *Am J Clin Pathol.* 1995; 103(4): 472-478.
631. Tilly H, Rossi A, Stamatoullas A, et al. Prognostic value of chromosomal abnormalities in follicular lymphoma. *Blood.* 1994; 84(4): 1043-1049.
632. Gu K, Chan WC, Hawley RC. Practical detection of t(14;18)(IgH/BCL2) in follicular lymphoma. *Arch Pathol Lab Med.* 2008; 132(8): 1355-1361.
633. Bosga-Bouwer AG, van den Berg A, Haralambieva E, et al. Molecular, cytogenetic, and immunophenotypic characterization of follicular lymphoma grade 3B: a separate entity or part of the spectrum of diffuse large B-cell lymphoma or follicular lymphoma? *Hum Pathol.* 2006; 37(5): 528-533.
634. Cerroni L, Volkenandt M, Rieger E, et al. bcl-2 protein expression and correlation with the interchromosomal 14;18 translocation in cutaneous lymphomas and pseudolymphomas. *J Invest Dermatol.* 1994; 102(2): 231-235.
635. Goodlad JR, Batstone PJ, Hamilton DA, et al. BCL2 gene abnormalities define distinct clinical subsets of follicular lymphoma. *Histopathology.* 2006; 49(3): 229-241.
636. Lorsbach RB, Shay-Seymore D, Moore J, et al. Clinicopathologic analysis of follicular lymphoma occurring in children. *Blood.* 2002; 99(6): 1959-1964.
637. Ott G, Katzenberger T, Lohr A, et al. Cytomorphologic, immunohistochemical, and cytogenetic profiles of follicular lymphoma: 2 types of follicular lymphoma grade 3. *Blood.* 2002; 99(10): 3806-3812.
638. Willemze R, Jaffe ES, Burg G, et al. WHO-EORTC classification for cutaneous lymphomas. *Blood.* 2005; 105(10): 3768-3785.
639. Aster JC, Kobayashi Y, Shiota M, et al. Detection of the t(14;18) at similar frequencies in hyperplastic lymphoid tissues from American and Japanese patients. *Am J Pathol.* 1992; 141(2): 291-299.
640. Bentz M, Werner CA, Dohner H, et al. High incidence of chromosomal imbalances and gene Amplifications in the classical follicular variant of follicle center lymphoma. *Blood.* 1996; 88(4): 1437-1444.
641. Hirt C, Dolken G, Janz S, Rabkin CS. Distribution of t(14;18)-positive, putative lymphoma precursor cells among B-cell subsets in healthy individuals. *Br J Haematol.* 2007; 138(3): 349-353.
642. Roulland S, Navarro JM, Grenot P, et al. Follicular lymphoma-like B cells in healthy individuals: a novel intermediate step in early lymphomagenesis. *J Exp Med.* 2006; 203(11): 2425-2431.
643. Schwaenen C, Viardot A, Berger H, et al. Microarray-based genomic profiling reveals novel genomic aberrations in follicular lymphoma which associate with patient survival and gene expression status. *Genes Chromosomes Cancer.* 2009; 48(1): 39-54.
644. Horsman DE, Connors JM, Pantzar T, Gascoyne RD. Analysis of secondary chromosomal alterations in 165 cases of follicular lymphoma with t(14;18). *Genes Chromosomes Cancer.* 2001; 30(4): 375-382.
645. Lestou VS, Gascoyne RD, Sehn L, et al. Multicolour fluorescence in situ hybridization analysis of t(14;18)-positive follicular lymphoma and correlation with gene expression data and clinical outcome. *Br J Haematol.* 2003; 122(5): 745-759.
646. Viardot A, Moller P, Hogel J, et al. Clinicopathologic correlations of genomic gains and losses in follicular lymphoma. *J Clin Oncol.* 2002; 20(23): 4523-4530.
647. Horsman DE, Okamoto I, Ludkovski O, et al. Follicular lymphoma lacking the t(14;18) (q32;q21): identification of two disease subtypes. *Br J Haematol.* 2003; 120(3): 424-433.
648. Gu K, Fu K, Jain S, et al. t(14;18)-negative follicular lymphomas are associated with a high frequency of BCL6 rearrangement at the alternative breakpoint region. *Mod Pathol.* 2009; 22(9): 1251-1257.
649. Leich E, Salaverria I, Bea S, et al. Follicular lymphomas with and without translocation t(14;18) differ in gene expression profiles and genetic alterations. *Blood.* 2009; 114(4): 826-834.
650. Lo Coco F, Gaidano G, Louie DC, et al. p53 mutations are associated with histologic transformation of follicular lymphoma. *Blood.* 1993; 82(8): 2289-2295.
651. Matolcsy A, Casali P, Warnke RA, Knowles DM. Morphologic transformation of follicular lymphoma is associated with somatic mutation of the translocated Bcl-2 gene. *Blood.* 1996; 88(10): 3937-3944.
652. Szereday Z, Csernus B, Nagy M, et al. Somatic mutation of the 5'noncoding region of the BCL-6 gene is associated with intraclonal diversity and clonal selection in histological transformation of follicular lymphoma. *Am J Pathol.* 2000; 156(3): 1017-1024.
653. Dave SS, Wright G, Tan B, et al. Prediction of survival in follicular lymphoma based on molecular features of tumor-infiltrating immune cells. *N Engl J Med.* 2004; 351(21): 2159-2169.
654. Chittal SM, Caveriviere P, Voigt JJ, et al. Follicular lymphoma with abundant PAS-positive extra-

cellular material. Immunohistochemical and ultrastructural observations. *Am J Surg Pathol.* 1987; 11(8): 618-624.
655. van den Berg HM, Molenaar WM, Poppema S, Halie MR. The heterogeneity of follicular follicle center cell tumors. II. Clinical follow-up of 30 patients. *Cancer.* 1983; 52(12): 2264-2268.
656. Goodlad JR, MacPherson S, Jackson R, et al. Extranodal follicular lymphoma: a clinicopathological and genetic analysis of 15 cases arising at noncutaneous extranodal sites. *Histopathology.* 2004; 44(3): 268-276.
657. Bastion Y, Berger F, Bryon PA, et al. Follicular lymphomas: assessment of prognostic factors in 127 patients followed for 10 years. *Ann Oncol.* 1991; 2(suppl 2): 123-129.
658. Coiffier B, Bastion Y, Berger F, et al. Prognostic factors in follicular lymphomas. *Semin Oncol.* 1993; 20(5 suppl 5): 89-95.
659. Kim H, Dorfman RF. Morphological studies of 84 untreated patients subjected to laparotomy for the staging of non-Hodgkin's lymphomas. *Cancer.* 1974; 33(3): 657-674.
660. Lister TA. The management of follicular lymphoma. *Ann Oncol.* 1991; 2(suppl 2): 131-135.
661. Rohatiner AZ, Lister TA. New approaches to the treatment of follicular lymphoma. *Br J Haematol.* 1991; 79(3): 349-354.
662. Young RC, Longo DL, Glatstein E, et al. The treatment of indolent lymphomas: watchful waiting v aggressive combined modality treatment. *Semin Hematol.* 1988; 25(2 suppl 2): 11-16.
663. Horning SJ, Weiss LM, Nevitt JB, Warnke RA. Clinical and pathologic features of follicular large cell(nodular histiocytic) lymphoma. *Cancer.* 1987; 59(8): 1470-1474.
664. Garvin AJ, Simon RM, Osborne CK, et al. An autopsy study of histologic progression in non-Hodgkin's lymphomas. 192 cases from the National Cancer Institute. *Cancer.* 1983; 52(3): 393-398.
665. Oviatt DL, Cousar JB, Collins RD, et al. Malignant lymphomas of follicular center cell origin in humans. V. Incidence, clinical features, and prognostic implications of transformation of small cleaved cell nodular lymphoma. *Cancer.* 1984; 53(5): 1109-1114.
666. Come SE, Jaffe ES, Andersen JC, et al. Non-Hodgkin's lymphomas in leukemic phase: clinicopathologic correlations. *Am J Med.* 1980; 69(5): 667-674.
667. Alsabeh R, Medeiros LJ, Glackin C, Weiss LM. Transformation of follicular lymphoma into CD30-large cell lymphoma with anaplastic cytologic features. *Am J Surg Pathol.* 1997; 21(5): 528-536.
668. Bennett MH. Sclerosis in non-Hodgkin's lymphomata. *Br J Cancer Suppl.* 1975; 2: 44-52.
669. Keith TA, Cousar JB, Glick AD, et al. Plasmacytic differentiation in follicular center cell(FCC) lymphomas. *Am J Clin Pathol.* 1985; 84(3): 283-290.
670. Schmid U, Cogliatti SB, Diss TC, Isaacson PG. Monocytoid/marginal zone B-cell differentiation in follicle centre cell lymphoma. *Histopathology.* 1996; 29(3): 201-208.
671. Abou-Elella A, Shafer MT, Wan XY, et al. Lymphomas with follicular and monocytoid B-cell components. Evidence for a common clonal origin from follicle center cells. *Am J Clin Pathol.* 2000; 114(4): 516-522.
672. Yegappan S, Schnitzer B, Hsi ED. Follicular lymphoma with marginal zone differentiation: microdissection demonstrates the t(14;18) in both the follicular and marginal zone components. *Mod Pathol.* 2001; 14(3): 191-196.
673. Nathwani BN, Anderson JR, Armitage JO, et al. Clinical significance of follicular lymphoma with monocytoid B cells. Non-Hodgkin's Lymphoma Classification Project. *Hum Pathol.* 1999; 30(3): 263-268.
674. Rosas-Uribe A, Rappaport H. Malignant lymphoma, histiocytic type with sclerosis (sclerosing reticulum cell sarcoma). *Cancer.* 1972; 29(4): 946-953.
675. Rosas-Uribe A, Variakojis D, Rappaport H. Proteinaceous precipitate in nodular (follicular) lymphomas. *Cancer.* 1973; 31(3): 532-542.
676. Kim H, Dorfman RF, Rappaport H. Signet ring cell lymphoma. A rare morphologic and functional expression of nodular(follicular) lymphoma. *Am J Surg Pathol.* 1978; 2(2): 119-132.
677. Frizzera G, Anaya JS, Banks PM. Neoplastic plasma cells in follicular lymphomas. Clinical and pathologic findings in six cases. *Virchows Arch A Pathol Anat Histopathol.* 1986; 409(2): 149-162.
678. Nathwani BN, Sheibani K, Winberg CD, et al. Neoplastic B cells with cerebriform nuclei in follicular lymphomas. *Hum Pathol.* 1985; 16(2): 173-180.
679. Chan JK, Ng CS, Tung S. Multilobated B-cell lymphoma, a variant of centroblastic lymphoma. Report of four cases. *Histopathology.* 1986; 10(6): 601-612.
680. Goates JJ, Kamel OW, LeBrun DP, et al. Floral variant of follicular lymphoma. Immunological and molecular studies support a neoplastic process. *Am J Surg Pathol.* 1994; 18(1): 37-47.
681. Chan JK, Ng CS, Hui PK. An unusual morphological variant of follicular lymphoma. Report of two cases. *Histopathology.* 1988; 12(6): 649-658.
682. Kojima M, Nakamura S, Ichimura K, et al. Centroblastic and centroblastic/centrocytic lymphoma associated with a prominent epithelioid granulomatous response: a clinicopathologic study of 50 cases. *Mod Pathol.* 2002; 15(7): 750-758.
683. Adam P, Katzenberger T, Eifert M, et al. Presence of preserved reactive germinal centers in follicular lymphoma is a strong histopathologic indicator of limited disease stage. *Am J Surg Pathol.* 2005; 29(12): 1661-1664.
684. Pillai RK, Surti U, Swerdlow SH. Follicular lymphoma-like B cells of uncertain significance(in situ follicular lymphoma) may infrequently progress, but precedes follicular lymphoma, is associated with other overt lymphomas and mimics follicular lymphoma in flow cytometric studies. *Haematologica.* 2013; 98(10): 1571-1580.
685. Jegalian AG, Eberle FC, Pack SD, et al. Follicular lymphoma in situ: clinical implications and comparisons with partial involvement by follicular lymphoma. *Blood.* 2011; 118(11): 2976-2984.
686. Liu Q, Salaverria I, Pittaluga S, et al. Follicular lymphomas in children and young adults: a comparison of the pediatric variant with usual follicular lymphoma. *Am J Surg Pathol.* 2013; 37(3): 333-343.
687. Louissaint A Jr, Ackerman AM, Dias-Santagata D, et al. Pediatric-type nodal follicular lymphoma: an indolent clonal proliferation in children and adults with high proliferation index and no BCL2 rearrangement. *Blood.* 2012; 120(12): 2395-2404.
688. Salaverria I, Philipp C, Oschlies I, et al. Translocations activating IRF4 identify a subtype of germinal center-derived B-cell lymphoma affecting predominantly children and young adults. *Blood.* 2011; 118(1): 139-147.
689. Schmatz AI, Streubel B, Kretschmer-Chott E, et al. Primary follicular lymphoma of the duodenum is a distinct mucosal/submucosal variant of follicular lymphoma: a retrospective study of 63 cases. *J Clin Oncol.* 2011; 29(11): 1445-1451.
690. Campo E, Raffeld M, Jaffe ES. Mantle-cell lymphoma. *Semin Hematol.* 1999; 36(2): 115-127.
691. Kurtin PJ. Mantle cell lymphoma. *Adv Anat Pathol.* 1998; 5(6): 376-398.
692. Swerdlow SH, Williams ME. From centrocytic to mantle cell lymphoma: a clinicopathologic and molecular review of 3 decades. *Hum Pathol.* 2002; 33(1): 7-20.
693. Duggan MJ, Weisenburger DD, Ye YL, et al. Mantle zone lymphoma. A clinicopathologic study of 22 cases. *Cancer.* 1990; 66(3): 522-529.
694. Pittaluga S, Wlodarska I, Stul MS, et al. Mantle cell lymphoma: a clinicopathological study of 55 cases. *Histopathology.* 1995; 26(1): 17-24.
695. Yatabe Y, Suzuki R, Matsuno Y, et al. Morphological spectrum of cyclin D1-positive mantle cell lymphoma: study of 168 cases. *Pathol Int.* 2001; 51(10): 747-761.
696. Weisenburger DD, Nathwani BN, Diamond LW, et al. Malignant lymphoma, intermediate lymphocytic type: a clinicopathologic study of 42 cases. *Cancer.* 1981; 48(6): 1415-1425.
697. Young KH, Chan WC, Fu K, et al. Mantle cell lymphoma with plasma cell differentiation. *Am J Surg Pathol.* 2006; 30(8): 954-961.
698. Ellison DJ, Turner RR, Van Antwerp R, et al. High-grade mantle zone lymphoma. *Cancer.* 1987; 60(11): 2717-2720.
699. Molina TJ, Delmer A, Cymbalista F, et al. Mantle cell lymphoma, in leukaemic phase with prominent splenomegaly. A report of eight cases with similar clinical presentation and aggressive outcome. *Virchows Arch.* 2000; 437(6): 591-598.
700. Schlette E, Lai R, Onciu M, et al. Leukemic mantle cell lymphoma: clinical and pathologic spectrum of twenty-three cases. *Mod Pathol.* 2001; 14(11): 1133-1140.
701. Singleton TP, Anderson MM, Ross CW, Schnitzer B. Leukemic phase of mantle cell lymphoma, blastoid variant. *Am J Clin Pathol.* 1999; 111(4): 495-500.
702. Viswanatha DS, Foucar K, Berry BR, et al. Blastic mantle cell leukemia: an unusual presentation of blastic mantle cell lymphoma. *Mod Pathol.* 2000; 13(7): 825-833.
703. Banks PM, Chan J, Cleary ML, et al. Mantle cell lymphoma. A proposal for unification of morphologic, immunologic, and molecular data. *Am J Surg Pathol.* 1992; 16(7): 637-640.
704. Bookman MA, Lardelli P, Jaffe ES, et al. Lymphocytic lymphoma of intermediate differentiation: morphologic, immunophenotypic, and prognostic factors. *J Natl Cancer Inst.* 1990; 82(9): 742-748.
705. Dunphy CH, Wheaton SE, Perkins SL. CD23 expression in transformed small lymphocytic lymphomas/chronic lymphocytic leukemias and blastic transformations of mantle cell lymphoma. *Mod Pathol.* 1997; 10(8): 818-822.
706. Liu Z, Dong HY, Gorczyca W, et al. CD5- mantle cell lymphoma. *Am J Clin Pathol.* 2002; 118(2): 216-224.
707. Kroft SH, Howard MS, Picker LJ, et al. De novo CD5 + diffuse large B-cell lymphomas. A heterogeneous group containing an unusual form of splenic lymphoma. *Am J Clin Pathol.* 2000; 114(4): 523-533.
708. Aguilera NS, Bijwaard KE, Duncan B, et al. Differential expression of cyclin D1 in mantle cell lymphoma and other non-Hodgkin's lymphomas. *Am J Pathol.* 1998; 153(6): 1969-1976.
709. Miranda RN, Briggs RC, Kinney MC, et al. Immunohistochemical detection of cyclin D1 using optimized conditions is highly specific for mantle cell lymphoma and hairy cell leukemia. *Mod*

Pathol. 2000; 13(12): 1308-1314.

710. Camacho FI, Algara P, Rodriguez A, et al. Molecular heterogeneity in MCL defined by the use of specific VH genes and the frequency of somatic mutations. *Blood.* 2003; 101(10): 4042-4046.
711. Kienle D, Krober A, Katzenberger T, et al. VH mutation status and VDJ rearrangement structure in mantle cell lymphoma: correlation with genomic aberrations, clinical characteristics, and outcome. *Blood.* 2003; 102(8): 3003-3009.
712. Li JY, Gaillard F, Moreau A, et al. Detection of translocation t(11;14)(q13;q32) in mantle cell lymphoma by fluorescence in situ hybridization. *Am J Pathol.* 1999; 154(5): 1449-1452.
713. Bergsagel PL, Kuehl WM. Molecular pathogenesis and a consequent classification of multiple myeloma. *J Clin Oncol.* 2005; 23(26): 6333-6338.
714. Fonseca R, Bergsagel PL, Drach J, et al. International Myeloma Working Group molecular classification of multiple myeloma: spotlight review. *Leukemia.* 2009; 23(12): 2210-2221.
715. Belaud-Rotureau MA, Parrens M, Dubus P, et al. A comparative analysis of FISH, RT-PCR, PCR, and immunohistochemistry for the diagnosis of mantle cell lymphomas. *Mod Pathol.* 2002; 15(5): 517-525.
716. Louie DC, Offit K, Jaslow R, et al. p53 overexpression as a marker of poor prognosis in mantle cell lymphomas with t(11;14) (q13;q32). *Blood.* 1995; 86(8): 2892-2899.
717. Pinyol M, Hernandez L, Cazorla M, et al. Deletions and loss of expression of p16INK4a and p21Waf1 genes are associated with aggressive variants of mantle cell lymphomas. *Blood.* 1997; 89(1): 272-280.
718. Bea S, Ribas M, Hernandez JM, et al. Increased number of chromosomal imbalances and high-level DNA Amplifications in mantle cell lymphoma are associated with blastoid variants. *Blood.* 1999; 93(12): 4365-4374.
719. Hao S, Sanger W, Onciu M, et al. Mantle cell lymphoma with 8q24 chromosomal abnormalities: a report of 5 cases with blastoid features. *Mod Pathol.* 2002; 15(12): 1266-1272.
720. Ott G, Kalla J, Ott MM, et al. Blastoid variants of mantle cell lymphoma: frequent bcl-1 rearrangements at the major translocation cluster region and tetraploid chromosome clones. *Blood.* 1997; 89(4): 1421-1429.
721. Parrens M, Belaud-Rotureau MA, Fitoussi O, et al. Blastoid and common variants of mantle cell lymphoma exhibit distinct immunophenotypic and interphase FISH features. *Histopathology.* 2006; 48(4): 353-362.
722. Martinez N, Camacho FI, Algara P, et al. The molecular signature of mantle cell lymphoma reveals multiple signals favoring cell survival. *Cancer Res.* 2003; 63(23): 8226-8232.
723. Rosenwald A, Wright G, Wiestner A, et al. The proliferation gene expression signature is a quantitative integrator of oncogenic events that predicts survival in mantle cell lymphoma. *Cancer Cell.* 2003; 3(2): 185-197.
724. Fu K, Weisenburger DD, Greiner TC, et al. Cyclin D1-negative mantle cell lymphoma: a clinicopathologic study based on gene expression profiling. *Blood.* 2005; 106(13): 4315-4321.
725. Wlodarska I, Dierickx D, Vanhentenrijk V, et al. Translocations targeting CCND2, CCND3, and MYCN do occur in t(11;14)- negative mantle cell lymphomas. *Blood.* 2008; 111(12): 5683-5690.
726. Hiddemann W, Unterhalt M, Herrmann R, et al. Mantle-cell lymphomas have more widespread disease and a slower response to chemotherapy compared with follicle-centre lymphomas: results of a prospective comparative analysis of the German Low-grade Lymphoma Study Group. *J Clin Oncol.* 1998; 16: 1922-1930.
727. Bosch F, Lopez-Guillermo A, Campo E, et al. Mantle cell lymphoma: presenting features, response to therapy, and prognostic factors. *Cancer.* 1998; 82(3): 567-575.
728. Nodit L, Bahler DW, Jacobs SA, et al. Indolent mantle cell lymphoma with nodal involvement and mutated immunoglobulin heavy chain genes. *Hum Pathol.* 2003; 34(10): 1030-1034.
729. Hoster E, Rosenwald A, Berger F, et al. Prognostic value of Ki-67 index, cytology, and growth pattern in mantle-cell lymphoma: Results from randomized trials of the European mantle cell lymphoma network. *J Clin Oncol.* 2016; 34(12): 1386-1394.
730. Angelopoulou MK, Siakantariz MP, Vassilakopoulos TP, et al. The splenic form of mantle cell lymphoma. *Eur J Haematol.* 2002; 68(1): 12-21.
731. Carvajal-Cuenca A, Sua LF, Silva NM, et al. In situ mantle cell lymphoma: clinical implications of an incidental finding with indolent clinical behavior. *Haematologica.* 2012; 97(2): 270-278.
732. Straus DJ, Filippa DA, Lieberman PH, et al. The non-Hodgkin's lymphomas. I. A retrospective clinical and pathologic analysis of 499 cases diagnosed between 1958 and 1969. *Cancer.* 1983; 51(1): 101-109.
733. Lenz G, Staudt LM. Aggressive lymphomas. *N Engl J Med.* 2010; 362(15): 1417-1429.
734. Leoncini L, Delsol G, Gascoyne RD, et al. Aggressive B-cell lymphomas: a review based on the workshop of the XI Meeting of the European Association for Haematopathology. *Histopathology.* 2005; 46(3): 241-255.
735. Armitage JO. Treatment of non-Hodgkin's lymphoma. *N Engl J Med.* 1993; 328(14): 1023-1030.
736. Coiffier B. State-of-the-art therapeutics: diffuse large B-cell lymphoma. *J Clin Oncol.* 2005; 23(26): 6387-6393.
737. Lai R, Medeiros LJ, Dabbagh L, et al. Sinusoidal CD30-positive large B-cell lymphoma: a morphologic mimic of anaplastic large cell lymphoma. *Mod Pathol.* 2000; 13(3): 223-228.
738. Caimi PF, Hill BT, Hsi ED, Smith MR. Clinical approach to diffuse large B cell lymphoma. *Blood Rev.* 2016; 30(6): 477-491.
739. Chabner BA, Johnson RE, Young RC, et al. Sequential nonsurgical and surgical staging of non-Hodgkin's lymphoma. *Ann Intern Med.* 1976; 85(2): 149-154.
740. Veronesi U, Musumeci R, Pizzetti F, et al. Proceedings: the value of staging laparotomy in non-Hodgkin's lymphomas(with emphasis on the histiocytic type). *Cancer.* 1974; 33(2): 446-459.
741. Ree HJ, Leone LA, Crowley JP. Sclerosis in diffuse histiocytic lymphoma: a clinicopathologic study of 25 cases. *Cancer.* 1982; 49(8): 1636-1648.
742. Waldron JA Jr, Newcomer LN, Katz ME, Cadman E. Sclerosing variants of follicular center cell lymphomas presenting in the retroperitoneum. *Cancer.* 1983; 52(4): 712-720.
743. McCurley TL, Gay RE, Gay S, et al. The extracellular matrix in "sclerosing" follicular center cell lymphomas: an immunohistochemical and ultrastructural study. *Hum Pathol.* 1986; 17(9): 930-938.
744. Wang J, Sun NC, Nozawa Y, et al. Histological and immunohistochemical characterization of extranodal diffuse large-cell lymphomas with prominent spindle cell features. *Histopathology.* 2001; 39(5): 476-481.
745. Carbone A, Gloghini A, Libra M, et al. A spindle cell variant of diffuse large B-cell lymphoma possesses genotypic and phenotypic markers characteristic of a germinal center B-cell origin. *Mod Pathol.* 2006; 19(2): 299-306.
746. Fung DT, Chan JK, Tse CC, Sze WM. Myxoid change in malignant lymphoma. Pathogenetic considerations. *Arch Pathol Lab Med.* 1992; 116(1): 103-105.
747. Tse CC, Chan JK, Yuen RW, Ng CS. Malignant lymphoma with myxoid stroma: a new pattern in need of recognition. *Histopathology.* 1991; 18(1): 31-35.
748. Tsang WY, Chan JK, Tang SK, et al. Large cell lymphoma with fibrillary matrix. *Histopathology.* 1992; 20(1): 80-82.
749. Bernier V, Azar HA. Filiform large-cell lymphomas. An ultrastructural and immunohistochemical study. *Am J Surg Pathol.* 1987; 11(5): 387-396.
750. Osborne BM, Mackay B, Butler JJ, Ordonez NG. Large cell lymphoma with microvillus-like projections: an ultrastructural study. *Am J Clin Pathol.* 1983; 79(4): 443-450.
751. Weiss LM, Wood GS, Dorfman RF. T-cell signet-ring cell lymphoma. A histologic, ultrastructural, and immunohistochemical study of two cases. *Am J Surg Pathol.* 1985; 9(4): 273-280.
752. Osborne BM, Butler JJ, Mackay B. Sinusoidal large cell("histiocytic") lymphoma. *Cancer.* 1980; 46(11): 2484-2491.
753. O'Hara CJ, Said JW, Pinkus GS. Non-Hodgkin's lymphoma, multilobated B-cell type: report of nine cases with immunohistochemical and immunoultrastructural evidence for a follicular center cell derivation. *Hum Pathol.* 1986; 17(6): 593-599.
754. Weiss RL, Kjeldsberg CR, Colby TV, Marty J. Multilobated B cell lymphomas. A study of 7 cases. *Hematol Oncol.* 1985; 3(2): 79-86.
755. Chan ACL, Chan JKC. Diffuse large B-cell lymphoma. In: Jaffe ES, Harris NL, Vardiman J, et al, eds. *Hematopathology.* Philadelphia, PA: Saunders; 2010.
756. Lasota J, Hyjek E, Koo CH, et al. Cytokeratin-positive large-cell lymphomas of B-cell lineage. A study of five phenotypically unusual cases verified by polymerase chain reaction. *Am J Surg Pathol.* 1996; 20(3): 346-354.
757. Lossos IS, Alizadeh AA, Eisen MB, et al. Ongoing immunoglobulin somatic mutation in germinal center B cell-like but not in activated B cell-like diffuse large cell lymphomas. *Proc Natl Acad Sci USA.* 2000; 97(18): 10209-10213.
758. Gascoyne RD, Adomat SA, Krajewski S, et al. Prognostic significance of Bcl-2 protein expression and Bcl-2 gene rearrangement in diffuse aggressive non-Hodgkin's lymphoma. *Blood.* 1997; 90(1): 244-251.
759. Hill ME, MacLennan KA, Cunningham DC, et al. Prognostic significance of BCL-2 expression and bcl-2 major breakpoint region rearrangement in diffuse large cell non-Hodgkin's lymphoma: a British National Lymphoma Investigation Study. *Blood.* 1996; 88(3): 1046-1051.
760. Xu Y, McKenna RW, Doolittle JE, et al. The t(14;18) in diffuse large B-cell lymphoma: correlation with germinal center-associated markers and clinical features. *Appl Immunohistochem Mol Morphol.* 2005; 13(2): 116-123.
761. Lo Coco F, Ye BH, Lista F, et al. Rearrangements of the BCL6 gene in diffuse large cell non-Hodgkin's lymphoma. *Blood.* 1994; 83(7): 1757-1759.
762. Ohno H. Pathogenetic role of BCL6 translocation in B-cell non-Hodgkin's lymphoma. *Histol Histopathol.* 2004; 19(2): 637-650.
763. Otsuki T, Yano T, Clark HM, et al. Analysis of

LAZ3(BCL-6) status in B-cell non-Hodgkin's lymphomas: results of rearrangement and gene expression studies and a mutational analysis of coding region sequences. *Blood.* 1995; 85(10): 2877-2884.

764. Saito M, Gao J, Basso K, et al. A signaling pathway mediating downregulation of BCL6 in germinal center B cells is blocked by BCL6 gene alterations in B cell lymphoma. *Cancer Cell.* 2007; 12(3): 280-292.
765. Bosga-Bouwer AG, Haralambieva E, Booman M, et al. BCL6 alternative translocation breakpoint cluster region associated with follicular lymphoma grade 3B. *Genes Chromosomes Cancer.* 2005; 44(3): 301-304.
766. Capello D, Vitolo U, Pasqualucci L, et al. Distribution and pattern of BCL-6 mutations throughout the spectrum of B-cell neoplasia. *Blood.* 2000; 95(2): 651-659.
767. Migliazza A, Martinotti S, Chen W, et al. Frequent somatic hypermutation of the 5 ' noncoding region of the BCL6 gene in B-cell lymphoma. *Proc Natl Acad Sci USA.* 1995; 92(26): 12520-12524.
768. Wang X, Li Z, Naganuma A, Ye BH. Negative autoregulation of BCL-6 is bypassed by genetic alterations in diffuse large B cell lymphomas. *Proc Natl Acad Sci USA.* 2002; 99(23): 15018-15023.
769. Pasqualucci L, Migliazza A, Fracchiolla N, et al. BCL-6 mutations in normal germinal center B cells: evidence of somatic hypermutation acting outside Ig loci. *Proc Natl Acad Sci USA.* 1998; 95(20): 11816-11821.
770. Peng HZ, Du MQ, Koulis A, et al. Nonimmunoglobulin gene hypermutation in germinal center B cells. *Blood.* 1999; 93(7): 2167-2172.
771. Kawasaki C, Ohshim K, Suzumiya J, et al. Rearrangements of bcl-1, bcl-2, bcl-6, and c-myc in diffuse large B-cell lymphomas. *Leuk Lymphoma.* 2001; 42(5): 1099-1106.
772. Kramer MH, Hermans J, Wijburg E, et al. Clinical relevance of BCL2, BCL6, and MYC rearrangements in diffuse large B-cell lymphoma. *Blood.* 1998; 92(9): 3152-3162.
773. Ladanyi M, Offit K, Jhanwar SC, et al. MYC rearrangement and translocations involving band 8q24 in diffuse large cell lymphomas. *Blood.* 1991; 77(5): 1057-1063.
774. McClure RF, Remstein ED, Macon WR, et al. Adult B-cell lymphomas with burkitt-like morphology are phenotypically and genotypically heterogeneous with aggressive clinical behavior. *Am J Surg Pathol.* 2005; 29(12): 1652-1660.
775. Hummel M, Bentink S, Berger H, et al. A biologic definition of Burkitt's lymphoma from transcriptional and genomic profiling. *N Engl J Med.* 2006; 354(23): 2419-2430.
776. Aukema SM, Siebert R, Schuuring E, et al. Double-hit B-cell lymphomas. *Blood.* 2011; 117(8): 2319-2331.
777. Miura K, Takahashi H, Nakagawa M, et al. Clinical significance of co-expression of MYC and BCL2 protein in aggressive B-cell lymphomas treated with a second line immunochemotherapy. *Leuk Lymphoma.* 2016; 57(6): 1335-1341.
778. Iqbal J, Greiner TC, Patel K, et al. Distinctive patterns of BCL6 molecular alterations and their functional consequences in different subgroups of diffuse large B-cell lymphoma. *Leukemia.* 2007; 21(11): 2332-2343.
779. Tam W, Gomez M, Chadburn A, et al. Mutational analysis of PRDM1 indicates a tumor-suppressor role in diffuse large B-cell lymphomas. *Blood.* 2006; 107(10): 4090-4100.
780. Zelenetz AD, Gordon LI, Wierda WG, et al. Non-Hodgkin's lymphomas, version 4.2014. *J Natl Compr Canc Netw.* 2014; 12(9): 1282-1303.
781. Yegappan S, Coupland R, Arber DA, et al. Angiotropic lymphoma: an immunophenotypically and clinically heterogeneous lymphoma. *Mod Pathol.* 2001; 14(11): 1147-1156.
782. Nakamura S, Suchi T, Koshikawa T, et al. Clinicopathologic study of CD56(NCAM)- positive angiocentric lymphoma occurring in sites other than the upper and lower respiratory tract. *Am J Surg Pathol.* 1995; 19(3): 284-296.
783. Lim MS, Beaty M, Sorbara L, et al. T-cell/ histiocyte-rich large B-cell lymphoma: a heterogeneous entity with derivation from germinal center B cells. *Am J Surg Pathol.* 2002; 26(11): 1458-1466.
784. Wang J, Sun NC, Chen YY, Weiss LM. T-cell/ histiocyte-rich large B-cell lymphoma displays a heterogeneity similar to diffuse large B-cell lymphoma: a clinicopathologic, immunohistochemical, and molecular study of 30 cases. *Appl Immunohistochem Mol Morphol.* 2005; 13(2): 109-115.
785. Rudiger T, Ott G, Ott MM, et al. Differential diagnosis between classic Hodgkin's lymphoma, T-cell-rich B-cell lymphoma, and paragranuloma by Paraffin immunohistochemistry. *Am J Surg Pathol.* 1998; 22(10): 1184-1191.
786. De Jong D, Van Gorp J, Sie-Go D, Van Heerde P. T-cell rich b-cell non-hodgkin's lymphoma: a progressed form of follicle centre cell lymphoma and lymphocyte predominance hodgkin's disease. *Histopathology.* 1996; 28(1): 15-24.
787. Fraga M, Sanchez-Verde L, Forteza J, et al. T-cell/ histiocyte-rich large B-cell lymphoma is a disseminated aggressive neoplasm: differential diagnosis from Hodgkin's lymphoma. *Histopathology.* 2002; 41(3): 216-229.
788. Fleming MD, Shahsafaei A, Dorfman DM. Absence of dendritic reticulum cell staining is helpful for distinguishing T-cell-rich B-cell lymphoma from lymphocyte predominance Hodgkin's disease. *Appl Immunohistochem Mol Morphol.* 1998; 6: 16-22.
789. Franke S, Wlodarska I, Maes B, et al. Comparative genomic hybridization pattern distinguishes T-cell/histiocyte-rich B-cell lymphoma from nodular lymphocyte predominance Hodgkin's lymphoma. *Am J Pathol.* 2002; 161(5): 1861-1867.
790. Aozasa K, Takakuwa T, Nakatsuka S. Pyothorax-associated lymphoma: a lymphoma developing in chronic inflammation. *Adv Anat Pathol.* 2005; 12(6): 324-331.
791. Loong F, Chan AC, Ho BC, et al. Diffuse large B-cell lymphoma associated with chronic inflammation as an incidental finding and new clinical scenarios. *Mod Pathol.* 2010; 23(4): 493-501.
792. Oyama T, Ichimura K, Suzuki R, et al. Senile EBV + B-cell lymphoproliferative disorders: a clinicopathologic study of 22 patients. *Am J Surg Pathol.* 2003; 27(1): 16-26.
793. Cohen M, Narbaitz M, Metrebian F, et al. Epstein-Barr virus-positive diffuse large B-cell lymphoma association is not only restricted to elderly patients. *Int J Cancer.* 2014; 135(12): 2816-2824.
794. Montes-Moreno S, Odqvist L, Diaz-Perez JA, et al. EBV-positive diffuse large B-cell lymphoma of the elderly is an aggressive post-germinal center B-cell neoplasm characterized by prominent nuclear factor- κ B activation. *Mod Pathol.* 2012; 25(7): 968-982.
795. Dojcinov SD, Venkataraman G, Pittaluga S, et al. Age-related EBV-associated lymphoproliferative disorders in the Western population: a spectrum of reactive lymphoid hyperplasia and lymphoma. *Blood.* 2011; 117(18): 4726-4735.
796. Oyama T, Yamamoto K, Asano N, et al. Age-related EBV-associated B-cell lymphoproliferative disorders constitute a distinct clinicopathologic group: a study of 96 patients. *Clin Cancer Res.* 2007; 13(17): 5124-5132.
797. Castillo JJ, Bibas M, Miranda RN. The biology and treatment of plasmablastic lymphoma. *Blood.* 2015; 125(15): 2323-2330.
798. Colomo L, Loong F, Rives S, et al. Diffuse large B-cell lymphomas with plasmablastic differentiation represent a heterogeneous group of disease entities. *Am J Surg Pathol.* 2004; 28(6): 736-747.
799. Delecluse HJ, Anagnostopoulos I, Dallenbach F, et al. Plasmablastic lymphomas of the oral cavity: a new entity associated with the human immunodeficiency virus infection. *Blood.* 1997; 89(4): 1413-1420.
800. Taddesse-Heath L, Meloni-Ehrig A, Scheerle J, et al. Plasmablastic lymphoma with MYC translocation: evidence for a common pathway in the generation of plasmablastic features. *Mod Pathol.* 2010; 23(7): 991-999.
801. Valera A, Balague O, Colomo L, et al. IG/ MYC rearrangements are the main cytogenetic alteration in plasmablastic lymphomas. *Am J Surg Pathol.* 2010; 34(11): 1686-1694.
802. Laurent C, Do C, Gascoyne RD, et al. Anaplastic lymphoma kinase-positive diffuse large B-cell lymphoma: a rare clinicopathologic entity with poor prognosis. *J Clin Oncol.* 2009; 27(25): 4211-4216.
803. Delsol G, Lamant L, Mariame B, et al. A new subtype of large B-cell lymphoma expressing the ALK kinase and lacking the 2; 5 translocation. *Blood.* 1997; 89(5): 1483-1490.
804. De Paepe P, Baens M, van Krieken H, et al. ALK activation by the CLTC-ALK fusion is a recurrent event in large B-cell lymphoma. *Blood.* 2003; 102(7): 2638-2641.
805. Gascoyne RD, Lamant L, Martin-Subero JI, et al. ALK-positive diffuse large B-cell lymphoma is associated with Clathrin-ALK rearrangements: report of 6 cases. *Blood.* 2003; 102(7): 2568-2573.
806. Valera A, Colomo L, Martinez A, et al. ALK-positive large B-cell lymphomas express a terminal B-cell differentiation program and activated STAT3 but lack MYC rearrangements. *Mod Pathol.* 2013; 26(10): 1329-1337.
807. Nador RG, Cesarman E, Chadburn A, et al. Primary effusion lymphoma: a distinct clinicopathologic entity associated with the Kaposi's sarcoma-associated herpes virus. *Blood.* 1996; 88(2): 645-656.
808. Carbone A, Gloghini A, Vaccher E, et al. Kaposi's sarcoma-associated herpesvirus/ human herpesvirus type 8-positive solid lymphomas: a tissue-based variant of primary effusion lymphoma. *J Mol Diagn.* 2005; 7(1): 17-27.
809. Engels EA, Pittaluga S, Whitby D, et al. Immunoblastic lymphoma in persons with AIDS-associated Kaposi's sarcoma: a role for Kaposi's sarcoma-associated herpesvirus. *Mod Pathol.* 2003; 16(5): 424-429.
810. Courville EL, Sohani AR, Hasserjian RP, et al. Diverse clinicopathologic features in human herpesvirus 8-associated lymphomas lead to diagnostic problems. *Am J Clin Pathol.* 2014; 142(6): 816-829.
811. Nkrumah FK, Perkins IV. Burkitt's lymphoma: a clinical study of 110 patients. *Cancer.* 1976; 37(2): 671-676.
812. Davi F, Delecluse HJ, Guiet P, et al. Burkitt-like lymphomas in AIDS patients: characterization within a series of 103 human immunodeficiency virus-associated non-Hodgkin's lymphomas. Burkitt's Lymphoma Study Group. *J Clin Oncol.* 1998; 16(12): 3788-3795.
813. Spina M, Tirelli U, Zagonel V, et al. Burkitt's lym-

phoma in adults with and without human immunodeficiency virus infection: a single-institution clinicopathologic study of 75 patients. *Cancer.* 1998; 82(4): 766-774.
814. Arseneau JC, Canellos GP, Banks PM, et al. American Burkitt's lymphoma: a clinicopathologic study of 30 cases. I. Clinical factors relating to prolonged survival. *Am J Med.* 1975; 58(3): 314-321.
815. Banks PM, Arseneau JC, Gralnick HR, et al. American Burkitt's lymphoma: a clinicopathologic study of 30 cases. II. Pathologic correlations. *Am J Med.* 1975; 58(3): 322-329.
816. Minerbrook M, Schulman P, Budman DR, et al. Burkitt's leukemia: a re-evaluation. *Cancer.* 1982; 49(7): 1444-1448.
817. Mann RB, Jaffe ES, Braylan RC, et al. Nonendemic Burkitts's lymphoma. A B-cell tumor related to germinal centers. *N Engl J Med.* 1976; 295(13): 685-691.
818. Berard CB, O'Connor GT, Thomas LB, Torloni H. Histopathologic definition of Burkitt's tumor. *Bull WHO.* 1969; 40: 601-608.
819. Haralambieva E, Rosati S, van Noesel C, et al. Florid granulomatous reaction in Epstein-Barr virus-positive nonendemic Burkitt lymphomas: report of four cases. *Am J Surg Pathol.* 2004; 28(3): 379-383.
820. Bernhard W. Fine structure of Burkitt's lymphoma. In: Burkitt DP, Wright DH, eds. *Burkitt's Lymphoma.* Edinburgh: E and S Livingstone; 1970: 103-117.
821. Garcia CF, Weiss LM, Warnke RA. Small noncleaved cell lymphoma: an immunophenotypic study of 18 cases and comparison with large cell lymphoma. *Hum Pathol.* 1986; 17(5): 454-461.
822. Haralambieva E, Boerma EJ, van Imhoff GW, et al. Clinical, immunophenotypic, and genetic analysis of adult lymphomas with morphologic features of Burkitt lymphoma. *Am J Surg Pathol.* 2005; 29(8): 1086-1094.
823. Leoncini L, Raphael M, Stein H, et al. Burkitt lymphoma. In: Swerdlow SH, Campo E, Harris NL, et al, eds. *WHO Classification of Tumours of Haematopoietic and Lymphoid Tissues.* 4th ed. Lyon: IARC Press; 2008: 262-264.
824. Dang CV. c-Myc target genes involved in cell growth, apoptosis, and metabolism. *Mol Cell Biol.* 1999; 19(1): 1-11.
825. Johnson NA, Savage KJ, Ludkovski O, et al. Lymphomas with concurrent BCL2 and MYC translocations: the critical factors associated with survival. *Blood.* 2009; 114(11): 2273-2279.
826. Klapper W, Stoecklein H, Zeynalova S, et al. Structural aberrations affecting the MYC locus indicate a poor prognosis independent of clinical risk factors in diffuse large B-cell lymphomas treated within randomized trials of the German High-Grade Non-Hodgkin's Lymphoma Study Group(DSHNHL). *Leukemia.* 2008; 22(12): 2226-2229.
827. Niitsu N, Okamoto M, Miura I, Hirano M. Clinical features and prognosis of de novo diffuse large B-cell lymphoma with t(14;18) and 8q24/c-MYC translocations. *Leukemia.* 2009; 23(4): 777-783.
828. Savage KJ, Johnson NA, Ben-Neriah S, et al. MYC gene rearrangements are associated with a poor prognosis in diffuse large B-cell lymphoma patients treated with R-CHOP chemotherapy. *Blood.* 2009; 114(17): 3533-3537.
829. Ferreiro JF, Morscio J, Dierickx D, et al. Post-transplant molecularly defined Burkitt lymphomas are frequently MYC-negative and characterized by the 11q-gain/loss pattern. *Haematologica.* 2015; 100(7): e275-e279.
830. Salaverria I, Martin-Guerrero I, Wagener R, et al. A recurrent 11q aberration pattern characterizes a subset of MYC-negative high-grade B-cell lymphomas resembling Burkitt lymphoma. *Blood.* 2014; 123(8): 1187-1198.
831. Dunleavy K. Aggressive B cell Lymphoma: Optimal Therapy for MYC-positive, Double-hit, and Triple-hit DLBCL. *Curr Treat Options Oncol.* 2015; 16(12): 58.
832. Li S, Desai P, Lin P, et al. MYC/BCL6 double-hit lymphoma(DHL): a tumour associated with an aggressive clinical course and poor prognosis. *Histopathology.* 2016; 68(7): 1090-1098.
833. Li S, Lin P, Fayad LE, et al. B-cell lymphomas with MYC/8q24 rearrangements and IGH@ BCL2/t(14;18)(q32;q21): an aggressive disease with heterogeneous histology, germinal center B-cell immunophenotype and poor outcome. *Mod Pathol.* 2012; 25(1): 145-156.
834. Kallen ME, Alexanian S, Said J, Quintero-Rivera F. Triple hit lymphoma: rare cases with less dire than usual prognosis. *Int J Surg Pathol.* 2016; 24(8): 709-714.
835. Elenitoba-Johnson KS, Jaffe ES. Lymphoproliferative disorders associated with congenital immunodeficiencies. *Semin Diagn Pathol.* 1997; 14(1): 35-47.
836. Ioachim HL. Neoplasms associated with immune Deficiencies. *Pathol Annu.* 1987; 22(Pt 2): 177-222.
837. Knowles DM. Immunodeficiency-associated lymphoproliferative disorders. *Mod Pathol.* 1999; 12(2): 200-217.
838. Said J. Genetic and molecular genetic studies in the diagnosis of immune-related lymphoproliferative disorders. *Hum Pathol.* 2003; 34(4): 341-345.
839. Louie S, Schwartz RS. Immunodeficiency and the pathogenesis of lymphoma and leukemia. *Semin Hematol.* 1978; 15(2): 117-138.
840. Kersey JH, Spector BD, Good RA. Primary immunodeficiency diseases and cancer: the immunodeficiency-cancer registry. *Int J Cancer.* 1973; 12(2): 333-347.
841. Spector BD, Perry GS 3rd, Kersey JH. Genetically determined immunodeficiency diseases(GDID) and malignancy: report from the immunodeficiency—cancer registry. *Clin Immunol Immunopathol.* 1978; 11(1): 12-29.
842. Sander CA, Medeiros LJ, Weiss LM, et al. Lymphoproliferative lesions in patients with common variable immunodeficiency syndrome. *Am J Surg Pathol.* 1992; 16(12): 1170-1182.
843. Ramalingam P, Rybicki L, Smith MD, et al. Posttransplant lymphoproliferative disorders in lung transplant patients: the Cleveland Clinic experience. *Mod Pathol.* 2002; 15(6): 647-656. 844. Al-Mansour Z, Nelson BP, Evens AM. Post-transplant lymphoproliferative disease (PTLD): risk factors, diagnosis, and current treatment strategies. *Curr Hematol Malig Rep.* 2013; 8(3): 173-183.
845. Wu TT, Swerdlow SH, Locker J, et al. Recurrent Epstein-Barr virus-associated lesions in organ transplant recipients. *Hum Pathol.* 1996; 27(2): 157-164.
846. Swerdlow SH. Classification of the posttransplant lymphoproliferative disorders: from the past to the present. *Semin Diagn Pathol.* 1997; 14(1): 2-7.
847. Knowles DM, Cesarman E, Chadburn A, et al. Correlative morphologic and molecular genetic analysis demonstrates three distinct categories of posttransplantation lymphoproliferative disorders. *Blood.* 1995; 85(2): 552-565.
848. Ferry JA, Jacobson JO, Conti D, et al. Lymphoproliferative disorders and hematologic malignancies following organ transplantation. *Mod Pathol.* 1989; 2(6): 583-592.
849. Leblond V, Sutton L, Dorent R, et al. Lymphoproliferative disorders after organ transplantation: a report of 24 cases observed in a single center. *J Clin Oncol.* 1995; 13(4): 961-968.
850. Penn I. Tumor incidence in human allograft recipients. *Transplant Proc.* 1979; 11(1): 1047-1051.
851. Cleary ML, Warnke R, Sklar J. Monoclonality of lymphoproliferative lesions in cardiac-transplant recipients. Clonal analysis based on immunoglobulin-gene rearrangements. *N Engl J Med.* 1984; 310(8): 477-482.
852. Swinnen LJ, Costanzo-Nordin MR, Fisher SG, et al. Increased incidence of lymphoproliferative disorder after immunosuppression with the monoclonal antibody OKT3 in cardiac-transplant recipients. *N Engl J Med.* 1990; 323(25): 1723-1728.
853. Harris NL, Ferry JA, Swerdlow SH. Posttransplant lymphoproliferative disorders: summary of Society for Hematopathology Workshop. *Semin Diagn Pathol.* 1997; 14(1): 8-14.
854. Randhawa PS, Jaffe R, Demetris AJ, et al. The systemic distribution of Epstein-Barr virus genomes in fatal post-transplantation lymphoproliferative disorders. An in situ hybridization study. *Am J Pathol.* 1991; 138(4): 1027-1033.
855. Tiede C, Maecker-Kolhoff B, Klein C, et al. Risk factors and prognosis in T-cell posttransplantation lymphoproliferative diseases: reevaluation of 163 cases. *Transplantation.* 2013; 95(3): 479-488.
856. Hsi ED, Singleton TP, Swinnen L, et al. Mucosa-associated lymphoid tissue-type lymphomas occurring in post-transplantation patients. *Am J Surg Pathol.* 2000; 24(1): 100-106.
857. Wood BL, Sabath D, Broudy VC, Raghu G. The recipient origin of posttransplant lymphoproliferative disorders in pulmonary transplant patients. A report of three cases. *Cancer.* 1996; 78(10): 2223-2228.
858. Shapiro RS, McClain K, Frizzera G, et al. Epstein-Barr virus associated B cell lymphoproliferative disorders following bone marrow transplantation. *Blood.* 1988; 71(5): 1234-1243.
859. Larson RS, Scott MA, McCurley TL, Vnencak-Jones CL. Microsatellite analysis of posttransplant lymphoproliferative disorders: determination of donor/recipient origin and identification of putative lymphomagenic mechanism. *Cancer Res.* 1996; 56(19): 4378-4381.
860. Orazi A, Hromas RA, Neiman RS, et al. Posttransplantation lymphoproliferative disorders in bone marrow transplant recipients are aggressive diseases with a high incidence of adverse histologic and immunobiologic features. *Am J Clin Pathol.* 1997; 107(4): 419-429.
861. Randhawa PS, Yousem SA, Paradis IL, et al. The clinical spectrum, pathology, and clonal analysis of Epstein-Barr virus-associated lymphoproliferative disorders in heart-lung transplant recipients. *Am J Clin Pathol.* 1989; 92(2): 177-185.
862. Armitage JM, Kormos RL, Stuart RS, et al. Posttransplant lymphoproliferative disease in thoracic organ transplant patients. Ten years of cyclosporine-based immunosuppression. *J Heart Lung Transplant.* 1991; 10: 877-887.
863. Beral V, Peterman T, Berkelman R, Jaffe H. AIDS-associated non-Hodgkin lymphoma. *Lancet.* 1991; 337(8745): 805-809.
864. Di Carlo EF, Amberson JB, Metroka CE, et al. Malignant lymphomas and the acquired immunodeficiency syndrome. Evaluation of 30 cases using a working formulation. *Arch Pathol Lab Med.* 1986; 110(11): 1012-1016.
865. Gail MH, Pluda JM, Rabkin CS, et al. Projections of the incidence of non-Hodgkin's lymphoma re-

lated to acquired immunodeficiency syndrome. *J Natl Cancer Inst.* 1991; 83(10): 695-701.
866. Ioachim HL, Cooper MC, Hellman GC. Lymphomas in men at high risk for acquired immune deficiency syndrome(AIDS). A study of 21 cases. *Cancer.* 1985; 56(12): 2831-2842.
867. Knowles DM. Acquired immunodeficiency syndrome-related lymphoma. *Blood.* 1992; 80(1): 8-20.
868. Said JW. Human immunodeficiency virus-related lymphoid proliferations. *Semin Diagn Pathol.* 1997; 14(1): 48-53.
869. Wang CY, Snow JL, Su WP. Lymphoma associated with human immunodeficiency virus infection. *Mayo Clin Proc.* 1995; 70(7): 665-672.
870. Carbone A. AIDS-related non-Hodgkin's lymphomas: from pathology and molecular pathogenesis to treatment. *Hum Pathol.* 2002; 33(4): 392-404.
871. Chetty R, Hlatswayo N, Muc R, et al. Plasmablastic lymphoma in HIV + patients: an expanding spectrum. *Histopathology.* 2003; 42(6): 605-609.
872. Lowenthal DA, Straus DJ, Campbell SW, et al. AIDS-related lymphoid neoplasia. The Memorial Hospital experience. *Cancer.* 1988; 61(11): 2325-2337.
873. Carbone A, Gloghini A, Gaidano G, et al. AIDS-related Burkitt's lymphoma. Morphologic and immunophenotypic study of biopsy specimens. *Am J Clin Pathol.* 1995; 103(5): 561-567.
874. Raphael M, Gentilhomme O, Tulliez M, et al. Histopathologic features of high-grade non-Hodgkin's lymphomas in acquired immunodeficiency syndrome. The French Study Group of Pathology for Human Immunodeficiency Virus-Associated Tumors. *Arch Pathol Lab Med.* 1991; 115(1): 15-20.
875. Arber DA, Chang KL, Weiss LM. Peripheral T-cell lymphoma with Toutonlike tumor giant cells associated with HIV infection: report of two cases. *Am J Surg Pathol.* 1999; 23(5): 519-522.
876. Nador RG, Chadburn A, Gundappa G, et al. Human immunodeficiency virus(HIV)- associated polymorphic lymphoproliferative disorders. *Am J Surg Pathol.* 2003; 27(3): 293-302.
877. Katano H, Suda T, Morishita Y, et al. Human herpesvirus 8-associated solid lymphomas that occur in AIDS patients take anaplastic large cell morphology. *Mod Pathol.* 2000; 13(1): 77-85.
878. Hamilton-Dutoit SJ, Raphael M, Audouin J, et al. situ demonstration of Epstein-Barr virus small RNAs(EBER 1) in acquired immunodeficiency syndrome-related lymphomas. Correlation with tumor morphology and primary site. *Blood.* 1993; 92: 610-624.
879. Liebowitz D. Epstein-Barr virus and a cellular signaling pathway in lymphomas from immunosuppressed patients. *N Engl J Med.* 1998; 338(20): 1413-1421.
880. Pedersen C, Gerstoft J, Lundgren JD, et al. HIV-associated lymphoma: histopathology and association with Epstein-Barr virus genome related to clinical, immunological and prognostic features. *Eur J Cancer.* 1991; 27(11): 1416-1423.
881. Ellman MH, Hurwitz H, Thomas C, Kozloff M. Lymphoma developing in a patient with rheumatoid arthritis taking low dose weekly methotrexate. *J Rheumatol.* 1991; 18(11): 1741-1743.
882. Kamel OW, van de Rijn M, Weiss LM, et al. Brief report: reversible lymphomas associated with Epstein-Barr virus occurring during methotrexate therapy for rheumatoid arthritis and dermatomyositis. *N Engl J Med.* 1993; 328(18): 1317-1321.
883. Schmid U, Helbron D, Lennert K. Development of malignant lymphoma in myoepithelial sialadenitis(Sjogren's syndrome). *Virchows Arch A Pathol Anat Histol.* 1982; 395(1): 11-43.
884. Banks PM, Witrak GA, Conn DL. Lymphoid neoplasia following connective tissue disease. *Mayo Clin Proc.* 1979; 54(2): 104-108.
885. Cabecadas JM, Isaacson PG. Phenotyping of T-cell lymphomas in Paraffin sections— which antibodies? *Histopathology.* 1991; 19(5): 419-424.
886. van Krieken JH, Elwood L, Andrade RE, et al. Rearrangement of the T-cell receptor delta chain gene in T-cell lymphomas with a mature phenotype. *Am J Pathol.* 1991; 139(1): 161-168.
887. Sheibani K, Wu A, Ben-Ezra J, et al. Rearrangement of kappa-chain and T-cell receptor beta-chain genes in malignant lymphomas of "T-cell" phenotype. *Am J Pathol.* 1987; 129(2): 201-207.
888. Attygalle AD, Kyriakou C, Dupuis J, et al. Histologic evolution of angioimmunoblastic T-cell lymphoma in consecutive biopsies: clinical correlation and insights into natural history and disease progression. *Am J Surg Pathol.* 2007; 31(7): 1077-1088.
889. Freter CE, Cossman J. Angioimmunoblastic lymphadenopathy with dysproteinemia. *Semin Oncol.* 1993; 20(6): 627-635.
890. Frizzera G, Moran EM, Rappaport H. Angio-immunoblastic lymphadenopathy with dysproteinaemia. *Lancet.* 1974; 1(7866): 1070-1073.
891. Lukes RJ, Tindle BH. Immunoblastic lymphadenopathy. A hyperimmune entity resembling Hodgkin's disease. *N Engl J Med.* 1975; 292(1): 1-8.
892. Bernengo MG, Levi L, Zina G. Skin lesions in angioimmunoblastic lymphadenopathy: histological and immunological studies. *Br J Dermatol.* 1981; 104(2): 131-139.
893. Frizzera G, Moran EM, Rappaport H. Angio-immunoblastic lymphadenopathy. Diagnosis and clinical course. *Am J Med.* 1975; 59(6): 803-818.
894. Seehafer JR, Goldberg NC, Dicken CH, Su WP. Cutaneous manifestations of angioimmunoblastic lymphadenopathy. *Arch Dermatol.* 1980; 116(1): 41-45.
895. Ree HJ, Kadin ME, Kikuchi M, et al. Angioimmunoblastic lymphoma(AILD-type T-cell lymphoma) with hyperplastic germinal centers. *Am J Surg Pathol.* 1998; 22(6): 643-655.
896. Jones D, Jorgensen JL, Shahsafaei A, Dorfman DM. Characteristic proliferations of reticular and dendritic cells in angioimmunoblastic lymphoma. *Am J Surg Pathol.* 1998; 22(8): 956-964.
897. Ohshima K, Takeo H, Kikuchi M, et al. Heterogeneity of Epstein-Barr virus infection in angioimmunoblastic lymphadenopathy type T-cell lymphoma. *Histopathology.* 1994; 25(6): 569-579.
898. Nathwani BN, Kim H, Rappaport H, et al. Non-Hodgkin's lymphomas: a clinicopathologic study comparing two classifications. *Cancer.* 1978; 41(1): 303-325.
899. Lachenal F, Berger F, Ghesquieres H, et al. Angioimmunoblastic T-cell lymphoma: clinical and laboratory features at diagnosis in 77 patients. *Medicine(Baltimore).* 2007; 86(5): 282-292.
900. Smith JL, Hodges E, Quin CT, et al. Frequent T and B cell oligoclones in histologically and immunophenotypically characterized angioimmunoblastic lymphadenopathy. *Am J Pathol.* 2000; 156(2): 661-669.
901. Nelson M, Horsman DE, Weisenburger DD, et al. Cytogenetic abnormalities and clinical correlations in peripheral T-cell lymphoma. *Br J Haematol.* 2008; 141(4): 461-469.
902. Thorns C, Bastian B, Pinkel D, et al. Chromosomal aberrations in angioimmunoblastic T-cell lymphoma and peripheral T-cell lymphoma unspecified: a matrix-based CGH approach. *Genes Chromosomes Cancer.* 2007; 46(1): 37-44.
903. de Leval L, Rickman DS, Thielen C, et al. The gene expression profile of nodal peripheral T-cell lymphoma demonstrates a molecular link between angioimmunoblastic T-cell lymphoma(AITL) and follicular helper T (TFH) cells. *Blood.* 2007; 109(11): 4952-4963.
904. Iqbal J, Weisenburger DD, Greiner TC, et al. Molecular signatures to improve diagnosis in peripheral T-cell lymphoma and prognostication in angioimmunoblastic T-cell lymphoma. *Blood.* 2010; 115(5): 1026-1036.
905. Piccaluga PP, Agostinelli C, Califano A, et al. Gene expression analysis of angioimmunoblastic lymphoma indicates derivation from T follicular helper cells and vascular endothelial growth factor deregulation. *Cancer Res.* 2007; 67(22): 10703-10710.
906. Cairns RA, Iqbal J, Lemonnier F, et al. IDH2 mutations are frequent in angioimmunoblastic T-cell lymphoma. *Blood.* 2012; 119(8): 1901-1903.
907. Odejide O, Weigert O, Lane AA, et al. A targeted mutational landscape of angioimmunoblastic T-cell lymphoma. *Blood.* 2014; 123(9): 1293-1296.
908. Lemonnier F, Couronne L, Parrens M, et al. Recurrent TET2 mutations in peripheral T-cell lymphomas correlate with TFH-like features and adverse clinical parameters. *Blood.* 2012; 120(7): 1466-1469.
909. Vallois D, Dobay MP, Morin RD, et al. Activating mutations in genes related to TCR signaling in angioimmunoblastic and other follicular helper T-cell-derived lymphomas. *Blood.* 2016; 128(11): 1490-1502.
910. Huang Y, Moreau A, Dupuis J, et al. Peripheral T-cell lymphomas with a follicular growth pattern are derived from follicular helper T cells(TFH) and may show overlapping features with angioimmunoblastic T-cell lymphomas. *Am J Surg Pathol.* 2009; 33(5): 682-690.
911. Agnarsson BA, Kadin ME. Ki-1 positive large cell lymphoma. A morphologic and immunologic study of 19 cases. *Am J Surg Pathol.* 1988; 12(4): 264-274.
912. Chott A, Kaserer K, Augustin I, et al. Ki-1-positive large cell lymphoma. A clinicopathologic study of 41 cases. *Am J Surg Pathol.* 1990; 14(5): 439-448.
913. Kaudewitz P, Greer JP, Glick AD, et al. Anaplastic large-cell Ki-1 malignant lymphomas. Recognition, biological and clinical implications. *Pathol Annu.* 1991; 26(Pt 1): 1-24.
914. Kaudewitz P, Stein H, Dallenbach F, et al. Primary and secondary cutaneous Ki-1 + (CD30 +) anaplastic large cell lymphomas. Morphologic, immunohistologic, and clinical-characteristics. *Am J Pathol.* 1989; 135(2): 359-367.
915. Bakshi NA, Ross CW, Finn WG, et al. ALK-positive anaplastic large cell lymphoma with primary bone involvement in children. *Am J Clin Pathol.* 2006; 125(1): 57-63.
916. Chan JK, Ng CS, Hui PK, et al. Anaplastic large cell Ki-1 lymphoma of bone. *Cancer.* 1991; 68(10): 2186-2191.
917. Wong KF, Chan JK, Ng CS, et al. Anaplastic large cell Ki-1 lymphoma involving bone marrow: marrow findings and association with reactive hemophagocytosis. *Am J Hematol.* 1991; 37(2): 112-119.
918. d'Amore ES, Menin A, Bonoldi E, et al. Anaplastic large cell lymphomas: a study of 75 pediatric patients. *Pediatr Dev Pathol.* 2007; 10(3): 181-191.
919. Kadin ME. Ki-1/CD30 +(anaplastic) large-cell lymphoma: maturation of a clinicopathologic entity with prospects of effective therapy. *J Clin*

Oncol. 1994; 12(5): 884-887.
920. Shulman LN, Frisard B, Antin JH, et al. Primary Ki-1 anaplastic large-cell lymphoma in adults: clinical characteristics and therapeutic outcome. J Clin Oncol. 1993; 11(5): 937-942.
921. Zinzani PL, Bendandi M, Martelli M, et al. Anaplastic large-cell lymphoma: clinical and prognostic evaluation of 90 adult patients. J Clin Oncol. 1996; 14(3): 955-962.
922. Anderson MM, Ross CW, Singleton TP, et al. Ki-1 anaplastic large cell lymphoma with a prominent leukemic phase. Hum Pathol. 1996; 27(10): 1093-1095.
923. Kinney MC, Kadin ME. The pathologic and clinical spectrum of anaplastic large cell lymphoma and correlation with ALK gene dysregulation. Am J Clin Pathol. 1999; 111(1 suppl 1): S56-S67.
924. Chan JK, Buchanan R, Fletcher CD. Sarcomatoid variant of anaplastic large-cell Ki-1 lymphoma. Am J Surg Pathol. 1990; 14(10): 983-988.
925. Chan JK. The perivascular cuff of large lymphoid cells: a clue to diagnosis of anaplastic large cell lymphoma. Int J Surg Pathol. 2000; 8(2): 153-156.
926. Hodges KB, Collins RD, Greer JP, et al. Transformation of the small cell variant Ki-1 + lymphoma to anaplastic large cell lymphoma: pathologic and clinical features. Am J Surg Pathol. 1999; 23(1): 49-58.
927. Klapper W, Bohm M, Siebert R, Lennert K. Morphological variability of lymphohistiocytic variant of anaplastic large cell lymphoma(former lymphohistiocytic lymphoma according to the Kiel classification). Virchows Arch. 2008; 452(6): 599-605.
928. Pileri S, Falini B, Delsol G, et al. Lymphohistiocytic T-cell lymphoma (anaplastic large cell lymphoma CD30 + /Ki-1 + with a high content of reactive histiocytes). Histopathology. 1990; 16(4): 383-391.
929. Pileri SA, Pulford K, Mori S, et al. Frequent expression of the NPM-ALK chimeric fusion protein in anaplastic large-cell lymphoma, lympho-histiocytic type. Am J Pathol. 1997; 150(4): 1207-1211.
930. McCluggage WG, Walsh MY, Bharucha H. Anaplastic large cell malignant lymphoma with extensive eosinophilic or neutrophilic infiltration. Histopathology. 1998; 32(2): 110-115.
931. Mann KP, Hall B, Kamino H, et al. Neutrophil-rich, Ki-1-positive anaplastic large-cell malignant lymphoma. Am J Surg Pathol. 1995; 19(4): 407-416.
932. Falini B, Liso A, Pasqualucci L, et al. CD30 + anaplastic large-cell lymphoma, null type, with signet-ring appearance. Histopathology. 1997; 30(1): 90-92.
933. Falini B, Bigerna B, Fizzotti M, et al. ALK expression defines a distinct group of T/null lymphomas("ALK lymphomas") with a wide morphological spectrum. Am J Pathol. 1998; 153(3): 875-886.
934. Cheuk W, Hill RW, Bacchi C, et al. Hypocellular anaplastic large cell lymphoma mimicking inflammatory lesions of lymph nodes. Am J Surg Pathol. 2000; 24(11): 1537-1543.
935. Hansmann ML, Fellbaum C, Bohm A. Large cell anaplastic lymphoma: evaluation of immunophenotype on Paraffin and frozen sections in comparison with ultrastructural features. Virchows Arch A Pathol Anat Histopathol. 1991; 418(5): 427-433.
936. Delsol G, Al Saati T, Gatter KC, et al. Coexpression of epithelial membrane antigen(EMA), Ki-1, and interleukin-2 receptor by anaplastic large cell lymphomas. Diagnostic value in so-called malignant histiocytosis. Am J Pathol. 1988; 130(1): 59-70.
937. Nascimento AF, Pinkus JL, Pinkus GS. Clusterin, a marker for anaplastic large cell lymphoma immunohistochemical profile in hematopoietic and nonhematopoietic malignant neoplasms. Am J Clin Pathol. 2004; 121(5): 709-717.
938. Ashton-Key M, Cowley GP, Smith ME. Cadherins in reactive lymph nodes and lymphomas: high expression in anaplastic large cell lymphomas. Histopathology. 1996; 28(1): 55-59.
939. Konstantinov KN, Robbins BA, Liu FT. Galectin-3, a beta-galactoside-binding animal lectin, is a marker of anaplastic large-cell lymphoma. Am J Pathol. 1996; 148(1): 25-30.
940. Gustmann C, Altmannsberger M, Osborn M, et al. Cytokeratin expression and vimentin content in large cell anaplastic lymphomas and other non-Hodgkin's lymphomas. Am J Pathol. 1991; 138(6): 1413-1422.
941. Tan BT, Seo K, Warnke RA, Arber DA. The frequency of immunoglobulin heavy chain gene and T-cell receptor gamma-chain gene rearrangements and Epstein-Barr virus in ALK + and ALK- anaplastic large cell lymphoma and other peripheral T-cell lymphomas. J Mol Diagn. 2008; 10(6): 502-512.
942. Chan JK, Lamant L, Algar E, et al. ALK + histiocytosis: a novel type of systemic histiocytic proliferative disorder of early infancy. Blood. 2008; 112(7): 2965-2968.
943. Coffin CM, Patel A, Perkins S, et al. ALK1 and p80 expression and chromosomal rearrangements involving 2p23 in inflammatory myofibroblastic tumor. Mod Pathol. 2001; 14(6): 569-576.
944. Delsol G, Campo E, Gascoyne RD. ALK-positive large B-cell lymphoma. In: Swerdlow SH, Campo E, Harris NL, et al, eds. WHO Classification of Tumours of Haematopoietic and Lymphoid Tissues. 4th ed. Lyon: IARC Press; 2008: 254-255.
945. Delsol G, Falini B, Müller-Hermelink HK, et al. Anaplastic large cell lymphoma (ALCL), ALK-positive. In: Swerdlow SH, Campo E, Harris NL, et al, eds. WHO Classification of Tumours of Haematopoietic and Lymphoid Tissues. 4th ed. Lyon: IARC Press; 2008: 312-316.
946. Rodig SJ, Mino-Kenudson M, Dacic S, et al. Unique clinicopathologic features characterize ALK-rearranged lung adenocarcinoma in the western population. Clin Cancer Res. 2009; 15(16): 5216-5223.
947. Soda M, Choi YL, Enomoto M, et al. Identification of the transforming EML4-ALK fusion gene in non-small-cell lung cancer. Nature. 2007; 448(7153): 561-566.
948. Stein H, Foss HD, Durkop H, et al. CD30(+) anaplastic large cell lymphoma: a review of its histopathologic, genetic, and clinical features. Blood. 2000; 96(12): 3681-3695.
949. Falini B, Pulford K, Pucciarini A, et al. Lymphomas expressing ALK fusion protein(s) other than NPM-ALK. Blood. 1999; 94(10): 3509-3515.
950. Savage KJ, Harris NL, Vose JM, et al. ALK- anaplastic large-cell lymphoma is clinically and immunophenotypically different from both ALK+ ALCL and peripheral T-cell lymphoma, not otherwise specified: report from the International Peripheral T-Cell Lymphoma Project. Blood. 2008; 111(12): 5496-5504.
951. Parrilla Castellar ER, Jaffe ES, Said JW, et al. ALK-negative anaplastic large cell lymphoma is a genetically heterogeneous disease with widely disparate clinical outcomes. Blood. 2014; 124(9): 1473-1480.
952. ten Berge RL, Oudejans JJ, Ossenkoppele GJ, Meijer CJ. ALK-negative systemic anaplastic large cell lymphoma: differential diagnostic and prognostic aspects—a review. J Pathol. 2003; 200(1): 4-15.
953. Lamant L, de Reynies A, Duplantier MM, et al. Gene-expression profiling of systemic anaplastic large-cell lymphoma reveals differences based on ALK status and two distinct morphologic ALK + subtypes. Blood. 2007; 109(5): 2156-2164.
954. Vasmatzis G, Johnson SH, Knudson RA, et al. Genome-wide analysis reveals recurrent structural abnormalities of TP63 and other p53-related genes in peripheral T-cell lymphomas. Blood. 2012; 120(11): 2280-2289.
955. Feldman AL, Dogan A, Smith DI, et al. Discovery of recurrent t(6;7)(p25.3;q32.3) translocations in ALK-negative anaplastic large cell lymphomas by massively parallel genomic sequencing. Blood. 2011; 117(3): 915-919.
956. Miranda RN, Aladily TN, Prince HM, et al. Breast implant-associated anaplastic large-cell lymphoma: long-term follow-up of 60 patients. J Clin Oncol. 2014; 32(2): 114-120.
957. Ballester B, Ramuz O, Gisselbrecht C, et al. Gene expression profiling identifies molecular subgroups among nodal peripheral T-cell lymphomas. Oncogene. 2006; 25(10): 1560-1570.
958. Dupuis J, Emile JF, Mounier N, et al. Prognostic significance of Epstein-Barr virus in nodal peripheral T-cell lymphoma, unspecified: a Groupe d'Etude des Lymphomes de l'Adulte(GELA) study. Blood. 2006; 108(13): 4163-4169.
959. Went P, Agostinelli C, Gallamini A, et al. Marker expression in peripheral T-cell lymphoma: a proposed clinical-pathologic prognostic score. J Clin Oncol. 2006; 24(16): 2472-2479.
960. Banchereau J, Steinman RM. Dendritic cells and the control of immunity. Nature. 1998; 392(6673): 245-252.
961. Dorfman DM, Shahsafaei A, Chan JKC, Fletcher CD. Dendritic reticulum cell(DRC) sarcomas are immunoreactive for low-affinity nerve growth factor receptor(LNGFR). Further evidence for DRC differentiation. Appl Immunohistochem Mol Morphol. 1996; 4: 249-258.
962. Imal Y, Yamakawa M. Morphology, function and pathology of follicular dendritic cells. Pathol Int. 1996; 46(11): 807-833.
963. Takahashi K, Naito M, Takeya M. Development and heterogeneity of macrophages and their related cells through their differentiation pathways. Pathol Int. 1996; 46(7): 473-485.
964. Wacker HH, Frahm SO, Heidebrecht HJ, Parwaresch R. Sinus-lining cells of the lymph nodes recognized as a dendritic cell type by the new monoclonal antibody Ki-M9. Am J Pathol. 1997; 151(2): 423-434.
965. Wright-Browne V, McClain KL, Talpaz M, et al. Physiology and pathophysiology of dendritic cells. Hum Pathol. 1997; 28(5): 563-579.
966. Emile JF, Abla O, Fraitag S, et al. Revised classification of histiocytoses and neoplasms of the macrophage-dendritic cell lineages. Blood. 2016; 127(22): 2672-2681.
967. Monda L, Warnke R, Rosai J. A primary lymph node malignancy with features suggestive of dendritic reticulum cell differentiation. A report of 4 cases. Am J Pathol. 1986; 122(3): 562-572.
968. Shia J, Chen W, Tang LH, et al. Extranodal follicular dendritic cell sarcoma: clinical, pathologic, and histogenetic characteristics of an underrecognized disease entity. Virchows Arch. 2006; 449(2): 148-158.
969. Han JH, Kim SH, Noh SH, et al. Follicular dendritic cell sarcoma presenting as a submucosal tumor of the stomach. Arch Pathol Lab Med. 2000;

124(11): 1693-1696.
970. Hollowood K, Stamp G, Zouvani I, Fletcher CD. Extranodal follicular dendritic cell sarcoma of the gastrointestinal tract. Morphologic, immunohistochemical and ultrastructural analysis of two cases. *Am J Clin Pathol.* 1995; 103(1): 90-97.
971. Chang KC, Jin YT, Chen FF, Su IJ. Follicular dendritic cell sarcoma of the colon mimicking stromal tumour. *Histopathology.* 2001; 38(1): 25-29.
972. Yamakawa M, Andoh A, Masuda A, et al. Follicular dendritic cell sarcoma of the omentum. *Virchows Arch.* 2002; 440(6): 660-663.
973. Moriki T, Takahashi T, Wada M, et al. Follicular dendritic cell tumor of the mesentery. *Pathol Res Pract.* 1997; 193(9): 629-639, discussion 40-42.
974. Chen TC, Kuo TT, Ng KF. Follicular dendritic cell tumor of the liver: a clinicopathologic and Epstein-Barr virus study of two cases. *Mod Pathol.* 2001; 14(4): 354-360.
975. Beham-Schmid C, Beham A, Jakse R, et al. Extranodal follicular dendritic cell tumour of the nasopharynx. *Virchows Arch.* 1998; 432(3): 293-298.
976. Nayler SJ, Verhaart MJ, Cooper K. Follicular dendritic cell tumour of the tonsil. *Histopathology.* 1996; 28(1): 89-92.
977. Biddle DA, Ro JY, Yoon GS, et al. Extranodal follicular dendritic cell sarcoma of the head and neck region: three new cases, with a review of the literature. *Mod Pathol.* 2002; 15(1): 50-58.
978. Fassina A, Marino F, Poletti A, et al. Follicular dendritic cell tumor of the mediastinum. *Ann Diagn Pathol.* 2001; 5(6): 361-367.
979. Kawachi K, Nakatani Y, Inayama Y, et al. Interdigitating dendritic cell sarcoma of the spleen: report of a case with a review of the literature. *Am J Surg Pathol.* 2002; 26(4): 530-537.
980. Shah RN, Ozden O, Yeldandi A, et al. Follicular dendritic cell tumor presenting in the lung: a case report. *Hum Pathol.* 2001; 32(7): 745-749.
981. Fisher C, Magnusson B, Hardarson S, Smith ME. Myxoid variant of follicular dendritic cell sarcoma arising in the breast. *Ann Diagn Pathol.* 1999; 3(2): 92-98.
982. Pruneri G, Masullo M, Renne G, et al. Follicular dendritic cell sarcoma of the breast. *Virchows Arch.* 2002; 441(2): 194-199.
983. Chan AC, Chan KW, Chan JK, et al. Development of follicular dendritic cell sarcoma in hyaline-vascular Castleman's disease of the nasopharynx: tracing its evolution by sequential biopsies. *Histopathology.* 2001; 38(6): 510-518.
984. Saiz AD, Chan O, Strauchen JA. Follicular dendritic cell tumor in Castleman's disease: a report of two cases. *Int J Surg Pathol.* 1997; 5: 25-30.
985. Selves J, Meggetto F, Brousset P, et al. Inflammatory pseudotumor of the liver. Evidence for follicular dendritic reticulum cell proliferation associated with clonal Epstein-Barr virus. *Am J Surg Pathol.* 1996; 20(6): 747-753.
986. Cheuk W, Chan JK, Shek TW, et al. Inflammatory pseudotumor-like follicular dendritic cell tumor: a distinctive lowgrade malignant intra-abdominal neoplasm with consistent Epstein-Barr virus association. *Am J Surg Pathol.* 2001; 25(6): 721-731.
987. Shek TW, Ho FC, Ng IO, et al. Follicular dendritic cell tumor of the liver. Evidence for an Epstein-Barr virus-related clonal proliferation of follicular dendritic cells. *Am J Surg Pathol.* 1996; 20(3): 313-324.
988. Weiss LM, Berry GJ, Dorfman RF, et al. Spindle cell neoplasms of lymph nodes of probable reticulum cell lineage. True reticulum cell sarcoma? *Am J Surg Pathol.* 1990; 14(5): 405-414.
989. Hollowood K, Pease C, Mackay AM, Fletcher CD. Sarcomatoid tumours of lymph nodes showing follicular dendritic cell differentiation. *J Pathol.* 1991; 163(3): 205-216.
990. Chan JK. Proliferative lesions of follicular dendritic cells: an overview, including a detailed account of follicular dendritic cell sarcoma, a neoplasm with many faces and uncommon etiologic association. *Adv Anat Pathol.* 1997; 4: 387-411.
991. Grogg KL, Lae ME, Kurtin PJ, Macon WR. Clusterin expression distinguishes follicular dendritic cell tumors from other dendritic cell neoplasms: report of a novel follicular dendritic cell marker and clinicopathologic data on 12 additional follicular dendritic cell tumors and 6 additional interdigitating dendritic cell tumors. *Am J Surg Pathol.* 2004; 28(8): 988-998.
992. Perez-Ordonez B, Erlandson RA, Rosai J. Follicular dendritic cell tumor: report of 13 additional cases of a distinctive entity. *Am J Surg Pathol.* 1996; 20(8): 944-955.
993. Chen W, Lau SK, Fong D, et al. High frequency of clonal immunoglobulin receptor gene rearrangements in sporadic histiocytic/dendritic cell sarcomas. *Am J Surg Pathol.* 2009; 33(6): 863-873.
994. Perez-Ordonez B, Rosai J. Follicular dendritic cell tumor: review of the entity. *Semin Diagn Pathol.* 1998; 15(2): 144-154.
995. Chan JK, Fletcher CD, Nayler SJ, Cooper K. Follicular dendritic cell sarcoma. Clinicopathologic analysis of 17 cases suggesting a malignant potential higher than currently recognized. *Cancer.* 1997; 79(2): 294-313.
996. Gaertner EM, Tsokos M, Derringer GA, et al. Interdigitating dendritic cell sarcoma. A report of four cases and review of the literature. *Am J Clin Pathol.* 2001; 115(4): 589-597.
997. Pillay K, Solomon R, Daubenton JD, Sinclair-Smith CC. Interdigitating dendritic cell sarcoma: a report of four paediatric cases and review of the literature. *Histopathology.* 2004; 44(3): 283-291.
998. Feltkamp CA, van Heerde P, Feltkamp-Vroom TM, Koudstaal J. A malignant tumor arising from interdigitating cells; light microscopical, ultrastructural, immuno- and enzyme-histochemical characteristics. *Virchows Arch A Pathol Anat Histol.* 1981; 393: 183-192.
999. Gould VE, Bloom KJ, Franke WW, et al. Increased numbers of cytokeratin-positive interstitial reticulum cells(CIRC) in reactive, inflammatory and neoplastic lymphadenopathies: hyperplasia or induced expression? *Virchows Arch.* 1995; 425(6): 617-629.
1000. Hui PK, Feller AC, Kaiserling E, et al. Skin tumor of T accessory cells(interdigitating reticulum cells) with high content of T lymphocytes. *Am J Dermatopathol.* 1987; 9(2): 129-137.
1001. Luk IS, Shek TW, Tang VW, Ng WF. Interdigitating dendritic cell tumor of the testis: a novel testicular spindle cell neoplasm. *Am J Surg Pathol.* 1999; 23(9): 1141-1148.
1002. Miettinen M, Fletcher CD, Lasota J. True histiocytic lymphoma of small intestine. Analysis of two S-100 protein-positive cases with features of interdigitating reticulum cell sarcoma. *Am J Clin Pathol.* 1993; 100(3): 285-292.
1003. van den Oord JJ, de Wolf-Peeters C, de Vos R, et al. Sarcoma arising from interdigitating reticulum cells: report of a case, studied with light and electron microscopy, and enzyme- and immunohistochemistry. *Histopathology.* 1986; 10(5): 509-523.
1004. Yamakawa M, Matsuda M, Imai Y, et al. Lymph node interdigitating cell sarcoma. A case report. *Am J Clin Pathol.* 1992; 97(1): 139-146.
1005. Favara BE. Langerhans'cell histiocytosis pathobiology and pathogenesis. *Semin Oncol.* 1991; 18(1): 3-7.
1006. Lieberman PH, Jones CR, Steinman RM, et al. Langerhans cell(eosinophilic) granulomatosis. A clinicopathologic study encompassing 50 years. *Am J Surg Pathol.* 1996; 20(5): 519-552.
1007. Nezelof C, Basset F. From histiocytosis X to Langerhans cell histiocytosis: a personal account. *Int J Surg Pathol.* 2001; 9(2): 137-146.
1008. Beckstead JH, Wood GS, Turner RR. Histiocytosis X cells and Langerhans cells: enzyme histochemical and immunologic similarities. *Hum Pathol.* 1984; 15(9): 826-833.
1009. Anjuere F, del Hoyo GM, Martin P, Ardavin C. Langerhans cells develop from a lymphoid-committed precursor. *Blood.* 2000; 96(5): 1633-1637.
1010. Magni M, Di Nicola M, Carlo-Stella C, et al. Identical rearrangement of immunoglobulin heavy chain gene in neoplastic Langerhans cells and B-lymphocytes: evidence for a common precursor. *Leuk Res.* 2002; 26(12): 1131-1133.
1011. Chen W, Wang J, Wang E, et al. Detection of clonal lymphoid receptor gene rearrangements in langerhans cell histiocytosis. *Am J Surg Pathol.* 2010; 34(7): 1049-1057.
1012. Herzog KM, Tubbs RR. Langerhans cell histiocytosis. *Adv Anat Pathol.* 1998; 5(6): 347-358.
1013. Pinkus GS, Lones MA, Matsumura F, et al. Langerhans cell histiocytosis immunohistochemical expression of fascin, a dendritic cell marker. *Am J Clin Pathol.* 2002; 118(3): 335-343.
1014. Santamaria M, Llamas L, Ree HJ, et al. Expression of sialylated Leu-M1 antigen in histiocytosis X. *Am J Clin Pathol.* 1988; 89(2): 211-216.
1015. Hage C, Willman CL, Favara BE, Isaacson PG. Langerhans'cell histiocytosis (histiocytosis X): immunophenotype and growth fraction. *Hum Pathol.* 1993; 24(8): 840-845.
1016. Paulli M, Feller AC, Boveri E, et al. Cathepsin D and E co-expression in sinus histiocytosis with massive lymphadenopathy (Rosai-Dorfman disease) and Langerhans ' cell histiocytosis: further evidences of a phenotypic overlap between these histiocytic disorders. *Virchows Arch.* 1994; 424(6): 601-606.
1017. Ree HJ, Kadin ME. Peanut agglutinin. A useful marker for histiocytosis X and interdigitating reticulum cells. *Cancer.* 1986; 57(2): 282-287.
1018. Emile JF, Wechsler J, Brousse N, et al. Langerhans'cell histiocytosis. Definitive diagnosis with the use of monoclonal antibody O10 on routinely Paraffin-embedded samples. *Am J Surg Pathol.* 1995; 19(6): 636-641.
1019. Lau SK, Chu PG, Weiss LM. Immunohistochemical expression of Langerin in Langerhans cell histiocytosis and non-Langerhans cell histiocytic disorders. *Am J Surg Pathol.* 2008; 32(4): 615-619.
1020. Sholl LM, Hornick JL, Pinkus JL, et al. Immunohistochemical analysis of langerin in langerhans cell histiocytosis and pulmonary inflammatory and infectious diseases. *Am J Surg Pathol.* 2007; 31(6): 947-952.
1021. Mierau GW, Favara BE, Brenman JM. Electron microscopy in histiocytosis X. *Ultrastruct Pathol.* 1982; 3(2): 137-142.
1022. Vernon ML, Fountain L, Krebs HM, et al. Birbeck granules(Langerhans'cell granules) in human lymph nodes. *Am J Clin Pathol.* 1973; 60(6): 771-779.
1023. Ornvold K, Nielsen MH, Clausen N. Disseminated histiocytosis X. A clinical and immunohistochemical retrospective study. *Acta Pathol Microbiol Immunol Scand A.* 1985; 93(6): 311-316.

1024. Giona F, Caruso R, Testi AM, et al. Langerhans'cell histiocytosis in adults: a clinical and therapeutic analysis of 11 patients from a single institution. *Cancer.* 1997; 80(9): 1786-1791.

1025. Howarth DM, Gilchrist GS, Mullan BP, et al. Langerhans cell histiocytosis: diagnosis, natural history, management, and outcome. *Cancer.* 1999; 85(10): 2278-2290.

1026. Komp DM. Concepts in staging and clinical studies for treatment of Langerhans'cell histiocytosis. *Semin Oncol.* 1991; 18(1): 18-23.

1027. Lahey ME. Prognostic factors in histiocytosis X. *Am J Pediatr Hematol Oncol.* 1981; 3(1): 57-60.

1028. Risdall RJ, Dehner LP, Duray P, et al. Histiocytosis X(Langerhans'cell histiocytosis). Prognostic role of histopathology. *Arch Pathol Lab Med.* 1983; 107(2): 59-63.

1029. Bingham EA, Bridges JM, Kelly AM, et al. Letterer-Siwe disease: a study of thirteen cases over a 21—year period. *Br J Dermatol.* 1982; 106(2): 205-209.

1030. Hashimoto K, Griffin D, Kohsbaki M. Self-healing reticulohistiocytosis: a clinical, histologic, and ultrastructural study of the fourth case in the literature. *Cancer.* 1982; 49(2): 331-337.

1031. Motoi M, Helbron D, Kaiserling E, Lennert K. Eosinophilic granuloma of lymph nodes—a variant of histiocytosis X. *Histopathology.* 1980; 4(6): 585-606.

1032. Reid H, Fox H, Whittaker JS. Eosinophilic granuloma of lymph nodes. *Histopathology.* 1977; 1(1): 31-37.

1033. Williams JW, Dorfman RF. Lymphadenopathy as the initial manifestation of histiocytosis X. *Am J Surg Pathol.* 1979; 3(5): 405-421.

1034. Edelweiss M, Medeiros LJ, Suster S, Moran CA. Lymph node involvement by Langerhans cell histiocytosis: a clinicopathologic and immunohistochemical study of 20 cases. *Hum Pathol.* 2007; 38(10): 1463-1469.

1035. Burns BF, Colby TV, Dorfman RF. Langerhans'cell granulomatosis (histiocytosis X) associated with malignant lymphomas. *Am J Surg Pathol.* 1983; 7(6): 529-533.

1036. Kjeldsberg CR, Kim H. Eosinophilic granuloma as an incidental finding in malignant lymphoma. *Arch Pathol Lab Med.* 1980; 104(3): 137-140.

1037. Christie LJ, Evans AT, Bray SE, et al. Lesions resembling Langerhans cell histiocytosis in association with other lymphoproliferative disorders: a reactive or neoplastic phenomenon? *Hum Pathol.* 2006; 37(1): 32-39.

1038. Neumann MP, Frizzera G. The coexistence of Langerhans'cell granulomatosis and malignant lymphoma may take different forms: report of seven cases with a review of the literature. *Hum Pathol.* 1986; 17(10): 1060-1065.

1039. Axiotis CA, Merino MJ, Duray PH. Langerhans cell histiocytosis of the female genital tract. *Cancer.* 1991; 67(6): 1650-1660.

1040. Gilcrease MZ, Rajan B, Ostrowski ML, et al. Localized thymic Langerhans'cell histiocytosis and its relationship with myasthenia gravis. Immunohistochemical, ultrastructural, and cytometric studies. *Arch Pathol Lab Med.* 1997; 121(2): 134-138.

1041. Kaplan KJ, Goodman ZD, Ishak KG. Liver involvement in Langerhans'cell histiocytosis: a study of nine cases. *Mod Pathol.* 1999; 12(4): 370-378.

1042. Meehan SA, Smoller BR. Cutaneous Langerhans cell histiocytosis of the genitalia in the elderly: a report of three cases. *J Cutan Pathol.* 1998; 25(7): 370-374.

1043. Otis CN, Fischer RA, Johnson N, et al. Histiocytosis X of the vulva: a case report and review of the Scliterature. *Obstet Gynecol.* 1990; 75(3 Pt 2): 555-558.

1044. Thompson LD, Wenig BM, Adair CF, et al. Langerhans cell histiocytosis of the thyroid: a series of seven cases and a review of the literature. *Mod Pathol.* 1996; 9(2): 145-149.

1045. Richmond I, Eyden BP, Banerjee SS. Intranodal Langerhans'cell histiocytosis associated with malignant melanoma. *Histopathology.* 1995; 26(4): 380-382.

1046. Safali M, McCutcheon JM, Wright DH. Langerhans cell histiocytosis of lymph nodes: draining a papillary carcinoma of the thyroid. *Histopathology.* 1997; 30(6): 599-603.

1047. Berg LC, Norelle A, Morgan WA, Washa DM. Cat-scratch disease simulating Histiocytosis X. *Hum Pathol.* 1998; 29(6): 649-651.

1048. Leahy MA, Krejci SM, Friednash M, et al. Human herpesvirus 6 is present in lesions of Langerhans cell histiocytosis. *J Invest Dermatol.* 1993; 101(5): 642-645.

1049. McClain K, Jin H, Gresik V, Favara B. Langerhans cell histiocytosis: lack of a viral etiology. *Am J Hematol.* 1994; 47(1): 16-20.

1050. Yousem SA, Colby TV, Chen YY, et al. Pulmonary Langerhans'cell histiocytosis: molecular analysis of clonality. *Am J Surg Pathol.* 2001; 25(5): 630-636.

1051. Roden AC, Hu X, Kip S, et al. BRAF V600E expression in Langerhans cell histiocytosis: clinical and immunohistochemical study on 25 pulmonary and 54 extrapulmonary cases. *Am J Surg Pathol.* 2014; 38(4): 548-551.

1052. Rollins BJ. Genomic alterations in Langerhans cell histiocytosis. *Hematol Oncol Clin North Am.* 2015; 29(5): 839-851.

1053. Nelson DS, van Halteren A, Quispel WT, et al. MAP2K1 and MAP3K1 mutations in Langerhans cell histiocytosis. *Genes Chromosomes Cancer.* 2015; 54(6): 361-368.

1054. Badalian-Very G, Vergilio JA, Degar BA, et al. Recurrent BRAF mutations in Langerhans cell histiocytosis. *Blood.* 2010; 116(11): 1919-1923.

1055. Murakami I, Gogusev J, Fournet JC, et al. Detection of molecular cytogenetic aberrations in langerhans cell histiocytosis of bone. *Hum Pathol.* 2002; 33(5): 555-560.

1056. Brabencova E, Tazi A, Lorenzato M, et al. Langerhans cells in Langerhans cell granulomatosis are not actively proliferating cells. *Am J Pathol.* 1998; 152(5): 1143-1149.

1057. Ben-Ezra J, Bailey A, Azumi N, et al. Malignant histiocytosis X. A distinct clinicopathologic entity. *Cancer.* 1991; 68(5): 1050-1060.

1058. Terracciano L, Kocher T, Cathomas G, et al. Langerhans cell histiocytosis of the stomach with atypical morphological features. *Pathol Int.* 1999; 49(6): 553-556.

1059. Wood C, Wood GS, Deneau DG, et al. Malignant histiocytosis X. Report of a rapidly fatal case in an elderly man. *Cancer.* 1984; 54(2): 347-352.

1060. Ferringer T, Banks PM, Metcalf JS. Langerhans cell sarcoma. *Am J Dermatopathol.* 2006; 28(1): 36-39.

1061. Berti E, Gianotti R, Alessi E. Unusual cutaneous histiocytosis expressing an intermediate immunophenotype between Langerhans'cells and dermal macrophages. *Arch Dermatol.* 1988; 124(8): 1250-1253.

1062. Rezk SA, Spagnolo DV, Brynes RK, Weiss LM. Indeterminate cell tumor: a rare dendritic neoplasm. *Am J Surg Pathol.* 2008; 32(12): 1868-1876.

1063. Brown RA, Kwong BY, McCalmont TH, et al. ETV3-NCOA2 in indeterminate cell histiocytosis: clonal translocation supports sui generis. *Blood.* 2015; 126(20): 2344-2345.

1064. Kenn W, Eck M, Allolio B, et al. Erdheim-Chester disease: evidence for a disease entity different from Langerhans cell histiocytosis? Three cases with detailed radiological and immunohistochemical analysis. *Hum Pathol.* 2000; 31(6): 734-739.

1065. Copie-Bergman C, Wotherspoon AC, Norton AJ, et al. True histiocytic lymphoma: a morphologic, immunohistochemical, and molecular genetic study of 13 cases. *Am J Surg Pathol.* 1998; 22(11): 1386-1392.

1066. Franchino C, Reich C, Distenfeld A, et al. A clinicopathologically distinctive primary splenic histiocytic neoplasm. Demonstration of its histiocyte derivation by immunophenotypic and molecular genetic analysis. *Am J Surg Pathol.* 1988; 12(5): 398-404.

1067. Hornick JL, Jaffe ES, Fletcher CD. Extranodal histiocytic sarcoma: clinicopathologic analysis of 14 cases of a rare epithelioid malignancy. *Am J Surg Pathol.* 2004; 28(9): 1133-1144.

1068. Milchgrub S, Kamel OW, Wiley E, et al. Malignant histiocytic neoplasms of the small intestine. *Am J Surg Pathol.* 1992; 16(1): 11-20.

1069. Soria C, Orradre JL, Garcia-Almagro D, et al. True histiocytic lymphoma(monocytic sarcoma). *Am J Dermatopathol.* 1992; 14(6): 511-517.

1070. Martin Rodilla C, Fernandez Acenero J, Pena Mayor L, Alvarez Carmona A. True histiocytic lymphoma as a second neoplasm in a follicular centroblastic-centrocytic lymphoma. *Pathol Res Pract.* 1997; 193(4): 319-322.

1071. Hanson CA, Jaszcz W, Kersey JH, et al. True histiocytic lymphoma: histopathologic, immunophenotypic and genotypic analysis. *Br J Haematol.* 1989; 73(2): 187-198.

1072. Hsu SM, Ho YS, Hsu PL. Lymphomas of true histiocytic origin. Expression of different phenotypes in so-called true histiocytic lymphoma and malignant histiocytosis. *Am J Pathol.* 1991; 138(6): 1389-1404.

1073. Ralfkiaer E, Delsol G, O'Connor NT, et al. Malignant lymphomas of true histiocytic origin. A clinical, histological, immunophenotypic and genotypic study. *J Pathol.* 1990; 160(1): 9-17.

1074. Castro EC, Blazquez C, Boyd J, et al. Clinicopathologic features of histiocytic lesions following ALL, with a review of the literature. *Pediatr Dev Pathol.* 2010; 13(3): 225-237.

1075. Feldman AL, Berthold F, Arceci RJ, et al. Clonal relationship between precursor T-lymphoblastic leukaemia/lymphoma and Langerhans-cell histiocytosis. *Lancet Oncol.* 2005; 6(6): 435-437.

1076. Feldman AL, Minniti C, Santi M, et al. Histiocytic sarcoma after acute lymphoblastic leukaemia: a common clonal origin. *Lancet Oncol.* 2004; 5(4): 248-250.

1077. Almagro UA, Choi H, Rouse TM. Hemangioma in a lymph node. *Arch Pathol Lab Med.* 1985; 109(6): 576-578.

1078. Goldstein J, Bartal N. Hemangioendothelioma of the lymph node: a case report. *J Surg Oncol.* 1985; 28(4): 314-317.

1079. Chan JK, Frizzera G, Fletcher CD, Rosai J. Primary vascular tumors of lymph nodes other than Kaposi's sarcoma. Analysis of 39 cases and delineation of two new entities. *Am J Surg Pathol.* 1992; 16(4): 335-350.

1080. Cho NH, Yang WI, Lee WJ. Spindle and epithelioid haemangioendothelioma of the inguinal lymph nodes. *Histopathology.* 1997; 30(6): 595-598.

1081. Silva EG, Phillips MJ, Langer B, Ordonez NG. Spindle and histiocytoid(epithelioid) hemangioendothelioma. Primary in lymph node. *Am J Clin Pathol.* 1986; 85(6): 731-735.
1082. Tsang WY, Chan JK, Dorfman RF, Rosai J. Vasoproliferative lesions of the lymph node. *Pathol Annu.* 1994; 29(Pt 1): 63-133.
1083. Chan JK, Lewin KJ, Lombard CM, et al. Histopathology of bacillary angiomatosis of lymph node. *Am J Surg Pathol.* 1991; 15(5): 430-437.
1084. Cockerell CJ, Whitlow MA, Webster GF, Friedman-Kien AE. Epithelioid angiomatosis: a distinct vascular disorder in patients with the acquired immunodeficiency syndrome or AIDS-related complex. *Lancet.* 1987; 2(8560): 654-656.
1085. Perez-Piteira J, Ariza A, Mate JL, et al. Bacillary angiomatosis: a gross mimicker of malignancy. *Histopathology.* 1995; 26(5): 476-478.
1086. Jabcuga CE, Jin L, Macon WR, et al. Broadening the morphologic spectrum of *Bartonella henselae* lymphadenitis: analysis of 100 molecularly characterized cases. *Am J Surg Pathol.* 2016; 40(3): 342-347.
1087. Haferkamp O, Rosenau W, Lennert K. Vascular transformation of lymph node sinuses due to venous obstruction. *Arch Pathol.* 1971; 92(2): 81-83.
1088. Ostrowski ML, Siddiqui T, Barnes RE, Howton MJ. Vascular transformation of lymph node sinuses. A process displaying a spectrum of histologic features. *Arch Pathol Lab Med.* 1990; 114(7): 656-660.
1089. Fayemi AO, Toker C. Nodal angiomatosis. *Arch Pathol.* 1975; 99(3): 170-172.
1090. Lott MF, Davies JD. Lymph node hypervascularity: haemangiomatoid lesions and pan-nodal vasodilatation. *J Pathol.* 1983; 140(3): 209-219.
1091. Chan JK, Warnke RA, Dorfman R. Vascular transformation of sinuses in lymph nodes. A study of its morphological spectrum and distinction from Kaposi's sarcoma. *Am J Surg Pathol.* 1991; 15(8): 732-743.
1092. Cook PD, Czerniak B, Chan JK, et al. Nodular spindle-cell vascular transformation of lymph nodes. A benign process occurring predominantly in retroperitoneal lymph nodes draining carcinomas that can simulate Kaposi's sarcoma or metastatic tumor. *Am J Surg Pathol.* 1995; 19(9): 1010-1020.
1093. Le Jan S, Amy C, Cazes A, et al. Angiopoietin-like 4 is a proangiogenic factor produced during ischemia and in conventional renal cell carcinoma. *Am J Pathol.* 2003; 162(5): 1521-1528.
1094. Steinmann G, Foldi E, Foldi M, et al. Morphologic findings in lymph nodes after occlusion of their efferent lymphatic vessels and veins. *Lab Invest.* 1982; 47(1): 43-50.
1095. Kazakov DV, Hes O, Hora M, et al. Primary intranodal cellular angiolipoma. *Int J Surg Pathol.* 2005; 13(1): 99-101.
1096. O'Connell KM. Kaposi's sarcoma in lymph nodes: histological study of lesions from 16 cases in Malawi. *J Clin Pathol.* 1977; 30(8): 696-703.
1097. Bonzanini M, Togni R, Barabareschi M, et al. Primary Kaposi's sarcoma of intraparotid lymph node. *Histopathology.* 1992; 21(5): 489-491.
1098. Fukunaga M, Silverberg SG. Hyaline globules in Kaposi's sarcoma: a light microscopic and immunohistochemical study. *Mod Pathol.* 1991; 4(2): 187-190.
1099. Weshler Z, Leviatan A, Krasnokuki D, Kopolovitch J. Primary Kaposi's sarcoma in lymph nodes concurrent with chronic lymphatic leukemia. *Am J Clin Pathol.* 1979; 71(2): 234-237.
1100. Brunning RD, McKenna RW, Rosai J, et al. Systemic mastocytosis. Extracutaneous manifestations. *Am J Surg Pathol.* 1983; 7(5): 425-438.
1101. Lennert K, Parwaresch MR. Mast cells and mast cell neoplasia: a review. *Histopathology.* 1979; 3(5): 349-365.
1102. Arber DA, Tamayo R, Weiss LM. Paraffin section detection of the c-kit gene product (CD117) in human tissues: value in the diagnosis of mast cell disorders. *Hum Pathol.* 1998; 29(5): 498-504.
1103. Craig SS, DeBlois G, Schwartz LB. Mast cells in human keloid, small intestine, and lung by an immunoperoxidase technique using a murine monoclonal antibody against tryptase. *Am J Pathol.* 1986; 124(3): 427-435.
1104. Horny HP, Menke DM, Kaiserling E. Neoplastic human tissue mast cells express the adhesion molecule CD44/HCAM. *Virchows Arch.* 1996; 429(2-3): 91-94.
1105. Horny HP, Sillaber C, Menke D, et al. Diagnostic value of immunostaining for tryptase in patients with mastocytosis. *Am J Surg Pathol.* 1998; 22(9): 1132-1140.
1106. Hudock J, Chatten J, Miettinen M. Immunohistochemical evaluation of myeloid leukemia infiltrates(granulocytic sarcomas) in formaldehyde-fixed, Paraffin-embedded tissue. *Am J Clin Pathol.* 1994; 102(1): 55-60.
1107. Li WV, Kapadia SB, Sonmez-Alpan E, Swerdlow SH. Immunohistochemical characterization of mast cell disease in Paraffin sections using tryptase, CD68, myeloperoxidase, lysozyme, and CD20 antibodies. *Mod Pathol.* 1996; 9(10): 982-988.
1108. Yang F, Tran TA, Carlson JA, et al. Paraffin section immunophenotype of cutaneous and extracutaneous mast cell disease: comparison to other hematopoietic neoplasms. *Am J Surg Pathol.* 2000; 24(5): 703-709.
1109. Menasce LP, Banerjee SS, Beckett E, Harris M. Extra-medullary myeloid tumour (granulocytic sarcoma) is often misdiagnosed: a study of 26 cases. *Histopathology.* 1999; 34(5): 391-398.
1110. Audouin J, Comperat E, Le Tourneau A, et al. Myeloid sarcoma: clinical and morphologic criteria useful for diagnosis. *Int J Surg Pathol.* 2003; 11(4): 271-282.
1111. Roth MJ, Medeiros LJ, Elenitoba-Johnson K, et al. Extramedullary myeloid cell tumors. An immunohistochemical study of 29 cases using routinely fixed and processed Paraffin-embedded tissue sections. *Arch Pathol Lab Med.* 1995; 119(9): 790-798.
1112. Channer JL, Davies JD. Smooth muscle proliferation in the hilum of superficial lymph nodes. *Virchows Arch A Pathol Anat Histopathol.* 1985; 406(3): 261-270.
1113. Brecher ME, Gill WB, Straus FH 2nd. Angiomyolipoma with regional lymph node involvement and long-term follow-up study. *Hum Pathol.* 1986; 17(9): 962-963.
1114. Corrin B, Liebow AA, Friedman PJ. Pulmonary lymphangiomyomatosis. A review. *Am J Pathol.* 1975; 79(2): 348-382.
1115. Horie A, Ishii N, Matsumoto M, et al. Leiomyomatosis in the pelvic lymph node and peritoneum. *Acta Pathol Jpn.* 1984; 34(4): 813-819.
1116. Mazzoleni G, Salerno A, Santini D, et al. Leiomyomatosis in pelvic lymph nodes. *Histopathology.* 1992; 21(6): 588-589.
1117. Starasoler L, Vuitch F, Albores-Saavedra J. Intranodal leiomyoma. Another distinctive primary spindle cell neoplasm of lymph node. *Am J Clin Pathol.* 1991; 95(6): 858-862.
1118. Barbareschi M, Mariscotti C, Ferrero S, Pignatiello U. Intranodal haemorrhagic spindle cell tumour: a benign Kaposi-like nodal tumour. *Histopathology.* 1990; 17(1): 93-96.
1119. Fletcher CD, Stirling RW. Intranodal myofibroblastoma presenting in the submandibular region: evidence of a broader clinical and histological spectrum. *Histopathology.* 1990; 16(3): 287-293.
1120. Hisaoka M, Hashiomoto H, Daimaru Y. Intranodal palisaded myofibroblastoma with so-called amianthoid fibers: a report of two cases with a review of the literature. *Pathol Int.* 1998; 48(4): 307-312.
1121. Lee JY, Abell E, Shevechik GJ. Solitary spindle cell tumor with myoid differentiation of the lymph node. *Arch Pathol Lab Med.* 1989; 113(5): 547-550.
1122. Suster S, Rosai J. Intranodal hemorrhagic spindle-cell tumor with "amianthoid" fibers. Report of six cases of a distinctive mesenchymal neoplasm of the inguinal region that simulates Kaposi's sarcoma. *Am J Surg Pathol.* 1989; 13(5): 347-357.
1123. Weiss SW, Gnepp DR, Bratthauer GL. Palisaded myofibroblastoma. A benign mesenchymal tumor of lymph node. *Am J Surg Pathol.* 1989; 13(5): 341-346.
1124. Michal M, Chlumska A, Povysilova V. Intranodal "amianthoid" myofibroblastoma. Report of six cases immunohistochemical and electron microscopical study. *Pathol Res Pract.* 1992; 188(1-2): 199-204.
1125. Skalova A, Michal M, Chlumska A, Leivo I. Collagen composition and ultrastructure of the so-called amianthoid fibres in palisaded myofibroblastoma. Ultrastructural and immunohistochemical study. *J Pathol.* 1992; 167(3): 335-340.
1126. Tanda F, Massarelli G, Cossu A, et al. Primary spindle cell tumor of lymph node with "amianthoid" fibers: a histological, immunohistochemical and ultrastructural study. *Ultrastruct Pathol.* 1993; 17(2): 195-205.
1127. White JE, Chan YF, Miller MV. Intranodal leiomyoma or myofibroblastoma: an identical lesion? *Histopathology.* 1995; 26(2): 188-190.
1128. Creager AJ, Garwacki CP. Recurrent intranodal palisaded myofibroblastoma with metaplastic bone formation. *Arch Pathol Lab Med.* 1999; 123(5): 433-436.
1129. Davis RE, Warnke RA, Dorfman RF. Inflammatory pseudotumor of lymph nodes. Additional observations and evidence for an inflammatory etiology. *Am J Surg Pathol.* 1991; 15(8): 744-756.
1130. Facchetti F, De Wolf Peeters C, De Wever I, Frizzera G. Inflammatory pseudotumor of lymph nodes. Immunohistochemical evidence for its fibrohistiocytic nature. *Am J Pathol.* 1990; 137(2): 281-289.
1131. Kemper CA, Davis RE, Deresinski SC, Dorfmann RF. Inflammatory pseudotumor of intra-abdominal lymph nodes manifesting as recurrent fever of unknown origin: a case report. *Am J Med.* 1991; 90(4): 519-523.
1132. Kojima M, Nakamura S, Shimizu K, et al. Inflammatory pseudotumor of lymph nodes: clinicopathologic and immunohistological study of 11 Japanese cases. *Int J Surg Pathol.* 2001; 9(3): 207-214.
1133. Perrone T, De Wolf-Peeters C, Frizzera G. Inflammatory pseudotumor of lymph nodes. A distinctive pattern of nodal reaction. *Am J Surg Pathol.* 1988; 12(5): 351-361.
1134. Moran CA, Suster S, Abbondanzo SL. Inflammatory pseudotumor of lymph nodes: a study of 25 cases with emphasis on morphological heteroge-

neity. *Hum Pathol.* 1997; 28(3): 332-338.
1135. Arber DA, Kamel OW, van de Rijn M, et al. Frequent presence of the Epstein-Barr virus in inflammatory pseudotumor. *Hum Pathol.* 1995; 26(10): 1093-1098.
1136. Argani P, Ghossein R, Rosai J. Anthracotic and anthracosilicotic spindle cell pseudotumors of mediastinal lymph nodes: report of five cases of a reactive lesion that stimulates malignancy. *Hum Pathol.* 1998; 29(8): 851-855.
1137. Pulitzer MP, Gerami P, Busam K. Solar elastotic material in dermal lymphatics and lymph nodes. *Am J Surg Pathol.* 2010; 34(10): 1492-1497.
1138. Longo S. Benign lymph node inclusions. *Hum Pathol.* 1976; 7(3): 349-354.
1139. Brown RB, Gaillard RA, Turner JA. The significance of aberrant or heterotopic parotid gland tissue in lymph nodes. *Ann Surg.* 1953; 138(6): 850-856.
1140. Arai T, Kino I, Nakamura S, Ogawa H. Epidermal inclusions in abdominal lymph nodes. Report of two cases studied immunohistochemically. *Acta Pathol Jpn.* 1992; 42(2): 126-129.
1141. Micheau C, Cachin Y, Caillou B. Cystic metastases in the neck revealing occult carcinoma of the tonsil. A report of six cases. *Cancer.* 1974; 33(1): 228-233.
1142. Covell LM, Disciullo AJ, Knapp RC. Decidual change in pelvic lymph nodes in the presence of cervical squamous cell carcinoma during pregnancy. *Am J Obstet Gynecol.* 1977; 127(6): 674-676.
1143. Koss LG. Miniature adenoacanthoma arising in an endometriotic cyst in an obturator lymph node: report of first case. *Cancer.* 1963; 16: 1369-1372.
1144. Maassen V, Hiller K. Glandular inclusions in lymph nodes: pattern of distribution and metaplastic transformation. *Arch Gynecol Obstet.* 1994; 255(1): 1-8.
1145. Ehrmann RL, Federschneider JM, Knapp RC. Distinguishing lymph node metastases from benign glandular inclusions in low-grade ovarian carcinoma. *Am J Obstet Gynecol.* 1980; 136(6): 737-746.
1146. Moore WF, Bentley RC, Berchuck A, Robboy SJ. Some mullerian inclusion cysts in lymph nodes may sometimes be metastases from serous borderline tumors of the ovary. *Am J Surg Pathol.* 2000; 24(5): 710-718.
1147. Johnson WT, Helwig EB. Benign nevus cells in the capsule of lymph nodes. *Cancer.* 1969; 23(3): 747-753.
1148. Azzopardi JG, Ross CM, Frizzera G. Blue naevi of lymph node capsule. *Histopathology.* 1977; 1(6): 451-461.
1149. Argani P, Rosai J. Hyperplastic mesothelial cells in lymph nodes: report of six cases of a benign process that can stimulate metastatic involvement by mesothelioma or carcinoma. *Hum Pathol.* 1998; 29(4): 339-346.
1150. Brooks JS, LiVolsi VA, Pietra GG. Mesothelial cell inclusions in mediastinal lymph nodes mimicking metastatic carcinoma. *Am J Clin Pathol.* 1990; 93(6): 741-748.
1151. Parkash V, Vidwans M, Carter D. Benign mesothelial cells in mediastinal lymph nodes. *Am J Surg Pathol.* 1999; 23(10): 1264-1269.
1152. Sussman J, Rosai J. Lymph node metastasis as the initial manifestation of malignant mesothelioma. Report of six cases. *Am J Surg Pathol.* 1990; 14(9): 819-828.
1153. Edlow DW, Carter D. Heterotopic epithelium in axillary lymph nodes: report of a case and review of the literature. *Am J Clin Pathol.* 1973; 59(5): 666-673.
1154. Maiorano E, Mazzarol GM, Pruneri G, et al. Ectopic breast tissue as a possible cause of false-positive axillary sentinel lymph node biopsies. *Am J Surg Pathol.* 2003; 27(4): 513-518.
1155. Turner DR, Millis RR. Breast tissue inclusions in axillary lymph nodes. *Histopathology.* 1980; 4(6): 631-636.
1156. Fisher CJ, Hill S, Millis RR. Benign lymph node inclusions mimicking metastatic carcinoma. *J Clin Pathol.* 1994; 47(3): 245-247.
1157. Holdsworth PJ, Hopkinson JM, Leveson SH. Benign axillary epithelial lymph node inclusions—a histological pitfall. *Histopathology.* 1988; 13(2): 226-228.
1158. Fellegara G, Carcangiu ML, Rosai J. Benign epithelial inclusions in axillary lymph nodes: report of 18 cases and review of the literature. *Am J Surg Pathol.* 2011; 35(8): 1123-1133.
1159. Magrina JF, Symmonds RE, Dahlin DC. Pelvic "lipolymph nodes": a consideration in the differential diagnosis of pelvic masses. *Am J Obstet Gynecol.* 1980; 136(6): 727-731.
1160. Davies JD, Stansfeld AG. Spontaneous infarction of superficial lymph nodes. *J Clin Pathol.* 1972; 25(8): 689-696.
1161. Mahy NJ, Davies JD. Ischaemic changes in human mesenteric lymph nodes. *J Pathol.* 1984; 144(4): 257-267.
1162. Davies JD, Webb AJ. Segmental lymph-node infarction after fine-needle aspiration. *J Clin Pathol.* 1982; 35(8): 855-857.
1163. Shah KH, Kisilevsky R. Infarction of the lymph nodes: a cause of a palisading macrophage reaction mimicking necrotizing granulomas. *Hum Pathol.* 1978; 9(5): 597-599.
1164. Kojima M, Nakamura S, Sugihara S, et al. Lymph node infarction associated with infectious mononucleosis: report of a case resembling lymph node infarction associated with malignant lymphoma. *Int J Surg Pathol.* 2002; 10(3): 223-226.
1165. Cleary KR, Osborne BM, Butler JJ. Lymph node infarction foreshadowing malignant lymphoma. *Am J Surg Pathol.* 1982; 6(5): 435-442.
1166. Maurer R, Schmid U, Davies JD, et al. Lymph-node infarction and malignant lymphoma: a multicentre survey of European, English and American cases. *Histopathology.* 1986; 10(6): 571-588.
1167. Strauchen JA, Miller LK. Lymph node infarction. An immunohistochemical study of 11 cases. *Arch Pathol Lab Med.* 2003; 127(1): 60-63.
1168. Vega F, Lozano MD, Alcalde J, Pardo-Mindan FJ. Utility of immunophenotypic and immunogenotypic analysis in the study of necrotic lymph nodes. *Virchows Arch.* 1999; 434(3): 245-248.
1169. Banerjee D, Mills DM, Hearn SA, et al. Proteinaceous lymphadenopathy due to monoclonal nonamyloid immunoglobulin deposit disease. *Arch Pathol Lab Med.* 1990; 114(1): 34-39.
1170. Truong LD, Cartwright J Jr, Goodman MD, Woznicki D. Silicone lymphadenopathy associated with augmentation mammaplasty. Morphologic features of nine cases. *Am J Surg Pathol.* 1988; 12(6): 484-491.
1171. Albores-Saavedra J, Vuitch F, Delgado R, et al. Sinus histiocytosis of pelvic lymph nodes after hip replacement. A histiocytic proliferation induced by cobalt-chromium and titanium. *Am J Surg Pathol.* 1994; 18(1): 83-90.
1172. Didolkar MS, Fanous N, Elias EG, Moore RH. Metastatic carcinomas from occult primary tumors. A study of 254 patients. *Ann Surg.* 1977; 186(5): 625-630.
1173. Haagensen CD, Feind CR, Herter FP, et al. *The Lymphatics in Cancer.* Philadelphia, PA: WB Saunders; 1972.
1174. Willis RA. *The Spread of Tumours in the Human Body.* Stoneham, MA: Butterworth; 1973.
1175. Giffler RF, Gillespie JJ, Ayala AG, Newland JR. Lymphoepithelioma in cervical lymph nodes of children and young adults. *Am J Surg Pathol.* 1977; 1: 293-302.
1176. Batsakis JG. The pathology of head and neck tumors: the occult primary and metastases to the head and neck, part 10. *Head Neck Surg.* 1981; 3(5): 409-423.
1177. Lindberg R. Distribution of cervical lymph node metastases from squamous cell carcinoma of the upper respiratory and digestive tracts. *Cancer.* 1972; 29(6): 1446-1449.
1178. Mancuso AA, Hanafee WN. Elusive head and neck carcinomas beneath intact mucosa. *Laryngoscope.* 1983; 93(2): 133-139.
1179. Silverman C, Marks JE. Metastatic cancer of unknown origin: epidermoid and undifferentiated carcinomas. *Semin Oncol.* 1982; 9(4): 435-441.
1180. Markman M. Metastatic adenocarcinoma of unknown primary site: analysis of 245 patients seen at The Johns Hopkins Hospital from 1965 to 1979. *Med Pediatr Oncol.* 1982; 10(6): 569-574.
1181. Cervin JR, Silverman JF, Loggie BW, Geisinger KR. Virchow's node revisited. Analysis with clinicopathologic correlation of 152 fine-needle aspiration biopsies of supraclavicular lymph nodes. *Arch Pathol Lab Med.* 1995; 119(8): 727-730.
1182. Copeland EM, McBride CM. Axillary metastases from unknown primary sites. *Ann Surg.* 1973; 178(1): 25-27.
1183. Feigenberg Z, Zer M, Dintsman M. Axillary metastases from an unknown primary source. *Isr J Med Sci.* 1976; 12(10): 1153-1158.
1184. Clary CF, Michel RP, Wang NS, Hanson RE. Metastatic carcinoma. The lung as the site for the clinically undiagnosed primary. *Cancer.* 1983; 51(2): 362-366.
1185. Zaren HA, Copeland EM 3rd. Inguinal node metastases. *Cancer.* 1978; 41(3): 919-923.
1186. Hoda SA, Resetkova E, Yusuf Y, et al. Megakaryocytes mimicking metastatic breast carcinoma. *Arch Pathol Lab Med.* 2002; 126(5): 618-620.
1187. Guerrero-Medrano J, Delgado R, Albores-Saavedra J. Signet-ring sinus histiocytosis: a reactive disorder that mimics metastatic adenocarcinoma. *Cancer.* 1997; 80(2): 277-285.
1188. De Petris G, Lev R, Siew S. Peritumoral and nodal muciphages. *Am J Surg Pathol.* 1998; 22(5): 545-549.
1189. Groisman GM, Amar M, Weiner P, Zamir D. Mucicarminophilic histiocytosis(benign signet-ring cells) and hyperplastic mesothelial cells: two mimics of metastatic carcinoma within a single lymph node. *Arch Pathol Lab Med.* 1998; 122(3): 282-284.

38 脾

Daniel A. Arber 著 农 琳 邸吉廷 译 李 挺 校

章目录

正常解剖结构

在正常情况下，脾既是一个淋巴器官，又是一个具有血液过滤功能的器官[1-3]。在胎儿期，脾还是造血器官；到出生后，脾在正常情况下不再作为一个造血器官而存在，但在某些情况下也可以具有髓外造血的功能。脾的结构很大程度上反映着它的功能。脾的主要淋巴组织成分由脾白髓［或称为马尔皮基小体（malpighian corpuscle）］及其动脉周围淋巴鞘组成，脾的血液过滤功能则由脾红髓及其脾索和脾窦执行，但脾白髓与脾的血液循环密切相关。在正常情况下，在婴儿、儿童和受到抗原刺激的成人中，脾白髓包含主要由B细胞组成的生发中心及其周围围绕的深染的外套区和淡染的外层边缘带。在健康成人，脾白髓中见不到生发中心，但可见到富于正常B细胞的外套区——类似于未活化的淋巴滤泡。然而，与大多数其他淋巴器官不同，脾白髓的B细胞区还围绕着外层边缘带；该边缘带由胞质中等丰富的中等大淋巴细胞组成——B和T淋巴细胞混合存在。在脾反应性病变中，可见生发中心形成，边缘带常扩大，但B淋巴细胞通常保持局限于白髓区，而不会在红髓中发生聚集；动脉周围淋巴鞘主要包含排列紊乱的T细胞，红髓中也常见散在的游离T细胞。脾红髓主要由被覆内衬细胞（通常称为窦岸细胞）的脾血窦和脾索（Billroth索）两部分组成，它们由脾巨噬细胞、毛细血管、小静脉和间质细胞组成，共同执行脾的血液过滤功能。

活检和细针穿刺

历史上，脾活检很少采用，因为存在着出血可能性，并且人们先入为主地认为脾活检并没有诊断价值。脾活检这种操作显然不应用于具有出血倾向的患者。但是，近来这种操作已逐渐成为常规，这种操作既可采用Vim-Silverman型粗针获取组织条，也可采用细针获取穿刺细胞学标本[4]。这种操作常在超声或计算机断层扫描（CT）引导下来进行[5]。这种操作已被证明并发症少，通常可以获得应用其他技术不易获得的明确诊断。意大利的一项关于超声引导下的脾细针穿刺（fine-needle aspiration, FNA）的多中心研究证明了该技术的高效性和低危险性[6]，其总体准确率可达91%，而主要并发症的发生率低于1%。针吸细胞学和粗针穿刺活检的诊断率相似，但在恶性淋巴瘤的诊断中粗针活检更具优势。

FNA获取的样本适用于流式细胞术免疫表型分析[7]，也可用于分子遗传学分析。

脾破裂和脾切除术

腹部钝挫伤和腹腔内外科手术是引起正常的脾发生破裂的两个最大原因[8]。在大多数情况下，其直接后果就是发生腹腔积血，需要进行急诊脾切除手术。在大约15% 的病例中，脾破裂会“延迟”发生，时间从 48 小时后到数月不等[9]。对切除的脾进行检查时会发现，在许多病例中，脾破裂区仅是一个看似很小的被膜撕裂，常常位于脾上极和（或）脾门。此时脾被膜下和撕裂边缘可见中性粒细胞浸润；常有脾实质内出血灶。Farhi 和 Ashfaq 发现，与对照组病例比较，在破裂的脾中更易见到边缘区扩大的生发中心和其他淋巴组织增生改变[10]。因此，他们推断，受到免疫刺激的器官可能更容易发生创伤性破裂。如果脾边缘区扩大明显，则要考虑到脾边缘区淋巴瘤（SMZL）的可能性，但大多数伴有边缘区扩大的脾破裂并无克隆性 B 细胞增生[11]。

创伤性脾破裂发生后，脾组织可以以包裹性结节的形式种植在腹膜表面、腹壁（包括手术瘢痕），甚至种植到胸腔内、肺实质和脑内，这一过程称为脾组织植入（splenosis）[12-17]。虽然这些结节中有些结构上发育不良[18]，但有些结节可显示完整的红髓和白髓成分，形态上与副脾类似[19]。大多数创伤性脾破裂病例的发病机制可能是由于机械性种植于器官表面，只有脑内发生的脾组织植入被推测是由脾组织的血行散播所致[16]。

与自发性脾破裂最相关的疾病有：传染性单核细胞增多症[20]、疟疾、伤寒、亚急性细菌性心内膜炎、脾紫癜（见下文）[21-22]、恶性淋巴瘤（包括发生于 HIV 感染患者的淋巴瘤）[23]、白血病和脾原发性非淋巴组织性肿瘤[24]。对于所有没有外伤史或创伤不明显的脾破裂病例，均应仔细进行显微镜下检查，以排除上述疾病的可能性。脾破裂导致的腹腔积血是传染性单核细胞增多症的最常见死亡原因，这一并发症通常在后者发病后第 10 ~ 21 天发生[25]。罕见情况下，“自发性”脾破裂可能发生于明显正常的脾，尤其是在妊娠期[26]。

因创伤性脾破裂（包括手术创伤）而接受脾切除术的成年人通常不会有明显的后遗症[27]。然而，在无脾状态下，患者存在由荚膜细菌导致败血症的风险[28]。儿童和免疫功能低下患者发生败血症的风险最高，败血症可能发生于脾切除术后数年内。因此，对于所有脾切除患者，均建议其注射肺炎球菌、脑膜炎双球菌和嗜血流感菌疫苗[29]。脾切除术的其他并发症还包括大出血和盆腔静脉血栓。最近几项大型研究发现，无脾患者发生恶性肿瘤的远期风险轻度升高[28,30]。

在存在弥漫性脾大或散发性脾肿物的患者，为获得诊断而进行的脾切除几乎都能达到诊断目的。在既往的一项研究中，大约 75% 的病例被证实为恶性肿瘤[31]。但是，随着检测方法的改进，目前偶然发现的非恶性病变的检出率已高于上述研究的数据。任何时候由于血液疾病而施行脾切除术后，应均全面检查是否存在副脾，如果存在，应同时予以切除。相似的原则也适用于目前常用的腹腔镜手术，该手术已在多种脾相关疾病中被证实是安全有效的[32]。

先天性异常

副（多）脾［accessory (supernumerary) spleen］可见于大约 10% 的个体，可单发也可多发，其直径通常不超过 4 cm，大体和显微镜下表现与原器官相似。副脾最常发生于脾门，有时也可见于胰尾附近。副脾应与淋巴结（尤其是 Castleman 病累及的淋巴结）和脾组织植入（见前文）区分开来。副脾内可含有上皮性囊肿（见下文）。

先天性脾缺失（congenital absence of the spleen）［无脾（asplenia）］发生于 80% 以上的心脏畸形患者，后者几乎总是累及房室心内膜垫和心室流出道[33]。先天性脾缺失者有血管、肺和腹腔脏器的异常也很常见[34]。在多脾病例中，心脏异常不太严重，因此，预后较好[35]。遗传性脾发育不良也有报道[36]。同样，不伴有其他器官异常的孤立性先天性无脾也偶尔可见[37]。大多数先天性脾缺失病例为家族性病例，可能呈常染色体显性遗传模式。新近有报道，在大多数孤立性先天性无脾病例中检测到 *RPSA* 基因突变[38]。因此不奇怪，这些患者在儿童时期感染肺炎球菌的概率增加，且暴发性感染可导致高死亡率。

脾 - 性腺融合（splenic-gonadal fusion）可以以两种方式发生。一种是连续性的，即主脾通过脾和纤维组织条索与性腺（通常是睾丸）中肾结构相连。另一种是不连续性的，即散在分布的脾组织团块与上述相似的结构融合（图 38.1）[39-41]。在 Watson 回顾的 52 例病例中[42]，只有 4 例为女性；11 例伴有其他先天性缺陷，如四肢不全和小颌畸形。程度不等的睾丸异位和腹股沟疝也很常见。已报道的所有病例均发生在左侧[43]。

脾肝和脾肾融合的病例也有报道，还有 1 例脾内前列腺组织异位的个例报道[44-46]。

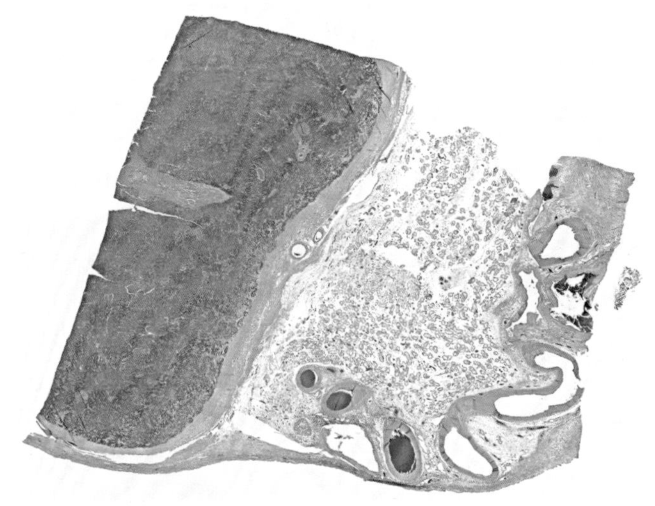

图 38.1 **脾 - 性腺融合**。脾组织（左）与睾丸组织相连

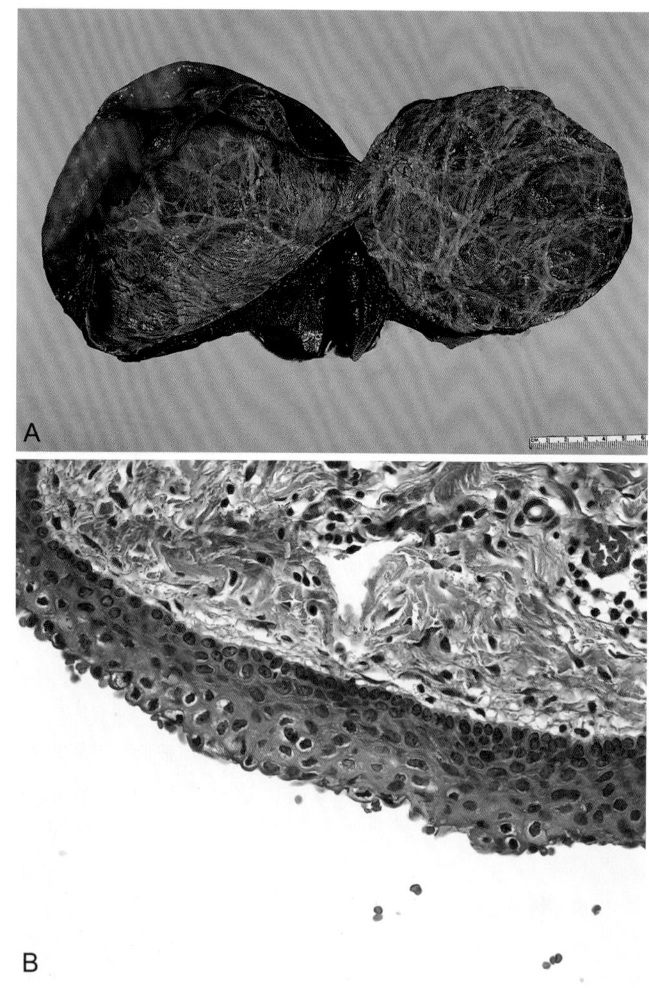

图 38.2 **A**,原发性(上皮性)囊肿。大体上,很难与假性囊肿区分。**B**,囊肿腔面被覆鳞状上皮

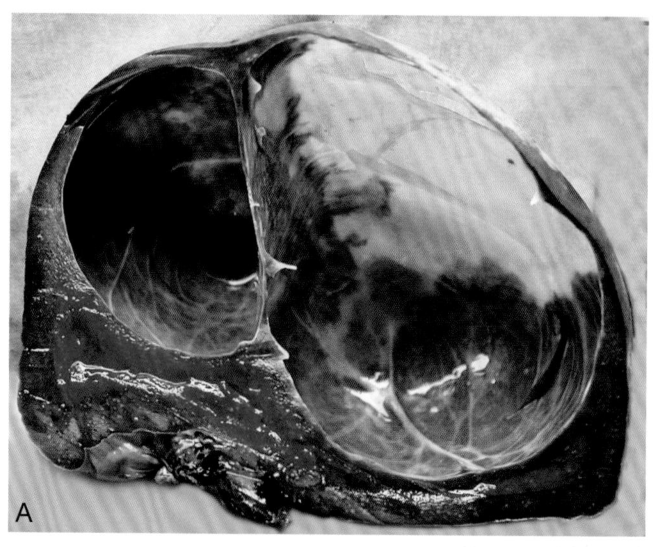

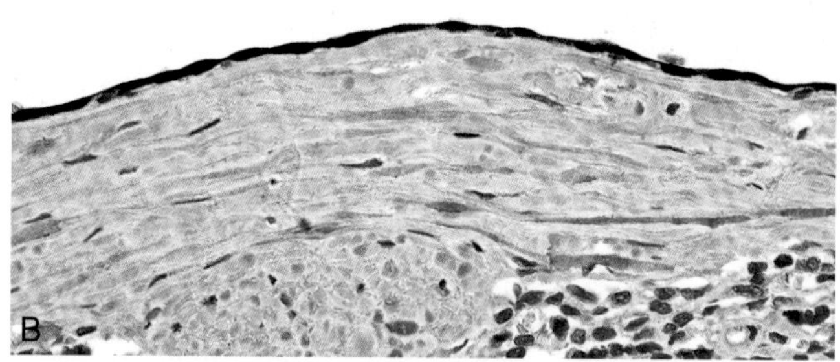

图 38.3 **衬覆间皮细胞的脾原发性囊肿**。**A**,大体表现。**B**,衬覆细胞钙网膜蛋白(calretinin)免疫反应呈阳性

囊肿

脾**囊肿**(**cyst**)目前根据其有无衬覆上皮被分为原发性(真性)和继发性(假性)两种,即使只有灶性上皮被覆,也可定义为原发性脾囊肿。**原发性(上皮性)囊肿**[**primary (epithelial) cyst**]主要见于儿童和年轻人[47-49],但也可偶然发现于其他年龄段人群。这些囊肿大多数是孤立性囊肿,但也可以是多发性囊肿。也有发生于副脾的病例报道[50-51]。大体上,常见囊肿内壁富于光泽并伴有明显的梁状结构(图 38.2A)。显微镜下,囊壁衬覆柱状、立方(间皮样)或鳞状上皮(图 38.2B)。对于后者,过去常采用表皮样囊肿来描述[52],但由于其常为混合性上皮,这样命名并无必要。奇怪的是,这些囊肿衬覆复层上皮时对癌胚抗原(CEA)和CA19-9呈阳性免疫反应,血清中的这些标志物水平也有升高[53]。囊肿缺乏皮肤附属器。脾囊肿的组织学起源尚不清楚,据推测可能来自于邻近结构的胚胎性上皮细胞包涵体、被膜表面间皮内陷或具有单胚层畸胎瘤性质[54-55]。部分囊肿体积小且位于被膜下,类似于淋巴管瘤[47]。免疫组织化学上,有些囊肿的免疫表达符合畸胎瘤起源或胎儿鳞状上皮来源[56],但大部分囊肿呈间皮细胞表型(间皮囊肿)(图 38.3)[47]。Tateyama 曾报道 1 例发生于胰腺内副脾、具有淋巴上皮性囊肿表现的病例[51]。大的脾囊肿可能需要进行脾切除术,不过部分病例仅为偶然发现。但如果有足够的脾实质保存时,尤其是在儿童,都应尝试施行部分脾切除术。脾寄生虫性囊肿是原发性囊肿的一种亚型,通常继发于棘球绦虫感染(图 38.4)。

脾黏液上皮性囊肿通常与腹膜假黏液瘤相关;少数情况下,由这种病变引起的脾大是该疾病的主要表现形式,或是疾病复发的指征[57]。

继发性囊肿(**secondary cyst**)[假性囊肿(pseudocyst)]大约占非寄生虫性脾囊肿的 75%(图 38.5)[58]。囊壁由致密纤维组织构成,常伴有钙化,缺乏上皮衬覆。囊肿内容物为血液和坏死碎片的混合物。如果囊肿破裂,可能会导致大量腹腔积血。这种囊肿大多数是无症状的孤立性囊肿。创伤和化脓是最可能的病因,部分囊肿也有可能是下文将提及的衬覆上皮被破坏的上皮性囊肿。

炎症

脾**反应性滤泡增生（reactive follicular hyperplasia）**可视为对全身性感染或免疫刺激的急性反应。显微镜下，感染性病例的脾常常伴有不同程度充血、弥漫性免疫母细胞和浆细胞增生以及红髓内大量中性粒细胞渗出[即所谓的**败血症性脾或急性败血症性脾炎（septic spleen or acute septic splenitis）**]。全身性感染的两种颇为熟知的病因是麻疹和伤寒，全身性感染也可以以慢性形式发生于包括艾滋病（AIDS）[59-60]在内的多种感染性疾病和免疫介导性疾病中，如特发性血小板减少性紫癜、获得性溶血性贫血、风湿性关节炎（包括 Felty 综合征）[61]、Castleman 病的系统性类型[62-63]和血液透析患者[64]。

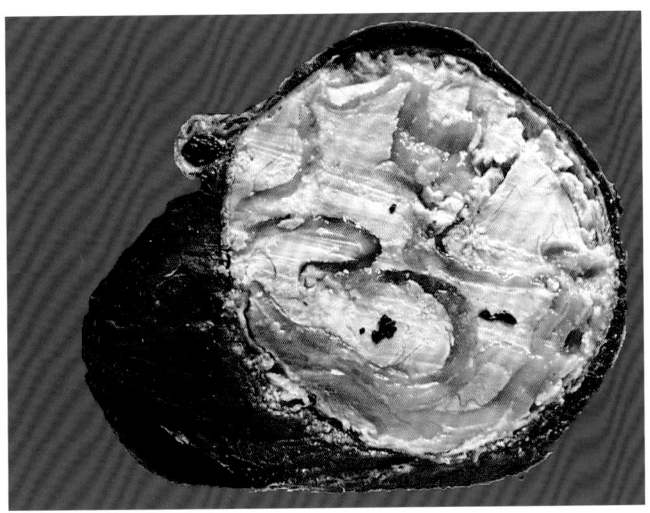

图 38.4　脾包虫病引起的原发性囊肿

伴有免疫母细胞和浆细胞生成的**弥漫性淋巴组织增生（diffuse lymphoid hyperplasia）**可能是由感染（特别是病毒性感染）和移植物排斥反应引起的。在传染性单核细胞增多症中，脾受累主要在红髓，伴有一系列浆样淋巴细胞出现，常常伴有被膜浸润，但也可见到反应性白髓增生。

Bagshawe[65]比较了 46 例充血性脾大和 29 例反应性脾大的脾功能亢进（见下文）患者的临床和实验室特征，发现两者之间无显著性差异。反应性脾大常见于一些热带国家的居民，如马达加斯加、刚果民主共和国、尼日利亚和新几内亚[66]。因热带脾大综合征而被切除的脾通常非常重（平均达 3 270 g），脾切面呈均匀暗红色；显微镜下，可见脾窦明显扩张和灶性髓外造血，但不伴有明显的纤维化或含铁血黄素沉着[67]。脾功能亢进体征通常出现。流行病学和治疗学研究提示这与疟疾感染有因果关系[67-68]，并且这些病例常符合所谓的高度活动性疟疾性脾大综合征（hyperactive malarial splenomegaly syndrome, HMSS）的标准[69]。有趣的是，1883 年 Banti 报道[70]了发生于意大利中部地区的特发性脾大病例，而当时这一地区正值疟疾流行。HMSS 的诊断标准包括：持续性脾大，抗疟疾抗体滴度升高（IgM 滴度高于当地平均值两个标准差），以及对长效疟疾预防有反应。对慢性疟疾感染进行分子评估可用于疑似 HMSS 患者，缺乏相关分子证据与治疗无反应相关[71]，此时有可能是脾淋

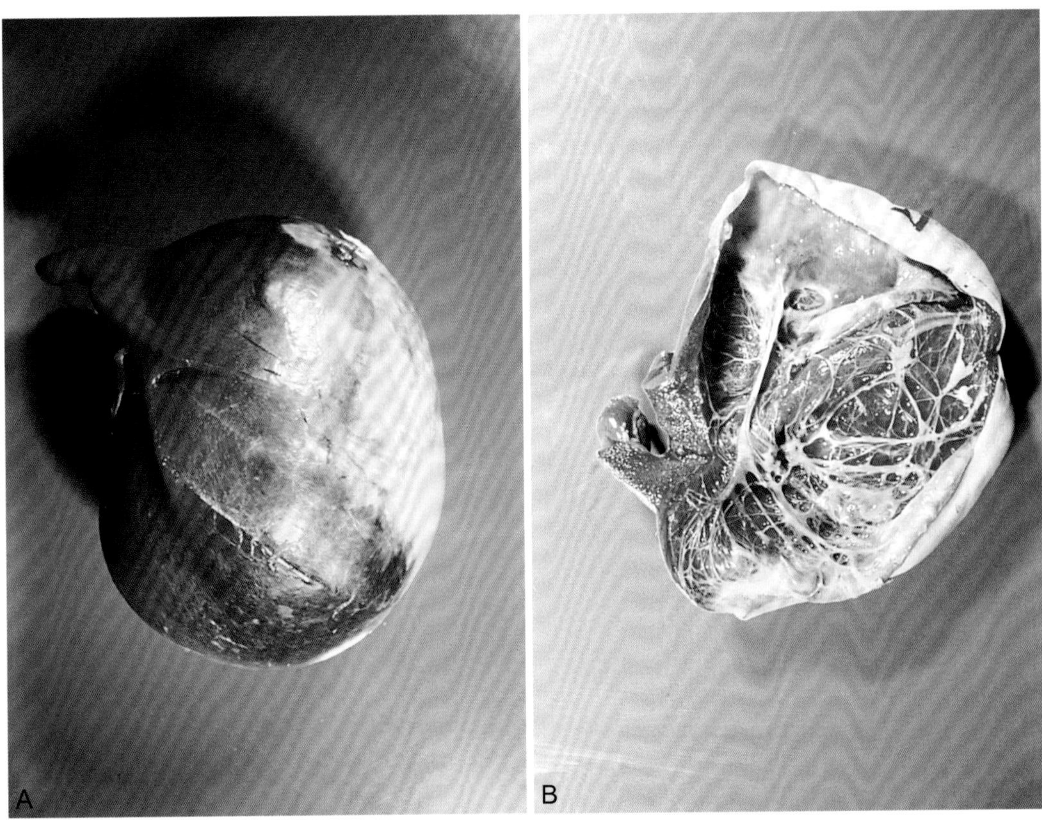

图 38.5　**继发性脾囊肿（假性囊肿）**。**A**，外面观。**B**，内面观，可见白色小梁状结构

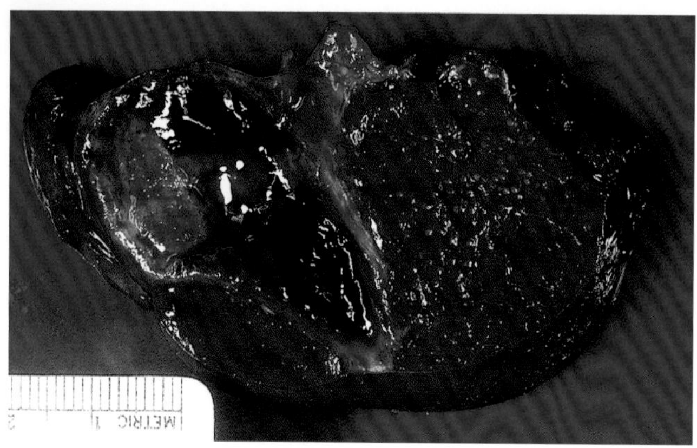

图 38.6　厚壁脾脓肿的大体表现。可见内容物部分为脓性和部分血性

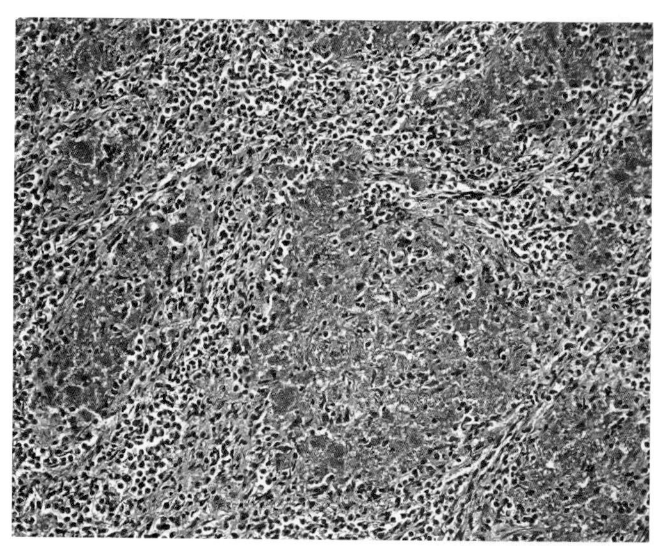

图 38.7　1 例免疫抑制患者的由鸟分枝杆菌引起的脾肉芽肿

巴瘤而非感染。

脾脓肿（abscess）是一种可由创伤、镰状细胞贫血继发功能性无脾或系统性感染引起的罕见疾病（图 38.6）[72-73]。继发于亚急性细菌性心内膜炎的败血症性脾脓肿可能需要外科干预[74]。如前所述，脓肿清除后残留的被膜可形成继发性脾囊肿。

肉芽肿性炎（granulomatous inflammation）在脾切除标本中相对常见。脾肉芽肿可大致分为三种主要类型：①含有上皮样和朗汉斯型（Langhans-type）巨细胞的大的活动性肉芽肿，伴有或不伴有中心坏死；②小的广泛结节病样上皮样肉芽肿，伴有少数巨细胞，无坏死（不等同于"上皮样"生发中心）[75]；③陈旧性非活动性肉芽肿，伴有纤维化和钙化。第一种类型中有一种变型，其特征为广泛性坏死改变，见于儿童白血病患者的并发症[76]。

第三种类型的肉芽肿可以是孤立的，也可以散布于整个脾，在组织胞浆菌病流行区尤为常见[77]。Kuo 和 Rosai 评估了 20 例因脾大和（或）脾功能亢进施行脾切除术的标本，其主要病理改变是出现第一种类型或第二种类型的活动性肉芽肿[78]，所有患者均为成年人，最常见的症状有：发热、体重减轻、肝脾大和各种脾功能亢进表现；脾切除后这些症状均得到明显改善。脾肉芽肿几乎都是全身性疾病的一种表现，也常有淋巴结、肝和骨髓受累。尽管进行了特殊染色和培养，这 20 例病例中除 3 例之外其余病例无法明确病原体；在 3 例病例中检出的病原体分别是荚膜组织胞浆菌、非典型分枝杆菌和申克孢子丝菌（图 38.7）；随访没有患者发生恶性淋巴瘤。

结节病样肉芽肿可见于霍奇金淋巴瘤患者的脾中[79]，但较少见于非霍奇金淋巴瘤或毛细胞白血病中[80]，可伴有或不伴有脾淋巴瘤。在一些非霍奇金淋巴瘤病例中，大量肉芽肿形成可掩盖淋巴瘤的存在[81]。应强调的是，淋巴瘤患者出现脾肉芽肿并不是脾被肿瘤累及的指征。事实上也有作者指出，霍奇金淋巴瘤患者出现脾肉芽肿与预后较好相关[82]。Neiman[83] 在 412 例脾切除标本中发现了 24 例有结节病样肉芽肿，除了上述所列的疾病之外，他还发现伴有慢性尿毒症病例和 1 例 IgA 缺陷病例。他指出，所有病例中的肉芽肿似乎均发生于脾动脉周围淋巴鞘，提示此为脾内抗原呈递过程异常或缺陷所致。也有描述肉芽肿发生于传染性单核细胞增多症累及的脾[84]。有报道，脂肪肉芽肿见于北美地区近半数的尸检脾标本中，该病可能与饮食摄入有关[85-86]。

脾周炎（perisplenitis）表现为脾表面附覆厚的白色纤维性斑块，通常为尸检中的偶然发现（图 38.8）。

脾功能亢进

脾功能亢进（hypersplenism）［脾功能异常（dysplenism）］是一个用于描述脾清除造血成分增加并达到病理程度的一组病变的一般术语[87-88]。血液中任何一种细胞成分都有可能单独或同时受累。中性粒细胞减少、血小板减少、溶血性贫血或全血细胞减少均有可能出现。在一些疾病中，如球形红细胞性溶血性贫血或特发性血小板减少性紫癜，基本异常仍在于血液成分本身。在另一些疾病，脾功能亢进则是由伴有巨噬细胞和（或）纤维结缔组织增生的脾索增宽和血液正常成分过早破坏所致。这一机制导致的脾功能亢进可见于充血性脾大、戈谢病（图 38.9）、恶性淋巴瘤、白血病、朗格汉斯细胞组织细胞增多症、血管瘤、错构瘤、血管肉瘤以及任何或多或少弥漫累及脾实质（尤其是脾红髓）的疾病[2]。

已认识到一种发生于尿毒症血液透析患者的脾功能亢进综合征[64]。脾切除术治疗能使其得到明显改善；在被切除的脾内可见淋巴组织高度增生。

血小板减少性紫癜

免疫性血小板减少性紫癜（immune thrombocytopenic purpura）（传统上称为特发性血小板减少性紫癜）是由脾生成大量抗血小板 IgG 所致[89-90]。偶尔，血小板减少

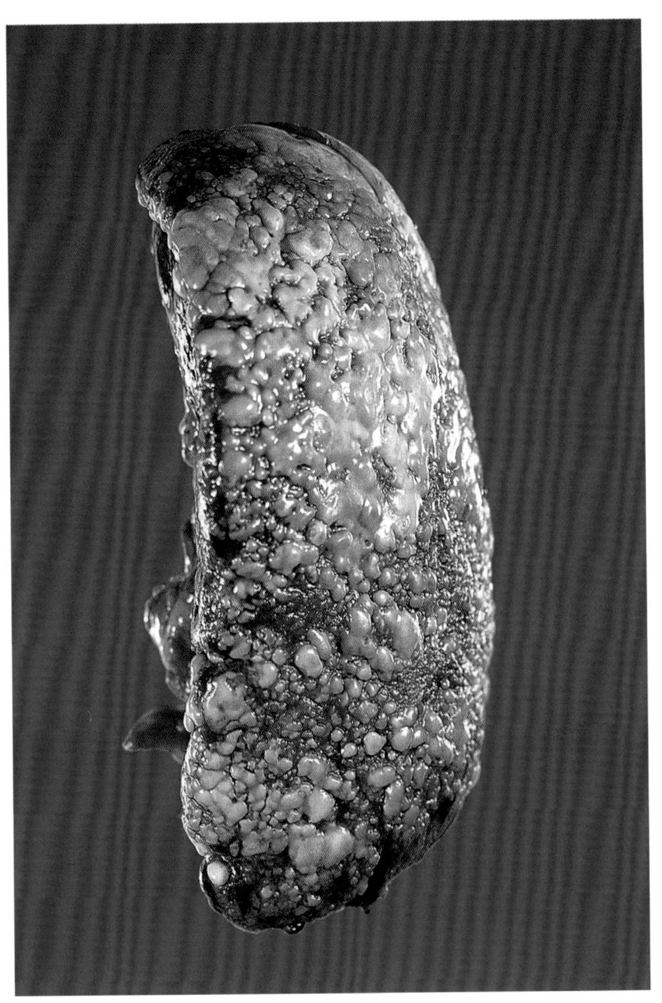

图 38.8 脾周炎的典型大体表现（“糖衣样”或“覆雪样”脾）（Courtesy of Dr. RA Cooke, Brisbane, Australia. From Cooke RA, Stewart B. *Colour Atlas of Anatomical Pathology*. Edinburgh: Churchill Livingstone; 2004）

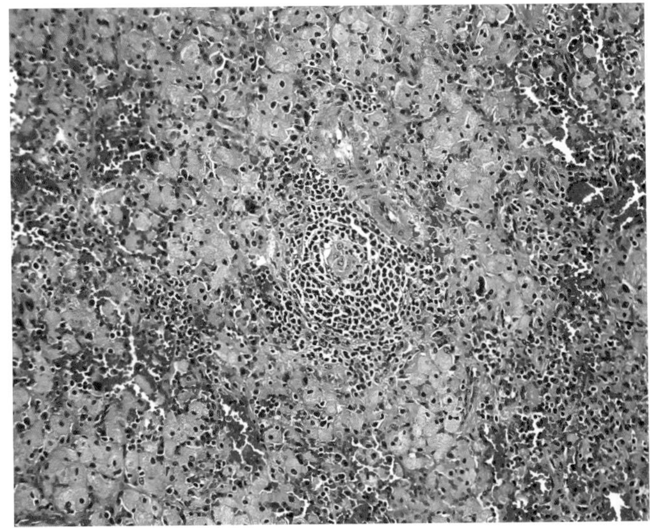

图 38.9 **脾戈谢病**。可见红髓充满具有丰富弱嗜酸性胞质的巨噬细胞

性紫癜被视为红斑狼疮、病毒性感染、药物过敏[91]、慢性淋巴细胞白血病[92]或霍奇金淋巴瘤的一种表现[93]。抗体包被的血小板由于被网状内皮系统的细胞快速清除而寿命短暂，特别是在脾和肝内。已有一些证据表明，与血小板结合的抗体分子数量可能决定血小板被清除的主要部位。抗体包被的重的血小板由肝吞噬细胞清除，而抗体包被的轻的血小板能穿越肝却被滞留在脾内。

在过去，免疫介导性疾病是脾切除术的一个常见手术指征，但是，随着免疫调节剂的有效使用，包括利妥昔单抗等单克隆抗体和血小板生成素受体激动剂的有效使用，免疫介导性疾病患者对脾切除术的需求已显著减低[94]。血小板减少性紫癜患者的脾切除后其大小正常或仅有轻微肿大[95]。大体上，白髓增生显著，使脾切面呈粟粒状改变。显微镜下，可见导致白髓扩大的生发中心发育良好的次级滤泡结构形成[96]；红髓内组织细胞显著，脾窦扩大，边缘区血管周出现数量不等的浆细胞，以及红髓内中性粒细胞浸润[97]。大多数病例出现红髓内以巨核细胞为主的轻度髓外造血[95,97-98]。生发中心内常见吞噬细胞核碎片和动脉周纤维化[99]，但这在接受过类固醇治疗的病例中不明显[100]。

在一些病例，红髓内含有磷脂沉着的泡沫样巨噬细胞积聚[101-102]。这是由吞噬血小板和膜磷脂的不完全降解所致[103-104]，免疫组织化学染色在这些细胞中检测到血小板抗原 CD41 的事实支持这一点[96]。在印片中可以更容易地观察到脾组织细胞吞噬血小板。应注意的是，脾内出现的泡沫样巨噬细胞并不是血小板减少性紫癜的特征性表现。

脾切除术仍适用于类固醇或免疫抑制治疗无效的特发性血小板减少性紫癜患者[105]，能使 50% ~ 80% 的病例获得持续性缓解[106]。脾切除术对于个体病例的疗效难以预测。但 Chang 等人[97]发现，有显著次级滤泡的患者具有较高水平的抗血小板抗体产物，对脾切除术治疗反应较好，术后血小板水平明显升高。

血栓形成性血小板减少性紫癜（thrombotic thrombocytopenia purpura）可伴有脾大[107]。其最重要的病理改变是动脉和小动脉内出现血栓但不伴有炎症。可见血管内皮下 PAS 阳性玻璃样物质沉着。其他改变包括：白髓扩大伴生发中心形成，小动脉周同心圆性纤维化，有噬含铁血黄素巨噬细胞、噬血现象和髓外造血[108]。

溶血性贫血

遗传性球形红细胞增多症（hereditary spherocytosis）［先天性溶血性贫血（congenital hemolytic anemia）］是一种遗传性疾病，患者的红细胞呈缺乏正常中央盘的僵硬球状（球形红细胞）[109]。其异常发生在红细胞的胞膜。已检测到其红细胞的血影蛋白（spectrin）和锚蛋白（ankyrin）有分子改变，导致保持细胞膜骨架连接的横向相互作用尤其是关键的血影蛋白自身聚集反应发生缺陷[110-113]。结果是导致这些红细胞缺乏正常红细胞的可塑性而受困于脾间隙中[114]。其脾功能本身正常。

获得性溶血性贫血（acquired hemolytic anemia）可由毒素（细菌溶血素）、血脂异常、侵入红细胞的寄生虫以及最为重要的导致免疫复合物沉积于红细胞膜上的免疫反应引起[115]。大约一半的免疫性溶血性贫血性病例并不伴有其他明显的病理学异常；其余病例则可为多种疾病的表现之一，如不同类型的急性和慢性白血病、霍奇金淋巴瘤、结节病、红斑狼疮、结核和布鲁氏菌病。Coombs 试验是鉴别获得性（阳性）和先天性（阴性）溶血性贫血的经典方法。Coombs 试验阳性表现为患者洗涤红细胞与兔抗人球蛋白血清混合后发生凝集反应。

大体上，先天性和获得性溶血性贫血的脾的质地都相当坚韧，呈深红色，被膜薄，白髓肉眼不可分辨，重量范围为 100 ~ 1 000 g。在先天性溶血性贫血，脾索充血，脾窦由于血影细胞的出现而显得相对空虚[116]。脾窦衬覆细胞明显，有时形成腺样形态。含铁血黄素沉着和噬血现象在先天性和获得性溶血性贫血两种情况下都可以出现，但在获得性病变中通常更为明显。超微结构研究已显示，脾索并不空虚，而是含有丢失电子密度的红细胞，这与光镜下的血影细胞相符[117]。

在获得性溶血性贫血，充血现象可以以脾索或脾窦为显著或两者均显著。球形红细胞增多症一方面与渗透脆性增加高度相关，另一方面也与脾索充血程度高度相关。可见灶性髓外造血。脾梗死可见于 1/4 的病例[2]。

遗传性球形红细胞增多症是最能从脾切除治疗中获益的血液系统疾病[118]，其临床治愈率几乎达 100%，尽管红细胞的内在异常仍然存在[119]。在获得性溶血性贫血中，脾切除治疗通常适用于类固醇或免疫抑制剂无法控制的病例，大约 50% 的病例可获得持续性缓解，而另外 25% 的病例的客观症状有所改善。应用 ^{35}Cr 标记红细胞对脾隔离症进行研究可大致评估脾切除治疗的预期获益[120]。

充血性脾大

充血性脾大（congestive splenomegaly）是由门脉高压直接导致的一种结果。它可能是由肝硬化（迄今最常见的发病机制）、肝静脉血栓形成（Budd-Chiari 综合征）、脾静脉血栓形成或门静脉的闭塞性血栓形成、海绵状转化（血栓再通）、硬化或狭窄引起的。门静脉血栓形成可能是由炎症、创伤、炎症或肿瘤组织外压所致[87]。狭窄或硬化性改变可能是生理性管腔闭合延伸至主门静脉的结果，出生时即可发生于脐静脉和静脉导管汇入左侧门静脉处。对于伴有充血性脾大的门脉高压，如果在肝内、肝静脉或门静脉内找不到明确的病因时，则将其称为**特发性门脉高压（idiopathic portal hypertension）**（也称为 Banti 综合征）。许多学者对这一疾病持怀疑态度，但具有类似特征的病例现今仍可见到，特别是在日本和印度[121-122]。

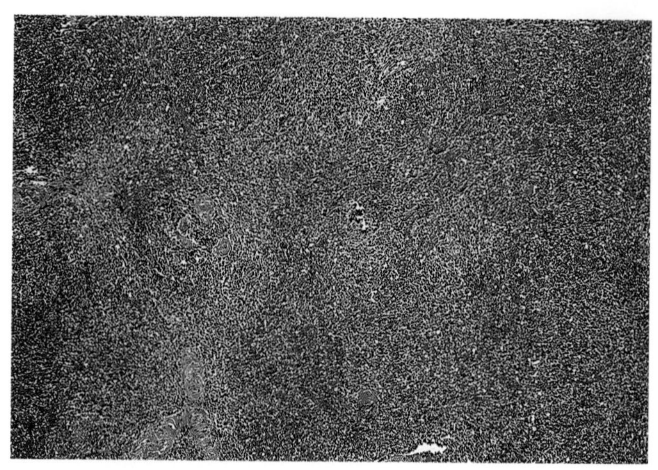

图 38.10　**脾被动性充血**。由于红细胞增加，红髓明显扩大

充血性脾大可伴有脾功能亢进相关症状，如贫血、白细胞减少和（或）血小板减少。大体上，脾增大、质硬、色暗，常可见被膜纤维性增厚[123]。显微镜下，可见脾静脉和脾窦明显扩张，红髓纤维化，含铁血黄素巨噬细胞聚集（图 38.10）。淋巴滤泡不明显。局灶出血可导致结缔组织铁质硬壳，常伴有异物反应的硬化性铁质沉着结节（“Gamna-Gandy 小体”）形成。由于纤维化通常出现在晚期病例，本病也被称为纤维充血性脾大。

当冠状静脉连接于门脉系统中央至梗阻点时，可成功施行无分流脾切除术，否则就需要施行分流脾切除术。已有多种类型的手术，包括脾静脉与肾静脉吻合和门静脉与腔静脉吻合。这些手术作为控制食管静脉曲张所致的反复出血的手段是成功的，但它们似乎并不能延长寿命[124]。

其他非肿瘤性病变

如前文所述，泡沫样组织细胞可见于特发性血小板减少性紫癜患者的脾内，它们也可作为一种没有临床意义的偶发事件见于正常个体的马尔皮基滤泡内（即前文提到的所谓的滤泡性或矿物质油性脂质沉积症），并伴有与肝和腹腔淋巴结内相似的改变[125]。泡沫样组织细胞在北美人群中比在拉丁美洲或非洲人群中常见[85-86]。生物化学研究已证实，泡沫样组织细胞有饱和烃存在，表明其有外源性矿物质油的摄入。最常见的来源似乎是与食物包装有关的物质[85,126]。

泡沫样组织细胞在戈谢病（Gaucher disease）、尼曼-皮克病（Niemann-Pick disease）[127]、泰-萨克斯病（Tay-Sachs disease）、慢性肉芽肿性疾病、地中海贫血[128]和高脂血症[129]中也有描述。组织化学技术通常有助于以上不同疾病的鉴别[130]，但目前推荐采用生化遗传学检测对个体是否存在这些特殊的贮积性疾病进行全面评估。目前认为最初命名为海蓝组织细胞综合征[131]的病变并不是一种特定的病种，因为具有海蓝表现的组织细胞既可见于上述任何一种疾病[132]，也可见于慢性髓系白血病和其

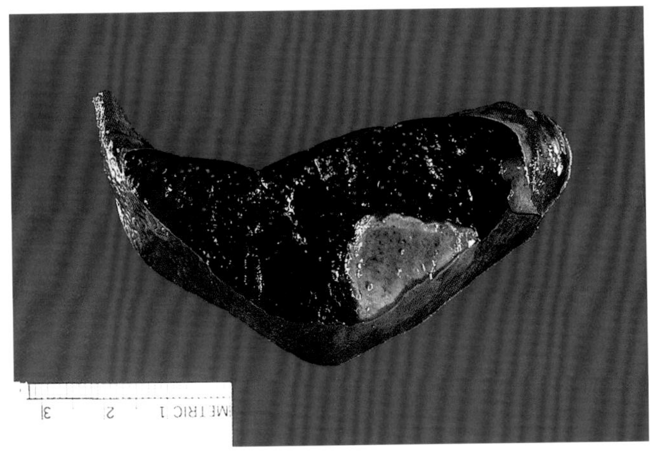

图 38.11 脾梗死的典型楔形外观和“贫血”特征。也可见另一个较小的梗死灶

他具有细胞高更新率的血液系统疾病。

脾**梗死**（**infarction**）可以由脾静脉血栓形成所致，但脾梗死这种现象并不总能找到病因。脾梗死是 Wegener 肉芽肿病的并发症之一，可导致脾破裂[133-135]。脾梗死也常见于各种病因所致脾大病例（图 38.11）。

脾**紫癜**（**peliosis**）（peliosis lienis）的特征为广泛分布的、充满血液的囊腔。大多数报道的病例伴有肝紫癜[136]，但也可独立发生[137]。脾紫癜最常见的部位是滤泡旁区域[137]。已有因脾紫癜导致脾破裂[138]和死亡[137]的病例报道。大多数脾紫癜病例发生于消耗性疾病患者，例如，结核和癌症扩散，或接受合成雄激素类固醇治疗的患者[139]。脾紫癜也可见于慢性白血病[138]和肝移植后患者[140]。

脾**放射损伤**（**radiation injury**）通常发生于淋巴瘤治疗过程中，导致脾皱缩、被膜增厚和实质塌陷，伴有红髓弥漫性纤维化和淋巴细胞消减[141]。

脾**淀粉样变**（**amyloidosis**）几乎总是疾病的一种“继发性”表现，在一些报道中其还与自发性脾破裂相关[142-145]。“西米脾”（Sago spleen）和“蜡样脾”（lardaceous spleen）是其经典的描述，两者取决于淀粉样变是滤泡沉积还是弥散性沉积。罕见的脾局限性淀粉样结节（“淀粉样瘤”）病例已有描述[146]。脾淀粉样变应与常见的脾玻璃样变血管外膜增厚加以鉴别，后者有时被称为类淀粉样变，并且据说在艾滋病患者中更为显著[147]。

血液淋巴组织肿瘤和肿瘤样疾病

非霍奇金淋巴瘤

恶性淋巴瘤（**malignant lymphoma**）是迄今为止最常累及脾的恶性肿瘤。虽然恶性淋巴瘤通常只是全身性疾病的一部分，但在部分病例中脾是首发或唯一发现病变的部位。在以上两种情况下，恶性淋巴瘤累及的脾均可表现为无症状性脾大或脾功能亢进。Ahmann 等[148]描述了四种脾受累方式的大体表现：均质性、粟粒状、多发性肿物和孤立性肿物，并相应地表现为不同的显微镜下改变（图 38.12）。

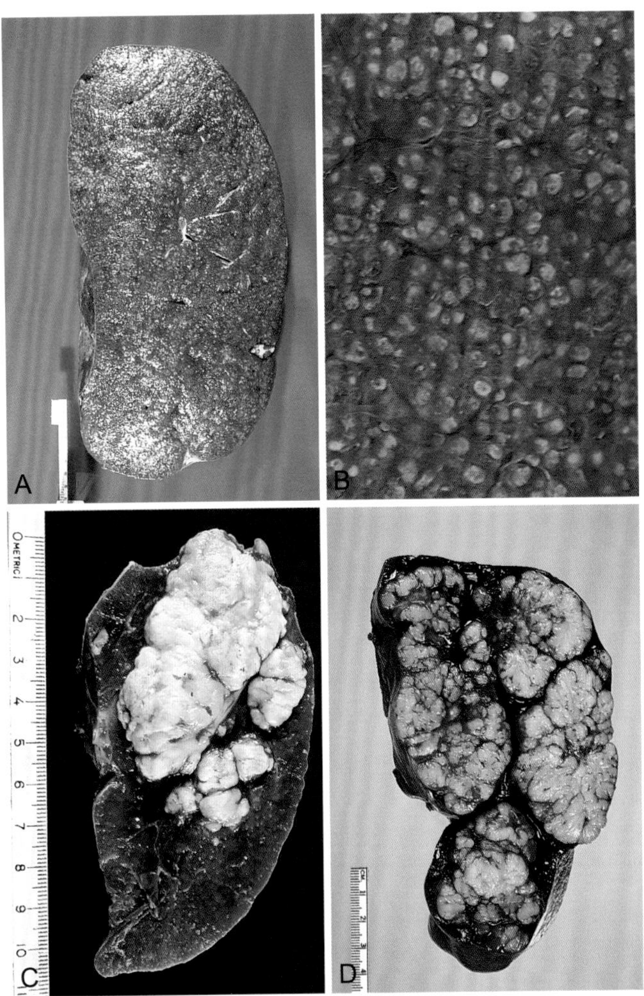

图 38.12 **多种恶性淋巴瘤累及脾的大体表现**。**A**，小淋巴细胞性淋巴瘤 / 慢性淋巴细胞性白血病的粟粒状生长。**B**，滤泡性淋巴瘤的粟粒状生长。**C** 和 **D**，大 B 细胞淋巴瘤累及的结节样生长

脾原发性淋巴瘤（定义为局限于脾和脾门淋巴结的淋巴瘤）很少见，占所有淋巴瘤的 1% 以下。少数脾原发性淋巴瘤类型（见下文讨论）为脾所特有，但大多数其他淋巴瘤类型（在第 37 章中有更详细的讨论）则极少表现为脾原发[149]。最常见的播散性淋巴瘤——**弥漫性大 B 细胞淋巴瘤**（**diffuse large B-cell lymphoma**）——常以大结节方式累及脾，可为原发性或继发性病变。其他两种脾大 B 细胞淋巴瘤的原发形式为：①微小结节型，瘤结节虽小但弥漫性增生，混杂着小 T 细胞、大 B 细胞和组织细胞，类似于其他部位的富于 T 细胞 / 组织细胞的大 B 细胞淋巴瘤；②红髓弥漫性浸润，类似于急性白血病脾累及[150-152]。弥漫性红髓浸润方式是以上三者中最为少见者。

脾大 B 细胞淋巴瘤患者常表现为左上腹痛、发热、体重减轻和红细胞沉降率升高[153]。一些病例与 HIV 感染有关[154]，另一些病例（尤其是日本）则发生于丙型肝炎病毒感染患者[155]。大体上，常见脾被膜侵犯，有时

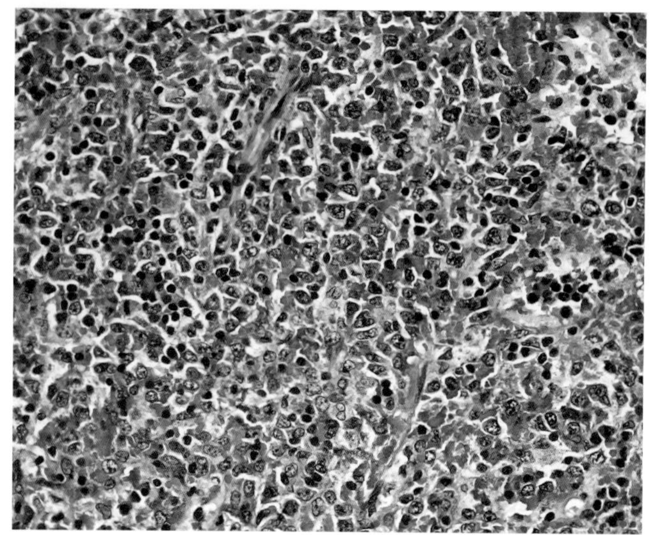

图 38.13　脾大 B 细胞淋巴瘤引起的肿瘤结节弥漫性浸润

也伴有邻近结构侵犯。脾门和腹膜后淋巴结常受累。免疫表型上，脾大 B 细胞淋巴瘤表达 B 细胞相关抗原，如 CD20、CD79A 和 PAX5；大多数 BCL6 染色呈阳性[150,156]。形态学上，常在白髓中形成多发分散性结节或大的融合结节（图 38.13）。部分外周 T 细胞淋巴瘤也表现为大细胞为主的结节，类似于弥漫性大 B 细胞淋巴瘤，但是，这类病例通过常规免疫组织化学检查很容易除外。在 T 细胞淋巴瘤中，常见的形态学特征包括：上皮样组织细胞反应，肿瘤局限于动脉周围淋巴鞘和边缘区，以及透明细胞或多形性细胞学特征（图 38.14）[157-159]，但对以上改变如果不进行免疫表型分析并不足以明确其细胞谱系。基于以上思路，应指出的是，最初被诊断为慢性恶性组织细胞增多症、在吞噬细胞活性基础上伴明显脾受累、溶菌酶阳性且临床进展的病例，极有可能是大 T 细胞淋巴瘤的变异型[160]。

肿瘤继发性脾累及尤其常见于低级别淋巴瘤，其中大多数为 B 细胞型[161]，包括小淋巴细胞性淋巴瘤 / 慢性淋巴细胞白血病（图 38.15）、淋巴浆细胞性淋巴瘤、套细胞淋巴瘤和滤泡性淋巴瘤。这些类型的淋巴瘤的特征在第 37 章有详细讨论，在此仅叙述一些它们在脾内的特征性表现。

脾**小淋巴细胞性淋巴瘤（small lymphocytic lymphoma）/ 慢性淋巴细胞白血病（chronic lymphocytic leukemia）**大体上通常表现为整个脾内散布的、直径为几毫米的小结节（粟粒状）（图 38.16）。由于它们主要累及脾白髓，低倍镜下可见明显的结节状[162]。关于这点要重点指出的是，粟粒状生长方式常见于几种脾淋巴组织增生性疾病类型［包括脾小淋巴细胞性淋巴瘤 / 慢性淋巴细胞白血病、套细胞淋巴瘤和脾边缘区淋巴瘤（SMZL）］。在这些疾病中，“结节状”生长方式是由于淋巴瘤引起的正常脾白髓的扩大所致，而非真正的滤泡扩大，因此，不应因其存在就考虑滤泡性淋巴瘤的诊断[160]。

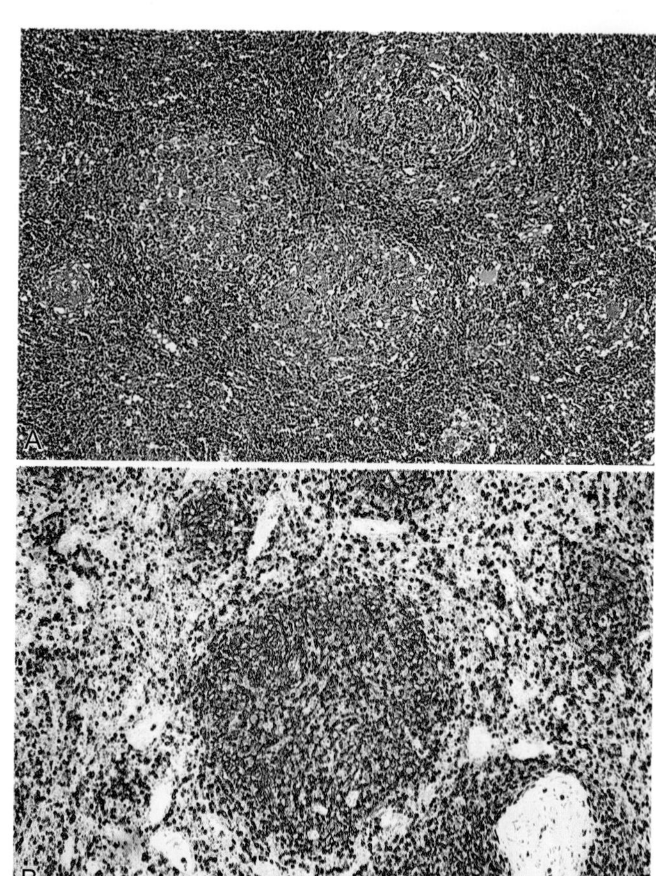

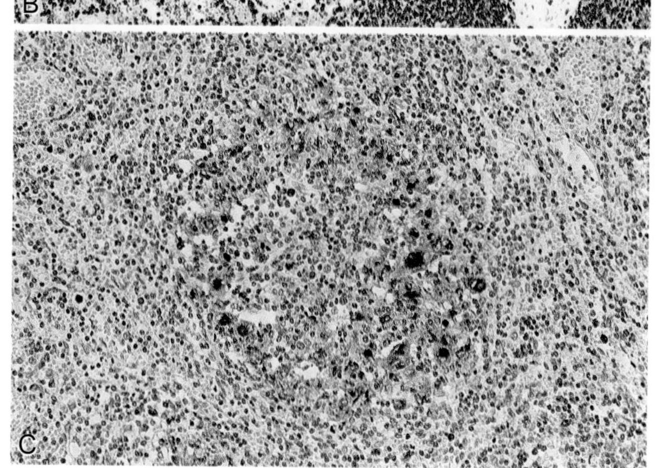

图 38.14　脾外周 T 细胞淋巴瘤，富于反应性组织细胞。A，低倍镜观。**B**，肿瘤性 T 细胞的 CD43 免疫反应。**C**，反应性组织细胞溶菌酶呈阳性

在早期阶段，小淋巴细胞性淋巴瘤 / 慢性淋巴细胞白血病可能容易漏诊；在此阶段提示该诊断的线索包括：滤泡明显增大并相互融合；边缘区明显扩大；生发中心消失、不明显或被小细胞取代；红髓中出现 B 细胞；以及簇状小淋巴细胞突入脾小梁静脉的内皮细胞下[163]。小淋巴细胞的内皮细胞和脾小梁静脉浸润也可见于传染性单核细胞增多症；但在传染性单核细胞增多症中，浸润的主要是 T 细胞；而在脾小淋巴细胞性淋巴瘤 / 慢性淋巴细胞白血病中，浸润的则主要是单型性 B 细胞。在患

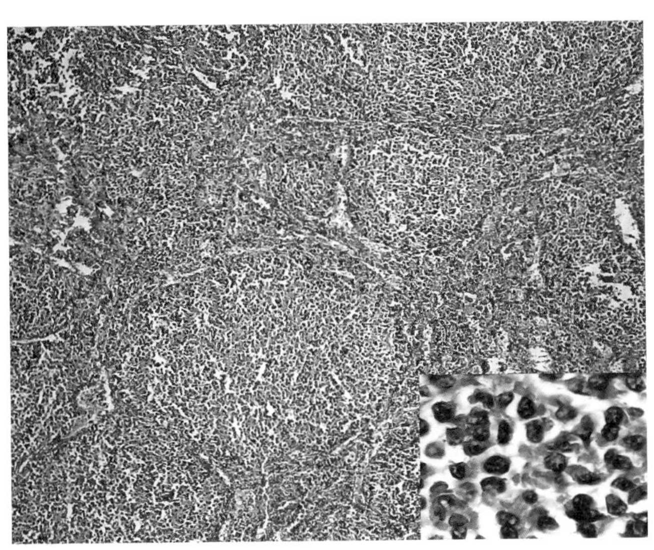

图 38.15 脾小淋巴细胞性淋巴瘤 / 慢性淋巴细胞白血病，可见正常白髓被融合的白髓结节替代，小淋巴细胞浸润至红髓内

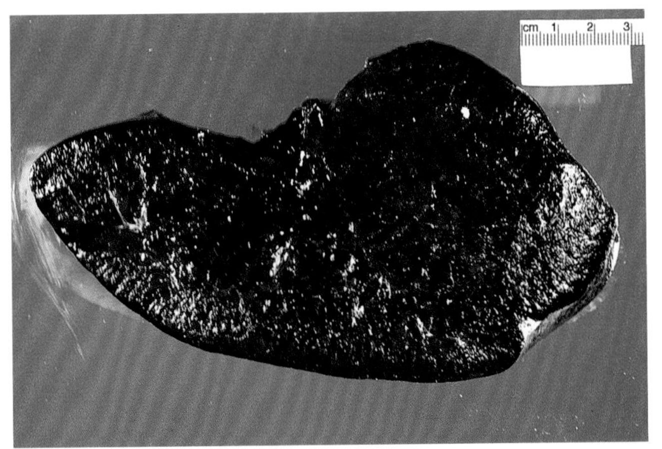

图 38.16 小淋巴细胞性淋巴瘤 / 慢性淋巴细胞白血病累及脾，导致脾的显著弥漫性肿大

有胎儿成红细胞增多症的婴儿和骨髓纤维化的成人，红系前体细胞（成人时与粒系前体细胞一同）可浸润内皮细胞下间隙而呈相似形态。有助于诊断淋巴瘤的线索之一是仔细剖开并检查脾门淋巴结，因为它们在脾内病变尚不明确时可能已有明显的淋巴瘤改变。另外，对于明确B细胞淋巴瘤中红髓内浸润的异常B细胞群，应用免疫组织化学检查评估脾淋巴细胞的免疫组成是很有帮助的。

在识别脾小淋巴细胞性淋巴瘤时，有一种“病种”会引起诊断困难，即所谓的特发性非热带性脾大（见前文）。后者最初被认为是良性的并可能是反应性脾大[164]，但对同一组病例进行的随访研究显示，半数病例实际上是恶性淋巴瘤[165]。

对于此类病例，现在可以通过活检进行诊断，脾原发性淋巴瘤的诊断也可以通过其骨髓内生长方式和免疫表型分析得到强烈支持，目前许多患者可通过化疗而非

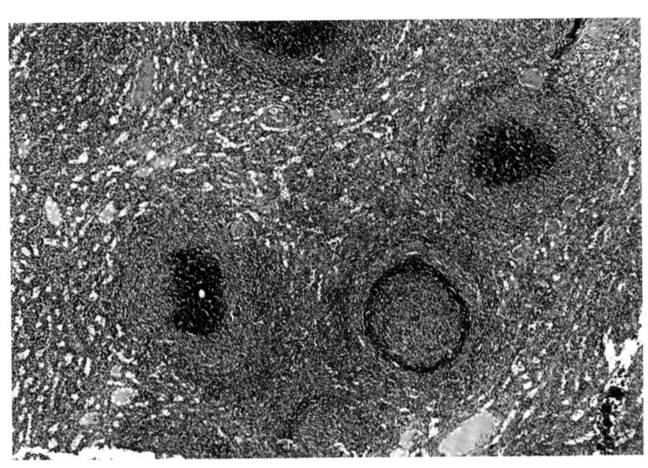

图 38.17 **滤泡性淋巴瘤累及脾**。右下结节包含滤泡性淋巴瘤，形似生发中心，周围围绕着淡染的外套区。注意，其增宽的外层边缘区可能造成其与脾边缘区淋巴瘤混淆

脾切除予以治疗。

滤泡性淋巴瘤累及脾可引起明显的脾结构异常，形成大体可见的肿瘤结节，或脾结构保留而脾白髓中可见类似生发中心的结构扩张（图 38.17）。大多数病例显示一致性的 $CD10^+/BCL2^+$ 表型[166]，这有助于除外反应性滤泡，但与在其他部位发生的滤泡性淋巴瘤相同，这些标志物在一些病例中可呈阴性反应[167]。然而，绝大多数（但并非全部）伴脾受累的滤泡性淋巴瘤患者为播散性疾病，伴有脾门淋巴结受累和弥散性淋巴结病变。

有两种原发性脾恶性淋巴瘤类型由于它们具有各自的独特性需要被单独列出，即脾边缘区B细胞淋巴瘤和肝脾T细胞淋巴瘤。

脾边缘区淋巴瘤（splenic marginal zone lymphoma, SMZL）一般发生在老年人，发病没有性别差异，通常表现为脾大、贫血和体重减轻[168-170]。骨髓受累在几乎所有病例均呈窦内浸润，肝受累也常见[171]，但非脾门淋巴结受累很少见。大体上，脾重量常达1 000 g或更高，脾受累表现为白髓栗粒状扩大。

组织学上，脾白髓由于小到中等大的淋巴细胞增生而扩大，伴有红髓内类似的淋巴细胞簇状分布[172]。淋巴成分一般被描述为双相性的，中心区为胞质稀少的深染小淋巴细胞，周围围绕着类似正常脾边缘区的、具有较丰富透明胞质的中等大淋巴细胞（图 38.18）。在这类病例中，脾白髓中的两种淋巴细胞成分均为淋巴瘤细胞。在一些具有此种生长方式的病例，可见中央区生发中心形成，尤其是如果患者有相关的免疫异常——肿瘤性白髓成分类似于反应性脾的外套区和边缘区成分。然而，红髓内的淋巴细胞也可增多并发生簇状聚集，它们常有中等量的胞质，与肿瘤性浸润的白髓外围区相似。与这种经典的脾浸润方式不同，许多SMZL病例中的白髓扩大是由更为单形的细胞增生所致，而没有明显的内外区。免疫组织化学检查，肿瘤细胞表达CD20和其他

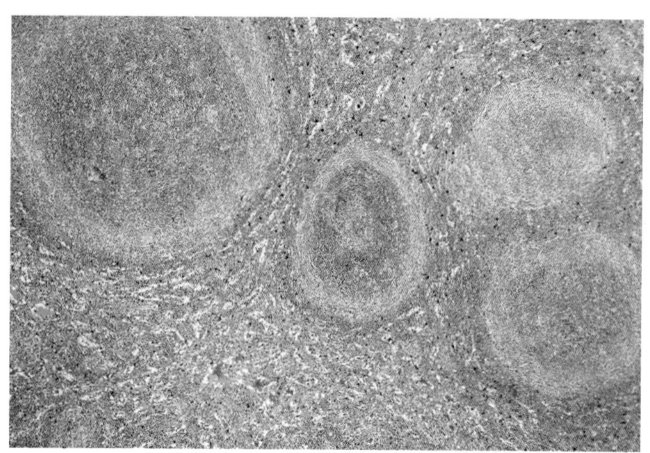

图 38.18 脾边缘区淋巴瘤显示典型的双相性结节，中央为胞质稀少的小的深染淋巴细胞，周围围绕的外层细胞具有更丰富的透明胞质。小 B 淋巴细胞也以聚集的形式浸润红髓

B 细胞相关抗原，如 CD79A 和 PAX5；表达免疫球蛋白（通常为 IgM ± IgD）和 BCL2，但不表达 CD10、BCL6、CD23、CD11c 和 CD43 [173]。肿瘤细胞也不表达细胞周期性蛋白 D1 [174]、膜联蛋白 A1 或 LEF1，以上三者分别为套细胞淋巴瘤、毛细胞白血病和慢性淋巴细胞白血病的典型标志物，然而也有部分病例表达常见于毛细胞白血病的 CD103。也有一组病例显示 CD5 的异常表达，这与更高的白细胞计数相关，并更易发生骨髓受累 [175]。这类病例在其他方面均与 SMZL 类似，且不具有其他支持慢性淋巴细胞白血病的免疫表型、分子遗传学或临床特征。SMZL 缺乏常见于其他小 B 细胞淋巴瘤的染色体易位，包括发生于结外边缘区淋巴瘤的易位类型。已报道有多种染色体异常，最常见的是完全性或部分性 3q 三体，但并不特异 [176-178]。此外，40% 的病例有 7q32 缺失或易位，这是 SMZL 的一种特征性染色体异常 [176,178-179]。虽然既往报道 SMZL 具有独特的基因表达谱，但此类检查在诊断中并非常规所需 [180]。据报道，包括 TP53、NOTCH1 和 KLF2 在内的多种基因突变经常发生于 SMZL 中，但它们均不是该淋巴瘤特有的 [181]。

SMZL 的鉴别诊断包括：套细胞淋巴瘤（图 38.19）[182-183]、伴边缘区分化的滤泡性淋巴瘤 [184]、毛细胞白血病、慢性淋巴细胞白血病 / 小淋巴细胞性淋巴瘤和弥散性红髓小 B 细胞淋巴瘤，包括毛细胞白血病变异型。如上文所述，肿瘤细胞的免疫表型对于鉴别诊断很有帮助，在弥散性红髓小 B 细胞淋巴瘤，其脾浸润的方式非常重要。一些淋巴瘤类型，尤其滤泡性淋巴瘤 [149,184]，累及脾时可伴有类似 SMZL 的边缘区外层扩大，对此进行小核裂细胞的组织学辨认以及进行 CD10 表达检测有助于除外 SMZL（见图 38.17）。

有 10% ~ 15% 的 SMZL 病例会转化为弥漫性大 B 细胞淋巴瘤，通常伴有晚期远隔部位的淋巴结受累 [185]。

肝脾 T 细胞淋巴瘤（hepatosplenic T-cell lymphoma） 以往被称为肝脾 γ/δ T 细胞淋巴瘤和噬红细胞 Tγ 淋巴瘤，是外周 T 细胞淋巴瘤谱系中的一种独特的临床病种 [186-189]。其通常表现为年轻男性的显著肝脾大、发热和体重减轻，预后差。已有此类疾病发生在 EB 病毒相关的免疫低下患者和炎症性肠病患者的报道 [190-193]。在后一组病例中，肝脾 T 细胞淋巴瘤的发生风险是否增加仍存在争议，但在接受肿瘤坏死因子（TNF-α）和硫嘌呤结合治疗的患者中其发生风险似有增加 [193]。大体上，脾的重量常达 1 000 g 或更高，脾切面呈均质牛肉红样，没有马尔皮基滤泡。显微镜下，肿瘤浸润累及脾索和脾窦，由大小不等的淋巴细胞组成，胞核呈卵圆形或折叠状，染色质中等致密，胞质淡染（图 38.20）。肿瘤累及肝和骨髓时呈特征性窦内分布，骨髓受累仅凭 HE 染色切片可能不易察觉 [194]。

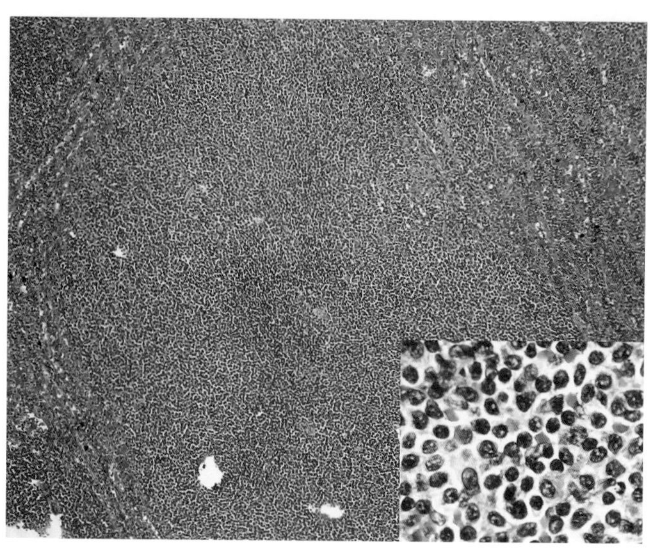

图 38.19 套细胞淋巴瘤。可见极小的残留生发中心。插图显示中心细胞样肿瘤细胞的单形性增生

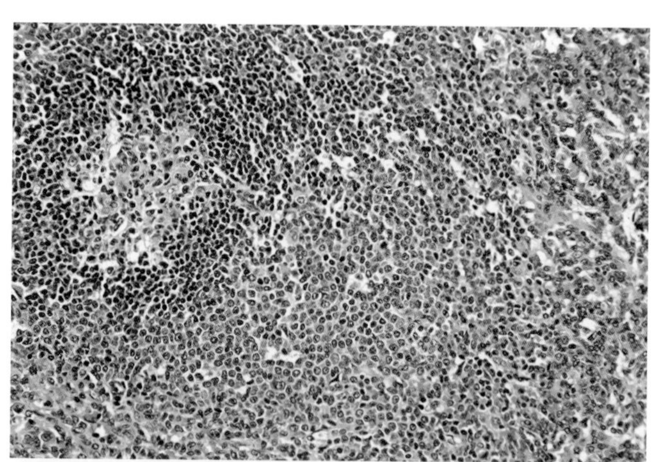

图 38.20 肝脾 T 细胞淋巴瘤。可见中等大小的非典型性淋巴细胞浸润红髓，围绕图左边的一个白髓结节

其肿瘤细胞是成熟 T 细胞，通常表达 CD2、CD3、CD56、穿孔素、TIA-1 和 TCRG，但通常缺乏 CD5、CD4、CD8、颗粒酶 B 和 TCRB 的表达 [195]。然而，属于

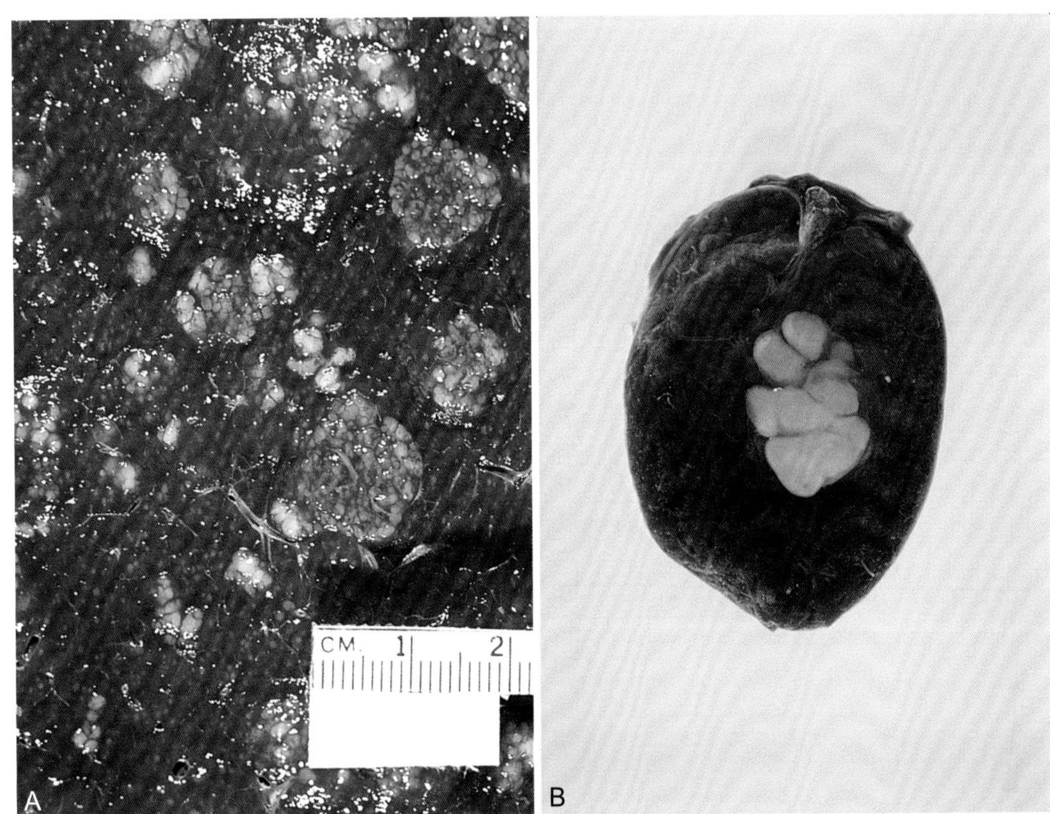

图 38.21 **A** 和 **B**，霍奇金淋巴瘤累及脾的大体表现

α/β 型的病例表达 TCRB 但不表达 TCRG[196]。组织学上其最主要的鉴别诊断是毛细胞白血病，可通过缺乏血湖和不同的免疫表型加以鉴别。

分子水平上，其通常有 T 细胞受体基因 γ 链的克隆性重排，但这一检测并不能用于区分 γ/δ 和 α/β 两型。两种免疫表型类型都与等臂染色体 7q 和 8 号染色体三体有关。*STAT5B* 突变也很常见[195]。

既往对脾原发性恶性淋巴瘤患者的治疗均为脾切除加术后化疗[197]，但现今的治疗常无需进行脾切除。这些患者中有一些是基于存在脾大并伴有血液受累或骨髓存在窦性浸润病变而被推测为脾淋巴瘤的，而缺乏淋巴结肿大证据。其预后与其显微镜下病变类型和临床分期直接相关，因为低级别肿瘤和Ⅰ期、Ⅱ期肿瘤的预后明显更优[148,198]。脾内局限性非霍奇金淋巴瘤患者的生存率似乎与其他Ⅰ期非霍奇金淋巴瘤患者的生存率相同[199]。

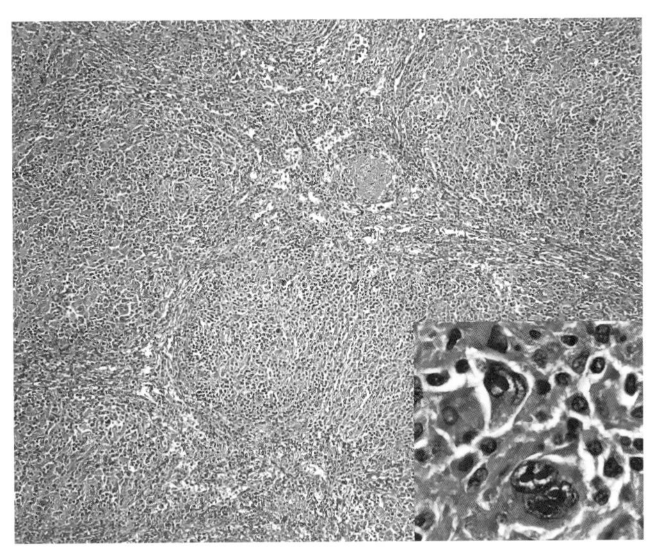

图 38.22 脾的经典型霍奇金淋巴瘤。插图显示典型的 Reed-Sternberg 细胞

霍奇金淋巴瘤

脾是**霍奇金淋巴瘤**（**Hodgkin lymphoma**）最常见的结外受累器官，但脾原发性霍奇金淋巴瘤极为罕见。霍奇金淋巴瘤的形态学特征讨论见第 37 章。大体上，霍奇金淋巴瘤的脾累及方式是单个或多个结节受累，与大细胞淋巴瘤的脾累及无法区分（图 38.21）。受累病灶可能仅有几毫米大小，故应非常仔细地进行大体检查。最早期的病变局限于脾动脉周围淋巴鞘或滤泡边缘区。迄今为止，最常见的类型是经典型霍奇金淋巴瘤的结节硬化亚型，但其他亚型也可见到，包括淋巴细胞为主型（图 38.22）[200-201]。一些病例的首发症状为自发性脾破裂[202]。如前文所述，结节病型肉芽肿可见于霍奇金淋巴瘤患者的脾，不应将其误认为淋巴瘤累及脾的证据。

白血病

任何类型的**白血病（leukemia）**都可以累及脾，累及部位主要是红髓，除非是慢性淋巴细胞白血病（见前文"小淋巴细胞性淋巴瘤/慢性淋巴细胞白血病"部分）[160,203]，但很少行脾切除或脾活检用作诊断材料。最早受累的是脾索，然后蔓延至脾窦。

毛细胞白血病（hairy cell leukemia）是一种特殊的惰性B细胞恶性淋巴瘤，必须与其他小B细胞淋巴瘤鉴别开来[204-205]；后者将在第39章进一步讨论。大体上，脾常显示弥漫性显著肿大，不伴有结节形成（图38.23）[206]。显微镜下，毛细胞白血病是一种红髓病变，表现为单型性的小的单个核细胞弥漫性浸润，核分裂象非常罕见，几乎没有吞噬现象（图38.24）[207-208]。纤维小梁旁最先受累。毛细胞胞核小，呈圆形或卵圆形，外形不规则，偶尔有深凹陷（"咖啡豆"）；核仁不明显。少数情况下，毛细胞胞核呈多叶核状[209]。胞质通常为中等量到丰富淡染。超微结构上，可见明显的胞质绒毛状突起[210]。毛细胞白血病的独特的酶组织化学特征是存在抗酒石酸盐酸性磷酸酶（同工酶5）[211]，但大多数实验室已不再进行这一试验，而免疫分型则是诊断所必需。毛细胞白血病细胞是单型性B细胞，表达CD20和其他B细胞相关抗原，以及CD103、膜联蛋白A1（annexin A1）和CD123。它们CD5和CD43染色呈阴性，但有部分病例表达CD10。这些细胞对TRAP和DBA.44也呈阳性表达，但这些标志物对毛细胞白血病是非特异性的[212-216]。脾血管结构异常，表现为髓动脉血管容积、表面积和长度绝对增加，髓索和脾窦增宽[217]。红髓中出现衬覆毛细胞的血池，类似于扩张的血窦甚或血管瘤，这一现象很常见，并形成一种重要的诊断性特征，被称为"红细胞湖"[218]。有人认为，这是毛细胞黏附于脾窦表面造成内皮细胞损伤并阻止静脉血流所致[219]。可见一些肿瘤细胞仅聚集在小梁静脉内皮细胞下间隙，这可能是上述病变的前期阶段，有时这是唯一可见的受累部位[220]。脾门淋巴结常受累，表现为滤泡间浸润方式。

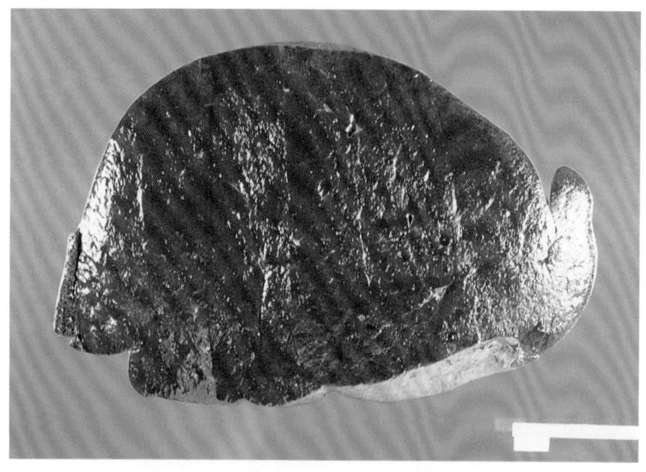

图38.23 **毛细胞白血病的大体表现**。可见脾弥漫性受累，缺乏结节，呈暗红色

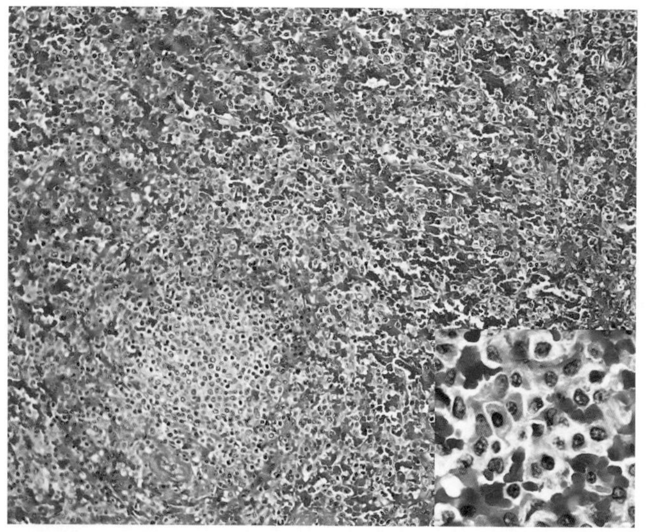

图38.24 **毛细胞白血病累及脾**。插图显示红髓的单形性细胞浸润

骨髓增殖性肿瘤

慢性髓系白血病，BCR-ABL1阳性（chronic myeloid leukemia, BCR-ABL1 positive）可导致大体上脾大，脾呈暗红色弥漫受累，马尔皮基滤泡不明显或消失。脾红髓被粒系前体细胞和散在的异常巨核细胞浸润。梗死常见。少数病例可在脾切除标本中首先发现母细胞转化，免疫组织化学检查发现母细胞表达CD34有助于诊断。

原发性骨髓纤维化(primary myelofibrosis)将在第39章详细讨论，其特征是伴发脾大，且常由于伴发的消耗性综合征而进行脾切除术。脾的平均重量为2 kg[221]。大体上，脾呈弥漫性暗红色，质地中等，伴有多发出血灶（图38.25）并常常有梗死。显微镜下，其诊断特征为红髓中出现异常造血细胞系：巨核细胞、红系前体细胞和粒系前体细胞。后者可通过Leder氯醋酸酯酶或髓过氧物酶染色显示（图38.26）。巨核细胞常有非典型性核特征，并可能与Reed-Sternberg细胞混淆，但脾霍奇金淋巴瘤常

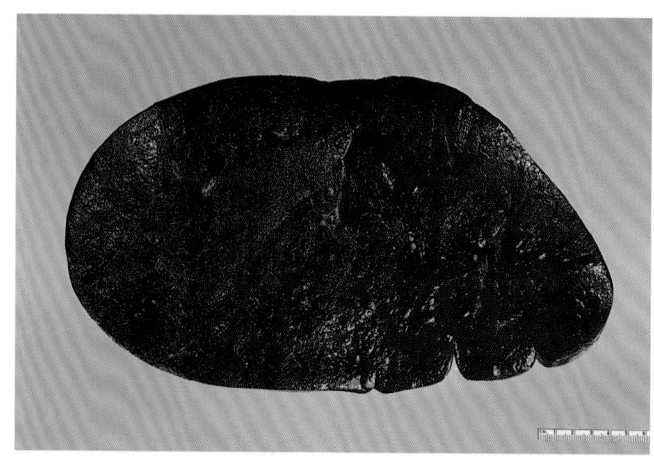

图38.25 原发性骨髓纤维化弥漫性累及脾

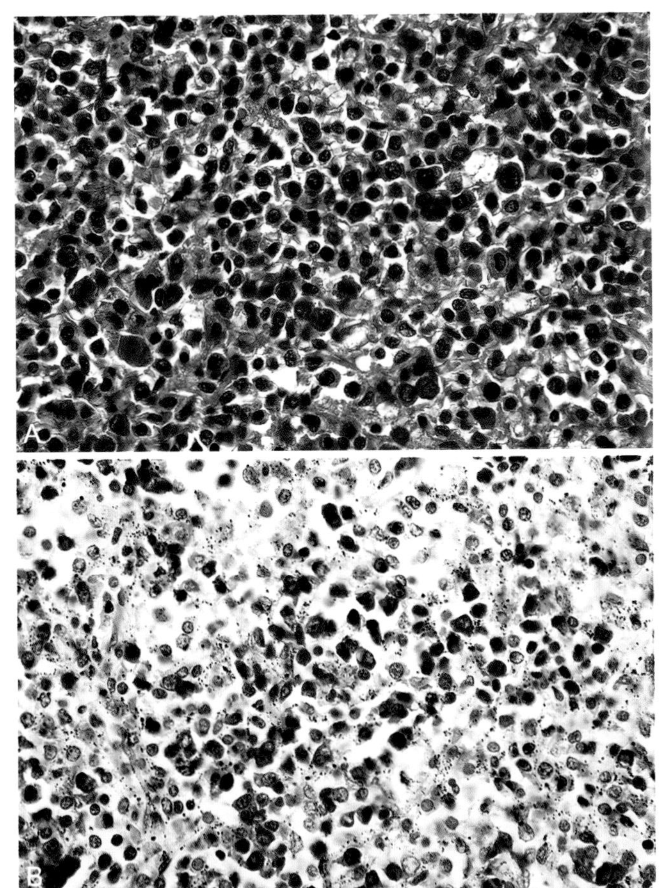

图 38.26 原发性骨髓纤维化累及引起的脾红髓内异常髓外造血，如 HE 切片（**A**）和 Leder 氯醋酸酯酶染色切片（**B**）中所见

形成瘤结节，这与原发性骨髓纤维化的弥漫性红髓浸润不同[222]。一般认为，脾内造血细胞出现是由外周血循环细胞滤过所致，而不是源于脾干细胞[223-224]。骨髓纤维化的其他脾改变还包括充血、含铁血黄素沉着和淋巴滤泡缺乏[225-226]。

与原发性骨髓纤维化相似的脾改变也可见于真性红细胞增多症的所谓消耗期。早期真性红细胞增多症和特发性血小板增多症脾大并不常见，多是由于红髓充血和红髓中含血小板的巨噬细胞增多。在慢性粒 - 单核细胞白血病中，由于红髓单核细胞增加，也可发生脾大，并可出现类似于毛细胞白血病中的红细胞湖特征[138,227]。

肥大细胞增多症

系统性肥大细胞增多症（systemic mastocytosis）的一般特征在第 39 章讨论。在系统性肥大细胞增多症中，脾经常受累，其形态学改变可能非常具有欺骗性[228]。大体上，脾通常增大，整个脾均散布着具有纤维化表现的边界不清的结节。显微镜下，一个重要的诊断线索是，这些高度纤维化病灶常以血管为中心或包绕白髓[228-229]。其诊断依靠识别肥大细胞，后者通常呈淡染的小簇状埋藏于纤维组织中，伴有数量不等的嗜酸性粒细胞、淋巴细胞或组织细胞（图 38.27）。其细胞核居中，外形规则；胞质淡染，伴有不同程度的颗粒化；细胞边界通常轮廓分明。最终确诊应通过肥大细胞类胰蛋白酶和 CD117（KIT）免疫组织化学染色证明[149,228,230-231]。其肥大细胞也表达 CD68 和 CD43，常有 CD2、CD25 和 CD30 异常表达[232]。

大多数系统性肥大细胞增多症患者显示有 *KIT* 基因的 D816V 点突变，累及跨膜受体酪氨酸激酶域[233]。

脾门淋巴结常常受累；其诊断可能比发生在脾时更容易。淋巴结受累病灶通常位于滤泡周，也可呈血管周分布。胃肠道也常见受累[234]。约有 1/3 的系统性肥大细胞增多症患者同时患有其他能危及生命的血液系统疾病，如慢性粒 - 单细胞白血病和急性髓系白血病，红髓脾索和脾窦可被这些继发肿瘤填充。明确这些伴随血液系统疾病对于患者的治疗是至关重要的。

其他血液淋巴组织疾病

灶状淋巴组织增生（focal lymphoid hyperplasia）可以作为孤立性结节存在于脾，大体上可能会与淋巴瘤混淆，尤其在已知患有淋巴瘤的病例。显微镜下，其结节既可以由反应性生发中心聚集而成，也可以由淋巴细胞、免疫母细胞和浆细胞的局限性增生组成[235-236]。灶状淋巴组织增生虽少见，但必须注意除外淋巴瘤，尤其是在有霍奇金性淋巴瘤病史的患者。

Castleman 病（Castleman disease）可累及脾，虽然很少导致明显的脾大。大多数已报道的类型为多中心型和浆细胞型[63]，但少数玻璃样血管型病例也有报道（图 38.28）[62]。顺便提一下，低倍镜下，玻璃样血管型 Castleman 病与脾组织极为相似，当其发生在纵隔或腹膜后等部位时，有时甚至会被误诊为异位脾或多脾。

Wiskott-Aldrich 综合征（Wiskott-Aldrich syndrome）是一种 X 连锁血液系统疾病，其特征为：血小板减少，湿疹和免疫缺陷，伴有脾白髓普遍减少，边缘带厚度明显缩小[237]。

血管肿瘤

血管瘤（hemangioma）是脾的最常见的原发性肿瘤[58,238-239]。它们可为海绵状或毛细血管变异型，其形态学特征与其他部位的血管瘤相似。大多数病例的脾血管瘤直径在 2 cm 以下且常为偶然发现。少数病例表现为大的和（或）多发性血管瘤，甚至累及整个脾（图 38.29）。脾血管瘤可能与其他部位的血管瘤相关（血管瘤病）。其最常见并发症是脾破裂和出血[240]。有伴有贫血、血小板减少和消耗性凝血病（Kasabach-Merritt 综合征）的病例报道[241-242]。

窦岸细胞血管瘤（littoral cell angioma）是脾独有的血管性肿瘤，最初认为其来源于正常的脾内衬细胞（窦岸细胞）[243]。窦岸细胞血管瘤的大小不等，可从微小病灶到几乎完全取代脾组织的大结节（图 38.30）。显微镜下，其由类似于脾窦的吻合血管网组成（图 38.31）。这些血管具有不规则的管腔，常有乳头状突起和囊腔形成，

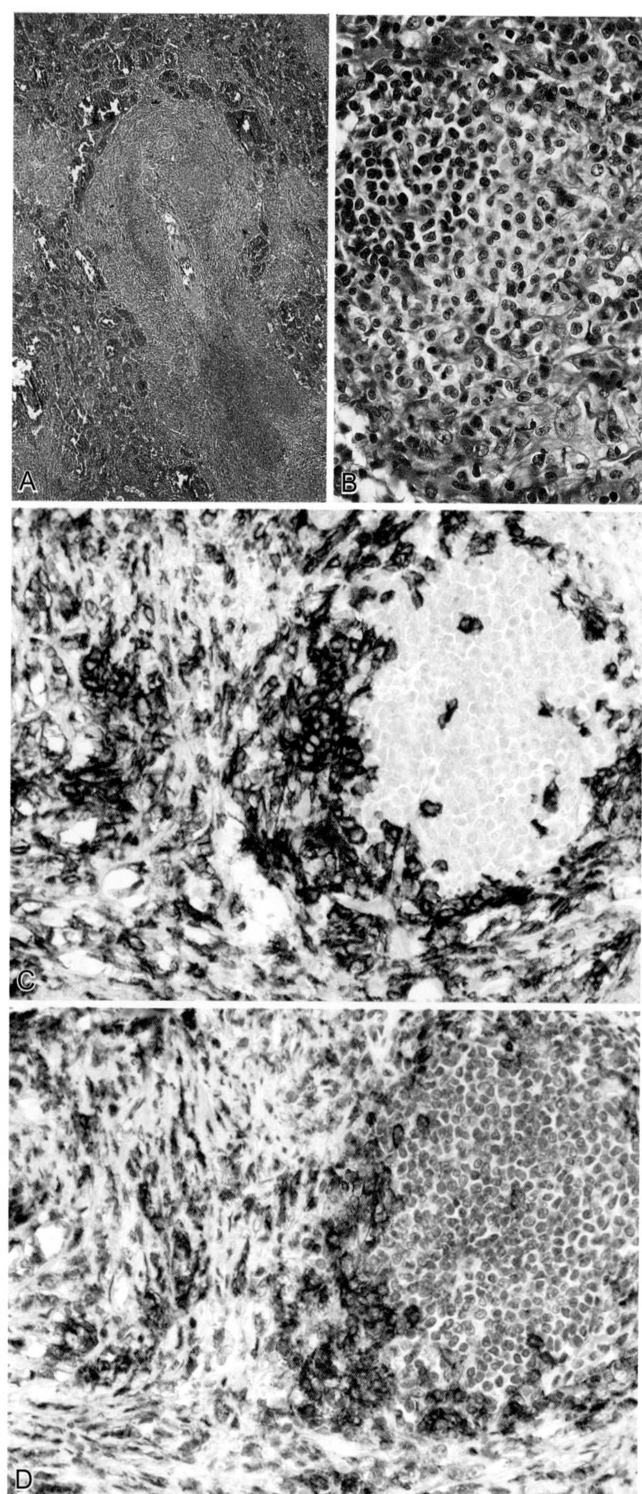

图 38.27　**系统性肥大细胞增多症累及脾**。**A**，低倍镜下，可见脾小结周和血管周浸润。**B**，高倍镜下，可见成簇的肥大细胞。**C**，肥大细胞 CD117 呈强阳性。**D**，CD25 异常表达

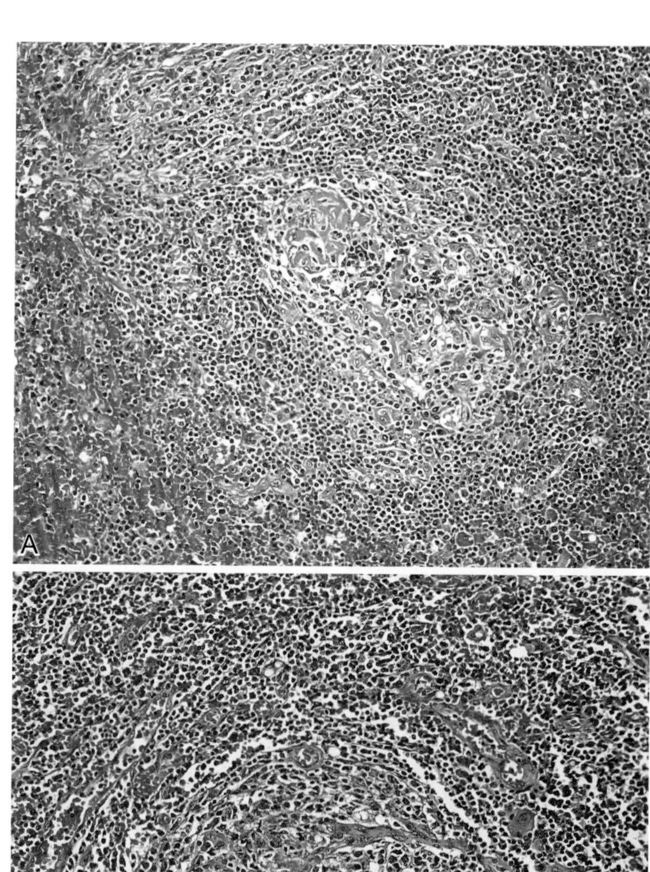

图 38.28　**玻璃样血管型 Castleman 病**。**A**，脾受累。**B**，同一病例的淋巴结受累

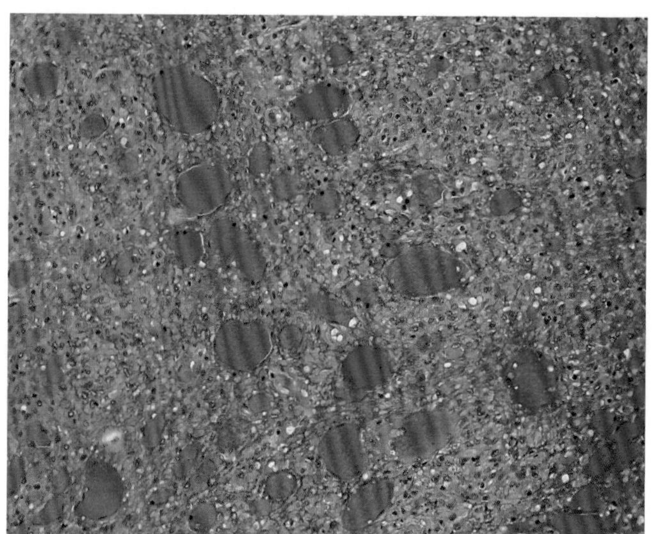

图 38.29　良性血管肿瘤（“血管瘤病”）的弥漫性脾受累

常含有独特的内衬细胞或组织细胞。它们衬覆高内皮样细胞，其中有些细胞显示噬血现象。其内衬细胞显示胞核增大，但核分裂率低，没有坏死的证据。免疫组织化学检查，肿瘤细胞表达部分内皮细胞（Ⅷ因子相关抗原）和组织细胞（KP1/CD68，溶菌酶）标志物，提示其为窦岸细胞起源（表 38.1）。其内衬细胞也表达 CD31，但不表达 CD34，同时并不表达正常脾窦内衬细胞的特征性标志物 CD8。但有趣的是，大多数病例的内衬细胞至少灶性表达 CD21（图 38.32）[238]。典型的窦岸细胞血管瘤病例呈惰性经过，行脾切除治疗即可。然而，有 2 例病例，其形态学上均有成片的透明细胞，后期出现了仅含透明细胞成分的腹腔转移，被回顾性地诊断为窦岸细胞血管内皮细胞瘤（littoral cell hemangioendothelioma）[244-245]。已报道的所谓的窦岸细胞血管肉瘤病例，通常是仅凭 CD8 表达来诊断的，但 CD8 既非血管肉瘤的特异性标志物，正常在窦岸细胞血管瘤也不表达。目前尚无此类病例记载，即无法证明典型窦岸细胞血管瘤发生于血管肉瘤之前。

脾**淋巴管瘤（lymphangioma）**一直被描述是位于脾被膜下，其实其可累及整个脾[**弥漫性淋巴管瘤病（diffuse lymphangiomatosis）**]（图 38.33）[246]。实际上，大多数被诊断为脾淋巴管瘤的被膜下病变都是间皮囊肿[47]。大多数已报道的发生于儿童的较大的或弥漫性脾淋巴管瘤病例有时伴有其他器官的淋巴管瘤[247]。**血管内皮细胞瘤（hemangioendothelioma）**是用于脾的血管内皮细胞肿瘤的有些模糊的术语（与在其他许多部位的一样），其既可以是更富于细胞的，也可以被认为是具有比普通型血管瘤更具侵袭潜能的但尚不是真正血管肉瘤的肿瘤。这些肿瘤中的一些被描述为上皮样（有时伴有功能性脾功能减退）[248]，一些被描述为上皮样和梭形细胞[249]，一些则被描述为内皮细胞和肌样特征混合（肌样血管内皮细胞瘤）[250]。除了既往报道的极罕见的窦岸细胞血管内皮瘤外，一些过去被称为血管内皮瘤的肿瘤可能属于其他增生改变，例如硬化性血管瘤样结节性转化（SANT；见下文）。

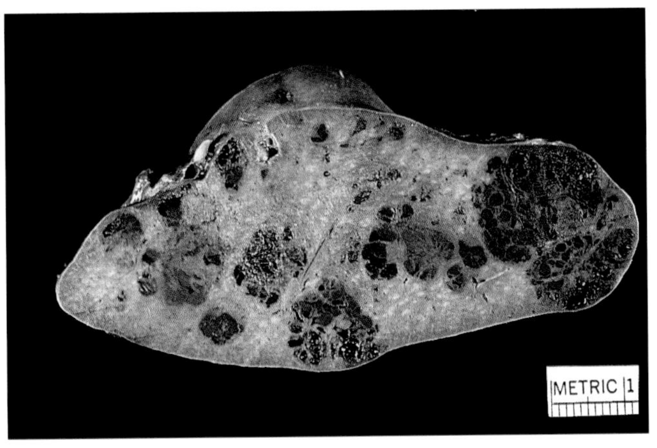

图 38.30 **窦岸细胞血管瘤的大体表现**。可见大量分叶状结构的出血性病变

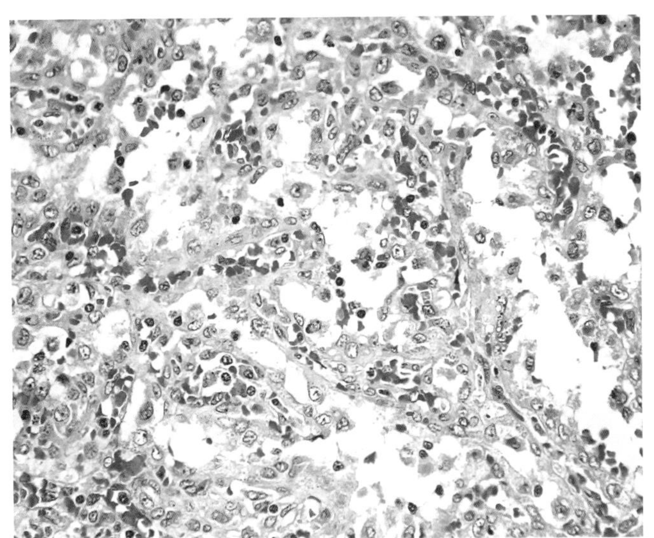

图 38.31 **脾窦岸细胞血管瘤**。血管腔衬覆具有脾窦内衬（“窦岸”）细胞表现的肥胖细胞

表38.1 非造血性原发性脾增生的鉴别诊断中有用的标志物

标志物＼诊断	血管瘤	窦岸细胞血管瘤	错构瘤	硬化性血管瘤样结节性转化	炎性假瘤样滤泡/成纤维细胞性树突状细胞肉瘤[a]
CD31	+	+	+	+	-
CD34	+	-	+/-	-/+	-
CD8	-	-	+	-	-
CD68	-/+	+	-	-	-
CD21	-	+（灶性）	-	-	+/-
平滑肌肌动蛋白	-	-	-	-	-/+
EB病毒	-	-	-	-	+

[a]标记的是梭形细胞成分；其他结果标记的是血管或内皮样细胞成分

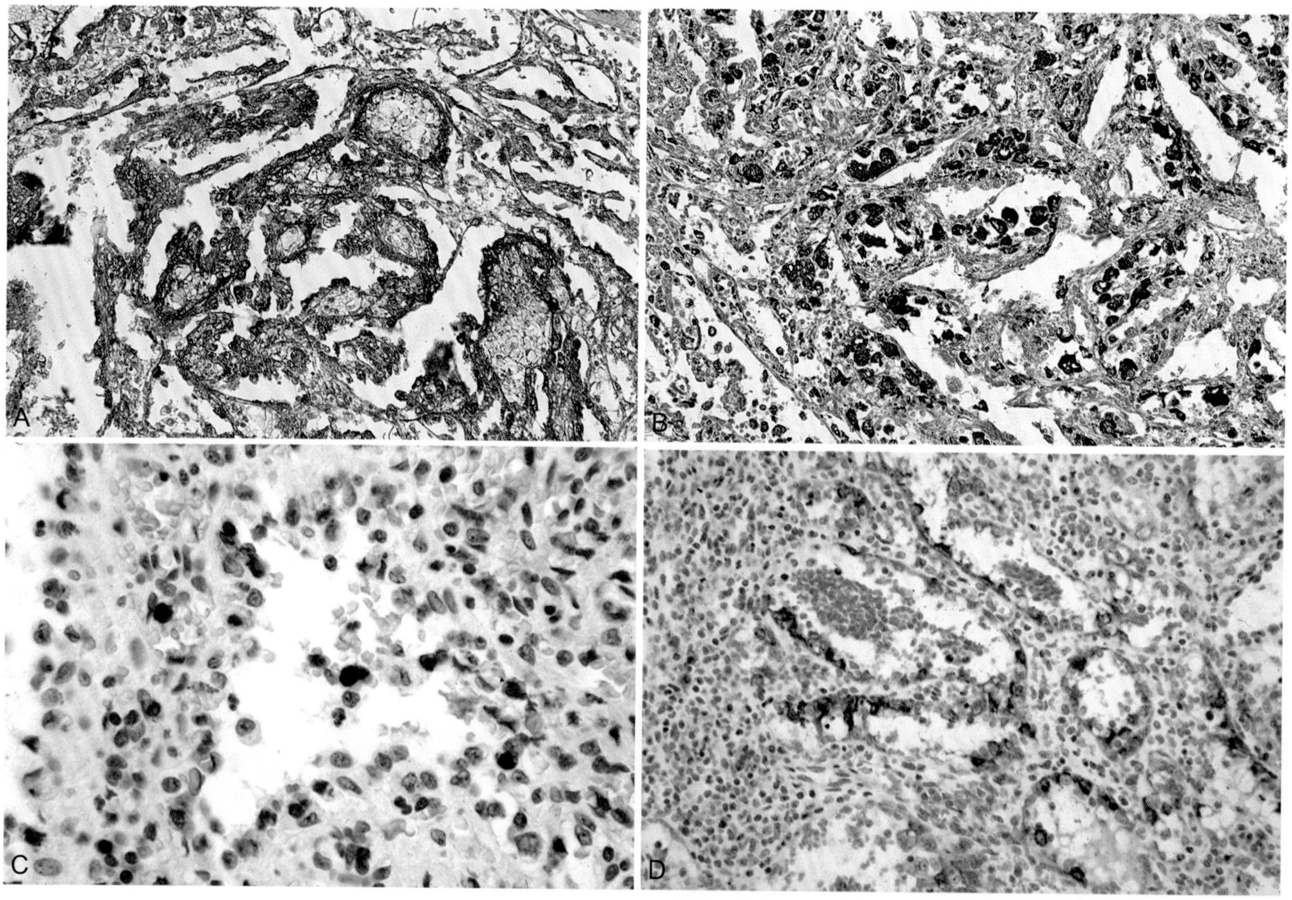

图 38.32 脾窦岸细胞血管瘤显示混合性内皮细胞（**A**，Ⅷ因子相关抗原）和组织细胞标志物（**B**，溶菌酶）表达。该细胞缺乏正常脾窦内衬细胞标志物 CD8 的表达（**C**），但表达 CD21（**D**）

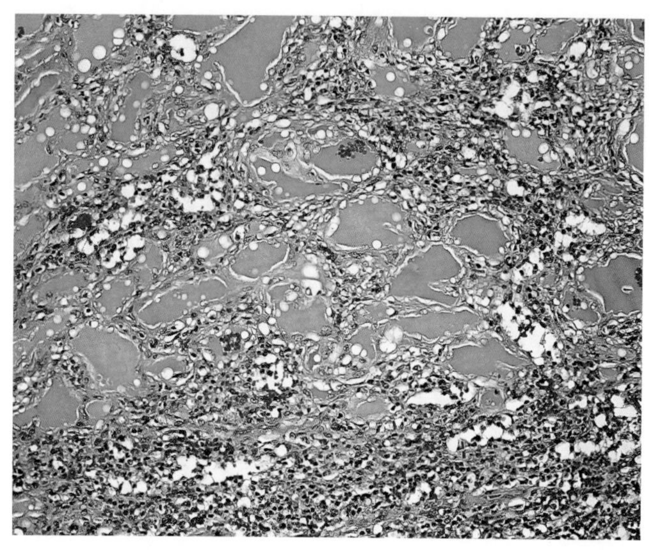

图 38.33 **脾淋巴管瘤**

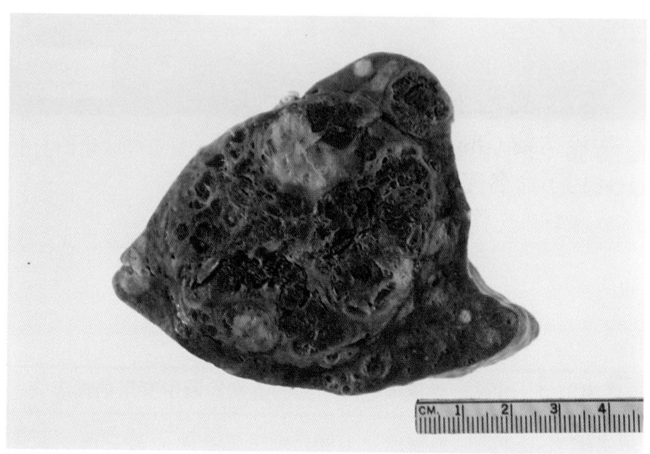

图 38.34 **脾血管肉瘤**。可见该肿瘤有明显的出血和坏死

血管肉瘤（angiosarcoma）［**恶性血管内皮细胞瘤（malignant hemangioendothelioma）**］被认为是最常见的脾原发性非淋巴组织恶性肿瘤 [251]，但该肿瘤在诊断时通常已播散，而要证明其脾来源是非常困难的或完全不可能的。在脾内，该肿瘤可表现为脾内境界清楚的出血结节或弥漫性累及，可导致自发性脾破裂（图 38.34）[252-253]。该肿瘤还可伴有微血管病性贫血、血小板减少和消耗性凝血病 [254]。与在其他部位一样，脾也有置入异物（纱布海绵）多年后发展为血管肉瘤的病例报道 [255]。显微镜下，血管肉瘤的生长方式可呈实性、乳头状或以经典

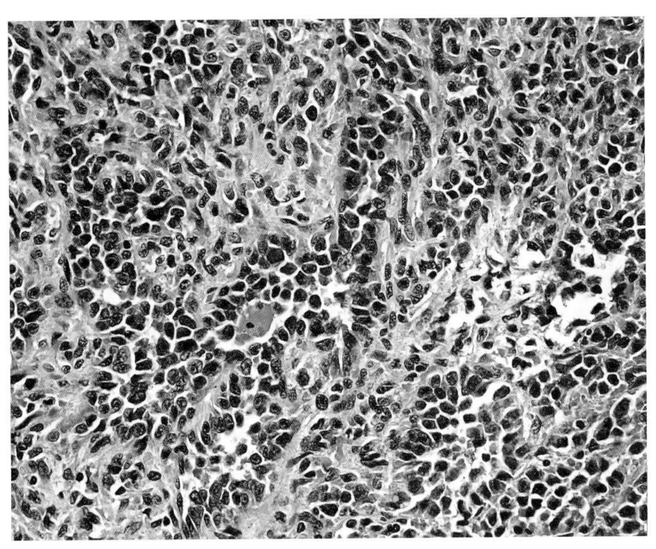

图 38.35 **脾血管肉瘤**。可见该肿瘤细胞具有明显深染的胞核并突入血管腔

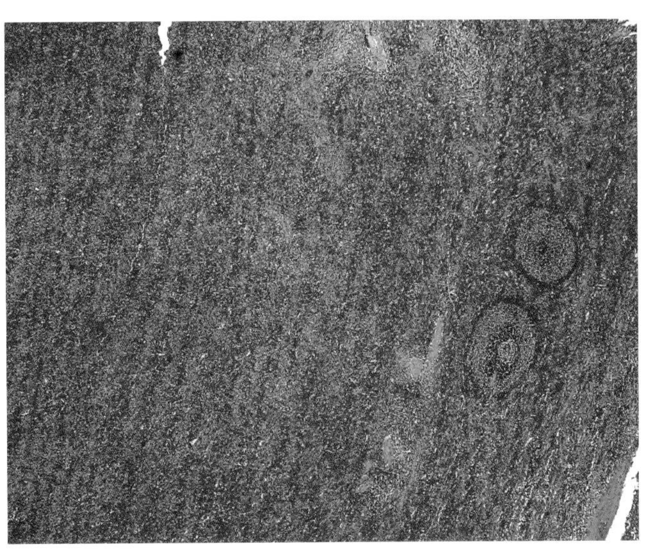

图 38.36 **脾错构瘤的低倍镜下表现**。该病变由结构紊乱的红髓组成，白髓缺如。图右侧可见残留的正常脾

的自由吻合的血管腔为特征（图 38.35）[256]。胞质内玻璃样变小体常见。有时肿瘤细胞呈上皮样形态[**上皮样血管肉瘤（epithelioid angiosarcoma）**][257]。免疫组织化学检查，其肿瘤细胞表达内皮细胞标志物，但有时可显示灶性抗原丢失，也常表达 CD68 和其他更不具谱系特异性的标志物[238,256]。脾血管肉瘤的临床进程迅速，常为致死性的，常发生广泛转移[256]。

血管外皮细胞瘤（hemangiopericytoma）在此血管性脾肿瘤系列中最后被提及是由于其极为罕见[257]，且关于它的真正性质仍存在争议。

其他原发性肿瘤和肿瘤样疾病

错构瘤（hamartoma）[脾瘤（splenoma）]这一术语是用于命名完全由红髓成分组成、缺乏其间白髓的脾结节性病变（图 38.36）[2,258-260]。脾错构瘤不含有滤泡或滤泡树突状细胞，纤维小梁稀少，可见灶性髓外造血[261]。偶尔，脾错构瘤可含有一群本质上可能为树突细胞/网状细胞或肌样细胞的奇异形间质细胞，不应过诊断为恶性肿瘤[262-263]。免疫组织化学染色方面，有描述脾错构瘤Ⅷ因子和 CD31 染色与周围正常脾组织呈相反的方式[264]。此外，脾错构瘤的主要细胞类型对 CD8 呈阳性，类似于正常脾窦内衬细胞[238]。脾错构瘤可形成较大体积病变并伴有血小板减少和其他脾功能亢进征象[265]。

脾硬化性血管瘤样结节性转化（sclerosing angiomatoid nodular transformation of the spleen）（脾 SANT）是一种独特的脾病变，可形成大体上明确可见的肿瘤结节（图 38.37），低倍镜下呈显著的多结节状，可类似于肉芽肿表现（图 38.38A）[266-268]。单个结节具有模糊的分叶状结构，周围有玻璃样变外壳包绕（图 38.38B）。结节内的血管明显富于细胞，因此，脾 SANT 之前曾被视为肿瘤性病变，且本书先前版本中也将其命名为多结节性血管瘤。

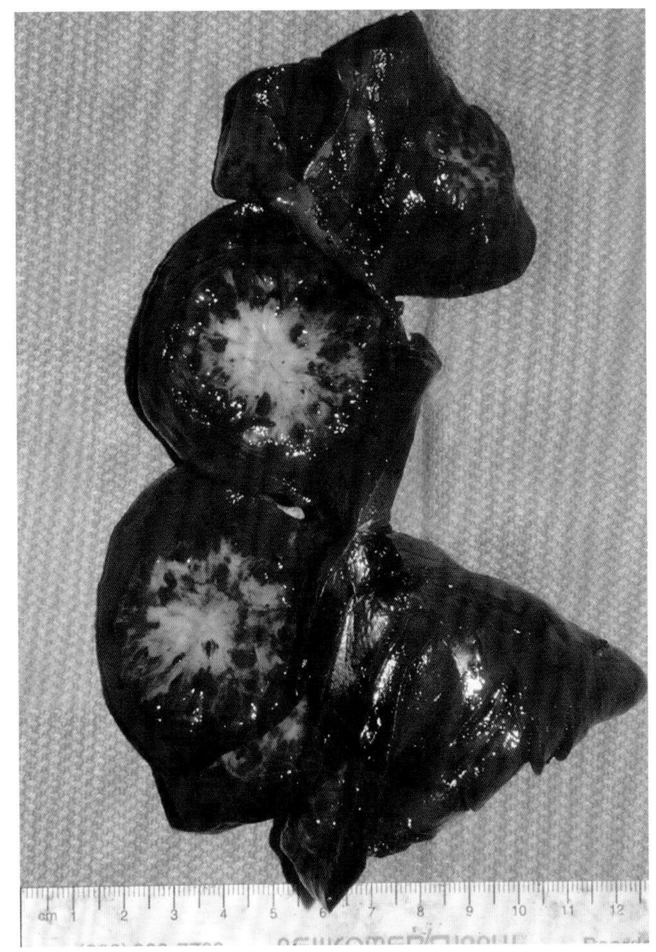

图 38.37 **脾硬化性血管瘤样结节性转化的大体表现**。可见脾切面呈质硬、星芒状、灰白色，伴有出血灶

免疫组织化学染色，脾 SANT 可显示三种不同类型的血管：$CD34^+/CD8^-/CD31^+$ 毛细血管，$CD34^-/CD8^+/CD31^+$ 血

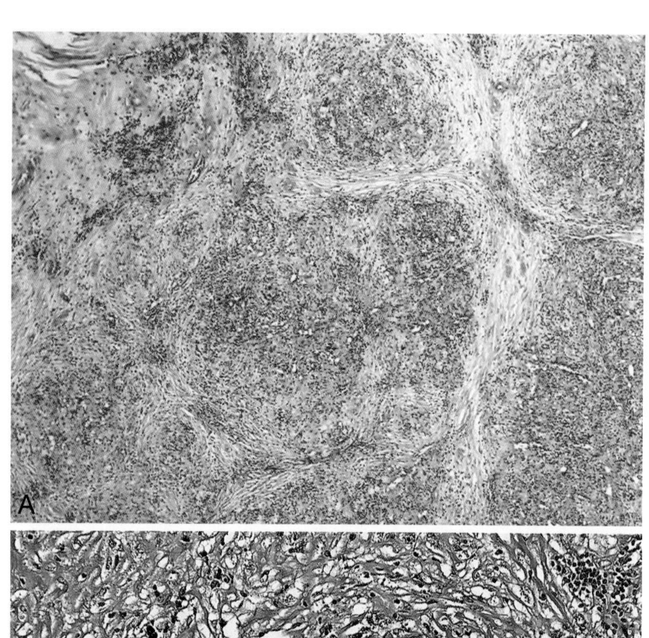

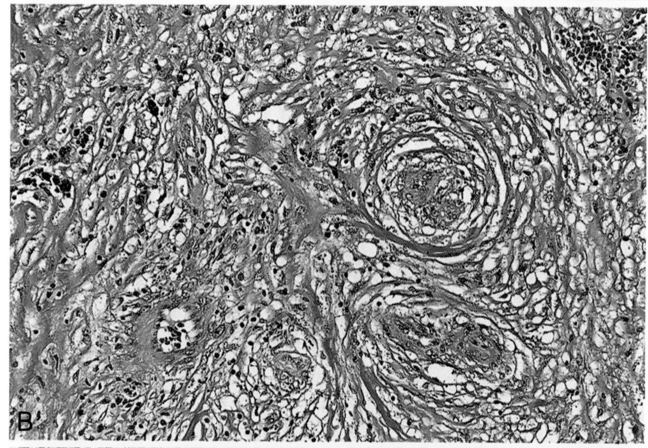

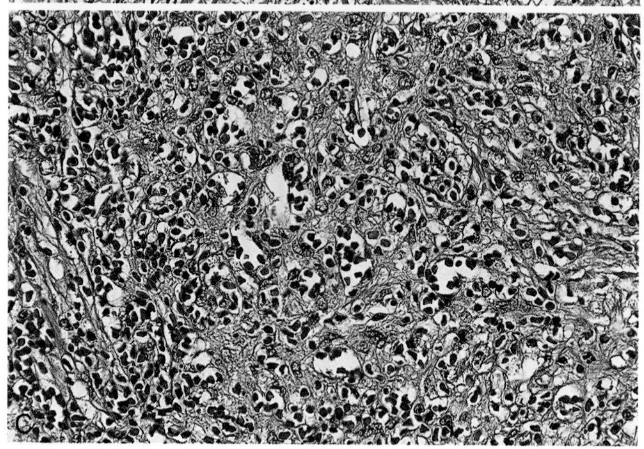

图 38.38 **脾硬化性血管瘤样结节性转化(脾 SANT)**。**A**,低倍镜下,可见明显的结节状结构。**B**,高玻璃样变区域类似于陈旧的肉芽肿。**C**,可见明显呈血管瘤样性质的细胞丰富区

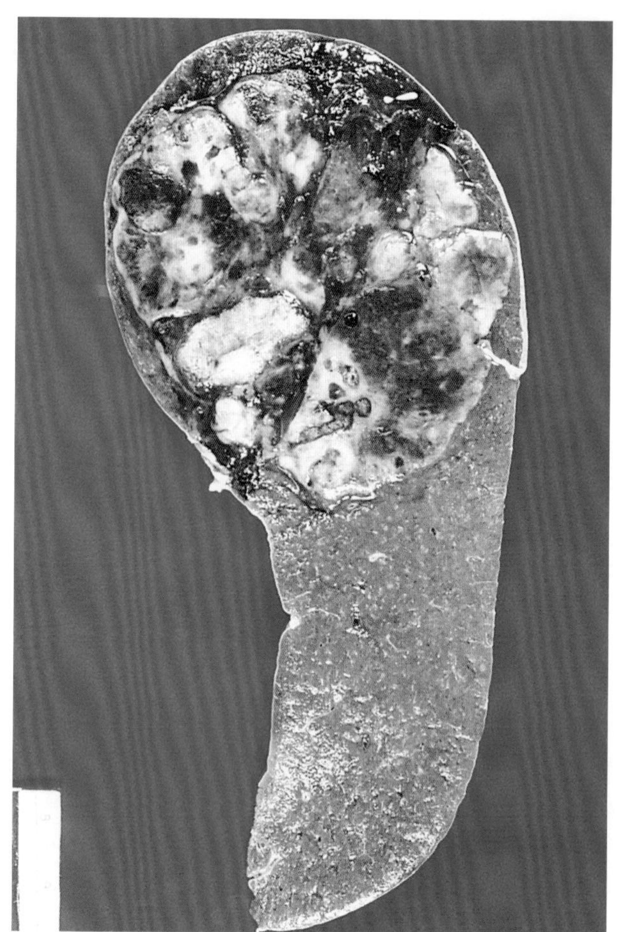

图 38.39 脾炎性假瘤样滤泡 / 成纤维细胞性树突状细胞肉瘤的大体表现。可见脾切面颜色呈斑驳状,由坏死、出血和丰富细胞浸润混合所致

窦,以及 CD34⁻/CD8⁻/CD31⁺ 小静脉(见图 38.38C)。结节间的间质由不同程度的黏液样至致密纤维组织组成,肥胖的肌成纤维细胞、浆细胞、淋巴细胞和含铁血黄素吞噬细胞散在分布。该病变几乎总是孤立性的且为良性病程。其发病机制仍存在争议,其与脾炎性假瘤这一非特异性诊断具有一些共同特征 [269];其可含有大量 IgG4 阳性浆细胞 [270],已发现 1 例 EB 病毒阳性的病例报道 [271]。

炎性假瘤(inflammatory pseudotumor)这一术语之前一直被用于描述一种推测的反应性瘤样病变,其可能为开腹手术中的偶然发现,或可表现为无症状性脾肿块 [258,272]。然而,这个术语并不特异,可以代表从炎症性反应到恶性肿瘤的多种增生病变。感染性因素包括免疫功能低下患者分枝杆菌感染导致的**脾梭形细胞假瘤性病变(splenic spindle cell pseudoneoplastic lesion)**[273]。此外,如前文所述,脾硬化血管瘤样结节性转化(脾 SANT)也可具有所谓的"炎性假瘤"的一些特征。但目前大多数具有这些特征的病例代表所谓的**炎性假瘤样滤泡 / 成纤维细胞性树突状细胞肉瘤(inflammatory pseudotumor-like follicular/fibroblastic dendritic cell sarcoma)**。这种增生是肝和脾所特有的,最初曾被描述为 EB 病毒阳性炎性假瘤,后来又被称为炎性假瘤样滤泡树突状细胞肿瘤 [274-275]。它们与传统的滤泡树突状细胞肿瘤不同,虽然其仍是滤泡树突状细胞肿瘤的一种亚型,但其名称在 2016 版世界卫生组织造血肿瘤分类中已被再次修正 [276]。这种肿瘤通常有发热和腹痛表现。大体上,脾内可见离散的、质硬褐色病变,有时伴有灶性出血,不累及被膜(图 38.39)。组织学上,该肿瘤由炎性细胞和增生的梭形细胞混合组成,

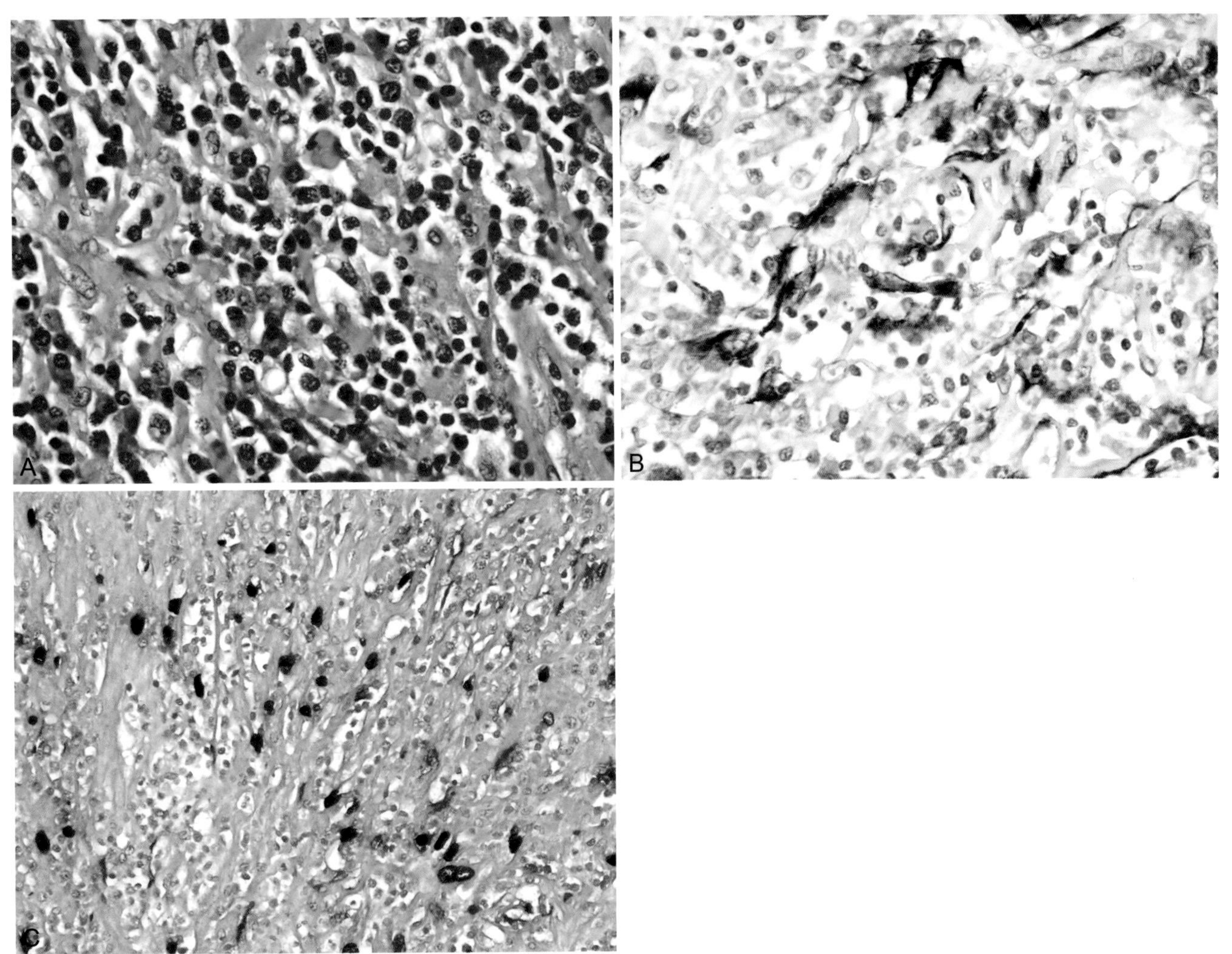

图 38.40 **脾炎性假瘤样滤泡 / 成纤维细胞性树突状细胞肉瘤**。可见肌成纤维细胞样梭形细胞和多种炎细胞混合存在（**A**）。梭形细胞灶性表达平滑肌肌动蛋白（**B**），EB 病毒呈阳性（**C**）

其间穿插着不等量胶原间质（图 38.40）。其炎性成分通常广泛，包括有淋巴细胞、浆细胞、组织细胞和嗜酸性粒细胞，并且灶性坏死常见。与其他器官的炎性假瘤不同的是，脾内的梭形细胞 EB 病毒呈阳性，且可表达平滑肌肌动蛋白（SMA）和波形蛋白。在许多病例，梭形细胞表达 CD21、CD23 或 CD35，但并不绝对。所有炎性假瘤样滤泡 / 成纤维细胞性树突状细胞肉瘤病例 ALK1 均呈阴性，而软组织炎性肌成纤维细胞肿瘤则普遍 ALK1 呈阳性。由于基本上所有病例均有 EB 病毒感染，且部分病例缺乏滤泡树突状细胞标志物表达，该肿瘤在生物学上（和临床上）与传统的滤泡性树突状细胞肉瘤不同。对有症状的病例进行脾切除治疗可以治愈，进行脾部分切除的病例可发生复发或转移。

脾的其他原发性肿瘤很罕见。已有脾间叶性肿瘤的罕见报道，包括 AIDS 感染（常见于儿童）和肾移植后的 EB 病毒相关性平滑肌肿瘤 [277-278] 和其他罕见的原发性肉瘤 [58,279-281]。也有发生于脾的原发性脂肪瘤、癌肉瘤、低级别黏液性囊腺瘤和移行细胞癌罕见报道 [282-285]。

转移性肿瘤

脾转移性恶性肿瘤是非常少见的临床问题 [286]，但在尸检中如果充分检查整个器官则发现其并不罕见 [287]。恶性黑色素瘤以及肺癌、乳腺癌、胃癌、大肠癌、胰腺癌和肝癌是最常见的脾转移性恶性肿瘤类型 [288]。许多其他肿瘤也可见到，包括回肠类癌 [289-290]。妇科癌症似乎有发生晚期孤立性脾转移的不寻常倾向（图 38.41）[291-295]。大体上，脾转移瘤可呈孤立性或弥漫性结节，弥漫累及整个脾或局限于脾被膜 [290]。脾内弥漫性乳腺癌转移可表现为特发性血小板减少性紫癜 [296]。脾内转移瘤偶尔可伴有红髓结节性转化，低倍镜下与滤泡性淋巴瘤相似 [297]。脾转移瘤可在脾原有病变基础上发生，如毛细胞白血病 [298]。

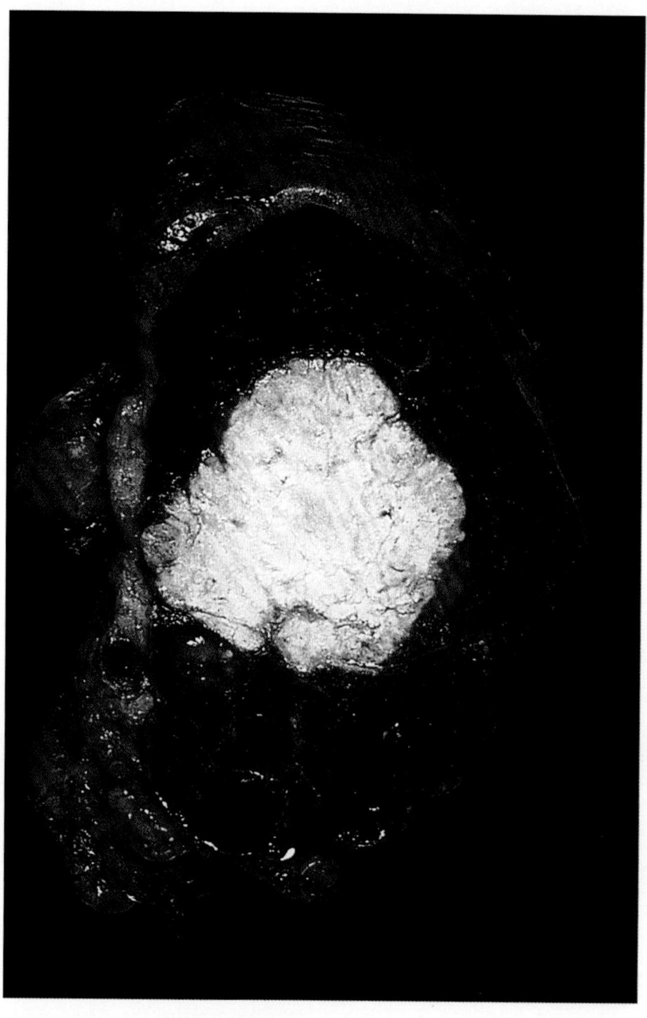

图 38.41 子宫内膜癌转移至脾，表现为一个单一的界限清楚的结节

参考文献

1. van Krieken JHJM, Orazi A. Spleen. In: Mills SE, ed. *Histology for Pathologists*. 3rd ed. Philadelphia: Lippincott Williams & Wilkins; 2012: 835-848.
2. Rappaport H. The pathologic anatomy of the splenic red pulp. In: Lennert K, Harms D, eds. *Die Milz/The Spleen*. Berlin: Springer-Verlag; 1970: 24-41.
3. Weiss L. The structure of the normal spleen. *Semin Hematol*. 1965; 2: 205-228.
4. Soderström N. Cytologie der Milz in Punktaten. In: Lennert K, Harms D, eds. *Die Milz*. Berlin: Springer-Verlag; 1970.
5. Olson MC, Atwell TD, Harmsen WS, et al. Safety and accuracy of percutaneous image-guided core biopsy of the spleen. *Am J Roentgenol*. 2016; 206(3): 655-659.
6. Civardi G, Vallisa D, Berte R, et al. Ultrasound-guided fine needle biopsy of the spleen: high clinical Efficacy and low risk in a multicenter Italian study. *Am J Hematol*. 2001; 67(2): 93-99.
7. Zeppa P, Picardi M, Marino G, et al. Fine-needle aspiration biopsy and flow cytometry immunophenotyping of lymphoid and myeloproliferative disorders of the spleen. *Cancer*. 2003; 99(2): 118-127.
8. Pratt DB, Andersen RC, Hitchcock CR. Splenic rupture. A review of 114 cases. *Minn Med*. 1971; 54(3): 177-184.
9. Foster RP. Delayed haemorrhage from the ruptured spleen. *Br J Surg*. 1970; 57(3): 189-192.
10. Farhi DC, Ashfaq R. Splenic pathology after traumatic injury. *Am J Clin Pathol*. 1996; 105(4): 474-478.
11. Kroft SH, Singleton TP, Dahiya M, et al. Ruptured spleens with expanded marginal zones do not reveal occult B-cell clones. *Mod Pathol*. 1997; 10(12): 1214-1220.
12. Baack BR, Varsa EW, Burgdorf WH, Blaugrund AC. Splenosis. A report of subcutaneous involvement. *Am J Dermatopathol*. 1990; 12(6): 585-588.
13. Boudova L, Kazakov DV, Hes O, et al. Subcutaneous splenosis of the abdominal wall. *Am J Dermatopathol*. 2006; 28(3): 208-210.
14. Carr NJ, Turk EP. The histological features of splenosis. *Histopathology*. 1992; 21(6): 549-553.
15. O'Connor JV, Brown CC, Thomas JK, et al. Thoracic splenosis. *Ann Thorac Surg*. 1998; 66(2): 552-553.
16. Rickert CH, Maasjosthusmann U, Probst-Cousin S, et al. A unique case of cerebral spleen. *Am J Surg Pathol*. 1998; 22(7): 894-896.
17. Sarda R, Sproat I, Kurtycz DF, Hafez R. Pulmonary parenchymal splenosis. *Diagn Cytopathol*. 2001; 24(5): 352-355.
18. Fleming CR, Dickson ER, Harrison EG Jr. Splenosis: autotransplantation of splenic tissue. *Am J Med*. 1976; 61(3): 414-419.
19. Dalton ML Jr, Strange WH, Downs EA. Intrathoracic splenosis. Case report and review of the literature. *Am Rev Respir Dis*. 1971; 103(6): 827-830.
20. Aldrete JS. Spontaneous rupture of the spleen in patients with infectious mononucleosis. *Mayo Clin Proc*. 1992; 67(9): 910-912.
21. Gabor S, Back F, Csiffary D. Peliosis lienis: uncommon cause of rupture of the spleen. *Pathol Res Pract*. 1992; 188(3): 380-382. discussion 2-3.
22. Kubosawa H, Konno A, Komatsu T, et al. Peliosis hepatis. An unusual case involving the spleen and lymph nodes. *Acta Pathol Jpn*. 1989; 39(3): 212-

215.

23. Fausel R, Sun NC, Klein S. Splenic rupture in a human immunodeficiency virus-infected patient with primary splenic lymphoma. *Cancer.* 1990; 66(11): 2414-2416.
24. Stites TB, Ltmann JE. Spontaneous rupture of the spleen in chronic lymphocytic leukemia. *Cancer.* 1966; 19(11): 1587-1590.
25. Rawsthorne GB, Cole TP, Kyle J. Spontaneous rupture of the spleen in infectious mononucleosis. *Br J Surg.* 1970; 57(5): 396-398.
26. Debnath D, Valerio D. Atraumatic rupture of the spleen in adults. *J R Coll Surg Edinb.* 2002; 47(1): 437-445.
27. Pedersen B, Videbaek A. On the late effects of removal of the normal spleen. A follow-up study of 40 persons. *Acta Chir Scand.* 1966; 131(1): 89-98.
28. Buzele R, Barbier L, Sauvanet A, Fantin B. Medical complications following splenectomy. *J Visc Surg.* 2016; 153(4): 277-286.
29. Mourtzoukou EG, Pappas G, Peppas G, Falagas ME. Vaccination of asplenic or hyposplenic adults. *Br J Surg.* 2008; 95(3): 273-280.
30. Kristinsson SY, Gridley G, Hoover RN, et al. Long-term risks after splenectomy among 8,149 cancer-free American veterans: a cohort study with up to 27 years follow-up. *Haematologica.* 2014; 99(2): 392-398.
31. Kraus MD, Fleming MD, Vonderheide RH. The spleen as a diagnostic specimen: a review of 10 years'experience at two tertiary care institutions. *Cancer.* 2001; 91(11): 2001-2009.
32. Katkhouda N, Hurwitz MB, Rivera RT, et al. Laparoscopic splenectomy: outcome and Efficacy in 103 consecutive patients. *Ann Surg.* 1998; 228(4): 568-578.
33. Putschar WG, Manion WC. Congenital absence of the spleen and associated anomalies. *Am J Clin Pathol.* 1956; 26(5): 429-470.
34. Esterly JR, Oppenheimer EH. Lymphangiectasis and other pulmonary lesions in the asplenia syndrome. *Arch Pathol.* 1970; 90(6): 553-560.
35. Rose V, Izukawa T, Moes CA. Syndromes of asplenia and polysplenia. A review of cardiac and non-cardiac malformations in 60 cases withspecial reference to diagnosis and prognosis. *Br Heart J.* 1975; 37(8): 840-852.
36. Kevy SV, Tefft M, Vawier GF, Rosen FS. Hereditary splenic hypoplasia. *Pediatrics.* 1968; 42(5): 752-757.
37. Mahlaoui N, Minard-Colin V, Picard C, et al. Isolated congenital asplenia: a French nationwide retrospective survey of 20 cases. *J Pediatr.* 2011; 158(1): 142-148, 148 e1.
38. Bolze A, Mahlaoui N, Byun M, et al. Ribosomal protein SA haploinsufficiency in humans with isolated congenital asplenia. *Science.* 2013; 340(6135): 976-978.
39. Meneses MF, Ostrowski ML. Female splenic-gonadal fusion of the discontinuous type. *Hum Pathol.* 1989; 20(5): 486-488.
40. Oliva E, Young RH. Paratesticular tumor-like lesions. *Semin Diagn Pathol.* 2000; 17(4): 340-358.
41. Putschar WGJ, Manion WC. Splenic-gonadal fusion. *Cancer.* 1956; 32: 15-34.
42. Watson RJ. Splenogonadal fusion. *Surgery.* 1968; 63(5): 853-858.
43. Sherman R. Management of trauma to the spleen. *Adv Surg.* 1984; 17: 37-71.
44. Cotelingam JD, Saito R. Hepatolienal fusion: case report of an unusual lesion. *Hum Pathol.* 1978; 9(2): 234-236.
45. Gonzalez-Crussi F, Raibley S, Ballantine TV, Grosfeld JL. Splenorenal fusion: heterotopia simulating a primary renal neoplasm. *Am J Dis Child.* 1977; 131(9): 994-996.
46. Vogel U, Negri G, Bultmann B. Ectopic prostatic tissue in the spleen. *Virchows Arch.* 1996; 427(5): 543-545.
47. Arber DA, Strickler JG, Weiss LM. Splenic mesothelial cysts mimicking lymphagiomas. *Am J Surg Pathol.* 1997; 21(3): 334-338.
48. Talerman A, Hart S. Epithelial cysts of the spleen. *Br J Surg.* 1970; 57(3): 201-204.
49. Tsakraklides V, Hadley TW. Epidermoid cysts of the spleen. A report of five cases. *Arch Pathol.* 1973; 96(4): 251-254.
50. Morohoshi T, Hamamoto T, Kunimura T, et al. Epidermoid cyst derived from an accessory spleen in the pancreas. A case report with literature survey. *Acta Pathol Jpn.* 1991; 41(12): 916-921.
51. Tateyama H, Tada T, Murase T, et al. Lymphoepithelial cyst and epidermoid cyst of the accessory spleen in the pancreas. *Mod Pathol.* 1998; 11(12): 1171-1177.
52. Blank E, Campbell JR. Epidermoid cysts of the spleen. *Pediatrics.* 1973; 51(1): 75-84.
53. Higaki K, Jimi A, Watanabe J, et al. Epidermoid cyst of the spleen with CA19-9 or carcinoembryonic antigen productions: report of three cases. *Am J Surg Pathol.* 1998; 22(6): 704-708.
54. Burrig KF. Epithelial(true) splenic cysts. Pathogenesis of the mesothelial and so-called epidermoid cyst of the spleen. *Am J Surg Pathol.* 1988; 12(4): 275-281.
55. Ough YD, Nash HR, Wood DA. Mesothelial cysts of the spleen with squamous metaplasia. *Am J Clin Pathol.* 1981; 76(5): 666-669.
56. Lifschitz-Mercer B, Open M, Kushnir I, Czernobilsky B. Epidermoid cyst of the spleen: a cytokeratin profile with comparison to other squamous epithelia. *Virchows Arch.* 1994; 424(2): 213-216.
57. Du Plessis DG, Louw JA, Wranz PA. Mucinous epithelial cysts of the spleen associated with pseudomyxoma peritonei. *Histopathology.* 1999; 35(6): 551-557.
58. Garvin DF, King FM. Cysts and nonlymphomatous tumors of the spleen. *Pathol Annu.* 1981; 16(Pt 1): 61-80.
59. Falk S, Muller H, Stutte HJ. The spleen in acquired immunodeficiency syndrome(AIDS). *Pathol Res Pract.* 1988; 183(4): 425-433.
60. Klatt EC, Meyer PR. Pathology of the spleen in the acquired immunodeficiency syndrome. *Arch Pathol Lab Med.* 1987; 111(11): 1050-1053.
61. Fishman D, Isenberg DA. Splenic involvement in rheumatic diseases. *Semin Arthritis Rheum.* 1997; 27(3): 141-155.
62. Gaba AR, Stein RS, Sweet DL, Variakojis D. Multicentric giant lymph node hyperplasia. *Am J Clin Pathol.* 1978; 69(1): 86-90.
63. Weisenburger DD. Multicentric angiofollicular lymph node hyperplasia. Pathology of the spleen. *Am J Surg Pathol.* 1988; 12(3): 176-181.
64. Neiman RS, Bischel MD, Lukes RJ. Hypersplenism in the uremic hemodialyzed patient: pathology and proposed pathophysiologic mechanisms. *Am J Clin Pathol.* 1973; 60(4): 502-511.
65. Bagshawe A. A comparative study of hypersplenism in reactive and congestive splenomegaly. *Br J Haematol.* 1970; 19(6): 729-737.
66. Editorial. Tropical splenomegaly syndrome. *Lancet.* 1976; 307(7968): 1058-1059.
67. Pitney WR. The tropical splenomegaly syndrome. *Trans R Soc Trop Med Hyg.* 1968; 62(5): 717-728.
68. Sagoe AS. Tropical splenomegaly syndrome: long-term proguanil therapy correlated with spleen size, serum IgM, and lymphocyte transformation. *Br Med J.* 1970; 3(5719): 378-382.
69. Leoni S, Buonfrate D, Angheben A, et al. The hyper-reactive malarial splenomegaly: a systematic review of the literature. *Malar J.* 2015; 14: 185.
70. Klemperer P. The pathologic anatomy of splenomegaly. *Am J Clin Pathol.* 1936; 6: 99-159.
71. McGregor A, Doherty T, Lowe P, et al. Hyperreactive malarial splenomegaly syndrome–can the diagnostic criteria be improved? *Am J Trop Med Hyg.* 2015; 93(3): 573-576.
72. Briggs RD, Davidson AI, Fletcher BR. Solitary abscesses of the spleen. *J R Coll Surg Edinb.* 1977; 22(5): 345-347.
73. Chun CH, Raff MJ, Contreras L, et al. Splenic abscess. *Medicine(Baltimore).* 1980; 59(1): 50-65.
74. Hermann RE, De Haven KE, Hawk WA. Splenectomy for the diagnosis of splenomegaly. *Ann Surg.* 1968; 168(5): 896-900.
75. Millikin PD. Epitheloid germinal centers in the human spleen. *Arch Pathol.* 1970; 89(4): 314-320.
76. Walker DA, Howat AJ, Shannon RS, et al. Necrotizing granulomatous splenitis complicating leukemia in childhood. *Cancer.* 1985; 56(2): 371-373.
77. Bills RJ, Ulrich E, Young JM. Discrete splenic calcification in necropsy material. *Am J Pathol.* 1957; 33(1): 189-197.
78. Kuo T, Rosai J. Granulomatous inflammation in splenectomy specimens. Clinicopathologic study of 20 cases. *Arch Pathol.* 1974; 98(4): 261-268.
79. Kadin ME, Donaldson SS, Dorfman RF. Isolated granulomas in Hodgkin's disease. *N Engl J Med.* 1970; 283(16): 859-861.
80. Bendix-Hansen K, Bayer Kristensen I. Granulomas of spleen and liver in hairy cell leukaemia. *Acta Pathol Microbiol Immunol Scand [A].* 1984; 92(3): 157-160.
81. Braylan RC, Long JC, Jaffe ES, et al. Malignant lymphoma obscured by concomitant extensive epithelioid granulomas: report of three cases with similar clinicopathologic features. *Cancer.* 1977; 39(3): 1146-1155.
82. Sacks EL, Donaldson SS, Gordon J, Dorfman RF. Epithelioid granulomas associated with Hodgkin's disease: clinical correlations in 55 previously untreated patients. *Cancer.* 1978; 41(2): 562-567.
83. Neiman RS. Incidence and importance of splenic sarcoid-like granulomas. *Arch Pathol Lab Med.* 1977; 101(10): 518-521.
84. Thomas DM, Akosa AB, Lampert IA. Granulomatous inflammation of the spleen in infectious mononucleosis. *Histopathology.* 1990; 17(3): 265-267.
85. Cruickshank B. Follicular(mineral oil) lipidosis: I. Epidemiologic studies of involvement of the spleen. *Hum Pathol.* 1984; 15(8): 724-730.
86. Cruickshank B, Thomas MJ. Mineral oil (follicular) lipidosis: II. Histologic studies of spleen, liver, lymph nodes, and bone marrow. *Hum Pathol.* 1984; 15(8): 731-737.
87. Bowdler AJ. Splenomegaly and hypersplenism. *Clin Haematol.* 1983; 12(2): 467-488.
88. Peck-Radosavljevic M. Hypersplenism. *Eur J Gastroenterol Hepatol.* 2001; 13(4): 317-323.
89. Cines DB, Blanchette VS. Immune thrombocytopenic purpura. *N Engl J Med.* 2002; 346(13): 995-1008.
90. McMillan R. Chronic idiopathic thrombocytopenic purpura. *N Engl J Med.* 1981; 304(19): 1135-1147.
91. Baldini M. Idiopathic thrombocytopenic purpura. *N Engl J Med.* 1966; 274: 1245-1251.
92. Ebbe S, Wittels B, Dameshek W. Autoimmune thrombocytopenic purpura("ITP" type) with

chronic lymphocytic leukemia. *Blood.* 1962; 19: 23-37.

93. Rudders RA, Aisenberg AC, Schiller AL. Hodgkin's disease presenting as "idiopathic" thrombocytopenic purpura. *Cancer.* 1972; 30(1): 220-230.
94. Browning MG, Bullen N, Nokes T, et al. The evolving indications for splenectomy. *Br J Haematol.* 2016; doi:10.1111/bjh.14060.
95. Hayes MM, Jacobs P, Wood L, Dent DM. Splenic pathology in immune thrombocytopenia. *J Clin Pathol.* 1985; 38(9): 985-988.
96. Jiang DY, Li CY. Immunohistochemical study of the spleen in chronic immune thrombocytopenic purpura. With special reference to hyperplastic follicles and foamy macrophages. *Arch Pathol Lab Med.* 1995; 119(6): 533-537.
97. Chang CS, Li CY, Cha SS. Chronic idiopathic thrombocytopenic purpura. Splenic pathologic features and their clinical correlation. *Arch Pathol Lab Med.* 1993; 117(10): 981-985.
98. Bowman HE, Pettit VD, Caldwell FT, Smith EB. Morphology of the spleen in idiopathic thrombocytopenic purpura. *Lab Invest.* 1955; 4(3): 206-216.
99. Berendt HL, Mant MJ, Jewell LD. Periarterial fibrosis in the spleen in idiopathic thrombocytopenic purpura. *Arch Pathol Lab Med.* 1986; 110(12): 1152-1154.
100. Hassan NM, Neiman RS. The pathology of the spleen in steroid-treated immune thrombocytopenic purpura. *Am J Clin Pathol.* 1985; 84(4): 433-438.
101. Cohn J, Tygstrup I. Foamy histiocytosis of the spleen in patients with chronic thrombocytopenia. *Scand J Haematol.* 1976; 16(1): 33-37.
102. Saltzstein SL. Phospholipid accumulation in histiocytes of splenic pulp associated with thrombocytopenic purpura. *Blood.* 1961; 18: 73-88.
103. Luk SC, Musclow E, Simon GT. Platelet phagocytosis in the spleen of patients with idiopathic thrombocytopenic purpura(ITP). *Histopathology.* 1980; 4(2): 127-136.
104. Tavassoli M, McMillan R. Structure of the spleen in idiopathic thrombocytopenic purpura. *Am J Clin Pathol.* 1975; 64(2): 180-191.
105. Bowdler AJ. The role of the spleen and splenectomy in autoimmune hemolytic disease. *Semin Hematol.* 1976; 13(4): 335-348.
106. Sandler SG. The spleen and splenectomy in immune(idiopathic) thrombocytopenic purpura. *Semin Hematol.* 2000; 37(1 suppl 1): 10-12.
107. Moake JL. Thrombotic thrombocytopenic purpura: the systemic clumping "plague. *Annu Rev Med.* 2002; 53: 75-88.
108. Saracco SM, Farhi DC. Splenic pathology in thrombotic thrombocytopenic purpura. *Am J Surg Pathol.* 1990; 14(3): 223-229.
109. Jacob HS. The defective red blood cell in hereditary spherocytosis. *Annu Rev Med.* 1969; 20: 41-46.
110. Miraglia del Giudice E, Iolascon A, Pinto L, et al. Erythrocyte membrane protein alterations underlying clinical heterogeneity in hereditary spherocytosis. *Br J Haematol.* 1994; 88(1): 52-55.
111. Peters LL, Lux SE. Ankyrins: structure and function in normal cells and hereditary spherocytes. *Semin Hematol.* 1993; 30(2): 85-118.
112. Saad ST, Costa FF, Vicentim DL, et al. Red cell membrane protein abnormalities in hereditary spherocytosis in Brazil. *Br J Haematol.* 1994; 88(2): 295-299.
113. Tse WT, Lux SE. Red blood cell membrane disorders. *Br J Haematol.* 1999; 104(1): 2-13.
114. Weed RI. The importance of erythrocyte deformability. *Am J Med.* 1970; 49(2): 147-150.
115. Patten E. Immunohematologic diseases. *JAMA.* 1987; 258(20): 2945-2951.
116. Wiland OK, Smith EB. The morphology of the spleen in congenital hemolytic anemia (hereditary spherocytosis). *Am J Clin Pathol.* 1956; 26(6): 619-629.
117. Molnar Z, Rappaport H. Fine structure of the red pulp of the spleen in hereditary spherocytosis. *Blood.* 1972; 39(1): 81-98.
118. Sandusky WR, Leavell BS, Benjamin BI. Splenectomy: indications and results in hematologic disorders. *Ann Surg.* 1964; 159: 695-710.
119. Crosby WH. Splenectomy in hematologic disorders. *N Engl J Med.* 1972; 286(23): 1252-1254.
120. Amorosi EL. Hypersplenism. *Semin Hematol.* 1965; 2: 249-285.
121. Ludwig J, Hashimoto E, Obata H, Baldus WP. Idiopathic portal hypertension; a histopathological study of 26 Japanese cases. *Histopathology.* 1993; 22(3): 227-234.
122. Okudaira M, Ohbu M, Okuda K. Idiopathic portal hypertension and its pathology. *Semin Liver Dis.* 2002; 22(1): 59-72.
123. Wanless IR, Bernier V. Fibrous thickening of the splenic capsule. A response to chronic splenic congestion. *Arch Pathol Lab Med.* 1983; 107(11): 595-599.
124. Satterfield JV, Mulligan LV, Butcher HR Jr. Bleeding esophageal varices: comparison of operative and nonoperative treatment. *Arch Surg.* 1965; 90: 667-672.
125. Wanless IR, Geddie WR. Mineral oil lipogranulomata in liver and spleen. A study of 465 autopsies. *Arch Pathol Lab Med.* 1985; 109(3): 283-286.
126. Liber AF, Rose HG. Saturated hydrocarbons in follicular lipodosis of the spleen. *Arch Pathol.* 1967; 83(2): 116-122.
127. Dawson PJ, Dawson G. Adult Niemann-Pick disease with sea-blue histiocytes in the spleen. *Hum Pathol.* 1982; 13(12): 1115-1120.
128. Sen Gupta PC, Chatterjea JB, Mukherjee AM, Chatterji A. Observations on the foam cell in thalassemia. *Blood.* 1960; 16: 1039-1044.
129. Rywlin AM, Lopez-Gomez A, Tachmes P, Pardo V. Ceroid histiocytosis of the spleen in hyperlipemia: relationship to the syndrome of the sea-blue histiocyte. *Am J Clin Pathol.* 1971; 56(5): 572-579.
130. Reidbord HR, Horvat BL, Fisher ER. Splenic lipidoses. Histochemical and ultrastructural differentiation with special reference to the syndrome of the sea-blue histiocyte. *Arch Pathol.* 1972; 93(6): 518-524.
131. Silverstein MN, Ellefson RD, Ahern EJ. The syndrome of the sea-blue histiocyte. *N Engl J Med.* 1970; 282(1): 1-4.
132. Parker AC, Bain AD, Brydon WG, et al. Sea-blue histiocytosis associated with hyperlipidaemia. *J Clin Pathol.* 1976; 29(7): 634-638.
133. Gal AA, Masor JJ. Splenic involvement in Wegener's granulomatosis. *Arch Pathol Lab Med.* 1996; 120(10): 974-977.
134. McCain M, Quinet R, Davis W, et al. Splenic rupture as the presenting manifestation of vasculitis. *Semin Arthritis Rheum.* 2002; 31(5): 311-316.
135. Rentsch J, McColl G. Splenic infarction in Wegener's granulomatosis. *J Rheumatol.* 2000; 27: 1553-1555.
136. Lacson A, Berman LD, Neiman RS. Peliosis of the spleen. *Am J Clin Pathol.* 1979; 71(5): 586-590.
137. Tada T, Wakabayashi T, Kishimoto H. Peliosis of the spleen. *Am J Clin Pathol.* 1983; 79(6): 708-713.
138. Diebold J, Audouin J. Peliosis of the spleen. Report of a case associated with chronic myelomonocytic leukemia, presenting with spontaneous splenic rupture. *Am J Surg Pathol.* 1983; 7(2): 197-204.
139. Warfel KA, Ellis GH. Peliosis of the spleen. Report of a case and review of the literature. *Arch Pathol Lab Med.* 1982; 106(2): 99-100.
140. Raghavan R, Alley S, Tawfik O, et al. Splenic peliosis: a rare complication following liver transplantation. *Dig Dis Sci.* 1999; 44(6): 1128-1131.
141. Dailey MO, Coleman CN, Fajardo LF. Splenic injury caused by therapeutic irradiation. *Am J Surg Pathol.* 1981; 5(4): 325-331.
142. Gupta R, Singh G, Bose SM, et al. Spontaneous rupture of the amyloid spleen: a report of two cases. *J Clin Gastroenterol.* 1998; 26(2): 161.
143. Russell TJ, Ferrera PC. Spontaneous rupture of an amyloid spleen in a patient on continuous ambulatory peritoneal dialysis. *Am J Emerg Med.* 1998; 16(3): 279-280.
144. Tanno S, Ohsaki Y, Osanai S, et al. Spontaneous rupture of the amyloid spleen in a case of usual interstitial pneumonia. *Intern Med.* 2001; 40(5): 428-431.
145. Chau EM, Chan AC, Chan WK. Spontaneous atraumatic rupture of a normal-sized spleen due to AL amyloid angiopathy. *Amyloid.* 2008; 15(3): 213-215.
146. Chen KT, Flam MS, Workman RD. Amyloid tumor of the spleen. *Am J Surg Pathol.* 1987; 11(9): 723-725.
147. Markowitz GS, Factor SM, Borczuk AC. Splenic para-amyloid material: a possible vasculopathy of the acquired immunodeficiency syndrome. *Hum Pathol.* 1998; 29(4): 371-376.
148. Ahmann DL, Kiely JM, Harrison EG Jr, Payne WS. Malignant lymphoma of the spleen. A review of 49 cases in which the diagnosis was made at splenectomy. *Cancer.* 1966; 19(4): 461-469.
149. Arber DA, Rappaport H, Weiss LM. Non-Hodgkin's lymphoproliferative disorders involving the spleen. *Mod Pathol.* 1997; 10(1): 18-32.
150. Mollejo M, Algara P, Mateo MS, et al. Large B-cell lymphoma presenting in the spleen: identification of different clinicopathologic conditions. *Am J Surg Pathol.* 2003; 27(7): 895-902.
151. Dogan A, Burke JS, Goteri G, et al. Micronodular T-cell/histiocyte-rich large B-cell lymphoma of the spleen: histology, immunophenotype, and differential diagnosis. *Am J Surg Pathol.* 2003; 27(7): 903-911.
152. Li S, Mann KP, Holden JT. T-cell-rich B-cell lymphoma presenting in the spleen: a clinicopathologic analysis of 3 cases. *Int J Surg Pathol.* 2004; 12(1): 31-37.
153. Harris NL, Aisenberg AC, Meyer JE, et al. Diffuse large cell(histiocytic) lymphoma of the spleen. Clinical and pathologic characteristics of ten cases. *Cancer.* 1984; 54(11): 2460-2467.
154. Bellamy CO, Krajewski AS. Primary splenic large cell anaplastic lymphoma associated with HIV infection. *Histopathology.* 1994; 24(5): 481-483.
155. Takeshita M, Sakai H, Okamura S, et al. Splenic large B-cell lymphoma in patients with hepatitis C virus infection. *Hum Pathol.* 2005; 36(8): 878-885.
156. Falk S, Stutte HJ. Primary malignant lymphomas of the spleen. A morphologic and immunohistochemical analysis of 17 cases. *Cancer.* 1990; 66(12): 2612-2619.
157. Chan JK. Splenic involvement by peripheral T-cell and NK-cell neoplasms. *Sem Diagn Pathol.* 2003; 20(2): 105-120.
158. Stroup RM, Burke JS, Sheibani K, et al. Splenic involvement by aggressive malignant lymphomas of B-cell and T-cell types. A morphologic and im-

munophenotypic study. *Cancer.* 1992; 69(2): 413-420.

159. van Krieken JH, Feller AC, te Velde J. The distribution of non-Hodgkin's lymphoma in the lymphoid compartments of the human spleen. *Am J Surg Pathol.* 1989; 13(9): 757-765.

160. Burke JS. Surgical pathology of the spleen: an approach to the differential diagnosis of splenic lymphomas and leukemias. Part I. Diseases of the white pulp. *Am J Surg Pathol.* 1981; 5(6): 551-563.

161. Swerdlow SH. Small B-cell lymphomas of the lymph nodes and spleen: practical insights to diagnosis and pathogenesis. *Mod Pathol.* 1999; 12(2): 125-140.

162. Kansal R, Ross CW, Singleton TP, et al. Histopathologic features of splenic small B-cell lymphomas. A study of 42 cases with a definitive diagnosis by the World Health Organization classification. *Am J Clin Pathol.* 2003; 120(3): 335-347.

163. Goldberg GM, Emanuel B. a study of malignant lymphomas and leukemias. VII. Lymphogenous leukemia and lymphosarcoma involvement of the lymphatic and hemic bed, with reference to differentiating criteria. *Cancer.* 1964; 17: 277-287.

164. Dacie JV, Brain MC, Harrison CV, et al. 'Non-tropical idiopathic splenomegaly' ("primary hypersplenism"): a review of ten cases and their relationship to malignant lymphomas. *Br J Haematol.* 1969; 17(4): 317-333.

165. Dacie JV, Galton DA, Gordon-Smith EC, Harrison CV. Non-tropical "idiopathic splenomegaly": a follow-up study of ten patients described in 1969. *Br J Haematol.* 1978; 38(2): 185-193.

166. Howard MT, Dufresne S, Swerdlow SH, Cook JR. Follicular lymphoma of the spleen: multiparameter analysis of 16 cases. *Am J Clin Pathol.* 2009; 131(5): 656-662.

167. Mollejo M, Rodriguez-Pinilla MS, Montes-Moreno S, et al. Splenic follicular lymphoma: clinicopathologic characteristics of a series of 32 cases. *The Am J Surg Pathol.* 2009; 33(5): 730-738.

168. Hammer RD, Glick AD, Greer JP, et al. Splenic marginal zone lymphoma. A distinct B-cell neoplasm. *Am J Surg Pathol.* 1996; 20(5): 613-626.

169. Isaacson PG, Piris MA. Splenic marginal zone lymphoma. *Adv Anat Pathol.* 1997; 4: 191-201.

170. Spier CM, Kjeldsberg CR, Eyre HJ, Behm FG. Malignant lymphoma with primary presentation in the spleen. A study of 20 patients. *Arch Pathol Lab Med.* 1985; 109(12): 1076-1080.

171. Iannitto E, Ambrosetti A, Ammatuna E, et al. Splenic marginal zone lymphoma with or without villous lymphocytes. Hematologic findings and outcomes in a series of 57 patients. *Cancer.* 2004; 101(9): 2050-2057.

172. Dogan A, Isaacson PG. Splenic marginal zone lymphoma. *Sem Diagn Pathol.* 2003; 20(2): 121-127.

173. Mollejo M, Lloret E, Menarguez J, et al. Lymph node involvement by splenic marginal zone lymphoma: morphological and immunohistochemical features. *Am J Surg Pathol.* 1997; 21(7): 772-780.

174. Savilo E, Campo E, Mollejo M, et al. Absence of cyclin D1 protein expression in splenic marginal zone lymphoma. *Mod Pathol.* 1998; 11(7): 601-606.

175. Baseggio L, Traverse-Glehen A, Petinataud F, et al. CD5 expression identifies a subset of splenic marginal zone lymphomas with higher lymphocytosis: a clinico-pathological, cytogenetic and molecular study of 24 cases. *Haematologica.* 2010; 95(4): 604-612.

176. Andersen CL, Gruszka-Westwood A, Atkinson S, et al. Recurrent genomic imbalances in B-cell splenic marginal-zone lymphoma revealed by comparative genomic hybridization. *Cancer Genet Cytogenet.* 2005; 156(2): 122-128.

177. Hernandez JM, Garcia JL, Gutierrez NC, et al. Novel genomic imbalances in B-cell splenic marginal zone lymphomas revealed by comparative genomic hybridization and cytogenetics. *Am J Pathol.* 2001; 158(5): 1843-1850.

178. Sole F, Salido M, Espinet B, et al. Splenic marginal zone B-cell lymphomas: two cytogenetic subtypes, one with gain of 3q and the other with loss of 7q. *Haematologica.* 2001; 86(1): 71-77.

179. Mateo M, Mollejo M, Villuendas R, et al. 7q31–32 allelic loss is a frequent finding in splenic marginal zone lymphoma. *Am J Pathol.* 1999; 154(5): 1583-1589.

180. Ruiz-Ballesteros E, Mollejo M, Rodriguez A, et al. Splenic marginal zone lymphoma: proposal of new diagnostic and prognostic markers identified after tissue and cDNA microarray analysis. *Blood.* 2005; 106(5): 1831-1838.

181. Parry M, Rose-Zerilli MJ, Ljungstrom V, et al. Genetics and prognostication in splenic marginal zone lymphoma: revelations from deep sequencing. *Clin Cancer Res.* 2015; 21(18): 4174-4183.

182. Molina TJ, Delmer A, Cymbalista F, et al. Mantle cell lymphoma, in leukaemic phase with prominent splenomegaly. A report of eight cases with similar clinical presentation and aggressive outcome. *Virchows Arch.* 2000; 437(6): 591-598.

183. Pittaluga S, Verhoef G, Criel A, et al. "Small" B-cell non-Hodgkin's lymphomas with splenomegaly at presentation are either mantle cell lymphoma or marginal zone cell lymphoma. A study based on histology, cytology, immunohistochemistry, and cytogenetic analysis. *Am J Surg Pathol.* 1996; 20: 211-223.

184. Alkan S, Ross CW, Hanson CA, Schnitzer B. Follicular lymphoma with involvement of the splenic marginal zone: a pitfall in the differential diagnosis of splenic marginal zone cell lymphoma. *Hum Pathol.* 1996; 27(5): 503-506.

185. Camacho FI, Mollejo M, Mateo MS, et al. Progression to large B-cell lymphoma in splenic marginal zone lymphoma: a description of a series of 12 cases. *Am J Surg Pathol.* 2001; 25(10): 1268-1276.

186. Kadin ME, Kamoun M, Lamberg J. Erythrophagocytic T gamma lymphoma: a clinicopathologic entity resembling malignant histiocytosis. *N Engl J Med.* 1981; 304(11): 648-653.

187. Wong KF, Chan JK, Matutes E, et al. Hepatosplenic gamma delta T-cell lymphoma. A distinctive aggressive lymphoma type. *Am J Surg Pathol.* 1995; 19(6): 718-726.

188. Belhadj K, Reyes F, Farcet JP, et al. Hepatosplenic gammadelta T-cell lymphoma is a rare clinicopathologic entity with poor outcome: report on a series of 21 patients. *Blood.* 2003; 102(13): 4261-4269.

189. Cooke CB, Krenacs L, Stetler-Stevenson M, et al. Hepatosplenic T-cell lymphoma: a distinct clinicopathologic entity of cytotoxic gamma delta T-cell origin. *Blood.* 1996; 88(11): 4265-4274.

190. Francois A, Lesesve JF, Stamatoullas A, et al. Hepatosplenic gamma/delta T-cell lymphoma: a report of two cases in immunocompromised patients, associated with isochromosome 7q. *Am J Surg Pathol.* 1997; 21(7): 781-790.

191. Ohshima K, Haraoka S, Harada N, et al. Hepatosplenic gammadelta T-cell lymphoma: relation to Epstein-Barr virus and activated cytotoxic molecules. *Histopathology.* 2000; 36(2): 127-135.

192. Wu H, Wasik MA, Przybylski G, et al. Hepatosplenic gamma-delta T-cell lymphoma as a late-onset posttransplant lymphoproliferative disorder in renal transplant recipients. *Am J Clin Pathol.* 2000; 113(4): 487-496.

193. Deepak P, Sifuentes H, Sherid M, et al. T-cell non-Hodgkin's lymphomas reported to the FDA AERS with tumor necrosis factor-alpha (TNF-alpha) inhibitors: results of the REFURBISH study. *Am J Gastroenterol.* 2013; 108(1): 99-105.

194. Franco V, Florena AM, Campesi G. Intrasinusoidal bone marrow infiltration: a possible hallmark of splenic lymphoma. *Histopathology.* 1996; 29(6): 571-575.

195. Nicolae A, Xi L, Pittaluga S, et al. Frequent STAT5B mutations in gammadelta hepatosplenic T-cell lymphomas. *Leukemia.* 2014; 28(11): 2244-2248.

196. Macon WR, Levy NB, Kurtin PJ, et al. Hepatosplenic alphabeta T-cell lymphomas: a report of 14 cases and comparison with hepatosplenic gammadelta T-cell lymphomas. *Am J Surg Pathol.* 2001; 25(3): 285-296.

197. Morel P, Dupriez B, Gosselin B, et al. Role of early splenectomy in malignant lymphomas with prominent splenic involvement(primary lymphomas of the spleen). A study of 59 cases. *Cancer.* 1993; 71(1): 207-215.

198. Hollema H, Visser L, Poppema S. Small lymphocytic lymphomas with predominant splenomegaly: a comparison of immunophenotypes with cases of predominant lymphadenopathy. *Mod Pathol.* 1991; 4(6): 712-717.

199. Kehoe J, Straus DJ. Primary lymphoma of the spleen. Clinical features and outcome after splenectomy. *Cancer.* 1988; 62(7): 1433-1438.

200. Siebert JD, Stuckey JH, Kurtin PJ, Banks PM. Extranodal lymphocyte predominance Hodgkin's disease. Clinical and pathologic features. *Am J Clin Pathol.* 1995; 103(4): 485-491.

201. Chang KL, Kamel OW, Arber DA, et al. Pathologic features of nodular lymphocyte predominance Hodgkin's disease in extranodal sites. *Am J Surg Pathol.* 1995; 19(11): 1313-1324.

202. Brissette M, Dhru RD. Hodgkin's disease presenting as spontaneous splenic rupture. *Arch Pathol Lab Med.* 1992; 116(10): 1077-1079.

203. Butler JJ. Pathology of the spleen in benign and malignant conditions. *Histopathology.* 1983; 7(4): 453-474.

204. Chang KL, Stroup R, Weiss LM. Hairy cell leukemia. Current status. *Am J Clin Pathol.* 1992; 97(5): 719-738.

205. Van Norman AS, Nagorney DM, Martin JK, et al. Splenectomy for hairy cell leukemia. A clinical review of 63 patients. *Cancer.* 1986; 57(3): 644-648.

206. Hogan SF, Osborne BM, Butler JJ. Unexpected splenic nodules in leukemic patients. *Hum Pathol.* 1989; 20(1): 62-68.

207. Burke JS, Byrne GE Jr, Rappaport H. Hairy cell leukemia(leukemic reticuloendotheliosis). I. A clinical pathologic study of 21 patients. *Cancer.* 1974; 33(5): 1399-1410.

208. Pilon VA, Davey FR, Gordon GB. Splenic alterations in hairy cell leukemia. *Arch Pathol Lab Med.* 1981; 105(11): 577-581.

209. Hanson CA, Ward PC, Schnitzer B. A multilobular variant of hairy cell leukemia with morphologic similarities to T-cell lymphoma. *Am J Surg Pathol.* 1989; 13(8): 671-679.

210. Burke JS, Mackay B, Rappaport H. Hairy cell leukemia(leukemic reticuloendotheliosis) II. Ultrastructure of the spleen. *Cancer.* 1976; 37(5): 2267-2274.

211. Hoyer JD, Li CY, Yam LT, et al. Immunohis-

tochemical demonstration of acid phosphatase isoenzyme 5(tartrate-resistant) in Paraffin sections of hairy cell leukemia and other hematologic disorders. *Am J Clin Pathol.* 1997; 108(3): 308-315.
212. Dong HY, Weisberger J, Liu Z, Tugulea S. Immunophenotypic analysis of CD103 + B-lymphoproliferative disorders: hairy cell leukemia and its mimics. *Am J Clin Pathol.* 2009; 131(4): 586-595.
213. Falini B, Tiacci E, Liso A, et al. Simple diagnostic assay for hairy cell leukaemia by immunocytochemical detection of annexin A1(ANXA1). *Lancet.* 2004; 363(9424): 1869-1870.
214. Johrens K, Stein H, Anagnostopoulos I. T-bet transcription factor detection facilitates the diagnosis of minimal hairy cell leukemia infiltrates in bone marrow trephines. *Am J Surg Pathol.* 2007; 31(8): 1181-1185.
215. Strickler JG, Schmidt CM, Wick MR. Methods in pathology. Immunophenotype of hairy cell leukemia in Paraffin sections. *Mod Pathol.* 1990; 3(4): 518-523.
216. Stroup R, Sheibani K. Antigenic phenotypes of hairy cell leukemia and monocytoid B-cell lymphoma: an immunohistochemical evaluation of 66 cases. *Hum Pathol.* 1992; 23(2): 172-177.
217. Re G, Pileri S, Cau R, et al. Histometry of splenic microvascular architecture in hairy cell leukaemia. *Histopathology.* 1988; 13(4): 425-434.
218. Nanba K, Soban EJ, Bowling MC, Berard CW. Splenic pseudosinuses and hepatic angiomatous lesions. Distinctive features of hairy cell leukemia. *Am J Clin Pathol.* 1977; 67(5): 415-426.
219. Pilon VA, Davey FR, Gordon GB, Jones DB. Splenic alterations in hairy-cell leukemia: II. an electron microscopic study. *Cancer.* 1982; 49(8): 1617-1623.
220. Burke JS, Sheibani K, Winberg CD, Rappaport H. Recognition of hairy cell leukemia in a spleen of normal weight. The contribution of immunohistologic studies. *Am J Clin Pathol.* 1987; 87(2): 276-281.
221. Pitcock JA, Reinhard EH, Justus BW, Mendelsohn RS. A clinical and pathological study of seventy cases of myelofibrosis. *Ann Intern Med.* 1962; 57: 73-84.
222. Fisher ER, Hazard JB. Differentiation of megakaryocyte and Reed-Sternberg cell, with reference to the periodic-acid–Schiff reaction. *Lab Invest.* 1954; 3(4): 261-269.
223. O'Keane JC, Wolf BC, Neiman RS. The pathogenesis of splenic extramedullary hematopoiesis in metastatic carcinoma. *Cancer.* 1989; 63(8): 1539-1543.
224. Wilkins BS, Green A, Wild AE, Jones DB. Extramedullary haemopoiesis in fetal and adult human spleen: a quantitative immunohistological study. *Histopathology.* 1994; 24(3): 241-247.
225. Söderström N, Bandmann U, Lundh B. Pathoanatomical features of the spleen and liver. *Clin Haematol.* 1975; 4(2): 309-329.
226. Varki A, Lottenberg R, Griffith R, Reinhard E. The syndrome of idiopathic myelofibrosis. A clinicopathologic review with emphasis on the prognostic variables predicting survival. *Medicine(Baltimore).* 1983; 62(6): 353-371.
227. Kraus MD, Bartlett NL, Fleming MD, Dorfman DM. Splenic pathology in myelodysplasia: a report of 13 cases with clinical correlation. *Am J Surg Pathol.* 1998; 22(10): 1255-1266.
228. Brunning RD, McKenna RW, Rosai J, et al. Systemic mastocytosis. Extracutaneous manifestations. *Am J Surg Pathol.* 1983; 7(5): 425-438.
229. Travis WD, Li CY. Pathology of the lymph node and spleen in systemic mast cell disease. *Mod Pathol.* 1988; 1(1): 4-14.
230. Horny HP, Sillaber C, Menke D, et al. Diagnostic value of immunostaining for tryptase in patients with mastocytosis. *Am J Surg Pathol.* 1998; 22(9): 1132-1140.
231. Weidner N, Horan RF, Austen KF. Mast-cell phenotype in indolent forms of mastocytosis. Ultrastructural features, fluorescence detection of avidin binding, and Immunofluorescent determination of chymase, tryptase, and carboxypeptidase. *Am J Pathol.* 1992; 140(4): 847-857.
232. Horny HP, Sotlar K, Valent P. Mastocytosis: immunophenotypical features of the transformed mast cells are unique among hematopoietic cells. *Immunol Allergy Clin North Am.* 2014; 34(2): 315-321.
233. Akin C. Molecular diagnosis of mast cell disorders: a paper from the 2005 William Beaumont Hospital Symposium on Molecular Pathology. *J Mol Diagn.* 2006; 8(4): 412-419.
234. Kirsch R, Geboes K, Shepherd NA, et al. Systemic mastocytosis involving the gastrointestinal tract: clinicopathologic and molecular study of five cases. *Mod Pathol.* 2008; 21(12): 1508-1516.
235. Burke JS. Splenic lymphoid hyperplasias versus lymphomas/leukemias. A diagnostic guide. *Am J Clin Pathol.* 1993; 99(4): 486-493.
236. Burke JS, Osborne BM. Localized reactive lymphoid hyperplasia of the spleen simulating malignant lymphoma. A report of seven cases. *Am J Surg Pathol.* 1983; 7(4): 373-380.
237. Vermi W, Blanzuoli L, Kraus MD, et al. The spleen in the Wiskott-Aldrich syndrome: histopathologic abnormalities of the white pulp correlate with the clinical phenotype of the disease. *Am J Surg Pathol.* 1999; 23(2): 182-191.
238. Arber DA, Strickler JG, Chen YY, Weiss LM. Splenic vascular tumors: a histologic, immunophenotypic, and virologic study. *Am J Surg Pathol.* 1997; 21(7): 827-835.
239. Kutok JL, Fletcher CD. Splenic vascular tumors. *Semin Diagn Pathol.* 2003; 20(2): 128-139.
240. Husni EA. The clinical course of splenic hemangioma with emphasis on spontaneous rupture. *Arch Surg.* 1961; 83: 681-688.
241. Dufau JP, le Tourneau A, Audouin J, et al. Isolated diffuse hemangiomatosis of the spleen with Kasabach-Merritt-like syndrome. *Histopathology.* 1999; 35(4): 337-344.
242. Shanberge JN, Tanaka K, Gruhl MC. Chronic consumption coagulopathy due to hemangiomatous transformation of the spleen. *Am J Clin Pathol.* 1971; 56(6): 723-729.
243. Falk S, Stutte HJ, Frizzera G. Littoral cell angioma. A novel splenic vascular lesion demonstrating histiocytic differentiation. *Am J Surg Pathol.* 1991; 15(11): 1023-1033.
244. Ben-Izhak O, Bejar J, Ben-Eliezer S, Vlodavsky E. Splenic littoral cell haemangioendothelioma: a new low-grade variant of malignant littoral cell tumour. *Histopathology.* 2001; 39(5): 469-475.
245. Fernandez S, Cook GW, Arber DA. Metastasizing splenic littoral cell hemangioendothelioma. *Am J Surg Pathol.* 2006; 30(8): 1036-1040.
246. Schmid C, Beham A, Uranus S, et al. Non-systemic diffuse lymphangiomatosis of spleen and liver. *Histopathology.* 1991; 18(5): 478-480.
247. Hamoudi AB, Vassy LE, Morse TS. Multiple lymphangioendothelioma of the spleen in a 13-year-old girl. *Arch Pathol.* 1975; 99(11): 605-606.
248. Budke HL, Breitfeld PP, Neiman RS. Functional hyposplenism due to a primary epithelioid hemangioendothelioma of the spleen. *Arch Pathol Lab Med.* 1995; 119(8): 755-757.
249. Suster S. Epithelioid and spindle-cell hemangioendothelioma of the spleen. Report of a distinctive splenic vascular neoplasm of childhood. *Am J Surg Pathol.* 1992; 16(8): 785-792.
250. Karim RZ, Ma-Wyatt J, Cox M, Scolyer RA. Myoid angioendothelioma of the spleen. *Int J Surg Pathol.* 2004; 12(1): 51-56.
251. Smith VC, Eisenberg BL, McDonald EC. Primary splenic angiosarcoma. Case report and literature review. *Cancer.* 1985; 55(7): 1625-1627.
252. Autry JR, Weitzner S. Hemangiosarcoma of spleen with spontaneous rupture. *Cancer.* 1975; 35(2): 534-539.
253. Chen KT, Bolles JC, Gilbert EF. Angiosarcoma of the spleen: a report of two cases and review of the literature. *Arch Pathol Lab Med.* 1979; 103(3): 122-124.
254. Hermann GG, Fogh J, Graem N, et al. Primary hemangiosarcoma of the spleen with angioscintigraphic demonstration of metastases. *Cancer.* 1984; 53(8): 1682-1685.
255. Cokelaere K, Vanvuchelen J, Michielsen P, Sciot R. Epithelioid angiosarcoma of the splenic capsule. Report of a case reiterating the concept of inert foreign body tumorigenesis. *Virchows Arch.* 2001; 438(4): 398-403.
256. Neuhauser TS, Derringer GA, Thompson LD, et al. Splenic angiosarcoma: a clinicopathologic and immunophenotypic study of 28 cases. *Mod Pathol.* 2000; 13(9): 978-987.
257. Neill JS, Park HK. Hemangiopericytoma of the spleen. *Am J Clin Pathol.* 1991; 95(5): 680-683.
258. Krishnan J, Frizzera G. Two splenic lesions in need of clarification: hamartoma and inflammatory pseudotumor. *Semin Diagn Pathol.* 2003; 20(2): 94-104.
259. Silverman ML, LiVolsi VA. Splenic hamartoma. *Am J Clin Pathol.* 1978; 70(2): 224-229.
260. Zukerberg LR, Kaynor BL, Silverman ML, Harris NL. Splenic hamartoma and capillary hemangioma are distinct entities: immunohistochemical analysis of CD8 expression by endothelial cells. *Hum Pathol.* 1991; 22(12): 1258-1261.
261. Falk S, Stutte HJ. Hamartomas of the spleen: a study of 20 biopsy cases. *Histopathology.* 1989; 14(6): 603-612.
262. Cheuk W, Lee AK, Arora N, et al. Splenic hamartoma with bizarre stromal cells. *Am J Surg Pathol.* 2005; 29(1): 109-114.
263. Laskin WB, Alasadi R, Variakojis D. Splenic hamartoma. *Am J Surg Pathol.* 2005; 29(8): 1114-1115.
264. Ali TZ, Beyer G, Taylor M, et al. Splenic hamartoma: immunohistochemical and ultrastructural profile of two cases. *Int J Surg Pathol.* 2005; 13(1): 103-111.
265. Ross CF, Schiller KF. Hamartoma of spleen associated with thrombocytopenia. *J Pathol.* 1971; 105(1): 62-64.
266. Awamleh AA, Perez-Ordonez B. Sclerosing angiomatoid nodular transformation of the spleen. *Arch Pathol Lab Med.* 2007; 131(6): 974-978.
267. Koreishi AF, Saenz AJ, Fleming SE, Teruya-Feldstein J. Sclerosing angiomatoid nodular transformation(SANT) of the spleen: a report of 3 cases. *Int J Surg Pathol.* 2009; 17(5): 384-389.
268. Martel M, Cheuk W, Lombardi L, et al. Sclerosing angiomatoid nodular transformation(SANT): report of 25 cases of a distinctive benign splenic lesion. *Am J Surg Pathol.* 2004; 28(10): 1268-1279.
269. Diebold J, Le Tourneau A, Marmey B, et al. Is sclerosing angiomatoid nodular transformation(SANT) of the splenic red pulp identical to inflammatory pseudotumour? Report of 16 cases. *Histopathology.* 2008; 53(3): 299-310.

270. Kuo TT, Chen TC, Lee LY. Sclerosing angiomatoid nodular transformation of the spleen(SANT): clinicopathological study of 10 cases with or without abdominal disseminated calcifying fibrous tumors, and the presence of a significant number of IgG4 + plasma cells. *Pathol Int.* 2009; 59(12): 844-850.
271. Weinreb I, Bailey D, Battaglia D, et al. CD30 and Epstein-Barr virus RNA expression in sclerosing angiomatoid nodular transformation of spleen. *Virchows Archiv.* 2007; 451(1): 73-79.
272. Monforte-Munoz H, Ro JY, Manning JT Jr, et al. Inflammatory pseudotumor of the spleen. Report of two cases with a review of the literature. *Am J Clin Pathol.* 1991; 96(4): 491-495.
273. Suster S, Moran CA, Blanco M. Mycobacterial spindle-cell pseudotumor of the spleen. *Am J Clin Pathol.* 1994; 101(4): 539-542.
274. Arber DA, Kamel OW, van de Rijn M, et al. Frequent presence of the Epstein-Barr virus in inflammatory pseudotumor. *Hum Pathol.* 1995; 26(10): 1093-1098.
275. Cheuk W, Chan JK, Shek TW, et al. Inflammatory pseudotumor-like follicular dendritic cell tumor: a distinctive low-grade malignant intra-abdominal neoplasm with consistent Epstein-Barr virus association. *Am J Surg Pathol.* 2001; 25(6): 721-731.
276. Swerdlow SH, Campo E, Pileri SA, et al. The 2016 revision of the World Health Organization classification of lymphoid neoplasms. *Blood.* 2016; 127(20): 2375-2390.
277. Barbashina V, Heller DS, Hameed M, et al. Splenic smooth-muscle tumors in children with acquired immunodeficiency syndrome: report of two cases of this unusual location with evidence of an association with Epstein-Barr virus. *Virchows Arch.* 2000; 436(2): 138-139.
278. Le Bail B, Morel D, Merel P, et al. Cystic smooth-muscle tumor of the liver and spleen associated with Epstein-Barr virus after renal transplantation. *Am J Surg Pathol.* 1996; 20(11): 1418-1425.
279. Feakins RM, Norton AJ. Rhabdomyosarcoma of the spleen. *Histopathology.* 1996; 29(6): 577-579.
280. Wick MR, Scheithauer BW, Smith SL, Beart RW Jr. Primary nonlymphoreticular malignant neoplasms of the spleen. *Am J Surg Pathol.* 1982; 6(3): 229-242.
281. Martel M, Sarli D, Colecchia M, et al. Fibroblastic reticular cell tumor of the spleen: report of a case and review of the entity. *Hum Pathol.* 2003; 34(9): 954-957.
282. Easler RE, Dowlin WM. Primary lipoma of the spleen. Report of a case. *Arch Pathol.* 1969; 88(5): 557-559.
283. Westra WH, Anderson BO, Klimstra DS. Carcinosarcoma of the spleen. An extragenital malignant mixed mullerian tumor? *Am J Surg Pathol.* 1994; 18(3): 309-315.
284. Morinaga S, Ohyama R, Koizumi J. Low-grade mucinous cystadenocarcinoma in the spleen. *Am J Surg Pathol.* 1992; 16(9): 903-908.
285. Naik S, Kapoor S, Sharma S, et al. Primary transitional cell carcinoma of spleen. *Indian J Gastroenterol.* 2006; 25(4): 215.
286. Klein B, Stein M, Kuten A, et al. Splenomegaly and solitary spleen metastasis in solid tumors. *Cancer.* 1987; 60(1): 100-102.
287. Berge T. Splenic metastases. Frequencies and patterns. *Acta Pathol Microbiol Scand [A].* 1974; 82(4): 499-506.
288. Comperat E, Bardier-Dupas A, Camparo P, et al. Splenic metastases: clinicopathologic presentation, differential diagnosis, and pathogenesis. *Arch Pathol Lab Med.* 2007; 131(6): 965-969.
289. Falk S, Stutte HJ. Splenic metastasis in an ileal carcinoid tumor. *Pathol Res Pract.* 1989; 185(2): 238-242. discussion 42-44.
290. Lam KY, Tang V. Metastatic tumors to the spleen: a 25-year clinicopathologic study. *Arch Pathol Lab Med.* 2000; 124(4): 526-530.
291. Gilks CB, Acker BD, Clement PB. Recurrent endometrial adenocarcinoma: presentation as a splenic mass mimicking malignant lymphoma. *Gynecol Oncol.* 1989; 33(2): 209-211.
292. Giuliani A, Caporale A, Di Bari M, et al. Isolated splenic metastasis from endometrial carcinoma. *J Exp Clin Cancer Res.* 1999; 18(1): 93-96.
293. Goktolga U, Dede M, Deveci G, et al. Solitary splenic metastasis of squamous cell carcinoma of the uterine cervix: a case report and review of the literature. *Eur J Gynaecol Oncol.* 2004; 25(6): 742-744.
294. Hadjileontis C, Amplianitis I, Valsamides C, et al. Solitary splenic metastasis of endometrial carcinoma ten years after hysterectomy. Case report and review of the literature. *Eur J Gynaecol Oncol.* 2004; 25(2): 233-235.
295. Jorgensen LN, Chrintz H. Solitary metastatic endometrial carcinoma of the spleen. *Acta Obstet Gynecol Scand.* 1988; 67(1): 91-92.
296. Cummings OW, Mazur MT. Breast carcinoma diffusely metastatic to the spleen. A report of two cases presenting as idiopathic thrombocytopenic purpura. *Am J Clin Pathol.* 1992; 97(4): 484-489.
297. Fakan F, Michal M. Nodular transformation of splenic red pulp due to carcinomatous infiltration. A diagnostic pitfall. *Histopathology.* 1994; 25(2): 175-178.
298. Sharpe RW, Rector JT, Rushin JM, et al. Splenic metastasis in hairy cell leukemia. *Cancer.* 1993; 71(7): 2222-2226.

39 骨髓

Daniel A. Arber 著　王　微　梁　丽　黄思夏 译　李　挺 校

章目录

活检操作和标本处理

骨髓环钻活检（trephine biopsy）在临床医学中已广泛应用，其最大用途在于评估恶性淋巴瘤、急性白血病、骨髓增殖性肿瘤（myeloproliferative neoplasm, MPN）、骨髓增生异常综合征（myelodysplastic syndrome, MDS）、转移性肿瘤、肉芽肿性病变、骨髓纤维化、再生障碍性贫血和浆细胞病[1-8]。此外，骨髓环钻活检也是对抗肿瘤药物治疗后骨髓细胞增生、造血干细胞移植后植入状况等进行评估的最可靠方法。骨髓活检还可以用于感染性和代谢性疾病的评估。

骨髓环钻活检标本应被视为骨髓标本的一种，骨髓标本还应包括骨髓针吸涂片和微粒标本碾碎制片以及骨髓粗针活检标本印片等。在某些情况下，由于骨髓纤维化，骨髓环钻活检标本是唯一能够获取用于检查的骨髓组织。当由经验丰富者采用活检针进行骨髓活检操作时，患者通常没有明显不适，不良反应发生率也很低[9]。髂后上棘是骨髓活检首选操作部位。双侧骨髓环钻活检可用于对部分类型的淋巴瘤、肉芽肿性病变和转移性肿瘤进行分期，但目前一些机构已采用改良的影像学检查取代双侧骨髓环钻活检进行疾病分期。是否采用上述方法应视个体情况而定，既要考虑进行检查的原因，也要考虑阳性发现对治疗的影响[3,10-11]。一般来说，重度血小板减少症并非骨髓活检的禁忌证。进行骨髓活检操作时，应在活检部位使用适当的压力绷带，以防操作后血肿形成。在有出血性疾病或正在进行抗凝血治疗的患者，进行骨髓活检前应获得有关凝血性疾病内科专家的会诊意见。

骨髓环钻活检切片比骨髓针吸活检获得的微粒切片具有相对优势，相关讨论已有很多[5-6,12-13]。对于伴有纤维化的骨髓疾病，微粒切片的价值有限，因为针吸标本并不适合[1-2]。另外，关于骨髓细胞增生程度、肿瘤累及骨髓范围以及病变与骨髓结构（如骨小梁和血管系统）的关系，只能通过骨髓环钻活检才能准确评估。当然，对于骨髓针吸获取的所有微粒均应进行组织学检查，因为当病变累及范围较局限时，这种材料常具有更多价值。

骨髓活检标本的常规处理方法首选石蜡包埋方法，本章描述的观察结果主要是基于这种方法制备的标本[10, 14]。与石蜡包埋相比，塑料包埋具有一些优势，如优良细胞学、可进行多种组织化学反应等[15]。然而，与石蜡包埋相比，塑料包埋更费时间，更需要注意技术细节，并且应用石蜡包埋标本也能获得极好的结果。此外，目前拥有大量抗体的免疫组织化学技术已可用于大多数石蜡包埋标本并获得极好的结果[16]。由于上述原因，目前大多数实验室已不常规采用塑料包埋技术了。

骨髓组织病理学中，骨髓纤维化是棘手的问题之一，因为可致骨髓纤维化病变的疾病繁多，而且由于骨髓针吸活检难以获得满意的标本，其细胞学分析较为困难[17]。骨髓纤维化可作为原发性疾病发生，但其更常是继发表现，其发生的最常见原因是转移性肿瘤和恶性淋巴瘤。骨髓纤维化在慢性骨髓增殖性肿瘤（MPN）的演进中也相当常见，如慢性髓系白血病（chronic myeloid leukemia, CML）和真性红细胞增多症（polycythemia vera, PV）。总之，作为造血组织增生性疾病的一个组成部分，骨髓纤维化的主要特征是网状纤维沉积增加；而在转移性肿瘤，如乳腺癌或前列腺癌，其特征通常是重度纤维组织增生伴胶原化，甚至骨硬化。

针对原因不明的骨髓纤维化病例，可采用几种技术来确定其原因。对于识别淋巴瘤或转移性肿瘤，应用石蜡包埋标本和在相关章节中描述的一些抗体，免疫组织化学检查有特别帮助；对于识别粒细胞或单核细胞来源，髓过氧化物酶、溶菌酶、CD14、CD68 和 CD117 抗体尤其有用[18]。此外，对于伴有骨髓纤维化的造血组织疾病，应用骨髓环钻活检标本制作的微粒碾碎制片也很有帮助。但这种方法在最初进行操作前应预料到纤维化的问题，否则就有可能需要进行第二次活检。一旦拿到环钻标本，应在将其放入固定液之前，尽快用锋利手术刀片切取一小部分用于微粒碾碎制片制作，其制作方法与针吸微粒标本制作方法相同。这些碾碎制片可用于常规染色、细胞化学和免疫细胞化学检查。用这种方法制作的部分标本也可用于细胞遗传学、分子遗传学、流式细胞术、常规电镜和电镜细胞化学检查。由于免疫组织化学检查的广泛普及，目前电镜检查已基本不再使用。

在骨髓病理学检查中，特殊染色方法的采用应在复习常规染色针吸涂片和活检组织切片以及患者临床病史后决定。

目前已有几种成熟的骨髓环钻活检器械。从安全性、易于操作以及获取标本的总体质量角度来讲，最令人满意的是 Jamshidi 型活检针；此类器械市面上均有销售，包括可重复性使用或一次性者[9]。这些器械有多种型号，可分别用于成年人和儿童患者。在常规操作中，11 号针最常用，可用于成年人和较大儿童。有人喜欢用 8 号针进行淋巴瘤分期活检操作；这种型号的针可能会导致患者活检后有较多的不适感。对于有严重骨质疏松症的患者，如果用 11 号针难以获取足够的标本，则应使用 8 号或 9 号针。目前这些器械已有多种改良版。

采用适当的活检操作技术极其重要。器械包中有活检针的使用说明，一些生产厂商还提供了正确操作方法的视听演示资料。为了获取满意的标本，准确辨认患者身体的界标至关重要，穿刺针定位不准确可能会引起患者明显不适，并且常常不能得到足够量的活检标本。建议不熟悉活检技术的医师首先在尸体上熟悉操作过程。

理想的活检标本至少应长达 1.5 cm，并且应没有因挤压或其他损伤造成的变形。挤压造成的人工假象和撕裂标本中的纤维蛋白沉着都可能造成无法准确诊断或不能诊断。在此情况下应重新进行活检。由于可能引起出血或活检标本的其他人工假象，不主张在获取环钻活检标本之前通过活检针进行抽吸取材。

偶尔有患者常需要进行重复活检，且标本可能取自新近活检部位。在这种情况下，活检组织可反映愈合阶段的变化。活检组织中出现肉芽组织可能会导致对细胞增生程度的错误判断。骨髓活检表现可能会与涂片不一致，后者可能显示恢复或正常造血表现（图 39.1）。

在从活检针内取出活检标本并放入固定液之前，应立即进行常规印片制作。这些印片可供 Romanowsky 染色、特殊细胞化学染色和免疫细胞化学染色。印片制成之后，再将标本放入适当的固定液中。最令人满意的固定液是 B5 液、10% 缓冲中性福尔马林和醋酸锌福尔马林（acid-zinc-formalin, AZF）[18-19]。应用 Zenker 醋酸液可获得良好的细胞学结果，但会破坏对肿瘤性病变进行评估时有用的几种抗原；更重要的是，Zenker 醋酸液和 B5 液含有汞，会危害环境。实验室在处理骨髓和其他组织时可能喜欢将缓冲中性福尔马林用作固定液。出于对

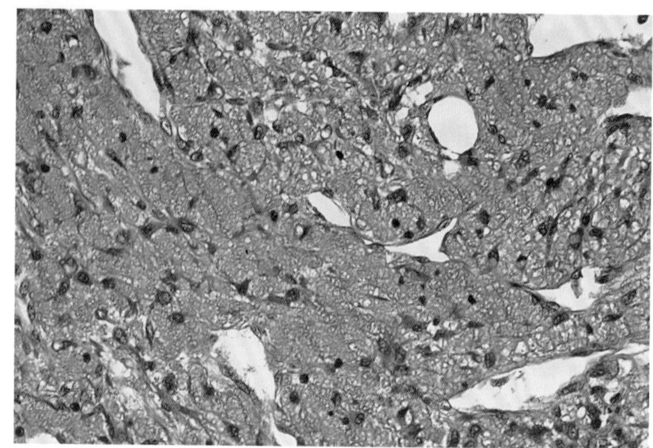

图39.1 在14天前活检过的同一部位再次取活检获得的骨髓组织。骨髓腔已被肉芽组织取代

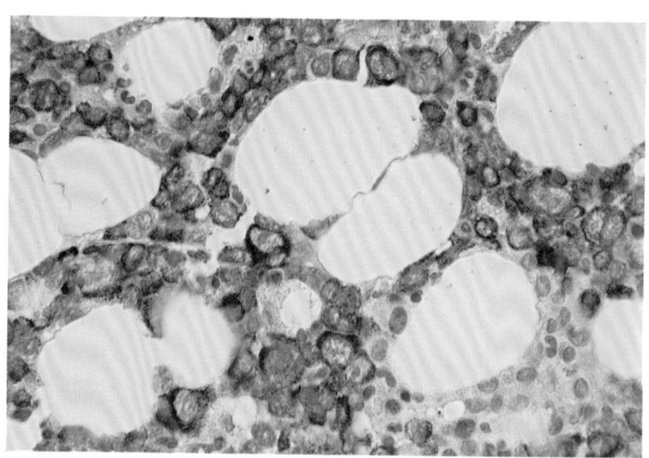

图 39.2 1例多发性骨髓瘤患者的骨髓活检。与 λ 轻链多克隆抗体反应，可见母细胞样浆细胞胞质呈强阳性反应（免疫过氧化物酶染色）

环境的关注和废物处理的考虑，有些医院禁止使用含汞固定液。正如免疫组织化学部分所述，有些固定液可能会破坏组织和某些抗体的反应性，因此，固定液的选择应依据活检的原因而定。活检标本适当固定一段时间后还要脱钙。市面上可以买到几种脱钙溶液。将大多数活检标本放置在一种快速脱钙溶液中 45～60 分钟就能充分脱钙。然而，大多数快速脱钙方法会破坏标本中的核酸，导致样本不再适用于分子遗传学研究。采用不进行脱钙处理的福尔马林固定石蜡包埋切片可克服此问题。此外，采用乙二胺四乙酸（ethylenediaminetetraacetic acid, EDTA）缓慢脱钙方法也可保护标本中的核酸[20]。用于骨髓活检的几种固定液和脱钙溶液的优缺点讨论可参考相关书籍[18]。

骨髓活检组织切片应使用锋利切片刀制作，其厚度为 3～4 μm；应经常检查切片刀是否有缺口。需要进行淋巴瘤累及程度、转移性肿瘤或肉芽肿性病变评估时，标本应进行完全性切片并分段进行苏木素 - 伊红（hematoxylin and eosin, HE）染色[3,11]。剩余切片应做好编号予以保留，以备将来进行特殊染色、免疫组织化学染色和分子学分析[8,18]。大多数适用于其他固定后组织的染色方法也适用于骨髓切片。但对于酸性固定液（诸如 B5 液和 Zenker 醋酸液）或酸性脱钙剂处理过的组织，氯乙酸酯酶染色会有不满意结果。

理想情况下，病理医师解读骨髓环钻活检结果时，最好结合环钻印片、骨髓针吸细胞学、血涂片和其他病理学标本结果。了解患者的临床病史、血象、免疫电泳检查和影像学所见也相当重要，非常有助于对活检标本的分析阐释。

免疫组织化学检查

与病理学其他领域一样，免疫组织化学检查是评估累及骨髓的增生性病变的重要方法[21]。抗体反应在石蜡包埋组织中的有效性以及抗原修复技术的应用等，对于推进免疫组织化学技术在骨髓病理学中的应用至关重要。骨髓冰冻切片可用于免疫组织化学染色，但因操作困难并不常规应用[22]。此外，冰冻切片中细胞的形态保存欠佳。

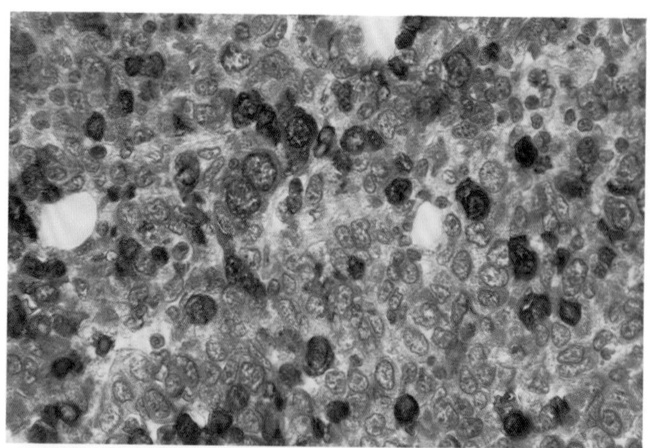

图 39.3 1例急性红白血病患者的骨髓与血红蛋白 A 抗体反应；可见许多成红细胞胞质呈阳性反应。反应强度不等，可从非常轻微至显著（免疫过氧化物酶染色）

虽然采用快速酸性脱钙剂进行脱钙可导致组织中某些抗原丢失，但在石蜡包埋脱钙后已有越来越多的组织也产生抗体染色反应，包括识别膜抗原和胞质成分的抗体，这对于识别骨髓中不成熟细胞的谱系来源有很大帮助。例如，抗 κ 和 λ 轻链、白细胞共同抗原（CD45）、髓过氧化物酶、CD33、CD117、血型糖蛋白、血红蛋白 A、E-cadherin、von Willebrand 因子（Ⅷ因子相关抗原）、CD61、CD14、CD68、CD163、CD20（L26）、CD79a、PAX5、CD3、CD5、CD30、CD15、CD34、末端脱氧核苷转移酶（terminal deoxynucleotidyl transferase, TdT）以及肿瘤相关抗原和增殖抗原等抗体（图 39.2 至 39.10）[22-32]。在多发性骨髓瘤等免疫增生性病变中，κ 和 λ 免疫球蛋白轻链抗体对于确定 κ 和 λ 包含细胞的相对比例尤

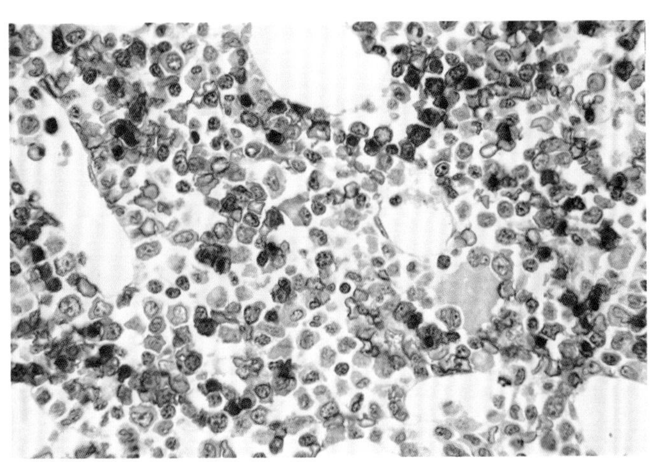

图 39.4　1 例 2 岁先天性中性粒细胞减少症患儿的骨髓活检，与血型糖蛋白 A 抗体反应。可见大量呈阳性反应的各成熟阶段的红系前体细胞（免疫过氧化物酶染色）

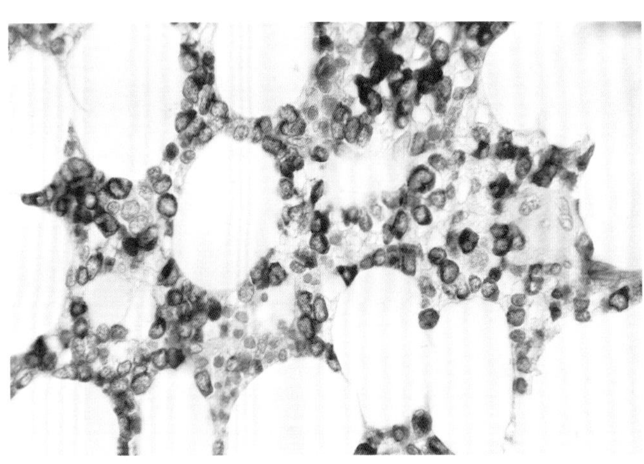

图 39.5　1 例细胞减少性急性髓性白血病患者的骨髓活检，与髓过氧化物酶多克隆抗体反应。可见多量原始髓细胞和早幼粒细胞胞质呈强阳性反应（免疫过氧化物酶染色）

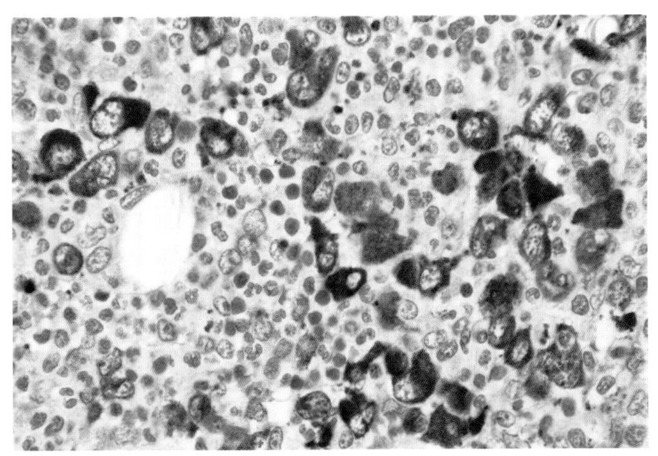

图 39.6　1 例慢性粒细胞白血病加速期患者的骨髓活检，与Ⅷ因子相关抗原（Von Willebrand factor）多克隆抗体反应。可见大量核分叶减少的异常增生巨核细胞，胞质呈强阳性反应（免疫过氧化物酶染色）

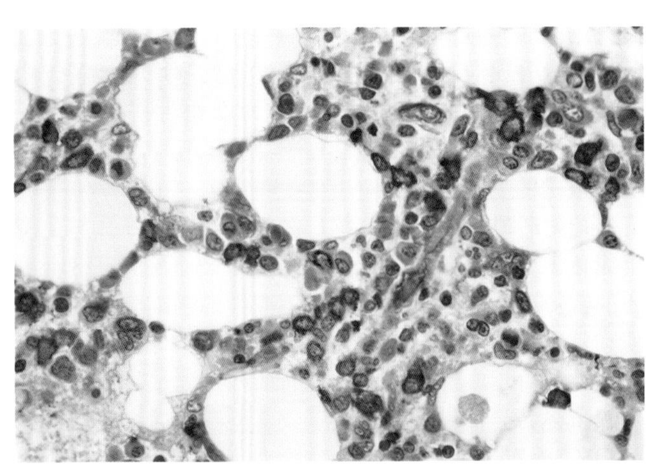

图 39.7　1 例治疗相关性骨髓增生异常综合征和骨髓增生低下的成年男性患者的骨髓活检，与 CD34 抗体反应。骨髓涂片中阳性反应细胞数大约占原始细胞的 18.5%（免疫过氧化物酶染色）

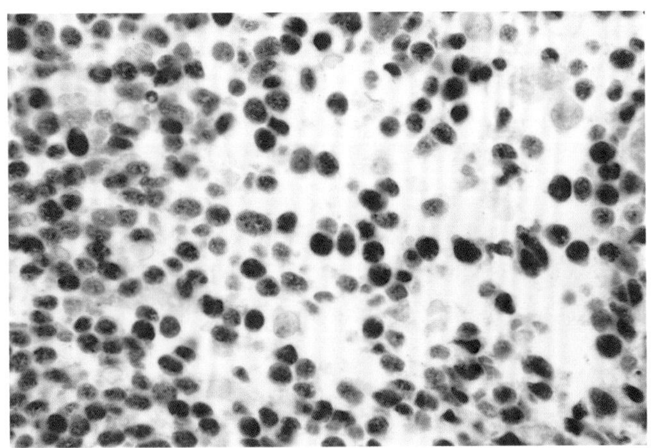

图 39.8　1 例前体 B 急性淋巴母细胞白血病患儿的骨髓活检，与 TdT 多克隆抗体反应；可见淋巴母细胞胞核呈强阳性反应（免疫过氧化物酶染色）

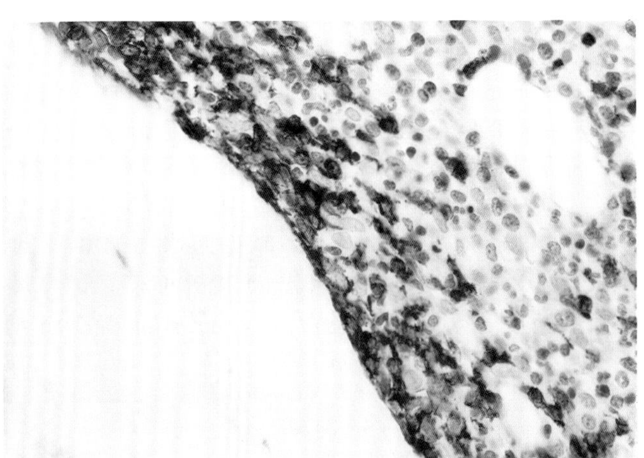

图 39.9　1 例滤泡性淋巴瘤复发的成年男性患者的骨髓活检，与 CD20 抗体反应。骨小梁旁可见大量阳性淋巴细胞（免疫过氧化物酶染色）

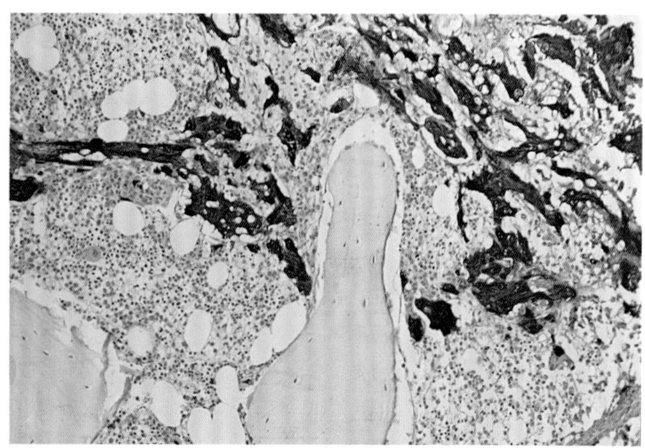

图 39.10 1 例伴有节细胞分化的神经母细胞瘤患儿的骨髓活检，与神经元特异性烯醇化酶抗体反应。可见肿瘤细胞呈强阳性反应（免疫过氧化物酶染色）

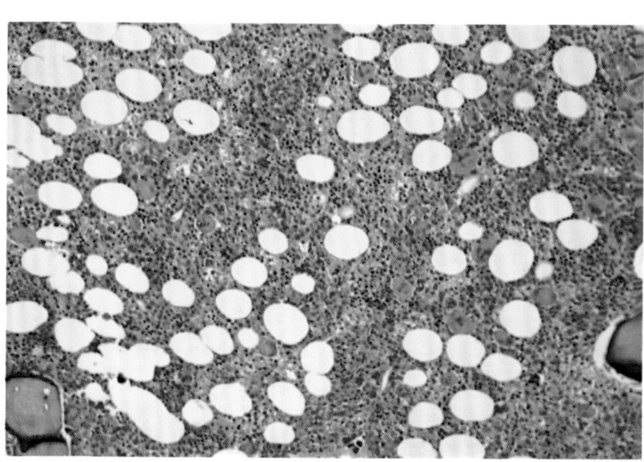

图 39.11 1 例 42 岁男性的骨髓细胞构成正常，作为骨髓移植潜在供者的评估内容之一。可见造血细胞成分和脂肪组织比例相当

其有用[33]。一般来说，含有胞质免疫球蛋白的疾病对这些抗体具有反应，而在大多数 B 淋巴细胞增生疾病，用这些抗体检测其淋巴细胞表面免疫球蛋白时则不够敏感。偶尔采用这种方法可发现 B 细胞性淋巴瘤中含有胞质免疫球蛋白的淋巴细胞。应用某些固定剂，采用原位杂交方法检测骨髓标本中免疫球蛋白轻链效果良好，与免疫组织化学方法相比，背景染色常较少[34]。抗淋巴细胞抗原的抗体有助于鉴别 B 或 T 细胞源性淋巴细胞增生性病变和骨髓受累范围（见图 39.9）。但这些抗体并不能决定克隆性。对于中性粒细胞来源的细胞，髓过氧化物酶多克隆抗体特异而敏感，与大多数急性髓系白血病（acute myeloid leukemia, AML）的髓母细胞也起反应（见图 39.5）[24,35-36]。然而，有些研究显示，髓过氧化物酶单克隆抗体对石蜡包埋组织更特异。已有报道，针对急性白血病免疫组织化学特征的几种抗体组合[18,24-25,35,37-38]常包含抗 CD68（PGM-1 和 KP-1）、髓过氧化物酶、CD34、溶菌酶、淋巴细胞和 TdT 抗体，并可根据需要添加其他抗体。

重要的是，所有抗体的反应方式应由各个实验室确定。对于制造厂商提供的每种抗体的反应范围，应采用已知抗原性的病变予以证实。抗淋巴细胞抗体的反应方式一般是基于 B5 液或缓冲中性福尔马林固定的淋巴结的研究。快速酸性脱钙剂脱钙的骨髓活检标本可能不一定能取得相同反应结果；L26 是一种极好的抗 CD20（全 B 细胞抗原）抗体，在快速酸性脱钙剂脱钙的骨髓活检标本中反应良好，但对同样方法脱钙的 Zenker 醋酸液固定的组织可能不反应。为了确定脱钙对抗体反应的影响，作为抗体验证流程的一部分，对淋巴结组织应进行与骨髓活检标本相同的脱钙处理。

大多数大型组织病理学实验室应用自动化仪器进行免疫组织化学染色，只要认真注意细节，一般均可获得良好结果。

除了常规组织病理学检查外，对骨髓标本进行的分子和遗传学检测不断增加[8,39]。为了正确处理标本，在活检前就应尽量预测需要应用哪些特殊技术。但通常只有活检标本进行常规染色检查后才能决定是否需要进行这些检测。因此，为了获取必需的标本，在这种情况下理应进行重复活检。固定后石蜡包埋标本可能已被用于一些此类研究。如果能通过质量控制措施保证这些技术可靠性，则需要是可以满足的。脱钙标本得出的结果可能与非脱钙标本明显不同且结果往往较差。

本节并不准备全面描述骨髓免疫组织化学染色的所有抗体，所有抗体将在不同疾病中提及。

正常骨髓细胞构成

评估骨髓细胞含量是否正常时必须考虑患者的年龄，因为正如组织学和影像学检查所示，正常个体的骨髓中造血组织的含量随着年龄不同而不同[40-42]。应用简单公式“100 －患者年龄”来评估相应年龄患者的正常细胞含量并不太准确，很多患者的正常细胞含量有可能被高估或低估，因为细胞含量减少程度在个体整个生命长度中并不稳定。在 1 ~ 10 岁，平均骨髓细胞含量为 79%；而在 71 ~ 80 岁，平均细胞含量仅为 29%。在生命的第一个 30 年，一半以上的骨髓成分是造血细胞；并且在这个阶段，造血组织的含量逐渐减少，而脂肪细胞含量逐渐增加。在 31 ~ 70 岁，造血细胞的含量相对稳定（图 39.11 和 39.12）。从 71 岁开始，造血细胞的含量再度减少。脂肪组织的含量增加是由于造血组织和骨组织减少所致[42]。

在正常情况下，与较深部位的骨髓相比，紧邻骨皮质下区域的骨髓的细胞含量可能要少得多。因此，含有较多骨皮质下骨髓的标本可能并不适于评估细胞增生情况。此外，紧靠小梁旁部位的骨髓标本的细胞含量也常常较少。

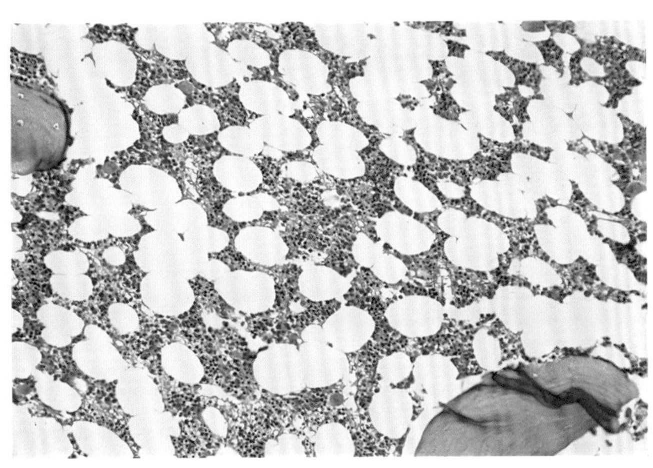

图 39.12　1 例 70 岁男性患者的骨髓活检，用以评估转移性肿瘤。其骨髓细胞含量为 30%～35%，与年龄相符。没有肿瘤证据

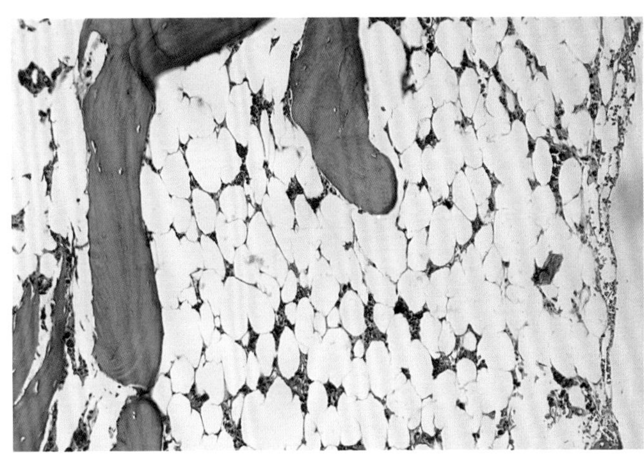

图 39.13　**1 例患有特发性获得性再生障碍性贫血的 7 岁女孩的骨髓切片**。可见造血细胞几乎完全缺如。血窦和毛细血管明显。可见反映反复输注红细胞造成的铁储备增加的含铁巨噬细胞

细胞构成改变

再生障碍性贫血

获得性**再生障碍性贫血**（**aplastic anemia**）组织学上分为特发性和继发性两类。继发性再生障碍性贫血是由于暴露于药物和化学制品、病毒感染或电离辐射所致[43-48]。当代理论认为，免疫学机制是大多数病例的诱发因素[49-50]。这些机制包括攻击骨髓干细胞和前体细胞的 T 细胞亚群活化。在一些病例中，获得性再生障碍性贫血与遗传性基因突变和端粒缩短明显相关[51]。重型再生障碍性贫血的定义是：骨髓细胞明显减少（＜年龄对应正常细胞含量的 25%；或为年龄对应正常细胞含量的 25%～50%，造血细胞＜30%），同时伴有下列诸项中的两项，即粒细胞＜0.5×10^9/L，血小板＜20×10^9/L，或网织红细胞校正值＜1%[52]。

偶尔，再生障碍性贫血可进展为**阵发性睡眠性血红蛋白尿症**（**paroxysmal nocturnal hemoglobinuria, PNH**），其生物学机制目前尚不清楚[53]，但再生障碍性贫血中出现的小 PNH 克隆可能与对免疫抑制治疗的反应改善有关[54]。

“**体质性再生障碍性贫血**（**constitutional aplastic anemia**）”这个术语主要用来代表所有先天性再生障碍性贫血，包括家族性和非家族性，伴有或不伴有身体结构畸形者。有几种遗传性骨髓衰竭综合征可表现为骨髓再生障碍或再生不良，包括 Fanconi 贫血、Shwachman-Diamond 综合征、先天性角化不良和 Dianond-Blackfan 贫血[55-63]。

Fanconi 贫血（**Fanconi anemia**）是一种家族性再生不良性贫血综合征，主要发生于 1～10 岁儿童，伴有多器官畸形，包括肾发育不全、拇指或桡骨缺如或发育不全[56,58-60]。Fanconi 贫血与很多基因突变相关，是 1～10 岁儿童发育不全的最常见原因[64-65]。**Shwachman-Diamond 综合征**（**Shwachman-Diamond syndrome**）是骨髓发育不全伴胰腺功能障碍，是一种发生于儿童的罕见疾病[61]。**Dianond-Blackfan 贫血**（**Dianond-Blackfan anemia**）的特征是红细胞再生障碍或与编码核糖体结构蛋白的基因突变有关的增生低下，通常见于 1 岁以内的儿童[66]。

巨核细胞选择性再生障碍或发育不全伴桡骨缺如（TAR 综合征）是一种罕见疾病。一种常染色体显性遗传血液疾病伴有桡骨和尺骨近端融合已有报道，其血液学表现不尽相同，包括成年发生的广泛性骨髓衰竭和儿童出现的无巨核细胞的血小板减少症。后一种表现与 *HOXA11* 同源框基因突变有关。这些同源框基因编码调节性蛋白质，在骨骼形态发生和造血中发挥作用[57,63,67]。

在最严重的再生障碍性贫血类型中，骨小梁之间的骨髓间隙主要被脂肪组织占据，伴有散在的淋巴细胞、浆细胞、组织肥大细胞和吞噬含铁血黄素的巨噬细胞（图 39.13）。而在较不严重者，脂肪组织的数量增多，有散在的成红细胞、粒细胞和巨核细胞聚集灶。在一些病例，相对于其他细胞类型，巨核细胞不成比例减少。再生障碍性贫血的血象表现为不同程度的全血细胞减少。

少数情况下，再生障碍性贫血患者的骨髓活检中含有分化良好的淋巴细胞的集聚，与发生于多种免疫疾病中的病变类似；本章将这些描述为多形性淋巴组织集聚。在伴有侵袭性恶性胸腺瘤的骨髓再生障碍患者，偶尔可见良性 T 淋巴细胞大的聚集灶，伴有外周血非克隆性 T 淋巴细胞增多（图 39.14）[68]。

骨髓增生低下可见于一些新近诊断的急性白血病和骨髓增生异常综合征（MDS）病例，一般通过存在母细胞和不成熟粒细胞可与真性再生障碍性贫血区分开，不同于再生障碍性骨髓增生低下的成熟淋巴细胞、浆细胞和组织肥大细胞。应用 CD34 抗体也有助于识别母细胞[69]。但重要的是要意识到，并非所有母细胞都表达 CD34，CD34 呈阴性反应并不能除外母细胞群。应同时进行髓过氧化物酶染色。细胞遗传学研究显示，不同细胞遗传学异常的再生障碍性贫血其临床预后不同[70]。

对于免疫抑制治疗无反应的再生障碍性贫血患者，进行造血干细胞移植的治疗已被广泛接受。其骨髓重建的证据通常出现在移植后 2～3 周的骨髓活检中，包含造

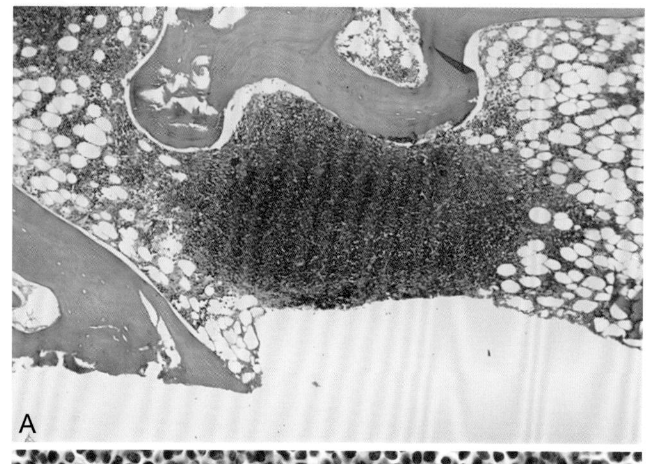

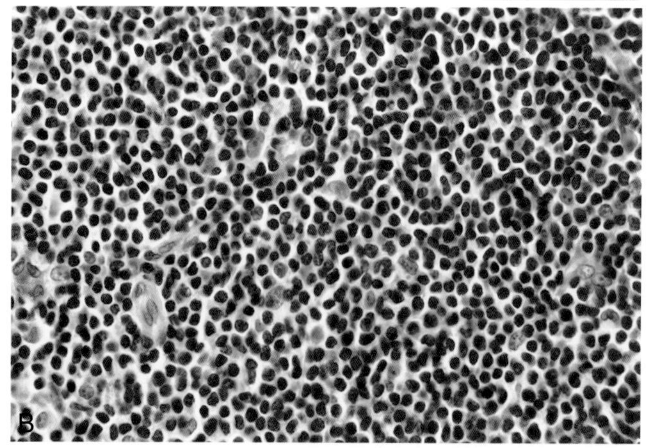

图 39.14 **A**，1 例患有侵袭性胸腺瘤和 $CD3^+$、$CD4^+$、$CD5^+$、$CD8^+$ 非克隆性 T 淋巴细胞增生症的 75 岁男性患者的骨髓活检。可见骨髓增生明显低下，含有几个大的小淋巴细胞聚集灶；骨髓标本中的主要淋巴细胞的表型与外周血中的表型相同，分子学分析均呈非克隆性。胸腺切除术后重复骨髓活检，显示淋巴细胞聚集灶消退，但增生低下持续存在。**B**，**A** 图的高倍镜观

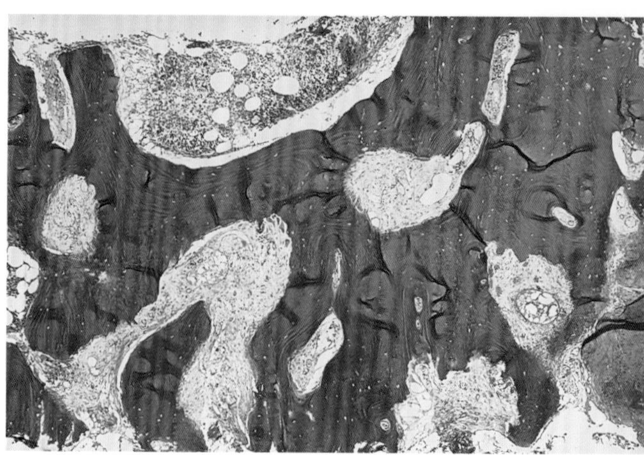

图 39.15 **囊性纤维性骨炎**。1 例慢性肾病和继发性甲状旁腺功能亢进症患者的髂后上棘骨髓活检。图像上方可见部分骨髓形态正常，其余部分则显示新生骨形成、松散的骨髓纤维化以及骨母细胞和破骨细胞增多

血细胞灶或岛。患者骨髓移植后 5 ~ 10 周间进行的连续骨髓活检可显示红细胞前体、粒细胞和巨核细胞的数量增多。移植排异发生可能是由骨髓细胞中单一系列的减少预报的。已有报道显示，在再生障碍性贫血患者骨髓移植后的骨髓活检标本中，肥大细胞计数增高与骨髓排异有关，但对此观察结果尚未取得一致意见 [71-72]。

生长因子治疗、免疫抑制和抗生素治疗可改变增生性移植细胞的形态，并且红系和粒系异常造血的证据可能可见。有时，抗生素或其他药物治疗可以引起粒细胞缺乏，伴有“成熟停滞”，即增生性中性粒细胞前体停滞于早幼粒细胞阶段。应用重组粒细胞生长因子可能导致发育中的粒细胞明显转向不成熟。选择性髓系细胞增生低下常常与特殊药物或病毒相关的免疫机制有关。选择性红细胞系增生低下可发生于微小病毒 B19 感染的患者和应用一些药物（如实体器官移植后应用免疫抑制剂酶酚酸酯）的患者 [73-75]。

骨髓增生

一种或多种髓系细胞（红系、粒细胞 - 单核细胞系、巨核细胞系）增生可见于几种造血性疾病。造血细胞增生（hypercellularity）是几种良性血液疾病的特征，包括细胞成熟缺陷，如巨幼红细胞性贫血和铁粒幼细胞性贫血，或伴有各类细胞破坏率增高或利用率增高的疾病——其造血细胞增生是代偿性的。**溶血性贫血（hemolytic anemia）**的一般特征是红系明显增生。在免疫性血小板减少症中，血小板破坏率增高，巨核细胞数量正常或增多。在评估骨髓良性病变（如巨幼红细胞性贫血）中，一个主要问题是增生性成红细胞或其他髓系细胞可能被误认为白血病性增生，因为其骨髓可非常富于细胞，且前体细胞可出现明显的细胞核改变。进行血液和骨髓涂片检查并综合临床病史和实验室检查结果可避免发生这类错误。

偶尔，髂后上棘骨髓活检可含有与活检原因无关的表现。其中一个表现是**囊性纤维性骨炎（osteitis fibrosa cystica）**——与慢性肾疾病患者继发的甲状旁腺功能亢进症有关（图 39.15）。病理医师和血液科医师必须认识到，骨髓活检中有可能出现非血液疾病。

凝胶性转化（浆液性萎缩 / 变性）

凝胶性（浆液性）转化［gelatinous (serous) transformation］是一种骨髓退行性改变，其特征为脂肪细胞和造血细胞萎缩以及间质内浆液聚积 [76-79]。它常是一种与极度营养不良和体重减轻等几种疾病伴随的现象，随着基础问题的解决和正常营养状态的恢复有可能逆转。凝胶性转化的病因与年龄有一定的相关性：在年轻人，其最常见原因是神经性厌食、人类免疫缺陷病毒（human immunodeficiency virus, HIV）综合征和急性发热性疾病；在中年人，其最常见原因是酗酒和淋巴瘤；而在老年人

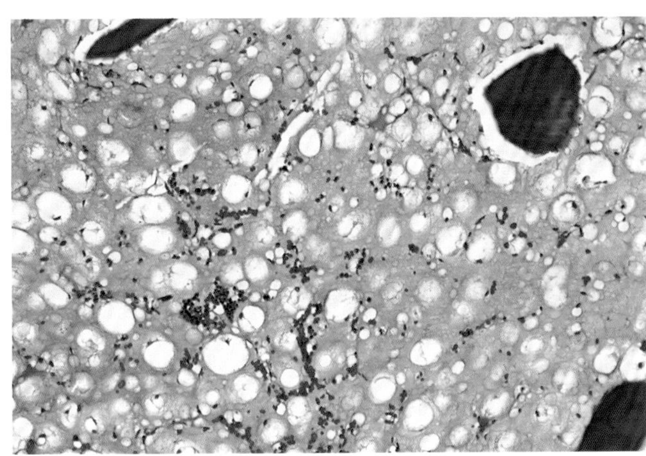

图 39.16　1 例患有神经性厌食、体重明显减轻的 19 岁男性患者的骨髓切片，可见有明显的浆液性变性（凝胶性转化），造血细胞和脂肪细胞显著减少，伴有无定形嗜酸性物质聚积

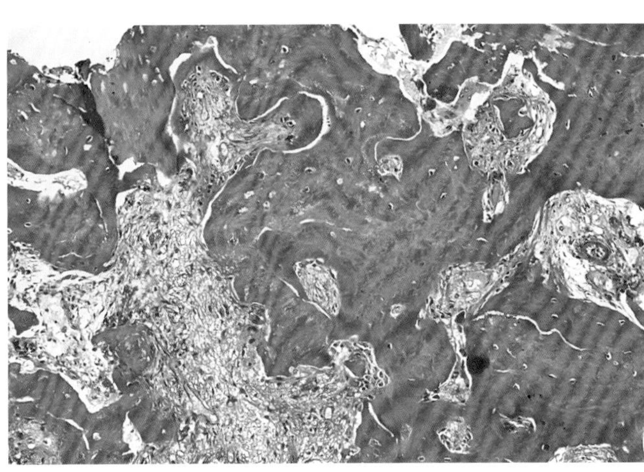

图 39.17　**1 例 8 个月大的骨硬化症女孩的髂后上棘骨髓环钻活检，已脱钙**。可见由于骨结构广泛增宽导致的骨髓腔显著缩小。骨结构中浅色区域为软骨板。骨内膜表面局部可见大量破骨细胞

其最常见原因是癌症、淋巴瘤和充血性心力衰竭。凝胶性转化也可见于儿童 [80-81]。大多数凝胶性转化患者伴有贫血。

在骨髓活检中，凝胶性转化区域可呈局灶分布，与正常造血细胞和脂肪细胞区域混杂，或整个活检均表现为凝胶性转化；凝胶性转化在 HE 染色切片上呈均质性弱嗜酸性表现；在过碘酸 - 希夫（periodic acid-Schiff, PAS）染色切片上呈淡粉色；在 Giemsa 染色切片上呈淡蓝色（图 39.16）。骨髓针吸涂片 Giemsa 染色，凝胶性转化区域显示含有致密异染性黏液样物质。

骨硬化症

骨硬化症（osteopetrosis）是一种罕见的破骨细胞功能和（或）发育障碍遗传性疾病，其特征是骨吸收障碍和骨硬化增加 [82-84]。有几种可能的遗传学突变可能导致了破骨细胞功能障碍或发育缺陷 [82-83,85]。骨硬化症已有几种分类方法，一般有两种主要类型：常染色体隐性骨硬化症和常染色体显性骨硬化症。也有一种罕见的性连锁类型报道。常染色体显性骨硬化症（也称为 Albers-Schönberg 病，包括无症状性个体和成年人）和常染色体隐性骨硬化症这两种类型的疾病的临床严重程度可以非常不同。最严重的骨硬化症发生于婴儿，是致死性的，除非进行造血干细胞移植治疗，通常为常染色体隐性遗传（婴儿恶性骨硬化症）[82,86]。一种不太严重的常染色体隐性骨硬化症是由于编码碳酸酐酶Ⅱ的基因突变导致碳酸酐酶Ⅱ缺陷所致；这类患者除了骨硬化症外还有肾小管性酸中毒和大脑钙化。少数 X 连锁的病例伴有外胚层发育不良、淋巴水肿和免疫缺陷 [82-84,87]。婴儿恶性骨硬化症的发病率为 1/300 000 出生儿，而在哥斯达黎加，为（3～4）/100 000 出生儿。

大多数骨硬化症病例与破骨细胞功能障碍相关，有破骨细胞吸收处细胞内和细胞外 pH 紊乱，导致有机骨基质和无机骨基质的吸收障碍 [83]。有些病例存在破骨细胞发育障碍；在这种常染色体隐性骨硬化症中，约 70% 的病例伴有多种基因突变，可破坏破骨细胞的发育、分化和功能 [82,84,86-88]。在这种疾病的严重类型，患者的所有骨均有硬化；而在不太严重的类型，患者有颅骨、骨盆、脊椎和指（趾）骨等骨硬化。

骨硬化症的影像学显示骨密度增高。硬化骨增加可导致骨髓腔缩小和骨髓造血受损，实际上这是一种骨髓衰竭；可伴有肝脾肿大性髓外造血和成红白细胞血象。颅骨上的小孔变小可导致视神经和听神经压迫，导致视觉和听觉受损。虽然骨是致密性的，但其脆性增加而易于骨折。牙齿萌出障碍也是其临床表现之一。婴儿恶性骨硬化症仅有的治疗方法是造血干细胞移植。许多常染色体显性型骨硬化症病例没有症状，而其最常见的临床表现是骨脆性增加引起骨折。

髂后上棘骨髓活检可在造血干细胞移植之前和之后进行。骨硬化症的诊断特征包括：骨小梁明显增厚和骨髓腔明显减小（图 39.17）。通常可见骨髓腔内结缔组织增多，虽然这可能难以判断，因为骨髓腔总体上缩小。骨硬化症的骨结构中含有软骨板，在未经脱钙的标本中可见钙盐沉着。其破骨细胞常常数量众多，沿骨内膜表面分布。其破骨细胞缺乏正常的褶皱边缘 [89]。在少数破骨细胞生成障碍伴 *RANKL* 基因突变的病例中，破骨细胞缺乏。

同种异体移植治疗成功后，可见异常的骨结构逐渐吸收，软骨板消失，并且骨髓腔随着造血组织增多而扩大；同时可伴有脾肿大消退和成红白细胞血象逆转 [90-91]。

骨髓坏死

与化疗或放疗无关的**骨髓坏死（bone marrow necrosis）**偶尔发生于急性白血病、恶性淋巴瘤和转移性

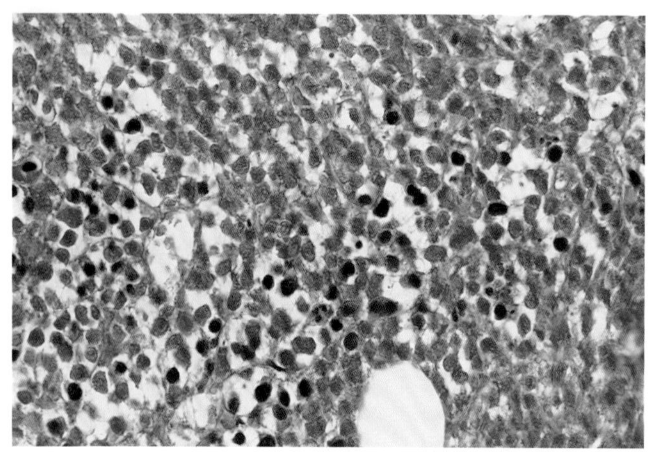

图 39.18 **1 例伯基特淋巴瘤累及骨髓患者的骨髓活检**。可见大多数淋巴瘤细胞的胞核溶解；可见少数散在的胞核固缩细胞

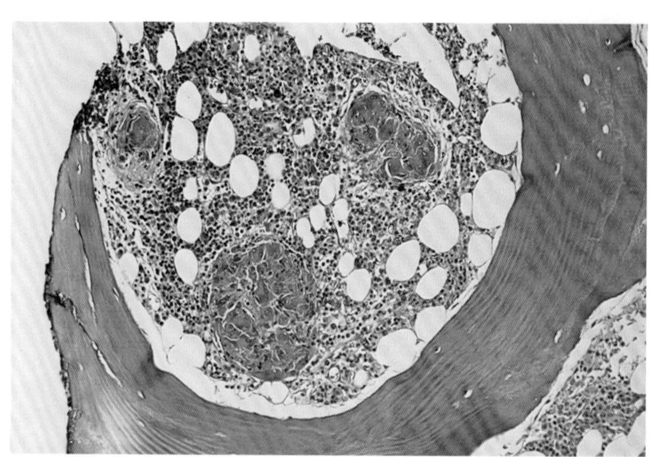

图 39.19 1 例因明显高钙血症入院的 33 岁男性患者的骨髓活检，可见多发的非干酪性肉芽肿。临床诊断为结节病

肿瘤患者 [92-97]；骨髓坏死也可见于镰状红细胞贫血、感染性疾病、系统性红斑狼疮、减压病、自愿绝食和巨幼细胞性贫血合并感染的患者 [93-94,97]。这种病变可能伴有严重的全身性骨痛。

骨髓坏死患者的骨髓针吸活检标本常呈凝胶状。显微镜下，骨髓环钻标本切片的表现可反映坏死阶段，同一活检标本中常可见不同坏死阶段表现。在早期，坏死细胞显示胞核固缩和碎裂，细胞外观呈现颗粒状，之后出现胞核溶解。在晚期，所有坏死细胞轮廓消失，骨髓腔被一种无定形颗粒状、嗜酸性碎片所替代。骨小梁也可受累并出现骨细胞缺失。骨髓坏死可呈片灶状，也可累及活检标本所有细胞（图 39.18）。

炎症性疾病

肉芽肿性炎症

骨髓活检中最容易辨认的炎症性病变是伴有肉芽肿反应的病变。其病因包括真菌、结核分枝杆菌、鸟胞内分枝杆菌、结节病、肺炎支原体和病毒感染（如 EB 病毒感染）[98-110]。骨髓肉芽肿也可见于应用抗节律障碍药物胺碘酮引起血细胞减少的患者 [111-112]。肉芽肿还可见于霍奇金病和非霍奇金淋巴瘤患者，伴有或不伴有淋巴瘤累及骨髓；偶尔，肉芽肿还可见于药物反应病例 [107,113-114]。血管周肉芽肿可能与过敏反应状态有关。联合采用如下检测方法应该能够明确高达 80%～90% 的肉芽肿病例的病因，包括组织化学染色、微生物培养、血清学、体液的酶免疫检测技术和分子学分析技术。80% 左右的病例可通过培养、染色或分子学检测确定病因 [102-103,115]。

骨髓肉芽肿的形态与其他部位肉芽肿类似，最常见的是仅由上皮样组织细胞聚积而成，周边围绕着分化好的淋巴细胞。其他肉芽肿可含大量多核巨细胞。肉芽肿的数量可为单个、多个和融合成片（图 39.19 至 39.21）。所谓的“炸面包圈样（doughnut）”或环状肉芽肿是一种少见的肉芽肿性病变，其中心为透明区或存在腔隙，曾

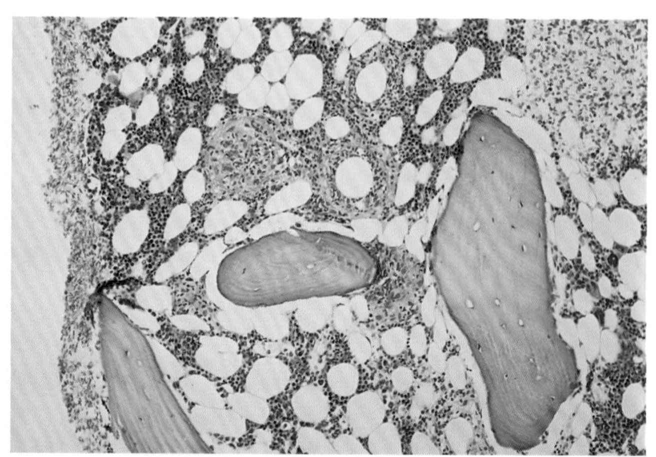

图 39.20 伴有散在的肉芽肿样病变的骨髓活检；许多病变因有中心腔隙被称为“炸面圈样”肉芽肿。病因尚不明确

被描述出现在一些 Q 热患者的骨髓中 [99,106]。这些病变与其他器官（如肝）的病变类似，表现多样，或呈血管结构，或呈由纤维蛋白样物质、多形核白细胞和单核细胞包绕的脂肪小体，或呈围绕透明间隙的上皮样组织细胞聚集（见图 39.20）。过敏反应状态时观察到的血管相关性肉芽肿的表现与这些病变相似。除了 Q 热外，这些病变还可见于各种肿瘤性和非肿瘤性疾病患者的骨髓中 [105]。在一项病例研究中，最常见的相关原因是 EB 病毒（Epstein-Barr virus, EBV）感染。

在巨细胞病毒或其他病毒感染患者的骨髓肉芽肿中，细胞有明显的核内包涵体。

在免疫功能正常个体，急性微小病毒 B19 感染患者骨髓活检可伴有明显的成红细胞再生不良和极不成熟的巨大成红细胞；散在的成红细胞可含有核内包涵体（图 39.22）[49]。当红细胞系再生不良恢复时，可出现大量处于成熟早期的成红细胞再生，类似于粒细胞缺乏症中的

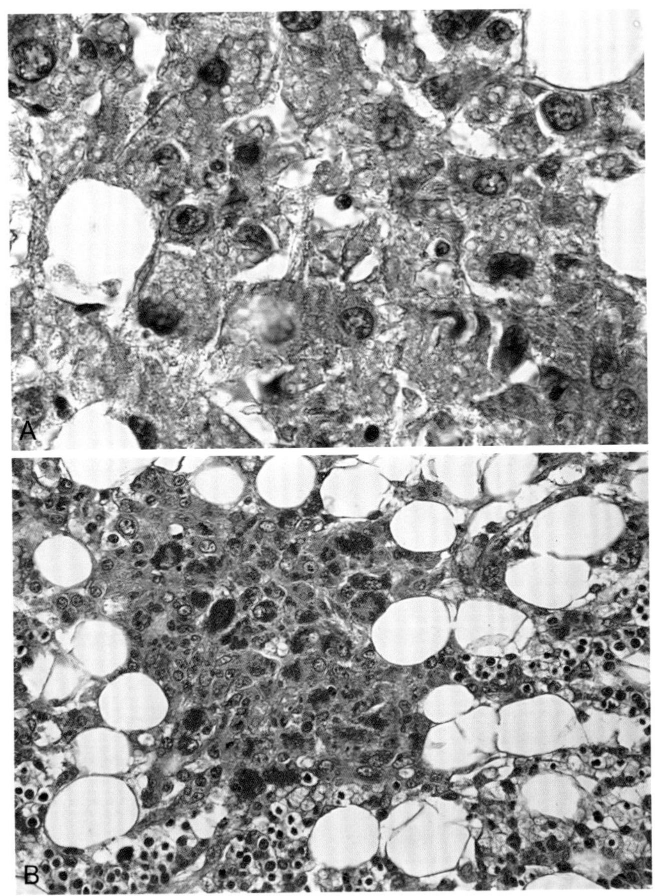

图 39.21 **1 例霍奇金淋巴瘤治疗后患者的骨髓活检**。可见大量含有巨噬细胞的肉芽肿，巨噬细胞内含有大量微生物（**A**），PAS 染色呈强阳性（**B**）。病原体培养可见组织胞浆菌

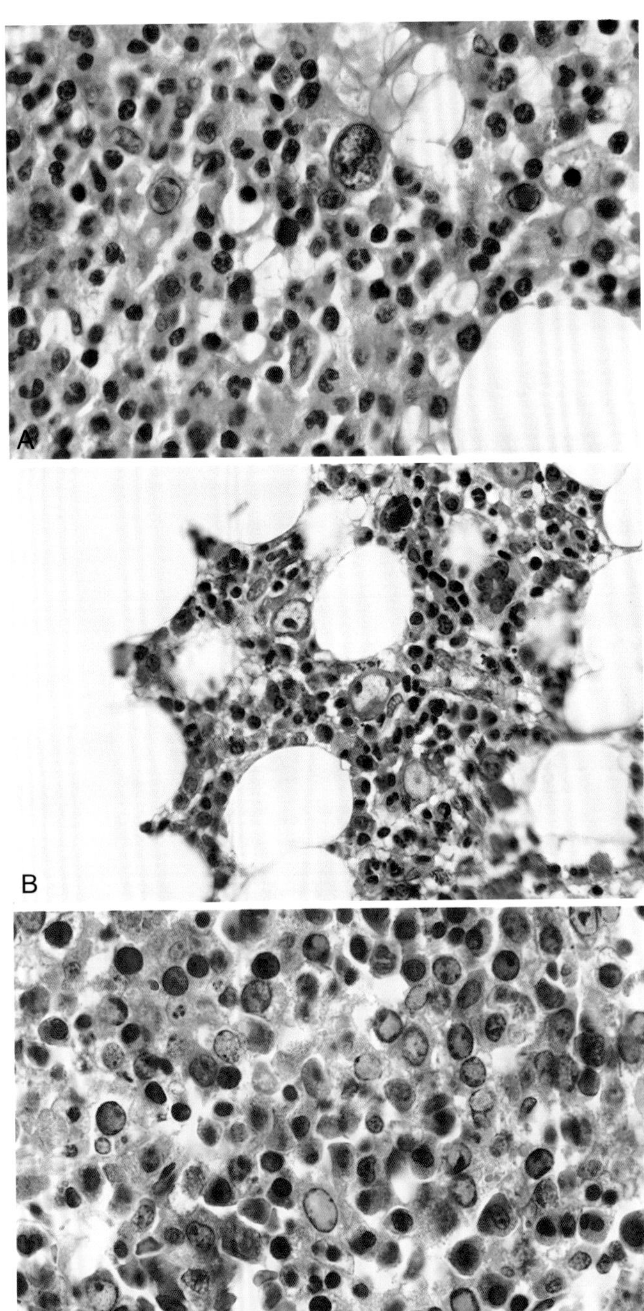

图 39.22 **A**，1 例患有 Hunter 综合征（酸性黏多糖，Ⅱ型）和红系再生障碍的 4 岁患儿的移植前骨髓活检。可见一些对血红蛋白 A 呈阳性的细胞的核内包涵体。如图所示，骨髓涂片和活检中可见巨大成红细胞，这一改变符合微小病毒 B19 感染。**B**，1 例 17 岁转移性髓母细胞瘤患者治疗后的骨髓活检；偶尔可见胞质丰富且核仁非常突出的巨大成红细胞。出现这些细胞以及显著红系再生不良是微小病毒 B19 感染的特征性改变（Wright-Giemsa 染色）。**C**，1 例同时有 AIDS 和微小病毒 B19 感染的成年男性患者的骨髓活检。可见大量各个成熟阶段的红系前体细胞。可见许多更不成熟的成红细胞内有明显的核内包涵体（**C**，Contributed by Dr. Robert W. McKenna, Dallas, USA.）

早幼粒细胞和中幼粒细胞增生。在免疫缺陷患者，可发生慢性微小病毒 B19 感染，其骨髓活检可见红细胞系增生，红细胞前体中伴有大量核内包涵体；这些包涵体在嗜碱性和多色性成熟阶段最为突出（见图 39.22C）[49]。微小病毒 B19 与包涵体的关系通过免疫组织化学或原位杂交检测可证实。

同其他组织一样，在所有骨髓肉芽肿病例，骨髓活检标本均应进行抗酸杆菌和真菌染色。未找到抗酸杆菌并不能除外结核分枝杆菌感染。文献报道，通过培养技术，在 25%～35% 的患者的骨髓标本中可找到微生物[107,116-118]。偶尔，在培养呈阴性的标本中，抗酸杆菌染色呈阳性。对于所有有可疑肉芽肿性病变的患者，都应将其部分骨髓针吸活检成分进行抗酸杆菌和真菌培养，特别是对于艾滋病（获得性免疫缺陷综合征）（acquired immune deficiency syndrome, AIDS）患者或发热原因不明的患者[103,109,115]。

对免疫抑制患者进行的骨髓活检都应仔细检查有无机会性感染（图 39.23 至 39.25，也见图 39.21）。一些有播散性真菌感染或分枝杆菌感染的患者的骨髓可能并无典型肉芽肿形成。携带 HIV 的患者的骨髓活检，在缺乏肉芽肿形成时可见到散在的含抗酸杆菌的巨噬细胞（见图 39.25）。少数情况下，在 PAS 或乌洛托品银染色切片中，

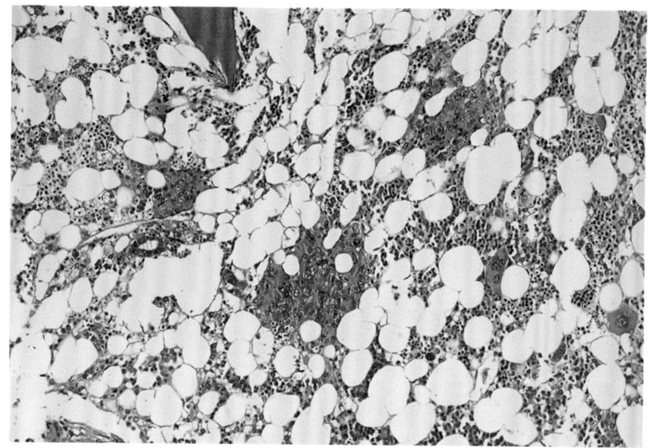

图 39.23 套细胞淋巴瘤累及骨髓患者的化疗后骨髓活检。可见几个含有隐球菌的肉芽肿。可见隐球菌 Gomori 六亚甲基四胺银染色呈阳性；培养证实为隐球菌

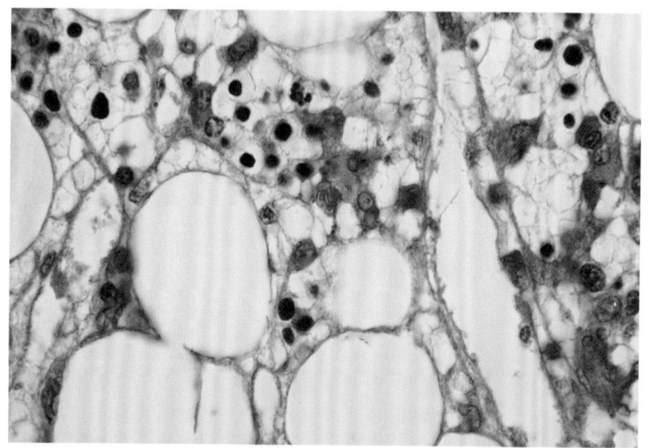

图 39.24 1 例 AIDS 患者的骨髓活检。可见散在的耶氏肺孢子菌呈单个和小簇状分布。这些微生物不伴有任何可辨识的组织反应（PAS 染色）

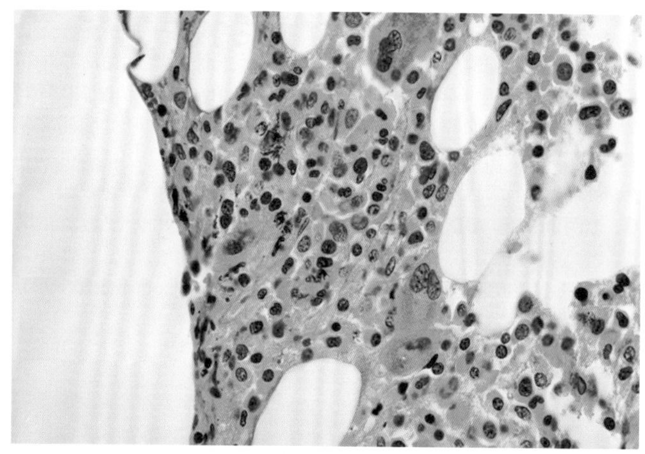

图 39.25 1 例 AIDS 患者的骨髓活检。未见肉芽肿，但可见含有抗酸杆菌的大量巨噬细胞散布于整个骨髓间质，部分呈血管周分布

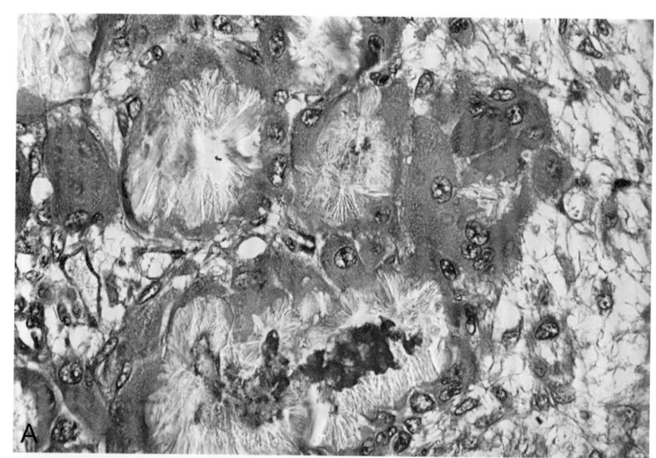

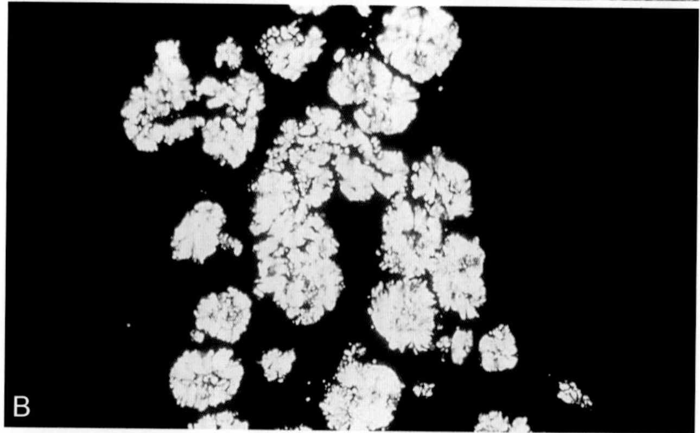

图 39.26 **A**，1 例原发性高草酸盐尿症患儿的骨髓环钻活检切片。可见巨细胞内的草酸钙结晶形成放射状结构。**B**，草酸钙结晶在偏振光下呈双折光性

在散在的巨噬细胞中可见到耶氏肺孢子菌（*Pneumocystis Jirovecii*）（以前称为卡氏肺孢子菌，*P. carinii*）（见图 39.24）。只要有巨噬细胞数量增加，无论是否伴有明显的吞噬现象，都有充分理由去做微生物的特殊染色分析。

在 Romanowsky 染色的骨髓涂片或环钻印片中，骨髓切片中的感染相关性肉芽肿偶尔可伴有含微生物的巨噬细胞。这些制片中的微生物的形态学通常足以明确诊断。

脂质肉芽肿是骨髓中最常见的肉芽肿类型，与肝、脾和淋巴结的脂质肉芽肿类似[119-120]。这些肉芽肿的大小为 0.2～0.8 μm，常与淋巴细胞聚集灶或窦相关。排列松散的巨噬细胞含有大小不一的脂肪空泡。病变中还含有混合的淋巴细胞、浆细胞和嗜酸性粒细胞；在大约 5% 的病例可见巨细胞。其中有些肉芽肿与结节病中见到的类似。

一种少见的肉芽肿反应可见于遗传性乙二醛酸盐代谢紊乱——原发性高草酸盐尿症——患者的骨髓[121-122]。这种表现继发于草酸钙结晶沉积。草酸钙结晶略呈黄色，形成放射状结构，由上皮样细胞和巨细胞围绕或包裹，在偏振光显微镜下呈双折光性（图 39.26）。骨髓活检中相当多的成分被这种病变替代，与在肾和其他组织中所见到的类似。

非特异性炎症性反应

非特异性炎症性改变可见于各种系统性疾病患者的骨髓，包括急性感染、恶性肿瘤、结缔组织病和免疫性疾病，最显著的是 AIDS。这些非特异性炎症性改变的特征一般为血管结构和实质改变。肿瘤骨髓病和骨髓炎这些术语适用于大多数恶性淋巴瘤患者出现的非特异性骨髓改变[123]。这些改变包括血管壁水肿、血管外膜浆细胞和肥大细胞增生、蛋白质沉积于血管附近、片状水肿、红细胞生成抑制以及粒细胞和巨核细胞生成增加。也有结核和伤寒患者发生急性骨髓组织坏死的报道[124]。

人类免疫缺陷病毒综合征（HIV，AIDS）

未经治疗的携带 HIV 的患者的骨髓活检常常表现为骨髓增生，虽然也可见到正常细胞和细胞增生低下的骨髓标本。非特异性所见包括骨髓损伤、浆细胞增多、骨髓增生异常、浆液性变性、淋巴细胞浸润、网状纤维增多和“裸的”巨核细胞的核[125-131]。骨髓标本可作为 HIV 感染患者发热性疾病的快速诊断工具[132,126-127]。可能可以见到机会性微生物感染，包括抗酸杆菌、耶氏肺孢子菌和真菌感染，偶尔无肉芽肿形成（图 39.27，也见图 39.24 和 39.25）[102,133-135]。可有免疫性血小板减少症[135-137]，但应用抗反转录病毒疗法可降低 HIV 感染患者发生重度血小板减少症的概率[138]。

HIV 感染个体可发生持续性微小病毒 B19 感染[73, 139]，因为他们不能有效地产生微小病毒中和抗体 IgG。这可能会导致慢性贫血和伴有各成熟阶段的红系增生，与发生于急性微小病毒 B19 感染的红系再生障碍不同。这些患者的红系前体细胞内可见核内包涵体，主要见于嗜碱性和多色性阶段的成红细胞（见图 39.22C）。

微生物染色呈阴性和缺乏肉芽肿并不能除外微生物感染的可能性，少数鸟复合分枝杆菌感染患者的骨髓活检中可见肉芽肿或抗酸杆菌。此外，虽然少见，仅有轻度非特异性改变的骨髓可含有散在的吞噬分枝杆菌的巨噬细胞。在 HE 染色切片上，这些巨噬细胞可类似于假戈谢（pseudo-Gaucher）细胞。散在的含耶氏肺孢子菌的巨噬细胞也可见于背景表现基本正常或仅有轻微改变的骨髓中。因此，一些研究者对此种情况非常慎重，认为不管 HIV 患者的骨髓活检的常规染色表现如何，均应常规进行特殊染色，以寻找抗酸杆菌和真菌。

HIV 患者可发生骨髓损伤，其特征主要包括结构疏松和间质细胞过少。纤维素样坏死区可能可见。这些改变与采用骨髓毒性药物进行化疗的患者的恢复期骨髓所见类似，而与浆液性变性不同，后者常发生于严重营养不良个体。当然，浆液性变性也可见于 HIV 患者的骨髓活检。这两种改变均可伴有浆细胞数量增多。

在相当高比例的 HIV 患者的骨髓中可见到多少不等的淋巴细胞聚集灶[140-141]。其分布随机杂乱，无任何骨小梁旁分布倾向；在一些病例似乎倾向于分布在窦周围。

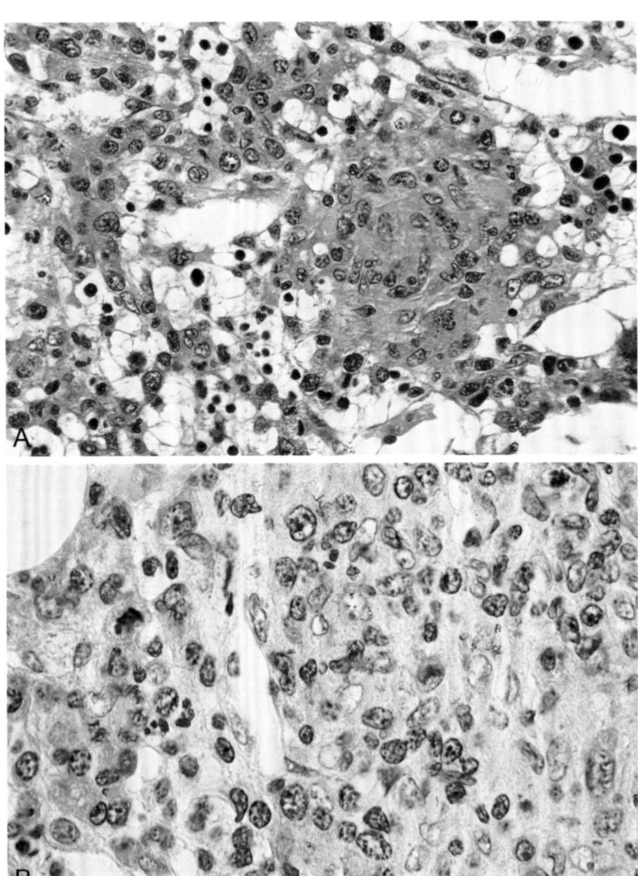

图 39.27 **A**，1 例 AIDS 患者的骨髓活检，显示没有明显坏死的肉芽肿形成。**B**，**A** 图中的一个肉芽肿内可见大量的细胞内抗酸杆菌（**B**，Fite 染色）

它们主要由小淋巴细胞组成，其中有些胞核不规则。通常伴有浆细胞、组织细胞和增多的血管结构；嗜酸性粒细胞也可增多（图 39.28）。偶尔，可见免疫母细胞。这种类型的淋巴细胞增生被称为多形性反应性淋巴组织增生，并非 HIV 患者所特有，在许多免疫性疾病患者的骨髓活检中都可见到。由于这些淋巴细胞聚集灶较大且细胞成分多，它们可能与外周 T 细胞淋巴瘤难以鉴别，后者常伴有大量上皮样组织细胞和散在的大的转化细胞。在一些病例，根据形态学标准可能不能区分这两种病变[141]。然而，HIV 患者发生外周 T 细胞淋巴瘤极其罕见，其诊断应相当谨慎，应仅在回顾所有病理标本后才能确立诊断[142]。可能需要进行其他部位器官的活检和 T 细胞受体重排分子分析。

偶尔，HIV 患者的骨髓标本中可见伴有生发中心的良性淋巴滤泡。

除了反应性淋巴细胞病变外，AIDS 患者的骨髓活检偶尔还可显示活跃的浆细胞样免疫母细胞增生，因其很大程度替代了骨髓而类似于肿瘤性病变。采用抗 κ 和 λ 抗体的免疫组织化学检查对于证实这些病变的多克隆性质非常有用。

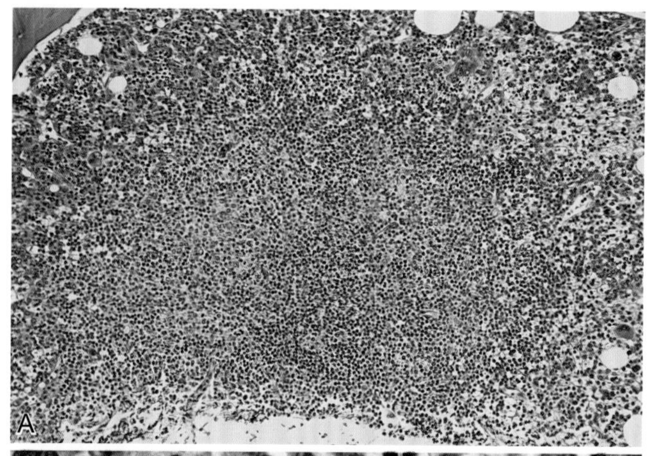

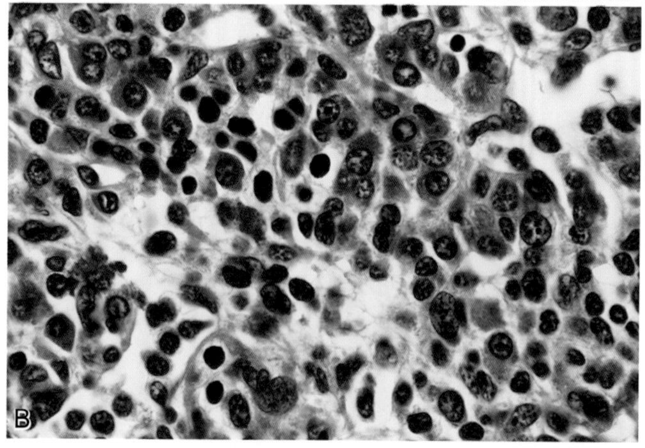

图 39.28 **A**，1 例进展期 AIDS 患者的骨髓活检中的一个淋巴 - 组织细胞聚集灶。此标本中也可找到抗酸杆菌。**B**，**A** 图的高倍镜观，可见病变的多种细胞特征

HIV 携带者的骨髓活检可显示多种反应性淋巴细胞增生，认识到这点固然很重要，但同样重要的是，要知道这些患者发生非霍奇金或霍奇金恶性淋巴瘤的发生率也增加，并且骨髓活检可能就是其最初的诊断标本 [142-143]。可累及骨髓的最常见的 HIV 相关性淋巴瘤是 B 细胞淋巴瘤，包括伯基特淋巴瘤、弥漫性大 B 细胞淋巴瘤和浆母细胞性淋巴瘤。单次活检可能既含有反应性淋巴细胞病变又含有恶性淋巴瘤。对于可疑的霍奇金病病例，应注意观察其是否符合确立霍奇金病累及骨髓的诊断标准。

接受齐多夫定（zidovudine, AZT）治疗的 HIV 携带者可能有骨髓抑制表现，如贫血和中性粒细胞减少症。骨髓增生低下可见 [144]。胞质稀少、“裸”核的异常巨核细胞可见，其数量可能很多；这种表现并非 AIDS 所特有，也可见于其他疾病，包括骨髓增殖性肿瘤（MPN）。在 HIV 携带者，免疫性血小板减少症的发生率是增高的 [145]。

白血病和相关病变

急性白血病

急性白血病（acute leukemia）的诊断和分类最好通过 Romanowsky 染色的血液和骨髓涂片检查并结合适当的免疫表型、细胞遗传学和（或）分子遗传学以及细胞化学

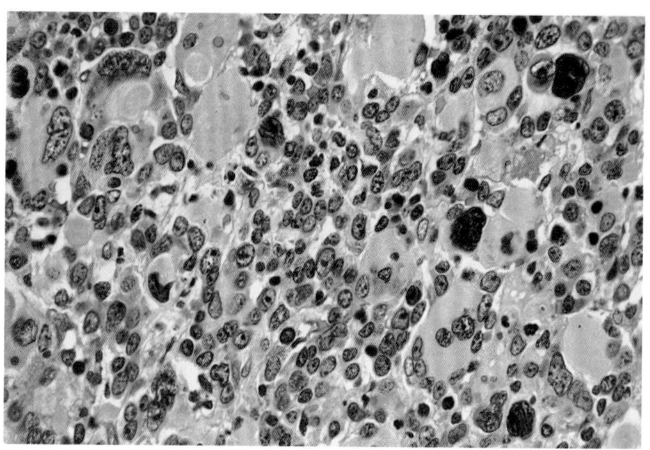

图 39.29 **1 例急性原始巨核细胞白血病患者的骨髓**。可见主要的细胞成分由原始细胞和大量不同成熟阶段的巨核细胞组成。成熟巨核细胞有丰富均一的嗜酸性胞质

技术进行，这是世界卫生组织（WHO）分类的基础 [146-148]。来自法美英（French-American-British, FAB）合作组的分类术语仍然常用，但此分类系统应不再使用 [149]。染色体分析对于评估急性白血病病例具有重要作用，主要是在预后方面。2016 版 WHO 分类系统已将染色体分析整合到许多急性白血病分型中 [148,150-151]。急性白血病的理想诊断和分类方法需要将外周血所见、骨髓抽吸涂片形态学和骨髓环钻活检所见结合起来 [152]。现阶段对所有病例采取的免疫表型和细胞遗传学或分子遗传学检测方法最好用骨髓抽吸材料进行。在大多数急性白血病病例分类中，虽然涂片和印片优于一般切片，但在一些伴有纤维化或少见形态学结构类型的急性白血病病例，如发生在婴儿的伴有 t(1;22)(p13.3;q13.1) 细胞遗传学异常的急性巨核细胞白血病，与骨髓涂片相比，骨髓切片常可提供更多信息（图 39.29 至 39.31）。此外，正如在免疫组织化学一节所述，鉴于石蜡包埋组织可用的抗体逐渐增多，尤其是髓过氧化物酶、溶菌酶、TdT 和 CD34 抗体，在环钻活检切片中识别髓性白血病的能力已大大提高 [24-25,38]。

2016 版 WHO 急性白血病分类包括**急性髓系白血病（acute myeloid leukemia, AML）**的普通类型、前体淋巴细胞肿瘤（包括相关的急性淋巴母细胞白血病及其对应的淋巴母细胞性淋巴瘤）和不明谱系的急性白血病。AML（框 39.1）可进一步分为伴有重现性遗传学异常的 AML、伴有骨髓异常增生相关改变的 AML、治疗相关性髓系细胞肿瘤、Down 综合征的髓系细胞增生和非特殊类型的 AML[153-158]。伴有骨髓异常增生相关改变的 AML 可通过出现以下表现来诊断：①先前有骨髓异常增生病史；②出现骨髓异常增生相关性细胞遗传学异常（框 39.2）；或③多系增生异常，定义为 50% 或两种以上的非母细胞系增生异常；并且无先前针对不相关疾病的细胞毒性药物化疗史，以及缺乏任何伴有重现性遗传学异常的 AML 的遗传学异常。所有 AML 病例均被定义为外周血中出现的母细胞 ≥ 20%，但以下病例例外，即伴有 t(8;21)

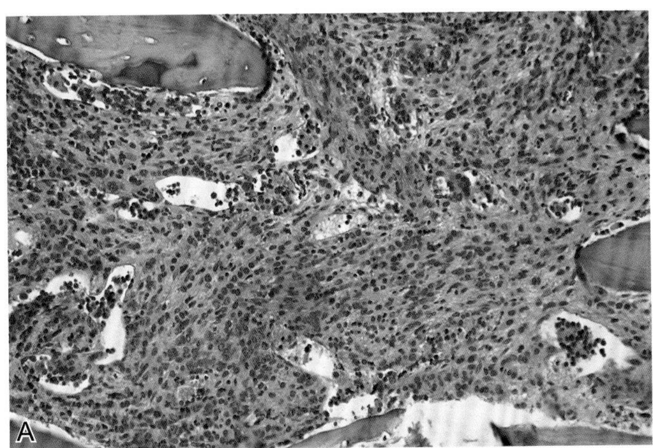

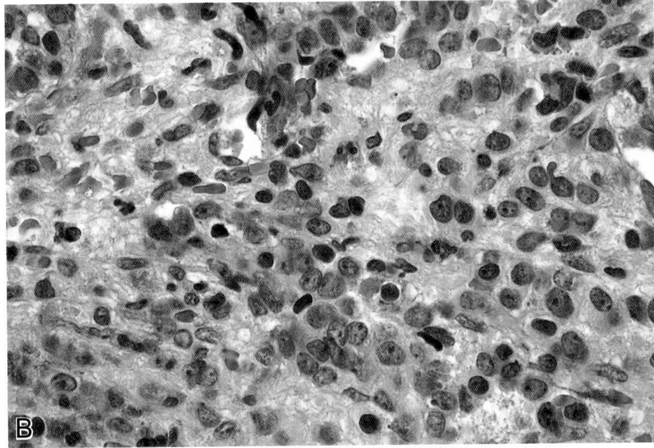

图 39.30 **A**，1 例 14 个月大的急性原始巨核细胞白血病伴相关 t(1;22)(p13.3;q13.1) 细胞遗传学异常的患儿的骨髓活检。可见原始细胞常呈梭形，有时交织成束，类似于转移性肿瘤。**B**，**A** 图的高倍镜观，可见未分化原始细胞

框39.1 2016版WHO急性髓系白血病分类

AML伴有重现性遗传学异常

- AML伴有t(8;21)(q22;q22.1)；*RUNX1-RUNX1T1*
- AML伴有inv(16)(p13.1q22)或t(16;16)(p13;q22)；*CBFB-MYH11*
- 急性早幼粒细胞白血病伴有*PML-RARA*
- AML伴有t(9;11)(p21.3;q23.3)；*KMT2A-MLLT3*
- AML伴有t(6;9)(p23;q34.1)；*DEK-NUP214*
- AML伴有inv(3)(q21.3q26.2)或t(3;3)(q21.3;q26.2)；*GATA2, MECOM*
- AML（原始巨核细胞性）伴有t(1;22)(p13.3;q13.3)；*RBM15-MKL1*
- 暂定病种：AML伴有*BCR-ABL1*
- AML伴有*NPM1*突变
- AML伴有*CEBPA*等位基因突变
- 暂定病种：AML伴有*RUNX1*突变

AML伴有骨髓异常增生相关性改变

治疗相关性髓系肿瘤

AML，非特指型

- AML微小分化型
- AML不伴有成熟分化
- AML伴有成熟分化
- 急性粒单核细胞白血病
- 急性原始单核细胞/单核细胞白血病
- 纯红系白血病
- 急性巨核细胞白血病
- 急性嗜碱细胞白血病
- 急性全髓系增生伴有骨髓纤维化

髓系肉瘤

Down综合征相关性髓系增生

Data from Arber DA, Orazi A, Hasserjian R, et al. The 2016 revision to the World Health Organization classification of myeloid neoplasms and acute leukemia. *Blood*. 2016; 127(20): 2391–2405.

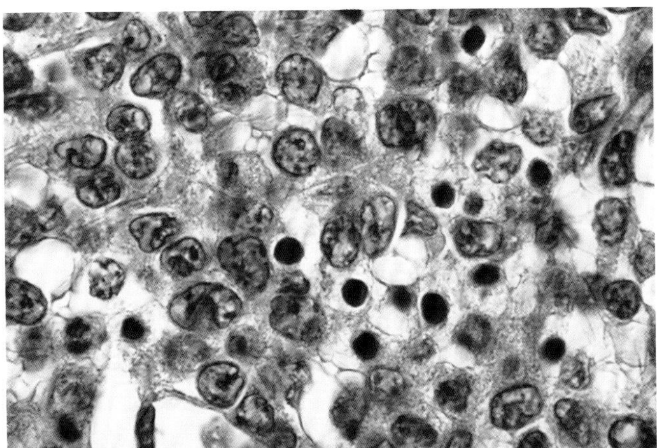

图 39.31 1 例伴有纵隔肿物和前体 T 淋巴母细胞性淋巴瘤以及有部分骨髓累及的成年女性患者的骨髓活检。可见这个区域是以淋巴母细胞为主；部分淋巴母细胞胞核扭曲。可见散在的红系前体细胞

框39.2 当骨髓或血原始细胞≥20%且先前未经细胞毒性治疗时，足以诊断急性髓系白血病伴有骨髓异常增生相关性改变的细胞遗传学异常

- **复杂核型（三种或三种以上异常）**
- **不平衡性异常**
  - −7/del(7q)
  - del(5q)/t(5q)
  - i(17q)/t(17p)
  - −13/del(13q)
  - del(11q)
  - del(12p)/t(12p)
  - idic(X)(q13)
- 平衡性异常
  - t(11;16)(q23.3;p13.3)
  - t(3;21)(q26.2;p22.1)
  - t(1;3)(p36.3;q21.2)
  - t(2;11)(p21;q23.3)
  - t(5;12)(q32;p13.2)
  - t(5;7)(q32;q11.2)
  - t(5;17)(q32;p13.2)
  - t(5;10)(q33;q21.2)
  - t(3;5)(q25.3;q35.1)

框39.3 2016版WHO急性淋巴母细胞白血病分类

B淋巴母细胞白血病/淋巴瘤，非特指型
B淋巴母细胞白血病/淋巴瘤伴有重现性遗传学异常
B淋巴母细胞白血病/淋巴瘤伴t(9;22)(q34.1;q11.2)；*BCR/ABL1*
B淋巴母细胞白血病/淋巴瘤伴有t(v;11q23.3)；*KMT2A*重排
B淋巴母细胞白血病/淋巴瘤伴有t(12;21)(p13.2;q22.1)；*ETV6-RUNX1*
B淋巴母细胞白血病/淋巴瘤伴有超二倍体
B淋巴母细胞白血病/淋巴瘤伴有亚二倍体
B淋巴母细胞白血病/淋巴瘤伴有t(5;14)(q31.1;q32.3)；*IL3-IGH*
B淋巴母细胞白血病/淋巴瘤伴有t(1;19)(q23;p13.3)；*TCF3-PBX1*
暂定病种：B淋巴母细胞白血病/淋巴瘤，*BCR-ABL1*样
暂定病种：B淋巴母细胞白血病/淋巴瘤伴有iAMP21
T淋巴母细胞白血病/淋巴瘤
暂定病种：早期前体T细胞白血病/淋巴瘤
暂定病种：NK细胞淋巴母细胞白血病/淋巴瘤

Data from Arber DA, Orazi A, Hasserjian R, et al. The 2016 revision to the World Health Organization classification of myeloid neoplasms and acute leukemia. *Blood.* 2016; 127(20): 2391–2405.

框39.4 2016版WHO不明谱系急性白血病分类

- 急性未分化白血病
- 混合表型急性白血病伴有t(9;22)(q34.1;q11.2)；*BCR/ABL1*
- 混合表型急性白血病伴有t(v;11q23.3)；*KMT2A*重排
- 混合表型急性白血病，B /髓系，非特指型
- 混合表型急性白血病，T /髓系，非特指型

Data from Arber DA, Orazi A, Hasserjian R, et al. The 2016 revision to the World Health Organization classification of myeloid neoplasms and acute leukemia. *Blood.* 2016; 127(20):2391–2405.

(q22;q22.1) 的 AML、伴有 inv(16)(p13.1q22) 或 t(16;16)(p13.1;q22) 的 AML 和伴有 *PML-RARA* 的急性早幼粒细胞白血病，其外周血和骨髓的母细胞 < 20% 即可做出 AML 的诊断。AML 中可发生大量基因突变，而检测一些基因（*NPM1*、*CEBPA*、*RUNX1*）对于完整诊断至关重要，而其他基因则有助于确定疾病的预后分组 [148,158-159]。运用二代测序方法检测多种基因突变正迅速成为评估 AML 的常规方法。

急性淋巴母细胞白血病（acute lymphoblastic leukemia, ALL）（框 39.3）分为前体 B 和 T 细胞型，前体 B-ALL 进一步分为两组：伴有重现性遗传学异常病例和 B-ALL, 非特殊类型病例 [148,160-162]。ALL 的生物学上和形态学上与淋巴母细胞性淋巴瘤相同，虽然两者的临床表现不同。基于这个原因，WHO 分类将两者合并。尽管大多数 ALL 病例是前体 B 细胞系的，但大约 80% 的淋巴母细胞性淋巴瘤病例是前体 T 细胞来源的，而 20% 是 B 细胞前体型的。前体 T 细胞 ALL/ 淋巴瘤有高的纵隔肿块发生率，好发于年轻人，男性更常见，有早期血液和骨髓受累倾向（见图 39.31）[160-164]。前体 B 和 T 细胞系的淋巴母细胞 TdT 均呈阳性。初诊时，血液和骨髓均可受累，并且将一个病例指名为淋巴母细胞性淋巴瘤或 ALL 是主观的。存在骨髓外瘤块和骨髓功能不受影响的证据更适合淋巴瘤累及骨髓的诊断而非 ALL 的诊断，如血小板计数正常、血红蛋白水平 > 10 g/dl 和外周血中性粒细胞数量正常等。儿童癌症研究小组建议根据骨髓中淋巴母细胞的百分比来区分白血病和淋巴母细胞性淋巴瘤 [165]。如果淋巴母细胞百分比 < 25%，则将病例归类为淋巴瘤；如果淋巴母细胞百分比 ≥ 25%，则将病例归类为白血病。在淋巴瘤病例中，间质内可能有相当多的正常骨髓残留，伴有弥漫散在的淋巴瘤细胞。这两种病变基本相似的疾病的治疗方法相同。与 T 淋巴母细胞性淋巴瘤相比，B 淋巴母细胞性淋巴瘤累及血液和骨髓的概率似乎比较低 [164]。

不明谱系的急性白血病（框 39.4）被分为急性未分化性白血病和混合表型急性白血病 [166]。后一组还包括特殊遗传学亚型。

在大多数急性白血病病例，不论是髓性和淋巴母细胞性、在儿童和成人，其骨髓均呈显著增生，因为白血病细胞的增生并替代了正常的造血细胞。在少数患者，尤其是在老年患者，AML 和少数 ALL 可表现为细胞增生低下的骨髓（即低增生或细胞增生低下的急性白血病）[167-169]。低倍镜下，这些患者的骨髓活检可为提示再生障碍性贫血的诊断的表现（图 39.32）。与再生障碍性贫血（其残留细胞是分化好的淋巴细胞和浆细胞）不同的是，其间质内的细胞主要是母细胞；也可见一些正常细胞，但其数量明显减少。其诊断是通过血液和骨髓涂片检查以及采用适当的免疫组织化学染色检查予以确定，尤其是髓过氧化物酶、溶菌酶、CD79A、TdT、CD117（*KIT*）和 CD34。在极少情况下，儿童 ALL 诊断之前可出现再生障碍或细胞过少期。

伴有轻度至中度网状纤维增多的骨髓纤维化可见于少数急性白血病病例的初期或晚期阶段，骨髓纤维化在 ALL 或 AML 均可发生 [170]。在急性白血病，出现骨髓纤维化可导致骨髓针吸取材困难和标本量不足；此时如果不进行环钻活检，有可能导致再生障碍性贫血的误诊。因此，有必要强调获取足够骨髓活检材料的重要性。长期以来一直认为，急性白血病针吸取材困难是由于骨髓被“塞满”所致，实际上这是没有根据的。在急性白血病，绝大多数的骨髓细胞较多，针吸取材是容易的。如果针吸取材困难，则可能是由于活检技术较差或网状纤维增多所致。

骨髓环钻活检是准确评估骨髓细胞增生程度的唯一方法，而且对于监测白血病治疗后的改变非常重要。常规治疗后发生骨髓坏死和再生障碍的速度和程度随所采用的化疗药物或联合制剂的不同而不同。一般来说，其组织病理学改变的顺序为：起初表现为明显的核碎裂，

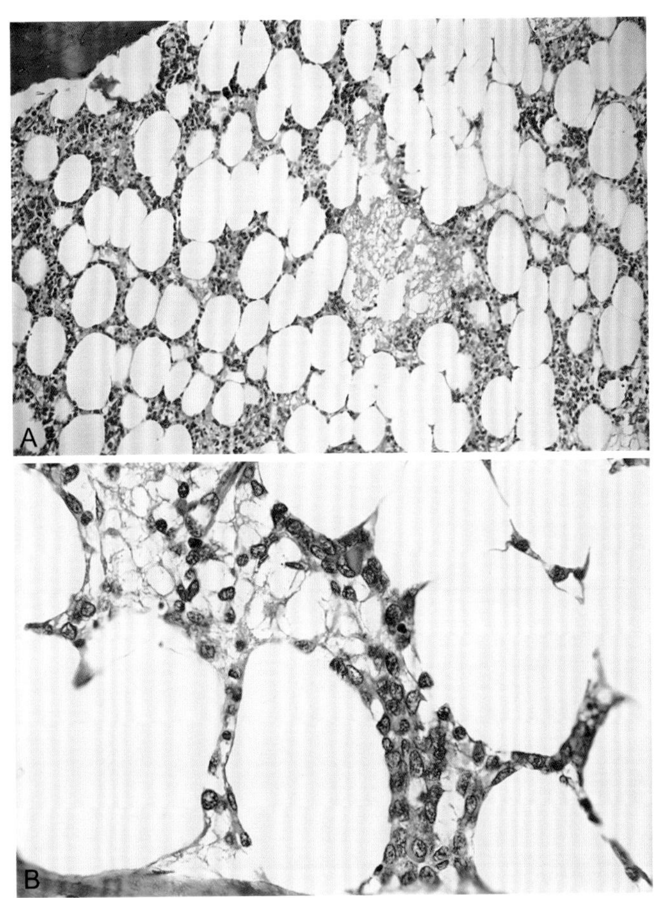

图 39.32 **A**，1 例 67 岁急性髓系白血病男性患者的骨髓切片，可见骨髓增生明显低下。**B**，同一切片的高倍镜观，可见间质内有大量原始细胞

接着是核溶解；然后，细胞分解成相对一致的颗粒状嗜酸性碎屑[171]；随后骨髓显示出一些不规则，结构疏松，伴有散在的脂肪细胞、血管、间质成分和窦扩张（图 39.33）。在成功治疗的患者，脂肪细胞再生后，正常造血细胞再生。红系细胞通常最先恢复，并且由于化疗药物的使用，常同时出现红系异常造血改变[172]。红系细胞再生后依次出现粒细胞和巨核细胞再生。这种次序可能会因应用不同的药物治疗方案和重组生长因子而有所改变。在接受重组粒细胞生长因子治疗的患者的骨髓，早期可出现中性早幼粒细胞和中幼粒细胞明显增加。在一些患者，尤其是儿童年龄组患者，化疗后的骨髓可含有多量原始血细胞，类似于淋巴母细胞。通常可通过形态学的仔细评估和免疫表型特征将其与淋巴母细胞区分开来[173]。骨髓活检对这种鉴别诊断尤其有用，因为白血病的母细胞在活检切片中常呈簇状，而代表 B 淋巴细胞成熟的细胞谱的原始血细胞（hematogone）散布于整个活检切片中。其浸润方式可进一步通过免疫组织化学 CD34 或 TdT 标记进行评估，以识别是簇状白血病细胞还是较为散在的 B 细胞前体（原始血细胞）。

需要注意的是，前面描述的过程是有效治疗病例的

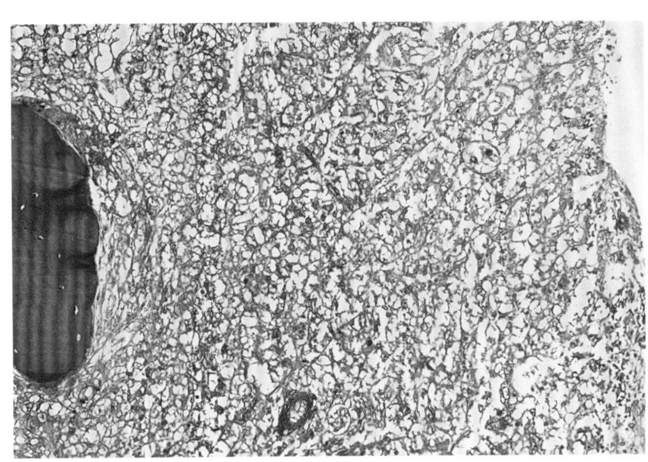

图 39.33　1 例急性髓系白血病患者应用柔红霉素和胞嘧啶阿糖胞苷常规治疗 14 天后的骨髓活检。可见骨髓增生显著低下，伴有血窦扩张。可见间质区域有弱嗜酸性蛋白质碎片，为白血病细胞坏死残留

特征。在对治疗有部分反应或无反应患者，其骨髓会显示数量不等的白血病细胞。在治疗完全无反应的患者，其骨髓表现与治疗前切片基本相同，可见分散的孤立坏死区。在对治疗有部分反应患者，其骨髓表现为残留白血病区与坏死或再生的正常骨髓细胞相互混杂。在一些患者，其骨髓残留白血病区可能很小，与再生性正常细胞灶难以鉴别，尤其是早幼红细胞和早幼粒细胞。对于可疑病灶，应将其与最初诊断活检的细胞学形态进行仔细比较。对于接受治疗的急性早幼粒细胞白血病患者，区分正常再生性早幼粒细胞的病灶和白血病性早幼粒细胞的病灶可能特别麻烦。正常再生性早幼粒细胞通常集中在骨小梁的骨内膜表面沿线以及血管周围部位。对治疗有部分反应的急性早幼粒细胞白血病患者的骨髓中可能出现与骨小梁或血管结构无关的或大或小的病灶（图 39.34）。白血病性早幼粒细胞的胞质可能比正常早幼粒细胞的胞质更丰富。

除了评估化疗疗效外，还要仔细评估化疗后活检标本中有无肉芽肿或其他感染的证据。在有些病例，微生物灶可能仅仅表现为伴有少数组织细胞的非特异性坏死区。这些病灶在有由化疗引起的细胞坏死时会很难辨认。对于任何可疑病变均应进行特殊染色检查。在微生物感染患者的骨髓中，组织细胞增生可能很突出，可伴有或不伴有噬血现象。其组织细胞是广泛散布于骨髓间质和窦中；在一些患者，这可能是非常显著的特征。

处于监测化疗疗效期间的患者通常要在相对短的时间间隔内进行连续的骨髓活检。如果标本取自新近活检过的部位，则可能出现肉芽组织和新生骨形成的证据（见图 39.1）。活检修复部位与其余活检标本的界限通常相对清楚，但有时也可导致诊断困难。

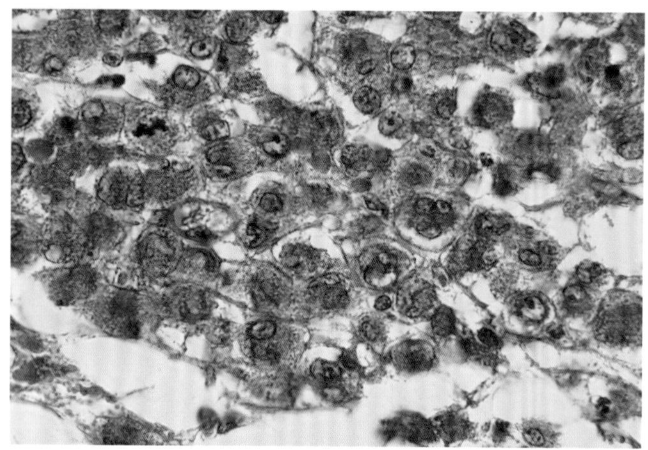

图 39.34 1 例急性早幼粒细胞白血病成年女性患者进行两个疗程化疗（不含全反式维甲酸）后的骨髓活检。可见骨髓大片区域被白血病性早幼粒细胞取代

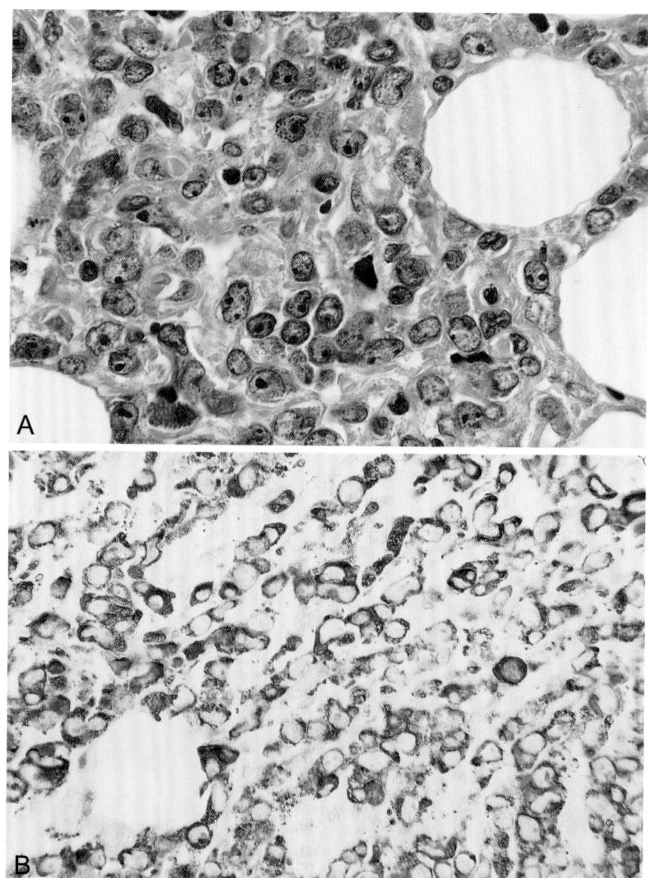

图 39.35 **A**，1 例有双侧眼球突出表现的 6 岁儿童的眼眶髓系肉瘤活检。可见大量原始细胞。细胞遗传学分析显示 t(8;21)(q22;q22.1) 染色体异常。血和骨髓涂片显示伴有成熟分化的急性髓系白血病。**B**，同一标本与抗髓过氧化物酶抗体反应。可见几乎所有原始细胞均呈阳性（**B**，免疫过氧化物酶染色）

髓系肉瘤

髓系肉瘤（myeloid sarcoma）（粒细胞肉瘤；髓外髓系肿瘤）是髓系恶性增生性病变的一种少见变异型，表现为骨髓外瘤块，由原始粒细胞构成，有或无成熟中性粒细胞 [174-183]。髓系肉瘤可作为孤立病变发生，也可伴有急性髓系白血病（AML）、慢性髓系白血病（CML）、原发性骨髓纤维化（primary myelofibrosis, PMF）、高嗜酸粒细胞综合征和真性红细胞增多症（PV）而发生 [178,184-186]。曾有髓系肉瘤和伴有 t(8;21) 染色体异常的 AML 的相关报道 [181]，并且在儿童更多见。这些肿瘤还与伴有 16 号染色体异常的 AML 有关。由于肿瘤的新鲜切面常呈绿色，因此在较早期的文献中这种病变被称为**绿色瘤（chloroma）**。绿色是由于白血病细胞中存在过氧化物酶所致，但并非所有此类肿瘤都有绿色表现，因此，现在倾向于用髓系肉瘤这一相对特异的术语。单核细胞肿瘤之前未被归入髓系肉瘤，但由于它们具有与白血病进展倾向相似的过程 [187-188]，目前认为，如果它们形成瘤块即属于髓系肉瘤谱系 [180]。

髓系肉瘤更常见于儿童而不是成年人，最常累及骨膜下骨结构。髓系肉瘤最常见的部位是颅骨、鼻旁窦、胸骨、肋骨、脊椎和骨盆；淋巴结和皮肤也相对较常受累。眼眶肿物引起的眼球突出和椎管病变导致的神经系统表现是其两个相关的临床表现（图 39.35）。已有报道，在土耳其的儿童急性粒单核细胞白血病病例中，累及眼眶的髓系肉瘤的发病率很高 [189]。髓系肉瘤可表现为纵隔肿物，临床上类似于纵隔淋巴瘤 [185]。

髓系肉瘤可同时伴有典型的 AML 或其他类型骨髓增殖性肿瘤（MPN）的血液和骨髓改变，它可能先于白血病数月甚或数年发生 [176]。在 AML 患者维持化疗者，髓系肉瘤可能是复发的首发和唯一证据。髓系肉瘤还可能是 CML 母细胞危象的最初表现，因此，对于 CML 患者的孤立性瘤块或肿大淋巴结，应评估有无髓系肉瘤的可能，应进行 t(9;22)(q34.1;q11.2) 细胞遗传学分析或 *BCR/ABL1* 融合基因证据的相关分子分析 [178,186]。

组织学上，髓系肉瘤由相对一致的不成熟细胞群组成，可被误诊为侵袭恶性性淋巴瘤，尤其是在主要由母细胞组成的病变。不成熟嗜酸性粒细胞和成熟中性粒细胞的出现可提示病变真正性质。目前组织病理学上将髓系肉瘤分类为三个分化水平：母细胞型、不成熟型和分化型 [176,178,182]。①母细胞型主要由原始粒细胞组成，伴有极少成熟到早幼粒阶段细胞的证据（图 39.36）。其原始粒细胞具有少至中等量嗜碱性胞质，核染色质细腻，有 2～4 个核仁。其嗜酸性幼粒细胞通常见不到这种分化程度。②不成熟型分化程度中等，主要包括原始粒细胞和早幼粒细胞，通常可见嗜酸性幼粒细胞。③分化型主要由早幼粒细胞和成熟晚期阶段的细胞组成。嗜酸性幼粒细胞在这种类型中最丰富。对于识别这些细胞，免疫组织化学染色应用抗髓过氧化物酶、溶菌酶、CD68（PGM1）、CD34 和 CD117（*KIT*）抗体非常有用（见图 39.35B）[36]。萘酚 ASD 氯乙酰酯酶反应只在中性粒

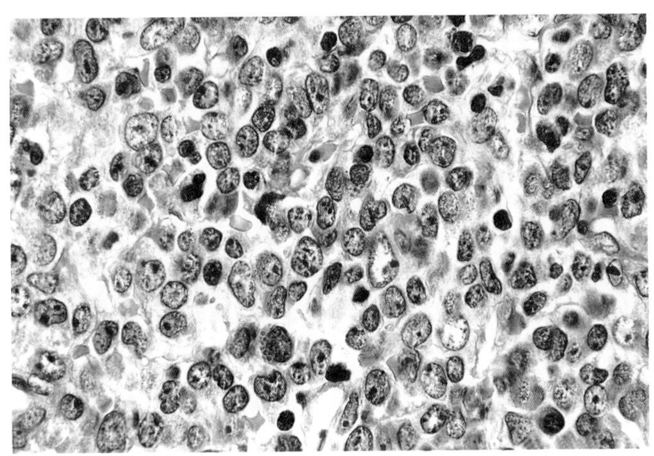

图 39.36 **1 例 49 岁男性患者胸壁的皮下髓细胞肉瘤的骨髓活检**。可见该肿瘤由分化差的原始细胞组成，诊断是髓细胞肉瘤。基本上没有分化的证据。血和骨髓未见白血病证据

细胞和肥大细胞中呈阳性反应，也有助于诊断；但这种反应由于采用含汞固定剂而易脱片，基本已被免疫组织化学反应所取代[190]。在由不成熟红系细胞或巨核细胞组构成的少见的髓系细胞病变中，可应用抗血红蛋白 A、糖蛋白 A 和 E 钙黏合素（E-cadherin）抗体标记红细胞，应用抗 von Willebrand 因子（Ⅷ因子相关抗原）、CD41、CD61 和 CD31 抗体标记巨核细胞。单核细胞病变与抗溶菌酶、CD14、CD68（KP1 和 PGM1）和 CD163 的抗体发生反应。

瘤块的印片在识别髓系细胞性质方面可能特别有用。Auer 杆状小体可见，应用髓过氧化物酶细胞化学染色可显示原始粒细胞呈强阳性反应。

缺少血供或骨髓受累的局限性肿瘤对局部放疗可能有反应。在大多数患者，病变最终将进展为某种类型 AML，或其他部位出现瘤块。白血病进展的特征是血液和骨髓中的原始粒细胞逐渐增加；含有 Auer 小体的原始细胞常见。少数情况下，由于在相关区域中存在髓系肉瘤，可在该区域体液中发现白血病细胞。

Meis 等[176]报道了 16 例孤立性粒细胞肉瘤病例，其中 7 例未显示白血病进展，虽然 7 例中有 3 例在其他部位出现了粒细胞肉瘤并于最初症状出现后 2～8 个月死亡。另外 4 例患者在发病后 3.5～16 年无复发证据。

与有明确血液病变的患者（其髓系肉瘤通常能被正确诊断）不同，大多数母细胞型髓系肉瘤表现为孤立性病变，由于缺乏某种类型的白血病的诊断特征，可能被误诊为恶性淋巴瘤或分化差的肿瘤[176]。当髓系肉瘤累及淋巴结时，受累淋巴结的生发中心常常保留，浸润常见于淋巴窦，偶尔见于副皮质区和髓质区。在其他组织中，髓系肉瘤肿瘤细胞通常呈浸润性生长方式，但组织总体结构保持完整。出现不成熟嗜酸性粒细胞或分叶核细胞时应考虑髓系肉瘤。

骨髓增生异常综合征

骨髓增生异常综合征（myelodysplastic syndrome, MDS）是一组异质性骨髓病变，伴有不同程度的骨髓衰竭和进展为 AML 的潜能[191-194]。MDS 基本上是一种骨髓无效造血病变，表现为骨髓增生而血细胞减少、异常增生（dysplastic）改变，常有全血细胞减少伴有或不伴有原始细胞增多。少数病例可呈骨髓增生低下[69,195]。2016 版 WHO 造血系统肿瘤分类对 MDS 中的术语进行了修订，但大多数类型与之前相似。MDS 的主要类型是：① MDS 伴单系发育异常（以前称为难治性贫血）；② MDS 伴环状铁粒幼红细胞（难治性贫血伴环状铁幼粒红细胞）；③ MDS 伴环状铁粒幼红细胞和多系增生异常；④ MDS 伴多系发育异常（难治性血细胞减少伴多系发育异常）；⑤ MDS 伴原始细胞过多 1 型（难治性贫血伴原始细胞过多 1 型）；⑥ MDS 伴原始细胞过多 2 型（难治性贫血伴原始细胞过多 2 型）；⑦ MDS，未分类型；⑧ MDS 伴孤立性 del（5q）[148,192]。这种分类主要是根据血液和骨髓涂片检查结果进行的。然而，骨髓切片标本可提供更重要的信息，如原始细胞灶、纤维化增加和巨核细胞发育异常[194, 196-200]。在 MDS 伴孤立性 del(5q)，骨髓切片对于识别其具有特征性核分叶减少的巨核细胞可能尤其有用[201-202]。

WHO 分类还包含一种髓系病变类型，称为 MDS/MPN，其兼有 MDS 和骨髓增殖性病变的特征[152]。此类病变包括：慢性粒单核细胞白血病、幼年性粒单核细胞白血病、非典型 CML、MDS/MPN 伴环状铁粒幼细胞和血小板增多以及 MDS/MPN 未分类型[148,203]。

骨髓环钻活检在评估 MDS 中具有非常重要的作用，可提供重要的预后信息[69,192,194-196,200,204]。在活检标本中，细胞组成随其亚型不同而不同[192]。在 MDS 伴环状铁粒幼红细胞（铁粒幼红细胞性贫血）中，常可见红系前体细胞明显增多，伴有巨噬细胞内铁储明显增加。在 MDS 伴原始细胞过多 1 型和 2 型中，大多数患者有骨髓增生伴中性粒细胞前体细胞增多。WHO 将慢性粒单核细胞白血病归类为骨髓增生异常 /MPN，其特征是骨髓增生，单核细胞和中性粒细胞都增多[203]。在这些类型的 MDS 中，少数患者可呈骨髓增生低下（图 39.37）[69,195]，有研究认为这与预后不良有关。

网状纤维增加见于慢性粒单核细胞白血病和 MDS 伴原始细胞过多，但通常不明显[197,204]。在约 10% 的患者，网状纤维明显增多（图 39.38），符合 MDS 伴原始细胞增多的诊断标准。有研究认为这些病例的预后不良。

在 MDS 中还描述了一种被称为**不成熟前体细胞异常定位（abnormal localization of immature precursor, ALIP）**的表现，其特征是：在骨髓组织中央区域（远离骨小梁骨内膜表面和血管结构）可见原始粒细胞和早幼粒细胞聚集（3～5 个细胞）和成簇（>5 个细胞）分布（图 39.39）[200]。有报道认为，对于评估 MDS 进展为白血病，在一张骨髓切片中见到 3 个或以上 ALIP 可能具有预测价值。有些病例的主要表现可能是细胞凋亡（图 39.40）。

虽然 MDS 的准确分类主要是基于对血液和骨髓涂片的评估，但有时骨髓活检所见也有高度提示作用。MDS

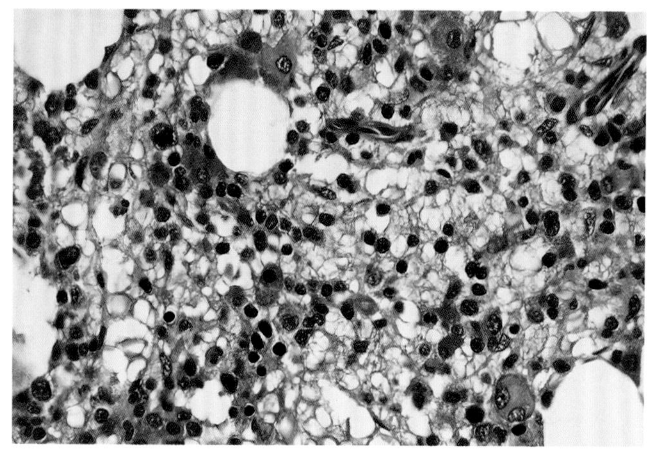

图 39.37　1 例骨髓增生异常综合征伴孤立性 7 号染色体单体细胞遗传学异常的 2 岁患儿的骨髓活检。对该年龄而言，骨髓呈中至重度增生低下，伴脂肪增多和间质细胞明显消减。可见核分叶减少的小巨核细胞

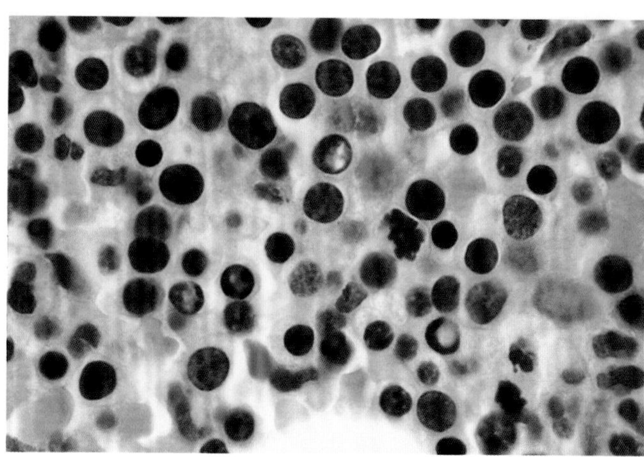

图 39.40　1 例 MDS 伴单系增生异常（难治性贫血）患者的骨髓活检，伴有明显的红系增生和红系增生异常。可见一些发生细胞核凋亡的红系前体细胞

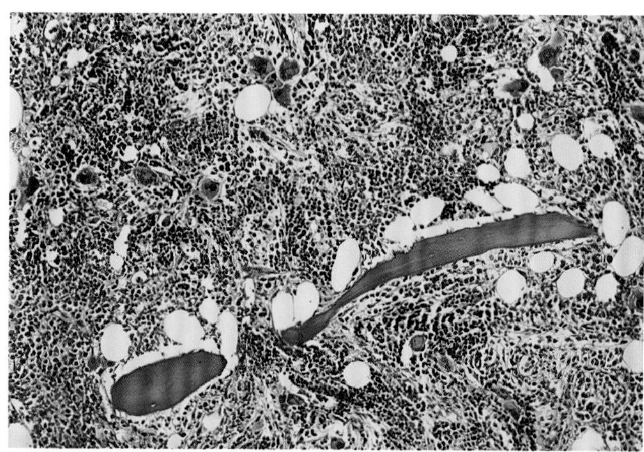

图 39.38　1 例 MDS 伴原始细胞过多 2 型的成年男性患者的骨髓活检，诊断依据是骨髓原始细胞占 18% 且可见含 Auer 小体的原始粒细胞。可见显著的纤维化伴大量巨核细胞

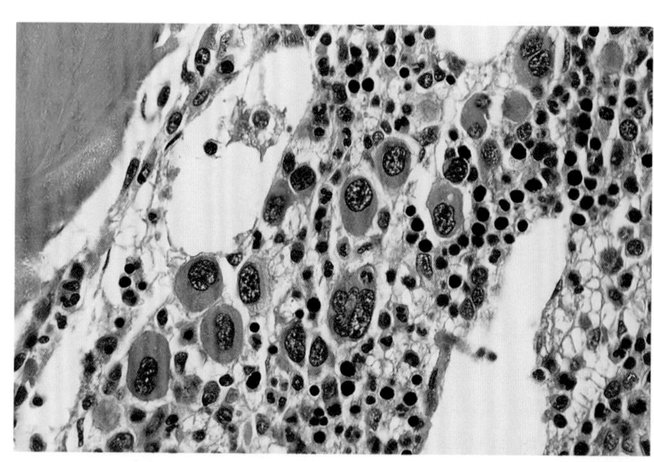

图 39.41　1 例原发性骨髓增生异常综合征伴孤立性 del(5q)(q21;q32) 细胞遗传学异常的成年女性患者的骨髓活检。可见巨核细胞增多，其中许多胞核分叶减少。大多数巨核细胞的大小是正常的；可见小巨核细胞

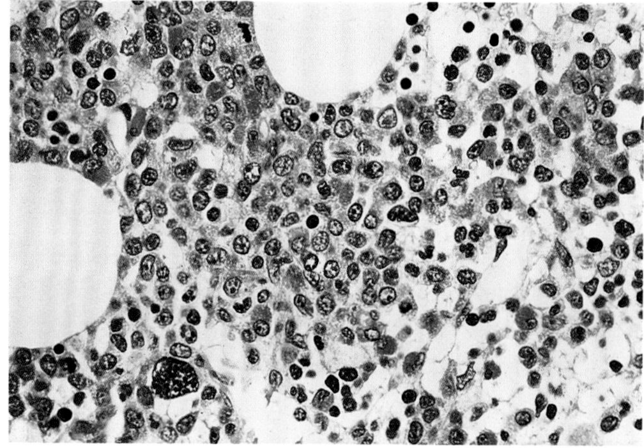

图 39.39　**1 例 MDS 伴原始细胞过多 2 型的成年患者的骨髓活检。**可见骨髓增生活跃。骨髓中央偶尔可见非骨小梁旁和非血管周分布的不成熟髓系细胞灶（ALIP）

伴孤立性 del(5q) 主要发生于老年女性，常表现为严重大细胞性贫血，血小板计数正常或增高且存活期通常较长；原始细胞在骨髓中所占百分比＜5%，在血＜1%[201-202]。其骨髓活检通常显示巨核细胞数增多，大小正常或偏小，很多伴有胞核分叶减少（图 39.41）。红系和中性粒细胞系通常缺乏明显异常增生。孤立性 del(5q) 细胞遗传学异常伴上述表现是 5q 缺失综合征的特征。虽然采用此术语，但伴有第二个克隆性细胞遗传学异常（除 -7 外）的患者与伴有孤立性 del(5q) 的患者具有相似的良好预后，目前也被诊断为 5q 缺失综合征 [148,205-206]。然而，包括 del(5q) 在内的三种克隆性异常不包含在内，且与较差预后有关。伴有这种综合征的患者对沙利度胺类似物、来那度胺治疗可能反应良好。伴有 del(5q) 及超过一种其他遗传学异常或骨髓原始细胞＞5% 的患者也可能会从来那度胺治疗获益，但这种患者的预后通常较差，且不应该被诊断为 MDS 伴孤立性 del(5q)。

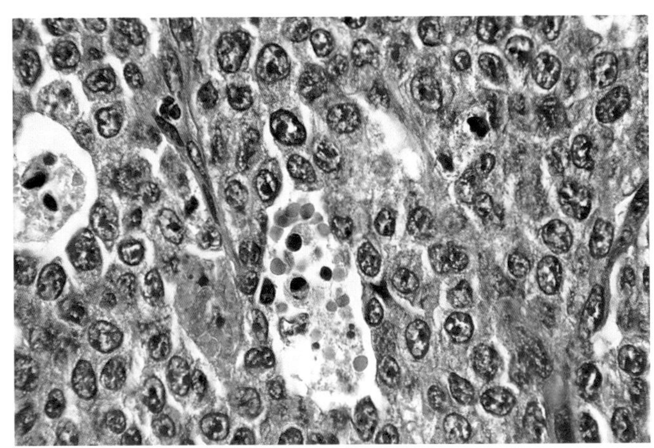

图 39.42　1 例有一年慢性粒单核细胞白血病病史（骨髓和外周血中原始细胞 < 5%）的老年女性患者的髓细胞肉瘤的一部分，表现为胸壁皮下肿物。该肿物由相对一致的原始细胞组成，可见散在的核分裂象。大量可染体巨噬细胞使病变呈现“星空”现象。许多原始细胞与抗髓过氧化物酶和 CD68（KP1）抗体反应。与一年前患者出现胸壁肿物时相比，其外周血和骨髓检查结果基本上没有变化，原始细胞均 < 5%

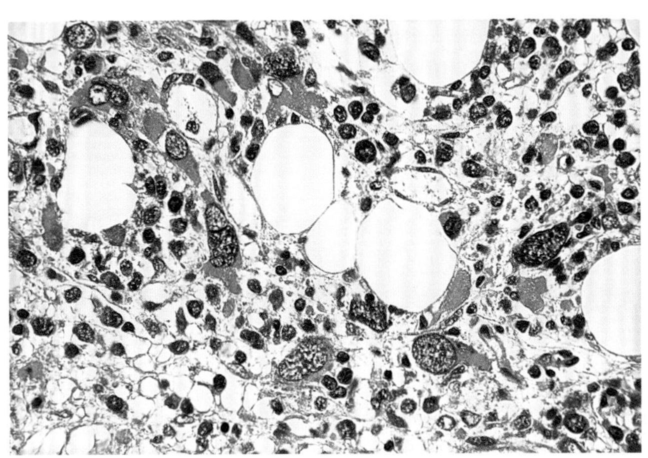

图 39.43　1 例治疗相关性骨髓增生异常伴骨髓纤维化患者的骨髓活检。可见以中性粒细胞和巨核细胞为主。巨核细胞显示明显的发育异常

巨核细胞数量增多还可见于伴有 inv(3)(q21.2;q26.2) 或 t(3;3)(q21.3;q26.2) 的病例，可表现为 MDS 或 AML。在这些病例，巨核细胞异常小，伴有核分叶减少，同时其他细胞明显异常。而在 MDS 伴孤立性 del(5q) 则不常见巨核细胞胞体很小和多系异常改变。

与 AML 和 MPN 相似，骨髓外髓系肉瘤可发生于 MDS 病程中（图 39.42）。

治疗相关性髓系肿瘤（AML 和 MDS）可发生于因多种恶性和非恶性疾病而进行的化疗、放疗或两种治疗的患者。治疗相关性髓系肿瘤已识别了两种主要类型：烷化剂 / 放疗相关型，拓扑异构酶 Ⅱ 抑制剂相关型。但很多患者是同时接受两种化疗药物的治疗的 [157]。烷化剂相关型一般是一种全髓性病变，可进展也可不进展为急性白血病，无论是进展为 AML 还是 MDS，预后都很差，生存期相对短。拓扑异构酶 Ⅱ 相关型通常表现为急性白血病伴特征性细胞遗传学异常——主要是累及染色体 11q23.3 的异常。在烷化剂治疗相关性 MDS，与原发者相比，骨髓细胞增生情况变化更大：约 50% 的患者骨髓细胞增生，25% 正常，25% 增生低下 [192]。除了 MDS 改变之外，其骨髓标本还可显示原发疾病改变证据。其骨髓活检中巨核细胞异常可能很显著（图 39.43）。可有明显的网状纤维纤维化，当有明显向不成熟细胞转化时，则称为急性骨髓增生异常伴骨髓纤维化。

免疫组织化学染色对于评估 MDS 可非常有帮助。对于识别增生低下 MDS 病例中的原始细胞，如再生障碍性贫血时，CD34 可有帮助 [204]。然而，CD34 呈阴性并不能除外原始细胞，因为并非所有原始粒细胞 CD34 均呈阳性。抗髓过氧化物酶、CD15、CD117 和溶菌酶抗体有助于识别原粒细胞和单核母细胞。抗 von Willebrand 因子（Ⅷ因子相关抗原）、CD41、CD61 和 CD31 抗体可能有利于识别小巨核细胞和异常巨核细胞。

对于评估 MDS，应用针吸标本进行细胞遗传学分析具有关键作用，既可确定克隆性，又可作为预后参数（见框 39.2）[192,200-201,207]。

WHO 分类将新近描述的**儿童难治性血细胞减少（refractory cytopenia of childhood, RCC）**暂定为一种病种 [152,208-209]。虽然据报道这种疾病是儿童最常见的 MDS 亚型，约占 MDS 的 50%，但仍很少见，因为在儿童 MDS 仅占其造血系统恶性肿瘤的 4%。RCC 患者表现为持续性血细胞减少，骨髓原始细胞 < 5%，外周血原始细胞 < 2%。异常增生的特征可见于涂片中所有细胞系。骨髓活检评估是诊断关键，约 75% 的患者的骨髓活检呈明显的细胞增生低下，甚至呈再生障碍性贫血图像。RCC 最初检查时常难以确诊，需重复进行活检。

RCC 可发生于儿童所有年龄组，男女发病率均等。骨髓活检评估是其诊断关键。

大多数 RCC 患者的骨髓的细胞构成为 5% ~ 10%。可见一个到数个由 10 个或以上不成熟红系前体细胞构成的小灶，核分裂象增多。巨核细胞常明显减少或缺如。可见少数微小巨核细胞，这对确诊有帮助；抗 von Willebrand 因子（Ⅷ因子相关抗原）和 CD61 抗体可能有利于它们的识别。粒细胞呈稀疏分布且左移。在少数骨髓表现正常或增生的 RCC 患者，红细胞生成轻度至中度增多，以原始红细胞为主，伴有核分裂象增多。粒细胞生成轻度至中度减少，伴有不成熟倾向。原始细胞所占比例 < 5%。在大多数病例，核型正常。如果出现细胞遗传学异常，则最常见 7 号染色体单体。出现克隆性异常的证据对建立诊断非常有帮助。

值得注意的是，RCC 和再生障碍性贫血之间的鉴别可能很困难，需要再三进行观察。在再生障碍性贫血，涂片中一般没有异常增生的证据；骨髓切片中红细胞生成明显减少或缺如；通常见不到 RCC 中特征性的数个由

10 个以上不成熟红系前体细胞构成的小灶，如果出现时，则其细胞数也＜10 个并显示成熟证据；缺乏异常的巨核细胞；粒细胞明显减少并显示成熟正常。

骨髓增殖性肿瘤

在过去十年间，**骨髓增殖性肿瘤（myeloproliferative neoplasm, MPN）**的分类取得了相当大的进步，因为这些病变被发现可能伴有几个分子改变，这些对该肿瘤分类及其病种认识都产生了影响[152]，其之前被归类于非特殊性形态学分类中的。

自 1959 年在 CML 中发现费城（Philadelphia, Ph）染色体及随后发现其对应分子改变（*BCR/ABL1* 融合基因）以来，*JAK2*V617F 突变的发现是对 MPN 分类的最有意义的贡献。自此以后，又报道了 *MPL* 和 *CALR* 中的其他基因突变——主要是在 *JAK2* 阴性病例中。这些基因突变和特异性 MPN 之间的关系将在这些病变的诊断标准中分别讨论。

虽然患者的数量有限，对 *PDGFRA*、*PDGFRB* 和 *FGFR1* 基因中的遗传学异常的发现具有重要意义，至少对部分病例如此，先前对大多数治疗方法不反应的患者有可能采用酪氨酸激酶抑制剂予以治疗。对这组疾病的识别是基于细胞遗传学分析、荧光原位杂交（fluorescent in situ hybridization, FISH）和分子遗传学分析的。大多数但并非所有患者均表现为明显的嗜酸性粒细胞增多。

慢性髓系白血病

慢性髓系白血病（chronic myeloid leukemia, CML）是一种干细胞病变，源于 9 号染色体 *ABL1* 基因与 22 号染色体 *BCR* 基因融合。发生改变的 22 号染色体被称为 Ph 染色体[210-211]。在 CML，*BCR/ABL1* 呈阳性，不同于 *BCR/ABL1* 呈阴性的骨髓增殖性疾病[152,212]。CML 通常具有三个临床病理阶段，但它们并不总是很清晰：慢性期、加速期和母细胞期。绝大多数 CML 患者处于慢性期，少数患者处于加速期或母细胞期。

慢性期的首发表现特征是：白细胞明显增多、血小板增多和嗜碱性粒细胞增多，并且通常伴有脾大[211]。可发生不典型表现，如明显的血小板增多或嗜碱性粒细胞增多，不伴有白细胞增多。在慢性期，血液和骨髓涂片中的原始粒细胞数量通常不超过 5%。骨髓环钻活检切片显示明显细胞过多，主要是由于粒细胞和巨核细胞增多[211,213]。巨噬细胞类似于戈谢（Gaucher）细胞，通常单个出现，可见于骨髓涂片和切片中；它们在血管周围更明显。在大约 30% 的病例，网状纤维增多；在 40% 的病例，巨核细胞增多。可见许多小巨核细胞，核分叶减少。网状纤维增多与微血管成分增多相关[213-214]。

慢性期通常持续 3～4 年，随后是持续时间较短的加速期，后者的特征是：血液和骨髓中原始细胞逐渐增多，嗜碱性粒细胞进行性增多，骨髓纤维化逐渐增加，以及其他细胞遗传学改变。母细胞期通常突然发生，并且可能不经过中间的加速期；其血液或骨髓中原始细胞＞20%（图 39.44 至 39.46）[210-211,215]。大约 70% 的母细胞危象形态学上和免疫组织化学上是髓系细胞型，30% 是淋巴母细胞型。髓系细胞型的特征可以是所有髓系细胞增生，包括原始粒细胞、原始成红细胞和原始成巨核细胞。免疫组织化学检查可能非常有助于识别原始细胞群的分布和细胞系别。在有些患者，在骨髓切片中，母细胞转化最初可呈大的不规则灶状母细胞集聚。母细胞危象髓外表现也可发生，任何 CML 患者出现瘤块或淋巴结肿大都应怀疑此诊断。

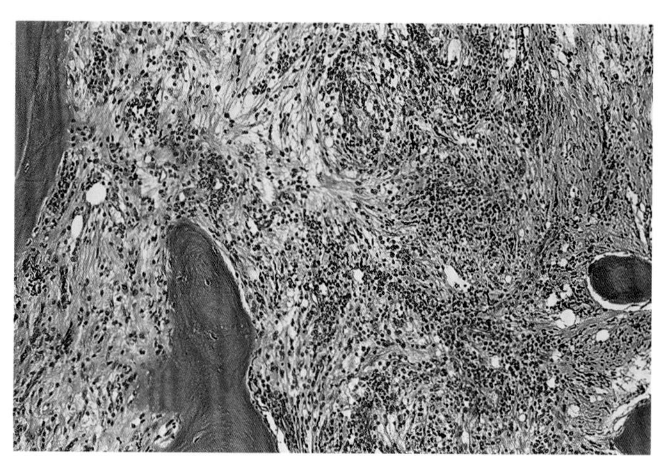

图 39.44　1 例慢性髓系白血病加速期患者的骨髓活检。可见显著的网状纤维化和小簇状原始细胞

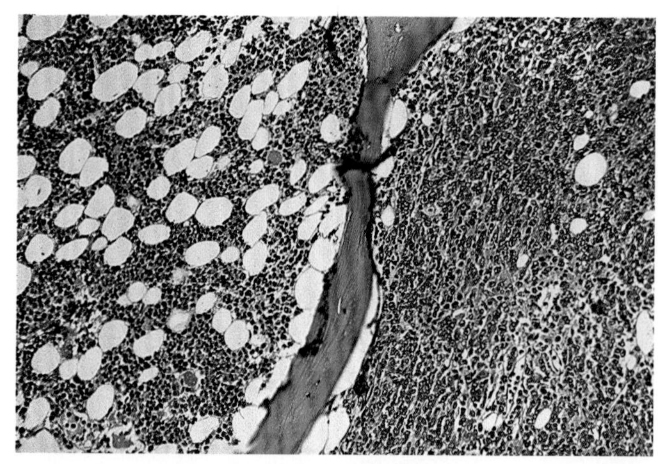

图 39.45　慢性髓系白血病的原始红细胞危象。可见骨小梁左侧的骨髓呈治疗后慢性期表现。骨小梁右侧可见原始红细胞增生，为母细胞转化灶

CML 患者疾病晚期通常出现广泛骨髓纤维化，并伴有更侵袭的临床过程[211,216-217]。也有报道，骨髓纤维化发生于 CML 早期，与发生于晚期者具有相同的预后意义[216,218]。CML 骨髓纤维化的特征为网状纤维增多，而胶原纤维不常见，但偶尔可发生（见图 39.44）。值得注意的是，网状纤维的增多与血管生成增多相关。造血干细胞移植和伊马替尼治疗后，骨髓纤维化可发生逆转[219-220]。据报道，在同种异体骨髓移植前后的患者，

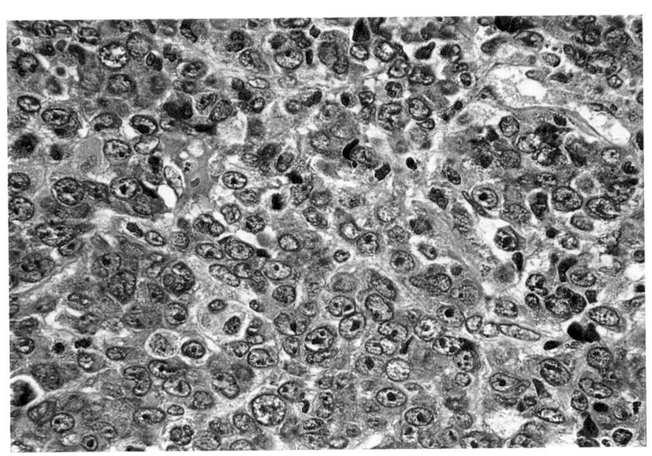

图 39.46 1 例慢性髓系白血病伴原始红细胞转化患者的骨髓活检。高倍镜下，可见细胞胞体大，核仁明显，胞质嗜碱性

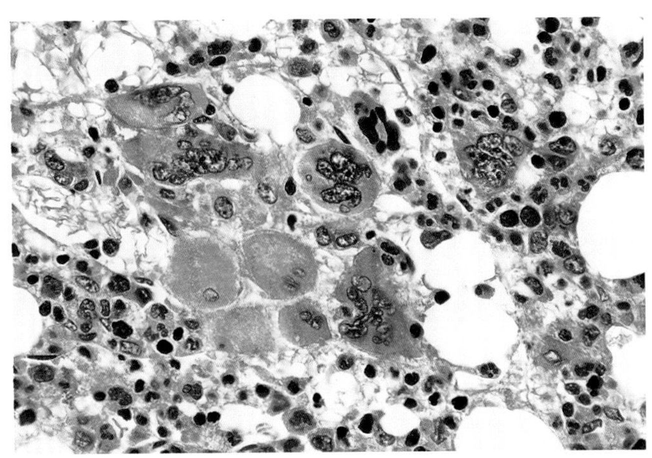

图 39.47 **1 例真性红细胞增多症患者的增生活跃骨髓**。可见所有细胞成分均增生。巨核细胞显著可见，细胞大小差异大；许多巨核细胞异常大，伴核分叶增多

网状纤维化程度和 CD61 呈阳性巨核细胞数量之间均呈正相关[221]。

应用酪氨酸激酶抑制剂甲磺酸伊马替尼（Gleevec，格列卫）和目前的二代酪氨酸激酶抑制剂治疗 CML 一直是白血病治疗领域的重要成功范例之一；在 CML 慢性期和加速期患者，这种药物可诱导高百分比的血液学缓解[218,222-225]。大多病例血液学缓解伴有骨髓的形态正常化或接近正常。骨髓的形态正常化甚至可发生于 Ph 染色体持续存在或存在 *BCR/ABL1* 基因融合证据的患者。骨髓形态正常化通常晚于血象缓解，可能要几个月后才能达到完全缓解[222]。目前其他 CML 治疗方法不太常用。干扰素治疗通常会导致骨髓总体细胞成分减少和红系前体细胞增多，同时可伴有巨核细胞和网状纤维增多。羟基脲治疗通常会导致细胞成分减少，而巨核细胞或网状纤维不增加[226]。

真性红细胞增多症

真性红细胞增多症（polycythemia vera, PV）是一种 MPN，其主要诊断特征是红细胞增多。通常有脾大以及某种程度的白细胞增多和血小板增多[227]。PV 研究小组（the Polycythemia Vera Study Group, PVSG）制定了 PV 的确切诊断标准，WHO 造血系统肿瘤分类方法对其进行了修订。2008 版 WHO 分类方法中 PV 诊断标准增加了一个重要项目，即识别 Janus 2 激酶基因突变 *JAK2*V617F 或其他诸如 *JAK2* 基因 12 外显子突变的类似突变，它们发生在 95% 以上的病例（框 39.5）[227-232]。这种突变的发现还促成了 PV 的家族病例的一个标志物的识别[233]。

已认识到 PV 有三个临床阶段：①前驱红细胞增多症前期伴交界性至轻度红细胞增多症；② PV 明显期伴红细胞团增加；③消耗期或红细胞增多症后期骨髓纤维化[227,234-240]。

在明显期，血涂片显示红细胞增多，反映了红细胞团增多、白细胞增多和血小板增多。此期骨髓通常呈明显高度增生[227,241-244]。然而，这并非是一成不变的，在入组美国国家癌症研究所真性红细胞增多症研究的患者中，13% 的患者其骨髓活检细胞含量＜60%[242]。在这项研究中，患者的骨髓细胞增生程度为 37%～100%，平均为 82%。其骨髓增生是由全髓系细胞增生所致，主要是红系前体细胞和巨核细胞。巨核细胞的大小由小到异常巨大，常伴有核分叶增加，呈簇状分布（图 39.47）[227,241-244]。成簇分布的细胞可聚集在窦周围和骨小梁旁。铁染色通常显示含铁血黄素沉着减少或缺如[241]。25% 的病例发病时可见轻度网状纤维增多，11% 的治疗前骨髓活检显示网状纤维明显增多[241]。一般来说，网状纤维增多与骨髓细胞含量和巨核细胞数目增多一致。治疗前骨髓活检网状纤维增多并不一定提示疾病处于消耗期。与其他 MPN 一样，PV 中血管结构也增多[214-245]。

大约 20% 的 PV 患者有细胞遗传学异常，最常见的是 +8、+9、del(20q)、del(13q) 和 del(9p)。其发生率随疾病进展而增高[227]。

框39.5 2016版WHO 真性红细胞增多症诊断标准

主要标准

1. 男性血红蛋白＞16.5 g/dl，女性血红蛋白＞16.0 g/dl；或男性血细胞比容＞49%，女性血细胞比容＞48%；或者
2. 血红细胞总量增多的其他证据（＞平均正常预测值25%以上）。骨髓活检显示与年龄不符的增生活跃伴三系增生（全骨髓增生），包括红系、粒系、巨核系显著增生伴多形性成熟巨核细胞（大小不等）
3. *JAK2V617F*或*JAK2*第12号外显子突变

次要标准

- 血清促红细胞生成素水平低于正常值

注：诊断需满足所有三项主要标准或前两项主要标准加次要标准

Data from Arber DA, Orazi A, Hasserjian R, et al. The 2016 revision to the World Health Organization classification of myeloid neoplasms and acute leukemia. *Blood.* 2016; 127(20): 2391–2405.

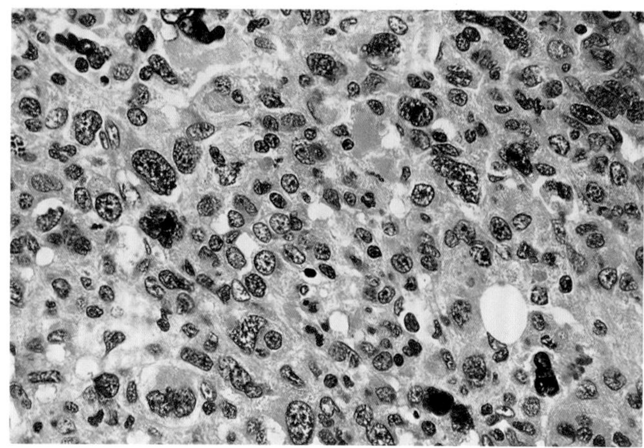

图 39.48　1 例真性红细胞增多症消耗期患者的骨髓活检。由于粒细胞和巨核细胞增生，可见骨髓明显增生活跃。巨核细胞显示发育异常

PV 与其他非 CML 的 MPN 的鉴别诊断仅根据骨髓检查可能难以做出。因此，诊断时遵守诊断指导原则至关重要[227,244]。虽然 *JAK2*V617F 突变可用于鉴别 PV 与其他原因引起的红细胞增多，但特发性血小板减少症和原发性骨髓纤维化也有这种突变，尽管较少见。在诊断中将形态学和临床资料结合分析仍然具有重要作用[227,243-244,246-247]。

随着 PV 进展为消耗期或红细胞增多症后期，红细胞的数量可明显减少并伴有贫血，可发生骨髓纤维化伴网状纤维明显增多、血管生成增多、胶原纤维化和异常的巨核细胞簇状分布。这种并发症的发生率为 9%~20%（图 39.48）[227,235-239,247]。也可伴有幼粒幼红细胞增多的血象和红细胞增多的异形红细胞症，并伴有大量泪滴状细胞和由于髓外造血引起的不断加重的脾大。有些患者还可发生另一种并发症，即急性白血病和骨髓增生异常，其发生率在进行化疗或放疗患者比在仅用放血术治疗的患者高[248-251]。

特发性血小板增多症

特发性血小板增多症（essential thrombocythemia, ET）是一种与 PV 密切相关但缺乏 PV 的基本诊断标准的骨髓增殖性疾病，最明显的是没有红细胞团增多[229,252-254]。ET 的主要的形态学表现与巨核细胞和血小板增多有关。ET 骨髓通常呈相应年龄的增生状态，但也可呈增生或低下状态。其骨髓所见主要与巨核细胞的增多和增大伴核分叶增多有关（图 39.49）[235]。其巨核细胞可单个存在和呈簇状。其红系和粒系细胞常正常。其网状纤维可正常，也可轻度增加，可伴有相关血管生成增多[255]。ET 无特异性分子标志物，如 CML 中的 *BCR/ABL1* 融合基因，但一半 ET 患者有 *JAK2*V617F 突变，但此突变也见于 PV 和原发性骨髓纤维化（PMF）[230,254]。另外大约 25% 的病例显示 *CALR* 突变，3%～5% 显示 *MPL* 突变，这两种突变通常在缺乏 *JAK2* 突变的情况下发生[256-257]。WHO 特发性血小板增多症诊断标准如框 39.6 所示。

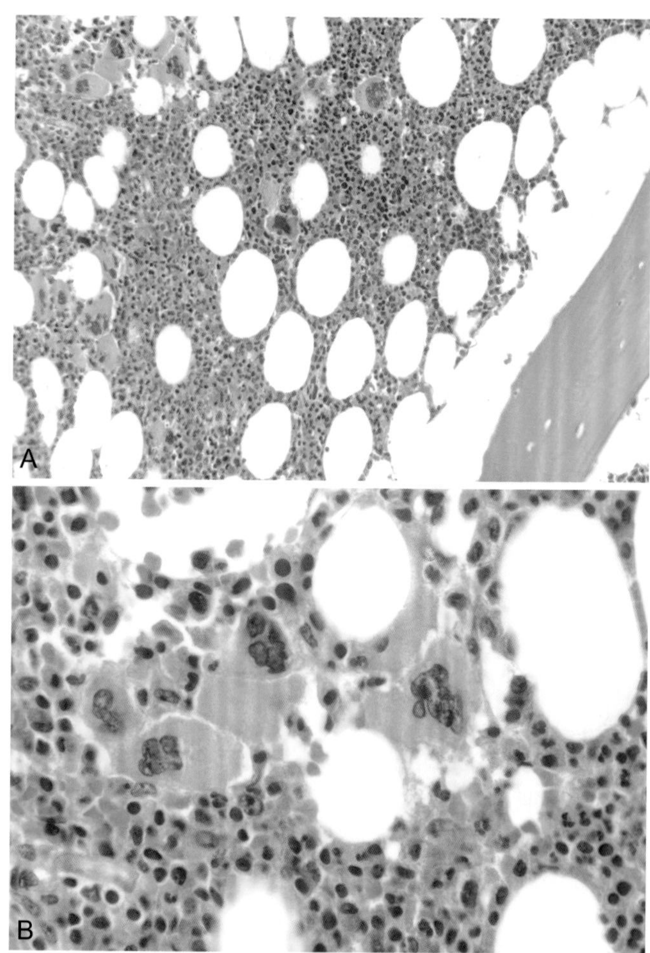

图 39.49　A，1 例特发性血小板增多症患者的骨髓活检。可见骨髓增生正常，有多量散在分布的大的巨核细胞。**B**，**A** 图的高倍镜观，可见非常巨大的巨核细胞，一些伴有核分叶过多

框39.6　2016版WHO特发性血小板增多症诊断标准

主要标准

1. 血小板计数≥450 × 10⁹/L
2. 骨髓活检显示巨核细胞系为主的增生，伴胞体增大、核分叶过多的成熟巨核细胞数量增多。无中性粒细胞粒系或红系造血显著增生或核左移，极罕见网状纤维轻度（1级）增多
3. 不符合*BCR-ABL1*+慢性髓系白血病、真性红细胞增多症、原发性骨髓纤维化、骨髓增生异常综合征或其他髓系肿瘤的WHO诊断标准
4. 存在*JAK3*、*CALR*或*MPL*基因突变

次要标准

- 存在克隆性标志物或缺少反应性血小板增多的证据

注：诊断需满足所有四项主要标准或前三项主要标准加次要标准
Data from Arber DA, Orazi A, Hasserjian R, et al. The 2016 revision to the World Health Organization classification of myeloid neoplasms and acute leukemia. *Blood.* 2016; 127(20): 2391–2405.

常规形态学检查可能难以区分ET和继发性血小板增多症[255]。临床病史对于除外继发性血小板增多症发生的可能原因很重要。出现*JAK2*V617F或其他ET相关的突变可明确除外继发性血小板增多症[228-230,258]。然而，在反应性病例也可能检测到其他突变，与所谓的预后不确定的克隆性造血（clonal hematopoiesis of indeterminate prognosis, CHIP）相关，并且仅检测到突变并不等同于肿瘤[259-261]。

ET是一种惰性疾病，大多数患者的存活期为10～15年。AML的转化发生率＜5%，可能与化疗有关[254]。

原发性骨髓纤维化

原发性骨髓纤维化（primary myelofibrosis, PMF）（慢性特发性骨髓纤维化，原因不明的骨髓化生）是一种病因不明的克隆性骨髓增殖性疾病，特征是髓系细胞增生和反应性纤维化[229,237,262-272]。PMF主要发生于成年人，诊断时的平均年龄接近60岁[262,269,273]。也有少数儿童病例报道[274]。PMF中可有由髓外造血引起一定程度肝脾大。

有时，PMF可与CML或其他类型的MPN混淆，因为它们的血液改变偶尔相似。PMF的临床和实验室的重要鉴别特征已有详细描述[265,268-269]。WHO分类中也描述了其主要临床和形态学特征（框39.7和39.8）[148,269]。它们之间最重要的生物学鉴别特征是：CML中的造血细胞中存在Ph染色体或*BCR/ABL1*融合基因的分子学证据，而PMF患者的造血细胞中缺乏这种改变，后者可能出现*JAK2*V617F突变（50%～60%）、*CALR*突变（30%）或*MPL*突变（5%～10%）[228-230,268,275]。CML中骨髓纤维化一般发生较晚，且其出现通常预示着更具侵袭性的进程；而PMF中从一开始就存在某种程度的骨髓纤维化，并且一般伴有更长的临床进程[276-277]。大约30%的PMF患者在发病时即有细胞遗传学异常，且随白血病的进展细胞遗传学异常的发生率增高。PMF的最常见的遗传学异常是del(13q)、del(20q)、+8、+9和染色体1和7异常[268,278]。

PMF的特征通常是从早期或前纤维化期进展为纤维化期，虽然有不同部位活检其纤维化程度明显不同的报道。20%～30%的PMF患者表现为早期或前纤维化期[268-269]。在早期或前纤维化期，骨髓相对于年龄呈增生改变，有异常巨核细胞和粒细胞增多（图39.50）。红系前体细胞可减少。巨核细胞在窦和骨小梁周围成簇分布。巨核细胞大小不等，常非常巨大，伴有异常粗块状染色质。在早期或前纤维化期，网状纤维仅轻微增多。可存在分化好的淋巴细胞聚集。纤维化期的特征是有不同程度的网状纤维和（或）胶原纤维化；骨髓从低下到增生不等。骨小梁可增宽。不同活检区域网状纤维的密度可明显不同。窦常增多并扩张，含造血细胞，其中巨核细胞可能很显著（图39.51）。在有些病例，骨髓表现为近均一性致密纤维化，伴有散在的造血细胞灶（图39.52）。散在的异常巨核细胞可能是唯一可辨的造血细胞。约40%的PMF患者影像学检查可证实有骨硬化改变，最明显的部位在中轴骨和长骨近端[270]。一般认为，

框39.7　2016版WHO早期/纤维化前期原发性骨髓纤维化诊断标准

主要标准

1. 有巨核细胞增生伴非典型性，无1级以上网状纤维化，伴有按年龄校对后的骨髓增生程度升高、粒细胞增生且常有红系造血减低
2. 不符合*BCR-ABL1*+慢性髓系白血病、真性红细胞增多症、特发性血小板增多症、骨髓增生异常综合征或其他髓系肿瘤的WHO诊断标准
3. 存在*JAK2*、*CALR*或*MPL*基因突变；或缺乏以上突变，但存在其他克隆性标志物或缺乏轻微反应性骨髓网状纤维化[a]

次要标准

至少存在以下一项，并需连续两次测定以确认：

a. 贫血，非其他伴随疾病所致
b. 白细胞计数≥11×10⁹/L
c. 可触及的脾大
d. LDH增高到参考范围正常上限以上

注：诊断早期/纤维化前期原发性骨髓纤维化需满足三项主要标准和至少一项次要标准

[a]继发于感染、自身免疫性疾病或其他慢性炎性病变、毛细胞白血病或其他淋巴系肿瘤、转移性恶性肿瘤或毒性（慢性）骨髓病的轻度（1级）网状纤维化

Data from Arber DA, Orazi A, Hasserjian R, et al. The 2016 revision to the World Health Organization classification of myeloid neoplasms and acute leukemia. *Blood*. 2016; 127(20): 2391–2405.

框39.8　2016版WHO原发性骨髓纤维化明显期诊断标准

主要标准

1. 有巨核细胞增生伴非典型性，伴有网状纤维和（或）胶原纤维化（2级或3级）
2. 不符合*BCR-ABL1*+慢性髓系白血病、真性红细胞增多症、特发性血小板增多症、骨髓增生异常综合征或其他髓系肿瘤的WHO诊断标准
3. 有*JAK2*、*CALR*或*MPL*基因突变；或缺乏以上突变，但存在其他克隆性标志物或缺乏反应性骨髓纤维化a。

次要标准

至少存在以下标准中的一项，并需连续两次测定以确认：

1. 贫血，非其他伴随疾病所致
2. 白细胞计数≥11×10⁹/L
3. 可触及的脾大
4. LDH增高到参照范围正常上限以上
5. 成白红细胞增多症

注：诊断明显期PMF需满足所有三项主要标准及至少一项次要标准

[a]继发于感染、自身免疫性疾病或其他慢性炎性病变、毛细胞白血病或其他淋巴肿瘤、转移性恶性肿瘤或毒性（慢性）骨髓病的骨髓纤维化

Data from Arber DA, Orazi A, Hasserjian R, et al. The 2016 revision to the World Health Organization classification of myeloid neoplasms and acute leukemia. *Blood*. 2016; 127(20): 2391–2405.

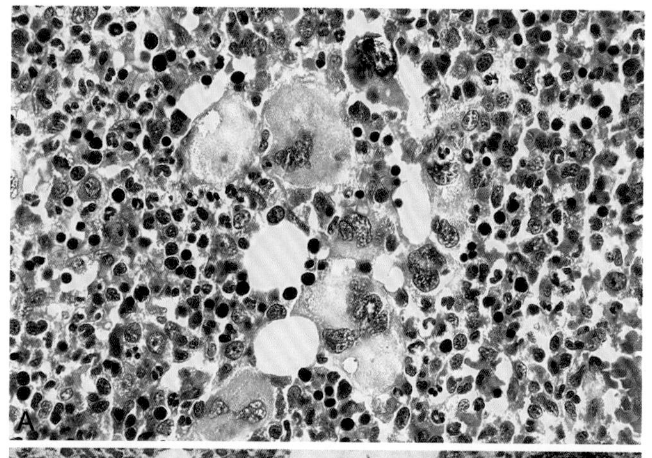

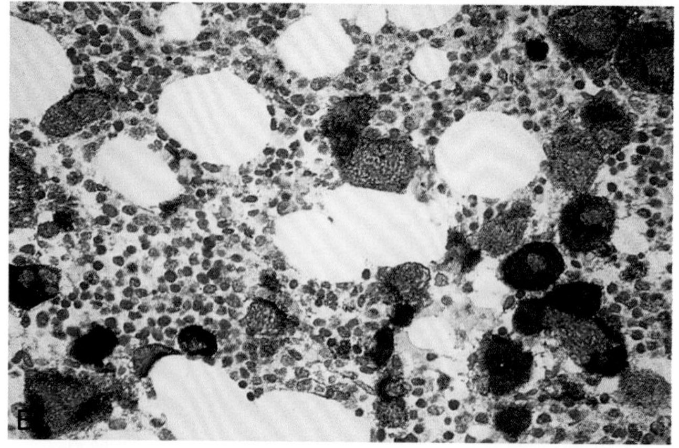

图 39.50 **A**，原发性骨髓纤维化的纤维化前期的骨髓活检。可见簇状聚集的大小不等的巨核细胞。可见几个胞体大的巨核细胞，其核质比差别明显。**B**，原发性骨髓纤维化的纤维化前期的骨髓切片，抗 CD61 抗体染色。突出显示了大小明显不等的巨核细胞，其胞核显示明显异常的染色质浓聚（**B**, Contributed by Dr. J. Thiele, Cologne, Germany, and reproduced from Jaffe ES, Harris NL, Stein H, Vardiman JW, eds. World Health Organization Classification of Tumours: Pathology and Genetics of Tumours of Haematopoietic and Lymphoid Tissues. Lyon: IARC Press; 2001.）

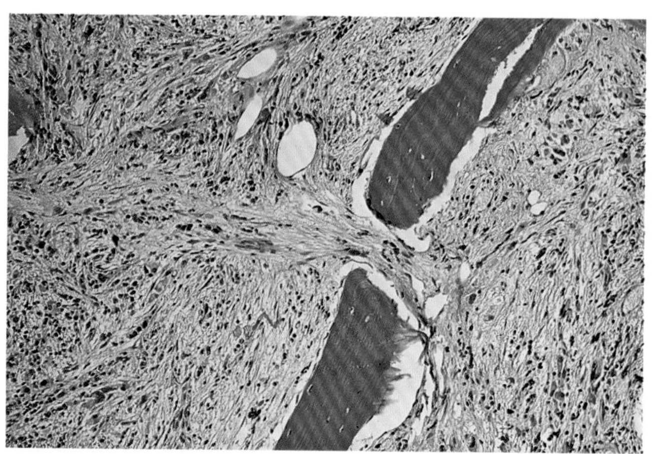

图 39.52 1 例有 7 年原发性骨髓纤维化（原因不明的髓系化生）病史的成年患者的骨髓环钻活检。可见广泛骨髓纤维化，造血组织明显减少

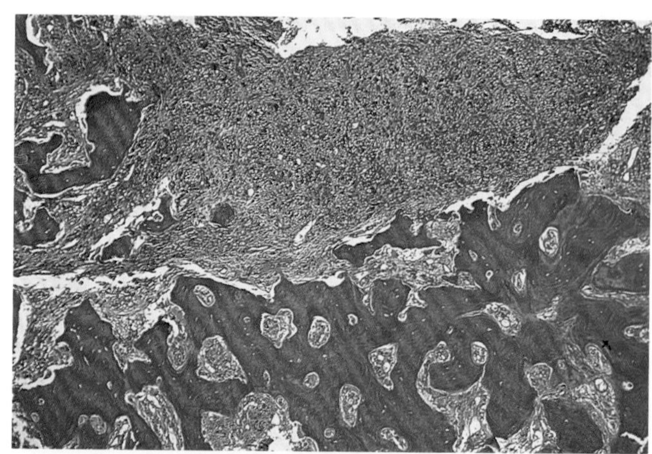

图 39.53 1 例原发性骨髓纤维化患者的骨髓活检，可见广泛的骨硬化和主要由原始细胞构成的细胞丰富区

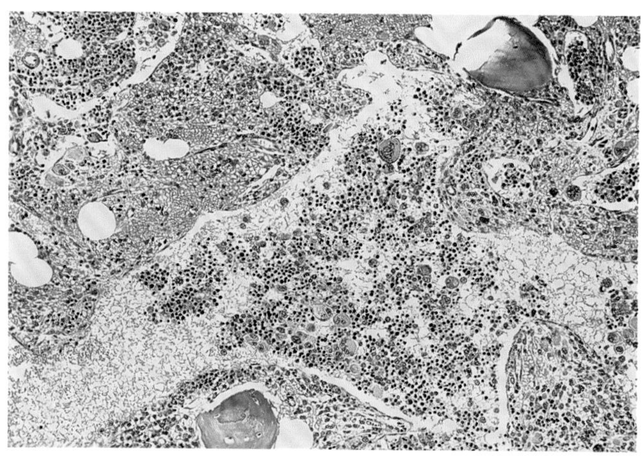

图 39.51 1 例原发性骨髓纤维化患者的骨髓活检，可见明显的窦内造血。窦内的主要细胞为红系前体细胞和巨核细胞

造血细胞与纤维组织的相对比例随着疾病分期而不同，纤维结缔组织含量是逐渐增加的，到后期其特征为显著的骨髓纤维化和明显的脾大。有研究表明，骨髓纤维化程度与疾病持续时间和脾的大小之间无相关性 [272]。

与 CML 相似，PMF 可进展到伴有母细胞增多的加速期（图 39.53）。在加速期，母细胞呈弥漫性分布或少数情况下呈灶状聚集。已有长期 PMF 患者发生髓系肉瘤的报道 [184]。病变最常发生于腹膜后、盆腔、肠系膜和胸膜，淋巴结和皮肤也可受累。髓系肉瘤通常主要由造血细胞组成，伴有不同程度间质反应。巨核细胞由于数量增多和形态常常怪异而显得非常突出。少数情况下可见明显纤维化 [184]。已有 PMF 患者治疗后骨髓原始血细胞增生的报道 [279]。

大多数 PMF 患者有相对较长临床过程，发病后中位存活期估计为 3 ~ 5 年 [268]。少数 PMF 患者的临床过程更具侵袭性，中位存活期为2年左右[280-281]。有PMF患者同时发生淀粉样变的报道[282]。

骨髓纤维化可能是几种病变的伴发病变，包括血液病和非血液性疾病，如自身免疫病，因此，PMF的诊断应基于严格的诊断标准[283-284]。

髓系/淋巴系肿瘤伴嗜酸性粒细胞增多和*PDGFRA*、*PDGFRB*或*FGFR1*或伴*PCM1-JAK2*基因重排

*PDGFRA*异常

最常见的伴有*PDGFRA*（血小板衍生生长因子受体α）异常的MPN是由*FIP1L1*（成纤维细胞生长因子受体1）/*PDGFRA*基因融合引起的，是由4号染色体q12带的一个隐性缺失所致[285-287]。此缺失还导致*CHIC2*基因丢失；这个发现可作为*FIP1L1/PDGFRA*基因融合的可靠替代性标志[288-289]。本病明显好发于男性，发病中位年龄为45～49岁。常见明显的嗜酸性粒细胞增多，常有心脏和肺部症状，但有极少病例可不伴有嗜酸性粒细胞增多[290]。常见脾大。血清维生素B_{12}水平升高。其表现与**慢性嗜酸性粒细胞白血病（chronic eosinophilic leukemia, CEL）**相似。其骨髓增生伴嗜酸性粒细胞明显增多，肥大细胞也常增多，散在或稀疏分布于非骨小梁旁、血管周以外区域，呈簇状聚集。肥大细胞有时呈致密束状排列，形态学上与系统性肥大细胞增生症难以鉴别（图39.54）。肥大细胞通过肥大细胞类胰蛋白酶（tryptase）反应易于辨认，它们通常为$CD2^-$和$CD25^+$。重要的是，这种肿瘤对酪氨酸激酶抑制剂伊马替尼治疗有反应，因此，其与肥大细胞增生症的鉴别非常重要[285-287,291-292]。

由于伴*FIP1L1/PDGFRA*基因融合的患者骨髓中肥大细胞数目增多，有时仅基于形态学表现难以将其与系统性肥大细胞增生症病例鉴别开来[293]。确切的鉴别诊断需要融合基因的分子证据。如果将临床和实验室所见结合起来则有助于这两种疾病的鉴别。髓系/淋巴系肿瘤伴*PDGFRA*重排病例明显好发于男性，而系统性肥大细胞增生症性别分布无特殊。系统性肥大细胞增生症患者常有色素性荨麻疹和胃肠症状病史，而髓系/淋巴系肿瘤伴*PDGFRA*重排患者则很少有这些症状。这两种疾病的实验室检查结果的差别也较大。系统性肥大细胞增生症患者的血清类胰蛋白酶水平较高，中位水平为207 ng/ml，而其他嗜酸性粒细胞增多症患者的血清类胰蛋白酶中位水平为24 ng/ml。嗜酸性粒细胞绝对计数的中位峰值，在肥大细胞增生症为2 187/mm^3，而在髓系/淋巴系肿瘤伴*PDGFRA*重排则为12 474/mm^3[289,294]。在系统性肥大细胞增生症患者的骨髓活检，肥大细胞密集聚集；而在髓系/淋巴系肿瘤伴*PDGFRA*重排病例，肥大细胞通常散在分布。但以上这些改变并非总是可靠的鉴别特征（见图39.54）。分子分析可明确诊断，肥大细胞增生症常显示*KIT*突变，而非*PDGFRA*重排。

*PDGFRB*异常

最常见的伴有*PDGFRB*（血小板衍生生长因子受体β，

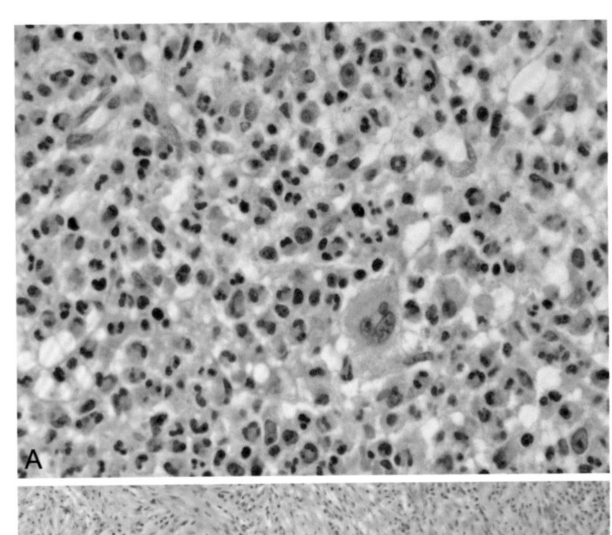

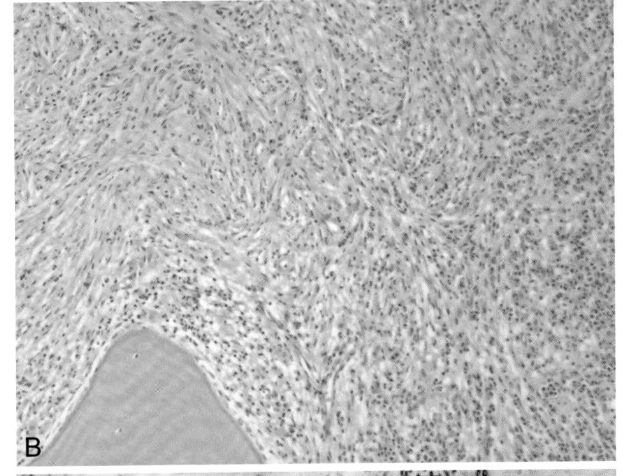

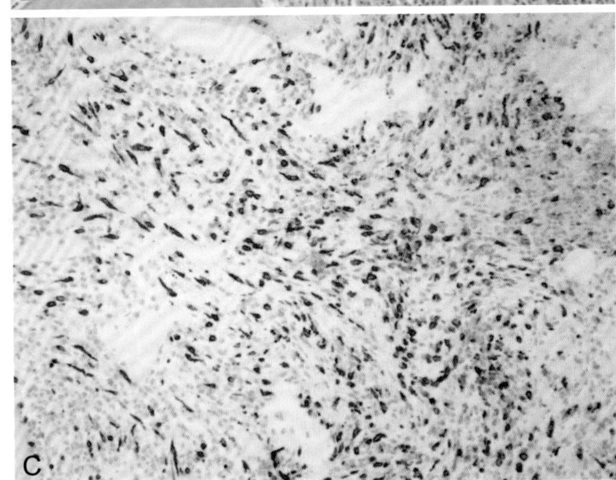

图39.54 **A**，1例白细胞计数为18.6×10^9/L且嗜酸性粒细胞占86%的成年男性患者的骨髓活检。可见骨髓增生明显活跃，伴成熟嗜酸性粒细胞明显增多。**B**，为同一活检标本的另一个区域，可见肥大细胞交织聚集，大多数肥大细胞呈梭形。肥大细胞的浸润部分与骨小梁平行。**C**，**B**图病变的肥大细胞类胰蛋白酶（tryptase）染色呈阳性突现了肥大细胞。遗传学分析显示有*CHIC2*基因缺失，后者为*PDGFRA/FIP1L1*融合基因的替代性标志。患者应用伊马替尼治疗后3年处于缓解中（Contributed by Dr. Curt Hanson, Rochester, MD.）

位于染色体5q31-33）重排的MPN其形态学特征类似于慢性粒单核细胞白血病（通常伴有嗜酸性粒细胞增多）或非典型CML伴嗜酸性粒细胞增多[285]。此病更常见于

男性，发病中位年龄为 40 ~ 44 岁，年龄范围为 8 ~ 72 岁。大多数患者有脾大。细胞遗传学分析显示有 t(5;12)(q31-33;p12) 异常，分子分析存在 *ETV6/PDGFRB* 融合基因 [295]。本病骨髓有增生伴嗜酸性粒细胞增多，肥大细胞也可能增多，后者可呈束状或梭形。伴有其他融合基因的其他类型的髓系白血病已有报道。本病对酪氨酸激酶抑制剂伊马替尼治疗有反应。

FGFR1 异常

伴有 *FGFR1* 重排的造血系肿瘤有一定异质性，包括 MPN、AML、T 和 B 淋巴母细胞性淋巴瘤 / 白血病以及混合表型的急性白血病 [285]。患者发病年龄范围广，发病中位年龄为 32 岁。其伴发的细胞遗传学异常通常为 t(8;13)(p11;q12)，已有众多 8p11 变异型易位的描述。表现为骨髓增殖性疾病的患者常有嗜酸性粒细胞增多。表现为淋巴瘤的患者常显示淋巴瘤伴嗜酸性粒细胞浸润。

与伴有 *PDGFRA* 和 *PDGFRB* 异常的病变不同，这种伴有 *FGFR1* 异常的肿瘤对伊马替尼治疗无效，预后差。

PCM1-JAK2 融合

目前的 2016 版 WHO 分类是将伴有 *PCM1-JAK2* 的髓系 / 淋巴系肿瘤作为一个临时病种的，它们通常与嗜酸性粒细胞增多有关 [296]。它们通常是髓系肿瘤，显示伴有 t(8;9)(p22;q24.1)。除了嗜酸性粒细胞增多之外，其骨髓还显示核左移的红细胞增生和淋巴细胞聚集，且可能显示类似于 PME 的骨髓纤维化。这些罕见的肿瘤也可能表现为淋巴母细胞白血病 / 淋巴瘤，且可能对 *JAK2* 抑制剂有反应 [297]。

系统性肥大细胞增生症

系统性肥大细胞增生症（systemic mastocytosis）是一种相对少见的疾病，其特征是肥大细胞在几个器官中增生。其通常与色素性荨麻疹伴发，但也可无皮肤受累 [298-300]。伴发色素性荨麻疹的系统性肥大细胞增生症患者的发病中位年龄为 45 岁，而不伴发色素性荨麻疹的系统性肥大细胞增生症患者的发病中位年龄为 75 岁左右 [298,301-303]。系统性肥大细胞增生症的临床症状多样，包括腹泻、乏力、骨折、体重减轻、关节痛、潮红发作和支气管痉挛 [298,304-306]。偶尔有患者发生过敏性休克。可出现轻度脾大。影像学检查可见成骨性、溶骨性或两者并存性病变，还可发生全身性骨质疏松（图 39.55）。

WHO 肥大细胞增生症分类如框 39.9 所示 [148,301,307]。对于系统性肥大细胞增生症的诊断，WHO 建议要符合一项主要标准和四项次要标准，即骨髓受累的类型（框 39.10）[301]。系统性肥大细胞增生症的血液所见可包括嗜酸性粒细胞增多、贫血、白细胞增多或白细胞减少、血小板减少和全血细胞减少 [308-309]。

除了皮肤之外，骨髓是系统性肥大细胞增生症最常受累的部位；病变可为特殊活检所见，也可为因其他并不怀疑肥大细胞增生症而进行的活检所见。在后一种情况下，如果临床未考虑系统性肥大细胞增生症，则病变可能会被忽略或误诊，因为该病可引起肥大细胞发生改变，而肥大细胞在常规切片中难以辨认。肥大细胞常常较大，呈梭形或有分叶状核，并且颗粒减少，甚至较正常肥大细胞的颗粒少得多 [301,306-307,310]。如果骨髓针吸涂片中有大量不典型肥大细胞，则可提示肥大细胞增生症的诊断；然而，已有在无肥大细胞疾病患者的针吸标本中肥大细胞比例高达 7% 的报道。肥大细胞增多也可见于淋巴细胞性淋巴瘤和淋巴浆细胞性淋巴瘤以及毛细胞白血病 [311]。骨髓中肥大细胞明显增多也可见于干细胞生长因子治疗后。由于系统性肥大细胞增生症可伴有明显纤维化，肥大细胞可能不易被吸出。

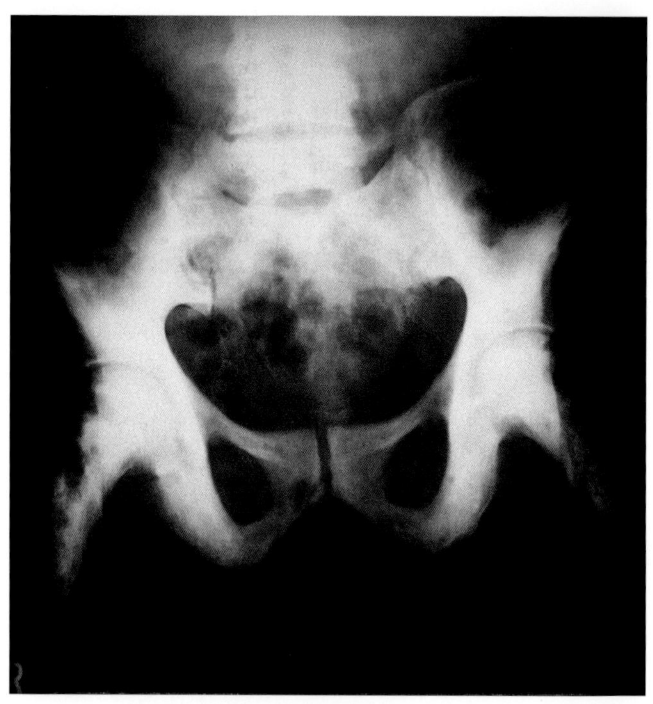

图 39.55　1 例系统性肥大细胞增生症患者的骨盆和股骨上段 X 线片；可见明显的骨硬化和溶骨性改变

框39.9　2016版WHO肥大细胞增生症分类

1. 皮肤肥大细胞增生症
2. 系统性肥大细胞增生症
   a. 惰性系统性肥大细胞增生症[a]
   b. 冒烟型系统性肥大细胞增生症[a]
   c. 系统性肥大细胞增生症伴相关性血液肿瘤[b]
   d. 侵袭性系统性肥大细胞增生症[a]
   e. 肥大细胞白血病
3. 肥大细胞肉瘤

[a]这些亚型需要有关B表现（B-finding）和C表现（C-finding）的信息才能做出完整诊断[308]，所有这些信息在初次组织诊断时可能无法获得

[b]这一分类等同于既往描述的“系统性肥大细胞增生症伴克隆性非肥大细胞系血液病（SM-AHNMD）”

Data from Arber DA, Orazi A, Hasserjian R, et al. The 2016 revision to the World Health Organization classification of myeloid neoplasms and acute leukemia. *Blood.* 2016; 127(20): 2391–2405.

框39.10 WHO系统性肥大细胞增生症诊断标准

主要标准

在骨髓和（或）其他皮肤外器官切片中可以找到多个肥大细胞密集浸润灶（每灶肥大细胞≥15个）

次要标准

1. 在骨髓或其他皮肤外器官的活检切片中，25%以上的浸润性肥大细胞呈梭形，具有非典型性形态学改变；或在骨髓涂片中，25%以上的肥大细胞为不成熟或非典型性肥大细胞
2. 在骨髓、血液或其他皮肤外器官中可检测到*KIT*基因的816号密码子上的活化性点突变
3. 在骨髓、血液或其他皮肤外器官中，肥大细胞除了表达正常肥大细胞标志物之外，还表达CD25，伴有或不伴有CD2表达[a]
4. 血清总类胰蛋白酶持续>20 ng/ml（除非有伴发的克隆性髓系疾病，在这种情况下，此参数无效）

注：系统性肥大细胞增生症的诊断需满足主要标准和至少一项次要标准，或至少满足三项次要标准

[a]流式细胞术和免疫组织化学检查均显示CD25是更为敏感的标志物

Data from Arber DA, Orazi A, Hasserjian R, et al. The 2016 revision to the World Health Organization classification of myeloid neoplasms and acute leukemia. *Blood*. 2016; 127(20): 2391–2405.

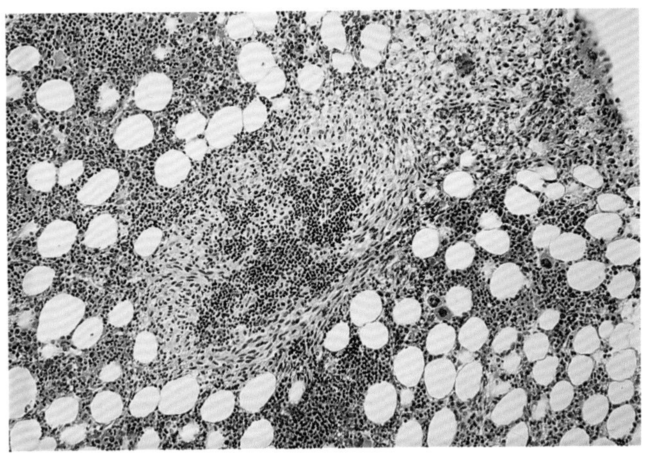

图 39.56 1例不伴色素性荨麻疹的系统性肥大细胞增生症患者的骨髓病变。可见中心区分化好的淋巴细胞灶被淡染的肥大细胞所环绕

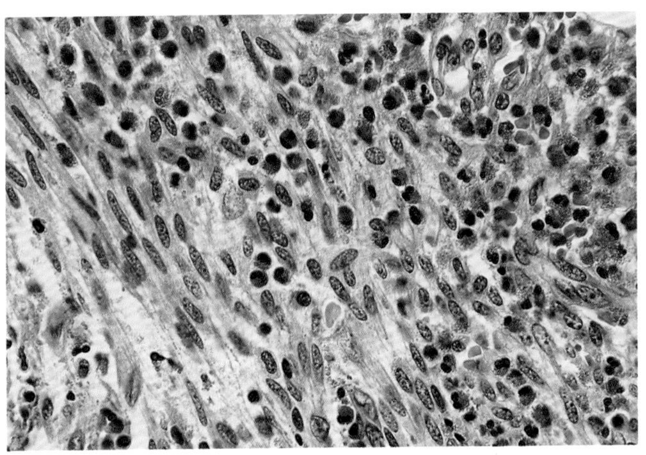

图 39.57 1例系统性肥大细胞增生症患者的骨髓病变的高倍镜观。可见肥大细胞呈梭形，混杂有大量的嗜酸性粒细胞

系统性肥大细胞增生症的骨髓病变可呈局灶性或弥漫性。局灶性病变更常见，分布于骨小梁旁、血管周或随机分布[298-299,301,303-307,310,312]。骨小梁旁病变常明显，沿骨小梁边缘浸润，或病变与骨针平行。血管周病变可伴有明显的中膜和外膜肥厚以及胶原纤维化。局灶性病变的形态不同，但一般根据细胞含量分为两种主要类型：多种细胞性和单一细胞性。两种类型可见于同一标本。多种细胞性病变的特征为：存在不同比例的肥大细胞、淋巴细胞、组织细胞、嗜酸性粒细胞、中性粒细胞、成纤维细胞和内皮细胞；嗜酸性粒细胞的数量常常在病变边缘较多。在一些病例，不同类型的细胞似乎是随机分布的；而在另一些病例，肥大细胞在中央聚集，周围围绕着分化好的淋巴细胞，或肥大细胞围绕着淋巴细胞聚集灶（图 39.56）。这些病变中的肥大细胞常有不典型性，呈梭形，胞质丰富呈嗜酸性并有非常细的颗粒。单一细胞性病变的细胞成分以肥大细胞为主，仅有散在的淋巴细胞和嗜酸性粒细胞（图 39.57）。在这些病变中，肥大细胞可交织成束，形态不一，横切面呈圆形，而纵切面呈梭形。肥大细胞胞质为淡染至弱嗜酸性。胞核呈圆形或卵圆形；偶尔胞核呈单核细胞样形态。核仁不明显，核分裂象罕见。其中有些病变可能类似于聚集的组织细胞或肉芽肿。除了肥大细胞病变之外，骨髓通常增生或正常，伴粒细胞增生[298,301,303-307]。弥漫性病变与局灶性病变具有相同的细胞类型。可见骨小梁改变，骨小梁增宽和侵蚀均可见。罕见情况下可有新生骨形成的证据（图 39.58）。网状纤维染色显示不同程度的网状纤维化。

肥大细胞白血病是一种罕见的肥大细胞疾病，其定义为：在远离骨针的骨髓针吸涂片中，不典型肥大细胞>20%。其骨髓被不成熟的肥大细胞弥漫取代，细胞颗粒减少甚至与组织细胞相似。肥大细胞白血病通常对传统治疗无反应，呈侵袭性临床过程。对于肥大细胞白血病和侵袭性系统性肥大细胞增生症，针对 *KIT* 基因突变产物的新型酪氨酸激酶抑制剂已显示了其应用前景[313]。

系统性肥大细胞增生症患者的髓系细胞疾病的发生率增高，这已在WHO分类中得到认可。这些疾病的疾病谱包括：急性白血病、MDS和慢性MPN（图 39.59）[301,308-309]。然而，也已遇到少数Ph染色体阳性的CML。与肥大细胞增生症相关的淋巴组织增生性疾病也有报道，但较髓系肿瘤少见。与髓系细胞疾病不同，淋巴系肿瘤可能是与肥大细胞增殖无关的偶发克隆性病变。与系统性肥大细胞增生症伴发时，慢性MPN具有更多慢性粒-单核细胞白血病或未分类的慢性MPN的特征。诊断肥大细胞增生症并发骨髓增生性疾病应慎重，因为肥大细胞增生产生的细胞因子也可引起髓系细胞明显增生。

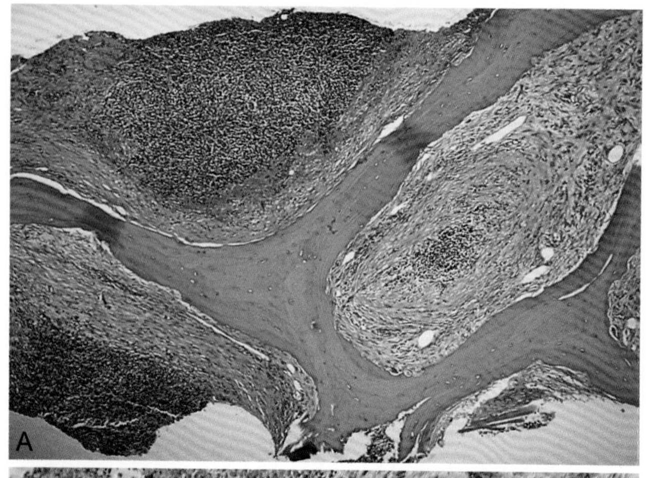

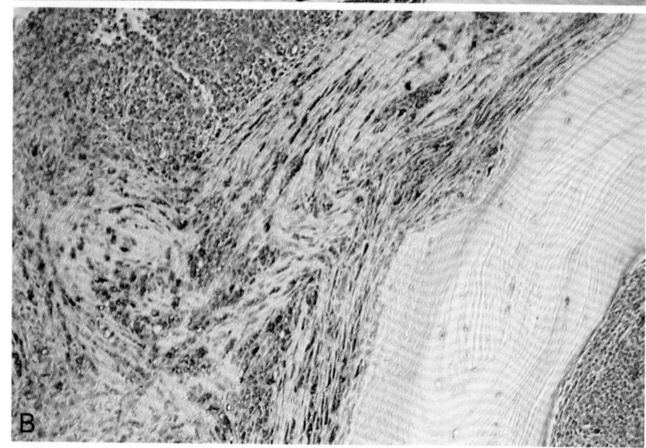

图 39.58 **A**，1 例伴有骨髓增殖性疾病且缺乏色素性荨麻疹证据的系统性肥大细胞增生症成年男性患者的骨髓活检。可见广泛的骨小梁旁纤维化和骨小梁增宽；其间骨髓增生高度活跃，主要由于髓系细胞增生所致。影像学检查显示弥漫性成骨性改变。**B**，**A** 图中病变的肥大细胞类胰蛋白酶（tryptase）染色显示了大量阳性反应细胞

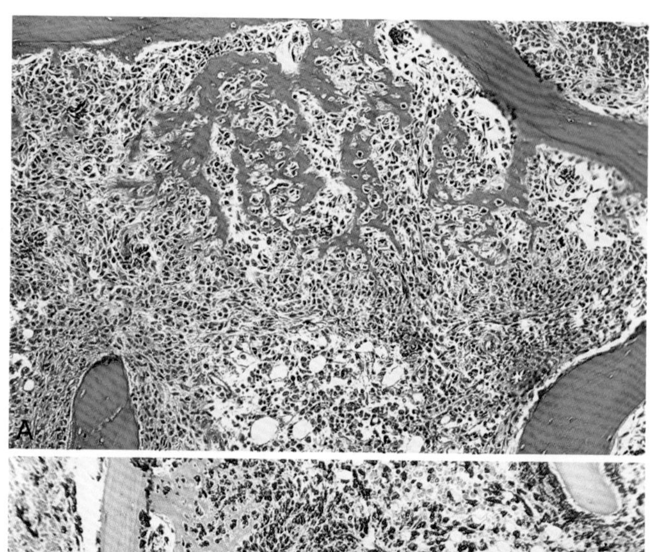

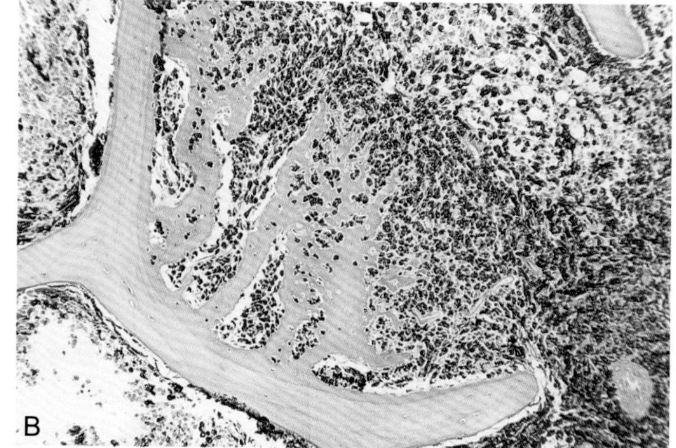

图 39.59 **A**，1 例同时患有急性髓系白血病和系统性肥大细胞增生症的患者的骨髓活检。该活检区域可见肥大细胞浸润伴新生骨形成。双侧活检的其他区域均未见此改变。这是该患者的第一次骨髓活检。**B**，**A** 图中标本与抗肥大细胞类胰蛋白酶（tryptase）抗体的阳性反应（**B**，免疫过氧化物酶染色）

抗人肥大细胞类胰蛋白酶（tryptase）抗体具有高度特异性，可用于鉴别肥大细胞病变，并可用于脱钙和常规固定处理的石蜡包埋标本（图 39.58 和 39.59 B）[314]。尽管 CD117 抗体特异性稍差，但其几乎在所有肥大细胞增生症病例中均呈强阳性表达，因此，其在疾病初筛中非常有用[303,306,315]。

正常肥大细胞表达 CD9、CD43、CD45、CD68 和 CD117，不表达 CD14 和 CD15。肿瘤性肥大细胞也表达 CD2、CD25 和（或）CD30。CD2 和（或）CD25 表达在 WHO 肥大细胞增生症诊断标准中是次要标准之一，但 CD2 通过石蜡切片免疫组织化学染色常较难确定[301,308]。

骨髓肥大细胞病变的鉴别诊断包括：血管免疫母细胞性 T 细胞淋巴瘤、霍奇金病、PMF 和肉芽肿性炎。Rywin 等描述的嗜酸性粒细胞纤维组织细胞性病变具有许多肥大细胞病变的组织病理学特征，在大多数情况下是肥大细胞疾病的一种形式[316]。肥大细胞增生症与其他病变的主要区别则是基于应用抗 CD117 抗体和肥大细胞类胰蛋白酶抗体免疫组织化学染色证实肥大细胞。在淋巴细胞性和淋巴浆细胞性淋巴瘤以及毛细胞白血病的骨髓活检中，肥大细胞可增多，但是在淋巴瘤细胞间散在分布的，而不形成团块状病变[311]。异常的肥大细胞通常是不聚集成灶的，在前面提到的伴有重现性遗传学异常的嗜酸性粒细胞疾病中也常见，但相关基因异常在系统性肥大细胞增生症诊断时是重要参数。

对于系统性肥大细胞疾病的治疗，大多数抗肿瘤药物的疗效并不令人满意。幸运的是，对于大多数惰性系统性肥大细胞增生症患者，在疾病为惰性过程时可以不进行治疗。对于侵袭性系统性肥大细胞增生症或肥大细胞白血病患者，已应用几种药物，包括 α2b- 干扰素、皮质类固醇和克拉屈滨（2- 氯脱氧腺苷），但它们的疗效有限[306,317]。偶尔有应用伊马替尼（格列卫）治疗野生型 *KIT* 或有变异型 *KIT* 突变（非 D816V）成功的病例。对于伊马替尼耐药、*KIT* 基因 D816V 突变的侵袭性病例，新型酪氨酸激酶抑制剂已显示了其治疗前景[313]。

由于对大多数肥大细胞增生症缺乏令人满意的治疗，除外 *PDGFRA* 或 *PDGFRB* 异常的可能性非常重要，因为在伴有 *PDGFRA* 或 *PDGFRB* 异常的骨髓，肥大细胞常增多。这些疾病对伊马替尼治疗可能有反应，预后明显好于无此基因异常的肥大细胞增生症。这些疾病在 MPN 部分详述。

成熟 B 细胞肿瘤

成熟 B 细胞肿瘤可以作为原发性白血病累及骨髓，也可以代表淋巴瘤继发性累及骨髓。淋巴瘤常累及骨髓和血液，由于与白血病关系密切，可能存在命名的问题：包括小 B 淋巴细胞性淋巴瘤、伯基特淋巴瘤、淋巴母细胞性淋巴瘤和成人 T 细胞白血病 / 淋巴瘤。这些疾病被命名为白血病或淋巴瘤可能具有主观性。

慢性淋巴细胞白血病

慢性淋巴细胞白血病（chronic lymphocytic leukemia, CLL），根据目前的定义，是一种单克隆 B 细胞疾病，其特征是表面免疫球蛋白重链和轻链以及 CD20 弱表达，也表达 CD5 和 CD23[318-323]。以前诊断为 T 细胞 CLL 的病例[324]现在被认为是累及血液的其他特殊类型的 T 细胞肿瘤，包括 T 细胞**幼稚淋巴细胞白血病（prolymphocytic leukemia, PL）**和 **T 细胞大颗粒淋巴细胞白血病（T-cell large granular lymphocytic leukemia, T-LGL）**。当单克隆淋巴细胞绝对计数持续 $> 10 \times 10^9/L$ 时，B 细胞 CLL 的诊断通常可以确立；但当单克隆淋巴细胞绝对计数持续 $> 5 \times 10^9/L$ 且具有特征性 CLL 免疫表型时，这个诊断也可以确立[319,325]。CLL 通常伴有一定程度的淋巴结肿大和肝脾大。CLL 中增生的淋巴细胞的形态和小淋巴细胞性淋巴瘤的相同，目前 WHO 认为这两种疾病是同一疾病的不同表现形式[322-323]。这两种密切相关的疾病的区别是基于主观标准；如果骨髓表现为小淋巴细胞浸润，且血液中淋巴细胞的绝对计数 $< 5 \times 10^9/L$，则诊断为小淋巴细胞性淋巴瘤较合适。小淋巴细胞性淋巴瘤可进展至血液累及，但其白细胞增多通常达不到 CLL 的水平。

目前已采用基于实验室和临床特征的临床分期系统：分期越高，肿瘤负荷越重[319,326-327]。Rai 等人提出的系统包括五个分期：0 期，血液和骨髓中淋巴细胞增多；Ⅰ期，淋巴细胞增多和淋巴结肿大；Ⅱ期，淋巴细胞增多和肝大和（或）脾大；Ⅲ期，淋巴细胞增多和贫血；Ⅳ期，淋巴细胞增多和血小板减少症[327]。Binet 提出的系统分为三期：（A）无贫血，无血小板减少症，淋巴结增大部位少于 3 个（颈部、腋窝和腹股沟淋巴结肿大，脾，肝）；（B）无贫血，无血小板减少症，淋巴结受累部位多于 3 个；（C）贫血（血红蛋白 < 10 g/dl）和（或）血小板计数 $< 100 \times 10^9/L$[326]。与临床分期较低者相比，分期较高者一般具有更短生存时间。此外，已有报道，不管临床分期如何，与缺乏 CD38 或 ZAP70 表达的病例相比，有淋巴细胞 CD38 或 ZAP70 高表达的病例的存活期明显缩短[328-330]。对 CLL 预后有主要影响的因素有两个：表面免疫球蛋白可变区基因突变状态，以及基因组异常的存在和类型[329,331]。体内白血病细胞明显通过生发中心且发生了免疫球蛋白可变区基因体细胞突变的患者，其预后明显好于无突变（生发中心前淋巴细胞）患者。在大多数病例，淋巴细胞 CD38 和（或）ZAP70 的表达和突变状态之间似乎存在负相关关系。然而，CD38 和 ZAP70 的表达不总是与突变状态相关[328,330]，并且通过流式细胞术常常难以可靠衡量；因此，确定突变状态被认为是评估预后因素的最可靠方法。

通过 FISH 技术分析 CLL 中的淋巴细胞的基因组异常已显示在生存方式方面存在明显差异，这些改变在 80% 以上的病例是可以检测到的。伴有 17p13、11q22-23 和 6q21 缺失的患者的预后似乎比伴有 12 三体、正常核型和 13q14.3 缺失的患者的预后差。伴有 17p- 的患者的生存期最短，而伴有 13q- 的患者的生存期最长[331]。B-CLL 中有 *TP53* 异常（位于 17p13）者伴有幼稚淋巴细胞过多，其预后差[332]；而伴有 12 三体患者常常显示非典型性或混合性形态学。除了 *TP53*，CLL 中常见的基因突变有 *ATM*、*NOTCH1*、*SF3B1* 和 *BIRC3* 突变，并且与预后差相关[333-334]。

B-CLL 的组织病理学分期是基于骨髓切片的受累类型的[323,355]。已认识到五种可能类型：局灶型、弥漫型、间质型、间质和局灶混合型以及局灶和弥漫混合型（图 39.60）。在小淋巴细胞性淋巴瘤，局灶型最常见，而在 CLL，骨髓受累类型通常是间质型、间质和局灶混合型或弥漫型。有局灶型、间质型、局灶和间质混合型的患者大多是低临床分期的。弥漫型或局灶和弥漫混合型患者常为临床进展期患者。一些研究发现，骨髓弥漫型受累患者的预后明显较差[323,336-337]。

约 25% 的 B-CLL 患者的骨髓活检显示网状纤维轻度增多。

一些 B-CLL 患者有增生细胞的去分化或转化类型，这通常发生在不到 5% 的患者的疾病晚期，被称为“幼稚淋巴细胞样（prolymphocytoid）”转化[338]。这种去分化不同于 B-PL，后者是一种具有不同形态学特征的原发性疾病。在这些患者，其骨髓浸润可见幼稚淋巴细胞样淋巴细胞和副免疫母细胞的灶状聚集（图 39.61）。幼稚淋巴细胞样淋巴细胞有中等量的胞质，呈嗜碱性至嗜双色性，核染色质呈粗糙网状，有相对明显的单个核仁。副免疫母细胞较大，胞质较丰富，核染色质较弥散，常见单个明显的嗜酸性核仁。这些病灶可被分化较好的淋巴细胞围绕，类似于一些在本病患者淋巴结中见到的不成熟灶或增殖中心[335]（图 39.62）。CLL 的转化灶和滤泡性淋巴瘤的鉴别可能困难。CLL 的一个重要特征是存在残留的分化好的淋巴细胞群。在大多数情况下，血液和骨髓涂片检查在很大程度上有助于鉴别这些疾病，并且免疫表型分析显示 CLL 有 CD5 异常表达，而滤泡性淋巴瘤的 B 细胞常表达 CD10。也有 CLL 与其他 B 细胞肿瘤同时发生的报道，包括多发性骨髓瘤和毛细胞白血病[339]。

单克隆 B 淋巴细胞增生症

单克隆 B 淋巴细胞增生症（monoclonal B-cell lymphocytosis, MBL）的定义是：患者外周血单克隆 B 细胞增多，$< 5 \times 10^9/L$，无淋巴结肿大、器官肿大和其他组织受累或其他淋巴增殖性疾病的证据[340]。其细胞通常具有 CLL 的免疫表型，但也可有不典型或非 CLL 免疫表

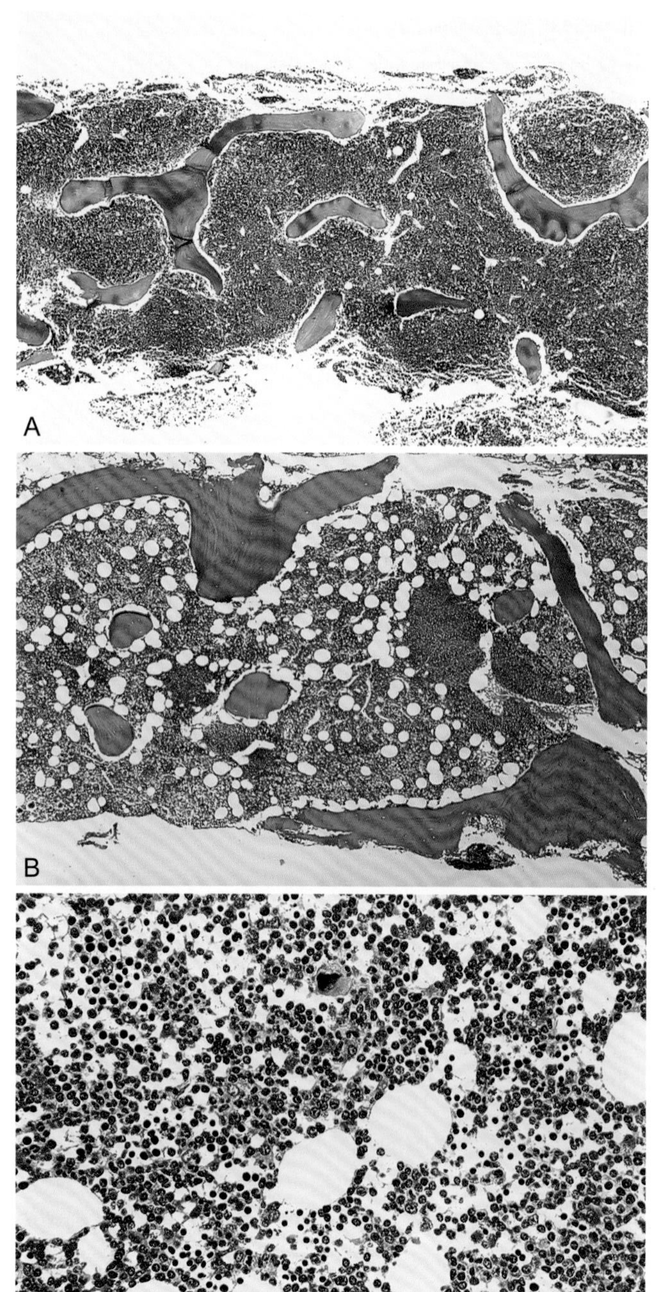

图 39.60 **A**，1 例慢性淋巴细胞白血病（CLL）患者的骨髓活检，显示弥漫型受累。小淋巴细胞完全取代了正常骨髓细胞。**B**，1 例 CLL 患者的骨髓活检，显示局灶型受累。白血病细胞形成了界限相对清楚的病灶，它们随机分布且周围环绕着正常骨髓。**C**，1 例 CLL 患者的骨髓切片，显示间质浸润型受累。骨髓总体结构仍然保留

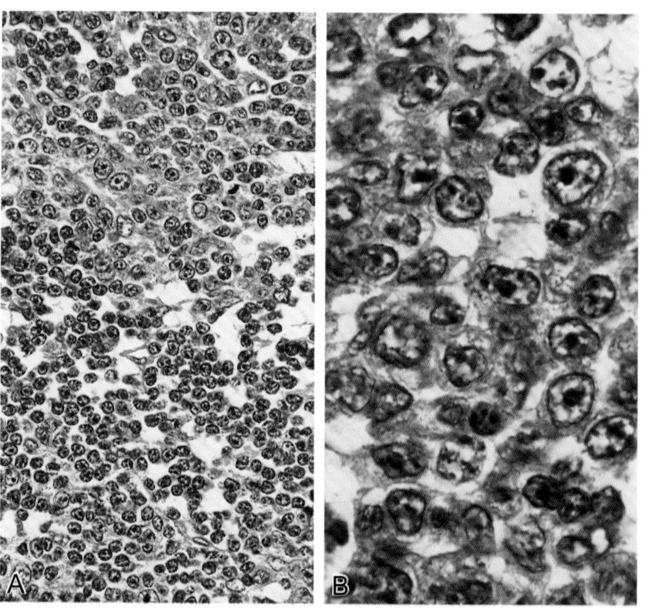

图 39.61 **A**，1 例未经治疗的、有 4 年 B 细胞慢性淋巴细胞白血病病史的成年女性患者的骨髓活检。可见两群形态不同的淋巴细胞；图中下方主要是小淋巴细胞；上方主要是幼稚淋巴细胞样淋巴细胞和副免疫母细胞。**B**，**A** 图上方区域的高倍镜观，显示明显的幼稚淋巴细胞样淋巴细胞和通常有单个明显核仁的副免疫母细胞

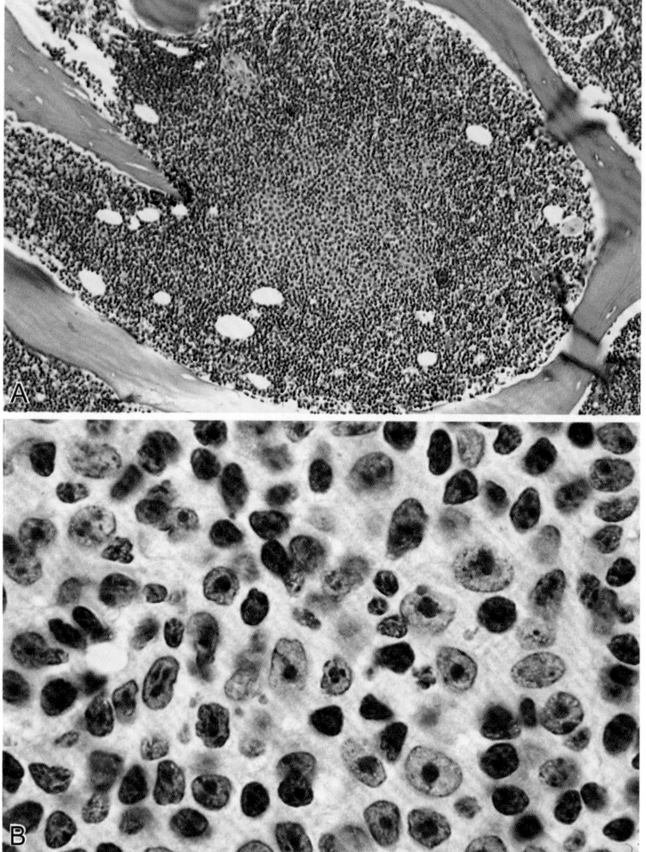

图 39.62 **A**，1 例 B-CLL 患者的骨髓活检，显示增殖中心。**B**，增殖中心中央区的高倍镜观，有明显的幼稚淋巴细胞样淋巴细胞和副免疫母细胞

型。有些病例的骨髓内有类似于 CLL 的单形性 B 细胞形成的小结节，但如果没有其他组织病变，且外周血受累数量低，则应诊断为 MBL。外周血中出现较少量的单克隆细胞的病例被定义为“低载量 MBL”，不太可能进展至 CLL[341-342]。然而，对于具有更高载量的患者，需要进行密切随访，他们具有类似于 Rai 分期 的 0 期 CLL 的特征。

Richter 综合征

Richter 综合征（Richter syndrome）是一种发生于之前有 B-CLL 病史 [343-349] 或其他低级别 B 细胞淋巴增殖性疾病患者的侵袭性淋巴瘤，通常是弥漫性大 B 细胞淋巴瘤。据报道，B-CLL 患者中发生 Richter 综合征的发生率为少于 1% 到 10%[349]。Richter 综合征的特征通常为：临床过程突然变化，伴有发热、体重减轻、局部淋巴结肿大、异常球蛋白血症和侵袭性淋巴瘤的组织病理学证据（常含有多核巨细胞）。一种霍奇金型的变异型也已描述 [350]，但比弥漫性大 B 细胞淋巴瘤少见，前者应有经典型霍奇金淋巴瘤的典型背景，不应与混有 Reed-Sternberg 细胞的 CLL 混淆 [351]。淋巴瘤的病变部位并不局限于造血器官 [343]。据报道，溶骨性病变的发生率较高 [349]。侵袭性淋巴瘤可累及骨髓；在同一活检标本中可见 CLL 和伴发的淋巴瘤的证据（图 39.63）。Richter 综合征的血涂片通常表明未受到非 CLL 细胞累及，可有淋巴细胞减少。这种转化的显著特征是侵袭性临床过程和迅速恶化。Richter 转化这一术语已被用于描述具有相似临床进展的 B-CLL 的更广泛的病理学变化谱系 [352]。

目前对引起 Richter 转化的生物学事件尚不完全清楚，有人提出是由于分化好的淋巴细胞去分化或转化所致 [353-354]。这种理论的支持证据是：在一些病例，在 CLL 患者和在转化性淋巴瘤患者检测到了相同的克隆（图 39.64）[348,355]。这种克隆相关性似乎更常见于 CLL 的未突变型。CLL 的淋巴细胞和第二种淋巴瘤的细胞呈不同克隆的病例更常见于 CLL 的突变型 [356]。大约一半 CLL 病例转化显示有涉及 *TP53* 或 *CDKN2A* 的细胞周期调节异常 [357]。

幼稚淋巴细胞白血病

幼稚淋巴细胞白血病（prolymphocytic leukemia, PL）最初是由 Galton 等描述的 [358]，是一种非常少见的疾病，主要发生于年龄较大的患者，其特征是幼稚淋巴细胞的优势增生。PL 不同于 CLL 和 CLL 的幼稚淋巴细胞样转化。大约 80% 的最初报道这种类型的白血病病例是 B 细胞来源的，其余是 T 细胞来源的 [359]。B 细胞 PL 和 T 细胞 PL 的确切比例难以确定，因为两者的发生率都很低，而且许多 B 细胞病变已被重新归类为其他 B 细胞淋巴瘤类型。无论是 B 细胞 PL 还是 T 细胞 PL，它们的淋巴细胞计数通常为中等到明显增高，血液中幼稚淋巴细胞的数量通常超过淋巴细胞的 55%，甚至可以超过 90%。

B 细胞 PL 是一种克隆性 B 细胞疾病，可无 CD5 和（或）CD23 表达，不包括转化的 CLL、伴有幼稚淋巴细胞增多的 CLL 或伴有细胞周期蛋白 D1 表达或有 t(11;14)(q13;q32) 证据的病例 [360]。B-PL 患者通常有巨脾，无明显的外周淋巴结肿大 [361-362]。与幼稚淋巴细胞样转化的 B-CLL 相比，B-PL 的幼稚淋巴细胞的形态更一致。B-PL 的幼稚淋巴细胞胞体为中等至较大，胞质中等量、嗜碱性，通常有单个明显的核仁。其骨髓浸润通常呈间质弥漫型。据报道，其核分裂活性低，虽也有核分裂活性增高的病例报道 [363-364]。B-PL 通常呈明显侵袭性临床过程，偶尔患者可长期存活。套细胞淋巴瘤母细胞变异型的白血病期的特征可能是大淋巴细胞伴有明显核仁 [365-366]，可通过细胞遗传学和分子分析存在 t(11;14)(q13;q32) 而与 PL 鉴别 [367]。

一种介于典型的 B-CLL 和 B-PL 之间的非常少见的 B-CLL 变异型已有描述，被称为 CLL/PL 非典型 CLL 或

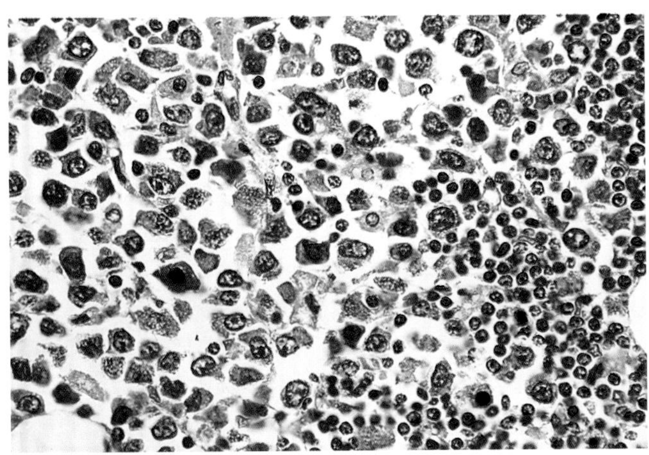

图 39.63 1 例有 CLL 病史、发生了多形性淋巴瘤（B 免疫母细胞淋巴瘤）、临床呈典型 Richter 综合征表现的患者的骨髓环钻活检。可见切片含有两种不同的细胞群，即小淋巴细胞和多形性大细胞，后者中有一些是多核细胞

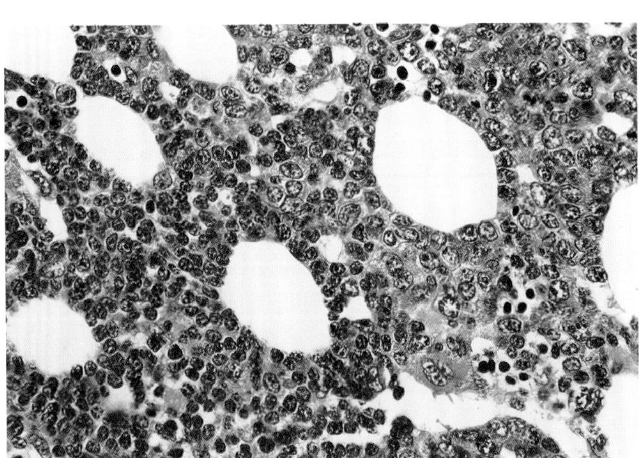

图 39.64 **1 例有 9 年 B-CLL 病史的成年男性患者的骨髓活检。**患者在活检前有发热、盗汗、肌痛和腋窝以及颈部和腹股沟淋巴结肿大。图中左下方可见小淋巴细胞群。右上方可见以伯基特淋巴瘤细胞为主。血液和骨髓涂片包含两群淋巴细胞：分化好的小淋巴细胞和伯基特淋巴瘤细胞。骨髓标本的细胞遗传学分析显示有 t(8;22)(q24;q11) 细胞遗传学异常

混合型CLL；其鉴别点在于血中出现11%～55%的幼稚淋巴细胞样细胞[361-362]。典型的B-CLL其血中幼稚淋巴细胞＜11%，而B-PL的幼稚淋巴细胞＞55%。CLL/PL患者的脾大程度与淋巴结肿大程度不成比例。这种变异型有两种主要临床类型：一种类似于典型的CLL的临床过程，另一种则呈更加速的侵袭性临床进展过程。B-CLL/PL和B-CLL的幼稚淋巴细胞样转化之间的鉴别可能非常困难，除非能获得之前更典型的CLL的资料（可提示转化）。白血病性套细胞淋巴瘤可类似于CLL/PL，并且其临床过程更具侵袭性，因此，当病变所见提示为CLL/PL时，重要的是要除外白血病性套细胞淋巴瘤的可能性。

T-PL在一定程度上表现多变。患者常有肝脾大和淋巴结肿大，且20%的患者有皮肤病变。尽管其绝对淋巴细胞计数通常＞100×10^9/L，但有些病例仅显示有限升高[359,368]。与B-PL不同，T-PL的淋巴细胞可以没有异常明显的核仁。这种病例常被称为T-PL的小细胞变异型，而且这种类型的T-PL既往被认为是T-CLL。骨髓浸润可能有限，伴有大量未受累的正常髓细胞。T-PL是一种克隆性T细胞病变，可见CD3弱表达，CD4通常呈阳性。CD52和T细胞白血病1（TCL1）的表达增加是这种疾病的特征。大多数T-PL病例有inv(14)(q11;q32)或t(14;14)(q11;q32)。许多病例也有8号染色体异常。最近有报道，T-PL中有JAK-STAT信号通路（*JAK3*、*JAK1*或*STAT5B*）的突变[369-370]。

毛细胞白血病

毛细胞白血病（hairy cell leukemia）是一种B细胞来源的慢性克隆性淋巴增殖性疾病，主要见于血、骨髓和脾。毛细胞白血病男性好发[318,371-374]。发病年龄范围为20～80岁，发病中位年龄大约为50岁。患者一般有血细胞减少或全血细胞减少以及脾大，外周淋巴结无明显肿大，通常伴有单核细胞减少。大多数患者表现为白细胞减少，白血病细胞仅偶尔可见于血中。5%～10%的患者的白细胞计数＞10×10^9/L；在这些患者，其血中白细胞通常主要由毛细胞组成。

典型的毛细胞的大小为10～14 μm。其胞质为透明至轻度嗜碱性，量不等。其特征为细胞表面有大量纤细而宽广的突起；这种所见在相差和电镜检查标本中尤其显著[375]。其胞质中可见空泡，偶尔还可见细小的嗜苯胺蓝颗粒。其胞核呈卵圆形，有折叠或凹陷，染色质呈粗糙网状，核仁不明显。

由于网状纤维化增加，30%～50%的毛细胞白血病患者的骨髓抽吸活检不成功[372-373]。在骨髓环钻活检切片中，在大多数患者，其骨髓的间质浸润形式具有诊断意义[376-379]。在大多数患者，骨髓增生；在10%～15%的患者，受累骨髓是增生低下的[380]。骨髓受累可弥漫或局灶；弥漫型更常见（图39.65）。在部分受累病例中，白血病细胞浸润灶的轮廓不规则，与正常骨髓细胞界限不清。在疾病的很早期阶段，部分受累可表现为相对小的、

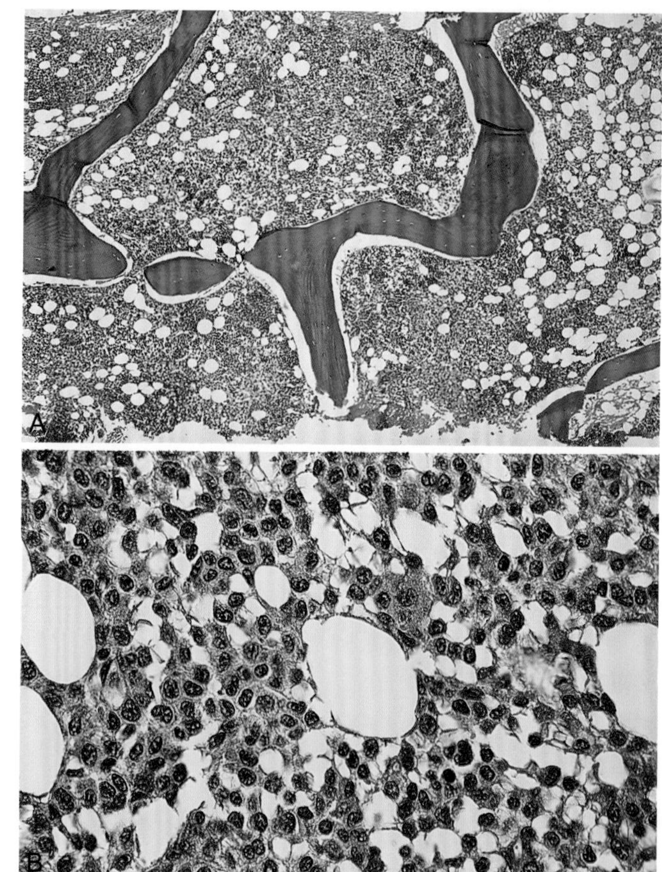

图39.65 **A**，1例患者的骨髓被毛细胞白血病广泛取代；可见散在灶状分布的正常造血成分。**B**，**A**图的高倍镜观。可见毛细胞松散排列，不同于慢性淋巴细胞白血病和小淋巴细胞性淋巴瘤的淋巴细胞的聚集。毛细胞胞质相对丰富，呈弱嗜酸性。它们的许多胞核呈折叠状或外形不规则。核仁不明显，核分裂象罕见。此标本经Zenker醋酸固定，核周空晕效应不明显，后者为福尔马林固定时的特征性表现

轮廓不清的白血病细胞聚集灶。在福尔马林固定组织中，由于毛细胞胞质丰富，其胞核周围常常可见空晕样效应或透亮区。毛细胞边缘呈交错状外观。应用Zenker等固定液时，毛细胞的胞质收缩，会形成结构疏松的表现。毛细胞白血病的疏松的形态和细胞核间的间隙增宽，不同于淋巴细胞性淋巴瘤和CLL中的骨髓浸润——它们的细胞核排列紧密。毛细胞的核染色质相对细腻。核仁清楚，但通常不明显，核分裂象少见。少数病例的毛细胞呈梭形或纺锤形外观，可类似于系统性肥大细胞增生症的骨髓病变（图39.66）。也已描述了一种伴有核分叶过多、类似于T细胞淋巴瘤的形态变异型[381]。未被白血病病变累及的骨髓可呈增生低下或增生状态。据报道，毛细胞白血病的基于其组织病理学的形态学亚型具有预后意义[382]。正常形态的肥大细胞可增多。

网状纤维染色显示，浸润区域有增粗的网状纤维沉积。网状纤维常围绕着单个细胞，并延伸至邻近表现正常的骨髓。

毛细胞表达轻链限制性胞质和表面免疫球蛋白以及全B细胞抗原，包括CD19、CD20、CD22、DBA44、

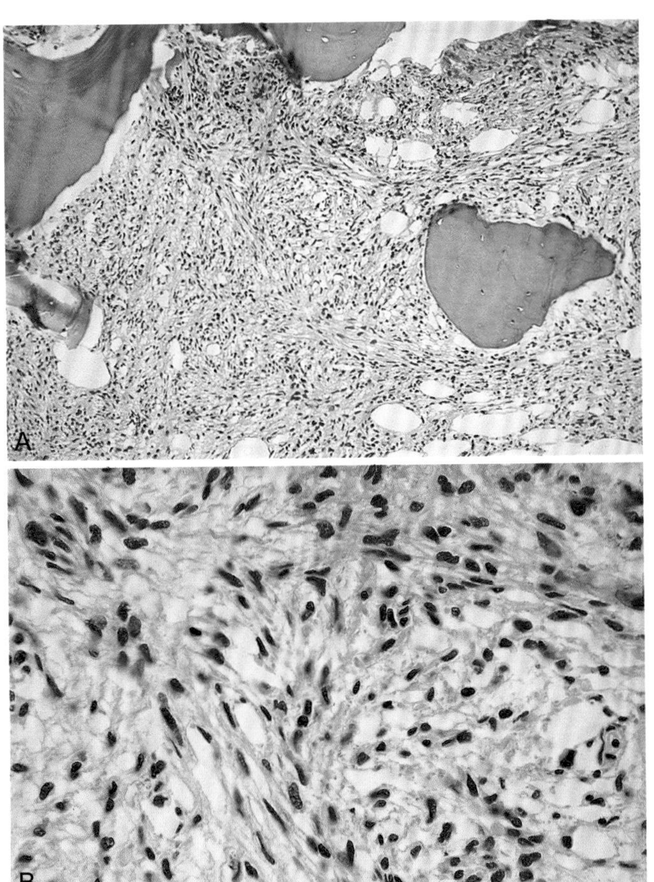

图 39.66 **A**，1 例毛细胞白血病间质变异型患者的骨髓活检。**B**，**A** 图的高倍镜观。可见许多白血病细胞呈细长形或梭形

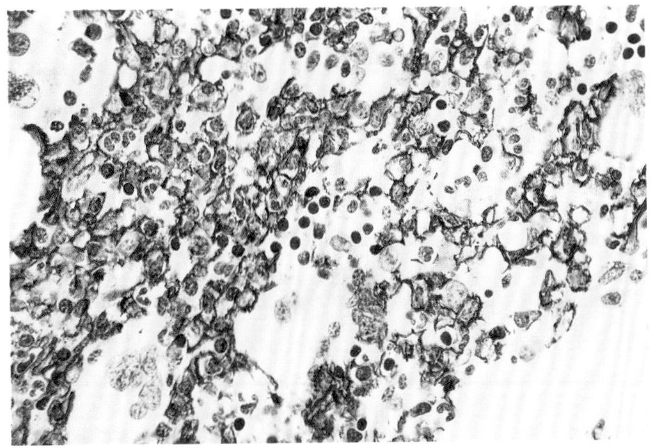

图 39.67 **1 例毛细胞白血病患者的骨髓活检与抗 CD20 抗体反应。**免疫反应更突显了白血病浸润。可见散在正常骨髓细胞，主要是红系前体细胞（免疫过氧化物酶染色）

CD79a 和 PAX-5，但不表达 CD79b[371,383]。CD20 和 DBA4 对于评估石蜡包埋活检切片中白血病浸润范围和化疗疗效相当有帮助（图 39.67）[384]。此外，毛细胞表达 CD11c（髓系细胞也表达）、CD25、白介素 2 受体、CD123、CD103、细胞周期蛋白 D1 和膜联蛋白 A1[385-386]，并表达突变特异性 BRAF（V600E）抗体[387]。毛细胞不表达 CD5（一种 T 细胞抗原）和 CD23（在大多数 B-CLL 的淋巴细胞中表达），但部分病例表达 CD10[388]。毛细胞还含有抗酒石酸酸性磷酸酶（TRAP）[389]，但免疫组织化学检查仅仅发现该酶并不完全特异。对于毛细胞白血病，应用石蜡切片检测 B 细胞膜联蛋白 A1 和 V600E 突变的 BRAF 蛋白被认为更特异[385,387]。尽管在毛细胞白血病并未发现反复发生的核型异常，但几乎所有病例都具有 *BRAF* V600E 突变[390]，如上所述，这可通过免疫组织化学检查来检测。

偶尔，毛细胞白血病可以疼痛性局部破坏性病变的形式局灶性累及骨骼。通常发生于已确诊的患者。更少见的是，毛细胞白血病可表现为局部骨病变，作为疾病最初和仅有表现[391-394]。病变主要发生于股骨上段。虽然这些局部损害大多数是溶骨性病变，但也可发生成骨性病变。局部病变似乎对嘌呤类似物 2- 喷司他丁（2 deoxycoformycin）和 2- 脱氧腺苷以及放疗有反应。

应用嘌呤类似物治疗毛细胞白血病通常与利妥昔单抗或其他单克隆抗体配伍使用，使大多数病例得到持久完全性或部分性缓解[374,395-397]。这些患者的骨髓活检一般显示恢复到正常骨髓造血状况。如前所述，对石蜡包埋活检标本应用全 B 细胞单克隆抗体，便于识别残余的白血病细胞；抗 CD20、BRAF V600E 和 T-bet 也是用于此目的特别好的抗体[384,398-399]。应用干扰素治疗常导致特征性骨髓改变，伴有一定白血病残留证据[400]。应用嘌呤类似物和利妥昔单抗治疗毛细胞白血病已取得成效，而针对 *BRAF* 基因突变的靶向治疗复发患者取得了更大成功[401]，在最近将来会有更多的靶向治疗成为一线治疗。如 CT 检查发现，约 0.25% 的毛细胞白血病患者发生腹部淋巴结肿大，这在先前成功治疗后复发或疾病病程长的患者中发生率较高。腹部淋巴结肿大的发生可能与顽固性疾病以及骨髓和肿大淋巴结中出现大型毛细胞有关。这种临床和形态学表现被认为是一种转化类型[402]。

毛细胞白血病变异型

毛细胞白血病变异型（hairy cell leukemia variant）是一种淋巴组织增殖性疾病，表现为白细胞明显增多，最初仅限于具有介于毛细胞和幼稚淋巴细胞之间淋巴细胞形态特征的病例（图 39.68）[318,403-404]。在这种病例，淋巴细胞大，胞质嗜碱性，伴有星状突起，核仁相对明显。其他形态学变异型并不归入该类型，包括伴有母细胞或脑回状核特征以及显示免疫表型变异型的病例，因它们在生物学上不同于典型的毛细胞白血病[405]。毛细胞白血病变异型很少见，主要发生于老年人。与典型毛细胞白血病不同，它们不伴有中性粒细胞减少和单核细胞减少，也不显示 *BRAF* 突变[390]。毛细胞白血病变异型的淋巴细胞对抗酒石酸酸性磷酸酶可能呈阳性。它们通常表达 CD11c，但对 CD25 呈阴性；它们的 CD103 和膜联蛋白 A1 表达比典型的毛细胞白血病少见[404]。其骨髓表现与典型的毛细胞白血病的弥漫性间质浸润相似。其脾浸润形式类似于毛细胞白血病，主要累及脾红髓。与典型的毛细胞白血病不同，毛细胞白血病变异型对干扰素 α 或

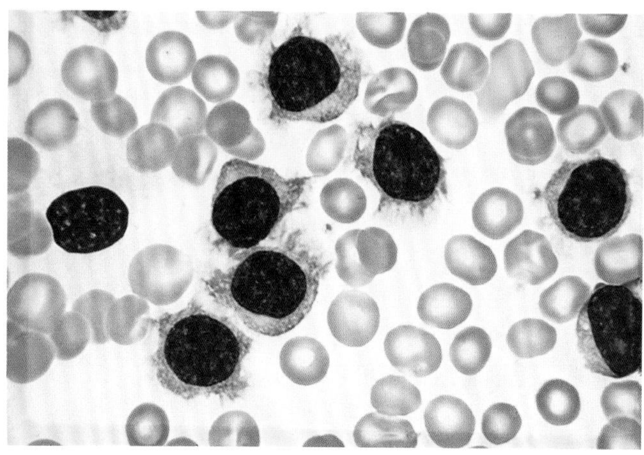

图 39.68　**毛细胞白血病变异型**。1 例白细胞计数明显增高的成年男性患者的血涂片，可见几个淋巴样细胞。毛细胞变异型淋巴细胞胞体大，有中等量嗜碱性胞质，伴星芒状突起。几个细胞的胞核内可见程度明显不等的核仁（Wright-Giemsa 染色）

嘌呤类似物不反应，但它们仍具有相对惰性的临床过程。

脾边缘区淋巴瘤

脾边缘区淋巴瘤（splenic marginal zone lymphoma, SMZL）是一种小 B 淋巴细胞克隆性增生，其临床和血液学特征可能类似于毛细胞白血病[406-409]。当累及血液时，其常显示对伴有绒毛状淋巴细胞的脾淋巴瘤（SLVL）描述的形态学特征。SMZL 发病无性别倾向，通常发生于 50 岁以上的成年人。当其累及血液时，有轻度到中度的淋巴细胞增多；大多数患者的白细胞计数 $< 25 \times 10^9$/L。在大约 50% 的伴有血液受累的病例可见贫血和血小板减少症。大多数患者有明显的脾大[408]。

其血液中的淋巴细胞常常有短的绒毛状突起，可呈极向分布；并非所有的淋巴瘤细胞都具有绒毛，细胞形态也可能有很大的变异；有些细胞具有清晰但并不显著的核仁（图 39.69A）；可见浆细胞样淋巴细胞。

SMZL 的淋巴细胞对表面免疫球蛋白和全 B 淋巴细胞标志物呈中等到强表达，包括 CD19、CD22 和 CD24[407,410]；而对 CD5、CD10、CD43、BCL6、细胞周期蛋白 D1、BRAF V600E 和膜联蛋白 A1 通常呈阴性。许多 SMZL 病例有低水平 IgM 单克隆免疫球蛋白病[409]。一般来说，SMZL 缺少细胞遗传学平衡易位，包括常见于结外边缘区淋巴瘤者、滤泡性淋巴瘤的 t(4;18) 和套细胞淋巴瘤的 t(11;14) 等。大约 30% 的病例有染色体 7q 缺失，17% 的病例有 3 号染色体三体或获得 3q[407]。没有发现 SMZL 有特异性基因突变，*MYD88* 突变在淋巴浆细胞性淋巴瘤中常见，而在 SMZL 中不常见。

实际上，所有 SMZL 患者均有一定程度的骨髓受累。其骨髓受累程度和形式极为不同。其骨髓受累形式可呈局灶性非骨小梁旁、局灶性骨小梁旁、间质型、弥漫型或窦内型。个别病例可能以一种形式为主，但混合型更常见（见图 39.68B 和 C）[407,411-415]。SMZL 的淋巴瘤细胞

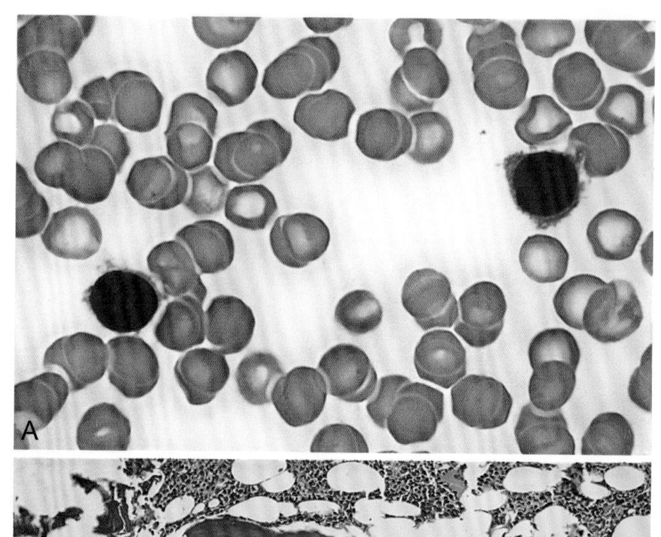

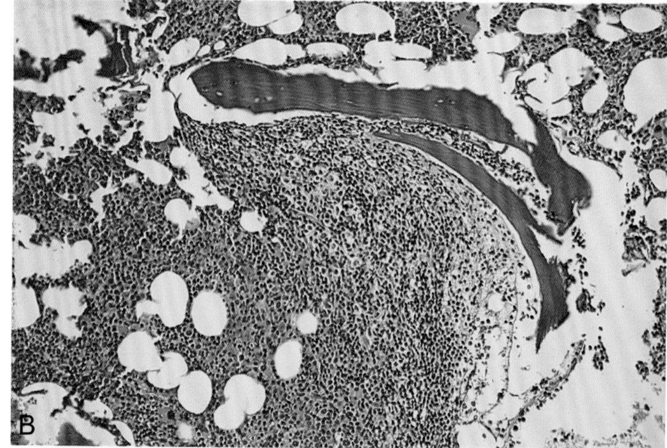

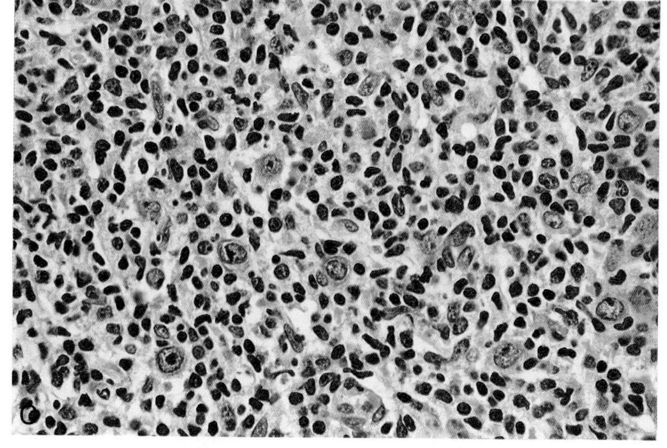

图 39.69　**A**，1 例脾边缘区淋巴瘤（SMZL）成年男性患者的血涂片中出现的绒毛状淋巴细胞。这两个淋巴细胞的胞质具有小的绒毛状突起。胞核染色质粗糙。核仁明显但不突出。**B**，1 例 SMZL 患者的骨髓活检，显示骨小梁旁界限不清的淋巴细胞聚集。**C**，1 例 SMZL 患者的病变的高倍镜观，显示以小淋巴细胞为主，伴有散在的胞质丰富且核仁明显的大细胞（**A**，Wright-Giemsa 染色）

可能以小淋巴细胞为主，或小淋巴细胞与散在大淋巴细胞混合；大淋巴细胞的胞质相对丰富，染色质略微分散，核仁明显的程度不等；核分裂象通常稀少。SMZL 可有一定程度浆细胞增生。偶尔可能有淋巴瘤灶伴有残留生发中心（图 39.70）。

SMZL 患者的临床过程一般较长。对于伴有严重贫血、中性粒细胞减少症和血小板减少的患者，进行脾切除治疗常可有获益。偶尔有病例其复发表现为在其他部

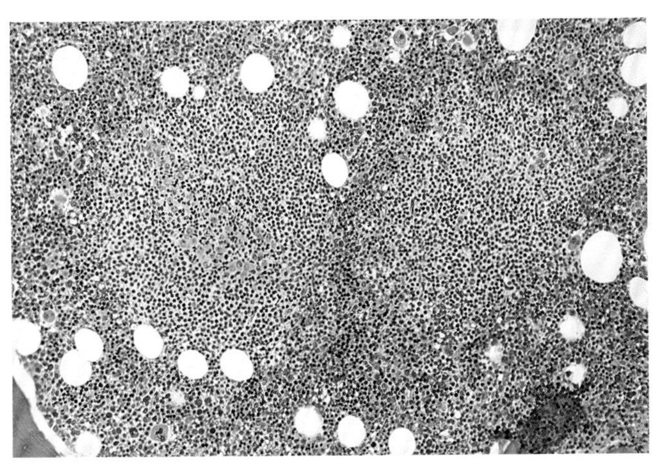

图 39.70 **1 例脾边缘区淋巴瘤患者的骨髓活检，显示两个界限清楚的淋巴细胞聚集灶**。左侧病变中心区提示为伴有数个中心母细胞样细胞的残留生发中心

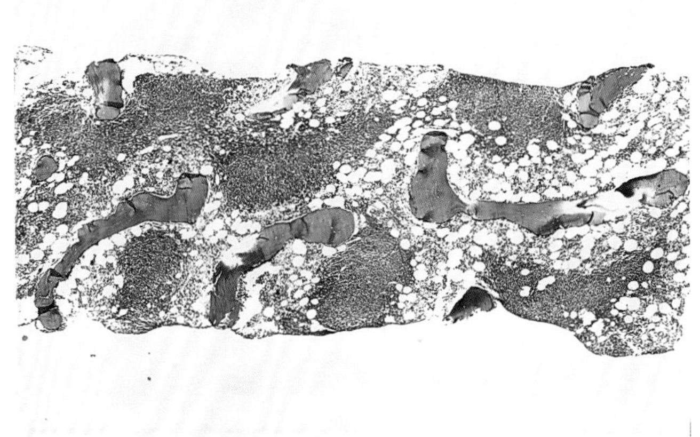

图 39.71 **1 例小淋巴细胞性淋巴瘤患者的骨髓中的几个淋巴细胞聚集灶**。可见淋巴细胞聚集灶大小不一，形态不规则，边界不清

位发生弥漫性大 B 细胞淋巴瘤[416]。

少数伴发丙型肝炎的 SMZL 患者在进行抗病毒治疗后其淋巴瘤消退[417]。

伯基特淋巴瘤 / 白血病

15%～30% 的**伯基特淋巴瘤**（**Burkitt lymphoma**）表现为骨髓受累[418-422]。在 WHO 造血系统肿瘤分类中，FAB 中的 ALL L3 已被具有白血病联合表现的伯基特淋巴瘤这一术语取代，反映了对此同一疾病存在两种不同表现的基本认识[411,423]。白血病表现常与累及小肠回盲部并伴有 t(8;14)(q24;q32) 或变异型染色体易位［t(2;8)(q12;q24) 和 t(8;22)(q24;q11)］以及 TdT 呈阴性的伯基特淋巴瘤有关[418,420,423]。这些病例使用的诊断术语应反映其血液和骨髓状况。如果其血液中出现肿瘤细胞以及骨髓被肿瘤细胞弥漫性取代，则伯基特白血病术语较适合。如果其血液中肿瘤细胞很少或几乎没有，骨髓仅部分受累，尚存较多正常造血组织，则淋巴瘤术语更适合。两种情况下的治疗方案相同。伯基特淋巴瘤累及骨髓特征常为弥漫性间质浸润，脂肪组织一定程度上保留，虽然可呈小灶状病变。在骨髓活检切片中，伯基特淋巴瘤的淋巴结内特征性“星空”现象不常见。与大多数前体 B 细胞 ALL（核分裂象稀少）不同的是，伯基特淋巴瘤 / 白血病的核分裂象很显著。伯基特淋巴瘤是一种成熟 B 细胞淋巴瘤，表达 CD20 和克隆性表面免疫球蛋白轻链以及 CD10。与 B-ALL 不同，伯基特淋巴瘤不表达 CD34 或 TdT。

非霍奇金淋巴瘤

B 细胞淋巴瘤

非霍奇金淋巴瘤（**non-Hodgkin lymphoma**）在最初诊断时骨髓受累的发生率（而不是先前描述的伴有白血病表现）随着组织病理学亚型不同而不同。在大多数针对成人的大型研究中，所有类型的非霍奇金淋巴瘤的总体发生率为 40%～55%[424]。骨髓受累发生率在低度恶性淋巴瘤比在许多高度恶性淋巴瘤更高。在最初诊断时，60%～70% 的滤泡中心细胞淋巴瘤患者有骨髓受累，而 25%～33% 的大细胞淋巴瘤有骨髓受累。据报道，脾边缘区 B 细胞淋巴瘤有很高的骨髓受累率，为 80%～90%。类似的高骨髓累及率也见于套细胞淋巴瘤[378,425-427]。一项研究报道，黏膜相关性淋巴组织（MALT）淋巴瘤病例的骨髓受累率大约为 20%[428]。在不同病例组，外周 T 细胞或淋巴结 T 细胞淋巴瘤的骨髓受累发生率为 30%～70%[429-431]。所有类型的淋巴瘤均可发生血液受累[320,425,432-435]。

淋巴瘤浸润的范围变化很大。半数以上的病例的浸润范围 < 30%[411,433,436]。一般来说，小淋巴细胞性淋巴瘤和滤泡中心细胞淋巴瘤的特征为大量正常骨髓保留。

骨髓受累形式可为弥漫性、灶状骨小梁旁、局灶性非骨小梁旁、间质性、窦内和少见的血管内（图 39.71 至 39.78）；少见情况下，滤泡性淋巴瘤的骨髓病变特征为再现肿瘤性滤泡的表现（如见于淋巴结）（见图 39.74 和 39.75）[411,433,437-443]。弥漫性和局灶性非骨小梁旁浸润形式可发生于所有类型的 B 细胞和 T 细胞淋巴瘤。局灶性骨小梁旁浸润形式主要但并非仅发生于滤泡中心细胞淋巴瘤；滤泡性淋巴瘤也可以以局灶性非骨小梁旁浸润形式累及骨髓。套细胞淋巴瘤和脾边缘区 B 细胞淋巴瘤患者的骨髓活检也可显示局灶性骨小梁旁和非骨小梁旁病变[411,444]。套细胞淋巴瘤和脾边缘区 B 细胞淋巴瘤患者的浸润偶尔可含有残余的良性生发中心（见图 39.76B）[445]。脾边缘区 B 细胞淋巴瘤和肝脾 T 细胞淋巴瘤的主要形式可能为窦性浸润（见图 23.80）[415]。

骨髓间质累及方式表现为淋巴瘤细胞浸润骨髓间质，整体骨髓结构和部分正常造血组织保留，可见于所有类型的非霍奇金淋巴瘤。低倍镜下，这种骨髓受累形

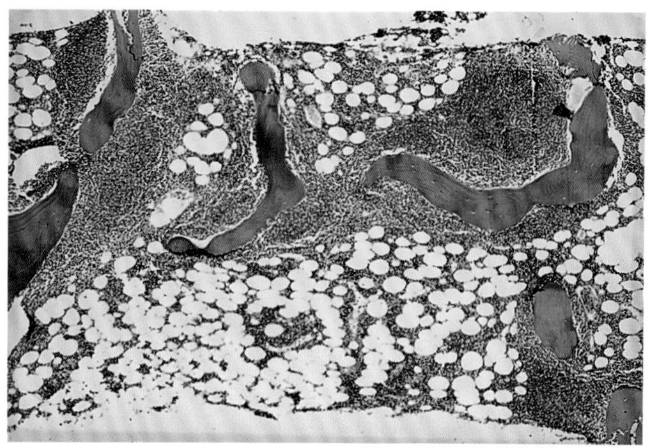

图 39.72 1 例滤泡性淋巴瘤患者的骨髓活检切片，可见浸润呈明显的骨小梁旁分布

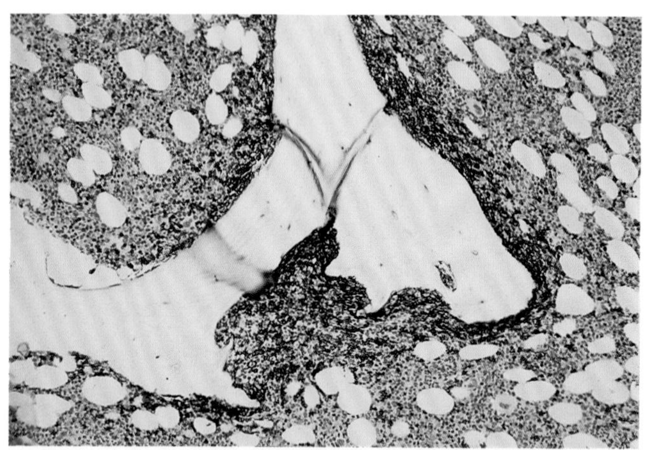

图 39.73 1 例滤泡性淋巴瘤患者骨髓受累的骨髓切片，可见明显的骨小梁旁浸润，CD20 抗体呈阳性。CD20 抗体染色更突显了其骨髓浸润方式（免疫过氧化物酶染色）

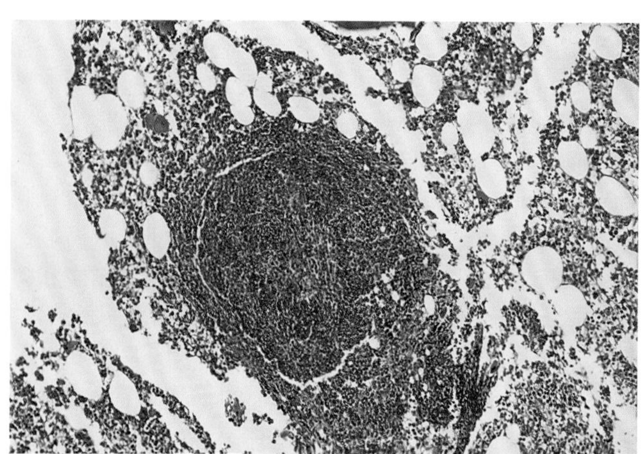

图 39.74 **1 例滤泡性淋巴瘤患者的骨髓活检，伴有局灶性骨小梁旁和非骨小梁旁累及**。如图所示，少数非骨小梁旁浸润灶再现了肿瘤性滤泡。病变中心区见无定形嗜酸性蛋白质碎片沉积

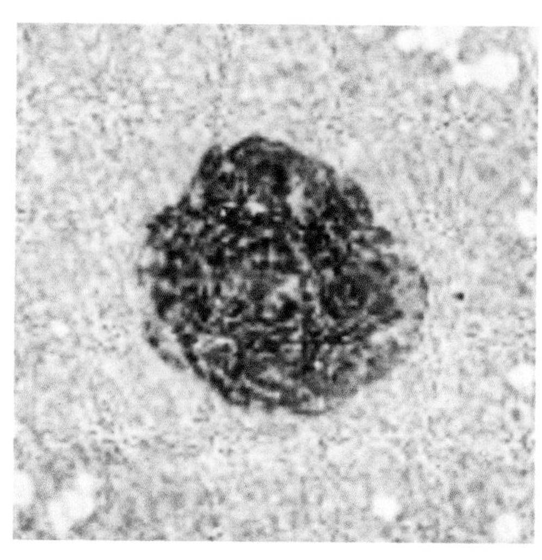

图 39.75 **骨髓中肿瘤性滤泡 CD21 和 BCL2 抗体呈阳性**。树突细胞表达 CD21，淋巴细胞表达 CD20（免疫过氧化物酶染色）（Reproduced from *Am J Clin Pathol*. 2002 American Society for Clinical Pathology. Reprinted with permission.）

式可貌似正常，因此，评估淋巴瘤骨髓受累时应强调使用高倍镜检查骨髓活检切片（见图 39.77）。这种浸润形式可见于初诊或接受过化疗的患者。对于侵袭性较强的淋巴瘤，间质性骨髓受累可伴随着正常造血细胞的显著减少。

在常规染色切片中，骨髓窦内累及形式可能尤其难以辨认，甚至在制作良好的标本也是如此。对于识别此类型病变，应用免疫组织化学检查尤其重要；这种病变似最常见于脾淋巴瘤，包括脾边缘区 B 细胞淋巴瘤和肝脾 T 细胞淋巴瘤，是其主要累及方式（见图 39.78）。这种病变也可见于其他类型的淋巴瘤，通常伴有其他浸润形式[415]。

在骨髓病变中，淋巴结中见到的滤泡性淋巴瘤的滤泡形式少见（见图 39.74）[411,443]。偶尔，B-CLL 的转化灶可类似于滤泡形成（见图 39.62）。如前所述，偶尔，良性生发中心可见于套细胞淋巴瘤和脾边缘区 B 细胞淋巴瘤病例（见图 39.76）[445]。在一些滤泡性淋巴瘤骨髓病变中，淋巴瘤病灶的边缘由转化细胞组成，形成滤泡性淋巴瘤的特征性反向生发中心。另外，骨小梁旁病变显示区带现象，紧邻骨内膜表面出现分化较差细胞群。

在骨髓切片中，细胞病理学上，病变常与淋巴结的细胞学特征相似，T 细胞淋巴瘤和伯基特淋巴瘤尤其如此[446-447]。在 20%～25% 的淋巴瘤，尤其是滤泡性淋巴瘤，淋巴结中的主要细胞类型可与骨髓中的主要细胞类型不一致[411,426,440,448-449]。在这些病例，骨髓病变通常由小裂细胞组成，而淋巴结则为混合性或大细胞型；可有相反情况，但不常见。在淋巴结呈弥漫性大细胞而骨髓呈小裂细胞的患者，与淋巴结和骨髓均为大细胞的患者相

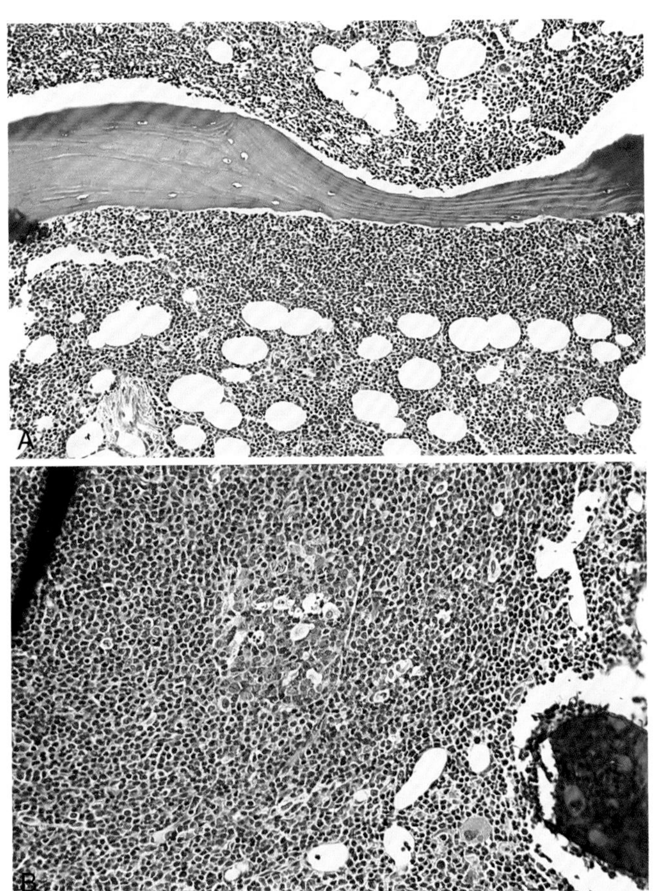

图 39.76 **A**，1 例外周血和骨髓广泛受累的套细胞淋巴瘤成年男性患者的骨髓活检。淋巴瘤细胞表达全 B 细胞标志物和 CD5，并强表达表面免疫球蛋白。部分区域淋巴瘤沿骨小梁边缘浸润。**B**，同一活检标本的骨髓灶状受累，可见包含树突状组织细胞的残留生发中心结构

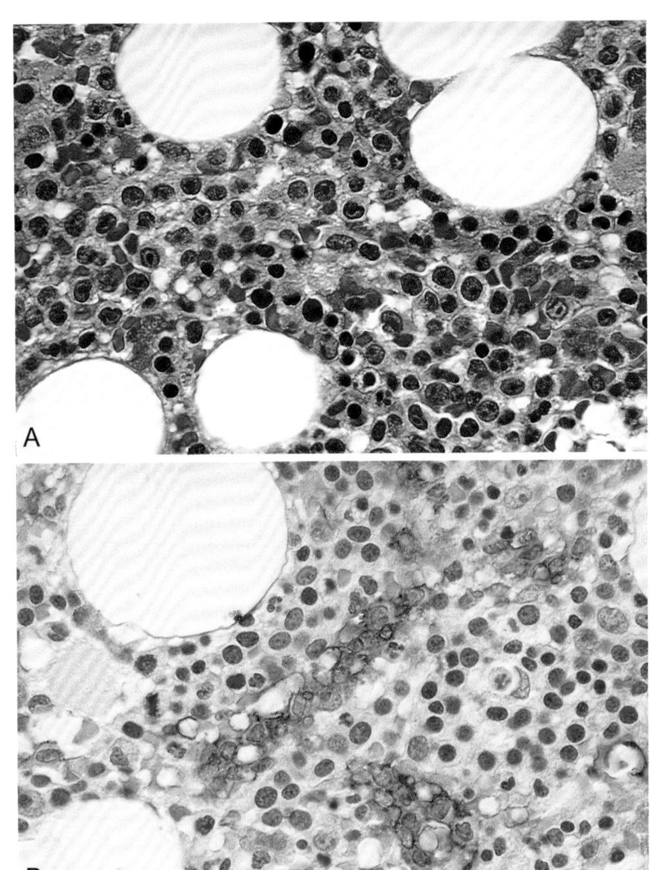

图 39.78 **A**，1 例脾边缘区 B 细胞淋巴瘤患者的骨髓活检，可见淋巴瘤细胞主要呈窦内分布。**B**，**A** 图的同一标本与 CD20 抗体的反应，显示淋巴瘤细胞主要位于窦内（**B**，免疫过氧化物酶染色）

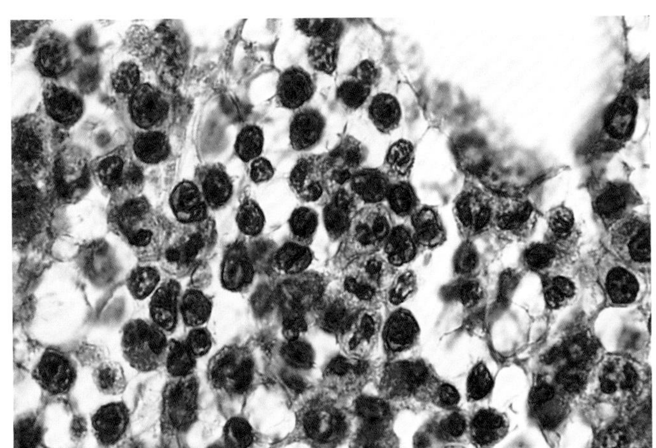

图 39.77 **1 例正在治疗的滤泡性淋巴瘤患者的骨髓活检高倍镜观**。可见一群小淋巴细胞呈间质型浸润，部分胞核不规则，有核裂

比，其完全缓解率和 5 年生存率常更高[449]。在任一情况下，两个部位的细胞学的特征通常均为滤泡中心细胞淋巴瘤。对 21 例不一致性淋巴瘤的病例进行的显微切割病变分子分析显示，44% 的标本的淋巴结和骨髓病变具有相同克隆[450]。在 2 例病例中识别出了不同克隆；在 4 例病例中，骨髓病变为多克隆病变。这些研究强调了仔细评估化疗后骨髓病变的重要性；不能将所有淋巴细胞浸润均视为残留的淋巴瘤，也不能将伴有其他部位大细胞淋巴瘤患者的骨髓中的小淋巴细胞增生视为良性的。在抗体治疗后形态不一致的病例，这些警示尤其重要。

对于评估淋巴瘤患者的骨髓活检，应用适当的抗体组合进行免疫组织化学检测具有重要作用；可用于确定细胞类型、累及范围和检测治疗后残留病变[29,451]。

与淋巴结中所见相似，骨髓中以小淋巴细胞为主的淋巴瘤、B 细胞 CLL 或 B 小淋巴细胞性淋巴瘤均可出现

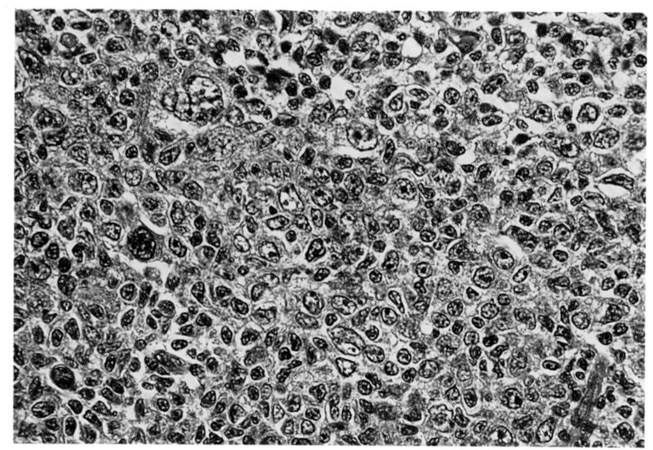

图 39.79　**1 例有 6 年滤泡性淋巴瘤病史的患者的骨髓切片**。可见类似于 Reed-Sternberg 细胞和单核细胞变异型的细胞

转化灶。在个别滤泡细胞淋巴瘤或 CLL 病例，可见类似于 Reed-Sternberg 细胞或 Reed-Sternberg 单核细胞变异型的转化细胞（图 39.79）[351,452]。

淋巴结弥漫性或滤泡样病变形式和骨髓中出现的局灶性或弥漫性病变之间无相关关系。在淋巴结呈弥漫性累及形式的病例，如小淋巴细胞性淋巴瘤或 CLL，其骨髓可表现为局灶性病变。在淋巴结呈滤泡形式的病例，其骨髓可能表现为骨髓弥漫性受累。骨髓只有在少数情况下出现滤泡形式病变 [411,443]。

非霍奇金淋巴瘤的少见变异型累及骨髓时可导致诊断问题，因为其淋巴瘤细胞呈少见形态或伴有反应性细胞增生。在间变性大细胞淋巴瘤，淋巴瘤细胞由于其大小和胞核不规则而与巨核细胞相似。当淋巴瘤病灶很小且与周围正常骨髓组织分界不清或当淋巴瘤细胞与正常骨髓细胞混杂时，诊断尤其困难。在间变性大细胞淋巴瘤的小细胞变异型病例，骨髓浸润可散布于间质中，与正常髓系细胞难以分辨 [431]。除了上述这些情况之外，大多数间变性大细胞淋巴瘤累及骨髓的病例仅靠 HE 染色切片即可检出，包括进行 CD30 等抗体检测——可用于弄清模糊病例中异常细胞的起源 [431,453-454]。富于组织细胞的 B 细胞淋巴瘤和富于 T 细胞的 B 细胞淋巴瘤中的淋巴瘤细胞可能会由于非恶性细胞增生而被部分掩盖 [455]。在富于 T 细胞 / 组织细胞的 B 细胞淋巴瘤，CD20 等抗 B 淋巴细胞和组织细胞（CD68）抗体呈阳性反应，可用于区分两个细胞群（图 39.80）。套细胞淋巴瘤的母细胞变异型可类似于 ALL。对 TdT（在淋巴母细胞性淋巴瘤 / 白血病呈阳性）和细胞周期蛋白 D1（在套细胞淋巴瘤呈阳性）的反应有助于区分这两种病变 [456]。

移植后 B 细胞淋巴瘤累及骨髓不常见。当骨髓受累时，其浸润程度变化很大 [457-458]。B 细胞源性免疫组织化学反应和 EBV 原位杂交（EBER）检查对于确诊可很有帮助（图 39.81）。

肉芽肿可见于所有类型的淋巴瘤患者的骨髓 [113]，

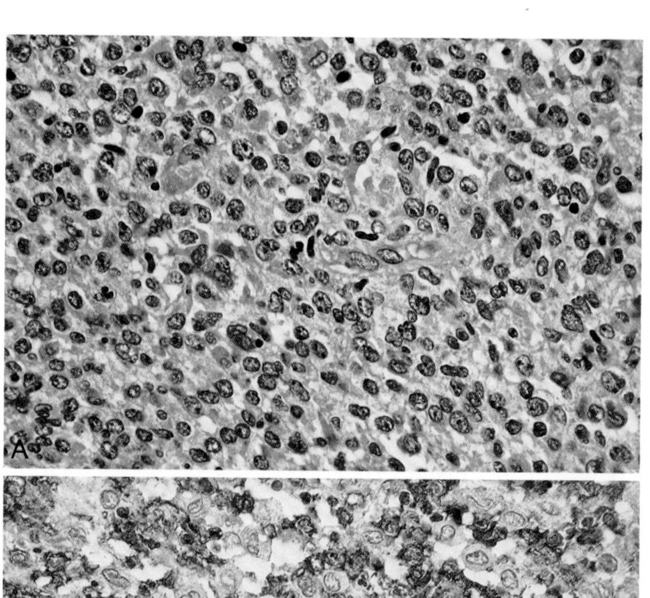

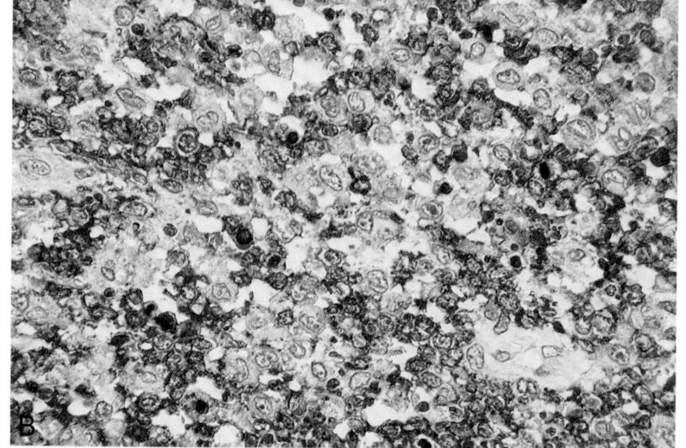

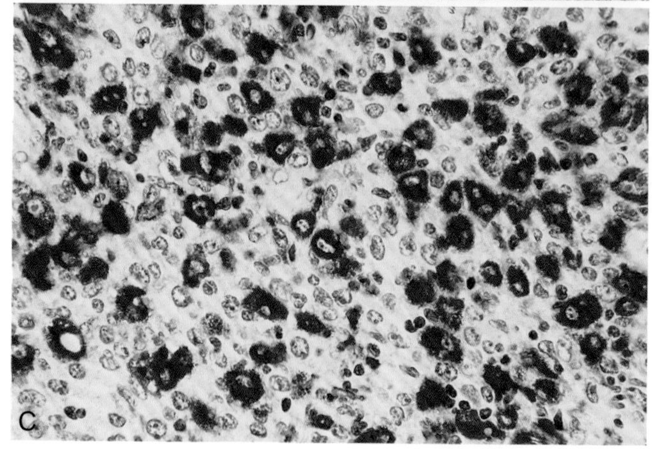

图 39.80　**A**，1 例富于 T 细胞 / 组织细胞 B 细胞淋巴瘤患者的骨髓。可见该区域以组织细胞为主。**B**，**A** 图的同一标本与 CD20 抗体的反应。可见大量淋巴细胞呈阳性，与呈阴性的组织细胞形成对比。**C**，**A** 图的骨髓活检标本与 CD68（KP1）抗体的反应。可见大量呈阳性反应的组织细胞与呈阴性反应的淋巴瘤细胞形成对比（**B** 和 **C**，免疫过氧化物酶染色）

不管其骨髓是否受累。

伴有骨髓受累的其他类型的淋巴瘤可累及血液。20%～40% 的伴有骨髓受累的滤泡中心细胞淋巴瘤病例的血液中有淋巴瘤细胞 [411,434]。有时淋巴瘤细胞计数可以很高，甚至类似于 CLL。在小裂细胞淋巴瘤，鉴别是基于存在有裂核淋巴细胞和特征性的局灶性骨小梁旁受累方式。淋巴细胞 CD5 表达和表面免疫球蛋白弱表达支持

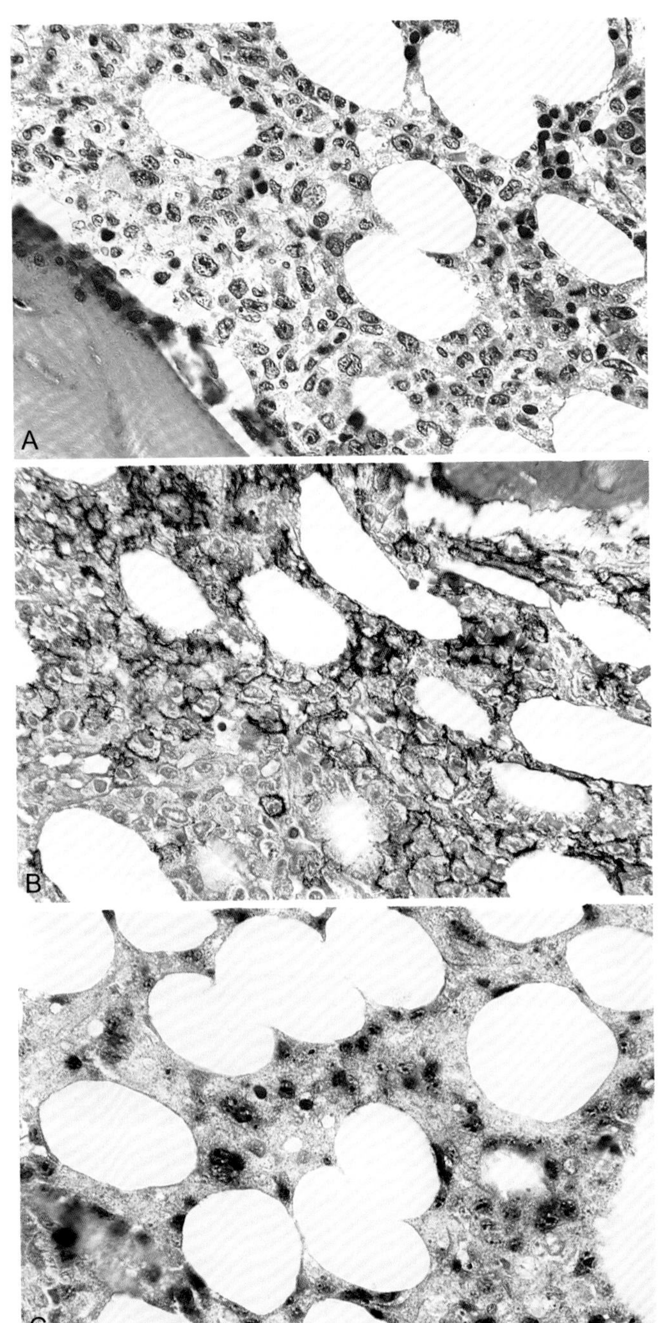

图 39.81 **移植后 B 细胞淋巴瘤**。**A**，可见该区域中淋巴瘤细胞广泛浸润骨髓间质，残存部分骨髓造血组织。**B**，**A** 图同一标本与 CD20 抗体的反应，可见大的淋巴瘤细胞呈阳性。**C**，可见大量淋巴瘤细胞 EBV 呈阳性（**B**，免疫过氧化物酶染色；**C**，EBER）

CLL 的诊断；缺乏 CD5 表达以及表达 CD10 和强表达表面免疫球蛋白更符合滤泡性淋巴瘤 [320,459]。淋巴结所见对于诊断是决定性的。

套细胞淋巴瘤可有骨髓和血液明显受累表现，而血液受累可见于大约一半伴有骨髓疾病的病例 [411]。已有报道，白细胞计数为 $270 \times 10^9/L$ [435,460-461]。血液所见可类似于 CLL、CLL/PL、PLL 和小裂细胞淋巴瘤。淋巴瘤细胞

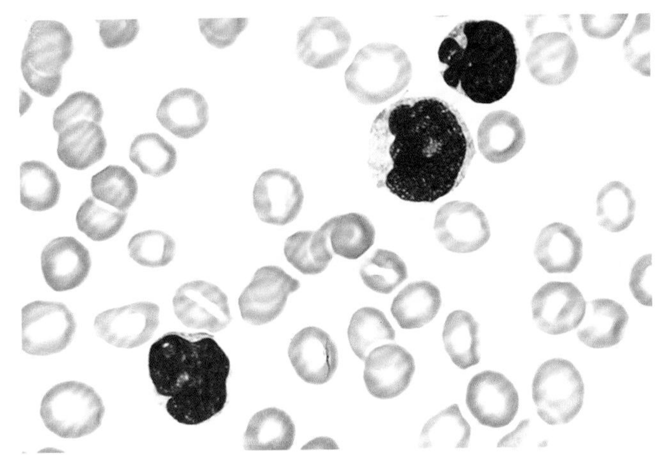

图 39.82 **1 例白血病性套细胞淋巴瘤成年男性患者的血涂片**。可见淋巴瘤细胞的大小、细胞核分叶和染色质凝聚程度均差异很大，大细胞有明显的核仁，类似于幼稚淋巴细胞。此涂片与图 39.76 所示标本来自同一位患者

可能是非常多形性的，大小、核质比例、核不规则程度和核仁明显程度均可不等（图 39.82）[365]。其淋巴细胞表达全 B 细胞抗原、CD5 和强表达表面免疫球蛋白。其淋巴细胞通常不表达 CD23 或 CD10。其骨髓受累可呈弥漫性或局灶性；局灶性受累可呈骨小梁旁或非骨小梁旁形式。少数情况下，骨髓病变中可见裸露的生发中心。免疫组织化学检查，淋巴瘤细胞表达细胞周期蛋白 D1。荧光原位杂交分析显示 t(11;14)(q13;q32) 染色体异常；后者对于外周血样本尤其有用。

T 和 NK 细胞淋巴瘤 / 白血病

外周 T 细胞淋巴瘤，非特指型

外周 T 细胞淋巴瘤，非特指型［**peripheral T-cell lymphoma, not otherwise specified (PTCL, NOS)**］是指不符合 WHO 分类中任何其他特异性疾病实体的成熟 T 细胞淋巴瘤 [462-463]。这种淋巴瘤的骨髓活检标本的特征不同寻常，提示应将其视为独特病种 [429-430,464-465]。这种类型的淋巴瘤的特征是初次诊断时骨髓受累率高，在有些研究为 30%～70%。在骨髓受累病例中，大约 60% 的病例其骨髓病变呈弥漫性浸润形式，40% 呈局灶性浸润形式 [430]。局灶性病变通常随机分布，不同于滤泡中心细胞淋巴瘤（倾向于累及骨小梁旁）；偶尔有病例表现为局灶性非骨小梁旁和骨小梁旁浸润形式。浸润灶大小变化很大，形状通常不规则、边界不清。许多情况下，病变似乎延伸到邻近的正常骨髓而很难被察觉（图 39.83）。弥漫性病变的特征为小梁间骨髓被完全取代，有时甚至整个活检标本均被取代（图 39.84）。在淋巴瘤累及区域，网状纤维增多，并常延伸到邻近表现正常的骨髓。

PTCL, NOS 骨髓病变的主要细胞学改变通常与淋巴结或其他组织活检的改变相对应，但也可能是异质性

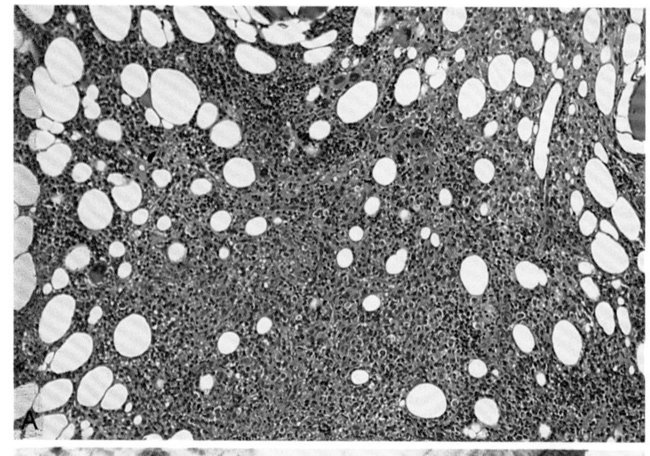

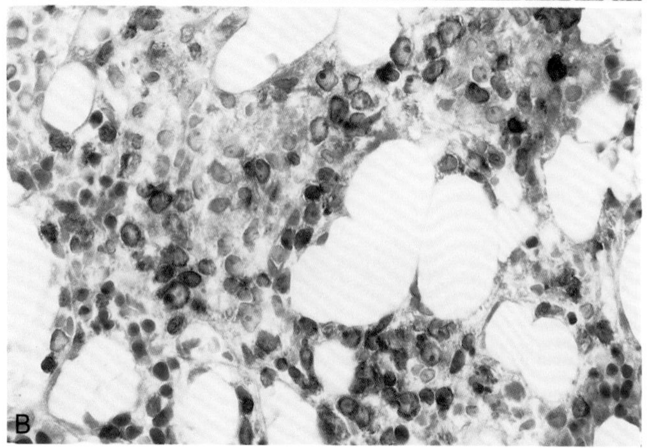

图 39.83 **A**，1 例骨髓部分受累的外周 T 细胞淋巴瘤患者的骨髓切片。可见淋巴瘤成分界限不清，浸润骨髓间质，骨髓正常结构部分保留。**B**，**A** 图病变边缘与 CD3 抗体反应。可见多量大淋巴细胞，一些有明显的核仁，呈阳性反应（**B**，免疫过氧化物酶染色）

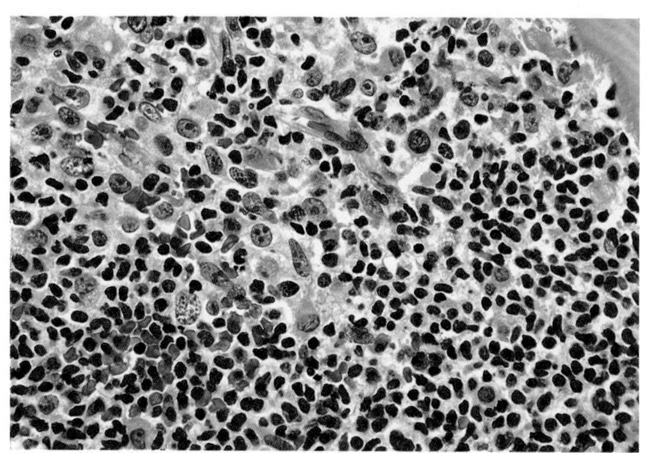

图 39.84 1 例外周 T 细胞淋巴瘤患者的骨髓活检，可见骨髓广泛弥漫受累。主要细胞成分是由小淋巴细胞和局灶核仁明显的大淋巴细胞组成

的，可为不规则核的小细胞、大细胞，甚至为多形性细胞。混合细胞性和大细胞浸润最常见。在一些情况下，大细胞和小细胞之间的边界相对清楚。伴有丰富双嗜性胞质和明显嗜酸性核仁的大的淋巴样细胞可存在，类似于 Reed-Sternberg 细胞和 Reed-Sternberg 单核细胞的变异型。小的和中等大的淋巴细胞有染色质致密的胞核，其细胞边界可规则或不规则。混合细胞型和大细胞 / 免疫母细胞型通常伴有由组织细胞、浆细胞、嗜酸性粒细胞和中性粒细胞组成的多种细胞浸润。上皮样组织细胞常见，局灶呈簇状分布，或散在分布于整个病变。局灶聚集时常呈肉芽肿表现。增多的血管可能是一个明显的特征；血管成分主要是内皮细胞增生，平直衬覆管腔。免疫组织化学反应对于识别这些非典型细胞为 T 细胞会有帮助。

在骨髓中，PTCL, NOS 的鉴别诊断包括霍奇金病、系统性肥大细胞增生症和多形性反应性淋巴组织增生 [429-430]。最困难的问题是与最后一类病变进行鉴别，其可见于多种免疫性疾病患者的骨髓标本，包括 AIDS。多形性反应性淋巴组织增生的组织病理学特征中有许多与 PTCL, NOS 相似，包括异质性淋巴细胞群，伴有浆细胞、免疫母细胞、嗜酸性粒细胞、内皮细胞和上皮样组织细胞混杂。仅靠形态学特征区分局灶性 PTCL, NOS 病变和多形性反应性淋巴组织病变是不可能的。具有伴有显著核仁的明显不典型性细胞更符合淋巴瘤诊断。病变大小并非总是可靠的鉴别特征，反应性病变也可广泛取代骨髓，尤其是在 AIDS 患者，而 PTCL, NOS 的病变可相对较小。非骨髓组织活检结果与检测克隆性 T 细胞群的分子遗传学分析结果相对应支持 T 细胞淋巴瘤，对鉴别诊断会有帮助。

在骨髓中，霍奇金病的表现可能类似于 PTCL, NOS 病变。存在经典 Reed-Sternberg 细胞，而背景中淋巴细胞群缺乏非典型性，提示霍奇金病。在 PTCL, NOS 病变中，可见到类似于 Reed-Sternberg 细胞的多核免疫母细胞。对于这些病例，回顾淋巴结和其他组织的活检结果以及免疫组织化学检查结果有助于 PTCL, NOS 和霍奇金病之间的鉴别。

系统性肥大细胞增生病变可采用 CD117 和肥大细胞类胰蛋白酶标记肥大细胞与 PTCL 鉴别。系统性肥大细胞增生的细胞可异常表达 T 细胞系相关标志物 CD2，但不应表达其他 T 细胞标志物，如 CD3、CD5 或 CD7。

对于在骨髓活检或其他组织中鉴别 PTCL 与其他相关疾病，确定 T 细胞克隆性的基因型分析是一个重大进步 [466]。T 细胞受体中的一种出现克隆性重排是恶性病变的重要证据。克隆性分析既可在新鲜针吸或环钻活检标本中进行，也可在固定的石蜡包埋的组织中进行 [467]，但是，脱钙和（或）重金属固定常常会破坏这些分析所需的核酸。

成人 T 细胞白血病 / 淋巴瘤

成人 T 细胞白血病 / 淋巴瘤（adult T-cell leukemia/ lymphoma）是一种不常见的成熟（胸腺后）T 细胞淋巴瘤，主要发生于日本；其与人类反转录病毒 HTLV-1 相关 [468-470]。本病在日本九州地区发病率最高，其他地方

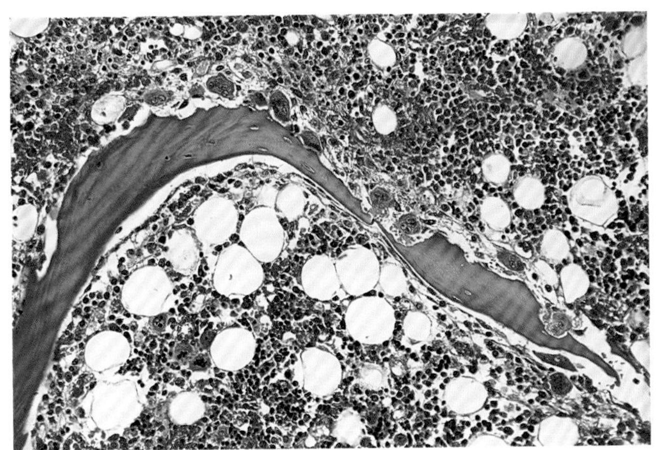

图 39.85 **1 例成人 T 细胞白血病伴高钙血症患者的骨髓活检**。可见明显的破骨细胞活性和骨吸收

性发病区域包括加勒比盆地和西非部分地区。散发病例则见于世界其他地区，包括美国。本病主要有三种临床形式：冒烟性、慢性和急性。其组织病理学类型有几种，包括小细胞型、中等细胞型和多形性大细胞型、大细胞间变型和霍奇金样型。其血液和骨髓受累主要发生于急性型。其骨髓受累的特征为伴有分叶状或圆形胞核的异常淋巴细胞呈片状浸润，即使在白细胞显著增多者也呈片状。28% 的患者在诊断时出现高钙血症，50% 的患者在病程中出现高钙血症。绝大多数伴有高钙血症的患者有骨髓受累。然而，在伴有或不伴有淋巴瘤骨髓累及的病例均可见破骨细胞活性增强，这种表现可为全身性纤维性骨炎（图 39.85）[468,471]。

Sézary 综合征

Sézary 综合征（Sézary syndrome）是一种淋巴组织增生性疾病，通常为 CD4 阳性的 T 辅助淋巴细胞，被定义为出现红皮病、全身淋巴结肿大以及血液、皮肤和淋巴结中出现肿瘤性 T 细胞[472-476]。其白细胞计数可正常或明显升高，伴有高百分率的 Sézary 细胞。Sézary 细胞具有独有的特征，如在 Romanowsky 染色血涂片中所见。其胞核常具有不寻常的所谓脑回状形态（图 39.86A）。其胞质呈空泡状，PAS 染色呈阳性，可见于核周部位。已有存在大细胞和小细胞变异型的描述[472]。超微结构显示，Sézary 细胞胞核呈明显的脑回状（图 39.86B）[476-477]。尽管这种疾病具有全身性特征，但大多数患者的骨髓切片是正常的。骨髓受累病例的骨髓常显示稀疏的间质浸润[478]。明显的骨髓浸润并取代正常造血细胞非常少见。少数情况下，Sézary 细胞可呈小灶状聚集。

T 细胞大颗粒淋巴细胞白血病

T 细胞大颗粒淋巴细胞白血病（T-cell large granular lymphocytic leukemia, T-LGL）的特征为：无明显诱因外周血大颗粒淋巴细胞持续（定义为 6 个月或更长时间）增加，常与中性粒细胞减少相关[479-483]。其血液中的特征性淋巴细胞是中等至大淋巴细胞，有丰富弱嗜碱性至淡染的胞质，含有数量不等的、粗大的嗜苯胺兰颗粒。这种细胞在反应性疾病时也可较多，在病毒感染和免疫反应中尤其如此，在心肌梗死后也可增多。其免疫表型和克隆性分析对于诊断至关重要。

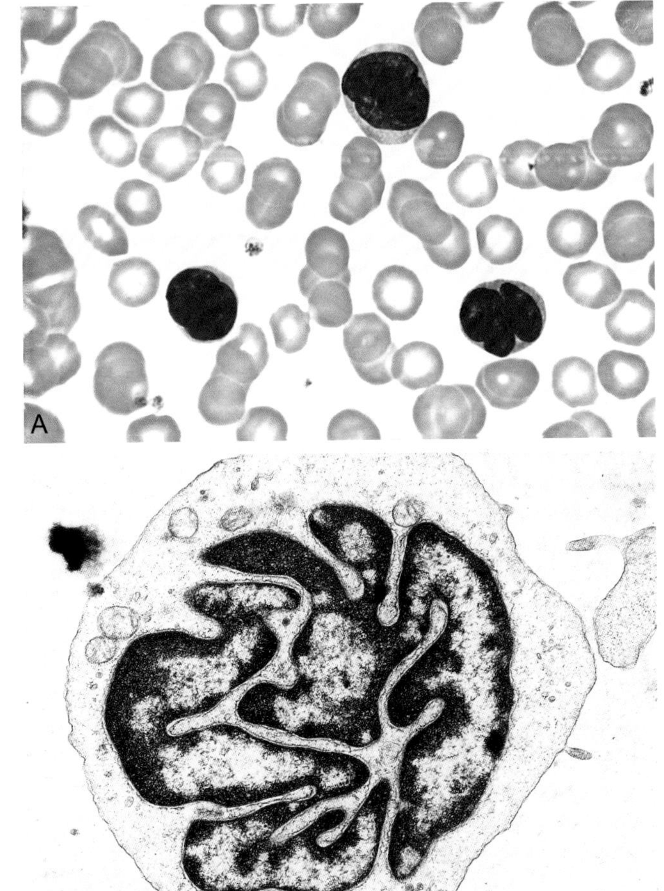

图 39.86 **A**，可见血涂片中的三个 Sézary 细胞。在视野上方的较大的细胞的胞核有精细的折叠，呈“脑回样”外观。视野下方的两个较小的细胞有较致密的染色质和明显的分叶核。**B**，Sézary 细胞的超微结构；其特征为胞核极度扭曲（**B**，醋酸铀 - 枸橼酸铅染色；× 22 000）

T-LGL 常有血细胞减少，尤其是中性粒细胞严重减少。大约 50% 的患者有脾大，但淋巴结肿大少见。部分患者存在类风湿因子和高 γ 球蛋白血症。T-LGL 的淋巴细胞特征性地表达 CD3 和 CD8，而对 CD4 呈阴性；其对 CD11b、CD56 和 CD57 的表达呈多样性[484-486]。偶尔有病例表达 CD4 或 CD4/CD8，一些病例可能主要表达 NK 细胞标志物。确定性诊断证据是基于 T 细胞受体基因重排分析（通常显示 TRB 和 TRG 重排）和临床特征的联合[479,487-492]。

T-LGL 的骨髓受累通常呈间质性，在常规切片可能难以识别；抗 CD8 抗体反应对于识别浸润尤其有帮助（图 39.87）[479-480,487,491]。大约 50% 的病例还有白血病性淋巴细

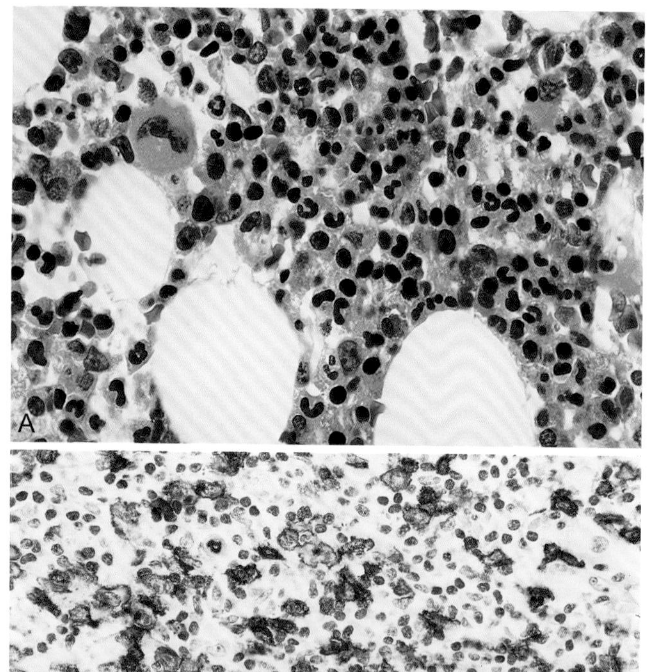

图 39.87 **A**，1 例大颗粒性 T 细胞淋巴细胞白血病成年女性患者的骨髓活检。可见白血病性淋巴细胞散布于骨髓间质内。**B**，**A** 图标本与抗 CD8 抗体反应。间质内可见大量 CD8 阳性细胞（**B**，免疫过氧化物酶染色）

胞的窦内分布。偶尔可见淋巴细胞聚集，它们通常是 T 和 B 细胞混合。这些聚集灶中的 T 细胞对 CD4 通常呈阳性而并非白血病病变。其脾浸润主要分布于红髓。

T-LGL 未显示重现性细胞遗传学异常，但通常显示 T 细胞抗原受体克隆性重排，大约 1/3 的病例有 *STAT3* 突变 [493]。

血管免疫母细胞性 T 细胞淋巴瘤

血管免疫母细胞性 T 细胞淋巴瘤（angioimmunoblastic T-cell lymphoma）最初被描述为血管免疫母细胞性淋巴结病，据报道其骨髓受累发生率为 50% ~ 70%[494-496]。其血液可显示几种异常，包括反应性淋巴细胞、免疫母细胞和嗜酸性粒细胞增多 [497-498]。

血管免疫母细胞性 T 细胞淋巴瘤的骨髓病变可呈弥漫性或局灶性；局灶性累及更常见 [499-500]。局灶性病变的边界常不明显，与周围造血组织界限不清。在一些病例，多灶性病变广泛融合并取代了正常骨髓区域。血管免疫母细胞性 T 细胞淋巴瘤的病变有些结构疏松，并包含不同比例的淋巴细胞、免疫母细胞、浆细胞和组织细胞；也可见中性粒细胞和嗜酸性粒细胞（图 39.88）。血管增生、血管内皮细胞和成纤维细胞增生常见。网状纤维染

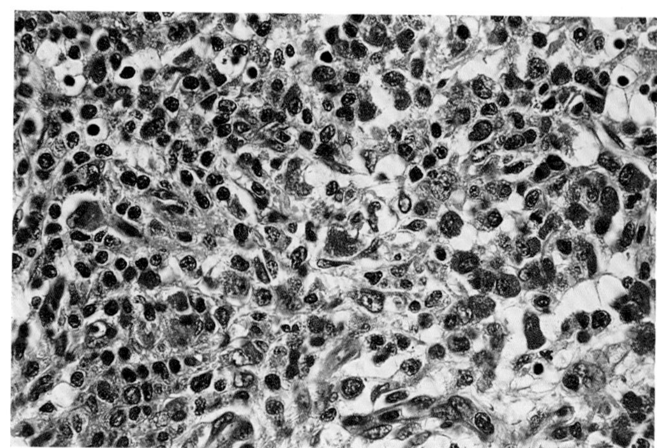

图 39.88 1 例淋巴结活检诊断为血管免疫母细胞性 T 细胞淋巴瘤的患者的骨髓活检。可见骨髓被该病变的异质性细胞成分弥漫累及

色，显示受累区网状纤维明显增多。已报道有上皮样组织细胞聚集，使病变呈肉芽肿样表现。淋巴结活检见到的 PAS 阳性无定形物质在骨髓病变中不常见。在大多数病例中，κ 和 λ 轻链抗体免疫组织化学反应显示免疫母细胞和浆细胞呈多克隆性增生，但在有些病例 B 细胞和克隆性浆细胞增生共存 [501]。这种淋巴瘤的肿瘤性 T 细胞为生发中心来源，常表达 CD10、CXCL13 和 PDL1，有时原位杂交可显示散在的 EBV 阳性 B 细胞 [500]。未受累的骨髓常呈骨髓增生。这种骨髓增生可能是全血细胞增生或红系为主增生的结果。骨髓和血涂片可含不同数量的、不同发育阶段的淋巴细胞，包括免疫母细胞和成熟浆细胞。可见反应性淋巴细胞和嗜酸性粒细胞。由于本病的骨髓中混合性反应性细胞数量很多，如果先前的淋巴结或其他组织活检尚未做出淋巴瘤的诊断，则检测 T 细胞克隆性的基因重排分析对于诊断有帮助 [466]。大多数病例显示非特异性克隆性细胞遗传学异常，在这种病变中常见 *TET2*、*IDH2*、*DNMT3A* 和 *RHOA* 突变 [502-504]。

骨髓受累对临床预后的意义尚不清楚。有些但并非所有研究提示，伴有骨髓受累的患者的生存期较不伴有骨髓受累的患者的生存期短 [494,498]。

间变性大细胞淋巴瘤

间变性大细胞淋巴瘤（anaplastic large cell lymphoma）的诊断目前局限于 T 或裸细胞型病例，分为**间变性淋巴瘤激酶（anaplastic lymphoma kinase, ALK）**阳性和 ALK 阴性两种类型 [505-506]。它们的外周血受累少见，偶尔伴有广泛的淋巴结外疾病，包括骨髓累及 [507]。骨髓通常显示广泛受累，但在少数病例，这些细胞散布于正常造血细胞中而很难发现。骨髓受累病例的间质可能是非常疏松的，伴有细胞减少（图 39.89）。在常规染色切片中很容易忽略散布于正常造血细胞中的淋巴瘤细胞，而免疫组织化学标志物 CD30 检查易发现这些微小病变（图 39.89B）[453-454]。

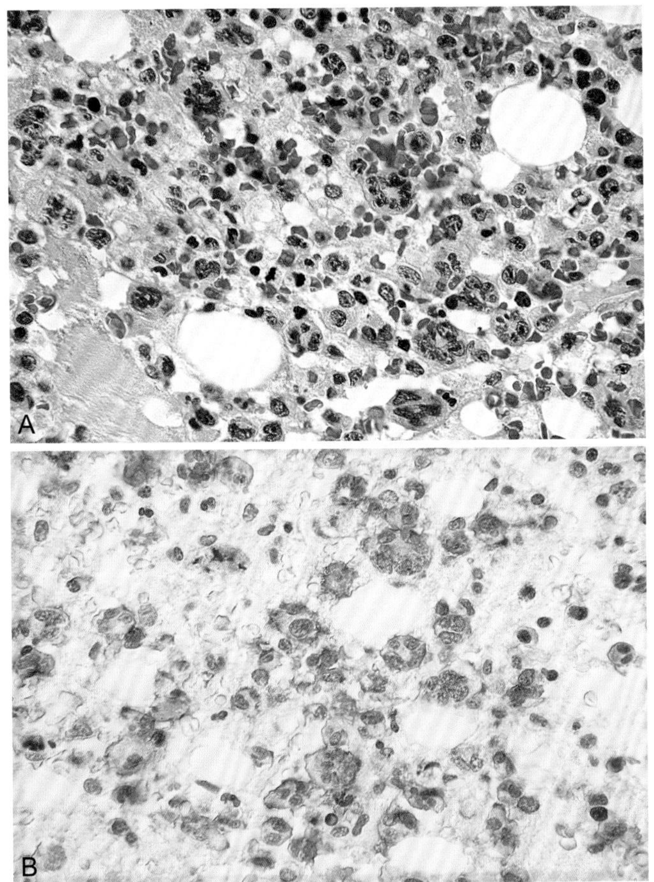

图 39.89 **A**，1 例间变性大细胞淋巴瘤患者的骨髓活检。可见淋巴瘤细胞与正常骨髓细胞混合存在。**B**，**A** 图标本与抗 CD30 抗体反应。淋巴瘤细胞呈阳性（**B**，免疫过氧化物酶染色）

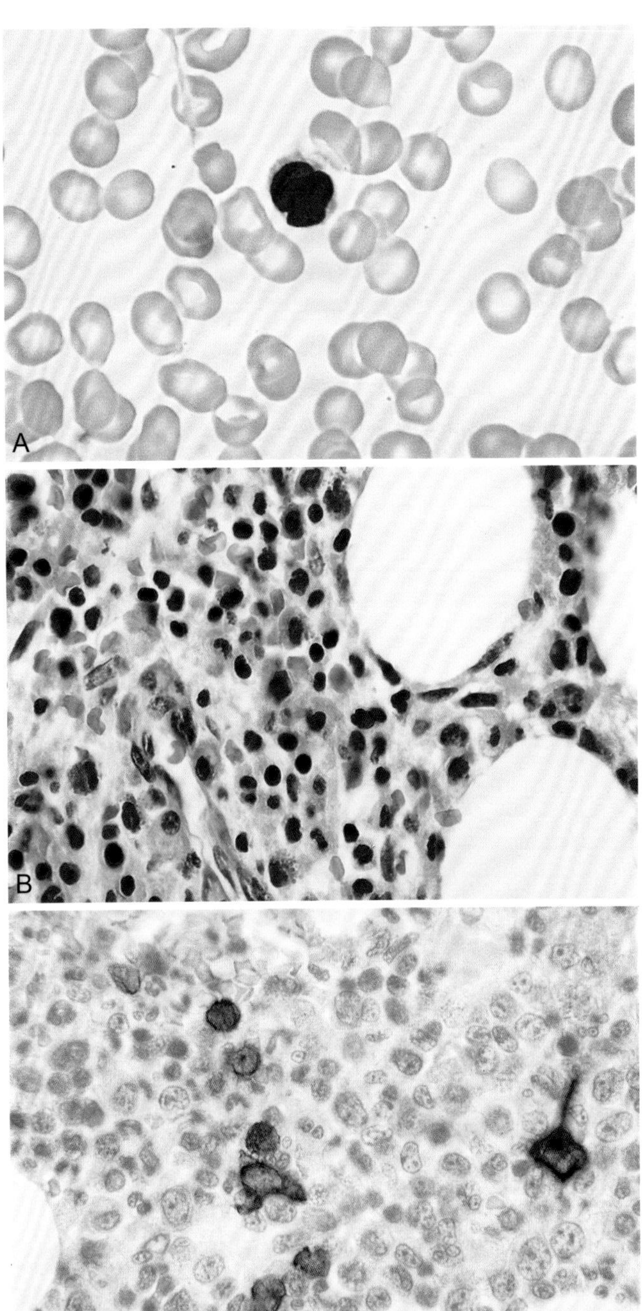

图 39.90 **A**，1 例伴有 t(2;5)(p23;p35) 的间变性大细胞淋巴瘤小细胞变型的 17 岁男性患者的血涂片。可见淋巴瘤细胞具有扭曲的胞核。**B**，同一位患者的骨髓切片。可见间质内有少许淋巴瘤细胞散在分布，HE 染色下难以识别。**C**，**B** 图同一标本与抗 CD30 抗体反应，清楚显示了小的和大的淋巴瘤细胞（**C**，免疫过氧化物酶染色）

通过常规形态学和免疫组织化学评估，小细胞型间变性大细胞淋巴瘤累及骨髓的发生率高（图 39.90）[431]，并且可更常伴有外周血受累。其骨髓受累程度在常规染色切片中可能难以评估，而免疫组织化学检查会很有帮助（图 39.90B）。因为许多间变性大细胞淋巴瘤病例异常表达髓细胞相关标志物 CD13[508-509]，所以检测 CD30 和 T 细胞抗原以及探查克隆性 T 细胞基因重排证据有助于其与 AML 鉴别。

肝脾 T 细胞淋巴瘤、移植后 T 细胞淋巴瘤和侵袭性 NK 细胞淋巴瘤

已有几种少见类型的 T 细胞淋巴瘤和 NK 细胞淋巴瘤常常累及骨髓的报道，包括肝脾 T 细胞淋巴瘤、移植后 T 细胞淋巴瘤和侵袭性 NK 细胞淋巴瘤。这些淋巴瘤相当少见，其骨髓受累形式尚有待总结。

肝脾 T 细胞淋巴瘤（hepatosplenic T-cell lymphoma）可呈明显的骨髓窦内累及形式，但也可呈不易觉察的间质受累形式而非特征性的窦内型（图 39.91）[465,510-512]。其淋巴瘤细胞可有母细胞特征或明显的非典型性。间质内有母细胞样细胞时易被误认为骨髓增生异常综合征（MDS）伴原始细胞过多。在大多数病例，其淋巴瘤细胞为 $CD3^{+}$、$TCR\gamma\delta^{+}$、$TCR\alpha\beta^{-}$、$CD56^{+/-}$、$CD4^{-}$、$CD8^{-/+}$ 和 $CD5^{+}$，但也可有 TCRαβ 阳性病例，并且其他方面与 TCRγδ 病例相似。免疫组织化学染色，尤其是应用抗 CD3 抗体，对于明确疾病范围和窦内受累非常重要。细胞遗传学分析，常显示 7 号染色体单体，常伴有 8 号染色体三体和其他异常[513-515]。

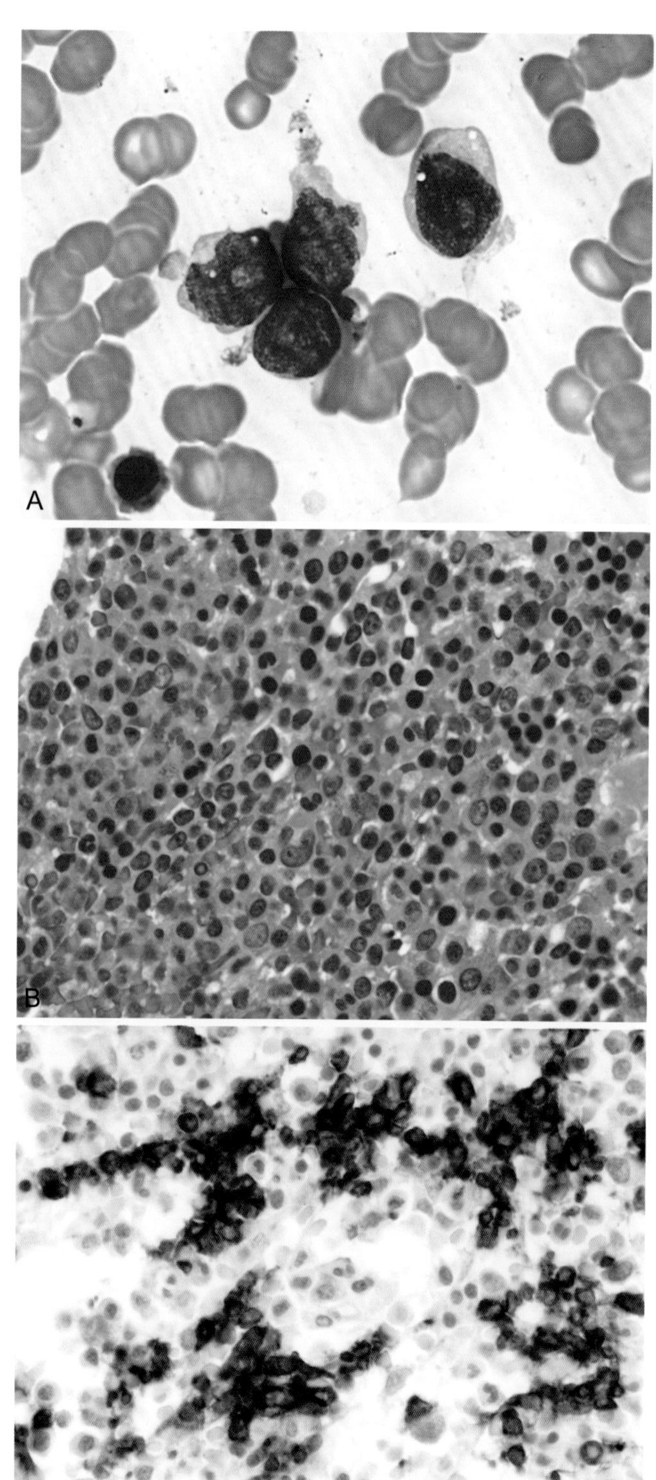

图 39.91 **A**，1 例 17 岁肝脾 γ/δ T 细胞淋巴瘤男性患者的骨髓涂片。可见淋巴瘤细胞形态多样，部分细胞呈母细胞样特征。**B**，骨髓活检可见显著的细胞增多，伴有广泛受累，呈间质型和窦内型两种浸润形式。**C**，B 图标本与抗 CD3 抗体反应，显示窦内浸润形式（**C**，免疫过氧化物酶染色）

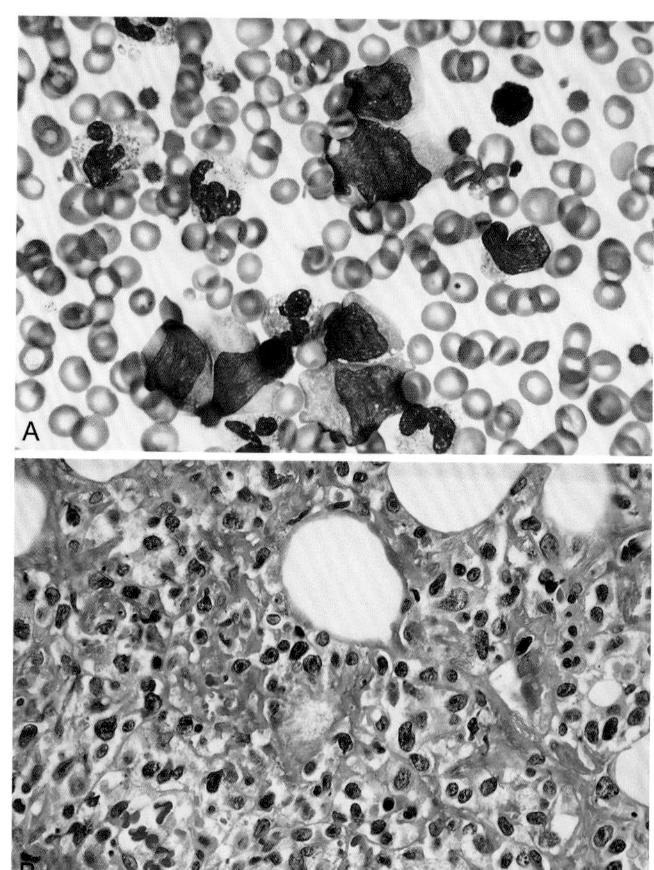

图 39.92 **移植后 T 细胞淋巴瘤**。**A**，1 例 40 岁肾移植后 28 年和 8 年的女性患者的骨髓涂片。可见淋巴瘤细胞表达 CD2 和 CD3，胞体大，胞质丰富，核仁非常明显。**B**，骨髓切片的高倍镜观，显示非黏附性淋巴瘤细胞广泛累及间质。可见正常造血组织显著减少，伴有细胞碎片

移植后 T 细胞淋巴瘤（post-transplant T-cell leukemia）的特征为骨髓局灶或广泛间质受累（图 39.92）。应用免疫组织化学技术对于识别病变的存在、范围和性质至关重要，因为病变在制备不理想的标本中易被忽略。细胞学检查、免疫表型分析、细胞遗传学和分子分析对于这些淋巴瘤的分类可能很重要。

侵袭性 NK 细胞白血病（aggressive NK-cell leukemia）是一种少见类型的白血病 / 淋巴瘤；最常发生于亚洲青少年和年轻人 [516-517]。其病变可能代表结外 NK/T 细胞淋巴瘤鼻型对应的白血病 [518]。患者的血液、骨髓、肝和脾常受累。这种白血病 / 淋巴瘤细胞大，伴有丰富淡染至轻微嗜碱性的胞质，且胞质可含有纤细或粗大的嗜苯胺兰颗粒（图 39.93A）。活检切片中骨髓浸润可呈弥漫性、局灶性或轻微间质性受累。这种白血病细胞形态单一；胞核形状规则，染色质粗糙，核仁小（图 39.93B）。这些细胞通常显示为真性 NK 细胞，缺少表面 CD3 表达，但表达胞质 CD3 和 CD56，且 EBV 呈阳性。正如其术语所示，侵袭性 NK 细胞白血病一般呈侵袭性临床经过。

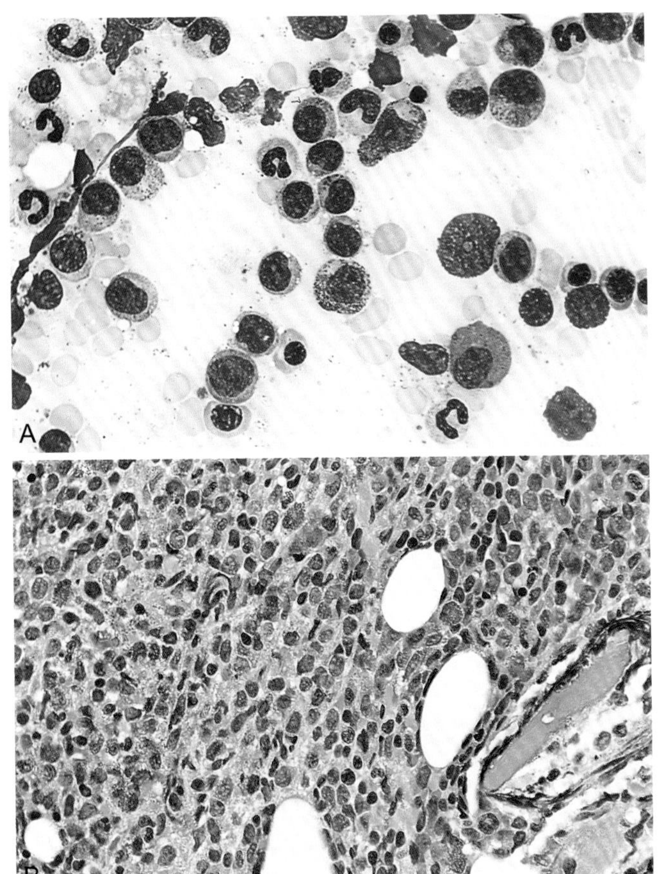

图 39.93 **侵袭性 NK 细胞白血病**。**A**，1 例侵袭性 NK 细胞白血病患者的骨髓涂片。可见淋巴瘤细胞的胞质相对丰富，含有大量粗大的嗜天青颗粒；淋巴瘤细胞与中性髓细胞的区别在于其缺乏特异性颗粒。**B**，**A** 图患者的骨髓活检显示骨髓被广泛取代。可见淋巴瘤细胞形态相对一致，胞核呈圆形，胞质丰富（Slides contributed by Dr. John K.C. Chan, Hong Kong.）

良性淋巴细胞聚集

良性淋巴细胞聚集（benign lymphocytic aggregates）在骨髓环钻活检和微粒切片中相当常见。其发生率在活检标本中为 3%～47%[519-521]，在尸检标本据报道为 26%～62%。其发生率似乎随着年龄的增长而增加，女性高于男性。良性淋巴细胞聚集可发生于多种疾病，不同标本中淋巴细胞集聚灶的数量和大小变化也很大。虽然有病变可达 1 000 μm 的报道，但大多数病例的病变都相对较小且边界清楚[522]。少数情况下，有免疫系统相关性疾病的患者的骨髓可出现大的淋巴细胞聚集灶，如 AIDS 和类风湿性关节炎患者。在接受免疫治疗的患者的骨髓，可观察到大而多量的淋巴组织聚集灶，有时伴有生发中心形成。这些病变偶尔可分布于骨小梁旁（图 39.94），但出现骨小梁旁聚集灶时应仔细观察，应高度怀疑恶性肿瘤，尤其是滤泡性淋巴瘤。在大多数患者，骨髓淋巴细胞聚集的生物学意义尚不清楚[523]。

在成人骨髓活检中仅靠形态学区分良性淋巴细胞聚集和小淋巴细胞型恶性淋巴瘤很困难，通常需要进行免疫表型分析。免疫表型分析，大多数反应性淋巴组织聚集灶可显示其以 T 细胞为主；而小淋巴细胞性淋巴瘤以克隆性 B 细胞为主，伴有 CD5 异常表达。虽然已对这种鉴别提出了一般性指导原则，但重要的是要认识到，与这些指导原则不符的情况也不少见[524-525]。

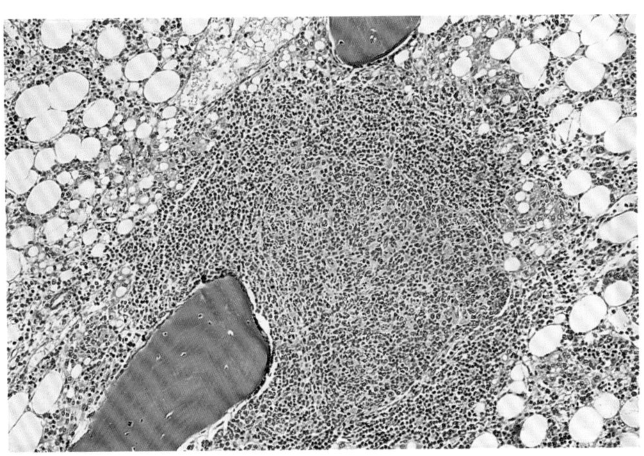

图 39.94 1 例因转移性黑色素瘤接受白介素 -2 治疗的患者的骨髓，可见骨小梁旁生发中心形成。病变边缘可见几个空泡状巨噬细胞

良性淋巴细胞聚集通常数量很少，界限清楚，结构疏松，并且除了含有淋巴细胞之外，还含有组织细胞和浆细胞，也常含有肥大细胞。其淋巴细胞通常很小，伴有一般呈圆形的胞核，染色质致密，核仁不显著或无明显核仁。偶尔，胞核可呈不规则形。血管结构常见。在骨髓的淋巴细胞性病变，生发中心一般不常见，但存在时通常提示为（但不总是）良性病变。如前所述，生发中心可见于套细胞淋巴瘤和脾边缘区 B 细胞淋巴瘤的骨髓病变。淋巴细胞浸润骨小梁旁优势聚集通常伴有网状纤维纤维化，这是淋巴瘤诊断的证据。而淋巴细胞聚集灶的随机分布伴有与骨小梁的偶尔并行并不具有诊断特异性，因为这种形式既可见于良性病变，也可见于恶性病变。偶尔有滤泡性淋巴瘤病例，其在淋巴结发生的滤泡结构可在骨髓病变中重现。

一个特别的诊断困难问题是，淋巴细胞病变中所谓的多形性反应性淋巴组织增生（见图 39.28）。这些淋巴细胞聚集常呈局灶性，界限不清，并随机分布。这些淋巴细胞一般分化好；部分或有时较多淋巴细胞的胞核不规则。其浸润可能以 T 淋巴细胞为主，或伴有浆细胞、免疫母细胞、嗜酸性粒细胞、内皮细胞、吞噬细胞性组织细胞和上皮样组织细胞。这种病变可发生于任何年龄组的骨髓，常伴有免疫疾病，如免疫性血细胞减少症、胶原血管病，甚至 AIDS。淋巴细胞聚集灶可能很大，有时与外周 T 细胞淋巴瘤（PTCL）甚难鉴别。在 AIDS 患者的骨髓标本中，这种类型的病变常为反应性的。此外，当临床或其他组织学所见模棱两可时，可能需要进行克隆性免疫表型或基因型分析。

骨髓良性淋巴细胞聚集可见于先前诊断为淋巴瘤伴骨髓累及的患者，认识到这点很重要。化疗后骨髓标本淋巴细胞聚集的评估很关键，其重要性与原先为分期而进行的骨髓活检相同。淋巴瘤患者骨髓受累而无其他疾病表现者非常少见，其诊断应相当谨慎，只有当免疫表型或基因型证据支持为克隆性病变时才能做出。

在使用利妥昔单抗（rituximab）治疗的淋巴瘤患者，如果骨髓活检显示有淋巴细胞聚集，应仔细进行免疫组织化学评估，以确定这些淋巴细胞标志物表达是否与治疗前标本标志物表达相同抗原。有些结构疏松的病变，包括随机分布和小梁旁分布的病变，可能由反应性 T 细胞组成，而非 B 细胞淋巴瘤。这种现象可能与抗体的治疗效应相关（图 39.95）。由于利妥昔单抗直接抗 CD20，需要采用其他 B 细胞标志物以排除混在其中的肿瘤性 B 细胞，如 CD79a 和 PAX5[451,526]。

可用于石蜡包埋和脱钙标本的抗淋巴细胞抗体常有助于鉴别良性和恶性淋巴细胞集聚。如前所示，这对于化疗或应用单克隆抗体治疗的患者可能尤其关键[23,28]。然而，抗 B 淋巴细胞和 T 淋巴细胞抗体并不能提供有关克隆性的信息。κ 和 λ 轻链抗体虽然可提供克隆性证据，但大多数情况下对确认石蜡包埋活检标本中的淋巴瘤表面免疫球蛋白并不敏感。尽管如此，骨髓的大多数反应性淋巴细胞是 T 细胞，发现骨髓中 B 细胞群增多而缺乏生发中心通常支持 B 细胞淋巴瘤。但在自身免疫性疾病情况下有一个例外，即反应性淋巴组织聚集是以 B 细胞为主的。已发现骨髓病变中存在混合性反应形式（即淋巴细胞群表达 T 和 B 两种表面抗原），这更符合反应性病变；一个例外是滤泡性淋巴瘤，其累及骨髓时特征性表达 T 细胞和 B 细胞标志物。已有建议采用包括 CD10、CD5、CD3 和 CD20 抗体的抗体组合进行检查，以将骨髓良性或非典型性淋巴细胞聚集与淋巴瘤鉴别开来。大多数良性聚集不表达 CD10 和 CD23。如前所示，在抗 CD20 治疗情况下，增加其他 B 细胞标志物可能也有用，如 CD79a 和 PAX5。所有这些一般化的检查都有例外，因此，在解释免疫组织化学反应时应慎重。在评估淋巴瘤骨髓活检时，采用同一组抗体组合仔细分析淋巴结和骨髓标本很有必要。对于骨髓所见不能确定而治疗决定又依赖于有无骨髓受累的病例，应进行基因型分析。但即使进行了基因型分析，良性和恶性病变的鉴别困难仍然存在，尤其是在有自身免疫性疾病时[527]。因此，对一些患者进行随诊是最谨慎的办法。在形态学和免疫表型检查都没有明确结果的病例，有些作者建议采用“淋巴瘤不确定”这个术语进行骨髓分期[524,528]。

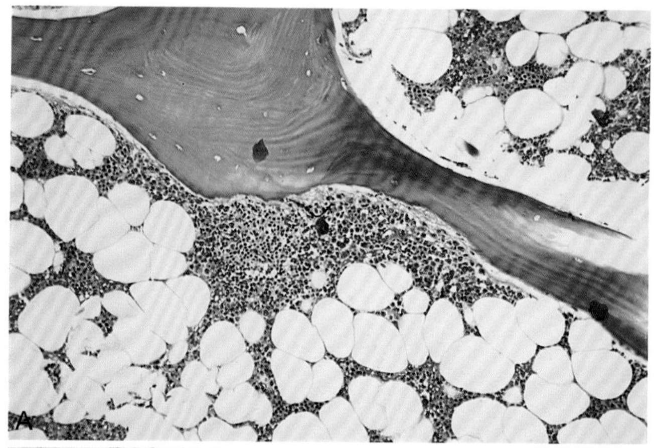

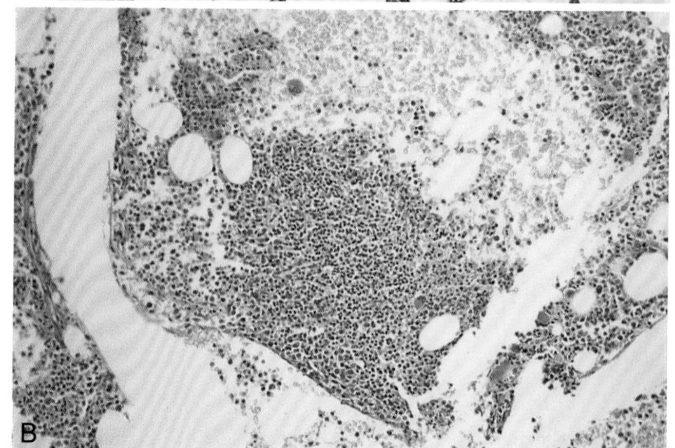

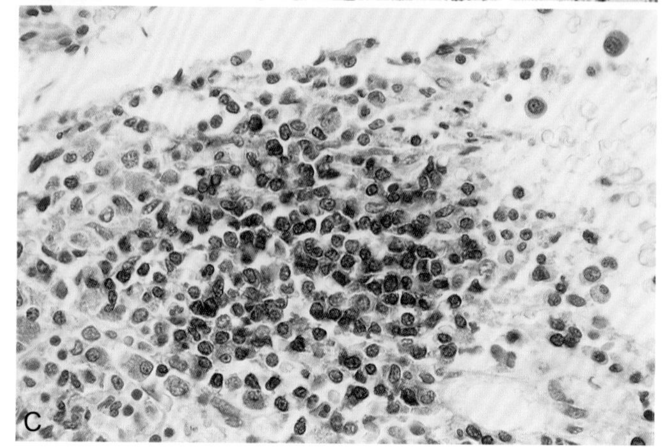

图 39.95 **利妥昔单抗治疗后**。**A**，利妥昔单抗治疗后骨髓活检中的骨小梁旁和非骨小梁旁淋巴细胞聚集。**B**，应用抗 CD20 抗体评估的 A 图的同一标本，可见淋巴细胞呈阴性反应。应用抗 CD79α 抗体结果相似。**C**，**A** 和 **B** 图的同一标本与抗 CD3 抗体的反应。可见大多数淋巴细胞呈强阳性反应。类似的结果可见于其他淋巴细胞聚集（**B** 和 **C**，免疫过氧化物酶染色）

霍奇金淋巴瘤

霍奇金淋巴瘤（Hodgkin lymphoma）骨髓受累的发生率因其组织病理学类型不同而不同；骨髓受累的发生率，在混合细胞型经典型霍奇金病约为 10%，而在淋巴细胞为主型和富于淋巴细胞型经典型霍奇金病约为 1%[529-531]，在结节硬化型约为 3%[531-533]。据报道，在Ⅳ期疾病患者，骨髓受累的总体发生率为32%，并且随组织学亚型不同而变化：淋巴细胞为主型为3%，结节硬化型为37%，混合细胞型为49%，未分类型为10%[533]。Ⅳ期疾病患者的预后似乎并不受骨髓受累的影响。

淋巴细胞消减型霍奇金淋巴瘤是一种少见类型的霍奇金淋巴瘤，其骨髓受累发生率高，约为50%[534-535]。由于有些淋巴细胞削减型霍奇金淋巴瘤患者的临床表现很少或缺乏外周淋巴结肿大，其最初的诊断标本可能即为骨髓活检。然而，在绝大多数患者，经典型霍奇金淋巴瘤出现骨髓受累时，往往其他部位已存在肿瘤，尤其是膈上部位。

能否发现骨髓受累似乎部分与检查组织的量有关。在绝大多数病例，骨髓受累是疾病广泛播散的结果，与伴有B症状、肿块性病变、横膈上下淋巴结均受累明显相关，而与纵隔大包块负相关[533]。患有霍奇金淋巴瘤的AIDS患者的骨髓受累率为40%~50%；在这种情况下，骨髓可能是最初的诊断标本，并且是唯一的受累部位[143]。

霍奇金淋巴瘤的组织病理学分类不应基于受累骨髓而定，因为该病在淋巴结和骨髓组织中的表现不同。纤维化是骨髓霍奇金病变中的常见表现，并且并不限于结节硬化型和淋巴细胞消减型。

霍奇金淋巴瘤骨髓受累的明确的组织病理学诊断标准包括：在霍奇金淋巴瘤细胞学特征背景中出现典型的Reed-Sternberg细胞；或如果在其他标本中见到典型的Reed-Sternberg细胞，而其骨髓标本在霍奇金淋巴瘤细胞学特征背景中出现单核Reed-Sternberg变异型（图39.96）[536-538]。在过去经组织病理学证实的患者，如果在特征性霍奇金淋巴瘤背景中出现缺乏Reed-Sternberg细胞特征的非典型性细胞或出现单核细胞变异型，即高度怀疑骨髓受累；然而，现在如果非典型性细胞表达CD30和CD15，表达经典型霍奇金淋巴瘤的典型免疫表型特征，即可考虑骨髓受累。现在在已确诊的霍奇金淋巴瘤患者，如果骨髓出现灶状纤维化但缺乏Reed-Sternberg细胞或单核细胞变异型，虽然纤维化本身并非明确诊断骨髓受累的证据，但仍应高度怀疑。在后一种情况下，应进行多水平的活检检查，当对非典型性细胞进行免疫表型分析无结论时，应重复进行活检。

骨髓霍奇金病变可呈弥漫性或局灶性，受累范围可从单个、小病变到多个活检标本完全被取代。骨髓弥漫性受累见于70%~80%的阳性骨髓活检标本；在这种病例，霍奇金病变已替代了骨小梁间全部区域[539]。骨髓局灶性病变大小不等，可被正常造血组织围绕或散在于细胞减少的背景中（图39.97）。后一种形式更常见于化疗后。骨髓局灶性病变常呈多形细胞性，以小淋巴细胞为主，混有中性粒细胞、嗜酸性粒细胞、浆细胞、组织细胞、Reed-Sternherg细胞和单核细胞变异型。骨髓弥漫性病变可表现为几种形式。在大多数病例，霍奇金病变富于细胞，含有如发生于淋巴结的混合细胞型霍奇金淋巴瘤细胞丰富时的特征性细胞群（见图39.96）。在有些患者，骨髓显示广泛增生低下，其特征是结缔组织疏松，细胞稀少，伴有散在分布的、不同大小的细胞增生区——包含淋巴细胞、组织细胞、Reed-Sternberg细胞和单核细胞变异型。坏死区可见，且在治疗后标本中比在初诊标本中更常见（图39.98）。可有不同程度纤维化。在一些病例，其活检标本显示完全被致密的纤维结缔组织取代，仅含有少量尚可辨认的淋巴细胞或组织细胞（图39.99）。还有一些病例，可见其有散在细胞岛间杂于胶原纤维中：其中有些细胞显示提示是霍奇金细胞的特征；另一些细胞则由于过于扭曲而难以准确识别。有时，霍奇金病变非常富于细胞，Reed-Sternberg细胞或单核细胞变异型呈明显优势增生。这些形态可以以不同组合方式呈现于同一活检标本中或同一患者的不同标本中。坏死和细胞增生低下在经过治疗的患者的骨髓标本中比在未经治疗的患者中更常见。在淋巴细胞消减型霍奇金淋巴瘤骨髓受累的病例，曾描述了一种典型的实性病变，其特征为炎细胞浸润，伴有明显的无定形嗜酸性背景物质沉着和Reed-Sternberg细胞[534]。

对于识别骨髓霍奇金淋巴瘤，存在Reed-Sternberg细胞或单核细胞变异型至关重要，如果在相关细胞背景中不能确定这些细胞，就不应做出明确的初始诊断。必须

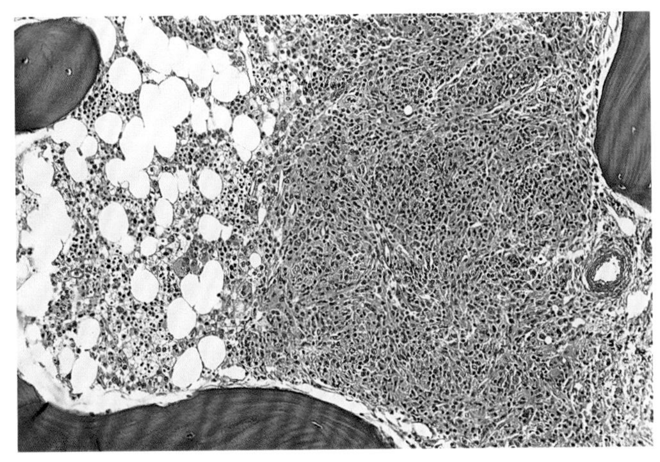

图39.96　1例混合细胞型霍奇金淋巴瘤患者的骨髓活检。可见该活检区域骨髓广泛受累

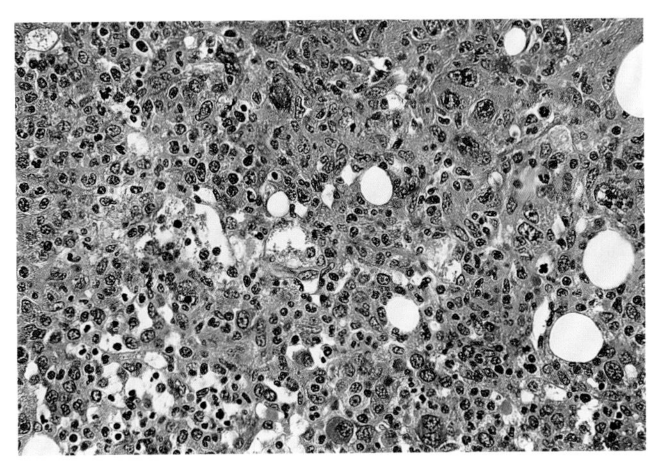

图39.97　**伴有散在霍奇金淋巴瘤病灶的骨髓**。可见病变区含有一些Reed-Sternberg细胞，与正常骨髓界限不清

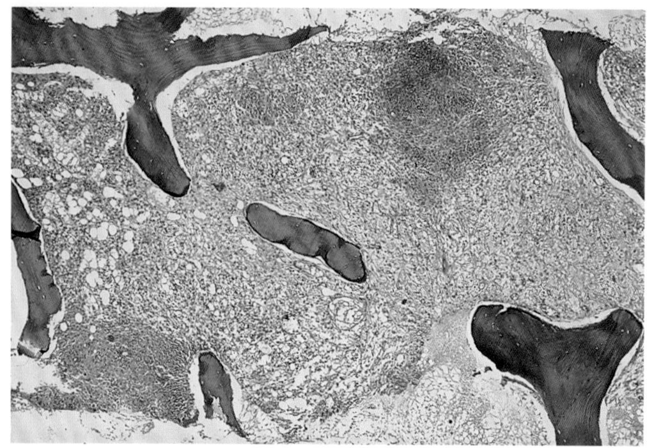

图 39.98 霍奇金淋巴瘤治疗后骨髓标本，在大片坏死碎片中可见两个霍奇金淋巴瘤病灶

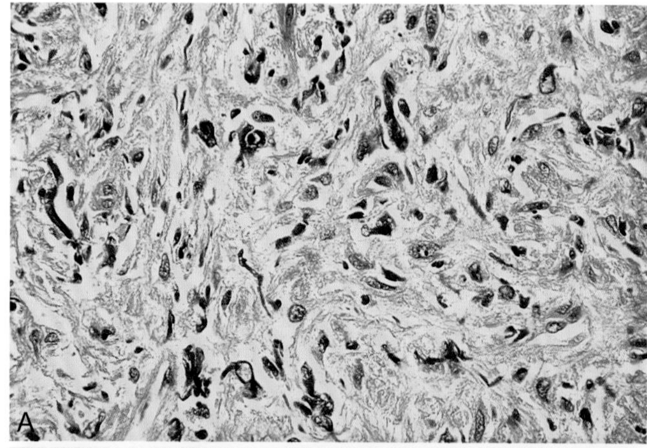

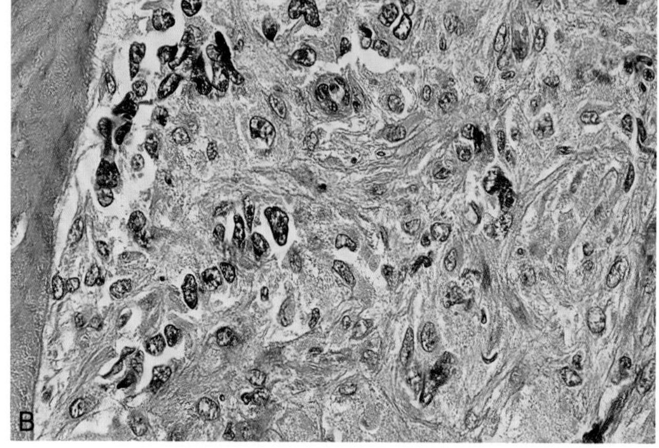

图 39.99 **A**，1 例霍奇金淋巴瘤患者的骨髓活检。可见骨髓腔完全被致密的纤维结缔组织所取代。可见大量血管结构和类似 Reed-Sternberg 细胞和单核变异型细胞的扭曲细胞小灶。**B**，与 **A** 图为同一标本，显示了几个细胞聚集灶，这些细胞类似于扭曲的 Reed-Sternberg 细胞和单核细胞变异型

进行骨髓活检连续切片检查，直至找到令人满意的 Reed-Sternberg 细胞或单核细胞变异型。重要的是，不要将巨核细胞误认为是 Reed-sternberg 细胞。只有严格坚持在相当细胞背景中辨认 Reed-Sternberg 细胞或其变异型这一原则并进行免疫组织化学分析才能避免这个问题。Reed-Sternberg 样细胞可见于滤泡性淋巴瘤、外周 T 细胞淋巴瘤（PTCL）和间变性大细胞淋巴瘤累及的骨髓标本（见图 39.79）。临床病史、膜表面标志物分析和霍奇金淋巴瘤特征性组织学改变应有助于鉴别这些病变[452]。在经典型霍奇金淋巴瘤，Reed-Sternberg 细胞和单核细胞变异型表达 CD30，并常表达 CD15。这些细胞的胞核弱表达 PAX5，CD20 表达不定或弱表达，CD45 和 CD3 呈阴性。大约 40% 的病例 EBV 原位杂交呈阳性。有时当需要与 T 细胞淋巴瘤鉴别时，如间变性大细胞淋巴瘤，须进行 T 细胞克隆性基因分析。

淋巴细胞为主型霍奇金淋巴瘤罕见骨髓受累，偶尔出现时，其特征类似于富于组织细胞和 T 细胞的大 B 细胞淋巴瘤而非经典型霍奇金淋巴瘤，伴有非典型性大细胞与 T 细胞和组织细胞混合，通常缺乏明显的嗜酸性粒细胞成分[530,540]。与经典型霍奇金淋巴瘤不同，淋巴细胞为主型霍奇金淋巴瘤的肿瘤细胞对 CD20 呈一致性强阳性，对 CD30 常呈阴性[529-531]。

霍奇金淋巴瘤骨髓受累标本的未受累区域可呈骨髓增生、正常或低下[541]。可见非特异性改变，包括间质破坏、炎症细胞浸润和造血障碍[542]。这些改变可单独存在或联合发生。

与脾、肝和淋巴结类似，良性肉芽肿性病变也可见于霍奇金淋巴瘤患者的骨髓切片[539]。骨髓是本组中最不可能含有肉芽肿的器官，而肉芽肿的存在可造成诊断困难。缺乏典型的 Reed-Sternberg 细胞或单核细胞变异型是鉴别这些病变与霍奇金淋巴瘤的一个重要特征。肉芽肿存在并不构成骨髓受累的证据。对于患者治疗后出现的肉芽肿，应始终评估感染性因素的可能性[539,543]。也可有良性淋巴细胞聚集。

偶尔，正在进行霍奇金淋巴瘤骨髓受累分期的患者可同时伴有微小病毒 B19 感染。其涂片或切片中可见巨大的红系前体细胞，易与 Reed-Stermberg 细胞混淆而考虑骨髓霍奇金淋巴瘤（见图 39.22B）。缺少特征性细胞背景和明显的红系再生不良是微小病毒 B19 感染的有力证据。对可疑病例应进行微小病毒 B19 血清学或分子检查。

组织细胞疾病

恶性组织细胞增生症

恶性组织细胞增生症（malignant histiocytosis）是一种少见疾病，其骨髓累及也很少见。因此，有关这些病变在骨髓的特征表现的描述均为基于有限观察。组织细胞和树突细胞肿瘤起源于吞噬和辅助细胞——其主要功能为处理和呈递抗原给淋巴细胞[544-546]。鉴于“恶性组织细胞增生症”的定义的不断演变，以及之前归类于该术语下的许多病变后来被认识到实际上是其他病变，先前描述的恶性组织细胞增生症的骨髓受累可能不再被承认[313,547-553]。由于本病发生率低，加之少有骨髓累及，有关其骨髓受累形式的一般描述都应重新审核。如果骨髓

病变的形态学特征提示其为组织细胞病变，应进行相应的免疫组织化学、细胞遗传学和分子分析。恶性组织细胞增生症的诊断基本上是排除性的。其他低分化造血系统肿瘤也可以具有恶性组织细胞增生症的相关形态学特征 [553]。应进行 B 和 T 细胞系标志物分析，以除外低分化淋巴瘤，但目前已有 B 细胞起源或克隆相关性真性组织细胞肿瘤的描述 [554]。此外，还要除外低分化癌和浆母细胞瘤。由于巨噬细胞来源于单核细胞系统，有时区分恶性组织细胞增生症和单核母细胞 / 单核细胞白血病也很困难。因此，应用这些基于临床和形态学认识上的术语可能会带有人为主观性。

在骨髓活检中，恶性组织细胞浸润可呈局灶或弥漫性（见图 39.102）。骨髓受累在仅含有散在的恶性细胞的切片中会很难辨认。在涂片中，恶性组织细胞是单个或以小群的形式散布于正常造血细胞之间，或由于细胞个体大而位于涂片边缘。恶性组织细胞的大小不等，可达 40 ~ 50 μm 或更大。其胞质通常丰富，伴有伪足形成和碎片证据；不同程度呈嗜碱性，偶尔含有大量边界清楚的小空泡。在一些大的细胞，其胞质内可见非常小的嗜天青颗粒。偶尔，恶性组织细胞可显示吞噬证据；但在明显恶性形态的细胞中，显著的噬血现象相对较少发现。恶性组织细胞的胞核呈圆形或扭曲状；细胞大时一般有更为扭曲的胞核。染色质呈粗网状。核仁可以非常明显或不明显。非特异性酯酶和酸性磷酸酶染色呈阳性。但低分化细胞对非特异性酯酶的反应并不足以确立恶性组织细胞增生症的诊断，因为这种酶反应也可见于其他低分化恶性细胞。这种恶性组织细胞应与抗溶菌酶、CD68（KP1 和 PGM1）抗体反应，而不与抗 T 和 B 淋巴细胞抗体反应（图 39.100B）。其对抗 S-100 蛋白抗体可有一定程度的反应。恶性组织细胞增生还可伴有良性组织细胞增生，后者的胞质丰富，噬血现象明显；这可能由于恶性细胞增生相关性细胞因子刺激所致。

细胞遗传学分析可能有助于识别恶性细胞的克隆性异常，例如，出现单核母细胞白血病的特征性、涉及 11 号染色体 q23.3 区带的异常。

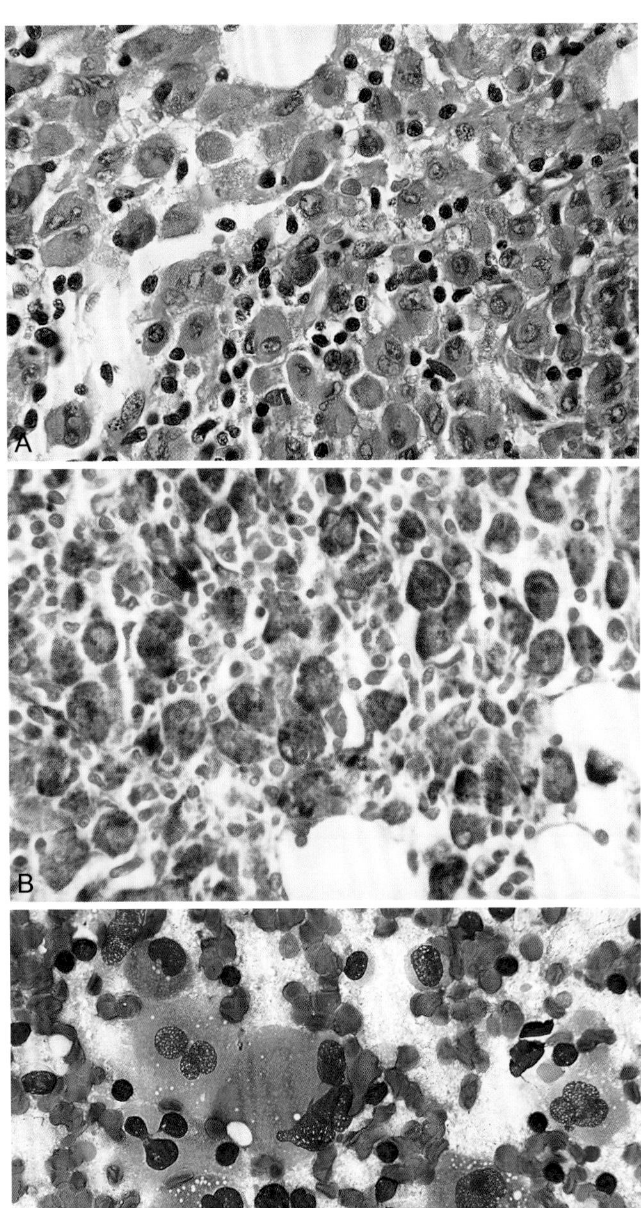

图 39.100 **A**，1 例伴有克隆性 t(9;11)(p21.3;q23.3) 细胞遗传学异常的组织细胞增生累及骨髓的成年女性患者的骨髓活检。可见组织细胞具有较温和的外观，胞质丰富。**B**，**A** 图标本与抗 CD68（KP1）抗体的反应。**C**，**A** 和 **B** 图标本的涂片，显示组织细胞大多具有分叶状核和丰富的胞质（**B**，免疫过氧化物酶染色）

噬血细胞综合征

噬血细胞综合征（hemophagocytic syndrome）是一组形态学特征一致、吞噬性组织细胞增生的疾病，可见于所有造血器官。这些病变常有全身性表现，可伴有暴发性临床过程，死亡率高。

噬血细胞综合征分为遗传性和获得性两类 [555-558]。遗传性噬血细胞综合征包括原发性（家族性）噬血细胞性淋巴组织细胞增生症（primary hemophagocytic lymphohistiocytosis, PHLH），是一种常染色体隐性遗传病，噬血现象是其仅有表现；此外，还有免疫缺陷综合征 Chédiak-Higashi 综合征、Griscelli 综合征和 X 连锁淋巴组织增生综合征，后者具有其他临床特征。PHLH 涉及几个与淋巴细胞细胞毒缺陷相关的基因异常：13% ~ 50% 的患者具有穿孔素 1（perforin1, *PFR1*）基因突变，导致穿孔素生成障碍 [559-560]。位于染色体 17q25 的 *UNC13D* 基因突变可导致颗粒胞吐作用障碍，见于 17% ~ 30% 的病例 [555,557,560-561]。最近的研究还发现了许多其他 PHLH 相关性基因异常 [546]。

获得性噬血细胞综合征可发生于任何年龄阶段。致病因素包括病毒和其他感染性微生物在内的几种病原体以及恶性淋巴瘤。最常见病毒包括：EBV、巨细胞病毒、腺病毒和微小病毒B19[555,562-575]。该综合征还与原虫感染有关，包括微小巴贝虫和利什曼原虫。

巨噬细胞活化综合征（macrophage activation syndrome, MAC）是继发性噬血细胞综合征的一个亚型，是儿童系统性炎性疾病（尤其是幼年性类风湿性关节炎）的并发症[576-577]。与这些综合征的其他类型相似，MAC可能与T淋巴细胞和巨噬细胞的过度活化和增殖有关。

噬血细胞综合征是一种附带现象，其潜在机制可能包括NK细胞、细胞毒性T细胞和单核-巨噬细胞系统在内的免疫系统活化以及它们之后的相互作用。部分这个系统的细胞毒活性功能缺陷可导致细胞毒水平持续升高，引起一系列综合征表现[556-557,564,566,568,570-583]。

噬血细胞综合征常突然发病。通常存在多系统疾病，尤其是在伴有病毒感染的患者[556,569,575]。大多数患者有凝血异常，伴有弥散性血管内凝血。实验室研究显示，患者的甘油三酯、铁蛋白、转氨酶和乳酸脱氢酶升高。纤维蛋白原水平降低。通常有细胞减少，多为全血细胞减少。

骨髓涂片中有大量组织细胞，许多细胞显示吞噬红细胞及其前体细胞、血小板和粒细胞的证据。常伴有红系前体、粒系前体细胞的抑制或两者兼之；巨核细胞的数量可正常或增多。在活检切片中，增多的组织细胞散布于整个骨髓间质和血窦中，偶尔成簇分布（图39.101）。吞噬细胞的活性在切片中可能不如在涂片中明显（图39.102）。除了组织细胞增生之外，还可见肉芽肿以及细胞坏死区。在几天时间内，骨髓所见可以变化很大，伴有粒细胞、红系前体和巨核细胞的数量的波动。淋巴结窦内可见组织细胞显著增多；噬血现象可能远不如在骨髓中明显，或可能有明显的红细胞吞噬作用。脾可明显增大，伴有红髓内显著的组织细胞浸润。淋巴结和脾中可见非化脓性坏死区[579]。

在噬血细胞综合征中，巨噬细胞的活化机制尚不完全清楚，但可能与趋化因子和细胞因子释放有关，包括巨噬细胞炎症蛋白-1α和γ干扰素[570]。在一些患者，该现象发生之前可能就有活化性或肿瘤性EBV感染的T细胞增生——产生肿瘤坏死因子α（TNF-α）。

在形态学上，EBV或T细胞相关性噬血细胞综合征与原发性噬血细胞性淋巴组织细胞增生症难以区别。后者可能与穿孔素基因突变以及细胞毒性T细胞和T/NK细胞穿孔素减少有关[559-560]。与原发性噬血细胞综合征患者不同，继发性噬血细胞综合征患者的细胞毒性细胞的穿孔素水平正常。

据报道，在一组致死性传染性单核细胞增多症患者中，80%有病毒相关性噬血细胞综合征（virus-associated hemophagocytic syndrome, VAHS）的临床病理学特征[571]。VAHS期先于病毒样疾病特征出现。患者的骨髓可见连续性改变。最初是伴有坏死区的非典型淋巴细胞浸润，随后是正常造血细胞减少和伴有明显噬血现象的组织细胞活化，末期是明显的骨髓再生障碍。淋巴结、脾和胸腺中出现类似于相似系列的组织病理学改变。

据报道，噬血细胞性组织细胞增生症是T细胞淋巴瘤和T/NK细胞淋巴瘤患者的终末表现。少数病例与B细胞淋巴瘤有关[564,566,581]。病理所见类似于VAHS。恶性细胞产生的巨噬细胞活化因子可能是组织细胞增生的致病机制。噬血细胞综合征还可能与其他淋巴瘤有关，包括ALK阳性的间变性大细胞淋巴瘤[562]。

因临床表现相似，噬血细胞综合征和“恶性组织细胞增生症”的区分可能有困难[568-569,584-585]。噬血细胞综合征的细胞形态独特：核质比低，胞质丰富、淡染，含有大小不等的大空泡和被吞噬的细胞或细胞产物。核仁存

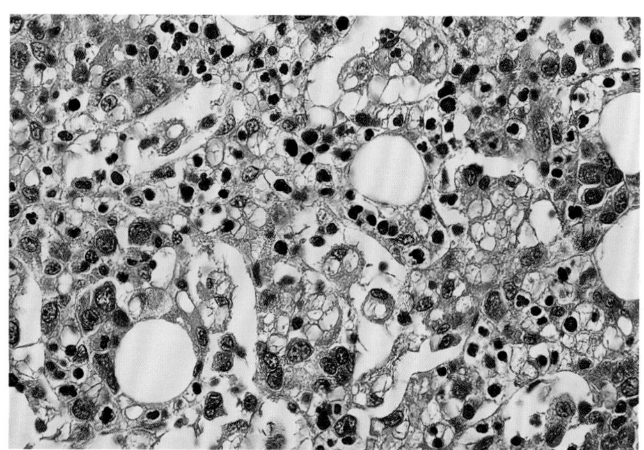

图39.101 1例伴有细菌感染的噬血细胞综合征成年男性患者的骨髓活检。可见大量组织细胞分布于窦内和间质中，部分有噬血现象

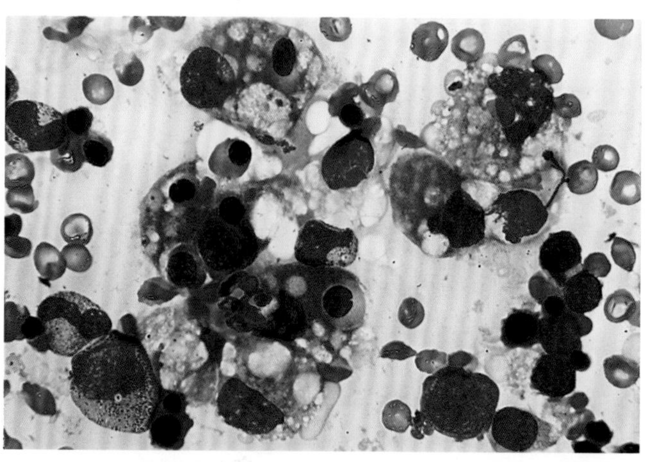

图39.102 1例伴有病毒相关性噬血细胞综合征的红斑狼疮患者的骨髓涂片。可见大量吞噬红细胞和幼红细胞的巨噬细胞（Wright-Giemsa染色）

在时不明显，核分裂象罕见。虽然噬血性组织细胞增生可与“恶性组织细胞增生症”或恶性淋巴瘤共同发生，但无明显恶性细胞向良性组织细胞移行的证据。

由于免疫功能受损可能妨碍明显的抗体反应，对伴有噬血细胞综合征表现的患者进行病毒感染的血清学检查可能并不可靠。对这些病例可采用原位杂交检测证明 EBV 或微小病毒 B19 感染[565,568-569]。重要的是，除了病毒感染检查外，应仔细评估伴有噬血性病变患者的免疫抑制情况和非霍奇金淋巴瘤的情况。噬血细胞综合征患者可合并有 EBV 感染和恶性淋巴组织增生性病变。

原发性和继发性噬血细胞综合征的治疗是控制过度的炎症反应，可包括依托泊苷治疗[586]。然而，造血干细胞移植被认为是治疗 PHLH 的唯一手段[587]。

朗格汉斯细胞组织细胞增生症

朗格汉斯细胞组织细胞增生症（Langerhans cell histiocytosis）[又称为**组织细胞增生症 X（histiocytosis X）**]的骨髓受累少见，常与多系统多灶性疾病（Letterer-Siwe 病）有关[588]。骨髓活检中，病变可呈小灶性而难以观察，也可融合成片并广泛占据活检组织（图 39.103）[589]。小病变可有肉芽肿性外观。与在其他器官的病变相似，朗格汉斯细胞的核质比低；胞核可见核沟、折叠或分叶状，染色质松散，核仁不明显；胞质内可见含铁血黄素和脂褐素样颗粒。核分裂活性高低不等。病变可表现为细胞相对单一或多样性，混杂有吞噬性组织细胞、多核巨细胞、淋巴细胞、浆细胞、嗜酸性粒细胞和中性粒细胞。网状纤维染色显示网状纤维增多。S-100 蛋白、langerin 和 CD1α 免疫组织化学反应可突显浸润的朗格汉斯细胞。但是，如果采用了一些固定液和脱钙剂，则骨髓活检中 CD1α 抗体反应可能不理想。朗格汉斯细胞不同程度表达 CD68（KP1）、HLA-DR、CD45、溶菌酶和非特异性酯酶[588]。在骨髓涂片和印片中，朗格汉斯细胞胞质丰富，常有颗粒状蓝绿色碎片（见图 39.103C）。超微结构检查可显示朗格汉斯细胞的特征性 Birbeck 颗粒。

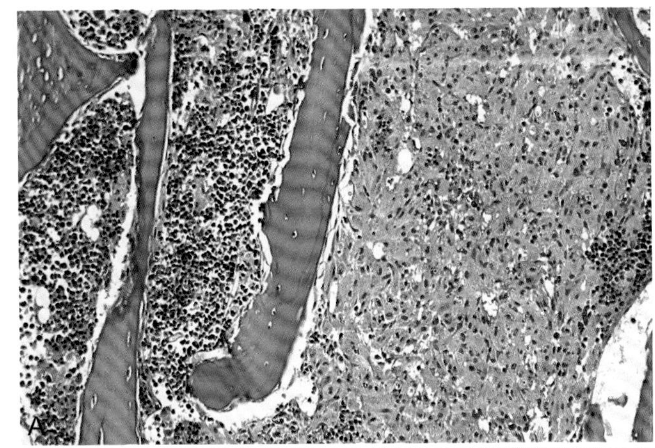

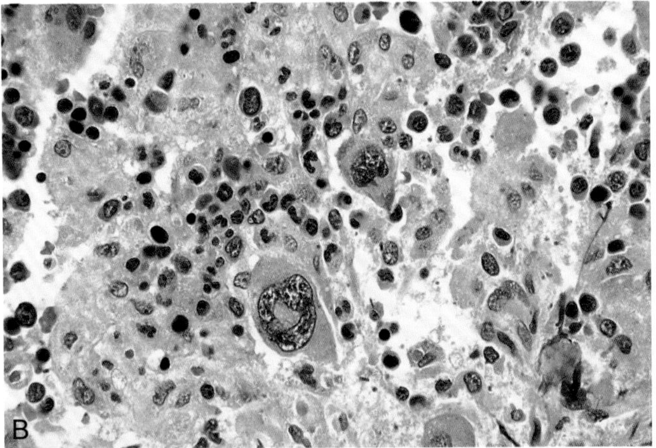

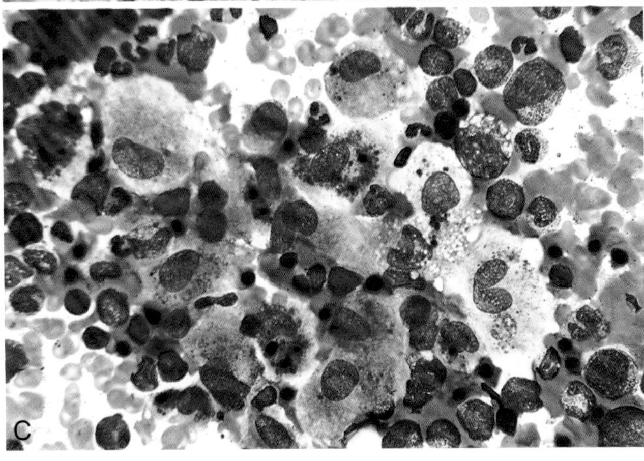

图 39.103 **A**，1 例朗格汉斯细胞组织细胞增生症患儿的骨髓活检，显示骨髓被广泛取代。**B**，**A** 图病变的高倍镜观，可见巨细胞和一些组织细胞，并可见一些残留的骨髓细胞。**C**，**A** 和 **B** 所示病例的骨髓涂片。可见朗格汉斯细胞非常大，胞质丰富；几个组织细胞含有非特异性碎片和偶然可见的红细胞

浆细胞病

浆细胞病（plasma cell dyscrasias）是免疫分泌细胞的增生，常与血清免疫球蛋白异常有关。这组疾病包括浆细胞增生和淋巴浆细胞性淋巴瘤，后者在 WHO 分类中被归入成熟 B 细胞淋巴瘤。

这组疾病的代表性疾病是**浆细胞骨髓瘤（plasma cell myeloma, PCM）**，该临床综合征表现为多发性骨髓瘤。意义未明的单克隆丙种球蛋白病（monoclonal gammopathy of undetermined significance, MGUS）被认为是其前体病变。

浆细胞病可分为有症状型 PCM 和无症状型 PCM，其诊断标准如框 39.11 所示[590]。

浆细胞骨髓瘤

浆细胞骨髓瘤（plasma cell myeloma, PCM）是浆细胞的肿瘤性增生，伴有血清、尿液或两者中检测到单克隆免疫球蛋白[590-592]。PCM 临床变异型包括无症状型或冒烟型骨髓瘤、非分泌型骨髓瘤和浆细胞白血病。其发病高峰年龄为 70 岁，男性发病略多于女性发病。约 70% 的病例出现颅骨、肋骨、胸骨、脊椎和骨盆的溶骨性病变。在少数病例，X 线片显示骨硬化性病变。

框39.11　2016版WHO浆细胞骨髓瘤诊断标准

有症状型浆细胞骨髓瘤

骨髓中克隆性浆细胞比例＞10%，或有活检证实的浆细胞瘤，并符合以下任何一个或多个条件：

- 浆细胞增生导致终末器官损害
- 高钙血症［血清钙＞0.25 mmol/L（＞1 mg/dl）高于正常值上限，或血清钙＞2.75 mmol/L（＞11 mg/dl）］
- 肾功能不全［肌酐清除率＜40 ml/min或血清肌酐＞177 μmol/L（＞2 mg/dl）］
- 贫血（血红蛋白低于正常值下限超过20 g/L，或血红蛋白＜100 g/L）
- 骨病变（骨影像学、CT或PET-CT检查发现一个或多个溶骨性病变）

并符合以下一个或多个条件：

- 骨髓克隆性浆细胞比例＞60%
- 受累：未受累血清游离轻链比值＞100
- MRI检查发现一处以上局灶性病变

无症状型（冒烟型）骨髓瘤（同时符合下列两条标准）

- 血清M蛋白（IgG或IgA）＞30 g/L，或尿M蛋白＞500 mg/24 hr，和（或）骨髓克隆性浆细胞比例为10%~60%，并且
- 无明确的骨髓瘤事件或淀粉样变

Data from Arber DA, Orazi A, Hasserjian R, et al. The 2016 revision to the World Health Organization classification of myeloid neoplasms and acute leukemia. *Blood*. 2016; 127(20): 2391–2405.

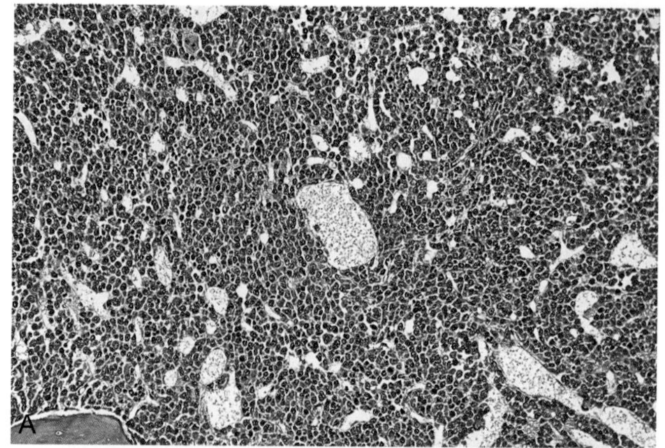

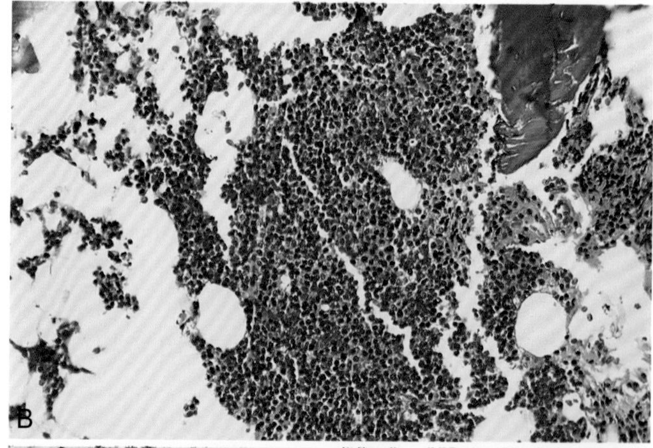

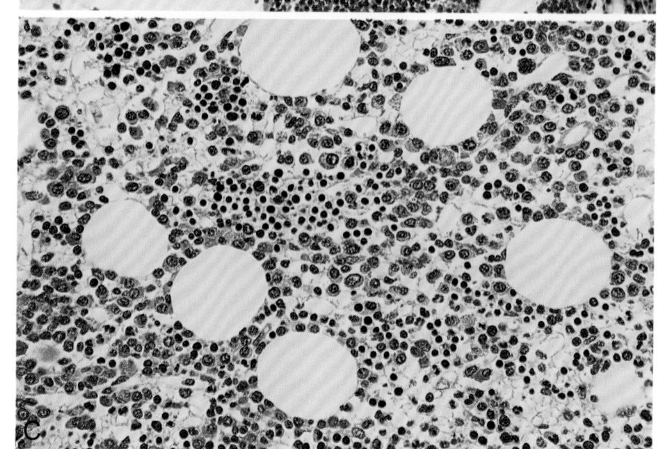

图 39.104　A，1 例浆细胞骨髓瘤患者的骨髓活检，可见骨髓被骨髓瘤细胞广泛弥漫性取代。**B**，骨髓活检可见一个大的骨髓瘤细胞灶。**C**，骨髓活检显示骨髓结构基本正常和骨髓瘤细胞的间质性浸润

骨髓瘤的受累骨髓可呈片块状分布，浆细胞的百分比在不同部位的针吸和活检标本中可能是不同的。在骨髓环钻切片中，浆细胞呈局灶性、间质性、弥漫性或几种形式混合分布（图 39.104）[593-596]。浆细胞的形态在不同病例中具有可变性，从非常不成熟的母细胞样浆细胞、多形性细胞到成熟表现的浆细胞（图 39.105）[597-599]。在一些较不成熟的类型中，核仁可能非常明显，并可见到类似于 Reed-Sternberg 细胞的双核细胞。可见不同类型的胞核和胞质内包涵体，常与免疫球蛋白生成有关（图 39.106）。10% ~ 20% 的病例显示有骨髓纤维化（图 39.107）[600-601]。

已有几种骨髓瘤的分期方法，其中包括骨髓瘤细胞浸润和实验室检查结果的关系，涉及血红蛋白、单克隆免疫球蛋白和钙水平以及存在溶骨病变 [602-606]。研究发现，血清 β_2- 微球蛋白水平和浆细胞标记指数是有意义的预后因素 [599,607-609]。β_2- 微球蛋白水平 ＞ 3.5 ng/μl 和浆细胞标记指数＞0.4% 的患者的生存时间短于 β_2 微球蛋白水平 ＜ 1 ng/μl 和浆细胞标记指数为 0 的患者 [608-611]。

据报道，通过细胞分裂间期 FISH 检测，发现高达 90% 的 PCM 患者存在基因异常。最常见的异常是 13q14 缺失、超二倍体、t(11;14)、t(4;14)、*MYC* 易位和 17p13 缺失。13q14 缺失常与 t(4;14) 或 17p13 缺失相关 [612-616]。最常见的易位涉及 14q32，见于 55% ~ 70% 的病例。涉及 14q32 的五种主要易位包括 t(4;11)、t(4;14)、t(14;16)、t(14;14) 和 t(14;20)；大约 40% 的病例出现联合易位 [590,612,617]。t(4;14)、t(14;16) 和 t(14;20) 与传统诱导治疗反应差和总体中位生存时间短相关 [617]。17p13 缺失也与预后差相关。13 号染色体单体或 13q14 缺失伴 t(4;14) 或 17p13 缺失病例的预后似乎取决于是否存在非 13 号染色体异常。一项大型多中心研究发现，生存预测最重要的基因异常是 t(4;14) 和 17p13 缺失以及 β_2- 微球蛋白水平。其中一个基因异常和 β_2- 微球蛋白水平升高联合存在为不利预后因素 [618]。

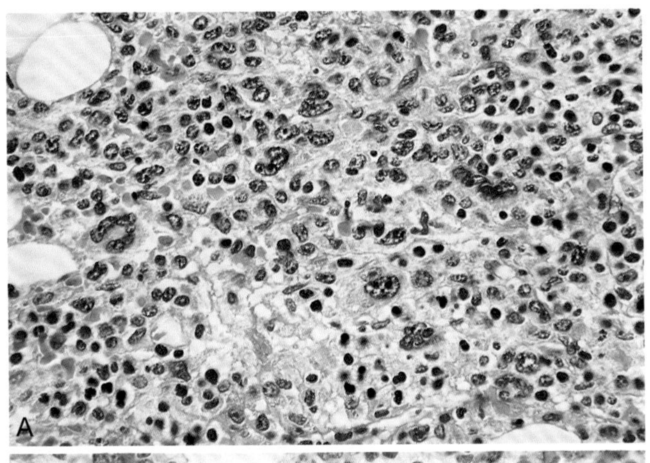

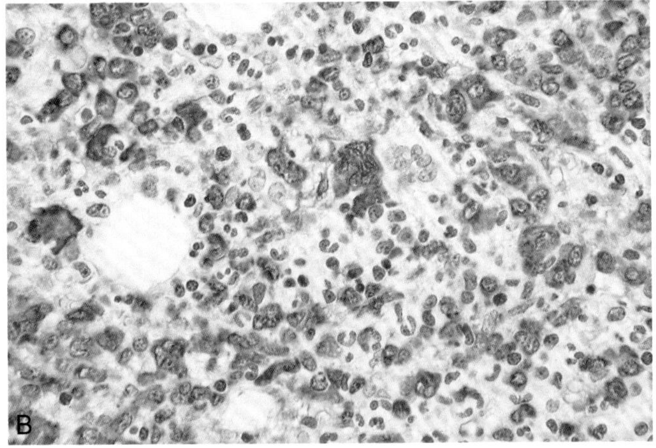

图 39.105　**A**，1 例间变性骨髓瘤患者的骨髓；可见许多有分叶状胞核的大的浆细胞。**B**，**A** 图标本与抗 λ 轻链抗体反应。可见浆细胞胞质呈强阳性。可见多量无反应性的残留髓细胞（**B**，免疫过氧化物酶染色）

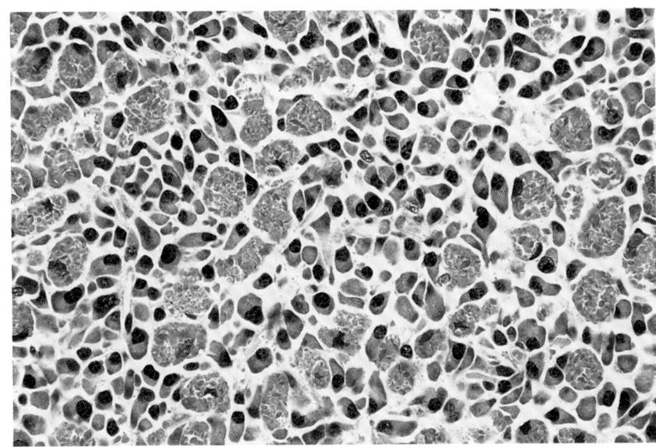

图 39.106　1 例伴有低丙种球蛋白血症和 κ 轻链本 - 周（Bence Jones）蛋白尿的 63 岁多发性骨髓瘤患者的骨髓活检。可见骨髓瘤细胞胞质内充满大量常常融合的嗜酸性包涵体

与伴有 t(11;14)(q13;q32) 的套细胞淋巴瘤相似，有该易位的患者的骨髓瘤细胞胞核表达细胞周期蛋白 D1[619-620]。

在骨髓活检中，基于骨髓瘤细胞的细胞学特征和浆细胞浸润程度的骨髓瘤组织病理学分期具有预后意义[590]。更成熟型 PCM、浆细胞型和骨髓受累范围不足 20% 是有利的预后因素。骨髓瘤细胞越不成熟或分化差——即为浆母细胞型，以及骨髓受累范围越广泛（受累范围 > 50%），预后越差。骨髓瘤可发生间变性进展，一些这类病例有免疫母细胞淋巴瘤的组织病理学特征[621]。对比研究发现，间变性骨髓瘤和 B 免疫母细胞淋巴瘤存在临床和免疫学差异[622-623]。间变性骨髓瘤的浆细胞通常为 IgG 或 IgA 重链类；相反，B 免疫母细胞淋巴瘤通常为 IgM。免疫母细胞淋巴瘤中细胞常表达全 B 细胞抗原；而大约 80% 的骨髓瘤病例的浆细胞不表达全 B 细胞抗原。当然也有例外。应综合考虑所有临床和实验室结果。采用 CLL 的分期方法进行骨髓瘤组织病理学分期显示，骨髓受累方式和临床分期之间有较好的相关性，骨髓弥漫性受累常与更进展的临床分期相关[596]。在一些患者，骨髓受累方式在不同活检标本中是不一致的，局灶受累可能与临床进展期相关。应用石蜡包埋活检标本进行 CD38 和 CD138 抗体免疫组织化学检测，对明确骨髓瘤细胞、观察骨髓受累范围非常有用[33,624-626]。抗 κ 和抗 λ 抗体有助于观察和明确单克隆性。免疫组织化学检测对化疗后和造血干细胞移植后的微小残留疾病尤其有用。

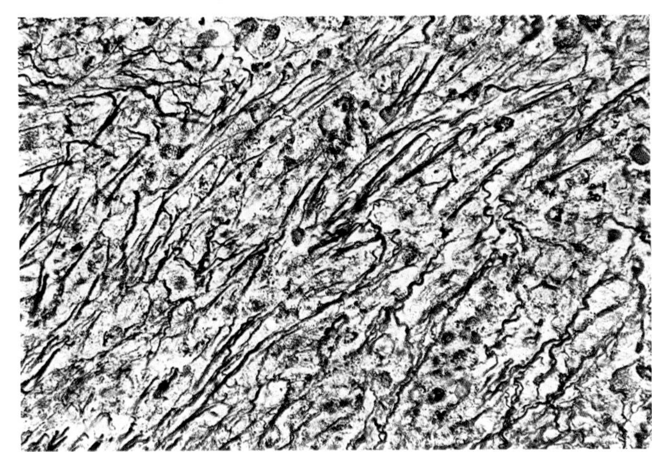

图 39.107　1 例伴有显著网状纤维化的浆细胞骨髓瘤患者的骨髓活检

如前所述，伴有 t(11;14)(q13;q32) 的患者的骨髓瘤细胞常表达细胞周期蛋白 D1。据报道，这种病例很多有淋巴浆细胞样形态和广泛的骨髓浸润[619-620]。

非分泌型骨髓瘤

约 3% 的 PCM 患者有多发性骨髓瘤的临床、影像学和组织病理学特征，但缺乏血清或尿液中单克隆免疫球蛋白产物的证据。这些病例被称为“非分泌型”骨髓瘤[627-628]。采用这一术语时应当相当谨慎，因为显著反应性浆细胞增多可见于非恶性疾病，包括肝病、结缔组织病、慢性肉芽肿性疾病、过敏状态和药物相关

性粒细胞缺乏症[629]。当怀疑非分泌型骨髓瘤时，应采用免疫过氧化物酶染色或免疫荧光技术确定 κ 和 λ 轻链限制性，以证实增生浆细胞的单克隆性[33,605,626]。反应性增多的浆细胞的特征是 κ 和 λ 细胞数量相对均衡。

无症状型（冒烟型）浆细胞骨髓瘤

无症状型和冒烟型浆细胞骨髓瘤（**asymptomatic and smddering myeloma**）是用于指符合骨髓瘤诊断标准、但无相关器官或组织损害病例的术语，即用于无高钙血症、肾功能不全、贫血和骨病变（所谓的 CRAB 征）的病例，[590,592,630]。约 8% 的患者为这种类型的骨髓瘤。在大多数病例，骨髓的浆细胞比例为 10% ~ 20%，但在有些病例则高达到 60%，当骨髓浆细胞比例 < 60% 时，对冒烟型和症状型骨髓瘤的形态学区别尚无界定。诊断后前 5 年中每年进展为症状型骨髓瘤的累计概率为 10%，随后 10 年每年约为 1%。

浆细胞白血病

浆细胞白血病（plasma cell leukemia）这一术语用于指血液中出现浆细胞增生的病例，其比例超过血细胞的 20% 或浆细胞绝对计数超过 20×10^9/L（图 39.108）[590,631-633]，并且其首发症状即呈此表现的病例。与 PCM 出现单克隆免疫球蛋白产物（常为 IgG 或 IgA 型）不同，浆细胞白血病常比其他类型的骨髓瘤有更高的轻链病以及 IgD 或 IgE 副蛋白发生率[590,634]。浆细胞白血病患者的骨髓常显示浆细胞弥漫性广泛取代正常造血细胞。在一些病例，骨髓瘤细胞呈淋巴细胞样特征。与其他类型的骨髓瘤相比，浆细胞白血病患者更易发生器官肿大和较差的细胞遗传学改变，因此，其通常预后不佳[635-636]。其溶骨性病变和骨痛比其他类型的骨髓瘤少见。

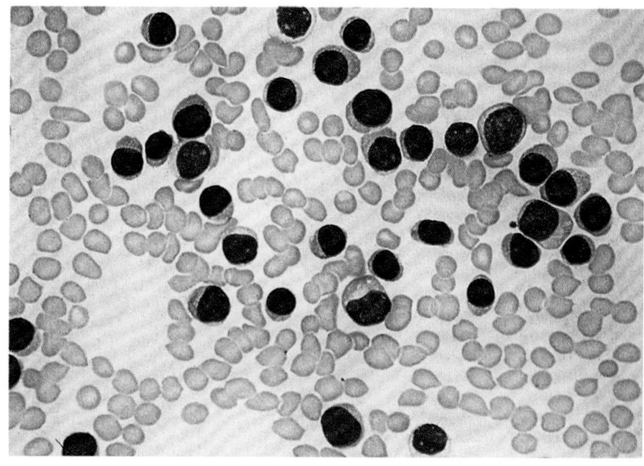

图 39.108 1 例伴有白细胞增多（24×10^9/L）且浆细胞占 90% 的 47 岁女性患者的血涂片。可见许多浆细胞具有“淋巴样”特征。血清中出现 IgG κ 单克隆蛋白质（Wright-Giemsa 染色）（Reproduced from Brunning RD, McKenna RW. Tumors of the Hematopoietic System. Atlas of Tumor Pathology, series 3, fascicle 9. Washington, DC: Armed Forces Institute of Pathology; 1994.）

多发性骨髓瘤或淀粉样变可发生于伴有成人 Fanconi 综合征的患者；肾的异常可能先于呈现明显的浆细胞病几年出现。κ 轻链型本周氏蛋白尿为常见表现。该变异型骨髓瘤患者中有很高的比例表现为增生性浆细胞和肾小管细胞胞质中常见结晶性包涵体[637]。

骨硬化性骨髓瘤和 POEMS（多发性神经病、器官肿大、内分泌病、单克隆丙种球蛋白病和皮肤改变）综合征

骨硬化性骨髓瘤（osteosclerotic myeloma）是浆细胞病的一种形式，其特征为硬化性骨病变和渐进性脱髓鞘性多神经病[590,638-642]。骨髓针吸活检，浆细胞常不足 10%。在硬化性病变或淋巴结中，浆细胞增生常被作为浆细胞瘤的证据（图 39.109A 和 B）。硬化性病变未累及区域的骨髓可显示典型的骨髓瘤细胞浸润，或常显示 λ 型单克隆浆细胞围绕淋巴样细胞聚集灶[643]。未受累区域的巨核细胞可增多增大，伴有过多分叶的核，易被误认为骨髓增殖性肿瘤（MPN）（图 39.109C）。受累淋巴结可呈血管滤泡增生，伴有滤泡旁单克隆浆细胞浸润（Castleman 病的浆细胞变异型）[638]。大多数骨硬化性骨髓瘤患者有多器官受累，包括多发性神经病、器官肿大、内分泌病和皮肤改变，即所谓的 POEMS 综合征[590,638-642,644-646]。约 75% 的患者有血小板增多症。约 1/3 的患者出现红细胞增多和白细胞增多。常见低水平的 λ 轻链型为主的 IgG 或 IgA 单克隆蛋白质。

骨硬化性骨髓瘤患者的发病中位年龄为 51 岁，而典型的骨髓瘤患者的发病中位年龄为 64 岁。骨硬化性骨髓瘤患者的中位生存时间为 14.7 年，而典型的骨髓瘤则为 3 ~ 4 年。该病在日本比在美国或欧洲更常见。

已有报道，伴有骨母细胞骨病的巨大淋巴结增生症与 POEMS 综合征相关[638,644]。

最近有报道，毛细血管扩张症、促红细胞生成素水平升高和红细胞增多、单克隆丙种球蛋白病、肾周积液和肺内分流（TEMPI）综合征与 POEMS 综合征相关，其特征性表现为骨髓红系增生伴单型性浆细胞浸润[647]。

浆细胞瘤

与多发性骨髓瘤浆细胞弥漫性增生不同，孤立性**浆细胞瘤（plasmacytoma）**是发生于骨或软组织的单发浆细胞病灶[33,590,623,648-660]。孤立性浆细胞瘤男性多见，发病高峰年龄为 60 岁，略早于多发性骨髓瘤。浆细胞瘤按发生部位一般分为两大组：骨的浆细胞瘤，髓外或软组织浆细胞瘤。骨的孤立性浆细胞瘤的建议诊断标准如框 39.12 所示[651]。

有证据显示，这两种类型的浆细胞瘤的生物学行为不同：骨的浆细胞瘤比软组织浆细胞瘤更倾向于进展为多发性骨髓瘤。但也有研究显示，这两个部位的浆细胞

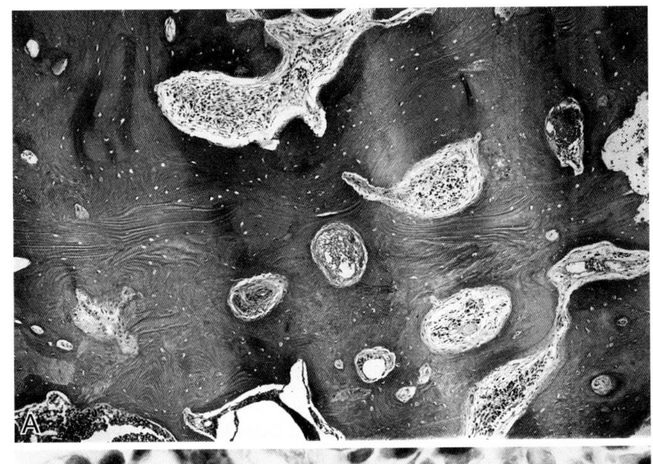

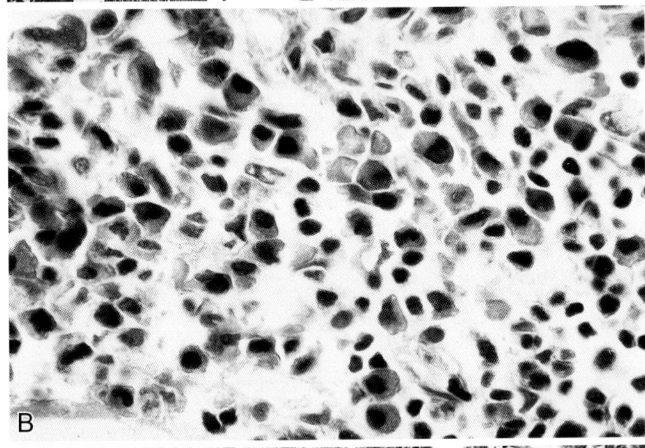

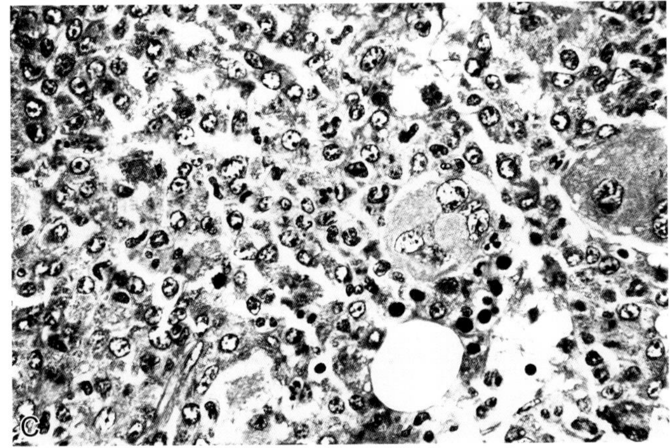

图 39.109 **A**，1 例骨硬化性骨髓瘤患者的骨硬化性骨病变。**B**、**A** 图骨髓标本的高倍镜观。这个区域可见大量免疫组织化学检查为 λ 轻链限制性表达的浆细胞。**C**，1 例伴有 POEMS 综合征的骨硬化性骨髓瘤患者的非硬化区骨髓活检。临床上有血小板增多症。此区域的骨髓可见不成熟浆细胞浸润。还可见大的巨核细胞增多，图右侧可见两个巨核细胞

框39.12 孤立性浆细胞瘤的诊断标准

- 活检证实是由克隆性浆细胞组成的孤立性骨或软组织病变
- 随机骨髓活检正常，缺少克隆性浆细胞的证据[a]
- 除了孤立性病变之外，其余骨骼检查和磁共振成像（MRI）或计算机断层扫描（CT）检查正常
- 没有发生浆细胞增生性疾病引起的终末器官损害

[a]即使有微小骨髓受累，只要其他所有标准均符合，且随机骨髓活检中克隆性浆细胞不足所有细胞的10%，也可做出孤立性浆细胞瘤的诊断。这些小的克隆性细胞群通常可通过流式细胞术识别

Data from Arber DA, Orazi A, Hasserjian R, et al. The 2016 revision to the World Health Organization classification of myeloid neoplasms and acute leukemia. *Blood*. 2016; 127(20): 2391–2405.

瘤进展为骨髓瘤的发生率之间无显著差异[655]。骨的孤立性浆细胞瘤可发生于扁骨和长骨，最常见部位是中轴骨，尤其是脊椎[590,649-650,652,654-655]。胸椎比颈椎和腰椎更常受累。骨病变可蔓延至软组织。虽然可发生溶骨性 / 骨母细胞性病变，但大多数骨的浆细胞瘤在影像学上显示溶骨性改变[660]。髓外或软组织浆细胞瘤的最常见部位是鼻前庭、上颌窦和鼻咽部[654-655]。病变可蔓延至邻近骨组织并呈多发性病变。

显微镜下，浆细胞瘤常显示为伴有少量间质的丰富血管成分，包含片状分化程度不同的浆细胞（图 39.110）[649]。在分化较好的病变中，增生性浆细胞易于识别。在以较不成熟的细胞为主的浆细胞瘤中，核染色质松散，有单个明显的核仁，常可见少量分化较好的浆细胞。淀粉样物可见，在一项研究中见于 25% 的病例[655]。

抗 κ 和 λ 轻链抗体免疫组织化学检测是评估可疑浆细胞瘤的一个重要方法[33]。发现 κ 或 λ 轻链限制性细胞可明确浆细胞瘤的诊断（图 39.110B）。可见 IgG 重链型为主的骨的孤立性浆细胞瘤和 IgA 重链型上呼吸道浆细胞瘤。

对于明显呈孤立性浆细胞瘤的患者，应仔细评估播散性疾病存在的可能。检查应包括：双侧髂嵴骨髓活检，影像学骨检查，脊柱、盆骨、肱骨和股骨的磁共振影像学检查，血清和尿液的免疫电泳检查，以及 β_2- 微球蛋白分析。孤立性浆细胞瘤患者常有正常的血红蛋白水平，且无高钙血症。只有播散性疾病的所有检查均呈阴性时，才能做出孤立性浆细胞瘤的诊断。

约 50% 的浆细胞瘤患者的血清和（或）尿液中有单克隆蛋白质；其水平几乎均稳定在 20 g/L 以下，并且其非单克隆免疫球蛋白正常，而在多发性骨髓瘤中非单克隆免疫球蛋白一般会降低。肿瘤杀伤性放疗后，单克隆免疫球蛋白常明显减少或消失；最大限度减少可能持续几年不发生[655]。浆细胞瘤放疗后单克隆蛋白质仍持续存在 1 年以上被认为是预后不利因素[658]。

约 35% 的接受放疗、化疗和外科切除治疗的孤立性浆细胞瘤患者最终发展成多发性骨髓瘤；此进展甚至可发生在初诊 12 年后[655,657]。核仁明显的不成熟胞核对进展为多发性骨髓瘤可能有一定的阳性预测价值。血清、尿液或两者中均存在单克隆蛋白质并不预示播散性疾病

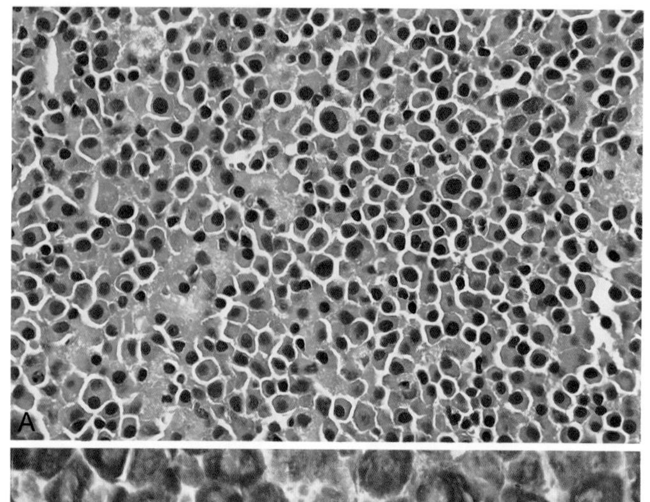

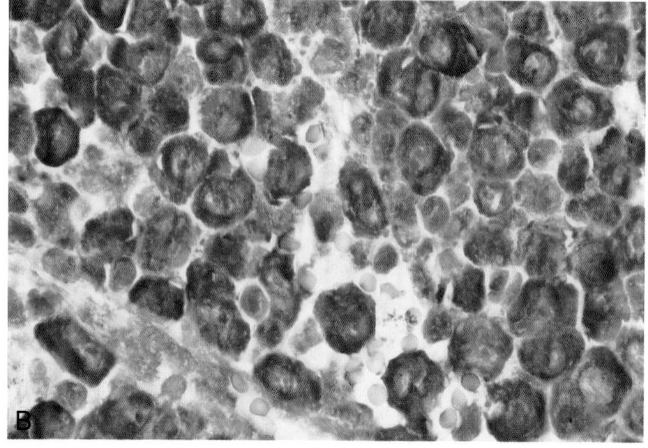

图 39.110 **A**，发生在鼻咽部的髓外浆细胞瘤。**B**，浆细胞瘤与抗 κ 轻链抗体反应。浆细胞胞质呈强阳性反应（**B**，免疫过氧化物酶染色）

的发展。据报道，非 IgG 型浆细胞瘤比产生 IgG 的肿瘤更有系统性播散倾向。病变局部复发少见。

浆细胞瘤的鉴别诊断包括：浆细胞肉芽肿、浆细胞样淋巴瘤、免疫母细胞型的大细胞淋巴瘤和浆母细胞性淋巴瘤。免疫组织化学评估，浆细胞肉芽肿显示 κ 和 λ 阳性细胞均衡增生。浆细胞样淋巴瘤由淋巴细胞和浆细胞混合构成。有些大细胞淋巴瘤与浆细胞瘤可能难以鉴别，尤其是 B 免疫母细胞淋巴瘤。与浆细胞瘤不同，免疫母细胞淋巴瘤常累及淋巴结。免疫表型分析检测一组单克隆抗体，浆细胞瘤和免疫母细胞淋巴瘤显示有明显不同的免疫表型 [623]。免疫母细胞淋巴瘤有胞质的 IgM 重链，表达全 B 细胞表面抗原，如 CD19 和 CD20。浆细胞瘤有 IgA 或 IgG 重链，一般不表达全 B 细胞表面抗原。约 20% 的浆细胞瘤和骨髓瘤对全 B 细胞抗体呈阳性表达。原位杂交，浆母细胞性淋巴瘤 EBV 呈阳性，而浆细胞瘤 EBV 呈阴性。

意义未明的单克隆丙种球蛋白病

3%～5% 的 50 岁以上的个体和 2%～3% 的 65 岁以上患者有血清单克隆免疫球蛋白病而无其他浆细胞病的证据，这种异常所见被称为**意义未明的单克隆丙种球蛋白病（monoclonal gammopathy of undetermined significance, MGUS）**[661-663]。在这些个体，单克隆蛋白质常 < 30 g/L，尿液中常缺乏或有少量本周氏蛋白。他们无相关的高钙血症、贫血、肾损害及骨病变的影像学证据 [664]。这些患者的骨髓可完全正常，或成熟浆细胞轻度增多但 < 10%。这些患者中一些为骨髓瘤或其他类型的浆细胞病或淋巴组织增生性病变的初期，而另一些则持续数年无明显肿瘤进展。来自 Mayo Clinic 的一项研究显示，单克隆丙种球蛋白病中约 50% 为 MGUS [662]。

MGUS 的发生率在不同研究中不同。一项近期采用敏感的实验室技术在美国明尼苏达州奥姆斯特县人群中进行的大型研究中，有 3.2% 的 50 岁或以上个体以及 5.3% 的 70 岁或以上患者被确定为 MGUS[663]。63.5% 的个体的单克隆免疫球蛋白的浓度 < 10 g/L，而 4.5% 则 > 20 g/L。黑色人种的 MGUS 的发生率高于白色人种。

考虑 MGUS 诊断时必须强调两个重要问题：与明确骨髓瘤的鉴别，以及如果诊断为 MGUS，则应指出进展为明显浆细胞病的可能性。如果形态学或临床表现可疑但不能明确诊断为骨髓瘤，则应对患者进行骨髓检查随访，并每间隔 6 个月重复蛋白质电泳检查。异常浆细胞或轻链限制性浆细胞数量增多以及单克隆免疫球蛋白数量增多，提示进展为肿瘤性病变 [664-667]。稳定的免疫球蛋白水平和浆细胞百分比的情况更能反映 MGUS。如 Greipp 和 Kyle 所述，浆细胞标记指数有助于 MGUS 和冒烟型骨髓瘤与明确的多发性骨髓瘤之间的鉴别 [664]。浆细胞标记指数 > 0.4 时，骨髓瘤与 MGUS 和冒烟型骨髓瘤的鉴别诊断的准确率为 83%。与骨髓浆细胞百分比联合使用时，准确性提高。最终约 8% 的 MGUS 患者发展成一种肿瘤性浆细胞病或相关病变，发生的时间间隔长达 29 年，进展比例为每年约 1%[666-668]。肿瘤转化的预测因素在不同研究不同：骨髓浆细胞百分比 ≥ 5% 和最初发病时有同型副蛋白有一定预测价值。据报道，MGUS 进展为的骨髓瘤时，骨髓血管增生进行性增加。微血管密度中位数与骨髓浆细胞标记指数和骨髓浆细胞百分比相关 [33]。在一项大型 MGUS 病例研究中，进展成明确的骨髓瘤或相关浆细胞病的唯一独立危险因素是：诊断时血清单克隆蛋白质浓度和单克隆蛋白质的类型。初始单克隆蛋白质浓度 ≤ 5 g/L、10 年后进展为骨髓瘤或相关病变的风险为 6%；而初始单克隆蛋白质浓度为 30 g/L 的风险为 34%。IgM 或 IgA 型单克隆蛋白质比 IgG 副蛋白有更高的进展风险 [667]。血清轻链比值异常的患者进展为浆细胞恶性肿瘤的风险显著更高。MGUS 可发生一些细胞遗传学异常，包括 13 号染色体单体、t(4;14)(p16.3;q32) 和 t(14;16)(q32;q23)；尚未发现明确的临床或生物学相关性。类似的细胞遗传学异常也可见于明确的骨髓瘤[669]。

在石蜡包埋标本进行抗 κ 和 λ 轻链抗体免疫组织化学检测是诊断骨髓瘤和相关疾病的非常重要的方法[33]。该法在本组疾病主要用于确定 κ 或 λ 阳性反应细胞的相对比例。浆细胞仅与单个轻链抗体呈优势反应是单克隆性增生的证据（图 39.2）。κ 和 λ 阳性反应的浆细胞呈均衡增生常提示为良性病变。所谓的轻链比率是指用优势轻链阳性反应浆细胞数除以另一轻链阳性反应细胞数，已证明有助于区分骨髓瘤与 MGUS 或浆细胞反应性增生[33]。明显的骨髓瘤患者的轻链比率一般 > 16，而 MGUS 或反应性病变的轻链比率则 < 16。但不应孤立看待这些结果，而应结合浆细胞标记指数进行分析。

淋巴浆细胞性淋巴瘤

1944 年，Waldenström 描述了一种以高球蛋白血症、血清黏稠度增高以及造血组织和其他器官淋巴细胞增生为特征的临床综合征[670]。该临床综合征被称为 Waldenström 巨球蛋白血症，以表示认可 Waldenström 最初描述的和对存在于大多数患者的球蛋白为巨球蛋白的认识。该临床综合征的中位发病年龄为 60 岁，男性患者稍多；常见肝脾大、淋巴结肿大和神经异常；常见实验室检查异常是贫血和血液高黏稠度[670-672]。与此综合征相关的淋巴组织增生性病变常涉及小 B 细胞或小 B 细胞和浆细胞样淋巴细胞，即 WHO 分类中的**淋巴浆细胞性淋巴瘤（lymphoplasmacytic lymphoma）**[340,672-673]。虽然淋巴浆细胞性淋巴瘤常用来描述有此综合征的患者的组织病理学改变，但其实 Waldenström 巨球蛋白血症这个术语应当用于有 IgM 副蛋白血症和淋巴浆细胞性淋巴瘤累及骨髓的患者[672]。淋巴浆细胞性淋巴瘤病例可能也与 IgG 和 IgA 型副蛋白有关[674]，但诊断前应除外浆细胞骨髓瘤（PCM）。一些淋巴浆细胞性淋巴瘤病例与血清丙种球蛋白病无相关性[672]。IgM 丙种球蛋白病可与其他造血肿瘤伴发，已有其发生在多发性骨髓瘤和边缘区淋巴瘤病例的报道[675-677]。最近发现的大约 90% 的淋巴浆细胞性淋巴瘤病例存在 *MYD88* L265P 突变有助于其分类和界定[678]。

大约 30% 的淋巴浆细胞性淋巴瘤病例的外周血有白血病表现，其主要细胞是小淋巴细胞或小淋巴细胞和浆细胞样淋巴细胞混合。其骨髓以相似细胞群为主[673,679-680]（图 39.111）。成熟浆细胞、肥大细胞和组织细胞也可增多。有些病例以浆细胞为主。骨髓切片显示局灶性或弥漫性浸润。局灶性病变常分布于骨小梁旁、间质或非骨小梁旁[411]。骨髓可广泛受累伴正常造血细胞明显减少。一些淋巴细胞和浆细胞中可见核内包涵体——常被称为 Dutcher 小体[679]；这些包涵体 PAS 染色阳性程度不等，也可见于其他淋巴瘤、多发性骨髓瘤和反应性增生，它们并非淋巴浆细胞性淋巴瘤的诊断特征[681]。在一些浆细胞样淋巴瘤病例中，浆细胞和浆细胞样淋巴细胞含有丰富的胞质包涵体。这些包涵体数量可能很多，其中一些细胞类似于组织细胞，PAS 染色常呈强阳性（图 39.112）。偶尔多发性骨髓瘤以伴有类似包涵体的浆细胞为主。与其他小淋巴细胞性淋巴瘤一样，与 Waldenström 巨球蛋白血症相关的淋巴浆细胞性淋巴瘤最终表现为 Richter 综合征的临床病理特征[344]。

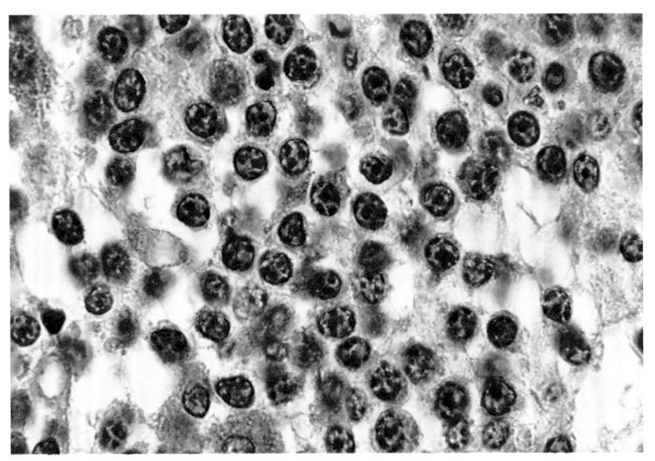

图 39.111 **1 例伴有相关 IgM 丙种球蛋白血症的淋巴浆细胞性淋巴瘤患者的骨髓**。可见大多数淋巴细胞的核染色质呈团块状，胞质量为少到中等。一些淋巴细胞含有胞质和核内小包涵体。可见组织肥大细胞数量增多

骨髓淋巴浆细胞性淋巴瘤的鉴别诊断包括多发性骨髓瘤和边缘区淋巴瘤。如果出现 IgM 副蛋白和缺乏多发性骨髓瘤临床特征，则倾向于淋巴浆细胞性淋巴瘤的诊断。除外边缘区淋巴瘤常需结合临床特征和淋巴结形态学特征以及 *MYD88* 突变检测，此鉴别诊断不能单独依靠骨髓活检组织做出[411,675]。

重链病

重链病（heavy chain disease）是与免疫球蛋白分子重链片段生成相关的临床综合征[354,682-686]。γ 链病有更多淋巴浆细胞性恶性淋巴瘤的特征而非多发性骨髓瘤。其中位发病年龄为 61 岁，但 < 20 岁的病例也有报道[686]。常见症状有虚弱、乏力、发热和淋巴结肿大。肝大、脾大和周围淋巴结肿大各见于半数稍多的病例。常见贫血、白细胞减少及血小板减少症。外周血中可见非典型性淋巴细胞和浆细胞。骨髓常出现异常，表现为淋巴细胞、浆细胞增多或两者均增多。骨髓偶尔可正常。可有嗜酸性粒细胞增多。未见 *MYD88* 突变的报道。大多数报道的 μ 链病病例具有与慢性淋巴细胞白血病（CLL）相似的特征，但患者常有肝脾大，而并非 CLL 的典型淋巴结肿大[683-685]。几例报道的 μ 链病病例的骨髓含有空泡状浆细胞。α 链病也称为免疫增生性小肠病或地中海淋巴瘤，被认为是结外边缘区 B 细胞淋巴瘤（MALToma）的一种

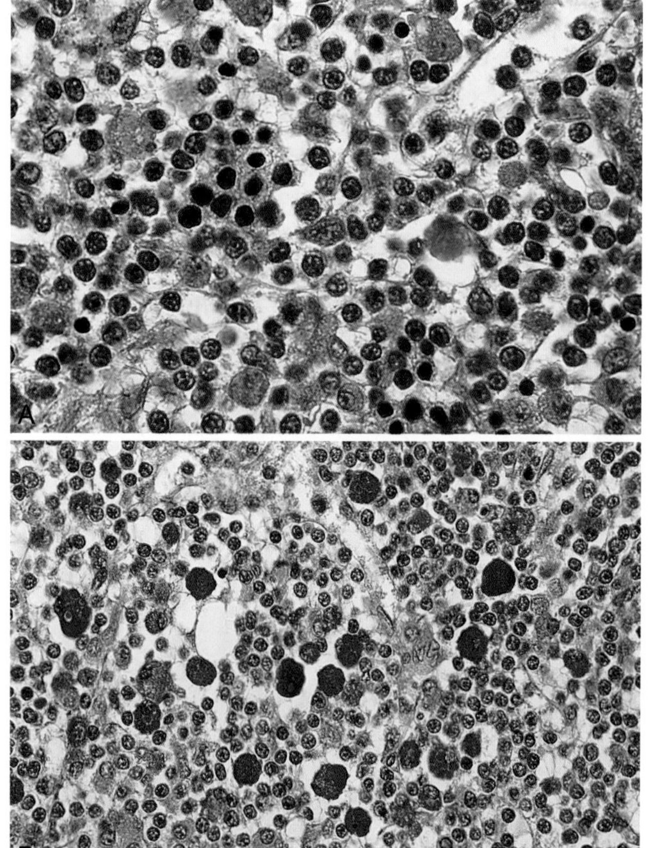

图 39.112 **A**，1 例伴有血清 IgM 单克隆丙种球蛋白血症的淋巴浆细胞性淋巴瘤患者的骨髓切片。可见骨髓结构被浸润的淋巴细胞和浆细胞取代；许多浆细胞胞质内含有大量包涵体。一些淋巴细胞含有明显的核内包涵体（Dutcher 小体）。**B**，**A** 图标本与 PAS 染色反应。浆细胞内包涵体呈强阳性

变异型。其骨髓常不受累。有重链病患者发生由未分化淋巴样细胞构成的肿瘤的报道 [685,687]。

淀粉样变

淀粉样变（amyloidosis）是累及骨髓的原发性单克隆免疫球蛋白沉积病 [592,688]。对系统性淀粉样变患者进行骨髓活检是为发现疾病证据、确定浆细胞数量和是否具有轻链为主的浆细胞群。在一项大型单中心研究中，在 474 例原发性系统性淀粉样变病例中，56% 的患者的骨髓活检呈阳性，80% 的腹部脂肪抽吸检查呈阳性 [689]。在 89% 的患者，有一个或两个部位呈阳性。偶尔，在无任何疾病的临床证据患者，骨髓活检可发现淀粉样物质。

在大约 35% 的患者，原发性系统性淀粉样变与其他形式的浆细胞病有关；最常见的两种疾病是多发性骨髓瘤和单克隆丙种球蛋白血症（MGUS），但淀粉样变也可见于淋巴浆细胞性淋巴瘤 [689-693]。原发性淀粉样变伴有或

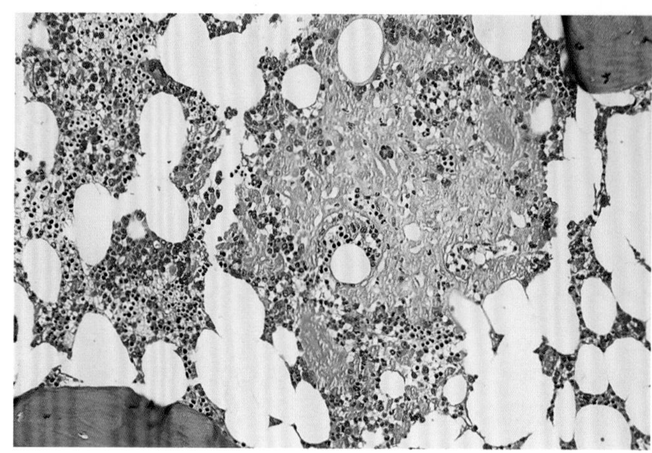

图 39.113 1 例 50 岁原发性淀粉样变女性患者的骨髓，可见淀粉样物质聚积

不伴相关的骨髓瘤的区别可能很难，常根据临床和形态学特征综合判断。在大多数同时发生骨髓瘤和原发性系统性淀粉样变的患者，其骨髓浆细胞数 > 10%，流式细胞术或免疫组织化学检测显示其浆细胞以 λ 或 κ 轻链为主。

骨髓受累可表现为小灶病变或骨髓广泛取代 [694]。其早期特征是：骨髓血管淀粉样物质灶状沉积，范围从血管中膜少量沉积到大量积聚，使血管壁明显增厚、管腔狭窄。随着受累更广泛，血管周围组织和骨髓实质出现淀粉样物质沉积（图 39.113）。应进行刚果红染色以明确诊断。

偶尔，蛋白质性沉积可类似淀粉样物质，但其缺乏相关的组织化学和电子显微镜特征，可发生于与免疫性疾病相关的骨髓（图 39.114），与蛋白质性淋巴结肿大的特征相似。蛋白质性物质的来源可能是免疫球蛋白或免疫系统细胞产生的免疫球蛋白分子的一部分，被称为单克隆轻链和重链沉积症 [590,695-698]。

系统性多克隆性 B 免疫母细胞增生

伴有多克隆高丙种球蛋白血症的旺炽性多克隆 B 免疫母细胞增生可发生于有多种免疫疾病的患者，并可累及血液、骨髓和淋巴结 [699-702]。其白细胞计数可由于 B 免疫母细胞比例增高而升高。B 免疫母细胞胞质呈强嗜碱性，核染色质相对粗糙，核仁明显。常有表明这些细胞向浆细胞成熟分化的证据。骨髓可有广泛浸润，类似于淋巴瘤或伴有免疫母细胞、浆细胞和中间型细胞的浆母细胞性骨髓瘤（图 39.115）。淋巴结可显示相似的浸润，正常结构完全消失。免疫学分析对于评估这些疾病至关重要。免疫组织化学结果可证实其浸润细胞的多克隆性质，即基本上显示 κ 和 λ 阳性细胞的均衡性分布（图 39.115B 和 C）[33]。

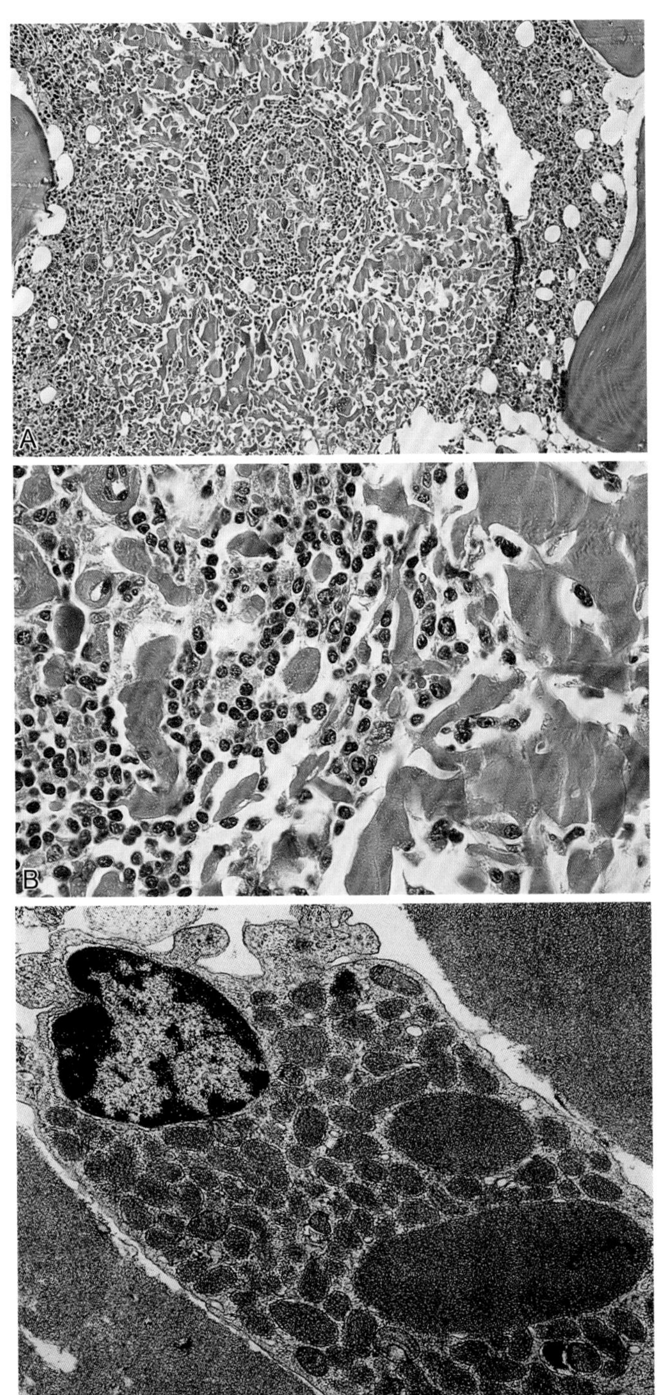

图 39.114　**蛋白质性骨髓病**。**A**，1 例有 10 年红斑狼疮病史的 25 岁女性患者的骨髓活检。可见细胞间类似于淀粉样物质的嗜酸性无定形物质广泛沉积，但它们缺少淀粉样物质的组织化学和超微结构改变。可见伴有浆细胞和小淋巴细胞增生。浆细胞由 κ 和 λ 轻链阳性的两群细胞组成。**B**，**A** 图标本的高倍镜观。**C**，细胞内和细胞外物质的超微结构。高剂量类固醇和长春新碱治疗后，病变完全消失

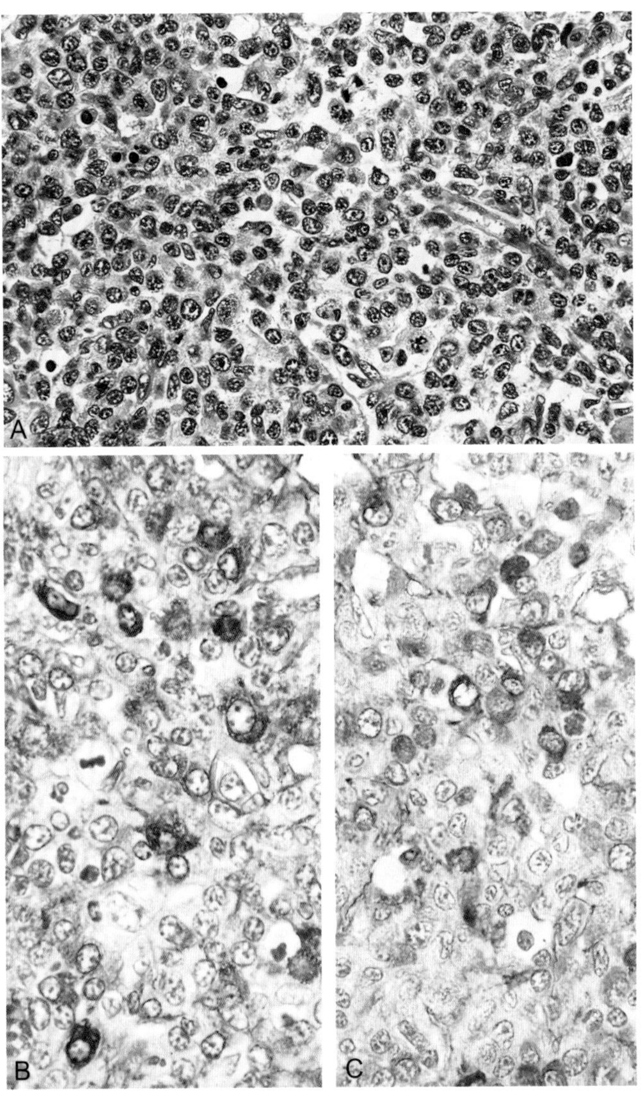

图 39.115　**A**，1 例 28 岁自身免疫病女性患者的骨髓活检，可见骨髓内有广泛的浆细胞、淋巴细胞和免疫母细胞浸润。**B** 和 **C**，**A** 图标本显示有 κ（**B**）和 λ（**C**）轻链阳性细胞的均衡性分布（**B** 和 **C**，免疫过氧化物酶染色）

这种病变的生物学行为目前尚不完全清楚；在一些患者可能代表急性免疫反应，在有急性红斑狼疮实验室发现的患者也观察到了这种病变。在一些情况下，这种病变可能等同于移植患者中见到的多形性淋巴组织病变。这种病变类固醇治疗后可明显消退 [701-702]。

转移性肿瘤

骨髓活检通常用于对组织学证实为恶性肿瘤的患者进行分期；此外，对于怀疑为恶性肿瘤的患者，也可进行骨髓活检以获取组织学诊断材料 [11,703-709]。由于转移性疾病的骨髓受累通常呈局灶性，骨髓活检得到的信息会随着所获活检组织量的增加而增加。因此，对于适当的分期，建议进行双侧髂嵴活检或在同一部位获取两个活

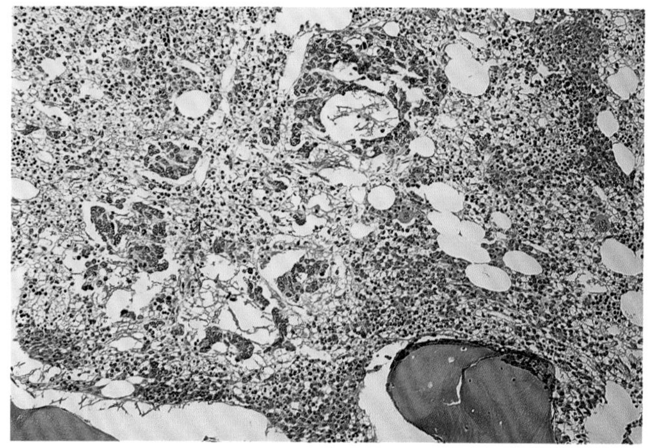

图 39.116　1 例转移性神经母细胞瘤儿童患者的骨髓活检。可见几个肿瘤细胞灶

检标本[3,11]。在成人骨髓活检中最常发现的肿瘤是乳腺癌、肺癌、前列腺癌、胃癌、结肠癌、肾癌和甲状腺癌。骨髓活检已广泛用于肺小细胞癌的分期[706,710-721]。肉瘤骨髓转移的发生率在成人相对较低[722]。在儿童，神经母细胞瘤是最常见的转移性病变，其次是横纹肌肉瘤、尤因肉瘤和视网膜母细胞瘤[705,723-725]。Wilms 瘤转移到骨髓极其罕见。

在骨髓涂片中，肿瘤细胞更多情况下是成簇分布。因为造血组织来源的肿瘤一般不发生黏附性集聚，所以这可能是一重要的诊断特征。在广泛受累的骨髓，成簇的和单个的细胞均可见到。在一些小细胞肿瘤，单个细胞可能类似于恶性淋巴细胞。在骨髓环钻切片，转移性肿瘤可呈小灶状病变，周围围绕着正常的造血细胞，或其几乎完全替代了骨髓标本。在局灶性病变或肿瘤仅占活检标本一部分的病变，肿瘤灶与邻近的造血组织可以界限清楚，或伴有不规则的纤维化区（图 39.116 和 39.117）。许多肿瘤（最明显的是乳腺和前列腺肿瘤）可伴有明显的促结缔组织增生反应，因此，针吸吸取标本可能不成功。这些肿瘤也可伴有明显的骨硬化（图 39.118 和 39.119）。在不常发生的转移性肉瘤的骨髓，病变可能类似于原发性骨髓纤维化（PMF）。

在大多数转移性肿瘤的骨髓涂片和针吸组织涂片中，肿瘤细胞具有与正常造血细胞明显不同的特征。一些最常转移到骨髓的肿瘤常伴有促结缔组织增生反应而更有助于鉴别。有时，转移性肿瘤细胞可能具有提示造血组织来源的特征，如巨核细胞。这可能造成困扰，如有些横纹肌肉瘤病例，其肿瘤细胞可同抗血小板糖蛋白抗体反应（图 39.120）。抗肌动蛋白（actin）、结蛋白（desmin）和肌细胞生成素（myogenin）抗体免疫反应以及细胞遗传学分析可用于识别这种肿瘤（图 39.120B）。更少情况下，仅个别肿瘤细胞累及骨髓，这种病例的 HE 染色切片中常缺乏明显的骨髓受累证据，此时需要进行免疫组织化学分析。转移性乳腺小叶癌和神经母细胞瘤是最常见的

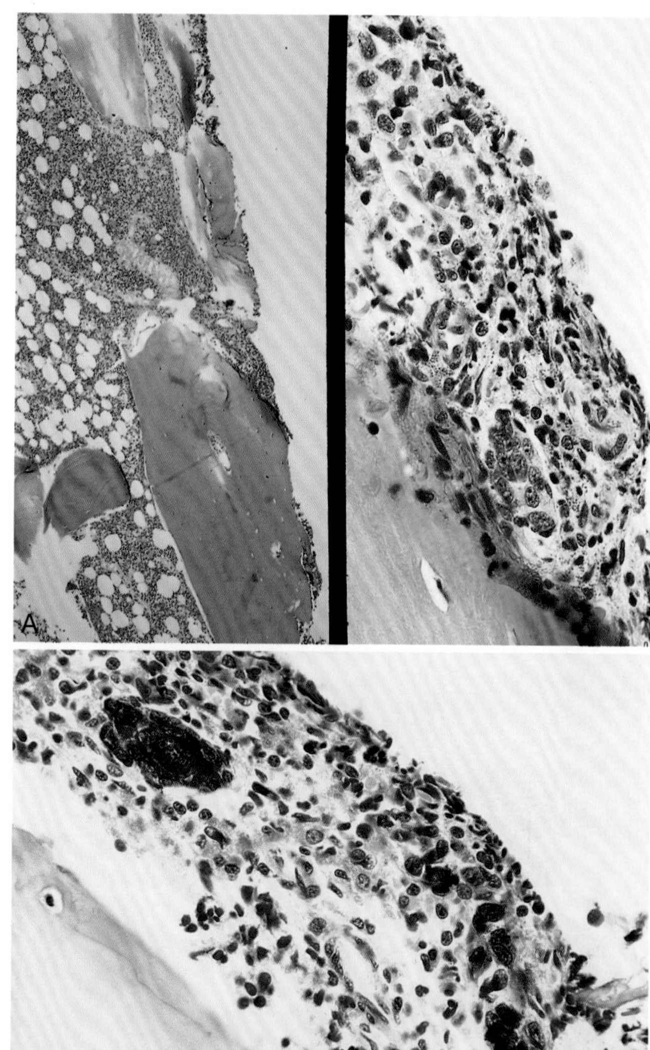

图 39.117　**A**，1 例转移性神经母细胞瘤儿童患者的骨髓活检的低倍镜观（左侧）和高倍镜观（右侧），可见有小灶转移病变。**B**，标本与抗神经元特异性烯醇化酶抗体反应。可见小簇状阳性细胞。这是本活检中唯一受累的区域（**B**，免疫过氧化物酶染色）

可呈单个细胞浸润骨髓的两种肿瘤，当考虑此两种诊断时，应进行免疫组织化学检查[721,726]。

对于原发性肿瘤未知的患者，确定其转移性肿瘤的来源的方法与确定其他部位的转移性病变的方法相同。免疫组织化学技术可能尤其有助于确定可能的原发部位或发现小病变[705,707,721]。抗白细胞共同抗原抗体可用于鉴别恶性淋巴瘤与转移性癌或肉瘤。同在其他组织一样，应用能够识别所有可能来源的抗体组合很重要。对于原发灶不明的转移癌，建议应用包括 CK7、CK20、突触素（synaptophysin）、TTF1、对女性患者使用雌激素受体（estrogen receptor, ER）和 BRST1 以及对男性患者使用前列腺特异性抗原（prostate-specific antigen, PSA）的组合，在大多数情况下，这些组合有助于提示肿瘤原发灶[705]。当使用免疫组织化学反应识别小病灶时，肿瘤在相应的 HE 染色切片中应该也能发现。

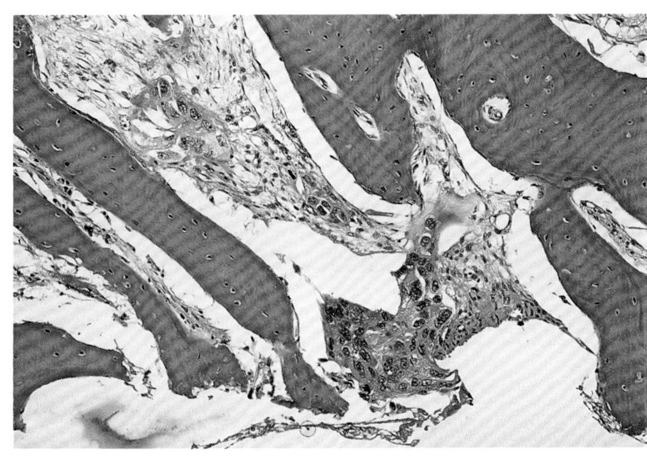

图 39.118　1 例乳腺癌转移患者的骨髓活检，可见骨硬化性反应和灶状肿瘤细胞

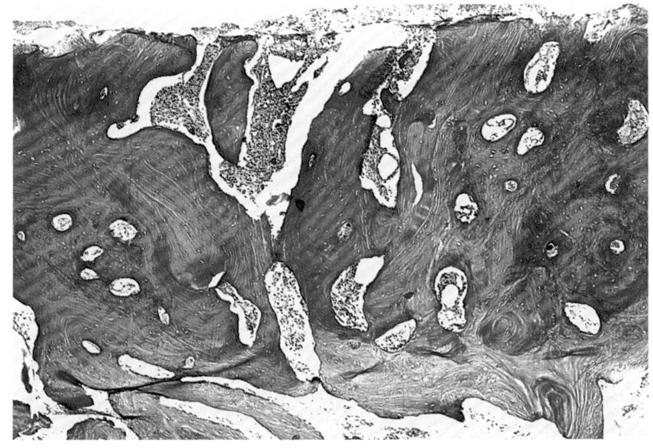

图 39.119　1 例前列腺癌转移患者的骨髓活检，可见显著的成骨性病变

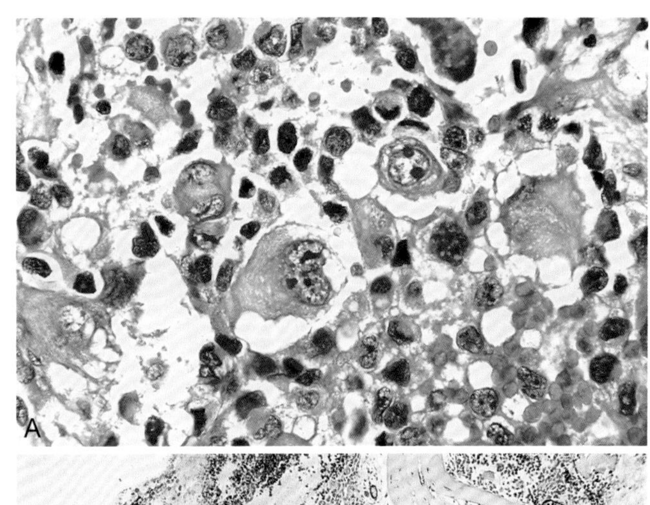

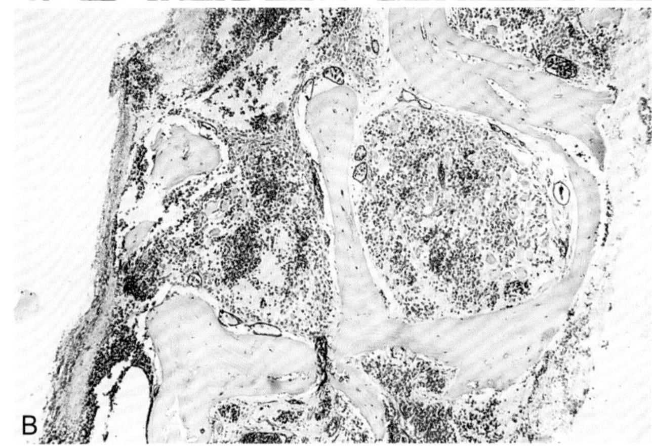

图 39.120　**A**，1 例 17 岁男性患者的骨髓活检，其骨髓被多形性细胞部分性取代，其中有些细胞胞体大、胞质丰富。可见较大的细胞有 1 个或 2 个细胞核，通常伴有显著的核仁。大多数细胞与抗肌动蛋白（**B**）和结蛋白抗体反应；染色体分析发现 t(2;13)(q35;q14)，后者是腺泡状横纹肌肉瘤的特征性细胞遗传学改变

在 Ficoll Hypaque（商品名，一种梯度分离介质）法分离骨髓针吸组织制作的涂片中，应用免疫标志物可提高肺癌和乳腺癌骨髓微小转移灶的发现率[722-729]。分子技术标志物识别可增加微小转移的检出水平[730]。

这里应特别提到的是神经母细胞瘤，当针吸组织或环钻活检标本中含有明确的肿瘤细胞且血清或尿中儿茶酚胺或代谢产物明显升高时，骨髓活检甚至可作为神经母细胞瘤患者的首诊标本[731-733]。由于多处活检可以提高检出率，在评估骨髓受累时，建议从每一侧髂后上嵴采取两个针吸标本和一个环钻活检标本。4S 期疾病患者的骨髓受累＜10%；如果骨髓受累＞10%，则为 4 期疾病[732]。

肿瘤细胞可见于骨髓涂片、微粒切片、环钻印片或环钻活检中。不同技术对于发现肿瘤的相对优点是广泛讨论的课题。阳性结果随环钻活检次数增加而增加。在骨髓切片中，转移性神经母细胞瘤可显示不同程度的分化。治疗后病变可向神经节细胞明显分化（图 39.121）。

免疫标志物可用于识别神经母细胞瘤细胞；第二届国际神经母细胞瘤分期系统讨论会建议采用抗神经元特异性烯醇化酶、突触素和嗜铬素抗体[732]。较新的和较特异性的神经母细胞瘤标志物包括 GD2 合成酶，似乎也有助于神经母细胞瘤的首次诊断[726,734-735]。对骨髓、血液和诱导治疗阶段的骨髓进行神经母细胞瘤细胞免疫组织化学定量检查可识别高危患者[736]。

脂质贮积病

戈谢病

戈谢病（Gaucher disease）是一种常染色体隐性遗传神经鞘脂类贮积病变，是由于染色体 1q22 上 *GBA* 基因编码的溶酶体 β 糖苷酶（葡萄糖脑苷脂酶）缺乏导致器官和组织中葡萄糖苷酰鞘氨醇（葡萄糖脑苷脂）贮积所致[737-741]。戈谢病以三种形式发生：Ⅰ型，慢性非神经病（成人）型，在德系犹太人中最常见；Ⅱ型，急性神经病型，最严重的类型；Ⅲ型，亚急性神经病（幼年）型。

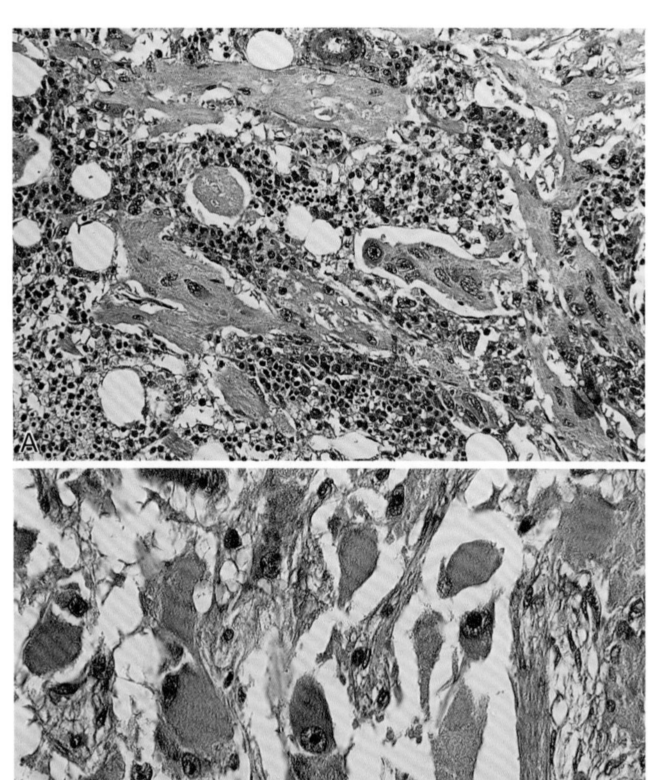

图 39.121 **A**，1 例伴有神经节分化的转移性神经母细胞瘤儿童患者的骨髓活检。**B**，**A** 图标本的高倍镜观，可见肿瘤细胞的大小明显各异。与巨核细胞不同的是，一些肿瘤细胞含有非常明显的单个核（见图 39.10，为同一标本与抗神经元特异性烯醇化酶抗体反应）

戈谢病的形态学诊断特征是：在骨髓、脾、肝、淋巴结和其他器官中存在戈谢细胞。

在骨髓切片中，戈谢细胞可呈小灶状聚集或取代大部分活检标本。伴有网状纤维增多。在印片和涂片中，戈谢细胞胞体大，直径为 30 ~ 100 μm，有一个或多个位于中心或偏位的核 [742-743]。戈谢细胞胞质呈淡蓝灰色，有特征性原纤维性或横纹状结构。在 HE 染色切片中，戈谢细胞胞质呈轻度嗜酸性，原纤维性结构可以很明显（图 39.122）。戈谢细胞 PAS 染色的结果不定，常呈强阳性。在大龄儿童和成人中，戈谢细胞铁染色呈阳性反应。与戈谢细胞相似的假戈谢（Pseudo-Gaucher）细胞可见于一些慢性髓系白血病（CML）[744-748]、Ⅱ型先天性红细胞生成障碍性贫血和地中海贫血患者的骨髓 [749]。

单克隆丙种球蛋白病可见于慢性戈谢病患者，并可伴有骨髓浆细胞增多症 [750]。也有多发性骨髓瘤、浆细胞样淋巴瘤和戈谢病同时发生的病例报道 [751]。

使用重组 β 葡糖脑苷脂酶（伊米苷酶，imiglucerase）治疗Ⅰ型（成年型）戈谢病可导致被戈谢细胞取代的骨的相对体积的降低，造血细胞和脂肪细胞增加，以及皮

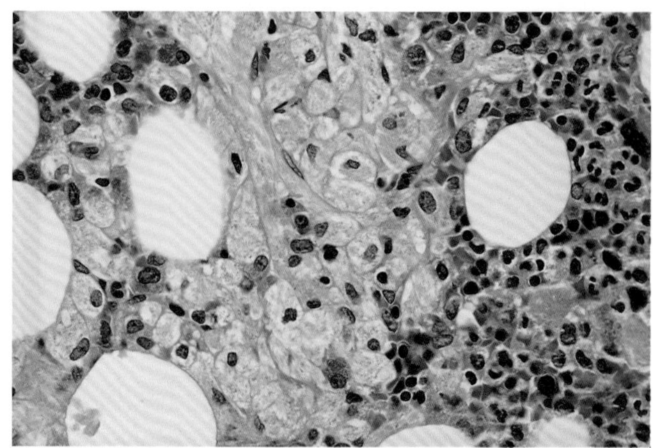

图 39.122 1 例Ⅰ型慢性非神经病性戈谢病成人患者的骨髓切片。可见许多戈谢细胞的胞质呈纤维状或颗粒状。细胞核小，通常为偏位

质骨结构减少。被戈谢细胞取代的骨髓的量的减少是戈谢细胞数量和大小均减少的结果 [744-745,748]。除了酶替代疗法，还可用着眼于减少底物的其他形式的治疗。

尼曼 – 皮克病

尼曼 - 皮克病（Niemann-Pick disease）是一组常染色体隐性遗传鞘髓磷脂 - 胆固醇脂质沉积症，其特征是：器官肿大，以及由于溶酶体酸性鞘髓磷脂酶缺乏导致的散布于全身组织的鞘髓磷脂和其他脂质的积聚 [743-747,752-754]。尼曼 - 皮克（Niemann-Pick, NP）A 型和 NPB 型病中编码酸性鞘髓磷脂酶的基因（*SMPD1*）位于 11p15。目前已识别了三种主要临床类型：急性神经病型（A）；无神经系统累及的慢性型（B）；以及慢性神经病型（C1 和 C2）[743-747,752-753]。在 NP 病的骨髓中见到的泡沫细胞没有诊断特异性，因为它们也可见于其他脂质代谢性疾病，如高胆固醇血症和 Tangier 病；在 C1 型 NP 病，酶缺陷会导致骨髓和其他器官中巨噬细胞内胆固醇积聚 [742,745]。在 Romanowsky 染色涂片中，细胞直径为 20 ~ 50 μm；胞质充满大小不等的透明空泡 [742,745]。在切片中，细胞呈单个随机散布或聚集状；NP 细胞的胞质有明显的大小不等的融合性透明空泡。由于胞质染色非常浅，这些细胞可能会难以识别。胞核位置不定（图 39.123）。空泡 PAS 染色呈阴性，而脂质染色呈阳性。

C1 和 C2 型 NP 病是与 *NPC1*（位于 18q11.2）和 *NPC2*（位于 14q24.3）突变相关性泛种族性常染色体隐性脂质沉积症 [743,747,753-754]。其基本缺陷涉及一种外源性胆固醇细胞转运过程中的特殊错误，与未酯化的胆固醇积聚于溶酶体有关。这种疾病不同于 A 型和 B 型的 NP 病的鞘髓磷脂脂质沉积，其骨髓中可出现泡沫细胞或海蓝组织细胞，但这些细胞不具有特异性，它们也可见于几种不同的脂质沉积症。

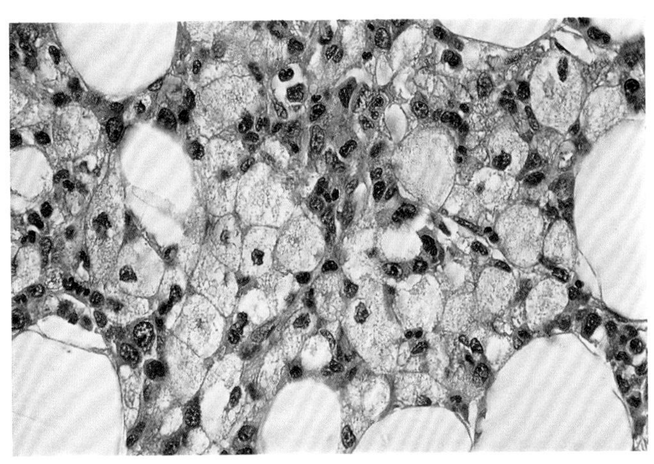

图 39.123 **1 例 14 个月大的尼曼 - 皮克病患儿的骨髓活检**。可见泡沫细胞呈灶状聚集。泡沫细胞胞质透明，其内有大量融合空泡

法布里病

法布里病（Fabry disease）是一种由 *GLA* 基因突变导致 α 半乳糖苷酶活性缺乏引起的糖鞘脂代谢障碍，属于 X 连锁隐性遗传性先天性缺陷 [755]。其特征是多器官受累，伴有遍布全身的细胞内神经酰胺己三糖苷积聚，包括骨髓内的巨噬细胞。在本病骨髓标本中，特征性的贮积细胞内充满了小球状包涵体，这种包涵体在 Romanowsky 染色涂片中呈蓝色，在 HE 染色切片中呈弱嗜酸性 [742]。其胞质物质在 PAS 和苏丹黑 B 染色切片中呈强阳性反应。

与戈谢病类似，法布里病的治疗包括酶替代疗法、减少底物治疗和酶增强治疗 [745]。

海蓝组织细胞综合征

海蓝组织细胞综合征（sea-blue histiocyte syndrome）的巨噬细胞 [743,756] 含有一种物质，其在 Romanowsky 染色涂片中呈蓝色，在 HE 染色切片中呈黄 - 棕色。对 PAS 和苏丹黑 B 染色也呈阳性反应。这种物质在一些病例中呈蜡样质，但有时又缺乏明显特征。含有蓝色色素沉着的巨噬细胞可见于几种互不相关的病变，缺乏诊断特异性。已有报道，在一些 NP 病患者中可出现该类细胞。海蓝组织细胞可类似于 Whipple 病中的巨噬细胞，后者在骨髓标本中很少检出 [757]。

造血干细胞移植

目前采用骨髓或外周血进行造血干细胞移植已成为治疗原发性骨髓疾病患者的常用治疗方法 [758]。造血干细胞移植之后由于多种原因需要进行骨髓检查。对骨髓标本的残留病变或复发病变进行评估仍然至关重要，这种骨髓还可为移植物的移植成活率或操作过程中可能发生的感染并发症提供线索。

造血干细胞移植的目的是在再生障碍的骨髓重建正常的造血功能。再生障碍发生的原因可以是再生障碍性贫血或由于各种肿瘤性疾病或少见的遗传性疾病进行骨髓移植前接受的放化疗预处理。

移植物来源可以是患者接受预处理前采集的自身骨髓或外周血干细胞（自体移植，autologous），也可来自其他个体（同种异体，allogeneic）。在一些病例中，自体干细胞可以通过化疗药物和（或）单克隆抗体“净化”以清除恶性细胞。也可以采用脐带血干细胞 [759]。

进行造血干细胞移植需要为进行移植的患者进行采用加或不加全身放疗的化疗方案的预处理。预处理有两个目的：使患者免疫抑制，清除受者体内可能存在的恶性细胞。对于重度再生障碍性贫血患者，最常采用的方案是：单用环磷酰胺，或环磷酰胺加抗胸腺细胞球蛋白，或环磷酰胺加全身淋巴组织放疗；在匹配同胞供者的患者，可获得 80% 以上的长期存活率。对于白血病患者，最常采用化疗加全身放疗方案；联合应用二甲磺酸丁酯（白消安）和环磷酰胺在急性髓系白血病（AML）患者的预处理中也已获得成功。

造血干细胞移植的主要并发症包括：宿主因重度免疫抑制发生感染，移植物排斥，以及移植物抗宿主病（GVHD）[760]。肿瘤复发也是恶性肿瘤患者移植失败的原因之一。感染仍然是围移植期发病以及部分病例死亡的一个主要原因。应用更好的抗生素和促白细胞生成的生长因子可以减少但无法完全消除感染并发症的发生。匹配同胞供者移植物受者很少发生移植物排斥并发症，但后者是非亲属供体移植物受者的重要并发症，尤其是在诸如再生障碍性贫血等疾病患者中。预防移植物抗宿主病（GVHD）的一些方法可能与移植物排斥的发生风险增加有关，尤其是 T 细胞减灭法。

造血干细胞移植的移植成活率受多种因素影响，虽然有关造血组织重建已有一些规律，但却常有例外 [71,760-763]。在必须接受移植治疗的疾病，进行移植前放疗和化疗引起的骨髓损害的程度可影响成功率。经过抗体或化疗药物净化的自体骨髓移植物的再生可能不如异体移植物快。疾病可能在移植早期即复发。

移植后的前 7 天内通常不会进行骨髓活检。但此期间进行的骨髓活检显示骨髓增生明显低下，伴有出血和蛋白质碎片。可见散在的脂肪细胞和巨噬细胞。这些表现与使用骨髓毒性药物治疗的急性白血病患者的表现类似 [71,761-763]。在移植后第 7～14 天，脂肪组织再生。在移植后第 2 周到第 3 周，骨髓表现各异；可能见到造血证据，也可能为增生明显低下（图 39.124 和 39.125）。移植早期阶段，通常特征性地表现为造血细胞小灶状随机散在分布于脂肪组织中。这些细胞灶最初通常为单细胞系细胞，由密集成簇的红系前体细胞组成，随后出现早幼粒细胞和中幼粒细胞聚集（图 39.124B）。母细胞并不增多。在此阶段，早幼粒细胞岛和中幼粒细胞岛尚无小梁旁分布倾向。巨核细胞通常较稀少。此阶段过后，造血细胞在整个间质中逐渐扩增，脂肪组织逐渐退化；在此

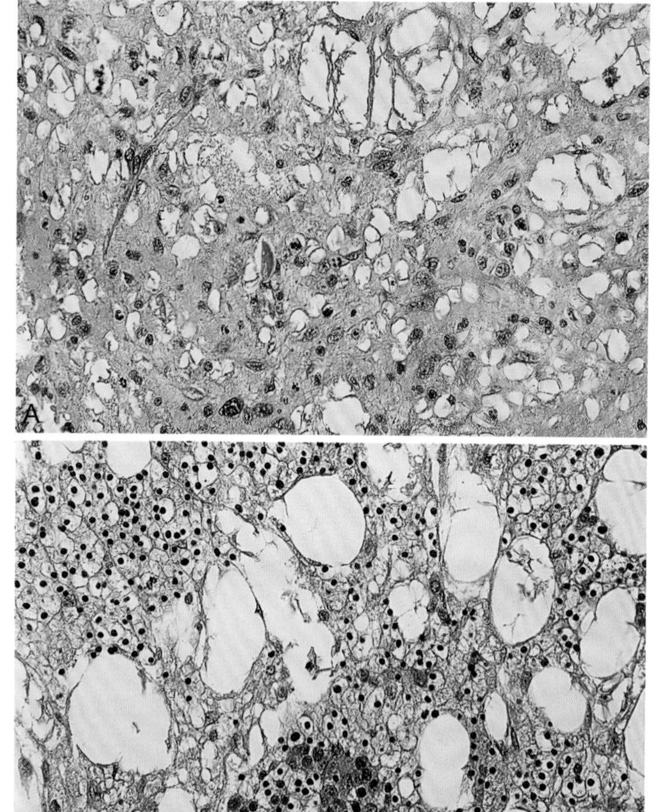

图 39.124 **A**，1 例慢性髓系白血病患者因母细胞危象接受同种异体骨髓移植后 4 天的骨髓活检。可见骨髓增生明显低下，仅有散在细胞，并可见大量间质蛋白质碎片。**B**，**A** 图同一患者移植后 28 天的骨髓活检。移植成活率的证据主要表现为出现晚期成熟阶段红系前体细胞和灶性更幼稚阶段的细胞成分。两次活检均没有 t(9;22) 细胞异常学异常的证据

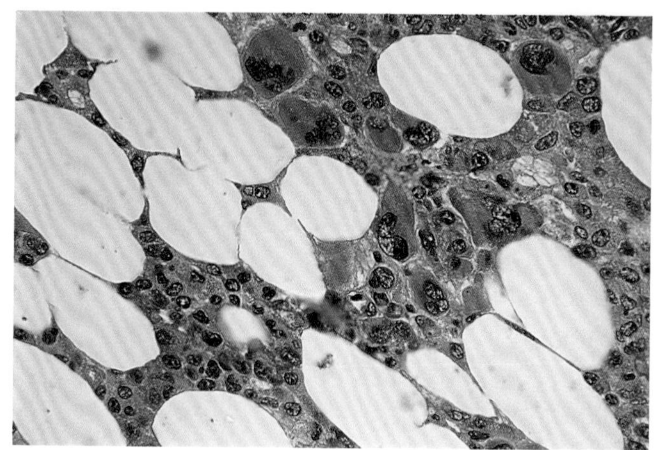

图 39.126 1 例成年男性患者因急性髓系白血病接受非亲属骨髓移植后 18 天的骨髓活检。可见骨髓增生明显低下，伴有散在成簇分布的正常形态巨核细胞；无白血病证据

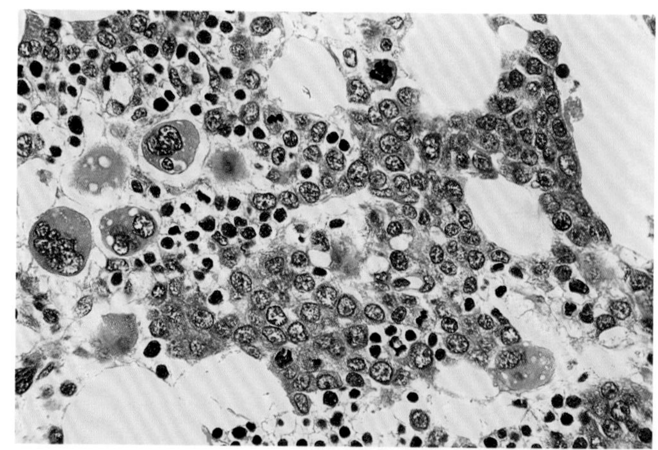

图 39.127 1 例成年女性患者因慢性髓系白血病接受自体骨髓移植后 21 天的骨髓活检，在总体骨髓增生低下背景中可见一处早期成熟阶段的红系前体细胞灶。周围间质内可见晚期成熟阶段的红系前体细胞；可见几个形态正常的巨核细胞

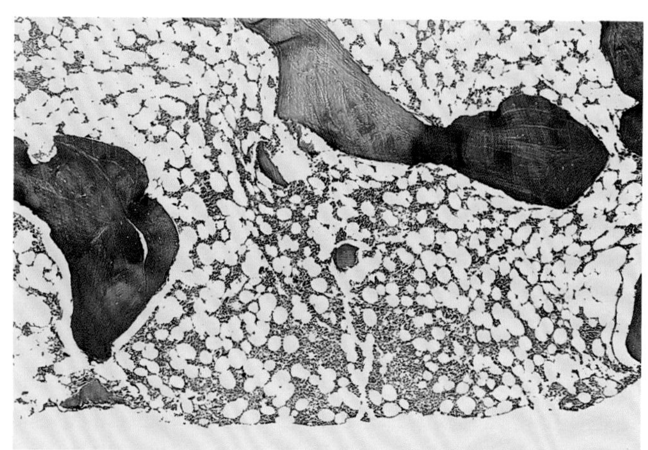

图 39.125 1 例 7 岁患儿因再生障碍性贫血接受同种异体骨髓移植后 14 天的骨髓活检。可见骨髓增生呈中度至明显低下。随后的活检显示移植失败

恢复阶段，造血细胞灶通常为多细胞系细胞，以单细胞系为主的增生也可发生（图 39.126 和 39.127）。巨核细胞再生可能落后于粒细胞和红系细胞较长一段时间。在一些患者，巨核细胞出现在移植早期阶段并可形成小的聚集灶。在大的活检标本，不同区域的造血组织数量可能存在差异；细胞块切片、小标本或碎片状标本可导致诊断偏差。

移植后早期阶段可有明显的向早幼粒细胞和中幼粒细胞的分化；而使用重组粒细胞生长因子会令此现象更为突出（图 39.128）。这种向不成熟细胞的偏移通常并不伴有母细胞增多。在此阶段，患者常会接受大量药物，其中一些可能与粒细胞缺乏症相关。在长期中性粒细胞减少且骨髓标本中出现中性粒细胞“成熟阻滞”的患者，应考虑这个因素。

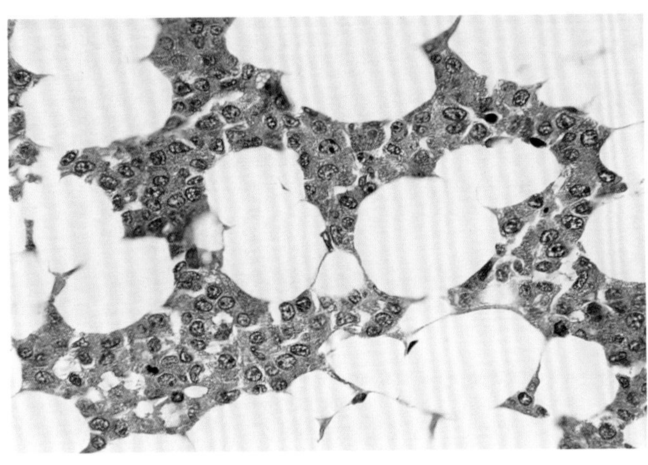

图 39.128　1 例因慢性髓系白血病进行同胞同种异体骨髓移植后 20 天的患者的骨髓活检；活检前 3 天，患者因明显的中性粒细胞减少症接受了粒细胞克隆刺激因子治疗。可见间质中的细胞是处于早幼粒细胞 - 成熟阶段的中性粒细胞前体细胞，这是对生长因子刺激作用的早期特征性表现

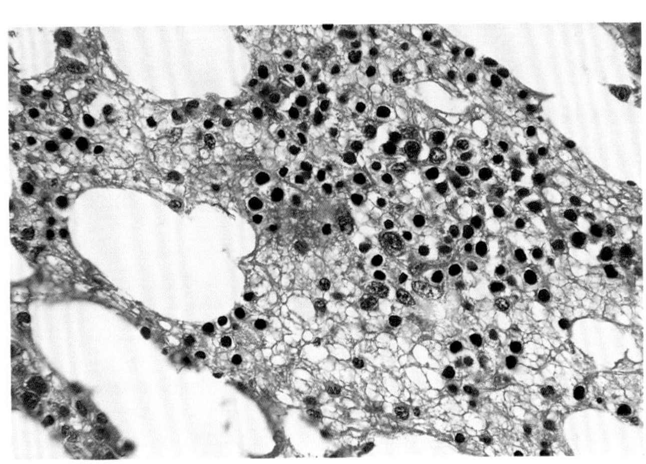

图 39.130　1 例因慢性髓系白血病进行自体骨髓移植后 8 个月的成人患者的骨髓活检。可见骨髓细胞明显减少，伴有粒细胞和巨核细胞明显减少。可见间质细胞明显减少，主要伴有晚期红系前体细胞

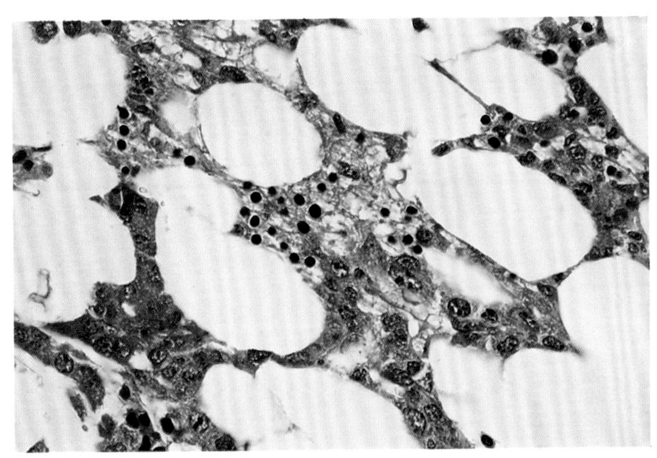

图 39.129　1 例因慢性髓系白血病进行不相关供体骨髓移植后 100 天的 11 岁儿童患者的骨髓活检。可见骨髓呈中等程度或明显的细胞减少，可见红系和粒系前体细胞以及少见的巨核细胞

移植后患者骨髓发生肉芽肿的概率高于其他患者；这些肉芽肿通常仅由少量上皮样组织细胞聚集而成。一些患者可有巨细胞。吞噬性组织细胞可增多并弥漫散在分布于整个骨髓。组织细胞可表现出显著的吞噬活性；这个发现提示需评估是否存在感染。

移植后 3 ~ 4 周，移植物的生长速率有很大差异。在一些患者，骨髓可能在几个月甚至数年内均维持在增生低下状态；而另一些患者可表现为单一骨髓细胞系的持续增生低下（图 39.129 和 39.130）。骨髓纤维化和骨硬化可得到缓解（图 39.131）。

移植物的丧失表现为骨髓细胞减少和血细胞进行性减少，其可逐渐出现，也可突然发生。在某些情况下，血细胞计数和骨髓细胞减少的程度并不一致，可表现为骨髓增生低下而血细胞计数正常或骨髓增生正常而血细胞减少。骨髓取材不当可能是出现血细胞计数正常而骨髓增生低下这种不一致的根源。尚缺乏能反映移植物抗

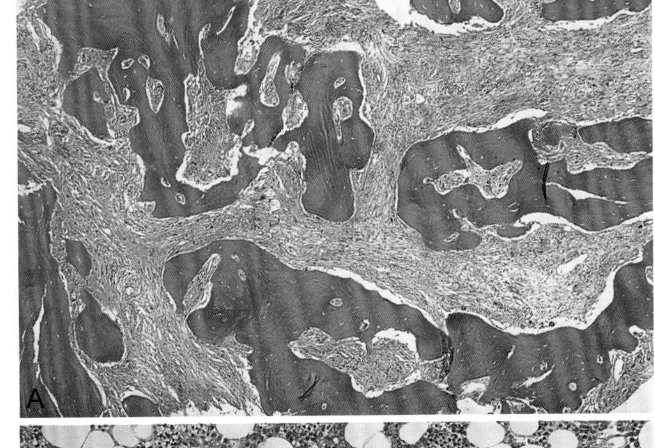

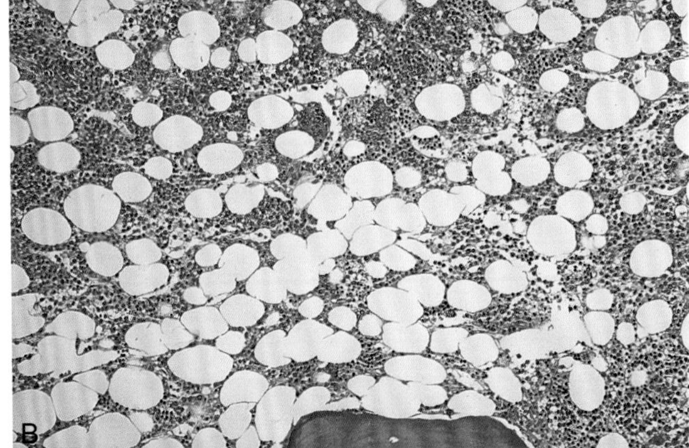

图 39.131　1 例因 Ph 染色体阳性慢性髓系白血病进行骨髓移植前的 32 岁患者的骨髓活检，可见明显骨硬化。**B**，图 **A** 所示患者进行同种异体骨髓移植后 5 个月的骨髓活检。可见骨硬化完全消退。此标本的细胞遗传学是正常的

宿主病（GVHD）的特异性骨髓表现。

在白血病患者，骨髓移植后识别其疾病是否复发还存在其他问题。除了组织学评估外，细胞遗传学、膜表面标志物和分子检测均是重要的辅助评估手段。此外，当前移植物的分子遗传学研究主要集中于供体与受体组织相容性标志物的比例方面[764]。

致谢

作者感谢 Richard Brunning 博士，他是本书先前版本中本章节的作者和共同作者。

参考文献

1. Bain BJ. Bone marrow aspiration. *J Clin Pathol.* 2001; 54(9): 657-663.
2. Bain BJ. Bone marrow trephine biopsy. *J Clin Pathol.* 2001; 54(10): 737-742.
3. Brunning RD, Bloomfield CD, McKenna RW, Peterson LA. Bilateral trephine bone marrow biopsies in lymphoma and other neoplastic diseases. *Ann Intern Med.* 1975; 82(3): 365-366.
4. Burkhardt R, Frisch B, Bartl R. Bone biopsy in haematological disorders. *J Clin Pathol.* 1982; 35(3): 257-284.
5. Contreras E, Ellis LD, Lee RE. Value of the bone marrow biopsy in the diagnosis of metastatic carcinoma. *Cancer.* 1972; 29(3): 778-783.
6. Dee JW, Valdivieso M, Drewinko B. Comparison of the efficacies of closed trephine needle biopsy, aspirated Paraffin-embedded clot section, and smear preparation in the diagnosis of bone-marrow involvement by lymphoma. *Am J Clin Pathol.* 1976; 65(2): 183-194.
7. Ellman L. Bone marrow biopsy in the evaluation of lymphoma, carcinoma and granulomatous disorders. *Am J Med.* 1976; 60(1): 1-7.
8. Fend F, Bock O, Kremer M, et al. Ancillary techniques in bone marrow pathology: molecular diagnostics on bone marrow trephine biopsies. *Virchows Arch.* 2005; 447(6): 909-919.
9. Jamshidi K, Swaim WR. Bone marrow biopsy with unaltered architecture: a new biopsy device. *J Lab Clin Med.* 1971; 77(2): 335-342.
10. Nguyen PL. Collection, processing and examination of bone marrow specimens. In: Jaffe ES, Arber DA, Campo E, et al, eds. *Hematopathology.* 2nd ed. Philadelphia, PA: Elsevier; 2017: 29-40.
11. Wang J, Weiss LM, Chang KL, et al. Diagnostic utility of bilateral bone marrow examination: significance of morphologic and ancillary technique study in malignancy. *Cancer.* 2002; 94(5): 1522-1531.
12. Gruppo RA, Lampkin BC, Granger S. Bone marrow cellularity determination: comparison of the biopsy, aspirate, and buffy coat. *Blood.* 1977; 49(1): 29-31.
13. Liao KT. The superiority of histologic sections of aspirated bone marrow in malignant lymphomas. A review of 1,124 examinations. *Cancer.* 1971; 27(3): 618-628.
14. Garrett TJ, Gee TS, Lieberman PH, et al. The role of bone marrow aspiration and biopsy in detecting marrow involvement by nonhematologic malignancies. *Cancer.* 1976; 38(6): 2401-2403.
15. Brinn NT, Pickett JP. Glycol methacrylate for routine, special stains, histochemistry, enzyme histochemistry and immunohistochemistry. A Simplified method for surgical biopsy tissue. *J Histotechnol.* 1979; 2: 125-130.
16. Gatter KC, Heryet A, Brown DC, Mason DY. Is it necessary to embed bone marrow biopsies in plastic for haematological diagnosis? *Histopathology.* 1987; 11(1): 1-7.
17. McCarthy DM. Annotation. Fibrosis of the bone marrow: content and causes. *Br J Haematol.* 1985; 59(1): 1-7.
18. Torlakovic EE, Naresh KN, Brunning RD. *Bone Marrow Immunohistochemistry.* Chicago: America Society for Clinical Pathology Press; 2008.
19. Peterson LC, Brunning RD. Bone marrow specimen processing. In: Knowles DM, ed. *Neoplastic Hematopathology.* 2nd ed. Philadelphia: Lippincott Williams & Wilkins; 2001: 1391-1406.
20. Schrijver WA, van der Groep P, Hoefnagel LD, et al. Influence of decalcification procedures on immunohistochemistry and molecular pathology in breast cancer. *Mod Pathol.* 2016; 29(12): 1460-1470.
21. Brown DC, Gatter KC. The bone marrow trephine biopsy: a review of normal histology. *Histopathology.* 1993; 22(5): 411-422.
22. Kronland R, Grogan T, Spier C, et al. Immunotopographic assessment of lymphoid and plasma cell malignancies in the bone marrow. *Hum Pathol.* 1985; 16(12): 1247-1254.
23. Bluth RF, Casey TT, McCurley TL. Differentiation of reactive from neoplastic small-cell lymphoid aggregates in Paraffin-embedded marrow particle preparations using L-26(CD20) and UCHL-1 (CD45RO) monoclonal antibodies. *Am J Clin Pathol.* 1993; 99(2): 150-156.
24. Arber DA, Jenkins KA. Paraffin section immunophenotyping of acute leukemias in bone marrow specimens. *Am J Clin Pathol.* 1996; 106(4): 462-468.
25. Chuang SS, Li CY. Useful panel of antibodies for the classification of acute leukemia by immunohistochemical methods in bone marrow trephine biopsy specimens. *Am J Clin Pathol.* 1997; 107(4): 410-418.
26. Erber WN, Gibbs TA, Ivey JG. Antigen retrieval by microwave oven heating for immunohistochemical analysis of bone marrow trephine biopsies. *Pathology.* 1996; 28(1): 45-50.
27. Erber WN, Willis JI, Hoffman GJ. An enhanced immunocytochemical method for staining bone marrow trephine sections. *J Clin Pathol.* 1997; 50(5): 389-393.
28. Horny HP, Wehrmann M, Griesser H, et al. Investigation of bone marrow lymphocyte subsets in normal, reactive, and neoplastic states using Paraffin-embedded biopsy specimens. *Am J Clin Pathol.* 1993; 99(2): 142-149.
29. Kremer M, Dirnhofer S, Nickl A, et al. p27(Kip1) immunostaining for the differential diagnosis of small b-cell neoplasms in trephine bone marrow biopsies. *Mod Pathol.* 2001; 14(10): 1022-1029.
30. Kremer M, Quintanilla-Martinez L, Nahrig J, et al. Immunohistochemistry in bone marrow pathology: a useful adjunct for morphologic diagnosis. *Virchows Arch.* 2005; 447(6): 920-937.
31. Kubic VL, Brunning RD. Immunohistochemical evaluation of neoplasms in bone marrow biopsies using monoclonal antibodies reactive in Paraffin-embedded tissue. *Mod Pathol.* 1989; 2(6): 618-629.
32. Manion EM, Rosenthal NS. Bone marrow biopsies in patients 85 years or older. *Am J Clin Pathol.* 2008; 130(5): 832-835.
33. Peterson LC, Brown BA, Crosson JT, Mladenovic J. Application of the immunoperoxidase technic to bone marrow trephine biopsies in the classification of patients with monoclonal gammopathies. *Am J Clin Pathol.* 1986; 85(6): 688-693.
34. Segal GH, Shick HE, Tubbs RR, et al. In situ hybridization analysis of lymphoproliferative disorders. Assessment of clonality by immunoglobulin light-chain messenger RNA expression. *Diagn Mol Pathol.* 1994; 3(3): 170-177.
35. Arber DA, Snyder DS, Fine M, et al. Myeloperoxidase immunoreactivity in adult acute lymphoblastic leukemia. *Am J Clin Pathol.* 2001; 116(1): 25-33.
36. Pinkus GS, Pinkus JL. Myeloperoxidase: a specific marker for myeloid cells in Paraffin sections. *Mod Pathol.* 1991; 4(6): 733-741.
37. Dunphy CH, Polski JM, Evans HL, Gardner LJ. Evaluation of bone marrow specimens with acute myelogenous leukemia for CD34, CD15, CD117, and myeloperoxidase. *Arch Pathol Lab Med.* 2001; 125(8): 1063-1069.
38. Pileri SA, Ascani S, Milani M, et al. Acute leukaemia immunophenotyping in bone-marrow routine sections. *Br J Haematol.* 1999; 105(2): 394-401.
39. Fend F, Tzankov A, Bink K, et al. Modern techniques for the diagnostic evaluation of the trephine bone marrow biopsy: methodological aspects and applications. *Prog Histochem Cytochem.* 2008; 42(4): 203-252.
40. Hartsock RJ, Smith EB, Petty CS. Normal variations with aging of the amount of hematopoietic tissue in bone marrow from the anterior iliac crest. A study made from 177 cases of sudden death examined by necropsy. *Am J Clin Pathol.* 1965; 43: 326-331.
41. Ricci C, Cova M, Kang YS, et al. Normal age-related patterns of cellular and fatty bone marrow distribution in the axial skeleton: MR imaging study. *Radiology.* 1990; 177(1): 83-88.
42. Wickramasinghe SN. Bone marrow. In: Sternberg SS, ed. *Histopathology for Pathologists.* 2nd ed. Philadelphia: Lippincott-Raven; 1997: 707-744.
43. Ajlouni K, Doeblin TD. The syndrome of hepatitis and aplastic anaemia. *Br J Haematol.* 1974; 27(2): 345-355.
44. Goswitz FA, Andrews GA, Kniseley RM. Effects of local irradiation(Co60 teletherapy) on the peripheral blood and bone marrow. *Blood.* 1963; 21: 605-619.
45. Haak HL, Hartgrink-Groeneveld CA, Eernisse JG, et al. Acquired aplastic anaemia in adults. I. A retrospective analysis of 40 cases: single factors influencing the prognosis. *Acta Haematol.* 1977; 58(5): 257-277.
46. Kurtzman G, Young N. Viruses and bone marrow failure. *Baillieres Clin Haematol.* 1989; 2(1): 51-67.
47. Nissen C. The pathophysiology of aplastic anemia. *Semin Hematol.* 1991; 28(4): 313-318.

48. Dolberg OJ, Levy Y. Idiopathic aplastic anemia: diagnosis and classification. *Autoimmun Rev.* 2014; 13(4-5): 569-573.
49. Young N. Hematologic and hematopoietic consequences of B19 parvovirus infection. *Semin Hematol.* 1988; 25(2): 159-172.
50. Young NS, Calado RT, Scheinberg P. Current concepts in the pathophysiology and treatment of aplastic anemia. *Blood.* 2006; 108(8): 2509-2519.
51. Calado RT, Young NS. Telomere maintenance and human bone marrow failure. *Blood.* 2008; 111(9): 4446-4455.
52. Marsh JC, Ball SE, Cavenagh J, et al. Guidelines for the diagnosis and management of aplastic anaemia. *Br J Haematol.* 2009; 147(1): 43-70.
53. Rosse WF. Paroxysmal nocturnal haemoglobinuria in aplastic anaemia. *Clin Haematol.* 1978; 7(3): 541-553.
54. Pu JJ, Mukhina G, Wang H, et al. Natural history of paroxysmal nocturnal hemoglobinuria clones in patients presenting as aplastic anemia. *Eur J Haematol.* 2011; 87(1): 37-45.
55. Alter BP, Potter NU, Li FP. Classification and aetiology of the aplastic anaemias. *Clin Haematol.* 1978; 7(3): 431-465.
56. Dawson JP. Congenital pancytopenia associated with multiple congenital anomalies (Fanconi type); review of the literature and report of a twenty-year-old female with a ten-year follow-up and apparently good response to splenectomy. *Pediatrics.* 1955; 15(3): 325-333.
57. Dokal I, Ganly P, Riebero I, et al. Late onset bone marrow failure associated with proximal fusion of radius and ulna: a new syndrome. *Br J Haematol.* 1989; 71(2): 277-280.
58. Estren S, Dameshek W. Familial hypoplastic anemia of childhood; report of eight cases in two families with beneficial effect of splenectomy in one case. *Am J Dis Child.* 1947; 73(6): 671-687.
59. Evans DI. Congenital defects of the marrow stem cell. *Baillieres Clin Haematol.* 1989; 2(1): 162-190.
60. Gordon-Smith EC, Rutherford TR. Fanconi anaemia—constitutional, familial aplastic anaemia. *Baillieres Clin Haematol.* 1989; 2(1): 139-152.
61. Shwachman H, Diamond LK, Oski FA, Khaw KT. The syndrome of pancreatic insufficiency and bone marrow dysfunction. *J Pediatr.* 1964; 65: 645-663.
62. Shimamura A. Inherited bone marrow failure syndromes: molecular features. *Hematology Am Soc Hematol Educ Program.* 2006; 63-71.
63. Thompson AA, Nguyen LT. Amegakaryocytic thrombocytopenia and radio-ulnar synostosis are associated with HOXA11 mutation. *Nat Genet.* 2000; 26(4): 397-398.
64. Parikh S, Bessler M. Recent insights into inherited bone marrow failure syndromes. *Curr Opin Pediatr.* 2012; 24(1): 23-32.
65. Chirnomas SD, Kupfer GM. The inherited bone marrow failure syndromes. *Pediatr Clin North Am.* 2013; 60(6): 1291-1310.
66. Horos R, von Lindern M. Molecular mechanisms of pathology and treatment in Diamond Blackfan Anaemia. *Br J Haematol.* 2012; 159(5): 514-527.
67. Mark M, Rijli FM, Chambon P. Homeobox genes in embryogenesis and pathogenesis. *Pediatr Res.* 1997; 42(4): 421-449.
68. Smith GP, Perkins SL, Segal GH, Kjeldsberg CR. T-cell lymphocytosis associated with invasive thymomas. *Am J Clin Pathol.* 1994; 102(4): 447-453.
69. Orazi A, Albitar M, Heerema NA, et al. Hypoplastic myelodysplastic syndromes can be distinguished from acquired aplastic anemia by CD34 and PCNA immunostaining of bone marrow biopsy specimens. *Am J Clin Pathol.* 1997; 107(3): 268-274.
70. Maciejewski JP, Risitano A, Sloand EM, et al. Distinct clinical outcomes for cytogenetic abnormalities evolving from aplastic anemia. *Blood.* 2002; 99(9): 3129-3135.
71. Naeim F, Smith GS, Gale RP. Morphologic aspects of bone marrow transplantation in patients with aplastic anemia. *Hum Pathol.* 1978; 9(3): 295-308.
72. Sale GE, Marmont BS. Marrow mast cell counts do not predict bone marrow graft rejection. *Hum Pathol.* 1980; 12: 605-608.
73. Crook TW, Rogers BB, McFarland RD, et al. Unusual bone marrow manifestations of parvovirus B19 infection in immunocompromised patients. *Hum Pathol.* 2000; 31(2): 161-168.
74. Dessypris EN. The biology of pure red cell aplasia. *Semin Hematol.* 1991; 28(4): 275-284.
75. Saarinen UM, Chorba TL, Tattersall P, et al. Human parvovirus B19-induced epidemic acute red cell aplasia in patients with hereditary hemolytic anemia. *Blood.* 1986; 67(5): 1411-1417.
76. Abella E, Feliu E, Granada I, et al. Bone marrow changes in anorexia nervosa are correlated with the amount of weight loss and not with other clinical findings. *Am J Clin Pathol.* 2002; 118(4): 582-588.
77. Bohm J. Gelatinous transformation of the bone marrow: the spectrum of underlying diseases. *Am J Surg Pathol.* 2000; 24(1): 56-65.
78. Mehta K, Gascon P, Robboy S. The gelatinous bone marrow(serous atrophy) in patients with acquired immunodeficiency syndrome. Evidence of excess sulfated glycosaminoglycan. *Arch Pathol Lab Med.* 1992; 116(5): 504-508.
79. Seaman JP, Kjeldsberg CR, Linker A. Gelatinous transformation of the bone marrow. *Hum Pathol.* 1978; 9(6): 685-692.
80. Jain R, Singh ZN, Khurana N, Singh T. Gelatinous transformation of bone marrow: a study of 43 cases. *Indian J Pathol Microbiol.* 2005; 48(1): 1-3.
81. Sen R, Singh S, Singh H, et al. Clinical profile in gelatinous bone marrow transformation. *J Assoc Physicians India.* 2003; 51: 585-588.
82. Del Fattore A, Cappariello A, Teti A. Genetics, pathogenesis and complications of osteopetrosis. *Bone.* 2008; 42(1): 19-29.
83. Kilpatrick L. Osteopetrosis. In: Damjanov I, Linder J, eds. *Anderson's Pathology.* 10th ed. St Louis: Mosby; 1996: 2585.
84. Tolar J, Teitelbaum SL, Orchard PJ. Osteopetrosis. *N Engl J Med.* 2004; 351(27): 2839-2849.
85. Gerritsen EJ, Vossen JM, van Loo IH, et al. Autosomal recessive osteopetrosis: variability of findings at diagnosis and during the natural course. *Pediatrics.* 1994; 93(2): 247-253.
86. Natsheh J, Drozdinsky G, Simanovsky N, et al. Improved outcomes of hematopoietic stem cell transplantation in patients with infantile malignant osteopetrosis using fludarabine-based conditioning. *Pediatr Blood Cancer.* 2016; 63(3): 535-540.
87. Askmyr MK, Fasth A, Richter J. Towards a better understanding and new therapeutics of osteopetrosis. *Br J Haematol.* 2008; 140(6): 597-609.
88. Pangrazio A, Cassani B, Guerrini MM, et al. RANK-dependent autosomal recessive osteopetrosis: characterization of five new cases with novel mutations. *J Bone Miner Res.* 2012; 27(2): 342-351.
89. Helfrich MH, Aronson DC, Everts V, et al. Morphologic features of bone in human osteopetrosis. *Bone.* 1991; 12(6): 411-419.
90. Coccia PF, Krivit W, Cervenka J, et al. Successful bone-marrow transplantation for infantile malignant osteopetrosis. *N Engl J Med.* 1980; 302(13): 701-708.
91. Gerritsen EJ, Vossen JM, Fasth A, et al. Bone marrow transplantation for autosomal recessive osteopetrosis. A report from the Working Party on Inborn Errors of the European Bone Marrow Transplantation Group. *J Pediatr.* 1994; 125(6 Pt 1): 896-902.
92. Brown CH 3rd. Bone marrow necrosis. A study of seventy cases. *Johns Hopkins Med J.* 1972; 131(3): 189-203.
93. Goodall HB. Atypical changes in the bone marrow in acute infections. In: Clark WJ, Howard EB, Hachett PL, eds. *Myeloproliferative Disorder of Animal and Man.* Oak Ridge, TN: United States Energy Commission; 1970: 314-339.
94. Kundel DW, Brecher G, Bodey GP, Brittin GM. Reticulin fibrosis and bone infarction in acute leukemia. Implications for prognosis. *Blood.* 1964; 23: 526-544.
95. Niebrugge DJ, Benjamin DR. Bone marrow necrosis preceding acute lymphoblastic leukemia in childhood. *Cancer.* 1983; 52(11): 2162-2164.
96. Pui CH, Stass S, Green A. Bone marrow necrosis in children with malignant disease. *Cancer.* 1985; 56(7): 1522-1525.
97. Smith RR, Spivak JL. Marrow cell necrosis in anorexia nervosa and involuntary starvation. *Br J Haematol.* 1985; 60(3): 525-530.
98. Browne PM, Sharma OP, Salkin D. Bone marrow sarcoidosis. *JAMA.* 1978; 240(24): 2654-2655.
99. Delsol G, Pellegrin M, Familiades J, Auvergnat JC. Bone marrow lesions in Q fever. *Blood.* 1978; 52(3): 637-638.
100. Diebold J, Molina T, Camilleri-Broet S, et al. Bone marrow manifestations of infections and systemic diseases observed in bone marrow trephine biopsy review. *Histopathology.* 2000; 37(3): 199-211.
101. Farhi DC, Mason UG 3rd, Horsburgh CR Jr. The bone marrow in disseminated Mycobacterium avium-intracellulare infection. *Am J Clin Pathol.* 1985; 83(4): 463-468.
102. Hussong J, Peterson LR, Warren JR, Peterson LC. Detecting disseminated Mycobacterium avium complex infections in HIV-positive patients. The usefulness of bone marrow trephine biopsy specimens, aspirate cultures, and blood cultures. *Am J Clin Pathol.* 1998; 110(6): 806-809.
103. Kilby JM, Marques MB, Jaye DL, et al. The yield of bone marrow biopsy and culture compared with blood culture in the evaluation of HIV-infected patients for mycobacterial and fungal infections. *Am J Med.* 1998; 104(2): 123-128.
104. Kvasnicka HM, Thiele J. [Differentiation of granulomatous lesions in the bone marrow]. *Pathologe.* 2002; 23(6): 465-471.
105. Rywlin AM. A pathologist's view of the bone marrow. *J Fla Med Assoc.* 1980; 67(2): 121-124.
106. Srigley JR, Vellend H, Palmer N, et al. Q-fever. The liver and bone marrow pathology. *Am J Surg Pathol.* 1985; 9(10): 752-758.
107. Swerdlow SH, Collins RD. Marrow granulomas. In: Ioachim HE, ed. *Pathology of Granulomas.* New York: Raven Press; 1983: 125-150.
108. Vilalta-Castel E, Valdes-Sanchez MD, Guerra-Vales JM, et al. Significance of granulomas in bone marrow: a study of 40 cases. *Eur J Haematol.* 1988; 41(1): 12-16.
109. Volk EE, Miller ML, Kirkley BA, Washington JA. The diagnostic usefulness of bone marrow cultures in patients with fever of unknown origin. *Am J Clin Pathol.* 1998; 110(2): 150-153.
110. White RM, Johnston CL Jr. Granulomatous bone marrow disease in Virginia: study of 50 cases. *Va*

Med. 1985; 112(5): 316-319.

111. Mohamed T, Sanjay R, Sycheva T, et al. Amiodarone-associated bone marrow granulomas: a report of 2 cases and review of the literature. *Int J Hematol.* 2007; 85(2): 101-104.
112. Mukhopadhyay S, Mukhopadhyay S, Abraham NZ Jr, et al. Unexplained bone marrow granulomas: is amiodarone the culprit? A report of 2 cases. *Am J Hematol.* 2004; 75(2): 110-112.
113. Choe JK, Hyun BH, Salazar GH, et al. Epithelioid granulomas of the bone marrow in non-Hodgkin's lymphoproliferative malignancies. *Am J Clin Pathol.* 1984; 81(1): 19-24.
114. Kadin ME, Donaldson SS, Dorfman RF. Isolated granulomas in Hodgkin's disease. *N Engl J Med.* 1970; 283(16): 859-861.
115. Ker CC, Hung CC, Huang SY, et al. Comparison of bone marrow studies with blood culture for etiological diagnosis of disseminated mycobacterial and fungal infection in patients with acquired immunodeficiency syndrome. *J Microbiol Immunol Infect.* 2002; 35(2): 89-93.
116. Hakawi AM, Alrajhi AA. Tuberculosis of the bone marrow: clinico-pathological study of 22 cases from Saudi Arabia. *Int J Tuberc Lung Dis.* 2006; 10(9): 1041-1044.
117. Park DY, Kim JY, Choi KU, et al. Comparison of polymerase chain reaction with histopathologic features for diagnosis of tuberculosis in formalin-fixed, Paraffin-embedded histologic specimens. *Arch Pathol Lab Med.* 2003; 127(3): 326-330.
118. Riley UB, Crawford S, Barrett SP, Abdalla SH. Detection of mycobacteria in bone marrow biopsy specimens taken to investigate pyrexia of unknown origin. *J Clin Pathol.* 1995; 48(8): 706-709.
119. Cruickshank B, Thomas MJ. Mineral oil (follicular) lipidosis: II. Histologic studies of spleen, liver, lymph nodes, and bone marrow. *Hum Pathol.* 1984; 15(8): 731-737.
120. Rywlin AM, Ortega R. Lipid granulomas of the bone marrow. *Am J Clin Pathol.* 1972; 57(4): 457-462.
121. McKenna RW, Dehner LP. Oxalosis. An unusual cause of myelophthisis in childhood. *Am J Clin Pathol.* 1976; 66(6): 991-997.
122. Williams HE, Smith LHJ. Primary hyperoxaluria. In: Stanbury JB, Wyngaarden JB, Fredrickson DS, et al, eds. *The Metabolic Basis of Inherited Disease.* New York: McGraw-Hill Book Co; 1983: 204-228.
123. Georgii A, Vykoupil KF. Unspecific mesenchymal reaction in bone marrow in patients with Hodgkin's disease. *Recent Results Cancer Res.* 1974; 46: 39-44.
124. Custer RP. *An Atlas of the Blood and Bone Marrow.* Philadelphia: W.B.Saunders; 1974.
125. Geller SA, Muller R, Greenberg ML, Siegal FP. Acquired immunodeficiency syndrome. Distinctive features of bone marrow biopsies. *Arch Pathol Lab Med.* 1985; 109(2): 138-141.
126. Karcher DS, Frost AR. The bone marrow in human immunodeficiency virus(HIV)-related disease. Morphology and clinical correlation. *Am J Clin Pathol.* 1991; 95(1): 63-71.
127. Namiki TS, Boone DC, Meyer PR. A comparison of bone marrow findings in patients with acquired immunodeficiency syndrome(AIDS) and AIDS related conditions. *Hematol Oncol.* 1987; 5(2): 99-106.
128. Schneider DR, Picker LJ. Myelodysplasia in the acquired immune deficiency syndrome. *Am J Clin Pathol.* 1985; 84(2): 144-152.
129. Spivak JL, Bender BS, Quinn TC. Hematologic abnormalities in the acquired immune deficiency syndrome. *Am J Med.* 1984; 77(2): 224-228.
130. Treacy M, Lai L, Costello C, Clark A. Peripheral blood and bone marrow abnormalities in patients with HIV related disease. *Br J Haematol.* 1987; 65(3): 289-294.
131. Zon LI, Arkin C, Groopman JE. Haematologic manifestations of the human immune deficiency virus(HIV). *Br J Haematol.* 1987; 66(2): 251-256.
132. Luther JM, Lakey DL, Larson RS, et al. Utility of bone marrow biopsy for rapid diagnosis of febrile illnesses in patients with human immunodeficiency virus infection. *South Med J.* 2000; 93(7): 692-697.
133. Castella A, Croxson TS, Mildvan D, et al. The bone marrow in AIDS. A histologic, hematologic, and microbiologic study. *Am J Clin Pathol.* 1985; 84(4): 425-432.
134. Ioachim HL, Dorsett B, Cronin W, et al. Acquired immunodeficiency syndrome-associated lymphomas: clinical, pathologic, immunologic, and viral characteristics of 111 cases. *Hum Pathol.* 1991; 22(7): 659-673.
135. Nichols L, Florentine B, Lewis W, et al. Bone marrow examination for the diagnosis of mycobacterial and fungal infections in the acquired immunodeficiency syndrome. *Arch Pathol Lab Med.* 1991; 115(11): 1125-1132.
136. Abrams DI, Kiprov DD, Goedert JJ, et al. Antibodies to human T-lymphotropic virus type III and development of the acquired immunodeficiency syndrome in homosexual men presenting with immune thrombocytopenia. *Ann Intern Med.* 1986; 104(1): 47-50.
137. Morris L, Distenfeld A, Amorosi E, Karpatkin S. Autoimmune thrombocytopenic purpura in homosexual men. *Ann Intern Med.* 1982; 96(6 Pt 1): 714-717.
138. Franzetti M, Adorni F, Oreni L, et al. Changes in the incidence of severe thrombocytopenia and its predisposing conditions in HIV-infected patients since the introduction of highly active antiretroviral therapy. *J Acquir Immune Defic Syndr.* 2014; 67(5): 493-498.
139. Frickhofen N, Abkowitz JL, Safford M, et al. Persistent B19 parvovirus infection in patients infected with human immunodeficiency virus type 1(HIV-1): a treatable cause of anemia in AIDS. *Ann Intern Med.* 1990; 113(12): 926-933.
140. Brynes RK, Ewing EP Jr, Joshi VV, Chan WC. The histopathology of HIV infection: an overview. *Prog AIDS Pathol.* 1989; 1: 1-28.
141. Osborne BM, Guarda LA, Butler JJ. Bone marrow biopsies in patients with the acquired immunodeficiency syndrome. *Hum Pathol.* 1984; 15(11): 1048-1053.
142. Nasr SA, Brynes RK, Garrison CP, Chan WC. Peripheral T-cell lymphoma in a patient with acquired immune deficiency syndrome. *Cancer.* 1988; 61(5): 947-951.
143. Ponzoni M, Fumagalli L, Rossi G, et al. Isolated bone marrow manifestation of HIV-associated Hodgkin lymphoma. *Mod Pathol.* 2002; 15(12): 1273-1278.
144. Richman DD, Fischl MA, Grieco MH, et al. The toxicity of azidothymidine(AZT) in the treatment of patients with AIDS and AIDS-related complex. A double-blind, placebo-controlled trial. *N Engl J Med.* 1987; 317(4): 192-197.
145. Savona S, Nardi MA, Lennette ET, Karpatkin S. Thrombocytopenic purpura in narcotics addicts. *Ann Intern Med.* 1985; 102(6): 737-741.
146. Arber DA, Cousar JB. Hematopoietic tumors: principles of pathologic diagnosis. In: Greer JP, Foerster J, Rodgers GM, et al, eds. *Wintrobe's Clinical Hematology.* 12th ed. Philadelphia: Lippincott Williams & Wilkins; 2009: 1663-1668.
147. Vardiman JW, Thiele J, Arber DA, et al. The 2008 revision of the World Health Organization(WHO) classification of myeloid neoplasms and acute leukemia: rationale and important changes. *Blood.* 2009; 114(5): 937-951.
148. Arber DA, Orazi A, Hasserjian R, et al. The 2016 revision to the World Health Organization classification of myeloid neoplasms and acute leukemia. *Blood.* 2016; 127(20): 2391-2405.
149. Bennett JM, Catovsky D, Daniel MT, et al. Proposals for the classification of the acute leukaemias. French-American-British(FAB) co-operative group. *Br J Haematol.* 1976; 33(4): 451-458.
150. Arber DA, Stein AS, Carter NH, et al. Prognostic impact of acute myeloid leukemia classification. Importance of detection of recurring cytogenetic abnormalities and multilineage dysplasia on survival. *Am J Clin Pathol.* 2003; 119(5): 672-680.
151. Yunis JJ, Brunning RD. Prognostic significance of chromosomal abnormalities in acute leukaemias and myelodysplastic syndromes. *Clin Haematol.* 1986; 15(3): 597-620.
152. Vardiman JW, Brunning RD, Arber DA, et al. Introduction and overview of the classification of the myeloid neoplasms. In: Swerdlow SH, Campo E, Harris N, et al, eds. *WHO Classification of Tumours of the Haematopoietic and Lymphoid Tissues.* Lyon: IARC Press; 2008: 18-30.
153. Arber DA, Brunning RD, LeBeau MM, et al. Acute myeloid leukaemia with recurrent genetic abnormalities. In: Swerdlow SH, Campo E, Harris NL, et al, eds. *WHO Classification of Tumours of Haematopoietic and Lymphoid Tissues.* Lyon: IARC Press; 2008: 110-123.
154. Arber DA, Brunning RD, Orazi A, et al. Acute myeloid leukaemia with myelodysplasia-related changes. In: Swerdlow SH, Campo E, Harris NL, et al, eds. *WHO Classification of Tumours of Haematopoietic and Lymphoid Tissues.* Lyon: IARC Press; 2008: 124-126.
155. Arber DA, Brunning RD, Orazi A, et al. Acute myeloid leukaemia, not otherwise specified. In: Swerdlow SH, Campo E, Harris NL, et al, eds. *WHO Classification of Tumours of Haematopoietic and Lymphoid Tissues.* Lyon: IARC Press; 2008: 130-139.
156. Baumann I, Niemeyer CM, Brunning RD, et al. Myeloid proliferations related to Down syndrome. In: Swerdlow SH, Campo E, Harris NL, et al, eds. *WHO Classification of Tumours of Haematopoietic and Lymphoid Tissues.* Lyon: IARC Press; 2008: 142-144.
157. Vardiman JW, Arber DA, Brunning RD, et al. Therapy-related myeloid neoplasms. In: Swerdlow SH, Campo E, Harris NL, et al, eds. *WHO Classification of Tumours of Haematopoietic and Lymphoid Tissues.* Lyon: IARC Press; 2008: 127-129.
158. Arber DA. Acute myeloid leukemia. In: Jaffe ES, Arber DA, Campo E, eds. *Hematopathology.* 2nd ed. Philadelphia, PA: Elsevier; 2017: 817-845.
159. Cancer Genome Atlas Research N. Genomic and epigenomic landscapes of adult de novo acute myeloid leukemia. *N Engl J Med.* 2013; 368(22): 2059-2074.
160. Borowitz MJ, Chan JKC. B lymphoblastic leukaemia/lymphoma, not otherwise specified. In: Swerdlow SH, Campo E, Harris NL, et al, eds. *WHO Classification of Tumours of Haematopoietic and Lymphoid Tissues.* Lyon: IARC Press; 2008: 168-170.
161. Borowitz MJ, Chan JKC. B lymphoblastic leukaemia/lymphoma with recurrent genetic abnormalities. In: Swerdlow SH, Campo E, Harris NL, et

al, eds. *WHO Classification of Tumours of Haematopoietic and Lymphoid Tissues*. Lyon: IARC Press; 2008: 171-175.

162. Borowitz MJ, Chan JKC. T lymphoblastic leukaemia/lymphoma. In: Swerdlow SH, Campo E, Harris NL, et al, eds. *WHO Classification of Tumours of Haematopoietic and Lymphoid Tissues*. Lyon: IARC Press; 2008: 176-178.
163. Barcos MP, Lukes RJ. Malignant lymphomas of convoluted lymphocytes. A new entity of possible T-cell type. In: Sinks LR, Godden JO, eds. *Conflicts in Childhood Cancer an Evaluation of Current Management*. 4th ed. New York: Alan R. Liss; 1975: 147-178.
164. Lin P, Jones D, Dorfman DM, Medeiros LJ. Precursor B-cell lymphoblastic lymphoma: a predominantly extranodal tumor with low propensity for leukemic involvement. *Am J Surg Pathol*. 2000; 24(11): 1480-1490.
165. Murphy SB, Hustu HO. A randomized trial of combined modality therapy of childhood non-Hodgkin's lymphoma. *Cancer*. 1980; 45(4): 630-637.
166. Borowitz MJ, Béné M-C, Harris NL, et al. Acute leukaemias of ambiguous lineage. In: Swerdlow SH, Campo E, Harris NL, et al, eds. *WHO Classification of Tumours of Haematopoietic and Lymphoid Tissues*. Lyon: IARC Press; 2008: 150-155.
167. Berdeaux DH, Glasser L, Serokmann R, et al. Hypoplastic acute leukemia: review of 70 cases with multivariate regression analysis. *Hematol Oncol*. 1986; 4(4): 291-305.
168. Breatnach F, Chessells JM, Greaves MF. The aplastic presentation of childhood leukaemia: a feature of common-ALL. *Br J Haematol*. 1981; 49(3): 387-393.
169. Howe RB, Bloomfield CD, McKenna RW. Hypocellular acute leukemia. *Am J Med*. 1982; 72(3): 391-395.
170. Manoharan A, Horsley R, Pitney WR. The reticulin content of bone marrow in acute leukaemia in adults. *Br J Haematol*. 1979; 43(2): 185-190.
171. Ohgami RS, Arber DA. Evaluation of the bone marrow after therapy. In: Jaffe ES, Arber DA, Campo E, eds. *Hematopathology*. 2nd ed. Philadelphia, PA: Elsevier; 2017: 1065-1087.
172. Brunning RD. The effects of leukemia and lymphoma chemotherapy on hematopoietic cells. *Am J Med Technol*. 1973; 39(5): 165-174.
173. Rimsza LM, Larson RS, Winter SS, et al. Benign hematogone-rich lymphoid proliferations can be distinguished from B-lineage acute lymphoblastic leukemia by integration of morphology, immunophenotype, adhesion molecule expression, and architectural features. *Am J Clin Pathol*. 2000; 114(1): 66-75.
174. Gralnick HR, Dittmar K. Development of myeloblastoma with massive breast and ovarian involvement during remission in acute leukemia. *Cancer*. 1969; 24(4): 746-749.
175. Mason TE, Demaree RS Jr, Margolis CI. Granulocytic sarcoma(chloroma), two years preceding myelogenous leukemia. *Cancer*. 1973; 31(2): 423-432.
176. Meis JM, Butler JJ, Osborne BM, Manning JT. Granulocytic sarcoma in nonleukemic patients. *Cancer*. 1986; 58(12): 2697-2709.
177. Muller S, Sangster G, Crocker J, et al. An immunohistochemical and clinicopathological study of granulocytic sarcoma('chloroma'). *Hematol Oncol*. 1986; 4(2): 101-112.
178. Neiman RS, Barcos M, Berard C, et al. Granulocytic sarcoma: a clinicopathologic study of 61 biopsied cases. *Cancer*. 1981; 48(6): 1426-1437.
179. Pileri SA, Ascani S, Cox MC, et al. Myeloid sarcoma: clinico-pathologic, phenotypic and cytogenetic analysis of 92 adult patients. *Leukemia*. 2007; 21(2): 340-350.
180. Pileri SA, Orazi A, Falini B. Myeloid sarcoma. In: Swerdlow SH, Campo E, Harris NL, et al, eds. *WHO Classification of Tumours of Haematopoietic and Lymphoid Tissues*. Lyon: IARC Press; 2008: 140-141.
181. Tallman MS, Hakimian D, Shaw JM, et al. Granulocytic sarcoma is associated with the 8;21 translocation in acute myeloid leukemia. *J Clin Oncol*. 1993; 11(4): 690-697.
182. Traweek ST, Arber DA, Rappaport H, Brynes RK. Extramedullary myeloid cell tumors. An immunohistochemical and morphologic study of 28 cases. *Am J Surg Pathol*. 1993; 17(10): 1011-1019.
183. Wiernik PH, Serpick AA. Granulocytic sarcoma (chloroma). *Blood*. 1970; 35(3): 361-369.
184. Beckman EN, Oehrle JS. Fibrous hematopoietic tumors arising in agnogenic myeloid metaplasia. *Hum Pathol*. 1982; 13(9): 804-810.
185. Brunning R, McKenna RW. *Tumors of the Hematopoietic System*. Washington DC: Armed Forces Institute of Pathology; 1994: 93-100.
186. Garfinkel LS, Bennett DE. Extramedullary myeloblastic transformation in chronic myelocytic leukemia simulating a coexistent malignant lymphoma. *Am J Clin Pathol*. 1969; 51(5): 638-645.
187. McKenna RW, Bloomfield CD, Dick F, et al. Acute monoblastic leukemia: diagnosis and treatment of ten cases. *Blood*. 1975; 46(4): 481-494.
188. Peterson L, Dehner LP, Brunning RD. Extramedullary masses as presenting features of acute monoblastic leukemia. *Am J Clin Pathol*. 1981; 75(2): 140-148.
189. Cavdar AO, Arcasoy A, Babacan E, et al. Ocular granulocytic sarcoma(chloroma) with acute myelomonocytic leukemia in Turkish children. *Cancer*. 1978; 41(4): 1606-1609.
190. Leder LD. [On the selective enzyme-cytochemical demonstration of neutrophilic myeloid cells and tissue mast cells in Paraffin sections]. *Klin Wochenschr*. 1964; 42: 553.
191. Bennett JM, Catovsky D, Daniel MT, et al. Proposals for the classification of the myelodysplastic syndromes. *Br J Haematol*. 1982; 51(2): 189-199.
192. Brunning RD, Orazi A, Germing U, et al. Myelodysplastic syndromes/neoplasms. In: Swerdlow SH, Campo E, Harris NL, et al, eds. *WHO Classification of Tumours of Haematopoietic and Lymphoid Tissues*. Lyon: IARC Press; 2008: 89-93.
193. List AF, Garewal HS, Sandberg AA. The myelodysplastic syndromes: biology and implications for management. *J Clin Oncol*. 1990; 8(8): 1424-1441.
194. Verburgh E, Achten R, Maes B, et al. Additional prognostic value of bone marrow histology in patients subclassified according to the International Prognostic Scoring System for myelodysplastic syndromes. *J Clin Oncol*. 2003; 21(2): 273-282.
195. Lim ZY, Killick S, Germing U, et al. Low IPSS score and bone marrow hypocellularity in MDS patients predict hematological responses to antithymocyte globulin. *Leukemia*. 2007; 21(7): 1436-1441.
196. Delacretaz F, Schmidt PM, Piguet D, et al. Histopathology of myelodysplastic syndromes. The FAB classification(proposals) applied to bone marrow biopsy. *Am J Clin Pathol*. 1987; 87(2): 180-186.
197. Maschek H, Georgii A, Kaloutsi V, et al. Myelofibrosis in primary myelodysplastic syndromes: a retrospective study of 352 patients. *Eur J Haematol*. 1992; 48(4): 208-214.
198. Orazi A. Histopathology in the diagnosis and classification of acute myeloid leukemia, myelodysplastic syndromes, and myelodysplastic/myeloproliferative diseases. *Pathobiology*. 2007; 74(2): 97-114.
199. Orazi A, Brunning RD, Hasserjian RO, et al. Refractory anaemia with excess blasts. In: Swerdlow SH, Campo E, Harris NL, et al, eds. *WHO Classification of Tumours of Haematopoietic and Lymphoid Tissues*. Lyon: IARC Press; 2008: 100-101.
200. Tricot G, Vlietinck R, Boogaerts MA, et al. Prognostic factors in the myelodysplastic syndromes: importance of initial data on peripheral blood counts, bone marrow cytology, trephine biopsy and chromosomal analysis. *Br J Haematol*. 1985; 60(1): 19-32.
201. Hasserjian RP, LeBeau MM, List AF, et al. Myelodysplastic syndrome with isolated del(5q–). In: Swerdlow SH, Campo E, Harris NL, et al, eds. *WHO Classification of Tumours of Haematopoietic and Lymphoid Tissues*. Lyon: IARC Press; 2008: 102-103.
202. Mathew P, Tefferi A, Dewald GW, et al. The 5q- syndrome: a single-institution study of 43 consecutive patients. *Blood*. 1993; 81(4): 1040-1045.
203. Orazi A, Bennett JM, Germing U, et al. Chronic myelomonocytic leukaemia. In: Swerdlow SH, Campo E, Harris NL, et al, eds. *WHO Classification of Tumours of Haematopoietic and Lymphoid Tissues*. Lyon: IARC Press; 2008: 76-79.
204. Horny HP, Sotlar K, Valent P. Diagnostic value of histology and immunohistochemistry in myelodysplastic syndromes. *Leuk Res*. 2007; 31(12): 1609-1616.
205. Mallo M, Cervera J, Schanz J, et al. Impact of adjunct cytogenetic abnormalities for prognostic Stratification in patients with myelodysplastic syndrome and deletion 5q. *Leukemia*. 2011; 25(1): 110-120.
206. Germing U, Lauseker M, Hildebrandt B, et al. Survival, prognostic factors and rates of leukemic transformation in 381 untreated patients with MDS and del(5q): a multicenter study. *Leukemia*. 2012; 26(6): 1286-1292.
207. Liu YC, Ito Y, Hsiao HH, et al. Risk factor analysis in myelodysplastic syndrome patients with del(20q): prognosis revisited. *Cancer Genet Cytogenet*. 2006; 171(1): 9-16.
208. Baumann I, Niemeyer CM, Bennett JM, Shannon K. Childhood myelodysplastic syndrome. In: Swerdlow SH, Campo E, Harris NL, et al, eds. *WHO classification of tumours of haematopoietic and lymphoid tissues*. Lyon: IARC Press; 2008: 104-107.
209. Baumann I, Fuhrer M, Behrendt S, et al. Morphological differentiation of severe aplastic anaemia from hypocellular refractory cytopenia of childhood: reproducibility of histopathological diagnostic criteria. *Histopathology*. 2012; 61(1): 10-17.
210. Kantarjian HM, Deisseroth A, Kurzrock R, et al. Chronic myelogenous leukemia: a concise update. *Blood*. 1993; 82(3): 691-703.
211. Vardiman JW, Melo JV, Baccarinii M, Thiele J. Chronic myelogenous leukaemia, BCR/ABL1 positive. In: Swerdlow SH, Campo E, Harris N, et al, eds. *WHO Classification of Tumours of Haematopoietic and Lymphoid Tissues*. Lyon: IARC Press; 2008: 32-37.
212. Vardiman JW, Bennett JM, Bain BJ, et al. Atypical chronic myeloid leukaemia, BCR/ ABL1 negative. In: Swerdlow SH, Campo E, Harris NL, et al, eds. *WHO Classification of Tumours of Haematopoietic and Lymphoid Tissues*. Lyon: IARC Press; 2008: 80-81.
213. Thiele J, Kvasnicka HM, Orazi A. Bone marrow

histopathology in myeloproliferative disorders—current diagnostic approach. *Semin Hematol.* 2005; 42(4): 184-195.

214. Kvasnicka HM, Thiele J. Bone marrow angiogenesis: methods of quantification and changes evolving in chronic myeloproliferative disorders. *Histol Histopathol.* 2004; 19(4): 1245-1260.
215. Muehleck SD, McKenna RW, Arthur DC, et al. Transformation of chronic myelogenous leukemia: clinical, morphologic, and cytogenetic features. *Am J Clin Pathol.* 1984; 82(1): 1-14.
216. Clough V, Geary CG, Hashmi K, et al. Myelofibrosis in chronic granulocytic leukaemia. *Br J Haematol.* 1979; 42(4): 515-526.
217. Thiele J, Kvasnicka HM. Myelofibrosis—what's in a name? Consensus on definition and EUMNET grading. *Pathobiology.* 2007; 74(2): 89-96.
218. Dekmezian R, Kantarjian HM, Keating MJ, et al. The relevance of reticulin stain-measured fibrosis at diagnosis in chronic myelogenous leukemia. *Cancer.* 1987; 59(10): 1739-1743.
219. Kvasnicka HM, Thiele J, Staib P, et al. [Therapy-related changes of angiogenesis in Philadelphia chromosome positive chronic myelogenous leukemia]. *Pathologe.* 2004; 25(2): 127-134.
220. McGlave PB, Brunning RD, Hurd DD, Kim TH. Reversal of severe bone marrow fibrosis and osteosclerosis following allogeneic bone marrow transplantation for chronic granulocytic leukaemia. *Br J Haematol.* 1982; 52(2): 189-194.
221. Thiele J, Kvasnicka HM, Beelen DW, et al. Megakaryopoiesis and myelofibrosis in chronic myeloid leukemia after allogeneic bone marrow transplantation: an immunohistochemical study of 127 patients. *Mod Pathol.* 2001; 14(2): 129-138.
222. Braziel RM, Launder TM, Druker BJ, et al. Hematopathologic and cytogenetic findings in imatinib mesylate-treated chronic myelogenous leukemia patients: 14 months ' experience. *Blood.* 2002; 100(2): 435-441.
223. Kantarjian H, Sawyers C, Hochhaus A, et al. Hematologic and cytogenetic responses to imatinib mesylate in chronic myelogenous leukemia. *N Engl J Med.* 2002; 346(9): 645-652.
224. Lugli A, Ebnother M, Tichelli A, et al. Bone marrow morphology in CML patients during treatment with STI571(Glivec): evidence of complete morphological remission and correlation to hematologic and cytogenetic response. *J Clin Pathol.* 2002; 55(A6).
225. Palandri F, Castagnetti F, Alimena G, et al. The long-term durability of cytogenetic responses in patients with accelerated phase chronic myeloid leukemia treated with imatinib 600 mg: the GIMEMA CML Working Party experience after a 7-year follow-up. *Haematologica.* 2009; 94(2): 205-212.
226. Thiele J, Kvasnicka HM, Schmitt-Graeff A, et al. Effects of chemotherapy (busulfan-hydroxyurea) and interferon-alfa on bone marrow morphologic features in chronic myelogenous leukemia. Histochemical and morphometric study on sequential trephine biopsy specimens with special emphasis on dynamic features. *Am J Clin Pathol.* 2000; 114(1): 57-65.
227. Thiele J, Kvasnicka HM, Orazi A, et al. Polycythemia vera. In: Swerdlow SH, Campo E, Harris NL, et al, eds. *WHO Classification of Tumours of Haematopoietic and Lymphoid Tissues.* Lyon: IARC Press; 2008: 40-43.
228. Kralovics R, Passamonti F, Buser AS, et al. A gain-of-function mutation of JAK2 in myeloproliferative disorders. *N Engl J Med.* 2005; 352(17): 1779-1790.
229. Levine RL, Gilliland DG. Myeloproliferative disorders. *Blood.* 2008; 112(6): 2190-2198.
230. Levine RL, Wadleigh M, Cools J, et al. Activating mutation in the tyrosine kinase JAK2 in polycythemia vera, essential thrombocythemia, and myeloid metaplasia with myelofibrosis. *Cancer Cell.* 2005; 7(4): 387-397.
231. Tefferi A, Thiele J, Orazi A, et al. Proposals and rationale for revision of the World Health Organization diagnostic criteria for polycythemia vera, essential thrombocythemia, and primary myelofibrosis: recommendations from an ad hoc international expert panel. *Blood.* 2007; 110(4): 1092-1097.
232. Tefferi A, Lasho TL, Gilliland G. JAK2 mutations in myeloproliferative disorders. *N Engl J Med.* 2005; 353(13): 1416-1417, author reply -7.
233. Spivak JL. MPDs: it's all in the family. *Blood.* 2008; 112(6): 2173-2174.
234. Klein H. Morphology of the hematopoietic tissues. In: Klein H, ed. *Polycythemia, Theory and Management.* Springfield, IL: Charles Thomas; 1973: 201-208.
235. Kvasnicka HM, Thiele J. The impact of clinicopathological studies on staging and survival in essential thrombocythemia, chronic idiopathic myelofibrosis, and polycythemia rubra vera. *Semin Thromb Hemost.* 2006; 32(4 Pt 2): 362-371.
236. Laszlo J. Myeloproliferative disorders(MPD): myelofibrosis, myelosclerosis, extramedullary hematopoiesis, undifferentiated MPD, and hemorrhagic thrombocythemia. *Semin Hematol.* 1975; 12(4): 409-432.
237. Mesa RA, Verstovsek S, Cervantes F, et al. Primary myelofibrosis(PMF), post polycythemia vera myelofibrosis(post-PV MF), post essential thrombocythemia myelofibrosis(post-ET MF), blast phase PMF (PMF-BP): Consensus on terminology by the international working group for myelofibrosis research and treatment(IWG-MRT). *Leuk Res.* 2007; 31(6): 737-740.
238. Roberts BE, Miles DW, Woods CG. Polycythaemia vera and myelosclerosis: a bone marrow study. *Br J Haematol.* 1969; 16(1): 75-85.
239. Silverstein MN. The evolution into and the treatment of late stage polycythemia vera. *Semin Hematol.* 1976; 13(1): 79-84.
240. Spivak JL. Polycythemia vera: myths, mechanisms, and management. *Blood.* 2002; 100(13): 4272-4290.
241. Ellis JT, Peterson P, Geller SA, Rappaport H. Studies of the bone marrow in polycythemia vera and the evolution of myelofibrosis and second hematologic malignancies. *Semin Hematol.* 1986; 23(2): 144-155.
242. Ellis JT, Silver RT, Coleman M, Geller SA. The bone marrow in polycythemia vera. *Semin Hematol.* 1975; 12(4): 433-444.
243. Thiele J, Kvasnicka HM. Diagnostic impact of bone marrow histopathology in polycythemia vera(PV). *Histol Histopathol.* 2005; 20(1): 317-328.
244. Thiele J, Kvasnicka HM, Diehl V. Initial (latent) polycythemia vera with thrombocytosis mimicking essential thrombocythemia. *Acta Haematol.* 2005; 113(4): 213-219.
245. Lundberg LG, Lerner R, Sundelin P, et al. Bone marrow in polycythemia vera, chronic myelocytic leukemia, and myelofibrosis has an increased vascularity. *Am J Pathol.* 2000; 157(1): 15-19.
246. Gianelli U, Iurlo A, Vener C, et al. The significance of bone marrow biopsy and JAK2V617F mutation in the differential diagnosis between the "early" prepolycythemic phase of polycythemia vera and essential thrombocythemia. *Am J Clin Pathol.* 2008; 130(3): 336-342.
247. Rossi D, Cortini F, Deambrogi C, et al. Usefulness of JAK2V617F mutation in distinguishing idiopathic erythrocytosis from polycythemia vera. *Leuk Res.* 2007; 31(1): 97-101.
248. Landaw SA. Acute leukemia in polycythemia vera. *Semin Hematol.* 1986; 23(2): 156-165.
249. Lawrence JH, Winchell HS, Donald WG. Leukemia in polycythemia vera. Relationship to splenic myeloid metaplasia and therapeutic radiation dose. *Ann Intern Med.* 1969; 70(4): 763-771.
250. Modan B, Lilienfeld AM. Polycythemia vera and leukemia—the role of radiation treatment. A study of 1222 patients. *Medicine (Baltimore).* 1965; 44: 305-344.
251. Vykoupil KF, Thiele J, Stangel W, et al. Polycythemia vera. II. Transgression towards leukemia with special emphasis on histological differential diagnosis, cytogenetics and survival. *Virchows Arch A Pathol Anat Histol.* 1980; 389(3): 325-341.
252. Buss DH, O'Connor ML, Woodruff RD, et al. Bone marrow and peripheral blood findings in patients with extreme thrombocytosis. A report of 63 cases. *Arch Pathol Lab Med.* 1991; 115(5): 475-480.
253. Murphy S, Iland H, Rosenthal D, Laszlo J. Essential thrombocythemia: an interim report from the Polycythemia Vera Study Group. *Semin Hematol.* 1986; 23(3): 177-182.
254. Thiele J, Kvasnicka HM, Orazi A, Tefferi A. Gissliknger H. Essential thrombocythaemia. In: Swerdlow SH, Campo E, Harris NL, et al, eds. *WHO Classification of Tumours of Haematopoietic and Lymphoid Tissues.* Lyon: IARC Press; 2008: 48-50.
255. Mesa RA, Hanson CA, Li CY, et al. Diagnostic and prognostic value of bone marrow angiogenesis and megakaryocyte c-Mpl expression in essential thrombocythemia. *Blood.* 2002; 99(11): 4131-4137.
256. Tefferi A, Barbui T. Polycythemia vera and essential thrombocythemia: 2015 update on diagnosis, risk-Stratification and management. *Am J Hematol.* 2015; 90(2): 162-173.
257. Milosevic JD, Kralovics R. Genetic and epigenetic alterations of myeloproliferative disorders. *Int J Hematol.* 2013; 97(2): 183-197.
258. Gisslinger H. Update on diagnosis and management of essential thrombocythemia. *Semin Thromb Hemost.* 2006; 32(4 Pt 2): 430-436.
259. Fernandez-Pol S, Ma L, Ohgami RS, Arber DA. Significance of myelodysplastic syndrome-associated somatic variants in the evaluation of patients with pancytopenia and idiopathic cytopenias of undetermined significance. *Mod Pathol.* 2016; 29(9): 996-1003.
260. Genovese G, Kahler AK, Handsaker RE, et al. Clonal hematopoiesis and blood-cancer risk inferred from blood DNA sequence. *N Engl J Med.* 2014; 371(26): 2477-2487.
261. Jaiswal S, Fontanillas P, Flannick J, et al. Age-related clonal hematopoiesis associated with adverse outcomes. *N Engl J Med.* 2014; 371(26): 2488-2498.
262. Block M, Burkhardt R, Chelloul N, et al. Myelofibrosis–osteosclerosis syndrome. *Pathol Morphol Adv Biosci.* 1975; 16: 219-240.
263. Tefferi A. Myelofibrosis with myeloid metaplasia. *N Engl J Med.* 2000; 342(17): 1255-1265.
264. Thiele J, Kvasnicka HM. Diagnostic differentiation of essential thrombocythaemia from thrombocythaemias associated with chronic idiopathic myelofibrosis by discriminate analysis of bone marrow features—a clinicopathological study on 272 patients. *Histol Histopathol.* 2003; 18(1):

93-102.
265. Thiele J, Kvasnicka HM. Prefibrotic chronic idiopathic myelofibrosis—a diagnostic enigma? *Acta Haematol.* 2004; 111(3): 155-159.
266. Thiele J, Kvasnicka HM. Hematopathologic findings in chronic idiopathic myelofibrosis. *Semin Oncol.* 2005; 32(4): 380-394.
267. Thiele J, Kvasnicka HM, Facchetti F, et al. European consensus on grading bone marrow fibrosis and assessment of cellularity. *Haematologica.* 2005; 90(8): 1128-1132.
268. Thiele J, Kvasnicka HM, Tefferi A, et al. Primary myelofibrosis. In: Swerdlow SH, Campo E, Harris NL, et al, eds. *WHO Classification of Tumours of Haematopoietic and Lymphoid Tissues.* Lyon: IARC Press; 2008: 44-47.
269. Thiele J, Zankovich R, Steinberg T, et al. Agnogenic myeloid metaplasia(AMM)— correlation of bone marrow lesions with laboratory data: a longitudinal clinicopathological study on 114 patients. *Hematol Oncol.* 1989; 7(5): 327-343.
270. Ward HP, Block MH. The natural history of agnogenic myeloid metaplasia(AMM) and a critical evaluation of its relationship with the myeloproliferative syndrome. *Medicine (Baltimore).* 1971; 50(5): 357-420.
271. Weinstein IM. Idiopathic myelofibrosis: historical review, diagnosis and management. *Blood Rev.* 1991; 5(2): 98-104.
272. Wolf BC, Neiman RS. Myelofibrosis with myeloid metaplasia: pathophysiologic implications of the correlation between bone marrow changes and progression of splenomegaly. *Blood.* 1985; 65(4): 803-809.
273. Varki A, Lottenberg R, Griffith R, Reinhard E. The syndrome of idiopathic myelofibrosis. A clinicopathologic review with emphasis on the prognostic variables predicting survival. *Medicine(Baltimore).* 1983; 62(6): 353-371.
274. Tobin MS, Tan C, Argano SA. Myelofibrosis in pediatric age group. *N Y State J Med.* 1969; 69(8): 1080-1083.
275. Tefferi A, Lasho TL, Tischer A, et al. The prognostic advantage of calreticulin mutations in myelofibrosis might be confined to type 1 or type 1-like CALR variants. *Blood.* 2014; 124(15): 2465-2466.
276. Burston J, Pinniger JL. The reticulin content of bone marrow in haematological disorders. *Br J Haematol.* 1963; 9: 172-184.
277. Georgii A, Buesche G, Kreft A. The histopathology of chronic myeloproliferative diseases. *Baillieres Clin Haematol.* 1998; 11(4): 721-749.
278. Reilly JT. Cytogenetic and molecular genetic abnormalities in agnogenic myeloid metaplasia. *Semin Oncol.* 2005; 32(4): 359-364.
279. Lebwaze BM, Le Tourneau A, Rio B, et al. [Histopathologic pattern of hyperplasia of bone marrow hematogones(medullar b lymphoid cell precursors) occurring after treatment of idiopathic myelofibrosis]. *Ann Pathol.* 2008; 28(1): 27-31.
280. Bearman RM, Pangalis GA, Rappaport H. Acute("malignant") myelosclerosis. *Cancer.* 1979; 43(1): 279-293.
281. Lubin J, Rozen S, Rywlin M. Malignant myelosclerosis. *Arch Intern Med.* 1976; 136(2): 141-145.
282. Akikusa B, Komatsu T, Kondo Y, et al. Amyloidosis complicating idiopathic myelofibrosis. *Arch Pathol Lab Med.* 1987; 111(6): 525-529.
283. Bass RD, Pullarkat V, Feinstein DI, et al. Pathology of autoimmune myelofibrosis. A report of three cases and a review of the literature. *Am J Clin Pathol.* 2001; 116(2): 211-216.
284. Rondeau E, Solal-Celigny P, Dhermy D, et al. Immune disorders in agnogenic myeloid metaplasia: relations to myelofibrosis. *Br J Haematol.* 1983; 53(3): 467-475.
285. Bain BJ, Gilliland DG, Horny HP, Vardiman JW. Myeloid and lymphoid neoplasms with eosinophilia and abnormalities of PDGFRA, PDGFRB or FGFR1. In: Swerdlow SH, Campo E, Harris NL, et al, eds. *WHO Classification of Tumours of Haematopoietic and Lymphoid Tissues.* Lyon: IARC Press; 2008: 68-73.
286. Cools J, DeAngelo DJ, Gotlib J, et al. A tyrosine kinase created by fusion of the PDGFRA and FIP1L1 genes as a therapeutic target of imatinib in idiopathic hypereosinophilic syndrome. *N Engl J Med.* 2003; 348(13): 1201-1214.
287. Gotlib J, Cools J. Five years since the discovery of FIP1L1-PDGFRA: what we have learned about the fusion and other molecularly defined eosinophilias. *Leukemia.* 2008; 22(11): 1999-2010.
288. Fink SR, Belongie KJ, Paternoster SF, et al. Validation of a new three-color fluorescence in situ hybridization(FISH) method to detect CHIC2 deletion, FIP1L1/PDGFRA fusion and PDGFRA translocations. *Leuk Res.* 2009; 33(6): 843-846.
289. Pardanani A, Ketterling RP, Brockman SR, et al. CHIC2 deletion, a surrogate for FIP1L1-PDGFRA fusion, occurs in systemic mastocytosis associated with eosinophilia and predicts response to imatinib mesylate therapy. *Blood.* 2003; 102(9): 3093-3096.
290. Rudzki Z, Giles L, Cross NC, Lumley M. Myeloid neoplasm with rearrangement of PDGFRA, but with no significant eosinophilia: should we broaden the World Health Organization definition of the entity? *Br J Haematol.* 2012; 156(5): 558.
291. Klion AD, Noel P, Akin C, et al. Elevated serum tryptase levels identify a subset of patients with a myeloproliferative variant of idiopathic hypereosinophilic syndrome associated with tissue fibrosis, poor prognosis, and imatinib responsiveness. *Blood.* 2003; 101(12): 4660-4666.
292. Kilon AD, Akin C, Nutman TB. Hypereosinophilic syndrome with elevated serum tryptase is a syndrome that differs from systemic mast cell disease with eosinophilia. *Blood.* 2003; 102: 3074.
293. Tefferi A, Pardanani A, Li CY. Hypereosinophilic syndrome with elevated serum tryptase versus systemic mast cell disease associated with eosinophilia: 2 distinct entities? *Blood.* 2003; 102(8): 3073-3074, author reply 4.
294. Maric I, Robyn J, Metcalfe DD, et al. KIT D816V-associated systemic mastocytosis with eosinophilia and FIP1L1/PDGFRA-associated chronic eosinophilic leukemia are distinct entities. *J Allergy Clin Immunol.* 2007; 120(3): 680-687.
295. Curtis CE, Grand FH, Waghorn K, et al. A novel ETV6-PDGFRB fusion transcript missed by standard screening in a patient with an imatinib responsive chronic myeloproliferative disease. *Leukemia.* 2007; 21(8): 1839-1841.
296. Patterer V, Schnittger S, Kern W, et al. Hematologic malignancies with PCM1-JAK2 gene fusion share characteristics with myeloid and lymphoid neoplasms with eosinophilia and abnormalities of PDGFRA, PDGFRB, and FGFR1. *Ann Hematol.* 2013; 92(6): 759-769.
297. Rumi E, Milosevic JD, Selleslag D, et al. Efficacy of ruxolitinib in myeloid neoplasms with PCM1-JAK2 fusion gene. *Ann Hematol.* 2015; 94(11): 1927-1928.
298. Brunning RD, McKenna RW, Rosai J, et al. Systemic mastocytosis. Extracutaneous manifestations. *Am J Surg Pathol.* 1983; 7(5): 425-438.
299. Czarnetzki BM, Kolde G, Schoemann A, et al. Bone marrow findings in adult patients with urticaria pigmentosa. *J Am Acad Dermatol.* 1988; 18(1 Pt 1): 45-51.
300. Valent P. Diagnosis and management of mastocytosis: an emerging challenge in applied hematology. *Hematology Am Soc Hematol Educ Program.* 2015; 2015: 98-105.
301. Horny H-P, Metcalf DD, Bennett JM, et al. Systemic mastocytosis. In: Swerdlow SH, Campo E, Harris NL, et al, eds. *WHO Classification of Tumours of the Haematopoietic and Lymphoid Tissues.* Lyon: IARC Press; 2008: 54-63.
302. Scully RE, Mark EJ, McNeely BU. Case records of the Massachusetts General Hospital. *N Engl J Med.* 1986; 315: 816.
303. Webb TA, Li CY, Yam LT. Systemic mast cell disease: a clinical and hematopathologic study of 26 cases. *Cancer.* 1982; 49(5): 927-938.
304. Stevens EC, Rosenthal NS. Bone marrow mast cell morphologic features and hematopoietic dyspoiesis in systemic mast cell disease. *Am J Clin Pathol.* 2001; 116(2): 177-182.
305. Travis WD, Li CY, Bergstralh EJ, et al. Systemic mast cell disease. Analysis of 58 cases and literature review. *Medicine(Baltimore).* 1988; 67(6): 345-368.
306. Valent P, Akin C, Sperr WR, et al. Diagnosis and treatment of systemic mastocytosis: state of the art. *Br J Haematol.* 2003; 122(5): 695-717.
307. Valent P, Horny HP, Escribano L, et al. Diagnostic criteria and classification of mastocytosis: a consensus proposal. *Leuk Res.* 2001; 25(7): 603-625.
308. Horny HP, Ruck M, Wehrmann M, Kaiserling E. Blood findings in generalized mastocytosis: evidence of frequent simultaneous occurrence of myeloproliferative disorders. *Br J Haematol.* 1990; 76(2): 186-193.
309. Lawrence JB, Friedman BS, Travis WD, et al. Hematologic manifestations of systemic mast cell disease: a prospective study of laboratory and morphologic features and their relation to prognosis. *Am J Med.* 1991; 91(6): 612-624.
310. Horny HP, Parwaresch MR, Lennert K. Bone marrow findings in systemic mastocytosis. *Hum Pathol.* 1985; 16(8): 808-814.
311. Wilkins BS, Buchan SL, Webster J, Jones DB. Tryptase-positive mast cells accompany lymphocytic as well as lymphoplasmacytic lymphoma infiltrates in bone marrow trephine biopsies. *Histopathology.* 2001; 39(2): 150-155.
312. Rappaport H. *Tumors of the Hematopoietic System. Atlas of tumor pathology. Fascicle 8.* Washington DC: Armed Forces Institute of Pathology; 2001: 336-344.
313. Gotlib J, Kluin-Nelemans HC, George TI, et al. Efficacy and safety of midostaurin in advanced systemic mastocytosis. *N Engl J Med.* 2016; 374(26): 2530-2541.
314. Walls AF, Jones DB, Williams JH, et al. Immunohistochemical identification of mast cells in formaldehyde-fixed tissue using monoclonal antibodies specific for tryptase. *J Pathol.* 1990; 162(2): 119-126.
315. Yang F, Tran TA, Carlson JA, et al. Paraffin section immunophenotype of cutaneous and extracutaneous mast cell disease: comparison to other hematopoietic neoplasms. *Am J Surg Pathol.* 2000; 24(5): 703-709.
316. Natkunam Y, Rouse RV. Utility of Paraffin section immunohistochemistry for C-KIT (CD117) in the differential diagnosis of systemic mast cell disease involving the bone marrow. *Am J Surg Pathol.* 2000; 24(1): 81-91.
317. Tefferi A, Li CY, Butterfield JH, Hoagland HC. Treatment of systemic mast-cell disease with cladribine. *N Engl J Med.* 2001; 344(4): 307-309.

318. Bennett JM, Catovsky D, Daniel MT, et al. Proposals for the classification of chronic (mature) B and T lymphoid leukaemias. French-American-British(FAB) Cooperative Group. *J Clin Pathol.* 1989; 42(6): 567-584.
319. Hallek M, Cheson BD, Catovsky D, et al. Guidelines for the diagnosis and treatment of chronic lymphocytic leukemia: a report from the International Workshop on Chronic Lymphocytic Leukemia updating the National Cancer Institute-Working Group 1996 guidelines. *Blood.* 2008; 111(12): 5446-5456.
320. Litz CE, Brunning RD. Chronic lymphoproliferative disorders: classification and diagnosis. *Baillieres Clin Haematol.* 1993; 6(4): 767-783.
321. Montserrat E, Rozman C. Chronic lymphocytic leukaemia: prognostic factors and natural history. *Baillieres Clin Haematol.* 1993; 6(4): 849-866.
322. Müller-Hermelink HK, Montserrat E, Catovsky D, Harris NL. Chronic lymphocytic leukaemia/small lymphocytic lymphoma. In: Swerdlow SH, Campo E, Harris NL, et al, eds. *WHO Classification of Tumours of Haematopoietic and Lymphoid Tissues.* Lyon: IARC Press; 2008: 180-182.
323. Pangalis GA, Roussou PA, Kittas C, et al. B-chronic lymphocytic leukemia. Prognostic implication of bone marrow histology in 120 patients experience from a single hematology unit. *Cancer.* 1987; 59(4): 767-771.
324. Brouet JC, Sasportes M, Flandrin G, et al. Chronic lymphocytic leukaemia of T-cell origin. Immunological and clinical evaluation in eleven patients. *Lancet.* 1975; 2(7941): 890-893.
325. Eichhorst B, Robak T, Montserrat E, et al. Chronic lymphocytic leukaemia: ESMO Clinical Practice Guidelines for diagnosis, treatment and follow-up. *Ann Oncol.* 2015; 26(suppl 5): v78-v84.
326. Binet L, Catovsky D, Chandra P, et al. Chronic lymphocytic leukaemia. Proposals for a revised prognostic staging system. *Br J Haematol.* 1981; 48: 365-367.
327. Rai KR, Sawitsky A, Cronkite EP, et al. Clinical staging of chronic lymphocytic leukemia. *Blood.* 1975; 46(2): 219-234.
328. Crespo M, Bosch F, Villamor N, et al. ZAP-70 expression as a surrogate for immunoglobulin-variable-region mutations in chronic lymphocytic leukemia. *N Engl J Med.* 2003; 348(18): 1764-1775.
329. Damle RN, Wasil T, Fais F, et al. Ig V gene mutation status and CD38 expression as novel prognostic indicators in chronic lymphocytic leukemia. *Blood.* 1999; 94(6): 1840-1847.
330. Rassenti LZ, Huynh L, Toy TL, et al. ZAP-70 compared with immunoglobulin heavy-chain gene mutation status as a predictor of disease progression in chronic lymphocytic leukemia. *N Engl J Med.* 2004; 351(9): 893-901.
331. Dohner H, Stilgenbauer S, Benner A, et al. Genomic aberrations and survival in chronic lymphocytic leukemia. *N Engl J Med.* 2000; 343(26): 1910-1916.
332. Lens D, Dyer MJ, Garcia-Marco JM, et al. p53 abnormalities in CLL are associated with excess of prolymphocytes and poor prognosis. *Br J Haematol.* 1997; 99(4): 848-857.
333. Landau DA, Tausch E, Taylor-Weiner AN, et al. Mutations driving CLL and their evolution in progression and relapse. *Nature.* 2015; 526(7574): 525-530.
334. Puente XS, Bea S, Valdes-Mas R, et al. Non-coding recurrent mutations in chronic lymphocytic leukaemia. *Nature.* 2015; 526(7574): 519-524.
335. Rausing A. Lymphatic leukemia and malignant lymphoma in the adult. A clinicopathologic study of their interrelationship. *Acta Med Scand Suppl.* 1976; 595: 1-270.
336. Montserrat E, Marques-Pereira JP, Gallart MT, Rozman C. Bone marrow histopathologic patterns and immunologic findings in B-chronic lymphocytic leukemia. *Cancer.* 1984; 54(3): 447-551.
337. Rozman C, Hernandez-Nieto L, Montserrat E, Brugues R. Prognostic significance of bone-marrow patterns in chronic lymphocytic leukaemia. *Br J Haematol.* 1981; 47(4): 529-537.
338. Enno A, Catovsky D, O'Brien M, et al. Prolymphocytoid'transformation of chronic lymphocytic leukaemia. *Br J Haematol.* 1979; 41(1): 9-18.
339. Brouet JC, Fermand JP, Laurent G, et al. The association of chronic lymphocytic leukaemia and multiple myeloma: a study of eleven patients. *Br J Haematol.* 1985; 59(1): 55-66.
340. Swerdlow SH, Campo E, Pileri SA, et al. The 2016 revision of the World Health Organization classification of lymphoid neoplasms. *Blood.* 2016; 127(20): 2375-2390.
341. Vardi A, Dagklis A, Scarfo L, et al. Immunogenetics shows that not all MBL are equal: the larger the clone, the more similar to CLL. *Blood.* 2013; 121(22): 4521-4528.
342. Rawstron AC, Shanafelt T, Lanasa MC, et al. Different biology and clinical outcome according to the absolute numbers of clonal B-cells in monoclonal B-cell lymphocytosis (MBL). *Cytometry B Clin Cytom.* 2010; 78(suppl 1): S19-S23.
343. Brousse N, Solal-Celigny P, Herrera A, et al. Gastrointestinal Richter's syndrome. *Hum Pathol.* 1985; 16(8): 854-857.
344. Case records of the Massachusetts General Hospital. Weekly clinicopathological exercises. Case 6-1978. *N Engl J Med.* 1978; 298(7): 387-396.
345. Goldstein J, Baden J. Richter's syndrome. *South Med J.* 1977; 70(11): 1381-1382.
346. Long JC, Aisenberg AC. Richter's syndrome. A terminal complication of chronic lymphocytic leukemia with distinct clinicopathologic features. *Am J Clin Pathol.* 1975; 63(6): 786-795.
347. Richter MN. Generalized reticular cell sarcoma of lymph nodes associated with lymphatic leukemia. *Am J Pathol.* 1928; 4(4): 285-292.7.
348. Traweek ST, Liu J, Johnson RM, et al. High-grade transformation of chronic lymphocytic leukemia and low-grade non-Hodgkin's lymphoma. Genotypic confirmation of clonal identity. *Am J Clin Pathol.* 1993; 100(5): 519-526.
349. Trump DL, Mann RB, Phelps R, et al. Richter's syndrome: diffuse histiocytic lymphoma in patients with chronic lymphocytic leukemia. A report of five cases and review of the literature. *Am J Med.* 1980; 68(4): 539-548.
350. Brecher M, Banks PM. Hodgkin's disease variant of Richter's syndrome. Report of eight cases. *Am J Clin Pathol.* 1990; 93(3): 333-339.
351. Momose H, Jaffe ES, Shin SS, et al. Chronic lymphocytic leukemia/small lymphocytic lymphoma with Reed-Sternberg-like cells and possible transformation to Hodgkin's disease. Mediation by Epstein-Barr virus. *Am J Surg Pathol.* 1992; 16(9): 859-867.
352. Foucar K, Rydell RE. Richter's syndrome in chronic lymphocytic leukemia. *Cancer.* 1980; 46(1): 118-134.
353. Kroft SH. Lymphoma transformation: genetic relatedness, stealth lymphomas, and the final frontier. *Am J Clin Pathol.* 2001; 116(6): 811-814.
354. Seligmann M, Preud'Homme JL, Brouet JC. Membrane markers in human lymphoid malignancies. Clinicopathologic correlations and insights into the differentiation of normal and neoplastic cells. In: Clarkson B, Marks P, Till JR, eds. *Differentiation of Normal and Neoplastic Cells.* Cold Spring Harbor, NY: Cold Spring Harbor Laboratory; 1978: 859-876.
355. Litz CE, Arthur DC, Gajl-Peczalska KJ, et al. Transformation of chronic lymphocytic leukemia to small non-cleaved cell lymphoma: a cytogenetic, immunological, and molecular study. *Leukemia.* 1991; 5(11): 972-978.
356. Mao Z, Quintanilla-Martinez L, Raffeld M, et al. IgVH mutational status and clonality analysis of Richter's transformation: diffuse large B-cell lymphoma and Hodgkin lymphoma in association with B-cell chronic lymphocytic leukemia(B-CLL) represent 2 different pathways of disease evolution. *Am J Surg Pathol.* 2007; 31(10): 1605-1614.
357. Chigrinova E, Rinaldi A, Kwee I, et al. Two main genetic pathways lead to the transformation of chronic lymphocytic leukemia to Richter syndrome. *Blood.* 2013; 122(15): 2673-2682.
358. Galton DA, Goldman JM, Wiltshaw E, et al. Prolymphocytic leukaemia. *Br J Haematol.* 1974; 27(1): 7-23.
359. Matutes E, Brito-Babapulle V, Swansbury J, et al. Clinical and laboratory features of 78 cases of T-prolymphocytic leukemia. *Blood.* 1991; 78(12): 3269-3274.
360. Campo E, Catovsky D, Montserrat E, et al. B-cell prolymphocytic leukaemia. In: Swerdlow SH, Campo E, Harris NL, et al, eds. *WHO Classification of Tumours of Haematopoietic and Lymphoid Tissues.* Lyon: IARC Press; 2008: 183-184.
361. Melo JV, Catovsky D, Galton DA. The relationship between chronic lymphocytic leukaemia and prolymphocytic leukaemia. I. Clinical and laboratory features of 300 patients and characterization of an intermediate group. *Br J Haematol.* 1986; 63(2): 377-387.
362. Melo JV, Catovsky D, Galton DA. The relationship between chronic lymphocytic leukaemia and prolymphocytic leukaemia. II. Patterns of evolution of 'prolymphocytoid' transformation. *Br J Haematol.* 1986; 64(1): 77-86.
363. Bearman RM, Pangalis GA, Rappaport H. Prolymphocytic leukemia: clinical, histopathological, and cytochemical observations. *Cancer.* 1978; 42(5): 2360-2372.
364. Owens MR, Strauchen JA, Rowe JM, Bennett JM. Prolymphocytic leukemia: histologic findings in atypical cases. *Hematol Oncol.* 1984; 2(3): 249-257.
365. Onciu M, Schlette E, Bueso-Ramos C, Medeiros LJ. Leukemic mantle cell lymphoma with cells resembling prolymphocytes. *Am J Clin Pathol.* 2002; 118(2): 305-306, author reply 6.
366. Wong KF, Chan JK, So JC, Yu PH. Mantle cell lymphoma in leukemic phase: characterization of its broad cytologic spectrum with emphasis on the importance of distinction from other chronic lymphoproliferative disorders. *Cancer.* 1999; 86(5): 850-857.
367. Brito-Babapulle V, Catovsky D. Inversions and tandem translocations involving chromosome 14q11 and 14q32 in T-prolymphocytic leukemia and T-cell leukemias in patients with ataxia telangiectasia. *Cancer Genet Cytogenet.* 1991; 55(1): 1-9.
368. Catovsky D, Müller-Hermelink HK, Ralfkiaer E. T-cell prolymphocytic leukaemia. In: Swerdlow SH, Campo E, Harris NL, et al, eds. *WHO Classification of Tumours of Haematopoietic and Lymphoid Tissues.* Lyon: IARC Press; 2008: 270-271.
369. Stengel A, Kern W, Zenger M, et al. Genetic characterization of T-PLL reveals two major biologic

subgroups and JAK3 mutations as prognostic marker. *Genes Chromosomes Cancer.* 2016; 55(1): 82-94.

370. Bellanger D, Jacquemin V, Chopin M, et al. Recurrent JAK1 and JAK3 somatic mutations in T-cell prolymphocytic leukemia. *Leukemia.* 2014; 28(2): 417-419.
371. Foucar K, Falini B, Catovsky D, Stein H. Hairy cell leukaemia. In: Swerdlow SH, Campo E, Harris NL, et al, eds. *WHO Classification of Tumours of Haematopoietic and Lymphoid Tissues.* Lyon: IARC Press; 2008: 188-190.
372. Golomb HM, Catovsky D, Golde DW. Hairy cell leukemia: a clinical review based on 71 cases. *Ann Intern Med.* 1978; 89(5 Pt 1): 677-683.
373. Paoletti M, Bitter MA, Vardiman JW. Hairy-cell leukemia. Morphologic, cytochemical, and immunologic features. *Clin Lab Med.* 1988; 8(1): 179-195.
374. Platanias LC, Golomb HM. Hairy cell leukaemia. *Baillieres Clin Haematol.* 1993; 6(4): 887-898.
375. Katayama I, Schneider GB. Further ultrastructural characterization of hairy cells of leukemic reticuloendotheliosis. *Am J Pathol.* 1977; 86(1): 163-182.
376. Burke JS. The value of the bone-marrow biopsy in the diagnosis of hairy cell leukemia. *Am J Clin Pathol.* 1978; 70(6): 876-884.
377. Burke JS, Byrne GE Jr, Rappaport H. Hairy cell leukemia(leukemic reticuloendotheliosis). I. A clinical pathologic study of 21 patients. *Cancer.* 1974; 33(5): 1399-1410.
378. Pittaluga S, Tierens A, Dodoo YL, et al. How reliable is histologic examination of bone marrow trephine biopsy specimens for the staging of non-Hodgkin lymphoma? A study of hairy cell leukemia and mantle cell lymphoma involvement of the bone marrow trephine specimen by histologic, immunohistochemical, and polymerase chain reaction techniques. *Am J Clin Pathol.* 1999; 111(2): 179-184.
379. Vykoupil KF, Thiele J, Georgii A. Hairy cell leukemia. Bone marrow findings in 24 patients. *Virchows Arch A Pathol Anat Histol.* 1976; 370(4): 273-289.
380. Lee WM, Beckstead JH. Hairy cell leukemia with bone marrow hypoplasia. *Cancer.* 1982; 50(10): 2207-2210.
381. Hanson CA, Ward PC, Schnitzer B. A multilobular variant of hairy cell leukemia with morphologic similarities to T-cell lymphoma. *Am J Surg Pathol.* 1989; 13(8): 671-679.
382. Bartl R, Frisch B, Hill W, et al. Bone marrow histology in hairy cell leukemia. Identification of subtypes and their prognostic significance. *Am J Clin Pathol.* 1983; 79(5): 531-545.
383. Robbins BA, Ellison DJ, Spinosa JC, et al. Diagnostic application of two-color flow cytometry in 161 cases of hairy cell leukemia. *Blood.* 1993; 82(4): 1277-1287.
384. Hakimian D, Tallman MS, Kiley C, Peterson L. Detection of minimal residual disease by immunostaining of bone marrow biopsies after 2-chlorodeoxyadenosine for hairy cell leukemia. *Blood.* 1993; 82(6): 1798-1802.
385. Falini B, Tiacci E, Liso A, et al. Simple diagnostic assay for hairy cell leukaemia by immunocytochemical detection of annexin A1 (ANXA1). *Lancet.* 2004; 363(9424): 1869-1870.
386. Morgan EA, Yu H, Pinkus JL, Pinkus GS. Immunohistochemical detection of hairy cell leukemia in Paraffin sections using a highly effective CD103 rabbit monoclonal antibody. *Am J Clin Pathol.* 2013; 139(2): 220-230.
387. Turakhia S, Lanigan C, Hamadeh F, et al. Immunohistochemistry for BRAF V600E in the differential diagnosis of hairy cell leukemia vs other splenic B-cell lymphomas. *Am J Clin Pathol.* 2015; 144(1): 87-93.
388. Chen YH, Tallman MS, Goolsby C, Peterson L. Immunophenotypic variations in hairy cell leukemia. *Am J Clin Pathol.* 2006; 125(2): 251-259.
389. Hoyer JD, Li CY, Yam LT, et al. Immunohistochemical demonstration of acid phosphatase isoenzyme 5(tartrate-resistant) in Paraffin sections of hairy cell leukemia and other hematologic disorders. *Am J Clin Pathol.* 1997; 108(3): 308-315.
390. Tiacci E, Trifonov V, Schiavoni G, et al. BRAF mutations in hairy-cell leukemia. *N Engl J Med.* 2011; 364(24): 2305-2315.
391. Demanes DJ, Lane N, Beckstead JH. Bone involvement in hairy-cell leukemia. *Cancer.* 1982; 49(8): 1697-1701.
392. Herold CJ, Wittich GR, Schwarzinger I, et al. Skeletal involvement in hairy cell leukemia. *Skeletal Radiol.* 1988; 17(3): 171-175.
393. Lal A, Tallman MS, Soble MB, et al. Hairy cell leukemia presenting as localized skeletal involvement. *Leuk Lymphoma.* 2002; 43(11): 2207-2211.
394. Lembersky BC, Ratain MJ, Golomb HM. Skeletal complications in hairy cell leukemia: diagnosis and therapy. *J Clin Oncol.* 1988; 6(8): 1280-1284.
395. Piro LD, Carrera CJ, Carson DA, Beutler E. Lasting remissions in hairy-cell leukemia induced by a single infusion of 2-chlorodeoxyadenosine. *N Engl J Med.* 1990; 322(16): 1117-1121.
396. Robak T. Current treatment options in hairy cell leukemia and hairy cell leukemia variant. *Cancer Treat Rev.* 2006; 32(5): 365-376.
397. Spiers AS, Moore D, Cassileth PA, et al. Remissions in hairy-cell leukemia with pentostatin(2'-deoxycoformycin). *N Engl J Med.* 1987; 316(14): 825-830.
398. Johrens K, Stein H, Anagnostopoulos I. T-bet transcription factor detection facilitates the diagnosis of minimal hairy cell leukemia infiltrates in bone marrow trephines. *Am J Surg Pathol.* 2007; 31(8): 1181-1185.
399. Sigal DS, Sharpe R, Burian C, Saven A. Very long-term eradication of minimal residual disease in patients with hairy cell leukemia after a single course of cladribine. *Blood.* 2010; 115(10): 1893-1896.
400. Naeim F, Jacobs AD. Bone marrow changes in patients with hairy cell leukemia treated by recombinant alpha 2-interferon. *Hum Pathol.* 1985; 16(12): 1200-1205.
401. Tiacci E, Park JH, De Carolis L, et al. Targeting mutant BRAF in relapsed or refractory hairy-cell leukemia. *N Engl J Med.* 2015; 373(18): 1733-1747.
402. Mercieca J, Matutes E, Moskovic E, et al. Massive abdominal lymphadenopathy in hairy cell leukaemia: a report of 12 cases. *Br J Haematol.* 1992; 82(3): 547-554.
403. Catovsky D, O'Brien M, Melo JV, et al. Hairy cell leukemia(HCL) variant: an intermediate disease between HCL and B prolymphocytic leukemia. *Semin Oncol.* 1984; 11(4): 362-369.
404. Matutes E, Wotherspoon A, Brito-Babapulle V, Catovsky D. The natural history and clinico-pathological features of the variant form of hairy cell leukemia. *Leukemia.* 2001; 15(1): 184-186.
405. Piris M, Foucar K, Mollejo M, et al. cell lymphoma/leukaemia, unclassifiable. In: Swerdlow SH, Campo E, Harris NL, et al, eds. *WHO Classification of Tumours of Haematopoietic and Lymphoid Tissues.* Lyon: IARC Press; 2008: 191-193.
406. Catovsky D, Matutes E. Splenic lymphoma with circulating villous lymphocytes/splenic marginal-zone lymphoma. *Semin Hematol.* 1999; 36(2): 148-154.
407. Isaacson PG, Piris MA, Berger F, et al. Splenic B-cell marginal zone lymphoma. In: Swerdlow SH, Campo E, Harris NL, et al, eds. *WHO Classification of Tumours of Haematopoietic and Lymphoid Tissues.* Lyon: IARC Press; 2008: 185-187.
408. Melo JV, Hegde U, Parreira A, et al. Splenic B cell lymphoma with circulating villous lymphocytes: differential diagnosis of B cell leukaemias with large spleens. *J Clin Pathol.* 1987; 40(6): 642-651.
409. Oscier DG, Matutes E, Gardiner A, et al. Cytogenetic studies in splenic lymphoma with villous lymphocytes. *Br J Haematol.* 1993; 85(3): 487-491.
410. Matutes E, Morilla R, Owusu-Ankomah K, et al. The immunophenotype of splenic lymphoma with villous lymphocytes and its relevance to the differential diagnosis with other B-cell disorders. *Blood.* 1994; 83(6): 1558-1562.
411. Arber DA, George TI. Bone marrow biopsy involvement by non-Hodgkin's lymphoma: frequency of lymphoma types, patterns, blood involvement, and discordance with other sites in 450 specimens. *Am J Surg Pathol.* 2005; 29(12): 1549-1557.
412. Audouin J, Le Tourneau A, Molina T, et al. Patterns of bone marrow involvement in 58 patients presenting primary splenic marginal zone lymphoma with or without circulating villous lymphocytes. *Br J Haematol.* 2003; 122(3): 404-412.
413. Franco V, Florena AM, Campesi G. Intrasinusoidal bone marrow infiltration: a possible hallmark of splenic lymphoma. *Histopathology.* 1996; 29(6): 571-575.
414. Franco V, Florena AM, Stella M, et al. Splenectomy influences bone marrow infiltration in patients with splenic marginal zone cell lymphoma with or without villous lymphocytes. *Cancer.* 2001; 91(2): 294-301.
415. Kent SA, Variakojis D, Peterson LC. Comparative study of marginal zone lymphoma involving bone marrow. *Am J Clin Pathol.* 2002; 117(5): 698-708.
416. Camacho FI, Mollejo M, Mateo MS, et al. Progression to large B-cell lymphoma in splenic marginal zone lymphoma: a description of a series of 12 cases. *Am J Surg Pathol.* 2001; 25(10): 1268-1276.
417. Hermine O, Lefrere F, Bronowicki JP, et al. Regression of splenic lymphoma with villous lymphocytes after treatment of hepatitis C virus infection. *N Engl J Med.* 2002; 347(2): 89-94.
418. Banks PM, Arseneau JC, Gralnick HR, et al. American Burkitt's lymphoma: a clinicopathologic study of 30 cases. II. Pathologic correlations. *Am J Med.* 1975; 58(3): 322-329.
419. Brunning RD, McKenna RW, Bloomfield CD, et al. Bone marrow involvement in Burkitt's lymphoma. *Cancer.* 1977; 40(4): 1771-1779.
420. Dayton VD, Arthur DC, Gajl-Peczalska KJ, Brunning R. L3 acute lymphoblastic leukemia. Comparison with small noncleaved cell lymphoma involving the bone marrow. *Am J Clin Pathol.* 1994; 101(2): 130-139.
421. Dorfman RF. Childhood lymphosarcoma in st. Louis, Missouri, clinically and histologically resembling Burkitt's tumor. *Cancer.* 1965; 18: 418-430.
422. O'Conor GT, Rappaport H, Smith EB. Childhood lymphoma resembling "burkitt tumor" in the United States. *Cancer.* 1965; 18: 411-417.
423. Leoncini L, Raphaël M, Stein H, et al. Burkitt

lymphoma. In: Swerdlow SH, Campo E, Harris NL, et al, eds. *WHO Classification of Tumours of Haematopoietic and Lymphoid Tissues*. Lyon: IARC Press; 2008: 185-187.

424. Dick F, Bloomfield CD, Brunning RD. Incidence cytology, and histopathology of non-Hodgkin's lymphomas in the bone marrow. *Cancer.* 1974; 33(5): 1382-1398.
425. Cohen PL, Kurtin PJ, Donovan KA, Hanson CA. Bone marrow and peripheral blood involvement in mantle cell lymphoma. *Br J Haematol.* 1998; 101(2): 302-310.
426. Conlan MG, Bast M, Armitage JO, Weisenburger DD. Bone marrow involvement by non-Hodgkin's lymphoma: the clinical significance of morphologic discordance between the lymph node and bone marrow. Nebraska Lymphoma Study Group. *J Clin Oncol.* 1990; 8(7): 1163-1172.
427. Wasman J, Rosenthal NS, Farhi DC. Mantle cell lymphoma. Morphologic findings in bone marrow involvement. *Am J Clin Pathol.* 1996; 106(2): 196-200.
428. Thieblemont C, Berger F, Dumontet C, et al. Mucosa-associated lymphoid tissue lymphoma is a disseminated disease in one third of 158 patients analyzed. *Blood.* 2000; 95(3): 802-806.
429. Gaulard P, Kanavaros P, Farcet JP, et al. Bone marrow histologic and immunohistochemical findings in peripheral. T-cell lymphoma: a study of 38 cases. *Hum Pathol.* 1991; 22(4): 331-338.
430. Hanson CA, Brunning RD, Gajl-Peczalska KJ, et al. Bone marrow manifestations of peripheral T-cell lymphoma. A study of 30 cases. *Am J Clin Pathol.* 1986; 86(4): 449-460.
431. Kinney MC, Collins RD, Greer JP, et al. A small-cell-predominant variant of primary Ki-1(CD30) + T-cell lymphoma. *Am J Surg Pathol.* 1993; 17(9): 859-868.
432. Bain B, Matutes E, Robinson D, et al. Leukaemia as a manifestation of large cell lymphoma. *Br J Haematol.* 1991; 77(3): 301-310.
433. Foucar K, McKenna RW, Frizzera G, Brunning RD. Incidence and patterns of bone marrow and blood involvement by lymphoma in relationship to the Lukes-Collins classification. *Blood.* 1979; 54(6): 1417-1422.
434. McKenna RW, Bloomfield CD, Brunning RD. Nodular lymphoma: bone marrow and blood manifestations. *Cancer.* 1975; 36(2): 428-440.
435. Schlette E, Lai R, Onciu M, et al. Leukemic mantle cell lymphoma: clinical and pathologic spectrum of twenty-three cases. *Mod Pathol.* 2001; 14(11): 1133-1140.
436. Foon KA, Todd RF 3rd. Immunologic classification of leukemia and lymphoma. *Blood.* 1986; 68(1): 1-31.
437. Bartl R, Frisch B, Burkhardt R, et al. Assessment of bone marrow histology in the malignant lymphomas(non-Hodgkin's): correlation with clinical factors for diagnosis, prognosis, classification and staging. *Br J Haematol.* 1982; 51(4): 511-530.
438. Crotty PL, Smith BR, Tallini G. Morphologic, immunophenotypic, and molecular evaluation of bone marrow involvement in non-Hodgkin's lymphoma. *Diagn Mol Pathol.* 1998; 7(2): 90-95.
439. Estalilla OC, Koo CH, Brynes RK, Medeiros LJ. Intravascular large B-cell lymphoma. A report of five cases initially diagnosed by bone marrow biopsy. *Am J Clin Pathol.* 1999; 112(2): 248-255.
440. Foucar K, McKenna RW, Frizzera G, Brunning RD. Bone marrow and blood involvement by lymphoma in relationship to the Lukes— Collins classification. *Cancer.* 1982; 49(5): 888-897.
441. McKenna RW, Hernandez JA. Bone marrow in malignant lymphoma. *Hematol Oncol Clin North Am.* 1988; 2(4): 617-635.
442. Perry DA, Bast MA, Armitage JO, Weisenburger DD. Diffuse intermediate lymphocytic lymphoma. A clinicopathologic study and comparison with small lymphocytic lymphoma and diffuse small cleaved cell lymphoma. *Cancer.* 1990; 66(9): 1995-2000.
443. Torlakovic E, Torlakovic G, Brunning RD. Follicular pattern of bone marrow involvement by follicular lymphoma. *Am J Clin Pathol.* 2002; 118(5): 780-786.
444. Van Huyen JP, Molina T, Delmer A, et al. Splenic marginal zone lymphoma with or without plasmacytic differentiation. *Am J Surg Pathol.* 2000; 24: 1581-1592.
445. Weir EG, Borowitz MJ, Racke FR. Germinal centers in bone marrow specimens are associated with marginal zone lymphoma. *Mod Pathol.* 2001; 14: 182.
446. Bartl R, Hansmann ML, Frisch B, Burkhardt R. Comparative histology of malignant lymphomas in lymph node and bone marrow. *Br J Haematol.* 1988; 69(2): 229-237.
447. Diebold J, Jaffe ES, Raphael M, Warnke RA. Burkitt lymphoma. In: Jaffe ES, Harris NL, Stein H, Vardiman JW, eds. *World Health Organization Classification of Tumors Pathology and Genetics of Tumours of Haematopoietic and Lymphoid Tissues.* Lyon: IARC Press; 2001: 181-184.
448. Fisher DE, Jacobson JO, Ault KA, Harris NL. Diffuse large cell lymphoma with discordant bone marrow histology. Clinical features and biological implications. *Cancer.* 1989; 64(9): 1879-1887.
449. Robertson LE, Redman JR, Butler JJ, et al. Discordant bone marrow involvement in diffuse large-cell lymphoma: a distinct clinical-pathologic entity associated with a continuous risk of relapse. *J Clin Oncol.* 1991; 9(2): 236-242.
450. Kremer M, Spitzer M, Mandl-Weber S, et al. Discordant bone marrow involvement in diffuse large B-cell lymphoma; molecular analysis of microdissected bone marrow infiltrates reveals a heterogeneous group of disorders. *J Clin Pathol.* 2002; 55(suppl 1): A5.
451. Douglas VK, Gordon LI, Goolsby CL, et al. Lymphoid aggregates in bone marrow mimic residual lymphoma after rituximab therapy for non-Hodgkin lymphoma. *Am J Clin Pathol.* 1999; 112(6): 844-853.
452. McKenna RW, Brunning RD. Reed-Sternberglike cells in nodular lymphoma involving the bone marrow. *Am J Clin Pathol.* 1975; 63(6): 779-785.
453. Fraga M, Brousset P, Schlaifer D, et al. Bone marrow involvement in anaplastic large cell lymphoma. Immunohistochemical detection of minimal disease and its prognostic significance. *Am J Clin Pathol.* 1995; 103(1): 82-89.
454. Weinberg OK, Seo K, Arber DA. Prevalence of bone marrow involvement in systemic anaplastic large cell lymphoma: are immunohistochemical studies necessary? *Hum Pathol.* 2008; 39(9): 1331-1340.
455. Delabie J, Vandenberghe E, Kennes C, et al. Histiocyte-rich B-cell lymphoma. A distinct clinicopathologic entity possibly related to lymphocyte predominant Hodgkin's disease, paragranuloma subtype. *Am J Surg Pathol.* 1992; 16(1): 37-48.
456. Vasef MA, Medeiros LJ, Koo C, et al. Cyclin D1 immunohistochemical staining is useful in distinguishing mantle cell lymphoma from other low-grade B-cell neoplasms in bone marrow. *Am J Clin Pathol.* 1997; 108(3): 302-307.
457. Swerdlow SH, Webber SA, Chadburn A, Ferry JA. Post-transplant lymphoproliferative disorders. In: Swerdlow SH, Campo E, Harris NL, et al, eds. *WHO Classification of Tumours of Haematopoietic and Lymphoid Tissues.* Lyon: IARC Press; 2008: 343-349.
458. Koeppen H, Newell K, Baunoch DA, Vardiman JW. Morphologic bone marrow changes in patients with posttransplantation lymphoproliferative disorders. *Am J Surg Pathol.* 1998; 22(2): 208-214.
459. Zukerberg LR, Medeiros LJ, Ferry JA, Harris NL. Diffuse low-grade B-cell lymphomas. Four clinically distinct subtypes defined by a combination of morphologic and immunophenotypic features. *Am J Clin Pathol.* 1993; 100(4): 373-385.
460. De Oliveira MS, Jaffe ES, Catovsky D. Leukaemic phase of mantle zone (intermediate) lymphoma: its characterisation in 11 cases. *J Clin Pathol.* 1989; 42(9): 962-972.
461. Pittaluga S, Verhoef G, Criel A, et al. Prognostic significance of bone marrow trephine and peripheral blood smears in 55 patients with mantle cell lymphoma. *Leuk Lymphoma.* 1996; 21(1-2): 115-125.
462. Pileri SA, Weisenburger DD, Sng I, et al. Peripheral T-cell lymphoma, not otherwise specified. In: Swerdlow SH, Campo E, Harris NL, et al, eds. *WHO Classification of Tumours of Haematopoietic and Lymphoid Tissues.* Lyon: IARC Press; 2008: 306-308.
463. Rizvi MA, Evens AM, Tallman MS, et al. T-cell non-Hodgkin lymphoma. *Blood.* 2006; 107(4): 1255-1264.
464. Dogan A, Morice WG. Bone marrow histopathology in peripheral T-cell lymphomas. *Br J Haematol.* 2004; 127(2): 140-154.
465. Jaffe ES. Pathologic and clinical spectrum of postthymic T-cell malignancies. *Cancer Invest.* 1984; 2(5): 413-426.
466. Tan BT, Seo K, Warnke RA, Arber DA. The frequency of immunoglobulin heavy chain gene and T-cell receptor gamma-chain gene rearrangements and Epstein-Barr virus in ALK + and ALK- anaplastic large cell lymphoma and other peripheral T-cell lymphomas. *J Mol Diagn.* 2008; 10(6): 502-512.
467. Gebhard S, Benhattar J, Bricod C, et al. Polymerase chain reaction in the diagnosis of T-cell lymphoma in Paraffin-embedded bone marrow biopsies: a comparative study. *Histopathology.* 2001; 38(1): 37-44.
468. Ohshima K. Pathological features of diseases associated with human T-cell leukemia virus type I. *Cancer Sci.* 2007; 98(6): 772-778.
469. Ohshima K, Jaffe ES, Kikuchi M, Adult T. cell leukaemia/lymphoma. In: Swerdlow SH, Campo E, Harris NL, et al, eds. *WHO Classification of Tumours of Haematopoietic and Lymphoid Tissues.* Lyon: IARC Press; 2008: 281-284.
470. Yamaguchi K, Takatsuki K. Adult T cell leukaemia-lymphoma. *Baillieres Clin Haematol.* 1993; 6(4): 899-915.
471. Kiyokawa T, Yamaguchi K, Takeya M, et al. Hypercalcemia and osteoclast proliferation in adult T-cell leukemia. *Cancer.* 1987; 59(6): 1187-1191.
472. Flandrin G, Brouet JC. The Sezary cell: cytologic, cytochemical, and immunologic studies. *Mayo Clin Proc.* 1974; 49(8): 575-583.
473. Ralfkiaer E, Willemze R, Whittaker SJ. Sézary syndrome. In: Swerdlow SH, Campo E, Harris NL, et al, eds. *WHO Classification of Tumours of Haematopoietic and Lymphoid Tissues.* Lyon: IARC Press; 2008: 306-308.
474. Taswell HF, Winkelmann RK. Sezary syndrome—a malignant reticulemic erythroderma. *JAMA.* 1961; 177: 465-472.
475. Variakojis D, Rosas-Uribe A, Rappaport H. My-

cosis fungoides: pathologic findings in staging laparotomies. *Cancer.* 1974; 33(6): 1589-1600.
476. Zucker-Franklin D, Melton JW 3rd, Quagliata F. Ultrastructural, immunologic, and functional studies on Sezary cells: a neoplastic variant of thymus-derived(T) lymphocytes. *Proc Natl Acad Sci USA.* 1974; 71(5): 1877-1881.
477. Lutzner MA, Jordan HW. The ultrastructure of an abnormal cell in Sezary's syndrome. *Blood.* 1968; 31(6): 719-726.
478. Sibaud V, Beylot-Barry M, Thiebaut R, et al. Bone marrow histopathologic and molecular staging in epidermotropic T-cell lymphomas. *Am J Clin Pathol.* 2003; 119(3): 414-423.
479. Alekshun TJ, Sokol L. Diseases of large granular lymphocytes. *Cancer Control.* 2007; 14(2): 141-150.
480. Costes V, Duchayne E, Taib J, et al. Intrasinusoidal bone marrow infiltration: a common growth pattern for different lymphoma subtypes. *Br J Haematol.* 2002; 119(4): 916-922.
481. O'Malley DP. T-cell large granular leukemia and related proliferations. *Am J Clin Pathol.* 2007; 127(6): 850-859.
482. Osuji N, Matutes E, Catovsky D, et al. Histopathology of the spleen in T-cell large granular lymphocyte leukemia and T-cell prolymphocytic leukemia: a comparative review. *Am J Surg Pathol.* 2005; 29(7): 935-941.
483. Tefferi A, Li CY, Witzig TE, et al. Chronic natural killer cell lymphocytosis: a descriptive clinical study. *Blood.* 1994; 84(8): 2721-2725.
484. Cady FM, Morice WG. Flow cytometric assessment of T-cell chronic lymphoproliferative disorders. *Clin Lab Med.* 2007; 27(3): 513-532, vi.
485. Chan WC, Foucar K, Morice WG, Catovsky D. T-cell large granular lymphocytic leukaemia. In: Swerdlow SH, Campo E, Harris NL, et al, eds. *WHO Classification of Tumours of Haematopoietic and Lymphoid Tissues.* Lyon: IARC Press; 2008: 272-273.
486. Ohgami RS, Ohgami JK, Pereira IT, et al. Refining the diagnosis of T-cell large granular lymphocytic leukemia by combining distinct patterns of antigen expression with T-cell clonality studies. *Leukemia.* 2011; 25(9): 1439-1443.
487. Evans HL, Burks E, Viswanatha D, Larson RS. Utility of immunohistochemistry in bone marrow evaluation of T-lineage large granular lymphocyte leukemia. *Hum Pathol.* 2000; 31(10): 1266-1273.
488. Lundell R, Hartung L, Hill S, et al. T-cell large granular lymphocyte leukemias have multiple phenotypic abnormalities involving pan-T-cell antigens and receptors for MHC molecules. *Am J Clin Pathol.* 2005; 124(6): 937-946.
489. Morice WG. The immunophenotypic attributes of NK cells and NK-cell lineage lymphoproliferative disorders. *Am J Clin Pathol.* 2007; 127(6): 881-886.
490. Morice WG, Jevremovic D, Hanson CA. The expression of the novel cytotoxic protein granzyme M by large granular lymphocytic leukaemias of both T-cell and NK-cell lineage: an unexpected finding with implications regarding the pathobiology of these disorders. *Br J Haematol.* 2007; 137(3): 237-239.
491. Morice WG, Kurtin PJ, Tefferi A, Hanson CA. Distinct bone marrow findings in T-cell granular lymphocytic leukemia revealed by Paraffin section immunoperoxidase stains for CD8, TIA-1, and granzyme B. *Blood.* 2002; 99(1): 268-274.
492. Wlodarski MW, Schade AE, Maciejewski JP. T-large granular lymphocyte leukemia: current molecular concepts. *Hematology.* 2006; 11(4): 245-256.
493. Koskela HL, Eldfors S, Ellonen P, et al. Somatic STAT3 mutations in large granular lymphocytic leukemia. *N Engl J Med.* 2012; 366(20): 1905-1913.
494. Frizzera G, Moran EM, Rappaport H. Angio-immunoblastic lymphadenopathy with dysproteinaemia. *Lancet.* 1974; 1(7866): 1070-1073.
495. Frizzera G, Moran EM, Rappaport H. Angioimmunoblastic lymphadenopathy. Diagnosis and clinical course. *Am J Med.* 1975; 59(6): 803-818.
496. Lukes RJ, Tindle BH. Immunoblastic lymphadenopathy. A hyperimmune entity resembling Hodgkin's disease. *N Engl J Med.* 1975; 292(1): 1-8.
497. Pangalis GA, Moran EM, Rappaport H. Blood and bone marrow findings in angioimmunoblastic lymphadenopathy. *Blood.* 1978; 51(1): 71-83.
498. Schnaidt U, Vykoupil KF, Thiele J, Georgii A. Angioimmunoblastic lymphadenopathy. Histopathology of bone marrow involvement. *Virchows Arch A Pathol Anat Histol.* 1980; 389(3): 369-380.
499. Ghani AM, Krause JR. Bone marrow biopsy findings in angioimmunoblastic lymphadenopathy. *Br J Haematol.* 1985; 61(2): 203-213.
500. Grogg KL, Morice WG, Macon WR. Spectrum of bone marrow findings in patients with angioimmunoblastic T-cell lymphoma. *Br J Haematol.* 2007; 137(5): 416-422.
501. Higgins JP, van de Rijn M, Jones CD, et al. Peripheral T-cell lymphoma complicated by a proliferation of large B cells. *Am J Clin Pathol.* 2000; 114(2): 236-247.
502. Sakata-Yanagimoto M, Enami T, Yoshida K, et al. Somatic RHOA mutation in angioimmunoblastic T cell lymphoma. *Nat Genet.* 2014; 46(2): 171-175.
503. Odejide O, Weigert O, Lane AA, et al. A targeted mutational landscape of angioimmunoblastic T-cell lymphoma. *Blood.* 2014; 123(9): 1293-1296.
504. Schlegelberger B, Zhang Y, Weber-Matthiesen K, Grote W. Detection of aberrant clones in nearly all cases of angioimmunoblastic lymphadenopathy with dysproteinemia-type T-cell lymphoma by combined interphase and metaphase cytogenetics. *Blood.* 1994; 84(8): 2640-2648.
505. Delsol G, Falini B, Müller-Hermelink HK, et al. Anaplastic large cell lymphoma(ALCL), ALK-positive. In: Swerdlow SH, Campo E, Harris NL, et al, eds. *WHO Classification of Tumours of Haematopoietic and Lymphoid Tissues.* Lyon: IARC Press; 2008: 312-316.
506. Mason DY, Harris NL, Delsol G, Stein H. Anaplastic large cell lymphoma, ALK-negative. In: Swerdlow SH, Campo E, Harris NL, et al, eds. *WHO Classification of Tumours of Haematopoietic and Lymphoid Tissues.* Lyon: IARC Press; 2008: 317-319.
507. Grewal JS, Smith LB, Winegarden JD 3rd, et al. Highly aggressive ALK-positive anaplastic large cell lymphoma with a leukemic phase and multi-organ involvement: a report of three cases and a review of the literature. *Ann Hematol.* 2007; 86(7): 499-508.
508. Bovio IM, Allan RW. The expression of myeloid antigens CD13 and/or CD33 is a marker of ALK+ anaplastic large cell lymphomas. *Am J Clin Pathol.* 2008; 130(4): 628-634.
509. Juco J, Holden JT, Mann KP, et al. Immunophenotypic analysis of anaplastic large cell lymphoma by flow cytometry. *Am J Clin Pathol.* 2003; 119(2): 205-212.
510. de Wolf-Peeters C, Achten R. gammadelta T-cell lymphomas: a homogeneous entity? *Histopathology.* 2000; 36(4): 294-305.
511. Macon WR, Levy NB, Kurtin PJ, et al. Hepatosplenic alphabeta T-cell lymphomas: a report of 14 cases and comparison with hepatosplenic gammadelta T-cell lymphomas. *Am J Surg Pathol.* 2001; 25(3): 285-296.
512. Vega F, Medeiros LJ, Bueso-Ramos C, et al. Hepatosplenic gamma/delta T-cell lymphoma in bone marrow. A sinusoidal neoplasm with blastic cytologic features. *Am J Clin Pathol.* 2001; 116(3): 410-419.
513. Alonsozana EL, Stamberg J, Kumar D, et al. Isochromosome 7q: the primary cytogenetic abnormality in hepatosplenic gammadelta T cell lymphoma. *Leukemia.* 1997; 11(8): 1367-1372.
514. Gaulard P, Jaffe ES, Krenacs L. Macin WR. Hepatosplenic T-cell lymphoma. In: Swerdlow SH, Campo E, Harris NL, et al, eds. *WHO Classification of Tumours of Haematopoietic and Lymphoid Tissues.* Lyon: IARC Press; 2008: 292-293.
515. Jonveaux P, Daniel MT, Martel V, et al. Isochromosome 7q and trisomy 8 are consistent primary, non-random chromosomal abnormalities associated with hepatosplenic T gamma/delta lymphoma. *Leukemia.* 1996; 10(9): 1453-1455.
516. Chan JK, Sin VC, Wong KF, et al. Nonnasal lymphoma expressing the natural killer cell marker CD56: a clinicopathologic study of 49 cases of an uncommon aggressive neoplasm. *Blood.* 1997; 89(12): 4501-4513.
517. Shaw PH, Cohn SL, Morgan ER, et al. Natural killer cell lymphoma: report of two pediatric cases, therapeutic options, and review of the literature. *Cancer.* 2001; 91(4): 642-646.
518. Wong KF, Chan JK, Cheung MM, So JC. Bone marrow involvement by nasal NK cell lymphoma at diagnosis is uncommon. *Am J Clin Pathol.* 2001; 115(2): 266-270.
519. Hashimoto M, Hashimoto N. The occurrence of lymph nodules in human bone marrow, with particular reference to their number. *Kyushu J Med Sci.* 1963; 14: 343-354.
520. Hashimoto M, Higuchi M, Saito T. Lymph nodules in human bone marrow. *Acta Pathol Jpn.* 1957; 7: 33-52.
521. Maeda K, Hyun BH, Rebuck JW. Lymphoid follicles in bone marrow aspirates. *Am J Clin Pathol.* 1977; 67(1): 41-48.
522. Rywlin AM, Ortega RS, Dominguez CJ. Lymphoid nodules of bone marrow: normal and abnormal. *Blood.* 1974; 43(3): 389-400.
523. Faulkner-Jones BE, Howie AJ, Boughton BJ, Franklin IM. Lymphoid aggregates in bone marrow: study of eventual outcome. *J Clin Pathol.* 1988; 41(7): 768-775.
524. Cheson BD, Pfistner B, Juweid ME, et al. Revised response criteria for malignant lymphoma. *J Clin Oncol.* 2007; 25(5): 579-586.
525. Thiele J, Zirbes TK, Kvasnicka HM, Fischer R. Focal lymphoid aggregates(nodules) in bone marrow biopsies: differentiation between benign hyperplasia and malignant lymphoma—a practical guideline. *J Clin Pathol.* 1999; 52(4): 294-300.
526. Chu PG, Chen YY, Molina A, et al. Recurrent B-cell neoplasms after Rituximab therapy: an immunophenotypic and genotypic study. *Leuk Lymphoma.* 2002; 43(12): 2335-2341.
527. Engels K, Oeschger S, Hansmann ML, et al. Bone marrow trephines containing lymphoid aggregates from patients with rheumatoid and other autoimmune disorders frequently show clonal B-cell infiltrates. *Hum Pathol.* 2007; 38(9): 1402-1411.
528. Cheson BD, Horning SJ, Coiffier B, et al. Report of an international workshop to standardize response criteria for non-Hodgkin's lymphomas. NCI Sponsored International Working Group. *J Clin Oncol.* 1999; 17(4): 1244.
529. Poppema S, Delsol G, Pileri SA, et al. Nodular

lymphocyte predominant Hodgkin lymphoma. In: Swerdlow SH, Campo E, Harris NL, et al, eds. *WHO Classification of Tumours of Haematopoietic and Lymphoid Tissues*. Lyon: IARC Press; 2008: 323-325.

530. Siebert JD, Stuckey JH, Kurtin PJ, Banks PM. Extranodal lymphocyte predominance Hodgkin's disease. Clinical and pathologic features. *Am J Clin Pathol.* 1995; 103(4): 485-491.
531. Stein H, Delsol G, Pileri SA, et al. Classical Hodgkin lymphoma, introduction. In: Swerdlow SH, Campo E, Harris NL, et al, eds. *WHO Classification of Tumours of Haematopoietic and Lymphoid Tissues*. Lyon: IARC Press; 2008: 326-329.
532. Diehl V, Sextro M, Franklin J, et al. Clinical presentation, course, and prognostic factors in lymphocyte-predominant Hodgkin's disease and lymphocyte-rich classical Hodgkin's disease: report from the European Task Force on Lymphoma Project on Lymphocyte-Predominant Hodgkin's Disease. *J Clin Oncol.* 1999; 17(3): 776-783.
533. Munker R, Hasenclever D, Brosteanu O, et al. Bone marrow involvement in Hodgkin's disease: an analysis of 135 consecutive cases. German Hodgkin's Lymphoma Study Group. *J Clin Oncol.* 1995; 13(2): 403-409.
534. Kinney MC, Greer JP, Stein RS, et al. Lymphocyte-depletion Hodgkin's disease. Histopathologic diagnosis of marrow involvement. *Am J Surg Pathol.* 1986; 10(3): 219-226.
535. Neiman RS, Rosen PJ, Lukes RJ. Lymphocyte-depletion Hodgkin's disease. A clinicopathological entity. *N Engl J Med.* 1973; 288(15): 751-755.
536. Dorfman RF. Formal discussion of Robert J. Lukes'paper, "Criteria for involvement of lymph node, bone marrow, spleen, and liver in Hodgkin's disease.". *Cancer Res.* 1971; 31(11): 1768-1769.
537. Lukes RJ. Criteria for involvement of lymph node, bone marrow, spleen, and liver in Hodgkin's disease. *Cancer Res.* 1971; 31(11): 1755-1767.
538. Rappaport H, Berard CW, Butler JJ, et al. Report of the committee on histopathological criteria contributing to staging of Hodgkin's disease. *Cancer Res.* 1971; 31(11): 1864-1865.
539. O'Carroll DI, McKenna RW, Brunning RD. Bone marrow manifestations of Hodgkin's disease. *Cancer.* 1976; 38(4): 1717-1728.
540. Chang KL, Kamel OW, Arber DA, et al. Pathologic features of nodular lymphocyte predominance Hodgkin's disease in extranodal sites. *Am J Surg Pathol.* 1995; 19(11): 1313-1324.
541. Te Velde J, Den Ottolander GJ, Spaander PJ, et al. The bone marrow in Hodgkin's disease: the non-involved marrow. *Histopathology.* 1978; 2(1): 31-46.
542. Bartl R, Frisch B, Burkhardt R, et al. Assessment of bone marrow histology in Hodgkin's disease: correlation with clinical factors. *Br J Haematol.* 1982; 51(3): 345-360.
543. Koene-Bogman J. Granulomas and the diagnosis of Hodgkin's disease. *N Engl J Med.* 1978; 299: 533.
544. Grogan TM, Pileri SA, Chan JKC, et al. Histiocytic sarcoma. In: Swerdlow SH, Campo E, Harris NL, et al, eds. *WHO Classification of Tumours of Haematopoietic and Lymphoid Tissues*. Lyon: IARC Press; 2008: 356-357.
545. Jaffe R, Pileri SA, Fachetti F, et al. Histiocytic and dendritic cell neoplasms. Introduction. In: Swerdlow SH, Campo E, Harris NL, et al, eds. *WHO Classification of Tumours of Haematopoietic and Lymphoid Tissues*. Lyon: IARC Press; 2008: 354-355.
546. Emile JF, Abla O, Fraitag S, et al. Revised classification of histiocytoses and neoplasms of the macrophage-dendritic cell lineages. *Blood.* 2016; 127(22): 2672-2681.
547. Copie-Bergman C, Wotherspoon AC, Norton AJ, et al. True histiocytic lymphoma: a morphologic, immunohistochemical, and molecular genetic study of 13 cases. *Am J Surg Pathol.* 1998; 22(11): 1386-1392.
548. Lampert IA, Catovsky D, Bergier N. Malignant histiocytosis: a clinico-pathological study of 12 cases. *Br J Haematol.* 1978; 40(1): 65-77.
549. Rousseau-Merck MF, Jaubert F, Nezelof C. Malignant histiocytosis in childhood. *Hum Pathol.* 1985; 16(3): 321.
550. van Heerde P, Feltkamp CA, Hart AA, et al. Malignant histiocytosis and related tumors. A clinicopathologic study of 42 cases using cytological, histochemical and ultrastructural parameters. *Hematol Oncol.* 1984; 2(1): 13-32.
551. Warnke RA, Kim H, Dorfman RF. Malignant histiocytosis(histiocytic medullary reticulosis). I. Clinicopatholigic study of 29 cases. *Cancer.* 1975; 35(1): 215-230.
552. Weiss LM, Azzi R, Dorfman RF, Warnke RA. Sinusoidal hematolymphoid malignancy ("malignant histiocytosis") presenting as atypical sinusoidal proliferation. A study of nine cases. *Cancer.* 1986; 58(8): 1681-1688.
553. Wilson MS, Weiss LM, Gatter KC, et al. Malignant histiocytosis. A reassessment of cases previously reported in 1975 based on Paraffin section immunophenotyping studies. *Cancer.* 1990; 66(3): 530-536.
554. Feldman AL, Arber DA, Pittaluga S, et al. Clonally related follicular lymphomas and histiocytic/dendritic cell sarcomas: evidence for transdifferentiation of the follicular lymphoma clone. *Blood.* 2008; 111(12): 5433-5439.
555. Filipovich AH. Hemophagocytic lymphohistiocytosis and other hemophagocytic disorders. *Immunol Allergy Clin North Am.* 2008; 28(2): 293-313, viii.
556. Risdall RJ, McKenna RW, Nesbit ME, et al. Virus associated hemophagocytic syndrome. *Hum Pathol.* 1981; 12: 395-398.
557. Verbsky JW, Grossman WJ. Hemophagocytic lymphohistiocytosis: diagnosis, pathophysiology, treatment, and future perspectives. *Ann Med.* 2006; 38(1): 20-31.
558. Henter JI, Horne A, Arico M, et al. HLH-2004: Diagnostic and therapeutic guidelines for hemophagocytic lymphohistiocytosis. *Pediatr Blood Cancer.* 2007; 48(2): 124-131.
559. Kogawa K, Lee SM, Villanueva J, et al. Perforin expression in cytotoxic lymphocytes from patients with hemophagocytic lymphohistiocytosis and their family members. *Blood.* 2002; 99(1): 61-66.
560. Stepp SE, Dufourcq-Lagelouse R, Le Deist F, et al. Perforin gene defects in familial hemophagocytic lymphohistiocytosis. *Science.* 1999; 286(5446): 1957-1959.
561. Henter JI, Arico M, Elinder G, et al. Familial hemophagocytic lymphohistiocytosis. Primary hemophagocytic lymphohistiocytosis. *Hematol Oncol Clin North Am.* 1998; 12(2): 417-433.
562. Chott A, Kaserer K, Augustin I, et al. Ki-1-positive large cell lymphoma. A clinicopathologic study of 41 cases. *Am J Surg Pathol.* 1990; 14(5): 439-448.
563. Daum GS, Sullivan JL, Ansell J, et al. Virus-associated hemophagocytic syndrome: identification of an immunoproliferative precursor lesion. *Hum Pathol.* 1987; 18(10): 1071-1074.
564. Falini B, Pileri S, De Solas I, et al. Peripheral T-cell lymphoma associated with hemophagocytic syndrome. *Blood.* 1990; 75(2): 434-444.
565. Gaffey MJ, Frierson HF Jr, Medeiros LJ, Weiss LM. The relationship of Epstein-Barr virus to infection-related(sporadic) and familial hemophagocytic syndrome and secondary (lymphoma-related) hemophagocytosis: an in situ hybridization study. *Hum Pathol.* 1993; 24(6): 657-667.
566. Jaffe ES, Costa J, Fauci AS, et al. Malignant lymphoma and erythrophagocytosis simulating malignant histiocytosis. *Am J Med.* 1983; 75(5): 741-749.
567. Janka G, Imashuku S, Elinder G, et al. Infection-and malignancy-associated hemophagocytic syndromes. Secondary hemophagocytic lymphohistiocytosis. *Hematol Oncol Clin North Am.* 1998; 12(2): 435-444.
568. Kikuta H, Sakiyama Y, Matsumoto S, et al. Fatal Epstein-Barr virus-associated hemophagocytic syndrome. *Blood.* 1993; 82(11): 3259-3264.
569. Kimura H, Hoshino Y, Kanegane H, et al. Clinical and virologic characteristics of chronic active Epstein-Barr virus infection. *Blood.* 2001; 98(2): 280-286.
570. Lay JD, Tsao CJ, Chen JY, et al. Upregulation of tumor necrosis factor-alpha gene by Epstein-Barr virus and activation of macrophages in Epstein-Barr virus-infected T cells in the pathogenesis of hemophagocytic syndrome. *J Clin Invest.* 1997; 100(8): 1969-1979.
571. Mroczek EC, Weisenburger DD, Grierson HL, et al. Fatal infectious mononucleosis and virus-associated hemophagocytic syndrome. *Arch Pathol Lab Med.* 1987; 111(6): 530-535.
572. Reiner AP, Spivak JL. Hematophagocytic histiocytosis. A report of 23 new patients and a review of the literature. *Medicine(Baltimore).* 1988; 67: 349-368.
573. Shirono K, Tsuda H. Parvovirus B19-associated haemophagocytic syndrome in healthy adults. *Br J Haematol.* 1995; 89(4): 923-926.
574. Su IJ, Wang CH, Cheng AL, Chen RL. Hemophagocytic syndrome in Epstein-Barr virus-associated T-lymphoproliferative disorders: disease spectrum, pathogenesis, and management. *Leuk Lymphoma.* 1995; 19(5-6): 401-406.
575. Sullivan JL, Woda BA, Herrod HG, et al. Epstein-Barr virus-associated hemophagocytic syndrome: virological and immunopathological studies. *Blood.* 1985; 65(5): 1097-1104.
576. Ravelli A. Macrophage activation syndrome. *Curr Opin Rheumatol.* 2002; 14(5): 548-552.
577. Ravelli A, Magni-Manzoni S, Pistorio A, et al. Preliminary diagnostic guidelines for macrophage activation syndrome complicating systemic juvenile idiopathic arthritis. *J Pediatr.* 2005; 146(5): 598-604.
578. Allory Y, Challine D, Haioun C, et al. Bone marrow involvement in lymphomas with hemophagocytic syndrome at presentation: a clinicopathologic study of 11 patients in a Western institution. *Am J Surg Pathol.* 2001; 25(7): 865-874.
579. Reisman RP, Greco MA. Virus-associated hemophagocytic syndrome due to Epstein-Barr virus. *Hum Pathol.* 1984; 15(3): 290-293.
580. Risdall RJ, Brunning RD, Hernandez JI, Gordon DH. Bacteria-associated hemophagocytic syndrome. *Cancer.* 1984; 54(12): 2968-2972.
581. Shimazaki C, Inaba T, Shimura K, et al. B-cell lymphoma associated with haemophagocytic syndrome: a clinical, immunological and cytogenetic study. *Br J Haematol.* 1999; 104(4): 672-679.
582. Teruya-Feldstein J, Setsuda J, Yao X, et al. MIP-1alpha expression in tissues from patients with hemophagocytic syndrome. *Lab Invest.* 1999; 79(12): 1583-1590.
583. Woda BA, Sullivan JL. Reactive histiocytic disor-

ders. *Am J Clin Pathol.* 1993; 99(4): 459-463.

584. Ashby MA, Williams CJ, Buchanan RB, et al. Mediastinal germ cell tumour associated with malignant histiocytosis and high rubella titres. *Hematol Oncol.* 1986; 4(3): 183-194.
585. Chen RL, Su IJ, Lin KH, et al. Fulminant childhood hemophagocytic syndrome mimicking histiocytic medullary reticulosis. An atypical form of Epstein-Barr virus infection. *Am J Clin Pathol.* 1991; 96(2): 171-176.
586. Imashuku S, Kuriyama K, Teramura T, et al. Requirement for etoposide in the treatment of Epstein-Barr virus-associated hemophagocytic lymphohistiocytosis. *J Clin Oncol.* 2001; 19(10): 2665-2673.
587. Trottestam H, Horne A, Arico M, et al. Chemoimmunotherapy for hemophagocytic lymphohistiocytosis: long-term results of the HLH-94 treatment protocol. *Blood.* 2011; 118(17): 4577-4584.
588. Jaffee R, Weiss LM, Fachetti F. Tumours derived from Langerhans cells. In: Swerdlow SH, Campo E, Harris NL, et al, eds. *WHO Classification of Tumours of Haematopoietic and Lymphoid Tissues.* Lyon: IARC Press; 2008: 358-360.
589. McClain K, Ramsay NK, Robison L, et al. Bone marrow involvement in histiocytosis X. *Med Pediatr Oncol.* 1983; 11(3): 167-171.
590. McKenna RW, Kyle RA, Kuehl WM, et al. Plasma cell neoplasms. In: Swerdlow SH, Campo E, Harris NL, et al, eds. *WHO Classification of Tumours of Haematopoietic and Lymphoid Tissues.* Lyon: IARC Press; 2008: 200-213.
591. Kyle RA, Gertz MA, Witzig TE, et al. Review of 1027 patients with newly diagnosed multiple myeloma. *Mayo Clin Proc.* 2003; 78(1): 21-33.
592. Rajkumar SV, Dimopoulos MA, Palumbo A, et al. International Myeloma Working Group updated criteria for the diagnosis of multiple myeloma. *Lancet Oncol.* 2014; 15(12): e538-e548.
593. Bartl R, Frisch B, Fateh-Moghadam A, et al. Histologic classification and staging of multiple myeloma. A retrospective and prospective study of 674 cases. *Am J Clin Pathol.* 1987; 87(3): 342-355.
594. Carbone A, Volpe R, Manconi R, et al. Bone marrow pattern and clinical staging in multiple myeloma. *Br J Haematol.* 1987; 65(4): 502-503.
595. Cavo M, Baccarani M, Gobbi M, et al. Prognostic value of bone marrow plasma cell infiltration in stage I multiple myeloma. *Br J Haematol.* 1983; 55(4): 683-690.
596. Sukpanichnant S, Cousar JB, Leelasiri A, et al. Diagnostic criteria and histologic grading in multiple myeloma: histologic and immunohistologic analysis of 176 cases with clinical correlation. *Hum Pathol.* 1994; 25(3): 308-318.
597. Carter A, Hocherman I, Linn S, et al. Prognostic significance of plasma cell morphology in multiple myeloma. *Cancer.* 1987; 60(5): 1060-1065.
598. Fritz E, Ludwig H, Kundi M. Prognostic relevance of cellular morphology in multiple myeloma. *Blood.* 1984; 63(5): 1072-1079.
599. Greipp PR, Raymond NM, Kyle RA, O'Fallon WM. Multiple myeloma: significance of plasmablastic subtype in morphological classification. *Blood.* 1985; 65(2): 305-310.
600. Case records of the Massachusetts General Hospital. Weekly clinicopathological exercises. Case 4-1992. Pancytopenia, splenomegaly, and retinal hemorrhage in a 52-year-old diabetic man. *N Engl J Med.* 1992; 326(4): 255-263.
601. Krzyzaniak RL, Buss DH, Cooper MR, Wells HB. Marrow fibrosis and multiple myeloma. *Am J Clin Pathol.* 1988; 89(1): 63-68.
602. Durie BG. Staging and kinetics of multiple myeloma. *Semin Oncol.* 1986; 13(3): 300-309.
603. Durie BG, Salmon SE, Moon TE. Pretreatment tumor mass, cell kinetics, and prognosis in multiple myeloma. *Blood.* 1980; 55(3): 364-372.
604. Gassmann W, Pralle H, Haferlach T, et al. Staging systems for multiple myeloma: a comparison. *Br J Haematol.* 1985; 59(4): 703-711.
605. Greipp PR. Advances in the diagnosis and management of myeloma. *Semin Hematol.* 1992; 29(3 suppl 2): 24-45.
606. Stewart AK, Bergsagel PL, Greipp PR, et al. A practical guide to defining high-risk myeloma for clinical trials, patient counseling and choice of therapy. *Leukemia.* 2007; 21(3): 529-534.
607. Bataille R, Durie BG, Grenier J. Serum beta2 microglobulin and survival duration in multiple myeloma: a simple reliable marker for staging. *Br J Haematol.* 1983; 55(3): 439-447.
608. Facon T, Avet-Loiseau H, Guillerm G, et al. Chromosome 13 abnormalities identified by FISH analysis and serum beta2-microglobulin produce a powerful myeloma staging system for patients receiving high-dose therapy. *Blood.* 2001; 97(6): 1566-1571.
609. Greipp PR, Katzmann JA, O'Fallon WM, Kyle RA. Impact of pretreatment β 2 microglobulin levels on survival in patients with multiple myeloma. *Blood Rev.* 1985; 66: 188a.
610. Gertz MA, Kyle RA, Greipp PR. The plasma cell labeling index: a valuable tool in primary systemic amyloidosis. *Blood.* 1989; 74(3): 1108-1111.
611. Greipp PR, Witzig TE, Gonchoroff NJ, et al. Immunofluorescence labeling indices in myeloma and related monoclonal gammopathies. *Mayo Clin Proc.* 1987; 62(11): 969-977.
612. Konigsberg R, Zojer N, Ackermann J, et al. Predictive role of interphase cytogenetics for survival of patients with multiple myeloma. *J Clin Oncol.* 2000; 18(4): 804-812.
613. Smadja NV, Bastard C, Brigaudeau C, et al. Hypodiploidy is a major prognostic factor in multiple myeloma. *Blood.* 2001; 98(7): 2229-2238.
614. Fonseca R, Bergsagel PL, Drach J, et al. International Myeloma Working Group molecular classification of multiple myeloma: spotlight review. *Leukemia.* 2009; 23(12): 2210-2221.
615. Kuehl WM, Bergsagel PL. Molecular pathogenesis of multiple myeloma and its premalignant precursor. *J Clin Invest.* 2012; 122(10): 3456-3463.
616. Lohr JG, Stojanov P, Carter SL, et al. Widespread genetic heterogeneity in multiple myeloma: implications for targeted therapy. *Cancer Cell.* 2014; 25(1): 91-101.
617. Moreau P, Facon T, Leleu X, et al. Recurrent 14q32 translocations determine the prognosis of multiple myeloma, especially in patients receiving intensive chemotherapy. *Blood.* 2002; 100(5): 1579-1583.
618. Avet-Loiseau H, Attal M, Moreau P, et al. Genetic abnormalities and survival in multiple myeloma: the experience of the Intergroupe Francophone du Myelome. *Blood.* 2007; 109(8): 3489-3495.
619. Fonseca R, Blood EA, Oken MM, et al. Myeloma and the t(11;14)(q13;q32); evidence for a biologically defined unique subset of patients. *Blood.* 2002; 99(10): 3735-3741.
620. Hoyer JD, Hanson CA, Fonseca R, et al. The (11;14)(q13;q32) translocation in multiple myeloma. A morphologic and immunohistochemical study. *Am J Clin Pathol.* 2000; 113(6): 831-837.
621. Falini B, De Solas I, Levine AM, et al. Emergence of B-immunoblastic sarcoma in patients with multiple myeloma: a clinicopathologic study of 10 cases. *Blood.* 1982; 59(5): 923-933.
622. Strand WR, Banks PM, Kyle RA. Anaplastic plasma cell myeloma and immunoblastic lymphoma. Clinical, pathologic, and immunologic comparison. *Am J Med.* 1984; 76(5): 861-867.
623. Strickler JG, Audeh MW, Copenhaver CM, Warnke RA. Immunophenotypic differences between plasmacytoma/multiple myeloma and immunoblastic lymphoma. *Cancer.* 1988; 61(9): 1782-1786.
624. Petruch UR, Horny HP, Kaiserling E. Frequent expression of haemopoietic and non-haemopoietic antigens by neoplastic plasma cells: an immunohistochemical study using formalin-fixed, Paraffin-embedded tissue. *Histopathology.* 1992; 20(1): 35-40.
625. Pileri S, Poggi S, Baglioni P, et al. Histology and immunohistology of bone marrow biopsy in multiple myeloma. *Eur J Haematol Suppl.* 1989; 51: 52-59.
626. Thiry A, Delvenne P, Fontaine MA, Boniver J. Comparison of bone marrow sections, smears and immunohistological staining for immunoglobulin light chains in the diagnosis of benign and malignant plasma cell proliferations. *Histopathology.* 1993; 22(5): 423-428.
627. Preud'Homme JL, Hurez D, Danon F, et al. Intracytoplasmic and surface-bound immunoglobulins in "nonsecretory" and Bence-Jones myeloma. *Clin Exp Immunol.* 1976; 25(3): 428-436.
628. Smith DB, Harris M, Gowland E, et al. Non-secretory multiple myeloma: a report of 13 cases with a review of the literature. *Hematol Oncol.* 1986; 4(4): 307-313.
629. Hyun BH, Kwa D, Gabaldon H, Ashton JK. Reactive plasmacytic lesions of the bone marrow. *Am J Clin Pathol.* 1976; 65(6): 921-928.
630. Kyle RA, Remstein ED, Therneau TM, et al. Clinical course and prognosis of smoldering (asymptomatic) multiple myeloma. *N Engl J Med.* 2007; 356(25): 2582-2590.
631. Kosmo MA, Gale RP. Plasma cell leukemia. *Semin Hematol.* 1987; 24(3): 202-208.
632. Kyle RA, Maldonado JE, Bayrd ED. Plasma cell leukemia. Report on 17 cases. *Arch Intern Med.* 1974; 133(5): 813-818.
633. Fernandez de Larrea C, Kyle RA, Durie BG, et al. Plasma cell leukemia: consensus statement on diagnostic requirements, response criteria and treatment recommendations by the International Myeloma Working Group. *Leukemia.* 2013; 27(4): 780-791.
634. Garcia-Sanz R, Orfao A, Gonzalez M, et al. Primary plasma cell leukemia: clinical, immunophenotypic, DNA ploidy, and cytogenetic characteristics. *Blood.* 1999; 93(3): 1032-1037.
635. Tiedemann RE, Gonzalez-Paz N, Kyle RA, et al. Genetic aberrations and survival in plasma cell leukemia. *Leukemia.* 2008; 22(5): 1044-1052.
636. Gonsalves WI, Rajkumar SV, Go RS, et al. Trends in survival of patients with primary plasma cell leukemia: a population-based analysis. *Blood.* 2014; 124(6): 907-912.
637. Maldonado JE, Velosa JA, Kyle RA, et al. Fanconi syndrome in adults. A manifestation of a latent form of myeloma. *Am J Med.* 1975; 58(3): 354-364.
638. Case records of the Massachusetts General Hospital. Weekly clinicopathological exercises. Case 39-1992. A 49-year-old woman with peripheral neuropathy, hepatosplenomegaly, and intermittent abdominal pain. *N Engl J Med.* 1992; 327(14): 1014-1021.
639. Diego Miralles G, O'Fallon JR, Talley NJ. Plasma-cell dyscrasia with polyneuropathy. The spectrum of POEMS syndrome. *N Engl J Med.* 1992; 327: 1919-1923.

640. Dispenzieri A, Kyle RA, Lacy MQ, et al. POEMS syndrome: definitions and long-term outcome. *Blood*. 2003; 101(7): 2496-2506.
641. Imawari M, Akatsuka N, Ishibashi M, et al. Syndrome of plasma cell dyscrasia, polyneuropathy, and endocrine disturbances. Report of a case. *Ann Intern Med*. 1974; 81(4): 490-493.
642. Miralles GD, O'Fallon JR, Talley NJ. Plasma-cell dyscrasia with polyneuropathy. The spectrum of POEMS syndrome. *N Engl J Med*. 1992; 327(27): 1919-1923.
643. Dao LN, Hanson CA, Dispenzieri A, et al. Bone marrow histopathology in POEMS syndrome: a distinctive combination of plasma cell, lymphoid, and myeloid findings in 87 patients. *Blood*. 2011; 117(24): 6438-6444.
644. Bitter MA, Komaiko W, Franklin WA. Giant lymph node hyperplasia with osteoblastic bone lesions and the POEMS(Takatsuki's) syndrome. *Cancer*. 1985; 56(1): 188-194.
645. Soubrier MJ, Dubost JJ, Sauvezie BJ. POEMS syndrome: a study of 25 cases and a review of the literature. French Study Group on POEMS Syndrome. *Am J Med*. 1994; 97(6): 543-553.
646. Takatsuki K, Sanada I. Plasma cell dyscrasia with polyneuropathy and endocrine disorder: clinical and laboratory features of 109 reported cases. *Jpn J Clin Oncol*. 1983; 13(3): 543-555.
647. Rosado FG, Oliveira JL, Sohani AR, et al. Bone marrow findings of the newly described TEMPI syndrome: when erythrocytosis and plasma cell dyscrasia coexist. *Mod Pathol*. 2015; 28(3): 367-372.
648. Alexanian R. Localized and indolent myeloma. *Blood*. 1980; 56(3): 521-525.
649. Alexiou C, Kau RJ, Dietzfelbinger H, et al. Extramedullary plasmacytoma: tumor occurrence and therapeutic concepts. *Cancer*. 1999; 85(11): 2305-2314.
650. Corwin J, Lindberg RD. Solitary plasmacytoma of bone vs. extramedullary plasmacytoma and their relationship to multiple myeloma. *Cancer*. 1979; 43(3): 1007-1013.
651. Dimopoulos MA, Moulopoulos LA, Maniatis A, Alexanian R. Solitary plasmacytoma of bone and asymptomatic multiple myeloma. *Blood*. 2000; 96(6): 2037-2044.
652. Galieni P, Cavo M, Avvisati G, et al. Solitary plasmacytoma of bone and extramedullary plasmacytoma: two different entities? *Ann Oncol*. 1995; 6(7): 687-691.
653. Holland J, Trenkner DA, Wasserman TH, Fineberg B. Plasmacytoma. Treatment results and conversion to myeloma. *Cancer*. 1992; 69(6): 1513-1517.
654. Kotner LM, Wang CC. Plasmacytoma of the upper air and food passages. *Cancer*. 1972; 30(2): 414-418.
655. Meis JM, Butler JJ, Osborne BM, Ordonez NG. Solitary plasmacytomas of bone and extramedullary plasmacytomas. A clinicopathologic and immunohistochemical study. *Cancer*. 1987; 59(8): 1475-1485.
656. Meyer JE, Schulz MD. Solitary" myeloma of bone: a review of 12 cases. *Cancer*. 1974; 34(2): 438-440.
657. Mill WB, Griffith R. The role of radiation therapy in the management of plasma cell tumors. *Cancer*. 1980; 45(4): 647-652.
658. Wilder RB, Ha CS, Cox JD, et al. Persistence of myeloma protein for more than one year after radiotherapy is an adverse prognostic factor in solitary plasmacytoma of bone. *Cancer*. 2002; 94(5): 1532-1537.
659. Wiltshaw E. The natural history of extramedullary plasmacytoma and its relation to solitary myeloma of bone and myelomatosis. *Medicine(Baltimore)*. 1976; 55(3): 217-238.
660. Woodruff RK, Whittle JM, Malpas JS. Solitary plasmacytoma. I: extramedullary soft tissue plasmacytoma. *Cancer*. 1979; 43(6): 2340-2343.
661. Kyle RA. "Benign" monoclonal gammopathy—after 20 to 35 years of follow-up. *Mayo Clin Proc*. 1993; 68(1): 26-36.
662. Kyle RA, Rajkumar SV. Monoclonal gammopathy of undetermined significance. *Br J Haematol*. 2006; 134(6): 573-589.
663. Kyle RA, Therneau TM, Rajkumar SV, et al. Prevalence of monoclonal gammopathy of undetermined significance. *N Engl J Med*. 2006; 354(13): 1362-1369.
664. Greipp PR, Kyle RA. Clinical, morphological, and cell kinetic differences among multiple myeloma, monoclonal gammopathy of undetermined significance, and smoldering multiple myeloma. *Blood*. 1983; 62(1): 166-171.
665. Cesana C, Klersy C, Barbarano L, et al. Prognostic factors for malignant transformation in monoclonal gammopathy of undetermined significance and smoldering multiple myeloma. *J Clin Oncol*. 2002; 20(6): 1625-1634.
666. Kyle RA, Therneau TM, Rajkumar SV, et al. Long-term follow-up of IgM monoclonal gammopathy of undetermined significance. *Blood*. 2003; 102(10): 3759-3764.
667. Kyle RA, Therneau TM, Rajkumar SV, et al. A long-term study of prognosis in monoclonal gammopathy of undetermined significance. *N Engl J Med*. 2002; 346(8): 564-569.
668. Kyle RA, Rajkumar SV, Therneau TM, et al. Prognostic factors and predictors of outcome of immunoglobulin M monoclonal gammopathy of undetermined significance. *Clin Lymphoma*. 2005; 5(4): 257-260.
669. Fonseca R, Bailey RJ, Ahmann GJ, et al. Genomic abnormalities in monoclonal gammopathy of undetermined significance. *Blood*. 2002; 100(4): 1417-1424.
670. Waldenström J. Incipient myelomatosis or 'essential' hypergammaglobulinemia with fibrinogenopenia. A new syndrome. *Acta Med Scand Suppl*. 1944; 117: 216-247.
671. Owen RG, Treon SP, Al-Katib A, et al. Clinicopathological definition of Waldenstrom's macroglobulinemia: consensus panel recommendations from the Second International Workshop on Waldenstrom's Macroglobulinemia. *Semin Oncol*. 2003; 30(2): 110-115.
672. Swerdlow SH, Berger F, Pileri SA, et al. Lymphoplasmacytic lymphoma. In: Swerdlow SH, Campo E, Harris NL, et al, eds. *WHO Classification of Tumours of Haematopoietic and Lymphoid Tissues*. Lyon: IARC Press; 2008: 194-195.
673. Pangalis GA, Nathwani BN, Rappaport H. Malignant lymphoma, well differentiated lymphocytic: its relationship with chronic lymphocytic leukemia and macroglobulinemia of Waldenstrom. *Cancer*. 1977; 39(3): 999-1010.
674. Tursz T, Brouet JC, Flandrin G, et al. Clinical and pathologic features of Waldenstrom's macroglobulinemia in seven patients with serum monoclonal IgG or IgA. *Am J Med*. 1977; 63(4): 499-502.
675. Berger F, Traverse-Glehen A, Felman P, et al. Clinicopathologic features of Waldenstrom's macroglobulinemia and marginal zone lymphoma: are they distinct or the same entity? *Clin Lymphoma*. 2005; 5(4): 220-224.
676. Lin P, Bueso-Ramos C, Wilson CS, et al. Waldenstrom macroglobulinemia involving extramedullary sites: morphologic and immunophenotypic findings in 44 patients. *Am J Surg Pathol*. 2003; 27(8): 1104-1113.
677. Tubbs RR, Hoffman GC, Deodhar SD, Hewlett JS. IgM monoclonal gammopathy. Histopathologic and clinical spectrum. *Cleve Clin Q*. 1976; 43(4): 217-235.
678. Treon SP, Xu L, Yang G, et al. MYD88 L265P somatic mutation in Waldenstrom's macroglobulinemia. *N Engl J Med*. 2012; 367(9): 826-833.
679. Dutcher TF, Fahey JL. The histopathology of the macroglobulinemia of Waldenstrom. *J Natl Cancer Inst*. 1959; 22(5): 887-917.
680. Rywlin AM, Civantos F, Ortega RS, Dominguez CJ. Bone marrow histology in monoclonal macroglobulinemia. *Am J Clin Pathol*. 1975; 63(6): 769-778.
681. Brittin GM, Tanaka Y, Brecher G. Intranuclear inclusions in multiple myeloma and macroglobulinemia. *Blood*. 1963; 21: 335-351.
682. Frangione B, Franklin EC. Heavy chain diseases: clinical features and molecular significance of the disordered immunoglobulin structure. *Semin Hematol*. 1973; 10(1): 53-64.
683. Franklin EC. Mu-chain disease. *Arch Intern Med*. 1975; 135(1): 71-72.
684. Harris NL, Isaacson PG, Grogan TM, Jaffee ES. Heavy chain diseases. In: Swerdlow SH, Campo E, Harris NL, et al, eds. *WHO Classification of Tumours of Haematopoietic and Lymphoid Tissues*. Lyon: IARC Press; 2008: 196-199.
685. Jonsson V, Videbek A, Axelsen NH, Harboe M. mu-chain disease in a case of chronic lymphocytic leukaemia and malignant histiocytoma. I. Clinical aspects. *Scand J Haematol*. 1976; 16(3): 209-217.
686. Kyle RA, Greipp PR, Banks PM. The diverse picture of gamma heavy-chain disease. Report of seven cases and review of literature. *Mayo Clin Proc*. 1981; 56(7): 439-451.
687. Seligmann M. Immunochemical, clical, and pathological features of alpha-chain disease. *Arch Intern Med*. 1975; 135(1): 78-82.
688. Jacobs P, Ruff P, Wood L, et al. Amyloidosis: a changing clinical perspective. *Hematology*. 2007; 12(2): 163-167.
689. Kyle RA, Gertz MA. Primary systemic amyloidosis: clinical and laboratory features in 474 cases. *Semin Hematol*. 1995; 32(1): 45-59.
690. Falk RH, Comenzo RL, Skinner M. The systemic amyloidoses. *N Engl J Med*. 1997; 337(13): 898-909.
691. Gertz MA, Greipp PR, Kyle RA. Classification of amyloidosis by the detection of clonal excess of plasma cells in the bone marrow. *J Lab Clin Med*. 1991; 118(1): 33-39.
692. Gertz MA, Kyle RA. Primary systemic amyloidosis—a diagnostic primer. *Mayo Clin Proc*. 1989; 64(12): 1505-1519.
693. Kyle RA, Greipp PR. Amyloidosis(AL). Clinical and laboratory features in 229 cases. *Mayo Clin Proc*. 1983; 58(10): 665-683.
694. Wolf BC, Kumar A, Vera JC, Neiman RS. Bone marrow morphology and immunology in systemic amyloidosis. *Am J Clin Pathol*. 1986; 86(1): 84-88.
695. Banerjee D, Mills DM, Hearn SA, et al. Proteinaceous lymphadenopathy due to monoclonal nonamyloid immunoglobulin deposit disease. *Arch Pathol Lab Med*. 1990; 114(1): 34-39.
696. Buxbaum JN, Chuba JV, Hellman GC, et al. Monoclonal immunoglobulin deposition disease: light chain and light and heavy chain deposition diseases and their relation to light chain amyloidosis. Clinical features, immunopathology, and molecular analysis. *Ann Intern Med*. 1990; 112(6): 455-464.

697. Feiner HD. Pathology of dysproteinemia: light chain amyloidosis, non-amyloid immunoglobulin deposition disease, cryoglobulinemia syndromes, and macroglobulinemia of Waldenstrom. *Hum Pathol.* 1988; 19(11): 1255-1272.
698. Osborne BM, Butler JJ, Mackay B. Proteinaceous lymphadenopathy with hypergammaglobulinemia. *Am J Surg Pathol.* 1979; 3(2): 137-145.
699. Hanto DW, Frizzera G, Purtilo DT, et al. Clinical spectrum of lymphoproliferative disorders in renal transplant recipients and evidence for the role of Epstein-Barr virus. *Cancer Res.* 1981; 41(11 Pt 1): 4253-4261.
700. Koo CH, Nathwani BN, Winberg CD, et al. Atypical lymphoplasmacytic and immunoblastic proliferation in lymph nodes of patients with autoimmune disease (autoimmune-disease-associated lymphadenopathy). *Medicine(Baltimore).* 1984; 63(5): 274-290.
701. Peterson LC, Kueck B, Arthur DC, et al. Systemic polyclonal immunoblastic proliferations. *Cancer.* 1988; 61(7): 1350-1358.
702. Poje EJ, Soori GS, Weisenburger DD. Systemic polyclonal B-immunoblastic proliferation with marked peripheral blood and bone marrow plasmacytosis. *Am J Clin Pathol.* 1992; 98(2): 222-226.
703. Ceci G, Franciosi V, Passalacqua R, et al. The value of bone marrow biopsy in breast cancer at the time of first relapse. A prospective study. *Cancer.* 1988; 61(5): 1041-1045.
704. Cote RJ, Rosen PP, Lesser ML, et al. Prediction of early relapse in patients with operable breast cancer by detection of occult bone marrow micrometastases. *J Clin Oncol.* 1991; 9(10): 1749-1756.
705. Krishnan C, George TI, Arber DA. Bone marrow metastases: a survey of nonhematologic metastases with immunohistochemical study of metastatic carcinomas. *Appl Immunohistochem Mol Morphol.* 2007; 15(1): 1-7.
706. Mead GM, Williams CJ, Thompson J, et al. Bone marrow examination in small cell carcinoma of the bronchus: an unnecessary procedure? *Hematol Oncol.* 1985; 3(3): 159-163.
707. Meinshausen J, Choritz H, Georgii A. Frequency of skeletal metastases as revealed by routinely taken bone marrow biopsies. *Virchows Arch A Pathol Anat Histol.* 1980; 389(3): 409-417.
708. Ridell B, Landys K. Incidence and histopathology of metastases of mammary carcinoma in biopsies from the posterior iliac crest. *Cancer.* 1979; 44(5): 1782-1788.
709. Singh G, Krause JR, Breitfeld V. Bone marrow examination: for metastatic tumor: aspirate and biopsy. *Cancer.* 1977; 40(5): 2317-2321.
710. Anner RM, Drewinko B. Frequency and significance of bone marrow involvement by metastatic solid tumors. *Cancer.* 1977; 39(3): 1337-1344.
711. Bezwoda WR, Lewis D, Livini N. Bone marrow involvement in anaplastic small cell lung cancer. Diagnosis, hematologic features, and prognostic implications. *Cancer.* 1986; 58(8): 1762-1765.
712. Clamon GH, Edwards WR, Hamous JE, Scupham RK. Patterns of bone marrow involvement with small cell lung cancer. *Cancer.* 1984; 54(1): 100-102.
713. Hansen HH, Muggia FM, Selawry OS. Bone-marrow examination in 100 consecutive patients with bronchogenic carcinoma. *Lancet.* 1971; 2(7722): 443-445.
714. Hirsch F, Hansen HH, Dombernowsky P, Hainau B. Bone-marrow examination in the staging of small-cell anaplastic carcinoma of the lung with special reference to subtyping. An evaluation of 203 consecutive patients. *Cancer.* 1977; 39(6): 2563-2567.
715. Ingle JN, Tormey DC, Tan HK. The bone marrow examination in breast cancer: diagnostic considerations and clinical usefulness. *Cancer.* 1978; 41(2): 670-674.
716. Kelly BW, Morris JF, Harwood BP, Bruya TE. Methods and prognostic value of bone marrow examination in small cell carcinoma of the lung. *Cancer.* 1984; 53(1): 99-102.
717. Kristjansen PE, Osterlind K, Hansen M. Detection of bone marrow relapse in patients with small cell carcinoma of the lung. *Cancer.* 1986; 58(11): 2538-2541.
718. Landys K. Prognostic value of bone marrow biopsy in breast cancer. *Cancer.* 1982; 49(3): 513-518.
719. Lawrence JB, Eleff M, Behm FG, Johnston CL Jr. Bone marrow examination in small cell carcinoma of the lung. Comparison of trephine biopsy with aspiration. *Cancer.* 1984; 53(10): 2188-2190.
720. Levitan N, Byrne RE, Bromer RH, et al. The value of the bone scan and bone marrow biopsy staging small cell lung cancer. *Cancer.* 1985; 56(3): 652-654.
721. Lyda MH, Tetef M, Carter NH, et al. Keratin immunohistochemistry detects clinically significant metastases in bone marrow biopsy specimens in women with lobular breast carcinoma. *Am J Surg Pathol.* 2000; 24(12): 1593-1599.
722. Bramwell VH, Littley MB, Chang J, Crowther D. Bone marrow involvement in adult soft tissue sarcomas. *Eur J Cancer Clin Oncol.* 1982; 18(11): 1099-1106.
723. Finklestein JZ, Ekert H, Isaacs H Jr, Higgins G. Bone marrow metastases in children with solid tumors. *Am J Dis Child.* 1970; 119(1): 49-52.
724. Penchansky L. Bone marrow biopsy in the metastatic work-up of solid tumors in children. *Cancer.* 1984; 54(7): 1447-1448.
725. Ruymann FB, Newton WA Jr, Ragab AH, et al. Bone marrow metastases at diagnosis in children and adolescents with rhabdomyosarcoma. A report from the intergroup rhabdomyosarcoma study. *Cancer.* 1984; 53(2): 368-373.
726. Krishnan C, Twist CJ, Fu T, Arber DA. Detection of isolated tumor cells in neuroblastoma by immunohistochemical analysis in bone marrow biopsy specimens: improved detection with use of beta-catenin. *Am J Clin Pathol.* 2009; 131(1): 49-57.
727. Cote RJ, Rosen PP, Hakes TB, et al. Monoclonal antibodies detect occult breast carcinoma metastases in the bone marrow of patients with early stage disease. *Am J Surg Pathol.* 1988; 12(5): 333-340.
728. Diel IJ, Kaufmann M, Goerner R, et al. Detection of tumor cells in bone marrow of patients with primary breast cancer: a prognostic factor for distant metastasis. *J Clin Oncol.* 1992; 10(10): 1534-1539.
729. Pantel K, Izbicki JR, Angstwurm M, et al. Immunocytological detection of bone marrow micrometastasis in operable non-small cell lung cancer. *Cancer Res.* 1993; 53(5): 1027-1031.
730. Ballestrero A, Coviello DA, Garuti A, et al. Reverse-transcriptase polymerase chain reaction of the maspin gene in the detection of bone marrow breast carcinoma cell contamination. *Cancer.* 2001; 92(8): 2030-2035.
731. Bostrom B, Nesbit ME Jr, Brunning RD. The value of bone marrow trephine biopsy in the diagnosis of metastatic neuroblastoma. *Am J Pediatr Hematol Oncol.* 1985; 7(3): 303-305.
732. Brodeur GM, Pritchard J, Berthold F, et al. Revisions of the international criteria for neuroblastoma diagnosis, staging, and response to treatment. *J Clin Oncol.* 1993; 11(8): 1466-1477.
733. Reid MM, Hamilton PJ. Histology of neuroblastoma involving bone marrow: the problem of detecting residual tumour after initiation of chemotherapy. *Br J Haematol.* 1988; 69(4): 487-490.
734. Cheung NK, Heller G, Kushner BH, et al. Detection of metastatic neuroblastoma in bone marrow: when is routine marrow histology insensitive? *J Clin Oncol.* 1997; 15(8): 2807-2817.
735. Lo Piccolo MS, Cheung NK, Cheung IY. GD2 synthase: a new molecular marker for detecting neuroblastoma. *Cancer.* 2001; 92(4): 924-931.
736. Seeger RC, Reynolds CP, Gallego R, et al. Quantitative tumor cell content of bone marrow and blood as a predictor of outcome in stage IV neuroblastoma: a Children's Cancer Group Study. *J Clin Oncol.* 2000; 18(24): 4067-4076.
737. Barranger JA, Ginns BI. Glucosylceramide lipidoses: Gaucher disease. In: Scriver CR, Beaudet AL, Sly WS, Valle E, eds. *The Metabolic Basis of Inherited Disease.* 6th ed. New York: McGraw-Hill Book Co; 1989: 1655-1676.
738. Brady RO, Barranger JA. Glucosyl ceramide lipidosis. Gaucher's disease. In: Stanbury JB, Wyngaarden JB, Fredrickson DS, et al, eds. *The Metabolic Basis of Inherited Disease.* New York: McGraw–Hill Book Co; 1983: 842-856.
739. Chen M, Wang J. Gaucher disease: review of the literature. *Arch Pathol Lab Med.* 2008; 132(5): 851-853.
740. Imcerti C. Gaucher disease: an overview. *Semin Hematol.* 1995; 32(suppl): 3-9.
741. Horowitz M, Elstein D, Zimran A, Goker-Alpan O. New directions in Gaucher disease. *Hum Mutat.* 2016; 37(11): 1121-1136.
742. Brunning RD. Morphologic alterations in nucleated blood and marrow cells in genetic disorders. *Hum Pathol.* 1970; 99-124.
743. Hansen HGGE. *Hematologic Cytology of Storage Diseases.* Berlin; New York: Springer-Verlag; 1985.
744. Beck M. New therapeutic options for lysosomal storage disorders: enzyme replacement, small molecules and gene therapy. *Hum Genet.* 2007; 121(1): 1-22.
745. Burrow TA, Hopkin RJ, Leslie ND, et al. Enzyme reconstitution/replacement therapy for lysosomal storage diseases. *Curr Opin Pediatr.* 2007; 19(6): 628-635.
746. Dosik H, Rosner F, Sawitsky A. Acquired lipidosis: Gaucher-like cells and "blue cells" in chronic granulocytic leukemia. *Semin Hematol.* 1972; 9(3): 309-316.
747. Grabowski A, Leslie N. Lysosomal storage diseases: perspectives and principles. In: Hoffman R, Benz EJ, Shattil SJ, et al, eds. *Hematology: Basic Principles and Practice.* 4th ed. Edinburgh: Churchill Livingstone; 2005: 873-890.
748. Jmoudiak M, Futerman AH. Gaucher disease: pathological mechanisms and modern management. *Br J Haematol.* 2005; 129: 178-188.
749. Zaino EC, Rossi MB, Pham TD, Azar HA. Gaucher's cells in thalassemia. *Blood.* 1971; 38(4): 457-462.
750. Pratt PW, Kochwa S, Estren S. Immunoglobulin abnormalities in Gaucher's disease. Report of 16 cases. *Blood.* 1968; 31(5): 633-640.
751. Ruestow PC, Levinson DJ, Catchatourian R, et al. Coexistence of IgA myeloma and Gaucher's disease. *Arch Intern Med.* 1980; 140(8): 1115-1116.
752. Patterson MC, Vanier MT, Suzuki K, et al. Niemann–Pick disease type C. A lipid trafficking disorder. In: Scriver CR, Beaudet AL, Sly WS, Valle D, eds. *The Metabolic and Molecular Basis of Inherited Disease. II.* 8th ed. New York: Mulencer Hill; 2001: 3611-3634.
753. Schuchman EH, Desnick RJ. Niemann–Pick dis-

ease types A and B. Acid sphingomyelinase Deficiencies. In: Scriver CR, Beaudet AL, Sly WS, Valle D, eds. *The Metabolic and Molecular Basis of Inherited Disease. II.* 8th ed. New York: Mulencer Hill; 2001: 3589-3610.

754. Schuchman EH, Wasserstein MP. Types A and B Niemann-Pick disease. *Best Pract Res Clin Endocrinol Metab.* 2015; 29(2): 237-247.

755. Schiffmann R, Ries M. Fabry disease: a disorder of childhood onset. *Pediatr Neurol.* 2016; 64: 10-20.

756. Silverstein MN, Ellefson RD, Ahern EJ. The syndrome of the sea-blue histiocyte. *N Engl J Med.* 1970; 282(1): 1-4.

757. Rausing A. Bone marrow biopsy in diagnosis of Whipple's disease. *Acta Med Scand.* 1973; 193(1-2): 5-8.

758. Blume KG, Forman SJ, Appelbaum FR, eds. *Thoma's Hematopoietic Cell Transplantation.* 3rd ed. London: Blackwell Publishing Ltd; 2004.

759. Eapen M, Rubinstein P, Zhang MJ, et al. Outcomes of transplantation of unrelated donor umbilical cord blood and bone marrow in children with acute leukaemia: a comparison study. *Lancet.* 2007; 369(9577): 1947-1954.

760. Sloane JP, Norton J. The pathology of bone marrow transplantation. *Histopathology.* 1993; 22: 201-209.

761. Hurwitz N. Bone marrow changes following chemotherapy and/or bone marrow transplantation. *Curr Diagn Pathol.* 1997; 1997: 196-200.

762. Sale GE, Buckner CD. Pathology of bone marrow in transplant recipients. *Hematol Oncol Clin North Am.* 1988; 2(4): 735-756.

763. van den berg H, Kluin PM, Zwaan FE, Vossen JM. Histopathology of bone marrow reconstitution after allogeneic bone marrow transplantation. *Histopathology.* 1989; 15(4): 363-373.

764. Baron F, Sandmaier BM. Chimerism and outcomes after allogeneic hematopoietic cell transplantation following nonmyeloablative conditioning. *Leukemia.* 2006; 20(10): 1690-1700.

第9篇

骨和软组织病理学

40

骨和关节

John D. Reith 著 刘丽丽 张银丽 译 孙昆昆 校

章目录

骨

正常解剖结构

成人骨根据形状分为长骨（如股骨）、扁骨（如骨盆）和短骨（如手和足骨）。长骨（和一些短骨，如掌骨）分为三个部分：**骨骺**（**epiphysis**）、**干骺端**（**metaphysis**）和**骨干**（**diaphysis**）。骨骺，即次级骨化中心，位于关节软骨向骨干延伸的区域。骨干，即中轴骨，是由干骺端自骨骺分离出的部分，或称为初级骨化中心。骨突（apophysis）属于次级骨化中心，有筋膜和韧带附着（如股骨大转子）。骨的生长是在**骺板**（**physis**）处，通过软骨化骨，即血管化软骨被骨组织取代的过程，这些血管化软骨体呈纵向排列，彼此间有一定间隔 [1]。骨骼成熟时，软骨化骨过程停止，骺板完全骨化而"闭合"。骺板闭合的时间在不同的骨和不同的性别有所不同。骺板不仅是大多数原发性骨肿瘤的最常见的好发部位，它是否闭合对于病理过程的进展也有影响；对于骨肉瘤的扩散，骺板软骨可以起到一部分屏障作用。如果骺板闭合，软骨消失，则这个区域就极易被肿瘤累及 [2]。

骨还可以根据胚胎发育进行分类。在膜性成骨，骨结构发生于原始结缔组织（主要为扁骨）。在软骨化骨，骨结构发生于软骨基质（主要为管状骨）[1,3]。

形态上，成熟骨有一个外面的致密层（皮质、皮质骨、致密骨）和一个中心的海绵状区域（骨松质、髓质、海绵状骨）。致密骨中含有血管通道，根据血管通道的走向及其和周围骨的板层结构之间的关系，血管通道分为两类：纵向（哈弗管道，haversian canal）和横向/斜向（福尔克曼管道，Volkmann's canal）。除了关节软骨区域之外，骨皮质周围被覆**骨膜**（**periosteum**）。骨膜由内层和外层两层构成，外层为纤维层，内层为成骨细胞形成的细胞层（新生层）。骨膜含有本体感觉和感觉脉冲的神经纤维；细小神经纤维也可随营养血管进入髓腔。从外层骨膜穿入骨外层致密层的粗大的胶原纤维束被称为夏皮（Sharpey）纤维或称穿孔纤维 [1]。

在诸如创伤、感染以及肿瘤等病理过程中，骨膜可以与骨分离或抬起。在这种情况下，骨膜和骨之间会有新骨生成；X 线检查可见与骨长轴垂直的细小针状影。这种表现常被认为是原发性恶性肿瘤的表现，特别是骨肉瘤和尤因肉瘤。然而，骨膜骨质增生也可以发生在各种肿瘤性和非肿瘤性疾病的情况下。

了解骨的血液供应有助于解释感染的扩散和局限、骨折的愈合以及骨原发性或继发性肿瘤的骨累及。干骺端的血液供应主要来自骨干的终末动脉并终止于骺板水平。骨骺的血液供应来自广泛吻合的血管网。骨干皮质接受进入福尔克曼管道系统并与哈弗管道系统联通的血管的血液供应。一条营养动脉在近骨干中心进入髓腔，并向远端和近端分为两个分支并延伸。淋巴管位于覆盖在骨膜表面的结缔组织中，而不出现在皮质或髓质中 [4]。

产生骨的细胞成分包括**成骨细胞**（osteoblast）和**骨细胞**（osteocyte）。成骨细胞是产生骨的细胞，来源于驻留在骨髓的、经主基因*Runx2*引导的骨祖细胞。成骨细胞外观肥大，由于高尔基体的聚集而出现核周空泡，形似浆细胞。成骨细胞胞质内含大量碱性磷酸酶并产生破骨细胞活化因子（RANKL）[5]。超微结构下，成骨细胞因富含发育充分的粗面内质网和高尔基体而与成纤维细胞相似。事实上，成骨细胞被认为是一种特殊形式的成纤维细胞。一旦成骨细胞被埋入骨基质并嵌入陷窝，它们就被成为骨细胞。SATB2（特定的富含AT碱基DNA序列结合蛋白2）已证实是成骨细胞分化的一个极好的标志物，但对形成骨的肿瘤并不完全特异，在骨肉瘤和与其组织学相似的肿瘤的鉴别诊断中有帮助[6]。

破骨细胞（osteoclast）是与骨吸收过程有关的多核巨细胞[7]。它们通常位于骨表面的浅凹陷内，即所谓的Howship陷窝内。破骨细胞来源于单个核的单核-巨噬系统的前体细胞[8]。破骨细胞含有丰富的酸性磷酸酶，可以对促骨激素做出反应，并且可以在几种抑制素（如降钙素）的作用下收缩。破骨细胞起源于骨髓间质细胞，在成骨细胞产生的核因子活化受体κ-β（RANK配体）的作用下产生。超微结构下，破骨细胞胞质内含有大量线粒体和溶酶体；在骨吸收过程中，这部分细胞膜出现皱褶缘。

类骨质（osteoid）是骨的非矿化有机基质的前体，由胶原（Ⅰ型为主）、酸性黏多糖和非胶原蛋白质混合而成[9]。其中包括骨桥蛋白、骨钙素和骨形成蛋白。在从软骨吸收开始到最后成骨的复杂过程中，尽管骨形成蛋白只是其中一种成分，但其却起着至关重要的作用[10]。类骨质并不是一个均质团块，而是表现为一个稳定模式化的成熟和机化过程。在HE染色切片中，类骨质呈嗜酸性红染，有时很难与玻璃样变胶原区别开。

骨（bone）是经类骨质的有机基质的矿化形成的。细胞外基质囊在或靠近矿化前沿的部位出现，这是羟磷灰石沉积的最初部位[11]。在未成熟的**编织骨**（woven bone），基质中有很多杂乱排列的胶原纤维，后者在网织染色或偏光显微镜下可清楚地显示。**板层骨**（lamellar bone）的特征是同轴、平行排列的板层结构，在偏光显微镜下可以看到。骨骼中存在四种板层骨：环周型板层骨，同轴型板层骨，组成皮质骨的间质板层骨，以及位于髓腔内的松质板层骨。

新生骨（bone production）可以通过着色好的陷窝内含有小骨针和环其周边的一排明显的成骨细胞来识别。新生骨可见于许多生理和病理过程，尤其是骨折愈合、Paget病、化生性骨化、骨化性肌炎和甲状旁腺功能亢进症。然而，在骨骼成熟的患者，出现编织骨是不正常的，提示异常。**骨吸收或破坏**（bone resorption or destruction）的识别是：在骨的边缘和Howship腔隙内可见大量破骨细胞。骨吸收既可发生在坏死骨，也可发生在活骨。在软骨骨化过程中，有些因子是通过对软骨细胞的作用来调节骺板的厚度和骨长度的，这些分子主要包括成纤维细胞生长因子受体-3（GFGr-3）、甲状旁腺激素相关蛋白质和抗酒石酸盐酸性磷酸酶。各种骨细胞和骨基质之间的相互作用以及骨的自身稳定是一个复杂的过程，是在诸如整合素、甲状旁腺激素、降钙素、1,25-二羟维生素D_3以及雌激素等各种因子的调节下进行的。骨重塑也是一个复杂的过程，骨生成和骨吸收都是在诸如RANKL、转化生长因子β（TGF-β）、成纤维细胞生长因子受体和骨形成蛋白等各种因子调节下进行的[12]。

目前已有越来越多种性质的**骨骼替代材料**（skeletal substitute material）应用于整形外科手术，用于替代或“延伸”移植骨。病理医师可以在以往做过手术的区域或在活检或手术标本中观察到这些材料。Bauer提供了一个关于这些材料及其遵循的标准的有用清单[13]。

代谢性骨病

深入探讨**代谢性骨病**（metabolic bone disease）并非本章之目的。在此，我们只简要介绍一些代谢性骨病，读者如果想详细了解这方面的进展，请参阅相关专著、书籍和优秀论文[14-15]。**骨质疏松**（osteoporosis）是指正常矿化骨的量减少，导致微结构退化和骨折的风险增加。个体在其生长发育过程中所获得的骨质如果不能得到修复和维持，就会发生骨质疏松[16]。显微放射图像定量研究显示，大多数骨质疏松和正常骨之间的主要差异在于：前者的吸收量增多，而骨形成水平多正常[17]。骨质疏松常常发生在绝经后，可能是由于雌激素缺乏所致。然而，引起骨质疏松的原因很多。

目前很少用组织学参数进行骨质疏松的评估，双通量/光子X线吸收测定法或双能X线吸收法（DEXA）扫描是金标准[18-19]。这种影像学技术是通过与相关人口的骨矿物质密度（骨密度）进行比较来诊断骨质疏松的，如果被检查者的骨密度在平均值以下大于2.5标准差即诊断为骨质疏松。病理医师最常见到的骨质疏松骨是骨折标本，特别是股骨近端的骨折标本。

骨质疏松的治疗主要基于药物的治疗，是通过抑制破骨细胞的形成和活性来减缓骨吸收速度的药物，以及促进骨形成的药物，如生长因子和激素类药物[20]。

骨软化（osteomalacia）（或发生于骨骼发育未成熟患者的佝偻病）是指由于矿化率降低导致的未矿化骨基质的聚集。骨软化可继发于多种先天性和获得性代谢异常，这些异常可导致血清钙和磷水平明显下降，或同时削弱骨矿化和骺生长两个过程[21]。骨软化在有些病例则作为一些骨和软组织肿瘤的并发症发生，一种被称为“肿瘤诱导的骨软化”现象（见第41章）[22]。从长骨和髂嵴适量取材做活检可显示骨软化病变，标本无须脱钙，但须经荧光四环素标记，在明视野显微镜和像差显微镜下观察[23]。

研究这些代谢性骨病过程的尖端技术已经出现，但其中许多技术现在还很难在常规病理实验室中开展[24]。

骨折

骨折（fracture）是骨的连续性破坏，通常伴有骨膜、血管的断裂，有时还伴有肌肉的断裂。骨折后骨恢复到正常状态的速度取决于多种因素，诸如患者的年龄和营养状态、骨折的严重程度、局部血管分布情况和治疗方式。骨折遇到下述情况可能无法愈合：固定不当、骨折碎片上完全无血管、持续感染和骨折端嵌入软组织。

骨折后，骨折两断端之间会形成血肿。血肿机化开始于新生毛细血管的长入。骨折后不久，骨折区域的骨质会变成死骨。7 ~ 10 天后，血肿会更加机化，成纤维细胞、软骨样和骨样基质（骨折骨痂）开始出现，其组织学表现易与骨肉瘤或软骨肉瘤混淆。如果固定恰当，骨折复位正确，骨痂最终重塑成为正常骨，则骨折会完全愈合。软骨的形成和存留主要取决于力学因素 [25]。

如果尽早对骨折进行正确复位，血液供应充足，无感染，以及代谢正常，骨折会很快愈合，而且几乎看不到骨痂。骨痂过多通常意味着骨折愈合的进程缓慢。在儿童，即使骨折有明显的成角或变形，骨本身的重建也能达到惊人的程度。因此，对儿童骨折很少采用开放性复位和内固定。在儿童，因骨折碎片重叠导致的长骨缩短几乎都能通过旺盛的骨骼发育而得到自我矫正。

在快速形成的原始骨痂中可出现大量的软骨和排列紊乱的编织骨，其显微镜下形态可与骨肉瘤或软骨肉瘤混淆。这种现象在成骨不全患者中尤为多见 [26]。骨折骨痂中的各种成分之间的相互转化和机化有助于与肿瘤性病变鉴别。

骨髓炎

细菌性**骨髓炎**（**osteomyelitis**）可由多种不同的致病微生物引起。70% ~ 90% 的细菌性骨髓炎病例是由凝固酶阳性的金黄色葡萄球菌引起的（图 40.1）[27]。其他常见致病微生物包括克雷伯菌、假单胞菌、肺炎球菌、大肠埃希菌、链球菌和沙门菌。沙门菌常是导致有异常血红蛋白患者发生骨髓炎的致病菌，尤其是导致有镰状细胞贫血患者骨髓炎的致病菌 [28]。各种微生物可以通过血源播散、直接扩散或接种（在开放性骨折，邻近皮肤破溃的播散）致病 [29]。在骨骼发育未成熟的患者，由于骺板附近的血液供应复杂，长骨的干骺端易患血源播散性骨髓炎。在成人，脊柱为骨髓炎的好发部位。

在骨髓炎发生早期，其在 X 线平片上呈模糊放射影或根本没有变化，因此，在此期进行磁共振成像（MRI）检查识别异常表现是必要的 [30]。然而，当骨髓炎进展时，其 X 线影像学上表现为突出的骨膜反应的进展表现会与一些恶性病变相似，特别是尤因肉瘤和淋巴瘤，此时应进行活检 [31]。

组织学上，骨髓炎可分为急性、亚急性和慢性。急性骨髓炎的特征为急性炎症、水肿和骨坏死。在亚急性骨髓炎，炎性渗出包含更多的淋巴细胞和浆细胞；而在慢性骨髓炎，纤维化和爬行替代是突出的表现（图 40.2）。当病变中浆细胞成分尤为显著时，则成为**浆细胞性骨髓炎**（**plasma cell osteomyelitis**）[32]；当病变中有大量泡沫状组织细胞时，则被称为**黄色肉芽肿性骨髓炎**（**xanthogranulomatous osteomyelitis**）[33]。

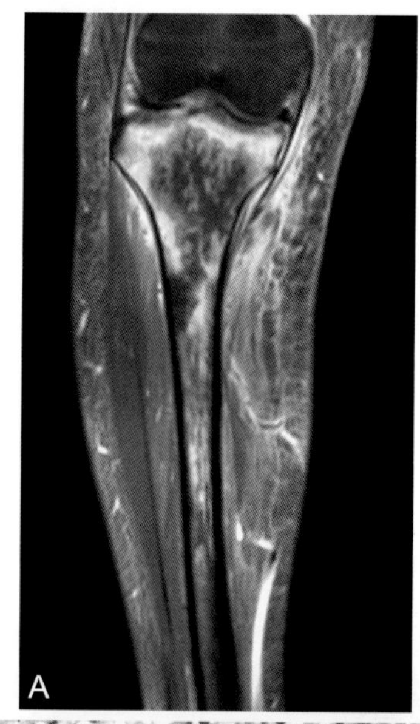

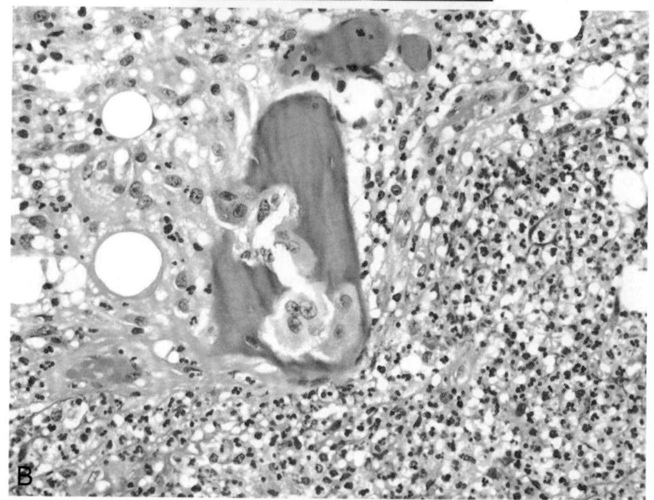

图 40.1 **A**，在伴有周围软组织水肿的胫骨近端，冠状面 MRI 显示有一个弥漫性信号加强影。**B**，在急性骨髓炎，可见炎性浸润主要包括中性粒细胞，坏死骨被破骨细胞重吸收

在急性期，化脓性成分可经过骨皮质进入骨膜下区域。部分坏死皮质骨陷入脓液中即成为**死骨片**（**sequestrum**）。骨膜下炎症可引起死骨片周围骨膜反应，被称为**包壳**（**involucrum**）。包壳穿孔则称为**骨瘘**（**cloaca**）。在成人，骨髓炎窦道可衬覆鳞状上皮——可延伸至骨的深部，并发展至与表面皮肤分离。因此，即使骨髓炎窦道的表面皮肤已经愈合，其下方的骨内也可缓慢形成大的上皮包涵囊肿。囊肿内可充满角化物，与皮肤的表皮包涵囊肿相似。偶尔，很长时间后这些窦道内可发生鳞状细胞癌。癌变的临床征兆为：有明显的疼痛和有大量恶臭味的分泌物 [34]。慢性骨髓炎则可伴有明显的骨膜增生。

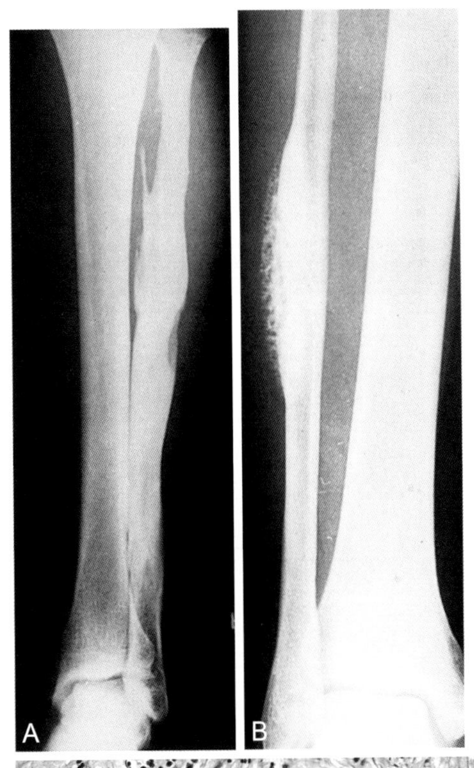

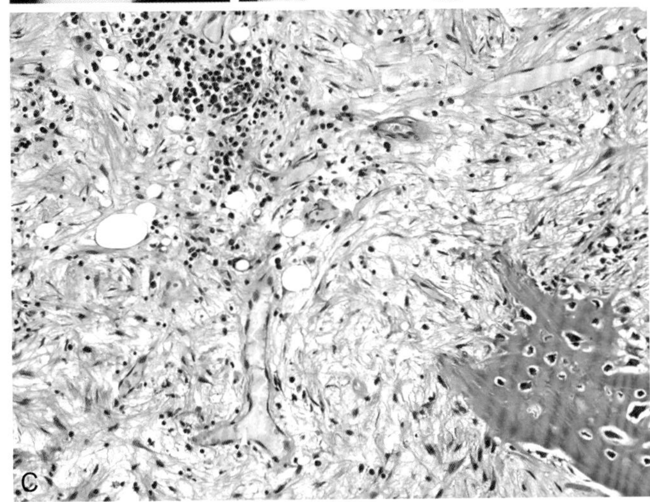

图 40.2 **2 例慢性腓骨骨髓炎**。**A**，可见骨质致密且形状不规整。**B**，可见明显的骨膜骨质增生，可能会与原发性肿瘤混淆。**C**，慢性骨髓炎，可见骨髓腔内有广泛的纤维化和慢性炎性细胞浸润

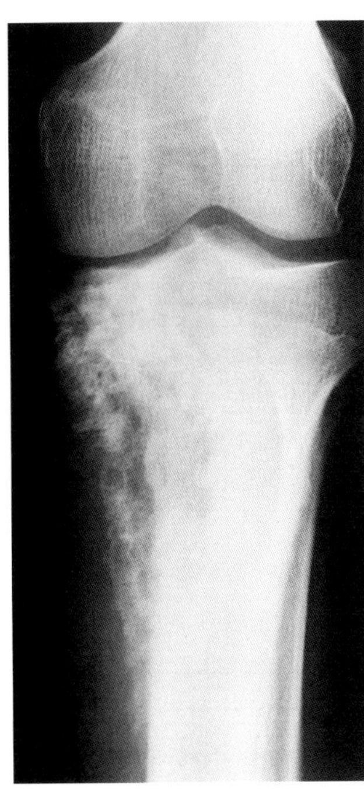

图 40.3 发生在 1 例 45 岁女性患者的胫骨梅毒树胶肿

局限性骨脓肿是骨髓炎的一种局部表现，通常发生在长骨。影像学上，其典型表现为一个局限性的低密度影，伴有周围骨膜反应，易被误诊为骨样骨瘤 [35]。即使病变区域中性粒细胞明显增多，细菌培养也常呈阴性。

已经描述了一种主要见于儿童的、特征为复发性多灶性的骨髓炎有时与掌跖脓疱病有关（也见于 SAPHO 综合征）；其细菌培养呈阴性，病因学未知 [36]。另一种骨髓炎变异型的特征是有广泛的骨再生性改变，被称为 Garré 硬化性骨髓炎。这种类型的骨髓炎在下颌骨尤其多见 [37]。目前还不清楚这种骨髓炎是由某种致病微生物感染所致还是风湿病表现。

结核性骨髓炎（**tuberculous osteomyelitis**）的发病率随着 AIDS 的流行而增高了，并且在不发达国家的发病例数也增高了，且儿童和成人都可发生 [38]。结核性骨髓炎最常受累的骨为椎骨（结核性脊柱炎，Pott 病）、骨盆以及膝、踝、肘和腕关节。最常受累的部位为干骺端、骨骺和滑膜 [39]。

关于哪个部位最先受累还存有许多争议。干骺端感染更多见于儿童，骨骺感染更多见于成人；然而，随着疾病进展，所有部位都会受累。在滑膜形成的结核性肉芽肿可以破坏关节和关节软骨，而导致炎症扩展到骨骺并最终累及干骺端。如果病变始于骨骺，则肉芽肿组织可迅速扩展到邻近关节。如果病变始于干骺端区，肉芽肿组织扩展至关节腔，则将发生关节腔积液。

组织学上，结核性滑膜炎和骨髓炎含有与肺结核相同的干酪性肉芽肿。组织化学染色可以识别抗酸杆菌，但培养和聚合酶链反应对于鉴别诊断也是必要的。鉴别诊断包括滑膜和骨的其他肉芽肿性炎症，如结节病和真菌感染。

骨的**真菌感染**（**fungal infection**）包括芽生菌病、放线菌病、组织胞浆菌病和球孢子菌病 [40]。放线菌病尤其常发生于放射性骨坏死后 [41]。

梅毒（**syphilis**）的骨累及主要见于先天性和三期梅毒，但偶尔也见于二期梅毒 [42]。三期梅毒也可通过脊髓痨引起神经病性关节病 [43]。当梅毒累及胫骨时，骨破坏和骨髓炎均可发生，导致典型的“胫骨前凸”畸形（图 40.3）。坏死灶大多数位于皮质和骨膜，形成边界清楚的缺损，并被反应骨包裹。病变也可发生在椎骨、手足短骨和长骨骨干。轮状梅毒螺旋体可引起微血管炎和闭塞

性动脉内膜炎，最后导致梅毒肉芽肿性病变或梅毒瘤。银染色或特殊免疫组织化学染色可证实螺旋体原虫。

骨软化斑（malakoplakia）也已有描述。与在膀胱和其他部位一样，软化斑可能是一种对细菌感染的少见宿主反应[45]。

骨坏死

坏死骨（necrotic bone）可因缺乏骨细胞和髓腔内改变而识别，后者包括脂肪坏死、纤维化和钙化。无论何种原因引起的骨坏死其组织学改变都是一样的（图 40.4）。

骨梗死

骨梗死（bone infarct）可由多种病因引起。影像学上，其改变取决于病变的时期和修复程度。在最初 1 或 2 周，在 X 线平片上观察不到异常。死骨的吸收可导致病变局部的密度降低，而新生骨在同样位置生长，附着于坏死的骨小梁上（“爬行替代”），使骨密度增加。由于爬行替代和纤维化骨髓腔的钙化，骨密度增加，导致病变在 X 线平片上与内生性软骨瘤相似（图 40.5）。

原发性骨恶性肿瘤发生率增加与长骨发生大面积梗死相关。大多数报道的病例发生于成年男性的股骨或胫骨，被诊断为多形性未分化肉瘤、骨肉瘤、“纤维肉瘤”或血管肉瘤[46-49]。

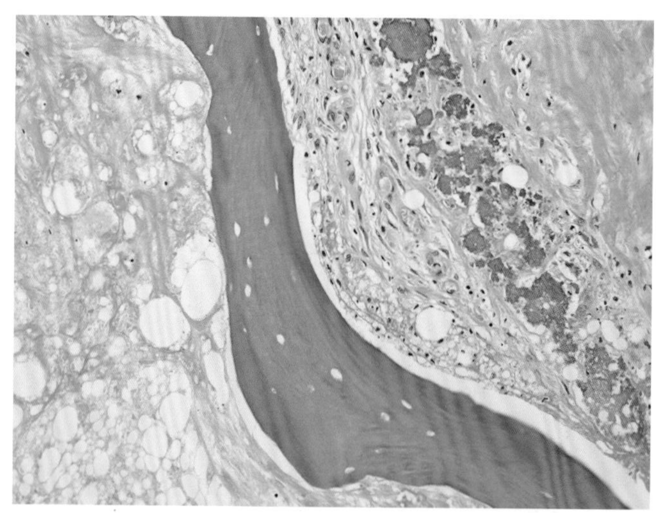

图 40.4 骨坏死的特征为缺乏骨细胞以及脂肪髓的坏死或纤维化

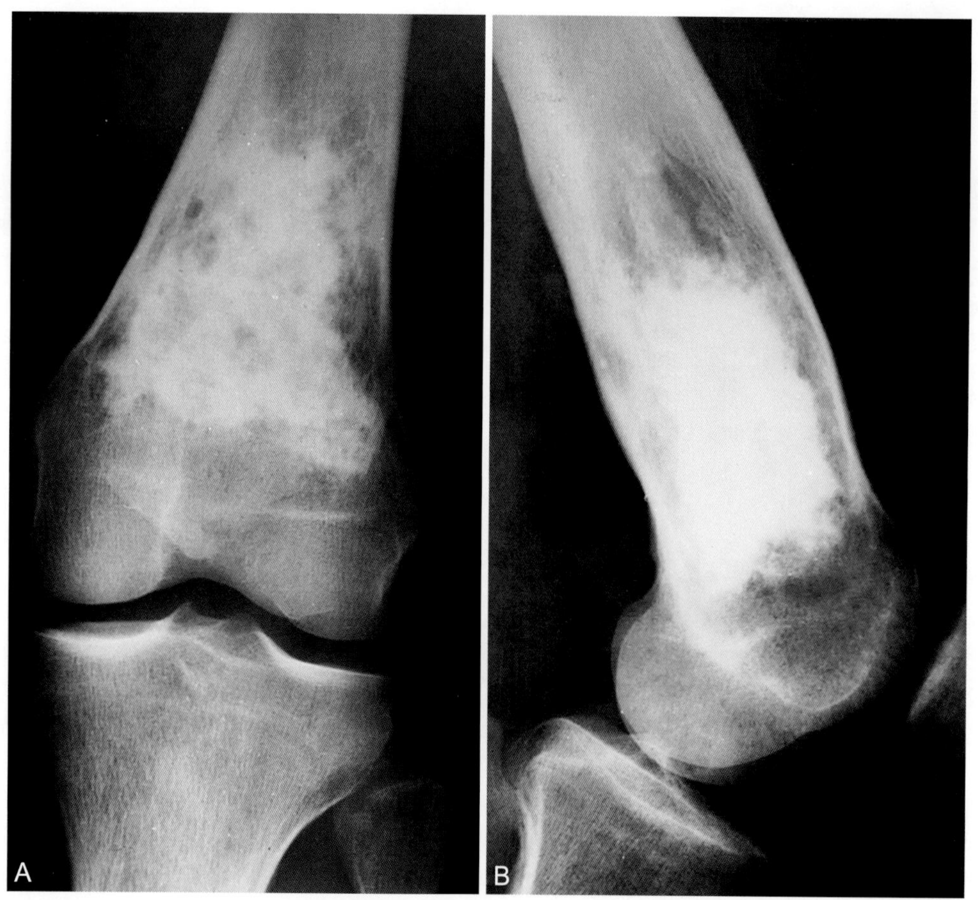

图 40.5 前后位（AP）（**A**）和侧位（**B**）X 线平片显示的股骨干骺端的一个大梗死灶。可见坏死灶上的片状不规则高密度影，这是新生成骨的指征（Courtesy of Dr H Danziger, Welland, Ontario, Canada.）

骨坏死（无菌性/缺血性骨坏死）

骨坏死（osteonecrosis）[**无菌性/缺血性骨坏死（aseptic/avascular bone necrosis）**] 是一种常见的异常，已报道的病例几乎都发生于长骨，最常见部位是股骨近端和肱骨近端（图 40.6）[50]。其中很多都被单独描述过，并以发现者的人名命名，如 legg-Calvé-Perthes 病（儿童的股骨头坏死）、Kienbock 病（月骨坏死）和 Freiburg 病（跖骨坏死）。

当受累骨的血液供应发生障碍时，无论是内因（镰状细胞病所致血栓栓塞）或外因（骨折或脱位），软骨下骨均可发生梗死[51-52]。在股骨头，骨梗死区域不透 X 线，可出现"月牙征"，代表软骨下板和被覆关节软骨与剩余的骨发生了分离[53]。股骨头的梗死常被误以为是严重的骨关节炎，直到对股骨头进行病理学检查其原因可能仍不清楚[54]。

大体上，缺血性骨坏死呈黄色，质脆。通常关节软骨和软骨下板与其下面的骨分离。当塌陷和发生继发性关节炎时，梗死可能难以辨别。组织学上，骨坏死的界限清晰，周围可见纤维血管组织和反应性骨。在梗死骨和活骨之间可见活跃的破骨细胞，坏死骨逐渐被"爬行替代"过程代替，其中编织骨直接沉积在坏死的骨小梁上。

剥脱性骨软骨炎

剥脱性骨软骨炎（osteochondritis dissecans）是由关节软骨和骨膜下骨的小灶坏死所致，可与正常组织结构完全或部分分离。其病因不详，但在大多数病例可能与创伤相关[55-56]。剥脱性骨软骨炎最常发生在股骨内侧髁的侧面、靠近髁间凹的位置（图 40.7）。显微镜下，可看到这部分关节软骨常有继发性钙化；此外，在近半数病例可见软骨下骨碎片[57]。如果这种骨软骨瘤样碎片仍然贴附于关节表面或滑膜上，则这两种成分都能继续存活；反之，如果这种骨软骨瘤样碎片与关节面完全脱离，其骨质部分坏死，但软骨仍存活，则显然软骨可以从滑液中获取营养，形成骨软骨瘤样游离小体。据报道，有些病例表现为双侧对称性受累，有些患者则有明显的家族史。

骨化学性坏死

双膦酸盐和其他破骨细胞抑制剂、血管内皮生长因子（VEGF）抑制剂以及酪氨酸激酶抑制剂均与颌骨的骨坏死[**骨化学性坏死（osteochemonecrosis）**]相关[58-59]。失活骨常伴有炎症和放线菌感染，并且可能有骨重吸收不伴破骨细胞的证据[60]。

放射性骨坏死

放疗的一个主要并发症是放疗范围内的骨损伤，不论是单独放疗还是联合化疗[61]。有报道称，放疗损伤可在颌骨、肋骨、骨盆、脊柱、肱骨和其他骨造成严重的并发症。这些改变常在放疗后 3 年内发生。显微镜下，放疗性损伤主要包括**放射性骨坏死**、骨髓纤维化和新生血管化。不规则、深染的黏合线的形成可导致其与 Paget 病混淆。颌骨放射性骨坏死可合并放线菌病，其发病率常常被低估[41]。

Paget 病

Paget 病（Paget disease）是一种肿瘤前疾病，其特征是成骨和破骨之间的转换增加，随后是代偿性骨形成。在英格兰、澳大利亚和西欧其发病率最高[62]。根据一份经常被引用的英国尸解报道，40 岁以上的患者中每 30 人中就有一人有 Paget 病[63]。大多数 Paget 病患者诊断时的年龄在 55 岁以上，40 岁以下发病者罕见。青少年 Paget 病患者已有报道，他们常伴有骨保护素缺乏[64]。男性患者略多于女性患者（4∶3）。Paget 病可为单骨或多骨受累，最常见的发病部位为骨盆、腰骶椎和颅面骨，但长骨也可受累。Paget 病患者通常无症状，但也可能伴有骨痛、畸形、病理性骨折或关节炎[62]。

影像学上，早期 Paget 病病变是溶骨性的，在颅骨可导致"局灶性骨质疏松"，在长骨则与肿瘤类似。然而，随着时间的推移，受累的骨变大，皮质增厚，骨小梁的粗化更加突出。在 Paget 病非活跃期的终末阶段，急性期病变特征更加突出，在颅骨导致棉絮样高密度影，在长骨导致其弯曲畸形[65]（图 40.8 和 40.9）。

显微镜下，早期 Paget 病病变的特征是破骨细胞吸收，小梁周围纤维化，以及血管丰富，与甲状旁腺功能亢进的表现非常相似（图 40.10）。在 Paget 病的中期，骨形成更为突出。骨小梁倾向于增大和不规则，伴有突出的成骨活性，骨黏合线不规则。在 Paget 病终末期，成骨细胞和破骨细胞活性降低，骨小梁明显增厚、不规则，伴有明显的"马赛克样"黏合线。在组织样本中，Paget 病的各个阶段的表现同时可见的情况并不少见。"马赛克样"黏合线并不是 Paget 病的特异性表现，可见于任何高骨转换率的骨疾病。

Paget 病的一个非常重要但不常见的并发症是肉瘤的发生。骨肉瘤是目前为止最为常见的类型（约占所有病例的 80%），但也可见到软骨肉瘤、纤维肉瘤和骨巨细胞瘤[66-67]。据称，具有此类并发症的患者有家族史和地域特征。源于 Paget 病的肉瘤最常见于股骨、肱骨、骨盆、胫骨和颅骨。骨肉瘤应与骨膜（皮质旁）骨肿瘤区别开，后者可被视为 Paget 病基本病变过程的一种放大表现[68]。Paget 肉瘤预后仍非常差。

一直以来，Paget 病的病因被认为包括感染性、环境和遗传因素[69]。曾提出一种说法，在病变破骨细胞中发现类似副黏病毒核衣壳的核包涵体可以认为其是病毒起源的，但这可能性不大。产生 p62 蛋白的 sequestosome 1（*SQSTM1*）基因编码区的突变与散发性和家族性 Paget 疾病相关[69-70]。全基因组相关研究已经确定了也与 Paget 病相关的其他基因。

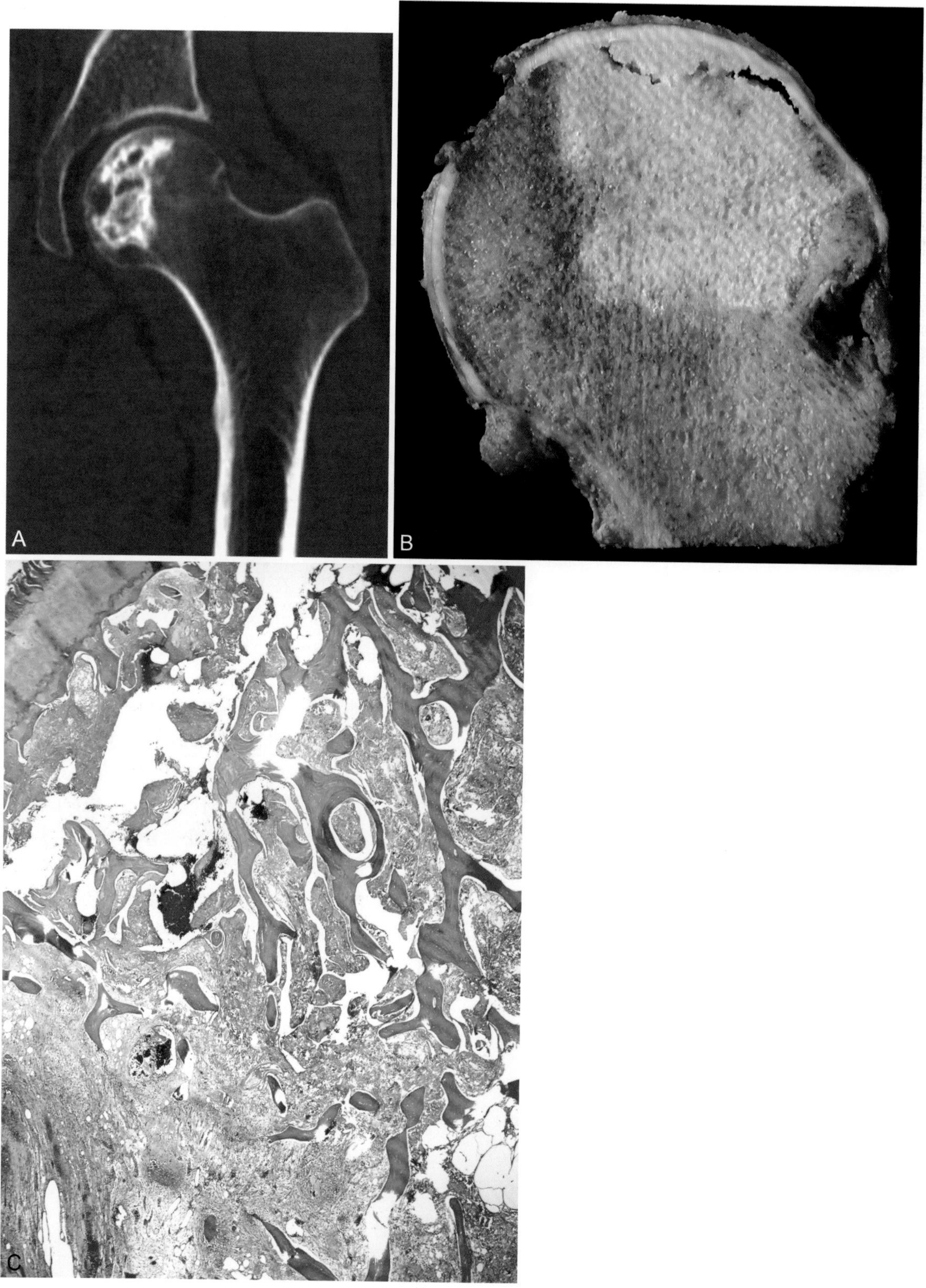

图 40.6 **A**，可见冠状面 CT 显示的软骨下密度不连续影，伴有囊性变，提示缺血性坏死。**B**，可见缺血性坏死的不连续区域，在切面上呈淡黄色。其特征是关节软骨和软骨下骨的分离。**C**，梗死包含高血管活性区。关节软骨和软骨下骨分离是组织学诊断的证据

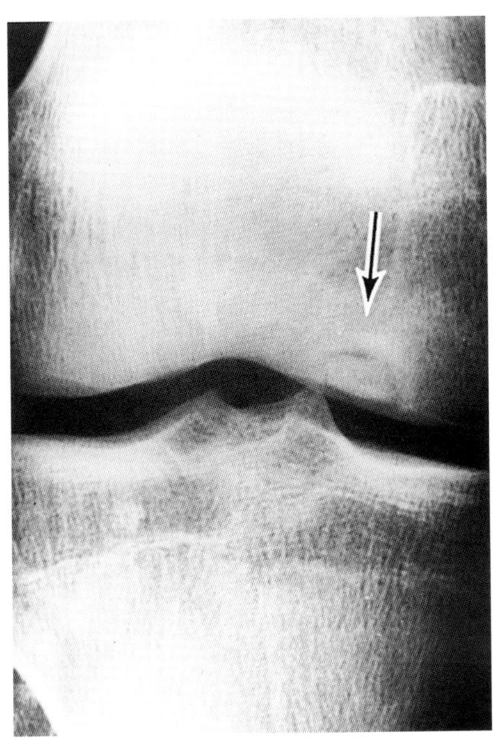

图 40.7 内侧髁剥脱性骨软骨炎，病灶界限清楚（箭头所示），病灶很容易手术摘除

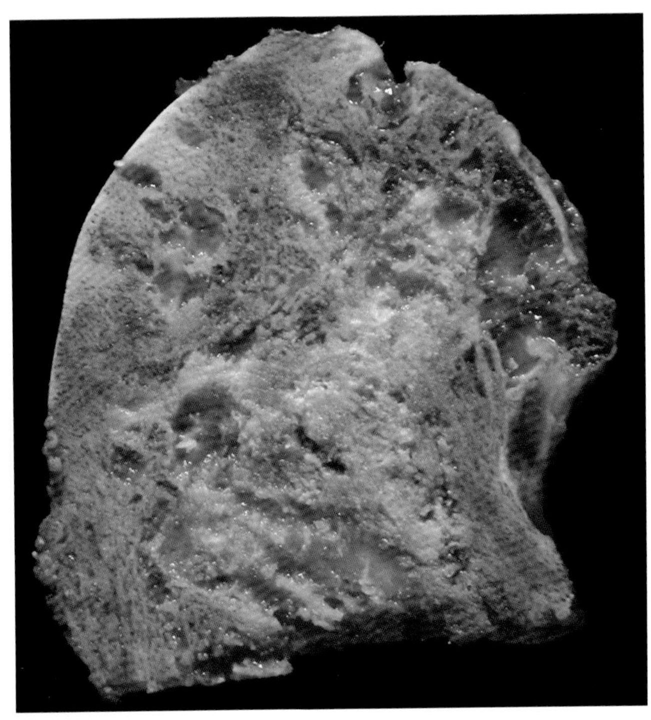

图 40.9 Paget 病股骨头受累。可见股骨头粗化导致的明显畸形，伴有继发性骨关节炎

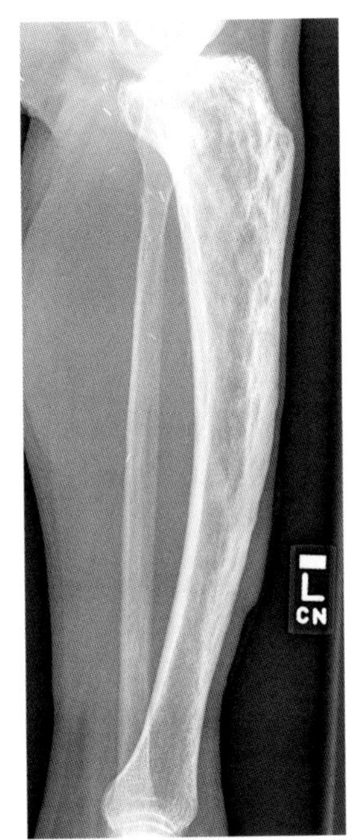

图 40.8 Paget 病胫骨受累的影像学表现。可见皮质骨增厚，松质骨粗糙，伴有前弓畸形

骨硬化症

骨硬化症（**osteopetrosis**）（Albers-Schonerg 病，大理石骨病）是一组由破骨细胞功能或发育缺陷引起的遗传性疾病[71-72]。至少有 10 个基因已被确认为其致病基因，如参与酸化机制的编码因子（如 *TCIRG1*、*CLCN7*、*OSTM1* 和 *CLCN7*）和影响破骨细胞分化而导致破骨细胞缺乏型疾病的因子（如 *LRP5*、*RANKL*）[73-74]。

显微镜下，骨硬化症病变的特征性表现为：未被重吸收的原始骨松质持续性存在于髓腔之内，伴有或不伴有破骨细胞的数量和形态改变——取决于其分型[75]。儿童型骨硬化症通常为染色体隐性遗传，预后较差；而成人型骨硬化症为常染色体显性遗传，预后较好，但常伴有严重的关节炎。骨髓移植治疗可逆转骨硬化症，但像关节炎和骨折这类的并发症常需要进行手术干预。

肿瘤

分类和分布

大部分骨肿瘤和肿瘤样病变的术语和分类是世界卫生组织（WHO）推荐的[76]。

在 WHO 分类中，肿瘤被分为良性、交界性（局灶侵袭性或极少转移）和恶性。在最新的 WHO 分类中，几种肿瘤已从一种类别变为另一种类别。例如，虽然传统上认为Ⅰ级软骨肉瘤 / 非典型性软骨肿瘤是“恶性的”，但现在发现其属于“交界性（局部侵袭性）”类别。大多数骨恶性肿瘤是原发性的，但也有少数骨良性病变使患者易于发生骨恶性肿瘤；这些疾病包括 Paget 病、内生性软骨瘤病、骨软骨瘤病和纤维结构发育不良[77]。

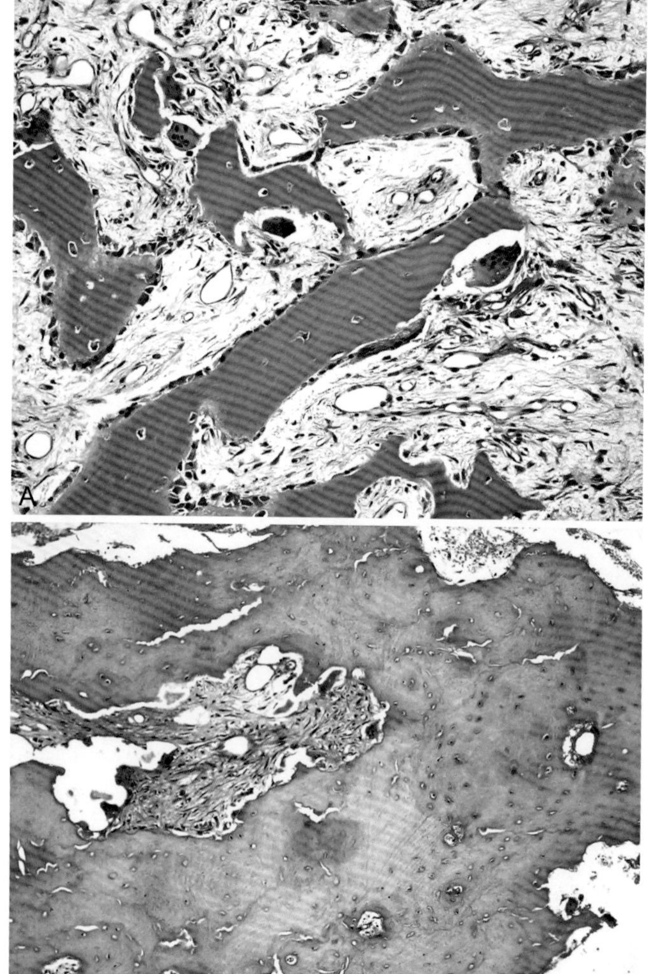

图 40.10 Paget 病。**A**，早期改变。可见明显的破骨和成骨细胞活性，伴有纤维化。**B**，一个较典型的病例，可见骨小梁粗大，形状不规则，并沿反转线裂开

骨肿瘤的表现形式相当稳定，当考虑骨肿瘤时，应结合患者的年龄、骺板状态、受累骨、受累骨的特定区域（骨骺、干骺端、骨干、髓腔、骨皮质或骨表面）、影像学表现以及组织学表现。当处理骨肿瘤问题时，表 40.1 可以帮助病理医师迅速确定诊断方向。

成骨性肿瘤

骨瘤

骨瘤（**osteoma**）几乎都发生在颅面部的扁骨，在典型者起源于受累骨的表面。其可突入眼眶或鼻窦（尤其是额窦和筛窦）并阻碍它们的正常引流。位于髓腔内的类似病变较小，被称为骨疣或“骨岛病”。显微镜下，骨瘤主要由致密而成熟的板层骨构成。发生于眼眶的骨瘤少见，可有与成骨细胞瘤相似的病灶[78]（图 40.11）。

骨瘤是一种良性病变，可能不是真性肿瘤。有些骨瘤可能只是纤维结构发育不良或与其相关的纤维 - 骨性病变，甚至是骨膜下血肿的终末期病变形态。家族性腺瘤性息肉病（肠息肉病和软组织肿瘤）患者可能有多发性骨瘤和其他异常[79]，而孤立性骨瘤患者通常不伴有综合征[80]。全身脆性骨硬化症是一种常染色体显性遗传的骨硬化性发育不良，其特征为多发、对称分布的骨岛[81]。

偶尔，骨瘤可累及颅面骨以外的骨，它们大多数位于骨旁，须与骨旁骨肉瘤鉴别[82]。

骨样骨瘤和成骨细胞瘤

骨样骨瘤（**osteoid osteoma**）是良性肿瘤，好发年龄为 10 ~ 30 岁，男女比例为 2 : 1。骨样骨瘤最突出的症状是：剧烈的局限性疼痛，夜间更甚，非甾体类抗炎药可缓解剧烈疼痛，临床或实验室检查都没有感染证据。其椎骨病变可伴有脊柱侧弯[83]。

据报道，骨样骨瘤可发生于任何一块骨，但最常见于股骨、胫骨、肱骨、掌骨、足骨、椎骨和腓骨[84-85]。长骨骨样骨瘤病变通常累及干骺端，但也可能是骨骺，甚至近关节 / 关节内（发生于关节囊内的骨）[86]。大多数（85%）患者的病灶都位于皮质的中心位置，但也可发生在松质骨（13%）或骨膜下区域（2%）[87]。骨样骨瘤椎骨病变常常累及椎弓根部。

影像学上，骨样骨瘤可表现为一个直径不足 1.5 cm 的低密度病灶，可含有或不含有高密度核心（图 40.12）。病灶周围被反应性硬化骨包绕，反应性骨质硬化可沿皮质向两侧延伸数厘米。然而，发生于髓腔内的骨样骨瘤可能缺乏这种反应。影像学鉴别诊断包括布罗迪脓肿（Brodie Abscess）、硬化性骨髓炎和压缩性骨折。由于关节部位的骨样骨瘤可以引发明显的滑膜炎，易被误诊为炎性关节病。此类病变可以通过 MRI 扫描更好地显示[86]。

显微镜下，骨样骨瘤的界限清楚的巢状病变是由多少不等的钙化的骨样基质构成的，其周边有肥大的成骨细胞，间质是高度血管化的结缔组织，没有炎症反应（图 40.13）。这种病变表现极具特征，以至切除时就可以做出诊断。病灶周围包绕一层厚薄不等的致密骨。

骨样骨瘤所伴随的疼痛在夜晚加剧，服用非甾体类抗炎药（如阿司匹林）可缓解，切除病灶可消除疼痛。一些作者将这种疼痛归因于成骨细胞产生的前列腺素 E_2 对神经和血管的作用，这种物质的确大量存在于这些病灶之中[88-89]。但也有人认为，这种疼痛仅仅与病灶内及其周围受累和增生的神经有关[90-91]。

CT 引导下射频消融术已在很大程度上取代了骨样骨瘤的切除手术，并已被证明是一种非常有效的治疗脊柱和脊柱外肿瘤的方法。这项技术能够很好地止痛，降低手术率和复发率[92-94]。

表40.1 最常见的原发性骨肿瘤和瘤样病变患者的年龄、性别、发病部位和生物学行为[a]

肿瘤或瘤样病变	年龄（岁）	性别（男：女）	最常受累的骨（按发生率排序）	长骨内常见的部位	生物学行为
骨瘤	40~50	2：1	颅骨、面骨	—	良性
骨样骨瘤	10~30	2：1	股骨、胫骨、肱骨、手足骨、椎骨、腓骨	干骺端皮质	良性
成骨细胞瘤	10~30	2：1	椎骨、胫骨、股骨、肱骨、骨盆、肋骨	干骺端髓腔	良性
骨肉瘤	10~25	3：2	股骨、胫骨、肱骨、骨盆、颌骨、腓骨	干骺端髓腔	恶性，5年存活率为20%
近皮质（皮质旁）骨肉瘤	30~60	1：1	股骨、胫骨、肱骨	干骺端近皮质	恶性，5年生存率为80%
软骨瘤	10~40	1：1	手足骨、肋骨、股骨、肱骨	骨干髓腔	良性
骨软骨瘤	10~30	1：1	股骨、胫骨、肱骨、骨盆	干骺端皮质	良性
成软骨细胞瘤	10~25	2：1	股骨、肱骨、胫骨、足骨、盆骨、肩胛骨	骨骺，邻近软骨板	几乎均为良性
软骨黏液纤维瘤	10~25	1：1	胫骨、股骨、足骨、骨盆	干骺端	良性
软骨肉瘤	30~60	3：1	骨盆、肋骨、股骨、肱骨、椎骨	中心型：骨干髓腔；周边型：干骺端皮质或骨膜	恶性；5年生存率：低级别78%，中级别53%，高级别22%
间叶性软骨肉瘤	20~60	1：1	肋骨、颅骨、颌骨、椎骨、骨盆	骨干髓腔或皮质	恶性，预后极差
骨巨细胞瘤	20~40	4：5	股骨、胫骨、桡骨	骨骺和干骺端	潜在恶性，50%复发，10%转移
尤因肉瘤/PNET	5~20	1：2	股骨、骨盆、胫骨、肱骨、肋骨、腓骨	骨干或干骺端髓腔	高度恶性，最新研究显示，5年存活率20%~30%
恶性淋巴瘤，大细胞型和混合细胞型	30~60	1：1	股骨、骨盆、椎骨、胫骨、肱骨、颌骨、颅骨、肋骨	骨干或干骺端髓腔	恶性，5年生存率22%~50%
浆细胞骨髓瘤	40~60	2：1	椎骨、骨盆、肋骨、胸骨、颅骨	骨干、干骺端或骨骺髓腔	恶性；弥漫型可致命，局灶型常可被放疗控制
血管瘤	20~50	1：1	颅骨、椎骨、颌骨	髓腔	良性
促结缔组织增生性纤维瘤	20~30	1：1	肱骨、胫骨、骨盆、颌骨、股骨、肩胛骨	干骺端	良性
纤维肉瘤	20~60	1：1	股骨、胫骨、颌骨、肱骨	干骺端髓腔	恶性，5年生存率28%
脊索瘤	40~60	2：1	骶尾部、枕蝶部、颈椎	——	恶性；病程缓慢；局部浸润，48%远处转移
孤立性骨囊肿	10~20	3：1	肱骨、股骨	干骺端髓腔	良性
动脉瘤样骨囊肿	10~20	1：1	椎骨、扁骨、股骨、胫骨	干骺端	良性，有时继发于另一种骨病变

表40.1 最常见的原发性骨肿瘤和瘤样病变患者的年龄、性别、发病部位和生物学行为[a]（续）					
肿瘤或瘤样病变	年龄（岁）	性别（男：女）	最常受累的骨（按发生率排序）	长骨内常见的部位	生物学行为
干骺纤维缺损	10~20	1：1	胫骨、股骨、腓骨	干骺端	良性
纤维结构发育不良	10~30	3：2	肋骨、股骨、胫骨、颌骨、颅骨	骨干或干骺端髓腔	局灶浸润，偶尔可合并肉瘤
朗格汉斯细胞组织细胞增生症	5~15	3：2	颅骨、颌骨、肱骨、肋骨、股骨	干骺端或骨干	良性

[a]应强调指出，上述这些信息仅适用于典型病例，不应被视为绝对概念。实际上，所有这些说明中的每一项都有个别例外情况出现

PNET：原始神经外胚层肿瘤

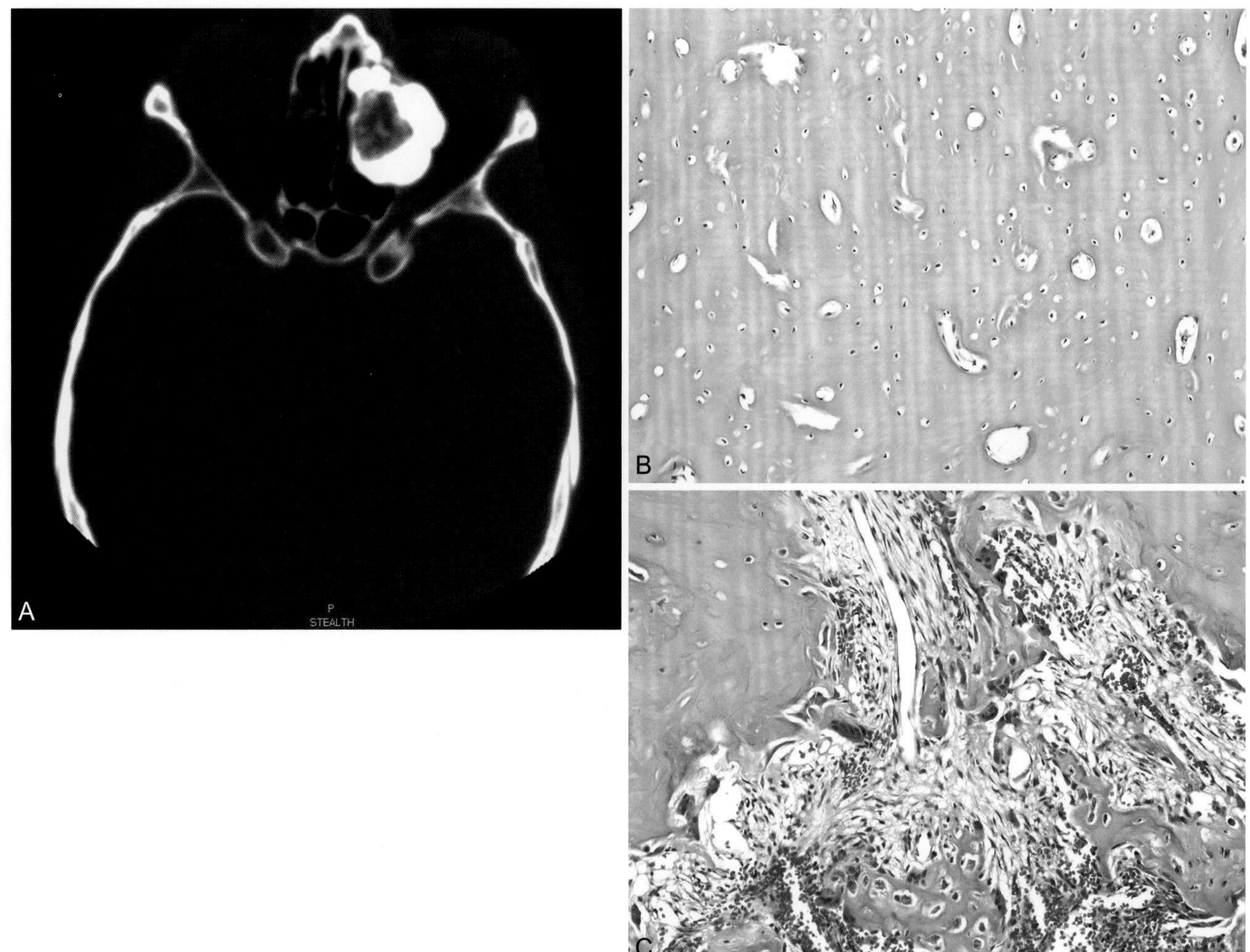

图 40.11 **鼻窦骨样骨瘤伴成骨细胞瘤样病灶**。**A**，可见CT扫描显示的分叶状、高密度肿块。中心的低密度区具有成骨细胞瘤样特征。**B**，可见肿物局灶区域似皮质骨。**C**，可见成骨细胞瘤样区域，由编织骨组成，成骨和破骨细胞活跃

成骨细胞瘤（**osteoblastoma**）是一种在显微镜下和免疫组织化学上与骨样骨瘤都密切相关的肿瘤（图40.14）[95]。它与骨样骨瘤的不同表现在：其病灶更大，周围没有或仅有不明显的反应性骨质增生，以及很少有剧痛[96]。大多数成骨细胞瘤病变都发生在松质骨，但也可发生在皮质骨和骨膜下。其发病部位以脊柱或大的下肢骨最为常见[97]。

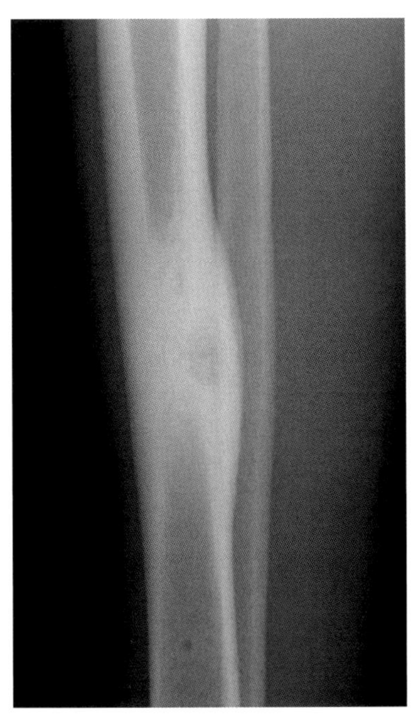

图 40.12 前后位X线片显示的胫骨骨样骨瘤。可见病灶中心的低密度区，周围有致密反应性骨包绕

影像学上，成骨细胞瘤表现为界限清楚的溶骨性病变，伴有不规则分布的矿化灶。后者的大小（＞2 cm）大于骨样骨瘤，且周围反应性骨通常不明显。当成骨细胞瘤发生于扁平骨时，其影像学表现可能与恶性骨肿瘤相似[98]。

显微镜下，成骨细胞瘤具有与骨样骨瘤相似的特征。其与周围骨组织界限清晰，而延伸到皮质外的病变则被一层薄薄的反应性骨包绕。周围大量骨细胞被覆的相互吻合的骨小梁被纤维血管间质分隔，可见多核巨细胞。罕见病例可见软骨基质[99]。成骨细胞瘤与骨肉瘤的鉴别诊断十分困难，因为后者有时分化很好，而前者有时有散在的、可能是退行性改变的奇异肿瘤细胞[100-101]或由伴有毛细血管扩张的较大的上皮样细胞组成[102]。受累骨骨小梁累及应怀疑骨肉瘤，正如坏死病灶的出现和有丝分裂活性的存在也应引起怀疑一样。与其他许多骨肿瘤一样，影像学对鉴别诊断有很大的帮助。然而，一些成骨细胞瘤的病例的影像学图像则提示为恶性肿瘤。

上皮样（侵袭性）成骨细胞瘤和相关病变［**epithelioid (aggressive) osteoblastoma and related lesion**］。有些在X线和组织结构上具有成骨细胞瘤特征的病变显示有非典型性细胞特征，有人认为其与局部复发相关。这种肿瘤被命名为上皮样（侵袭性）成骨细胞瘤。Dorfman和Weiss认为，这种肿瘤在显微镜下与普通成骨细胞瘤的主要区别在于：它们出现大的上皮样成骨细胞，其大小至少是普通成骨细胞的2倍[103]。它们与普通型骨肉瘤的区别在于其分裂活性低和缺乏以下特征：花边样骨样基质，周围骨小梁间隙浸润，以及非典型性核分裂象。“上皮样

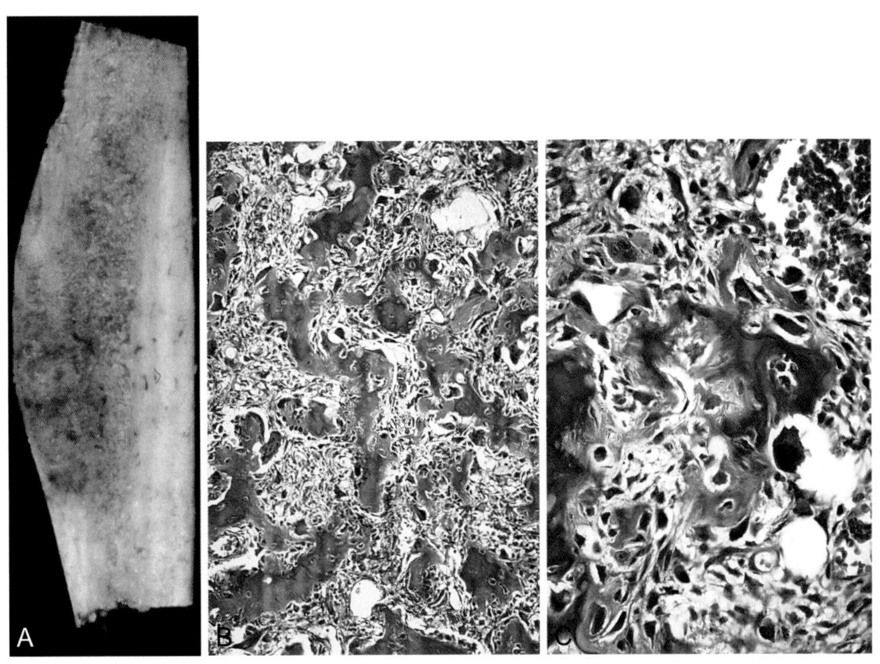

图 40.13 **骨样骨瘤**。**A**，大体上，在密质骨中可以很明显地看到8 mm的骨样骨瘤病灶。**B**，中倍镜观。**C**，骨样骨瘤高倍镜观。可见骨小梁周围肥大的成骨细胞。间质的细胞丰富且高度血管化

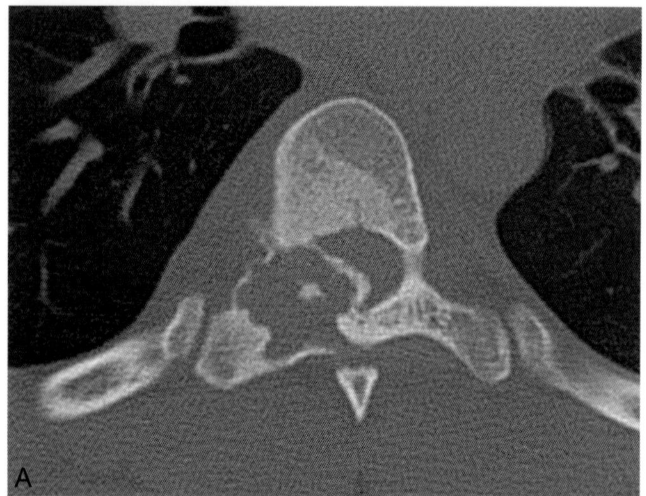

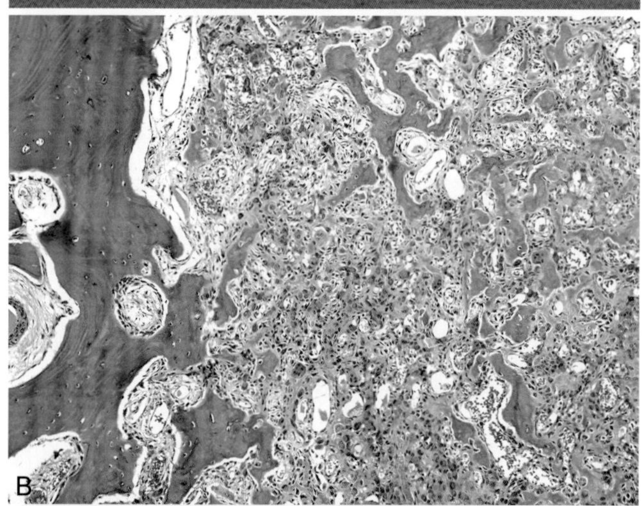

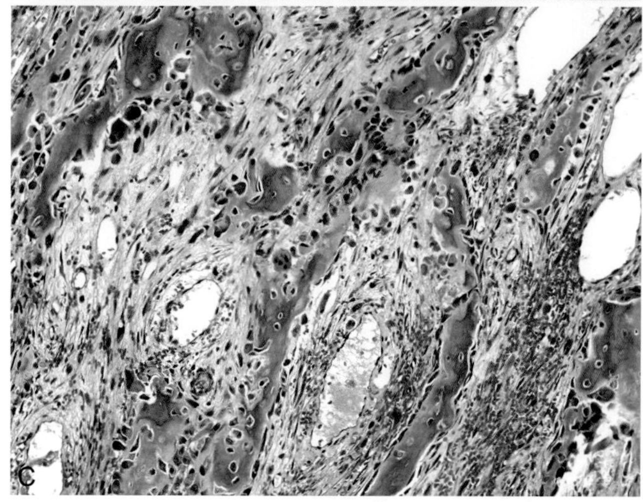

图 40.14 **脊柱发生的成骨细胞瘤**。**A**，CT 扫描显示了椎体后部界限清楚的低密度影，中心可见高密度影。病变周围的椎体反应性骨形成明显。**B**，低倍镜显示的边界清晰的病变。**C**，成骨细胞瘤特征为伴有明显的成骨细胞的编织骨、纤维血管间质和扩张血管

多结节性成骨细胞瘤”这种肿瘤的特征是有多个上皮样成骨细胞组成的结节，缺乏骨形成，以及含有蓝染的不规则骨样基质[104]。上皮样成骨细胞瘤、恶性成骨细胞瘤[105]、假间变性成骨细胞瘤[106]、类似于骨肉瘤的成骨细胞瘤[100]及成骨细胞瘤样骨肉瘤[107]这些肿瘤都是组织学上病变相似的肿瘤，其中有一些已报道发生转移。

骨肉瘤

WHO 将**骨肉瘤**（**osteosarcoma**）定义为一种其肿瘤细胞产生骨的恶性肿瘤[78,108]。骨肉瘤是除了造血系统恶性肿瘤外最常见的骨原发性恶性肿瘤。骨肉瘤最常见于 10 ~ 25 岁的年轻人，极少见于婴幼儿，常为疼痛性肿块。骨肉瘤的另一个发病高峰是 40 岁以后，多伴有其他疾病（见下文讨论）。男性患者略多于女性患者（1.5：1）。

发病因素。大多数骨肉瘤是原发性的，其余则是发生于已存在病变的基础之上：

1. **Paget 病**：40 岁之后发生的骨肉瘤大多位于 Paget 病的受累骨[109]。
2. **接触放射线**。伊利诺伊州某工厂的工人在用镭涂抹夜光表的数字时习惯用嘴湿润毛刷，结果，这些工人都患上了骨肉瘤。这是一起放射线致人骨肉瘤的典型事件[110-111]。另据报道，有些骨肉瘤患者多年前曾接受过放射性造影剂二氧化钍[112]。近年来，骨肉瘤已被认为是一种放疗并发症[113]。据文献报道，其平均潜伏期为 10 ~ 15 年[114]。尽管很多放疗相关的骨肿瘤是骨肉瘤，但一些在显微镜下和免疫组织化学染色中仍难以分类。
3. **化疗**：因视网膜母细胞瘤和其他恶性肿瘤而进行烷基化物化疗的儿童患骨肉瘤的风险也在增加[115]。遗传因素可能起着重要的促进作用。
4. **先前存在骨良性病变**：包括纤维结构发育不良、骨梗死和成骨不全[116]（见相关章节）。
5. **异物**：骨肉瘤发生在髋关节置换或其他骨植入的假体周围已有罕见但记录完善的报道[117-118]。
6. **遗传易感性**：患有 li-Fraumeni 综合征（常由种系 *TP53* 基因突变引起）、遗传性视网膜母细胞瘤（由种系 *RB1* 基因突变引起）、Rothmund-Thomson 综合征、Werner 综合征以及家族性 Paget 病的患者发生骨肉瘤的风险增加[119-120]。

发生部位。大多数原发性骨肉瘤位于长骨的干骺端，尤其是股骨远端、胫骨近端和肱骨近端。少数病例发生在骨干，更少发生在骨骺。发生在扁骨（如颅面骨、骨盆和肩胛骨）[121]、椎骨[122]和短骨[123]的骨肉瘤不常见。偶尔，骨肉瘤可为多中心性的，其发生方式可以同步，也可不同步。多中心性骨肉瘤多发生在儿童，其 X 线检查以高密度硬化影为主，极具侵袭性[124-125]。

影像学特征。普通型骨肉瘤可破坏髓腔和皮质，常引起骨膜的侵袭性反应，如 Codman 三角征或日光照射现象（图 40.15）。其肿瘤细胞的矿化和分级主要取决于

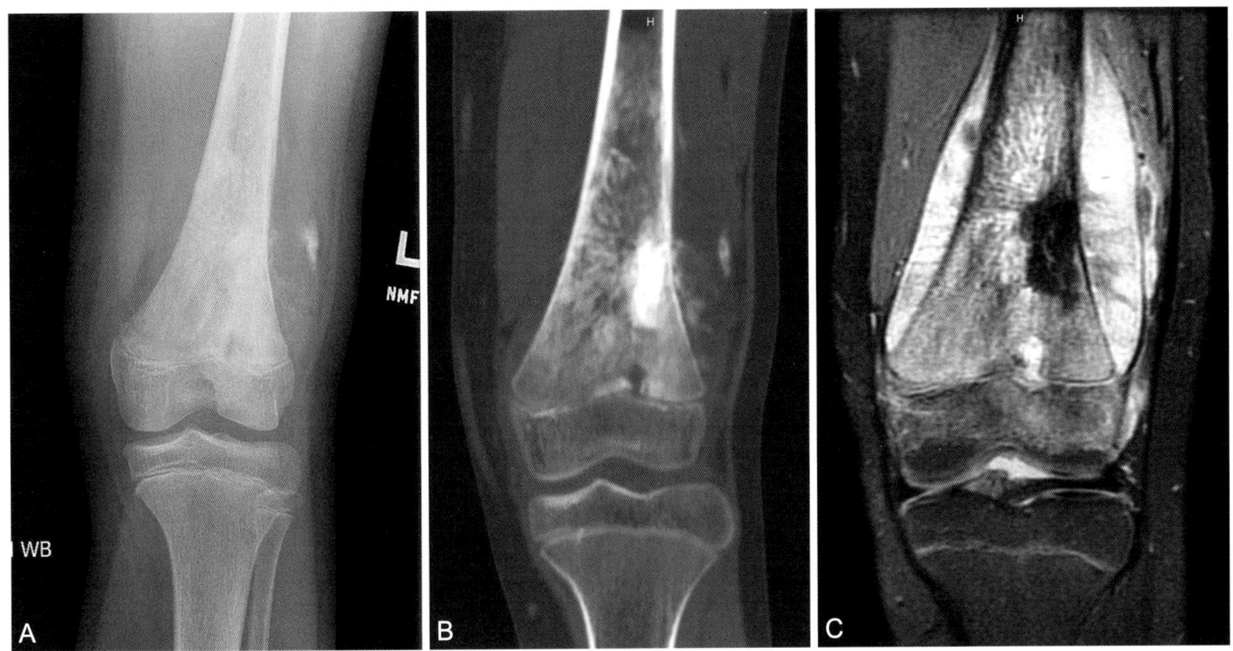

图 40.15 **股骨远端普通型骨肉瘤影像学特征**。**A**，X 线平片。**B**，冠状面 CT。**C**，冠状面 MRI，显示了一个干骺端的高度侵袭性成骨性肿瘤和周围软组织侵及

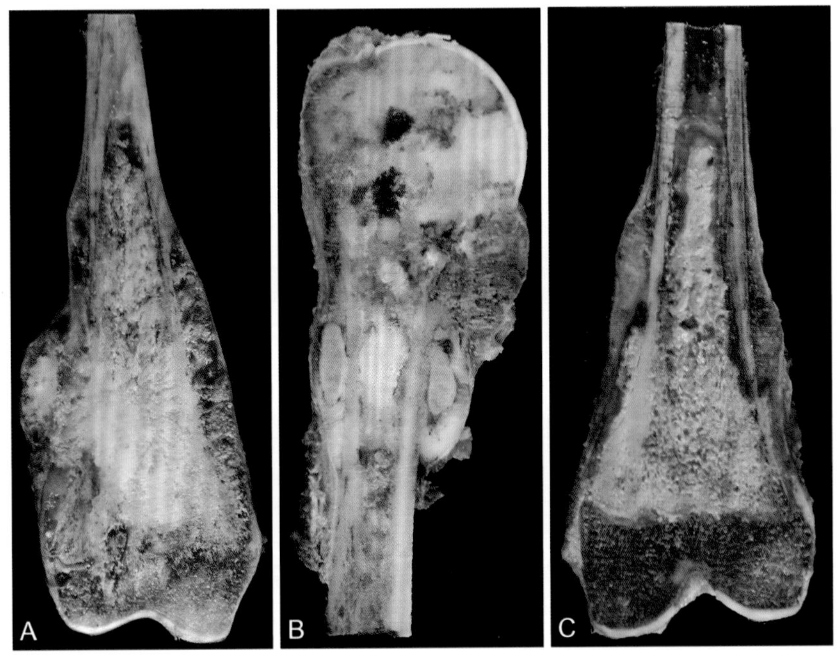

图 40.16 骨肉瘤大体表现。**A**，股骨远端。**B**，肱骨近端。**C**，股骨远端。这三个病变均有周围软组织扩散和骨膜抬高

其组织学亚型和骨肉瘤中基质的多少；然而，大多数普通型骨肉瘤含有溶骨性和成骨性混合区[126]。MRI 是确定髓腔或软组织肿瘤范围的可靠方法，可以成为选择手术方式的依据[127]。

大体形态和扩散。大体上，骨肉瘤的切面表现变化极大，主要取决于其组织学亚型和对新辅助化疗的反应（图 40.16）。其形态从骨质坚实到囊性、糟脆和出血。

骨肉瘤通常发生于干骺端，并在髓腔内纵向蔓延。虽然骺板常作为肿瘤扩散的屏障，但偶尔骨肉瘤也会突破骺板延伸至骨骺[128]。它们可以直接累及皮质骨或通过皮质骨中的血管通道累及皮质。当表面衬覆的骨膜受到刺激时，其反应表现为反应性骨形成或骨膜反应。这通

常会形成一个Codman三角形，一个“头发末梢样”或“日光照射样”的外观，或不太常见的片状影，所有这些都是大体可见的。Codman三角下的骨是反应性骨组织，不含肿瘤。骨肉瘤也可通过骨膜蔓延至邻近的软组织，这种特征有时见于对化疗反应不佳的情况。最后，在罕见的情况下，骨肉瘤可能累及关节或通过韧带连接（如前交叉韧带）扩散至关节腔[129]。

当在肿瘤主体周围的反应性改变中可见独立的病灶时，同一骨组织内的不连续病灶被定义为“卫星灶”。当它发生于正常骨组织或造血骨髓周围的反应性改变中时称为“跳跃式转移”[130-131]。伴有跳跃式转移的患者的预后差。

骨肉瘤可通过血行转移到远处脏器，转移到肺最多见，也可转移到其他骨、胸膜或其他内脏。转移到区域淋巴结罕见。

显微镜下特征。显微镜下，骨肉瘤的特征为肿瘤细胞直接产生不成熟骨或骨样基质。普通型骨肉瘤最常见的组织学亚型包括：成骨细胞型、成软骨细胞型和成纤维细胞型；较少见的亚型包括：富于巨细胞型，成骨细胞瘤样型，上皮样、透明细胞和成软骨细胞瘤样型[76]。在骨肉瘤的每一种不同亚型中，骨样基质可能很丰富（如在成骨细胞骨肉瘤），也可能是局灶性的（如在成纤维细胞骨肉瘤）。骨样基质表现多样，从纤细到十分致密，甚至“硬化”[132]。骨样基质脱钙后表现为玻璃样嗜酸性外观，可能很难与透明胶原区分。骨样基质呈均质样表现而非纤维样表现，有点状钙化，周围可见肥胖细胞。免疫组织化学检查，SATB2（特定的富含AT碱基DNA序列结合蛋白2）染色对鉴别有用[6]。有时，肿瘤性骨样基质呈细小的、管状、相互吻合的微管状外观，呈嗜碱性，类似于真菌菌丝（图40.17）。

普通型骨肉瘤通常由成骨细胞、成纤维细胞和成软骨细胞灶组成，这三种成分之间的相对比例在不同病例中有很大差异。虽然优势成分决定诊断为哪种组织亚型，但这种分型没有预后意义。重要的是一定要记住，在恶性骨肿瘤中，无论间质优势细胞为哪种，只要见到由肿瘤细胞直接产生骨样基质，就应诊断为骨肉瘤。

骨肉瘤的形态学变异极为丰富[133-134]。其骨样基质可多可少，周围有多形性怪异细胞围绕，或呈形态不规则的相对无细胞性结构，或有菊形团样结构（后者据说更具侵袭性）[135]。其肿瘤细胞可呈弥漫分布，也可呈巢状或假乳头状结构。其血管或稀或密，有时可高度扩张，或呈血管外周细胞瘤样形态。骨肉瘤的肿瘤细胞可呈梭形、卵圆形或圆形；可大可小，偶尔甚至呈上皮样形态[136-137]。在一些病例中可见破骨细胞样多核巨细胞，并且数量众多，甚至与骨巨细胞瘤相似（因此称为富于巨细胞的骨肉瘤）；软骨成分可能分化不成熟、矿化或高度黏液样变性。后者酷似软骨黏液样纤维瘤[138]。

鉴于先前提出的可见的组织形态学类型，骨肉瘤的鉴别诊断可能包括大量良性病变和恶性病变，如骨折愈合时的骨痂、纤维结构发育不良、成骨细胞瘤、纤维肉瘤、软骨肉瘤、巨细胞瘤甚至转移癌。骨折后生长活跃的骨痂稍不留意就会被误诊为骨肉瘤而给患者造成严重后果。骨痂也可继发于良性病变（像干骺纤维缺损或动脉瘤样骨囊肿）、转移癌或成骨不全（骨痂形成量可能极大）中的病理性骨折[139-140]。其他需要鉴别诊断的病变在下文骨肉瘤的变异型中进行详细描述。

组织化学和免疫组织化学特征。骨肉瘤细胞通常表现出很强的碱性磷酸酶活性，无论其表现怎样（成骨细胞或其他），应用组织化学检测碱性磷酸酶作为诊断方法缺乏特异性。同样，由于缺乏特异性抗体，免疫组织化学方法在骨肉瘤的诊断中价值有限。然而，SATB2染色对于骨肉瘤源于成骨细胞系有用，一个诊断骨肉瘤的陷阱是细胞角蛋白的表达[141]。

分子遗传学特征。骨肉瘤通常有复杂核型，包括结构改变（包括易位）和数量改变（获得或缺失），涉及多条染色体[142-143]。在分子水平，在大多数病例可见*TP53*基因和视网膜母细胞瘤基因途径的改变，因此，有这些基因体细胞突变被认为更易发生骨肉瘤[144]。*TP53*途径是通过*TP53*功能缺失性突变（50%）和*MDM2*扩增（14%～27%）而改变[145]。在一些骨肉瘤病例中也发现了其他细胞周期基因的改变，如*CDK4*和*CDKN2A*[146]。染色体3、6和8的缺失和扩增可能导致具有预后意义的基因改变，包括*LSAMP*、*RUNX2*和*MYC*[76]。

组织形态变异型和特殊类型。除了普通型骨肉瘤，WHO还定义了一些其他特殊变异型，它们的特征足以使它们自成一类[76]。这些变异型骨肉瘤的影像学和显微镜下形态酷似于其他骨病变，其中有些病变有其特定的预后意义。

血管扩张型骨肉瘤（telangiectatic osteosarcoma）。低倍镜下，此型的结构特征在影像学和病理学上与动脉瘤样骨囊肿相似。血管扩张型骨肉瘤发生病理性骨折十分常见[147]。其显微镜下特征是：大量充血囊腔被纤维间隔分隔，间隔中含有高度多形性的单核或多核巨细胞，有丝分裂活跃（图40.18）[148]。血管扩张型骨肉瘤的治疗方式为与其他高级别骨肉瘤相同的手术和新辅助化疗，其预后同普通型骨肉瘤[149]。

小细胞型骨肉瘤（small cell osteosarcoma）。此种罕见的骨肉瘤变异型是由小且一致的、圆形或梭形的肿瘤细胞组成，类似于尤因肉瘤和恶性淋巴瘤[150-151]。对于诊断小细胞型骨肉瘤，其骨样基质的识别以及应用免疫组织化学或分子诊断方法除外其他小圆细胞恶性肿瘤是必要的。小细胞型骨肉瘤对SATB2染色呈阳性，而对CD99呈阴性。此外，小细胞型骨肉瘤缺乏尤因肉瘤或尤因样肉瘤的基因融合[152]。然而，还需要注意与尤因肉瘤

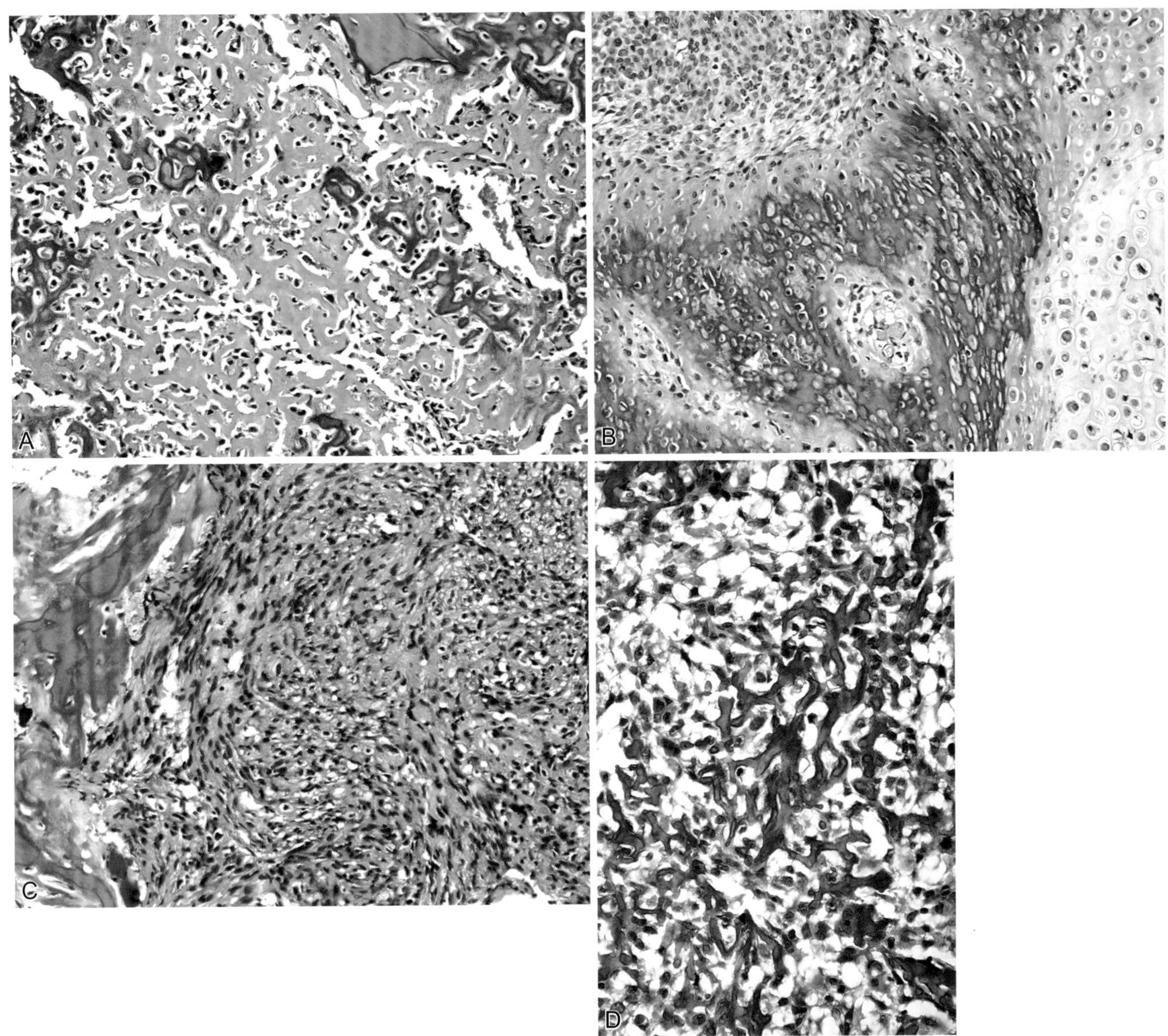

图 40.17　**普通型骨肉瘤的几种主要的组织学变异型。A**，成骨细胞型骨肉瘤。**B**，成软骨细胞型骨肉瘤。**C**，高级别成纤维细胞型骨肉瘤。在每一例病例中都可以发现骨样基质沉积。**D**，显微镜下，可见骨肉瘤的特征性嗜碱性骨样基质，伴有一个似真菌菌丝的外观

或相关病变、淋巴瘤以及间叶性软骨肉瘤鉴别。

低级别中心型骨肉瘤（**low-grade central osteosarcoma**）（图 40.19）。此型骨肉瘤的诊断是历史性难题，因为其显微镜下表现相当温和，并经常被误诊为良性病变，如纤维结构发育不良和韧带样纤维瘤。低级别中心型骨肉瘤与皮质旁骨肉瘤十分相似[153]。患者以成年人居多，发病部位以股骨和胫骨为最常见，但其他部位如颌骨也可受累。组织学上，低级别中心型骨肉瘤是一种成纤维细胞型骨肉瘤，细胞异型性小，核分裂活性低。其病灶内骨可能与纤维结构发育不良相似或呈 Paget 病样表现。其复发通常发生在治疗不足的情况下，除非肿瘤发生“去分化”，否则转移罕见[154-155]。与纤维结构发育不良不同，此型肿瘤在影像学上可见骨皮质破坏[154]。这种特征和浸润性的生长方式有助于其与纤维结构发育不良鉴别。

GNAS1 基因突变在纤维结构发育不良中总是出现，而在低级别中心型骨肉瘤中一般缺乏，这意味着这两种疾病有不同的发病过程，因此这为这两种疾病的鉴别诊断提供了一个工具[156-157]。低级别中心型骨肉瘤表现为 *MDM2* 或 12q13-15 的获得或扩增[158]。应用分子诊断方法可以检测基因扩增，如果只有脱钙标本可用，那么可应用免疫组织化学方法检测 MDM2 或 CDK4 蛋白[159-160]。

其他骨肉瘤变异型是根据其生长部位、临床表现、影像学特征或综合上述标准定义的。

皮质旁骨肉瘤（**parosteal osteosarcoma**）是骨表面骨肉瘤最常见的变异型。其发病年龄比普通型骨肉瘤略

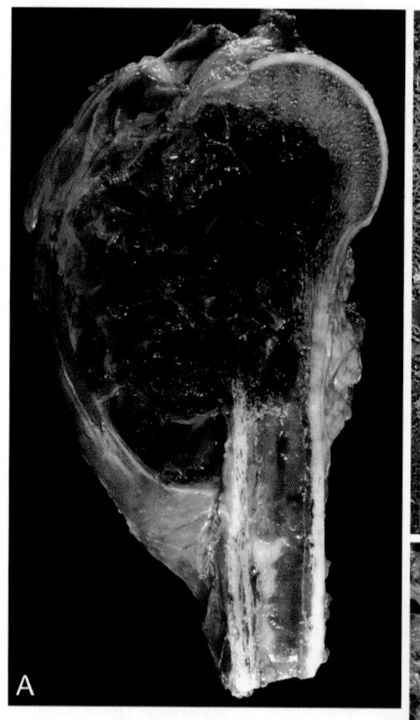

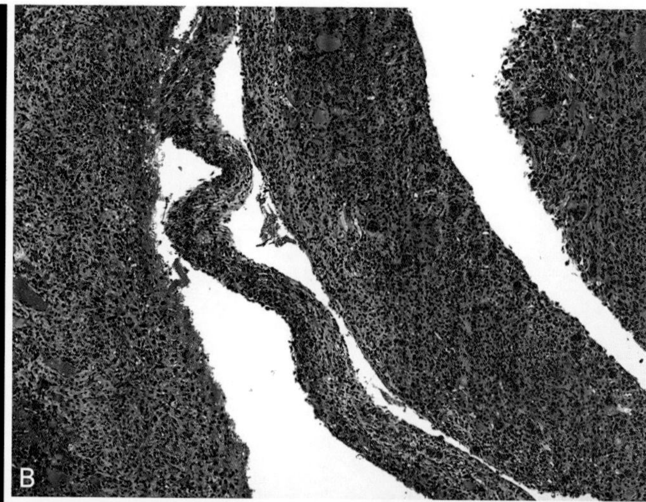

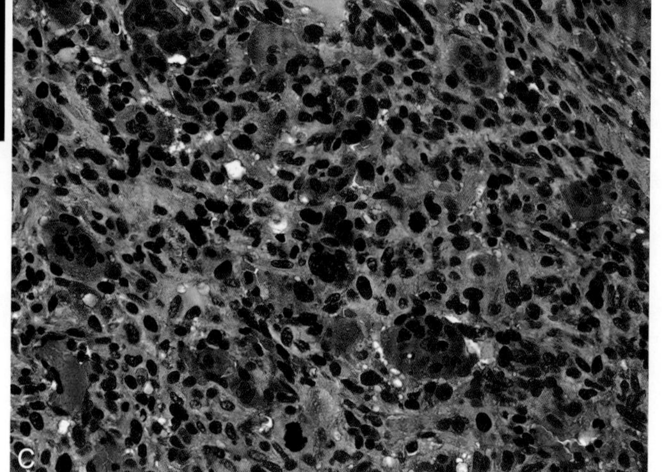

图 40.18 **血管扩张型骨肉瘤**。**A**，大体上，肿瘤是出血性的并导致骨组织破坏，伴有周围软组织累及。**B**，显微镜下，血管扩张型骨肉瘤可见薄壁条索样组织，类似于动脉瘤样骨囊肿。**C**，高倍镜下，可见血管扩张型骨肉瘤的明显的细胞异型性和核分裂活性

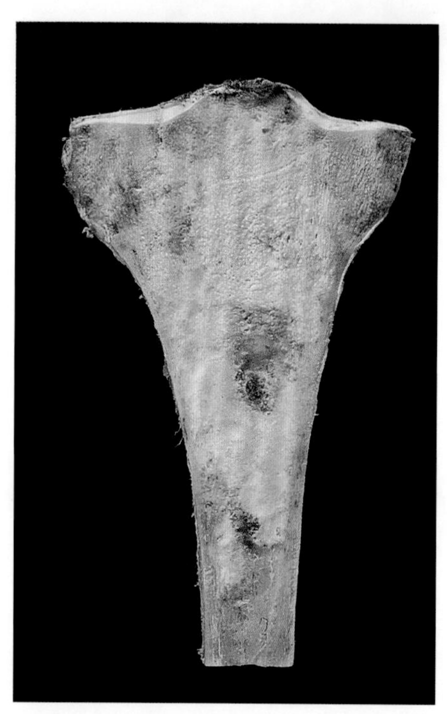

图 40.19 胫骨低级别中心型骨肉瘤的大体形态（Courtesy of Dr Juan José Segura, San José, Costa Rica.）

大[161]。皮质旁骨肉瘤大多数发生在长骨干骺端表面（通常是在股骨远端后面），生长缓慢。最终，皮质旁骨肉瘤会形成一个巨大的分叶状肿块，并有包绕骨的倾向（图 40.20）。有时皮质旁骨肉瘤可以穿透髓腔，这可能与肿瘤去分化相关[162]。可见卫星结节。极少发生在其他部位，如颅面骨。其影像学表现十分有特征[163]。

显微镜下，皮质旁骨肉瘤与低级别中心型骨肉瘤十分相似，均由形态温和的纤维间质组成，含有不规则且不成熟的骨样基质（图 40.21）。在肿瘤之间或周围可见软骨。在纤维性间质中，恶性肿瘤的细胞学证据常常不明显，造成这类肿瘤常常被误诊。皮质旁骨肉瘤的遗传学特征为超量环状染色体，包含 12q13-15 扩增，与 *CDK4* 和 *MDM2* 基因相对应，以及其他。对于鉴别皮质旁骨肉瘤和与其相似的良性病变，对这种基因扩增进行评估以及应用免疫组织化学方法检测其蛋白质产物是十分有用的[159,164]。

皮质旁骨肉瘤的预后很好，即便只是区段切除。应强调指出的是，并非源于骨表面的骨肉瘤都属于此型。那些在形态学上与髓内普通型骨肉瘤表现一样的肿瘤被称为高级别骨表面型骨肉瘤，其侵袭性与前者

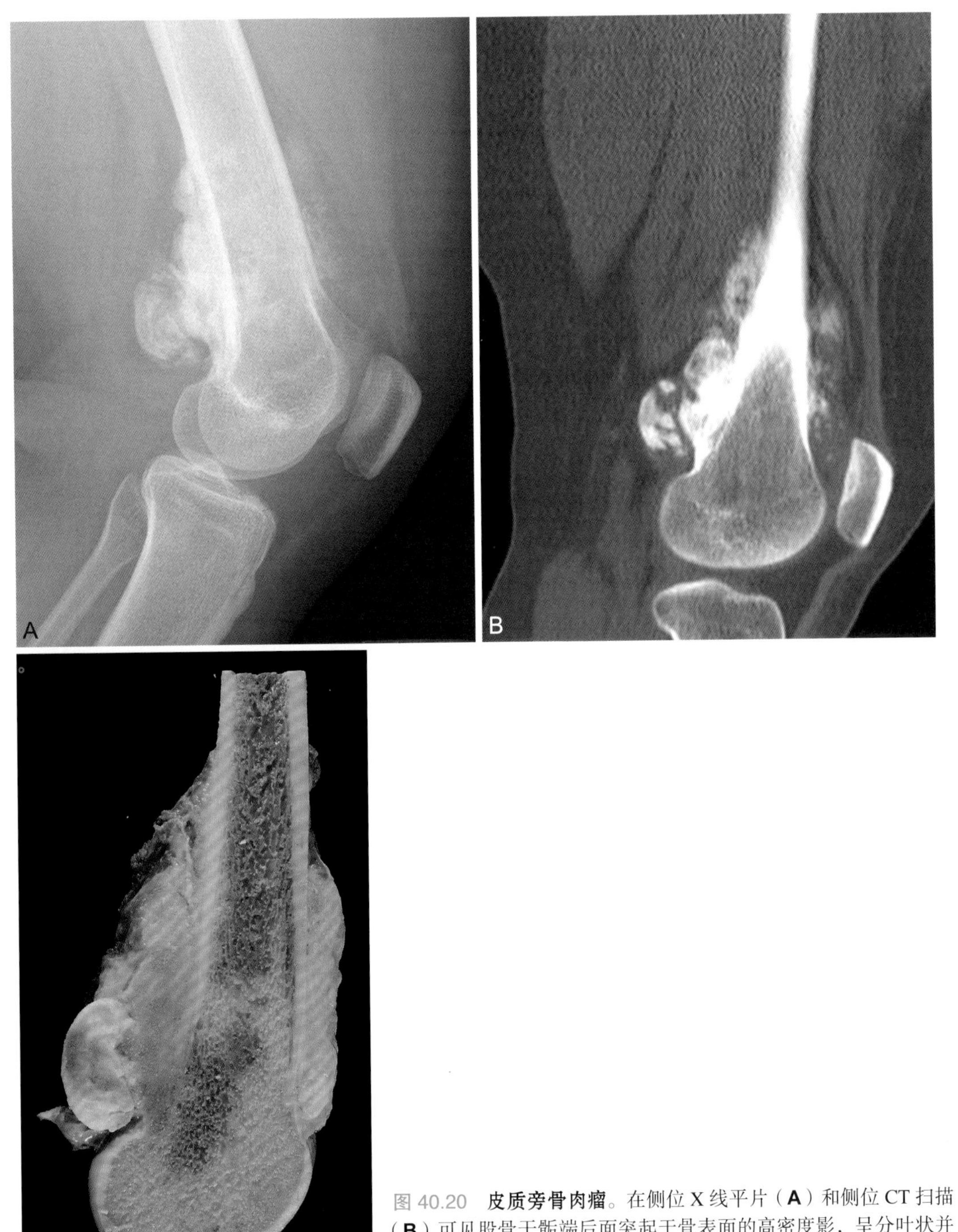

图 40.20 **皮质旁骨肉瘤**。在侧位 X 线平片（**A**）和侧位 CT 扫描（**B**）可见股骨干骺端后面突起于骨表面的高密度影，呈分叶状并包绕骨组织。**C**，其大体表现与其 X 线特征十分接近

相同[165-166]。有时，在典型的皮质旁骨肉瘤中可见灶状高级别骨肉瘤病变，或为原发性病变，或更多的是在肿瘤多次复发之后发生；这种现象即所谓的“去分化”，其生存率明显下降[161,167-168]。

骨膜骨肉瘤（**periosteal osteosarcoma**）也源于长骨表面，尽管其名称与骨旁骨肉瘤相似，但它们有很大的不同[169]。据大多数病例报道，骨膜骨肉瘤位于胫骨干或股骨干，表现为骨表面小的透光病灶，伴有与骨干垂直排列的反应性骨。骨膜骨肉瘤的病变多限于皮质，偶尔可累及髓腔[170-171]（图 40.22）。显微镜下，骨膜骨肉瘤可见大量成软骨细胞，其预后好于普通型骨肉瘤[169]。

颌骨骨肉瘤（**osteosarcoma of the jaw**）。尽管 WHO 骨肉瘤分类中还没有将其定义为一种肿瘤，但颌骨骨肉瘤的特征足以让我们对其进行单独讨论[172]。颌骨骨肉瘤患者的年龄略高（平均年龄为 34 岁），且大多数病变中有明显的成软骨成分（图 40.23）。最为常见的发病部位为下颌骨骨体和上颌骨的牙槽边缘。其预后相对较好。

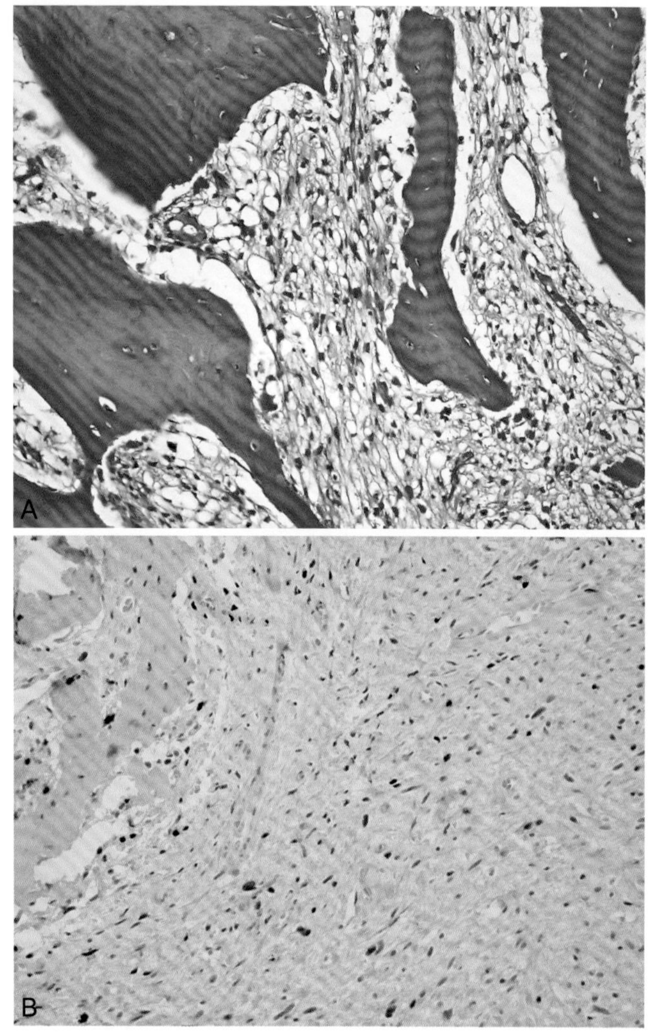

图 40.21 **皮质旁骨肉瘤**。**A**，在形状不规则的骨小梁之间可见轻度非典型性梭形细胞。**B**，在皮质旁骨肉瘤中，大多数梭形细胞 MDM2 免疫组织化学染色呈阳性

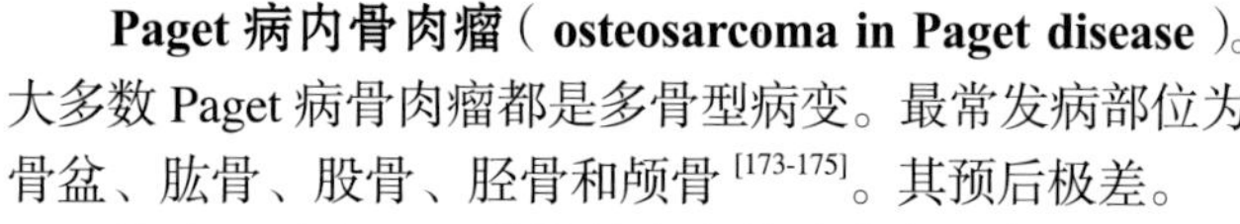

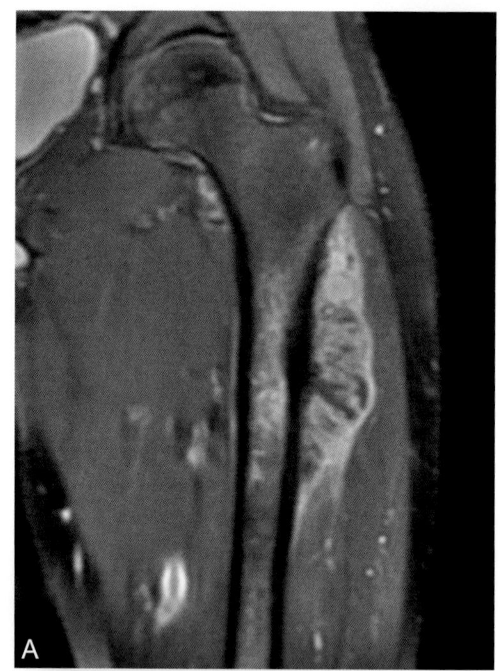

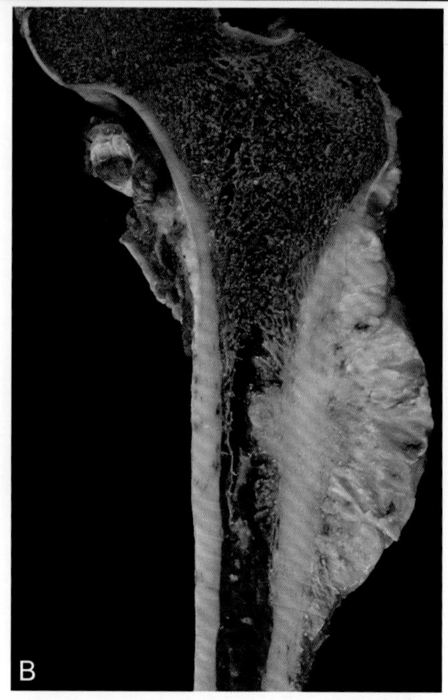

图 40.22 骨膜骨肉瘤的 MRI（**A**）和大体特征（**B**）。可见病变起源于股骨近端干骺端表面，切面呈软骨样外观，并可见垂直于骨膜表面的反应性骨

Paget 病内骨肉瘤（**osteosarcoma in Paget disease**）。大多数 Paget 病骨肉瘤都是多骨型病变。最常发病部位为骨盆、肱骨、股骨、胫骨和颅骨 [173-175]。其预后极差。

治疗。过去，四肢的骨肉瘤的治疗方法主要是进行截肢和关节离断术，具体视肿瘤部位而定，总存活率低于 20%。近年来的治疗方案包括：新辅助化疗，然后尽可能行保肢手术，以及术后的进一步化疗。

显微镜下，化疗有效的骨肉瘤有广泛的坏死和出血 [176]；肿瘤细胞可能存活的部位是软组织，邻近皮质，以及邻近骺板（图 40.24）[177]。化疗后出现广泛的肿瘤坏死是一个好的预后指标（见下一节）[178-179]。

预后。总的来说，骨肉瘤的预后有了明显改善。过去，5 年存活率一直在 20% 左右。但最近有报道说，5 年存活率可高达 60%，甚至更高 [180]。常规应用多药进行新辅助化疗对预后有显著的积极作用；化疗后肿瘤细胞坏死超过 90% 的患者的预后比坏死小于 90% 的患者要好 [181]。

预后与多种因素有关，包括患者的年龄以及肿瘤的大小、分期、部位和手术边缘 [178,182-183]。然而，随着预后达到了一个高台，研究人员们开始将目光投向临床参数之外，希望发现更好的治疗方案。历史上，对 P- 糖蛋白

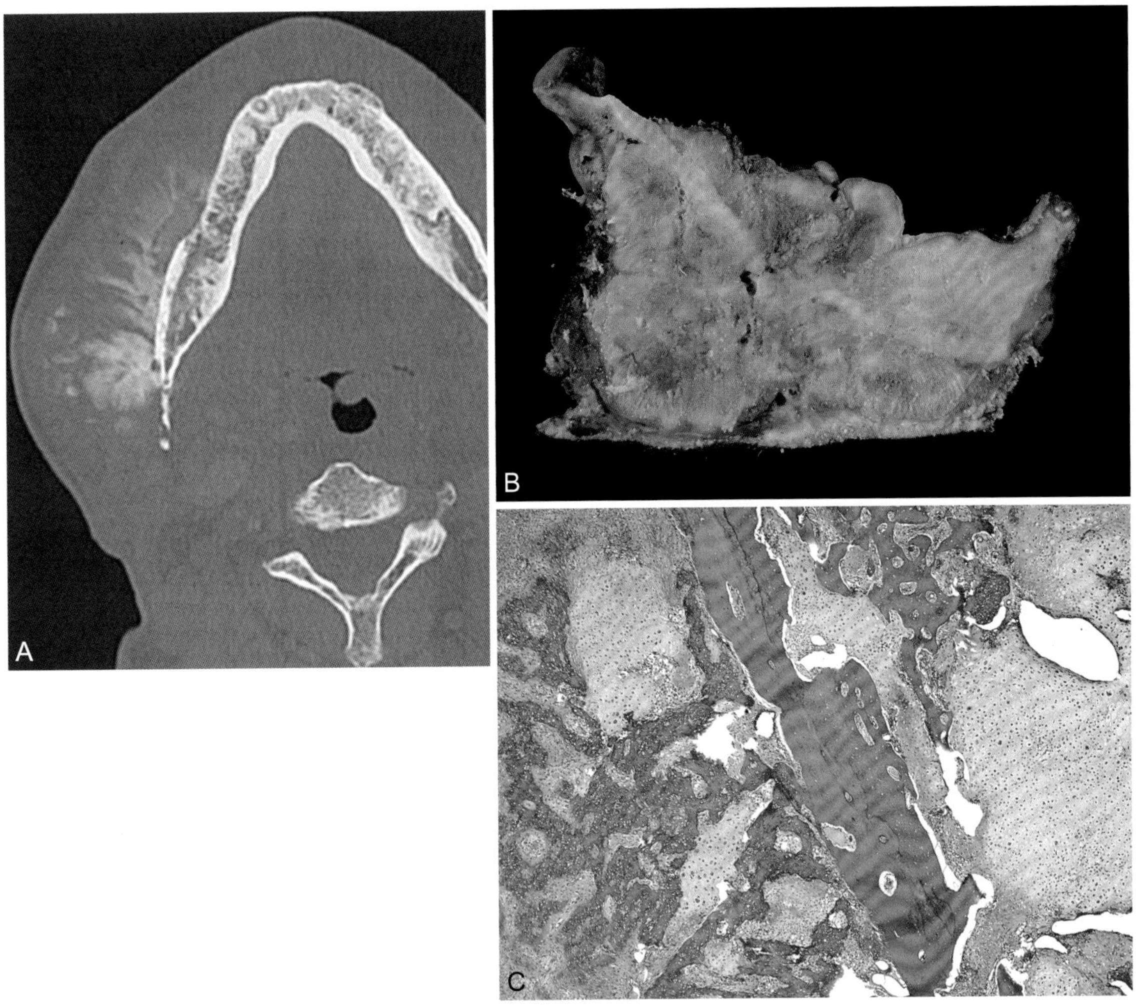

图 40.23 颌骨骨肉瘤的 CT（**A**）和大体特征（**B**）。**C**，大多数颌骨骨肉瘤都是成软骨细胞型骨肉瘤

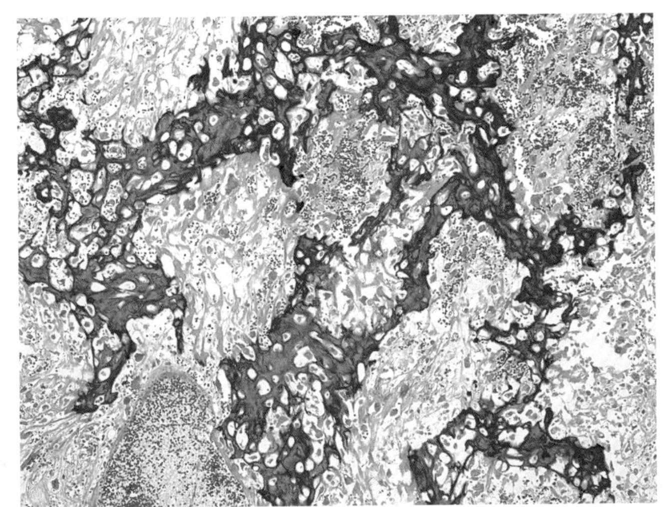

图 40.24 新辅助化疗后，可见敏感区骨肉瘤肿瘤细胞的凋亡（“坏死”），但骨样基质仍存在

和 HER2/neu 表达的意义已进行了大量的研究，但争议很大[184-186]。最近，*CDKN2A* 基因产物 p16 的表达已显示与化疗反应和局灶性高级别骨肉瘤的预后有关[187-189]。

成软骨性肿瘤

内生性软骨瘤

内生性软骨瘤（**enchondroma**）是一种较常见的肿瘤，发病年龄较广。最常见的发生部位为手足短骨，而扁骨的内生性软骨瘤罕见。内生性软骨瘤是一种无症状的静止性病变，通常在关节炎、膝关节错位、肩袖撕裂等其他疾病的治疗过程中偶然发现或在对患者进行转移性疾病检查时偶然发现[190]。

内生性软骨瘤由透明软骨小叶组成，后者常被正常的松质骨或骨髓分隔。软骨小叶常以骨为界（即所谓包裹型），单个小叶的周围可能存在软骨内成骨（图 40.25）。与低级别软骨肉瘤不同，内生性软骨瘤缺乏侵袭性。细

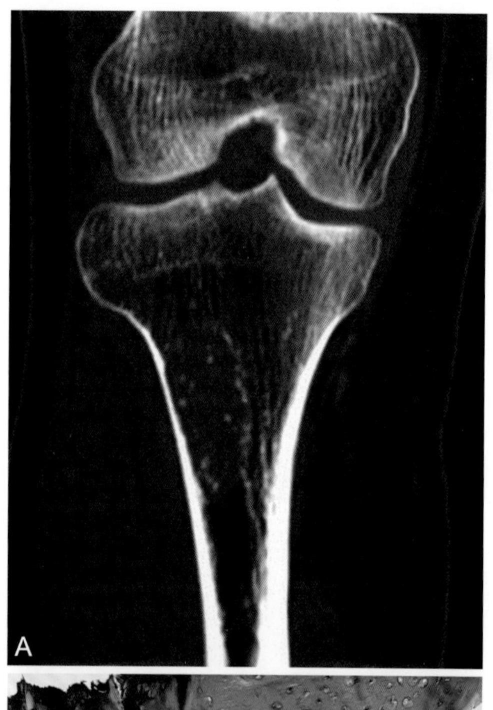

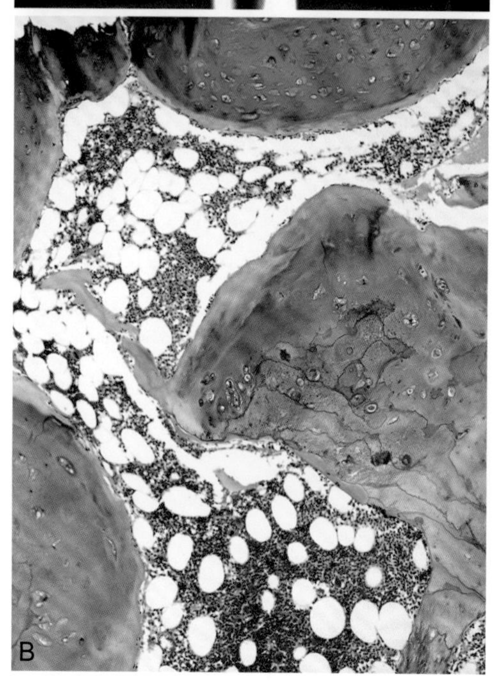

图 40.25 **A**，冠状面 CT 扫描，可见干骺端一个界限清楚的内生性软骨瘤伴点状钙化。**B**，组织学上，内生性软骨瘤由成熟的透明软骨小叶组成，其周围部分或全部由骨包裹

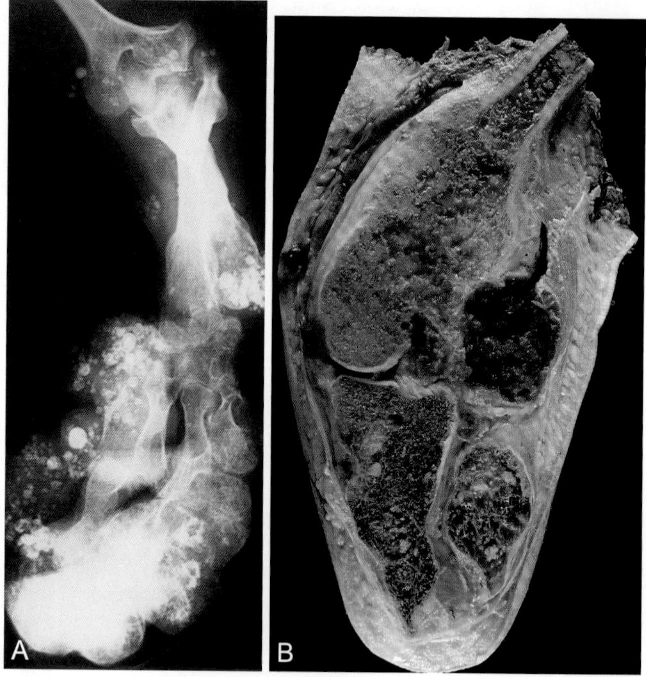

图 40.26 **A**，Mafffucci 综合征患者的手臂，可见无数的软骨瘤聚集于肢体远端，钙化的静脉石提示软组织中血管瘤。**B**，Mafffucci 综合征患者膝以上截肢标本，可见股骨远端进展为软骨肉瘤，在胫骨和腓骨残肢可见内生性软骨瘤结节

胞学上，内生性软骨瘤与低级别软骨肉瘤有明显的重叠，高倍镜下也不能可靠地将两者鉴别开来。尽管如此，大多数内生性软骨瘤的细胞较少，含有小而致密的软骨样细胞核。发生于手足小骨以及儿童的内生性软骨瘤的细胞可以较丰富[191]。

当没有影像学（和临床）相关信息时，内生性软骨瘤和低级别软骨肉瘤之间不能可靠地鉴别。内生性软骨瘤具有典型的低密度区，其钙化从点状到环状不等。内生性软骨瘤和低级别软骨肉瘤均可见到骨内的扇贝影（见下文）；然而，与皮质增厚相关的骨内扇贝影是一个不好的特征。内生性软骨瘤的最重要的影像学特征是不存在以下的指征，包括广泛的骨破坏、皮质破坏、骨膜反应和软组织包块的形成[191-194]。需要重视的是，能够帮助鉴别长骨发生的内生性软骨瘤和低级别软骨肉瘤的影像学特征并不适用于手足小骨发生的内生性软骨瘤或骨骼发育不成熟的内生性软骨瘤。

对长骨内生性软骨瘤可进行单独治疗，而对手足的内生性软骨瘤则可能需要进行刮除治疗。对于分化良好的软骨性肿瘤，活检的作用有限，取样问题往往会妨碍对内生性软骨瘤和低级别软骨肉瘤的可靠鉴别。应该强调的是，影像学和临床特征对于区分内生性软骨瘤和低级别软骨肉瘤是非常有价值的。

主要为单侧分布的多发性内生软骨瘤被称为 **Ollier 病**（**Ollier disease**）。伴有软组织血管瘤（包括梭形细胞血管瘤）的多发性内生软骨瘤被称为 **Maffucci 综合征**（**Maffucci syndrome**）（图 40.26）[195-196]。这两种情况都是软骨瘤恶变的高危信号，常常以软骨肉瘤的形式出现[197-200]。

骨膜（皮质旁）软骨瘤［**periosteal (juxtacortical) chondroma**］要比内生性软骨瘤少见得多。它们起源于长骨的骨膜区域（通常是肱骨）或手足短骨的骨膜区域[201-202]。它们的特征是侵蚀并诱导皮质底层发生反应性改变。影像学上，骨膜软骨瘤是一种小的、界限清楚的表面性病变，

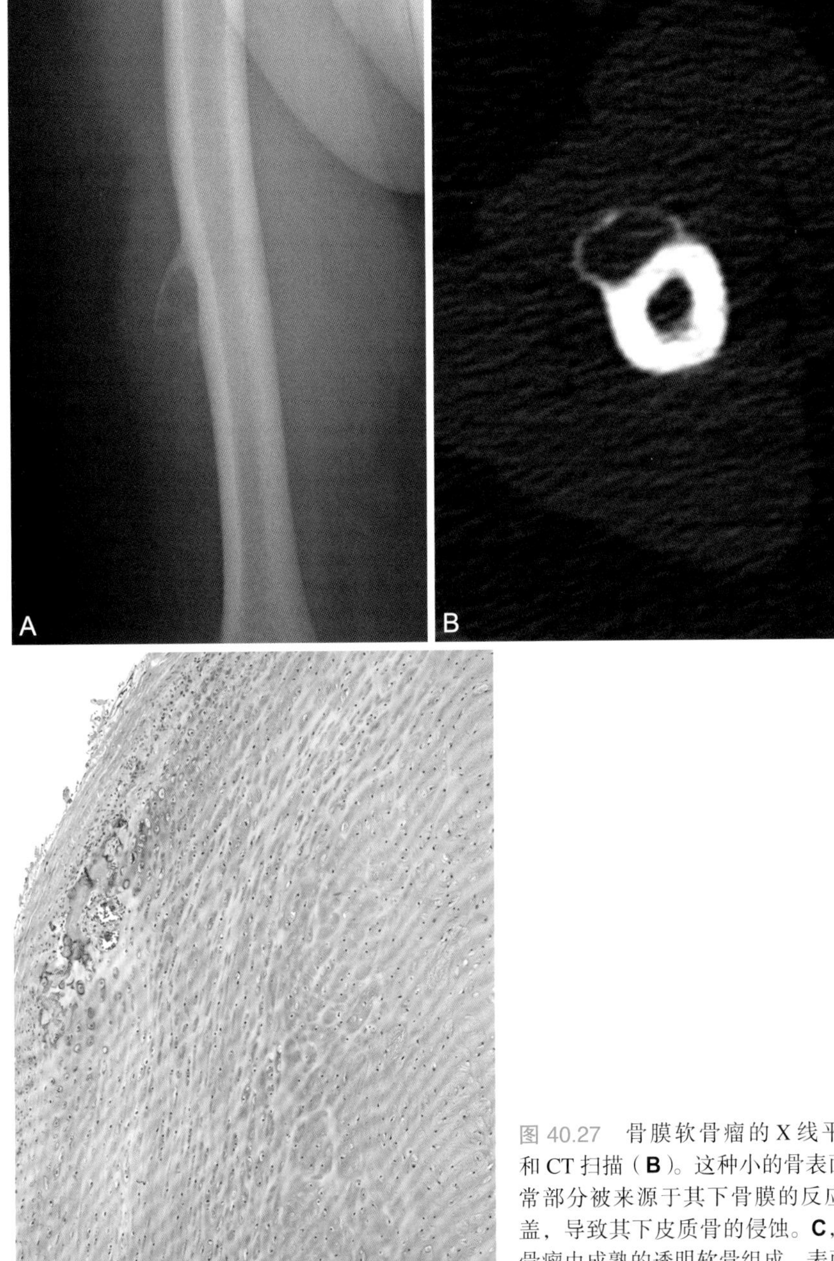

图 40.27 骨膜软骨瘤的 X 线平片（**A**）和 CT 扫描（**B**）。这种小的骨表面软骨瘤常部分被来源于其下骨膜的反应性骨覆盖，导致其下皮质骨的侵蚀。**C**，骨膜软骨瘤由成熟的透明软骨组成，表面被覆骨膜

位于皮质下层，在病变的前缘常伴有反应性板层骨[203]。

显微镜下，与髓内型软骨瘤相比，骨膜软骨瘤好像更富于细胞，偶尔可见轻微的细胞非典型性（图 40.27）[201]。

孤立性内生性软骨瘤、骨膜软骨瘤、Ollier 病和 Maffucci 综合征的内生性软骨瘤存在 *IDH1*/*IDH2* 基因杂合子突变[204]。

虽然不是严格意义上的软骨瘤，但婴儿特有的被称为**血管和软骨错构瘤**（**vascular and cartilaginous hamartoma**）[**胸壁错构瘤**（**chest wall hamartoma**），**间叶性错构瘤**（**mesenchymal hamartoma**）] 的胸壁病变因其主要成分是软骨，又是良性病变，在此一并讨论[205-206]。这些软骨样区域通常表现为软骨内骨化，与形成血管通道的梭形细胞、血管瘤样病灶和动脉瘤样骨囊肿样病灶混合。大多数病例的病变在出生时就已经存在，其生物学行为是良性的。

骨软骨瘤和相关病变

骨软骨瘤（**osteochondroma**）是外科病理学中最常见的良性骨肿瘤之一。患者发病年龄平均为 10 岁，大多数病例发生在 20 岁之前。患者通常无症状，但如果蒂部发生骨折则可出现症状，形成一个黏液囊，或肿瘤挤压进入周围血管神经组织[207]。骨软骨瘤最常见的部位是股骨远端、胫骨近端、肱骨近端的干骺端和骨盆。

X 线平片上，骨软骨瘤有一个非常独特的表现。这些外生性骨软骨病变可以是有蒂的（薄茎），也可以是无蒂的（宽基底）。骨软骨瘤茎的皮质和髓质与其下骨皮质

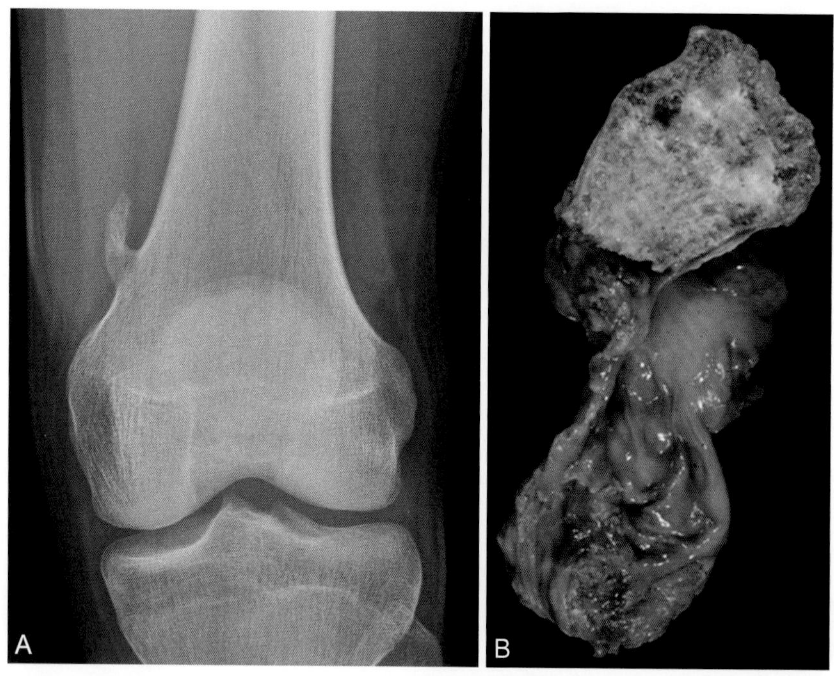

图 40.28 **A**，X 线片显示了股骨远端干骺端的一个带茎骨软骨瘤，指向远离膝关节的方向。**B**，大体上，可见这个骨软骨瘤被覆一层薄薄的软骨帽，并伴有黏液囊肿形成

和髓质部分联通（图 40.28）。这些特征很容易在 CT 扫描上显示出来。骨软骨瘤的软骨帽最好用 MRI 进行评估，它们一般很少超过 1 cm，通常比这还薄，并随着患者骨骼的成熟而减少[208]。

大体上，骨软骨瘤的表面被覆着一层薄薄的纤维组织，与骨膜延续。透明软骨帽的厚度从几毫米到一厘米不等，在骨骼发育不全的患者中通常较厚。在较大的无蒂骨软骨瘤中，骨表面可见凸起。软骨帽和其下的茎连接处含有钙化性软骨，骨软骨瘤的蒂本身是由皮质骨和松质骨组成的。

显微镜下，骨软骨瘤的软骨帽由透明软骨组成，在骨软骨瘤的软骨帽和蒂交界处可见明显的软骨内骨化。骨软骨瘤的蒂由皮质和松质骨组成（图 40.29）。骨软骨瘤的软骨帽增生活跃，直到患者的骨骼发育成熟。老年患者的骨软骨瘤可能完全缺乏软骨帽。长期存在的骨软骨瘤的顶端周围可形成一个黏液囊；此黏液囊也可出现并发症，如骨软骨游离体或滑膜（囊）软骨瘤病。

多发性遗传性外生性骨疣（multiple hereditary exostoses, MHE）是一种常染色体显性遗传病，其特征是多发性骨软骨瘤与散发性骨软骨瘤相同。由于这种疾病有不同的外显率和表达异常，骨软骨瘤的数量可能有很大的差异。除了多发性骨软骨瘤外，患者还经常有骨端形成缺陷和其他骨畸形。

MHE 是由体细胞 *EXT1*（在 8q24）或 *EXT2*（在 1p11-P12）基因突变所致[209]。在散发性和家族性骨软骨瘤患者体内均可检测到这些基因，*EXT1* 的突变率是 *EXT2* 的两倍左右[210-212]。

孤立性骨软骨瘤恶变为软骨肉瘤的概率极小，但 MHE 患者的恶变率却高达 10%。继发性软骨肉瘤的细胞通常是 *EXT* 基因野生型，这表明单独的基因改变也是恶性转化的原因[213-216]。

骨软骨瘤应与**奇异型骨旁骨软骨瘤样增生（bizarre parosteal osteochondromatous proliferation）［Nora 病变（Nora lesion）］**鉴别，后者可发生于手和足的小骨[217-218]，偶尔可发生于长骨和扁骨[219-220]。这些病变的 X 线表现是特征性的，但病理组织学上却酷似软骨肉瘤，因为出现增大的、怪异的和双核的软骨细胞[218,221]。最近发现 MHE 有染色体改变，提示这种疾病病变的肿瘤性本质[222]。

甲下骨疣（subungual exostosis）（Dupuytren 骨疣）是一种骨软骨瘤样病变，常累及远端趾骨，最常见于大脚趾。其组织学上与怪异型骨旁骨软骨瘤样增生相似，也有一个增生的软骨帽，后者的基底部融入成熟的骨小梁。这些外生性骨疣可以复发，但它们始终是良性的[223-224]。类似于怪异型骨旁骨软骨瘤样增生，细胞遗传学研究显示其具有 t(X;6) 重排，表明其可能是一个肿瘤过程[225-227]。

半肢骨骺发育异常（dysplasia epiphysialis hemimelica）［Trevor 病（Trevor disease）］是一种罕见的儿童期发育异常性疾病，其特征是长骨的骨骺软骨不对称肥大，是另一种可能会与骨软骨瘤混淆的疾病[228]。

骨软骨黏液瘤（osteochondromyxoma）是最近报道的一种先天性肿瘤，合并有色素斑和其他骨外病变。其症状似乎代表了 Carney 综合征的一种变异类型[229]。

成软骨细胞瘤

成软骨细胞瘤（chondroblastoma）主要发生于 20 岁

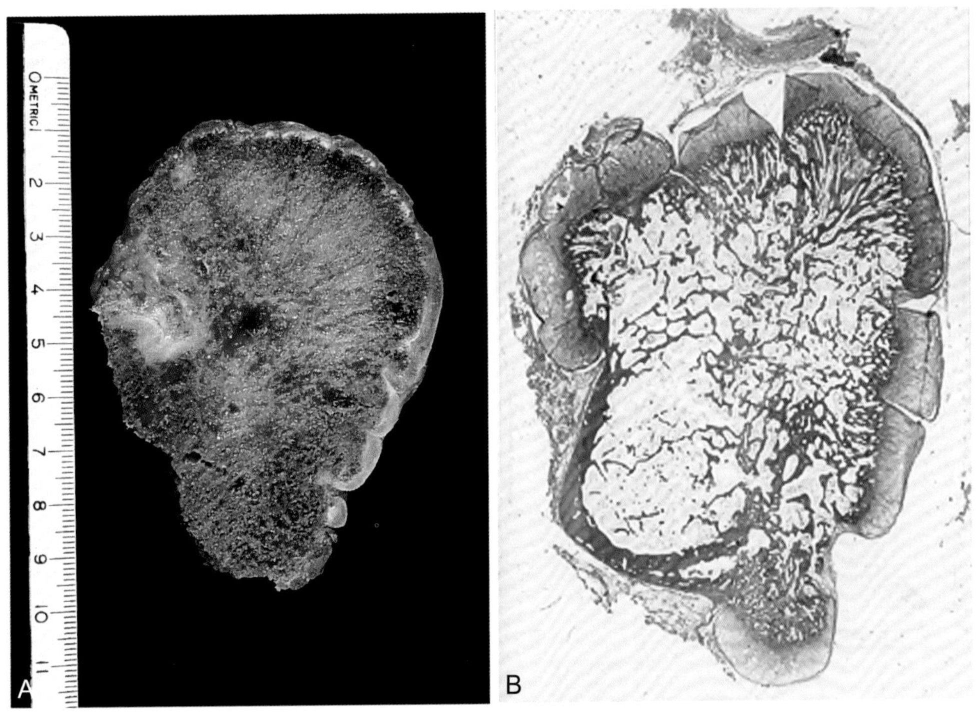

图 40.29 **A 和 B**，骨软骨瘤的大体和全标本切面观。可见成熟骨被覆分化好的软骨帽

以下骨骼发育未成熟的患者，临床上可有剧痛 [230]。成软骨细胞瘤的好发部位是骨骺未成熟期的长骨骨骺和骨突，尤其是股骨远端、肱骨近端和胫骨近端。

X 线平片上，成软骨细胞瘤表现为一个界限清晰的溶骨性病变，可见小钙化灶。MRI 可显示其周围有广泛水肿 [231]。成软骨细胞瘤可从骨骺扩展到干骺端区或关节腔，偶尔可见完全位于干骺端或小骨 [232-233]。

显微镜下，成软骨细胞瘤因肿瘤细胞丰富、表现多样，可能会造成误诊 [234]。偶尔，成软骨细胞瘤可因散在分布的多核巨细胞聚集而被误诊为骨巨细胞瘤（图 40.30）。其基本的肿瘤细胞是成软骨细胞，其产生软骨样基质的能力有限。其肿瘤细胞通常为上皮样，也可出现梭形成分。成软骨细胞的胞质界限清楚；胞核形状多样，从圆形至齿状、分叶状，有些类似于朗格汉斯细胞，伴有明显的纵行核沟。核分裂象少见。复发性病变可表现出一定程度的异型性，但这并非恶性转化的指征。显微镜下，局灶性钙化是其一个显著的特征。钙化可呈纤细的网状"鸡笼样钙化"或沉积在巨细胞周围。在成软骨细胞瘤中，软骨样基质常表现为不成熟、嗜酸性外观，透明软骨少见。在相当数量的成软骨细胞瘤中，可见继发性动脉瘤样骨囊肿。

免疫组织化学检查，成软骨细胞瘤的肿瘤细胞同时表达波形蛋白和 S-100 蛋白。它们也可对 SOX9、低分子量细胞角蛋白、p63、神经元特异性烯醇化酶和肌动蛋白呈阳性免疫反应 [235-236]。

最近，研究表明，成软骨细胞瘤编码组蛋白 H3.3 的基因具有独特的驱动突变。成软骨细胞瘤中 *H3F3B* 的基因突变比 *H3F3A* 更常见 [237]。一种检测抗 H3F3 K36M 突变的抗体对成软骨细胞瘤是特异性的 [238]。

细针穿刺活检即可做出诊断，在典型病例中，标本中可能含有肿瘤性成软骨细胞、破骨细胞样多核巨细胞和灶状软骨样基质 [239]。病灶刮除和植骨常为首选治疗方法，可使 80% 以上的病灶得到有效的局部控制。局部复发病灶也可用同样的方法治疗 [240]。

有几例具有局部侵袭性的成软骨细胞瘤报道，其显微镜下形态与其余病例不同，包括累及周围软组织，血管淋巴管内可见瘤栓。这类侵袭性肿瘤大多位于骨盆 [241]。偶尔可出现远隔转移，肺转移最为常见 [242-245]。文献上描述的转移个案几乎都发生在原发性肿瘤手术之后 [246]。

软骨黏液样纤维瘤

骨的**软骨黏液样纤维瘤**（**chondromyxoid fibroma**）是一种不常见的良性软骨源性肿瘤 [247]。它好发于年轻成人的长骨，但也有发生在手足小骨、骨盆、肋骨、椎骨和颅底的报道。如果发生于颅骨或扁平骨，则可能会被误诊为黏液样软骨肉瘤或软骨瘤 [248]。

影像学上，软骨黏液样纤维瘤界限清楚，周围可见反应性骨壳（图 40.31）。它常位于骨的髓质内，但也有报道发生在骨表面的皮质旁的变异型 [249]。大体上，软骨黏液样纤维瘤为实性的，呈黄白或棕红色，取代骨，使骨皮质变薄。

显微镜下，软骨黏液样纤维瘤呈明显的分叶状，由细胞稀少的黏液样软骨样基质组成，小叶间隔细胞丰富，由成纤维细胞样梭形细胞和破骨细胞构成（图 40.32）[250]。

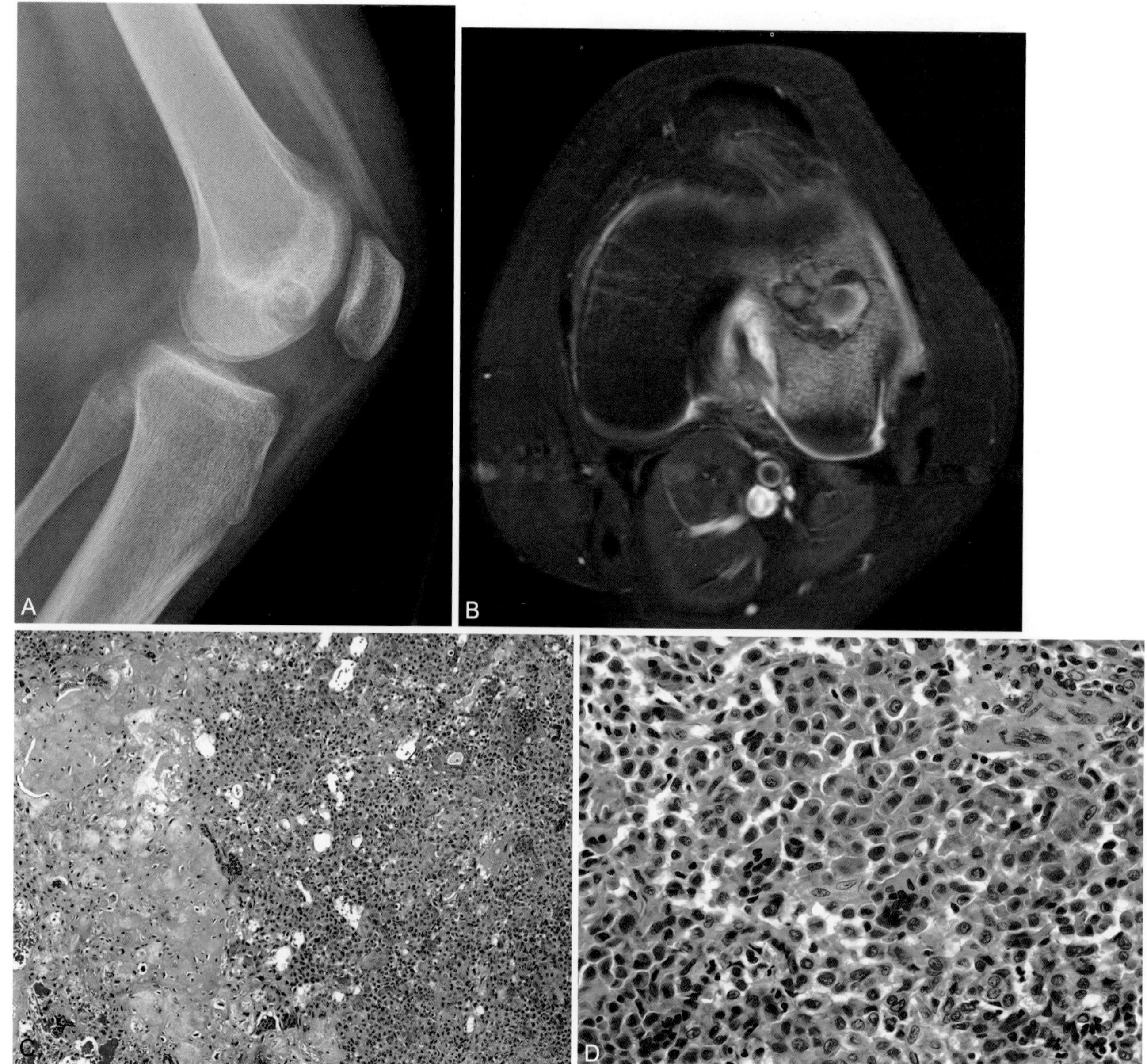

图 40.30 **成软骨细胞瘤**。**A**，膝关节侧位 X 线片，显示了一个起源于骨骺的界限清楚的溶骨性病变。**B**，MRI 显示的界限清楚的成软骨细胞瘤，伴有周围高度水肿，这是其典型的影像学特征。**C**，低倍镜下，成软骨细胞瘤由不成熟的软骨岛、单核成软骨细胞和多核巨细胞组成。**D**，成软骨细胞瘤的特征性表现，包括界限清楚的胞质和纵行核沟

可见钙化，尤其是在皮质旁变异型[249]。偶尔可见多形性瘤巨细胞，可导致误诊为软骨肉瘤，特别是复发病例[251-252]。核分裂象罕见。有些软骨黏液样纤维瘤兼具成软骨细胞瘤和软骨黏液样纤维瘤的特征，此时要结合影像学表现才能准确诊断。

免疫组织化学检查，软骨黏液样纤维瘤对 S-100 蛋白普遍呈阳性，这与其是软骨源性肿瘤的说法一致[253]，但病变中也包含具有成纤维细胞和肌成软骨细胞特征的细胞[254]。软骨黏液样纤维瘤为软骨源性的最基本证据是免疫组织化学上表达 SOX9（软骨生成的调节因子），进一步的证据为Ⅱ型胶原的表达。与成软骨细胞瘤不同的是，软骨黏液样纤维瘤不表达角蛋白。

细胞遗传学上，软骨黏液样纤维瘤的特征为 6 号染色体 q13 或 q25 重排[255-256]。6q13 异位点与 *COL12A1* 位点重排[257]。

对软骨黏液样纤维瘤进行刮除术后局部的复发率大约是 25%，其间隔有时可长达 30 年之久[258]。软骨黏液样纤维瘤可能发生软组织扩散或种植[259]，但未见有远隔转移。

软骨肉瘤

软骨肉瘤（**chondrosarcoma**）是一种有软骨分化的恶性肿瘤，根据其显微镜下形态将其分为两个主要类型：普通型和变异型。每种类型又包括几种亚型，有些亚型

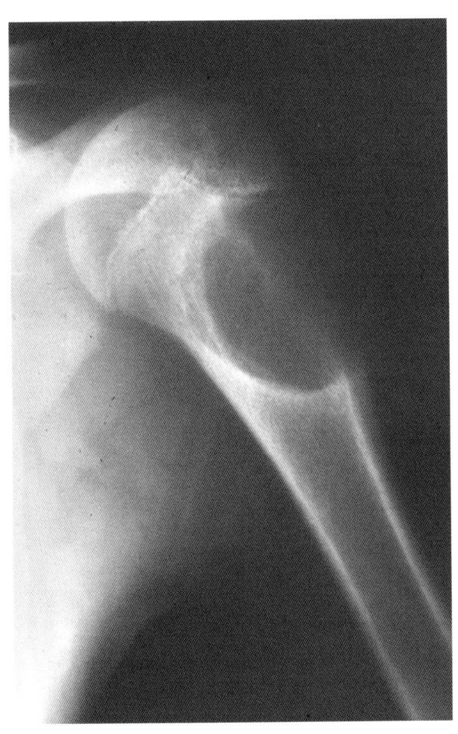

图 40.31 软骨黏液样纤维瘤的 X 线片，表现为干骺端界限清楚的溶骨性改变，周围伴有反应性骨。在更大的病变中，可能缺乏被覆皮质骨

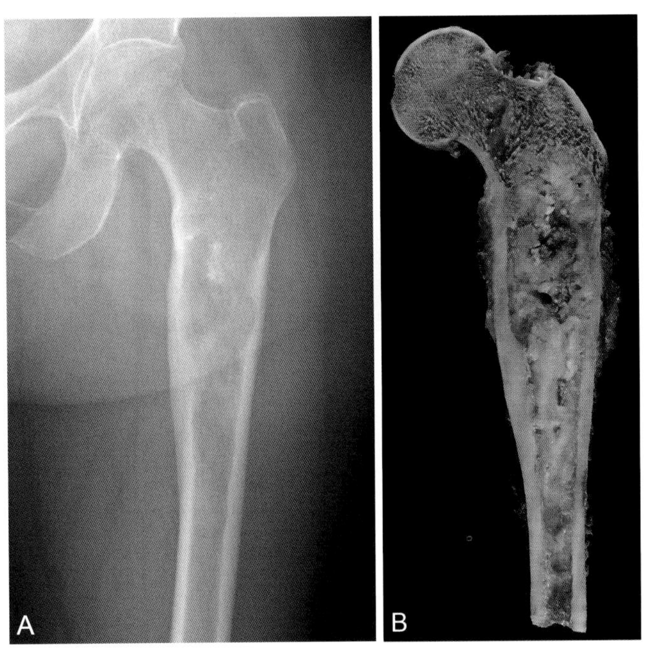

图 40.33 中心型软骨肉瘤的 X 线片（**A**）和大体（**B**）表现。可见病变由灰白色透明软骨组成，在骨组织内呈扇贝形，伴有骨皮质增厚

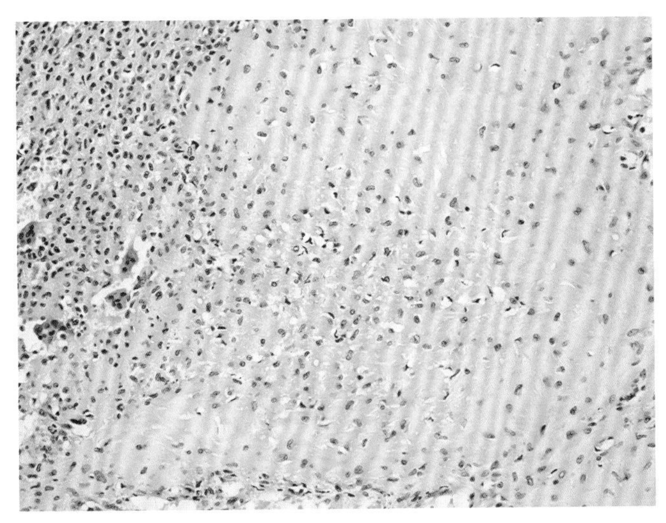

图 40.32 软骨黏液样纤维瘤显微镜下表现。常常可见周围细胞丰富，结节周围也可见巨细胞

的界定是根据其显微镜下特征，有些则是根据其在受累骨中的位置。

普通型软骨肉瘤（**conventional chondrosarcoma**）。大多数普通型软骨肉瘤患者都是 50 岁以上的成人。在儿童，软骨肉瘤相当少见 [260-262]，且大多数有明显软骨形成的恶性骨肿瘤实际上是软骨成分为主的骨肉瘤。

根据发病部位，软骨肉瘤可分为中心型（髓腔内）和外周型（骨表面）两种类型，可以是原发性的（无相关良性病变），也可以是继发（具有相关的良性前体病变）于任何部位的 [76]。**中心型软骨肉瘤**（**central chondrosarcoma**）的发病部位通常是在扁骨或长骨的髓腔 [263]。尽管其 X 线特征因组织学级别不同而不同，但大多数中心型软骨肉瘤是溶骨性的，伴有钙化（图 40.33）。其三大诊断性 X 线特征为：边界模糊，骨干纺锤形膨胀性增粗伴有骨内扇贝形表现，以及骨皮质破坏伴有软组织包块 [191]。骨盆、肋骨（尤其是与肋软骨交界处）、肩带骨和股骨是最常见的发病部位。发生在手足小骨的软骨肉瘤罕见，但也有少量个案报道 [264-266]。软骨肉瘤也可累及颅骨，尤其是颞骨和颅底，此时，须与原发性脊索瘤鉴别 [267-268]。

外周型软骨肉瘤（**peripheral chondrosarcoma**）可能起源于先前存在的骨软骨瘤的软骨帽（图 40.34），但远不如原发性常见。如前所述，遗传性多发性骨软骨瘤（MHE）的恶变倾向尤为明显。单发性骨软骨瘤的恶变率为 1%～2%。骨软骨瘤恶变的征兆主要有：骨骼成熟后病变继续生长，软骨帽厚且形状不规则，以及影像学上可见病变蒂部的破坏 [269]。

皮质旁（骨膜）软骨肉瘤［**juxtacortical (periosteal) chondrosarcoma**］少见，主要累及长骨骨干（最常见于股骨），其形态特征是分叶状软骨伴点灶状钙化和软骨内骨化 [270]。该型软骨肉瘤通常为低级别软骨肉瘤，应与骨膜骨肉瘤区分开来 [271]。

显微镜下，普通型软骨肉瘤——无论是中心型还是外周型——在分化程度上表现甚为宽泛，但它们的基础性病变都是软骨基质的产生和缺乏肿瘤细胞直接成骨（详见后面的讨论）。高分化软骨肉瘤和软骨瘤之间的鉴别要综合

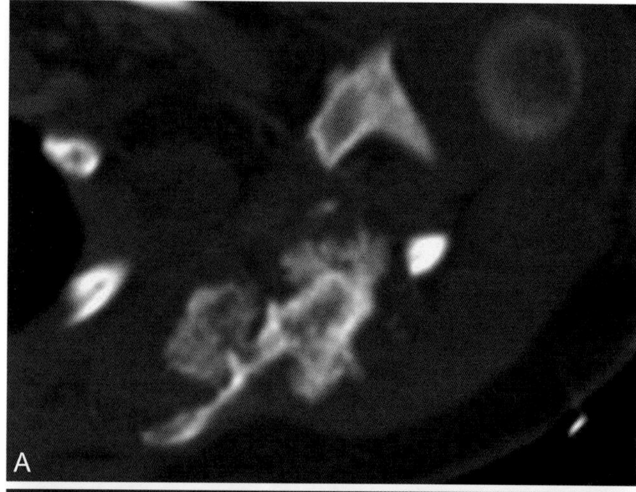

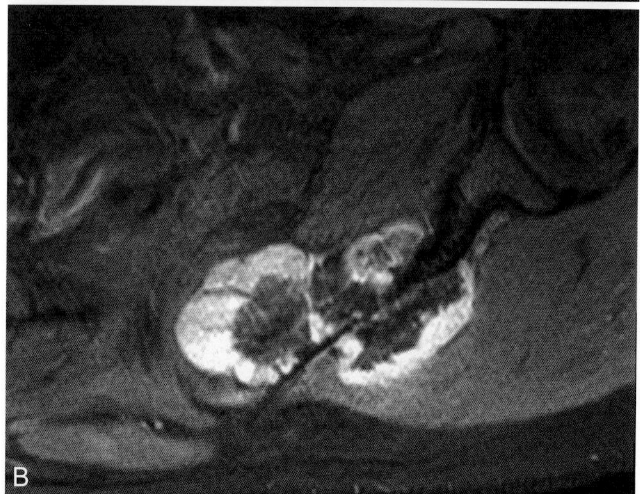

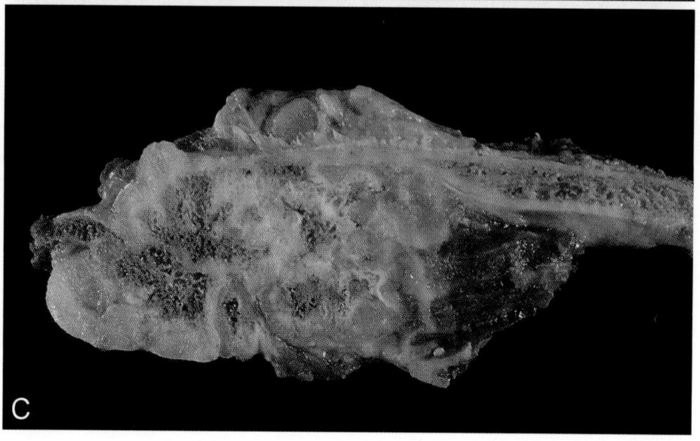

图 40.34 继发于肩胛骨骨软骨瘤的外周型软骨肉瘤的 CT 扫描（**A**）、MRI（**B**）和大体形态（**C**）。可见软骨帽厚且高度不规则，病变围绕着肩胛骨

考虑临床、影像学和组织结构表现 [191]。由于观察者之间的差异，这种鉴别诊断可能十分困难 [272]。各种级别的软骨肉瘤的组织学特征均为浸润和渗透。Mirra等人 [273] 强调，高分化软骨肉瘤中肿瘤骨髓浸润和受累板层骨四周的骨质破坏可作为其与内生软骨瘤鉴别的重要依据。当进行良性和恶性透明软骨肿瘤鉴别时，显微镜下特征结合临床表现非常重要，尤其是影像学表现，但不可过分夸大。

外周型软骨肉瘤组织学上一般为低级别软骨肉瘤，它们具有增厚的软骨帽（通常 > 3 cm），并且周边有形成的卫星结节，导致软骨帽形状不规则。高级别软骨肉瘤和骨肉瘤的区别在于：前者没有肿瘤细胞的直接形成骨样基质或成骨。在真性软骨肉瘤中可以见到骨，但这不是肿瘤性的，而常常是裹入髓腔的板层骨或软骨内骨化的结果。

遗传学上，软骨肉瘤因级别不同而具有相当大的异质性，但有证据表明，一些核型异常的出现也并非随机的 [274-276]。中心型软骨肉瘤常见 *IDH1* 和 *IDH2* 基因突变 [204]，高级别软骨肉瘤可以通过 *IDH* 突变分析与成软骨细胞型骨肉瘤鉴别 [277]。

软骨肉瘤的治疗主要是手术完整切除，术后辅助治疗获益有限。对于高级别软骨肉瘤，需行整块切除治疗；对于低级别软骨肉瘤，一部分人可能会选择保守治疗，而另一部分人也会选择手术切除治疗 [278-279]。众所周知，软骨肉瘤的活检很有可能造成软组织种植，因此，手术时活检通道也应一起予以切除。

软骨肉瘤的组织学分级是一个重要的预后因素。根据细胞学特征、细胞密度和核分裂活性，软骨肉瘤在组织学上被分为三级 [280]。1 级的细胞学特征与内生软骨瘤相似，但表现浸润特征。2 级通常具有大量黏液样基质，细胞丰富程度和核分裂活性均比 1 级要高。3 级的细胞更丰富，异型性明显，有大量的核分裂象，可能与成软骨细胞型骨肉瘤很难鉴别（图 40.35）。组织学为 1 级的患者的生存率很高，但是，随着组织学级别的增高，生存率稳定下降 [280-282]。软骨肉瘤复发肿瘤的组织学级别可能比原发性肿瘤高 [283]。初治措施是否得当对预后的影响同样重要 [284-285]。有文献描述，6q13-21 染色体畸变和肿瘤的局部侵袭性行为之间有相关性 [286]。高级别软骨肉瘤早期即可发生转移，尤其是转移到肺，但淋巴结转移未曾见到。

软骨肉瘤变异型

透明细胞软骨肉瘤（**clear cell chondrosarcoma**）是一种少见变异型，其特征是肿瘤细胞胞质丰富，呈透明或毛玻璃状，细胞界限清楚，常见散在的小梁状编织骨、大量多核巨细胞和灶状分布的软骨 [287-288]。其临床和影像学特征与成软骨细胞瘤有重叠，有人提出，它可能就是恶性成软骨细胞瘤 [289]（图 40.36）。透明细胞软骨肉瘤患者发病年龄普遍大于成软骨细胞瘤患者 [290]。影像学上，其通常是完全溶骨性的，边界清楚，但是，当发生病理性骨折时，边界会变得不清楚。大多数透明细胞软骨肉瘤病例累及股骨或肱骨近端骨骺部，其生物学行为通常为低度恶性的，但也有例外 [291]。同普通型软骨肉瘤一样，也可发生去分化 [292]。

细胞遗传学分析显示，透明细胞软骨肉瘤经常出现 9 号和 20 号染色体畸变 [293]；未发现 *IDH* 基因突变。

黏液样软骨肉瘤（脊索瘤样肉瘤）

黏液样软骨肉瘤（**myxoid chondrosarcoma**）［**脊索瘤样肉瘤**（**chordoid sarcoma**）］这种变异型可发生在骨，但更多见于软组织（参见第 41 章）[294-295]。其肿瘤细胞呈

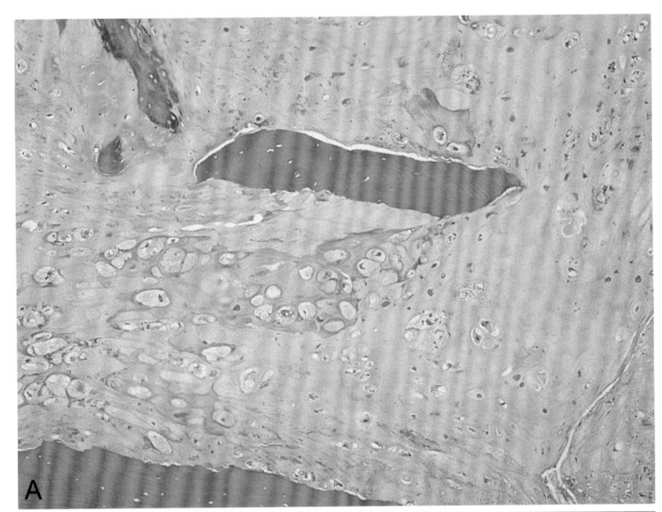

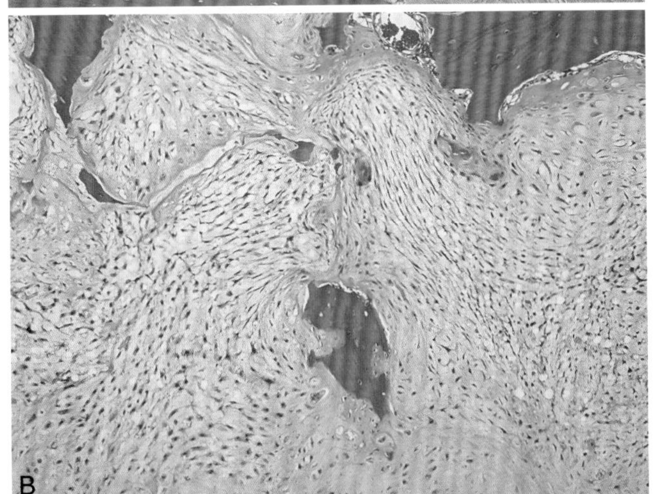

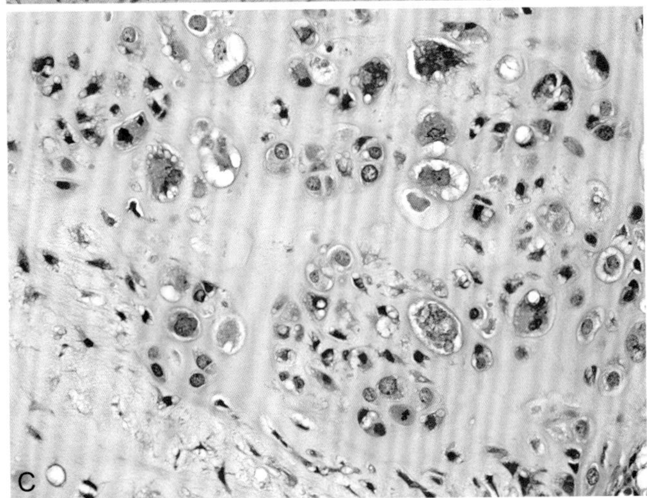

图 40.35 软骨肉瘤的显微镜下表现。**A**，组织学 1 级。**B**，组织学 2 级。**C**，组织学 3 级

圆形到梭形，条索状排列，散布于黏液背景中，故在形态上很像脊索瘤。Demmico 等 [296] 报道了 5 例骨的黏液样软骨肉瘤，均发现存在 *EWSR1* 和 *NR4A3* 基因重排。

去分化软骨肉瘤

去分化软骨肉瘤（**dedifferentiated chondrosarcoma**）。去分化软骨肉瘤这一术语是指低级别软骨肉瘤中出现高级别肉瘤成分的软骨肉瘤 [297-299]。此型软骨肉瘤大多数为中心型病变，但偶尔也可为外周型病变 [300-301]。去分化现象既可见于原发性肿瘤，也可见于局部复发性病变。显微镜下，高级别成分可以是骨肉瘤、多形性未分化肉瘤、横纹肌肉瘤或其他类型的肉瘤，并且低级别和高级别成分之间的移行非常截然（图 40.37）[302-303]。同步进行的细胞遗传学和免疫表型研究显示，两种成分均具有 *IDH1/2* 基因突变，表明高分化和"去分化"两种成分都来源于共同的原始间叶细胞祖先，故"去分化"一词所表达的含义可能并不准确 [304-305]。在分子水平上，间变转化过程伴有 *TP53* 基因过表达和 *HRAS* 基因突变 [306]。

不管怎样命名，软骨肉瘤中去分化成分的发展大多数伴随着临床进程明显加速，其预后肯定也会更差 [307-308]。其总的 5 年生存率大约是 10%。

间叶性软骨肉瘤

间叶性软骨肉瘤（**mesenchymal chondrosarcoma**）是软骨肉瘤中一种相对少见的变异型，女性患者多于男性患者，大多数患者的年龄为 11～30 岁之间。有很高比例的间叶性软骨肉瘤发生在骨外，如眼眶、椎旁、脑膜和四肢软组织。其骨内病变常累及中轴骨、颅面骨，包括下颌骨、骨盆、肋骨和脊柱等，但四肢骨也可发生。其影像学表现与普通型软骨肉瘤相似，在多数病变中可见灶状钙化 [309-310]。其临床经过虽有不同，但预后大多数不好。

组织学上，间叶性软骨肉瘤的特征为双相结构，即高分化软骨和未分化间叶成分交错分布。未分化成分由小细胞构成，它们呈圆形至梭形，常伴有鹿角样血管 [309-310]（图 40.38）。间叶性软骨肉瘤易与恶性淋巴瘤或尤因肉瘤/PNET 混淆。小灶状骨样基质可见。

免疫组织化学上，其小细胞成分 CD99 呈阳性，但 S-100 蛋白呈阴性；但其软骨成分 S-100 蛋白呈阳性，细胞核 Sox9（软骨发生过程中的调节因子）和骨钙蛋白呈阳性 [311-315]。令人惊讶的是，个别病例结蛋白和肌细胞生成蛋白呈阳性 [316]。

间叶性软骨肉瘤常见 *HEY1-NCOA2* 基因融合，这一点对于与其他圆细胞肿瘤鉴别有帮助；不存在 *IDH* 基因突变 [317]。

巨细胞瘤

巨细胞瘤（**giant cell tumor**）通常发生在成熟骨，患者发病年龄大多数在 20 岁以上 [318]。女性患者比男性患者多见，东方国家的发病率比西方国家的要高 [319]。经典的发病部位是长骨的骨骺，并可由此向干骺端扩散，穿透骨皮质，甚至经过前交叉韧带和圆韧带穿越关节腔。巨细胞瘤好发部位（以发病率为序）是股骨远端、胫骨近端和桡骨远端 [318]。巨细胞瘤也可见于肱骨、腓骨和颅骨，尤其是蝶骨。偶尔，巨细胞瘤可见于儿童 [320] 和（或）发生在干骺端或骨干 [321]。巨细胞瘤极少累及手足骨、颌骨

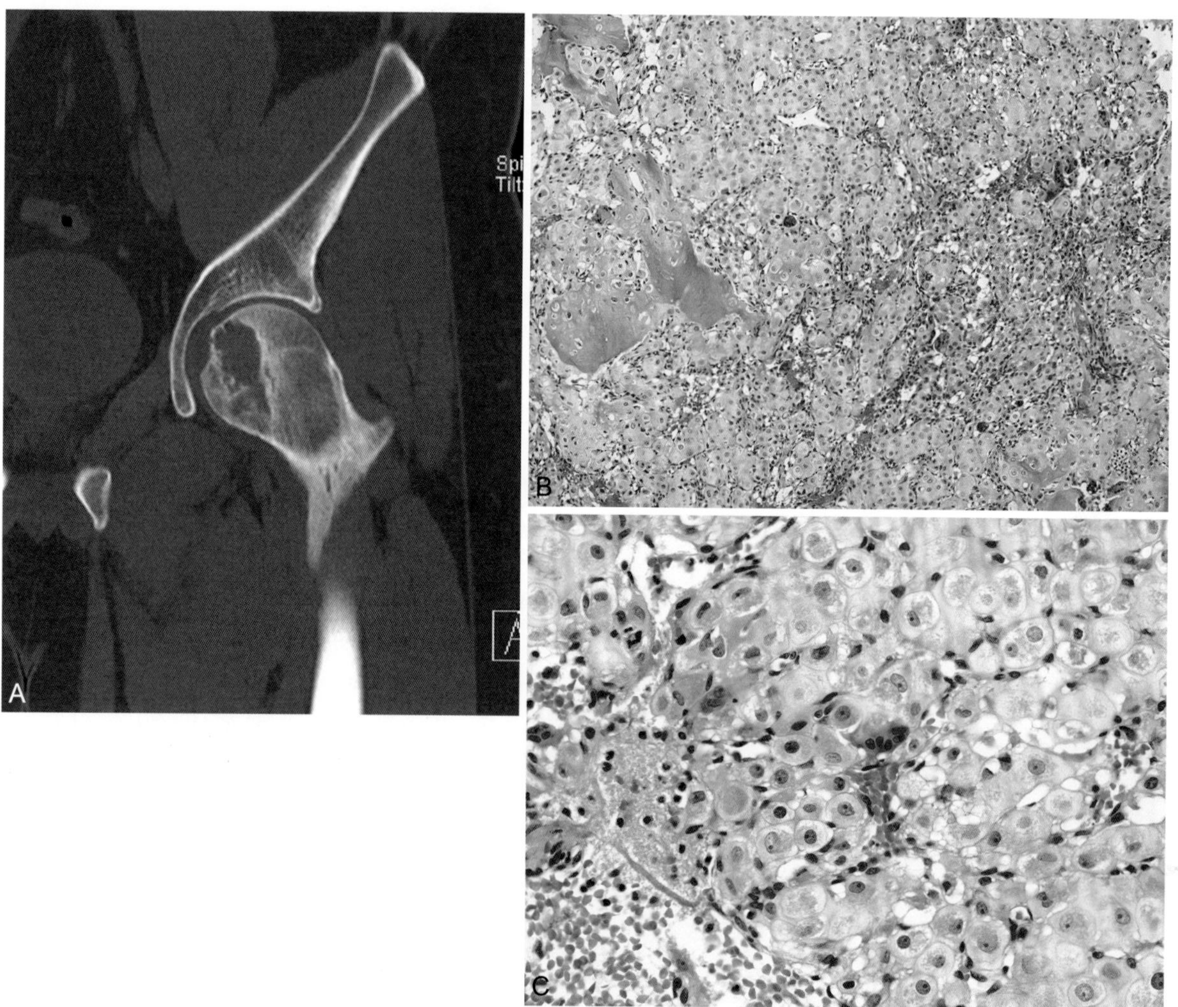

图 40.36 **透明细胞软骨肉瘤**。**A**，CT 显示病变位于骨骺，边界清楚，具有迷惑性，可能会误诊为良性病变。**B**，低倍镜下，常见粗大的编织骨和大量多核巨细胞。**C**，高倍镜下，可见肿瘤细胞边界清楚，胞质嗜酸性或透明，胞核大，核仁明显，位于中央

和椎骨（骶骨除外）。尽管有报道称骨巨细胞瘤可发生在所有这些部位，但在发生在这些部位的富含巨细胞的病变中，需考虑其他可能的诊断。已有多中心性巨细胞瘤的报道，尤其是在年轻人和在手足小骨[322]。

影像学上，巨细胞瘤的典型表现是骨骺和干骺端的溶骨性病变。病变大多数边界清楚，但缺乏周围反应性骨。巨细胞瘤可局限在骨内，也可以扩展到周围软组织[323]。继发性动脉瘤样骨囊肿形成时 CT 或 MRI 评估更容易（图 40.39）。

大体上，巨细胞瘤切面是实性或糟脆的，棕褐色或黄色混杂。出血和坏死常见（图 40.40）。当骨皮质变薄或破坏时，巨细胞瘤周边可见一薄层反应性骨。

显微镜下，巨细胞瘤主要由两种细胞构成，即所谓的间质细胞和巨细胞（图 40.41）。巨细胞胞体一般很大，胞核数量可为 20～30 个。多核巨细胞是均匀地分布在圆形至梭形的单核间质细胞背景中的，这两种细胞成分的胞核形状类似。单核间质细胞的核分裂象可以很显著。继发性改变包括出血、坏死、纤维组织细胞反应和继发性动脉瘤样骨囊肿，后者可能会使巨细胞瘤的典型组织学特征变得模糊，在这种情况下，诊断需要结合组织学特征和影像学表现才能做出。有些巨细胞瘤会出现共变性或假间变性改变[324]。

尽管巨细胞瘤是因为这些醒目的多核巨细胞而得名，但其肿瘤细胞却是那些单核间质细胞成分，尽管这些单核细胞很可能起源于破骨细胞前体。这些肿瘤性的单核细胞呈成骨细胞样，表达 RANKL，通过 RANK-RANKL 机制刺激破骨细胞形成[325]。巨细胞在形态学、超微结构、组织化学和免疫组织化学上都类似于破骨细胞[326-328]。

目前已经识别出巨细胞瘤的肿瘤性间质细胞具有一些重要突变。最近 Kato Kaneko 等[329]发现，在他们所检测的巨细胞瘤中，80% 有 *IDH2-R172S* 基因突变。Behjati 等[237]发现，*H3F3A* 基因驱动突变是巨细胞瘤所特有的。Presneau[330]随后进行的随访研究进一步肯定了这一发现，但是他们的研究组中并未发现有 *IDH2* 基因

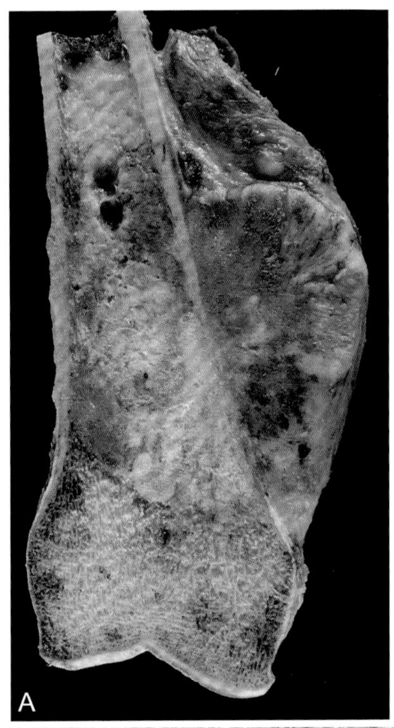

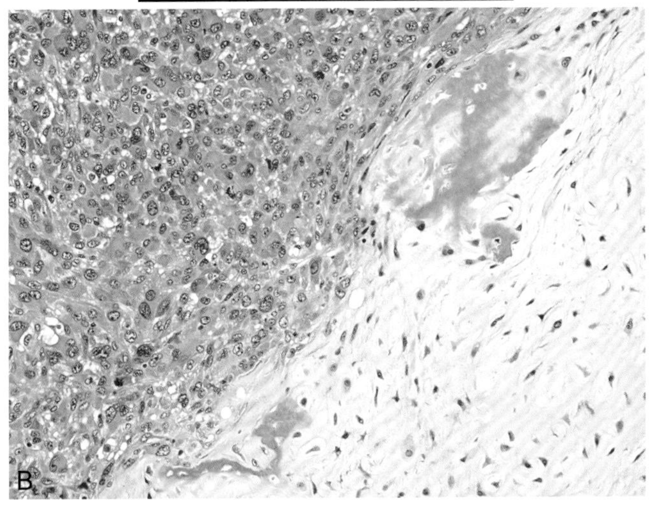

图 40.37 去分化软骨肉瘤的大体(**A**)和显微镜下(**B**)形态学表现。髓腔内可见低级别软骨肉瘤成分，周围软组织内可见高级别肉瘤成分

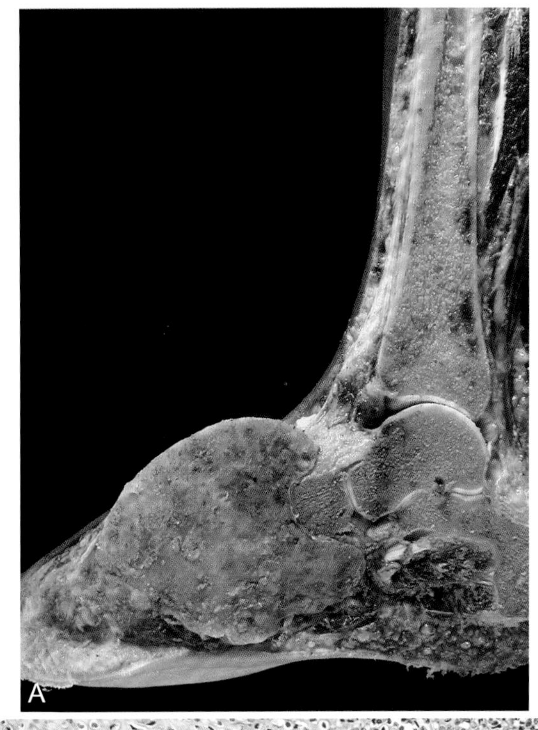

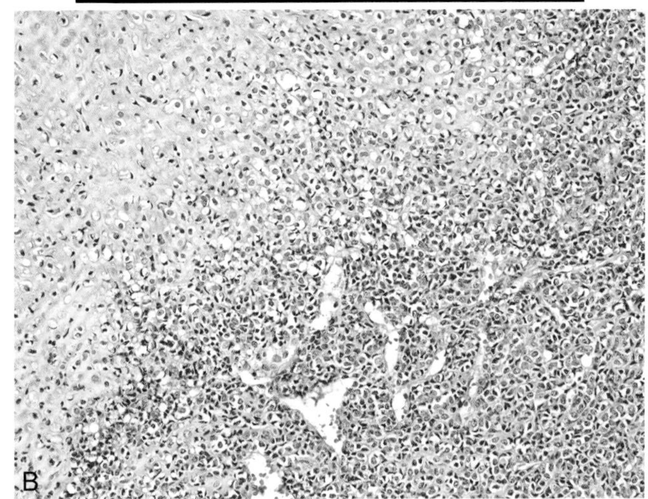

图 40.38 **A**，足中段骨的一个间叶性软骨肉瘤的大体表现。**B**，间叶性软骨肉瘤，可见不成熟软骨成分和原始的圆细胞成分交替出现，后者含有明显的分枝状血管

突变的病例。

过去，很多富含巨细胞的良性病变都被误诊为巨细胞瘤。大量骨病变——包括纤维皮质缺损/非骨化性纤维瘤、软骨黏液样纤维瘤、成软骨细胞瘤、朗格汉斯细胞组织细胞增生症、甲状旁腺功能亢进性棕色瘤、巨细胞修复性肉芽肿和动脉瘤样骨囊肿——都富含巨细胞。所谓的腱鞘巨细胞瘤也与骨的巨细胞瘤无关。显微镜下，真正的巨细胞瘤与上述富含巨细胞的病变之间的主要区别在于：巨细胞和间质细胞之间的空间关系不同。在真正的巨细胞瘤，巨细胞分布均匀、有规律（除了有继发性出血、纤维化或纤维组织细胞反应的区域），但在后者，巨细胞在一些部位成群成簇，而在一些大片区域内则完全见不到。此外，仔细观察这些病变的影像学表现，大多数还是有区别的。如果出现以下情况，多诊断为非巨细胞瘤：①患者为儿童；②病变位于长骨的干骺端或骨干而非骨骺；③病变为多发性病变（Goltz 综合征患者除外）[331]；④病变位于椎骨（骶骨除外）、颌骨（Paget 病患者除外）或手足骨。不过，以上情况都有例外。两者的鉴别对临床很重要，因为富含巨细胞的病变虽形似巨细胞瘤，但其预后要好得多。

巨细胞瘤的治疗主要是外科手术，即进行扩大性病灶刮除术并用佐剂和胶合剂填充或植骨[332]。整块骨切除术已不常用。有报道称，相当多的巨细胞瘤放疗后会发生恶变，有鉴于此，放疗仅适用于那些无法接受外科手

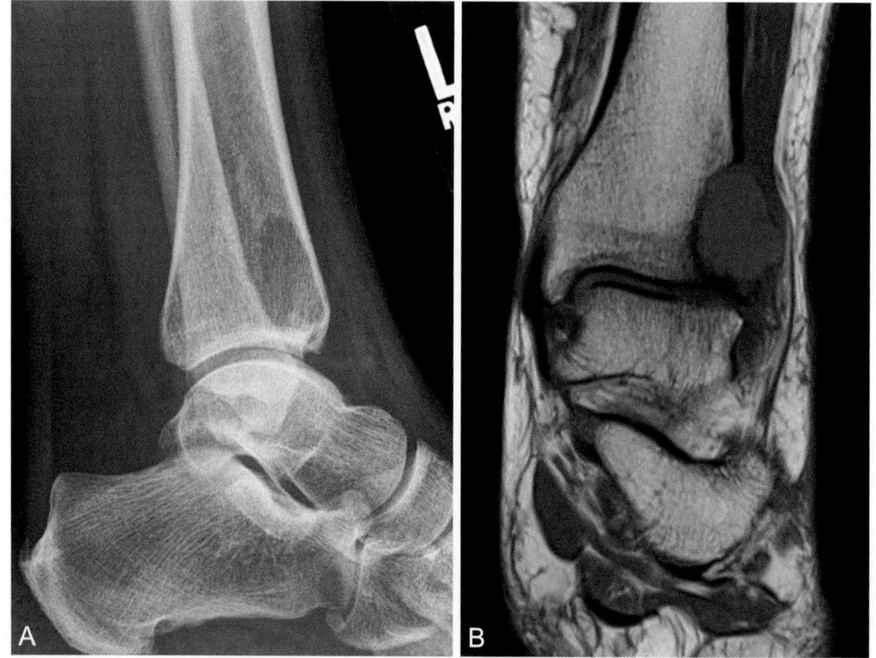

图 40.39 **巨细胞瘤的影像学特征**。**A**，X 线片。**B**，MRI。可见骨骼成熟患者骨骺和干骺端的巨细胞瘤

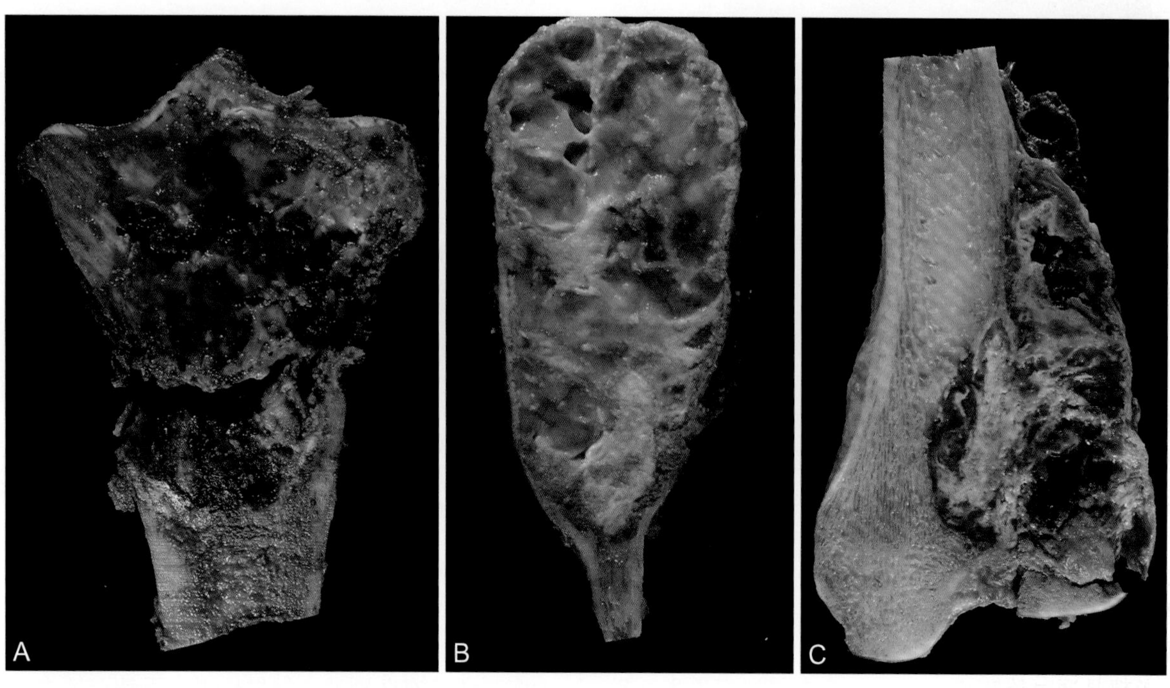

图 40.40 **骨的巨细胞瘤的大体表现**。可见这种肿瘤的颜色可以变化很大，从棕褐色和出血，如 1 例发生在胫骨近端的巨细胞瘤，伴有病理性骨折（**A**），到呈黄色，如发生在腓骨的巨细胞瘤（**B**）。**C**，骨巨细胞瘤可破坏骨和侵及周围软组织

术治疗的患者[333]。事实上，关于骨的各种放疗后发生肉瘤的回顾性研究表明，基础病变是巨细胞瘤者所占比例相当高。传统上，发生在椎骨的巨细胞瘤的治疗虽是放疗，但尽可能还是要进行手术切除。

目前在巨细胞瘤的治疗中，迪诺塞麦的经验还在不断增长。迪诺塞麦是一种抗 RANKL 的单克隆抗体[334]。对于那些因发病部位而无法接受外科手术治疗的患者或局部复发患者，迪诺塞麦可以作为放疗的一种替代疗法，并且是达到局部控制的一种非常有效的辅助疗法。组织学上，迪诺塞麦治疗后的巨细胞瘤显示巨细胞数量显著减少，可见大量反应性成骨或钙化，形态类似于骨肉瘤；但是，迪诺塞麦治疗后的巨细胞瘤缺乏细胞异型性、核分裂象和浸

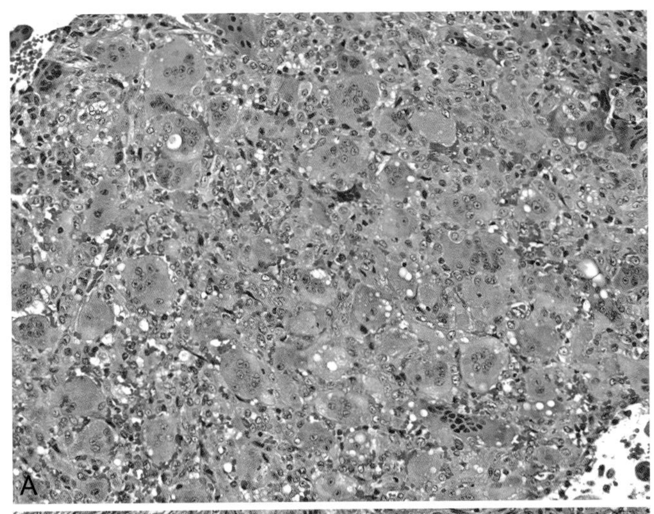

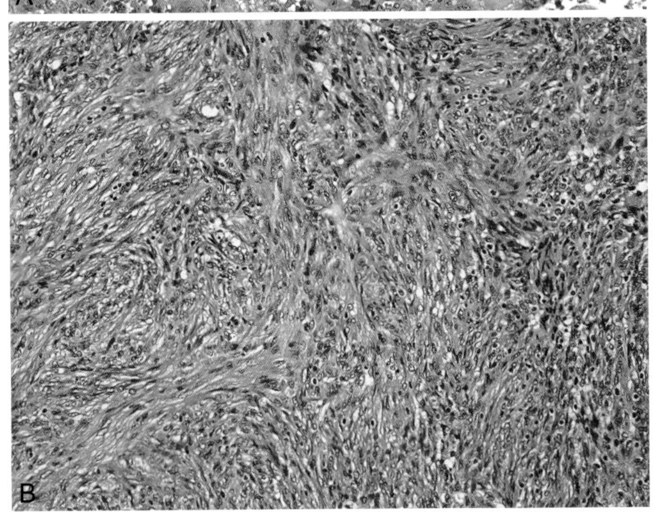

图 40.41 **巨细胞瘤**。**A**,“经典的”巨细胞瘤包含大量多核巨细胞，弥漫和均匀分布，其间有单核间质细胞。**B**，一些病变可能包含缺乏巨细胞的纤维细胞或纤维组织细胞显著的区域

润性边界，这几点有助于其与真正的骨肉瘤鉴别[335-336]。

巨细胞瘤的自然经过是低度恶性的。很小一部分病例（1%～2%）会发生转移，并且几乎总是发生在外科治疗后。巨细胞瘤发生血管累及和转移之间并没有相关性。年轻患者更倾向于发生转移，从位于中轴骨的肿瘤，到局部复发，到骨外扩展病变[337]。转移性巨细胞瘤的组织学表现依然良善，且最终并不致死。然而，所有的巨细胞瘤患者都是通过胸部影像学检查来分期的。刮除术后的局部复发率高于切除术后[338]。大多数巨细胞瘤病例显示有染色体异常，常见端粒融合，包括多条染色体，如 11p、13p、14p、15p、19q、20q 和 21p[339-340]。端粒融合是一种少见的细胞遗传学异常，其特征是相邻染色体端端融合。此外，可能还有克隆结构异常[341]。染色体异常和临床预后之间并无明确的相关性。

恶性巨细胞瘤

如上所述，所有骨巨细胞瘤都应被看做是低度恶性肿瘤，因为无论它们的组织学形态如何，它们都有复发倾向，偶尔可发生转移。**恶性巨细胞瘤**（**malignant giant cell tumor**）这一术语既令人困惑又有争议。“原发性”恶性巨细胞瘤是指首次诊断时含有典型的巨细胞瘤和多形性肉瘤病灶的肿瘤（有时也称为“去分化巨细胞瘤”）[342-343]。然而，大多数恶性巨细胞瘤都是继发性的，其原发性肿瘤具有典型的巨细胞瘤表现，在局部复发或放疗后发生肉瘤转化[344-346]。一个有争议的问题是：存在细胞学上为恶性的巨细胞瘤（在临床表现、发病部位和组织学特征等方面都具有巨细胞瘤的特征，但间质单核细胞成分有明显的恶性特征）。这种巨细胞瘤被认为是 3 级巨细胞瘤。总之，这是一种极为特殊的病变过程，因为不管是从理论上说还是在实际中，都很难将其与其他恶性肿瘤鉴别开，尤其是所谓的富于巨细胞型骨肉瘤（病变中出现骨样基质）和其他多形性肉瘤（无骨样基质产生）。

骨髓肿瘤

尤因肉瘤家族肿瘤

尤因肉瘤（**Ewing sarcoma**）最早是由詹姆斯 · 尤因于 20 世纪 20 年代描述的，它是一种发生在骨的小圆形细胞肉瘤原型[347]。尽管尤因肉瘤早已被与原始神经外胚层肿瘤（primitive neuroectodermal tumor, PNET）和阿斯金瘤（Askin tumor）联系在一起，但现在很明显，所有这些肿瘤都有共同的遗传特征，它们应该被统称为“**尤因肉瘤家族肿瘤**（**Ewing sarcoma family of tumors**）”[348]。一些肿瘤，诸如神经母细胞瘤、交感神经系统的相关肿瘤以及嗅母细胞瘤，与尤因肉瘤家族肿瘤不同[349]。

尤因肉瘤是儿童第二常见的发生在骨的肉瘤，通常见于 5～20 岁的患者[350]，少数发生在婴儿期或成人期[351-352]。临床上，尤因肉瘤可能因疼痛、发热和白细胞增多而类似于骨髓炎表现。尤因肉瘤几乎可以发生在人体的任何骨骼中，但最常发生在长骨（股骨、胫骨、肱骨和腓骨）以及骨盆、肋骨、椎骨和锁骨[76]。尤因肉瘤病变通常位于干骺端或骨干的髓腔中，从髓腔穿透骨皮质和侵入软组织。少数情况下，尤因肉瘤病变也可以位于骨膜[353]。尤因肉瘤也可出现在各种部位，包括皮肤和内脏[354-355]；这些将在各自相关章节中讨论。

影像学上，尤因肉瘤可见骨的渗透破坏，通常伴有侵袭性骨膜反应（“洋葱皮样”）。增强扫描可见强吸收，CT 和 MRI 通常显示广泛的软组织受累，这在 X 线平片上通常得不到评估。这些病变的鉴别诊断包括淋巴瘤、骨髓炎、朗格汉斯细胞组织细胞增生症，甚至骨肉瘤（图 40.42）。

显微镜下，尤因肉瘤的肿瘤实体被纤维性间隔分隔成不规则的巢片状（图 40.43）。肿瘤细胞小而一致，边界不清，呈“合体”状外观。胞核呈圆形，常有凹痕，有小核仁，核分裂象多见，但数量不等。具有发育良好的血管网。部分肿瘤细胞围绕血管呈假菊形团样排列；偶尔，可见真菊形团形成（中心无血管），这些是肿瘤具有神经外胚层分化的早期证据[356]。坏死常见，甚至可以成为显

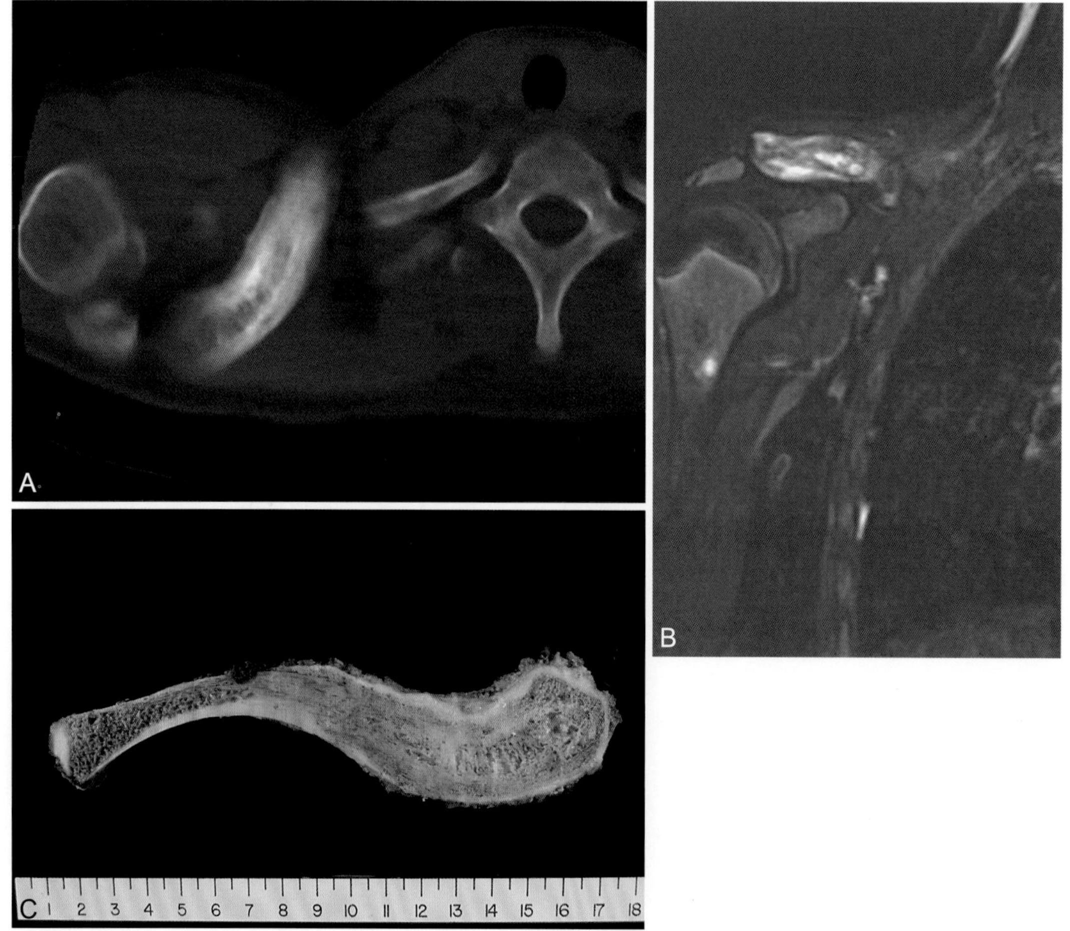

图 40.42 **发生在锁骨的尤因肉瘤**。**A** 和 **B**，CT 和 MRI 显示伴有骨膜反应的侵袭性病变。**C**，切除标本显示锁骨增粗，但因新辅助化疗肿瘤发生了广泛坏死

微镜下可见的优势病变。尤因肉瘤具有很大程度的组织学异质性 [357-358]。有些肿瘤细胞较大，更具多形性，核仁明显（即所谓的大细胞或非典型性尤因肉瘤）[359]。尤因肉瘤的鉴别诊断实际上包括所有的“小圆细胞肿瘤”，尤其是淋巴母细胞性淋巴瘤、小细胞骨肉瘤和间叶性软骨肉瘤 [360-361]。免疫组织化学染色和分子遗传学检查（下面将要提到）对于确诊尤因肉瘤的诊断是不可或缺的方法 [357]。

在鉴别诊断问题中，一个最奇特的形态学变异型是病变有尤因肉瘤 /PNET 和釉质瘤的混合特征，它们通常被称为釉质瘤样尤因肉瘤或尤因肉瘤样釉质瘤 [362-363]。事实上，它们都具有 t(11;22) 染色体易位，从这一点来看，它们好像都是尤因肉瘤家族肿瘤的一种亚型，其组织形态类似于釉质瘤，实际却不是釉质瘤 [364]。头颈部釉质瘤样尤因肉瘤可能与癌难以鉴别 [365]。表现出复杂的上皮分化（包括高分子量角蛋白的表达）的尤因肉瘤家族肿瘤可能也存在同样的鉴别诊断问题 [366]。

组织化学和免疫组织化学特征。历史上，组织化学染色和电子显微镜被用来帮助区分各种小圆细胞肿瘤。目前，免疫组织化学检查和分子诊断技术相结合是诊断的必要方法。

免疫组织化学检查，检测 *MIC2* 基因产物 CD99 对于诊断尤因肉瘤很重要 [367]。CD99 是由位于 X 和 Y 染色体短臂上的 *MIC2* 基因编码的细胞表面糖蛋白，它在尤因肉瘤 /PNET 肿瘤细胞中稳定表达 [367-368]。但它并不是尤因肉瘤家族肿瘤的特异性标志物，因为这种抗原在许多其他肿瘤中都有表达，包括淋巴母细胞性淋巴瘤 [369-373]。尤因肉瘤也可能表达抗 FLI1 和 ERG 抗体，因为其存在 *EWSR1-FLI1* 和（不太常见的）*EWSR1-ERG* 基因融合 [374-376]。进一步的免疫组织化学抗体组合检测有助于除外淋巴母细胞性淋巴瘤等肿瘤，尤因肉瘤不表达 CD3、CD20、CD34 和 TDT。

分子遗传学特征。细胞遗传学研究显示，大约 95% 的尤因肉瘤家族肿瘤患者有 t (11;22)(q24;q12) 或 t(21;22)(q22;q12) 的相互易位，这种易位可导致位于 22q12 的 *EWSR1* 基因与 *FLI1* 基因或 *ERG* 基因分别融合 [377-378]。其中最常见的一种是能够导致 *EWSR1* 外显子 7 和 *FLI1* 外显子 6 形成“框内连接”的融合。在其他病例中，*EWSR1* 或 *FUS* 可以与其他 ETS 和非 ETS 家族基因发生融合，诸如 *ETV1*、*ETV4*、*ERG*、*NFATC2*、*SMARCA* 和 *SP3* 等 [379-380]。这些易位对于诊断非常有用，可通过 RT-PCR 方法检测到 [381-387]。*EWSR1* 和 *FUS* 基因重排也可以通过分子遗传学分析方法（FISH）检测 [388-390]。研究

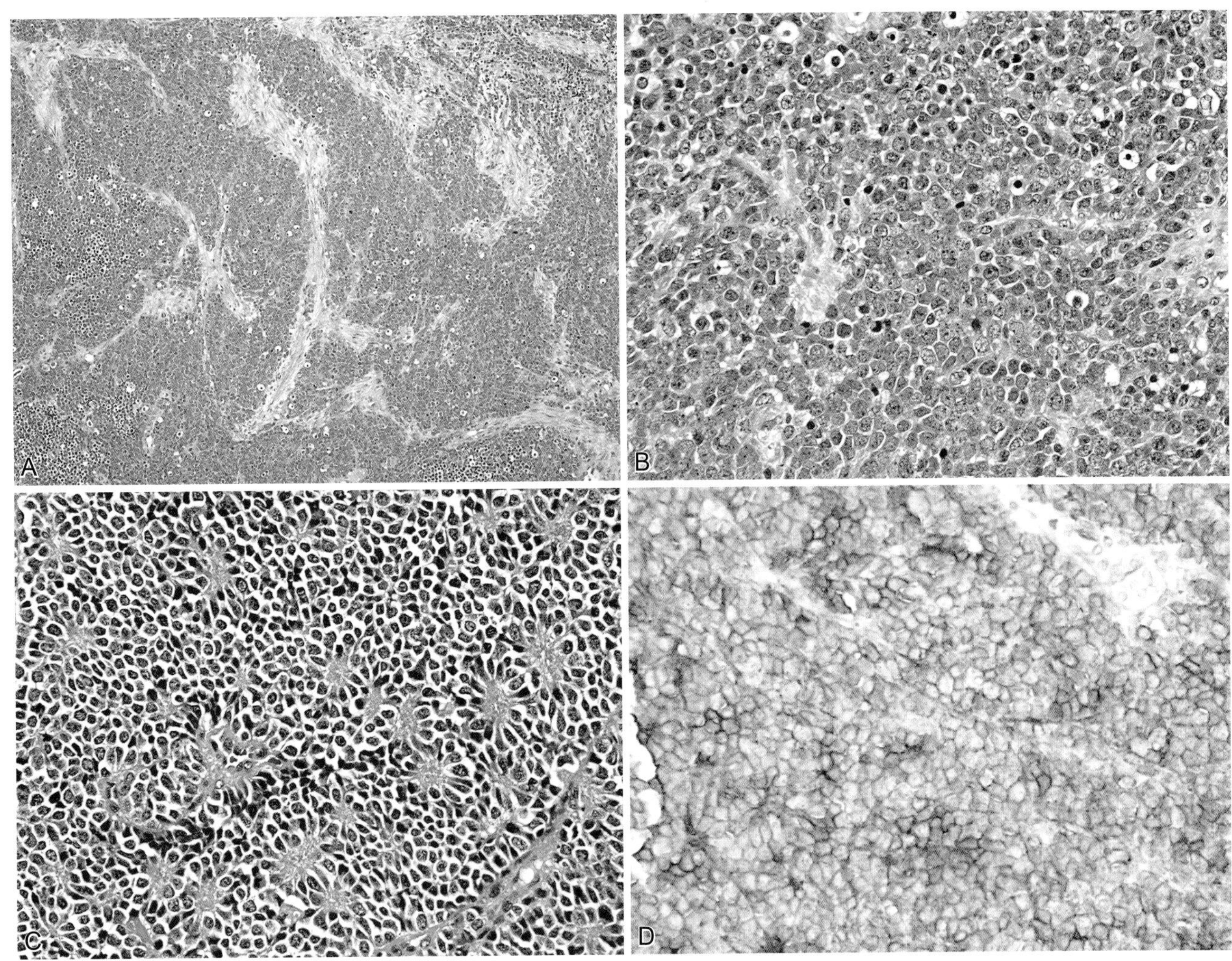

图 40.43 **尤因肉瘤的显微镜下特征**。**A** 和 **B**，显示原始的小圆肿瘤细胞被纤维性间隔分隔成巢片状。**C**，一些病变可见菊形团。**D**，免疫组织化学染色，胞膜 CD99 呈强阳性

已经证实，当用 FISH 方法进行研究时，那些具有 *ERG* 基因异常的肿瘤常常不具有 *EWSR1* 和 *FUS* 基因异常，提示这种特殊情况需要进行其他分子评估[391]。另外两种“尤因样”肉瘤已被确认。*CIC-DUX4* 异位肿瘤在组织学和免疫组织化学上与尤因肉瘤非常相似，但其 WT1 免疫组织化学经常呈阳性且具有 t(4;19)(q35;q13.1)[392]。这些肿瘤比尤因肉瘤更具临床侵袭性[393]。另一个最近发现的尤因样肿瘤的特征为具有 *BCOR-CCNB3* 融合基因。这些肿瘤含有圆形细胞和梭形细胞成分，常缺乏尤因肉瘤的 CD99 弥漫性免疫反应[394]。

扩散和转移。尤因肉瘤 /PNET 可转移到肺和胸膜以及其他的骨（尤其是颅骨）、中枢神经系统，偶尔可转移到局部淋巴结。大约 25% 的患者在就诊时就已有多处骨和（或）内脏转移[395-396]。

治疗。尤因肉瘤家族肿瘤的主要治疗方法是化疗，大大提高了生存率。除化疗外，根据肿瘤的部位也可进行放疗或手术以达到局部控制。85% 以上的患者能达到局部控制，5 年无病存活率可达 75%。化疗疗效评估是预测患者预后的一个重要方面。可以使用与骨肉瘤相似的系统，但不考虑治疗过程中导致的肿瘤体积变化。该评估系统即所谓的“Picci 系统”，其中，反应差（1 级）是指化疗后发现了大体上可见的活的肿瘤残留或显微镜下测量肿瘤的一个或多个病灶时测量值大于一个 10 倍视野；2 级反应是指孤立的活肿瘤病灶总面积小于一个 10 倍视野；3 级反应的特征是无肿瘤细胞存活[397-398]。其他预后不良的因素包括高分期、肿瘤大和位于盆腔。

恶性淋巴瘤和相关病变

恶性淋巴瘤（**malignant lymphoma**）可原发于骨骼系统，也可以是全身疾病的局部表现[399-400]。

大 B 细胞淋巴瘤（**large B-cell lymphoma**）是成人原发于骨的淋巴瘤中最常见的类型，60% 的患者的发病年龄在 30 岁以上[401]，但也可以发生在儿童[402]。大 B 细胞淋巴瘤患者发病没有性别差异。大多数病例的病变通常是孤立性的，也有些是多骨发生的，但都局限于骨骼系统，不伴有内脏和淋巴结累及[403]。

影像学上，大细胞淋巴瘤具有侵袭性的骨破坏形式，常引起明显的骨膜反应。较少见的是，大细胞淋巴瘤与硬化反应有关。CT 和 MRI 有助于观察高侵袭性病变和评估骨受累程度[404-405]。这些表现的鉴别诊断包括骨髓炎

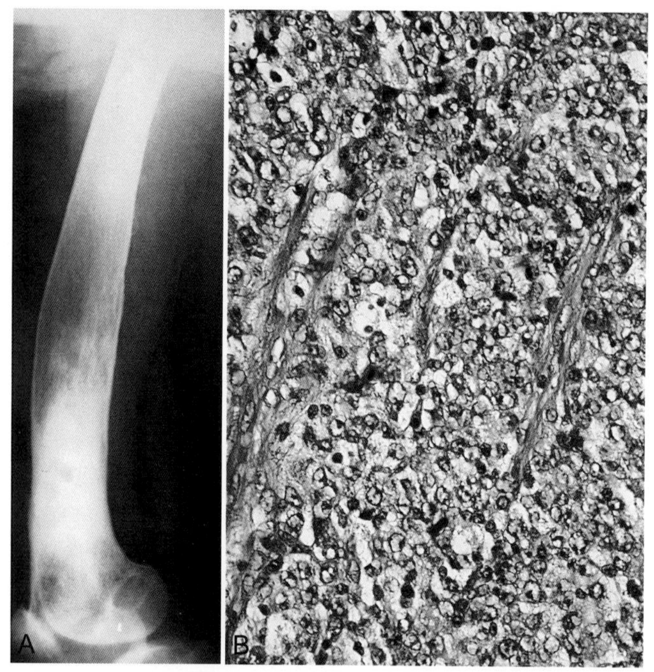

图 40.44 **A**，发生在股骨远端的恶性淋巴瘤，同时可见溶骨性和成骨性病变。这种病变常被误诊为慢性骨髓炎。**B**，该淋巴瘤为大细胞型，伴有灶状纤维化

和尤因肉瘤。

显微镜下，大细胞淋巴瘤的表现与淋巴结和其他淋巴结外部位的大细胞淋巴瘤相似[406]。一些病例伴有明显的纤维化或凝固性坏死，可导致其肿瘤细胞受到挤压而变得细长，类似于肉瘤。大细胞淋巴瘤的肿瘤细胞浸润骨髓腔，但松质骨保持完整。其肿瘤细胞较大，胞核略呈多形性，如锯齿状、分叶状、马蹄状。核仁大多数明显，不像尤因肉瘤的核仁细小（图 40.44）。免疫组织化学上，大细胞淋巴瘤的免疫反应方式与其淋巴结的对应病变相同。对 CD45、B 细胞标志物 CD20、CD79a 和 PAX5 呈阳性，并且对生发中心或非生发中心标志物 CD10、BCL6 和 MUM1 呈阳性[348]。

局限性的骨的大 B 细胞淋巴瘤的 5 年生存率现在已达到 95%[407]。治疗上大多数采用由放疗和化疗构成的联合治疗方案[408]。

霍奇金淋巴瘤（**Hodgkin's lymphoma**）在大约 15% 的患者的骨 X 线片上可出现病变影像。60% 的患者是多灶性病变，最常见的部位是椎骨、骨盆、肋骨、胸骨和股骨[409]。霍奇金淋巴瘤的骨病变常无症状，并且半数患者没有影像学证据。能在 X 线片上显影的病变可能是溶骨性的、混合性的或纯成骨性的病变。后者常见于椎骨。偶尔，霍奇金淋巴瘤的初始表现为骨肿物[410]，无论它们是否累及周围软组织[411-413]。

间变性大细胞淋巴瘤（**anaplastic large cell lymphoma**）作为原发性骨肿瘤极其少见。其肿瘤细胞免疫组织化学上表达 CD30、EMA、CD3、CD4 和间变性淋巴瘤激酶（ALK1）[414-416]。

伯基特淋巴瘤（**Burkitt lymphoma**）的首例报道来自非洲，其典型表现为颌骨广泛受累。它也可以在长骨和骨盆形成巨大肿物[417]。

淋巴母细胞性淋巴瘤（**lymphoblastic lymphoma**）属于前 B 细胞淋巴瘤，可表现为单发的骨肿瘤，组织学和免疫组织化学上酷似尤因肉瘤[418]。其肿瘤细胞对 CD99 呈阳性，但同时对末端脱氧核苷酸转移酶（TdT）、PAX5、CD43、CD79a 也呈阳性，CD20 表达不稳定。

儿童**急性白血病**（**acute leukemia**）患者的骨骼系统 X 线表现常有异常[419]。因病变大多数表现为弥漫性浸润，故不太可能和原发性骨肿瘤混淆。但在慢性白血病却相反，很少见到骨质破坏表现。

浆细胞骨髓瘤（**plasma cell myeloma**）和**浆细胞瘤**（**plasmacytoma**）的相关论述在第 39 章。骨的**淀粉样瘤**（**amyloidoma**）被视为浆细胞性肿瘤的一种表现，也在各骨髓相关章节中论述[420]。

血管性肿瘤

骨的**血管瘤**（**hemangioma**）常在椎骨影像学检查中意外发现。这些病变更应该被看做是血管畸形而非真性肿瘤。从影像学上看，脊柱的血管瘤可形成粗的线性条纹，形成“蜂窝状”或“灯芯绒状”图案。

具有临床意义的骨血管瘤最常发生在颅面部骨骼[421]。血管瘤发生在长骨不常见。当血管瘤病变位于扁骨（特别是颅骨）时，骨膜的抬起可导致日光照射状骨小梁形成。大体上，骨血管瘤切面常呈果酱样外观。显微镜下，骨血管瘤由薄壁血管组成，通常呈海绵状（图 40.45）。

多发性血管瘤主要见于儿童，约半数患者合并有皮肤、软组织或内脏的血管瘤（“血管瘤病”）[422]。

骨**淋巴管瘤**（**lymphangioma**）罕见[426]。大多数病例的病变为多发的，且与有相似表现的软组织肿瘤相关；这类病变被命名为**囊性血管瘤病**（**cystic angiomatosis**）[427]。

甲下软组织**血管球瘤**（**glomus tumor**）可嵌入下方的指骨内。完全发生在末节指骨内的血管球瘤极为罕见[428]。

以前被诊断为骨“**血管周细胞瘤**（**hemangiopericytoma**）”的病例可能是孤立性纤维性肿瘤和滑膜肉瘤组合的病例[429]。

上皮样血管瘤（**epithelioid hemangioma**）是一种独特的血管瘤变异型，由衬覆上皮样内皮细胞的、分化良好的血管构成；另外，内皮细胞也可以呈实性片状生长。这些病变的基质含有疏松的纤维血管组织，并且富含嗜酸性粒细胞的炎性浸润可能很明显（图 40.46）。上皮样血管瘤不存在上皮样血管内皮瘤所具有的特征性的黏液透明基质[430]。

上皮样血管瘤通常是孤立的，但少部分可能是多灶性的。影像学上，大多数病例为局限性病变，但是，发生在小骨的病变可以延伸到邻近的软组织。刮除术后局部复发并不常见。很少有患者有局部淋巴结或皮肤累及[430]。

FOS 基因重排在大多数部位的上皮样血管瘤中都有描述，但在骨病变中最为常见[431-432]。

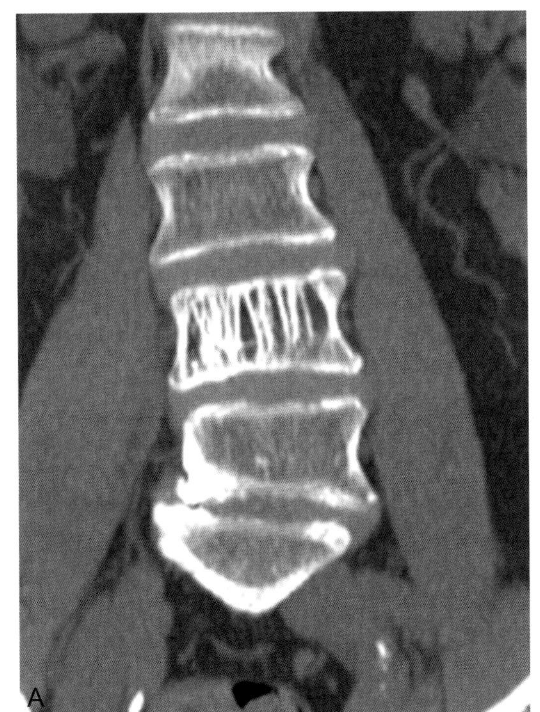

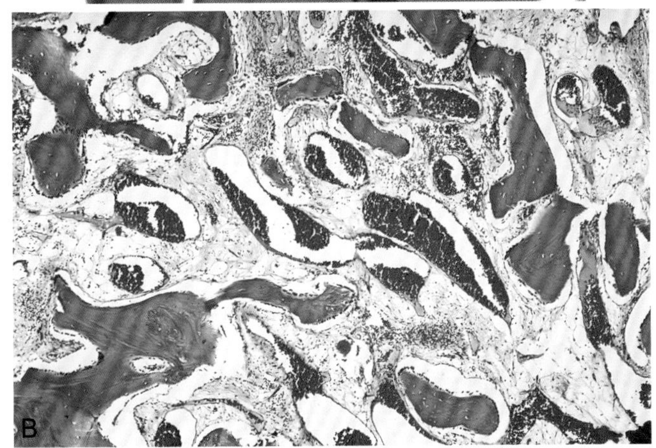

图 40.45 **椎体的血管瘤**。**A**，CT 扫描，可见该部位血管瘤的典型的“灯芯绒状”图案。**B**，骨的海绵状血管瘤的组织学表现

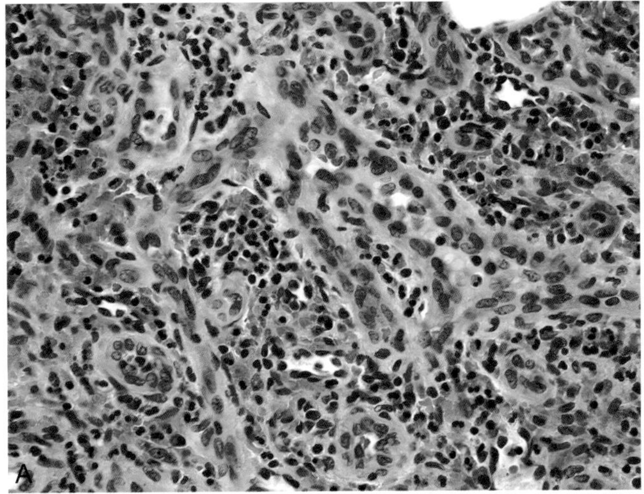

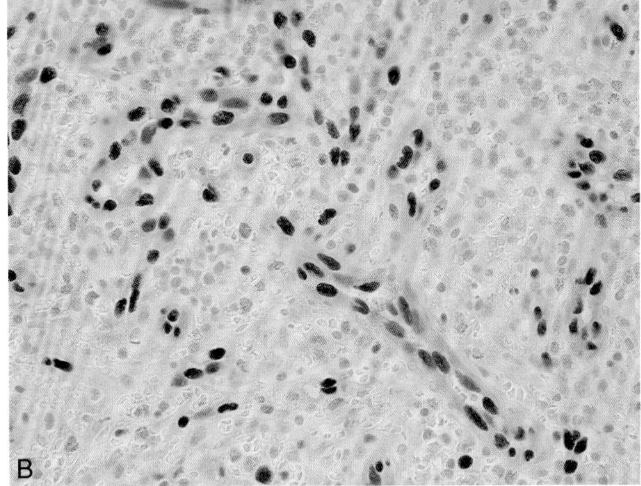

图 40.46 **骨的上皮样血管瘤**。**A**，上皮样血管瘤是由明显的上皮样内皮细胞衬覆的形成良好的血管构成。血管之间可见富含嗜酸性粒细胞的炎性浸润。**B**，可见 ERG 免疫组织化学染色突出显示了血管内皮细胞

Gorham 病（**Gorham disease**）[**Gorham-Stout 综合征、大块骨溶解、骨消失症**（**Gorham-Stout syndrome, massive osteolysis, disappearing bone disease**）]是引起大块骨吸收的一种血管的过度增生。尚不清楚其是否代表肿瘤过程。累及的骨骼可包括肱骨或股骨、骨盆、胸廓和下颌骨，是血管过度增生而导致骨质逐渐被吸收 [423-425]。

骨的**上皮样血管内皮瘤**（**epithelioid hemangioendothelioma**）是上皮样血管性肿瘤家族中的一个最常见和特殊的成员 [433-434]。WHO 认为上皮样血管内皮瘤是一种中 - 低级别的恶性肿瘤 [76]。

骨的上皮样血管内皮瘤通常是多灶性的 [435]，可能与皮肤、软组织、肝或肺部的病变类似（图 40.47）。其临床进程多样，但有多灶性骨受累，无论是否有内脏受累，预后都较差 [436]。切除或放疗对该肿瘤都是有效的 [437]。

显微镜下，上皮样血管内皮瘤的特征是存在上皮样内皮细胞，伴有丰富的嗜酸性和经常呈空泡状的胞质，胞核大、有空泡（有时可见明显的核沟），血管管腔之间有不明显的吻合或没有吻合（图 40.48）。黏液样或玻璃样基质是该肿瘤的特征 [438]。**假肌源性血管内皮细胞瘤**（**pseudomyogenic hemangioendothelioma**）在骨中也有描述 [439]。

免疫组织化学上，上皮样血管瘤细胞显示内皮细胞标志物，包括 ERG、CD31、CD34、FLI1 和Ⅷ因子。角蛋白免疫反应也很常见，上述标志物可用于区分骨的上皮样血管内皮瘤和转移癌 [440-441]。

YAP1-TFE3（10%）和 *WWTR1-CAMTA1*（90%）基因融合在上皮样血管内皮瘤中已有描述 [442-443]，抗 CAMTA1 的蛋白质产物的抗体似乎有助于区分上皮样血管内皮瘤与其他上皮样血管和非血管源性间叶性肿瘤 [444]。

血管肉瘤（**angiosarcoma**）可显示明显的肿瘤细胞异型性，可见由肿瘤细胞构成的实性病灶、相互吻合的血管管腔、灶状坏死和出血等病变交替出现（图 40.49）[445]。

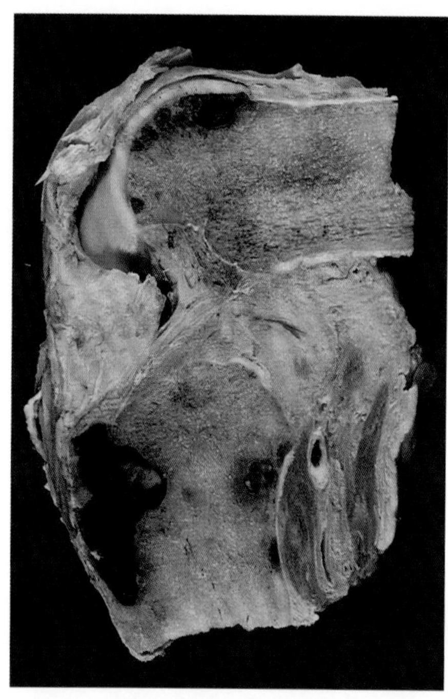

图 40.47 多中心性上皮样血管内皮瘤的大体形态，可见病变累及股骨和胫骨

不同肿瘤之间甚至同一肿瘤的不同位置之间，分化程度会有很大差别。在一些病例中，肿瘤细胞具有上皮样外观（上皮样血管肉瘤）[446]。与其他血管肿瘤相似，血管肉瘤表达 ERG、CD31、FLI1 和 CD34。可发生多中心性病变，但罕见[447]。远隔转移常见，尤其是肺转移。在诊断骨的血管肉瘤之前，应除外其他更常见的病变，如转移癌[433]。

其他间叶性肿瘤

纤维性肿瘤和相关病变

促结缔组织增生性纤维瘤（**desmoplastic fibroma**）是一种罕见的肿瘤，由成熟的成纤维细胞构成，其间由大量胶原分隔[448-449]。其缺乏多形性、坏死和核分裂象（图 40.50）；组织学上，病变与软组织纤维瘤病极为相似。但是，免疫组织化学和分子遗传学研究并未显示软组织纤维瘤病应该具有的典型的 β 连环蛋白通路的改变[450]。促结缔组织增生性纤维瘤也应与低级别中心型骨肉瘤和纤维软骨性间叶瘤鉴别。

促结缔组织增生性纤维瘤最常发生在长骨和颌骨。男性患者居多，3/4 的患者的年龄在 30 岁以下[451]。影像学上，其表现为破坏性纯溶骨性蜂窝状改变。其破坏性仅在局部，如果切除不完全，则常复发，但从不发生转移[452]。

婴儿肌纤维瘤病（**infantile myofibromatosis**）可表现为骨内孤立性病变。其发病年龄大多数在 2 岁以下，发病部位几乎都在颅面骨[453-454]。其组织形态与更常见于软组织的婴儿肌纤维瘤病相同。

孤立性纤维瘤（**solitary fibrous tumor**）被描述为一种带蒂的骨膜肿物[455]或骨内病变[429]。

大多数骨的**纤维肉瘤**（**fibrosarcoma**）可能代表其他

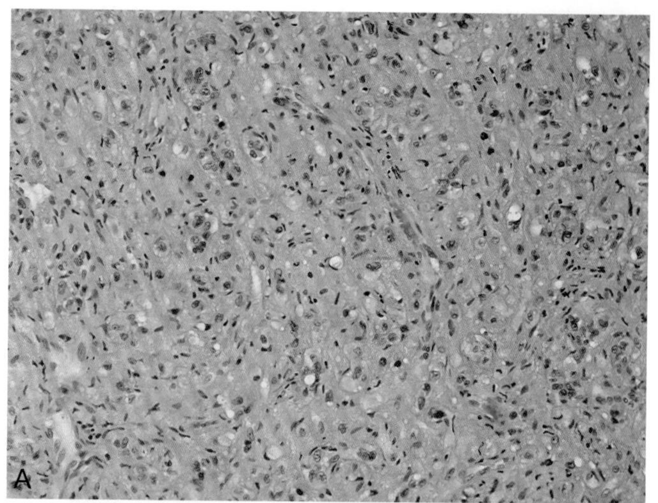

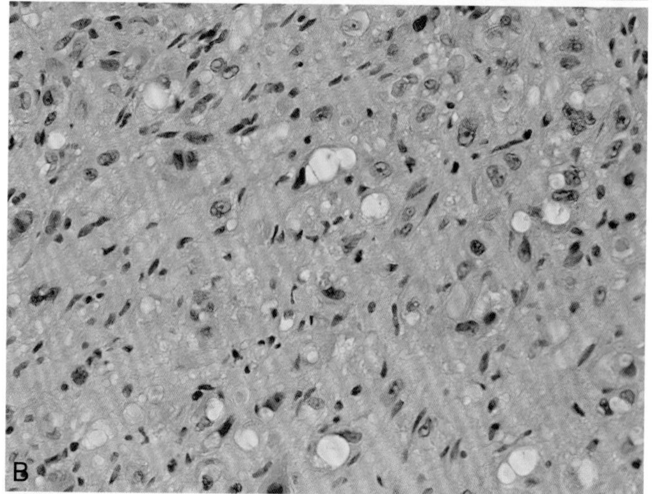

图 40.48 **A** 和 **B**，骨的上皮样血管内皮瘤的显微镜下表现。可见上皮样内皮细胞呈条索状、巢片状分布于明显的基质中。肿瘤细胞内有时可见空泡或水泡

组织学疾病，包括去分化软骨肉瘤和成纤维细胞型骨肉瘤。在一项对软组织中纤维肉瘤进行的研究中，根据现代诊断方法，大多数可重新分类为其他疾病[456]。骨的原发性硬化性上皮样纤维肉瘤已有很多文献报道[457-458]。

高级别多形性未分化肉瘤（**undifferentiated high grade pleomorphic sarcoma**）的组织学形态与其软组织对应病变相似[459-461]（图 40.51）。其最常见的受累部位包括长骨（特别是膝盖区域）和骨盆[462]。接近 30% 的这类肿瘤发生在骨梗死内[48,463-464]、异物周围[465-466]、辐射后[467]、Paget 病[66]以及软骨肉瘤等肿瘤中的“去分化”成分。大多数患者的年龄在 40 岁或以上[459]。

为了除外转移性肉瘤样癌、骨肉瘤和去分化软骨肉瘤的可能性，必须进行全面的取材，并将影像学阅片和广泛的免疫组织化学检查仔细地结合起来。

肌源性肿瘤

骨的**平滑肌瘤**（**leiomyoma**）实际上是不存在的，而骨的**平滑肌肉瘤**（**leiomyosarcoma**）则很少见。文献报道的平滑肌肉瘤病例大多数发生在颌骨和长骨，尤其是股

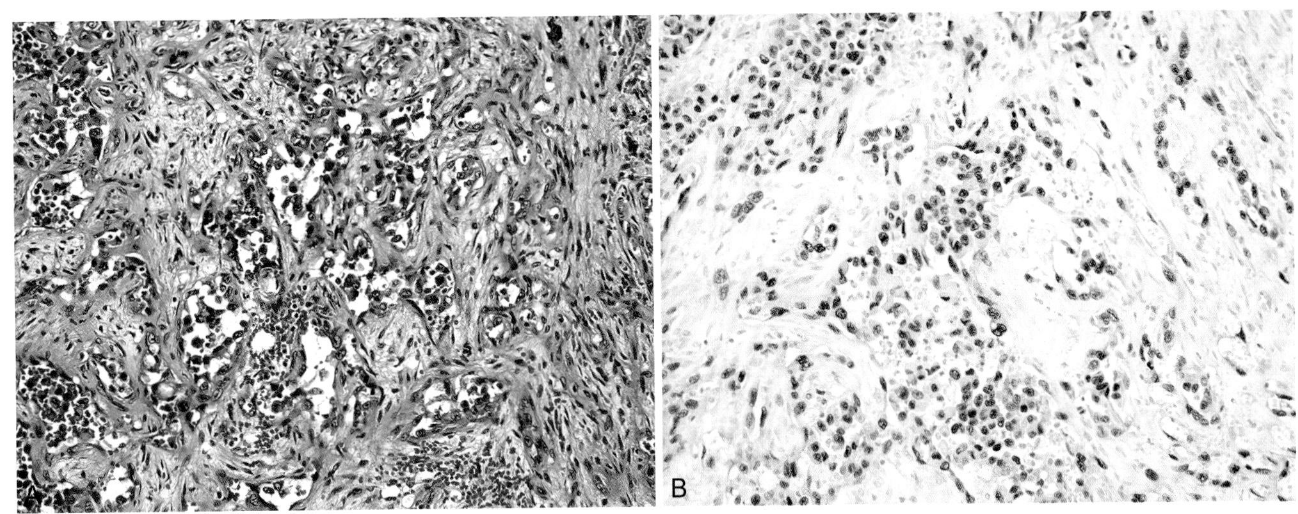

图 40.49 **骨的血管肉瘤**。**A**，可见不规则的血管管腔，衬覆的内皮细胞具有高度异型性。**B**，肿瘤细胞对 ERG 呈强阳性

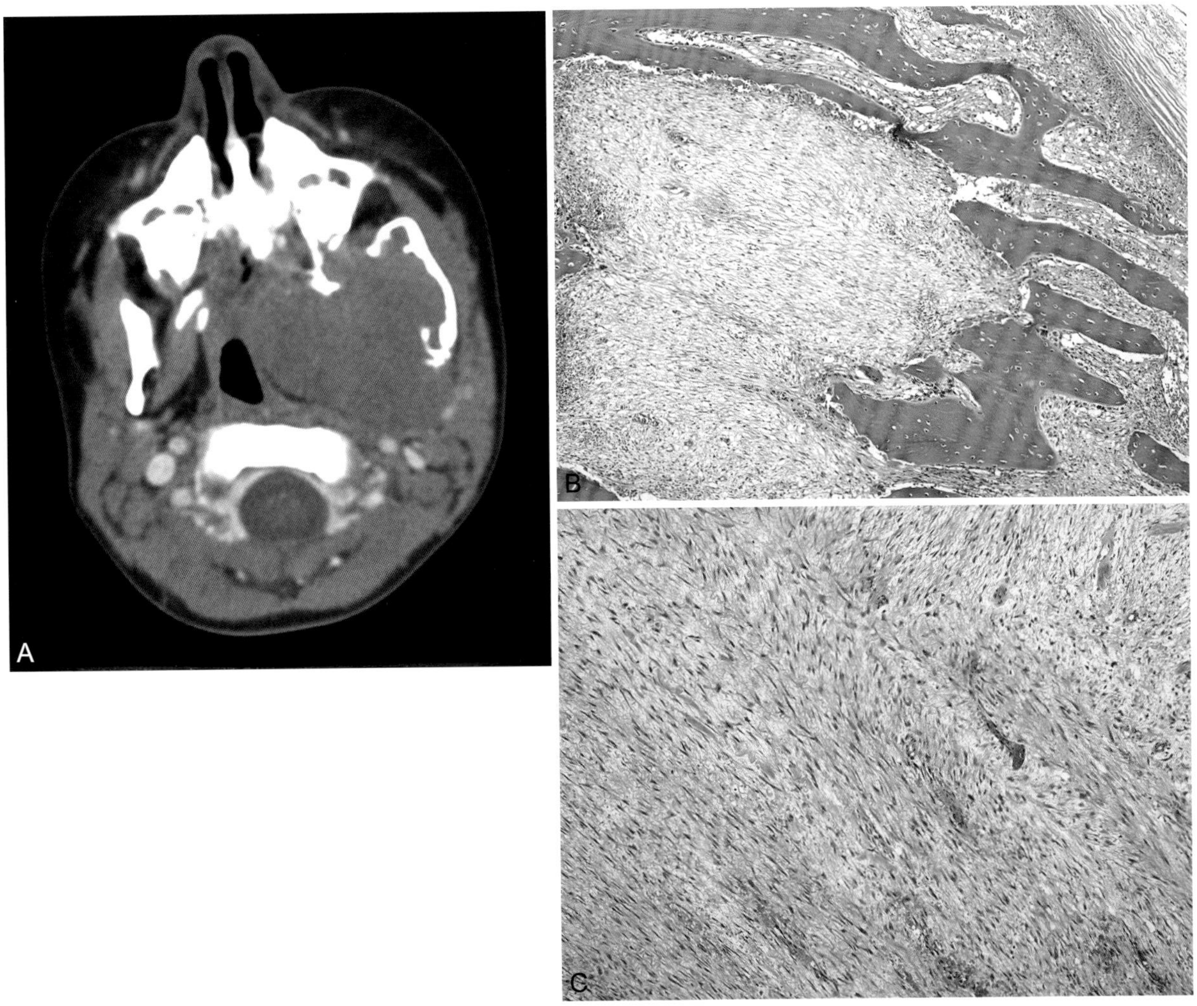

图 40.50 **促结缔组织增生性纤维瘤**。**A**，CT 显示了下颌骨的一个大的破坏性骨肿块。**B** 和 **C**，可见促结缔组织增生性纤维瘤边界不清，由排列呈束状的成纤维细胞构成，类似于软组织纤维瘤病

骨 [468-472]。其组织形态和免疫组织化学特征均与发生在软组织的对应者类似 [470]。尤其是其肿瘤细胞对 SMA、结蛋白、h 钙调素结合蛋白普遍呈阳性反应，且它们周围被Ⅳ型胶原围绕 [470,473]。此外，其肿瘤细胞也可对 CK 和

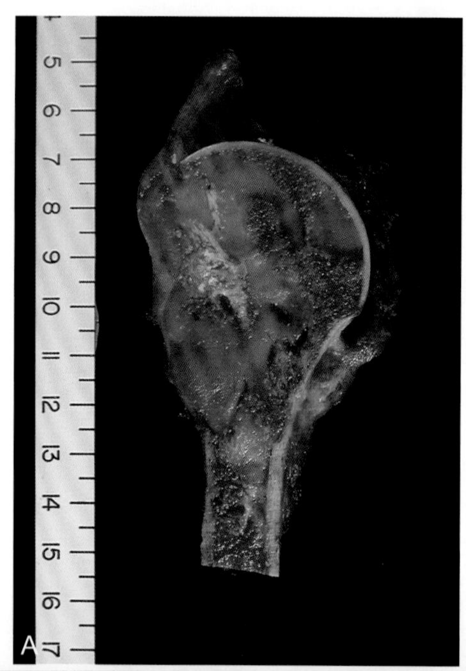
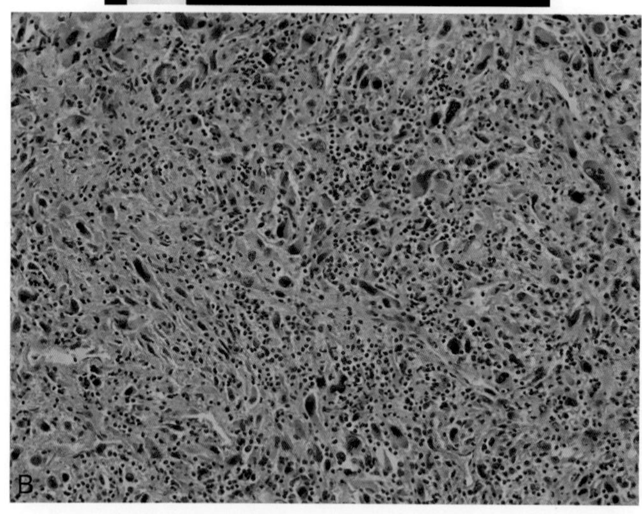

图 40.51 **A**，肱骨近端的梗死相关的多形性未分化肉瘤。可见地图状梗死区呈淡黄色，可见钙化，而肉瘤呈灰白色、鱼肉样。**B**，组织学上，可见骨的多形性未分化肉瘤与发生在软组织的相应病变类似

S-100 蛋白呈阳性反应 [474-475]。极个别的病变有上皮样特征 [476]。约半数的患者表现为转移性疾病或在诊断 1 年后发生转移 [477]。

偶尔有骨的**原发性横纹肌肉瘤**（**rhabdomyosarcoma**）的个案报道 [478-479]。其中有些有多形性横纹肌肉瘤特征，有些有胚胎型横纹肌肉瘤特征 [480-481]。

脂肪组织肿瘤

骨的**脂肪瘤**（**lipoma**）极为少见。报道的为数不多的病例大多数发生在成人的长骨，影像学上表现为轮廓清楚的伴有硬化边缘的溶骨性病变 [482-483]。有些可能出现在骨表面（“骨旁脂肪瘤”）。显微镜下，脂肪瘤由成熟的脂肪组织构成，无造血成分；可见营养不良性钙化、脂肪坏死和出血 [484-485]。

骨的**脂肪肉瘤**（**liposarcoma**）则更为罕见 [486]。骨转移性脂肪肉瘤比原发性骨脂肪肉瘤更为常见。

脊索瘤和其他脊索病变

脊索是一个种系发生结构，代表原始脊椎，在高等动物则被椎骨和骶骨所取代。在人的椎体和椎间盘内可见**脊索残迹**（**notochordal remnant**）[487]。**颅内脊索瘤**（**ecchordosis physaliphora**）是一种大体上可见的脊索残迹，偶尔可见于尸检，为非连续性凝胶状结节，附着于颅底斜坡或脑桥的前面 [488]。其他可见到异位脊索组织的部位分别是枢椎的齿状突、鼻咽部、尾骨和相邻骶前的软组织 [489]。

按照 WHO 的定义，**良性脊索细胞瘤**（**benign notochordal cell tumor**）这一术语包括巨大脊索残留和脊索样错构瘤 [76]。当位于椎体中时，这些病变很容易被过度诊断为脊索瘤，两者之间的鉴别需要结合临床、X 线片和组织形态表现等综合考虑 [490]。影像学上，良性脊索细胞瘤局限于椎体，可能表现出不同程度的硬化。这些肿瘤在 MRI 上很容易识别，但在同位素扫描上没有吸收 [491]。组织学上，这些肿瘤由成片的空泡状、脂母细胞样细胞或形态温和的、具有胞质内空泡的细胞组成。中间松质骨是完整的，没有黏液样基质或坏死 [492]。良性脊索细胞瘤虽然是良性病变，但有些学者将其定为脊索瘤的前期病变 [493-494]。

脊索瘤（**chordoma**）可见于任何年龄的患者，但更常见于 41 ~ 50 岁和 51 ~ 60 岁的患者，患者无性别差异。脊索瘤生长缓慢，确诊前大多数病例的症状持续时间在 5 年以上。约 50% 的病例发生在骶尾部，35% 在蝶枕部，其余沿着颈 - 胸 - 腰椎分布，部位不定 [495]。骶尾部脊索瘤多见于上述两个年龄段，而蝶枕部脊索瘤则多见于儿童和青春期 [496-497]。如果病变累及椎骨，则可导致脊髓压迫症状。脊索瘤常以直接扩散的方式累及腹膜后区域。脊索瘤可以长得很大，足以压迫直肠和膀胱。蝶枕部脊索瘤可表现为鼻部、鼻旁或鼻咽部肿块，可累及多个脑神经；并可导致骨破坏 [498]。

影像学上，脊索瘤是破坏性的中线病变，在 X 线平片上很难辨认，但在 CT 或 MRI 上却很明显。在骶骨和尾骨，脊索瘤形成分叶状肿块，向前延伸至直肠和膀胱 [499]。发生在颅底的病变出现在中线，破坏周围骨，并可累及脑干或视神经。

大体上，脊索瘤呈分叶状、凝胶状，质软，有灶状出血。显微镜下，脊索瘤包含呈条索状和巢片状生长的上皮样肿瘤细胞，分布在大量黏液样基质中，并被纤维性间质分隔成明显的小叶。单个肿瘤细胞具有嗜酸性胞质，而那些具有显著空泡的细胞被称为“空泡”细胞（图 40.52）。其肿瘤细胞大小不一，可有明显的核仁，但细胞异型性可能很明显。核分裂象通常很少或没有。显微镜下鉴别诊断主要包括转移癌和软骨肉瘤，但黏液乳头状室管膜瘤和脊索样脑膜瘤也需要加以鉴别 [500]。

免疫组织化学染色，脊索瘤对 S-100 蛋白、CK、

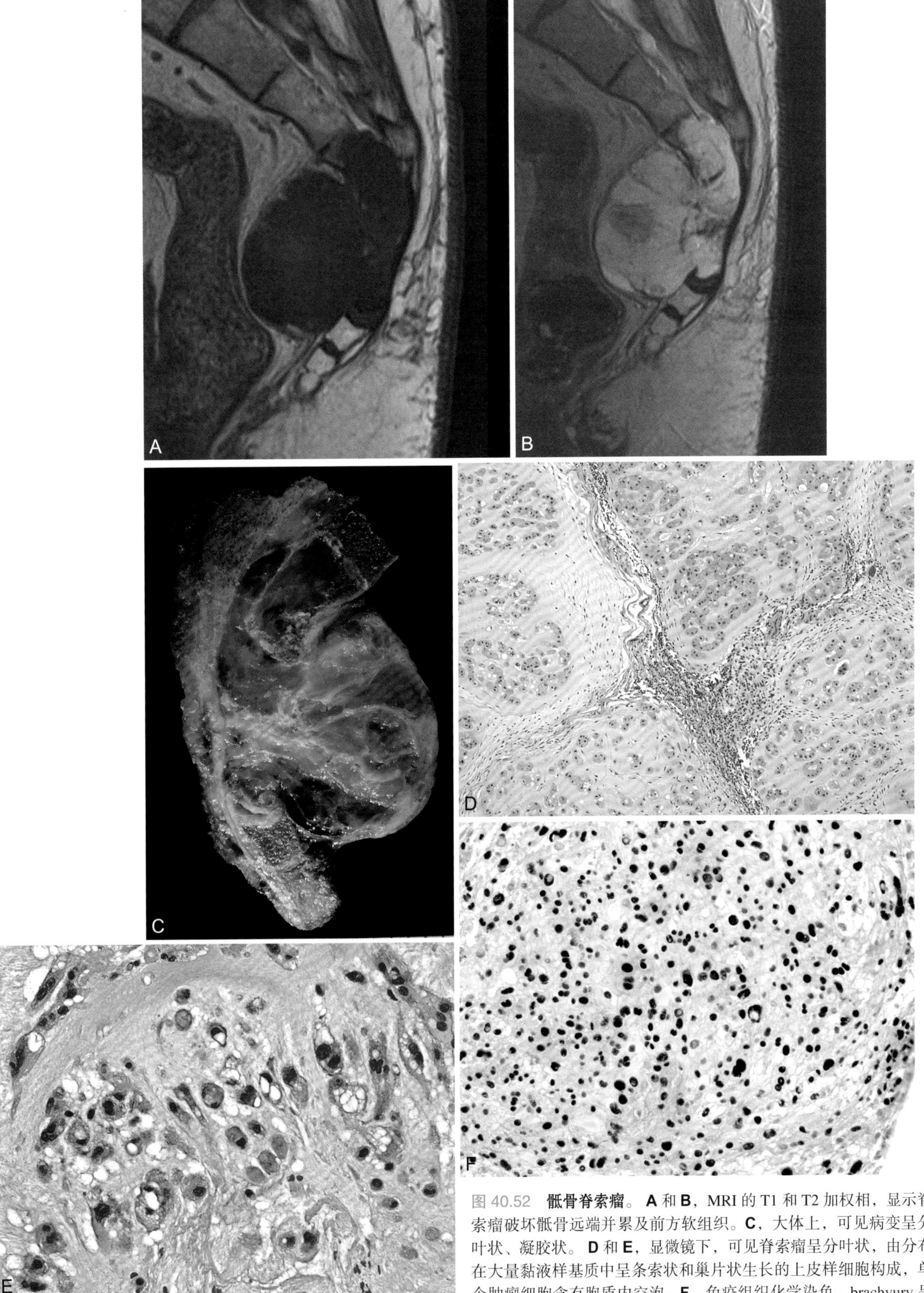

图 40.52 **骶骨脊索瘤**。**A** 和 **B**，MRI 的 T1 和 T2 加权相，显示脊索瘤破坏骶骨远端并累及前方软组织。**C**，大体上，可见病变呈分叶状、凝胶状。**D** 和 **E**，显微镜下，可见脊索瘤呈分叶状，由分布在大量黏液样基质中呈条索状和巢片状生长的上皮样细胞构成，单个肿瘤细胞含有胞质内空泡。**F**，免疫组织化学染色，brachyury 呈阳性可以确定诊断

EMA、HBME-1、SOX9 显示阳性表达[501-504]，在角蛋白（keratin, CK）系列中，脊索瘤对 CK8 和 CK19 的表达最为规律，CK5 次之；而对 CK7 和 CK20 则大多数呈阴性[505]。胶质纤维酸性蛋白质（GFAP）当使用多克隆抗体时常为阳性，但当使用单克隆抗体时却为阴性[506]。Brachyury 抗体的引入大大简化了脊索瘤的诊断工作[504,507]。该转录因子是 T 基因产物，是脊索瘤形成所必需的，因此是脊索瘤的一个高度敏感和特异的标志物。Brachyury 抗体仅在少数其他肿瘤免疫反应中呈阳性，而这些肿瘤大多数在组织学上与脊索瘤不同[508-510]。

细针吸取活检所取标本既可用于识别脊索瘤的典型特征，也可用于其组织化学和免疫组织化学检测[511]。

脊索瘤通常显示亚二倍体核型，染色体 3（尤其是 3p）、4、10 和 13 常缺失[512-514]。比较基因组杂交实验显示，其最常见的改变是 -1p、-3p、+5q、+7q、+12q 和 +20q[515]。散发性和遗传性脊索瘤发生的候选区已被定位于 1p36.13[516]。

脊索瘤的特征性自然过程是反复出现局部复发，最终可致死。复发距首次手术可达 10 年之久，甚至更长[517]。远隔转移也可发生在病程晚期，转移率大概为 30%[518]。最常见的转移部位是皮肤、皮下（组织结构酷似汗腺肿瘤）和骨，但也可发生在其他部位，如卵巢[519]。

脊索瘤的治疗可以采用手术切除、放疗或两者联合的方案[520-521]。尤其是质子疗法，已被证明是局部控制的有效方法[522]。脊索瘤术后复发率非常高，特别是当肿瘤的完整性在术中被破坏时。预后不良因素有：肿瘤体积过大、手术边缘呈阳性、肿瘤坏死和高增殖活性[523-527]。

“去分化脊索瘤（dedifferentiated chordoma）”的特征是：典型的脊索瘤中出现高级别梭形细胞病灶和（或）灶状多形性肉瘤成分，无论是在原发性肿瘤中还是在复发中均可出现[528-529]。这种现象与软骨肉瘤的“去分化”现象相似，也是预后不良的指征。与软骨肉瘤相似，去分化脊索瘤病灶可以表现“差异分化”、分化成横纹肌母细胞或其他细胞类型[530]。去分化脊索瘤高级别病灶表现出高增殖指数，与传统脊索瘤相比，对 brachyury 无免疫反应[531]。实际上，去分化是脊索瘤预后很差的一个因素[532]。

软骨样脊索瘤（chondroid chordoma）是一种组织学变异型，包含透明软骨基质，无论是局部还是广泛[533]。软骨样脊索瘤多年来一直存在争议，特别是关于肿瘤中软骨样病灶的临床意义。然而，目前还没有明确的证据表明这些肿瘤的生物学行为与传统脊索瘤不同。

长骨釉质瘤

经典型釉质瘤（classic adamantinoma）是一种极为罕见的长骨的原发性肿瘤，其特征性地出现在胫骨，但也有出现在其他长骨的报道，如股骨、尺骨和腓骨[534-535]。偶尔，其可同时累及胫骨和腓骨[536]。

影像学上，经典型釉质瘤通常出现在前干骺端或骨干皮质，并可延伸至髓腔或邻近的软组织。影像学上，经典型釉质瘤病变可呈多灶分布，边缘清晰或不清晰。可能存在前弓缺陷[537]。

大体上，经典型釉质瘤为呈鱼肉样或含有砂粒感区域的均一纤维性骨病变。其界限不清，可延伸至周围软组织。显微镜下，经典型釉质瘤主要由一种上皮成分构成，这种上皮成分可以呈基底样、管状、鳞状或梭形细胞样。最常见的是：由基底样细胞构成实性细胞巢，周边的肿瘤细胞呈栅栏状排列，中心的肿瘤细胞则呈星芒状排列。其管状结构生长方式与血管源性肿瘤的组织形态相似[538]（图 40.53）。其肿瘤细胞表达的 CK 主要为 CK14、CK19，而很少表达 CK5、CK17、CK7 和 CK13。与其他具有上皮表型的骨和软组织肿瘤（如滑膜肉瘤、脊索瘤和上皮样肉瘤）不同，釉质瘤细胞不表达 CK8 和 CK18[539]。釉质瘤常表现染色体异常，主要是 7、8、12、19 和 21 号染色体的获得[540]。

骨的釉质瘤是一种低度恶性肿瘤，常局部复发，偶尔有淋巴结转移和远隔转移，特别是转移至肺。其治疗须视患者的具体情况选择局部切除或截肢术[534]。已有 1 例罕见病例报道，其肿瘤发生了完全肉瘤样分化[541]。

分化型（骨性纤维结构发育不良样）釉质瘤［differentiated (osteofibrous dysplasia-like) adamantinoma］是釉质瘤的一种变异型，发生在比经典型釉质瘤患者年轻的年龄组，常累及胫骨和腓骨，仍局限于皮质，主要由骨纤维结构发育不良样纤维骨成分构成[537,542]。该变异型的肿瘤上皮巢稀疏，难以识别，只能通过 CK 免疫染色来识别。其生物学行为更接近于骨性纤维结构发育不良（见下文），Dorfman 和 Czerniak 提出，这种变异型的组织学特征可能反映了经典型釉质瘤的愈合或退化[543]。经典型和分化型釉质瘤以及骨性纤维结构发育不良的组织学特征和 CK 表达方式表明，这些病变的确是有相关性的[544-545]。

周围神经性肿瘤

神经鞘瘤（schwannoma）很少以骨内肿块的形式出现[546]。尽管下颌骨好发，但也可发生于肢带骨。骶骨神经鞘瘤可以长得很大，表现为直肠后肿物，在 X 线平片上酷似恶性肿瘤（尤其是脊索瘤），由此会给外科手术带来很大的技术困难[547]。尽管大多数骨的神经鞘瘤具有传统的组织学特征，少数文献报道的骨内神经鞘瘤病例是黑色素型或细胞型病变[548]。

神经纤维瘤病（neurofibromatosis）可并发多种类型的骨骼异常，包括脊柱侧凸、弓形背、假性关节炎和其他发育异常，并可能合并恶性骨肿瘤[549-550]；然而，骨内神经纤维瘤极为罕见。

恶性外周神经鞘肿瘤（malignant peripheral nerve sheath tumor）极少见于骨，无论患者是否患有神经纤维瘤病；有几例累及颌骨病例报道[551-552]。

骨的**黄色瘤（xanthoma）**多见于 20 岁以上的患者，男女患者比例为 2∶1。骨的黄色瘤几乎都是单发，最常好发于扁骨（骨盆、肋骨、颅骨）。影像学上，其表现为界限清楚的膨胀性溶骨性破坏，常有边缘硬化。显微镜下，其病变由泡沫细胞、多核巨细胞、胆固醇裂隙和纤

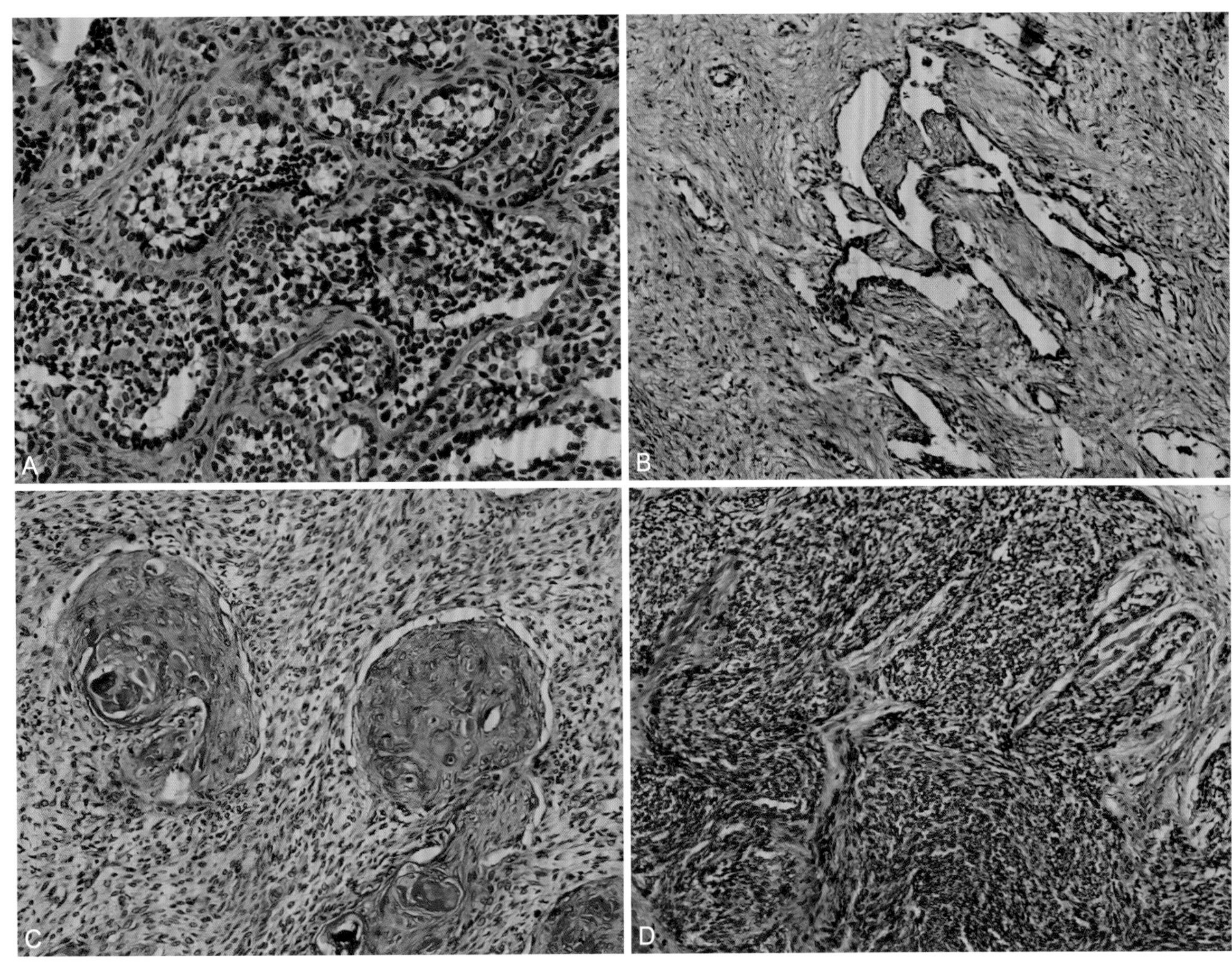

图 40.53 **釉质瘤的显微镜下表现**。**A**，基底细胞样；**B**，管状；**C**，鳞状细胞样；**D**，梭形细胞样

维化成分混合而成。其鉴别诊断包括 Rosai-Dorfman 病和其他骨病变的继发性黄色瘤样病变，诸如朗格汉斯细胞组织细胞增生症或纤维结构发育不良[553]。

纤维软骨间叶瘤（**fibrocartilaginous mesenchymoma**）是一种少见的良性病变，主要发生在长骨干骺端。显微镜下，其病变特征为梭形细胞、骨小梁和软骨岛构成的混合结构。一些软骨在结构上很像骺板[554-555]。纤维软骨间叶瘤可类似于促结缔组织增生性纤维瘤和低级别中央型骨肉瘤。病变可复发，但无转移报道[556]。

磷酸盐尿性间叶肿瘤（**phosphaturic mesenchymal tumor**）是一种少见的、由于磷酸盐丢失而导致的副肿瘤综合征，它是软骨病的病因。该肿瘤可原发于骨，但在软组织中更为常见[22]。我们将在下一章详细讨论该肿瘤。

其他类型的间叶性肿瘤可异常表现为原发性骨病变，包括透明细胞肉瘤[557]、腺泡状软组织肉瘤[558]、促结缔组织增生性小圆细胞肿瘤[559]和血管周上皮样细胞肿瘤（PEComa）[560]。

转移性肿瘤

在所有诊断的骨恶性肿瘤中，**转移性肿瘤**（**metastatic tumor**）最为常见。因为转移性肿瘤大多数是多灶性病变，且其他部位的原发性肿瘤是已知的，故诊断并不困难。但是，来自隐匿性原发性肿瘤的单个骨转移灶却很容易与原发性骨肿瘤混淆。80% 以上的骨转移性肿瘤来自乳腺、肺、前列腺、甲状腺或肾。软组织肉瘤很少发生骨转移[561]，只有儿童的软组织胚胎性横纹肌肉瘤是个明显的例外[562]。

大约 70% 的骨转移瘤发生在中轴骨（颅骨、肋骨、脊柱、骶骨），其余累及肢带骨（长骨）或两者同时受累。在任何骨，转移性肿瘤都首先累及红骨髓[563]。在长骨，以干骺端最为常见。

骨转移灶大多是溶骨性病变，但也可以是成骨性或混合性病变。倾向于导致纯成骨性改变的肿瘤有前列腺癌、类癌和其他神经内分泌肿瘤以及乳腺癌[564-565]（图 40.54）。其机制据说涉及诱导成骨细胞增殖的系统性和局部性因素，包括 TGF-β、成纤维细胞生长因子和骨形成蛋白[566]。同样，骨吸收的机制被认为与 PTH、维生素 D_3、白细胞介素和其他激活 RANK-RANKL 通路的因子对破骨细胞形成的刺激有关。

无论单骨受累还是多骨受累，其影像学特征都有助

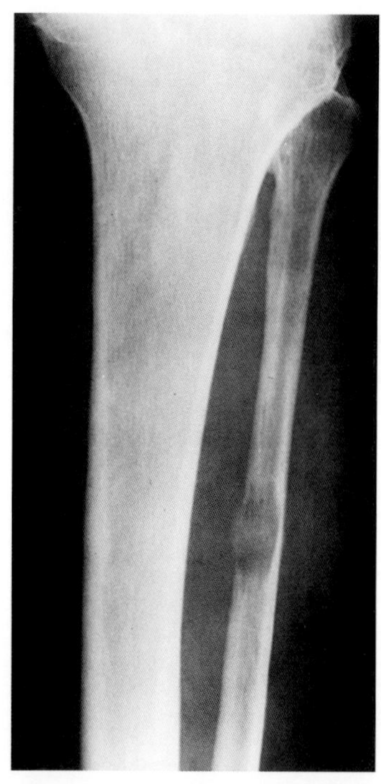

图 40.54　肺癌腓骨转移，可见腓骨中段的界限不清的溶骨性破坏

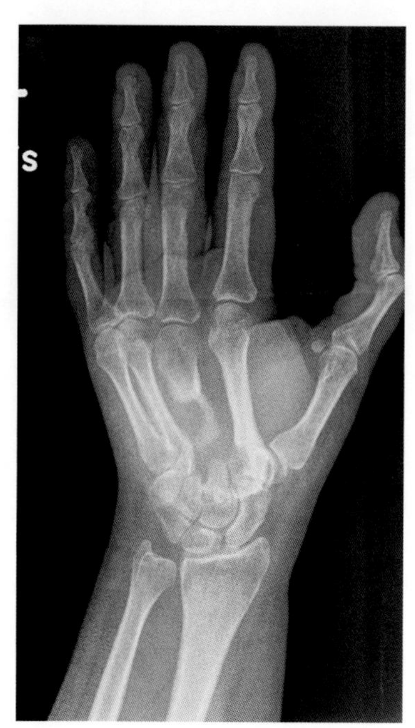

图 40.55　1 例肺癌掌骨转移的影像学表现

于判断原发性肿瘤的发生部位。甲状腺癌常转移至肩带骨、颅骨、肋骨和胸骨；肾癌常转移至颅骨、胸骨、骨盆扁骨、肱骨和肩胛骨[567]。膝、肘以外周边部位的骨转移虽少见，但也确实发生，最远者发生在末节指骨，其原发性病变为肺癌[568]（图 40.55）。

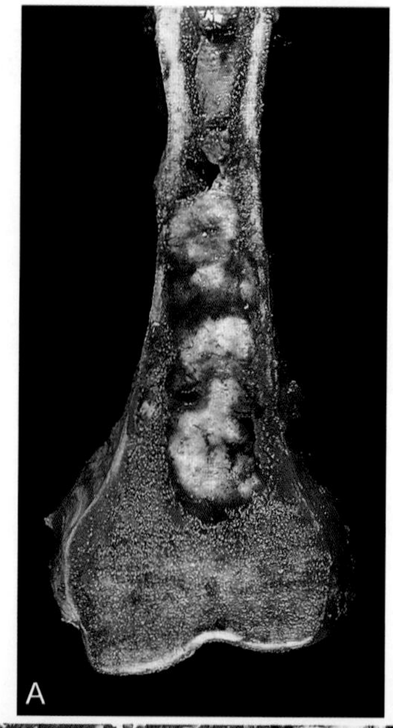

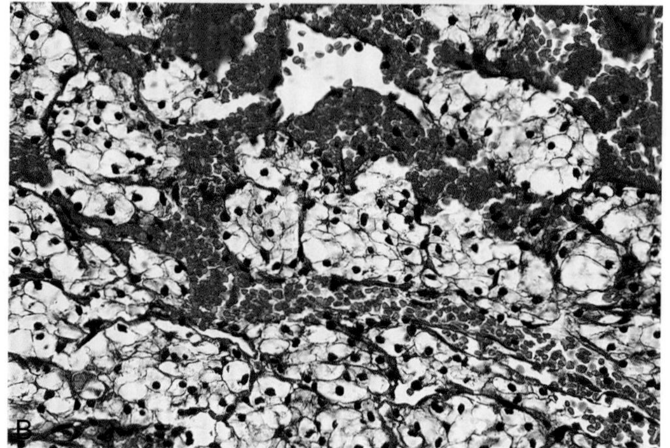

图 40.56　**A**，肾细胞癌股骨转移累及骨髓的大体形态。**B**，显微镜下，可见肿瘤细胞胞质透明和广泛出血，这些是其组织学特征

转移灶很少伴发骨膜骨质增生。但后者在一些硬化性病灶中却时常发生，如在前列腺癌骨转移灶。转移癌导致的病理性骨折也可引发大量新鲜成骨，很容易被误诊为骨肉瘤[140]。转移性恶性肿瘤（如癌和黑色素瘤）可以出现成群的破骨细胞，酷似巨细胞瘤[569]。任何骨的转移性肿瘤只要破坏的范围足够大，就可以引发高钙血症和血清酸性磷酸酶浓度增高。

转移性骨肿瘤的诊断，特别是当原发部位未知时，包括使用细胞角蛋白抗体组（特别是 CK7 和 CK20）以及对特定器官更为特异的抗体，如 TTF-1、PSA、PAX8、GATA3、CDX2 和其他（图 40.56）。

骨的转移癌的治疗目的主要是缓解疼痛和骨折固定，治疗方法包括手术、放疗和使用减少破骨细胞吸收的药物（如双膦酸盐）。

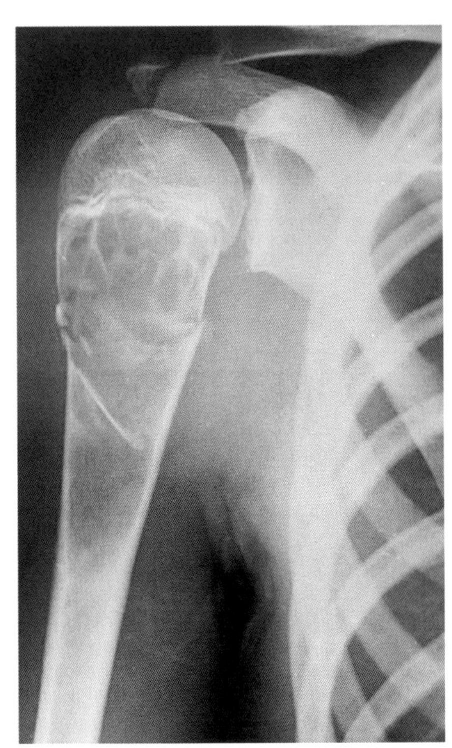

图 40.57 一名 13 岁男孩的肱骨上端典型的孤立性骨囊肿，可见病变紧邻骺板

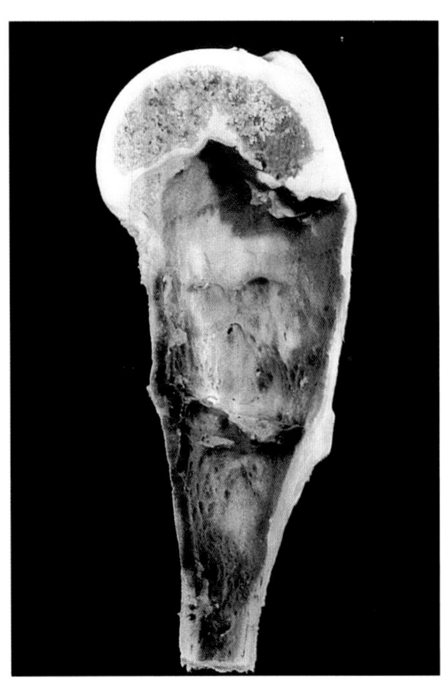

图 40.58 孤立性骨囊肿的大体形态。可见股骨上端干骺端部有一个巨大病变

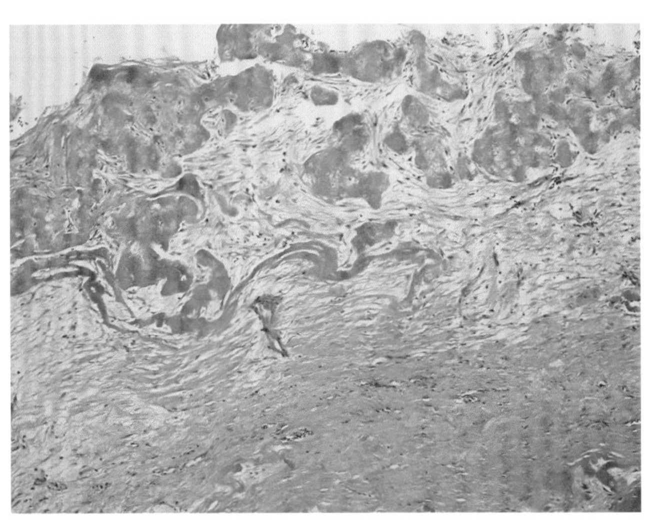

图 40.59 显微镜下，孤立性骨囊肿含有一个纤维性囊壁，囊壁上附着有纤维蛋白样物质，后者可与囊壁结合

肿瘤样病变

孤立性骨囊肿

孤立性（单房）骨囊肿［**solitary (unicameral) bone cyst**］好发于长骨，尤其是肱骨和股骨上段（图 40.57）。它们也可见于短骨，尤其是跟骨[570]。男性患者多见，患者年龄几乎都在 20 岁以下。

孤立性骨囊肿病变位于干骺端，靠近骺板，但随着骺板生长，骺板逐渐远离病变部位，导致囊肿“移位”。骨皮质会变薄，但一般不会出现骨膜骨质增生，除非在骨折的位置。受累骨常有骨折，骨折常发生在囊肿区的近心侧，而皮质骨的一部分通常会落到囊性区的底部，这种特征被称为“坠落碎片征”[571]。

孤立性骨囊肿的内容物为清亮或黄色液体，内衬一层光滑的纤维膜，可呈棕色（图 40.58）。如果曾有骨折发生，则囊肿内液体可为血性的。显微镜下，囊肿衬覆一层薄薄的纤维膜，常看见到血管丰富的结缔组织、含铁血黄素（常被吞噬细胞吞噬）和胆固醇裂隙。囊壁内可见纤维蛋白沉积和钙化，类似于骨水泥样材料[572-574]（图 40.59）。病理性骨折的病变区表现通常与动脉瘤样骨囊肿相似。

孤立性骨囊肿可通过多种药物注射、减压技术或刮除术予以治疗[575]。

动脉瘤样骨囊肿

动脉瘤样骨囊肿（**aneurysmal bone cyst**）的好发年龄为 10～20 岁[576]，女性患者稍多见。其主要发生在椎骨和扁骨，但也可发生在长骨骨干[577]。椎体动脉瘤样骨囊肿病变通常累及多个脊柱水平的后部附件。个别情况下，具有骨的动脉瘤样骨囊肿特征的病变也可见于软组织[578-579]。

影像学上，动脉瘤样骨囊肿位于（长骨）干骺端，表现为溶骨性骨质破坏，皮质变薄，仅覆盖一层薄薄的反应性骨膜骨。增强 CT 和 MRI 可显示动脉瘤样骨囊肿的多房性；其特征性的液 - 液平在 MRI 上最易评估[580]（图 40.60）。个别病例的病变可位于骨膜下。

大体上，动脉瘤样骨囊肿为外覆一薄层反应性骨壳的海绵状出血性肿块，可向软组织膨出；其常常主要

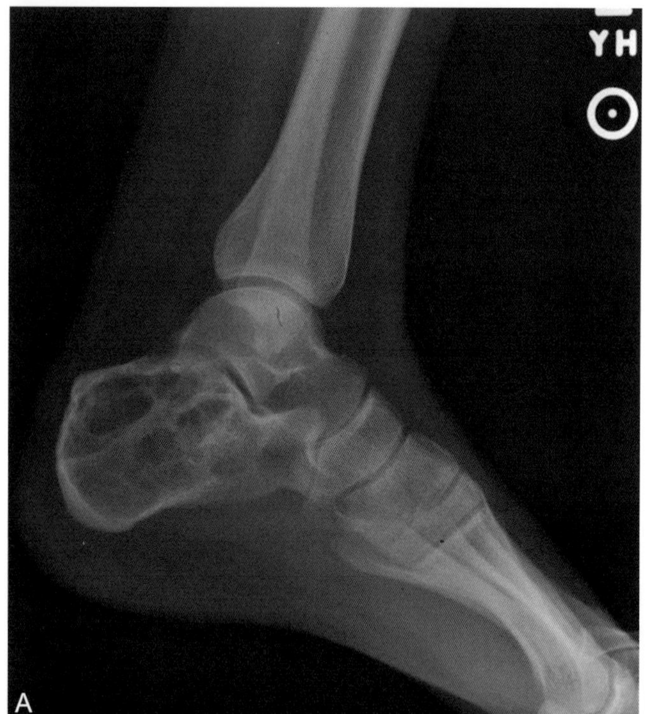

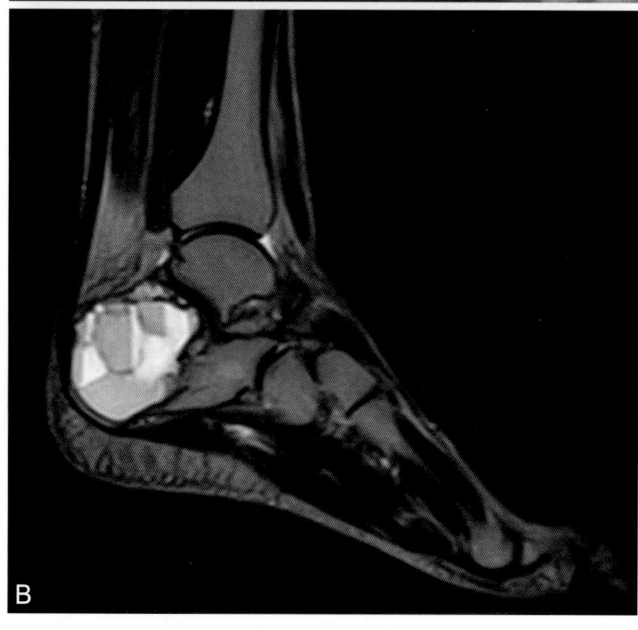

图 40.60　**动脉瘤样骨囊肿的影像学特征**。**A**，X 线平片；**B**，MRI，可见特征性的液 - 液平

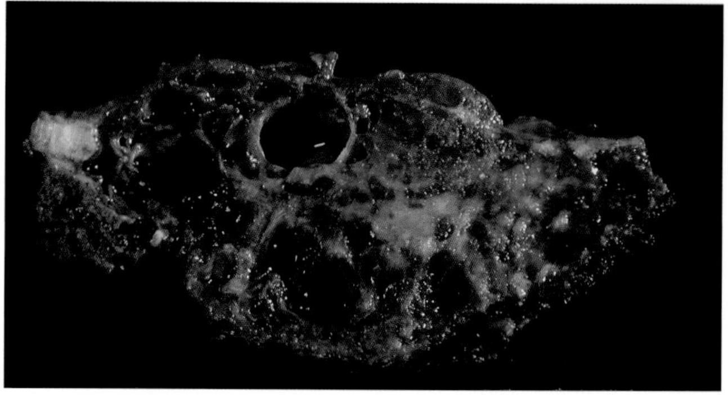

图 40.61　动脉瘤样骨囊肿的大体形态，可见含有多个充满血液的囊性结构

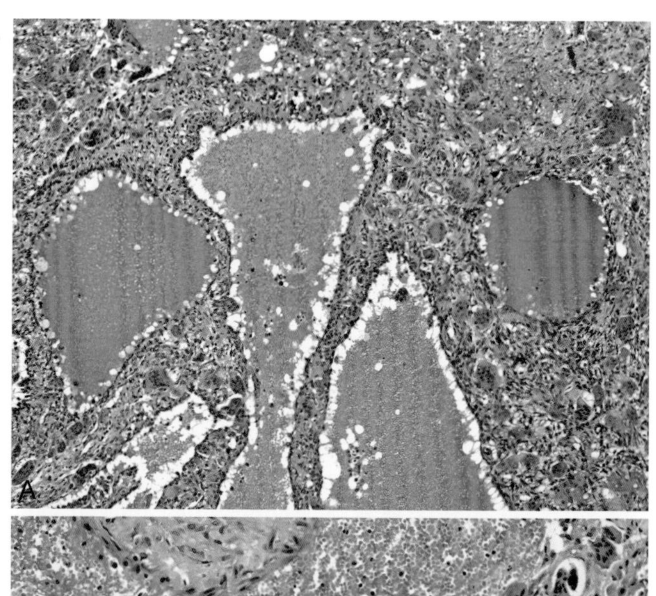

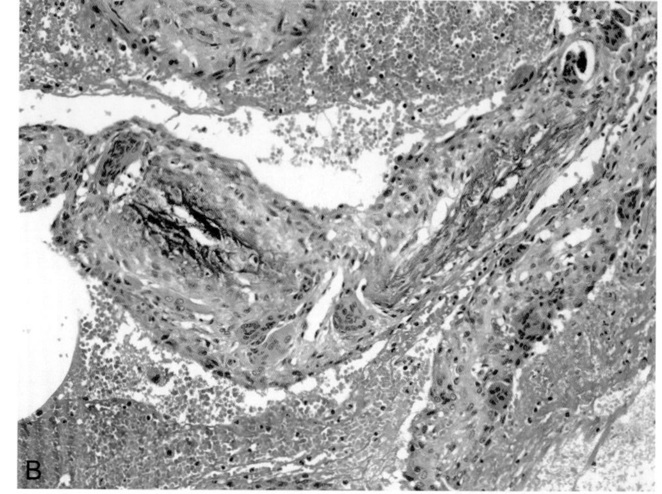

图 40.62　**动脉瘤样骨囊肿的显微镜下特征**。**A**，可见多个血湖，周围围绕着大量的巨细胞和增生的成纤维细胞。**B**，囊壁常看见无定形钙化物，这个发现有助于诊断

包含血液，仅有少量组织（图 40.61）。显微镜下，动脉瘤样骨囊肿可见一些充满血液的大腔隙，由含有纤维血管组织、炎性细胞和巨细胞的细胞性间隔分隔开（图 40.62）。这些间隔并没有真正的内皮衬覆，但光镜、电镜和免疫组织化学研究已证实，这些间隔是由成纤维细胞、肌成纤维细胞和组织细胞混合组成[581]。破骨细胞样巨细胞可能很明显，并经常沿着血性腔隙排列。这些间隔也含有灶状骨样基质和骨，其另一个极具诊断价值的形态特征是含有退行性钙化的纤维黏液样组织沉积[582]。

动脉瘤样骨囊肿的鉴别诊断主要有孤立性骨囊肿、巨细胞瘤、血管瘤和血管扩张型骨肉瘤，尤其是如果病变发生在颌骨，则还须与中心型巨细胞肉芽肿鉴别。

动脉瘤样骨囊肿一度曾被认为是反应性病变，但目前的证据表明，原发性动脉瘤样骨囊肿可能是肿瘤性的[583]。大约 70% 的原发性动脉瘤样骨囊肿具有 *USP6* 基因重排，该基因位于 17 号染色体上。最常见的易位是

t(16;17)(q22;p13)，使 *USP6* 和 *CDH11* 融合[584]。其他伴侣基因包括 *TRAP-150*（在 1 号染色体上）、*OMD*（在 9 号染色体上）、*ANF9*（在 3 号染色体上）和 *COL1A1*（在 17 号染色体上）[585]。继发性动脉瘤性骨囊肿可能与多种良性和恶性原发性骨肿瘤有关，包括成软骨细胞瘤、巨细胞瘤、成骨细胞瘤和骨肉瘤；但是这些继发性动脉瘤样骨囊肿缺乏 *USP6* 基因重排。有人认为，胰岛素样生长因子 -1（总存在于该病变中）在其发病机制中可能起作用[586]。

如果手术不彻底，那些仅接受单纯刮除术的患者中有 1/4 会复发[576,586]。

已有一些文献报道了动脉瘤样骨囊肿恶性转化为骨肉瘤的病例，其证据合理、可信；这种罕见的现象应与毛细血管扩张性骨肉瘤和伴有动脉瘤样骨囊肿样区域的骨肉瘤区别开来[587-588]。

具有动脉瘤样骨囊肿特征的病变中有时会见到由纤维组织、新鲜成骨、破骨细胞混合而成的实性病灶；但那些具有上述混合性结构的实性病变却未必会伴有典型的动脉瘤样骨囊肿样病变。由于病变部位不同，组织形态各异和病理医师的偏爱，这些病变曾被称为巨细胞反应、（颌外）巨细胞修复性肉芽肿、小骨巨细胞病变和实体型动脉瘤样骨囊肿等[589-595]。动脉瘤样骨囊肿病变可位于手足小骨、椎骨、骶骨和长骨（少见）。在长骨，动脉瘤样骨囊肿常位于干骺端。

其他囊肿

偶尔，形态上与常见于关节周围软组织的**腱鞘囊肿**（**ganglion cyst**）无法区别的囊性肿物可见于骨内，总是紧邻关节腔[596-597]（图 40.63）。腱鞘囊肿常为多房囊肿，有胶冻样内容物，被覆一薄层纤维组织囊壁，周围被硬化骨包绕。踝关节诸骨受累，尤其是胫骨受累，最为常见[598]。骨内腱鞘囊肿须与退行性关节病相关的关节周围囊肿鉴别。

耻骨下软骨囊肿（**subpubic cartilaginous cyst**）是指一种纤维软骨性肿物，伴有广泛的退行性囊性变，大多数发生在耻骨联合附近[599]。

非骨化性纤维瘤（纤维皮质缺损）

非骨化性纤维瘤（**non-ossifying fibroma**）是发生在青春期的特殊骨病变，好发于长管状骨，尤其是胫骨的上下两端和股骨下端[600]。影像学上，非骨化性纤维瘤病变表现为偏心性、边缘整齐的溶骨性病变，位于干骺端骨皮质（图 40.64）。完全位于皮质内的较小病变被称为**纤维皮质缺损**（**fibrous cortical defect**），如果病变过于膨大且累及髓内成分，则被称为非骨化性纤维瘤。目前还不清楚这些病变是真性肿瘤还是发育畸形。

大体上，非骨化性纤维瘤病变呈颗粒状，棕色或深红色，也可有淡黄色区。显微镜下，非骨化性纤维瘤病变由细胞丰富的纤维组织构成，呈席纹状排列（图 40.65）。其间常有散在分布的破骨细胞、泡沫状细胞和含铁血黄素吞噬细胞。因其显微镜下表现酷似良性纤维组织细胞瘤，故有作者以此命名之，尤其是对发生在成人的非长骨干骺端部的病变[601]。

临床上，非骨化性纤维瘤除了疼痛之外，很少有症状，常常是 X 线检查时的偶然发现。因其皮质变薄，故可发生骨折[602]，此时有必要进行外科手术治疗。大多数非骨化性纤维瘤可以自然痊愈而不需要进行手术治疗。

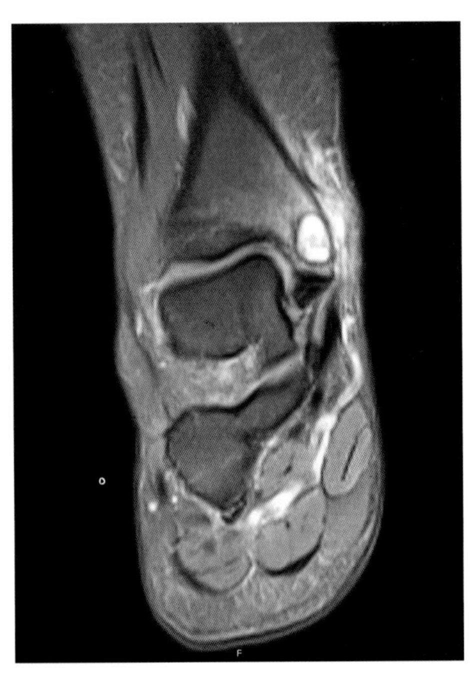

图 40.63 MRI 显示的踝部内侧髁的一个界限清楚的骨内腱鞘囊肿

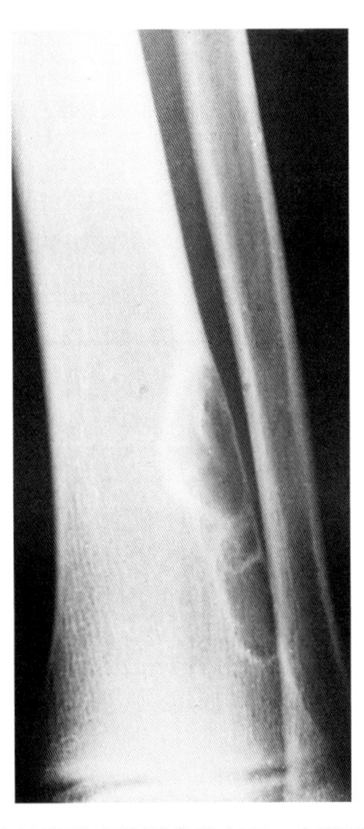

图 40.64 非骨化性纤维瘤的影像学表现。在胫骨远端皮质的干骺端可见溶骨性病变，周围有明显的反应性骨

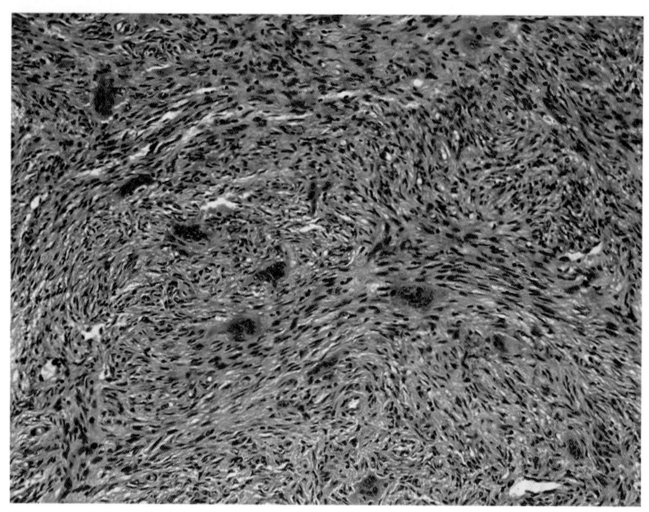

图 40.65 显微镜下，可见非骨化性纤维瘤由温和的梭形细胞构成，它们常排列成模糊的席纹状结构，其间散在分布着巨细胞

纤维结构发育不良和骨性纤维结构发育不良

纤维结构发育不良（**fibrous dysplasia**）可分为单骨型和多骨型两种类型。单骨型纤维结构发育不良常见于年长儿童和年轻成人；好发部位为肋骨、股骨、胫骨和颅面骨。多骨型纤维结构发育不良较少见，可单侧发生，也可广泛累及骨。有广泛骨受累的患者还可能伴有内分泌功能紊乱、女性个体青春期早熟和皮肤色素灶状沉着过度（McCune-Albright 综合征）。单骨型和多骨型纤维结构发育不良以及 McCune-Albright 综合征均为散发，且均由 *GNAS1* 基因（位于 20q13，编码异源三聚体 G 蛋白的 α 亚单位）体细胞突变所致[603-605]。它们的临床表现与基因突变发生的时间有关，如果突变发生在胚胎期，则更倾向于表现为 McCune-Albright 综合征；而如果突变发生在出生后，则更倾向于导致单骨型纤维结构发育不良。纤维结构发育不良骨病变是克隆性的，符合其肿瘤性病程[606]。

影像学上，纤维结构发育不良位于髓腔内，可能导致骨的膨胀性重塑。其病变通常界限清楚，周围可能有反应性骨。在 X 线平片和 CT 上，病变的外观取决于病变内骨和纤维组织的相对比例，但常被描述为具有“磨玻璃样阴影”（图 40.66）。纤维软骨发育不良可见点状钙化区域（见下文）。颅面骨的病变可能出现明显的致密骨增生。偶尔，纤维结构发育不良可明显突出骨的正常轮廓线（“隆突性纤维结构发育不良”）[607]。

大体上，纤维结构发育不良病变呈灰白色，切开时有沙砾感（图 40.67）。其骨皮质大多数变薄、膨胀。显微镜下，纤维结构发育不良可见形状不规则的骨小梁组成的编织骨沉积在细胞疏密不等的纤维组织中。骨小梁可呈“C”形、“S”形或圆形（图 40.68）。当用偏振光观察这些骨小梁时，可见这些小梁是有编织的，但周围缺少一圈成骨细胞围绕，这可作为骨不成熟的标志。患者的陈旧性病变可能会变成囊性或组织细胞浸润。间质出

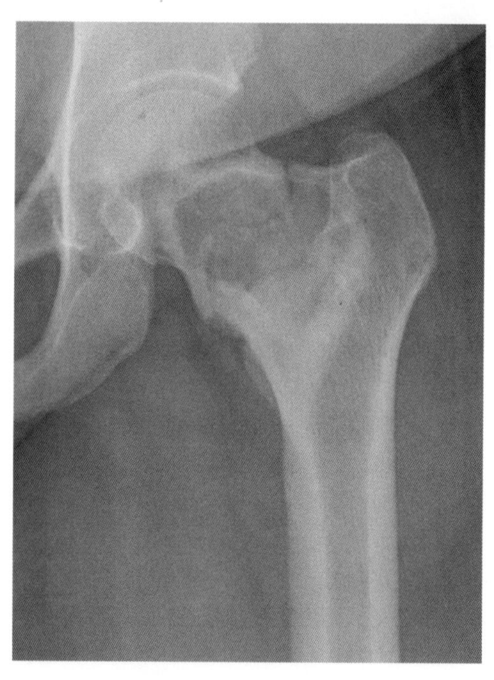

图 40.66 **纤维结构发育不良**。可见病变位于股骨颈，呈界限清楚的溶骨性破坏，周围有反应性骨。可见病理性骨折穿过此病变

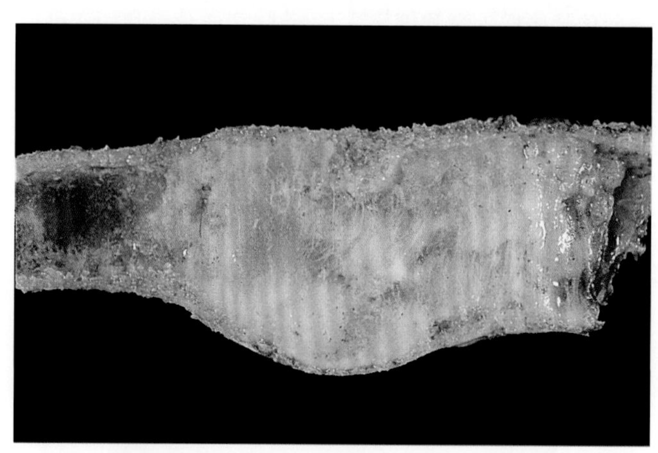

图 40.67 肋骨纤维结构发育不良的大体表现。可见呈纺锤形膨大的肿块，色泽灰白

血可引起巨细胞反应。

偶尔，纤维结构发育不良病变中可见类似于牙骨质化纤维瘤的钙化球[608-609]。其他病例则表现为局灶性细胞丰富，可能会被误诊为肉瘤。纤维结构发育不良病变中也可见到灶状透明软骨和囊性变区域[610]。前者在多骨型病变中尤为常见，并可能成为显微镜下组织形态中的优势病变，甚至因此而被误诊为软骨性肿瘤。

有些肋骨纤维结构发育不良样病变可表现出周边性的渐进性骨成熟分化，这种现象表明，这些病变是继发于创伤的（“创伤后结构不良或病变”）[611-612]。有些病变是双侧性的，而且非常对称[613]。有一个概念上与之相关的病变，即所谓的**脂质硬化性黏液样纤维瘤**（**liposclerosing myxofibrous tumor**），有些学者将其假定为一种继发于创伤所致的纤维结构发育不良的表现形式[614-615]。然而，另

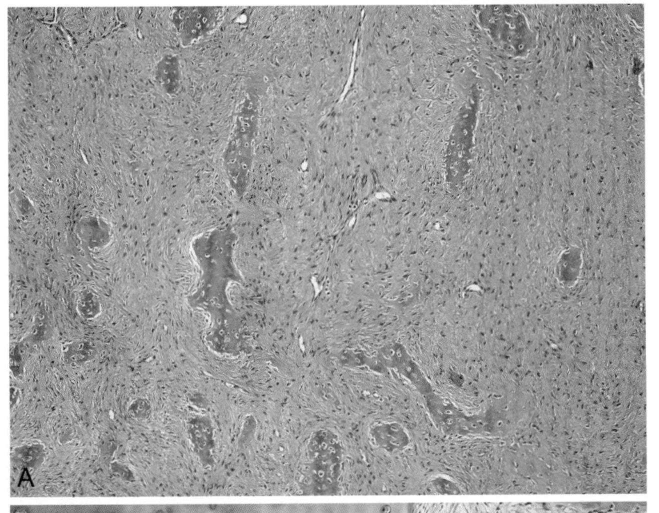

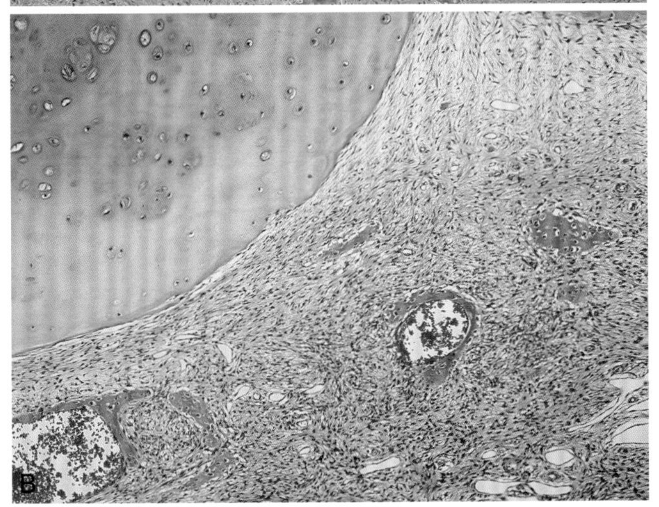

图 40.68 **纤维结构发育不良的组织学表现。A**，可见形状不规则的编织骨，周围围绕着纤维性间质。骨小梁表面缺乏成骨细胞。**B**，可见明显的软骨结节

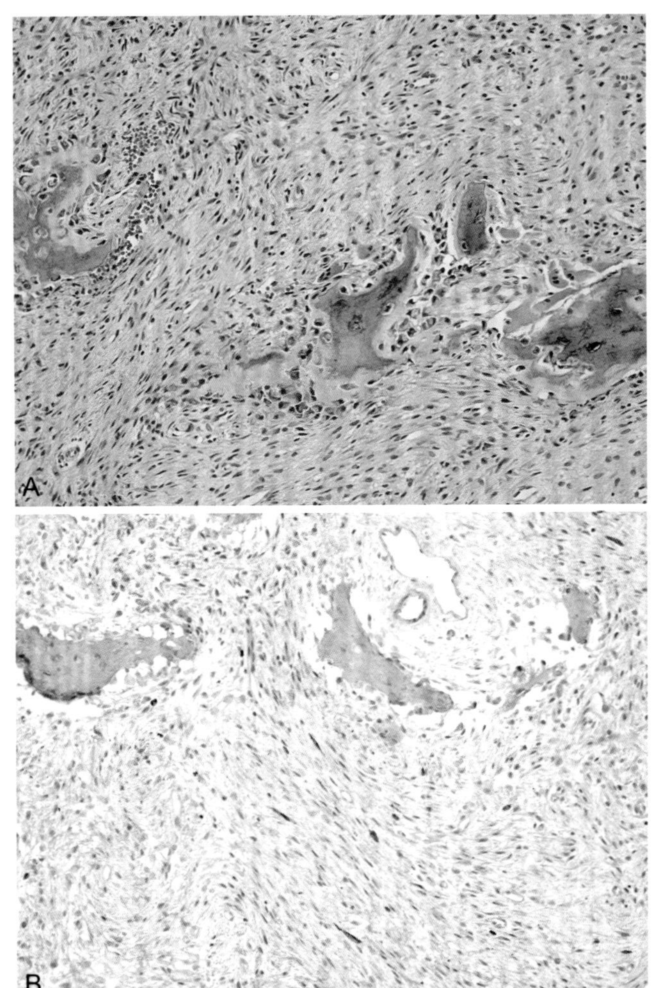

图 40.69 **骨性纤维结构发育不良。A**，成骨细胞圈是骨性纤维结构发育不良的显著特征。**B**，可见个别 CK 阳性的梭形基质细胞，而上皮细胞巢 CK 呈阴性

一些作者已仔细回顾了这种情况下患者病变的组织学特征，并得出了这些病例大多数都是纤维结构发育不良的结论；其他病例则已显示病变具有激活性 Gs α 突变，再次表明这些病变就是纤维结构发育不良 [616-617]。

纤维结构发育不良可伴发同一肢体的肌肉内黏液瘤（Mazabraud 综合征）[618]。此外，无论是单骨型还是多骨型纤维结构发育不良，都可能合并骨的原发性肉瘤，尤其是骨肉瘤 [619]，但也有软骨肉瘤和多形性未分化肉瘤 [620-621]。

发生在肋骨的纤维结构发育不良可以进行切除治疗。但如果纤维结构发育不良发生在长骨，如胫骨，则进行刮除术更为恰当。纤维结构发育不良在上颌骨时因病变可造成畸形，故必须也只能做病变的部分切除。

骨性纤维结构发育不良（osteofibrous dysplasia）［骨化性纤维瘤（ossifying fibroma），Campanacci 病（Campanacci lesion）］是一种良性的纤维性骨病变，与釉质瘤的关系比与纤维结构发育不良的关系更为密切。显微镜下，与纤维结构发育不良不同，骨性纤维结构发育不良的病变位于皮质，骨小梁周围有一圈明显的成骨细胞围绕，以及存在角蛋白免疫反应阳性的基质细胞 [622-623]（图 40.69）。骨性纤维结构发育不良几乎无一例外地累及胫骨和腓骨，病变通常位于前皮质 [622,624]。

研究证实，骨性纤维结构发育不良病变具有克隆性染色体异常，证明其肿瘤性质 [625-626]。免疫组织化学上，骨性纤维结构发育不良对 CK、NF、S-100 蛋白和 Leu7 普遍呈阳性 [627-629]。与纤维结构发育不良不同，骨性纤维结构发育不良没有 *GNAS1* 基因突变，这表明，尽管它们之间在病变形态和免疫表型上有某些相似之处，但在发病机制上并无任何联系 [630]。

朗格汉斯细胞组织细胞增生症

朗格汉斯细胞组织细胞增生症（Langerhans cell histiocytosis）是一种组织细胞 / 树突状细胞增生，其特征是树突状细胞和其他炎性细胞的积聚，包括嗜酸性粒细胞、巨细胞、中性粒细胞、泡沫状组织细胞，并且通常伴有纤维化区域（图 40.70）。朗格汉斯细胞具有独特的形态学表现；其胞核常呈分叶状或有凹痕，有时可见一纵向核沟；其胞质大多数呈明显的嗜酸性。电镜下，可见一种稳定的特异性胞质颗粒，即 Birbeck 颗粒，又称为朗格汉斯颗粒。其诊断性免疫组织化学标志物包括 S-100 蛋白、CD1a 和 langerin（CD207）[631]。

骨的朗格汉斯细胞组织细胞增生症按照其受累器官的种类和范围主要可分为三种类型：单骨受累型；多骨

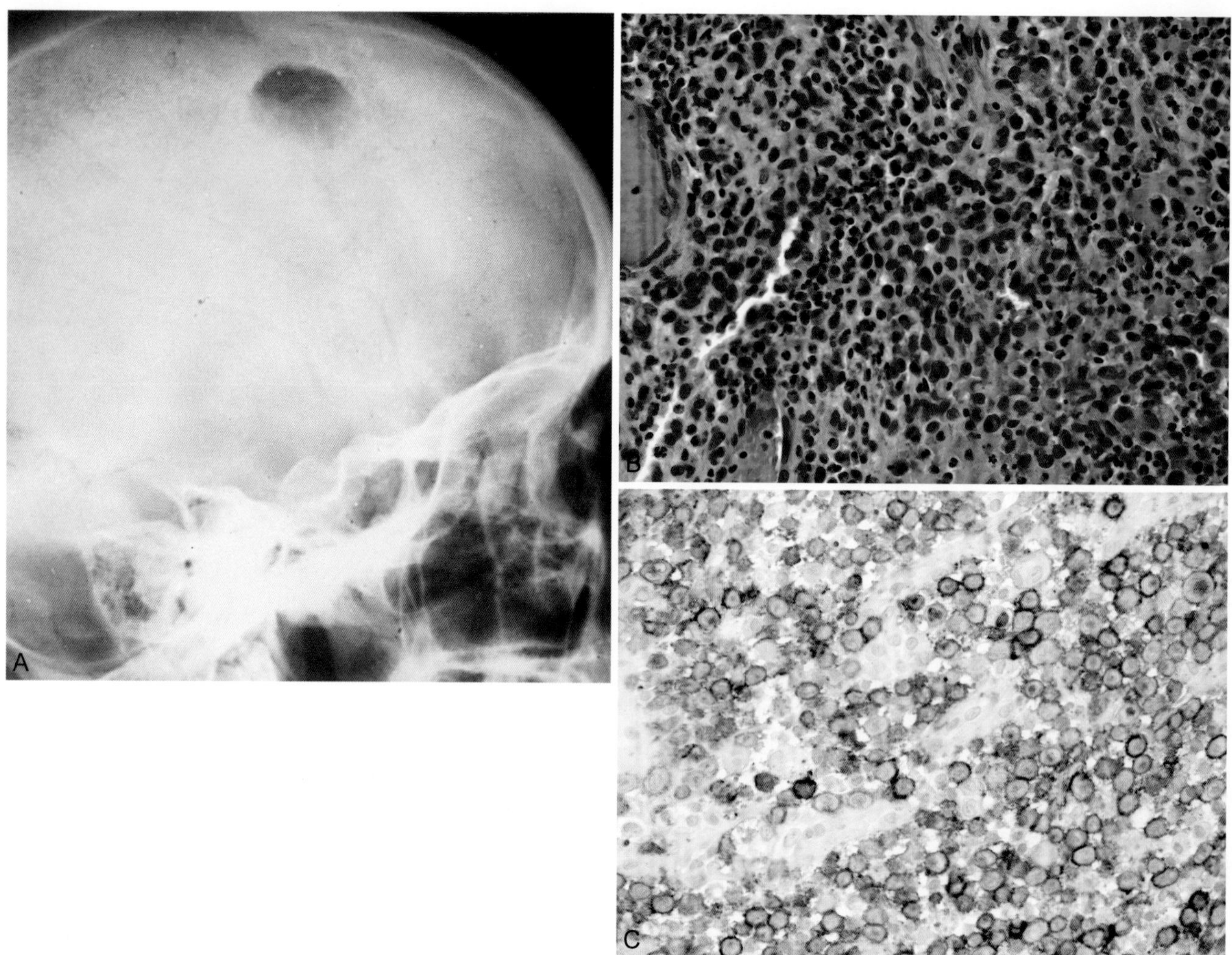

图 40.70 **朗格汉斯细胞组织细胞增生症**。**A**，可见病变致颅骨穿孔。**B**，朗格汉斯细胞组织细胞增生症的组织学特征包括大的卵圆形朗格汉斯细胞被富于嗜酸性粒细胞的炎性细胞围绕。**C**，CD1a 免疫组织化学染色显示的朗格汉斯细胞

受累型（伴有或不伴有皮肤受累）；多器官受累型（骨、肝、脾和其他）。

单骨受累型病例最为多见，传统上称为嗜酸性肉芽肿，好发于年轻成人。除了手足小骨之外，任何骨均可受累，但以颅顶、下颌骨、肱骨、肋骨和股骨最为常见 [632-633]。影像学上，朗格汉斯细胞组织细胞增生症是“伟大的模仿者”。大多数病变显示为界限清楚的、穿孔的溶骨性病变。在扁平骨中，朗格汉斯细胞组织细胞增生症可能具有类似于尤因肉瘤或淋巴瘤的侵袭性骨破坏形式。在脊柱中，这种病变会导致椎骨扁平。

朗格汉斯细胞组织细胞增生症的治疗可包括观察、手术、放疗或化疗，取决于疾病的程度。许多单骨受累型病变在活检后会退化。除了那些病变已扩展到其他骨或器官的患者之外，此病的长期预后良好，尤其是单骨受累型 [634]。

多骨受累型病例可伴有眼球突出症、尿崩症、慢性中耳炎或这些疾病的组合，过去曾被称为 Hand-Schüller-Christian 病。其特征为临床病程长，缓解和复发交替出现。但大多数病例的长期预后不错。相比之下，Letterer-Siwe 病——多器官系统的朗格汉斯细胞组织细胞增生症——更具侵袭性的临床过程 [632]。

朗格汉斯细胞组织细胞增生症应被视为一种肿瘤性疾病。最近，有研究表明，朗格汉斯细胞组织细胞增生症患者具有 *BRAF* V600E 突变的比例较高，*BRAF* V600E 突变会导致 MAPK 通路的激活。少数病例具有 *MAP2K1* 基因突变。这两种突变是互相排斥的 [635]。

在光镜水平，骨的朗格汉斯细胞组织细胞增生症的鉴别诊断包括骨髓炎和发生在骨的 Rosai-Dorfman 病（窦组织细胞增生伴巨大淋巴结病）[636]。

其他组织细胞病变

Rosai-Dorfman 病（Rosai-Dorfman disease）（窦组织细胞增生伴巨大淋巴结病）可累及骨骼系统。它可以是多系统疾病的局部表现，也可以是局限于骨的肿物，但后者较少见 [637]。Rosai-Dorfman 病的形态学特征与发生在其他淋巴结外部位者相似，但继发性黄瘤样改变和纤维化更为常见。这些形态特征，再加上吞噬现象少见，很可能造成诊断困难 [636]（图 40.71）。

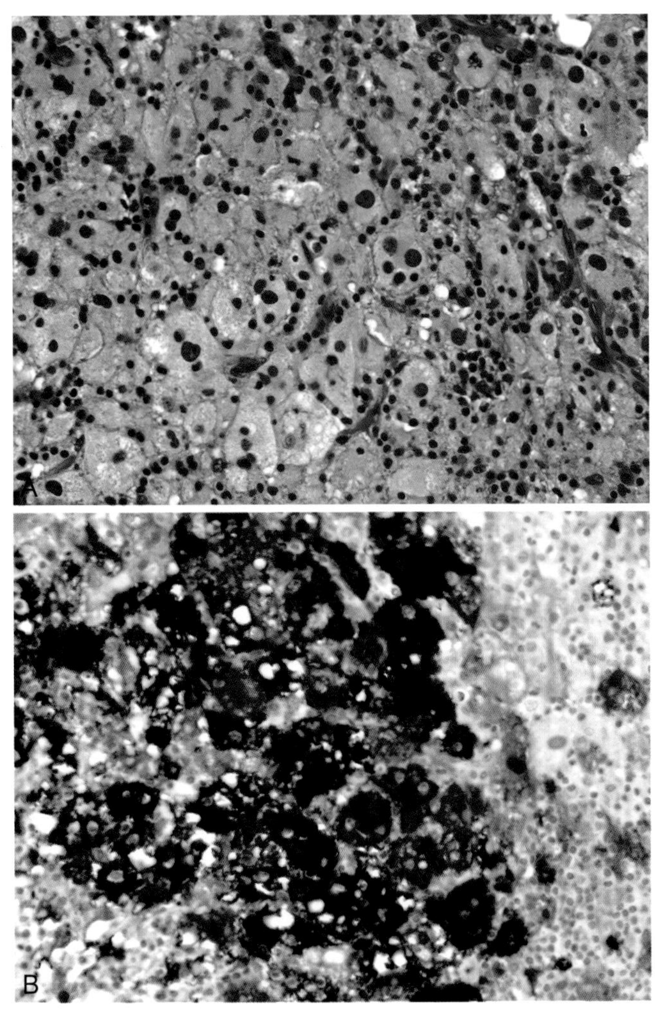

图 40.71 **Rosai-Dorfman 病**。**A**，可见大的组织细胞周围混有急性和慢性炎细胞。可见组织细胞吞噬其他炎细胞（“伸入运动”）。**B**，Rosai-Dorfman 病的组织细胞对 S-100 蛋白呈强阳性

Erdheim-Chester 病（**Erdheim-Chester disease**）是一种非朗格汉斯细胞型储脂组织细胞增生症，可以仅局限于骨，也可以累及多个器官系统，包括肺和中枢神经系统。该病中聚集的泡沫组织细胞对 CD68 呈阳性，而对 CD1a 呈阴性。影像学检查结果实际上是诊断性的，包括在干骺端和长骨骨干的溶骨和成骨混合性病灶。在肺，病变主要累及间隔，这种现象具有重要的诊断意义，无论在 X 线表现上还是在病理形态上。与朗格汉斯细胞组织细胞增生症一样，该病究竟是反应性还是肿瘤性尚存争议[638-640]。

关节和相关结构

正常解剖结构

那些允许骨做自由活动的关节被称为**活动关节**（**diarthroses**），后者被覆透明软骨，且其周围有关节囊包被。关节囊的外面是由致密结缔组织构成的纤维层，后者与骨的骨膜相连；关节囊的内面是滑膜层[1]，也被称为**滑膜**（**synovial membrane**），包含成纤维细胞样细胞（滑膜细胞、B 型细胞）和巨噬细胞样细胞（A 型细胞）[641]。滑膜细胞分泌糖蛋白，滑膜结构则可使细胞和蛋白质在关节液和滑膜之间容易移动。在滑膜和纤维层之间的一些区域有一层疏松结缔组织或脂肪组织，它们可以形成一些皱褶或“绒毛”突入关节腔。

肌腱是由平行排列并被紧密包裹在一起的 I 型胶原纤维构成的。它们外面围绕着一层结缔组织包膜，被称为**腱鞘**（**tendon sheath**）。在较长的肌腱，腱鞘分为内外两层：内层与胶原贴附，外层与周围组织形成松散连接。腱鞘的内外两层之间有潜在的腔，这样的结构会使人联想到关节腔。

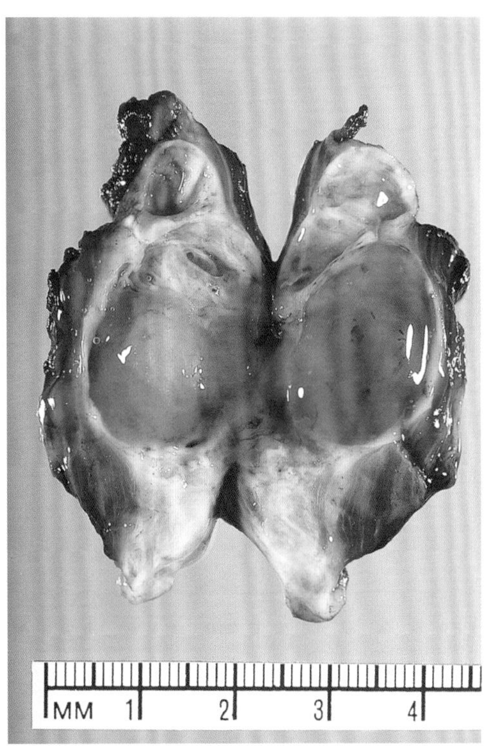

图 40.72 腱鞘囊肿的大体形态（Courtesy of Dr RA Cooke, Brisbane, Australia; from Cooke RA, Stewart B. *Colour Atlas of Anatomical Pathology*. Edinburgh: Churchill Livingstone; 2004.）

非肿瘤性疾病

腱鞘囊肿和半月板囊肿

腱鞘囊肿（**ganglion cyst**）常发生在关节周围，其次发生在腱鞘周围。腱鞘囊肿是一种致畸性疾病，可导致疼痛、乏力、关节功能障碍和骨骼变形。过度使用腕部和手指的人（钢琴家、打字员）易患腱鞘囊肿。有外伤史者也可发生腱鞘囊肿。

腱鞘囊肿是由关节囊或腱鞘结缔组织黏液变性和囊性变发展而来的。腱鞘囊肿的最常见部位是手腕背侧区域，在此，腱鞘囊肿在示指固有伸肌和桡侧腕伸肌之间区域突出皮肤表面（图 40.72）。第二常见部位是桡动脉

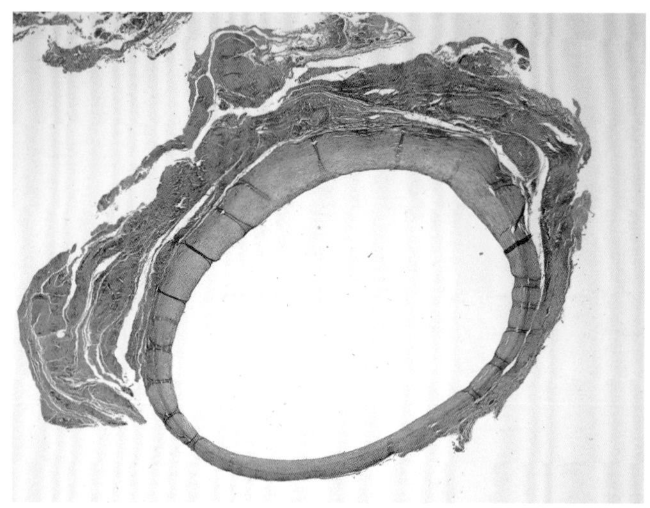

图 40.73 腱鞘囊肿的显微镜下形态。可见囊壁由致密纤维组织构成，无滑膜衬覆

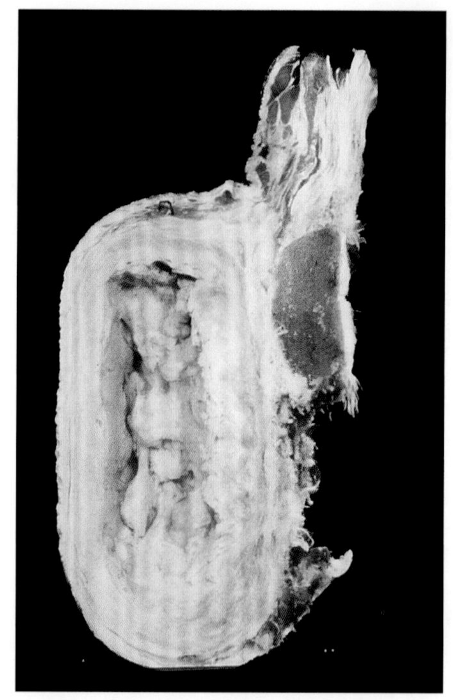

图 40.74 伴发慢性炎症的髌前黏液囊肿的大体形态

内侧的腕关节掌面表浅处。腱鞘囊肿还可见于掌指关节远心端的手指掌面、足背、踝周、膝周、各脊柱关节和韧带区域。腱鞘囊肿的内面并不衬覆滑膜，且不与关节腔沟通，借这两个特征可将其与 Baker 囊肿鉴别开（见下文；图 40.73）。

显微镜下，类似软组织腱鞘的病变可发生在膝关节半月板，被简称为**半月板囊肿**（**meniscal cyst**）。半月板囊肿最常发生的部位是外侧半月板中间 1/3 的周边部[642-643]。半月板囊肿可仅局限于半月板，也可扩展至关节囊外。其病因为创伤。

黏液囊和 baker 囊肿

凡是在骨性隆突表面有肌肉、肌腱和皮肤滑动的地方都可见**黏液囊**（**bursae**）。黏液囊由一层透明的纤维膜构成，其内没有衬覆上皮。发生在大关节腔的疾病均可见黏液囊。囊肿的形成、液体渗出以及游离小体形成可能与炎症有关（图 40.74）。

Baker 囊肿（**Backer cyst**）发生在腘窝，是由于膝关节滑膜从关节囊后壁疝出所致，或是由于关节液经膝关节正常解剖接点处外溢所致（图 40.75）。Baker 囊肿衬覆真性滑膜，其囊壁内可能有软骨。凡可致关节内压升高的关节病均可导致 Baker 囊肿形成，如退行性关节病、神经性关节病和类风湿性关节炎[644]。

有一种罕见的腱鞘炎，其特征是有砂粒体形成，这可能是由于受累部位的重复运动或损伤所致[645]。

腕管综合征

腕管是屈肌韧带或腕横韧带和腕骨之间的腔隙。因正中神经通过腕管，故凡可导致此部位受压的病症均可引发**腕管综合征**（**carpal tunnel syndrome**）的各种症状[646]，其中包括创伤性骨畸形、腕管内占位（即血管瘤、

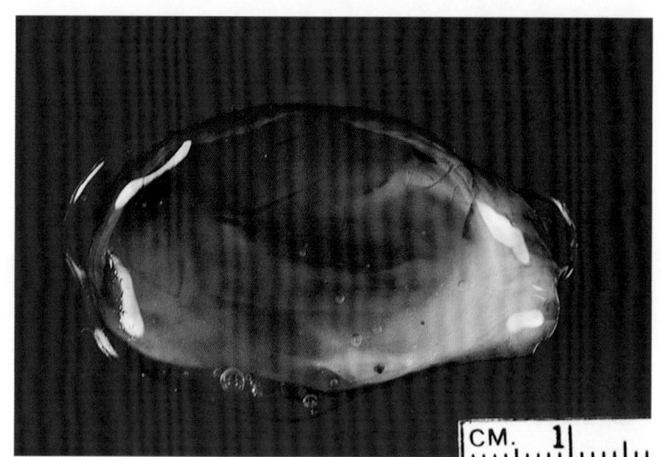

图 40.75 Baker 囊肿的大体形态

脂肪瘤、腱鞘囊肿）、类风湿性关节炎和淀粉样变[647]。腕管综合征常无特殊病因可寻[648]。

关节炎

滑膜或其他关节结构的活检有助于评估滑膜的炎性疾病，尤其是同时有滑膜液检查时[649]。标本可通过盲式细针活检、微创关节镜或在超声引导下获取[650]。活检适应证有病因不明的各种炎性关节病，特别是单关节受累者。虽然活检对慢性滑膜炎不能提供明确的诊断，但对其他疾病都能提供明确的诊断，如急性滑膜炎、晶体沉积或肉芽[649-651]。不幸的是，最常见的风湿性疾病的组织

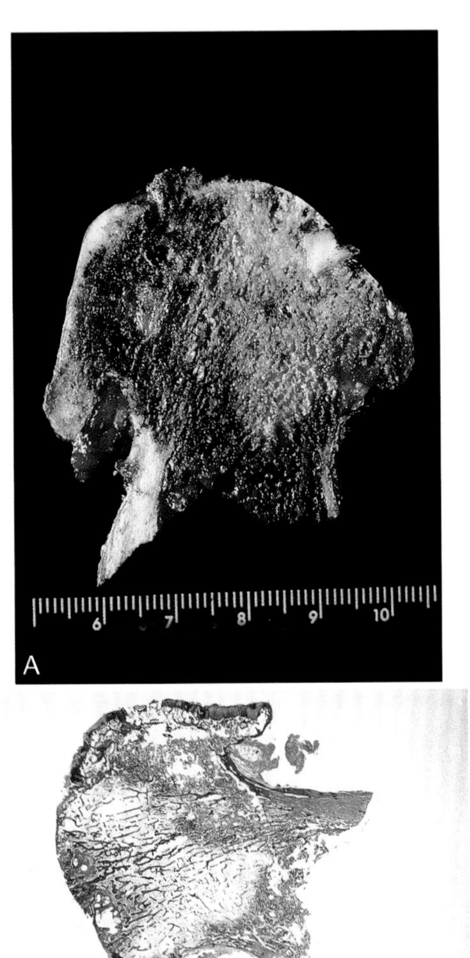

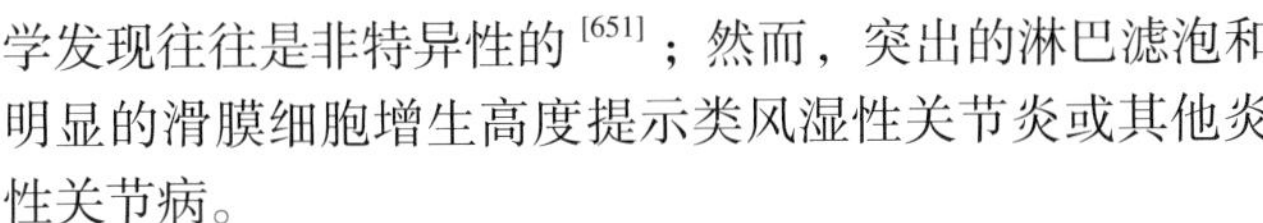

图 40.76 股骨头骨关节炎的晚期改变。**A**，大体形态，可见关节软骨几乎消失殆尽；**B**，病例同 **A**，整体包埋的标本

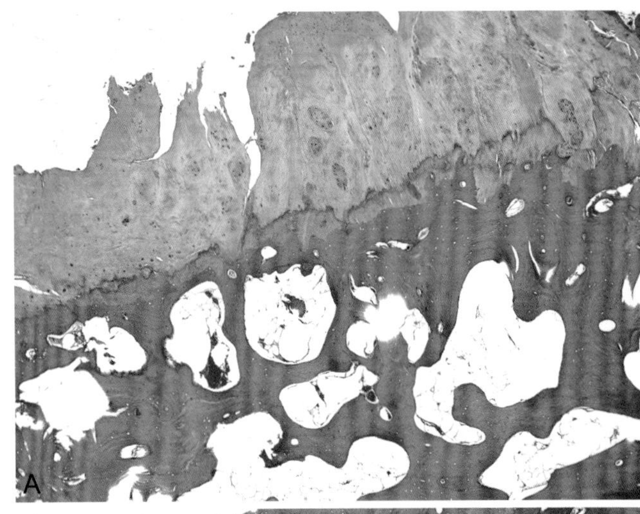

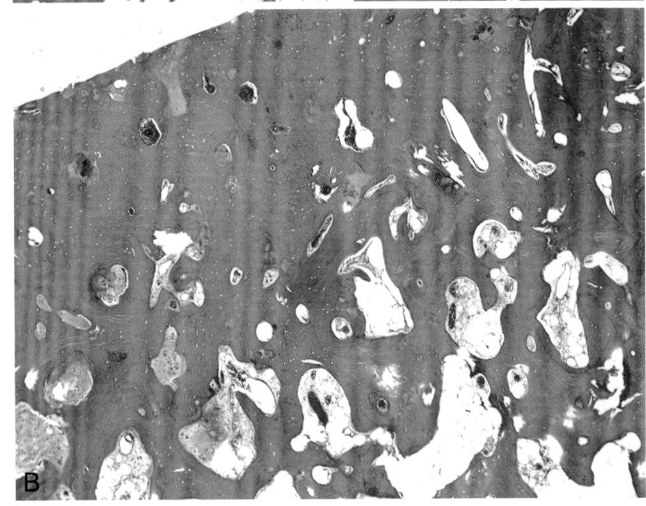

图 40.77 骨关节炎的早期改变包括关节软骨断裂和软骨细胞克隆性增生（**A**）。**B**，继而软骨完全磨损，导致软骨下骨增厚

学发现往往是非特异性的[651]；然而，突出的淋巴滤泡和明显的滑膜细胞增生高度提示类风湿性关节炎或其他炎性关节病。

骨关节炎（退行性关节病）

骨关节炎（**osteoarthrosis**）这一术语并不准确，因其关节病变类型本质上属于退行性病变而非炎性病变。骨关节炎可原发于软骨反复损伤，也可继发于多种其他疾病，如髋关节发育不良、创伤后，或继发于诸如 Paget 病或缺血性坏死的潜在疾病。最早期的骨关节炎改变发生在关节面透明软骨，在此首先检测到的退行性变化包括垂直于关节面的透明软骨基质的纤维化，最终形成乳头状突起，有时还有软骨碎片脱落。最初，为了修复退化性损伤，软骨细胞克隆性增生。最终，关节面软骨完全磨损，导致两侧相对的关节骨面发生直接接触（图 40.76）。这种增厚的、呈抛光外观的骨被称为“骨质象牙化”（图 40.77）。骨赘（骨质增生）是一种反应性的骨软骨突起，形成于关节周围边缘。软骨下囊肿（“晶洞”）可形成于软骨下骨。滑膜可保持正常或增厚，并可形成绒毛结构和慢性炎症[652]。

在一些重症骨关节炎病例中，可见软骨下灶状急性炎症，很像骨髓炎，但这种病变本质上可能是一种非炎性改变[653]。

应强调指出的是，退行性关节病的各种病变集中在软骨，软骨是修复能力最差的组织类型之一[654]。这些病变主要集中在关节面承接摩擦、承重和活动的部分，但也可见于不承受机械力的部位。骨关节炎的生物学机制非常复杂，涉及细胞外基质、蛋白酶、细胞因子和软骨细胞固有特性的降解[655]。

神经性关节病（**neuropathic arthropathy**）[**夏科关节**（**Charcot joint**）] 是退行性关节病的一种特殊破坏性类型，继发于多种潜在病因的神经病变，包括糖尿病、神经系统疾病、脊髓空洞症或Ⅲ期梅毒（图 40.78）。其根本原因与关节受累有关[656]。其过程通常是渐进性的，但其在极少情况下可能也会有一个激进的过程。滑膜中可见大量颗粒状死骨和软骨（“碎屑性滑膜炎”），但这并非其特异性表现。

髌骨软化症（**chondromalacia patellae**）是指病变特

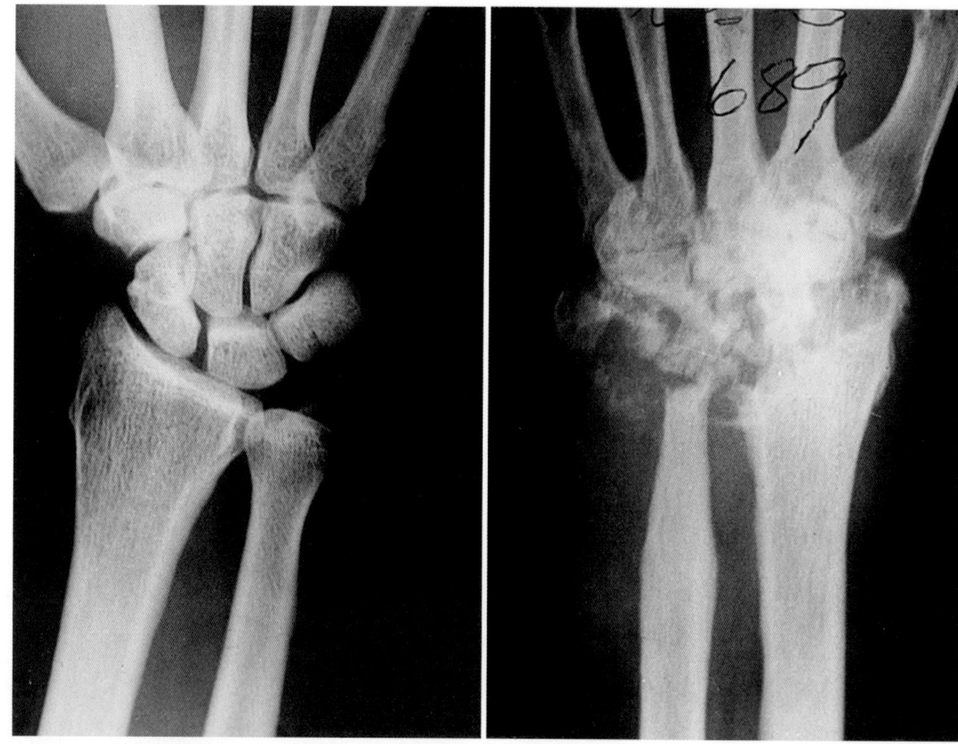

图 40.78 继发于脊髓空洞症的腕部神经性改变

征为髌骨关节软骨的软化、原纤维变性、裂隙和侵蚀性破坏的一种病因不明的疾病[657]。其显微镜下改变与退行性关节病难以区别。

类风湿性关节炎（**rheumatoid arthritis**）是最常见的炎性关节病，是一种免疫复合物性疾病，表现为慢性多关节炎。其最常见于 11 ~ 30 岁的女性。患者的手和足的小关节几乎总是受累。其他常受累的关节是肘、膝、腕、踝、髋、脊柱和颞颌关节[658]。

类风湿性关节炎的发病机制始于遗传易感性，而 HLA-DRB1 起着重要作用[659]。瓜氨酸肽自身抗体与 IgG 自身抗体（类风湿因子）结合形成可激活补体系统的复合物[660-661]。在类风湿性关节炎，可见到一种 T 淋巴细胞介导的组织反应导致的明显的关节炎症，并且滑膜成纤维细胞和几种重要的细胞因子在组织损伤中起着关键作用[662]。有人认为，病毒触发在类风湿性关节炎中可能起作用[663]。

类风湿性关节炎最早的形态学改变发生在滑膜。继而是滑膜充血，滑膜衬覆细胞增生以及浆细胞和淋巴细胞浸润[664]（图 40.79）。常有淋巴滤泡形成。滑膜小血管衬覆肥大内皮细胞，紧靠滑膜表面或间质中常可见纤维素沉积。还有两种显微镜下结构特征也是非特异性改变，包括滑膜中可见滑膜巨细胞以及骨和软骨碎片。破碎软骨和骨碎片往往发生在晚期疾病的关节中，很可能是关节表面侵蚀性破坏的结果。

随着类风湿性关节炎进展，关节表面会长出肉芽组织并侵蚀到关节边缘的软骨下骨中，导致骨内骨质疏松。

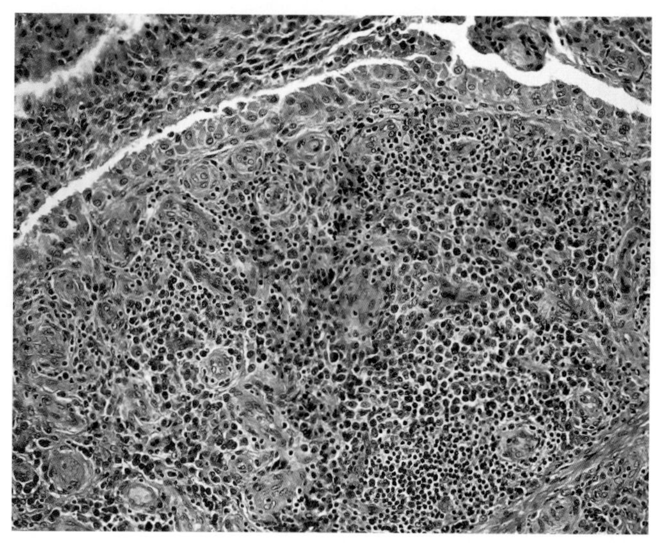

图 40.79 类风湿性关节炎，可见滑膜增生和大量的淋巴浆细胞浸润

随后关节软骨的破坏可能会导致纤维性强直，最终导致骨性强直或关节融合（图 40.80）。明显的组织破坏不仅累及关节软骨，还累及软骨下骨（导致囊肿）和关节结构（导致 Baker 囊肿和滑膜囊肿）[665]。终末期类风湿性关节炎类似于骨关节炎。

腱鞘炎和“类风湿小结”是类风湿性关节炎的两种最常见的关节外体征。前者与发生在关节者无异[666]。类风湿小结的发生率约为 20%，它们最常发生于肌腱、腱鞘

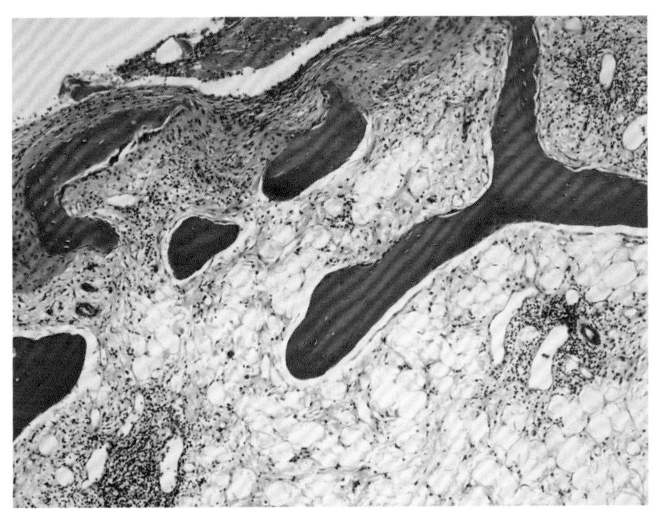

图 40.80 类风湿性关节炎的骨检查，显示关节表面被血管翳破坏，软骨下骨组织内可见淋巴细胞聚集

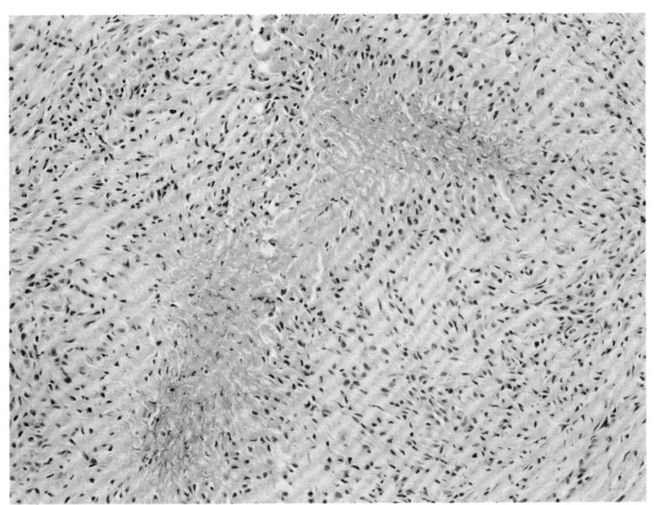

图 40.81 类风湿小结，中心为渐进性坏死并呈囊性变，周围是栅栏状排列的大量组织细胞

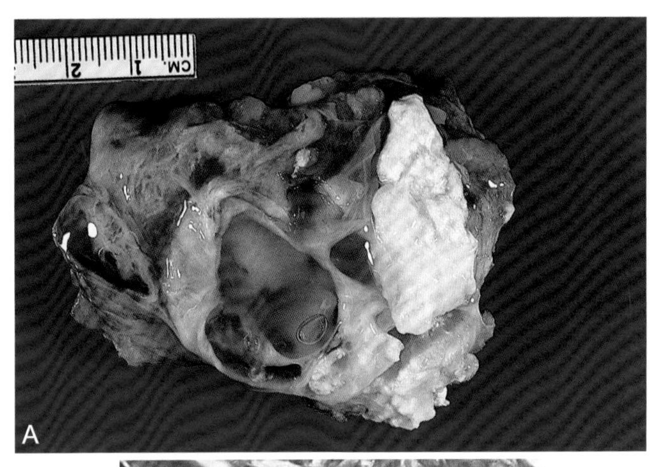

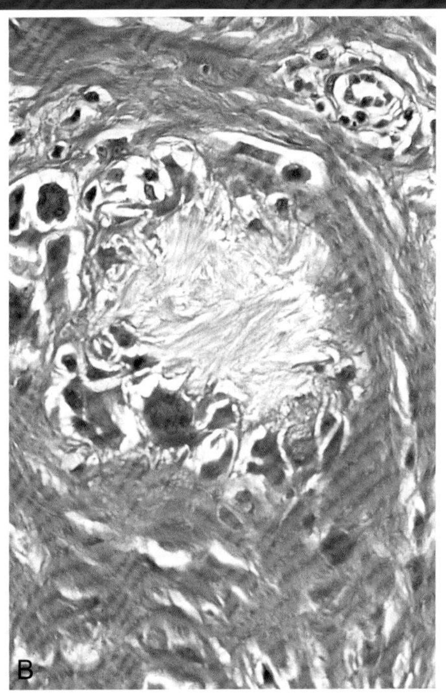

图 40.82 **痛风**。**A**，巨大痛风石沉积在膝关节后面。**B**，关节周围的痛风病变，可见尿酸盐结晶沉积及其所引发的异物巨细胞反应

和关节周围的皮下组织，但也可见于心脏、大血管、肺、胸膜、肾、脑膜和滑膜本身[667]。显微镜下，类风湿小结的中心为坏死组织伴纤维素变性，周围是大量组织细胞性炎症反应，通常呈栅栏状排列（图 40.81）。类风湿小结需与其他栅栏状肉芽肿病变、传染性肉芽肿鉴别，偶尔需与上皮样肉瘤鉴别。

感染性关节炎

细菌、真菌和寄生虫感染可以通过血行播散或从邻近骨髓炎直接蔓延而到达关节。近年来，随着诊断水平的提高，一种在识别和发病率上急剧上升的**感染性关节炎**（**infections arthritis**）类型是 Lyme 病。Lyme 病是一种由节肢动物介导的螺旋体感染，还可累及皮肤、心脏和神经系统[668-670]。游走性红斑发生在最初被叮咬的部位。显微镜下，滑膜的改变为非特异性慢性滑膜炎，血清学检查通常用于确定诊断[671]。

痛风和假性痛风

焦磷酸钙和尿酸单钠晶体沉积物是最常见的关节 / 关节周围沉积物。2% ~ 5% 的慢性关节病是由**痛风**（**gout**）引起的（由尿酸单钠晶体沉积引起）。跖指骨关节常常首先受累，但其他手足关节也常受累。痛风也可累及长骨的关节（图 40.82）。尿酸沉积可引起严重的炎症反应，并可进行性破坏软骨，可能会导致软骨下骨的溶解和不规则破坏。这些沉积物可能会从关节沉积到软组织并导致韧带损伤。损伤的最终结果是，这些沉积物沉积到皮下组织而侵蚀皮肤。显微镜下，痛风的病变形态一般不会弄错。偏振光检查，显示晶体呈针状结构。晶体很容

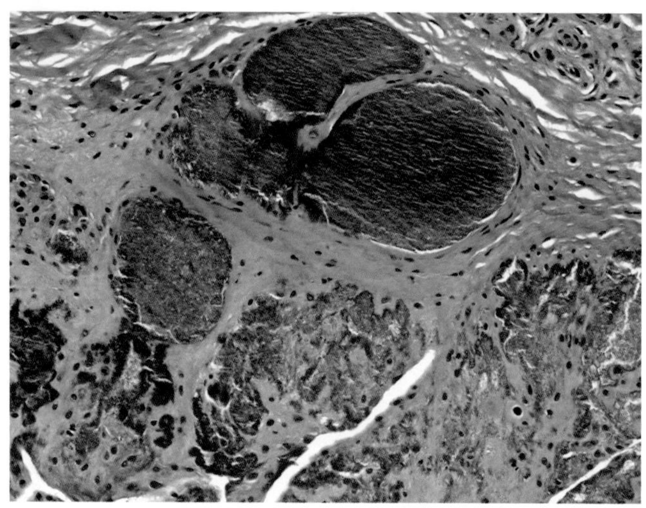

图 40.83 焦磷酸钙晶体聚集体呈蓝色，缺乏明显的炎症反应。偏振光检查，突显了晶体的典型钻石或菱形形状

易溶解在水基溶液中；在酒精中固定将有助于保存晶体；另一方面，用不加染色的厚的切片，盖上盖玻片也可看到这种晶体。而且，用无水乙醇伊红染色也可以显示这些尿酸盐结晶的负双折光性[672]。在炎性浸润中可见到大量组织细胞和异物巨细胞。

尿酸单钠晶体应区别于焦磷酸钙晶体［**假性痛风**（**pseudogout**），“**软骨钙质沉着病**（**chondrocalcinosis**）”］。焦磷酸钙晶体常见于关节软骨、半月板软骨和滑膜。焦磷酸钙晶体是具有特征性的菱形或钻石形状的极化晶体，并且这种晶体不会引起与尿酸盐晶体相同的炎症反应（图 40.83）。假性痛风或以类似于假性痛风方式积聚的焦磷酸钙晶体是一种更为罕见的疾病[673]。在这种疾病中，软骨样化生可以很明显，可能导致误诊为软骨肉瘤。这些病例中多数有颞颌关节受累，但其他多个部位也均可受累。

椎间盘突出（**intervertebral disc prolapse**）是机械性超负荷所致的椎间盘退行性变的一个并发症。这种过程似乎是通过线粒体凋亡通路介导的[674]。因椎间盘突出而刮除的组织是很常见的外科标本。一般认为，诸如原纤维变性、软骨细胞簇状聚集和退行性改变等病变都是与椎间盘突出相关的变性[675]。Weidner 和 Rice 等[676]却发现情况并非如此，与椎间盘突出更为相关的病变是出现在纤维软骨病灶边缘的新生毛细血管网。

其他关节和关节周围病变

血友病（**hemophilia**）的病变特征是含铁血黄素吞噬细胞聚集于滑膜（含铁血黄素性滑膜炎）。与色素绒毛结节性滑膜炎（PVNS）不同，在血友病病变中，铁色素沉积在滑膜的表层，伴有慢性滑膜炎，而不是伴有大量泡沫组织细胞的富于巨细胞的组织细胞浸润。血友病性关节病的形态学特征是变性病变特征而非炎性病变特征[677]。

硬皮病（**scleroderma**）［**进行性系统性硬化症**（**progressive systemic sclerosis**）］常伴有关节痛或关节炎，有时这些症状还是临床上的主要表现。显微镜下，硬皮病滑膜的主要病变是：表面纤维素沉积，轻度单核细胞浸润，滑膜衬覆细胞轻度增生，胶原纤维增生，以及局灶性小血管管腔闭塞[678]。

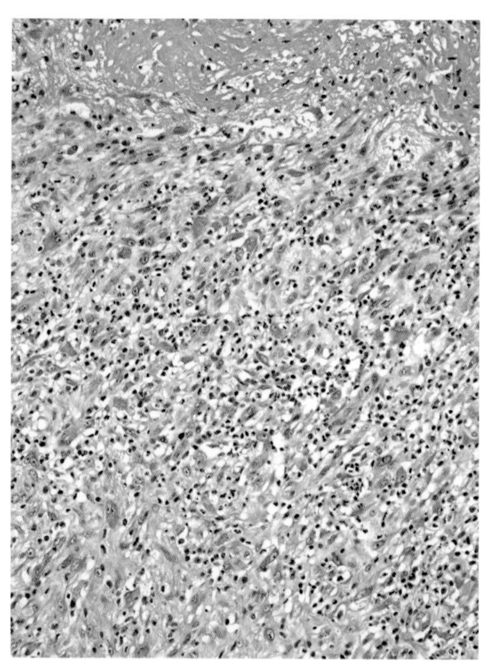

图 40.84 假体周围关节感染。纤维蛋白表面下的组织，可见明显的急性炎症（在 5 个高倍视野中每个视野有大于 5 个中性粒细胞即表明感染）

红斑狼疮（**lupus erythematosus**）可伴有与类风湿性关节炎组织形态无异的滑膜病变。不过，其滑膜表面的纤维素沉积通常更为明显，滑膜细胞的增生程度则较低[651]。

淀粉样物质（**amyloid**）可沉积在滑膜、关节软骨、半月板、关节周围组织和老年人的椎间盘，显然与骨关节炎无关，也不是系统性淀粉样变[679-683]。过量淀粉样物质沉积可被视为原发性淀粉样变或多发性骨髓瘤的表现[420]。淀粉样变还是腕管综合征的病因之一[684]。

SAPHO 综合征（**SAPHO syndrome**）是一种罕见的综合征，病因不明。其中，滑膜炎与痤疮、脓疱病、骨质增生和骨炎并发[685]。

假体的病理学

对关节植入物病理学的全面综述超出了本文讲述的范围。然而，外科病理医师经常被要求进行假体周围组织的活检，以评估感染的可能性。在适当的情况下，在 5 个高倍镜视野中，如果每个视野有 5 个或更多的中性粒细胞则表明感染（图 40.84）。必须注意，不要评估表面纤维蛋白中的中性粒细胞。泡沫组织细胞、异物肉芽肿和不透明颗粒或聚乙烯的存在表明有无菌性松动的可能性[686]。在应对术中咨询时，如果组织学检查结果结合 C 反应蛋白水平、红细胞沉降率和 α 防御素结果，则可以给临床提供更可靠地解释。

肿瘤和肿瘤样疾病

腱鞘巨细胞瘤和腱鞘纤维瘤

局限性腱鞘巨细胞瘤（tenosynovial giant cell tumor）［腱鞘巨细胞瘤（giant cell tumor of tendon sheath），结节性腱鞘炎（nodular tenosynovitis）］和弥漫性腱鞘巨细胞瘤实质上是同一病变，但其主要临床特征不同。局限性腱鞘巨细胞瘤是一种常见病变，常见于中青年人，女性患者多于男性患者。大多数病例的病变位于手和手指，其次位于足。其他部位也可受累，包括脊柱。

大体上，这些肿瘤很小（直径为1～3 cm），界限清楚，颜色从棕色到黄色不等（图40.85）。显微镜下，局限性腱鞘巨细胞瘤是由单核细胞、泡沫组织细胞和含有含铁血黄素的多核巨细胞组成（图40.86）。核分裂象可能很明显，玻璃样变区可能占很大比例。免疫组织化学上，单核基质细胞表达丛生蛋白（clusterin）[687]，一些细胞表达结蛋白[688]。其多核巨细胞具有破骨细胞的表型特征[689]。尽管它们的起源的解剖部位相似，但是被称为腱鞘纤维瘤的疾病似乎是一种独立的疾病。我们认为，以**腱鞘纤维瘤**（**tendon sheath fibroma**）冠名报道的病例在组织学上可能与腱鞘巨细胞瘤有关[690]。它们的病变部位、临床表现和复发率都很相似。

因腱鞘巨细胞瘤的细胞构成多样，组织结构多形，以及可以见到核分裂象，腱鞘巨细胞瘤有可能被误诊为肉瘤。然而，腱鞘巨细胞瘤几乎均为良性。它们可能通过压迫侵蚀邻骨而造成损伤。如果对腱鞘巨细胞瘤进行的手术治疗不彻底，则它们可局部复发。

局限性和弥漫性腱鞘巨细胞瘤具有相似的遗传特征，提示它们是肿瘤性的[691]。它们都有涉及*CSF1*基因的染色体易位（位于1p13处，编码酪氨酸激酶受体的配体）[692-693]。有趣的是，这种易位仅发生在小部分病变细胞中[693]。在这些病变细胞中，*CSF1* mRNA和蛋白质呈高表达，即使在缺乏*CSF1*易位的细胞中也是如此。

腱鞘巨细胞瘤病变对应的恶性病变非常罕见，局限性和弥漫性的恶性病变均有报道[694-695]。提示恶变的组织学指征是：大量核分裂象，核深染，以及多核巨细胞稀少。腱鞘巨细胞瘤的主要鉴别诊断是上皮样肉瘤。上皮样肉瘤具有肉芽肿样结构、组织坏死、侵袭性行为、瘤细胞呈上皮样特征以及免疫组织化学染色CK呈阳性。

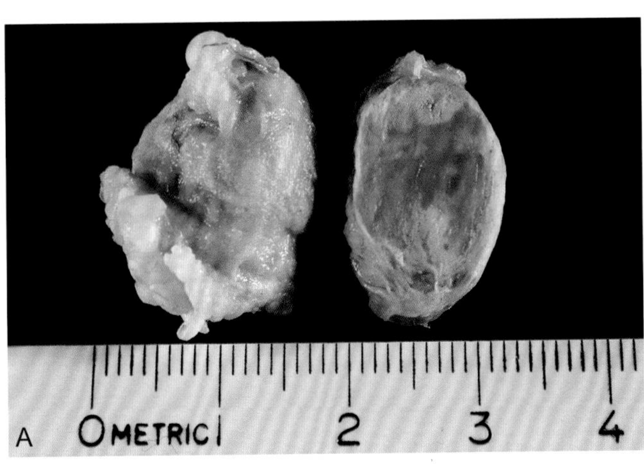

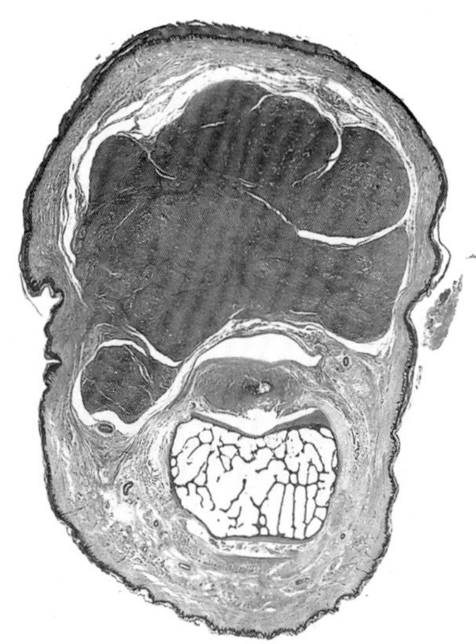

图40.85 **A**，腱鞘巨细胞瘤的大体形态。可见病变小，边界清楚，实性，脱落物呈褐色。**B**，手指的一个病变的横切面整体形态，可见肿瘤呈分叶状

色素绒毛结节性滑膜炎和滑囊炎

色素绒毛结节性滑膜炎（**pigmented villonodular synovitis, PVNS**）与其局部对应病变密切相关。其弥漫性变异型好发于年轻人[696-697]。虽然PVNS最常见于膝关节，但踝、髋、肩甚至肘关节也可累及[698]。PVNS通常为单关节受累，鲜有双侧受累者。偶尔，PVNS病变可导致受累关节附近的骨发生囊性变。

PVNS的病变广泛累及受累关节的滑膜，使滑膜呈绒毛状，外观呈棕色或黄色；滑膜液呈血性。显微镜下和免疫组织化学染色，其细胞成分与局限性腱鞘巨细胞瘤相似，但不是局限性的表现，而是弥漫性的表现，含

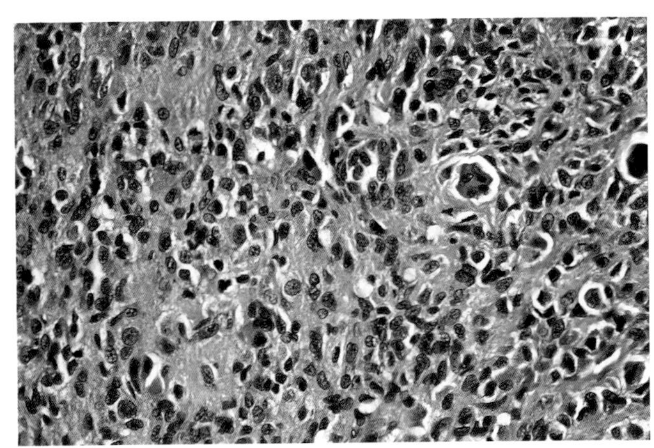

图40.86 腱鞘巨细胞瘤的显微镜下表现。可见致密纤维组织背景中有小的组织细胞和多核巨细胞的多种形态的细胞浸润

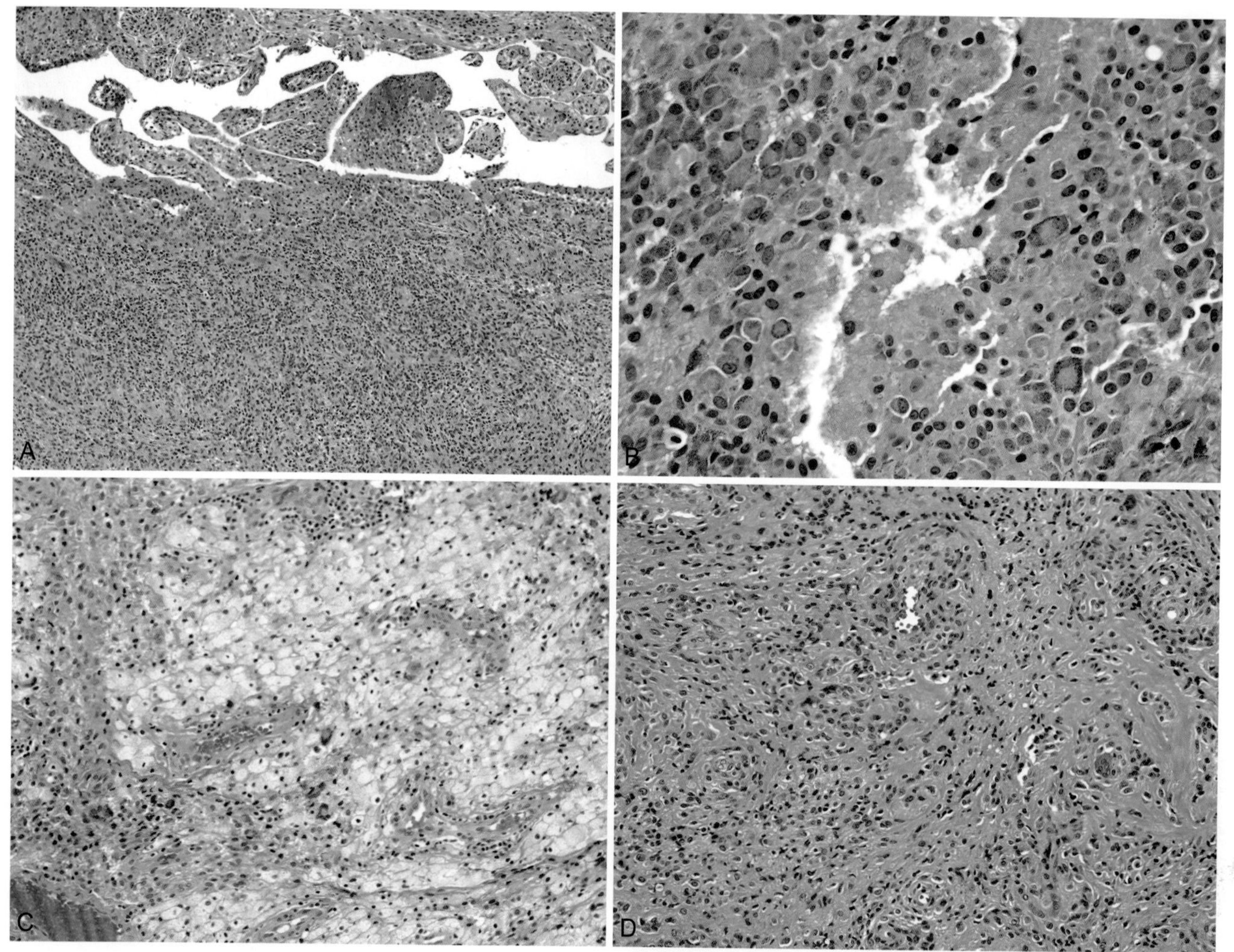

图 40.87 **色素绒毛结节性滑膜炎**。**A**，可见在病变表面绒毛结构很明显。**B**，巨细胞和组织细胞样细胞的胞质内含有铁环。**C**，泡沫组织细胞可以很明显。**D**，玻璃样变区

有乳头状突起（图 40.87）。也可见大的滑膜裂隙、假腺样结构或腺泡状腔隙，内有滑膜细胞衬覆。偶尔，可见到类似于骨的成软骨细胞瘤的软骨样化生性病灶[699]。

在 PVNS 中发现了与局限性腱鞘巨细胞瘤相似的克隆性染色体畸变，支持两者的发病机制相互关联并均为肿瘤性病变[693]。

PVNS 可通过滑膜切除术治疗，局部复发很常见。对于不完全切除或复发性肿瘤，放疗局部控制可能有效[700]。对于局限性腱鞘巨细胞瘤，已有以恶性色素绒毛结节性滑膜炎命名的散发个案报道[701]。

滑膜骨软骨瘤病和软骨肉瘤

滑膜软骨瘤病（**synovial chondromatosis**）的特征为滑膜中软骨小体形成[702]。滑膜软骨瘤病大多数为单关节受累，如膝关节、髋关节和互通性黏液囊，但也可发生在关节外、关节滑膜部位[703]。滑膜软骨瘤病病因不明，但其克隆性染色体畸变的存在表明它是一种肿瘤性疾病[704]。*IDH* 突变在滑膜软骨瘤病中不存在。

大体上，滑膜软骨瘤病的骨软骨小体可限于滑膜内或挤压入关节腔。常有局部钙化（图 40.88）。在手术标本上肉眼可见不计其数的骨软骨小体。

组织学上，滑膜软骨瘤病的结节由透明软骨组成，软骨细胞以典型的成群聚集方式排列。可能存在一定的核异型性。区分原发性和继发性滑膜软骨瘤病很重要，后者可见骨软骨游离小体。这种区别很重要，因为原发性滑膜软骨瘤病是通过滑膜切除术治疗，而继发性滑膜软骨瘤病则是通过简单切除游离体和纠正潜在原因治疗[705]。恶性转化为软骨肉瘤者罕见，但已有报道[706]，就像原发性滑膜软骨肉瘤也有报道一样[707]。

其他肿瘤和肿瘤样疾病

累及关节腔的肿瘤大多数是从毗邻骨的原发性肿瘤直接蔓延而来的。

除上述肿瘤之外，唯一的关节原发性肿瘤是**滑膜血管瘤**（**synovial hemangioma**）。患者多为年轻人，男性患者多见。最常见的好发部位是膝关节，其次是肘和手

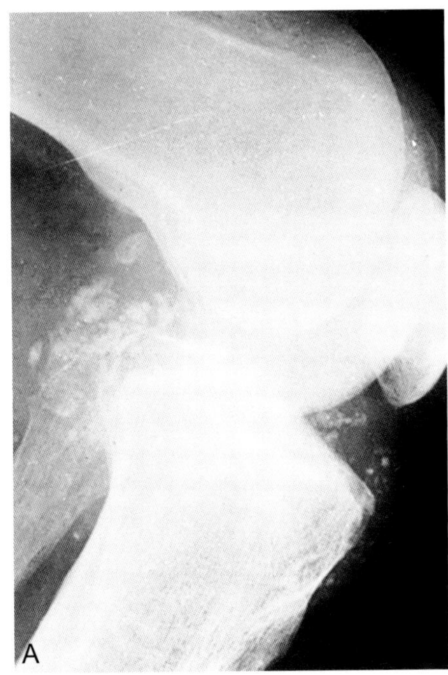
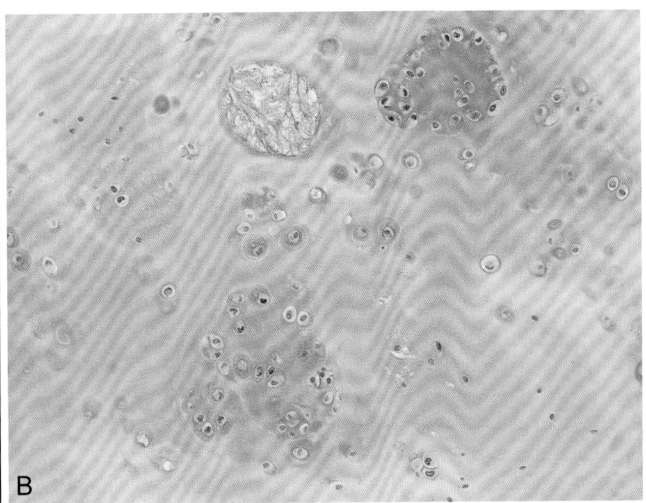

图 40.88 **A**，滑膜软骨瘤病。X 线片上，关节腔内的结节清晰可见。**B**，显微镜下，滑膜软骨瘤病中的软骨细胞保持着成巢的特征

指。滑膜血管瘤大多数限于关节内滑膜，但偶尔可位于关节附近的黏液囊。其最常见的组织学类型是海绵状血管瘤，其次为分叶状毛细血管瘤、动静脉血管瘤和静脉血管瘤[708]。

关节内滑膜肉瘤（**intra-articular synovial sarcoma**）和其他不常见的肿瘤有个案报道。

结节性筋膜炎（**nodular fasciitis**）可发生于关节内。其组织学形态与更常见的原发于软组织者相似，但更常见间质玻璃样变和邻近含铁血黄素沉积[709]。

参考文献

1. Rosenberg AE, Sanford IR. Bone. In: Mills SE, ed. *Histology for Pathologists*. 4th ed. Philadelphia: Lippincott Williams & Wilkins; 2012.
2. Enneking WF, Kagan A 2nd. Transepiphyseal extension of osteosarcoma: incidence, mechanism, and implications. *Cancer*. 1978; 41: 1526-1537.
3. Boyce BF, Hughes DE, Wright KR, et al. Recent advances in bone biology provide insight into the pathogenesis of bone diseases. *Lab Invest*. 1999; 79: 83-94.
4. Edwards JR, Williams K, Kindblom LG, et al. Lymphatics and bone. *Hum Pathol*. 2008; 39(1): 49-55.
5. Martin TJ, Sims NA. RANKL/OPG; critical role in bone physiology. *Rev Endocr Metab Disord*. 2015; 16: 131-139.
6. Connor JR, Hornick JL. SATB2 is a novel marker of osteoblastic differentiation in bone and soft tissue tumours. *Histopathology*. 2013; 63: 36-49.
7. Teitelbaum SL. Bone resorption by osteoclasts. *Science*. 2000; 289(5484): 1504-1508.
8. Udagawa N, Takahashi N, Akatsu T, et al. Origin of osteoclasts: mature monocytes and macrophages are capable of differentiating into osteoclasts under a suitable microenvironment prepared by bone marrow-derived stromal cells. *Proc Natl Acad Sci USA*. 1990; 87(18): 7260-7264.
9. Heinegard D, Oldberg A. Structure and biology of cartilage and bone matrix noncollagenous macromolecules. *FASEB J*. 1989; 3: 2042-2051.
10. Miyazono K, Shimanuki T. Bone morphogenetic protein receptors and actions. In: Bilezekian JP, Raisz LG, Martin TJ, eds. *Principles of Bone Biology*. 3rd ed. Elsevier; 2008.
11. Anderson HC. Mechanism of mineral formation in bone. *Lab Invest*. 1989; 60: 320-330.
12. Florencino R, Sasso GR, Sasso-Cerri E, et al. Biology of bone tissue: structure, function, and factors that influence bone cells. *Biomed Res Int*. 2015; 2015: 421746.
13. Bauer TW. An overview of the histology of skeletal substitute materials. *Arch Pathol Lab Med*. 2007; 131(2): 217-224.
14. Klein MJ, Bonar SF, Freemont T, et al. *Non-Neoplastic Diseases of Bones and Joints: Atlas of Nontumor Pathology*. Annapolis Junction, MD: American Registry of Pathology; 2012.
15. Bullough P. *Orthopaedic Pathology*. 5th ed. St Louis: Mosby; 2010.
16. Riggs BL, Melton LJ 3rd. Involutional osteoporosis. *N Engl J Med*. 1986; 314(26): 1676-1686.
17. Jowsey J, Phil D, Kelly PJ, et al. Quantitative microradiographic studies of normal and osteoporotic bone. *J Bone Joint Surg Am*. 1965; 47: 785-806.
18. Hoiberg MP, Rubing KH, Hermann AP, et al. Diagnostic devices for osteoporosis in the general population: a systematic review. *Bone*. 2016; 92: 58-69.
19. Schousboe JT, Shepherd JA, Bilezikian JP, Baim S. Executive summary of the 2013 International Society for Clinical Densitometry Position Development Conference on bone densitometry. *J Clin Densitom*. 2013; 16: 455-466.
20. Rodan GA, Martin TJ. Therapeutic approaches to bone diseases. *Science*. 2000; 289(5484): 1508-1514.
21. Mankin HJ. Rickets, osteomalacia, and renal osteodystrophy. Part II. *J Bone Joint Surg Am*. 1974; 56(2): 352-386.
22. Folpe AL, Fanburg-Smith JC, Billings SD, et al. Most osteomalacia-associated mesenchymal tumors are a single histopathologic entity: an analysis of 32 cases and a comprehensive review of the literature. *Am J Surg Pathol*. 2004; 28: 1-30.
23. Fallon MD, Teitelbaum SL. The interpretation of fluorescent tetracycline markers in the diagnosis of metabolic bone diseases. *Hum Pathol*. 1982; 13(5): 416-417.
24. Vigorita VJ. The bone biopsy protocol for evaluating osteoporosis and osteomalacia. *Am J Surg Pathol*. 1984; 8(12): 925-930.
25. Mindell ER, Rodbard S, Kwasman BG. Chondrogenesis in bone repair. A study of the healing fracture callus in the rat. *Clin Orthop Relat Res*. 1971; 79: 187-196.
26. Cheung MS, Glorieux FH, Rauch F. Natural history of hyperplastic callus formation in osteogenesis imperfecta type V. *J Bone Miner Res*. 2007; 22: 1181-1186.

27. Beck-Broichsitter BE, Smeets R, Heiland M. Current concepts in pathogenesis of acute and chronic osteomyelitis. *Curr Opin Infect Dis.* 2015; 28: 240-245.
28. Chambers JB, Forsythe DA, Bertrand SL, et al. Retrospective review of osteoarticular infections in a pediatric sickle cell age group. *J Pediatr Orthop.* 2000; 20(5): 682-685.
29. Bohm E, Josten C. What's new in exogenous osteomyelitis? *Pathol Res Prac.* 1992; 188(1-2): 254-258.
30. Juramillo D. Infection: musculoskeletal. *Pediatr Radiol.* 2011; 41(suppl 1): S127-S134.
31. Stacy GS, Kapur A. Mimics of bone and soft tissue neoplasms. *Radiol Clin N Am.* 2011; 49: 1261-1286.
32. Yasuma T, Nakajima Y. Clinicopathological study on plasma cell osteomyelitis. *Acta Pathol Jpn.* 1981; 31: 835-844.
33. Cozzutto C. Xanthogranulomatous osteomyelitis. *Arch Pathol Lab Med.* 1984; 108: 973-976.
34. Li Q, Cui H, Dong J, et al. Squamous cell carcinoma resulting from chronic osteomyelitis: a retrospective study of 8 cases. *Int J Clin Exp Pathol.* 2015; 8: 10178-10184.
35. Stephens MM, MacAuley P. Brodie's abscess: a long-term review. *Clin Orthop Rel Res.* 1989; 234: 211-216.
36. Girschick HJ, Huppertz HI, Harmsen D, et al. Chronic recurrent multifocal osteomyelitis in children: diagnostic value of histopathology and microbial testing. *Hum Pathol.* 1999; 30: 59-65.
37. Felsberg GJ, Gore RL, Schweitzer ME, Jui V. Sclerosing osteomyelitis of Garre(periostitis ossificans). *Oral Surg Oral Med Oral Pathol.* 1990; 70: 117-120.
38. Pigrau-Serralach C, Rodriguez-Pardo D. Bone and joint tuberculosis. *Eur Spin J.* 2013; 22(suppl 4): 556-566.
39. Berney S, Goldstein M, Bishko F. Clinical and diagnostic features of tuberculous arthritis. *Am J Med.* 1972; 53(1): 36-42.
40. Schwarz J. What's new in mycotic bone and joint diseases? *Pathol Res Prac.* 1984; 178(6): 617-634.
41. Hansen T, Kunkel M, Kirkpatrick CJ, Weber A. Actinomyces in infected osteoradionecrosis–underestimated? *Hum Pathol.* 2006; 37(1): 61-67.
42. Reginato AJ. Syphilitic arthritis and osteitis. *Rheum Dis Clin North Am.* 1993; 19: 379-398.
43. Park KH, Lee MS, Hong IK, et al. Bone involvement in secondary syphilis: a case report and systematic review of the literature. *Sex Trans Dis.* 2014; 41: 532-537.
44. Reference deleted in proofs.
45. Weisenburger DD, Vinh TN, Levinson B. Malakoplakia of bone. An unusual cause of pathologic fracture in an immunosuppressed patient. *Clin Orthop Relat Res.* 1985; 201: 106-110.
46. Cerilli LA, Fechner RE. Angiosarcoma arising in a bone infarct. *Ann Diagn Pathol.* 1999; 3(6): 370-373.
47. Desai P, Perino G, Present D, Steiner GC. Sarcoma in association with bone infarcts. Report of five cases. *Arch Pathol Lab Med.* 1996; 120(5): 482-489.
48. Domson GF, Shahlaee A, Reith JD, et al. Infarct-associated bone sarcomas. *Clin Orthop Rel Res.* 2009; 407: 1820-1825.
49. Torres FX, Kyriakos M. Bone infarct-associated osteosarcoma. *Cancer.* 1992; 70(10): 2418-2430.
50. Mankin HJ. Nontraumatic necrosis of bone (osteonecrosis). *N Engl J Med.* 1992; 326(22): 1473-1479.
51. Yamamoto T, Yamaguchi T, Lee KB, Bullough PG. A clinicopathologic study of osteonecrosis in the osteoarthritic hip. *Osteoarthritis Cartilage.* 2000; 8(4): 303-308.
52. Yamamoto T, DiCarlo EF, Bullough PG. The prevalence and clinicopathological appearance of extension of osteonecrosis in the femoral head. *J Bone Joint Surg Br.* 1999; 81(2): 328-332.
53. Manenti G, Altobelli S, Pugliese L, Tarantino V. The role of imaging in diagnosis and management of femoral head osteonecrosis. *Clin Cases Miner Bone Metab.* 2015; 12(suppl 1): 31-38.
54. DiCarlo EF, Klein MJ. Comparison of clinical and histologic diagnoses in 16,587 total joint arthroplasties. *Am J Clin Pathol.* 2014; 141: 111-118.
55. De Franceschi L, Grigolo B, Roseti L, et al. Osteochondritis dissecans. *Histopathology.* 2007; 51(1): 133-135.
56. Milgram JW. Radiological and pathological manifestations of osteochondritis dissecans of the distal femur. A study of 50 cases. *Radiology.* 1978; 126(2): 305-311.
57. Kusumi T, Ishibashi Y, Tsuda E, et al. Osteochondritis dissecans of the elbow: histopathological assessment of the articular cartilage and subchondral bone with emphasis on their damage and repair. *Pathol Int.* 2006; 56(10): 604-612.
58. Marx RE. Pamidrenate(Aredia) and zoledronate (Zometa) induced avascular necrosis of the jaws: a growing development. *J Oral Maxillofac Sur.* 2003; 61: 1111-1117.
59. Hamadeh IS, Ngwa BA, Gong Y. Drug induced osteonecrosis of the jaw. *Cancer Treat Rev.* 2015; 41: 455-464.
60. Hellstein J. Osteochemonecrosis: an overview. *Head Neck Pathol.* 2014; 8: 482-490.
61. Dzik-Jurasz AS, Brooker S, Husband JE, Tait D. What is the prevalence of symptomatic or asymptomatic femoral head osteonecrosis in patients previously treated with chemoradiation? A magnetic resonance study of anal cancer patients. *Clin Oncol(R Coll Radiol).* 2001; 13(2): 130-134.
62. Bolland MJ, Cundy T. Paget's disease of bone: clinical review and update. *J Clin Pathol.* 2013; 66: 924-927.
63. Collins DH. Paget's disease of bone; incidence and subclinical forms. *Lancet.* 1956; 271(6933): 51-57.
64. Naot D, Choi A, Masson DS, et al. Novel homozygous mutations in the osteoprotegerin gene TNFRSF11B in two unrelated patients with juvenile Paget's disease. *Bone.* 2014; 68: 6-10.
65. Theodrou DJ, Theodrou SJ, Kakitsubata Y. Imaging of Paget disease of bone and its musculoskeletal complications: review. *AJR.* 2011; 196: 564-575.
66. Deyrup AT, Montag AG, Inwards CY, et al. Sarcomas arising in Paget disease of bone: a clinicopathologic analysis of 70 cases. *Arch Pathol Lab Med.* 2007; 131(6): 942-946.
67. Hadjipavlou A, Lander P, Srolovitz H, Enker IP. Malignant transformation in Paget disease of bone. *Cancer.* 1992; 70(12): 2802-2808.
68. Lamovec J, Rener M, Spiler M. Pseudosarcoma in Paget's disease of bone. *Ann Diagn Pathol.* 1999; 3(2): 99-103.
69. Albaghu OME, Visconti MR, Alonso N, et al. Common susceptibility alleles and SQSTM1 mutations predict disease exent and severity in a multinational study of patients with Paget's disease. *J Bone Mineral Res.* 2013; 28: 2338-2346.
70. Singer FR. Paget's disease of bone-genetic and environmental factors. *Nat Rev Endocrinol.* 2015; 11: 662-671.
71. Del Fattore A, Cappariello A, Teti A. Genetics, pathogenesis and complications of osteopetrosis. *Bone.* 2008; 42(1): 19-29.
72. Stark Z, Savarirayan R. Osteopetrosis. *Orphanet J Rare Dis.* 2009; 4: 5.
73. Bollerslev J, Henriksen K, Nielsen MF, et al. Autosomal dominant osteopetrosis revisited: lessons from recent studies. *Eur J Endocrinol.* 2013; 169: R39-R57.
74. Sobacchi C, Schulz A, Coxon FP, et al. Osteopetrosis: genetics, treatment and new insights into osteoclast function. *Nat Rev Endocrinol.* 2013; 9: 522-536.
75. Milgram JW, Jasty M. Osteopetrosis. A morphological study of twenty-one cases. *J Bone Joint Surg Am.* 1982; 64(6): 912-929.
76. Fletcher CDM, Bridge JA, Hogendoorn PCW, Mertens F, eds. *WHO Classification of Tumours of Soft Tissue and Bone.* Lyon: IARC Press; 2013.
77. Horvai A, Unni KK. Premalignant conditions of bone. *J Orthop Sci.* 2006; 11: 412-423.
78. McHugh JB, Mukherji SK, Lucas DR. Sinoorbital osteoma: a clinicopathologic study of 45 surgically treated cases with emphasis on tumors with osteoblsatoma-like features. *Arch Pathol Lab Med.* 2009; 133: 1587-1593.
79. Groen EJ, Roos A, Muntinghe FL, et al. Extraintestinal manifestations of familial adenomatous polyposis. *Ann Surg Oncol.* 2008; 15: 2439-2450.
80. Kaplan I, Nicolaou Z, Hatuel D, Calderon S. Solitary central osteoma of the jaws: a diagnostic dilemma. *Oral Surg Oral Med Oral Pathol Oral Radiol Endod.* 2008; 106(3): e22-e29.
81. Ihde LL, Forrester DM, Gottsegen CJ. Sclerosing bone dysplasias: review and differentiation from other causes of osteosclerosis. *Radiographics.* 2011; 31: 1865-1882.
82. Bertoni F, Unni KK, Beabout JW, Sim FH. Parosteal osteoma of bones other than of the skull and face. *Cancer.* 1995; 75(10): 2466-2473.
83. Pettine KA, Klassen RA. Osteoid-osteoma and osteoblastoma of the spine. *J Bone Joint Surg Am.* 1986; 68(3): 354-361.
84. Green JT, Mills AM. Osteogenic tumors of bone. *Semin Diagn Pathol.* 2014; 31: 21-29.
85. Loizaga JM, Calvo M, Lopez Barea F, et al. Osteoblastoma and osteoid osteoma. Clinical and morphological features of 162 cases. *Pathol Res Prac.* 1993; 189(1): 33-41.
86. Bauer TW, Zehr RJ, Belhobek GH, Marks KE. Juxta-articular osteoid osteoma. *Am J Surg Pathol.* 1991; 15(4): 381-387.
87. Garcia RA, Inwards CY, Unni KK. Benign bone tumors-recent deveopments. *Semin Diagn Pathol.* 2011; 28: 73-85.
88. Healey JH, Ghelman B. Osteoid osteoma and osteoblastoma. Current concepts and recent advances. *Clin Orthop Relat Res.* 1986; 204: 76-85.
89. Wold LE, Pritchard DJ, Bergert J, Wilson DM. Prostaglandin synthesis by osteoid osteoma and osteoblastoma. *Mod Pathol.* 1988; 1(2): 129-131.
90. Hasegawa T, Hirose T, Sakamoto R, et al. Mechanism of pain in osteoid osteomas: an immunohistochemical study. *Histopathology.* 1993; 22(5): 487-491.
91. O'Connell JX, Nanthakumar SS, Nielsen GP, Rosenberg AE. Osteoid osteoma: the uniquely innervated bone tumor. *Mod Pathol.* 1998; 11(2): 175-180.
92. Barei DP, Moreau G, Scarborough MT, Neel MD. Percutaneous radiofrequency ablation of osteoid osteoma. *Clin Orthop Relat Res.* 2000;

373: 115-124.
93. Rimondi E, Mavrogenis AF, Rossi G, et al. Radiofrequency ablation for non-spinal osteoid osteomas in 557 patients. *Eur Radiol.* 2012; 22: 181-188.
94. Weber MA, Springel SD, Omlor GW, et al. Clinical long-term outcome, technical success, and cost analysis of radiofrequency ablation for the treatment of osteoblastomas and spinal osteoid osteomas in comparison to open surgical resection. *Skeletal Radiol.* 2015; 44: 981-993.
95. Barlow E, Davies AM, Cool WP, et al. Osteoid osteoma and osteoblastoma: novel histological and immunohistochemical observations as evidence for a single entity. *J Clin Pathol.* 2013; 66: 768-774.
96. Yalcinkaya U, Doganavsargil B, Sezak M, et al. Clinical and morphologic characteristics of osteoid osteoma and osteoblastoma: a retrospective single-center analysis of 204 patients. *Ann Diagn Pathol.* 2014; 18: 319-325.
97. Lucas DR. Osteoblastoma. *Arch Pathol Lab Med.* 2010; 134: 1460-1466.
98. Lucas DR, Unni KK, McLeod RA, et al. Osteoblastoma: clinicopathologic study of 306 cases. *Hum Pathol.* 1994; 25: 117-134. 99. Bertoni F, Unni KK, Lucas DR, McLeod RA. Osteoblastoma with cartilaginous matrix. An unusual morphologic presentation in 18 cases. *Am J Surg Pathol.* 1993; 17(1): 69-74.
100. Bertoni F, Unni KK, McLeod RA, Dahlin DC. Osteosarcoma resembling osteoblastoma. *Cancer.* 1985; 55(2): 416-426.
101. Cheung FM, Wu WC, Lam CK, Fu YK. Diagnostic criteria for pseudomalignant osteoblastoma. *Histopathology.* 1997; 31(2): 196-200.
102. Angervall L, Persson S, Stenman G, Kindblom LG. Large cell, epithelioid, telangiectatic osteoblastoma: a unique pseudosarcomatous variant of osteoblastoma. *Hum Pathol.* 1999; 30(10): 1254-1259.
103. Dorfman HD, Weiss SW. Borderline osteoblastic tumors: problems in the differential diagnosis of aggressive osteoblastoma and low-grade osteosarcoma. *Sem Diagn Pathol.* 1984; 1(3)): 215-234.
104. Zon Filippi R, Swee RG, Krishnan Unni K. Epithelioid multinodular osteoblastoma: a clinicopathologic analysis of 26 cases. *Am J Surg Pathol.* 2007; 31(8): 1265-1268.
105. Schajowicz F, Lemos C. Malignant osteoblastoma. *J Bone Joint Surg Br.* 1976; 58(2): 202-211.
106. Mirra JM, Kendrick RA, Kendrick RE. Pseudomalignant osteoblastoma versus arrested osteosarcoma. *Cancer.* 1976; 37: 2005-2014.
107. Bertoni F, Bacchini P, Donati D, et al. Osteoblastoma-like osteosarcoma. The Rizzoli Institute experience. *Mod Pathol.* 1993; 6(6): 707-716.
108. Osasan S, Zhang M, Shen F, et al. Osteogenic sarcoma: a 21st century review. *Anticancer Res.* 2016; 36: 4391-4398.
109. Al-Rashid M, Ramkumar DB, Raskin K, et al. Paget disease of bone. *Orthop Clin North Am.* 2015; 46: 577-585.
110. Martland HS, Humphries RE. Osteogenic sarcoma in dial painters using luminous paint. *Arch Pathol.* 1929; 7: 406-417.
111. Polednak AP. Bone cancer among female radium dial workers. Latency periods and incidence rates by time after exposure: brief communication. *J Natl Cancer Inst.* 1978; 60(1): 77-82.
112. Sindelar WF, Costa J, Ketcham AS. Osteosarcoma associated with Thorotrast administration: report of two cases and literature review. *Cancer.* 1978; 42(6): 2604-2609.
113. Kalra S, Grimer RJ, Spooner D, et al. Radiation-induced sarcomas of bone. Factors that affect outcome. *J Bone Joint Surg Br.* 2007; 89-B: 808-813.
114. Huvos AG, Woodard HQ, Cahan WG, et al. Postradiation osteogenic sarcoma of bone and soft tissues. A clinicopathologic study of 66 patients. *Cancer.* 1985; 55(6): 1244-1255.
115. Turaka K, Shields CL, Meadows AT, Leahey A. Second malignant neoplasms following chemoreduction with carboplatin, etoposide, and vincristine in 245 patients with intraocular retinoblastoma. *Pediatr Blood Cancer.* 2012; 59: 121-125.
116. Takahashi S, Okada K, Nagasawa H, et al. Osteosarcoma occurring in osteogenesis imperfecta. *Virch Arch.* 2004; 444(5): 454-458.
117. Keel SB, Jaffe KA, Petur Nielsen G, Rosenberg AE. Orthopaedic implant-related sarcoma: a study of twelve cases. *Mod Pathol.* 2001; 14(10): 969-977.
118. Penman HG, Ring PA. Osteosarcoma in association with total hip replacement. *J Bone Joint Surg Br.* 1984; 66(5): 632-634.
119. Palmero EI, Achatz MI, Ashton-Prolla P, et al. Tumor protein 53 mutations and inherited cancer: beyond Li-Fraumeni syndrome. *Curr Opin Oncol.* 2010; 22(1): 64-69.
120. Zils K, Klingebiel T, Behnisch W, et al. Osteosarcoma in patients with Rothmund-Thomson syndrome. *Pediatr Hematol Oncol.* 2015; 32: 32-40.
121. Nielsen GP, Rosenberg AE. Update on bone forming tumors of the head and neck. *Head Neck Pathol.* 2007; 1: 87-93.
122. Ozaki T, Flege S, Liljenqvist U, et al. Osteosarcoma of the spine: experience of the Cooperative Osteosarcoma Study Group. *Cancer.* 2002; 94(4): 1069-1077.
123. Okada K, Wold LE, Beabout JW, Shives TC. Osteosarcoma of the hand. A clinicopathologic study of 12 cases. *Cancer.* 1993; 72(3): 719-725.
124. Parham DM, Pratt CB, Parvey LS, et al. Childhood multifocal osteosarcoma. Clinicopathologic and radiologic correlates. *Cancer.* 1985; 55(11): 2653-2658.
125. Bacci G, Picci P, Ferrari S, et al. Synchronous multifocal osteosarcoma: results in twelve patients treated with neoadjuvant chemotherapy and simultaneous resection of all involved bones. *Ann Oncol.* 1996; 7: 864-866.
126. Murphey MD, Robbin MR, McRae GA, et al. The many faces of osteosarcoma. *Radiographics.* 1997; 17: 1205-1231.
127. Inikul E, Fletcher BD, Parham D, Chen G. Accuracy of MR imaging for estimating intraosseous extent of osteosarcoma. *Am J Roentgenol.* 1996; 167: 1211-1215.
128. Simon MA, Bos GD. Epiphyseal extension of metaphyseal osteosarcoma in skeletally immature individuals. *J Bone Joint Surg Am.* 1980; 62(2): 195-204.
129. Simon MA, Hecht JD. Invasion of joints by primary bone sarcomas in adults. *Cancer.* 1982; 50(8): 1649-1655.
130. Leavey PJ, Day MD, Booth T, Maale G. Skip metastases in osteosarcoma. *J Pediatr Hematol Oncol.* 2003; 25: 806-808.
131. Wuisman P, Enneking WF. Prognosis for patients who have osteosarcoma with skip metastases. *J Bone Joint Surg Am.* 1990; 72-A: 60-68.
132. Gonzalez AL, Cates JM. Osteosarcoma: differential diagnostic considerations. *Surg Pathol.* 2012; 5: 117-146.
133. Dahlin DC, Unni KK. Osteosarcoma of bone and its important recognizable varieties. *Am J Surg Pathol.* 1977; 1(1): 61-72.
134. Klein MJ, Siegal GP. Osteosarcoma: anatomic and histologic variants. *Am J Clin Pathol.* 2006; 125: 555-581.
135. Okada K, Hasegawa T, Yokoyama R. Rosette-forming epithelioid osteosarcoma: a histologic subtype with highly aggressive clinical behavior. *Hum Pathol.* 2001; 32(7): 726-733.
136. Hasegawa T, Shibata T, Hirose T, et al. Osteosarcoma with epithelioid features. An immunohistochemical study. *Arch Pathol Lab Med.* 1993; 117(3): 295-298.
137. Kramer K, Hicks DG, Palis J, et al. Epithelioid osteosarcoma of bone. Immunocytochemical evidence suggesting divergent epithelial and mesenchymal differentiation in a primary osseous neoplasm. *Cancer.* 1993; 71(10): 2977-2982.
138. Chow LT, Lin J, Yip KM, et al. Chondromyxoid fibroma-like osteosarcoma: a distinct variant of low-grade osteosarcoma. *Histopathology.* 1996; 29(5): 429-436.
139. Banta JV, Schreiber RR, Kulik WJ. Hyperplastic callus formation in osteogenesis imperfecta simulating osteosarcoma. *J Bone Joint Surg Am.* 1971; 53(1): 115-122.
140. Kahn LB, Wood FW, Ackerman LV. Fracture callus associated with benign and malignant bone lesions and mimicking osteosarcoma. *Am J Clin Pathol.* 1969; 52(1): 14-24.
141. Okada K, Hasegawaa T, Yokoyama R, et al. Osteosarcoma with cytokeratin expression: a clinicopathologic study of six cases with emphasis on differential diagnosis from metastatic cancer. *J Clin Pathol.* 2003; 56: 742-746.
142. Bridge JA, Nelson M, McComb E, et al. Cytogenetic findings in 73 osteosarcoma specimens and a review of the literature. *Cancer Genet Cytogenet.* 1997; 95(1): 74-87.
143. Sandberg AA. Cytogenetics and molecular genetics of bone and soft-tissue tumors. *Am J Med Genet.* 2002; 115(3): 189-193.
144. Wang LL. Biology of osteogenic sarcoma. *Cancer J.* 2005; 11(4): 294-305.
145. Mejia-Gurerero S, Quejada M, Gokgoz N, et al. Characterization of the 12q15 MDM2 and 12q13-14 CDK4 amplicons and clinical correlations in osteosarcoma. *Genes Chromosomes Cancer.* 2010; 49: 518-525.
146. Rickel K, Fang F, Tao J. Moleular genetics of osteosarcoma. *Bone.* 2016; http:// dx.doi. org/10.1016/j.bone.2016.10.017.
147. Huvos AG, Rosen G, Bretsky SS, Butler A. Telangiectatic osteogenic sarcoma: a clinicopathologic study of 124 patients. *Cancer.* 1982; 49(8): 1679-1689.
148. Bertoni F, Pignatti G, Bachini P, et al. Telangiectatic or hemorrhagic osteosarcoma of bone. A clinicopathologic study of 41 patients at the Rizzoli Institute. *Progr Surg Pathol.* 1989; 10: 63-82.
149. Angelini A, Mavrogenis AF, Trovarelli G, et al. Telangiectatic osteosarcoma: a review of 87 cases. *J Cancer Res Clin Oncol.* 2016; 142: 2197-2207.
150. Nakajima H, Sim FH, Bond JR, Unni KK. Small cell osteosarcoma of bone. Review of 72 cases. *Cancer.* 1997; 79(11): 2095-2106.
151. Bertoni F, Present D, Bacchini P, et al. The Istituto Rizzoli experience with small cell osteosarcoma. *Cancer.* 1989; 64(12): 2591-2599.
152. Righi A, Gambarotti M, Longo S, et al. Small cell osteosarcoma. Clinicopathologic, immunohistochemical, and molecular analyses of 36 cases. *Am J Surg Pathol.* 2015; 39: 691-699.
153. Bertoni F, Bacchini P, Fabbri N, et al. Osteosarcoma. Low-grade intraosseous-type osteosarcoma, histologically resembling parosteal osteosarcoma, fibrous dysplasia, and desmo-

plastic fibroma. *Cancer.* 1993; 71(2): 338-345.
154. Kurt AM, Unni KK, McLeod RA, Pritchard DJ. Low-grade intraosseous osteosarcoma. *Cancer.* 1990; 65(6): 1418-1428.
155. Ogose A, Hotta T, Emura I, et al. Repeated dedifferentiation of low-grade intraosseous osteosarcoma. *Hum Pathol.* 2000; 31(5): 615-618.
156. Carter JM, Inwards CY, Jin L, et al. Activating GNAS mutations in parosteal osteosarcoma. *Am J Surg Pathol.* 2014; 38: 402-409.
157. Salinas-Souza C, De Andrea C, Bihl M, et al. GNAS mutations are not detected in parosteal and low-grade central osteosarcoma. *Mod Pathol.* 2015; 28: 1336-1342.
158. Park HR, Jung WW, Bertoni F, et al. Molecular analysis of p53, MDM2, and H-Ras genes in low-grade central osteosarcoma. *Pathol Res Pract.* 2004; 200: 439-445.
159. Dujardin F, Binh MB, Bourier C, et al. MDM2 and CDK4 immunohistochemistry is a valuable tool in the differential diagnosis of low-grade osteosarcomas and other primary fibro-osseous lesion of the bone. *Mod Pathol.* 2011; 24: 624-637.
160. Yoshida A, Ushiku T, Motoi T, et al. Immunohistochemical analysis of MDM2 and CDK4 distinguishes low-grade osteosarcoma from benign mimics. *Mod Pathol.* 2010; 23: 1279-1288.
161. Unni KK, Dahlin DC, Beabout JW, Ivins JC. Parosteal osteogenic sarcoma. *Cancer.* 1976; 37(5): 2466-2475.
162. Campanacci M, Picci P, Gherlinzoni F, et al. Parosteal osteosarcoma. *J Bone Joint Surg Br.* 1984; 66(3): 313-321.
163. Bertoni F, Present D, Hudson T, et al. The meaning of radiolucencies in parosteal osteosarcoma. *J Bone Joint Surg Am.* 1985; 67-A: 901-910.
164. Duhamel LA, Ye H, Halai D, et al. Frequency of Mouse Double Minute 2(MDM2) and Mouse Double Minute 4(MDM4) Amplification in parosteal and conventional osteosarcoma subtypes. *Histopathology.* 2012; 60: 357-359.
165. Okada K, Unni KK, Swee RG, Sim FH. High grade surface osteosarcoma: a clinicopathologic study of 46 cases. *Cancer.* 1999; 85(5): 1044-1054.
166. Wold LE, Unni KK, Beabout JW, Pritchard DJ. High-grade surface osteosarcomas. *Am J Surg Pathol.* 1984; 8(3): 181-186.
167. Sheth DS, Yasko AW, Raymond AK, et al. Conventional and dedifferentiated parosteal osteosarcoma. Diagnosis, treatment, and outcome. *Cancer.* 1996; 78(10): 2136-2145.
168. Wold LE, Unni KK, Beabout JW, et al. Dedifferentiated parosteal osteosarcoma. *J Bone Joint Surg Am.* 1984; 66(1): 53-59.
169. Unni KK, Dahlin DC, Beabout JW. Periosteal osteogenic sarcoma. *Cancer.* 1976; 37(5): 2476-2485.
170. deSantos LA, Murray JA, Finklestein JB, et al. The radiographic spectrum of periosteal osteosarcoma. *Radiology.* 1978; 127(1): 123-129.
171. Hall RB, Robinson LH, Malawar MM, Dunham WK. Periosteal osteosarcoma. *Cancer.* 1985; 55(1): 165-171.
172. Clark JL, Unni KK, Dahlin DC, Devine KD. Osteosarcoma of the jaw. *Cancer.* 1983; 51(12): 2311-2316.
173. Huvos AG, Butler A, Bretsky SS. Osteogenic sarcoma associated with Paget's disease of bone. A clinicopathologic study of 65 patients. *Cancer.* 1983; 52(8): 1489-1495.
174. Huvos AG, Sundaresan N, Bretsky SS, Butler A. Osteogenic sarcoma of the skull. A clinicopathologic study of 19 patients. *Cancer.* 1985; 56(5): 1214-1221.
175. Wick MR, Siegal GP, Unni KK, et al. Sarcomas of bone complicating osteitis deformans (Paget's disease): fifty years'experience. *Am J Surg Pathol.* 1981; 5(1): 47-59.
176. Ayala AG, Raymond AK, Jaffe N. The pathologist's role in the diagnosis and treatment of osteosarcoma in children. *Hum Pathol.* 1984; 15(3): 258-266.
177. Picci P, Bacci G, Campanacci M, et al. Histologic evaluation of necrosis in osteosarcoma induced by chemotherapy. Regional mapping of viable and nonviable tumor. *Cancer.* 1985; 56(7): 1515-1521.
178. Chui MH, Kandel RA, Wong M, et al. Histopathologic features of prognostic significance in high-grade osteosarcoma. *Arch Pathol Lab Med.* 2016; 140: 1231-1242.
179. Raymond AK, Chawla SP, Carrasco CH, et al. Osteosarcoma chemotherapy effect: a prognostic factor. *Sem Diagn Pathol.* 1987; 4(3): 212-236.
180. Allison DC, Carney SC, Ahlmann ER, et al. A meta-analysis of osteosarcoma outcomes in the modern medical era. *Sarcoma.* 2012; doi:10.1155/2012/704872.
181. Provisor AJ, Ettinger LJ, Nachman JB, et al. Treatment of nonmetastatic osteosarcoma of the extremity with preoperative and postoperative chemotherapy: a report from the Children's Cancer Group. *J Clin Oncol.* 1997; 15: 76-84.
182. Belak SS, Kempf-Bielack B, Delling G, et al. Prognosti factors in high-grade osteosarcoma of the extremities or trunk: an analysis of 1702 patients treated on neoadjuvant cooperative osteosarcoma study group protocols. *J Clin Oncol.* 2002; 20: 776-790.
183. Xing D, Qasem SA, Owusu K, et al. Changing prognostic factors in osteosarcoma: analysis of 381 cases from two institutions. *Hum Pathol.* 2014; 45: 1688-1696.
184. Onda M, Matsuda S, Higaki S, et al. ErbB-2 expression is correlated with poor prognosis for patients with osteosarcoma. *Cancer.* 1996; 77(1): 71-78.
185. Kilpatrick SE, Geisinger KR, King TS, et al. Clinicopathologic analysis of HER-2/neu immunoexpression among various histologic subtypes and grades of osteosarcoma. *Mod Pathol.* 2001; 14(12): 1277-1283.
186. Baldini N, Scotlandi K, Serra M, et al. P-glycoprotein expression in osteosarcoma: a basis for risk-adapted adjuvant chemotherapy. *J Orthop Res.* 1999; 17(5): 629-632.
187. Borys D, Canter RJ, Hoch B, et al. P16 expression predicts necrotic response among patients with osteosarcoma receiving neoadjuvant chemotherapy. *Hum Pathol.* 2012; 43: 1948-1954.
188. Kosemehmetoglu K, Ardic F, Karslioglu Y, et al. P16 expression predicts neoadjuvant tumor necrosis in osteosarcomas: reappraisal with a larger series using whole sections. *Hum Pathol.* 2016; 50: 170-175.
189. Righi A, Gambarotti M, Sbaraglia M, et al. P16 expression as a prognostic and predictive marker in high-grade localized osteosarcoma of the extremities: an analysis of 357 cases. *Hum Pathol.* 2016; 58: 15-23.
190. Scarborough MT, Moreau G. Benign cartilage tumors. *Orthop Clin North Am.* 1996; 27: 583-589.
191. Duckworth LV, Reith JD. Well-differentiated central cartilage tumors of bone: an overview. *Surg Pathol.* 2012; 5: 147-161.
192. Greenspan A. Tumor of cartilage origin. *Orthop Clin North Am.* 1989; 20: 347-366.
193. Bui KL, Ilaslan H, Bauer TW, et al. Cortical scalloping and cortical penetration by small eccentric chondroid lesions in long tubular bones: not a sign of malignancy? *Skeletal Radiol.* 2009; 38: 791-796.
194. Flemming DJ, Murphey MD. Enchondroma and chondrosarcoma. *Semin Musculoskelet Radiol.* 2000; 4: 59-71.
195. Pansuriya TC, Kroon HM, Bovee JV, Rosenberg AE. Enchondromatosis: insights on the different subtypes. *Int J Clin Exp Pathol.* 2010; 3: 557-569.
196. Fanburg JC, Meis-Kindblom JM, Rosenberg AE. Multiple enchondromas associated with spindle cell hemangioendotheliomas. An overlooked variant of Maffucci's syndrome. *Am J Surg Pathol.* 1995; 19: 1029-1038.
197. Bovee JV, van Roggen JF, Cleton-Jansen AM, et al. Malignant progression in multiple enchondromatosis(Ollier's disease): an autopsy-based molecular genetic study. *Hum Pathol.* 2000; 31(10): 1299-1303.
198. Liu J, Hudkins PG, Swee RG, Unni KK. Bone sarcomas associated with Ollier's disease. *Cancer.* 1987; 59(7): 1376-1385.
199. Sun TC, Swee RG, Shives TC, Unni KK. Chondrosarcoma in Maffucci's syndrome. *J Bone Joint Surg Am.* 1985; 67(8): 1214-1219.
200. Verdegaal SH, Bovee JV, Pansuriya TC, et al. Incidence, predictive factors, and prognosis of chondrosarcoma in patients with Ollier disease and Maffucci syndrome: an international multicenter study of 161 patients. *Oncologist.* 2011; 16: 1771-1779.
201. Boriani S, Bacchini P, Bertoni F, Campanacci M. Periosteal chondroma. A review of twenty cases. *J Bone Joint Surg Am.* 1983; 65(2): 205-212.
202. Bauer TW, Dorfman HD, Latham JT. Periosteal chondroma: a clinicopathologic study of 23 cases. *Am J Surg Pathol.* 1982; 6: 631-637.
203. De Santos LA, Spjut HG. Periosteal chondroma: a radiologic spectrum. *Skeletal Radiol.* 1981; 6: 15-20.
204. Amary MF, Bacsi K, Maggiani F, et al. IDH1 and IDH2 mutations are frequent events in central chondrosarcoma and central and periosteal chondromas but not in other mesenchymal tumours. *J Pathol.* 2011; 224: 334-343.
205. McCarthy EF, Dorfman HD. Vascular and cartilaginous hamartoma of the ribs in infancy with secondary aneurysmal bone cyst formation. *Am J Surg Pathol.* 1980; 4(3): 247-253.
206. Ayala AG, Ro JY, Bolio-Solis A, et al. Mesenchymal hamartoma of the chest wall in infants and children: a clinicopathological study of five patients. *Skeletal Radiol.* 1993; 22: 569-576.
207. Griffiths HJ, Thompson RC, Galloway HR, et al. Bursitis in association with solitary osteochondromas presenting as mass lesions. *Skeletal Radiol.* 1991; 20: 513-516.
208. Brien EW, Mirra JM, Luck JV. Benign and malignant cartilage tumors of bone and joint: their anatomic and theoretical basis with an emphasis on radiology, pathology and clinical biology. II. Juxtacortical cartilage tumors. *Skeletal Radiol.* 1999; 28: 1-20.
209. Bovee JV. Multiple osteochondromas. *Orphanet J Rare Dis.* 2008; 3: 3.
210. Bovee JV, Cleton-Jansen AM, Wuyts W, et al. EXT-mutation analysis and loss of heterozygosity in sporadic and hereditary osteochondromas and secondary chondrosarcomas. *Am J Hum Genet.* 1999; 65(3): 689-698.
211. Bridge JA, Nelson M, Orndal C, et al. Clonal karyotypic abnormalities of the hereditary multiple exostoses chromosomal loci 8q24.1 (EXT1) and 11p11-12(EXT2) in patients with sporadic and hereditary osteochondromas. *Cancer.* 1998; 82(9): 1657-1663.
212. Feely MG, Boehm AK, Bridge RS, et al. Cyto-

genetic and molecular cytogenetic evidence of recurrent 8q24.1 loss in osteochondroma. *Cancer Genet Cytogenet*. 2002; 137(2): 102-107.
213. de Andrea CE, Reijnders CM, Kroon HM, et al. Sceondary peripheral chondrosarcoma evolving from osteochondroma as a result of outgrowth of cells with functional EXT. *Oncogene*. 2012; 9: 1095-1104.
214. Bovee JV, van den Broek LJ, Cleton-Jansen AM, Hogendoorn PC. Up-regulation of PTHrP and Bcl-2 expression characterizes the progression of osteochondroma towards peripheral chondrosarcoma and is a late event in central chondrosarcoma. *Lab Invest*. 2000; 80(12): 1925-1934.
215. Bovee JV, Cleton-Jansen AM, Kuipers-Dijkshoorn NJ, et al. Loss of heterozygosity and DNA ploidy point to a diverging genetic mechanism in the origin of peripheral and central chondrosarcoma. *Genes Chromosomes Cancer*. 1999; 26(3): 237-246.
216. Hallor KH, Staaf J, Bovee JV, et al. Genomic profiling of chondrosarcoma: chromosomal patterns in central and peripheral tumors. *Clin Cancer Res*. 2009; 15(8): 2685-2694.
217. Horiguchi H, Sakane M, Matsui M, Wadano Y. Bizarre parosteal osteochondromatous proliferation(Nora's lesion) of the foot. *Pathol Int*. 2001; 51(10): 816-823.
218. Nora FE, Dahlin DC, Beabout JW. Bizarre parosteal osteochondromatous proliferations of the hands and feet. *Am J Surg Pathol*. 1983; 7(3): 245-250.
219. Bush JB, Reith JD, Meyer MS. Bizarre parosteal osteochondromatous proliferation of the proximal humerus: a case report. *Skeletal Radiol*. 2007; 36: 535-540.
220. Dashti HM, Reith JD, Schlott BJ, et al. Bizarre parosteal osteochondromatous proliferation (Nora's lesion) of the mandible: a rare bony lesion. *Head Neck Pathol*. 2012; 6: 264-269.
221. Meneses MF, Unni KK, Swee RG. Bizarre parosteal osteochondromatous proliferation of bone(Nora's lesion). *Am J Surg Pathol*. 1993; 17(7): 691-697.
222. Nilsson M, Domanski HA, Mertens F, Mandahl N. Molecular cytogenetic characterization of recurrent translocation breakpoints in bizarre parosteal osteochondromatous proliferation(Nora's lesion). *Hum Pathol*. 2004; 35(9): 1063-1069.
223. Landon GC, Johnson KA, Dahlin DC. Subungual exostoses. *J Bone Joint Surg Am*. 1979; 61(2): 256-259.
224. Miller-Breslow A, Dorfman HD. Dupuytren's (subungual) exostosis. *Am J Surg Pathol*. 1988; 12(5): 368-378.
225. Zambrano E, Nose V, Perez-Atayde AR, et al. Distinct chromosomal rearrangements in subungual(Dupuytren) exostosis and bizarre parosteal osteochondromatous proliferation (Nora lesion). *Am J Surg Pathol*. 2004; 28(8): 1033-1039.
226. Storlazzi CT, Wozniak A, Panagopoulos I, et al. Rearrangement of the COL12A1 and COL4A5 genes in subungual exostosis: a molecular cytogenetic delineation of the tumor-specific translocation t(X;6) (q13-14;q22). *Int J Cancer*. 2006; 118: 1972-1976.
227. Mertens F, Moller E, Mandahl N, et al. The t(X;6) in subungual exostosis results in transcriptional deregulation of the gene for insulin receptor substrate 4. *Int J Cancer*. 2011; 128: 487-491.
228. Glick R, Khaldi L, Ptaszynski K, Steiner GC. Dysplasia epiphysealis hemimelica(Trevor disease): a rare developmental disorder of bone mimicking osteochondroma of long bones. *Hum Pathol*. 2007; 38(8): 1265-1272.
229. Carney JA, Boccon-Gibod L, Jarka DE, et al. Osteochondromyxoma of bone: a congenital tumor associated with lentigines and other unusual disorders. *Am J Surg Pathol*. 2001; 25: 164-176.
230. Springfield DS, Capanna R, Gherlinzoni F, et al. Chondroblastoma. A review of seventy cases. *J Bone Joint Surg Br*. 1985; 67(5): 748-755.
231. James SL, Panicek DM, Davies AM. Bone marrow oedema associated with benign and malignant bone tumours. *Eur J Radiol*. 2008; 67: 11-21.
232. Aronsohn RS, Hart WR, Martel W. Metaphyseal chondroblastoma of bone. *AJR Am J Roentgenol*. 1976; 127(4): 686-688.
233. Bousdras K, O'Donnell P, Vujovic S, et al. Chondroblastomas but not chondromyxoid fibromas express cytokeratins: an unusual presentation of a chondroblastoma in the metaphyseal cortex of the tibia. *Histopathology*. 2007; 51(3): 414-416.
234. de Silva MV, Reid R. Chondroblastoma: varied histologic appearance, potential diagnostic pitfalls, and clinicopathologic features associated with local recurrence. *Ann Diagn Pathol*. 2003; 7(4): 205-213.
235. Konishi E, Nakashima Y, Iwasa Y, et al. Immunohistochemical analysis for Sox9 reveals the cartilaginous character of chondroblastoma and chondromyxoid fibroma of the bone. *Hum Pathol*. 2010; 41(2): 208-213.
236. Povysil C, Tomanova R. Matejovsky Z. Muscle-specific actin expression in chondroblastomas. *Hum Pathol*. 1997; 28(3): 316-320.
237. Behjati S, Tarpey PS, Presneau N, et al. Distinct H3F3A and H3F3B driver mutations define chondroblastoma and giant cell tumor of bone. *Nat Genet*. 2013; 45: 1479-1482.
238. Amary MF, Berish F, Mozela R, et al. The H3F3 K36M mutant antibody is a sensitive and specific marker for the diagnosis of chondroblastoma. *Histopathology*. 2016; 69: 121-127.
239. Fanning CV, Sneige NS, Carrasco CH, et al. Fine needle aspiration cytology of chondroblastoma of bone. *Cancer*. 1990; 65(8): 1847-1863.
240. Turcotte RE, Kurt AM, Sim FH, et al. Chondroblastoma. *Hum Pathol*. 1993; 24(9): 944-949.
241. Reyes CV, Kathuria S. Recurrent and aggressive chondroblastoma of the pelvis with late malignant neoplastic changes. *Am J Surg Pathol*. 1979; 3(5): 449-455.
242. Birch PJ, Buchanan R, Golding P, Pringle JA. Chondroblastoma of the rib with widespread bone metastases. *Histopathology*. 1994; 25(6): 583-585.
243. Kahn LB, Wood FM, Ackerman LV. Malignant chondroblastoma. Report of two cases and reviw of the literature. *Arch Pathol*. 1969; 88(4): 371-376.
244. Kyriakos M, Land VJ, Penning HL, Parker SG. Metastatic chondroblastoma. Report of a fatal case with a review of the literature on atypical, aggressive, and malignant chondroblastoma. *Cancer*. 1985; 55(8): 1770-1789.
245. Posl M, Werner M, Amling M, et al. Malignant transformation of chondroblastoma. *Histopathology*. 1996; 29(5): 477-480.
246. Kunze E, Graewe T, Peitsch E. Histology and biology of metastatic chondroblastoma. Report of a case with a review of the literature. *Pathol Res Prac*. 1987; 182(1): 113-123.
247. Wu CT, Inwards CY, O'Laughlin S, et al. Chondromyxoid fibroma of bone: a clinicopathologic review of 278 cases. *Hum Pathol*. 1998; 29(5): 438-446.
248. Keel SB, Bhan AK, Liebsch NJ, Rosenberg AE. Chondromyxoid fibroma of the skull base: a tumor which may be confused with chordoma and chondrosarcoma. A report of three cases and review of the literature. *Am J Surg Pathol*. 1997; 21(5): 577-582.
249. Baker AC, Rezeanu L, O'Laughlin S, et al. Juxtacortical chondromyxoid fibroma of bone: a unique variant: a case study of 20 patients. *Am J Surg Pathol*. 2007; 31(11): 1662-1668.
250. Gherlinzoni F, Rock M, Picci P. Chondromyxoid fibroma. The experience at the Istituto Ortopedico Rizzoli. *J Bone Joint Surg Am*. 1983; 65(2): 198-204.
251. Bahk WJ, Mirra JM, Sohn KR, Shin DS. Pseudoanaplastic chondromyxoid fibroma. *Ann Diagn Pathol*. 1998; 2(4): 241-246.
252. Zillmer DA, Dorfman HD. Chondromyxoid fibroma of bone: thirty-six cases with clinicopathologic correlation. *Hum Pathol*. 1989; 20(10): 952-964.
253. Bleiweiss IJ, Klein MJ. Chondromyxoid fibroma: report of six cases with immunohistochemical studies. *Mod Pathol*. 1990; 3(6): 664-666.
254. Nielsen GP, Keel SB, Dickersin GR, et al. Chondromyxoid fibroma: a tumor showing myofibroblastic, myochondroblastic, and chondrocytic differentiation. *Mod Pathol*. 1999; 12(5): 514-517.
255. Granter SR, Renshaw AA, Kozakewich HP, Fletcher JA. The pericentromeric inversion, inv (6)(p25q13), is a novel diagnostic marker in chondromyxoid fibroma. *Mod Pathol*. 1998; 11(11): 1071-1074.
256. Safar A, Nelson M, Neff JR, et al. Recurrent anomalies of 6q25 in chondromyxoid fibroma. *Hum Pathol*. 2000; 31(3): 306-311.
257. Yasuda T, Nishio J, Sumegi J, et al. Aberrations of 6q13 mapped to the COL12A1 locus in chondromyxoid fibroma. *Mod Pathol*. 2009; 11: 1499-1506.
258. Kikuchi F, Dorfman HD, Kane PB. Recurrent chondromyxoid fibroma of the thoracic spine 30 years after primary excision: case report and review of the literature. *Int J Surg Pathol*. 2001; 9(4): 323-329.
259. Kyriakos M. Soft tissue implantation of chondromyxoid fibroma. *Am J Surg Pathol*. 1979; 3(4): 363-372.
260. Gadwal SR, Fanburg-Smith JC, Gannon FH, Thompson LD. Primary chondrosarcoma of the head and neck in pediatric patients: a clinicopathologic study of 14 cases with a review of the literature. *Cancer*. 2000; 88(9): 2181-2188.
261. Young CL, Sim FH, Unni KK, McLeod RA. Chondrosarcoma of bone in children. *Cancer*. 1990; 66(7): 1641-1648.
262. Huvos AG, Marcove RC. Chondrosarcoma in the young. A clinicopathologic analysis of 79 patients younger than 21 years of age. *Am J Surg Pathol*. 1987; 11(12): 930-942.
263. Bjornsson J, McLeod RA, Unni KK, et al. Primary chondrosarcoma of long bones and limb girdles. *Cancer*. 1998; 83(10): 2105-2119.
264. Bovee JV, van der Heul RO, Taminiau AH, Hogendoorn PC. Chondrosarcoma of the phalanx: a locally aggressive lesion with minimal metastatic potential: a report of 35 cases and a review of the literature. *Cancer*. 1999; 86(9): 1724-1732.
265. Ogose A, Unni KK, Swee RG, et al. Chondrosarcoma of small bones of the hands and feet. *Cancer*. 1997; 80(1): 50-59.
266. Ostrowski ML, Spjut HJ. Lesions of the bones of the hands and feet. *Am J Surg Pathol*. 1997; 21(6): 676-690.
267. Coltrera MD, Googe PB, Harrist TJ, et al. Chondrosarcoma of the temporal bone. Diagnosis and treatment of 13 cases and review of the literature. *Cancer*. 1986; 58(12): 2689-2696.

268. Rosenberg AE, Nielsen GP, Keel SB, et al. Chondrosarcoma of the base of the skull: a clinicopathologic study of 200 cases with emphasis on its distinction from chordoma. *Am J Surg Pathol.* 1999; 23(11): 1370-1378.
269. Murphey MD, Choi JJ, Kransforf MJ, et al. Imaging of osteochondroma: variants and complications with radiologic-pathologic correlation. *Radiographics.* 2000; 20: 1407-1434.
270. Schajowicz F. Juxtacortical chondrosarcoma. *J Bone Joint Surg Br.* 1977; 59-b(4): 473-480.
271. Bertoni F, Boriani S, Laus M, Campanacci M. Periosteal chondrosarcoma and periosteal osteosarcoma. Two distinct entities. *J Bone Joint Surg Br.* 1982; 64(3): 370-376.
272. Eefting D, Schrage YM, Geirnaerdt MJ, et al. Assessment of interobserver variability and histologic parameters to improve reliability in classification and grading of central cartilaginous tumors. *Am J Surg Pathol.* 2009; 33(1): 50-57.
273. Mirra JM, Gold R, Downs J, Eckardt JJ. A new histologic approach to the differentiation of enchondroma and chondrosarcoma of the bones. A clinicopathologic analysis of 51 cases. *Clin Orthop Relat Res.* 1985; 201: 214-237.
274. Larramendy ML, Mandahl N, Mertens F, et al. Clinical significance of genetic imbalances revealed by comparative genomic hybridization in chondrosarcomas. *Hum Pathol.* 1999; 30(10): 1247-1253.
275. Mandahl N, Heim S, Arheden K, et al. Chromosomal rearrangements in chondromatous tumors. *Cancer.* 1990; 65(2): 242-248.
276. Sandberg AA, Bridge JA. Updates on the cytogenetics and molecular genetics of bone and soft tissue tumors: chondrosarcoma and other cartilaginous neoplasms. *Cancer Genet Cytogenet.* 2003; 143(1): 1-31.
277. Kerr DA, Lopez HU, Deshpande V, et al. Molecular distinction of chondrosarcoma from chondroblastic osteosarcoma through IDH1/2 mutations. *Am J Surg Pathol.* 2013; 37: 787-795.
278. Donati D, Colangeli S, Colangeli M, et al. Surgical treatment of grade I central chondrosarcoma. *Clin Orthop Rel Res.* 2010; 468: 581-589.
279. Hickey M, Rarrokhyar F, Deheshi B, et al. A systematic review and meta-analysis of intralesional versus wide resection for intramedullary grade 1 chondrosarcoma of the extremities. *Ann Surg Oncol.* 2011; 18: 1705-1709.
280. Evans HL, Ayala AG, Romsdahl MM. Prognostic factors in chondrosarcoma of bone: a clinicopathologic analysis with emphasis on histologic grading. *Cancer.* 1977; 40(2): 818-831.
281. Lee FY, Mankin HJ, Fondren G, et al. Chondrosarcoma of bone: an assessment of outcome. *J Bone Joint Surg Am.* 1999; 81-A: 326-338.
282. Reith JD, Horodyski MB, Scarborough MT. Grade 2 chondrosarcoma: stage I or stage II tumor? *Clin Orthop Rel Res.* 2003; 415: 45-51.
283. Kristensen IB, Sunde LM, Jensen OM. Chondrosarcoma. Increasing grade of malignancy in local recurrence. *Acta Pathol Microbiol Immunol Scand [A].* 1986; 94(2): 73-77.
284. Bergh P, Gunterberg B, Meis-Kindblom JM, Kindblom LG. Prognostic factors and outcome of pelvic, sacral, and spinal chondrosarcomas: a center-based study of 69 cases. *Cancer.* 2001; 91(7): 1201-1212.
285. Sheth DS, Yasko AW, Johnson ME, et al. Chondrosarcoma of the pelvis. Prognostic factors for 67 patients treated with definitive surgery. *Cancer.* 1996; 78(4): 745-750.
286. Sawyer JR, Swanson CM, Lukacs JL, et al. Evidence of an association between 6q13-21 chromosome aberrations and locally aggressive behavior in patients with cartilage tumors. *Cancer.* 1998; 82(3): 474-483.
287. Masui F, Ushigome S, Fujii K. Clear cell chondrosarcoma: a pathological and immunohistochemical study. *Histopathology.* 1999; 34(5): 447-452.
288. Swanson PE. Clear cell tumors of bone. *Sem Diagn Pathol.* 1998; 14: 281-291.
289. Unni KK, Dahlin DC, Beabout JW, Sim FH. Chondrosarcoma: clear-cell variant. A report of sixteen cases. *J Bone Joint Surg Am.* 1976; 58(5): 676-683.
290. Bjornsson J, Unni KK, Dahlin DC, et al. Clear cell chondrosarcoma of bone. Observations in 47 cases. *Am J Surg Pathol.* 1984; 8(3): 223-230.
291. Corradi D, Bacchini P, Campanini N, Bertoni F. Aggressive clear cell chondrosarcomas: do distinctive characteristics exist?: a report of 4 cases. *Arch Pathol Lab Med.* 2006; 130(11): 1673-1679.
292. Kalil RK, Inwards CY, Unni KK, et al. Dedifferentiated clear cell chondrosarcoma. *Am J Surg Pathol.* 2000; 24(8): 1079-1086.
293. Nishio J, Reith JD, Ogose A, et al. Cytogenetic findings in clear cell chondrosracoma. *Cancer Genet Cytogenet.* 2005; 162: 74-77.
294. Antonescu CR, Argani P, Erlandson RA, et al. Skeletal and extraskeletal myxoid chondrosarcoma: a comparative clinicopathologic, ultrastructural, and molecular study. *Cancer.* 1998; 83(8): 1504-1521.
295. Kilpatrick SE, Inwards CY, Fletcher CD, et al. Myxoid chondrosarcoma(chordoid sarcoma) of bone: a report of two cases and review of the literature. *Cancer.* 1997; 79(10): 1903-1910.
296. Demmico EG, Wang WL, Madewell JE, et al. Osseous myxochondroid sarcoma: a detailed study of 5 cases of extraskeletal myxoid chondrosarcoma of the bone. *Am J Surg Pathol.* 2013; 37: 752-762.
297. Dahlin DC, Beabout JW. Dedifferentiation of low-grade chondrosarcomas. *Cancer.* 1971; 28(2): 461-466.
298. McFarland GB Jr, McKinley LM, Reed RJ. Dedifferentiation of low grade chondrosarcomas. *Clin Orthop Relat Res.* 1977; 122: 157-164.
299. Staals EL, Bacchini P, Bertoni F. Dedifferentiated central chondrosarcoma. *Cancer.* 2006; 106(12): 2682-2691.
300. Bertoni F, Present D, Bacchini P, et al. Dedifferentiated peripheral chondrosarcomas. A report of seven cases. *Cancer.* 1989; 63(10): 2054-2059.
301. Mitchell A, Rudan JR, Fenton PV. Juxtacortical dedifferentiated chondrosarcoma from a primary periosteal chondrosarcoma. *Mod Pathol.* 1996; 9(3): 279-283.
302. Johnson S, Tetu B, Ayala AG, Chawla SP. Chondrosarcoma with additional mesenchymal component(dedifferentiated chondrosarcoma). I. A clinicopathologic study of 26 cases. *Cancer.* 1986; 58(2): 278-286.
303. Reith JD, Bauer TW, Fischler DF, et al. Dedifferentiated chondrosarcoma with rhabdomyosarcomatous differentiation. *Am J Surg Pathol.* 1996; 20(3): 293-298.
304. Aigner T, Dertinger S, Neureiter D, Kirchner T. De-differentiated chondrosarcoma is not a 'dedifferentiated' chondrosarcoma. *Histopathology.* 1998; 33(1): 11-19.
305. Bridge JA, DeBoer J, Travis J, et al. Simultaneous interphase cytogenetic analysis and fluorescence immunophenotyping of dedifferentiated chondrosarcoma. Implications for histopathogenesis. *Am J Pathol.* 1994; 144(2): 215-220.
306. Sakamoto A, Oda Y, Adachi T, et al. H-ras oncogene mutation in dedifferentiated chondrosarcoma: polymerase chain reaction-restriction fragment length polymorphism analysis. *Mod Pathol.* 2001; 14(4): 343-349.
307. McCarthy EF, Dorfman HD. Chondrosarcoma of bone with dedifferentiation: a study of eighteen cases. *Hum Pathol.* 1982; 13(1): 36-40.
308. Meis JM. Dedifferentiation" in bone and soft-tissue tumors. A histological indicator of tumor progression. *Pathol Annu.* 1991; 26(Pt 1): 37-62.
309. Bertoni F, Picci P, Bacchini P, et al. Mesenchymal chondrosarcoma of bone and soft tissues. *Cancer.* 1983; 52(3): 533-541.
310. Nakashima Y, Unni KK, Shives TC, et al. Mesenchymal chondrosarcoma of bone and soft tissue. A review of 111 cases. *Cancer.* 1986; 57(12): 2444-2453.
311. Fanburg-Smith JC, Auerbach A, Marwaha JS, et al. Reappraisal of mesenchymal chondrosarcoma: novel morphologic observations of the hyaline cartilage and endochondral ossification and beta-catenin, SOX9 and osteocalcin immunostaining of 22 cases. *Hum Pathol.* 2010; 41: 653-662.
312. Stewart BD, Reith JD, Knapik JA, Chi AC. Bone- and cartilage-forming tumors and Ewing sarcoma: an update with gnathic emphasis. *Head Neck Pathol.* 2014; 8: 454-462.
313. Granter SR, Renshaw AA, Fletcher CD, et al. CD99 reactivity in mesenchymal chondrosarcoma. *Hum Pathol.* 1996; 27(12): 1273-1276.
314. Swanson PE, Lillemoe TJ, Manivel JC, Wick MR. Mesenchymal chondrosarcoma. An immunohistochemical study. *Arch Pathol Lab Med.* 1990; 114(9): 943-948.
315. Wehrli BM, Huang W, De Crombrugghe B, et al. Sox9, a master regulator of chondrogenesis, distinguishes mesenchymal chondrosarcoma from other small blue round cell tumors. *Hum Pathol.* 2003; 34(3): 263-269.
316. Gengler C, Letovanec I, Taminelli L, et al. Desmin and myogenin reactivity in mesenchymal chondrosarcoma: a potential diagnostic pitfall. *Histopathology.* 2006; 48(2): 201-203.
317. Wang L, Motoi T, Khanin R, et al. Identification of a novel, recurrent HEY1-NCOA2 fusion in mesenchymal chondrosarcoma based on a genome-wide screen of exon-level expression data. *Genes Chromosomes Cancer.* 2012; 51: 127-134.
318. Campanacci M, Giunti A, Olmi R. Giant-cell tumours of bone. A study of 209 cases with long-term follow-up in 130. *Ital J Orthop Traumatol.* 1975; 1: 249-277.
319. Sung HW, Kuo DP, Shu WP, et al. Giant-cell tumor of bone: analysis of two hundred and eight cases in Chinese patients. *J Bone Joint Surg Am.* 1982; 64(5): 755-761.
320. Picci P, Manfrini M, Zucchi V, et al. Giant-cell tumor of bone in skeletally immature patients. *J Bone Joint Surg Am.* 1983; 65(4): 486-490.
321. Fain JS, Unni KK, Beabout JW, Rock MG. Nonepiphyseal giant cell tumor of the long bones. Clinical, radiologic, and pathologic study. *Cancer.* 1993; 71(11): 3514-3519.
322. Hoch BL, Inwards C, Sundaram M, Rosenberg AE. Multicentric giant cell tumor of bone: a clinicopathologic analysis of thirty cases. *J Bone Joint Surg Am.* 2006; 88-A: 1998-2008.
323. Hudson TM, Scheibler M, Springfield DS, et al. Radiology of giant cell tumors of bone: computed tomography, arthro-tomography, and scintigraphy. *Skeletal Radiol.* 1984; 11: 85-95.
324. Sarungbam J, Agaram N, Hwang S, et al. Symplastic/pseudoanaplastic giant cell tumor of the bone. *Skeletal Radiol.* 2016; 45: 929-935.
325. Lucas DR. Giant cell tumor of bone. *Surg*

Pathol. 2012; 5: 183-200.
326. Athanasou NA, Bliss E, Gatter KC, et al. An immunohistological study of giant-cell tumour of bone: evidence for an osteoclast origin of the giant cells. *J Pathol.* 1985; 147(3): 153-158.
327. Medeiros J, Beckstead J, Rosenberg A, et al. Giant cells and mononuclear cells of giant cell tumor of bone resemble histiocytes. *Appl Immunohistochem.* 1993; 1: 115-122.
328. Seethala RR, Goldblum JR, Hicks DG, et al. Immunohistochemical evaluation of microphthalmia-associated transcription factor expression in giant cell lesions. *Mod Pathol.* 2004; 17(12): 1491-1496.
329. Kato Kaneko M, Liu X, Oki H, et al. Isocitrate dehydrogenase mutation is frequently observed in giant cell tumor of bone. *Cancer Sci.* 2014; 105: 744-748.
330. Presneau N, Baumhoer D, Behjati S, et al. Diagnostic value of H3H3A mutations in giant cell tumour of bone compared to osteoclast-rich mimics. *J Pathol Clin Res.* 2015; 1: 113-123.
331. Sybrandy S, De la Fuente AA. Multiple giant-cell tumour of bone. Report of a case. *J Bone Joint Surg Br.* 1973; 55(2): 350-358.
332. Mendenhall WM, Zlotecki RA, Scarborough MT, et al. Giant cell tumor of bone. *Am J Clin Oncol.* 2006; 29: 96-99.
333. Shi W, Indelicato DJ, Reith JD, et al. Radiotherapy in the management of giant cell tumor of bone. *Am J Clin Oncol.* 2013; 36: 505-508.
334. Thomas D, Henshaw R, Skubitz K, et al. Denosumab in patients with giant cell tumor of bone: an open-label, phase 2 study. *Lancet Oncol.* 2010; 11: 275-280.
335. Branstetter DG, Nelson SD, Manivel JC, et al. Denosumab induces tumor reduction and bone formation in patients with giant cell tumor of bone. *Clin Cancer Res.* 2012; 18: 4415-4424.
336. Wojcik J, Rosenberg AE, Brandella MA, et al. Denosumab-treated giant cell tumor of bone exibits morphologic overlap with malignant giant cell tumor of bone. *Am J Surg Pathol.* 2016; 40: 72-80.
337. Chan CM, Adler Z, Reith JD, Gibbs CP. Risk factors for pulmonary metastases from giant cell tumor of bone. *J Bone Joint Surg Am.* 2015; 97: 420-428.
338. Klenke FM, Wenger DE, Inwards CY, et al. Giant cell tumor of bone: risk factors for recurrence. *Clin Orthop Rel Res.* 2011; 469: 591-599.
339. Bridge JA, Neff JR, Mouron BJ. Giant cell tumor of bone. Chromosomal analysis of 48 specimens and review of the literature. *Cancer Genet Cytogenet.* 1992; 58(1): 2-13.
340. Sciot R, Dorfman H, Brys P, et al. Cytogenetic-morphologic correlations in aneurysmal bone cyst, giant cell tumor of bone and combined lesions. A report from the CHAMP study group. *Mod Pathol.* 2000; 13(11): 1206-1210.
341. McComb EN, Johansson SL, Neff JR, et al. Chromosomal anomalies exclusive of telomeric associations in giant cell tumor of bone. *Cancer Genet Cytogenet.* 1996; 88(2): 163-166.
342. Czerniak B. *Dorfman and Czerniak's Bone Tumors.* 2nd ed. Philadelphia: Elsevier; 2016.
343. Meis JM, Dorfman HD, Nathanson SD, et al. Primary malignant giant cell tumor of bone: "dedifferentiated" giant cell tumor. *Mod Pathol.* 1989; 2(5): 541-546.
344. Oda Y, Sakamoto A, Saito T, et al. Secondary malignant giant-cell tumour of bone: molecular abnormalities of p53 and H-ras gene correlated with malignant transformation. *Histopathology.* 2001; 39(6): 629-637.
345. Bertoni F, Bacchini P, Staals EL. Malignancy in giant cell tumor of bone. *Cancer.* 2003; 97(10): 2520-2529.
346. Gong L, Liu W, Sun X, et al. Histological and clinical characteristics of malignant giant cell tumor of bone. *Virchows Arch.* 2012; 460: 327-344.
347. Ewing J. Diffuse endothelioma of bone. *Proc NY Path Soc.* 1921; 12: 17-24.
348. Seningen JL, Inwards CY. Small round cell tumors of bone. *Surg Pathol.* 2012; 5: 231-236.
349. Askin FB, Perlman EJ. Neuroblastoma and peripheral neuroectodermal tumors. *Am J Clin Pathol.* 1998; 109(4 suppl 1): S23-S30.
350. Wilkins RM, Pritchard DJ, Burgert EO Jr, Unni KK. Ewing's sarcoma of bone. Experience with 140 patients. *Cancer.* 1986; 58(11): 2551-2555.
351. Fizazi K, Dohollou N, Blay JY, et al. Ewing's family of tumors in adults: multivariate analysis of survival and long-term results of multimodality therapy in 182 patients. *J Clin Oncol.* 1998; 16(12): 3736-3743.
352. Verrill MW, Judson IR, Harmer CL, et al. Ewing's sarcoma and primitive neuroectodermal tumor in adults: are they different from Ewing's sarcoma and primitive neuroectodermal tumor in children? *J Clin Oncol.* 1997; 15(7): 2611-2621.
353. Bator SM, Bauer TW, Marks KE, Norris DG. Periosteal Ewing's sarcoma. *Cancer.* 1986; 58(8): 1781-1784.
354. Hasegawa SL, Davison JM, Rutten A, et al. Primary cutaneous Ewing's sarcoma: immunophenotypic and molecular cytogenetic evaluation of five cases. *Am J Surg Pathol.* 1998; 22(3): 310-318.
355. O'Sullivan MJ, Perlman EJ, Furman J, et al. Visceral primitive peripheral neuroectodermal tumors: a clinicopathologic and molecular study. *Hum Pathol.* 2001; 32(10): 1109-1115.
356. Jaffe R, Santamaria M, Yunis EJ, et al. The neuroectodermal tumor of bone. *Am J Surg Pathol.* 1984; 8(12): 885-898.
357. Folpe AL, Goldblum JR, Rubin BP, et al. Morphologic and immunophenotypic diverity in Ewing family tumors: a study of 66 genetically confirmed cases. *Am J Surg Pathol.* 2005; 29: 1025-1033.
358. Llombart-Bosch A, Machado I, Navarro S, et al. Histological heterogeneity of Ewing's sarcoma/PNET: an immunohistochemical analysis of 415 genetically confirmed cases with clinical support. *Virchows Arch.* 2009; 455(5): 397-411.
359. Machado I, Noguera R, Mateos IA, et al. The many faces of atypical Ewing's sarcoma. A true entity mimicking sarcomas, carcinomas, and lymphomas. *Virchows Arch.* 2011; 458: 281-290.
360. Hameed M. Small round cell tumors of bone. *Arch Pathol Lab Med.* 2007; 131(2): 192-204.
361. Meis-Kindblom JM, Stenman G, Kindblom LG. Differential diagnosis of small round cell tumors. *Sem Diagn Pathol.* 1996; 13(3): 213-241.
362. Bridge JA, Fidler ME, Neff JR, et al. Adamantinoma-like Ewing's sarcoma: genomic confirmation, phenotypic drift. *Am J Surg Pathol.* 1999; 23(2): 159-165.
363. Fukunaga M, Ushigome S. Periosteal Ewing-like adamantinoma. *Virch Arch.* 1998; 433(4): 385-389.
364. Fujii H, Honoki K, Enomoto Y, et al. Adamantinoma-like Ewing's sarcoma with EWS-FLI1 fusion gene: a case report. *Virch Arch.* 2006; 449(5): 579-584.
365. Bishop JA, Alaggio R, Zhang L, et al. Adamantinoma-like Ewing family tumors of the head and neck: a ptifall in the differential diagnosis of basaloid and myoepithelial carcinomas. *Am J Surg Pathol.* 2015; 39: 1267-1274.
366. Weinreb I, Goldstein D, Perez-Ordonez B. Primary extraskeletal Ewing family tumor with complex epithelial differentiation: a unique case arising in the lateral neck presenting with Horner syndrome. *Am J Surg Pathol.* 2008; 32(11): 1742-1748.
367. Ambros IM, Ambros PF, Strehl S, et al. MIC2 is a specific marker for Ewing's sarcoma and peripheral primitive neuroectodermal tumors. Evidence for a common histogenesis of Ewing's sarcoma and peripheral primitive neuroectodermal tumors from MIC2 expression and specific chromosome aberration. *Cancer.* 1991; 67(7): 1886-1893.
368. Scotlandi K, Serra M, Manara MC, et al. Immunostaining of the p30/32MIC2 antigen and molecular detection of EWS rearrangements for the diagnosis of Ewing's sarcoma and peripheral neuroectodermal tumor. *Hum Pathol.* 1996; 27(4): 408-416.
369. Fellinger EJ, Garin-Chesa P, Glasser DB, et al. Comparison of cell surface antigen HBA71 (p30/32MIC2), neuron-specific enolase, and vimentin in the immunohistochemical analysis of Ewing's sarcoma of bone. *Am J Surg Pathol.* 1992; 16(8): 746-755.
370. Hess E, Cohen C, DeRose PB, et al. Nonspecificity of p30/32MIC2 immunolocalization with the 013 monoclonal antibody in the diagnosis of Ewing's sarcoma: application of an algorithmic immunohistochemical analysis. *Appl Immunohistochem.* 1997; 5: 94-103.
371. Perlman EJ, Dickman PS, Askin FB, et al. Ewing's sarcoma–routine diagnostic utilization of MIC2 analysis: a Pediatric Oncology Group/Children's Cancer Group Intergroup Study. *Hum Pathol.* 1994; 25(3): 304-307.
372. Stevenson AJ, Chatten J, Bertoni P, Miettinen M. CD99(p30/32MIC) neuroectodermal/ Ewing's sarcoma antigen as an immunohistochemical marker. Review of more than 600 tumors and the literature experience. *Appl Immunohistochem.* 1994; 2: 231-240.
373. Weidner N, Tjoe J. Immunohistochemical profile of monoclonal antibody O13: antibody that recognizes glycoprotein p30/32MIC2 and is useful in diagnosing Ewing's sarcoma and peripheral neuroepithelioma. *Am J Surg Pathol.* 1994; 18(5): 486-494.
374. Folpe AL, Hill CE, Parham DM, et al. Immunohistochemical detection of FLI-1 protein expression: a study of 132 round cell tumors with emphasis on CD99-positive mimics of Ewing's sarcoma/primitive neuroectodermal tumor. *Am J Surg Pathol.* 2000; 24(12): 1657-1662.
375. Llombart-Bosch A, Navarro S. Immunohistochemical detection of EWS and FLI-1 proteinss in Ewing sarcoma and primitive neuroectodermal tumors: comparative analysis with CD99(MIC-2) expression. *Appl Immunohistochem Mol Morphol.* 2001; 9(3): 255-260.
376. Wang WL, Patel NR, Caragea M, et al. Expression of ERG, an Ets family transcription factor, identifies ERG-rearranged Ewing sarcoma. *Mod Pathol.* 2012; 25: 1378-1383.
377. Dockhorn-Dworniczak B, Schafer KL, Dantcheva R, et al. Diagnostic value of the molecular genetic detection of the t(11;22) translocation in Ewing's tumours. *Virch Arch.* 1994; 425(2): 107-112.
378. Ladanyi M, Lewis R, Garin-Chesa P, et al. EWS rearrangement in Ewing's sarcoma and peripheral neuroectodermal tumor. Molecular detection and correlation with cytogenetic analysis and MIC2 expression. *Diagn Mol Pathol.* 1993; 2(3): 141-146.
379. Barr FG, Womer RB. Molecular diagnosis of

ewing family tumors: too many fusions? *J Mol Diagn*. 2007; 9(4): 437-440.

380. Wang L, Bhargava R, Zheng T, et al. Undifferentiated small round cell sarcomas with rare EWS gene fusions: identification of a novel EWS-SP3 fusion and of additional cases with the EWS-ETV1 and EWS-FEV fusions. *J Mol Diagn*. 2007; 9(4): 498-509.
381. Adams V, Hany MA, Schmid M, et al. Detection of t(11;22)(q24;q12) translocation breakpoint in Paraffin-embedded tissue of the Ewing's sarcoma family by nested reverse transcription-polymerase chain reaction. *Diagn Mol Pathol*. 1996; 5(2): 107-113.
382. Downing JR, Head DR, Parham DM, et al. Detection of the(11;22)(q24;q12) translocation of Ewing's sarcoma and peripheral neuroectodermal tumor by reverse transcription polymerase chain reaction. *Am J Pathol*. 1993; 143(5): 1294-1300.
383. Fidelia-Lambert MN, Zhuang Z, Tsokos M. Sensitive detection of rare Ewing's sarcoma cells in peripheral blood by reverse transcriptase polymerase chain reaction. *Hum Pathol*. 1999; 30(1): 78-80.
384. Mangham DC, Williams A, McMullan DJ, et al. Ewing's sarcoma of bone: the detection of specific transcripts in a large, consecutive series of formalin-fixed, deCalcified, Paraffin-embedded tissue samples using the reverse transcriptase-polymerase chain reaction. *Histopathology*. 2006; 48(4): 363-376.
385. Selleri L, Hermanson GG, Eubanks JH, et al. Molecular localization of the t(11;22) (q24;q12) translocation of Ewing sarcoma by chromosomal in situ suppression hybridization. *Proc Natl Acad Sci USA*. 1991; 88(3): 887-891.
386. Sorensen PH, Liu XF, Delattre O, et al. Reverse transcriptase PCR Amplification of EWS/FLI-1 fusion transcripts as a diagnostic test for peripheral primitive neuroectodermal tumors of childhood. *Diagn Mol Pathol*. 1993; 2(3): 147-157.
387. Stephenson CF, Bridge JA, Sandberg AA. Cytogenetic and pathologic aspects of Ewing's sarcoma and neuroectodermal tumors. *Hum Pathol*. 1992; 23(11): 1270-1277.
388. Bridge RS, Rajaram V, Dehner LP, et al. Molecular diagnosis of Ewing sarcoma/ primitive neuroectodermal tumor in routinely processed tissue: a comparison of two FISH strategies and RT-PCR in malignant round cell tumors. *Mod Pathol*. 2006; 19(1): 1-8.
389. Kumar S, Pack S, Kumar D, et al. Detection of EWS-FLI-1 fusion in Ewing's sarcoma/ peripheral primitive neuroectodermal tumor by fluorescence in situ hybridization using formalin-fixed Paraffin-embedded tissue. *Hum Pathol*. 1999; 30(3): 324-330.
390. Monforte-Munoz H, Lopez-Terrada D, Affendie H, et al. Documentation of EWS gene rearrangements by fluorescence in-situ hybridization (FISH) in frozen sections of Ewing's sarcoma-peripheral primitive neuroectodermal tumor. *Am J Surg Pathol*. 1999; 23(3): 309-315.
391. Chen S, Deniz K, Sung Y, et al. Ewing sarcoma with ERG gene rearrangements: a molecular study focusing on the prevalance of FUS-ERG and common pitfalls in detecting EWSR1-ERG by FISH. *Am J Surg Pathol*. 2016; 55: 340-349.
392. Choi EY, Thomas DG, McHugh JB, et al. Undifferentiated small round cell sarcoma with t(4;19)(q35;q13.1) CIC-DUX4 gene fusion: a novel highly aggressive soft tissue tumor with distinctive histopathology. *Am J Surg Pathol*. 2013; 37: 1379-1386.
393. Wei S, Siegal GP. Round cell tumors of bone: an update on recent molecular genetic advances. *Adv Anat Pathol*. 2014; 21: 359-372.
394. Puls F, Niblett A, Marland G, et al. BCOR-CCNB3(Ewing-like) sarcoma: a clinicopathologic analysis of 10 cases in comparison with conventinal Ewing sarcoma. *Am J Surg Pathol*. 2014; 38: 1307-1318.
395. Cangir A, Vietti TJ, Gehan EA, et al. Ewing's sarcoma metastatic at diagnosis. Results and comparisons of two intergroup Ewing's sarcoma studies. *Cancer*. 1990; 66(5): 887-893.
396. Gasparini M, Barni S, Lattuada A, et al. Ten years experience with Ewing's sarcoma. *Tumori*. 1977; 63(1): 77-90.
397. Picci P, Bohling T, Bacci G, et al. Chemotherapy-induced tumor necrosis as a prognostic factor in localized Ewing's sarcoma of the extremities. *J Clin Oncol*. 1997; 15: 1553-1559.
398. Rubin BP, Antonescu CR, Gannon FH, et al. Protocol for the examination of specimens from patients with tumors of bone. *Arch Pathol Lab Med*. 2010; 134: e1-e7.
399. Baar J, Burkes RL, Gospodarowicz M. Primary non-Hodgkin's lymphoma of bone. *Sem Oncol*. 1999; 26(3): 270-275.
400. Gianelli U, Patriarca C, Moro A, et al. Lymphomas of the bone: a pathological and clinical study of 54 cases. *Int J Surg Pathol*. 2002; 10(4): 257-266.
401. Bhagavathi S, Micale MA, Les K, et al. Primary bone diffuse large B-cell lymphoma: clinicopathologic study of 21 cases and review of literature. *Am J Surg Pathol*. 2009; 33(10): 1463-1469.
402. Zhao XF, Young KH, Frank D, et al. Pediatric primary bone lymphoma-diffuse large B-cell lymphoma: morphologic and immunohistochemical characteristics of 10 cases. *Am J Clin Pathol*. 2007; 127(1): 47-54.
403. Adams H, Tzankov A, d'Hondt S, et al. Primary diffuse large B-cell lymphomas of the bone: prognostic relevance of protein expression and clinical factors. *Hum Pathol*. 2008; 39(9): 1323-1330.
404. Clayton F, Butler JJ, Ayala AG, et al. Non-Hodgkin's lymphoma in bone. Pathologic and radiologic features with clinical correlates. *Cancer*. 1987; 60(10): 2494-2501.
405. Krishnan A, Shirkhoda A, Tehranzadeh J, et al. Primary bone lymphoma: radiographic-MRI imaging correlation. *Radiographics*. 2003; 23: 1371-1383.
406. Howat AJ, Thomas H, Waters KD, Campbell PE. Malignant lymphoma of bone in children. *Cancer*. 1987; 59(2): 335-339.
407. Beal K, Allen L, Yahalom J. Primary bone lymphoma: treatment results and prognostic factors with long-term follow-up of 82 patients. *Cancer*. 2006; 106(12): 2652-2656.
408. Gill P, Wenger DE, Inwards DJ. Primary lymphomas of bone. *Clin Lymphoma Myeloma*. 2005; 6: 140-142.
409. Horan FT. Bone involvement in Hodgkin's disease. A survey of 201 cases. *Br J Surg*. 1969; 56(4): 277-281.
410. Chan KW, Rosen G, Miller DR, Tan CT. Hodgkin's diseases in adolescents presenting as a primary bone lesion. A report of four cases and review of literature. *Am J Pediatr Hematol Oncol*. 1982; 4(1): 11-17.
411. Abbondanzo SL, Devaney K. Hodgkin's disease involving bone and adjacent soft tissue in adults: a clinicopathologic and immunophenotypic study of seven cases. *Int J Surg Pathol*. 1996; 3: 147-154.
412. Ostrowski ML, Inwards CY, Strickler JG, et al. Osseous Hodgkin disease. *Cancer*. 1999; 85(5): 1166-1178.
413. Ozdemirli M, Mankin HJ, Aisenberg AC, Harris NL. Hodgkin's disease presenting as a solitary bone tumor. A report of four cases and review of the literature. *Cancer*. 1996; 77(1): 79-88.
414. Bhagavathi S, Fu K. Primary bone lymphoma. *Arch Pathol Lab Med*. 2009; 133: 1868-1871.
415. Nagasaka T, Nakamura S, Medeiros LJ, et al. Anaplastic large cell lymphomas presented as bone lesions: a clinicopathologic study of six cases and review of the literature. *Mod Pathol*. 2000; 13(10): 1143-1149.
416. Gustafson S, Medeiros LJ, Kalhor N, et al. Anaplastic large cell lymphoma: another entity in the differential diagnosis of small round blue cell tumors. *Ann Diagn Pathol*. 2009; 13: 413-427.
417. Fowles JV, Olweny CL, Katongole-Mbidde E, et al. Burkitt's lymphoma in the appendicular skeleton. *J Bone Joint Surg Br*. 1983; 65(4): 464-471.
418. Iravani S, Singleton TP, Ross CW, Schnitzer B. Precursor B lymphoblastic lymphoma presenting as lytic bone lesions. *Am J Clin Pathol*. 1999; 112(6): 836-843.
419. Marsh WL Jr, Bylund DJ, Heath VC, Anderson MJ. Osteoarticular and pulmonary manifestations of acute leukemia. Case report and review of the literature. *Cancer*. 1986; 57(2): 385-390.
420. Pambuccian SE, Horyd ID, Cawte T, Huvos AG. Amyloidoma of bone, a plasma cell/ plasmacytoid neoplasm. Report of three cases and review of the literature. *Am J Surg Pathol*. 1997; 21(2): 179-186.
421. Wold LE, Swee RG, Sim FH. Vascular lesions of bone. *Pathol Annu*. 1985; 20(Pt 2): 101-137.
422. Bruder E, Perez-Atayde AR, Jundt G, et al. Vascular lesions of bone in children, adolescents, and young adults. A clinicopathologic reappraisal and application of the ISSVA classification. *Virch Arch*. 2009; 454(2): 161-179.
423. Gorham LW, Wright AW, Shultz HH, Maxon FC. Disappearing bones: a rare form of massive osteolysis. *Am J Med*. 1954; 17: 674-682.
424. Gorham LW, Stout AP. Massive osteolysis (acute spontaneous absorption of bone, phantom bone, disappearing bone). Its relation to hemangiomatosis. *J Bone Joint Surg*. 1955; 37-A: 985-1004.
425. Choma ND, Biscotti CV, Bauer TW, et al. Gorham's syndrome: a case report and review of the literature. *Am J Med*. 1987; 83: 1151-1156.
426. Jumbelic M, Feuerstein IM, Dorfman HD. Solitary intraosseous lymphangioma. A case report. *J Bone Joint Surg Am*. 1984; 66(9): 1479-1481.
427. Schajowicz F, Aiello CL, Francone MV, Giannini RE. Cystic angiomatosis(hamartous haemolymphagiomatosis) of bone. A clinicopathological study of three cases. *J Bone Joint Surg Br*. 1978; 60(1): 100-106.
428. Bjorkengren AG, Resnick D, Haghighi P, et al. Intraosseous glomus tumor: report of a case and review of the literature. *Am J Roentgenol*. 1986; 147: 739-741.
429. Verbeke SL, Fletcher CD, Alberghini M, et al. A reappraisal of hemangiopericytoma of bone; analysis of cases reclassified as synovial sarcoma and solitary fibrous tumor of bone. *Am J Surg Pathol*. 2010; 34(6): 777-783.
430. Nielsen GP, Srivastava A, Kattapuram S, et al. Epithelioid hemangioma of bone revisited. A study of 50 cases. *Am J Surg Pathol*. 2009; 33: 270-277.
431. Huang SC, Zhang L, Sung YS, et al. Frequent FOS gene rearrangements in epithelioid hemangioma: a molecular study of 58 cases with morphologic reappraisal. *Am J Surg Pathol*. 2015; 39: 1313-1321.

432. van Ijzendoorn DGP, de Jong D, Romagosa C, et al. Fusion events lead to truncation of FOS in epithelioid hemangioma of bone. *Genes Chromosomes Cancer.* 2015; 54: 565-574.
433. Deyrup AT, Montag AG. Epithelioid and epithelial neoplasms of bone. *Arch Pathol Lab Med.* 2007; 131(2): 205-216.
434. Kleer CG, Unni KK, McLeod RA. Epithelioid hemangioendothelioma of bone. *Am J Surg Pathol.* 1996; 20(11): 1301-1311.
435. Bollinger BK, Laskin WB, Knight CB. Epithelioid hemangioendothelioma with multiple site involvement. Literature review and observations. *Cancer.* 1994; 73(3): 610-615.
436. Lau K, Massad M, Pollak C, et al. Clincal patterns of outcome in epithelioid hemangioendothelioma wth or without pulmonary involvement: insights from an internet registry in the study of a rare cancer. *Chest.* 2011; 140: 1312-1318.
437. Scott MT, Indelicato DJ, Morris CG, et al. Radiation therapy for hemangioendothelioma: the University of Florida experience. *Am J Clin Oncol.* 2014; 37: 360-363.
438. O'Connell JX, Nielsen GP, Rosenberg AE. Epithelioid vascular tumors of bone: a review and proposal of a classification scheme. *Adv Anat Pathol.* 2001; 8: 74-82.
439. Inyang A, Mertens F, Puls F, et al. Primary pseudomyogenic hemangioendothelioma of bone. *Am J Surg Pathol.* 2016; 40: 587-598.
440. Tsuneyoshi M, Dorfman HD, Bauer TW. Epithelioid hemangioendothelioma of bone. A clinicopathologic, ultrastructural, and immunohistochemical study. *Am J Surg Pathol.* 1986; 10(11): 754-764.
441. Gill R, O'Donnell RJ, Horvai A. Utility of immunohistochemistry for endothelial markers in distinguishing epithelioid hemangioendothelioma from carcinoma metastatic to bone. *Arch Pathol Lab Med.* 2009; 133: 967-972.
442. Antonescu CR, Le Loarer F, Mosquera JM, et al. Novel YAP1-TFE3 fusion defines a distinct subset of epithelioid hemangioendothelioma. *Genes Chromosomes Cancer.* 2013; 52: 775-784.
443. Errani C, Zhang L, Sung YS, et al. A novel WWTR1-CAMTA1 gene fusion is a consistent abnormality in epithelioid hemangioendothelioma of different anatomica sites. *Genes Chromosomes Cancer.* 2011; 50: 644-653.
444. Doyle LA, Fletcher CD, Hornick JL. Nuclear expression of CAMTA1 distinguishes epithelioid hemangioendothelioma from histologic mimics. *Am J Surg Pathol.* 2016; 40: 94-102.
445. Deshpande V, Rosenberg AE, O'Connell JX, Nielsen GP. Epithelioid angiosarcoma of the bone: a series of 10 cases. *Am J Surg Pathol.* 2003; 27(6): 709-716.
446. Hasegawa T, Fujii Y, Seki K, et al. Epithelioid angiosarcoma of bone. *Hum Pathol.* 1997; 28(8): 985-989.
447. Mitsuhashi T, Shimizu Y, Ban S, et al. Multicentric contiguous variant of epithelioid angiosarcoma of the bone. A rare variant showing angiotropic spread. *Ann Diagn Pathol.* 2005; 9(1): 33-37.
448. Bertoni F, Calderoni P, Bacchini P, Campanacci M. Desmoplastic fibroma of bone. A report of six cases. *J Bone Joint Surg Br.* 1984; 66(2): 265-268.
449. Bohm P, Krober S, Greschniok A, et al. Desmoplastic fibroma of the bone. A report of two patients, review of the literature, and therapeutic implications. *Cancer.* 1996; 78(5): 1011-1023.
450. Hauben EI, Jundt G, Cleton-Jansen AM, et al. Desmoplastic fibroma of bone: an immunohistochemical study including beta-catenin expression and mutational analysis for beta-catenin. *Hum Pathol.* 2005; 36(9): 1025-1030.
451. Inwards CY, Unni KK, Beabout JW, Sim FH. Desmoplastic fibroma of bone. *Cancer.* 1991; 68(9): 1978-1983.
452. Gebhardt MC, Campbell CJ, Schiller AL, Mankin HJ. Desmoplastic fibroma of bone. A report of eight cases and review of the literature. *J Bone Joint Surg Am.* 1985; 67(5): 732-747.
453. Hasegawa T, Hirose T, Seki K, et al. Solitary infantile myofibromatosis of bone. An immunohistochemical and ultrastructural study. *Am J Surg Pathol.* 1993; 17(3): 308-313.
454. Inwards CY, Unni KK, Beabout JW, Shives TC. Solitary congenital fibromatosis(infantile myofibromatosis) of bone. *Am J Surg Pathol.* 1991; 15(10): 935-941.
455. O'Connell JX, Logan PM, Beauchamp CP. Solitary fibrous tumor of the periosteum. *Hum Pathol.* 1995; 26(4): 460-462.
456. Bahrami A, Folpe AL. Adult-type fibrosarcoma: a reevaluation of 163 putative cases diagnosed at a single institution over a 48-year period. *Am J Surg Pathol.* 2010; 34: 1504-1513.
457. Wojcik JB, Bellizzi AM, Dal Cin P, et al. Primary sclerosing epithelioid fibrosarcoma of bone: analysis of a series. *Am J Surg Pathol.* 2014; 38: 1538-1544.
458. Abdulkader I, Cameselle-Teijeiro J, Fraga M, et al. Sclerosing epithelioid fibrosarcoma primary of the bone. *Int J Surg Pathol.* 2002; 10(3): 227-230.
459. Huvos AG, Heilweil M, Bretsky SS. The pathology of malignant fibrous histiocytoma of bone. A study of 130 patients. *Am J Surg Pathol.* 1985; 9(12): 853-871.
460. McCarthy EF, Matsuno T, Dorfman HD. Malignant fibrous histiocytoma of bone: a study of 35 cases. *Hum Pathol.* 1979; 10(1): 57-70.
461. Nishida J, Sim FH, Wenger DE, Unni KK. Malignant fibrous histiocytoma of bone. A clinicopathologic study of 81 patients. *Cancer.* 1997; 79(3): 482-493.
462. Bielack SS, Schroeders A, Fuchs N, et al. Malignant fibrous histiocytoma of bone: a retrospective EMSOS study of 125 cases. *Acta Orthop Scand.* 1999; 70: 353-360.
463. Duong S, Sallis JG, Zee SY. Malignant fibrous histiocytoma arising within a bone infarct in a patient with sickle cell trait. *Int J Surg Pathol.* 2004; 12(1): 67-73.
464. Frierson HF Jr, Fechner RE, Stallings RG, Wang GJ. Malignant fibrous histiocytoma in bone infarct. Association with sickle cell trait and alcohol abuse. *Cancer.* 1987; 59(3): 496-500.
465. Bago-Granell J, Aguirre-Canyadell M, Nardi J, Tallada N. Malignant fibrous histiocytoma of bone at the site of a total hip arthroplasty. A case report. *J Bone Joint Surg Br.* 1984; 66(1): 38-40.
466. Lee YS, Pho RW, Nather A. Malignant fibrous histiocytoma at site of metal implant. *Cancer.* 1984; 54(10): 2286-2289.
467. Huvos AG, Woodard HQ, Heilweil M. Postradiation malignant fibrous histiocytoma of bone. A clinicopathologic study of 20 patients. *Am J Surg Pathol.* 1986; 10(1): 9-18.
468. Amstalden EM, Barbosa CS, Gamba R. Primary leiomyosarcoma of bone: report of two cases in extragnathic bones. *Ann Diagn Pathol.* 1998; 2(2): 103-110.
469. Angervall L, Berlin O, Kindblom LG, Stener B. Primary leiomyosarcoma of bone: a study of five cases. *Cancer.* 1980; 46(5): 1270-1279.
470. Antonescu CR, Erlandson RA, Huvos AG. Primary leiomyosarcoma of bone: a clinicopathologic, immunohistochemical, and ultrastructural study of 33 patients and a literature review. *Am J Surg Pathol.* 1997; 21(11): 1281-1294.
471. Khoddami M, Bedard YC, Bell RS, Kandel RA. Primary leiomyosarcoma of bone: report of seven cases and review of the literature. *Arch Pathol Lab Med.* 1996; 120(7): 671-675.
472. von Hochstetter AR, Eberle H, Ruttner JR. Primary leiomyosarcoma of extragnathic bones. Case report and review of literature. *Cancer.* 1984; 53(10): 2194-2200.
473. Watanabe K, Tajino T, Sekiguchi M, Suzuki T. h-Caldesmon as a specific marker for smooth muscle tumors. Comparison with other smooth muscle markers in bone tumors. *Am J Clin Pathol.* 2000; 113(5): 663-668.
474. Jundt G, Moll C, Nidecker A, et al. Primary leiomyosarcoma of bone: report of eight cases. *Hum Pathol.* 1994; 25(11): 1205-1212.
475. Young MP, Freemont AJ. Primary leiomyosarcoma of bone. *Histopathology.* 1991; 19(3): 257-262.
476. Lopez-Barea F, Rodriguez-Peralto JL, Sanchez-Herrera S, et al. Primary epithelioid leiomyosarcoma of bone. Case report and literature review. *Virch Arch.* 1999; 434(4): 367-371.
477. Adelani MA, Schultenover SJ, Holt GE, Cates JM. Primary leiomyosarcoma of extragnathic bone: clinicopathologic features and reevaluation of prognosis. *Arch Pathol Lab Med.* 2009; 133(9): 1448-1456.
478. Lamovec J, Zidar A, Bracko M, Golouh R. Primary bone sarcoma with rhabdomyosarcomatous component. *Pathol Res Prac.* 1994; 190(1): 51-60.
479. Oda Y, Tsuneyoshi M, Hashimoto H, et al. Primary rhabdomyosarcoma of the iliac bone in an adult: a case mimicking fibrosarcoma. *Virch Arch.* 1993; 423(1): 65-69.
480. Lucas DR, Ryan JR, Zalupski MM, et al. Primary embryonal rhabdomyosarcoma of long bone. Case report and review of the literature. *Am J Surg Pathol.* 1996; 20(2): 239-244.
481. Rashid A, Dickersin GR, Rosenthal DI, et al. Rhabdomyosarcoma of the long bone in an adult. A case report and literature review. *Int J Surg Pathol.* 1994; 1: 253-260.
482. Eyzaguirre E, Liqiang W, Karla GM, et al. Intraosseous lipoma. A clinical, radiologic, and pathologic study of 5 cases. *Ann Diagn Pathol.* 2007; 11(5): 320-325.
483. Yamamoto T, Marui T, Akisue T, et al. Intracortical lipoma of the femur. *Am J Surg Pathol.* 2002; 26(6): 804-808.
484. Barcelo M, Pathria MN, Abdul-Karim FW. Intraosseous lipoma. A clinicopathologic study of four cases. *Arch Pathol Lab Med.* 1992; 116(9): 947-950.
485. Chow LT, Lee KC. Intraosseous lipoma. A clinicopathologic study of nine cases. *Am J Surg Pathol.* 1992; 16(4): 401-410.
486. Pardo-Mindan FJ, Ayala H, Joly M, et al. Primary liposarcoma of bone: light and electron microscopic study. *Cancer.* 1981; 48(2): 274-280.
487. Wang WL, Abramson JH, Ganguly A, Rosenberg AE. The surgical pathology of notochordal remnants in adult intervertebral disks: a report of 3 cases. *Am J Surg Pathol.* 2008; 32(8): 1123-1129.
488. Sarasa JL, Fortes J. Ecchordosis physaliphora: an immunohistochemical study of two cases. *Histopathology.* 1991; 18(3): 273-275.
489. Houghton J, Korda M, Quick C, McClure M. Diagnostic dilemma of ectopic notochord tissue in the nasopharynx. *Histopathology.* 2008; 52(4): 518-519.
490. Yamaguchi T, Iwata J, Sugihara S, et al. Distin-

guishing benign notochordal cell tumors from vertebral chordoma. *Skeletal Radiol.* 2008; 37: 291-299.

491. Lalam R, Cassar-Pullicino VN, McClure J, Singh J. Entrapped intralesional marrow: a hitherto undescribed imaging features of benign notochordal cell tumor. *Skeletal Radiol.* 2012; 41: 725-731.

492. Yamaguchi T, Suzuki S, Ishiiwa H, et al. Benign notochordal cell tumors: A comparative histological study of benign notochordal cell tumors, classic chordomas, and notochordal vestiges of fetal intervertebral discs. *Am J Surg Pathol.* 2004; 28(6): 756-761.

493. Deshpande V, Nielsen GP, Rosenthal DI, Rosenberg AE. Intraosseous benign notochord cell tumors(BNCT): further evidence supporting a relationship to chordoma. *Am J Surg Pathol.* 2007; 31(10): 1573-1577.

494. Yamaguchi T, Suzuki S, Ishiiwa H, Ueda Y. Intraosseous benign notochordal cell tumours: overlooked precursors of classic chordomas? *Histopathology.* 2004; 44(6): 597-602.

495. Bjornsson J, Wold LE, Ebersold MJ, Laws ER. Chordoma of the mobile spine. A clinicopathologic analysis of 40 patients. *Cancer.* 1993; 71(3): 735-740.

496. Coffin CM, Swanson PE, Wick MR, Dehner LP. Chordoma in childhood and adolescence. A clinicopathologic analysis of 12 cases. *Arch Pathol Lab Med.* 1993; 117(9): 927-933.

497. Hoch BL, Nielsen GP, Liebsch NJ, Rosenberg AE. Base of skull chordomas in children and adolescents: a clinicopathologic study of 73 cases. *Am J Surg Pathol.* 2006; 30(7): 811-818.

498. Campbell WM, McDonald TJ, Unni KK, Laws ER Jr. Nasal and paranasal presentations of chordomas. *Laryngoscope.* 1980; 90(4): 612-618.

499. Rosenthal DI, Scott JA, Mankin HJ, et al. Sacrococcygeal chordoma: magnetic resonance imaging and computed tomography. *Am J Roentgenol.* 1985; 148: 143-147.

500. Cho HY, Lee M, Takei H, et al. Immunohistochemical comparison of chordoma with chondrosarcoma, myxopapillary ependymoma, and chordoid meningioma. *Appl Immunohistochem Mol Morphol.* 2009; 17(2): 131-138.

501. Abenoza P, Sibley RK. Chordoma: an immunohistologic study. *Hum Pathol.* 1986; 17(7): 744-747.

502. Coffin CM, Swanson PE, Wick MR, Dehner LP. An immunohistochemical comparison of chordoma with renal cell carcinoma, colorectal adenocarcinoma, and myxopapillary ependymoma: a potential diagnostic dilemma in the diminutive biopsy. *Mod Pathol.* 1993; 6(5): 531-538.

503. Meis JM, Giraldo AA. Chordoma. An immunohistochemical study of 20 cases. *Arch Pathol Lab Med.* 1988; 112(5): 553-556.

504. Oakley GJ, Fuhrer K, Seethala RR. Brachyury, SOX-9, and podoplanin, new markers in the skull base chordoma vs chondrosarcoma differential: a tissue microarray-based comparative analysis. *Mod Pathol.* 2008; 21(12): 1461-1469.

505. Naka T, Iwamoto Y, Shinohara N, et al. Cytokeratin subtyping in chordomas and the fetal notochord: an immunohistochemical analysis of aberrant expression. *Mod Pathol.* 1997; 10(6): 545-551.

506. Wittchow R, Landas SK. Glial fibrillary acidic protein expression in pleomorphic adenoma, chordoma, and astrocytoma. A comparison of three antibodies. *Arch Pathol Lab Med.* 1991; 115(10): 1030-1033.

507. Vujovic S, Henderson S, Presneau N, et al. Brachyury, a crucial regulator of notochordal development, is a novel biomarker for chordoma. *J Pathol.* 2006; 209: 157-165.

508. Sangoi AR, Karamchandani J, Lane B, et al. Specificity of brachyury in the distinction of chordoma from clear cell renal cell carcinoma and germ cell tumors: a study of 305 cases. *Mod Pathol.* 2011; 24: 425-429.

509. Miettinen M, Wang Z, Lasota J, et al. Nuclear brachyury expression is consistent in chordoma, common in germ cell tumors and small cell carcinomas, and rarae in other carcinomas and sarcomas. *Am J Surg Pathol.* 2015; 39: 1305-1312.

510. Tirabosco R, Mangham DC, Rosenberg AE, et al. Brachyury expression in extra-axial skeletal and soft tissue chordomas: a marker that distinguishes chordoma from mixed tumor/myoepithelioma/parachordoma in soft tissue. *Am J Surg Pathol.* 2008; 32(4): 572-580.

511. Walaas L, Kindblom LG. Fine-needle aspiration biopsy in the preoperative diagnosis of chordoma: a study of 17 cases with application of electron microscopic, histochemical, and immunocytochemical examination. *Hum Pathol.* 1991; 22(1): 22-28.

512. Kuzniacka A, Mertens F, Strombeck B, et al. Combined binary ratio labeling fluorescence in situ hybridization analysis of chordoma. *Cancer Genet Cytogenet.* 2004; 151(2): 178-181.

513. Mertens F, Kreicbergs A, Rydholm A, et al. Clonal chromosome aberrations in three sacral chordomas. *Cancer Genet Cytogenet.* 1994; 73(2): 147-151.

514. Tallini G, Dorfman H, Brys P, et al. Correlation between clinicopathological features and karyotype in 100 cartilaginous and chordoid tumours. A report from the Chromosomes and Morphology(CHAMP) Collaborative Study Group. *J Pathol.* 2002; 196(2): 194-203.

515. Scheil S, Bruderlein S, Liehr T, et al. Genome-wide analysis of sixteen chordomas by comparative genomic hybridization and cytogenetics of the first human chordoma cell line, U-CH1. *Genes Chromosomes Cancer.* 2001; 32(3): 203-211.

516. Riva P, Crosti F, Orzan F, et al. Mapping of candidate region for chordoma development to 1p36.13 by LOH analysis. *Int J Cancer.* 2003; 107(3): 493-497.

517. Angelini A, Pala E, Calabro E, et al. Prognostic factors in surgical resection of sacral chordoma. *J Surg Oncol.* 2015; 112: 344-351.

518. Ruosi C, Colella G, Di Donato SL, et al. Surgical treatment of sacral chordoma: survival and prognostic factors. *Eur Spine J.* 2015; 24(suppl 7): 912-917.

519. Zukerberg LR, Young RH. Chordoma metastatic to the ovary. *Arch Pathol Lab Med.* 1990; 114(2): 208-210.

520. O'Connell JX, Renard LG, Liebsch NJ, et al. Base of skull chordoma. A correlative study of histologic and clinical features of 62 cases. *Cancer.* 1994; 74(8): 2261-2267.

521. Yonemoto T, Tatezaki S, Takenouchi T, et al. The surgical management of sacrococcygeal chordoma. *Cancer.* 1999; 85(4): 878-883.

522. Indelicato DJ, Rotondo RL, Begosh-Mayne D, et al. A prospective outcomes study of proton therapy for chordomas and chondrosarcomas of the spine. *Int J Radiat Oncol Biol Phys.* 2016; 95: 297-303.

523. Bergh P, Kindblom LG, Gunterberg B, et al. Prognostic factors in chordoma of the sacrum and mobile spine: a study of 39 patients. *Cancer.* 2000; 88(9): 2122-2134.

524. Kilgore S, Prayson RA. Apoptotic and proliferative markers in chordomas: a study of 26 tumors. *Ann Diagn Pathol.* 2002; 6(4): 222-228.

525. Matsuno A, Sasaki T, Nagashima T, et al. Immunohistochemical examination of proliferative potentials and the expression of cell cycle-related proteins of intracranial chordomas. *Hum Pathol.* 1997; 28(6): 714-719.

526. Naka T, Fukuda T, Chuman H, et al. Proliferative activities in conventional chordoma: a clinicopathologic, DNA flow cytometric, and immunohistochemical analysis of 17 specimens with special reference to anaplastic chordoma showing a diffuse proliferation and nuclear atypia. *Hum Pathol.* 1996; 27(4): 381-388.

527. Tauziede-Esperiat D, Bresson D, Polivka M, et al. Prognostic and therapeutic markers in chordomas: a study of 287 tumors. *J Neuropathol Exp Neurol.* 2016; 75: 111-120.

528. Hruban RH, May M, Marcove RC, Huvos AG. Lumbo-sacral chordoma with high-grade malignant cartilaginous and spindle cell components. *Am J Surg Pathol.* 1990; 14(4): 384-389.

529. Meis JM, Raymond AK, Evans HL, et al. Dedifferentiated" chordoma. A clinicopathologic and immunohistochemical study of three cases. *Am J Surg Pathol.* 1987; 11(7): 516-525.

530. Bisceglia M, D'Angelo VA, Guglielmi G, et al. Dedifferentiated chordoma of the thoracic spine with rhabdomyosarcomatous differentiation. Report of a case and review of the literature. *Ann Diagn Pathol.* 2007; 11(4): 262-273.

531. Jambhekar NA, Rekhi B, Thorat K, et al. Revisiting chordoma with brachyury, a "new age" marker: analysis of a validation study on 51 cases. *Arch Pathol Lab Med.* 2010; 134: 1181-1187.

532. Meng T, Yin H, Li B, et al. Clinical features and prognostic factors of patients with chordoma in the spine: a retrospective analysis of 153 patients in a single center. *Neuro Oncol.* 2015; 17: 725-732.

533. Rosenberg AE, Brown GA, Bhan AK, Lee JM. Chondroid chordoma–a variant of chordoma. A morphologic and immunohistochemical study. *Am J Clin Pathol.* 1994; 101(1): 36-41.

534. Keeney GL, Unni KK, Beabout JW, Pritchard DJ. Adamantinoma of long bones. A clinicopathologic study of 85 cases. *Cancer.* 1989; 64(3): 730-737.

535. Moon NF, Mori H. Adamantinoma of the appendicular skeleton–updated. *Clin Orthop Relat Res.* 1986; 204: 215-237.

536. Campanacci M, Giunti A, Bertoni F, et al. Adamantinoma of the long bones. The experience at the Istituto Ortopedico Rizzoli. *Am J Surg Pathol.* 1981; 5(6): 533-542.

537. Kahn LB. Adamantinoma, osteofibrous dysplasia, and differentiated adamantinoma. *Skeletal Radiol.* 2003; 32: 245-258.

538. Jundt G, Remberger K, Roessner A, et al. Adamantinoma of long bones. A histopathological and immunohistochemical study of 23 cases. *Pathol Res Prac.* 1995; 191(2): 112-120.

539. Hazelbag HM, Fleuren GJ, vd Broek LJ, et al. Adamantinoma of the long bones: keratin subclass immunoreactivity pattern with reference to its histogenesis. *Am J Surg Pathol.* 1993; 17(12): 1225-1233.

540. Kanamori M, Antonescu CR, Scott M, et al. Extra copies of chromosomes 7, 8, 12, 19, and 21 are recurrent in adamantinoma. *J Mol Diagn.* 2001; 3(1): 16-21.

541. Izquierdo FM, Ramos LR, Sanchez-Herraez S, et al. Dedifferentiated classic adamantinoma of the tibia: a report of a case with eventual complete revertant mesenchymal phenotype. *Am J Surg Pathol.* 2010; 34(9): 1388-1392.

542. Knapik JA. Fibro-osseous lesions. *Surg Pathol.* 2012; 5: 201-229.

543. Czerniak B, Rojas-Corona RR, Dorfman HD.

Morphologic diversity of long bone adamantinoma. The concept of differentiated (regressing) adamantinoma and its relationship to osteofibrous dysplasia. *Cancer.* 1989; 64(11): 2319-2334.

544. Benassi MS, Campanacci L, Gamberi G, et al. Cytokeratin expression and distribution in adamantinoma of the long bones and osteofibrous dysplasia of tibia and fibula. An immunohistochemical study correlated to histogenesis. *Histopathology.* 1994; 25(1): 71-76.

545. Kuruvilla G, Steiner GC. Osteofibrous dysplasia-like adamantinoma of bone: a report of five cases with immunohistochemical and ultrastructural studies. *Hum Pathol.* 1998; 29(8): 809-814.

546. Ida CM, Scheithauer BW, Yapicier O, et al. Primary schwannoma of the bone: a clinicopathologic and radiologic study of 17 cases. *Am J Surg Pathol.* 2011; 35: 989-997.

547. Turk PS, Peters N, Libbey NP, Wanebo HJ. Diagnosis and management of giant intrasacral schwannoma. *Cancer. 1992;* 70(11): 2650-2657.

548. Myers JL, Bernreuter W, Dunham W. Melanotic schwannoma. Clinicopathologic, immunohistochemical, and ultrastructural features of a rare primary bone tumor. *Am J Clin Pathol.* 1990; 93(3): 424-429.

549. Hunt JC, Pugh DG. Skeletal lesions in neurofibromatosis. *Radiology.* 1961; 76: 1-20.

550. Ducatman BS, Scheithauer BW, Dahlin DC. Malignant bone tumors associated with neurofibromatosis. *Mayo Clin Proc.* 1983; 58(9): 578-582.

551. Bullock MJ, Bedard YC, Bell RS, Kandel R. Intraosseous malignant peripheral nerve sheath tumor. Report of a case and review of the literature. *Arch Pathol Lab Med.* 1995; 119(4): 367-370.

552. Zakhary I, El Salanty M, Ishag I, et al. Malignant peripheral nerve sheath tumor of mandible. *J Craniofac Surg.* 2011; 22: 762-766.

553. Bertoni F, Unni KK, McLeod RA, Sim FH. Xanthoma of bone. *Am J Clin Pathol.* 1988; 90(4): 377-384.

554. Kim CJ, Choi IH, Cho TJ, et al. The histological spectrum of subperiosteal fibrocartilaginous pseudotumor of long bone (focal fibrocartilaginous dysplasia). *Pathol Int.* 1999; 49(11): 1000-1006.

555. Lin J, Shulman SC, Steelman CK, et al. Fibrocartilaginous mesenchymoma, a unique osseous lesion: case report with review of the literature. *Skeletal Radiol.* 2011; 40: 1495-1499.

556. Bulychova IV, Unni KK, Bertoni F, Beabout JW. Fibrocartilagenous mesenchymoma of bone. *Am J Surg Pathol.* 1993; 17(8): 830-836.

557. Zhang W, Shen Y, Wan R, Zhu Y. Primary clear cell sarcoma of the sacrum: a case report. *Skeletal Radiol.* 2011; 40: 633-639.

558. Park YK, Unni KK, Kim YW, et al. Primary alveolar soft part sarcoma of bone. *Histopathology.* 1999; 35(5): 411-417.

559. Adsay V, Cheng J, Athanasian E, et al. Primary desmoplastic small cell tumor of soft tissues and bone of the hand. *Am J Surg Pathol.* 1999; 23(11): 1408-1413.

560. Yamashita K, Fletcher CD. PEComa presenting in bone: clinicopathologic analysis of 6 cases and literature review. *Am J Surg Pathol.* 2010; 34: 1622-1629.

561. Lucas DR, Kolodziej P, Gross ML, et al. Metastatic uterine leiomyosarcoma to bone: a clinicopathologic study. *Int J Surg Pathol.* 1997; 4: 159-168.

562. Caffey J, Andersen DH. Metastatic embryonal rhabdomyosarcoma in the growing skelton; clinical, radiographic, and microscopic features. *AMA Am J Dis Child.* 1958; 95(6): 581-600.

563. Berrettoni BA, Carter JR. Mechanisms of cancer metastasis to bone. *J Bone Joint Surg Am.* 1986; 68(2): 308-312.

564. Carlin BI, Andriole GL. The natural history, skeletal complications, and management of bone metastases in patients with prostate carcinoma. *Cancer.* 2000; 88(12 suppl): 2989-2994.

565. Thomas BM. Three unusual carcinoid tumours, with particular reference to osteoblastic bone metastases. *Clin Radiol.* 1968; 19(2): 221-225.

566. Roodman GD. Mechanisms of bone metastasis. *N Engl J Med.* 2004; 350: 1655-1664.

567. Gurney H, Larcos G, McKay M, et al. Bone metastases in hypernephroma. Frequency of scapular involvement. *Cancer.* 1989; 64(7): 1429-1431.

568. Healey JH, Turnbull AD, Miedema B, Lane JM. Acrometastases. A study of twenty-nine patients with osseous involvement of the hands and feet. *J Bone Joint Surg Am.* 1986; 68(5): 743-746.

569. Daroca PJ Jr, Reed RJ, Martin PC. Metastatic amelanotic melanoma simulating giant-cell tumor of bone. *Hum Pathol.* 1990; 21(9): 978-980.

570. Mascard E, Gomez-Brouchet A, Lambot K. Bone cysts: unicameral and aneurysmal bone cyst. *Orthop Traumatol Surg Res.* 2015; 101(1 sup pl): s119-s127.

571. Struhl S, Edelson C, Pritzker H, et al. Solitary (unicameral) bone cyst: the fallen fragment sign revisited. *Skeletal Radiol.* 1989; 18: 261-265.

572. Amling M, Werner M, Posl M, et al. Calcifying solitary bone cyst: morphological aspects and differential diagnosis of sclerotic bone tumours. *Virch Arch.* 1995; 426(3): 235-242.

573. Campanacci M, Capanna R, Picci P. Unicameral and aneurysmal bone cysts. *Clin Orthop Relat Res.* 1986; 204: 25-36.

574. Mirra JM, Bernard GW, Bullough PG, et al. Cementum-like bone production in solitary bone cysts.(so-called "cementoma" of long bones). Report of three cases. Electron microscopic observations supporting a synovial origin to the simple bone cyst. *Clin Orthop Relat Res.* 1978; 135: 295-307.

575. Pretell-Massini J, Murphey RFF, Kushare I, Dormans JP. Unicameral bone cysts: general characteristics and management controversies. *J Am Acad Orthop Surg.* 2014; 22: 295-303.

576. Vergel De Dios AM, Bond JR, Shives TC, et al. Aneurysmal bone cyst. A clinicopathologic study of 238 cases. *Cancer.* 1992; 69(12): 2921-2931.

577. Capanna R, Albisinni U, Picci P, et al. Aneurysmal bone cyst of the spine. *J Bone Joint Surg Am.* 1985; 67(4): 527-531.

578. Rodriguez-Peralto JL, Lopez-Barea F, Sanchez-Herrera S, Atienza M. Primary aneurysmal cyst of soft tissues(extraosseous aneurysmal cyst). *Am J Surg Pathol.* 1994; 18(6): 632-636.

579. Shannon P, Bedard Y, Bell R, Kandel R. Aneurysmal cyst of soft tissue: report of a case with serial magnetic resonance imaging and biopsy. *Hum Pathol.* 1997; 28(2): 255-257.

580. Kransdorf MJ, Sweet DE. Aneurysmal bone cyst: concept, controversy, clinical presentation, and imaging. *AJR Am J Roentgenol.* 1995; 164: 573-580.

581. Alles JU, Schulz A. Immunocytochemical markers(endothelial and histiocytic) and ultrastructure of primary aneurysmal bone cysts. *Hum Pathol.* 1986; 17(1): 39-45.

582. Bahk WJ, Mirra JM. Differential diagnostic value of "blue reticulated chondroid-like material" in aneuysmal bone cysts: a classic histopathologic analysis of 215 cases. *Am J Clin Pathol.* 2015; 143: 823-829.

583. Althof PA, Ohmori K, Zhou M, et al. Cytogenetic and molecular cytogenetic findings in 43 aneurysmal bone cysts: aberrations of 17p mapped to 17p13.2 by fluorescence in situ hybridization. *Mod Pathol.* 2004; 17(5): 518-525.

584. Oliveira AM, Perez-Atayde AR, Inwards CY, et al. USP6 and CDH11 oncogenes identify the neoplastic cell in primary aneurysmal bone cysts and are absent in so-called secondary aneurysmal bone cysts. *Am J Pathol.* 2004; 165(5): 1773-1780.

585. Oliveira AM, Perez-Atayde AR, Dal Cin P, et al. Aneurysmal bone cyst variant translocations upregulate USP6 transcription by promoter swapping with the ZNF9, COL1A1, TRAP150, and OMD genes. *Oncogene.* 2005; 24(21): 3419-3426.

586. Leithner A, Lang S, Windhager R, et al. Expression of insulin-like growth factor-I (IGF-I) in aneurysmal bone cyst. *Mod Pathol.* 2001; 14(11): 1100-1104.

587. Kyriakos M, Hardy D. Malignant transformation of aneurysmal bone cyst, with an analysis of the literature. *Cancer.* 1991; 68(8): 1770-1780.

588. Kansagra AP, Wan JJ, Devulapalli KK, et al. Malignant transformation of an aneurysmal bone cyst to fibroblastic osteosarcoma. *Am J Orthop.* 2016; 45: E367-E372.

589. Dehner LP, Risdall RJ, L'Heureux P. Giant-cell containing "fibrous" lesion of the sacrum. A roentgenographic, pathologic, and ultrastructural study of three cases. *Am J Surg Pathol.* 1978; 2(1): 55-70.

590. Oda Y, Tsuneyoshi M, Shinohara N. "Solid" variant of aneurysmal bone cyst(extragnathic giant cell reparative granuloma) in the axial skeleton and long bones. A study of its morphologic spectrum and distinction from allied giant cell lesions. *Cancer.* 1992; 70(11): 2642-2649.

591. Panico L, Passeretti U, De Rosa N, et al. Giant cell reparative granuloma of the distal skeletal bones. A report of five cases with immunohistochemical findings. *Virch Arch.* 1994; 425(3): 315-320.

592. Sanerkin NG, Mott MG, Roylance J. An unusual intraosseous lesion with fibroblastic, osteoclastic, osteoblastic, aneurysmal and fibromyxoid elements. "Solid" variant of aneurysmal bone cyst. *Cancer.* 1983; 51(12): 2278-2286.

593. Wold LE, Dobyns JH, Swee RG, Dahlin DC. Giant cell reaction(giant cell reparative granuloma) of the small bones of the hands and feet. *Am J Surg Pathol.* 1986; 10(7): 491-496.

594. Yamaguchi T, Dorfman HD. Giant cell reparative granuloma: a comparative clinicopathologic study of lesions in gnathic and extragnathic sites. *Int J Surg Pathol.* 2001; 9(3): 189-200.

595. Bertoni F, Bacchini P, Capanna R, et al. Solid variant of aneurysmal bone cyst. *Cancer.* 1993; 71(3): 729-734.

596. Bauer TW, Dorfman HD. Intraosseous ganglion: a clinicopathologic study of 11 cases. *Am J Surg Pathol.* 1982; 6(3): 207-213.

597. Schajowicz F, Clavel Sainz M, Slullitel JA. Juxta-articular bone cysts(intra-osseous ganglia): a clinicopathological study of eighty-eight cases. *J Bone Joint Surg Br.* 1979; 61(1): 107-116.

598. Sim FH, Dahlin DC. Ganglion cysts of bone. *Mayo Clin Proc.* 1971; 46(7): 484-488.

599. Alguacil-Garcia A, Littman CD. Subpubic cartilaginous cyst: report of two cases. *Am J Surg Pathol.* 1996; 20(8): 975-979.

600. Betsy M, Kupersmith LM, Springfield DS. Metaphyseal fibrous defects. *J Am Acad Orthop Surg.* 2004; 12: 89095.

601. Clarke BE, Xipell JM, Thomas DP. Benign fi-

brous histiocytoma of bone. *Am J Surg Pathol.* 1985; 9(11): 806-815.

602. Arata MA, Peterson HA, Dahlin DC. Pathological fractures through non-ossifying fibromas. Review of the Mayo Clinic experience. *J Bone Joint Surg Am.* 1981; 63(6): 980-988.
603. Cohen MM Jr. The new bone biology: pathologic, molecular, and clinical correlates. *Am J Med Genet A.* 2006; 140(23): 2646-2706.
604. de Sanctis L, Delmastro L, Russo MC, et al. Genetics of McCune-Albright syndrome. *J Pediatr Endocrinol Metab.* 2006; 19(suppl 2): 577-582.
605. Marie PJ, de Pollak C, Chanson P, Lomri A. Increased proliferation of osteoblastic cells expressing the activating Gs alpha mutation in monostotic and polyostotic fibrous dysplasia. *Am J Pathol.* 1997; 150(3): 1059-1069.
606. Mikami M, Koizumi H, Ishii M, Nakajima H. The identification of monoclonality in fibrous dysplasia by methylation-specific polymerase chain reaction for the human androgen receptor gene. *Virch Arch.* 2004; 444(1): 56-60.
607. Dorfman HD, Ishida T, Tsuneyoshi M. Exophytic variant of fibrous dysplasia(fibrous dysplasia protuberans). *Hum Pathol.* 1994; 25(11): 1234-1237.
608. Sissons HA, Steiner GC, Dorfman HD. Calcified spherules in fibro-osseous lesions of bone. *Arch Pathol Lab Med.* 1993; 117(3): 284-290.
609. Voytek TM, Ro JY, Edeiken J, Ayala AG. Fibrous dysplasia and cemento-ossifying fibroma. A histologic spectrum. *Am J Surg Pathol.* 1995; 19(7): 775-781.
610. Ishida T, Dorfman HD. Massive chondroid differentiation in fibrous dysplasia of bone (fibrocartilaginous dysplasia). *Am J Surg Pathol.* 1993; 17: 924-930.
611. Kandel RA, Pritzker KP, Bedard YC. Symmetrical fibro-osseous dysplasia of rib–posttraumatic dysplasia? *Histopathology.* 1981; 5(6): 651-658.
612. McDermott MB, Kyriakos M, Flanagan FL. Posttraumatic fibro-osseous lesion of rib. *Hum Pathol.* 1999; 30(7): 770-780.
613. Gouldesbrough DR. Symmetrical fibro-osseous dysplasia of rib–evidence for a traumatic aetiology. *Histopathology.* 1990; 17(3): 267-270.
614. Heim-Hall JM, Williams RP. Liposclerosing myxofibrous tumour: a traumatized variant of fibrous dysplasia? Report of four cases and review of the literature. *Histopathology.* 2004; 45(4): 369-376.
615. Deel C, Hassell L. Liposclerosing myxofibrous tumor: a review. *Arch Pathol Lab Med.* 2016; 140: 473-476.
616. Matsuba A, Ogose A, Tokunaga K, et al. Activating Gs alpha mutation at the Arg 201 codon in, liposclerosing myxofibrous tumor. *Hum Pathol.* 2003; 34: 1204-1209.
617. Dattilo J, McCarthy EF. Liposclerosing myxofibrous tumor(LSMFT), a study of 33 patients: should if be a distinct entity? *Iowa Orthop J.* 2012; 32: 35-39.
618. Aoki T, Kouho H, Hisaoka M, et al. Intramuscular myxoma with fibrous dysplasia: a report of two cases with a review of the literature. *Pathol Int.* 1995; 45(2): 165-171.
619. Huvos AG, Higinbotham NL, Miller TR. Bone sarcomas arising in fibrous dysplasia. *J Bone Joint Surg Am.* 1972; 54(5): 1047-1056.
620. Ishida T, Machinami R, Kojima T, Kikuchi F. Malignant fibrous histiocytoma and osteosarcoma in association with fibrous dysplasia of bone. Report of three cases. *Pathol Res Prac.* 1992; 188(6): 757-763.
621. Ruggieri P, Sim FH, Bond JR, Unni KK. Malignancies in fibrous dysplasia. *Cancer.* 1994; 73(5): 1411-1424.
622. Campanacci M, Laus M. Osteofibrous dysplasia of the tibia and fibula. *J Bone Joint Surg Am.* 1981; 63(3): 367-375.
623. Campbell CJ, Hawk T. A variant of fibrous dysplasia(osteofibrous dysplasia). *J Bone Joint Surg Am.* 1982; 64(2): 231-236.
624. Nakashima Y, Yamamuro T, Fujiwara Y, et al. Osteofibrous dysplasia(ossifying fibroma of long bones). A study of 12 cases. *Cancer.* 1983; 52(5): 909-914.
625. Bridge JA, Dembinski A, DeBoer J, et al. Clonal chromosomal abnormalities in osteofibrous dysplasia. Implications for histopathogenesis and its relationship with adamantinoma. *Cancer.* 1994; 73(6): 1746-1752.
626. Gleason BC, Liegl-Atzwanger B, Kozakewich HP, et al. Osteofibrous dysplasia and adamantinoma in children and adolescents: a clinicopathologic reappraisal. *Am J Surg Pathol.* 2008; 32(3): 363-376.
627. Park YK, Unni KK, McLeod RA, Pritchard DJ. Osteofibrous dysplasia: clinicopathologic study of 80 cases. *Hum Pathol.* 1993; 24(12): 1339-1347.
628. Sakamoto A, Oda Y, Oshiro Y, et al. Immunoexpression of Neurofibromin, S-100 protein, and leu-7 and mutation analysis of the NF1 gene at codon 1423 in osteofibrous dysplasia. *Hum Pathol.* 2001; 32(11): 1245-1251.
629. Sweet DE, Vinh TN, Devaney K. Cortical osteofibrous dysplasia of long bone and its relationship to adamantinoma. A clinicopathologic study of 30 cases. *Am J Surg Pathol.* 1992; 16(3): 282-290.
630. Sakamoto A, Oda Y, Iwamoto Y, Tsuneyoshi M. A comparative study of fibrous dysplasia and osteofibrous dysplasia with regard to expressions of c-fos and c-jun products and bone matrix proteins: a clinicopathologic review and immunohistochemical study of c-fos, c-jun, type I collagen, osteonectin, osteopontin, and osteocalcin. *Hum Pathol.* 1999; 30(12): 1418-1426.
631. Lau SK, Chu PG, Weiss LM. Immunohistochemical expression of Langerin in Langerhans cell histiocytosis and non-Langerhans cell histiocytic disorders. *Am J Surg Pathol.* 2008; 32(4): 615-619.
632. El Demellawy D, Young JL, de Nanassy J, et al. Langerhans cell histiocytosis: a comprehensive review. *Pathology.* 2015; 47: 294-301.
633. Gibson SE, Prayson RA. Primary skull lesions in the pediatric population: a 25-year experience. *Arch Pathol Lab Med.* 2007; 131(5): 761-766.
634. Howarth DM, Gilchrist GS, Mullan BP, et al. Langerhans cell histiocytosis: diagnosis, natural history, management, and outcome. *Cancer.* 1999; 85(10): 2278-2290.
635. Harmon CM, Brown N. Langerhans cell histiocytosis. A clinicopathologic review and molecular pathogenetic update. *Arch Pathol Lab Med.* 2015; 139: 1211-1214.
636. Walker PD, Rosai J, Dorfman RF. The osseous manifestations of sinus histiocytosis with massive lymphadenopathy. *Am J Clin Pathol.* 1981; 75(2): 131-139.
637. Demicco EG, Rosenberg AE, Bjornsson J, et al. Primary Rosai-Dorfman disease of bone: a clinicopathologic study of 15 cases. *Am J Surg Pathol.* 2010; 34(9): 1324-1333.
638. Al-Quran S, Reith J, Bradley J, Rimsza L. Erdheim-Chester disease: case report, PCR-based analysis of clonality, and review of literature. *Mod Pathol.* 2002; 15(6): 666-672.
639. Chetritt J, Paradis V, Dargere D, et al. Chester-Erdheim disease: a neoplastic disorder. *Hum Pathol.* 1999; 30(9): 1093-1096.
640. Kenn W, Eck M, Allolio B, et al. Erdheim-Chester disease: evidence for a disease entity different from Langerhans cell histiocytosis? Three cases with detailed radiological and immunohistochemical analysis. *Hum Pathol.* 2000; 31(6): 734-739.
641. Wilkinson LS, Pitsillides AA, Worrall JG, Edwards JC. Light microscopic characterization of the fibroblast-like synovial intimal cell (synoviocyte). *Arthritis and Rheum.* 1992; 35(10): 1179-1184.
642. Glasgow MM, Allen PW, Blakeway C. Arthroscopic treatment of cysts of the lateral meniscus. *J Bone Joint Surg Br.* 1993; 75(2): 299-302.
643. Romanini L, Calvisi V, Collodel M, Masciocchi C. Cystic degeneration of the lateral meniscus. Pathogenesis and diagnostic approach. *Ital J Orthop Traumatol.* 1988; 14(4): 493-500.
644. Herman AM, Marzo JM. Popliteal cysts: a current review. *Orthopedics.* 2014; 37: e678-e684.
645. Shon W, Folpe AL. Tenosynovitis with psammomatous calcification: a poorly recognized pseudotumor related to repetitive tendinous injury. *Am J Surg Pathol.* 2010; 34(6): 892-895.
646. Spinner RJ, Bachman JW, Amadio PC. The many faces of carpal tunnel syndrome. *Mayo Clin Proc.* 1989; 64(7): 829-836.
647. Bastian FO. Amyloidosis and the carpal tunnel syndrome. *Am J Clin Pathol.* 1974; 61(5): 711-717.
648. Uchiyama S, Itsubo T, Nakamura K, et al. Current concepts of carpal tunnel syndrome: pathophysiology, treatment, and evaluation. *J Orthop Sci.* 2010; 15(1): 1-13.
649. O'Connell JX. Pathology of the synovium. *Am J Clin Pathol.* 2000; 114(5): 773-784.
650. Vordenbaumen S, Joosten LA, Friemann J, et al. Utility of synovial biopsy. *Arthritis Res Ther.* 2009; 11(6): 256.
651. Goldenberg DL, Cohen AS. Synovial membrane histopathology in the differential diagnosis of rheumatoid arthritis, gout, pseudogout, systemic lupus erythematosus, infectious arthritis and degenerative joint disease. *Medicine(Baltimore).* 1978; 57(3): 239-252.
652. DiCarlo EF, Klein MJ. Arthritis pathology. *Surg Pathol.* 2012; 5: 15-65.
653. O'Connell JX, Nielsen GP, Rosenberg AE. Subchondral acute inflammation in severe arthritis: a sterile osteomyelitis? *Am J Surg Pathol.* 1999; 23(2): 192-197.
654. Hamerman D. The biology of osteoarthritis. *N Engl J Med.* 1989; 320(20): 1322-1330.
655. Malfait AM. Osteoarthritis year in review 2015: biology. *Osteoarthritis Cartilage.* 2016; 24: 21-26.
656. Madan SS, Pai DR. Charcot neuroarthropathy of the foot and ankle. *Orthop Surg.* 2013; 5: 86-93.
657. Insall J, Falro KA, Wise DW. Chondromalacia patellae: a prospective study. *J Bone Joint Surg Am.* 1976; 58: 1-8.
658. Smolen JS, Aletaha D, McInnes IB. Rheumatoid arthritis. *Lancet.* 2016; 388: 2032-2038.
659. Okada Y, Wu D, Tryaka G, et al. Genetics of rheumatoid arthritis contributes to biology and drug discovery. *Nature.* 2014; 506: 376-381.
660. Zhao X, Okeke NL, Sharpe O, et al. Circulatory immune complexes contain citrullinated fibrinogen in rheumatoid arthritis. *Arthritis Res Ther.* 2008; 10: R94.
661. Sabharwal UK, Vaughan JH, Fong S, et al. Activation of the classical pathway of complement by rheumatoid factors. Assessment by radioimmunoassay for C4. *Arthritis Rheum.* 1982; 25: 161-167.

662. McInnes IB, Schett G. The pathogenesis of rheumatoid arthriits. *N Engl J Med.* 2011; 365: 2205-2219.

663. Ziegler B, Gay RE, Huang GQ, et al. Immunohistochemical localization of HTLV-I p19- and p24-related antigens in synovial joints of patients with rheumatoid arthritis. *Am J Pathol.* 1989; 135(1): 1-5.

664. Koizumi F, Matsuno H, Wakaki K, et al. Synovitis in rheumatoid arthritis: scoring of characteristic histopathological features. *Pathol Int.* 1999; 49(4): 298-304.

665. Jayson MI, Dixon AS, Kates A, et al. Popliteal and calf cysts in rheumatoid arthritis. Treatment by anterior synovectomy. *Ann Rheum Dis.* 1972; 31(1): 9-15.

666. Kaibara N, Yamada H, Shuto T, et al. Comparative histopathological analysis between tenosynovitis and joint synovitis in rheumatoid arthritis. *Histopathology.* 2008; 52(7): 856-864.

667. Tilstra JS, Lienesch DW. Rheumatoid nodules. *Dermatol Clin.* 2015; 33: 361-371.

668. Baumgarten JM, Montiel NJ, Sinha AA. Lyme disease—part I: epidemiology and etiology. *Cutis.* 2002; 69(5): 349-352.

669. Montiel NJ, Baumgarten JM, Sinha AA. Lyme disease—part II: clinical features and treatment. *Cutis.* 2002; 69(6): 443-448.

670. Steere AC. Lyme disease. *N Engl J Med.* 1989; 321(9): 586-596.

671. Sanchez E, Vannier E, Wormser GP, Hu LT. Diagnosis, treatment, and prevention of Lyme disease, human granulocytic anaplasmosis, and babesiosis. A review. *JAMA.* 2016; 315: 1767-1777.

672. Shidham V, Chivukula M, Basir Z, Shidham G. Evaluation of crystals in formalin-fixed, Paraffin-embedded tissue sections for the differential diagnosis of pseudogout, gout, and tumoral calcinosis. *Mod Pathol.* 2001; 14(8): 806-810.

673. Ishida T, Dorfman HD, Bullough PG. Tophaceous pseudogout(tumoral calcium pyrophosphate dihydrate crystal deposition disease). *Hum Pathol.* 1995; 26(6): 587-593.

674. Rannou F, Lee TS, Zhou RH, et al. Intervertebral disc degeneration: the role of the mitochondrial pathway in annulus fibrosus cell apoptosis induced by overload. *Am J Pathol.* 2004; 164(3): 915-924.

675. Ford JL, Downes S. Cellularity of human annulus tissue: an investigation into the cellularity of tissue of different pathologies. *Histopathology.* 2002; 41(6): 531-537.

676. Weidner N, Rice DT. Intervertebral disk material: criteria for determining probable prolapse. *Hum Pathol.* 1988; 19(4): 406-410.

677. Roosendaal G, van Rinsum AC, Vianen ME, et al. Haemophilic arthropathy resembles degenerative rather than inflammatory joint disease. *Histopathology.* 1999; 34(2): 144-153.

678. Rodnan GP, Medsger TA. The rheumatic manifestaions of progressive systemic sclerosis (scleroderma). *Clin Orthop Relat Res.* 1968; 57: 81-93.

679. Athanasou NA, Sallie B. Localized deposition of amyloid in articular cartilage. *Histopathology.* 1992; 20(1): 41-46.

680. Cary NR. Clinicopathological importance of deposits of amyloid in the femoral head. *J Clin Pathol.* 1985; 38(8): 868-872.

681. Ladefoged C, Merrild U, Jorgensen B. Amyloid deposits in surgically removed articular and periarticular tissue. *Histopathology.* 1989; 15(3): 289-296.

682. Mihara S, Kawai S, Gondo T, Ishihara T. Intervertebral disc amyloidosis: histochemical, immunohistochemical and ultrastructural observations. *Histopathology.* 1994; 25(5): 415-420.

683. Rumpelt HJ, Braun A, Spier R, et al. Localized amyloid in the menisci of the knee joint. *Pathol Res Prac.* 1996; 192(6): 547-551.

684. Kyle RA, Gertz MA, Linke RP. Amyloid localized to tenosynovium at carpal tunnel release. Immunohistochemical identification of amyloid type. *Am J Clin Pathol.* 1992; 97(2): 250-253.

685. Reith JD, Bauer TW, Schils JP. Osseous manifestations of SAPHO(synovitis, acne, pustulosis, hyperostosis, osteitis) syndrome. *Am J Surg Pathol.* 1996; 20(11): 1368-1377.

686. Bauer TW, Hayashi R. The role of the pathologist in diagnosing periprosthetic infection. *Surg Pathol.* 2012; 5: 67-77.

687. O'Connell JX, Fanburg JC, Rosenberg AE. Giant cell tumor of tendon sheath and pigmented villonodular synovitis: immunophenotype suggests a synovial cell origin. *Hum Pathol.* 1995; 26(7): 771-775.

688. Folpe AL, Weiss SW, Fletcher D, Gown AM. Tenosynovial giant cell tumors: evidence for a desmin-positive dendritic cell subpopulation. *Mod Pathol.* 1998; 11: 939-944.

689. Darling JM, Goldring SR, Harada Y, et al. Multinucleated cells in pigmented villonodular synovitis and giant cell tumor of tendon sheath express features of osteoclasts. *Am J Pathol.* 1997; 150(4): 1383-1393.

690. Maluf HM, DeYoung BR, Swanson PE, Wick MR. Fibroma and giant cell tumor of tendon sheath: a comparative histological and immunohistological study. *Mod Pathol.* 1995; 8(2): 155-159.

691. Sciot R, Rosai J, Dal Cin P, et al. Analysis of 35 cases of localized and diffuse tenosynovial giant cell tumor: a report from the Chromosomes and Morphology(CHAMP) study group. *Mod Pathol.* 1999; 12(6): 576-579.

692. Cupp JS, Miller MA, Montgomery KD, et al. Translocation and expression of CSF1 in pigmented villonodular synovitis, tenosynovial giant cell tumor, rheumatoid arthritis and other reactive synovitides. *Am J Surg Pathol.* 2007; 31(6): 970-976.

693. West RB, Rubin BP, Miller MA, et al. A landscape effect in tenosynovial giant-cell tumor from activation of CSF1 expression by a translocation in a minority of tumor cells. *Proc Natl Acad Sci USA.* 2006; 103(3): 690-695.

694. Li CF, Wang JW, Huang WW, et al. Malignant diffuse-type tenosynovial giant cell tumors: a series of 7 cases comparing with 24 benign lesions with review of the literature. *Am J Surg Pathol.* 2008; 32(4): 587-599.

695. Bertoni F, Unni KK, Beabout JW, Sim FH. Malignant giant cell tumor of the tendon sheaths and joints(malignant pigmented villonodular synovitis). *Am J Surg Pathol.* 1997; 21(2): 153-163.

696. Myers BW, Masi AT. Pigmented villonodular synovitis and tenosynovitis: a clinical epidemiologic study of 166 cases and literature review. *Medicine(Baltimore).* 1980; 59(3): 223-238.

697. Ottaviani S, Ayral X, Dougados M, et al. Pigmented villonodular synovitis: a retrospective single center study of 122 cases and review of the literature. *Semin Arthritis Rheum.* 2011; 40: 539-546.

698. Rao AS, Vigorita VJ. Pigmented villonodular synovitis(giant-cell tumor of the tendon sheath and synovial membrane). A review of eighty-one cases. *J Bone Joint Surg Am.* 1984; 66(1): 76-94.

699. Oda Y, Izumi T, Harimaya K, et al. Pigmented villonodular synovitis with chondroid metaplasia, resembling chondroblastoma of the bone: a report of three cases. *Mod Pathol.* 2007; 20(5): 545-551.

700. Mendenhall WM, Mendenhall CM, Reith JD, et al. Pigmented villonodular synovitis. *Am J Clin Oncol.* 2006; 29: 548-550.

701. Layfield LJ, Meloni-Ehrig A, Liu K, et al. Malignant giant cell tumor of synovium (malignant pigmented villonodular synovitis). *Arch Pathol Lab Med.* 2000; 124(11): 1636-1641.

702. Baunsgaard P, Nielsen BB. Primary synovial chondrometaplasia. Histologic variations in the structure of metaplastic nodules. *Acta Pathol Microbiol Immunol Scand [A].* 1984; 92(6): 455-460.

703. Fetsch JF, Vinh TN, Remotti F, et al. Tenosynovial (extraarticular) chondromatosis: an analysis of 37 cases of an underrecognized clinicopathologic entity with a strong predilection for the hands and feet and a high local recurrence rate. *Am J Surg Pathol.* 2003; 27(9): 1260-1268.

704. Sciot R, Dal Cin P, Bellemans J, et al. Synovial chondromatosis: clonal chromosome changes provide further evidence for a neoplastic disorder. *Virch Arch.* 1998; 433(2): 189-191.

705. Villacin AB, Brigham LN, Bullough PG. Primary and secondary synovial chondrometaplasia: histopathologic and clinicoradiologic differences. *Hum Pathol.* 1979; 10(4): 439-451.

706. Sah AP, Geller DS, Mankin HJ, et al. Malignant transformation of synovial chondromatosis of the shoulder to chondrosarcoma. A case report. *J Bone Joint Surg.* 2007; 89: 1321-1328.

707. Bertoni F, Unni KK, Beabout JW, Sim FH. Chondrosarcomas of the synovium. *Cancer.* 1991; 67(1): 155-162.

708. Devaney K, Vinh TN, Sweet DE. Synovial hemangioma: a report of 20 cases with differential diagnostic considerations. *Hum Pathol.* 1993; 24(7): 737-745.

709. Hornick JL, Fletcher CD. Intraarticular nodular fasciitis–a rare lesion: clinicopathologic analysis of a series. *Am J Surg Pathol.* 2006; 30(2): 237-241.

41 软组织

John R. Goldblum 著　杨　菲　马英腾 译　钱利华　沈丹华 校

章目录

正常解剖结构

广义上，软组织是体内非上皮性骨外结构的总称，但不包括各个器官的支持组织和造血 / 淋巴组织。软组织包括纤维（结缔）组织、脂肪组织、骨骼肌、血管和淋巴管和周围神经系统。

纤维组织（fibrous tissue）主要由成纤维细胞和细胞外基质组成，包括纤维性结构（胶原和弹力纤维）和非纤维性细胞外基质。纤维组织根据其组成结构又分为疏松结缔组织（占大多数）和致密结缔组织（肌腱、腱膜和韧带）。**成纤维细胞（fibroblast）**产生不同种类的细胞外基质，包括多种类型的胶原纤维。成纤维细胞的形状是可以发生变化的，当成纤维细胞随纤维束伸展时，成纤维细胞呈梭形；而位于黏液样区域时成纤维细胞呈星芒状。免疫组织化学染色，成纤维细胞对肌动蛋白（包括 SMA）呈阳性，而对 h 钙介质素和结蛋白呈阴性。**纤维细胞（fibrocyte）**为静止期的成纤维细胞。**肌成纤维细胞（myofibroblast）**是一种形态学上介于成纤维细胞和平滑肌细胞之间的一种特殊的成纤维细胞[1-2]。

脂肪组织（adipose tissue）主要分为两类：**白色脂肪（white fat）**，主要分布于皮下组织、纵隔、腹腔和腹膜后；**棕色脂肪（brown fat）**，主要集中于肩胛间区、颈部、纵隔、腋下和腹膜后（尤其是肾周区）[3]。棕色脂肪主要功能是产热，在婴儿和儿童尤为突出。白色脂肪由脂肪细胞构成，细胞呈圆形或卵圆形，胞质被单个较大的脂滴所占据，将细胞核挤压到周边呈新月状。棕色脂肪细胞相对较小，胞质呈嗜酸性多泡状，胞核居中，可见压痕；超微结构下可见丰富的线粒体。

骨骼肌（skeletal muscle）主要起源于肌节，由肌母细胞最终形成肌管（肌纤维）。这些纤维中最显著的特征是出现肌丝——由两种微丝组成，细丝由肌动蛋白组成，粗丝由肌凝蛋白组成。细丝和粗丝的交替排列组成了显微镜下的横纹。I 带（各向同性）仅由细丝组成，而毗邻的 A 带（各向异性）是细丝和粗丝重叠区域，H 带仅由粗丝组成。I 带中央是 Z 线或 Z 盘，为肌节的附着部位，代表肌纤维的重复结构单位。

脉管（vessel）分为血管和淋巴管。血管进一步分为动脉、静脉和连接动脉和静脉的毛细血管网。血管主要有两种细胞类型：位于管腔的内皮细胞，以及一组密切相关的细胞，后者包括周细胞、平滑肌细胞和血管球细胞（位于外侧）。超微结构下，内皮细胞可见多量胞饮小泡、胞质微丝、独特的细胞连接、微绒毛、连续的基底膜以及最重要的 Weibel-Palade 小体，后者是一种此类细胞所特有的膜包绕的细胞器，包含 von-Willebrand 因子（Ⅷ因子相关抗原）[4]。

免疫组织化学染色，内皮细胞表达Ⅷ因子相关抗原（VIII-related antigen, FⅧ-RA）、CD34、CD31、FLI-1 和 ERG[5-7]。其中，CD31 具有高度特异性和敏感性，尽管组织细胞和浆细胞也可以表达 CD31。FⅧ-RA 特异性高（其他阳性细胞只有巨核细胞），但其抗原稳定性差，在组织中容易弥散，使其应用受到限制。FLI-1［一种与尤因肉瘤 / 原始神经外胚层肿瘤（primitive neuroectodermal tumor, PNET）发病相关的核转录因子］也是一种敏感性很高的血管标志物。或许最有用的是 ERG，几乎所有良性、中间型和恶性血管肿瘤的胞核均呈强阳性，尽管也并非完全特异。

周细胞 - 平滑肌细胞 - 血管球细胞家族的超微结构特征为：细胞胞质内微丝局灶凝结，有多量胞饮小泡和厚而连续的基膜。免疫组织化学染色，肌动蛋白和肌球蛋白呈阳性，而结蛋白呈阳性仅限于平滑肌细胞。

淋巴管（lymphatic vessel）衬覆内皮细胞，后者 FⅧ-RA 染色较血管内皮细胞弱得多。它们对 Lyve-1 和平足蛋白（podoplanin）（D2-40）也呈阳性[8]。

周围神经（peripheral nerve）由轴突、施万细胞、神经束衣细胞和成纤维细胞组成。大多数成纤维细胞位于**神经外膜（epineurium）**，后者是发育完全神经的外鞘。每个神经束又被**神经束膜（perineurium）**包绕，神经束膜与中枢神经系统的软脑膜和蛛网膜相延续。与施万细胞不同，**神经束膜细胞（perineurial cell）**对 EMA 和 GLUT-1 呈阳性，而对 S-100 蛋白呈阴性[9]。显微镜下，**施万细胞（schwann cell）**与成纤维细胞相似，但通过免疫组织化学染色与后者容易鉴别，因为施万细胞对 S-100 蛋白呈强阳性，并且超微结构上与轴突关系密切（形成轴索系膜），并可见连续的基膜包被朝向神经内衣的细胞表面。

感染和血肿

软组织感染多由于表皮、内脏或骨病变以及创伤、手术并发症直接蔓延而来。极少数情况，软组织感染来自血源性播散。

炎症反应的严重程度以及观察到的组织的病理学反应类型取决于感染微生物的种类、数量和毒性，宿主的抵抗力，有无坏死、血肿或异物，以及感染部位的解剖特征。

临床感染类型，诸如溶血性链球菌性坏疽和坏死性筋膜炎，必须依据临床表现和细菌学检查来诊断。**坏死性筋膜炎（necrotizing fasciitis）**常伴有重度全身毒性，通常是由于感染 A 型溶血性链球菌所致[10]。所有化脓性和坏死性感染引起的急性炎性反应在显微镜下均无法鉴别。**软组织肉芽肿性炎（granulomatous inflammation）**可由结核、非典型分枝杆菌病、放线菌病、芽生菌病、球孢子菌病、孢子丝菌病、隐球菌病和恶丝虫病引起。应进行特殊染色和病原菌培养查找微生物。

血肿（hematoma），如果位置深在且被包裹，则临床和影像学上可能类似于肉瘤。血肿最常发生于阔筋膜张肌及其周围，常被称为陈旧性血肿、钙化性肌坏死、慢性膨胀性血肿和创伤后软组织囊肿[11-12]。

肿瘤

分类

软组织肿瘤包括一大类来源不同的肿瘤。这一章主要涉及发生于躯体软组织的肿瘤，不包括发生于纵隔、后腹膜、内脏器官的软组织肿瘤以及主要累及皮肤的软组织肿瘤，如卡波西肉瘤和隆突性皮肤纤维肉瘤。

传统意义上，软组织肉瘤根据组织发生进行分类（例如，纤维肉瘤是源于成纤维细胞的肿瘤，骨肉瘤是源于骨母细胞的肿瘤）。然而，大多数肉瘤都起源于原始多潜能间叶细胞，它们向一个或多个方向发生肿瘤转化[13]。接受这种观点并不需要改变术语：例如，脂肪肉瘤还是这样命名，但目前认为脂肪肉瘤并不是起源于脂肪母细胞，而是一种出现脂肪母细胞分化的肿瘤。

临床特征

软组织肿瘤的类型与年龄有关[14]。例如，胚胎性横纹肌肉瘤通常发生于婴儿和儿童，滑膜肉瘤主要发生于青少年和年轻人，而脂肪肉瘤和多形性未分化肉瘤（UPS）则一般见于中年和老年人。大多数软组织肉瘤都是孤立性的。同时或不同时发生的多发性软组织肉瘤特别罕见[15]。

诊断和特殊技术

任何大的软组织肿瘤都存在恶性的可能，诊断步骤是首先通过切除活检或切取活检、粗针活检或经皮细针抽吸活检术获取标本。在美国，经皮细针抽吸活检已越来越多应用于临床，其准确率等同于冰冻切片活检[16]。切除活检或切取活检的优点是可以获得更多的组织标本，但鉴于存在出血和感染的风险，它们仅用于微创技术不能明确诊断的病例。重要的是，活检或针吸部位要与外科手术的确切肿瘤部位相符合。

冰冻切片对于确定肿瘤的类型、恶性程度和充分的手术切缘都有帮助，但手术切缘最好是在标本送病理检查时通过大体标本来评估，通常由外科医师和病理医师同时评估最有效。

对于大多数软组织肿瘤病例而言，显微镜下对苏木素 - 伊红染色切片进行的评估都是标准的和最基本的诊断技术。然而，有相当大比例的病例还需要其他辅助诊断技术，包括免疫组织化学染色、分子遗传学方法，偶尔还需要电镜辅助诊断。有时还需要组织化学染色技术（如PAS染色用于显示腺泡状软组织肉瘤中的胞质内晶体），但许多组织化学染色技术已被其他技术所替代。

细胞遗传学的广泛应用显示，许多类型的软组织肿瘤都存在非随机染色体改变（主要是易位）[17]。这些遗传学发现验证了软组织肿瘤的形态学分类，有助于明确一些肿瘤的范围（如拓宽了促结缔组织增生性小圆细胞肿瘤的形态学表现和发生部位，将梭形细胞脂肪瘤与多形性脂肪瘤融合，将圆细胞脂肪肉瘤融入黏液性脂肪肉瘤），并有助于肿瘤发生的研究。而且，染色体易位所致分子学改变（基因融合）可以通过反转录酶-聚合酶链反应（RT-PCR）或荧光原位杂交（fluorescence in situ hybridization, FISH）对石蜡切片组织进行检测。这些检测技术对于肿瘤的诊断尤为重要，尤其是对于小的活检标本、形态学特殊的肿瘤或部位特殊的肿瘤的诊断[18]。一种针对*EWSR1*基因的FISH分离探针尤其有用，因为许多不同软组织肿瘤类型均有该基因涉及，包括尤因肉瘤/PNET、血管瘤样纤维组织细胞瘤、骨外黏液样软骨肉瘤、黏液样脂肪肉瘤、透明细胞肉瘤和促结缔组织增生性小圆细胞肿瘤。同样，一种针对*FUS*的FISH分离探针有助于对低级别纤维黏液样肉瘤、黏液样脂肪肉瘤和血管瘤样纤维组织细胞瘤的诊断。FISH在细胞学层面的评估尤其有用。在肿瘤的其他领域，基因表达谱系有助于我们理解许多种类的软组织肿瘤的分子基础[19-21]。各种方法的具体应用将在不同类型的肿瘤中分别介绍。

分级和分期

软组织肿瘤的常规显微镜下分类在一定程度上已经融合了其显微镜下分级。例如，隆凸性皮肤纤维肉瘤从定义上是低级别恶性肿瘤，而所有的腺泡状横纹肌肉瘤都是高级别恶性肿瘤。此外，人们已经尝试了用各种不同方法建立不依赖于显微镜下分类的软组织肉瘤分级的一般原则[22-24]。其分级的等级也不尽相同：包括两级（低级别和高级别）、三级（Ⅰ、Ⅱ和Ⅲ级，或低级别、中级别和高级别）和四级（Ⅰ、Ⅱ、Ⅲ和Ⅳ级）分级系统。

所用的标准包括细胞丰富程度、多形性、核分裂指数和坏死，并且这些特征对成人和儿童软组织肿瘤都具有预后价值。然而，分级也有其局限性，包括评估本身的主观性、活检组织本身标本量有限以及术前治疗后组织的形态学改变都会影响组织学分级结果[25]。尽管存在这些局限性，分级（适用于多种组织学类型和任何适用情况）依旧是判断软组织肿瘤预后的最为经济和有效的指标之一。目前应用最为广泛的肉瘤三级分级系统是由法国癌症中心联合会的肉瘤研究组（the French Federation Cancer Centers Sarcoma Groups）（也被称为FNCLCC分级系统）建立的，是基于对三个不同参数的评估：肿瘤分化程度、核分裂比例和肿瘤坏死程度[22,24]。

美国肿瘤联合委员会（the American Joint Committee on Cancer, AJCC）提出的分级系统是被最广泛采用的分级系统，主要是基于TNM系统，即根据原发性肿瘤的大小（T）、淋巴结情况（N）、是否存在远隔转移（M）和肿瘤的组织学分级（G）进行分级（表41.1至41.4）[26]。

表41.1 法国癌症中心联合会的肉瘤研究组（FNCLCC）关于肉瘤分化程度的评分

组织学类型	分化程度评分
非典型性脂肪瘤样肿瘤	1
高分化平滑肌肉瘤	1
黏液型脂肪肉瘤	2
普通型平滑肌肉瘤	2
普通型MPNST	2
黏液纤维肉瘤	2
黏液性软骨肉瘤	2
普通型血管肉瘤	2
圆细胞脂肪肉瘤	3
多形性脂肪肉瘤	3
去分化脂肪肉瘤	3
横纹肌肉瘤	3
多形性平滑肌肉瘤	3
低分化/上皮样血管肉瘤	3
低分化恶性外周神经鞘肿瘤	3
滑膜肉瘤	3
骨外骨肉瘤	3
尤因家族肿瘤	3
间叶性软骨肉瘤	3
透明细胞肉瘤	3
上皮样肉瘤	3
腺泡状软组织肉瘤	3
多形性未分化肉瘤	3

MPNST：恶性外周神经鞘肿瘤

Data from Amin M, Edge S, Greene F, et al., eds. *AJCC Cancer Staging Manual. Vol. 8. New York: Springer; 2017.*

预后

软组织肿瘤的预后取决于各种参数，其中多种彼此相关。

1. **肿瘤大小**：肿瘤大小与其预后明确相关。所有经过该指标分析的各种类型的肿瘤均如此[27-28]。
2. **深度**：显微镜下表现类似的组织学类型，发生于浅表部位者（如真皮或皮下组织）的预后要比发生于深在部位者（如肌间或肌内，腹膜后）好得多[29-30]。这种差别主要是因为：表浅部位的病变切除时往往小得多，并且易于完全切除。
3. **部位**：显微镜下类型相似的肿瘤，发生于腹膜后者的预后要比发生于四肢者的预后差得多[28,31]。在发生于四肢的肿瘤中，发生于上肢者的局部复发率要比发生

表41.2 法国癌症中心联合会的肉瘤研究组（FNCLCC）分级系统细则

参数		定义
肿瘤分化	1分	形态学上类似于成人正常间叶组织，与同类型良性肿瘤难以区分
	2分	组织学类型为明确的肉瘤（如黏液性脂肪肉瘤）
	3分	胚胎性或未分化肉瘤，滑膜肉瘤，以及不能明确类型的肉瘤
核分裂象计数	1分	0~9/10 HPF
	2分	10~19/10 HPF
	3分	＞19/10 HPF
肿瘤坏死	0分	无坏死
	1分	＜50%肿瘤性坏死
	2分	≥50%肿瘤性坏死
组织学分级	1级	总分2~3
	2级	总分4~5
	3级	总分6~8

Data from Amin M, Edge S, Greene F, et al., eds. *AJCC Cancer Staging Manual*. Vol. 8. New York: Springer; 2017.

于下肢者的局部复发率高[30]。

4. **显微镜下类型：**有些软组织肿瘤（如非典型性脂肪瘤性肿瘤）为低级别恶性病变，不发生转移；然而，类似细胞类型的其他肿瘤（如多形性脂肪肉瘤）具有高度侵袭性，易发生远处播散。
5. **血管侵犯：**一些病例报道已证实，该指标是远隔转移的最重要的预后因素[32]。
6. **手术切缘：**不奇怪，充分的手术切缘与肿瘤局部复发有统计学相关性[33-35]。但是，局部复发对远隔转移发生与否的意义相对较小。
7. **组织学分级：**如前所述，各种显微镜下分级系统均与预后相关（见有关分级讨论）。
8. **临床分期：**如同大多数其他肿瘤，临床分期综合上述指标是最有力的预后决定因素，包括有无转移。
9. **其他因素：**还有许多其他预后因素，包括DNA倍体[36]、细胞增殖（MIB-1）[37]和特定遗传学改变（包括*TP53*突变）[38]。同样，在具有染色体易位的软组织肉瘤中，融合基因的类型与预后相关（例如，腺泡状横纹肌肉瘤和滑膜肉瘤，见各自章节）。

治疗

相对较小的和（或）临床上良性的软组织肿瘤（如位置表浅的脂肪瘤、神经鞘瘤、血管瘤和腱鞘巨细胞瘤）可切除，不需要术前处置，但其他大多数软组织肿瘤切除前应进行活检或细针穿刺。有些肿瘤（如神经鞘瘤）可被安全剔除，但对于大多数其他软组织肿瘤而言，即使是良性的，在切除肿瘤的同时应将周边未受累的正常组织一并切除以防复发。许多软组织肉瘤，如纤维肉瘤、黏液型脂肪肉瘤和平滑肌肉瘤，大体上看似有包膜，但显微镜下检查常见其肿瘤细胞超越了表面上看到的包膜；因此，仅仅摘除瘤体的治疗往往是失败的。而对于浸润性病变，如纤维瘤病和隆突性皮肤纤维肉瘤，局部扩大切除就格外重要。

儿童软组织肉瘤的治疗目前已日趋成熟，绝大多数采用手术、放疗和多种药物化疗的联合治疗方案，其治疗效果大大优于化疗药物使用前的年代[39]。

表41.3 Definitions of American Joint Committee on Cancer TNM *

Definition of Primary Tumor (T)	
T Category	**T Criteria**
TX	Primary tumor cannot be assessed
T0	No evidence of primary tumor
T1	Tumor 5 cm or less in greatest dimension
T2	Tumor more than 5 cm and less than or equal to 10 cm in greatest dimension
T3	Tumor more than 10 cm and less than or equal to 15 cm in greatest dimension
T4	Tumor more than 15 cm in greatest dimension
Definition of Regional Lymph Node (N)	
N Category	**N Criteria**
N0	No regional lymph node metastasis or unknown lymph node status
N1	Regional lymph node metastasis
Definition of Distant Metastasis (M)	
M Category	**M Criteria**
M0	No distant metastasis
M1	Distant metastasis
Definition of Grade (G) FNCLCC Histologic Grade—see Histologic Grade (G)	
G	**G Definition**
GX	Grade cannot be assessed
G1	Total differentiation, mitotic count and necrosis score of 2 or 3
G2	Total differentiation, mitotic count and necrosis score of 4 or 5
G3	Total differentiation, mitotic count and necrosis score of 6, 7, or 8

*For tumors arising in the trunk, extremities, or retroperitoneum.
Data from Amin M, Edge S, Greene F, et al., eds. *AJCC Cancer Staging Manual*. Vol. 8. New York: Springer; 2017.
注：因第三方版权问题，保留原文

表41.4 **American Joint Committee on Cancer prognostic stage groups***

WHEN T IS···	AND N IS···	AND M IS···	AND GRADE IS···	THEN THE STAGE GROUP IS···
T1	N0	M0	G1，GX	ⅠA
T2，T3，T4	N0	M0	G1，GX	ⅠB
T1	N0	M0	G2，G3	Ⅱ
T2	N0	M0	G2，G3	ⅢA
T3，T4	N0	M0	G2，G3	ⅢB
Any T	N1	M0	Any G	Ⅳ
Any T	Any N	M1	Any G	Ⅳ

*Applies only to tumor of the trunk and extremities.
Data from Amin M, Edge S, Greene F, et al., eds. *AJCC Cancer Staging Manual.* Vol. 8. New York: Springer; 2017.
注：因第三方版权问题，保留原文

成人高级别恶性软组织肉瘤的治疗也发生了根本的变化。多年以来，人们一直认为截肢或关节离断术是治疗肢体肉瘤的最佳方法。但是，许多研究显示，广泛局部切除术辅以其他治疗方法的患者的生存率与截肢的生存率类似。治疗方法选择上的细节超出了本书的讨论范围，有关此类问题在最新文献中可以找到精彩的评论[40-41]。与其他类型的肿瘤的治疗相似，目前更多的关注点是在软组织肉瘤复发或转移的靶向治疗方面[42-43]。

发病机制

大多数软组织肿瘤的发病机制尚不清楚，涉及环境因素、致瘤因素、机体免疫因素和遗传因素，实际上，一个肿瘤的发生发展常常涉及这些因素中的多种。

创伤常常被认为与肉瘤的发生相关，但创伤只是引起我们注意到先于创伤出现的肿瘤而已[44]。肉瘤发生涉及的其他环境因素包括接触苯氧乙酸除草剂[45]、氯乙烯（与肝血管肉瘤明确相关）[46]和放射线等[47]。在越南应用的橙色剂中的二噁英与肉瘤的发生有相关性，而对照组并未发现肉瘤风险增加[48]。

致瘤病毒与少数软组织肿瘤的发生有关，例如，人类疱疹病毒8（HHV8）明显是卡波西肉瘤（Kaposi sarcoma）的致病因素[49]，EB病毒在免疫缺陷或免疫抑制患者的平滑肌肿瘤的发生中起重要作用[50]。

许多遗传性疾病与软组织肿瘤相关，包括神经纤维瘤病Ⅰ型［恶性外周神经鞘肿瘤（MPNST）］、家族性腺瘤性息肉病/Gardner综合征（Gardner相关性纤维瘤和纤维瘤病）、Li-Fraumeni综合征（*TP53*基因胚系突变相关的肉瘤）、Carney综合征（砂粒体性黑色素性神经鞘瘤，皮肤黏液瘤）和结节性硬化（上皮样血管周细胞瘤/PEComa）。

值得注意的是，大多数软组织肉瘤是原发性的，并非先前良性肿瘤恶变的结果。神经纤维瘤恶变为恶性外周神经鞘肿瘤（MPNST）是个例外。在大多数良性肿瘤恶变的病例中，通过对原始资料的回顾都能发现，它们开始即为恶性肿瘤。

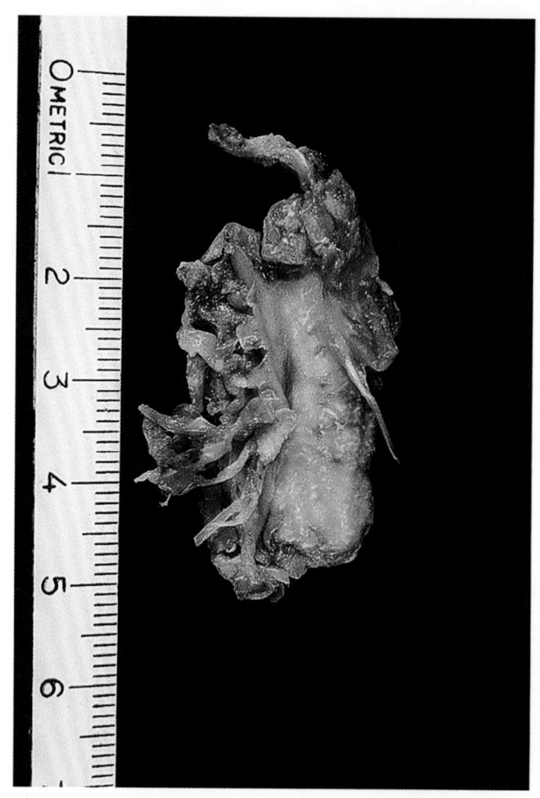

图41.1　钙化性腱膜纤维瘤的大体表现。可见肿块无包膜，界限不清

成纤维细胞和肌成纤维细胞肿瘤和肿瘤样疾病

钙化性腱膜纤维瘤

钙化性腱膜纤维瘤（calcifying aponeurotic fibroma）是一种独特的病变，最初被称为幼年性腱膜纤维瘤，常常表现为儿童或青少年的手或腕部软组织肿块（发病高峰年龄为8～14岁），但有时也发生于肢体近端或躯干部位[51]。在术中可见皮下组织内或附着于肌腱的结节或界限不清的浸润性包块（图41.1）。大体检查有时可见钙化灶。

显微镜下，钙化性腱膜纤维瘤的病变特征为成纤维细胞弥漫性生长，其中可见点状钙化（图41.2和41.3）。病变周边常有脂肪和横纹肌浸润。核分裂象极少，细胞无非典型性，常见散在分布的破骨细胞样巨细胞。不同区域的细胞构成不同，细胞饱满，胞核呈卵圆形；胞质界限不清，被致密的纤维性间质分隔，呈车轮状、线性或旋涡状生长。钙化表现为细小颗粒到成片钙化，细胞成分由此向外呈线样放射状分布。免疫组织化学检查，增生细胞不同程度表达肌动蛋白、CD68、S-100蛋白和CD99[51]。

钙化性腱膜纤维瘤有可能与类风湿结节、神经鞘瘤、

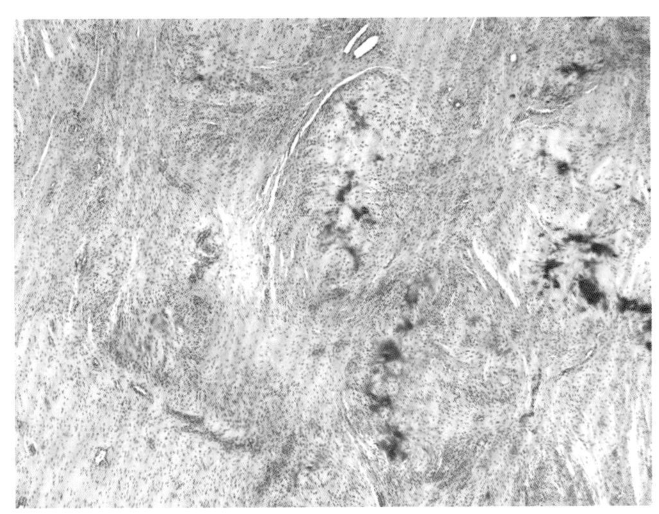

图 41.2 钙化性腱膜纤维瘤的低倍镜下表现

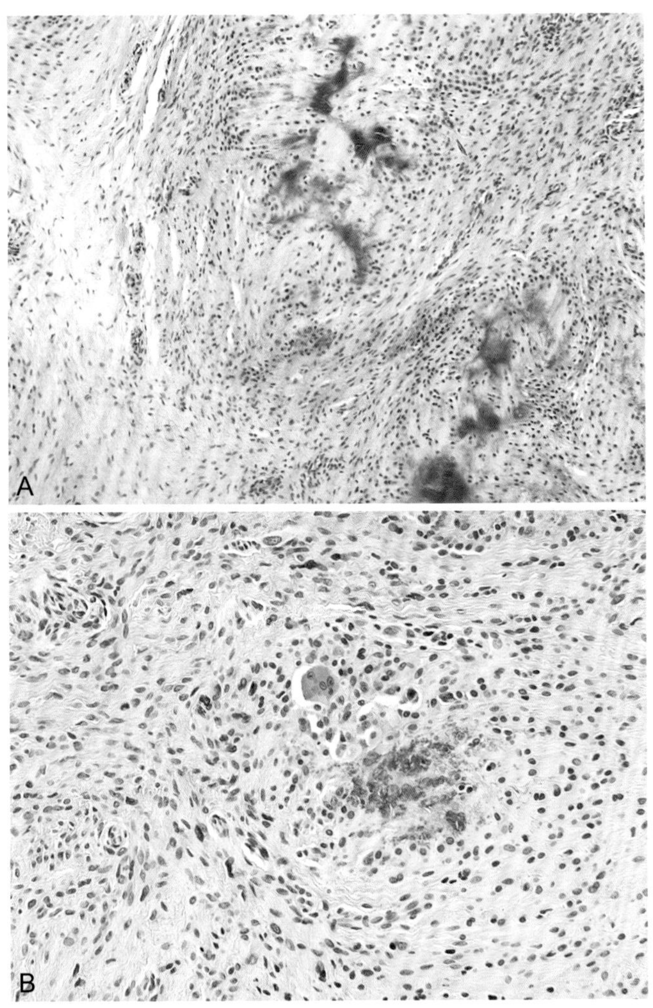

图 41.3 **钙化性腱膜纤维瘤**。**A**，肿瘤细胞源于钙化。**B**，高倍镜下，可见钙化性腱膜纤维瘤由梭形和圆形细胞组成，伴有钙化和单个巨细胞

软组织软骨瘤和纤维瘤病混淆，包括婴儿型纤维瘤病。局部复发常见，尤其是在幼年（小于 5 岁）。但不发生远隔转移[51-52]。

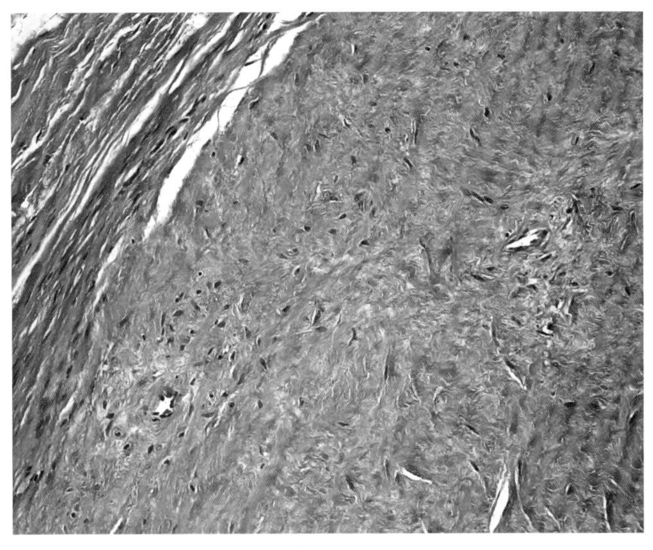

图 41.4 **腱鞘纤维瘤**。可见病变肿瘤细胞成分较少且含有丰富的胶原

腱鞘纤维瘤

腱鞘纤维瘤（fibroma of tendon sheath）界限清楚，常呈分叶状附着于肌腱或腱鞘[53]。显微镜下，腱鞘纤维瘤病变由致密纤维组织构成，含梭形和有时为星状的间叶细胞——位于胶原性间质中（图 41.4），虽然也可能见到黏液灶。常见扩张的或裂隙样腔隙，尤其是在小叶周边[54-56]。偶尔有怪异的肿瘤细胞，但无核分裂象（所谓的多形性腱鞘纤维瘤）[57]。电镜下，大多数细胞具有肌成纤维细胞的特征。免疫组织化学染色，腱鞘纤维瘤细胞表达肌动蛋白，但不表达结蛋白[58]。个别病例具有 t(2;11)(q31-32;q12) 染色体易位[59]。最近，有些腱鞘纤维瘤病例，尤其是高度富于细胞性的病例显示有 *USP6* 重排，提示这些病例与结节性筋膜炎有关。有趣的是，这些改变在典型的腱鞘纤维瘤中都没有发现[59a]，这表明先前被认为是细胞性腱鞘纤维瘤的病例很可能是腱鞘滑膜筋膜炎病例[60-61]。这种病变是一种良性病变且很少复发。

胶原性纤维瘤

胶原性纤维瘤（collagenous fibroma）（促纤维增生性成纤维细胞瘤）是一种良性病变，病变中心一般位于皮下组织，分布广泛，成年人多见。这些病变也可以发生于机体深部组织，如肌肉内。胶原性纤维瘤最具特征的显微镜下特征为：星芒状成纤维细胞（以及普通梭形成纤维细胞）被胶原基质分隔，基质可伴有或不伴有黏液样特征（图 41.5）[62-64]。免疫组织化学染色，大多数胶原性纤维瘤病例 SMA 呈阳性，但结蛋白呈阴性，符合肌成纤维细胞分化[65]。有人认为，这种病变为反应性病变的终末阶段。然而，其 11q12 的畸变提示其为一种肿瘤性病变，并且可能与腱鞘纤维瘤相关[66-69]。有趣的是，最近的研究发现，胶原性纤维瘤一致性表达 FOSL1，但腱鞘

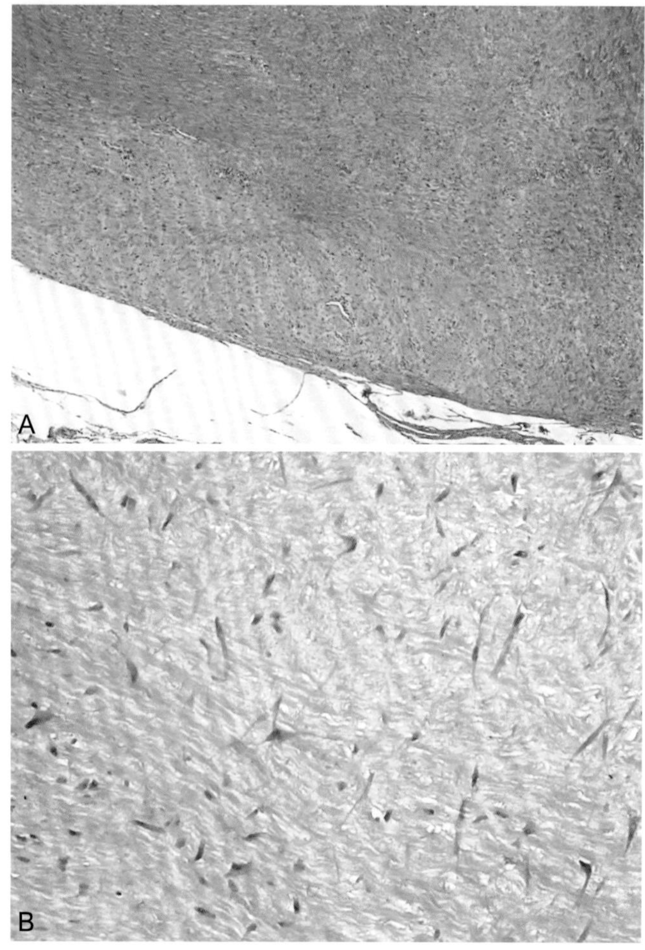

图 41.5 **胶原性纤维瘤**。**A**，可见病变界限清楚，细胞成分较少。**B**，可见其细胞呈梭形至星形

纤维瘤却不表达此种抗原，表明两者为不同的病变 [69a]。

项型纤维瘤

项型纤维瘤（nuchal-type fibroma）是一种良性病变，一般见于颈后部；其显微镜下特征为：具有细胞成分少的粗大胶原纤维束，其中有陷入的脂肪组织和创伤性神经瘤样结构 [70]。项型纤维瘤患者患有糖尿病的比例颇高 [71]。然而，高达 30% 的患者的项型纤维瘤发生于其他部位的软组织（臀部、四肢和其他），因此，我们更倾向将其称为项型纤维瘤而不是项部纤维瘤。

Gardener 相关性纤维瘤与项型纤维瘤在特征上有重叠，但与 Gardener 综合征 / 家族性息肉病密切相关 [72-74]。与项型纤维瘤患者相比，这些患者的年龄更年轻，大多数患者都在 10 岁以内。他们的 Gardener 相关性纤维瘤大多数发生于后背和椎旁区，组织学上与项型纤维瘤极其相似，但陷入的神经并不明显。其大多数肿瘤细胞表达 CD34、CD99，细胞核 β 连环蛋白呈阳性 [72,75]。这种病变是良性的，但如果切除不完全会复发，有个别病例会转变为典型的纤维瘤病 [76]。这种病变可能不同于颈背部的纤维软骨性假瘤，后者的特征是位于低位颈椎后面的深部软组织，可能是由创伤引发的纤维软骨化生所致 [77]。

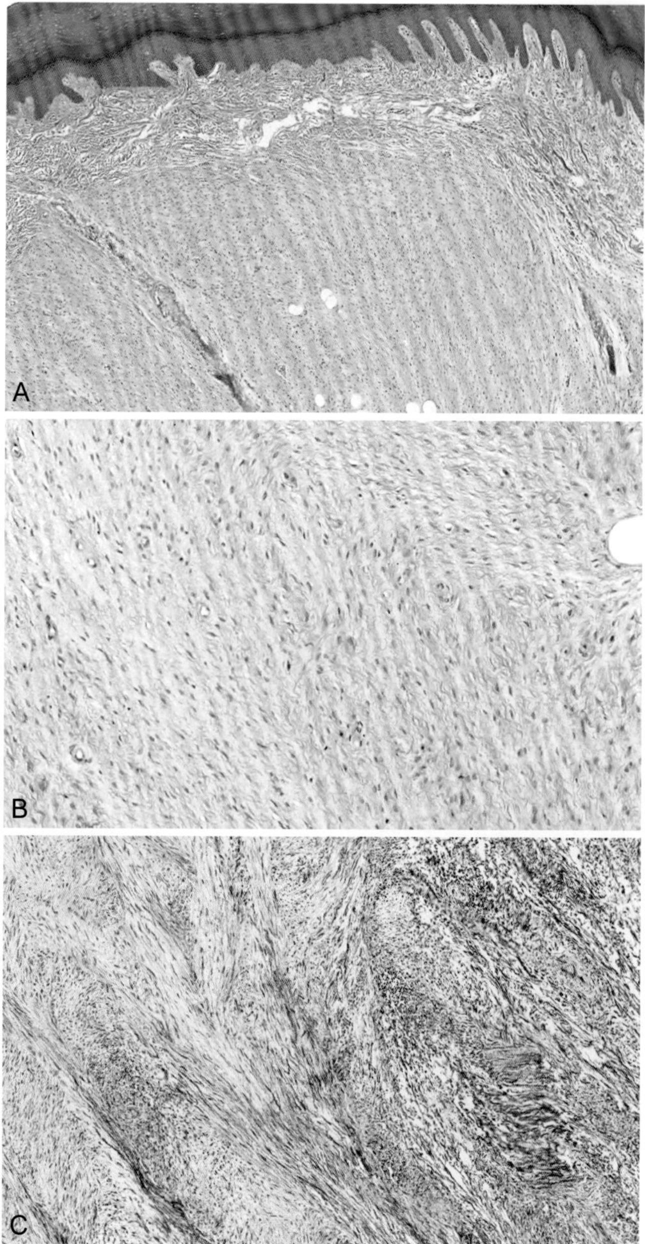

图 41.6 **浅表肢端纤维黏液瘤**。**A**，可见纤维黏液样基质中的梭形细胞结节状增生，导致表皮膨胀。**B**，梭形细胞排列成旋涡状结构。**C**，肿瘤细胞 CD34 呈强阳性

浅表肢端纤维黏液瘤

浅表肢端纤维黏液瘤（superficial acral fibromyxoma）（也称为肢端纤维黏液瘤）是一种好发于手指和脚趾的软组织肿瘤，由梭形和星芒状肿瘤细胞组成，通常 CD34 呈阳性；肿瘤细胞在黏液样、纤维黏液样或胶原性间质中排列成无明显特征的、席文状或束状结构（图 41.6）[78-79]。有一种细胞亚型也有报道 [80]。一些观点认为，浅表肢端纤维黏液瘤与细胞性肢端纤维瘤相关 [81]，但一项最近研究显示，此类肿瘤存在 RB-1 缺失，表明此类肿瘤与其他 RB-1

缺失肿瘤家族成员（梭形细胞脂肪瘤，分泌型肌成纤维细胞瘤，细胞性血管纤维瘤）相关[81a]。浅表肢端纤维黏液瘤可发生于各个年龄段，男女患者比例为 2 : 1[82-83]。大多数病例的治疗为局部切除，复发高达 25%[82]。

软组织血管纤维瘤

软组织血管纤维瘤（**angiofibroma of soft tissue**）是一种近来刚被报道的纤维血管肿瘤，多见于四肢软组织。软组织血管纤维瘤表现为黏液性胶原基质中形态温和的梭形细胞增生，可见特征性的薄的和细的分枝状血管网[84-86]。其肿瘤细胞不同程度表达 EMA、结蛋白、SMA、CD34；FISH 检测出现特征性 8q13 上 *NCOA2* 基因异常[85,87-88]。软组织血管纤维瘤病变为良性病变，局部切除后仅极少数复发。

婴儿纤维性错构瘤

婴儿纤维性错构瘤（**fibrous hamartoma of infancy**）是一种瘤样病变，几乎无一例外地发生于 2 岁以内的婴幼儿，有时在出生时即发生[89]。婴儿纤维性错构瘤主要发生于男孩，最常见的发生部位有腋下、肩部和上臂[89a]；几乎均为单发。大体上，婴儿纤维性错构瘤病变界限不清，可见白色纤维组织混有岛状分布的脂肪组织。

显微镜下，婴儿纤维性错构瘤的病变特征为三种特殊类型的组织呈器官样排列：①分化良好的、具有成纤维细胞 / 肌成纤维细胞表现的梭形细胞，伴有胶原沉积；②成熟的脂肪组织；③不成熟的细胞区域呈旋涡样排列，类似于原始间叶成分（图 41.7）。有报道，极少数病例伴有显著肉瘤样病灶，其特征为细胞密度高、胞核高级别

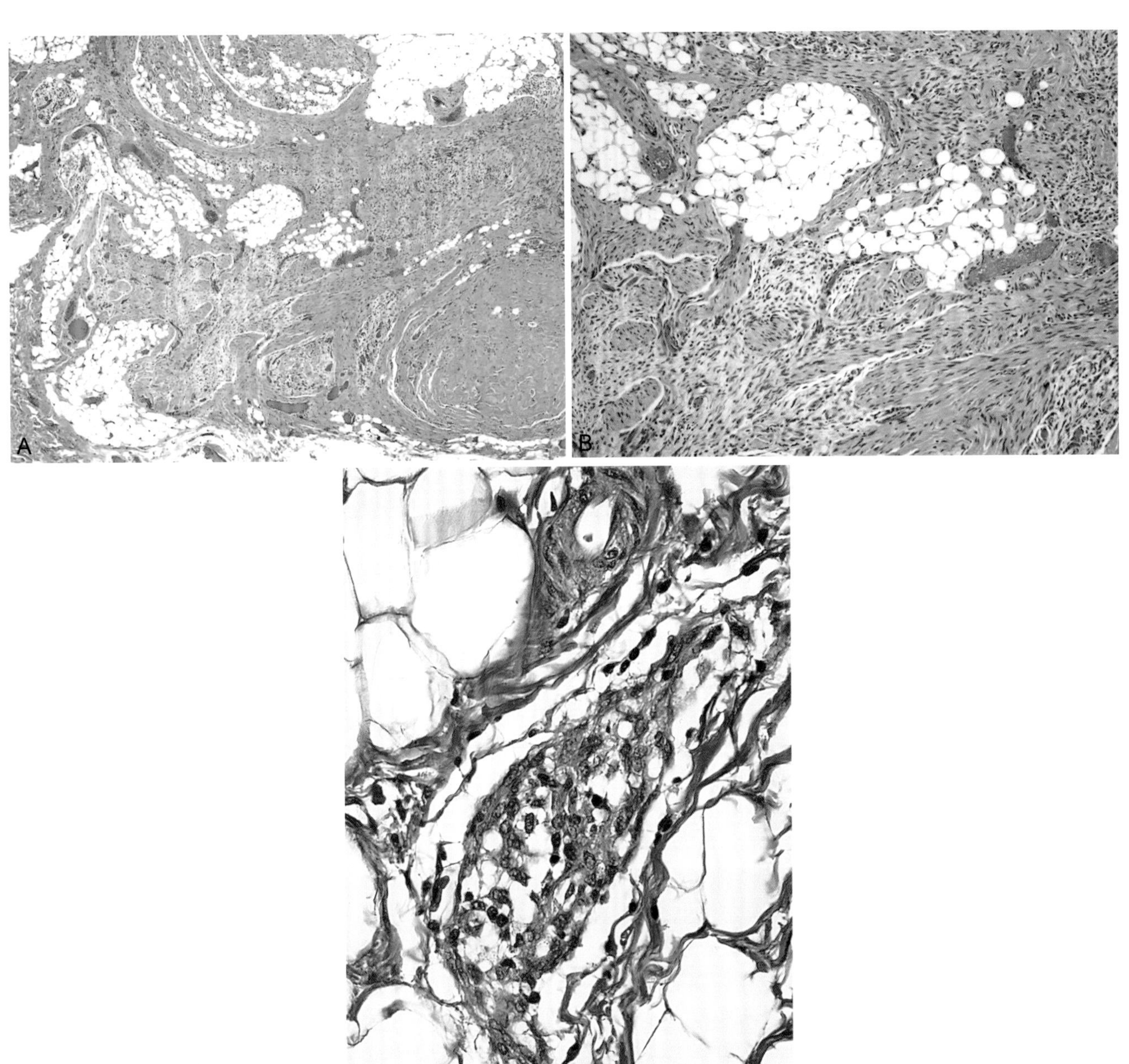

图 41.7 **婴儿纤维性错构瘤**。**A**，可见富于细胞的纤维性病灶和成熟脂肪组织混合。**B**，可见梭形细胞病灶围绕着成熟脂肪组织。**C**，高倍镜下可见巢状圆润的间叶细胞

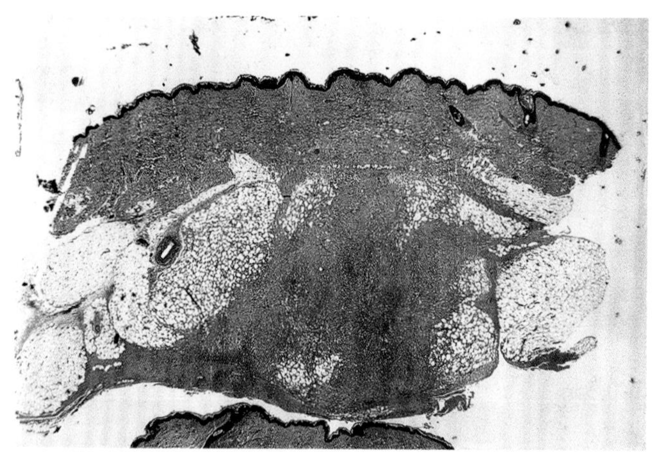

图 41.8 **结节性筋膜炎的全景观**。可见病变较小，界限不清，中心位于皮下组织

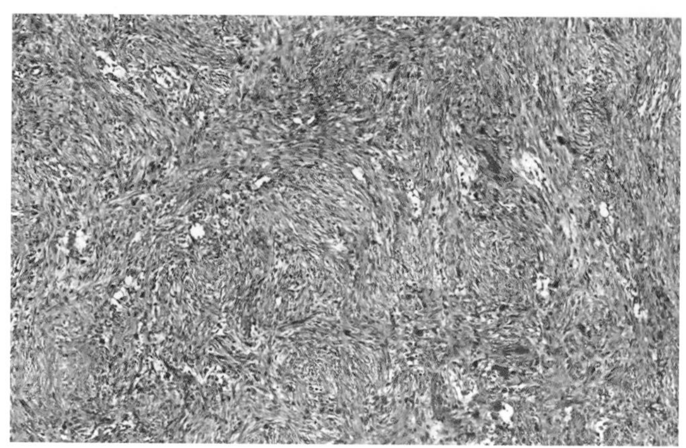

图 41.9 结节性筋膜炎中的细胞丰富区

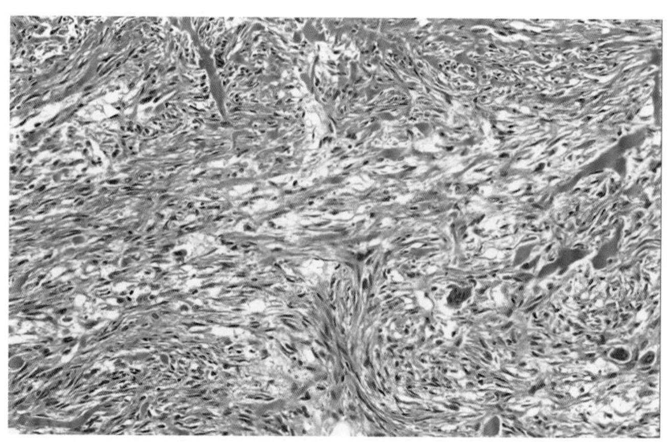

图 41.10 伴有显著的胶原沉积和散在巨细胞浸润的结节性筋膜炎

和核分裂活跃[89a]。免疫组织化学染色，肌动蛋白（有时结蛋白）呈阳性主要见于梭形细胞区域，提示肌成纤维细胞分化[90-92]。最近报道了 1 例婴儿型纤维性错构瘤，伴有 EGFR 外显子 20 插入 / 重复突变[92a]。尽管婴儿纤维性错构瘤可以局部复发，但其临床过程是良性的。

结节性筋膜炎和相关病变

结节性筋膜炎（nodular fasciitis）是一种独特的假肉瘤样肌成纤维细胞增生，可能类似于恶性病变，因此极为重要[93-95]。结节性筋膜炎可发生于任何年龄，但以年轻人为最多，发病高峰年龄为 20～40 岁。

结节性筋膜炎最常见的发病部位是上肢（尤其前臂屈侧）、躯干和颈部，但可发生于任何部位；表现为短时间内迅速生长的肿块，有时发生于外伤后；常常由筋膜向上长入皮下，但也可向下长入骨骼肌，或局限于筋膜内呈梭形膨胀结构，或病变中心位于真皮[96-97]。

显微镜下，结节性筋膜炎的病变特征为：疏松的黏液样基质内可见丰富的梭形细胞生长，常可见微囊变、红细胞外渗和淋巴细胞浸润（图 41.8 至 41.11）。其具有诊断意义的特征是：在波浪状的宽带样胶原旁可见梭形细胞排列，部分区域表现为席纹样生长，局灶可见骨化生，提示结节性筋膜炎与骨化性肌炎有一定相关性。结节性筋膜炎的病变细胞丰富并有多数核分裂象，使其常与肉瘤混淆。然而，其细胞缺少核深染是区分反应性病变和肉瘤的重要特征。

超微结构和免疫组织化学方面，结节性筋膜炎的许多增生的梭形细胞具有肌成纤维细胞的特征，SMA 强表达[98-99]。结节性筋膜炎是完全性良性病变，常自发消退。如果最初诊断为结节性筋膜炎的病例复发，则最好复习一下原始病理切片，因为结节性筋膜炎极少复发。有趣的是，有些病例报道发现，结节性筋膜炎存在克隆性染色体重排，即 17p13 的 *USP6* 和 22q13 的 *MYH9* 重排，由此有些作者认为结节性筋膜炎属于肿瘤性病变[100-102]。

头颅筋膜炎（cranial fasciitis）是结节性筋膜炎的一种特殊变异型，一般发生于儿童，其特征为累及头颅并侵蚀颅骨外骨板[103]。其组织学和免疫组织化学特征与结节性筋膜炎一致，包括对 SMA 呈强阳性。至少有些病例是由于产伤所致[103-104]。

血管内筋膜炎（intravascular fasciitis）是筋膜炎的另一种形态学变异型，累及中等大小的动脉和静脉的管壁和管腔[97,105]。血管内筋膜炎是一种常见于普通型结节性筋膜炎中表现的超常现象，因此是一个有用的诊断线索，在病变周边可见反应性间叶性病变累及中小血管管壁。

增生性筋膜炎（proliferative fasciitis）在病变部位、快速生长和自限性方面均与结节性筋膜炎相同，但出现大的嗜碱性细胞，类似于神经节细胞，提示其与增生性肌炎相关（见以下讨论）（图 41.12）。增生性筋膜炎一般发生于成人，但也可发生于儿童[106-107]。如同本节描述的其他病变，增生性筋膜炎病变中主要为肌成纤维细胞。应当指出，软组织病变中出现神经节样细胞并不能保证其一定是反应性的。的确，我们曾见过几例软组织肉瘤中含有神经节样细胞。

结节性筋膜炎以及上述变异型的特征是位于躯干软组织，但形态学上多少有些差异的筋膜炎性病变（更像

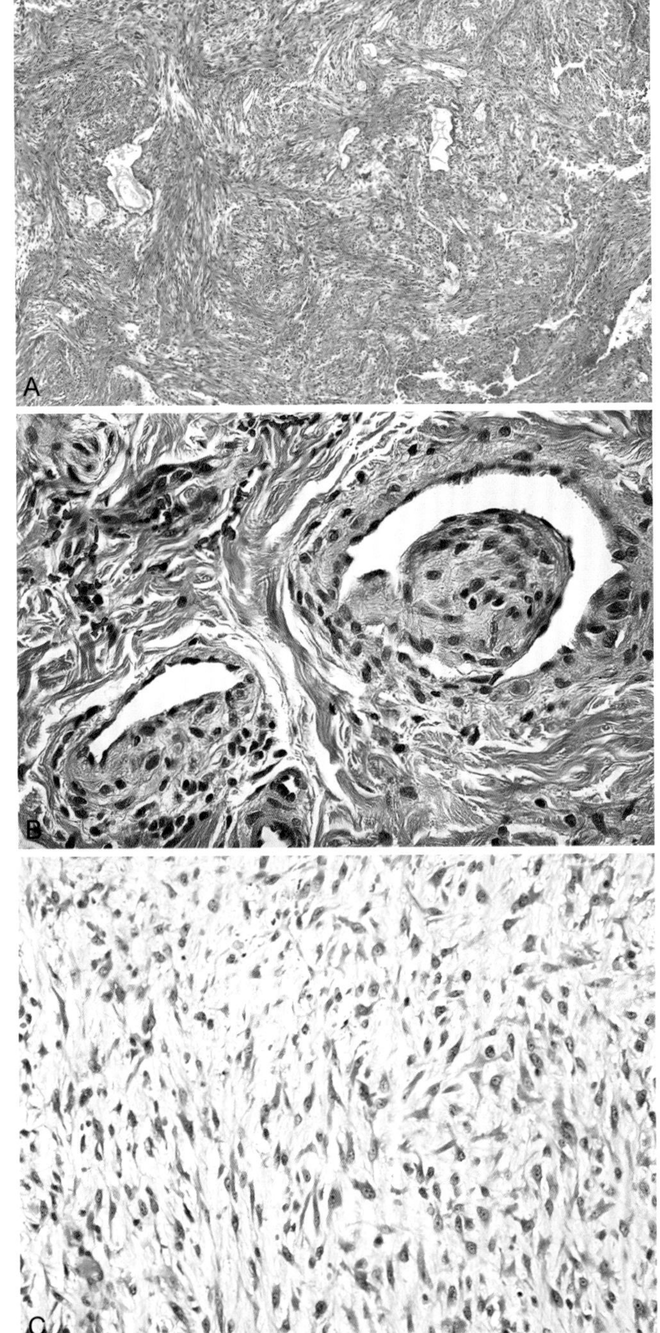

图 41.11 **结节性筋膜炎**。**A**，可见结节性筋膜炎的黏液样变性区域。**B**，可见增生病变累及血管管壁和管腔。**C**，高倍镜下，可见结节性筋膜炎中的反应性肌成纤维细胞

肉瘤样）可发生于多种不同器官的间质，如膀胱、前列腺、外阴、阴道和宫颈的间质（参见相关章节）。

增生性肌炎（proliferative myositis）的临床特征和显微镜下表现均可能与肉瘤混淆[108]；肩部、胸部和大腿的骨骼肌最常受累。大多数增生性肌炎患者的年龄在45岁以上，但也可发生于儿童[106]。

大体上，增生性肌炎表现为肌肉内界限不清的瘢痕样硬结（图 41.13）。显微镜下，可见单个肌纤维周围围绕着多量增生的成纤维细胞和肌成纤维细胞，呈棋盘样

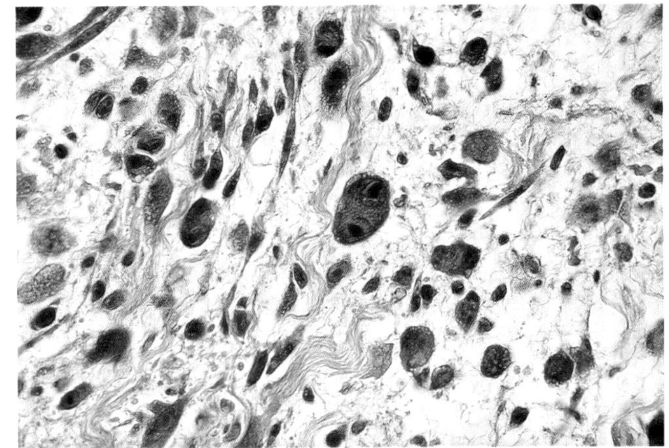

图 41.12 增生性肌炎中神经节样细胞

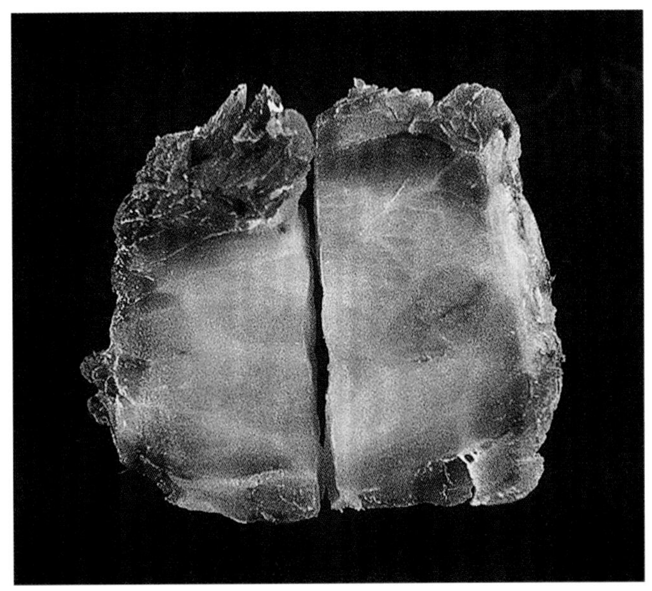

图 41.13 **增生性肌炎的大体表现**。可见骨骼肌纤维间界限不清的白色物质

结构（图 41.14）。其病变特征为：出现大的嗜碱性细胞，可见空泡状胞核和明显的核仁，类似于神经节细胞或横纹肌母细胞（图 41.15）。对增生性肌炎进行保守切除治疗可治愈[109]。

其他**假瘤性肌成纤维细胞增生（pseudoneoplastic myofibroblastic proliferation）**发病机制上与结节性筋膜炎具有相关性，是对损伤的过度反应，包括**增生性精索炎（proliferative funiculitis）**（累及精索，可能继发于缺血或扭转）[110]和**非典型性褥疮性纤维增生（atypical decubital fibroplasia）**，也称为**缺血性筋膜炎（ischemic fasciitis）**[111-113]。假瘤性肌成纤维细胞增生是一种肌成纤维细胞增生性病变，主要累及骨性隆起表面的软组织，常常发生于虚弱或卧床的患者；大多发生于老年人（高峰年龄为71～90岁），但极少数发生于年轻人[111]；肩部、胸壁、臀部或骶尾部的软组织最容易受累。显微镜下，假瘤性肌成纤维细胞增生最好在低倍镜下评估，表现为

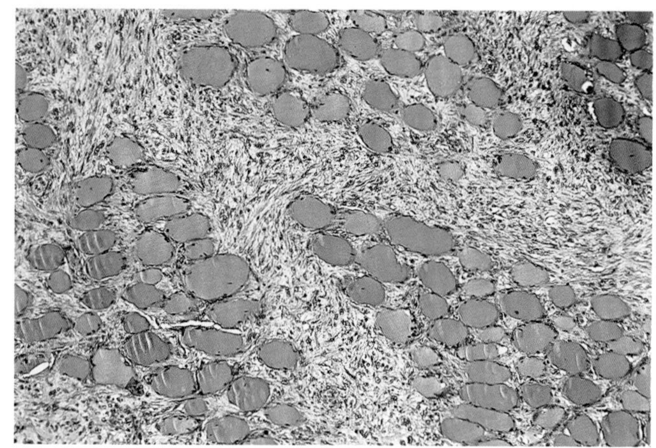

图 41.14　增生性肌炎的低倍镜下棋盘样外观

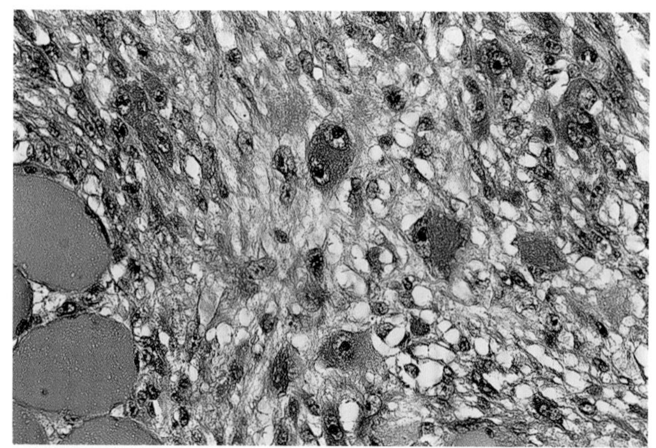

图 41.15　高倍镜下，增生性肌炎中神经节样细胞类似于增生性筋膜炎的细胞（见图 41.12）

周围环绕新生血管和增生成纤维细胞 / 肌成纤维细胞的中央液化区，有些细胞具有污浊的染色质，或类似于增生性筋膜炎 / 肌炎中的神经节样细胞（图 41.16）。假瘤性肌成纤维细胞增生病变为良性病变，但如果患者身体状况持续虚弱，此病会复发。

骨化性肌炎

骨化性肌炎（myositis ossificans）及其相关性病变，如手指的纤维骨性假瘤，发生于软组织，其发病机制和组织学表现与上述疾病相关（图 41.17）。它们将在第 40 章进行更充分的讨论。

结内栅栏样肌成纤维细胞瘤

结内栅栏样肌成纤维细胞瘤（intranodal palisaded myofibroblastoma）是一种特殊的良性肿瘤，发生于淋巴结内，最常见于腹股沟，中年人好发 [114-117]。显微镜下，结内栅栏样肌成纤维细胞瘤与残留的淋巴结组织间分界清楚，其肿瘤细胞呈梭形，排列成短束状和栅栏样。其最具特征性的表现是：整个肿瘤出现多少不等的浓密的嗜酸性胶原（所谓的石棉样纤维）（图 41.18）。其肿瘤细胞具有肌成纤维细胞的特征，表达肌动蛋白，但不表达结蛋白 [118-120]。最近发现其有 *CTNNB1* 突变（β 连环蛋白

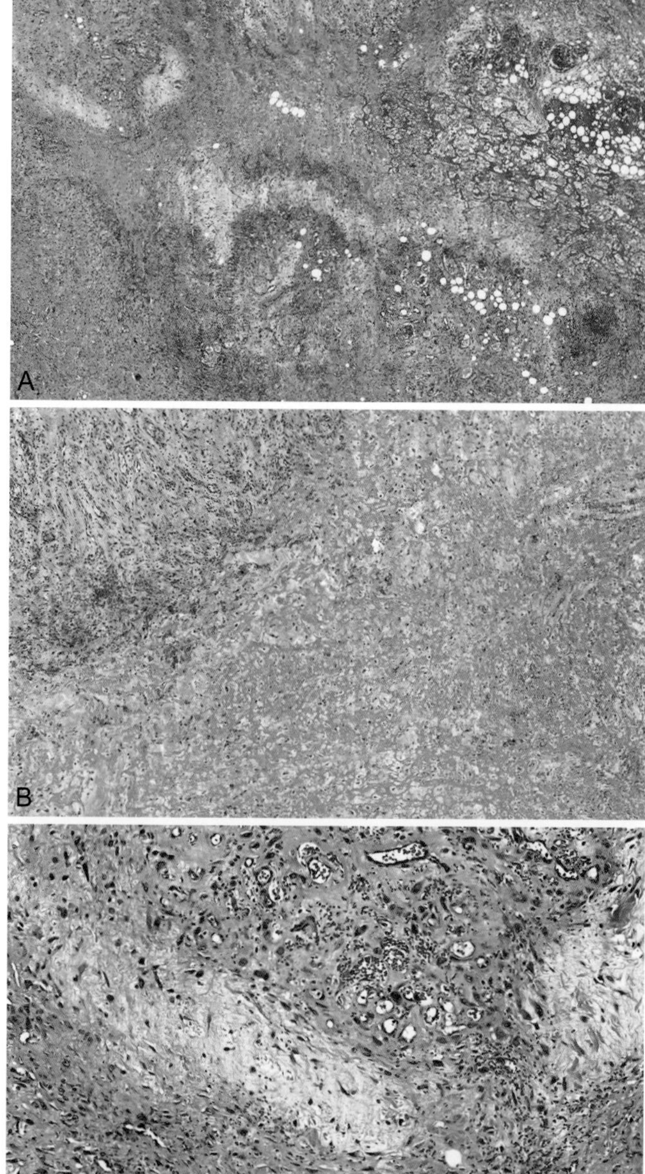

图 41.16　**缺血性筋膜炎**。**A**，可见病变中心纤维素性坏死，周围血管和肌成纤维细胞增生。**B**，可见纤维素性坏死和增生血管的结合部类似于肉芽组织。**C**，高倍镜下，可见血管增生区域非典型性间质细胞

基因）[121]。这种肿瘤不会发生复发或转移。

乳腺型肌成纤维细胞瘤

乳腺型肌成纤维细胞瘤（mammary-type myofibroblastoma）在男性和女性均可发生，男性患者稍多见；尽管最初的报道发生于乳腺，但实际上腹股沟区最为好发（45% 的病例），其次为下肢、躯干、乳腺和腹腔内 / 腹膜后好发 [121a]，许多乳腺外其他部位发生也都有报道 [122-126]。乳腺型肌成纤维细胞瘤患者出现生长缓慢的、界限清楚的肿块；该肿瘤是由杂乱分布的纤细的梭形细胞组成，后者被胶原束分隔（图 41.19）。其肿瘤细胞排列成短束状，它们有淡染的染色质和不明显的核仁，偶尔可见胞质内包涵体 [124]。有些病例有大量成熟脂

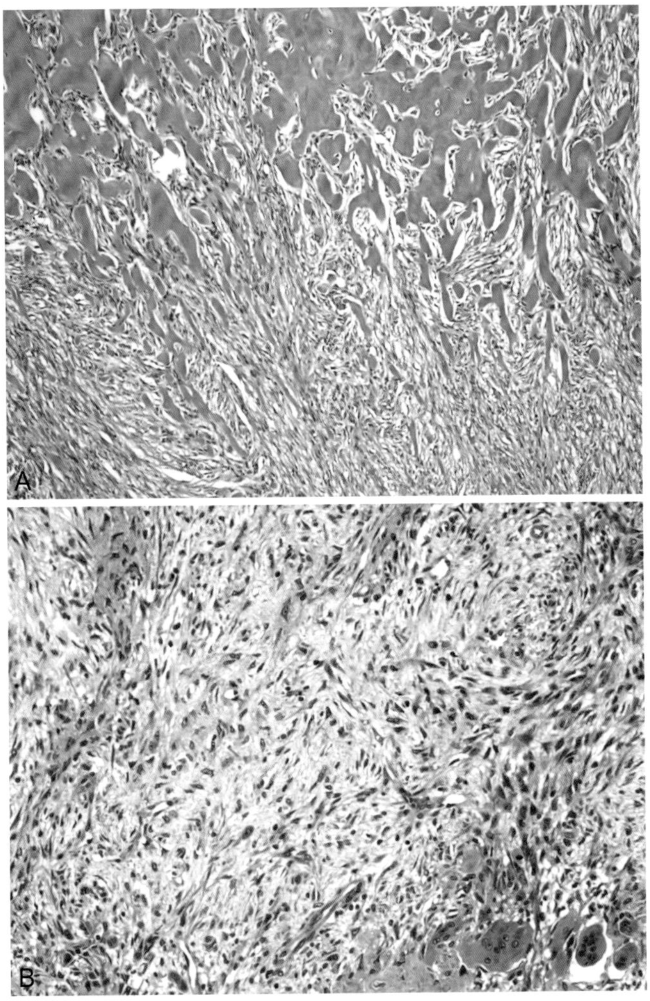

图 41.17 **骨化性肌炎**。**A**，可见骨化性肌炎中反应性骨和反应性肌成纤维细胞的交界部。**B**，高倍镜观，可见反应性肌成纤维细胞

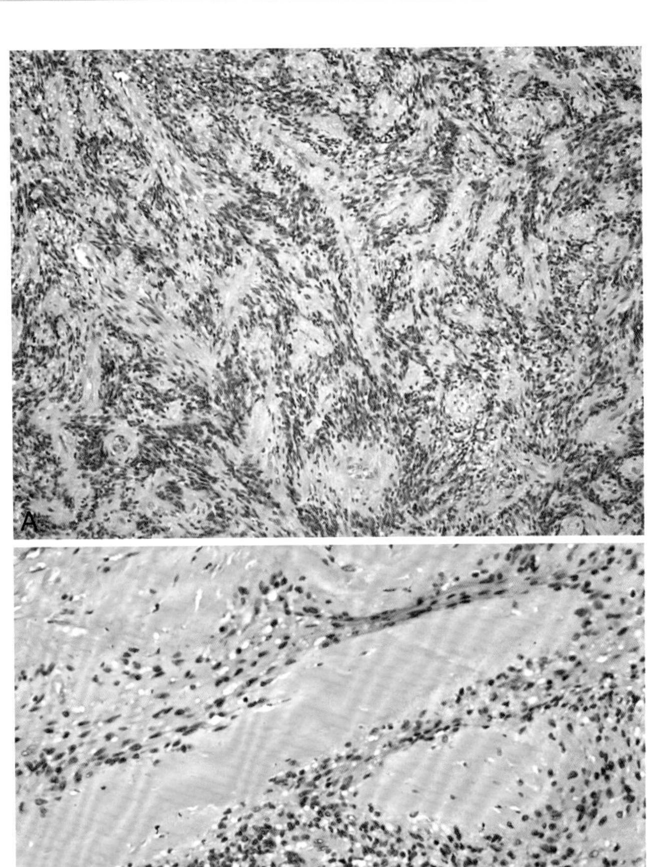

图 41.18 **结内栅栏状肌成纤维细胞瘤**。**A**，可见梭形细胞和嗜酸性胶原。**B**，高倍镜下可见特征性石棉样胶原

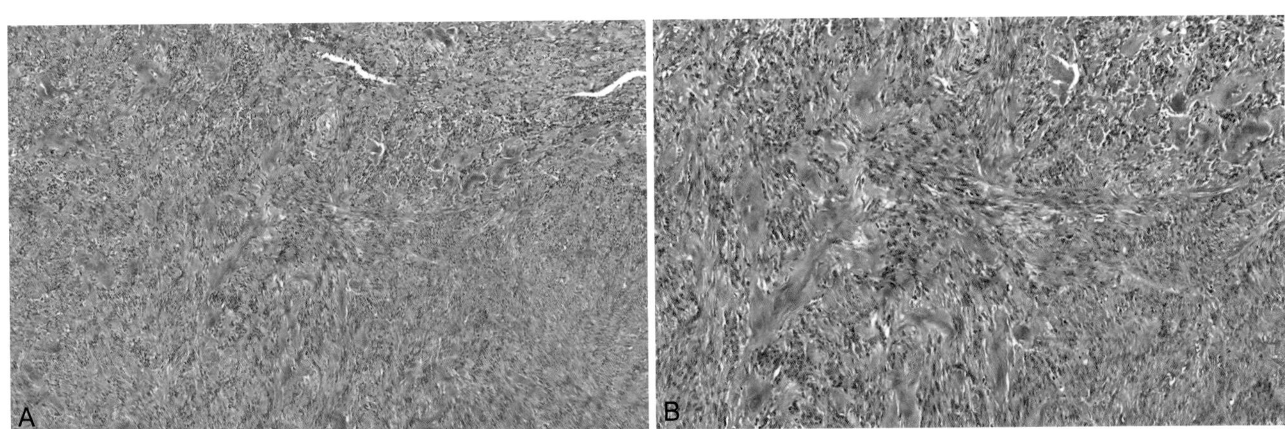

图 41.19 **乳腺型肌成纤维细胞瘤**。**A**，低倍镜观。**B**，可见病变由温和的梭形细胞和致密胶原组成

肪组织，其他一些病例有局灶厚壁血管。也可见到广泛玻璃样和黏液样基质。主要由上皮样细胞组成的肿瘤也有报道 [127]。免疫组织化学检查，其肿瘤细胞通常同时表达 CD34 和结蛋白，不同程度表达 SMA。其一致性显示 13q14 重排或缺失，使其 Rb-1 免疫组织化学染色表达缺失 [121a,128-130]。鉴于此肿瘤与梭形细胞脂肪瘤、细胞性血管纤维瘤在组织形态学上有重叠，并且均出现 Rb-1 缺失，现在认为，这些病变为一个相关肿瘤家族。乳腺型肌成纤维细胞瘤为良性肿瘤，一般局灶切除即可治愈，极少局部复发。

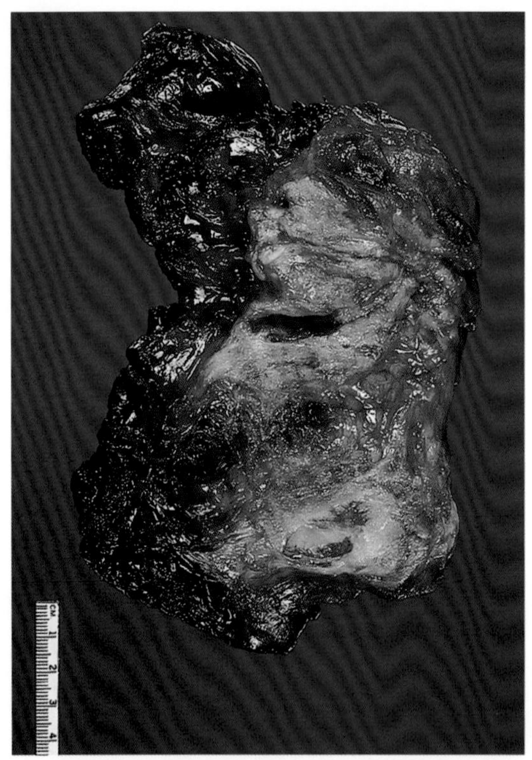

图 41.20 弹力纤维瘤的大体观

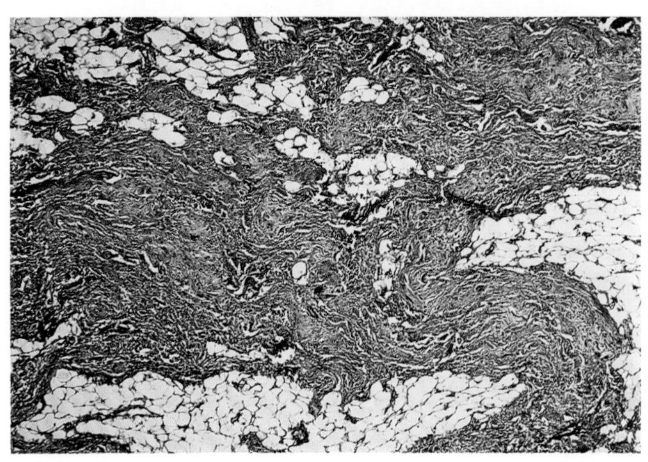

图 41.21 弹力纤维瘤的低倍镜观，可见脂肪组织内有形状不规则的纤维玻璃样肿物

弹力纤维瘤

弹力纤维瘤（elastofibroma）是一种界限不清的良性病变，几乎只发生于老年患者的肩胛下区，在个别病例病变也可见于其他部位，包括胃肠道[131]。多中心和家族性病例也时有报道[132]。患者多有繁重而重复性体力劳动史。手术时，弹力纤维瘤病变常常见于肩峰、菱形肌和背阔肌下方。

显微镜下，弹力纤维瘤可见胶原束与大量中央含有致密核心的、嗜酸性、遮光性圆柱体相间分布，两者弹力纤维染色均呈强阳性（图 41.20 至 41.22）。偶尔，胶原和弹力纤维之间混有脂肪组织，这是弹力纤维瘤的一种变异型，被称为弹力纤维脂肪瘤[133]。

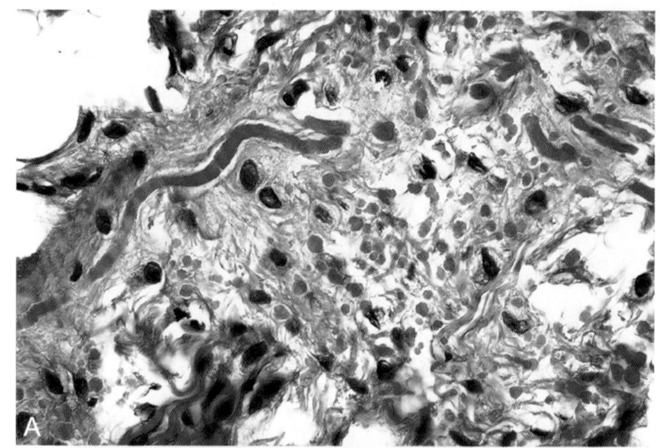

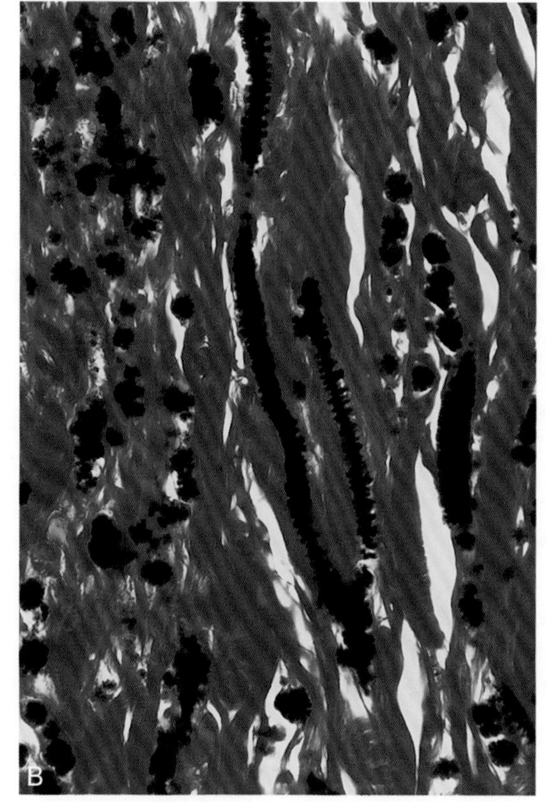

图 41.22 弹力纤维瘤的高倍镜观，可见具有诊断意义的弹力棒（**A**）（**B**，弹力组织染色）

弹力纤维瘤的纤维的生物化学成分是弹性蛋白，但其氨基酸构成与正常弹力组织相比稍有不同[134]。病变中沉积的胶原是Ⅰ型、Ⅱ型和Ⅲ型胶原的混合物，其中Ⅱ型胶原的存在令人有些困惑，因为它们正常时只见于关节软骨和眼的一些结构[135]。传统上认为，弹力纤维瘤病变并非真性肿瘤，而是涉及异常弹性组织生成的反应性增生[136]；然而，近期一些研究发现其有不同类型的细胞遗传学改变[137-138]。

孤立性纤维性肿瘤

孤立性纤维性肿瘤（solitary fibrous tumor）在软组织中普遍存在，可以发生于任何部位，但最常见于胸膜。孤立性纤维性肿瘤由成纤维细胞性梭形细胞组成，其排列

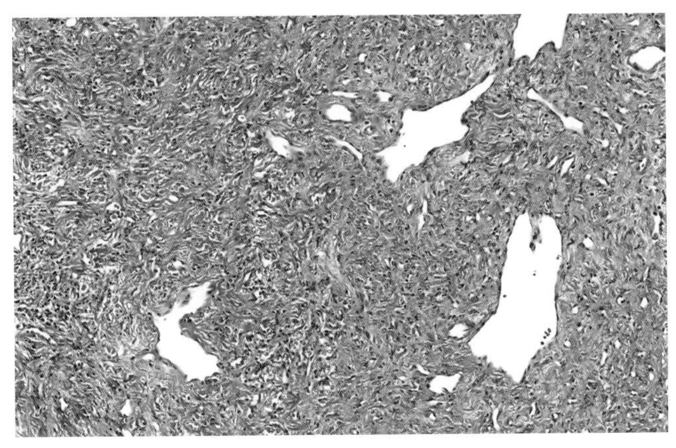

图 41.23 孤立性纤维性肿瘤显示有明显的血管外皮细胞瘤样血管结构和不同的细胞成分

无特别方式，伴有线状胶原成分，常见鹿角样或血管周细胞瘤样血管结构（图 41.23 和 41.24）[139]。其他特征包括黏液样变、成熟脂肪组织和花样巨细胞（曾被认为巨细胞血管纤维瘤）[140-141] 以及去分化表现 [142-144]。尽管其肿瘤细胞均表达 CD34，但这缺乏特异性。最近发现 STAT6 蛋白是一种更敏感而特异的标志物 [145-147]，因为在一组孤立性纤维性肿瘤中均检测到了 *NAB2-STAT6* 基因融合 [148-152]。尽管大多数孤立性纤维性肿瘤病例为临床良性，但有些病例无论是组织学形态上还是临床表现上均为恶性，尤其那些有细胞丰富、坏死、核分裂象 > 4/10 HPF 区域的肿瘤 [153-157]。

韧带样型纤维瘤病

韧带样型纤维瘤病（desmoid-type fibromatosis） 这一术语最初是由 Stout 提出的 [158]，是指一组具有以下共同特征的相关疾病：

1. 分化好的成纤维细胞和肌成纤维细胞增生
2. 浸润性生长
3. 增生细胞间有数量不等（常常丰富）的胶原
4. 缺乏细胞学恶性指征
5. 核分裂象极少或缺如
6. 以反复局部复发为特征的侵袭性临床行为，但无远隔转移

大体上，韧带样型纤维瘤病的病变常较大，质硬，呈白色，界限不清，切面呈不规则旋涡状（图 41.25）[159]。显微镜下，韧带样型纤维瘤病的大多数增生的细胞显示成纤维细胞或肌成纤维细胞特征（图 41.26 和 41.27）[1,160]。纤维瘤病常见的其他光镜特征是：病变前缘血管周围淋巴细胞浸润，厚壁且常常扩张的血管与周围组织界限清晰。

大约一半的深部纤维瘤病会发生克隆性染色体异常，但浅表性纤维瘤病仅有 10% 发生克隆性染色体异常。8 号和 20 号染色体三体以及 5 号染色体长臂缺失是常见的细胞遗传学改变 [161-162]。分子水平上，有 *CTNNB1* 基因（编码 β 连环蛋白）激活突变，使细胞核常表达 β 连环

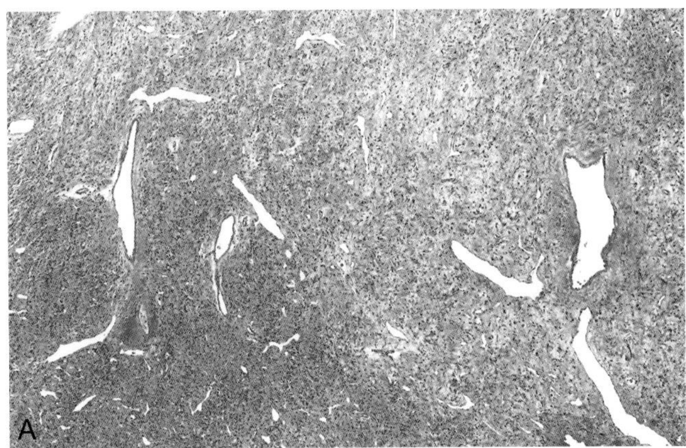

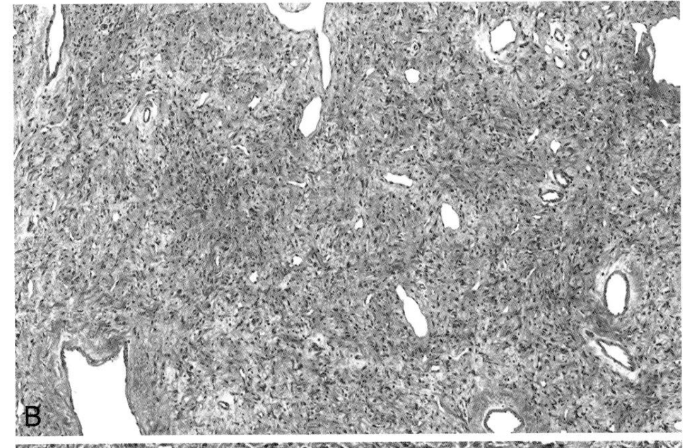

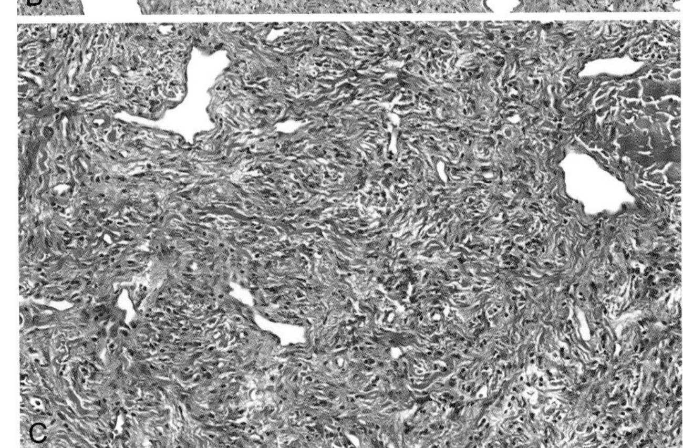

图 41.24 **孤立性纤维性肿瘤。A**，可见明显的血管外皮瘤样血管结构。**B**，寡细胞区。**C**，可见孤立性纤维性肿瘤中线样胶原成分

蛋白 [163-164]。伴有 Gardner 综合征的病例有 *APC* 基因（位于 5q22）胚系突变和该位点的杂合性缺失 [165]。最终结果是相似的，因为 APC 和 β 连环蛋白都是 Wnt 信号通路的组分。纤维瘤病的细胞也表达 SMA 和结蛋白，不同程度表达钙调理蛋白和雌激素受体 β（但不表达雌激素受体 α 和 CD34）[166]。

有些病理学家为一些类型的纤维瘤病加上了“侵袭性”这个形容词，用于强调其潜在生物学行为。因为所有深在性纤维瘤病都有潜在的侵袭性，对其侵袭性这个词汇就显得累赘，因而我们并不使用。其他一些作者更是以高分化纤维肉瘤来命名组织上学上细胞较丰富或临床上更具侵袭性的纤维瘤病。我们反对这种命名，因为在

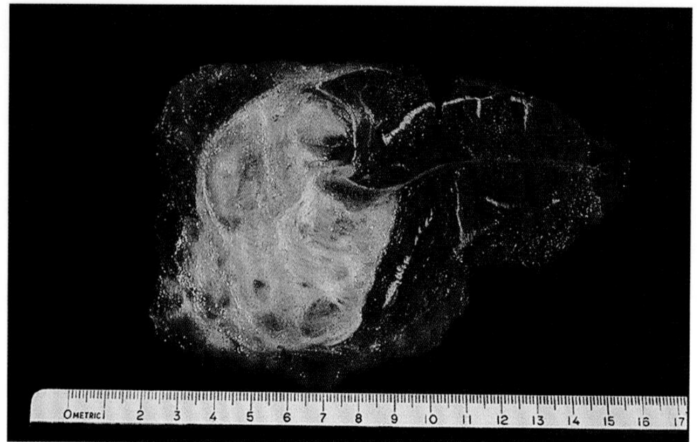

图 41.25 深在的纤维瘤病，包裹在较大的骨骼肌中

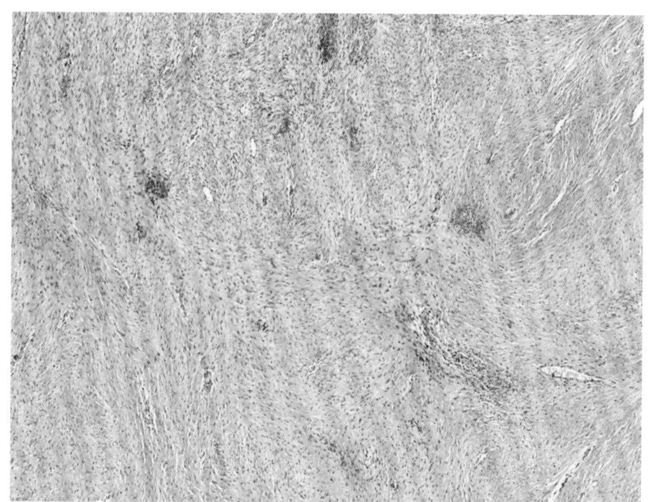

图 41.26 低倍镜观，富于细胞的腹壁纤维瘤病呈束状排列，伴有明显的血管成分

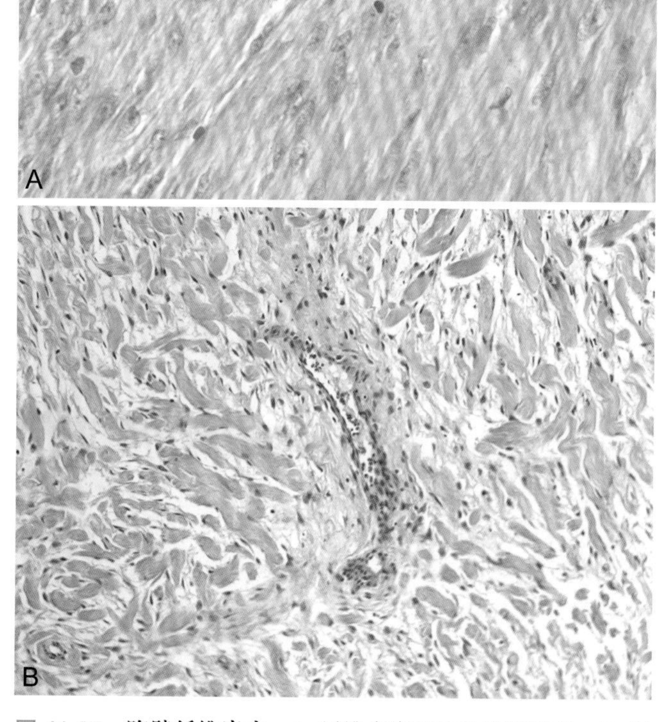

图 41.27 **腹壁纤维瘤病**。**A**，纤维瘤病细胞的高倍镜观。**B**，瘢痕疙瘩样胶原常常可见

许多外科医师看来，肉瘤意味着转移潜能，但纤维瘤病并无转移潜能。尽管在有些病例存在困难，我们总是尽力区分纤维瘤病和高分化纤维肉瘤，只将具有非典型性细胞学特征的病例称为高分化纤维肉瘤。

大多数软组织纤维瘤病与骨骼肌及其腱膜密切相关，因此它们也被称为肌肉腱膜的纤维瘤病 [167]，而 WHO 将其命名为韧带型纤维瘤病。尽管这些病例常发生于妊娠期或妊娠后妇女的腹壁，但依据我们的经验，这些病变几乎同样常见于男性和其他部位，如肩胛带、头颈部和大腿 [168-169]。这些病变也可发生于纵隔、胸腔（伴有肺侵犯）、腹膜后、腹腔（见下文讨论）和乳腺等部位。

对于深部纤维瘤病，应进行个体化治疗，实际上，许多治疗方式都可以应用，包括单纯切除或联合放疗以及细胞毒性和非细胞毒性药物［他莫昔芬、格列卫和非类固醇抗炎药（包括舒林酸）］。此类肿瘤容易局部复发，但有些作者不建议切除那些不再进一步生长的复发肿瘤 [169]。Gronchi 等人进行的研究显示，76% 的纤维瘤病 10 年内发生局部复发 [170]。复发风险与肿瘤大小有关。然而，令人奇怪的是，显微镜下外科手术切缘并不是预测肿瘤是否复发的指标。最近，Colombo 及其同事发现，一些伴有 β 连环蛋白基因（*CTNNB1*）密码子 45 发生突变的散发肿瘤容易局部复发 [163]。

幼年性纤维瘤病（juvenile fibromatosis）是指发生于儿童和青少年的纤维瘤病 [171]。儿童与其他年龄组发生的纤维瘤病在临床上或显微镜下形态学上均无很大差异。但有三种类型的纤维瘤病主要见于儿童期，它们具有特殊的临床病理表现，即颈纤维瘤病（先天性斜颈）、包涵体纤维瘤病［婴幼儿指（趾）纤维瘤病］和婴幼儿肌纤维瘤病。

颈纤维瘤病（fibromatosis colli）［先天性斜颈（congenital torticollis）］是出生时或出生后不久出现的累及胸锁乳突肌下 1/3 的纤维瘤病 [172]。颈纤维瘤病常伴有各种先天性异常，包括肋骨畸形和先天性髋关节发育不良 [173-174]。现已明确，颈纤维瘤病与复杂分娩（尤其是臀位生产）有关 [175]。尽管有些自然消退的病例，但颈纤维瘤病通常需要进行切除病变肌肉的治疗。显微镜下，颈纤维瘤病可见胸锁乳突肌部分被增生的成纤维细胞所替代，其中混有萎缩的骨骼肌纤维。

包涵体纤维瘤病（inclusion body fibromatosis）［**婴幼儿指（趾）纤维瘤病 (infantile digital fibromatosis)**］是一种只发生于儿童期的纤维瘤病[176]。其典型发病部位是指（趾）末端指骨外侧面，但也可发生于指（趾）以外部位，如口腔和乳腺[177-178]。其病变可为孤立性或多发性，可出生时既有或在 2 岁以内发病。然而，形态相同的成人病例也有报道[179]。独特的胞质内嗜酸性包涵体是包涵体纤维瘤病不同于其他纤维瘤病的光镜特征，它们常位于核周，可见窄的透明带分隔（图 41.28）。这些包涵体通过三色染色可以显示出来。超微结构上，显示这些包涵体为成束的微丝[180-181]。这些梭形细胞对 SMA、结蛋白、钙调理蛋白和 CD99 呈阳性[182]。包涵体纤维瘤病容易局部复发[182]。

极少数缺乏包涵体的包涵体纤维瘤病可能是伴有色素缺陷的末端骨异常增殖综合征的表现[183]。

婴幼儿肌纤维瘤/肌纤维瘤病（infantile myofibroma/myofibromatosis）是发生于皮肤、软组织或骨的孤立性（肌纤维瘤）[184]或多发性（肌纤维瘤病）[185]结节状病变，它们既可局限于上述部位，也可伴有内脏受累[186]。它们大多数发生于 2 岁之前婴幼儿，约 60% 为先天性的[184]。但它们也可发生于成人[187]。孤立性病变更多发生于男性，而多发性病变更多发生于女性[186]。已发现有家族性发病病例，并已找到常染色体显性和隐性遗传的证据[185,188]。显微镜下，在婴幼儿肌纤维瘤/肌纤维瘤病病灶周边可见类似于平滑肌的区域和血管周细胞瘤样区域交替存在，局灶有较为典型的成纤维细胞（图 41.29）。可有中央坏死和血管内生长[184]。免疫组织化学和电镜检查显示，婴幼儿肌纤维瘤/肌纤维瘤病病变主要由肌成纤维细胞构成。但是，从成纤维细胞至充分发育的结蛋白阳性的平滑肌细胞之间不同分化程度的细胞均可存在[187]。实际上，肌纤维瘤病似乎是血管相关肌样分化肿瘤家族中的一员，该家族还包括球血管周细胞瘤和肌周细胞瘤[189-190]，这些肿瘤存在重叠特征。局限于骨和软组织的孤立性和多发性病变的预后很好，常常自发消退[184,186]；而多脏器病变的预后则要大打折扣 。

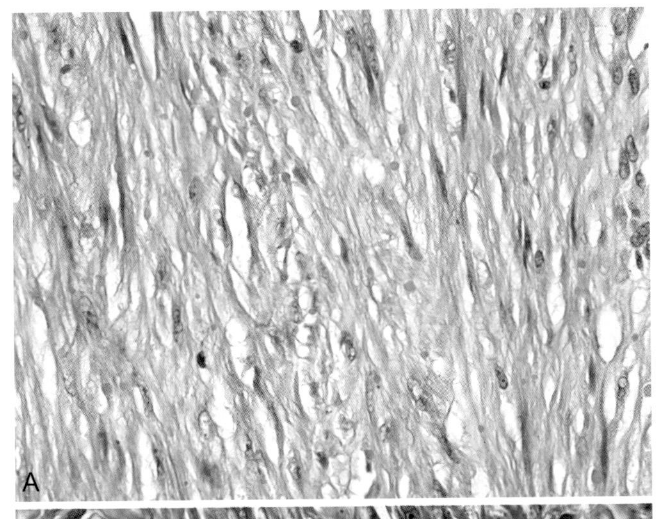

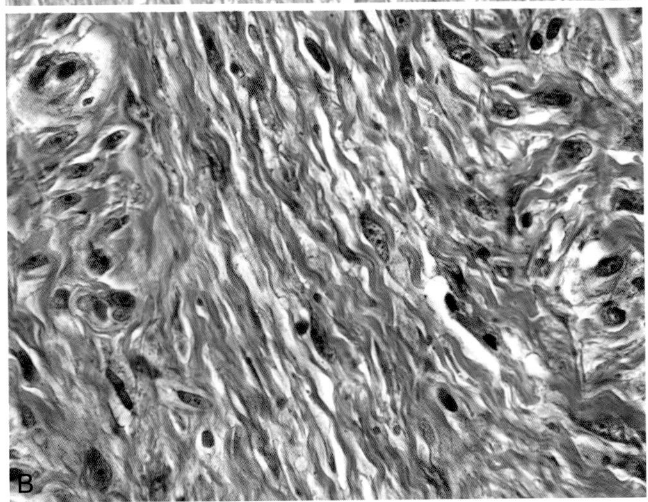

图 41.28　**包涵体性纤维瘤病。A**，可见梭形细胞伴有嗜酸性包涵体。**B**，三色染色显示的少数嗜酸性包涵体

有趣的是，已确定散发性婴幼儿型和孤立成人型肌纤维瘤中存在复发性 *PDGFRB* 体细胞突变，但这些突变在血管平滑肌瘤和肌周细胞瘤病例没有发现[190a]。然而，复发性 *PDGFRB* 突变见于肌周细胞瘤病表明，肌周细胞瘤病与婴幼儿型肌纤维瘤/肌纤维瘤病具有相关性。*PDGFRB* 突变也提示，酪氨酸激酶抑制剂有可能成为这些病变的一种潜在的治疗方法[190b]。近来在高度富于细胞变异型肌纤维瘤和肌周细胞瘤中发现有 *SRF-RELA* 基因融合，而典型的肌纤维瘤和肌周细胞瘤则缺乏此种基因融合[190c]。

脂肪纤维瘤病（lipofibromatosis）是婴幼儿纤维瘤病的少见变异型，它是由梭形成纤维细胞（主要位于隔膜和骨骼肌）和成熟脂肪组织混合构成[191]。脂肪纤维瘤病主要累及从出生至 10 岁的儿童，病变常常发生于四肢、躯干或头颈部的肌肉组织。与其他类型的纤维瘤病一样，脂肪纤维瘤病常有复发，但不会转移。

最近发现了一组具有局部侵袭性的脂肪纤维瘤病样神经瘤，伴有 *NTRK1* 基因融合[191a]。这些病变发生于儿童和年轻人，病变呈浸润性生长，类似于脂肪纤维瘤病，但伴有不同程的细胞学非典型性，免疫组织化学上 S-100 蛋白和 CD34 呈阳性，提示有神经分化。

幼年性玻璃样变性纤维瘤病/幼年性系统性透明玻璃样变性病（juvenile hyaline fibromatosis/infantile systemic hyalinosis）是一组特殊的病变，累及儿童，其显微镜下特征性为：在皮肤、口腔、关节囊和骨的结缔组织内嗜酸性玻璃样变性基质中可见束状梭形细胞[192-193]。一些研究发现，它们均存在染色体 4q21 上毛细血管形成基因 2（*CMG2*）突变，证实它们为同一疾病谱系[194-195]。它们均为常染色体隐性遗传，好发于中东血统的患者[196-197]。

浅表纤维瘤病的命名源于其特定部位。**阴茎纤维瘤病（penile fibromatosis）**［**Peyronie 病（Peyronie disease）**］将其他地方进一步讨论。**手掌纤维瘤病（palmar fibromatosis）**（图 41.30）又称为 Dupuytren 挛缩，而**足底纤维瘤病（plantar fibromatosis）**又称为 Ledderhose 病[198]。这些疾病主要发生于成人，但也可发生于儿童和青少年。手指和足趾挛缩是其主要临床表现。其病变可为多发和双侧发病，也可上下肢病变共存。足底病变一般较手掌病变更为局限。显微镜下，手掌纤维瘤病和足底纤维瘤

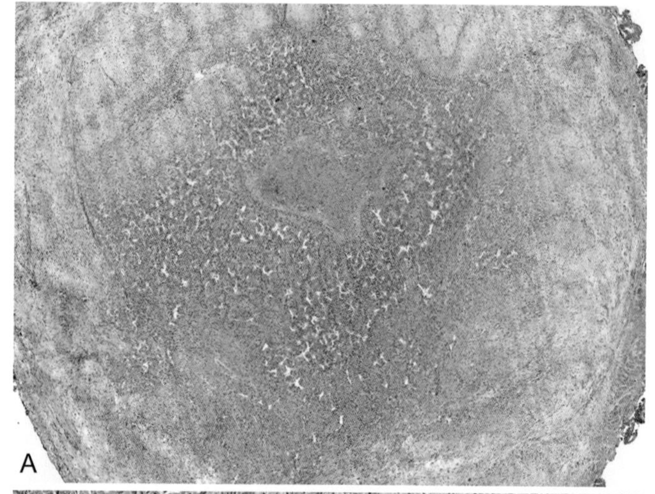

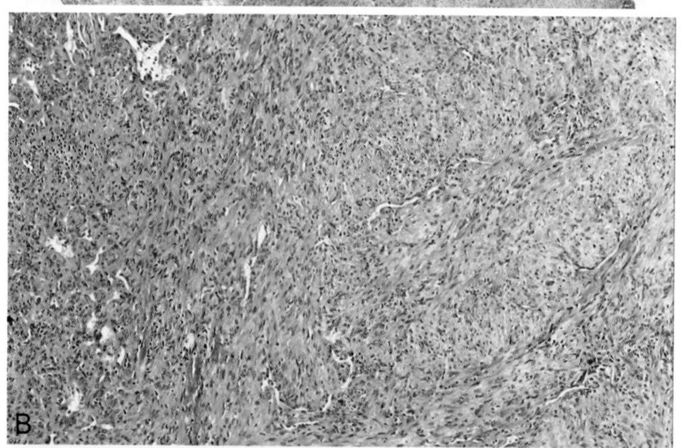

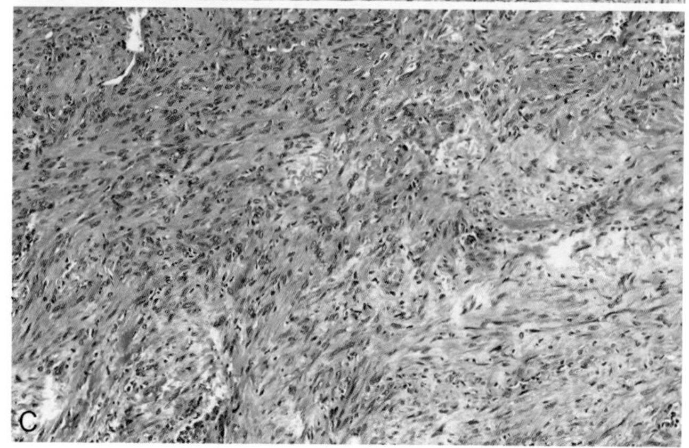

图 41.29 **婴幼儿肌纤维瘤**。**A**，低倍镜下，可见中心细胞区出现血管外皮细胞瘤样结构和周围肌样区。**B**，可见血管外皮细胞瘤区和肌样区的结合部。**C**，高倍镜下，可见婴儿型肌纤维瘤的肌样区

病都常出现增生期富于细胞表现（尤其是足底纤维瘤病），可能会被误诊为纤维肉瘤。应当牢记的是，手掌和足底的纤维肉瘤相当罕见，发生于足底的富于细胞性梭形细胞肿瘤一般需与纤维瘤病、滑膜肉瘤、恶性黑色素瘤和卡波西肉瘤鉴别。其肿瘤细胞呈梭形，可见开放的染色质和小核仁，并且被数量不等的胶原分隔。其陈旧性病变的细胞成分常常变少且更加胶原化。

软组织肿瘤的伴发疾病，通常是 Gardner 纤维瘤、硬纤维瘤型纤维瘤病，伴有结肠息肉病和偶尔伴有多发性

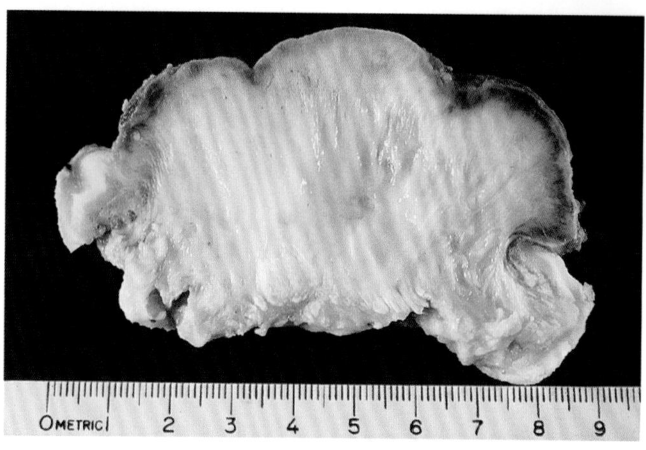

图 41.30 **足底纤维瘤病**。可见组织发白，无包膜，弹性一致

骨瘤，被称为 **Gardner 综合征（Gardner syndrome）**[199]。在这种情况下，纤维瘤病特别容易累及腹腔内结构，尤其是肠系膜，并在该部位手术后出现[200-201]。重要的是，不要将累及肠壁的腹腔内纤维瘤病（并不少见）误诊为胃肠道间质肿瘤（GIST）[202]。必须指出的是，尽管与早先的说法相反，但纤维瘤病是 CD117 呈阴性的肿瘤，而大多数 GIST 则相反[203]。正如前面讨论的，Gardner 综合征患者也可发生 Gardner 相关的纤维瘤——这是一种多位于背部或脊柱旁的软组织肿瘤，其显微镜下特征为：在杂乱分布的粗大胶原纤维背景中可见稀少的良善梭形细胞增生，类似于项型纤维瘤[72]。

纤维肉瘤及其变异型

成人型纤维肉瘤（adult-type fibrosarcoma）发生于浅表和深部结缔组织，如筋膜、肌腱和骨膜。它们常常生长缓慢，界限清楚[204]；一般质地较软，可见坏死和出血（图 41.31）。

显微镜下，高分化成人型纤维肉瘤（低级别）容易识别出其成纤维细胞特征；这些细胞排列成束状，彼此锐角交叉，形成一个“鱼骨样”表现（图 41.32）。核分裂多少不等。高级别肿瘤的细胞密度增高，细胞更小更圆，束状排列不明显，核分裂活性较高，并且常见大片坏死。需要记住的是，许多其他类型软组织肿瘤都可能找到类似于纤维肉瘤的区域，尤其是滑膜肉瘤、恶性外周神经鞘肿瘤（MPNST）和多形性未分化肉瘤（UPS）。在几乎所有病例，仔细检查肿瘤的不同组织块并选择一些辅助性研究都能做出正确诊断。尽管可能存在多形性纤维肉瘤，但当肿瘤组织中出现大量瘤巨细胞时应当质疑纤维肉瘤的诊断。实际上，纤维肉瘤的诊断（尤其是低级别的）应当作为排除性诊断[205-206]。免疫组织化学和电镜检查均显示，大多数成人型纤维肉瘤的肿瘤细胞具有成纤维细胞特征，尽管也常发现它们具有肌成纤维细胞分化，包括表达 SMA[205]。纤维肉瘤和纤维瘤病的鉴别诊断非常重要，因为纤维肉瘤存在显著的转移的风险，而纤维瘤病只有局灶复发风险。一般而言，肿瘤越表浅，分化程度越好，

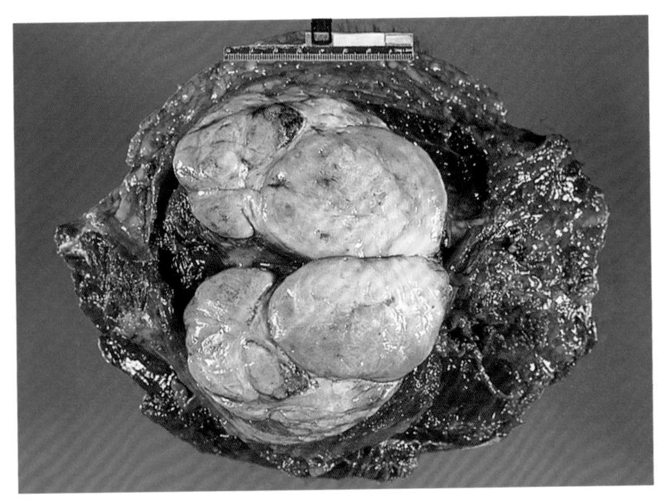

图 41.31 骨骼肌内的界限清楚的纤维肉瘤

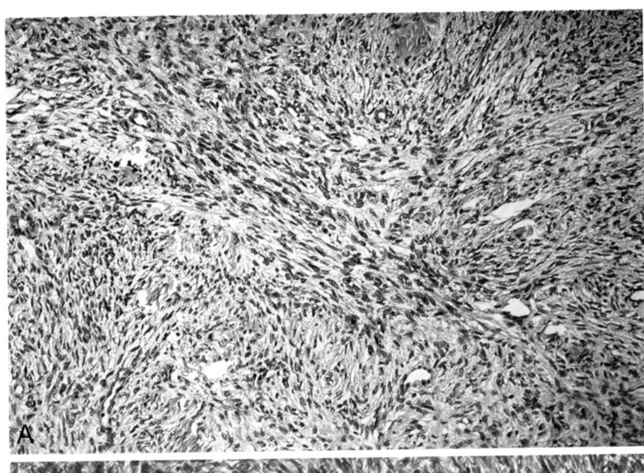

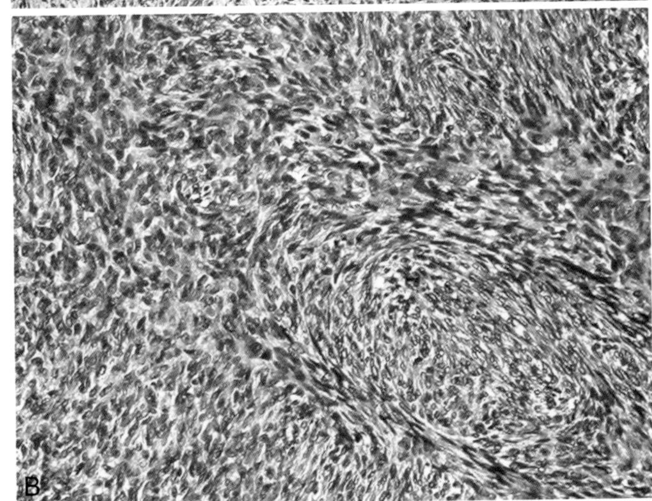

图 41.32 **成人型纤维肉瘤**。**A**，低倍镜观。**B**，高倍镜观

预后也就越好。Scott 等人的研究显示，纤维肉瘤的 5 年整体复发率为 42%[204]。对于肿瘤局部复发，手术切缘的状况具有极大的预后意义，但是，肿瘤的分级或分期都不是预后因素。成人型纤维肉瘤的治疗方式为进行根治性切除术。如果显微镜下切缘可见残留肿瘤组织，则应考虑术后放疗。鉴于许多患者在手术时可能已有亚临床的显微镜下转移，对于高级别恶性肿瘤，建议术后辅以化疗。

先天性纤维肉瘤（congenital fibrosarcoma）［**婴儿型纤维肉瘤（infantile fibrosarcoma）**］是一种细胞高度丰富的纤维肉瘤，具有生长速度极快、局部广泛浸润的特征，但其远隔转移发生率极低[207]。显微镜下，其肿瘤组成包括丰富的梭形细胞增生，它们相当均一，排列成束状，常常混有淋巴细胞和血管周细胞瘤样血管结构。分子水平上，先天性纤维肉瘤具有 t(12;15)(p13;q25) 染色体易位导致的 *ETV6-NTRK3* 基因融合[208-209]。在鉴别诊断中，成人型纤维肉瘤和其他儿童成纤维细胞肿瘤中没有这种融合基因。此外，先天性纤维肉瘤中常见 8 号、11 号、17 号和 20 号染色体三体[210]。有趣的是，肾的先天性中胚叶肾瘤具有相同的遗传学改变，提示这两种疾病密切相关[211]。

低级别纤维黏液样肉瘤（low-grade fibromyxoid sarcoma），也被称为 Evans 肿瘤，是一种低级别肉瘤，具有欺骗性良善的组织学特征。大多数患者为中青年人，表现为肢体深部软组织中缓慢增大的肿块，但其他部位也可发生[212-215]。低级别纤维黏液样肉瘤表现为在不等量黏液样和胶原化基质中可见低到中等密度的良善梭形细胞。在黏液样区常可见复杂分支的毛细血管网；与黏液型脂肪肉瘤纤细的血管相比，低级别纤维黏液样肉瘤的血管更长，排列更没有规则（图 41.33 至 41.35）。有些低级别纤维黏液样肉瘤中可见胶原性玫瑰花结（之前被称为伴巨大玫瑰花结的玻璃样变性梭形细胞肿瘤）（图 41.36）[216]；另一些低级别纤维黏液样肉瘤中可见上皮样细胞条索，与硬化性上皮样纤维肉瘤的特征重叠（见下文）[217-218]。极少数病例中可出现高级别区域，其细胞密度增高，分裂活性增高，细胞核多形性更明显。免疫组织化学染色，许多病例对 EMA 呈阳性，几乎所有病例对 MUC4 呈强阳性[219-220]。绝大多数病例存在 *CREB3L2* 或 *CREB3L1* 与 *FUS* 基因的易位，分别导致 t(7;16) 或 t(11;16)[221-223]。极少病例显示 *EWSR1* 而非 *FUS* 累及[224-225]。

尽管低级别纤维黏液样肉瘤的组织学形态较温和，但它们会发生局部复发和转移。2000 年，Folpe 等人对 54 例患者进行了随访，仅 5 例（9%）发生局灶复发，3 例（6%）发生远隔转移，仅 1 例死亡[215]。2011 年，Evan 等人进行的最新研究显示，经过长期随访，低级别纤维黏液样肉瘤的局部复发率、转移发生率和死亡率分别为 64%、45% 和 42%[212-213]。

硬化性上皮样纤维肉瘤（sclerosing epithelioid fibrosarcoma）是纤维肉瘤的一个变异型，形态学上类似于浸润性癌[226-227]；在致密的玻璃样变性的纤维间质中有小的圆形或卵圆形肿瘤细胞。该肿瘤细胞有少量透明胞质，常呈单线排列（图 41.37）。可见坏死和骨组织侵犯[228]。高达 50% 的病例表达 EMA，与低级别纤维黏液肉瘤一样，大多数病例表达 *MUC4*，尤其是有 *FUS* 易位的病例[229]。一些硬化性上皮样纤维肉瘤病例具有与低级别恶性纤维黏液样肉瘤相同的染色体易位 [t(7;16)]，提示这两种肿瘤密切相关[220,225]。其他硬化性上皮样纤维肉瘤表现为 *EWSR1* 受累而非 *FUS* 受累[225,230]。硬化性上皮样纤维肉瘤局灶复发和远隔转移的发生率都很高。

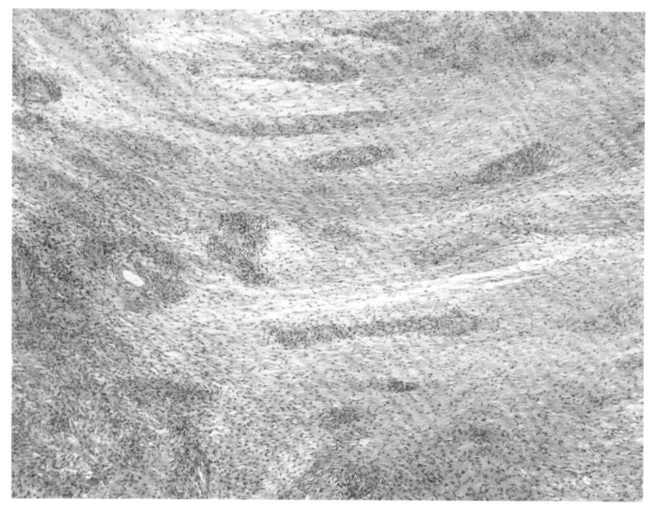

图 41.33　低级别纤维黏液样肉瘤。低倍镜下，可见特征性的纤维区和黏液样区交错分布

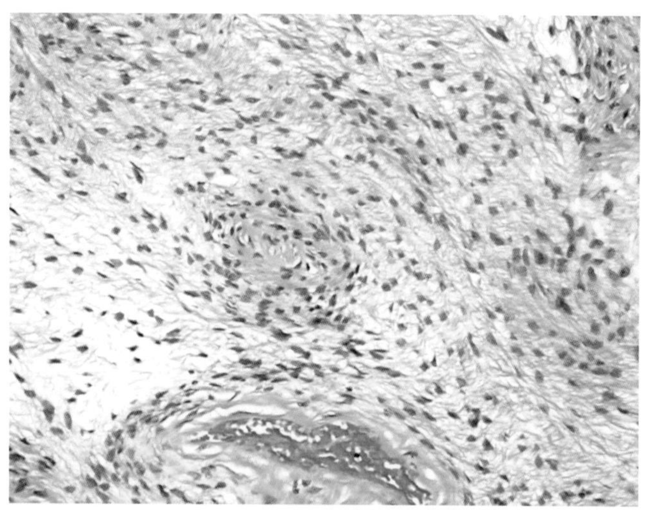

图 41.34　低级别纤维黏液样肉瘤。可见血管成分显著，血管周围细胞丰富

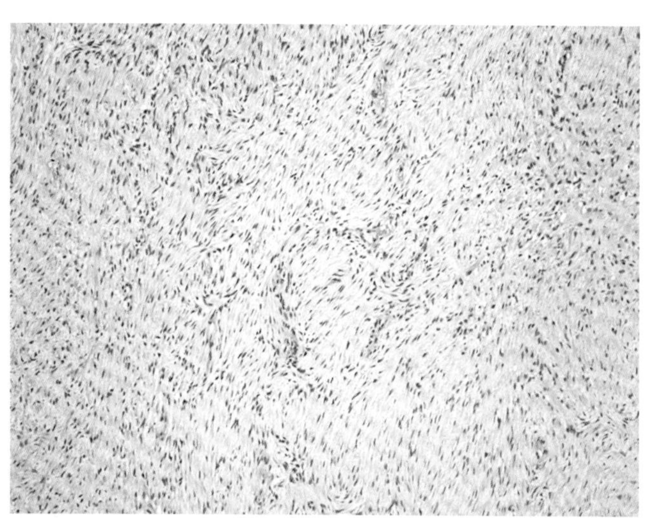

图 41.35　低级别纤维黏液样肉瘤。可见黏液样间质中有良善的梭形细胞成分

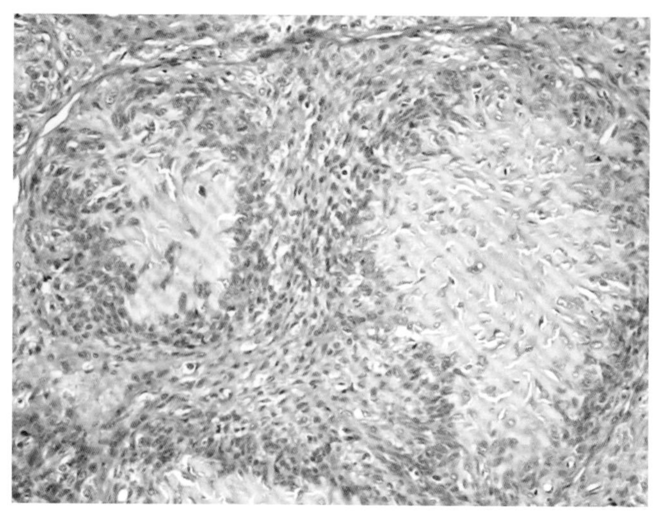

图 41.36　低级别纤维黏液样肉瘤。可见胶原性玫瑰花结

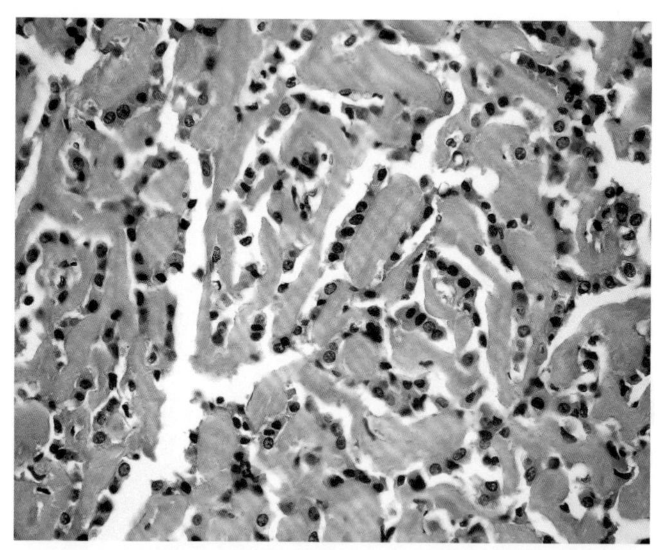

图 41.37　硬化性上皮样纤维肉瘤。可见肿瘤细胞呈单线排列，与癌类似

黏液炎性成纤维细胞肉瘤（myxoinflammatory fibroblastic sarcoma, MIFS），也被称为炎性黏液透明性肿瘤，是一种低级别肉瘤，大多发生于成人的肢体远端[231-233]。MIFS 的病变可能类似于炎性疾病、霍奇金淋巴瘤和其他各种类型的软组织肉瘤（包括黏液纤维肉瘤）的病变。显微镜下，MIFS 表现为浸润性多结节病变，在玻璃样或黏液样背景中可见多形性肿瘤细胞成分（图 41.38）。有密集的单核炎症细胞浸润，包含散在的上皮样或梭形间质细胞，有些细胞中可见奇异型胞核和明显的核仁，类似于 R-S 细胞或病毒感染的细胞[233]。免疫组织化学染色，MIFS 不具有特异性，但至少有些肿瘤出现 t(1;10)(p22;q24)，涉及 1 号染色体的 *TGFBR* 基因 *3* 和 10 号染色体的 *MGEA5* 基因[234-235]。有趣的是，这种分子改变在含铁血黄素性纤维脂肪性肿瘤（也称为含铁血黄素性纤维组织细胞脂肪性肿瘤）和一些多形性透明性血管扩张性肿瘤中也可发现，提示这些肿瘤具有相关性[234,236]。MIFS 局部复发常见，但远隔转移极少发生[232,237]。

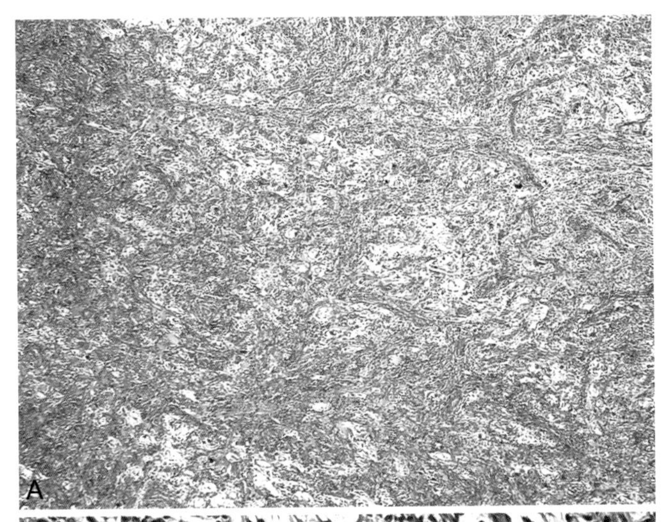

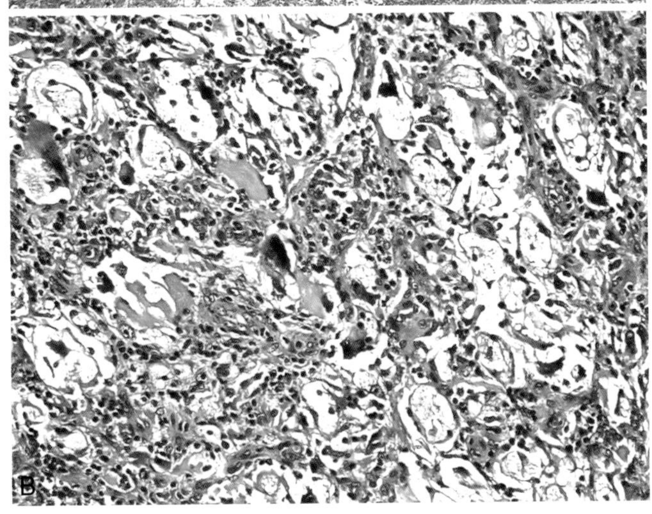

图 41.38 **黏液炎性成纤维细胞肉瘤**。**A**，低倍镜下，可见异质性表现，细胞区和黏液样区交错分布。**B**，可见假性脂母细胞和增大的非典型性细胞

肌成纤维细胞肿瘤

在软组织肿瘤分类中，一个特别棘手问题是肌成纤维细胞所扮演的角色。一些作者对肌成纤维细胞有严格的定义（包括需要进行电镜检查来确认），然而，其他作者并不认为需要进行电镜检查来确认。部分问题在于：肌成纤维细胞并无特异性的免疫组织化学标志物，虽然其最常见的免疫组织化学表型为 SMA 染色呈强阳性，而结蛋白和 h 钙介质素染色呈阴性[238]。

另一个问题在于：具有肌成纤维细胞特征的细胞可见于多种良性和恶性软组织病变，包括一些肌成纤维细胞仅占肿瘤细胞很少部分的病变。因此，如果存在**肌成纤维细胞肿瘤（myofibroblastic tumor）**这一分类，应该是几乎所有肿瘤细胞均具有肌成纤维细胞特征。

炎性肌成纤维细胞瘤（inflammatory myofibroblastic tumor）是一种独特疾病，有许多不同的名称，包括炎性假瘤和炎性纤维肉瘤。虽然它们可以发生于几乎任何部位，但许多病例发生于儿童或成人的肠系膜和腹膜后，常伴有贫血和发热[239-240]。

组织学上，炎性肌成纤维细胞瘤可见多种结构，包括筋膜炎样结构以及富于细胞的梭形细胞区域和寡细胞的玻璃样变性区域，在所有区域均常可见淋巴细胞和浆细胞浸润（图 41.39）。其细胞成分具有肌成纤维细胞的免疫组织化学特征，高达 50% 的病例 ALK 染色呈阳性[240-243]。ALK 免疫组织化学染色与 *ALK* 重排并不能完美对接，大约 50% 的病例会发生 2p23 上的克隆性 *ALK* 基因重排[244]。近年来又发现有涉及其他激酶的基因融合，包括 *ROS1* 和 *PDGFRB*[244a]。*ALK* 也可与多个伙伴基因发生融合，包括 *TPM3*、*TPM4*、*CARS*、*ATIC*、*SEC31L1*、*RANBP2* 和 *CLTC*[245-249]。与发生于其他部位的炎性肌成纤维细胞瘤相比，发生于腹部和腹膜后的炎性肌成纤维细胞瘤的侵袭性更高，包括常常发生局部复发和有远隔转移的明确风险[240,250]。外科手术切除是其主要治疗方式，对于侵袭性病例，ALK 抑制剂有效，如克唑替尼[251-252]。

肌成纤维肉瘤

主要或完全由肌成纤维细胞组成的肉瘤确实存在，但少见，它们被称为肌纤维肉瘤或**肌成纤维细胞肉瘤（myofibrosarcoma）**。如果为位于病变序列末端的高级别肿瘤，它们则被归类为多形性未分化肉瘤（UPS）。低级别肌成纤维细胞肉瘤的发病高峰年龄为 31 ~ 40 岁[238,253]，最常发生于头颈部[254]。病变由梭形和星形细胞组成，呈片状、旋涡状和编织状排列，伴有多少不等的黏液样和胶原性间质（图 41.40）。至少可见局灶细胞核深染，这是与反应性 / 良性病变鉴别的重要特征。肌成纤维细胞肉瘤常常侵犯周围软组织，但核分裂象较少并缺乏坏死。肌成纤维细胞肉瘤具有肌成纤维细胞的特征性免疫组织化学特征。它们大多数生物学行为呈惰性，但有些病例有复发，有些可进展为较高级别的肉瘤并发生转移[238]。

纤维组织细胞肿瘤

纤维组织细胞肿瘤（fibrohistiocytic tumor）是一个庞大、复杂而有争议的肿瘤家族，最初被定义为出现两种细胞成分，即由具有成纤维细胞特征的细胞与其他具有组织细胞一些形态和功能特征的细胞混合而成[255]。一种观点是由纽约市哥伦比亚长老会医院的 Stout 及其同事首次提出的，他们认为，这些肿瘤来源于组织内的组织细胞，其中有些细胞具有成纤维细胞特征[256]。另一种观点认为，这些病变来源于原始间叶细胞，具有向组织细胞和成纤维细胞双向分化的能力[257-258]。以上两种观点都假定这些病变中存在真正的肿瘤性组织细胞成分。可以确定的是，确实可见这些肿瘤中的一些细胞有吞噬细胞特征，蓄积脂肪和含铁血黄素，电镜下可见溶酶体，以及免疫组织化学检查水解酶反应呈阳性[259-260]。然而，这些肿瘤细胞对骨髓源性真性组织细胞的特异标志物呈阴性反应，只有其中偶尔见到的破骨细胞样的巨细胞显示阳性[261-263]。大多数研究表明，这些肿瘤细胞大多数具有类似于成纤维细胞和肌

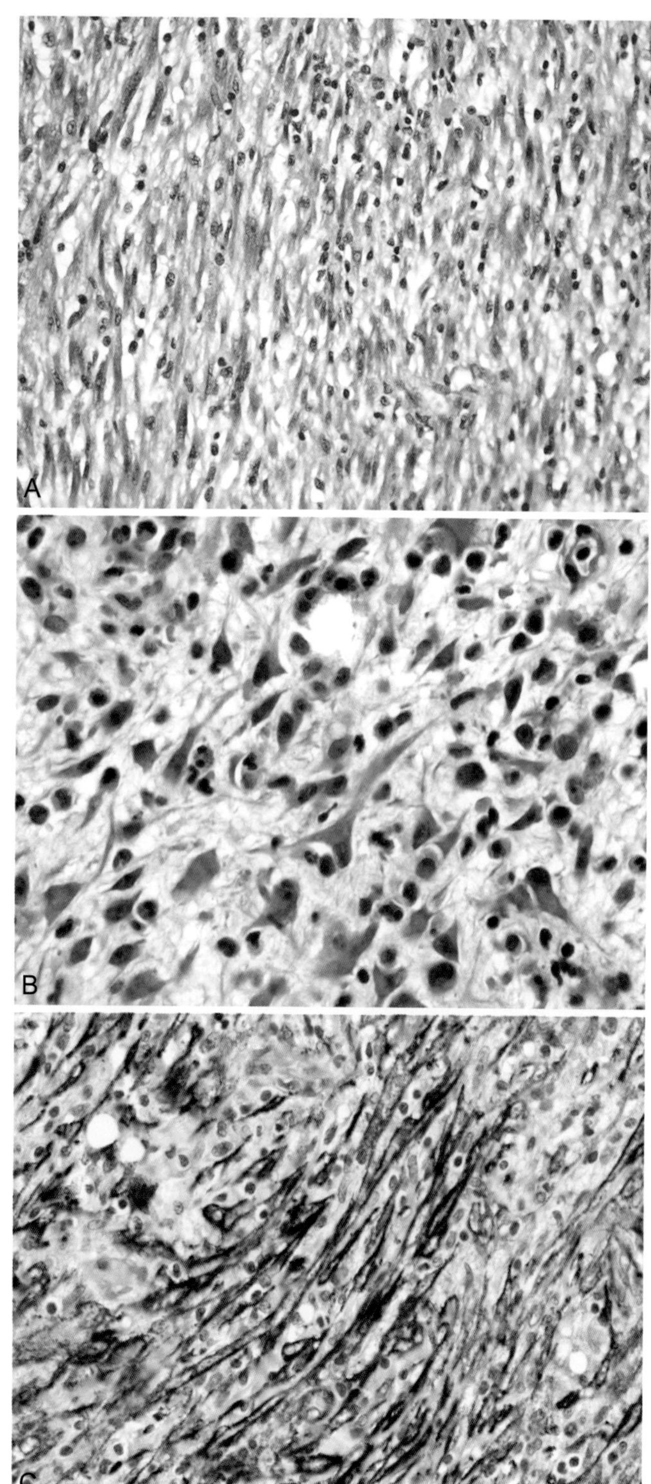

图 41.39 **炎性肌成纤维细胞瘤**。**A**，可见富于细胞区伴有梭形细胞和散在的炎细胞。**B**，肌成纤维细胞的高倍镜观。**C**，肌成纤维细胞 SMA 染色呈“有轨电车”样表现

成纤维细胞的表型[264]。越发明确的是，纤维组织细胞肿瘤在病因方面可能不同，但有着共同的形态学特征。

良性纤维组织细胞瘤（benign fibrous histiocytoma）。皮肤和软组织的良性纤维组织细胞瘤多发生于中青年人的肢端[265]。显微镜下，这种肿瘤是由密集排列的多角形细胞组成的，间质成分极少或没有。其肿瘤细胞的胞质呈嗜酸性，可含有脂滴。常有炎症细胞和多核细胞（图 41.41 至 41.43）。良性纤维组织细胞瘤病变周围有胶原沉积为其特征性表现。有些病变细胞丰富［**富于细胞性纤维组织细胞瘤（cellular fibrous histiocytoma）**］（图 41.44）[266-267]，有些病变中可见大的非典型性核仁［**非典型性纤维组织细胞瘤（atypical fibrous histiocytoma）**］（图 41.45）[268-269]。有些病变主要由具有上皮样形态的细胞组成［**上皮样纤维组织细胞瘤（epithelioid fibrous histiocytoma）**］。最近有研究发现，这种变异型与 *ALK* 基因重排有关，几乎 90% 的病例免疫组织化学染色 ALK 呈阳性[270]。有些病例也可出现这些肿瘤细胞形成的腔隙，其内充满血液，伴有广泛的含铁血黄素沉积［**动脉瘤样纤维组织细胞瘤（aneurysmal fibrous histiocytoma）**］（图 41.46）[271]。

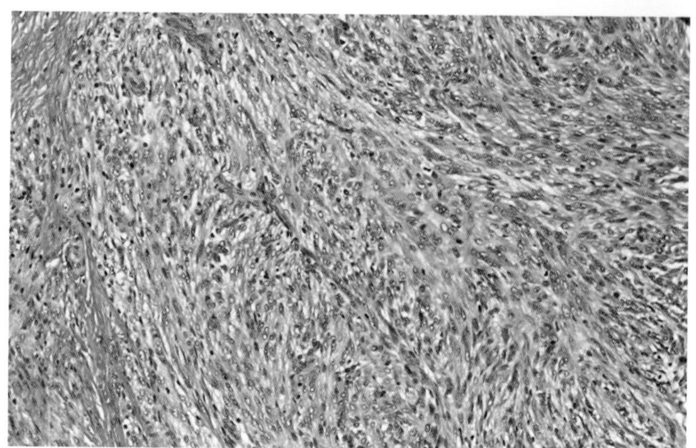

图 41.40 肌成纤维细胞肉瘤的富于细胞区，可见肥胖的梭形细胞呈束状排列

经典型良性纤维组织细胞瘤的位置浅表，位于皮肤，但也有位置深在的病例发生[272]。其席纹样结构明显，界限清楚，可有明显的血管周细胞瘤样血管。其局部复发率为 20%。极少数病例可发生远隔转移[273-274]。

其他良性纤维组织细胞性病变包括黄色瘤、孤立性（幼年性）黄色肉芽肿和孤立性 / 多中心性网状组织细胞瘤，这些肿瘤在第 3 章进行更详细的讨论。

含铁血黄素沉着性纤维组织细胞肿瘤（hemosiderotic fibrohistiocytic tumor）也被称为**含铁血黄素沉着性纤维脂肪瘤性脂肪肿瘤（hemosiderotic fibrolipomatous lipomatous tumor, HFLT）**，几乎只发生于老年人（通常为女性）踝关节部位[275]。有些人称其为“早期多形性玻璃样变血管扩张性肿瘤”，因为一些多形性玻璃样变血管扩张性肿瘤周围可见类似于这种病变的区域[276]，其他人已发现其有类似于黏液炎性成纤维细胞肉瘤（MIFS）的细胞遗传学改变，即 1 号染色体和 10 号染色体易位，累及 *TGFBR3* 和 *MGEA5*[235,277]。组织学上，其表现为形态温和的梭形细胞增生，混有脂肪组织和含铁血黄素，界限不清。

富于细胞性神经鞘黏液瘤（cellular neurothekeoma）被认为在组织发生上与良性纤维组织细胞瘤具有相关性，但目前对这种相关性尚不清楚。已经明确的是，富于细胞性神经鞘黏液瘤与经典型黏液性神经鞘黏液瘤（现在也被称为皮肤神经鞘黏液瘤）截然不同，后者是良性神经鞘肿瘤，将在本章下文讨论。

富于细胞性神经鞘黏液瘤常常发生于年轻的患者，发病高峰年龄为 11 ~ 20 岁[278-279]。这种肿瘤更多见于女性，

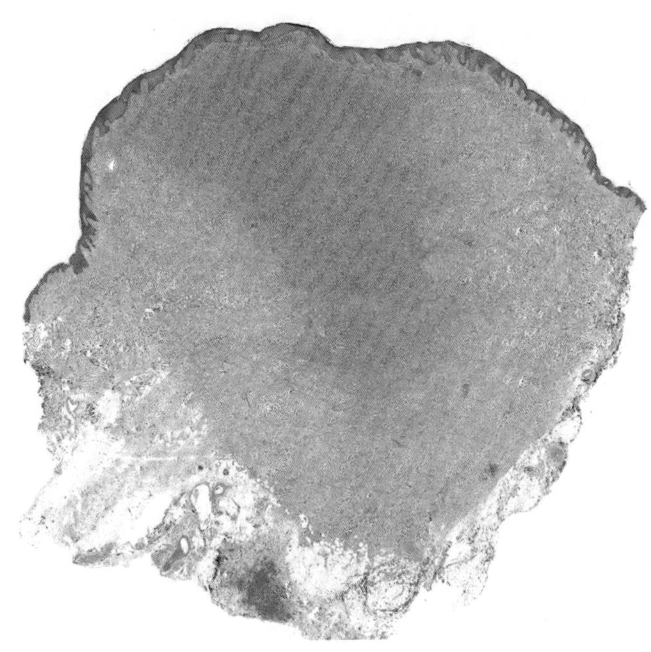

图 41.41 经典型良性纤维组织细胞瘤。低倍镜下，可见病变底部界限清楚，表皮增生明显

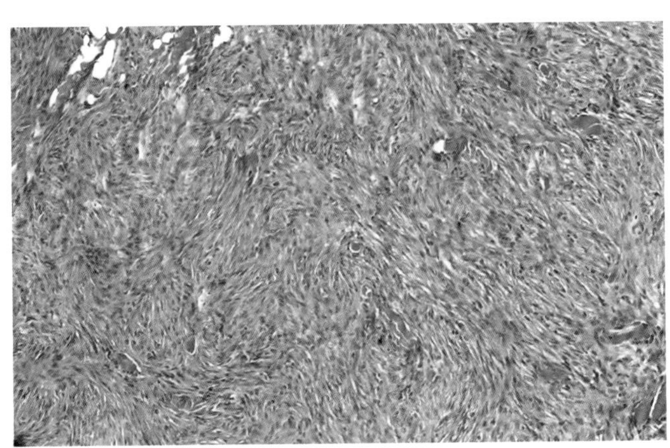

图 41.42 经典型良性纤维组织细胞瘤的席纹状区域

常常累及头颈部、肩部或上肢。大多数病例的病变中心位于皮肤，但几乎半数的病例的病变可扩散至皮下组织。

显微镜下，低倍镜观表现为多结节、分叶状或丛状生长。其肿瘤细胞排列成大小不等的巢状，常可见带状致密胶原纤维分隔（图 41.47）。常可见显著的旋涡样结构。有些肿瘤呈实性片状排列，有些可出现明显的黏液样变，而使诊断更为困难。其肿瘤细胞呈上皮样和梭形，胞质轻度嗜酸性，胞核较温和。极少数病例出现细胞核中度 - 显著非典型性，使其诊断变得极富挑战性[279]。核分裂活性可能是显著的，极少数病例甚至可出现非典型性核分裂象[278-279]。免疫组织化学染色，其肿瘤细胞同时表达 CD10 和 NKI/C3，但对 S-100 蛋白呈阴性[280]。其他常见阳性标志物还包括 SMA 和 MiTF[281]。

富于细胞性神经鞘黏液瘤为良性肿瘤，可以局部复发，尤其是那些发生于面部和切除不完全的病例[279]。有趣的是，一些令人担心的组织学特征，包括细胞明显非

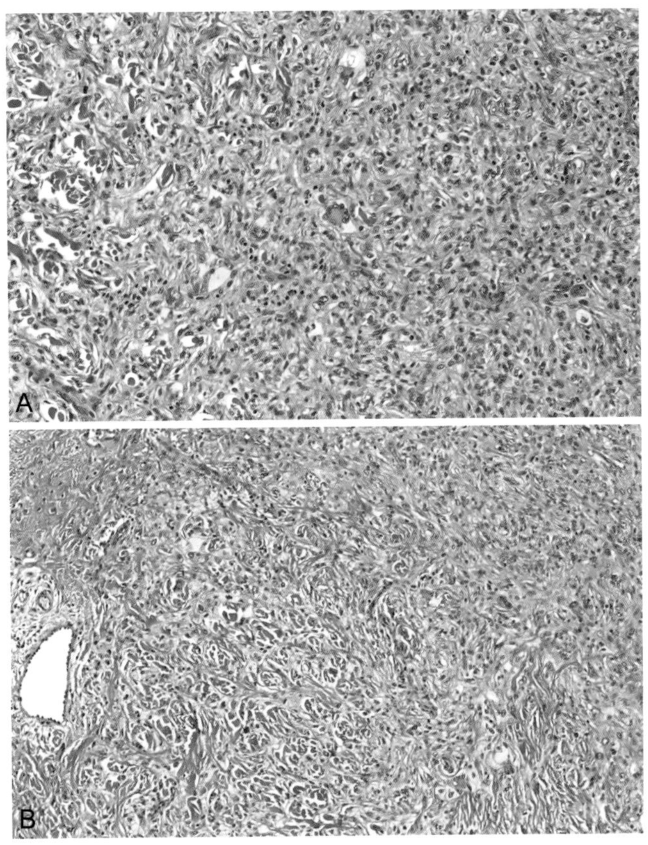

图 41.43 **经典型良性纤维组织细胞瘤**。**A**，可见散在的多核巨细胞和泡沫细胞。**B**，侧缘可见胶原沉积

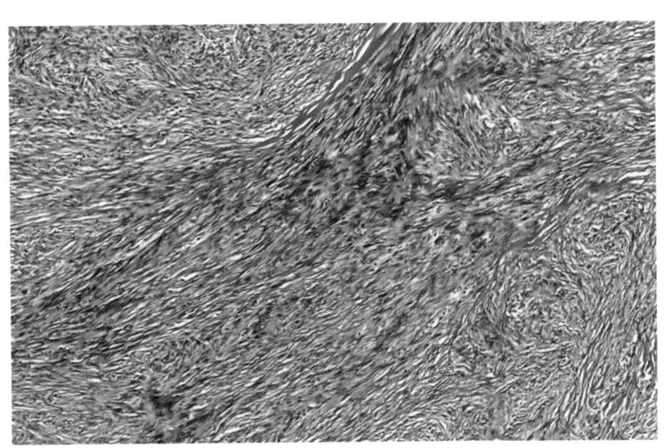

图 41.44 富于细胞性良性纤维组织细胞瘤。可见增生细胞呈束状排列，容易被误诊为肉瘤

典型性、显著的核分裂活性和非典型性核分裂象，都与其临床侵袭性无关[279]。近年来的研究数据（基因表达谱数据）显示，这种肿瘤归属于纤维组织细胞性肿瘤[282]。

中间型（交界性）纤维组织细胞性肿瘤［fibrohistiocytic tumors of intermediate (borderline) malignancy］的特征为：具有局部侵袭性（显示出高度局部复发倾向），但远隔转移发生率却很低。此类肿瘤包括隆突性皮肤纤维肉瘤及其色素（Bednar 瘤）和幼年变异型（巨细胞成纤维细胞瘤）、血管瘤样纤维组织细胞瘤、

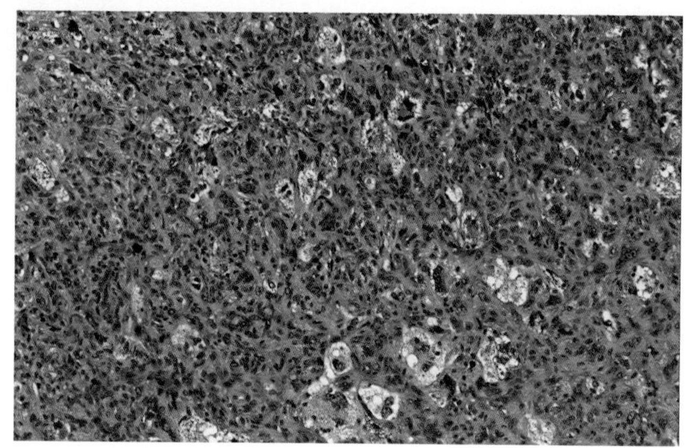

图 41.45 非典型性良性纤维组织细胞瘤，可见散在的奇异细胞

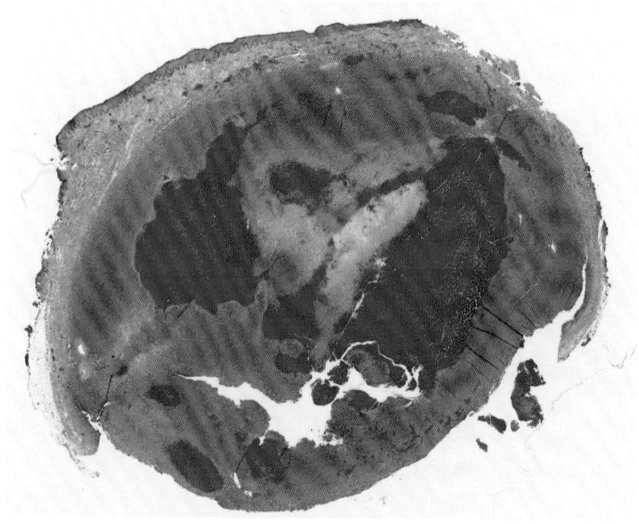

图 41.46 动脉瘤样良性纤维组织细胞瘤。低倍镜下，可见内衬肿瘤细胞的血湖

丛状纤维组织细胞瘤以及低级别恶性潜能的软组织巨细胞瘤。

隆突性皮肤纤维肉瘤（dermatofibrosarcoma protuberans, DFSP）主要位于真皮，但也可发生于深部软组织[283]。显微镜下，DFSP 病变特征为：缺乏边界，形态较温和的梭形细胞增生，它们排列成单一的席纹样结构（图 41.48）。这种席纹样结构也可见于良性纤维组织细胞瘤以及其他不相关的肿瘤类型（如胸腺瘤）；因此，这种席纹样结构并非 DFSP 的特异性表现。DFSP 中的胶原表现为无极性细线样，而大多数良性纤维组织细胞瘤中胶原纤维较粗，位于周边[284-285]。有时，DFSP 具有显著的黏液样特征[286-287]。DFSP 的肿瘤细胞可浸润附属器周围，并呈花边状侵入皮下组织，造成外科手术切除困难，导致局部复发率高。所有 DFSP 病例都对 CD34 呈强阳性表达，但此标志物缺乏特异性。因为许多皮肤间叶性肿瘤都可出现至少局灶 CD34 阳性表达，所以此种染色常常被过度诠释，而被误诊为 DFSP。

所有 DFSP 均出现 17 号染色体和 22 号染色体易位，导致Ⅰ型胶原 α1（*COL1A1*）与血小板源性生长因子 β（*PDGF*β）基因融合，通过 RT-PCR 或 FISH 可以检测到[288]。由于此种易位是特异性的，它们可作为疑难病例的辅助

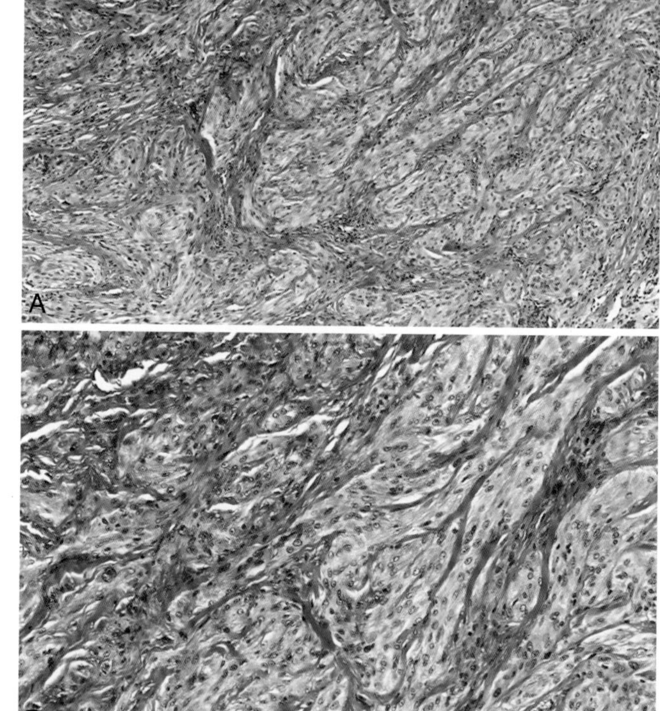

图 41.47 **富于细胞性神经鞘黏液瘤**。**A**，可见肥胖的梭形细胞巢被胶原带分隔。**B**，高倍镜观，富于细胞性神经鞘黏液瘤

检测。Karanian 等人最近进行的研究发现，FISH 检测对于 25% 的病例的诊断是有帮助的，对于 5% 的病例是必要的[289]。

如前文所述，DFSP 与巨细胞成纤维细胞瘤有紧密的联系，两者具有相同的染色体易位[290]。的确，后者常常被认为是 DFSP 的幼年变异型[291-293]。应当指出，经典型 DFSP 也可发生于儿童[294]。巨细胞成纤维细胞瘤的特征为：梭形 - 星形细胞增生，位于纤维黏液性间质中，可见肿瘤内衬的腔隙和特征性的花环样巨细胞（图 41.49）。与 DFSP 一样，巨细胞成纤维细胞瘤 CD34 呈强阳性表达，具有类似的局部复发倾向。

色素性 DFSP（pigmented DFSP）［Bednar 瘤 (Bednar tumor)］除了含有富含黑色素的树突状细胞外，其形态与普通 DFSP 并无差异（图 41.50）；此种变异型的存在引发了人们的兴趣，因为其可能起源于外周神经鞘[295-296]。另一种可能是：含有黑色素的树突状细胞不是肿瘤细胞，而是后来迁入的黑色素细胞[297-298]。在 1 例巨细胞成纤维细胞瘤中也出现过这种色素性结构，再一次肯定了这些病变密切相关[299]。

有些 DFSP（以及巨细胞性成纤维细胞瘤和 Bednar 瘤）病例可进展为较高级别的肉瘤，最常见的是类似于深部软组织的纤维肉瘤（纤维肉瘤性 DFSP）。罕见情况下，DFSP 可以进展为未分化多形性肉瘤［恶性纤维组织细胞瘤样（MFH 样）］。在典型 DFSP 病例中，病变中可有一个突然转变，从表现温和、较稀疏的梭形细胞增生、分裂活性低——排列成席纹样，到细胞较丰富、浓染、核

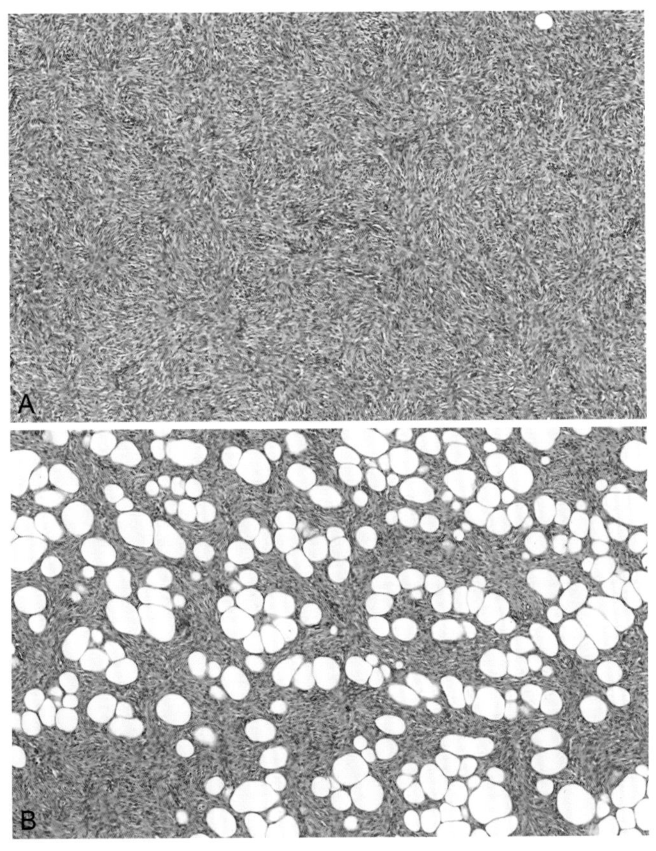

图 41.48 **隆突性皮肤纤维肉瘤**。**A**，可见典型的席纹样结构。**B**，可见隆突性皮肤纤维肉瘤基底部花边样浸润脂肪组织

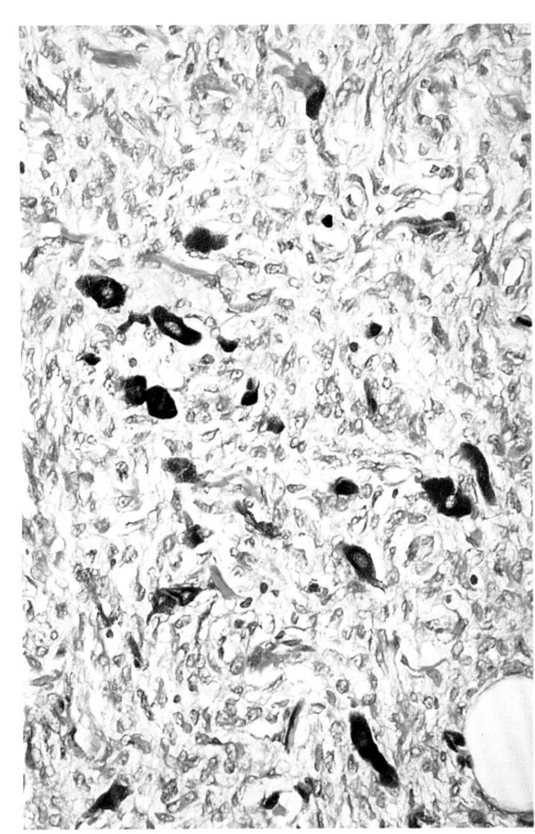

图 41.50 色素性隆突性皮肤纤维肉瘤（Bednar 瘤）。可见梭形细胞间有散在分布的色素性细胞

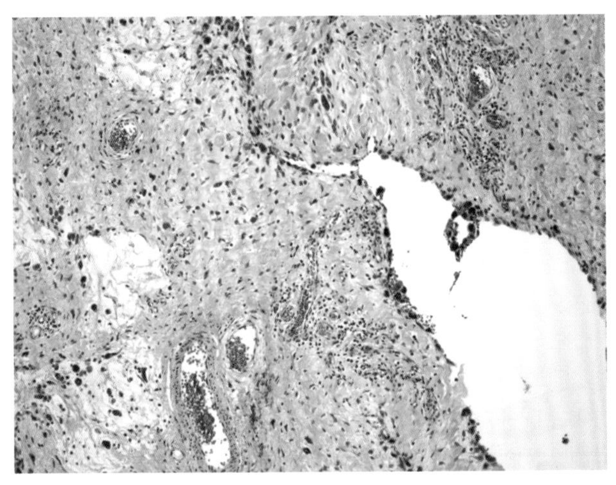

图 41.49 巨细胞成纤维细胞瘤。可见伴有黏液样和假血管腔隙，内衬非典型性巨细胞

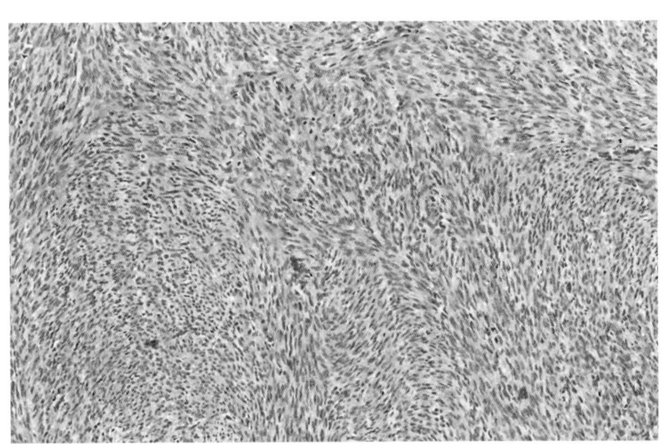

图 41.51 隆突性皮肤纤维肉瘤的纤维肉瘤样转化，可见梭形细胞呈鱼骨样排列

分裂较活跃的梭形细胞增生——排列成长束状（鱼骨样）（图 41.51）。在一些病例，这种转变是逐步的，从典型的 DFSP 过渡为富于细胞性 DFSP 再到纤维肉瘤。纤维肉瘤成分常常 CD34 表达减低或缺失，但并非总是。这种转变显然会增加肿瘤的临床侵袭性，使转移率较高，有时甚至可导致患者死亡 [300]。然而，如果手术完整切除，切缘没有肿瘤，则可改善患者的远期预后 [301]。

血管瘤样纤维组织细胞瘤（angiomatoid fibrous histiocytoma）起初被认为是所谓的恶性纤维组织细胞瘤（MFH）的变异型，但随后发现其与这一组肿瘤没有相关性。血管瘤样纤维组织细胞瘤常常发生于儿童和年轻人的肢端，表现为局限性、多结节状或多囊的出血性肿瘤 [302-304]。显微镜下，血管瘤样纤维组织细胞瘤由上皮样、有时为梭形细胞组成，呈片状排列，常可见内衬肿瘤细胞的血性腔隙（图 41.52 至 41.54）。其肿瘤细胞具有组织细胞样特征，胞质呈嗜酸性，胞核呈轻度多形性，有时胞核呈显著多形性 [305-306]。有些病例缺少扩张的充满血液的腔隙，表现为实性片状；其他一些病例则可见显著

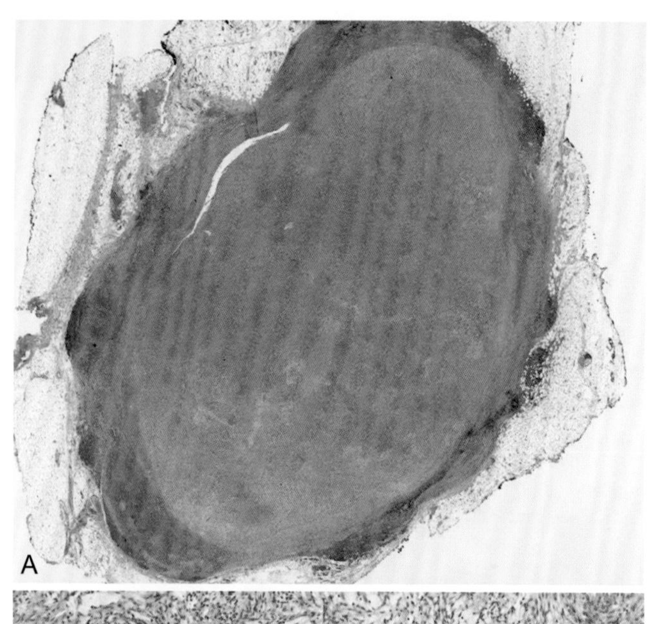

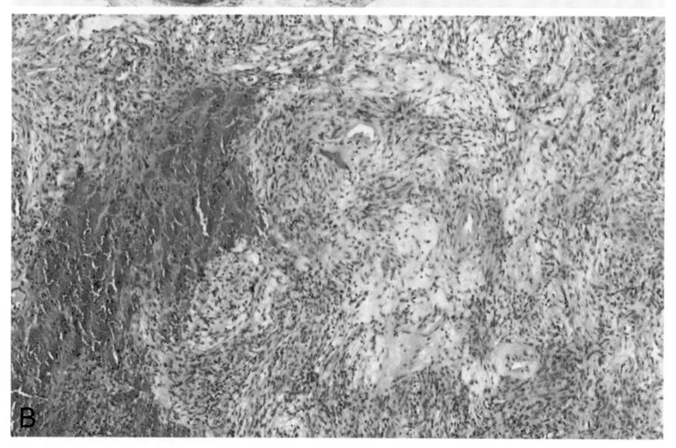

图 41.52 **血管瘤样纤维组织细胞瘤**。**A**，低倍镜下，极其类似于肿瘤淋巴结转移。**B**，血管瘤样纤维组织细胞瘤中可见血湖

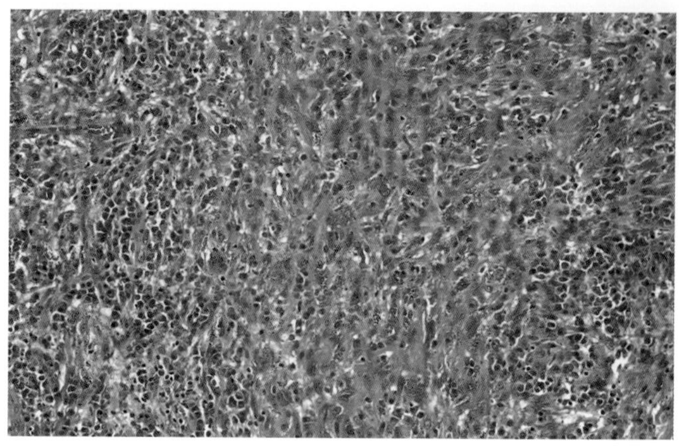

图 41.53 血管瘤样纤维组织细胞瘤。组织细胞样肿瘤细胞内可见含铁血黄素沉积

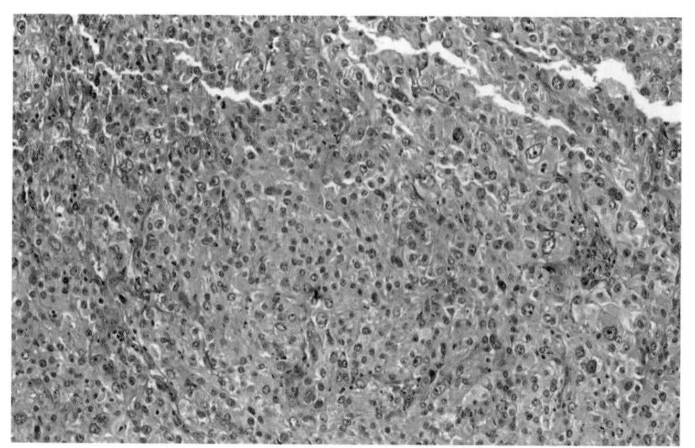

图 41.54 血管瘤样纤维组织细胞瘤中实性区可见嗜酸性组织细胞样细胞

的黏液样间质[307-308]。血管瘤样纤维组织细胞瘤周围可见特征性的结节性淋巴细胞聚集，后者有时甚至酷似淋巴结而被误认为是肿瘤转移至淋巴结。免疫组织化学方面，高达 50% 的病例中的肿瘤细胞表达结蛋白[304]，也常常表达 EMA 和 CD99。已经发现血管瘤样纤维组织细胞瘤有染色体畸变，最常见的是 t(2;22)(q33;q12)，伴有 *EWSR1-CREB1* 的融合；其次常见的是 t(12;16)(q13;p11)，伴有 *FUS-ATF1* 融合，或者是 t(12;22)(q13;q12)，伴有 *EWSR1-ATF1* 融合[309-312]。血管瘤样纤维组织细胞瘤是一种低级别肿瘤，有局部复发倾向，但很少发生远隔转移[304]。

丛状纤维组织细胞瘤（plexiform fibrohistiocytic tumor）几乎无一例外地发生于儿童或年轻人[313]。其通常表现为上肢或下肢浅表性、生长缓慢的病变；大多数病变为较小的、界限不清的肿块，中心位于真皮深层或皮下组织，由梭形细胞与圆形组织细胞样细胞混合而成，伴有多核的破骨细胞样巨细胞（图 41.55）。梭形细胞具有成纤维细胞特征，排列成短束状，细胞核较温和；低倍镜下的总体表现为丛状生长。这两种区域在不同病例中所占比例不同。组织细胞样细胞常常表达 CD68，梭形细胞表达 SMA（不表达结蛋白或 h 钙介质素），符合肌成纤维细胞分化。高达 40% 的病例出现肿瘤复发，极少数可转移至淋巴结或肺部[314-317]。

软组织巨细胞肿瘤（giant cell tumor of soft tissue）（也称为低度恶性潜能的软组织巨细胞肿瘤）在许多方面都与骨的巨细胞瘤相似[318-319]。软组织巨细胞肿瘤可发生于任何年龄，大多数见于手或上臂浅表或深部软组织。低倍镜下，软组织巨细胞肿瘤可见多个肿瘤结节浸润周围软组织。其主要的细胞类型为形态温和的单核细胞、破骨细胞和短梭形细胞（图 41.56）。尽管可见核分裂象和血管侵犯，但病变极少复发或转移[320-322]。软组织巨细胞肿瘤的这些病变组织学上几乎与骨的巨细胞瘤相同，但近来分子研究显示它们为不同的疾病[322a]。

恶性纤维组织细胞肿瘤

在这本书的前几版中，**恶性纤维组织细胞瘤（malignant fibrous histiocytoma, MFH）**在本章中都有显著的地位。然而，很明显，这一术语包含了许多相关的和不相关的病变，并且已被**多形性未分化肉瘤（undifferentiated pleomorphic sarcoma, UPS）**这一术语取而代之，用于发生于老年患者的深部软组织的高级别多形性肉瘤[323]。在 Fletcher 对先前归类为恶性纤维组织细胞瘤病例的回顾性研究中，超过 60% 的病例被重新归类为具有特殊分化的多形性肉瘤（如多形性脂肪肉瘤、

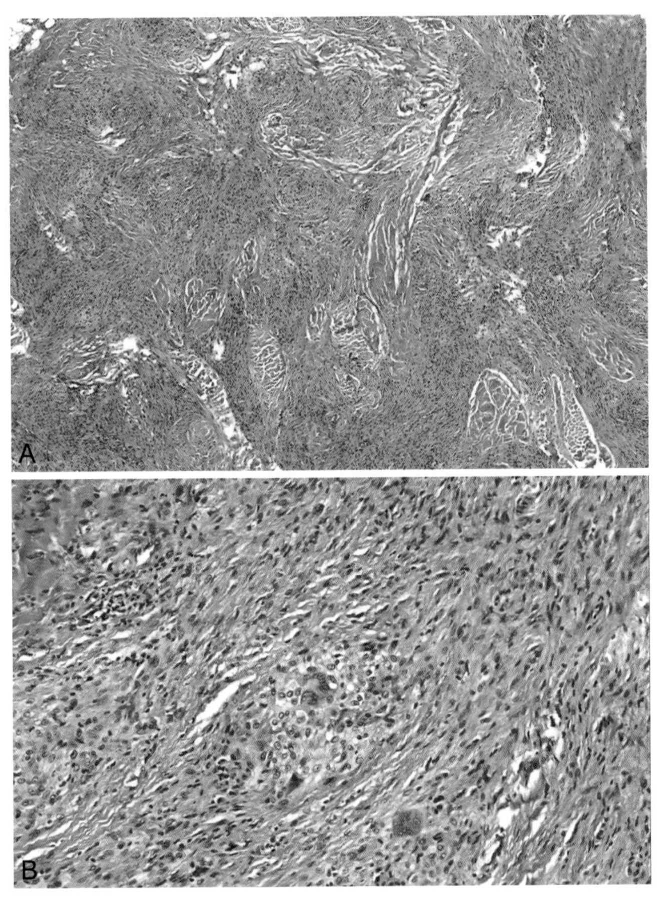

图 41.55 **丛状纤维组织细胞瘤**。**A**，可见黏液样间质中梭形细胞结节呈丛状排列。**B**，可见组织细胞样细胞结节，常可见个别巨细胞

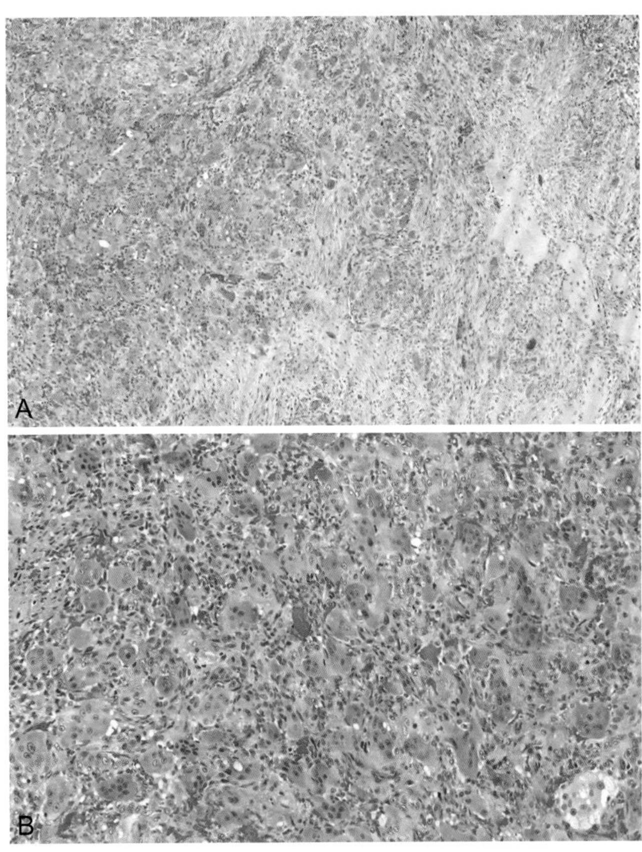

图 41.56 **软组织巨细胞肿瘤**。**A**，可见巨细胞结节。**B**，结节中巨细胞的高倍镜观

多形性平滑肌肉瘤和多形性横纹肌肉瘤）；大约 12.5% 的病例被证实为类似于肉瘤的其他类型的恶性多形性肿瘤，大多数为肉瘤样癌；还有大约 25% 的不能分类的病例通过排除法被认为是 UPS。这一发现已被其他人所证实，因此，现在倾向于使用 UPS 这一术语 [324-325]。

如前所述，大多数 UPS 发生于中年至老年患者的肢端深部软组织（图 41.57），但在其他部位也均可发生。尤其要注意发生于腹膜后的病例，经过广泛取材并行 *MDM2* 扩增的分子学分析显示，它们大多为去分化脂肪肉瘤的去分化成分 [326]。经典型 UPS 出现席纹样和多形性两种特征，肥胖的梭形细胞具有显著的细胞学异型性，排列成紧密旋涡样（图 41.58）。核分裂象常常可见，包括非典型性核分裂象；还可见慢性炎症细胞、黄瘤细胞、多核巨细胞和广泛坏死。一些病例可有多量多核巨细胞——一种之前称为巨细胞性 MFH 的病变（图 41.59）[318]。伴有显著中性粒细胞和黄瘤细胞浸润的病例也称为炎症性 MFH（图 41.60）[327]，但由于这些病例大多数发生于腹膜后，目前认为几乎所有此类肿瘤均为去分化脂肪肉瘤 [328]。一些病例出现显著的黏液样变，伴有纤细弯曲的血管结构。以前，黏液样 MFH 这一术语是用于黏液成分大于 50% 的病例，然而，这一术语已被黏液纤维肉瘤

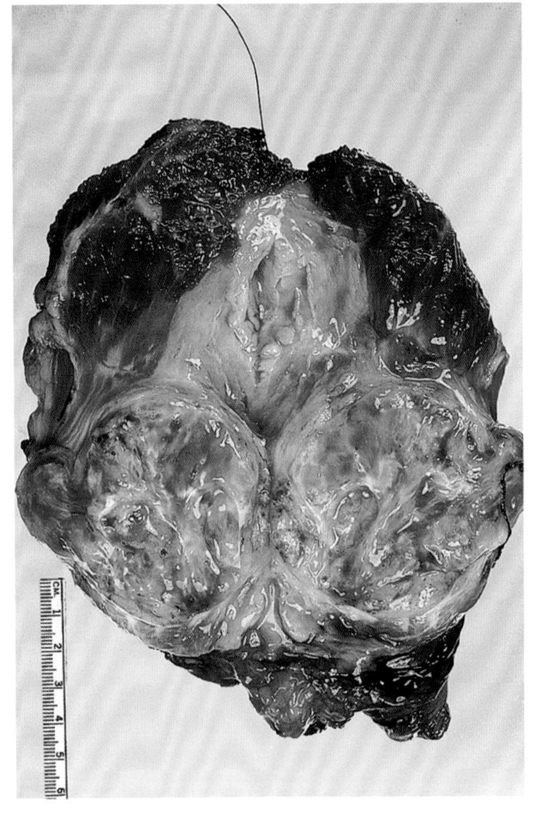

图 41.57 大的多形性未分化肉瘤伴有坏死区

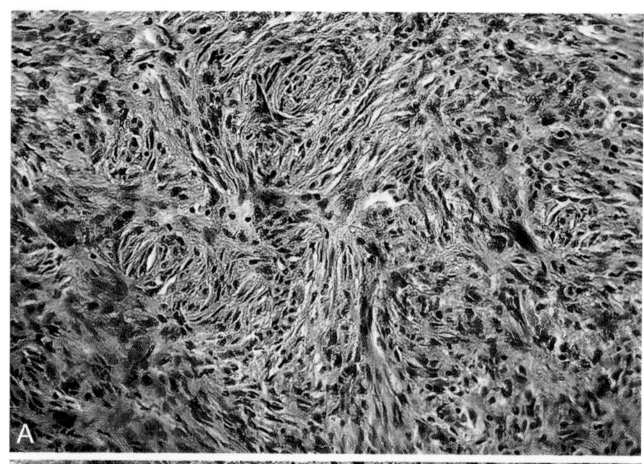

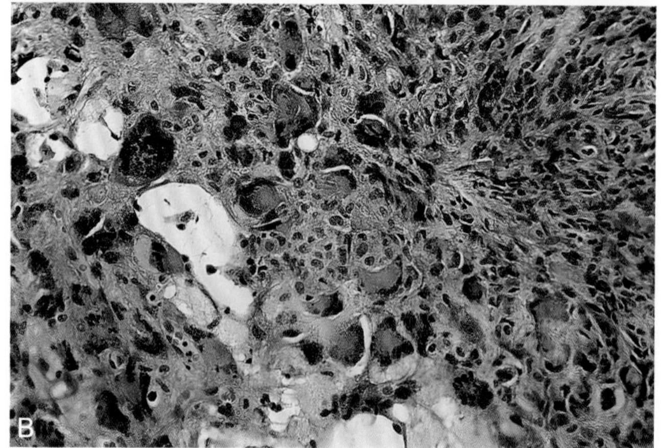

图 41.58 **多形性未分化肉瘤**。**A**，可见明显的席纹样生长方式。**B**，可见显著的多形性细胞核和散在巨细胞

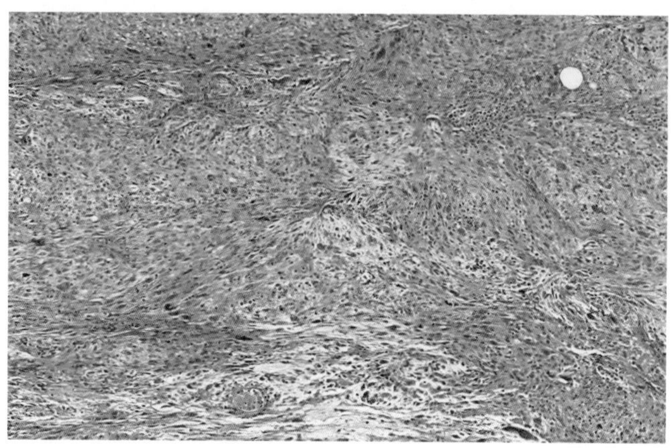

图 41.59 多形性未分化肉瘤，黏液样变占肿瘤的比例不足 5%

这一术语所取代（本章下文详细描述）。伴有黏液样变的 UPS 有时须与高级别黏液纤维肉瘤鉴别[327,329]。

免疫组织化学方面，UPS 没有特殊标志物，但很多病例显示肌成纤维细胞分化，SMA 染色呈斑片状阳性，结蛋白或 h 钙介质素呈阴性[330]。有些病例出现异常的局灶 CK 阳性，但这并非是肉瘤样癌的必要证据[331-332]。细胞遗传学方面，与其他所有类型的多形性肉瘤一样，UPS 具有复杂但并非特异的核型，因此，这一技术对于多形性肉瘤的分型没有帮助[333]。

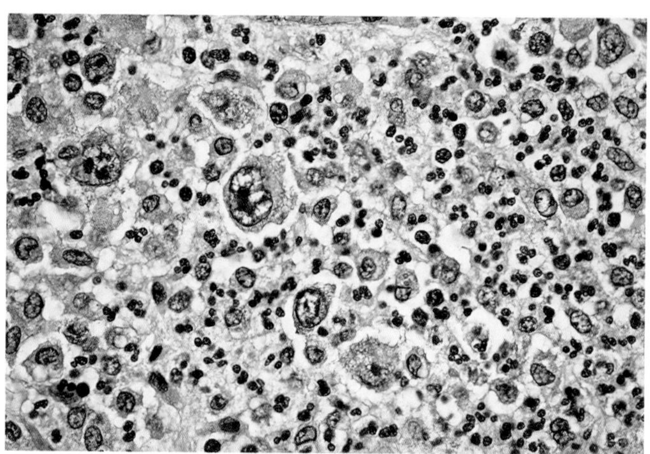

图 41.60 多形性未分化肉瘤，伴有明显的急性炎症——一种先前称为“炎症性恶性纤维组织细胞瘤”的病变

UPS 易于局部复发，可以发生远隔转移，尤其是肺。预后因素包括肿瘤的深度、大小、分级、广泛坏死和局部复发[334]。

黏液纤维肉瘤（myxofibrosarcoma）这一术语目前是指先前称为黏液样 MFH 的肿瘤。大多数黏液纤维肉瘤发生于成人肢端，常位于皮下组织，与筋膜相连[314-329]。大体上，黏液纤维肉瘤的切面多呈黏液样。显微镜下，低级别黏液纤维肉瘤表现为有丰富的黏液样基质，梭形细胞至少有轻度异型性，可见分枝状血管（图 41.61 至 41.62）[335]。在较高级别的黏液纤维肉瘤，细胞较丰富，胞核异型性程度较高，血管结构复杂，可见相互连接的弯曲血管。这些高级别区域与类似于 UPS 的病灶融合。可见脂肪母细胞样细胞（假性脂母细胞），但它们并非真正的脂肪母细胞，而是吞噬富含酸性黏多糖基质形成的细胞质小泡。极少数病例显示局灶甚或占优势的上皮样形态，使诊断更为困难[336]。黏液纤维肉瘤的分级与预后相关，但是，即使是低级别肿瘤也具有局部复发和进展的潜能[326,337-339]。

滑膜组织肿瘤

腱鞘巨细胞肿瘤（腱鞘滑膜巨细胞肿瘤，局限型）

腱鞘巨细胞肿瘤（giant cell tumor of tendon sheath）［腱鞘滑膜巨细胞肿瘤，局限型（tenosynovial giant cell tumor, localized type）］的局限型是一种发生于肢体远端的常见病变（手部比脚趾多见），女性发病率是男性的 2 倍，发病高峰年龄为 31～60 岁[340-341]。腱鞘巨细胞肿瘤生长缓慢，表现为附着于深部软组织的孤立性结节。其可侵蚀周围皮质骨，但真正的骨侵犯极其罕见[342]。

显微镜下，腱鞘巨细胞肿瘤界限清楚，为分叶状肿块，部分具有致密胶原纤维包膜，但肿瘤结节可位于包膜外。病变内可见不同占比的小单核细胞和大单核细胞以及多核巨细胞、黄瘤细胞、炎细胞和含铁血黄素。大多数腱鞘巨细胞肿瘤是中等细胞密度的，细胞间混有玻璃样变的胶原纤维（图 41.63 和 41.64）。其他则细胞较稀

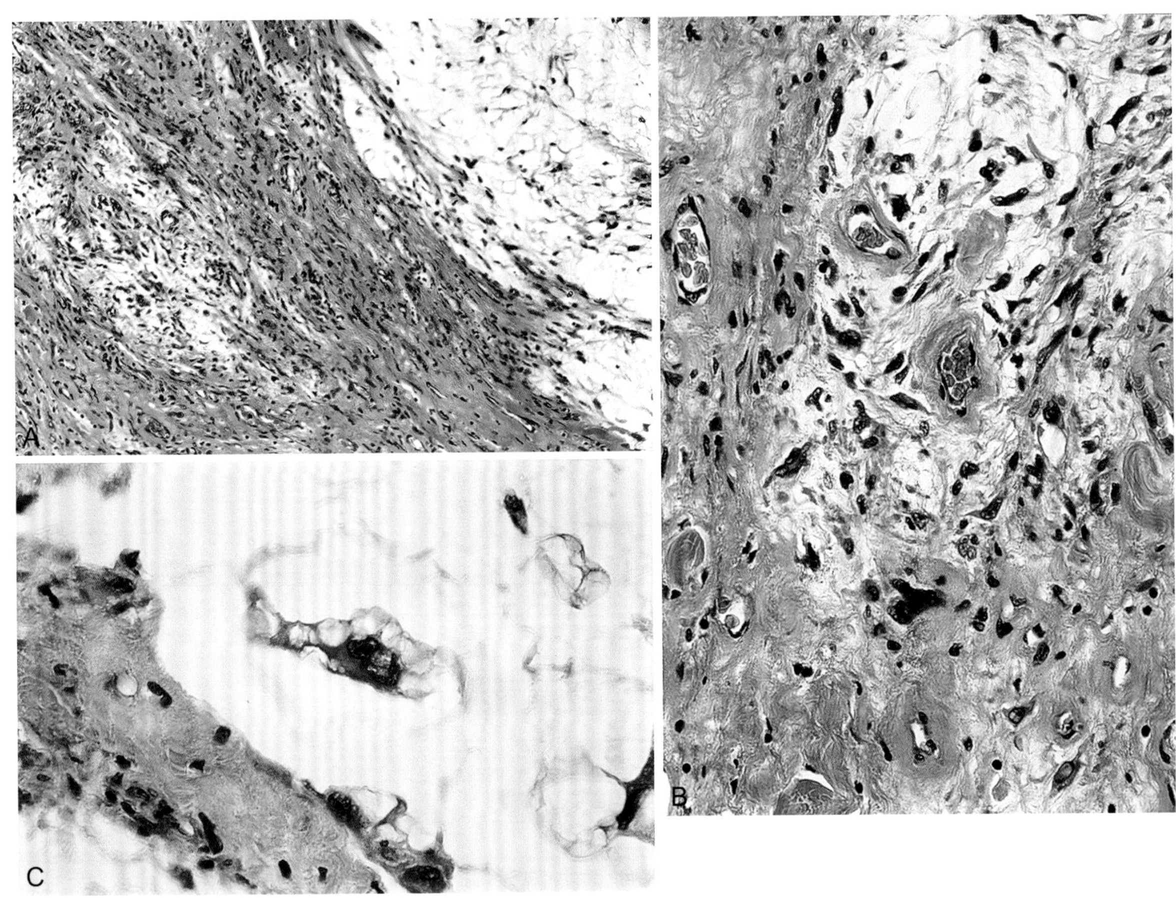

图 41.61 **黏液纤维肉瘤，先前称为“黏液性恶性纤维组织细胞瘤”**。**A**，可见富于细胞区和黏液样区交替分布。**B**，其肿瘤细胞呈中度核异型性。**C**，常可见极少数脂肪母细胞样细胞（假性脂肪母细胞）

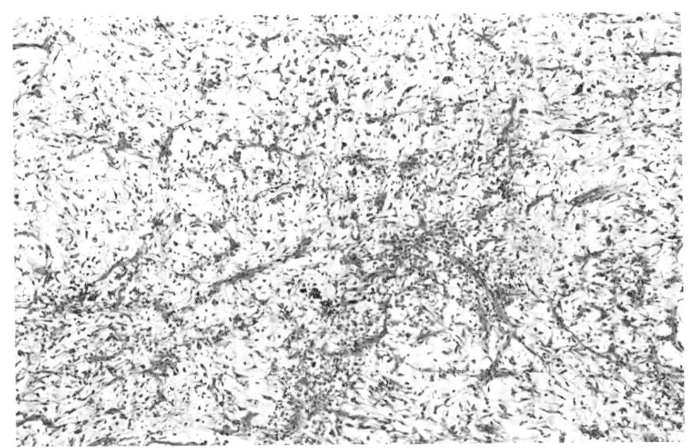

图 41.62 黏液纤维肉瘤，伴有分枝状血管，血管周围细胞丰富

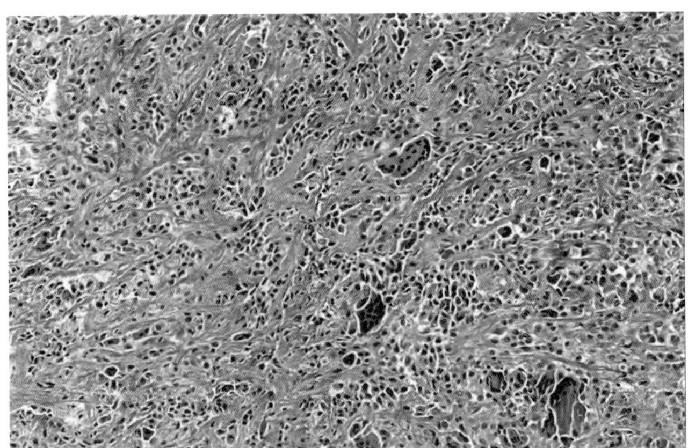

图 41.63 腱鞘巨细胞肿瘤的单核细胞呈线状排列，分布于胶原背景中，混有多核巨细胞

疏，可见更广泛的玻璃样变性。多核细胞是由较小的单核细胞融合而成的，在一些病例中，多核细胞极为稀少，使腱鞘巨细胞肿瘤的识别比较困难。腱鞘巨细胞肿瘤周边常可见明显的特征性裂缝样空隙。有些病例高度富于细胞，核分裂活跃，甚至累及血管，但所有这些特征似乎都不预示其更具侵袭性。

免疫组织化学染色方面，腱鞘巨细胞肿瘤的单核细胞 CD45、CD68 和 CD163 呈阳性，符合组织细胞分化[343-345]。较大的单核细胞表达丛生蛋白（clusterin），但小的单核细胞和多核巨细胞不表达[346]。这些较大的单核细胞也常常表达结蛋白[346]，其免疫组织化学表型与正常滑膜细胞相似。有人曾认为，腱鞘巨细胞肿瘤是非肿瘤性起源的，但其存在克隆性细胞遗传学异常[347]以及更为特异的 1 号染色体短臂 11 区 13 带 *CSF1* 基因的重排[348-349]支持其为肿瘤性起源的。

腱鞘巨细胞肿瘤病变为良性病变，但 10% ~ 20% 的

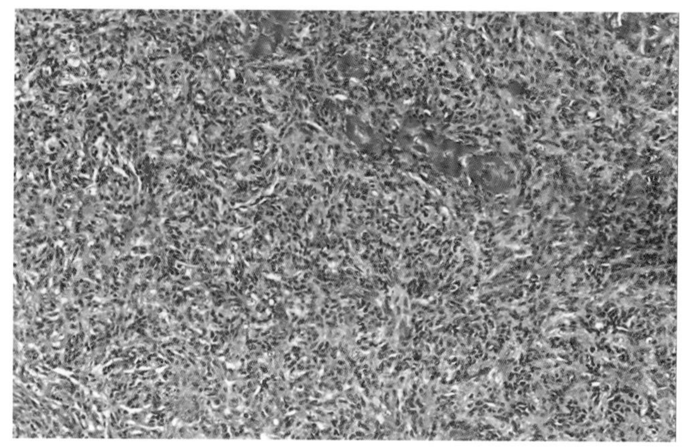

图 41.64 腱鞘巨细胞瘤中单一形态的单核细胞。本例未见巨细胞

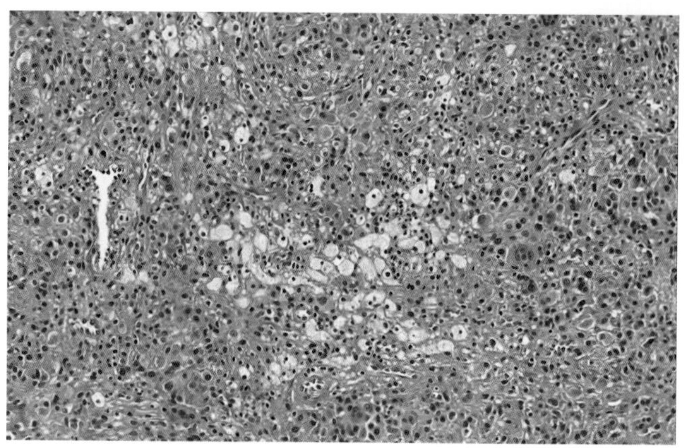

图 41.65 弥漫性巨细胞肿瘤。可见成片的单核细胞和黄色瘤细胞

病例可有局部复发[341,350-351]。这些复发病例都不具有破坏性，再次切除并不非常困难。

极少数情况下，巨细胞肿瘤可以发生恶变（恶性腱鞘巨细胞肿瘤）。这一诊断要求肿瘤具有明确恶性区域，常与经典型巨细胞瘤并存或在其后发生[352-353]。恶性区域常可见呈片状或散在结节状分布的较大的卵圆形细胞，细胞核仁清楚，有些病例类似于纤维肉瘤或 UPS[353]。这类肿瘤中高达 50% 发生转移，常常转移到区域淋巴结。治疗方式推荐进行局部扩大切除或截肢。

腱鞘巨细胞肿瘤，弥漫型 / 色素性绒毛结节性滑膜炎

弥漫型腱鞘巨细胞瘤（diffuse giant cell tumor of tendon sheath）可以被视为对应于关节内色素性绒毛结节性滑膜炎的关节外病变。大多数弥漫型腱鞘巨细胞瘤病例中，软组织受累是继发于关节内病变的广泛生长，但有些病例是只发生于软组织内[345,354-355]。这些病变比局限型少见得多，并且倾向发生于较年轻的患者，发病高峰年龄为 41 ~ 50 岁[345]。弥漫型腱鞘巨细胞瘤最好发于膝部附近，其次为踝部和足部。与局限型腱鞘巨细胞瘤不同，弥漫型腱鞘巨细胞瘤的界限不甚清楚，浸润周围组织，局部复发率较高。其细胞成分和免疫组织化学表型与局限型一致，巨细胞不甚明显（图 41.65）。在弥漫型腱鞘巨细胞瘤中也可出现 *CSF1* 畸变，表明其组织发生与局限型明确相关。由于局部复发率高，治疗上应尽可能进行完整切除，以将局部复发率降至最低。

外周神经肿瘤和肿瘤样疾病

外周神经的增生性病变可分为非肿瘤性病变（如创伤性神经瘤）、良性肿瘤（如神经鞘瘤、神经纤维瘤和神经束衣瘤）和恶性肿瘤，后者又可统称为恶性外周神经鞘膜瘤。尽管这些病变可相互重叠或并存，但由于它们各自具有明显不同自然病程，因此对它们加以区分是重要的。

神经瘤

神经瘤（neuroma）大多数发生于创伤后，因此也被

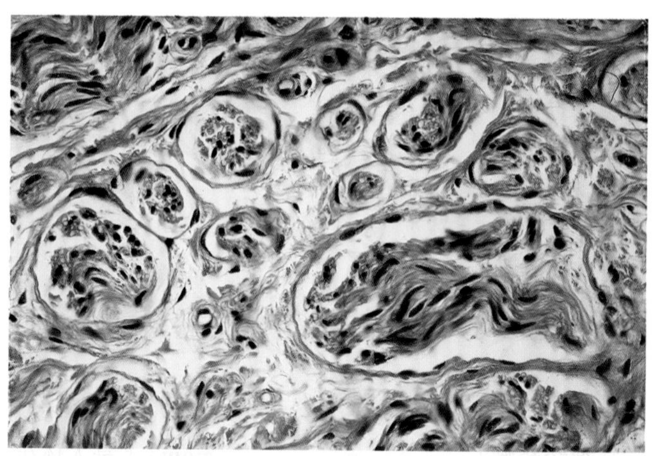

图 41.66 创伤性神经瘤。可见神经干杂乱分布，周围纤维组织包绕

称为**创伤性神经瘤（traumatic neuroma）**。当外周神经被切断或压碎时，远端发生沃勒变性，近端将再生。如果再生的纤维未能与其远端对接上，则形成神经纤维缠结的包块。显微镜下，创伤性神经瘤中可见所有神经成分，包括轴索、施万细胞、神经束衣细胞和成纤维细胞（图 41.66）。此外，常可见瘢痕组织，并常常伴有剧痛。免疫组织化学方面，创伤性神经瘤的施万细胞显示巨噬细胞相关性抗原 CD68 和 Ki-MIP 异常表达，符合此种情况的施万细胞具有巨噬细胞的特征[356]。**断肢性神经瘤（amputation neuroma）**——一个自第一次世界大战期间开始流传的术语，是一种创伤性神经瘤，其首次创伤的范围既可以是某一肢体，也可以是肢体一部分。

Morton 神经瘤（Morton neuroma）（Morton 跖骨痛）可以被视为创伤性神经瘤的一个亚型，是由病变部位反复受到轻微创伤所致[357]。典型的好发部位是在第 3 和第 4 趾之间的足底趾间神经。Morton 神经瘤较常发生于成年女性。显微镜下，Morton 神经瘤受累神经明显扭曲，神经束衣广泛纤维化，排列成同心圆。

栅栏状包裹性神经瘤（palisaded encapsulated neuroma）（孤立性局限性神经瘤）表现为小的、孤立性、

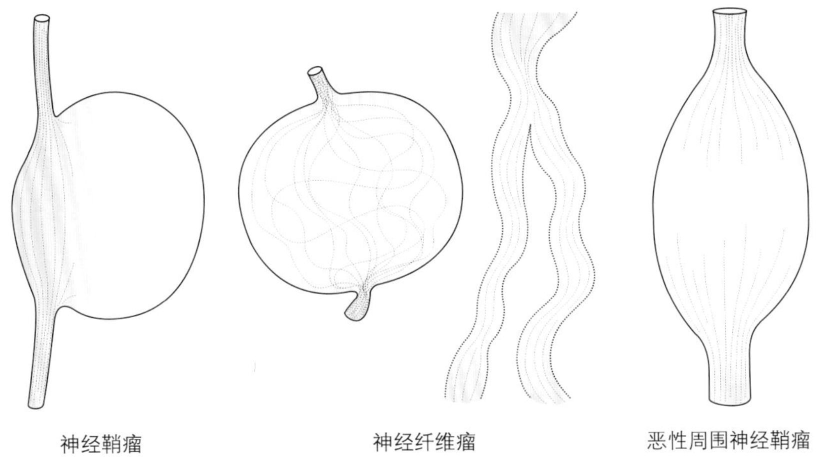

图 41.67 图解三种主要的周围神经肿瘤的主要区别。注意受累神经的直径以及神经突的走向与肿瘤的关系

无症状的皮肤丘疹[358-359]，常见于中年人面部。显微镜下，栅栏状包裹性神经瘤病变中心位于真皮（神经鞘瘤与其相反，很少发生于此部位），其特征是增生的施万细胞和许多轴索分布于神经束衣形成的包膜内[360]。免疫组织化学方面，其施万细胞 S-100 蛋白呈阳性，轴索神经丝蛋白（NF）呈阳性，包膜 EMA 呈阳性，提示病变内存在神经束衣细胞[360-361]。

神经鞘瘤

神经鞘瘤（schwannoma，neurilemoma）是人体少数几种有真正包膜的肿瘤之一，最常见的好发部位是肢体的屈侧、颈部、纵隔、腹膜后、脊神经后根和小脑脑桥角。神经鞘瘤周边包膜内常可见受压变平的起源神经，但其不穿入肿瘤实质（图 41.67）。由于神经鞘瘤为良性肿瘤，仅有极少数发生局部复发，涉及任何具有临床意义的神经都应尽可能保留（如面神经或迷走神经）。大多数神经鞘瘤病例为散发性病例，少数伴有 2 型神经纤维瘤病（由于 22q12 上的 *NF2* 基因胚系突变所致，其编码 merlin 蛋白，也称为施万膜蛋白）[362]。

大体上，较大的神经鞘瘤常有囊性区（图 41.68）。显微镜下，神经鞘瘤可见不同的 Antoni A 和 Antoni B 区（图 41.69 至 41.72）。Antoni A 区，细胞丰富，由梭形细胞排列成栅栏状或器官样结构（Verocay 小体），较小的神经鞘瘤几乎全部由 Antoni A 区构成。Antoni B 区，肿瘤细胞被大量水肿液分隔，形成囊性区。偶尔可见具有孤立的、奇异型、胞核深染的细胞（也称为陈旧性神经鞘瘤），但无特殊意义[363]。核分裂象少或无。玻璃样变厚壁血管是其特征性表现，有时可见血栓形成。有些病例显示细胞核呈明显栅栏状排列，但这并不是神经鞘瘤的特异性表现，这种表现在平滑肌肿瘤等其他肿瘤中也可以见到。传统上认为，与神经纤维瘤不同，除了与神经相连的被膜处之外，神经鞘瘤内并无轴索存在；然而，

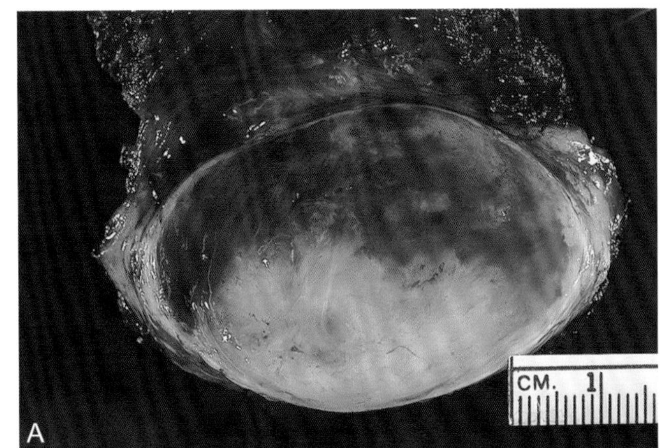

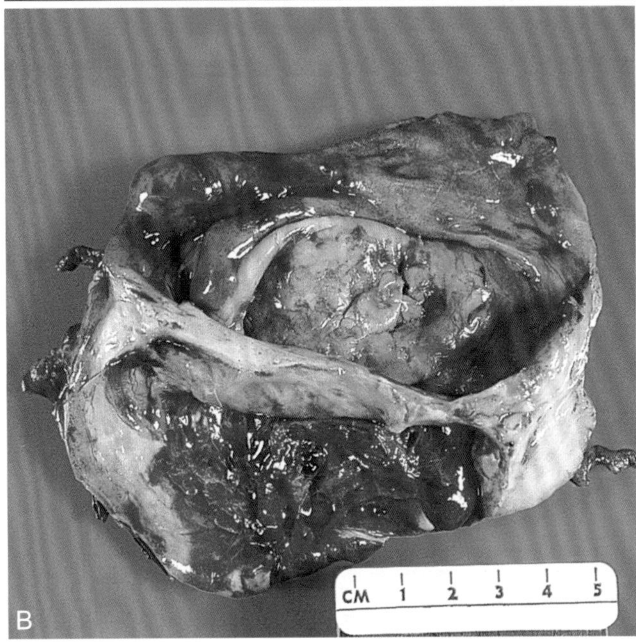

图 41.68 **神经鞘瘤。A**，大体表现。**B**，可见肿瘤出现继发性囊性变

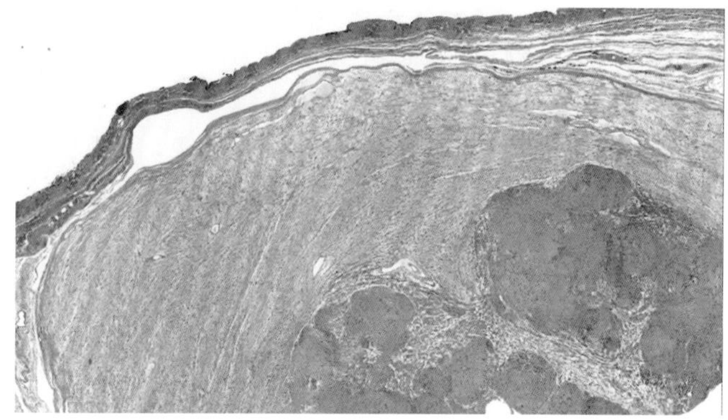

图 41.69 施**神经鞘瘤**。低倍镜观，可见包膜以及 Antoni A 区和 B 区

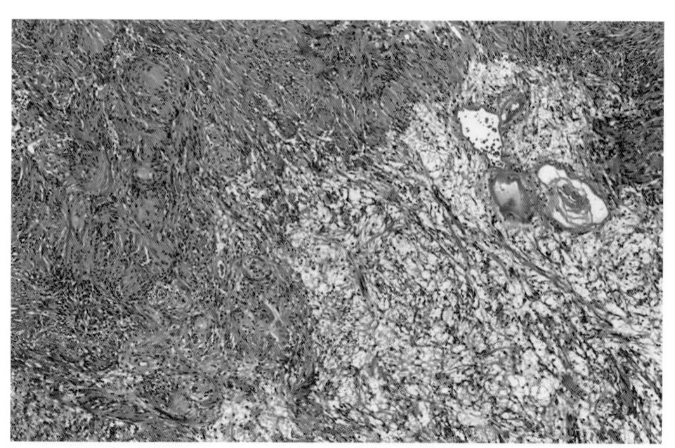

图 41.70 神经鞘瘤中 Antoni A 区和 B 区的结合部

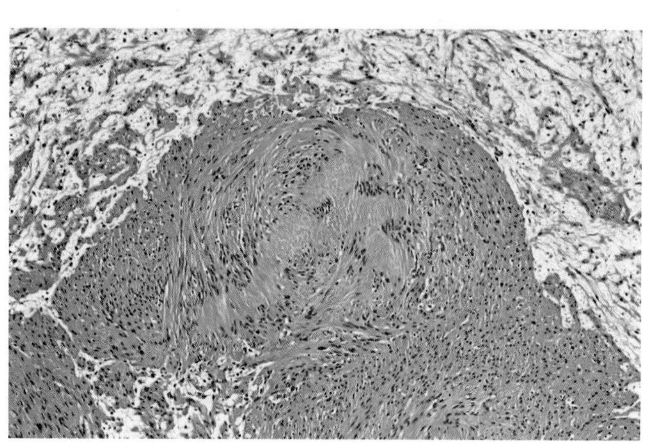

图 41.71 神经鞘瘤的 Verocay 小体

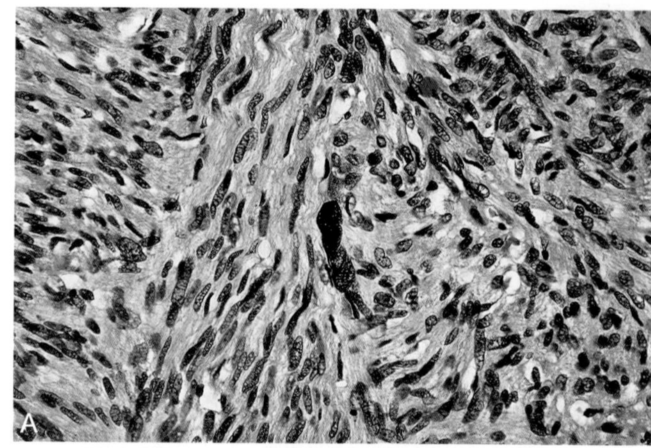

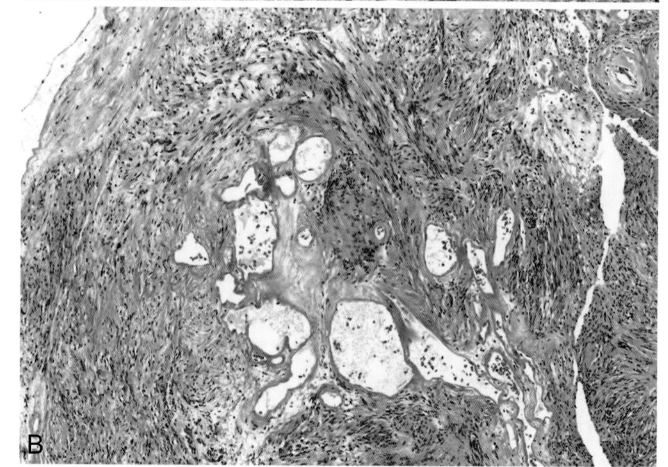

图 41.72 **神经鞘瘤**。**A**，可见较大的深染细胞核，这并不提示恶性变。**B**，厚壁玻璃样变性的血管是其一个显著特征

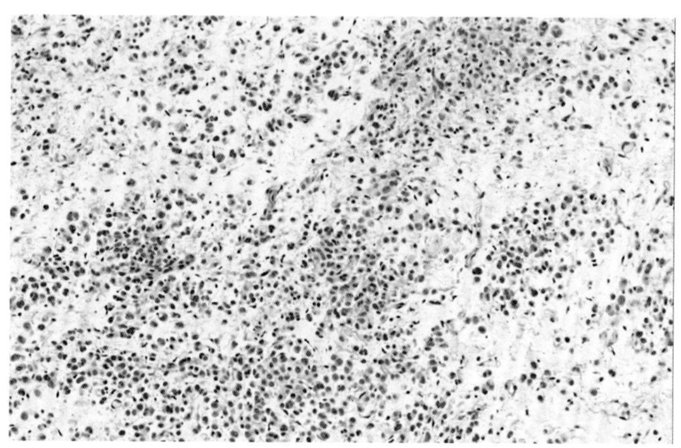

图 41.73 上皮样神经鞘瘤。可见上皮样施万细胞分布于黏液样基质中

近来应用抗神经丝蛋白抗体的研究对此假说提出了挑战[362]。有时可见泡沫样巨噬细胞的聚集，尤其是在较大的神经鞘瘤。更少见的是，可见簇状分布的颗粒细胞，类似于颗粒细胞瘤[364]。偶尔神经鞘瘤中可见丛状区，可能会被误认为神经纤维瘤。大多数丛状神经鞘瘤位置表浅，位于真皮或皮下组织，但其位置也可深在[365-366]。

神经鞘瘤也可出现上皮样区域，但与神经纤维瘤和恶性外周神经鞘肿瘤（MPNST）相比要少见得多[367]。当上皮样结构为主时，称为良性上皮样神经鞘瘤（图 41.73）。近年来发现，几乎 50% 的神经鞘瘤病例显示 INI1 表达缺失[367a]。其中一些病变出现明显的细胞非典型性，并且极少数病例转变为上皮样 MPNST。少数神经鞘瘤病例可见腺样成分（良性腺样神经鞘瘤）[368-369]。这些需要与被覆矮柱状或立方形上皮样施万细胞的假腺性

结构和陷入瘤内的汗腺区别 [370-371]。

极少数神经鞘瘤含有黑色素。当所含色素较多且有砂粒体形成时，其可能为砂粒体型黑色素性神经鞘瘤 [372]（见下文）。偶尔，神经鞘瘤（以及神经纤维瘤）显示有脂肪母细胞成分，并伴有具有印戒样特征的细胞成分 [373]。有些神经鞘瘤有显著的微囊性 / 网状结构；这些病变好发于内脏，尤其是胃肠道 [374]。

极少数情况下，在其他方面典型的神经鞘瘤或上皮样神经鞘瘤中，局灶可见深染的、小圆形施万细胞，其胞质稀少，有时有花环结构，类似于神经母细胞瘤 [375-376]。

电镜下，神经鞘瘤肿瘤细胞显示施万细胞分化特征，含有连续的并常呈双层的基板；大量极为纤细的胞质突起；胞质内微丝聚集；以及特殊的胞质内板层状小体和细胞外长间距的胶原 [377]。免疫组织化学方面，神经鞘瘤肿瘤细胞表达 S-100 蛋白（图 41.74）、钙网膜蛋白（神经纤维瘤不表达）和基底膜成分（如层粘连蛋白和Ⅳ型胶原）[335]。奇怪的是。腹膜后神经鞘瘤常常表达角蛋白，而周围型神经鞘瘤却从不表达角蛋白 [378]。遗传学上，无论是散发性还是伴有 2 型神经纤维瘤病的神经鞘瘤，它们都有 *NF2* 基因一个等位基因位点的体系突变（散发性）或胚系突变（2 型神经纤维瘤病伴发），以及另一等位基因位点发生杂合性缺失或 22 号染色体单体 [379-380]。

神经鞘瘤恶变格外罕见，这与神经纤维瘤不同，但确有发生 [381-382]。有趣的是，大多数恶性成分呈现上皮样形态 [383]。

富于细胞性神经鞘瘤（cellular schwannoma）是指细胞高度丰富的神经鞘瘤，全部由 Antoni A 区构成而无 Verocay 小体（图 41.75）[384-386]。其可伴有核异型性、核分裂象和局灶坏死。文献报道的大多数病例都位于腹膜后、盆腔和纵隔。其与低级别恶性 MPNST 的鉴别仍然很困难，S-100 蛋白呈弥漫强阳性支持富于细胞性神经鞘瘤。

砂粒体性黑色素性神经鞘瘤（psammomatous melanotic schwannoma）是一种特殊类型的外周施神经鞘瘤，并且是 Carney 综合征的一种表现 [372]。大多数病例发生于脊神经根。顾名思义，其显微镜下特征为含有黑色素和砂粒体沉积（图 41.76）。与本节描述的其他类型的神经鞘瘤不同，砂粒体性黑色素性神经鞘瘤属于低级别恶性肿瘤，具有局部复发倾向，可以转移。实际上，Torres-Mora 等人认为，将其称为“恶性黑色素性神经鞘瘤”更为适合，因为 44% 的患者发生了转移 [387]。

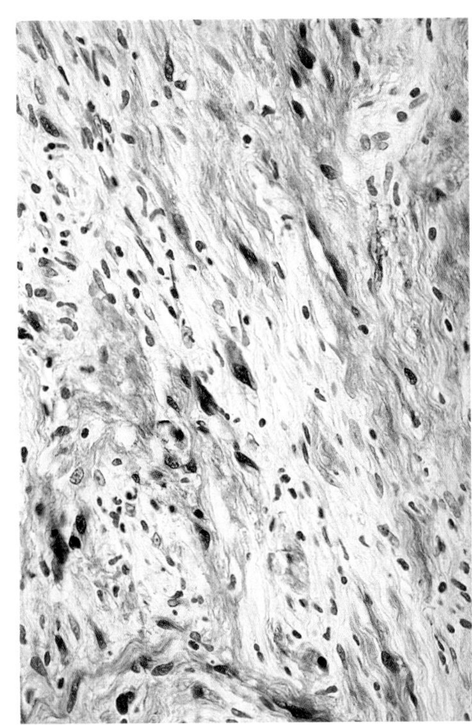

图 41.74　神经鞘瘤 S-100 蛋白免疫反应呈阳性

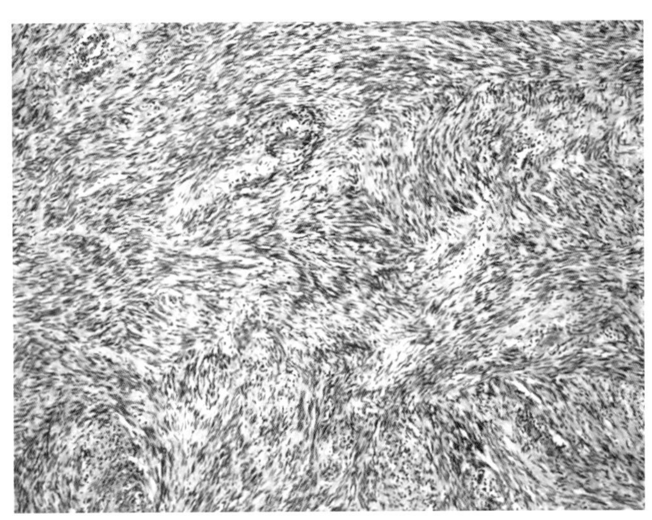

图 41.75　富于细胞性神经鞘瘤。可见增生的梭形细胞排列成短束状，未见 Verocay 小体

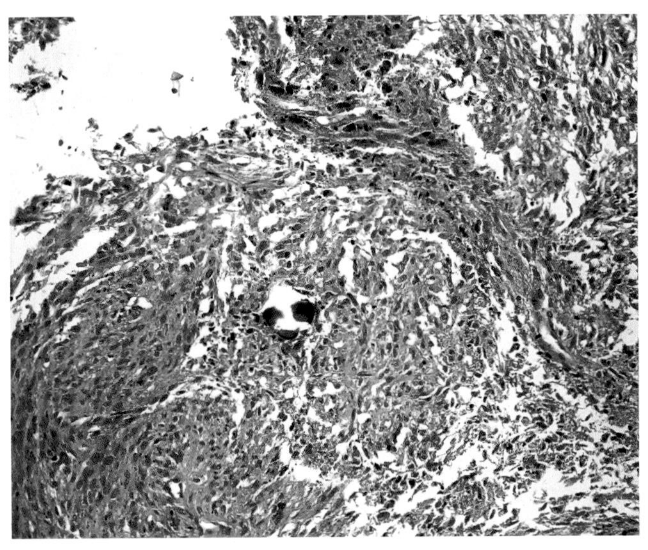

图 41.76　Carney 综合征患者的砂粒体型黑色素性神经鞘瘤

颗粒细胞瘤

颗粒细胞瘤（**granular cell tumor**）的典型发生部位是舌部，但也可发生于其他部位，如皮肤、会阴、乳腺、喉、气管、胃肠道和软组织等其他部位[388-389]。有些患者出现多发病变，尤其是在胃肠道[390]。有先天性病变的报道，大多数发生于牙龈，但此类病变对S-100蛋白阴性表达，可能代表了一类独特的疾病（先天性牙龈瘤）[391-392]。

颗粒细胞瘤通常较小，但我们见过直径达5 cm的病例。颗粒细胞瘤质硬，界限不清。较大的皮肤颗粒细胞瘤有时会伴发溃疡，这也解释了为什么此类肿瘤在临床上和大体上会被误诊为恶性肿瘤。颗粒细胞瘤肿瘤细胞较大，胞质内充满小而规则的颗粒（图41.77至41.80）。还有些颗粒细胞瘤中可见较大的圆形小滴，呈均质嗜酸性，PAS染色呈强阳性。颗粒细胞瘤界限不清，呈假性浸润。有些可见于血管管壁或管腔，不要将这种情况认为是恶性征象[393]。如果颗粒细胞瘤靠近上皮表面生长（如皮肤、会阴或喉部），则会出现假上皮瘤样增生，可能会被误诊为鳞状细胞癌[394]。颗粒细胞瘤间质常常出现弹力组织变性[395]。

组织化学方面，颗粒细胞瘤肿瘤细胞的胞质内颗粒含有大量水解酶（如酸性磷酸酶），神经髓鞘固蓝（Luxol fast blue）染色呈阳性[396]。超微结构上，这些颗粒具有溶酶体表现。其他有趣的电镜表现是出现伴有“成角小体（angulated bodies）”的第二种细胞成分，导致一个戈谢细胞样表现[389,397]，并且可见环绕颗粒细胞的复层基底膜物质，后者提示细胞反复出现过损伤和修复。免疫组织化学方面，几乎所有病例S-100蛋白均呈强阳性，会被当做施万细胞肿瘤；大多数病例也表达Sox-10[398]。其他阳性表达包括CD68、钙网膜蛋白和抑制素[399-400]。

绝大多数颗粒细胞瘤临床过程为良性。先前文献报道的大多数恶性颗粒肌母细胞瘤实际为腺泡状软组织肉瘤。然而，确有几例经光镜和电镜证实为颗粒细胞瘤的病例发生远隔转移[401]。提示恶性的特征包括坏死，核分裂活性高，梭形细胞，泡状核、大核仁，以及高MIB-1值[401]。

尽管诊断为真正颗粒细胞瘤的大多数病变显示施万细胞分化，但一些伴有颗粒细胞的肿瘤却与其无关，尤其是S-100蛋白阴性的肿瘤[402-405]；它们许多发生于皮肤，

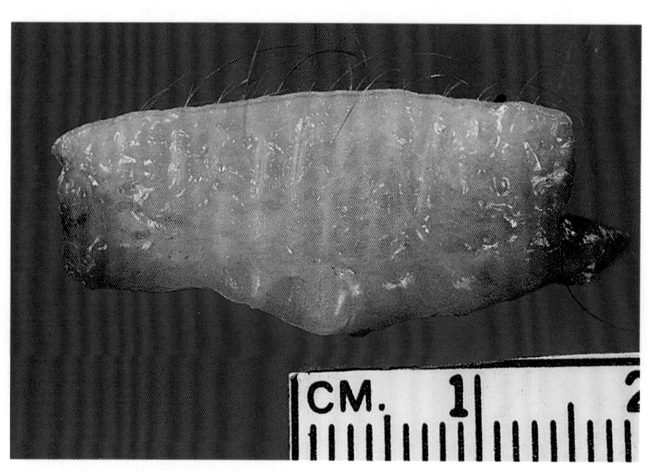

图41.77 **皮肤颗粒细胞瘤**。可见灰白色组织在真皮内渗透，边界不清

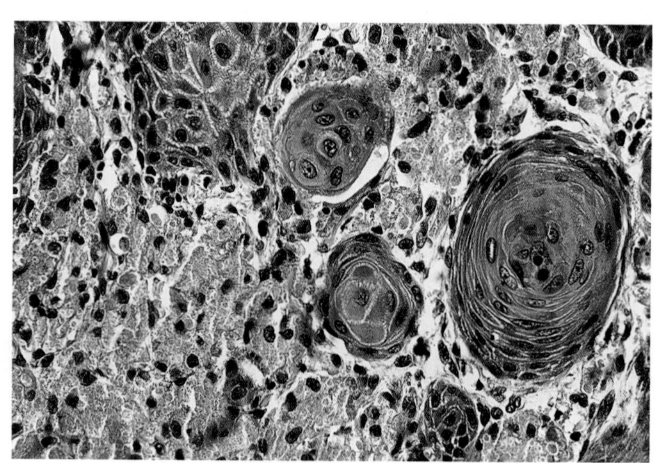

图41.79 被覆颗粒细胞瘤表面的鳞状上皮呈假上皮瘤样增生

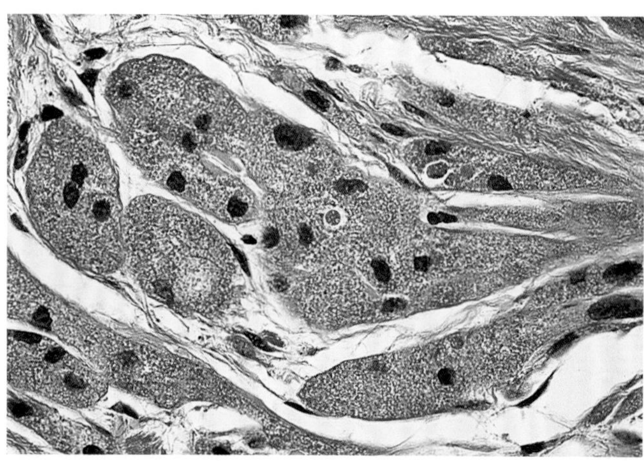

图41.78 **颗粒细胞瘤**。可见胞质内有无数细小的颗粒以及散在较大的嗜酸性小球

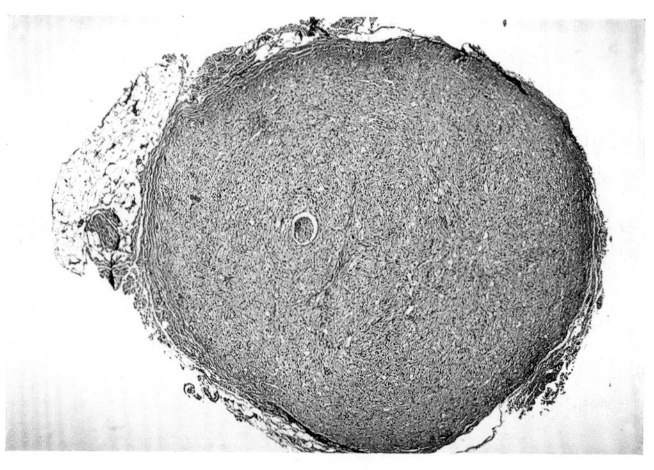

图41.80 横切面，可见颗粒细胞瘤在神经内及周围呈同心圆生长

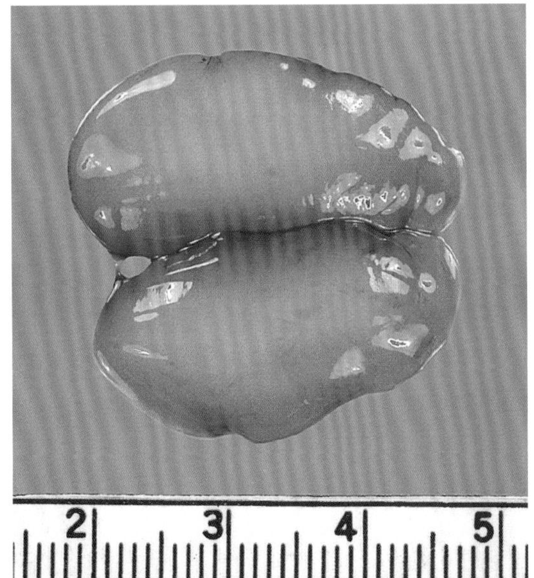

图 41.81 软组织界限清楚的神经纤维瘤，呈胶样外观

为息肉样病变，CD68 和 NKI/C3 染色呈阳性[403]。这类罕见肿瘤的确切起源还不十分很清楚。颗粒细胞变在其他一些不相关的肿瘤也会见到，包括血管和平滑肌肿瘤[406-407]。我们只将整个病变都呈颗粒样且 S-100 蛋白表达阳性的病例诊断为颗粒细胞瘤，而对于其他病例，要根据其基本成分来命名，注明局灶伴有颗粒样改变。

神经纤维瘤

神经纤维瘤（neurofibroma）在大体、光镜和电镜特征和自然病程方面都与神经鞘瘤不同。一些病例中两者的鉴别可能有困难，也有个别病例可能两种病变并存，但这都不能成为将它们混为一谈的理由。

不同病例间神经纤维瘤的大体表现差异很大。神经纤维瘤通常无包膜，且比神经鞘瘤质软（图 41.81）。位置表浅的神经纤维瘤可表现为突出于皮肤的、质软的、有蒂的小结节（悬垂性软疣）。较为深在的神经纤维瘤可以长得较大。神经纤维瘤可导致外周神经的弥漫扭曲和增粗，此时它们被称为丛状神经纤维瘤（图 41.82），通常见于 1 型神经纤维瘤病（von Recklinghausen 病，因 17q11.2 上编码神经纤维蛋白的 *NF1* 基因胚系突变所致）[408-409]。这种弥漫性神经受累可造成神经纤维瘤难以完全切除。这种特殊类型的神经纤维瘤在眼眶、颈部、背部和腹股沟区更为常见。

显微镜下，神经纤维瘤由外周神经所有成分混合增生构成，包括轴索、施万细胞、成纤维细胞和神经束衣细胞（丛状型）。施万细胞通常为主要细胞成分，大多数有明显长形的胞核，伴有波浪状、蛇形和两端尖（图 41.83）。电镜下，可见它们在胞质膜内折（形成轴索系膜）处包围轴索[410]。它们 S-100 蛋白表达呈阳性，周围有基底膜包绕[411]。神经纤维瘤中也含有 XⅢa 因子和

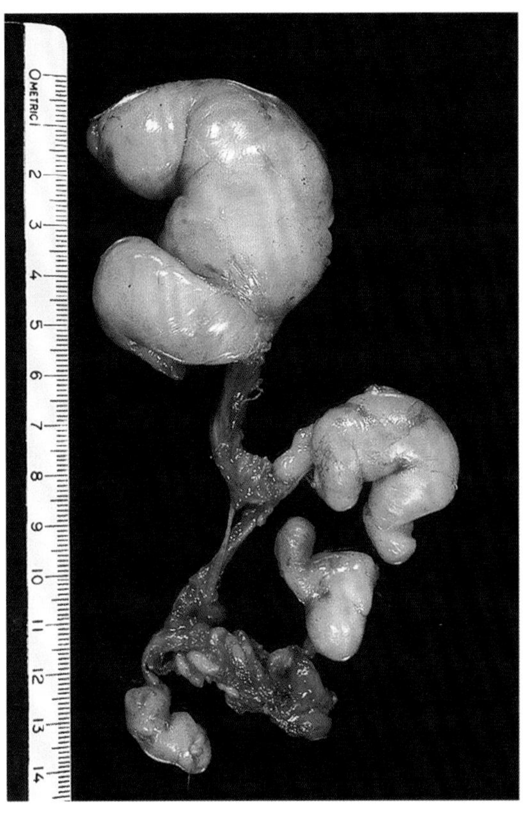

图 41.82 丛状神经纤维瘤的典型大体表现，提示为神经纤维瘤 1 型

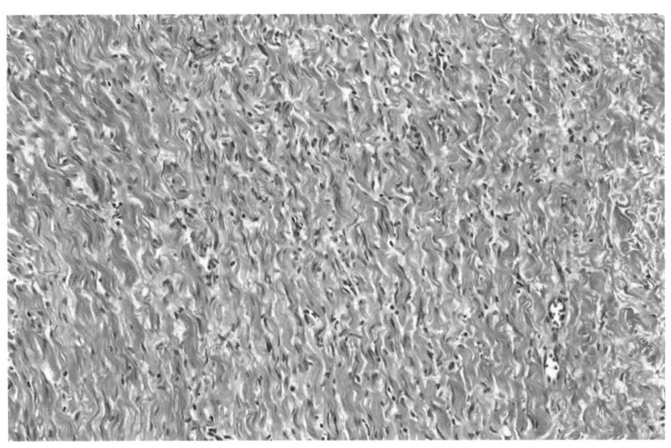

图 41.83 神经纤维瘤伴有位于胶原基质中的梭形细胞，呈碎胡萝卜样表现

CD34 呈阳性的细胞；至于这些细胞的本质及其在组织发生上与正常神经组织的关系目前尚不明确[412-413]。EMA 阳性的神经束衣细胞常见于丛状神经纤维瘤，但不存在于普通神经纤维瘤[414]。神经纤维瘤间质含有丰富的胶原纤维网，其中包含几乎所有主要的胶原类型（Ⅰ、Ⅲ、Ⅳ、Ⅴ和Ⅵ型）[411]。间质黏液变性可以颇为显著，可能被误诊为黏液瘤或黏液样脂肪肉瘤[415]。同神经鞘瘤一样，神经纤维瘤中可出现散在的、大而深染的细胞核。此种具有非典型性的神经纤维瘤也可同时细胞丰富，但核分裂象缺如（图 41.84）[416]。神经纤维瘤的间质常有大

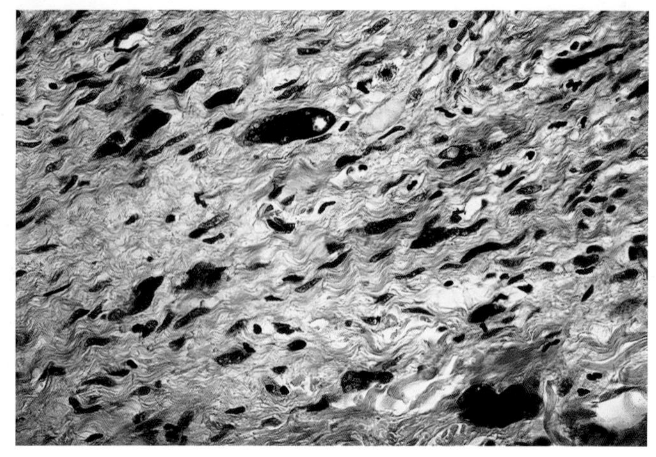

图 41.84 神经纤维瘤，伴有大的奇异型深染细胞核

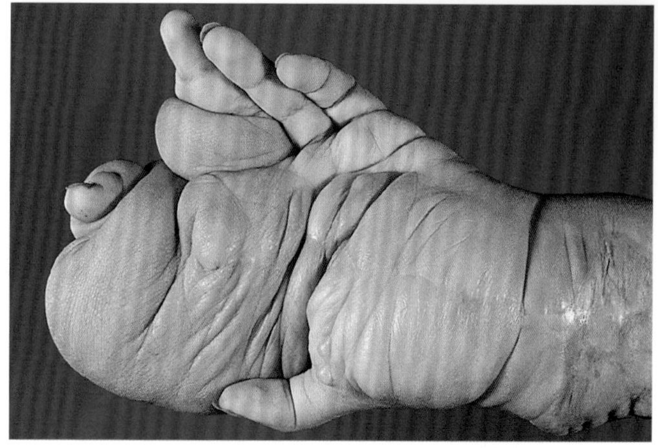

图 41.85 弥漫神经纤维瘤导致的上肢末端明显变形。该患者已进展为恶性外周神经鞘肿瘤

量肥大细胞。有时可见类似于 Wagner-Meissner 或 Pacini 小体的扭曲器官样结构。

与神经鞘瘤不同，神经纤维瘤中几乎从来都见不到 Verocay 小体、核的栅栏状排列和血管壁的玻璃样增厚。有时，其他方面典型的神经纤维瘤中含有黑色素，鉴于施万细胞与黑色素细胞在胚胎发生上的相关性，此种现象出现并不令人意外[415]。这种色素性神经纤维瘤应与蓝痣和恶性黑色素瘤鉴别。偶尔，在其他方面典型的神经纤维瘤中有灶状骨骼肌分化（神经肌肉错构瘤，良性 triton 瘤）[417]。有些神经纤维瘤（以及其他类型的良性和恶性外周神经肿瘤）可部分由颗粒细胞构成，在各方面均类似于颗粒细胞瘤[418]。极少数神经纤维瘤病例具有明显的上皮样特征，类似于神经鞘瘤和恶性外周神经鞘肿瘤（MPNST）中所见[367]。

发生于 1 型神经纤维瘤病患者的神经纤维瘤一般有一个 *NF1* 等位基因位点的胚系突变以及另一个等位基因位点丢失或突变，遵循瘤变过程的二次打击学说[419]。散发性神经纤维瘤的遗传学改变目前还不明确，但至少一些病变有 *NF1* 改变[420]。

如果出现核分裂活性以及细胞密度增加、细胞非典型性和纤维束形成，应疑为神经纤维瘤恶变。

神经纤维瘤病（neurofibromatosis）。1 型神经纤维瘤病或 von Recklinghausen 病的最主要表现是多发性神经纤维瘤；它是一种人类最常见的常染色体显性遗传病，患病率为 1/3 500[421]。其致病基因（*NF1* 基因）位于染色体 17q11.2 区，编码一种普遍存在的蛋白质——神经纤维蛋白（neurofibromin），其作用是负调节 RAS 蛋白的功能[422]。在 1 型神经纤维瘤病中，神经纤维瘤可发生于任何部位，包括腋下、大腿、臀部、深部软组织、眼眶、纵隔、腹膜后、舌、胃肠道和多种其他部位。丛状神经纤维瘤可导致肢体或身体一些部位显著增粗（神经瘤性象皮病）（图 41.85）。除了神经纤维瘤外，患者还可出现皮肤的牛奶咖啡斑。显微镜下，神经纤维瘤病是由表皮基底层黑色素增多造成的，有时还可见到下方的神经纤维瘤。根据其分布情况和光滑细致边缘可与 McCune-Albright 综合征相关性色素斑鉴别[423]。孤立性牛奶咖啡斑常见于正常个体，但如果出现 5 个或 5 个以上时应怀疑 1 型神经纤维瘤病。神经纤维瘤病患者也可伴有胃肠道间质肿瘤，通常表现为小肠壁上多发结节[424]，并且缺少 *KIT* 和 *PDGFRA* 基因突变[425-426]。

在遗传学，与 1 型神经纤维瘤病不同，2 型神经纤维瘤病上是染色体 22q12 上编码 merlin 的 *NF2* 基因改变所致[427]。其特征是在中枢神经系统出现各种肿瘤，最具特色的是双侧听神经神经鞘瘤。也可发生脑膜瘤、星形细胞瘤和其他类型肿瘤[428]。

少数 1 型神经纤维瘤病患者（5%～20%）可进展成恶性外周神经鞘肿瘤（MPNST）[429]，常常发生于颈部或肢体的大神经干上。外周浅表的神经纤维瘤从不发生恶变，对它进行手术切除的唯一理由是其过大或影响美观。

神经束膜瘤

神经束膜瘤（perineurioma）这种大多数或全部由神经束膜细胞构成的外周神经良性肿瘤如今已逐渐被人们所认识。显微镜下，神经束膜瘤病变由平行束状排列的极长细胞构成，其形态与神经纤维瘤或 pacinian 神经纤维瘤差别不大[430]。一些神经束膜瘤病例有席纹状结构，相当于以往的席纹状神经束膜纤维瘤[431]。当软组织黏液性病变中出现显著的席纹状或束状结构时，应疑为神经束膜瘤（图 41.86）。神经束膜瘤有一种神经内的变异型，具有非随机性染色体异常，可能为肿瘤性病变[432]。过去报道的局限性肥大性神经病看起来至少有一些属于此类疾病[433]。其他最近识别的这种肿瘤的变异型包括：硬化性神经束膜瘤，好发于年轻人的手指和手掌[434]；网状神经束膜瘤，有明显花边状或网状结构，由相互吻合的梭形细胞条索构成；以及丛状神经束膜瘤和相当少见的颗粒细胞神经束膜瘤[435]。具有神经鞘瘤和神经束膜瘤杂交形态的肿瘤[436]以及恶性神经束膜瘤也有报道，后者为恶性外周神经鞘肿瘤（MPNST）的一种亚型（见下文）。

超微结构上，神经束膜瘤细胞具有无分支的、细的胞质突起，外覆外板，末端有紧密连接相连，细胞器、肌动蛋白和波形蛋白丝均很少，但有众多胞饮小泡（图 41.87）[437]。免疫组织化学方面，神经束膜瘤肿瘤细胞

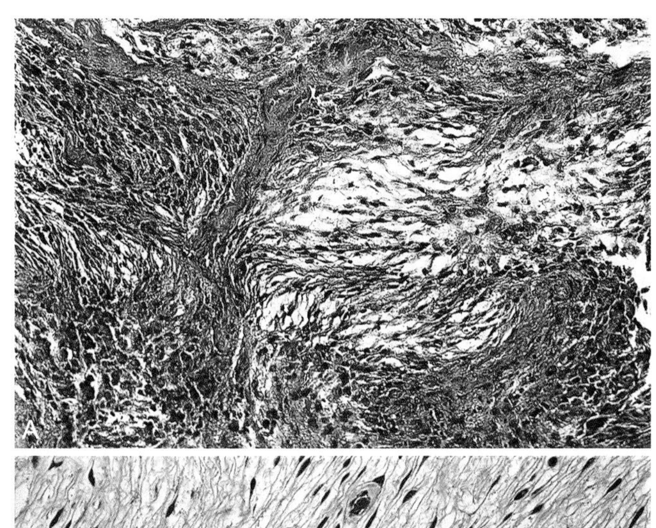

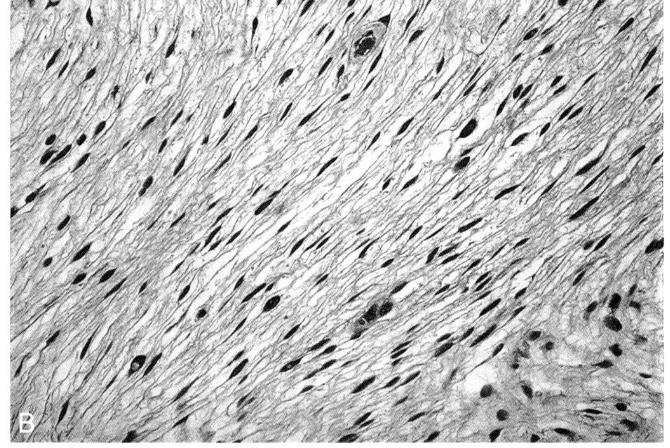

图 41.86　**A 和 B**，神经束膜瘤的两种形态学表现，**A** 图表现类似于黏液性纤维肉瘤

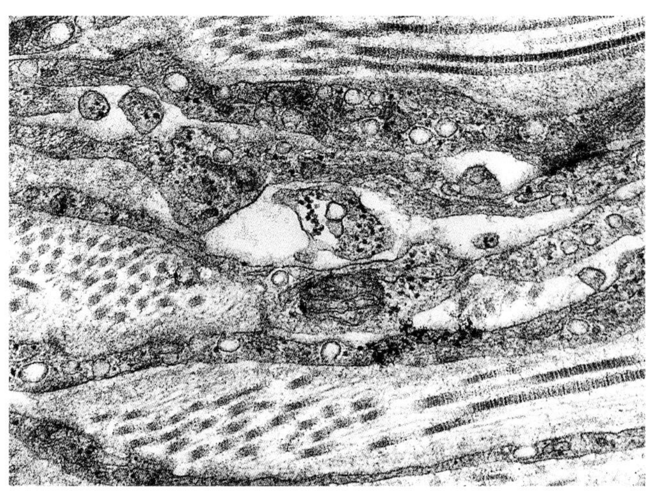

图 41.87　**神经束膜瘤的电镜表现**。可见神经束膜细胞的纤细胞质突起，明显的胞饮小泡。突起表面有连续的基底膜包裹（×42 000）（Courtesy of Dr. Robert A. Erlandson, Memorial Sloan-Kettering Cancer Center.）

EMA（图 41.88）、GLUT-1、CD34 和 claudin-1 表达呈阳性，但 S-100 蛋白表达呈阴性[438]。细胞遗传学方面，许多病例有 22 号染色体的部分或全部丢失[439]。此外，还有 *NF2* 基因突变和 13 号染色体丢失的报道[440]。

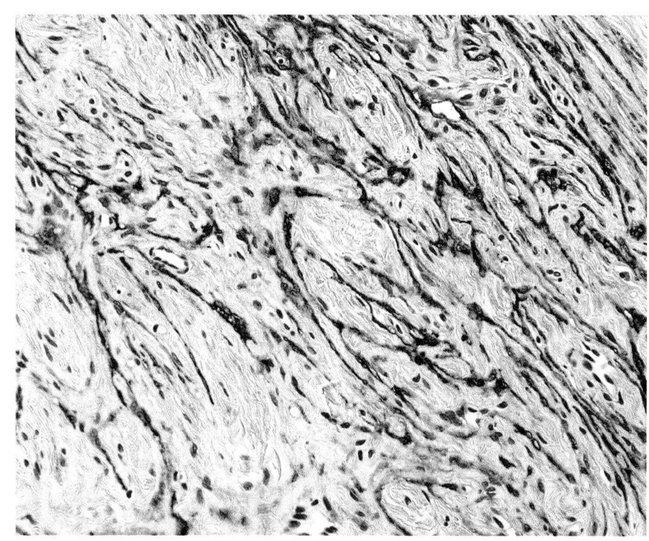

图 41.88　神经束膜瘤上皮膜抗原（EMA）免疫反应呈阳性

皮肤神经鞘黏液瘤

皮肤神经鞘黏液瘤（dermal nerve sheath myxoma）是一种良性浅表黏液肿瘤，多位于肢体远端，尤其是手指。尽管其最初被归类为神经鞘黏液瘤，但其与富于细胞性神经鞘黏液瘤无关，并且有明确证据提示其有真正神经鞘分化[441-442]。大体上和显微镜下，皮肤神经鞘黏液瘤的形态类似于黏液瘤，但呈明显的多结节状，结节间有纤维间隔，并有肥胖的上皮样细胞和明显的束状或丛状结构（图 41.89）。免疫组织化学方面，与富于细胞性神经鞘黏液瘤不同，皮肤神经鞘黏液瘤肿瘤细胞表达 S-100 蛋白。高达 50% 的病例发生局部复发。

恶性外周神经鞘肿瘤

恶性外周神经鞘肿瘤（malignant peripheral nerve sheath tumor, MPNST）是近年推荐使用的术语，此类肿瘤以往被称为恶性神经鞘瘤、神经源性肉瘤和神经纤维肉瘤。大约半数的 MPNST 为原发性肿瘤，另一半来源于 1 型神经纤维瘤病的一部分肿瘤。有些 MPNST 源于以往受照射区，一般至少是 10 年以后发生[443]，还有少数源于节细胞神经瘤的神经鞘细胞样成分（星状细胞）[444]。

绝大多数 MPNST 发生于成年人，但发生于儿童也有报道[445]。MPNST 最常发生部位有颈部、前臂、小腿和臀部。也有源于颅神经或颅神经的分支的 MPNST。大体上，MPNST 的特征性表现为：大神经因较大肿块而出现梭形肿胀，如在坐骨神经。大多数 MPNST 的位置较深，但其也可以发生于皮下或皮肤[446]。

因在显微镜下难以识别，MPNST 常被误诊为其他类型的软组织肉瘤。在以下两种情况下，由梭形细胞构成的软组织恶性肿瘤应首先考虑 MPNST：①肿瘤发生于 1 型神经纤维瘤病患者；②肿瘤明显发生于大神经解剖部位或与神经纤维瘤病相连。在无以上情况下，光镜诊断 MPNST 常常只是推测性的，需要综合以下多种特征加以分析，其中无一项具有独立的诊断意义。这

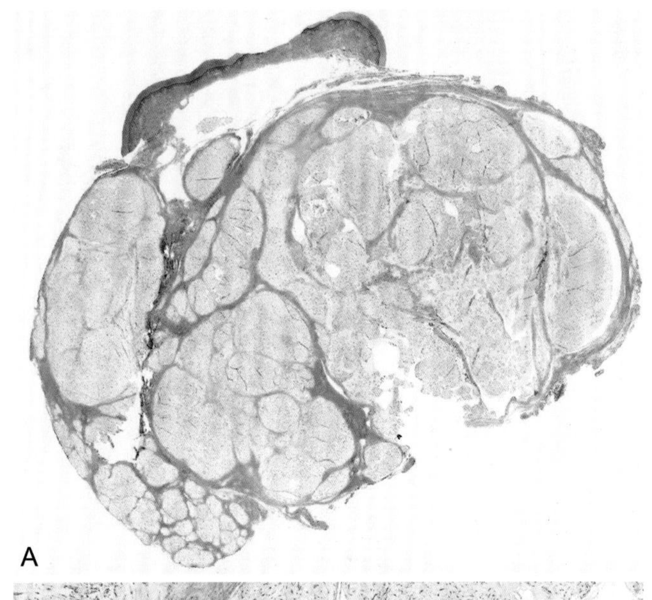

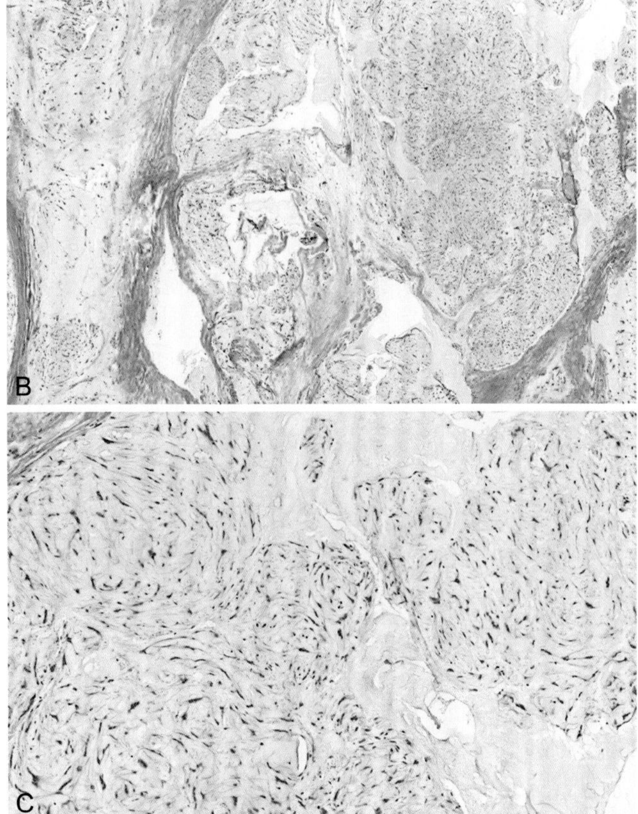

图 41.89 **皮肤神经鞘黏液瘤**。**A**，低倍镜观。**B**，中倍镜观。**C**，高倍镜观，可见病变的特殊分叶状表现

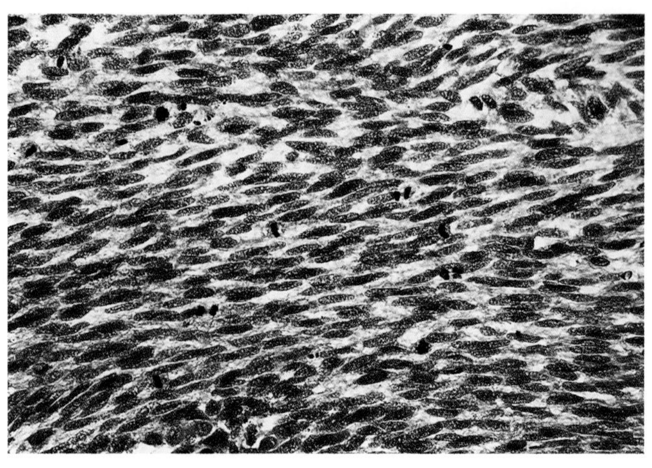

图 41.90 **恶性外周神经鞘肿瘤**。可见肿瘤细胞丰富，分裂活性高，缺乏显著的多形性

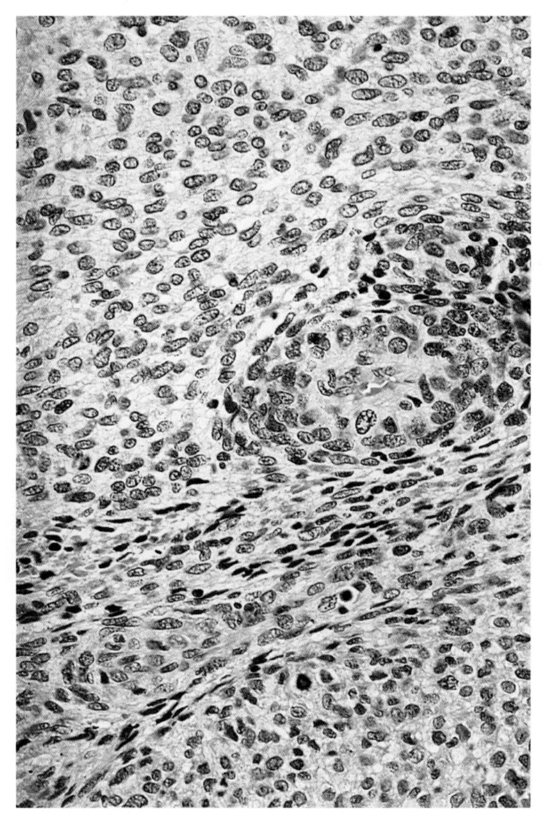

图 41.91 恶性外周神经鞘肿瘤。可见肥胖的上皮样细胞围绕血管，这是其一个常见特征

些特征包括：蛇形肿瘤细胞；排列成栅栏状或旋涡状；细胞核深染与胞质浅染形成鲜明对比（形如“打印出来的核”）；肥胖的肿瘤细胞在血管周围聚集；血管内皮细胞呈上皮样；有大裂隙状血管腔隙，形成血管周细胞瘤样表现；有地图样坏死区，坏死区周围肿瘤细胞排列成栅栏状（图 41.90 至 41.92）。在大多数区域，MPNST 表现为细胞高度丰富的梭形细胞肿瘤，核分裂象易见。虽然大多数 MPNST 形态较为单一（类似于单向性滑膜肉瘤），但有些形态极为怪异。显微镜下，后者可能非常类似于多形性未分化肉瘤（UPS）。约 15% 的病例可见化生组织（异源成分），如软骨肉瘤、骨肉瘤、横纹肌肉瘤或血管肉瘤分化（图 41.93 至 41.94）[447-448]。其中最引人关注的变异型是肿瘤中出现横纹肌肉瘤分化，常被称为恶性蝾螈瘤[449]。具有化生的肿瘤中必须

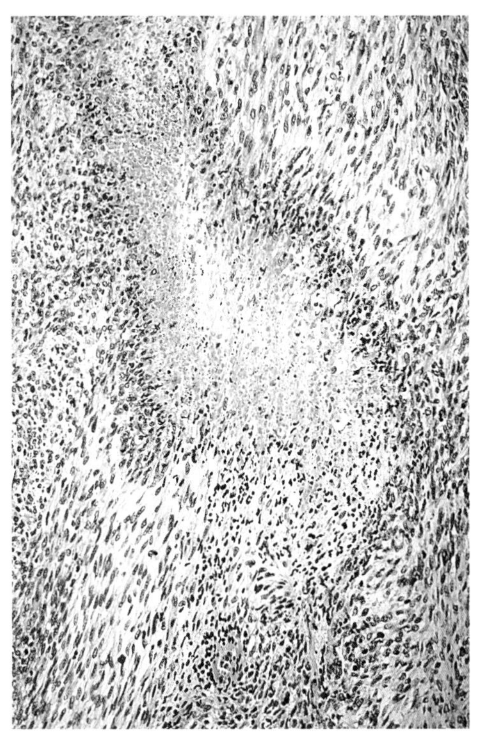

图 41.92　恶性外周神经鞘肿瘤，伴有坏死

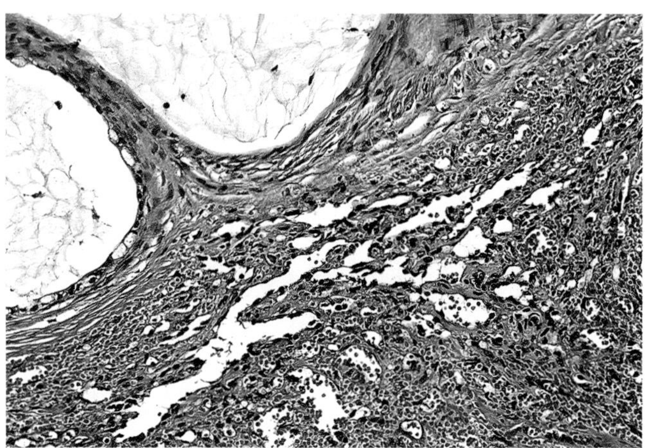

图 41.93　恶性外周神经鞘肿瘤，伴有血管肉瘤分化，可见极少数产生黏液的腺体

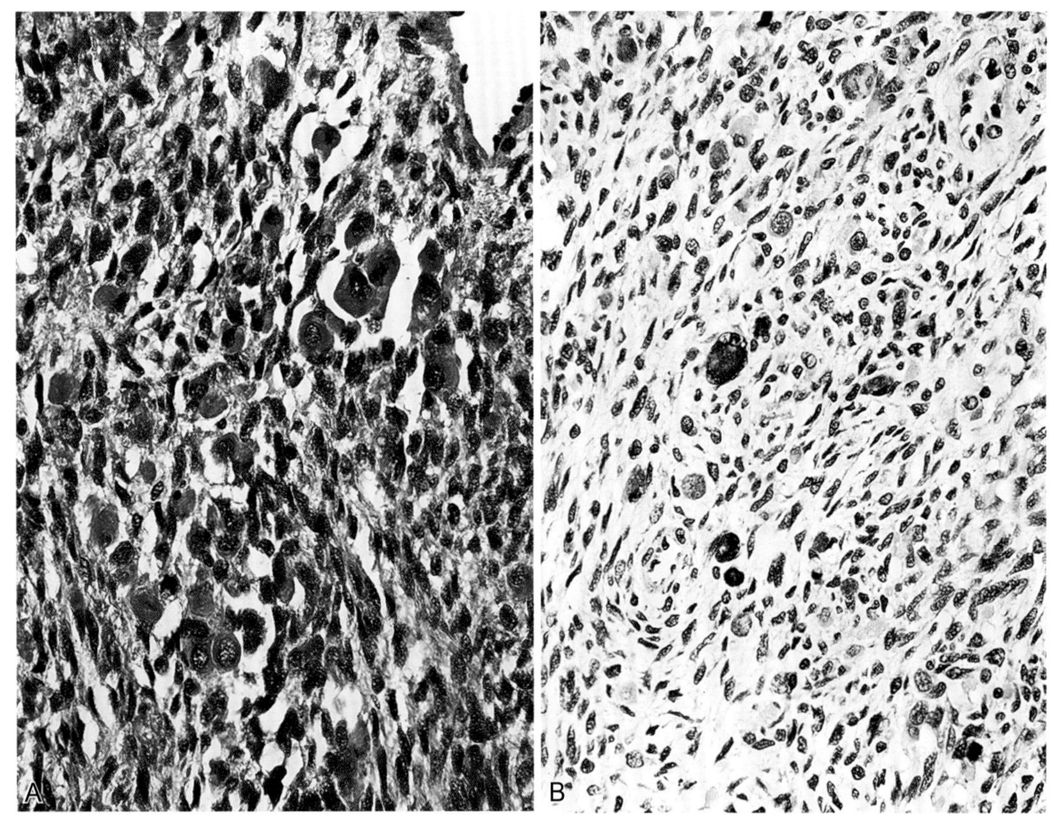

图 41.94　恶性外周神经鞘肿瘤，伴有横纹肌肉瘤分化（所谓的 Triton 瘤，**A**），肌红蛋白染色呈阳性（**B**）

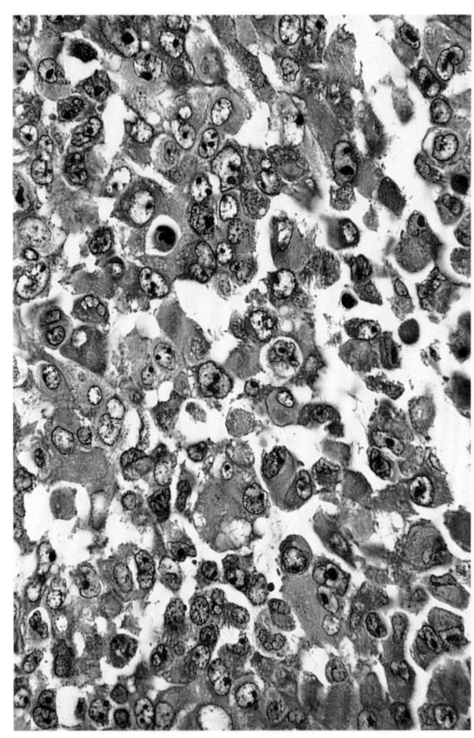

图 41.95　上皮样恶性外周神经鞘肿瘤

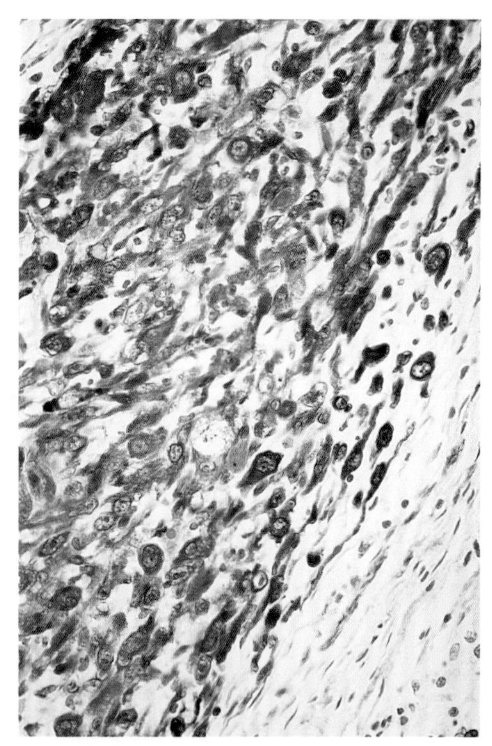

图 41.96　上皮样恶性外周神经鞘肿瘤 S-100 呈强阳性

存在明确的 MPNST 区域才能做出诊断，否则即使是对发生于 1 型神经纤维瘤病的患者，也应根据其形态学表现做出相应诊断。尽管偶尔有 MPNST 会出现腺样分化（图 41.93），这一特征也仅见于 1 型神经纤维瘤病患者 [450]。

一些 MPNST 的部分或大部分是由肥胖的、有多角形嗜酸性胞质的上皮样细胞构成的，称为**上皮样恶性外周神经鞘肿瘤（epithelioid MPNST）**（图 41.95）[451-452]。这类肿瘤占所有 MPNST 的比例大约为 5%。有趣的是，大多数源于良性神经鞘瘤恶变的 MPNST 为上皮样型。组织学上，大多数上皮样恶性外周神经鞘肿瘤表现为模糊的结节样外观，上皮样细胞排列成片状和索条状。其肿瘤细胞具有黑色素瘤样细胞核，核仁明显。有些病例出现横纹肌样表现，可见核旁包涵体。大多数病例 S-100 蛋白呈强阳性，与梭形细胞恶性外周神经鞘肿瘤不同（图 41.96 至 41.97）[452]。上皮样恶性外周神经鞘肿瘤缺乏黑色素瘤相关性抗原（HMB-45 和 Melan-A），对角蛋白（CK）通常呈阴性。大约 50% 的病例 SMARCB1 染色呈阴性（也称为 INI-1），而黑色素瘤呈阳性 [453]。

普通型恶性外周神经鞘肿瘤并无特异性免疫表型。50% ~ 90% 的病例 S-100 蛋白呈阳性，一般呈灶状 [454]。S-100 蛋白常作为神经鞘分化的标志物，但其缺乏特异性，因为鉴别诊断中的其他肿瘤（如滑膜肉瘤）对 S-100 蛋白也可呈阳性。近年来，一种神经嵴转录因子——即 SOX-10——被发现在大多数 MPNST 中表达，包括那些 S-100 蛋白呈阴性的病例 [398,455-456]。CD34 和 EMA 在 MPNST 中也有表达，反映了 MPNST 中具有周围神经分化。最近，免疫组织化学染色显示，大约 50% 的

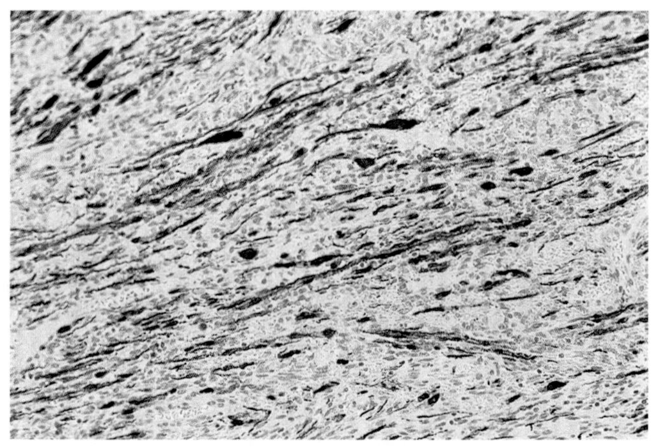

图 41.97　梭形细胞恶性外周神经鞘肿瘤 S-100 呈灶状阳性

MPNST 病例显示组蛋白 H3K27 三甲基的丢失，且随着 MPNST 的级别的升高，完全丢失的比例较高 [456a]。虽然组蛋白 H3K27 这种标志物的敏感性不高，但对于 MPNST 却是高度特异性的。其他 MPNST 的标志物还包括巢蛋白 [457]、HMGA2[458] 和 CD57[459]。

MPNST 的临床进程通常符合高级别恶性肿瘤，常伴有局部复发和远隔转移 [460-462]。其预后因素在不同研究中存在差异；然而，首发时的肿瘤大小和病变转移性都是重要的预后指标。大多数远隔转移发生于肺。

MPNST 常常显示复杂核型，具有数量和结构的异常 [380,463]。无论是散发性或继发于 1 型神经纤维瘤病，其 *NF1* 基因的两个等位基因都是失活的 [464]。此外，常常有 *p53* 基因突变，*CDKN2A* 基因缺失（9p21），以及 17q25 获得或扩增——可能累及 *BIRC5/SURVIVIN*[465-468]。近来

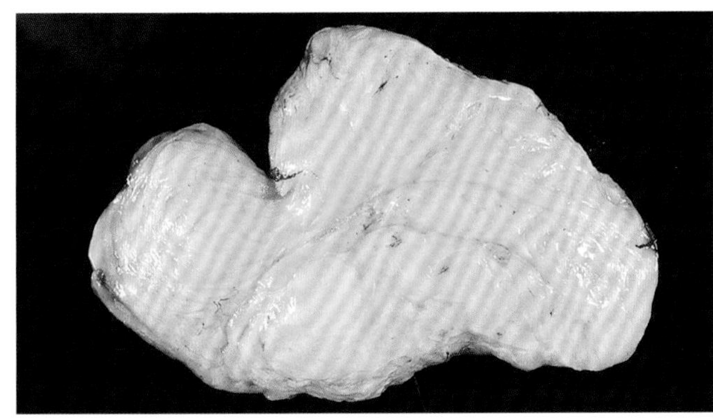

图 41.98 **脂肪瘤大体形态**。除界限清楚外，其外观与正常脂肪组织无区别

发现，多梭子阻遏复合体 2（polycomb repressive complex 2, PRC2）的功能突变的缺失见于大多数 MPNST，包括 NF-1 相关性和放疗相关性 MPNST[468a]。

脂肪组织肿瘤

脂肪瘤

良性脂肪肿瘤可以发生于任何存在脂肪的部位。它们大多数发生于上半身，特别是躯干和颈部，但也可以发生于其他任何部位，包括手部和足部。大多数**脂肪瘤（lipoma）**发生于皮下，这是与脂肪肉瘤鉴别的重要一点，后者大多数发生于深部组织。然而，脂肪瘤也可以发生于深部软组织——这部分脂肪瘤被分为**肌内型（intramuscular）**（最常见于躯干）和**肌间型（intermuscular）**（最常见于前腹壁）[469]。大多数脂肪瘤患者的年龄 41 ~ 60 岁，儿童很少受累。脂肪瘤可以单发或多发。多发性脂肪瘤在女性更常见，很多具有家族遗传背景；也有一部分见于神经纤维瘤病或多发性神经内分泌肿瘤患者。在**弥漫性脂肪瘤病（diffuse lipomatosis）**患者，常常见到由于成熟脂肪组织弥漫增生引起的肢体肥大。在家族性脂肪瘤患者中，脂肪瘤病为系统性分布[470]。

脂肪瘤可以长到很大；位于表浅软组织的脂肪瘤常常有包膜包绕，但位于深部组织的脂肪瘤常常界限不清。大体上，脂肪瘤由明黄色的脂肪组织构成，并被纤细的纤维条索分隔（图 41.98）。显微镜下，脂肪瘤由缺乏异型性的成熟脂肪组织组成。它们在细胞形态学和免疫组织化学上与正常脂肪组织无法鉴别，包括 S-100 蛋白和钙网膜蛋白呈阳性[471]。

脂肪瘤的部分区域可以出现坏死、梗死和钙化。重要的是，不要混淆坏死区域的组织细胞和脂肪母细胞。组织细胞围绕一个大的脂滴环周排列（就像其他部位发生的脂肪坏死一样）是比较有帮助的诊断指标。罕见情况下，脂肪瘤中可以见到成熟的软骨或骨化生[472]。

超微结构下，脂肪瘤由只含单个空泡的成熟脂肪细胞构成[473]。尽管在光镜和电子显微镜下脂肪瘤的表现与正常成人的脂肪组织无太大区别，但如果应用生化提取法进行脂质含量和脂蛋白脂酶活性测定，这两者是有差异的[474]。

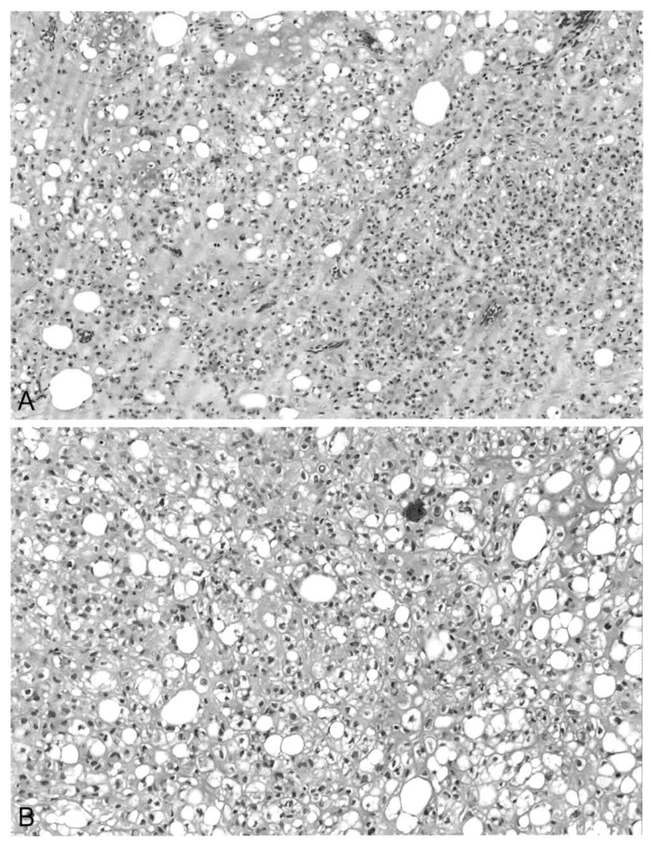

图 41.99 **软骨样脂肪瘤**。**A**，低倍镜观。**B**，高倍镜观

脂肪瘤可以呈现的形态学变异型包括：

1. **纤维脂肪瘤（fibrolipoma）**。其特征是存在明显的束状成熟胶原或黏液胶原间质，并与成熟脂肪细胞相互混合，通常发生于四肢远端[475-476]。
2. **黏液脂肪瘤（myxolipoma）**。这种变异型显示有广泛的间质黏液变性，但不应将其过诊断为黏液样脂肪肉瘤[477]。
3. **软骨样脂肪瘤（chondroid lipoma）**。这种变异型通常发生于较深部位，其特征是由含有糖原和脂质的嗜酸性、空泡化细胞组成——这些细胞类似于棕色脂肪细胞、脂肪母细胞和软骨母细胞（图 41.99）[478-479]。这种变异型有可能被误诊为软骨肉瘤或黏液样脂肪肉瘤。
4. **平滑肌脂肪瘤（myolipoma）**。这种变异型的特征是：成熟的脂肪组织与分化好的平滑肌束以不同比例混合[480]。
5. **梭形细胞脂肪瘤（spindle cell lipoma）**。这种变异型是一种良性肿瘤，其特征是好发于中年人肩部、上背部和后颈部，但也可以发生于许多其他部位，包括四肢、面部、口腔和躯干。这种变异型是由黏液和纤维背景中成熟脂肪细胞和形态一致的梭形细胞构成（图 41.100）[481]。有助于其与黏液样脂肪肉瘤鉴别特征包括：其缺乏脂肪母细胞和明显的丛状血管，存在粗大的（“绳索样”）胶原束，以及增生的小梭形细胞排列一致。在有些这种变异型病例中，可以见到不规则的分枝状间隙和绒毛状突起，类似于血管瘤样表现[482]。

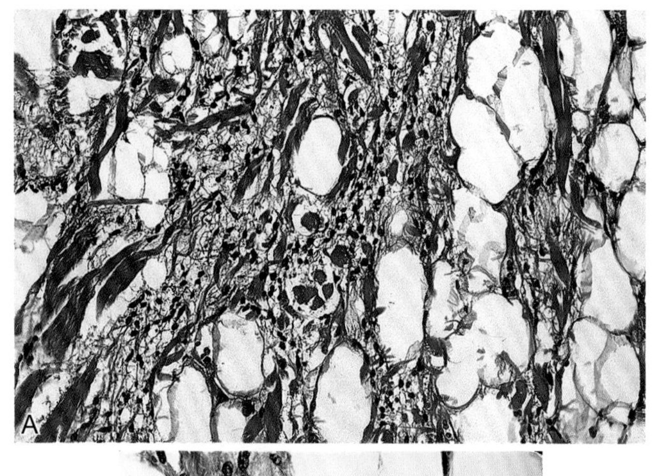

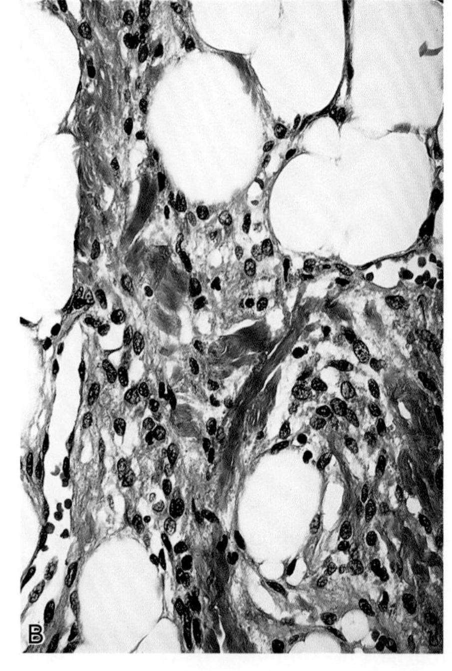

图 41.100 **梭形细胞脂肪瘤**。条索状胶原是其突出特征

尽管这种间隙最初不被认为是血管腔（“假血管瘤样”），但后来发现其衬覆的细胞具有内皮细胞的免疫表型（图 41.101）[483]。缺少或缺乏成熟脂肪的梭形细胞脂肪瘤可能会被误诊为神经纤维瘤甚至低级别肉瘤（所谓的脂肪缺失的梭形细胞脂肪瘤）[484]。免疫组织化学上，这种变异型的这些病变一致表达 CD34，但其他许多需要鉴别的梭形细胞病变也普遍表达这种标志物[485]。在肿瘤抑制基因免疫组织化学检测中，这种变异型也是显示 Rb-1 缺失的一种[485a]。

6. **多形性脂肪瘤**（**pleomorphic lipoma**）。这种变异型包含深染的多核（“花环样”）肿瘤细胞。鉴于这种变异型现在被认为组织发生上与梭形细胞脂肪瘤相关，毫不奇怪，其最常发生于中年人的后颈部、上背部和肩部[486]。这种变异型同时含有粗大胶原和显著的巨型细胞，并且含有与梭形细胞脂肪瘤一致的区域（图 41.102）。这种变异型也强阳性表达 CD34（图 41.103），同样也表现为 Rb-1 失表达[485a]。其最困难的鉴别诊断是硬化型高分化脂肪肉瘤。在其出现粗大

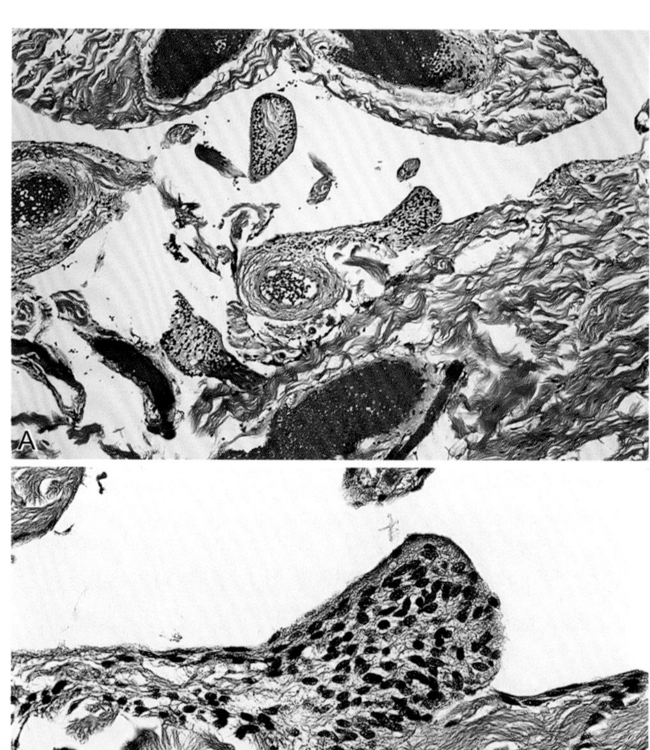

图 41.101 **A 和 B**，梭形细胞脂肪瘤。可见伴有假血管瘤样表现，这是由人工组织间隙下方有肿瘤细胞聚集导致

胶原的情况下，肿瘤部位是一个重要的诊断线索。脂肪含量少甚至缺乏的多形性脂肪瘤在诊断上具有挑战性[487]。多形性脂肪瘤的显微镜下表现可以类似于**结膜下眼眶脂肪突出**（**subconjunctival herniated orbital fat**），后者是一种因结膜下眶内脂肪脱垂所致的非肿瘤性病变[488]。

7. **血管脂肪瘤**（**angiolipoma**）。这类界限清楚且肿瘤体积小的变异型发生于青春期后不久；它们常常是疼痛性的，且其特征为多发；它们发生于皮下，最常见于躯干或四肢。它们的血管成分常局限于肿瘤周边，呈带状分布。常可见透明血栓，这是一个重要诊断指征（图 41.104）[489]。以血管成分为主的血管脂肪瘤［**富于细胞的血管脂肪瘤**（**cellular angiolipoma**）］可能与卡波西肉瘤或血管肉瘤混淆[490]。其疼痛与血管的丰富程度密切相关[491]。血管脂肪瘤缺乏染色体异常（类似于血管瘤，不同于脂肪瘤），提示其为伴有脂肪的血管瘤，而非真正的混合性肿瘤[492]。所谓的**浸润性血管脂肪瘤**（**infiltrating angiolipoma**）与上述脂肪瘤无关，可能不是真正的混合性肿瘤，而是肌内大血管的血管瘤，其中受累的肌肉组织被脂肪取代[493]。
8. **髓脂肪瘤**（**myelolipoma**）。这种变异型包含成熟的脂肪组织和骨髓成分，最常发生于肾上腺[494]，尽管也可发生于肾上腺外的部位（包括腹膜后、骶前区和纵

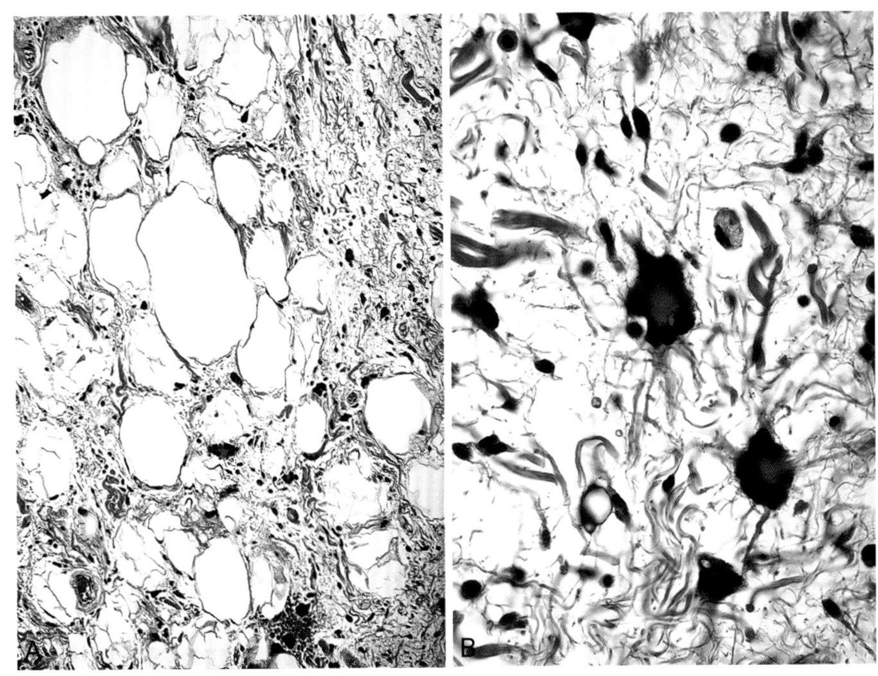

图 41.102 **A** 和 **B**，多形性脂肪瘤。可见伴有特征性花环状巨细胞

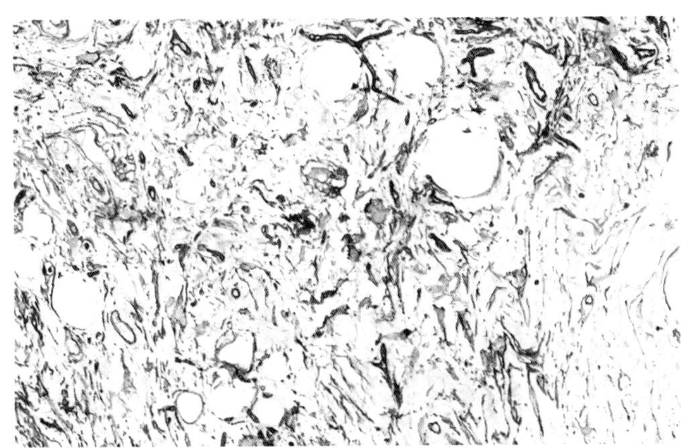

图 41.103 多形性脂肪瘤 CD34 染色呈强阳性

隔）[495-496]。这种变异型大多数发生于 40 岁以后。尽管这种变异型很多都是体积较小且偶然被发现，但另外一些可以体积巨大，并且可因发生部位不同引起相应的症状 [497]。这种变异型的一些肿瘤与激素活性的肾上腺肿瘤相关，如肾上腺皮质腺瘤 [498]、肾上腺皮质癌 [499] 和嗜铬细胞瘤 [500]。基于一种非偶然性的 X 染色体失活，提出了一种其肿瘤发生机制 [501]。

9. **肌内 / 肌间脂肪瘤（intra/intermuscular lipoma）**。这种变异型因发生部位较深常引起担忧，它们可以长到很大。这种变异型大多数发生于成年人，最常见于男性，通常发生于四肢比较大的肌肉，特别是大腿、上臂和肩部 [502]。组织学上，这种变异型中成熟脂肪细胞与骨骼肌纤维紧密混合（图 41.105）。后者可能变得萎缩并类似于非典型性脂肪瘤性肿瘤 / 高分化脂肪肉瘤中具有诊断意义的拉长的深染细胞。这种变异型的诊断必须广泛取样以进一步除外非典型性脂肪瘤性肿瘤 / 高分化脂肪肉瘤。另外，对于除外非典型性脂肪瘤性肿瘤，检测 *MDM2* 基因扩增（最好进行 FISH）会非常有帮助，因为肌内脂肪瘤 *MDM2* 扩增通常呈阴性 [503]。鉴于发生部位较深，这种变异型肿瘤手术治疗通常难以完全

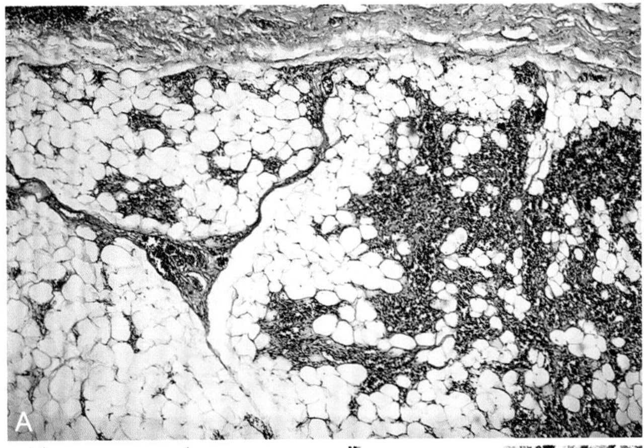

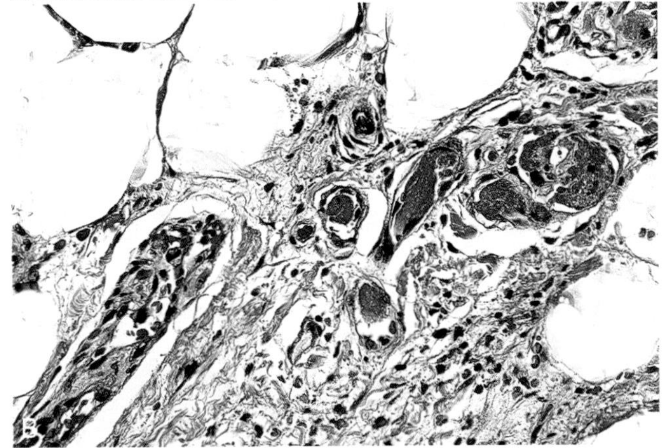

图 41.104 **血管脂肪瘤**。**A**，可见血管与成熟脂肪组织密切混合。**B**，可见多量透明血栓

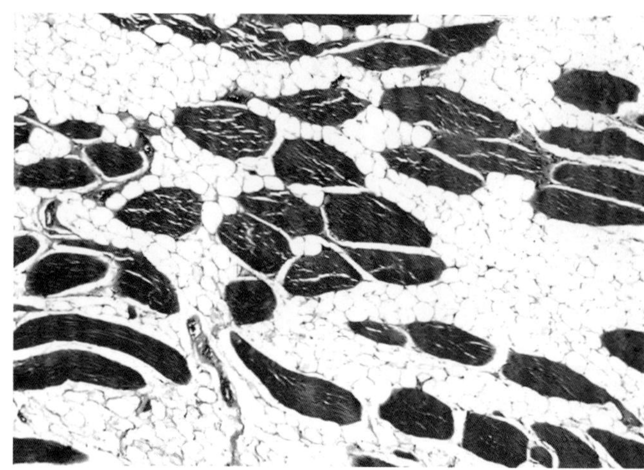

图 41.105　肌内脂肪瘤。可见成熟脂肪组织与骨骼肌交错混合

切除，因此它们经常复发[502,504]，但它们不会发生去分化或转移。

在细胞遗传学方面，80% 的孤立脂肪瘤都有染色体异常，如 12q14-15 重排、6p21-22 重排、13q12-14 或 13q22 缺失[505-507]。12q14-15 区涉及的基因是 *HMGA2*（又称为 *HMGIC*，编码高迁移组蛋白），6p21-22 区涉及的基因是 *HMGA1*。与非典型性脂肪瘤性肿瘤不同，标志性的环状或巨大染色体极为罕见。

几乎所有的梭形细胞和多形性脂肪瘤都显示染色体 13q 和（或）16q 的缺失或不平衡的重排，支持这两种肿瘤类型之间存在紧密关联，并且它们与非典型性脂肪瘤性肿瘤不同[508-510]。

脂肪母细胞瘤 / 脂肪母细胞瘤病

脂肪母细胞瘤 / 脂肪母细胞瘤病（lipoblastoma/lipoblastomatosis）几乎全都发生于婴幼儿（年龄小于 5 岁）[511-512]，偶尔也有青少年和年轻人病例的报道[513]。脂肪母细胞瘤 / 脂肪母细胞瘤病常累及上下肢体的近端部分。大体上，它们的病变质软且呈分叶状。它们可以进一步分为界限清楚的脂肪母细胞瘤和部位深在且界限不清的脂肪母细胞瘤病。显微镜下，它们的表现与胎儿的脂肪极为相似。因含脂肪母细胞、丛状血管结构并有丰富的黏液样间质，它们有可能与黏液样脂肪肉瘤混淆（图 41.106）。它们与后者的区别在于：它们的患者年幼，有明显的小叶结构，缺乏黏液样脂肪肉瘤中特征性的 *DDIT3* 基因异位。在细胞遗传学方面，脂肪母细胞瘤 / 脂肪母细胞瘤病常伴有 8q11-13 区重排，可能涉及 *PLAG1* 基因（多形性腺瘤基因）[514-515]。已发现多个伙伴基因，如 8q24 区的 *HAS2* 和 7q22 区的 *COL1A2*。一些病例有 8 号染色体获得，伴有或不伴有 8q11-13 重排。它们的临床经过为良性的，具有较低的局部复发风险。婴儿期未予切除的脂肪母细胞瘤可长成脂肪瘤。

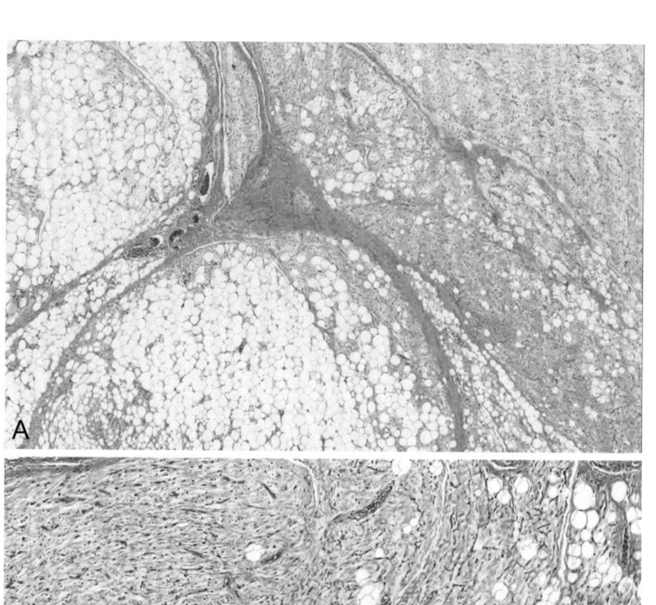

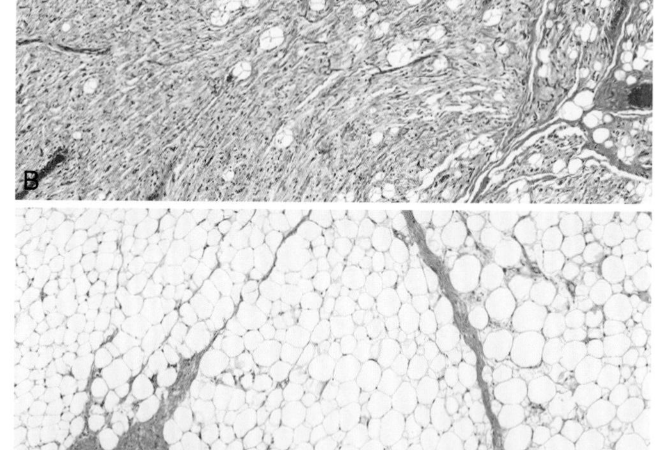

图 41.106　**脂肪母细胞瘤**。**A**，可见成熟脂肪组织和其他黏液样改变的分叶状外观和结节。**B**，可见脂肪母细胞瘤中的黏液样结节，与黏液样脂肪肉瘤有些相似。**C**，可见脂肪母细胞瘤中成熟脂肪组织区域

冬眠瘤

冬眠瘤（hibernoma）是一种罕见的良性肿瘤，通常发生于肩胛区、腋窝和大腿，但也可位于纵隔和腹膜后[516]。冬眠瘤切面呈一种典型的棕色，其显微镜下特征性结构为：器官样排列的大细胞，胞核居中，胞质内充满中性脂肪染色阳性的小泡（图 41.107）。细胞遗传学方面，冬眠瘤常有 11q13 区域重排[517-518]。

冬眠瘤因与动物冬眠腺中的棕色脂肪相似而得名，在电镜水平其形态相似之处仍保留[519]。有时可见冬眠瘤与普通脂肪瘤或梭形细胞脂肪瘤混合存在（杂交瘤）。一些冬眠瘤可伴有黏液样基质[520]。在恶性软组织肿瘤中，许多肿瘤细胞具有棕色脂肪的特征，这些被认为是脂肪肉瘤的形态学变异型。

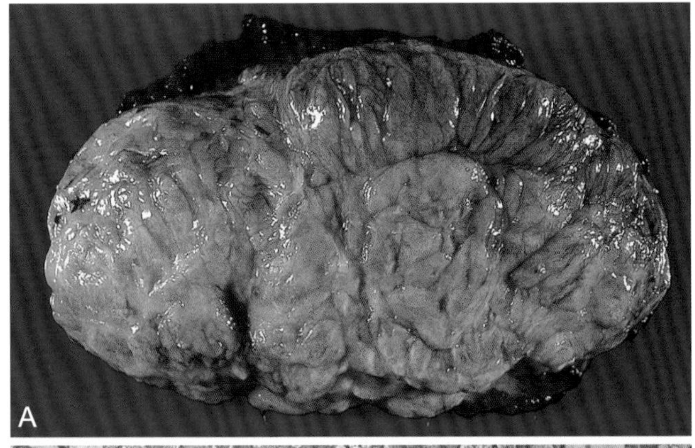

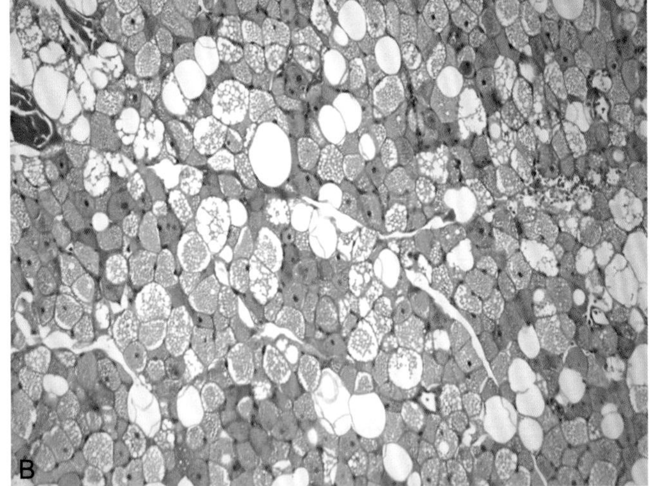

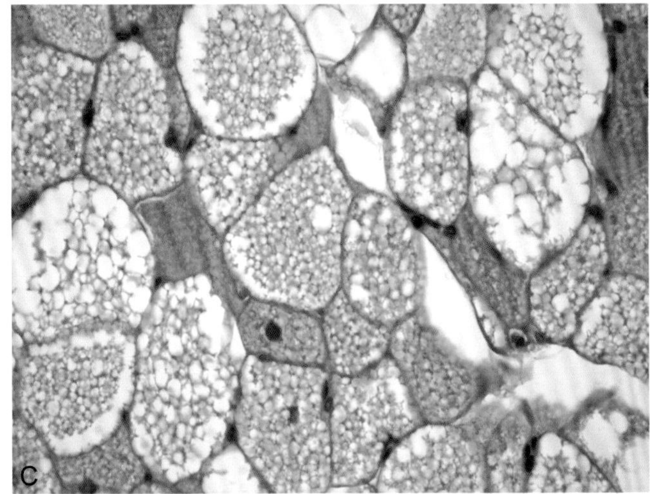

图 41.107 **A**，良性脂肪组织的大体表现，具有冬眠瘤和脂肪瘤的特征。冬眠瘤低倍镜观（**B**）和高倍镜观（**C**）

神经纤维脂肪瘤

神经纤维脂肪瘤（neural fibrolipoma）[有时也被称为**神经的脂肪纤维瘤性错构瘤（lipofibromatous hamartoma of nerve）**]是一种发生于年轻人的手掌侧、腕部和前臂的一种肿瘤样脂肪瘤性病变[521]。超过 1/3 的患者伴有巨指 / 趾畸形[521]。大多数神经纤维脂肪瘤在出生时或在出生最初几年发生，巨指 / 趾畸形多见于女性患者。神经纤维脂肪瘤最常累及正中神经及其远端分支，但其他神经也可受累。可见纤维脂肪组织在神经外膜和

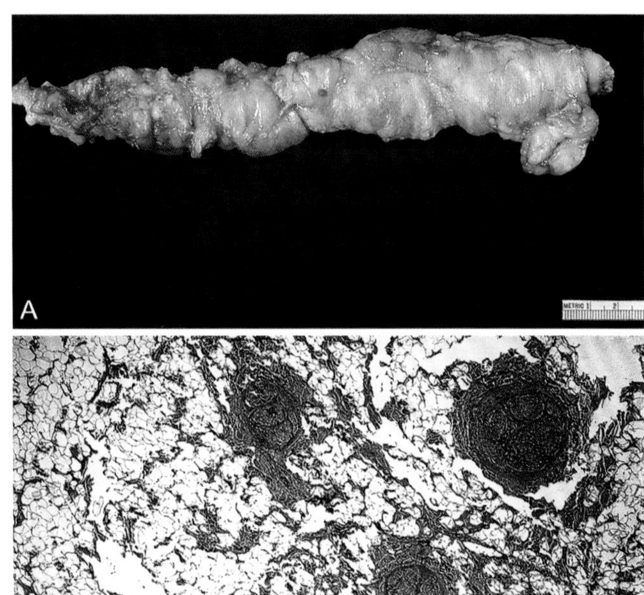

图 41.108 神经的纤维脂肪瘤性错构瘤。**A**，大体表现。**B**，显微镜下表现

神经束膜之间生长并浸润受累神经，后者通常萎缩（图 41.108）。鉴于神经纤维脂肪瘤与神经的紧密联系，手术治疗难以完全切除。

脂肪肉瘤

脂肪肉瘤（liposarcoma）是成人最常见的软组织肉瘤；这种肿瘤在青少年和儿童中非常罕见，但也有过病例报道[522-523]。然而，这一年龄组中诊断的大多数病例（尤其在过去）实际上是脂肪母细胞瘤病或巨细胞成纤维细胞瘤[524]。

脂肪肉瘤通常很大，最常发生于下肢（腘窝和大腿内侧）、腹膜后、肾周、肠系膜区和肩部。脂肪肉瘤在不同部位的相对发生率主要取决于其亚型（见下文）。虽然后颈部、上背部和肩部均可发生脂肪肉瘤，但应牢记，这些经典部位发生的可能是与脂肪肉瘤相似的良性脂肪组织肿瘤，包括梭形细胞脂肪瘤 / 多形性脂肪瘤、脂肪母细胞瘤 / 脂肪母细胞瘤病和冬眠瘤。大体上，脂肪肉瘤界限较为清楚，但无包膜。依据亚型表现有所不同，它们可能有一个提示黏液瘤的黏液样切面，也可能呈酷似脂肪瘤的浅黄色外观，或表面呈脑回样外观。

尽管一些亚型的诊断并不需要明显的甚至存在（见下文）**脂肪母细胞（lipoblast）**，但脂肪母细胞仍是脂肪肉瘤的共同形态学特征。脂肪母细胞为单核或多核细胞，胞质内有单个或多个含有脂肪的空泡；其胞核常被一个大的脂肪空泡推向一侧而呈印戒状，或胞核居中但因含

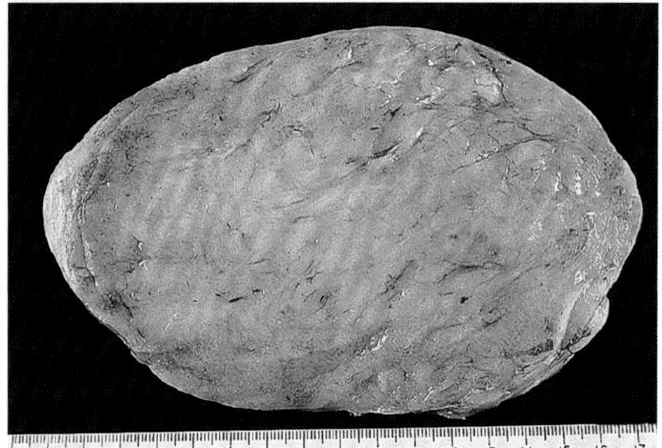

图 41.109　**非典型性脂肪瘤性肿瘤**。可见肿瘤界限清楚，与普通脂肪瘤差别不大

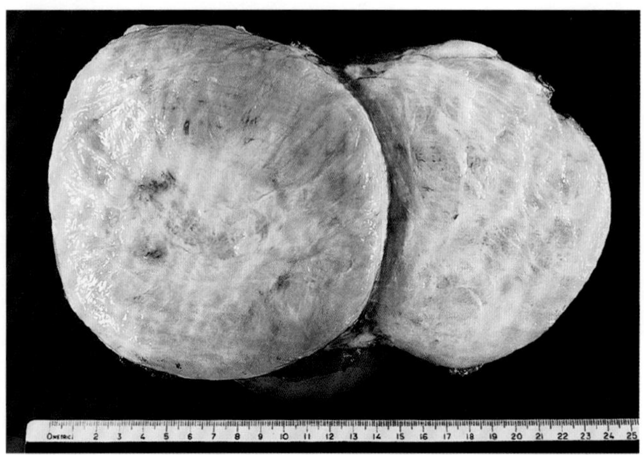

图 41.110　腹膜后非典型性脂肪瘤性肿瘤（高分化脂肪肉瘤）的大体形态，其显微镜下有硬化性和脂肪瘤样两种亚型的特征

有的多个小脂肪空泡而呈现小压痕。

Enzinger 和 Winslow 在他们的经典文章中将脂肪肉瘤分类为四型：黏液样、圆细胞型、高分化和多形性，并确认存在混合型 [525]。之后几年该分类方法经过数次修订，但其基本框架保持不变。

非典型性脂肪瘤性肿瘤（atypical lipomatous tumor, ALT）是**高分化脂肪肉瘤（well-differentiated liposarcoma, WDL）**的同义词，并且是脂肪肉瘤的最常见的亚型。大体上，ALT 与普通脂肪瘤相似（图 41.109 和 41.110）。低倍镜下，两者的表现也相似，但仔细观察可见，ALT 具有大而深染的胞核的散在分布的肿瘤细胞。这些非典型性细胞可集中位于在脂肪小叶内穿行的纤维束中［**硬化型（sclerosing subtype）**］，或散在分布于成熟的脂肪细胞间或位于厚壁血管壁内［**脂肪瘤样型（lipoma-like subtype）**］（图 41.111 至 41.114）。有些非典型性细胞因胞质内含空泡导致胞核压迹而具有脂肪母细胞的特征，但大多数非典型性细胞并非如此。有些肿瘤细胞胞核内有轮廓清晰的空泡（“海湾状”），其在电镜下相当于核膜内陷，即假包涵体。应当指出的是，在躯干软组织和其他部位

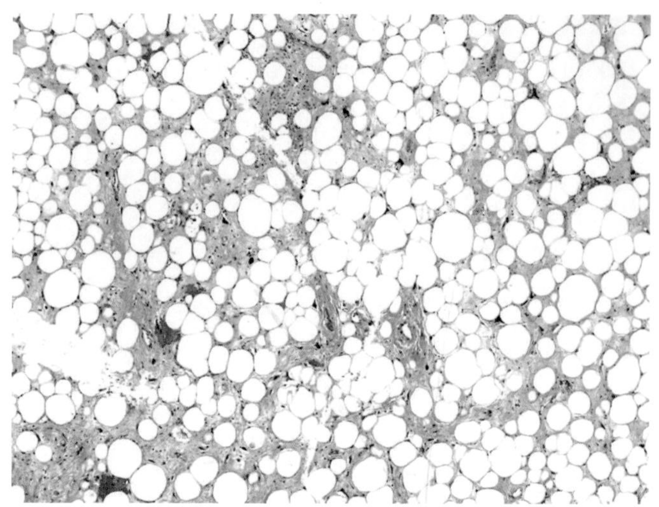

图 41.111　非典型性脂肪瘤性肿瘤。低倍镜下，可见伴有纤维间隔，纤维带内可见增大的深染胞核

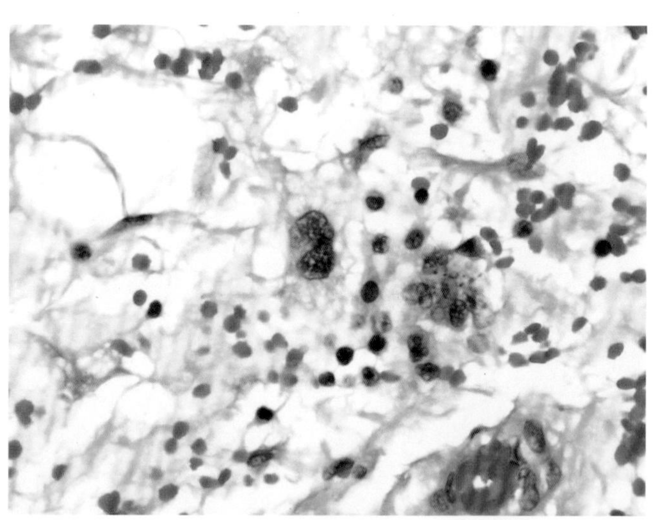

图 41.112　非典型性脂肪瘤性肿瘤。高倍镜下，可见非典型性胞核

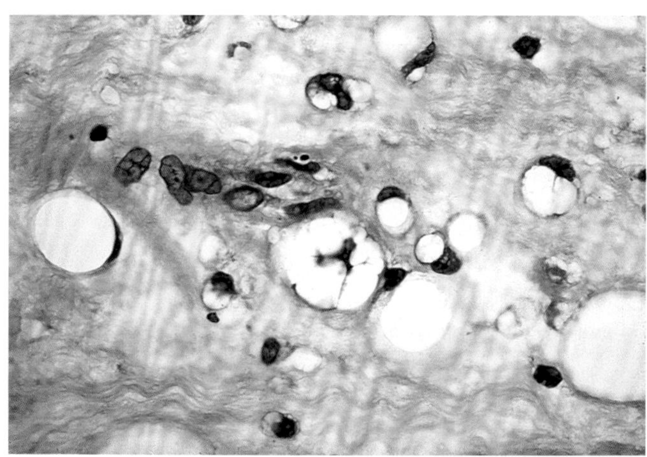

图 41.113　1 例转移性脂肪肉瘤，可见典型的脂肪母细胞，显示胞核被胞质中所含脂质空泡挤压形成的压迹

（如乳腺）的非肿瘤性脂肪组织中，偶尔也可见到细胞核深染、轻度增大并有假包涵体的脂肪细胞。在 ALT 中经

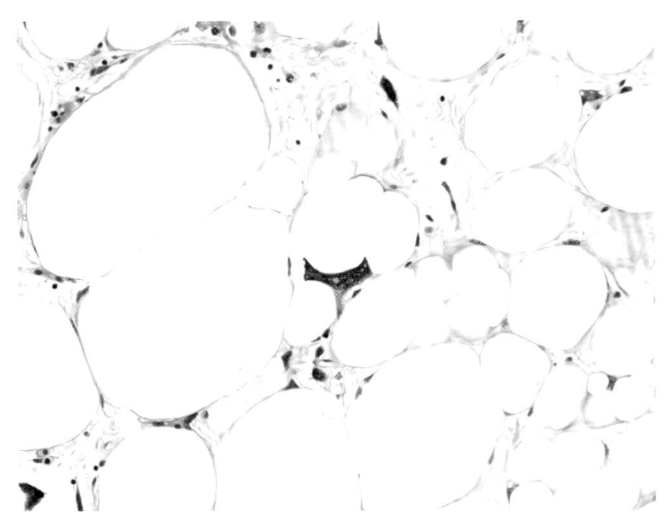

图 41.114　脂肪瘤样非典型性脂肪瘤性肿瘤，可见深染的非典型性胞核

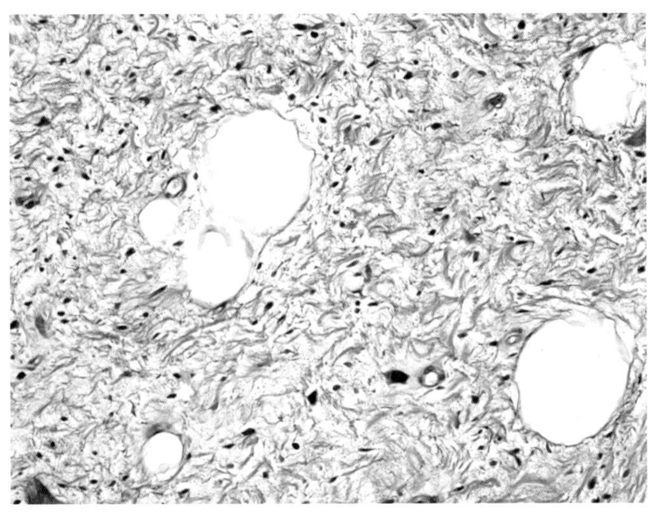

图 41.115　非典型性脂肪瘤性肿瘤的黏液样区，伴有极少的非典型性细胞

常可见到真正的脂肪母细胞，但这并非诊断所必需。

ALT 中继发黏液样改变并不少见（图 41.115）；当黏液变明显时，可能导致 ALT 与黏液样脂肪肉瘤混淆，这种情况在腹膜后 ALT 中最常见。然而，这类肿瘤可被证明缺乏黏液样脂肪肉瘤的特征性细胞遗传学异常（见下文）[526]。真正的混合型黏液样 / 高分化脂肪肉瘤即使存在，也是极罕见的 [527]。

偶尔，ALT 内还可见到平滑肌束，这类肿瘤曾被称为**脂肪平滑肌肉瘤（lipoleiomyosarcoma）**，但不应将其误认为是去分化脂肪肉瘤 [528]。有些 ALT 病例中有大量的中性粒细胞或淋巴浆细胞浸润，部分炎细胞还可位于瘤巨细胞的胞质中。有此种表现的 ALT 被称为**炎性脂肪肉瘤（inflammatory liposarcoma）**和**富于淋巴细胞的脂肪肉瘤（lymphocyte-rich liposarcoma）**（图 41.116）[529-530]。其中，炎症性结构可伴有去分化或与去分化无关。

被称为**梭形细胞脂肪肉瘤（spindle cell liposarcoma）**的肿瘤是一种非常有争议的肿瘤。它最初被描述为 ALT 的一种变异型，其特征为相对良善的梭形细胞呈束状或

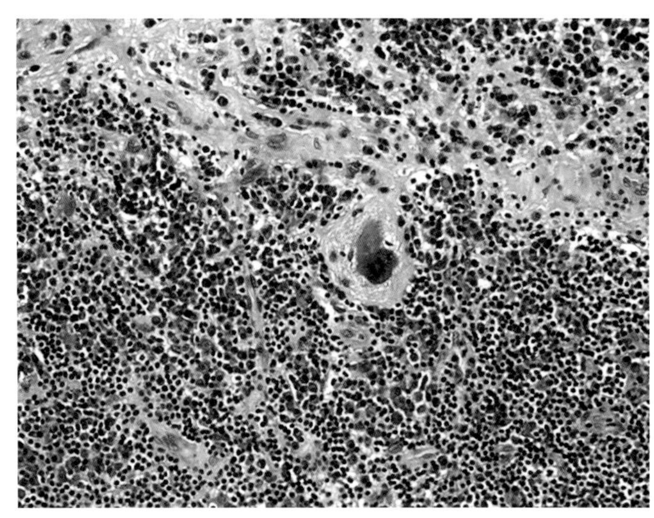

图 41.116　炎症型非典型性脂肪瘤性肿瘤，可见在致密的淋巴浆细胞浸润之中出现非典型性胞核

旋涡状排列，并有多少不等的黏液样间质 [531]。当重新评估最初诊断为梭形细胞脂肪肉瘤的病例时发现，其中一些为 ALT 的变异型，另外一些为梭形细胞脂肪瘤，但大多数梭形细胞脂肪肉瘤病例细胞遗传学上与两者均不相同 [532]。在 Deyrup 等人进行的研究中，梭形细胞脂肪肉瘤患者的年龄为 15 ~ 82 岁（平均年龄为 50 岁），肿瘤发生于腹股沟、臀部、大腿和其他部位的深部和表浅软组织。临床随访显示它们无复发或转移。由此作者提出了“纤维肉瘤样脂肪瘤性肿瘤”这个术语来强调这是一种独立于 ALT、黏液样和去分化脂肪肉瘤的脂肪瘤性肿瘤。

最近，Mariño-Enriquez 等报道了 232 例“非典型性梭形细胞脂肪瘤性肿瘤”[532a]。这些病变发生于 6 ~ 87 岁（平均年龄为 54 岁）的患者，解剖学上分布广泛，包括四肢和肢带（63% 的病例）、手部（17%）以及足部（11%），并且在皮下和深部组织之间分布相当。组织学上，这些肿瘤由处于不同程度的黏液或纤维背景中的轻度非典型性梭形细胞构成，伴有明显混合的、含有散在非典型性胞核和单个或多个空泡的脂肪母细胞的脂肪瘤性成分。免疫组织化学上，其肿瘤细胞 CD34（64%）、S-100 蛋白（40%）和结蛋白（23%）呈阳性表达。有趣的是，57% 的病例 Rb-1 失表达。但重要的是，FISH 检测 *MDM2* 基因扩增明确为阴性，说明了这些肿瘤与 ALT/WDL 不同。大多数患者（87%）可以存活且无复发或转移，但有 12% 的患者有局部复发；没有发生转移或因此死亡的病例。

在细胞遗传学方面，近 80% 的 ALT（包括去分化）病例具有多余的环状或标志性巨大染色体，因而与普通型或梭形 / 多形性脂肪瘤完全不同 [506,533-534]。在分子水平，这些染色体改变导致 12q13-15 区域的扩增，包括 *MDM2*、*SAS*、*HMGA2* 和 *CDK4* 基因。应用 FISH 技术可在组织切片上显示 *MDM2* 或 *CDK4* 的扩增，这对于 ALT 与各种脂肪瘤的鉴别同时具有较高的敏感性和特异性（图 41.117）[535]。应用免疫组织化学方法检测这些蛋白质的过表达同样有助于诊断，但其敏感性和特异性不如 FISH[536]。最近发现，大多数 ALT 表达 p16（一种重要

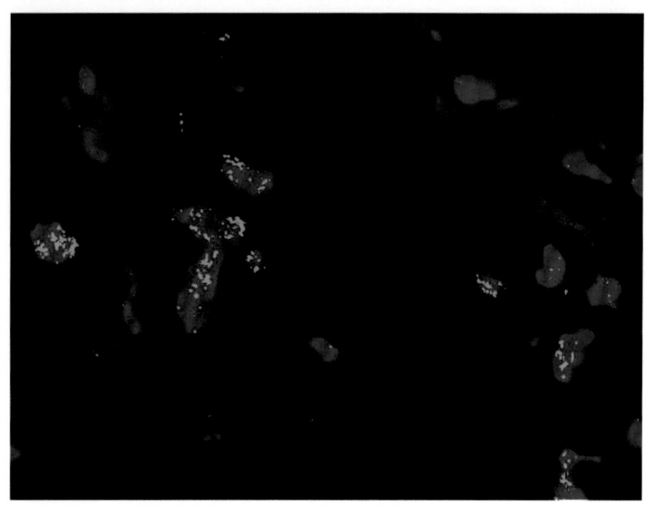

图 41.117 荧光原位杂交（FISH）检测显示的非典型性脂肪瘤性肿瘤中 *MDM2*（绿色信号）的扩增

的细胞周期调控因子），但脂肪瘤不表达[537-538]。

黏液样脂肪肉瘤（myxoid liposarcoma）是第二常见的脂肪肉瘤类型，它们明显好发于下肢，尤其是大腿和腘窝。实际上，黏液样脂肪肉瘤从来不发生于腹膜后，大多数诊断为腹膜后黏液样脂肪肉瘤的病例实际上是伴有显著黏液变性的 ALT[539]。显微镜下，黏液样脂肪肉瘤极少有或没有核分裂象，其特征为：含有不同分化阶段的增生脂肪母细胞，有明显交织（"细铁丝网状"）的毛细血管网，以及富含对透明质酸酶敏感的酸性黏多糖的黏液样基质。黏液样脂肪肉瘤与黏液瘤或其他黏液样肿瘤鉴别的重要特征是其含有细致的薄壁血管网（图 41.118）。黏液样的细胞外物质可以聚集成大池（所谓的"肺水肿"样）而类似于淋巴管源性肿瘤。极少数黏液样脂肪肉瘤病例中可见化生的软骨[540]。其梭形细胞仅显示轻度非典型性；伴有更显著的非典型性的黏液样肿瘤很可能是黏液纤维肉瘤。

细胞遗传学上，黏液样脂肪肉瘤的特征是：形成 t(12;16)(q13;p11) 互换易位最常见，导致 *FUS-DDIT3*（过去称为 *TLS-CHOP*）融合；其次是形成 t(12;22)(q13;q12) 易位，导致 *EWSR1-DDIT3* 融合[526,541]。*DDIT3* 是参与脂肪细胞分化的基因。*FUS-DDIT3* 编码的嵌合蛋白质可应用免疫组织化学法进行检测[542]。

圆细胞脂肪肉瘤（round cell liposarcoma）是黏液样脂肪肉瘤的高级别变型，以增生的具有高级别细胞核的圆细胞为特征（图 41.119）。黏液样间质和丛状血管变得不明显。这种区域即使只占肿瘤的 5% 也构成圆细胞脂肪肉瘤，并且会对预后产生显著不良的影响[543-544]。正如所料，这种变型与黏液样脂肪肉瘤具有相同的染色体易位，有的情况下，特别是在脂肪母细胞不明显或没发现黏液样区域的病例，分子检测会具有诊断性的帮助[545]。

多形性脂肪肉瘤（pleomorphic liposarcoma）是一种高度富于细胞的低分化肿瘤，含有大量瘤巨细胞，其中部分有多形性脂肪母细胞的特征[546-548]。常见核分裂象和灶状坏死。曾报道多形性脂肪肉瘤有一种上皮样变异型

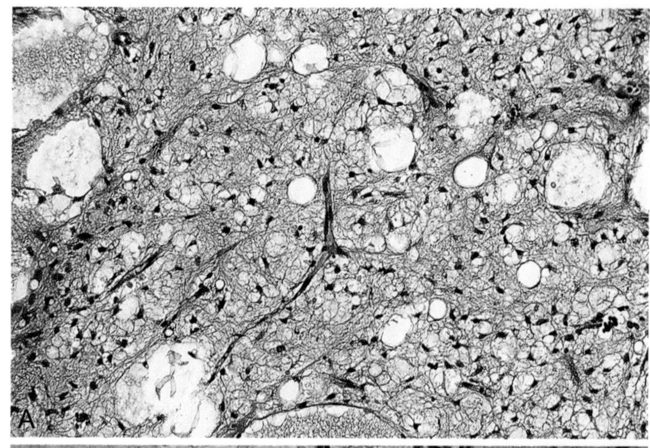

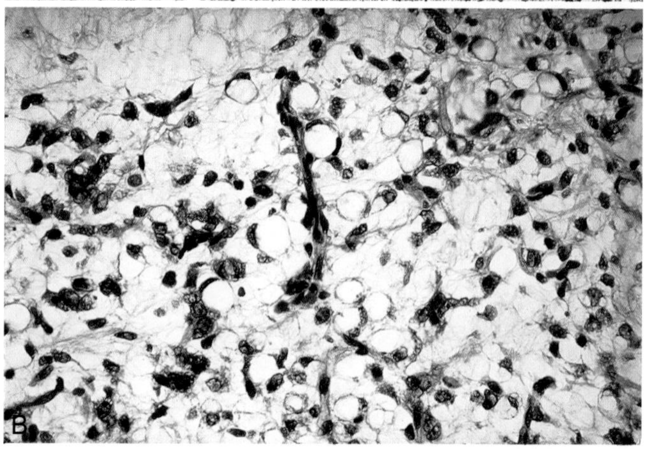

图 41.118 **A** 和 **B**，黏液样脂肪肉瘤

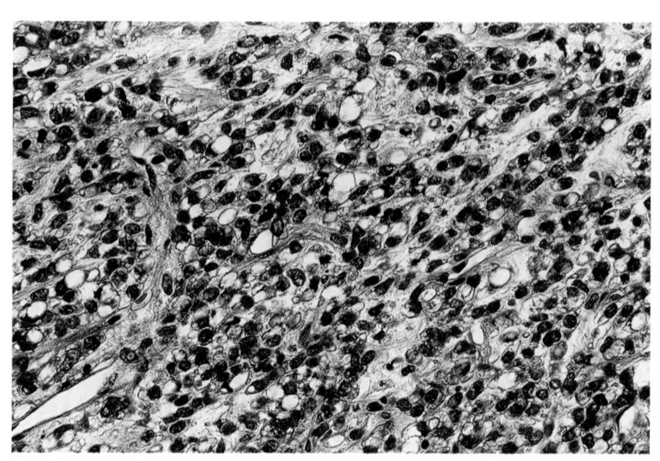

图 41.119 **圆细胞脂肪肉瘤**。这种肿瘤是一种低分化的黏液样脂肪肉瘤

（epithelioid variant），形态学上类似于肾上腺癌、肝癌或肾细胞癌（图 41.120），包括对角蛋白呈局灶阳性免疫反应[549-550]。多形性脂肪肉瘤的鉴别诊断包括多形性未分化肉瘤（UPS）和多形性横纹肌肉瘤；出现多形性脂肪母细胞是唯一的诊断标准。

去分化脂肪肉瘤（dedifferentiated liposarcoma）这个术语用于 ALT 中出现非脂肪源性成分的肿瘤。其去分化成分可能在首次切除时已经存在，但也可能出现于复发或转移灶中。大多数去分化脂肪肉瘤病例发生于腹膜后，但也有发生在四肢的病例报道（图 41.121）[551-552]。

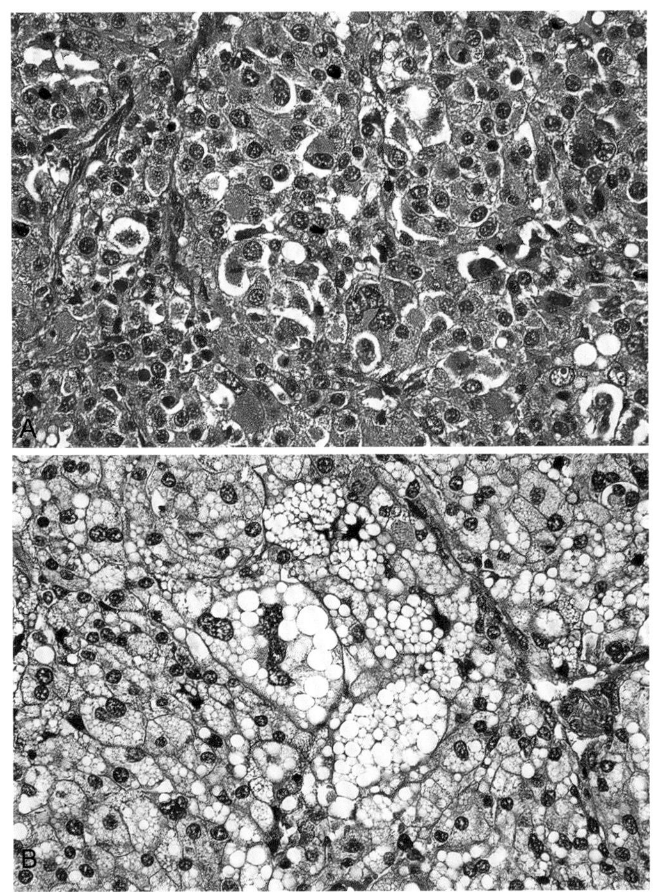

图 41.120 多形性脂肪肉瘤的上皮样亚型（**A**）。图 **B** 较好的显示了其脂肪肉瘤的本质

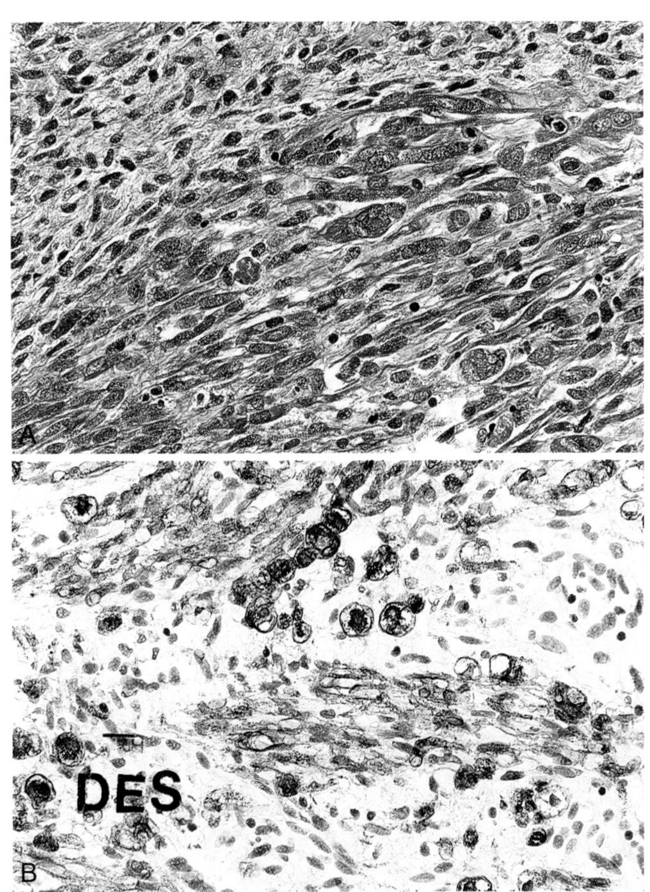

图 41.122 腹膜后去分化脂肪肉瘤。**A**，可见横纹肌肉瘤样的异向分化。**B**，结蛋白免疫组织化学染色呈阳性

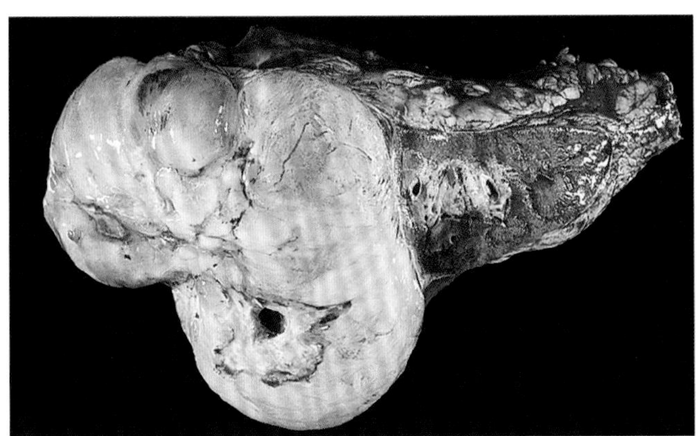

图 41.121 毗邻肾的腹膜后去分化脂肪肉瘤，此处为其好发部位

显微镜下，去分化脂肪肉瘤的去分化成分一般（但不总是）为高级别恶性，类似于纤维肉瘤或多形性未分化肉瘤（UPS），有或无黏液样特征[553-555]。也可有异源性成分，如横纹肌肉瘤样（图 41.122）、软骨肉瘤样或血管肉瘤样分化[556-558]；这些病灶被视为异向分化的证据，可显现各自不同的免疫组织化学标志物反应。最近已提出存在“同源性”去分化形式（出现多形性脂肪肉瘤）[559-560]。偶尔，去分化成分表现为肿瘤内彼此独立的微结节[552]。有些病例表现为神经样或脑膜上皮样旋涡结构，并伴有化生骨形成[561-562]。高比例的去分化脂肪肉瘤 PPAR-γ 染色呈阳性，但其他类型的肉瘤只有 1/4PPAR-γ 染色呈阳性[563]。去分化脂肪肉瘤存在与先前高分化脂肪肉瘤相同的遗传学改变，但常有附加的遗传学改变，如扩增（例如 1q21-24、6q22-24、20q13 或 12q24 区域的获得）、缺失（例如 13q14-21 或 11q22-23 区域的丢失）和 *TP53* 突变[564-565]。

应当注意，去分化成分不一定必须是高级别的，也可以类似于纤维瘤病（图 41.123）、高分化的纤维肉瘤[551]或骨肉瘤（所谓的低级别去分化）[566]。同样，Evans 提出了**富于细胞性非典型性脂肪瘤性肿瘤（cellular atypical lipomatous tumor）**的存在，将其定义为 ALT 中细胞密度增加，但非脂肪性成分的核分裂象 < 5/10 HPF[553]。无论如何命名，此类细胞丰富的肿瘤不同于普通的高级别去分化肿瘤，因为两者生物学行为显著不同[553]。

鉴别诊断。与 ALT 最常混淆的良性病变有：脂肪母细胞瘤 / 脂肪母细胞瘤病，梭形细胞 / 多形性脂肪瘤，黏液样、炎症性或坏死性脂肪瘤，脂肪肉芽肿（例如注射液态硅酮后的结果），**局限性脂肪萎缩（localized lipoatrophy）**（如见于胰岛素或类固醇注射部位），**结膜下眼眶脂肪突出（subconjunctival herniated orbital fat）**（结膜下眶内脂肪脱垂），以及**巨大局限性淋巴水肿（massive**

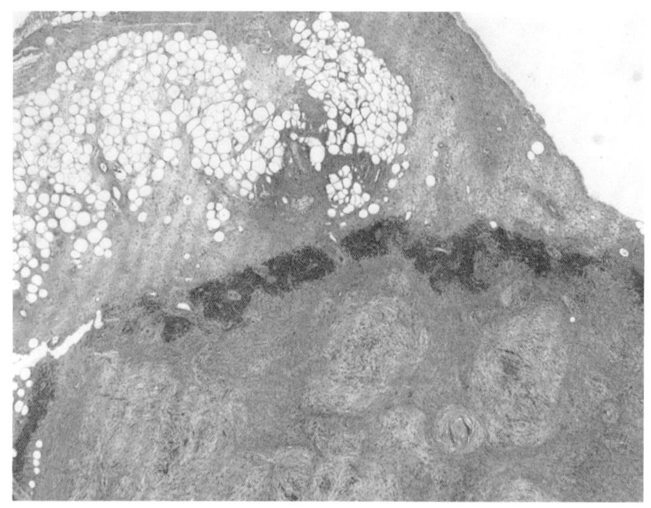

图 41.123 所谓的低级别去分化区，无脂肪细胞分化。该区域显示有广泛的黏液样改变，与普通的非典型性脂肪瘤性肿瘤相比，其细胞更丰富

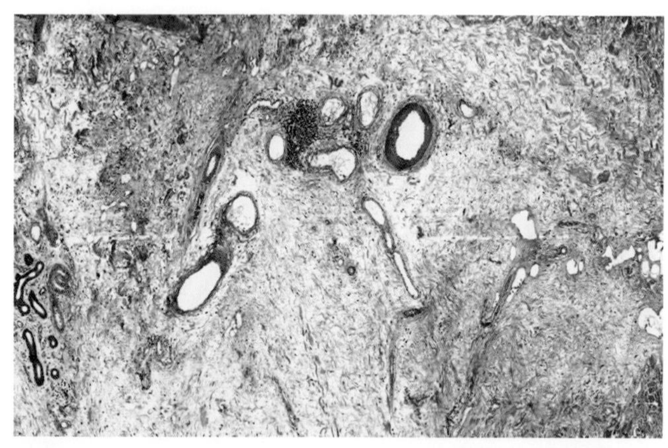

图 41.124 在病态肥胖的患者，巨大的淋巴水肿类似于一个非典型性脂肪瘤性肿瘤

localized lymphedema)(最常发生于病态肥胖患者下肢的非肿瘤性疾病)(图 41.124)[567]。此外，令我们印象格外深刻的是患有脂肪瘤的患者因采取剧烈减肥措施，其脂肪瘤类似于黏液样脂肪肉瘤。一般来说，在下述情况时均应质疑脂肪肉瘤的诊断：儿童患者，任何小的、表浅的、位于大肌肉内的或位于颈部区域的脂肪肿瘤。尽管真正的脂肪肉瘤的确可以出现在上述所有情况下，但因类似于脂肪肉瘤的良性病变的发生率更高，故对其恶性指征的判断应尤其严格。

治疗和预后。外科手术是所有类型的脂肪肉瘤的主要治疗方式，而放疗和化疗的疗效通常都不确定。

肿瘤的位置、大小和组织学亚型是最重要的预后指标。单纯的黏液样脂肪肉瘤和 ALT（特别是后者）都倾向于局部复发。尽管单纯的黏液样脂肪肉瘤可以发生转移，但 ALT 不会，除非发生去分化。反之，圆细胞和多形性脂肪肉瘤常引起转移，最常转移至肺。

血管和淋巴管的肿瘤和肿瘤样疾病

血管瘤

血管瘤（**hemangioma**）经常被当做肿瘤，因为它们通常以生长局限的形成肿块的形式呈现。然而，实际上，它们缺乏染色体异常，这点不支持它们是真性肿瘤。过去曾根据它们增生的血管中是否有神经束混合存在将它们认定为畸形或肿瘤[568-569]。尽管它们是明确良性的，但它们的病变体积可以很大且影响外观，并且如果影响重要脏器，甚至是致命的。它们几乎从不恶变，虽然文献中有几例血管瘤恶变的记录完好的报道。许多血管瘤发生于儿童，很多出生时即已存在[570]。半数以上病例发生于头颈部，也可见发生于躯干和四肢的病例。大多数血管瘤是单发的，当血管瘤为多发（伴或不伴有内脏相关病变）或累及身体大片区域时其被称为**血管瘤病**（**angiomatosis**）[571]。

血管瘤按照临床表现和累及血管的口径来分类，这两个参数之间密切相关。

毛细血管瘤（**capillary hemangioma**）是由毛细血管口径的小血管构成，可发生于任何器官，但最常见于皮肤，表现为一个深红色突出的结节。因其临床表现，传统上皮肤病医师称其为**草莓状血管瘤**（**strawberry hemangioma**）。这种肿瘤通常在出生时即已存在，或出生后 1 个月内出现并在最初几个月内迅速增大，且在出生后大约 6 个月时才停止生长。随后，草莓状血管瘤变软，呈淡蓝色，表面被覆小皱褶，最后完全消失[572]。

低倍镜下，毛细血管瘤病变呈分叶状结构（图 41.125）。在密集排列的梭形细胞病变中可见几乎不含血液的新生腔隙。核分裂象常见且数目可以很多。在病变的周围区域可见其侵入皮下组织或骨骼肌。也可见神经束膜受累[573]。

免疫组织化学上，大多数毛细血管瘤细胞具有内皮细胞的特征，表达 F Ⅷ-RA、CD31、CD34、ERG、FLI-1、雌激素受体 β、膜联蛋白 Ⅱ（ANX2，一种细胞表面血管抑素受体）和 LMO2（一种与血管和造血发育有关的转录因子）[166,574-575]。它们是否表达诸如 LYVE-1 等淋巴管标志物还存在争议[576-577]。血管瘤也含有周细胞 / 平滑肌细胞和成纤维细胞成分[578]。

婴儿型血管瘤（**infantile hemangioma**）[也被称为**婴儿富于细胞性血管瘤**（**cellular hemangioma of infancy**）]是毛细胞血管瘤的一种形式[579]。大多数病例是偶发性的，但有些病例是家族性的，并且与 5q31-33 区的基因突变有关[580]。少数病例与其他一系列异常有关，包括后颅窝脑畸形、血管瘤、脑动脉血管异常、心血管异常和眼异常（也被称为 PHACE 综合征）[581]。

大多数病变发生于出生后不久并在几个月内迅速生长，一般在出生后 6 ~ 12 个月达到最大。许多病例在随后几年消退，经常留下一个小的色素瘢痕。

显微镜下，婴儿型血管瘤病变有一个由小动脉供养的多结节状结构[582]。这些结节是由肿胀的内皮细胞和周细胞构成。细胞密度可能非常高，以至于该病变所具有

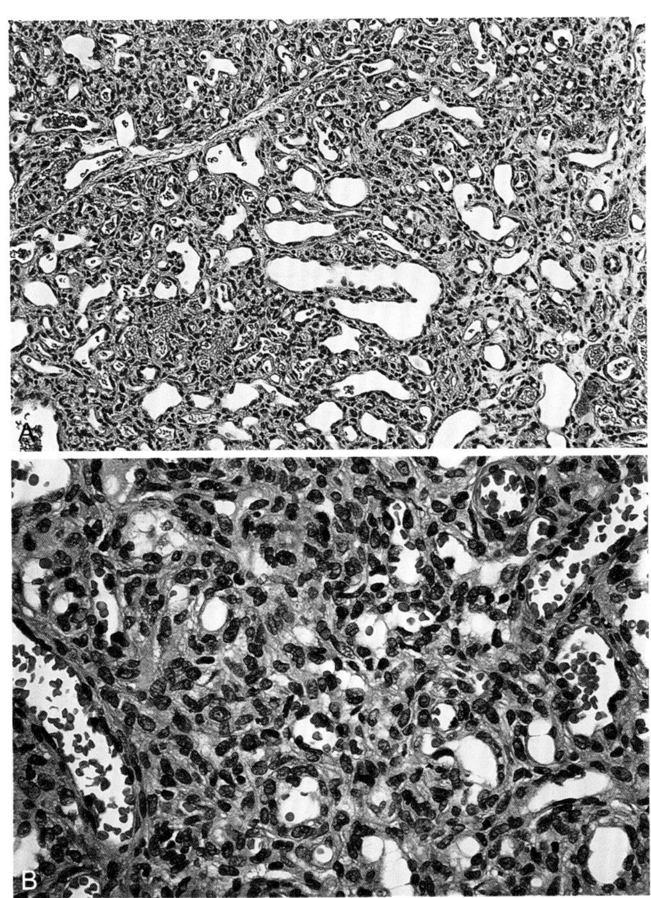

图 41.125 婴儿型血管瘤。**A**，隐约可见分叶状结构。**B**，可见细胞丰富，核分裂活性高，不应过诊断为恶性肿瘤

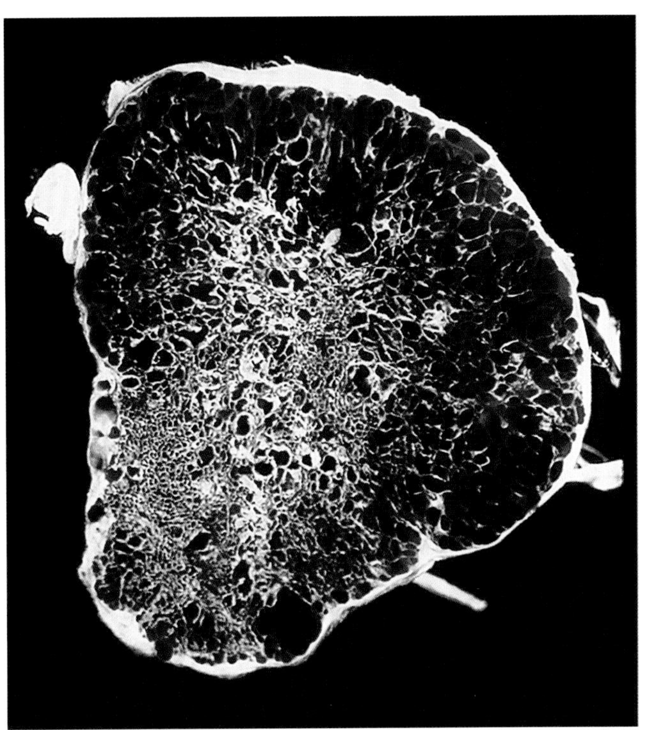

图 41.126 眼眶的软组织的海绵状血管瘤

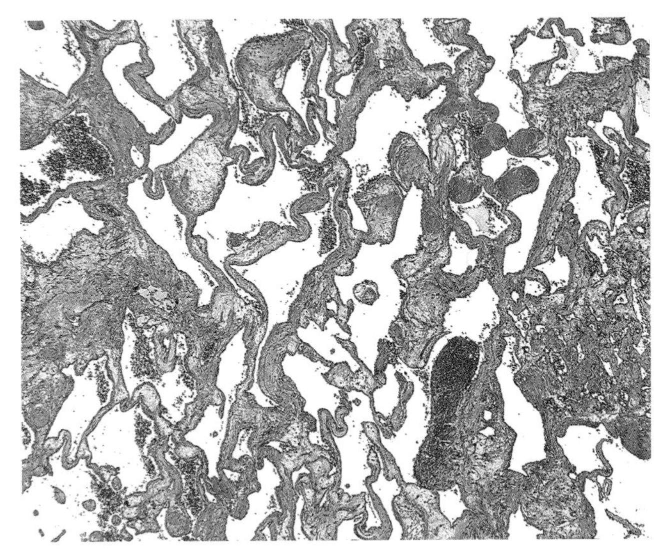

图 41.127 海绵状血管瘤，可见管腔广泛扩张

的血管特征不明显。核分裂象很明显，但小叶状的生长方式支持其为良性病变。免疫组织化学上，这些病变特征性地表达 GLUT-1——一种葡萄糖转运受体——一种未在其他类型血管瘤中发现的标志物[583]。

正如之前提到的，大多数婴儿型血管瘤可自动消退，但有一些需要进行手术切除、皮质类固醇激素或激光等治疗[583]。

海绵状血管瘤（**cavernous hemangioma**）是由囊性扩张的较大的薄壁脉管构成的（图 41.126 和 41.127）。传统上，将那些发生于皮肤的海绵状血管瘤称为**葡萄酒痣**（**port-wine nevus**）或**火焰痣**（**nevus flammeus**）。这种出生时既有的病变生长非常缓慢，并且随着患者长大而逐渐增大；最终，病变逐渐变成结节状，质地柔软。与草莓痣不同，海绵状血管瘤不会自发消退[572]。如果海绵状血管瘤体积大且部位较深，可出现血栓形成、溃疡和感染。在形成的血栓中可见不同阶段的机化和再通，后者包括乳头状内皮细胞增生（Masson 病）。也可以伴有血小板减少和血管内凝血，这些改变在切除治疗后可以得到纠正[584]。具有扩张的、相互沟通的薄壁管腔并偶尔伴有假乳头状突起的海绵状血管瘤被称为**窦隙状血管瘤**（**sinusoidal hemangioma**）[585]。

大管腔血管瘤（**large-vessel hemangioma**）可由伴有静脉结构［**静脉血管瘤**（**venous hemangioma**）］或动脉和静脉结构混合［**葡萄状、蔓状或动静脉血管瘤**（**racemose, cirsoid, or arteriovenous hemangioma**）］的血管构成[586]。大管腔血管瘤的血管壁的结构常有畸形，不易识别是动脉还是静脉。它们可发生于背部、臀部、大腿和其他部位；有时可累及整个肢体。当合并静脉曲张、皮肤血管瘤以及软组织和骨性肥大时，被称为 **Klippel-Trénaunay 综合征**（**Klippel-Trénaunay syndrome**）[587]。在大管腔血管瘤中，常见血栓和钙化；后者可以很大，以至于是影像学检查可检测出来的。

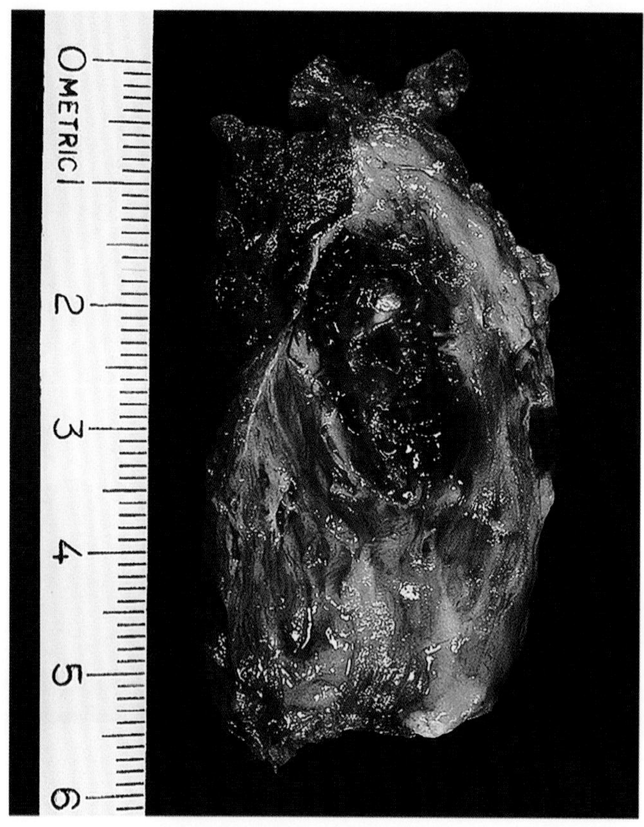

图 41.128 肌内血管瘤的大体表现

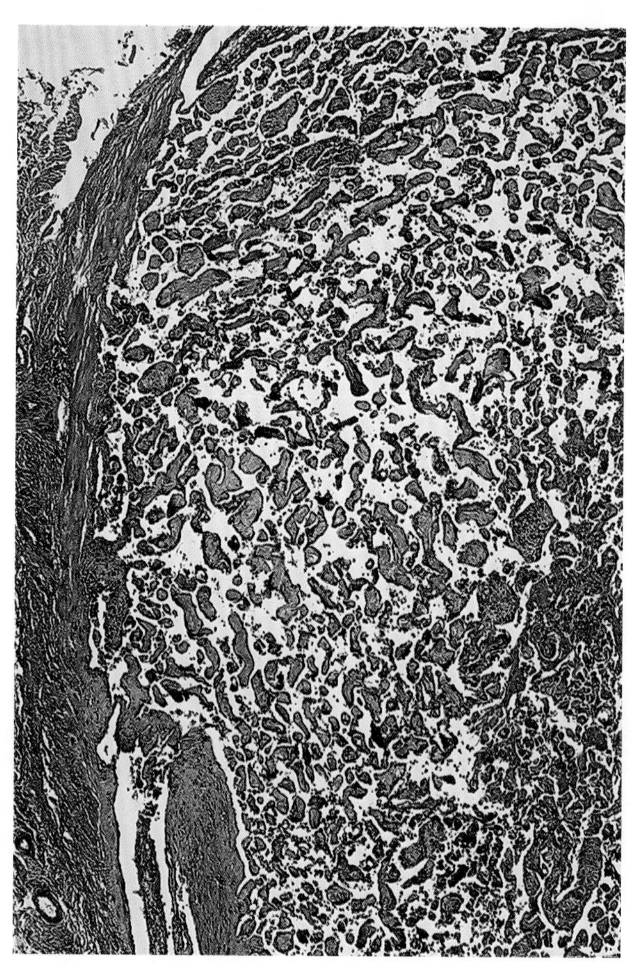
图 41.129 **血管内乳头状内皮细胞增生**。其特征为病变局限于血管腔内和乳头轴心玻璃样变

肌内血管瘤（**intramuscular hemangioma**）显微镜下通常为静脉或海绵状血管表现（图 41.128）[588]。在有些病例，细胞非常丰富，胞核肥胖，核分裂象易见，管腔内可见乳头状突起，甚至可见神经周围间隙的浸润现象。值得注意的是，真正的骨骼肌血管肉瘤是极其少见的。

血管内乳头状内皮细胞增生（**intravascular papillary endothelial hyperplasia**）[Masson 血管瘤或 Masson 病（Masson hemangioma or Masson lesion）] 可能不是一个真性肿瘤，但放在这里讨论，因为其显微镜下改变与良性和恶性血管肿瘤相似[589]。这种病变是 Masson 首先描述的，他在痔血管中将其描述为“疣状（vegetant）血管内血管内皮细胞瘤”；如今它被认为是血栓的过度机化和再通，免疫组织化学研究证实了这一点[590]。这种病变可发生于原本正常的血管内或静脉曲张、痔、血肿、血管瘤和血管肉瘤中[591]。原发性（“单纯的”）病变常见于四肢（尤其是手指）和头颈部。这种病变由于具有乳头状结构、相互吻合的血管腔隙和肥大的内皮细胞，因而与血管肉瘤相似（图 41.129）。这种病变可以通过以下几点加以识别：病变全部位于血管内，缺乏坏死、奇异型细胞和非典型性核分裂象，乳头轴心呈特征性的纤维素样和（或）玻璃样（深嗜酸性）改变，常见残留的机化血栓。

梭形细胞血管瘤（**spindle cell hemangioma**）是一种最初被称为梭形细胞血管内皮细胞瘤的血管肿瘤[592]，可发生于任何年龄，男性患者多见，主要发生于肢体远端的真皮或皮下组织，组织学上兼具海绵状血管瘤和卡波西肉瘤的特征[593]。后者区域常有上皮样血管内皮细胞成分（图 41.130 和 41.131）。免疫组织化学方面，梭形细胞血管瘤表现为内皮细胞特征[593]。虽然常见复发或再发新病变，但据报道仅有 1 例梭形细胞血管瘤在反复复发和放疗后出现转移。有些梭形细胞血管瘤病例为 Maffucci 综合征或 Klippel-Trénaunay 综合征患者[594]。

上皮样血管瘤（**epithelioid hemangioma**）[也称为**血管淋巴样增生伴嗜酸性粒细胞增多**（**angiolymphoid hyperplasia with eosinophilia**）] 是一种上皮样血管肿瘤，其表现与木村病不同，尽管这两种病在文献中经常被联系在一起[595-596]。上皮样血管瘤通常发生于年轻成人，女性多见，最常发生于头颈部，特别是耳朵周围。将近 50% 的患者为多发病变，并且通常在同一部位。一些上皮样血管瘤患者伴有淋巴结病和外周血嗜酸性粒细胞增多。

上皮样血管瘤病变通常界限清楚并集中在真皮或皮下组织，但也有发生于深部软组织或实质器官的罕见病例[597]。低倍镜下，上皮样血管瘤分叶状结构很明显，通常伴有在中心位置的较大血管。其特征性细胞为上皮样内皮细胞，它们形成明显的血管结构，常有丰富的嗜酸性胞质。它们有时显示胞质内空泡，表明血管腔的形成。上皮样血管瘤常有一个明显的炎症成分，特别是嗜酸性粒细

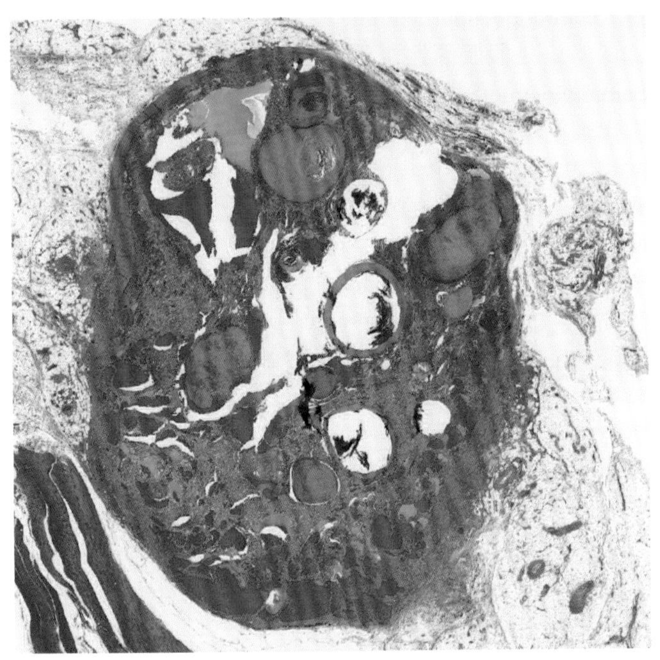

图 41.130 梭形细胞血管瘤的低倍镜观，可见伴有罕见的静脉石

胞，但浆细胞、淋巴细胞和肥大细胞也可以存在。那些表现出更加实性生长方式的上皮样血管瘤很容易与更加恶性的上皮样肿瘤混淆，如上皮样血管肉瘤，甚至上皮样肉瘤。

最近，在很大一部分上皮样血管瘤中发现了涉及 *FOS* 基因的重复性易位 [597a]。Antonescu 等人描述了一种上皮样血管瘤亚型，它们伴有非典型性特征（实性生长、细胞增多、轻到中度核多形性或坏死），伴有独特的 *ZFP36-FOSB* 基因融合 [597b]。

尽管这些病变明确为良性的，但 1/3 的病例可局部复发 [597]。有些病例似乎与先前的创伤有关 [598]。

鞋钉状血管瘤（hobnail hemangioma）［也称为**靶心状含铁血黄素性血管瘤（targetoid hemosiderotic hemangioma）**］通常发生于年轻人的四肢皮肤，表现为色素沉着的隆起性病变 [599]。组织学上，鞋钉状血管瘤的浅表部分由扩张的血管腔构成，内衬鞋钉样内皮细胞，其中一些细胞有管腔内乳头簇。鞋钉状血管瘤的较深部分由裂隙状毛细血管组成，它们在真皮层浸润但缺乏细胞非典型性（不像血管肉瘤）。鞋钉状血管瘤细胞对 CD31 和 D2-40 染色呈阳性，但对 CD34 染色呈阴性，提示它们有真正的淋巴分化 [599]。

网状血管瘤（anastomosing hemangioma）是最近提出的一种血管瘤变异型，最常发生于泌尿生殖道（尤其是肾），但发生于脊柱旁和腹膜后区域也有报道 [600-602]。组织学上，网状血管瘤由紧密排列的毛细血管交织形成，类似于脾的红髓。可以见到透明样变小球和髓外造血。

获得性丛状血管瘤（acquired tufted angioma）［也称为 **Nakagawa 血管母细胞瘤（angioblastoma of Nakagawa）**］似乎与卡波西样血管内皮细胞瘤（本章下文描述）相同，两者都发生于儿童，并与 Kasabach-Merritt 现象（KMP）有关 [603-604]。然而，似乎那些发生于成人的与 KMP 无关的病变也被称为获得性丛状血管瘤。另外，

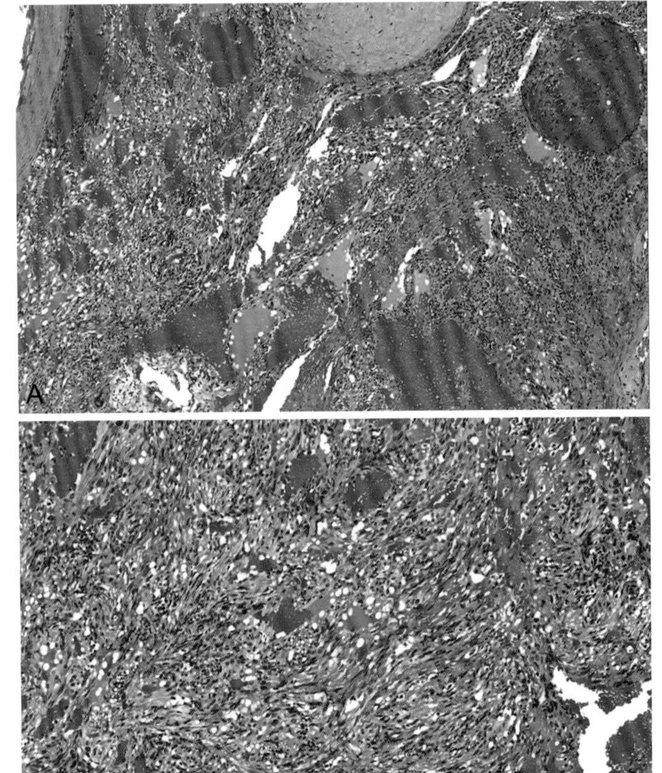

图 41.131 **梭形细胞血管瘤**。**A**，海绵状区域与卡波西样梭形细胞混合。**B**，本例中卡波西样区域较明显

获得性丛状血管瘤与家族倾向有关，提示是一种常染色体显性遗传病 [604]。

血管瘤病（angiomatosis）是指血管增生广泛累及一个组织层面或跨组织面 [571,605]。大多数血管瘤病患者的年龄小于 20 岁，它们表现为弥漫性肿胀，这可能与上覆皮肤变色有关。血管瘤病病变由多种血管类型组成，包括与大静脉和海绵状血管混合的毛细血管，常伴有丰富的脂肪。实际上，血管瘤病这种病变很容易与脂肪瘤性肿瘤混淆，而认识不到其是一个原发性血管增生（因此，其过去的术语为浸润性血管脂肪瘤）。几乎所有的血管瘤病患者都会复发，这可能与手术切除不完全有关，因为血管瘤病病变的边界不清 [571]。血管瘤病似乎不会发展为血管肉瘤，因此，进行保守切除可能是减少发病率的最佳的治疗方法。

血管内皮细胞瘤

血管内皮细胞瘤（hemangioendothelioma）这一术语多年来一直用来描述由内皮细胞组成的良性和恶性血管肿瘤，因此缺乏特异性。目前，这一术语主要用在处于良性血管瘤和典型血管肉瘤之间的中间型（交界恶性）血管内皮性肿瘤。

上皮样血管内皮瘤（epithelioid hemangioendothelioma）由上皮样内皮细胞构成，后者伴有丰富、呈嗜酸性且常呈空泡状的胞质。其胞核呈圆形、空泡状，偶尔呈锯齿状 [606]。可见血管腔，但大多数较小；有的位于细胞内；一些血管腔位于细胞内，故形成胞质内空泡（图 41.132）。核分裂象、多形性和坏死多少不定，但通常很

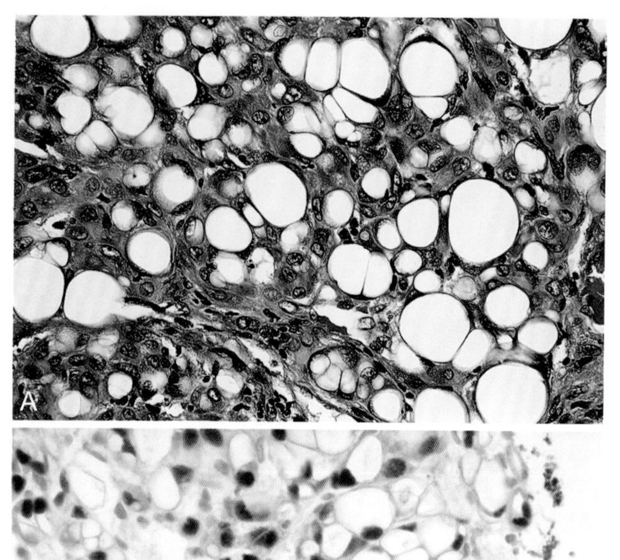

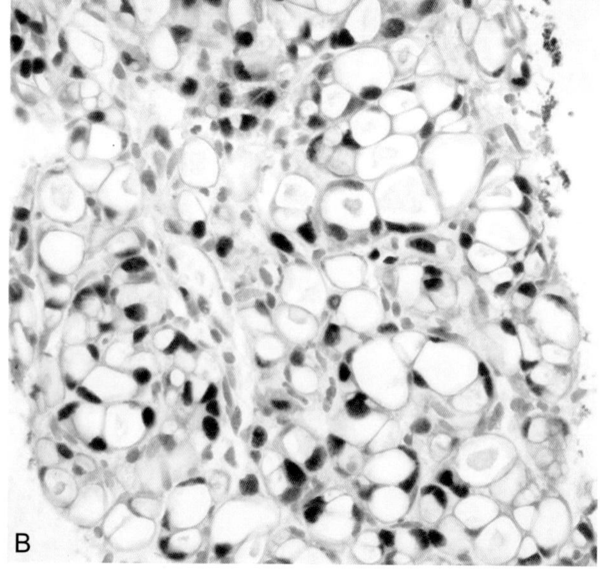

图 41.132 **上皮样血管内皮瘤**。**A**，可见明显的胞质内空泡，类似于脂肪母细胞。**B**，免疫组织化学染色，可见胞核 ERG 呈强阳性

少或不出现。上皮样血管内皮瘤周边常可见到炎性浸润；其中可见成熟的生发中心和（或）大量的嗜酸性粒细胞。其间质可有极少的或明显的黏液样变。也可以见到破骨细胞样多核巨细胞[607]。电镜和免疫组织化学已经证实，上皮样血管内皮瘤肿瘤细胞具有内皮细胞的特征（见下文）。

具有这些形态学特征的肿瘤可发生于许多部位，包括皮肤、骨、肺、胸膜、肝、腹膜和淋巴结[608]。那些位于软组织的肿瘤发生于成人，且常起源于肢体的静脉管壁[606]。它们也可发生于头颈部[609]。可出现局部复发和远隔转移，但其预后要好于普通型或上皮样型血管肉瘤（见下文）[610]。上皮样血管内皮瘤的侵袭性增加与核分裂活性和肿瘤大小有关[611]。已有这种肿瘤中重复出现染色体异常 t(1;3)(p36.3;q25) 的报道，涉及位于 3 号染色体的 *WWTR1* 和位于 1 号染色体的 *CAMTA1*[612-613]。Doyle 等人发现，*CAMTA1* 在上皮样血管内皮瘤中有一致的核表达（86% 的病例），提示这个标志物在鉴别难以诊断的肿瘤病例中可能非常有用[614]。

有一种形态学上特殊的上皮样血管内皮瘤亚型，其组织学特征上与上皮样肉瘤极为相似，因此其被称为**上皮样肉瘤样血管内皮细胞瘤（epithelioid sarcoma-like hemangioendothelioma）**[615]。尽管有些争议，首选的术语是**假肌源性血管内皮细胞瘤（pseudomyogenic hemangioendothelioma）**[616]。其诊断的线索之一是胞质内出现空泡，即胞质内有血管腔形成。免疫组织化学方面，假肌源性血管内皮细胞瘤的肿瘤细胞表达 CK、CD31 和 Fli-1，但不表达 CD34[615]。最近，已经确定 *SERPINE1-FOSB* 融合是假肌源性血管内皮细胞瘤的遗传学改变，几乎所有的病例胞核都对 FOSB 呈弥漫阳性表达[616a]。

卡波西样血管内皮细胞瘤（kaposiform hemangioendothelioma）是一种罕见的血管肿瘤，最常发生于儿童的腹膜后或四肢深部的软组织，约 50% 发生于出生后第一年[617-618]。它同时具有毛细血管瘤和卡波西肉瘤的特征。在该肿瘤患者中观察到的一个有趣现象是消耗性凝血障碍和血小板减少症，称为 Kasabach-Merritt 现象（Kasabach-Merritt phenomenon, KMP）。有些卡波西样血管内皮细胞瘤病例与淋巴管瘤病有关[617]，有 1 例病例为慢性淋巴水肿所致[619]。

显微镜下，低倍镜的一个明显表现是肿瘤结节被纤维性间质包绕。结节显示部分区域与毛细血管瘤相似，而其他区域则与卡波西肉瘤相似。肾小球样结构是一个突出的特征。在肿瘤结节的边缘经常能看到薄壁淋巴管（尽管很精细）。经常可以发现提示淋巴管分化的标志物，包括 PROX1、LYVE1 和 D2-40，特别是在卡波西样区，但肾小球样区不表达这些抗体，而是表达 CD31 和 CD34[620]。与婴儿型血管瘤不同，卡波西样血管内皮细胞瘤 GLUT-1 呈阴性。其也对 HHV8 呈阴性，这使其与卡波西肉瘤容易鉴别。

其临床行为取决于肿瘤部位、范围和 KMP 存在与否。大多数卡波西样血管内皮细胞瘤患者可通过手术完全切除治愈，但有 KMP 的患者可能需要给予细胞毒性药物和（或）皮质类固醇以及其他药物[621-623]。有高达 10% 的患者死于 KMP 或肿瘤的局部效应。罕见的病例有局部淋巴结转移，但没有远隔转移的病例报道。

鞋钉样（Dabska 网状）血管内皮细胞瘤［hobnail (Dabska-retiform) hemangioendothelioma］是连接 Dabska 型血管内皮细胞瘤和网状血管内皮细胞瘤的首选术语，因为它们有许多重叠的特征，特别是鞋钉样内皮细胞。Dabska 型血管内皮细胞瘤是 1969 年首次描述的[624]，是一种主要发生于婴幼儿皮肤和皮下组织的肿瘤。其似乎与**血管内乳头状血管内皮细胞瘤（endovascular papillary angioendothelioma）**和**乳头状淋巴管内血管内皮细胞瘤（papillary endolymphatic angioendothelioma）**这两个术语所描述的肿瘤是同一种肿瘤[625-627]。网状型血管内皮细胞瘤有相似的特征，但发生于成人，其特征是有长的“网状”血管内鞋钉样内皮细胞[628]。

鞋钉样血管内皮细胞瘤在儿童和成人均可发生，它们表现为儿童出现 Dabska 型病变典型特征和成人出现网状表现。两者都表现为皮肤和皮下组织出现边界不清的斑块样病变，最常见于远端肢体。Dabska 型病变有形成良好的血管，内衬鞋钉样内皮细胞，伴有衬覆鞋钉样细胞的具有纤维轴心的特征性的腔内乳头（图 41.133）。这

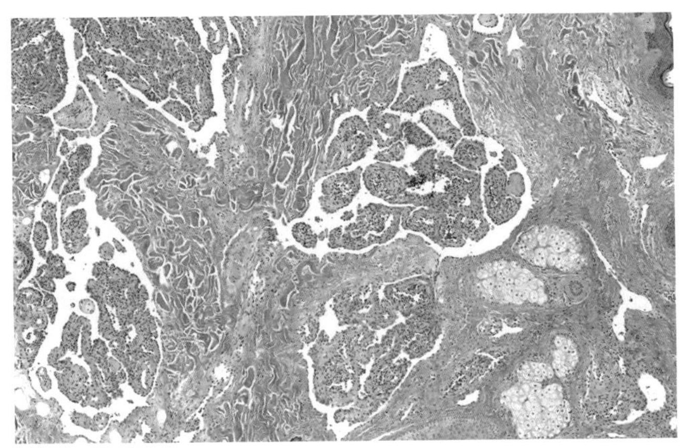
图 41.133 鞋钉样血管内皮细胞瘤，Dabska 型，伴有衬覆鞋钉样内皮细胞的具有纤维轴心的腔内乳头

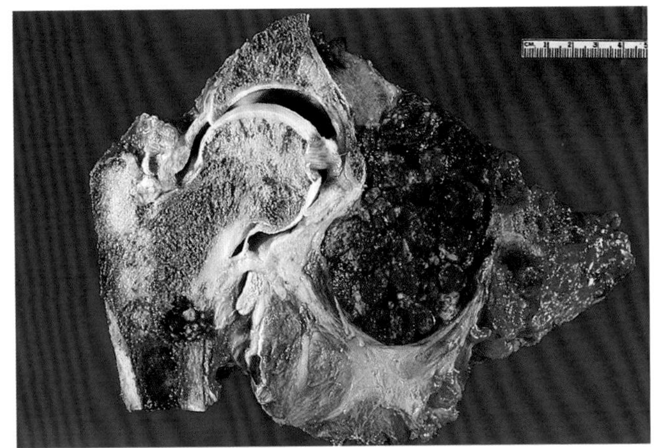
图 41.134 臀部的血管肉瘤的大体出血表现

些血管周围围绕着致密的纤维间质，并伴有明显的淋巴细胞浸润[629]。

在组织学谱的另一端，网状型病变的特征为拉长的血管，类似于睾丸网，累及真皮并扩展到皮下组织，内衬鞋钉样细胞，呈“火柴杆”样外观[630]。与 Dabska 型病变类似，血管周围围绕着玻璃样变间质并伴有明显的淋巴细胞浸润。偶尔会碰到 Dabska 型腔内乳头状突起。有时，肿瘤同时具有组织谱两端的特征，这进一步支持它们的分组，以鞋钉样血管内皮细胞瘤作为一个统一的概念。免疫组织化学上，鞋钉样（Dabska 网状）血管内皮细胞瘤表达 CD31 和 CD34，同时表达淋巴管标志物 VEGFR-3[626,631-632]。这些病变倾向局部复发，一些转移到区域淋巴结，但似乎不会发生远隔转移。

混合性血管内皮细胞瘤（composite hemangioendothelioma）是一种由良性、低级别恶性和恶性多种成分混合构成的血管肿瘤[633-634]。其中最常见的两种类型是上皮样和网状型血管内皮细胞瘤。这种肿瘤可能并不是一个独立的病种，而是由已描述的血管肿瘤的似乎无数种类型和亚型之间各种重叠的表现。

血管肉瘤

血管肉瘤（angiosarcoma）通常见于成人和老年人，但偶尔也见于儿童[635-636]。其最常见的发生部位是皮肤、软组织、乳腺、骨、肝和脾。有些软组织血管肉瘤源于大血管，例如下腔静脉、肺动脉或主动脉[637-638]。它们易出现完全未分化的形态学改变和实性生长方式，以至无法分辨其内皮细胞本质[637]。因此，它们被赋予了一些局部解剖学术语，如内膜肉瘤、管腔肉瘤和动脉/静脉干肉瘤[639]。

据文献报道，血管肉瘤可发生于以往受辐射部位[640]、长期存在的异物周围[641]、动静脉瘘内[642]（包括手术所导致的）[643]，或是继发于纵隔或腹膜后生殖细胞肿瘤[644]，或起源于原有的良性肿瘤（例如神经鞘瘤和神经纤维瘤）[645]。

大体上，血管肉瘤易出现大片出血和深部浸润（图 41.134）。显微镜下，血管肉瘤形态可以从分化好的类似

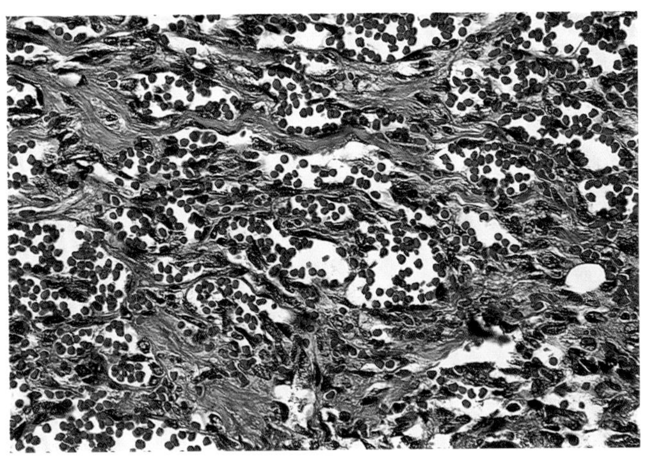
图 41.135 纵隔的血管肉瘤的相互吻合的血管腔

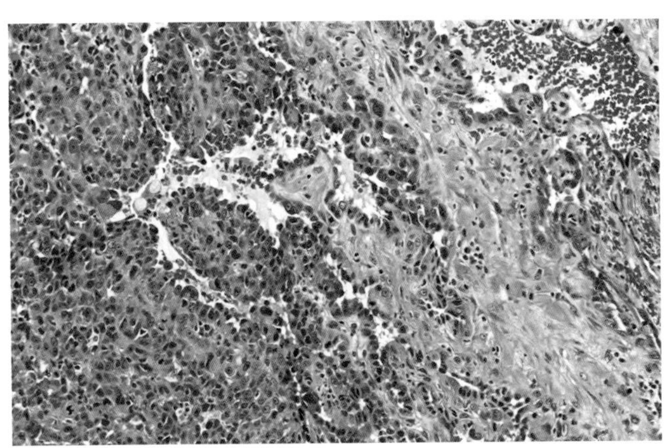
图 41.136 上皮样血管肉瘤，可见上皮样细胞排列成片和血管腔隙形成

于良性血管瘤的改变，直至未分化和实性的类似于癌、恶性黑色素瘤或其他肉瘤的改变[646]。诊断为血管肉瘤的区域内可见衬覆非典型性内皮细胞的大量互相吻合的血管腔（图 41.135）。常见成群的反应性淋巴细胞和含铁血黄素团块。

血管肉瘤的肿瘤性内皮细胞在形态学上差异很大；细胞形态可以从非常细长到肥胖的和上皮样（图

41.136），细胞大小也可以从小的到巨大，偶尔还可形成多核细胞[647]。

血管肉瘤的鉴别诊断包括：分化较好的病变与血管瘤，伴有明显的梭形细胞成分的病变与卡波西肉瘤，分化差的类型与癌或无色素性黑色素瘤。转移性肾细胞癌因其血管丰富，容易被误诊为血管肉瘤；在这方面，应当牢记的是，透明的肿瘤细胞不是血管肉瘤的特征。

免疫组织化学上，根据分化程度可证明血管肉瘤含有各种内皮细胞标志物。其中，CD31 和 ERG 最为可靠[6,648]。有些病例（尤其是上皮样型）还可同时见到 CK 表达，甚至可以呈弥漫强阳性[649]。另外，一些血管肉瘤病例有 D2-40 表达，提示其具有淋巴管内皮细胞分化[650]。

一种血管肉瘤的定义明确的临床病理类型累及老年人的头颈部（尤其是头皮）。它始发于皮肤，但常延伸至皮下。其临床经过在较长一段时间内为反复局部复发，随后一些病例发生淋巴结和肺转移[651-652]。

淋巴管瘤和淋巴管肌瘤

大多数**淋巴管瘤**（**lymphangioma**）属于畸形而非真性肿瘤，是由于淋巴系统与静脉系统间的循环障碍所致[653]。淋巴管瘤有三种表现形式：毛细血管型、海绵状和囊性（图 41.137）。毛细血管型淋巴管瘤发生于皮肤，而海绵状淋巴管瘤好发于深部软组织。囊性淋巴管瘤传统上被称为**水瘤**（**hygroma**）。它最常见的表现形式是儿童颈部的界限不清的软组织包块，常位于胸锁乳突肌后，有时可延伸至纵隔。那些发生于子宫内的病变常进展至水肿并导致胎儿死亡。这类胎儿中许多具有与 Turner 综合征或其他染色体异常一致的核型[654-655]。一些淋巴管瘤是弥漫性和（或）多中心性的，被称为**淋巴管瘤病**（**lymphangiomatosis**）。这些淋巴管瘤病的病变可能局限于软组织或伴有骨和（或）内脏病变[656]。淋巴管瘤病的一个好发部位是胸腔，可导致乳糜性胸腔积液和（或）乳糜性心包积液[657-658]。另外，有一些病例可弥漫累及四肢[659]。

显微镜下，淋巴管瘤由生长在疏松结缔组织中的较大的淋巴管组成（图 41.138）。在较大的淋巴管管壁中可见少量排列无序的平滑肌束。有时局灶可见乳头状内皮细胞增生，类似于 Masson 所描述的发生于血管的改变。间质中可有大量淋巴细胞聚集而引起误解。虽然淋巴管瘤可以复发，但实际上它从不发生恶变，手术切除可治愈。

淋巴管肌瘤（**lymphangiomyoma**）是一种几乎只发生于女性的良性肿瘤，最初被称为淋巴管外周细胞瘤[660-661]。局限型淋巴管肌瘤的病变是受限于纵隔和腹膜后，往往与胸导管及其分支关系密切，常导致乳糜胸。也可出现乳糜性腹水和乳糜尿（继发于输尿管壁受累）。弥漫型淋巴管肌瘤，被称为**淋巴管（平滑）肌瘤病**［**lymphangio (leio) myomatosis**］，常累及肺[662]。

显微镜下，淋巴管肌瘤中可见许多紧密融合的淋巴管和平滑肌成分。免疫组织化学上，其内衬细胞显示淋巴管标志物，如 D2-40 呈阳性[663]，而其肿瘤细胞（比普

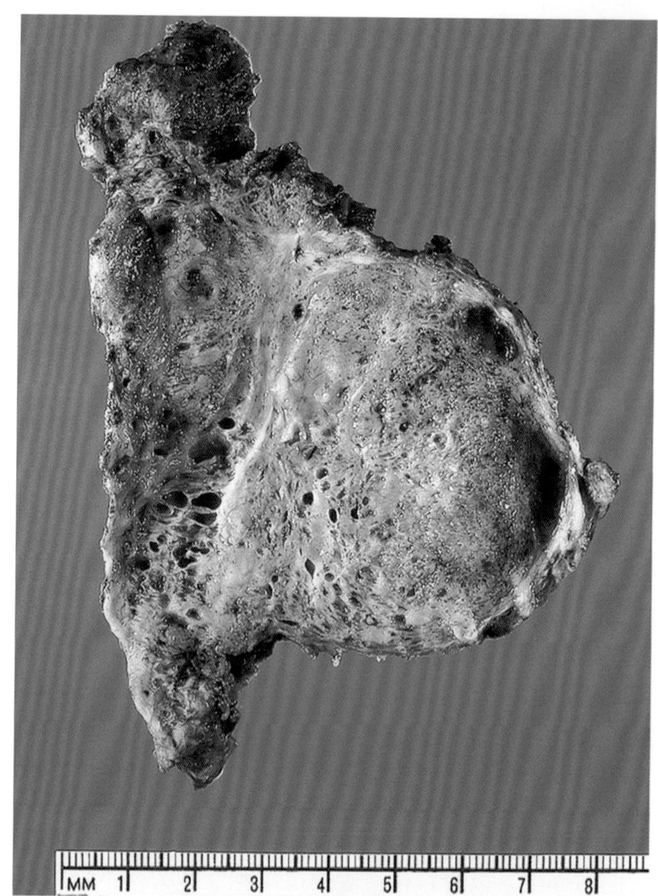

图 41.137 **海绵状淋巴管瘤**（Courtesy of Dr. R.A. Cooke, Brisbane, Australia; from Cooke RA, Stewart B. *Colour Atlas of Anatomical Pathology*. Edinburgh: Churchill Livingstone; 2004.）

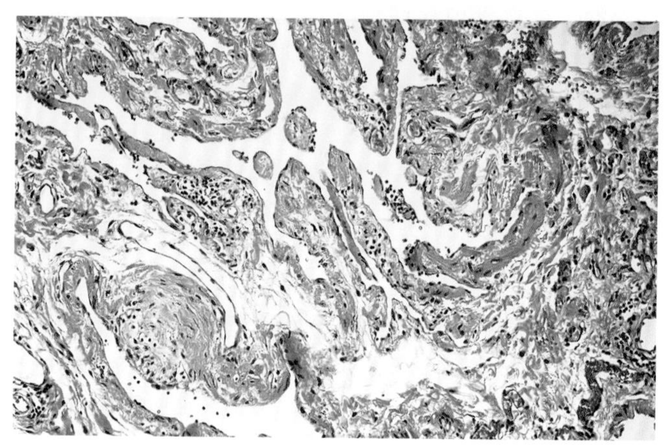

图 41.138 软组织的淋巴管瘤，可见扩张的腔隙衬覆扁平内皮细胞。间质中可见散在的淋巴细胞

通平滑肌瘤的肿瘤细胞更饱满和淡染）肌动蛋白、结蛋白和 HMB-45 呈阳性，并可表达其他黑色素细胞标志物，如 MiTF、酪氨酸酶和 melan-A[664]。这种表型（特别是对 HMB-45 免疫反应呈阳性），加之它们出现在结节性硬化综合征患者中[665]，这些肿瘤被与肾或肾外的血管平滑肌脂肪瘤（包括它们的上皮样和单相变异型）、肺透明细胞（“糖”）瘤、透明细胞肌黑色素细胞瘤和其他肿瘤一起纳

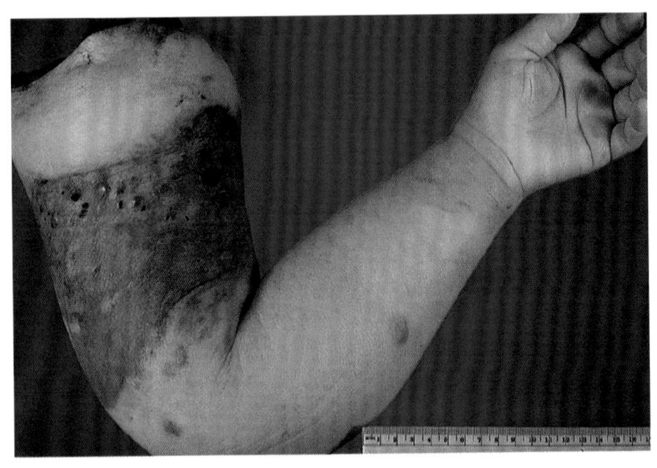

图 41.139　1 例乳腺切除术后发生的淋巴水肿相关性血管肉瘤病例的上肢截肢标本

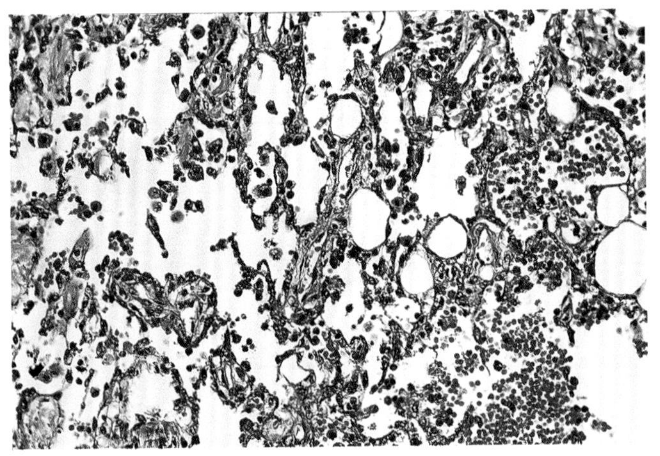

图 41.140　乳腺切除术后发生的淋巴水肿相关性血管肉瘤，可见肿瘤性血管形成的错综复杂的网络

入不断扩大的 PEComa 家族中 [666]。的确，各种良性和恶性软组织 PEComa 的报道在不断增加 [667-669]。一部分软组织 PEComa，特别是伴有巢状或腺泡状软组织肉瘤样生长方式的肿瘤，显示 TFE3（一种与 MiTF 密切相关的 DNA 结合因子）表达，并且已经提出了一种令人费解的假设，即一部分 PEComa 和黑色素性 Xp11 易位肾细胞癌和黑色素性 Xp11 肿瘤之间具有关联性 [670-672b]。

尽管淋巴管肌瘤 / 淋巴管肌瘤病中关于激素受体的免疫组织化学评估有一些矛盾的发现，但有应用黄体酮或卵巢切除术可以取得良好疗效的报道 [673-674]。最近，mTOR 抑制剂（西罗莫司和依维莫司）也表现出了良好的疗效 [675]。

淋巴水肿相关性血管肉瘤（**angiosarcoma associated with lymphedema**）[所谓的**淋巴管肉瘤**（**lymphangiosarcoma**）]是 Stewart 和 Treves 于 1949 年首次描述的，他们发现 6 例乳腺癌患者进行根治切除术和腋窝淋巴结清扫术后发展为血管肉瘤 [676]。慢性淋巴水肿被认为是这些患者的易感因素，后来又报道了许多被描述为淋巴水肿相关性血管肉瘤病例（图 41.139）。组织学上，淋巴水肿相关性血管肉瘤有多种表现形式，从实性未分化区域到分化好的区域，毛细血管大小的管腔内衬轻度非典型性细胞（图 41.140）。这些是典型的具有临床侵袭性的病变 [677-678]。

最近几十年来，随着乳腺根治术的日益减少和保乳术并辅以放疗的相应增加，与乳腺癌相关的脉管增生性疾病的形式发生了变化。在这些情况下发生的恶性肿瘤具有相似的形态学特征，但从治疗到发生肿瘤的间隔时间却一般较短，而且所发生的肿瘤是位于乳腺之上的皮肤而非手臂，并且不伴有淋巴水肿 [679]。实际情况比较复杂，实际上，放疗也可导致伴有局限性淋巴管瘤 [680] 的淋巴管增生或进行性获得性淋巴管瘤 [681]。此外，发生于放疗后乳腺皮肤的**非典型性血管病变**（**atypical vascular lesion, AVL**）也日益增多 [682]。这些病变的特征是：虽然具有真皮血管增生并伴有炎症，但其组织结构或细胞异型性不足以诊断为恶性。

临床上，这些病变是小丘疹，常是多灶性的，在放疗后 3 年内发生。大多数由扩张的脉管构成，局限于表层真皮，内衬扁平或鞋钉样细胞，它们 CD31 和 D2-40 染色呈阳性。少数病例表现为浸润性的相互连接的脉管。最近的研究表明，放疗后血管肉瘤显示 *MYC* 的扩增，而 AVL 则不显示 [683-684]。这也可以应用 MYC 抗体来证明 [685]。绝大多数伴有 AVL 的患者的临床经过良好 [686-687]；然而，偶尔有病例似乎进展为血管肉瘤，特别是那些被认为是“血管型”的 AVL[687]。

血管母细胞瘤

所谓的**血管母细胞瘤**（**hemangioblastoma**）是一种主要位于中枢神经系统并与 von Hippel-Lindau 综合征相关的肿瘤，但其偶尔也可累及其他部位，包括软组织 [688-690]。一些报道的血管母细胞瘤病例解剖学上与外周神经相关 [691]。例如，在最常见的位于中枢神经系统的血管母细胞瘤病变中，位于大量血管之间的“间质细胞”的性质还存在争议。几乎所有血管母细胞瘤病例的肿瘤细胞均表达抑制素，但只有一些表达 S-100 蛋白、GLUT1、SMA 和 EMA[688]。血管母细胞瘤似乎表现为临床良性。其中一些患者有 von Hippel-Lindau 综合征。

平滑肌肿瘤和变性平滑肌

平滑肌瘤

平滑肌瘤（**leiomyoma**）有多种类型。**皮肤平滑肌瘤**（**cutaneous leiomyoma**）位于真皮，来源于立毛肌；其特征为：位置表浅，体积小，多发并聚集成簇。

生殖器平滑肌瘤（**genital leiomyoma**）是单发的孤立性肿瘤，来源于生殖器浅表皮下组织内的平滑肌束以及在局部解剖上和功能上与之相关的结构，例如，乳头、乳晕、腋窝、阴囊、阴茎、阴唇和肛门的皮肤。

血管平滑肌瘤（**vascular leiomyoma/angioleio-myoma**）来源于血管的平滑肌（图 41.141）。血管平滑肌瘤多见于女性，常位于下肢软组织中 [692-693]。血管平滑肌瘤与创伤性神经瘤、血管球瘤、小汗腺螺旋腺瘤和血管脂肪瘤一起构成了皮肤和软组织的五种经典的自发疼痛性结节。

大体上，血管平滑肌瘤呈淡黄色或肉色，界限非常清楚，质地相当坚硬。显微镜下，它们由平滑肌细胞的相互交织束组成，这些平滑肌细胞环绕在衬有正常内皮细胞的血管周围。因此，出现了明显的血管性器官样结

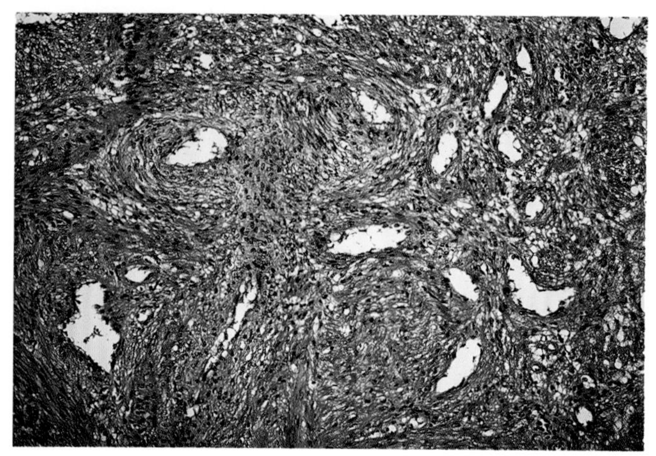

图 41.141 血管平滑肌瘤，伴有肿瘤性平滑肌细胞，与血管壁关系密切

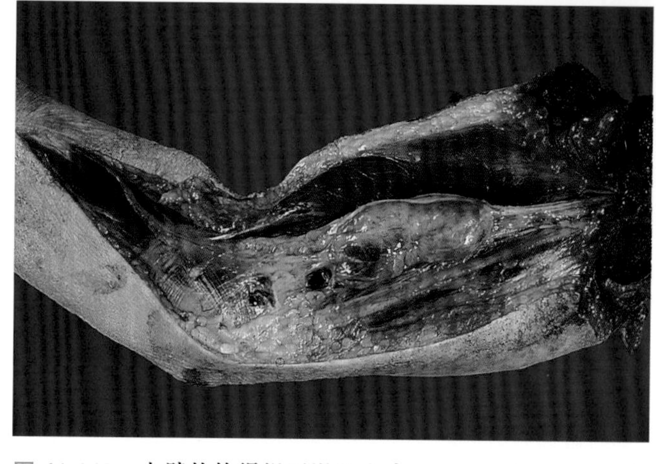

图 41.143 **上臂的软组织平滑肌肉瘤**。由于肿瘤发生于大的血管并沿着血管走向蔓延，故呈纺锤形

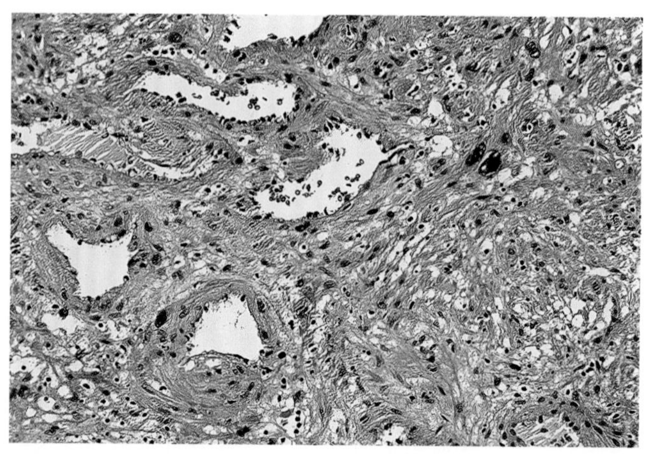

图 41.142 血管平滑肌瘤，伴有散在奇异型肿瘤细胞，此特征不具有预后意义

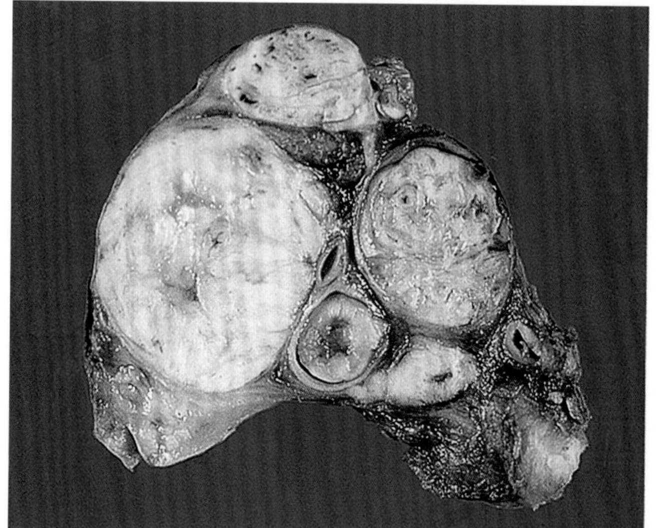

图 41.144 平滑肌肉瘤，正如横切面所见，腘静脉及其分支管腔被肿瘤填塞，腘动脉未受累

构，但缺乏血管的弹力纤维层。无核分裂象，也无坏死或出血。在平滑肌纤维之间可以见到成熟脂肪或软骨岛。偶尔，也会遇到与子宫良性平滑肌瘤相似的奇异型核（图 41.142）[694]。也可出现介于血管球瘤和血管外周细胞瘤之间的过渡型[695]。

血管平滑肌瘤患者常有疼痛，这是由于其内和包膜中存在神经，由机械张力所致或通过肥大细胞介导[696-697]。血管平滑肌瘤的生物学行为完全是良性的。

非血管型**深部平滑肌瘤**（**deep-seated leiomyoma**）最常发生于四肢[698]；但也可见于女性骨盆区，其激素受体染色呈阳性，类似于子宫平滑肌瘤[699]。

平滑肌肉瘤

软组织平滑肌肉瘤（**leiomyosarcoma of soft tissue**）通常发生于中年人和老年人，但也有发生于儿童的记录[140,700-702]。平滑肌肿瘤在免疫抑制患者（HIV 感染者和器官移植受者）中的发生概率增高，这些病例与 Epstein-Barr 病毒感染有关（EBV 相关性平滑肌肿瘤）[50,703-704]。

大多数软组织平滑肌肉瘤发生于四肢，但也可发生于包括头颈部在内的其他部位[705]。许多软组织平滑肌肉瘤来源于不同口径的动脉和静脉的壁，从大血管（按其发生频率的高低排序为下腔静脉、隐静脉、股静脉、肺动脉、股动脉和主动脉）到小静脉和小动脉均可发生[701,706]。那些发生于下腔静脉的平滑肌肉瘤可引起 Budd-Chiari 综合征[707]。

大体上，平滑肌肉瘤可与平滑肌瘤一样具有清楚的边界，但更大更软，易发生坏死、出血和囊性变（图 41.143）。那些发生于大血管的平滑肌肉瘤还可呈息肉状突向血管腔内或主要在管壁生长（图 41.144）。

显微镜下，平滑肌肉瘤的生长方式主要呈束状，而束与束之间彼此以广角交织排列（图 41.145）。其中肿瘤细胞与血管壁混合存在是一个重要的诊断线索。在有些病例，血管结构非常突出，形成了血管外周细胞瘤样改变。其肿瘤细胞呈长形，胞核两端钝圆，胞质含有嗜酸性纤维，这些特征在细胞学标本中同样显著。细胞核可

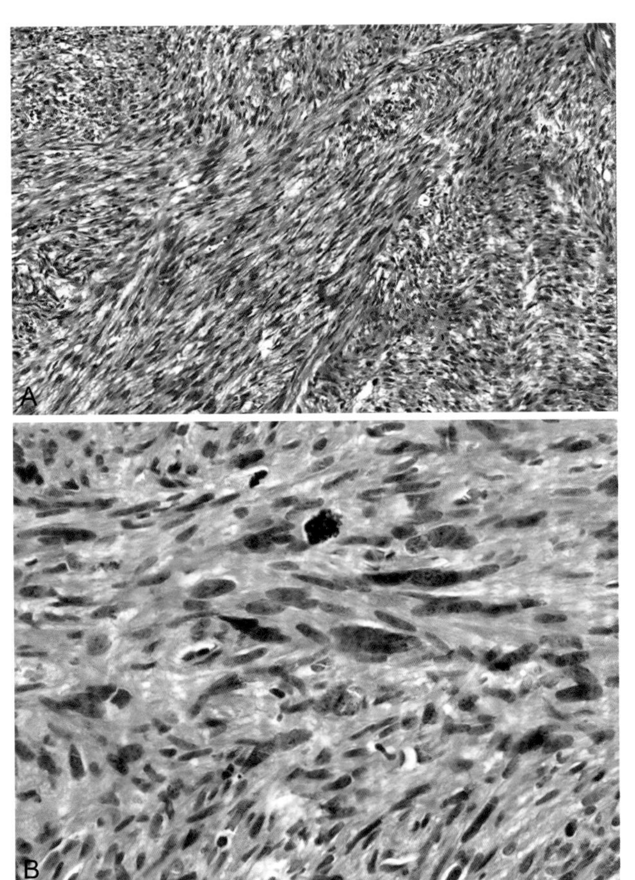

图 41.145 平滑肌肉瘤排列成束。**A**，低倍镜观。**B**，高倍镜观

呈栅栏状排列，这个特征可能使其与外周神经鞘瘤混淆。细胞核的异型程度有很大差异，甚至可以形成“恶性纤维组织细胞瘤样（MFH 样）”改变[708]。实际上，在以前诊断为恶性纤维组织细胞瘤（MFH）的肿瘤中，最常见的分化方向是平滑肌分化[323]。胞质空泡常位于胞核的一极，有时使胞核凹陷，这提供了另一个诊断线索。其他偶尔见到的特征包括：颗粒样细胞改变[407]、黏液样间质[709]、炎症性改变[710]和破骨细胞样多核巨细胞[711]。可见横纹肌样特征；如同其他肿瘤一样，此特征提示其侵袭性生物学行为[712]。EBV 相关性肿瘤缺乏明显的多形性，常可见原始的圆形细胞和大量肿瘤内 T 细胞[50]。

免疫组织化学上，平滑肌瘤和分化好的平滑肌肉瘤都表达 SMA、平滑肌肌球蛋白、结蛋白、h 钙介质素、基底膜成分，包括层粘连蛋白和Ⅳ型胶原[713-714]。令人惊奇的是，正常和肿瘤性平滑肌细胞 CK 和 EMA 染色也可能呈阳性（图 41.146）；这个特征在女性生殖系统和大血管肿瘤中似乎尤其明显[715-716]。部分平滑肌肉瘤中还可检测出雌激素受体，因此可能会有激素反应性[717]。

细胞遗传学分析显示，平滑肌肉瘤有多种染色体异常，但并没有特异的核型标志物。令人好奇的是，在相当一部分平滑肌肉瘤找不到核型异常[718-720]。平滑肌肉瘤的常见遗传学改变包括 *RB1*、*CDKN2A*、*CCND1* 和 *CCND3*。平滑肌肉瘤的基因表达谱与未分化多形性肉瘤有很多重叠[721-722]。

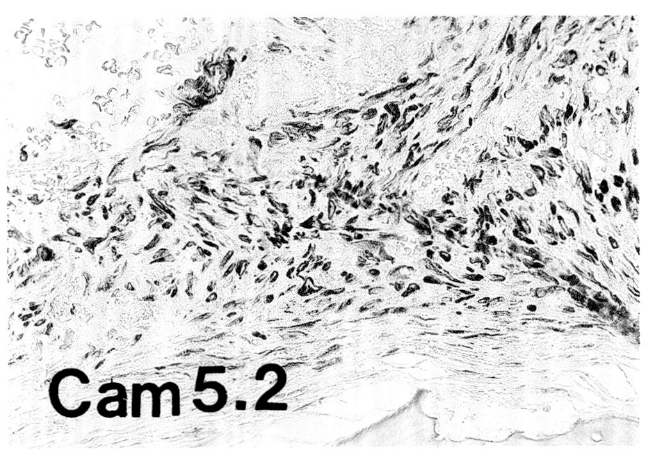

图 41.146 平滑肌肉瘤中低分子量 CK（*CAM5.2*）免疫反应呈阳性

软组织平滑肌瘤和平滑肌肉瘤的鉴别诊断要结合多种特征。如果胞核有非典型性，即使是局灶性的，也应进行核分裂象评估。任何程度的核分裂活性，结合细胞异型性，都应引致着重考虑平滑肌肉瘤的诊断。平滑肌肉瘤的预后主要与肿瘤的大小和深度有关，这两个参数密切相关。一项大型病例分析显示，40% 的皮肤平滑肌肉瘤可以复发，但无一例转移；皮下平滑肌肉瘤中有一半复发，并有 1/3 发生转移或因肿瘤而死亡[723]。Gustafson 等人发现，血管侵犯和年龄超过 60 岁是平滑肌肉瘤相关死亡的独立危险因素[724]；而 Farshid 等人发现，肿瘤分级和外科手术所致肿瘤破坏是转移的独立预测因素[701]。平滑肌肉瘤的单纯剔除势必造成局部复发。大多数平滑肌肉瘤病例终将发生远隔转移，有时甚至是在切除术后 15 年或更长的时间发生。

应予注意的是，上述所有评述都是对发生于软组织内的平滑肌肿瘤的；而对子宫和胃肠道的平滑肌肿瘤，上述所有评述未必适用。

上皮样平滑肌肿瘤

软组织平滑肌肿瘤可呈现上皮样形态，被称为**上皮样平滑肌肿瘤（epithelioid smooth muscle tumor）**，它们全部或部分类似于发生于胃和其他腹腔内部位的间叶肿瘤（图 41.147）[725]。我们采用与普通平滑肌肿瘤相似的标准将它们分为良性和恶性。免疫组织化学标志物检测显示，这些肿瘤中的平滑肌分化仅为局灶或不明显[725]。

血管球瘤

血管球瘤（glomus tumor）起源于神经肌动脉球，后者是一种正常的动静脉分流器官，有丰富神经纤维支配，并具有温度调节功能[726]。血管球瘤好发于指（趾）甲下，但也可发生于其他皮肤部位、软组织（特别是上肢屈侧和膝部周围）、神经、胃、鼻腔和气管[727-729]。也有血管球瘤发生于骶尾部尾骨体（尾骨球）并伴有尾骨疼痛的报道[730]，但对于这一病变是一个真性肿瘤还是该区

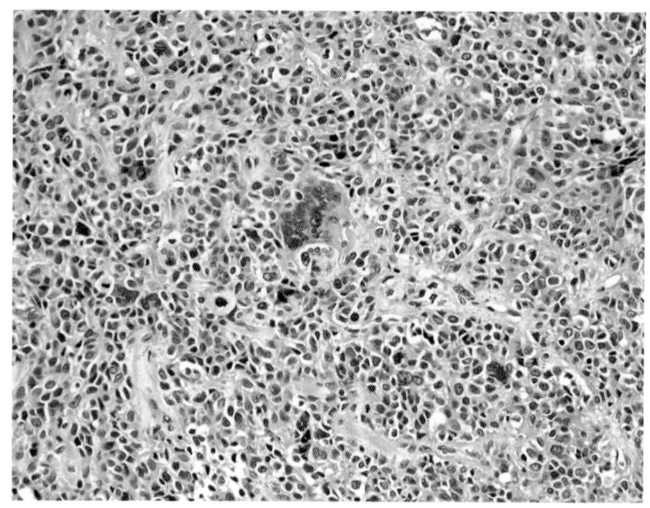

图 41.147　上皮样平滑肌肉瘤由恶性上皮样细胞和罕见的巨细胞组成

域的一种正常结构仍存在疑问 [731]。

指（趾）甲下的血管球瘤病变一般都有大量的神经纤维，因此可以出现剧烈疼痛；而其他部位的血管球瘤常常缺乏这两个特征。血管球瘤可侵蚀远端指（趾）骨，甚至在该部位表现为骨内的病变。浅表部位的血管球瘤病变界限较清楚。儿童的血管球瘤具有多发、易浸润的特征 [732]。临床上，血管球瘤还可以表现为下肢静脉曲张。

显微镜下，血管球瘤是由衬覆正常内皮细胞的血管和环绕血管周的密集增生的圆形或立方形细胞组成，胞核呈圆形，胞质呈嗜酸性（图 41.148）。电镜下，其肿瘤细胞具有平滑肌细胞的特征而非周细胞的特征 [733]。免疫组织化学上，其肿瘤细胞表达肌动蛋白和基底膜成分，但对结蛋白通常呈阴性 [734]。

显微镜下，血管球瘤有三种类型，即实性型、血管瘤型和黏液型（myxoid）（图 41.149）。**实性型血管球瘤（solid glomus tumor）**可能会与汗腺肿瘤、黑色素细胞痣或转移癌混淆 [735]，尤其当其肿瘤细胞完全呈上皮样和（或）呈单行排列生长时 [736]。**血管瘤型血管球瘤（angiomatous glomus tumor）**[**球血管瘤（glomangioma）**]具有弥漫生长的特征，当血管壁球细胞数量明显增多时其看上去类似于血管瘤病 [737]。文献中还描述了一种**嗜酸性变异型血管球瘤（oncocytic variant of glomus tumor）**，其血管球细胞的胞质中充满了线粒体 [738]。通常只有在肿瘤周边才能清楚地看到肿瘤细胞和血管之间的真正关系。血管球瘤与血管球肌瘤、血管外皮细胞瘤和肌周细胞瘤等病变有重叠，属于一个谱系，均有血管周围肌样细胞分化的证据（图 41.150）[189]。

在极为罕见的情况下，血管球瘤可表现出侵袭性行为，伴局部复发，侵及邻近组织甚至偶尔见到远隔转移 [737,739]。另外，有一些病变除了具有典型的血管球瘤细胞结构特征外，还兼具恶性肿瘤的细胞学特征；这些肿瘤被称为**血管球肉瘤（glomangiosarcoma）**[740]。

另外，还有一些具有细胞学非典型性的血管球瘤。

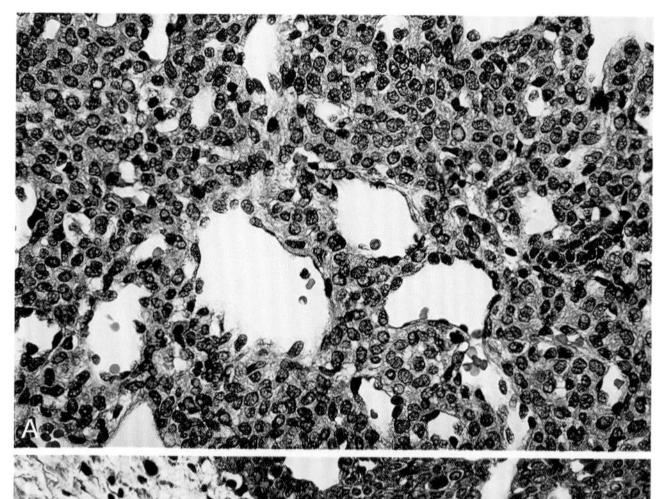

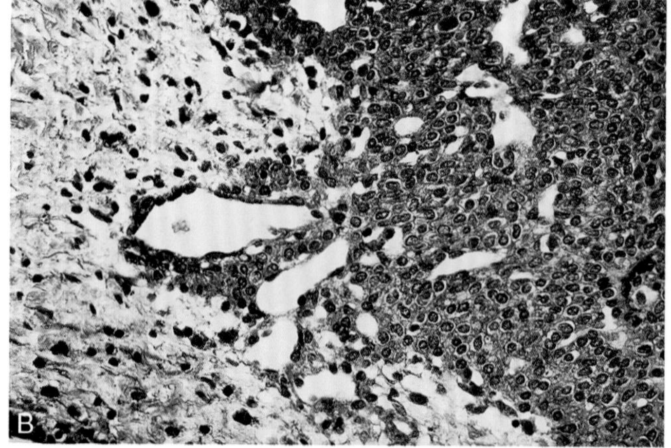

图 41.148　**A**，血管球瘤，可见圆形球瘤细胞围绕在扩张的脉管周围。**B**，SMA 免疫反应呈强阳性为其特征

有人建议将它们分类为如下亚型：共质体型、恶性潜能未定型和恶性血管球瘤 [737]。恶性血管球瘤（这是唯一可能转移的类型）被定义为：位置深在、＞2 cm，或有非典型性核分裂象，或有中到高级别核和核分裂象 ≥ 5/50 HPF。

横纹肌肿瘤

横纹肌瘤

横纹肌瘤（rhabdomyoma）可以分为不同的亚型，但它们彼此之间有一些重叠。成人型横纹肌瘤几乎均见于成人患者的口腔及其附近区域 [741-742]。高达 20% 的成人型横纹肌瘤病例可能是多灶性的 [743]。显微镜下，其细胞分化良好，体积较大，呈圆形或多角形；胞质丰富，呈嗜酸性，含有数量不等的脂质和糖原。有些细胞具有“蜘蛛细胞”的特征。常可见横纹和胞质内的杆状[“麦秆（jack straw）”]包涵体，胞核内包涵体也可见。无核分裂象或核异型性。其鉴别诊断包括颗粒细胞瘤、冬眠瘤以及一种独特的晶体蓄积性组织细胞增生症 [744]。

胎儿型横纹肌瘤几乎只发生于两处：3 岁以下儿童的头颈部（特别是耳后区）和中年女性的外阴阴道 [745-747]。后者也被称为**生殖器横纹肌瘤（genital rhabdomyoma）**，有些作者将其与其他胎儿型横纹肌瘤分开。显微镜下，这两种类型均细胞丰富，由不成熟的骨骼肌纤维（有些

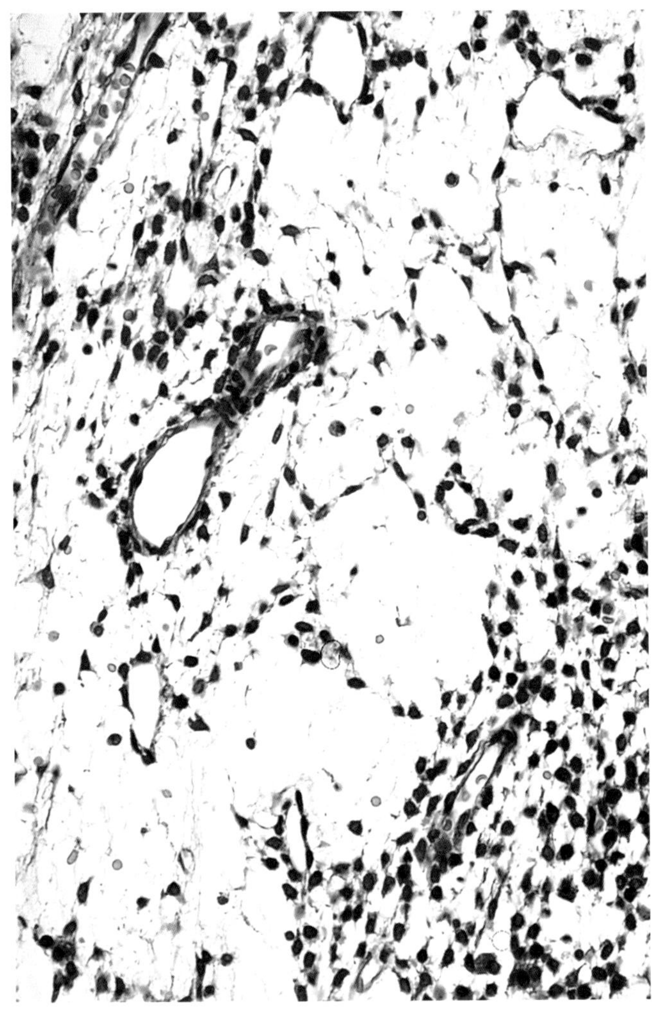

图 41.149 血管球瘤的黏液样区域

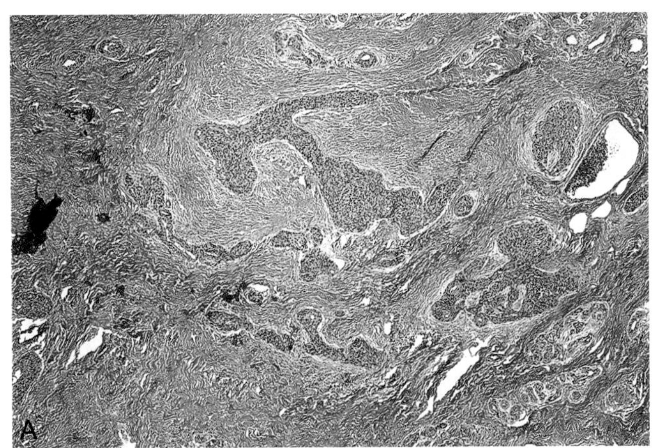

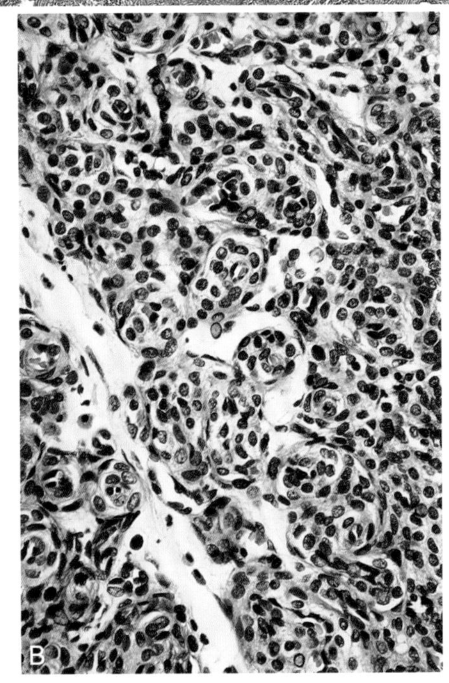

图 41.150 **血管周细胞瘤**。**A**，低倍镜观。**B**，高倍镜观

含有横纹）和原始间叶细胞构成（图 41.151）。它们相当于妊娠 7 ~ 12 周胎儿发育阶段的骨骼肌。无细胞核异型，核分裂象一般罕见。外阴阴道的横纹肌瘤病例易出现黏液样改变。Kapadia 等曾将胎儿型横纹肌瘤分为“经典型”（具有上述特征）和“中间型”；后者的特征为：具有大的神经节细胞样横纹肌母细胞；胞核呈空泡状，核仁明显；胞质呈强嗜酸性；横纹肌母细胞呈交错分布的缎带样，类似于平滑肌的束状排列，伴有脂肪浸润的丛状结构，并与外周神经关系密切[747]。

胎儿型横纹肌瘤的主要鉴别诊断为胚胎性或梭形细胞横纹肌肉瘤。由于它们之间有许多组织学特征重叠，区分起来可能非常困难。但是，胎儿型横纹肌瘤一般界限清楚、较表浅，并且缺乏细胞非典型性、核分裂象和坏死。

横纹肌瘤（特别是成人型）的免疫组织化学特征再现了正常骨骼肌的特征（结蛋白、肌特异性肌动蛋白）。超微结构下，横纹肌瘤细胞内可见肥大的 Z 带物质、粗细微丝、大量线粒体（有些伴有异常形态或包涵体）以及胞核内和胞质内包涵体。心脏横纹肌瘤的病变与前述的病变不同。

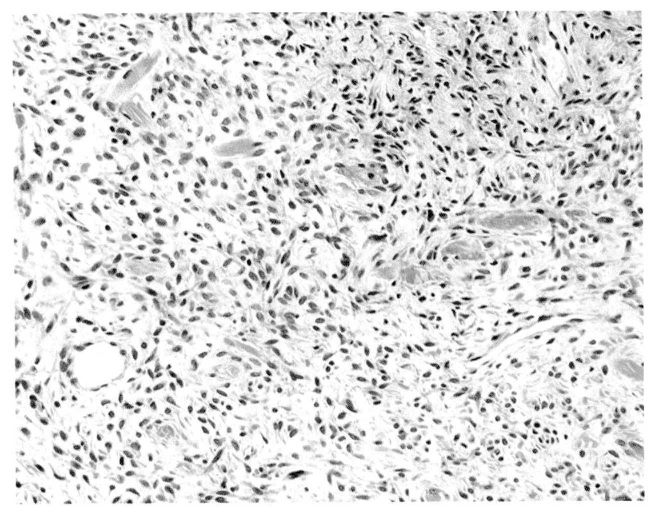

图 41.151 胎儿型横纹肌瘤，可见嗜酸性梭形细胞，少数细胞有明显的横纹

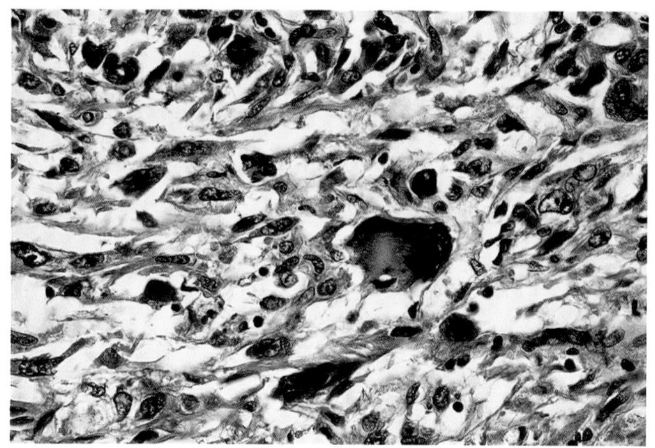

图 41.152 多形性横纹肌肉瘤的表现与未分化多形性肉瘤有些类似，但罕见嗜酸性巨细胞。这种肿瘤同时表达结蛋白和生肌素（myogenin）

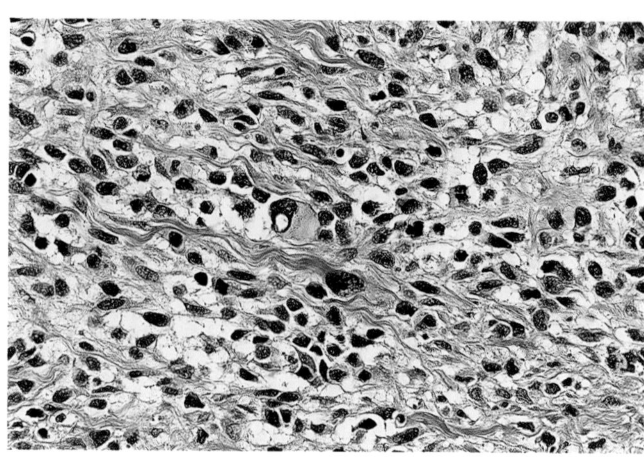

图 41.153 **胚胎性横纹肌肉瘤**。可见大多数胞核呈卵圆形，胞质少且呈嗜酸性

横纹肌肉瘤

横纹肌肉瘤（**rhabdomyosarcoma**）有三种主要类型：多形性、胚胎性和腺泡状；此外，横纹肌肉瘤还有几种少见的亚型[748]。

多形性横纹肌肉瘤（**pleomorphic rhabdomyosarcoma**）实际上是三种主要类型中最少见的，然而，在早期文献中，它却几乎代表了所有横纹肌肉瘤。多形性横纹肌肉瘤最常发生于成人四肢的深部软组织[749-752]，但也有少数病例发生于儿童[749]。除了可见散在的伴有交叉条纹的多形性横纹肌细胞（图 41.152）和生肌素呈阳性之外[753]，它通常与多形性未分化肉瘤（UPS）相似。应特别注意避免以下一些陷阱：①非肿瘤性骨骼肌纤维夹杂在其中；②坏死的肌肉组织释放肌红蛋白，伴有被肿瘤细胞非特异性吸收，因此免疫反应为阳性；③其他恶性肿瘤中出现骨骼肌分化。关于后一种情况，具有讽刺意味的是，在恶性肿瘤中，最明显的骨骼肌分化并不常见于横纹肌肉瘤本身，而是见于其他肿瘤，如恶性外周神经鞘肿瘤（MPNST）、恶性胸腺瘤、女性生殖道混合性 müller 源性肿瘤、恶性生殖细胞肿瘤（尤其是性腺外的）、髓母细胞瘤和 Wilms 瘤。如果按以上所列标准来严格定义，则多形性横纹肌肉瘤实际上是一种非常罕见的肿瘤。多形性横纹肌肉瘤的生物学行为似乎与其他软组织多形性肉瘤没有本质差别。

其他两种主要类型的横纹肌肉瘤主要发生于儿童和青少年，实际上是这一年龄组最常见的软组织肉瘤。

胚胎性横纹肌肉瘤（**embryonal rhabdomyosarcoma**）最常见于头颈部（尤其是眼眶、鼻咽、中耳和口腔）、腹膜后、胆道和泌尿生殖道[754]。绝大多数发生于 3～12 岁的儿童，但也可发生于青年人和成人[755]。

显微镜下，胚胎性横纹肌肉瘤的肿瘤细胞体积小，呈梭形（图 41.153）。有些细胞胞质呈强嗜酸性。一个具有诊断价值的特征是：在血管周围常可见到富于细胞区域与富含黏液样物质的细胞稀少区交替出现。横纹可有可无；只要具备所有其他特征，横纹就不是光镜诊断的必需条件，这点恰恰与成人的多形性横纹肌肉瘤相反。确定诊断需要通过选择的免疫组织化学标志物来做出。

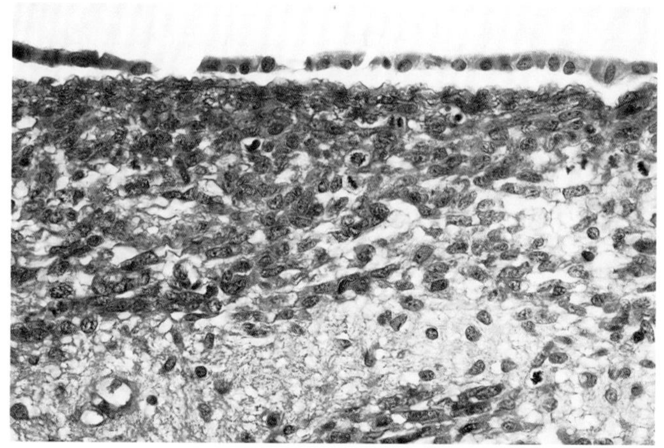

图 41.154 胆总管的葡萄状横纹肌肉瘤，可见紧邻上皮下方聚集的肿瘤细胞（“形成层”）

胚胎性横纹肌肉瘤的最常见的转移部位是软组织、浆膜、肺、骨髓和淋巴结[756]。伴有弥漫性骨髓受累的病例可能类似于急性白血病[757]。发生于泌尿生殖道或四肢的横纹肌肉瘤很容易转移至淋巴结[758]，而来源于头颈部、接近脑膜表面的肿瘤直接沿脑膜蔓延的概率较高。

进行手术切除、放疗和多重药物治疗在内的综合治疗之后，胚胎性横纹肌肉瘤的预后已经有了明显的改善[759]。如果病变局限于原发部位，80% 以上的患儿可以生存[760]。

胚胎性横纹肌肉瘤：变异型和相关肿瘤（**embryonal rhabdomyosarcoma: variant and related tumor**）。当胚胎性横纹肌肉瘤在黏膜下生长时，如在阴道、膀胱和鼻腔的黏膜下生长时，常形成较大的息肉状肿块，像一串葡萄，因而被称为**葡萄状肉瘤**（**sarcoma botryoides**）（图 41.154）。这被认为是胚胎性横纹肌肉瘤生长方式上的一种变异，称为葡萄状亚型（botryoid subtype）。这种息肉状（“葡萄状”）肿瘤的最具特征性的结构是：紧邻上皮下方有一层致密的未分化肿瘤细胞带，这一结构也被称为**形成层**（**cambium layer**）。

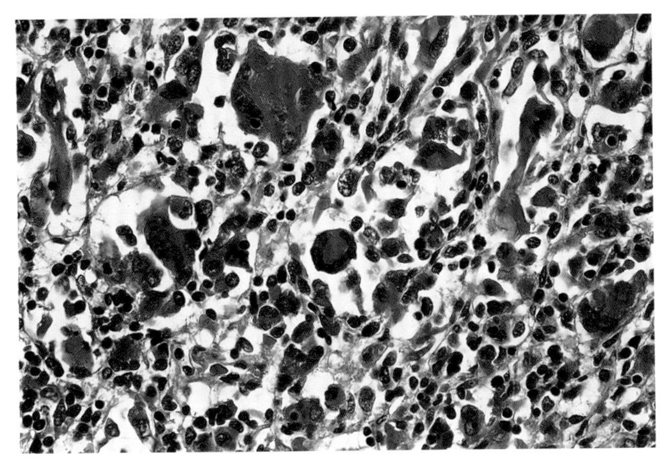

图 41.155　1 例儿童胚胎性横纹肌肉瘤，伴有间变性特征

在胚胎性横纹肌肉瘤中，偶尔可见局灶区域出现间变性改变，伴有怪异型胞核，不应将其归入多形性横纹肌肉瘤，而应将其归入**伴有间变特征的胚胎性横纹肌肉瘤（embryonal rhabdomyosarcoma with anaplastic feature）**（图 41.155）。当其间变特征明显时，提示其临床过程更具有侵袭性[761]；相反，高分化（含 50% 以上横纹肌母细胞）改变具有非常好的化疗效果[762]。

多重药物化疗后标本的分化程度显示比化疗前标本的分化程度更高，提示这些药物要么可以诱导其成熟，要么可以选择性地保留分化较好的细胞成分[763-764]。

非常罕见的是，胚胎性横纹肌肉瘤中肿瘤细胞胞质内有糖原和脂质聚集，使其呈**透明细胞表现（clear cell appearance）**，类似于透明细胞癌[765]。另一种形态学变异则是肿瘤细胞内含有的中间微丝形成胞质内球形包涵体，呈**横纹肌样表现（rhabdoid appearance）**[766]。

偶尔，在婴儿和儿童中，可以见到一种发生部位和形态均为胚胎性横纹肌肉瘤的特征，但肿瘤中含有神经元、黑色素细胞和（或）施万细胞分化的细胞团；对此，有些作者解释为这些细胞来源于迁徙的神经嵴（胚层间充质），并将其称为**外胚层间叶瘤（ectomesenchymoma）**[767-768]。这些肿瘤大多数发生于头颈部。

尽管最初被描述为胚胎型横纹肌肉瘤的变异型，但**梭形细胞 / 硬化性横纹肌肉瘤（spindle cell/sclerosing rhabdomyosarcoma）**似乎代表了与经典型胚胎性横纹肌肉瘤不同的相关肿瘤[769]。大多数最初报道的梭形细胞横纹肌肉瘤病例发生于男性儿童。其最常见的部位是睾丸旁区域和头颈部，预后较好[770]。后来又有了成人梭形细胞横纹肌肉瘤的病例报道，它们常见于头颈部，其临床经过比儿童患者更具侵略性[771-772]。梭形细胞横纹肌肉瘤与 Lundgren 等描述的**婴儿横纹肌肉瘤（infantile rhabdomyosarcoma）**有一些相似之处，但两者是否相同尚不清楚[773]。后者在显微镜下与纤维肉瘤类似，其特征是其临床经过具有侵袭性。

再后来，又有描述**硬化性横纹肌肉瘤（sclerosing rhabdomyosarcoma）**的病例报道，其特征是伴有明显的基质样物质沉积而类似于骨肉瘤或软骨肉瘤[774-775]。最初报道的病例主要为成人病例，但后来也发现了儿童病例[776-777]。最近在梭形细胞横纹肌肉瘤和硬化性横纹肌肉瘤中都发现了 *MyoD1* 突变，表明这两种肿瘤之间有很密切的关系[778,778a]。实际上，一些数据表明，带有 *MyoD1* 突变的肿瘤具有一个更具侵袭性的临床经过[778a]。一些先天性梭形细胞 / 硬化性横纹肌肉瘤病例显示有 *NCOA2* 基因重排，而发生于年龄较大的儿童或成人的肿瘤往往含有 *MyoD1* 基因突变，伴有或不伴有 *PIK3CA* 突变[778b]。免疫组织化学上，梭形细胞 / 硬化性横纹肌肉瘤往往显示胞核 *MyoD1* 表达比生肌素表达更多[778]。

上皮样横纹肌肉瘤（epithelioid rhabdomyosarcoma）是近年来发现的一种变异型，主要发生于中老年患者，尤其是男性，通常发生于四肢、头颈部或躯干[779]。上皮样横纹肌肉瘤是由成片的、大的上皮样细胞组成，它们具有丰富的嗜酸性胞质、泡状胞核以及突出的核仁，令人想起黑色素瘤或癌[780]。正如依据其高级别组织学特征所预测的那样，它们具有高度侵袭性。

腺泡状横纹肌肉瘤（alveolar rhabdomyosarcoma）与胚胎性横纹肌肉瘤相比，更常见于年龄偏大的人群（10～25 岁），常见于四肢，最常见的部位为前臂、上臂、直肠周围和会阴部；也可见于包括脑膜在内的头颈部[781-782]。

显微镜下，腺泡状横纹肌肉瘤可见体积小、圆形或卵圆形的肿瘤细胞被结缔组织分隔成巢状（图 41.156 至 41.158）。与这些纤维条索相连的肿瘤细胞仍紧密黏附于纤维，但其他则由于缺乏黏附性而易于分离，形成典型的腺泡状或假腺样结构。胞质呈强嗜酸性以及偶尔出现的多核瘤巨细胞是其重要的诊断特征[783]。腺泡结构不明显的病例被称为腺泡状横纹肌肉瘤的“实性”变异型，在诊断上尤为困难[784]。

即使应用当前的多种治疗方法，腺泡状横纹肌肉瘤的预后也明显差于胚胎性横纹肌肉瘤[759]。肺和区域淋巴结是腺泡状横纹肌肉瘤最常见的转移部位。周围淋巴结受累可能成为其首发表现。隐匿性原发性腺泡状横纹肌肉瘤常见于直肠周围 - 会阴部。如下文所述，腺泡状横纹肌肉瘤的特征为 *PAX-FOXO1A* 融合；虽然这种融合在更具侵袭性的患者中更为常见，但还没有发现这是一个独立的预后指标[784a-784b]。

用于横纹肌肉瘤诊断的特殊技术

电镜特征。超微结构检查可通过识别肌节相关结构来证实横纹肌肉瘤的诊断，例如，Z 带，呈六角形排列的粗或细微丝，含粗丝的 A 带，以及 H 和 M 带或 leptomeric 结构[785]。取材不当和分化差的肿瘤细胞缺少上述种种特征，这些是电镜检查的缺陷。鉴于以上情况，加上大量可应用的相对特异的免疫组织化学（在腺泡状横纹肌肉瘤中可采用分子检测）标志物，电镜诊断在这一领域中的应用已明显减少。

组织化学和免疫组织化学特征。几乎没有任何一种其他肿瘤像横纹肌肉瘤那样具有如此多样的系列标志物，并且数量还在不断增加[786]。这些标志物具有一定的特异性和敏感性，因而相对实用。

生肌素（myogenin）显然是横纹肌肉瘤最敏感和特

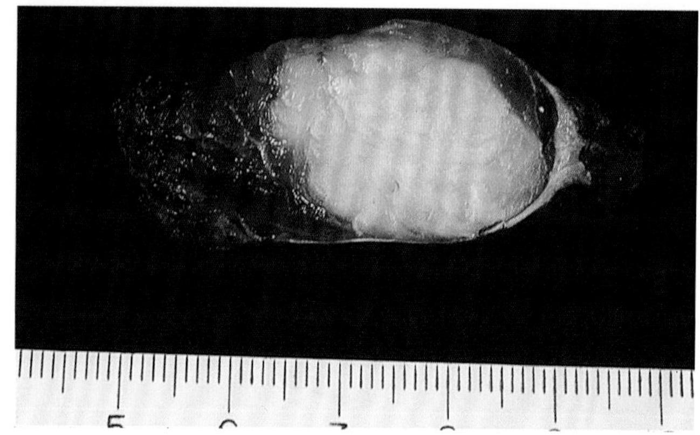

图 41.156 **腺泡状横纹肌肉瘤的大体表现**。可见肿瘤被包在骨骼肌内

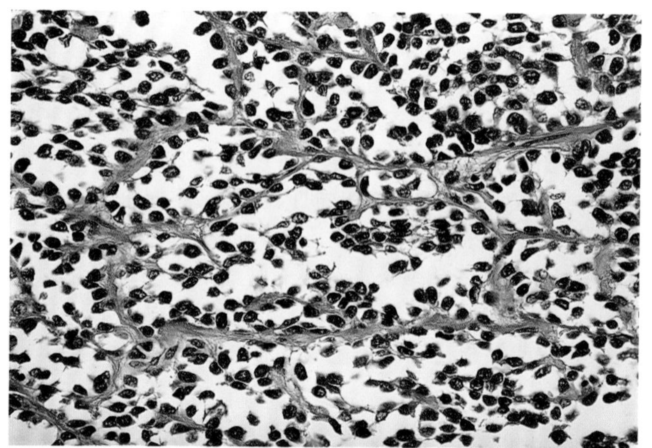

图 41.157 腺泡状横纹肌肉瘤的低倍镜下典型表现，可见肿瘤细胞沿纤维血管间隔排列

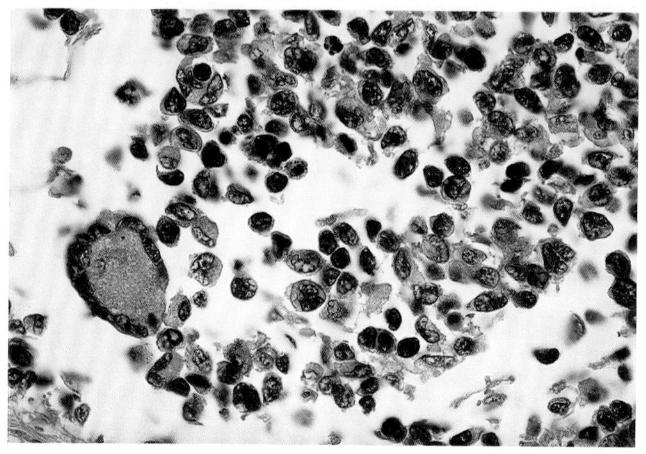

图 41.158 腺泡状横纹肌肉瘤，显示在小单核细胞中可见一个多核巨细胞，这是一个重要的诊断线索

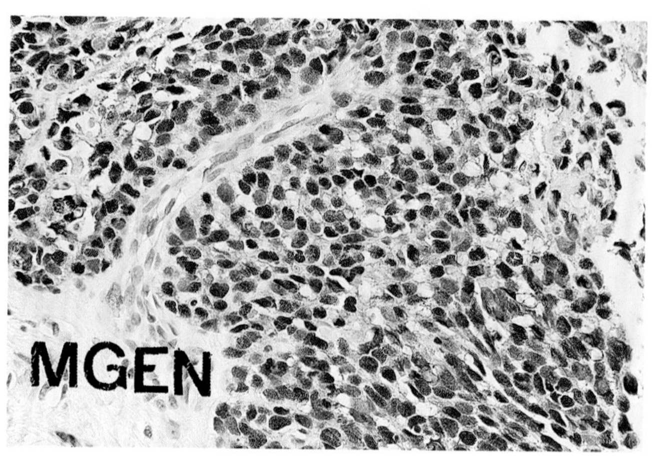

图 41.159 腺泡状横纹肌肉瘤，可见胞核强阳性表达生肌素（MGEN）

异的标志物（图 41.159）。生肌素基因编码一种磷酸蛋白，可以诱导间叶细胞向骨骼肌方向分化。这种蛋白质可以被证实存在于所有类型的横纹肌肉瘤的细胞核中，在腺泡状横纹肌肉瘤中尤其呈强阳性表达且分布广泛 [787-789]。这种蛋白质的弥漫表达被证实是儿童横纹肌肉瘤低生存率的独立标志物 [790]。MyoD1 是一种与生肌素特异性相似的核蛋白，但不同于生肌素，在甲醛固定石蜡包埋的组织中不能很好地将其检查出来，因此其诊断效用较低 [789,791]。结蛋白，一种中间丝，是肌分化的特异性标志物，但其在平滑肌和横纹肌中均可出现。通常只有伴有圆形横纹肌母细胞或带状细胞横纹肌肉瘤才显示结蛋白阳性表达 [792]。横纹肌肉瘤总能表达肌节肌动蛋白——它是这种肿瘤的最好的标志物之一 [793]。横纹肌肉瘤细胞也表达肌特异性肌动蛋白，但较少或不表达 SMA。其他标志物包括肌球蛋白、肌红蛋白、肌联蛋白和 Z 蛋白也有报道，但它们的作用较小，在临床实践中较少应用。

这些标志物的可选择范围较宽且多少有些混乱。在我们研究所中，我们最常应用生肌素和结蛋白进行这些肿瘤的常规染色。还应指出，一些病例，特别是腺泡状横纹肌肉瘤，可表达 CK 和神经内分泌标志物 [794]。如前所述，梭形细胞 / 硬化性横纹肌肉瘤家族倾向于 MyoD1 染色更强。

分子遗传学特征。75% ~ 80% 的腺泡状横纹肌肉瘤伴有 t(2;13) 或 t(1;13) 易位，分别产生 *PAX3-FOXO1A* 和 *PAX7-FOXO1A* 融合基因（*FOXO1A* 之前也被称为 *FKHR*）[795-797]。应用 FISH 技术可以在石蜡包埋组织中检测到这种易位 [798]。形态学特征与 *PAX/FOXO1A* 融合基因是否存在或融合类型之间的相关性不明显 [799]。Sorensen 等进行的一项研究表明，携带 *PAX3-FOXO1A* 的腺泡状横纹肌肉瘤的临床经过比携带 *PAX7-FOXO1A* 的临床经过更具侵袭性 [797]。高达 20% 的形态学诊断为腺泡状横纹肌肉瘤的病例呈融合（*FOXO1A*）阴性。有趣的是，对这类肿瘤的序列分析显示，它们与胚胎性横纹肌肉瘤有明显的重叠，这使人们考虑到，这些肿瘤实际上是分化较差的胚胎性横纹肌肉瘤，其形态学特征提示其为腺泡亚型 [800]。在接近半数的腺泡状横纹肌肉瘤中可检测出 *MYCN* 扩增，而在胚胎性则没有检出 [801]。

胚胎性横纹肌肉瘤缺乏腺泡状横纹肌肉瘤的特异性遗传学改变。这种亚型的肿瘤的核型改变复杂，常有 2、8 和 13 号染色体获得 [802]。大多数病例有 11p15 等位基因丢失，这一区域的遗传学改变同样见于 Beckwith-Wiedemann 综合征（由于 11p15.5 区域的印迹基因发生突变或后续改变导致的一种印迹障碍）[803]。

骨和软骨肿瘤

软组织（骨外）软骨瘤［soft tissue (extraskeletal) chondroma］最常见于成人手部和足部的软组织[804-805]。大体上，它们呈分叶状，有典型的玻璃样改变，常见钙化（图 41.160）。有些表现出软骨母细胞瘤的特征，细胞丰富，可见大量的多核巨细胞和纤细的钙化（图 41.161）[806]。手部和足部的软骨肉瘤确实存在，但非常罕见[807]。偶尔在其小叶周围可见较多量的成纤维细胞增生，可能会与钙化性腱膜纤维瘤混淆。此外，软骨细胞有时具有嗜酸性胞质，类似于组织细胞；有时胞质内呈现空泡样改变，使其与脂肪母细胞相似。局部复发并不少见。

软组织（骨外）软骨肉瘤［soft tissue (extraskeletal) chondrosarcoma］，当不加任何修饰词时，通常是指由分化好的软骨小叶构成的软组织肿瘤。一般情况下，与发生于骨内的同类肿瘤相比，软组织的软骨肉瘤具有较低的侵袭性行为[808]。

骨外黏液样软骨肉瘤（extraskeletal myxoid chondrosarcoma）是一种特殊的软组织肿瘤，可能被错误地命名了，因为越来越多的证据表明其与软骨无关（图 41.162）[809-810]。其很少发生于骨内[811]。大多数病例发生于成人四肢[812-814]，但也有发生于躯干和（或）发生于儿童的报道[815]。显微镜下，其特征为：多结节生长方式，常伴有明显的出血和含铁血黄素沉积。在富于黏液样基质中，可见呈条索状排列的、相对小的细胞，胞质呈嗜酸性，偶尔呈空泡状。其缺乏分化好的软骨细胞（图 41.163）。许多肿瘤细胞含有糖原，黏液样间质富含酸性黏多糖——对透明质酸酶治疗无效，因为它们主要由硫酸软骨素 -4、硫酸软骨素 -6 和硫酸角质素组成。骨外黏液样软骨肉瘤可出现横纹肌样表型特征，常预示侵袭性生物学行为[816]。文献中也有高级别黏液样软骨肉瘤的记载，其特征是出现许多大的上皮样细胞并表现出高度侵袭性的生物学行为[817]。

超微结构上，黏液样软骨肉瘤的最显著的特征是：肿瘤细胞有发育成熟的粗面内质网（有时含有独特的平行微管，此为本病极具特征的结构）、丰富的胞质内微丝和胞质内糖原[818-819]。此外，有些肿瘤细胞还可见微管和神经内分泌颗粒[820]。免疫组织化学上，黏液样软骨肉瘤 S-100 蛋白仅呈灶状阳性，比人们预想的真正的软骨肿瘤中的表达要少得多。我们和其他作者还发现，大多数黏液样软骨肉瘤病例免疫组织化学上对神经 / 神经内分泌标志物呈灶状阳性反应，如神经元烯醇化酶（NSE）、CD56、突触素和 Tau 蛋白（微管蛋白聚合时所需的一种相关蛋白质），但对角蛋白则呈阴性[821-823]。微阵列分析

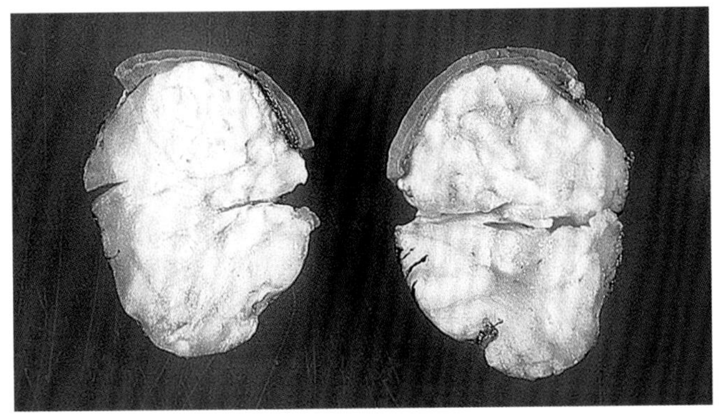

图 41.160　手部软组织软骨瘤的大体表现。可见肿瘤部分钙化

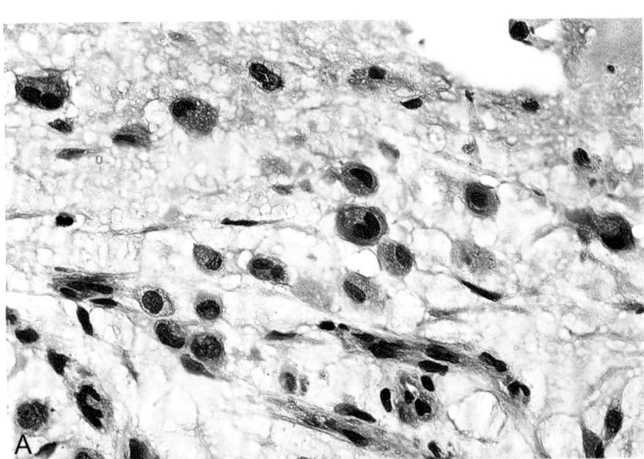

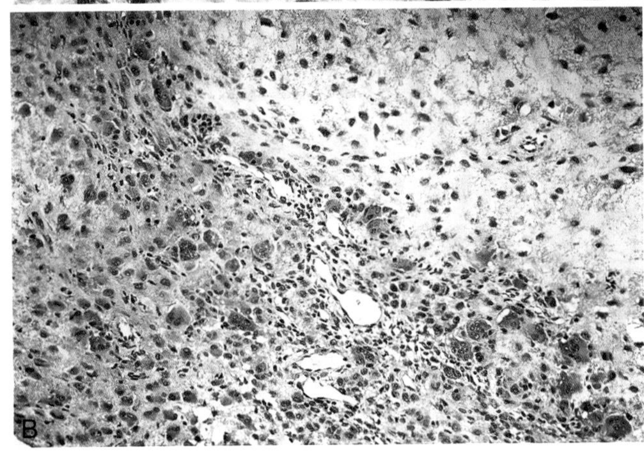

图 41.161　**A**，此例软组织软骨瘤的细胞具有组织细胞样特征，与骨的软骨母细胞瘤相似。**B**，软组织富于细胞的软骨瘤，可见破骨细胞样巨细胞，与骨的软骨黏液样纤维瘤相似

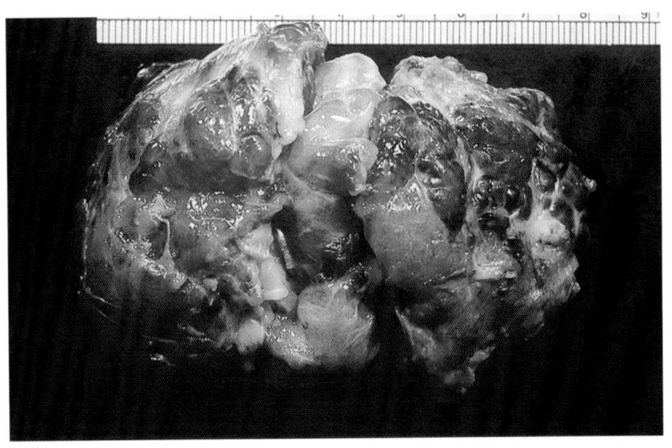

图 41.162　黏液样软骨肉瘤的分叶状外观

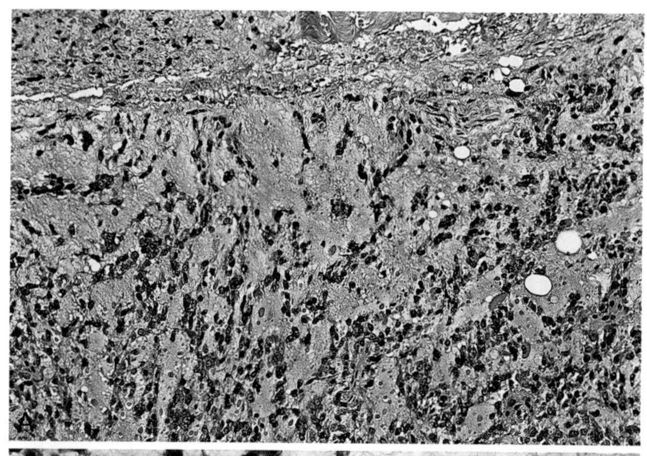

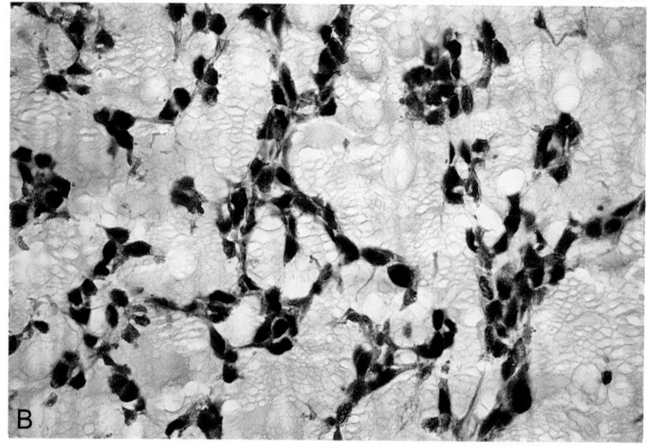

图 41.163　黏液样软骨肉瘤的低倍镜观（**A**）和高倍镜观（**B**）。可见肿瘤细胞排列成相互吻合的条索状，周围围绕着丰富的黏液样基质。与黏液样脂肪肉瘤相反，其血管成分稀少

证实了上述发现 [824]，提示这种独特的病变可能代表了一种软组织的原发性黏液样神经内分泌肿瘤。

细胞遗传学方面，黏液样软骨肉瘤具有 t(9;22)(q22-31;q11-12)[825] 或 t(9;17)(q22;q11) 特异性染色体易位，它们分别产生 *EWSR1-NR4A3*（以前称为 *EWS-CHN*）或 *RBP56-NR4A3*（以前称为 *RBP56-CHN*）融合基因 [826]。应用 FISH 技术在石蜡包埋组织中可以检测出这些改变 [827]。

骨外黏液样软骨肉瘤是一种侵袭性肿瘤，可以局部复发和远隔转移，尤其是转移到肺 [813,828-829]；在有些病例中，肺转移可以是其首发表现 [830]。

黏液样软骨肉与以往报道的**脊索样肉瘤（chordoid sarcoma）**或**脊索样肿瘤（chordoid tumor）**[831-832] 可能属于同一类别，而过去报道的**副脊索瘤（parachordoma）**[833] 则可能与软组织肌上皮瘤有关。

间叶性软骨肉瘤（mesenchymal chondrosarcoma） 已有发生于眼眶、硬脑膜、躯干、腹膜后、四肢和肾的描述 [834-836]。显微镜下，其特征与发生于骨内的一样，表现为丰富的未分化小细胞（常呈血管外周细胞瘤样生长方式）和分化好的软骨岛交替存在（图 41.164）。免疫组织化学上，间叶性软骨肉瘤可以有多种表型，包括表达 CD99（小细胞成分）、S-100 蛋白（软骨成分），以及肌动蛋白、结蛋白、生肌素和 NSE 呈局灶阳性 [837]。尽管间叶性软骨肉瘤的小细胞成分在形态学上与尤因肉瘤 / PNET 相似，但它却缺乏后者相关的染色体易位。最近，间叶性软骨肉瘤被发现含有 *HEY1-NCOA2* 基因融合，而更罕见的是有 *IRF2BP2-CDX1* 基因融合 [838]。间叶性软骨肉瘤的预后较差 [836]。

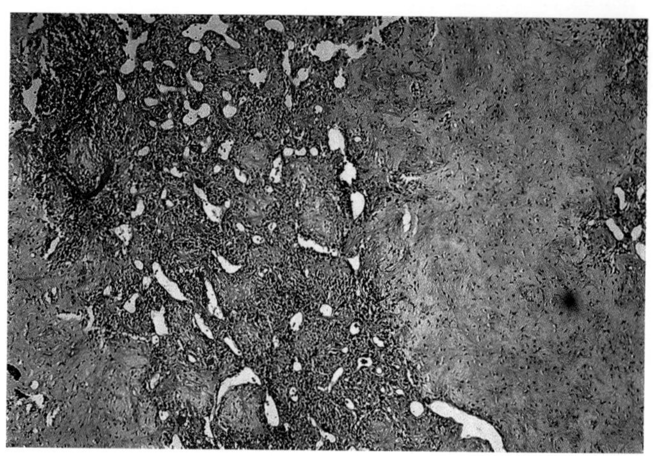

图 41.164　**间叶性软骨肉瘤**。可见具有血管周细胞瘤样特征的细胞丰富区与分化好的软骨岛混合存在

软组织（骨外）骨肉瘤［soft tissue (extraskeletal) osteosarcoma］应用与骨的肿瘤相同的标准（即肿瘤细胞直接产生骨基质并形成骨，与软骨无关）与软骨肉瘤鉴别 [839]。软组织（骨外）骨肉瘤常发生于成人四肢 [840]。少数发生于 X 线照射之后 [841]。与常见的发生于骨骼的骨肉瘤相同，软组织（骨外）骨肉瘤的主要组织学类型为：骨母细胞型、软骨母细胞型、成纤维细胞型、恶性纤维组织细胞瘤样型（MFH 样型）、毛细血管扩张型或分化好的类型（后者类似于骨旁骨肉瘤）（图 41.165）[842-843]。其免疫组织化学表达谱也与原发于骨的骨肉瘤相似，有骨钙素、骨连接素和 SATB2 的表达 [844,844a]。一般来说，其预后比软骨肉瘤差得多，总体死亡率超过 60%[845]。当然，也存在分化良好且伴有惰性临床经过的亚型 [846]。骨外骨肉瘤的最重要的鉴别诊断是与骨化性肌炎鉴别。软组织（骨外）骨肉瘤有显著的核异型且缺乏分化（“分带现象”）是重要的鉴别要点。此外，软组织（骨外）骨肉瘤还应与其他有化生性骨形成的软组织肿瘤鉴别［例如滑膜肉瘤、多形性未分化肉瘤（UPS）］。

性腺外生殖细胞肿瘤

软组织畸胎瘤（soft tissue teratoma）在女性较为常见，可见于出生时或婴幼儿期 [847-848]。有些软组织畸胎瘤病例与双胞胎或畸形有关。软组织畸胎瘤最常见的部位依次为骶尾部、头颈部、腹膜后、纵隔和中枢神经系统 [849-850]。总体上，大约 3/4 的软组织畸胎瘤为良性肿瘤。然而，恶性的发生率随着肿瘤的部位、切除是否完全、年龄和性别的不同而有很大的不同 [848]。几乎所有发生于婴儿期的颈部畸胎瘤均为良性肿瘤，它们通常不对称，体积巨大；而发生于成人颈部的畸胎瘤很罕见，但它们的恶性概率较高 [851]。

软组织畸胎瘤的命名和诊断标准与原发于性腺者相

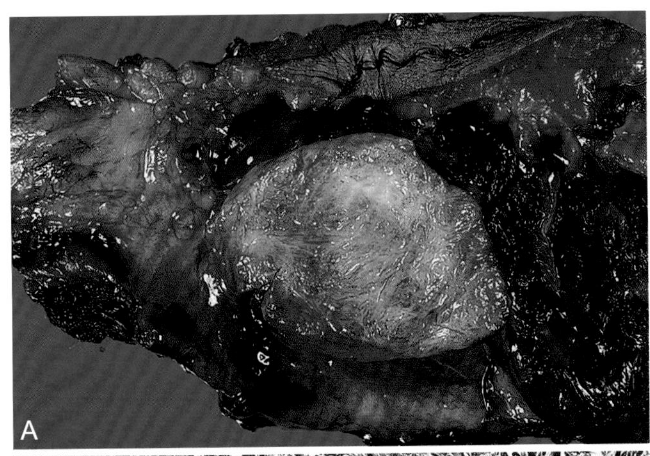

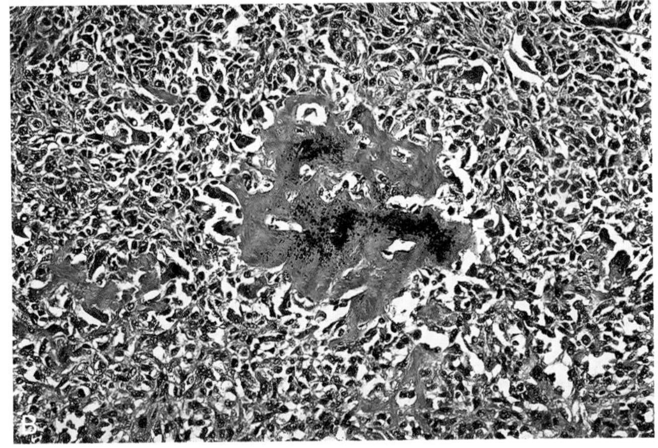

图 41.165 **骨外骨肉瘤**。**A**，可见肿瘤位于骨骼肌内，界限相对清楚。**B**，中央可见灶状肿瘤性骨

同。良性肿瘤常为多囊性的，有多种分化成熟的组织。恶性肿瘤可表现为畸胎癌、胚胎性癌或卵黄囊瘤。未成熟的神经外胚层成分在成熟性畸胎瘤中常见，尽管这些成分偶尔有转移能力，但它们的性质是倾向于自发成熟[852]。

神经组织（非外周神经）肿瘤

婴儿黑色素性神经外胚叶肿瘤（melanotic neuroectodermal tumor of infancy）有多种术语，包括婴儿色素沉着神经外胚层肿瘤、黑素突变瘤和视网膜原基瘤。这是一种神经源性肿瘤，通常位于婴儿鼻根（也称为鼻部神经胶质异位），但也可以发生于其他部位[853]。婴儿黑色素性神经外胚叶肿瘤的典型发生部位为上颌骨，但也有发生于下颌骨、颅骨和其他骨、纵隔、软组织（大腿、前臂、面颊）和附睾的报道[854]。显微镜下，婴儿黑色素性神经外胚叶肿瘤的大多数细胞小而圆，伴有神经母细胞形态（图 41.166）。因此，它们易被误诊为神经母细胞瘤。婴儿黑色素性神经外胚叶肿瘤的诊断要点是：具有假腺样或腺泡状结构，内衬一层较大的细胞——胞质内含有大量 CNS 型（针状）黑色素。个别情况下，还可见骨骼肌成分[855]。免疫组织化学上，其大细胞对 CK 和 HMB-45 呈强阳性，而对 NSE 呈弱阳性；但其小细胞仅对 NSE 呈阳性。这两种细胞成分对 S-100 蛋白均呈阴性[856-857]。超微结构上，可见大细胞内含有不同成熟阶段的黑色素小体，而

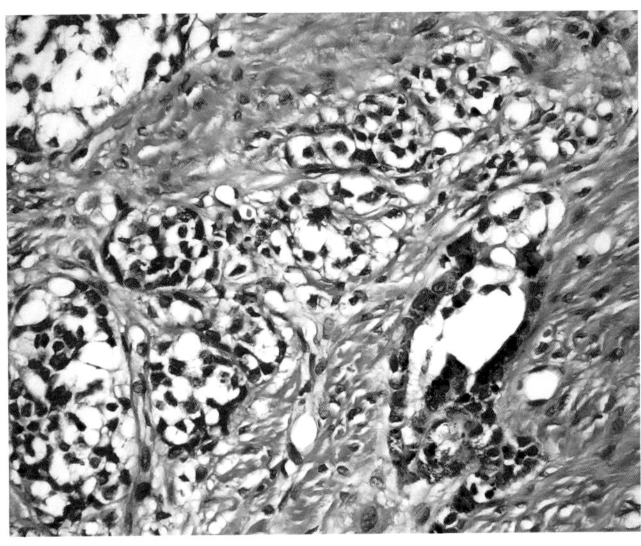

图 41.166 **婴儿色素性神经外胚叶肿瘤**。可见巢状排列的神经母细胞样细胞紧邻腺样腔隙，腔隙内衬含神经型黑色素的较大细胞

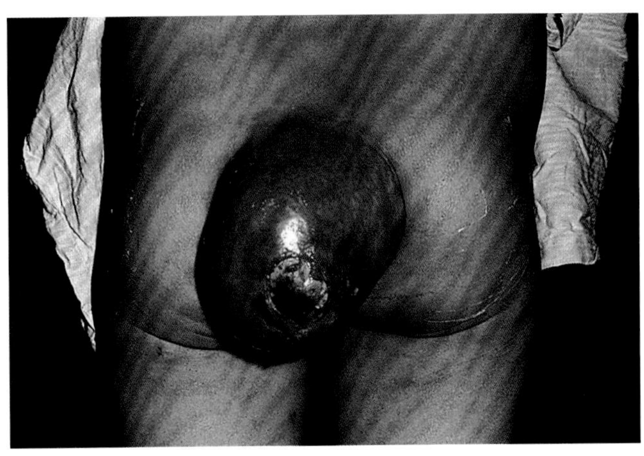

图 41.167 骶尾部的黏液乳头状室管膜瘤，形成一个巨大的突出的包块，局部有溃疡形成（Courtesy of Dr. Juan Jose Segura, San Jose, Costa Rica.）

小细胞内则有一些神经内分泌颗粒和胞质突起[855]。

婴儿黑色素性神经外胚叶肿瘤的临床经过通常是良性的。大多数被认为是恶性的肿瘤可能是恶性畸胎瘤伴有色素性神经外胚层成分。然而，也确有婴儿黑色素性神经外胚叶肿瘤复发和转移的病例报道[855,858]。

脑膜瘤（meningioma）可表现为鼻基底部或头皮的一个软组织肿块[859-860]。

黏液乳头状室管膜瘤（myxopapillary ependymoma）可表现为骶尾部的软组织包块，与脊柱或脊髓不相连[861]。其临床诊断通常为藏毛囊肿。大体上，其肿瘤界限清楚，易被剜除（图 41.167）。显微镜下，其形态与常见的（脊髓）终丝和马尾部的同名肿瘤相似（图 41.168）。约有 1/5 病例发生转移[862]。

黏液乳头状室管膜瘤应与骶尾部的室管膜残余进行鉴别，后者可能为其前体。室管膜残余位于真皮与皮下组织

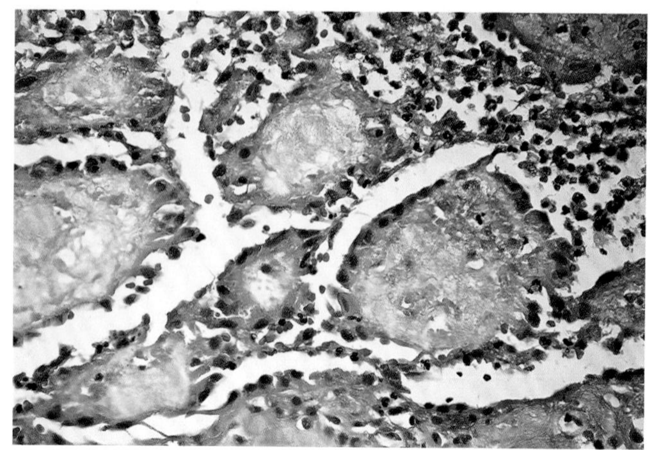

图 41.168 累及臀部软组织的黏液乳头状室管膜瘤。可见肿瘤的乳头内具有丰富玻璃样变轴心

交界附近，通常是在藏毛窦组织中偶然发现小的结节（小于 0.5 cm），由成簇的室管膜细胞所组成[863-864]。

软组织**神经胶质瘤**（**glioma**）通常发生于婴儿的鼻根部，但也可发生于其他部位，如眼眶、头皮、胸壁和臀部[865]；它们可能不是肿瘤而是异位的神经胶质组织（图 41.169）[866]。

造血组织肿瘤

恶性淋巴瘤（**malignant lymphoma**）以软组织原发性肿块的形式发生是非常少见的，常发生于四肢[867]。非霍奇金淋巴瘤比霍奇金淋巴瘤更常见，但两种类型均可发生。大多数这种恶性淋巴瘤病例是 B 细胞来源的，但原发于软组织的外周 T 细胞淋巴瘤（包括 NK 和 NK 样 T 细胞淋巴瘤）也有报道[868-869]。在个别情况下，这些淋巴瘤可发生于乳腺切除术后的淋巴水肿区，而且在临床上常与血管肉瘤混淆[870]。

发生于软组织的真正的**组织细胞肉瘤**（**histiocytic sarcoma**）已经有报道[871]。显微镜下，它们由成片的、大的上皮样细胞组成，胞质丰富、嗜酸性，胞核呈圆形到卵圆形（有时呈锯齿状），核仁较大。有些肿瘤细胞有双核或多核。免疫组织化学上，其肿瘤细胞表达 CD45、CD45RO、CD68 和 CD163。它们也常表达 CD4、溶菌酶和 CD31[871]。

大多数软组织的**浆细胞瘤**（**plasmacytoma**）是由其下方的骨内病变直接蔓延而来的[872]。然而，也有不伴有骨受累的孤立性软组织肿块；它们具有播散倾向。

髓外造血（**extramedullary hematopoiesis**）可以以呈结节状的形式出现在纵隔、腹膜后或其他软组织区域；有报道髓外造血可见于原因不明的髓样化生、先天性球形细胞性贫血和其他类型的贫血[873-874]，应与髓脂肪瘤鉴别。

其他肿瘤和细胞类型不确定的肿瘤

滑膜肉瘤

滑膜肉瘤（**synovial sarcoma**）通常发生于儿童和年轻人的膝关节和踝关节周围[875]，但也可发生于年龄较大的患者[876]。滑膜肉瘤也可发生于其他关节周围，如肩部和髋部。滑膜肉瘤通常靠近关节、腱鞘和滑囊，但其实际上极少累及关节腔和滑膜，表明肿瘤可能与之无关。滑膜肉瘤这种肿瘤几乎在每个解剖部位都有报道，因此，在任何富于细胞的梭形细胞肿瘤的鉴别诊断中都应考虑到它。

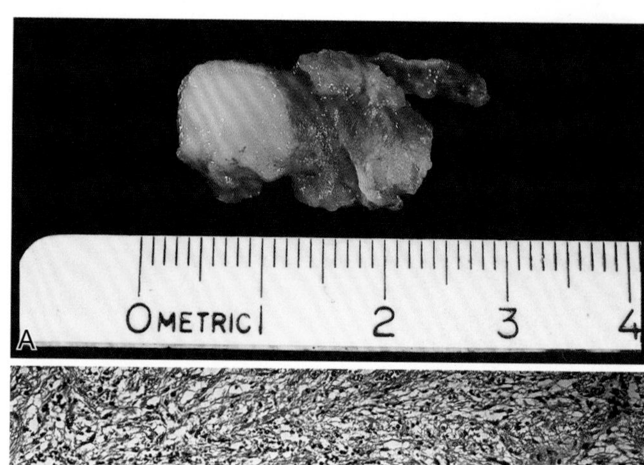

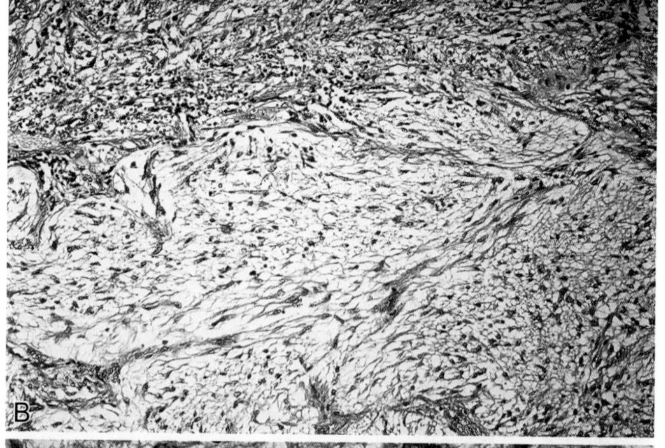

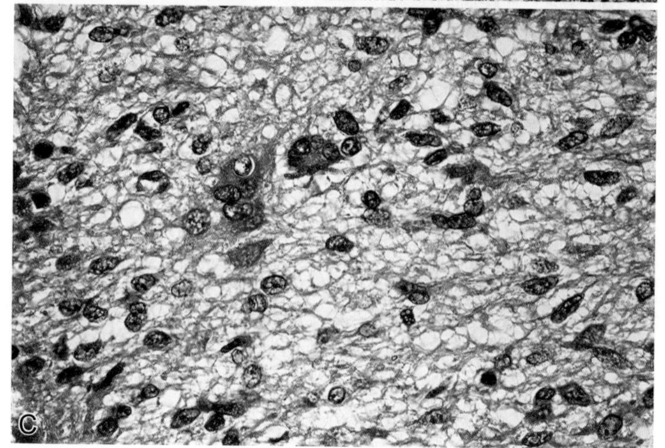

图 41.169 **累及眼眶的软组织胶质瘤**。**A**，大体观；**B**，低倍镜观；**C**，高倍镜下，可见背景为胶质原纤维，其中有散在的多核巨细胞。此病变的性质可能是一种畸形而非真正的肿瘤

大体上，滑膜肉瘤界限较清楚，质硬，呈灰粉色（图 41.170）。常有灶状钙化，可被 X 线发现[877]。滑膜肉瘤发生于手足时可非常小[878]。

显微镜下，滑膜肉瘤的一种形式为双相型（biphasic）肿瘤，由明确的上皮样和肉瘤样成分组成（这些术语是描述性的，并非是指组织发生）（图 41.171）。上皮样区

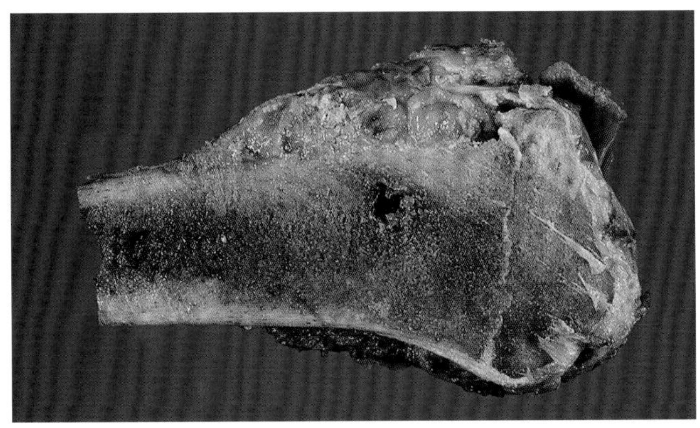

图 41.170 发生于一位青少年男性的滑膜肉瘤大体观，可见其位置较深，累及股骨骨膜

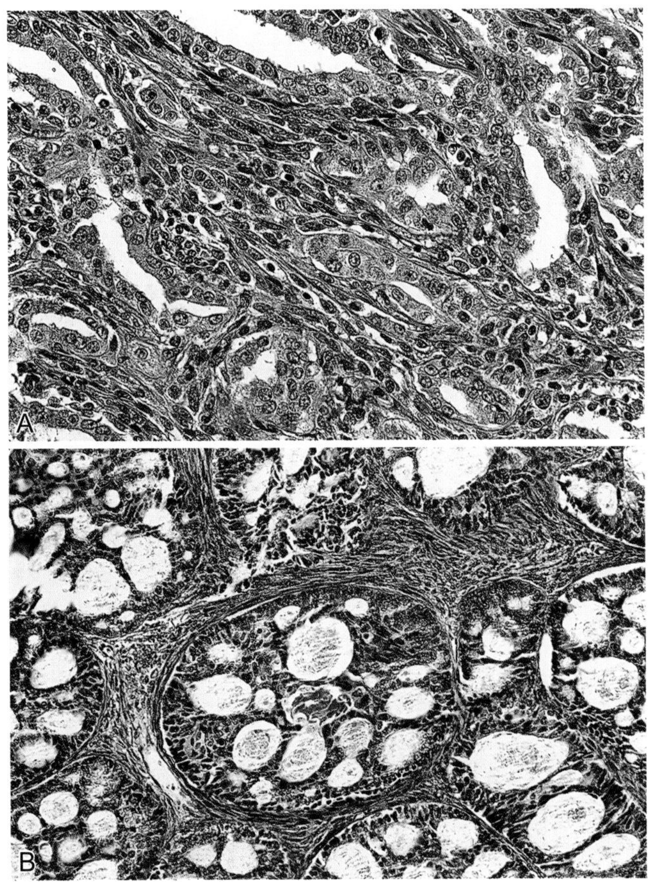

图 41.171 **A**，典型的双相型滑膜肉瘤表现。**B**，伴有上皮样成分呈腺癌样排列的滑膜肉瘤

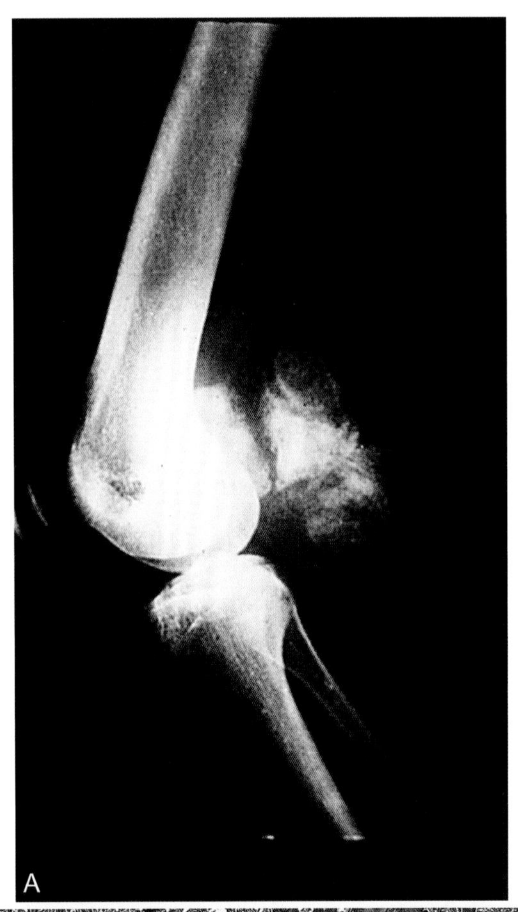

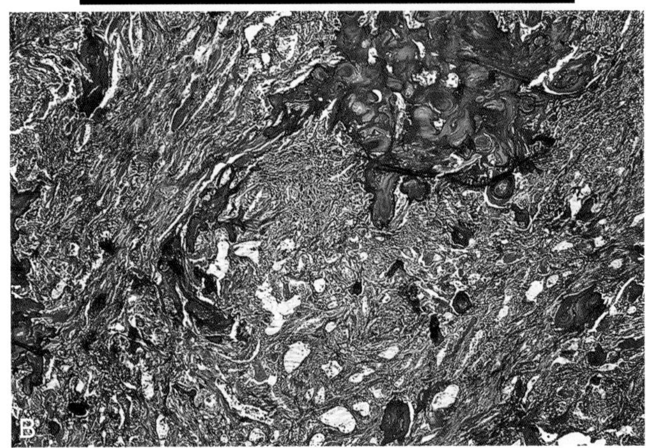

图 41.172 **A**，腘窝钙化性滑膜肉瘤的 X 线表现。**B**，显微镜下表现（**A**, from Varela-Duran J, Enzinger FM. Calcifying synovial sarcoma. Aclinicopathologic study of 32 cases. *Cancer*. 1982; 50: 345–352.）

域常表现为内衬立方或柱状上皮的腺样结构，也可见到由大而浅染的细胞组成的实性巢团。

肉瘤样成分由成纤维细胞样的梭形细胞组成。其倾向于细胞丰富，但形态相对单一，胞核肥硕，可见灶状旋涡结构，明显的小叶状或束状排列，血管外周细胞瘤样区域，大量的肥大细胞；还可见到玻璃样变、钙化和骨化生。当钙化非常显著时，曾用过**钙化性滑膜肉瘤（calcifying synovial sarcoma）**这一术语[879]，罕见情况下可以很广泛，以至掩盖了滑膜肉瘤的本质（图 41.172）[880]。另外，有些病例的滑膜肉瘤间质可出现明显的黏液样变[881]。

单相型滑膜肉瘤（monophasic synovial sarcoma）是指由两种成分中的一种所组成的滑膜肉瘤。就绝大多数病例而言，单相型滑膜肉瘤主要是指梭形细胞肉瘤成分，

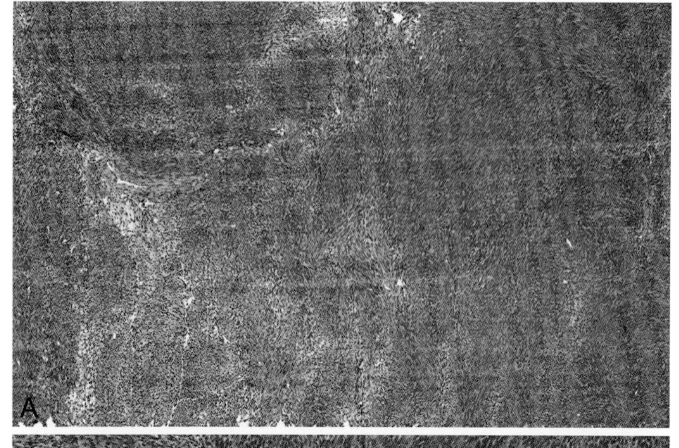

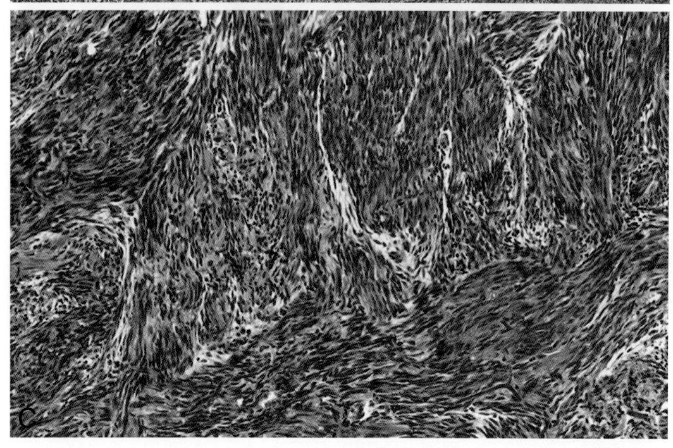

图 41.173 **A**，单相滑膜肉瘤，低倍镜下，可见梭形细胞成束排列，呈“大理石状”外观。**B**，单相型滑膜肉瘤，可见束状排列的梭形细胞。**C**，单相型滑膜肉瘤，高倍镜下，可见一致的、略圆的梭形细胞

容易被误诊为纤维肉瘤、恶性外周神经鞘肿瘤（MPNST）或其他一些梭形细胞肿瘤（图 41.173 和 41.174）。针对这种情况，应仔细寻找上皮样病灶，并进行全面的免疫组织化学（或分子生物学）评估（见下文）。

从理论上讲，仅由上皮成分组成的单相型滑膜肉瘤应当是存在的。实际上，有些肿瘤中腺样成分非常明显，以至于无法除外转移性腺癌[882]。然而，在细胞遗传学 / 分子水平上，纯粹的单相型上皮样滑膜肉瘤的存在至今尚未被令人信服的证实。

也存在一种低分化（poorly differentiated）滑膜肉瘤，其特征为：细胞更加丰富，异型性更明显，以及核分裂象更活跃[883-885]。其肿瘤细胞可呈圆形、梭形，体积大，胞质透明（图 41.175）[886]。

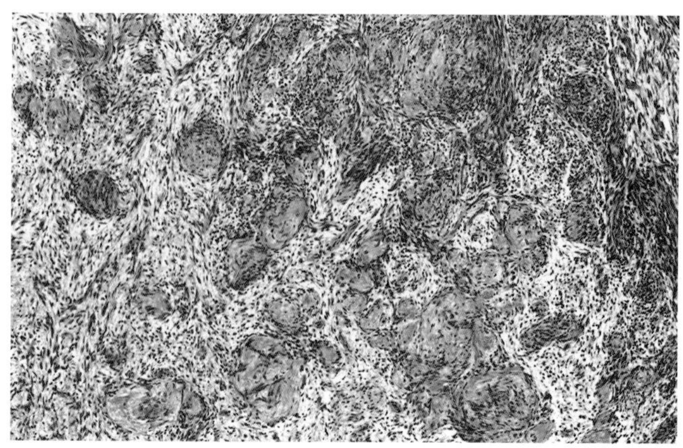

图 41.174 单相型滑膜肉瘤黏液样区域，伴有明显的胶原沉积

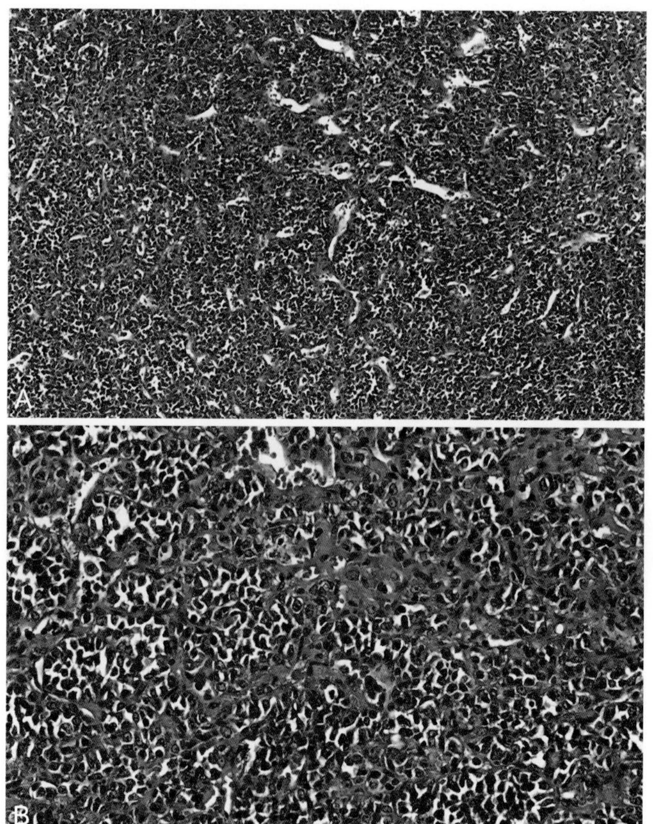

图 41.175 低分化滑膜肉瘤的低倍镜观（**A**）和高倍镜观（**B**），可见其由高级别的圆形细胞组成，围绕着血管周细胞瘤样的血管模式

超微结构上，滑膜肉瘤的上皮区域具有真正腺上皮的特征；有时在梭形细胞中也能隐约见到上皮分化的特征，例如，细胞间隙中的突起和特殊的细胞连接[887]。

免疫组织化学上，上皮区域 CK 呈强阳性，而梭形细胞区也常呈阳性，尽管后者常为部分阳性[888]。滑膜肉瘤显示 CK7、14 和 19 呈阳性，特异性细胞连接相关蛋白

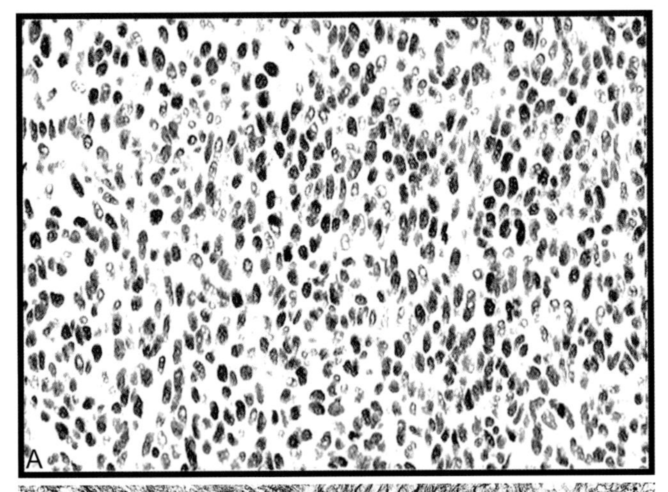

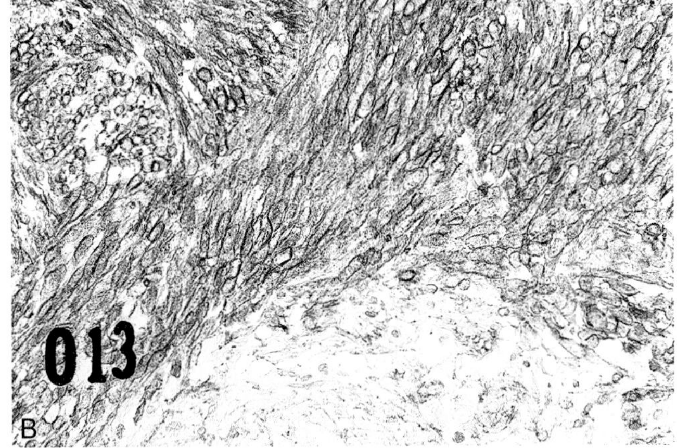

图 41.176 **A**，单相型滑膜肉瘤对 TLE3 呈核强阳性表达。**B**，单相型滑膜肉瘤对 CD99 呈强阳性表达

桥粒素 ZO-1、claudin-1 和 occludin 也呈阳性表达[889-891]。有些单相型滑膜肉瘤对 EMA 呈阳性，但可能不表达 CK。高达 30% 的滑膜肉瘤病例对 S-100 蛋白呈局灶表达，因而会与恶性外周神经鞘肿瘤（MPNST）混淆[892]；但与 MPNST 不同，滑膜肉瘤极少表达 SOX10[398]。此外，有相当数量的滑膜肉瘤 CD99 免疫反应呈阳性，而 CD99 是尤因肉瘤的特征性标志物[893]。此外，滑膜肉瘤对 Bcl-2[894]、钙调理蛋白[895]、钙网膜蛋白（会与间皮瘤产生混淆）[896]和 TLE-1（一种 Wnt 信号的辅助转录抑制因子）也可呈阳性表达（图 41.176）[897]。TLE-1 在滑膜肉瘤常呈弥漫强阳性核表达，而在 MPNST 中很少表达（通常在小部分细胞），至少在我们手中如此。

90% 以上的滑膜肉瘤有 t(X;18)(p11.2;q11.2) 染色体易位，导致位于 18 号染色体上的 *SS18*（原称 *SYT*）和位于 X 染色体的 *SSX1*（见于 2/3 的病例）或 *SSX2*（见于 1/3 的病例）融合[898]。通过 RT-PCR 法可以在新鲜或石蜡包埋组织中检测到这种高度特异性的遗传学改变[899]，也可以通过传统的细胞遗传学方法或 FISH 技术来检测[900-901]，融合蛋白 SS18/SSX 可以通过免疫组织化学检测来观察[902]。值得注意的是，融合基因类型与肿瘤亚型之间存在高度相关性，即几乎所有双相型滑膜肉瘤都具有 *SS18-SSX1* 融合，而大多数具有 *SS18-SSX2* 融合者为单相型滑膜肉瘤[903]。

滑膜肉瘤可以局部复发或远隔转移，尤其是转移到肺和淋巴结。其淋巴结转移率为 10% ~ 15%（远远高于大多数成人软组织肉瘤）。传统上认为，滑膜肉瘤的预后差；然而在几组病例报道中，其 5 年生存率已接近 50%。伴有大量钙化的滑膜肉瘤（钙化性滑膜肉瘤）的预后更好，其生存率可达 80%[879]。滑膜肉瘤的预后也与以下因素有关，如年龄（年轻患者的预后较好）[904]、部位（远端病变的预后较好）[905]、肿瘤大小（肿瘤直径小于 5 cm 的预后较好）[906]、手术切缘情况[907]、核分裂象（少于 15/ 10 HPF 的预后较好）[908]、坏死（肿瘤坏死超过 50% 的预后较差）[909]、横纹肌样细胞（预后较差）[910]、显微镜下分级（需要考虑以上列出的一些参数）[911]、抗黏附素表达（如果表达则预后较差，表明钙黏合素功能失常）[912]和 DNA 倍体（非整倍体肿瘤的预后较差）[913]。早期报道的融合基因类型与预后之间具有明显相关性[914]在其他一些报道中并未得到证实[901,915-916]。

黏液瘤和相关肿瘤

黏液瘤（**myxoma**）几乎总是发生于成人且更常发生于女性（图 41.177）[917]。诊断儿童黏液瘤时应予以高度怀疑。大多数黏液瘤长在骨骼肌内（肌内黏液瘤），特别是在大腿。黏液瘤的预后极好。在大多数已报道的病例中，无一例发生局部复发[917-918]。多发性肌内黏液瘤几乎总是伴有同一肢体骨的纤维结构不良[919-920]。皮肤、乳腺或其他部位发生的多发性黏液瘤应警惕有 Carney 综合征的可能。Carney 综合征的表现还有皮肤色素斑、结节性色素性肾上腺疾病和其他内分泌异常[921]。黏液瘤另一个重要的好发部位为关节旁区［**关节旁黏液瘤**（**juxta-articular myxoma**）］，尤其是在膝关节周围[922]。

显微镜下，典型的黏液瘤呈现温和的、细胞稀少的形态，几乎没有核分裂象，血管也非常稀疏（图 41.178）。局灶可见泡沫样组织细胞聚集；这些细胞含有中性脂肪，油红 O 染色呈阳性，不要与黏液样脂肪肉瘤中的脂肪母细胞混淆[918]。

超微结构上，肌内黏液瘤的主要细胞类似于成纤维细胞，有明显的粗面内质网、发育完好的高尔基器和胞质内微丝[923]。免疫组织化学上，肌内黏液瘤的肿瘤细胞对平滑肌肌动蛋白呈阳性，提示有局灶肌成纤维细胞分化，但对 S-100 蛋白呈阴性。

遗传学方面，肌内黏液瘤常有 *GNAS1* 基因的激活突变，该基因也参与骨的纤维结构不良的发生[924]，导致下游癌基因蛋白 c-Fos 激活[925]。但在关节旁黏液瘤中并未发现 *GNAS1* 基因突变[926]。

黏液瘤的鉴别诊断包括两类疾病。首先是一组肿瘤，黏液样变可以成为这些肿瘤的突出的继发性改变，例如，脂肪肉瘤、黏液纤维肉瘤、软骨肉瘤、平滑肌肉瘤、胚胎性横纹肌肉瘤、神经纤维瘤、神经鞘黏液瘤和侵袭性血管黏液瘤。如果一个黏液样肿瘤富含细胞且血管丰富，应考虑低级别黏液纤维肉瘤的可能性。然而，也有富于细胞变异型黏液瘤（cellular variant of myxoma）的描述，其比普通型黏液瘤有更丰富的细胞和血管[927-928]，但缺乏低级别黏液纤维肉瘤的细胞多形性、核异型和弯曲的血管。

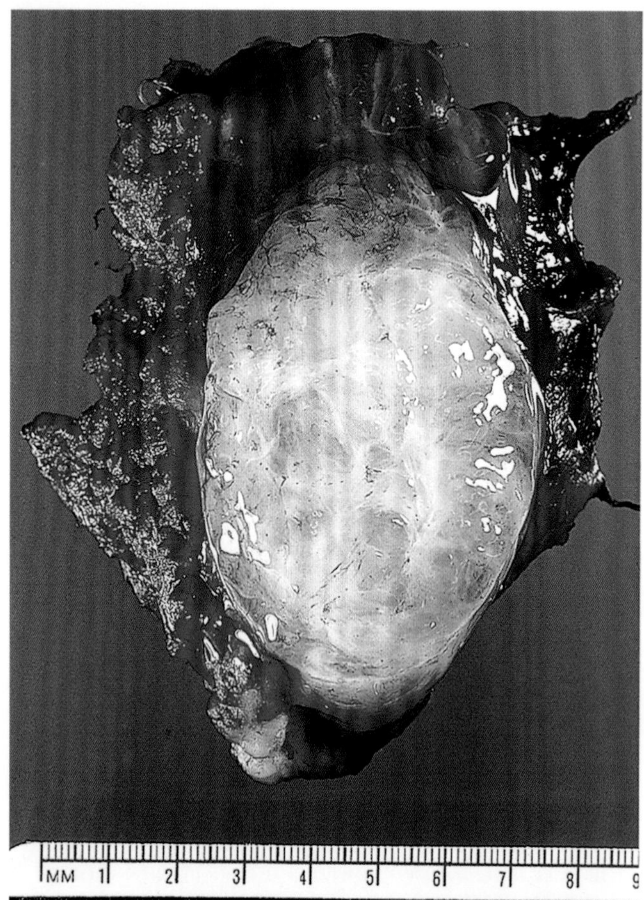

图 41.177 肌内黏液瘤的典型大体表现（Courtesy of Dr. R.A. Cooke, Brisbane, Australia: from Cooke RA, Stewart B. *Colour Atlas of Anatomical Pathology*. Edinburgh: Churchill Livingstone; 2004.）

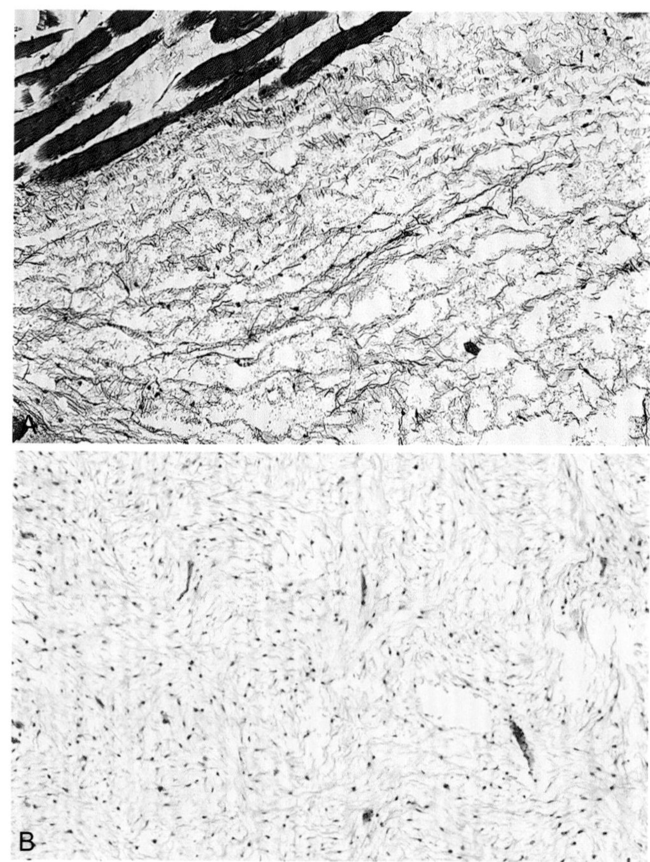

图 41.178 肌内黏液瘤的低倍镜观（**A**）和高倍镜观（**B**），可见稀疏的血管

第二组应与黏液瘤鉴别的疾病是各种皮肤或软组织的非肿瘤性病变发生的灶状黏液样变性，例如，结节性筋膜炎、局限性黏液水肿、黏液（黏液样）囊肿、腱鞘囊肿、毛囊皮脂腺黏蛋白沉积症（黏蛋白沉积症性秃发）、丘疹性黏蛋白沉积症和皮肤局限性黏蛋白沉积症。

腺泡状软组织肉瘤

腺泡状软组织肉瘤（alveolar soft part sarcoma）最常发生于大腿和小腿深部软组织[929]，但发生于口腔和咽部（包括舌头）也并不少见[930]。其他可发生部位包括纵隔（有时源于肺静脉）、胃、腹膜后、眼眶、膀胱、子宫和阴道[931]。大体上，腺泡状软组织肉瘤界限清楚，肿块大，质地中等，呈灰色或淡黄色（图 41.179）。较大的肿瘤常见坏死或出血[932]。

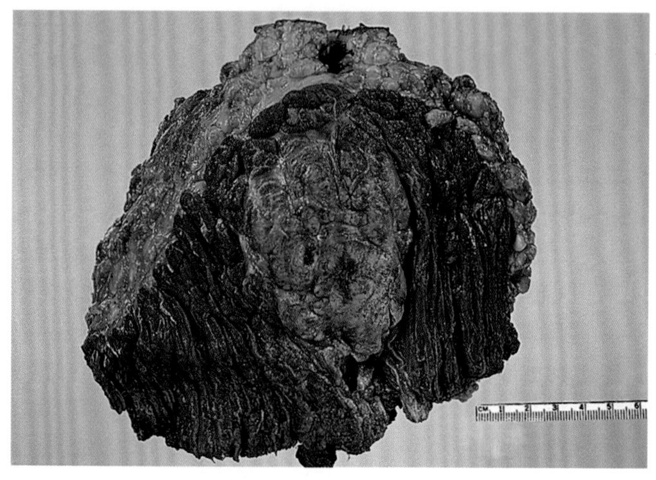

图 41.179 **腺泡状软组织肉瘤**。可见肿瘤呈多结节状，边界相对清楚，位于骨骼肌内

显微镜下，腺泡状软组织肉瘤肿瘤细胞被纤维组织分隔，呈明显的巢状。中心的肿瘤细胞脱落形成典型的腺泡状结构。单个肿瘤细胞较大，胞核呈空泡状，核仁明显，胞质呈颗粒状（图 41.180）。偶尔可见到核分裂象。有时PAS染色可证实胞质内含有耐淀粉酶的针状结构（图 41.181A）。电镜下，这些针状结构显示为58 ~ 100 nm的、周期性、有界膜的晶体结构，有时排成相互交织的网格状（图 41.181B）[933]。其他超微结构特征包括：在高尔基器区可见大量含有电子致密物的小泡（可能是该晶体的前体），以及与胞膜内陷有关的滑面小管聚集[934]。

儿童的腺泡状软组织肉瘤常为实性，因此易被误诊。相反，如果出现腺泡状结构，可能酷似其他恶性肿瘤，特别是恶性黑色素瘤（图 41.182）、PEComa 和肾细胞癌。

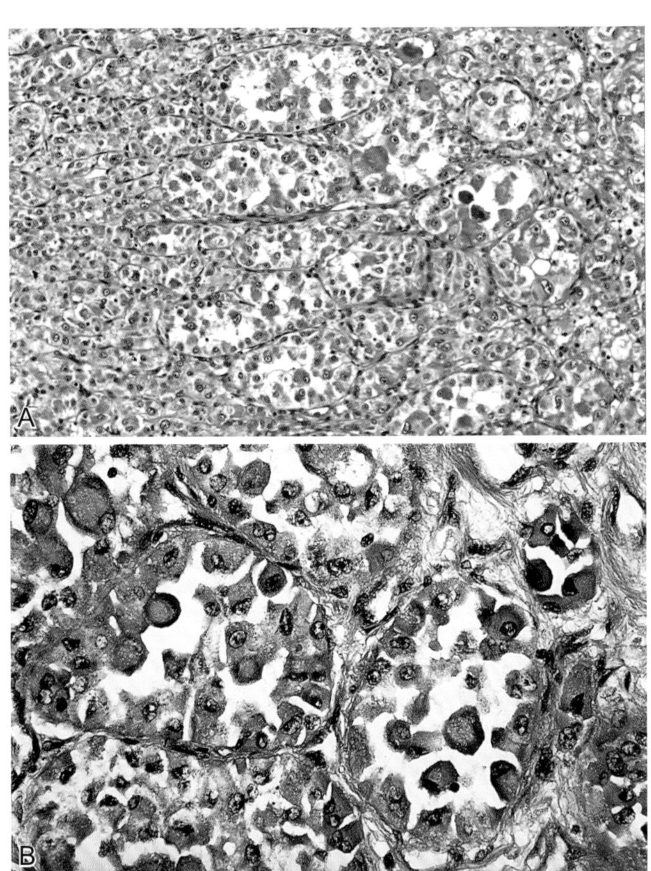

图 41.180　腺泡状软组织肉瘤的低倍镜观（**A**）和高倍镜观（**B**），可见明显的巢状生长方式

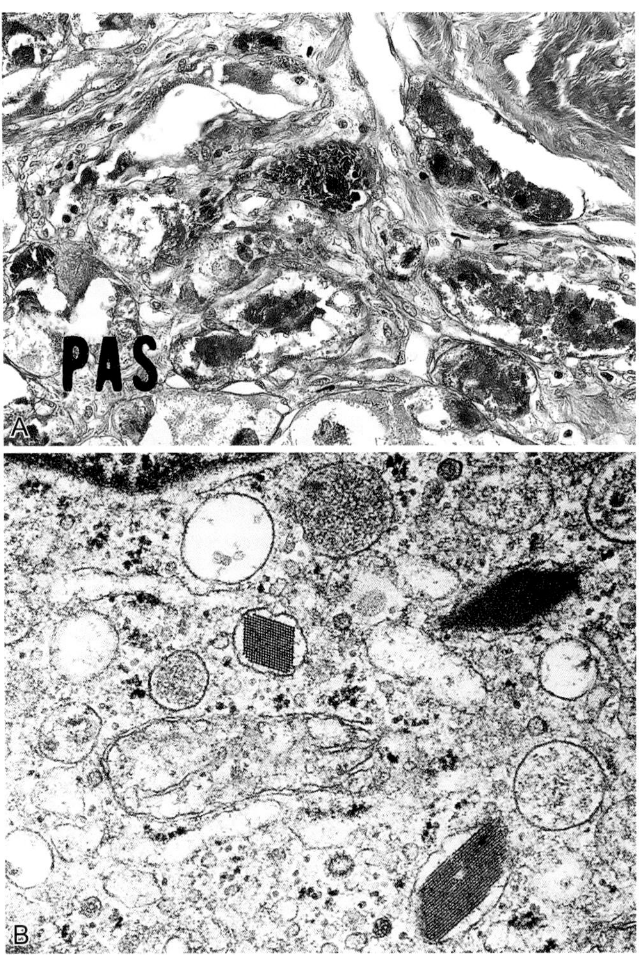

图 41.181　**A**，腺泡状软组织肉瘤，细胞质内可见 PAS 阳性颗粒，有些呈晶体样结构。**B**，腺泡状软组织肉瘤的电镜表现。可见特征性的晶状包涵体中的有序的 70 埃排列。线样和窗格样晶体结构均可见到（×70 000）（Courtesy of Dr. J. Sciubba, New Hyde Park, New York.）

腺泡状软组织肉瘤尽管可呈现生长缓慢、惰性的临床经过的假象，但却是高级别恶性肿瘤。常见静脉受侵。肺和其他器官的血行转移可发生于距原发性肿瘤切除后长达 30 年或更长的时间[929,935]。以肺内或其他器官的转移作为腺泡状软组织肉瘤的首发表现者并不少见。其大小与患者的生存率明显相关[936]。

有关这种少见肿瘤的组织发生至今尚不明确。我们认为目前尚无令人信服的证据来支持以下观点，即腺泡状软组织肉瘤为恶性颗粒细胞瘤、源于非嗜铬性神经节，或与血管壁产生肾素的细胞有关。近年一些数据支持如下解释，即腺泡状软组织肉瘤是肌源性的，这些证据包括（可以不一致）免疫组织化学上它们表达平滑肌和肌节肌动蛋白、结蛋白、Z- 蛋白、fast 肌球蛋白、β 烯醇化酶和肌酸激酶 MM 同工酶[937-939]。一部分腺泡状软组织肉瘤的肿瘤细胞内表达 MyoD1 蛋白——一种核磷酸蛋白，是控制细胞向肌源性分化的调控基因蛋白[940]。至此，腺泡状软组织肉瘤的组织发生仍然不明。

在细胞遗传学水平已经发现，腺泡状软组织肉瘤与 der(17)t(X;17)(p11.2;q25) 染色体不平衡易位有关，导致 *TFE3* 转录因子基因与 *ASPSCR1*（原称为 *ASPL*）基因融合[941]。有趣的是，在一种肾肿瘤中可以检测到类似的、但却是平衡性的染色体易位，这种肾肿瘤可能属于上皮

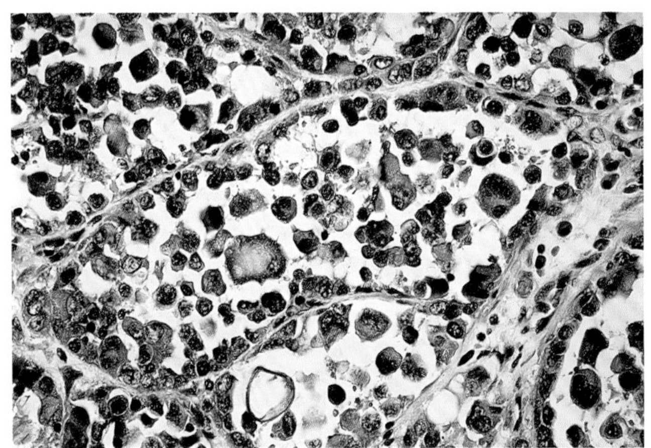

图 41.182　转移性恶性黑色素瘤，形态与腺泡状软组织肉瘤极为相似

性肿瘤，形态学上与腺泡状软组织肉瘤有一些类似（也见于第 24 章）。这些肿瘤中的胞核 *TFE3* 异常表达可通过

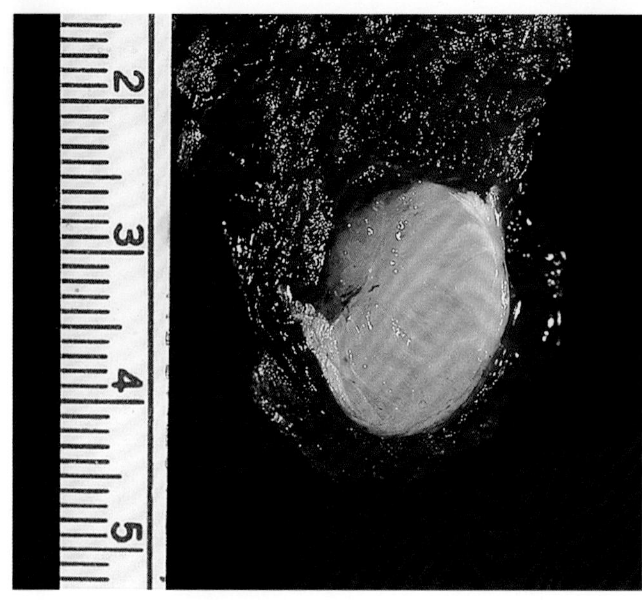

图 41.183　大腿后方的透明细胞肉瘤的大体表现

免疫组织化学检测证实 [942]。

透明细胞肉瘤

透明细胞肉瘤（**clear cell sarcoma**）这种恶性肿瘤主要发生于四肢的大的肌腱和腱膜 [943-944]。足部是最常发生的部位，但也可发生于其他很多部位。患者大多为年轻人，男性多见 [945]。

大体上，透明细胞肉瘤质硬，界限清楚，呈灰白色，切之有砂粒感（图 41.183）。显微镜下，透明细胞肉瘤可见淡染的梭形或立方细胞，构成实性巢状和束状结构。核仁大，呈强嗜碱性（图 41.184）。常见多核巨细胞。细胞外和细胞内可出现丰富的铁。许多透明细胞肉瘤的肿瘤细胞胞质内也含有黑色素 [946]。与此一致的是，其肿瘤细胞对 S-100 蛋白、HMB-45 和 melan-A 始终呈阳性 [947-948]，并且超微结构检查可见黑色素小体 [949]。与一般黑色素瘤一样，透明细胞肉瘤偶尔表达 CK[950]。

透明细胞肉瘤与 t(12;22)(q13;q12) 染色体易位有关 [951-952]，导致 *EWSR1-ATF1* 基因融合，并且其表达黑色素细胞特异性 MiTF 转录子的剪接体 [953]。有些透明细胞肉瘤病例存在 t(2;22) 易位，导致 *EWSR1-CREB1* 基因融合，特别是发生于胃肠道的病例 [954-956]。然而，至少有一部分发生于胃肠道的病例没有显示黑色素细胞分化的证据，他们更有可能是一种**胃肠道神经外胚层肿瘤**（**gastrointestinal neuroectodermal tumor, GNET**）（也被称为胃肠道透明细胞样肿瘤）[957]。后一种肿瘤由巢状或片状一致的上皮样或卵圆形至梭形细胞组成，伴有小核仁，罕见的核分裂象以及散在的破骨细胞型多核巨细胞。与真正的透明细胞肉瘤一样，GNET 对 S-100 蛋白呈强阳性，但在免疫组织化学和超微结构上都缺乏黑色素细胞分化的证据 [958]。

透明细胞肉瘤的临床特征是生长缓慢，但却持续进展，常有局部复发，最终导致淋巴结和远隔转移 [959-960]。肿瘤体积较大和组织坏死都是预后差的重要预测因子 [960-961]。

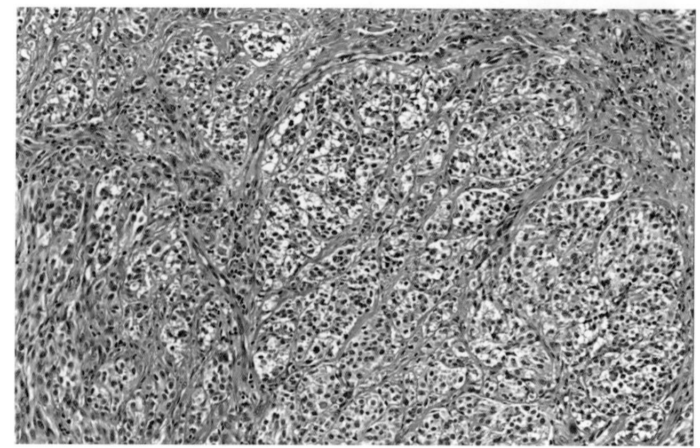
图 41.184　透明细胞肉瘤，可见巢状肿瘤细胞，胞质透明

上皮样肉瘤

上皮样肉瘤（**epithelioid sarcoma**）常发生于青少年和年轻人 [962-963]。四肢是其最常见的部位，尤其是手和手指。上皮样肉瘤好发于浅表部位，有时集中在真皮网状层；另外一些发生于皮下或深部软组织，尤其是筋膜、腱膜和腱鞘。上皮样肉瘤肿瘤结节中心常发生坏死，且有上皮样肿瘤细胞，易被误诊为炎性肉芽肿，更易被误诊为渐进性坏死性肉芽肿性炎（图 41.185）。

上皮样肉瘤的最大特征之一是：肿瘤组织呈显著嗜酸性，这是由其嗜酸性胞质和明显的结缔组织增生所致（图 41.186）。偶尔也可出现骨和软骨化生 [964]。有时大多数肿瘤细胞呈梭形，类似于其他梭形细胞肿瘤 [965]。有些上皮样肉瘤具有横纹肌样特征；这在所谓的“近心型（proximal type）”上皮样肉瘤中更为常见（见下文）[966-967]。

超微结构上，上皮样肉瘤的肿瘤细胞中有大量的中间丝、桥粒样细胞连接以及由丝状伪足或微绒毛环绕的细胞间小腔隙 [968]。免疫组织化学上，上皮样肉瘤的肿瘤细胞强阳性表达 CK（图 41.187）、EMA，也经常表达 CD34[969-972]。与恶性横纹肌样肿瘤相似，上皮样肉瘤 SMARCB1/INI1 表达通常缺失 [973-974]，这是 22q11.2 染色体上 *INI1* 基因缺失的表现（图 41.188）[974]。关于 CK 亚型的表达，Miettinen 等发现，94% 的病例对 CK8 呈阳性，72% 的病例对 CK19 呈阳性，48% 的病例对 34βEH12 呈阳性，22% 的病例对 CK7 呈阳性 [968]。上皮样肉瘤对 CK5/6 常呈阴性或仅呈灶状阳性，与鳞状细胞癌正好相反 [975]。有些上皮样肉瘤病例也可表达 ERG，可能导致被误诊为上皮样血管肉瘤 [976]。

关于上皮样肉瘤的组织发生目前尚不清楚。它具有明确的上皮样分化特征，但在其肿瘤细胞中看到的上皮样特征是否源于间叶成分的化生仍有待证实。

上皮样肉瘤可扩散至皮肤、软组织、筋膜和骨等不相邻的区域，也可沿筋膜直接扩散。上皮样肉瘤局部复发很常见，尽管可能多年后才发生。淋巴结转移相对常见，是预后差的一个指征 [977]。有时淋巴结转移可成为上皮样肉瘤的首发临床表现。上皮样肉瘤也可转移至肺、其他器官和皮肤；由于一些特殊的原因，头皮成为上皮样肉瘤转移的常见部位 [978]。上皮样肉瘤临床经过更具侵袭性的相关因素有：发生于近心侧或中轴部，肿瘤体积

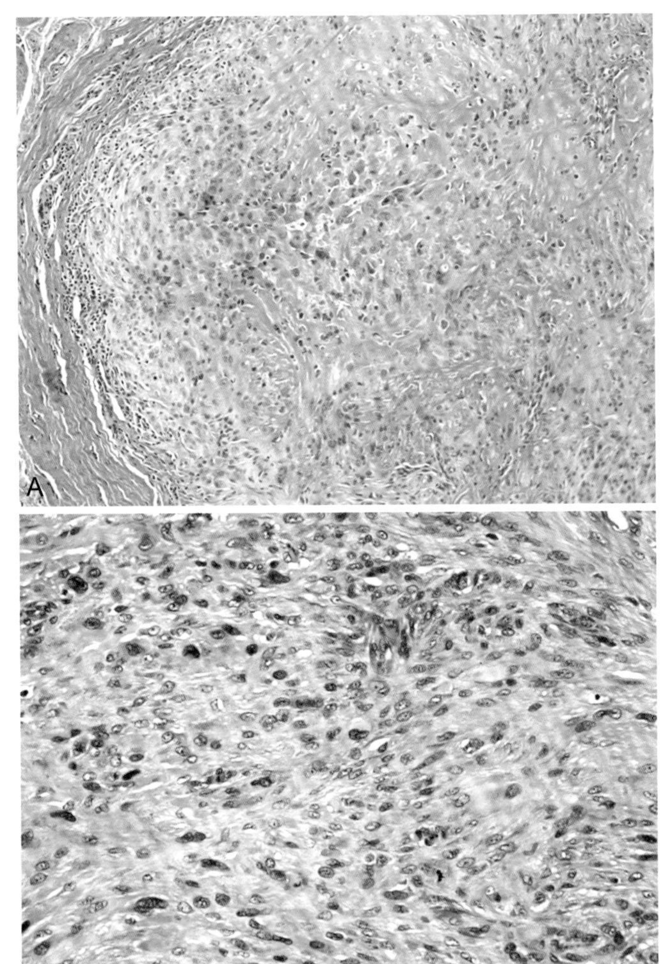

图 41.185 上皮样肉瘤的低倍镜观（**A**）和高倍镜观（**B**）。可见中央坏死区域类似于环状肉芽肿或类风湿结节

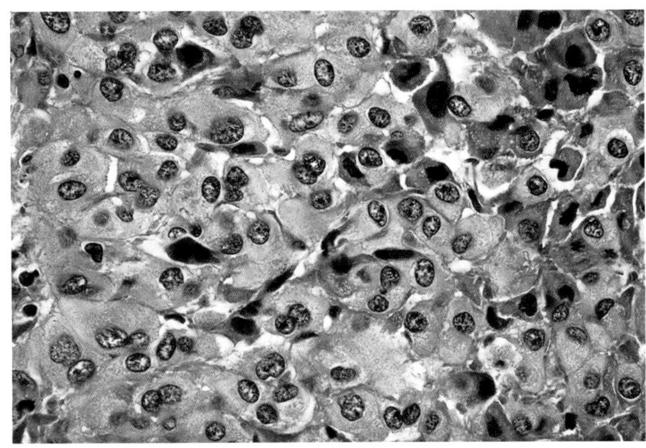

图 41.186 上皮样肉瘤，可见细胞呈明显的上皮样特征，胞质呈强嗜酸性

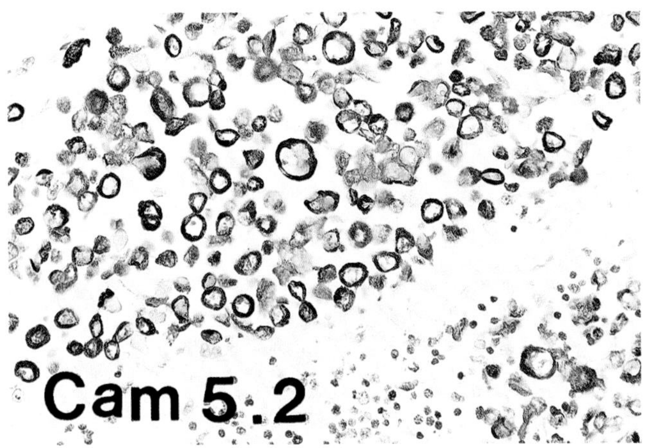

图 41.187 上皮样肉瘤，CK（*CAM5.2*）呈强阳性

增大和位置深、有出血、核分裂象易见、有坏死、具有横纹肌样表型以及血管浸润[979-980]。具备以下特征时应诊断近心型上皮样肉瘤：肿瘤位于近心侧（如骨盆、会阴和耻骨区、外阴、臀部），有深部浸润，有坏死，以及有时出现明显的横纹肌样改变（图 41.189）[981-983]。抗黏附素（一种下调钙黏合素的细胞膜糖蛋白）在近心型上皮样肉瘤中的表达比在普通的远心型更为常见[984]。几乎所有上皮样肉瘤病例都可见 SMARCB1/INI1 的缺失[973,985]。

骨化性纤维黏液样肿瘤

骨化性纤维黏液样肿瘤（ossifying fibromyxoid tumor）是一种软组织肿瘤，通常见于成年人，发生于肢体的皮下组织或肌肉，肿瘤体积小、无痛、界限清楚[986-987]。显微镜下，骨化性纤维黏液样肿瘤可在黏液样基质中见到肿瘤细胞通常排列成索状或巢状结构，其间可以混合灶状纤维化和骨样组织。低倍镜下，骨化性纤维黏液样肿瘤形成特征性的分叶状，并且（在大多数病例）在紧邻肿瘤的包膜区域有不完整的成熟骨壳[986]。骨化性纤维黏液样肿瘤的肿瘤细胞小而圆，异型性不明显，核分裂象也少见（图 41.190）。

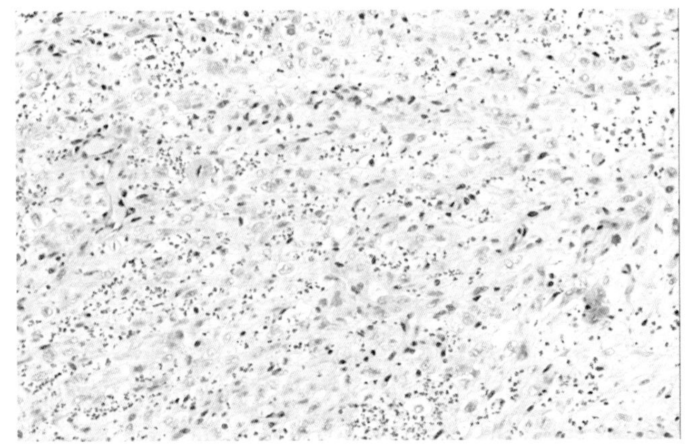

图 41.188 上皮样肉瘤 INI1 表达缺失。可见内对照中内皮细胞和炎细胞 INI1 表达呈阳性

免疫组织化学上，骨化性纤维黏液样肿瘤对 S-100 蛋白呈阳性（可以弥漫或局灶），对 Leu7 和胶质原纤维酸性蛋白呈局灶阳性，对Ⅱ型胶原呈阴性[987]。超微结构检查，可见肿瘤细胞有复杂的细胞突起和基底膜沉积——提示神经鞘分化[988]。然而，骨化性纤维黏液样肿瘤的肿瘤细胞表达结蛋白、SMA 和 CK 以及一些超微结

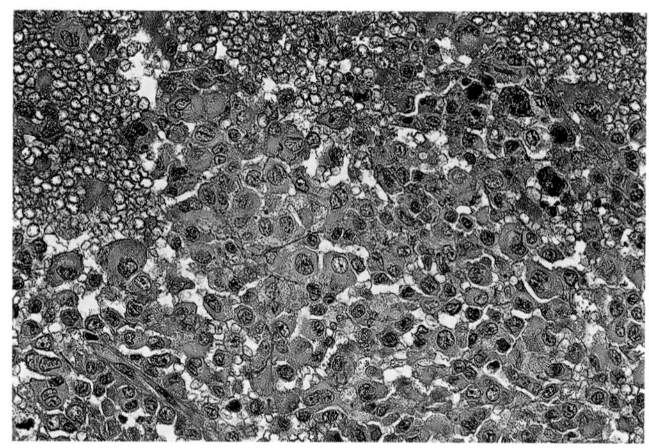

图 41.189 近心型上皮样肉瘤。可见一些肿瘤细胞具有横纹肌样特征

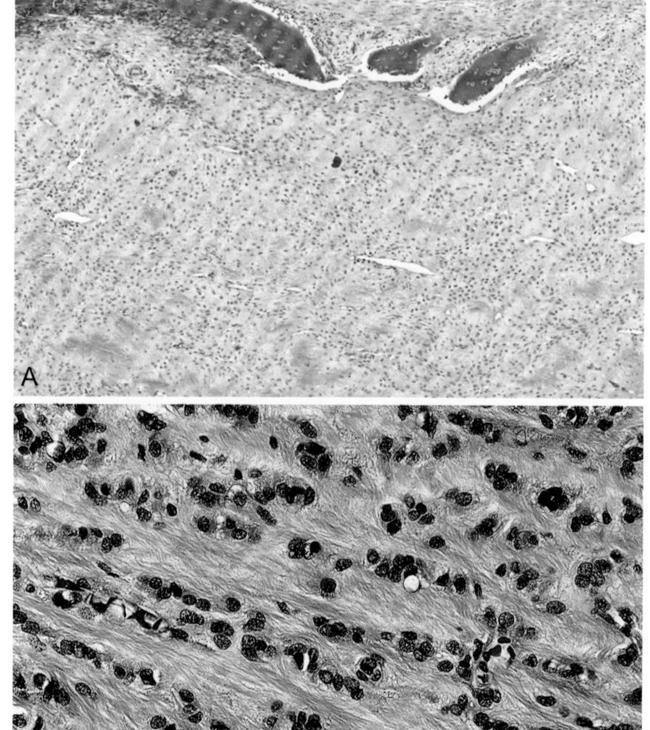

图 41.190 **A**，骨化性纤维黏液样肿瘤的低倍镜观，可见肿瘤结节周围有骨壳包绕。**B**，高倍镜下，可肿瘤细胞陷于玻璃样变基质中，中等大，排列成条索状

构特征提示这些肿瘤中可能出现了部分平滑肌或肌上皮分化[989-990]。近期已经有报道，骨化性纤维黏液样肿瘤中有 *PHF1* 基因的重复重排（见于近 50% 的病例，包括典型、非典型性和恶性病例）[990a]。也有报道提到，少数骨化性纤维黏液样肿瘤具有 *CREBBT-BCORL1* 和 *KDM2A-WWTR1* 基因融合[990b]。

骨化性纤维黏液样肿瘤的生物学行为属于惰性的，但有 25% 的患者发生局部复发[986-987]。然而，远隔转移

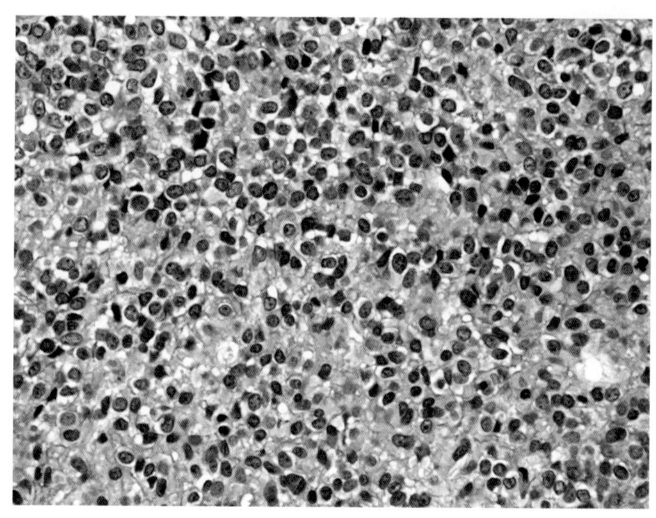

图 41.191 经典的尤因肉瘤的一致的圆形细胞表现

非常罕见。Folpe 和 Weiss 发现，当骨化性纤维黏液样肿瘤具有高级别核或细胞丰富且核分裂象 ≥ 2 /50 HPF 时，应考虑其为具有转移潜能的肉瘤[991]。

骨外尤因肉瘤 / 原始神经外胚叶肿瘤（尤因家族肿瘤）

骨外**尤因肉瘤（Ewing sarcoma）**可表现为软组织包块，形态学上与原发于骨的尤因肉瘤无法区分。在一些病例，它们是由其下方骨的尤因肉瘤继发累及软组织所致。而一些病例并无骨尤因肉瘤，被认为是软组织的原发性尤因肉瘤[992]。大多数骨外尤因肉瘤患者是青少年或年轻人，常见的受累部位是下肢深部软组织和椎旁区域[993]，但几乎每个解剖部位也都可受累。骨外尤因肉瘤偶尔位于浅表部位，原发于皮下组织或皮肤[994]。显微镜下，像骨尤因肉瘤一样，软组织尤因肉瘤由形态一致的、小的、圆形或椭圆形细胞组成，细胞质内含有糖原（图 41.191）。超微结构上，骨外尤因肉瘤的肿瘤细胞较原始，胞质内有丰富的糖原，有发育不良的细胞连接，以及不太明显的神经分化[995]。骨外尤因肉瘤的临床经过呈侵袭性，常有远隔转移，尤其是易转移至肺和骨骼。

与尤因肉瘤为同一组织学谱系的是**外周原始神经外胚叶肿瘤（peripheral primitive neuroectodermal tumor, peripheral PNET）**[996]，包含最初被称为胸肺区域的恶性小细胞肿瘤的临床病理类型（图 41.192）[997]。这组病变被统称为**尤因家族肿瘤（Ewing family of tumors, EFT）**。尤因肉瘤 /PNET 的统一命名获得了以下几点的有力支持，存在中间类型肿瘤[992]，它们对CD99呈强阳性免疫反应[998]；并且最重要的是，它们都有恒定的 t(11;22)(q24;q12) 染色体易位[999]，导致位于 22 号染色体上的尤因肉瘤基因（*EWSR1*）与 11 号染色体上的 *FLI-1* 基因（或其他伙伴基因）融合[1000]。这种遗传学改变可应用 RT-PCR 或 FISH 技术的在新鲜的或石蜡包埋组织中检测出来[1001-1002]。

CD99 识别的是一种目前功能尚不清楚的细胞膜蛋白，这种膜蛋白是 *MIC2* 的产物。*MIC2* 是位于 X 和 Y

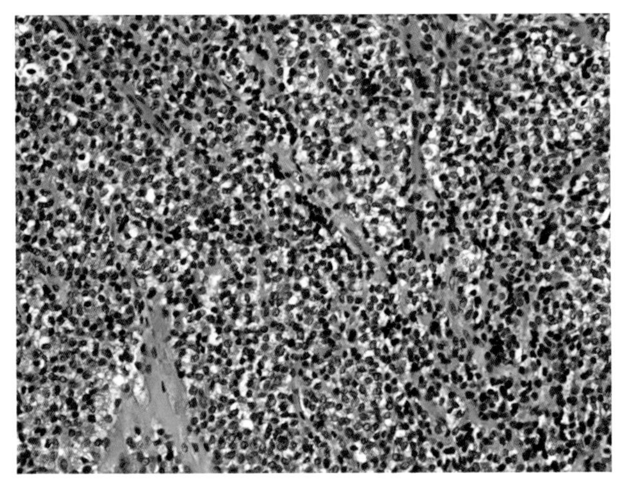

图 41.192　外周原始神经外胚叶肿瘤，低倍镜下可见巢状细胞表现

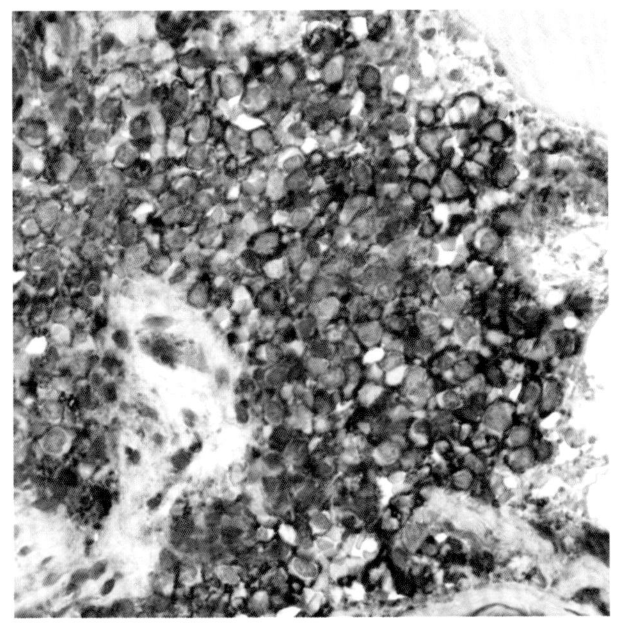

图 41.193　经典的尤因肉瘤，可见胞膜 CD99 呈强阳性免疫反应

染色体短臂上的拟常染色体基因（图 41.193）[1003]。尽管 CD99 对 EFT 具有非常高的敏感性，在 95% 的病例中都呈阳性，但它缺乏特异性，因为它在很多其他圆细胞肿瘤中也可以检测出来（虽然不是很经常）。重要的是，CK 呈阳性可以发生于 20% 的 EFT 病例，而且可以广泛表达 [1004]。有时，细胞连接相关蛋白质，例如 claudin-1 和 occludin 也可以表达 [1005-1006]。许多病例 FLI-1 抗体染色也呈阳性 [1007]。最近，NKX2-2 被发现是一种对这个肿瘤家族高度敏感但不完全特异的标志物，但其可能是圆细胞肿瘤诊断检查中一个有用的补充标志物 [1007a]。

有观点认为，表达神经外胚层肿瘤标志物的肿瘤的临床侵袭性比不表达者的临床侵袭性更强 [996]，但这种观点尚未得到证实 [998]。此外，大多数试图以表型为基础进一步分类的尝试也未能取得成功 [1008]。当以类似的方式治疗时，尚未发现神经外胚层分化的程度对预后有显著影响，因此，EFT 才被“整合粗分”而不是“细分”。

软组织 EFT 的鉴别诊断包括：腺泡状横纹肌肉瘤（尤其是实体型）、恶性淋巴瘤、促纤维增生性小细胞肿瘤以及许多其他具有圆形细胞形态的肿瘤。结合形态学、免疫组织化学和分子生物学方法可将大多数肿瘤归入到这些肿瘤中的某一种。

也已经发现了一组具有尤因样特征、但缺乏支持将其包含在 EFT 中的分子证据的圆细胞肿瘤。这组肿瘤一直被称为“尤因样（Ewing-like）肿瘤”，但最近这组肿瘤的分子特征已经开始浮现。到目前为止，最大的一组尤因样圆细胞肉瘤是由具有 *CIC* 重排的肿瘤组成，分别涉及位于 4 号和 19 号染色体上的 *CIC* 和 *DUX4* 基因 [1009-1011]。少数病例表现为 *CIC-FOXO4* 融合 [1012]。这组肿瘤呈分叶状，由高级别圆形细胞组成，局灶胞质透亮，伴有广泛坏死，常伴有黏液样改变 [1009]。最近对 115 例有 *CIC* 重排的肉瘤进行了一项大型研究，患者平均年龄为 32 岁，男性患者略多于女性患者，绝大多数病例的肿瘤（86%）发生于躯干和四肢深部软组织 [1012a]。虽然大多数病例的确显示 CD99 呈阳性（84%），但与 EFT 相比，其表达模式往往是局灶的。大多数病例肿瘤表现胞核 WT1 呈阳性。在这项研究中，患者的 5 年生存率仅为 43%，明显低于对照组尤因肉瘤患者的 77%[1012a]。更为少见的是，一组尤因样圆细胞肉瘤具有 *BCOR-CCNB3* 融合，尽管 *BCOR* 基因的伙伴基因不太常见 [1013-1015a]。

促纤维增生性小细胞肿瘤

促纤维增生性小细胞肿瘤（desmoplastic small cell tumor）通常发生于年轻患者的腹腔内，尤其是男性，但也可发生于胸腔、中枢神经系统、眼眶和其他软组织部位 [1016-1017]。其典型特征是：巢片状小的圆形细胞，通常被促纤维增生性间质所包围（图 41.194）。常可见横纹肌样形态的细胞灶 [1018]。还可以看到的特征包括：乳头状结构、Homer Wright 样菊形团和梭形区域。免疫组织化学上，这种多表型肿瘤可共同表达波形蛋白、CK 和结蛋白，结蛋白通常呈明显的核周球状形式（图 41.195）[1018]。应用抗羧基末端抗体，绝大多数病例也显示胞核 Wilms 肿瘤基因产物（WT1）呈阳性 [1019]。高达 20% 的病例 CD99 呈阳性，这是导致将其误诊为 EFT 的潜在陷阱。促纤维增生性小细胞肿瘤常常表达神经标志物 NSE 和 CD 57，而对 S-100 蛋白和生肌素等标志物则呈阴性。

促纤维增生性小细胞肿瘤的特征是：具有独特的 t(11;22)(p13;q12)，涉及位于 11p13 上的 *WT1* 基因和位于 22q12 上的 *EWSR1* 基因 [1020-1021]。应用 FISH 或 RT-PCR 技术在新鲜或石蜡包埋的组织可以检测到这种融合 [1022-1023]。促纤维增生性小细胞肿瘤具有高度的侵袭性，可导致广泛的转移，患者通常在 5 年内死亡 [1017,1024]。

恶性肾外横纹肌样肿瘤

已经有报道，组织学特征非常类似于肾横纹肌样肿瘤的肿瘤几乎可以发生于所有肾外部位，特别是软组织 [1025-1026]。大多数**肾外横纹肌样肿瘤（extrarenal rhabdoid tumor）**患者为婴儿或儿童，但它们也可发生于成人。显微镜下，肾外横纹肌样肿瘤的肿瘤细胞实性成

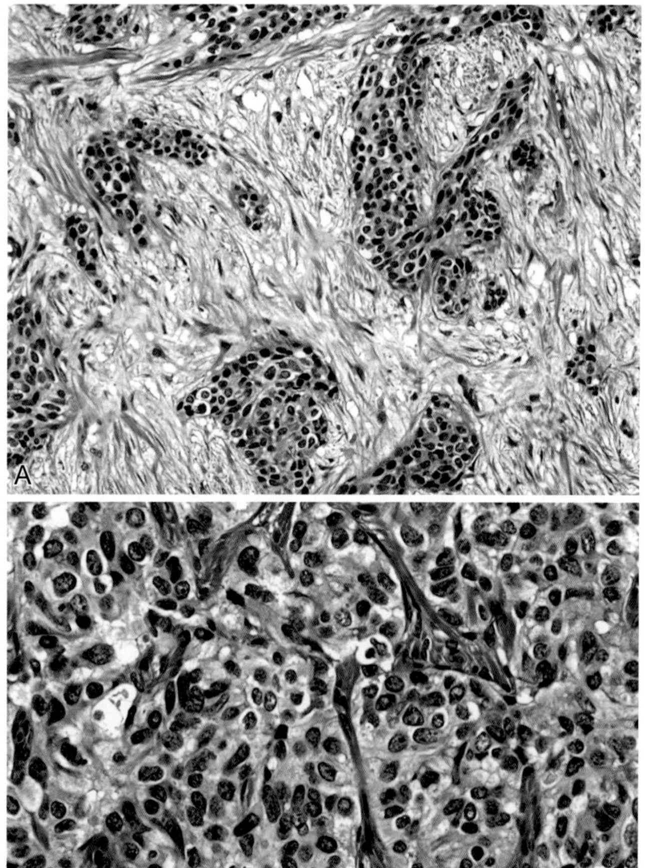

图 41.194　促纤维增生性小细胞肿瘤。**A**，可见巢状细胞位于促纤维增生性间质中。**B**，高倍镜下，可见圆形细胞排列成巢状

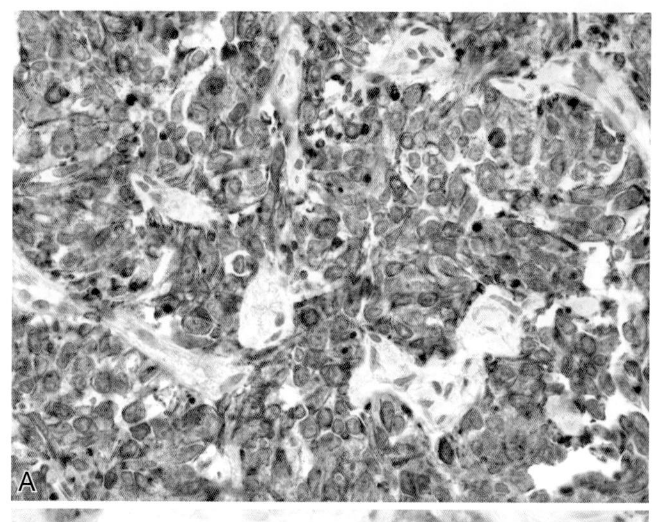

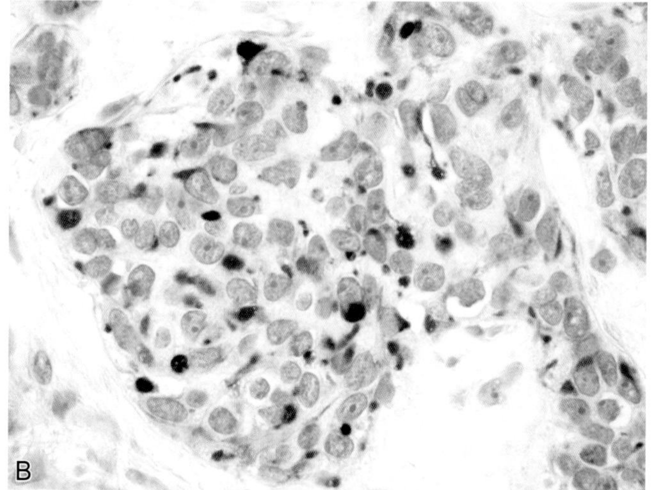

图 41.195　促纤维增生性小细胞肿瘤。**A**，可见 CK 呈强阳性。**B**，可见结蛋白呈特征性的核周点状表达

片排列，有深染均质的嗜酸性胞质（胞质内有中间丝填充），并伴有胞核偏位（图 41.196）。其肿瘤组织中可见黏液样、假腺泡状和玻璃样变的区域[1027]。免疫组织化学方面，其对波形蛋白呈阳性，对 CK 和 EMA 也常呈阳性，但对骨骼肌标志物或 S-100 蛋白一般呈阴性（图 41.197 和 41.198）[1025,1028]。然而，这些肿瘤也有表型多样性，包括共同表达神经 / 神经内分泌标志物[1025,1029-1030]。原发性横纹肌样肿瘤（指那些显示横纹肌样形态学不表现其他特殊表现的肿瘤类型），类似于发生于肾和中枢神经系统的同种肿瘤，有 22 号染色体的改变，包括 22q11.2（其中有 *hSNF5*/*INI1*/*SMARCB1* 基因）的缺失或易位，可以应用荧光原位杂交（FISH）和杂合性缺失分析技术来检测[1031-1032]。同样，几乎所有病例都可以应用免疫组织化学法来显示其 SMARCB1（INI1）的表达缺失[1033-1034]。

肾外横纹肌样肿瘤早期可发生转移（至肺、肝和淋巴结），对治疗的反应差，临床经过呈高度侵袭性[1035]。有证据表明，许多软组织横纹肌样肿瘤实际上是来自广泛的肿瘤类型的一种特殊表型肿瘤，这些肿瘤包括上皮样肉瘤、滑膜肉瘤、促纤维增生性小细胞肿瘤、横纹肌肉瘤、恶性黑色素瘤和各种癌[1027,1029,1036]。具有重要意义的事实是，出现横纹肌样表型总是与具有侵袭性和致死性的临床经过相关，而不管其“来源”（parent）肿瘤是哪种类型[1025,1037]。

磷酸盐尿性间叶肿瘤

已报道在一些软组织或骨肿瘤和骨软化症或佝偻病之间存在着一种有趣的联系[1038-1039]。这种综合征是肿瘤产生肾磷脂的结果，是通过抑制肾小管对磷酸盐的重吸收而消耗全身的磷酸盐[1040]。其生化特征为：低磷酸盐血症，肾磷酸盐丢失，以及血清中 1,25- 二羟基维生素 D_3 水平降低[1038]。显微镜下，伴有这种并发症的软组织肿瘤有多种表现[1041]。依我们的经验，其最具特征性的形态是血管周细胞瘤样区域和破骨细胞样巨细胞的组合，伴有或不伴有骨或软骨化生灶。最具有特征的是有“肮脏破碎”或絮状钙化基质（图 41.199）。最近，在这种**磷酸盐尿性间叶肿瘤（phosphaturic mesenchymal tumor）**中发现了一种独特的 *FN1-FGFR1* 融合[1042]。也许是这种融合的结果，这种肿瘤分泌高水平的成纤维细胞生长因子 -23（FGF23），可以应用显色原位杂交技术检测到[277]，但目前 FGF23 作为商品化抗体的特异性还值得怀疑[1041]。磷酸盐尿性间叶肿瘤的生物学行为一般属于良性[1039]，但也有恶性病例[1041]。

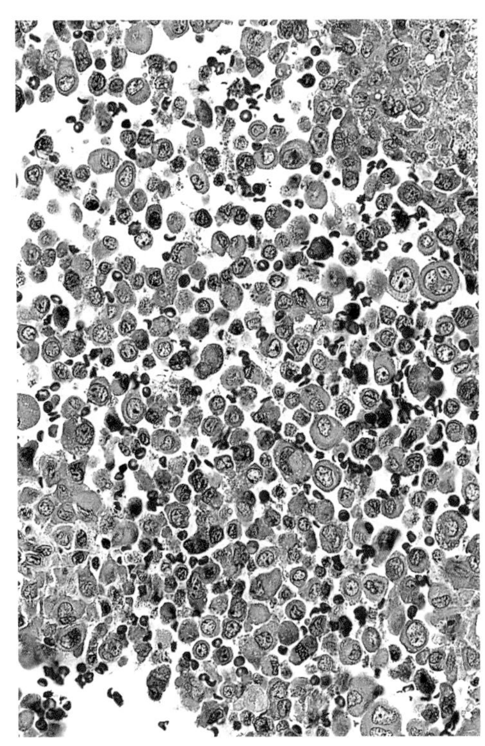

图 41.196 具有横纹肌样特征的外阴软组织肿瘤

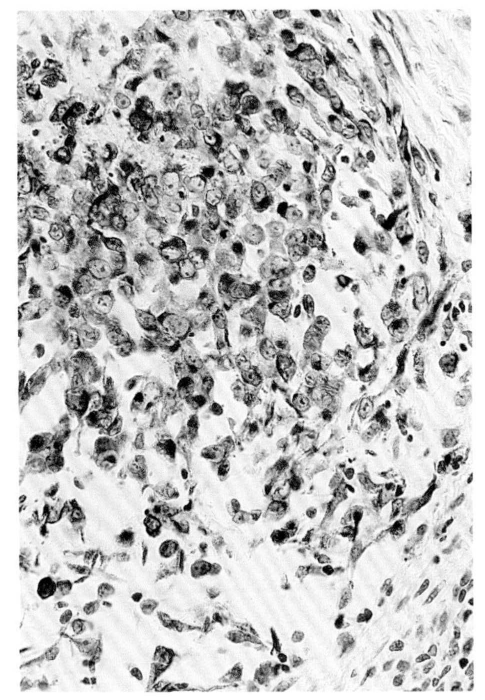

图 41.197 横纹肌样肿瘤 CK 呈阳性。可见部分细胞核周球状着色

多形性玻璃样变血管扩张性肿瘤

大多数**多形性玻璃样变血管扩张性肿瘤（pleomorphic hyalinizing angiectatic tumor, PHAT）**发生于成人的软组织中，最常见于下肢皮下组织[276,1043]。与神经鞘瘤相似，PHAT 可见扩张的血管、充满含铁血黄素的巨噬细胞和伴有散在怪异核的梭形细胞，但核分裂象罕见[276,1043]。PHAT 有两条诊断线索：有核内假包涵体，存在许多怪异细胞

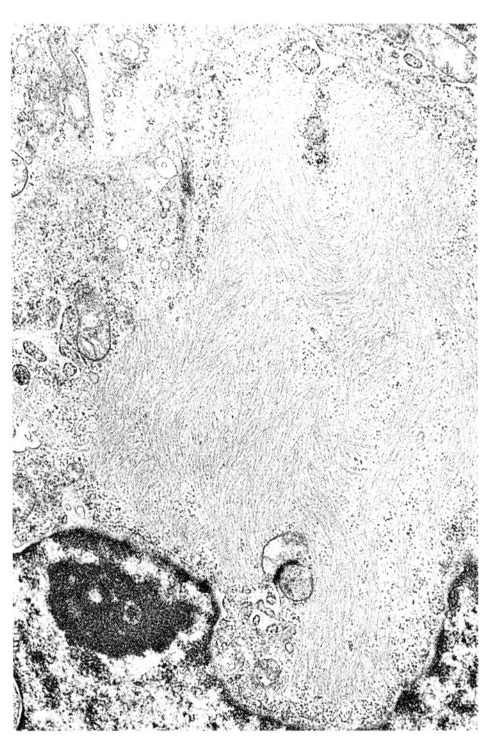

图 41.198 软组织横纹肌样肿瘤的电镜表现。可见胞质内的细胞器被大的聚集性中间丝排挤（×15 000）（Courtesy of Dr. Robert A. Erlandson, Memorial Sloan-Kettering Cancer Center.）

镶嵌在扩张的血管周围的纤维蛋白基质中（图 41.200）。PHAT 对 CD34 呈灶状阳性，对 S-100 蛋白呈阴性，由此可除外神经鞘瘤。在一些病例中，可能在周围可以发现一种单相性、部分呈黏液样变的梭形细胞成分，类似于含铁血黄素沉着性纤维脂肪瘤性脂肪肿瘤（HFLT），这可能是 PHAT 的早期阶段或前期病变（早期 PHAT）[276]。

据报道，在细胞遗传学方面，有一些 PHAT 病例存在 t(1;10)，涉及一种 *TGFBR3-MGEA5* 融合[236]，类似于在含铁血黄素沉着性纤维脂肪瘤性脂肪肿瘤（HFLT）和黏液炎性成纤维细胞肉瘤（MIFS）中描述的那样。这一观察引起了人们考虑这三种肿瘤在组织发生上是相关的，但目前这些肿瘤之间的关系还不太清楚。

PHAT 可以局部复发，但无远隔转移[1043]。有些复发病例出现肉瘤样改变，例如出现高级别黏液纤维肉瘤[1044]。

软组织的肌上皮瘤

有人提出，在软组织中存在着向肌上皮细胞分化的一组肿瘤，这种肿瘤要么表现为单纯的肌上皮细胞型［**肌上皮瘤（myoepithelioma）**］，要么与腺样结构混合存在（混合瘤）[1045-1046]。显微镜下，其肌上皮成分表现为排列成巢状、条索状和上皮样细胞组成的小管状结构，和（或）表现为在透明样变或软骨黏液样基质中的梭形细胞巢（图 41.201）。骨样组织和软骨样分化也可见。免疫组织化学方面，它们常共同表达 CK 和（或）EMA 以及 S-100 蛋白（图 41.202）。它们也可表达其他肌上皮标志物，包括 Sox 10、SMA、钙调理蛋白、GFAP 和 p63[1047]。

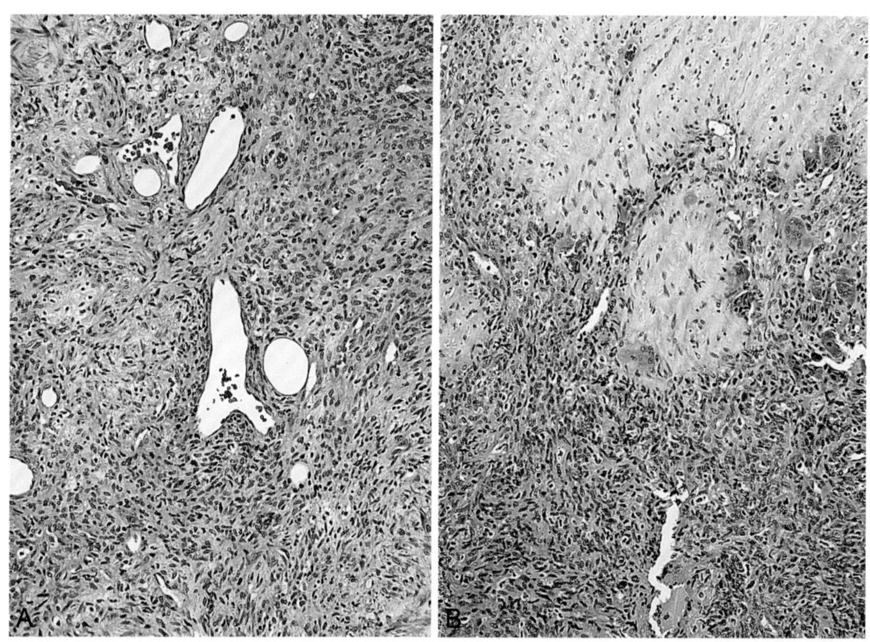

图 41.199 **磷酸盐尿性间叶肿瘤**。**A**，这个区域是具有血管周细胞瘤样特征的区域。**B**，来自同一肿瘤的这个区域显示有软骨样分化和散在的破骨细胞样巨细胞

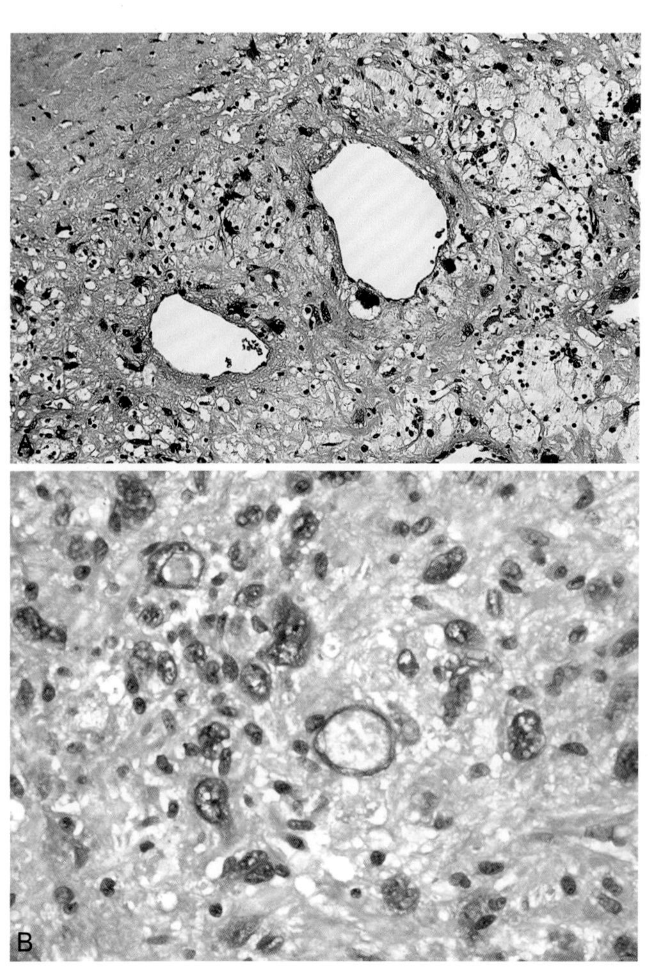

图 41.200 **A**，多形性玻璃样变血管扩张性肿瘤，可见多形性肿瘤细胞环绕在扩张血管周围。**B**，一些肿瘤细胞可见核内包涵体

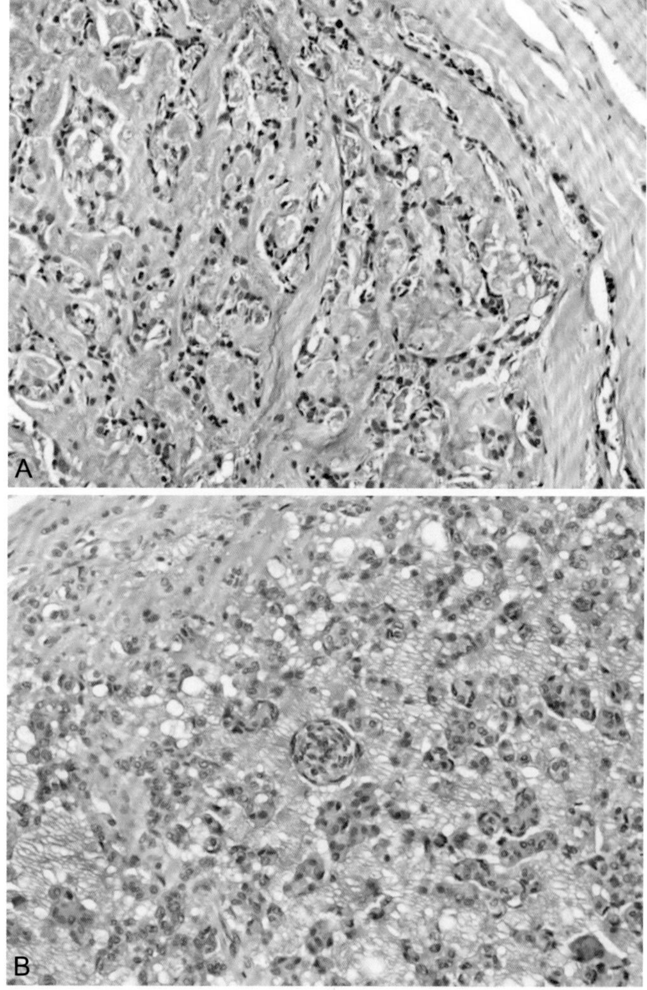

图 41.201 **A**，软组织的肌上皮瘤非常类似于骨外黏液样软骨肉瘤，可见条索状细胞位于黏液样间质中。**B**，软组织的副脊索瘤样肌上皮瘤

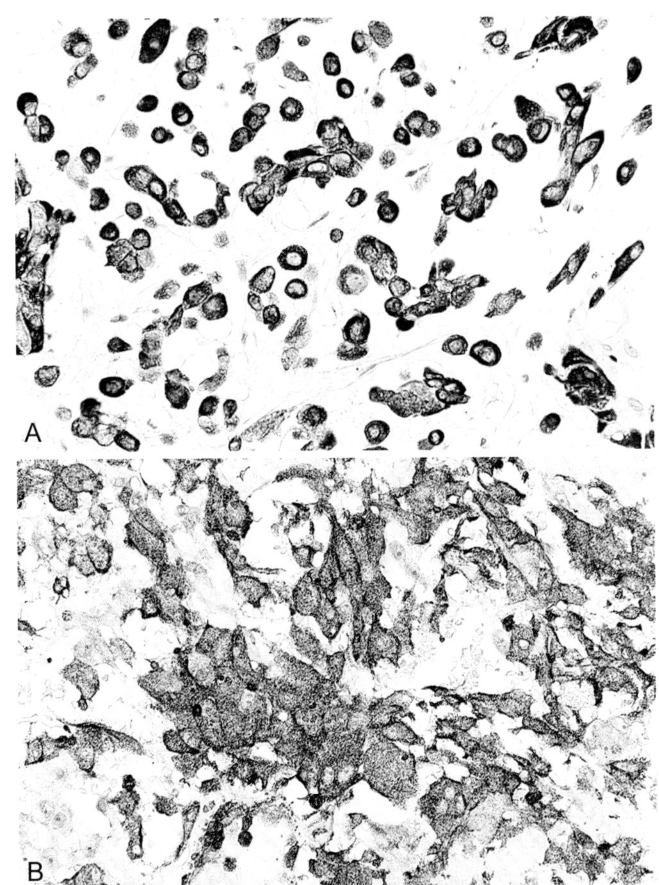

图 41.202 软组织的肌上皮瘤。**A**，可见 CK（CAM5.2）呈强阳性。**B**，可见平滑肌肌动蛋白呈强阳性

近年来研究发现，高达 50% 的软组织肌上皮瘤病例与 *EWSR1* 基因异常相关[1048]。虽然已发现了多种融合伙伴，但最常见的似乎是 *POU5F1*，其他还包括 *PBX3*、*ZNF 444*、*FUS* 和 *KLF17*[1048-1050]。有趣的是，也有人发现软组织肌上皮瘤存在 *SMARCB1* 缺失，导致 IN11 蛋白表达缺失[1051]。

临床上，软组织肌上皮瘤可以局部复发和远隔转移。其恶性形式被称为**肌上皮细胞癌（myoepithelial carcinoma）**，大多数发生于儿童[1052]。进一步的研究表明，最初由 Dabska 报道的被称为**副脊索瘤（parachordoma）**[833] 的神秘肿瘤几乎可以确定是一种肌上皮肿瘤[1047]。近来描述了一系列外阴区出现的肌上皮瘤样 *SMARCB1* 缺陷肿瘤，它们与典型的肌上皮瘤有许多相同之处，但也并非完全相同[1052a]。

其他肿瘤

嗜酸细胞腺瘤（oncocytoma）作为一种软组织原发性肿瘤曾被报道过，我们也见过 1 例类似的病例[1053-1054]。形态学上其与其他部位的嗜酸细胞腺瘤并无差别。其似乎也与软组织肌上皮瘤有关。

转移性肿瘤

虽然骨骼肌或其他深部软组织中可出现转移癌或黑色素瘤，但它们只有在极罕见的情况下才作为疾病的首发临床症状。已报道的病例包括来自肾、肺、乳腺、胃

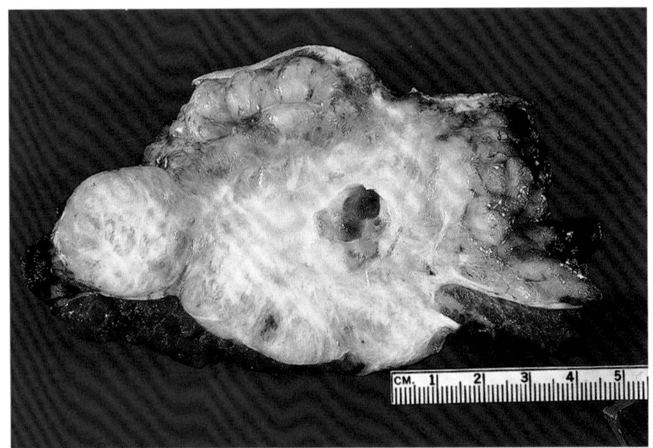

图 41.203 大肠癌转移到软组织和皮肤的大体表现

和大肠癌的转移（图 41.203）[1055]。

其他肿瘤样疾病

皮肤和软组织的**支气管源性囊肿（bronchogenic cyst）**通常是在出生时或出生后不久的男婴身上发现或见到。最常见的部位是胸骨上切迹和胸骨柄[1056]；尽管被称为支气管源性囊肿，但可能是鳃弓衍生的［即鳃裂源性（branchiogenic）］。

瘤样钙质沉着症（tumoral calcinosis）的特征是：病变位于关节旁软组织，尤其是沿伸肌侧形成大的无痛性钙化肿块[1057]。肘部和臀部是最常见的部位（图 41.204）。奇怪的是，膝盖总能幸免。瘤样钙质沉着症的肢端病变在组织学上相似，但较小，可能是正常血磷硬皮病患者的第一个表现（图 41.205）[1057]。

瘤样钙质沉着症可为常染色体显性遗传，有多种不同的临床表现。已有报道，其有 *FGF23*（编码一种有功能的磷酸盐蛋白）、*GALNT3*（编码一种启动 O- 糖基化的糖基转移酶）或 *SAMD9*（编码肿瘤坏死因子 -α 反应蛋白）基因的胚系突变[1058-1060]。已有一些来自非洲国家的最大的病例研究。患者的血清钙通常正常，但有高磷酸盐血症和血清二羟基维生素 D 水平的升高[1061]。病变切除后有可能复发[1062]。

钙化性纤维性假瘤（calcifying fibrous pseudotumor）是一种良性或非肿瘤性纤维性病变，其特征为：有大量的玻璃样变性的胶原，伴有砂粒体或营养不良性钙化和淋巴浆细胞的浸润（图 41.206）。大多数患者是青少年和年轻人。钙化性纤维性假瘤的生物学行为是良性的[1063]。大多数病例对 CD34 呈阳性，但对 ALK-1 呈阴性。后者不支持钙化性纤维性假瘤是炎症性肌成纤维细胞瘤晚期的推测[1064]。

淀粉样瘤［amyloid tumor (amyloidoma)］表现为软组织的一种局限性包块，最常见于纵隔和腹膜后[1065]。其淀粉样蛋白可能是 AL 型（更为常见）或 AA 型[1066]。

动脉瘤样骨囊肿（aneurysmal bone cyst）可发生于软组织中，形态学上与常见的发生于骨骼系统的相似[1067-1068]。与结节性筋膜炎类似，这些病变与 *USP6* 重排有关[1068]。

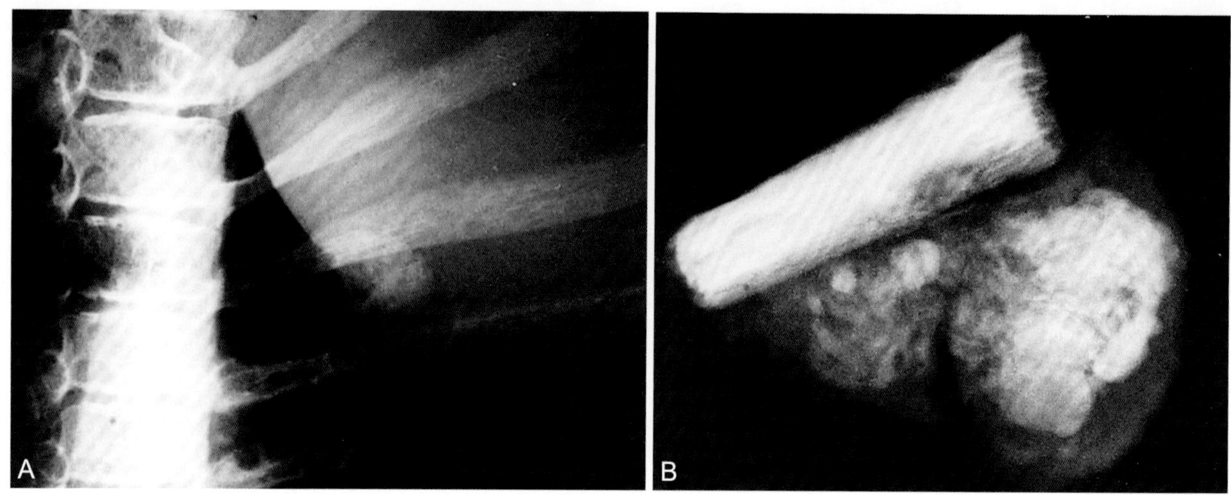

图 41.204 **A**，X 线片显示的一名 9 岁儿童后肋旁的瘤样钙质沉着症的一个区域。**B**，切除标本的 X 线片，可见钙化呈分叶状和斑点状，与第 8 肋无关

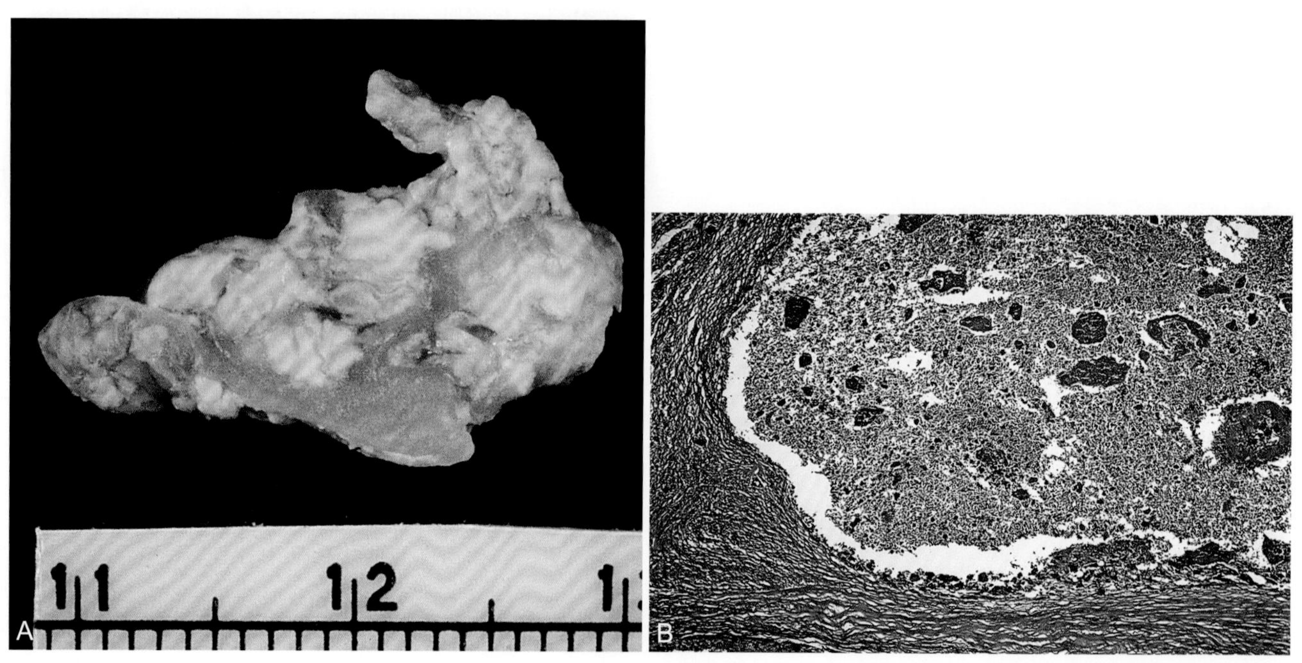

图 41.205 **瘤样钙质沉着症**。**A**，大体表现。可见病变为特征性的多结节状，并且肿瘤成分为白垩性的。**B**，显微镜下表现。注意缺乏软骨特征

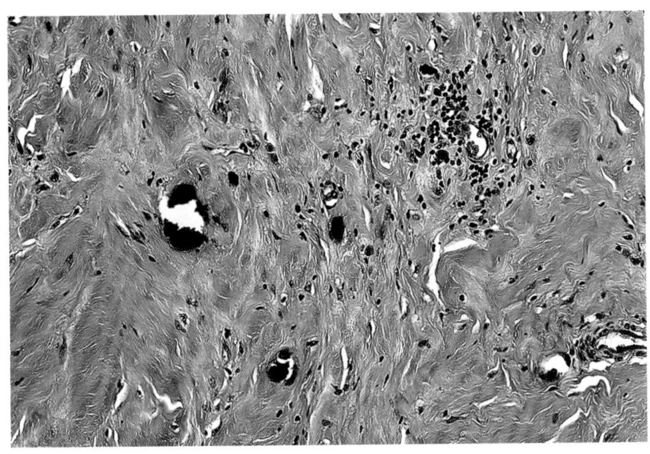

图 41.206　钙化性纤维性假瘤，在纤维玻璃样变背景中，可见圆形钙化性结石和散在的淋巴细胞

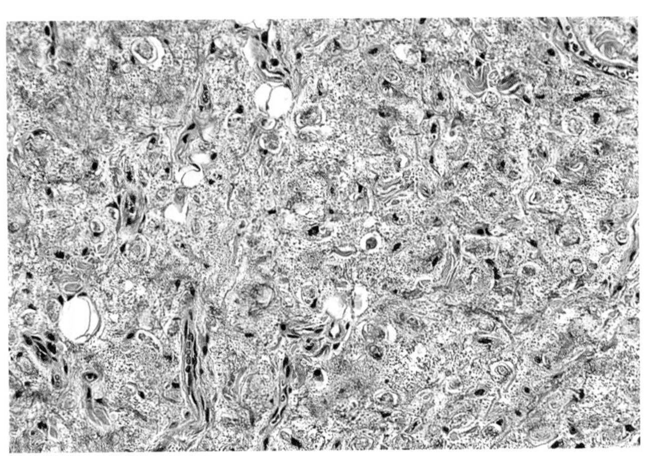

图 41.207　所谓的嗜黏液卡红组织细胞增生症。可见此病变具有明显的黏液样变，易于与黏液样肿瘤混淆

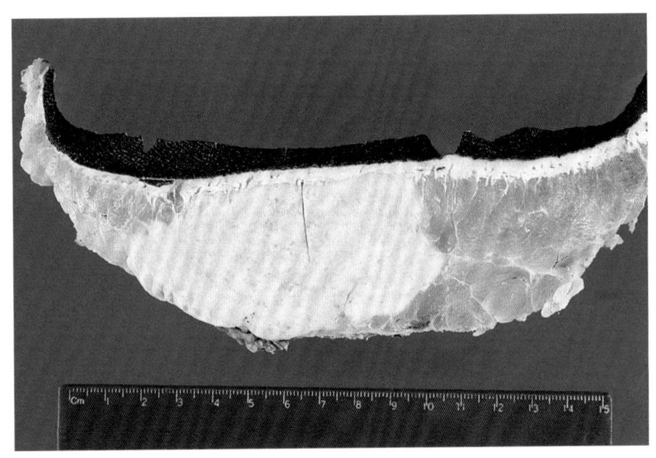

图 41.208　Rosai-Dorfman 病（窦组织细胞增生伴巨大淋巴结病）的大体表现，累及臀部皮肤和软组织

聚乙烯吡咯烷酮肉芽肿［**polyvinylpyrrolidone (PVP) granuloma**］是全身注射含 PVP 的药物之后发生的皮肤或软组织的瘤样病变[1069-1070]。其黏液样改变明显，局灶细胞丰富，这些特征使其类似于肿瘤性病变，尤其是类似于黏液样脂肪肉瘤和印戒细胞癌（图 41.207）。在聚乙烯吡咯烷酮肉芽肿中，PVP 存在于泡沫组织细胞或多核巨细胞的胞质中，大多呈空泡状。这些细胞黏液卡红（mucicarmine）、胶体铁（colloidal iron）、乌洛托品银（Grocott methenamine silver）、刚果红（Congo red）、苏丹黑 B（Sudan black B）和嗜银染色均呈阳性，并且可应用红外分光光度计检测 PVP[1071]。**铝肉芽肿**（**aluminum granuloma**）是另一种医源性病变，发生于注射疫苗或过敏原脱敏的部位[1072-1073]。显微镜下，铝肉芽肿表现多样，组织细胞胞质内有丰富的紫红色颗粒可作为诊断线索[1073]。

Rosai-Dorfman 病（**Rosai-Dorfman disease**）（窦组织细胞增生伴巨大淋巴结病）可表现为软组织包块（图 41.208），伴有或不伴有淋巴结受累[1074]。Rosai-Dorfman 病最常发生于四肢，但也可发生于躯干和头颈部。与在其他结外部位一样，Rosai-Dorfman 病的伸入现象常不明显，而继发性胶原沉积却很显著[1075]。Rosai-Dorfman 病的细胞对 S-100 蛋白呈强阳性，但对 CD1a 呈阴性（图 41.209）。

Castleman 病（**Castleman disease**）的玻璃样血管型罕见，可表现为皮下或肌内肿块[1076-1077]。

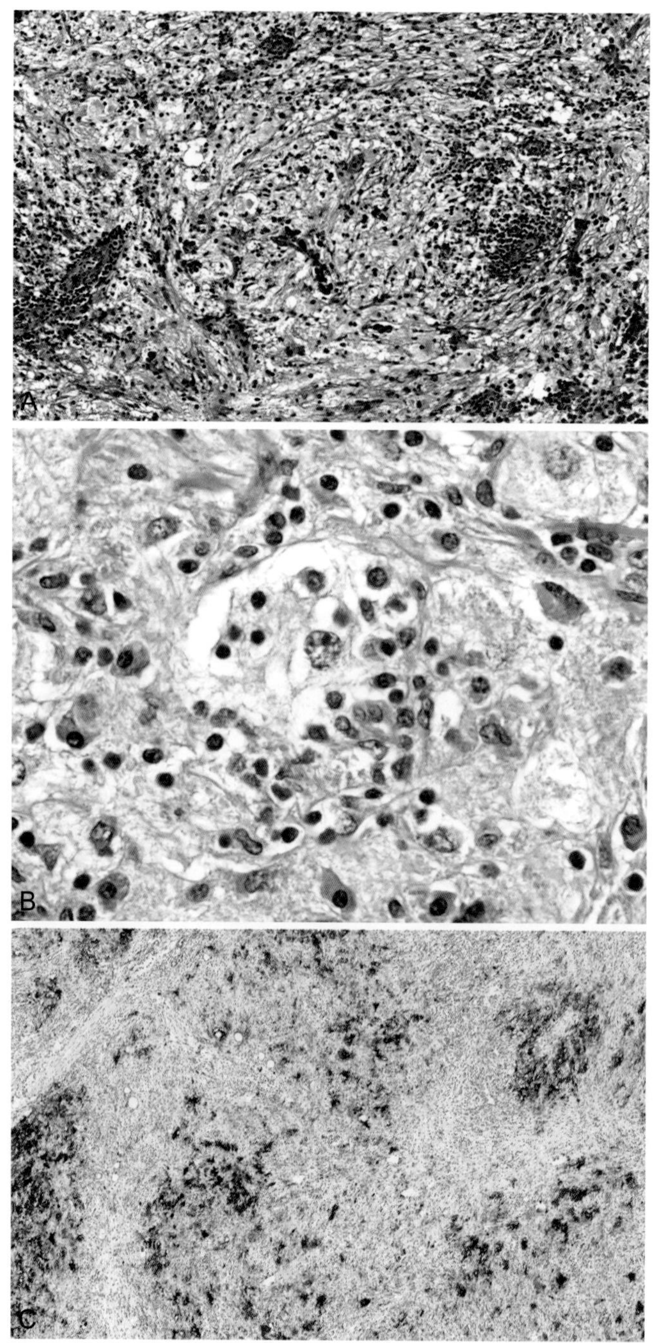

图 41.209 **A**，软组织的 Rosai-Dorfma 病的特征性异质性的低倍镜观。**B**，本例可见伸入现象。**C**，S-100 蛋白免疫反应呈强阳性为其特征性表现

参考文献

1. Eyden B. The myofibroblast: a study of normal, reactive and neoplastic tissues, with an emphasis on ultrastructure. Part 1—normal and reactive cells. *J Submicrosc Cytol Pathol.* 2005; 37(2): 109-204.
2. Eyden B. The myofibroblast: a study of normal, reactive and neoplastic tissues, with an emphasis on ultrastructure. Part 2—tumours and tumour-like lesions. *J Submicrosc Cytol Pathol.* 2005; 37(3-4): 231-296.
3. Nnodim JO. Development of adipose tissues. *Anat Rec.* 1987; 219(4): 331-337.
4. Nightingale T, Cutler D. The secretion of von Willebrand factor from endothelial cells; an increasingly complicated story. *J Thromb Haemost.* 2013; 11(suppl 1): 192-201.
5. Chan JKC. Newly available antibodies with practical applications in surgical pathology. *Int J Surg Pathol.* 2013; 21(6): 553-572.
6. Miettinen M, Wang Z-F, Paetau A, et al. ERG transcription factor as an immunohistochemical marker for vascular endothelial tumors and prostatic carcinoma. *Am J Surg Pathol.* 2011; 35(3): 432-441.
7. Rossi S, Orvieto E, Furlanetto A, et al. Utility of the immunohistochemical detection of FLI-1 expression in round cell and vascular neoplasm using a monoclonal antibody. *Mod Pathol.* 2004; 17(5): 547-552.
8. Kalof AN, Cooper K. D2-40 immunohistochemistry—so far! *Adv Anat Pathol.* 2009; 16(1): 62-64.
9. Hirose T, Tani T, Shimada T, et al. Immunohistochemical demonstration of EMA/Glut1-positive perineurial cells and CD34-positive fibroblastic cells in peripheral nerve sheath tumors.

Mod Pathol. 2003; 16(4): 293-298.
10. Chauhan A, Wigton MD, Palmer BA. Necrotizing fasciitis. *J Hand Surg.* 2014; 39(8): 1598-1601.
11. Colman MW, Lozano-Calderon S, Raskin KA, et al. Non-neoplastic soft tissue masses that mimic sarcoma. *Orthop Clin North Am.* 2014; 45(2): 245-255.
12. Mentzel T, Goodlad JR, Smith MA, Fletcher CD. Ancient hematoma: a unifying concept for a post-traumatic lesion mimicking an aggressive soft tissue neoplasm. *Mod Pathol.* 1997; 10(4): 334-340.
13. Rodriguez R, Rubio R, Menendez P. Modeling sarcomagenesis using multipotent mesenchymal stem cells. *Cell Res.* 2012; 22(1): 62-77.
14. Ferrari A, Sultan I, Huang TT, et al. Soft tissue sarcoma across the age spectrum: a population-based study from the Surveillance Epidemiology and End Results database. *Pediatr Blood Cancer.* 2011; 57(6): 943-949.
15. Grobmyer SR, Luther N, Antonescu CR, et al. Multiple primary soft tissue sarcomas. *Cancer.* 2004; 101(11): 2633-2635.
16. Lima PM, Oliveira MP, da Silva HJ, de Mello RJV. The role of cytology in the diagnosis of musculoskeletal neoplasms: systematic review. *Acta Ortop Bras.* 2012; 20(1): 48-52.
17. Sandberg AA, Bridge JA. Updates on the cytogenetics and molecular genetics of bone and soft tissue tumors: osteosarcoma and related tumors. *Cancer Genet Cytogenet.* 2003; 145(1): 1-30.
18. Antonescu CR, Dal Cin P. Promiscuous genes involved in recurrent chromosomal translocations in soft tissue tumours. *Pathology(Phila).* 2014; 46(2): 105-112.
19. Nielsen TO. Microarray analysis of sarcomas. *Adv Anat Pathol.* 2006; 13(4): 166-173.
20. Tschoep K, Kohlmann A, Schlemmer M, et al. Gene expression profiling in sarcomas. *Crit Rev Oncol Hematol.* 2007; 63(2): 111-124.
21. Villacis RAR, Silveira SM, Barros-Filho MC, et al. Gene expression profiling in leiomyosarcomas and undifferentiated pleomorphic sarcomas: SRC as a new diagnostic marker. *PLoS ONE.* 2014; 9(7): e102281.
22. Coindre JM, Terrier P, Guillou L, et al. Predictive value of grade for metastasis development in the main histologic types of adult soft tissue sarcomas: a study of 1240 patients from the French Federation of Cancer Centers Sarcoma Group. *Cancer.* 2001; 91(10): 1914-1926.
23. Coindre JM, Nguyen BB, Bonichon F, et al. Histopathologic grading in spindle cell soft tissue sarcomas. *Cancer.* 1988; 61(11): 2305-2309.
24. Trojani M, Contesso G, Coindre JM, et al. Soft-tissue sarcomas of adults; study of pathological prognostic variables and definition of a histopathological grading system. *Int J Cancer.* 1984; 33(1): 37-42.
25. Brown FM, Fletcher CD. Problems in grading soft tissue sarcomas. *Am J Clin Pathol.* 2000; 114(suppl): S82-S89.
26. Amin M, Edge S, Greene F, et al, eds. *AJCC Cancer Staging Manual.* Vol. 8. New York: Springer; 2017.
27. Italiano A, Le Cesne A, Mendiboure J, et al. Prognostic factors and impact of adjuvant treatments on local and metastatic relapse of soft-tissue sarcoma patients in the competing risks setting. *Cancer.* 2014; 120(21): 3361-3369.
28. Toulmonde M, Le Cesne A, Mendiboure J, et al. Long-term recurrence of soft tissue sarcomas: prognostic factors and implications for prolonged follow-up. *Cancer.* 2014; 120(19): 3003-3006.
29. Coindre JM, Terrier P, Bui NB, et al. Prognostic factors in adult patients with locally controlled soft tissue sarcoma. A study of 546 patients from the French Federation of Cancer Centers Sarcoma Group. *J Clin Oncol.* 1996; 14(3): 869-877.
30. Gerrand CH, Bell RS, Wunder JS, et al. The influence of anatomic location on outcome in patients with soft tissue sarcoma of the extremity. *Cancer.* 2003; 97(2): 485-492.
31. Toulmonde M, Bonvalot S, Méeus P, et al. Retroperitoneal sarcomas: patterns of care at diagnosis, prognostic factors and focus on main histological subtypes: a multicenter analysis of the French Sarcoma Group. *Ann Oncol.* 2014; 25(3): 735-742.
32. Engellau J, Bendahl P-O, Persson A, et al. Improved prognostication in soft tissue sarcoma: independent information from vascular invasion, necrosis, growth pattern, and immunostaining using whole-tumor sections and tissue microarrays. *Hum Pathol.* 2005; 36(9): 994-1002.
33. Daigeler A, Zmarsly I, Hirsch T, et al. Long-term outcome after local recurrence of soft tissue sarcoma: a retrospective analysis of factors predictive of survival in 135 patients with locally recurrent soft tissue sarcoma. *Br J Cancer.* 2014; 110(6): 1456-1464.
34. O'Donnell PW, Griffin AM, Eward WC, et al. The effect of the setting of a positive surgical margin in soft tissue sarcoma. *Cancer.* 2014; 120(18): 2866-2875.
35. Zagars GK, Ballo MT, Pisters PWT, et al. Prognostic factors for patients with localized soft-tissue sarcoma treated with conservation surgery and radiation therapy: an analysis of 1225 patients. *Cancer.* 2003; 97(10): 2530-2543.
36. Dreinhöfer KE, Baldetorp B, Akerman M, et al. DNA ploidy in soft tissue sarcoma: comparison of flow and image cytometry with clinical follow-up in 93 patients. *Cytometry.* 2002; 50(1): 19-24.
37. Sorbye SW, Kilvaer TK, Valkov A, et al. Prognostic impact of Jab1, p16, p21, p62, Ki67 and Skp2 in soft tissue sarcomas. *PLoS ONE.* 2012; 7(10): e47068.
38. Kawai A, Noguchi M, Beppu Y, et al. Nuclear immunoreaction of p53 protein in soft tissue sarcomas. A possible prognostic factor. *Cancer.* 1994; 73(10): 2499-2505.
39. Weiss A, Gill J, Goldberg J, et al. Advances in therapy for pediatric sarcomas. *Curr Oncol Rep.* 2014; 16(8): 395.
40. Linch M, Miah AB, Thway K, et al. Systemic treatment of soft-tissue sarcoma-gold standard and novel therapies. *Nat Rev Clin Oncol.* 2014; 11(4): 187-202.
41. Mathoulin-Pélissier S, Chevreau C, Bellera C, et al. Adherence to consensus-based diagnosis and treatment guidelines in adult soft-tissue sarcoma patients: a French prospective population-based study. *Ann Oncol.* 2014; 25(1): 225-231.
42. Aranha O, Agulnik M. Molecularly targeted therapies in adult soft tissue sarcomas: present approach and future directions. *Expert Opin Ther Targets.* 2008; 12(2): 197-207.
43. Patel SR. Fifty years of advances in sarcoma treatment: moving the needle from conventional chemotherapy to targeted therapy. *Am Soc Clin Oncol Educ Book.* 2014; 259-262.
44. Monkman GR, Orwoll G, Ivins JC. Trauma and oncogenesis. *Mayo Clin Proc.* 1974; 49(3): 157-163.
45. Collins JJ, Bodner K, Aylward LL, et al. Mortality rates among workers exposed to dioxins in the manufacture of pentachlorophenol. *J Occup Environ Med.* 2009; 51(10): 1212-1219.
46. Sherman M. Vinyl chloride and the liver. *J Hepatol.* 2009; 51(6): 1074-1081.
47. Inoue YZ, Frassica FJ, Sim FH, et al. Clinicopathologic features and treatment of postirradiation sarcoma of bone and soft tissue. *J Surg Oncol.* 2000; 75(1): 42-50.
48. Zahm SH, Fraumeni JF. The epidemiology of soft tissue sarcoma. *Semin Oncol.* 1997; 24(5): 504-514.
49. Chang Y, Cesarman E, Pessin MS, et al. Identification of herpesvirus-like DNA sequences in AIDS-associated Kaposi's sarcoma. *Science.* 1994; 266(5192): 1865-1869.
50. Deyrup AT, Lee VK, Hill CE, et al. Epstein-Barr virus-associated smooth muscle tumors are distinctive mesenchymal tumors reflecting multiple infection events: a clinicopathologic and molecular analysis of 29 tumors from 19 patients. *Am J Surg Pathol.* 2006; 30(1): 75-82.
51. Fetsch JF, Miettinen M. Calcifying aponeurotic fibroma: a clinicopathologic study of 22 cases arising in uncommon sites. *Hum Pathol.* 1998; 29(12): 1504-1510.
52. Allen PW, Enzinger FM. Juvenile aponeurotic fibroma. *Cancer.* 1970; 26(4): 857-867.
53. Humphreys S, McKee PH, Fletcher CD. Fibroma of tendon sheath: a clinicopathologic study. *J Cutan Pathol.* 1986; 13(5): 331-338.
54. Al-Qattan MM. Fibroma of tendon sheath of the hand: a series of 20 patients with 23 tumours. *J Hand Surg Eur Vol.* 2014; 39(3): 300-305.
55. Chung EB, Enzinger FM. Fibroma of tendon sheath. *Cancer.* 1979; 44(5): 1945-1954.
56. Hashimoto H, Tsuneyoshi M, Daimaru Y, et al. Fibroma of tendon sheath: a tumor of Myofibroblasts. A clinicopathologic study of 18 cases. *Acta Pathol Jpn.* 1985; 35(5): 1099-1107.
57. Lamovec J, Bracko M, Voncina D. Pleomorphic fibroma of tendon sheath. *Am J Surg Pathol.* 1991; 15(12): 1202-1205.
58. Maluf HM, DeYoung BR, Swanson PE, Wick MR. Fibroma and giant cell tumor of tendon sheath: a comparative histological and immunohistological study. *Mod Pathol.* 1995; 8(2): 155-159.
59. Dal Cin P, Sciot R, De Smet L, Van den Berghe H. Translocation 2;11 in a fibroma of tendon sheath. *Histopathology.* 1998; 32(5): 433-435.
59a. Cater JM, Wang X, Dong J, et al. USP6 genetic rearrangements in cellular fibroma of tendon sheath. *Mod Pathol.* 2016; 29(8): 865-869.
60. Pulitzer DR, Martin PC, Reed RJ. Fibroma of tendon sheath. A clinicopathologic study of 32 cases. *Am J Surg Pathol.* 1989; 13(6): 472-479.
61. Satti MB. Tendon sheath tumours: a pathological study of the relationship between giant cell tumour and fibroma of tendon sheath. *Histopathology.* 1992; 20(3): 213-220.
62. Evans HL. Desmoplastic fibroblastoma. A report of seven cases. *Am J Surg Pathol.* 1995; 19(9): 1077-1081.
63. Miettinen M, Fetsch JF. Collagenous fibroma (desmoplastic fibroblastoma): a clinicopathologic analysis of 63 cases of a distinctive soft tissue lesion with stellate-shaped fibroblasts. *Hum Pathol.* 1998; 29(7): 676-682.
64. Nielsen GP, O'Connell JX, Dickersin GR, Rosenberg AE. Collagenous fibroma (desmoplastic fibroblastoma): a report of seven cases. *Mod Pathol.* 1996; 9(7): 781-785.
65. Takahara M, Ichikawa R, Oda Y, et al. Desmoplastic fibroblastoma: a case presenting as a protruding nodule in the dermis. *J Cutan Pathol.* 2008; 35(suppl 1): 70-73.
66. Bernal K, Nelson M, Neff JR, et al.

Translocation(2;11)(q31;q12) is recurrent in collagenous fibroma(desmoplastic fibroblastoma). *Cancer Genet Cytogenet.* 2004; 149(2): 161-163.

67. Maghari A, Ma N, Aisner S, et al. Collagenous fibroma(desmoplastic fibroblastoma) with a new translocation involving 11q12: a case report. *Cancer Genet Cytogenet.* 2009; 192(2): 73-75.

68. Sakamoto A, Yamamoto H, Yoshida T, et al. Desmoplastic fibroblastoma(collagenous fibroma) with a specific breakpoint of 11q12. *Histopathology.* 2007; 51(6): 859-860.

69. Sciot R, Samson I, van den Berghe H, et al. Collagenous fibroma(desmoplastic fibroblastoma): genetic link with fibroma of tendon sheath? *Mod Pathol.* 1999; 12(6): 565-568.

69a. Kato I, Yoshida A, Ikegami M, et al. FOSL1 immunohistochemistry clarifies the distinction between desmoplastic fibroblastoma and fibroma of tendon sheath. *Histopathology.* 2016; 69(6): 1012-1020.

70. Balachandran K, Allen PW, MacCormac LB. Nuchal fibroma. A clinicopathological study of nine cases. *Am J Surg Pathol.* 1995; 19(3): 313-317.

71. Michal M, Fetsch JF, Hes O, Miettinen M. Nuchal-type fibroma: a clinicopathologic study of 52 cases. *Cancer.* 1999; 85(1): 156-163.

72. Coffin CM, Hornick JL, Zhou H, Fletcher CDM. Gardner fibroma: a clinicopathologic and immunohistochemical analysis of 45 patients with 57 fibromas. *Am J Surg Pathol.* 2007; 31(3): 410-416.

73. Michal M, Boudova L, Mukensnabl P. Gardner's syndrome associated fibromas. *Pathol Int.* 2004; 54(7): 523-526.

74. Wehrli BM, Weiss SW, Yandow S, Coffin CM. Gardner-associated fibromas(GAF) in young patients: a distinct fibrous lesion that identifies unsuspected Gardner syndrome and risk for fibromatosis. *Am J Surg Pathol.* 2001; 25(5): 645-651.

75. Diwan AH, Graves ED, King JA, Horenstein MG. Nuchal-type fibroma in two related patients with Gardner's syndrome. *Am J Surg Pathol.* 2000; 24(11): 1563-1567.

76. Allen PW. Nuchal-type fibroma appearance in a desmoid fibromatosis. *Am J Surg Pathol.* 2001; 25(6): 828-829.

77. Laskin WB, Fetsch JF, Miettinen M. Nuchal fibrocartilaginous pseudotumor: a clinicopathologic study of five cases and review of the literature. *Mod Pathol.* 1999; 12(7): 663-668.

78. Al-Daraji WI, Miettinen M. Superficial acral fibromyxoma: a clinicopathological analysis of 32 tumors including 4 in the heel. *J Cutan Pathol.* 2008; 35(11): 1020-1026.

79. Fetsch JF, Laskin WB, Miettinen M. Superficial acral fibromyxoma: a clinicopathologic and immunohistochemical analysis of 37 cases of a distinctive soft tissue tumor with a predilection for the fingers and toes. *Hum Pathol.* 2001; 32(7): 704-714.

80. Luzar B, Calonje E. Superficial acral fibromyxoma: clinicopathological study of 14 cases with emphasis on a cellular variant. *Histopathology.* 2009; 54(3): 375-377.

81. Guitart J, Ramirez J, Laskin WB. Cellular digital fibromas: what about superficial acral fibromyxoma? *J Cutan Pathol.* 2006; 33(11): 762-763, author reply 764.

81a. Agaimy A, Michal M, Giedel J, et al. Superficial acral fibromyxoma: clinicopathological, immunohistochemical, and molecular study of 11 cases highlighting frequent Rb-1 loss/deletions. *Hum Pathol.* 2017; 60: 192-198.

82. Hollmann TJ, Bovée JVMG, Fletcher CDM. Digital fibromyxoma(superficial acral fibromyxoma): a detailed characterization of 124 cases. *Am J Surg Pathol.* 2012; 36: 789-798.

83. Prescott RJ, Husain EA, Abdellaoui A, et al. Superficial acral fibromyxoma: a clinicopathological study of new 41 cases from the U.K.: should myxoma(NOS) and fibroma(NOS) continue as part of 21st-century reporting? *Br J Dermatol.* 2008; 159(6): 1315-1321.

84. Edgar MA, Lauer SR, Bridge JA, Rizzo M. Soft tissue angiofibroma: report of 2 cases of a recently described tumor. *Hum Pathol.* 2013; 44(3): 438-441.

85. Mariño-Enríquez A, Fletcher CDM. Angiofibroma of soft tissue: clinicopathologic characterization of a distinctive benign fibrovascular neoplasm in a series of 37 cases. *Am J Surg Pathol.* 2012; 36(4): 500-508.

86. Zhao M, Sun K, Li C, et al. Angiofibroma of soft tissue: clinicopathologic study of 2 cases of a recently characterized benign soft tissue tumor. *Int J Clin Exp Pathol.* 2013; 6(10): 2208-2215.

87. Jin Y, Möller E, Nord KH, et al. Fusion of the AHRR and NCOA2 genes through a recurrent translocation t(5;8)(p15;q13) in soft tissue angiofibroma results in upregulation of aryl hydrocarbon receptor target genes. *Genes Chromosomes Cancer.* 2012; 51(5): 510-520.

88. Sugita S, Aoyama T, Kondo K, et al. Diagnostic utility of NCOA2 fluorescence in situ hybridization and Stat6 immunohistochemistry staining for soft tissue angiofibroma and morphologically similar fibrovascular tumors. *Hum Pathol.* 2014; 45(8): 1588-1596.

89. Enzinger FM. Fibrous hamartoma of infancy. *Cancer.* 1965; 18: 241-248.

89a. Al-Ibraheemi A, Martinez A, Weiss SW, et al. Fibrous hamartoma of infancy: a clinicopathologic study of 145 cases, including 2 with sarcomatous features. *Mod Pathol.* 2017; 30(4): 474-485.

90. Fletcher CD, Powell G, van Noorden S, McKee PH. Fibrous hamartoma of infancy: a histochemical and immunohistochemical study. *Histopathology.* 1988; 12(1): 65-74.

91. Groisman G, Lichtig C. Fibrous hamartoma of infancy: an immunohistochemical and ultrastructural study. *Hum Pathol.* 1991; 22(9): 914-918.

92. Michal M, Mukensnábl P, Chlumská A, Kodet R. Fibrous hamartoma of infancy. A study of eight cases with immunohistochemical and electron microscopical findings. *Pathol Res Pract.* 1992; 188(8): 1049-1053.

92a. Ellington N, Park JY, King K, et al. EGFR exon 20 insertion/duplication mutation in fibrous hamartoma of infancy with predominantly pseudoangiomatous pattern mimicking giant cell fibroblastoma. *Int J Surg Pathol.* 2017; 25(5): 421-424.

93. Allen PW. Nodular fasciitis. *Pathology(Phila).* 1972; 4(1): 9-26.

94. Bernstein KE, Lattes R. Nodular (pseudosarcomatous) fasciitis, a nonrecurrent lesion: clinicopathologic study of 134 cases. *Cancer.* 1982; 49(8): 1668-1678.

95. Shimizu S, Hashimoto H, Enjoji M. Nodular fasciitis: an analysis of 250 patients. *Pathology (Phila).* 1984; 16(2): 161-166.

96. de Feraudy S, Fletcher CDM. Intradermal nodular fasciitis: a rare lesion analyzed in a series of 24 cases. *Am J Surg Pathol.* 2010; 34(9): 1377-1381.

97. Price SK, Kahn LB, Saxe N. Dermal and intravascular fasciitis. Unusual variants of nodular fasciitis. *Am J Dermatopathol.* 1993; 15(6): 539-543.

98. Ceballos KM, Nielsen GP, Selig MK, O'Connell JX. Is anti-h-caldesmon useful for distinguishing smooth muscle and myofibroblastic tumors? An immunohistochemical study. *Am J Clin Pathol.* 2000; 114(5): 746-753.

99. Montgomery EA, Meis JM. Nodular fasciitis. Its morphologic spectrum and immunohistochemical profile. *Am J Surg Pathol.* 1991; 15(10): 942-948.

100. Amary MF, Ye H, Berisha F, et al. Detection of USP6 gene rearrangement in nodular fasciitis: an important diagnostic tool. *Virchows Arch.* 2013; 463(1): 97-98.

101. Erickson-Johnson MR, Chou MM, Evers BR, et al. Nodular fasciitis: a novel model of transient neoplasia induced by MYH9-USP6 gene fusion. *Lab Invest.* 2011; 91(10): 1427-1433.

102. Oliveira AM, Chou MM. USP6-induced neoplasms: the biologic spectrum of aneurysmal bone cyst and nodular fasciitis. *Hum Pathol.* 2014; 45(1): 1-11.

103. Lauer DH, Enzinger FM. Cranial fasciitis of childhood. *Cancer.* 1980; 45(2): 401-406.

104. Oh C-K, Whang S-M, Kim B-G, et al. Congenital cranial fasciitis—"watch and wait" or early intervention. *Pediatr Dermatol.* 2007; 24(3): 263-266.

105. Patchefsky AS, Enzinger FM. Intravascular fasciitis: a report of 17 cases. *Am J Surg Pathol.* 1981; 5(1): 29-36.

106. Meis JM, Enzinger FM. Proliferative fasciitis and myositis of childhood. *Am J Surg Pathol.* 1992; 16(4): 364-372.

107. Rosa G, Billings SD. A report of three cases of pediatric proliferative fasciitis. *J Cutan Pathol.* 2014; 41(9): 720-723.

108. Kern WH. Proliferative myositis; a pseudosarcomatous reaction to injury: a report of seven cases. *Arch Pathol.* 1960; 69: 209-216.

109. Enzinger FM, Dulcey F. Proliferative myositis. Report of thirty-three cases. *Cancer.* 1967; 20(12): 2213-2223.

110. Hollowood K, Fletcher CD. Pseudosarcomatous myofibroblastic proliferations of the spermatic cord ("proliferative funiculitis"). Histologic and immunohistochemical analysis of a distinctive entity. *Am J Surg Pathol.* 1992; 16(5): 448-454.

111. Liegl B, Fletcher CDM. Ischemic fasciitis: analysis of 44 cases indicating an inconsistent association with immobility or debilitation. *Am J Surg Pathol.* 2008; 32(10): 1546-1552.

112. Montgomery EA, Meis JM, Mitchell MS, Enzinger FM. Atypical decubital fibroplasia. A distinctive fibroblastic pseudotumor occurring in debilitated patients. *Am J Surg Pathol.* 1992; 16(7): 708-715.

113. Perosio PM, Weiss SW. Ischemic fasciitis: a juxta-skeletal fibroblastic proliferation with a predilection for elderly patients. *Mod Pathol.* 1993; 6(1): 69-72.

114. Michal M, Chlumská A, Skálová A, Fakan F. Palisaded intranodal myofibroblastoma. Electron microscopic study. *Zentralbl Pathol.* 1993; 139(1): 81-88.

115. Nguyen T, Eltorky MA. Intranodal palisaded myofibroblastoma. *Arch Pathol Lab Med.* 2007; 131(2): 306-310.

116. Suster S, Rosai J. Intranodal hemorrhagic spindle-cell tumor with "amianthoid" fibers. Report of six cases of a distinctive mesenchymal neoplasm of the inguinal region that simulates Kaposi's sarcoma. *Am J Surg Pathol.* 1989; 13(5): 347-357.

117. Weiss SW, Gnepp DR, Bratthauer GL. Palisad-

ed myofibroblastoma. A benign mesenchymal tumor of lymph node. *Am J Surg Pathol.* 1989; 13(5): 341-346.

118. Bhullar JS, Herschman BR, Dubay L. Intranodal palisaded myofibroblastoma: a new entity of axillary tumors. *Am Surg.* 2013; 79(1): E19-E21.

119. Kandemir NO, Barut F, Ekinci T, et al. Intranodal palisaded myofibroblastoma (intranodal hemorrhagic spindle cell tumor with amianthoid fibers): a case report and literature review. *Diagn Pathol.* 2010; 5: 12.

120. Koseoglu RD, Ozkan N, Filiz NO, et al. Intranodal palisaded myofibroblastoma; a case report and review of the literature. *Pathol Oncol Res.* 2009; 15(2): 297-300.

121. Laskin WB, Lasota JP, Fetsch JF, et al. Intranodal palisaded myofibroblastoma: another mesenchymal neoplasm with CTNNB1(β -catenin gene) mutations: clinicopathologic, immunohistochemical, and molecular genetic study of 18 cases. *Am J Surg Pathol.* 2015; 39(2): 197-205.

121a. Howitt BE, Fletcher CD. Mammary-type myofibroblastoma: clinicopathologic characterization in a series of 143 cases. *Am J Surg Pathol.* 2016; 40(3): 361-367.

122. Chan KW, Ghadially FN, Alagaratnam TT. Benign spindle cell tumour of breast—a variant of spindled cell lipoma or fibroma of breast? *Pathology(Phila).* 1984; 16(3): 331-336.

123. Magro G. Mammary myofibroblastoma: a tumor with a wide morphologic spectrum. *Arch Pathol Lab Med.* 2008; 132(11): 1813-1820.

124. McMenamin ME, Fletcher CD. Mammary-type myofibroblastoma of soft tissue: a tumor closely related to spindle cell lipoma. *Am J Surg Pathol.* 2001; 25(8): 1022-1029.

125. Toker C, Tang CK, Whitely JF, et al. Benign spindle cell breast tumor. *Cancer.* 1981; 48(7): 1615-1622.

126. Wargotz ES, Weiss SW, Norris HJ. Myofibroblastoma of the breast. Sixteen cases of a distinctive benign mesenchymal tumor. *Am J Surg Pathol.* 1987; 11(7): 493-502.

127. Magro G. Epithelioid-cell myofibroblastoma of the breast: expanding the morphologic spectrum. *Am J Surg Pathol.* 2009; 33(7): 1085-1092.

128. Flucke U, van Krieken JHJM, Mentzel T. Cellular angiofibroma: analysis of 25 cases emphasizing its relationship to spindle cell lipoma and mammary-type myofibroblastoma. *Mod Pathol.* 2011; 24(1): 82-89.

129. Fritchie KJ, Carver P, Sun Y, et al. Solitary fibrous tumor: is there a molecular relationship with cellular angiofibroma, spindle cell lipoma, and mammary-type myofibroblastoma? *Am J Clin Pathol.* 2012; 137(6): 963-970.

130. Pauwels P, Sciot R, Croiset F, et al. Myofibroblastoma of the breast: genetic link with spindle cell lipoma. *J Pathol.* 2000; 191(3): 282-285.

131. Ishida M, Iwai M, Kagotani A, et al. Elastofibromatous change of the intestine: report of four lesions from three patients with review of the literature. *Int J Clin Exp Pathol.* 2014; 7(5): 2291-2297.

132. Akçam T İ, Ca ğ ırıcı U, Cakan A, Akın H. Bilateral familial elastofibroma dorsi: is genetic abnormality essential? *Ann Thorac Surg.* 2014; 98(2): e31-e32.

133. De Nictolis M, Goteri G, Campanati G, Prat J. Elastofibrolipoma of the mediastinum. A previously undescribed benign tumor containing abnormal elastic fibers. *Am J Surg Pathol.* 1995; 19(3): 364-367.

134. Kahn HJ, Hanna WM. "Aberrant elastic" in elastofibroma: an immunohistochemical and ultrastructural study. *Ultrastruct Pathol.* 1995; 19(1): 45-50.

135. Madri JA, Dise CA, LiVolsi VA, et al. Elastofibroma dorsi: an immunochemical study of collagen content. *Hum Pathol.* 1981; 12(2): 186-190.

136. Fukuda Y, Miyake H, Masuda Y, Masugi Y. Histogenesis of unique elastinophilic fibers of elastofibroma: ultrastructural and immunohistochemical studies. *Hum Pathol.* 1987; 18(5): 424-429.

137. Hernández JLG, Rodríguez-Parets JO, Valero JM, et al. High-resolution genome-wide analysis of chromosomal alterations in elastofibroma. *Virchows Arch.* 2010; 456(6): 681-687.

138. Schepel JA, Wille J, Seldenrijk CA, van Ramshorst B. Elastofibroma: a familial occurrence. *Eur J Surg.* 1998; 164(7): 557-558.

139. Lee JY, Abell E, Shevechik GJ. Solitary spindle cell tumor with myoid differentiation of the lymph node. *Arch Pathol Lab Med.* 1989; 113(5): 547-550.

140. Dei Tos AP, Maestro R, Doglioni C, et al. Tumor suppressor genes and related molecules in leiomyosarcoma. *Am J Pathol.* 1996; 148(4): 1037-1045.

141. Guillou L, Gebhard S, Coindre JM. Orbital and extraorbital giant cell angiofibroma: a giant cell-rich variant of solitary fibrous tumor? Clinicopathologic and immunohistochemical analysis of a series in favor of a unifying concept. *Am J Surg Pathol.* 2000; 24(7): 971-979.

142. Collini P, Negri T, Barisella M, et al. High-grade sarcomatous overgrowth in solitary fibrous tumors: a clinicopathologic study of 10 cases. *Am J Surg Pathol.* 2012; 36(8): 1202-1215.

143. Mosquera J-M, Fletcher CDM. Expanding the spectrum of malignant progression in solitary fibrous tumors: a study of 8 cases with a discrete anaplastic component—is this dedifferentiated SFT? *Am J Surg Pathol.* 2009; 33(9): 1314-1321.

144. Thway K, Hayes A, Ieremia E, Fisher C. Heterologous osteosarcomatous and rhabdomyosarcomatous elements in dedifferentiated solitary fibrous tumor: further support for the concept of dedifferentiation in solitary fibrous tumor. *Ann Diagn Pathol.* 2013; 17(5): 457-463.

145. Cheah AL, Billings SD, Goldblum JR, et al. STAT6 rabbit monoclonal antibody is a robust diagnostic tool for the distinction of solitary fibrous tumour from its mimics. *Pathology(Phila).* 2014; 46(5): 389-395.

146. Doyle LA, Tao D, Mariño-Enríquez A. STAT6 is amplified in a subset of dedifferentiated liposarcoma. *Mod Pathol.* 2014; 27(9): 1231-1237.

147. Yoshida A, Tsuta K, Ohno M, et al. STAT6 immunohistochemistry is helpful in the diagnosis of solitary fibrous tumors. *Am J Surg Pathol.* 2014; 38(4): 552-559.

148. Barthelmeß S, Geddert H, Boltze C, et al. Solitary fibrous tumors/ hemangiopericytomas with different variants of the NAB2-STAT6 gene fusion are characterized by specific histomorphology and distinct clinicopathological features. *Am J Pathol.* 2014; 184(4): 1209-1218.

149. Chmielecki J, Crago AM, Rosenberg M, et al. Whole-exome sequencing identifies a recurrent NAB2-STAT6 fusion in solitary fibrous tumors. *Nat Genet.* 2013; 45(2): 131-132.

150. Koelsche C, Schweizer L, Renner M, et al. Nuclear relocation of STAT6 reliably predicts NAB2-STAT6 fusion for the diagnosis of solitary fibrous tumour. *Histopathology.* 2014; 65(5): 613-622.

151. Mohajeri A, Tayebwa J, Collin A, et al. Comprehensive genetic analysis identifies a pathognomonic NAB2/STAT6 fusion gene, nonrandom secondary genomic imbalances, and a characteristic gene expression profile in solitary fibrous tumor. *Genes Chromosomes Cancer.* 2013; 52(10): 873-886.

152. Robinson DR, Wu Y-M, Kalyana-Sundaram S, et al. Identification of recurrent NAB2-STAT6 gene fusions in solitary fibrous tumor by integrative sequencing. *Nat Genet.* 2013; 45(2): 180-185.

153. Cardillo G, Carbone L, Carleo F, et al. Solitary fibrous tumors of the pleura: an analysis of 110 patients treated in a single institution. *Ann Thorac Surg.* 2009; 88(5): 1632-1637.

154. England DM, Hochholzer L, McCarthy MJ. Localized benign and malignant fibrous tumors of the pleura. A clinicopathologic review of 223 cases. *Am J Surg Pathol.* 1989; 13(8): 640-658.

155. Gold JS, Antonescu CR, Hajdu C, et al. Clinicopathologic correlates of solitary fibrous tumors. *Cancer.* 2002; 94(4): 1057-1068.

156. Nielsen GP, O'Connell JX, Dickersin GR, Rosenberg AE. Solitary fibrous tumor of soft tissue: a report of 15 cases, including 5 malignant examples with light microscopic, immunohistochemical, and ultrastructural data. *Mod Pathol.* 1997; 10(10): 1028-1037.

157. Vallat-Decouvelaere AV, Dry SM, Fletcher CD. Atypical and malignant solitary fibrous tumors in extrathoracic locations: evidence of their comparability to intra-thoracic tumors. *Am J Surg Pathol.* 1998; 22(12): 1501-1511.

158. Stout AP. The fibromatoses and fibrosarcoma. *Bull Hosp Joint Dis.* 1951; 12(2): 126-130.

159. Allen PW. The fibromatoses: a clinicopathologic classification based on 140 cases. *Am J Surg Pathol.* 1977; 1(3): 255-270.

160. Gabbiani G, Majno G. Dupuytren's contracture: fibroblast contraction? An ultrastructural study. *Am J Pathol.* 1972; 66(1): 131-146.

161. De Wever I, Dal Cin P, Fletcher CD, et al. Cytogenetic, clinical, and morphologic correlations in 78 cases of fibromatosis: a report from the CHAMP Study Group. CHromosomes And Morphology. *Mod Pathol.* 2000; 13(10): 1080-1085.

162. Qi H, Dal Cin P, Hernández JM, et al. Trisomies 8 and 20 in desmoid tumors. *Cancer Genet Cytogenet.* 1996; 92(2): 147-149.

163. Colombo C, Miceli R, Lazar AJ, et al. CTNNB1 45F mutation is a molecular prognosticator of increased postoperative primary desmoid tumor recurrence: an independent, multicenter validation study. *Cancer.* 2013; 119(20): 3696-3702.

164. Lazar AJF, Tuvin D, Hajibashi S, et al. Specific mutations in the beta-catenin gene (CTNNB1) correlate with local recurrence in sporadic desmoid tumors. *Am J Pathol.* 2008; 173(5): 1518-1527.

165. Alman BA, Li C, Pajerski ME, et al. Increased beta-catenin protein and somatic APC mutations in sporadic aggressive fibromatoses(desmoid tumors). *Am J Pathol.* 1997; 151(2): 329-334.

166. Deyrup AT, Tretiakova M, Khramtsov A, Montag AG. Estrogen receptor beta expression in vascular neoplasia: an analysis of 53 benign and malignant cases. *Mod Pathol.* 2004; 17(11): 1372-1377.

167. Enzinger FM, Shiraki M. Musculo-aponeurotic fibromatosis of the shoulder girdle(extra-abdominal desmoid). Analysis of thirty cases followed up for ten or more years. *Cancer.* 1967; 20(7): 1131-1140.

168. Reitamo JJ, Häyry P, Nykyri E, Saxén E. The desmoid tumor. I. Incidence, sex-, age- and anatomical distribution in the Finnish population.

Am J Clin Pathol. 1982; 77(6): 665-673.
169. Rock MG, Pritchard DJ, Reiman HM, et al. Extra-abdominal desmoid tumors. *J Bone Joint Surg Am.* 1984; 66(9): 1369-1374.
170. Gronchi A, Casali PG, Mariani L, et al. Quality of surgery and outcome in extra-abdominal aggressive fibromatosis: a series of patients surgically treated at a single institution. *J Clin Oncol.* 2003; 21(7): 1390-1397.
171. Ayala AG, Ro JY, Goepfert H, et al. Desmoid fibromatosis: a clinicopathologic study of 25 children. *Semin Diagn Pathol.* 1986; 3(2): 138-150.
172. Skelton E, Howlett D. Fibromatosis colli: the sternocleidomastoid pseudotumour of infancy. *J Paediatr Child Health.* 2014; 50(10): 833-835.
173. Canale ST, Griffin DW, Hubbard CN. Congenital muscular torticollis. A long-term follow-up. *J Bone Joint Surg Am.* 1982; 64(6): 810-816.
174. Minihane KP, Grayhack JJ, Simmons TD, et al. Developmental dysplasia of the hip in infants with congenital muscular torticollis. *Am J Orthop Belle Mead NJ.* 2008; 37(9): E155-E158, discussion E158.
175. Kumar V, Prabhu BV, Chattopadhayay A, Nagendhar MY. Bilateral sternocleidomastoid tumor of infancy. *Int J Pediatr Otorhinolaryngol.* 2003; 67(6): 673-675.
176. Enzinger FM. *Dermal Fibromatosis.* Chicago: Year Book; 1965: 375.
177. Pettinato G, Manivel JC, Gould EW, Albores-Saavedra J. Inclusion body fibromatosis of the breast. Two cases with immunohistochemical and ultrastructural findings. *Am J Clin Pathol.* 1994; 101(6): 714-718.
178. Purdy LJ, Colby TV. Infantile digital fibromatosis occurring outside the digit. *Am J Surg Pathol.* 1984; 8(10): 787-790.
179. Viale G, Doglioni C, Iuzzolino P, et al. Infantile digital fibromatosis-like tumour (inclusion body fibromatosis) of adulthood: report of two cases with ultrastructural and immunocytochemical findings. *Histopathology.* 1988; 12(4): 415-424.
180. Mukai M, Torikata C, Iri H, et al. Immunohistochemical identification of aggregated actin filaments in formalin-fixed, Paraffin-embedded sections. I. A study of infantile digital fibromatosis by a new pretreatment. *Am J Surg Pathol.* 1992; 16(2): 110-115.
181. Mukai M, Torikata C, Iri H, et al. Infantile digital fibromatosis. An electron microscopic and immunohistochemical study. *Acta Pathol Jpn.* 1986; 36(11): 1605-1615.
182. Laskin WB, Miettinen M, Fetsch JF. Infantile digital fibroma/fibromatosis: a clinicopathologic and immunohistochemical study of 69 tumors from 57 patients with long-term follow-up. *Am J Surg Pathol.* 2009; 33(1): 1-13.
183. Drut R, Pedemonte L, Rositto A. Noninclusion-body infantile digital fibromatosis: a lesion heralding terminal osseous dysplasia and pigmentary defects syndrome. *Int J Surg Pathol.* 2005; 13(2): 181-184.
184. Chung EB, Enzinger FM. Infantile myofibromatosis. *Cancer.* 1981; 48(8): 1807-1818.
185. Narchi H. Four half-siblings with infantile myofibromatosis: a case for autosomal-recessive inheritance. *Clin Genet.* 2001; 59(2): 134-135.
186. Wiswell TE, Davis J, Cunningham BE, et al. Infantile myofibromatosis: the most common fibrous tumor of infancy. *J Pediatr Surg.* 1988; 23(4): 315-318.
187. Beham A, Badve S, Suster S, Fletcher CD. Solitary myofibroma in adults: clinicopathological analysis of a series. *Histopathology.* 1993; 22(4): 335-341.
188. Smith A, Orchard D. Infantile myofibromatosis: two families supporting autosomal dominant inheritance. *Australas J Dermatol.* 2011; 52(3): 214-217.
189. Granter SR, Badizadegan K, Fletcher CD. Myofibromatosis in adults, glomangiopericytoma, and myopericytoma: a spectrum of tumors showing perivascular myoid differentiation. *Am J Surg Pathol.* 1998; 22(5): 513-525.
190. Mentzel T, Calonje E, Nascimento AG, Fletcher CD. Infantile hemangiopericytoma versus infantile myofibromatosis. Study of a series suggesting a continuous spectrum of infantile myofibroblastic lesions. *Am J Surg Pathol.* 1994; 18(9): 922-930.
190a. Agaimy A, Bieg M, Michal M, et al. Recurrent somatic PDGFRB mutations in sporadic infantile/solitary adult myofibromas but not in angioleiomyomas and myopericytomas. *Am J Surg Pathol.* 2017; 41(2): 195-203.
190b. Hung YP, Fletcher CDM. Myopericytomatosis: clinicopathologic analysis of 11 cases with molecular identification of recurrent PDGFRB alterations in myopericytomatosis and myopericytoma. *Am J Surg Pathol.* 2017; 41(8): 1034-1044.
190c. Antonescu CR, Sung YS, Zhang L, et al. Recurrent SRF-RELA fusions define a novel subset of cellular myofibroma/ myopericytoma: a potential diagnostic pitfall with sarcomas with myogenic differentiation. *Am J Surg Pathol.* 2017; 41(5): 677-684.
191. Fetsch JF, Miettinen M, Laskin WB, et al. A clinicopathologic study of 45 pediatric soft tissue tumors with an admixture of adipose tissue and fibroblastic elements, and a proposal for classification as lipofibromatosis. *Am J Surg Pathol.* 2000; 24(11): 1491-1500.
191a. Agaram NT, Zhang L, Sung YS, et al. Recurrent NTRK1 gene fusions define a novel subset of locally aggressive lipofibromatosislike neural tumors. *Am J Surg Pathol.* 2016; 40(10): 1407-1416.
192. Finlay AY, Ferguson SD, Holt PJ. Juvenile hyaline fibromatosis. *Br J Dermatol.* 1983; 108(5): 609-616.
193. Woyke S, Domagala W, Markiewicz C. A 19-year follow-up of multiple juvenile hyaline fibromatosis. *J Pediatr Surg.* 1984; 19(3): 302-304.
194. Dowling O, Difeo A, Ramirez MC, et al. Mutations in capillary morphogenesis gene-2 result in the allelic disorders juvenile hyaline fibromatosis and infantile systemic hyalinosis. *Am J Hum Genet.* 2003; 73(4): 957-966.
195. Hanks S, Adams S, Douglas J, et al. Mutations in the gene encoding capillary morphogenesis protein 2 cause juvenile hyaline fibromatosis and infantile systemic hyalinosis. *Am J Hum Genet.* 2003; 73(4): 791-800.
196. Al-Mayouf SM, AlMehaidib A, Bahabri S, et al. Infantile systemic hyalinosis: a fatal disorder commonly diagnosed among Arabs. *Clin Exp Rheumatol.* 2005; 23(5): 717-720.
197. Stucki U, Spycher MA, Eich G, et al. Infantile systemic hyalinosis in siblings: clinical report, biochemical and ultrastructural findings, and review of the literature. *Am J Med Genet.* 2001; 100(2): 122-129.
198. Iwasaki H, Müller H, Stutte HJ, Brennscheidt U. Palmar fibromatosis(Dupuytren's contracture). Ultrastructural and enzyme histochemical studies of 43 cases. *Virchows Arch A Pathol Anat Histopathol.* 1984; 405(1): 41-53.
199. Rodriguez-Bigas MA, Mahoney MC, Karakousis CP, Petrelli NJ. Desmoid tumors in patients with familial adenomatous polyposis. *Cancer.* 1994; 74(4): 1270-1274.
200. Burke AP, Sobin LH, Shekitka KM. Mesenteric fibromatosis. A follow-up study. *Arch Pathol Lab Med.* 1990; 114(8): 832-835.
201. Burke AP, Sobin LH, Shekitka KM, et al. Intra-abdominal fibromatosis. A pathologic analysis of 130 tumors with comparison of clinical subgroups. *Am J Surg Pathol.* 1990; 14(4): 335-341.
202. Rodriguez JA, Guarda LA, Rosai J. Mesenteric fibromatosis with involvement of the gastrointestinal tract. A GIST simulator: a study of 25 cases. *Am J Clin Pathol.* 2004; 121(1): 93-98.
203. Yantiss RK, Spiro IJ, Compton CC, Rosenberg AE. Gastrointestinal stromal tumor versus intra-abdominal fibromatosis of the bowel wall: a clinically important differential diagnosis. *Am J Surg Pathol.* 2000; 24(7): 947-957.
204. Scott SM, Reiman HM, Pritchard DJ, Ilstrup DM. Soft tissue fibrosarcoma. A clinicopathologic study of 132 cases. *Cancer.* 1989; 64(4): 925-931.
205. Bahrami A, Folpe AL. Adult-type fibrosarcoma: a reevaluation of 163 putative cases diagnosed at a single institution over a 48-year period. *Am J Surg Pathol.* 2010; 34(10): 1504-1513.
206. Hansen T, Katenkamp K, Brodhun M, Katenkamp D. Low-grade fibrosarcoma—report on 39 not otherwise specified cases and comparison with defined low-grade fibrosarcoma types. *Histopathology.* 2006; 49(2): 152-160.
207. Chung EB, Enzinger FM. Infantile fibrosarcoma. *Cancer.* 1976; 38(2): 729-739.
208. Knezevich SR, Garnett MJ, Pysher TJ, et al. ETV6-NTRK3 gene fusions and trisomy 11 establish a histogenetic link between mesoblastic nephroma and congenital fibrosarcoma. *Cancer Res.* 1998; 58(22): 5046-5048.
209. Rubin BP, Chen CJ, Morgan TW, et al. Congenital mesoblastic nephroma t(12;15) is associated with ETV6-NTRK3 gene fusion: cytogenetic and molecular relationship to congenital(infantile) fibrosarcoma. *Am J Pathol.* 1998; 153(5): 1451-1458.
210. Schofield DE, Fletcher JA, Grier HE, Yunis EJ. Fibrosarcoma in infants and children. Application of new techniques. *Am J Surg Pathol.* 1994; 18(1): 14-24.
211. Argani P, Fritsch M, Kadkol SS, et al. Detection of the ETV6-NTRK3 chimeric RNA of infantile fibrosarcoma/cellular congenital mesoblastic nephroma in Paraffin-embedded tissue: application to challenging pediatric renal stromal tumors. *Mod Pathol.* 2000; 13(1): 29-36.
212. Evans HL. Low-grade fibromyxoid sarcoma: a clinicopathologic study of 33 cases with long-term follow-up. *Am J Surg Pathol.* 2011; 35(10): 1450-1462.
213. Evans HL. Low-grade fibromyxoid sarcoma. A report of 12 cases. *Am J Surg Pathol.* 1993; 17(6): 595-600.
214. Evans HL. Low-grade fibromyxoid sarcoma. A report of two metastasizing neoplasms having a deceptively benign appearance. *Am J Clin Pathol.* 1987; 88(5): 615-619.
215. Folpe AL, Lane KL, Paull G, Weiss SW. Low-grade fibromyxoid sarcoma and hyalinizing spindle cell tumor with giant rosettes: a clinicopathologic study of 73 cases supporting their identity and assessing the impact of high-grade areas. *Am J Surg Pathol.* 2000; 24(10): 1353-1360.
216. Lane KL, Shannon RJ, Weiss SW. Hyalinizing spindle cell tumor with giant rosettes: a distinctive tumor closely resembling low-grade fibromyxoid sarcoma. *Am J Surg Pathol.* 1997;

21(12): 1481-1488.

217. Rekhi B, Deshmukh M, Jambhekar NA. Low-grade fibromyxoid sarcoma: a clinicopathologic study of 18 cases, including histopathologic relationship with sclerosing epithelioid fibrosarcoma in a subset of cases. *Ann Diagn Pathol.* 2011; 15(5): 303-311.
218. Mohamed M, Fisher C, Thway K. Low-grade fibromyxoid sarcoma: clinical, morphologic and genetic features. *Ann Diagn Pathol.* 2017; 28: 60-67.
219. Doyle LA, Möller E, Dal Cin P, et al. MUC4 is a highly sensitive and specific marker for low-grade fibromyxoid sarcoma. *Am J Surg Pathol.* 2011; 35(5): 733-741.
220. Guillou L, Benhattar J, Gengler C, et al. Translocation-positive low-grade fibromyxoid sarcoma: clinicopathologic and molecular analysis of a series expanding the morphologic spectrum and suggesting potential relationship to sclerosing epithelioid fibrosarcoma: a study from the French Sarcoma Group. *Am J Surg Pathol.* 2007; 31(9): 1387-1402.
221. Mertens F, Fletcher CDM, Antonescu CR, et al. Clinicopathologic and molecular genetic characterization of low-grade fibromyxoid sarcoma, and cloning of a novel FUS/CREB3L1 fusion gene. *Lab Invest.* 2005; 85(3): 408-415.
222. Reid R, de Silva MVC, Paterson L, et al. Low-grade fibromyxoid sarcoma and hyalinizing spindle cell tumor with giant rosettes share a common t(7;16)(q34;p11) translocation. *Am J Surg Pathol.* 2003; 27(9): 1229-1236.
223. Rose B, Tamvakopoulos GS, Dulay K, et al. The clinical significance of the FUS-CREB3L2 translocation in low-grade fibromyxoid sarcoma. *J Orthop Surg.* 2011; 6(1): 15.
224. Argani P, Lewin JR, Edmonds P, et al. Primary renal sclerosing epithelioid fibrosarcoma: report of 2 cases with EWSR1-CREB3L1 gene fusion. *Am J Surg Pathol.* 2015; 39(3): 365-373.
225. Prieto-Granada C, Zhang L, Chen H-W, et al. A genetic dichotomy between pure sclerosing epithelioid fibrosarcoma(SEF) and hybrid SEF/low-grade fibromyxoid sarcoma: a pathologic and molecular study of 18 cases. *Genes Chromosomes Cancer.* 2015; 54(1): 28-38.
226. Meis-Kindblom JM, Kindblom LG, Enzinger FM. Sclerosing epithelioid fibrosarcoma. A variant of fibrosarcoma simulating carcinoma. *Am J Surg Pathol.* 1995; 19(9): 979-993.
227. Reid R, Barrett A, Hamblen DL. Sclerosing epithelioid fibrosarcoma. *Histopathology.* 1996; 28(5): 451-455.
228. Antonescu CR, Rosenblum MK, Pereira P, et al. Sclerosing epithelioid fibrosarcoma: a study of 16 cases and confirmation of a clinicopathologically distinct tumor. *Am J Surg Pathol.* 2001; 25(6): 699-709.
229. Doyle LA, Wang W-L, Dal Cin P, et al. MUC4 is a sensitive and extremely useful marker for sclerosing epithelioid fibrosarcoma: association with FUS gene rearrangement. *Am J Surg Pathol.* 2012; 36(10): 1444-1451.
230. Stockman DL, Ali SM, He J, et al. Sclerosing epithelioid fibrosarcoma presenting as intraabdominal sarcomatosis with a novel EWSR1-CREB3L1 gene fusion. *Hum Pathol.* 2014; 45(10): 2173-2178.
231. Laskin WB, Fetsch JF, Miettinen M. Myxoinflammatory fibroblastic sarcoma: a clinicopathologic analysis of 104 cases, with emphasis on predictors of outcome. *Am J Surg Pathol.* 2014; 38(1): 1-12.
232. Meis-Kindblom JM, Kindblom LG. Acral myxoinflammatory fibroblastic sarcoma: a low-grade tumor of the hands and feet. *Am J Surg Pathol.* 1998; 22(8): 911-924.
233. Montgomery EA, Devaney KO, Giordano TJ, Weiss SW. Inflammatory myxohyaline tumor of distal extremities with virocyte or Reed-Sternberg-like cells: a distinctive lesion with features simulating inflammatory conditions, Hodgkin's disease, and various sarcomas. *Mod Pathol.* 1998; 11(4): 384-391.
234. Antonescu CR, Zhang L, Nielsen GP, et al. Consistent t(1;10) with rearrangements of TGFBR3 and MGEA5 in both myxoinflammatory fibroblastic sarcoma and hemosiderotic fibrolipomatous tumor. *Genes Chromosomes Cancer.* 2011; 50(10): 757-764.
235. Ieremia E, Thway K. Myxoinflammatory fibroblastic sarcoma: morphologic and genetic updates. *Arch Pathol Lab Med.* 2014; 138(10): 1406-1411.
236. Carter JM, Sukov WR, Montgomery E, et al. TGFBR3 and MGEA5 rearrangements in pleomorphic hyalinizing angiectatic tumors and the spectrum of related neoplasms. *Am J Surg Pathol.* 2014; 38(9): 1182-1992.
237. Lombardi R, Jovine E, Zanini N, et al. A case of lung metastasis in myxoinflammatory fibroblastic sarcoma: analytical review of one hundred and thirty eight cases. *Int Orthop.* 2013; 37(12): 2429-2436.
238. Mentzel T, Dry S, Katenkamp D, Fletcher CD. Low-grade myofibroblastic sarcoma: analysis of 18 cases in the spectrum of myofibroblastic tumors. *Am J Surg Pathol.* 1998; 22(10): 1228-1238.
239. Coffin CM, Hornick JL, Fletcher CDM. Inflammatory myofibroblastic tumor: comparison of clinicopathologic, histologic, and immunohistochemical features including ALK expression in atypical and aggressive cases. *Am J Surg Pathol.* 2007; 31(4): 509-520.
240. Coffin CM, Dehner LP, Meis-Kindblom JM. Inflammatory myofibroblastic tumor, inflammatory fibrosarcoma, and related lesions: an historical review with differential diagnostic considerations. *Semin Diagn Pathol.* 1998; 15(2): 102-110.
241. Cessna MH, Zhou H, Sanger WG, et al. Expression of ALK1 and p80 in inflammatory myofibroblastic tumor and its mesenchymal mimics: a study of 135 cases. *Mod Pathol.* 2002; 15(9): 931-938.
242. Chan JK, Cheuk W, Shimizu M. Anaplastic lymphoma kinase expression in inflammatory pseudotumors. *Am J Surg Pathol.* 2001; 25(6): 761-768.
243. Meis JM, Enzinger FM. Inflammatory fibrosarcoma of the mesentery and retroperitoneum. A tumor closely simulating inflammatory pseudotumor. *Am J Surg Pathol.* 1991; 15(12): 1146-1156.
244. Griffin CA, Hawkins AL, Dvorak C, et al. Recurrent involvement of 2p23 in inflammatory myofibroblastic tumors. *Cancer Res.* 1999; 59(12): 2776-2780.
244a. Antonescu CR, Suurmeijer AJ, Zhang L, et al. Molecular characterization of inflammatory myofibroblastic tumors with frequent ALK and ROS1 gene fusions and rare novel RET rearrangement. *Am J Surg Pathol.* 2015; 39(7): 957-967.
245. Bridge JA, Kanamori M, Ma Z, et al. Fusion of the ALK gene to the clathrin heavy chain gene, CLTC, in inflammatory myofibroblastic tumor. *Am J Pathol.* 2001; 159(2): 411-415.
246. Cook JR, Dehner LP, Collins MH, et al. Anaplastic lymphoma kinase(ALK) expression in the inflammatory myofibroblastic tumor: a comparative immunohistochemical study. *Am J Surg Pathol.* 2001; 25(11): 1364-1371.
247. Debelenko LV, Arthur DC, Pack SD, et al. Identification of CARS-ALK fusion in primary and metastatic lesions of an inflammatory myofibroblastic tumor. *Lab Invest.* 2003; 83(9): 1255-1265.
248. Lawrence B, Perez-Atayde A, Hibbard MK, et al. TPM3-ALK and TPM4-ALK oncogenes in inflammatory myofibroblastic tumors. *Am J Pathol.* 2000; 157(2): 377-384.
249. Panagopoulos I, Nilsson T, Domanski HA, et al. Fusion of the SEC31L1 and ALK genes in an inflammatory myofibroblastic tumor. *Int J Cancer.* 2006; 118(5): 1181-1186.
250. Coffin CM, Watterson J, Priest JR, Dehner LP. Extrapulmonary inflammatory myofibroblastic tumor(inflammatory pseudotumor). A clinicopathologic and immunohistochemical study of 84 cases. *Am J Surg Pathol.* 1995; 19(8): 859-872.
251. Butrynski JE, D'Adamo DR, Hornick JL, et al. Crizotinib in ALK-rearranged inflammatory myofibroblastic tumor. *N Engl J Med.* 2010; 363(18): 1727-1733.
252. Tothova Z, Wagner AJ. Anaplastic lymphoma kinase-directed therapy in inflammatory myofibroblastic tumors. *Curr Opin Oncol.* 2012; 24(4): 409-413.
253. Montgomery E, Fisher C. Myofibroblastic differentiation in malignant fibrous histiocytoma(pleomorphic myofibrosarcoma): a clinicopathological study. *Histopathology.* 2001; 38(6): 499-509.
254. Keller C, Gibbs CN, Kelly SM, et al. Low-grade myofibrosarcoma of the head and neck: importance of surgical therapy. *J Pediatr Hematol Oncol.* 2004; 26(2): 119-120.
255. Ozzello L, Stout AP, Murray MR. Cultural characteristics of malignant histiocytomas and fibrous xanthomas. *Cancer.* 1963; 16: 331-344.
256. O'brien JE, Stout AP. Malignant fibrous xanthomas. *Cancer.* 1964; 17: 1445-1455.
257. Alguacil-Garcia A, Unni KK, Goellner JR. Malignant fibrous histiocytoma: an ultrastructural study of six cases. *Am J Clin Pathol.* 1978; 69(2): 121-129.
258. Fu YS, Gabbiani G, Kaye GI, Lattes R. Malignant soft tissue tumors of probable histiocytic origin(malignant fibrous histiocytomas): general considerations and electron microscopic and tissue culture studies. *Cancer.* 1975; 35(1): 176-198.
259. Iwasaki H, Kikuchi M, Takii M, Enjoji M. Benign and malignant fibrous histiocytomas of the soft tissues: functional characterization of the cultured cells. *Cancer.* 1982; 50(3): 520-530.
260. Reed R. Histiocytes, fibrocytes, and facultative transformations. *Am J Dermatopathol.* 1982; 4(3): 253-262.
261. Brecher ME, Franklin WA, Simon MA. Immunohistochemical study of mononuclear phagocyte antigens in giant cell tumor of bone. *Am J Pathol.* 1986; 125(2): 252-257.
262. Brecher ME, Franklin WA. Absence of mononuclear phagocyte antigens in malignant fibrous histiocytoma. *Am J Clin Pathol.* 1986; 86(3): 344-348.
263. Enzinger FM. Malignant fibrous histiocytoma 20 years after Stout. *Am J Surg Pathol.* 1986; 10(suppl 1): 43-53.
264. Iwasaki H, Isayama T, Ohjimi Y, et al. Malignant fibrous histiocytoma. A tumor of facultative histiocytes showing mesenchymal differentiation in cultured cell lines. *Cancer.* 1992; 69(2): 437-447.
265. Gonzalez S, Duarte I. Benign fibrous histiocytoma of the skin. A morphologic study of 290

cases. *Pathol Res Pract.* 1982; 174(4): 379-391.
266. Calonje E, Mentzel T, Fletcher CD. Cellular benign fibrous histiocytoma. Clinicopathologic analysis of 74 cases of a distinctive variant of cutaneous fibrous histiocytoma with frequent recurrence. *Am J Surg Pathol.* 1994; 18(7): 668-676.
267. Vanni R, Marras S, Faa G, et al. Cellular fibrous histiocytoma of the skin: evidence of a clonal process with different karyotype from dermatofibrosarcoma. *Genes Chromosomes Cancer.* 1997; 18(4): 314-317.
268. Beham A, Fletcher CD. Atypical "pseudosarcomatous" variant of cutaneous benign fibrous histiocytoma: report of eight cases. *Histopathology.* 1990; 17(2): 167-169.
269. Kaddu S, McMenamin ME, Fletcher CDM. Atypical fibrous histiocytoma of the skin: clinicopathologic analysis of 59 cases with evidence of infrequent metastasis. *Am J Surg Pathol.* 2002; 26(1): 35-46.
270. Doyle LA, Mariño-Enriquez A, Fletcher CD, Hornick JL. ALK rearrangement and overexpression in epithelioid fibrous histiocytoma. *Mod Pathol.* 2015; 28(7): 904-912.
271. Calonje E, Fletcher CD. Aneurysmal benign fibrous histiocytoma: clinicopathological analysis of 40 cases of a tumour frequently misdiagnosed as a vascular neoplasm. *Histopathology.* 1995; 26(4): 323-331.
272. Fletcher CD. Benign fibrous histiocytoma of subcutaneous and deep soft tissue: a clinicopathologic analysis of 21 cases. *Am J Surg Pathol.* 1990; 14(9): 801-809.
273. Charli-Joseph Y, Saggini A, Doyle LA, et al. DNA copy number changes in tumors within the spectrum of cellular, atypical, and metastasizing fibrous histiocytoma. *J Am Acad Dermatol.* 2014; 71(2): 256-263.
274. Gleason BC, Fletcher CDM. Deep "benign" fibrous histiocytoma: clinicopathologic analysis of 69 cases of a rare tumor indicating occasional metastatic potential. *Am J Surg Pathol.* 2008; 32(3): 354-362.
275. Marshall-Taylor C, Fanburg-Smith JC. Hemosiderotic fibrohistiocytic lipomatous lesion: ten cases of a previously undescribed fatty lesion of the foot/ankle. *Mod Pathol.* 2000; 13(11): 1192-1199.
276. Folpe AL, Weiss SW. Pleomorphic hyalinizing angiectatic tumor: analysis of 41 cases supporting evolution from a distinctive precursor lesion. *Am J Surg Pathol.* 2004; 28(11): 1417-1425.
277. Carter JM, Caron BL, Dogan A, Folpe AL. A novel chromogenic in situ hybridization assay for FGF23 mRNA in phosphaturic mesenchymal tumors. *Am J Surg Pathol.* 2015; 39(1): 75-83.
278. Fetsch JF, Laskin WB, Hallman JR, et al. Neurothekeoma: an analysis of 178 tumors with detailed immunohistochemical data and long-term patient follow-up information. *Am J Surg Pathol.* 2007; 31(7): 1103-1114.
279. Hornick JL, Fletcher CDM. Cellular neurothekeoma: detailed characterization in a series of 133 cases. *Am J Surg Pathol.* 2007; 31(3): 329-340.
280. Sachdev R, Sundram UN. Frequent positive staining with NKI/C3 in normal and neoplastic tissues limits its usefulness in the diagnosis of cellular neurothekeoma. *Am J Clin Pathol.* 2006; 126(4): 554-563.
281. Fox MD, Billings SD, Gleason BC, et al. Expression of MiTF may be helpful in differentiating cellular neurothekeoma from plexiform fibrohistiocytic tumor (histiocytoid predominant) in a partial biopsy specimen. *Am J Dermatopathol.* 2012; 34(2): 157-160.
282. Sheth S, Li X, Binder S, Dry SM. Differential gene expression profiles of neurothekeomas and nerve sheath myxomas by microarray analysis. *Mod Pathol.* 2011; 24(3): 343-354.
283. Bague S, Folpe AL. Dermatofibrosarcoma protuberans presenting as a subcutaneous mass: a clinicopathological study of 15 cases with exclusive or near-exclusive subcutaneous involvement. *Am J Dermatopathol.* 2008; 30(4): 327-332.
284. Barr RJ, Young EM, King DF. Non-polarizable collagen in dermatofibrosarcoma protuberans: a useful diagnostic aid. *J Cutan Pathol.* 1986; 13(5): 339-346.
285. Kamino H, Jacobson M. Dermatofibroma extending into the subcutaneous tissue. Differential diagnosis from dermatofibrosarcoma protuberans. *Am J Surg Pathol.* 1990; 14(12): 1156-1164.
286. Mentzel T, Schärer L, Kazakov DV, Michal M. Myxoid dermatofibrosarcoma protuberans: clinicopathologic, immunohistochemical, and molecular analysis of eight cases. *Am J Dermatopathol.* 2007; 29(5): 443-448.
287. Reimann JDR, Fletcher CDM. Myxoid dermatofibrosarcoma protuberans: a rare variant analyzed in a series of 23 cases. *Am J Surg Pathol.* 2007; 31(9): 1371-1377.
288. Patel KU, Szabo SS, Hernandez VS, et al. Dermatofibrosarcoma protuberans COL1A1-PDGFB fusion is identified in virtually all dermatofibrosarcoma protuberans cases when investigated by newly developed multiplex reverse transcription polymerase chain reaction and fluorescence in situ hybridization assays. *Hum Pathol.* 2008; 39(2): 184-193.
289. Karanian M, Pérot G, Coindre J-M, et al. Fluorescence in situ hybridization analysis is a helpful test for the diagnosis of dermatofibrosarcoma protuberans. *Mod Pathol.* 2015; 28(2): 230-237.
290. Terrier-Lacombe M-J, Guillou L, Maire G, et al. Dermatofibrosarcoma protuberans, giant cell fibroblastoma, and hybrid lesions in children: clinicopathologic comparative analysis of 28 cases with molecular data—a study from the French Federation of Cancer Centers Sarcoma Group. *Am J Surg Pathol.* 2003; 27(1): 27-39.
291. Beham A, Fletcher CD. Dermatofibrosarcoma protuberans with areas resembling giant cell fibroblastoma: report of two cases. *Histopathology.* 1990; 17(2): 165-167.
292. Jha P, Moosavi C, Fanburg-Smith JC. Giant cell fibroblastoma: an update and addition of 86 new cases from the Armed Forces Institute of Pathology, in honor of Dr. Franz M. Enzinger. *Ann Diagn Pathol.* 2007; 11(2): 81-88.
293. Shmookler BM, Enzinger FM, Weiss SW. Giant cell fibroblastoma. A juvenile form of dermatofibrosarcoma protuberans. *Cancer.* 1989; 64(10): 2154-2161.
294. McKee PH, Fletcher CD. Dermatofibrosarcoma protuberans presenting in infancy and childhood. *J Cutan Pathol.* 1991; 18(4): 241-246.
295. Dupree WB, Langloss JM, Weiss SW. Pigmented dermatofibrosarcoma protuberans (Bednar tumor). A pathologic, ultrastructural, and immunohistochemical study. *Am J Surg Pathol.* 1985; 9(9): 630-639.
296. Mendenhall WM, Zlotecki RA, Scarborough MT. Dermatofibrosarcoma protuberans. *Cancer.* 2004; 101(11): 2503-2508.
297. Ding JA, Hashimoto H, Sugimoto T, et al. Bednar tumor(pigmented dermatofibrosarcoma protuberans). An analysis of six cases. *Acta Pathol Jpn.* 1990; 40(10): 744-754.
298. Fletcher CD, Theaker JM, Flanagan A, Krausz T. Pigmented dermatofibrosarcoma protuberans(Bednar tumour): melanocytic colonization or neuroectodermal differentiation? A clinicopathological and immunohistochemical study. *Histopathology.* 1988; 13(6): 631-643.
299. De Chadarévian JP, Coppola D, Billmire DF. Bednar tumor pattern in recurring giant cell fibroblastoma. *Am J Clin Pathol.* 1993; 100(2): 164-166.
300. Mentzel T, Beham A, Katenkamp D, et al. Fibrosarcomatous("high-grade") dermatofibrosarcoma protuberans: clinicopathologic and immunohistochemical study of a series of 41 cases with emphasis on prognostic significance. *Am J Surg Pathol.* 1998; 22(5): 576-587.
301. Goldblum JR, Reith JD, Weiss SW. Sarcomas arising in dermatofibrosarcoma protuberans: a reappraisal of biologic behavior in eighteen cases treated by wide local excision with extended clinical follow up. *Am J Surg Pathol.* 2000; 24(8): 1125-1130.
302. Costa MJ, Weiss SW. Angiomatoid malignant fibrous histiocytoma. A follow-up study of 108 cases with evaluation of possible histologic predictors of outcome. *Am J Surg Pathol.* 1990; 14(12): 1126-1132.
303. Enzinger FM. Angiomatoid malignant fibrous histiocytoma: a distinct fibrohistiocytic tumor of children and young adults simulating a vascular neoplasm. *Cancer.* 1979; 44(6): 2147-2157.
304. Fanburg-Smith JC, Miettinen M. Angiomatoid "malignant" fibrous histiocytoma: a clinicopathologic study of 158 cases and further exploration of the myoid phenotype. *Hum Pathol.* 1999; 30(11): 1336-1343.
305. Matsumura T, Yamaguchi T, Tochigi N, et al. Angiomatoid fibrous histiocytoma including cases with pleomorphic features analysed by fluorescence in situ hybridisation. *J Clin Pathol.* 2010; 63(2): 124-128.
306. Tornóczky T, Bogner B, Krausz T, et al. Angiomatoid fibrous histiocytoma: pleomorphic variant associated with multiplication of EWSR1-CREB1 fusion gene. *Pathol Oncol Res.* 2012; 18(2): 545-548.
307. Justin Wong SB, Wee A, Puhaindran ME, et al. Angiomatoid fibrous histiocytoma with prominent myxoid stroma: a case report and review of the literature. *Am J Dermatopathol.* 2015; 37(8): 623-631.
308. Schaefer I-M, Fletcher CDM. Myxoid variant of so-called angiomatoid "malignant fibrous histiocytoma": clinicopathologic characterization in a series of 21 cases. *Am J Surg Pathol.* 2014; 38(6): 816-823.
309. Antonescu CR, Dal Cin P, Nafa K, et al. EWSR1-CREB1 is the predominant gene fusion in angiomatoid fibrous histiocytoma. *Genes Chromosomes Cancer.* 2007; 46(12): 1051-1060.
310. Fisher C. The diversity of soft tissue tumours with EWSR1 gene rearrangements: a review. *Histopathology.* 2014; 64(1): 134-150.
311. Rossi S, Szuhai K, Ijszenga M, et al. EWSR1-CREB1 and EWSR1-ATF1 fusion genes in angiomatoid fibrous histiocytoma. *Clin Cancer Res.* 2007; 13(24): 7322-7328.
312. Tanas MR, Rubin BP, Montgomery EA, et al. Utility of FISH in the diagnosis of angiomatoid fibrous histiocytoma: a series of 18 cases. *Mod Pathol.* 2010; 23(1): 93-97.
313. Remstein ED, Arndt CA, Nascimento AG. Plexiform fibrohistiocytic tumor: clinicopatho-

logic analysis of 22 cases. *Am J Surg Pathol.* 1999; 23(6): 662-670.

314. Angervall L, Kindblom LG, Lindholm K, Eriksson S. Plexiform fibrohistiocytic tumor. Report of a case involving preoperative aspiration cytology and immunohistochemical and ultrastructural analysis of surgical specimens. *Pathol Res Pract.* 1992; 188(3): 350-356, discussion 356–359.
315. Enzinger FM, Zhang RY. Plexiform fibrohistiocytic tumor presenting in children and young adults. An analysis of 65 cases. *Am J Surg Pathol.* 1988; 12(11): 818-826.
316. Hollowood K, Holley MP, Fletcher CD. Plexiform fibrohistiocytic tumour: clinicopathological, immunohistochemical and ultrastructural analysis in favour of a myofibroblastic lesion. *Histopathology.* 1991; 19(6): 503-513.
317. Moosavi C, Jha P, Fanburg-Smith JC. An update on plexiform fibrohistiocytic tumor and addition of 66 new cases from the Armed Forces Institute of Pathology, in honor of Franz M. Enzinger, MD. *Ann Diagn Pathol.* 2007; 11(5): 313-319.
318. Guccion JG, Enzinger FM. Malignant giant cell tumor of soft parts. An analysis of 32 cases. *Cancer.* 1972; 29(6): 1518-1529.
319. Salm R, Sissons HA. Giant-cell tumours of soft tissues. *J Pathol.* 1972; 107(1): 27-39.
320. Folpe AL, Morris RJ, Weiss SW. Soft tissue giant cell tumor of low malignant potential: a proposal for the reclassification of malignant giant cell tumor of soft parts. *Mod Pathol.* 1999; 12(9): 894-902.
321. O'Connell JX, Wehrli BM, Nielsen GP, Rosenberg AE. Giant cell tumors of soft tissue: a clinicopathologic study of 18 benign and malignant tumors. *Am J Surg Pathol.* 2000; 24(3): 386-395.
322. Oliveira AM, Dei Tos AP, Fletcher CD, Nascimento AG. Primary giant cell tumor of soft tissues: a study of 22 cases. *Am J Surg Pathol.* 2000; 24(2): 248-256.

322a. Mancini I, Righi A, Gambarotti M, et al. Phenotypic and molecular differences between giant-cell tumour of soft tissue and its bone counterpart. *Histopathology.* 2017;(epub ahead of print).

323. Fletcher CD. Pleomorphic malignant fibrous histiocytoma: fact or fiction? A critical reappraisal based on 159 tumors diagnosed as pleomorphic sarcoma. *Am J Surg Pathol.* 1992; 16(3): 213-228.
324. Al-Agha OM, Igbokwe AA. Malignant fibrous histiocytoma: between the past and the present. *Arch Pathol Lab Med.* 2008; 132(6): 1030-1035.
325. Dei Tos AP. Classification of pleomorphic sarcomas: where are we now? *Histopathology.* 2006; 48(1): 51-62.
326. Coindre J-M, Mariani O, Chibon F, et al. Most malignant fibrous histiocytomas developed in the retroperitoneum are dedifferentiated liposarcomas: a review of 25 cases initially diagnosed as malignant fibrous histiocytoma. *Mod Pathol.* 2003; 16(3): 256-262.
327. Weiss SW, Enzinger FM. Malignant fibrous histiocytoma: an analysis of 200 cases. *Cancer.* 1978; 41(6): 2250-2266.
328. Coindre J-M, Hostein I, Maire G, et al. Inflammatory malignant fibrous histiocytomas and dedifferentiated liposarcomas: histological review, genomic profile, and MDM2 and CDK4 status favour a single entity. *J Pathol.* 2004; 203(3): 822-830.
329. Mentzel T, Calonje E, Wadden C, et al. Myxofibrosarcoma. Clinicopathologic analysis of 75 cases with emphasis on the low-grade variant. *Am J Surg Pathol.* 1996; 20(4): 391-405.
330. Agaimy A, Gaumann A, Schroeder J, et al. Primary and metastatic high-grade pleomorphic sarcoma/malignant fibrous histiocytoma of the gastrointestinal tract: an approach to the differential diagnosis in a series of five cases with emphasis on myofibroblastic differentiation. *Virchows Arch.* 2007; 451(5): 949-957.
331. Litzky LA, Brooks JJ. Cytokeratin immunoreactivity in malignant fibrous histiocytoma and spindle cell tumors: comparison between frozen and Paraffin-embedded tissues. *Mod Pathol.* 1992; 5(1): 30-34.
332. Weiss SW, Bratthauer GL, Morris PA. Postirradiation malignant fibrous histiocytoma expressing cytokeratin. Implications for the immunodiagnosis of sarcomas. *Am J Surg Pathol.* 1988; 12(7): 554-558.
333. Mertens F, Fletcher CD, Dal Cin P, et al. Cytogenetic analysis of 46 pleomorphic soft tissue sarcomas and correlation with morphologic and clinical features: a report of the CHAMP Study Group. Chromosomes and MorPhology. *Genes Chromosomes Cancer.* 1998; 22(1): 16-25.
334. Engellau J, Anderson H, Rydholm A, et al. Time dependence of prognostic factors for patients with soft tissue sarcoma: a Scandinavian Sarcoma Group Study of 338 malignant fibrous histiocytomas. *Cancer.* 2004; 100(10): 2233-2239.
335. Huang H-Y, Park N, Erlandson RA, Antonescu CR. Immunohistochemical and ultrastructural comparative study of external lamina structure in 31 cases of cellular, classical, and melanotic schwannomas. *Appl Immunohistochem Mol Morphol.* 2004; 12(1): 50-58.
336. Nascimento AF, Fletcher CDM. The controversial nosology of benign nerve sheath tumors: neurofilament protein staining demonstrates intratumoral axons in many sporadic schwannomas. *Am J Surg Pathol.* 2007; 31(9): 1363-1370.
337. Merck C, Angervall L, Kindblom LG, Odén A. Myxofibrosarcoma. A malignant soft tissue tumor of fibroblastic-histiocytic origin. A clinicopathologic and prognostic study of 110 cases using multivariate analysis. *Acta Pathol Microbiol Immunol Scand Suppl.* 1983; 282: 1-40.
338. Sanfilippo R, Miceli R, Grosso F, et al. Myxofibrosarcoma: prognostic factors and survival in a series of patients treated at a single institution. *Ann Surg Oncol.* 2011; 18(3): 720-725.
339. Willems SM, Debiec-Rychter M, Szuhai K, et al. Local recurrence of myxofibrosarcoma is associated with increase in tumour grade and cytogenetic aberrations, suggesting a multistep tumour progression model. *Mod Pathol.* 2006; 19(3): 407-416.
340. Monaghan H, Salter DM, Al-Nafussi A. Giant cell tumour of tendon sheath(localised nodular tenosynovitis): clinicopathological features of 71 cases. *J Clin Pathol.* 2001; 54(5): 404-407.
341. Ushijima M, Hashimoto H, Tsuneyoshi M, Enjoji M. Giant cell tumor of the tendon sheath(nodular tenosynovitis). A study of 207 cases to compare the large joint group with the common digit group. *Cancer.* 1986; 57(4): 875-884.
342. Kitagawa Y, Ito H, Amano Y, et al. MR imaging for preoperative diagnosis and assessment of local tumor extent on localized giant cell tumor of tendon sheath. *Skeletal Radiol.* 2003; 32(11): 633-638.
343. Folpe AL, Weiss SW, Fletcher CD, Gown AM. Tenosynovial giant cell tumors: evidence for a desmin-positive dendritic cell subpopulation. *Mod Pathol.* 1998; 11(10): 939-944.
344. O'Connell JX, Fanburg JC, Rosenberg AE. Giant cell tumor of tendon sheath and pigmented villonodular synovitis: immunophenotype suggests a synovial cell origin. *Hum Pathol.* 1995; 26(7): 771-775.
345. Somerhausen NS, Fletcher CD. Diffuse-type giant cell tumor: clinicopathologic and immunohistochemical analysis of 50 cases with extraarticular disease. *Am J Surg Pathol.* 2000; 24(4): 479-492.
346. Boland JM, Folpe AL, Hornick JL, Grogg KL. Clusterin is expressed in normal synoviocytes and in tenosynovial giant cell tumors of localized and diffuse types: diagnostic and histogenetic implications. *Am J Surg Pathol.* 2009; 33(8): 1225-1229.
347. Sciot R, Rosai J, Dal Cin P, et al. Analysis of 35 cases of localized and diffuse tenosynovial giant cell tumor: a report from the Chromosomes and Morphology (CHAMP) study group. *Mod Pathol.* 1999; 12(6): 576-579.
348. West RB, Rubin BP, Miller MA, et al. A landscape effect in tenosynovial giant-cell tumor from activation of CSF1 expression by a translocation in a minority of tumor cells. *Proc Natl Acad Sci USA.* 2006; 103(3): 690-695.
349. Cupp JS, Miller MA, Montgomery KD, et al. Translocation and expression of CSF1 in pigmented villonodular synovitis, tenosynovial giant cell tumor, rheumatoid arthritis and other reactive synovitides. *Am J Surg Pathol.* 2007; 31(6): 970-976.
350. Williams J, Hodari A, Janevski P, Siddiqui A. Recurrence of giant cell tumors in the hand: a prospective study. *J Hand Surg.* 2010; 35(3): 451-456.
351. Ehrenstein V, Andersen SL, Qazi I, et al. Tenosynovial giant cell tumor: incidence, prevalence, patient characteristics, and recurrence. A registry-based cohort study in Denmark. *J Rheumatol.* 2017(Epub ahead of print.).
352. Bertoni F, Unni KK, Beabout JW, Sim FH. Malignant giant cell tumor of the tendon sheaths and joints(malignant pigmented villonodular synovitis). *Am J Surg Pathol.* 1997; 21(2): 153-163.
353. Li C-F, Wang J-W, Huang W-W, et al. Malignant diffuse-type tenosynovial giant cell tumors: a series of 7 cases comparing with 24 benign lesions with review of the literature. *Am J Surg Pathol.* 2008; 32(4): 587-599.
354. Jaffe HL. Giant cell tumor of bone: problems of differential diagnosis: 1944. *Bull Hosp Jt Dis.* 1995; 54(2): 109-112.
355. Rowlands CG, Roland B, Hwang WS, Sevick RJ. Diffuse-variant tenosynovial giant cell tumor: a rare and aggressive lesion. *Hum Pathol.* 1994; 25(4): 423-425.
356. Kaiserling E, Xiao JC, Ruck P, Horny HP. Aberrant expression of macrophage-associated antigens(CD68 and Ki-M1P) by Schwann cells in reactive and neoplastic neural tissue. Light- and electron-microscopic findings. *Mod Pathol.* 1993; 6(4): 463-468.
357. Adams WR. Morton's neuroma. *Clin Podiatr Med Surg.* 2010; 27(4): 535-545.
358. Hall LD, Ferringer T. Palisaded encapsulated neuroma. *Cutis.* 2013; 92(4): 167, 177–178.
359. Misago N, Toda S, Narisawa Y. The relationship between palisaded encapsulated neuroma and the mucocutaneous neuroma seen in multiple endocrine neoplasia 2b syndrome: a histopathologic and immunohistochemical study. *Am J Dermatopathol.* 2014; 36(7): 562-569.
360. Jokinen CH, Ragsdale BD, Argenyi ZB. Expanding the clinicopathologic spectrum of pali-

saded encapsulated neuroma. *J Cutan Pathol.* 2010; 37(1): 43-48.
361. Megahed M. Palisaded encapsulated neuroma(solitary circumscribed neuroma). A clinicopathologic and immunohistochemical study. *Am J Dermatopathol.* 1994; 16(2): 120-125.
362. Schroeder RD, Angelo LS, Kurzrock R. NF2/merlin in hereditary neurofibromatosis 2 versus cancer: biologic mechanisms and clinical associations. *Oncotarget.* 2014; 5(1): 67-77.
363. Dahl I, Hagmar B, Idvall I. Benign solitary neurilemoma(Schwannoma). A correlative cytological and histological study of 28 cases. *Acta Pathol Microbiol Immunol Scand [A].* 1984; 92(2): 91-101.
364. Carpenter PM, Grafe MR, Varki NM. Granular cells in a cellular neurilemmoma. *Arch Pathol Lab Med.* 1992; 116(10): 1083-1085.
365. Agaram NP, Prakash S, Antonescu CR. Deep-seated plexiform schwannoma: a pathologic study of 16 cases and comparative analysis with the superficial variety. *Am J Surg Pathol.* 2005; 29(8): 1042-1048.
366. Berg JC, Scheithauer BW, Spinner RJ, et al. Plexiform schwannoma: a clinicopathologic overview with emphasis on the head and neck region. *Hum Pathol.* 2008; 39(5): 633-640.
367. Laskin WB, Fetsch JF, Lasota J, Miettinen M. Benign epithelioid peripheral nerve sheath tumors of the soft tissues: clinicopathologic spectrum of 33 cases. *Am J Surg Pathol.* 2005; 29(1): 39-51.
367a. Jo VY, Fletcher CDM. SMARCB1/INI1 loss in epithelioid schwannoma: a clinicopathologic and immunohistochemical study of 65 cases. *Am J Surg Pathol.* 2017; 41(8): 1013-1022.
368. Chuang S-T, Wang HL. An unusual case of glandular schwannoma. *Hum Pathol.* 2007; 38(4): 673-677.
369. Kim YC, Park HJ, Cinn YW, Vandersteen DP. Benign glandular schwannoma. *Br J Dermatol.* 2001; 145(5): 834-837.
370. Lisle A, Jokinen C, Argenyi Z. Cutaneous pseudoglandular schwannoma: a case report of an unusual histopathologic variant. *Am J Dermatopathol.* 2011; 33(5): e63-e65.
371. Robinson CA, Curry B, Rewcastle NB. Pseudoglandular elements in schwannomas. *Arch Pathol Lab Med.* 2005; 129(9): 1106-1112.
372. Carney JA. Psammomatous melanotic schwannoma. A distinctive, heritable tumor with special associations, including cardiac myxoma and the Cushing syndrome. *Am J Surg Pathol.* 1990; 14(3): 206-222.
373. Plaza JA, Wakely PE, Suster S. Lipoblastic nerve sheath tumors: report of a distinctive variant of neural soft tissue neoplasm with adipocytic differentiation. *Am J Surg Pathol.* 2006; 30(3): 337-344.
374. Liegl B, Bennett MW, Fletcher CDM. Microcystic/reticular schwannoma: a distinct variant with predilection for visceral locations. *Am J Surg Pathol.* 2008; 32(7): 1080-1087.
375. Fisher C, Chappell ME, Weiss SW. Neuroblastoma-like epithelioid schwannoma. *Histopathology.* 1995; 26(2): 193-194.
376. Goldblum JR, Beals TF, Weiss SW. Neuroblastoma-like neurilemoma. *Am J Surg Pathol.* 1994; 18(3): 266-273.
377. Dickersin GR. The electron microscopic spectrum of nerve sheath tumors. *Ultrastruct Pathol.* 1987; 11(2-3): 103-146.
378. Fanburg-Smith JC, Majidi M, Miettinen M. Keratin expression in schwannoma; a study of 115 retroperitoneal and 22 peripheral schwannomas. *Mod Pathol.* 2006; 19(1): 115-121.
379. Jacoby LB, MacCollin M, Barone R, et al. Frequency and distribution of NF2 mutations in schwannomas. *Genes Chromosomes Cancer.* 1996; 17(1): 45-55.
380. Mertens F, Dal Cin P, De Wever I, et al. Cytogenetic characterization of peripheral nerve sheath tumours: a report of the CHAMP study group. *J Pathol.* 2000; 190(1): 31-38.
381. Seferis C, Torrens M, Paraskevopoulou C, Psichidis G. Malignant transformation in vestibular schwannoma: report of a single case, literature search, and debate. *J Neurosurg.* 2014; 121(suppl 2): 160-166.
382. Yousem SA, Colby TV, Urich H. Malignant epithelioid schwannoma arising in a benign schwannoma. A case report. *Cancer.* 1985; 55(12): 2799-2803.
383. McMenamin ME, Fletcher CD. Expanding the spectrum of malignant change in schwannomas: epithelioid malignant change, epithelioid malignant peripheral nerve sheath tumor, and epithelioid angiosarcoma: a study of 17 cases. *Am J Surg Pathol.* 2001; 25(1): 13-25.
384. Fletcher CD, Davies SE, McKee PH. Cellular schwannoma: a distinct pseudosarcomatous entity. *Histopathology.* 1987; 11(1): 21-35.
385. White W, Shiu MH, Rosenblum MK, et al. Cellular schwannoma. A clinicopathologic study of 57 patients and 58 tumors. *Cancer.* 1990; 66(6): 1266-1275.
386. Woodruff JM, Godwin TA, Erlandson RA, et al. Cellular schwannoma: a variety of schwannoma sometimes mistaken for a malignant tumor. *Am J Surg Pathol.* 1981; 5(8): 733-744.
387. Torres-Mora J, Dry S, Li X, et al. Malignant melanotic schwannian tumor: a clinicopathologic, immunohistochemical, and gene expression profiling study of 40 cases, with a proposal for the reclassification of "melanotic schwannoma.". *Am J Surg Pathol.* 2014; 38(1): 94-105.
388. Lack EE, Worsham GF, Callihan MD, et al. Granular cell tumor: a clinicopathologic study of 110 patients. *J Surg Oncol.* 1980; 13(4): 301-316.
389. Ordóñez NG, Mackay B. Granular cell tumor: a review of the pathology and histogenesis. *Ultrastruct Pathol.* 1999; 23(4): 207-222.
390. Goldblum JR, Rice TW, Zuccaro G, Richter JE. Granular cell tumors of the esophagus: a clinical and pathologic study of 13 cases. *Ann Thorac Surg.* 1996; 62(3): 860-865.
391. Guven S, Kaymakci A, Bugday MS, Yilmaz M. Congenital granular cell tumor. *J Craniofac Surg.* 2009; 20(3): 976-977.
392. Alemayehu H, Polites SF, Kats A, et al. Granular cell tumors and congenital granular cell epulis in children: similar entities. *J Pediatr Surg.* 2015; 50(5): 775-778.
393. Cserni G, Bori R, Sejben I. Vascular invasion demonstrated by elastic stain-a common phenomenon in benign granular cell tumors. *Virchows Arch.* 2009; 454(2): 211-215.
394. Zarovnaya E, Black C. Distinguishing pseudoepitheliomatous hyperplasia from squamous cell carcinoma in mucosal biopsy specimens from the head and neck. *Arch Pathol Lab Med.* 2005; 129(8): 1032-1036.
395. McMahon JN, Rigby HS, Davies JD. Elastosis in granular cell tumours: prevalence and distribution. *Histopathology.* 1990; 16(1): 37-41.
396. Mittal KR, True LD. Origin of granules in granular cell tumor. Intracellular myelin formation with autodigestion. *Arch Pathol Lab Med.* 1988; 112(3): 302-303.
397. Bhawan J, Malhotra R, Naik DR. Gaucher-like cells in a granular cell tumor. *Hum Pathol.* 1983; 14(8): 730-733.
398. Karamchandani JR, Nielsen TO, van de Rijn M, West RB. Sox10 and S100 in the diagnosis of soft-tissue neoplasms. *Appl Immunohistochem Mol Morphol.* 2012; 20(5): 445-450.
399. Fine SW, Li M. Expression of calretinin and the alpha-subunit of inhibin in granular cell tumors. *Am J Clin Pathol.* 2003; 119(2): 259-264.
400. Le BH, Boyer PJ, Lewis JE, Kapadia SB. Granular cell tumor: immunohistochemical assessment of inhibin-alpha, protein gene product 9.5, S100 protein, CD68, and Ki-67 proliferative index with clinical correlation. *Arch Pathol Lab Med.* 2004; 128(7): 771-775.
401. Fanburg-Smith JC, Meis-Kindblom JM, Fante R, Kindblom LG. Malignant granular cell tumor of soft tissue: diagnostic criteria and clinicopathologic correlation. *Am J Surg Pathol.* 1998; 22(7): 779-794.
402. Agustí J, Martínez-Ciarpaglini C, Monteagudo C. Desmoplastic primitive nonneural granular cell tumor of the skin. *Am J Dermatopathol.* 2014; 36(4): e84-e86.
403. Lazar AJF, Fletcher CDM. Primitive nonneural granular cell tumors of skin: clinicopathologic analysis of 13 cases. *Am J Surg Pathol.* 2005; 29(7): 927-934.
404. LeBoit PE, Barr RJ, Burall S, et al. Primitive polypoid granular-cell tumor and other cutaneous granular-cell neoplasms of apparent nonneural origin. *Am J Surg Pathol.* 1991; 15(1): 48-58.
405. Lerman M, Freedman PD. Nonneural granular cell tumor of the oral cavity: a case report and review of the literature. *Oral Surg Oral Med Oral Pathol Oral Radiol Endod.* 2007; 103(3): 382-384.
406. Jarell A, McCalmont TH. Granular cell angiosarcoma. *J Cutan Pathol.* 2012; 39(5): 476-478, 475.
407. Sironi M, Assi A, Pasquinelli G, Cenacchi G. Not all granular cell tumors show schwann cell differentiation: a granular cell leiomyosarcoma of the thumb, a case report. *Am J Dermatopathol.* 1999; 21(3): 307-309.
408. Karajannis MA, Ferner RE. Neurofibromatosis-related tumors: emerging biology and therapies. *Curr Opin Pediatr.* 2015; 27(1): 26-33.
409. Plotkin SR, Albers AC, Babovic-Vuksanovic D, et al. Update from the 2013 International Neurofibromatosis Conference. *Am J Med Genet A.* 2014; 164A(12): 2969-2978.
410. Waggener JD. Ultrastructure of benign peripheral nerve sheath tumors. *Cancer.* 1966; 19(5): 699-709.
411. Chanoki M, Ishii M, Fukai K, et al. Immunohistochemical localization of type I, III, IV, V, and VI collagens and laminin in neurofibroma and neurofibrosarcoma. *Am J Dermatopathol.* 1991; 13(4): 365-373.
412. Takata M, Imai T, Hirone T. Factor-XIIIapositive cells in normal peripheral nerves and cutaneous neurofibromas of type-1 neurofibromatosis. *Am J Dermatopathol.* 1994; 16(1): 37-43.
413. Weiss SW, Nickoloff BJ. CD-34 is expressed by a distinctive cell population in peripheral nerve, nerve sheath tumors, and related lesions. *Am J Surg Pathol.* 1993; 17(10): 1039-1045.
414. Theaker JM, Fletcher CD. Epithelial membrane antigen expression by the perineurial cell: further studies of peripheral nerve lesions. *Histopathology.* 1989; 14(6): 581-592.
415. Megahed M. Histopathological variants of neurofibroma. A study of 114 lesions. *Am J Dermatopathol.* 1994; 16(5): 486-495.
416. Lin BT, Weiss LM, Medeiros LJ. Neurofibroma and cellular neurofibroma with atypia: a report

of 14 tumors. *Am J Surg Pathol.* 1997; 21(12): 1443-1449.
417. Markel SF, Enzinger FM. Neuromuscular hamartoma—a benign "triton tumor" composed of mature neural and striated muscle elements. *Cancer.* 1982; 49(1): 140-144.
418. Finkel G, Lane B. Granular cell variant of neurofibromatosis: ultrastructure of benign and malignant tumors. *Hum Pathol.* 1982; 13(10): 959-963.
419. Serra E, Puig S, Otero D, et al. Confirmation of a double-hit model for the NF1 gene in benign neurofibromas. *Am J Hum Genet.* 1997; 61(3): 512-519.
420. Storlazzi CT, Von Steyern FV, Domanski HA, et al. Biallelic somatic inactivation of the NF1 gene through chromosomal translocations in a sporadic neurofibroma. *Int J Cancer.* 2005; 117(6): 1055-1057.
421. McClatchey AI. Neurofibromatosis. *Annu Rev Pathol.* 2007; 2: 191-216.
422. Weiss B, Bollag G, Shannon K. Hyperactive Ras as a therapeutic target in neurofibromatosis type 1. *Am J Med Genet.* 1999; 89(1): 14-22.
423. Benedict PH, Szabó G, Fitzpatrick TB, Sinesi SJ. Melanotic macules in Albright's syndrome and in neurofibromatosis. *JAMA.* 1968; 205(9): 618-626.
424. Miettinen M, Fetsch JF, Sobin LH, Lasota J. Gastrointestinal stromal tumors in patients with neurofibromatosis 1: a clinicopathologic and molecular genetic study of 45 cases. *Am J Surg Pathol.* 2006; 30(1): 90-96.
425. Lasota J, Miettinen M. KIT and PDGFRA mutations in gastrointestinal stromal tumors (GISTs). *Semin Diagn Pathol.* 2006; 23(2): 91-102.
426. Miettinen M, Lasota J. Gastrointestinal stromal tumors. *Gastroenterol Clin North Am.* 2013; 42(2): 399-415.
427. Rouleau GA, Merel P, Lutchman M, et al. Alteration in a new gene encoding a putative membrane-organizing protein causes neurofibromatosis type 2. *Nature.* 1993; 363(6429): 515-521.
428. Evans DGR. Neurofibromatosis type 2(NF2): a clinical and molecular review. *Orphanet J Rare Dis.* 2009; 4: 16.
429. Sørensen SA, Mulvihill JJ, Nielsen A. Long-term follow-up of von Recklinghausen neurofibromatosis. Survival and malignant neoplasms. *N Engl J Med.* 1986; 314(16): 1010-1015.
430. Hornick JL, Fletcher CDM. Soft tissue perineurioma: clinicopathologic analysis of 81 cases including those with atypical histologic features. *Am J Surg Pathol.* 2005; 29(7): 845-858.
431. Mentzel T, Dei Tos AP, Fletcher CD. Perineurioma(storiform perineurial fibroma): clinico-pathological analysis of four cases. *Histopathology.* 1994; 25(3): 261-267.
432. Boyanton BL, Jones JK, Shenaq SM, et al. Intraneural perineurioma: a systematic review with illustrative cases. *Arch Pathol Lab Med.* 2007; 131(9): 1382-1392.
433. Bilbao JM, Khoury NJ, Hudson AR, Briggs SJ. Perineurioma(localized hypertrophic neuropathy). *Arch Pathol Lab Med.* 1984; 108(7): 557-560.
434. Fetsch JF, Miettinen M. Sclerosing perineurioma: a clinicopathologic study of 19 cases of a distinctive soft tissue lesion with a predilection for the fingers and palms of young adults. *Am J Surg Pathol.* 1997; 21(12): 1433-1442.
435. Mentzel T, Kutzner H. Reticular and plexiform perineurioma: clinicopathological and immunohistochemical analysis of two cases and review of perineurial neoplasms of skin and soft tissues. *Virchows Arch.* 2005; 447(4): 677-682.
436. Hornick JL, Bundock EA, Fletcher CDM. Hybrid schwannoma/perineurioma: clinicopathologic analysis of 42 distinctive benign nerve sheath tumors. *Am J Surg Pathol.* 2009; 33(10): 1554-1561.
437. Ohno T, Park P, Akai M, et al. Ultrastructural study of a perineurioma. *Ultrastruct Pathol.* 1988; 12(5): 495-504.
438. Agaimy A, Buslei R, Coras R, et al. Comparative study of soft tissue perineurioma and meningioma using a five-marker immunohistochemical panel. *Histopathology.* 2014; 65(1): 60-70.
439. Giannini C, Scheithauer BW, Jenkins RB, et al. Soft-tissue perineurioma. Evidence for an abnormality of chromosome 22, criteria for diagnosis, and review of the literature. *Am J Surg Pathol.* 1997; 21(2): 164-173.
440. Lasota J, Fetsch JF, Wozniak A, et al. The neurofibromatosis type 2 gene is mutated in perineurial cell tumors: a molecular genetic study of eight cases. *Am J Pathol.* 2001; 158(4): 1223-1229.
441. Fetsch JF, Laskin WB, Miettinen M. Nerve sheath myxoma: a clinicopathologic and immunohistochemical analysis of 57 morphologically distinctive, S-100 protein- and GFAP-positive, myxoid peripheral nerve sheath tumors with a predilection for the extremities and a high local recurrence rate. *Am J Surg Pathol.* 2005; 29(12): 1615-1624.
442. Laskin WB, Fetsch JF, Miettinen M. The "neurothekeoma": immunohistochemical analysis distinguishes the true nerve sheath myxoma from its mimics. *Hum Pathol.* 2000; 31(10): 1230-1241.
443. Ducatman BS, Scheithauer BW, Piepgras DG, et al. Malignant peripheral nerve sheath tumors. A clinicopathologic study of 120 cases. *Cancer.* 1986; 57(10): 2006-2021.
444. Meng ZH, Yang YS, Cheng KL, et al. A huge malignant peripheral nerve sheath tumor with hepatic metastasis arising from retroperitoneal ganglioneuroma. *Oncol Lett.* 2013; 5(1): 123-126.
445. Meis JM, Enzinger FM, Martz KL, Neal JA. Malignant peripheral nerve sheath tumors (malignant schwannomas) in children. *Am J Surg Pathol.* 1992; 16(7): 694-707.
446. Allison KH, Patel RM, Goldblum JR, Rubin BP. Superficial malignant peripheral nerve sheath tumor: a rare and challenging diagnosis. *Am J Clin Pathol.* 2005; 124(5): 685-692.
447. Daimaru Y, Hashimoto H, Enjoji M. Malignant "triton" tumors: a clinicopathologic and immunohistochemical study of nine cases. *Hum Pathol.* 1984; 15(8): 768-778.
448. deCou JM, Rao BN, Parham DM, et al. Malignant peripheral nerve sheath tumors: the St. Jude Children's Research Hospital experience. *Ann Surg Oncol.* 1995; 2(6): 524-529.
449. McConnell YJ, Giacomantonio CA. Malignant triton tumors—complete surgical resection and adjuvant radiotherapy associated with improved survival. *J Surg Oncol.* 2012; 106(1): 51-56.
450. Galatian AA, Crowson AN, Fischer RJ, et al. Malignant peripheral nerve sheath tumor with glandular differentiation in a patient with neurofibromatosis type 1. *Am J Dermatopathol.* 2013; 35(8): 859-863.
451. DiCarlo EF, Woodruff JM, Bansal M, Erlandson RA. The purely epithelioid malignant peripheral nerve sheath tumor. *Am J Surg Pathol.* 1986; 10(7): 478-490.
452. Laskin WB, Weiss SW, Bratthauer GL. Epithelioid variant of malignant peripheral nerve sheath tumor(malignant epithelioid schwannoma). *Am J Surg Pathol.* 1991; 15(12): 1136-1145.
453. Hollmann TJ, Hornick JL. INI1-deficient tumors: diagnostic features and molecular genetics. *Am J Surg Pathol.* 2011; 35(10): e47-e63.
454. Weiss SW, Langloss JM, Enzinger FM. Value of S-100 protein in the diagnosis of soft tissue tumors with particular reference to benign and malignant Schwann cell tumors. *Lab Invest.* 1983; 49(3): 299-308.
455. Blochin E, Nonaka D. Diagnostic value of Sox10 immunohistochemical staining for the detection of metastatic melanoma in sentinel lymph nodes. *Histopathology.* 2009; 55(5): 626-628.
456. Nonaka D, Chiriboga L, Rubin BP. Sox10: a pan-schwannian and melanocytic marker. *Am J Surg Pathol.* 2008; 32(9): 1291-1298.
456a. Schaefer IM, Fletcher CD, Hornick JL. Loss of H3K27 trimethylation distinguishes malignant peripheral nerve sheath tumors from histologic mimics. *Mod Pathol.* 2016; 29(1): 4-13.
457. Shimada S, Tsuzuki T, Kuroda M, et al. Nestin expression as a new marker in malignant peripheral nerve sheath tumors. *Pathol Int.* 2007; 57(2): 60-67.
458. Hui P, Li N, Johnson C, et al. HMGA proteins in malignant peripheral nerve sheath tumor and synovial sarcoma: preferential expression of HMGA2 in malignant peripheral nerve sheath tumor. *Mod Pathol.* 2005; 18(11): 1519-1526.
459. Wick MR, Swanson PE, Scheithauer BW, Manivel JC. Malignant peripheral nerve sheath tumor. An immunohistochemical study of 62 cases. *Am J Clin Pathol.* 1987; 87(4): 425-433.
460. Anghileri M, Miceli R, Fiore M, et al. Malignant peripheral nerve sheath tumors: prognostic factors and survival in a series of patients treated at a single institution. *Cancer.* 2006; 107(5): 1065-1074.
461. Okada K, Hasegawa T, Tajino T, et al. Clinical relevance of pathological grades of malignant peripheral nerve sheath tumor: a multi-institution TMTS study of 56 cases in Northern Japan. *Ann Surg Oncol.* 2007; 14(2): 597-604.
462. Zou C, Smith KD, Liu J, et al. Clinical, pathological, and molecular variables predictive of malignant peripheral nerve sheath tumor outcome. *Ann Surg.* 2009; 249(6): 1014-1022.
463. Rey JA, Pestaña A, Bello MJ. Cytogenetics and molecular genetics of nervous system tumors. *Oncol Res.* 1992; 4(8-9): 321-331.
464. Skuse GR, Kosciolek BA, Rowley PT. Molecular genetic analysis of tumors in von Recklinghausen neurofibromatosis: loss of heterozygosity for chromosome 17. *Genes Chromosomes Cancer.* 1989; 1(1): 36-41.
465. Berner JM, Sørlie T, Mertens F, et al. Chromosome band 9p21 is frequently altered in malignant peripheral nerve sheath tumors: studies of CDKN2A and other genes of the pRB pathway. *Genes Chromosomes Cancer.* 1999; 26(2): 151-160.
466. Birindelli S, Perrone F, Oggionni M, et al. Rb and TP53 pathway alterations in sporadic and NF1-related malignant peripheral nerve sheath tumors. *Lab Invest.* 2001; 81(6): 833-844.
467. Perrone F, Tabano S, Colombo F, et al. p15INK4b, p14ARF, and p16INK4a inactivation in sporadic and neurofibromatosis type 1-related malignant peripheral nerve sheath tumors. *Clin Cancer Res.* 2003; 9(11): 4132-4138.
468. Storlazzi CT, Brekke HR, Mandahl N, et al. Identification of a novel amplicon at distal 17q containing the BIRC5/SURVIVIN gene in

malignant peripheral nerve sheath tumours. *J Pathol.* 2006; 209(4): 492-500.
468a. Lee W, Teckie S, Wiesner T, et al. PRC2 is recurrently inactivated through EED or SUZ12 loss in malignant peripheral nerve sheath tumors. *Nat Genet.* 2014; 46(11): 1227-1232.
469. Fletcher CD, Martin-Bates E. Intramuscular and intermuscular lipoma: neglected diagnoses. *Histopathology.* 1988; 12(3): 275-287.
470. Enzi G. Multiple symmetric lipomatosis: an updated clinical report. *Medicine(Baltimore).* 1984; 63(1): 56-64.
471. Cates JMM, Coffing BN, Harris BT, Black CC. Calretinin expression in tumors of adipose tissue. *Hum Pathol.* 2006; 37(3): 312-321.
472. Katzer B. Histopathology of rare chondroosteoblastic metaplasia in benign lipomas. *Pathol Res Pract.* 1989; 184(4): 437-445.
473. Kim YH, Reiner L. Ultrastructure of lipoma. *Cancer.* 1982; 50(1): 102-106.
474. Solvonuk PF, Taylor GP, Hancock R, et al. Correlation of morphologic and biochemical observations in human lipomas. *Lab Invest.* 1984; 51(4): 469-474.
475. Allen PW. Selected case from the Arkadi M. Rywlin International Pathology Slide Seminar: sclerotic(fibroma-like) lipoma, dorsum of right hand. *Adv Anat Pathol.* 2013; 20(1): 68-72.
476. Laskin WB, Fetsch JF, Michal M, Miettinen M. Sclerotic(fibroma-like) lipoma: a distinctive lipoma variant with a predilection for the distal extremities. *Am J Dermatopathol.* 2006; 28(4): 308-316.
477. Song M, Seo S-H, Jung D-S, et al. Angiomyxolipoma(vascular myxolipoma) of subcutaneous tissue. *Ann Dermatol.* 2009; 21(2): 189-192.
478. Meis JM, Enzinger FM. Chondroid lipoma. A unique tumor simulating liposarcoma and myxoid chondrosarcoma. *Am J Surg Pathol.* 1993; 17(11): 1103-1112.
479. Thway K, Flora RS, Fisher C. Chondroid lipoma: an update and review. *Ann Diagn Pathol.* 2012; 16(3): 230-234.
480. Meis JM, Enzinger FM. Myolipoma of soft tissue. *Am J Surg Pathol.* 1991; 15(2): 121-125.
481. Enzinger FM, Harvey DA. Spindle cell lipoma. *Cancer.* 1975; 36(5): 1852-1859.
482. Hawley IC, Krausz T, Evans DJ, Fletcher CD. Spindle cell lipoma—a pseudoangiomatous variant. *Histopathology.* 1994; 24(6): 565-569.
483. Zamecnik M, Michal M. Angiomatous spindle cell lipoma: report of three cases with immunohistochemical and ultrastructural study and reappraisal of former "pseudoangiomatous" variant. *Pathol Int.* 2007; 57(1): 26-31.
484. Billings SD, Folpe AL. Diagnostically challenging spindle cell lipomas: a report of 34 "low-fat" and "fat-free" variants. *Am J Dermatopathol.* 2007; 29(5): 437-442.
485. Suster S, Fisher C. Immunoreactivity for the human hematopoietic progenitor cell antigen (CD34) in lipomatous tumors. *Am J Surg Pathol.* 1997; 21(2): 195-200.
485a. Chen BJ, Marino-Enriquez A, Fletcher CD, et al. Loss of retinoblastoma protein expression in spindle cell/pleomorphic lipomas and cytogenetically related tumors: an immunohistochemical study with diagnostic implications. *Am J Surg Pathol.* 2012; 36(8): 1119-1128.
486. Shmookler BM, Enzinger FM. Pleomorphic lipoma: a benign tumor simulating liposarcoma. A clinicopathologic analysis of 48 cases. *Cancer.* 1981; 47(1): 126-133.
487. Sachdeva MP, Goldblum JR, Rubin BP, Billings SD. Low-fat and fat-free pleomorphic lipomas: a diagnostic challenge. *Am J Dermatopathol.* 2009; 31(5): 423-426.
488. Schmack I, Patel RM, Folpe AL, et al. Subconjunctival herniated orbital fat: a benign adipocytic lesion that may mimic pleomorphic lipoma and atypical lipomatous tumor. *Am J Surg Pathol.* 2007; 31(2): 193-198.
489. Dixon AY, McGregor DH, Lee SH. Angiolipomas: an ultrastructural and clinicopathological study. *Hum Pathol.* 1981; 12(8): 739-747.
490. Hunt SJ, Santa Cruz DJ, Barr RJ. Cellular angiolipoma. *Am J Surg Pathol.* 1990; 14(1): 75-81.
491. Howard WR, Helwig EB. Angiolipoma. *Arch Dermatol.* 1960; 82: 924-931.
492. Sciot R, Akerman M, Dal Cin P, et al. Cytogenetic analysis of subcutaneous angiolipoma: further evidence supporting its difference from ordinary pure lipomas: a report of the CHAMP Study Group. *Am J Surg Pathol.* 1997; 21(4): 441-444.
493. Rushin JM, Flick MW. Pathologic quiz case 1. Intramuscular hemangioma, small vessel type, masseter muscle(also known as infiltrating angiolipoma). *Arch Otolaryngol Head Neck Surg.* 1989; 115(7): 878-881.
494. Hakim A, Rozeik C. Adrenal and extra-adrenal myelolipomas—a comparative case report. *J Radiol Case Rep.* 2014; 8(1): 1-12.
495. Gagliardo C, Falanga G, Sutera R, et al. Presacral myelolipoma. A case report and literature review. *Neuroradiol J.* 2014; 27(6): 764-769.
496. Xiong Y, Wang Y, Lin Y. Primary myelolipoma in posterior mediastinum. *J Thorac Dis.* 2014; 6(9): E181-E187.
497. Kumar S, Jayant K, Prasad S, et al. Rare adrenal gland emergencies: a case series of giant myelolipoma presenting with massive hemorrhage and abscess. *Nephrourol Mon.* 2015; 7(1): e22671.
498. Reginelli A, Di Grezia G, Izzo A, et al. Imaging of adrenal incidentaloma: our experience. *Int J Surg.* 2014; 12(suppl 1): S126-S131.
499. Wang J, Fisher C, Thway K. "Dominant" myelolipoma encasing adrenal cortical carcinoma: an unusual variation of myelolipoma occurring as a synchronous and predominant neoplasm. *Int J Surg Pathol.* 2014; 22(8): 731-735.
500. Kerkhofs TM, Roumen RM, Demeyere TB, et al. Adrenal tumors with unexpected outcome: a review of the literature. *Int J Endocrinol.* 2015; 2015: 710514.
501. Bishop E, Eble JN, Cheng L, et al. Adrenal myelolipomas show nonrandom X-chromosome inactivation in hematopoietic elements and fat: support for a clonal origin of myelolipomas. *Am J Surg Pathol.* 2006; 30(7): 838-843.
502. Kindblom LG, Angervall L, Stener B, Wickbom I. Intermuscular and intramuscular lipomas and hibernomas. A clinical, roentgenologic, histologic, and prognostic study of 46 cases. *Cancer.* 1974; 33(3): 754-762.
503. Weaver J, Rao P, Goldblum JR, et al. Can MDM2 analytical tests performed on core needle biopsy be relied upon to diagnose well-differentiated liposarcoma? *Mod Pathol.* 2010; 23(10): 1301-1306.
504. Dionne GP, Seemayer TA. Infiltrating lipomas and angiolipomas revisited. *Cancer.* 1974; 33(3): 732-738.
505. Bartuma H, Hallor KH, Panagopoulos I, et al. Assessment of the clinical and molecular impact of different cytogenetic subgroups in a series of 272 lipomas with abnormal karyotype. *Genes Chromosomes Cancer.* 2007; 46(6): 594-606.
506. Fletcher CD, Akerman M, Dal Cin P, et al. Correlation between clinicopathological features and karyotype in lipomatous tumors. A report of 178 cases from the Chromosomes and Morphology(CHAMP) Collaborative Study Group. *Am J Pathol.* 1996; 148(2): 623-630.
507. Sandberg AA. Updates on the cytogenetics and molecular genetics of bone and soft tissue tumors: lipoma. *Cancer Genet Cytogenet.* 2004; 150(2): 93-115.
508. Dal Cin P, Sciot R, Polito P, et al. Lesions of 13q may occur independently of deletion of 16q in spindle cell/pleomorphic lipomas. *Histopathology.* 1997; 31(3): 222-225.
509. Heim S, Mandahl N, Rydholm A, et al. Different karyotypic features characterize different clinico-pathologic subgroups of benign lipogenic tumors. *Int J Cancer.* 1988; 42(6): 863-867.
510. Mandahl N, Heim S, Arheden K, et al. Three major cytogenetic subgroups can be identified among chromosomally abnormal solitary lipomas. *Hum Genet.* 1988; 79(3): 203-208.
511. Coffin CM, Lowichik A, Putnam A. Lipoblastoma(LPB): a clinicopathologic and immunohistochemical analysis of 59 cases. *Am J Surg Pathol.* 2009; 33(11): 1705-1712.
512. Mentzel T, Calonje E, Fletcher CD. Lipoblastoma and lipoblastomatosis: a clinicopathological study of 14 cases. *Histopathology.* 1993; 23(6): 527-533.
513. de Saint Aubain Somerhausen N, Coindre JM, Debiec-Rychter M, et al. Lipoblastoma in adolescents and young adults: report of six cases with FISH analysis. *Histopathology.* 2008; 52(3): 294-298.
514. Gisselsson D, Hibbard MK, Dal Cin P, et al. PLAG1 alterations in lipoblastoma: involvement in varied mesenchymal cell types and evidence for alternative oncogenic mechanisms. *Am J Pathol.* 2001; 159(3): 955-962.
515. Hibbard MK, Kozakewich HP, Dal Cin P, et al. PLAG1 fusion oncogenes in lipoblastoma. *Cancer Res.* 2000; 60(17): 4869-4872.
516. Furlong MA, Fanburg-Smith JC, Miettinen M. The morphologic spectrum of hibernoma: a clinicopathologic study of 170 cases. *Am J Surg Pathol.* 2001; 25(6): 809-814.
517. Gisselsson D, Höglund M, Mertens F, et al. Hibernomas are characterized by homozygous deletions in the multiple endocrine neoplasia type I region. Metaphase fluorescence in situ hybridization reveals complex rearrangements not detected by conventional cytogenetics. *Am J Pathol.* 1999; 155(1): 61-66.
518. Mertens F, Rydholm A, Brosjö O, et al. Hibernomas are characterized by rearrangements of chromosome bands 11q13-21. *Int J Cancer.* 1994; 58(4): 503-505.
519. Gaffney EF, Hargreaves HK, Semple E, Vellios F. Hibernoma: distinctive light and electron microscopic features and relationship to brown adipose tissue. *Hum Pathol.* 1983; 14(8): 677-687.
520. Chirieac LR, Dekmezian RH, Ayala AG. Characterization of the myxoid variant of hibernoma. *Ann Diagn Pathol.* 2006; 10(2): 104-106.
521. Silverman TA, Enzinger FM. Fibrolipomatous hamartoma of nerve. A clinicopathologic analysis of 26 cases. *Am J Surg Pathol.* 1985; 9(1): 7-14.
522. Alaggio R, Coffin CM, Weiss SW, et al. Liposarcomas in young patients: a study of 82 cases occurring in patients younger than 22 years of age. *Am J Surg Pathol.* 2009; 33(5): 645-658.
523. Coffin CM, Alaggio R. Adipose and myxoid tumors of childhood and adolescence. *Pediatr Dev Pathol.* 2012; 15(1 suppl): 239-254.
524. Chung EB. Pitfalls in diagnosing benign soft

tissue tumors in infancy and childhood. *Pathol Annu.* 1985; 20(Pt 2): 323-386.
525. Enzinger FM, Winslow DJ. Liposarcoma. A study of 103 cases. *Virchows Arch Pathol Anat Physiol Klin Med.* 1962; 335: 367-388.
526. Antonescu CR, Elahi A, Humphrey M, et al. Specificity of TLS-CHOP rearrangement for classic myxoid/round cell liposarcoma: absence in predominantly myxoid well-differentiated liposarcomas. *J Mol Diagn.* 2000; 2(3): 132-138.
527. Mentzel T, Palmedo G, Hantschke M, et al. Mixed-type liposarcoma: clinicopathological, immunohistochemical, and molecular analysis of a case arising in deep soft tissues of the lower extremity. *Virchows Arch.* 2008; 453(2): 197-201.
528. Folpe AL, Weiss SW. Lipoleiomyosarcoma (well-differentiated liposarcoma with leiomyosarcomatous differentiation): a clinicopathologic study of nine cases including one with dedifferentiation. *Am J Surg Pathol.* 2002; 26(6): 742-749.
529. Argani P, Facchetti F, Inghirami G, Rosai J. Lymphocyte-rich well-differentiated liposarcoma: report of nine cases. *Am J Surg Pathol.* 1997; 21(8): 884-895.
530. Kraus MD, Guillou L, Fletcher CD. Well-differentiated inflammatory liposarcoma: an uncommon and easily overlooked variant of a common sarcoma. *Am J Surg Pathol.* 1997; 21(5): 518-527.
531. Dei Tos AP, Mentzel T, Newman PL, Fletcher CD. Spindle cell liposarcoma, a hitherto unrecognized variant of liposarcoma. Analysis of six cases. *Am J Surg Pathol.* 1994; 18(9): 913-921.
532. Deyrup AT, Chibon F, Guillou L, et al. Fibrosarcoma-like lipomatous neoplasm: a reappraisal of so-called spindle cell liposarcoma defining a unique lipomatous tumor unrelated to other liposarcomas. *Am J Surg Pathol.* 2013; 37(9): 1373 - 1378.
532a. Marino-Enriguez A, Nascimento AF, Ligon AH, et al. Atypical spindle cell lipomatous tumor: clinicopathologic characterization of
232 cases demonstrating a morphologic spectrum. *Am J Surg Pathol.* 2017; 41(2): 234-244.
533. Mandahl N, Akerman M, Aman P, et al. Duplication of chromosome segment 12q15-24 is associated with atypical lipomatous tumors: a report of the CHAMP collaborative study group. CHromosomes And MorPhology. *Int J Cancer.* 1996; 67(5): 632-635.
534. Rosai J, Akerman M, Dal Cin P, et al. Combined morphologic and karyotypic study of 59 atypical lipomatous tumors. Evaluation of their relationship and differential diagnosis with other adipose tissue tumors(a report of the CHAMP Study Group). *Am J Surg Pathol.* 1996; 20(10): 1182-1189.
535. Sirvent N, Coindre J-M, Maire G, et al. Detection of MDM2-CDK4 Amplification by fluorescence in situ hybridization in 200 Paraffin-embedded tumor samples: utility in diagnosing adipocytic lesions and comparison with immunohistochemistry and real-time PCR. *Am J Surg Pathol.* 2007; 31(10): 1476-1489.
536. Binh MBN, Sastre-Garau X, Guillou L, et al. MDM2 and CDK4 immunostainings are useful adjuncts in diagnosing well-differentiated and dedifferentiated liposarcoma subtypes: a comparative analysis of 559 soft tissue neoplasms with genetic data. *Am J Surg Pathol.* 2005; 29(10): 1340-1347.
537. He M, Aisner S, Benevenia J, et al. p16 immunohistochemistry as an alternative marker to distinguish atypical lipomatous tumor from deep-seated lipoma. *Appl Immunohistochem Mol Morphol.* 2009; 17(1): 51-56.
538. Thway K, Flora R, Shah C, et al. Diagnostic utility of p16, CDK4, and MDM2 as an immunohistochemical panel in distinguishing well-differentiated and dedifferentiated liposarcomas from other adipocytic tumors. *Am J Surg Pathol.* 2012; 36(3): 462-469.
539. de Vreeze R, de Jong D, Nederlof P, et al. Multifocal myxoid liposarcoma—metastasis or second primary tumor?: a molecular biological analysis. *J Mol Diagn.* 2010; 12(2): 238-243.
540. Wei Y-C, Li C-F, Eng H-L, et al. Myxoid liposarcoma with cartilaginous differentiation: identification of the same type II TLS-CHOP fusion gene transcript in both lipogenic and chondroid components. *Appl Immunohistochem Mol Morphol.* 2007; 15(4): 477-480.
541. Panagopoulos I, Höglund M, Mertens F, et al. Fusion of the EWS and CHOP genes in myxoid liposarcoma. *Oncogene.* 1996; 12(3): 489-494.
542. Oikawa K, Ishida T, Imamura T, et al. Generation of the novel monoclonal antibody against TLS/EWS-CHOP chimeric oncoproteins that is applicable to one of the most sensitive assays for myxoid and round cell liposarcomas. *Am J Surg Pathol.* 2006; 30(3): 351-356.
543. Antonescu CR, Tschernyavsky SJ, Decuseara R, et al. Prognostic impact of P53 status, TLS-CHOP fusion transcript structure, and histological grade in myxoid liposarcoma: a molecular and clinicopathologic study of 82 cases. *Clin Cancer Res.* 2001; 7(12): 3977-3987.
544. Smith TA, Easley KA, Goldblum JR. Myxoid/round cell liposarcoma of the extremities. A clinicopathologic study of 29 cases with particular attention to extent of round cell liposarcoma. *Am J Surg Pathol.* 1996; 20(2): 171-180.
545. Tallini G, Akerman M, Dal Cin P, et al. Combined morphologic and karyotypic study of 28 myxoid liposarcomas. Implications for a revised morphologic typing,(a report from the CHAMP Group). *Am J Surg Pathol.* 1996; 20(9): 1047 - 1055.
546. Downes KA, Goldblum JR, Montgomery EA, Fisher C. Pleomorphic liposarcoma: a clinicopathologic analysis of 19 cases. *Mod Pathol.* 2001; 14(3): 179-184.
547. Ghadimi MP, Liu P, Peng T, et al. Pleomorphic liposarcoma: clinical observations and molecular variables. *Cancer.* 2011; 117(23): 5359-5369.
548. Hornick JL, Bosenberg MW, Mentzel T, et al. Pleomorphic liposarcoma: clinicopathologic analysis of 57 cases. *Am J Surg Pathol.* 2004; 28(10): 1257-1267.
549. Huang H-Y, Antonescu CR. Epithelioid variant of pleomorphic liposarcoma: a comparative immunohistochemical and ultrastructural analysis of six cases with emphasis on overlapping features with epithelial malignancies. *Ultrastruct Pathol.* 2002; 26(5): 299-308.
550. Miettinen M, Enzinger FM. Epithelioid variant of pleomorphic liposarcoma: a study of 12 cases of a distinctive variant of high-grade liposarcoma. *Mod Pathol.* 1999; 12(7): 722-728.
551. Henricks WH, Chu YC, Goldblum JR, Weiss SW. Dedifferentiated liposarcoma: a clinicopathological analysis of 155 cases with a proposal for an expanded definition of dedifferentiation. *Am J Surg Pathol.* 1997; 21(3): 271-281.
552. McCormick D, Mentzel T, Beham A, Fletcher CD. Dedifferentiated liposarcoma. Clinicopathologic analysis of 32 cases suggesting a better prognostic subgroup among pleomorphic sarcomas. *Am J Surg Pathol.* 1994; 18(12): 1213-1223.
553. Evans HL. Atypical lipomatous tumor, its variants, and its combined forms: a study of 61 cases, with a minimum follow-up of 10 years. *Am J Surg Pathol.* 2007; 31(1): 1-14.
554. Evans HL, Soule EH, Winkelmann RK. Atypical lipoma, atypical intramuscular lipoma, and well differentiated retroperitoneal liposarcoma: a reappraisal of 30 cases formerly classified as well differentiated liposarcoma. *Cancer.* 1979; 43(2): 574-584.
555. Weiss SW, Rao VK. Well-differentiated liposarcoma (atypical lipoma) of deep soft tissue of the extremities, retroperitoneum, and miscellaneous sites. A follow-up study of 92 cases with analysis of the incidence of "dedifferentiation.". *Am J Surg Pathol.* 1992; 16(11): 1051-1058.
556. Binh MBN, Guillou L, Hostein I, et al. Dedifferentiated liposarcomas with divergent myosarcomatous differentiation developed in the internal trunk: a study of 27 cases and comparison to conventional dedifferentiated liposarcomas and leiomyosarcomas. *Am J Surg Pathol.* 2007; 31(10): 1557-1566.
557. Guillou L, Aurias A. Soft tissue sarcomas with complex genomic profiles. *Virchows Arch.* 2010; 456(2): 201-217.
558. Tallini G, Erlandson RA, Brennan MF, Woodruff JM. Divergent myosarcomatous differentiation in retroperitoneal liposarcoma. *Am J Surg Pathol.* 1993; 17(6): 546-556.
559. Boland JM, Weiss SW, Oliveira AM, et al. Liposarcomas with mixed well-differentiated and pleomorphic features: a clinicopathologic study of 12 cases. *Am J Surg Pathol.* 2010; 34(6): 837-843.
560. Mariño-Enríquez A, Fletcher CDM, Dal Cin P, Hornick JL. Dedifferentiated liposarcoma with "homologous" lipoblastic(pleomorphic liposarcoma-like) differentiation: clinicopathologic and molecular analysis of a series suggesting revised diagnostic criteria. *Am J Surg Pathol.* 2010; 34(8): 1122-1131.
561. Fanburg-Smith JC, Miettinen M. Liposarcoma with meningothelial-like whorls: a study of 17 cases of a distinctive histological pattern associated with dedifferentiated liposarcoma. *Histopathology.* 1998; 33(5): 414-424.
562. Nascimento AG, Kurtin PJ, Guillou L, Fletcher CD. Dedifferentiated liposarcoma: a report of nine cases with a peculiar neurallike whorling pattern associated with metaplastic bone formation. *Am J Surg Pathol.* 1998; 22(8): 945-955.
563. Horvai AE, Schaefer JT, Nakakura EK, O'Donnell RJ. Immunostaining for peroxisome proliferator gamma distinguishes dedifferentiated liposarcoma from other retroperitoneal sarcomas. *Mod Pathol.* 2008; 21(5): 517-524.
564. Horvai AE, DeVries S, Roy R, et al. Similarity in genetic alterations between paired well-differentiated and dedifferentiated components of dedifferentiated liposarcoma. *Mod Pathol.* 2009; 22(11): 1477-1488.
565. Rieker RJ, Weitz J, Lehner B, et al. Genomic profiling reveals subsets of dedifferentiated liposarcoma to follow separate molecular pathways. *Virchows Arch.* 2010; 456(3): 277-285.
566. Yoshida A, Ushiku T, Motoi T, et al. Well-differentiated liposarcoma with low-grade osteosarcomatous component: an underrecognized variant. *Am J Surg Pathol.* 2010; 34(9): 1361-1366.
567. Farshid G, Weiss SW. Massive localized lymphedema in the morbidly obese: a histologically distinct reactive lesion simulating liposarcoma. *Am J Surg Pathol.* 1998; 22(10): 1277-1283.
568. Adegboyega PA, Qiu S. Hemangioma versus

vascular malformation: presence of nerve bundle is a diagnostic clue for vascular malformation. *Arch Pathol Lab Med*. 2005; 129(6): 772-775.

569. Meijer-Jorna LB, Breugem CC, de Boer OJ, et al. Presence of a distinct neural component in congenital vascular malformations relates to the histological type and location of the lesion. *Hum Pathol*. 2009; 40(10): 1467-1473.
570. Coffin CM, Dehner LP. Vascular tumors in children and adolescents: a clinicopathologic study of 228 tumors in 222 patients. *Pathol Annu*. 1993; 28(Pt 1): 97-120.
571. Rao VK, Weiss SW. Angiomatosis of soft tissue. An analysis of the histologic features and clinical outcome in 51 cases. *Am J Surg Pathol*. 1992; 16(8): 764-771.
572. Finn MC, Glowacki J, Mulliken JB. Congenital vascular lesions: clinical application of a new classification. *J Pediatr Surg*. 1983; 18(6): 894-900.
573. Calonje E, Mentzel T, Fletcher CD. Pseudomalignant perineurial invasion in cellular ("infantile") capillary haemangiomas. *Histopathology*. 1995; 26(2): 159-164.
574. Gratzinger D, Zhao S, West R, et al. The transcription factor LMO2 is a robust marker of vascular endothelium and vascular neoplasms and selected other entities. *Am J Clin Pathol*. 2009; 131(2): 264-278.
575. Syed SP, Martin A-M, Haupt HM, et al. Angiostatin receptor annexin II in vascular tumors including angiosarcoma. *Hum Pathol*. 2007; 38(3): 508-513.
576. Debelenko LV, Perez-Atayde AR, Mulliken JB, et al. D2-40 immunohistochemical analysis of pediatric vascular tumors reveals positivity in kaposiform hemangioendothelioma. *Mod Pathol*. 2005; 18(11): 1454-1460.
577. Nguyen VA, Kutzner H, Fürhapter C, et al. Infantile hemangioma is a proliferation of LYVE-1-negative blood endothelial cells without lymphatic competence. *Mod Pathol*. 2006; 19(2): 291-298.
578. Smoller BR, Apfelberg DB. Infantile (juvenile) capillary hemangioma: a tumor of heterogeneous cellular elements. *J Cutan Pathol*. 1993; 20(4): 330-336.
579. Walter JW, Blei F, Anderson JL, et al. Genetic mapping of a novel familial form of infantile hemangioma. *Am J Med Genet*. 1999; 82(1): 77-83.
580. Blei F, Walter J, Orlow SJ, Marchuk DA. Familial segregation of hemangiomas and vascular malformations as an autosomal dominant trait. *Arch Dermatol*. 1998; 134(6): 718-722.
581. Metry DW, Haggstrom AN, Drolet BA, et al. A prospective study of PHACE syndrome in infantile hemangiomas: demographic features, clinical findings, and complications. *Am J Med Genet A*. 2006; 140(9): 975-986.
582. Tompkins VN, Walsh TS. Some observations on the strawberry nevus of infancy. *Cancer*. 1956; 9(5): 869-904.
583. Drut R, Altamirano E. Endothelial cells of intramuscular(infantile) hemangioma express glut1. *Int J Surg Pathol*. 2007; 15(2): 166-168.
584. Weinblatt ME, Kahn E, Kochen JA. Hemangioendothelioma with intravascular coagulation and ischemic colitis. *Cancer*. 1984; 54(10): 2300-2304.
585. Calonje E, Fletcher CD. Sinusoidal hemangioma. A distinctive benign vascular neoplasm within the group of cavernous hemangiomas. *Am J Surg Pathol*. 1991; 15(12): 1130-1135.
586. Koutlas IG, Jessurun J. Arteriovenous hemangioma: a clinicopathological and immunohistochemical study. *J Cutan Pathol*. 1994; 21(4): 343-349.
587. Lee BB, Baumgartner I, Berlien P, et al. Diagnosis and treatment of venous malformations. Consensus document of the International Union of Phlebology(IUP): updated 2013. *Int Angiol*. 2015; 34(2): 97-149.
588. Beham A, Fletcher CD. Intramuscular angioma: a clinicopathological analysis of 74 cases. *Histopathology*. 1991; 18(1): 53-59.
589. Pegado PF, Ordi QC, Roche S, et al. Intravascular papillary endothelial hyperplasia(Masson tumor) mimicking a sarcoma and developing from an arteriovenous hemodialysis fistula. *Skeletal Radiol*. 2015; 44(6): 859-862.
590. Albrecht S, Kahn HJ. Immunohistochemistry of intravascular papillary endothelial hyperplasia. *J Cutan Pathol*. 1990; 17(1): 16-21.
591. Pins MR, Rosenthal DI, Springfield DS, Rosenberg AE. Florid extravascular papillary endothelial hyperplasia(Masson's pseudoangiosarcoma) presenting as a soft-tissue sarcoma. *Arch Pathol Lab Med*. 1993; 117(3): 259-263.
592. Weiss SW, Enzinger FM. Spindle cell hemangioendothelioma. A low-grade angiosarcoma resembling a cavernous hemangioma and Kaposi's sarcoma. *Am J Surg Pathol*. 1986; 10(8): 521-530.
593. Perkins P, Weiss SW. Spindle cell hemangioendothelioma. An analysis of 78 cases with reassessment of its pathogenesis and biologic behavior. *Am J Surg Pathol*. 1996; 20(10): 1196-1204.
594. Fletcher CD, Beham A, Schmid C. Spindle cell haemangioendothelioma: a clinicopathological and immunohistochemical study indicative of a non-neoplastic lesion. *Histopathology*. 1991; 18(4): 291-301.
595. Chan JK, Hui PK, Ng CS, et al. Epithelioid haemangioma(angiolymphoid hyperplasia with eosinophilia) and Kimura's disease in Chinese. *Histopathology*. 1989; 15(6): 557-574.
596. Urabe A, Tsuneyoshi M, Enjoji M. Epithelioid hemangioma versus Kimura's disease. A comparative clinicopathologic study. *Am J Surg Pathol*. 1987; 11(10): 758-766.
597. Fetsch JF, Sesterhenn IA, Miettinen M, Davis CJ. Epithelioid hemangioma of the penis: a clinicopathologic and immunohistochemical analysis of 19 cases, with special reference to exuberant examples often confused with epithelioid hemangioendothelioma and epithelioid angiosarcoma. *Am J Surg Pathol*. 2004; 28(4): 523-533.

597a. van Jzendoorn DG, de Jong D, Romagosa C, et al. Fusion events lead to the truncation of FOS in epithelioid hemangioma of bone. *Genes Chromosomes Cancer*. 2015; 54(9): 565-574.

597b. Antonescu CR, Chen HW, Zhang L, et al. ZFP36-FOSB fusion defines a subset of epithelioid hemangioma with atypical features. *Genes Chromosomes Cancer*. 2014; 53(11): 951-959.

598. Moesner J, Pallesen R, Sørensen B. Angiolymphoid hyperplasia with eosinophilia(Kimura's disease). A case with dermal lesions in the knee region and a popliteal arteriovenous fistula. *Arch Dermatol*. 1981; 117(10): 650-653.
599. Guillou L, Calonje E, Speight P, et al. Hobnail hemangioma: a pseudomalignant vascular lesion with a reappraisal of targetoid hemosiderotic hemangioma. *Am J Surg Pathol*. 1999; 23(1): 97-105.
600. Brown JG, Folpe AL, Rao P, et al. Primary vascular tumors and tumor-like lesions of the kidney: a clinicopathologic analysis of 25 cases. *Am J Surg Pathol*. 2010; 34(7): 942-949.
601. Kryvenko ON, Gupta NS, Meier FA, et al. Anastomosing hemangioma of the genitourinary system: eight cases in the kidney and ovary with immunohistochemical and ultrastructural analysis. *Am J Clin Pathol*. 2011; 136(3): 450-457.
602. Montgomery E, Epstein JI. Anastomosing hemangioma of the genitourinary tract: a lesion mimicking angiosarcoma. *Am J Surg Pathol*. 2009; 33(9): 1364-1369.
603. Padilla RS, Orkin M, Rosai J. Acquired "tufted" angioma(progressive capillary hemangioma). A distinctive clinicopathologic entity related to lobular capillary hemangioma. *Am J Dermatopathol*. 1987; 9(4): 292-300.
604. Tille JC, Morris MA, Bründler MA, Pepper MS. Familial predisposition to tufted angioma: identification of blood and lymphatic vascular components. *Clin Genet*. 2003; 63(5): 393-399.
605. Devaney K, Vinh TN, Sweet DE. Skeletal-extraskeletal angiomatosis. A clinicopathological study of fourteen patients and nosologic considerations. *J Bone Joint Surg Am*. 1994; 76(6): 878-891.
606. Weiss SW, Enzinger FM. Epithelioid hemangioendothelioma: a vascular tumor often mistaken for a carcinoma. *Cancer*. 1982; 50(5): 970-981.
607. Williams SB, Butler BC, Gilkey FW, et al. Epithelioid hemangioendothelioma with osteoclastlike giant cells. *Arch Pathol Lab Med*. 1993; 117(3): 315-318.
608. Weiss SW, Ishak KG, Dail DH, et al. Epithelioid hemangioendothelioma and related lesions. *Semin Diagn Pathol*. 1986; 3(4): 259-287.
609. Ellis GL, Kratochvil FJ. Epithelioid hemangioendothelioma of the head and neck: a clinicopathologic report of twelve cases. *Oral Surg Oral Med Oral Pathol*. 1986; 61(1): 61-68.
610. Mentzel T, Beham A, Calonje E, et al. Epithelioid hemangioendothelioma of skin and soft tissues: clinicopathologic and immunohistochemical study of 30 cases. *Am J Surg Pathol*. 1997; 21(4): 363-374.
611. Deyrup AT, Tighiouart M, Montag AG, Weiss SW. Epithelioid hemangioendothelioma of soft tissue: a proposal for risk Stratification based on 49 cases. *Am J Surg Pathol*. 2008; 32(6): 924-927.
612. Errani C, Zhang L, Sung YS, et al. A novel WWTR1-CAMTA1 gene fusion is a consistent abnormality in epithelioid hemangioendothelioma of different anatomic sites. *Genes Chromosomes Cancer*. 2011; 50(8): 644-653.
613. Tanas MR, Sboner A, Oliveira AM, et al. Identification of a disease-defining gene fusion in epithelioid hemangioendothelioma. *Sci Transl Med*. 2011; 3(98): 98ra82.
614. Doyle LA, Fletcher CD, Hornick JL. Nuclear expression of CAMTA1 distinguishes epithelioid hemangioendothelioma from histologic mimics. *Am J Surg Pathol*. 2016; 40(1): 94-102.
615. Billings SD, Folpe AL, Weiss SW. Epithelioid sarcoma-like hemangioendothelioma. *Am J Surg Pathol*. 2003; 27(1): 48-57.
616. Hornick JL, Fletcher CDM. Pseudomyogenic hemangioendothelioma: a distinctive, often multicentric tumor with indolent behavior. *Am J Surg Pathol*. 2011; 35(2): 190-201.

616a. Hung YP, Fletcher CD, Hornick JL. FOSB is a useful diagnostic marker for pseudomyogenic hemangioendothelioma. *Am J Surg Pathol*. 2017; 41(5): 596-606.

617. Lyons LL, North PE, Mac-Moune Lai F, et al. Kaposiform hemangioendothelioma: a study of 33 cases emphasizing its pathologic, immunophenotypic, and biologic uniqueness from ju-

venile hemangioma. *Am J Surg Pathol*. 2004; 28(5): 559 - 568.

618. Zukerberg LR, Nickoloff BJ, Weiss SW. Kaposiform hemangioendothelioma of infancy and childhood. An aggressive neoplasm associated with Kasabach-Merritt syndrome and lymphangiomatosis. *Am J Surg Pathol*. 1993; 17(4): 321-328.
619. Méndez R, Capdevila A, Tellado MG, et al. Kaposiform hemangioendothelioma associated with Milroy's disease(primary hereditary lymphedema). *J Pediatr Surg*. 2003; 38(7): E9-E12.
620. Le Huu AR, Jokinen CH, Rubin BP, et al. Expression of prox1, lymphatic endothelial nuclear transcription factor, in Kaposiform hemangioendothelioma and tufted angioma. *Am J Surg Pathol*. 2010; 34(11): 1563-1573.
621. Blatt J, Stavas J, Moats-Staats B, et al. Treatment of childhood kaposiform hemangioendothelioma with sirolimus. *Pediatr Blood Cancer*. 2010; 55(7): 1396-1398.
622. Haisley-Royster C, Enjolras O, Frieden IJ, et al. Kasabach-merritt phenomenon: a retrospective study of treatment with vincristine. *J Pediatr Hematol Oncol*. 2002; 24(6): 459-462.
623. Hermans DJJ, van Beynum IM, van der Vijver RJ, et al. Kaposiform hemangioendothelioma with Kasabach-Merritt syndrome: a new indication for propranolol treatment. *J Pediatr Hematol Oncol*. 2011; 33(4): e171-e173.
624. Dabska M. Malignant endovascular papillary angioendothelioma of the skin in childhood. Clinicopathologic study of 6 cases. *Cancer*. 1969; 24(3): 503-510.
625. Colmenero I, Hoeger PH. Vascular tumours in infants. Part II: vascular tumours of intermediate malignancy [corrected] and malignant tumours. *Br J Dermatol*. 2014; 171(3): 474-484.
626. Fanburg-Smith JC, Michal M, Partanen TA, et al. Papillary intralymphatic angioendothelioma(PILA): a report of twelve cases of a distinctive vascular tumor with phenotypic features of lymphatic vessels. *Am J Surg Pathol*. 1999; 23(9): 1004-1010.
627. Neves RI, Stevenson J, Hancey MJ, et al. Endovascular papillary angioendothelioma (Dabska tumor): underrecognized malignant tumor in childhood. *J Pediatr Surg*. 2011; 46(1): e25-e28.
628. Calonje E, Fletcher CD, Wilson-Jones E, Rosai J. Retiform hemangioendothelioma. A distinctive form of low-grade angiosarcoma delineated in a series of 15 cases. *Am J Surg Pathol*. 1994; 18(2): 115-125.
629. Quecedo E, Martínez-Escribano JA, Febrer I, et al. Dabska tumor developing within a preexisting vascular malformation. *Am J Dermatopathol*. 1996; 18(3): 302-307.
630. Sanz-Trelles A, Rodrigo-Fernandez I, Ayala-Carbonero A, Contreras-Rubio F. Retiform hemangioendothelioma. A new case in a child with diffuse endovascular papillary endothelial proliferation. *J Cutan Pathol*. 1997; 24(7): 440-444.
631. Folpe AL, Veikkola T, Valtola R, Weiss SW. Vascular endothelial growth factor receptor-3 (VEGFR-3): a marker of vascular tumors with presumed lymphatic differentiation, including Kaposi's sarcoma, kaposiform and Dabska-type hemangioendotheliomas, and a subset of angiosarcomas. *Mod Pathol*. 2000; 13(2): 180-185.
632. Miettinen M, Wang Z-F. Prox1 transcription factor as a marker for vascular tumors-evaluation of 314 vascular endothelial and 1086 nonvascular tumors. *Am J Surg Pathol*. 2012; 36(3): 351-359.
633. Fukunaga M, Suzuki K, Saegusa N, Folpe AL. Composite hemangioendothelioma: report of 5 cases including one with associated Maffucci syndrome. *Am J Surg Pathol*. 2007; 31(10): 1567-1572.
634. Nayler SJ, Rubin BP, Calonje E, et al. Composite hemangioendothelioma: a complex, low-grade vascular lesion mimicking angiosarcoma. *Am J Surg Pathol*. 2000; 24(3): 352-361.
635. Deyrup AT, Miettinen M, North PE, et al. Pediatric cutaneous angiosarcomas: a clinicopathologic study of 10 cases. *Am J Surg Pathol*. 2011; 35(1): 70-75.
636. Deyrup AT, Miettinen M, North PE, et al. Angiosarcomas arising in the viscera and soft tissue of children and young adults: a clinicopathologic study of 15 cases. *Am J Surg Pathol*. 2009; 33(2): 264-269.
637. Burke AP, Virmani R. Sarcomas of the great vessels. A clinicopathologic study. *Cancer*. 1993; 71(5): 1761-1773.
638. Mayer F, Aebert H, Rudert M, et al. Primary malignant sarcomas of the heart and great vessels in adult patients—a single-center experience. *Oncologist*. 2007; 12(9): 1134-1142.
639. Sebenik M, Ricci A, DiPasquale B, et al. Undifferentiated intimal sarcoma of large systemic blood vessels: report of 14 cases with immunohistochemical profile and review of the literature. *Am J Surg Pathol*. 2005; 29(9): 1184-1193.
640. Nanus DM, Kelsen D, Clark DG. Radiation-induced angiosarcoma. *Cancer*. 1987; 60(4): 777-779.
641. Joo Y-T, Jeong C-Y, Jung E-J, et al. Intra-abdominal angiosarcoma developing in a capsule of a foreign body: report of a case with associated hemorrhagic diathesis. *World J Surg Oncol*. 2005; 3: 60.
642. Byers RJ, McMahon RF, Freemont AJ, et al. Epithelioid angiosarcoma arising in an arteriovenous fistula. *Histopathology*. 1992; 21(1): 87-89.
643. Wehrli BM, Janzen DL, Shokeir O, et al. Epithelioid angiosarcoma arising in a surgically constructed arteriovenous fistula: a rare complication of chronic immunosuppression in the setting of renal transplantation. *Am J Surg Pathol*. 1998; 22(9): 1154-1159.
644. Idrees MT, Kuhar M, Ulbright TM, et al. Clonal evidence for the progression of a testicular germ cell tumor to angiosarcoma. *Hum Pathol*. 2010; 41(1): 139-144.
645. Andreu V, Elizalde I, Mallafré C, et al. Plexiform neurofibromatosis and angiosarcoma of the liver in von Recklinghausen disease. *Am J Gastroenterol*. 1997; 92(7): 1229-1230.
646. Meis-Kindblom JM, Kindblom LG. Angiosarcoma of soft tissue: a study of 80 cases. *Am J Surg Pathol*. 1998; 22(6): 683-697.
647. Fletcher CD, Beham A, Bekir S, et al. Epithelioid angiosarcoma of deep soft tissue: a distinctive tumor readily mistaken for an epithelial neoplasm. *Am J Surg Pathol*. 1991; 15(10): 915-924.
648. DeYoung BR, Swanson PE, Argenyi ZB, et al. CD31 immunoreactivity in mesenchymal neoplasms of the skin and subcutis: report of 145 cases and review of putative immunohistologic markers of endothelial differentiation. *J Cutan Pathol*. 1995; 22(3): 215-222.
649. Al-Abbadi MA, Almasri NM, Al-Quran S, Wilkinson EJ. Cytokeratin and epithelial membrane antigen expression in angiosarcomas: an immunohistochemical study of 33 cases. *Arch Pathol Lab Med*. 2007; 131(2): 288-292.
650. Rao P, Lahat G, Arnold C, et al. Angiosarcoma: a tissue microarray study with diagnostic implications. *Am J Dermatopathol*. 2013; 35(4): 432-437.
651. Dettenborn T, Wermker K, Schulze H-J, et al. Prognostic features in angiosarcoma of the head and neck: a retrospective monocenter study. *J Craniomaxillofac Surg*. 2014; 42(8): 1623-1628.
652. Deyrup AT, McKenney JK, Tighiouart M, et al. Sporadic cutaneous angiosarcomas: a proposal for risk Stratification based on 69 cases. *Am J Surg Pathol*. 2008; 32(1): 72 - 77.
653. Wiegand S, Eivazi B, Barth PJ, et al. Pathogenesis of lymphangiomas. *Virchows Arch*. 2008; 453(1): 1-8.
654. Alpman A, Cogulu O, Akgul M, et al. Prenatally diagnosed Turner syndrome and cystic hygroma: incidence and reasons for referrals. *Fetal Diagn Ther*. 2009; 25(1): 58-61.
655. Grapsa D, Mavrigiannaki P, Kleanthis C, et al. Autopsy findings in fetuses with cystic hygroma: a literature review and our center's experience. *Clin Exp Obstet Gynecol*. 2012; 39(3): 369-373.
656. Ramani P, Shah A. Lymphangiomatosis. Histologic and immunohistochemical analysis of four cases. *Am J Surg Pathol*. 1993; 17(4): 329-335.
657. Shah AR, Dinwiddie R, Woolf D, et al. Generalized lymphangiomatosis and chylothorax in the pediatric age group. *Pediatr Pulmonol*. 1992; 14(2): 126-130.
658. Trenor CC, Chaudry G. Complex lymphatic anomalies. *Semin Pediatr Surg*. 2014; 23(4): 186-190.
659. Gomez CS, Calonje E, Ferrar DW, et al. Lymphangiomatosis of the limbs. Clinicopathologic analysis of a series with a good prognosis. *Am J Surg Pathol*. 1995; 19(2): 125-133.
660. Enterline HT, Roberts B. Lymphangiopericytoma; case report of a previously undescribed tumor type. *Cancer*. 1955; 8(3): 582-587.
661. Gupta R, Kitaichi M, Inoue Y, et al. Lymphatic manifestations of lymphangioleiomyomatosis. *Lymphology*. 2014; 47(3): 106-117.
662. Meraj R, Wikenheiser-Brokamp KA, Young LR, McCormack FX. Lymphangioleiomyomatosis: new concepts in pathogenesis, diagnosis, and treatment. *Semin Respir Crit Care Med*. 2012; 33(5): 486-497.
663. Hansen T, Katenkamp K, Bittinger F, et al. D2-40 labeling in lymphangiomyoma/ lymphangiomyomatosis of the soft tissue: further evidence of lymphangiogenic tumor histogenesis. *Virchows Arch*. 2007; 450(4): 449-453.
664. Chan JK, Tsang WY, Pau MY, et al. Lymphangiomyomatosis and angiomyolipoma: closely related entities characterized by hamartomatous proliferation of HMB-45-positive smooth muscle. *Histopathology*. 1993; 22(5): 445-455.
665. Xu K-F, Lo BH. Lymphangioleiomyomatosis: differential diagnosis and optimal management. *Ther Clin Risk Manag*. 2014; 10: 691-700.
666. Hornick JL, Fletcher CDM. PEComa: what do we know so far? *Histopathology*. 2006; 48(1): 75-82.
667. Folpe AL, Mentzel T, Lehr H-A, et al. Perivascular epithelioid cell neoplasms of soft tissue and gynecologic origin: a clinicopathologic study of 26 cases and review of the literature. *Am J Surg Pathol*. 2005; 29(12): 1558-1575.
668. Folpe AL, Kwiatkowski DJ. Perivascular epithelioid cell neoplasms: pathology and pathogenesis. *Hum Pathol*. 2010; 41(1): 1-15.
669. Harris GC, McCulloch TA, Perks G, Fisher

C. Malignant perivascular epithelioid cell tumour("PEComa") of soft tissue: a unique case. *Am J Surg Pathol.* 2004; 28(12): 1655-1658.
670. Hodge JC, Pearce KE, Wang X, et al. Molecular cytogenetic analysis for TFE3 rearrangement in Xp11.2 renal cell carcinoma and alveolar soft part sarcoma: validation and clinical experience with 75 cases. *Mod Pathol.* 2014; 27(1): 113-127.
671. Schoolmeester JK, Dao LN, Sukov WR, et al. TFE3 Translocation-associated perivascular epithelioid cell neoplasm(PEComa) of the gynecologic tract: morphology, immunophenotype, differential diagnosis. *Am J Surg Pathol.* 2015; 39(3): 394-404.
672. Shen Q, Rao Q, Xia Q-Y, et al. Perivascular epithelioid cell tumor(PEComa) with TFE3 gene rearrangement: clinicopathological, immunohistochemical, and molecular features. *Virchows Arch.* 2014; 465(5): 607 - 613.
672a. Argani P, Aulmann S, Illei PB, et al. A distinctive subset of PEComas harbors TFE3 gene fusions. *Am J Surg Pathol.* 2010; 334(10): 1395-1406.
672b. Rao Q, Shen Q, Xia QY, et al. PSF/SFPQ is a very common gene fusion partner in TFE3 rearrangement-associated perivascular epithelioid cell tumors(PEComas) and melanotic Xp11 translocation renal cancers: clinicopathologic, immunohistochemical, and molecular characteristics suggesting classification as a distinct entity. *Am J Surg Pathol.* 2015; 39(9): 1181-1196.
673. Seyama K, Kira S, Takahashi H, et al. Longitudinal follow-up study of 11 patients with pulmonary lymphangioleiomyomatosis: diverse clinical courses of LAM allow some patients to be treated without anti-hormone therapy. *Respirology.* 2001; 6(4): 331-340.
674. Sun Y, Zhang E, Lao T, et al. Progesterone and estradiol synergistically promote the lung metastasis of tuberin-deficient cells in a preclinical model of lymphangioleiomyomatosis. *Horm Cancer.* 2014; 5(5): 284-298.
675. Taveira-DaSilva AM, Moss J. Management of lymphangioleiomyomatosis. *F1000Prime Rep.* 2014; 6: 116.
676. Stewart FW, Treves N. Lymphangiosarcoma in postmastectomy lymphedema; a report of six cases in elephantiasis chirurgica. *Cancer.* 1948; 1(1): 64-81.
677. Grobmyer SR, Daly JM, Glotzbach RE, Grobmyer AJ. Role of surgery in the management of postmastectomy extremity angiosarcoma (Stewart-Treves syndrome). *J Surg Oncol.* 2000; 73(3): 182-188.
678. Miettinen M, Lehto VP, Virtanen I. Postmastectomy angiosarcoma (Stewart-Treves syndrome). Light-microscopic, immunohistological, and ultrastructural characteristics of two cases. *Am J Surg Pathol.* 1983; 7(4): 329-339.
679. Sener SF, Milos S, Feldman JL, et al. The spectrum of vascular lesions in the mammary skin, including angiosarcoma, after breast conservation treatment for breast cancer. *J Am Coll Surg.* 2001; 193(1): 22-28.
680. Drachman D, Rosen L, Sharaf D, Weissmann A. Postmastectomy low-grade angiosarcoma. An unusual case clinically resembling a lymphangioma circumscriptum. *Am J Dermatopathol.* 1988; 10(3): 247-251.
681. Rosso R, Gianelli U, Carnevali L. Acquired progressive lymphangioma of the skin following radiotherapy for breast carcinoma. *J Cutan Pathol.* 1995; 22(2): 164-167.
682. Fineberg S, Rosen PP. Cutaneous angiosarcoma and atypical vascular lesions of the skin and breast after radiation therapy for breast carcinoma. *Am J Clin Pathol.* 1994; 102(6): 757-763.
683. Ginter PS, Mosquera JM, MacDonald TY, et al. Diagnostic utility of MYC Amplification and anti-MYC immunohistochemistry in atypical vascular lesions, primary or radiation-induced mammary angiosarcomas, and primary angiosarcomas of other sites. *Hum Pathol.* 2014; 45(4): 709-716.
684. Mentzel T, Schildhaus HU, Palmedo G, et al. Postradiation cutaneous angiosarcoma after treatment of breast carcinoma is characterized by MYC Amplification in contrast to atypical vascular lesions after radiotherapy and control cases: clinicopathological, immunohistochemical and molecular analysis of 66 cases. *Mod Pathol.* 2012; 25(1): 75-85.
685. Fernandez AP, Sun Y, Tubbs RR, et al. FISH for MYC Amplification and anti-MYC immunohistochemistry: useful diagnostic tools in the assessment of secondary angiosarcoma and atypical vascular proliferations. *J Cutan Pathol.* 2012; 39(2): 234-242.
686. Gengler C, Coindre J-M, Leroux A, et al. Vascular proliferations of the skin after radiation therapy for breast cancer: clinicopathologic analysis of a series in favor of a benign process: a study from the French Sarcoma Group. *Cancer.* 2007; 109(8): 1584-1598.
687. Patton KT, Deyrup AT, Weiss SW. Atypical vascular lesions after surgery and radiation of the breast: a clinicopathologic study of 32 cases analyzing histologic heterogeneity and association with angiosarcoma. *Am J Surg Pathol.* 2008; 32(6): 943-950.
688. Doyle LA, Fletcher CDM. Peripheral hemangioblastoma: clinicopathologic characterization in a series of 22 cases. *Am J Surg Pathol.* 2014; 38(1): 119-127.
689. Michal M, Vanecek T, Sima R, et al. Primary capillary hemangioblastoma of peripheral soft tissues. *Am J Surg Pathol.* 2004; 28(7): 962-966.
690. Nonaka D, Rodriguez J, Rosai J. Extraneural hemangioblastoma: a report of 5 cases. *Am J Surg Pathol.* 2007; 31(10): 1545-1551.
691. Patton KT, Satcher RL, Laskin WB. Capillary hemangioblastoma of soft tissue: report of a case and review of the literature. *Hum Pathol.* 2005; 36(10): 1135-1139.
692. Hachisuga T, Hashimoto H, Enjoji M. Angioleiomyoma. A clinicopathologic reappraisal of 562 cases. *Cancer.* 1984; 54(1): 126-130.
693. Yokoyama R, Hashimoto H, Daimaru Y, Enjoji M. Superficial leiomyomas. A clinicopathologic study of 34 cases. *Acta Pathol Jpn.* 1987; 37(9): 1415-1422.
694. Carlà TG, Filotico R, Filotico M. Bizarre angiomyomas of superficial soft tissues. *Pathologica.* 1991; 83(1084): 237-242.
695. Matsuyama A, Hisaoka M, Hashimoto H. Angioleiomyoma: a clinicopathologic and immunohistochemical reappraisal with special reference to the correlation with myopericytoma. *Hum Pathol.* 2007; 38(4): 645-651.
696. Geddy PM, Gray S, Reid WA. Mast cell density and PGP 9.5-immunostained nerves in angioleiomyoma: their relationship to painful symptoms. *Histopathology.* 1993; 22(4): 387-390.
697. Hasegawa T, Seki K, Yang P, et al. Mechanism of pain and cytoskeletal properties in angioleiomyomas: an immunohistochemical study. *Pathol Int.* 1994; 44(1): 66-72.
698. Kilpatrick SE, Mentzel T, Fletcher CD. Leiomyoma of deep soft tissue. Clinicopathologic analysis of a series. *Am J Surg Pathol.* 1994; 18(6): 576-582.
699. Billings SD, Folpe AL, Weiss SW. Do leiomyomas of deep soft tissue exist? An analysis of highly differentiated smooth muscle tumors of deep soft tissue supporting two distinct subtypes. *Am J Surg Pathol.* 2001; 25(9): 1134-1142.
700. Bisogno G, Sotti G, Nowicki Y, et al. Soft tissue sarcoma as a second malignant neoplasm in the pediatric age group. *Cancer.* 2004; 100(8): 1758-1765.
701. Farshid G, Pradhan M, Goldblum J, Weiss SW. Leiomyosarcoma of somatic soft tissues: a tumor of vascular origin with multivariate analysis of outcome in 42 cases. *Am J Surg Pathol.* 2002; 26(1): 14-24.
702. Swanson PE, Wick MR, Dehner LP. Leiomyosarcoma of somatic soft tissues in childhood: an immunohistochemical analysis of six cases with ultrastructural correlation. *Hum Pathol.* 1991; 22(6): 569-577.
703. Lee ES, Locker J, Nalesnik M, et al. The association of Epstein-Barr virus with smooth-muscle tumors occurring after organ transplantation. *N Engl J Med.* 1995; 332(1): 19-25.
704. Weiss SW. Smooth muscle tumors of soft tissue. *Adv Anat Pathol.* 2002; 9(6): 351-359.
705. Tejani MA, Galloway TJ, Lango M, et al. Head and neck sarcomas: a comprehensive cancer center experience. *Cancers(Basel).* 2013; 5(3): 890-900.
706. Hilliard NJ, Heslin MJ, Castro CY. Leiomyosarcoma of the inferior vena cava: three case reports and review of the literature. *Ann Diagn Pathol.* 2005; 9(5): 259-266.
707. Imakita M, Yutani C, Ishibashi-Ueda H, et al. Primary leiomyosarcoma of the inferior vena cava with Budd-Chiari syndrome. *Acta Pathol Jpn.* 1989; 39(1): 73-77.
708. Nicolas MM, Tamboli P, Gomez JA, Czerniak BA. Pleomorphic and dedifferentiated leiomyosarcoma: clinicopathologic and immunohistochemical study of 41 cases. *Hum Pathol.* 2010; 41(5): 663-671.
709. Rubin BP, Fletcher CD. Myxoid leiomyosarcoma of soft tissue, an underrecognized variant. *Am J Surg Pathol.* 2000; 24(7): 927-936.
710. Chang A, Schuetze SM, Conrad EU, et al. So-called "inflammatory leiomyosarcoma": a series of 3 cases providing additional insights into a rare entity. *Int J Surg Pathol.* 2005; 13(2): 185-195.
711. Mentzel T, Calonje E, Fletcher CD. Leiomyosarcoma with prominent osteoclast-like giant cells. Analysis of eight cases closely mimicking the so-called giant cell variant of malignant fibrous histiocytoma. *Am J Surg Pathol.* 1994; 18(3): 258-265.
712. Clarke BA, Rahimi K, Chetty R. Leiomyosarcoma of the broad ligament with osteoclast-like giant cells and rhabdoid cells. *Int J Gynecol Pathol.* 2010; 29(5): 432-437.
713. Hisaoka M, Wei-Qi S, Jian W, et al. Specific but variable expression of h-caldesmon in leiomyosarcomas: an immunohistochemical reassessment of a novel myogenic marker. *Appl Immunohistochem Mol Morphol.* 2001; 9(4): 302-308.
714. Perez-Montiel MD, Plaza JA, Dominguez-Malagon H, Suster S. Differential expression of smooth muscle myosin, smooth muscle actin, h-caldesmon, and calponin in the diagnosis of myofibroblastic and smooth muscle lesions of skin and soft tissue. *Am J Dermatopathol.* 2006; 28(2): 105-111.
715. Brown DC, Theaker JM, Banks PM, et al. Cytokeratin expression in smooth muscle and

smooth muscle tumours. *Histopathology.* 1987; 11(5): 477-486.
716. Iwata J, Fletcher CD. Immunohistochemical detection of cytokeratin and epithelial membrane antigen in leiomyosarcoma: a systematic study of 100 cases. *Pathol Int.* 2000; 50(1): 7-14.
717. Kelley TW, Borden EC, Goldblum JR. Estrogen and progesterone receptor expression in uterine and extrauterine leiomyosarcomas: an immunohistochemical study. *Appl Immunohistochem Mol Morphol.* 2004; 12(4): 338-341.
718. Mandahl N, Fletcher CD, Dal Cin P, et al. Comparative cytogenetic study of spindle cell and pleomorphic leiomyosarcomas of soft tissues: a report from the CHAMP Study Group. *Cancer Genet Cytogenet.* 2000; 116(1): 66-73.
719. Miyajima K, Oda Y, Tamiya S, et al. Cytogenetic and clinicopathological analysis of soft-tissue leiomyosarcomas. *Pathol Int.* 2003; 53(3): 163-168.
720. Nilbert M, Mandahl N, Heim S, et al. Chromosome abnormalities in leiomyosarcomas. *Cancer Genet Cytogenet.* 1988; 34(2): 209-218.
721. Beck AH, Lee C-H, Witten DM, et al. Discovery of molecular subtypes in leiomyosarcoma through integrative molecular profiling. *Oncogene.* 2010; 29(6): 845-854.
722. Carneiro A, Francis P, Bendahl P-O, et al. Indistinguishable genomic profiles and shared prognostic markers in undifferentiated pleomorphic sarcoma and leiomyosarcoma: different sides of a single coin? *Lab Invest.* 2009; 89(6): 668-675.
723. Fields JP, Helwig EB. Leiomyosarcoma of the skin and subcutaneous tissue. *Cancer.* 1981; 47(1): 156-169.
724. Gustafson P, Willén H, Baldetorp B, et al. Soft tissue leiomyosarcoma. A population-based epidemiologic and prognostic study of 48 patients, including cellular DNA content. *Cancer.* 1992; 70(1): 114-119.
725. Suster S. Epithelioid leiomyosarcoma of the skin and subcutaneous tissue. Clinicopathologic, immunohistochemical, and ultrastructural study of five cases. *Am J Surg Pathol.* 1994; 18(3): 232-240.
726. Murray MR, Stout AP. The glomus tumor: investigation of its distribution and behavior, and the identity of its "epithelioid" cell. *Am J Pathol.* 1942; 18(2): 183-203.
727. Aryan Z, Zaki KS, Machuzak M, Mehta AC. Glomus tumor of the trachea. *Clin Respir J.* 2016; 10(4): 537-539.
728. Calonje E, Fletcher CD. Cutaneous intraneural glomus tumor. *Am J Dermatopathol.* 1995; 17(4): 395-398.
729. Miettinen M, Paal E, Lasota J, Sobin LH. Gastrointestinal glomus tumors: a clinicopathologic, immunohistochemical, and molecular genetic study of 32 cases. *Am J Surg Pathol.* 2002; 26(3): 301-311.
730. Kim H-S, Yang SH, Park HJ, et al. Glomus tumor as a cause of coccydynia. *Skeletal Radiol.* 2013; 42(10): 1471-1473.
731. Albrecht S, Zbieranowski I. Incidental glomus coccygeum. When a normal structure looks like a tumor. *Am J Surg Pathol.* 1990; 14(10): 922-924.
732. Kohout E, Stout AP. The glomus tumor in children. *Cancer.* 1961; 14: 555-566.
733. Venkatachalam MA, Greally JG. Fine structure of glomus tumor: similarity of glomus cells to smooth muscle. *Cancer.* 1969; 23(5): 1176-1184.
734. Miettinen M, Lehto VP, Virtanen I. Glomus tumor cells: evaluation of smooth muscle and endothelial cell properties. *Virchows Arch B Cell Pathol Incl Mol Pathol.* 1983; 43(2): 139-149.
735. Kaye VM, Dehner LP. Cutaneous glomus tumor. A comparative immunohistochemical study with pseudoangiomatous intradermal melanocytic nevi. *Am J Dermatopathol.* 1991; 13(1): 2-6.
736. Pulitzer DR, Martin PC, Reed RJ. Epithelioid glomus tumor. *Hum Pathol.* 1995; 26(9): 1022-1027.
737. Folpe AL, Fanburg-Smith JC, Miettinen M, Weiss SW. Atypical and malignant glomus tumors: analysis of 52 cases, with a proposal for the reclassification of glomus tumors. *Am J Surg Pathol.* 2001; 25(1): 1-12.
738. Cohen M, Sercarz JA, Huang CK, et al. Pathology quiz case 2. Oncocytic glomus tumor of the trachea. *Arch Otolaryngol Head Neck Surg.* 2009; 135(8): 833.
739. Khoury T, Balos L, McGrath B, et al. Malignant glomus tumor: a case report and review of literature, focusing on its clinicopathologic features and immunohistochemical profile. *Am J Dermatopathol.* 2005; 27(5): 428-431.
740. Mravic M, LaChaud G, Nguyen A, et al. Clinical and histopathological diagnosis of glomus tumor: an institutional experience of 138 cases. *Int J Surg Pathol.* 2015; 23(3): 181-188.
741. Hansen T, Katenkamp D. Rhabdomyoma of the head and neck: morphology and differential diagnosis. *Virchows Arch.* 2005; 447(5): 849-854.
742. Kapadia SB, Meis JM, Frisman DM, et al. Adult rhabdomyoma of the head and neck: a clinicopathologic and immunophenotypic study. *Hum Pathol.* 1993; 24(6): 608-617.
743. de Trey LA, Schmid S, Huber GF. Multifocal adult rhabdomyoma of the head and neck manifestation in 7 locations and review of the literature. *Case Rep Otolaryngol.* 2013; 2013: 758416.
744. Kapadia SB, Enzinger FM, Heffner DK, et al. Crystal-storing histiocytosis associated with lymphoplasmacytic neoplasms. Report of three cases mimicking adult rhabdomyoma. *Am J Surg Pathol.* 1993; 17(5): 461-467.
745. Dehner LP, Enzinger FM, Font RL. Fetal rhabdomyoma. An analysis of nine cases. *Cancer.* 1972; 30(1): 160-166.
746. Di Sant'Agnese PA, Knowles DM 2nd. Extracardiac rhabdomyoma: a clinicopathologic study and review of the literature. *Cancer.* 1980; 46(4): 780-789.
747. Kapadia SB, Meis JM, Frisman DM, et al. Fetal rhabdomyoma of the head and neck: a clinicopathologic and immunophenotypic study of 24 cases. *Hum Pathol.* 1993; 24(7): 754-765.
748. Parham DM. Pathologic classification of rhabdomyosarcomas and correlations with molecular studies. *Mod Pathol.* 2001; 14(5): 506-514.
749. Furlong MA, Fanburg-Smith JC. Pleomorphic rhabdomyosarcoma in children: four cases in the pediatric age group. *Ann Diagn Pathol.* 2001; 5(4): 199-206.
750. Gaffney EF, Dervan PA, Fletcher CD. Pleomorphic rhabdomyosarcoma in adulthood. Analysis of 11 cases with definition of diagnostic criteria. *Am J Surg Pathol.* 1993; 17(6): 601-609.
751. Hollowood K, Fletcher CD. Rhabdomyosarcoma in adults. *Semin Diagn Pathol.* 1994; 11(1): 47-57.
752. Mentzel T, Katenkamp D. Sclerosing, pseudovascular rhabdomyosarcoma in adults. Clinicopathological and immunohistochemical analysis of three cases. *Virchows Arch.* 2000; 436(4): 305-311.
753. Furlong MA, Mentzel T, Fanburg-Smith JC. Pleomorphic rhabdomyosarcoma in adults: a clinicopathologic study of 38 cases with emphasis on morphologic variants and recent skeletal muscle-specific markers. *Mod Pathol.* 2001; 14(6): 595-603.
754. Newton WA Jr, Soule EH, Hamoudi AB, et al. Histopathology of childhood sarcomas, Intergroup Rhabdomyosarcoma Studies I and II: clinicopathologic correlation. *J Clin Oncol.* 1988; 6(1): 67-75.
755. Ferrari A, Miceli R, Meazza C, et al. Soft tissue sarcomas of childhood and adolescence: the prognostic role of tumor size in relation to patient body size. *J Clin Oncol.* 2009; 27(3): 371-376.
756. Raney RB, Tefft M, Maurer HM, et al. Disease patterns and survival rate in children with metastatic soft-tissue sarcoma. A report from the Intergroup Rhabdomyosarcoma Study (IRS)-I. *Cancer.* 1988; 62(7): 1257-1266.
757. Hayashi Y, Kikuchi F, Oka T, et al. Rhabdomyosarcoma with bone marrow metastasis simulating acute leukemia. Report of two cases. *Acta Pathol Jpn.* 1988; 38(6): 789-798.
758. Lawrence W, Hays DM, Heyn R, et al. Lymphatic metastases with childhood rhabdomyosarcoma. A report from the Intergroup Rhabdomyosarcoma Study. *Cancer.* 1987; 60(4): 910-915.
759. Newton WA Jr, Gehan EA, Webber BL, et al. Classification of rhabdomyosarcomas and related sarcomas. Pathologic aspects and proposal for a new classification—an Intergroup Rhabdomyosarcoma Study. *Cancer.* 1995; 76(6): 1073-1085.
760. Maurer HM, Gehan EA, Beltangady M, et al. The Intergroup Rhabdomyosarcoma Study-II. *Cancer.* 1993; 71(5): 1904-1922.
761. Kodet R, Newton WA Jr, Hamoudi AB, et al. Childhood rhabdomyosarcoma with anaplastic(pleomorphic) features. A report of the Intergroup Rhabdomyosarcoma Study. *Am J Surg Pathol.* 1993; 17(5): 443-453.
762. Schmidt D, Reimann O, Treuner J, Harms D. Cellular differentiation and prognosis in embryonal rhabdomyosarcoma. A report from the Cooperative Soft Tissue Sarcoma Study 1981(CWS 81). *Virchows Arch A Pathol Anat Histopathol.* 1986; 409(2): 183-194.
763. Coffin CM, Lowichik A, Zhou H. Treatment effects in pediatric soft tissue and bone tumors: practical considerations for the pathologist. *Am J Clin Pathol.* 2005; 123(1): 75-90.
764. Coffin CM, Rulon J, Smith L, et al. Pathologic features of rhabdomyosarcoma before and after treatment: a clinicopathologic and immunohistochemical analysis. *Mod Pathol.* 1997; 10(12): 1175-1187.
765. Chan JK, Ng HK, Wan KY, et al. Clear cell rhabdomyosarcoma of the nasal cavity and paranasal sinuses. *Histopathology.* 1989; 14(4): 391-399.
766. Kodet R, Newton WA, Hamoudi AB, Asmar L. Rhabdomyosarcomas with intermediate-filament inclusions and features of rhabdoid tumors. Light microscopic and immunohistochemical study. *Am J Surg Pathol.* 1991; 15(3): 257-267.
767. Dantonello TM, Leuschner I, Vokuhl C, et al. Malignant ectomesenchymoma in children and adolescents: report from the Cooperative Weichteilsarkom Studiengruppe(CWS). *Pediatr Blood Cancer.* 2013; 60(2): 224-229.
768. VandenHeuvel KA, Carpentieri DF, Chen J, et al. Ectomesenchymoma with embryonal rhabdomyosarcoma and ganglioneuroma, arising in association with benign triton tumor of the tongue. *Pediatr Dev Pathol.* 2014; 17(3): 226-

230.
769. Cavazzana AO, Schmidt D, Ninfo V, et al. Spindle cell rhabdomyosarcoma. A prognostically favorable variant of rhabdomyosarcoma. *Am J Surg Pathol*. 1992; 16(3): 229-235.
770. Leuschner I, Newton WA Jr, Schmidt D, et al. Spindle cell variants of embryonal rhabdomyosarcoma in the paratesticular region. A report of the Intergroup Rhabdomyosarcoma Study. *Am J Surg Pathol*. 1993; 17(3): 221-230.
771. Mentzel T, Kuhnen C. Spindle cell rhabdomyosarcoma in adults: clinicopathological and immunohistochemical analysis of seven new cases. *Virchows Arch*. 2006; 449(5): 554-560.
772. Nascimento AF, Fletcher CDM. Spindle cell rhabdomyosarcoma in adults. *Am J Surg Pathol*. 2005; 29(8): 1106-1113.
773. Lundgren L, Angervall L, Stenman G, Kindblom LG. Infantile rhabdomyofibrosarcoma: a high-grade sarcoma distinguishable from infantile fibrosarcoma and rhabdomyosarcoma. *Hum Pathol*. 1993; 24(7): 785-795.
774. Folpe AL, McKenney JK, Bridge JA, Weiss SW. Sclerosing rhabdomyosarcoma in adults: report of four cases of a hyalinizing, matrix-rich variant of rhabdomyosarcoma that may be confused with osteosarcoma, chondrosarcoma, or angiosarcoma. *Am J Surg Pathol*. 2002; 26(9): 1175-1183.
775. Kuhnen C, Herter P, Leuschner I, et al. Sclerosing pseudovascular rhabdomyosarcom a-immunohistochemical, ultrastructural, and genetic findings indicating a distinct subtype of rhabdomyosarcoma. *Virchows Arch*. 2006; 449(5): 572-578.
776. Wang J, Tu X, Sheng W. Sclerosing rhabdomyosarcoma: a clinicopathologic and immunohistochemical study of five cases. *Am J Clin Pathol*. 2008; 129(3): 410-415.
777. Zambrano E, Pérez-Atayde AR, Ahrens W, Reyes-Múgica M. Pediatric sclerosing rhabdomyosarcoma. *Int J Surg Pathol*. 2006; 14(3): 193-199.
778. Folpe AL. MyoD1 and myogenin expression in human neoplasia: a review and update. *Adv Anat Pathol*. 2002; 9(3): 198-203.
778a. Rekhi B, Upadhyay P, Ramteke MP, et al. MYOD1(L122R) mutations are associated with spindle cell and sclerosing rhabdomyosarcomas with aggressive clinical outcomes. *Mod Pathol*. 2016; 29(12): 1532-1540.
778b. Alaggio R, Zhang L, Sung YS, et al. A molecular study of pediatric spindle and sclerosing rhabdomyosarcoma: identification of novel and recurrent VGLL2-related fusions in infantile cases. *Am J Surg Pathol*. 2016; 40(2): 224-235.
779. Jo VY, Mariño-Enríquez A, Fletcher CDM. Epithelioid rhabdomyosarcoma: clinicopathologic analysis of 16 cases of a morphologically distinct variant of rhabdomyosarcoma. *Am J Surg Pathol*. 2011; 35(10): 1523-1530.
780. Feasel PC, Marburger TB, Billings SD. Primary cutaneous epithelioid rhabdomyosarcoma: a rare, recently described entity with review of the literature. *J Cutan Pathol*. 2014; 41(7): 588-591.
781. Montone KT, Barr FG, Zhang PJ, et al. Embryonal and alveolar rhabdomyosarcoma of parameningeal sites in adults: a report of 13 cases. *Int J Surg Pathol*. 2009; 17(1): 22-30.
782. Yasuda T, Perry KD, Nelson M, et al. Alveolar rhabdomyosarcoma of the head and neck region in older adults: genetic characterization and a review of the literature. *Hum Pathol*. 2009; 40(3): 341-348.
783. Seidal T, Mark J, Hagmar B, Angervall L. Alveolar rhabdomyosarcoma: a cytogenetic and correlated cytological and histological study. *Acta Pathol Microbiol Immunol Scand [A]*. 1982; 90(5): 345-354.
784. Heffner DK. The truth about alveolar rhabdomyosarcoma. *Ann Diagn Pathol*. 2003; 7(4): 259-263.
784a. Rudzinski ER, Anderson JR, Chi YY, et al. Histology, fusion status, and outcome in metastatic rhabdomyosarcoma: a report from the Children's Oncology Group. *Pediatr Blood Cancer*. 2017(Epub ahead of print.).
784b. Skapek SX, Anderson J, Barr FG, et al. PAX-FOXO1 fusion status drives unfavorable outcome for children with rhabdomyosarcoma: a Children's Oncology Group report. *Pediatr Blood Cancer*. 2013; 60(9): 1411-1417.
785. Erlandson RA. The ultrastructural distinction between rhabdomyosarcoma and other undifferentiated "sarcomas.". *Ultrastruct Pathol*. 1987; 11(2-3): 83-101.
786. Tsokos M. The diagnosis and classification of childhood rhabdomyosarcoma. *Semin Diagn Pathol*. 1994; 11(1): 26-38.
787. Cessna MH, Zhou H, Perkins SL, et al. Are myogenin and myoD1 expression specific for rhabdomyosarcoma? A study of 150 cases, with emphasis on spindle cell mimics. *Am J Surg Pathol*. 2001; 25(9): 1150-1157.
788. Dias P, Parham DM, Shapiro DN, et al. Myogenic regulatory protein(MyoD1) expression in childhood solid tumors: diagnostic utility in rhabdomyosarcoma. *Am J Pathol*. 1990; 137(6): 1283-1291.
789. Wang NP, Marx J, McNutt MA, et al. Expression of myogenic regulatory proteins (myogenin and MyoD1) in small blue round cell tumors of childhood. *Am J Pathol*. 1995; 147(6): 1799-1810.
790. Heerema-McKenney A, Wijnaendts LCD, Pulliam JF, et al. Diffuse myogenin expression by immunohistochemistry is an independent marker of poor survival in pediatric rhabdomyosarcoma: a tissue microarray study of 71 primary tumors including correlation with molecular phenotype. *Am J Surg Pathol*. 2008; 32(10): 1513-1522.
791. Wesche WA, Fletcher CD, Dias P, et al. Immunohistochemistry of MyoD1 in adult pleomorphic soft tissue sarcomas. *Am J Surg Pathol*. 1995; 19(3): 261-269.
792. Molenaar WM, Oosterhuis JW, Oosterhuis AM, Ramaekers FC. Mesenchymal and muscle-specific intermediate filaments (vimentin and desmin) in relation to differentiation in childhood rhabdomyosarcomas. *Hum Pathol*. 1985; 16(8): 838-843.
793. Wijnaendts LC, van der Linden JC, van Unnik AJ, et al. The expression pattern of contractile and intermediate filament proteins in developing skeletal muscle and rhabdomyosarcoma of childhood: diagnostic and prognostic utility. *J Pathol*. 1994; 174(4): 283-292.
794. Bahrami A, Gown AM, Baird GS, et al. Aberrant expression of epithelial and neuroendocrine markers in alveolar rhabdomyosarcoma: a potentially serious diagnostic pitfall. *Mod Pathol*. 2008; 21(7): 795-806.
795. Downing JR, Khandekar A, Shurtleff SA, et al. Multiplex RT-PCR assay for the differential diagnosis of alveolar rhabdomyosarcoma and Ewing's sarcoma. *Am J Pathol*. 1995; 146(3): 626-634.
796. Mercado GE, Barr FG. Fusions involving PAX and FOX genes in the molecular pathogenesis of alveolar rhabdomyosarcoma: recent advances. *Curr Mol Med*. 2007; 7(1): 47-61.
797. Sorensen PHB, Lynch JC, Qualman SJ, et al. PAX3-FKHR and PAX7-FKHR gene fusions are prognostic indicators in alveolar rhabdomyosarcoma: a report from the children's oncology group. *J Clin Oncol*. 2002; 20(11): 2672-2679.
798. Nishio J, Althof PA, Bailey JM, et al. Use of a novel FISH assay on Paraffin-embedded tissues as an adjunct to diagnosis of alveolar rhabdomyosarcoma. *Lab Invest*. 2006; 86(6): 547-556.
799. Parham DM, Qualman SJ, Teot L, et al. Correlation between histology and PAX/ FKHR fusion status in alveolar rhabdomyosarcoma: a report from the Children's Oncology Group. *Am J Surg Pathol*. 2007; 31(6): 895-901.
800. Williamson D, Missiaglia E, de Reyniès A, et al. Fusion gene-negative alveolar rhabdomyosarcoma is clinically and molecularly indistinguishable from embryonal rhabdomyosarcoma. *J Clin Oncol*. 2010; 28(13): 2151-2158.
801. Mercado GE, Xia SJ, Zhang C, et al. Identification of PAX3-FKHR-regulated genes differentially expressed between alveolar and embryonal rhabdomyosarcoma: focus on MYCN as a biologically relevant target. *Genes Chromosomes Cancer*. 2008; 47(6): 510-520.
802. Gordon T, McManus A, Anderson J, et al. Cytogenetic abnormalities in 42 rhabdomyosarcoma: a United Kingdom Cancer Cytogenetics Group Study. *Med Pediatr Oncol*. 2001; 36(2): 259 - 267.
803. Loh WE, Scrable HJ, Livanos E, et al. Human chromosome 11 contains two different growth suppressor genes for embryonal rhabdomyosarcoma. *Proc Natl Acad Sci USA*. 1992; 89(5): 1755-1759.
804. Chung EB, Enzinger FM. Chondroma of soft parts. *Cancer*. 1978; 41(4): 1414-1424.
805. Humphreys S, Pambakian H, McKee PH, Fletcher CD. Soft tissue chondroma—a study of 15 tumours. *Histopathology*. 1986; 10(2): 147-159.
806. Cates JM, Rosenberg AE, O'Connell JX, Nielsen GP. Chondroblastoma-like chondroma of soft tissue: an underrecognized variant and its differential diagnosis. *Am J Surg Pathol*. 2001; 25(5): 661-666.
807. Dahlin DC, Salvador AH. Chondrosarcomas of bones of the hands and feet—a study of 30 cases. *Cancer*. 1974; 34(3): 755-760.
808. Wu KK, Collon DJ, Guise ER. Extra-osseous chondrosarcoma. Report of five cases and review of the literature. *J Bone Joint Surg Am*. 1980; 62(2): 189-194.
809. Aigner T, Oliveira AM, Nascimento AG. Extraskeletal myxoid chondrosarcomas do not show a chondrocytic phenotype. *Mod Pathol*. 2004; 17(2): 214-221.
810. Hisaoka M, Hashimoto H. Extraskeletal myxoid chondrosarcoma: updated clinicopathological and molecular genetic characteristics. *Pathol Int*. 2005; 55(8): 453-463.
811. Antonescu CR, Argani P, Erlandson RA, et al. Skeletal and extraskeletal myxoid chondrosarcoma: a comparative clinicopathologic, ultrastructural, and molecular study. *Cancer*. 1998; 83(8): 1504-1521.
812. Enzinger FM, Shiraki M. Extraskeletal myxoid chondrosarcoma. An analysis of 34 cases. *Hum Pathol*. 1972; 3(3): 421-435.
813. Meis-Kindblom JM, Bergh P, Gunterberg B, Kindblom LG. Extraskeletal myxoid chondrosarcoma: a reappraisal of its morphologic spectrum and prognostic factors based on 117 cases. *Am J Surg Pathol*. 1999; 23(6): 636-650.
814. Oliveira AM, Sebo TJ, McGrory JE, et al. Extraskeletal myxoid chondrosarcoma: a clinicopathologic, immunohistochemical, and ploidy

analysis of 23 cases. *Mod Pathol.* 2000; 13(8): 900-908.

815. Hachitanda Y, Tsuneyoshi M, Daimaru Y, et al. Extraskeletal myxoid chondrosarcoma in young children. *Cancer.* 1988; 61(12): 2521-2526.
816. Oshiro Y, Shiratsuchi H, Tamiya S, et al. Extraskeletal myxoid chondrosarcoma with rhabdoid features, with special reference to its aggressive behavior. *Int J Surg Pathol.* 2000; 8(2): 145-152.
817. Lucas DR, Fletcher CD, Adsay NV, Zalupski MM. High-grade extraskeletal myxoid chondrosarcoma: a high-grade epithelioid malignancy. *Histopathology.* 1999; 35(3): 201-208.
818. Payne C, Dardick I, Mackay B. Extraskeletal myxoid chondrosarcoma with intracisternal microtubules. *Ultrastruct Pathol.* 1994; 18(1-2): 257-261.
819. Tsuneyoshi M, Enjoji M, Iwasaki H, Shinohara N. Extraskeletal myxoid chondrosarcoma—a clinicopathologic and electron microscopic study. *Acta Pathol Jpn.* 1981; 31(3): 439-447.
820. Goh YW, Spagnolo DV, Platten M, et al. Extraskeletal myxoid chondrosarcoma: a light microscopic, immunohistochemical, ultrastructural and immuno-ultrastructural study indicating neuroendocrine differentiation. *Histopathology.* 2001; 39(5): 514-524.
821. Domanski HA, Carlén B, Mertens F, Akerman M. Extraskeletal myxoid chondrosarcoma with neuroendocrine differentiation: a case report with fine-needle aspiration biopsy, histopathology, electron microscopy, and cytogenetics. *Ultrastruct Pathol.* 2003; 27(5): 363-368.
822. Fletcher CD, Powell G, McKee PH. Extraskeletal myxoid chondrosarcoma: a histochemical and immunohistochemical study. *Histopathology.* 1986; 10(5): 489-499.
823. Hu B, McPhaul L, Cornford M, et al. Expression of tau proteins and tubulin in extraskeletal myxoid chondrosarcoma, chordoma, and other chondroid tumors. *Am J Clin Pathol.* 1999; 112(2): 189-193.
824. Sjögren H, Meis-Kindblom JM, Orndal C, et al. Studies on the molecular pathogenesis of extraskeletal myxoid chondrosarcoma-cytogenetic, molecular genetic, and cDNA microarray analyses. *Am J Pathol.* 2003; 162(3): 781-792.
825. Sciot R, Dal Cin P, Fletcher C, et al. t(9;22)(q22-31;q11-12) is a consistent marker of extraskeletal myxoid chondrosarcoma: evaluation of three cases. *Mod Pathol.* 1995; 8(7): 765-768.
826. Panagopoulos I, Mertens F, Isaksson M, et al. Molecular genetic characterization of the EWS/CHN and RBP56/CHN fusion genes in extraskeletal myxoid chondrosarcoma. *Genes Chromosomes Cancer.* 2002; 35(4): 340-352.
827. Wang W-L, Mayordomo E, Czerniak BA, et al. Fluorescence in situ hybridization is a useful ancillary diagnostic tool for extraskeletal myxoid chondrosarcoma. *Mod Pathol.* 2008; 21(11): 1303-1310.
828. Kawaguchi S, Wada T, Nagoya S, et al. Extraskeletal myxoid chondrosarcoma: a Multi-Institutional Study of 42 Cases in Japan. *Cancer.* 2003; 97(5): 1285-1292.
829. Saleh G, Evans HL, Ro JY, Ayala AG. Extraskeletal myxoid chondrosarcoma. A clinicopathologic study of ten patients with long-term follow-up. *Cancer.* 1992; 70(12): 2827-2830.
830. D'Ambrosio FG, Shiu MH, Brennan MF. Intrapulmonary presentation of extraskeletal myxoid chondrosarcoma of the extremity. Report of two cases. *Cancer.* 1986; 58(5): 1144-1148.
831. Carstens PH. Chordoid tumor: a light, electron microscopic, and immunohistochemical study. *Ultrastruct Pathol.* 1995; 19(4): 291-295.
832. Martin RF, Melnick PJ, Warner NE, et al. Chordoid sarcoma. *Am J Clin Pathol.* 1973; 59(5): 623-635.
833. Dabska M. Parachordoma: a new clinicopathologic entity. *Cancer.* 1977; 40(4): 1586-1592.
834. Bertoni F, Picci P, Bacchini P, et al. Mesenchymal chondrosarcoma of bone and soft tissues. *Cancer.* 1983; 52(3): 533-541.
835. Guccion JG, Font RL, Enzinger FM, Zimmerman LE. Extraskeletal mesenchymal chondrosarcoma. *Arch Pathol.* 1973; 95(5): 336-340.
836. Nakashima Y, Unni KK, Shives TC, et al. Mesenchymal chondrosarcoma of bone and soft tissue. A review of 111 cases. *Cancer.* 1986; 57(12): 2444-2453.
837. Hoang MP, Suarez PA, Donner LR, et al. Mesenchymal chondrosarcoma: a small cell neoplasm with polyphenotypic differentiation. *Int J Surg Pathol.* 2000; 8(4): 291-301.
838. Nyquist KB, Panagopoulos I, Thorsen J, et al. Whole-transcriptome sequencing identifies novel IRF2BP2-CDX1 fusion gene brought about by translocation t(1;5)(q42;q32) in mesenchymal chondrosarcoma. *PLoS ONE.* 2012; 7(11): e49705.
839. Lidang Jensen M, Schumacher B, Myhre Jensen O, et al. Extraskeletal osteosarcomas: a clinicopathologic study of 25 cases. *Am J Surg Pathol.* 1998; 22(5): 588-594.
840. Huvos AG. Osteogenic sarcoma of bones and soft tissues in older persons. A clinicopathologic analysis of 117 patients older than 60 years. *Cancer.* 1986; 57(7): 1442-1449.
841. Huvos AG, Woodard HQ, Cahan WG, et al. Postradiation osteogenic sarcoma of bone and soft tissues. A clinicopathologic study of 66 patients. *Cancer.* 1985; 55(6): 1244-1255.
842. Bane BL, Evans HL, Ro JY, et al. Extraskeletal osteosarcoma. A clinicopathologic review of 26 cases. *Cancer.* 1990; 65(12): 2762-2770.
843. Mirra JM, Fain JS, Ward WG, et al. Extraskeletal telangiectatic osteosarcoma. *Cancer.* 1993; 71(10): 3014-3019.
844. Fanburg-Smith JC, Bratthauer GL, Miettinen M. Osteocalcin and osteonectin immunoreactivity in extraskeletal osteosarcoma: a study of 28 cases. *Hum Pathol.* 1999; 30(1): 32-38.

844a. Davis JL, Horvai AE. Special AT-rich sequence-binding protein 2(SATB2) expression is sensitive but may not be specific for osteosarcoma as compared with other high-grade primary bone sarcomas. *Histopathology.* 2016; 69(1): 84-90.

845. Chung EB, Enzinger FM. Extraskeletal osteosarcoma. *Cancer.* 1987; 60(5): 1132 - 1142.
846. Abramovici LC, Hytiroglou P, Klein RM, et al. Well-differentiated extraskeletal osteosarcoma: report of 2 cases, 1 with dedifferentiation. *Hum Pathol.* 2005; 36(4): 439-443.
847. Berry CL, Keeling J, Hilton C. Teratomata in infancy and childhood: a review of 91 cases. *J Pathol.* 1969; 98(4): 241-252.
848. Heerema-McKenney A, Harrison MR, Bratton B, et al. Congenital teratoma: a clinicopathologic study of 22 fetal and neonatal tumors. *Am J Surg Pathol.* 2005; 29(1): 29-38.
849. Billmire DF, Grosfeld JL. Teratomas in childhood: analysis of 142 cases. *J Pediatr Surg.* 1986; 21(6): 548-551.
850. Tapper D, Lack EE. Teratomas in infancy and childhood. A 54-year experience at the Children's Hospital Medical Center. *Ann Surg.* 1983; 198(3): 398-410.
851. Peterson CM, Buckley C, Holley S, Menias CO. Teratomas: a multimodality review. *Curr Probl Diagn Radiol.* 2012; 41(6): 210-219.
852. Gonzalez-Crussi F, Winkler RF, Mirkin DL. Sacrococcygeal teratomas in infants and children: relationship of histology and prognosis in 40 cases. *Arch Pathol Lab Med.* 1978; 102(8): 420-425.
853. Gupta R, Gupta R, Kumar S, Saxena S. Melanotic neuroectodermal tumor of infancy: review of literature, report of a case and follow up at 7 years. *J Plast Reconstr Aesthetic Surg.* 2015; 68(3): e53-e54.
854. Cui Y, Mao Z, Liao C. Melanotic neuroectodermal tumor of infancy: a case report and review of the surgical treatment. *Oncol Lett.* 2015; 9(1): 29-34.
855. Pettinato G, Manivel JC, d'Amore ES, et al. Melanotic neuroectodermal tumor of infancy. A reexamination of a histogenetic problem based on immunohistochemical, flow cytometric, and ultrastructural study of 10 cases. *Am J Surg Pathol.* 1991; 15(3): 233-245.
856. Argenyi ZB, Schelper RL, Balogh K. Pigmented neuroectodermal tumor of infancy. A light microscopic and immunohistochemical study. *J Cutan Pathol.* 1991; 18(1): 40-45.
857. Stirling RW, Powell G, Fletcher CD. Pigmented neuroectodermal tumour of infancy: an immunohistochemical study. *Histopathology.* 1988; 12(4): 425-435.
858. Yoo IH, Yum SK, Oh S-J, et al. Melanotic neuroectodermal tumor of infancy disseminated by a ventriculoperitoneal shunt and diagnosed from the inguinal sac. *J Pediatr Hematol Oncol.* 2014; 36(1): e61 - e64.
859. Lopez DA, Silvers DN, Helwig EB. Cutaneous meningiomas—a clinicopathologic study. *Cancer.* 1974; 34(3): 728-744.
860. Yang X-H, Liu L, Zhang P, Hu Y-J. An ectopic meningioma in nasal floor. *J Craniofac Surg.* 2015; 26(2): e88-e90.
861. King P, Cooper PN, Malcolm AJ. Soft tissue ependymoma: a report of three cases. *Histopathology.* 1993; 22(4): 394-396.
862. Helwig EB, Stern JB. Subcutaneous sacrococcygeal myxopapillary ependymoma. A clinicopathologic study of 32 cases. *Am J Clin Pathol.* 1984; 81(2): 156-161.
863. Burdick LM, Bergfeld W, Somani N, Piliang M. Subcutaneous myxopapillary ependymal rest: a potential sign of spinal dysraphism. *J Am Acad Dermatol.* 2011; 65(4): 851-854.
864. Pulitzer DR, Martin PC, Collins PC, Ralph DR. Subcutaneous sacrococcygeal ("myxopapillary") ependymal rests. *Am J Surg Pathol.* 1988; 12(9): 672-677.
865. McDermott MB, Glasner SD, Nielsen PL, Dehner LP. Soft tissue gliomatosis. Morphologic unity and histogenetic diversity. *Am J Surg Pathol.* 1996; 20(2): 148-155.
866. Shepherd NA, Coates PJ, Brown AA. Soft tissue gliomatosis—heterotopic glial tissue in the subcutis: a case report. *Histopathology.* 1987; 11(6): 655-660.
867. Travis WD, Banks PM, Reiman HM. Primary extranodal soft tissue lymphoma of the extremities. *Am J Surg Pathol.* 1987; 11(5): 359-366.
868. Ko YH, Cho E-Y, Kim J-E, et al. NK and NK-like T-cell lymphoma in extranasal sites: a comparative clinicopathological study according to site and EBV status. *Histopathology.* 2004; 44(5): 480-489.
869. Lanham GR, Weiss SW, Enzinger FM. Malignant lymphoma. A study of 75 cases presenting in soft tissue. *Am J Surg Pathol.* 1989; 13(1): 1-10.
870. d'Amore ES, Wick MR, Geisinger KR, Frizzera G. Primary malignant lymphoma arising in postmastectomy lymphedema. Another facet of the Stewart-Treves syndrome. *Am J Surg*

Pathol. 1990; 14(5): 456-463.
871. Hornick JL, Jaffe ES, Fletcher CDM. Extranodal histiocytic sarcoma: clinicopathologic analysis of 14 cases of a rare epithelioid malignancy. *Am J Surg Pathol.* 2004; 28(9): 1133-1144.
872. Akosa AB, Ali MH. Extramedullary plasmacytoma of skeletal muscle. A case report with immunocytochemistry and ultrastructural study. *Cancer.* 1989; 64(7): 1504-1507.
873. Condon WB, Safarik LR, Elzi EP. Extramedullary hematopoiesis simulating intrathoracic tumor. *Arch Surg.* 1965; 90: 643-648.
874. Rajiah P, Hayashi R, Bauer TW, Sundaram M. Extramedullary hematopoiesis in unusual locations in hematologically compromised and noncompromised patients. *Skeletal Radiol.* 2011; 40(7): 947-953.
875. Herzog CE. Overview of sarcomas in the adolescent and young adult population. *J Pediatr Hematol Oncol.* 2005; 27(4): 215-218.
876. Chan JA, McMenamin ME, Fletcher CDM. Synovial sarcoma in older patients: clinicopathological analysis of 32 cases with emphasis on unusual histological features. *Histopathology.* 2003; 43(1): 72 - 83.
877. Liang C, Mao H, Tan J, et al. Synovial sarcoma: magnetic resonance and computed tomography imaging features and differential diagnostic considerations. *Oncol Lett.* 2015; 9(2): 661-666.
878. Michal M, Fanburg-Smith JC, Lasota J, et al. Minute synovial sarcomas of the hands and feet: a clinicopathologic study of 21 tumors less than 1 cm. *Am J Surg Pathol.* 2006; 30(6): 721-726.
879. Varela-Duran J, Enzinger FM. Calcifying synovial sarcoma. *Cancer.* 1982; 50(2): 345-352.
880. Milchgrub S, Ghandur-Mnaymneh L, Dorfman HD, Albores-Saavedra J. Synovial sarcoma with extensive osteoid and bone formation. *Am J Surg Pathol.* 1993; 17(4): 357-363.
881. Krane JF, Bertoni F, Fletcher CD. Myxoid synovial sarcoma: an underappreciated morphologic subset. *Mod Pathol.* 1999; 12(5): 456-462.
882. Thway K, Fisher C. Synovial sarcoma: defining features and diagnostic evolution. *Ann Diagn Pathol.* 2014; 18(6): 369-380.
883. de Silva MVC, McMahon AD, Paterson L, Reid R. Identification of poorly differentiated synovial sarcoma: a comparison of clinicopathological and cytogenetic features with those of typical synovial sarcoma. *Histopathology.* 2003; 43(3): 220 - 230.
884. Folpe AL, Schmidt RA, Chapman D, Gown AM. Poorly differentiated synovial sarcoma: immunohistochemical distinction from primitive neuroectodermal tumors and high-grade malignant peripheral nerve sheath tumors. *Am J Surg Pathol.* 1998; 22(6): 673-682.
885. Pelmus M, Guillou L, Hostein I, et al. Monophasic fibrous and poorly differentiated synovial sarcoma: immunohistochemical reassessment of 60 t(X;18)(SYT-SSX)-positive cases. *Am J Surg Pathol.* 2002; 26(11): 1434-1440.
886. van de Rijn M, Barr FG, Xiong QB, et al. Poorly differentiated synovial sarcoma: an analysis of clinical, pathologic, and molecular genetic features. *Am J Surg Pathol.* 1999; 23(1): 106-112.
887. Suster S, Moran CA. Primary synovial sarcomas of the mediastinum: a clinicopathologic, immunohistochemical, and ultrastructural study of 15 cases. *Am J Surg Pathol.* 2005; 29(5): 569-578.
888. Lopes JM, Bjerkehagen B, Holm R, et al. Immunohistochemical profile of synovial sarcoma with emphasis on the epithelial-type differentiation. A study of 49 primary tumours, recurrences and metastases. *Pathol Res Pract.* 1994; 190(2): 168-177.
889. Billings SD, Walsh SV, Fisher C, et al. Aberrant expression of tight junction-related proteins ZO-1, claudin-1 and occludin in synovial sarcoma: an immunohistochemical study with ultrastructural correlation. *Mod Pathol.* 2004; 17(2): 141-149.
890. Miettinen M, Limon J, Niezabitowski A, Lasota J. Patterns of keratin polypeptides in 110 biphasic, monophasic, and poorly differentiated synovial sarcomas. *Virchows Arch.* 2000; 437(3): 275-283.
891. Smith TA, Machen SK, Fisher C, Goldblum JR. Usefulness of cytokeratin subsets for distinguishing monophasic synovial sarcoma from malignant peripheral nerve sheath tumor. *Am J Clin Pathol.* 1999; 112(5): 641-648.
892. Miettinen M. Immunohistochemistry of soft tissue tumours—review with emphasis on 10 markers. *Histopathology.* 2014; 64(1): 101-118.
893. Machen SK, Fisher C, Gautam RS, et al. Utility of cytokeratin subsets for distinguishing poorly differentiated synovial sarcoma from peripheral primitive neuroectodermal tumour. *Histopathology.* 1998; 33(6): 501-507.
894. Suster S, Fisher C, Moran CA. Expression of BCL-2 oncoprotein in benign and malignant spindle cell tumors of soft tissue, skin, serosal surfaces, and gastrointestinal tract. *Am J Surg Pathol.* 1998; 22(7): 863-872.
895. Ono H, Yoshikawa H, Ueda T, et al. Expression of smooth muscle calponin in synovial sarcoma. *Sarcoma.* 1999; 3(2): 107-113.
896. Miettinen M, Limon J, Niezabitowski A, Lasota J. Calretinin and other mesothelioma markers in synovial sarcoma: analysis of antigenic similarities and differences with malignant mesothelioma. *Am J Surg Pathol.* 2001; 25(5): 610-617.
897. Terry J, Saito T, Subramanian S, et al. TLE1 as a diagnostic immunohistochemical marker for synovial sarcoma emerging from gene expression profiling studies. *Am J Surg Pathol.* 2007; 31(2): 240-246.
898. Sandberg AA, Bridge JA. Updates on the cytogenetics and molecular genetics of bone and soft tissue tumors. Synovial sarcoma. *Cancer Genet Cytogenet.* 2002; 133(1): 1-23.
899. Argani P, Zakowski MF, Klimstra DS, et al. Detection of the SYT-SSX chimeric RNA of synovial sarcoma in Paraffin-embedded tissue and its application in problematic cases. *Mod Pathol.* 1998; 11(1): 65-71.
900. Tanas MR, Rubin BP, Tubbs RR, et al. Utilization of fluorescence in situ hybridization in the diagnosis of 230 mesenchymal neoplasms: an institutional experience. *Arch Pathol Lab Med.* 2010; 134(12): 1797-1803.
901. Ten Heuvel SE, Hoekstra HJ, Suurmeijer AJH. Diagnostic accuracy of FISH and RT-PCR in 50 routinely processed synovial sarcomas. *Appl Immunohistochem Mol Morphol.* 2008; 16(3): 246-250.
902. Amary MFC, Berisha F, Bernardi FDC, et al. Detection of SS18-SSX fusion transcripts in formalin-fixed Paraffin-embedded neoplasms: analysis of conventional RT-PCR, qRT-PCR and dual color FISH as diagnostic tools for synovial sarcoma. *Mod Pathol.* 2007; 20(4): 482-496.
903. Antonescu CR, Kawai A, Leung DH, et al. Strong association of SYT-SSX fusion type and morphologic epithelial differentiation in synovial sarcoma. *Diagn Mol Pathol.* 2000; 9(1): 1-8.
904. Palmerini E, Staals EL, Alberghini M, et al. Synovial sarcoma: retrospective analysis of 250 patients treated at a single institution. *Cancer.* 2009; 115(13): 2988-2998.
905. Trassard M, Le Doussal V, Hacène K, et al. Prognostic factors in localized primary synovial sarcoma: a multicenter study of 128 adult patients. *J Clin Oncol.* 2001; 19(2): 525-534.
906. Canter RJ, Qin L-X, Maki RG, et al. A synovial sarcoma-specific preoperative nomogram supports a survival benefit to ifosfamide-based chemotherapy and improves risk Stratification for patients. *Clin Cancer Res.* 2008; 14(24): 8191-8197.
907. Singer S, Baldini EH, Demetri GD, et al. Synovial sarcoma: prognostic significance of tumor size, margin of resection, and mitotic activity for survival. *J Clin Oncol.* 1996; 14(4): 1201-1208.
908. Cagle LA, Mirra JM, Storm FK, et al. Histologic features relating to prognosis in synovial sarcoma. *Cancer.* 1987; 59(10): 1810-1814.
909. Golouh R, Vuzevski V, Bracko M, et al. Synovial sarcoma: a clinicopathological study of 36 cases. *J Surg Oncol.* 1990; 45(1): 20-28.
910. Oda Y, Hashimoto H, Tsuneyoshi M, Takeshita S. Survival in synovial sarcoma. A multivariate study of prognostic factors with special emphasis on the comparison between early death and long-term survival. *Am J Surg Pathol.* 1993; 17(1): 35-44.
911. Machen SK, Easley KA, Goldblum JR. Synovial sarcoma of the extremities: a clinicopathologic study of 34 cases, including semi-quantitative analysis of spindled, epithelial, and poorly differentiated areas. *Am J Surg Pathol.* 1999; 23(3): 268-275.
912. Izumi T, Oda Y, Hasegawa T, et al. Dysadherin expression as a significant prognostic factor and as a determinant of histologic features in synovial sarcoma: special reference to its inverse relationship with E-cadherin expression. *Am J Surg Pathol.* 2007; 31(1): 85-94.
913. el-Naggar AK, Ayala AG, Abdul-Karim FW, et al. Synovial sarcoma. A DNA flow cytometric study. *Cancer.* 1990; 65(10): 2295-2300.
914. Kawai A, Woodruff J, Healey JH, et al. SYT-SSX gene fusion as a determinant of morphology and prognosis in synovial sarcoma. *N Engl J Med.* 1998; 338(3): 153-160.
915. Guillou L, Coindre J, Gallagher G, et al. Detection of the synovial sarcoma translocation t(X;18)(SYT;SSX) in Paraffin-embedded tissues using reverse transcriptase-polymerase chain reaction: a reliable and powerful diagnostic tool for pathologists. A molecular analysis of 221 mesenchymal tumors fixed in different fixatives. *Hum Pathol.* 2001; 32(1): 105-112.
916. Heuvel SE, ten Hoekstra HJ, Bastiaannet E, Suurmeijer AJH. The classic prognostic factors tumor stage, tumor size, and tumor grade are the strongest predictors of outcome in synovial sarcoma: no role for SSX fusion type or ezrin expression. *Appl Immunohistochem Mol Morphol.* 2009; 17(3): 189-195.
917. Enzinger FM. Intramuscular myxoma: a review and follow-up study of 34 cases. *Am J Clin Pathol.* 1965; 43: 104-113.
918. Hashimoto H, Tsuneyoshi M, Daimaru Y, et al. Intramuscular myxoma. A clinicopathologic, immunohistochemical, and electron microscopic study. *Cancer.* 1986; 58(3): 740-747.
919. Allen PW. Myxoma is not a single entity: a review of the concept of myxoma. *Ann Diagn Pathol.* 2000; 4(2): 99-123.
920. Ireland DC, Soule EH, Ivins JC. Myxoma of so-

matic soft tissues. A report of 58 patients, 3 with multiple tumors and fibrous dysplasia of bone. *Mayo Clin Proc.* 1973; 48(6): 401-410.

921. Carney JA, Headington JT, Su WP. Cutaneous myxomas. A major component of the complex of myxomas, spotty pigmentation, and endocrine overactivity. *Arch Dermatol.* 1986; 122(7): 790-798.
922. Meis JM, Enzinger FM. Juxta-articular myxoma: a clinical and pathologic study of 65 cases. *Hum Pathol.* 1992; 23(6): 639-646.
923. Feldman PS. A comparative study including ultrastructure of intramuscular myxoma and myxoid liposarcoma. *Cancer.* 1979; 43(2): 512-525.
924. Okamoto S, Hisaoka M, Ushijima M, et al. Activating Gs(alpha) mutation in intramuscular myxomas with and without fibrous dysplasia of bone. *Virchows Arch.* 2000; 437(2): 133-137.
925. Willems SM, Mohseny AB, Balog C, et al. Cellular/intramuscular myxoma and grade I myxofibrosarcoma are characterized by distinct genetic alterations and specific composition of their extracellular matrix. *J Cell Mol Med.* 2009; 13(7): 1291-1301.
926. Okamoto S, Hisaoka M, Meis-Kindblom JM, et al. Juxta-articular myxoma and intramuscular myxoma are two distinct entities. Activating Gs alpha mutation at Arg 201 codon does not occur in juxta-articular myxoma. *Virchows Arch.* 2002; 440(1): 12-15.
927. Nielsen GP, O'Connell JX, Rosenberg AE. Intramuscular myxoma: a clinicopathologic study of 51 cases with emphasis on hypercellular and hypervascular variants. *Am J Surg Pathol.* 1998; 22(10): 1222-1227.
928. van Roggen JF, McMenamin ME, Fletcher CD. Cellular myxoma of soft tissue: a clinicopathological study of 38 cases confirming indolent clinical behaviour. *Histopathology.* 2001; 39(3): 287-297.
929. Lieberman PH, Brennan MF, Kimmel M, et al. Alveolar soft-part sarcoma. A clinico-pathologic study of half a century. *Cancer.* 1989; 63(1): 1-13.
930. Argyris PP, Reed RC, Manivel JC, et al. Oral alveolar soft part sarcoma in childhood and adolescence: report of two cases and review of literature. *Head Neck Pathol.* 2013; 7(1): 40-49.
931. Ogura K, Beppu Y, Chuman H, et al. Alveolar soft part sarcoma: a single-center 26-patient case series and review of the literature. *Sarcoma.* 2012; 2012: 907179.
932. Zarrin-Khameh N, Kaye KS. Alveolar soft part sarcoma. *Arch Pathol Lab Med.* 2007; 131(3): 488-491.
933. Folpe AL, Deyrup AT. Alveolar soft-part sarcoma: a review and update. *J Clin Pathol.* 2006; 59(11): 1127-1132.
934. Ohno T, Park P, Higaki S, et al. Smooth tubular aggregates associated with plasmalemmal invagination in alveolar soft part sarcoma. *Ultrastruct Pathol.* 1994; 18(3): 383-388.
935. Lillehei KO, Kleinschmidt-DeMasters B, Mitchell DH, et al. Alveolar soft part sarcoma: an unusually long interval between presentation and brain metastasis. *Hum Pathol.* 1993; 24(9): 1030-1034.
936. Evans HL. Alveolar soft-part sarcoma. A study of 13 typical examples and one with a histologically atypical component. *Cancer.* 1985; 55(4): 912-917.
937. Foschini MP, Ceccarelli C, Eusebi V, et al. Alveolar soft part sarcoma: immunological evidence of rhabdomyoblastic differentiation. *Histopathology.* 1988; 13(1): 101-108.
938. Matsuno Y, Mukai K, Itabashi M, et al. Alveolar soft part sarcoma. A clinicopathologic and immunohistochemical study of 12 cases. *Acta Pathol Jpn.* 1990; 40(3): 199-205.
939. Mukai M, Iri H, Nakajima T, et al. Alveolar soft-part sarcoma. A review on its histogenesis and further studies based on electron microscopy, immunohistochemistry, and biochemistry. *Am J Surg Pathol.* 1983; 7(7): 679-689.
940. Rosai J, Dias P, Parham DM, et al. MyoD1 protein expression in alveolar soft part sarcoma as confirmatory evidence of its skeletal muscle nature. *Am J Surg Pathol.* 1991; 15(10): 974-981.
941. Ladanyi M, Lui MY, Antonescu CR, et al. The der(17)t(X;17)(p11;q25) of human alveolar soft part sarcoma fuses the TFE3 transcription factor gene to ASPL, a novel gene at 17q25. *Oncogene.* 2001; 20(1): 48-57.
942. Argani P, Antonescu CR, Illei PB, et al. Primary renal neoplasms with the ASPL-TFE3 gene fusion of alveolar soft part sarcoma: a distinctive tumor entity previously included among renal cell carcinomas of children and adolescents. *Am J Pathol.* 2001; 159(1): 179-192.
943. Dim DC, Cooley LD, Miranda RN. Clear cell sarcoma of tendons and aponeuroses: a review. *Arch Pathol Lab Med.* 2007; 131(1): 152-156.
944. Eckardt JJ, Pritchard DJ, Soule EH. Clear cell sarcoma. A clinicopathologic study of 27 cases. *Cancer.* 1983; 52(8): 1482-1488.
945. Hisaoka M, Ishida T, Kuo T-T, et al. Clear cell sarcoma of soft tissue: a clinicopathologic, immunohistochemical, and molecular analysis of 33 cases. *Am J Surg Pathol.* 2008; 32(3): 452-460.
946. Chung EB, Enzinger FM. Malignant melanoma of soft parts. A reassessment of clear cell sarcoma. *Am J Surg Pathol.* 1983; 7(5): 405-413.
947. Bianchi G, Charoenlap C, Cocchi S, et al. Clear cell sarcoma of soft tissue: a retrospective review and analysis of 31 cases treated at Istituto Ortopedico Rizzoli. *Eur J Surg Oncol.* 2014; 40(5): 505-510.
948. Kindblom LG, Lodding P, Angervall L. Clear-cell sarcoma of tendons and aponeuroses. An immunohistochemical and electron microscopic analysis indicating neural crest origin. *Virchows Arch A Pathol Anat Histopathol.* 1983; 401(1): 109-128.
949. Benson JD, Kraemer BB, Mackay B. Malignant melanoma of soft parts: an ultrastructural study of four cases. *Ultrastruct Pathol.* 1985; 8(1): 57-70.
950. Mooi WJ, Deenik W, Peterse JL, Hogendoorn PC. Keratin immunoreactivity in melanoma of soft parts(clear cell sarcoma). *Histopathology.* 1995; 27(1): 61-65.
951. Bridge JA, Borek DA, Neff JR, Huntrakoon M. Chromosomal abnormalities in clear cell sarcoma. Implications for histogenesis. *Am J Clin Pathol.* 1990; 93(1): 26-31.
952. Sandberg AA, Bridge JA. Updates on the cytogenetics and molecular genetics of bone and soft tissue tumors: clear cell sarcoma(malignant melanoma of soft parts). *Cancer Genet Cytogenet.* 2001; 130(1): 1-7.
953. Antonescu CR, Tschernyavsky SJ, Woodruff JM, et al. Molecular diagnosis of clear cell sarcoma: detection of EWS-ATF1 and MITF-M transcripts and histopathological and ultrastructural analysis of 12 cases. *J Mol Diagn.* 2002; 4(1): 44-52.
954. Antonescu CR, Nafa K, Segal NH, et al. EWS-CREB1: a recurrent variant fusion in clear cell sarcoma—association with gastrointestinal location and absence of melanocytic differentiation. *Clin Cancer Res.* 2006; 12(18): 5356-5362.
955. Thway K, Fisher C. Tumors with EWSR1-CREB1 and EWSR1-ATF1 fusions: the current status. *Am J Surg Pathol.* 2012; 36(7): e1-e11.
956. Wang W-L, Mayordomo E, Zhang W, et al. Detection and characterization of EWSR1/ ATF1 and EWSR1/CREB1 chimeric transcripts in clear cell sarcoma(melanoma of soft parts). *Mod Pathol.* 2009; 22(9): 1201-1209.
957. Stockman DL, Miettinen M, Suster S, et al. Malignant gastrointestinal neuroectodermal tumor: clinicopathologic, immunohistochemical, ultrastructural, and molecular analysis of 16 cases with a reappraisal of clear cell sarcoma-like tumors of the gastrointestinal tract. *Am J Surg Pathol.* 2012; 36(6): 857-868.
958. Zambrano E, Reyes-Mugica M, Franchi A, Rosai J. An osteoclast-rich tumor of the gastrointestinal tract with features resembling clear cell sarcoma of soft parts: reports of 6 cases of a GIST simulator. *Int J Surg Pathol.* 2003; 11(2): 75-81.
959. Deenik W, Mooi WJ, Rutgers EJ, et al. Clear cell sarcoma(malignant melanoma) of soft parts: a clinicopathologic study of 30 cases. *Cancer.* 1999; 86(6): 969-975. 960. Lucas DR, Nascimento AG, Sim FH. Clear cell sarcoma of soft tissues. Mayo Clinic experience with 35 cases. *Am J Surg Pathol.* 1992; 16(12): 1197-1204.
961. Sara AS, Evans HL, Benjamin RS. Malignant melanoma of soft parts(clear cell sarcoma). A study of 17 cases, with emphasis on prognostic factors. *Cancer.* 1990; 65(2): 367-374.
962. Enzinger FM. Epitheloid sarcoma. A sarcoma simulating a granuloma or a carcinoma. *Cancer.* 1970; 26(5): 1029-1041.
963. Halling AC, Wollan PC, Pritchard DJ, et al. Epithelioid sarcoma: a clinicopathologic review of 55 cases. *Mayo Clin Proc.* 1996; 71(7): 636-642.
964. Chetty R, Slavin JL. Epithelioid sarcoma with extensive chondroid differentiation. *Histopathology.* 1994; 24(4): 400-401.
965. Mirra JM, Kessler S, Bhuta S, Eckardt J. The fibroma-like variant of epithelioid sarcoma. A fibrohistiocytic/myoid cell lesion often confused with benign and malignant spindle cell tumors. *Cancer.* 1992; 69(6): 1382-1395.
966. Molenaar WM, DeJong B, Dam-Meiring A, et al. Epithelioid sarcoma or malignant rhabdoid tumor of soft tissue? Epithelioid immunophenotype and rhabdoid karyotype. *Hum Pathol.* 1989; 20(4): 347-351.
967. Perrone T, Swanson PE, Twiggs L, et al. Malignant rhabdoid tumor of the vulva: is distinction from epithelioid sarcoma possible? A pathologic and immunohistochemical study. *Am J Surg Pathol.* 1989; 13(10): 848-858.
968. Miettinen M, Lehto VP, Vartio T, Virtanen I. Epithelioid sarcoma. Ultrastructural and immunohistologic features suggesting a synovial origin. *Arch Pathol Lab Med.* 1982; 106(12): 620-623.
969. Chase DR, Enzinger FM, Weiss SW, Langloss JM. Keratin in epithelioid sarcoma. An immunohistochemical study. *Am J Surg Pathol.* 1984; 8(6): 435-441.
970. Chbani L, Guillou L, Terrier P, et al. Epithelioid sarcoma: a clinicopathologic and immunohistochemical analysis of 106 cases from the French sarcoma group. *Am J Clin Pathol.* 2009; 131(2): 222-227.
971. Miettinen M, Fanburg-Smith JC, Virolainen M, et al. Epithelioid sarcoma: an immunohistochemical analysis of 112 classical and variant cases and a discussion of the differential diag-

nosis. *Hum Pathol.* 1999; 30(8): 934-942.

972. Arber DA, Kandalaft PL, Mehta P, Battifora H. Vimentin-negative epithelioid sarcoma. The value of an immunohistochemical panel that includes CD34. *Am J Surg Pathol.* 1993; 17(3): 302-307.
973. Hornick JL, Dal Cin P, Fletcher CDM. Loss of INI1 expression is characteristic of both conventional and proximal-type epithelioid sarcoma. *Am J Surg Pathol.* 2009; 33(4): 542-550.
974. Kohashi K, Izumi T, Oda Y, et al. Infrequent SMARCB1/INI1 gene alteration in epithelioid sarcoma: a useful tool in distinguishing epithelioid sarcoma from malignant rhabdoid tumor. *Hum Pathol.* 2009; 40(3): 349-355.
975. Laskin WB, Miettinen M. Epithelioid sarcoma: new insights based on an extended immunohistochemical analysis. *Arch Pathol Lab Med.* 2003; 127(9): 1161-1168.
976. Kohashi K, Yamada Y, Hotokebuchi Y, et al. ERG and SALL4 expressions in SMARCB1/INI1-deficient tumors: a useful tool for distinguishing epithelioid sarcoma from malignant rhabdoid tumor. *Hum Pathol.* 2015; 46(2): 225-230.
977. Prat J, Woodruff JM, Marcove RC. Epithelioid sarcoma: an analysis of 22 cases indicating the prognostic significance of vascular invasion and regional lymph node metastasis. *Cancer.* 1978; 41(4): 1472-1487.
978. Weissmann D, Amenta PS, Kantor GR. Vulvar epithelioid sarcoma metastatic to the scalp. A case report and review of the literature. *Am J Dermatopathol.* 1990; 12(5): 462-468.
979. Chase DR, Enzinger FM. Epithelioid sarcoma. Diagnosis, prognostic indicators, and treatment. *Am J Surg Pathol.* 1985; 9(4): 241-263.
980. Evans HL, Baer SC. Epithelioid sarcoma: a clinicopathologic and prognostic study of 26 cases. *Semin Diagn Pathol.* 1993; 10(4): 286-291.
981. Folpe AL, Schoolmeester JK, McCluggage WG, et al. SMARCB1-deficient vulvar neoplasms: a clinicopathologic, immunohistochemical, and molecular genetic study of 14 cases. *Am J Surg Pathol.* 2015; 39(6): 836-849.
982. Guillou L, Wadden C, Coindre JM, et al. "Proximal-type" epithelioid sarcoma, a distinctive aggressive neoplasm showing rhabdoid features. Clinicopathologic, immunohistochemical, and ultrastructural study of a series. *Am J Surg Pathol.* 1997; 21(2): 130-146.
983. Hasegawa T, Matsuno Y, Shimoda T, et al. Proximal-type epithelioid sarcoma: a clinicopathologic study of 20 cases. *Mod Pathol.* 2001; 14(7): 655-663.
984. Izumi T, Oda Y, Hasegawa T, et al. Prognostic significance of dysadherin expression in epithelioid sarcoma and its diagnostic utility in distinguishing epithelioid sarcoma from malignant rhabdoid tumor. *Mod Pathol.* 2006; 19(6): 820-831.
985. Li L, Fan X-S, Xia Q-Y, et al. Concurrent loss of INI1, PBRM1, and BRM expression in epithelioid sarcoma: implications for the co-contributions of multiple SWI/SNF complex members to pathogenesis. *Hum Pathol.* 2014; 45(11): 2247-2254.
986. Enzinger FM, Weiss SW, Liang CY. Ossifying fibromyxoid tumor of soft parts. A clinicopathological analysis of 59 cases. *Am J Surg Pathol.* 1989; 13(10): 817-827.
987. Miettinen M, Finnell V, Fetsch JF. Ossifying fibromyxoid tumor of soft parts—a clinicopathologic and immunohistochemical study of 104 cases with long-term follow-up and a critical review of the literature. *Am J Surg Pathol.* 2008; 32(7): 996-1005.
988. Donner LR. Ossifying fibromyxoid tumor of soft parts: evidence supporting Schwann cell origin. *Hum Pathol.* 1992; 23(2): 200-202.
989. Hirose T, Shimada S, Tani T, Hasegawa T. Ossifying fibromyxoid tumor: invariable ultrastructural features and diverse immunophenotypic expression. *Ultrastruct Pathol.* 2007; 31(3): 233-239.
990. Min K-W, Seo IS, Pitha J. Ossifying fibromyxoid tumor: modified myoepithelial cell tumor? Report of three cases with immunohistochemical and electron microscopic studies. *Ultrastruct Pathol.* 2005; 29(6): 535-548.

990a. Graham RP, Weiss SW, Sukov WR, et al. PHF1 rearrangements in ossifying fibromyxoid tumors of soft parts: a fluorescence in situ hybridization study of 41 cases with emphasis on the malignant variant. *Am J Surg Pathol.* 2013; 37(11): 1751-1755.

990b. Kao YC, Sung YS, Zhang L, et al. Expanding the molecular signature of ossifying fibromyxoid tumors with two novel gene fusions: CREBBP-BCORL1 and KDM2AWWTR1 . *Genes Chromosomes Cancer.* 2017; 56(1): 42-50.

991. Folpe AL, Weiss SW. Ossifying fibromyxoid tumor of soft parts: a clinicopathologic study of 70 cases with emphasis on atypical and malignant variants. *Am J Surg Pathol.* 2003; 27(4): 421-431.
992. Shimada H, Newton WA, Soule EH, et al. Pathologic features of extraosseous Ewing's sarcoma: a report from the Intergroup Rhabdomyosarcoma Study. *Hum Pathol.* 1988; 19(4): 442-453.
993. Angervall L, Enzinger FM. Extraskeletal neoplasm resembling Ewing's sarcoma. *Cancer.* 1975; 36(1): 240-251.
994. Ehrig T, Billings SD, Fanburg-Smith JC. Superficial primitive neuroectodermal tumor/ Ewing sarcoma(PN/ES): same tumor as deep PN/ES or new entity? *Ann Diagn Pathol.* 2007; 11(3): 153-159.
995. Suh C-H, Ordóñez NG, Hicks J, Mackay B. Ultrastructure of the Ewing's sarcoma family of tumors. *Ultrastruct Pathol.* 2002; 26(2): 67-76.
996. Jürgens H, Bier V, Harms D, et al. Malignant peripheral neuroectodermal tumors. A retrospective analysis of 42 patients. *Cancer.* 1988; 61(2): 349-357.
997. Askin FB, Rosai J, Sibley RK, et al. Malignant small cell tumor of the thoracopulmonary region in childhood: a distinctive clinicopathologic entity of uncertain histogenesis. *Cancer.* 1979; 43(6): 2438-2451.
998. Parham DM, Hijazi Y, Steinberg SM, et al. Neuroectodermal differentiation in Ewing's sarcoma family of tumors does not predict tumor behavior. *Hum Pathol.* 1999; 30(8): 911-918.
999. Turc-Carel C, Philip I, Berger MP, et al. Chromosome study of Ewing's sarcoma(ES) cell lines. Consistency of a reciprocal translocation t(11;22)(q24;q12). *Cancer Genet Cytogenet.* 1984; 12(1): 1-19.
1000. Delattre O, Zucman J, Melot T, et al. The Ewing family of tumors—a subgroup of small-round-cell tumors defined by specific chimeric transcripts. *N Engl J Med.* 1994; 331(5): 294-299.
1001. Downing JR, Head DR, Parham DM, et al. Detection of the(11;22)(q24;q12) translocation of Ewing's sarcoma and peripheral neuroectodermal tumor by reverse transcription polymerase chain reaction. *Am J Pathol.* 1993; 143(5): 1294-1300.
1002. Kumar S, Pack S, Kumar D, et al. Detection of EWS-FLI-1 fusion in Ewing's sarcoma/ peripheral primitive neuroectodermal tumor by fluorescence in situ hybridization using formalin-fixed Paraffin-embedded tissue. *Hum Pathol.* 1999; 30(3): 324-330.
1003. Ambros IM, Ambros PF, Strehl S, et al. MIC2 is a specific marker for Ewing's sarcoma and peripheral primitive neuroectodermal tumors. Evidence for a common histogenesis of Ewing's sarcoma and peripheral primitive neuroectodermal tumors from MIC2 expression and specific chromosome aberration. *Cancer.* 1991; 67(7): 1886-1893.
1004. Vakar-López F, Ayala AG, Raymond AK, Czerniak B. Epithelial Phenotype in Ewing's Sarcoma/Primitive Neuroectodermal Tumor. *Int J Surg Pathol.* 2000; 8(1): 59-65.
1005. Folpe AL, Goldblum JR, Rubin BP, et al. Morphologic and immunophenotypic diversity in Ewing family tumors: a study of 66 genetically confirmed cases. *Am J Surg Pathol.* 2005; 29(8): 1025-1033.
1006. Schuetz AN, Rubin BP, Goldblum JR, et al. Intercellular junctions in Ewing sarcoma/ primitive neuroectodermal tumor: additional evidence of epithelial differentiation. *Mod Pathol.* 2005; 18(11): 1403-1410.
1007. Folpe AL, Hill CE, Parham DM, et al. Immunohistochemical detection of FLI-1 protein expression: a study of 132 round cell tumors with emphasis on CD99-positive mimics of Ewing's sarcoma/primitive neuroectodermal tumor. *Am J Surg Pathol.* 2000; 24(12): 1657-1662.

1007a. Hung YP, Fleltcher CD, Hornick JL. Evaluation of NKX2-2 expression in round cell sarcomas and other tumors with EWSR1 rearrangement: imperfect specificity for Ewing sarcoma. *Mod Pathol.* 2016; 29(4): 370-380.

1008. Navarro S, Cavazzana AO, Llombart-Bosch A, Triche TJ. Comparison of Ewing's sarcoma of bone and peripheral neuroepithelioma. An immunocytochemical and ultrastructural analysis of two primitive neuroectodermal neoplasms. *Arch Pathol Lab Med.* 1994; 118(6): 608-615.
1009. Choi E-YK, Thomas DG, McHugh JB, et al. Undifferentiated small round cell sarcoma with t(4;19)(q35;q13.1) CIC-DUX4 fusion: a novel highly aggressive soft tissue tumor with distinctive histopathology. *Am J Surg Pathol.* 2013; 37(9): 1379-1386.
1010. Machado I, Llombart B, Calabuig-Fariñas S, Llombart-Bosch A. Superficial Ewing's sarcoma family of tumors: a clinicopathological study with differential diagnoses. *J Cutan Pathol.* 2011; 38(8): 636-643.
1011. Smith SC, Buehler D, Choi E-YK, et al. CIC-DUX sarcomas demonstrate frequent MYC Amplification and ETS-family transcription factor expression. *Mod Pathol.* 2015; 28(1): 57-68.
1012. Sugita S, Arai Y, Tonooka A, et al. A novel CIC-FOXO4 gene fusion in undifferentiated small round cell sarcoma: a genetically distinct variant of Ewing-like sarcoma. *Am J Surg Pathol.* 2014; 38(11): 1571-1576.

1012a. Antonescu CR, Owosho AA, Zhang L, et al. Sarcomas with CIC-rearrangements are a distinct pathologic entity with aggressive outcome: a clinicopathologic and molecular study of 115 cases. *Am J Surg Pathol.* 2017; 41(7): 941-949.

1013. Cohen-Gogo S, Cellier C, Coindre J-M, et al. Ewing-like sarcomas with BCOR-CCNB3 fusion transcript: a clinical, radiological and pathological retrospective study from the Société Française des Cancers de L'Enfant. *Pediatr Blood Cancer.* 2014; 61(12): 2191-2198.
1014. Peters TL, Kumar V, Polikepahad S, et al.

BCOR-CCNB3 fusions are frequent in undifferentiated sarcomas of male children. *Mod Pathol.* 2015; 28(4): 575-586.

1015. Puls F, Niblett A, Marland G, et al. BCOR-CCNB3(Ewing-like) sarcoma: a clinicopathologic analysis of 10 cases, in comparison with conventional Ewing sarcoma. *Am J Surg Pathol.* 2014; 38(10): 1307-1318.

1015a. Specht K, Zhang L, Sung YS, et al. Novel BCOR-MAML3 and ZC3H7B-BCOR gene fusions in undifferentiated small blue round cell sarcomas. *Am J Surg Pathol.* 2016; 40(4): 433-442.

1016. Adsay V, Cheng J, Athanasian E, et al. Primary desmoplastic small cell tumor of soft tissues and bone of the hand. *Am J Surg Pathol.* 1999; 23(11): 1408-1413.

1017. Gerald WL, Ladanyi M, de Alava E, et al. Clinical, pathologic, and molecular spectrum of tumors associated with t(11;22)(p13;q12): desmoplastic small round-cell tumor and its variants. *J Clin Oncol.* 1998; 16(9): 3028 - 3036.

1018. Ordóñez NG. Desmoplastic small round cell tumor: II: an ultrastructural and immunohistochemical study with emphasis on new immunohistochemical markers. *Am J Surg Pathol.* 1998; 22(11): 1314-1327.

1019. Hill DA, Pfeifer JD, Marley EF, et al. WT1 staining reliably differentiates desmoplastic small round cell tumor from Ewing sarcoma/ primitive neuroectodermal tumor. An immunohistochemical and molecular diagnostic study. *Am J Clin Pathol.* 2000; 114(3): 345-353.

1020. Biegel JA, Conard K, Brooks JJ. Translocation (11;22)(p13;q12): primary change in intra-abdominal desmoplastic small round cell tumor. *Genes Chromosomes Cancer.* 1993; 7(2): 119-121.

1021. Sawyer JR, Tryka AF, Lewis JM. A novel reciprocal chromosome translocation t(11;22) (p13;q12) in an intraabdominal desmoplastic small round-cell tumor. *Am J Surg Pathol.* 1992; 16(4): 411-416.

1022. de Alava E, Ladanyi M, Rosai J, Gerald WL. Detection of chimeric transcripts in desmoplastic small round cell tumor and related developmental tumors by reverse transcriptase polymerase chain reaction. A specific diagnostic assay. *Am J Pathol.* 1995; 147(6): 1584-1591.

1023. Hill DA, O'Sullivan MJ, Zhu X, et al. Practical application of molecular genetic testing as an aid to the surgical pathologic diagnosis of sarcomas: a prospective study. *Am J Surg Pathol.* 2002; 26(8): 965-977.

1024. Ordóñez NG. Desmoplastic small round cell tumor: I: a histopathologic study of 39 cases with emphasis on unusual histological patterns. *Am J Surg Pathol.* 1998; 22(11): 1303-1313.

1025. Fanburg-Smith JC, Hengge M, Hengge UR, et al. Extrarenal rhabdoid tumors of soft tissue: a clinicopathologic and immunohistochemical study of 18 cases. *Ann Diagn Pathol.* 1998; 2(6): 351-362.

1026. Oda Y, Tsuneyoshi M. Extrarenal rhabdoid tumors of soft tissue: clinicopathological and molecular genetic review and distinction from other soft-tissue sarcomas with rhabdoid features. *Pathol Int.* 2006; 56(6): 287-295.

1027. Wick MR, Ritter JH, Dehner LP. Malignant rhabdoid tumors: a clinicopathologic review and conceptual discussion. *Semin Diagn Pathol.* 1995; 12(3): 233-248.

1028. Kodet R, Newton WA, Sachs N, et al. Rhabdoid tumors of soft tissues: a clinicopathologic study of 26 cases enrolled on the Intergroup Rhabdomyosarcoma Study. *Hum Pathol.* 1991; 22(7): 674-684.

1029. Parham DM, Weeks DA, Beckwith JB. The clinicopathologic spectrum of putative extrarenal rhabdoid tumors. An analysis of 42 cases studied with immunohistochemistry or electron microscopy. *Am J Surg Pathol.* 1994; 18(10): 1010-1029.

1030. Tsokos M, Kouraklis G, Chandra RS, et al. Malignant rhabdoid tumor of the kidney and soft tissues. Evidence for a diverse morphological and immunocytochemical phenotype. *Arch Pathol Lab Med.* 1989; 113(2): 115-120.

1031. Biegel JA, Allen CS, Kawasaki K, et al. Narrowing the critical region for a rhabdoid tumor locus in 22q11. *Genes Chromosomes Cancer.* 1996; 16(2): 94-105.

1032. Roberts CWM, Biegel JA. The role of SMARCB1/INI1 in development of rhabdoid tumor. *Cancer Biol Ther.* 2009; 8(5): 412-416.

1033. Hoot AC, Russo P, Judkins AR, et al. Immunohistochemical analysis of hSNF5/ INI1 distinguishes renal and extra-renal malignant rhabdoid tumors from other pediatric soft tissue tumors. *Am J Surg Pathol.* 2004; 28(11): 1485-1491.

1034. Judkins AR. Immunohistochemistry of INI1 expression: a new tool for old challenges in CNS and soft tissue pathology. *Adv Anat Pathol.* 2007; 14(5): 335-339.

1035. Sultan I, Qaddoumi I, Rodríguez-Galindo C, et al. Age, stage, and radiotherapy, but not primary tumor site, affects the outcome of patients with malignant rhabdoid tumors. *Pediatr Blood Cancer.* 2010; 54(1): 35-40.

1036. Weeks DA, Beckwith JB, Mierau GW, Luckey DW. Rhabdoid tumor of kidney. A report of 111 cases from the National Wilms'Tumor Study Pathology Center. *Am J Surg Pathol.* 1989; 13(6): 439-458.

1037. Gururangan S, Bowman LC, Parham DM, et al. Primary extracranial rhabdoid tumors. Clinicopathologic features and response to ifosfamide. *Cancer.* 1993; 71(8): 2653-2659.

1038. Weidner N. Review and update: oncogenic osteomalacia-rickets. *Ultrastruct Pathol.* 1991; 15(4-5): 317-333.

1039. Weidner N, Santa Cruz D. Phosphaturic mesenchymal tumors. A polymorphous group causing osteomalacia or rickets. *Cancer.* 1987; 59(8): 1442-1454.

1040. Cai Q, Hodgson SF, Kao PC, et al. Brief report: inhibition of renal phosphate transport by a tumor product in a patient with oncogenic osteomalacia. *N Engl J Med.* 1994; 330(23): 1645-1649.

1041. Folpe AL, Fanburg-Smith JC, Billings SD, et al. Most osteomalacia-associated mesenchymal tumors are a single histopathologic entity: an analysis of 32 cases and a comprehensive review of the literature. *Am J Surg Pathol.* 2004; 28(1): 1-30.

1042. Lee J-C, Jeng Y-M, Su S-Y, et al. Identification of a novel FN1-FGFR1 genetic fusion as a frequent event in phosphaturic mesenchymal tumour. *J Pathol.* 2015; 235(4): 539-545.

1043. Smith ME, Fisher C, Weiss SW. Pleomorphic hyalinizing angiectatic tumor of soft parts. A low-grade neoplasm resembling neurilemoma. *Am J Surg Pathol.* 1996; 20(1): 21-29.

1044. Kazakov DV, Pavlovsky M, Mukensnabl P, Michal M. Pleomorphic hyalinizing angiectatic tumor with a sarcomatous component recurring as high-grade myxofibrosarcoma. *Pathol Int.* 2007; 57(5): 281-284.

1045. Hornick JL, Fletcher CDM. Myoepithelial tumors of soft tissue: a clinicopathologic and immunohistochemical study of 101 cases with evaluation of prognostic parameters. *Am J Surg Pathol.* 2003; 27(9): 1183-1196.

1046. Michal M, Miettinen M. Myoepitheliomas of the skin and soft tissues. Report of 12 cases. *Virchows Arch.* 1999; 434(5): 393-400.

1047. Folpe AL, Agoff SN, Willis J, Weiss SW. Parachordoma is immunohistochemically and cytogenetically distinct from axial chordoma and extraskeletal myxoid chondrosarcoma. *Am J Surg Pathol.* 1999; 23(9): 1059-1067.

1048. Antonescu CR, Zhang L, Chang N-E, et al. EWSR1-POU5F1 fusion in soft tissue myoepithelial tumors. A molecular analysis of sixty-six cases, including soft tissue, bone, and visceral lesions, showing common involvement of the EWSR1 gene. *Genes Chromosomes Cancer.* 2010; 49(12): 1114 - 1124.

1049. Agaram NP, Chen H-W, Zhang L, et al. EWSR1-PBX3: a novel gene fusion in myoepithelial tumors. *Genes Chromosomes Cancer.* 2015; 54(2): 63-71.

1050. Huang S-C, Chen H-W, Zhang L, et al. Novel FUS-KLF17 and EWSR1-KLF17 fusions in myoepithelial tumors. *Genes Chromosomes Cancer.* 2015; 54(5): 267-275.

1051. Le Loarer F, Zhang L, Fletcher CD, et al. Consistent SMARCB1 homozygous deletions in epithelioid sarcoma and in a subset of myoepithelial carcinomas can be reliably detected by FISH in archival material. *Genes Chromosomes Cancer.* 2014; 53(6): 475-486.

1052. Gleason BC, Fletcher CDM. Myoepithelial carcinoma of soft tissue in children: an aggressive neoplasm analyzed in a series of 29 cases. *Am J Surg Pathol.* 2007; 31(12): 1813-1824.

1052a. Yoshida A, Yoshida H, Yoshida M, et al. Myoepithelioma-like tumors of the vulvar region: a distinctive of SMARCB1-deficient neoplasms. *Am J Surg Pathol.* 2015; 39(8): 1102-1113.

1053. Bisceglia M, Cardone M, Fantasia L, et al. Mixed tumors, myoepitheliomas, and oncocytomas of the soft tissues are likely members of the same family: a clinicopathologic and ultrastructural study. *Ultrastruct Pathol.* 2001; 25(5): 399-418.

1054. Polk P, Parker KM, Biggs PJ. Soft tissue oncocytoma. *Hum Pathol.* 1996; 27(2): 206-208.

1055. Rastrelli M, Tropea S, Basso U, et al. Soft tissue limb and trunk sarcomas: diagnosis, treatment and follow-up. *Anticancer Res.* 2014; 34(10): 5251-5262.

1056. Jiang J-H, Yen S-L, Lee S-Y, Chuang J-H. Differences in the distribution and presentation of bronchogenic cysts between adults and children. *J Pediatr Surg.* 2015; 50(3): 399-401.

1057. Laskin WB, Miettinen M, Fetsch JF. Calcareous lesions of the distal extremities resembling tumoral calcinosis(tumoral calcinosislike lesions): clinicopathologic study of 43 cases emphasizing a pathogenesis-based approach to classification. *Am J Surg Pathol.* 2007; 31(1): 15-25.

1058. Garringer HJ, Malekpour M, Esteghamat F, et al. Molecular genetic and biochemical analyses of FGF23 mutations in familial tumoral calcinosis. *Am J Physiol Endocrinol Metab.* 2008; 295(4): E929-E937.

1059. Ichikawa S, Baujat G, Seyahi A, et al. Clinical variability of familial tumoral calcinosis caused by novel GALNT3 mutations. *Am J Med Genet A.* 2010; 152A(4): 896-903.

1060. Topaz O, Indelman M, Chefetz I, et al. A deleterious mutation in SAMD9 causes normophosphatemic familial tumoral calcinosis. *Am J Hum Genet.* 2006; 79(4): 759-764.

1061. Inclan A. Tumoral calcinosis. *JAMA.* 1943; 121: 490.

1062. Finer G, Price HE, Shore RM, et al. Hyperphosphatemic familial tumoral calcinosis: response to acetazolamide and postulated mechanisms. *Am J Med Genet A*. 2014; 164A(6): 1545-1549.

1063. Fetsch JF, Montgomery EA, Meis JM. Calcifying fibrous pseudotumor. *Am J Surg Pathol*. 1993; 17(5): 502-508.

1064. Nascimento AF, Ruiz R, Hornick JL, Fletcher CDM. Calcifying fibrous "pseudotumor": clinicopathologic study of 15 cases and analysis of its relationship to inflammatory myofibroblastic tumor. *Int J Surg Pathol*. 2002; 10(3): 189-196.

1065. Khoo JJ. Soft tissue amyloidoma. *Pathology (Phila)*. 2002; 34(3): 291-293.

1066. Fischer B, Palkovic S, Rickert C, et al. Cerebral AL lambda-amyloidoma: clinical and pathomorphological characteristics. Review of the literature and of a patient. *Amyloid*. 2007; 14(1): 11-19.

1067. Pietschmann MF, Oliveira AM, Chou MM, et al. Aneurysmal bone cysts of soft tissue represent true neoplasms: a report of two cases. *J Bone Joint Surg Am*. 2011; 93(9): e45.

1068. Sukov WR, Franco MF, Erickson-Johnson M, et al. Frequency of USP6 rearrangements in myositis ossificans, brown tumor, and cherubism: molecular cytogenetic evidence that a subset of "myositis ossificans-like lesions" are the early phases in the formation of soft-tissue aneurysmal bone cyst. *Skeletal Radiol*. 2008; 37(4): 321-327.

1069. Chi C-C, Wang S-H, Kuo T. Localized cutaneous polyvinylpyrrolidone storage disease mimicking cheilitis granulomatosa. *J Cutan Pathol*. 2006; 33(6): 454-457.

1070. Kuo TT, Hu S, Huang CL, et al. Cutaneous involvement in polyvinylpyrrolidone storage disease: a clinicopathologic study of five patients, including two patients with severe anemia. *Am J Surg Pathol*. 1997; 21(11): 1361-1367.

1071. Hizawa K, Inaba H, Nakanishi S, et al. Subcutaneous pseudosarcomatous polyvinylpyrrolidone granuloma. *Am J Surg Pathol*. 1984; 8(5): 393-398.

1072. Avcin S, Jazbec J, Jancar J. Subcutaneous nodule after vaccination with an aluminum-containing vaccine. *Acta Dermatovenerol Alp Pannonica Adriat*. 2008; 17(4): 182-184.

1073. Marsee DK, Williams JM, Velazquez EF. Aluminum granuloma after administration of the quadrivalent human papillomavirus vaccine. Report of a case. *Am J Dermatopathol*. 2008; 30(6): 622-624.

1074. Komaragiri M, Sparber LS, Santos-Zabala ML, et al. Extranodal Rosai-Dorfman disease: a rare soft tissue neoplasm masquerading as a sarcoma. *World J Surg Oncol*. 2013; 11: 63.

1075. Al-Daraji W, Anandan A, Klassen-Fischer M, et al. Soft tissue Rosai-Dorfman disease: 29 new lesions in 18 patients, with detection of polyomavirus antigen in 3 abdominal cases. *Ann Diagn Pathol*. 2010; 14(5): 309-316.

1076. Eward WC, DeWitt SB, Brigman BE, et al. Extranodal Castleman disease of the extremities: a case report and review of the literature. *Skeletal Radiol*. 2014; 43(11): 1627-1631.

1077. Hakozaki M, Tajino T, Yamada H, et al. Intramuscular Castleman's disease of the deltoid: a case report and review of the literature. *Skeletal Radiol*. 2010; 39(7): 715-719.

第10篇

心血管病理学

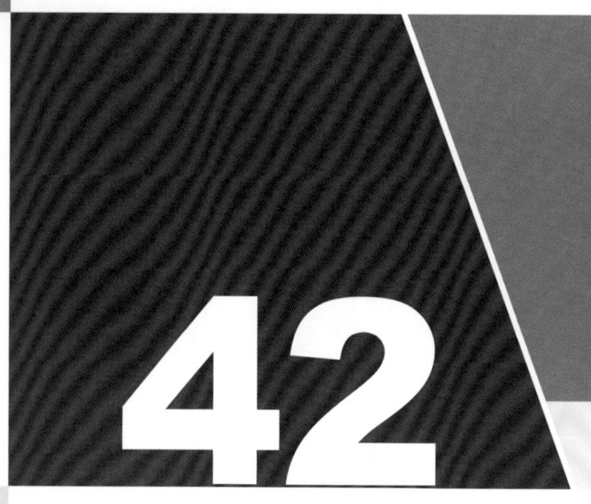

42 心血管系统

Dylan V. Miller 著　曲琳琳 译　钱利华 校

章目录

心脏

近几十年来，心血管手术中可获得的外科病理标本与心血管外科的进步和总体趋势是并行发展的。缓解主动脉瓣、二尖瓣和肺动脉瓣狭窄以及恢复二尖瓣、主动脉瓣和三尖瓣控制血液回流的能力的各种手术方法（通常是进行假体置换）已经建立起来。关于缺血性心脏病的对症治疗，冠状动脉旁路移植术在很大程度上已经让位于低创的血管内冠状动脉介入治疗。心脏移植仍然是终末期心力衰竭的主要治疗方法，并且病理医师在排斥反应的监测中发挥着重要作用。然而，当无法进行心脏移植时，通过各种植入心室的辅助装置泵的机械循环支持逐渐成为一种可行的选择。大多数治疗先天性心血管畸形的手术都指向增加或重新引导血液流动的手术，诸如结扎未闭合的导管，关闭心房、心室（和房室）间隔缺损，建立新的肺动脉导管，或重建狭窄的动脉和瓣膜。有关这些心脏异常及其治疗方法的具体内容，读者可以参阅相关专著[1-4]。

正常解剖结构

心脏的主要组织成分是心包、心肌、心内膜和瓣膜[5]。**心包（pericardium）**分为纤维层（壁层）和浆膜层（脏层，也称为心外膜）。心包衬覆一层单层间皮细胞，它们位于基底膜上并形成一个空腔或内充少量液体（～60 ml）的潜在空间。**心肌（myocardium）**由成束的并被纤维条索分隔的心肌纤维（心肌细胞）组成。这些心肌纤维以端 - 端连接的方式形成融合体，这种连接被称为闰盘，有时它们的连接是侧 - 侧连接。与骨骼肌纤维（胞核位于外周）相反，心肌细胞的胞核位于中央。**心内膜（endocardium）**由一层与大血管相连的内皮细胞、一层基底膜和纤细的支持结缔组织组成。**半月瓣（semilunar valve）[肺动脉瓣（pulmonary valve）和主动脉瓣（aortic valve）]**由三层结构组成：纤维层（由致密胶原组成）、海绵层（含有大量蛋白多糖、疏松排列的胶原纤维和散在的成纤维细胞）和心室层（其特征为含有丰富的弹力纤维）。**房室瓣（atrioventricular valve）**［**二尖瓣（mitral valve）**和**三尖瓣（tricuspid valve）**］由瓣环（环状排列的胶原纤维和弹力纤维）、瓣叶、腱索和乳头肌组成。与半月瓣的瓣叶一样，房室瓣的瓣叶由三层结构组成：海绵层（位于心房侧，富含蛋白多糖）、中央纤维层和心室层（位于心室侧，富含弹力纤维）。

心肌活检

在心导管术中获取心肌或心内膜进行活检已成为一种常用的活检检查。这些活检组织可以通过一根全身静脉导管插管导入右心室时获取，也可以在进行先天性和获得性心脏病的手术中经胸途径获取。多层面活检可以增加心肌活检的检出率，尤其是对于心肌炎病例[6]。超微结构检查可能具有重要意义，特别是对于药物毒性的评估[7]。对于阿霉素化疗心脏毒性的活检，所有活检组织均应采用塑料树脂包埋和"厚"甲苯胺蓝染色切片，因为这些是阿霉素心脏毒性作用分级的基础方法（图 42.1）[8]。在这种情况下，常规石蜡组织切片不能提供足够的信息。

对于心肌炎和其他有心肌"斑片状累及"的疾病，应始终牢记，心肌内膜活检结果有假阴性的可能，因为小的活检碎片有很高的抽样误差可能性（即活检结果呈阳性是有意义的，但呈阴性不能除外这些疾病的可能性）。

目前在心脏病专科医院中，通过血管导管获取心肌活检组织的并发症发生率小于 1%，最常见的并发症为心包积血（很少需要心包穿刺或开胸治疗）。心肌活检的适应证包括：心肌炎和结节病的评估、淀粉样变的探查和分型、贮积病和其他浸润性病变的确认、心脏移植排斥反应的监测以及阿霉素毒性的分级[9-10]。心肌活检也可用于诊断原发性和转移性肿瘤。

心肌病和心肌炎

肥厚型心肌病

肥厚型心肌病（hypertrophic cardiomyopathy）是一种遗传性心肌疾病，其特征为左心室肥大，通常是不对称性的，没有引起心肌肥大的系统性或继发性原因（诸

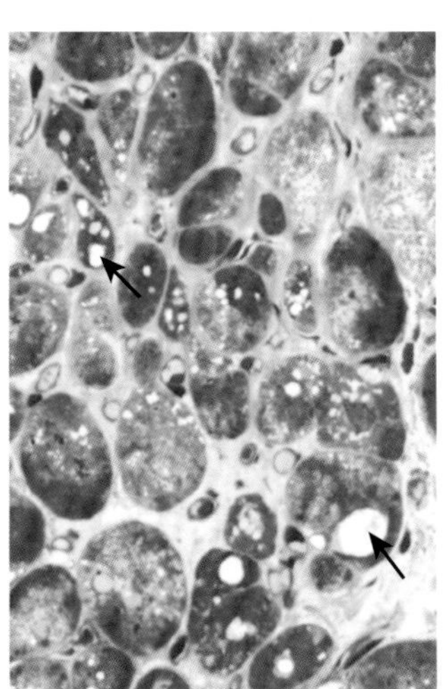

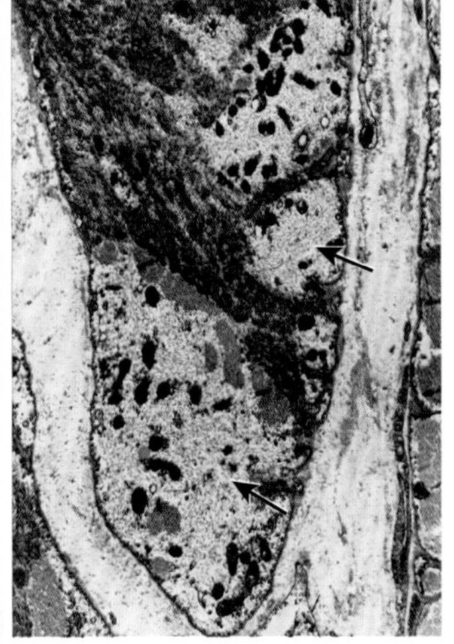

图 42.1　阿霉素心肌毒性，表现为肌浆肌纤维缺失的空泡区（箭头）。这种变化在采用甲苯胺蓝 O 染色的塑料包埋厚切片（左）和透射电镜（右）上都很明显

如高血压或主动脉狭窄），心室腔大小正常或缩小，但射血分数可以是正常的或高动力性的。肥厚型心肌病遗传学上有异质性，大多数病例是由肌节蛋白基因（最常见的是 *MYH7* 和 *MYBPC3*）的胚系突变引起的[11]。显微镜下，肥厚型心肌病的主要改变为心肌纤维结构紊乱、肌纤维肥大和间质纤维化，这些改变可以从整个心脏标本、切除的房室间隔标本或开胸心肌活检组织中见到。一种常见于特发性肥厚型心肌病的非特异性变化是心肌的**嗜碱性变性（basophilic degeneration）**。嗜碱性变性（在 HE 染色切片上）表现为淡蓝色，是心肌纤维胞质中孤立的细颗粒状物质，由葡聚糖沉积组成。

特发性扩张型心肌病

特发性扩张型心肌病（idiopathic dilated cardiomyopathy）是一种常见的心肌疾病，但人们对其了解甚少，它既有遗传因素，也有后天因素。其特征为左心室腔明显扩张，射血分数降低。心肌活检虽有一致的异常改变，但这些改变同样是非特异性的，主要包括心肌纤维的肥大、纤维化和退行性改变（包括脂褐素蓄积、嗜碱性改变以及心肌纤维缺失引起的空泡形成）。

尽管有时这些病变的局灶性分布特征以及由活检技术导致的采样误差可能会导致误解，但特发性扩张型心肌病的临床严重程度与显微镜下病变的范围和程度之间仍密切相关。在特发性扩张型心肌病中，心肌活检可能可以见到白细胞浸润，这种表现可将心肌炎与特发性扩张型心肌病联系起来。大约 30% 的病例有遗传基础，通为常染色体显性遗传，是由于编码肌节蛋白和其他心肌细胞蛋白质的基因发生胚系突变所致[12]。

限制型（限制型 / 闭塞性）心肌病

在**限制型（限制性 / 闭塞性）心肌病**［**restrictive (restrictive/obliterative) cardiomyopathy**］的嗜酸细胞型的活动期，出现心肌炎伴大量嗜酸性粒细胞浸润（图 42.2），以及至少在活动期伴有富含嗜酸性粒细胞的附壁血栓。在非嗜酸细胞性或特发性限制型心肌病中，左心室大小正常，但左心房明显增大，反映了生理性的心室硬化和舒张期的充盈压力增加。与肥厚型和特发性心肌病一样，其活检表现是非特异性的。

浸润型心肌病

浸润型心肌病（infiltrative cardiomyopathy）是一组特别值得进行心内膜活检的疾病。然而，这组疾病中的大多数通过对更容易进行活检的其他器官进行活检更容易做出诊断。这组疾病包括淀粉样变、血色素沉着症和贮积病[13]。顾名思义，这组疾病是由隐伏在心脏的间质、心肌细胞或固有组织细胞中的外源性有害物质造成的。这些沉积物的存在可干扰心脏的收缩性和功能，从而导致心肌病的发生。

其他心肌病

缺血性心肌病（ischemic cardiomyopathy）并非是一

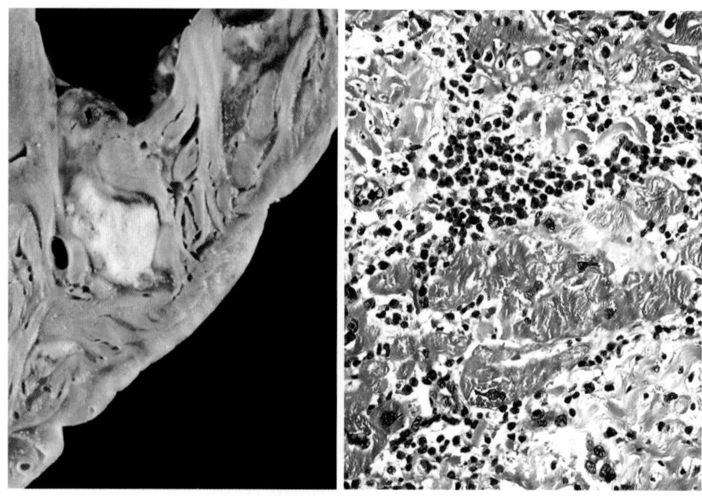

图 42.2 嗜酸细胞性限制型心肌病，可见在右心室心尖形成附壁血栓（左图）。可见血栓是富含嗜酸性粒细胞的，且可见心肌嗜酸性粒细胞浸润（右图）

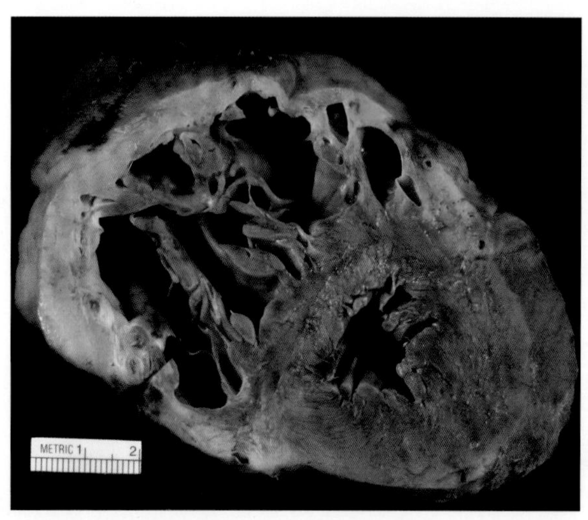

图 42.3 心律失常性心肌病，主要累及右心室（纤维脂肪替代心室心肌层）

种原发性心肌病，而是继发于伴有心肌梗死的冠状动脉闭塞，并与“心室重构”改变相关。缺血性心肌病是特征是：充血性心力衰竭、室性心律失常和左心室扩张，可通过伴有明显的冠状动脉疾病和心肌梗死与特发性扩张型心肌病区分开。**心律失常性心肌病（arrhythmogenic cardiomyopathy）**［原称为“**右心室发育不良（right ventricular dysplasia）**”］是另一种遗传性心肌病，与桥粒芯蛋白、桥粒斑蛋白、斑珠蛋白、桥粒斑菲素蛋白 2 抗体（plakophilin-2）以及相关细胞连接蛋白质突变有关。心律失常性心肌病主要累及右心室[14]。其解剖基础是右心室心肌出现不同程度的脂肪和纤维组织浸润（图 42.3）。

左心室心肌致密化不全（过度小梁形成）心肌病［left ventricular noncompaction (hypertrabeculation) cardiomyopathy］是另一种不常见的心肌疾病，是由于心室心肌纤维条索在发育过程中凝聚和融合导致胚胎发育失败而导致的左心室小梁异常（占心室壁厚度的一半以上）和射血分数功能异常所致（图 42.4）。这种遗传性疾病与肌节蛋白和其他肌质蛋白质有关[12]。

心肌炎

心肌炎（myocarditis）的诊断，目前公认的是，需要存在炎性细胞浸润和心肌细胞坏死或变性（这两个组成部分就是所谓的 Dallas 标准）[15]。在常规的切片中，浸润的炎性细胞通常为比较容易识别的淋巴细胞，并且常常混有组织细胞，偶尔可混有粒细胞（中性粒细胞和嗜酸性粒细胞）。CD3、CD4、CD20、CD45 和（或）CD68 的免疫组织化学染色可以作为常规的 HE 染色的补充，以增强敏感性或明确任何有争议的单核细胞的性质[16]，但这不是必需的。在**过敏性心肌炎（hypersensitivity myocarditis）**中，嗜酸性粒细胞成分较多，它们主要位于血管周围，同时伴有轻度的心肌损伤改变。任何病因引起的心肌炎中，心肌细胞改变都可以表现为明显的坏死、空泡形成或破坏，这些改变在细胞纵切面上更容易评估。单独出现水肿不应作为心肌炎的诊断标准。如果有纤维化，应进行定量（轻度、中度或重度）和定性（间质性、心内膜或替代性）评估，因为这代表一个更为慢性的变化，不太可能对急性免疫抑制治疗有反应。

以第一次的样本作为一个参考点，用于随后的活检的诊断术语是：当心肌细胞损害和炎症共同持续存在时为**进行性或迁延性心肌炎（ongoing or persistent myocarditis）**；当这些变化明显减轻时为**消散性或愈合性心肌炎（resolving or healing myocarditis）**；当这些变化均已不复存在时为**消退性或愈合后心肌炎（resolved or healed myocarditis）**（应牢记高抽样误差的可能性和可能的假阴性结果）。

心肌炎的病因可以是病毒性、细菌性（包括 Whipple 病、柯克斯体、巴尔通体）、分枝杆菌性、真菌性或寄生虫性（尤其是 Chagas 病和弓形体病，后者常发生于艾滋病患者）的。心肌炎也可由自身免疫性疾病（尤其是风湿热“全心炎”）、药物反应和辐射导致，或作为移植排斥

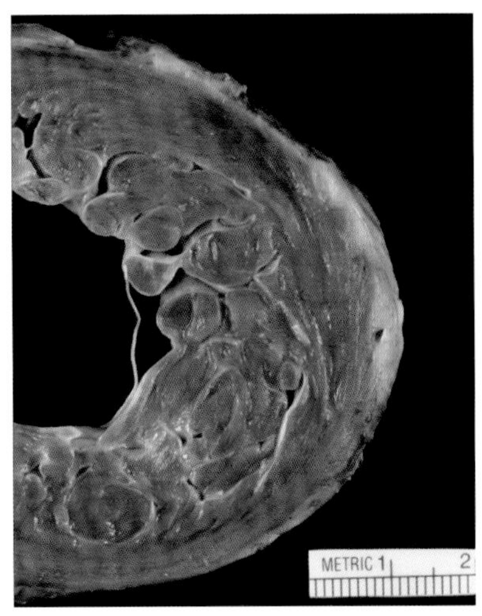

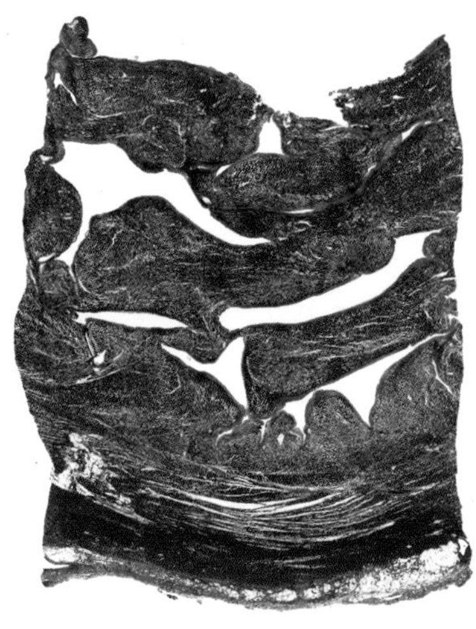

图 42.4　左心室心肌致密化不全合并左心室小梁过度形成，占左心室厚度的一半以上（三色染色明显）

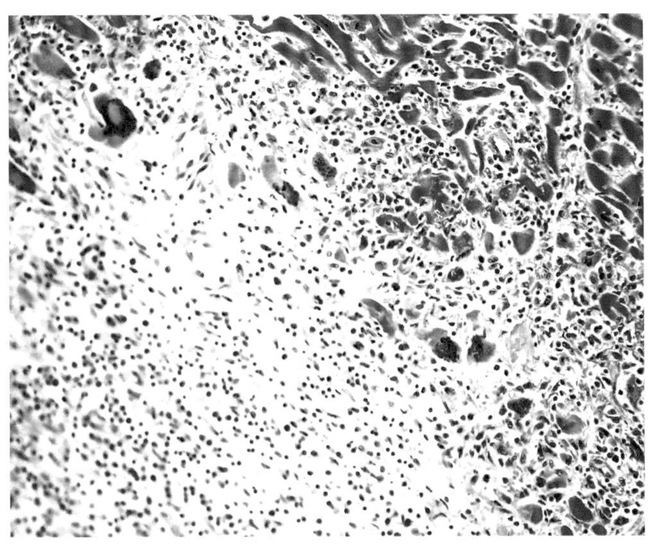

图 42.5　**巨细胞性心肌炎**。可见散在分布的多核巨细胞，伴有淋巴细胞和心肌纤维缺失。无肉芽肿，心肌细胞损害广泛，背景中可见嗜酸性粒细胞

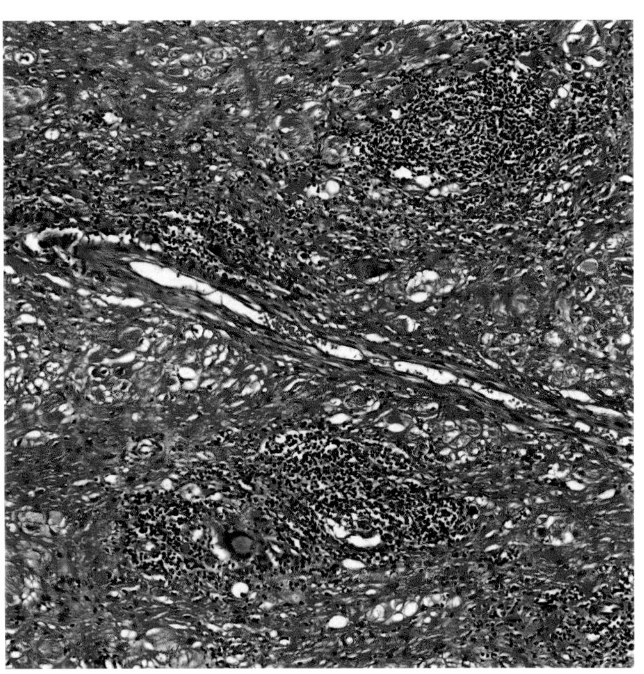

图 42.6　心脏结节病，可见肉芽肿内有多核巨细胞。周围的心肌细胞相对完整

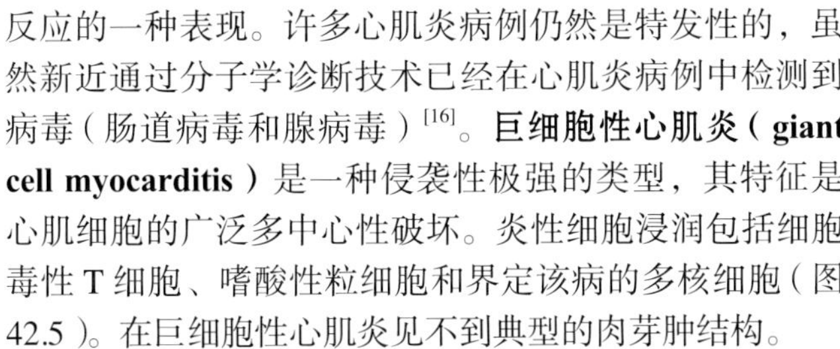

反应的一种表现。许多心肌炎病例仍然是特发性的，虽然新近通过分子学诊断技术已经在心肌炎病例中检测到病毒（肠道病毒和腺病毒）[16]。**巨细胞性心肌炎（giant cell myocarditis）**是一种侵袭性极强的类型，其特征是心肌细胞的广泛多中心性破坏。炎性细胞浸润包括细胞毒性 T 细胞、嗜酸性粒细胞和界定该病的多核细胞（图 42.5）。在巨细胞性心肌炎见不到典型的肉芽肿结构。

心脏结节病（cardiac sarcoidosis）。典型的结节病肉芽肿（如同肺或纵隔淋巴结活检所见）可作为系统性结节病累及心脏的表现在心脏中发现，但也有心脏为唯一受累器官的病例报道[17]。与在其他器官一样，结节病肉芽肿倾向于伴随在淋巴管周围分布，在心脏传导系统束周围的分布尤其多。心脏结节病常见的临床表现是传导阻滞和心律失常。结节表现为边界清楚的瘢痕样病变，分布在心肌全层。组织学上，它们具有相当清晰的界限，在周围的心肌中不伴有明显的心肌细胞坏死（图 42.6）。

心脏移植

心肌活检是**心脏移植（heart transplant）**排斥反应的最敏感和最特异的指标。尽管过去有许多描述排斥反应表现的报告方法和分级方法[18]，国际心肺移植协会（the International Society for Heart and Lung Transplantation, ISHLT）还是制定了一个国际“工作分类方法”[19-20]。该方法包括评估细胞介导的排斥反应和抗体介导的排斥反应对移植物的攻击。显微镜下，细胞介导的排斥反应主要表现为血管周围和间质炎性细胞浸润，其中以淋巴细胞为主，伴有局灶心肌细胞坏死（类似于心肌炎）和水肿（图 42.7A 和 B）。抗体介导的排斥反应（antibody-mediated

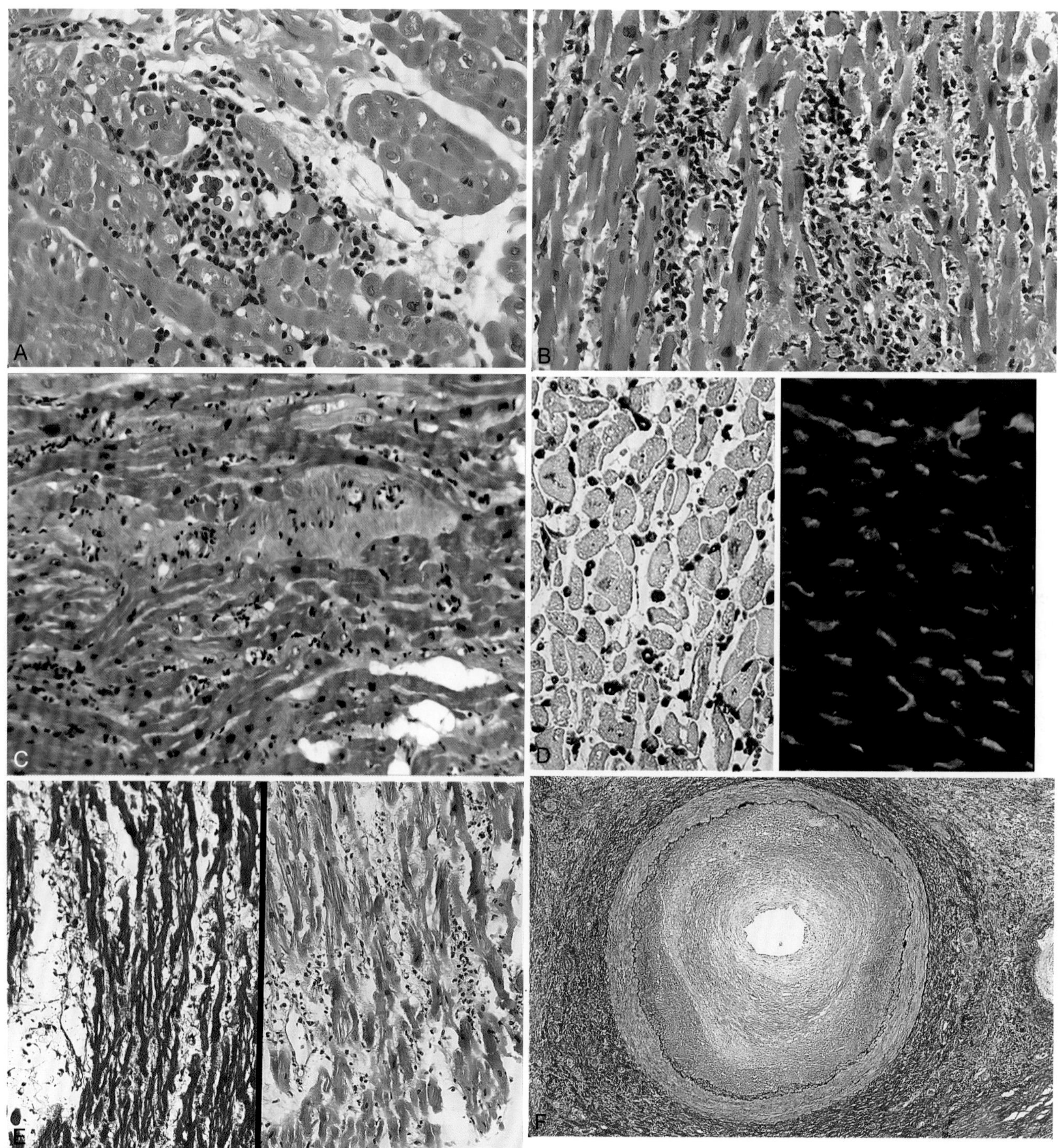

图 42.7 **心脏同种异体移植物物中相关的病理改变**。**A**，心内膜心肌活检可见轻度急性细胞介导的排斥反应。血管周围可见小片淋巴细胞浸润，无心肌细胞损害。**B**，中度急性排斥反应，表现为炎症和心肌细胞损害。**C**，抗体介导的排斥反应的特征包括“活化的血管内单核细胞”。**D**，在抗体介导的排斥反应中，补体成分 C4d 免疫组织化学染色和免疫荧光法检测呈阳性。**E**，急性 / 亚急性缺血性改变包括水肿、炎症和呈局灶性收缩带的“波浪状”心肌细胞。**F**，心脏同种异体移植物血管病，伴有心肌内膜增生导致心外膜冠状动脉的向心性狭窄。注意，内弹性板结构保留（Elastic-van Gieson 染色）

表42.1 国际心肺移植协会(ISHLT)心脏移植排斥反应分类方法

细胞介导的排斥反应		抗体介导的排斥反应（AMR）	
0	组织学检查正常	PAMR0	组织学检查正常，免疫病理检查呈阴性
1R	间质或血管周围炎性细胞浸润，伴有一个心肌细胞损害病灶	pAMR1（H+）	有AMR的组织学特征，但免疫病理学检查正常
2R	两个或两个以上浸润灶，伴有心肌细胞损害	pAMR1（I+）	有AMR的免疫病理学特征，但组织学呈阴性
3R	弥漫性浸润伴有多灶性肌细胞损害、水肿、出血、血管炎	pAMR2	有AMR的组织学和免疫病理学特征
		pAMR3	pAMR2合并出血、水肿、中性粒细胞、内皮细胞固缩核破裂

Data from Stewart S, Winters GL, Fishbein MC, et al. Revision of the 1990 working formulation for the standardization of nomenclature in the diagnosis of heart rejection. *J Heart Lung Transplant*. 2005; 24(11): 1710–1720; Berry GJ, Burke MM, Andersen C, et al. The 2013 International Society for Heart and Lung Transplantation Working Formulation for the standardization of nomenclature in the pathologic diagnosis of antibody-mediated rejection in heart transplantation. *J Heart Lung Transplant*. 2013; 32(12): 1147–1162.

rejection, AMR）是通过评估心肌间质毛细血管中“肿胀”的内皮细胞和血管内巨噬细胞的聚集（在ISHLT分类方法中被统称为“血管内激活的单核细胞”）来评估的。此外，免疫病理学方法（冰冻切片免疫荧光或石蜡包埋切片免疫组织化学）检测补体分裂产物沉积和其他抗体介导的免疫机制的潜在指标（表42.1）(见图42.7C和D)。

应注意不要将先前的活检部位误解为排斥反应。近期活检部位的组织可见界限清楚的心肌细胞坏死灶，有时伴有血栓和肉芽组织。陈旧性活检部位的组织可见纤维化瘢痕替代，常伴有单核细胞浸润。排斥反应还应与缺血性改变鉴别（见图42.7E），尤其是在移植后数日或数周内以及出现严重心脏移植物血管病变的情况下。另一种可能类似于排斥反应的病变是所谓的Quilty或结节性心内膜炎性病变。这些可以根据它们的圆形（而不是浸润性）轮廓和心内膜下位置将它们与细胞介导的排斥反应区分开。

一种进行性“动脉硬化”形式的排斥反应被称为心脏同种异体移植物物血管病（见图42.7F），是心脏移植的主要长期并发症，发生在心脏移植10年后的大多数移植物。导致这种疾病的因素包括以前的排斥反应（尤其是抗体介导的排斥反应）、流式细胞术检测到的循环抗供体抗体以及感染（尤其是巨细胞病毒感染）[21]。

移植物活检还可见到其他有临床意义的表现，例如，EB病毒相关性移植后淋巴组织增生性病变，以及弓形体和巨细胞病毒等机会性感染[22]。免疫组织化学染色或原位杂交技术可能有助于证实这些病变的存在。

心脏瓣膜

心脏外科手术中最常见的手术方法是通过切除和假体置换来纠正主要的瓣膜缺陷（先天性和后天性）。应强调的是，最准确的诊断常常是根据瓣膜的大体表现做出的，而显微镜下检查通常没有价值[23]。标本的照相和放射线检查可能也有帮助。瓣膜疾病的病因几乎总是可以通过对大体标本的全面仔细检查和对临床病史的了解找到。显微镜下，除了风湿性和黏液瘤导致的二尖瓣疾病外，其他心瓣膜疾病的特征是非特异性的，与病因无关，包括纤维化、钙化和有时的炎性细胞浸润。风湿性瓣膜病的一个标志是：在瓣膜组织层中出现小动脉和其他发育良好的血管（正常和变性时无血管）。瓣膜疾病的主要病因（不包括肺动脉瓣，因为很少予以干预）以及它们的特征性的大体、显微镜下和临床特征如表42.2至42.4所示。

二尖瓣

几乎所有**二尖瓣（mitral valve）**狭窄病例（伴有或不伴有二尖瓣关闭不全）均为后天获得性和炎症后（风湿性）改变。在二尖瓣关闭不全病例中，常见的原因包括：黏液瘤样（瓣膜松弛）二尖瓣疾病（二尖瓣脱垂）、炎症后和缺血性并发症[24]。大体上，风湿性瓣膜表现为典型的反复浸蜡样外观。瓣叶连合处部分融合（从瓣环向内），形似“鱼嘴”。腱索也增厚和融合，看起来类似于鲶鱼的腮须/卷须。如前所述，瓣膜层内血管的存在是风湿性瓣膜病特有的表现（图42.8）。

黏液瘤样瓣膜表现为瓣叶增厚和冗长，导致穹窿样畸形形成，可到达瓣环水平上方。瓣环本身也扩张。虽然伴有纤维化，但腱索常常薄并变细（见图42.8）。半数以上的病例可发生腱索断裂，尽管临床上只有术中才能看到。

显微镜下，黏多糖蓄积是黏液瘤样疾病的显著特征，导致出现“黏液样或黏液瘤样变性”表现。黏液瘤样二尖瓣疾病与心脏黏液瘤无关。但这种改变是一种遗传性疾病的结果还是一种非特异性变性改变尚有争议[25-26]。

表42.2 二尖瓣疾病的特征

	二尖瓣狭窄	二尖瓣反流		
	风湿性[a]	黏液瘤性	炎症后改变	缺血性
大体特征	• 瓣叶增厚（±钙化） • 连合处融合 • 腱索增厚和融合	• 瓣叶增厚（切面凝胶状） • 腱索轻度增厚，没有融合	• 瓣叶增厚（±钙化） • 腱索增厚和融合	• 正常瓣叶 • 瘢痕和乳头肌收缩
显微镜下特征	• 纤维化，不同程度的炎症，瓣膜内血管	• 海绵层疏松的黏液样肿胀	• 纤维化，不同程度的炎症，瓣膜内血管	• 正常瓣叶 • （慢性）缺血性乳头肌
临床特征	• 久远的风湿热病史	• 二尖瓣脱垂 • 经常是修补而不是置换	• 久远的风湿热病史 • 辐射 • 愈合性心内膜炎	• 左心室梗死病史［侧壁和（或）下壁］

[a]常合并狭窄和反流

表42.3 主动脉瓣疾病的特征

	主动脉瓣狭窄			主动脉瓣反流	
	退行性	二瓣化	炎症后改变	瓣环扩大	二瓣化
大体特征	• 结节状钙质沉积±溃疡 • 窦“袋”钙化	• 两个瓣叶，通常大小不同，其中一个有“缝隙” • 裂隙周围和瓣叶闭合边缘钙化	• 增厚、钙化的瓣叶 • 瓣膜融合	• 瓣叶薄、柔软、易弯曲 • 瓣叶增大、拉伸 • 瓣叶±旋转或收缩	• 两个瓣叶，通常大小不同，其中一个有一个“缝隙” • 瓣叶增大、拉伸
显微镜下特征	• 纤维化、钙化、不同程度的炎症，±溃疡	• 纤维化、钙化、不同程度的炎症，±溃疡	• 纤维化、钙化、炎症、瓣膜内血管	• 正常瓣叶	• 正常瓣叶
临床特征	• 老年人、动脉粥样硬化的危险因素	• 先天性，1%的人口 • 置换早于退化大约10年	• 久远的风湿热病史 • 辐射 • 愈合性心内膜炎	• 主动脉根部扩张 • 升主动脉瘤	• “主动脉病” • 主动脉根部和升主动脉扩张

缺血性二尖瓣关闭不全实际上是一种乳头肌异常，瓣叶通常保留。梗死的乳头肌的瘢痕可导致腱索收缩和缩短，损害收缩期二尖瓣功能的协调性。

主动脉瓣

因狭窄而切除的**主动脉瓣（aortic valve）**标本可表现为先天性主动脉瓣二瓣化（bicuspid valve）的退行性钙化，正常三叶瓣钙化不伴有瓣叶结合处融合（所谓的“老年型”变性），类似于二尖瓣瓣叶风湿性表现的改变，或先天性单叶瓣的钙化（图 42.9）。需要指出的是，在一些病例中很难将先天性主动脉瓣二瓣化瓣与钙化的三叶瓣区分开来，因为钙化的三叶瓣可表现为两个瓣叶融合在一起。在这些病例中，瓣叶的大小可能是一个有用的线索（在二瓣化瓣中，不连接的尖端往往不成比例地增大）。融合的尖端上出现中缝，通常位于中线，也有助于诊断。单纯性主动脉瓣关闭不全与钙化无关，但与主动脉根部扩张和二瓣化等原因有关。

肺动脉瓣

外科病理学实验室收到的**肺动脉瓣（pulmonary valve）**标本主要来自先天性肺动脉瓣狭窄（大部分为 Fallot 四联症的成分）手术。肺动脉瓣二瓣化是最常见的

表42.4 三尖瓣疾病的特征

	三尖瓣反流			
	炎症后	Ebstein畸形	心内膜炎	类癌性瓣膜疾病
大体特征	• 瓣叶增厚、钙化 • 连合处融合	• 异常的、冗长的瓣叶组织 • 开窗 • 肌性附着	• 穿孔 • 尖端动脉瘤 • 疣状赘生物	• 瓣叶增厚 • “附壁”纤维斑块
显微镜下特征	• 纤维化、炎症、瓣膜内血管	• 瓣叶结构紊乱	• 化脓性炎症 • 纤维蛋白 • 微生物 • （慢性）炎症后改变	• 正常瓣膜结构 • 层状纤维化覆盖瓣膜
临床特征	• 久远的风湿热病史 • 辐射 • 愈合性心内膜炎	• 罕见的先天性缺陷 • 瓣叶贴在心室壁上	• 静脉注射毒品 • 感染性肺栓塞	• 转移性类癌病史，肝肿瘤负荷高 • 性腺类癌病史

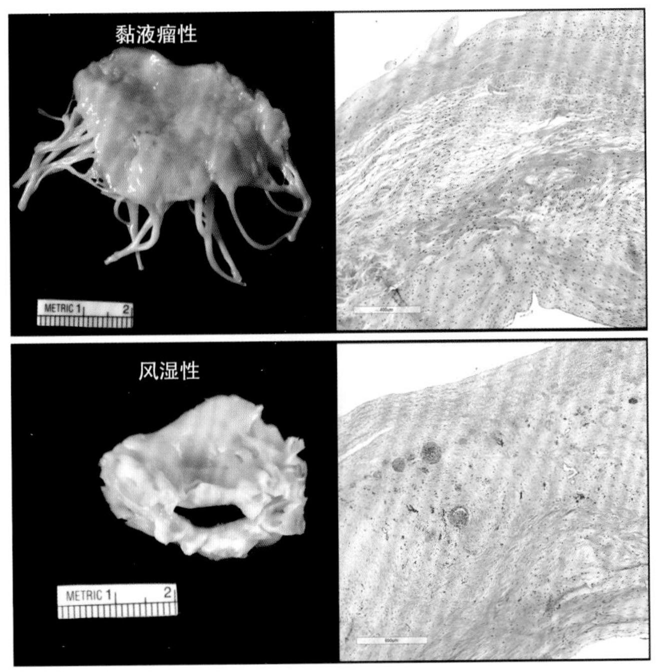

图 42.8 常见的二尖瓣疾病的大体和显微镜下特征（注意风湿性疾病中黏液瘤性疾病的黏液样膨胀和瓣膜层中形成良好的血管）

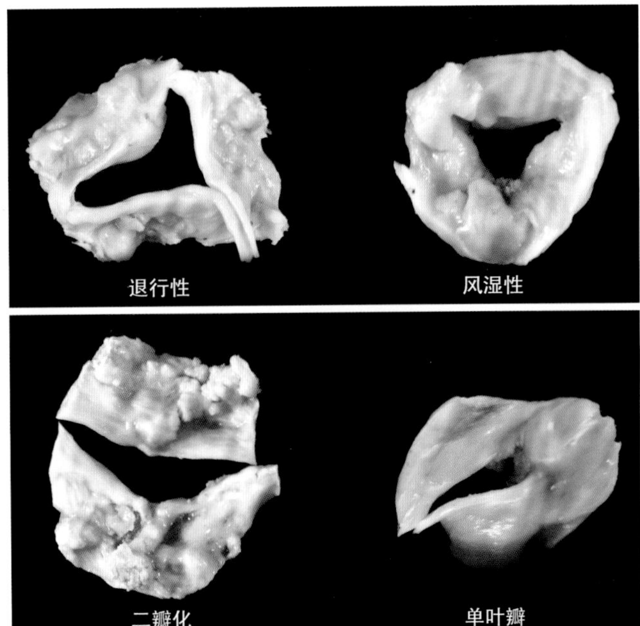

图 42.9 主动脉瓣狭窄的大体特征（注意瓣尖的数量和比例以及连合处融合的存在有助于区分不同的疾病）

畸形。肺动脉瓣心内膜炎是在这个部位进行手术的另一个不常见的原因。

三尖瓣

三尖瓣（tricuspid valve）标本可能是因单纯性关闭不全（目前最常见）、关闭不全合并狭窄以及单纯性狭窄（非常罕见）手术切除的。三尖瓣关闭不全最常见的原因是炎症性疾病、先天性异常（诸如 Ebstein 畸形）、肺静脉高压和感染性心内膜炎。

心内膜炎

心内膜炎（endocarditis）的并发症包括：由巨大的赘生物（通常伴有栓塞现象）造成的梗阻导致的狭窄，由瓣叶撕裂和穿孔造成的瓣叶破坏导致的反流，以及动脉瘤。先前存在的心脏瓣膜异常似乎易导致心内膜炎，例如二叶化主动脉瓣和风湿病。赘生物是活动性和亚急性心内膜炎的特征，大体上表现为从瓣叶表面生长出肉样、易碎的赘生物（图 42.10）。组织学上，赘生物由富含中性粒细胞的纤维蛋白凝集而成。可以看到细菌菌落或其

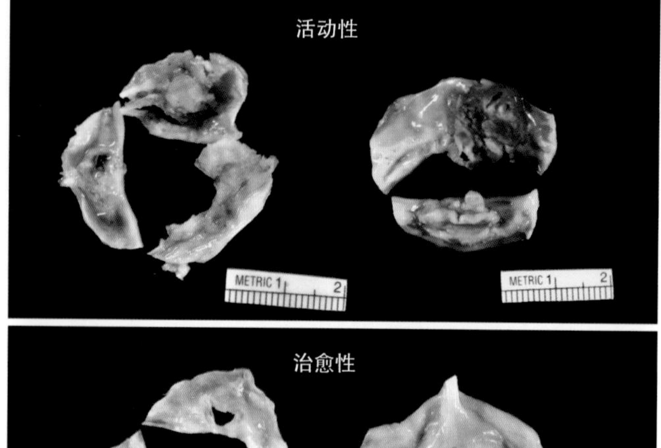

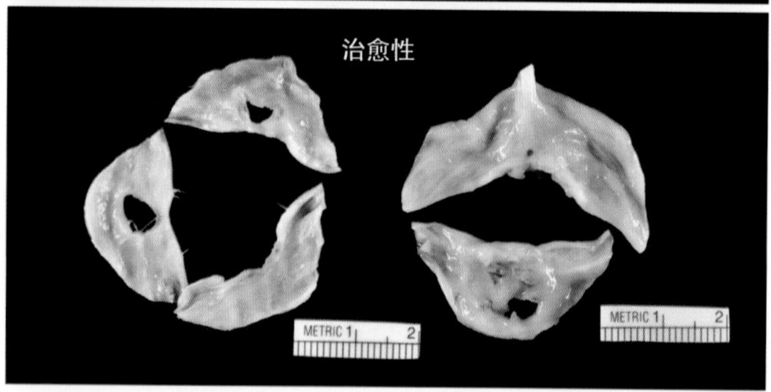

图 42.10 主动脉瓣心内膜炎（活动性和治愈性）累及三叶瓣和主动脉瓣二瓣化的大体特征

他微生物，特别是在特殊染色的切片上。由于手术通常是尽可能推迟到应用抗生素杀灭微生物后进行（特别是在将外源假体植入感染床之前），赘生物中很少存在活的微生物。愈合的心内膜炎不再出现大体上或组织学上可见的赘生物，而是出现可能有穿孔和（或）瓣叶动脉瘤。显微镜下，愈合的心内膜炎类似于风湿性瓣膜病，可以表现为瓣膜层结构的破坏和纤维化替代。

人工瓣膜

随着瓣膜置换术的普及且植入假体的寿命有限，越来越多的**假体瓣膜（prosthetic valve）**成为外科病理标本。机械瓣膜假体和生物瓣膜假体的检查非常直观，包括血栓、赘生物、钙化和退行性改变（诸如生物瓣膜撕裂）的评估。对这些人工瓣膜进行的显微镜下检查表明，植入后在与心肌壁连接处，新生心内膜会形成并由此向心性生长而覆盖缝线至瓣膜腔面[27]。这种纤维向心性生长被称为“血管翳（pannus）”，严重时可引起血流阻塞。

生物性瓣膜可由猪瓣膜组织、牛心心包或保存的尸体的同种异体移植组织构成。手术切除后的生物瓣膜的病理改变包括：血栓形成，感染，尖部撕裂和穿孔，纤维鞘形成，钙化，以及其他一些病变。机械性瓣膜可以出现血栓形成、感染以及与瓣膜结构和所含不同成分有关的各种改变。反流可能是由于瓣叶畸形或缝合环部分撕裂导致瓣周瘘所致。

左心耳

在二尖瓣狭窄或其他心脏疾病矫形手术中，外科医师可以“切除”**左心耳（left atrial appendage）**（和右心耳），以便移除或防止随后的附壁血栓形成和栓塞。通常使用心房消融术来阻断心房纤颤通路（“迷宫”）。这些心耳通常是不正常的，表现为心肌肥大和各种其他改变。偶尔可见 Aschoff 结节和淀粉样蛋白沉积，且常常与风湿性疾病和心室或系统性心脏淀粉样变不相关[28-29]。

冠状动脉旁路移植术

冠状动脉旁路移植术（coronary artery bypass）是一种治疗冠状动脉粥样硬化的常用治疗方法，但随着经皮冠状动脉介入术和冠状动脉支架植入术的广泛应用和成功，冠状动脉旁路移植术的使用率有所下降。冠状动脉旁路移植术仍然是治疗一些冠状动脉病变的首选方法，而且当因为其他原因（例如主动脉狭窄和冠状动脉粥样硬化）进行时，常伴随着心脏直视手术。用于构建冠状动脉旁路移植术的导管包括静脉（通常是大隐静脉）和乳腺内动脉（考虑到它们靠近心脏）。静脉移植物的 10 年通畅率为 50%～60%，而乳腺内血管移植物的 10 年通畅率为 80%～90%[30]。对于心脏外植体标本上冠状动脉旁路移植术的评估，样本取样应取自：①最狭窄处的移植体；②吻合部位；③吻合部位固有动脉的近端和远端。

冠状动脉支架植入术

在发达国家，应用经皮血管内介入术治疗冠状动脉粥样硬化已成为治疗这一常见病的主流方法。在施行经皮血管内介入术时，先做冠状动脉血管造影术，以便可以在狭窄的区域插入导管和扩张球囊，以及在适当的位置放置金属支架以保持有足够的血管腔直径。也可应用血管内提取技术清除血栓和其他阻塞性物质，还可应用血管内超声、光学相干断层扫描和其他成像技术分析斑块的形态和成分。为了缓解异物反应，防止早期支架血栓形成，**冠状动脉支架植入术（coronary artery stent）**放置的支架可以选用“裸的”金属合金，也可以选用涂有抗炎药物洗脱聚合物。由于这些放置有金属支架的组织标本无法应用常规的组织学方法进行评估，已设计了一些特殊的技术来移除这些金属支架，这些技术将在下文进行更详细的讨论（动脉——支架植入术和旁路移植术）。

心脏肿瘤

黏液瘤

黏液瘤（myxoma）和乳头状弹力纤维瘤是心脏最常见的原发性肿瘤[31-32]。黏液瘤分为散发性和家族性两种。散发性黏液瘤多发生于女性，尤其是中年女性。它们最常出现在左心房，并且与房间隔相连。家族性黏液瘤通常发生在较年轻的人群中，男性略多见。家族性黏液瘤多发生于左心房以外的部位，并且常为多中心性肿瘤[33]。除了心脏黏液瘤之外，患有遗传性Carney综合征（Carney complex）患者还可有：皮肤和口唇着色斑，眼睑和皮肤黏液瘤，乳腺黏液性纤维腺瘤（经常为多发性和双侧性的），肾上腺皮质结节状结构不良伴库欣综合征，以及睾丸大细胞钙化性 Sertoli 细胞瘤[33]。Carney 综合征是由于蛋白激酶 A 的调节亚基基因 PRKAR1A 发生失活突变所致，后者编码的蛋白质在心脏的发育和黏液瘤的生成中发挥重要作用[34]。

无论是家族性黏液瘤还是散发性黏液瘤，左侧心脏黏液瘤通常表现为二尖瓣狭窄或关闭不全的体征，右侧心脏黏液瘤可出现呼吸困难、晕厥、颈静脉怒张和其他症状[32]。黏液瘤也可导致体循环或肺循环出现多发性栓子，这取决于黏液瘤的位置，但这与转移有本质的区别。随后可能会发生心肌、肺或大脑梗死。黏液瘤内过量表达的基质金属蛋白酶是栓子产生的原因[35]，但具有叶状结构的黏液瘤比具有球状结构黏液瘤更容易导致栓塞。二维超声心动图、CT、MRI、门控放射性核素血池扫描或心导管插入等检查方法均可显示黏液瘤，但无法与其他有蒂肿瘤或血栓区分。少数情况下，诊断可通过对手术取出的远处栓子进行组织学检查做出。

大体上，黏液瘤质软，呈灰白色、息肉样或分叶状，常常通过一个蒂与卵圆孔附近的房间隔相连。有时可见出血区域（图 42.11）。黏液瘤可以发生钙化，钙化似乎常见于右心房的黏液瘤。高度钙化的黏液瘤被称为“石化性”黏液瘤。

显微镜下，黏液瘤中可见圆形、多角形或星状细胞，周围有大量富于酸性黏多糖的疏松的基质。这些细胞中有些细胞形成实性条索，但黏液瘤的特征性表现是黏液细胞呈环状排列，包绕中小肿瘤性血管（图 42.12）。没有或很少见核分裂象、多形性或坏死改变。其他显微镜下改变包括：表面血栓形成，出现 Gamna-Gandy 小体、骨化（“石化性”黏液瘤）、软骨样组织和髓外造血以及胸腺和前肠残留组织。后者可能与心脏黏液瘤出现的最特殊的一种改变有关，即出现分化良好的分泌黏液的腺体，有时甚至大体可见的（图 42.13 A 和 B）。这种现象被称为**腺黏液瘤（glandular myxoma）**，易与转移性腺癌混淆，特别是当细胞结构出现非典型性表现的时候。心脏黏液瘤中另一种罕见的病变是胸腺瘤，据推测其可能发生于上述胸腺残余的基础之上[36]。有时心脏黏液瘤中还可见到神经内分泌成分。

现有理论认为，黏液瘤来源于残存的多潜能细胞，黏液瘤组织学类型的多样性为这一理论提供了一些证据。超微结构检查提示，黏液瘤来源于多潜能间充质细胞[37]。免疫组织化学检查，黏液瘤细胞表达内皮标志物（CD31、

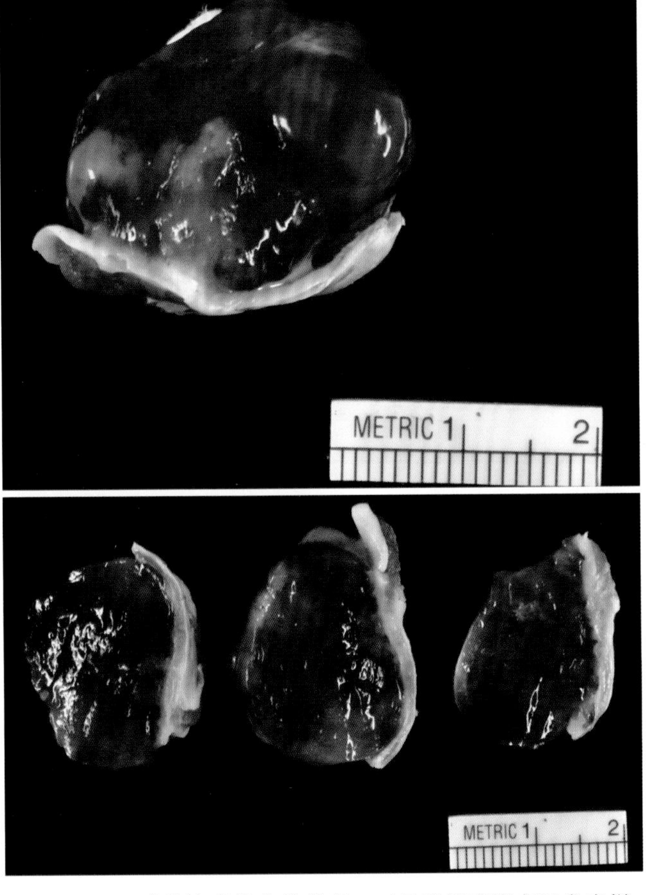

图 42.11 **心脏黏液瘤的大体外观。**可见黏液瘤病变呈息肉样，伴有出血表现。可见房间隔壁的一部分附着在黏液瘤“蒂部”基底

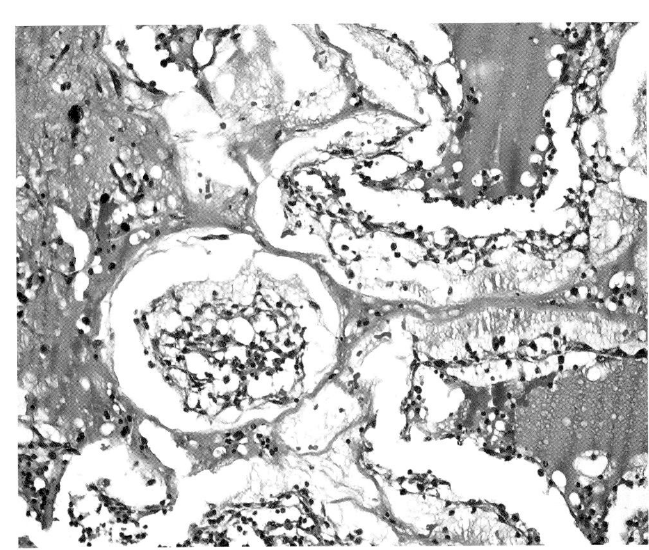

图 42.12 心脏黏液瘤显示其肿瘤细胞在血管周围呈向心性排列；这是黏液瘤的高度特征的表现

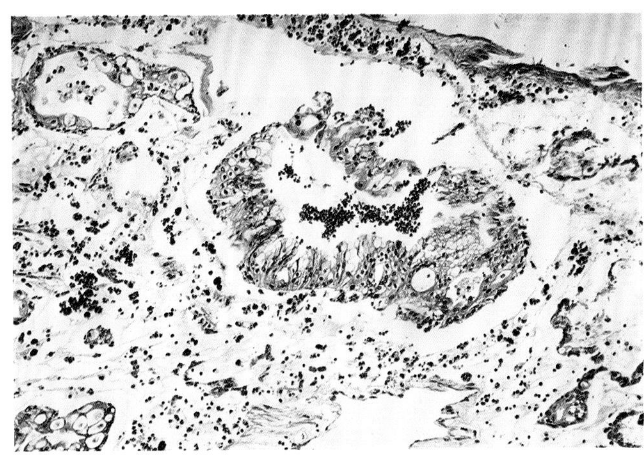

图 42.13 **“腺”黏液瘤。**可见腺上皮呈高柱状，含有胞质内黏液，不应将这种罕见的黏液瘤与转移性腺癌混淆

CD34、Ⅷ因子）以及钙网膜蛋白（calretinin）、波形蛋白（vimentin）、肌动蛋白（actin）、结蛋白（desmin）和平滑肌肌球蛋白（smooth muscle myosin）[31-32]。心脏黏液瘤表达多种心肌细胞特异性转录因子，提示它们至少具有原始的心肌细胞分化[38]。胞外黏液样物质细胞膜相关黏液MUC1染色呈阳性，而分泌型黏液MUC2和MUC5AC染色阳性较少。腺样分化区域癌胚抗原（CEA）、上皮膜抗原（EMA）和角蛋白（keratins）染色呈阳性。

普通黏液瘤一般可以通过手术切除。过去已有几例发生局部复发的病例报道；在采取切除肿瘤的同时常规切除部分房间隔治疗后，复发的病例已极为罕见。黏液瘤的恶性转化是一个有争议的话题，笔者认为目前尚无具体的令人信服的病例。

乳头状弹力纤维瘤（papillary fibroelastoma）［弹力纤维错构瘤（fibroelastic hamartoma）、纤维瘤（fibroma）、乳头状瘤（papilloma）、乳头状成纤维细胞瘤（papillary fibroblastoma）］几乎与黏液瘤一样常见，它们表现为小的乳头状（“海葵样”）生长方式，通常发生于瓣膜表面，但也可发生于心内膜的其他部位（图42.14）[31-32]。它们通常是手术中或尸检时的偶然发现，但随着心脏影像学方法的分辨率的提高，它们也可以应用这些技术来发现。当乳头状弹力纤维瘤处于干燥状态时（实际上可能类似于黏液瘤），它们的多叶结构很难评估，但当将它们悬浮在透明液体（盐水或福尔马林）中时，它们的形态就很可以容易地显现出来。显微镜下，乳头状弹力纤维瘤可见乳头状结构，表面衬覆增生的心内膜细胞，核心为细胞较少的富含弹力纤维的玻璃样变间质（图42.15）。目前尚不清楚乳头状弹力纤维瘤是真正的肿瘤还是明显的反应性增生（例如附壁血栓机化）。一种“继发性”乳头状弹力纤维瘤被认为与风湿性瓣膜病、心脏内的手术瘢痕和远处其他部位的损伤有关[39]。

其他良性肿瘤和肿瘤样疾病

横纹肌瘤（rhabdomyoma）和**横纹肌瘤病（rhabdomyomatosis）**主要发生于10岁以内的小儿，临床文献报道了它们在青春期肿瘤消退的病例。然而，它们也可发生于成人。大多数患者伴有结节性硬化[31-32]。大体上，横纹肌瘤表现为一个或多个质硬的、黄白色、境界清楚的结节。显微镜下，横纹肌瘤最具有特征性的表现是出现“蜘蛛状细胞”，这是因为其胞质呈放射状向外延伸。免疫组织化学染色显示，横纹肌瘤对肌红蛋白（myoglobin）、肌动蛋白（actin）、结蛋白（desmin）和波形蛋白（vimentin）呈阳性，有时对HMB-45也呈阳性[31]。横纹肌瘤对HMB-45呈阳性值得注意，因为横纹肌瘤与结节性硬化有关，并与另外一种HMB-45阳性的血管平滑肌脂肪瘤的形态学改变相似。

纤维瘤（fibroma）主要发生于儿童。虽然有些直到成年时才被发现，但纤维瘤仍被认为是先天性的。与横纹肌瘤不同，纤维瘤很少多发，也很少与综合征［即基底细胞痣（或Gorlin），Beckwiths-Wiedemann或Sotos综合征］相关。纤维瘤最常见于左心室和室间隔，它们通常较大，位于心室壁内。纤维瘤尽管大体上有边界，但在显微镜下可见浸润，类似于纤维瘤病。随着患者年龄的增长，其玻璃样变胶原与纤维瘤细胞的比例增大[31-32]。

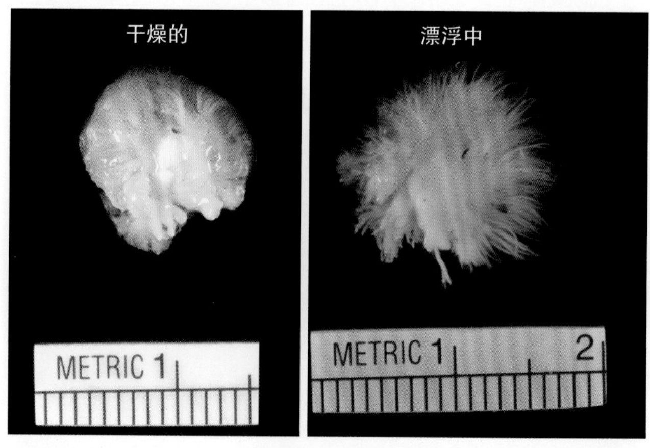

图42.14　乳头状弹力纤维瘤的大体特征（注意在透明液体中漂浮时，它们的细小分支变得很明显）

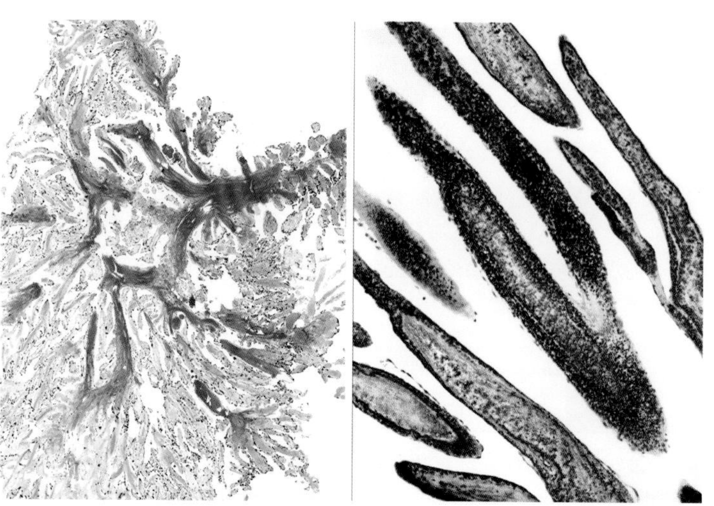
图42.15　乳头状弹力纤维瘤的显微镜下特征，具有高度分支的乳头状结构和致密的富于弹力纤维的轴心，衬覆扁平的内皮细胞

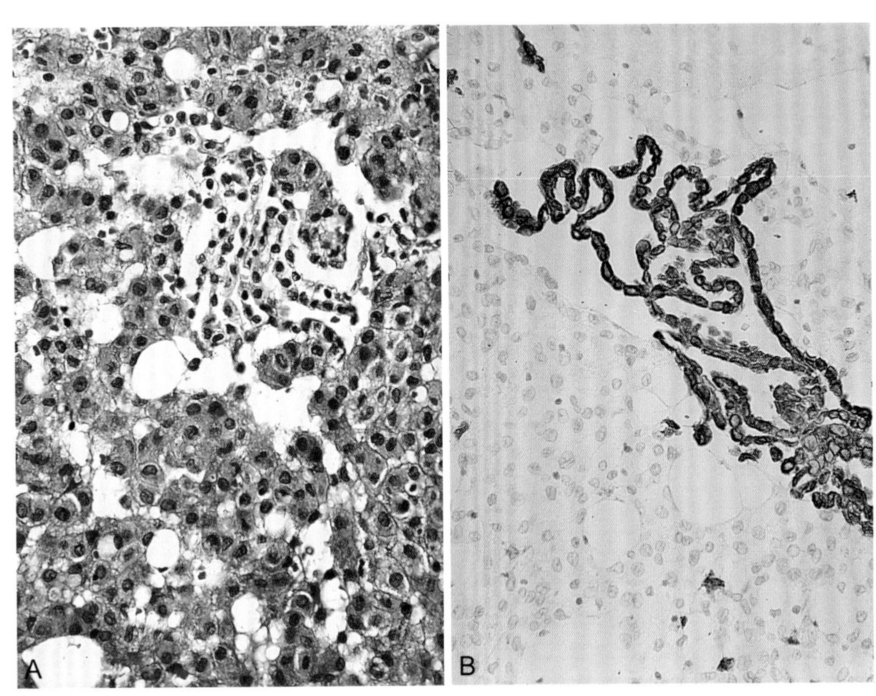

图 42.16 **所谓的心脏 MICE**。**A**，病变由肥胖的组织细胞和条索状小的立方形间皮细胞组成。**B**，角蛋白免疫染色突显了间皮细胞成分，其周围是染色阴性的组织细胞和其他单核细胞

成熟心肌细胞错构瘤（hamartoma of mature cardiac myocyte）显微镜下类似于肥厚型心肌病，但为局限性病变，仅累及心肌的一个单独区域（通常呈肿瘤样表现）。其特征是：肌纤维排列紊乱，局灶性瘢痕形成，以及动脉壁增厚，但无炎症和钙化。这种病变通常位于但不限于左心室。对于这个诊断，临床相关性非常重要，因为组织学上很难确认一个明显的肿块，甚至很难确认它们与正常心肌的分界[40]。

心脏钙化性无定形肿瘤（calcified amorphous tumor of the heart）这一术语是用于附于心内膜的心腔内肿块，显微镜下其特征性表现是：在变性的血细胞成分和慢性炎症的背景中出现结节状钙质沉积。其临床经过是良性的。其发病机制尚不清楚，但有人提出其来源于附壁血栓[41]。

间皮 / 单核细胞性偶发性心脏赘生物（mesothelial/monocytic incidental cardiac excrescences）是心脏手术（通常因瓣膜疾病）或心内膜心肌活检时的显微镜下偶然发现。这种赘生物可附着于心内膜，在心包腔内自由漂浮，甚或位于主动脉夹层动脉瘤内。电镜和免疫组织化学研究表明，这种病变是由角蛋白阳性的间皮细胞和 CD68 阳性的组织细胞混合组成（图 42.16）。显微镜下，间皮细胞形成条索、小管和微乳头状结构，周围是较小的组织细胞。常可见巨大的圆形空泡。除了圆形空泡之外，其他表现非常类似于疝囊中所见的结节状间皮细胞增生。

间皮 / 单核细胞性偶发性心脏赘生物被认为是心包腔创伤性或医源性侵犯产生的人为假象，其结果是间皮细胞和其他成分凝集，其方式类似于细胞病理学中使用的“细胞阻滞”技术。识别这种病变主要实际意义在于，如果病理医师不了解这种病变的存在，容易将其误认为是转移癌或其他肿瘤[42]。

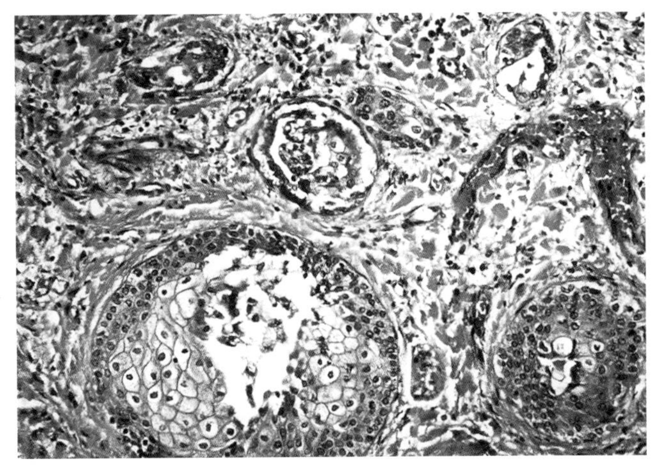

图 42.17 所谓的房室结区囊性肿瘤。在本例，可见囊肿内衬明确的鳞状成分

房室结区囊性肿瘤（cystic tumor of the atrioventricular nodal region）多年以来一直被认为是间皮瘤，但目前有确切证据表明它是一种上皮性发育异常，起源于内胚层。特别需要指出的是，有人提出了这样一个假说，即房室结区囊性肿瘤是一种类似于甲状腺实性细胞团的后鳃体的异位。由于所在部位至关重要，它有可能导致心脏完全性传导阻滞，或在猝死病例的尸检中被发现。显微镜下，房室结区囊性肿瘤病变是由小管状结构、囊肿以及实性上皮样细胞巢构成（图 42.17）。电镜下，这些上皮细胞中可见桥粒和微绒毛。免疫组织化学检查，这些对细胞角蛋白、CEA 和 B72.3 呈阳性，但对Ⅷ因子、

钙网膜蛋白（calretinin）、WT-1和血栓调节素呈阴性[32]。血管瘤和神经肿瘤也可以发生在房室结区。

类似于更常发生于男性和女性生殖系统的腺瘤样瘤，也有心脏**腺瘤样瘤（adenomatoid tumor）**的报道。心脏腺瘤样瘤也是间皮来源的（与上文描述的房室结区囊性肿瘤不同）[32]。

炎性肌成纤维细胞瘤（inflammatory myofibroblastic tumor）也有发生于心脏的报道，常为发生于心内膜的病变，其显微镜下表现与发生在其他部位者相同。它们常有ALK染色呈阳性和*ALK*基因重排。尚无其发生转移的病例报道，但其可导致心肌梗死、晕厥和猝死[43]。

副神经节瘤（paraganglioma）可表现为心脏内原发性肿瘤，最常发生于左心房；常常出现高血压和尿儿茶酚胺水平增高，这样的病例一直被称为肾上腺外嗜铬细胞瘤[31]。其显微镜下、超微结构和免疫组织化学特征与其他部位的副神经节瘤相同，包括有个别色素性副神经节瘤。

心脏的其他原发性肿瘤包括：颗粒细胞瘤（不要误诊为横纹肌瘤或组织细胞样心肌病）、血管瘤（包括上皮样或组织细胞样血管瘤）、淋巴管瘤、脂肪瘤（应与房间隔脂肪性肥大进行鉴别）、血管脂肪瘤、神经鞘瘤、神经节瘤和良性畸胎瘤。

心脏其他非肿瘤性病变包括异位甲状腺、髓外造血和Rosai-Dorfman病[32]。

原发性恶性肿瘤

心脏肉瘤非常罕见，但却是最常见的原发性心脏恶性肿瘤。尽管肉瘤的分子学分类在过去十年中取得了重大进展，但对一些多形性显著的心脏肿瘤仍无法进行分类（即多形性未分化肉瘤）。在可以归类为特异谱系的肿瘤中，血管肉瘤是最常见的。它们通常位于右心房，表现为较大的肿物（图42.18）。显微镜下，心脏的血管肉瘤的表现可能类似于其他部位的血管肉瘤，但后者肿瘤分化更差。超微结构和免疫组织化学检查可以证实，一些心脏的血管肉瘤病例具有内皮分化的特征。值得注意的是，“内膜肉瘤”这个术语已被用于起源于大血管（尤其是肺动脉、主动脉及其分支）的、具有内皮表型的恶性肿瘤。这些恶性肿瘤的细胞通常沿血管壁纤维蛋白血栓表面生长，而不是侵袭血管壁（因此称为“内膜”）。最近，内膜肉瘤这个术语也被滥用于有任何显示内皮细胞分化分子学证据的心脏肉瘤[44-45]。在解剖分布和组织形态学上，内膜肉瘤与其他血管肉瘤明显不同。全身性卡波西肉瘤是另外一种血管恶性肿瘤，可累及免疫功能受损（尤其是AIDS）患者的心脏[46]。

第二种最常见的肉瘤类型是肌源性肉瘤，即平滑肌肉瘤或横纹肌肉瘤。平滑肌肉瘤可具有梭形细胞、上皮样或黏液样特征。有些平滑肌肉瘤含有散在的破骨细胞样多核巨细胞，类似于更常见的子宫平滑肌肉瘤的表现。其他类型的肉瘤包括黏液纤维肉瘤、多形性未分化肉瘤、骨肉瘤、纤维肉瘤、脂肪肉瘤、滑膜肉瘤、尤因肉瘤/PNET以及恶性外周神经鞘瘤（图42.19）。所有这些肿瘤类型在成人中均比在儿童中更为常见，而且预后一般不佳。

大多数原发性心脏肉瘤患者表现为难治性充血性心力衰竭、心律失常或上腔静脉阻塞的征象[32]。初始诊断通常是在进行影像学检查时偶然发现的，尤其是超声心动图检查。可尝试通过MRI对组织进行特征分析，同时评估对比增强。其转移性病变，尤其是肺转移性病变，可能首先表现为心脏肉瘤。虽然有许多例外，但一般来说，恶性肿瘤（尤其是血管肉瘤）较常发生于右心，而良性肿瘤较常发生于左心。

表现为心脏原发性肿瘤的心脏**淋巴瘤（lymphoma）**极为少见[47]。报道的病例多为弥漫性大B细胞淋巴瘤，部分EBV呈阳性。有心脏淋巴瘤与心脏假体和肌壁纤维

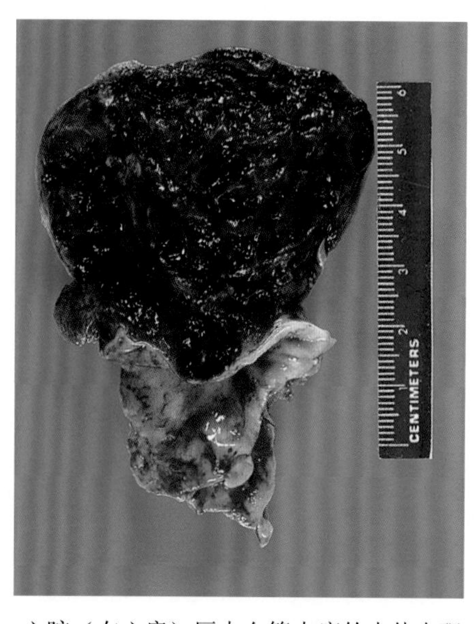

图42.18　心脏（右心房）巨大血管肉瘤的大体表现

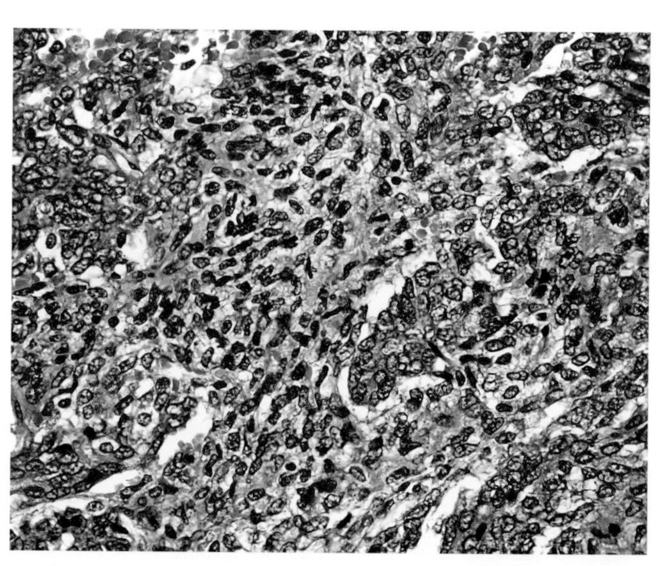

图42.19　心脏原发性滑膜肉瘤，可见典型的双相分化表现

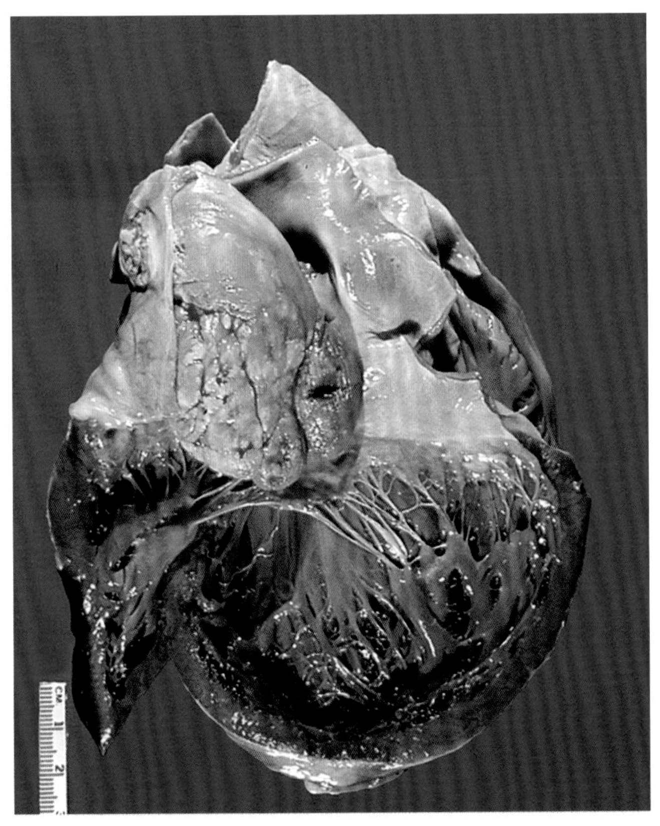

图 42.20　左心房较大的转移癌，与左肺静脉内的肿瘤相延续。超声心动图检查这个肿瘤类似于心房黏液瘤。原发性肿瘤为左侧颌下腺的黏液表皮样癌

蛋白血栓有关的病例报道[48-49]。晚期恶性淋巴瘤或白血病继发性累及心脏相对比较常见，虽然更多是在尸检时发现的而非临床发现的。

转移性肿瘤

转移癌或全身性恶性淋巴瘤累及心脏比原发性恶性肿瘤更常见，两者比例为 30：1。在心脏活检或手术标本中极少见到转移性肿瘤，除非肿瘤侵犯非重要的和可及的部位，例如心包。转移性肿瘤可累及心脏的任何位置，包括传导系统，后者可导致心脏传导阻滞[50]。

大多数心脏转移癌的原发病灶位于胸腔或其相邻部位，肿瘤是首先转移至纵隔淋巴结，然后逆行侵犯心脏淋巴管而达到心脏。容易血行播散至心脏的恶性肿瘤为恶性黑色素瘤、肾细胞癌、绒毛膜癌和横纹肌肉瘤。少数情况下，心脏转移性病变表现为孤立性结节（图 42.20）。

心包

心包囊肿（pericardial cyst）与其他所有纵隔囊肿一起在第 12 章讨论。其他心包的先天性异常极为罕见，包括出现异位组织，例如甲状腺和肝组织[51]。

心包炎（pericarditis）对于外科病理医师的重要性有以下几个方面。结核性心包炎或结节病可通过开放式心包活检（或“开窗”检查）做出诊断，对临床治疗和预后有显著影响。急性非特异性纤维性、出血性和化脓性心包炎很少进行活检，但由于反应性间皮增生和细胞非典型性，它们可能与间皮瘤或其他恶性肿瘤混淆而出现诊断困难。

慢性心包炎经常伴有纤维化和钙化，可导致生理性缩窄（所谓的“缩窄性心包炎”）。缩窄性心包炎可能由结核和其他感染、胶原血管性疾病、恶性肿瘤、创伤、手术、放射性治疗或化学治疗导致。其病理检查通常仅仅显示致密纤维化和少量炎性细胞浸润，与病因无关。结核性心包炎病例可见残留的肉芽肿结构，非典型性成纤维细胞与放射性损伤有关。钙化则或呈“蛋壳”状或呈硬片状沉积[52]。重要的是，一些缩窄性心包炎（术中确诊）患者可能没有心包增厚，心包组织学上可能完全正常[53]。

心包**多房性间皮包涵囊肿（multilocular mesothelial inclusion cyst）**形态学上和发病机制上可能与腹腔的同名病变相同。尽管最初被命名为良性多囊性间皮瘤，但心房多房性间皮包涵囊肿可能是由于慢性刺激引起的反应性改变[54]。

心包**间皮瘤（mesothelioma）**可以发生，但比胸膜和腹膜间皮瘤少见得多。有报道说，心包间皮瘤可以发生于存在结节性硬化的病例，可以表现为单发性、境界清楚的肿物，也可以表现为多发性肿瘤，或者呈弥漫性生长而包裹心脏。心包间皮瘤本质上与胸膜间皮瘤相同（在第 11 章中讨论），其分期方法也相同。

其他心包原发性肿瘤极为少见。一组心包原发性肿瘤为生殖细胞肿瘤，包括成熟畸胎瘤和卵黄囊瘤。心包血管肉瘤可沿心包呈弥漫性生长，类似于间皮瘤的生长方式；有些血管肉瘤是由放射线诱发的。也可见到心包发生的肌脂肪瘤、异位胸腺瘤（与重症肌无力有关）和纤维瘤的个别病例报道。

心包转移癌通常来源于肺，是通过直接侵犯或淋巴道转移而来的。由于伴有致密的纤维组织增生性反应或复发性胸腔积液，心包转移癌可能导致缩窄性“心包炎”。其他常发生心包转移的肿瘤有乳腺癌、恶性黑色素瘤和恶性淋巴瘤（包括 HHV8 阳性原发性渗出性淋巴瘤）[55]。细胞学检查是评估恶性心包积液最重要的方法。有些心包转移癌病例可能需要进行心包活检才能确诊。

动脉

正常解剖结构

读者可以参阅标准教科书和章节了解有关动脉、静脉、毛细血管和淋巴管的正常解剖结构[5,56]。就普通外科病理学而言，**动脉（artery）**分为三种类型：①弹性动脉（以堆叠的弹力纤维贯穿整个中膜层为其特征）；②肌性动脉（定义为存在两个不同弹力层，内弹力层将动脉内膜与血管中层分离，外弹力层将动脉外膜与血管中层分离）（图 42.21）；③小动脉（只有平滑肌组成，没有明显

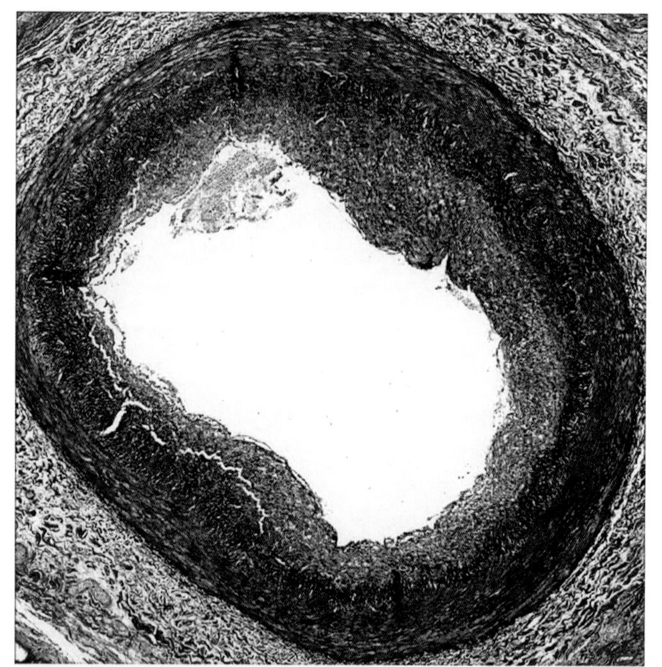

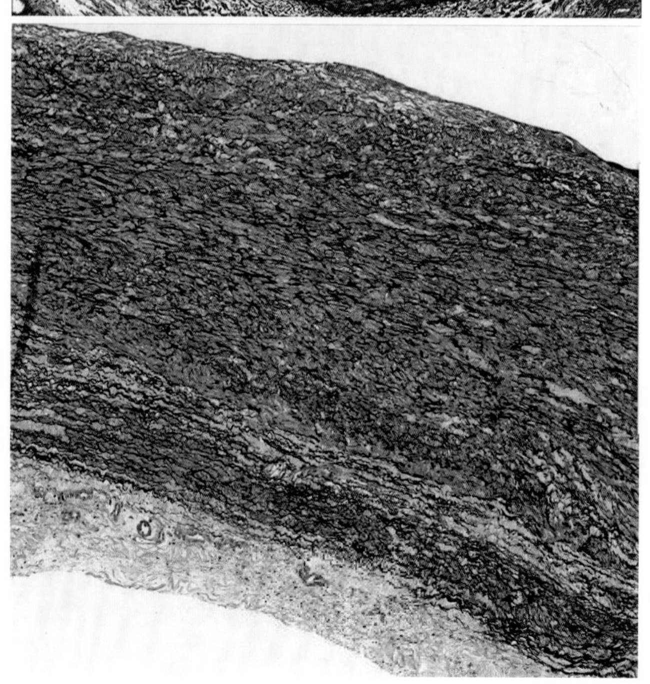

图 42.21 肌性动脉（上）和弹性动脉（下）的组织学比较

的弹力层）。

动脉硬化和动脉粥样硬化

动脉硬化（arteriosclerosis）是全身进行性动脉疾病，伴有动脉壁硬化、局部管腔狭窄（肌性动脉）和动脉瘤。**动脉粥样硬化（atherosclerosis）**是指动脉壁上有特征为富含脂质的“动脉粥样斑块”的一种动脉硬化。动脉粥样硬化是心脏病和卒中的主要病因，在发达国家仍然是死亡的主要原因[57]。动脉粥样硬化是由活化的内皮细胞和动脉壁平滑肌细胞介导的内膜炎症[58]。巨噬细胞也是动脉粥样硬化的关键参与者，它们产生影响细胞信号通路和脂质处理的生长因子和细胞因子[59-60]。其他重要的发病因素包括：脂类代谢改变（尤其是脂蛋白氧化），内皮细胞对血清脂蛋白复合物的渗透性增加，来自动脉主要分叉处的涡流导致的动脉内膜活化/损伤，以及凝血瀑布活化导致的血栓形成。

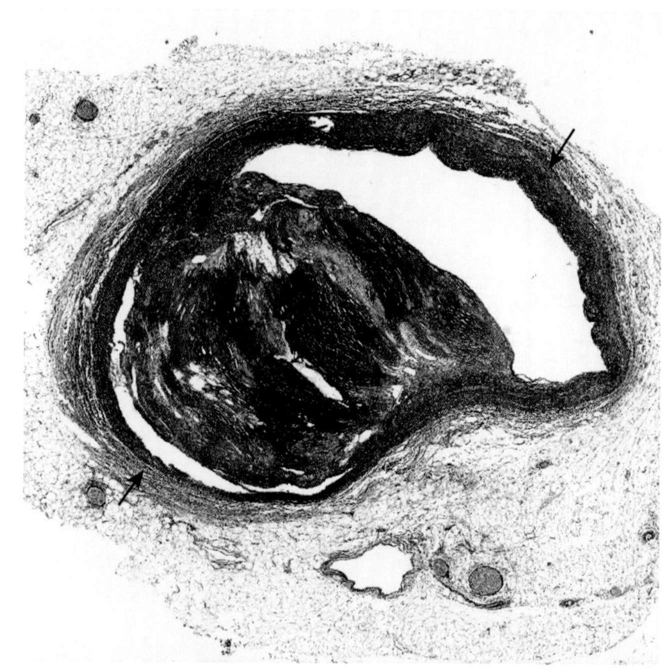

图 42.22 动脉粥样硬化中的动脉壁重塑。可见动脉粥样硬化斑块下方的管壁（底部箭头）与斑块对面的正常管壁（顶部箭头）相比明显变薄

动脉粥样硬化的一个重要特征是动脉的“重塑”，其表面上是为了在动脉粥样硬化斑块形成时维持管腔的直径[61]。在极端情况下，这可能导致真正的动脉粥样硬化动脉瘤形成。这种向外重塑的组织学证据表现为斑块下方的介质变薄（萎缩），而斑块对面管壁则相对较厚（肥大）（图 42.22）。

近年来，斑块的组成和形态学受到了广泛的关注，因为与动脉粥样硬化相关的大多数致命和致病事件被认为是由于血栓的突然形成所致，而不是由于斑块导致的进行性血管闭塞所致。血栓形成的原因是：通过斑块上内膜的破坏，将血栓形成前的斑块成分暴露于血管血液中。表现为这种类型的动脉粥样硬化血栓形成的斑块被称为“破裂”或“复杂”斑块，而具有最佳条件但尚未出现实际的破坏的斑块被称为“不稳定”或“脆弱”斑块（图 42.23）[62-63]。在外科病理报告中，对这些特征的描述对于临床同行具有重要意义和价值。这些描述应包括斑块的相对组成：脂质丰富（“软”）、纤维化（“硬”）、钙化、出血等。还应提及斑块上覆盖的内膜（“纤维帽”）的总体厚度以及炎症或糜烂/溃疡的存在。斑块不稳定的定义是：存在大量的脂质丰富的粥样硬化物质、出血以及薄的、发炎的覆盖纤维帽。无论是新近的还是陈旧的血栓出现，显然也应提及。用于描述斑块的数字分级系统（Ⅰ～Ⅵ）已经建立，但主要限于研究目的[64-65]。

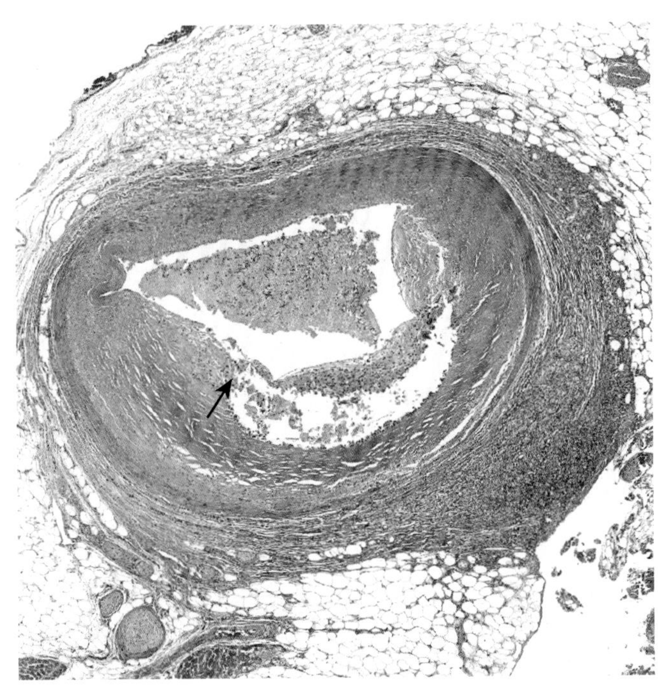

图 42.23 **动脉粥样硬化斑块破裂和腔内血栓形成（动脉粥样硬化血栓形成）**。箭头所指可能是斑块破裂的位置（注意斑块和外膜中的炎症浸润）

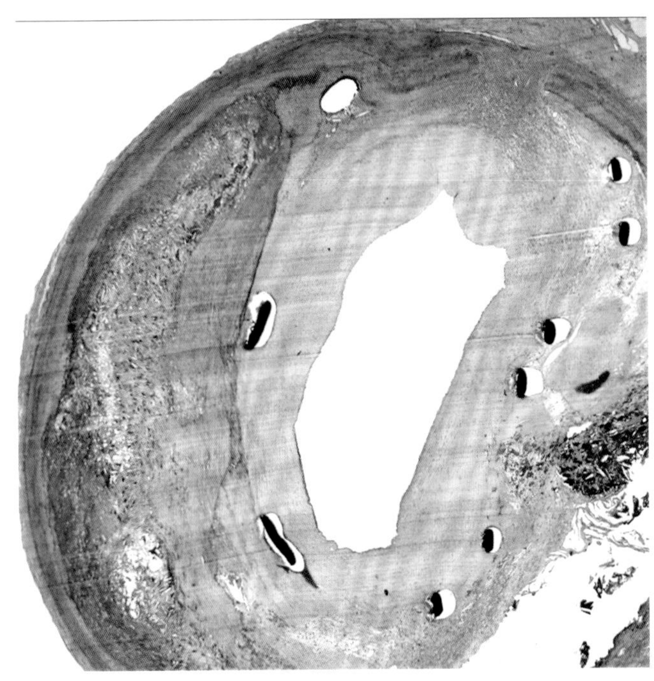

图 42.24 植入支架的动脉的横截面，采用的是塑料树脂包埋技术，可见金属支架截面不透明（黑色）。可见明显的原生斑块和新生内膜斑块形成

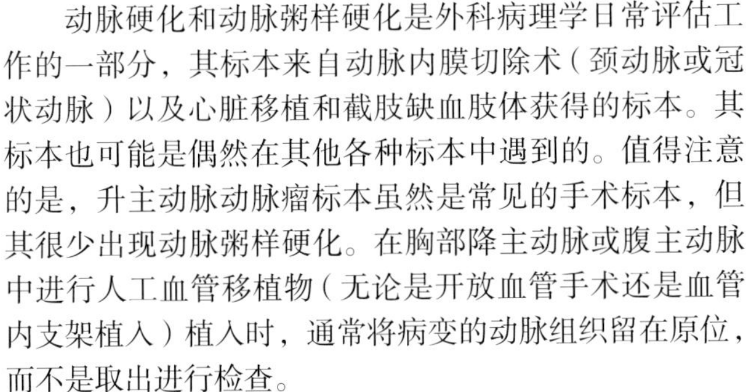

动脉硬化和动脉粥样硬化是外科病理学日常评估工作的一部分，其标本来自动脉内膜切除术（颈动脉或冠状动脉）以及心脏移植和截肢缺血肢体获得的标本。其标本也可能是偶然在其他各种标本中遇到的。值得注意的是，升主动脉动脉瘤标本虽然是常见的手术标本，但其很少出现动脉粥样硬化。在胸部降主动脉或腹主动脉中进行人工血管移植物（无论是开放血管手术还是血管内支架植入）植入时，通常将病变的动脉组织留在原位，而不是取出进行检查。

通过仔细的处理（无论是由外科医师还是由病理医师），即使只有内膜存在，动脉内膜切除术斑块也有可能保留横截面，从而弄清楚斑块的组成和狭窄程度。在一些患者中，血栓可以在经皮介入术中被吸入血管。这些血栓的组织学特征（近期的、退化的、机化的，等等）也与临床相关，尽管估算基于这些特征的精确时间目前尚不可行[66-67]。

支架植入术和旁路移植术

动脉支架

如前所述，应用支架（stent）的血管成形术已经成为治疗冠状动脉疾病及其并发症的主流和一线选择。通过心脏直视手术进行冠状动脉旁路移植术（bypass graft）在很大程度上已经被限定于在冠心病患者中使用——这些患者因为另外原因（例如瓣膜置换术）要进行开胸手术。然而，同样的技术可能也适用于其他动脉。本节内容包括冠状动脉支架，但也适用于那些放置在颈动脉、肾动脉和其他外周动脉以及主动脉的支架。

支架的设计制造水平是相当高的，但这些内容大多超出了本教科书的范围。已有各种金属合金材料（例如钴铬、镍钛、不锈钢）被用于支架的设计制造中。金属支架可以保持“裸金属”状态，或者用药物洗脱聚合物包被，以释出抗增殖药物（例如依维莫司、紫杉醇），从而可以在一段时间内持续阻止支架内平滑肌和成纤维细胞的增殖[68-69]。

支架植入后的主要并发症是支架内和（或）支架附近的血栓形成。因此，在支架植入后，患者需要接受积极的抗血小板和抗凝治疗数月，以避免这种情况发生。当支架标本被取出并送检进行外科病理学检查时（无论是作为移植手术中移植的心脏和其他器官的一部分，还是作为动脉标本），需要解决的主要临床问题是支架血栓和内膜狭窄[70]。不幸的是，金属支架杆逐渐嵌入血管壁组织并与血管壁组织结合对病理组织的处理和切片制造会构成巨大挑战。

目前已有几种处理植入支架的动脉标本的技术，但它们都需要大量的人力、时间和费用，因此，大多数病理实验室都尚未广泛采用。尽管如此，通过这些技术从这些标本的组织学检查中获得信息是值得考虑和尝试的。确定支架的位置可能是一个挑战，尤其是在放置后的数月或数年，而标本 X 线片在这方面是不可缺少的。通过植入的支架获得标本横截面的方法包括：树脂包埋，使用碳化的钨刀片制作切片或在常规染色前将切片打磨到指定的厚度（～40 μm）[71]。使用这些方法时，植入的支架杆是保留在标本中的，它们在组织中具有黑色的几何轮廓（图 42.24）。最近，人们报道了使用强酸[72]或反向

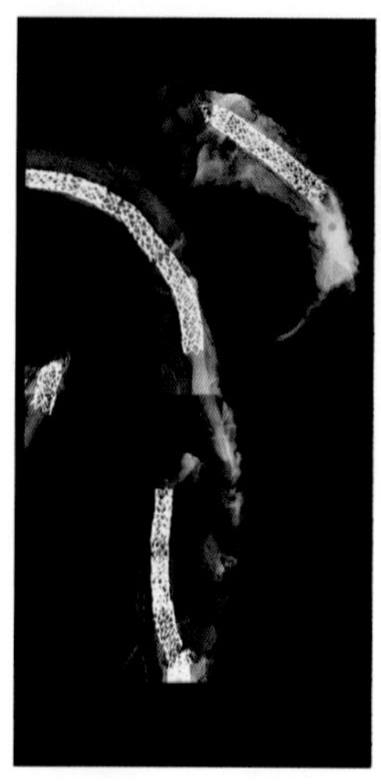
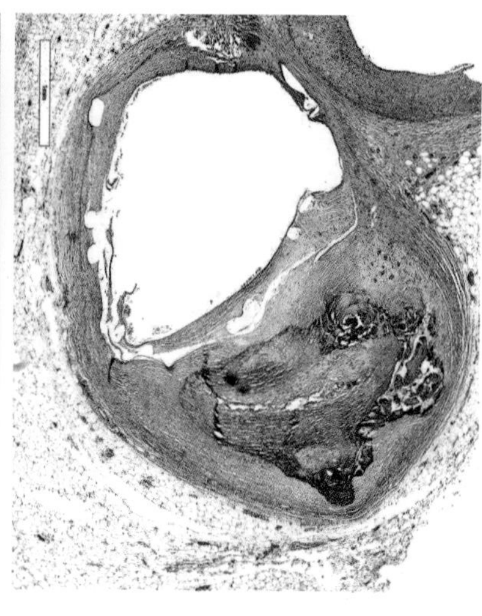

图 42.25 **植入支架的动脉的横截面**。采用了支架溶解技术。在溶解后支架的位置可以看到小孔（右图）。在溶解前（左图），标本 X 线片有助于确定支架的位置

电镀[73]溶解金属支架的方法。应用这些方法后，无金属的组织标本可以像其他标本一样进行石蜡包埋和切片制作。这样的组织切片可以显示组织 - 支架界面轮廓，但缺失不透明的金属支架（图 42.25）。应用这些方法的实践表明，并非所有的支架应用这些方法都可以溶解——部分破裂的支架未溶解，由此会使标本处理这项工作成为繁琐而重复的工作。在可以预见的将来，植入支架的标本将送检外科病理学检查，虽然需要更好的、更实用的组织学检查方法，但实验室应寻求处理至少一部分标本的特殊技术。

动脉旁路移植术

虽然冠状动脉旁路移植术标本是目前外科病理学检查中最常遇见的标本类型，但病理医师也可收到其他解剖部位的旁路移植导管。如果有可能，应复查吻合部位、移植体和远端血管的横断面组织（图 42.26）。由于移植物导管经历的是动脉压力下的血流，即使在静脉源性移植物中，移植物内也可发生动脉粥样硬化。吻合口形成假性动瘤是一种常见的并发症。

动脉瘤

动脉瘤（aneurysm）是动脉在腔内压力作用下管壁变弱的动力性结果。导致动脉瘤的管壁改变可能是动脉粥样硬化性（正如腹主动脉瘤）、发育性（脑内 Berry 动脉瘤）、退行性（升主动脉动脉瘤）、外伤性/血管炎性（假性动脉瘤）或感染性（真菌性动脉瘤）原因[74]。退行性动脉瘤一般呈梭状，具有平缓的、对称的锥形轮廓，而几乎所有其他类型的动脉瘤都是不对称的、突发性的和“囊状的”。真正的动脉瘤包含动脉所有三层结构（内膜、中膜和外膜），尽管通常的双层弹力层可能由于管壁的重塑变化而无法区分。“假性”动脉瘤仅仅是由某种穿透性管壁损伤导致的破裂，通常发生在外伤性损伤、血管炎或

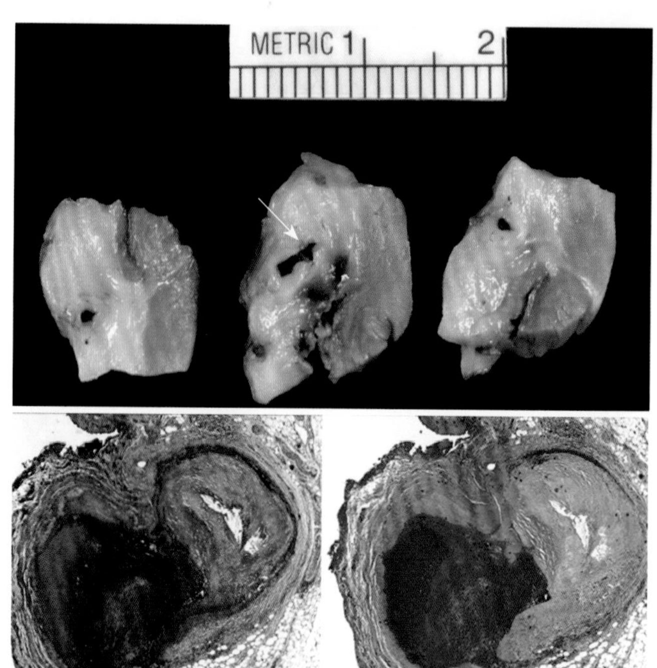

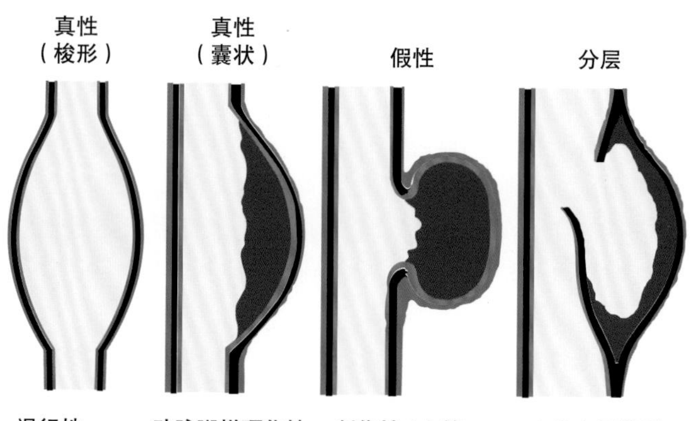

图 42.26 **旁路移植的常规组织学标本**。对吻合口应进行连续切片，以定位自身血管与移植物的连接点（箭头所示）。对组织块进行分步切片可能有助于组织学观察

图 42.27 动脉瘤的类型及其形态学和临床相关性

先前手术血管吻合口（图 42.27）。

主动脉瘤

主动脉作为全身最大的动脉，是发生动脉瘤的最常见的部位。升主动脉瘤和降主动脉（胸主动脉和腹主动脉）瘤之间有重要的区别。动脉的大小（直径）和大小的变化率是评估动脉瘤破裂风险的可靠指标，并且不同解剖部位有部位特异性指南[75-76]。动脉夹层的外观（下文将进行更详细的讨论）与动脉瘤的外观可能相似，但它们本质上是不同的。与动脉瘤性扩张一样，动脉夹层也能导致血管破裂。然而，需要明确的是，主动脉夹层无论

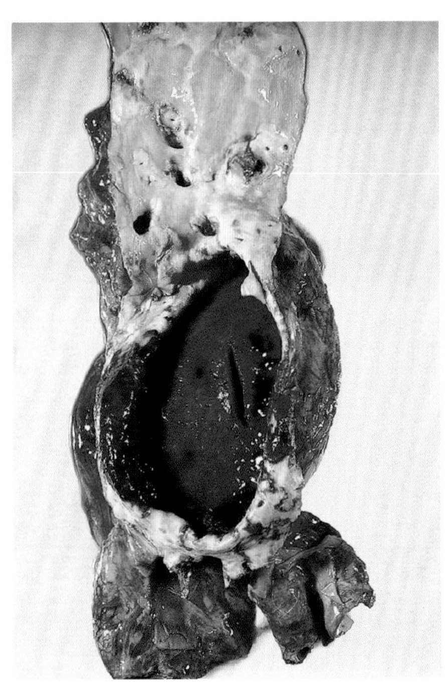

图 42.28 腹主动脉瘤合并附壁血栓，注意动脉粥样硬化的改变和动脉瘤的不对称（囊状）结构

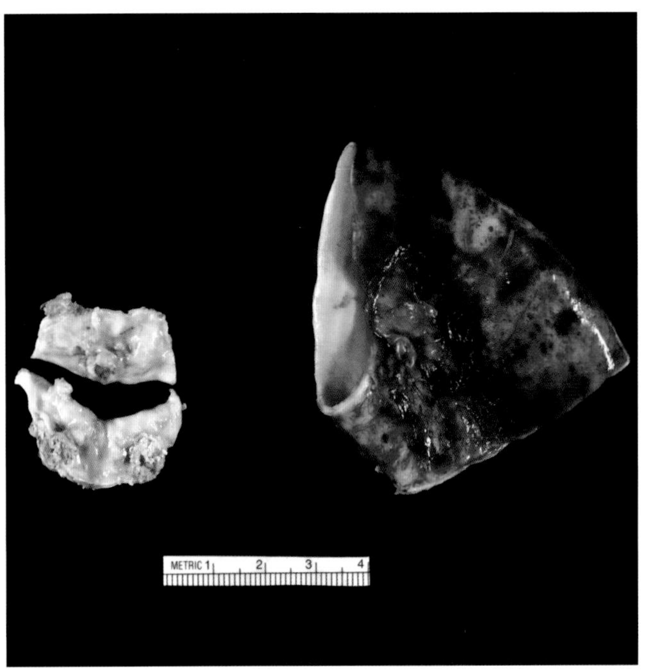

图 42.29 升主动脉瘤和二瓣化主动脉瓣。注意动脉瘤的均匀对称性扩张（梭形）

从何种意义上讲都仅限于胸主动脉，在动脉粥样硬化性腹主动脉瘤中非常少见。

囊状腹主动脉瘤常出现层状附壁血栓，后者是下游栓子的潜在来源（图 42.28）。在大多数医疗中心，血管内支架的植入已经在很大程度上取代了腹主动脉瘤的开放手术。因此，来自腹主动脉瘤的手术标本已经变得非常罕见[77]。

先前已对动脉粥样硬化的组织学特征进行了详细的描述。尽管主动脉的腔内狭窄和闭塞性动脉粥样硬化血栓形成罕见，但与较小的肌性动脉（伴有溃疡、炎症和层状血栓）的动脉粥样硬化斑块相比，其动脉粥样硬化性斑块的组织学与动脉粥样硬化性动脉瘤类似。位于升主动脉的退行性动脉瘤（图 42.29）常表现为正常弹力层的结构破坏（图 42.30）。这些疾病的历史术语并不准确，可能带来误导，包括“坏死”（极少见到）和“囊性”（即使没有上皮内衬结构）等术语。现已经提出了一种新的命名方案，包括“黏液样细胞外基质积聚”“平滑肌细胞核缺失”和“弹力纤维断裂”术语，以更加准确地描述这些变化[78]。这个新的命名方案主要用于比较研究。我们发现，在常规外科病理报告中，组织学与动脉瘤的病因或大小的相关性较差（例如大体上严重的动脉瘤组织学上可能显示正常的弹力层），因此，弹力层出现退行性改变时可能已经足够说明病变[79]。因此，鼓励充分取材（至少取材 6 块）。遗传性病因（马方综合征、Loeys-Dietz 综合征等）的组织学也不是高度特异性的，许多疾病的诊断都是基于临床和遗传学标准[80]。对于这些疾病，在常规诊断中，所涉及的 TGF-β 信号通路中各种蛋白质的免疫组织化学染色可能有帮助，但需要进一步研究。

一般性血管炎在下文会有更详细的描述，但我们在这一节要简要地描述一下主动脉炎，因为它的主要表现是主动脉瘤[81]。巨细胞和淋巴浆细胞性主动脉炎具有重叠的特征，它们之间最明显的鉴别特征是：前者存在巨细胞，通常呈项圈样或袖口样排列在塌陷的弹力层周围，无平滑肌细胞核（图 42.31）[82]。在这些形式的主动脉炎中，在弹力层的中部至内侧部分还存在穿透性血管滋养血管和增加的中间胶原。临床上，巨细胞和淋巴浆细胞性主动脉炎可能是系统性血管炎的一种大血管表现（称为巨细胞或颞动脉炎，尤其在老年人），但也可为器官局限性或孤立型主动脉炎，手术切除可能治愈[83]。通常需要对患者进行详细的风湿病学评估，可能还需要更广泛的血管成像检查来指导这些病例的治疗。

腹主动脉的主动脉炎是明显不同的，它要么是感染（通常是由沙门菌和其他肠道微生物引起的）[84]，要么是所谓的炎症性腹主动脉瘤。感染可以是原发性的，也可以是继发于现有动脉粥样硬化性动脉瘤内的血栓播散。炎症性动脉瘤被认为是 IgG4 相关的疾病和硬化性肠系膜炎的连续体的一部分。这类病例表现为混合性炎症浸润，包括嗜酸性粒细胞、淋巴滤泡、席纹状纤维化、神经周围炎症、闭塞性静脉炎和众多 IgG4 阳性的浆细胞[85]。作为腹腔动脉瘤的一个并发症可发生瘘管，通常会造成严重的后果。

动脉夹层

动脉夹层（arterial dissection）是指在动脉压力下由于管腔内血液渗透导致的中层平滑肌撕裂。动脉夹层通常会导致“真性”血管腔的狭窄或闭塞，以及起自夹层动脉的分支小动脉的阻塞。动脉中层的退行性变被认为是

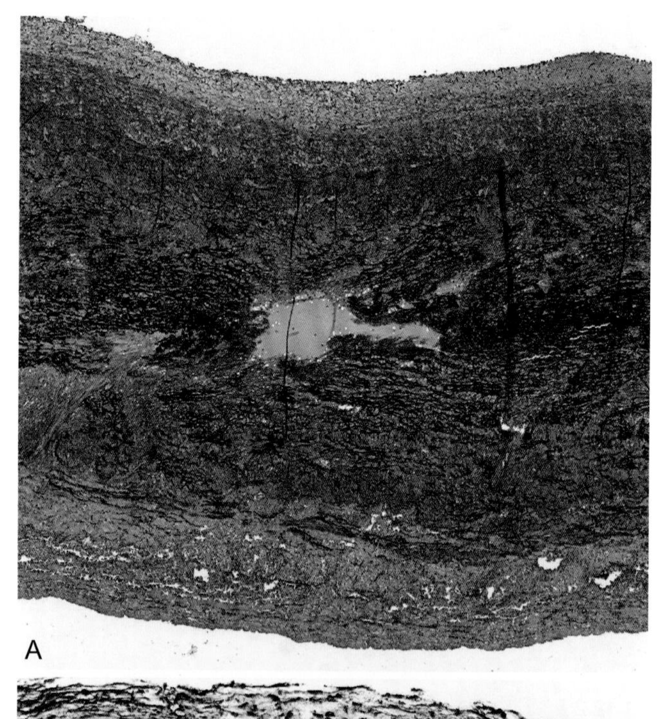

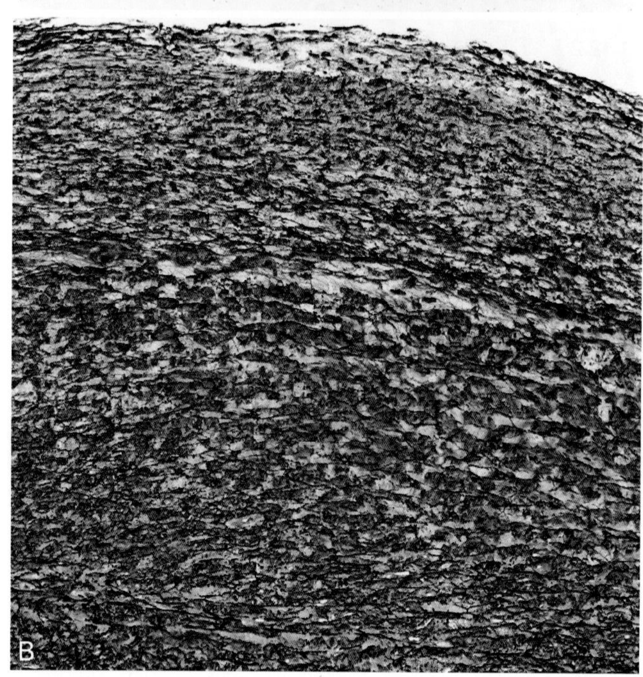

图 42.30 **升主动脉瘤的中层退行性病变**。**A**，可见“囊性”改变（跨层的黏液样细胞外基质堆积）。**B**，可见更细微的弹力纤维断裂和层内黏液样细胞外基质堆积

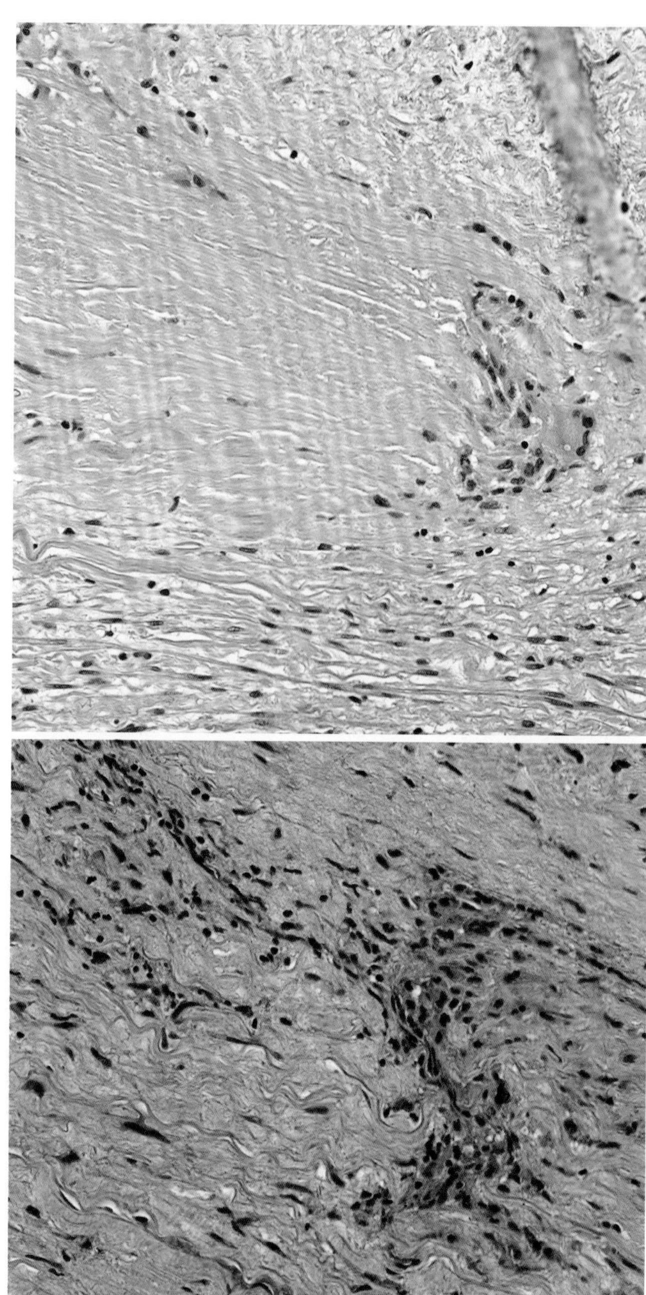

图 42.31 主动脉炎伴有（上）和不伴有（下）巨细胞。炎症成分与平滑肌细胞核缺失和弹力板塌陷密切相关

动脉夹层的前兆，但并不总是组织学上有令人信服的证据。动脉夹层可能延伸至（或穿过）血管外膜纤维结缔组织，导致血管破裂和动脉出血。

临床上与发生动脉夹层相关的因素包括：高血压、马方综合征和其他 TGF-β 通路突变引起的相关的遗传性疾病（“TGF-β 病”），以及妊娠、主动脉瓣二瓣化、创伤（医源性）、动脉粥样硬化或主动脉中层的炎症性损伤[86-87]。

动脉夹层形成的过程被认为始于内膜斑块发生的横向内膜撕裂，即可能与位于升主动脉或降主动脉上段靠近左锁骨下动脉起始部附近的内膜斑块有关（图 42.32）[88]。内膜撕裂一旦发生，由于血流进入的压力，主动脉内层迅速撕裂（图 42.33）。当这种撕裂向远端进展时，通常累及主动脉全周。由于夹层先头部分导致的远端主动脉或髂动脉管腔闭塞，可出现明显的腹主动脉急性闭塞引起的下肢症状和体征。影像学诊断对于评估可疑的主动脉夹层

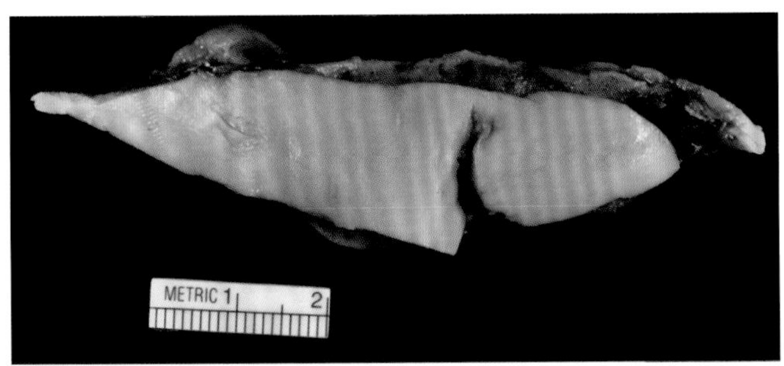

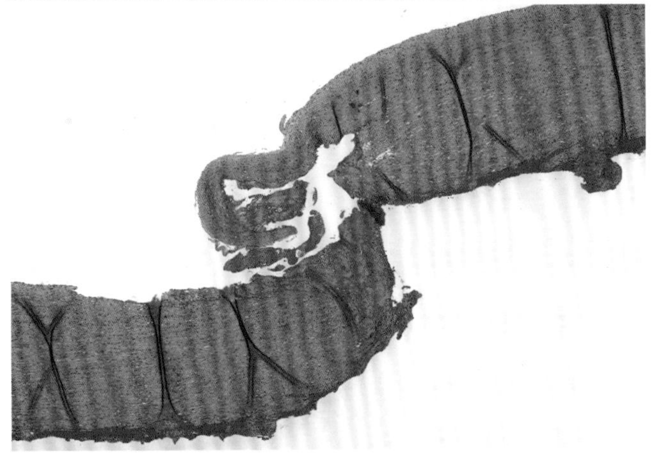
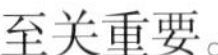

图 42.32 急性动脉夹层出现时胸降主动脉内膜撕裂。组织学上，内膜撕裂在破裂处可见衬覆纤维蛋白

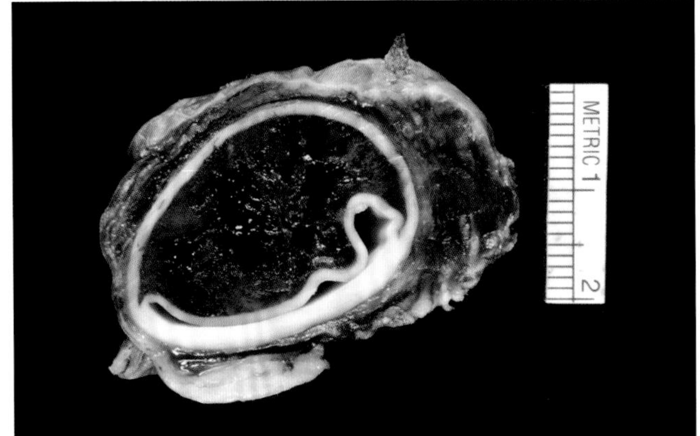

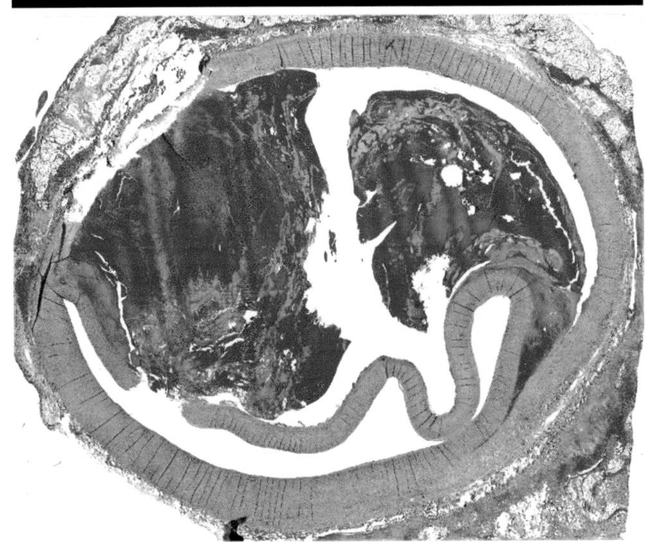

图 42.33 **主动脉夹层，横切面**。可见血栓充填了中层内部的“假”腔，挤压了下方的真腔

至关重要。

主动脉夹层有两种不同的分类系统。使用最广泛的（Stanford）系统聚焦升主动脉受累（A 型），因为需要进行紧急手术干预，而不考虑其他可能的受累部位。不涉及升主动脉（B 型）的动脉夹层常常可以治疗且疗效可以预期。在另一个（DeBakey）动脉夹层分类系统中，Ⅰ型，起自升主动脉并向外扩展；Ⅱ型，仅限于升主动脉；Ⅲ A 型，起自降主动脉，止于横膈上方；Ⅲ B 型，也起自降主动脉，但扩展至横膈以下。除主动脉外，肌性动脉和弹性动脉也可发生动脉夹层，例如肾动脉、冠状动脉、肺动脉、椎动脉和颈动脉。

大体上和组织学上，急性动脉夹层的腔内存在血液和新鲜纤维蛋白，直接毗邻暴露的中层平滑肌。随着时间的推移，夹层内腔重新内皮化。慢性动脉夹层的特征是：纤维化的新生内膜衬覆包裹夹层的“假”腔。

主动脉缩窄

主动脉缩窄（coarctation of aorta）是指先天性近端主动脉的不连续性节段性狭窄。主动脉缩窄的分类是根据其与动脉导管的关系进行。导管前缩窄（动脉导管近端）通常发生在生命早期，可造成全身对肺动脉血流的依赖（通过导管依赖）。导管后缩窄（目前最常见）表现为始于导管插入远端的短而窄的节段，因此只是限制腹部和下肢血流。主动脉缩窄修复的目的是为了恢复血流和防止并发症，例如主动脉破裂、心内膜炎、高血压或充血性心力衰竭[89]。

大体上，切除的缩窄段动脉应面向导管/韧带的插入点，并以纵向的方式切开。切片应包埋，以使插入点在组织学上表现明显。局灶性内膜下增厚常与此插入点相对，其下中层扭曲增厚（图 42.34）。

合成动脉置换

GoreTex 和 Dacron 合成血管移植物以及合成纤维内衬的动脉支架经常被用于血管外科手术，且它们偶尔需要修正和更换，因而可以成为外科病理学标本。随着时间的推移，这些移植物可重新内膜化并形成新的内膜衬覆。这些标本的病理检查应包括钙化、炎症、血栓以及出现吻合性假性动脉瘤的评估。

动脉闭塞性疾病

如前所述，大动脉血栓性闭塞常伴有动脉硬化改变。虽然最终的血栓性管腔闭塞偶尔迅速发生，但临床上其

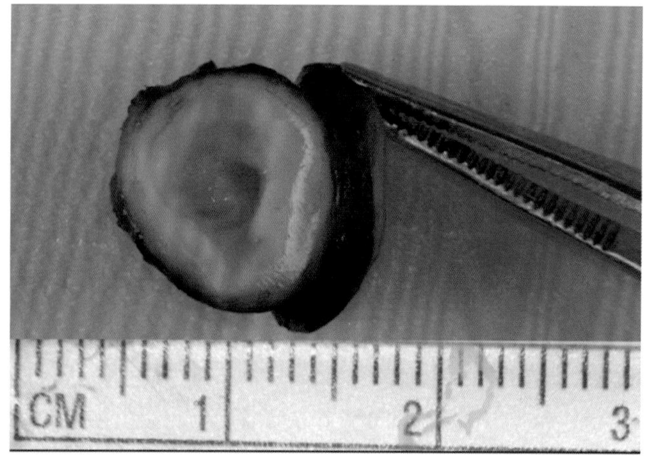

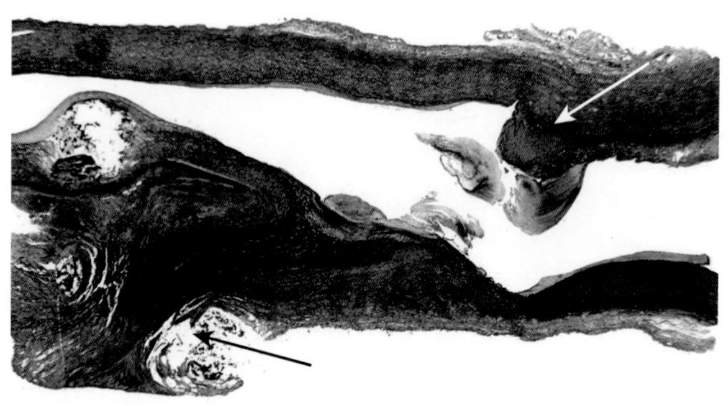

图 42.34 **主动脉缩窄**。缩窄修补术中切除的一段明显狭窄的小儿主动脉（上图）。纵向切片中，切片应面向动脉导管（黑色箭头）。在此相反处常可见局灶性内膜增厚（白色箭头）

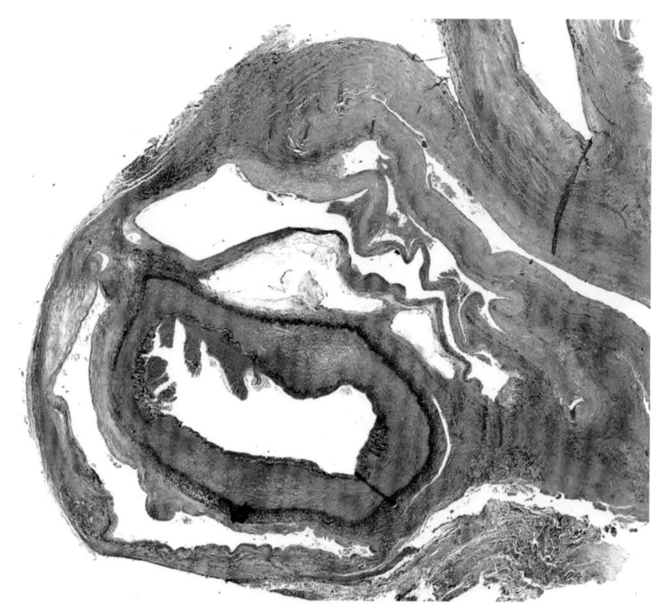

图 42.35 **囊性外膜疾病**。腘动脉外膜周围可见多个不规则的囊腔。有些似乎含有黏液样物质

闭塞过程常是隐匿性的，可能与栓塞难以区别。在主动脉远端，血栓性闭塞可能始于主动脉分叉处附近的髂动脉，并向主动脉头侧延伸，偶尔可达到肾动脉水平。血栓和栓子可能出现继发性真菌感染，特别是曲霉和毛霉菌感染。

远端主动脉闭塞性血栓形成综合征（Leriche 综合征）表现为逐步出现的疼痛症状，腿部、臀部和背部乏力，间歇性跛行，以及性无能[90]。在这种情况下出现的下肢动脉功能不全临床上通常表现为脐部以下动脉搏动消失。如果闭塞性病变是部分性的，则表现为动脉搏动减弱，或腹主动脉和股动脉部位可以听到特征性的收缩期杂音。

闭塞性动脉疾病的治疗方法包括：使用合成导管的外科旁路手术，联合或不联合动脉内膜切除术的开放性血栓栓子切除术，以及血管内介入溶栓。显微镜下，血栓动脉内膜切除术标本表现为纤维素性、机化性组织或两者混合，取决于病程的不同阶段以及相关体内溶栓治疗的成功。

囊性外膜疾病

囊性外膜疾病（cystic adventitial disease）是一种罕见的疾病，几乎总是累及腘动脉，可导致管腔闭塞[91]。胶冻样物质从外面聚集可使血管管壁膨胀并突向管腔。大多数囊性外膜疾病病例发生于年轻男性，无创伤史和全身性动脉改变。显微镜下，受累节段动脉表现为黏液积聚所致的囊性扩张（图 42.35）。囊性外膜疾病的病因尚不清楚。

纤维肌性结构发育不良

纤维肌性结构发育不良（fibromuscular dysplasia）是一种发病机制不明的非动脉硬化性、非炎症性血管疾病。在纤维肌性结构发育不良发病过程中，发育性、机械性和遗传性因素可能都有一定的作用。患者通常在 21～40 岁间出现症状，但儿童也可能发生。纤维肌性结构发育不良病变累及大中型肌性动脉，例如肾动脉、颈动脉、腋窝动脉和肠系膜动脉，有时可为多中心性发生。可用于诊断本病的影像学技术包括 CT、MRI 和血管造影术[92]。

形态学上，纤维肌性结构发育不良的特征是血管壁的细胞和细胞外成分排列紊乱和增生，尤其是在中层，虽然也有在内膜（和表面的外膜）的报道（图 42.36），导致血管腔变形。缺乏坏死、钙化、炎症和纤维素性坏死是其诊断的重要否定特征。有关内膜或外膜受累的主要组织学改变已有描述[93]。纤维肌性结构发育不良的治疗可包括球囊扩张和支架植入或切除和更换导管，例如大隐静脉或合成导管移植。

肠系膜血管闭塞

肠系膜血管闭塞（mesenteric vascular occlusion）（肠淋巴细胞性静脉炎）可发生于静脉或动脉，但很少两者同时发生。当动脉或静脉血栓形成启动后，如果病变发展迅速且范围广泛，就会发生出血性肠梗死和肠系膜梗死。动脉闭塞常常是由血栓栓子引起的，而肠系膜静脉血栓

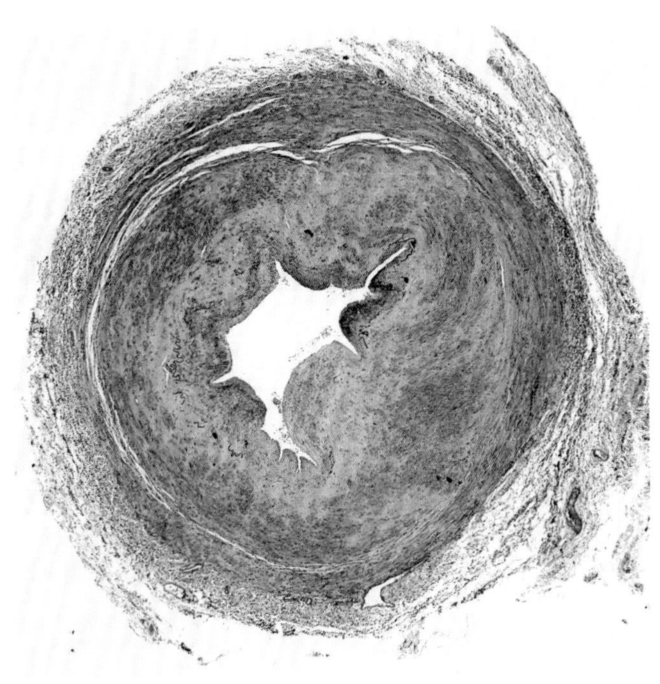

图 42.36 **纤维肌性结构发育不良（中层型）**。不规则（花彩样）的腔内轮廓是由于中层平滑肌排列紊乱所致

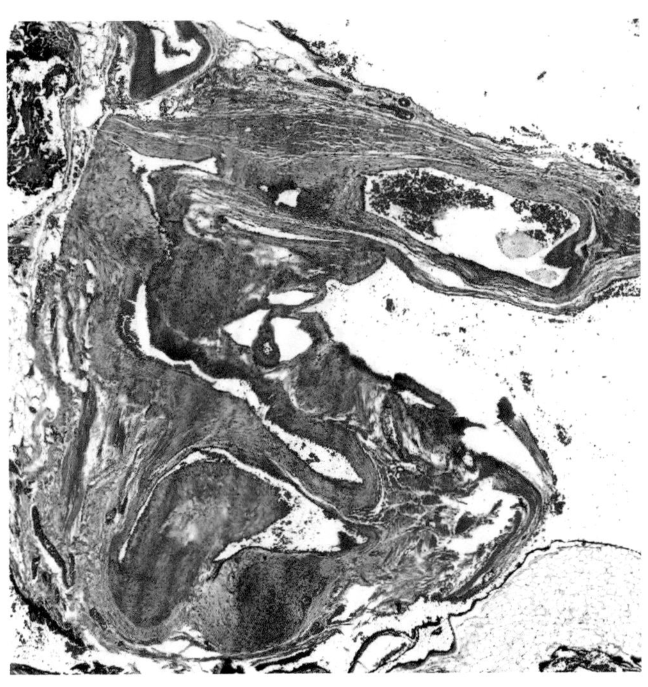

图 42.37 **动静脉畸形**。这个软组织动静脉畸形中可见不规则的血管腔，其壁厚薄不一

形成通常伴有感染和肿瘤[94]。

肠梗死的发生依赖于血管闭塞发生的部位和范围、发病的快慢、侧支循环情况以及患者的一般身体状况。急性肠系膜动脉闭塞可导致肠坏死，但缺乏见于大多数静脉血栓形成的脓毒症表现。血性腹泻少见，腹痛在动脉闭塞中比在静脉闭塞中常见[95]。

获得性动静脉瘘

创伤后，特别是有动脉和邻近静脉的穿通性损伤时，瘘管性交通可能会形成（立即形成或在愈合的机化阶段形成）。血栓则常常使这些瘘管更复杂。大多数患者的受伤部位可能有持续搏动性（杂音）肿块。瘘管周围通常有静脉扩张。与动静脉瘘相通的大动脉可发生显著扩张，尽管流向下游的实际血流增加了，但动脉壁可表现为广泛的退行性变。动静脉瘘可伴有心输出量、脉搏和血容量增加，可导致充血性心力衰竭。

先天性动静脉畸形

先天性动静脉畸形（congenital arteriovenous malformation）病变可发生于软组织、肺、胃肠道器官、肾和中枢神经系统，其器官特异性改变在本书其他章节中讨论（见其他章）。

血栓闭塞性脉管炎

血栓闭塞性脉管炎（thromboangiitis obliterans）（Buerger 病）是一种罕见的、原因不明的动脉和静脉血栓形成性和炎性疾病，发生在年轻人中，与吸烟密切相关。其中型动脉和静脉（偶尔也包括邻近神经）累及使其有别于其他形式的血管炎。血栓闭塞性脉管炎更常发生于 20～35 岁的男性[96]。显微镜下，其早期动脉病变显示全动脉炎，常常伴有血栓形成。血管壁全层以及血管周围组织可见炎症病变，尽管内弹力层通常是保留的。其血栓可部分再通，但常是不完全性的，残存的纤维组织内可见多量小的血管通路（图 42.38）。其治疗主要为对症治疗，包括止痛和避免吸烟。晚期患者有时需要截肢。

动脉炎

动脉的炎性疾病根据病因、受累血管的管径和部位以及显微镜下观察到的病变类型进行分类[97-98]。尽管依据血管口径的分类方法不很完善，但比较实用。每一组动脉炎还可以根据其相关的特征和（或）病理表现进一步分为或多或少的特殊类型。

大血管动脉炎

大血管动脉炎（large vessel arteritis）是主要累及主动脉及其主要分支的非梅毒性疾病，其特征为慢性炎症和中层斑片状破坏。大血管动脉炎优先累及升主动脉，可导致升主动脉动脉瘤形成、主动脉根部扩张、瓣膜功能不全以及主动脉弓综合征和主动脉夹层。

Takayasu 动脉炎（Takayasu arteritis）的特征是动脉壁的慢性炎症和纤维化改变，好发于升主动脉和主要的主动脉分支（尤其是主动脉弓血管和肾动脉），这些主动脉分支受累可导致患者上肢脉搏消失。大多数 Takayasu 病患者为亚洲年轻女性。Takayasu 动脉炎病变包含肉芽肿和多核巨细胞，但也可出现更活跃的炎症区域，包括嗜碱性坏死（图 42.39）[83]。病变可累及冠状动脉，特别是冠状动脉口附近（图 42.40）。

巨细胞性（或颞）动脉炎［**giant cell (or temporal) arteritis**］最初被认为是一种颞动脉、大脑动脉和视网膜动脉的疾病。然而，已确认巨细胞性（或颞）动脉炎患者有主动脉和大动脉受累，说明它是一种系统性疾病，因此，最好将其归类为大血管性血管炎综合征。巨细胞性（或颞）动脉炎常发生于 70 岁以上的老年人，其典型特征是颞动脉分布区疼痛和局部压痛。其他颅外颈动脉分支也可能受到影响，导致下颌收缩、面部疼痛和失明（最可怕的并发症）。**风湿性多肌痛（polymyalgia rheumatica）**综合征的特征是肌肉疼痛和压痛，主要累及颈部、肩部和骨盆带肌肉，并伴有红细胞沉降率加快，至少一半以上的患者发生。幸运的是，风湿性多肌痛综合征几乎均对皮质类固醇治疗有效。与升主动脉动脉瘤相关的并发症也是一个重要并发症[81]。

显微镜下，动脉壁局部发生炎症性破坏，通常（并非总是）伴有多核巨细胞。弹性动脉（尤其是升主动脉）

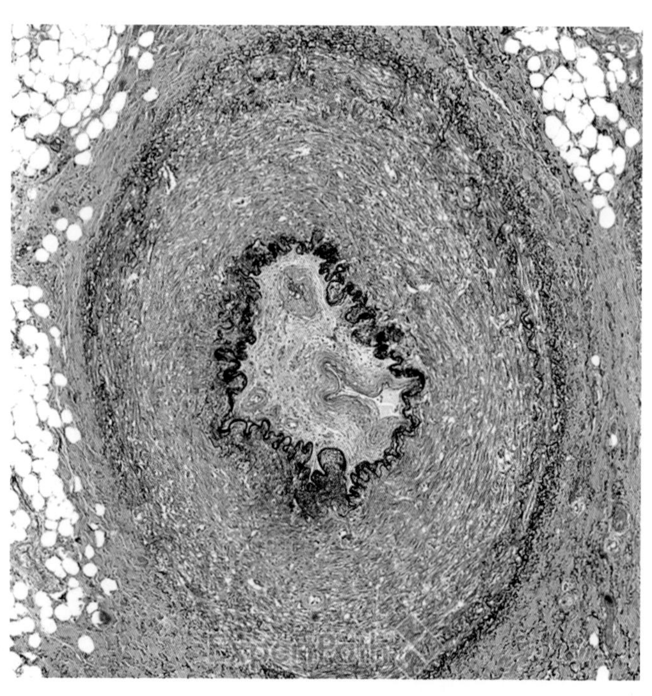

图 42.38　**血栓闭塞性脉管炎（Buerger 病）**。其标志性特征包括（静脉和动脉）透壁炎症、腔内血栓再通和内弹力板保留

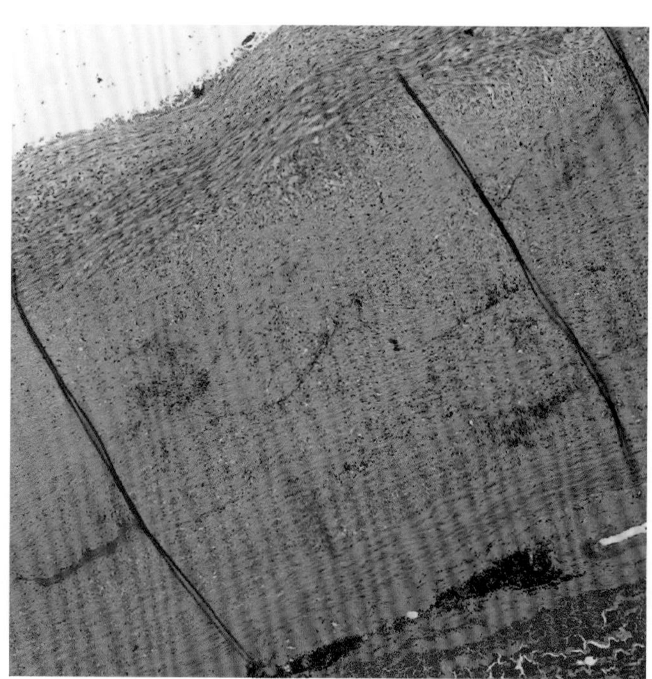

图 42.39　**Takayasu 动脉炎**。其特征是有明显的外膜纤维化和片状淋巴浆细胞性炎症（虽然不是完全特异性的）

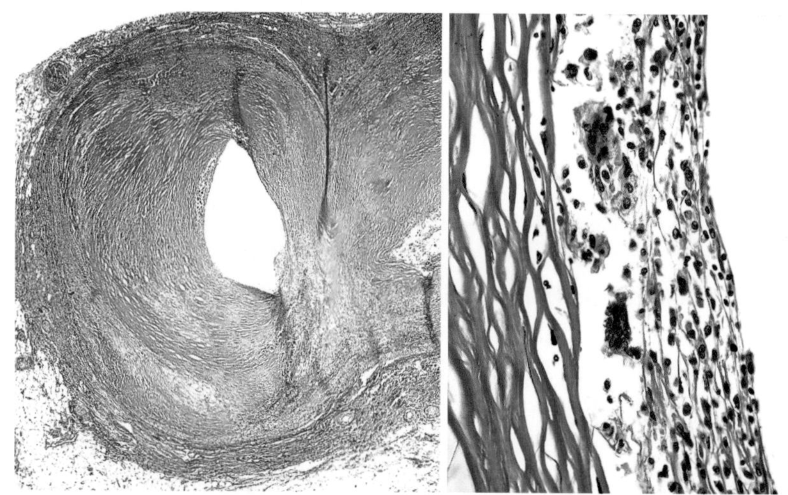

图 42.40　Takayasu 动脉炎累及冠状动脉表现为管壁纤维化增厚伴淋巴浆细胞浸润和内膜多核巨细胞反应（再次强调一下，年轻女性出现主动脉炎伴其主要分支受累的临床背景需要考虑 Takayasu 动脉炎）

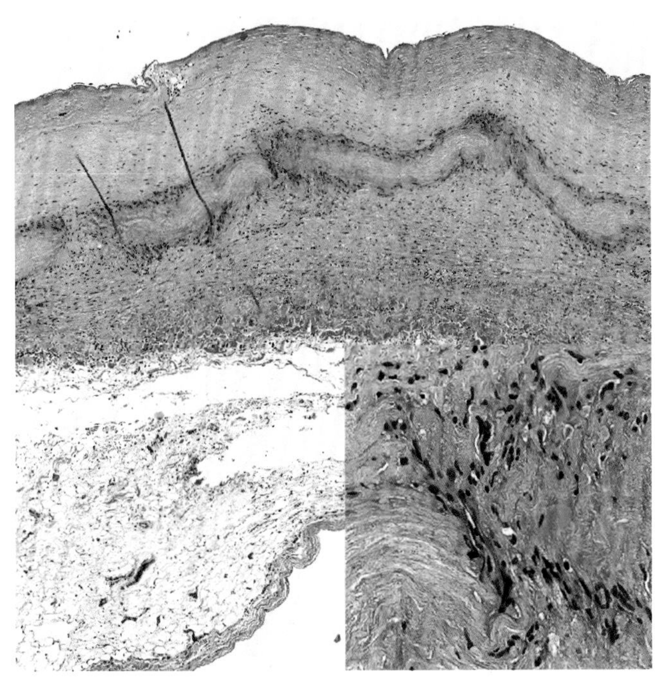
图 42.41　巨细胞性动脉炎，可见条带状弹力层塌陷，周边伴有淋巴组织浸润和多核巨细胞反应（插图）

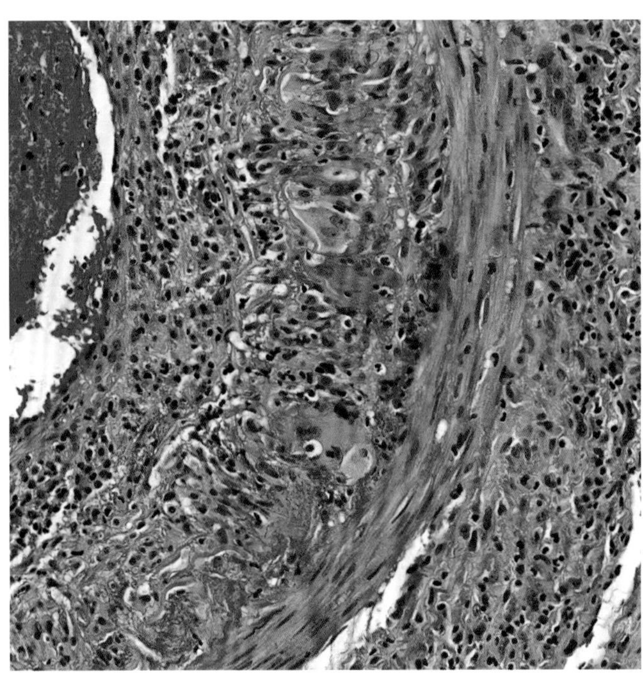
图 42.42　巨细胞颞动脉炎，表现为全层的淋巴细胞和组织细胞浸润，内弹力层附近有多核巨细胞反应

中，炎症围绕无细胞的、塌陷的弹力层“岛”分布（图 42.41）。在小的肌性动脉中，巨细胞通常与内弹力板密切相关，甚至有些巨细胞胞质内可见吞噬的弹力板碎片。在颞动脉活检中，透壁炎症是血管炎的诊断标志（图 42.42）。在血管壁无炎症改变的情况下，血管周围出现炎症不能诊断为血管炎。需要强调的是，动脉炎病变通常为节段性的，活检结果为阴性并不能除外诊断。在一组临床上出现颞动脉炎表现的患者中，只有 60% 的患者活检结果呈阳性，但另外 40% 的患者（出现动脉硬化或粥样硬化）类固醇治疗也有效[99]。因此，应常规对所获得的标本进行详尽的连续切片检查。这些动脉炎的发病机制不明，但自身免疫因素可能起重要作用。

主动脉炎可与许多其他疾病相关，包括风湿性关节炎、强直性脊柱炎、硬皮病、伴有多血管炎的肉芽肿病、Cogan 综合征、Behçet 病等[100]。

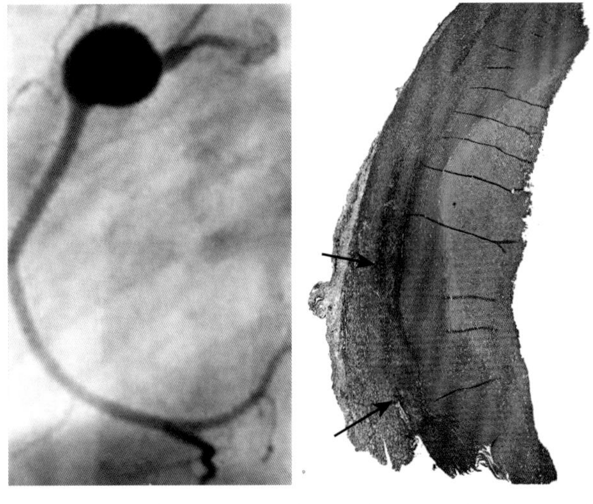
图 42.43　**川崎病（假性）冠状动脉瘤**。冠状动脉造影显示近端（假性）动脉瘤（左图）。动脉瘤壁一侧显示有条状内层弹力板（证明有破裂——假性动脉瘤）

中等血管动脉炎

中等血管动脉炎（medium-sized vessel arteritis） 这类疾病主要影响肌性动脉，其特征均为活动性坏死性炎症，导致动脉壁（常为节段性）纤维素样坏死。随着这个病程的进展，会形成假性动脉瘤。坏死性动脉炎和假性动脉瘤的形成是中等血管动脉炎综合征的特征。**川崎病（Kawasaki disease）**是一种儿科疾病，最初表现为婴儿和儿童的黏膜皮肤综合征伴淋巴结病变，随后表现为中等血管动脉炎，尤其好发于冠状动脉[101]。对于预防冠状动脉并发症，对川崎病急性期的识别以及应用阿司匹林和静脉注射免疫球蛋白治疗至关重要。川崎病可能未在儿童期发现，仅在成年期由于冠状动脉假性动脉瘤并发症出现急性冠状动脉综合征才被发现（图 42.43）。

显微镜下，冠状动脉和其他受累动脉的横断面上可显示至少有一段动脉全层受累。其炎症病变富含中性粒细胞，活跃期富于纤维蛋白。愈合的病灶表现为内部和（或）外部弹力板的断裂，伴有纤维化替代。确诊假性动脉瘤还依赖于弹力层的完全破坏或近乎破裂而仅由外膜结缔组织包裹，弹力染色有助于中等血管动脉的诊断。

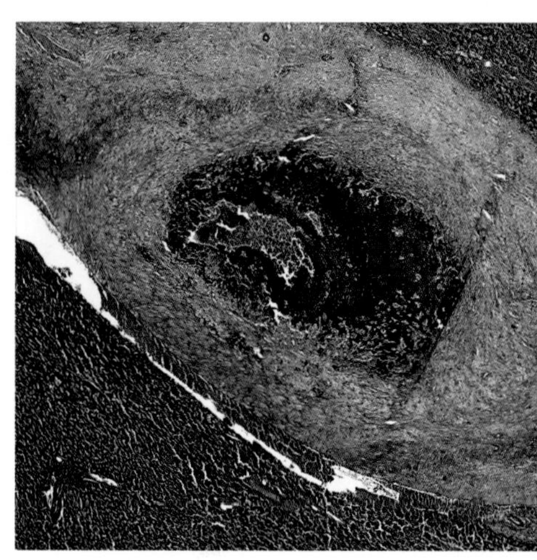

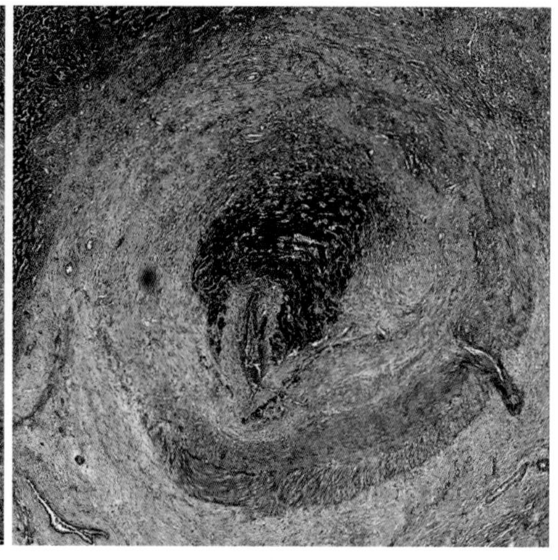

图 42.44 **结节性多动脉炎**。肝血管病变（弹力染色）表现为活动性 / 亚急性纤维素样坏死性动脉炎（左）和节段性管壁破坏合并破裂（假性动脉瘤）(右)。时间变异性（同一器官中的活动性和愈合性病变）是结节性多动脉炎的一个显著特征

结节性多动脉炎（polyarteritis nodosa）尸检时的典型表现为动脉分支处可见结节性病变，尤其是肝、脾和肾内。结节性多动脉炎被认为与慢性乙型肝炎病毒感染密切相关[102]，皮肤和周围神经也可受累[103-104]。

显微镜下，已经证实，这些同名结节性病变为假性动脉瘤，或含有出血，以及血管炎侵犯血管壁并伴有活跃的（纤维素样）坏死性动脉炎病变（图 42.44）。结节性多动脉炎的另一个组织学特征是有不同阶段的血管病变或"时间异质性"，活检或手术标本中可同时见到活动性和愈合性病变。

小血管炎

根据修订后的 Chapel Hill 分类方案，**小血管炎（small vessel vasculitis）**综合征包括那些首先累及小动脉、毛细血管和循环静脉侧的血管炎[105]。总体可分为三类：①抗中性白细胞胞质自身抗体（antineutrophil cytoplasmic autoantibody, ANCA）介导的血管炎；②免疫复合物介导的血管炎；③抗体直接介导的损伤引起的血管炎。ANCA 介导的疾病主要包括显微镜下多血管炎、伴有肉芽肿的多血管炎和伴有多血管炎的嗜酸性肉芽肿。免疫复合物血管炎包括系统性红斑狼疮、过敏性紫癜和其他相关疾病。Goodpasture 综合征是一种原发性血管炎综合征，与抗体直接诱导的损伤有关。这组疾病的炎症类型往往呈急性和坏死性，类似于中等血管动脉炎综合征。这些疾病的大多数在本书其他章（尤其是肺和肾相关章）讨论。

单器官血管炎

近年来，已描述了几种形式的似乎局限于某一个特定器官的血管炎（如果可能，明显可以通过切除治愈）。这种**单器官血管炎（single organ vasculitis）**可能涉及特定器官的动脉或静脉血管。例如睾丸血管炎、子宫血管炎、皮肤血管炎、胆囊血管炎、中枢神经系统血管炎和孤立性主动脉炎[105]。显然，对于这种单器官血管炎患者，进行彻底的和系统的风湿病学评估对于确认疾病的孤立性是必要的。

肿瘤

一般的血管肿瘤在第 41 章中讨论。这里只讨论累及大血管的肿瘤。

大血管（great vessel）

大血管（主动脉或肺动脉）原发性肿瘤几乎均为恶性肿瘤，表现为不同类型的肉瘤（纤维肉瘤、平滑肌肉瘤、横纹肌肉瘤、纤维黏液肉瘤和多形性高级别肉瘤）。这些血管内肿瘤几乎均可导致栓塞性转移，且总体预后不佳[32]。

区分这些血管中的"内膜性肉瘤"和其他血管肉瘤非常重要。如前所述，这些肿瘤的肿瘤细胞呈高度多形性，可从上皮样细胞到梭形细胞，呈斑块状沿受累血管的内衬表面无细胞性纤维素性坏死 / 血栓物质扩散（图 42.45）。可能根本没有下方血管壁受累。

人造血管假体、支架的部位以及外科手术动静脉瘘的部位也可发生淋巴瘤和高级别肉瘤。外界物质对这些部位的慢性免疫刺激在其发病机制中起着关键作用。

其他原发性肿瘤和瘤样病变可能主要或完全表现为血管内生长，可以为上皮样血管内皮瘤、化脓性肉芽肿、血管内乳头状内皮增生、血管内结节性筋膜炎、滑膜肉瘤和血管内平滑肌瘤病。这些疾病在本书的其他章节讨论。

转移性肿瘤

血管转移性肿瘤可以侵犯大血管并导致其管腔闭塞。已有由肺和其他部位的癌引起的大动脉栓塞的病例报道。

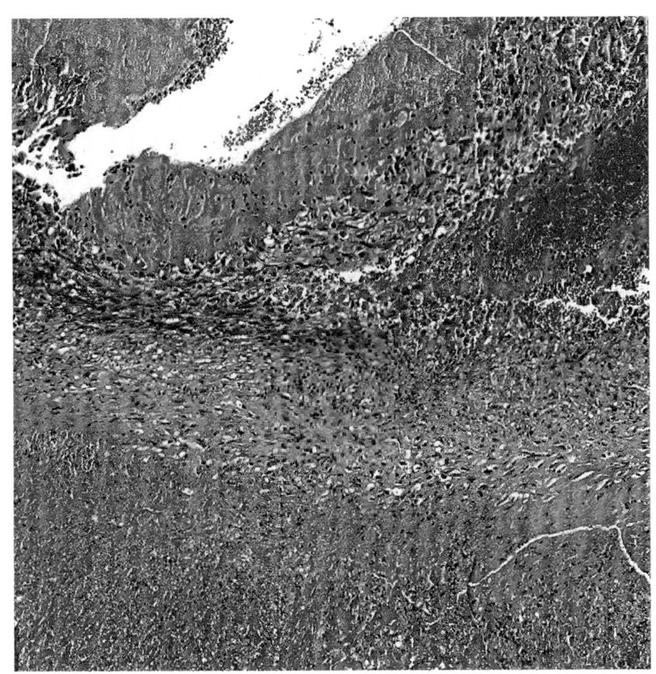

图 42.45 **胸降主动脉内膜肉瘤**。可见多形性和梭形肉瘤细胞与纤维素性血栓密切相关，它们覆盖在坏死机化的纤维素碎片上

静脉

正常解剖结构

静脉（vein）具有类似于动脉的三层组织结构，但缺乏内弹力层来分隔内膜和中层。中层厚度也比动脉薄得多；事实上，在大多数静脉中，外膜层通常是最厚最突出的一层。外周平滑肌也成束排列，沿血管周向不同方向排列。外弹力层也不像动脉那样明显，可能出现片段和断裂。区别静脉和动脉的另一个重要特征是在较大的静脉中存在纤维性内膜瓣。

血栓性静脉炎和血栓栓塞

血栓性静脉炎（thrombophlebitis）是一种静脉血栓形成性疾病，伴有不同程度的炎症。显微镜下，血栓性静脉炎可见静脉壁水肿，内膜内皮局部破坏，形成血栓。可伴有静脉全层慢性炎性细胞浸润。急性期，血栓与内膜的黏附可能很薄弱。当血栓性静脉炎的急性炎症期消退时，静脉外膜和中层出现纤维化。后期，血栓可发生机化或退行性变，与血管壁结合更加牢固（甚至融合到纤维化过程中）。

血栓性静脉炎伴有肢端水肿，后者可能很明显。矛盾的是，没有（或有轻度）水肿的血栓性静脉炎可能比有明显水肿的血栓性静脉炎更易于发生肺栓塞。水肿的程度通常与显微镜下炎症的程度直接相关[106]。然而，这一普遍规律也有例外。

血栓性静脉炎可累及浅静脉、深静脉或同时累及两者。众所周知，临床检查对于深静脉血栓的诊断很不准确；但有体征出现时，静脉呈急性炎症表现，伴有压痛；浅表静脉的衬覆皮肤常常发红，当血栓局限于浅表静脉时，通常很少有水肿。然而，如果病变扩展至深部静脉系统，则可能迅速发生明显的血栓性静脉炎性水肿，而且可能较为显著。最严重的情况是，大量细胞外液流向腿部“第三间隙”，可能导致休克，并伴有皮肤水泡和坏死（phlegmasia cerulea dolens）。

统计学上，深静脉血栓形成与内脏器官的恶性肿瘤显著相关，这被称为 Trousseau 综合征。大多数与这种副肿瘤并发症相关的肿瘤是产生黏液的腺癌，通常来源于胰腺。

肺栓塞通常被认为是某些外科手术或创伤的一个主要并发症，例如骨折，尤其是下肢骨折；但是，这种并发症的发生率在内科和外科相同。一些被认为容易导致静脉内血栓形成和随后发生肺栓塞的因素包括：肿瘤、心脏病、任何原因所致的静脉淤滞、静脉附近的感染、创伤、血管痉挛、内膜损伤、血液凝固性增加以及四肢制动。

肺栓塞可见于各种类型的血栓性静脉炎，但需要注意的是，突发的重度肺栓塞通常发生在没有外周血栓性静脉炎先驱症状和体征的患者。

在一项经典的尸检研究中，McLachlin 和 Paterson 报道了几个重要观察结果[106]。他们发现，75% 的静脉血栓发生于股静脉和盆腔静脉，25% 发生于小腿和足部的小静脉，发生在下肢的占 92%。其中一半以上发生肺栓塞。他们还发现，血管内血栓与瓣膜袋相关。

数十年来，深静脉血栓和血栓性静脉炎的发展被认为是由“Virchow 三联征”所致，即是高凝状态、血流淤滞和内膜损伤相互作用的结果。静脉瓣袋内的血流聚集被认为是血栓形成的病灶。然而，在很多患者中，血栓的发生明显缺乏这些因素中的一个或多个。最近，一种新的假说开始取代（或至少是挑战）由“Virchow 三联征”所致这种假说。在新模型中，静脉瓣袋内发生局部（微环境）缺氧，因为氧气被内皮细胞和静脉壁消耗，局部静态的静脉血池氧气耗尽；结果导致局部缺氧，损伤白细胞和内皮细胞，可伴有血小板活化。当新的血液进入这个环境（通过腿部肌肉收缩或体位改变）时，“新鲜的”完整的白细胞和血小板参与血栓的形成和扩散[107]。

急性血栓性静脉炎的治疗可以尝试使用肝素（常规和低分子量药物）、华法林和新型抗凝剂来控制病情发展和预防肺栓塞。首先应抬高患肢、休息以保持良好的体液回流，使用弹性绷带和抗凝治疗。在下腔静脉植入上游静脉滤器已成为预防肺栓塞的有效手段，但存在支架断裂、移动和移位等并发症的风险。由于长期并发症的存在，放置这些装置通常是暂时的（几个月），目前的装置可在血管内取出[108]。

淤滞性溃疡

血栓性静脉炎的“下游”并发症（即肺栓塞）是临床主要关注的并发症，但也有长期的重要“上游”并发症，例如皮肤静脉**淤滞性溃疡（stasis ulcer）**。

在控制血栓性静脉炎患者的栓塞风险后，必须采取措施避免以后发生下肢淤滞性疾病。使用弹性绷带帮助控制肢体的坠积性水肿非常有效，而且可能需要持续数月或数年。随着时间的迁移，静脉侧支通路可能形成并与浅静脉系统相通，导致继发性浅表静脉曲张。这个过程常常伴有深部主要静脉的再通。任何肢体静脉炎后所致的显著静脉曲张都应进行手术切除。

慢性静脉功能不全可导致皮肤色素沉着、肌肉硬性水肿、真皮和皮下纤维化、广泛的继发性静脉曲张以及下肢皮肤溃疡。一般来说，淤滞性溃疡的诊断并不困难。其他罕见的溃疡原因可以通过活检和培养除外，例如特殊感染和肿瘤。

静脉淤滞性溃疡的组织学特征与动脉功能不全引起的溃疡并不一定存在不同，但在一项大的病例研究中，有某些特征在静脉淤滞中更为常见，包括弥漫性水肿、肉芽组织形成、含铁血黄素沉着、胶原变性和纤维化[109]。

静脉曲张

静脉曲张（varicose vein）女性发病多于男性发病。静脉曲张发病年龄多在 11 ~ 30 岁之间，可持续多年无症状或并发症。肥胖女性的静脉曲张发病率更高，尤其是多次妊娠女性（可能是由于妊娠子宫长期压迫盆腔静脉所致）。静脉曲张也可继发于深静脉血栓形成。

大体上，可见腿部浅表静脉扩张、扭曲和失去瓣膜功能。显微镜下，可见内皮下方和静脉壁纤维化，继发弹力组织变性和肌肉组织缺失。可以发生钙化。最近的研究表明，基质金属蛋白的异常可能导致静脉曲张中细胞外基质（胶原）的改变[110]。这可能也有助于解释长期观察到的静脉曲张形成的遗传或内在易感性。

当症状严重时或为了防止向深静脉延伸并增加血栓形成风险，可进行手术切除曲张的静脉。通常手术是通过微创内镜技术完成的。手术标本会显示如前所述的改变。

肿瘤

下腔静脉

大多数**下腔静脉（inferior vena cava）**和其他大静脉肿瘤为恶性肿瘤，以**平滑肌肉瘤（leiomyosarcoma）**为主（图 42.46）。

较小血管的肿瘤在第 41 章中讨论。

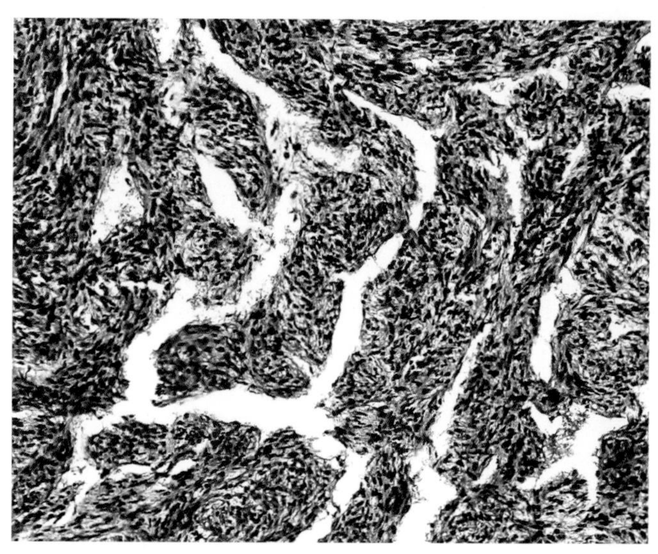

图 42.46 下腔静脉平滑肌肉瘤，其特征为恶性平滑肌细胞束杂乱排列，具有“鹿角状”血管

淋巴管

正常解剖结构

最小的淋巴管类似于毛细血管，但通常有一个“开放”的腔和拉长的或不规则的轮廓。大淋巴管的管壁也类似于毛细血管，缺乏弹力组织，只有菲薄的肌层。大淋巴管（类似于静脉）可见内膜瓣。淋巴管内皮特异性表达平足蛋白（podoplanin）（由 D2-40 抗体克隆识别）和 LYVE-1 抗原（静脉或动脉内皮不表达）。

淋巴水肿

除了淋巴管肿瘤（诸如淋巴管瘤和淋巴管肉瘤，见第 41 章）之外，临床上比较常见的原发性淋巴系统疾病只有**淋巴水肿（lymphedema）**。尽管也可发生乳糜胸和乳糜腹水，但几乎所有淋巴水肿病例均继发于创伤、肿瘤疾病或某些感染性疾病。

淋巴水肿与淋巴引流不畅有关。淋巴水肿可以分为感染后、创伤后、闭塞性和特发性几种类型。在世界的一些地区，由血吸虫（丝虫）引起的淋巴水肿非常常见[111]。在发达国家，闭塞性淋巴水肿最常见于局部淋巴结因恶性肿瘤闭塞或淋巴结切除术后。腋窝淋巴结清扫术后发生的上肢淋巴水肿最常见于术后感染影响手术创面愈合或腋窝持续存在癌的患者。前哨淋巴结活检的出现显著降低了淋巴水肿的发生率[112-113]。

仅有轻微创伤史的患者也可发生淋巴水肿，例如踝关节严重扭伤或疖肿感染。许多患者没有与淋巴水肿发病相关的创伤或感染病史。这种淋巴水肿通常被称为特发性淋巴水肿。先天性特发性淋巴水肿也称为 Milroy 病，为常染色体显性遗传疾病。

乳腺切除术后导致的淋巴水肿以及少数 Milroy 病可能并发淋巴管肉瘤（见第 41 章）。奇怪的是，这种并症在血吸虫病导致的淋巴水肿病例中非常罕见，虽然已有病例报道。

淋巴水肿引起的肿胀通常进展缓慢。有真皮和深筋膜淋巴管扩张。当肿胀程度加重时，可出现毛囊凹陷以及真皮明显水肿。在这样的病例，皮肤淋巴管显著扩张，例如，有皮肤微小擦伤或针刺时可出现淋巴液外溢。皮肤组织切片通常显示真皮淋巴管明显扩张。

无论淋巴水肿发生机制如何，大多数淋巴水肿患者的病情进展缓慢，与皮肤增厚以及皮下组织和筋膜胶原组织沉积有关。有淋巴水肿的肢体常常发生浅表性蜂窝织炎和淋巴管炎。有淋巴水肿的肢体反复发生感染似乎能加速胶原组织沉积，并且可能会导致大量纤维组织替代皮下脂肪和正常皮肤结构，以至真皮淋巴管成分无法辨认。

在少数没有肢体淋巴管炎或蜂窝织炎临床证据或病史的特发性淋巴水肿患者，肿大的区域淋巴结已被切除。显微镜下，可见轻度慢性炎性反应、淋巴窦纤维化和淋巴管明显扩张。

在晚期淋巴水肿所见的真皮和皮下组织纤维化也可发生于长期慢性淤滞性溃疡患者。肥胖症患者的上肢或下肢可出现**大块性局灶性淋巴水肿（massive localized lymphedema）**，其组织学改变可类似于非典型性脂肪瘤（高分化脂肪肉瘤）（见第 41 章）。

淋巴管内皮表达平足蛋白（podoplanin）（免疫组织化学方法采用 D2-40 克隆试剂检测）可用于鉴别淋巴管与静脉、小静脉等小口径扩张的血管结构[114]。这种染色技术也可用于显示恶性肿瘤周围淋巴管浸润（图 42.47）。虽然平足蛋白在动脉和静脉内皮不表达，但它在其他细胞类型可表达，例如，间皮、其他一些上皮和血管恶性肿瘤。

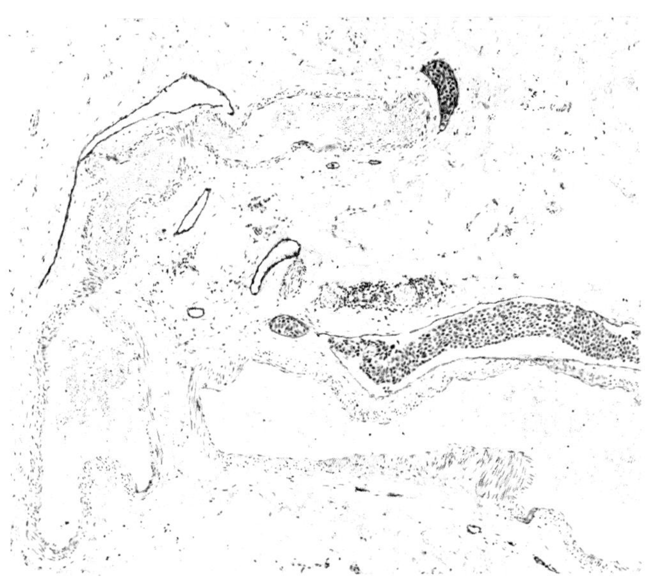

图 42.47 乳腺组织 Podoplanin（D2-40）染色用于评估邻近肿瘤的淋巴管浸润。淋巴管内皮细胞 D2-40 染色呈强阳性，而动脉和静脉内皮细胞 D2-40 染色呈阴性

淋巴水肿的治疗主要包括：抬高患肢、加压和按摩，必须持续多年。继发性感染可使用抗生素治疗。大多数淋巴水肿患者可通过上述保守治疗有效控制、避免手术。

仅有少数病例需要进行手术治疗。手术方法包括切除增厚的纤维化皮肤、水肿的皮下组织以及覆盖在肌肉上的筋膜，然后进行分层厚皮移植。近年来，应用荧光淋巴造影指导淋巴吻合的显微外科技术也得到了发展[115]。

肿瘤

淋巴管的良性和恶性肿瘤在第 41 章（软组织）讨论。

参考文献

1. Cohn LH, ed. *Cardiac Surgery in the Adult*. 4th ed. New York, NY: McGraw-Hill; 2011.
2. Burke AP, Tavora F. *Practical Cardiovascular Pathology*. Philadelphia, PA: Wolters Kluwer Health/Lippincott Williams & Wilkins; 2011.
3. Kouchoukos NT, Blackstone E, Hanley F, Kirklin JK. *Kirklin/Barratt-Boyes Cardiac Surgery*. 4th ed. Philadelphia, PA: Elsevier-Saunders; 2013.
4. Buja LM, Butany J. *Cardiovascular Pathology*. 4th ed. Philadelphia, PA: Elsevier; 2016.
5. Miller DV. Normal heart. In: Lamps L, ed. *Diagnostic Pathology: Normal Histology*. 3rd ed. Salt Lake City, UT: Amirsys; 2013.
6. Burke AP, Farb A, Robinowitz M, Virmani R. Serial sectioning and multiple level examination of endomyocardial biopsies for the diagnosis of myocarditis. *Mod Pathol*. 1991; 4: 690-693.
7. Hammond EH. Utility of ultrastructural studies of cardiac biopsy specimens. *Ultrastruct Pathol*. 1994; 18: 201-202.
8. Mason JW, Bristow MR, Billingham ME, Daniels JR. Invasive and noninvasive methods of assessing adriamycin cardiotoxic effects in man: superiority of histopathologic assessment using endomyocardial biopsy. *Cancer Treat Rep*. 1978; 62(6): 857-864.
9. Cooper LT, Baughman KL, Feldman AM, et al. The role of endomyocardial biopsy in the management of cardiovascular disease: a Scientific statement from the American Heart Association, the American College of Cardiology, and the European Society of Cardiology. *Circulation*. 2007; 116(19): 2216-2233.
10. Leone O, Veinot JP, Angelini A, et al. 2011 consensus statement on endomyocardial biopsy from the Association for European Cardiovascular Pathology and the Society for Cardiovascular Pathology. *Cardiovasc Pathol*. 2012; 21(4): 245-274.
11. Konno T, Chang S, Seidman JG, Seidman CE. Genetics of hypertrophic cardiomyopathy. *Curr Opin Cardiol*. 2010; 25(3): 205-209.
12. Towbin JA. Inherited cardiomyopathies. *Circ J*. 2014; 78(10): 2347-2356.
13. Elliott P, Andersson B, Arbustini E, et al. Classification of the cardiomyopathies: a position statement from the European Society of Cardiology Working Group on Myocardial and Pericardial Diseases. *Eur Heart J*. 2008; 29: 270-276.
14. Marcus FI, McKenna WJ, Sherrill D, et al. Diagnosis of arrhythmogenic right ventricular car-

diomyopathy/dysplasia: proposed Modification of the Task Force Criteria. *Eur Heart J*. 2010; 31(7): 806-814.

15. Aretz HT, Billingham ME, Edwards WD, et al. Myocarditis: a histopathologic definition and classification. *Am J Cardiovasc Pathol*. 1987; 1: 3-14.
16. Basso C, Calabrese F, Angelini A, et al. Classification and histological, immunohistochemical, and molecular diagnosis of inflammatory myocardial disease. *Heart Fail Rev*. 2013; 18(6): 673-681.
17. Lagana SM, Parwani AV, Nichols LC. Cardiac sarcoidosis: a pathology-focused review. *Arch Pathol Lab Med*. 2010; 134(7): 1039-1046.
18. Maleszewski JJ, Kucirka LM, Segev DL, Halushka MK. Survey of current practice related to grading of rejection in cardiac transplant recipients in North America. *Cardiovasc Pathol*. 2011; 20(5): 261-265.
19. Berry GJ, Burke MM, Andersen C, et al. The 2013 International Society for Heart and Lung Transplantation Working Formulation for the standardization of nomenclature in the pathologic diagnosis of antibody-mediated rejection in heart transplantation. *J Heart Lung Transplant*. 2013; 32(12): 1147-1162.
20. Stewart S, Winters GL, Fishbein MC, et al. Revision of the 1990 working formulation for the standardization of nomenclature in the diagnosis of heart rejection. *J Heart Lung Transplant*. 2005; 24(11): 1710-1720.
21. Seki A, Fishbein MC. Predicting the development of cardiac allograft vasculopathy. *Cardiovasc Pathol*. 2014; 23(5): 253-260.
22. Tan CD, Baldwin WM 3rd, Rodriguez ER. Update on cardiac transplantation pathology. *Arch Pathol Lab Med*. 2007; 131(8): 1169-1191. Review.
23. Stone JR, Basso C, Baandrup UT, et al. Recommendations for processing cardiovascular surgical pathology specimens: a consensus statement from the Standards and Definitions Committee of the Society for Cardiovascular Pathology and the Association for European Cardiovascular Pathology. *Cardiovasc Pathol*. 2012; 21(1): 2-16.
24. Veinot JP. Native cardiac valve pathology. *Surg Pathol Clin*. 2012; 5(2): 327-352.
25. Hulin A, Deroanne C, Lambert C, et al. Emerging pathogenic mechanisms in human myxomatous mitral valve: lessons from past and novel data. *Cardiovasc Pathol*. 2013; 22(4): 245-250.
26. Levine RA, Hagége AA, Judge DP, et al. Mitral valve disease—morphology and mechanisms. *Nat Rev Cardiol*. 2015; 12(12): 689-710.
27. Van der Laan PA, Padera RF, Schoen FJ. Practical approach to the evaluation prosthetic and tissue replacement heart valves. *Surg Pathol Clin*. 2012; 5(2): 353-369.
28. Shenthar J, Kalpana SR, Prabhu MA, et al. Histopathological study of left and right atria in isolated rheumatic mitral stenosis with and without atrial fibrillation. *J Cardiovasc Electrophysiol*. 2016; 27(9): 1047-1054.
29. Castonguay MC, Wang Y, Gerhart JL, et al. Surgical pathology of atrial appendages removed during the cox-maze procedure: a review of 86 cases(2004 to 2005) with implications for prognosis. *Am J Surg Pathol*. 2013; 37(6): 890-897.
30. Goldman S, Zadina K, Moritz T, et al. Long-term patency of saphenous vein and left internal mammary artery grafts after coronary artery bypass surgery: results from a Department of Veterans Affairs Cooperative Study. *J Am Coll Cardiol*. 2004; 44(11): 2149-2156.
31. Travis WD, Brambilla E, Burke AP, et al, eds. *WHO Classification of Tumors of the Lung, Pleura, Thymus, and Heart*. 4th ed. Lyon: IARC Press; 2015.
32. Burke A, Tavora AR, Maleszewski JJ, Frazier AA. *Tumors of the Heart and Great Vessels, Fasc. 22(Atlas of Tumor Pathology)*. 4th series. Washington, DC: American Registry of Pathology; 2016.
33. Carney JA. Differences between nonfamilial and familial cardiac myxoma. *Am J Surg Pathol*. 1985; 9(1): 53-55.
34. Yin Z, Kirschner LS. The Carney complex gene PRKAR1A plays an essential role in cardiac development and myxomagenesis. *Trends Cardiovasc Med*. 2009; 19: 44-49.
35. Orlandi A, Ciucci A, Ferlosio A, et al. Increased expression and activity of matrix metalloproteinases characterize embolic cardiac myxomas. *Am J Pathol*. 2005; 166(6): 1619-1628.
36. Miller DV, Tazelaar HD, Handy JR, et al. Thymoma arising within cardiac myxoma. *Am J Surg Pathol*. 2005; 29(9): 1208-1213.
37. Lloreta J, Juanpere N, Riverola A, et al. Cardiac myxoma with glandular differentiation: an immunohistochemical and ultrastructural study. *Ultrastruct Pathol*. 2013; 37(1): 77-82.
38. Kodama H, Hirotani T, Suzuki Y, et al. Cardiomyogenic differentiation in cardiac myxoma expressing lineage-specific transcription factors. *Am J Pathol*. 2002; 161(2): 381-389.
39. Kurup AN, Tazelaar HD, Edwards WD, et al. Iatrogenic cardiac papillary fibroelastoma: a study of 12 cases(1990 to 2000). *Hum Pathol*. 2002; 33(12): 1165-1169.
40. Fealey ME, Edwards WD, Miller DV, et al. Hamartomas of mature cardiac myocytes: report of 7 new cases and review of literature. *Hum Pathol*. 2008; 39(7): 1064-1071.
41. Reynolds C, Tazelaar HD, Edwards WD. Calcified amorphous tumor of the heart (cardiac CAT). *Hum Pathol*. 1997; 28(5): 601-606.
42. Veinot J, Tazelaar H, Edwards W, Colby TV. Mesothelial/monocytic incidental cardiac excrescences: cardiac MICE. *Mod Pathol*. 1994; 7(1): 9-16.
43. Burke A, Li L, Kling E, et al. Cardiac inflammatory myofibroblastic tumor: a "benign" neoplasm that may result in syncope, myocardial infarction, and sudden death. *Am J Surg Pathol*. 2007; 31(7): 1115-1122.
44. Maleszewski JJ, Tavora F, Burke AP. Do "intimal" sarcomas of the heart exist? *Am J Surg Pathol*. 2014; 38(8): 1158-1159.
45. Neuville A, Collin F, Bruneval P, et al. Intimal sarcoma is the most frequent primary cardiac sarcoma: clinicopathologic and molecular retrospective analysis of 100 primary cardiac sarcomas. *Am J Surg Pathol*. 2014; 38(4): 461-469.
46. Makharoblidze E, Goishvili N, Mchedlishvili M, Jangavadze M. Primary Kaposi's sarcoma of the heart in non-immunodeficient patient: case report and literature review. *Diagn Pathol*. 2015; 10: 111.
47. Gordon MJ, Danilova O, Spurgeon S, Danilov AV. Cardiac non-Hodgkin's lymphoma: clinical characteristics and trends in survival. *Eur J Haematol*. 2016; 97(5): 445-452.
48. Miller DV, Firchau DJ, McClure RF, et al. Epstein-Barr virus-associated diffuse large B-cell lymphoma arising on cardiac prostheses. *Am J Surg Pathol*. 2010; 34(3): 377-384.
49. Gruver AM, Huba MA, Dogan A, Hsi ED. Fibrin-associated large B-cell lymphoma: part of the spectrum of cardiac lymphomas. *Am J Surg Pathol*. 2012; 36(10): 1527-1537.
50. Shehata BM, Thomas JE, Doudenko-Rufforny I. Metastatic carcinoid to the conducting system-is it a rare or merely unrecognized manifestation of carcinoid cardiopathy? *Arch Pathol Lab Med*. 2002; 126(12): 1538-1540.
51. Kinnunen P, Kulmala P, Kaarteenaho-Wiik R, Vuopala K. Ectopic liver in the human pericardium. *Histopathology*. 1997; 30(3): 277-279.
52. Oh KY, Shimizu M, Edwards WD, et al. Surgical pathology of the parietal pericardium: a study of 344 cases(1993–1999). *Cardiovasc Pathol*. 2001; 10(4): 157-168.
53. Talreja DR, Edwards WD, Danielson GK, et al. Constrictive pericarditis in 26 patients with histologically normal pericardial thickness. *Circulation*. 2003; 108(15): 1852-1857.
54. Drut R, Quijano G. Multilocular mesothelial inclusion cysts(so-called benign multicystic mesothelioma) of pericardium. *Histopathology*. 1999; 34(5): 472-474.
55. Chen YB, Rahemtullah A, Hochberg E. Primary effusion lymphoma. *Oncologist*. 2007; 2(5): 569-576.
56. Mills SE, ed. *Histology for Pathologists*. 4th ed. Philadelphia, PA: Wolters Kluwer Health/Lippincott Williams & Wilkins; 2012.
57. Writing Group Members, Mozaffarian D, Benjamin EJ, et al. Heart disease and stroke statistics—2016 update: a report from the American Heart Association. *Circulation*. 2016; 134(25): e36-e380.
58. Gimbrone MA Jr, García-Cardeña G. Vascular endothelium, hemodynamics, and the pathobiology of atherosclerosis. *Cardiovasc Pathol*. 2013; 22(1): 9-15.
59. Moore KJ, Tabas I. Macrophages in the pathogenesis of atherosclerosis. *Cell*. 2011; 145(3): 341-355.
60. Kortelainen ML, Porvari K. Adventitial macrophage and lymphocyte accumulation accompanying early stages of human coronary atherogenesis. *Cardiovasc Pathol*. 2014; 23(4): 193-197.
61. Glagov S, Zarins C, Giddens DP, Ku DN. Hemodynamics and atherosclerosis. Insights and perspectives gained from studies of human arteries. *Arch Pathol Lab Med*. 1988; 112(10): 1018-1031.
62. Sakakura K, Nakano M, Otsuka F, et al. Pathophysiology of atherosclerosis plaque progression. *Heart Lung Circ*. 2013; 22(6): 399-411.
63. Bentzon JF, Otsuka F, Virmani R, Falk E. Mechanisms of plaque formation and rupture. *Circ Res*. 2014; 114(12): 1853-1866.
64. Stary HC, Chandler AB, Glagov S, et al. A definition of initial, fatty streak, and intermediate lesions of atherosclerosis: a report from the Committee on Vascular Lesions of the Council on Arteriosclerosis, American Heart Association. Special report. *Arterioscler Thromb*. 1994; 14: 840-856.
65. Stary HC, Chandler AB, Dinsmore RE, et al. A definition of advanced types of atherosclerotic lesions and a histological classification of atherosclerosis: a report from the Committee on Vascular Lesions of the Council on Arteriosclerosis, American Heart Association. *Circulation*. 1995; 92: 1355-1374.
66. Steiner I, Spa č ek J, Mat ě jková A, et al. Histopathology of aspirated thrombi during primary percutaneous coronary intervention in patients with acute myocardial infarction. *Cardiovasc Pathol*. 2014; 23(5): 267-271.
67. Riegger J, Byrne RA, Joner M, et al. Histopathological evaluation of thrombus in patients presenting with stent thrombosis. A multicenter European study: a report of the prevention of late stent thrombosis by an interdisciplinary global European effort consortium. *Eur Heart J*. 2016; 37(19): 1538-1549.

68. Mennuni MG, Pagnotta PA, Stefanini GG. Coronary stents: the impact of technological advances on clinical outcomes. *Ann Biomed Eng*. 2016; 44(2): 488-496.
69. Sheth SD, Giugliano RP. Coronary artery stents: advances in technology. *Hosp Pract (1995)*. 2014; 42(4): 83-91.
70. Yahagi K, Kolodgie FD, Otsuka F, et al. Pathophysiology of native coronary, vein graft, and in-stent atherosclerosis. *Nat Rev Cardiol*. 2016; 13(2): 79-98.
71. Rippstein P, Black MK, Boivin M, et al. Comparison of processing and sectioning methodologies for arteries containing metallic stents. *J Histochem Cytochem*. 2006; 54(6): 673-681.
72. Fishbein I, Welch T, Guerrero DT, et al. Paraffin processing of stented arteries using a postfixation dissolution of metallic and polymeric stents. *Cardiovasc Pathol*. 2016; 25(6): 483-488.
73. Bradshaw SH, Kennedy L, Dexter DF, Veinot JP. A practical method to rapidly dissolve metallic stents. *Cardiovasc Pathol*. 2005; 18(3): 127-133.
74. Belkin M, Donaldson MC, Whittemore AD. Abdominal aortic aneurysms. *Curr Opin Cardiol*. 1994; 9: 581-590.
75. Huang Y, Gloviczki P, Duncan AA, et al. Maximal aortic diameter affects outcome after endovascular repair of abdominal aortic aneurysms. *J Vasc Surg*. 2016;[Epub ahead of print].
76. Coady MA, Rizzo JA, Hammond GL, et al. What is the appropriate size criterion for resection of thoracic aortic aneurysms? *J Thorac Cardiovasc Surg*. 1997; 113: 476-491.
77. Schermerhorn ML, Buck DB, O'Malley AJ, et al. Long-term outcomes of abdominal aortic aneurysm in the medicare population. *N Engl J Med*. 2015; 373(4): 328-338.
78. Halushka MK, Angelini A, Bartoloni G, et al. Consensus statement on surgical pathology of the aorta from the Society for Cardiovascular Pathology and the Association For European Cardiovascular Pathology: II. Noninflammatory degenerative diseases— nomenclature and diagnostic criteria. *Cardiovasc Pathol*. 2016; 25(3): 247-257.
79. Homme JL, Aubry MC, Edwards WD, et al. Surgical pathology of the ascending aorta: a clinicopathologic study of 513 cases. *Am J Surg Pathol*. 2006; 30(9): 1159-1168.
80. Halushka M. Pathology of the aorta. *Surg Pathol Clin*. 2012; 5(2): 417-433.
81. Miller DV, Maleszewski JJ. The pathology of large-vessel vasculitides. *Clin Exp Rheumatol*. 2011; 29(1 suppl 64): S92-S98.
82. Liang KP, Chowdhary VR, Michet CJ, et al. Noninfectious ascending aortitis: a case series of 64 patients. *J Rheumatol*. 2009; 36(10): 2290-2297.
83. Miller DV, Isotalo PA, Weyand CM, et al. Surgical pathology of noninfectious ascending aortitis: a study of 45 cases with emphasis on an isolated variant. *Am J Surg Pathol*. 2006; 30(9): 1150-1158.
84. Miller DV, Oderich GS, Aubry MC, et al. Surgical pathology of infected aneurysms of the descending thoracic and abdominal aorta: clinicopathologic correlations in 29 cases (1976 to 1999). *Hum Pathol*. 2004; 35(9): 1112-1120.
85. Stone JR. Aortitis, periaortitis, and retroperitoneal fibrosis, as manifestations of IgG4-related systemic disease. *Curr Opin Rheumatol*. 2011; 23(1): 88-94.
86. Wilson SK, Hutchins GM. Aortic dissecting aneurysms. Causative factors in 204 subjects. *Arch Pathol Lab Med*. 1982; 106: 175-180.
87. Fernandez-Moure JS, Vykoukal D, Davies MG. Biology of aortic aneurysms and dissections. *Methodist Debakey Cardiovasc J*. 2011; 7(3): 2-7. Review.
88. Roberts CS, Roberts WC. Aortic dissection with the entrance tear in the descending thoracic aorta. Analysis of 40 necropsy patients. *Ann Surg*. 1991; 213(4): 356-368.
89. Matsui H, Adachi I, Uemura H, et al. Anatomy of coarctation, hypoplastic and interrupted aortic arch: relevance to interventional/surgical treatment. *Expert Rev Cardiovasc Ther*. 2007; 5(5): 871-880.
90. Mathur M, Huda N, Bashir R. Blockage below the belt: Leriche syndrome. *Am J Med*. 2014; 127(4): 291-294.
91. Lejay A, Ohana M, Delay C, et al. Cystic adventitial pathology as an entity in peripheral arterial disease. *J Cardiovasc Surg (Torino)*. 2016; 57(2): 282-291.
92. Begelman SM, Olin JW. Fibromuscular dysplasia. *Curr Opin Rheumatol*. 2000; 12(1): 41-47.
93. Lüscher TF, Lie JT, Stanson AW, et al. Arterial fibromuscular dysplasia. *Mayo Clin Proc*. 1987; 62(10): 931-952.
94. Flaherty MJ, Lie JT, Haggitt RC. Mesenteric inflammatory veno-occlusive disease. A seldom recognized cause of intestinal ischemia. *Am J Surg Pathol*. 1994; 18(8): 779-784.
95. Ngo N, Chang F. Enterocolic lymphocytic phlebitis: clinicopathologic features and review of the literature. *Arch Pathol Lab Med*. 2007; 131(7): 1130-1134.
96. Kurata A, Franke FE, Machinami R, Schulz A. Thromboangitis obliterans: classic and new morphological features. *Virchows Arch*. 2000; 436: 59-67.
97. Hoffman GS, Weyand CM. *Inflammatory Diseases of Blood Vessels*. New York, NY: Marcel Dekker; 2002.
98. Weyand CM, Goronzy JJ. Medium- and large-vessel vasculitis. *N Engl J Med*. 2003; 349: 160-169.
99. Allsop CJ, Gallagher PJ. Temporal artery biopsy in giant-cell arteritis. A reappraisal. *Am J Surg Pathol*. 1981; 5: 317-323.
100. Stone JR, Bruneval P, Angelini A, et al. Consensus statement on surgical pathology of the aorta from the Society for Cardiovascular Pathology and the Association for European Cardiovascular Pathology: I. Inflammatory diseases. *Cardiovasc Pathol*. 2015; 24(5): 267-278.
101. Chang HK, Fernandes J, Nair V. Kawasaki disease: an autopsy case series and review of the literature. *Am J Forensic Med Pathol*. 2016; 37(3): 183-186.
102. Guillevin L, Mahr A, Callard P, et al. Hepatitis B virus-associated polyarteritis nodosa: clinical characteristics, outcome, and impact of treatment in 115 patients. *Medicine (Baltimore)*. 2005; 84(5): 313-322.
103. De Virgilio A, Greco A, Magliulo G, et al. Polyarteritis nodosa: a contemporary overview. *Autoimmun Rev*. 2016; 15(6): 564-570.
104. Alibaz-Oner F, Koster MJ, Crowson CS, et al. The clinical spectrum of medium-sized vessel vasculitis. *Arthritis Care Res(Hoboken)*. 2016;[Epub ahead of print].
105. Jennette JC, Falk RJ, Bacon PA, et al. 2012 revised International Chapel Hill Consensus Conference Nomenclature of Vasculitides. *Arthritis Rheum*. 2013; 65(1): 1-11.
106. McLachlin J, Paterson JC. Some basic observations on venous thrombosis and pulmonary embolism. *Surg Gynecol Obstet*. 1951; 93: 1-8.
107. Malone PC, Agutter PS. Deep venous thrombosis: the valve cusp hypoxia thesis and its incompatibility with modern orthodoxy. *Med Hypotheses*. 2016; 86: 60-66.
108. Tao MJ, Montbriand JM, Eisenberg N, et al. Temporary inferior vena cava filter indications, retrieval rates, and follow-up management at a multicenter tertiary care institution. *J Vasc Surg*. 2016; 16: 262-267.
109. Misciali C, Dika E, Baraldi C, et al. Vascular leg ulcers: histopathologic study of 293 patients. *Am J Dermatopathol*. 2014; 36(12): 977-983.
110. Naik B, Kumar M, Khanna AK, Suman PK. Clinico-histopathological study of varicose vein and role of matrix metalloproteinases-1, matrix metalloproteinases-9 and tissue inhibitor of matrix metalloproteinase-1 in varicose vein formation. *Indian J Pathol Microbiol*. 2016; 59(1): 25-30.
111. Dandapat MC, Mohapatro SK, Mohanty SS. Filarial lymphoedema and elephantiasis of lower limb. A review of 44 cases. *Br J Surg*. 1986; 73: 451-453.
112. McLaughlin SA, Wright MJ, Morris KT, et al. Prevalence of lymphedema in women with breast cancer 5 years after sentinel lymph node biopsy or axillary dissection: objective measurements. *J Clin Oncol*. 2008; 26(32): 5213-5219.
113. Lopez Penha TR, van Roozendaal LM, Smidt ML, et al. The changing role of axillary treatment in breast cancer: who will remain at risk for developing arm morbidity in the future? *Breast*. 2015; 24(5): 543-547.
114. Ordóñez NG. Podoplanin: a novel diagnostic immunohistochemical marker. *Adv Anat Pathol*. 2006; 13(2): 83-88.
115. Granzow JW, Soderberg JM, Kaji AH, Dauphine C. Review of current surgical treatments for lymphedema. *Ann Surg Oncol*. 2014; 21(4): 1195-1201.

第11篇

中枢神经系统病理学

43 中枢神经系统

Arie Perry 和 Marc K. Rosenblum 著　张　爽　吕聪慧　郑贤静 译　董　颖 校

章目录

正常解剖结构

鉴于令人生畏的复杂性和区域结构的超乎寻常的变异性，本章无法详尽说明人类中枢神经系统（central nervous system, CNS）的大体和显微镜下解剖。取而代之的是，本章只对人类 CNS 的解剖标志和鉴别诊断问题相关的解剖关系简要概述一下。

CNS 位于颅内和椎管内，衬覆结缔组织膜，后者包括：致密胶原外层，被称为**硬脑脊膜（pachymeninx）**，也就是大家熟知的**硬膜（dura mater）**；纤薄内层，被称为**软脑膜（leptomeninges）**或**软蛛网膜（pia-arachnoid）**。正常情况下，这些结构是紧靠在一起的，由硬膜边缘细胞疏松地连接起来，易于被破坏（人为或由膨胀性病变破坏，例如血肿），形成一个“硬膜下隙”，实际上仅为一个潜在的间隙。矢状位硬膜折叠为**大脑镰（falx cerebri）**，位于大脑半球之间；而第二个硬膜折叠为**小脑幕（tentorium cerebelli）**，分隔小脑上方表面和大脑颞叶下方。除了脑膜动脉分支，硬脑膜封闭的硬膜静脉窦引流大脑静脉，运走从蛛网膜下隙经蛛网膜绒毛注入的**脑脊液（cerebrospinal fluid, CSF）**。**Pacchionian 颗粒（pacchionian granulation）**随着正常老化成为大体上可见的蛛网膜绒毛，它们披着特化的蛛网膜细胞，可能是脑膜瘤的起源，因而引起了外科病理医师的兴趣。尽管硬膜紧密贴覆颅骨内面骨膜，在脊髓水平仅贴覆于前面椎体，侧方和后方围绕着真正的间隙——硬膜外隙，里面含有脊神经根节段、血管和脂肪组织。

病理医师可以应用临床上和影像学上使用的一些定位术语，因为这些术语常可见于神经影像学报告和病理检查申请单中。因为脑和脊髓组成了中枢“**神经轴（neuraxis）**”，所以位于神经实质内的病变常被描述为**轴内的（intra-axial）**病变，紧邻CNS的脑膜和脑膜旁的病变常被描述为**轴外的（extra-axial）**病变。这些限定术语也可以应用到脊髓肿物中。脑可以被宽泛但实用地分为**幕上（supratentorial）**和**幕下（infratentorial）**，前者位于小脑幕之上，后者位于小脑幕之下。小脑和大部分脑干，包括脑桥和延髓整体，这些幕下成分被统称为后颅窝成分。幕上CNS包括大脑（分为额叶、顶叶、颞叶和枕叶）、基底节的深部核团、丘脑和下丘脑。

在CNS中，结缔组织非常少，基本限于血管的外膜。没有定位于此的淋巴组织。脑和脊髓的实质主要是由神经上皮细胞的胞体、胞质突起构成，包括神经元和各类胶质细胞。胶质细胞包括星形细胞、有髓少突胶质细胞和衬覆脑室表面的室管膜细胞。这些细胞均有对应的肿瘤，总体上分类为胶质瘤，细分分类分别为星形细胞瘤、少突胶质细胞瘤和室管膜瘤。特化的脉络丛上皮成分与室管膜密切相关，能产生CSF，衍生的肿瘤为乳头状瘤和癌。松果体的神经分泌性实质细胞位于中脑顶盖后方，也可以成为转化事件的靶点——松果体实质肿瘤。

实际上，值得注意的是，CNS的病变定位是极其重要的，尤其是考虑为肿瘤时，不同定位直接关乎不同的临床和组织学诊断。以脑膜瘤举例，一个巨大的轴内肿物很少考虑是脑膜瘤，但当肿物以硬膜为基底或充填了小脑脑桥角时，就要考虑脑膜瘤（还要考虑神经鞘瘤）。相比之下，弥漫性胶质瘤和转移癌占据了大脑半球的大部分肿瘤（尤其是在成人）。毛细胞星形细胞瘤主要侵犯年轻人，特别易发生于小脑、第三脑室和下丘脑区域，而室管膜瘤经常发生在儿童的第四脑室和成人的脊髓（构成主要的髓内肿瘤）。原发性CNS淋巴瘤常位于深部，脑室周白质或基底核；而生殖细胞肿瘤很少出现在中线、松果体和鞍上区以外；中枢神经细胞瘤局限在侧脑室内。类似地，脊髓圆锥和终丝出现的肿瘤几乎都是黏液性乳头状室管膜瘤和CNS的副节瘤。其他一定程度上按部位定义的肿瘤包括髓母细胞瘤（后颅窝）、松果体区乳头状肿瘤和第三脑室脊索样胶质瘤。更多的这类相关性可以从本章中寻找。前面所述应有助于病理医师、神经系统影像科医师和神经外科医师之间进行讨论。

发育异常

颅脊管闭合不全

胚胎神经管或其表面中胚层来源被膜的中线闭合缺陷可导致各种畸形，这些畸形被统称为**闭合不全状态（dysraphic state）**。**颅脊管闭合不全（craniospinal dysraphism）**表现可从常终身被忽视的不明显的骨骼异常到神经系统的致命性异常——可导致宫内死胎。这里介绍的是这组复杂异常中的大多数可能需要神经外科医师处理的代表。

大多数闭合不全畸形是沿着脊髓轴发生的，主要位于但不仅限于腰骶区[1-2]。轻微的病变——单纯后椎弓发育不全——为最常见的先天性异常，被称为**隐性脊柱裂（spina bifida occulta）**。在出现被覆皮肤有凹陷或窦道、过度色素沉积斑片、丛生毛发，血管瘤或脂肪瘤的其他无症状病例中，建议考虑隐性脊柱裂存在的可能。**囊性脊柱裂**或**脊柱裂孔（spina bifida cystic or aperta）**是比较常见情况，为脑脊膜或神经组织通过骨缺损突出出来。其所致病变常被称为“**脊膜囊膨出（cystocele）**”，它们通常是从后中线骶尾区膨出，根据膨出成分可将它们进一步细分，大多数变异型为**脊膜膨出（meningocele）**和**脊髓脊膜膨出（myelomeningocele）**。根据定义，脊髓脊膜膨出包含脊髓和衬覆脊膜成分，占这类病例的80%～90%。脊膜囊膨出也可表现为位于腹侧的盆腔肿物或侧方的脊柱旁肿物。前者与骶骨缺损有关，后者与半脊椎畸形有关。然而，值得注意的是，大多数“侧方脊膜膨出”不是真正的闭合不全病变；相反，它们是蛛网膜憩室，存在于椎管增宽的神经孔处。这些最常见于胸段水平，也常见于1型神经纤维瘤病（NF1）。少数情况下，腰骶区的脊髓脊膜膨出表现为指样或尾样附件[3-4]。

切除的脊膜膨出标本是一个圆盘状肿物，其被覆表面皮肤常常变薄，但通常没有溃疡或破裂。脊膜膨出可表现为有一个附着在脊管上的细蒂，悬挂在其光滑的、膜样内侧面。囊壁由胶原组织构成，含有沿不规则的裂隙、围绕腺泡样空隙呈巢状或长带状排列的脑脊膜上皮细胞。不形成明确的硬膜和蛛网膜。一些病例合并有成熟脂肪组织的瘤样聚集［**脂肪脊膜膨出（lipomeningocele）**］，囊壁还可见纤细的神经、平滑肌束和血管等成分杂乱增生。脊膜膨出腔内可有错位但其他方面正常的脊神经根，后者经常能被成功复位，因此，它们通常不会出现在外科手术标本中。只要在任何形式的异常中发现神经胶质组织，都应将诊断变换为脊髓脊膜膨出。其范围为从显微镜下可见神经胶质巢嵌在膨出囊壁内，到可以辨认的畸形脊髓。变异型包括**脂肪脊髓脊膜膨出（lipomeningiomyelocele）**（可能还包括成熟脂肪组织、骨骼肌和肾源性组织残件[5]）和**脊髓中央管突出（syringomyelocele）**［或**脊髓囊性突出（myelocystocele）**］，后者因内含脊髓的中央管，大体上可见扩张。少数情况下，脊髓脊膜膨出合并有髓内囊肿，后者衬覆肠型上皮——所谓的**脊索裂综合征（split notochord syndrome）**[6]，或伴有复杂的畸胎瘤样肿物——被一些人认为是真正的生殖性肿瘤，被另一些人认为是异常胚胎发生[7]。无论是怎样的外观，脊髓脊膜膨出经常被覆与透明膜厚度相似的闭锁的皮肤，并可能含有室管膜胶质组织。这种情况易于发生溃疡，使细菌容易侵入 CSF 而引起上行性脑脊膜脑室感染。

罹患囊性脊柱裂的婴儿的结局取决于这种畸形的大小和复杂性，特别是病变累及的脊髓范围，并且经常会受到存在相关的从脊髓头侧到膨出、颅脑异常的影响。单纯的脊膜膨出经常不伴有神经损伤，或仅伴有轻度瘫痪；它们通常会闭合而不伴有意外事件，只有在特殊情况下才致死。不幸的是，更常见的脊髓脊膜膨出通常伴有显著且不可逆的下肢和膀胱功能障碍。另外，几乎所有患儿均伴有 Amold-Chiari 畸形和脑积水，这第二个异常的主要结构特征是：延髓、小脑蚓部尾部移位，颈髓和延髓连接扭转，后颅窝增宽和变浅，以及在许多情况伴有中脑异常和导水管硬化畸形。如果不治疗，患儿很少能够存活；即使进行激进的手术干预，死亡风险也是相当大的。致死的直接原因有脑膜炎、肾盂肾炎、肺炎和进展性脑积水。很少情况下，未被注意的膨出被覆的表皮炎症的慢性刺激可导致鳞状细胞癌发生 [8]。

对于上述外部明显畸形的描述还要加上椎内和椎旁畸形，即经常被称为隐性或“闭合的”椎管闭合不全，由于其位置深在，在体格检查时经常发现不了。这些畸形也比较容易发生在腰骶区，它们常常被神经影像可医师检查此区域脊髓病变时发现。这些异常结构常固定于终丝或脊髓根部，导致脊髓牵拉［表现为腰 2（L2）椎体水平以下的脊髓圆锥移位］，常常引起相应的神经症状——步态异常、膀胱痉挛或张力减退，以及肛门尾骨和会阴区疼痛。可表现为这种 **“脊髓栓系”综合征（“tethered cord” syndrome）** 的发育不良病变包括：髓内**脂肪瘤（lipoma）**，皮样（dermoid）、表皮样（epidermoid）或**尾肠囊肿（hindgut cyst）**，**骶内脊膜膨出憩室（intrasacral meningeal diverticula）**［**“隐性脊膜膨出（occult meningoceles）”**］，以及神经胶质组织构成的囊性硬膜内肿物［**“隐性脊髓脊膜膨出（occult myelomeningoceles）”**］。胶原或软骨 - 骨性分隔特征性出现先天性脊髓分裂［**脊髓纵裂（diastematomyelia）**］是另一种潜在脊髓栓系畸形，其病变有时为单纯终丝缩短（常因为脂肪浸润而增厚），或纤维带从骶部皮下组织突入椎管内。后者常表现为皮肤酒窝或真皮窦，可以包含纤毛腺体成分、皮样或表皮样囊肿成分，也可以包含 CNS 组织、外周神经、神经节细胞、脂肪和肌肉，偶尔表现为包含环形小体的错构瘤样增生 [2,9]。大小不等**胸腰部错构瘤（thoracolumbar hamartoma）**可以包含神经、脂肪组织、肌肉、软骨、骨、腺体结构和原始尿道型组织，像 müller 源性的发育性病变一样，已有累及椎管和导致脊髓牵拉的描述 [10]。幸运的是，很多这样的畸形可以进行手术矫正，分离被固定的终丝常可带来实质性的神经功能改善和缓解疼痛。

发病率远远排在腰骶区闭合不全性脑脊膜膨出之后第二位的病变发生在头部 [1]。这些病变，也像它们的脊髓对应病变一样位于中线，可以包含脑膜或相应的神经组织，后者被称为**脑膨出（encephalocele）**，更多见。大约 80% 的脑膨出出现在后枕骨区域的颅腔，在枕骨大孔或枕骨后壁的缺损处形成。这些脑膨出通常被覆完整的头皮，下面是可以辨识的硬脑膜和软脑膜，可以包含脉络丛、小脑和脑干成分，以及大块的大脑半球组织（图 43.1）。被挤出的脑组织围成一个中央填充 CSF 的腔室，可与脑室系统自由沟通，如果不伴有大体上可见的脑回不规则，可以出现形成很好但显微镜下有异常的皮质结构，其衬覆软脑膜常有异位的岛状神经胶质组织。脑膨出水平的骨内狭窄对血管的压迫可以导致继发性改变，例如出血和梗死。切除和闭合手术治疗常不伴有并发症，但令人惋惜的是，大部分枕部脑膨出常伴有颅内成分畸形、小头畸形和精神发育迟缓。

枕部之外的脑膨出可以经由颅骨其他部分或前后囟门形成，但更多见顶部或颅骨底部缺损突出。顶部脑膨出表现为可见的前额、鼻梁、眼眶区域面部水肿；而底

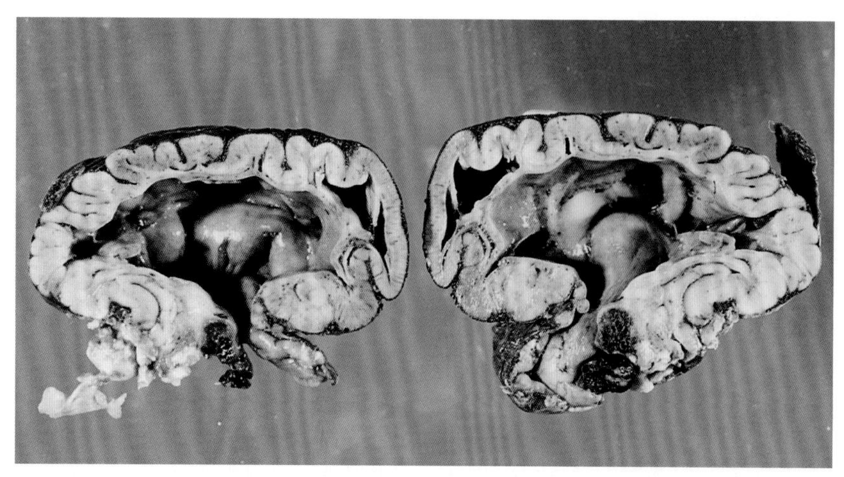

图 43.1 **脑膨出**。一位新生儿枕区的神经外科标本，显示了发育良好的脑回型皮质（Courtesy of Dr. Humberto Cravioto, New York.）

部型常位于与鼻腔、蝶窦、鼻炎或翼腭窝，因此不伴有外部表现。后者包括经筛骨疝入筛板缺损的脑膨出，是在新生儿最常遇到的鼻内息肉样肿物。因此，对于这些部位的任何皮下或黏膜下肿物，在进行活检或切除之前，都必须对其与颅内的连接进行仔细的评估。由于脑膨出经骨缺损与蛛网膜下隙连通，需要进行颅内修补和闭合硬膜，以避免 CSF 漏出和脑膜炎发生。相反，发生在这些部位的单纯性神经胶质异位（见下文）由于其不伴有颅内连通，可以依靠精准定位，安全地经鼻或经口切除。异位和真性脑膨出经常仅由埋在纤维组织中的单纯的星形胶质聚集组成，也可以含有混合性神经元。鼻部异位内极少含有室管膜成分——室管膜成分是一些脑膨出的特征，而位于顶部或底部的异位可以有室管膜成分。枕外脑膨出的标本中是否含有脑膜是变化无常的，但一旦确认其含有脑膜，可以除外异位。

最后，值得注意的是，脑脊膜膨出和脑膨出可以继发于创伤或神经外科手术。“耳内”的病例可以被慢性中耳炎或乳突炎复杂化，并且已有其作为儿童头部放疗后的迟发效应的报道[11]。

神经胶质和脑膜异位

神经胶质异位（neuroglial heterotopia）的概念在前面有关颅脊管关闭不全的描述中已引入，是外科可以治愈的，由成熟中枢神经上皮组织构成的异位肿物，与脑实质不连续。这类大脑旁肿物极少达到引起症状的大小[12]。尸检中偶然发现的小的脑膜肿块比较常见，经常是因所处位置的神经系统的大的结构性异常（例如脑脊膜膨出）而被注意到[1,13]。通常，这些很少被作为临床重要资料保存，因为它们极少引起癫痫或成为脑膜胶质肿瘤或胶质神经元肿瘤的潜在来源。这些异位最可能引起病理医师注意的原因是：它们经常位于与前顶和基底脑膨出相同的位置——鼻梁、鼻腔、鼻旁窦、腭部和鼻咽——因此最好被认为是其闭合不全的对应成分的“隔离”变异型[14-15]。迄今为止，这些发育异常中最常见的病变，被称为**胶质迷芽瘤（gail choristoma）**，即所谓的**鼻胶质瘤（nasal glioma）**，都是用词不当的（图 43.2）。神经胶质异位也可以出现在颅骨、头皮、眼眶和下颌下区。它们的结构多样，但大多数仅由埋在纤维间质中的实性胶质巢团构成，仅大约 10% 包含神经元。星形细胞常为其主要成分，也经常是鼻部病变的唯一神经上皮成分。咽部病变更为复杂，常含有室管膜衬覆的裂隙和蛛网膜颗粒样结构。偶尔，也可以遇到提示视网膜分化的色素性神经上皮结构。位于前颅窝、眼眶等不常见部位的小脑组织异位也被报道过[16]。

这些病变的神经胶质本质在常规组织切片中通常是明显的，对于有疑问的病例，可以进行神经胶质纤维酸性蛋白质（glial fibrillary acid protein, GFAP）免疫组织化学染色予以证实。早前已经强调，这些残余与脑膨出的区别具有重要的临床意义。需要注意的是，偶尔，神经

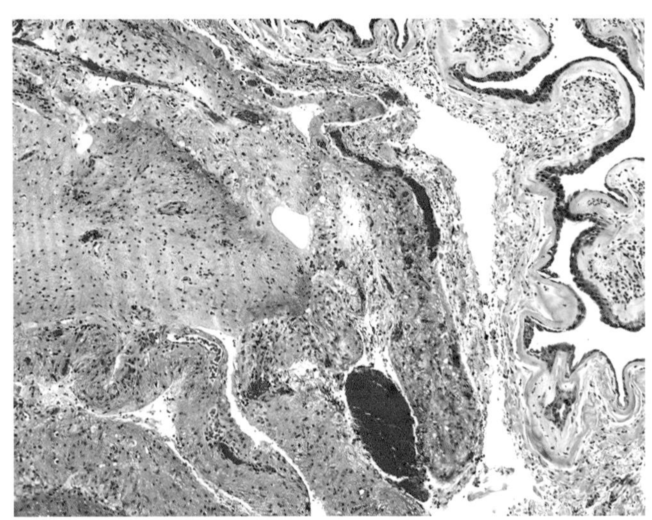

图 43.2 鼻神经胶质异位，可见纤维胶质细胞巢（左）位于鼻窦黏膜下方（右）

胶质异位存在令人担心的细胞学异常和富于细胞，但这些表现没有临床意义。已有罕见的异位伴有局部肿瘤转化的报道，包括 1 例少突胶质细胞瘤[17]、1 例少突星形细胞瘤[18]和 1 例婴儿黑色素性神经外胚叶肿瘤[19]。另外，也已有描述额叶的星形细胞瘤穿过筛板伪装成鼻胶质异位的报道[20]。

与前顶和基底脑膨出相反，神经胶质异位不含有脑膜成分。尽管异位的脑膜上皮可以在稀奇的头皮病变中遇到，被解读为错构瘤或脑膜闭合不全——在发展过程中与颅内成分断开［**隔离型脑膜膨出（sequestered meningocele）**］[21]。这些颅外**脑膜异位（meningeal heterotopia）**经常在出生时就被注意到，但直到成年可能也没有引起外科重视。它们最常位于枕部、顶部、后囟门和人字缝部位的中线位置的真皮和皮下组织内。区域性秃发是常见的相关表现。病变由衬覆扁平脑膜细胞的、含有不规则裂隙的胶原组织构成。这些病变也可以表现为实性条索，或罕见呈小巢状。颅外脑膜异位有可能被误诊为黑色素细胞病变、淋巴管瘤甚或血管肉瘤[22]，但对于疑难病例中可以进行上皮膜抗原（epithelial membrane antigen, EMA）免疫组织化学染色区别开。理论上，这些发育异常病变可以成为头皮罕见的真性脑膜瘤的前驱病变。骶骨黏液性乳头状室管膜残件及其与髓外室管膜瘤的可能联系在后面室管膜肿瘤部分讨论。

迷芽瘤和错构瘤

发育异常残件由神经系统外组织构成，即“**迷芽瘤（choristoma）**”，硬膜内罕见（几乎从不累及脑实质）。一个例外情况是被描述为**直回复杂性迷芽瘤（complex choristoma of the gyrus rectus）**的不常见病变[23]。埋在胶质基质中，包含成熟脂肪组织，具有肌上皮支持的良性腺鳞上皮成分，以及排列成巢团、条索或腺管状

结构，这些与甲状腺实性细胞巢和房室结囊性肿瘤具有相同的形态特征，可能均来源于神经脊前体。之前我们提到过胸腰部错构瘤，呈脊管闭合不全，由不等量的间叶和上皮成分构成，注意，类似的病变很少为髓内生长，不伴有闭合不全异常 [24]。**颅内脊索瘤（ecchordosis physaliphora）**是用来描述颅内或脊髓硬膜内异位的术语，组织学上和超微特征上显示为脊索成分或其相应肿瘤——脊索瘤 [25]。颅内脊索瘤最常位于脑室到脑桥，常通过变细的穿过硬膜的柄与斜坡附近的脊索残件连接，它们常呈圆凸形、凝胶状结节，疏松粘连在基底动脉上。它们的最大直径一般不大于 1 ~ 2 cm，常为尸检中意外发现。是否更大的、有症状的病变可以被称为"巨大"脊索瘤或真性硬膜内脊索瘤是有异议的（见下文脊索瘤）。神经影像学上，脊索瘤一般呈高 T2 信号，在 MRI 上不增强，尽管脊索瘤通常表现为对比增强 [26]。**软脑膜横纹肌瘤病（leptomeningeal rhabdomyomatosis）**是指显微镜下成熟横纹肌纤维聚集，特征性地位于脑桥前区或小脑脑桥角 [27]。此外，还可能有分化好的脂肪细胞、异位神经胶质组织和杂乱的外周神经纤维，常伴有 CNS 的大的发育异常。少数情况下，在颅神经裂内可见到由横纹肌或平滑肌组成的结节 [28-29]。这些病变可以混合神经瘤样成分和脂肪组织，可以长到相当大；它们已被不同的报道描述为**迷芽瘤（choristoma）**、神经肌样错构瘤或外胚层间质错构瘤、良性 Triton 瘤和横纹肌瘤（图 43.3），经常伴有难治性术后纤维瘤病，因此，当临床或术中怀疑时提示实施局限性切除手术 [29]。同时记录的还有一些与脊管闭锁不全相关的腰骶区 müller 迷芽瘤，可能含有子宫内膜、宫颈腺体和以子宫样方式排列的平滑肌束 [30]。也有颅内 [31] 或脊髓内 [32] 子宫内膜异位的孤立性报道，这些病变被认为是获得性的病变而不是发育性病变。最后，还有 2 例少见病例；1 例是由成熟涎腺腺体组织构成的、小脑脑桥角肿物内的微小腺样囊性癌 [33]；1 例是发生在小脑脑桥角的涎腺异位，并与孤立性纤维性肿瘤有关 [34]。

脑膜血管瘤病（meningioangiomatosis）这个名称传统上用在已往认为是以散发的形式发生的错构瘤或畸形病变，但可能与 2 型神经纤维瘤病（type 2 neurofibromatosis, NF2）相关 [35-36]。散发病例几乎均为伴有癫痫的孤立性病例，而在 NF2 相关的病例中多发病变并不少见且通常没有症状。基底病变（图 43.4）是一种斑块状小血管增生，可切割大脑皮质，使灰白质分界不清，并经常伴有紧密围绕血管的梭形细胞增生，在富于细胞的病变中呈束状或席纹状排列。它们也可以呈疏松旋涡状和神经鞘瘤样和栅栏状排列。广泛的砂粒体样钙化、血管玻璃样变和区域性纤维组织过度生长都很常见。这种病变的一个奇特的特征是有使神经元陷入形成神经退变的神经纤维缠结的趋势 [35]。出现在皮质下很罕见。尽管命名为脑膜血管瘤病，仅极少部分病例显示有脑膜上皮免疫表型（特异性 EMA 显色）的梭形细胞增生或超微结构（例如指状突细胞突起伴粘连桥粒）；病变仅波形蛋白持续呈阳性，这被一些观察者解读为主要是成纤维细胞 [37]。

已有描述脑膜瘤偶尔发生在局灶脑膜血管瘤病中的报道，但这种诊断一直受到质疑。一项对脑膜上皮肿瘤发生相关的常见基因异常进行检测的病例研究发现，明显的"脑膜血管瘤病"区域和邻近脑膜组织中总是共同具有 *NF2* 和 *DAL1* 基因缺失 [35]，但这些缺失（1 例报道的病例除外 [38]）在简单的脑膜血管瘤病中未被发现。这提示某些脑膜瘤是以脑膜血管瘤病的形式沿着皮质微血管蔓延。我们遇到的罕见病例有：脑膜 SFT/ 血管外皮瘤（hemangiopericytoma, HPC），其他脑膜肉瘤，以及其

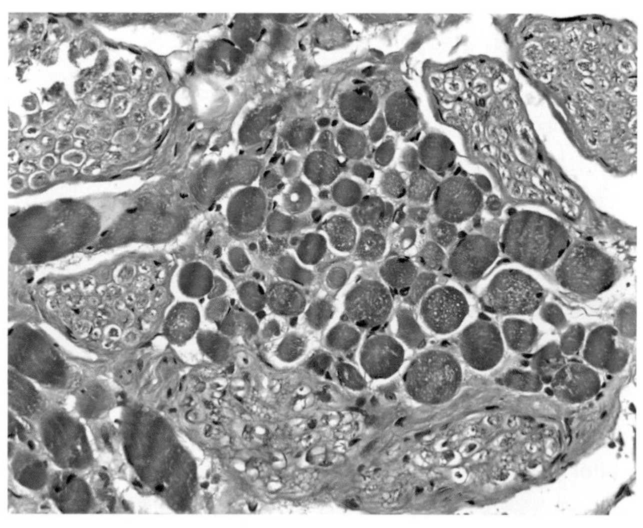

图 43.3　神经肌肉迷芽瘤，由包含外周神经和骨骼肌的混合束构成

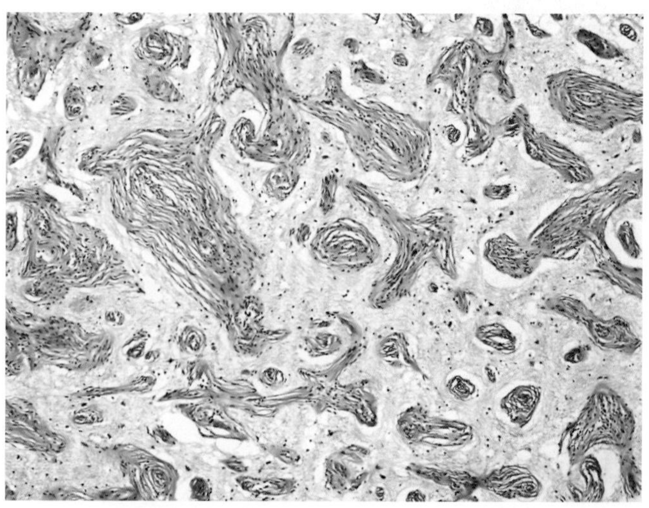

图 43.4　**脑膜血管瘤病**。典型病例显示的大脑皮质的结构，由多数小血管分割，伴有血管周围梭形细胞和偶见的旋涡状结构

他原发性和继发性脑膜肿瘤，可以呈脑膜血管瘤病样蔓延[39]。我们也见过血管病变，与发生在辐射后大脑皮质内的脑膜血管瘤病很难区别。不常见的富于细胞性脑膜瘤病也可以被误认为真性肿瘤。单纯切除手术是可选择的治疗方式，但不能保证能控制癫痫，因为脑膜血管瘤病患者可能具有提示多灶、病变外致癫痫的病理的复杂的脑电图异常[37]。

中枢神经轴囊肿

考虑到本章节讨论的内容为各种非肿瘤性、发育性或继发性获得性病变，仅有一些病变被归类于“真性”（即上皮衬覆的）囊肿。后者中主要的是**前上第三脑室的胶样囊肿（colloid cyst of the anterosuperior third ventricle）**[40]。这类病变通常见于 21 ~ 50 多岁患者，症状为脑室流出道梗阻，主要是由病变与 Monro 孔的密切关系导致（图 43.5）。这种胶样囊肿常常薄壁，被粘连的脉络丛覆盖，充盈着黏稠的黏液样物质，进行样本固定时会很快凝结。其衬覆上皮被囊内容物压迫，容易变薄，呈矮立方状；但保存得好的时候呈呼吸性柱状上皮，经常具有纤毛和杯状细胞成分（图 43.6）。显微镜下，仅有不明显的基底膜分割这些病变和纤细的纤维性包膜。致密的蛋白样囊内容物经常类似于甲状腺胶质，PAS 染色呈阳性，并且可能有菌丝样变性核蛋白凝聚。第三脑室所谓的黄色瘤，如果不是全部，大部分也是由于破裂的胶样囊肿内容物引起的炎性反应导致[41]。

超微结构[42]和免疫细胞化学[43]检查发现，胶样囊肿（同 Rathke 裂和神经肠型囊肿）来源于异位内胚层组织。其构成上皮类型与呼吸性黏膜相似，顶端有多糖 - 蛋白质复合体外衣，表达角蛋白（cytokeratin, CK）、EMA 和癌胚抗原（carcinoembryonic antigen, CEA），但不表达 GFAP 或脉络丛相关甲状腺素转运蛋白（前白蛋白）。尽管它们偶尔被命名为“神经上皮性”，但它们被认为与发生在后颅窝、幕上、视神经和下文讨论罕见的椎管的**内胚层型囊肿（endodermal-type cyst）**的同类组织学来源上是相似的[44-48]。在一些组织学良性表现的已经过 CSF 广泛播散的内胚层囊肿中，这类囊肿发生腺癌转化的报道极少[46,49]。尽管也在有关垂体异常的章节中（见第 44 章）讨论，**Rathke 裂囊肿（Rathke cleft cyst）**是一种口道残留来源的病变，在这里简要提一下，因为其衬覆上皮与胶样囊肿非常相似。然而，说来也奇怪，尽管胶样囊肿很少含有 Rathke 裂囊肿和其他颅内囊肿常见的化生的鳞状上皮成分，却被推断为内胚层来源。

髓内囊肿（intraspinal cyst）很可能是在胚胎发育过程中内胚层与脊索组织未完全离断而形成的，被命名为“神经肠性”“前肠性”“肠源性”和“畸胎瘤性”囊肿[46]。这些硬膜内内胚层型囊肿通常位于脊髓前部，常与局部脊椎异常相关，还可能并发其他发育异常，诸如肠道畸形和皮肤窦道。对于发生在髓内的囊肿已有所认识，但它们极为少见[50]。大多数病例显示有一个简单的贴壁结构，其柱状上皮衬覆类似于胶样囊肿的，但偶尔有变异型包含特化的呼吸型或胃肠型“黏膜”，并含有消化道或

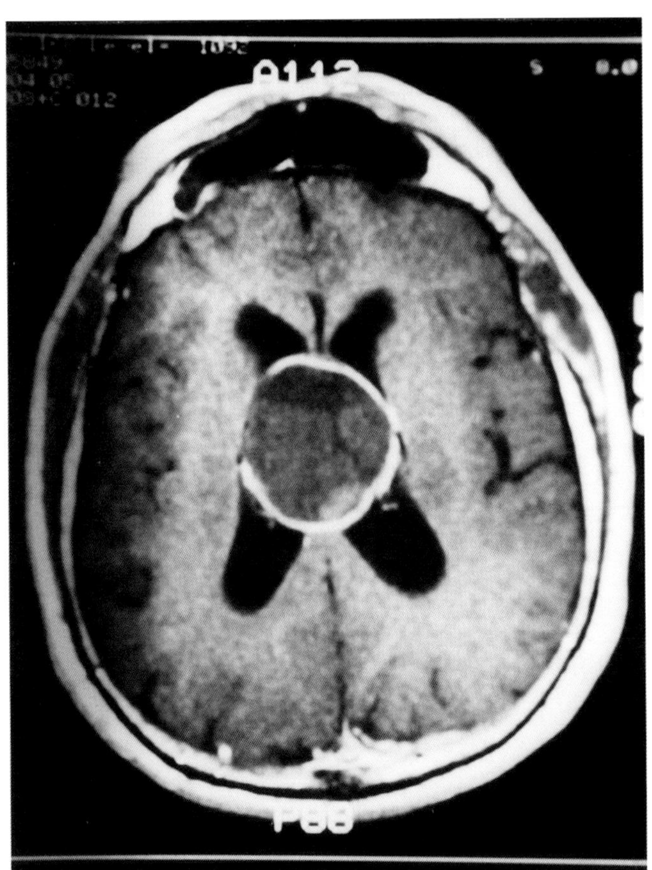

图 43.5 **胶样囊肿**。这个较大的胶样囊肿伴有梗阻性脑室扩张（脑积水），这是这类病变的特征。注意，MRI 显示了边界清晰的囊壁——在对比增强图像中有强化

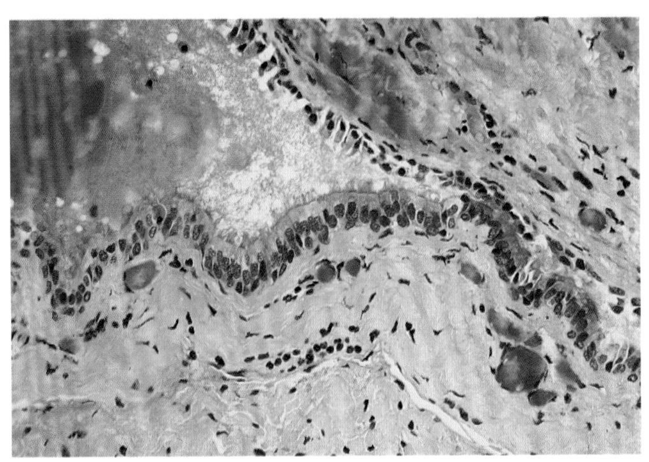

图 43.6 **胶样囊肿**。可见保存良好的胶样囊肿衬覆假复层和纤毛柱状上皮。注意，囊壁为胶原组织，在苏木素 - 焰红 - 番红花染色切片上呈黄色

气管支气管树的支持成分（例如浆黏液纤腺体、肌肉、软骨环、节细胞）[51]。

已识别了两种主要的起源于外胚层的神经轴囊肿的变异型，它们均衬覆角化鳞状上皮[52]。**表皮样囊肿（epidermoid cyst）**，顾名思义，缺乏皮肤型附属器结构，充填着易碎的层状角质碎屑，常可透过菲薄的纤维包膜辐射珍珠样光泽。**皮样囊肿（dermoid cyst）**则相反，含有皮肤附属器，诸如毛皮脂腺单位、汗腺，偶尔可见大汗腺以及与表皮样囊肿不含的附壁脂肪组织。它们可能含有油腻的、灰黄色物质，混合着毛发或仅有类似于表皮样的、易碎的、富含角蛋白的碎屑。这两种囊肿被大多数人认为是发育性的，与表面外胚层在CNS发育中神经沟闭合或第二脑泡形成中内陷相关。一些病例的发生，尤其是皮样囊肿，合并有颅脊椎畸形（例如脊柱裂）、脊髓畸形和被证实本质为发育畸形的皮肤窦道。获得性变异型已可以很好地被识别；然而，大多数为表皮样的，是由于外伤[53]或医源性[54]皮肤组织植入到脑或脊髓硬膜下间隙导致的。

表皮样和皮样囊肿具有不同的临床和组织学特征[52]。前者可发生于所有年龄，大多数发生于年轻人或中年人，而后者通常发生于儿童或青少年人。表皮样囊肿广泛分布，但大多数位于颅内，常见于小脑脑桥角。偶尔，后颅窝病例显著侵入或衬覆嵌入小脑或脑干。幕上代表性病变易发生于鞍旁，但也可以位于脑室系统，在大脑半球和松果体区。脊髓内表皮样囊肿通常为髓外和硬膜内，但偶尔也可完全发生在髓内。

与表皮样囊肿相比，皮样囊肿紧密贴近中线。皮样囊肿也倾向于发生在后颅窝，但典型占位在小脑蚓或第四脑室。当位于小脑幕以上，皮样囊肿易发生在颅底额叶近正中旁。婴儿帽状腱膜下病例典型位于前额。尽管表皮样囊肿数目上占绝大多数，但在脊髓水平则以皮样囊肿为主，主要位于腰骶区，以椎管闭合不全为主要表现。

尽管皮样囊肿和表皮样囊肿的临床症状主要取决于它们的局灶肿块占位效应，它们也可能出现“化学性”或感染性脑膜炎的症状。前者是由于囊肿破裂、激惹性角质物溢出以及富于脂质的脱屑进入脑室系统或蛛网膜下隙导致的[55]。细菌性脑膜炎引起的反复性癫痫是一种已认识的囊肿并发症，与皮肤窦道相同都可提供进入CNS的通道。存在后颅窝皮样囊肿和枕骨窦的病例也可以罹患小脑囊肿。已有肿瘤性转化的报道，但幸运的是极少发生。在大多数病例，潜在的病变是表皮样囊肿和继发性鳞状细胞癌[56]。已报道过一种起源于小脑表皮样囊肿的骨源性肉瘤的奇异现象[57]。已报道过1例颞叶病例含有角化珠和类似于毛母质瘤中的无核（“影”）细胞[58]。即使组织学上传统的囊肿也可以因其囊壁不完整切除而复发。还有良性表皮样囊肿在CSF中散发种植、形成脑室内或蛛网膜下的子病变的奇怪的病例报道[59]。

虽然很罕见，但由于表皮样囊肿可以发生在鞍上区，其鉴别诊断包括伴有广泛鳞状上皮化生的Rathke裂囊肿和颅咽管瘤。在前者，在鳞状成分上方经常有散在的黏液卡红阳性的杯状细胞，而没有典型的表皮样囊肿的高度角化。在颅咽管瘤中，基本不出现细胞胞质内角化颗粒形成和表皮样囊肿的成熟角化。另外，表皮样囊肿和Rathke裂囊肿缺乏颅咽管瘤的“鬼影细胞”角化细胞岛和“机油”样内容物，并且没有基底样成分和造釉细胞瘤型颅咽管瘤的星状网络结构或乳头变异型的丝状结构。考虑到Rathke裂和颅咽管瘤的区别，一项病例数有限的研究发现，乳头型颅咽管瘤表达*BRAF* V600E突变型蛋白质免疫组织化学标志物，但伴有鳞状化生的Rathke裂囊肿不表达[60]。另外，造釉细胞瘤型囊性颅咽管瘤常有局灶性β连环蛋白异常核表达，而化生的Rathke裂囊肿不表达[61]。例外出现在松果体或鞍上区皮样囊肿应与成熟性囊性畸胎瘤鉴别，前者缺乏腺样成分（提示内胚层分化）、肌肉或软骨。

胶质室管膜囊肿（glioependymal cyst）最常见位于额叶和颞叶脑室旁白质，但也可以位于小脑、脑干或脊髓[62-64]。它们大部分起源于发育中异位脑室内衬，而少见的脑桥小脑角和其他轴外病例则推测起源于异位蛛网膜下神经胶质异位[65]。髓内胶质室管膜囊肿经常累及脊髓圆锥，尽管其实质上可能为室管膜衬覆脑室末端囊性扩张的表现[66]。正如其术语所示，胶质室管膜囊肿衬覆细胞类似于成熟室管膜。像更常见的内胚层型囊肿的细胞，它们可以有纤毛，但不同的是，它们没有杯状细胞分化，无顶端多糖-蛋白质复合物衬覆，也不附着在基底膜上，而是直接黏附在神经胶质组织纤维上。但发生在蛛网膜下隙的代表性病变可以含有“支持性”星形细胞成分，排列成连续的基底膜，有纤细的纤维包膜分隔，使人想起正常的胶质界膜。

有限的免疫组织化学研究报道的数据支持衬覆上皮表达GFAP、S-100蛋白，偶尔表达CK[67-68]。不表达CEA或甲状腺素运载蛋白（前白蛋白）可以分别用于鉴别内胚层或脉络丛囊肿。按照定义，**脉络丛囊肿（choroid plexus cyst）**衬覆上皮细胞具有脉络丛上皮的显微镜下属性[69]。

偶尔，实质内脑囊肿显示有非特化的衬覆成分，并且没有病史和组织学上与创伤、出血、梗死、肿瘤、脱髓鞘病变或感染这些可能的病因相关的证据。大多数病例被命名为**“单纯性”或“胶质”囊肿（“simple” or “gliotic” cyst）**，出现在中年人或老年人的小脑半球白质内[70]。至少有一些这类临床良性病变不是发育异常，而是“焚毁”毛细胞星形细胞瘤，提示具有后者肿瘤倾向，有巨囊改变，并且很多单纯小脑囊肿周围存在富含Rosenthal纤维的致密胶质突起和散在的非典型性星形细胞。因为这些小脑囊肿的毛细胞星形细胞瘤和血管母细胞瘤的肿瘤成分可能局限在小的附壁结节内，所以必须仔细观察这些部位的囊肿性病变，并且谨慎活检病变衬覆的不同部分。起源自小脑外的罕见的囊肿病例被覆正常或轻微反应性神经胶质组织，位于脑室旁，其内液体成分类似于 CSF[71]。这些病变可能来自脑室憩室或通过室管膜先天性或获得性缺口向神经毡内积聚的 CSF。具有巨囊性神经影像学特征的病变也缺乏特化性被覆上皮，据报道是血管旁间隙显著扩张的结果，尤其是在大脑半球白质病变[72]。穿通的血管是揭示这些假性囊肿的连续性的证据，另外，这些假性囊肿囊壁边缘为菲薄神经胶质，伴有血管周分隔。

正常人的松果体特别容易发生囊性变，但仅有少数会出现症状[73]。引起神经外科注意的**松果体囊肿（pineal cyst）**多发生在 21～50 岁人群中，其症状与松果体肿瘤没有区别，包括梗阻性脑积水和眼睛运动受限。像先前描述的小脑病变，松果体囊肿被覆毛细胞样胶质增生致密层，富含 Rosenthal 纤维和颗粒小体，但不伴有疏松微囊性成分或毛细胞星形细胞瘤的细胞密集程度。第二个鉴别诊断是松果体细胞瘤，因为松果体囊肿的囊壁内常有残余的松果体实质成分。这些通常保留着正常腺体的器官样外观，但在些病例中，由于长期压迫，它们的一致性、分叶状结构变得不再清楚。在这种情况下，提供病变的神经影像学特征非常有帮助，因为松果体细胞瘤几乎都是实性而不是囊性的。单纯手术切除可以治愈。

蛛网膜囊肿（arachnoid cyst）起源于软脑膜，有被纤维结缔组织围绕的 CSF 的包裹性积聚[74]。病因学上有所不同，一些蛛网膜囊肿是脑膜炎或创伤的后遗症，被粘连穿入的蛛网膜下隙所局限。但更多病例被认为是良性发育异常的蛛网膜裂囊性扩张的结果。这类病变被覆萎缩的脑膜上皮，位于一层支持性的纤维组织上，这层组织很薄，导致肉眼看起来是透明的。这些病变最常占据大脑侧裂，其次是小脑延髓池和小脑脑桥角，但也可以发生在鞍上区或沿着脊髓神经轴[75]。板障内[76]和髓内[75]病变也有记载。鉴于这些病变有很平缓的膨胀作用，它们可以导致相邻神经组织显著变形，但不伴有诸如中线移位和脑疝等占位效应。**硬膜囊肿（dural cyst）**（硬膜内裂隙囊性扩张）非常罕见，主要是作为脊髓病的脊髓内原因被报道[77]。相应的颅内病变被报道可造成矢状窦闭塞[78]。

出现在脊髓水平的大多数蛛网膜"囊肿"实质上是脑脊膜憩室，可以显示与蛛网膜下隙相通[79]。这些病变位于硬膜鞘内或硬膜鞘外，可以是潜在多灶性的，被覆脑脊膜上皮细胞或仅由膜状纤维组织构成。仅有少数病例有症状，产生脊髓病或神经根综合征，有时与相邻椎体或骶骨侵蚀有关。发生与脊髓后根有关的硬膜外变异型，通常在腰骶水平，经常被冠名为 **Tarlov 神经束膜囊肿（Tarlov perineurial cyst）**。这类病变中仅有例外的情况会引起会阴区疼痛、坐骨神经痛或膀胱或肠道功能异常，需要进行神经外科干预[80]。偶尔，蛛网膜颗粒囊性扩张或其他增大伪装成皮样（或其他真性）囊肿或造成相当大小的溶骨性颅骨缺损，引起有关肿瘤性病变的怀疑[81]。

另一种可以侵犯脊髓神经轴的囊性病变是**关节突或"腱鞘"囊肿（juxtafacet or "ganglion" cyst）**，纤维囊内聚积着无细胞黏液样物质，缺乏被覆特化上皮成分[82]。**滑膜囊肿（synovial cyst）**这个术语被用于内含滑膜炎的相似病变[83]。一些病例的囊肿内含有化生性软骨成分和灶性钙化。有相应结构的囊肿很少发生在黄韧带[84]。关节突退变囊肿通常发生在腰椎水平，常伴有椎体的骨关节炎改变，但很少发生在颈部。脊髓神经根病和骨侵蚀是其主要的并发症。

脑血管异常

脑梗死

脑梗死（cerebral infarction）的特征是神经功能突然丧失（"卒中"），涉及受影响的大脑内的一个受限制的动脉供血区域，常见的一种脑梗死[1]是一种在床边就能确定诊断的成年以后的缺血性病变。然而，偶尔有病例的发病是隐蔽的，以亚急性的方式进展为传统神经影像学可评估的膨胀性颅内"肿瘤"，并因此由神经外科医师采样。一个给定的梗死的组织学表现取决于其发展阶段[85-86]。活检组织通常表现海绵状疏松水肿，这在很大程度上要归咎于这些病变相关的肿块效应，通常是血管严重淤血的证据，也可能是汹涌的出血。如果神经元可被识别，则其只残留褪色的"鬼影"样轮廓，或出现萎缩、出角和异常嗜酸性变并丢失核内细致结构。中性粒细胞渗出在早期可能很明显，但大多数手术治疗的病灶已经进展到单核吞噬细胞（包括脂质泡沫细胞）构成其主要反应成分的阶段。机化的梗死可形成潜在的令人警惕的富于细胞的特征，而当伴有毛细血管增生和类似于胶质瘤相关的微血管增生的内皮细胞肥大时，这种情况往往更具误导性。由于巨噬细胞的细胞学特征在冰冻切片中往往难以辨认，而在刷片和涂片中明显可辨，建议术中诊断时常规使用后者。如果发现病变富含吞噬细胞，则主要的鉴别诊断考虑是脱髓鞘疾病（见下文）。然而，脱髓鞘性假性肿瘤只有在特殊情况下才会进展为组织坏死，其特征通常是血管周围淋巴细胞袖套和与脑梗死不同的轴突的相对保留，而且其通常影响年龄比有发生缺血性脑血管事件风险更年轻的患者。

颅内动脉瘤

囊状动脉瘤（saccular aneurysm）或**"浆果状"动脉瘤（"berry" aneurysm）**在外科手术可纠正的脑血管畸形中居首位，是成人蛛网膜下隙大量出血的一个最大的原因。这些常见的病变（患病率为 2%～6%）在女性中更为常见，可发生在青春期以后的所有年龄段，但有症状的病例集中在 41～70 岁[87-88]。危险因素包括吸烟、高血压、年龄增长和阳性家族史，破裂后死亡率高达 50%。据估计，10%～15% 的病例发生在家族性基础上。颅内囊状动脉瘤形成的关键因素尚未明确，大多数与已知的引起血管损伤的局部或系统性疾病无关，但血流动力学压力在其形成中可能起主要作用。总的来说，大量证据支持的这一假说是，这些病变主要是后天获得的、退行性病变，而不是发育异常。动脉高血压被广泛认为在其演变过程中起着加重作用，并可能与成年型主动脉缩窄、Ⅲ型多囊肾病和嗜铬细胞瘤有关[89-90]。结缔组织疾病可导致血管脆性增加，主要是与梭形动脉瘤有关，但也可能倾向于发展为囊状动脉瘤，这些在一组Ⅲ型胶原蛋白缺陷性疾病（Ehlers-Danlos 综合征Ⅳ型）、弹性假黄色瘤和马方综合征中已有描述[1,89]。囊状动脉瘤偶尔伴有肾动脉纤维肌发育不良、颅内动静脉畸形（AVM）或动静脉瘘以及持续性原始颈动脉 - 基底动脉吻合或 Willis 环的其他异常。尽管后者仍在观察中，大多数囊状动脉瘤的位置（下文讨论）与它们通常起源于胚胎脑血管系统残余的理论是不一致的。

颅内多灶性囊状动脉瘤通常位于颈内动脉 Willis 环终末 3 cm 内，80% 累及脑血管系统腹侧至后交通动脉的分支[1]。尸检研究表明，大脑中动脉是最常见的受累的动脉，但大多数临床病例研究的主要受累动脉为前交通动脉和颈内动脉，因为这些动脉更容易破裂[87,91-92]。囊状动脉瘤几乎总是锐角血管分叉点处膨胀，一些观察者认为这是增加的血流动力学或这些点的湍流影响的自然结果，另一些观察者认为这反映了固有的血管薄弱而继发性在循环分叉附近的动脉中层发生了局灶裂隙[91]。虽然这些“缺陷”在理论上可能会影响一些病变的位置，但实际上它们在人脑血管树中的主要分布与囊状动脉瘤的主要分布之间几乎不存在地形上的一致性。

在组织学检查中，囊状动脉瘤的壁主要由纤维组织、肌层和根源血管的弹性层组成，通常在动脉瘤膨出处突然终止。动脉粥样硬化性改变是常见的，可能很红润，但特征性地局限于动脉瘤囊，因此可能代表一种叠加的变化而几乎没有直接的病因意义。血管壁慢性炎症浸润的情况也大致相同。其他继发性现象包括部分性血栓闭塞或在某些情况下完全性血栓闭塞，后者可能是定期血管造影评估的未治疗动脉瘤偶尔“消失”的原因。

大多数囊状动脉瘤保持无症状，甚至明确破裂后可能伴有动脉瘤囊的自发性血栓闭合和临床消退，但不应忽视发生灾难性颅内出血的相关风险。对血管造影证实的囊状动脉瘤患者进行的长期随访研究表明，其年破裂发生率为 1%～2%；大约有一半的出血是致命的[87-88]。虽然蛛网膜下隙出血本身就可能是致命的，但血液分流到脑或脑室系统是更常见的死因。脑实质内大的血肿通常是大脑中动脉瘤的结果，而大多数致命的脑室内出血（血液通常通过额叶下部进入侧脑室前角）通常是由前交通动脉瘤引起的。另一个严重的并发症是与血管痉挛相关的脑梗死，同样常见于前交通动脉瘤病例。

虽然大多数观察者认为直径＞1 cm 的囊状动脉瘤破裂的风险相当大，直径≤5 mm 者风险相对较小[89]，但这些病变没有一个可以被认为是完全无害的。事实上，在一项长期随访研究中，近 70% 的血管造影评估中直径≤6 mm 的囊状动脉瘤发生破裂[93]。达到“巨大”水平的动脉瘤（通常定义为直径至少为 3 cm）通常伴有脑神经病变、脑室流出道阻塞或其他肿块效应而不是出血。偶尔，囊状动脉瘤的手术治疗受到局灶肉芽肿的影响而复杂化，这是对动脉瘤夹闭后用棉类物质加固的反应[94]。这些“**织物瘤（textiloma）**”“**棉布瘤（muslinoma）**”或“**纱布瘤（gauzoma）**”可长到相当大，表现为对比增强的肿块，伴有明显的水肿，并可引起头痛、发热、梗阻性脑积水、脑神经麻痹和内分泌疾病。在某些情况下，由这些材料引起的非肿瘤性视交叉蛛网膜炎会导致视力丧失。

虽然**真菌性动脉瘤（mycotic aneurysm）**的命名似乎意味着一种真菌性疾病，但这个术语在实践中已被用于各种原因导致的局灶性感染性动脉炎，而它们只有血管扩张一个共同因素。事实上，大多数真菌性颅内动脉瘤本质上是细菌性的，为心内膜炎或不常见的化脓性肺部感染演变的并发症[1,95]。链球菌和葡萄球菌是常见的罪魁祸首。由此导致的病变常常是多灶性的，往往位于脑血管的远端分支，结构上更常是梭形的或不规则的，而不是浆果状的，且常常是小的动脉瘤。真菌性动脉瘤会在 CNS 真菌病处讨论。简而言之，它们通常是由曲霉菌和念珠菌引起的，通常影响大脑底部的大的大脑动脉，并且比细菌性动脉瘤更大。

动脉粥样硬化性颅内动脉瘤（atherosclerotic intracranial aneurysm）通常发生于老年人，通常发生在进展期和全脑血管粥样硬化背景下，通常累及颈内动脉鞍上部分或基底动脉，可呈囊状、梭形、圆柱形或锥形[1]。椎基底干的梭形病变是最常见的单发病变[96]。动脉粥样硬化性动脉瘤一般较大，常常达到巨大的水平。尽管它们的表现更多是与压迫相邻 CNS 结构或进行性血栓形成的缺血性并发症有关而不是与出血有关，但一些观察者认为它们破裂的风险被低估了。动脉粥样硬化性“**延长扩张（dolichoectasia）**”——基底动脉或颈内动脉的弥漫性扩张和扭曲伸长——比离散动脉瘤更为常见，这两种动脉瘤可能共存。

颅内血管的**夹层动脉瘤（dissecting aneurysm）**罕见[1]。大多数文献记载的病例缺乏病因解释，尽管有些病例被归因于创伤、梅毒、囊性中层坏死、动脉硬化、纤维肌发育不良或其他局部血管结构异常。α1- 抗胰蛋白酶不足也可能与颅内动脉病相关，可能被夹层或动脉瘤形成复杂化[97]。继发于壁内积血的管腔狭窄可导致延髓或脑梗死；破裂通常会导致灾难性的蛛网膜下隙出血。与肿块效应相关的症状是颅内动脉夹层最不常见的表现。

特殊情况下，转移到 CNS 的肿瘤表现为“自发性”

脑内或蛛网膜下隙出血——最终可证明是继发于**肿瘤性动脉瘤（neoplastic aneurysm）**形成。大多数颅内肿瘤性动脉瘤是由心脏黏液瘤的栓子到脑血管系统引起的[98]，但也有记载由绒毛膜癌和肺癌引起的病例[99-100]。也有颅内动脉瘤出现在脑放疗后数年的报道[101]。

关于所谓的**Charcot-Bouchard 微小动脉瘤（Charcot-Bouchard microaneurysm）**［或**"粟粒状"微小动脉瘤（"miliary" microaneurysm）**］的发生率及其临床意义存在着相当大的争议[1,102]。后者被描述为 25～250 μm 的囊状或梭形病变，最常累及纹状体、穿脑桥和皮髓质交界动脉。据说在高血压患者中尤其普遍，它们的破裂被认为是基底神经节、延髓和小脑出血的主要原因。Charcot-Bouchard 型动脉瘤在外科病理学文献中很少受到重视，这可能反映了对其进行识别需要进行特殊的组织处理。日本的研究表明，在解剖显微镜下对手术切除的血肿进行的细致检查（并对可疑病灶进行连续的薄切片）显示，无论是高血压患者还是正常血压的患者，微小动脉瘤是导致非创伤性脑叶出血的一个未被正确评估的因素[103]。另一方面，对白人进行的细致分析表明，大多数"小动脉瘤"实际上代表复杂的血管扭曲，在真性动脉瘤病变和脑出血之间不能建立联系[104]。无论这些差异是单纯的方法学上的，还是有其遗传基础或环境因素尚不清楚。实际工作上，在常规石蜡切片中几乎不可能确认微小动脉瘤。

血管畸形

由脑脊髓循环发育过程中的局灶性异常引起的各种非肿瘤性病变通常被称为**血管畸形（vascular malformation）**。为了实用的目的，这些血管畸形被分为四个相对离散的形态学类别，即毛细血管扩张症、静脉或海绵状血管瘤以及动静脉畸形[1]。过渡型或混合型血管畸形也可能遇到。动静脉瘘也放在本节中讨论，因为严格地说，动静脉瘘属于血管畸形，但它们通常被认为是获得性的而不是发育异常。

毛细血管扩张症（capillary telangiectase）显示有一种奇怪的倾向，易发生在基底脑桥（尤其是中缝区），但偶尔也会累及大脑半球和脊髓[1]。毛细血管扩张症通常是神经影像学检查中或尸检中的偶然发现，很少伴有症状性出血。记录在案的一个巨大的脑桥延髓病例伴有迁延的延髓功能失调[105]。其病变由松散聚集的、不同程度扩张的毛细血管型血管（即缺乏弹力层或肌壁成分）组成，被正常的或仅有轻度胶质增生的神经毡分开。一种高度矿化的变异型——**"钙化的毛细血管扩张性错构瘤（calcified telangiectatic hamartoma）"**或**"血管瘤性钙化（hemangioma calcificans）"**——尽管很少见，但却是癫痫尤其是颞叶型癫痫的公认病因[106]。CNS 的毛细血管扩张症合并遗传性出血性毛细血管扩张症的一些病例也被称为 Osler-Weber-Rendu 病[1,107]。

静脉血管瘤（venous angioma）是一种扩张静脉的松散的集合，通常见于大脑或小脑半球的指状或深部白质[1]。

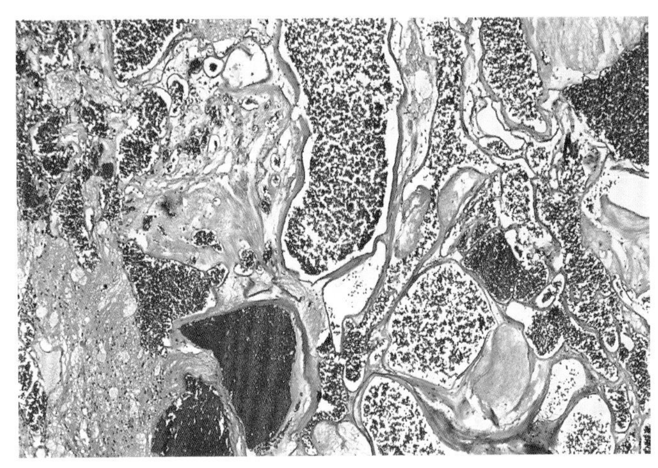

图 43.7 **海绵状血管瘤**。可见海绵状血管瘤由扩张的和纤维壁性血管组成，其间无神经胶质组织。左下角为邻近的脑实质

这些放射状的扩张血管在中央引流的曲张静脉上聚集，使许多这样的病变在血管造影上具有诊断意义的"水母头"样轮廓。虽然静脉血管瘤是人类 CNS 中最常见的血管畸形，但它们只有在例外情况下才会导致颅内出血或其他症状[108]。

海绵状血管瘤（cavernous angioma）或**"海绵状瘤（cavernoma）"**与其他血管畸形的不同之处在于，其组成血管形成致密的球状肿块，通常不含有 CNS 成分[1]。大体上，海绵状血管瘤的充盈血管的海绵状核心被一薄层硬化的（胶质增生的）和铁锈色的、含铁血黄素的薄壁组织包围。组织学研究显示，紧密贴合的、充盈的血管仅由纤维壁组成（图 43.7）。继发性改变常见，诸如血栓形成和营养不良钙化，一些病变也会发生广泛的化生性骨化。在毛细血管扩张症的部分结构中存在混合性海绵状血管瘤变异型表现，这促使人们推测，海绵状血管瘤可能是由前一种类型的畸形演变而来的[109]，但"混合性"或杂合性病变仍很少见。海绵状血管瘤可位于神经轴的任何位置。大多数病例位于幕上，常位于运动区下的脑白质，但后颅窝内和脊髓也不是不能发生，甚至可累及马尾、颅神经和硬膜外间隙。多灶性病例并不罕见。海绵状血管瘤的命名也已扩展到某些影响硬膜静脉窦的轴外血管畸形，但这些畸形在结构上与位于 CNS 中的相应畸形不同，因为它们除了包含紧密的海绵状成分外，还包含动脉和静脉类型的毛细血管和肌性血管[110]。这些独特的病变通常是表现为颅神经受压，在术前神经影像学上通常被误认为是脑膜瘤。

海绵状血管瘤可在儿童期出现症状，但大多数症状性病变发生在 21～40 岁[111]。家族性病例是常染色体显性遗传，据报道与"脑海绵状畸形"基因 *CCM1*、*CCM2* 和 *CCM3*（参与整合素介导的血管生成和程序性细胞死亡）突变有关[1,112-113]；*KRIT1* 异常是墨西哥后裔的拉美裔美国人中的海绵状血管瘤增多的原因。这些变异型可能并发视网膜海绵状血管瘤、皮肤角化过度静脉畸形、椎体血管瘤

和牛奶咖啡斑[114-116]。大多数海绵状血管瘤接近致癫痫性脑皮质组织，导致癫痫是其主要临床表现；较少见的症状包括局灶性神经功能缺损和头痛。尽管致命性出血非常罕见，海绵状血管瘤是颅内血肿的一个公认原因，包括急症型[117]和“囊内”叶状型[118]；后者极有可能是由于反复的亚临床出血和随后的机化导致。应用神经影像学方法可在术前确诊海绵状血管瘤。典型的病变虽然在血管造影影像上是隐匿的（即在动脉造影检查中不明显），但在T2加权MRI中表现为不规则的高密度结节，不伴有明显的水肿或肿块效应，但有由含铁血黄素在邻近神经组织积聚形成的低密度半影围绕。作为CNS放疗的结果，在大脑或脊髓中可能出现具有海绵状血管瘤样神经影像学特征的局灶性血管病变[119]。这些病变似乎更容易出血，在儿童患者中最常见到（尤其是当放疗联合甲氨蝶呤化疗时），并且可能表现为组织学上过渡性特征，伴有毛细血管和静脉毛细血管扩张症区。值得注意的是，海绵状血管瘤和CNS的动静脉畸形（见下文讨论）都可能含有GLUT1免疫反应阳性的内皮细胞；因此，与皮肤和软组织的相应血管瘤相反，GLUT1这种标志物在与婴儿血管瘤的鉴别中没用[120]。

先天性脑血管畸形中最具威胁性的是**动静脉畸形**（**arteriovenous malformation, AVM**），这是一组输入动脉和引流静脉之间缺乏毛细血管床的畸形[1,121]。AVM可以位于大脑或脊髓的任何区域，可局限于硬脑膜或脉络膜丛，但大多数分布在大脑中动脉的分布范围内，并累及到半球凸，与表面衬覆脑膜相连。大多数AVM病例出现在成年早期和中期，作为颅内出血的后果；其他常见表现包括癫痫发作、局灶性感觉运动障碍和头痛，这些症状与出血发作并不明确相关[122]。家族性病例已有描述[123]，中枢神经轴的AVM可能会在Osler-Weber-Rendu病（遗传性出血性毛细血管扩张症）的情况下遇到。通过大脑的AVM的血液湍流有时是作为颈部或眼眶杂音被听到，常可在血管造影影像中被证实[107]，并可在受累的婴儿和儿童中引起高输出性心力衰竭，特别是那些由动脉瘤扩张的盖氏静脉（galenic vein）引流的广泛病变。不幸的是，AVM可由于致命性破裂而变得复杂，而且发生破裂的频率令人苦恼。长期观察表明，有症状的AVM病例每年有2%～4%的临床显著出血风险，如果不加以治疗，至少1/4的受影响的患者会因破裂而直接死亡。出血的最大风险与巨大的并发囊状动脉瘤有关，后者也可能发生破裂[122]。

AVM的大小不等，可从血管造影方法无法显示的隐匿病变，到仅在手术切除血肿的样本上发现[124]，再到可跨越大脑半球全层的巨大叶状病变。尽管如此，大多数AVM病例手术前应用现代成像技术是容易和准确诊断的[125]。由于AVM的扭曲的、曲张的血管成分会形成一个复杂的充满血液的通道网络，在简单的大体检查中，这些病变的性质常常很明显。中间的神经组织通常是萎缩和胶质增生的，有铁锈褐色变色是证明先前曾出血的证据。受累的软脑膜会增厚、变白，并经常有含铁血黄素沉积。组织学研究显示（图43.8），病变是由不同程度

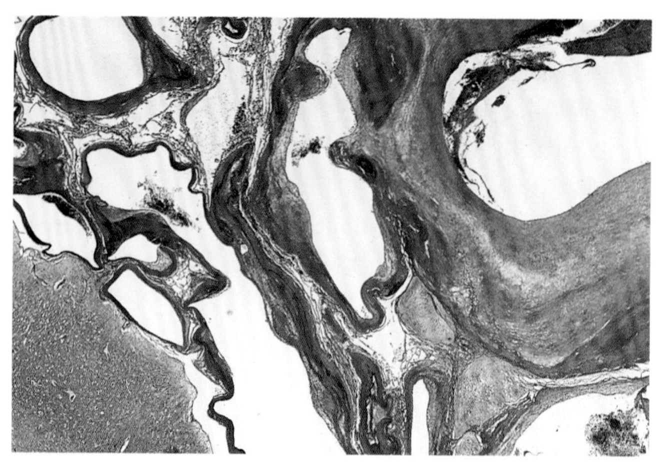

图43.8 **动静脉畸形**。这种畸形病变可见大小不一、扩张的肌性血管，伴有弹力膜断裂和纤维性内膜增厚（van Gieson染色）

扩张的玻璃样变的静脉、异常的肌性动脉和仅由纤维组织形成或同时具有动脉和静脉特征的结构模糊不清的血管组成[1,121]。真正的AVM和因神经外科材料人为压紧呈现假畸形外观的正常软脑膜血管的关键区别是：前者有模糊不清的管壁异常，包括显著波动的中层增厚、结构混乱或局灶中层完全消失，或中层分离插入内层和外层，看起来像弹力层异常。纤维肌组织的软垫也可能呈息肉样突入这些异常血管腔内，而内弹性层的局部双层和断裂也常见。叠加改变包括管壁纤维化和动脉粥样硬化以及动脉瘤扩张、钙化和血栓形成。用以减少术中出血的术前栓塞会使病变常常表现为腔内对闭塞物的异物反应，并可能发生局灶性坏死[126]；而放疗可导致纤维内膜增生伴有进行性血管闭塞[127]。包被的神经毡通常表现为致密的星形胶质细胞增生、神经元数量减少以及含神经胶质成分的铁锈色外壳。选择性的AVM间隙含有少突胶质细胞瘤样区域，这些区域可能是固有的潜在发育不良，或是由于被包裹白质的缺血性收缩引起的异常少突胶质细胞聚集的结果[128]。如前所述，尽管身体的AVM对GLUT1免疫反应通常呈阴性（这是与婴儿血管瘤鉴别的一个有用特征），但这种标志物在CNS的病例中常常呈阳性。AVM和真正的胶质瘤之间的关系在“胶质肉瘤和其他胶质间质肿瘤”标题下讨论，是在神经上皮性肿瘤的血管间质中发生的畸形样改变。

除了前面提到的散发性和家族性畸形外，还有许多血管异常，它们构成了所谓的**神经皮肤综合征**（**neurocutaneous syndrome**）[**斑痣病**（**phakomatoses**）]的表现，其中一些明显是遗传性的，而另一些则是散发突变的明显结果。其中已被最广泛识别的疾病是**脑-三叉神经血管瘤病**（**encephalo-trigeminal angiomatosis**），与已知的**Sturge-Weber综合征**（**Sturge-Weber syndrome**）是同义词，定义为累及软脑膜和一个大脑半球皮质外层的旺炽性静脉毛细血管增生（图43.9），伴有至少部分位于同侧三叉神经眼支分区的皮肤血管瘤（“葡萄酒

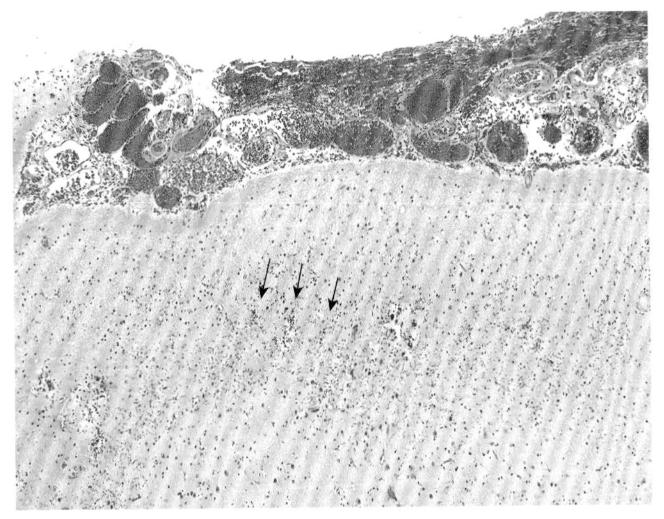

图 43.9 **Sturge-Weber 综合征**。脑切除标本显示了累及软脑膜的血管瘤样静脉毛细血管增生以及“车轨”样皮质钙化（箭头所示）

色”）。最近的证据也强调了 Sturge-Weber 综合征和体细胞 *GNAQ* 基因突变之间的惯常联系 [129]。受累皮质的进行性矿化最初集中在其异常贯穿的血管上，在影像学上形成脑回形的“车轨”，是该病特征性的颅内钙化。受影响的大脑半球萎缩是必然现象，患者通常发生对侧偏瘫，常表现为运动痉挛和精神迟缓。单侧视网膜血管瘤病和三叉神经分布区的皮肤血管瘤伴有中脑 AVM 被合并称为**中脑 - 眼 - 面血管瘤病（mesencephalo-oculo-facial angiomatosis）**［也称为**神经视网膜血管瘤病（neuroretinal angiomatosis）**、**Bonnet-Dechaume-Blanc 综合征**或 **Wyburn-Mason 综合征**］[1]。**脑面动静脉异构综合征（cerebrofacial arteriovenous metameric syndrome）**这个通用名称已被一些观察者采用，已包含该病和其他累及 CNS、脸部皮肤和皮下组织的畸形性血管异常，包括影响脑桥、小脑及其对应的下颌和上颈部的皮肤的罕见变异型 [130]。毛细血管扩张症和 AVM 也被认为是**遗传性出血性毛细血管扩张症（hereditary hemorrhagic telangiectasia）**（Osler-Weber-Rendu 病）的 CNS 表现 [107]。**Cobb 综合征**或**皮肤脑膜脊髓血管瘤病（cutaneomeningospinal angiomatosis）**被定义为真皮血管瘤（通常为葡萄酒色型）伴有相应皮内水平的椎管内血管瘤或 AVM[131]。

颅脊血管的**动静脉瘘（arteriovenous fistula）**在这里描述仅依据过去的认识，因为它们目前的治疗方法——手术夹闭或选择性栓塞有影响的交通——通常不会得到用于解剖研究的标本，除了伴有静脉动脉瘤的罕见情况外 [132]。在其供血动脉和输出静脉之间没有丛状血管瘤性插入病灶，这有助于血管造影和形态学评估上将单纯瘘与 AVM 区分开，尽管后者的血管参与可能形成瘘管连接。创伤在许多病例的动静脉瘘形成中都有明确的作用（特别是颈动脉 - 海绵窦和椎体型），就像在神经外科损伤和一些相关的系统性疾病中一样，诸如纤维肌发育不良、Ⅳ型 Ehlers-Danlos 综合征和 Osler-Weber-Rendu 病 [1]。然而，许多动静脉瘘是自发性的。那些累及大脑动脉的动静脉瘘通常在儿童或成年早期即引起注意，其临床表现包括头痛、癫痫、局灶性感觉运动障碍、心脏失代偿和颅内出血。然而，灾难性的破裂似乎是例外的。在幕下形成的动静脉瘘常位于低胸段脊神经根的硬膜鞘 [133]。这类病变对男性的影响要比对女性普遍得多，通常在中年或中年以上出现症状，导致进行性下肢肢体麻痹、感觉异常和括约肌功能紊乱。同义词为 **Foix-Alajouanine 综合征**或**血管发育不全的脊髓软化（angiodysgenetic myelomalacia）**或**静脉淤血性脊髓病（venous congestive myelopathy）**，这种异常在胸脊髓背侧表面具有蜿蜒伸长和扩张的静脉蔓延的特征，可能是长期局部静脉高血压的结果，由相邻的硬脑膜动静脉瘘血管引流和脊髓本身重叠导致。动静脉瘘累及髓周血管丛 [134] 或远端位于颅或骶硬膜 [135] 可引起类似的表现。在这类病例，长期血流动力学改变可导致脊髓局部扩张，类似于浸润性肿瘤，提示进行活检 [136]。特征性的组织病理学改变包括：神经实质的结构扭曲，伴有胶质增生、血管壁增厚和玻璃样变、含铁血黄素沉积以及不同程度的髓鞘丢失。轻度胶质异型性可能会见到，有时伴有 Rosenthal 纤维（毛细胞样胶质增生），其中一些病变表现为血管血栓形成和坏死。硬膜动静脉瘘由扩张的皮质静脉或动脉瘤性扩张的皮质静脉引流，特别容易出血 [132]。基于硬脑膜的动静脉瘘也与占据乙状窦和横窦的血管畸形的发病机制有关 [137]。

原发性血管炎

一种较不常见的特发性脑血管疾病，被描述为 CNS 的“**孤立性**”“**肉芽肿性**”或“**原发性**”**血管炎（“isolated” “granulomatous” or “primary” angiitis of the CNS）**［也称为**原发性 CNS 血管炎（primary CNS vasculitis）**］[138]。因为许多组织病理学证实的病例并没有明显的肉芽肿特征，而且尸检研究发现了硬膜外血管受累是例外情况，所以最后一种命名似乎是最准确的，在这里采用。

CNS 的原发性血管炎可以发生在任何年龄，但通常发生在年轻人或中年人。其主要临床表现包括头痛、精神状态改变和局灶性神经功能不全（尤其是偏瘫），这些可能以渐进的方式发展或突然以“卒中”的形式出现。脊髓病的症状和体征偶尔占主导地位，但在脊髓水平上突出或局限于脊髓水平的血管损伤的形态学证据很少 [139-140]。如果没有及时诊断和治疗，CNS 的原发性血管炎通常会发展并致命。

由于缺乏组织活检的确认，血管造影检查是最有用的检查方法，血管炎的典型表现——特别是多灶性、节段性狭窄、扩张或小到中等口径软脑膜动脉的“串珠”——已被一些人认为是在适当的情况下（即当已经除外基础性感染和继发性 CNS 血管炎相关的其他系统性疾病）使用皮质类固醇或细胞毒性疗法的充分依据。然而，即使是旺炽性血管疾病，血管造影检查结果也可能是阴性的 [138]。较少见到的神经影像学异常包括经常容易出血的动脉瘤形成和继发于梗死的局灶性“肿块”病变。

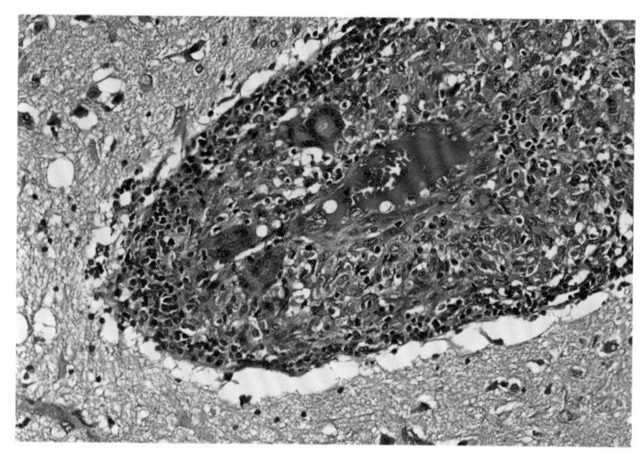

图 43.10 **CNS 的原发性血管炎**。在一名 34 岁有进行性脑病的男性患者的脑活检组织中发现，其大脑皮质的血管壁有大量肉芽肿性炎症浸润和多量多核巨细胞

大多数观察者认为，活检是确定原发性 CNS 血管炎临床诊断的唯一方法，尽管假阴性取样是其节段性分布的常见结果[138]。然而，值得注意的是，在大约 65% 的原发性 CNS 血管炎病例中，当影像学上可以定位病灶、取材包括软脑膜以及冰冻切片可以用于确认时，活检是诊断性的；相比之下，大多数“盲检”没有诊断价值[138]。小型和中型软脑膜动脉和皮质内动脉通常是承受损伤的主要血管，但相邻的静脉也经常受累，并且原发性 CNS 血管炎也可影响大脑底部的大血管。然而，偶尔是炎症改变局限于后者。需要强调的是，原发性 CNS 血管炎的组织学表现有很大的差异。坏死性多动脉炎样或非坏死性淋巴浆细胞变异型是经常遇到的。管壁炎症和血管损伤是 CNS 血管炎的定义。异物型和朗汉斯型多核巨细胞是肉芽肿病例的典型特征，这是最常见的形式（图 43.10），其次是淋巴细胞型，伴有坏死性血管炎（透壁纤维蛋白样坏死）是最罕见的类型[138]。当存在时，巨细胞并不是严格地与弹力层相关的，可能位于血管壁的任何部位。继发性改变包括血栓形成，并且在长期的病例中，还包括管壁瘢痕和丰富的纤维内膜增生。**“混合性”肉芽肿性血管炎和淀粉样蛋白沉积（“mixed” granulomatous vasculitis and amyloid deposition）**现象在下文“脑淀粉样血管病”部分讨论。对于淀粉样血管病的诊断，三色或五色、弹性和淀粉样染色属于最有用的辅助检查方法，但 β 淀粉样免疫组织化学染色比刚果红更为敏感[138]。

尽管与合并多种系统性疾病的脑血管炎具有相同的组织学特征[138,141]，但原发性 CNS 血管炎基于临床是不同的疾病分类状态。这并不是否认这一奇怪的疾病可能是由对 CSF 循环的各种损害引起的。尽管长期受到质疑，感染性病因仍未得到证实。然而，在这方面值得注意的是，原发性 CNS 血管炎与皮肤水痘 - 带状疱疹感染以及与基础疾病（主要是霍奇金病和其他类型的淋巴造血肿瘤）之间存在流行病学关联，即易于发生原发性 CNS 血管炎和其他病毒感染[138,142]。鉴于这种病毒作为脑大血管动脉炎病因起到无可争议的作用的观点，这些观察尤其令人感兴趣，大血管脑动脉炎可能与原发性 CNS 血管炎难以区别。

脑淀粉样血管病

脑血管壁淀粉样蛋白的沉积与衰老和多种神经系统疾病有关，包括阿尔茨海默病、唐氏综合征、拳击运动员性痴呆和某些类型的海绵状脑病。正是这个过程——**脑淀粉样血管病（cerebral amyloid angiopathy）**——与颅内出血之间的联系，引起了神经外科医师和外科病理医师的注意。脑淀粉样血管病是老年人（风险最大的人群）最常见的引起叶性脑血肿的非创伤性原因，据估计占所有原发性非创伤性脑出血的 5% ~ 10%，它们也常与表面的铁沉积、微梗死和皮质下小的白质损伤有关，尤其是在有 *ApoE4* 基因型的患者[1,143]。脑淀粉样血管病并不是系统性淀粉样变的一个表现，它们通常以散发的形式出现，但也亲属患有严重脑血管淀粉样变和由反复性脑出血导致早期死亡的遗传性（常染色体显性）综合征的报道[144]。β 淀粉样肽（beta amyloid peptide, Aβ）也被发现存在于无症状的衰老者和阿尔茨海默病患者的皮质 CNS 血管和神经斑块中，构成了散发病例的主要淀粉样蛋白沉积[144]。Aβ、半胱氨酸蛋白酶抑制物 C、甲状腺素运载蛋白、凝溶胶蛋白和其他蛋白质的异常形式是由它们的编码基因的点突变导致的，它们是致病的淀粉样蛋白物质，参与不同类型的家族遗传性 CNS 的血管淀粉样沉积。虽然有相当比例的偶发性患者有痴呆症，但即使病情严重，脑淀粉样血管病也不一定与认知障碍或阿尔茨海默病相关。

淀粉样相关的脑血肿的周围的、脑叶定位与典型的高血压出血的基底神经节或延髓的定位截然不同，这反映了皮质浅表血管和软脑膜血管对淀粉样蛋白相关损伤的特殊易感性。主要受影响的是小口径动脉和小动脉，但静脉也可累及。这些病变表现为管壁扩张，在晚期病例，表现为被沉积在外膜和中层中的无细胞嗜酸性物质侵蚀（图 43.11A）。根据定义，它们具有所有淀粉样蛋白所共有的组织化学特性和超微结构特性。因此，在偏振光下观察，在刚果红染色切片中，它们显示有双色、蓝绿色的双折射表现，尽管 Aβ 淀粉样蛋白的免疫反应被认为更敏感（见图 43.11B）。富含淀粉样蛋白的脑血管通常保持通畅，但也会受到各种“血管病变”的影响。这些血管病变包括“双管”（一种靶样、血管内血管结构，在中层由环状裂隙形成）、肾小球样动脉改变、闭塞性纤维内膜增生、血管周围或壁内淋巴细胞浸润、小动脉瘤以及纤维蛋白样坏死。最后一种异常仅局限于承载大量淀粉样蛋白的血管，在血管破裂的发病机制中似乎起着特别重要的作用[145]。

就像在颅外部位经常发生的情况一样，偶尔，沉积在脑血管中的淀粉样蛋白会引发一种异物反应，充满的多核巨细胞试图吞噬这些有害物质。更罕见的是，与坏死性和（或）肉芽肿性真性血管炎相关的脑淀粉样血管病的病例[146-147]。这种病例已经被解读为多半为对沉积蛋白质的特殊宿主反应［**“Aβ 相关性血管炎（Aβ-related angiitis, ABRA）”**］，但可以想象，原发性脑血管炎如果

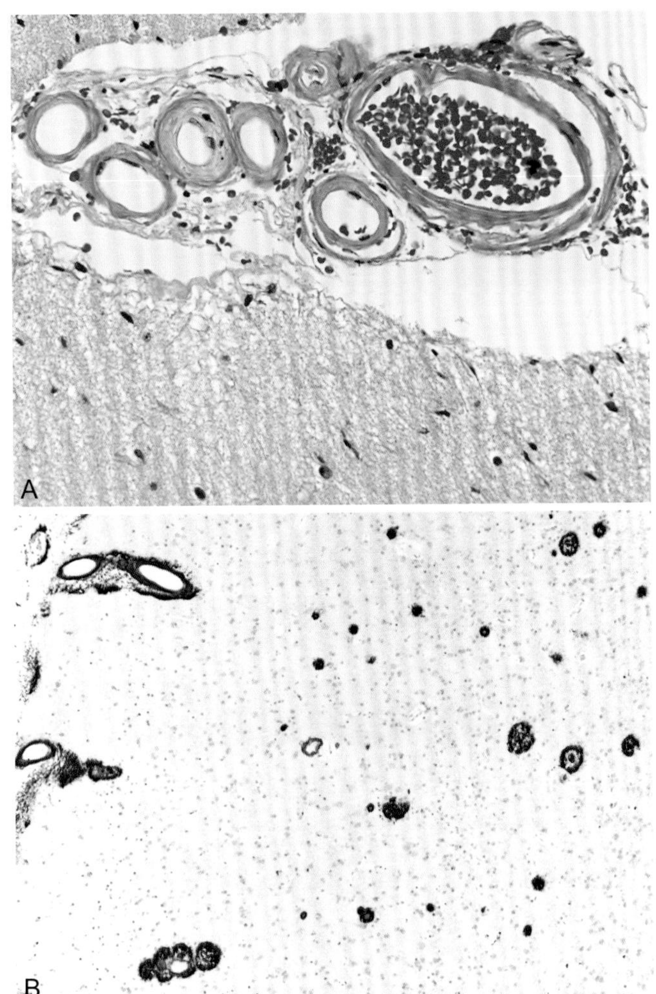

图 43.11 **脑淀粉样（“嗜刚果红”）血管病**。同在神经外的病变一样，脑血管壁内淀粉样变显示有嗜酸性和无定形表现（**A**），在 β 淀粉样物免疫染色后更加突出（也常表现为大脑皮质内弥漫性或神经炎性斑块）（**B**）

不是引起，也可能是加剧局灶淀粉样蛋白沉积。有意思的是，大多数血管炎性脑血管淀粉样变病例（包括合并肉芽肿性血管炎和脑淀粉样血管病的病例）并不伴有脑出血，而是以非出血性病变的形式出现，其中一些为肿块形成且影像学提示肿瘤。患者也可出现精神状态改变、头痛、癫痫或亚急性进展性局灶性神经功能不全。患者通常比非炎症性淀粉样血管病患者年轻，但比原发性 CNS 血管炎患者年长[147]。

伴有皮质下梗死和白质脑病的常染色体显性脑动脉病和常染色体隐性变异型

正如它们的名字所暗示的，伴有皮质下梗死和白质脑病的常染色体显性脑动脉病（cerebral autosomal dominant arteriopathy with subcortical infarct and leukoencephalopathy, CADASIL）以及一种更为罕见的常染色体隐性遗传变异型——伴有皮质下梗死和白质脑病的常染色体隐性脑动脉病（cerebral autosomal recessive arteriopathy with subcortical infarct and leukoencephalopathy, CARASIL）是遗传性疾病[1,148]。全世界已确定了上百个受影响的 CADASIL 家族，而已报道的 CARASIL 病例仅大约有 50 例。CADASIL 被认为与错义突变有关，或偶尔与染色体 19p13 上的 *NOTCH3* 基因的小缺失有关，*NOTCH3* 基因的产物是一种选择性表达在血管平滑肌细胞中的跨膜受体蛋白和转录调节因子。也已有散发的非家族性病例似乎是由于新生 *NOTCH3* 突变所致的描述。相反，CARASIL，同其他常染色体隐性遗传病一样，需要双等位基因失活，涉及染色体 10q 上 *HTRA1* 基因（high-temperature requirement A serine peptidase 1），已知是参与肌肉骨骼发育的基因[148]。CADASIL 的临床表现包括先兆偏头痛（通常是最早的神经症状）、皮质下缺血性卒中、精神病症状以及最终导致痴呆的认知功能退化。大多数患者在最初的卒中发作后 15 ~ 25 年内死亡。CARASIL 也有类似的病程，但通常发病较早，病情较重；它还与腰椎间盘突出和脊椎变形（反映更广泛的结缔组织异常）引起的下背疼痛以及男性过早的弥漫性秃发有关[148]。CADASIL 和 CARASIL 两种疾病的影像学表现相似，但 CARASIL 的表现更为弥漫。特征性的和早期的 MR 图像表现是：脑室周围 T2 高强度结节灶，在患者有症状前常常很明显。随着疾病的进展，发生腔隙性白质梗死，出现反映弥漫性白质脑病的 T2 加权 MRI 信号增强的融合带，典型表现为 U 型纤维保留。

CADASIL 是一种非动脉硬化性和非淀粉样变血管病变，主要累及大脑半球白质中的小口径和中口径动脉，但软脑膜甚至系统性血管都可能受到这种广泛性病变的影响[1,148]。大多数记录在案的病例已通过脑活组织检查确认，但皮肤、骨骼肌和周围神经取样也能提供信息。CADASIL 的标志特征是：受影响血管的中层有颗粒状、嗜碱性和 PAS 阳性物质积聚，伴有中层平滑肌细胞丢失、同心性管壁硬化和管腔狭窄。在超微结构水平上，这种独特的物质是由 10 ~ 15 mm 大小的嗜锇电子致密颗粒组成，这些颗粒自由分布在退化的肌细胞之间或细胞周凹陷内的团簇内。这些沉积物可应用抗 NOTCH3 蛋白胞外结构域的单克隆抗体标记，这些抗体是 CADASIL 特异性的，可在疾病的症状前阶段进行识别。因此，提倡在皮肤活检标本中对小的真皮或皮下动脉进行超微结构或免疫组织化学检查，作为对有患病风险的家庭成员和可疑病例的筛查检查。CARASIL 的病理表现同样为明显的动脉硬化，但没有像 CADASIL 那样的明显的血管沉积或全身受累；在这方面，CARASIL 的病理表现与 Binswanger 病的重叠，但患者缺乏高血压[148]。有时这两种疾病需要进行证实性遗传评估（例如单链构象多态性分析）来诊断。

硬膜外血肿

绝大多数硬膜外血肿（epidural hematoma）发生于颅外伤合并颞骨骨折并由穿透颅骨翼区的脑膜中动脉分支撕裂所致[1]。颅骨和硬脑膜内表面之间的血液积聚通常是迅速的，伴有意识急性恶化，如果不及时清除，患者很快就会因脑疝而死亡。不常见的变异型是在其初始损伤很长时间之后才出现症状。这种慢性硬膜外血肿有由血管的纤维组织形成的新包膜包裹限制，通常是静脉起源的。

硬膜下血肿

硬膜下血肿（subdural hematoma）是由于血液被引流到正常情况下贴附的蛛网膜和硬脑膜的潜在腔隙而导致的。大多数覆盖在额顶叶区域的大脑凸面并被认为是在穿过蛛网膜 - 硬脑膜交界面、通往上矢状窦的纤细的桥接静脉破裂后发生的。这些血管特别容易受到头部的突然的角加速度产生的剪切力的影响，这在外伤中很常见，许多硬膜下血肿与颅外伤明显相关。大多数“自发性”硬膜下血肿病例发生在老年人，可能是因为大脑萎缩和这些桥接血管上的牵引力降低了他们承受其他琐碎压力的能力。类似的现象可能会促使脑积水脑室减压后硬膜下血肿的发生。接受过抗凝剂以及有血小板减少、酗酒或长期进行血液透析治疗的患者发生硬膜下出血的风险也增加[149]。一小部分硬膜下血肿是由动脉损伤引起的。这些通常与重度颅脑损伤有关。

硬膜下血肿的病理表现与损伤时间长短有关。如果样本是在发病后几天内被取出的，则其仅仅是由凝结的血液组成。然而，通常情况下，最初的出血常常没有被注意到，硬膜下血肿只有在引起机化反应后才会出现症状，导致其被包裹在灰褐色的胶原性新生膜组成的圆盘囊内，新生膜附着在硬脑膜上而不附着在蛛网膜下。不发生蛛网膜下附着这个特征反映了一个事实，即负责包裹血肿的间充质成分完全来自硬脑膜，而软脑膜却奇怪地对硬脑膜下腔的血液无动于衷，对其机化也没有起任何作用。由于这些包裹膜的组织学成熟是按可预测的方式进行的，可以通过对这些包裹膜的彻底检查来估计某一病变发生的时间长短。只说外（硬膜旁）膜就足够了，它可能达到几毫米的厚度；在早期阶段，它由增生的梭形细胞和穿透血肿表面的毛细血管萌芽组成，分布在一个松散的结缔组织基质内，含有吞噬含铁血黄素巨噬细胞、散在的淋巴细胞以及某些情况下有髓外造血成分（正常母细胞）。嗜酸性粒细胞的浸润可能是惊人的。相比之下，内膜具有更简单更薄的结构且相对无血管。这两层膜都经历渐进性的玻璃样变，并随着血肿的完全吸收融合形成一层薄薄的纤维膜，在显微镜下与相邻的硬脑膜非常相似。在特殊情况下，血肿囊转变为钙化的甚至骨化的外壳。

慢性硬膜下血肿在临床上表现为迟发性颅内肿块的能力似乎是一个悖论。一旦形成，封闭的血肿囊功能上可以想象为一个半透膜，允许液体在渗透压的作用下从CSF 腔隙或外板的毛细血管网进入。一个平淡无奇（但也许更有可能）的解释也许可以将这些脆弱的新形成的毛细血管与再出血发作联系起来。硬膜下血肿在其慢性包裹阶段发生新近叠加的出血这种情况引起首次注意并不

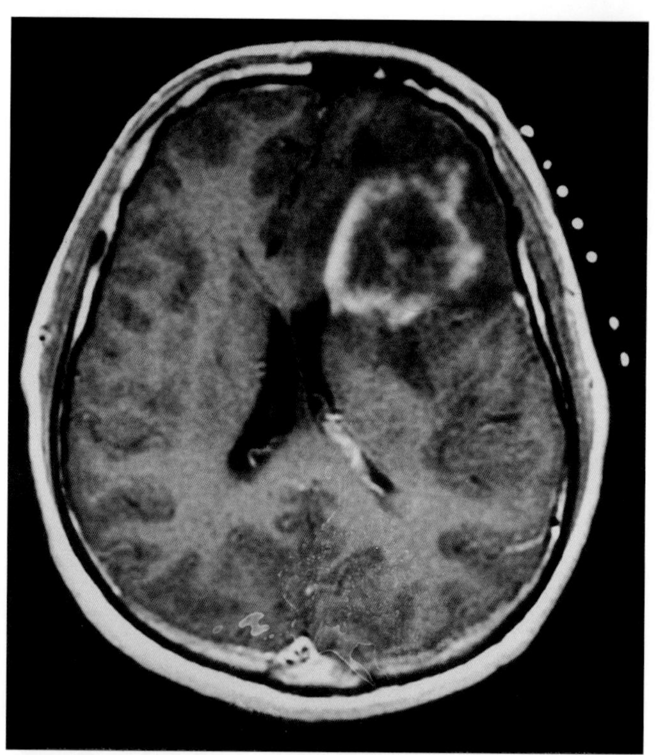

图 43.12　**脱髓鞘假瘤**。注射造影剂之后的 MRI，显示有局灶血脑屏障破坏亮信号区，病灶特征是“环状”增强，周围白质明显的低密度（提示水肿）以及同侧的脑室角消失和邻近的扣带回跨越中线的移位证明有肿块占位效应。神经影像学诊断为“胶质母细胞瘤可能性大，不除外脓肿”。患者，男，32 岁，亚急性进行性轻偏瘫，嗜睡，有限的活检和短程的皮质类固醇治疗后完全恢复。患者诊断后随访 15 年未再出现症状

罕见。

炎症性疾病

脱髓鞘疾病

在 CNS 的特发性**脱髓鞘疾病（demyelinating disease）**中，多发性硬化症是迄今最常见的，通常被认为是临床或尸检诊断的“医学”疾病。实际上，大脑半球白质和脊髓的脱髓鞘病变可以表现为占位性“肿瘤”，伴有明显的占位效应、水肿以及血脑屏障破坏的证据，即在计算机断层扫描（CT）或 MR 检查中，在使用对比剂后显示有弥漫性或环状增强（图 43.12）[150-151]。在神经影像学上特别值得怀疑的是，病变表现为“开放”或“断裂环”轮廓，其特征是毗邻脑室表面或皮质表面的边缘增强骤然中断[152]。在诊断患者为脱髓鞘疾病之前，患者可能出现与颅内肿块扩大有关的症状和体征。毫不奇怪，有孤立的病例被考虑为侵袭性胶质瘤或脓肿形成，而多灶变异型提示转移性疾病，甚至扫描时病变显示有囊性特征而被考虑为脑寄生虫病。为了明确诊断，偶尔对这种**脱髓鞘“假瘤”（demyelinating “pseudotumor”）**进行神经外科干预，因而其进入外科病理学领域也就是可以理解的了。

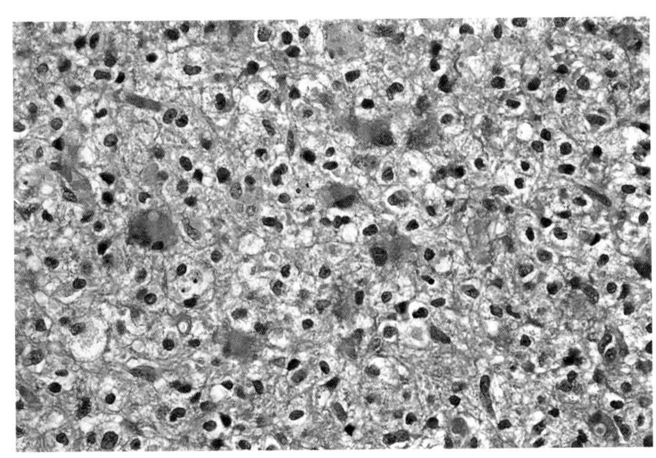

图 43.13　**脱髓鞘假瘤**。可见病变内细胞增多，有大量的巨噬细胞浸润，仔细检查可见巨噬细胞的颗粒状或泡沫状胞质，另外可见一些增生的星形细胞

肿块性脱髓鞘病变与典型的亚急性多发性硬化症的活动性“斑块”一样，与相邻的、未受累的白质有清晰的分界，在活检样本包括周边组织时很明显。受累组织显示有泡沫样、富含脂肪的巨噬细胞、不同密度的反应性星形细胞的弥漫性浸润，以及小 B 淋巴细胞和 T 淋巴细胞的血管周聚集（后者也浸润实质），偶尔也可见浆细胞（图 43.13）。要将脱髓鞘过程定性为脱髓鞘过程最终需要在缺乏可染色的髓磷脂病灶中证明轴突的相对保存。这很容易通过比较性连续切片应用坚牢蓝（Luxol fast blue, LFB）染色评估的髓鞘（图 43.14）和应用神经丝免疫染色评估轴突密度来实现。在典型的病例，区域内大量的轴突没有间断，而髓鞘（如果可以证明的话）仅以吞噬碎片的形式存在于巨噬细胞细胞质中。然而，应指出的是，轴突减少是一个可变因素，且在一些特别破坏的病例中导致空洞形成。

在我们的经验中，脱髓鞘假瘤是非肿瘤性病变，在活检中最常被误诊为胶质瘤，特别是弥漫性纤维性星形细胞瘤或少突胶质细胞瘤。不幸的是，误诊的结果是：患者可能遭受破坏性的脑部放疗[153]，而且导致错误的潜在原因很多。胶质瘤的诊断可以依据一些病例中具有非典型性星形细胞增生——一种可能被发现有散在的核分裂象以及看起来像星形细胞非典型性核分裂象加强的印象——做出，非典型性核分裂象是一种特殊的核质分裂（颗粒状核分裂象）和 Creutzfeldt 细胞形成微核碎片。血管周围淋巴细胞浸润是一个不稳定的特征，即使很明显，也不能除外胶质瘤。然而，即使在它们不存在的情况下，肥胖星形胶质细胞有序排列的典型增生状态也可提示一个反应性病变。

尤其令人困惑的是，成片的巨噬细胞与胶质瘤无法区分，尤其是在冰冻切片中，因为它们的细胞边界往往与纤维背景融合在一起。因此，强烈建议在术中使用细胞学制片进行评估，因为在涂片上液泡和缺乏突起更容易识别（图 43.15）。单核细胞 / 巨噬细胞标志物的免疫细胞化学检查，诸如 HAM-56（图 43.16）和 CD68 染色可能也

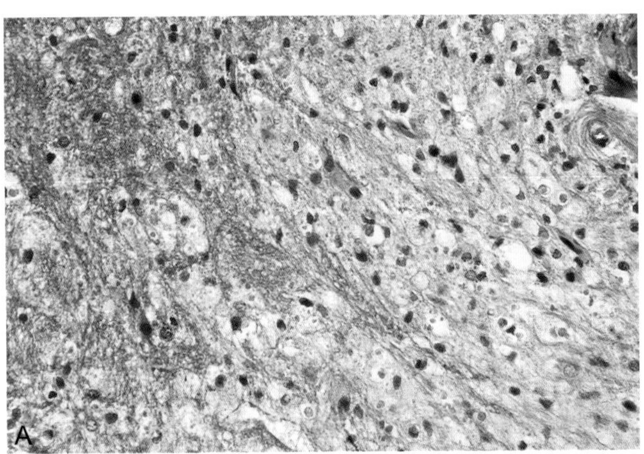

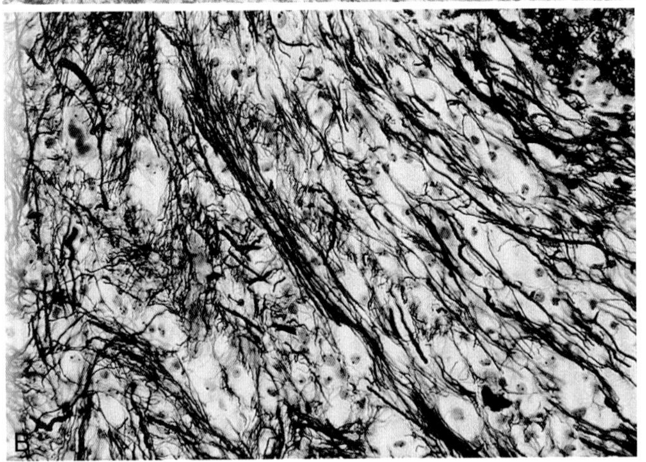

图 43.14　**脱髓鞘假瘤**。分别应用坚牢蓝染色髓鞘（**A**）和 Bielschowsky 方法染色轴索（**B**）的连续切片显示的脱髓鞘斑块（右）以及正常白质（左）的交界区域。**A**，髓鞘蓝染，可见斑块内残留的髓鞘仅为巨噬细胞胞质内的小球结构。**B**，轴索黑染，可见在脱髓鞘区内轴索走行未中断

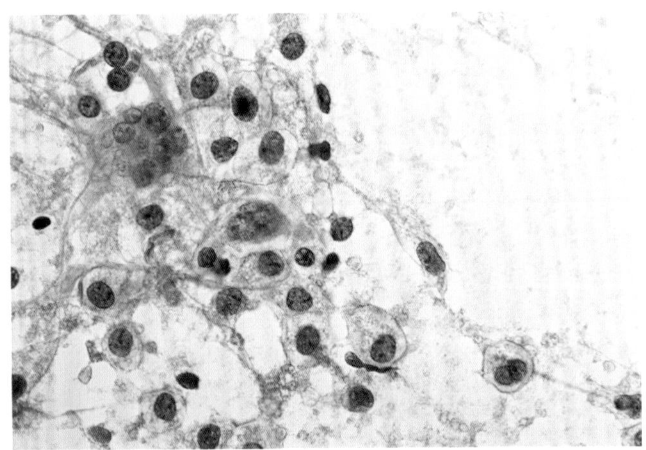

图 43.15　**脱髓鞘假瘤**。术中细胞制片中泡沫状巨噬细胞的存在强烈不支持胶质瘤的诊断。正如图中显示的，非典型性多核星形细胞在这样的标本中并不少见

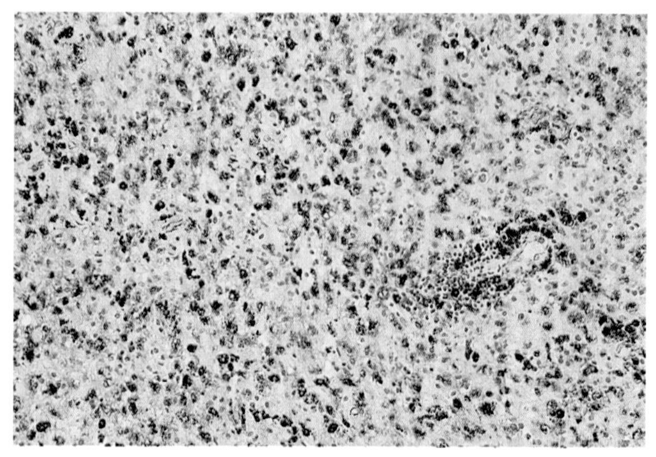

图 43.16 **脱髓鞘假瘤**。可见 HAM-56 免疫组织化学染色显示的脱髓鞘病的特征性密集浸润的巨噬细胞

有助于解决细胞的鉴定问题，特别是当应用人为扭曲的神经外科标本时。大量巨噬细胞的弥漫性浸润在未经治疗的胶质瘤中很少见，因此几乎可以除外这种诊断。这类细胞在涂片、压片或组织切片中的明确认定应能提示非肿瘤性、坏死疾病（例如组织梗死）或选择性脱髓鞘疾病。在神经影像学扫描中，术前给予皮质类固醇治疗的原发性 CNS 淋巴瘤可能会消失而只留下反应性淋巴组织细胞浸润，因而可能类似于脱髓鞘疾病；在这种情况下，应该没有选择性、区域局限的髓鞘丢失（见下文讨论）。多发性硬化症患者偶尔会发生胶质肿瘤 [154]，但没有明确的证据表明胶质肿瘤发病率在这一人群中增加。

尽管人们过去认为肿块性脱髓鞘病变很少合并多发性硬化症 [150]，但最近的数据表明，大多数有肿块性病变的患者在进行足够的随访下会发展出典型特征 [151]。最后，还要提到一种多灶性炎症性白质脑病，他被描述为使用 5- 氟尿嘧啶和左旋咪唑的结直肠腺癌化疗的并发症 [155]。该病变是脱髓鞘性病变，形态学上与活动性多发性硬化斑块难以区分。目前还不清楚是这两种药物中的一种还是两种直接导致了这种疾病，或是否是某种途径促发了易患这种疾病的患者发生多发性硬化症。

非感染性炎症和反应性异常、黄色瘤性病变以及“组织细胞增多症”

本节所讨论的各种异常除了病因不明和炎症性或其他“反应性”组织学表现外，几乎没有什么共同之处。它们许多作为系统性疾病更广为人知，在本书的其他地方进行详细介绍。这里只对神经系统特有的病种进行具体的描述。

特发性肥厚性硬脑膜炎（idiopathic hypertrophic pachymeningitis, IHP），顾名思义，是一种不明原因的硬脑膜的炎症和纤维化性疾病。随着其他病因（包括颅内低压、感染、肿瘤和自身免疫病因）的日益增多，这种诊断已越来越不常见，而最近自身免疫性病因包括了 IgG4 疾病（见下文）[156-157]。IHP 的临床表现包括头痛、进展性颅神经病和成人发作的小脑共济失调，影像学表现为延髓周脑膜、脑幕和脑镰的增厚和异常强化。IHP 可能涉及脑凸上方的硬脑膜，或延伸至海绵窦和眼眶，可导致疼痛性的眼肌麻痹。**特发性肥厚性脊膜炎（idiopathic hypertrophic spinal pachymeningitis）**是一种典型表现为压迫性颈胸段脊髓病，可能是同一基本疾病的一种变异型 [158]。一组伴有硬膜外异常的患者被归纳在“**多灶性纤维硬化症（multifocal fibrosclerosis）**”标题下，他们的表现包括：炎症性眼眶假瘤，特发性纵隔、腹膜后纤维化，硬化性胆管炎，Riedel 间质病，Peyronie 病，Dupuytren 挛缩，纤维化睾丸炎，系统性血管炎，以及皮下组织和肺的纤维炎症性病变。

尽管认识到 IHP 是一个排除性诊断很重要，但可能代表局部假瘤变异型的病变也已记录 [159]，最近被重新归类为 **IgG4 相关性疾病（IgG4-related disease）**并发硬脑膜炎（图 43.17），是一种硬化性自身免疫疾病，第一次描述是发生在胰腺，但现在已认识到身体任何部位都可以发生，包括硬脑膜和垂体 [157,160-161]。虽然，这一诊断是基于 IgG4 阳性浆细胞数量增加以及 IgG4 阳性细胞与 IgG 阳性细胞的比例增加（例如 > 40%）做出的，但这些部位的病例报道太少，无法建立明确的标准 [162]。有些病例还显示有淋巴浆细胞散在浸润，纤维增生旺盛，以及某些情况下有坏死和肉芽肿形成。需要除外结核、梅毒、真菌感染、结节病、Wegener 肉芽肿病、风湿性疾病和其他导致慢性纤维化脑膜炎的原因。继发性颅内炎症性眼眶假瘤或 IgG4 疾病也可产生类似的脑膜图像 [163-164]。IHP 的临床经过是不同的，但往往是不可避免的进展性的。皮质类固醇的使用和切除压迫性纤维炎性脑膜肿块对于某些患者是可获益的。读者应该注意到，进行开颅手术、脑室分流甚至腰椎穿刺的患者都可以偶尔出现弥漫性脑膜增厚和强化的神经影像学改变，这些通常是无症状的，没有临床意义。这些改变被认为是对颅内低压的一种反应，偶尔可能自发发生。这些病例的活检标本可能显示为硬膜下纤维增生、新生血管形成、含铁血黄素沉积和脑膜上皮增生 [165-166]。

从脑膜转到大脑本身，我们简要讨论一下一种慢性脑炎，被称为 **Rasmussen 综合征（Rasmussen syndrome）**，其特征是难治性单侧局灶性癫痫或儿童期发作的局部癫痫持续状态，进行性脑半萎缩伴有偏瘫，以及认知能力下降 [167]。长期以来，人们一直怀疑（但从未令人信服地证明）这种疾病是一种持续性病毒感染，它可能有自身免疫性成分，因为一些受影响的患者体内含有抗天然 CNS 抗原的抗体，包括抗谷氨酸盐 GluR3 受体的抗体。其神经病理表现是非特异性的，包括累及大脑皮质的血管周围和间质淋巴浸润，伴有微小胶质结节形成，星形胶质细胞增生，以及不同程度的神经元缺失 [168]。高剂量皮质类固醇、静脉丙种球蛋白、血浆置换和手术治疗（包括功能性或实际的半球切除）都已被研究用于 Rasmussen 综合征的治疗，并已证明对于一些患者有益。

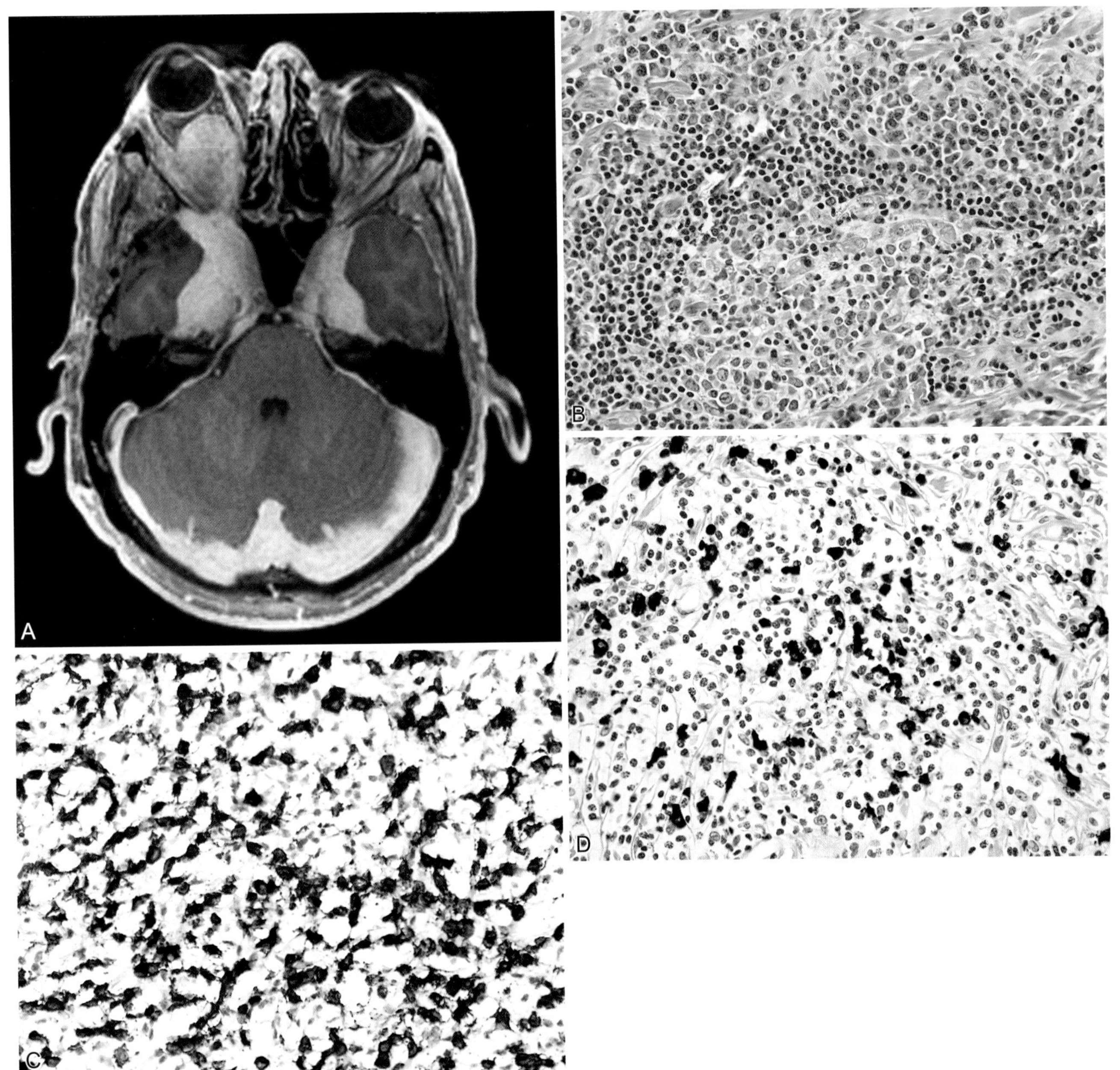

图 43.17 **IgG4 相关性硬脑膜炎**。注意，在对比增强的 MRI 图像中有显著的双侧硬脑膜增厚（**A**），活检观察到大量淋巴浆细胞浸润，偶尔可见到生发中心（**B**）以及大量 CD138（**C**）和 IgG4（**D**）免疫反应阳性浆细胞

手术治疗目前被认为是典型儿童病例的可选方法。更局限的特发性慢性脑炎和临床偏良性病例已有描述，特别是在青少年和年轻成人，可能类似于脑肿瘤[169]。这些病例是否代表 Rasmussen 综合征的变异型目前还不清楚。

边缘性脑炎（limbic encephalitis）是一种成人遗忘综合征，通常作为一种副肿瘤综合征合并肺小细胞癌被遇到[170]，但也被报道合并其他类型的肿瘤（例如非小细胞肺癌、霍奇金病、乳腺腺癌和睾丸生殖细胞肿瘤）以及偶尔缺乏合并的明确肿瘤[171]。由于后者以及其并不总是局限于边缘区分布的事实，其他一些人主张用**自体免疫介导的脑炎（autoimmune-mediated encephalitis）**这个更广泛的术语[172]。边缘性脑炎的临床表现以亚急性方式进展，主要包括短期记忆丧失、复杂的部分性或全身性癫痫发作以及神志不清和情感障碍。许多病例演变为一个复杂的副肿瘤性疾病的一个方面，可能累及背根神经节、脑干、小脑、脊髓、自主神经节和肌间神经丛[173]。MRI 研究经常发现内侧颞区异常 T2 高信号（有时伴有对比增强），可能提示考虑单纯疱疹病毒性脑炎（herpes simplex encephalitis, HSE）或肿瘤。损伤的主要部位是杏仁核、海马和嗅内皮质，活检组织显示有丰富的胶质细胞增生、血管周围淋巴细胞袖套、小胶质细胞或“噬神经细胞”，以及在某些情况下还有明显的神经元数量减少。与 HSE 相反，这一过程从来没有明显的坏死性、出血或伴着病毒包涵体的出现。

在评估边缘性脑炎（临床表现通常预示着发现其他方面为沉默的、低分期的肿瘤）的检查中，有用的是血清和

CSF 自身抗体检查，包括抗 Hu 抗体，它是抗神经元核蛋白质的抗体，大小在 35 ~ 40 kDa 范围并与潜在的小细胞肺癌强烈相关[170,173]。证明这种自身抗体的存在构成了一个副肿瘤病因学和要求寻找隐匿性肿瘤疾病（尤其是在胸腔内）的令人信服的证据。抗 Hu IgG 出现似乎是对肿瘤异常表达的这种神经元相关蛋白质的复杂反应，由此提出了一种假说的，即针对肿瘤引发的免疫反应与神经系统发生交叉反应而导致了神经病变的毁灭性结果。另一种被称为抗 Ta 或抗 Ma2 的神经元自身抗体是睾丸生殖细胞瘤中出现的副肿瘤性边缘性脑炎的一个强力标志物。肿瘤的定位和治疗可以改善边缘性脑炎患者的神经功能，在这方面比免疫调节更有效。偶尔患者会自行恢复。

被报道为神经轴“**纤维 - 骨病变（fibro-osseous lesion）**”或“**钙化假瘤（calcifying pseudoneoplasm）**”的组织学上独特的肿物（图 43.18）主要是由非双折射的、嗜碱性物质构成——它们可能呈无定形、有点软骨黏液样或粗纤维状、绳状或片状[174-175]。在一些病例中，单核和异物型巨细胞边缘呈肉芽肿样改变。在大多数病例中，至少局部有明显矿化，许多还显示有成熟的板层骨形成。脑膜血管瘤病曾被发现与罕见的颅内病变相邻。这些特殊的病变通常发生在轴外，尤其是脊髓硬膜外腔隙，但也可能发生在颅底、软脑膜甚至脑组织。虽然它们是非肿瘤性病变，但它们可由于脊髓受压或颅底破坏、颅神经和脑血管损害而合并相当多的神经病变。缺乏上述特定基质的骨化颅内结节可能是在创伤、感染或出血的非特异性反应中形成的，被称为脑结石或“脑石”。偶尔，有症状的神经旁肿块被证明是由尿酸钠［**痛风（gout）**］、二羟焦磷酸钙［**假性痛风（pseudogout）**］或羟基磷灰石钙［**肿瘤性结石（tumoral calcinosis）**[176]］引起的结石性病变。软脑膜的**透明性化生和骨化（metaplastic hyalinization and ossification）**是一种常见的无症状的发现，但偶尔可能引起进展性脊髓病，在一些病例与脊髓空洞相关[177]。虽然

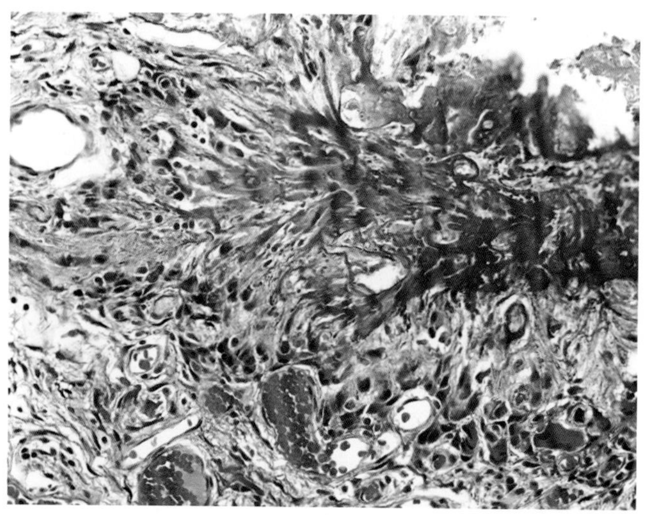

图 43.18 **神经轴的纤维 - 骨化病变 / 钙化性假瘤**。这种少见的病变有纤维组织增生和高度特征性的嗜碱性基质呈板状或肿块样沉积

“**骨化蛛网膜炎（arachnoiditis ossificans）**”这个术语被用在了这类病例中，并且其中许多显然是机械性或微生物损害的后遗症，但他们一般缺乏炎症因素，而且可能没有疾病的诱因。脊髓损伤同样可由黄韧带骨化引起[178]。

对偶然手术治疗的那些神经系统外疾病，最值得一提的是朗格汉斯细胞组织细胞增多症（“嗜酸性肉芽肿”）、结节病和窦组织细胞增生伴巨大淋巴结病（sinus histiocytosis with massive lymphadenopathy, SHML）（Rosai-Dorfman 病）。**朗格汉斯细胞组织细胞增多症（Langerhans cell histiocytosis）**中 CNS 累及通常发生在颅盖底部浸润后，显示有下丘脑和漏斗区的惊人的倾向性，Hand-Schüller-Christian 病这个同义词被用于描述典型的临床三联征：尿崩症、眼球突出和 X 线片检查中颅骨底部缺损。虽然类似的地形分布是那些局限于（至少在表现上）神经系统的例外病例的特征[179]，但也有记录位于脑膜、脉络丛和大脑内的病变[180]，是来自颅穹窿内相邻原发性病灶的脑侵犯[181]。CD1a 和（或）langerin 免疫反应阳性的朗格汉斯细胞在活检组织中可能仅稀疏出现。值得注意的是，朗格汉斯细胞组织细胞增多症和另一种很少累及 CNS 的组织细胞疾病——Erdheim-Chester 病（见下文讨论）都经常具有 *BRAF* V600E 突变，可能可以进行靶向治疗[182-183]。也可见到仅由泡沫状巨噬细胞组成的黄色瘤样肿块，它们可能代表“焚毁”病变，并且一种伴有髓鞘和轴突不同程度丢失的非特异性慢性炎症的图像（尤其是在小脑和脑干）可能可以见到。

神经系统结节病（neurosarcoidosis）最常见的表现形式是肉芽肿性基底部脑膜炎，伴有颅神经病变，或随着病程扩展到下丘脑区域，出现尿崩症和其他间脑综合征。可见明显的肉芽肿性血管炎。尽管绝大多数患者已确诊为系统性疾病，但也有原发性 CNS 表现的描述，可能包括软脑膜[184]、硬脑膜[185]、颅神经[186]和神经实质本身[187]的假瘤性累及。据记载，1 例坏死性结节性肉芽肿病表现为累及颞叶和海绵窦的肿块[188]。事实上，只有一小部分被诊断为 CNS 肉芽肿性疾病的患者的临床表现（例如肺间质侵犯、纵隔淋巴结病）或实验室证据（血清 /CSF 血管紧张素转换酶水平升高）支持结节病的诊断。在一项研究中，发现了无法分类的、“无致病原”的肉芽肿性疾病，它们都有弥漫性神经轴突累及、合并软脑膜和神经实质（尤其是脊髓）浸润、伴发血管炎和预后不良的倾向[189]。

临床上难以与脑膜瘤区分的硬脑膜肿块构成了 Rosai-Dorfman 病或结外 SHML 病例中常见的 CNS 疾病的一般模式，但累及神经实质的病变也已有报道[190-191]。这些可能是该病的唯一表现，并且可能是多灶性的。被称为**炎性假瘤（inflammatory pseudotumor）**或**浆细胞肉芽肿（plasma cell granuloma）**的中枢神经轴突病变也有类似的好发于硬脑膜的特征[192-193]，尽管脑和脉络丛的病例也可以遇到。毫无疑问，这些术语多年来已扩展到各种原因的反应性病变、结外 SHML、淋巴浆细胞丰富的脑膜瘤和黏膜相关性淋巴组织（MALT）型低级别淋巴瘤。此外，这

些术语还被不加区别地应用于应被称为神经系统的**炎性肌成纤维细胞瘤（inflammatory myofibroblastic tumor）**的增生[193]。炎性肌成纤维细胞瘤将在下面讨论非脑膜上皮间质肿瘤时进一步讨论。诸如炎性假瘤和浆细胞肉芽肿的诊断，必须深知它们不带有特定的病因学含义，对于具有多克隆淋巴浆细胞成分的肿块，且不伴有明显的梭形细胞成分、不伴有间变型淋巴瘤激酶（anaplastic lymphoma kinase, ALK）表达或*ALK*基因（2p23）重排——作为炎症性肌成纤维细胞肿瘤的证据，应明智而审慎地保留这些术语。潜在的多灶性、浆细胞肉芽肿/神经系统炎性假瘤已在有系统性感染和免疫性疾病的患者中描述，例如狼疮和复发性多软骨炎患者[193-194]。IgG4阳性的浆细胞在本组病变中可见，但其与IgG4相关的系统性自身免疫性疾病的关系尚未明确[192]。一种可能类似于肺源性**透明变浆细胞性肉芽肿（hyalinizing plasmacytic granuloma）**的独特镰状肿块，含有"筏状"的无细胞岛、透明变性结缔组织以及有异物巨细胞反应[195]。

统称为"黄瘤性"的病变是各种不同的病变，其共同特征仅有具有明显的泡沫状、富含脂肪的巨噬细胞成分。与第三脑室胶体囊肿有关的黄色肉芽肿形成已经提到。类似的病变是由泡沫状巨噬细胞、异物型巨细胞、胆固醇裂隙和反应性淋巴细胞浸润组成的，通常发生在脉络丛的血管球，但很少出现症状[196]。**岩顶的胆固醇肉芽肿（cholesterol granuloma of the petrous apex）**被认为是岩顶气室的长期通气受损造成的结果，可能引起头痛和第Ⅴ～Ⅷ对颅神经麻痹，促使进行神经外科干预[197]。见于硬脑膜的**黄色瘤（xanthoma）**或**黄色肉芽肿（xanthogranuloma）**很大比例发生在健康人群[198]，与脂质代谢异常（例如家族性高胆固醇血症）相关[199]，也可发生在系统性Weber-Christian病（复发性结节状非化脓性脂膜炎[200]）患者。然而，正如已经讨论过的，重要的仍然是要除外组织细胞疾病，例如朗格汉斯细胞组织细胞增多症和幼年黄色肉芽肿[201]。CNS的黄瘤性浸润也可能并发**Erdheim-Chester病（Erdheim-Chester disease）**——一种谜一般的组织细胞增多症，其标志特征是：长管状骨的对称性和双侧硬化，伴有骨髓腔富含脂质巨噬细胞的定植；该病常见*BRAF* V600E和*MAP2K1*突变[202-203]。此外，报道中还有可能与创伤相关的黄色瘤[204]，可能是肿瘤性"**纤维黄色瘤（fibroxanthoma）**"[205]和**幼年黄色肉芽肿（juvenile xanthogranuloma）**[201]。CNS浸润是被认为是"**播散性黄色瘤（xanthoma disseminatum）**"的并发症[206]，播散性黄色瘤是一种系统性综合征，其特征是在正常血脂个体中广泛播散的幼年黄色肉芽肿样病变。在**坏死性黄色肉芽肿（necrobiotic xanthogranuloma）**[207]中也描述了硬脑膜肿物的发生，坏死性黄色肉芽肿是一种相似的系统性疾病，常与浆细胞肿瘤和其他淋巴组织增生性疾病相关。症状性的软脑膜和神经实质内泡沫状巨噬细胞（胞质内含红细胞和淋巴细胞）浸润常发生在**噬血性淋巴组织细胞增生症（hemophagocytic lymphohistiocytosis）**[208]病程中，后者可以是原发性的（常染色体隐性遗传，婴儿起病），也可以是继发性的（感染引发的或副肿瘤性的，尤其是淋巴瘤相关的）。已报道1例可能局限于CNS的病例[209]。

曾有参考文献提到过颅内动脉瘤手术治疗后并发了肿块形成的异物反应。在神经外科肿瘤切除（和其他手术）过程中，放置在瘤床中的各种止血物品同样可能会引发类似于肿瘤复发的旺炽的和潜在的肉芽肿性炎症反应[210]。从所引文献中可查阅相关物品的显微镜下特征，这种情况下的反应性肿块被称为"**纱布瘤**""**棉布瘤**""**织物瘤**"或"**棉属瘤**"（来自拉丁文棉属、棉类植物和Kiswahili boma，意思是隐藏的地方）。

其他已被记录的奇怪的神经病理病变包括**大脑软化斑（cerebral malakoplakia）**[211]和被称为"**肌球蛋白病（myospherulosis）**"的假寄生虫性红细胞改变[212]。最后，我们要提几个被描述的并发于系统性自身免疫（胶原血管）疾病的表现，包括**类风湿性脑膜结节（rheumatoid meningeal nodule）**[213]，从鼻窦腔隙一直延伸到颅内硬脑膜的**韦格纳肉芽肿（Wegener granulomatosis）**[214]或表现为局限于脑膜的疾病[215]，以及**干燥综合征（Sjögren syndrome）**相关的伴有认知障碍的皮质醇类激素反应性脑膜脑炎[216-217]。**非血管性自身免疫性炎症性脑膜脑炎（nonvasculitic autoimmune inflammatory meningoencephalitis）**这个术语已被应用于这种非坏死性病变，其特征是血管周围淋巴细胞袖套形成，伴有与受累大脑皮质中松散聚集的小胶质细胞。这种图像也与皮质类固醇可逆性脑病有关，可在无全身症状的患者中见到，其中一些患者已被证实外周血中含有抗干燥综合征抗原的抗体、类风湿因子升高或核周抗中性粒细胞胞质抗体[217]。

感染性疾病

细菌感染

绝大多数累及CNS及其外膜的化脓性感染是由细菌引起的。外科病理医师特别关注的是脑和脊髓硬膜外脓肿的常见形式。

大约20%的**脑脓肿（brain abscess）**没有诱发原因，其余则发生于已确诊的神经系统外化脓性感染，有解剖异常或先前有穿透性颅脑创伤或进行过神经外科手术治疗可促进脓肿发生[218]。每个病例的危险因素因人口统计学特征、定位、数量和微生物学特征不同而不同。

容易引起脑脓肿的硬膜外细菌感染可有效地划分为累及相邻脑膜或旁脑膜的细菌感染和系统性细菌感染。脑脓肿很少并发细菌性脑膜炎这一事实令人好奇，但值得注意的例外是，奇异变形杆菌和异型枸橼酸杆菌（*Citrobacter diversus*）与新生儿细菌性脑膜炎明显相关[218-219]。细菌更常见的侵袭来源部位是鼻旁窦、中耳腔和乳突[218]。虽然发病机制尚不明确，但通常认为与这些感染相关的脑脓肿是由于逆行血栓携带的病原体通过患者静脉进入颅腔所致。这些病变通常是孤立性的，往往具有特征性的解剖分布。例如，与额筛窦炎相关的脑脓肿特征性地位于额叶前部基底，而与包括慢性乳突炎在内的“中耳炎”相关的脑脓肿通常发生于颞叶或小脑半球。合并蝶窦炎的病变多发生于额颞区。在这些临床情况下，最常从脑脓肿中分离出的微生物包括需氧或微嗜氧链球菌［特别是中间链球菌“milleri”组（*Streptococcus intermedius “milleri”* group）成员］、需氧革兰氏阴性杆菌（变形杆菌、大肠埃希菌、克雷伯菌和嗜血杆菌属）和拟杆菌属。混合感染很常见。其他与脑脓肿后续发展相关的局部化脓性感染包括牙源性败血症以及面部和头皮的化脓性感染。发生在拔牙或其他牙科操作之后“牙源性”脓肿通常位于额部，具有需氧和厌氧混合性菌群，并以梭形杆菌、拟杆菌和链球菌等菌种为主。金黄色葡萄球菌是面部或头皮感染的主要病原体；这种情况下脑脓肿通常发生在合并海绵窦血栓形成的病例中。颌面部**放线菌病（actinomycosis）**也可引起脑脓肿[220]。脊柱异常容易发生髓内脓肿，脊髓神经轴肿瘤也是如此，但这种感染极其罕见[221]。

血源性感染通常可导致多发性脓肿，通常位于大脑中动脉区域，大多数开始于皮质层和其下白质的交界处，因为这个部位的血管分支具有滤过样效应，但小脑、基底节、丘脑和脑干也可受累。这类“转移性”病变最常起源于胸腔，而慢性化脓性肺疾病是诱发条件，例如肺脓肿和支气管扩张[218]。在潜在的感染源中，更为少见的是细菌性心内膜炎（尤其是急性的）、脓胸、骨髓炎和深部盆腔器官或腹腔脏器感染。其他危险因素包括肺毛细血管床滤过功能丧失的各种情况（例如肺动静脉瘘）和发绀性先天性心脏病合并右至左分流（例如法洛四联症、卵圆孔未闭、室间隔缺损和大血管移位）。继发性红细胞增多症通常伴有这些异常，可通过引起微循环淤滞和局部脑缺氧进一步促进感染性栓子导致的脓肿发生。类似的机制可能还可以解释遗传性出血性毛细血管扩张症（Osler-Weber-Rendu 病）中发生脑脓肿的显著风险；大多数伴有这种并发症的患者有肺动静脉畸形，表现为低氧血症，伴有发绀、杵状指和红细胞增多症[222]。转移性脑脓肿的医源性原因包括：治疗食管腐蚀性狭窄的食管内机械操作，或内镜下注射硬化剂治疗食管静脉曲张[223]。

上述病变的微生物学是复杂的，但做出如下几个概括还是可能的。梭形杆菌属、拟杆菌和链球菌最常从肺败血症相关的脑脓肿中培养出来，而放线菌[220]和诺卡菌[224]脑脓肿（后者常见于身体虚弱和免疫抑制者）也是来自肺部感染病灶的常见继发性沉积。在与先天性心脏病相关的病例中，链球菌和嗜血杆菌通常可见；而在合并急性细菌性心内膜炎的病例中则金黄色葡萄球菌为主。

穿透性颅脑创伤或施行神经外科手术导致的细菌直接接种、脑脓肿形成也许是最不常见的[218]。在这些情况下，金黄色葡萄球菌是最常见的微生物，其次是链球菌、肠杆菌和梭菌属。痤疮丙酸杆菌是一种革兰氏阳性厌氧杆菌，可导致有心室内导管的患者出现分流功能障碍综合征和免疫复合物性肾炎，也已成为创伤性和外科获得性脑脓肿和硬膜外感染的病原体[225-226]。另外，创伤和颅内血肿的积聚易发生沙门菌脑脓肿[218]。从临床的角度来看，脑脓肿的诊断仍然具有挑战性，因为它们的表现和神经影像学表现是非特异性的。值得注意的是，只有40%～50% 的脑脓肿患者有发热症状。脑脓肿的更常见症状和体征是膨胀性颅内肿块引发的症状：头痛、精神状态改变、局灶性感觉运动障碍、癫痫、恶心和呕吐[218]。虽然在 CT 或 MRI 检查中，脑脓肿有特征性的中心低密度、边缘强化和周围水肿表现（图 43.19），但这些表现在恶性肿瘤（尤其是胶质母细胞瘤）和脱髓鞘疾病中也可以出现。脑脓肿的增强的假包膜往往比胶质母细胞瘤的更薄，轮廓更均匀，在 T2 加权 MRI 上的典型表现为暗信号（因为胶原化），而肿瘤中是没有这种暗信号的，并且脑脓肿的周围组织在弥散像中是亮的，不同于其中央坏死和胶质母细胞瘤内部是暗的。源自主要肿块的明显芽生的较小的“子”病变也提示脓肿。

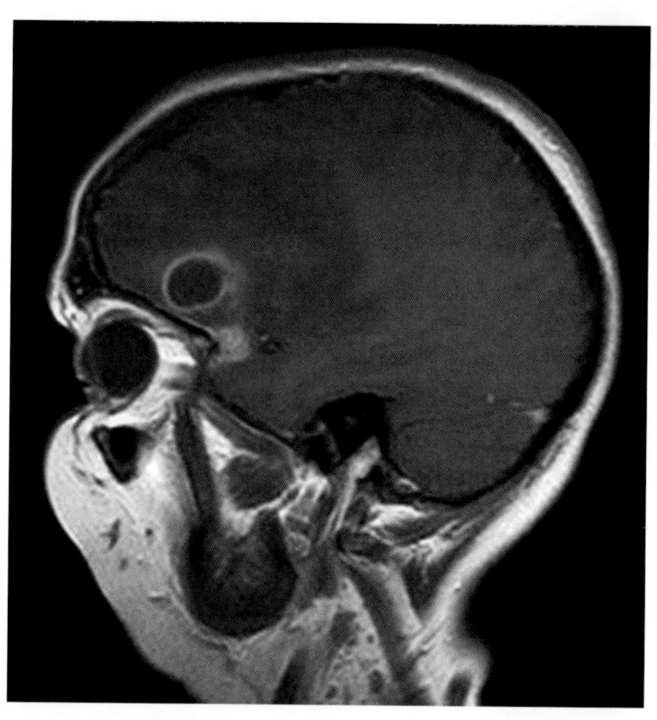

图 43.19　**脑脓肿**。MRI 对比增强后，可见形成中的假包膜环状增强，“子代”病变的芽生，反映有严重水肿的病灶周围脑白质的明显低密度，这些都是脑脓肿的特征。注意，与大多数胶质母细胞瘤（通常的鉴别诊断）不同，本例可见相对较薄且均匀的环状增强

实验室、临床和组织病理学观察表明，脑脓肿一开始表现为界限不清的区域内的细菌增殖和多形核白细胞浸润（脑炎），最常见的位置是皮质下白质内或灰白质交界处[218]。随着时间的推移，增生的成纤维细胞包裹纤维蛋白脓性碎片构成的中心团块，形成类似于神经系统外化脓性感染形成的化脓性膜的胶原囊（图 43.20）。然后，以水肿、慢性炎症和神经胶质性脑组织形成边界，这些可视为这些脑组织急性脑炎的证据，反映出宿主未能完全隔离感染的主要位置。

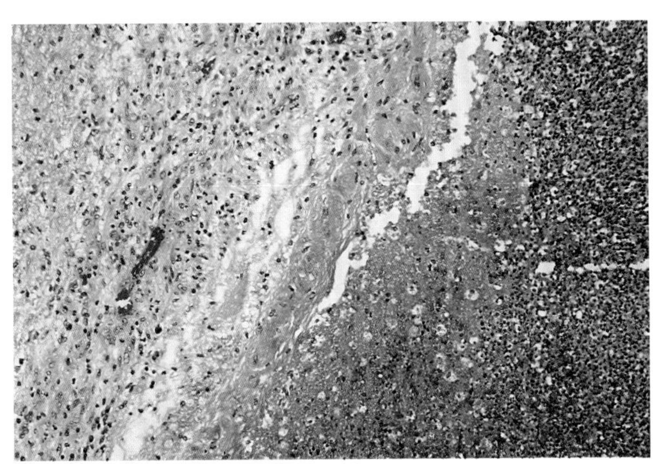

图 43.20 **脑脓肿**。可见病变的化脓性内容物被肉芽组织样血管母细胞和成纤维细胞活跃增生区与邻近白质分隔

脑脓肿包裹形成的速度和完整性差异很大。诺卡菌性脑脓肿尤其不易形成包裹。包膜机化通常沿浅表近皮质周进行，“子”病变通常从深部出芽，随后破裂进入脑室系统而不是蛛网膜下隙。因为主要形成包膜的间充质成分可能来自区域血管，胶原纤维增生需要氧气，所以与皮质和副皮质相比，脑室旁的机化反应相对迟钝，可能是其组织内血管不那么广泛的结果。脓性物从脑室内排出是最严重的并发症之一，往往是致命的。

与累及 CNS 实质的细菌性脓肿大部分定位在颅内相反，90% 的硬膜外病例位于脊柱[227]。这个“真性”（相对于潜在的）空间包含脂肪组织、营养动脉和复杂的静脉丛，向后侧和外侧扩展到硬脑膜；而在大孔上方，这个纤维鞘紧密贴覆在颅骨内侧。硬脊膜与相邻椎体的前部连接可能是大多数脊髓**硬膜外脓肿（epidural abscess）**位于后侧或后外侧的原因。其中大约一半病例的病变位于胸部，1/3 位于腰部。颈部水平的硬膜外间隙的适应性较差，在那里椎管几乎被脊髓本身填满，骶部病变也很少见。

30%～40% 的脊髓硬膜外脓肿是“自发”发生的，余者继发性地合并发生在邻近或远处的感染、创伤、静脉药物滥用、脊柱手术或其他侵入性手术，包括硬膜外置管和腰椎穿刺。在诱发感染中，尤其重要的是邻近的椎体骨髓炎、腰大肌和肾周脓肿、褥疮以及其他皮肤和软组织化脓。糖尿病、酒精中毒和肾衰竭也是重要的危险因素。其典型的临床表现包括发热、不适和背痛。如果抗生素治疗和神经外科减压不及时，感染可能逐步发展为神经根病、感觉运动障碍和括约肌紊乱，提示脊髓功能障碍，最后发展为瘫痪。金黄色葡萄球菌仍然是最常见的罪魁祸首，不常见的是革兰氏阴性需氧菌，例如，大肠埃希菌和铜绿假单胞菌，链球菌和各种厌氧菌。

虽然结核分枝杆菌是脊髓硬膜外脓肿的最常见的病原体[227-228]，特别是在静脉药物滥用者中，但其导致的病变通常是肉芽肿和干酪样的而不是化脓性的。这些脊髓硬膜外脓肿通常发生在胸椎下段或腰椎，是结核性椎体骨髓炎或椎间盘感染相邻病灶的延伸，但也可能遇到与骨、肺或其他骨骼外疾病无关的“原发性”病例。患者常常出现隐匿性起病、慢性进展的背痛，不伴有发热、白细胞增多或 X 线胸片上有结核的迹象，因此，诊断较为复杂。与非结核性脊髓硬膜外脓肿一样，干预不及时的后果是进展性神经功能障碍，最终导致脊髓病或“Pott 截瘫”。其他局限性的分枝杆菌 CNS 感染包括**结核瘤（tuberculoma）**[228]、**局灶性结核性脑膜脑炎（focal tuberculous meningoencephalitis）**[229]和罕见的**结核性脓肿（tuberculous abscess）**[230]。硬膜下结核性脓胸也已有描述[231]。结核瘤，定义为有包膜的、肉芽肿性和中央干酪样炎性肿块，是迄今为止最常见的神经实质结核的变异型。它通常不伴有并发脑膜感染的证据，可发生在沿神经轴的任何部位，但倾向于发生在颅内。大多数儿童结核瘤病例发生在小脑，构成后颅窝“肿瘤”，在结核病猖獗的一些国家（例如印度）最常见。例外的是，结核瘤发生在硬脑膜上[232]，而不是轴内或局限于脊髓[233]。人免疫缺陷病毒 1 型（HIV-1）血清阳性受试者[228]患结核性脑膜炎和神经实质结核瘤的风险显著增加；在这组患者中，非结核分枝杆菌 CNS 感染病例也有报道[234]。鸟 - 胞内分枝杆菌复合菌组可特征性地引起非肉芽肿性反应，可能包括受感染的组织细胞成分形成明显的纺锤状结构，这一现象可能会与间叶源性肿瘤或脑膜上皮肿瘤混淆[235]。

神经系统的其他独特细菌感染包括单核细胞性李斯特菌引起的延髓脑炎（“脑干脑炎”）[236]，以及由 whipplei 滋养菌（*Tropheryma whipplei*）侵入神经毡引起的大脑 Whipple 病[237]。后者（可能很少局限在 CNS）的特征是：在大脑和在其他地方一样，泡沫样巨噬细胞浸润，PAS 染色胞质呈颗粒状强阳性（在 HE 切片上呈一种特殊的蓝灰色），超微结构观察包含大量杆状菌。常可见反应性星形胶质细胞增生。据报道，汉赛巴尔通体（猫抓病和细菌性血管瘤病的病原体）可引起占位性、炎性 CNS 病变，通常与潜在的免疫缺陷有关[238]。

真菌病

CNS 真菌病尤其常见于免疫功能不全的患者。然而，外科病理医师很少见到神经侵袭性真菌感染。大多数真菌引起的颅内和椎管内占位性病变与弥漫性脑膜或播散性全身感染有关，因此，可以通过 CSF 检查诊断，或在后一种情况下可进行经验性治疗。很多 CNS 真菌病是尸检中才发现的。神经外科实践中遇到的绝大多数 CNS 真菌病病变都是由新型隐球菌、致病性真菌、念珠菌属以及二态、暗色真菌共同导致的[239]。

新型隐球菌是引起弥漫性软脑膜炎——一个最常见的 CNS 真菌病——的病原体，偶尔局限在神经实质或脉络丛内增殖，形成脑室内肿物，称为隐球菌瘤[239]。值得注意的是，只有不到 5% 的隐球菌瘤发生在机会性感染情况下。与此相反，隐球菌性脑膜炎常常发生于免疫抑制患者（例如艾滋病、糖尿病、器官移植受者以及正在接受治疗的淋巴造血系统肿瘤患者）。隐球菌瘤的

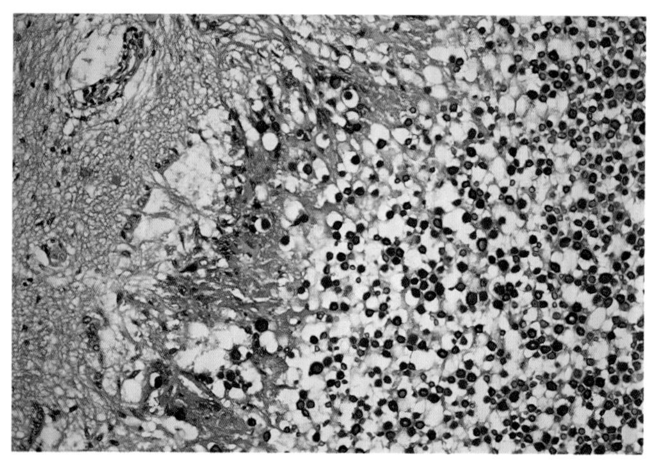

图 43.21 **隐球菌病**。神经外科标本，来自一位既往体健的 54 岁男性患者，现患有主要累及脉络丛和右侧脑室壁的“肿瘤”，切片可见大量酵母菌样真菌，黏液卡红着色的包囊提示为新型隐球菌

表现随宿主的反应不同而变化，从可能不伴有炎症，到可能形成坏死性肉芽肿和明显的纤维化。当隐球菌占优势时，病变主要由黏液或凝胶状物质构成，反映了这些病原体的产生了大量的特征性荚膜黏多糖。它们常被形成蜂窝状结构的纤维结缔组织分隔。病变的另一极端是硬化的肉芽肿性肿块，只含有极少的真菌。例外的病例可以类似于细菌性脓肿，包含脓性碎片，形成良好的脓膜。隐球菌通常呈卵圆形或球状，直径为 2 ~ 15 μm，从一个狭窄的基部出芽复制，可以通过其荚膜对黏蛋白卡红染色呈阳性（图 43.21）或通过对日益增加的荚膜缺陷变异型进行 Fontana-Masson 染色与其他酵母菌区别开。

在室温和 37℃以纯菌丝形式存在的真菌称为真菌。主要感染 CNS 的真菌病原体包括曲霉属、毛霉属和波氏假阿利什霉（也称为尖端赛多孢子菌）。偶尔，镰刀菌、拟青霉菌、青霉菌属、灰色链霉菌和阿拉巴马顶孢霉（*Acremonium alabamensis*）也侵犯神经[239]。这些无处不在的病原体都是机会致病菌，很少攻击健康人群，但常出现在长时间使用维持剂量的广谱抗生素治疗而导致长时间中性粒细胞减少患者中，也常发生在接受治疗的白血病和淋巴瘤患者中。发生在这种情况下的 CNS 感染是由全身真菌血症引起的，主要发生在实质内，通常是多灶性的，通常伴有全身真菌病的证据。例如，在接受血液肿瘤治疗的患者中，脑曲菌病的发展之前几乎总是有肺的真菌感染症状出现。同样面临致病性真菌血源性 CNS 播撒风险的还有服用皮质类固醇的患者、静脉吸毒者以及波氏假阿利什霉感染濒临死亡者[240]。在广泛使用免疫抑制性化疗方案治疗癌症之前，曲霉菌通常从眼部、鼻窦部或中耳感染的原发性灶侵入 CNS。酒精性肝病和库欣综合征也与 CNS 曲霉病有关[239]。由这些病原体引起的脑膜和神经实质真菌病的第二种重要形式是由眼眶或鼻旁窦感染的病灶直接在颅内传播引起的。这种形式的疾病的典型表现为鼻脑毛霉菌病，这是一种典型的糖尿病酮症酸中毒相关的疾病，但也伴有其他酸血症状态（例如败血症、严重脱水、尿毒症）、肾移植和去铁胺治疗[239]。此外，颅骨骨折、穿透性创伤和开颅手术可能可以为 CNS 真菌病的发生创造条件。

这些病原体引起的 CNS 损害的神经系统表现、分布和形态学改变随感染周围的临床环境和宿主的免疫状态不同而不同。多灶性脑卒中综合征，反映了致病性真菌都倾向于形成血管闭塞、侵袭和引发软脑膜血栓形成以及脑血管穿孔，是弥漫性系统性真菌病的脑部病变进展的特征性表现。由此形成的病变基本上是梗死，通常有出血，是由真菌穿透受损血管壁继发引起的，它们经常显示有很少的炎症反应或局限性化脓。它们通常分布在大脑的两个半球，通常累及深部核团、小脑和脑干。沿软脑膜蔓延的真菌浸润常见，局限性的软脑膜感染罕见。孤立性病变罕见，但由曲霉属[241]、波氏假阿利什霉[240]和其他真菌[239]引发的病例也有记载。这些病变的症状是由颅内膨胀性肿块引起的，往往发生在免疫反应相对轻的患者，并可能呈现脓肿样甚至肉芽肿的特征。特别值得注意的是，一种独特的局限性 CNS 毛霉病，其特征是非常刻板地倾向于发生在静脉吸毒者的基底节[242]。较常见的侵袭性毛霉属引起的鼻 - 脑感染表现为界限不清的坏死性病变，也表现缺血和出血特征，反映了这些病原体的典型血管侵犯本质。真正的真菌性动脉瘤也被描述为脑曲霉病的结果[243]。

真菌的确定性分类需要进行培养分离或使用分子检测方法进行鉴定，不能单独凭借组织学形态进行分类。作为主要的 CNS 病原体，曲霉属和波氏假阿利什霉在活检材料中均呈有隔膜的菌丝。曲霉属是菌丝通常比较粗壮，并有更频繁的锐角分枝，但这些都不是可靠的区别特征。相反，毛霉的菌丝是宽的、缎带样，缺乏隔膜，并且是随机分枝的。

传统上，皮炎芽生菌、荚膜组织胞浆菌、粗球孢子菌和巴西副球孢子菌被归为“二态”真菌，因为它们在室温下呈丝状菌丝生长，在 37℃呈酵母样生长。所有这些真菌都能感染 CNS，通常是以慢性肉芽肿性脑膜炎的形式出现在伴有活动性系统性真菌病的患者身上。软脑膜感染灶向相邻的大脑皮质的局限性扩展是常见的，但通常没有临床意义。只有极少数比例的神经实质损害有症状[239]。同样，这些不寻常的真菌肿块一般通常（虽然不是总是）与临床明显的神经外组织感染有关。在有明显的免疫缺陷的患者和没有明确的机会性感染危险因素的患者中均已有病例描述。值得注意的是，迄今为止报道的大约一半的颅内芽生菌瘤和大多数组织胞浆菌瘤均表现为独立性病变。相反，粗球孢子菌和巴西副球孢子菌形成的脑侵犯很少是单灶的。一般来说，这些微生物可引起充满多核巨细胞的坏死性肉芽肿性组织反应，并且在芽生菌瘤和组织胞浆菌瘤病例中，局灶的干酪样变可能会考虑结核感染的诊断。化脓性 / 中性粒细胞浸润也常见于肉芽肿性真菌肿块。有报道，脑动脉内膜炎和颅内真菌性动脉瘤是由粗球孢子菌感染引起的[244]，因为一位有硬脑膜肿块和脑静脉血栓形成的艾滋病患者伴有球孢子菌脑膜炎[245]。

暗色真菌（来自丛霉属）是一组色素沉着菌丝酵母菌，是著名的慢性皮肤和皮下感染［例如马都拉足（Madura foot）和头癣］的病原体。皮肤外疾病罕见，大脑是这些微生物引起的播散性真菌病中的一个常见部位。替木丝霉（*Xylohypha bantiana*）（毛样枝孢霉）是这一类真菌中的一员，具有特殊的嗜神经性，引发大多数 CNS 感染[246]，与其他色素沉着真菌引起的深部真菌病一起被划入暗色丝孢霉病。这种微生物完全可以侵入免疫能力正常的宿主的神经系统，而且在许多病例中没有明显的神经外感染病灶。个别患者存在免疫抑制情况，伴有先前存在的鼻旁窦、耳或肺的真菌感染；或有经脑内植入性创伤或静脉滥用药物引起的获得感染[247]。它们的神经实质病变包括坏死性肉芽肿，约 50% 的病例为多灶性肉芽肿，同样比例的患者出现真菌脑膜炎。在组织切片中，这类微生物表现为分枝状、有隔膜的菌丝和酵母样结构，呈褐色或橄榄绿色。明确分类需要进行培养或 PCR 检测。其他罕见的色素性真菌[239]包括内脐蠕孢属 - 双极霉属 - 突脐蠕孢属和弯孢菌属，佩氏着色芽生菌，皮炎万氏霉菌属，指状霉菌，倒卵枝氯霉属，以及类帚霉属。

脑念珠菌病是近年来出现的免疫抑制患者最常见的 CNS 真菌病之一[239]。然而，绝大多数脑念珠菌感染只有在尸检时才被发现，这是由虚弱垂死患者的真菌血症引起的。典型的病变是广泛散布于神经毡的小范围化脓性病灶，有时伴有真菌性脑膜炎。肉芽肿或大脓肿形成，局限于脑膜的病变，以及血管炎的，并由此引起梗死或真菌性动脉瘤的发生[239,243]，正如 CNS 念珠菌病特殊表现，为一种局部真菌性肿块也被描述过[248]。

寄生虫病

CNS 寄生虫病包括大量原虫和蠕虫感染。这里主要讨论对外科病理医师特别重要的两个代表性疾病——神经囊尾蚴病和弓形体病。

神经囊尾蚴病（neurocysticercosis）是由猪肉绦虫的幼虫引起的，是世界范围内神经外科实践中最常见的脑部寄生虫感染[249]。神经囊尾蚴病这种疾病几乎所有大陆都有，在墨西哥（它是导致颅内占位性病变的主要原因）、中南美、印度、非洲和中国尤其流行。在美国，神经囊尾蚴病的发病率增加主要是由于来自这些地区的移民发生的病例所致。感染是通过摄入含有绦虫虫卵的粪便污染的食物或水而获得的。这些绦虫虫卵在宿主的胃中被部分消化，演变成六钩蚴，随后穿透小肠黏膜，散播至全身，优先在眼组织、横纹肌和大脑中形成包囊。随后出现的临床疾病是由猪肉绦虫的幼虫阶段即猪囊尾蚴病这个术语命名的。

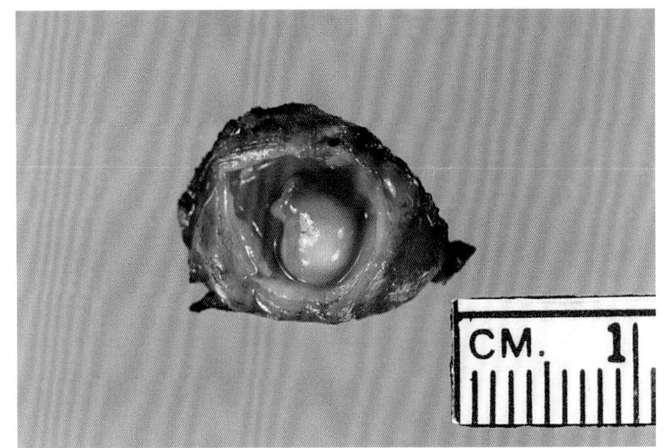

图 43.22 **神经囊尾蚴病**。取自一位有癫痫发作病史的 32 岁男性海地人的左额叶皮质的神经外科标本，可见典型的大脑猪肉绦虫感染是一个孤立的、可见囊壁包被的头节

实际上，囊尾蚴在寄生组织中是长期不引起症状的。其临床活跃期是由宿主对死亡幼虫的炎症反应触发的（最初感染后约 18 个月）。局灶性或广泛性癫痫的高发病率反映了六钩蚴到达了 CNS 并定居在发生癫痫的大脑皮质，但它们也可能是以独特的浸染形式（“葡萄串状”囊虫病）在脑室系统和基底池中定殖，导致阻塞性脑积水和继发性颅内压升高的症状。神经影像学上，其表现为多灶性环状强化脑囊肿，这在许多病例已足以做出诊断和提示进行驱虫药物治疗，但在相当一部分患者表现为孤立的病变，宿主对腐败寄生虫的反应不形成囊肿，而形成类似于实性炎性假瘤的病变。通过 CSF 或血清学检测特异性抗体或抗原可以避免不必要的神经外科干预，但可能会出现假阴性结果，特别是在表现为单灶性病变的患者中[249]。

当没有完全被继发性炎症改变所掩盖时，凭借切除的囊尾蚴标本的大体表现就足以做出诊断（图 43.22）。单个囊肿的直径小，由坚韧的纤维假包膜包裹，内含单个幼虫头节，表现为最大径不超过 3 ~ 4 mm 的球形或卵球形灰白色结节。相比之下，由形态相似的多头绦虫产生的绦虫幼虫囊肿含有众多头节，而由细粒棘球绦虫形成的绦虫幼虫囊肿要大得多，并具有特征性的分层状囊壁。组织学检查，纤维假包膜通常有大量的淋巴细胞和浆细胞浸润，可能还含有大量嗜酸性粒细胞，在某些病例是急性肉芽肿反应的位置。变性头节的干尸被波纹状的、有些折光性的角质层围绕，这些结构大部分由疏松的、含有大量钙质的网状组织组成。相对完整的头节具有可辨认的表皮下“假上皮”层、小的肌纤维束和四个带有双折光性小钩的吸盘（图 43.23）。从脑室或蛛网膜下隙吸出的囊尾蚴表现为葡萄串状相互连接的幼虫“囊泡”，缺乏机化的头节。

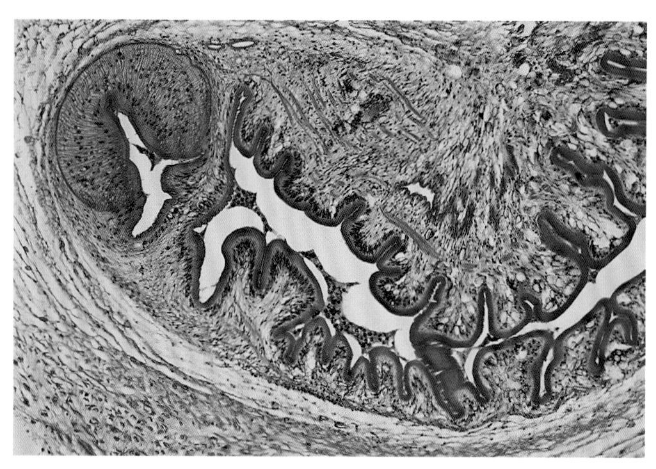

图 43.23 **神经囊尾蚴病**。寄生虫的主要结构特征有：明显的铸模一样的被壳或“角质层”，聚集的角质层下细胞、平滑肌纤维和四个吸盘，图左上方可见其中一个吸盘

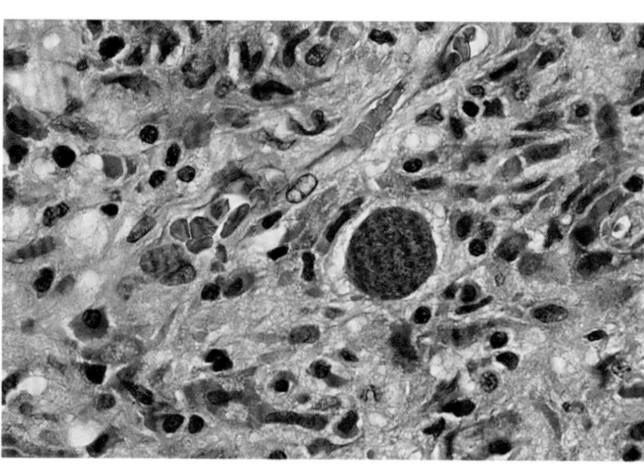

图 43.24 **弓形体病**。可见微小的嗜碱性增殖子充满原虫假包囊，伴有淋巴细胞、浆细胞和巨噬细胞浸润

弓形体病（**toxoplasmosis**）是用于细胞内原生动物刚地弓形体引起的局部或全身感染的总称。CNS 受累可能呈现许多独特的临床形态学形式[250]，这里讨论的重点是一种“肿块”变异型，主要局限于免疫抑制宿主，通常与神经外寄生虫病的临床表现无关。一度曾视为罕见且主要发生在淋巴造血肿瘤（特别是霍奇金病）患者的治疗中，现在这种形式的弓形体病已被世界各地的医师所知晓，被称为艾滋病诱发的常见疾病，实际上是免疫缺陷病毒阳性患者恶性颅内病变的首要原因[250]。近年来，骨髓移植受者也加入了倾向于发生这种形式的 CNS 感染的人群。从发病机制上讲，患者有细胞介导的免疫监视功能的破坏，由此被认为在大多数病例寄生在神经组织的休眠寄生虫重新活化。刚地弓形体初期感染后以隐匿存在于脑内而闻名，通常没有症状，可能是由食用了未煮熟的含有其包囊的红肉或无意摄入了被家猫粪便内的原虫卵母细胞污染的食品、土壤或其他材料所致。

CNS 弓形体病的临床和神经影像学特征多种多样，缺乏特异性，难以明确诊断。由于弓形体的“脓肿”倾向于发生在大脑皮质、基底神经节和脑干等富含神经元的灰质结构，最初的表现以癫痫发作、进行性偏瘫和脑神经损伤为主就不足为奇了。然而，许多患者并没有出现局部症状，而是伴有发热、头痛、嗜睡和亚急性弥漫性脑病。头颅 MRI 通常显示有多灶性、边缘强化的结节性病变，周围有水肿和肿块效应，但也有例外病例不表现强化，孤立性脓肿并不罕见。孤立的脊髓受累病例已有描述[251]。血清抗弓形体 IgG 滴度呈阴性是否定诊断的证据，但不能完全排除诊断，特别是在免疫功能严重受损的患者。在免疫缺陷病毒感染患者中，对可疑病例进行经验性抗微生物治疗并对反应不好的患者保留神经外科干预已成为普遍的做法。大多数反应不好的患者被证明是原发 CNS 淋巴瘤而不是弓形体病。

通常被称为弓形体“脓肿”的病变是由一团坏死的细胞碎片构成中心肿块，周围围绕着通常显示有明显血管异常的水肿和炎性脑组织。血管异常包括血管周围和血管壁内淋巴细胞浸润、内皮细胞肿胀、血栓形成、纤维素样坏死以及在长期病变中存在的纤维性闭塞。弓形体在周边区域数量最多，但在中心坏死区往往缺乏可辨认的病原体。在活动性病变中，可见两种原虫形式。快速增殖的速殖子是导致组织损伤的原因。它们呈微嗜碱性，最大径为 4 ~ 8 μm，通常呈新月形或半月形轮廓（希腊语中 *toxon* 意味着弓或弧）。由于在常规组织学制片中往往很难看到速殖子，也很难明确地将它们与核碎片区分开，强烈建议使用弓形体特异性抗体筛查可疑的活检材料。虽然数量少，但更明显的是细胞内假包囊和直径可能达到 200 μm 的“真”（即有膜做边界的）包囊（图 43.24）。这些包囊充满微小的、PAS 阳性的缓殖子（以其缓慢的复制周期命名）是免疫惰性的（即不伴有炎症反应），代表弓形体在大脑和其他组织中长期存在的形式。在 CNS 内，缓殖子似乎倾向于聚集在神经元内和血管周围巨噬细胞内。同样，正是免疫缺陷在某种程度上引发了它们变形成速殖子而随后导致了对神经组织的破坏性侵犯。仔细检查活动性病变往往可以发现破裂的包囊。像速殖子一样，缓殖子也可应用市售的弓形体特异性抗体标记。

螺旋体感染

CNS 螺旋体病主要有两种，一种是由梅毒螺旋体引起的神经梅毒[252]，另一种是由莱姆病病原体——伯氏疏螺旋体——引起的神经疏螺旋体病[253]。对这些复杂综合征的发病机制和各种临床表现的讨论超出了本章的范围；这里要提及是脑内炎性假瘤（在密螺旋体疾病中被称为“梅毒瘤”，伴有坏死和纤维增生），它们是全身感染的晚期疾病，是一种不常见的表现，通常只有临床上不怀疑该诊断的情况下才进行外科手术治疗。

病毒感染

单纯疱疹病毒性脑炎

疱疹病毒可引起多种神经系统感染。我们在此关注的是一种主要由单纯疱疹病毒 1 型（herpes simplex virus type 1, HSV1）引起的局灶性、坏死性和出血性脑炎的独特形式。**单纯疱疹病毒性脑炎（herpes simplex encephalitis, HSE）**的发病率只有每年每 100 万人中 2～4 人，但其在潜在致命性非流行性病毒性脑感染中居首位 [254]。任何年龄的人都可能受到影响。HSE 在其发展过程中常常是暴发性的，其特征是发热、情绪紊乱、言语障碍、癫痫发作和意识减退。CSF（淋巴）细胞增多是其规律性变化，并可能伴有黄变。在神经影像学上，病变通常局限于额区和（或）颞区。基于聚合酶链反应（PCR）的 CSF 中 HSV DNA 的检测如果在临床可行，则基本上已经取代了脑活检，这种诊断方法具有很高的敏感性和特异性 [254]。

HSE 非常刻板地倾向于定位于前内侧颞叶、眶部额叶皮质、岛叶和扣带回 [255-256]。实验观测结果支持“边缘”性分布反映了病毒穿过嗅区扩散到 CNS 的假说，至少在某些病例中显示脑炎发生在潜伏在脑组织中的病毒活化后。HSE 的组织学表现随临床病程的持续时间不同而有很大的不同。在炎症浸润之前，最早期可观察到的变化包括神经元萎缩和嗜酸性改变，伴有血管充血、皮质海绵状变薄和苍白。这种表现可能与缺氧缺血性脑损伤非常相似，易导致误诊为急性脑梗死，尽管仔细观察退化的神经元常常可发现毛玻璃样病毒性细胞病变。在早期阶段，仔细寻找嗜酸性核内病毒包涵体最有可能成功（图 43.25）。这些包涵体可能会在皮质星形细胞、卫星少突胶质细胞和神经元中被发现，但不一定都能找到。

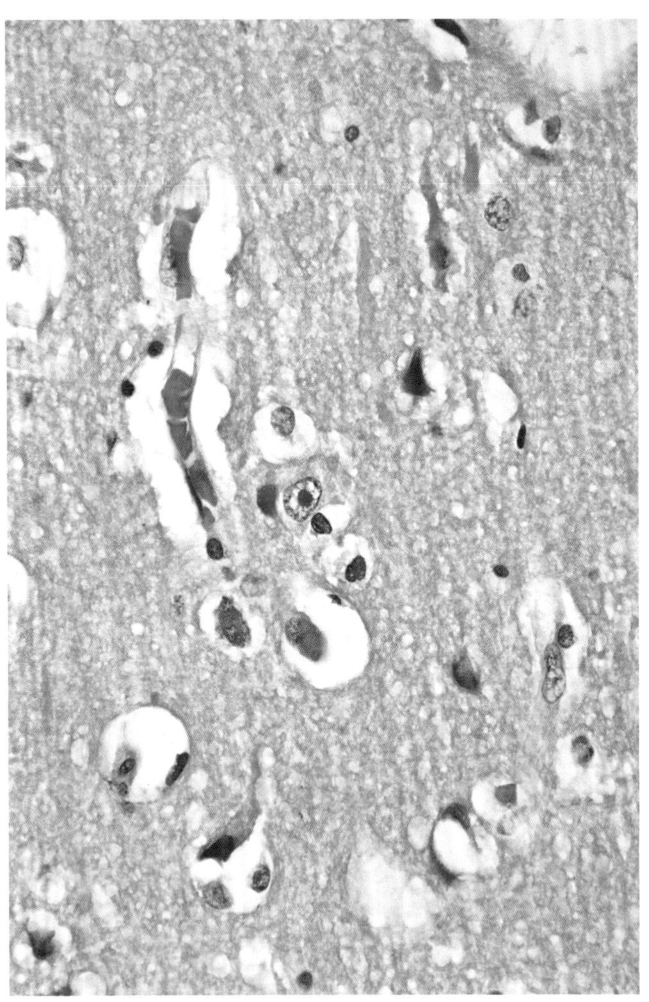

图 43.25 **单纯疱疹病毒性脑炎**。如图所示，单纯疱疹病毒性脑炎可拟似非感染性、缺血性病变（特别是临床病程早期的活检）。注意，其非炎症性病变、神经元皱缩、核固缩和核溶解。图中央的一个细胞的胞核内含有一个轮廓清晰的 Cowdry A 包涵体

在临床病程第二周，病程发展完全的特征性明显炎症反应表现通常明显。可见淋巴细胞和浆细胞定植在脑膜上，袖套状穿透血管，以及迁移进受损皮质。单核细胞可能聚集在受感染的神经元上，形成噬神经的或所谓的小胶质结节。这些改变常常伴有出血，并且在某些情况下形成血栓，甚至纤维蛋白样血管坏死。最后主要浸润细胞为泡沫样巨噬细胞，最终清除坏死的碎片，在先前感染的位置只留下空洞和残存的胶质成分。

在一些显微镜下选择性活检几乎没有改变的病例中，免疫细胞化学和分子遗传学技术可能有助于诊断。市售的抗 HSV 抗体是广泛可用的，强烈建议对所有临床怀疑为 HSE 的病例进行免疫组织化学评估，无论活检材料检查是否显示炎症病变（图 43.26）。事实上，Esiri 进行的精巧的相关性研究表明，HSV 抗原检测的尝试最有可能在出现脑炎症状的第一周获得成功 [256]。随着炎症反应的增强，抗原表达在临床起病的第二和第三周稳步下降，其后则通常无法检测出来。然而，我们注意到，免疫功能不全的患者，包括癌症患者和 1 型免疫缺陷病毒的潜在感染患者，在这一阶段后其 HSV 抗原仍不寻常地持续存在 [257-258]。在其他方面正常的个体中，这些抗原似乎是在早期 HSE 特征性的非炎性、假缺血期被捕获。已有原发性脑肿瘤患者发生 HSE 的报道，这就提出了一个问题，即是否是肿瘤自身和（或）其手术或辅助治疗可能引发了潜伏 HSV 感染的活化。

读者可参考其他关于 HSV 感染引起复发性和慢性（包括肉芽肿性）脑炎讨论的文献 [259]。

进行性多灶性白质脑病

进行性多灶性白质脑病（progressive multifocal leukoencephalopathy, PML）是一种由多瘤组 DNA 病毒引起的机会性脱髓鞘疾病。几乎所有导致这种疾病的临床分离株都普遍存在在 JC 病毒株（以第一个该病原体感染患者的首字母缩写命名），只有极少数病例与相关的 SV-40 有关联。PML 几乎总是与细胞介导的免疫缺陷有关，目前在艾滋病中最常见，它可以是艾滋病的表现。PML 的特征是亚急性发展的多灶性神经症状，主要是运

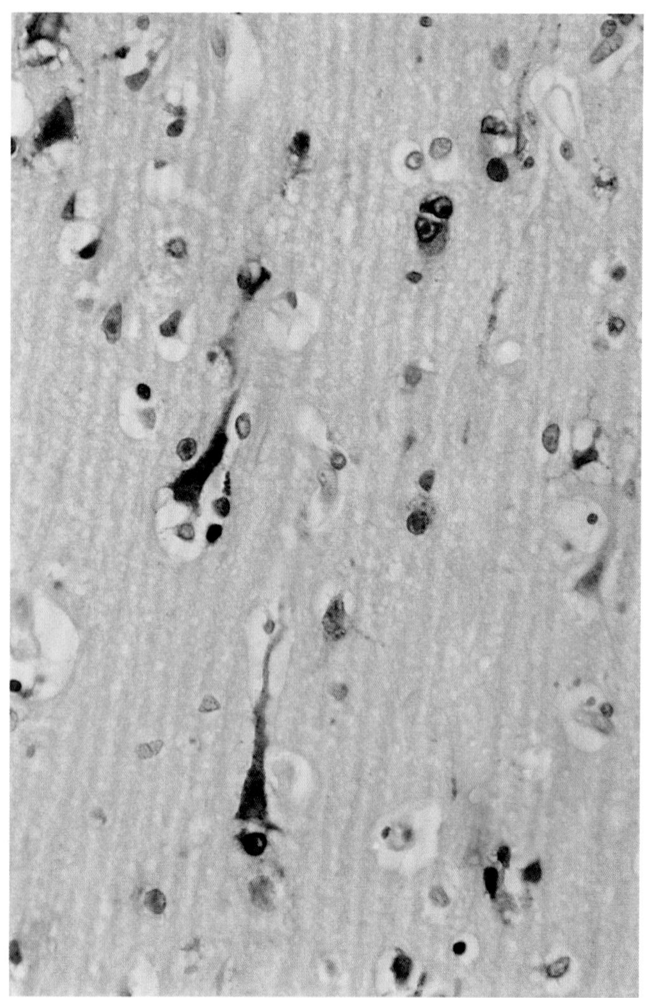

图 43.26 **单纯疱疹病毒性脑炎**。在这个免疫过氧化酶染色切片中，可见神经元的胞质内以及卫星胶质的核内包涵体，对抗Ⅰ型单纯疱疹病毒抗体呈阳性

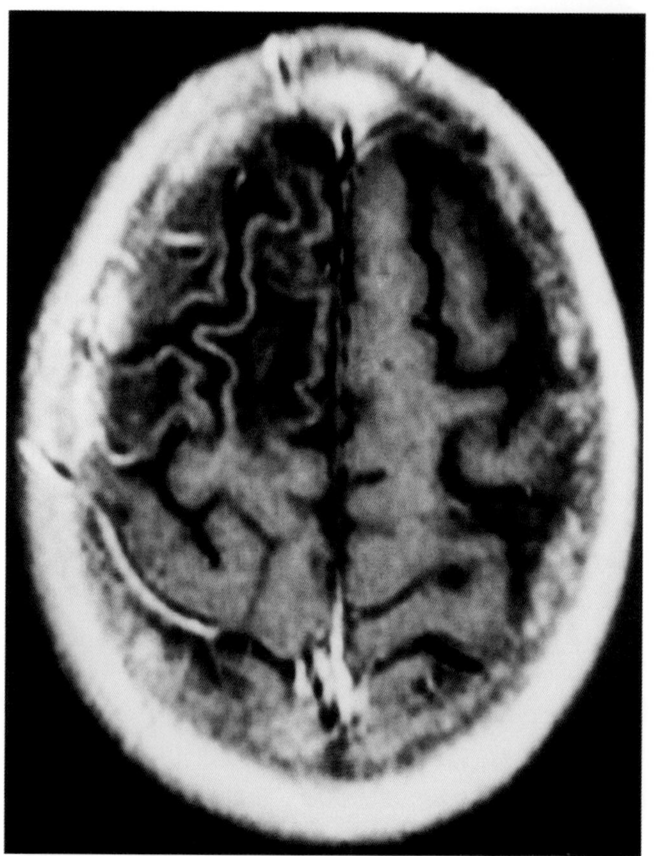

图 43.27 **进行性多灶性白质脑病**。注射对比剂后 MRI 显示区域性白质低信号，缺乏占位效应或异常增强，以及皮质保留这一脱髓鞘性感染的典型特征

动障碍、认知能力下降和视力丧失。虽然已有肿块变异型的描述 [260]，但神经影像学检查通常显示有与肿块效应或对比增强无关的散在的白质低密度，这是提示 PML 的本质的线索（图 43.27）。PCR 检测，从患者 CSF 中检测出 JC 病毒株特异性 DNA 已成为一种有用的诊断方法，减少了大脑活检的需要。

中枢神经轴的任何水平都可受到影响，但大脑半球白质通常首当其冲。小脑和延髓受损不太常见，脊髓通常不受影响。JC 病毒株对少突胶质细胞的显著趋向性及其在体内的复制是引起 PML 特殊病理改变的原因。被感染细胞的胞核会逐渐增大，并可见紫红色的病毒包涵体（图 43.28）。而像典型疱疹病毒感染一样的界限分明的嗜酸性包涵体少见得多。在超微结构水平，少突胶质细胞胞核被直径 33～45 nm 的无包膜、球形或二十面体颗粒膨大。这些颗粒经常以类晶体排列的形式聚集，并可能与丝状病毒链混合在一起，形成“意大利面和肉丸子”的外观。虽然免疫细胞化学检测、原位杂交和基因扩增技术可用来证实 JC 病毒株感染，但高度特征性的 PML 组织学特征不能被过分强调 [261]。

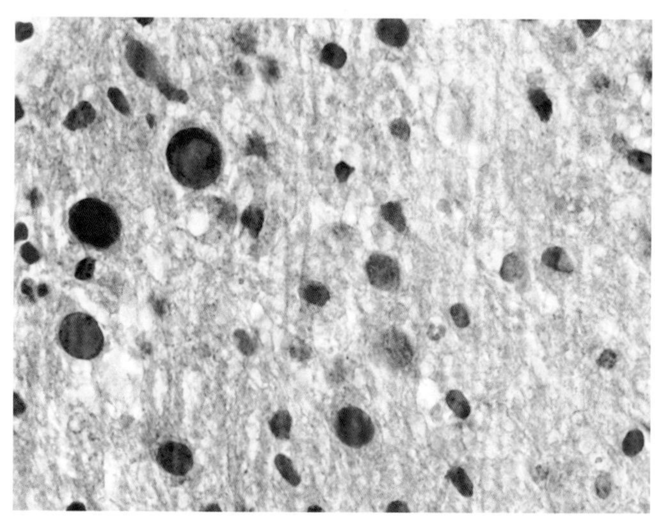

图 43.28 **进行性多灶性白质脑病**。在图左侧可见 JC 病毒株感染的少突胶质细胞，显示核肿胀、染色质溶解，并被双嗜性“毛玻璃”样包涵体所取代，这些都是本病的特殊改变

随着靶细胞的不断感染和裂解，PML 逐渐演变为离心扩张的少突胶质细胞减少区，并随后由参与清除和消化退变髓鞘的泡沫样巨噬细胞浸润。早期，小斑块往往聚集在皮质 - 髓质交界处，可能反映了病原体在全身潜伏的部位被激活后在 CNS 内的血行播散。地图样脱髓鞘

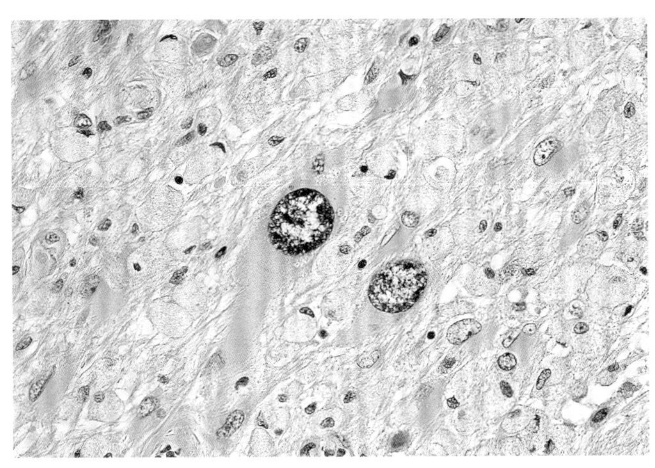

图 43.29 **进行性多灶性白质脑病**。JC 病毒株感染星形细胞，可导致奇形怪状的细胞学改变。尽管这些奇怪细胞的出现令人担心，伴随的泡沫样巨噬细胞浸润这一特征强烈不支持肿瘤的诊断

是由这些小灶病变合并导致的，形成大体上明显的白质收缩区，呈颗粒状和黄灰变色。在大多数病例中，皮质带相对不受干扰会跨越这些被破坏的区域，虽然最近也强调灰质在疾病过程中也发挥了作用[261]。这一点以及轴突在完全脱髓鞘时特征性存在，反映了神经元（除小脑颗粒细胞）对 JC 病毒株感染的抵抗力。然而，一些轴突丧失是必然的，但 PML 可以发展为广泛的白质空洞化。已有特别广泛和破坏性的病例发生在合并 HIV-1 脑感染的情况下的描述[262]。

值得进一步评论的一个 PML 的组织学特征是非典型性星形细胞增生（图 43.29）。除了旺炽的星形胶质细胞增多症，也经常发现异常增大的星形细胞瘤样星形胶质细胞。这些细胞学上的变化（通常伴有形态学上非典型性有丝分裂活性、Ki-67 表达[263]和对 p53 的核异常免疫反应阳性[264]）被认为反映了一种感染形式，在这种感染中，病原体的基因组是被剪接到宿主细胞的基因组中。

PML 的特征通常是对病原体的炎症反应很轻；然而，一些变异型显示有显著的血管周和间质内淋巴细胞浸润。后者常常含有很少的表现为 JC 病毒感染的典型的核细胞学上病变的少突胶质细胞，可能促使考虑为原发性脑淋巴瘤，原发性脑淋巴瘤是免疫抑制患者的另一种公认的并发症。正是这种不寻常形式的 PML 才最有可能在 CT 或 MRI 检查中表现为占位性、对比增强的肿块，从而使这些疾病的临床描述进一步复杂化。神经影像学检查，一个明显的炎症反应和相伴的对比增强可见于一些在接受高效抗反转录病毒疗法（highly active antiretroviral therapy, HAART）的 HIV-1 阳性患者，活检标本取自一组存活时间比大多数 PML 患者进展至死亡的 3～6 个月的时间长很多的艾滋病患者[265]。罕见的自发缓解的 PML 病例是这种不同寻常的炎症类型，可能反映了 JC 病毒株在短暂终止休眠后受到了减灭或免疫抑制。具有讽刺意味的是，HAART 相关的免疫功能恢复可能会加剧对 JC 病毒株（以及其他病原体，包括分枝杆菌、隐球菌、巨细胞病毒和 HIV-1）的过度炎症反应，从而导致反常的临床恶化[266]。这种有时是致命的“**免疫重建炎性综合征（immune reconstitution inflammatory syndrome, IRIS）**”的特征是：软脑膜和神经实质内 $CD8^+T$ 细胞为主的淋巴细胞浸润[267-268]。

水痘 - 带状疱疹病毒性脑炎和脑血管炎

水痘 - 带状疱疹病毒（varicella-zoster virus, VZV）是水痘和带状疱疹的致病原，可导致一种罕见形式的脑炎，显示有与 PML 相似的一些临床和组织学特征[269-270]。迄今为止，**VZV 脑炎（VZV encephalitis）**只出现在免疫功能低下（包括进行治疗的霍奇金病、其他癌症和艾滋病患者）的宿主，并且可在皮肤带状疱疹消退几个月后或在先前缺乏皮疹的情况下出现。一些作者将其描述为“脑白质炎”，这种慢性感染可以发生在中枢神经轴的任何位置，但明显倾向于发生在大脑半球白质。其特征是多灶性、离心性扩张、相互融合的脱髓鞘和不同程度轴索减少，炎症反应不明显。许多病例还表现为 VZV 介导的血管损伤引起的小梗死（下文进一步讨论）。位于脱髓鞘病变周围的少突胶质细胞的胞核显示有一个毛玻璃样或嗜碱性包涵体——表面上与 JC 病毒株引起的相似，但不伴有核增大。此外，被 VZV 感染的邻近星形胶质细胞（在某些情况下，还有神经元和室管膜细胞）含有界限清楚的 Cowdry A 型核内包涵体，这类包涵体是疱疹病毒复制的典型表现，但缺乏 PML 的非典型性增生。超微结构研究显示，在感染细胞的细胞核内有疱疹型核衣壳，直径平均约为 100 nm。这些核衣壳与单纯疱疹型核衣壳略有不同，它们的核心致密区往往是偏位的，但要明确识别 VZV 需要进行免疫细胞化学分析、分子杂交研究或培养。

除了脑炎，VZV 也被认为是脑血管炎（cerebral vasculitis）的一个罕见病因。这可能累及大脑底部的大动脉以及较小的血管分支。与 VZV 相关的脑炎一样，其血管并发症通常发生在皮疹消退后。已报道过两种主要的变异型。一种是非炎症性“血管病”，发生在免疫功能受损的宿主，一些病例伴有 VZV 脑炎，其特征是纤维内膜明显增生，血栓形成，以及某些病例伴有弹性纤维断裂和血管中层变薄，而无明显的血管壁坏死[271]。另一种是有明显的炎症性、坏死性血管炎，由于在受损的血管壁内可见多核组织细胞，一些观察者将其称为“肉芽肿性”血管炎[272-273]。在没有免疫缺陷证据的患者，这种血管炎在发生对侧带状疱疹后数周常表现为偏瘫性卒中[272]。在 HIV 患者中，一些病例同时显示有血管病和血管炎的特征，这取决于活检血管的比例；有人怀疑，前者只是炎症过程的后遗症。除了可导致血栓和脑梗死，VZV 血管炎还可导致梭状动脉瘤样扩张、血管壁破裂和蛛网膜下隙出血[273]。诊断需要将病毒定位（通常是通过免疫细胞化学检测）到血管壁，特别是在中层平滑肌细胞或内膜（肌）成纤维细胞。VZV 作为一种脑血管病原体的更多内

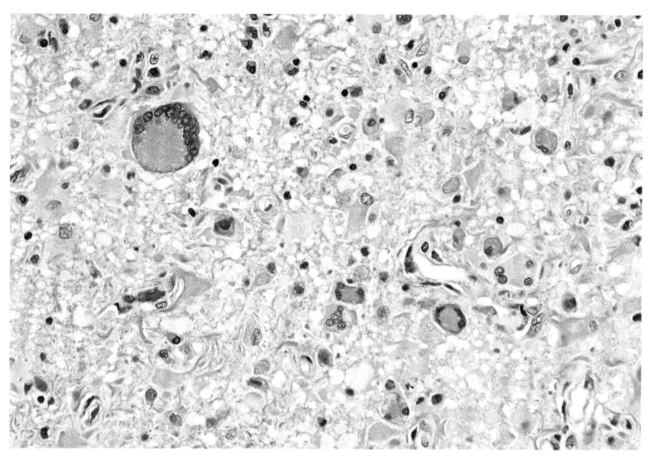

图 43.30 **人免疫缺陷病毒脑炎**。可见大脑白质（如图所示）或基底节区血管周围松散的非肉芽肿性炎症浸润，以巨噬细胞为主，包括由反转录病毒介导的细胞融合形成的多核细胞，这是 CNS 感染 HIV 的特征。星形细胞增生和稀疏海绵状是常见的伴随特征

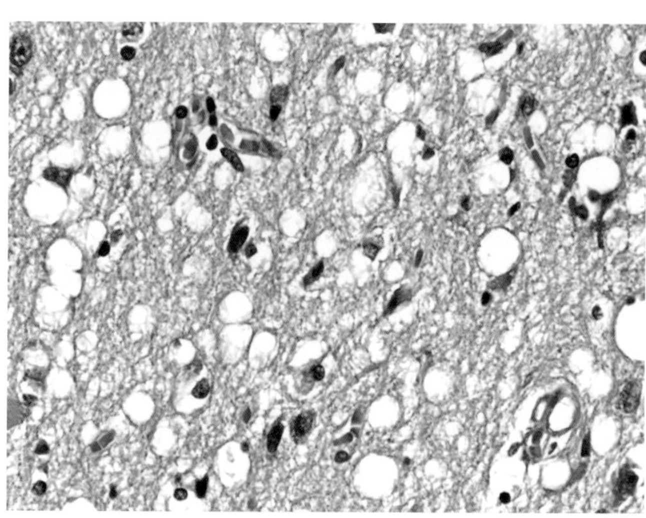

图 43.31 **Creutzfeldt-Jakob 病**。该活检标本来自于患有进行性痴呆和肌阵挛的老年男性，大脑皮质的非炎性空泡形成是最先出现的显著的病理改变。还有明显的神经元缺失和星形细胞增生，是这种朊蛋白相关疾病的其他主要表现

容在本章前面有关神经系统原发性血管炎中讨论过。

人类免疫缺陷病毒 1 型脑脊髓炎

人类免疫缺陷病毒 1 型脑脊髓炎（HIV-1 encephalomyelitis）是一种不太可能引起外科病理医师关注的疾病，但鉴于其具有独特神经病理学性质，仍需给予一些关注[274]。HIV-1 是病毒性脑炎病原体中唯一对神经外胚层细胞类型没有特殊趋向性的病毒，因为它在神经系统中的复制主要发生在骨髓来源的巨噬细胞和小胶质细胞内。CNS 感染 HIV-1 的特征是松散排列、血管中心或血管旁炎性浸润，集中在大脑半球白质、基底神经节和头侧脑干（图 43.30）。这些浸润细胞主要由单核细胞和多核巨噬细胞组成，后者反映了病毒介导的细胞融合，这是反转录病毒慢病毒亚家族的特征性细胞病变效应。这些细胞及其单核细胞前体，包涵并释放形成完全的病毒颗粒，这些病毒颗粒可以从它们的细胞膜中芽生而出，聚集在膜分隔的胞质内的小泡中，或游离于细胞质中。成熟病毒颗粒是球形的，平均直径为 100 ~ 120 nm，有一个圆柱形或棒状的病毒核心，通常处于偏心位置，并被界膜包围。伴随的改变包括：弥漫性星形细胞增生和小胶质细胞活化，脑白质泛白，以及脑萎缩。局部 HIV-1 复制与 CNS 损伤机制的确切关系仍是一个活跃的研究课题[274]。

朊蛋白相关性疾病

虽然很久以前就被划归病毒性疾病，但这些被统称为**传染性海绵状脑病（transmissible spongiform encephalopathy）**的少见疾病一直不能归类为传统的传染性疾病，事实上，它们是以遗传性和散发性的形式发生，并具有明显的传染性（主要是医源性传播的）。这些罕见疾病的发病机制仍然是有争议的并正在研究中，但它们明显共同具有一种固有细胞膜结构——朊蛋白（PrP）——的异常，在中枢神经元中的表达水平特别高。构象改变、异常抗蛋白酶和淀粉样变的 PrP 异构体（“prions”）在受感染组织中特征性积聚，随后随着增殖的增多，即便在缺乏相关核酸的情况下（即不需要通常的 DNA 或 RNA 复制机制），也足以传播疾病[1]。朊病毒相关的疾病包括**库鲁病（kuru）**（与巴布亚新几内亚土著部落食人仪式有关）、**克雅病（Creutzfeldt-Jakob disease, CJD）**、**“变异型” CJD**（与牛海绵状脑病或“疯牛病”有关）、**Gerstmann-Strausler-Scheinker 病（Gerstmann-Strausler-Scheinker disease）**和**致命家族失眠症（fatal familial insomnia）**[1]。下面的讨论基本限定于临床实践中最常见的 CJD 的诊断。

通过受污染的神经外科器械、人类生长激素补充剂和各种同种异体移植物发生的 CJD 医源性传播均有报道，但大多数病例是零星发生的，发生在没有明显暴露于污染物或其他患病者的中老年人。与 *PrP* 基因突变相关的家族遗传性变异型 CJD 病例占 10% ~ 15%。大多数患者的病程主要以认知能力下降为主，以亚急性的方式无情地进展，直至进展为严重的痴呆[1]。其特征性伴发症状是全身性肌阵挛，脑电图表现为“爆发抑制”模式的周期性的棘形和波形复合体，以及 T2 和弥散加权 MRI 序列上基底节区和丘脑的信号强度异常增强。在 CSF 免疫检测中，蛋白质抗原（标记了 14-3-3）呈阳性可进一步提示诊断。患者通常在症状出现后 6 ~ 8 个月内成为植物人，诊断后患者的存活时间很少能超过一年。

脑活检组织通常从非优势额叶获取，显示的病变取决于疾病的持续时间，其更为重要的作用是除外其他疾病，特别是可治疗的疾病[1,275]。CJD 的最早改变是皮质海绵状空泡化，在皮质深部尤为明显（图 43.31）。偶尔，

空泡化可能位于神经元的核周，但大多数在神经毡内散在随机分布。电镜下，空泡主要位于神经元突起中，常被膜性隔膜横穿，并可能包含颗粒状或卷曲的膜性轮廓。随着疾病的进展，海绵状改变越来越显著，并伴有明显的星形细胞增生、神经元萎缩和数量减少。晚期，皮质几乎没有可识别的神经元，大部分被增生的星形细胞的杂乱突起所占据。在 CJD 的任何阶段都没有炎症反应的证据，除了罕见的海绵状白质脑病变异型，白质异常仅限于继发性轴突丢失[276]。朊蛋白相关疾病的一个显著的、诊断性特征是：淀粉样蛋白沉积呈“尖刺球”样斑块，其轮廓为放射针状，对 PAS 染色呈强阳性，但只有 5% 的 CJD 病例表现明显。通常被称为“库鲁”斑块的病变最常见于小脑皮质中（但在大脑灰质中也可能检测到），并且可由抗 PrP 抗体特异性识别[1]。在家族性 CJD 中，大脑皮质的病例可能很多，尤其是在“变异型” CJD 中明显。大脑和小脑皮质中大量沉积的 PrP 免疫反应阳性淀粉样蛋白是遗传性 Gerstmann-Straussler-Scheinker 综合征的典型特征，也与 PrP 编码基因突变有关，其临床特征主要为进展性小脑共济失调[1]。

在有适当的临床表现时，单独存在海绵状改变就足以诊断“可能的” CJD。CJD 的确定性诊断需要满足以下标准之一即可做出：①发现尖刺球型 PrP 淀粉样斑块（spiked ball-type PrP amyloid plague）；②通过特异性免疫组织化学或免疫印迹法检测出活检材料中有抗蛋白酶 PrP；③检测到致病性的 *PrP* 基因突变；④海绵状脑病可以传染动物宿主。建议读者参考其他详细讨论这些专业性诊断技术的文献[1]。“可能的” CJD 的诊断不应根据最低的组织学标准做出，因为散在的皮质内空泡和神经元皱缩可以是外科操作的常见人工假象。主要是细胞外周的空泡化也可能由水肿、缺氧、自溶、固定不佳或处理不当以及毒性和代谢性脑病引起的。此外，类似于 CJD 的海绵状改变（但常局限于表面的额颞叶皮质、岛叶或杏仁核，缺少抗蛋白酶的 PrP 沉积）可在阿尔茨海默病、脑皮质路易小体疾病、皮克病、皮质基底结退变、失语症早老性痴呆伴低位运动神经元疾病以及其他痴呆疾病中遇到。相反，表面上正常的活检标本不应使处理可疑患者的组织和液体的医院工作人员放松警惕。CJD 的典型组织病理学改变并不均匀分布在受累大脑中，而在海绵状改变很少或没有的神经外科标本中，诸如免疫组织化学评估和蛋白质印迹（Western blot）分析等方法可以发现抗蛋白酶的 PrP。

对于怀疑患有 CJD 的患者的活检材料需要谨慎处理，因为即使是福尔马林固定和石蜡包埋的档案标本也具有传染性。已经制定了几乎可以消除其感染性同时保证组织切片的形态良好和抗原完整性（先使用福尔马林固定，再使用甲酸浸泡）的固定方法[277]，但不建议在普通外科病理学实验室处理可疑的活检材料。建议将这样的样本放在福尔马林内转交至诸如美国国家朊病毒疾病病理学监测中心（cjdsurv@po.cwru.edu）类专门机构，这些机构可以评估 *PrP* 基因突变和 PrP 沉积的标本。

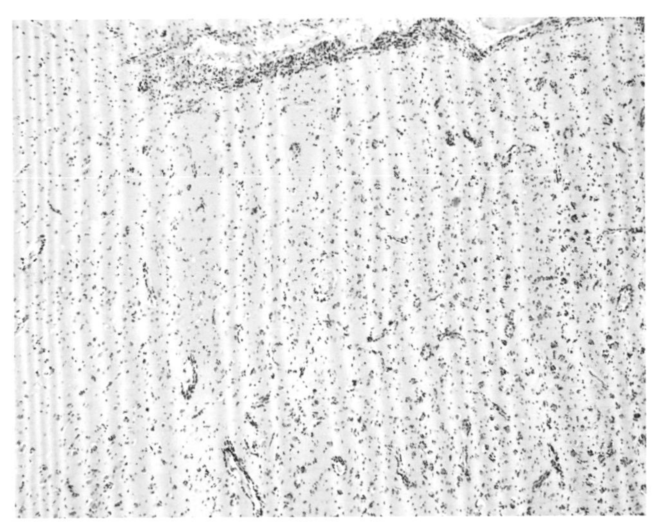

图 43.32 弥漫性星形细胞瘤形成 Scherer 继发性结构，包括软膜下积聚、血管周围聚集和神经周卫星现象

原发性肿瘤

胶质肿瘤

弥漫性（星形细胞和少突）胶质瘤

一大组临床、病理和遗传多样性的胶质瘤被称为弥漫性胶质瘤，包括那些主要以浸润性方式生长的胶质瘤，其单个肿瘤细胞主要沿白质束、血管周围空间、软膜区和神经元周围（神经元周围的卫星现象）播散，最后三个被称为“Scherer 继发性结构”（图 43.32）。世界卫生组织（WHO）2016 版分类方案是综合了大量研究进展进行的修订，新纳入的“综合诊断”结合了关键的形态学和遗传学特征，以尽可能地建立生物学上统一的诊断分类（表 43.1）。例如，作为一个基本的概念转变，现在人们认识到了 IDH 突变的弥漫性星形细胞瘤和少突胶质细胞瘤彼此之间的共同点要比以前仅根据谱系假说将更为不同的病种罗列在一起时更多，诸如弥漫性星形细胞瘤和毛细胞星形细胞瘤。尽管最初只在令人惊讶的 10% 的胶质母细胞瘤患者（几乎完全是继发形式）中发现了这种 Krebs 细胞周期相关性基因突变，但随后在约 80% 的患者中证实了这种基因突变，不论是在星形细胞来源的还是在少突胶质细胞来源的所有较低级别（WHO Ⅱ ~ Ⅲ级）胶质瘤中。此外，资料表明，还有诸如 *ATRX*（α 地中海贫血智力低下 X 连锁）和 *TP53* 基因突变改变，会促使前体细胞向星形细胞瘤形态转变，而 1p19q 共缺失伴 *TERT*、*CIC* 和 *FUBP1* 基因突变会诱发少突胶质细胞瘤表型形成（图 43.33）。相反，老年人的原发性（新生的）胶质母细胞瘤的最常见的亚型是 IDH 野生型，大于 1/3 的病例通常伴有相关的 *TERT* 突变，诸如 7 号染色体三体和 10 号染色体单体的细胞遗传学改变，以及表皮生长因子受体（*EGFR*）基因扩增。然而，即使在弥漫性胶质瘤的主要分类内，这些肿瘤在流行病学特征、形态学特征、生长方式、遗传学表型和临床行为方面也有很大的差异。

表43.1 2016版WHO胶质瘤综合诊断的临床病理和分子特征

2016版WHO诊断	临床相关	组织学相关	常见免疫组织化学和分子特征
弥漫性星形细胞瘤，IDH突变型，WHO Ⅱ级	好发于年轻人、T2/FLAIR示大脑非增强的明亮肿块	胞核不规则、染色质浓染	免疫组织化学IDH1-R132H$^+$或测序*IDH1/2*突变，p53$^+$，ATRX^{-*}
肥胖细胞变异型	同上	至少20%的肥胖细胞	同上
弥漫性星形细胞瘤，IDH野生型，WHO Ⅱ级	与IDH突变型相应的肿瘤相同	必须除外其他疾病，例如样本不足的GBM、节细胞胶质瘤、PXA	免疫组织化学和测序显示IDH野生型
弥漫性星形细胞瘤，NOS，WHO Ⅱ级	与IDH突变型相应的肿瘤相同	与IDH突变型相应的肿瘤相同	仅通过组织学做出诊断
间变型星形细胞瘤（AA），IDH突变型，WHO Ⅲ级	大多数不增强或局灶性增强的大脑肿块	与WHO Ⅱ级星形细胞瘤相同，伴有核分裂活性	免疫组织化学IDH1-R132H$^+$或测序*IDH1/2*突变，p53$^+$，ATRX^{-*}
间变型星形细胞瘤，IDH野生型，WHO Ⅲ级	与IDH突变型相应的肿瘤相同	必须除外其他疾病，特别是样本不足或早期的GBM	免疫组化学和测序显示IDH野生型
间变型星形细胞瘤，NOS，WHO Ⅲ级	与IDH突变型相应的肿瘤相同	与IDH突变型相应的肿瘤相同	仅通过组织学做出诊断
胶质母细胞瘤（GBM），IDH野生型，WHO Ⅳ级	好发于年龄较大的成人，伴有环状强化的大脑肿块	与AA相同，但伴有微血管增生和（或）坏死	年轻患者免疫组织化学和测序显示IDH野生型，或老年患者仅免疫组织化学示IDH野生型；常见*TERT*突变、*EGFR*扩增/重排和10q LOH常见
巨细胞型GBM变异型	好发于表浅部位，有清晰的边界	大的、奇异多核细胞为主	多数为p53$^+$，伴有*TP53*突变；*EGFR*扩增罕见
胶质肉瘤变异型	好发于表浅部位，有清晰的边界	间叶性化生（肉瘤）一开始就有或复发时出现	肉瘤成分富含网织纤维，GFAP$^-$；*EGFR*改变更罕见
上皮样GBM变异型	主要累及儿童和年轻人；好发于表浅部位，边界清晰，易发生CSF播散	大的黑色素瘤样细胞和与大脑界面相对清晰；可能有低级别的前体，诸如PXA	S100$^+$，有限的GFAP$^+$细胞，但黑色素瘤标志物呈阴性；约50%病例中*BRAF* V600E突变
小细胞GBM形式	大多数年龄较大的成人，伴有边缘强化的大脑肿块，尽管大约1/3的患者最初没有增强（早期阶段）	单形性的小圆形至椭圆形的核，染色质细致，偶尔有清晰的核周晕，但核分裂指数高	IDH野生型（100%），10号染色体单体（~95%），*EGFR*扩增（~70%）
具有原始神经元成分的GBM	好发于成人，MRI表现为边缘强化的肿块，局部扩散明显受限	弥漫性胶质瘤显示有边界清晰的富于细胞的结节，有原始神经元特征（“小蓝色细胞”、核分裂象、有结构、凋亡细胞，Homer Wright菊形团）	神经元表型获得（例如SYN、NFP、Neu-N）和胶质细胞（例如GFAP、OLIG2）表型的相对丢失；IDH突变或野生型，10号染色体单体，*MYC*或*MYCN*扩增
胶质母细胞瘤，IDH突变型，WHO Ⅳ级	大部分与“继发性GBM”相同，有先前的较低级别星形细胞瘤病史；也可是一开始就形成的	经典型GBM组织学表现，包括MVP和（或）坏死，也常伴有微囊性病灶。	免疫组织化学IDH1-R132H$^+$或测序*IDH1/2*突变，p53$^+$，ATRX^{-*}，10q LOH常见，但*EGFR*异常罕见

表43.1　2016版WHO胶质瘤综合诊断的临床病理和分子特征（续）

2016版WHO诊断	临床相关	组织学相关	常见免疫组织化学和分子特征
胶质母细胞瘤，NOS，WHO Ⅳ级	与IDH野生型相应的肿瘤相同	与IDH野生型相应的肿瘤相同	仅通过组织学做出诊断
弥漫性中线胶质瘤，H3-K27M突变型，WHO Ⅳ级	大多数儿童和年轻人，有中线（例如丘脑、脑干、脊柱）胶质瘤	组织学变化大，甚至可能表现为低级别；多核细胞更常见	免疫组织化学H3 K27M⁺肿瘤细胞或测序*H3F3A*或*HIST1H3B/C*基因突变
少突胶质细胞瘤，IDH突变，以及1p/19q共缺失，WHO Ⅱ级	好发于年轻到中年人，大脑内无增强的肿块	圆形核，染色质细致，核膜脆，透明空晕，丰富的鸡爪样毛细血管网	免疫组织化学IDH1-R132H⁺或测序*IDH1/2*突变，FISH、LOH或基因组技术1p/19q共缺失；ATRX-ret，p53 LI＜10%‡
少突胶质细胞瘤，NOS，WHO Ⅱ级	与IDH突变型相应的肿瘤相同	与IDH突变型相应的肿瘤相同	仅通过组织学做出诊断
间变型少突胶质细胞瘤（AO），IDH突变和1p/19q共缺失，WHO Ⅲ级	与WHO Ⅱ级相应的肿瘤相同	与WHO Ⅱ级病例相同，但常伴有大的上皮样细胞、大核仁、高核分裂指数、MVP和（或）坏死	免疫组织化学IDH1-R132H⁺或测序*IDH1/2*突变，FISH、LOH或基因组技术1p/19q共缺失
间变型少突胶质细胞瘤，NOS，WHO Ⅲ级	与IDH突变型相应的肿瘤相同	与IDH突变型相应的肿瘤相同	仅通过组织学做出诊断
少突星形细胞瘤，NOS，WHO Ⅱ级†	好发于年轻人，T2/FLAIR示大脑非增强的明亮肿块	弥漫性胶质瘤伴有混合性或模棱两可的形态学特征	仅通过组织学做出诊断
间变型少突星形细胞瘤，NOS，WHO Ⅲ级†	大多数不增强或局灶增强的大脑肿块	同上，但伴有高级别的特征	仅通过组织学做出诊断

斜体的疾病和变异型目前的考虑是临时的，有待进一步的科学验证

+：代表免疫组织化学呈阳性；-：代表免疫组织化学呈阴性［弥漫性中线胶质瘤尚无指定的WHO分级，但在文献中通常是高度侵袭性的（GBM-like）］。FLAIR：液体衰减反转恢复；GFAP：神经胶质原纤维酸性蛋白质；MVP：微血管增生；NFP：神经丝蛋白；SYN：突触素

*肿瘤性蛋白质表达的缺失，而在非肿瘤细胞中的表达保留，提供了阳性内对照。ATRX-ret：在肿瘤细胞中表达保留

†应用辅助检测时，几乎所有的弥漫性胶质瘤都显示有上述的更特异的星形细胞瘤或少突胶质细胞瘤的诊断分子特征之一；因此，混合性胶质瘤（少突星形细胞瘤）仅限于不能进行分子检测或检查结果没有诊断意义的病例。然而，应当注意的是，极其罕见的病例报道显示，在少突星形细胞瘤中，一些分散的区域表现为星形细胞瘤样形态学/分子学综合特征，而另一些分散的区域表现为少突胶质细胞瘤样综合特征。同样，先前在2007版WHO分类体系中被诊断为“具有少突胶质细胞成分的胶质母细胞瘤”（如Ⅳ级少突星形细胞瘤）的病例，目前在2016版WHO分类体系中运用分子学技术进行重新分类：①GBM，IDH野生型；②GBM，IDH突变型；③间变型少突胶质细胞瘤，IDH-突变型，1p/19q共缺失

‡仅有罕见的少突胶质细胞瘤显示有大于10%的肿瘤细胞p53免疫染色呈强阳性，但这些病例也显示IDH突变和1p/19q共缺失的诊断性特征

例如，除了 IDH 突变与 IDH 野生型肿瘤的主要差异，一些儿童或年轻人中的肿瘤也具有不同的遗传学和生物学特征，并且它们发生的解剖位置也不同（例如，具有 *FGFR1* 或 *MYB* 改变的儿童低级别胶质瘤，H3 K27M 突变弥漫性中线胶质瘤、*BRAF* V600 突变上皮样胶质母细胞瘤和 H3 G34R/V 突变的高级半球性胶质瘤）。

弥漫性浸润性星形细胞瘤，IDH 突变型或 IDH 野生型

弥漫性浸润性星形细胞瘤（diffusely infiltrating astrocytoma）构成最大的一组肿瘤，具有生物学进展的内在趋势，反映了特定的遗传异常的逐步积累[278]。尽管异柠檬酸脱氢酶（isocitrate dehydrogenase, *IDH*）基因复合物的自发突变，特别是 *IDH1*，代表了 WHO Ⅱ ~ Ⅲ级弥漫性星形细胞瘤中最早（可能是起始）和最常见的基因改变，继发于起源于这些低级别前体肿瘤的胶质母细胞瘤和 WHO Ⅱ ~ Ⅲ级少突胶质细胞瘤，但对常见的散发形式中肿瘤的起始事件尚未完全阐明[279-281]。尽管传统上从细胞学的角度分为纤维型（fibrillary type）、肥胖细胞型（gemistocytic type）和原浆型（protoplasmic type），但在 2016 版 WHO 分类体系中，只包含肥胖细胞型的类型被认为是足够独特的变异型。纤维型，是以丝状细胞质突起命名的，其组成细胞与非肿瘤性“纤维”星形细胞相似，是迄今为止最常见的类型；因此，在讨论弥漫性星形细胞瘤时，纤维型被认为是事实上存在的亚型。然而，纤维突起混合在背景神经毡中常常不易察觉，大多数表现为“裸核”（图 43.34）。原浆型从未被客观地定义过（即在一些少突胶质细胞瘤和毛细胞星形细胞瘤中也能遇到典型的“蛛网样”形态），在病理医师之间的重复性差，也未发现其相关的特定分子表型，因此，原浆型已从最新的 WHO 分类中删掉了。

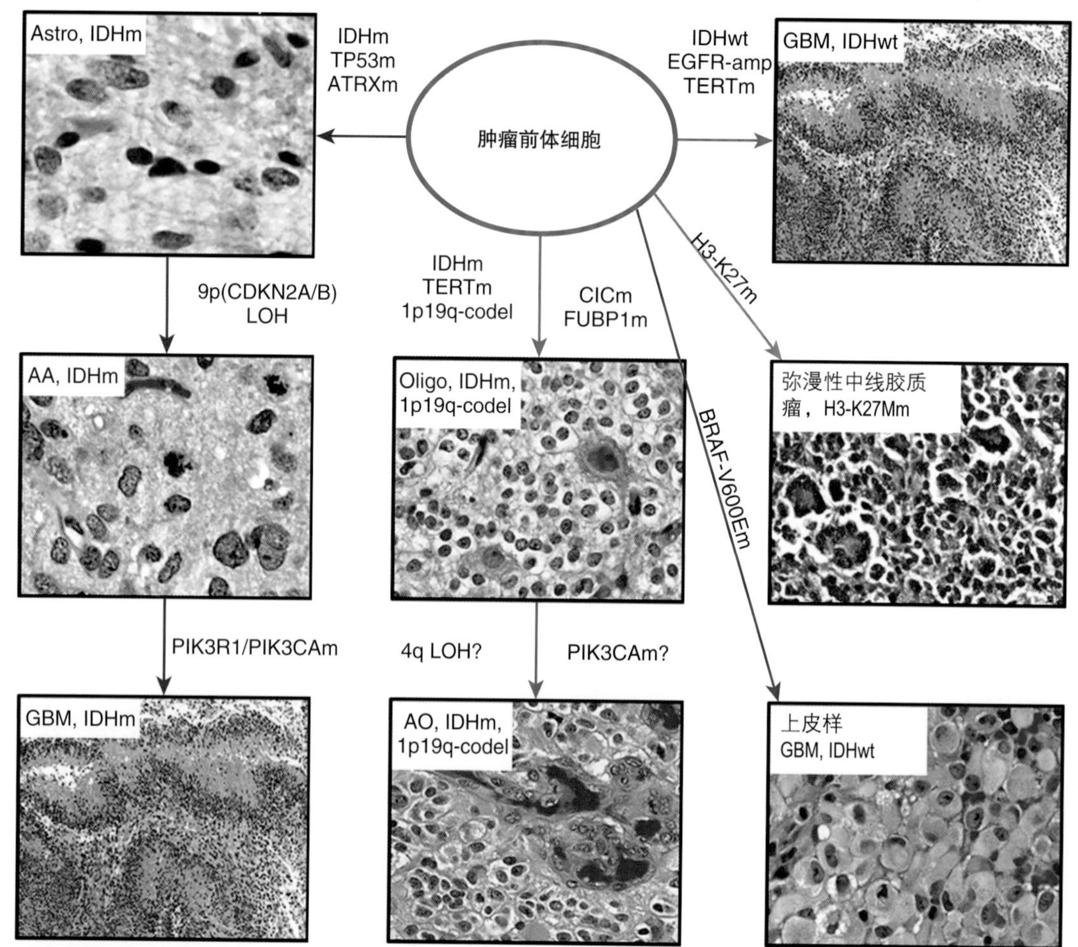

图 43.33　**弥漫性胶质瘤的遗传模型**。左列和中间列代表 IDH 突变亚型，右列代表最常见的 IDH 野生型。m：突变体；wt：野生型；1p19q-codel：1p/19q 共缺失；AA：间变型星形细胞瘤；AO：间变型少突胶质细胞瘤；Astro：星形细胞胶质瘤；GBM：胶质母细胞瘤；Oligo：少突胶质细胞瘤

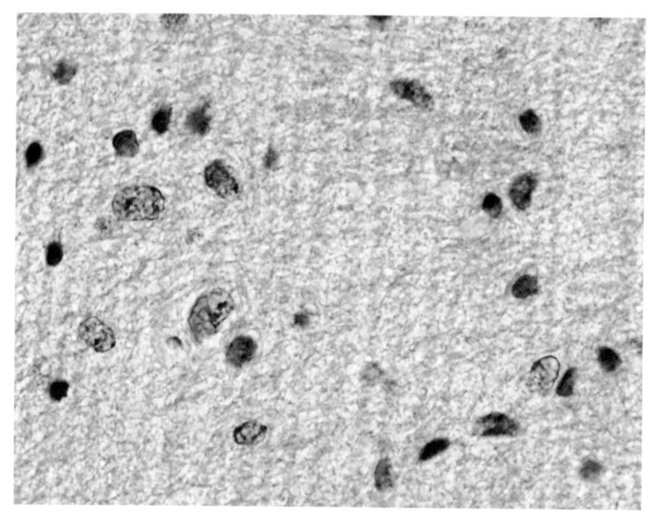

图 43.34　**弥漫性星形细胞瘤伴有纤维型细胞学形态**。注意，出现“裸核”，看似肿瘤细胞嵌入纤维背景中，实际为含有不规则的浓集的核染色质，没有明显的细胞质

弥漫性星形细胞瘤通常含有少量大的肿瘤细胞，其特征是玻璃状嗜酸性胞质形成偏心球形“腹部”，以及似乎即将从母细胞体挤出的细胞核位于边缘（图 43.35）。这些细胞被称为肥胖细胞（来自希腊语 *gemistos*，是充满或充实的意思），反映了胶质型中间丝（glial-type intermediate filament）的积聚——形成致密的核旁旋涡体并延伸到矮胖的细胞质突起中。**肥胖细胞型星形细胞瘤（gemistocytic astrocytoma）**的命名之前被主观地应用在含有不同密度肥胖细胞的肿瘤中，但现行的 WHO 指南建议，肥胖细胞应按照定义至少占肿瘤总体的 20%[278]。肥胖细胞型星形细胞瘤实际上局限于成人的大脑半球。它们经常显示有明显的血管周淋巴细胞浸润，MIB-1（Ki-67）免疫标志物染色，通常含有小的、分化较差的肿瘤细胞，似乎比肥胖细胞增生更加活跃[282]。p53 异常核免疫标记常见，这一现象反映了这种变异型中 *TP53* 基因突变的普遍性。最近的研究表明，肥胖细胞型与纤维型相比 *IDH* 突变率稍低（74% 比 92%），并且在肥胖细胞型肿瘤亚群中可见 *RRAS* 和 *ERCC1* 基因失活，但其他肥胖细胞型肿瘤与低级别 IDH 突变型星形细胞瘤的基因模式相似[283]。

胶质血管结构可能很明显，是由于放射状排列的肥胖细胞的细胞质向血管中心突出短突起所致，形成可使人想起室管膜瘤或星形母细胞瘤的假菊形团。然而，后

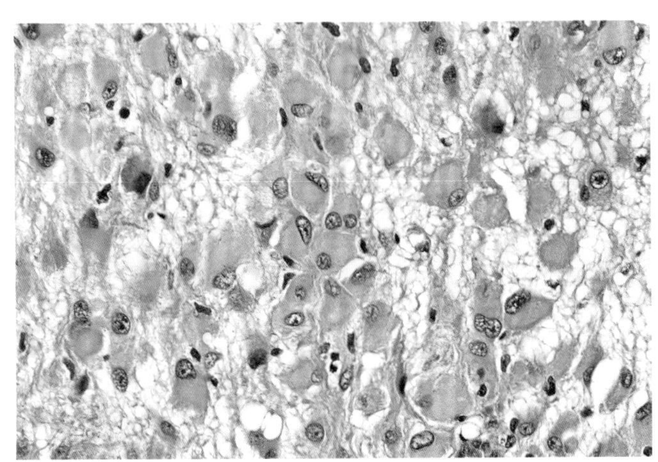

图 43.35 **肥胖细胞型星形细胞瘤**。这个患者的最初切除的标本中有大量肥胖细胞。在放疗和化疗 11 个月后复发，再切除标本显示该患者已经进展为胶质母细胞瘤。注意，这些细胞保留了星形细胞的卵圆形和某种泡状的核。可与少突胶质细胞瘤的“小肥胖细胞”变异型比较，见图 43.61B

两种肿瘤并不像肥胖细胞型星形细胞瘤那样穿透到神经实质呈弥漫性生长。还必须小心，以免将肥胖细胞型星形细胞瘤的命名应用在由微小的“迷你”肥胖细胞组成的少突胶质细胞瘤中，或应用在肿瘤进展过程中发生大肥胖细胞改变的少见的少突胶质细胞瘤中。这些少突胶质细胞瘤通常不表现血管周围的淋巴细胞袖套，可能显示有一个明显的小叶或人行道样结构，并且在别处几乎总是具有更经典的透明细胞特征。此外，少突胶质细胞瘤通常很少或不显示核 p53 免疫反应（*TP53* 突变不常见），取而代之的是染色体 1p 和 19q 共缺失。

富含肥胖细胞的星形细胞瘤的目前的分级方式与传统的星形细胞瘤的分级方相同。然而，尽管认为 WHO Ⅱ级肿瘤不会自动表现出侵袭性，但我们发现（与其他人的经验一致），肥胖细胞型星形细胞瘤倾向于更快的进展[282,284]。正是由于这些原因，WHO 将这些肿瘤归类为一种独特的病种。然而，大多数这类研究都是在分子时代之前进行的，因此，评估 *IDH* 突变状态可能比单纯依赖形态学提示预后不良更全面。

弥漫性（纤维型）星形细胞瘤［diffuse (fibrillary) astrocytoma］可以发生在所有年龄段，可能出现在中枢神经轴的任意水平，但发生在成人大脑半球的病例最常见。发生在大脑半球的弥漫性（纤维型）星形细胞瘤通常以白质为中心，有一小部分生物学上不同的肿瘤起源于中线结构，例如基底节、丘脑、脑干和脊髓（下文在弥漫性中线胶质瘤 H3 K27 突变型中讨论）。头痛、癫痫发作、局灶性感觉运动障碍和情绪改变是幕上病变的主要临床表现。少见的变异型完全位于软脑膜和蛛网膜下隙，它们可能起源自异位神经胶质残余[285-286]。

神经肿瘤学实践现在要求对弥漫性纤维型星形细胞瘤根据其分子特征和组织学分级进行分类。我们赞同 WHO 分类系统，即根据组织学特征将它们分为**弥漫性星形细胞瘤（diffuse astrocytoma）**（WHO Ⅱ级）、**间变型星形细胞瘤（anaplastic astrocytoma）**（WHO Ⅲ级）或**胶质母细胞瘤（glioblastoma）**（WHO Ⅳ级），并根据分子特征将它们分为 IHD 突变型或 IDH 野生型。鉴于 WHO Ⅱ ~ Ⅲ级的大多数病例都是 IDH 突变型的，我们必须对罕见的 IDH 野生型病例始终考虑其他诊断可能性，包括早期或活检组织不足的胶质母细胞瘤，更罕见的“儿童”分子亚型的弥漫性胶质瘤，以及预后更好的病种，例如毛细胞星形细胞瘤、多形性黄色星形细胞瘤、节细胞胶质瘤等。胶质母细胞瘤的诊断一般只用在最高级别的星形细胞瘤中，不适用于少突胶质细胞或室管膜系的低分化胶质瘤。我们要再次强调弥漫性星形细胞瘤的令人沮丧的趋势，无论它们起初是分化好的还是惰性的，随着时间的推移，它们在组织病理学上都越来越令人担忧，在临床上都越来越具有侵袭性。这种影响诊断和治疗的固有不稳定性的结果是由这种肿瘤的出名的区域异质性导致的，这种组织形态学和增生活性的区域异质性可能会潜在影响活检组织有限的病例的诊断。

分化良好的弥漫性星形细胞瘤（WHO Ⅱ级）通常见于 21 ~ 40 岁年龄的患者，很少见 50 岁以后（超过 50 岁的患者以高等级肿瘤为主）的患者。其特征为间歇性癫痫或头痛，不伴有局灶性神经功能缺损的长期术前病程，特别提示有缓慢进展的幕上星形细胞瘤（或其他低级肿瘤）。这些病变相关的症状可能会在病变发现前几年出现，尽管先进的神经放射学技术的出现大大缩短了症状出现到发现病变的平均时间间隔。由于低级别星形细胞瘤在所浸润的神经实质通常不会引起显著的新生血管化，它们在 CT 和 T1 加权 MRI 中显示为无强化的低密度区域，对比度增强通常反映血脑屏障破坏（图 43.36）。出现这种增强则提示活检为星形细胞瘤的病变，已经发生局灶性间变性进展，应立即对术后神经放射学结果进行仔细审查，以确定活检是否充分。在其他非增强病例中，最好在液体衰减反转恢复（FLAIR）或 T2 加权 MRI 上识别病变（图 43.37）。

大体上，WHO Ⅱ级星形细胞瘤在空间上是不明显的，产生一个弥漫性扩张和弥漫性 CNS 结构的硬结，同时具有高度特征性的灰白质界标变模糊或消失（图 43.38）。它们有时可以因为黏液样改变而成为某种黏液样表现，但不易发生自发性出血或坏死。组织学上，细胞通常显示以不定型排列方式浸润的可识别的神经毡，或伴有继发结构形成［软膜下聚集、血管周围聚集和（或）神经元周围卫星现象］，与反应性胶质增生中的均匀分布增生的星形细胞形成鲜明对比（图 43.39）。一种常见的结构特征是微囊性改变（图 43.40），这是一种在明确肿瘤性诊断过程中作用不可估量的改变，这种改变在多种胶质瘤（一般是低级别胶质瘤）中容易发生，但在反应性病变中很少遇到。见到分散的钙化小球是一种相似但意义不太特异的发现。另一方面，混合有明显的泡沫样巨噬细胞强烈提示不能诊断为星形细胞瘤，尤其是在没有预先治疗的情况下，应引起对脱髓鞘疾病和梗死的考虑。区域血

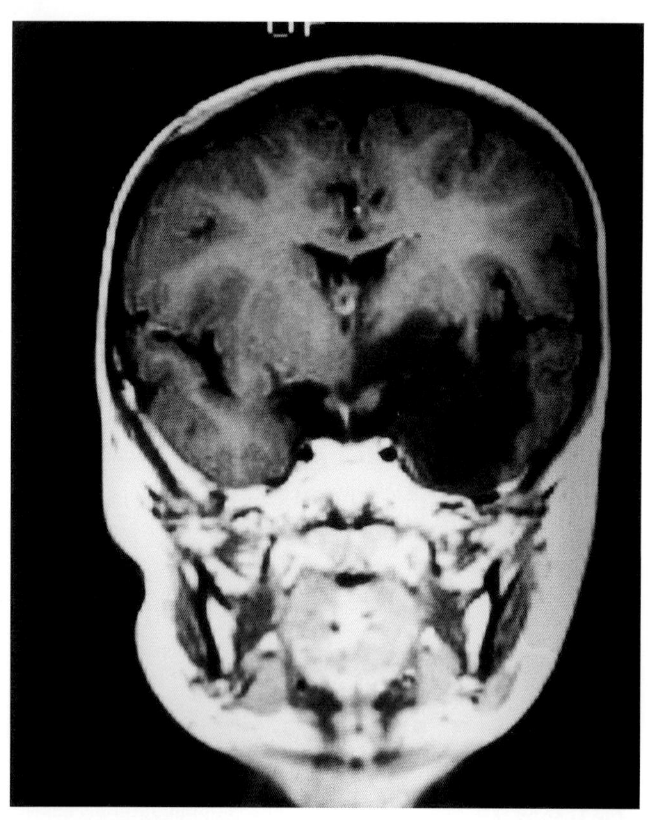

图 43.36 **弥漫性星形细胞瘤**。注射对比剂后 MRI 显示的低级别纤维型星形细胞瘤常见的神经影像学改变，如这例颞叶肿瘤，包括普遍膨胀和浸润区低密度，只有轻微的占位效应，未见信号增强的病灶，提示血脑屏障破坏

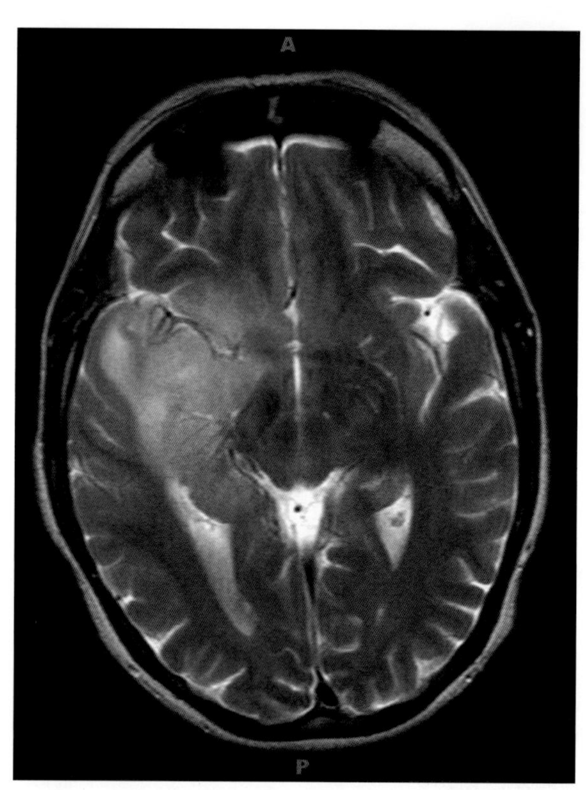

图 43.37 **弥漫性星形细胞瘤**。T2 加权 MRI 显示了一个边界不清的额 - 颞叶肿块，伴有信号强度增加

管周明显的淋巴细胞袖套是 CNS 炎症性疾病的标志，偶尔可见于经典型星形细胞肿瘤，但在神经上皮肿瘤中最常见于肥胖细胞型星形细胞瘤、多形性黄色星形细胞瘤和节细胞胶质瘤。最后，根据定义，WHO Ⅱ级星形细胞瘤不应显示有微血管增生（MVP）、有丝分裂活性增加或坏死区。

在细胞学层面上，纤维型星形细胞瘤至少部分是由一些具有纤细突起的细胞组成的，这些突起是嗜酸性胞质从核周向外围发出并逐渐缩小形成的，或表现为“裸”核嵌入神经毡背景网络中（见图 43.34 和 43.39）。这些突可能是单极的也可能是多极的，但与增生星形胶质细胞的细胞质的扩展特征相反，它们通常不从细胞体呈放射状、星芒状发出，这种特征也是星形细胞得名的原因。它们在涂片或压片中尤为明显（图 43.41），涂片或压片是冷冻切片不可缺少的辅助手段（或应急替代方法），用于术中诊断。在超微结构研究中[287]，这些突起包含 7 ~ 11 nm（“中间”）的丝束，由人类星形细胞的主要细胞骨架成分胶质型中间丝 GFAP 和波形蛋白构成。细胞核通常呈椭圆形，轮廓光滑，不含明显的核仁，常有泡状特性，但可能有些染色质浓聚。

诱发因素。虽然大多数弥漫性星形细胞瘤没有明显的易感性因素，但已识别了与放疗相关的病例；偶尔，高级别肿瘤与神经纤维瘤病 1 型（NF1）、Li-Fraumeni

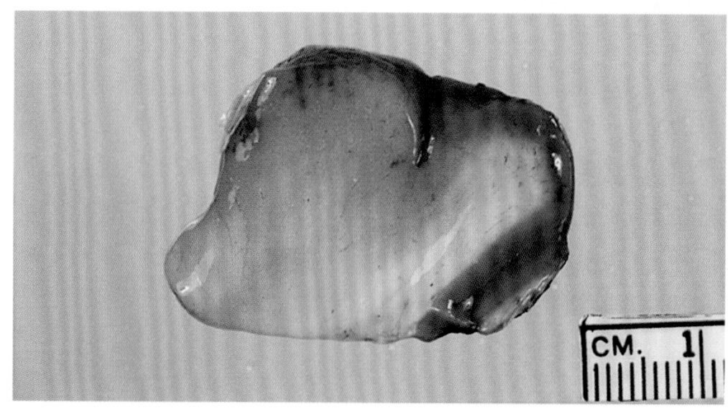

图 43.38 **弥漫性星形细胞瘤**。前颞叶切除术标本显示了典型的隐匿浸润的纤维型星形细胞瘤。右侧脑回保持着皮质及与其下的指状白质的清晰的分界。左方有弥漫性脑回膨胀，且这些界标消失清，反映了肿瘤的浸润。作为 1 例典型的低级别病例，没有形成分散的肿块，也没有明显的出血或坏死（与图 43.48 对照）

（*TP53* 基因胚系突变）综合征、Turcot（脑肿瘤 - 息肉病）综合征 1 型（DNA 错配修复酶的胚系突变）以及少见的或表征尚不明确的家族性疾病相关，包括多发性软骨瘤病综合征，被称为 Ollier 或 Maffucci 病[288]。

正如前面提到的，在最常见的、也是已知最早的成年型肿瘤中，遗传变异是 *IDH1* 基因突变或其同源体 *IDH2* 基因突变。密码子 132 的单点突变，将精氨酸转换为组氨酸，占所有突变的 90%。因此，*R132H* 突变特异性免疫染色常被用作检测这一亚型的初步筛选工具（图

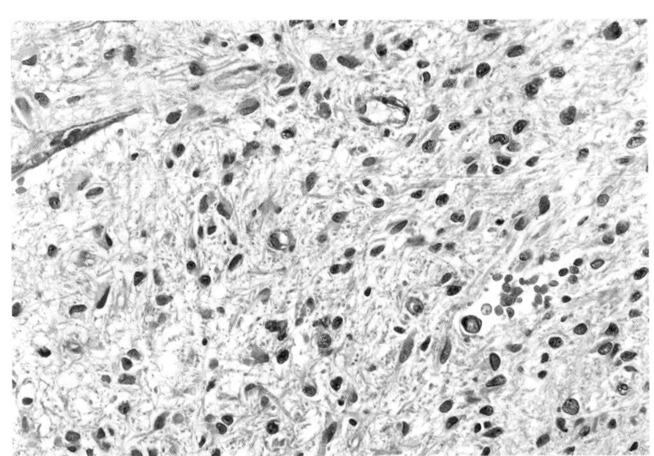

图 43.39 **弥漫性星形细胞瘤**。这种高分化星形细胞瘤的细胞表现为明显的细胞突起、轻度核多形性以及轻度染色质深染。缺乏核分裂活性支持其为低级别病变。注意，互不粘连的生长方式

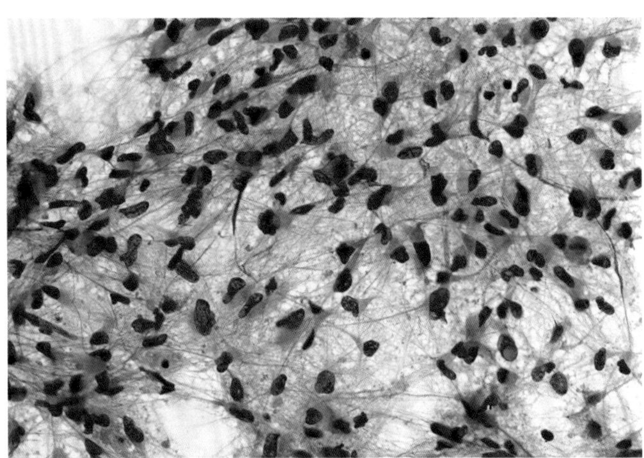

图 43.41 **弥漫性星形细胞瘤**。细胞之间缺乏粘连和明显的胞质突起——这些特征有助于星形细胞瘤与转移癌、淋巴瘤和其他肿瘤的区分——在术中的印片中很明显

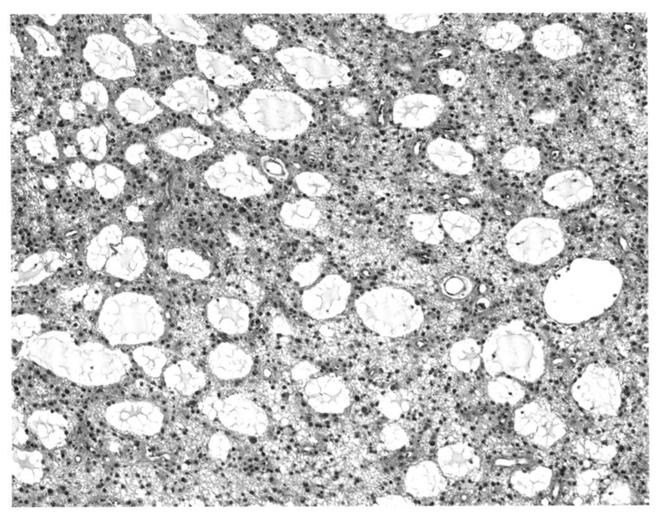

图 43.40 **弥漫性星形细胞瘤**。与反应性星形胶质细胞增生不同，一些低级别星形细胞瘤的一个特别明显的特征是微囊性改变

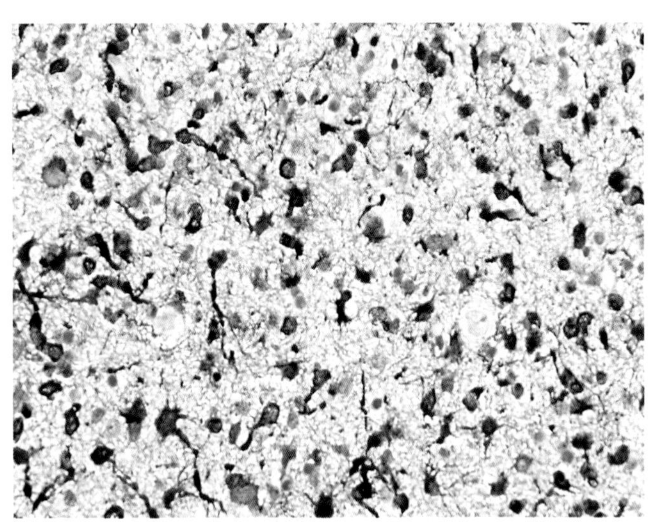

图 43.42 **弥漫性星形细胞瘤，IDH 突变型**。可见对 IDH1 R132H 突变蛋白质的免疫反应呈阳性。注意，背景是免疫反应呈阴性的皮质神经元

43.42），其次是对*IDH1* 密码子 132 和*IDH2* 密码子 172（同源区）进行测序，以在适当年龄的（最常见于年龄较大的儿童和 55 岁以下的成人）免疫阴性病例中寻找罕见突变。研究表明，在大多数间变型星形细胞瘤中，IDH 野生型肿瘤的生物学行为像原发性胶质母细胞瘤，表明大多数间变型星形细胞瘤或者是胶质母细胞瘤的早期形式，或者是单纯取材不足导致的。对于 WHO Ⅱ级 IDH 野生型星形细胞瘤，其他鉴别诊断包括儿童对应肿瘤（更多显示 *FGFR1* 或 *MYB* 变化）和长期癫痫相关的肿瘤（long-term epilepsy-associated tumor, LEAT），例如节细胞胶质瘤、多形性黄色星形细胞瘤和胚胎发育不良神经上皮瘤（DNT）[常为 CD34 和（或）BRAF V600E 免疫反应阳性]。绝大多数 IDH 突变型星形细胞瘤也存在 *ATRX* 和 *TP53* 基因的突变，这两种基因在大多数情况下都可以通过免疫组织化学方法检测到。鉴于其在染色质维持 / 重塑中的作用，α 地中海贫血智力低下 X 连锁（ATRX）蛋白质在所有非肿瘤细胞核中普遍表达；相反，在含有体细胞突变的星形细胞瘤中表达缺失（图 43.43）。就 p53 蛋白而言，其半衰期通常很短，以致 *TP53* 野生型核呈阴性，而大多数常见突变导致蛋白质稳定和"过度表达"模式（图 43.44）。然而，有必要进行谨慎判断，因为还有其他情况会导致单独免疫组织化学检查的假阳性和假阴性。在一项有 157 例弥漫性胶质瘤病例的研究中，大于 10% 的病例核染色呈强阳性，与 *TP53* 突变有很好的相关性[289]。而值得注意的假阳性病例是，渐进性多灶性白质脑病（PML）中 JC 病毒株感染的少突胶质细胞和星形胶质细胞的核通常显示有较强的 p53 表达（以及 MIB-1 阳性反应）。

间变型星形细胞瘤，IDH 突变型（anaplastic astrocytoma, IDH-mutant）（WHO Ⅲ级）常常是从高分化前体病变中进化而来，如刚刚描述的，是编码 p16、p15 和 p14^{ARF} 的 *CDKN2A/B* 基因缺失和其他相关基因改

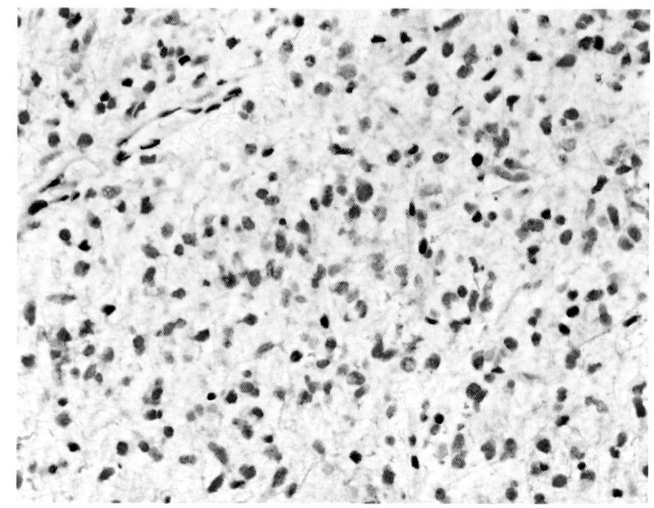

图 43.43 **弥漫性星形细胞瘤，IDH 突变型**。如同本例，大多数 IDH 突变型星形细胞瘤还显示肿瘤细胞核中 α- 地中海贫血伴智力低下、X- 连锁综合征蛋白质（ARTX）免疫反应丢失。注意，非肿瘤细胞（内皮、胶质、炎细胞）作为阳性内对照持续表达

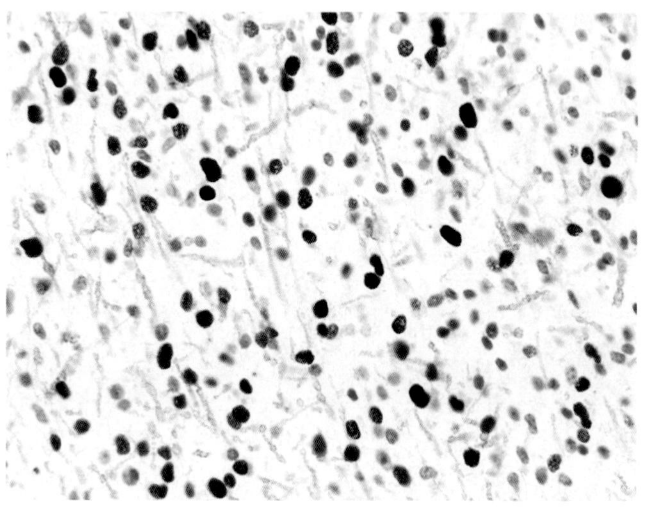

图 43.44 **弥漫性星形细胞瘤，IDH 突变型**。如同本例，大多数 IDH 突变型星形细胞瘤免疫组织化学染色也显示 p53 过表达

变的结果[278]。相反，IDH 野生型肿瘤大多数常为新生的，除了行为上像原发性胶质母细胞瘤一样，还显示有后者相关的遗传学改变，包括 *TERT* 突变、10 号染色体单体 / PTEN 缺失和 EGFR 扩增等。从自 WHO Ⅱ级前体肿瘤进展的形态学证据可能是一个局部表现，而组织学上其他区域分化良好。显微镜下，尽管取自肿瘤 -CNS 交界处的活检可能只有散在的肿瘤成分，但与低级别星形细胞瘤相比，典型的病例有更加显著的肿瘤细胞丰富性，且多形性显而易见（图 43.45）。肿瘤细胞胞核改变常包括成角、染色质浓集以及轮廓和大小的显著变化。核分裂象可显示并建立诊断，尽管目前对所需的精确阈值仍不确定。在这方面，我们要强调的是，在仔细检查大量活检或切除标本时，只发现了散在的核分裂象不能做出间变型星形细胞瘤诊断[290]。然而，当我们在有限的（例如

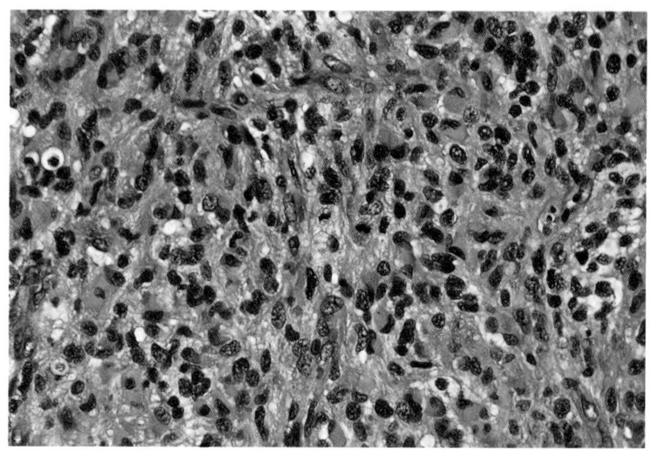

图 43.45 **间变型星形细胞瘤**。与其低级别的星形细胞瘤（见图 43.39）相比，该病变显示了细胞增多、恶性肿瘤细胞学特征以及图中央所示的核分裂象

立体定向）的神经外科样本中看到核分裂象时，我们就会考虑做出这种诊断。更重要的是，当应用经典的分类标准对 IDH 突变型 WHO Ⅱ级和Ⅲ级星形细胞瘤进行分级时，我们发现，分级并不总是与患者的生存差异有关[291]。因此，这种分级最终可能需要增加核分裂象的阈值，以避免将这类分子分型的星形细胞瘤过高分级。

在弥漫性星形细胞瘤中，区域性血管是可以增加的，其衬覆内皮细胞也是可以肥大的，但有复杂和无序增生的血管成分或凝固性肿瘤坏死者将被诊断为胶质母细胞瘤。主要由低分化和核分裂超活跃的小细胞成分组成的星形细胞瘤——既不显示有复杂的微血管增生，也不表现为坏死——行为也像胶质母细胞瘤一样[292]。这些小细胞星形细胞瘤（稍后在胶质母细胞瘤变异型一节进一步讨论）是一致的 IDH 野生型，约 70% 的病例存在 *EGFR* 基因扩增，约 50% 的病例表达胶质母细胞瘤相关的突变型 *EGFR-v* Ⅲ型。我们将这种病变报告为“高级别小细胞胶质瘤”，尽管其组织表现不足以满足诊断胶质母细胞瘤的严格组织学标准，但是其具有潜在的Ⅳ级生物学行为。

尽管**胶质母细胞瘤（glioblastoma）**（**WHO Ⅳ级**）这个术语暗示其具有胚胎特征，但这个术语只是代表浸润性星形细胞肿瘤中最具侵袭性的肿瘤。“原发性”（大多数是 IDH 野生型）和“继发性”（主要是 IDH 突变型）变异型均已被识别，前者是新发生的（即没有明显的前驱病变），后者是由 WHO Ⅱ级或Ⅲ级星形细胞瘤中产生的侵袭性克隆增生引起的[278]。并不奇怪，继发性胶质母细胞瘤具有它们的低级别前驱肿瘤的高发生率的 *IDH1*、*TP53* 和 *ATRX* 突变[293]。约 1/4 的病例中有 *TP53* 突变，这种异常在原发性胶质母细胞瘤中罕见，因为其高发生率的异常为 *TERT* 突变、10 号染色体 /10q 的等位基因缺失、7 号染色体上 *EGFR* 基因的扩增和突变、染色体 10q23.3 上肿瘤抑制因子 *PTEN* 基因的突变 / 缺失以及染色体 9p21.3 上 *CDKN2A/B* 缺失。胶质母细胞瘤中遇到的主要突变型 *EGFR-v Ⅲ*似乎与这类肿瘤高度相关[278]。诊断时，与这

些肿瘤发生途径不同相关的可以预见的预后差异是否与患者年龄无关一直是有争议的。继发性胶质母细胞瘤倾向于发生在比原发性胶质母细胞瘤年轻得多的人群（平均发病年龄分别为 40 岁和 55 岁）；而且从所有方面来看，在弥漫性星形细胞瘤患者中，年龄的增长本身与患者的存活率成反比。在这方面，*IDH* 突变本身是一个非常好的预后指标，研究表明，与 IDH 野生型间变型星形细胞瘤患者相比，IDH 突变的胶质母细胞瘤患者存活时间明显延长 [294]。

“肿瘤基因组图谱网络（The Cancer Genome Atlas Network）”的综合性基因组研究和其他研究显示，胶质母细胞瘤在生物学上远比上述分类复杂得多，至少存在六种分子亚型，且各自具有不同的人口统计学、解剖学和临床特征 [295]。除了已讨论过的 ID 突变组外，还有两组存在组蛋白 H3 突变（编码 H3.3 的 *H3F3A* 基因以及较不常见的编码 H3.1 的 *HIST1H3B*；见表 43.1 和图 43.32）。然而，这两种基因的 K27M 突变都与一种具有高度侵袭性的 WHO 新病种有关，即“弥漫性中线胶质瘤，H3 K27M 突变型”（主要是丘脑、脑干 / 脑桥和脊神经胶质瘤），*H3F3A* 基因的 G34R/V 突变与更多侧向定位于大脑半球的胶质母细胞瘤相关，其预后略好一些 [295-298]。两者都主要影响儿童和年轻人，并具有相对较宽的形态谱，包括 K27M 变异型中巨细胞表现过度，以及 G34R/V 亚型中原始亚型类似于胚胎性肿瘤 [297-298]。注意，H3 K27M 变异型可以用突变特异性抗体免疫组织化学方法检测（图 43.46）。其他基因组定义的 IDH 野生型分子亚型包括受体酪氨酸激酶Ⅰ型（主要是 *PDGFRA* 扩增 / 过表达）和Ⅱ型（主要是 *EGFR* 扩增 / 过表达），以及拷贝数变化相对少的一个间充质亚型 [295]。一种更少见类型的上皮样胶质母细胞瘤与年龄较小、多形性黄色星形细胞瘤的前兆病变以及 *BRAF* V600E 突变相关（下文将进行更详细地讨论）。

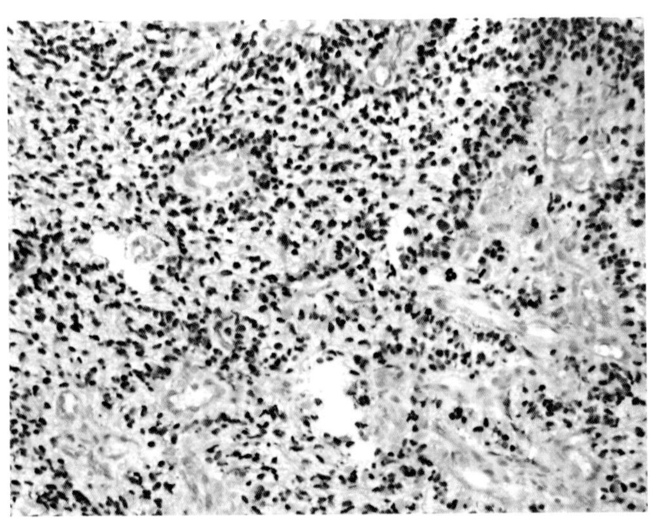

图 43.46 **弥漫性中线胶质瘤（胶质母细胞瘤），H3 K27M 突变型**。该例丘脑胶质母细胞瘤基于免疫组织化学肿瘤核中突变型蛋白质的检测，被描述为“弥漫性中线胶质瘤，H3 K27M 突变型”WHO 新病种

与低级别星形细胞瘤一样，胶质母细胞瘤可能是在评估癫痫发作或头痛时被发现的，但它们通常伴有亚急性进展的神经功能缺损，表明它们的生长速度更快并呈破坏性浸润。它们可由于肿瘤内出血而突然出现类似于卒中的症状，偶尔多灶性病例类似于转移性疾病 [299]。它们在 CT 或 MR 检查中尤其表现为特征性的环形增强，反映了其血管化异常和自发性中央坏死的倾向（图 43.47）。大体上，与分化较好的肿瘤相比，胶质母细胞瘤可能看起来相对局限，与相邻组织分界清楚，但这是一种假象，因为其肿瘤细胞侵犯神经毡的范围远超出了明显可见的肿瘤边缘。出血变色和凝固性坏死的黄色软化灶使大多数病变外观呈多彩状，可立即提示它们的恶性性质（图 43.48）。组织学上，胶质母细胞瘤是一种高度富于细胞和核分裂活跃的肿瘤。它们的细胞学组成有极大的变异（因此，传统上将其命名为“多形性”胶质母细胞瘤）。

许多胶质母细胞瘤常见的一个引人注意的现象是一种微血管增生（MVP）的复杂形式，是由旁分泌的肿瘤源性有丝分裂原［例如血管内皮生长因子（VEGF）］驱动的，其中，血管内皮细胞增生（即多层）和肥大（即增大）堆积无序，有时转变为肾小球样或实性丛状（图 43.49）。虽然常被简单地称为“内皮”增生，但这一过程涉及许多

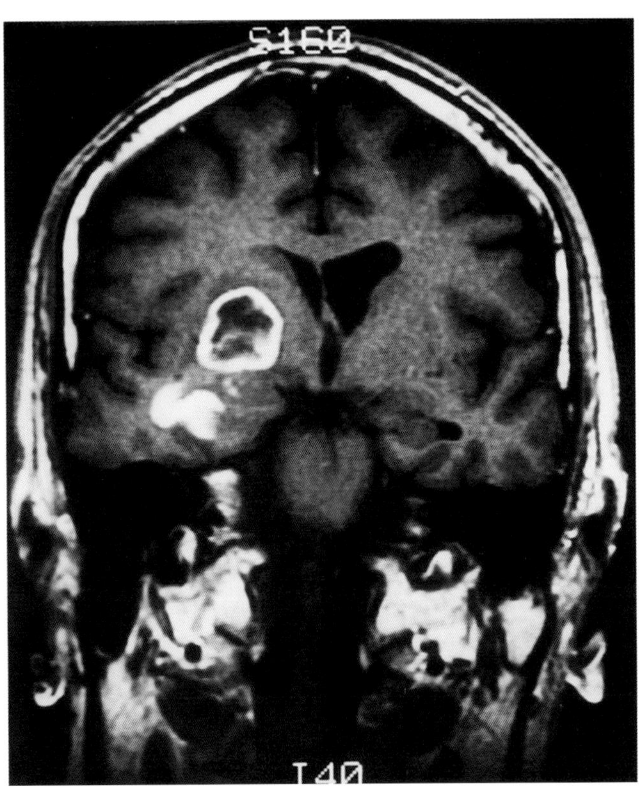

图 43.47 **胶质母细胞瘤**。在注射造影剂后的 CT 或 MRI（这里显示）中，许多胶质母细胞瘤被描述为有明亮的（“增强”）环（代表完整的、异常富于血管的肿瘤组织，其中有血脑屏障破坏），中间是低密度区（中央坏死）。在这例，基底节肿瘤的下方显示了颞叶脑回样增强，反映了肿瘤浸润已超出环状边缘

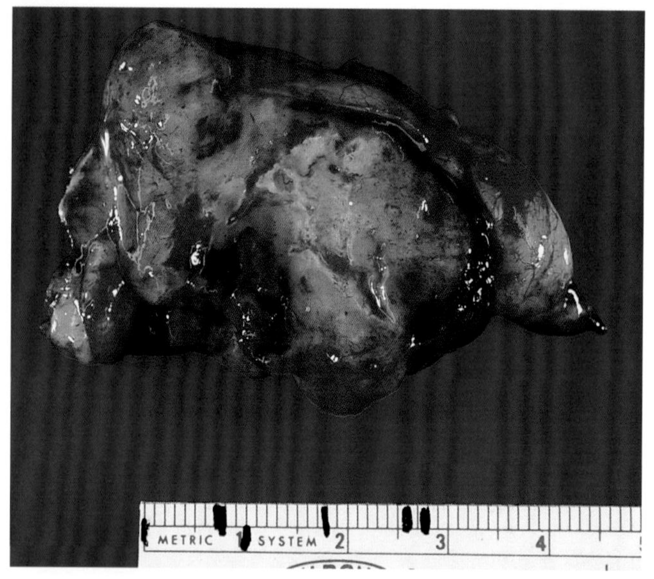

图 43.48 **胶质母细胞瘤**。出血灶和地图状黄色变区提示是坏死，在这一标本呈现多彩状

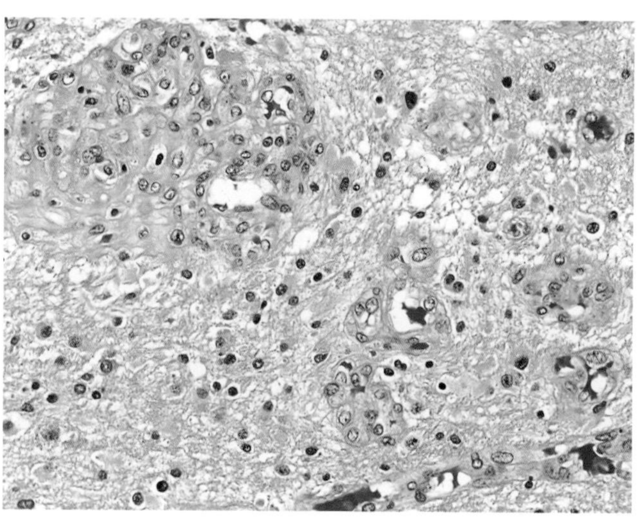

图 43.49 **胶质母细胞瘤**。注意，图右侧显示了微血管增生的复杂的“肾小球样”特征。左侧可见星形细胞成分

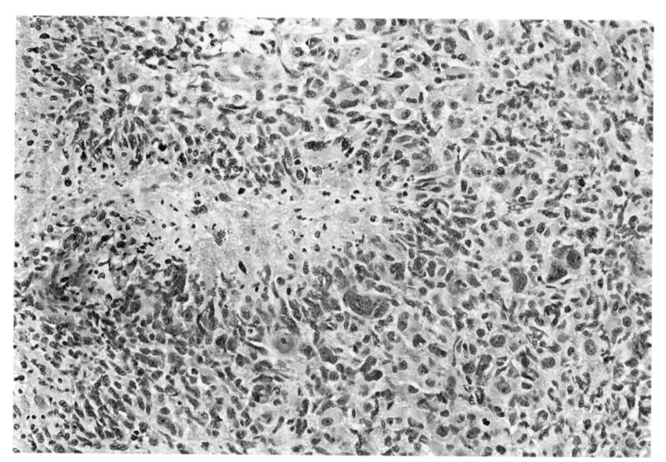

图 43.50 **胶质母细胞瘤**。可见细胞密集、明显多形性以及凝固性坏死区周围“栅栏状”瘤细胞排列，这些是胶质母细胞瘤的典型特征

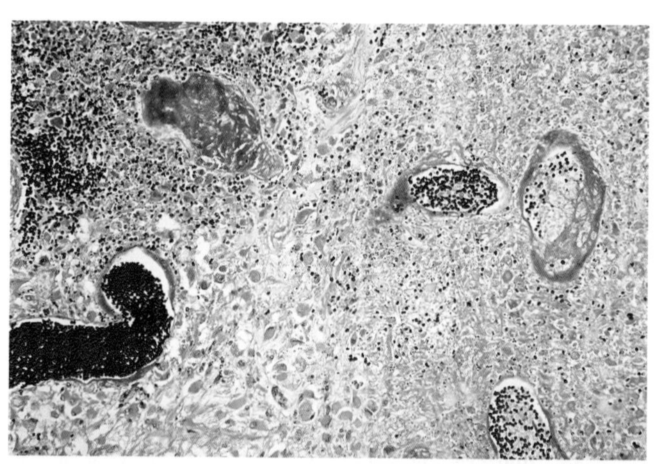

图 43.51 **放射效应**。可见细胞明显减少、大片坏死和纤维素样坏死性血管病，伴有血管血栓形成和扩张，这些是星形细胞瘤放射损伤后的典型表现

血管相关的细胞类型，其中最突出的是表达平滑肌相关抗原的血管周 / 肌样细胞[300-301]。根据 WHO 的标准，如果在先前从未接受过放疗的患者的病变中确认有微血管增生（MVP），则足以诊断为胶质母细胞瘤，就像有局灶性凝固性肿瘤坏死足以诊断胶质母细胞瘤一样，无论肿瘤细胞在坏死周围是否呈“教科书”般经典的栅栏状排列（图 43.50）。

胶质母细胞瘤放疗可引起多种形态改变，最常见的是不伴有周围肿瘤细胞密度增加（通常明显减少）的广泛坏死和血管病理性改变，包括扩张、纤维素样坏死、玻璃样变和闭塞性血管壁纤维组织增生（图 43.51）。星形胶质细胞显著增生和巨噬细胞浸润可能导致肿瘤的识别复杂化，HAM-56、CD68 和其他组织细胞标志物的免疫反应呈阳性可以帮助识别巨噬细胞。事实上，有些二次手术切除标本仅有坏死碎片组织或仅见一些散在的非典型性细胞，包括与治疗有关的核大、染色质浓聚、染色质模糊和核空泡化的怪异细胞。虽然这些细胞通常是受损的肿瘤细胞，但很难将它们与显示了辐射相关的异型性的增生的非肿瘤性星形细胞区分开来。另一方面，残留的 IDH 突变型星形细胞瘤细胞在细胞学上可能明显类似于反应性星形细胞（图 43.52）。然而，这些因素并不意味着疾病进展和需要转变治疗方式，我们报告为这些标本显示有治疗效果，仅有少量残存的“受损”肿瘤细胞。对于进展或复发的诊断，要基于最坚实的依据，即可以显示细胞学上没有改变和核分裂活跃的肿瘤细胞聚集以及坏死周围肿瘤细胞栅栏状排列，这些是治疗失败的可靠证据。在某些情况下，上述的坏死和血管病变可发生在没有肿瘤浸润的脑组织中（典型是在白质，特别容易受到电离辐射的影响）。这种毒性病变（脑放射性坏死）的特征是：在几个月（或在某些情况下几年）后的症状明显缓解后，神经功能恢复突然停止，可能像治疗后

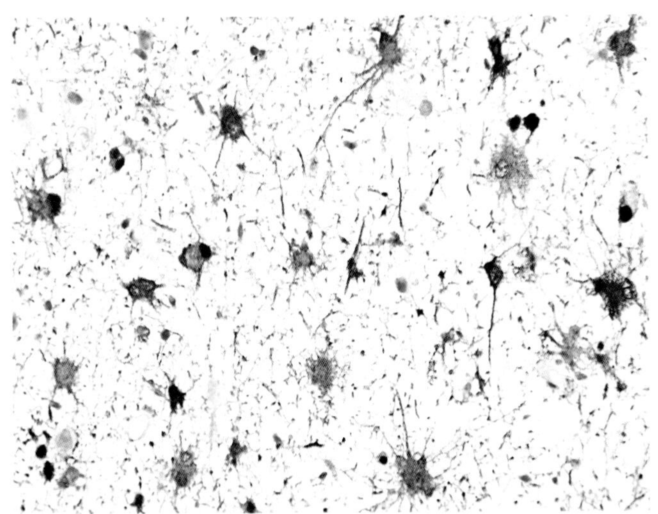

图 43.52 **放射效应**。IDH1 R132H 免疫组织化学染色阳性突出了放疗后残留的星形细胞瘤细胞，与反应性星形细胞相似

临床和神经影像学症状的复发。

胶质肉瘤（胶质母细胞瘤变异型）和其他“胶质间叶性”肿瘤

胶质肉瘤（胶质母细胞瘤变异型）和其他“胶质间叶性”肿瘤（other “gliomesenchymal” tumor）是以混合性神经上皮和间叶成分为特征 CNS 肿瘤，是一组异质性肿瘤。我们以前曾提到过肉瘤成分在星形细胞肿瘤、少突胶质细胞肿瘤和室管膜肿瘤系列中的出现。绝大多数显示有这一现象的胶质肿瘤是胶质母细胞瘤，而对**胶质肉瘤（gliosarcoma）**的命名，如果没有限定条件，通常是指胶质母细胞瘤的变异型[302][与之对应的是“少突胶质肉瘤（oligosarcoma）”[303-304]或“室管膜肉瘤（ependymosarcoma）”[305]]。已有研究表明，约 2% 的常见胶质母细胞瘤具有恶性间叶成分[278]，而只有这类最常见的胶质肉瘤需要更扩大化的治疗。临床上，根据是否表现为新生胶质肉瘤或经典型胶质母细胞瘤复发后才出现肉瘤成分把一些胶质肉瘤分为“原发性”胶质肉瘤或“继发性”胶质肉瘤[302,306-307]。然而，不应该将这种情况与胶质母细胞瘤中更常见的术语“原发性”和“继发性”混淆，因为原发性胶质母细胞瘤主要是指 IDH 野生型胶质母细胞瘤，继发性胶质母细胞瘤主要是指 IDH 突变型胶质母细胞瘤，后者主要发生自较低级别星形细胞瘤前体肿瘤基础上。

绝大多数胶质肉瘤临床上和分子水平上对应于原发性或 IDH 野生型胶质母细胞瘤变异型，具有罕见的 EGFR 扩增[278]。然而，偶尔也有继发于低级别 IDH 突变型弥漫性胶质瘤的病例[302,308]。大多数胶质肉瘤的发生缺乏公认的诱发因素，但一些病例也与先前的放疗或颅内滴注钍造影剂有关[309]。在手术中，许多胶质肉瘤被误认为是脑转移瘤或脑膜瘤（当附着在硬膜上时），这些错误是由于其特有的边界和坚韧的质地导致的。这些特性反过来反映了胶质肉瘤含有更高比例的纤维型结缔组织，

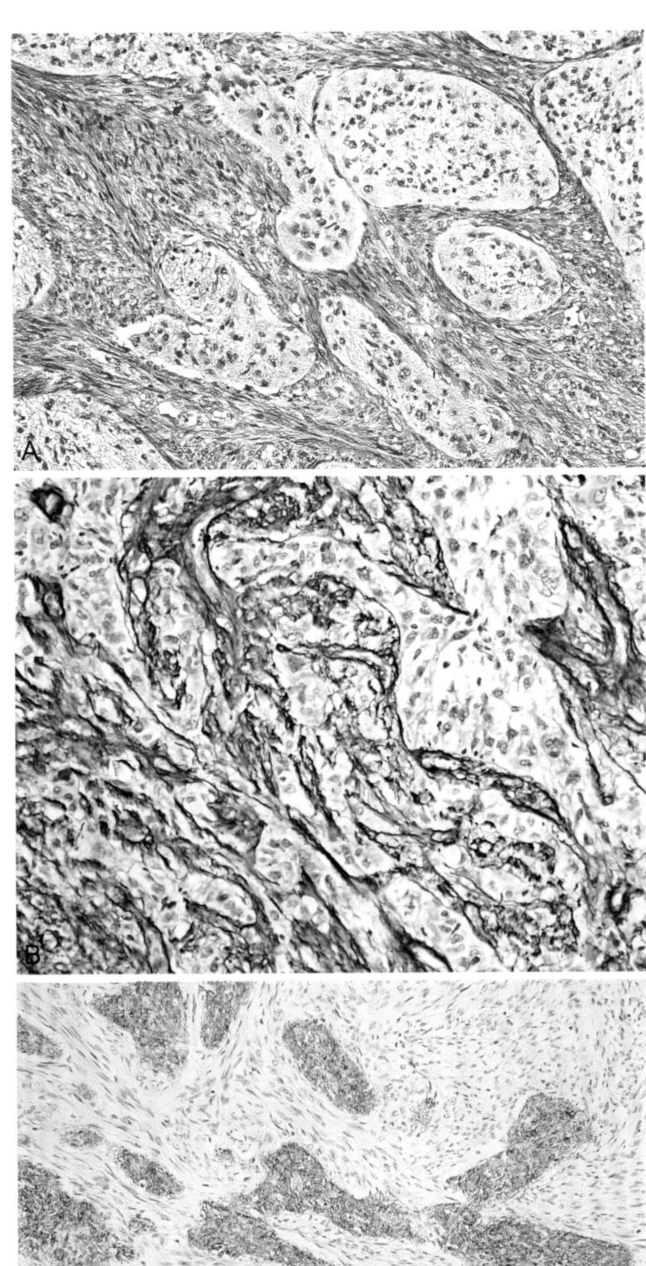

图 43.53 **胶质肉瘤**。**A**，可见星形细胞肿瘤组织在梭形细胞肉瘤中呈岛状分布。**B**，只有肉瘤区有致密的细胞间网织纤维沉积。**C**，相反，免疫组织化学上仅星形细胞成分才表达胶质纤维酸性蛋白（GFAP）

这是大多数其他神经上皮肿瘤不具有的。在组织学研究中，胶质瘤组织和肉瘤组织的大理石样混杂使这些肿瘤具有明显的双相性结构（图 43.53A）。在软组织中，间叶成分可能会促使做出纤维肉瘤或未分化多形性肉瘤诊断，但也有报道，在这种情况下也可能遇到软骨 - 骨和肌源性分化，以及具有血管肉瘤、脂肪肉瘤和混合性中胚层成分[278,310-313]。在一些病例的胶质区域内也可见到鳞状上

皮分化、腺样结构形成和腺体结构[314]。

用传统的组织化学和免疫细胞化学技术相结合，可以进一步区分胶质肉瘤的双相成分。肉瘤成分中含有丰富的结缔组织纤维，可通过网织纤维染色（见图 43.53B）和胶原染色，如 Mallory 三色染色来证明，但不表达 GFAP，但胶质细胞成分情况正好相反（见图 43.53C）。必须见到结构和细胞学明显不同的 GFAP 阴性成分，才能将真正的胶质肉瘤与胶原化的梭形细胞型（“促纤维增生性”）胶质母细胞瘤和因脑膜侵犯而伴有丰富成纤维细胞反应的胶质瘤区别开。同样星形细胞瘤和室管膜瘤的变异型，是与胶质肉瘤特征很不同肿瘤，也可以发生分化良好的 GFAP 免疫反应阳性软骨成分[311]，以及保留 GFAP 表达的“脂肪肉瘤”脂肪细胞样成分[315]。

与血管相关的间质成分的“恶性变”首次被认为是胶质母细胞瘤中肉瘤样细胞的起源[316]。如前所述，胶质母细胞瘤常表现为大量而复杂的微血管增生，是由于肿瘤分泌的有丝分裂原作用于内皮细胞、血管周细胞、平滑肌细胞和成纤维细胞形成的。这些细胞类型中的每一种都被认为是向胶质肉瘤中转化的靶点，组织细胞、肌成纤维细胞和未定型的外胚层成分也是如此。这种自分泌现象最终可能发生在肉瘤的生长过程中——这一概念最初基于从增生到无可争议的肿瘤的组织学转变——然而，仅从免疫组织化学和电镜观察中得到证实。

另一种相反的“化生”性肿瘤发生的观点认为，肿瘤性胶质细胞只是随着肿瘤的进展而发生表型转化，失去 GFAP 表达，并具有间质特性[317]。对这一设想的有力支持来自分子遗传学研究，这些研究表明，胶质瘤和肉瘤成分可能含有相同的 *TP53* 和 *PTEN* 突变、p16(*CDKN2A* ）缺失以及 *CDK4* 和 *MDM2* 的共扩增。这类肿瘤的命名是否能代表真正的混合性肿瘤，而不是克隆性的肿瘤性化生，仍是有争议的。少突胶质肉瘤和室管膜肉瘤的克隆性本质同样分别受到共同具有染色体 1p/19q 共缺失[303-304]和 NF2/ 蛋白 4.1 基因家族改变[305]的支持。

“**胶质纤维瘤（gliofibroma）**”这一术语已经沿用到儿童时期常见的一组异质性肿瘤，它们具有相同的星形细胞，这些细胞由基底膜样物质围绕，并嵌入多少不等的胶原化基质中[318-319]。有些病例看似促结缔组织增生性星形细胞瘤，肿瘤性胶质细胞在没有间质衍生的帮助下，由结缔组织直接产生，而另一些病例则包含第二种细胞群，认为是成纤维细胞，或在一项研究中为施万细胞[320]。这个术语的肿瘤的罕见性和不同的形态学特征妨碍了对其组织学发生和临床生物学性质的有效概括。尽管“胶质纤维瘤”这个术语有良性的含义[318]，但许多报道的病例显示有明显的细胞学异型性和核分裂活性，侵袭性病程（伴有 CSF 转移）并最终患者死亡。预后稍好的病例往往组织学上不具有间变性特征。

本文通过对“**血管胶质瘤（angioglioma）**”这一术语过去的各种用法的介绍，结束了对神经胶质间质肿瘤的讨论。最初用于现在被归类为小脑血管母细胞瘤的富于细胞变异型，之后这个术语最常被用于指胶质瘤由于血管改变而变性，显示有类似于动静脉畸形或海绵状血管瘤的形态[321-323]。生长缓慢的病变，例如毛细胞星形细胞瘤、少突胶质细胞瘤和节细胞胶质瘤，似乎特别容易发生这种变化。这些可能在血管造影检查中出现多血管，呈现为肿瘤的“脸红”样显影，但通常不作为证明真性动静脉畸形分流特征的证据。只有在动静脉畸形与胶质瘤相邻时偶有例外。大多数此类病变被认为是“碰撞”肿瘤，胶质瘤和畸形的组织意外联系在一起，但关于在预先存在动静脉畸形和血管瘤的部位上继发性胶质肿瘤的散发报道，提示这样的长期血管畸形周围组织的典型胶质反应可能极少数可以发展为肿瘤。在某些动静脉畸形内和周围的少突胶质细胞密度显著增加，似乎是由于慢性水肿和缺血性白质“崩塌”导致或代表畸形病变的一部分，因此不能诊断为少突胶质细胞瘤[128]。最后，我们提请注意一组极其罕见的肿瘤，它们被解释为同时含有胶质瘤和血管母细胞瘤成分[323]。这些也被描述为“血管胶质瘤”的一种形式，这个命名是一个非特异性的、有潜在误导性的，最好废弃不用。

其他胶质母细胞瘤的变异型和形式

分化的成分可能混杂着奇异的多核瘤巨细胞、梭形细胞、上皮样细胞（包括横纹肌样细胞）[324-325]、印戒细胞[326]或小的间变性细胞，都没有星形细胞特征。具有小间变性细胞的胶质母细胞瘤常常为复发肿瘤的主导组织学形态，可以是治疗后的肿瘤再次克隆，但也可以是一些**小细胞胶质母细胞瘤（small cell glioblastoma）**表现的唯一成分（图 43.54）。由于此型肿瘤的单形性和形态各异的分枝状毛细血管、微钙化和清晰的细胞核周空晕，它们常被误认为是间变型少突胶质细胞瘤，区别在于：小细胞胶质母细胞瘤缺乏 IDH1 R132H 突变蛋白表达和 1p19q 共缺失，并且经常具有 10 号染色体缺失和 *EGFR* 扩增[292,308]。

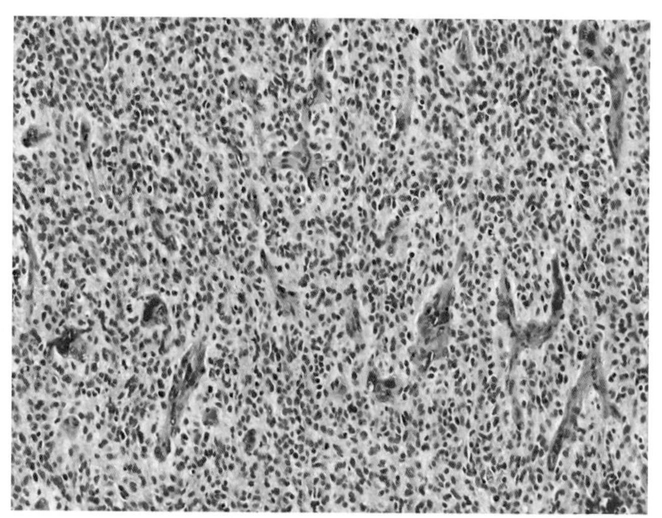

图 43.54 **胶质母细胞瘤，小细胞变异型**。与大多数胶质母细胞瘤不同，小细胞变异型的形态相对单一，核小，呈圆形到椭圆形，胞质少。分枝状毛细血管和透明空晕（这里未显示）的存在经常需要与间变型少突胶质细胞瘤鉴别

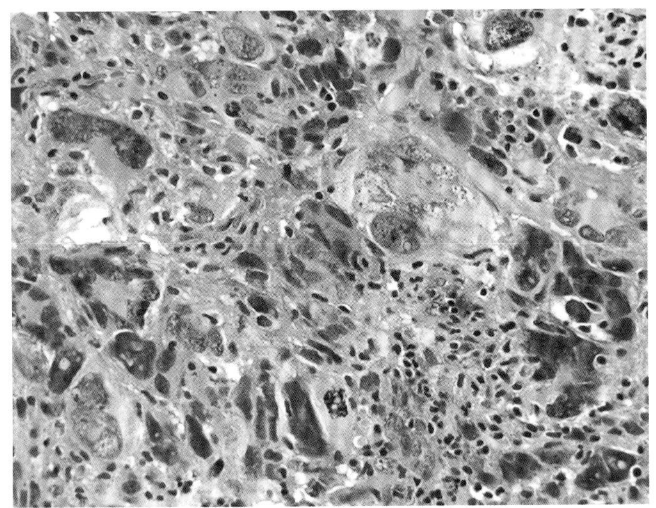

图 43.55 **胶质母细胞瘤，巨细胞变异型**。这种亚型的特征是有许多奇形怪状的单核和多核巨细胞，具有明显的多形性，常需要与多形性黄色星形细胞瘤鉴别

另一种变异型是**巨细胞胶质母细胞瘤（giant cell glioblastoma）**（图 43.55），与继发性胶质母细胞瘤一样，患者发病时年龄较轻，*TP53* 突变率高，缺乏 *EGFR* 扩增和 $p16^{INK4a}$ 缺失。然而，像原发性变异型一样，巨细胞胶质母细胞瘤缺少分化好的前驱病变，通常是 IDH 野生型，诊断前临床病程短暂，常常有 *PTEN/MMAC1* 基因突变表现[327]。虽然讨论的大多数星形细胞肿瘤与原发性脑肉瘤和转移到 CNS 的肿瘤有明确的区别，因为它们具有独特的细胞学特征和浸润方式，但巨细胞胶质母细胞瘤是以其具有不寻常的边界、肉瘤样细胞学特征和富含网织纤维的基质而众所周知。曾经被认为是“巨细胞”肉瘤，但其胶质来源的属性已通过 GFAP 和（或）OLIG2 的免疫标志物证明了。同样的情况也适用于梭形细胞和富含脂质的胶质母细胞瘤变异型[328]。一些高级别星形细胞肿瘤曾被错误地归类为纤维肉瘤或多形性肉瘤，因为免疫组织化学检测显示它们表达胞质非特异性抗原标志物，例如波形蛋白、α1- 抗胰蛋白酶或 α1- 抗胰糜蛋白酶，但没有检测它们是否表达特异性胶质标志物。以前还曾讨论过星形细胞瘤和其他胶质肿瘤（“胶质肉瘤”）中 GFAP 阴性肉瘤成分（见胶质间质瘤）的出现。其他侵袭性和分化差的星形细胞肿瘤还含有腺体或腺样结构形成[314]，发生鳞状上皮化生，或具有透明细胞的细胞学特性（由于胞质脂质化），以及粘连呈巢片状，使人想起黑色素瘤的“气球细胞”以及肾或肾上腺皮质来源的癌[329]。CK 和 EMA 免疫反应呈阳性可能会进一步掩盖其他星形细胞肿瘤中这些化生性成分的胶质源性。在这方面，我们认为，对反应性和肿瘤性星形胶质细胞可应用 CKAE1/3 “鸡尾酒”（被认为代表与 GFAP 有交叉反应）常规标志物进行检测，它们通常不表达 CAM 5.2、CK7、CK20 和非 CK 上皮标志物 Ber-EP4[330]。

我们进一步呼吁读者注意具有显著颗粒细胞变形的星形细胞肿瘤的存在，这种改变是由于充盈的次级溶酶体在胞质内堆积导致的[331]。虽然这些特殊的肿瘤可能显示有明显的良性细胞学特征（图 43.56A），缺乏高核分裂指数、微血管增生或坏死等高级别特征，但这类**颗粒细胞星形细胞瘤（granular cell astrocytoma）**具有像胶质母细胞瘤一样的高侵袭性临床经过。其肿瘤细胞胞质 CD68 免疫反应呈阳性，可能导致将其误认为是反应性组织细胞浸润，尽管总是混杂着一些真的巨噬细胞，但这些巨噬细胞通常很小且免疫反应更强。而且，其肿瘤细胞通常表达胶质标志物，例如对 GFAP 和 OLIG2 呈阳性（见图 43.56B），而对组织细胞系特异性标志物呈阴性，例如 CD163。

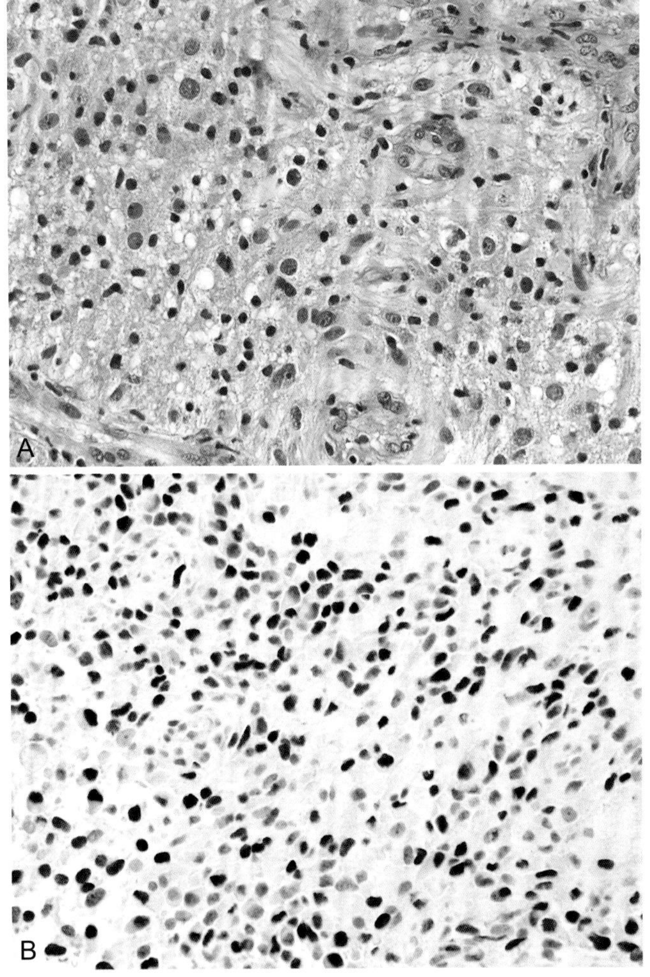

图 43.56 **胶质母细胞瘤，颗粒细胞变异型**。虽然肿瘤细胞的有颗粒状到空泡状的胞质让人联想到巨噬细胞（因此需要与脱髓鞘病鉴别），但出现较大的细胞和微血管增生则是提示其恶性本质的线索（**A**）。可以应用胶质纤维酸性蛋白（未显示）和（或）OLIG2（**B**）免疫染色进一步证实这种肿瘤的胶质本质

星形细胞肿瘤可以含有提示神经元或神经母细胞分化的神经节细胞样成分或分化差或分化原始的成分。尽管这些成分对 β 微管蛋白Ⅲ型[332]免疫反应潜在呈阳性，但它们（和旁边明显的星形胶质成分）通常至少保留局灶 GFAP 表达，并且通常不表达更加神经元特异性抗原，例如突触素、NeuN[333]和 Hu 核蛋白[334]。然而，这并不是说浸润性星形细胞瘤的分化潜能有限。事实上，现在认为，神经元分化只是星形细胞、少突胶质细胞和室管膜

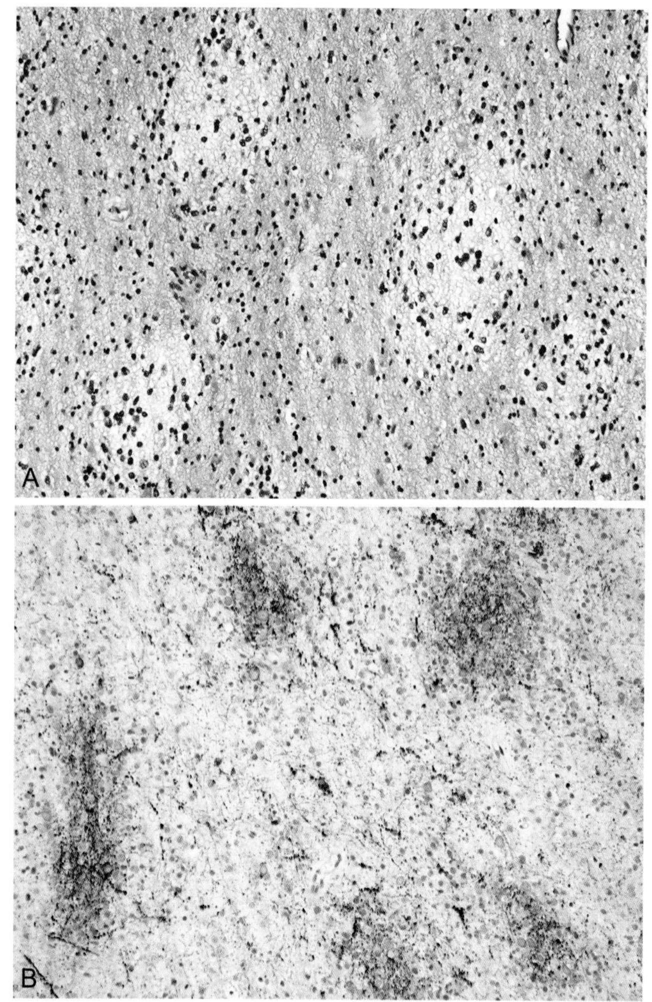

图 43.57 **“伴有神经毡岛的胶质神经元肿瘤”**。这种肿瘤可代表任何级别的弥漫性星形细胞瘤的变异型，在淡染的富含神经毡岛中伴有重叠的神经元 / 神经细胞分化（**A**），突触素免疫反应呈阳性（**B**）

系列肿瘤的一个偶然现象。被称为“**伴有神经毡样岛的胶质神经元肿瘤（glioneuronal tumor with neuropil-like islands）**”[335]的病种，有充分理由被认为是具有神经元 / 神经细胞分化的浸润性星形细胞瘤的一种特殊变异型（图 43.57）。该肿瘤归类为 WHO Ⅱ级或Ⅲ级，以纤维型和肥胖星形胶质成分为主，病变特征性地表现为纤细网状组织中的分界清楚的微结节聚集，对突触素免疫反应呈颗粒状强阳性。这些结构形成菊形团形态，内部由神经元（少突胶质细胞样）透明细胞组成，这些细胞常表达 NeuN 和 Hu。这种肿瘤呈弥漫性生长，好发于成人大脑半球，经常显示 IDH 突变型蛋白质和 p53 异常表达，其临床经过（相当于对应级别的浸润性星形细胞瘤）都符合伴有神经毡样岛的胶质神经元肿瘤，本质上属于传统的星形细胞肿瘤组[336]。

类似的考虑也适用于“**具有原始神经元（或原始神经外胚叶肿瘤样）成分的胶质母细胞瘤［glioblastoma with primitive neuronal [or primitive neuroectodermal tumor (PNET)]-like component］**”[337]。这些肿瘤具有相对界限清楚的高细胞密度结节，其细胞成分与那些髓母细胞瘤和其他胚胎性肿瘤特征的肿瘤难以区分，因为它们具有小型、未分化的细胞学形态，不同程度的 Homer Wright 菊形团表现，GFAP 和 OLIG2 表达缺失，突触素（和其他神经元标志物）免疫反应呈阳性，以及显示有极高的增生活性（图 43.58）。这些成分可能只出现在复发性神经外科标本中，并且通常出现在星形细胞瘤中，表现为继发性胶质母细胞瘤的组织学和遗传改变。这是一种不常见的生物学进展，使得胶质母细胞瘤复杂化，并且研究发现在其星形胶质细胞区和原始成分区都有广泛的 p53 阳性表达和 *PTEN* 异常（与大多数胚胎性 CNS 肿瘤不同），同时原始成分区可能会选择性地表现 *MYC* 或 *MYCN* 扩增（在星形细胞瘤中罕见，但在神经母细胞肿瘤并不少见）。一小部分还表达突变 IDH1 蛋白质和 ATRX 表达缺失[308]。迄今所交流的经验表明，这类胶质母细胞瘤发生 CSF 传播的风险显著增加，目前对这类患者的最佳治疗方法仍不清楚。

另一种罕见的变异型是**上皮样胶质母细胞瘤（epithelioid glioblastoma）**，其特征常常是：患者发病年龄较早（包括儿童），位置表浅，与邻近大脑界限明显，大的上皮样细胞具有丰富的嗜酸性胞质、大核仁和不同程度的横纹肌样细胞学特征，通常给人以转移性黑色素瘤的初步印象（图 43.59）[324]。与黑色素瘤和几乎所有胶质瘤一样，其对 S-100 蛋白呈强阳性，对 SOX10 可能呈阳性，但对更特异的黑色素细胞标志物呈阴性，例如 HMB-45、Melan-A 和 MITF。使这种差异更加复杂的是，大多数病例仅显示有限的 GFAP 和 OLIG2 阳性，而且大约一半的病例表达 *BRAF* V600E 突变蛋白质。令人感兴趣的是，这些肿瘤中的一部分是继发于较低级别的前体肿瘤，最常见的是多形性黄色星形细胞瘤——另一种常发生 *BRAF* V600E 突变的肿瘤类型。因此，目前并不完全清楚最好将这些病例认作间变型多形性黄色星形细胞瘤（WHO Ⅲ级）还是认作上皮样胶质母细胞瘤（WHO Ⅳ级）。无论是新生还是“继发性”的肿瘤，其临床行为通常都是高度侵袭性的，尽管也能见到一部分长期存活的病例。此外，也有无对照研究报道，有 *BRAF* 突变的病例对 BRAF 抑制剂的反应显著[325]。最后，发现位于 4q34.3-q35.1 上的 *ODZ3* 抑癌基因缺失是另一种常见的异常[324]。

预后和预测变量。纤维型星形细胞肿瘤的预后与临床、形态学和遗传学因素存在复杂的关系，如前所述 IDH 状态可能是最强大的分层因素。事实上，这一特征常常超过肿瘤分级，例如，IDH 突变型胶质母细胞瘤患者的存活时间往往比 IDH 野生型间变型星形细胞瘤患者的存活时间长得多[294]。患者的年龄、发病时机体的功能状态、肿瘤的位置和组织学都影响幕上病例的预后[278]。预后最好的是年轻患者的不伴有局灶性神经功能缺损的、位于大脑半球的低级别、IDH 突变型病变。随着对患者应用 CT 和 MRI 进行确诊和管理的随访时代（即在“早期”发现病变的时代）到来，在相对好的情况下，患者的中位生存期可达 10 年，死亡通常发生在肿瘤进展为胶质

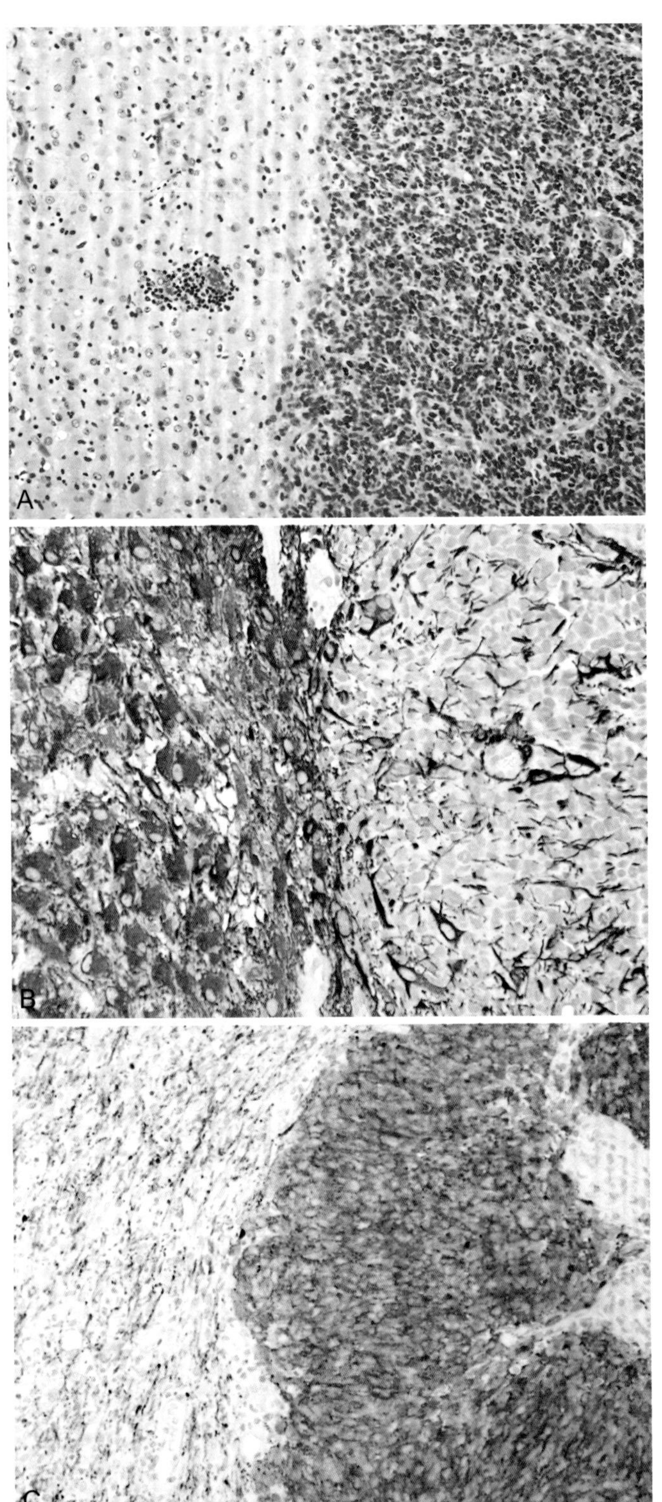

图 43.58 **具有原始神经元成分的胶质母细胞瘤（A，HE；B，GFAP；C，突触素）**。这种变异型可起源于任何弥漫性胶质瘤亚型，但星形细胞瘤是最常见的。它们的特征是出现分界明显的、原始形态的成分，胶质细胞分化证据减少，神经元分化证据增多。在这个病例中，左侧是肥胖细胞型星形细胞瘤成分，右侧是原始成分

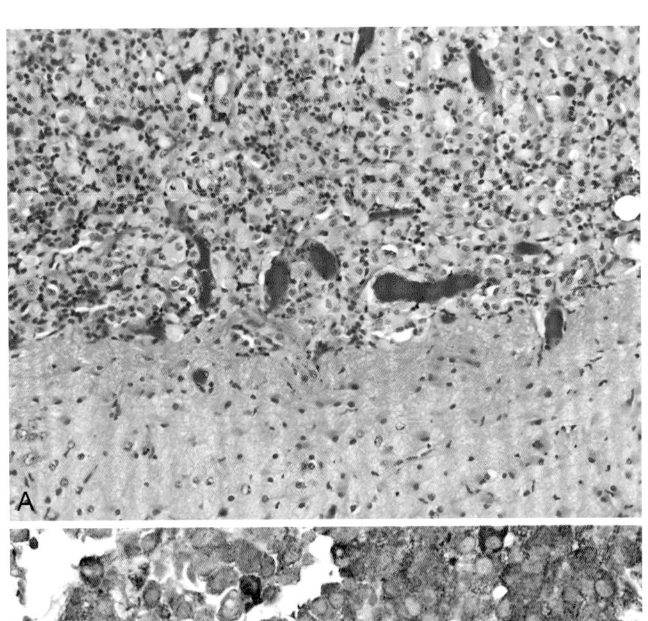

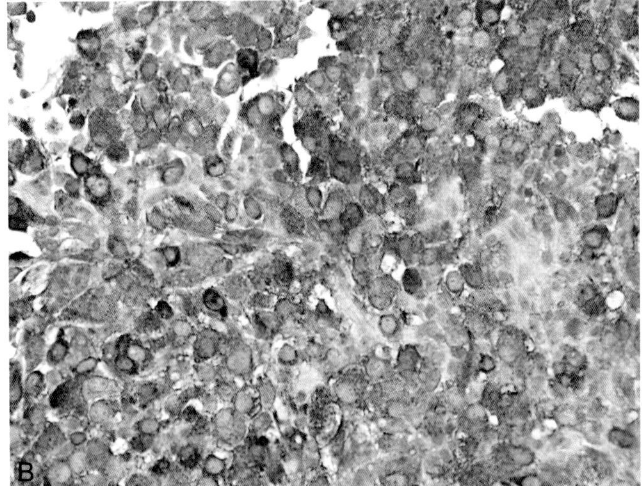

图 43.59 **胶质母细胞瘤，上皮样变异型**。**A**，这种变异型的生长形态鲜明，具有大的上皮样至横纹肌样胶质瘤细胞，使人想起恶性黑色素瘤。**B**，免疫组织化学检查，约一半的病例 *BRAF* V600E 突变型蛋白质呈阳性

母细胞瘤之后 [278]。是否需要进行大体全切性手术、化疗或放疗来延长低级别大脑半球星形细胞瘤患者的生命是一个有争议的问题。许多神经肿瘤医师认为，在出现有令人信服的肿瘤生长变大的临床或神经影像学证据之前，对患者应只进行简单的随访。相反，位置具有可比性的间变型星形细胞瘤和胶质母细胞瘤是不容置疑的侵袭性肿瘤，即使进行放疗和辅助化疗，其术后中位生存期仍分别仅为 24～48 个月和 12 个月。主要发生在儿童和年轻人的 H3 G34R/V 突变型的大脑半球病例的预后居于中间 [297-298]，而中线 H3 K27M 突变型肿瘤是侵袭性最强的（见下文）。DNA 修复酶 O^6 - 甲基鸟嘌呤 -DNA 甲基转移酶（MGMT）的失活，通常是由于其编码基因的启动子高甲基化导致的，不仅可作为肿瘤对烷化剂化疗反应提高的一个预测指标，也通常是一个预后良好的指标 [338]。目前在治疗胶质母细胞瘤研究领域热门是抗 EGFR 的药物，主要针对的是突变型 *EGFR-vⅢ* 及其下游靶基因和其他激酶。然而，最终这些病变以隐匿性方式渗透到脑组织，超出其神经影像学定义和大体上明显的边界，伴随其显著的基因异质性，局灶病变难以控制，形成化疗耐药、潜在靶向治疗耐药的肿瘤克隆进展性浸润相邻脑实质。这是治疗失败的主要形式，偶尔会合并发生 CSF

播散的神经轴转移，偶尔，少数病例有躯体部位的扩散，例如骨、肺、肝或淋巴结[339]。最不寻常的，但有很好记录的资料的，是患者有首发症状时有明显全身转移的病例[339]，以及通过实体器官同种异体移植意外发生隐匿肿瘤种植的奇怪现象[340]。

同样令人沮丧的是，弥漫性浸润性中线星形细胞瘤的预后也很差，它们大多数累及脑干、丘脑或脊髓，且诊断均为高级别肿瘤。鉴于组蛋白 H3 基因 *H3F3A* 和 *HIST1H3B* 是主要突变，2016 版 WHO 分类将这些肿瘤统称为“**弥漫性中线胶质瘤，H3 K27M 突变型（diffuse midline glioma, H3 K27M-mutant）**”（见图 43.46）。这些肿瘤主要影响儿童（特别是脑干），尽管丘脑和脊髓肿瘤在年轻人中并不少见；它们倾向于表现为侵袭性行为（存活时间超过 2 年者罕见），即使在组织学上表现为较低级别形态时[295-298]。在有限的活检中，这些病变甚至可能类似于毛细胞星形细胞瘤、节细胞胶质瘤或室管膜瘤，因此，怀疑其指数应该是高的，经常应用 K27M 突变型抗体免疫染色对这类中线胶质瘤进行检测。

目前，检测增生潜能的定量方法已广泛应用于星形细胞瘤和其他原发性 CNS 肿瘤中，以辅助常规形态学评估。免疫组织化学方法检测的 Ki-67 抗原是一种非组蛋白核蛋白，在细胞周期中活跃的细胞中选择性表达，可在石蜡包埋标本中使用 MIB-1 单克隆抗体进行检测，在这方面已证实是外科病理医师非常实用的技术。然而，这种试剂的性能受到免疫组织化学方法中各种技术变化的影响，因此，通常很难从一个实验室的结果推断出另一个实验室的结果。一般来说，组织学分级与标记指数的相关性范围广泛，但遗憾的是，低级别星形细胞瘤（多数 < 5%）、间变型星形细胞瘤（多数为 5% ~ 10%）和胶质母细胞瘤（多数为 > 10%）的标记指数的范围有重叠。实践中，我们只使用 MIB-1 来评估组织学上低级别或“交界性”纤维型星形细胞瘤，并在报告中简单标出标记指数数值，当数值在 5% 以上时，提示增生潜能升高。

少突胶质细胞瘤，IDH- 突变和 1p/19q 共缺失型（及其罕见的儿童对应型）

少突胶质细胞瘤（oligodendroglioma）这个术语是因其肿瘤细胞与少突胶质细胞相似而得名的，但这些肿瘤不太可能来源于少突胶质细胞；最近的数据认为它们是来源于少突胶质细胞前体细胞而不是神经干细胞[341-342]。少突胶质细胞瘤的典型临床特征包括：好发于年轻成人和中年人，定位在大脑半球（主要影响额叶和颞叶），经常有术前长期间歇性癫痫发作或头痛病史，以及神经影像学检查可见部分钙化（图 43.60）。罕见情况下，少突胶质细胞瘤发生在幕下，不过 CNS 的任何位置都有可能发生。文献报道的少突胶质细胞瘤发生位置包括脑干、小脑和脊髓，和（或）软脑膜起源[343-345]，尽管后者必须与一种独特的现在称为“弥漫性软脑膜胶质神经性肿瘤”的儿童肿瘤（下文详细描述）区分开[346]。在 2016 版 WHO 分类

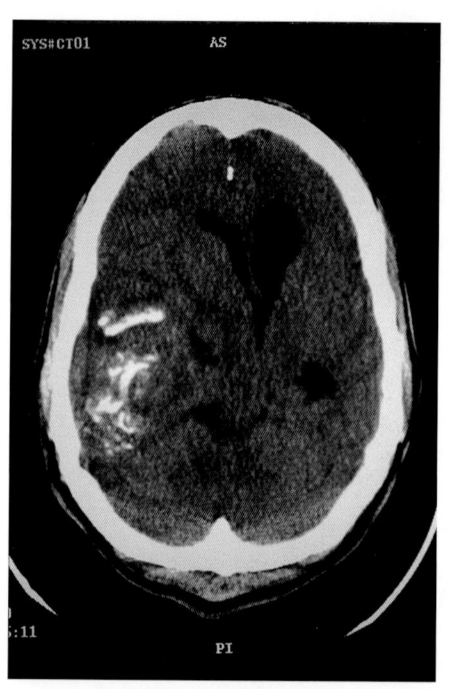

图 43.60 **少突胶质细胞瘤**。右侧大脑可见一个巨大的少突胶质细胞瘤，非增强 CT 中见到的明亮的异常信号代表肿瘤内钙化灶。只有少数少突胶质细胞瘤才有钙化，这种线状或盘状钙化是最具诊断意义的

体系中[278]，诊断较常见的成人少突胶质细胞瘤时需要加 IDH 突变型和染色体 1p/19q 共缺失。

在术中，通常发现少突胶质细胞瘤位于白质内，但通常会侵及其上的皮质。这些肿瘤由软的、灰粉色组织组成，由于有黏液样基质积聚，肿瘤常常呈凝胶样；这些肿瘤还可能有囊性改变，并可能包含致密钙沉积灶，触及时有砂粒感甚至岩石般坚硬。少突胶质细胞瘤的典型组织学表现是渗透性的，或在某些情况下存在片状增生的一致性圆形的细胞核，核周有透明空晕（图 43.61A），是为人为的胞质溶解所致。保存完好时，细胞核呈细致的神经内分泌样“胡椒盐”染色质、小核仁和清楚的核膜。偶尔，可见肿瘤细胞呈细长梭形，并且一些高级别的“多形性”变异型具有明显的多形性、巨细胞亚群[347]。少突胶质细胞瘤常含有散在的钙化球，在大脑皮质内沿肿瘤的进展边缘表现为层状聚集，许多伴有丛状（“鸡笼状”）薄壁血管网。另一个有助于诊断的特征是：肿瘤细胞在神经元周有聚集的趋势（“卫星现象”）。少突胶质细胞瘤在血管周围和软脑膜下的生长也很常见，也可见黏液样改变、微囊形成和结节灶性细胞密度增加。在特殊情况下，肿瘤细胞被纤维血管间质成分分隔成明显的小叶状，或在显微镜下呈规律交错的栅栏状（“成胶质细胞”形式）。

应强调的是，典型的少突胶质细胞瘤的“煎蛋”细胞形态是一种人工假象，因此，在常规冰冻切片、术中涂片或压片中是不可见的。制作冰冻切片会不可避免地导致核扭曲，而术中涂片可保留肿瘤细胞核的圆形轮廓，表现为裸核或不规则核，被中等量的弱嗜酸性胞质所包

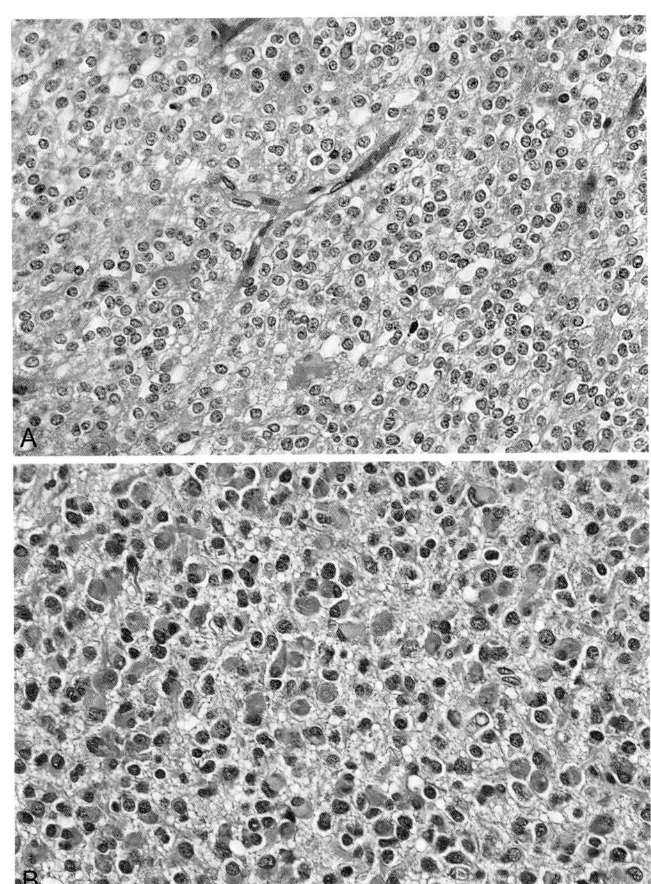

图 43.61 **少突胶质细胞瘤**。**A**，一致的圆形核和透明的核周空晕（延迟固定的人工假象）是高分化少突胶质细胞瘤的典型特征。“小肥胖细胞”亚型（**B**）保存了少突胶质细胞核的特征，核旁积聚着球状膨胀的、嗜酸性、玻璃样变或旋涡状纤维性胞质。这些细胞的大小和核特征可以与图 43.35 的肥胖细胞型星形细胞瘤的进行比较，两图的放大倍数相同

围。在用及时固定的外科标本制备的石蜡切片中，也可见明显膨胀的胞质和细胞膜。另一方面，核周晕（伴随着核皱缩和少突胶质细胞样的圆形核）这种有可能发生在星形细胞瘤和其他非少突胶质细胞瘤的迷惑的人工假象，可能是由于超声肿瘤穿刺术导致的。

少突胶质细胞瘤常常含有 GFAP 强阳性的“小肥胖细胞”[348-349]，可能具有包涵体样、旋涡状原纤维物质（见图 43.61B）。这些细胞本身没有明确的预后意义，但易见于高级别少突胶质细胞肿瘤中，并可能有向星形胶质细胞型的大的多形性肥胖细胞转化的迹象。也可见到所谓的胶质纤维型少突胶质细胞，是一种传统的透明细胞型成分，其特征是核周细胞的 GFAP 阳性胞质逐渐变细，形成短的单极细胞突起[349]。在少突胶质肿瘤中可能遇到的其他细胞学改变包括：由 PAS 阳性黏液样物质导致的胞质膨胀，充满自噬空泡的嗜酸性颗粒细胞[350]，以及由胞质内变性线粒体积聚或粗面内质网扩张[351-352]形成的“印戒”样改变。

不幸的是，目前还没有一种免疫组织化学试剂能够稳定和特异性地将肿瘤细胞识别为少突胶质细胞。少突胶质细胞瘤对 S-100 蛋白、Leu7 膜蛋白（CD57）、碳酸酐酶 C 和微管相关蛋白 2（MAP-2）免疫反应呈阳性，但其他胶质瘤类型也可以呈阳性。少突胶质细胞瘤对半乳糖脑苷脂和其他少突胶质细胞相关的半乳糖脂的胞质标志物的表达是不稳定的，只有在特殊情况下，其肿瘤细胞阳性表达髓鞘相关的糖蛋白、脂蛋白或有成熟少突胶质细胞分化的其他抗原。虽然少突神经胶质瘤通常显示有谱系限制性 OLIG1、OLIG2 和 SOX10 转录因子的核表达[353-354]，但这些免疫标志物在其他神经上皮肿瘤中通常也呈阳性，包括星形细胞瘤，并且对于 OLIG2 来说，还包括一组神经元和胚胎性肿瘤[355]。更有潜在价值的可能是网织纤维家族的一个成员 Nogo-A，可显示弥漫性胞质阳性，但这种抗体也缺乏足够的临床应用的敏感性和特异性[356]。同样，在大多数病例中，超微结构检查也缺乏少突胶质细胞成熟的指标[357]。通常微管、游离核糖体和线粒体构成其胞质成分，不伴有任何独特的细胞器结构。

事实上，这正是在超微结构水平或抗原表达方式上少突胶质细胞瘤不能与其组织学相似的肿瘤有效区别的原因。具体来说，少突胶质细胞瘤不形成透明细胞室管膜瘤的细胞间连接的精细粘连带、微腔、微绒毛或纤毛排列，也不形成暴露中枢和脑室外神经细胞瘤神经元本质的透明突触或致密核心囊泡。与室管膜微腔形成相对应的免疫反应 EMA 点状和环状阳性在少突胶质细胞瘤中不显示。与神经细胞肿瘤的进一步区分是：神经细胞肿瘤表达神经元免疫表型（也是最有效的），包括突触素的弥漫性基质表达，以及在许多情况下，神经元核抗原 Hu[334] 和 NeuN[358] 免疫反应广泛呈阳性。不能否认，偶尔，少突胶质细胞瘤有神经元分化潜能表现。事实上，对其使用多种神经元相关的抗原进行标记是很常见的[359]，尤其是突触素，已有一些少突胶质细胞瘤病例含有无可争议的神经细胞成分，例如菊形团样排列[360]和神经节细胞成分[361]。然而，我们要强调的是，仔细检查是必要的，以免把肿瘤浸润的富于突触素表达的皮质（很常见）当做肿瘤神经元分化的证据。再次强调一下，在这方面进行 NeuN 评估是有用的，因为绝大多数少突胶质细胞瘤 NeuN 免疫反应呈阴性[358]，这种蛋白质主要是用来标记灰质中残留的神经元的。明显的少突胶质瘤样胚胎发育不良神经上皮肿瘤（DNT）与少突胶质细胞瘤的区别在于：其易发生在 20 岁以下的年轻患者，发生大面积的皮质异构，伴有“模式化”腺泡结构的皮质结节，缺乏 *IDH* 突变，并且染色体 1p/19q 完整。

与透明细胞脑膜瘤（通常为髓外和硬膜上）不同，少突胶质细胞瘤对 EMA 通常呈阴性，没有高度糖原化，在电镜下缺乏发育良好的细胞间连接。类似的考虑也适用于与透明细胞癌的鉴别，后者也可以对 CK 呈阳性。

与星形细胞瘤一样，迄今为止，诊断成人型少突胶质细胞瘤最可靠的辅助诊断工具是分子标志物，包括其替代性免疫组织化学标志物。根据定义，这些肿瘤是 IDH 突变型并显示染色体 1p/19q 共缺失，后者通常是由于非均衡 t(1;19)(q10;p10) 异位导致的[362-363]，并且少数病

例伴有 *CIC* 和 *FUBP1* 突变[364-365]。与因 *ATRX* 突变促使端粒长度改变的星形细胞瘤不同，少突胶质细胞瘤对于细胞衰老的逃避是基于 *TERT* 启动子区突变导致的端粒酶过度表达；因此，其所有病例 ATRX 免疫染色均保留核表达[366-368]。此外，少突胶质细胞瘤可包含核 p53 免疫反应阳性的小群肿瘤细胞，但当有大于 10% 的肿瘤细胞核 p53 免疫反应呈阳性或强表达时，这种现象在星形细胞瘤组中更为典型——与 *TP53* 突变的发生相关，倾向于与之前提过的 1p/19q 异常负相关[289]。

对少突胶质细胞瘤进行的组织学和预后的相关研究中出现了多种分级策略[369]。一种二级分类法将其分为低级别变异型和高级别变异型，构成了 WHO 分类方法的基础，并且已在神经病理医师中得到了广泛的应用[278]。分化好的肿瘤几乎不显示核分裂活性，没有微血管增生改变或坏死，被报告为"**少突胶质细胞瘤，IDH 突变型和 1p/19q 共缺失（oligodendroglioma, IDH-mutant and 1p/19q-codeleted）**"（WHO Ⅱ级）。单独伴有结节性灶状细胞密度增多的病例仍符合此诊断。微血管增生和明显的核分裂活性——在某些情况下伴有坏死，并常常伴有细胞致密丰富、增大的上皮样细胞和明显的核异型性——是"**间变型少突胶质细胞瘤，IDH 突变型和 1p/19q 共缺失（anaplastic oligodendroglioma, IDH-mutant and 1p/19q-codeleted）**"（WHO Ⅲ 级）的特征（图 43.62）。后者可能发生在具有低级别特征的少突胶质细胞瘤内。与不良临床进程相关的其他变量包括：患者的年龄增长，神经影像学评估的对比增强（环形增强似乎尤其不好），以及在一些研究中，MIB-1 标记指数超过 5%[370-371]。

据报道，在临床试验中接受辅助放化疗的患者中[372-373]，1p/19q 共缺失的间变型病例的中位生存期可达近 15 年，甚至可能比低级别（WHO Ⅱ级）患者的生存期更长[374]。先前在讨论弥漫性星形细胞瘤时提到的 *IDH* 基因突变，在低级别和间变型少突胶质细胞瘤中发生的频率相当高。然而，与成人相比，很少有儿童病例具有 IDH 突变和 1p/19q 缺失（阳性病例多见于青少年患者），低级别病例进展为间变型少突胶质细胞瘤的病例更少[365,375-376]。

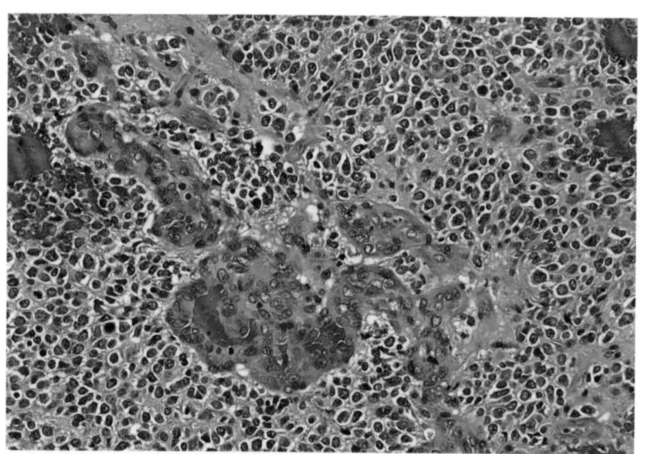

图 43.62 **间变型少突胶质细胞瘤**。该病例的特征是微血管增生、核分裂活跃和细胞的非典型性

少突胶质细胞瘤患者常因局部复发后发生进展性神经实质浸润而死亡。经 CSF 的软脑膜播散和远处转移罕见[377]。已有此类肿瘤发生了胶质肉瘤转化的报道[303,304]，但比同级别星形细胞瘤少见。

混合性胶质瘤

神经病理医师和 WHO 都广泛认可的"混合性"胶质瘤（"mixed" glioma）仅指那些同时具有星形细胞和少突胶质特性的肿瘤，定义为肿瘤中成分具有星形细胞表型或少突胶质表型，这些成分呈紧密随机混合或截然分开。这些浸润性病变最常发生在成年人的大脑半球（额叶和颞叶），被称为**少突星形细胞瘤（oligoastrocytoma）**（WHO Ⅱ 级）或**间变型少突星形细胞瘤（anaplastic oligoastrocytoma）**（WHO Ⅲ 级）。后者显示细胞高度密集，核非典型性明显，易见核分裂象，在一些病例中还可见到复杂的微血管增生。然而，如前所述，现在绝大多数此类病例可以从分子水平上分类为星形细胞瘤或少突胶质细胞瘤，但目前少突星形细胞瘤的相关的独特分子特征还没有发现。因此，这个诊断在 2016 版 WHO 分类中为不鼓励使用的诊断，罕见的例外是：诊断是在材料有限、仅能从形态学上做出的病例［对于这类肿瘤使用了"非特异性（NOS）"这个命名附加到诊断中］；分子检测不能明确谱系的病例（例如罕见的儿童病例）；或在肿瘤的一个区域表现星形细胞瘤的分子特征，而在另一个区域表现少突胶质细胞瘤的遗传特征的罕见病例[378-379]。因此，预计在不久的将来，少突星形细胞瘤的诊断将变得趋近于零。与之类似的是，WHO Ⅳ级"具有少突细胞瘤成分的胶质母细胞瘤"几乎都可以通过分子检测重新分类为以下三种综合诊断中的一种：①胶质母细胞瘤，IDH 野生型，预后较差；②胶质母细胞瘤，IDH 突变型，预后中等；③间变型少突胶质细胞瘤，IDH 突变型和 1p/19q 共缺失，预后最好[365,380]。

另一个罕见的情况是，透明细胞成分可能在传统的室管膜瘤中出现，特别是幕上的病例中出现，组织学上与少突胶质细胞瘤相似。在超微结构水平上，这些成分保留着室管膜的特征，而且一些其他经典型胶质母细胞瘤显示血管周围的假菊形团，不伴有室管膜分化的明显证据，这些事实令人对混合性少突胶质成分的室管膜瘤或星形细胞成分的室管膜瘤的描述产生了疑问。"室管膜星形细胞瘤"的诊断也不应被用于常见的第四脑室的伴有少量星形细胞样形态成分的室管膜瘤，或偶尔可见肿瘤周围呈星形细胞瘤样神经实质浸润的室管膜瘤。

大脑胶质瘤病

大脑胶质瘤病（gliomatosis cerebri）是一种罕见的疾病，如传统上和严格定义的，至少有三个脑叶有肿瘤细胞弥漫性浸润，并缺少局灶肿块形成，虽然目前遗传学研究已表明，这些只是星形细胞肿瘤和少突胶质细胞肿瘤的一种夸张的弥漫性浸润性生长方式，但它们可以表现所有的常见分子亚型[381]。因此，在 2016 版 WHO 分类中，它们被认为是影像学（或尸检）定义的生长方式，而不是一种特定的临床病理病种[278]。受累区域通常以非破坏性（“假肥大性”）方式膨胀，不形成明显的肿瘤结节。大脑胶质瘤病病变可能非常弥漫，通常从大脑延伸到深层灰质以及脑干，并可能累及整个中枢神经轴。在T2加权和液体衰减反转恢复（FLAIR）检查中，大脑胶质瘤病呈多脑叶融合性和双侧大脑半球区的高强度区信号[382]。大多数胶质瘤病在组织学上符合WHO Ⅱ级或Ⅲ级病变，少数表现为Ⅳ级病变特征，例如微血管增生和坏死。

非弥漫性星形细胞瘤变异型

毛细胞星形细胞瘤

毛细胞星形细胞瘤（pilocytic astrocytoma）通常出现在儿童、青少年或年轻成人，因此，它们以前的命名被加上了“青少年”前缀，并且它们显示有对小脑、第三脑室/下丘脑区域和前视路的明显倾向[278]。它们构成了“小脑星形细胞瘤”和“视神经胶质瘤”传统术语名下收集的绝大部分肿瘤，包括后者的病例，常是双侧的，并发1型神经纤维瘤病（type 1 neurofibromatosis, NF1）。NF1患者也有发展为小脑和其他视神经外毛细胞星形细胞瘤的风险。毛细胞星形细胞瘤可能出现在大脑半球、基底神经节/丘脑或脊髓，代表临床上一组独特的延髓肿瘤，与脑干典型的弥漫性纤维型星形细胞肿瘤不同，它们比较局限，倾向于以“背侧外生性”方式突入第四脑室，预后也相对较好[383]。

除了那些定位在前视觉通路的肿瘤——产生一个梭形、“假性肥大”膨胀的视神经，一组小脑的病例有弥漫性浸润性成分[384]，毛细胞星形细胞瘤的边界往往相对清楚，轮廓上呈结节状，经常突入相当大的囊肿内，可能是大部分的肿块效应和相关的神经症状的原因。均匀的对比增强代表毛细胞星形细胞瘤的实体成分，这种特征伴随着发生大囊性改变的趋势，在T1和T2加权MRI中经常显示的高信号强度，由此神经影像学检查可将这种病变与弥漫性星形细胞瘤区别开（图43.63）。

典型的毛细胞星形细胞瘤是一种结构上和细胞学上的双相性肿瘤，呈紧密的束状和疏松的微囊状交替排列（图43.64）。前一种成分是纤细的双极胞质突起，这种肿瘤由此得名（pilo源自希腊语“毛发”的词根）。这些结构在致密纤维基质中交织，其中包埋着椭圆形或梭形的肿瘤细胞核。肿瘤细胞的细长突起在术中细胞学制片中观察最佳。在微囊性区域，肿瘤细胞围绕或悬浮在嗜碱性黏液样物池中。值得注意的是，致密毛样成分和微囊性成分在不同病例中的混合比例截然不同。特别是微囊性成分在儿童小脑的病例中可能为主要成分。其他常见的组织学特征包括：少突胶质细胞瘤样透明细胞灶和血管瘤样复杂分支，管壁玻璃样纤维增生，以及血管系统扩张。虽然神经影像学上明显的肿瘤钙化罕见，但在组织学水平上可见到微钙化。核分裂活性一般较低，MIB-1标记指数通常不超过1%～3%，虽然局部增生活性增加

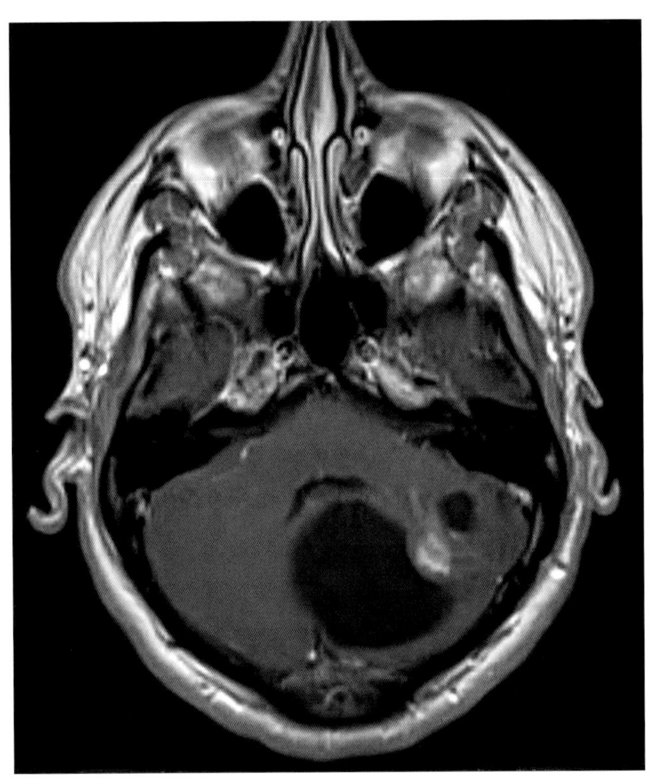

图 43.63　**毛细胞星形细胞瘤**。T1加权增强后MRI，这个典型的小脑病例可见一个实性、对比增强的附壁成分以及相关的囊肿

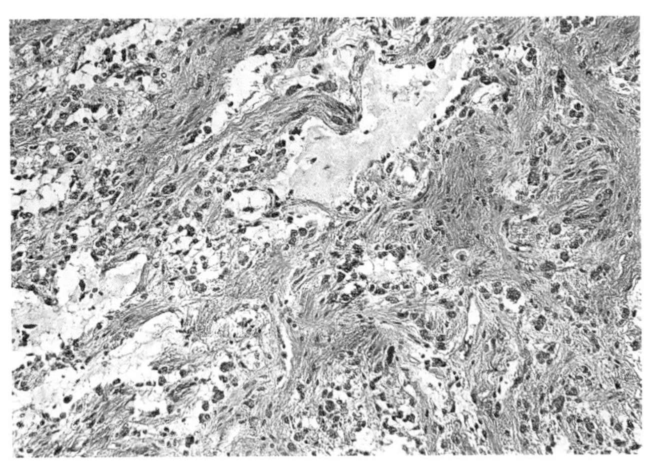

图 43.64　**毛细胞星形细胞瘤**。可见经典型毛细胞星形细胞瘤结构中的双相细胞形态。可见病变内有梭形细胞突起（“毛样”）并形成致密的纤维性基质；另外有突起少的成分聚集在黏液变区域，往往发展为微囊形成

的意义——一些可能反映了炎细胞——在缺乏额外的、更明显的恶性特征（见下文间变型的讨论）的情况下往往有限。

被称为Rosenthal纤维和嗜酸性颗粒小体的经典的胞质结构通常与毛细胞星形细胞瘤相关。Rosenthal纤维是一种蠕虫状嗜酸性致密物，通常局限于肿瘤的富于纤维成分的区域（图43.65），它们是由大量颗粒状、电子致密物质围绕胶质纤维形成的。它们可以应用抗α-B晶体蛋白和相关的分子量27 kDa的热休克蛋白抗血清标记，并且

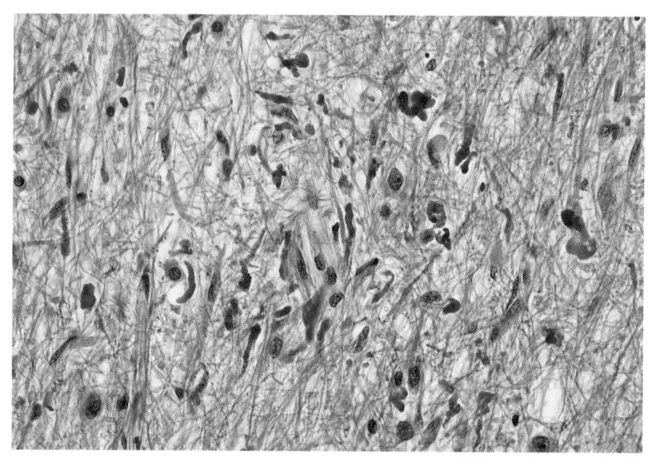

图 43.65 **毛细胞星形细胞瘤**。可见在纤细的毛发样胞质突起间有散在的扭曲的 Rosenthal 纤维，毛细胞星形细胞瘤由此得名

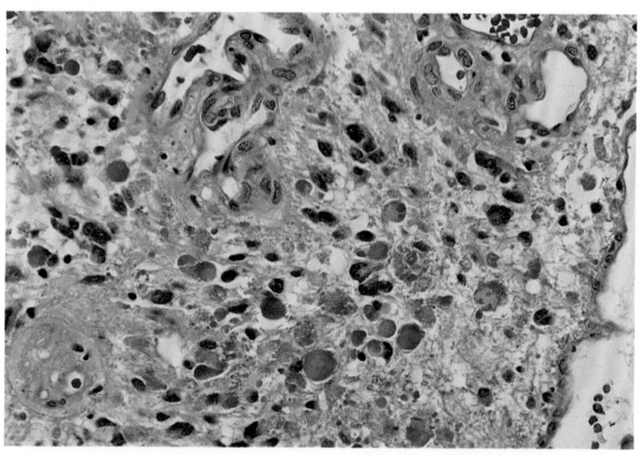

图 43.66 **毛细胞星形细胞瘤**。可见常伴有嗜酸性球状小体，但后者不仅限于此肿瘤，它们也可见于三种惰性神经上皮肿瘤，即毛细胞星形细胞瘤、多形性黄色星形细胞瘤和节细胞胶质瘤

GFAP 呈阳性通常局限于 Rosenthal 纤维的边缘 [385]。嗜酸性颗粒小体是簇集的嗜酸性小球（图 43.66），可能来自于溶酶体，对 α1- 抗胰蛋白酶、α1- 抗糜蛋白酶、泛素和 α-B 晶体蛋白免疫反应呈阳性 [386]。在超微结构水平上，嗜酸性颗粒小体表现为膜包绕的无定形嗜锇物质的聚集，在肿瘤细胞胞质内形成髓鞘样图像 [386]。值得注意的是，所有这些胞质改变并不是只出现在毛细胞星形细胞瘤中的。例如，Rosenthal 纤维出现在血管母细胞瘤和颅咽管瘤相邻的胶质组织中很常见，而嗜酸性颗粒小体是许多节细胞胶质瘤和多形性黄色星形细胞瘤的显著特征。

可以对弥漫性纤维型星形细胞瘤的生物学潜能进行推测的精确的组织学指标，不能应用于毛细胞星形细胞瘤，后者是一种 WHO Ⅰ级肿瘤，在所有中枢神经上皮性肿瘤中是最惰性的一种。在这种肿瘤中，散在的核分裂象、肾小球样血管增生、多核巨细胞形成和核非典型性（有时令人担忧，尤其是在微囊性区域）与不良预后无关，常见的肿瘤延伸入蛛网膜下隙也与不良预后无关。绝大多数的毛细胞星形细胞瘤在组织学上和临床上都是良性的。有罕见的病例发生恶性转化（包括一些几年前放疗后的病例），典型相关的明显形态学改变包括：局部细胞密度增高，核质浓染 / 异型性、核分裂活性，以及类似于高级别弥漫性星形细胞瘤的浸润性生长。尽管如此，仍然很难预测这种病例的临床生物学行为。在一项有 34 例“间变型毛细胞星形细胞瘤”病例的研究中，最可靠的分级特征是：细胞丰富和中度至重度细胞异型性，以及核分裂象至少为 4/10 HPF；缺乏坏死的患者的临床病程与 WHO Ⅱ级星形细胞瘤相似，而伴有坏死的患者的临床病程与 WHO Ⅲ级星形细胞瘤相似 [387]。Ki-67 标记指数高、p53 阳性增加以及 p16 表达缺失在这类间变型转化灶中更为常见 [387-388]。

局限于视神经和小脑的毛细胞星形细胞瘤与那些发生在接近大脑半球部位的毛细胞星形细胞瘤一样，可通过神经外科手术治愈性切除，但也有记录显示了根治性切除后（甚至数十年后）复发的病例 [389]。预后较不好的病例是累及视交叉、下丘脑和其他不能予以完全切除的区域的病例，这是可以理解的，但即使在这些位置，次全切除的毛细胞星形细胞瘤的临床进展通常也是延长的，可能会延长 10 年或更长。有关溴脱氧尿嘧啶核苷的研究证据表明，实际上，毛细胞星形细胞瘤的增生活性可能随着时间的推移而减弱 [390]，偶尔也有病例会自发消退 [391]。尽管毛细胞星形细胞瘤通常广泛浸润邻近的蛛网膜下隙和软脑膜，但通过 CSF 播散（主要合并视路下丘脑病变）是罕见的 [392]。转移性沉积仍然可以非常稳定，不一定与早期死亡有关。放疗可能对后者的发展有一定作用，因为许多生物学进展的肿瘤在间变型和进展型复发多年前接受了这种治疗。事实上，有些可能代表独立的、辐射诱导的胶质母细胞瘤。由于脑室 - 腹腔分流术导致的视路下丘脑毛细胞星形细胞瘤颅外播散至腹腔的病例已被描述 [393]，但实属罕见。建议读者参考我们对毛细胞黏液样星形细胞瘤的讨论（见下文），以进一步评论一种潜在侵袭性的儿童胶质瘤，它与传统类型的毛细胞星形细胞瘤不同。

在结束关于毛细胞星形细胞瘤的临床生物学的讨论时，我们要强调一下将这些手术可治愈的肿瘤与小脑出现的弥漫性纤维型星形细胞瘤区别开的重要性。通常所有形式的治疗对后者都效果不佳，而且毫无例外终将发展至死亡。偶尔，小脑毛细胞星形细胞瘤可见部分弥漫性浸润的成分，与纤维型星形细胞型的肿瘤细胞难以区别，但值得注意的是，这些细胞的形态均匀，核分裂不活跃，缺乏细胞非典型性，尽管呈组织学浸润性生长，但往往伴随着更分散的神经影像学外观 [384]。这些成分的发现，特别是在儿童病例中，会促使我们仔细寻找毛细胞样或微囊性病灶，但即使没有这种典型的毛细胞特征，这种发生在儿童的表面浸润的星形细胞瘤的预后也相当好。

最近对毛细胞星形细胞瘤进行的分子遗传学水平上的研究已经发现了常见的且在某些情况下几乎是能够确定诊断的改变。促分裂原活化蛋白激酶（mitogen-activated protein kinase, MAPK）通路的上调与细胞增生、分化和凋亡有关[394]，是毛细胞星形细胞瘤的主要发病机制。然而，这个通路在NF1情况下受到神经纤维瘤蛋白（*NF1*基因产物和通过其对*Ras*的抑制影响传递MAPK通路信号的负调节蛋白）功能缺失的影响，*BRAF*是一个MAPK激活子，是大多数散发的毛细胞星形细胞瘤的成因。作为后者最常见的基因异常，*BRAF*在染色体7q34处发生串联重复序列，导致形成一种致瘤的*KIAA1549-BRAF*融合基因形成，缺乏野生型*BRAF*的自抑制结构域并产生本质的MAPK活化[394-395]。这些分子事件发生在CNS不同位置的毛细胞星形细胞瘤中，但尤其是小脑病例的典型特征。弥漫性星形细胞瘤通常不具有*KIAA1549-BRAF*融合基因，再加上毛细胞星形细胞瘤不具有前者常见的*IDH1*基因突变，这为疑难病例提供了有用的分子鉴别诊断策略[396]。其他已在毛细胞星形细胞瘤中检测到的MAPK活化事件包括*FGFR1*、*BRAF V600E*和*KRAS*突变[394-395]。

毛细胞黏液样星形细胞瘤

某些历史上被划入毛细胞星形细胞瘤组的肿瘤，当作为一种生物学上不同变异型或一个单独的病种（可能性小一些）时引起了人们的注意。**毛细胞黏液样星形细胞瘤（pilomyxoid astrocytoma）**是一种形态学上重叠的肿瘤[397-398]，通常发生于婴幼儿的下丘脑或视交叉，但也可发生于其他部位（包括小脑）。与典型的毛细胞星形细胞瘤相似，它们含有一群梭形（虽然不太长）双极胶质细胞，但它们缺乏双相性实性和微囊性生长形式，而显示有弥漫性和突出的黏液瘤样改变。毛细胞黏液样星形细胞瘤也不含Rosenthal纤维，且通常也缺乏嗜酸性颗粒小体。这种肿瘤中的许多进一步偏离了传统的毛细胞的组织学，包含肿瘤细胞在基质血管周围呈放射状排列的假菊形团结构（图43.67）。核分裂象常常出现，但数量不多，可以见到坏死（没有栅栏状排列）。对GFAP常规呈弥漫性表达并且强表达OLIG2，也有一些病例突触素染色呈阳性。MIB-1标记指数变化较大，但往往超过通常类型的毛细胞病变的1%～3%的水平。

毛细胞黏液样星形细胞瘤是一种独特的病种还是一种毛细胞星形细胞瘤的变异型，还有待进一步的研究，但目前认定前者的观点更受青睐，这也反映在目前WHO的分类方法中[278]。我们和其他研究人员曾遇到过表现为混合的毛细胞黏液样/毛细胞特征的肿瘤，以及在所有方面符合毛细胞黏液样星形细胞瘤的肿瘤，这些肿瘤在复发时具有更传统的毛细胞组织学特征[399]。为了进一步证实一个亲缘关系，研究已证实，一组毛细胞黏液样星形细胞瘤显示了经典型毛细胞星形细胞瘤中常见的相同类型的*BRAF*融合基因[400-402]。显然，研究显示一组鞍上区毛细胞黏液样肿瘤具有一些提示室管膜分化的精细结构特征，它们可能起源于被称为伸长细胞（tanycyte）的特化性脑室旁细胞[403]。这些特征包括：具有表面微绒毛的拉长的、双极胞质突起，罕见的纤毛、水泡、包被小泡和凹陷，“突触样”复合体；细胞间连接，以及终止于血管周围基底膜的足突。此外，还提出了与视神经束相关的放射状胶质的一种起源假说[404]。然而，必须承认，毛细胞黏液样星形细胞瘤的诊断可能已经扩展到非单一细胞起源并伴有梭形细胞形态和黏液样改变倾向的肿瘤。无论起源如何，儿童的肿瘤表现为单纯的毛细胞黏液样星形细胞瘤组织学，其局部进展、症状性CSF播散和肿瘤相关的死亡风险高于通常类型的毛细胞星形细胞瘤[397-398]。然而，由于临床经验仍然有限，而且有时不一致，在WHO最新的分类体系中没有指定正式的分级[278]。

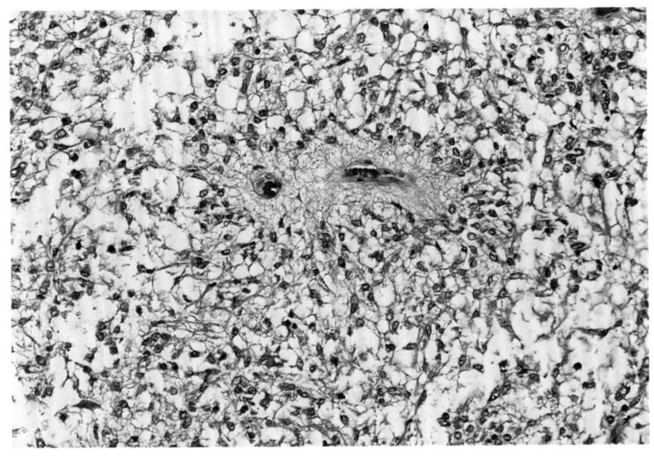

图43.67 **毛细胞黏液样星形细胞瘤**。可见此肿瘤的梭形细胞特征、弥漫性黏液样变以及灶性血管周围假菊形团（图中央偏上）特征

多形性黄色星形细胞瘤

多形性黄色星形细胞瘤（pleomorphic xanthoastrocytoma）（WHOⅡ级）是一种组织学上令人担忧但生物学上良好的肿瘤，通常出现在儿童晚期或成年早期，倾向于发生在大脑半球，尤其是颞叶[405-406]。发生在小脑[407]、延髓内[408]、鞍区内[409]和视网膜[410]的病例也有报道，如形态上松果体区的相似肿瘤——曾在“多形性颗粒细胞星形细胞瘤”名下报道[411]。神经影像学上，多形性黄色星形细胞瘤表现为界限清楚的和包含表面定位、对比增强的附壁结节状或斑块状成分部分囊性病变——特别具有提示意义（图43.68）。通常不伴有明显的肿块效应或水肿，后者可能黏附在硬脑膜上，在手术中主要表现为是轴外的。

对其手术标本的评估常显示，大多数多形性黄色星形细胞瘤占据软脑膜和蛛网膜下隙，但也总是显露有脑实质侵犯病灶，其中肿瘤细胞浸润Virchow-Robin腔和神经毡内。多形性黄色星形细胞瘤因其具有潜在的奇异细胞学特征和其组成细胞胞质内具有脂质积聚的趋势而得名，尽管后者并不是一个一致性显著的特征。大多数病例的病变是由束状排列中的梭形成分与肿瘤巨细胞混合组成的，这些肿瘤巨细胞有令人担忧甚至是怪异的核异常（图43.69）。这些细胞的胞质丰富，可呈泡沫状或粗液泡状——证实为晚期脂质化——但通常呈毛玻璃状、细颗粒状或玻璃样。反应性淋巴浸润（有时是广泛的）和聚集的嗜酸性颗粒体使其组织学图像更加完整。后者是诊断的一个重要线索，与一些其他缓慢生长的神经上皮肿瘤相同，尤其是毛细胞星形细胞瘤和节细胞胶质瘤，因此，很可能反映了细胞衰老的过程。事实上，已有描

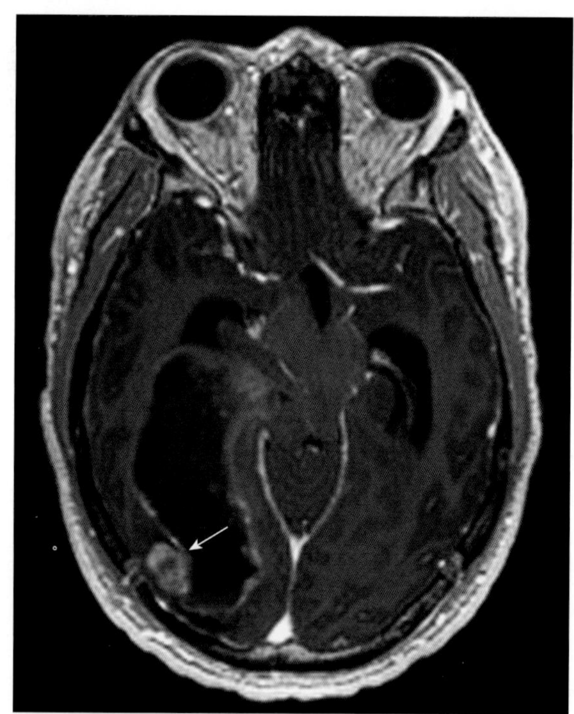

图 43.68 **多形性黄色星形细胞瘤**。在增强后的 MRI 中，这个颞枕病例的表现为一个边界清晰的、高信号和均匀一致的对比增强结节（箭头所示），突入一个大囊。毛细胞星形细胞瘤和节细胞胶质瘤可显示相同的神经影像学特征，是这种情况下的主要鉴别诊断考虑

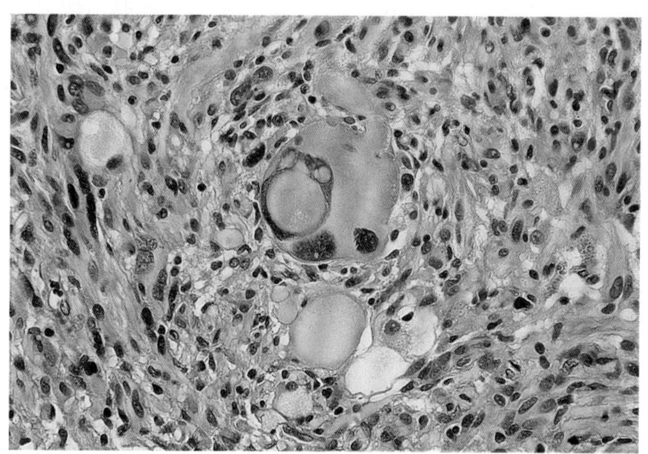

图 43.69 **多形性黄色星形细胞瘤**。可见梭形和巨细胞，混合有怪异多核细胞，使这种相对惰性的肿瘤形态很杂乱。注意，玻璃样变、颗粒状和小泡状胞质改变，后者表明脂质积累

述包含节细胞胶质瘤和黄色星形细胞瘤成分的“复合”肿瘤[412]，我们也曾偶尔遇到过大脑半球的毛细胞星形细胞瘤，其软脑膜播散病灶呈纯的多形性黄色星形细胞瘤的组织学特征。在特定病例中描述的其他特征包括：黏附、巢状或腺泡状生长模式[413]，玻璃样变、血管瘤样间质血管反应[414]，以及黑色素沉着[415]。

多形性黄色星形细胞瘤的肉瘤样组织学表现因其细胞周围网织纤维沉积而容易被误诊，其不表达胶质的神经免疫组织化学标志物，与中胚层源性的肿瘤相反，后者通常局限于支持血管系统。这一特征实际上反映了其肿瘤细胞对基底膜样物质的包绕，这点在超微结构水平或Ⅳ型胶原蛋白或层粘连蛋白免疫染色上可显示出来[413]。这一特征连同其特有的表浅位置被认为是因为其起源于一类特殊的软脑膜下星形细胞，这些星形细胞具有放射状的胞质突起，有正常的基底膜围绕[405]。GFAP 和（或）OLIG2 表达是明确诊断所必需的，可有效地将其与间质肿瘤区分开[405,416]，尽管偶尔典型病例中可能含有相对较少的免疫反应阳性细胞。弥漫性胞质 S-100 蛋白免疫反应呈阳性是一定的，肿瘤细胞可以应用 α1- 抗胰蛋白酶、α1- 抗糜蛋白酶和其他“组织细胞的标志物”进行免疫标记[417]。但这些试剂可染色多种肿瘤细胞（包括胶质细胞），在应用于神经外科标本时的鉴别价值非常小。值得注意的是，讨论中的肿瘤通常含有不像神经节细胞的肿瘤细胞，但可与抗突触素（在其他神经元抗原中）抗体结合，并能显示神经元分化的超微结构特征［包括清晰的（突触型）和致密的核心小泡］[418]。这表明，多形性黄色星形细胞瘤可以向不同的胶质神经元分化，并具有共同的临床生物学特征，从而进一步将这些奇怪的肿瘤与节细胞胶质瘤联系起来。在这方面值得注意的（对诊断有用的）是，许多多形性黄色星形细胞瘤 CD34 染色肿瘤细胞胞膜呈阳性，并且相邻皮质中高度网状非肿瘤细胞 CD34 也染色呈阳性（图 43.70）[419]。此外，多达 2/3 的病例表达突变型 BRAF V600E 蛋白质，这一特征也可见于相关的肿瘤，例如节细胞胶质瘤和胚胎发育不良神经上皮瘤（DNT）[420-421]。虽然不完全是特异性的，但这种基因改变代表了诊断方面和潜在治疗方面上都有用的生物标志物，它似乎在罕见的经历特殊形式的间变性转化到上皮样胶质母细胞瘤的病例中保留了下来（见胶质母细胞瘤变异型和生长方式）[324]。这些免疫组织化学特征可能有助于鉴别多形性黄色星形细胞瘤和巨细胞胶质母细胞瘤[422]，但必须注意，偶尔也有应用神经标志物 CD34 和（或）BRAF V600E 标记巨细胞（和其他）胶质母细胞瘤的报道[423]。

多形性黄色性星形细胞瘤虽然形态令人不安，但其临床表现往往是相对良性的，大体完整切除通常足以实现肿瘤的长期控制。在一项有 74 例典型病例的研究中，中位随访时间为 7.6 年，结果显示，5 年无病生存率和总生存率在典型肿瘤（WHO Ⅱ级）分别为 71% 和 90%，在间变型肿瘤（WHO Ⅲ级）分别为 49% 和 57%，间变型的定义为：核分裂象至少为 5/10 HPF[406]；现在 WHO 也采用了类似的标准。较高级别的病例可能具有多种细胞学形态（包括上皮样细胞）。具有讽刺意味的是，间变型病灶的多形性常常较少，但更富于细胞和浸润性更强，常常类似于弥漫性星形细胞瘤（包括伴有栅栏状坏死的胶质母细胞瘤）。除了肿瘤分级，肿瘤切除范围对疾病复发和死亡的风险也有至关重要的影响，而 *BRAF* 突变肿瘤患者的生存期似乎比野生型肿瘤患者的更长[406]。随着 BRAF 抑制剂在临床侵袭性 *BRAF* 突变型多形性黄色

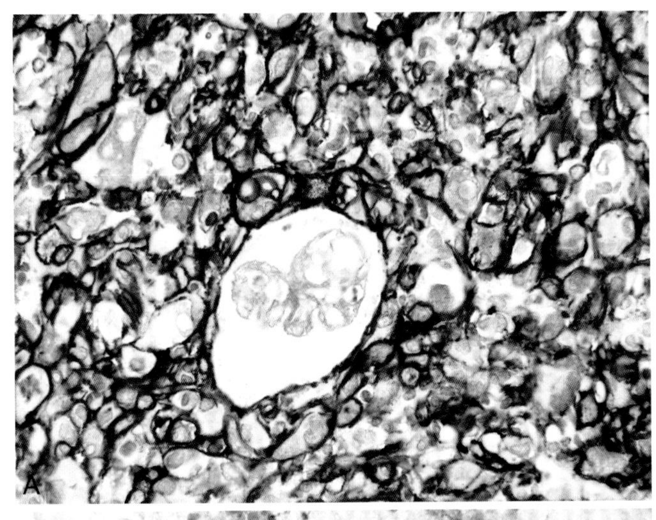

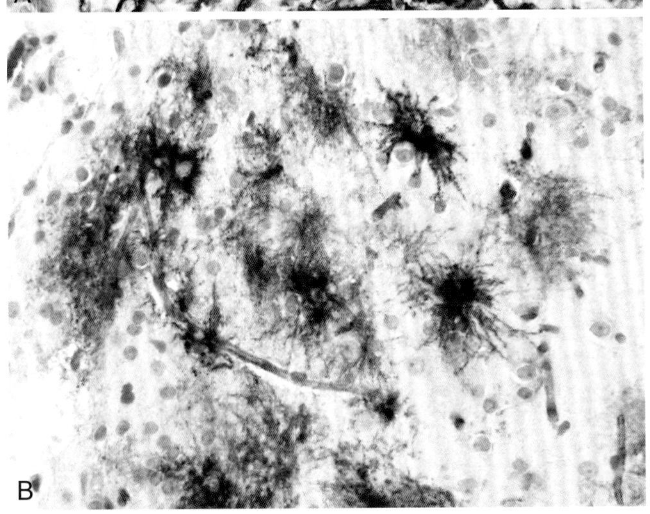

图 43.70 **多形性黄色星形细胞瘤**。可见肿瘤细胞（**A**）和邻近未受累的大脑皮质神经元突起（**B**）特征性地表达 CD34。注意，肿瘤细胞胞膜免疫反应呈阳性

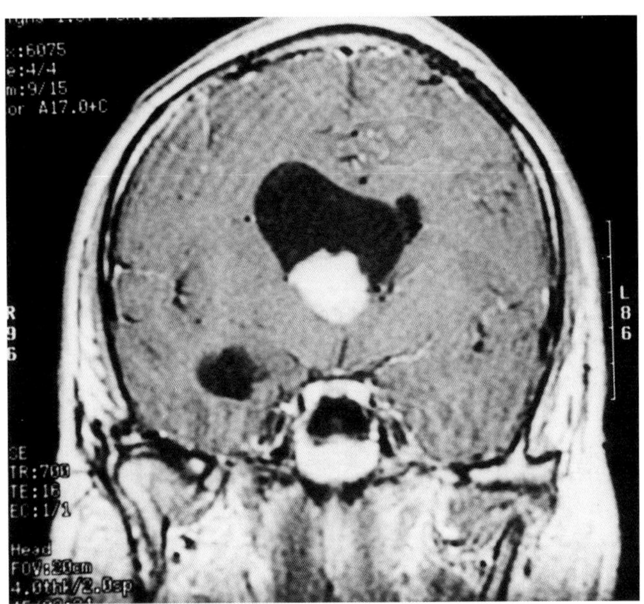

图 43.71 **室管膜下巨细胞星形细胞瘤**。可见注射造影剂后 MRI 显示了室管膜下巨细胞星形细胞瘤的典型位置，位于脑室内，靠近 Monro 孔（导致阻塞性脑积水），并且具有局限的特征。这个病例不伴有结节性硬化的其他特征

星形细胞瘤治疗中使用增加，这种差异在未来可能变得更大。已被报道 1 例复发病例，组织学上有间变证据并有广泛的透明细胞成分以及局部乳头状生长[424]。我们还遇到了 1 例发展出了肉瘤成分（多形性“黄色性星形肉瘤”）[419]，也有病例具有形态学上和遗传学上类似于非典型性畸胎样 / 横纹肌样肿瘤（AT/RT）的肿瘤成分（包括 INI1 表达缺失）[425-426]，后者也发生在罕见的节细胞胶质瘤病例中[427]。局部复发是最常见的临床表现，但也可能出现 CSF 播散[428-429]。

室管膜下巨细胞星形细胞瘤（结节性硬化）

室管膜下巨细胞星形细胞瘤（subependymal giant cell astrocytoma）通常发生在 11～20 岁的患者，表现为脑室内肿块，伴有梗阻性脑积水，原因是其几乎不变地生长在 Monro 孔附近的位置（图 43.71）[278,430]。只有散发的报道描述了室外变异型[431-432]。实际上，这种病变几乎总是与**结节性硬化（tuberous sclerosis）**相关，后者是一种通过染色体位点 9q34（*TSC1*）和 16p13.3（*TSC2*）传播的常染色体显性遗传疾病，但常因自发性突变而以非家族形式出现[278]。室管膜下巨细胞星形细胞瘤传统上被定义为智力障碍、癫痫和中面部血管纤维瘤病（“皮脂腺瘤”）三联征，这种斑痣性错构瘤病是因其病灶脑回膨胀（“结节”）而得名，这些结节由排列紊乱的异常神经元和巨大星形细胞组成，其特征为胶质过度生长导致的异常坚固（“硬化”）。室管膜下巨细胞星形细胞瘤的另一个特征是：脑室周围的“烛泪”样改变，其本质上是正在讨论的微型肿瘤结节。结节性硬化的主要颅外表现包括：肾血管平滑肌脂肪瘤、心脏横纹肌瘤、肺淋巴管平滑肌肌瘤病、骨纤维异型增生症、小错构瘤性直肠息肉以及各种皮肤病变（色素减退型斑疹、鲨皮斑、甲下纤维瘤以及前面提到的面部血管纤维瘤）。一些患者有视网膜错构瘤，类似于刚才描述的室管膜下结节或更大的肿块，可能足以被诊断为视网膜巨细胞星形细胞瘤。也有这种类型的儿童结节性硬化发生在松果体区的肿瘤的报道[432]。

室管膜下巨细胞星形细胞瘤是一种轮廓清楚的、球形或多结节性的肉质、灰粉色组织，固定在脑室壁的宽大的前部。钙化常见，一些病例显示有局灶囊性改变。它们的组成细胞很大，排列紧密，特征为多角形（神经节细胞样）、圆形（肥胖星形细胞样）或梭形（图 43.72）。它们的嗜酸性胞质常呈玻璃样或透明，伴有偏位、泡状核，核仁突出，与大神经元或节细胞非常相似。交错的纤维血管间质使许多病例呈小叶状结构，肿瘤细胞突起常像室管膜瘤样紧密围绕血管。许多病例的一个奇怪特征是有肥大细胞浸润。免疫组织化学检测显示，GFAP 阳性成分很少，并且尽管这类肿瘤被命名为一种星形细胞瘤，可以显示一些肿瘤细胞共表达（或单一表达）神经元抗原，例如Ⅲ

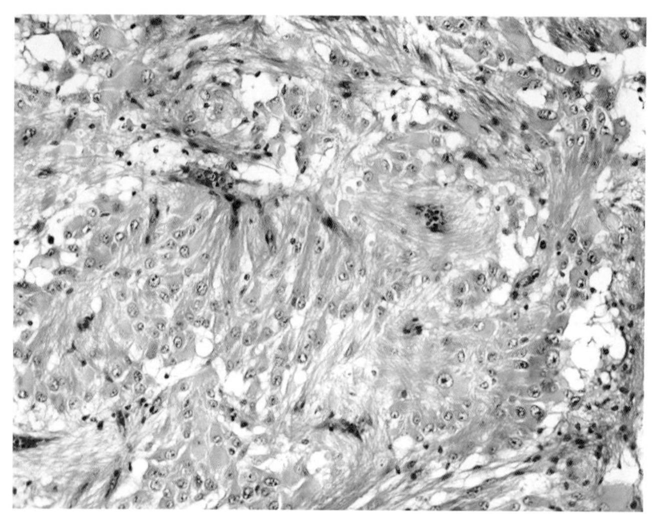

图 43.72 **室管膜下巨细胞星形细胞瘤**。可见肿瘤细胞的大小已达到巨大，它们通常呈多角形轮廓，紧密排列成叶状，肿瘤因此得名（但并不是所有病例均如此）。也要注意梭形细胞成分和血管周围无核区，类似于室管膜瘤的血管周围假菊形团结构

型 β 管蛋白、神经丝蛋白（neurofilament protein, NFP）以及偶尔表达突触素[433-434]。超微结构研究已经证明，一些选择性病例存在致密核心颗粒和突触形成，证实了室管膜下巨细胞星形细胞瘤具有沿神经元和胶质细胞分化的能力[433]。因此，一些神经病理医师倾向于将这些肿瘤简单地称为室管膜下巨细胞肿瘤。模糊的胶质神经元特征也是在皮质结节和局灶皮质发育不良Ⅱ b 型中可见形态学上类似的"气球细胞"的特征，表明正常谱系演化受到干扰[433]。室管膜下巨细胞星形细胞瘤对 HMB-45 免疫反应呈阴性，通常具有低 MIB-1 标记指数[435]。

室管膜下巨细胞星形细胞瘤增大缓慢，很少侵犯邻近的大脑结构，个别病例除外[436]，尚无通过 CSF 播散的病例报道。大体完整切除后的复发是罕见的，这些惰性肿瘤不容易发生恶性转化。虽然报道的病例很少，但有核分裂活跃和局灶坏死的病例的行为似乎并不是特别恶性的，尽管极其例外的病例可能表现间变性特征并伴有更具侵袭性的临床行为[437]。

促结缔组织增生性婴儿星形细胞瘤

婴儿的促结缔组织增生性脑星形细胞瘤或促结缔组织增生性婴儿星形细胞瘤（desmoplastic infantile astrocytoma）是一种罕见的病变，目前被认为属于具有分化和进展为胶质神经元分化能力的肿瘤家族。因此，我们把这个病种及其变异型——促结缔组织增生性婴儿节细胞胶质瘤——放在神经元和胶质神经元肿瘤名下讨论。

室管膜肿瘤

这部分内容包括那些传统上被分类为室管膜的肿瘤。虽然星形母细胞瘤、第三脑室脊索样胶质瘤、血管中心性胶质瘤以及松果体区乳头状肿瘤都显示有至少一些室管膜分化的精细结构和免疫组织化学证据，但与 WHO 的分类方法一致，将这些独特的病变与传统的室管膜瘤分开，在后面各自单独的标题下讨论。

室管膜瘤（ependymoma）在原发性 CNS 肿瘤中所占比例不超过 5%～9%，相对于其他肿瘤类型，其发病率随着患者年龄和发病部位的不同而有较大差异[278]。大多数室管膜瘤颅内病例发生在儿童时期，而脊髓内变异型更常见于成人。前者的发病高峰在 10 岁以内，室管膜瘤约占儿童颅内肿瘤的 10%，30% 见于 3 岁以下儿童。这些儿童室管膜瘤中至少有 2/3 位于第四脑室内，因此伴有继发于阻塞性脑积水的颅内压增高的症状。幕上病变在儿童和成人发生比例大致相等，更可能伴有癫痫发作和局灶性运动障碍。

脊髓室管膜瘤（黏液乳头型除外）通常发生在颈胸段，患者多见于 31～50 岁，构成成年人最常见的脊髓内肿瘤[438]。脊髓室管膜瘤的主要临床表现包括：颈部或背部局部疼痛，四肢远端麻木和感觉异常，手部肌肉萎缩，以及步态失调。髓内定位和多灶性是室管膜瘤合并 2 型神经纤维瘤病（NF2）的特征，一组散发的脊髓室管膜瘤病例也具有在染色体 22q12 的 *NF2* 肿瘤抑制基因的相同改变[278,439]。室管膜瘤可能很少出现在颅神经[440]、蝶鞍[441-442]和视网膜[443]，还有发生在卵巢和附件周围盆腔组织[444]、腹腔[445]、肝[446]、纵隔[447]和肺的室管膜瘤报道[448]，虽然女性生殖道和纵隔的室管膜瘤病例可能代表"不平衡的"（即单胚层）畸胎瘤。

无论位于何处，室管膜瘤在神经影像学检查中往往界限清楚且对比增强。幕上的病例常常与脑室相沟通或毗邻脑室系统，但并非一成不变，分叶状肿瘤经常表现为囊性改变和局灶钙化。后者也是后颅窝病变较为常见的特征，病变往往锚定在第四脑室底。相反，髓母细胞瘤只有在特殊情况下才会发生明显的矿化，当定位于中线时，通常悬在第四脑室顶部。室管膜瘤可以随着 CSF 从出口出去，而不限制在第四脑室，因而可包围延髓和颈段脊髓。髓内室管膜瘤变异型可使受累节段脊髓呈梭形增宽，并常可引起脊髓空洞形成，脊髓囊性裂常向头端进展。MRI 显示，界限清楚的强化的髓内肿物头侧有一个 T2 低信号含铁血黄素帽尤其具有提示诊断意味。

传统的**室管膜瘤（ependymoma）**（WHO Ⅱ级）的典型特征是：纤维胞质突起形成密集的网状结构，这些突起像衣领一样紧密围绕间质血管形成血管周假菊形团（图 43.73）。少数病例伴有隧道状、小管状或由上皮样细胞围绕圆形腺样腔排列而成的真菊形团（图 43.74）。**"富于细胞的室管膜瘤（cellular ependymoma）"**这个术语可用于细胞密集、假菊形团相对窄小、核分裂象很少的病例，因为这种表现没有传达任何有用的临床信息，也不再是 WHO 承认的变异型。肿瘤细胞胞核呈圆形或梭状，特征为染色质颗粒分布均匀，一般无核仁，可含有内陷胞质形成的假包涵体或纵向核沟[449]。最后一个特征——在涂片和压片中最为明显，肿瘤性室管膜细胞倾向黏附在

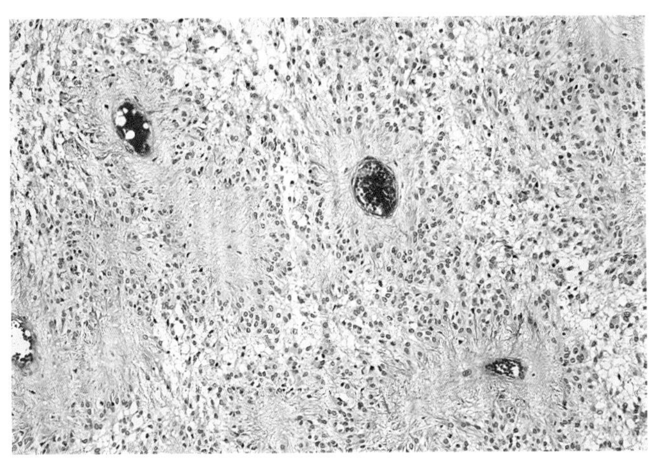

图 43.73 **室管膜瘤**。可见室管膜肿瘤细胞的胞质突起常聚集在血管周围，形成假菊形团结构

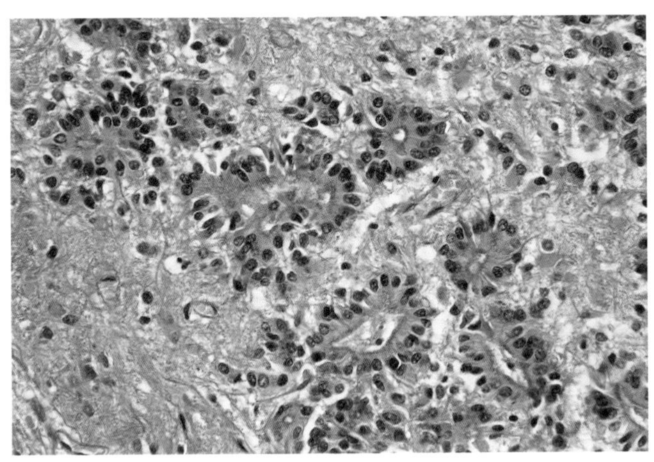

图 43.74 **室管膜瘤**。可见真正的室管膜菊形团包含一个明确的中央腔。成簇的毛基小体（“毛基体”）是导致肿瘤细胞顶端颗粒状染色增强的原因

纤细的血管上，形成乳头状结构——有助于手术中诊断。虽然胞核一致性是常规可见的，但可以混合多形性成分，已有**“巨细胞”室管膜瘤（“giant cell” ependymoma）**发生在颅腔、脊髓和终丝区域（见下文有关黏液乳头状室管膜瘤的讨论）的描述[450]。在颅腔的位置，这种细胞学改变常常伴有核分裂活性的升高和其他表明具有侵袭性生物学潜能的特征。营养不良钙化是室管膜瘤中常见的现象，有些病例发生骨样或软骨样化生[451]。已有黑色素室管膜瘤的报道[452-454]，也有含有胞质内脂滴的“黄色瘤”变异型[455]，含有脂肪细胞样（“脂肪瘤”）成分的病例[456]，以及特征为肿瘤细胞紧密聚集在一个明显的黏液样基质中的“上皮样”亚型[457]。室管膜瘤中也可以发生肥胖细胞性改变，一篇报道描述了 1 例显示对 GFA P 免疫染色呈球形、包涵体样胞质小体阳性的病例[457]。肉瘤转化（“室管膜肉瘤”）的病例很罕见，但也有文献报道[458]。

在超微结构水平上，室管膜瘤显示有许多非肿瘤性室管膜特有的胞质特征[459]。复杂的拉链状连接复合物（粘连小带）将组成细胞连在一起，在某种程度上可能导

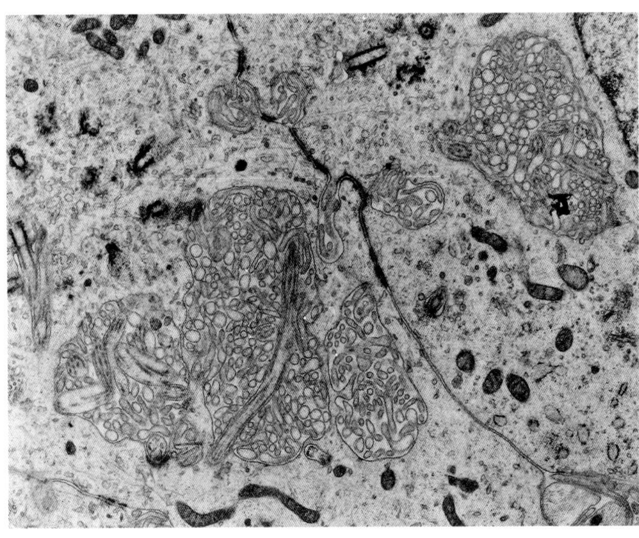

图 43.75 **室管膜瘤**。在超微结构水平上，室管膜分化的特征包括：肿瘤细胞通过拉长的连接复合体相连，已经形成充满微绒毛和少量纤毛的腔（×8 800）

致这种肿瘤的典型黏附性生长方式和“推挤”样边缘。纤细的微绒毛和（数量较少的）纤毛突入菊形团腔或细胞间裂隙内，又构成粘连小带的胞质连接（图 43.75）。在形成菊形团的肿瘤细胞的顶端的细胞质内颗粒（“生毛体”）通过光学显微镜常可观察到，它们实际上代表锚定纤毛基底体。在精细结构观察中也常可见到胞质内腔形成，这种现象在室管膜瘤的印戒细胞变异型中尤为明显[460]。室管膜瘤形成微腔的现象与胞质 EMA 免疫染色点状和环状阳性相关，这一点通常不明显，或仅在极少数细胞中不完全特异性表达（图 43.76），但却具有相当的诊断价值[461]。也可以看到 CD99 和（或）D2-40 免疫染色点样阳性方式，它们同样有用，但不完全特异；尽管如此，这些染色方式结合有限的 OLIG2 和 SOX10 表达仍有助于区分室管膜瘤与星形细胞瘤和少突胶质细胞瘤[462-466]。中间丝主要是由波形蛋白和 GFAP 组成（免疫反应呈阳性），在细胞突起中（尤其是形成血管周围假菊形团的）很明显，在有些病例中，它们在血管壁周围时可被基底膜样物质包被[467]。

在忠实保持诊断性室管膜系的超微结构和免疫表型的同时，一组室管膜瘤显示有明显的令人迷惑的组织学特征。**伸长细胞型室管膜瘤（tanycytic ependymoma）**（源于希腊语 *tanyos*，伸长的意思）可能与神经鞘瘤、脑膜瘤、纤维型或毛细胞星形细胞瘤混淆，因为它们都具有梭形细胞特征、束状生长方式以及发育不良的不明显的假菊形团（图 43.77）。这种肿瘤通常发生在脊髓水平[468]。室管膜瘤除了有星形细胞形态的混合成分外，通常还含有特征为圆形核和核周胞质空亮的细胞。以后者为主的变异型——**透明细胞室管膜瘤（clear cell ependymoma）**[469-470]——实际上局限在幕上，常被诊断为少突胶质细胞瘤，这种混淆很容易发生，因为其内经

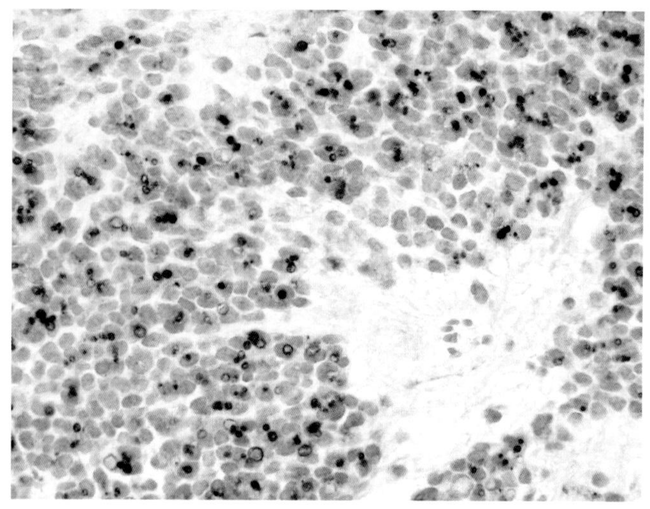

图 43.76 **室管膜瘤**。可见胞质内 EMA 点状和环形免疫反应阳性，这对于这类肿瘤具有诊断意义，虽然这种表达方式不够稳定

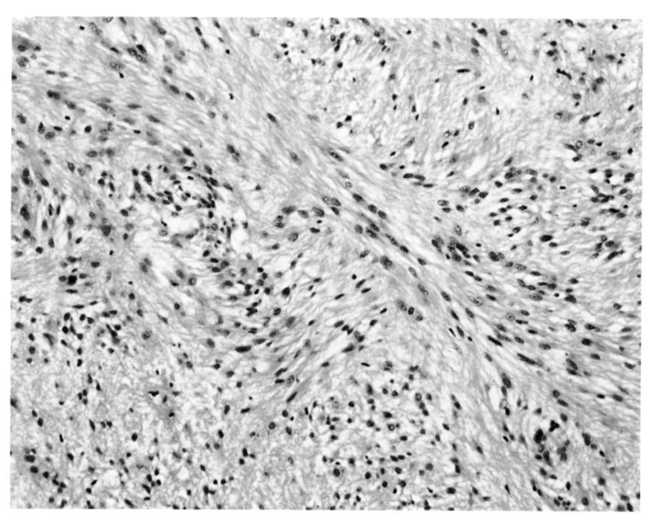

图 43.77 **伸长细胞型室管膜瘤**。室管膜瘤的束状结构和细长的突起常需要与毛细胞星形细胞瘤和神经鞘瘤鉴别。这一病例中有利于鉴别诊断的特征包括：实质内定位、边界清晰、模糊的假菊形团、胶质纤维酸性蛋白强表达以及 EMA 呈点状阳性（未显示）

常出现钙化球和丛状血管网络（图 43.78A）。这类肿瘤通常显示有高级别的组织学特征（例如高核分裂活性和微血管增生），并且容易复发，通常发生在术后相对较短的时间间隔之后。然而，这类肿瘤在电子显微镜水平和免疫组织化学检测上保留了室管膜的属性，典型的表现为血管周围截断的细胞突起至少局部 GFAP 免疫反应呈阳性。仔细寻找可以发现，它们对 EMA、CD99 和 D2-40 呈点状表达，对 OLIG2 至多呈散在表达，并且呈实性而非浸润性生长，因为它们缺乏被包绕的神经丝阳性的轴突。这些特征可将它们与少突胶质细胞瘤和其他透明细胞肿瘤区分开，包括脑室外神经细胞瘤。尽管奇怪，但室管膜瘤可以含有局灶的神经元分化 [471-472]。关于后者，应注意，一些室管膜瘤，包括透明细胞型，对免疫组织

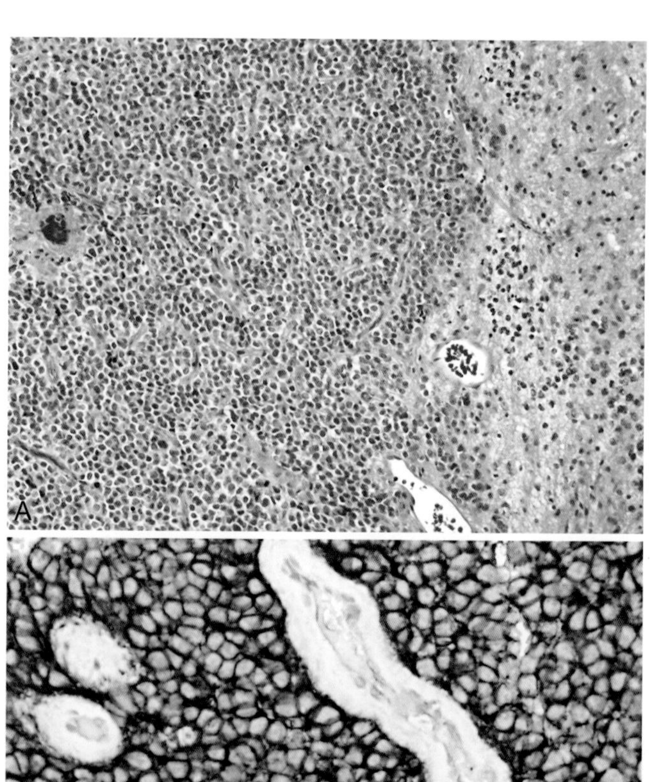

图 43.78 **透明细胞型（RELA 融合阳性）室管膜瘤**。**A**，透明细胞的细胞学形态和分枝状毛细血管网通常提示有少突胶质细胞瘤，但注意右侧与邻近大脑的明显的分界。**B**，许多此类病例以幕上肿块的形式存在，可通过分子检测和 L1CAM 免疫反应显示有 RELA 融合

化学标志物突触素和 NeuN 神经元核蛋白呈阳性。例外的病例甚至显示有明显的神经元分化，可以在光学显微镜下见到（“伴有神经毡样岛的室管膜瘤”）[472]，但这是罕见的现象，像对神经元相关抗原的简单标记，通常局限于少数肿瘤成分，与中枢神经细胞瘤中广泛表达突触素和核 NeuN 阳性的特征不同。此外，透明细胞室管膜瘤可能具有预后不良的 *RELA* 基因融合和 L1CAM 免疫反应阳性（见图 43.78B），这些是幕上室管膜瘤的特征（见下文分子特征讨论）[473]。

真性**乳头状室管膜瘤（papillary ependymoma）**非常罕见，是一种肿瘤性室管膜细胞呈柱状排列并由纤维血管轴心支持的肿瘤而不是纤维性胶质性“间质”肿瘤，需要与转移性乳头状癌、脉络丛乳头状瘤和乳头状脑膜瘤区分开。然而，与其他室管膜瘤一样，乳头状室管膜瘤 S-100 蛋白、波形蛋白、EMA、CD99、D2-40 和 GFAP 也呈阳性。其顶端 EMA 呈阳性（室管膜菊形团可能共有的特征）可以很明显，胞质可以表达 AE1/3 抗角蛋白“鸡尾

酒”，但室管膜瘤通常不表达 CAM 5.2、CK7、CK20 或 CK903[467]。即使完全表达，CK 阳性肿瘤细胞也通常很少。一项筛查研究[474]发现，27 例室管膜瘤中有 2 例显示对甲状腺转录因子（TTF）-1 免疫反应呈核阳性，尽管这 2 例（均位于第三脑室）均未被描述为乳头状。脉络膜丛的上皮性肿瘤可能显示有限的 GFAP 免反应疫阳性的室管膜分化，但当这种现象（反映共同的神经细胞起源）发生时，典型呈局灶性阳性。此外，脉络丛乳头瘤通常不同于颅内室管膜瘤，其表达 E 钙黏合素（E-cadherin），而不表达神经细胞黏附分子（neural cell adhesion molecule, NCAM）[475]，对 CAM5.2 和 CK7 更呈弥漫性阳性，表达转甲状腺素蛋白、Kir7.1 和斯钙素（stanniocalcin-1），Ⅳ型胶原蛋白或层粘连蛋白免疫染色可勾勒出连续的基底膜[476]。有报道，一些乳头状脑膜瘤 GFAP 免疫染色呈阳性（见“脑膜上皮肿瘤”），但这些是轴外的、硬膜发生的肿瘤，它们同时表达生长抑素受体 2a（somatostatin receptor 2a, SSTR2a）[477]，电镜下不显示室管膜特征。

切除的位置和范围以及分子表型（下文讨论）对室管膜瘤的预后有重要影响。对于成人发生的髓内室管膜瘤，往往仅凭有经验的外科医师进行完整的手术切除即可以控制[438]。而对于位于颅腔内的室管膜瘤就不一样了。由于后颅窝的室管膜瘤经常沿第四脑室底部长入延髓组织，因而很难真正完全切除。即使进行辅助治疗，绝大多数也会复发，且一半病例在发病 5 年内死亡（3 岁以下儿童的死亡率最高）[278]。尽管可切除的幕上室管膜瘤在手术后数年内可能处于无瘤状态，但病变也容易复发。对组织学作为预后独立预测因子的重要性仍存在争议[478]。不幸的是，对这些相互矛盾的文献进行分析时，由于它们的分级参数不一致、高度主观、继而重复性差，结果变得复杂。分化差的显示细胞密集和明显的核分裂活性（可能是伴有复杂的微血管增生和栅栏状坏死）的肿瘤基于形态学（图 43.79）被命名为**间变型室管膜瘤（anaplastic ependymoma）**（WHO Ⅲ级），在一些但不是所有的研究中已被证明比一些低级别室管膜瘤更具有侵袭性。然而，这些组织学发现并不能始终如一地预测病程进展或生存时间缩短。虽然未来的分子分类可能可以更准确地反映预后并指导对患者的治疗，但仅以细胞密度和核分裂活性增加的结节性显微病灶形式出现的区域性间变对预后的影响也需要阐明[479]。有意思的是，间变特征在儿童颅内室管膜瘤中特别常见，在成人发病的脊髓室管膜瘤中则非常罕见。非栅栏的区域坏死是后颅窝室管膜瘤的一种常见发现，单独并不标志着病变为间变性的。至于其他可能具有生物学意义的形态学特征，在一项儿童室管膜瘤的研究中发现，非黏附的肿瘤细胞对邻近神经实质的微浸润预示着复发[480]。MIB-1 标记指数升高与侵袭性组织学和预后不良相关，但报道的有显著意义的“阈”值（“cut off” value）差异很大，从 5% 到 20% 或更高[481-482]。分子遗传学改变已经在部分间变型室管膜瘤中发现，例如染色体 1q 的获得，但这些目前还没有在常规实践中检测[278]。尽管颅内室管膜瘤好发于脑室系统内及其周围，但仅偶尔会出现经 CSF 转移的症状；因此，组织学评估在预测这一并发症中的应用再次成为一个问题。远隔神经外转移很少见，致命的室管膜瘤通常是因在原发部位无法控制的进展而导致死亡。

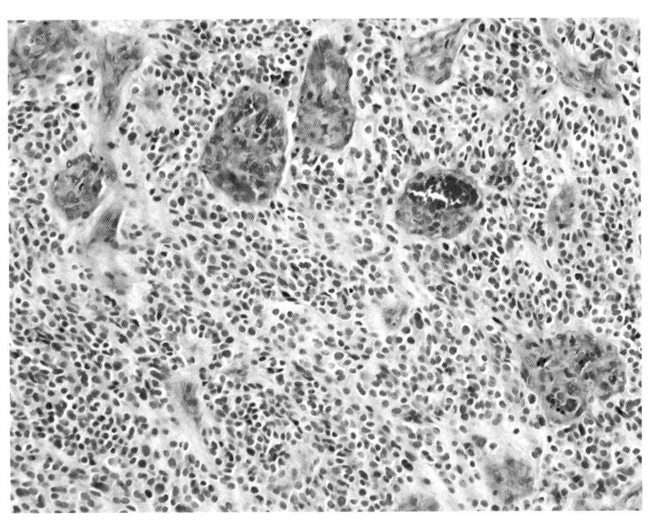

图 43.79 间变型室管膜瘤，可见富于细胞，核分裂活性增加，微血管增生

黏液乳头状室管膜瘤（myxopapillary ependymoma）（WHO Ⅰ级）是一种形态独特的变异型，几乎均局限于[483]脊髓圆锥和终丝区域。起源于颈胸段脊髓的罕见，出现在颅内的极为罕见[484-485]。硬膜外室管膜瘤发生于覆盖在骶尾部的皮下组织中[486-487]，或更少的情况下发生在骶骨，通常属于黏液乳头型[488]。这些奇怪的病变可能起源于室管膜残余，代表着硬膜外的终丝残余或尾髓遗迹，是尾神经管衍生形成、存在于肛门后凹皮下的内衬室管膜的裂隙。这种残余本身可以显示黏液乳头的特征，但不应仅凭这种生长方式就认为是肿瘤性的[489]。目前已有含有黏液乳头状成分的阔韧带室管膜瘤的报道[490]，还有伴有黏液乳头状室管膜特征的视网膜胶质瘤[491]，以及伴有局灶类似血管中心性胶质瘤的皮质室管膜瘤[492]。

黏液乳头状室管膜瘤与其他室管膜系列的髓内肿瘤一样，好发于 21～50 岁的成年人，尽管 Mayo Clinic[483]的病例研究中近 1/5 的患者的年龄小于 20 岁。几乎所有病例都有下背部疼痛。其他表现包括坐骨神经痛、感觉运动障碍、阳痿和大小便失禁。神经影像学研究通常显示一个界限分明的、对比增强的肿块。手术探查通常表现为一个可能由来自终丝基质的被纤维假包膜包绕的、高度血管化、卵圆形或香肠状的肿块。晚期的病例可以包裹马尾，侵蚀到邻近的骨结构，并浸润脊柱旁软组织。组织切片上表现为凝胶状，并且许多病例伴有出血。

黏液乳头状室管膜瘤得名于其衬覆立方肿瘤细胞的嗜碱性黏液性物质，这种物质反过来包绕间质血管并聚集形成微囊（图 43.80）。此外，许多病例还包含梭形细胞成分，可能参与胶质血管性假菊形团的形成。还可能

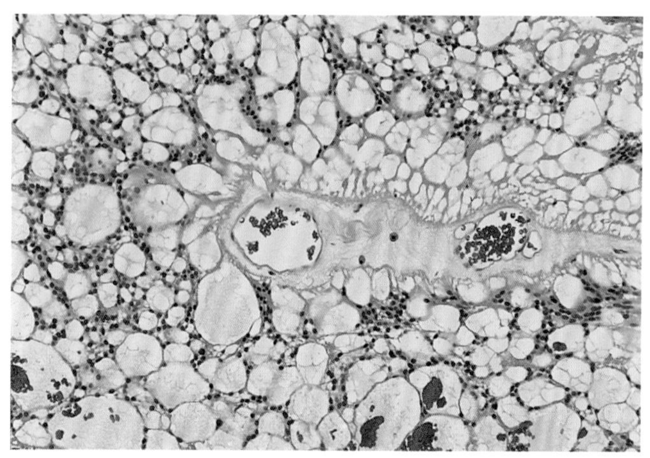

图 43.80 **黏液乳头状室管膜瘤**。可见黏液样物质将肿瘤细胞与玻璃样变的血管轴心隔开，并聚集在圆形微囊中

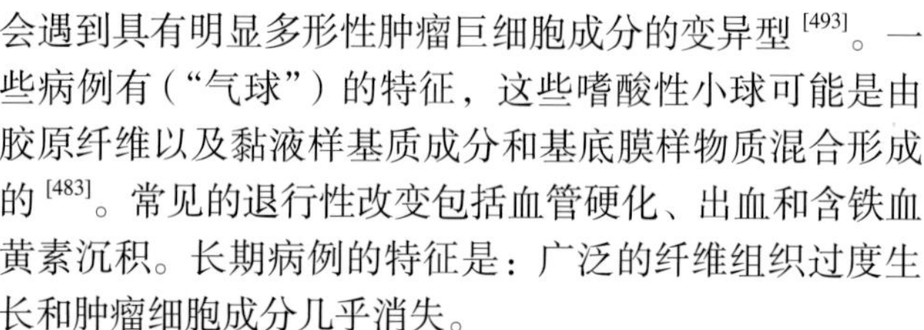

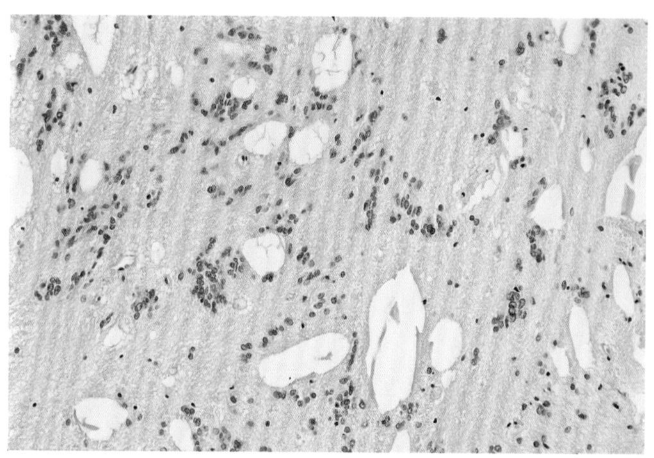

图 43.81 **室管膜下瘤**。可见小的肿瘤细胞聚集在大片纤维网状结构中，这是其组织学特征。组织学图像中常见微囊性改变

会遇到具有明显多形性肿瘤巨细胞成分的变异型[493]。一些病例有（“气球”）的特征，这些嗜酸性小球可能是由胶原纤维以及黏液样基质成分和基底膜样物质混合形成的[483]。常见的退行性改变包括血管硬化、出血和含铁血黄素沉积。长期病例的特征是：广泛的纤维组织过度生长和肿瘤细胞成分几乎消失。

黏液乳头状室管膜瘤的组织学表现在大多数情况下是非常独特的，足以使熟悉该病种的病理医师立即识别出来。特别是黏液瘤变异型可以呈现脊索瘤样外观，而以梭形细胞成分为主的病例可能会被误认为是起源于脊髓神经根的神经鞘瘤。黏液乳头状室管膜瘤的特有的免疫表型和明显的室管膜精细结构可以将其与这些肿瘤以及黏液性癌、黏液脊索样脑膜瘤和马尾区副节瘤区别开。其与其他室管膜瘤一样，表达波形蛋白、S-100 蛋白和 GFAP，但不表达嗜铬素或 CEA，且几乎很少（如果有的话）表达 CAM 5.2、CK7 或 CK20。虽然黏液乳头状变异型通常不表现传统室管膜瘤常见的胞质 EMA 点状或环状表达，但可能会遇到对 CKAE1/3 “鸡尾酒”标记的表达。黏液乳头型也忠实保留之前详细描述的其他室管膜瘤的特化性超微结构，尽管其纤毛和微绒毛可能不太明显，但其有一贯精细的基底膜样物质围绕细胞并形成连续基底膜，其可能还含有独特的超微结构标志物，即聚集在粗面内质网池内的微管[494]。

黏液乳头状室管膜瘤通常是无痛的且手术可治愈的，但也可能甚至在表面上完全切除后复发，并且在一些病例中甚至比它们对应的 WHO Ⅱ级室管膜瘤表现得更具有侵袭性[438]。在 Mayo Clinic 的 77 例病例研究中[438]，有 5 例（6.5%）死于这种疾病，但是发生在 12～15 年反复局部复发之后。在该项研究中，细胞非典型性和少量核分裂象的出现并不改变预后，而仅使进行次全切除的病例的复发和进展比进行完全切除的病例更频繁。辅助性放疗似乎可以改善预后[495]。在实际工作中从未遇到过明显的间变性组织学形态，而且在肿瘤大体完整切除的情况下其意义还不确定[496]。黏液乳头状室管膜瘤可通过 CSF 播散，偶尔转移到肺、肝、淋巴结或骨[495,497-498]。儿童似乎特别容易受到 CSF 传播的影响，但手术和放疗可能会在数年内控制这种情况。神经外转移通常会使顽固复发的肿瘤复杂化，这些肿瘤已经进入椎外软组织，并且出现在骶尾部硬膜外变异型的患者中的频率大大增加[486,488]。在诊断原发性颅内黏液乳头状室管膜瘤之前，必须对脊柱轴进行神经影像学检查。我们曾见到神经外科干预导致原发于终丝的黏液乳头状室管膜瘤向小脑脑桥角或蝶鞍上的播散。正如 1 例病例报道所示[499]，1 例诊断有争议的患者事后才承认有多年下背部疼痛病史。

在本节的最后，我们简要介绍一下**室管膜下瘤**（**subependymoma ependymoma**）（WHO Ⅰ级），这是一种因其组成细胞与室管膜下神经胶质相似而命名的病变，并且已提出其起源于分布于脑室系统室管膜下神经胶质。大多数这类肿瘤发生在成人，局限于第四脑室，是可能偶然发现的微小病变；然而，它们可以达到梗阻的大小[500]。位于侧脑室（尤其是起源于 Monro 孔或透明隔的肿瘤）、第三脑室、脑导水管或脊髓的室管膜下瘤更有可能达到产生症状的大小。

室管膜下瘤通常边界清楚，呈分叶状。小的病变通常是实性的，由坚韧或质硬的白色组织组成；而较大的病变通常有囊性改变和局灶出血变色。钙化是常见的，可能很广泛。组织学检查，可见多结节生长方式，小簇肿瘤细胞杂乱地分布在血管很少的纤维网状结构中，这些网状结构可以是致密的，也可以是海绵状、微囊状稀疏的（图 43.81）。室管膜下瘤肿瘤细胞胞核较一致，呈卵圆形，染色质呈点状分布。偶尔可见室管膜菊形团形成，出现含有传统室管膜瘤成分的过渡性或混合性肿瘤，以及显而易见的室管膜细胞特化型超微结构（例如粘连小带、纤毛和微绒毛排列），所有这些都容易将这种肿瘤与室管膜瘤家族关联起来。尽管有这些特征，许多室管膜下瘤含有“星形细胞瘤样”成分，具有纤维状或肥胖细胞特征，这些特征不影响预后。我们认为，室管膜下瘤可能包含一组具有胞核明显增大和非典型性的细胞，显

示有少量的核分裂象，并显示有局灶非栅栏状凝固性坏死，但这些发现不是侵袭性病程的预测指标。已经有1例黑色素性室管膜下瘤描述[453]，含有肉瘤成分的病例也有报道[305,501-502]。免疫组织化学检查很少是必要的，虽然偶尔有病例可能很难与毛细胞星形细胞瘤鉴别，特别是在小活检标本中。室管膜下瘤的免疫表型与室管膜瘤的大致相似，包括对EMA呈点状阳性（虽然其细胞数量通常少于室管膜瘤），缺乏毛细胞星形细胞瘤的特征性的胞核OLIG2和SOX10广泛表达[465-466]。

对于室管膜下瘤，手术切除是首选的治疗方法，通常足以控制疾病[500]。

对有室管膜下瘤/室管膜瘤混合形态的肿瘤已很好的认识。在一些研究中，这些肿瘤具有较高的复发风险，传统上是根据其传统室管膜瘤成分的组织学进行分级的[278]。

其他胶质瘤

星形母细胞瘤

星形母细胞瘤（astroblastoma）是一种罕见的胶质肿瘤，通常发生在儿童、青少年或年轻成人的大脑半球，表现为界限清楚的、对比度增强的肿块[503-505]。星形母细胞瘤的病变特征是：常呈乳头状或假菊形团结构，细胞成分呈放射状排列，单极细胞胞质突起粗壮，指向中心的间质血管（图43.82）。间质血管易发生胶原增厚和玻璃样变，这是大多数病例的显著特征，可进展为肿瘤组织的部分纤维性闭塞。星形母细胞瘤的细胞突起比那些形成室管膜型假菊形团的细胞突起更短粗、更少变细，进一步的不同是：它们在靶血管上以扩张性足板的形式终止。与室管膜型假菊形团通常嵌在致密的纤维基质中不同，星形母细胞瘤的胶质血管结构仅表现为星形细胞样肿瘤细胞介入其间，或漂浮在组织切片中而不固定。星形母细胞瘤胞质对波形蛋白、S-100蛋白和GFAP免疫反应呈阳性是其特征，虽然对GFAP可能只能局部显示，

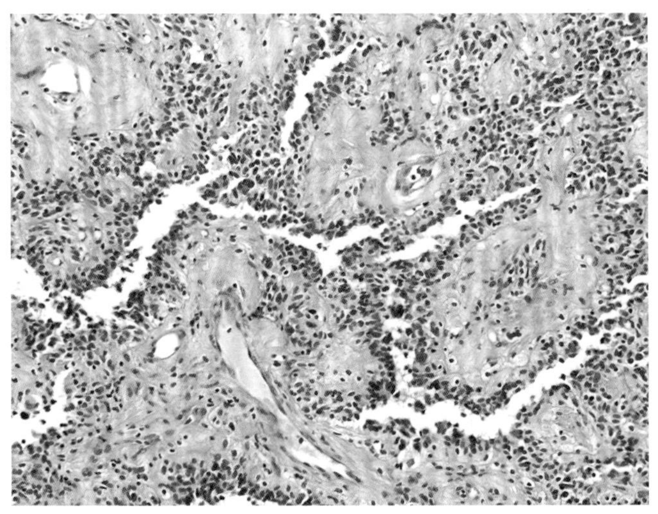

图43.82 **星形母细胞瘤**。这种乳头状肿瘤的组成细胞伸出粗的非纤维性胞质突起，指向玻璃样变的血管轴心

并且通常突出上皮样细胞而不是星形细胞瘤和室管膜瘤的纤维性胞质突起[503,505]。有报道，星形母细胞瘤对低分子量CK和EMA呈阳性[506]，但不表达突触素。在我们的经验中（与室管膜瘤相似，但不同于弥漫性胶质瘤），星形母细胞瘤的神经丝通常突出实性为主的生长模式，很少有轴突被包裹，而OLIG2的表达通常有限；正如所预料的那样，星形母细胞瘤也缺失IDH突变，尽管迄今为止已研究的病例数很少[507]。

已描述的星形母细胞瘤的超微结构特征包括：胞质内有丰富的中间丝成分，有发育良好的细胞间连接复合体，但通常缺少像室管膜瘤所含的精细的粘连小带以及将极细胞突起同相邻间质血管分离的包绕的基底膜[505,508]。在一些病例中已发现，组成细胞具有“伸长细胞”的某些超微结构特征。伸长细胞是脑室衬覆成分，通常向局部毛细血管延伸基底胞质突起。这些包括“荷包”样收缩的细胞顶端和冠状微绒毛，以及沿细胞侧缘的板层胞质指状结构（“皱褶”）。神经元分化的证据尚未被发现。

由于传统的弥漫性星形细胞瘤（特别是肥胖细胞变异型）可能偶尔有与星形母细胞瘤相似的胶质血管形成，星形母细胞瘤的诊断最好为具有纯的（或至少大部分）上述类型的结构以及界限清楚的、致密性生长的肿瘤保留。虽然组织学与预后的相关性并不完美，但这些肿瘤可分为预后好和预后不良两型[503-505]。对于组织形态整齐、核分裂活性不明显的肿瘤，可通过手术切除长期控制，辅助治疗的作用尚不清楚。复发和死亡病例主要是以有实性生长区域、明显的核分裂活性和细胞非典型性（在某些病例中伴有微血管增生和大面积凝固性坏死）为特征的病例。这些“间变型星形母细胞瘤”可发展弥漫性浸润性成分，有些可通过CSF播散。罕见的病例可能也与其他相对界限分明的胶质瘤重叠，例如间变型多形性黄色星形细胞瘤和上皮样胶质母细胞瘤。这种有侵袭性形态的变异型可能仍然保留着分化良好的星形母细胞瘤的典型界限，使手术根除成为可能，这可能可以解释在这种肿瘤中观察到的意外长的无病生存时间和治愈，尽管大多数记录的病例也接受了放疗。

星形母细胞瘤是否构成一个独特的病种是有争议的，一些神经病理医师将它们视为单纯的星形细胞瘤或室管膜瘤的变异型。一项研究表明，19号染色体和染色体20q的结合获得通常与传统星形细胞瘤和室管膜肿瘤不同，在这一组罕见的肿瘤中尤其常见[503]。虽然这与星形母细胞瘤的细胞起源无关，但它们确实说明了星形母细胞瘤具有独特的疾病分类身份。此外，最近的一项基因组学研究表明，一部分星形母细胞瘤特征性发生涉及染色体22q12.3上*MN1*基因的基因融合[507]。

第三脑室脊索样胶质瘤

第三脑室脊索样胶质瘤（chordoid glioma of the third ventricle）的报道罕见，它们几乎只发生在成年人，男女患者比例约为1∶2[278,509-510]。虽然发生在其他位置的

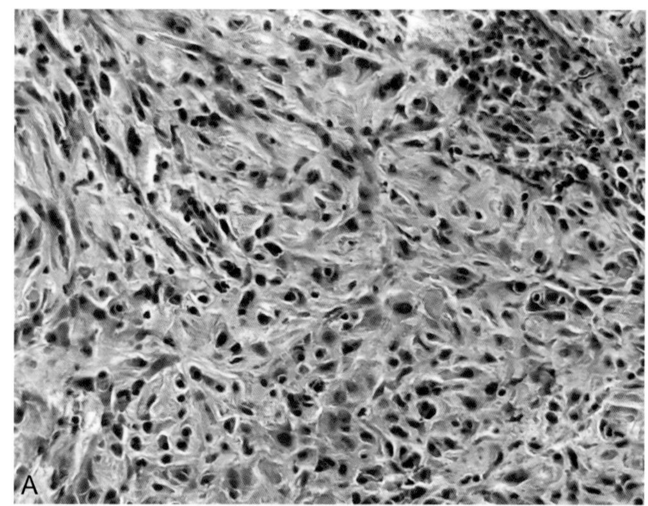

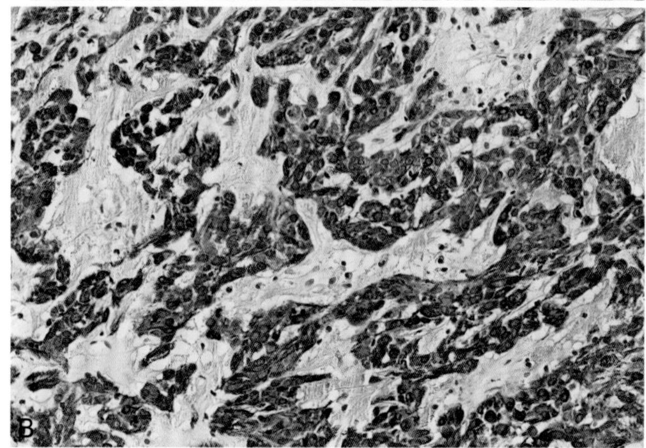

图 43.83 **第三脑室脊索样胶质瘤**。可见上皮样肿瘤细胞呈巢状和相互吻合的带状排列，间质黏液样变是其典型特征（**A**）。与其他脉络膜丛肿瘤不同的是，其胞质弥漫性表达胶质纤维酸性蛋白（**B**）。注意，在 **A** 图中右上角处可见浆细胞的存在，并且经常是大量出现

具有相似形态和免疫表型的肿瘤也有报道[511]，但这种特殊的肿瘤（正如其名）几乎都局限于第三脑室 / 蝶鞍上区。其 MRI 通常显示一个大的、实性的、边界清晰的、均匀对比增强的肿块，产生阻塞性脑积水，可能伴有一系列临床表现，包括头痛、共济失调、视觉和内分泌紊乱、明显的体重波动以及精神 / 器质性脑综合征。

脊索样胶质瘤的生长是非浸润性的，由上皮样卵圆形至多边形细胞组成，在嗜碱性黏液样基质内呈不规则索状或巢状分布，易形成空泡（图 43.83A）。黏液样基质 PAS/DPAS 染色呈阳性，弱的嗜黏液卡红染色呈阳性。第三脑室脊索样胶质瘤的肿瘤细胞具有嗜酸性胞质和圆形或卵圆形胞核，染色质呈细颗粒状或团块状，有小核仁。其细胞巢索可由网织纤维勾勒出来。这种特殊的肿瘤的一个固定特征是：淋巴细胞和具有 Russell 小体的浆细胞在间质和血管周围浸润。有 1 例独特的儿科病例出现了软骨化生的报道[512]。用于鉴别诊断（包括转移癌、硬膜内脊索瘤和脊索样脑膜瘤）的特征是：其缺乏真正的腺体形成、空泡细胞、细胞性旋涡、核内假包涵体和砂粒体。其病变内核分裂象无或罕见（MIB-1 标记指数一般在 0 ~ 1.5% 之间），也不伴有明显的多形性、微血管增生和坏死。相邻的脑组织通常表现为反应性胶质细胞增生和 Rosenthal 纤维形成。

脊索样胶质瘤的特征性免疫表型可以用于与其相似的肿瘤的鉴别[510,513]。前者始终表现为胞质 GFAP（见图 43.83B）和波形蛋白呈弥漫性阳性，它们表达 CD34（细胞膜强化），对 S-100 蛋白可能呈局灶阳性，但对 EMA 呈阴性或局灶呈阳性。虽然 AE1/3“鸡尾酒”可能由于交叉反应而产生与 GFAP 重叠的阳性模式，但它们对不同分子量的 CK 的表达有限。同这个区域附近的其他一些中线肿瘤一样，它们对 TTF-1 经常呈核阳性，这可能暗示它们起源于终板血管器（见下文讨论）[514]，不相关的肿瘤的类似的表达显示这可能是脑室周前体细胞的共同特征，例如松果体细胞瘤和室管膜下巨细胞星形细胞瘤[515]。已有特定病例局灶性表达突触素的报道[516]，但迄今为止这些病例不表达神经丝蛋白（NFP）、雌激素受体和孕激素受体、波形蛋白、嗜铬素或 p53[513]。目前有限的超微结构观察表明，脊索样胶质瘤沿着室管膜谱系分化。尽管病理性室管膜特征（局限在粘连小带型细胞间连接复合体的微腔形成）还没有被描述为特征化的，但桥粒样胞质连接形成、微绒毛、部分包绕细胞的基底膜以及在一个病例[517]中见到异常核周纤毛似乎可以将这些少见肿瘤与室管膜肿瘤关联起来，并使它们不同于星形细胞和少突胶质细胞肿瘤家族；此外，缺乏 IDH 突变也支持这些肿瘤的鉴别[514]。在这方面，我们还遇到过 1 例具有乳头状血管周菊形团和小泡结构的病例[518]。有报道描述[519]，脊索样胶质瘤具有特化室管膜细胞的某些超微结构特征，即构成连合下细胞器，一种表面分泌小体，位于第三脑室的背尾侧，在人类胚胎时期发育完全，在出生后发生退化。它们的共同特征包括：细胞器的分带，核周区明显的粗面内质网和高尔基体，中间区域主要有线粒体、光滑内质网和分泌型颗粒，顶端区域显示有丰富的中间丝和冠状微绒毛。另一种可能是起源于喙侧终板衬覆的特化室管膜细胞[514]，这个部位的肿瘤相对较小（未充满整个第三脑室）。一些研究者发现[516]，脊索样胶质瘤始终显示有染色体 9q21 和 11q13 缺失，前者与某些幕上室管膜瘤的改变有重叠。

第三脑室脊索样胶质瘤生长缓慢，不侵犯周围组织，也没有通过 CSF 转移的报道，但它们与下丘脑 / 蝶鞍上区结构的黏附会使切除变得复杂。肺栓塞在术后即刻死亡病例中所占比例过高，成为令人奇怪的常见并发症[510, 513,520]。未完全切除的病例可以保持相对稳定，但往往会复发，最终可能会致命。辅助治疗的作用尚未明确，但有人认为，对于不能安全完全切除的患者，术后放疗是一种有效的治疗方法[509]。

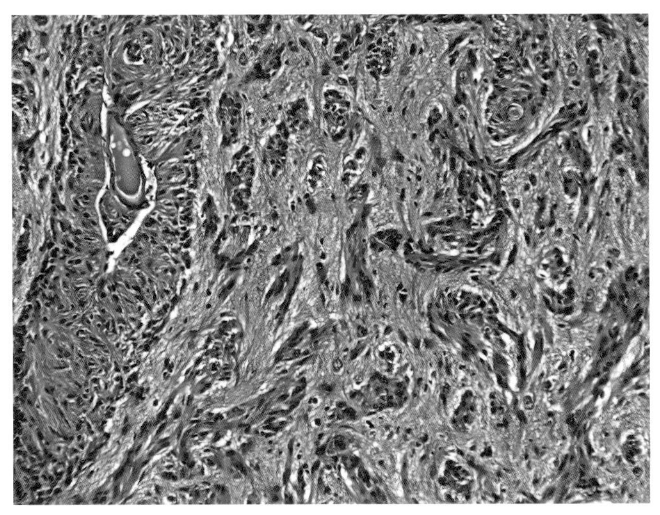

图 43.84　**血管中心性胶质瘤**。在这个典型的病例中，可见单相性肿瘤细胞围绕着大脑血管周围形成梭形套状轮廓

血管中心性胶质瘤

血管中心性胶质瘤（angiocentric glioma）是一种独特的病种，过去在两项研究中被报道为“单形性血管中心性胶质瘤”和“血管中心性神经上皮肿瘤”两种命名[521-522]。这种罕见的肿瘤与儿童期或青春期发病的慢性难治性癫痫密切相关，它们通常位于额顶叶或颞叶，位置在浅表表面，主要位于皮质。我们见过 1 例发生在中脑顶盖的病例[523]。它们的界限相对清楚，在 T2 加权和液体衰减反转恢复（FLAIR）序列成像上呈高信号，缺乏常规 MRI 对比增强的特征，一些病例呈现可以提示诊断柄状向下方脑室壁延伸的异常 T2/FLAIR 高信号和皮质表面缘 T1 高信号[521,524]。

血管中心性胶质瘤的特征标志是：大脑皮质原有管径的血管转变成一个瘤结，细胞学形态一致的双极梭形细胞围绕这些瘤结形成多层袖套状结构，而这些肿瘤成分也可以形成室管膜瘤样的放射状排列的血管周假菊形团（图 43.84）。细长的肿瘤细胞胞核内分布着颗粒状、点状染色质，进一步提示了其室管膜细胞特征。梭形细胞通常在软膜下方呈垂直栅栏状排列，或呈紧密排列的旋涡状（“神经鞘样”）微结节，弥漫性浸润脑实质，并可形成密集的交叉束而完全取代受累区域的皮质结构。在有些病例中，圆形和上皮样的肿瘤细胞围绕着血管分布，被不规则的裂隙和腔隙分隔成片状。另外，有罕见的病例含有更多呈典型的皮质室管膜瘤特征的实性病灶，甚至可能呈现黏液乳头状特征[492,525]。

血管中心性胶质瘤的免疫组织化学和超微结构评估清楚地显示了其室管膜分化[521-522,524]。其肿瘤细胞 GFAP 呈阳性（这个结果可以除外脑膜血管瘤病的鉴别诊断考虑），并且（与毛细胞型和弥漫性星形细胞瘤的梭形双极细胞成分相反）经常显示胞质点状 EMA 阳性，这种标志物与室管膜肿瘤的微腔形成有关。EMA 在其肿瘤细胞表面的表达也可以很明显。在超微结构水平上，已证实以拉链状细胞间连接界定的微腔的形成，微绒毛和纤毛突入这些结构中。对于一贯发生在脑室外和皮质的肿瘤显示有这些室管膜特征的解释，有人提出[521]，血管中心性胶质瘤起源于原始神经上皮细胞——放射状胶质细胞——即它跨越了胚胎神经上皮并可以形成室管膜细胞。

血管中心性胶质瘤是核分裂不活跃的，或至多只可见罕见的核分裂象。其 MIB-1 标记指数通常很低，不超过 5%，通常低于 2%。其临床表现通常是惰性的，观察监测时这些病变影像学上往往没有变化，一般只需进行简单的切除即可治愈[278]。恶性进展病例已有描述[522]，但非常罕见。已对很少的血管中心胶质瘤进行了遗传学分析，尽管报道了 *MYB* 基因改变（主要是 *MYB-QKI* 融合），其遗传学变化与几个低级别儿童胶质瘤类似[526]。

脉络丛肿瘤

脉络丛是产生 CSF 的分泌器官，由富于血管的纤维间质组成，其衬覆褶皱上皮来源于毗邻胚胎脑室系统的神经外胚层细胞。发生自脉络丛特化性上皮成分的肿瘤很罕见，通常以散发的形式发生在儿童。脉络丛来源的癌（和偶尔的乳头状瘤）可以发生在家族性 Li-Fraumeni（*TP53* 胚系突变）综合征的患者，而乳头状瘤常常并发在小儿屈肌痉挛、胼胝体发育不全和脉络膜视网膜异常的被称为 Aicardi 综合征的患者，也有发生在具有 X;17(q12;p13) 易位的 Ito 黑色素过少症的患者的报道[278]。如下文进一步讨论的，把脉络丛癌与非典型性畸胎样 / 横纹肌样肿瘤（AT/RT）相关的 *INI1* 基因特异性异常联系在一起的报道已经引起了人们的严重质疑[527]。

来源于脉络膜丛上皮的肿瘤具有相当的形态学和生物学多样性。然而，它们绝大多数是良性肿瘤，复制了来源器官的绒毛结构，因此它们被称为**脉络膜丛乳头状瘤（choroid plexus papilloma）**（WHO Ⅰ级）[278]。后者大部分发生在幼儿，好发于侧脑室。成人病例相反，多发生于第四脑室或其侧凹，有些发生于小脑脑桥角。有报道其呈多灶性表现[528]，也有发生在异位神经实质[529]、鞍上[530]、骶神经根相关[531]和骶区硬膜外[532]的病例报道。相关的临床表现主要是脑积水，是由于脑室流出道阻塞或这些高分化肿瘤过度产生 CSF 导致的。偶尔，婴儿期脉络丛相关脑积水是由脉络丛绒毛增生所致[533]。目前对是否可以通过 MIB-1 染色评估增生活性来鉴别病变中的一些弥漫性病变是否真的代表肿瘤（即双侧乳头状瘤或乳头状瘤病）仍存在质疑[534]。

大体检查，脉络丛乳头状瘤是一个易碎的肿块，表面呈绒毛状或圆形凸起，常与菜花相似（图 43.85）。被描述为囊性脉络丛乳头状瘤的病变很少见[535]。这些肿瘤中常见钙化，使其质地呈砂粒状，或当钙化广泛存在时它们具有岩石般的硬度，在没有脱钙的情况下可能有碍切片的进行。组织学检查，通常显示一组复杂的纤维血管叶状分支，其表面覆盖着单层均匀一致的立方状或柱状上皮细胞，显示最小的核非典型性和很少的核分裂活性（如果有的话）（图 43.86）。与正常脉络丛的“鹅卵石样”形状相反，乳头状瘤通常显示有较高的上皮细胞，

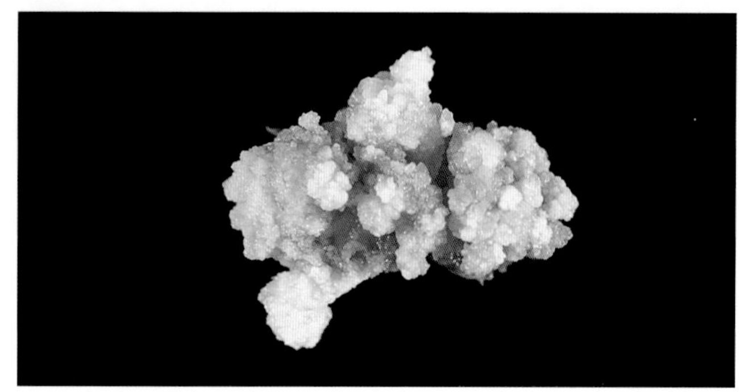

图 43.85 **脉络丛乳头状瘤**。注意这个外科手术切除标本的特征性突起的表面。失去血供后，肿瘤组织就失去了正常的充血外观，呈现灰色或金黄色

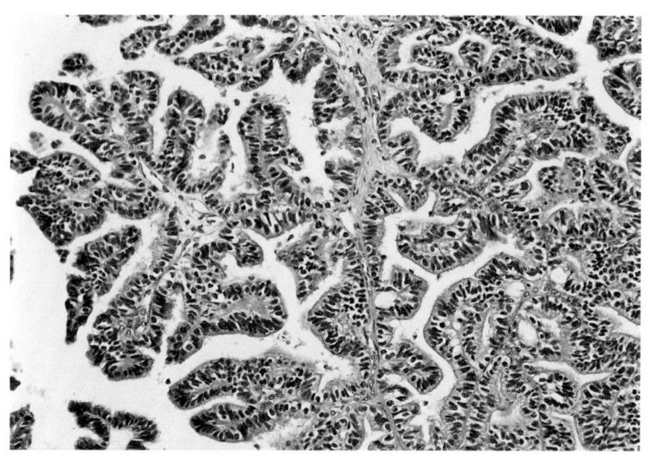

图 43.86 **脉络丛乳头状瘤**。这个病例中可见纤细的纤维血管叶衬覆着规则排列的矮柱状上皮

缺乏非肿瘤性脉络丛细胞间的顶端分离。在超微结构研究中，这些细胞位于连续的基底膜上，顶端由精细的连接复合体连接，顶部有微绒毛，并可能有纤毛[536]。肿瘤间质与正常脉络丛的间质一样，可以明显被泡沫状巨噬细胞浸润，一些病例的肿瘤间质中发生了骨化生或软骨形成。一些肿瘤的上皮细胞成分发生了嗜酸性改变[537]（有报道称 1 例发展为恶性“嗜酸细胞腺瘤”[538]），还有报道描述了脉络丛乳头状瘤的一种罕见的黑色素变异型[539]。此外，这些肿瘤可以表现出有限的室管膜分化，表现为局灶肿瘤细胞逐渐变细，GFAP 免疫染色阳性胞质突起伸向纤维血管轴心。这个结果可能反映了脉络丛上皮的个体发生来自一种特化性室管膜细胞，但脉络丛乳头状瘤没有显示室管膜瘤的纤维性胶质性“间质”特征——这是一个重要的鉴别诊断特征。个别病例表现为非乳头状生长方式的腺样——由于这种排列而被命名为腺泡状或管状脉络丛腺瘤[540]。这些奇怪的变异型中有一些产生黏液[541]。最奇特但有充分证据证明的是，乳头状瘤显示有明显的神经元分化，表现为富含突触素基质的微小结节聚集（“脉络丛乳头状瘤伴有神经毡样岛状结构”）[542]。

高分化脉络丛乳头状瘤通过手术切除常可治愈。可能会遇到在原发部位复发的情况，尤其是在次全切除

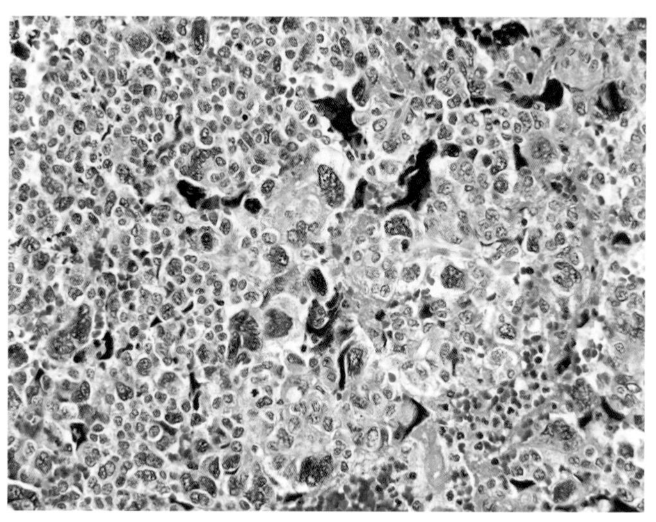

图 43.87 **脉络丛癌**。与脉络丛乳头状瘤不同，可见间变性细胞和更为实性的生长方式

后，但进展为癌的罕见[543]，并且局部复发的病变往往仍能通过手术予以控制。已认识到一些传统病例能够通过 CSF 种植并沿中枢神经轴发生转移，但幸运的是，这种现象并不常见[544]。更为棘手的是通常被称为**非典型性脉络丛乳头状瘤（atypical choroid plexus papilloma）**的一组肿瘤，虽然它们没有明显的恶性组织学形态，但它们具有极其复杂的结构、细胞异型性、轻度增加的核分裂活性、局灶性坏死或肿瘤旁脑组织浸润。有些人注意到，在显示有这类令人担忧的形态学特征的肿瘤中，复发和进展到组织学间变的可能性增加了，但对此仍有一些争议[545]。事实上，根据我们的经验，“浸润性”肿瘤沉积在外观完全良性的乳头状瘤周围并不少见，它们通常与 Rosenthal 纤维丰富的毛细胞星形细胞增生有关，以病程是慢性和惰性的为证。这一发现没有任何意义[278]。WHO 将非典型性脉络丛乳头状瘤定级为Ⅱ级病变，将其定义为轻度核分裂活性增加，即核分裂象为 ≥ 2/10 HPF。但至少有一项研究表明，这一发现只适用于年龄较大的儿童[546]。值得注意的是，虽然一些遗传学研究支持脉络丛肿瘤的三层预后评分标准（部分与患者年龄相关），但另一些研究则将非典型性乳头状瘤与 WHO Ⅰ级肿瘤完全合并[547-548]。

脉络丛癌（choroid plexus carcinoma）（WHO Ⅲ级）是一种确切的起源于脉络丛的恶性上皮性肿瘤。这些罕见肿瘤绝大多数发生在婴儿或儿童期，位于侧脑室[278]。与良性脉络丛肿瘤相比，脉络丛癌常具有明显的间变性、高度增生、侵袭性和破坏性，其典型特征为地图状坏死和出血灶（图 43.87）。许多脉络丛癌的部分区域保持了其固有脉络丛的绒毛状结构，同时在部分病灶中乳头状结构破坏，代之以巢状和无结构的片状排列的间变细胞，显示有令人担忧的多形性和核分裂活性。有些病例含有明显的嗜酸性、PAS 阳性和抗淀粉酶的小球，也有报道个别病例含有胞质内黑色素[549]。这些侵袭性肿瘤通常被证明

是致命的，有些肿瘤脱离出了脑室系统的范围，播散到蛛网膜下隙，甚至转移到硬膜外部位，但对于局限性的病例还是可以通过彻底切除和辅助治疗来治愈的[550]。

为了区分脉络丛肿瘤和其他相似肿瘤，这里推荐一组适用抗体。脉络丛肿瘤通常表现为胞质波形蛋白、CK（通常是 CAM 5.2 和 AE1/3 呈阳性，CK20 的表达变化很大，一项研究[551]描述了大多数脉络丛肿瘤表现为 CK7⁺/CK20⁻ 或 CK7⁺/CK20⁺ 免疫表型）和 S-100 蛋白呈阳性（也可以是胞核表达）。此外，脉络丛肿瘤可以通过其 GFAP 表达（通常以局灶性方式）来证明它们的神经上皮源性；据报道，这些肿瘤也可以表达突触素[552]。如前所述，颅内室管膜瘤（包括乳头状变）通常显示广泛的 GFAP 阳性，含有极少量（如果有）CAM5.2 或 CK7 阳性成分，通常突触素呈阴性。与原发性脉络丛肿瘤相比，转移癌的对 EMA 和识别表面上皮抗原单克隆抗体 HEA125 和 Ber-EP4[553] 的阳性表达更强，S-100 蛋白阳性率较低，而对 GFAP 呈阴性（偶尔例外）。转甲状腺素蛋白是一种参与甲状腺素和视黄醇转运的分子量为 55-kDa 的蛋白质，对其脉络丛肿瘤胞质呈阳性是一个常见免疫表型特征，但不稳定（约 70% 的病例表达），并且部分室管膜瘤、胶质母细胞瘤和转移到大脑的上皮性肿瘤也表达[554]。

其他识别脉络丛肿瘤的潜在有用的标志物，但不是神经病理医师广泛采用的，包括抗兴奋性氨基酸转运因子 1（excitatory amino acid transporter-1, EAAT-1）抗体[555]、抗 Kir7.1（一种内部整流性钾离子通道蛋白）抗体和抗斯钙素 -1（参与调节钙离子内环境稳定等功能）抗体[554]。在一项研究中，细胞膜 EAAT-1 表达在脉络丛肿瘤中占 66%（23/35），而在 77 例转移癌（包括 64 例不同来源的乳头状腺癌）中均不表达[555]。在另一项研究中，近 75%（17/23）的脉络丛肿瘤（包括 5 例癌）Kir7.1 标记显示胞膜和胞质表达，而其他 100 例原发性和继发性脑肿瘤（包括 19 例室管膜瘤、44 例转移癌、11 例胶质母细胞瘤和 6 例非典型性畸胎样 / 横纹肌样肿瘤）不表达[554]。在同一项研究中，斯钙素 -1 在 83% 的脉络丛肿瘤（包括 3/5 的恶性病变）、1 例胚胎发育不良性神经上皮肿瘤（DNT）（神经元标志物）以及甲状腺源性转移癌中均有胞质表达。Kir7.1 和斯钙素 -1 也可以用于区分脉络丛肿瘤和松果体区乳头状肿瘤，本章下文讨论。EAAT-1 的表达被认为是区分脉络丛肿瘤和正常固有脉络丛的一个有用的特征[556]，尽管如前所述，这些通常可以通过形态学来完成，因为脉络丛肿瘤缺乏其非肿瘤性脉络丛的正常的“鹅卵石”样外观。

INI1（BAF47）免疫染色被推荐用于鉴别间变型脉络丛癌和非典型性畸胎样 / 横纹肌样肿瘤（AT/RT），后者好发于婴儿，并且可以在局部显示一定程度的乳头状或小管腺状生长方式。该抗体是位于染色体 22q11.2 的 *SMARCB1* 基因的产物，该基因编码一种在染色质重塑中广泛表达的活性蛋白质。由于非典型性畸胎样 / 横纹肌样肿瘤（AT/RT）中始终存在双等位基因失活，它们不表达 INI1，而 20 例由一组经验丰富的外科神经病理医师分类的脉络丛癌病例保留了 INI1 的核表达[527]。另有 6 例最初诊断为脉络丛癌但后来被重新分类为非典型性畸胎样 / 横纹肌样肿瘤（AT/RT）INI1 呈阴性。虽然有分析表明，2 例（4 例中的 2 例）脉络丛癌显示 22 号染色体单体——这是非典型性畸胎样 / 横纹肌样肿瘤（AT/RT）与多种类型的肿瘤（例如脑膜瘤）的共同异常，但也有分析表明，7 例（7 例中的 7 例）均未显示 *INI1* 基因突变。因此，脉络丛癌和非典型性畸胎样 / 横纹肌样肿瘤（AT/RT）之间形态学和免疫表型的大量重叠可能要为先前以为这两种肿瘤的发生都涉及 *INI1* 的误会负责。

我们认为，在成人中诊断脉络丛癌必须十分慎重（无论肿瘤位置、形态学或免疫组织化学特征），因为其几乎不发生在儿童之外的患者，并且年长的患者出现的颅内的癌几乎总是被证明是肺或其他系统的原发性肿瘤的转移，包括具有乳头状结构的分化好的病变。关于免疫表型对脉络丛肿瘤的预后的影响，应强调，它们的良恶性不能可靠地基于抗原表型予以区别，但转甲状腺素蛋白和 S-100 蛋白表达的衰减似乎更多见于脉络丛癌和手术切除后复发的乳头状瘤[554]。CEA 在脉络丛来源的肿瘤中通常不表达，但在脉络丛癌中可以一定程度地表达，而且更可能呈现广泛的 p53 核表达，并且 MIB-1（Ki-67）标记指数超过 5%～10%[557]。最近的一项分析发现，缺乏 p53 免疫表达和 *TP53* 突变的病例的病程经过比具有 p53 免疫表达和 *TP53* 突变的病例的病程经过好得多，后者经常提示 Li-Fraumeni 综合征的可能，应该在 p53 强阳性的癌中提出与遗传相关的可能[558]。

最近还报道的 1 例“**垂体窝内色素性乳头上皮性肿瘤（pigmented papillary epithelial neoplasm of the pituitary fossa）**”病例，这是一种黑色素性蝶鞍区肿瘤，在反复切除和放疗后发生了间变性梭形细胞转化[559]。作者认为这个奇特的病例可能代表了异位的脉络丛肿瘤。

神经元和胶质神经元肿瘤

神经节细胞瘤和节细胞胶质瘤

一组生物学异质性的 CNS 肿瘤包括胶质瘤和具有潜在侵袭性的原始神经上皮肿瘤，是具有神经元分化能力且可能产生神经节样细胞表现。这些不常见的疾病被称为**节细胞神经瘤（gangliocytoma）**和**节细胞胶质瘤（ganglioglioma）**（统称为“神经节细胞肿瘤”），它们具有大的、成熟的神经元，缺乏明确的胚胎性成分。其中，节细胞胶质瘤更为多见，其混合有肿瘤样胶质细胞成分，这是节细胞胶质瘤与纯的节细胞神经瘤的区别[560]。神经节细胞的肿瘤通常发生 30 岁之前[278,561]，但也可能发生在年龄更大的成年人。在大多数情况下，它们倾向发生在幕上，但也可以发生在中枢神经轴的任何位置，我们认同，脑干和脊髓发生的节细胞胶质瘤在儿童肿瘤中占有很大比例的观察结果[562-564]。甚至也有报道节细胞胶质瘤发生在颅神经的病例[565-566]，还有眼眶内发生的异位病例[567]。在

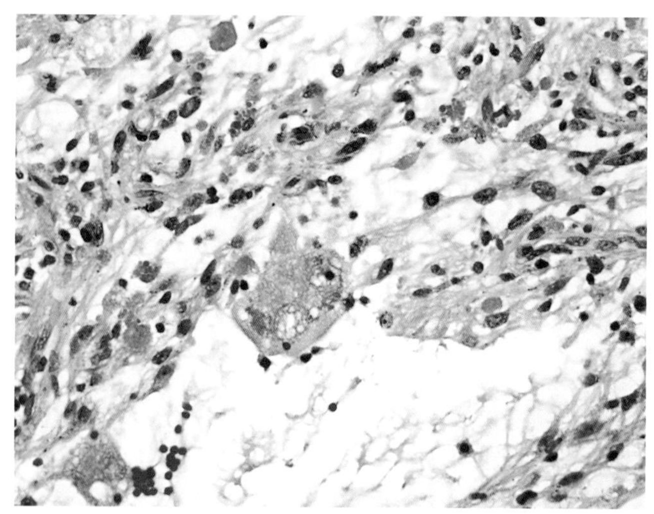

图 43.88 **节细胞胶质瘤**。可见神经节细胞肿瘤的大神经元具有肿瘤属性，表现为明显的细胞学异常和多核化。可见有混杂的毛细胞星形细胞成分、微囊性结构以及散在嗜酸性颗粒小体

评估部分复杂性癫痫的病程时——常有长期的病程——因为它们好发于颞叶，所以发现许多神经节细胞肿瘤。神经影像学检查，虽然是非特异性的，但表现为界限清楚的部分囊性肿块，其实性成分显示对比增强和钙化灶，尤其有提示意义。大脑半球的病变表现为囊肿内有散在的附壁结节，通常被证明是神经节细胞肿瘤、毛细胞星形细胞瘤或多形性黄色星形细胞瘤。

节细胞神经瘤和节细胞胶质瘤的共同特征是：大小不等的神经元分布不规则，其中一些呈神经节细胞样，位于易形成海绵状稀疏的纤细的纤维性基质中，并经常含有散在的钙化小球（图 43.88）。微囊性改变常见于以胶质成分为主的区域。固有的神经元会陷于进展性胶质肿瘤中，通常不表现细胞异常，并倾向于均匀分布、有极性，而神经节细胞肿瘤的神经元经常显示有明显的无序结构和异常聚集，并具有明显的形态异常，包括引人注目的多形性、多核、胞质空泡化和巨细胞改变。其中一些包含可见于神经退行性疾病和神经元贮存疾病的阿尔茨海默病型的神经原纤维缠结和其他胞质包涵体[568]。有报道描述了黑色素变异型[569]、伴有（可能是前驱）胶质神经元错构瘤的神经节细胞肿瘤[570]、其他发育不良的脑皮质异常[571]以及称为胚胎发育不良性神经上皮性肿瘤（DNT）的奇特病变（见下文讨论）。

节细胞胶质瘤的胶质成分是典型的星形细胞，GFAP 免疫染色呈阳性，分化好的通常呈毛细胞或纤维型特征[572-573]。可能会遇到肥胖型细胞成分，但如果非常突出，应该质疑诊断。节细胞胶质瘤可能含有多形性黄色星形细胞瘤成分，在我们讨论后一种肿瘤类型时，前面的讨论曾提到过其被认为是“复合”病变。节细胞胶质瘤可以含有与传统少突胶质细胞瘤难以区分的成分，但在某些神经节细胞肿瘤中存在的少突胶质细胞样透明细胞通常代表“神经细胞”，即小的神经元[574]。也有部分节细胞胶质瘤有明显的伸长细胞的室管膜分化的病例报道[575]。节细胞胶质瘤只是偶尔显示有高级别组织学特征。这种“恶性变”通常累及其星形细胞成分，可能导致胶质母细胞瘤样病变[576]。**间变型节细胞胶质瘤（anaplastic ganglioglioma）**的命名适用于有密集分布、核分裂活跃的胶质细胞的肿瘤，并可能遇到微血管增生和坏死；仅有细胞异型时，即使很明显，也不足以诊断。偶尔，间变型少突胶质细胞瘤成分可在恶性节细胞胶质细胞瘤中观察到[577]。这类病例中有些实际上可能是伴有神经节细胞成分的少突胶质细胞瘤[361]。也有节细胞胶质瘤复发（全切和放疗 3 年后）的报道，它们为高级别肿瘤，包含免疫表型和超微结构方面显示混合神经元 / 星形细胞成分的细胞[578]，还有复发时出现神经母细胞瘤样形态[579]、出现肉瘤成分[580]以及在节细胞胶质瘤中演化出非典型性畸胎样 / 横纹肌样肿瘤（AT/RT）的奇怪病例的报道[427]。

作为神经节细胞肿瘤的诊断线索，某些反复出现的组织学特征值得重视。这方面值得注意的特征有在许多此类肿瘤的基质中有溶酶体衍生的嗜酸性颗粒状小体聚集，因为这种变化只有在毛细胞星形细胞瘤和多形性黄色星形细胞瘤以相当频率出现。淋巴细胞浸润对于病理学医师也有一定的诊断价值，不要被这种常见的“假性脑炎”现象迷惑。事实上，扩展到病变实质中的显著的炎症反应（即不仅局限于血管周围）是节细胞胶质瘤和多形性黄色星形细胞瘤独有的特征，如果在其中发现浆细胞，更支持这种判断。促纤维组织增生，不经常与神经上皮来源的肿瘤有关，但需要提到是，某些神经节细胞肿瘤的细胞成分中可以出现变形的甚至欺骗性的梭形和束状或模糊席纹状结构。间质血管往往很突出，经常发生硬化，此时在血管造影和大体神经外科评估中容易将神经节细胞肿瘤与血管畸形混淆。

鉴于神经节细胞肿瘤的分化表现，不足为奇，超微结构研究显示，其神经元具有精致的胞质突起，其中包含平行排列的微管和清晰的突触型囊泡。这些神经突样的延伸可以终止在发育良好的突触复合体[572]。神经节细胞肿瘤的神经元成分通常还含有核心致密的神经内分泌颗粒[572]，这个特征在皮质固有的神经元中很少见，而与皮质神经元更为不同的特征是其特征性地含有儿茶酚胺神经元细胞的球形蛋白小体[581]。虽然星形细胞系肿瘤可能具有神经节细胞样的细胞学形态，但它们不显示这些特有的神经元特征，而且在大多数情况下，它们因表达 GFAP 而容易被识别出来。

在许多神经节细胞肿瘤中，异常轴突性突触的形成显然是大神经元存在的相关表现，在突触素免疫细胞化学检测中，大神经元核周显示有粗糙颗粒状或线性反应产物沉积（图 43.89），突触素是一种突触前囊泡膜的糖蛋白成分[572,574]。这一现象在鉴别肿瘤性和固有的神经元方面有重要意义——在正常大脑皮质的免疫评估中没有观察到类似的反应模式——但必须谨慎解读。核周突触素呈阳性是某些纹状体、小脑、延髓以及脊髓内神经元

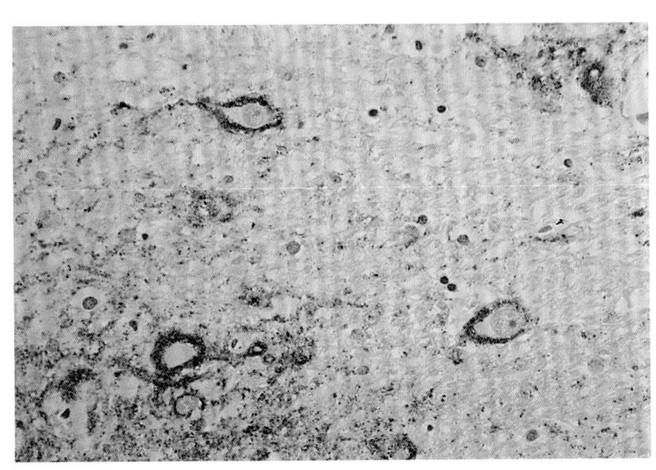

图 43.89 **节细胞胶质瘤**。免疫组织化学检测显示，一些神经节细胞肿瘤的神经元成分对突触素呈核周表面阳性

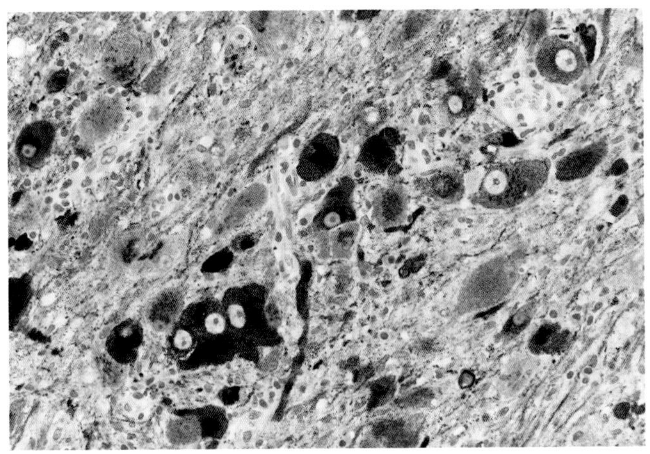

图 43.90 **节细胞胶质瘤**。可见嗜铬素 A 胞质呈弥漫性强阳性，固有大脑皮质的神经元不具备此特征，这是一些神经节细胞肿瘤中肿瘤性神经元核周特征

的公认属性[582-583]；此外，内陷在动静脉畸形内的大脑皮质神经元也可以呈现这种免疫表型[582]。相同免疫表型在放疗后神经元巨型变的大脑皮质病变中也已有描述[584]，表明偶尔慢性非特异性神经元损伤也可以引起异常的突触重建。另外，一定程度上更为特异（但不恒定）的可疑肿瘤性神经元免疫组织化学证据是，核周嗜铬素 A 的强而弥漫性表达（图 43.90），这是前面提到的致密核心颗粒形成的一种反映[572]。相反，位于脑干和小脑之外的固有 CNS 神经元，或不表达嗜铬素 A（与胶质细胞一样），或只在核外呈点状和部分表达。其他神经节细胞肿瘤可能显示的异常免疫表型特征包括：不表达 NeuN[358]，表达巢蛋白[585]。NeuN 是一种在（一些特化性神经元亚类除外，例如浦肯野细胞）整个 CNS 的固有神经元中表达的核蛋白；巢蛋白是多潜能神经上皮干细胞一过性表达的细胞骨架中间丝蛋白，但在分化好的神经元和胶质细胞中表达下调。在这些肿瘤的星形细胞成分中也可以观察到巢蛋白表达[585]。我们在临床实践中不常进行巢蛋白免疫染色，但在 NeuN 阴性的许多节细胞胶质瘤中（即使其神经元成分显示有完全成熟的细胞学特征时），巢蛋白阳性表达看似矛盾但具有诊断价值（区别内陷的皮质神经元）。然而，有些病例保留了胞核（以及较低强度的胞质）的完全正常的 NeuN 表达[333]。神经节细胞肿瘤的神经元成分也可以表达 NFP、MAP-2、三型 β 微管蛋白——神经核蛋白命名为 Hu[334]、α 突触核蛋白、各种神经肽、儿茶酚胺代谢整合酶和其他神经元相关抗原[572-573]。在一些星形细胞瘤、少突胶质细胞瘤和室管膜瘤中可能会遇到少数肿瘤细胞表达神经元“标志物”，解释时需要谨慎。在这种情况下，我们要回归最首要的诊断原则，做出最符合临床、影像学和组织学特征的诊断。

另一个对节细胞胶质瘤的诊断有一定实用性的免疫组织化学特征是：神经元的核周表面和基质显示弥漫性 CD34 强阳性[570,586-587]。之前已提到过相关的经常表达 CD34 的多形性黄色星形细胞瘤——一个与节细胞胶质瘤在临床生物学和形态学上有很多重叠的病种。表达是一些哺乳动物神经上皮前体细胞的属性（当然 CNS 和其他部位的内皮细胞也恒定表达），但人类神经轴分化的神经元和胶质细胞均不表达 CD34 抗原。节细胞胶质瘤和多形性黄色星形细胞瘤（和某些形式的局部皮质发育不良）的进一步共同点是：CD34 阳性网状和树突状细胞仅在免疫组织化学染色切片中明显，在相邻未受累的大脑皮质边缘数目惊人（见图 43.70B）[570,586-587]。这些独特的成分被一些人当做节细胞胶质瘤起源于发育失调的神经干细胞的证据[570,586]。读者在查阅这部分内容引用的参考文献时会发现，在传统的胶质细胞肿瘤中，CD34 的表达相对矛盾；但这类肿瘤中“发育异常的”的神经细胞表现与其肿瘤内表达 CD34 结合，肯定可以反驳伴有内陷神经元的浸润性胶质瘤的诊断。

有助于节细胞胶质瘤诊断（和是否对传统方法难治性病例进行辅助靶向治疗）的最后一个免疫组织化学特征是其神经元和胶质成分表达 BRAF V600E 突变型蛋白[421,588]。迄今为止，*BRAF* V600E 突变是节细胞胶质瘤中最常见的基因突变，该突变在不同病例组中的 11%～60% 的病例中检测到[420,421,563,588]。这种报道频率的较大差异可能反映了病例纳入的诊断标准以及不同检测方法敏感性的差异。发生在神经轴不同水平的节细胞胶质瘤在这方面也可能有所不同；例如，上面引用的 11% 的突变率来自一组脊髓内肿瘤[563]，远远低于报道的幕上肿瘤组的突变率。与胶质细胞相比，神经节细胞成分可能会显示更强的 BRAF V600E 表达[588]。候选的节细胞胶质瘤诊断病例不应具有 *IDH1* 或 *IDH2* 突变或 IDH1 R132H 突变蛋白质的表达——这些特征与浸润性星形细胞瘤和少突胶质细胞瘤密切相关[589]。

WHO 采用二分法将节细胞神经瘤和节细胞胶质瘤划分为Ⅰ级病变，并将间变型节细胞胶质瘤划分为Ⅲ级病变[278]。是否存在生物学上适于Ⅱ级或“非典型性”节细胞胶质瘤（即缺乏明显的间变特征，但显示有增生活性增加，伴有明显微血管增生、细胞异常丰富或核多形性）的命名还有待证实[576,590]。在实践中，节细胞胶质瘤很少显示后一种非典型性特征（间变除外）。绝大多数患者的临床表现呈明显惰性，恶性转化不常见。如果可行切除手术，通常为低级别的幕上病例一般单纯即可治愈[278,590]。延髓和脊髓内变异型在手术后更容易复发，可能是由于生理结构限制了手术方式，但复发要经过一个漫长的临床病程[562-564]。在一些病例组中，含有非典型性或明显恶性的胶质成分的节细胞胶质瘤更多表现为复发和死亡病例[576,590]，但值得注意的是，一些重复观察表明，即使是明显的间变也不一定预示预后不良[591-592]。这种令人高兴的差异可能反映了节细胞胶质瘤倾向于一种紧凑的、相对非浸润性的方式膨胀性生长——有利于神经外科手术的成功。因此，一些观察者建议对此类肿瘤完整切除后进行密切的神经影像学监测是合理的，但对罕见的高级别节细胞胶质瘤的最佳治疗方式仍存在疑问。由于局部的侵袭性生长以及一些病例发生软脑膜种植[593]，只能进行次全切除的病例显然有致命性进展的风险。作者指出，一个非同寻常的弥漫性软脑膜节细胞胶质瘤病病例实际上可能代表了转移性小脑髓母细胞瘤的胶质神经元成熟化[594]。节细胞胶质瘤根治术后，增生活性或p53表达的免疫组织化学评估是否是独立影响预后尚不清楚[571-572,595]。一般来说，节细胞胶质瘤的MIB-1标记指数较低，报道的平均值在1%～3%之间。观察者注意到，组织学上的间变性和复发性病变的增生指数较高[572]，但其独立预后判断能力也尚未确定。MIB-1的阳性表达通常局限于胶质形态细胞，但如前所述，也有表达神经元免疫表型的恶性成分发生在节细胞胶质瘤中的报道[578-579]。一项研究发现，*BRAF* V600E突变型节细胞胶质瘤病例的无复发间隔明显短于非突变型病例[596]。

在这里，我们要简要地提醒读者注意“鞍内节细胞胶质瘤”的发生，这是一种具有异质性成分的良性病变，其中大多数病例是分泌生长激素（或不太常见的其他垂体）的腺瘤发生神经元分化转化形成的[597]。少数这类奇怪的病变可能开始就是神经节细胞肿瘤或异位的下丘脑型神经元错构瘤。下文将分别讨论被称为婴儿型促纤维增生性节细胞胶质瘤和小脑发育不良的节细胞神经瘤（Lhermitte-Duclos病）的独特肿瘤。

婴儿型促纤维增生性节细胞胶质瘤/婴儿型促纤维增生性星形细胞瘤

虽然最初被认为是不同的病种，但现在**婴儿型促纤维增生性星形细胞瘤（desmoplastic infantile astrocytoma）**和**婴儿型促纤维增生性节细胞胶质瘤（desmoplasticinfantile ganglioglioma）**因具有共同（和模式化）的临床、神经影像学、形态学和生物学方面的特征已被放在了一起[598-599]。因此，这里提到的对两者的治疗是相同的。它们通常发生在2岁以内（患者的平均年龄是6个月，虽然也有发生在年龄较大的儿童和青少年的病例报道），位于幕上（通常位于额顶部），伴有颅内

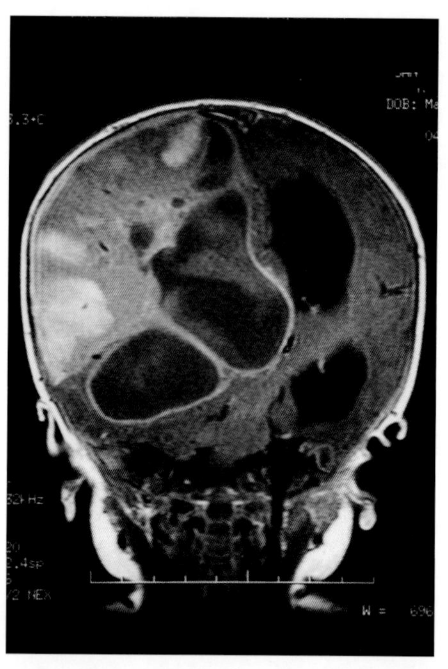

图 43.91 **婴儿型促纤维增生性节细胞胶质瘤/星形细胞瘤。**本例为一名8周大的男孩，可见这些肿瘤在大脑中通常生长得很大，为表浅附着于硬脑膜、对比增强实性成分，伴有下方明显的囊腔形成

压升高的症状，包括易怒、呕吐、巨颅、囟门膨凸、眼球被迫向下斜视（“落日”征）。CT或MRI检查，显示为位置表浅、结节或斑块样与硬脑膜广泛粘连的肿块，后者显示均匀对比增强，并且与单房或多房的囊性成分相邻（图43.91），根据这些特征这类肿瘤的诊断几乎都能做出。大多数病例的肿块在手术时相当大（通常最大径为10 cm或更大），由于伴有纤维组织增生，肿瘤组织呈灰白色，质韧或质硬，且大部分位于大脑之外。

组织学研究证实，婴儿型促纤维增生性星形细胞瘤和节细胞胶质瘤通常黏附在硬脑膜上，并沿大脑表面生长，并且总是同时显示有相邻皮质内肿瘤形成并经常沿着Virchow-Robin间隙播散。这些肿瘤通常呈假间叶组织形态的胶原化成分，并有可识别的神经上皮成分（图43.92）。前者通常以疏松的束状或席纹状排列的、有不同程度多形性的梭形细胞为主，这些形态容易与真正的纤维组织细胞肿瘤、颅内纤维瘤病或成纤维细胞性脑膜瘤混淆。免疫组织化学检查，通常会在这些促纤维增生的区域内发现大量GFAP阳性的星形细胞，它们与GFAP阴性的电子显微镜证实的成纤维细胞成分混合在一起[598-601]。超微结构分析进一步表明，这些肿瘤性星形细胞有基底膜物质包绕，这种物质围绕细胞形成坚固的网织纤维网络，对基底膜相关抗原（例如Ⅳ型胶原）免疫染色呈阳性[600-601]。如上文与多形性黄色星形细胞瘤相关的讨论，这一发现可能标志着细胞沿着特化性软膜下星形细胞系分化。

除了共同具有富含胶原的星形细胞过度生长区外，婴儿型促纤维增生性星形细胞瘤和节细胞胶质瘤的特征还包括：出现规则的未分化小细胞聚集，这些小细胞位

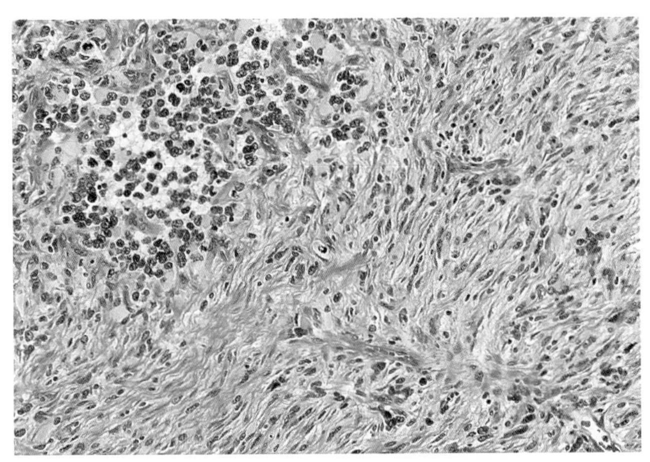

图 43.92 婴儿型促纤维增生性节细胞胶质瘤 / 星形细胞瘤。可见其特征为以丛状或席纹状排列的梭形星形细胞为主的胶原化区域，混合有结节状聚集的原始形态的小细胞

于无网织纤维的岛状区域或扩散到较广泛的组织中（见图 43.92）。这些细胞可能相当密集，并可见核分裂象（通常在低水平）；然而，即使在以这些细胞为主的区域，MIB-1/Ki-67 标记指数一般也不高。事实上，大多数这类肿瘤显示 MIB-1 标记指数低于 5%，许多低于 2%。核分裂象增多、微血管增生和坏死非常罕见，但偶尔可见 [602-603]。小细胞成分似乎是具有不同分化能力的原始神经上皮成分，可以显示向纤维性星形细胞、肥胖细胞或神经元形态学的细胞学转变，并可以表达 GFAP、各种神经元相关的抗原（例如突触素、Ⅲ型 β 微管蛋白、NFP、MAP-2 和 Hu）和结蛋白 [598-599]。婴儿型促纤维增生性节细胞胶质瘤的特异性诊断需要包含可辨认的神经元，但含有小细胞的病例表达神经元特异性抗原，没有明显分化的神经元成分，可能代表了这类肿瘤不寻常早期阶段的亚型。当神经元存在时，可以呈现成熟的、非典型性和节细胞大小的多种形态。虽然它们在非胶原化区最为常见，但也可以在促纤维增生区见到（特别是当应用突触素和 NFP 免疫筛查辅助下）。已报道了 1 例位于深层的病例，含有传统节细胞胶质瘤成分、节细胞神经瘤灶、毛细胞星形细胞瘤样区域和提示施万细胞分化的成分 [604]。这类婴儿型肿瘤中似乎只有一小部分具有 *BRAF* V600E 突变，而这种突变在传统类型的节细胞胶质瘤中更为常见 [605]。

婴儿型促纤维增生性节细胞胶质瘤和星形细胞瘤可能代表了本质上是胚胎性特征的、沿着胶质神经元谱系进一步分化的肿瘤。尽管这些肿瘤有小细胞成分，但施行完全切除手术的病例大多数预后良好，因此，它们被归类为 WHO Ⅰ级。值得注意的是，有报道，在未完全切除的病例中有“自发”消退的情况 [606]。即使有明确的恶性组织学特征（例如明显的核分裂活性和栅栏状坏死），如果能进行手术切除，也不一定预后不佳 [600,603]，但我们仍要提醒一下，迄今为止很少有“间变型”病例报道。完全切除后的复发罕见，尽管次全切除的病例偶尔会在相对较短的间隔时间内复发 [607] 并可能致命 [604]。有 1 例位于皮质下、部分脑室内的非典型性肿瘤病例报道，其具有异常活跃的增生活性（包括 MIB-1/Ki-67 标记指数为 45%）且间变性小细胞成分占肿瘤体积的 1/3，并且出现 CSF 源性转移的恶性生物学行为 [608]。也有在完整切除后肿瘤发生了复发和生物学进展并伴有增生活跃的小细胞成分和脑室腔内种植的报道 [609]，也有描述复发时转化为胶质母细胞瘤样组织学形态的报道 [610-611]。对于仅靠手术治疗无法根治的难治性病变，可以加用辅助治疗 [602-603,612]。已有研究表明，星形细胞成分中基底膜的形成可能可以限制这些肿瘤的增生，因此，当基底膜相关的蛋白质应用于人脑胶质瘤细胞系时，可明显促进细胞分化并阻滞细胞生长 [601]。

中枢神经细胞瘤和脑室外神经细胞肿瘤

中枢神经细胞瘤（central neurocytoma）是一种纵然很小、但由高度分化的神经元成分构成的肿瘤 [278,613]，它们通常位于脑室内，伴有梗阻性脑积水的症状，在 20 ~ 40 岁的成人发病率最高，呈令人迷惑的少突胶质细胞瘤样组织学特征。它们可能位于脑室范围内的任何地方，但最常见于侧脑室前部的 Monro 孔区；它们可能来源于出生后仍具有增生能力的室管膜下基质残余。它们也经常累及透明隔，常见的神经影像学特征包括囊性改变、实性成分对比增强和明显的钙化（图 43.93）。

中枢神经细胞瘤以其组成细胞的细胞学一致性而著称（图 43.94），其细胞核形态单一，直径小，外形呈圆形，染色质颗粒均匀。核周胞质透明、丛状毛细微血管和有混合的钙化小球可提示该病的诊断，但其与少突胶质细胞瘤难以鉴别；中枢神经细胞瘤的不同之处在于，其有可分割群状肿瘤细胞的纤细的神经毡样纤维基质，形成肿瘤内的局灶片状生长的无核区，围绕间质血管形成假室管膜瘤形态或构成 Homer Wright 样菊形团——被称为“神经细胞性菊形团”（尽管通常比 Homer Wright 菊形团稍大，更不规则，而且不伴有后者的原始形态的细胞核）。这种不寻常的肿瘤可有密集排列的细胞，但在典型病例几乎很少见到核分裂活性、微血管增生或坏死。已有中枢神经细胞肿瘤中混合有节细胞 [614]、脂肪样细胞 [615-616] 和黑色素细胞 [617] 成分的病例报道，也有 1 例显示有室管膜（以及脂肪瘤的）分化的病例报道 [618]，还有 1 例发生在第四脑室、具有髓母细胞瘤形态的病例报道 [616] 和 1 例具有节细胞胶质瘤分化证据的复发病例报道 [619]。

电子显微镜下，可见中枢神经细胞瘤充满胞质突起，伴有平行的微管阵列、透明的小囊泡和膜包裹的神经内分泌颗粒（最后一个数量很少），这些证实了中枢神经细胞瘤的神经元属性，突触的形成尤其标志着一些病例的进一步成熟性分化 [613-614]。这些发现可有效地将中枢神经细胞瘤与少突胶质细胞瘤和透明细胞室管膜瘤区别开，虽然我们注意到一项超微结构研究中描述了 1 例不寻常的具有少突胶质细胞样层状胞质结构的变异型 [620]，并且有 1 例脑室内肿瘤伴有神经元和室管膜双重特化的

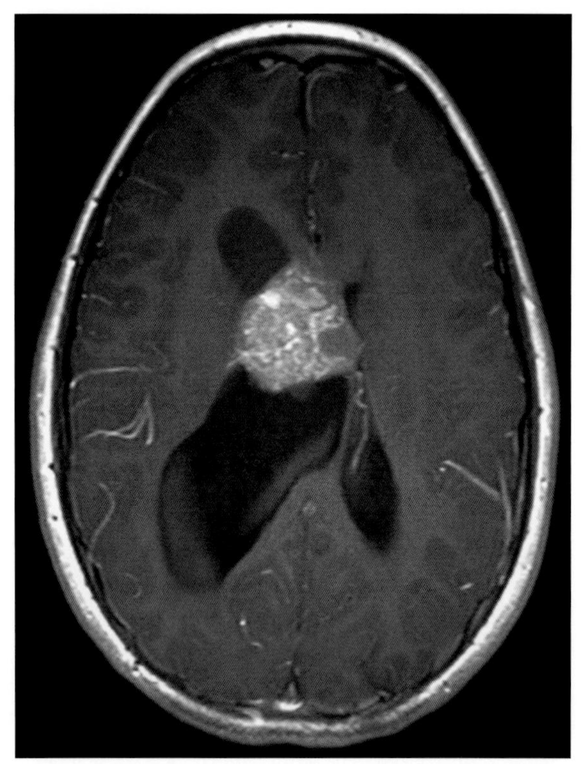

图 43.93 **中枢神经细胞瘤**。MRI 对比增强图像显示，神经细胞瘤好发于侧脑室，常位于透明隔中央，可见该区有明显增强，伴有脑室扩大，提示梗阻性脑积水

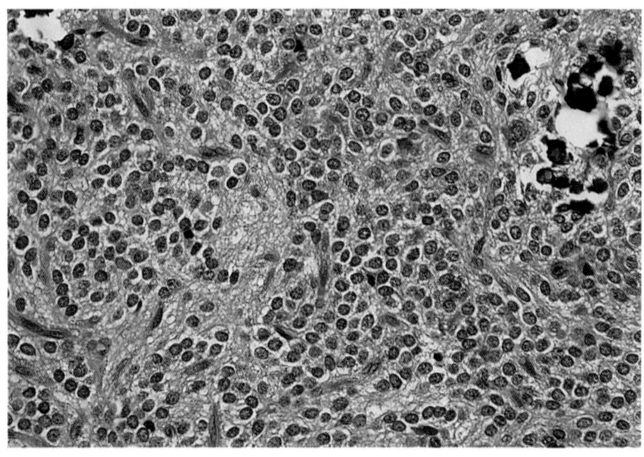

图 43.94 **中枢神经细胞瘤**。可见典型的神经细胞瘤由相当密集的单形性小细胞构成，分布在多少不一的纤细的纤维性基质内。核外形呈圆形、核周透明、有丛状毛细血管以及伴有微小的钙化灶（见右上角的嗜碱性结构）使这一小细胞神经元肿瘤呈现少突胶质细胞瘤样外观

病例报道[621]。我们以前也提到过神经细胞瘤成分出现在其他传统少突胶质细胞瘤中[360]以及神经元分化出现于室管膜瘤中[471]，但这些都是很例外的（并通常是局灶性的）现象。除了进行长时间的福尔马林固定，中枢神经细胞瘤的纤维性基质几乎总是显示突触素广泛呈阳性而有助于诊断，这样可避免进行更昂贵的和耗时的超

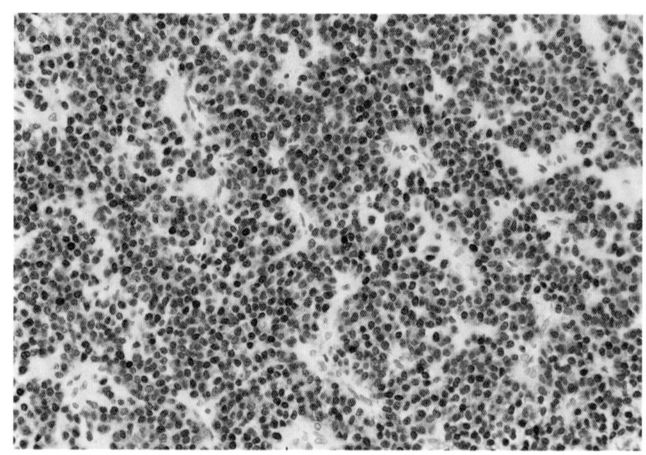

图 43.95 **中枢神经细胞瘤**。NeuN 核抗原免疫反应仅限于正常的 CNS 中后期成熟阶段的神经元，许多中枢神经细胞瘤也有此特征，提示其高分化属性

微结构分析[613-614]。值得注意的还有，中枢神经细胞瘤不具有典型少突胶质细胞瘤显示的染色体 1p/19q 共缺失和 *IDH1* 或 *IDH2* 突变[278,622]。中枢神经细胞瘤经常显示 Hu[334] 和 NeuN[333] 神经元核蛋白表达（图 43.95），进一步证明了它们的神经元特征，尽管嗜铬素 A 和 NFP 的表达似乎仅限于转变为节细胞样形态的罕见变异型[613-614]。相反，嗜铬素 A 免疫反应阳性是松果体细胞瘤和中间分化型松果体实质细胞肿瘤的常见特征，仅从组织学上很难将它们与中枢神经细胞瘤区别开，而且两者都对突触素呈阳性。读者可参考松果体实质细胞肿瘤的讨论，以进一步了解将松果体实质细胞肿瘤与传统神经元类型肿瘤鉴别开的特异性超微结构特征。中枢神经细胞瘤似乎有胶质分化的能力[623-625]，但大多数 GFAP 免疫染色胞质呈阴性，即使呈阳性，也仅限于相对较少的肿瘤细胞。

WHO 分类方法将中枢神经细胞瘤归类为Ⅱ级病变[278]。可手术切除的肿瘤的预后一般较好，大部分病例仅完全切除就能长期控制肿瘤。不能手术切除的肿瘤通常缓慢增大并仍局限于脑室腔内，但一项多中心研究发现，不能完全切除预示着较差的预后[626]。大体上，可见侵犯脑室周结构，通过 CSF 播散和致命性进展很罕见[614,627-628]，但组织学表现不一定能够给予提示。尽管如此，**"非典型性中枢神经细胞瘤（atypical central neurocytoma）"**在临床侵袭性病例中的确占大多数[624,629-630]，其形态特征包括：显而易见核分裂象，核仁大，微血管增生，坏死，和（或）MIB-1/Ki-67 标记指数升高[626]。一些研究发现，核分裂象 ≥ 3/10 HPF 提示术后复发风险增加[626,631]。也有提出 MIB-1/Ki-67 标记指数为 2%[624,629] 或 3%[630] 可作为阈值来提示无复发生存。但这些结果在其他一些研究中并未得到证实[626]。辅助治疗，特别是放疗，可能使一些难以手术治疗的患者获益[632]。

虽然中枢神经细胞瘤的特异性诊断应为上述脑室内

肿瘤保留，但形态和免疫表型相似的肿瘤也可能出现在脑[633-634]或脊髓中[635]。这些肿瘤可以具有节细胞和星形细胞的混合性成分[633-634]，一个不同寻常的小脑病例具有横纹肌瘤分化[636]。文献中还记载了神经细胞瘤性肿瘤发生于卵巢的成熟性囊性畸胎瘤中[637]和年轻成年男性的盆腔[638]。这些**脑室外神经细胞瘤（extraventricular neurocytoma）**和“**节细胞/胶质神经细胞瘤（ganglio/glioneurocytoma）**”的临床生物学特征尚不完全清楚，但迄今为止报道的大多数病例均显示了有限的增生活性，表现为良性或低级别的生长方式[633,639-640]。对这些界限清楚的肿瘤选择大体全切除治疗。非典型性特征（包括＞2/10 HPF、地图性坏死或微血管增生）与诊断年龄大、MIB-1 标记指数大于 5%、肿瘤不能切除和复发风险增加相关[633,639-640]。有报道将侵袭性小细胞胶质母细胞瘤样肿瘤病例报告为恶性神经细胞瘤，对此暂无定论[641]。报道为脑室外神经细胞瘤的具有潜在侵袭性的肿瘤显示染色体 1p/19q 共缺失和 t(1;19)(q10;p10) 不平衡易位[642]，更适于被视为少突胶质细胞瘤伴有神经元分化。同样我们还要强调的是，已证实脑室外神经细胞瘤不发生 *IDH1* 和 *IDH2* 突变，也不表达 IDH1 和 IDH2 突变蛋白质[643-644]。

小脑脂肪神经细胞瘤（cerebellar liponeurocytoma）是目前 WHO 认可的一种罕见病变，以前被一些观察者认为是胚胎性的，并被称为“脂肪瘤性”或“脂质化”髓母细胞瘤、髓细胞瘤、神经脂肪细胞瘤或脂肪瘤性胶质神经细胞瘤[278,645-647]。迄今为止，该病仅在成年人中出现（平均诊断年龄约为 50 岁）。CT/MRI 检查，显示边界相对清楚的、对比增强的小脑肿块（蚓状或半球）；在强化前 T1 加权像中出现灶状明亮信号，提示为脂肪成分。后者不同程度代表了富含脂肪的神经上皮细胞成分，这些细胞类似于成熟或多泡状脂肪细胞，聚集在具有中枢神经细胞瘤样组织学、免疫表型和精细结构的肿瘤内。事实上已发现，与正常成人小脑相比，小脑脂肪神经细胞瘤过表达一种脂肪细胞相关的脂肪酸结合蛋白质[648]；并且与更传统形态的神经细胞相比，经常缺失突触素的表达（图 43.96A）。GFAP 免疫反应阳性的胶质成分常常存在，并集中在“脂肪瘤性”区域（见图 43.96B）。也有 1 例具有肌样分化的病例报道[649]。核分裂象少见，MIB-1 标记指数通常低至 1%～3%，尽管有报道个别病例似乎符合该诊断，但显示有更明显的增生活性以及微血管增生和局灶性坏死[650-651]。遗传分析尚未发现小脑脂肪神经细胞瘤的诊断特异性异常，但已经显示其有与中枢神经细胞瘤相似的表达谱，可以将这些肿瘤与髓母细胞瘤区别开[652]。小脑脂肪神经细胞瘤的 *TP53* 突变发生率更高并始终缺乏髓母细胞瘤相关的改变，例如等臂染色体 17q 形成或涉及 Patched（*PTCH*）、结肠腺瘤性息肉病（*APC*）或 β 连环蛋白（*CTNNB1*）的突变。

关于小脑脂肪神经细胞瘤的预后的评估被复杂化了，因为文献包含病例报道和综述，包括一篇 WHO 引用的回顾性研究[653]，其中显然包括了伴有肿瘤细胞脂肪化[654]

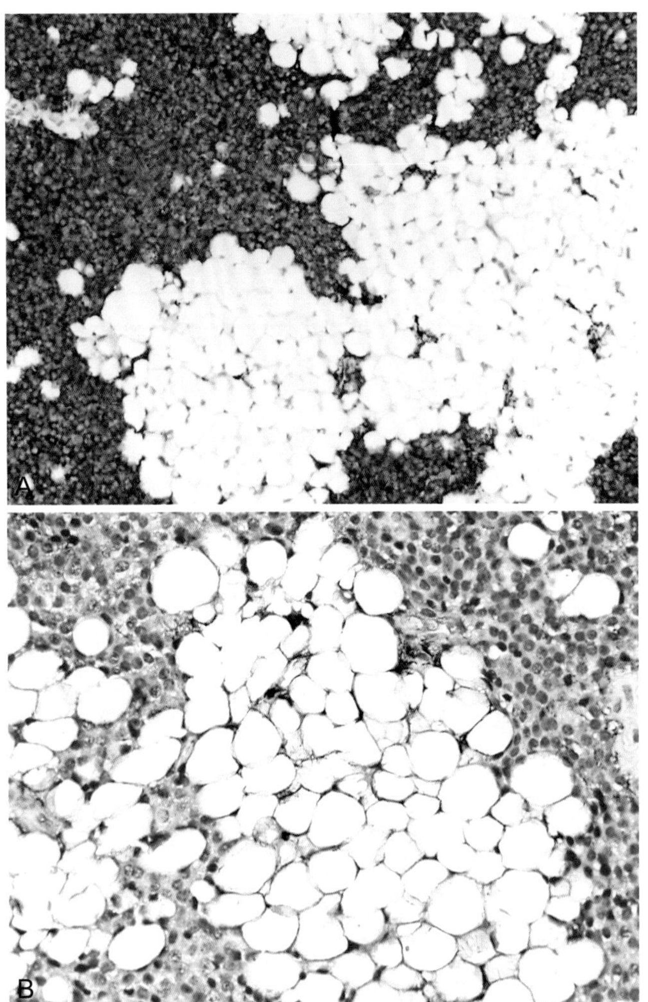

图 43.96　**小脑脂肪神经细胞瘤**。**A**，与中枢神经细胞瘤一样，其肿瘤细胞突触素免疫染色呈弥漫性阳性，大多数脂肪瘤样细胞除外。**B**，相反，后者经常表达胶质纤维酸性蛋白

或泡沫样、CD68 阳性巨噬细胞区域性浸润[655]的髓母细胞瘤。这些肿瘤一般好发于儿童，形态原始，MIB-1 标记指数高（＞20%）——作为一组，提示传统髓母细胞瘤的特征——并有可预见的侵袭性的病变。虽然承认存在具有与髓母细胞瘤重叠的组织学特征和增生活性水平的罕见肿瘤，但最严重的典型的小脑脂肪神经细胞瘤患者进行手术切除治疗后（无论是否进行辅助放疗）随访仍能存活 5 年或以上，并且未发生 CSF 播散。然而，早期的病例研究似乎远远低估了切除后局灶（尤其在后期）复发的风险（近一半的病例目前已知有复发），而且很显然，有时即使是看似完全无害和低增生活性的病例也会复发且以出乎意料地速度复发而难以控制[656]。因此，小脑脂肪神经细胞瘤在目前的 WHO 分类中被列入Ⅱ级病变[278]。还有一些组织学上有非典型性的病例具有难治性行为的报道[650]，就像组织学上间变的发生和 MIB-1/Ki-67 标记指数明显升高对复发影响[657]，虽然这些病例太少，难以对其核分裂活性增加、MIB-1/Ki-67 标记指数升高或其他

异常特征对病例结局的影响下定论。

胚胎发育不良性神经上皮肿瘤

胚胎发育不良性神经上皮肿瘤（dysembryoplastic neuroepithelial tumor, DNT）与部分年轻人的耐药性癫痫密切相关，偶尔也见于20岁以上的患者[278,658-660]。绝大多数DNT位于幕上和大脑，特别容易发生在颞叶，已有相似形态的病变累及透明隔[661-662]、尾状核[663]、脑干[664]和小脑[665]的报道，尽管后者经常与菊形团形成的胶质神经元肿瘤重叠（见下文讨论）。也有多灶性病变报道[666]。神经影像学特征对于诊断很有帮助，也可以用于区分DNT和传统胶质肿瘤（尤其是少突胶质细胞瘤），两者具有容易混淆的组织学形态，而且它们大多数倾向于（如果不全是）发生在带状膨胀的皮质（图43.97），并且在T2加权MRI中呈多结节状亮信号。扩展到白质的病例常从宽的皮质基底逐渐变细，呈三角形结构，看似有些指向下方脑室[667]。邻近颅骨的重塑通常可证实这些不寻常病变的缓慢膨胀，其通常是T1低信号（通常具有等信号的边缘或间隔，分隔多个低密度肿瘤结节，呈多泡状），没有占位效应或相关水肿[667]。少数表现为分散的病灶伴有结节或环状强化。

已经认识到DNT具有"单纯型"和"复杂型"组织学变异型[658-660]。两者均常见，并且作为形态学诊断依据的表现是所谓的"特殊的胶质神经元成分"——少突胶质细胞样细胞（oligodendrocyte-like cell, OLC）沿轴突束和毛细血管分支（通常垂直延伸到皮质表面）增生，分隔的黏液样基质中漂浮着分化好的神经元（图43.98）。核分裂象无或极其罕见，MIB-1标记指数通常不超过1%～2%。这种特殊的胶质神经元成分出现在皮质内，可能表现为在低倍镜下容易发现的背景结构紊乱（发育不良）。OLC也可以呈腺泡状排列在黏液样微囊周围，也可以呈筛状或菊形团样排列在纤细的纤维网状结构周围。GFAP免疫反应阳性星形细胞可以存在于单纯型DNT的特殊胶质神经元成分中，而也可以存在于DNT复杂变异型中，呈微结节或更弥漫性的排列方式，并含有与传统的少突胶质细胞瘤、毛细胞或纤维型星形细胞瘤难以区分的胶质成分。这些成分可以在软脑膜/蛛网膜下隙增生，可以显示相当明显的细胞异型性，并在某些病例描述中显示低水平核分裂活性、微血管增生以及罕见的坏死[659]。还可以见到错构瘤样异常血管。奇特的病例包括DNT混合节细胞胶质瘤的病例[668]，以及被认为是黑色素性DNT变异型的病例[669]。

与皮质发育不良的潜在相关性和患者的发病年龄年轻的特征已被当做DNT可能起源于发育不良的证据[659]。CD34的异常表达这个现象（之前讨论过与多形性黄色星形细胞瘤和节细胞胶质瘤有关）可能反映了局部发育失调，也可能与DNT相关[421,586,670]。然而，迄今评估的约30%的DNT显示有*BRAF* V600E突变[421,671]，并且一些病例的复发行为进一步表明这些病变本质上是肿瘤（见下文）。目前还不清楚主要控制其特殊胶质神经元成分的OLC是否真的代表少突胶质细胞。一些观察者发现，这些细胞通常对S-100蛋白和OLIG2呈阳性，但对GFAP呈阴性，对髓鞘少突胶质细胞糖蛋白免疫反应呈阳性[672-673]。也有小部分DNT表达神经元相关抗原的报道，例如NeuN和*N*-甲基-D-天冬氨酸受体亚基NR1[674]，或在超微结构水平上显示致密核心颗粒和轴突的突触形成[675]。因此，这些细胞可能具有向不同方向分化的能力。如前所述，NeuN标记通常与少突胶质细胞瘤无关（除了显示神经元细胞分化的罕见变异型）[674]。然而，少突胶质细胞肿瘤可能含有被包裹的、NeuN阳性的小神经元，使得仅凭免疫组织化学方法鉴别这些病种

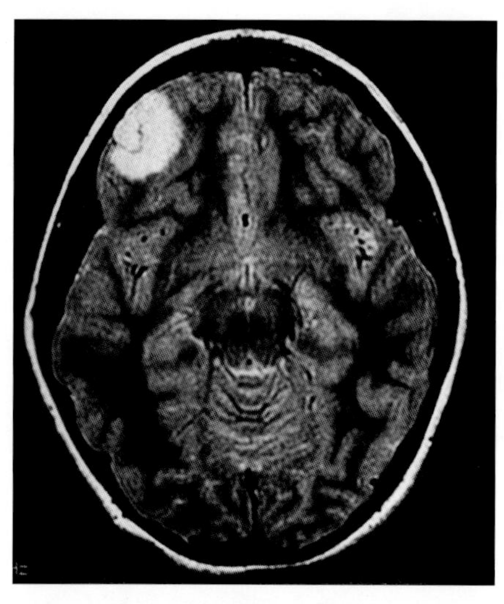

图43.97 **胚胎发育不良性神经上皮瘤**。在MRI和液体衰减反转恢复（FLAIR）序列中可以看到大部分位于皮质表浅的脑回样信号增强灶。还有一个特征是：无肿块占位效应或提示脑水肿的白质改变

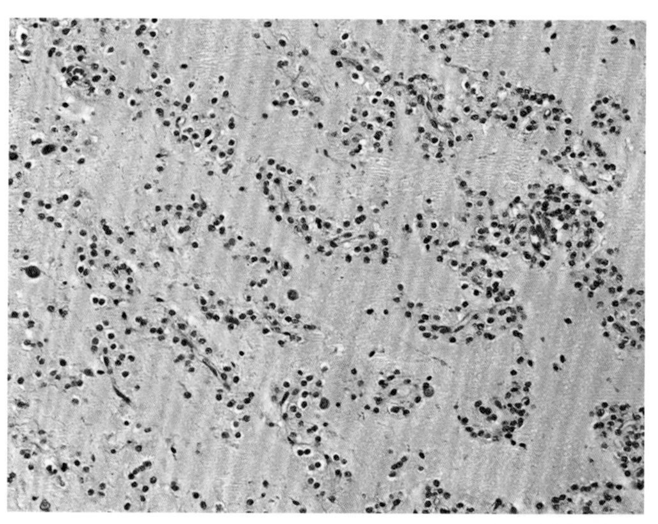

图43.98 **胚胎发育不良神经上皮肿瘤**。可见广泛的黏液样改变和小的、少突胶质细胞样细胞沿轴索纤维束和毛细血管周围分布，形成这类肿瘤特异的胶质神经元成分的腺泡或"图案"状形态。还可见经常漂浮在黏液样基质中的成熟神经元

变得复杂。*IDH1* 和 *IDH2* 基因突变 [280]，IDH1 突变蛋白质（R132H）免疫反应经常呈阳性 [676]，并且整条染色体臂 1p/19q 共缺失 [677] 支持是典型的少突胶质细胞瘤，而不是 DNT；但在其他均符合少突胶质细胞瘤的儿童肿瘤中，这些异常很少出现 [375]。我们认为，在儿童诊断少突胶质细胞瘤必须持相当的怀疑态度，特别是当病变显示 DNT 的皮质分布特征时。读者可参考少突胶质细胞瘤部分关于鉴别诊断的讨论。

单纯型和复杂型 DNT 患者通常仅通过单纯切除手术即可治愈，在神经影像学监护中，次全切除的病例通常保持稳定 [658-660]。组织学上典型的 DNT 手术切除后局部复发确实有发生，但很罕见 [678-679]。虽然已有具有核分裂活性、微血管增生或坏死的复杂变异型 DNT 在完全切除手术后预后相对好的报道，但这样的病例很少，因此，必须谨慎判断其生物学潜能。仅在切除后 [679-680] 或伴随放疗和化疗后 [678,681] 发生恶性转化的病例极为罕见。

有人提出，某些 DNT 变异型既不显示特殊的胶质神经元成分，也不显示多结节状生长模式，而是显示纯的少突胶质细胞瘤、少突星形细胞瘤、毛细胞或纤维型星形细胞瘤（包括高级别）生长方式 [682]。不考虑组织学特征，这种"非特异性" DNT 是临床良性的、切除后不复发的，其诊断标准是：①有 20 岁之前开始的局部性癫痫发作（伴有或不伴有继发性全身发作）；②无相关神经功能缺损或仅存在非进展的先天性缺损；③ CT/MRI 显示病变位于幕上和皮质内；④除囊性成分外，无相关水肿或占位效应。可以理解，这是有争议的。

乳头状胶质神经元肿瘤

乳头状胶质神经元肿瘤（papillary glioneuronal tumor）好发于青少年和年轻成人，并倾向定位于大脑半球皮质下（通常是脑室旁）[278,683-684]。其神经影像学特征包括：界限清楚的、对比增强的实性成分，伴有囊肿，很少伴有占位效应或水肿。其双相形态表现是特征性的（图 43.99）。其胶质成分具有乳头状结构，表现为 GFAP 阳性的扁平至立方细胞，呈单层或假复层衬覆在分枝状、玻璃样变的血管轴心上。同时其富含突触素、非乳头状神经元细胞群，包括神经细胞、有成熟外观的大神经元和中间形态的神经元，它们混合存在或区域性分布。这些细胞可能显示核 NeuN 表达 [685]。实性、非乳头状区域还可以含有 OLIG2 阳性、GFAP/NeuN 阴性的透明细胞成分，这些可能代表少突细胞成分 [685]；此外，有些病例还含有少突胶质细胞瘤中可发现的小肥胖细胞和明显的颗粒状细胞 [685-686]。黏液样改变常的。通常没有或罕见核分裂象，通常没有微血管增生或坏死，MIB-1/Ki-67 标记指数通常不超过 1%～2%。一个新的 *SLC44A1-PRKCA* 基因融合似乎是乳头状胶质神经元肿瘤的特征 [687-688]。乳头状胶质神经细胞肿瘤通常表现为 WHO Ⅰ病变，手术单纯切除即足以控制大多数病例 [689]。复发性病例显示核分裂活性（某些病例伴有微血管增生或坏死）和（或）MIB-1 标记指数升高 [683,690-691]。已报道 1 例有明显间变性的复发病例发生了神经外播散 [692]。一篇综述发现，乳头状胶质神经元肿瘤 MIB-1/Ki-67 标记指数低于 5% 的患者术后没有复发，而标记指数较高的患者一半最终发生复发或进展 [691]。

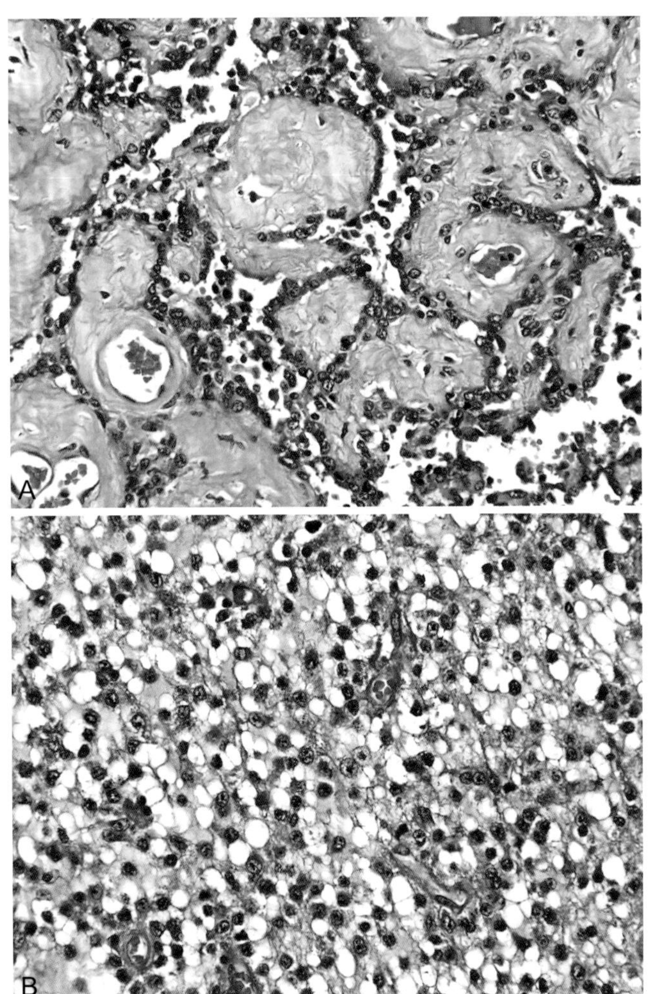

图 43.99　**乳头状胶质神经元肿瘤**。这些区域来自同一个肿瘤，显示了乳头（**A**）和非乳头（**B**）成分。前者胶质纤维酸性蛋白的表达证实了其胶质细胞的性质，而后者（本例的神经元成分为"中间"型）选择性表达突触素。乳头状区域的血管玻璃样变（**A**）以及非乳头状区域内的泡状和黏液样变（**B**）是常见的伴发特征

菊形团形成的胶质神经元肿瘤

菊形团形成的胶质神经元肿瘤（rosette-forming glioneuronal tumor）明确好发于第四脑室内，但通常累及相邻的小脑，可延伸至（或主要占据）大脑导水管，偶尔表现为含有延髓成分的多结节性生长 [278,693-694]。这种肿瘤大多数发生在成人，由于梗阻性脑积水或小脑共济失调可引起头痛和恶心。这种肿瘤也可发生在松果体腺和第三脑室 [695]、脊髓 [696]、视神经 / 交叉 [697]，1 例发生在视神经 / 交叉的病例是一位伴有Ⅰ型神经纤维瘤病的患者。MRI 上，这种肿瘤的界限相对分明，但在某些病例中伴有与主要瘤体不连续的散在的"卫星"病变，通常为

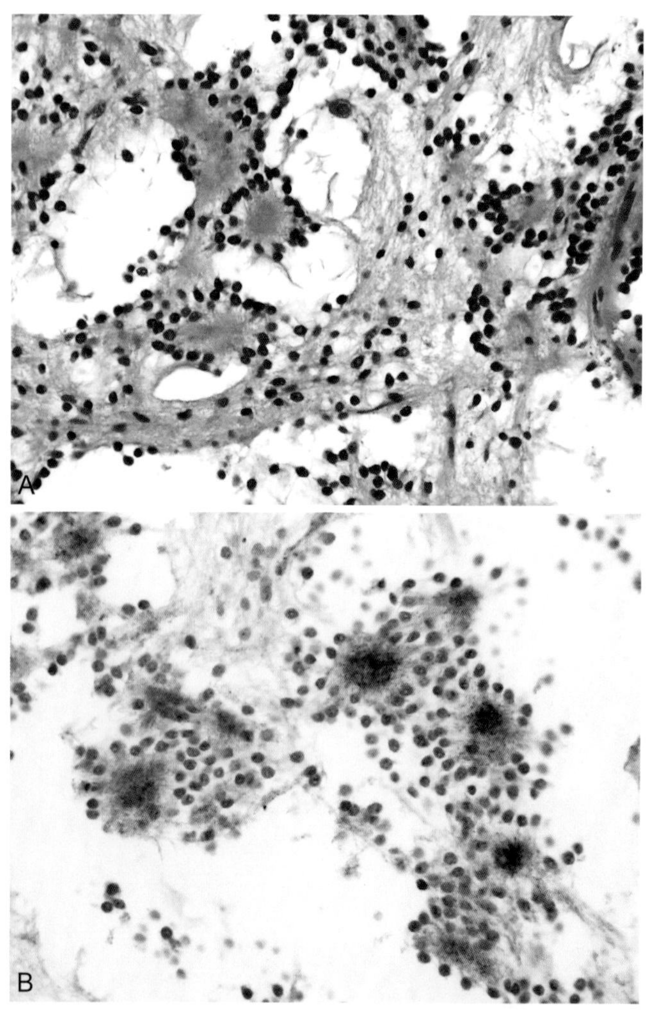

图 43.100 **第四脑室的菊形团形成的胶质神经元肿瘤**。可见肿瘤典型成分是随意漂浮的、小的神经细胞菊形团（**A**），并显示中央区突触素免疫反应阳性（**B**）

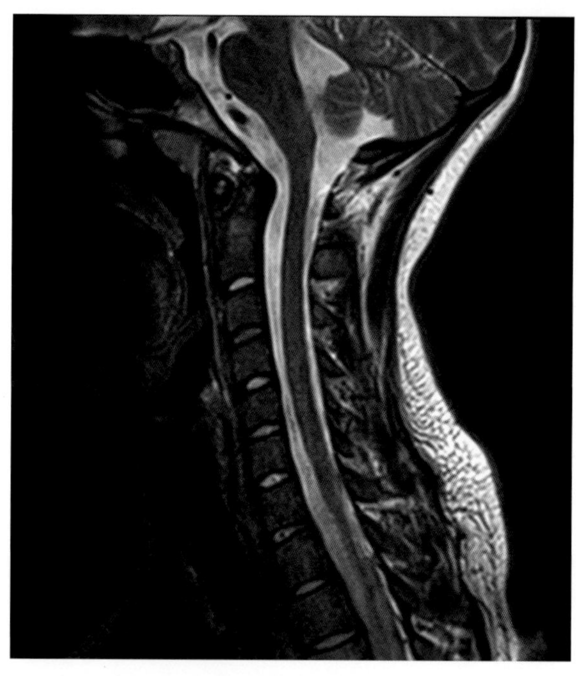

图 43.101 **弥漫性软脑膜胶质神经元肿瘤**。可见 T2 加权 MRI 显示的颅内和椎管内蛛网膜下隙明显扩张，包括基底池

T2 亮 /T1 低信号，并可表现为结节状、环状或线性对比增强[693-694]。这种肿瘤由双相成分组成，其中胶质成分类似于毛细胞星形细胞瘤（这些通常细胞密度低并伴有血管玻璃样变化），而神经细胞成分形成小的、突触素阳性的菊形团和狭窄的血管周假菊形团，可伴有黏液样改变，往往看似漂浮在微小囊腔中（图 43.100）。在这种肿瘤中还可见到与传统少突胶质细胞瘤难以区分的成分，对 GFAP 和突触素都呈阴性。一些病例还显示有复杂的微血管增生，但核分裂活性不明显，未见坏死，MIB-1 标记指数相当低（不超过 2%～3%，通常不高于 1%）。已发现发生 *PIK3CA*[698] 和 *FGFR1*[699] 突变的报道。第四脑室的胶质神经元肿瘤是惰性的、WHO Ⅰ级病变，在长期的神经影像学监护中可以保持稳定，并可通过手术治疗加以控制。然而，大量报道的病例中出现了严重的神经功能缺损，使彻底根除这种肿瘤的积极尝试变得复杂。有报道手术切除后晚期局部复发的病例，也有报道病例诊断时脑室内播散[700]或最终 CSF 播散的病例[689]。

弥漫性软脑膜胶质神经元肿瘤

弥漫性软脑膜胶质神经元肿瘤（diffuse leptomeningeal glioneuronal tumor）这种罕见的少突胶质细胞瘤样肿瘤现在被认为是一种独特的病种，通常发生在儿童，表现为颅内压增高（反映梗阻性脑积水）、脑神经病变或脊髓病变[346,701-702]。成人患者很少见。MRI 上，这种肿瘤的软脑膜呈广泛对比增强和增厚，证实了诊断时的播散性。在神经影像学检查中，这种肿瘤沿着脊髓神经轴沉积，通常呈线性或斑块状；颅内受累通常表现为大量 T2 高信号结节，倾向聚集在脑干、基底池、小脑脑叶和大脑侧裂（图 43.101）[346]。在 T1 加权序列中，这些低信号结节呈空的囊状外观。影像学研究显示，75%～80% 的病例有局灶性神经轴内受累，其范围通常相当有限，且大多局限于脊髓内。CSF 检查，显示有蛋白质水平增加，在某些病例中，反应性淋巴细胞增多，但通常没有肿瘤细胞。

弥漫性软脑膜胶质神经元肿瘤通常呈单形性，由少突胶质细胞样透明细胞组成，胞核呈圆形，核仁不明显，核周有空晕（图 43.102A）。这些肿瘤细胞在胶原化基质中可能呈片状、不规则巢状或线状沉积。我们要强调的是，模糊的纤维增生和挤压的人工假象可能会混淆活检的诊断，促使首先考虑（在某些病例中存在反应性淋巴组织细胞浸润）为慢性蛛网膜炎。黏液样改变也很常见，在颅内病例中可能尤其明显。偶尔可见到病灶中肿瘤性中至大的神经元成分在神经毡样基质中。其神经实质成

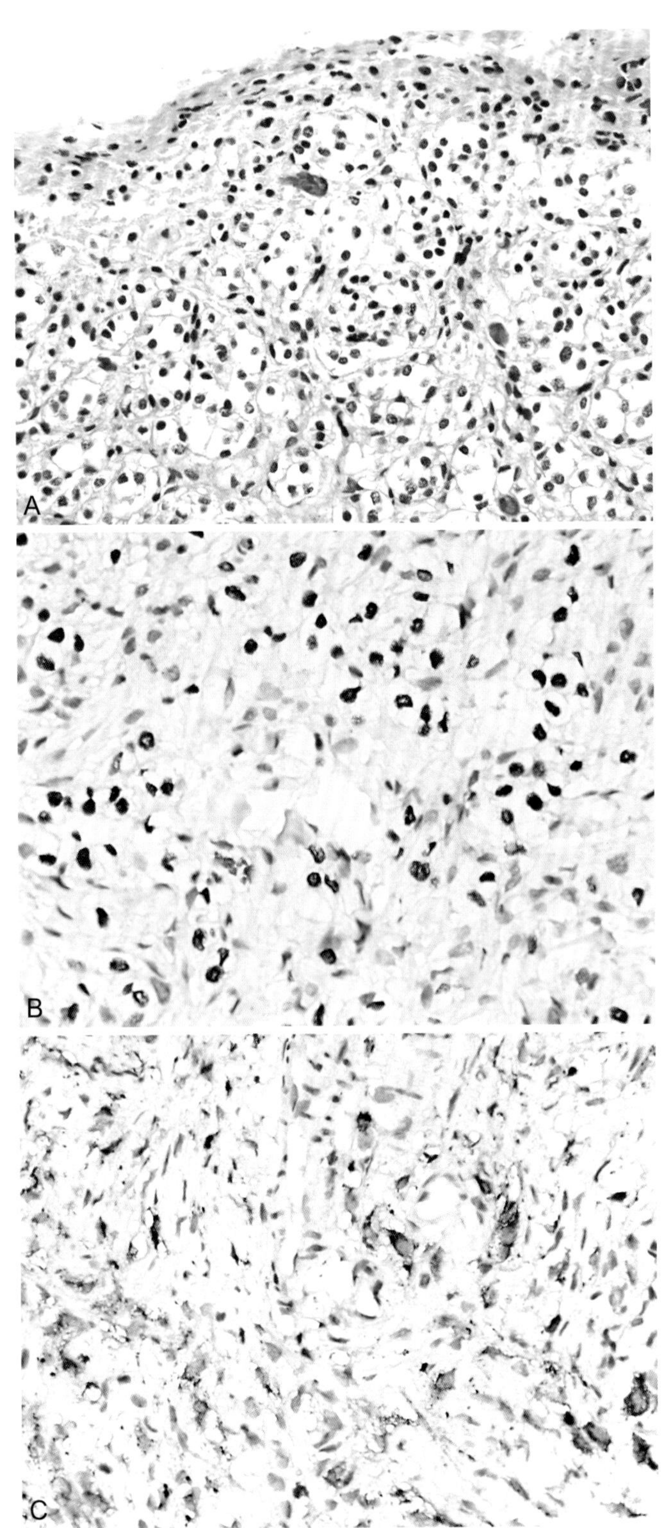

图 43.102 **弥漫性软脑膜胶质神经元肿瘤**。**A**，活检通常显示一个明显膨胀的软脑膜层，其肿瘤细胞类似于少突胶质细胞。免疫组织化学检查常显示 OLIG2 强表达（**B**）和突触素片状表达（**C**）

分常与浸润性少突胶质细胞瘤很相似，但可能具有甚至主要呈星形细胞形态。间变的组织学证据包括明显的核分裂活性和肾小球样微血管增生，这些是少数病例确诊时或临床进展时的特征[346,703]，坏死很罕见，通常只在复发肿瘤活检或尸检材料中遇到。

免疫组织化学检测显示了其软脑膜浸润肿瘤的神经本质。在 70% 以上的病例中，其肿瘤细胞表达 S-100 蛋白、OLIG2（见图 43.102B）和突触素（见图 43.102C）。GFAP 表达在这些病变中不到 50%，常为局灶性，偶尔可见到有限的 NeuN 和 NFP 表达[702]，见不到 EMA 或 IDH1 R132H 突变蛋白质表达。MIB-1/Ki-67 标记指数差异很大，从小于 1% 到 30% 不等，在有记录的一项最大型的病例研究中其中位数值为 1.5%[346]。遗传研究表明，在这组肿瘤中常可见到并经常同时发生 BRAF-KIAA1549 融合[703]和染色体 1p 缺失[346,701,704]，在最近的研究中它们分别发生在 75% 和 59% 的病例中[704]。染色体 1p/19q 共缺失远没有那么普遍，据报道，1 例有共缺失的病例荧光原位杂交（FISH）检测显示有少突胶质细胞瘤相关的 t(1p;19q)(q10;p10) 易位[705]。迄今为止还没有检测到 *BRAF* V600E 突变[704]。

弥漫性软脑膜胶质神经元肿瘤的临床进展往往较长，可能表现为疾病的稳定或长达多年的缓慢进展，但它们与显著的发病率和死亡率相关。在一项最大型的病例研究中[346]，近 40% 的患者在诊断后 3 个月至 21 年（中位数为 3 年）中死亡。在随访的 24 例患者中，有 8 例的存活时间超过了 10 年。该研究显示，与总生存率的下降相关的指标有：初始活检中显示了任意水平的核丝分裂活性，肾小球样微血管增生，或 MIB-1/Ki-67 标记指数 ≥4%。有发生间变性进展伴有影像学上腹膜转移的证据的病例报道，这种情况可能会使脑室 - 腹腔分流变得复杂[703]。

多结节状和空泡化神经元肿瘤

最近描述的**多结节状和空泡化神经元肿瘤（multinodular and vacuolating neuronal tumor, MVNT）**是一种罕见的病种，目前对于其是代表一种惰性肿瘤、错构瘤还是代表发育失调神经元迁移和成熟的局灶性表现仍不清楚。记录的大多数病例发生在年轻至中年的成人，并与癫痫或类似表现有关[706-709]。MVNT 均位于大脑半球，位置相对浅，累及颞叶。MRI 显示小 T2 和液体衰减反转恢复（FLAIR）高信号聚集在白质指状突起和皮质深部特别提示 MVNT。这些结节可以合并，形成几厘米大小的病变，但通常不伴有对比增强、水肿或占位效应。组织学检查，MVNT 结节呈不同程度的海绵状，反映了其神经毡样基质和组成细胞的胞体内的空泡改变（图 43.103）。后者的大小差别很大，可能接近神经节细胞的大小，但最常见类似于中等大小的神经元，伴有双嗜性胞质、泡状胞核和明显的核仁。细胞学上通常呈单形性。未见核分裂象。常伴有星形细胞增生，可见明显的排列紊乱（“发育不良 / 微小发育不全”）的固有皮质结构。

MVNT 的免疫表型为不成熟神经元的免疫表型[706-709]。尽管 GFAP 呈阴性且始终表达 HuC/HuD 和 OLIG2——与早期神经元谱系定向和分化相关的抗原，但其肿瘤细

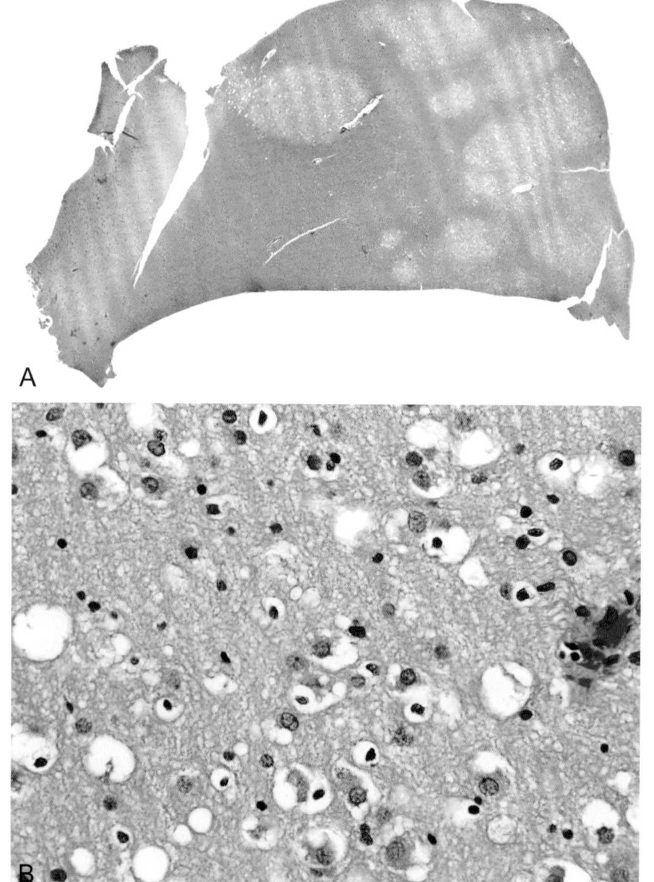

图 43.103 多结节性和空泡性神经元肿瘤中的淡染结节（**A**）是由不同程度的空泡变的神经元细胞（**B**）构成

胞通常无法表达更进一步成熟的神经元标志物，例如NFP和NeuN。MVNT也不表达嗜铬素。其胞质的突触素表达很常见，但可能很微弱或检测不到；神经毡样基质通常表现比正常皮质弱很多的颗粒状突触素阳性。其MIB-1/Ki-67标记指数很低，可以忽略不计。令人好奇的是，MVNT好发于成人，却伴有相邻皮质组织中呈网状、表达CD34的神经成分，如前所述，这些特征与多形性黄色星形细胞瘤和节细胞胶质瘤有关（两者更常见于儿童病例组）；这些特征被认为是局部胚胎发育不良的标志。与这些疾病和其他各种与癫痫相关的发生在年轻患者的胶质神经元肿瘤相反，迄今为止，有关MVNT的研究并没有发现*BRAF* V600E突变的免疫组织化学[708]或分子表型证据[706-707,709]，也没有发现BRAF-KIAA1599或SLC44A1-PRKCA融合[709]。同样，IDH突变在MVNT的发病机制中不发挥作用[706-709]。无论MVNT的确切本质如何，它都是良性的，进行简单的手术切除就足以控制病情。

下丘脑神经元错构瘤

下丘脑神经元错构瘤（**hypothalamic neuronal hamartoma**）通常分为两个基本的临床解剖组[710]。“下丘脑旁”变异型是常附着于灰质结节或乳头体的有蒂病变，突入鞍上池，主要与男孩性早熟有关。这个变异型可能反映了构成该类错构瘤的神经元异位分泌促性腺激素释放因子[711-712]。“下丘脑内”变异型——无蒂，广基广泛锚定在第三脑室内膜衬覆组织上，引起婴儿期开始的特征性阵发性病态笑声（称为痴笑性癫痫）(图43.104)。当病变发展为更广泛的、难治性癫痫综合征、进行性认知障碍和精神失常时，“下丘脑内”变异型的病变会更为复杂。

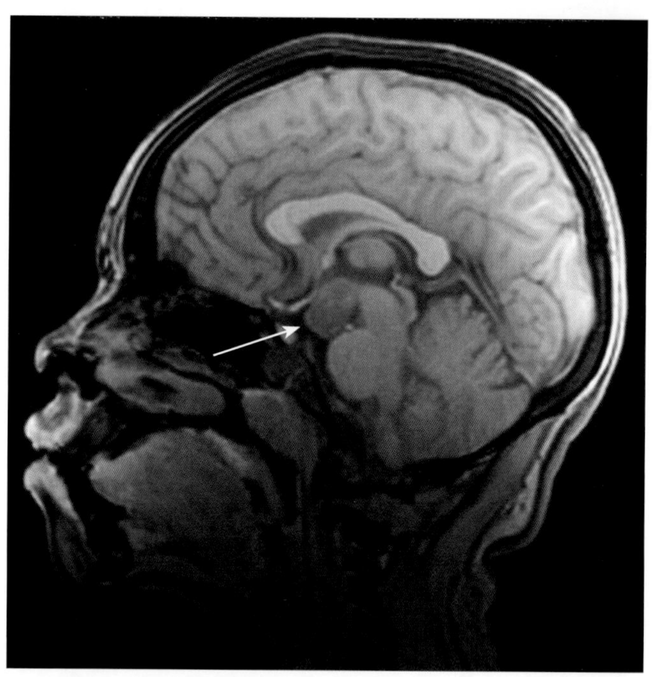

图 43.104 **下丘脑错构瘤**。T1加权MRI显示的无蒂的下丘脑肿块（箭头所示）

大多数下丘脑神经元错构瘤的最大径≤1～2 cm，但也可能会遇到巨大的瘤体。其主要细胞成分是大小不一的神经元，它们嵌在突触素呈均一阳性的基质中，这种基质通常与固有神经毡难以区别，在某些病例中会沿着有髓鞘或无髓鞘的轴突束横贯分布。虽然可能存在大的神经节细胞样成分，但大多数病变以小到中等大小的神经元为主（图43.105）[713]。这些神经元呈异常结节样簇状聚集。有些病例显示有胶质形态，但星形细胞和少突胶质细胞只占其细胞成分的一小部分。

虽然大多数下丘脑错构瘤以孤立和散发的形式出现，但已有文献报道这种病变与各种畸形综合征有关。后者中主要有Pallister-Hall综合征——是胚系*GLI3*基因突变的常染色体显性遗传疾病，其特征是一系列复杂的异常，包括肛门闭锁、隐睾、多指、垂体发育不全、肾上腺和甲状腺发育不全以及各种心脏和肾异常[714-715]。在患病婴儿中，下丘脑病变可能包含小的、形态不成熟的神经上皮成分，导致其被称为“**下丘脑错构母细胞瘤**（**hypothalamic hamartoblastoma**）”[714]，但这些不完全分化的细胞（也可见于非综合征相关的错构瘤）可能只是反映了肿瘤发生在非常年幼的患者。度过婴儿期的幸存

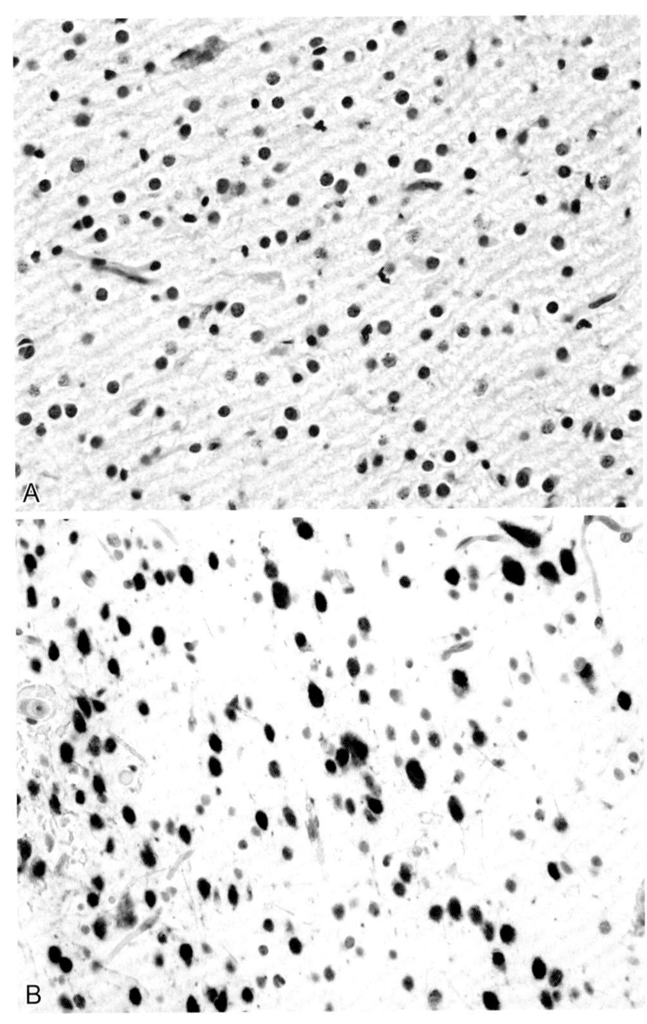

图 43.105 **下丘脑错构瘤。A**，这一病例的病变主要为由小神经细胞或少突胶质细胞样神经元组成的轻度紊乱的灰质。**B**，其神经元谱系来源已由 NeuN 免疫染色所证实

患者的手术切除标本显示有更成熟的神经元特征 [716]。

胶质神经元错构瘤、皮质发育异常和其他致癫痫病变

推荐给读者的许多已经发表的病例研究和综述的兴趣点是集中在难治性癫痫相关的、需要神经外科干预的各种非肿瘤性病变 [717-720]。由于这方面的手术主要在专科的诊疗中心进行，普通外科病理医师很少参与，我们在这里只特别讨论耐药性癫痫的一个“肿瘤”病因，本书其他部分未曾讨论，即胶质神经元错构瘤。

胶质神经元错构瘤（glioneuronal hamartoma）在慢性颞叶癫痫的手术病例组中表现特别突出 [717-718]，但也可以发生在大脑半球的任何部位 [719]，并可能表现为脑室内生长 [721-722]。这些病变从小到只有在显微镜下可见，到大到评估脑叶切除标本时大体上可见的和神经影像学检查中可见的膨胀性灰色结节，有时呈多灶性，通常伴有发育不全的其他特征（例如片状皮质发育不全和颞叶白质内神经元异位），并可能发生在伴有不同类型的低级别神经上皮性肿瘤的复杂病变中。它们是否是某些胶质瘤、节细胞胶质瘤或胚胎发育不良神经上皮瘤（DNT）（更常见的相关病变）的前驱病变尚不明确。如前所述，节细胞胶质瘤经常与这些发育不全的病变共同表达 CD34，在人类发育成熟的 CNS 中 CD34 的表达仅限于内皮细胞，但 CD34 在某些神经祖细胞中表达 [723]。在大多数病例中，有少量中到大的神经元与可能具有增生特征的星形细胞混合表现，胶质神经元错构瘤不显示富于细胞、多形性或真正节细胞胶质瘤中表现的明显的炎细胞浸润，也不显示腺泡结构或 DNT 的特征性黏液样改变。类似于 DNT，一些胶质神经元错构瘤具有少突胶质细胞样透明细胞成分（结节性聚集，构成显微镜下错构瘤或“错构”，常见于为控制癫痫进行的颞叶切除标本中）[717-718]，但这些只占肿瘤的一小部分，并且可进一步与 DNT 区别——不具有与区域性轴突或间质血管的特殊关系。也可以见到主要或完全由星形细胞组成的错构瘤 [724]。病变内可见明显的海绵状改变，并可呈片状累及相关皮质，这可能代表引发癫痫的组织学紊乱。最后，包含神经元、星形细胞或不确定谱系的畸形细胞的变异型类似于皮质结节（结节性硬化综合征已在相关的室管膜下巨细胞星形细胞瘤中讨论）。这些病变显示其磨玻璃样、嗜酸性胞体的特征性“气球样”形态的细胞。这些细胞也是一种**局灶皮质发育不良（focal cortical dysplasia）**（国际抗癫痫联盟分类方法 [719] 中的局灶皮质发育不良Ⅱ b 型）的形态标志，与儿童期难治性癫痫密切相关，代表一种神经元迁移和分化异常疾病。

小脑发育不良性神经节细胞瘤（Lhermitte-Duclos 病）

小脑发育不良性神经节细胞瘤（dysplastic gangliocytoma of the cerebellum），又名 **Lhermitte-Duclos 病（Lhermitte-Duclos disease）**，主要影响 21 ~ 50 岁的成年人，通常在评估小脑功能紊乱的症状时注意到，例如进行性共济失调和测距不准，或颅内高压的症状——反映了第四脑室中的占位效应 [278]。在 MRI 检查中，小脑皮质的“虎纹”改变是由区域性增厚和异常 T2 明亮的小脑叶产生的，不伴有对比度增强，几乎均可以诊断（图 43.106）。这种奇怪疾病的组织学本质是内部颗粒细胞层被大的神经元不同程度替代，伴有衬覆分子层的膨胀和异常髓鞘形成（图 43.107）。后者容易发生粗糙的海绵状改变和血管相关的营养不良性微钙化，而下方脑叶如果不形成空洞，则表现白质变薄。神经元成分通常呈高分化表现，虽然有些病例在分散的细胞成分中显示核畸形和染色质浓聚 [725]。从神经节成分中发出的轴突在深部分子层内（相对于软脑膜表面）平行堆叠而垂直于表层。Golgi 染色切片可以呈现这些轴突的排列 [726]，免疫组织化学染色显示其 NFP 表达 [727]，这些都提示这种病变中的异常神经元主要是取代正常颗粒细胞的特大化的颗粒细胞。神经元核蛋白 NeuN 在浦肯野（Purkinje）细胞不表达，但在颗粒细胞成分中稳定表达，这进一步证实了

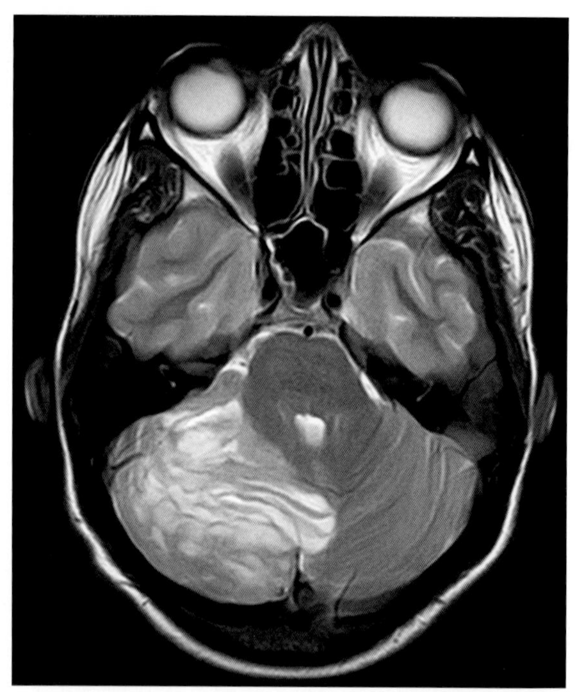

图 43.106 **发育不良性神经节细胞瘤（Lhermitte-Duclos 病）**。T2 加权 MRI 显示，右侧小脑皮质有典型的“虎纹”

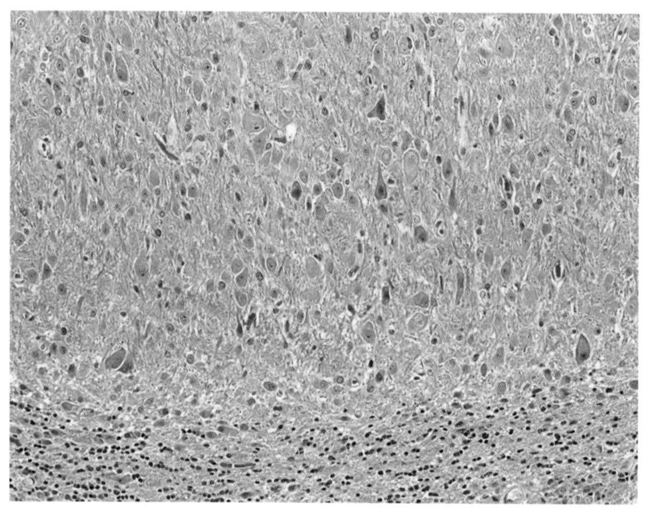

图 43.107 **发育不良性神经节细胞瘤（Lhermitte-Duclos 病）**。可见此切除标本显示内颗粒层被大的异常神经节细胞所替代。图下方显示了散在保留的内颗粒细胞神经细胞

这些大的神经元来自颗粒细胞 [333]。已描述有一小部分细胞显示浦肯野细胞样特性，包括 Leu4、PEP-19、L7 和钙结合蛋白免疫反应呈阳性，以及有诸如 SV2 和突触素的突触囊泡相关抗原的核周表面表达 [728]。在一项病例研究中发生在近 1/3 的患者 [729]。这种综合征是一种常染色体显性斑痣性错构瘤病，与染色体 10q23 上的 *PTEN* 基因的胚系突变相关，其主要特征有：多发性皮肤毛根鞘瘤，口腔乳头状瘤病，肢端角化症，大头畸形 / 巨脑症，各种类型的胃肠道息肉，甲状腺异常（主要是甲状腺肿，但也包括滤泡性肿瘤），以及显著增加的乳腺腺癌（以及女性乳腺的良性纤维上皮性和乳头状瘤性增生）患病风险。在类似的综合征中，如果不是同种综合征，已发现琥珀酸脱氢酶 B 和 D 基因的胚系突变和变异型 [730]。成人发生的发育不良性小脑神经节细胞瘤一贯显示 *PTEN* 失活性突变，无论它们是否伴有 Cowden 综合征的其他表现，迄今为止，有关这些患者的研究均显示有 *PTEN* 胚系突变 [731]。相反，儿童病例似乎没有这种相关性 [731]。

成人发育不良性小脑神经节细胞瘤与 *PTEN* 突变的关联很大程度揭示了这种病变的发病机制，历史上这种肿瘤曾被认为是一种内颗粒细胞的代偿性肥大，作为它们所起源的胚胎外颗粒细胞层细胞发育不良的应对，它们或表现为一种错构瘤性生长，或表现为一种排列精致的肿瘤。*PTEN* 通过抑制磷脂酰肌醇 3- 激酶（PI3K）/ AKT 信号级联来调节细胞的大小、存活、增生和迁移。对人类疾病和小鼠“基因敲除”模型 [732] 的研究表明，在缺乏转化或细胞增生的情况下，去除 PTEN 表达会激活 AKT 及其下游靶点，足以产生发育不良性小脑神经节细胞瘤的特征性改变 [725,731]。事实上，在这种肿瘤病变中持续存在的增大的内颗粒细胞在正常细胞中所占比例极小，缺乏核分裂活性，并且 MIB-1/Ki-67 标记呈阴性（尽管血管周围成分可能因反应性显示免疫反应呈阳性）[725]。在有些病例中，颗粒细胞异常被发现出现在分子层，说明这种病变的演变过程中存在迁移受损、生存期缩短和细胞生长失调。

小脑发育不良性神经节细胞瘤表现为 WHO Ⅰ级肿瘤，大部分病例经过手术完整切除可以治愈。然而，后期局部复发使一些患者（尤其是在大体上切除不完整手术后）的病程复杂化，并被认为是这些病变的肿瘤性特征的证据。这种“复发”可能仅仅反映了外观正常的脑叶中的内颗粒细胞由于 *PTEN* 突变仍有发生神经节细胞瘤改变的风险。值得注意的是，发育完全的病变常以小脑皮质为界，在内颗粒细胞层的表面显示神经元轻微增大 [725]，是手术中不易察觉的前体异常。鉴于导致发育不良性神经节细胞瘤的基因缺陷的胚系本质，患者可能发展（出现）多灶性小脑受累就不足为奇了。

其他胶质神经元肿瘤

我们在本节试图阐明的这些病种是传统上归入不同胶质瘤系列的肿瘤，在免疫组织化学评估中可以表达神经元的“标志物”，并且在罕见的情况下可能显示明显的神经元 / 神经细胞分化。后者这些出人意料的现象在外科病理报告中得到承认，但不会改变这些肿瘤的基本分类，即星形细胞、少突胶质细胞或室管膜的分类。关于这方面，我们建议读者参考考虑“伴有神经毡岛的胶质神经元肿瘤”（本质上是具有微小结节状神经细胞分化的弥漫性、WHO Ⅱ级或Ⅲ级星形细胞瘤）和“具有原始神经元成分的胶质母细胞瘤”诊断中关于浸润性星形细胞瘤的讨论。在突触素丰富、神经毡样基质中包含神经元

的少突胶质细胞瘤、室管膜瘤和罕见的脉络丛乳头状瘤，均在我们前面对这些肿瘤的讨论中提到过。最近报道的*BRAF* V600E突变型肿瘤其特征为混合有多形性黄色星形细胞瘤型成分和突触素阳性的上皮样细胞成分，其疾病分类状态尚不清楚[733]。

胚胎性肿瘤

被统称为“胚胎性”肿瘤的肿瘤除了共同来源于原始神经上皮前体，还具有在生命早龄期发病率高峰，并且具有侵袭性的临床生物学特征。大多数这类肿瘤主要是由小的间变性细胞构成，在传统组织学评估中显然不受任何特有的细胞遗传学通路控制，但这些病变具有向神经元、胶质细胞以及偶尔向间叶谱系分化的能力，表现为其形态学和免疫表型具有相当大的异质性。

长期以来，这些复杂肿瘤的命名一直存在争议。最初的命名是基于这样一个观念，即CNS肿瘤的组织学表现反映了神经胚胎发生中特定阶段的细胞类型发生了肿瘤性转变[734]。因此，髓上皮瘤具有神经管的原始髓上皮结构，推测其起源于髓上皮的肿瘤；而室管膜母细胞瘤的命名用于仅沿室管膜系分化的胚胎性肿瘤，诸如此类。然而，该分类的理论基础已受到了理由充分的质疑，2016版WHO分类体系采用了一种替代性的、至少部分基于分子学的分类方法。为了尽可能准确，总的“原始神经外胚叶肿瘤（PNET）”的曾用命名，甚至在遗传学研究之后，也没有超越基本组织病理学评估，并且不是一个更特异性的命名[735]。因此，这里的讨论保留了髓母细胞瘤及其变异型、非典型性畸胎样/横纹肌样肿瘤、具有复层菊形团的胚胎性肿瘤（C19MC改变）以及CNS的神经母细胞瘤/节细胞神经母细胞瘤的命名，而松果体母细胞瘤是单独放在松果体实质肿瘤部分讨论。

髓母细胞瘤及其变异型

髓母细胞瘤（medulloblastoma）是起源于CNS的最常见的原始神经上皮性肿瘤，其解剖部位定义在小脑和脑干背侧。它们可以发生在任何年龄，但发病高峰在5~10岁的儿童[278]。15%~25%的患者超出了青少年的年龄[278,736-737]；成人发病病例集中在21~40岁且65%为男性患者。根据部分基于婴儿期、儿童期和青春期/成人期三种主要年龄段发病进行的分类（表43.2），髓母细胞瘤有四种主要临床病理和分子亚型（见下文讨论），它们差异很大。至少75%的儿童和几乎所有婴儿的髓母细胞瘤都发生在小脑蚓部，它们通常膨胀至充填了第四脑室，并因此产生梗阻性脑积水的表现（嗜睡、头痛和晨吐），此外，还显示躯体共济失调和步态紊乱。侧位发生在大脑半球的病例的相对比例随着年龄增长而增大，大多数病例出现在青少年和年轻成人。相反，儿童髓母细胞瘤位于小脑脚、小脑脑桥角或脑干背侧，与预后较好的WNT亚型[738-740]紧密相对，下文进行详细描述。也有罕见的髓母细胞瘤呈原发性软脑膜生长的报道[741]。

在CT和MR图像中，髓母细胞瘤通常是实性的、对比增强的肿块。其与室管膜瘤不同——第四脑室区域的主要鉴别诊断，不容易发生钙化，位于中线的病例往往悬挂在脑室顶部，而不是从脑室底部向上凸起。呈广泛结节性变异型的婴儿病例罕见，在蚓部或第四脑室呈现葡萄样或脑回状形状[742-743]。

髓母细胞瘤通常是散发的，但已知其可以并发于某些遗传性疾病中（见表43.2）[278]。2型**Turcot综合征（Turcot syndrome）**是一种常染色体显性遗传病，其特征是发生髓母细胞瘤，伴有结肠腺瘤性息肉病和染色体5q21上*APC*基因（Wnt信号通路的负调控基因）的胚系突变。髓母细胞瘤的发病风险显著增加也是**痣样基底细胞癌（“Gorlin”）综合征［nevoid basal cell carcinoma (“Gorlin”) syndrome］**的特征——一种常染色体显性遗传综合征，由*PTCH1*基因（染色体9q22.3）的胚系突变引起，或较不常见由*PTCH2*（1p34.1）或*SUFU*（10q24.32）基因的胚系突变引起，*PTCH1*突变引起的髓母细胞瘤的发病率约为2%，后两种突变中髓母细胞瘤的风险增加了约20倍[744]。还有其他许多表现，包括：牙源性角质囊肿，手掌和足底的角化不良，巨颅和其他骨骼异常，大脑镰和鞍隔的层状钙沉积，显著发病早的卵巢的钙化纤维瘤和多灶基底细胞癌，日光暴露和隐藏皮肤的累及，黑色素沉积，相关的钙化，以及临床惰性病程。因为这些基因都涉及音感刺猬基因（Sonic Hedgehog, SHH）基因信号通路，所以大多数肿瘤是促纤维增生性/结节状或广泛结节性SHH活化的髓母细胞瘤并不奇怪，主要在婴儿期表现。SHH活化的、*TP53*突变的髓母细胞瘤发生在胚系TP53基因突变（germline TP53 gene mutation）［包括**Li-Fraumeni综合征（Li-Fraumeni syndrome）**］的情况下，前面提到过为易患星形细胞肿瘤和其他类型的肿瘤，还有被认为是更为复杂的**Fanconi贫血（Fanconi anemia）**D1亚型，由*BRCA2*（13q12.3）基因突变导致（这些也使患者处于发生乳腺癌、Wilms瘤和血液肿瘤的风险中），并且在**Rubinstein-Taybi综合征（Rubinstein-Taybi syndrome）**中的发生频率可能增加（伴随着少突胶质细胞瘤和脑膜瘤）。后者是由于染色体16p13.3上*CREB*结合蛋白基因突变导致，其特征为先天性认知障碍、生长迟缓、小头畸形、伴有异常面容以及拇指和脚趾增宽。也有认为髓母细胞瘤与**Coffin-Siris综合征（Coffin-Siris syndrome）**（有智力障碍、出生后生长障碍、关节松弛以及伴有缺少甲床的第五手指短指症综合征）相关的报道，以及与DNA修复蛋白编码基因*NBN*或*NBS1*的胚系突变相关的癌相关的报道，即易患**Nijmegen破损综合征（Nijmegen breakage syndrome）**[745]。

髓母细胞瘤的综合性/分子学诊断（变异型）

就目前讨论而言，已有两种主要的组织学变异型被确认，它们是“经典型”（图43.108A）和“促纤维增生性/结节状”亚型（图43.109A），稍后讨论。尽管如此，

表43.2 2016版WHO的髓母细胞瘤的综合性诊断

变异型/亚变异型	高峰年龄	常见部位	组织学	常见的免疫表型	分子学特征	预后
WNT活化型	儿童至年轻人	背侧脑干、小脑脑桥角、小脑脚	经典型	核β连环蛋白*	6号染色体单体，*CTNNB1*突变	良好
SHH活化型和*TP53*野生型（婴儿）	婴儿	小脑蚓部	促纤维增生性/结节或EN	GAB1+，YAP1+，有限的p53阳性	胚系*PTCH1*或体系*SUFU*突变，9q、10q和14q的LOH	中等至良好
SHH活化型和*TP53*野生型	青少年至年轻成人	双侧小脑半球	促纤维增生性/结节，罕见经典型	GAB1+，YAP1+，有限的p53阳性	体系*PTCH1*或*SMO*突变，9q、10q和14q的LOH	中等
SHH活化型和*TP53*突变型	儿童	双侧小脑半球或小脑蚓部	促纤维增生性/结节，大细胞/间变性，罕见经典型	GAB1+，YAP1+，p53强阳性	*PTCH1*或*SUFU*加*TP53*（+/–胚系）和*TERT*突变、染色体碎裂、基因扩增	差
非WNT/非SHH型（第3组）	儿童	小脑蚓部	经典型，大细胞/间变性	GAB1−，YAP1−	*MYC*基因扩增，c-myc过表达，i17q	差
非WNT/非SHH型（第4组）	儿童	小脑蚓部	经典型，大细胞/间变性	GAB1−，YAP1−	i17q	中等

*β连环蛋白正常在髓母细胞瘤的胞质中表达，但转位性核表达对WNT活化型相对特异。然而，核阳性表达在一些病例中可能是非常局灶性的

WHO现在认可的是临床病理学相关的分子亚型，即连同组织学形态形成综合性诊断分类（类似于先前提到的对弥漫性胶质瘤所用的分类方法）。WHO的髓母细胞瘤的综合性诊断分类方法如表43.2所示，它们是基于转录、甲基化和微小RNA分析研究的分类，显示了四个主要分子类型（WNT、SHH、第3组和第4组），并且SHH活化的髓母细胞瘤进一步划分了临床病理学相关的亚组[746-748]。WHO认识到，第3组和第4组之间仍然存在很大的遗传学重叠，也缺乏便于检测的重复性好的免疫组织化学替代方法，因此，WHO对这两种亚型采用了以前建议的非WNT/非SHH的命名[749]。应用诊断标志物的三种免疫组织化学染色可以将这些变异型分为：**WNT活化型（WNT activated）**（β连环蛋白核阳性和YAP1阳性，约10%；见图43.108B），**SHH活化型（SHH activated）**（β连环蛋白胞质阳性、GAB1和YAP1阳性，约30%；见图43.109B），以及非WNT/非SHH型（non-WNT/non-SHH）（β连环蛋白胞质阳性、GAB1和YAP1呈阴性；约60%；其中第3组20%，第4组40%）。通过添加第4个标志物p53（见图43.109C），还可以检测到大多数SHH活化型和***TP53*突变型**髓母细胞瘤，它们具有高侵袭性的临床行为，并且与一个亚群（Li-Fraumeni综合征）中的胚系突变有关；这类病例除了表达GAB1和YAP1，通常还显示强而广泛的p53核阳性[750-752]。

此外，SHH组存在治疗相关的突变差异，例如，有*PTCH1*突变的肿瘤对Smoothened（SMO）抑制的反应最有可能好，而包含*SUFU*突变或*MYCN*扩增的肿瘤可能耐药[753]。最后，预后方面存在着较大差异，WNT活化的肿瘤是迄今为止预后最好的（用较不激进/神经毒性小的治疗方法可治愈），而SHH活化的、*TP53*突变的和第3组变异型最具致死性，需要更为激进的治疗策略。不考虑潜在的分子亚型的情况下，其他预后不良的影响因素包括个体遗传学改变（例如MYC扩增）和大细胞/间变型组织学形态。鉴于组织病理学（稍后将更详细地描述）和分子亚型均可提供独立的预后信息，2016版WHO分类方法推荐将两者纳入综合性诊断（例如，髓母细胞瘤，*SHH*活化的和*TP53*野生型分子变异型，促纤维增生性/结节状组织学变异型）。然而，与胶质瘤一样，人们认识到，并不是对每例病例都能提供其分子特征证据，因此，“髓母细胞瘤，非特殊型”的诊断仍然被完全认可。在组织学发生方面，共同的基因类型和抗原表达方式已经转变为证据，已证实了SHH活化的髓母细胞瘤（主要是促纤维增生性/结节状组织学亚型）来源于胚胎外颗粒层的成分（这些细胞从第四脑室顶迁移到胚胎小脑皮质表面，是内颗粒神经元的最终来源），而WNT活化的髓母细胞瘤被认为发生自脑干背侧的、起源于菱形唇的前体细胞[738]。

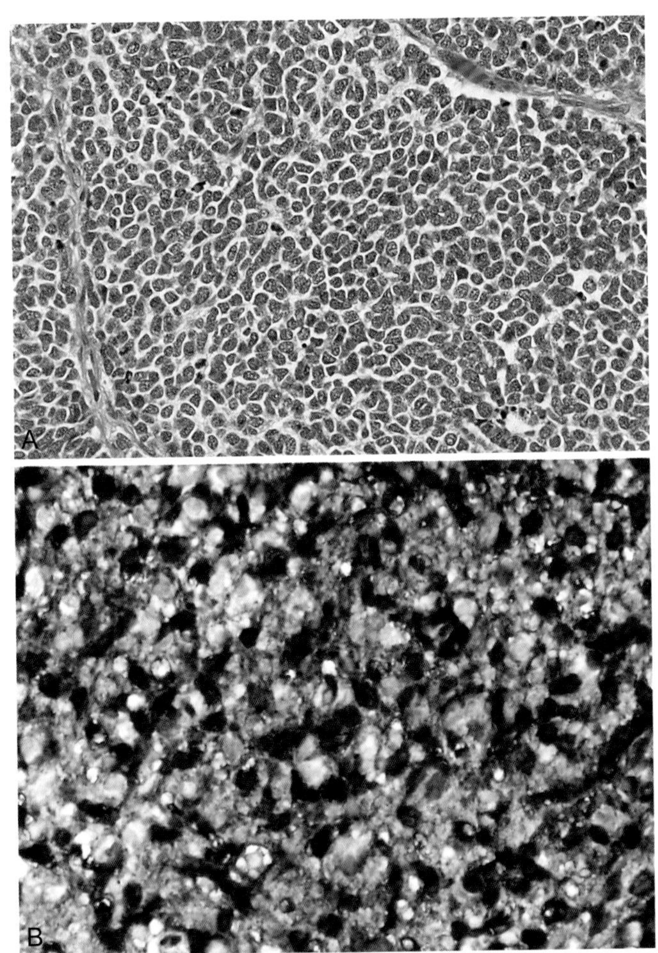

图 43.108 **髓母细胞瘤（经典型和 WNT 活化亚型）。A**，典型的髓母细胞瘤是富于细胞的肿瘤，由小的、未分化样成分组成，胞质不多，易出现胞核塑形。**B**，经典型髓母细胞瘤的一个亚型显示有 WNT 通路激活，最常通过核 β 连环蛋白免疫反应阳性

髓母细胞瘤组织学和已知的变异型

髓母细胞瘤均被归为 WHO Ⅳ级肿瘤，被认为是具有潜在侵袭性的肿瘤，需要手术和辅助治疗，以防止局部复发和转移（特别是沿着 CSF 通路的转移）。虽然经典型和促纤维增生性 / 结节状变异型都无可争议地沿着胶质和神经元谱系分化，但神经元分化明显更常见。尽管很少见明显的神经节细胞成熟，绝大多数髓母细胞瘤（包括完全未分化的组织学形态）均显示至少局灶突触素免疫反应呈阳性。除了刚刚提到的苍白岛，可以在光学显微镜水平观察到的神经元分化的可靠指标还包括 Homer Wright 菊形团，这是由肿瘤细胞核呈放射状围绕着没有中心腔的纤维性物质的小缠结排列而成（图 43.110）。超微结构研究证实，这种结构的核心和苍白岛的神经毡样基质都是由神经元的胞质突起组成的，充满平行排列的微管，并连接着特殊的黏着斑，其特征仅限于与胚胎性神经元中[754]。此外，Homer Wright 菊形团和苍白岛灶均对突触素和其他神经元相关的胞质抗原呈集中的免疫反

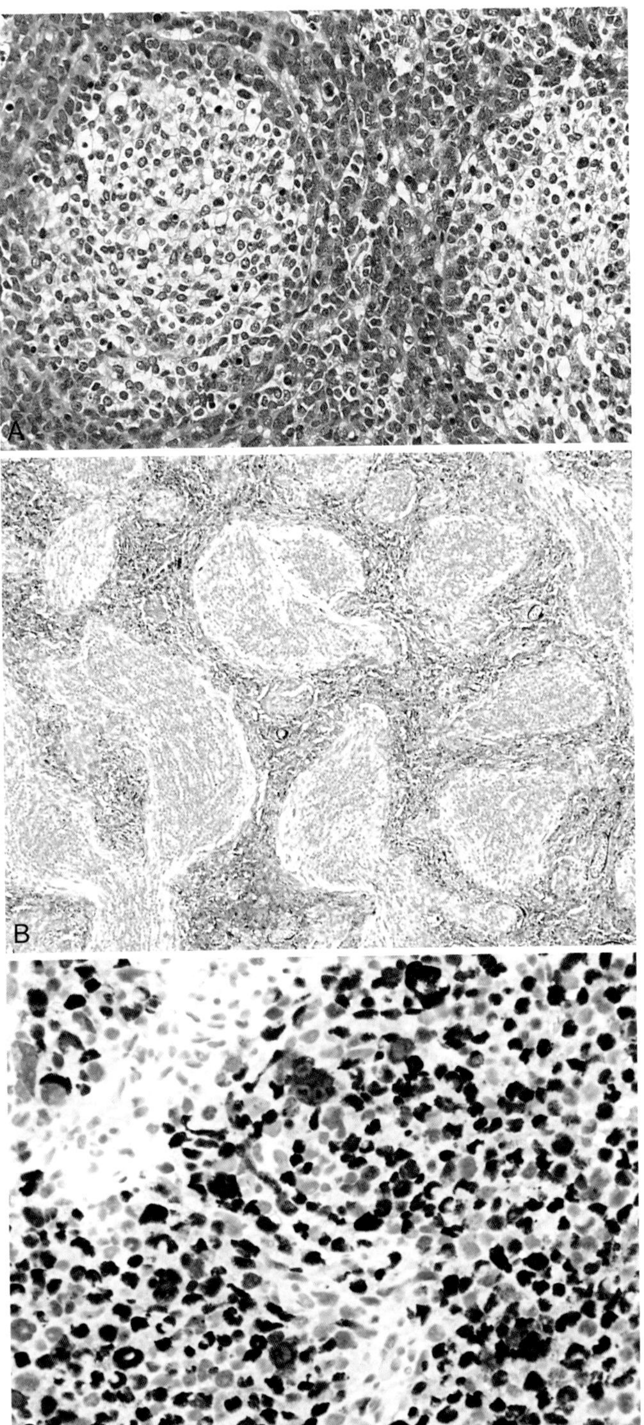

图 43.109 **髓母细胞瘤（促纤维增生性 / 结节状和 SHH 活化亚型）。A**，细胞密度减少的微结节区（“苍白岛”）是这种髓母细胞瘤变异型的显著特征。**B**，几乎所有促纤维增生性 / 结节状髓母细胞瘤均显示 SHH 途径激活，包括 GAB1 免疫反应阳性，通常在结节间表达最强。**C**，预后差的 SHH 活化型髓母细胞瘤特征性表现 p53 过表达，常伴有叠加的间变性细胞学特征

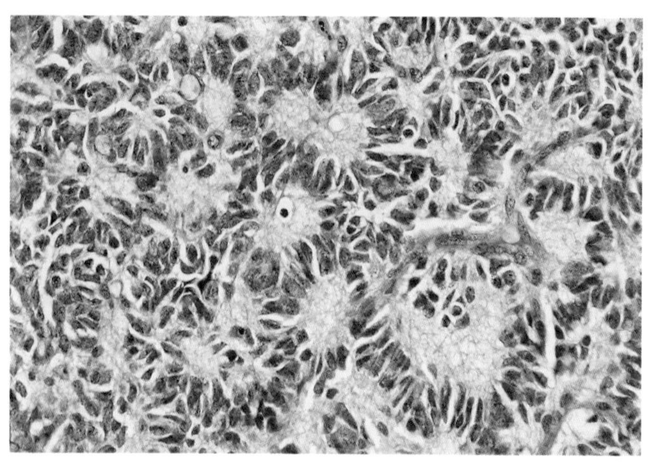

图 43.110 **髓母细胞瘤**。Homer Wright 菊形团由肿瘤细胞核环绕胞质突起的缠结组成，这些结构提示肿瘤沿神经元系分化

应阳性，包括三型 β 微管蛋白和微管相关蛋白 2[755]。苍白岛也显示 TrkA 和 TrkC 神经营养因子受体免疫表达上调 [756]。髓母细胞瘤也包含 NFP 免疫反应阳性的细胞群，对 Hu[334] 和 NeuN[358 ,756] 神经元核抗原免疫反应呈阳性。后者的免疫反应阳性揭示了苍白岛的少突细胞样成分是小神经元或“神经细胞”型的。

经典型髓母细胞瘤在免疫组织化学检测中常被发现在间质血管附近有 GFAP 阳性成分增生，并可显示有反应性星形细胞的典型星形胞质轮廓。虽然在转移灶中发现了类似的细胞提示可能至少有一些细胞代表终末期分化的肿瘤性星形细胞，但这些细胞通常被认为是陷入的细胞 [278]。很少见到 GFAP 阳性细胞呈无可争议的肿瘤形态 [757]，也很少在常规显微镜检查中表现明显的胶质细胞分化。GFAP 阳性的肿瘤细胞具有胞质边缘和突起，呈明显的网状，通常位于促纤维增生性 / 结节状髓母细胞瘤的苍白岛周围，表明这些微结节是星形细胞和神经元各自发展的组织中心 [755]。我们提到过，一些髓母细胞瘤对光感受器相关蛋白质免疫反应呈阳性，包括视紫红质和视网膜 S 抗原 [758]，以及含有 Flexner-Wintersteiner 型感觉神经菊形团的奇特变异型 [759]。与视网膜母细胞瘤和松果体母细胞瘤相同，这些光感受器分化的证据证实了这些胚胎性肿瘤的统一细胞学来源，但这是一个备受争议的假说。髓母细胞瘤的免疫表型还包括波形蛋白、结蛋白（通常局限于小的肿瘤细胞）、巢蛋白（一种Ⅵ类中间丝蛋白，许多类型的胚胎细胞表达，包括发育中的 CNS 的神经上皮的前体细胞）、神经细胞黏附分子（NCAM）以及神经生长因子及其受体的表达 [278]。甚至有报道描述其有胞质肌动蛋白的表达 [760]，以及例外的情况下可显示 CK（AE1/3）免疫反应阳性。后者若有表达，通常是局灶性的。

关于免疫表型及其鉴别诊断的作用，正如前面强调的，几乎所有髓母细胞瘤（包括完全未分化的组织学类型）突触素标记均呈阳性，这一属性有助于除外混淆性病变，例如，低分化第四脑室室管膜瘤，其他间变型胶质瘤，以及原发性小脑的淋巴瘤（通常是 B 细胞表型）。髓母细胞瘤通常不表达 TTF-1[474]，这点有助于鉴别可能使成人神经外科标本的诊断复杂化的突触素阳性的转移性肺小细胞癌。我们还没有遇到过表现为一个孤立的小脑转移灶的其他隐匿性小细胞癌的情况。读者应参考非典型性畸胎样 / 横纹肌样肿瘤（AT/RT）的部分——讨论了发生于小脑的、常含有类似髓母细胞瘤样小细胞成分的胚胎性肿瘤的鉴别诊断。在应用 INI1 抗体的免疫组织化学检测中，真正的髓母细胞瘤不显示横纹肌样瘤相关的 *SMARCB1* 基因异常或其蛋白质产物的丢失 [278]。

这里选择引用的只是众多髓母细胞瘤免疫组织化学表型的详细研究的一小部分，并且没有试图分析其中的矛盾（目前临床上不重要）数据，这些研究尝试将神经元、胶质、光感受器的抗原表达和肿瘤行为联系起来 [757,761-762]。如前所述，综合性分子诊断已经基本取代了这些考虑，并已经为临床分层提供了一个更可靠的方案。

经典型髓母细胞瘤（classic medulloblastoma）是质脆易碎的、灰白色实性肿块，大部分较原始，由未分化的小细胞紧密排列成密集的片状（见图 43.108）。其胞核通常是致密深染的，呈圆形或成角，周围很少有或没有明确的胞质（核 / 质比高），并易于因邻近细胞而变形（“塑形”）。可遇到旋涡状或束状结构，因为其胞核倾向于排列在致密的血管周围假菊形团中或排列成紧凑的、有规律的栅栏状。间质元素通常很少，由小血管组成，只有在例外的情况下才显示增生性改变（很少出现高级别胶质瘤的特征性肾小球样改变）。核分裂象很多，MIB-1（Ki-67）标记指数经常 > 50%，但大多数髓母细胞瘤很少显示明显的地理样坏死。然而，坏死区出现时，很少会被呈胶质母细胞瘤样的栅栏状肿瘤细胞包围。在神经外科标本中，局灶播散通常比较明显，包括相邻神经实质弥漫性浸润，肿瘤细胞软膜下聚集——引起一个与固有胎儿外颗粒层的比较，并延伸到蛛网膜下隙，伴有沿着广基前方或穿透血管周 Virchow-Robin 间隙的小脑皮质下方的再浸润。与软脑膜 - 蛛网膜的连接可引起相当程度的纤维增生，在旺炽的病例中迫使肿瘤细胞排列成单列、小梁甚至席纹状。Homer Wright（也被称为神经母细胞性）菊形团是经典型髓母细胞瘤中常见的但并非恒定出现的特征。罕见的病例可以有伴有神经细胞分化的苍白结节特征，但缺乏促纤维增生性 / 结节状髓母细胞瘤的富含网织纤维的细胞间区域（见下文）；有些人将这类病例称为“双相型”[763]，它们在分子水平上通常与非 WNT/ 非 SHH 型（第 3 组或第 4 组）髓母细胞瘤相对应。相反方面存在相似的诊断陷阱，一些经典型髓母细胞瘤显示软脑膜浸润灶内细胞间网织纤维沉积增加，但缺乏促纤维增生性 / 结节状髓母细胞瘤的结节。值得注意的是，组织学上所有 WNT 活化型髓母细胞瘤都是经典型的，但在经典型髓母细胞瘤中可见所有其他分子变异型，因此，在进行综合性诊断之前需要进行进一步的检测。也就是说，儿童期发病的累及脑干背侧、小脑脑桥角和（或）小脑脚的髓母细胞瘤极有可能是 WNT 活化亚型。

促纤维增生性/结节状髓母细胞瘤（desmoplastic/nodular medulloblastoma）通常发生在婴儿，累及小脑蚓部，但位于外侧小脑半球的这种肿瘤特别多发生在年龄较大的儿童和成人中。手术中，可见这些肿瘤基底位于脑膜，常呈分叶状，界限清楚，质硬，由于网织纤维和胶原沉积而得名。促纤维增生性/结节状髓母细胞瘤具有特征性的“苍白岛”，有微结节和无网织纤维区——使其在许多低倍镜下形态类似于淋巴滤泡增生，周围是更原始的细胞且其间有丰富的网织纤维（见图 43.109）。苍白岛的特征是：细胞少，纤维性基质也少，出现少突胶质细胞样细胞（但事实上是神经细胞），BCL2 表达下调，细胞凋亡增加，核分裂活性和 MIB-1（Ki-67）标记指数显著下降；苍白岛不只是不含结缔组织，而且代表了局灶神经元发的进行性成熟和潜在胶质分化（见下文进一步讨论）。由于认识到这种现象（以及避免与胶原化髓母细胞瘤的其他经典型形态混淆），WHO 特别将这些肿瘤命名为“促纤维增生性/结节状”。在大多数病例中，缺少 Homer Wright 菊形团也有助于将其与经典型髓母细胞瘤区别开。根据前面所概述的严格诊断标准，所有的促纤维增生性/结节状髓母细胞瘤都属于 SHH 活化的分子组。

神经细胞的进一步成熟是以前被称为“**小脑神经母细胞瘤（cerebellar neuroblastoma）**”或“**神经母细胞髓母细胞瘤（neuroblastic medulloblastoma）**”的罕见肿瘤的特征，它们现在被称为“**广泛结节型髓母细胞瘤（medulloblastoma with extensive nodularity）**”[278,742]。从本质上说，这些肿瘤是促纤维增生性/结节状髓母细胞瘤的夸张形式，显微镜下，显示明显的叶状结构，有特大的、异常拉长的无网织纤维区，尤其富含突触素阳性的纤维性基质和线性排列的无核分裂活性的一致性小圆神经细胞（图 43.111）。与传统的促纤维增生性/结节状髓母细胞瘤相反，其伴有原始细胞的富含网织纤维的区域明显减少。这些细胞的神经元分化性质明显，因为其精细的胞质突起充满透明的和致密核心分泌囊泡并终止于突触连接。一些病例包含可识别的中到大的神经元，这种胚胎性肿瘤很少连续成熟至神经节细胞瘤或节细胞胶质瘤的组织学形态[764-765]——在传统的髓母细胞瘤的个别病例中也记录到这种现象（可能是治疗引起的）[766]。这类髓母细胞瘤好发于 3 岁以下的儿童，其预后比其他亚型（尤其是在这个年龄组的）更好[742,767]。虽然不是都符合，但这类肿瘤的神经影像学表现为小脑肿块，呈葡萄串状对比增强结节，具有诊断性意义[768]。通常与婴儿期的促纤维增生性/结节状髓母细胞瘤相应，该亚型均为 SHH 活化型。

“大细胞”和“间变型”髓母细胞瘤（“large” cell and "anaplastic" medulloblastoma）的特征为具有特别侵袭性的行为和治疗耐药（图 43.112）[769-771]。前一种描述适用于明显或完全由单形性大圆细胞组成的肿瘤，伴有泡状核、突出的核仁和不同程度丰富的嗜酸性胞质。“间变型”肿瘤在胞核的大小和轮廓上显示有明显变异，在一些病例中可见的多核和奇异巨细胞。在许多病例中，其肿瘤细胞的同类相食性的包裹是其一个显著的特征。事实上，显示这些改变的肿瘤在细胞学上有相当大的重叠，这促使 2016 版 WHO 分类方法考虑将它们合并在**大细胞/间变型髓母细胞瘤（large cell/anaplastic medulloblastoma）**分类项下。它们通常核分裂象多，可见大量凋亡细胞，融合成片和匐行相连。通常突触素呈胞质阳性（常呈核旁点状），也可显示 NFP 和嗜铬素阳性。有文献记载，它们局灶表达 GFAP，但并不常见。具有鉴别诊断价值的是：大细胞/间变型髓母细胞瘤不显示纤维性或球形嗜酸性核旁包涵体、EMA 免疫反应阳性、22 号染色体异常或 INI1 蛋白表达缺失这些非典型性畸胎样/横纹肌样肿瘤（AT/RT）的特征[278]。大细胞/间变型的特征可能在发病时很明显，或仅在复发时才出现，常出现在保留经典型或促纤维增生性/结节状成分的髓母细胞瘤中，并可出现在具有肌源性和（或）黑色素分化的髓母细胞瘤中（见下文讨论）[772-773]。这些观察再加上已证实大细胞或间变型形态特征的肿瘤可能具有与传统髓母细胞瘤相同的“背景”遗传表型（例如等

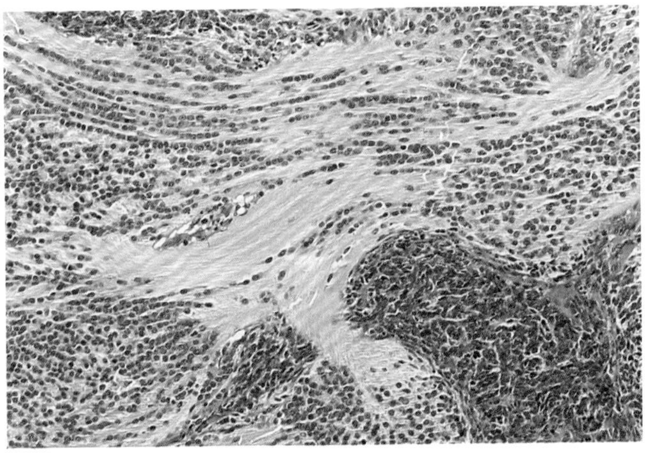

图 43.111 **广泛结节型髓母细胞瘤**。这种类型的髓母细胞瘤的典型特征是流线型排列的圆形、“神经细胞性”肿瘤细胞核位于积聚的胞质突起内

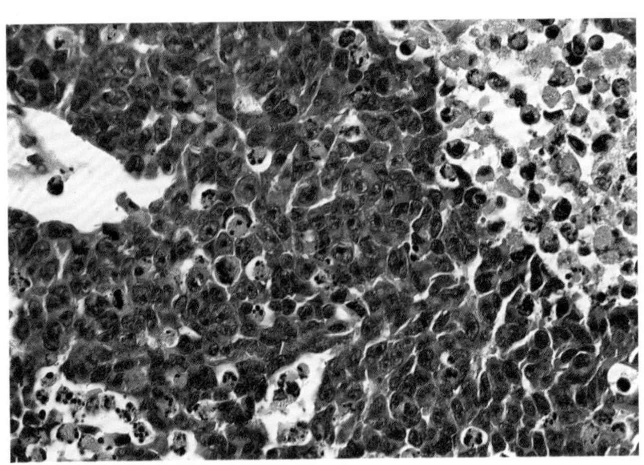

图 43.112 **大细胞/间变型髓母细胞瘤**。这种恶性髓母细胞瘤亚型的特征是：细胞增大，有明显的核仁，核分裂和凋亡活跃

臂染色体 17q 形成)，同时具有许多额外的基因变异[746,774]，表明不应将这类肿瘤视为根本上独特的髓母细胞瘤亚型，而是显示进展相关表现的变异型。大细胞 / 间变型髓母细胞瘤可见于所有的分子分类，尽管在预后差的第 3 组(非 WNT/ 非 SHH)亚型中更多见，这进一步证明了前面的观点。先前提到的作为一个不良预后的指标，*MYC* 癌基因扩增，在这一组中也特别常见[775-776]。

大细胞 / 间变型髓母细胞瘤的恶性临床生物学行为已被一些临床试验合作组认识到，他们将这类患者分类为“高风险”患者，不考虑患者年龄、肿瘤范围和手术切除的完整性。在这方面，我们提出了根据间变性的范围和程度对髓母细胞瘤进行正式分级的建议——已被证明与临床相关并已成为标准性实践[771]。鉴于细胞大小、多形性、核分裂活性和凋亡活性都是髓母细胞瘤分类的连续变量，这些形态学标准的重复性差，WHO 强调，在诊断时它们应具有“严重”并代表肿瘤大部分的间变型或大细胞表型特征。

某些罕见的髓母细胞瘤形式值得进一步评论。**黑色素性髓母细胞瘤(melanotic medulloblastoma)或伴有黑色素分化的髓母细胞瘤(medulloblastoma with melanotic differentiation)**(按照 WHO 建议的说法[278])被定义为含有管状、乳头状或巢状排列的色素细胞[773,777-778]。应用传统的黑色素组织化学方法染色可以显示其有不同成熟阶段的黑色素小体，表达 HMB-45 和 CK(AE1/3)，这些反映了视网膜色素上皮细胞系的分化。虽然这种病变组织学上与发生在上颌和附睾区的惰性婴儿黑色素神经外胚层肿瘤有一些相似之处，但它们是一种易于沿 CSF 通路发生早期和广泛神经轴播散的高级别恶性的肿瘤。**髓肌母细胞瘤(medullomyoblastoma)或伴有肌源性分化的髓母细胞瘤(medulloblastoma with myogenic differentiation)**(后者是 WHO 认可的术语)是因其异源性横纹肌母细胞成分而得名的[772,779]。经典型髓母细胞瘤、促纤维增生性 / 结节状髓母细胞瘤和大细胞 / 间变型髓母细胞瘤均可产生这种成分[772]。对这种奇特的病种有各种理解：一种认为，这种肿瘤是一种显示出多潜能神经上皮前体细胞的高度可塑性的髓母细胞瘤；一种认为，这种肿瘤来源于神经嵴(外胚层间充质)祖细胞，具有分化为横纹肌细胞系的能力；一种认为，这种肿瘤是有肌母细胞成分的复合性肿瘤，其来源于软脑膜或间叶成分的二次肿瘤诱导；最后一种认为，这种肿瘤是不平衡、双胚层畸胎瘤。以髓肌母细胞瘤报道的一些病例具有三胚层畸胎瘤、形态成熟的囊性成分[779]。一些髓肌母细胞瘤含有 17q 等臂染色体——这表明了它们与传统的髓母细胞瘤有亲缘关系[772]。其他已报道的变异型包括：包含肌性和黑色素两种成分的变异型[773]，**伴有软骨样分化的髓母细胞瘤(medulloblastoma with chondroid differentiation)**[780]，以及显示有等臂染色体 17q 形成并具有髓母细胞型、神经节细胞、星形细胞以及室管膜、软骨、肌性和腺性成分的小脑肿瘤[781]。一组成人发病的肿瘤最初被命名为“**脂肪瘤样髓母细胞瘤(lipomatous medulloblastoma)**”，现在被认为与神经细胞性肿瘤关系更密切。这些在目前的 WHO 分类中被称为**小脑脂肪神经细胞瘤(cerebellar liponeurocytoma)**(见图 43.96)，并在相应章节讨论(见“中枢神经细胞瘤和脑室外神经细胞瘤”)。传统的髓母细胞瘤可能偶尔可以含有数量明显的载脂细胞，这些细胞通常已被证实是泡沫样巨噬细胞[649]，但可能代表伴有脂肪细胞样或脂母细胞样特征的脂肪化肿瘤细胞[654]。

临床变量

目前，髓母细胞瘤的治疗方法除了要依据综合性组织学和分子诊断外，还要依据临床变量[278]。“标准风险”患者是：3 岁或以上的患者，对局限在后颅窝的肿瘤已经完整(或接近完整)的手术切除。在这类预后相对好的临床组，化疗和全神经轴放疗的联合治疗方案已使 5 年生存率超过 80%，且有后期复发的患者很少。“高风险”患者是：诊断时 3 岁以下的儿童和有明显 CSF 播散的任何年龄的个体(初次评估发现有 30% 左右的病例)，神经外转移或术后瘤块(＞1.5 cm^2)残留，情况不好。目前还不清楚婴幼儿的高死亡率是否反映了肿瘤的内在生物学特性，或是否是神经肿瘤科医师不愿意将未成熟的神经系统暴露在可预测的有毒剂量的、疾病控制所必需的辐射之下。当然，儿童髓母细胞瘤幸存者的代价来自常规放疗，包括：生长受限，内分泌疾病，显著的智力缺陷，行为障碍，以及诱导继发性肿瘤发生，包括脑膜瘤、肉瘤、胶质母细胞瘤；这些是令人沮丧的，但也推动着以减少儿童病例的 CNS 辐射暴露为目标的研究继续。在这方面有证据表明，促纤维增生性 / 结节状髓母细胞瘤和广泛结节型髓母细胞瘤的婴幼儿患者，在肿瘤切除后可避免放疗，而仅进行化疗治疗[278]。虽然治疗失败后复发通常呈后颅窝或沿颅脊髓轴，但偶尔髓母细胞瘤也会转移到较远的部位[782]。广泛分布的骨转移占全身转移的 90% 以上，但也可能累及肝、淋巴结和肺以及腹腔(通过用来缓解梗阻性脑积水的脑室 - 腹腔分流术)。尽管髓母细胞瘤复发通常符合 Collins 法则——将儿童胚胎性肿瘤复发的风险期定义为患者诊断时的年龄加 9 个月，但也可能遇到较晚的复发(包括硬膜外播散)。

具有复层菊形团的胚胎性肿瘤

WHO 分类中新命名的**具有复层菊形团的胚胎性肿瘤，C19MC 异常(embryonal tumor with multilayered rosettes, C19MC-altered)**包括：之前被命名为**富含神经毡和真性菊形团的胚胎性肿瘤(embryonal tumor with abundant neuropil and true rosettes)**(图 43.113A)或**室管膜母细胞瘤(ependymoblastoma)**的大多数病例，以及以前分类为具有非典型性特征或不同分化的髓上皮瘤或“原始神经外胚叶肿瘤”的一组病例[278,783-784]。被定义为 19 号染色体上存在含有微小 RNA 簇的扩增，通常 LIN28 免疫反应呈阳性(见图 43.113B)，伴有经典的组织学但未进行分子检测的病例可能被命名为**具有复层菊形团的胚胎性肿瘤，非特指型(embryonal tumor with multilayered rosettes, not otherwise**

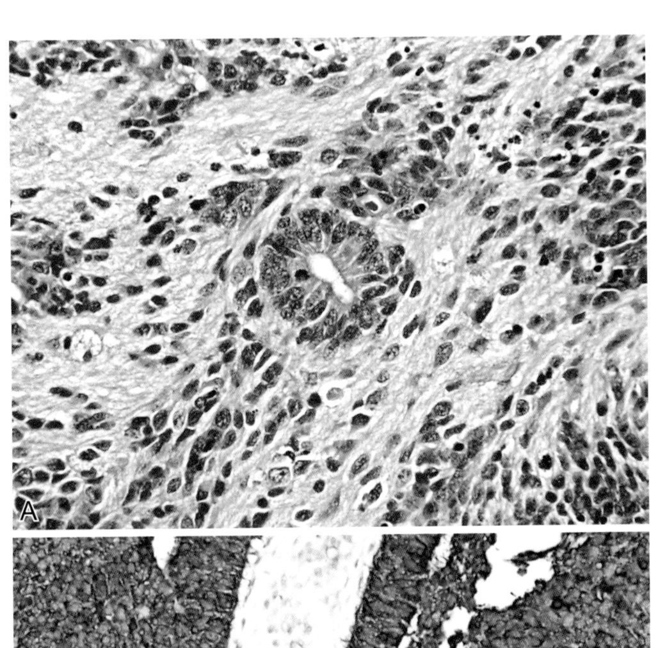

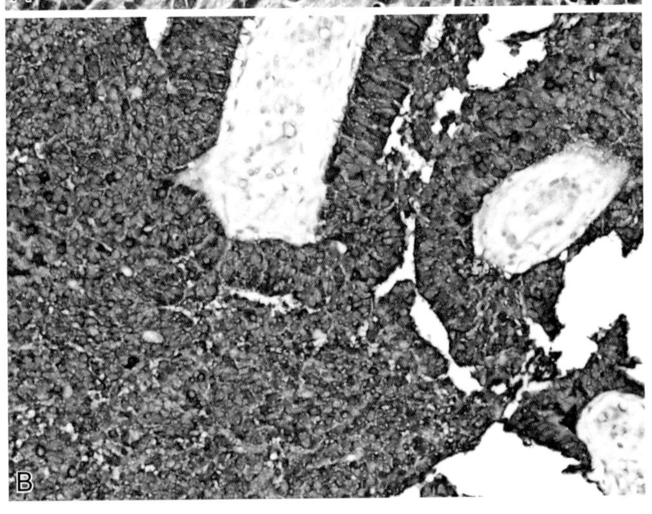

图 43.113 **具有复层菊形团的胚胎性肿瘤**。**A**，伴有丰富的神经毡和真菊形团的典型的亚型，可见精细纤维性基质中有原始神经上皮成分和室管膜母性菊形团（中心所示），后者有边界清楚的腔（虽然通常很小），由伴有顶端颗粒状点彩、核分裂活跃的肿瘤细胞组成。**B**，LIN28 免疫反应呈阳性在诊断中很有用，无论肿瘤是否类似于伴有丰富的神经毡和真菊形团的胚胎性肿瘤、室管膜母细胞瘤或髓上皮瘤

specified）。这种高度侵袭性的婴儿和幼儿的病变已被证明比以前怀疑的更多见，在一些病例研究中在所有幕上原始神经外胚叶肿瘤中所占比例高达 1/3 [355]，在 4 岁以下婴儿中所占比例占更高（一项病例研究的病例中位年龄是 29 个月 [784]）。它们最易发生在大脑半球，尽管大约有 1/4 发生在大脑外部位。与其他胚胎型 CNS 肿瘤相反，在神经影像学检查中，这种胚胎型肿瘤往往很少或没有对比增强。具有复层菊形团的胚胎性肿瘤，非特殊型这个病种通常结合了“室管膜母细胞瘤”和“神经母细胞瘤”的特征，在富含突触素和 NFP 免疫组织化学阳性的广泛的基质中嵌有室管膜母细胞性菊形团，并通常表现为神经元细胞密度低的广泛区域（见图 43.113A）。这种肿瘤细胞是由未分化的和神经母细胞成分组成，可以形成 Homer Wright 菊形团；一些病例中包含神经节细胞成分，或显示局灶线性排列的神经细胞成熟，类似于促纤维增生性 / 结节状髓母细胞瘤的“苍白岛”。也可见到大细胞 / 间变型髓母细胞瘤样组织学区域。室管膜母细胞性菊形团是由放射状、假层状排列的核分裂活跃的成分组成，具有圆形的中心腔，通常直径较小。近腔面的细胞顶端通常呈颗粒状，在超微结构水平上由黏附小带型细胞间连接相连。这些结构和分化差的非菊形团成分的 MIB-1 标记指数很高。然而，值得注意的是，仅有这个特征并不足以特异性地诊断这个病种，因为这个特征偶尔也会在其他胚胎性肿瘤中遇到，例如非典型性畸胎样 / 横纹肌样肿瘤 [785]。染色体 19q13.42 高水平基因扩增（伴有微小 RNA 簇上调，包括致癌性微小 RNA-372 和微小 RNA-373）是一个定义性的分子特征；虽然 LIN28 的免疫反应呈强阳性（尽管通常呈碎片状），可以作为一个有用的和敏感性高的替代性免疫组织化学标志物，但并不特异，因为部分髓母细胞瘤、非典型性畸胎样 / 横纹肌样肿瘤以及高级别星形细胞或室管膜性胶质瘤也可以表达 [783-784,786]。

具有复层菊形团的胚胎性肿瘤是一种恶性肿瘤，通常对手术治疗和辅助治疗不敏感。在迄今发表的一项病例数最多的病例研究报道中，在 54 例可评估患者中有 36 例死于疾病进展，诊断后接受治疗的病例的中位生存期仅为 13 个月，而未接受治疗的不到 1 个月 [784]。局部复发很常见，而软脑膜的传播会进一步使一些病例复杂化。

髓上皮瘤

髓上皮瘤（medulloepithelioma），当不伴有 C19MC 扩增和 LIN28 阳性（如前讨论）时，是一种罕见但高度侵袭性的肿瘤，通常发生在 5 岁以下的婴幼儿的大脑 [787]。其特征性的位置是在深部脑室旁，这种地理分布支持其起源于发育中前脑衬覆的胚胎性基质的假设，但髓上皮瘤也可发生于第三脑室 / 丘脑纹状体区、小脑、脑干、马尾、视神经 [788] 和鞍区 / 鞍上隔室 [789]。形态相似的眼部肿瘤已得到了很好的识别，并已有坐骨神经 [790] 或骨盆 [791] 生长的罕见病例记录。这些神经外变异型在这里不进行进一步详述。

髓上皮瘤通常块大，边界清楚，由易碎的灰粉色组织构成，可见出血、坏死，有时可见囊性改变。它们的定义性特征是：形成小管、带状结构或不常见的乳头状结构，被认为是原始神经管的髓上皮结构的再现（图 43.114）。这些由假分层柱状细胞构成，位于一个连续的、PAS 阳性的基底膜上，有时顶部有胞质小泡。PAS 阳性物质也可以呈模糊的、颗粒状假膜形态衬覆腔表面。核分裂象易见，通常位于基底侧，这一形态会让人想到中脑室旁发生的早期神经细胞增生活性高。这些内层、核分裂活跃的成分选择性表达巢蛋白，全层表达波形蛋白和微管相关蛋白 5（MAP-5），这些是与胚胎性神经管相同的抗原特征 [792]。一些观察者发现，这些结构局灶表达 GFAP、β 微管蛋白Ⅲ型和 NFP，但很少见 [793]。也有描述顶端 EMA 免疫反应呈阳性以及 NSE 和 CK 局灶胞质阳性的病例 [792-793]。值得注意的是，髓上皮结构的范围在不同病例中差异很大，可能仅局部出现在完全未分化的

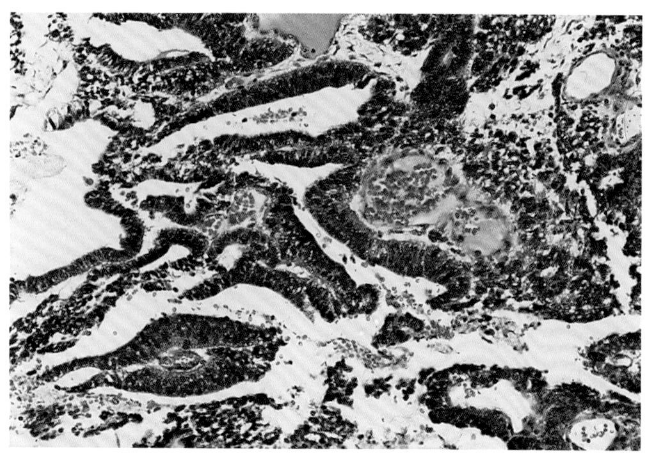

图 43.114 **髓上皮瘤**。这种原始神经上皮性肿瘤的特征是其柱状上皮成分呈管状乳头状排列

无排列的小细胞肿瘤中。

为了与其假设的干细胞来源保持一致，髓上皮瘤经常显示不同的分化和成熟，有时沿着星形细胞、室管膜、神经元细胞系，偶尔沿少突胶质细胞系 [787,793-795]。有 1 例管状乳头状、黑色素性第四脑室肿瘤被诊断为色素性髓上皮瘤的病例报道 [796]，也有 1 例含有软骨样、骨性和骨骼肌成分的病例报道 [797]。后者的确切分类与含有髓样神经上皮形成的未成熟畸胎瘤的关系仍不清楚。显然，在诊断髓上皮瘤之前，特别是在肿瘤性间叶组织识别出的情况下，应寻找并除外混合性非畸胎瘤生殖细胞成分以及内胚层或体壁外胚层分化的证据。

髓上皮瘤的鉴别诊断还必须包括伴有复层菊形团的胚胎性肿瘤和脉络膜丛癌。髓上皮瘤可含有室管膜母细胞性菊形团，但不同之处在于其神经髓质成分位于基底膜上，在超微结构水平上不形成室管膜的特征，例如冠状纤毛、微绒毛或粘连小带型的复杂细胞间连接 [798]。脉络膜丛癌不显示沿着星形细胞或神经元细胞系的不同分化，并容易形成比大多数髓上皮瘤更明显的绒毛状结构，但不同的是其显示 S-100 蛋白和 CK 的广泛免疫反应阳性。

髓上皮瘤是高度恶性肿瘤，尽管积极的手术和辅助治疗可能挽救一些患儿，但患者通常在诊断后 1～2 年内死亡，年龄和切除范围被认为是最重要的预后影像因素 [799]。原发部位的无法控制的生长是常见的死亡原因，但广泛的软脑膜转移也很常见，可发生在病程早期。

中枢神经系统神经母细胞瘤

中枢神经系统神经母细胞瘤（central nervous system neuroblastic tumor）的诊断适用于仅沿神经元细胞系分化的胚胎性外观的小脑外肿瘤。中枢神经轴的神经母细胞瘤通常表现为：发生在 10 岁以内（通常在 5 岁之前），位于大脑半球 [800-801]，尽管它们也可出现在脑室系统和椎管腔内 [802-803]。

神经母细胞瘤在发现时通常已经很大，但往往相对局限，由质脆易碎的灰色组织组成，易发生坏死、出血和囊性改变。在一些神经母细胞瘤病例中，诱发产生的胶原化间质导致肿瘤质硬并有不同寻常的分叶状轮廓。虽然这种区分没有生物学上的意义，但已知别了一些组织学变异型。**“经典型”神经母细胞瘤（“classic” neuroblastoma）**是由小的、核分裂活跃的细胞组成，它们有致密深染的胞核并呈高度密集片状分布。由缠结的胞质突起组成的纤细纤维基质可不同程度地出现。“经典型”神经母细胞瘤是最有可能包含 Homer Wright 菊形团和神经节细胞型大神经元的变异型。偶尔，有病例显示肿瘤细胞胞核在神经毡样基质内呈紧密栅栏状排列。其肿瘤细胞也可呈局灶栅栏状坏死，遇到这种情况时应首先除外胶质母细胞瘤。**“促纤维增生性”神经母细胞瘤（“desmoplastic” neuroblastoma）**因其纤维性间质而得名，它们大多数发生在肿瘤与软脑膜接触的部位，其组成细胞呈叶状、小梁状或单排排列。这些细胞比典型的神经母细胞稍大，其特征是泡状核、核仁明显，在一些病例中，核旁有少量嗜碱性或双嗜性胞质。**“过渡性”神经母细胞瘤（“transtional” neuroblastoma）**结合了经典型和促纤维增生性两种变异型的特征。中枢神经母细胞瘤很少显示能够用于分级的成熟性改变，而后者在腹膜后和纵隔后相应的肿瘤中常见——被命名为节细胞神经母细胞瘤 [804-805]。

在没有 Homer Wright 菊形团或无可争议的肿瘤性（相对于被包绕的）神经元的情况下，神经母细胞瘤的诊断需要超微结构或免疫细胞化学检测支持。神经突样胞质突起包含平行排列的微管、致密核心和透明的突触型小泡，是神经元分化的信号。突触形成通常发育不全的，只在少数病例中明显。如果免疫组织化学评估中胞质突触素或 NFP 呈阳性，就不需要进行电镜研究，NeuN 的核表达也可证实神经元系分化。迄今为止，SYN 阳性是敏感性最高的检测，尽管特异性较低，通常集中在纤维基质中。GFAP 的表达应主要局限于被认为是反应性星形细胞的细胞中。后者具有星状的胞质突起，在肿瘤 - 脑交界面数量最多，当在病灶较深处出现时，通常位于穿通血管附近。一些观察者认为，中枢神经母细胞瘤有能力产生 GFAP 免疫反应阳性的神经鞘成分 [804]，但对这些细胞的确切属性还远不清楚 [806]。最近的遗传学研究也提示有罕见的亚型，例如，伴有 FOXR2 活化的中枢神经母细胞瘤，伴有 CIC 改变的尤因肉瘤家族肿瘤，伴有 MN1 改变的病例，以及伴有 BCOR 改变的病例 [807]。因此，在今后的分类体系中，这些先前界定模糊的类别很可能要有相当大的改动。

对已报道的大脑神经母细胞瘤患者的生存数据的解读不甚明了，因为目前一些有关的病例研究包含了一些中枢神经细胞瘤或促纤维增生性婴儿节细胞胶质瘤病例，而后两者的预后都比较好；此外，这些病例研究中也包含了一些原始形态的星形细胞肿瘤和室管膜肿瘤病例。尽管如此，神经母细胞瘤似乎比其他原始的小脑外肿瘤更适合进行手术治疗和放疗 [800]。然而，神经母细胞瘤发生局部复发和 CSF 播散转移的风险很高，并且偶尔会扩散到神经外部位。值得注意的是，有局部晚期复发的个别病例其二次手术证实有中枢神经母细胞瘤向分化的神经节细胞瘤的成熟化[808]。

"极性胶质母细胞瘤"

与传统的观点不同[809]，所谓的"**极性胶质母细胞瘤（polar spongioblastoma）**"是一种具有独特特征的原始神经上皮肿瘤，在这里我们简单介绍一下，但对于这种特殊的肿瘤是否应给予这个命名并构成一个统一的病种仍存在相当大的争议[810]，这个诊断在 WHO 疾病分类学中已不再被认可。"极性胶质母细胞瘤"倾向发生在儿童的第三和第四脑室的室壁上，但目前缺少概括其临床病程的文献。其肿瘤是由梭形细胞组成，其胞核呈梭形，悬浮于纤细的单极或双极胞质突起之间，呈紧密栅栏状平行排列。这种引人注目的分布特征与迁移的胶质细胞（"胶质母细胞"）的放射状排列相关，这是 16 ~ 18 周阶段人类神经胚胎发生的特征[809]。怀疑人士指出，在典型的少突胶质母细胞瘤、毛细胞星形细胞瘤、胶质母细胞瘤、室管膜瘤、神经母细胞瘤和髓母细胞瘤等肿瘤中也可见到类似的节律性结构[810]。然而，支持人士认为，"极性胶质母细胞瘤"常有混合的传统少突胶质细胞和星形细胞成分已经简单证明了其起源于胶质细胞系分化的胚胎始基。由于缺乏明确的免疫组织化学、超微结构或分子特征，目前很难对这种病种不加批判地接受。我们的观点是，"极性胶质母细胞瘤"的诊断，如果不是所有，应该仅用在显示紧密、栅栏状生长方式但缺乏免疫组织化学或遗传学特征性诊断定义的肿瘤。

非典型性畸胎样 / 横纹肌样肿瘤

非典型性畸胎样 / 横纹肌样肿瘤（atypical teratoid/rhabdoid tumor, AT/RT）是一种高度侵袭性肿瘤，主要发生在婴幼儿[278,811-812]。成人病例非常罕见[813-814]。迄今为止报道的 90% 以上的患者诊断时年龄均小于 5 岁（平均 20 个月），近 50% 的患者患有小脑或小脑脑桥角肿瘤，常累及相邻的脑干。幕上（大脑或鞍上）病例至少占报道病例的 40%，远多于松果体区和脊髓内变异型所占比例。已有 AT/RT 发生在颅神经内的病例报道[815]，还有类似于 AT/RT 的肿瘤发生在低级别神经上皮肿瘤中（多形性黄色星形细胞瘤、节细胞胶质瘤、室管膜瘤或胚胎发育不良性神经上皮肿瘤）的病例报道，它们显然代表了一种与 INI1 表达缺失相关的奇特的肿瘤进展[200,426-427,816]。MRI 上，AT/RT 通常为块状、对比增强的肿块，囊性和出血性改变是其常见改变，其神经影像学特征与髓母细胞瘤和其他 CNS 胚胎性肿瘤难以区分。20% ~ 25% 的 AT/RT 患者在诊断时有 CSF 播散的证据，许多患者在确诊后几个月内死亡，存活 2 年以上的病例极其罕见，尽管最近采取的强化辅助治疗方案正在改善这一惨淡局面[817]。

AT/RT 与婴儿肾和软组织的横纹肌样肿瘤具有共同特征，即与 *SMARCB1/hSNF5/INI1* 双等位基因失活有关，该基因定位于染色体 22q11.2，编码一个广泛表达的 SWI/SNF 染色质重构复合体成员[818]。该家族蛋白质影响核小体的构象改变，即促进或限制转录因子的进入。大多数 AT/RT 显示的 *SMARCB1* 失活，符合经典的肿瘤抑制基因的"二次打击"机制，即部分缺失或 22 号染色体单体导致一个拷贝的丢失，第二拷贝遭受无意突变或移码突变（通常热点在外显子 5 和 9）而产生一种新生的终止密码子。也可遇到涉及两个基因拷贝的缺失或突变。虽然大多数 AT/RT 是散发的，但 *SMARCB1* 的胚系突变是家族性横纹肌样肿瘤易感综合征的基础，该综合征的特征是潜在的多灶性，CNS、肾和其他神经外原发性肿瘤，主要出现在 1 岁以内的患者[819]。如前所述，INI1 蛋白质产物表达的缺失是 AT/RT 的恒定特征，免疫组织化学方法有助于这些肿瘤的识别。

AT/RT 的命名是由其潜在的复杂的组织学特征决定的。事实上，只有少数病例完全由横纹肌样细胞组成，后者（显示的典型形态为细胞边界清楚，大的泡状核，大核仁，球形玻璃样的核周胞质包涵体）可能只是稀疏（或完全缺乏）地出现在肿瘤细胞中，这些肿瘤细胞具有均匀致密和嗜酸性、细颗粒状或空泡状、淡染或水样透明的胞质（图 43.115A）。这些非横纹肌样的大细胞主要是上皮样成分，可能也包括梭形、多边形和奇异的多核细胞，呈巢状或片状分布。一些病例中可见透明胶原带穿插。其他表

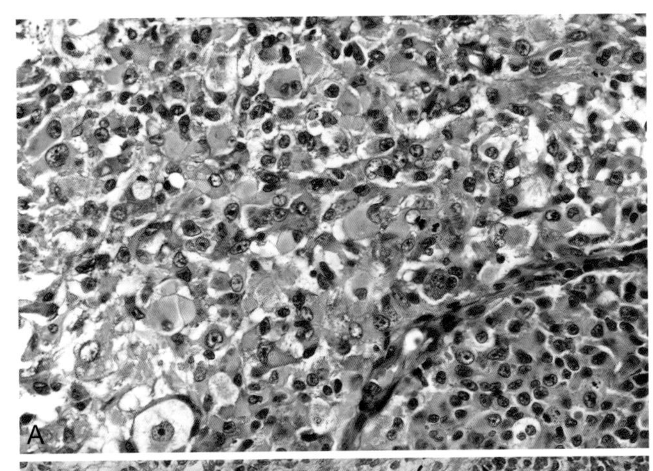

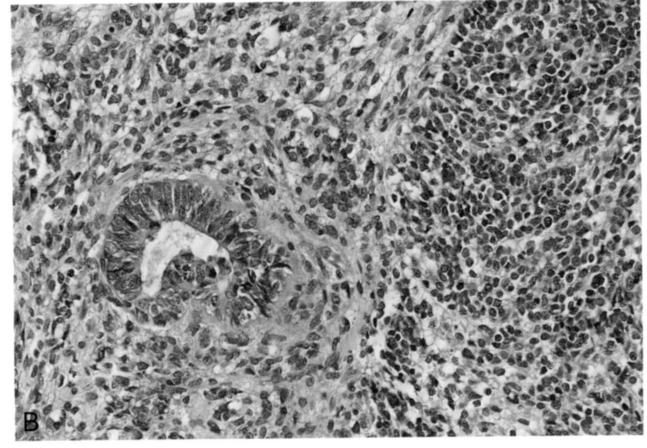

图 43.115　**非典型性畸胎样 / 横纹肌样肿瘤。A**，这个家族的肿瘤至少含有一些大的、横纹肌样表型的细胞。**B**，第二个病例，在右侧，可见一些原始神经上皮形态的小细胞成分；在左侧，可见包埋在间叶形态的肿瘤成分中的腺性分化结构

现为假乳头状结构形式或黏液样改变和脊索样生长方式。“畸胎样”的描述反映了这组肿瘤中许多肿瘤存在不同的肿瘤性组织成分（见图 43.115B）。最显著的表现是胚胎型小细胞成分，与髓母细胞瘤和其他 CNS 胚胎性肿瘤难以区分。这种成分可见于 60%～70% 病例中，而且是一些病例的主要成分，通常被认为是未分化的组织学表现，但可有 Homer Wright 菊形团、Flexner-Wintersteiner 菊形团或室管膜母细胞型菊形团，一些 AT/RT 包含室管膜管，或原始神经上皮中的神经管样结构。一些病例可有梭形细胞的间叶成分（这些成分通常具有胚胎间叶样外观），一些病例包含上皮成分，可以表现为黏附性细胞巢、腺样和腺管状结构或角质化型鳞状上皮岛。横纹肌系的分化尚未见报道。

免疫组织化学评估对于区分 AT/RT 与多种可能具有横纹肌样细胞学特征的肿瘤至关重要。常见一个复杂的免疫表型 [811-812]。横纹肌样和非横纹肌样大细胞成分总是显示波形蛋白呈阳性（胞质包涵体存在时呈强阳性），EMA 免疫反应几乎总是阳性，而且 GFAP 和平滑肌肌动蛋白（SMA）通常也呈阳性。每种抗原阳性细胞的比例非常不同。EMA 表达可以是弥漫性的或局限于胞质膜上；偶尔，抗 SMA 抗体呈胞质外周环状强表达（一些平滑肌肿瘤的表达形式）。在这方面，我们可以引用证实了 AT/RT 中肌源性分化程序的激活基因表达研究 [820]。大细胞组分常见 CK（AE1/3，CAM5.2）的免疫反应阳性，一些 NFP 和突触素可呈阳性。结蛋白阳性表达只出现在少数病例中，并通常局限于间叶或原始区域（也可表达 NFP、突触素和 GFAP）。毋庸置疑，上皮成分表达 CK 标志物，较少见表达 EMA。

然而，随着识别 *SMARCB1* 蛋白质产物的单克隆抗体 BAF47 或 INI1 的开发和销售，AT/RT 的免疫组织化学评估取得了重大突破。由 AT/RT 的特征性 *SMARCB1* 失活缺失和突变导致的蛋白质水平上基因表达的丢失，与肿瘤细胞显示 INI1 呈阴性相一致（图 43.116）[821]。确诊必须是该标志物的核表达完全缺失（可能可见不相关的胞质着色），因为 INI1 免疫反应的局部缺失（例如家族性神经鞘瘤）或表达减少（例如滑膜肉瘤）可以出现在其他肿瘤类型中。如果血管内皮细胞、浸润的单核细胞成分和固有 CNS 组分这些阳性内对照不显示核呈阳性，则结果一定不能作为有效信息参考。大多数肿瘤可以具有明显的横纹肌样外观，例如，脑膜瘤、胶质母细胞瘤、脉络丛癌、生殖细胞瘤、大细胞 / 间变型髓母细胞瘤、恶性淋巴瘤和其他潜在的相似肿瘤，但 INI1 活性的保留几乎可以将 AT/RT 从这些考虑进一步诊断的问题病例中除外了。如果技术应用失败或结果不明确，可能需要进行 *INI1* 状态的分子遗传学分析。还应该指出，罕见的、大多发生在婴儿的 AT/RT 病例是由其他 SWI/SNF 染色质重构复合体基因失活突变引起的，例如编码 BRG1 蛋白质的 *SMARCA4* 基因。类似于更常见的形式，免疫组织化学方法可以检测到 BRG1 表达完全缺失的，家族性病例也有报道 [822]。可能也可见到显示 AT/RT 的所有典型临床病理特征但缺乏

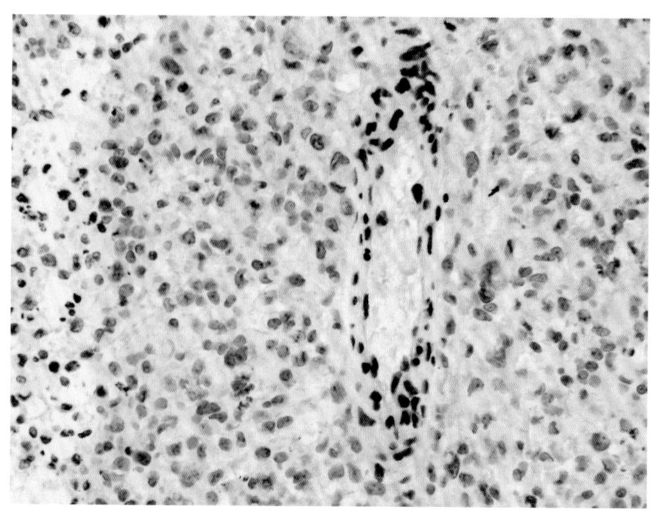

图 43.116 **非典型性畸胎样 / 横纹肌样肿瘤**。这类肿瘤的特征是免疫组织化学检测显示 INI1 蛋白质的核表达的丢失。注意，内皮细胞和血管周围浸润的单核细胞的表达有保留

可证明的 INI1 或 BRG1 的丢失的极为罕见的病例，因此，尚不清楚这是同一谱系的一部分还是另一个病种。对于这类病例，以及那些既不能进行免疫组织化学检测，也不能进行其他分子检测的病例，WHO 现在推荐使用“伴有横纹肌样细胞的 CNS 胚胎性肿瘤”这个术语 [278]。

鉴于 AT/RT 经常具有原始神经上皮形态的小细胞成分以及有罕见病例缺乏横纹肌样细胞，我们还建议，在做出髓母细胞瘤、松果体母细胞瘤、间变型脉络丛癌或 CNS 胚胎性肿瘤，非特指型的诊断之前，对 CNS 胚胎性肿瘤（尤其是在婴儿的）常规进行 INI1 缺失筛查。正如我们之前在脉络丛肿瘤的治疗中讨论过的，认为这些病变与 AT/RT 型 *SMARCB1* 突变以及该基因的胚系异常有关的意见，可能很好地反映了这些正在讨论的肿瘤的组织学错误分类。我们认为，对于显示促纤维增生性 / 结节状髓母细胞瘤组织学的后颅窝肿瘤，即显示髓母细胞瘤的定义性“苍白岛”的组织学的肿瘤，可以不做 INI1 评估。这种独特的形态学特征与 INI1 阳性表达的保留和 SHH 活化的证据恒定相关（见髓母细胞瘤部分）；在我们的经验或我们的认知中，从来没有真正的 AT/RT 显示过这一点。读者应注意到，INI1 表达完全缺失在上皮样肉瘤、肾髓质癌（一种发生在儿童的新型未分化软组织肉瘤）以及个别的横纹肌样平滑肌肉瘤病例中也曾观察到 [821]。最近报道的婴儿 CNS 发生的脑室内“**筛状神经上皮瘤（cribriform neuroepithelial tumor, CRINET）**”也显示有 INI1 静默和 *SMARCB1* 异常 [823]。最后，最近的基因组研究表明，AT/RT 至少有三种不同的分子亚型 [824]。

所谓的原始元神经肿瘤

值得注意的是，尽管类似于尤因肉瘤的外周肿瘤仍然存在，但“**原始神经元肿瘤（primitive neuronal tumor）**”这个术语已经从 2016 版 WHO CNS 肿瘤术语中删除了，因为大多数此类病例现在已符合更明确的病种

诊断。原始神经外胚叶肿瘤这个术语最初就不是为各种类型的胚胎性肿瘤定制的一个通用术语，而是指一种具有髓母细胞瘤样组织学形态和倾向于沿 CSF 通路播散特征的婴儿和儿童期的大脑肿瘤。

鉴于 PNET 中肿瘤的定义很大程度上是基于其未分化的形态表现的，其中固有的问题是显而易见的。PNET 用于脑外胚胎性肿瘤时具有坚实的基础，这种“CNS PNET”的非特异型的诊断，现在已被 **CNS 胚胎性肿瘤，非特指型［CNS embryonal tumor, not otherwise specified (NOS)］**这个术语所取代。这种肿瘤主要发生在儿童，显示有不同的神经元胶质分化，缺乏一些病种的独特分子特性，诸如组蛋白 H3 相关的中线或大脑恶性胶质瘤、间变型室管膜瘤、AT/RT 以及具有复层菊形团的胚胎性肿瘤（见相应部分）的独特分子特征。在这方面，证实多种形式的免疫表型是有用的，因为一些 CNS 胚胎性肿瘤可以清楚地共同表达突触素和多种中间丝蛋白（通常是波形蛋白 -GFAP-NFP 复合体，但偶尔也有 CK 和结蛋白表达）。仅凭 GFAP 免疫反应阳性不能区分 CNS 胚胎性肿瘤与高度间变型胶质瘤。在实践中，我们发现我们将前者的标志物应用在了含有 GFAP 阳性成分但其既没有显示复杂的微血管增生也没有显示象征传统型高级别胶质肿瘤（尤其是星形细胞瘤）中典型的坏死周细胞栅栏状排列的儿童单形性小细胞肿瘤。免疫反应阳性的细胞常呈小簇状聚集或在间质血管周围聚集，很少形成纤维，可能呈小肥胖细胞形态。我们提醒读者，成人 CNS 胚胎性肿瘤的诊断比例低，因为大多数最终显示高级别胶质瘤的分子特征，尤其是具有原始神经元特征的胶质母细胞瘤（见前面的讨论）。

CNS 胚胎性肿瘤可能显示类似于一些髓母细胞瘤的大细胞 / 间变性特征（暗示预后特别不好）[825]。为了除外 AT/RT 作为另一种诊断可能，必须证明这类肿瘤（以及其传统的小细胞肿瘤）保留了 INI1 蛋白质的表达。

我们曾遇到过与描述性地命名为“**具有不同分化的促纤维增生性原始神经外胚叶肿瘤（desmoplastic primitive neuroectodermal tumor with divergent differentiation）**”的一种独特的小脑病变相似的大脑肿瘤 [826]。所记录的病例的特征是小神经上皮细胞（一些表达突触素、NFP、GFAP 和 CK）呈巢状和索状包埋在富于细胞的“间质”性结蛋白免疫反应阳性成分中。复发时，它们显示明显的上皮样特征和明显的神经元（节细胞）分化。有可能使中枢胚胎性肿瘤鉴别诊断变复杂的奇特病变包括：**婴儿黑色素性神经外胚叶肿瘤（melanotic neuroectodermal tumor of infancy）**的颅内病例 [827]，Gerald 和 Rosai 的**促纤维增生性小圆细胞肿瘤（desmoplastic small round-cell tumor）**[828]，以及**尤因肉瘤 / 外周 PNET（Ewing sarcoma/peripheral PNET）**[829]。特异性染色体 t(11;22) 易位是后两种病种的特征，而中枢神经上皮型胚胎性肿瘤不出现，因此其对于明确肿瘤分类至关重要。*MIC2* 基因产物 CD99 的免疫反应膜完整阳性，是尤因肉瘤 / 外周 PNET 家族的一个特征，CNS 胚胎性肿瘤仅罕见（和局灶）表达，尽管一些病例核旁呈点状阳性 [825]。基因分析证实的尤因肉瘤 / 外周 PNET 的颅内病例主要被描述为发生自硬脑膜的病变。也有发生在髓内的病例报道 [830]。

松果体实质肿瘤

松果体主要由特殊分化的神经元成分组成，这种神经元被称为松果体实质细胞或“松果体细胞”，其功能包括分泌褪黑素（一种促性腺激素）和其他内分泌激素活性。松果体实质细胞系的肿瘤包括：胚胎性松果体母细胞瘤，成熟性松果体细胞瘤，以及表现为混合组织学或中等分化程度的病变 [278,831]。一般来说，这些肿瘤表现为对比增强的实性肿块，伴有导水管受压引起的梗阻性脑积水或由中脑顶盖受压导致的眼球运动紊乱（特征性的向上凝视麻痹，称为 Parinaud 综合征）。尽管松果体实质肿瘤（pineal parenchymal tumor）通常以散发的形式出现，但 *RB1* 和 *DICER1* 基因的胚系突变易导致松果体母细胞瘤的发生（详见下文），另有报道称后者偶尔与家族性腺瘤性结肠息肉病相关，并可能是 2 型 Turcot 综合征的变异型 [832-834]。

松果体母细胞瘤（pineoblastoma）是 WHO Ⅳ级肿瘤，其特征是好发于儿童和青少年，呈局部侵袭性生长，且倾向于通过 CSF 播散。松果体母细胞瘤形态原始，主要由小细胞组成，胞核呈圆形或不同程度成角或塑形，核染色质浓聚。其肿瘤细胞可以显示活跃的核分裂活性，并且呈无结构的片状或叶状分布，其中常见凝固性坏死和营养不良钙化。与神经母细胞瘤和髓母细胞瘤相同的 Homer Wright 菊形团的形成可使其结构没有那么单调，且证明其（肿瘤常表达突触素）同样具有向神经元分化的能力。有报道罕见的变异型可以含有成熟的神经节细胞和胶质细胞成分 [835]，而个别的病例显示光感受器分化的返祖潜力，即重现上松果体作为低级脊椎动物的原始光感受器和某些哺乳动物的“第三只眼”的种系发生。松果体母细胞瘤可以出现 Flexner-Wintersteiner 菊形团和视网膜母细胞瘤的 fleurettes 菊形团，能形成光感受细胞的特征性的 9+0 轴丝排列的棒状纤毛 [836]，并能表达参与视觉信号转导的多种基因 [837]。免疫组织化学检查，其可以表达视网膜光转导相关蛋白质，包括视紫红质结合 S 抗原或“抑制蛋白（arrestin）”[838]。

人类松果体残余的光感特性也可以通过具有特别侵袭性和治疗抵抗的松果体母细胞瘤与视网膜母细胞瘤合并出现得到，因此，这种奇特的现象被称为“**三侧视网膜母细胞瘤（trilateral retinoblastoma）**”综合征 [839-840]。罕见的松果体母细胞瘤实际上具有管状排列的黑色素成分，与色素性纤毛或视网膜型上皮相关，类似的细胞成分在人类松果体发育中也可短暂出现 [841-844]。这类肿瘤还可以衍生出神秘的肌样、横纹肌型细胞成分，这说明对于“**松果体原基肿瘤（pineal anlage tumor）**”中横纹肌母细胞分化的出现，我们应该给予重视，松果体原基肿瘤是一种复杂的松果体母细胞性肿瘤，也可含有黑色素甚至软骨母细胞成分。已经有学者注意到与这种肿瘤相似的视泡原始髓上皮起源的肿瘤（畸胎瘤样眼髓上皮瘤或“视网膜胚瘤”）。有 1 例松果体母细胞瘤存在成熟的神经元、横纹肌细胞和黑色素成分而缺乏原始神经上皮成分的记录 [845]。最近，已经注意到，一组松果体母细胞瘤存在 *DICER1* 基因的

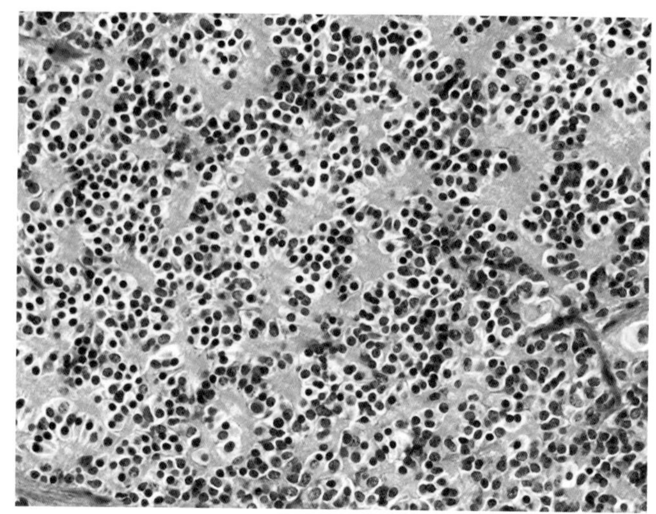

图 43.117 **松果体细胞瘤**。可见明显的菊形团，这是这种肿瘤明确的特征。注意，良性少突胶质细胞瘤样 / 神经细胞瘤样的胞核特征，形态单一，缺乏核分裂活性

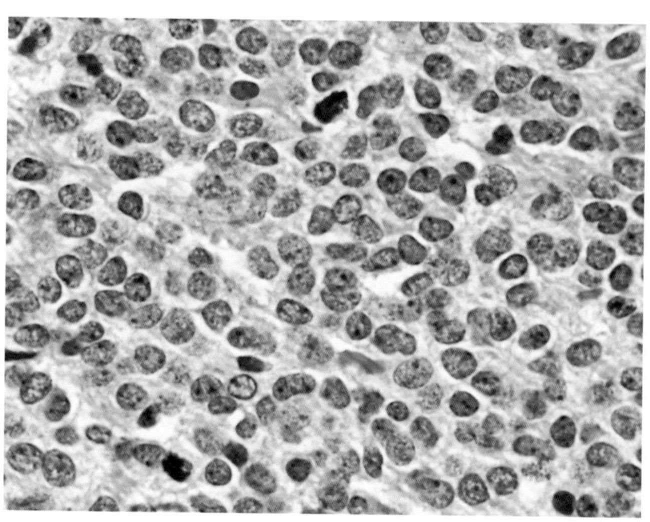

图 43.118 **中间型分化的松果体实质肿瘤**。注意，片状结构，富于细胞，缺乏松果体菊形团结构，核分裂活性增加，但缺少松果体母细胞瘤中所见的原始“小蓝细胞”细胞学形态

突变，包括胚系突变的病例[832]，因此扩展了 DICER1 综合征的表现，包括胸膜肺母细胞瘤、囊性肾瘤、卵巢 Sertoli-Leydig 型肿瘤和许多其他疾病。

几年来，“**松果体细胞瘤（pineocytoma）**”这个术语的使用已经扩大到具有不同组织学和生物学潜能的肿瘤。我们认为，松果体细胞瘤这个诊断最好在具有如下结构的肿瘤中保留使用，即肿瘤细胞排列呈由纤细、突触素免疫反应阳性的胞质突起所构成的显著无细胞核的网状结构，并形成“松果体细胞”或“松果体细胞瘤性”菊形团[831,846]，它们看起来与“神经细胞菊形团”相同，类似于特大的 Homer Wright 菊形团，但它们通常缺乏规则的轮廓（图 43.117），这种结构常在连续成片或叶状生长的肿瘤区边缘聚集排列。此类病变很大程度上缺乏核分裂活性，不表现坏死，以形态单一、核呈圆形、细胞学上呈良性形态的成分为主。然而，它们可以与伴有明显退行性非典型性的瘤巨细胞（核深染和多核）混合，但这没有预后意义[847]。神经节细胞也可在后一型“**多形性松果体细胞瘤（pleomorphic pineocytoma）**”中出现[848]。

在超微结构方面，松果体细胞瘤的细胞胞质突起与固有的松果体细胞的明显相似，充满微管，神经轴突样细胞扩展，末端神经丝免疫反应阳性呈泡状膨大，包含突触型的透明囊泡、致密核心（神经内分泌）囊泡和顶端囊泡的小棒状体[836,849]。后者又被称为是突触带，是哺乳动物松果体细胞的一个显著特征，由紧密排列的、棒状嗜锇致密体组成，长约 700 nm，宽 50 nm，由直径为 60 nm 的透明囊泡围绕。进一步的特化与正常的松果体实质细胞相同，具有成对的胞质内细丝，直径为 8 nm，以 26 ~ 30 nm 为周期呈螺旋状排列。突触连接和这种有环纹的薄片以及 9+0 轴丝排列的纤毛构成的光感受器也很常见。

鉴于上述这种精细的结构特征，松果体细胞瘤的纤维基质 GFAP 呈阴性，但常常表达 NFP、β 微管蛋白 Ⅲ 型、PGP9.5、嗜铬素 A 和突触素也不足为奇[838,846]。也有松果体实质肿瘤可以表达视紫红质和视网膜 S 抗原[838,846]并进一步证明（在 RNA 水平表达几个光转导相关的基因[837]）有光感受器分化的潜能的报道。与此相关的是报道了 1 例伴有葡萄膜视网膜炎的松果体细胞瘤病例[850]。最后，松果体细胞瘤的分化本质可以通过其组成细胞中褪黑素合成中相关的酶（包括色氨酸羟化酶，5- 羟色胺 -N- 乙酰转移酶和羟吲哚 -O- 甲基转移酶）免疫反应呈阳性或信使 RNA 编码的表达观察到[837]。虽然编码这些酶的基因在松果体母细胞瘤中也有表达，但在松果体细胞瘤中的表达相对较高。

松果体细胞瘤这个术语限于如上所述的具有独特菊形团结构的肿瘤，它们可以通过手术治疗治愈，是 WHO Ⅰ级的肿瘤，通常好发于中青年人，局限于松果体区，生长缓慢，不侵犯周围组织[278]。松果体细胞瘤和松果体母细胞瘤成分“混合”存在的极为罕见的肿瘤就不同了[846,851]，这类肿瘤具有通过 CSF 播散的侵袭性生物学行为[851]。报道中先前被称为松果体细胞瘤的乳头状变异型实际上是一组不常见的病种，在“松果体区的乳头状肿瘤”题目下讨论。

对现在被命名为**中间型分化的松果体实质肿瘤（pineal parenchymal tumor of intermediate differentiation）**的特征的认识尚不完善，其分化程度处于成熟和胚胎性两极之间[831,846]。其中，一种变异型的特征为神经内分泌的组织学表现，小的肿瘤细胞被纤细的血管系统分割成小叶状；另一种变异型的特征则是在较少的纤维基质中有更多片状增生的肿瘤成分（图 43.118）。在一些病例，胞质透明，类似于少突胶质细胞瘤样形态，其鉴别诊断包括第三脑室神经细胞瘤。其免疫表型与松果体细胞瘤的相似——有神经元 / 神经内分泌——使这一鉴别诊断问题可以解决[846]，正如神经细胞肿瘤也有突触素表达但通常对嗜铬素呈阴性（除了节细胞成分）那样。一些神经病理医师把“过渡型”病例也归于这一类[846]，它们都有一个

实性、叶状或弥漫性生长的肿瘤细胞背景，有局灶松果体细胞瘤性菊形团形成。作为一组，这些松果体细胞肿瘤的细胞相对密集，偶尔有坏死，也可出现核分裂活性，但却缺少典型松果体母细胞瘤的明显的间变和显著的增生活性。这些肿瘤大多表现为相对低级别生长方式[846,851]，但有些对各种治疗尝试均无效，无法做到局部控制，偶尔也会发生 CSF 转移[851]。WHO 将中间型分化的松果体实质肿瘤归为Ⅱ ~ Ⅲ级肿瘤，且未提供或认可有关它们的预后的细分标准[278]。已提出了一种四级分级系统[846]，其中，Ⅰ级代表传统的菊形团形成的松果体细胞瘤；Ⅳ级代表松果体母细胞瘤；Ⅱ级为中间型分化的松果体实质肿瘤，且表现为核分裂象＜6/10 HPF 并表达 70 KDa 和 200 KDa 的 NFP；Ⅲ级为此类肿瘤不表达这些蛋白质或核分裂指数更高。过渡型肿瘤（即局部有菊形团）一般归为Ⅱ级，松果体细胞瘤 - 松果体母细胞瘤成分混合的肿瘤归为Ⅲ级。一些研究证明，按照这种分类方法分级后患者的复发以及肿瘤相关死亡的风险呈递增趋势[846]，但这种分级方法尚未在神经病理医师中得到广泛应用。正如在传统松果体细胞瘤中那样，多形性瘤巨细胞的存在对于中间分化的病变来说不存在任何预后意义[847]。

松果体区乳头状肿瘤

松果体区的乳头状肿瘤（papillary tumor of the pineal region）在神经影像学检查中表现为边界清楚、对比增强的肿块，可导致梗阻性脑积水（伴有相应的临床症状），最常见于中青年人，但也可累及儿童和青少年[852-855]。松果体区的乳头状肿瘤这个术语是因其组成细胞呈放射状排列在支持性纤维血管轴心周围而得名（图 43.119A）；其纤维血管轴心通常显示胶原化玻璃样变，但其实性生长区域通常很明显，并且在组织学中可为其主要成分。乳头状结构由上皮形态成分构成，通常为假复层，呈柱状，细胞边界相对清楚，靠近血管中心的是淡染至轻微嗜酸性的颗粒状胞质，圆形或卵圆形的胞核位于外周，染色质呈斑点状。呈巢状或片状排列的肿瘤细胞可显示显著的核增大和和异型性；在一些病例中，这些实性成分会被血管周围假菊形团和室管膜型的真菊形团和小管打断。核分裂象通常比较明显，但数量并不多（通常≤10/10 HPF），并且虽然坏死很常见，但不伴有微血管增生。带有相邻松果体实质成分或其他正常组织的神经外科标本通常可以证明肿瘤边界清楚，呈推挤性生长。尽管如此，在最近的 WHO 分类方法中，一些Ⅱ级和Ⅲ级的肿瘤可有间变性的特征[278]。也报道了 1 例显示原始的小圆细胞成分的罕见病例，可能与松果体母细胞瘤和其他胚胎性肿瘤有所重叠[856]。

超微结构研究发现，松果体区的乳头状肿瘤有室管膜细胞的特征[852]。室管膜细胞的特征包括：形成紧密连接和细胞顶端粘连带，细胞顶端有微绒毛和较少的纤毛。出现胞质内致密核心囊泡以及平行排列在核旁的粗面内质网，伴有由于颗粒状物质沉积的内质网池膨大，但其神经内分泌和分泌的功能是传统的室管膜细胞不具有的。这些混合性特征，结合共有的抗原和基因表达特征，已成为肿瘤细胞起源于特化性的室管膜细胞的证据，即它们是从邻近的下联合体中发育的松果体实质细胞克隆形成的[837,852-853]。

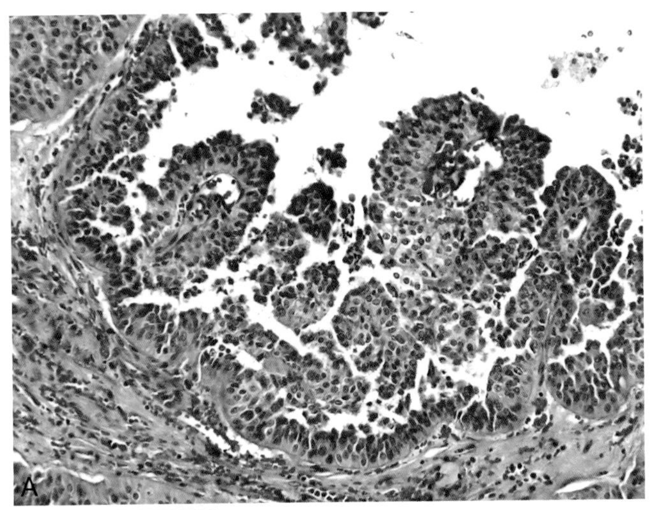

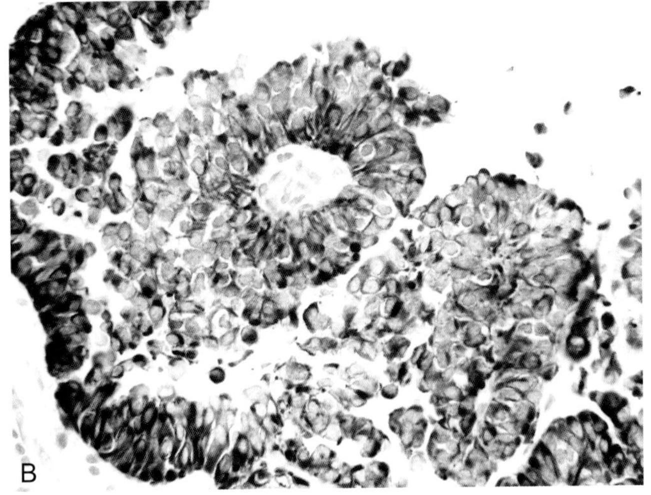

图 43.119 **松果体区的乳头状肿瘤**。围绕血管的结构（**A**）和免疫组织化学 CK18 强阳性表达（**B**）是这类肿瘤的典型特征

尽管形态学上有向室管膜分化的证据，但与室管膜细胞瘤不同，松果体区的乳头状肿瘤不表达 GFAP（观察到仅有不到 10% 的病例其血管周围的细胞胞体呈有限的免疫反应阳性），仅发现极个别病例有点状或环状 EMA 阳性（尽管可见弥漫性和局灶性的胞膜胞质表达）；松果体区的乳头状肿瘤通常表达 CK、claudin 亚型、E 钙黏合素（cadherin）和神经细胞黏附分子（NCAM）[852,857]。CK 的表达可呈胞质阳性或胞质内点状阳性。大多数松果体区的乳头状肿瘤恒定、弥漫性表达 CK18（见图 43.119B）和 KL1 抗体（识别大小为 40 ~ 68 KDa 的酸性和碱性的角蛋白），许多病例至少表现为区域性 AE1/3 和 CAM5.2"鸡尾酒"抗体的免疫反应阳性。乳头状成分最常表达 CK 阳性。仅有少数报道的病例局部表达 CK5/6 或 CK7，但 CK20 几乎总是呈阴性。

这些奇特的肿瘤与脉络丛乳头状瘤和脉络丛乳头状癌表达相同的胞质免疫标志物，通常是波形蛋白和S-100蛋白（后者通常为核阳性），另外还有转甲状腺素蛋白的潜在表达，但更可能表达MAP-2，而较少可能表达Kir7.1或斯钙素1[852,854,855]。一组报道的病例显示突触素和嗜铬素A免疫反应呈阳性（通常是局灶和弱阳性），有少数病例巢蛋白免疫反应呈阳性[854-855,858]。NSE恒定呈阳性，但没有鉴别诊断价值，而迄今为止评估的所有病例NFP均呈阴性。

松果体区的乳头状肿瘤易于复发并可致死。一项有31例患者的多中心回顾性研究表明，5年的总生存率和无进展生存率分别为73%和27%[854]。21例复发患者中有20例是局灶性复发，有1例是随着软脊膜播散，并且是在原发部位没有复发的情况下继发产生的“滴状”转移。肿瘤不完全切除会增加有症状性复发的风险。辅助治疗在这类肿瘤的治疗中的作用仍有待确定，病理分级系统的预后意义也尚无定论。分子学研究表明，所有病例几乎普遍存在10号染色体缺失，部分存在3号染色体和22q缺失，8p和12号染色体的获得，同时过表达SPDEF，后者也常表达于联合下器官，是肿瘤来源的潜在部位[853]。

我们提及1例**脊髓乳头状肿瘤（papillary tumor of the spinal cord）**的报告，与此节讨论的松果体区的乳头状肿瘤有相同的组织学、免疫表型和超微结构特征[857]。这些也证实了它们沿室管膜系分化的推断。

脑膜瘤

多年以来，**脑膜瘤（meningioma）**这个术语已经包含了组织学上具有起源于软脑膜和硬脑膜复合组织的多种肿瘤。因此，这些不同的病种，例如脑膜孤立性纤维性肿瘤（meningeal solitary fibrous tumour, SFT）/血管周细胞瘤（hemangiopericytoma, HPC）和血管母细胞瘤（hemangioblastoma）——在目前的CNS肿瘤分类中已被归入不同的类别，以前曾经采用过“血管母细胞性（angioblastic）”脑膜瘤这样的术语，并且它们曾被推测来源于一个共同的前体。同样，人们意识到，已经报道的绝大部分黑色素性或色素性脑膜瘤实际代表了脑膜黑色素细胞瘤（meningeal melanocytoma）。神经病理医师目前仅把显示来源于脑膜上皮细胞形态学和免疫表型特征的那些肿瘤称为脑膜瘤，这些细胞是定位于蛛网膜并覆盖与硬膜内静脉窦及其分支相关的蛛网膜绒毛的特化成分。

虽然脑膜瘤可以发生于儿童和年轻人，但大多数发生于中老年人[278,859-862]。女性比男性更容易患病（尤其是在脊髓水平），有一些研究提示，脑膜瘤的发病率在女性乳腺癌患者中更高。个别脑膜瘤中还藏有乳腺原发性癌的转移灶[863]。脑膜瘤常表达孕激素受体[278]（少数也表达雌激素和雄激素受体），而且一些脑膜瘤在孕期或月经黄体期会快速增大，这些迹象都提示，脑膜瘤的生长受激素的影响。值得关注的是，多灶性脑膜瘤与2型神经纤维瘤病（NF2）相关，其基因位点位于染色体22q12p。这一条带上的等位基因缺失和*NF2*基因突变（常见于纤维型脑膜瘤和过渡型脑膜瘤）是包括散发变异型在内的脑膜瘤的常见特征。所以对于儿童和年轻人发生的脑膜瘤，应进一步除外NF2[862]。也已有NF2之外的家族性脑膜瘤病例报道，包括罕见的伴有*SMARCB1*基因胚系突变的神经鞘瘤病病例[864]，但大部分遗传学基础仍不明确[865]。很多流行病学研究表明，头部放疗可使患者发生脑膜瘤的风险显著提高，包括先前治疗头癣的低剂量放疗和全口腔牙科X线片检查；相比于散发性病例，放疗相关的脑膜瘤常常为多发、组织学上有非典型性以及临床侵袭性更强[866-870]。尽管颅脑外伤的病因学作用仍不清楚[871]，但已有文献明确报道了某些脑膜瘤出现于先前颅骨骨折近旁或紧靠外伤性植入异物[872-873]。还有研究发现，脑膜瘤可位于胶质母细胞瘤或其他类型的胶质细胞瘤表面[874]。大多数这种“碰撞（collision）”瘤无疑是偶发性病变，但也可能想到是这种偶发的脑膜瘤引起了胶质细胞反应性增生进而发展成为肿瘤。正如我们之前在错构瘤性病变中讨论的，已有脑膜上皮性肿瘤起源于脑膜血管瘤病的报道，但大多数可能代表不常见的血管周生长方式的脑膜瘤[35]。

大多数脑膜瘤发生于颅腔内，位于硬膜上，邻近上矢状窦，衬覆大脑凸面，或与大脑镰相连。位于颅底的病例好发于蝶骨嵴、嗅沟、鞍结节和鞍旁区。还有一些病例可定位于岩骨嵴，当其位置靠后时，可以表现为小脑脑桥角的肿瘤。颅内脑膜瘤还可以起源于脉络膜组织或脉络丛间质，也可以完全位于脑室系统内。在脊髓水平，脑膜瘤好发于胸段，少数发生于颈段，偶尔发生于腰段。还有发生在硬膜外和骨内的脑膜瘤以及其他完全发生在脑脊髓外的脑膜瘤变异型的报道。后者常发生于头颈区，包括发生在眼眶（即视神经鞘）、眉间、鼻窦、口咽部、帽状腱膜下、腮腺附近和皮肤的病例[875-877]。极罕见的异位脑膜瘤甚至发生在远离中枢神经轴的部位（例如纵隔[878]、肺[879-880]或臂丛[881]）。正如本书其他章节已提到的，被认为是肺微小化学感受器瘤（chemodectoma）或脑膜上皮样结节的细胞聚集灶实际上是由具有脑膜上皮的超微结构和免疫表型的成分构成的[880,882]。然而，这些细胞是否是肺脑膜瘤的发生基础仍未可知。

神经影像学（图43.120）和大体上（图43.121），典型的脑膜瘤是一种实性分叶状或球形肿块，广基固定于硬脑膜。尽管囊性变异型不常见，但仍然可见；斑块状脑膜瘤（meningioma en plaque）是一种好发于蝶骨嵴的少见类型，呈现一种边界不清的地毯式生长方式。被肿瘤“推挤”的周围神经组织常发生变形，但大体上可见的硬脑膜和周围静脉窦的明显浸润并不少见。有些病例可以隐匿侵入邻近颅骨，引起一种高度特征性的成骨性膨胀和称之为骨肥厚的骨重建，如果这种病变被长期忽视，可能会变成头皮肿块而引起注意。尽管神经外科医师对于侵犯颅底的脑膜瘤有着切除后容易复发和进展的成见，但这些发现均不能作为脑膜瘤非典型性或间变的标志。有些病变因为与周围脑组织或脊髓不易分离，高度可疑

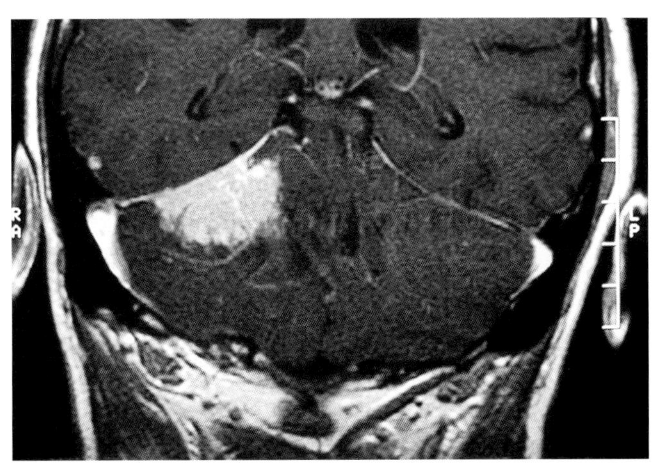

图 43.120 **脑膜瘤**。边界清楚、均匀对比增强、位于硬脑膜上(本例位于小脑幕上)是脑膜瘤的典型表现。此 MRI 还显示了增厚并有异常强化的硬脑膜“尾”，从病变边缘伸出——这种改变虽然无确诊意义，但可以提示为脑膜瘤

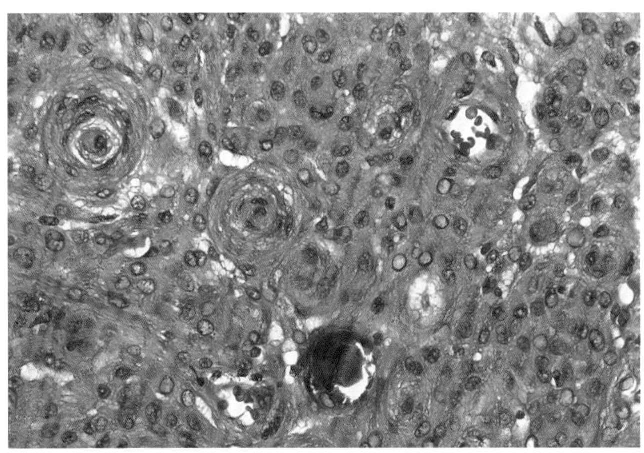

图 43.122 **脑膜瘤**。这是脑膜上皮瘤型(合体型)脑膜瘤的图像，可见胞质界限不清、胞核透亮(“假包涵体”)、富于细胞性旋涡和砂粒体

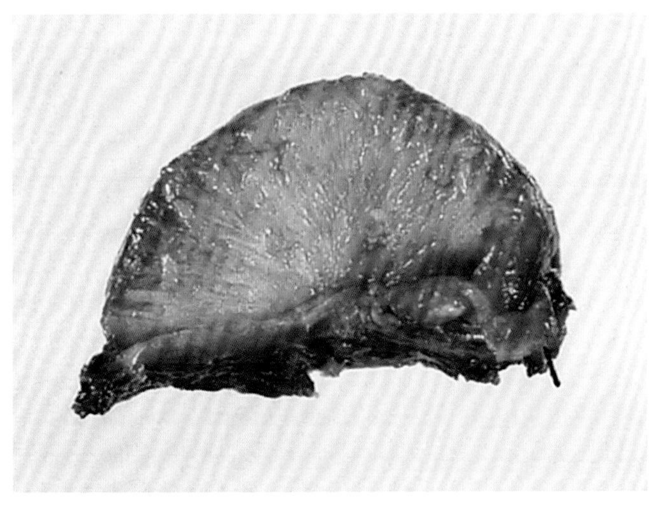

图 43.121 **脑膜瘤**。硬膜上宽基底是其特征

侵犯了软脑膜和神经实质，然而，这种外科医师对脑浸润的大体印象与显微镜下所见往往并不一致，这可能是因为有些病例只是有软脑膜粘连，而非真正的实质浸润[883]。CT 或 MRI 中一些神经影像学特征应引起重视，包括：肿瘤边界不清，肿瘤主体伸出多结节突起形成的“蘑菇式”生长方式，对比增强不明显的病灶(常代表坏死区)，以及邻近脑组织的水肿[884-885]。然而，一些良性脑膜瘤亚型(例如血管瘤型、微囊型、分泌型和富于淋巴浆细胞型)也会出现肿瘤旁脑组织水肿的现象。与细胞密度增加相关的 MRI 中的弥散受限与更高级别的组织学分级有关[886-887]。

从切面上看，大多数脑膜瘤的切面呈灰褐色，质软；但发生胶原化的脑膜瘤的切面呈旋涡状或小梁状(与平滑肌瘤相似)，并且质韧；而基质中富含黏多糖的变异型则略呈胶冻样。常可见明显的钙化，有时伴有泡沫状巨噬细胞浸润而形成黄色改变，这种现象可能反映了肿瘤细胞内的脂肪聚积。大体可见的灰黑色区域是一种独特的由软脑膜黑色素细胞克隆性增生形成的脑膜瘤的特征[888]。

在细胞学和组织学形态上，众所周知，脑膜瘤有多种变异型，但大多数仅呈现其中的一种。**脑膜上皮瘤(meningotheliomatous)**变异型的特征为一种叶状显微结构，肿瘤细胞边界不清(因此过去也被称为“合体细胞性”脑膜瘤)，胞核呈圆形或卵圆形，核仁不明显，胞质呈弱嗜酸性。在这种变异型(和其他亚型)中，肿瘤细胞通常形成一个同心圆状的紧密旋涡，胞核透亮(“空晕”)，胞质内陷形成淡染的核内“假包涵体”，并有被称为砂粒体的层状钙化小球(图 43.122)。尽管上述表现均不能作为脑膜瘤的特征性病理诊断特征，但当它们出现在神经轴外、以硬脑膜为基底的肿物中是往往具有诊断意义。与脑膜上皮瘤变异型的上皮样形态不同，**纤维型或成纤维型脑膜瘤(fibrous or fibroblastic meningioma)**具有间叶形态，有不同程度的胶原化，由束状或席纹状排列的梭形肿瘤细胞组成(图 43.123)。曾经有 1 例脑膜瘤具有富含酪氨酸的结晶结构的报道[889]。**过渡性脑膜瘤(transitional meningioma)**，如其名所示，具有混杂性，显示叶状排列，但有胞核拉长或呈流水状排列的趋势。这些特征在紧密排列、富于细胞的旋涡状结构中尤其多见于，可含有较多的砂粒体。当砂粒体大量出现时，可称为**砂粒体型脑膜瘤(psammomatous meningioma)**。这种类型的脑膜瘤通常发生于中老年女性，且尤其好发于椎管内。值得注意的是，上文提到的几种生长方式没有一种具有特殊的生物学意义，大多数神经病理医师在报告中会省略前面这些形容词。

对于脑膜瘤的经典亚型来说，能作为其组织学的变异型者太多，以至于我们不能在此进行细致的讨论和描述。在此我们仅介绍一些特殊类型。除非特别强调，与传统的脑膜瘤一样，这些变异型的病程均呈良性。

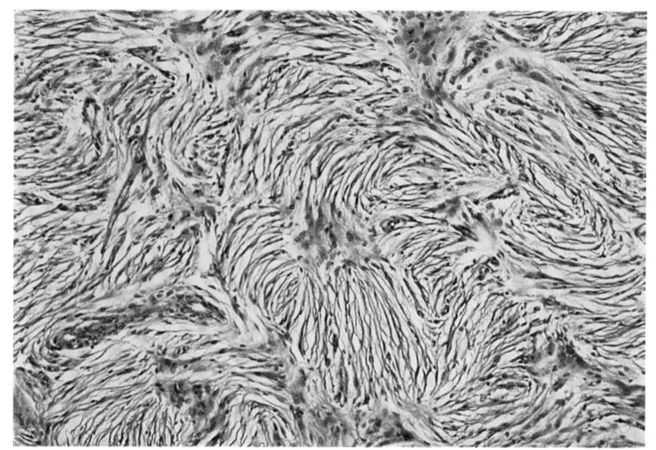

图 43.123 **脑膜瘤**。可见“成纤维细胞”型脑膜瘤的梭形细胞，呈束状或席纹状排列

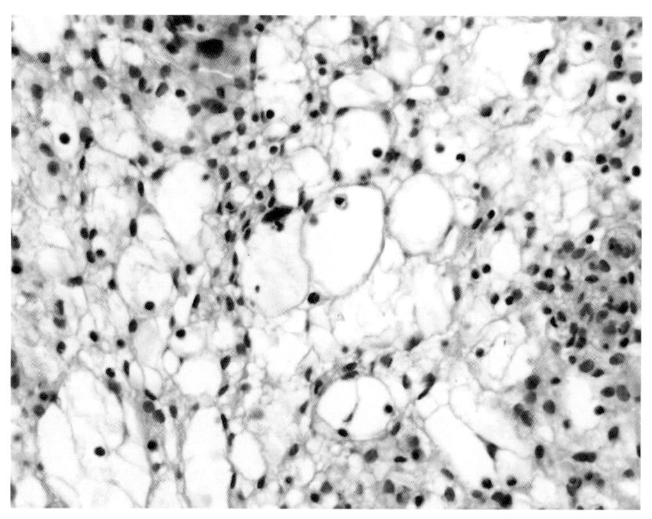

图 43.124 **微囊型脑膜瘤**。可见由于细胞外液体潴留聚集所致的纤细“蛛网状”结构，此为该种脑膜瘤的特征性表现

微囊型脑膜瘤（microcystic meningioma）[890-891] 因其肿瘤细胞间出现不同大小的空泡而得名，这些空泡一般是空的，但有时它们也会含有一些 PAS 染色弱阳性的液体，后者很可能是来自于这种肿瘤所特有的丰富且常玻璃样变的间质血管中的血浆渗出。有些病例甚至可以形成大囊腔而仅含有很少量的实性成分。由于糖原（不要与透明细胞变异型中更加弥漫性聚积混淆）或脂肪的聚积，微囊型脑膜瘤的肿瘤细胞可以出现透亮的胞质，或呈梭形或星芒状细胞形态；这些细胞容易发生解聚，在鉴别诊断时容易被考虑为低级别微囊性星型细胞瘤（图 43.124）。微囊型脑膜瘤常常可见多形性核、巨核、染色质浓染等现象，但不伴有核分裂活性增加，这些都不是预后差的指征；同样，术前神经影像学检查显示严重的肿瘤旁水肿也是一种常见的情况。

分泌型脑膜瘤（secretory meningioma）[892] 是脑膜上皮瘤亚型的一种变异型，其特征在于其含有“假砂粒体”——嗜伊红的球形玻璃样包涵体，PAS 染色呈强阳性，并且抵抗淀粉酶消化（图 43.125A）。超微结构上，这些

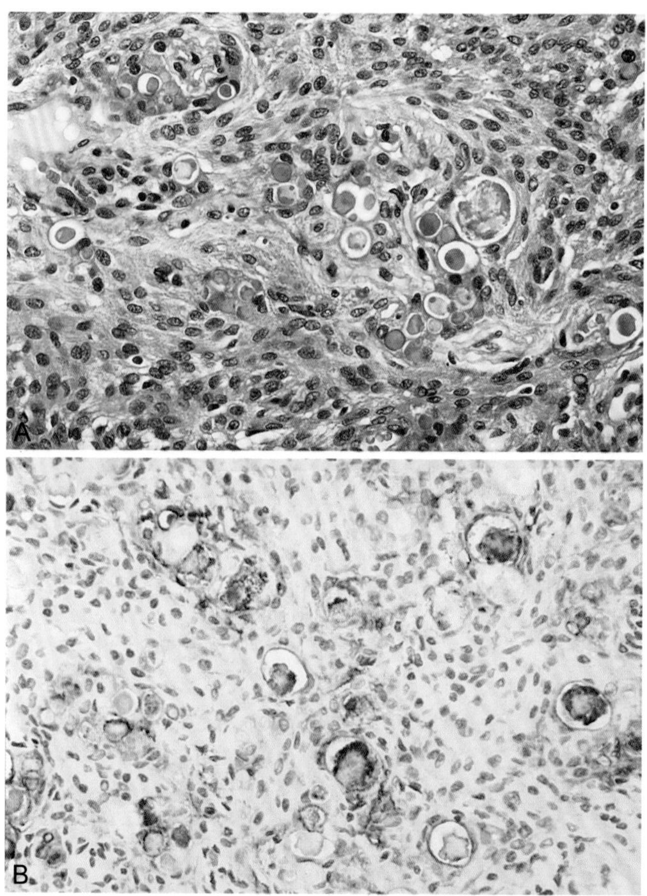

图 43.125 **分泌型脑膜瘤**。可见这种脑膜上皮瘤型脑膜瘤的变异型具有嗜酸性小球（**A**），并且抗癌胚抗原抗体呈阳性（**B**）

包涵体位于由微纤毛围成的细胞内腔中，对人类分泌成分 IgM、IgA 和 CEA 免疫反应呈阳性（图 43.125B）。尽管分泌型脑膜瘤属于良性病变，但它可以伪装成恶性肿瘤，因其偶尔会使患者血清 CEA 升高[893]，当患者有全身癌症既往史、又因严重肿瘤周围脑组织水肿而出现亚急性进展性神经障碍时，很容易让人迷惑[891]。最新的证据表明，大多数分泌型脑膜瘤具有 *TRAF7* 和 *KLF4* 基因突变[894]。

富于淋巴浆细胞脑膜瘤（lymphoplasmacyte-rich meningioma）是一种有慢性炎细胞浸润的肿瘤，有时可严重到使脑膜上皮（以及肿瘤性）的本质都无法辨认（图 43.126）[895-896]。毫无疑问，至少有一部分被报道的病例最好被归入硬脑膜上的炎症性疾病、炎症性肌成纤维细胞肿瘤或窦组织细胞增生伴巨大淋巴结病（SHML 或称 Rosai-Dorfman 病）。据报道，有些富于淋巴浆细胞脑膜瘤病例偶尔伴有高丙种球蛋白血症和（或）贫血[896]。伴有生发中心形成的肿瘤周围淋巴浆细胞浸润也是一种特殊类型的脑膜肿瘤的显著特征，值得注意的是其具有脊索样组织学形态，好发于儿童或青少年，伴有 **Castleman 综合征（Castleman syndrome）**——多克隆丙种球蛋白异常血症、难治性贫血、肝脾大以及生长发育和性成熟缓慢[897-898]。手术切除一般可以缓解全身症状，但这种发病机制尚不明确的肿瘤可能会复发并出现局部侵袭性生长。

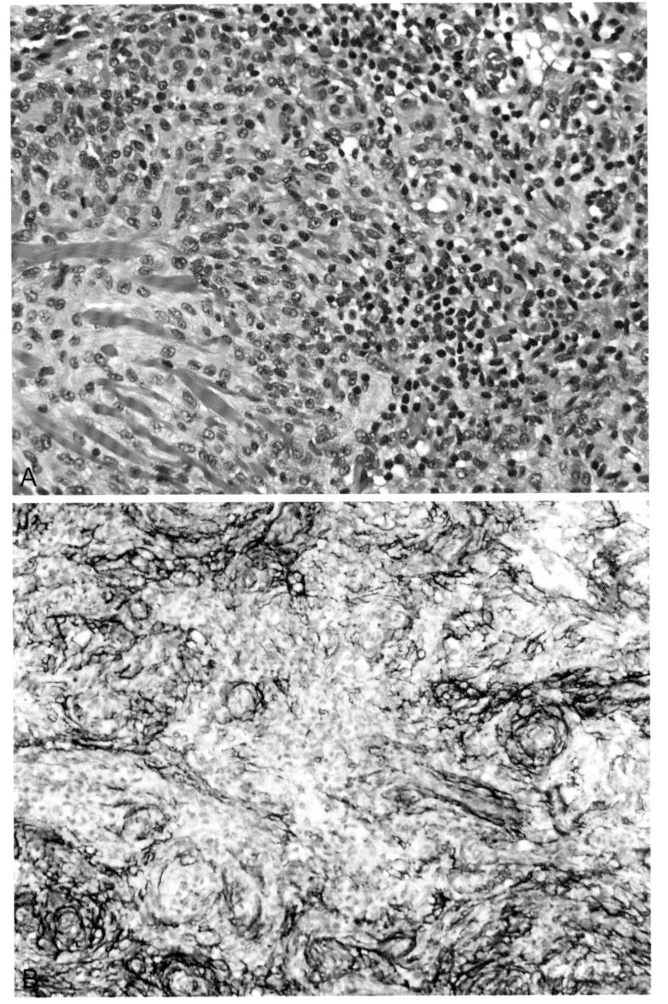

图 43.126 **富于淋巴浆细胞的脑膜瘤**。可见有慢性炎症细胞大量浸润，部分掩盖了脑膜瘤成分（**A**），生长抑素受体 2a 免疫组织化学染色呈阳性可突出后者（**B**）

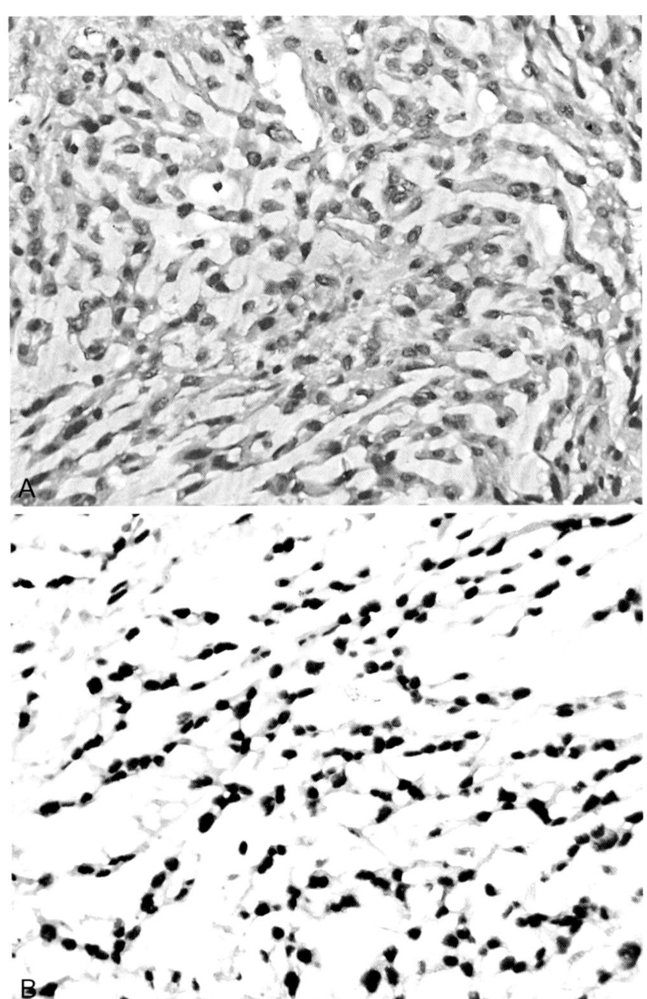

图 43.127 **脊索瘤样脑膜瘤**。**A**，可见缎带样结构、囊泡状胞质，黏液性间质阿辛蓝染色呈阳性，与骨组织发生的脊索瘤十分相似。**B**，然而，这种肿瘤与经典型脑膜瘤表达相同的免疫标志物，常包括孕激素受体

这种类型的肿瘤与成人发生的**脊索样脑膜瘤（chordoid meningioma）**（WHO Ⅱ级）[899] 之间的关系尚不明确，脊索样脑膜瘤很少伴有明显的炎性成分或 Castleman 综合征的症状，并可伪装成脊索瘤（chordoma）或转移性黏液性癌的形态（图 43.127）。转移性黏液性癌缺乏上皮样特征时也被称为“肌样”或“黏液性”脑膜瘤，在一项研究被证实其在次全切除手术后比传统类型的脑膜上皮肿瘤更容易发生局部复发 [899]。我们遇到过 1 例与肺原发性肿瘤相似的病例 [900]。

化生性脑膜瘤（metaplastic meningioma）可以含有骨、软骨或脂肪成分。进行性黄色瘤样改变是非特异性胞质脂肪化，而不是真正的脂肪化生，似乎可被看做**脂肪瘤性脑膜瘤（lipomatous meningioma）**[901]。我们应该特别留意这种罕见变异型，因为在诊断中它们有时会与肉瘤发生混淆，显微镜下它们可出现脂肪母细胞的细胞学特征，同时一些病例可出现令人担心的细胞核异常——大多数是退变所致 [902-903]。也有显示脑膜上皮、横纹肌肉瘤 [904] 或平滑肌肉瘤 [905] 分化的报道。还有一些化生型脑膜瘤中可见：局灶神经鞘瘤样的胞核栅栏状、假腺样和菊形团结构 [906]；类似于副神经节瘤的巢状结构 [907]；颗粒型胞质包涵体 [908]；或会让人联想到血管畸形或血管母细胞瘤（hemangioblastoma）[**血管瘤型脑膜瘤（angiomatous meningioma）**] 的多而明显的玻璃样变间质血管，而后者常伴有特征性的染色体获得（图 43.128）[909-910]。这些变异型中的最后一种有与微囊型脑膜瘤和分泌型脑膜瘤有着相似的良性临床特征，尽管它们可以引起肿瘤周围区明显的脑水肿或有时出现显著变性的细胞核非典型性。**硬化型脑膜瘤（sclerosing meningioma）**出现进行性纤维化，这种脑膜瘤常常发生在儿童，尽管局部会出现一些令人困扰的现象，例如细胞密集、多形性和大脑皮质的浸润现象，但其预后良好 [911-913]。有人提出至少一部分硬化型儿童型脑膜瘤的假浸润性病变发生自脑膜血管瘤病（meningioangiomatosis）[914] 的皮质病灶，但后者是否是脑膜上皮肿瘤发展的基础仍是一个值得探讨的问题 [35]。

一部分脑膜瘤可显示透明细胞、嗜酸性细胞或横纹肌样细胞的特征。当这些病变仅限于局部出现时，其意

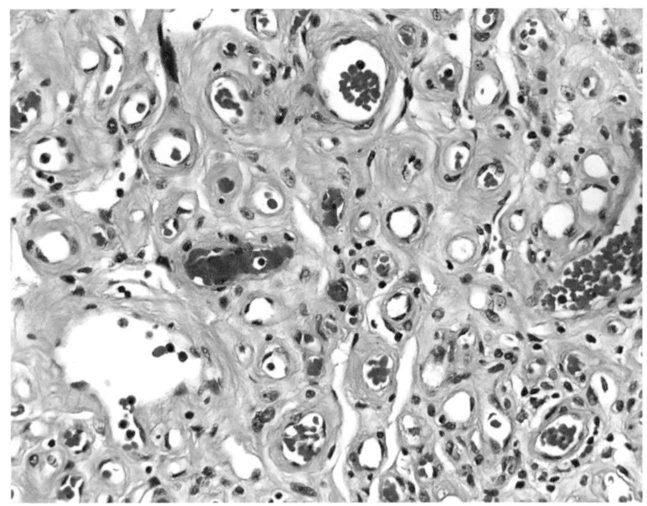

图 43.128 **血管瘤性脑膜瘤**。可见血管丰富（常伴有玻璃样变）和因变性出现的核非典型性，可能会使该变异型的脑膜瘤属性不明确

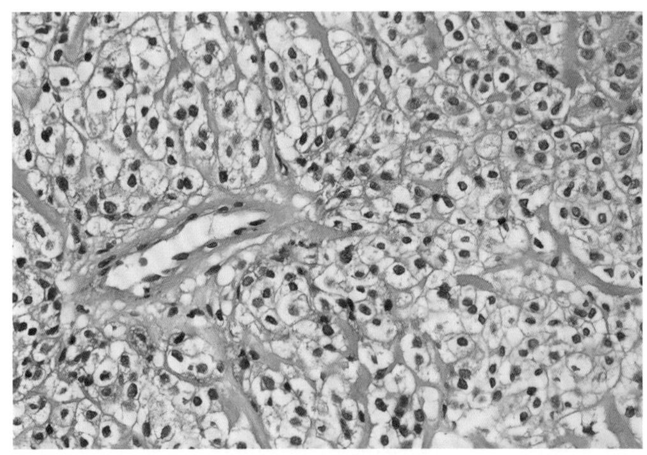

图 43.129 **透明细胞型脑膜瘤**。该例显示了一名 9 岁女孩终丝部位的脑膜瘤。可见胞质透亮，有胶原带穿行，缺乏脑膜上皮型旋涡状结构

义尚不明确，可能意义不大[915]。相反，当这些改变明显时，因为其具有更侵袭性的生物学特征，需要给予独特的命名。**透明细胞型脑膜瘤（clear cell meningioma）**（WHO Ⅱ级）是其中最具迷惑性的[916-917]。透明细胞型脑膜瘤特征性地好发于年轻人（包括儿童），多数位于椎管内、小脑脑桥角或枕骨大孔区。它们通常位于髓外且以硬脑膜为基底，但也可能与颅神经、脊髓根或马尾有关联。也有报道发生于第四脑室的病例[918]以及家族性病例，后者与 *SAMRCE1* 基因胚系突变有关[919-920]。我们曾经遇到过 1 例发生于 2 岁儿童延髓的病例[921]。透明细胞型脑膜瘤是由富于糖原且无色透明的细胞组成，常以无结构片状排列，穿插着均质或石棉样间质内和血管旁胶原束（图 43.129），这些不寻常的肿瘤通常很少或不出现经典型脑膜瘤的表现（例如旋涡状排列或胞核假包涵体），EMA 免疫反应呈局灶阳性或微弱阳性，EMA 是于大多数脑膜瘤的特化性蛛网膜细胞弥漫性表达的标志物。

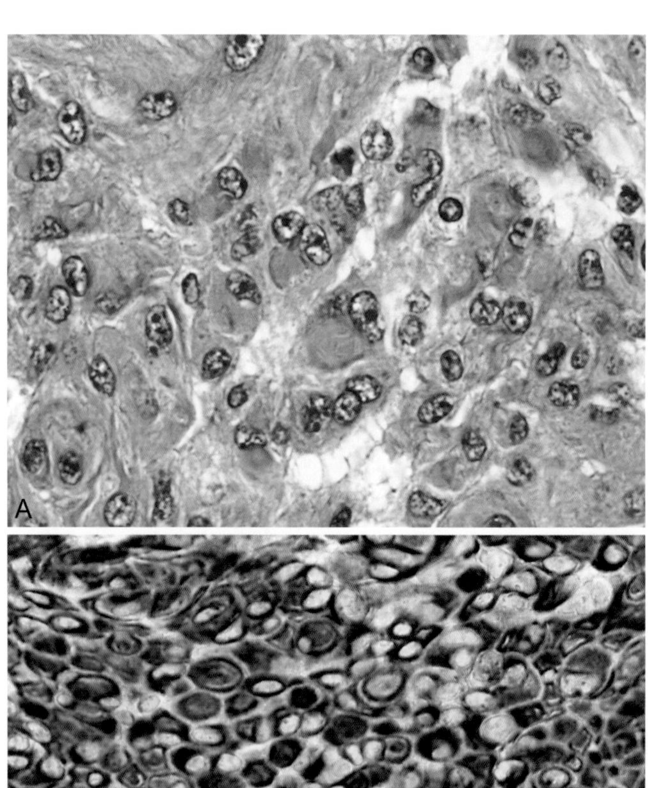

图 43.130 **横纹肌样脑膜瘤**。横纹肌样特征包括缺少黏附性、大的偏位泡状核、大核仁以及核旁纤维性 - 球形嗜酸性包涵体（**A**），后者波形蛋白免疫染色呈阳性（**B**）

这种本质上侵袭性的脑膜瘤变异型具有高复发率、通过 CSF 播散的潜能和死亡率增高的特征，尽管事实上大部分病例不显示核分裂活性明显增加、坏死或其他可能引起怀疑的组织学特征。

对于大多数脑膜瘤来说，出现横纹肌样细胞学特征一般提示其生物学行为较差，这种形态可能在发病初始或肿瘤复发时出现[922]。发育充分的**横纹肌样脑膜瘤（rhabdoid meningioma）**（WHO Ⅲ级）通常保存有脑膜瘤区域，但具有大量胞核呈泡状、核仁明显的细胞，其内有球形核旁包涵体样小体——代表胞质内致密的波形蛋白丝或偶尔其他中间丝，诸如 GFAP（图 43.130）。细胞常呈叶状或片状排列，偶尔可见乳头样生长[923]。核分裂活性通常明显增加，脑实质浸润常见；按照 WHO/Mayo 诊所的分类标准，这种变异型被归为非典型性或间变型肿瘤。在报道的一项病例研究中，87% 的患者经历了至少一次复发，53% 的患者因肿瘤进展而死亡[922]。仅有横纹肌样改变而未见增生活性明显增加或其他恶性迹象的病例的预后也不算太差，但需要密切随访[915]。

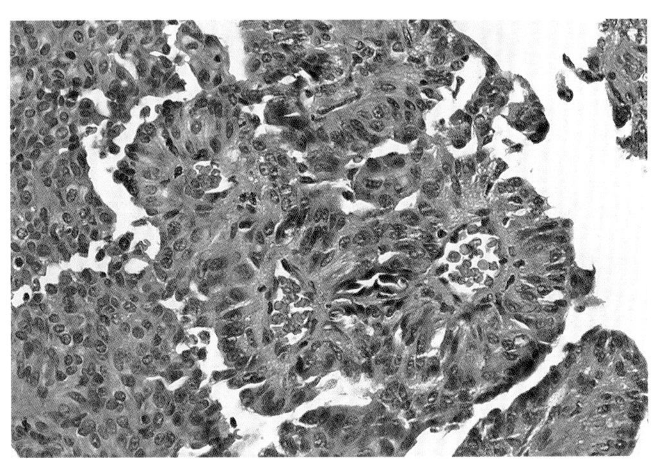

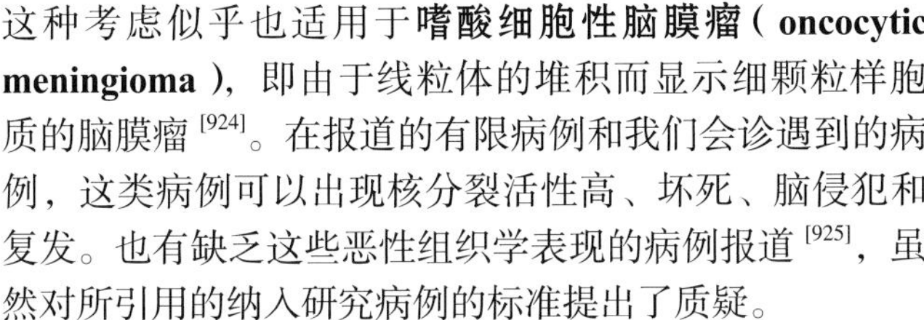

图 43.131 **乳头型脑膜瘤**。该例为椎管内肿瘤，也可见非典型性脑膜上皮瘤型脑膜瘤的特征，伴有核分裂活性增加和灶性坏死（此图未显示），并且有肺、淋巴结和骨转移

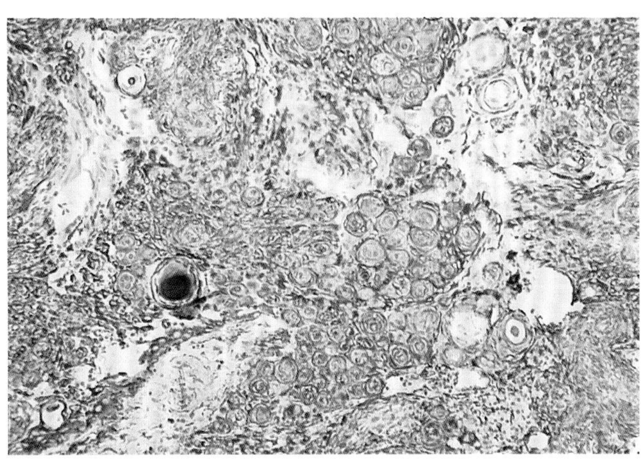

图 43.132 **脑膜瘤**。免疫过氧化物酶检测上皮细胞膜抗原（EMA）胞质呈阳性是绝大多数脑膜瘤的特征，无论其组织学亚型为何

这种考虑似乎也适用于**嗜酸细胞性脑膜瘤（oncocytic meningioma）**，即由于线粒体的堆积而显示细颗粒样胞质的脑膜瘤 [924]。在报道的有限病例和我们会诊遇到的病例，这类病例可以出现核分裂活性高、坏死、脑侵犯和复发。也有缺乏这些恶性组织学表现的病例报道 [925]，虽然对所引用的纳入研究病例的标准提出了质疑。

最后要特别提到的脑膜瘤变异型是**乳头型脑膜瘤（papillary meningioma）**（WHO Ⅲ级），它们具有独特的组织学和临床生物学特征，其特征性的形态是其细胞成分呈室管膜瘤样血管周假菊形团结构 [926-927]。后者的呈不同程度拉长的胞质突起伸向血管壁，形成解聚的和在组织切片中像漂浮的结构（图 43.131）。虽然总能见到比较传统的脑膜上皮形态区域，但它们通常不同于显示细胞密集、核分裂活跃的经典的形态，有些病例中还可见到凝固性坏死灶。乳头型脑膜瘤的特征是：顽固性局部复发，神经外转移能力，以及常常导致死亡。与传统类型的脑膜瘤相比，乳头型脑膜瘤的儿童或青少年病例更多。

脑膜瘤同与之类似的病变的鉴别有时需要采用电镜、免疫组织化学或基因分析方法。脑膜瘤最为恒定和独特的超微结构特征是肿瘤细胞突起形成复杂的指状结构，不伴有中间的基底膜样物质（这在脑膜血管周细胞瘤和神经鞘瘤都有详述），虽然纤维型脑膜瘤更易表现为细胞平行排列。细胞间的连接复合体很常见，其中包括发育良好的桥粒，超微结构可显示有胞质内明显的中间丝。后者组成波形蛋白，无论脑膜瘤亚型为何，免疫组织化学通常都显示表达。特别具有诊断意义的是，大多数脑膜瘤均显示（至少局灶）细胞膜或弥漫性胞质的 EMA 免疫反应阳性（图 43.132）[278]，这一特征是神经鞘肿瘤、少见的神经束膜瘤、大多数血管周细胞瘤、孤立性纤维性肿瘤和其他成纤维细胞性肿瘤不具有的 [928-929]。虽然脑膜瘤对 claudin-1 的表达不像对 EMA 的表达那么普遍，但 claudin-1 的表达在区分脑膜瘤和这些相似肿瘤中可能也具有鉴别作用，即使 claudin-1 的表达也常见于神经束膜瘤 [930-931]。近来已发现了更敏感的标志物 SSTR2a，无论分级为何，SSTR2a 在所有脑膜瘤中均表现为弥漫性强阳性（见图 43.126B）[477]。SSTR2a 并不是完全特异性的，常表达于多种神经内分泌肿瘤中，然而，幸运的是，那些肿瘤不常作为鉴别诊断。不同于脑膜的孤立性纤维性肿瘤 / 血管周细胞瘤，脑膜瘤对 CD99 和 BCL2 仅呈弱的或局灶性表达 [928]。常见脑膜瘤对孕激素受体核免疫反应呈阳性，但其表达与肿瘤级别呈负相关 [932]。如果存在 S-100 蛋白免疫反应阳性，则仅局限于少数肿瘤细胞的胞质中，只有偶尔会呈弥漫性表达（尤其是在纤维性 / 成纤维细胞型脑膜瘤）。脑膜瘤的角蛋白表达常与蛛网膜上皮细胞（以及上皮性癌）相同，它们表达 CK18，但 CK20 呈阴性，而且与组织学类型无关 [933]。脑膜瘤还可局灶表达 CK7、CK8（CAM5.2）、CK19 和 AE1/3（在出现包涵体的分泌型脑膜瘤中经常会出现这一特征），但如果这些抗原广泛呈阳性，则应考虑硬脑膜上的肿块是否为转移癌。一项研究发现，12 例高级别 / 间变型脑膜瘤中有 4 例弥漫性表达 AE1/3 和 CAM5.2，但无论是恶性脑膜瘤还是良性脑膜瘤（20 例）都不表达 CEA、Ber-EP4、B72.3 或 CD15（所有这些标志物在癌中常表达）[934]。部分脑膜瘤也可有 p63 的阳性表达，包括在高级别的病例，因此，不应将 p63 的阳性表达作为鳞状细胞癌的诊断依据 [875,935]。已有乳头型 [936]、横纹肌样型 [922,937] 和“旋涡 - 硬化型” [938] 脑膜瘤 GFAP 免疫反应呈阳性的报道，不过这是非常特别的。这一现象是否能反映真正的 GFAP 表达还有待证实。如前所述，脑膜瘤很少向肌性方向分化，一些形态上比较典型的病例有局灶性肌肉相关的肌动蛋白表达 [939]。与脊索瘤（chordoma）不同，脊索瘤样脑膜瘤不表达 brachyury[940]。横纹肌样脑膜瘤变异型不显示蛋白 INI-1（BAF47 抗体）的核表达丢失，而这是非典型性畸胎样 / 横纹肌样肿瘤的恒定特征 [941]。

遗传学上，22 号染色体上 *NF2* 基因的双等位基因失活导致 merlin（也被称为神经鞘蛋白）表达缺失，这是脑膜瘤的最常见改变，对于几乎所有NF2相关的病例和高达60%的散发病例其作用相当于最初的驱动突变[942-943]。大多数这类肿瘤为凸面或矢状窦旁的过渡型和纤维型脑膜瘤，也可代表最常进展为非典型性或间变型脑膜瘤的亚型。相反，颅底的脑膜瘤大多数为非NF2驱动性的，定义为WHO Ⅰ级脑膜瘤变异型，近期的研究中发现的驱动基因有[944-946]：① *TRAF7* 基因（在所有病例中突变率为8%～24%），常与 *KLF4* 基因突变（可出现在93%～100%的分泌型脑膜瘤中[894]）共同发生；② *AKT1*（*AKT1 E17K*）基因，在13%的病例中出现；③ *SMO* 基因，在大约5%的病例中出现。罕见的驱动突变还包括：SWI/SNF家族成员，*SMRCB1*（常见于神经鞘瘤病患者），以及 *SMARCE1*（常见于家族性和散发性透明细胞型脑膜瘤患者）[864]。向更高级别进展的脑膜瘤大都与细胞遗传学上染色体缺失有关，尽管大多数更有可能与肿瘤抑制因子和原癌基因相关，包括 *CDKN2A/B*、*hTERT*、*NDRG2*、*MEG3*、*RPS6KB1*、*TIMP3* 和 *TSLC1*[947-948]。

有传统组织学类型的脑膜瘤生长缓慢，经常发生在大脑半球的凸面或沿着脊髓生长，这种肿瘤适用于外科手术治疗，完整切除能够治愈。但即使肿瘤的位置很好，完全切除后也可能复发，其风险大小只能通过对患者的长期观察得出。一项研究发现，组织学上良性、完整切除的颅内脑膜瘤的5年、15年和25年复发率分别是3%、15%和21%[885]。总的来说，不易接近的嗅沟和蝶骨翼的脑膜瘤发生复发的可能性相当高，而侵及颅底的、斑块状脑膜瘤的复发问题尤为严重[949]。不可否认，肿瘤的发生部位对预后有影响，但一些特定的形态学特征也是一组高风险脑膜瘤的独立定义因素，提示术后复发的可能性增加。在定义脑膜瘤的侵袭性潜能方面，许多分级策略已被证明很有用，我们认可Mayo诊所的方案[883,950]，该方案稍作修改后已被近三版WHO分类所采纳[278]。

应用下述WHO/Mayo诊所的标准，脑膜肿瘤被分为生物学潜能递增的三级：**脑膜瘤（meningioma）**（WHO Ⅰ级）、**非典型性脑膜瘤（atypical meningioma）**（WHO Ⅱ级）（图43.133和43.134）和**间变型脑膜瘤（anaplastic meningioma）**（WHO Ⅲ级）（图43.135）。无论是局灶（病例的经常表现）还是更弥漫的形式，都应用这个标准。在这个分类中，非典型性脑膜定义为：

1. 核分裂象≥4/10 HPF（0.16 mm^2）

   或

2. 伴有突破软脑膜的脑浸润

   或

3. 具有至少三条以下特征：
   a. 细胞密集
   b. 无排列片状生长
   c. 核仁大
   d. 高核质比的小细胞成分
   e. 自发性坏死区（非医源性，例如栓塞后）

间变型脑膜瘤定义为：

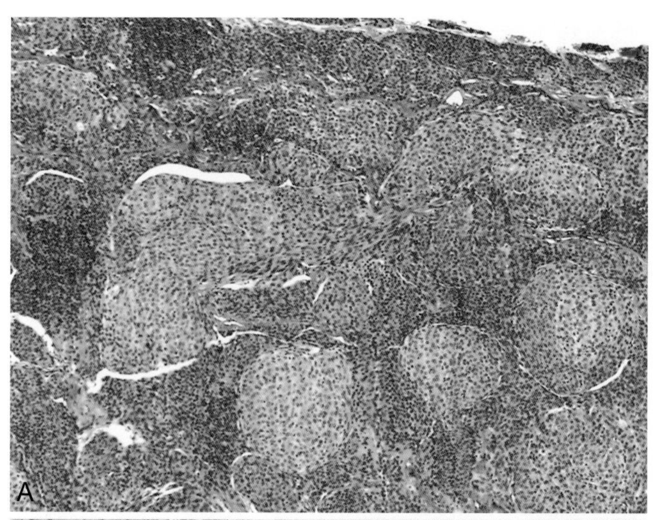

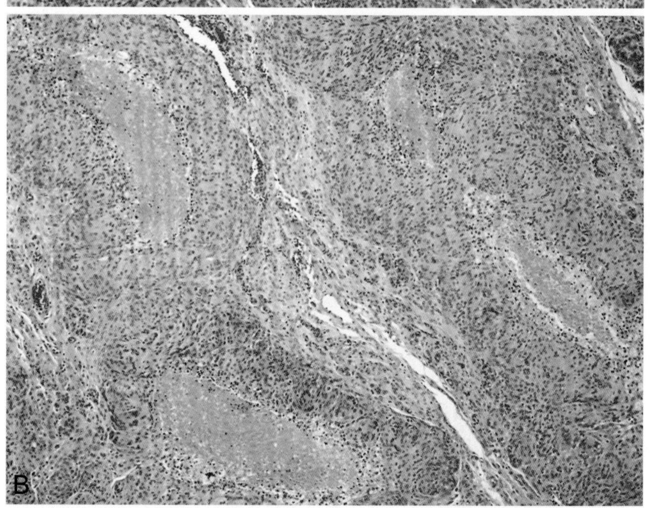

图43.133 **非典型性脑膜瘤**。低倍镜下线索包括二维片状结构（不呈旋涡或束状排列），伴有小细胞成分（核质比高的细胞团）（**A**）和自发性（与栓塞无关的）坏死（**B**）

1. 核分裂象≥20/10 HPF（0.16 mm^2）

   或

2. 显示癌样、黑色素瘤样或肉瘤样形态的去分化特征

读者应该注意到了WHO Ⅱ级肿瘤也符合完全发展的透明细胞型和脊索瘤样型脑膜瘤，而乳头型和横纹肌样变异型被划分为WHO Ⅲ级肿瘤。

我们要强调的是，为了减少肿瘤的血供以利于肿瘤切除，术前脑膜瘤栓塞经常导致坏死灶的出现，伴有相邻肿瘤组织呈明显的核分裂活性（MIB-1标记指数增高）[951]，可能导致前面讲述的分类标准的应用出现问题。这种情况经常但不总是出现，其表现是肿瘤血管内出现明显的异物。当在病变急性期见到多灶状坏死时，也提示采取了这类干预治疗，但无论如何，病理医师应该在出病理报告之前向临床同事咨询相关问题。早先引用的研究提示，在这样的情况下，WHO/Mayo诊所的核分裂象标准仍然适用，但还需进行更大型的病例研究予以证实。

脑浸润被定义为肿瘤突破软脑膜屏障呈舌状生长（见图43.134A），这常在不确定的病例中可通过GFAP染色证实（见图43.134B）；后者可突出肿瘤主体内被包绕

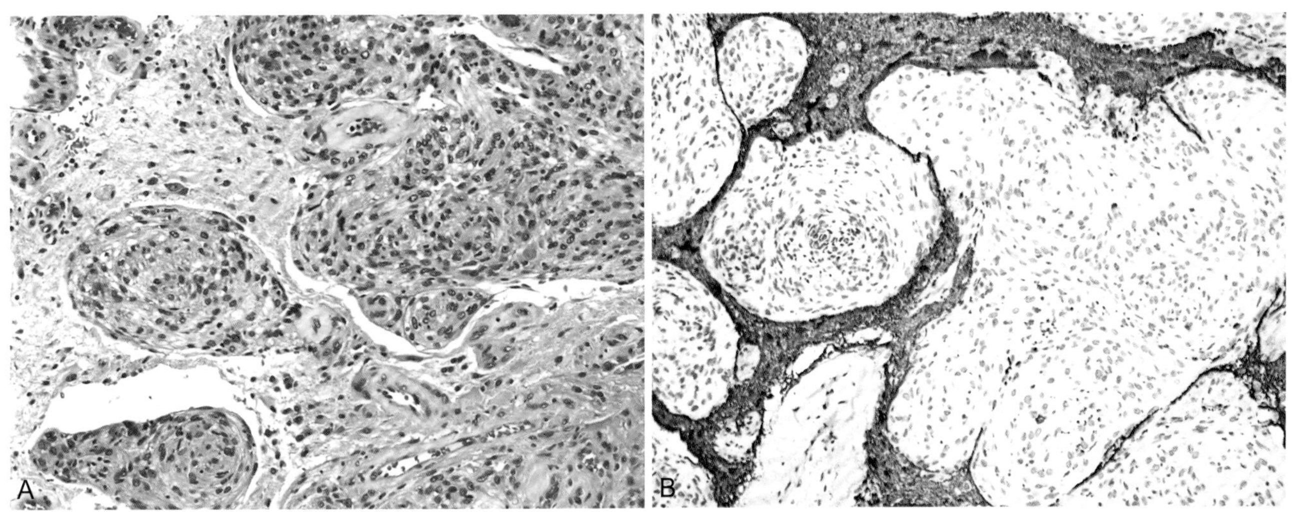

图 43.134 **非典型性脑膜瘤**。2016 版 WHO 分类方法中非典型性脑膜瘤的另一条诊断标准，特征为由舌状生长的侵袭周围脑胶质（**A**），可用胶质纤维酸性蛋白免疫组织化学染色进一步证实（**B**）

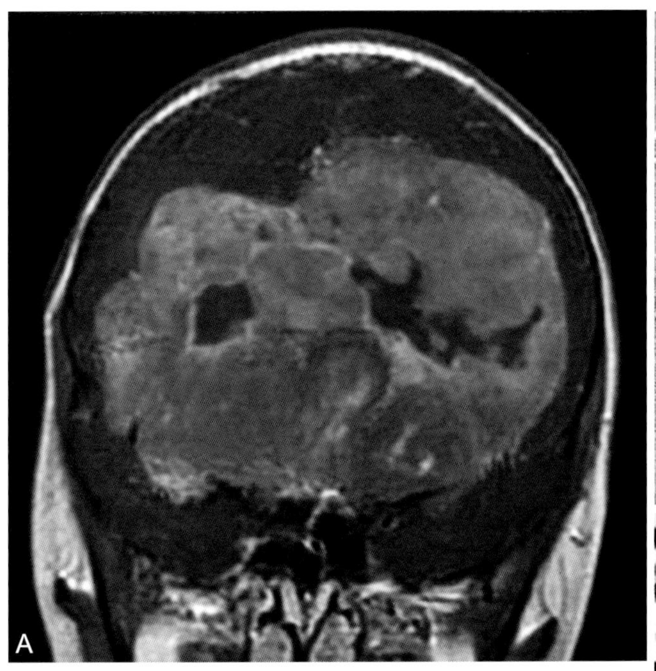

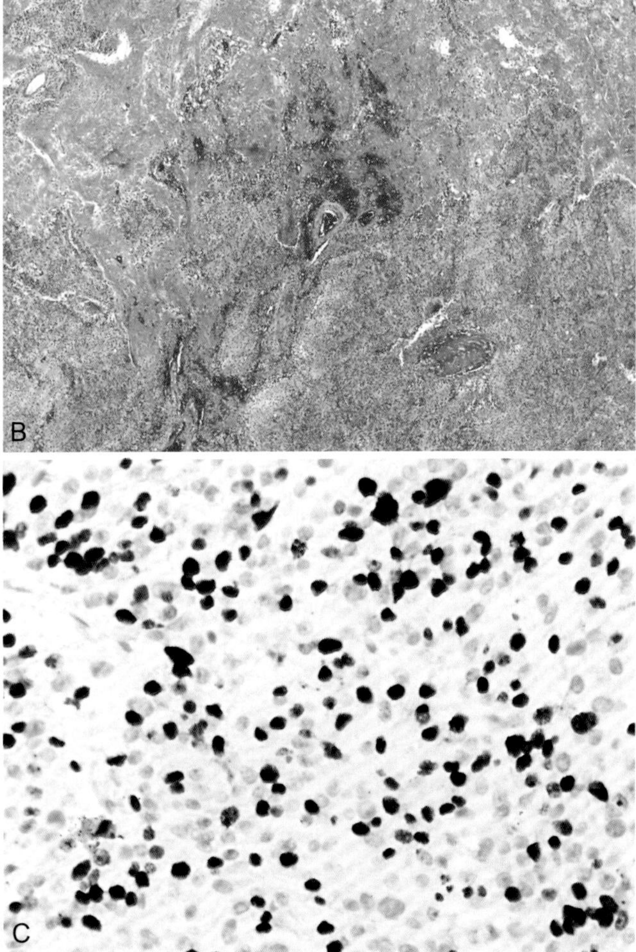

图 43.135 **间变型脑膜瘤**。**A**，在增强后 MRI 中，该肿瘤瘤体大，与周围脑组织的分界不规则，在中央区域可见由局灶坏死所致的低信号。组织学上，可见广泛的地图样坏死（**B**），核分裂象＞20/10 HPF（无显示），Ki67 标记指数＞20%（**C**）

的胶质巢团。这类脑膜瘤事实上涵盖了一系列组织学谱系，其中一些呈现良性形态，通常无复发，总生存时间类似于按照其他标准诊断的非典型性脑膜瘤[883]。有鉴于此，2016版WHO分类方法将脑浸润作为非典型性脑膜瘤的另一个诊断标准[278]。相反，一旦依据所列标准已经符合非典型性或间变型脑膜瘤，则脑浸润本身在作为预后模型的WHO/Mayo诊所分类体系中并没有太多的预测意义。如前所述，罕见的脑膜瘤病例，尤其是儿童病例，可能出现沿Virchow-Robin间隙的广泛血管周浸润，类似于脑膜血管瘤病伴有/不伴有脑浸润[35,914]。然而，在上述情况下，软脑膜并未被真正突破，因此这些病例不足以被诊断为WHO Ⅱ级。

作为这些建议的依据，实践经验表明，大体上完整切除后，经典型脑膜瘤和非典型性脑膜瘤的5年复发率分别为12%和41%[883,950]。非典型性脑膜瘤的5年死亡率大约为20%。相比之下，大部分间变型脑膜瘤病例会复发，相关的5年死亡率为68%，中位生存期仅有18个月。然而，进行了完整的切除、术后放疗和（或）缺乏*CDKN2A*/p16缺失的脑膜瘤患者的预后好很多，其中，前两个因素对非典型性脑膜瘤的生存期的影响也很大[952-955]。与不好的组织学特征和生物学潜能相关的其他脑膜瘤表现有：MIB-1标记指数升高，以及一些文献报道的不表达孕激素受体[278]。关于前者，传统型和惰性生物学行为的脑膜瘤MIB-1标记指数通常低于4%～5%，但与良性、非典型性和间变型脑膜瘤以及有复发和无复发的脑膜瘤的MIB-1标记指数在数值上有相当的重叠[956-958]。因此，对于1例病例而言，MIB-1标记指数的预测意义被削弱了。其他研究者已以同样的方式成功应用了核分裂指数标志物pHH3[959]。值得注意的是令人担忧的组织学特征，包括MIB-1标记指数升高和脑浸润，在儿童脑膜瘤患者中更容易出现[862]。如前所引用的文献所述，多数研究发现，这些形态学表现与患者的复发和死亡风险增高相关，但它们在儿童患者的分级中的预测意义更为有限。与进展相关的遗传学标志物，诸如染色体1p和14q的缺失，与成人病例相比，在儿童和青少年脑膜瘤的发生中更普遍。

进行脑膜瘤复发风险和相关死亡率分层时，当推荐应用上文讨论的WHO/Mayo诊所的指南，病理医师和临床医师应该认识到，这个标准的预测作用尚不肯定，尤其是在区分传统、非典型性和间变型脑膜瘤的核分裂象阈值方面。在长期实践中发现，无论哪类脑膜瘤，当核分裂象多于偶见水平时，即使手术已达到肿瘤大体上完整切除，仍应谨慎建议患者进行密切的神经影像学监测。进一步支持这一观点的是，最近的研究表明，与没有这些非典型性特征的脑膜瘤相比，具有一种或更多种非典型性特征但不足以定为WHO Ⅱ级的脑膜瘤更容易复发[956]。还应该强调的是，在脑膜瘤的宽广谱系中，根据WHO/Mayo诊所标准仅定性为“非典型性”脑膜瘤但缺乏间变型其他特征（例如，核分裂象为14/10 HPF、坏死和脑浸润）的病例，其恶性程度不如间变型，但也可能会显示相当恶性的临床行为。

虽然脑膜瘤的局部复发是治疗失败的主要形式，但侵袭性脑膜瘤变异型还可以沿着CSF播散，偶尔会转移到神经外部位，例如肺、肝、骨和淋巴结[960]。我们要指出，文献中报道的远处转移大多发生于“血管母细胞瘤”型脑膜瘤中，它们目前应被分类为脑膜的孤立性纤维性肿瘤/血管周细胞瘤。“**良性转移性脑膜瘤（benign metastasizing meningioma）**”的病例也有报道，但很少见[961-962]。我们注意到，静脉窦侵犯是许多脑膜瘤的特征，但这不提示血源性播散，也不作为非典型性或间变型脑膜瘤诊断的恰当依据。同样，与“退变性非典型性”相关的局灶明显的核多形性、核仁增大、核分裂活跃或其他非典型性特征也没有什么临床意义。X染色体失活的研究和*NF2*基因突变的检测提示，大多数“多灶性”脑膜瘤（尤其是有三个或以上不同空间分布的肿瘤病例）实际上代表肿瘤克隆性增生的硬膜播散[278,963]。

非脑膜上皮性间质肿瘤

除了所谓的腰骶椎管内和颅内的原发性脑膜肉瘤病和先天性脂肪肿瘤这些不明确的病变外，本章提到的各种病变均代表软组织和骨的同源性肿瘤，与中枢神经轴部位相比，它们更常见于躯干软组织[278,964-966]。因此，此处并不尝试详尽描述这些疾病的组织病理学、超微结构和免疫表型特征，这些在本书的其他章节详细介绍。这里主要强调的是，神经上皮性肿瘤和脑膜上皮细胞肿瘤的形态与这部分肿瘤的形态类似，容易导致诊断问题。出现梭形或怪异形状的“怪细胞”的细胞学特征和细胞间细致的网织纤维网的CNS肿瘤，曾被推测是来源于中胚层，目前已经清楚，如果这些形态的肿瘤免疫组织化学上证明有胞质内GFAP表达，则一定要除外肉瘤样或“巨细胞”胶质母细胞瘤、促纤维增生性大脑星形细胞瘤/节细胞胶质瘤以及多形性黄色星形细胞瘤。另外，还必须经常留意一种可能性，尤其是对于成人病例，胶质肉瘤的活检可以看似恶性间叶性肿瘤，特别是当有限的标本中出现纤维肉瘤和多形性肉瘤的特征时更应该怀疑这一疾病，但如前所述，胶质肉瘤也可以含有血管肉瘤、骨肉瘤、软骨肉瘤、脂肪肉瘤和肌源性肉瘤成分。由于诸如伴有肌源性分化的髓母细胞瘤和松果体母细胞瘤的某些亚型之类的原始神经上皮性肿瘤中可见横纹肌成分，在诊断CNS的胚胎型横纹肌肉瘤之前，必须先通过电镜或免疫组织化学检测明确有无神经元和（或）胶质分化的证据。最后，电镜检查以及STAT6、SSTR2a、EMA和CD34的免疫组织化学评估可将纤维肉瘤样、孤立性纤维性肿瘤样或血管周细胞样的脑膜瘤与真正的软组织肿瘤鉴别开。当然，提出这些原则也充分考虑到了低分化肿瘤可能丢失关键标记抗原的表达或表达异常的抗原。

脑膜的孤立性纤维性肿瘤/血管周细胞瘤

虽然长久以来一直被描述为多种独立的病种，但现在已清楚，**孤立性纤维性肿瘤（solitary fibrous tumor, SFT）**是 WHO Ⅰ级肿瘤；**血管周细胞瘤（hemangiopericytoma, HPC）**是 WHO Ⅱ级肿瘤；**间变型血管周细胞瘤（anaplastic HPC）**是 WHO Ⅲ级肿瘤；这些肿瘤代表了一种独立的生物学病种的宽广的组织学谱系，被定义为有与软组织 SFT 相同的 12q13 基因位点的基因转位；这种改变使 *NAB2* 和 *STAT6* 基因发生融合，导致 STAT6 蛋白质的核表达——通过免疫组织化学方法容易确认，由此可为常规诊断提供一个高敏感性和高特异性的替代性生物标志物[967-969]。迄今为止，这些肿瘤是最常见的非脑膜上皮的间叶性肿瘤，并且总是呈类似于脑膜瘤的基于硬脑膜的肿块。虽然软组织肿瘤分类目前已经进展到 SFT 和恶性 SFT 的二分法，但传统的 CNS 肿瘤分类是三级法，目前 2016 版 WHO 体系也是基于组织学模式和核分裂指数[278]将 SFT/HPC 分成Ⅰ级、Ⅱ级和Ⅲ级的方法。

经典型 SFT 的诊断（现在是 SFT/HPC, WHO Ⅰ级）在各个方面都与胸膜和胸膜外的躯体组织起源的此类肿瘤相同，其特征是伴有随意排列的宽蕾丝带状玻璃样至石棉样胶原以及分枝状（鹿角）薄壁血管（图 43.136）[970-972]。它们通常位于硬脑膜（在术前容易被当做脑膜瘤），也可发生在侧脑室、鞍区、脊髓和脊神经根等部位[972]。大多数此类肿瘤形态上和临床行为上为良性表现，大体上的完整切除可以有随远处转移的个别病例报道[972]。神经轴的 SFT 表达与躯体 SFT 相同的特征性免疫标志物，除了 STAT6 核阳性外，还包括 CD34 胞质弥漫性强阳性，BCL2 经常呈强阳性，不表达 S-100 蛋白或 EMA，便于与神经鞘瘤（S-100 蛋白呈阳性）和纤维型脑膜瘤（S-100 蛋白和 EMA 通常呈阳性，而 STAT6 阴性或限于胞质阳性）鉴别。

尽管对其细胞起源仍然有争议，一些基于硬脑膜的肿瘤曾被认为是脑膜瘤的“血管母细胞”变异型，但事实上它们是 SFT/HPC 系列中的独特病种。**脑膜血管周细胞瘤（meningeal HPC）**（现在的 SFT/HPC, WHO Ⅱ级）大部分好发于成人，不显示脑膜瘤的特征性的女性好发倾向，并且大多数发生于颅内。尽管它们具有与经典型 SFT 相同的特征，但它们倾向于细胞密度更高，核质比更高，更少胶原化，以及鹿角状血管更突出。核分裂象常可见，但最多不应超过 5/10 HPF（参见下文间变部分）。它们与伴有误导性的血管周细胞瘤性生长方式的脑膜瘤的区别很明确，因为这些脑膜瘤通常有砂粒体样的钙化小球，并且肿瘤细胞同心圆状排列的致密旋涡状结构，而且这些脑膜瘤有典型的脑膜上皮成分及其衍生的肿瘤所特有的核内假包涵体——而脑膜血管周细胞瘤都不具有以上特征。与脑膜瘤不同的许多 HPC 具有的另一个特征是，有一个围绕单个肿瘤细胞的网织纤维网络。这在超微结构水平代表基底膜样物质[973]。电镜下，HPC 与脑膜瘤不同的表现为，尽管由发育不完全的连接相连，其胞质突起既不是通过发育良好的桥粒连接，也不形成复杂的缠绕。这些病变也可以应用免疫表型来与脑膜上皮的肿瘤鉴别，包括已

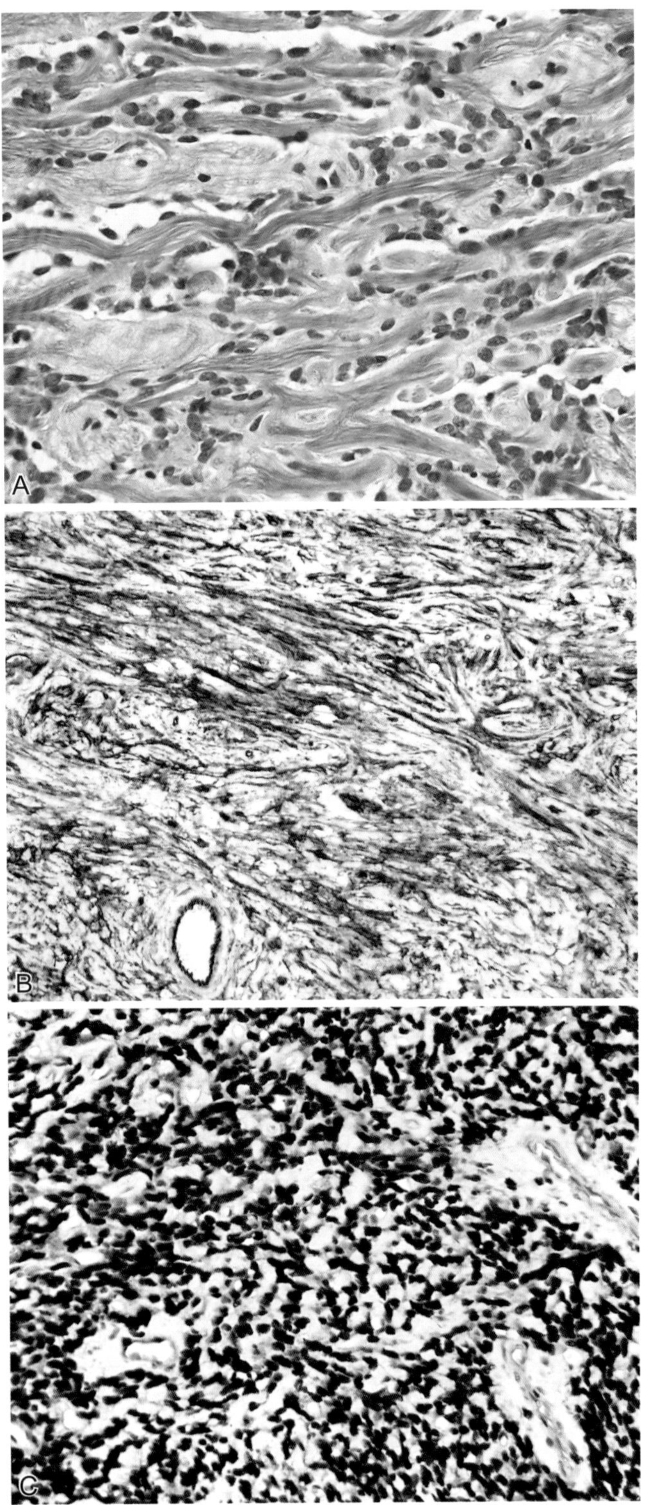

图 43.136 **孤立性纤维性肿瘤/血管周细胞瘤，WHO Ⅰ级。A**，可见表现为典型的孤立性纤维性肿瘤组织学特征，以梭形细胞为主，胞内亮嗜酸性胶原呈蕾丝状。免疫组织化学显示弥漫性 CD34 阳性（**B**）和核 STAT6 阳性（**C**）

经提到过的 STAT6 核阳性，CD99 和 BCL2 弥漫性强阳性，仅局部表达 EMA 或 claudin-1[928,931]。硬脑膜起源的间叶性软骨肉瘤通常具有间变小细胞成分，出现在血管周细胞瘤的结构中，因此，需要进行鉴别诊断；但脑膜 HPC 缺乏软骨样成分。如前所述，脑膜 HPC 可表达 CD34，但通

常较弱或呈小片状，而不像STF通常CD34呈广泛强阳性[278,972]。即使最初手术治疗看似切除完整，但脑膜HPC原发部位的复发很常见，而且可能数年后才能在临床上显现出来。即使增加了术后放疗，许多患者仍直接死于颅内肿瘤进展（通常在反复局部复发的长期病程之后）或颅外转移（作为晚期并发症，至少发生在20%～25%的病例中）[974-976]。常见的转移部位通常是肺、骨和肝，但腹膜后器官也可受累，例如肾和胰腺。

尽管所有的HPC都应该被认为具有复发和播散的潜能，但通过组织学特征仍有助于识别最具有侵袭性的变异型。美国军队病理学研究所（Armed Forces Institute of Pathology, AFIP）的一项大型研究提出的建议[975]已被WHO稍作修订而采纳，将"间变型血管周细胞瘤"（现在的SFT/HPC, WHO Ⅲ级）与其相对应的WHO Ⅱ级肿瘤的区别定义在核分裂象为5/10 HPF（图43.137）；坏死也常见，但不是诊断所必需的[278]。在AFIP的病例研究中，间变型肿瘤的中位总生存期（62个月）显著短于那些低级别肿瘤（144个月）[975]。最近一项来自法国马赛的关于SFT和HPC的研究使用了相同的标准，并提出了WHO Ⅱ级肿瘤的两种亚型，尽管这仍有待验证；然而，令人感兴趣的是，只有核分裂指数在预测生存的多变量分析中具有统计学意义[971]。与脑膜瘤相似，研究表明，WHO Ⅱ级和Ⅲ级肿瘤采取完整切除和放疗治疗都能延长无病生存期和总体生存期[976-978]。但对于CNS，仍然需要更多的经验来证实是目前的三分法最适合未来脑膜SFT/HPC的分类和分级，还是软组织病理学医师使用的SFT与恶性SFT的简化二分法更好。

成纤维细胞、肌成纤维细胞和"纤维组织细胞"肿瘤

以SFT/HPC以外的术语报道的神经轴的良性成纤维细胞或肌成纤维细胞肿瘤非常罕见；是否至少其中一些病例实际上就是SFT/HPC至今仍有争议。因此，文献中包含的名称有：CNS"**纤维瘤（fibroma）**"（有时由于间质黏液变称为纤维黏液瘤）[979]和"**硬化性纤维瘤（sclerosing fibrous tumor）**"[980]以及"**血管纤维瘤（angiofibroma）**"[981]和"**肌成纤维细胞瘤（myofibroblastoma）**"[982]。也有描述为**硬脑膜纤维瘤病（韧带样）**[**dural fibromatosis (desmoid)**]的[983]，在一些病例中由于神经外科手术并发症，也有描述为有**儿童头颅筋膜炎（childhood cranial fasciitis）**的颅内表现的[984]。成纤维细胞也会参与所谓的颅内"**纤维黄色瘤（fibroxanthoma）**"的形成，但通常以泡沫细胞为主，其本质上可能是反应性的，被列在黄色瘤病变的标题下介绍。

CNS的**纤维肉瘤（fibrosarcoma）**通常附着于硬脑膜或软脑膜上，但也一些病例完全位于大脑或小脑实质内[965]。放疗被认为是明确的诱因[985-986]，特别是鞍区纤维肉瘤，常发生在垂体腺瘤的放疗后，但也有该区的自发性肿瘤报道[987]。CNS的纤维肉瘤即使肿瘤边界清楚、位置表浅且大体上完整切除了，也总是会复发并引起症状，高级别肿瘤患者往往在诊断后几年内死亡，部分患者会出现软脑膜和远处的颅外转移。低级别肿瘤患者似乎更容易通过手术之力控制。之前以颅内"**恶性纤维组织细胞瘤**

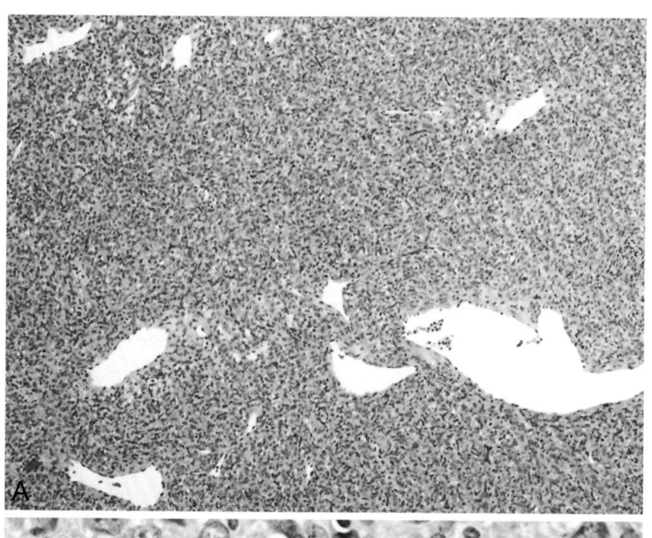

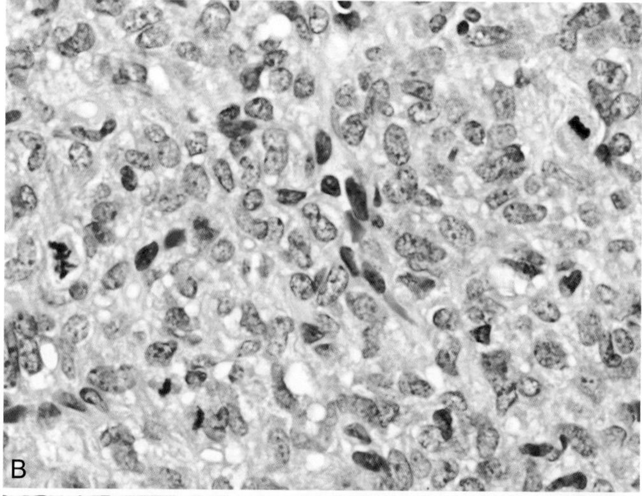

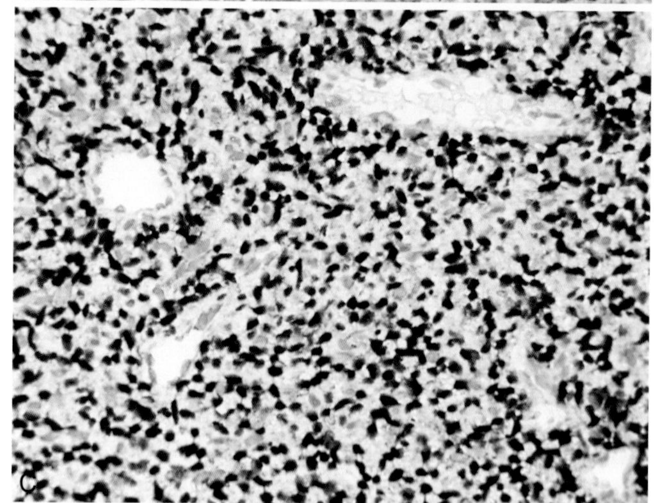

图43.137 **孤立性纤维性肿瘤/血管周细胞瘤，WHO Ⅲ级。**与图43.136病例相比，该例更富于细胞，胶原化较少，核分裂象大于5 /10 HPF（**A**和**B**）。也要注意典型的富于血管，包括扩张的薄壁血管（**A**）。免疫组织化学上，CD34阳性突出了丰富的血管，但肿瘤细胞呈阴性（未显示），而肿瘤细胞胞核弥漫性表达STAT6（**C**） （malignant fibrous histiocytoma）”（非特异性诊断，已不再使用）[965,988] 术语报道的多形性肉瘤的情况相似。也有罕见的颅内“**血管瘤样纤维组织细胞瘤**（angiomatoid fibrous histiocytoma）”报道，其中 1 例具有 t(12;22)(q13;q12) 染色体易位导致的透明细胞肉瘤样的 Ⅰ 型 *EWS/ATF-1* 基因融合 [989-990]。神经轴的恶性成纤维细胞肿瘤谱系中还包括：MUC4 免疫反应阳性 [991] 的**低级别纤维黏液样肉瘤**（low-grade fibromyxoid sarcoma）——其组织学上类似于软组织的相应肿瘤 [992]，以及**硬化性上皮样纤维肉瘤**（sclerosing epithelioid fibrosarcoma）[993]，后者看似良性，细胞密度低，无核分裂象，但却容易出现局部复发和远处转移。

另外，必须将“炎性假瘤”或“浆细胞肉芽肿”这些非肿瘤性病变与累及 CNS 的真正的**炎性肌成纤维细胞瘤**（inflammatory myofibroblastic tumor）区分开 [193]。后者是一种肿瘤，在神经影像学中通常表现为脑膜瘤样，它们与炎性假瘤不同在于：它们缺乏相关的基础系统性感染或免疫功能紊乱，有显著的非典型性梭形细胞组分，ALK 免疫反应常呈阳性，并且有 *ALK* 基因（2p23）或 *ROS1*（6q22.1）重排 [994-995]。迄今为止，大多数 CNS 病例大体上完整切除后预后良好 [193]。

脂肪瘤和脂肪肉瘤

由成熟的脂肪组织构成的硬膜内肿瘤可以发生在 CNS 的任何部位，但最多见于脊髓，可以将它们分为主要位于腰骶区的先天性发育不良型以及好发于胸段的、较小的、仍有争议的一组。前者已经在脊髓神经管闭合不全部分讨论过了。这种类型的“**脂肪瘤**（lipoma）”常合并脊柱裂和皮肤斑，在椎管内畸形中轮廓鲜明，合并有终丝固定、脊髓圆锥尾部移位和牵引所致的脊髓病——被称为“脊髓栓系”综合征。这些畸形病变内经常有异位成分，例如，平滑肌和横纹肌［“**肌脂瘤**（myolipoma）”］[996]，异常的周围神经纤维，脑膜上皮衍生物（**“隐性”脂性脑脊膜膨出**），室管膜，以及其他神经胶质成分（**“隐性”脂性脑脊膜脊髓膨出**）[997]。我们曾经遇到过 1 例病例，具有中肾小管和肾小球样结构，衬覆规整的立方上皮，文献上将“肾源性残余”在脂性脑脊膜脊髓膨出合并椎管闭合不全的部分讨论过。虽然包绕马尾和脊髓圆锥通常会妨碍这些椎管内肿块的彻底切除，但减瘤切除、分离栓系的终丝以及硬脑膜重建常能达到引人注目的神经症状改善。

与腰骶段椎管的先天性脂肪瘤相反，发生于脊髓轴较高水平上的脂肪瘤通常与脊椎区域性异常无关，不含脊髓内成分，通常仅由成熟脂肪组织构成。仅有极罕见的病例完全位于髓内 [998]，有 1 例发生于胸椎、混有平滑肌［**平滑肌脂肪瘤**（leiomyolipoma）］的病例报道 [999]。**软脊膜脊髓脂肪瘤**（leptomyelolipoma）[1000] 更常见，是紧贴于不同长度脊髓的软脊膜下肿瘤，与神经根掺杂在一起并融入肿瘤实质。尽管这些特征会阻碍肿瘤的完整切除，但单纯减瘤切除同样也可达到长期缓解症状的目的。少数病例的肿瘤内含有明显的血管成分，被称为**血管脂肪瘤**（angiolipoma）或**血管肌脂肪瘤**（angiomyolipoma），但这类病变多位于硬膜外 [1001]。还有 1 例颈椎区硬膜外的**骨脂肪瘤**（osteolipoma）病例报道 [1002]。这一部位引起症状的脂肪堆积尽管少见，但公认是天然肥胖和皮质类固醇药物所致的并发症。所谓的**脊髓硬膜外脂肪瘤病**（spinal epidural lipomatosis）[1003] 可由棕色脂肪构成［“**冬眠瘤**（hibernoma）”］[1004]。也有**硬膜内冬眠瘤**（intradural hibernoma）的报道 [1005]。

颅内脂肪瘤（intracranial lipoma）被实用性地分为中线组和侧位变异型，大多数累及第Ⅷ对脑神经。前者好发于胼胝体区域，但也可以位于灰质结节、四叠体板上、环池和第三脑室等区域 [1006]。大部分是在尸检时偶然发现的，但也已经认识到：位于胼胝体的病例可以导致癫痫发作，结节型脂肪瘤会导致下丘脑功能障碍，侵及第三脑室或 Sylvius 导水管的病变可合并进行性脑积水。有报道称，累及中脑顶盖和口端脑桥的脂肪瘤会导致睡眠呼吸暂停 [1007]。发生于上述区域的中线型脂肪瘤显然是发育不良的，经常伴有邻近神经组织结构的异常（例如胼胝体的发育不良），偶尔会合并颅骨缺损或先天性颅内胶样囊肿或表皮样囊肿。在一些病例中，还可见到软骨、骨、平滑肌或横纹肌、异位外周神经、节细胞、神经胶质和脉络丛，进一步证明其基础是发育畸形，尽管一些学者推测这些较为复杂的病变可能是畸胎瘤或畸胎瘤样肿瘤 [1008]。发生在脊髓的罕见亚型被称为**血管脂肪瘤**（angiolipoma）[1009] 或骨脂肪瘤 [1010]。后者好发于蝶区 / 大脑脚间区和灰质结节等区域。已报道了 1 例独特的小脑幕肿瘤，具有软骨、骨和脂肪瘤成分［“**骨软骨脂肪瘤**（osteochondrolipoma）”］[1011]。

中线型颅内脂肪瘤好发于小脑脑桥角或内听道，临床上容易误认为是听神经鞘瘤 [1012-1013]。第Ⅷ对脑神经经常会被弥漫性浸润，神经纤维被分成小束包埋在成熟的脂肪组织中，而其他脑神经也可被脑干附近的大的病灶吞噬。这些肿瘤内有异形血管成分以及平滑肌束和横纹肌纤维，暗示其病因是发育异常［“**脂肪迷芽瘤**（lipochoristoma）”］。在罕见的情况下，颅内脂肪瘤发生于大脑侧裂区，围绕大脑中动脉，并浸润颞叶皮质 [1014]。采取肿块全切的治疗方式可能会导致严重的神经功能损伤，因此，建议对大脑侧裂和小脑脑桥角的病例采取少量减瘤切除方式，以减轻局部肿块占位效应。在术前 T1 加权 MRI 中，脂肪组织的特有高信号特征可能有助于对这些神经轴脂肪瘤做出准确的识别。

脂肪肉瘤（liposarcoma）是所有累及 CNS 及其衬覆组织的最不常见的恶性间叶源性肿瘤之一。只有散发脑膜病例的报道 [965]。提醒读者注意，类似于脂肪母细胞和脂肪细胞的细胞成分也可以在血管母细胞瘤以及脑膜上皮和神经上皮衍生的“脂质化”肿瘤中出现。

骨和软骨肿瘤

位于上矢状窦区域的黏附于大脑镰和硬脑膜下表面

的**骨质斑块**（**osseous plaque**）常是尸检时的偶然发现，它们通常不出现症状。虽然被称为**骨瘤**（**osteoma**），但这些病变几乎总是代表反应性的化生性病变，在慢性肾衰竭的背景下，其出现的频率增加[1015]。同样，脊髓蛛网膜经常会出现骨化斑，但只有极少数情况下足以导致脊髓病[1016]。也有真正的**成骨肉瘤**（**osteogenic sarcoma**）发生于脑膜或脑的病例报道，但很罕见[1017]。我们之前提到过1例起源于表皮样囊肿的小脑骨肉瘤病例。

由成熟的透明软骨构成的圆凸形肿块被称为**软骨瘤**（**chondroma**）[或当肿瘤内有骨性成分时被称为**骨软骨瘤**（**osteochondroma**）]，它们多从颅底膨胀性突入颅腔内，少数情况下可能起源于硬脑膜[1018-1019]。也有被称为**Maffucci综合征**和**Ollier病**的全身骨发生的软骨瘤病病例报道[1020-1021]。传统型**颅内软骨肉瘤**（**intracranial chondrosarcoma**）通常起源于颅底，但也有起源于脑膜和神经实质的报道[1022]，还包括放疗后发生自软骨瘤的病例报道[1023-1024]。软骨肉瘤缺乏brachyury免疫反应阳性表达可与软骨样脊索瘤区分开，后者是常见的鉴别诊断[1025]。奇怪的是，**间叶软骨肉瘤**（**mesenchymal chondrosarcoma**）似乎特别好发于骨外的硬脑膜[1026]。文献中也有发生于脊髓软膜和脑的病例报道[1027]。在所有颅内软骨肿瘤中，最罕见的是**骨外黏液样软骨肉瘤**（**extraskeletal myxoid chondrosarcoma**）[1028]。

内皮肿瘤

CNS内绝大多数血管形成性肿瘤都属于发育不良性异常（见前文血管畸形的讨论）。神经轴的**内皮肿瘤**（**endothelial tumor**）[278]包括**血管瘤**（**hemangioma**）（多灶性叶状生长的毛细血管型）[1029-1031]和**血管内皮细胞瘤**（**hemangioendothelioma**）——包括梭形细胞型、上皮样型（最近发现与*WWTR1-CAMTA1*或*YAP1-TFE3*基因融合相关[1032]）和多形性型（第一种是否是良性尚有争议，后两种被认为是低到中度恶性潜能的肿瘤）[1033]——以及传统类型的侵袭性**血管肉瘤**（**angiosarcoma**）[1034]。还有1例显示独特的大脑肿瘤具有“血管源性”平滑肌肉瘤以及上皮样血管肉瘤混合成分的病例报道[1035]，另外也有CNS艾滋病相关的**卡波西肉瘤**（**Kaposi sarcoma**）的报道[1036]。我们尚未遇到过CNS内出现皮肤或内脏器官的血管肉瘤转移的病例，但转移性的心房黏液瘤可能会被误认为是颅内上皮样血管内皮细胞瘤[1037]。

血管内皮细胞瘤这个术语还可以外延为某些良性血管源性脑膜脑病变，与富于细胞性（“幼年性”）毛细血管血管瘤有相似的结构，后者见于婴幼儿的皮肤“痣”[1031]。我们也有机会研究了1例致癫痫的额叶肿块，与之前头颅外伤史有关，表现为叶状毛细血管瘤（或所谓的化脓性肉芽肿）的特征；还有1例形态学上相似的病例，但为皮质醇用药后发生的大脑半球多灶性退行性病变[1038]。也有报道具有毛细血管瘤特征的脊髓和马尾的多灶性病变[1039]。最后，潜在累及神经系统的原发性内皮增生性病变谱系还包括被称为**血管内乳头状内皮细胞增生**（**intravascular papillary endothelial hyperplasia**）或**Masson生长活跃的血管内血管内皮细胞瘤**（**Masson vegetant intravascular hemangioendothelioma**）[1040]。大脑内的病变可能发生自原先存在的血管畸形病变或硬膜静脉窦，它们可能可以长到很大，次全切除后可复发，并且偶尔会由于肿块占位效应导致患者死亡。

肌源性肿瘤

迄今为止所报道的CNS原发性**肌源性肿瘤**（**myogenous tumor**）几乎都是胚胎性横纹肌肉瘤[1041-1043]。这些肿瘤常被分离为好发于儿童小脑的后颅窝组和好发于成人大脑半球的幕上组。也有发生于大脑的**多形性和腺泡状横纹肌肉瘤**（**pleomorphic and alveolar rhabdomyosarcoma**）的罕见病例报道[1044]。由于位于中线、小脑蚓部的许多颅内横纹肌肉瘤常发生于儿童，以及认识到小脑髓母细胞瘤具有骨骼肌系分化的能力（“髓肌母细胞瘤”），提出了两者可能起源于共同的、菱脑顶的原始前体细胞的推测。无论它们的组织学起源是什么，CNS的原发性横纹肌肉瘤都属于高级别肿瘤；即使采取激进性的放化疗，在诊断后也几乎没有患者的生存时间能超过2年。神经轴的播散和颅外转移会使局部肿瘤的进展复杂化。需要注意的是，一种不伴有明显神经实质成分的弥漫性软脑膜亚型[1045]，做出这种诊断前需要严格除外起源于眶、鼻旁窦、鼻咽部或中耳的隐匿性原发灶，因为这些发生于脑膜周围区域的横纹肌肉瘤常会种植到蛛网膜下隙。非肿瘤性的、脑神经相关的骨骼以及一些病例中平滑肌的异常增生，被不同地命名为**横纹肌瘤**（**rhabdomyoma**）、**神经肌肉错构瘤/迷芽瘤**（**neuromuscular hamartoma/choristoma**）以及**良性外胚层间充质肿瘤/Triton肿瘤**（**benign ectomesenchymoma/Triton tumor**）。这些都在前面的错构瘤和迷芽瘤部分中讨论过。也有原发于CNS的**恶性外胚层间充质瘤**（**malignant ectomesenchymoma**）的报道，它们是混有神经节细胞成分的横纹肌肉瘤样的肿瘤，少数病例显示有与恶性外周神经鞘瘤相似的转录组[1046]；然而，新近研究发现，它们有频繁的*HRAS*突变，证明其与胚胎性横纹肌肉瘤有更近的基因相关性[1047]。

已经描述过起源于脑膜或神经实质的散发性**平滑肌瘤**（**leiomyoma**）[1048]或**平滑肌肉瘤**（**leiomyosarcoma**）[1049]病例，这些罕见的肿瘤还包括**弥漫性软脑膜平滑肌瘤病**（**diffuse leptomeningeal leiomyomatosis**）[1050]、**血管平滑肌瘤**（**angioleiomyoma**）[1051]、**多形性血管平滑肌瘤**（**pleomorphic angioleiomyoma**）[1052]以及**混合性平滑肌肉瘤-上皮样血管肉瘤**（**composite leiomyosarcoma-epithelioid angiosarcoma**）[1053]，前面也已经做过介绍。之前也已经报道过的被称为**肌周细胞瘤**（**myopericytoma**）的颅内肿瘤可能与*NTRK1*基因融合有关[1053]。免疫功能不全，尤其是艾滋病患者，易于发生神经轴的平滑肌肿瘤（与躯体其他部位一样）[1054-1055]。这类肿瘤的位置通常与硬膜有关或位于神经轴旁，例如鞍区旁或海绵窦，但可累及脑组织[1056]。它们形态上可以从高分化平滑肌瘤到明显的平滑肌肉瘤，而且根据我们的经验，还可以出现小的、透明细胞型上皮样变异型，难以辨认出其平滑肌特征。正如躯体其他部位的平滑肌肿瘤好发于免疫抑制的背景下，神经轴的肿瘤都会有 EB 病毒（EBV）感染，可以通过 EBV 相关的核抗原 2（EBNA-2）免疫组织化学染色和原位杂交检测细胞核中 EBV 编码的 RNA-1（EBER-1）来证实。还有极罕见的 EBV 相关的肌周细胞瘤伴发艾滋病的病例报道[1057]。

其他间叶组织肿瘤

除了各种 CNS 的间叶性肿瘤表现特异性诊断特征，还有一组间变型肿瘤集合，这些肿瘤只有描述性命名，例如，高级别“梭形细胞性”“多形性细胞性”或“未分化性”肉瘤[278]。以**原发性软脑膜肉瘤病（primary leptomeningeal sarcomatosis）**报道的病例也是特征性差的亚型，典型呈蛛网膜下隙内弥漫性肿瘤增生，不出现大块的病变[1058]。这些病变可能表现为多发性神经根病、脊髓压迫或颅内占位效应的症状和体征，因而在初诊时往往被误认为是由感染因素引起的慢性脑膜炎或神经系统结节病或其他炎症性疾病。鉴别诊断包括软脑膜癌病、胶质瘤病、淋巴瘤病、黑色素瘤病和髓母细胞瘤病。也有似乎可以代表软组织和骨骼对应肿瘤的颅内**黏液瘤（myxoma）**的报道[1059]，但在诊断时必须除外黏液性脑膜瘤和转移性心房黏液瘤。还有一些报道，包括：硬脑膜**上皮样肉瘤（epithelioid sarcoma）**[1060]，起源于硬脑膜、脊神经根或神经丛的**滑膜肉瘤（synovial sarcoma）**[1061-1063]，大脑镰特有的**血管黏液性纤维性肿瘤（angiomyxofibromatous tumor）**[1064]，以及貌似脑膜瘤[1065]或脊神经鞘瘤[1066]的奇特的**磷酸盐尿性间叶肿瘤（phosphaturic mesenchymal tumor）**（一种被认为与副肿瘤性骨软化相关的疾病，继发于肿瘤引起的肾性磷酸流失）。最后，我们还要提到 1 例原发性颅内发生在小脑脑桥角**动脉瘤性骨囊肿（aneurysmal bone cyst）**[1067][被证实伴有累及泛素特异性蛋白酶 6（USP6）基因位点的染色体 17p13 重组]。**尤因肉瘤 / 外周原始神经外胚叶肿瘤（peripheral PNET）**已经在之前的胚胎性肿瘤中讨论过。

颅脊髓轴的神经鞘瘤

由于发生于颅腔和椎管内的神经鞘瘤与更常见于外周神经的神经鞘瘤在形态学上和生物学行为上都属于同源性肿瘤，读者可以参考本书第 41 章中有关其结构和免疫表型的诊断特征的详细叙述。

神经鞘瘤（schwannoma）是邻近 CNS 的最常见的肿瘤，好发于成人，通常位于小脑脑桥角或腰骶段脊髓髓外间隙内[278]。几乎所有的小脑脑桥角的神经鞘瘤均起源于第Ⅷ对脑神经的前庭支（因此被误称为“听神经瘤”）并导致听力丧失。椎管水平的神经鞘瘤同样好发于神经轴的感觉部分，通常累及后根。如果神经鞘瘤挤过椎间孔并扩展至邻近的椎旁软组织，则形成“哑铃”形状。神经鞘瘤可累及第Ⅷ对脑神经以外的脑神经，也可位于神经实质内[1068-1069]。也有位于脑室内[1070]和硬脑膜上[1071]的病例报道。双侧第Ⅷ对脑神经损害是 2 型神经纤维瘤病（NF2）的一个显著特征，这是一种常染色体显性疾病，可与染色体 22q12 上的基因遗传性或新获得性突变有关[278]。患者的亲属也易患混合性肿瘤，这组肿瘤的典型表现均为多灶性的，包括颅椎管神经鞘瘤、脑膜瘤和髓内室管膜瘤。大多数散发性听神经鞘瘤也具有 22 号染色体上的 *NF2* 基因失活性突变的特征。多灶性的、非前庭的神经鞘瘤与 NF2 的其他表现不同，组成了一类称为**神经鞘瘤病（schwannomatosis）**的综合征，尽管我们已知有一些罕见的家族性病例也包括前庭神经鞘瘤或脑膜瘤[1072-1073]。

神经鞘瘤具有典型的 Antoni A 和 B 结构、栅栏状排列的细胞核（Verocay 小体）以及泡沫样巨噬细胞浸润和血管玻璃样变，这些特征通常足以将其识别，NF-2 相关的变异型在大体上和显微镜下通常为多叶状生长方式，最近的证据显示，这种生长方式是由多个不同克隆的神经鞘瘤融合形成的[1074]。偶尔，Rosenthal 纤维和嗜酸性小体在前庭神经鞘瘤中可能遇到[1075]，可能反映了第Ⅷ对脑神经中枢部分的固有的星形细胞慢性刺激性反应[1076]。脑膜瘤偶尔也可显示神经鞘瘤的特征，例如，细胞核呈栅栏状排列，它们是最经常混淆的肿瘤。这两类肿瘤在 NF2 患者中也可以发生碰撞，但这种“复合性”肿瘤只有极少数情况下才会发生在非 NF2 患者中[1077]。免疫细胞化学技术和电镜观察都可能有助于鉴别神经鞘瘤、脑膜瘤和 SFT/HPC。神经鞘瘤的特征性 S-100 蛋白弥漫性胞质表达，以及细胞周围层粘连蛋白和Ⅳ型胶原蛋白表达——反映神经鞘瘤较长的细胞突起被连续的基膜样物质所包绕，这些特征是典型的脑膜瘤所不具有的。大多数神经鞘瘤病例也有 SOX10 的广泛核表达，这是神经鞘瘤或黑色素瘤的有效且更特异的标志物[1078-1080]。神经鞘瘤还可局灶表达 GFAP[1081]。但神经鞘瘤不出现胞质 EMA 的表达（脑膜瘤的常见特征），或仅表达在掺入肿瘤被膜的正常神经束膜细胞，因此仅限于肿瘤外周表达。然而，不可否认，一些研究者报道，具有神经鞘瘤和神经束膜瘤混合特征的杂合性神经鞘瘤其肿瘤成分中 EMA 呈阳性[1068]。值得注意的是，脑膜瘤极少位于腰骶部，这是脊神经根神经鞘瘤好发的部位。SFT/HPC 通常不表达 S-100 蛋白，而表达 STAT6[969]。核和胞质钙网膜蛋白的表达可以用来鉴别神经鞘瘤和神经纤维瘤，虽然神经纤维瘤中存在的非神经鞘瘤成分中 S-100 蛋白和 SOX10 表达不那么广泛[1082]。

少数颅内和椎管内神经鞘瘤属于“富于细胞”型[1083-1085]。与组织学上传统型的神经鞘瘤不同，**富于细胞性神经鞘瘤（cellular schwannoma）**有密集的梭形细胞成分，一般缺少 Antoni B 区和 Verocay 小体，可见核分裂活跃灶，常被误认为是恶性外周神经鞘瘤[1079]。富于细胞性神经鞘瘤具有与经典型神经鞘瘤相同的血管玻璃样变以及淋巴细胞和泡沫样巨噬细胞的浸润，S-100 蛋白、SOX10 和Ⅳ型胶原蛋白免疫反应呈弥漫性阳性，缺乏 EGFR 的表达以及在超微结构水平下高分化的施万细胞的特征。这类肿瘤在局部切除后可能比传统型更易局灶复发，但并无远处转移的病例报道。最后，已有**施万细胞系的颗粒细胞瘤（granular cell tumor of schwannian lineage）**侵及脑神经和脊神经或神经根的报道[1086-1088]。

黑色素性神经鞘瘤（melanotic schwannoma）[**恶性黑色素性神经鞘肿瘤（malignant melanotic schwannian tumor）**]是一种独特的神经鞘肿瘤，显示混合的施万细胞和黑色素细胞特征，伴有黑色素小体性黑色素生成，并明确好发于脊神经根[1089-1090]。也有罕见的髓内病例报道[1091]。考虑到它们共同表达黑色素细胞的标志物，例如 HMB-45、Melan-A 和 SOX10，这些肿瘤与脑膜黑色素细胞瘤或黑色素瘤极难鉴别，尽管后者有 *GNAQ* 和 *GNA11* 基因突变的独特特征而黑色素性神经鞘瘤中没有[1092]。明确的神经源性以及更多嵌套在Ⅳ型胶原 / 富含网织纤维中的形态也有利于鉴别这两类肿瘤，尽管不是普遍适用。尽管很多这类患者的随访时间有限，目前所报道的大多数黑色素性神经鞘瘤都属于良性肿瘤。然而，其局部复发的风险为 25%～35%[1090,1093]，转移也很常见，特别是发生于脊髓的病例[1090,1094]。一组黑色素性神经鞘瘤具有砂粒体和（或）脂肪瘤样的脂肪聚集，构成了遗传性 **Carney 综合征（Carney complex）**的一部分表现[1095-1096]，后者包括心脏、皮肤和乳腺黏液瘤，斑点状色素沉着，睾丸大细胞钙化性 Sertoli 细胞肿瘤，以及内分泌功能亢进的证据（主要是 Cushing 综合征和肢端肥大症，前者与原发性色素性结节状肾上腺疾病相关）；然而，这种**砂粒体型黑色素性神经鞘瘤（psammomatous melanotic schwannoma）**也可以是散发性的。鉴于这些独特的临床病理学相关性以及常见 *PRKAR1A* 表达丢失（而不累及 *NF2* 基因——更常见于传统的神经鞘瘤），最近提出了恶性黑色素性神经鞘肿瘤这个替代术语[1090]。

大多数颅内和椎管内的**神经纤维瘤（neurofibroma）**表现为Ⅰ型神经纤维瘤病（NF1，“外周型”或经典型 Recklinghausen 病），是 17q11.2 上一个位点的常染色体显性遗传病[1097]。这一复杂的疾病包括多灶性皮肤的和更深在部位的丛状神经纤维瘤，还包括皮肤的异常（牛奶咖啡斑和腋窝雀斑）、虹膜的色素性错构瘤（Lisch 结）以及各种骨缺损和胶质肿瘤，其中主要有前视路的毛细胞星形细胞瘤。发生于这组病变中的脊髓神经纤维瘤常出现在多个脊髓水平。脑神经很少累及。已有被称为马尾丛状神经纤维瘤的奇特病例也发生在没有明显 NF1 证据的患者中的报道[1098]。

虽然由脑或脊神经根[1099-1100]发生的**恶性神经鞘瘤（malignant nerve sheath tumor, MPNST）**并不常见，但也已被文献提及。这些肿瘤可以是新发生的，也可以是在神经鞘瘤或神经纤维瘤基础上发生的，可散发，也可伴有 NF（特别是 NF1），而且大约 10% 的病例是在局部放疗后发生的（包括放射外科手术）[1101-1103]。脑实质内[1099,1011]和脑室内[1104]的肿瘤也有报道。已有包括**恶性 Triton 肿瘤（Triton tumor）**（即出现横纹肌母细胞分化的变异型）的病例报道，不论 NF1 状态如何，该肿瘤似乎都有更差的预后[1105]。1 例最特殊的病例是脊髓内神经鞘瘤伴有横纹肌肉瘤性、原始神经外胚层和上皮成分[1106]。恶性椎旁神经鞘瘤可侵犯椎管并损伤脊髓，常在神经纤维瘤基础上发生，尤其是那些丛状型或位于神经内的神经纤维瘤，并且与 NF1 高度相关[1107]。值得注意的是，最近报道了一些与散发的、NF1 相关的以及放疗引发的 MPNST 相关的一组更具有诊断特异性的免疫组织化学标志物，包括神经纤维蛋白和（或）H3K27me3 表达的缺失[1079,1101,1108-1110]。

与这一部分有关的其他奇特病变包括：**神经鞘黏液瘤（neurothekeoma）**[1111-1112]，主要在脑室内生长的**软组织型神经束膜瘤（soft tissue-type perineurioma）**[1113]，起源于脑组织分支的**神经内神经束膜瘤（intraneural perineurioma）**[1114]，以及位于颅和椎管内的**局部肥大性神经病（localized hypertrophic neuropathy）**[1115]。这些病种的最后一种可能代表反应性增生性病变，其特征为 S-100 蛋白的同心包裹性表达，单个轴索周围 EMA 阴性的施万细胞增生呈现所谓的“洋葱球”结构。神经内神经束膜瘤是一类真性肿瘤，形态相似（“假洋葱球”），有同心排列的围绕轴索增生的 EMA 阳性、S-100 蛋白阴性的神经束膜细胞。也有神经鞘瘤、神经纤维瘤和（或）神经束膜瘤混合的**杂合性神经鞘肿瘤（hybrid nerve sheath tumor）**的报道，更多见于家族性疾病中，例如 NF1、NF2 和神经鞘瘤病中[1068]。尽管如此，需要注意避免将神经鞘瘤中 Antoni B 区作为混合神经鞘肿瘤的证据的过诊断。最后，我们还提一下发生在 CNS 的**创伤性神经瘤（traumatic neuroma）**，它们大多数累及脊髓，并且一些病例的发生与髓内室管膜瘤相关[1116-1117]。

淋巴组织增生性、组织细胞性和骨髓增生性病变

由于系统性淋巴组织增生性和骨髓增生性疾病继发播散到 CNS 并不常是为了诊断目的进行神经外科干预的原因，目前有关这个问题的一般性观察很少。急性白血病患者具有这种播散的最大风险[1118]，尤其是淋巴母细胞白血病；在这种情况下 CNS 受累的主要方式是弥漫性软脑膜浸润。在一些病例中，可见脑神经和脊神经根的广泛浸润，并伴有蛛网膜下隙的白血病细胞的无限增生。由白血病细胞组成的肿块多表现为边界清楚的、位于硬脑膜或（罕见）位于脑内的肿块，主要并发急性髓系白血病，但随着现代细胞减少治疗的出现，实际上在临床上已经见不到这种肿块。这些肿瘤有各种各样的术语，例如，**绿色瘤（chloroma）**、**粒细胞肉瘤（granulocytic sarcoma）**、**髓系肉瘤（myeloid sarcoma）**或**髓母细胞瘤（myeloblastoma）**，这些肿瘤通常出现于白血病患者，但在治疗明显有效后极少会成为复发的首发症状，或作为继而出现骨髓和外周血受累的先兆出现于其他表现均正常的人群[1119-1120]。目前也有报道位于脑膜旁的髓外造血组织形成肿物引起神经功能障碍的病例，主要表现为脊髓压迫，出现在地中海贫血和骨髓纤维化的患者中[1121-1122]。

淋巴结发生的非霍奇金淋巴瘤在病程中侵犯 CNS 是不常见的，并且通常是限于软脑膜的浸润（“脑膜淋巴瘤病”），或是并不常见的硬脊膜外隙的浸润[1123]。在这种情况下，大脑浸润非常少见，通常是属于晚期的并发症（Ⅳ期），许多伴有弥漫性大细胞或淋巴母细胞亚型的患者还有其他结外部位受到侵犯。相反，眼睛（CNS 的延伸部分）的非霍奇金淋巴瘤患者常发生大脑本身的淋巴瘤病变[1124]。还有一组恶性淋巴瘤，主要是非霍奇金淋巴瘤亚型，诊断时病变限于硬膜外间隙和脊柱旁组织，通常位于中胸段，会提示进行压迫性脊髓病的评估[1125]。在系统性**霍奇金病（Hodgkin disease）**[1126]、**浆细胞骨髓瘤（plasma cell myeloma）**[1127]、**Waldenström 巨球蛋白血症（Waldenström macroglobulinemia）**[1128]或**蕈样真菌病（mycosis fungoide）**[1129]

的病程中，只有少数病例才出现脑膜或神经实质的浸润。

原发性中枢神经系统淋巴瘤（primary central nervous system lymphoma, PCNSL）这个命名是指仅限于发生在脑、脊髓或脑膜等部位的恶性淋巴组织肿瘤[1130]。尽管早已认识到PCNSL与免疫应答功能减弱相关，并且其尤其好发于艾滋病患者，但大多数患者未患有易感性疾病。散发病例常出现于51～70岁的患者，男女发病比例为1.5：1～2：1，而免疫缺陷相关的病例反映了HIV-1感染、遗传性免疫异常、器官移植后引发的疾病以及其他导致医源性免疫抑制的因素的人口统计学信息。大多数患者常见的症状是由颅内占位性肿块引起的，由于PCNSL常发生在大脑半球深部白质内、胼胝体和基底节，因此，它们并不像胶质瘤或转移瘤那样累及皮质组织而导致癫痫发作。额胼胝体叶和脑室周围的病例可以有人格的改变、抑郁、进展性精神运动迟缓或明显的精神病。快速进展性痴呆与一组特殊的PCNSL有关，它们会弥漫性浸润脑组织而不是形成肿块［“**大脑淋巴瘤病（lymphomatosis cerebri）**”］[1131]。一些肿瘤是在对常规眼病治疗失效的持续性色素膜睫状体炎做检查的过程中发现的，这是眼部受侵犯的表现，常同时伴有大脑浸润[1124]。

在CT或MRI（图43.138）上，PCNSL表现为结节性的实性肿块，在注入造影剂前为高密度影，在注入造影剂后可呈现弥漫性（与环状不同）增强，此为广泛室管膜下浸润和多灶性病变的证据。这种多灶性病变在25%～40%的散发病例中明显，大多数是HIV-1相关和移植后病例[1132]。在老年病例尤其要怀疑的病变是那些活检之前仅采用皮质类固醇治疗即发生退变的病变，因为在这种治疗后偶尔发生淋巴瘤消失（暂时性），易被误认为是多发性硬化。MRI上表现不典型的大脑淋巴瘤病例不形成局灶肿块或不增强，而仅在T2加权像和液体衰减反转恢复（FLAIR）序列上表现为弥漫性非特异性的白质高信号[1131]。散发病例不具有广泛性中心坏死特征，这使许多HIV-1相关的或其他免疫缺陷相关的PCNSL在影像学上表现为“环状”增强而与弓形体脓肿难以鉴别。对PCNSL做出明确诊断通常需要进行活检，但也可以通过在CSF中查到恶性淋巴样细胞来做出诊断。作为一种非手术诊断方式，免疫组织化学（B细胞“标志物”）、流式细胞学和基于PCR的分子诊断［检测免疫球蛋白重链（IGH）基因重排］已应用到CNS标本的评估中[1133]。

PCNSL可以发生在神经轴的任何部位。大约75%的病例位于幕上区域，大多发生于以上列举的深部结构。其余多发生于小脑或脑干，仅有个别病例孤立发生于脊髓、马尾或颅脊神经根[1134-1135]。“**神经淋巴瘤病（neurolymphomatosis）**”这个术语已被应用于后两类肿瘤以及位置更外周的神经发生的淋巴瘤[1134]。一小部分PCNSL患者表现为弥漫性软脑膜浸润，不出现实质内病变[1136]，例如，艾滋病的并发症——发生于蛛网膜下隙的**人疱疹病毒8相关的“原发性渗出性淋巴瘤”（human herpesvirus 8-associated “primary effusion lymphoma”）**[1137]。位于硬脑膜的淋巴瘤会在下文中进行讨论。大体上，大部分位于CNS实质内的淋巴造血病变难以界定，由干的、颗粒状、褐色和白色或灰粉色组织构成，并可见有小灶坏死软化或出血变色。广泛性坏死和明显出血最常见于与艾滋病相关的和与其他免疫功能低下相关的病例中——大体检查时可能很像弓形体脓肿（尤其在辅助治疗后）——以及移植后并发症中。许多PCNSL的显著组织学特征是：肿瘤细胞聚集在Virchow-Robin间隙并浸润脑血管壁（图43.139），通常伴有网织纤维同心圆状或环状沉积。大多数神经实质PCNSL属于大细胞型高级别非霍奇金淋巴瘤[1124,1130]，但这一部位几乎可以见到所有主要的细胞学变异型，包括小淋巴细胞型或淋巴浆细胞型

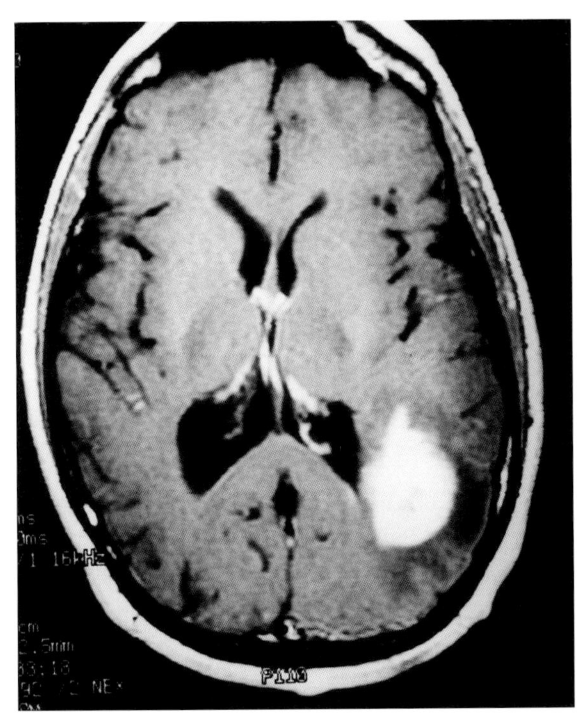

图43.138 **原发性中枢神经系统（CNS）淋巴瘤**。如图所示，注射造影剂后MRI，可见原发性大脑内的淋巴瘤表现为常见的深部、脑室旁白质内病变，在“散发”病例（与艾滋病相关的病例相反）显示为明显的和均匀增强

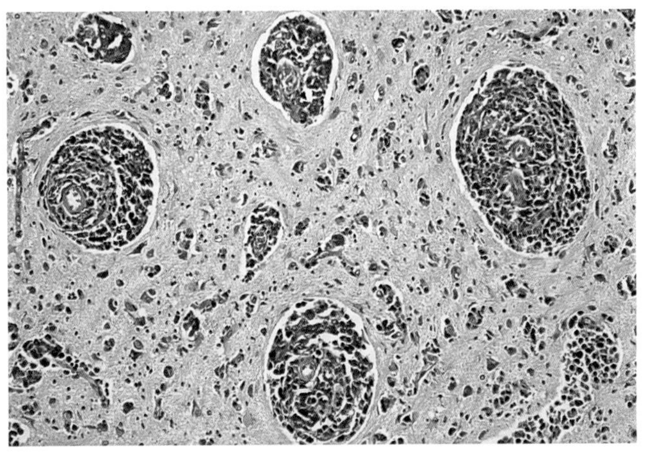

图43.139 **原发性中枢神经系统（CNS）淋巴瘤**。虽然并非在所有病例中都明显，但原发性CNS淋巴瘤常呈血管中心生长方式，伴有血管壁和Virchow-Robin间隙的肿瘤浸润。累及神经实质的系统性淋巴瘤也可以这种方式生长

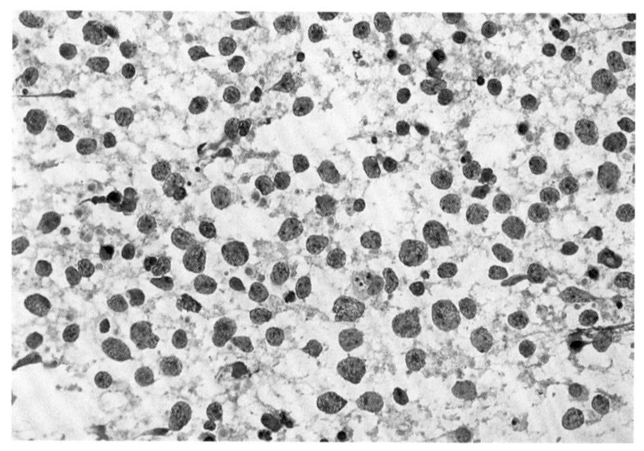

图 43.140 **原发性中枢神经系统（CNS）淋巴瘤**。可见术中涂片显示的 CNS 淋巴瘤的特征性的大细胞细胞学和胞核特征。缺乏细胞间黏附或胞质突起，分别有助于区别转移癌和多形性胶质母细胞瘤这两个常常被列入临床鉴别诊断的肿瘤

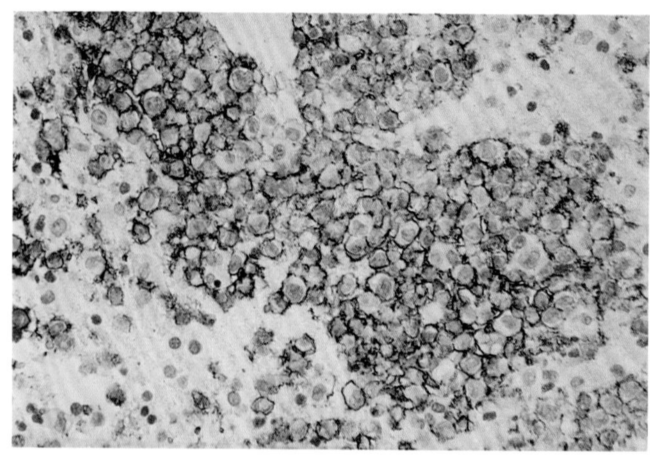

图 43.141 **原发性中枢神经系统（CNS）淋巴瘤**。在 CNS 内发生的淋巴瘤绝大多数是 B 细胞淋巴瘤，如图所示，免疫过氧化物酶（L-26）法显示 CD20 呈阳性

的低级别淋巴瘤［有时伴有免疫球蛋白沉积和（或）组织细胞晶体蓄积］[1138]、间变性大细胞淋巴瘤[1139]及其印戒细胞样怪异类型[1140]以及结外脉络丛发生的边缘区淋巴瘤[1141]。然而，这组肿瘤中尚无滤泡性（结节状）淋巴瘤的报道[1142]。一些研究者注意到，与结内的或其他结外的原发性淋巴瘤相比，PCNSL 以免疫母细胞和小无裂伯基特样细胞类型为主，特别是艾滋病患者和其他免疫抑制患者发生的[1143]。不管是哪种细胞学变异型，在术中会诊时印片都有助于确定其淋巴样特性（图 43.140）。

绝大多数 PCNSL 表现为 B 细胞免疫表型[278]，包括表达 CD20、CD19、PAX5 和 CD79a，而不表达 CD3 和 CD45RO（图 43.141）。其他 B 淋巴细胞系的证据包括：克隆性 *IGH* 基因重排，以及与生发中心 B 细胞相同的一些特征，包括可见于 60%～80% 的病例中的 *BCL6* 基因的重现性易位和 BCL6 蛋白质的表达。然而，PCNSL 也常显示“活化”（非生发中心）B 细胞的特征[1144-1145]。因此，一项大样本研究发现，超过 90% 的研究病例有活化的 B 细胞免疫表型，这些标志物有 CD10、BCL6 和 MUM1，它们在表达率分别是 2.4%、55.5% 和 92.6%[1146]。也有体细胞高突变的证据，最常见的激活突变包括 *IG*、*BCL6*、*BCL2*、*MYC*、*PIM1*、*PAX5*、*RHOH*、*KLHL14*、*OSBPL10* 和 *SUSD2* 基因[278,1147]。染色体 6p21.32 的缺失发生于 73% 的病例，常抑制 HLA Ⅰ类和Ⅱ类基因产物的表达[278]。表观遗传机制也很重要，超甲基化会导致的 *DAPK1*（84% 的病例）、*CDKN2A*（75%）、*MGMT*（52%）和 *RFC*（30%）基因失活。PCNSL 和神经轴外发生的活化 B 细胞性弥漫性大细胞淋巴瘤的共同特征还包括：IgM 表型不伴有免疫球蛋白种类转换的证据，高表达 BCL2 mRNA 和蛋白质但不伴有 t(14;18)(q32;q21)/*IGH-BCL2* 基因融合，以及常伴有染色体 18q21 区的获得，包括 *BCL2* 和 *MALT1* 癌基因位点[278]。最后这项特征是 PCNSL 的最常见的遗传学异常，影响（伴有其他家族成员、上游调控子和靶基因的表达上调）NFκB 信号级联的活性[1148]。NFκB 信号的增强至少从某种意义上能够解释所观察到的 PCNSL 的增生活性高（MIB-1/Ki-67 标记指数通常大于 50%～70%，并有高达 90% 以上的可能性）而凋亡活性相对较低。

需要强调的是，PCNSL 中常可见明显混杂 T 细胞成分，这容易导致组织学和免疫组织化学诊断混淆，但这些反应性成分通常表现为小的、分化良好的淋巴细胞，易与有诊断意义的大的、非典型性 B 细胞区别开。在取自 PCNSL 周边部的活检组织，反应性的 T 淋巴细胞常很明显，特别容易导致细胞成分分不清楚；在取自术前使用皮质类固醇激素以后明显缩小的肿块的活检标本也是如此。这些“前哨”病变可使肿瘤性 B 细胞成分选择性减少——被大量泡沫样巨噬细胞弥漫性浸润，并有部分脱髓鞘性病变，这一现象以及临床和影像学上的消退可能会促使多发性硬化或脱髓鞘假瘤被误诊为原发性疾病[1149]。值得注意的是，在大多数情况下，多发性硬化是年轻人的疾病。此外，就我们的经验而言，“处理”不当的淋巴瘤中并不会留下选择性的和完全髓鞘脱失的边界清楚的病灶以及多发性硬化或脱髓鞘假瘤常见的轴索保存。偶尔，克隆性 B 细胞增生可见于多发性硬化[1150]，但该疾病中不应见到非典型性 B 淋巴细胞。**CNS 原发性 NK/T 细胞淋巴瘤**［**primary natural killer (NK)/T-cell lymphoma of the CNS**］在西方国家的 PCNSL 病例中的比例不超过 2%～4%，但在日本和韩国的比例显著增高[1151-1152]。它们好发于软脑膜和幕下。有报道 CNS 原发性淋巴瘤中还包括间变性大细胞淋巴瘤[1136,1153]。

通常类型的神经实质的 PCNSL（例如弥漫性大 B 细胞淋巴瘤）可以分为辅助治疗后缓解但通常复发（经常在 CNS 远离原发灶的部位）和致死性两类。高剂量的、基于甲氨蝶呤的化疗药物可使中位生存时间达到 32～60 个月[1130]。尽管切除范围传统上被认为是无关紧要的，通常不需要积极手术，但这种概念最近已被质疑[1154]。放疗和化疗联合治疗的常见并发症有毒性脑白质病，目前的处理原则和现有的临床试验集中于单纯使用前线化疗（包括具有潜

在应用前景的自体干细胞移植），使用靶向或免疫调节疗法可能会增强治疗效果，例如利妥昔单抗[1155]。目前神经轴内的T细胞PCNSL患者的前景是相似的或略好一些[278,1156]。那些发生在中枢神经轴的低级别、小淋巴细胞性或淋巴浆细胞性B细胞淋巴瘤罕见病例的侵袭性小，可以得到长期控制[1157]。虽然高效抗反转录病毒疗法（HAART）的进展已经改善了患者的生存状况，但艾滋病相关的PCNSL的预后依旧很差[1156]。PCNSL治疗失败经常表现为CNS内出现进展，常是多灶性浸润神经实质，在有些病例中伴有软脑膜的播散。随着疾病的进展，许多患者都可以出现眼睛受累，但全身性淋巴瘤浸润可在少于10%病例发生[1124]。

由于正常中枢神经轴缺少自身的淋巴组织，至今对PCNSL的组织起源仍不清楚。特别是不能确定原发于神经实质和软脑膜的淋巴瘤是确实起源于这些部位，还是外周组织有选择性地归巢于（或因为屏蔽了免疫监控而机会性克隆增生，并且保留于）CNS。感染或其他炎症性疾病可以将淋巴细胞召集到CNS，并因此为随后的肿瘤转化做好准备（在免疫缺陷下一个特别貌似合理的情景），但PCNSL发生在神经感染或其他有淋巴组织浸润的反应性病变中只是例外情况[1158]。鉴于EB病毒体外培养时具有永生化B细胞的能力，以及在免疫系统受损的宿主中可引发多克隆、系统性淋巴组织增生——可演化为淋巴瘤，值得注意的是，免疫功能受损相关的PCNSL，诸如艾滋病相关的病例以及移植后CNS淋巴组织增生性疾病，通常会具有这一病原体，而散发性PCNSL却很少有，除了**老年人的EB病毒阳性的弥漫性大B细胞淋巴瘤（EBV-positive diffuse large B-cell lymphoma of the elderly）**，后者被认为代表了50岁以上患者的全身性“免疫衰老”逐渐增加的状态[1159-1161]。也有1例HIV-1感染儿童发生的类似于多形性B细胞增生的低级别淋巴组织增生性异常的病例是由EB病毒导致[1162]和1例免疫功能正常的成人发生的多克隆性小脑淋巴组织增生并进展为淋巴瘤的病例是由EB病毒导致[1163]的报道。

除了非霍奇金淋巴瘤，这里也对神经实质和脑膜的CNS的原发性淋巴组织增生性疾病稍做介绍。**原发性硬脑膜淋巴瘤（primary dural lymphoma）**是不常见的病变，常类似于脑膜瘤，通常为低级别、边缘区［黏膜相关性淋巴组织（mucosa-associated lymphatic tissue, MALT）］型B细胞淋巴瘤[1164]。这些肿瘤内可见淀粉样沉积，其中一个亚型可能与大量IgG4阳性的浆细胞有关，尽管通常缺乏系统性IgG4疾病的证据[1165]。其他基于硬脑膜的亚型也有报道[1166]，包括**富于T细胞的B细胞淋巴瘤（T cell-rich B-cell lymphoma）**[1167]、小淋巴细胞性淋巴瘤、弥漫性大B细胞淋巴瘤、间变型大T细胞淋巴瘤以及小裂细胞型低级别滤泡性淋巴瘤[1166,1168]。仅有极罕见的**霍奇金病（Hodgkin disease）**位于CNS[1126,1169-1170]。然而，发生于免疫缺陷宿主的PCNSL常会有一些多形性细胞成分，易被误认为是Reed-Sternberg细胞。还有一种被称为“肿瘤性血管内皮细胞瘤病”的特殊病变，以前被视为血管肉瘤的一种血管内变异型，现在则被认为是恶性淋巴瘤的一种特殊类型，通常是大B细胞淋巴瘤（虽然T细胞亚型也有报道[1171]），它们明显倾向于发生在皮肤、肾上腺和

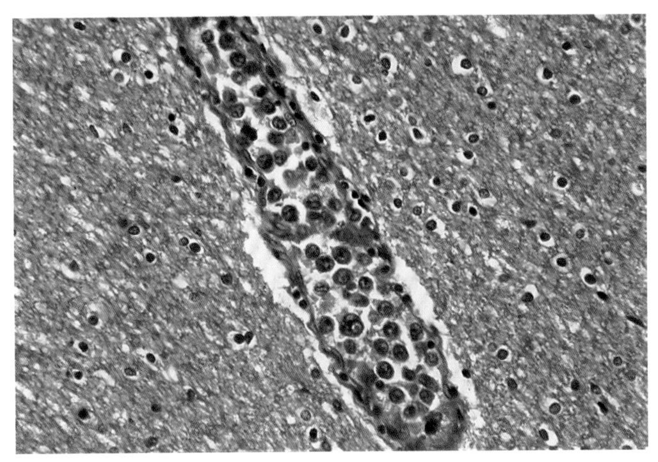

图 43.142　**血管内大B细胞淋巴瘤**。对一位63岁老年女性因进行性认知功能障碍进行的脑组织活检，可见其白质的小血管内充满了大的、高度非典型性肿瘤细胞。白细胞共同抗原（LCA）和CD20免疫反应呈阳性分别证实了其淋巴细胞属性和B细胞表型

CNS的血管，累及CNS的病变发生在超过75%～85%的病例中；缺乏CD29和ICAM1（CD54）黏附分子表达被认为可阻碍这些全身来源的肿瘤细胞的跨血管迁移[278,1172]。因此，这一病变现在被称为**血管内大B细胞淋巴瘤（intravascular large B-cell lymphoma）**。患者经常有神经系统的功能障碍表现——进行性脑病、痴呆或卒中——反映了由于恶性淋巴样细胞堵塞血管腔所导致的多灶状脑梗死（图43.142）。也有伴有破裂和颅内出血的血管内淋巴瘤合并大脑血管动脉瘤形成的报道[1173]，还有合并CNS血管外淋巴瘤样肿块以及罕见的自身免疫溶血性贫血的报道[1174-1175]。还有局限于脑和脊髓的罕见病例报道[1176]，其中1例是发生于患有艾滋病的儿童[1177]。

其他特殊的类型包括：局限于脑膜[1178]或累及脊神经根[1179]的**Castleman病**，原发于硬脑膜[1180]、脑[1181]或脊髓[1182]的**浆细胞瘤（plasmacytoma）**［包括在**非典型性浆细胞增生（atypical plasma cell hyperplasia）**背景上发展而来的肿瘤[1183]］，以及CNS**淀粉样瘤（amyloidoma）**；后两种类型中只有极少数病例与潜在的造血系统恶性肿瘤相关，例如低级别恶性淋巴瘤[1138]。对半月神经节淀粉样瘤的进一步认识发现，它们是导致三叉神经病发生的不常见病因，它们同样代表局灶病变，而不合并或预示系统性浆细胞性恶病质[1184]。颅内的轻链限制型免疫球蛋白的血管中心性沉积（在某些病例中有淀粉样物形成，并伴有中等量的小淋巴细胞以及成熟的但单克隆的浆细胞的浸润）已被放在**CNS轻链沉积症（CNS light chain deposition disease）**的标题下[1138,1185]或作为**大脑淀粉样血管病（cerebral amyloid angiopathy）**的一型[1186]进行了报道。这种沉积物几乎都是λ轻链型，大脑和半月神经节的淀粉样变也是由λ轻链物质和呈克隆性λ表达的浆细胞组成的[1138]，但有1例表达κ限制性的病例报道[1187]。也有被描述为颅内的真性**组织细胞肉瘤（histiocytic sarcoma）**[278]、**滤泡树突状细胞肉瘤（follicular dendritic cell sarcoma）**[1188]或“**小胶质细胞瘤（microglioma）**”[1189]

的病例。组织细胞肉瘤是一种罕见的高度侵袭性肿瘤，但与朗格汉斯细胞组织细胞增生症和Erdheim-Chester病的组织细胞学紊乱相似，它们可能表达BRAF V600E突变并对其抑制剂有反应[1190]。最后，还有一种所谓的**淋巴瘤样肉芽肿病（lymphomatoid granulomatosis）**——一种以血管为中心的坏死性淋巴组织增生性疾病，历史上曾被描述为淋巴瘤前状态，常侵及CNS与肺部，但偶尔报道只出现在颅内[1191]。这些散发的大脑病变变异型中，有些发生在艾滋病患者[1192]，多数最终发展为肯定的淋巴瘤。虽有争议，但至少其中一些病例一开始就代表血管中心性恶性淋巴瘤。也有报道这类病程中可有EBV的参与[1191]。

生殖细胞肿瘤

CNS的**生殖细胞肿瘤（germ cell tumor）**是否像长期假设的那样起源于原始生殖细胞并异常迁移到发育中的中枢神经轴内形成的肿瘤，或是否像近期假设的那样起源于固有的干细胞目前仍不确定，但这些不常见的肿瘤在形态学和免疫表型上与发生于性腺（以及其他性腺外部位）的生殖细胞瘤相一致，并且有一部分表现出了遗传学异常，诸如X染色体的获得、12p染色体拷贝数增加以及12p等臂染色体形成，这些是睾丸（或其他颅外组织）原发性生殖细胞肿瘤的特征[1193]。然而，其中最后一种遗传学病变，是睾丸生殖细胞肿瘤发生的标志性改变，并不常见于颅内的病例中。大约90%的CNS生殖细胞肿瘤发生于20岁以前，发病高峰年龄为10～12岁。在西方国家的病例研究中，这类肿瘤占全部原发性颅内肿瘤的比例不到0.5%，在见于儿童的病例中占近3%，但在日本、中国台湾和韩国，这种肿瘤的发病率增加了2倍甚至更多[1193]。与其他性腺外的生殖细胞肿瘤相同，它们多见于中线部位，其中至少80%的CNS病例是沿着中轴发生的，范围从鞍上池、漏斗延伸到松果体（松果体部位的生殖细胞肿瘤最常见）。已有很好地识别了同时侵犯鞍上和松果体区的病例，还有个别病例的肿瘤位于大脑半球、基底节或丘脑（可能位于双侧）、脑室、脊髓和蝶鞍。异时发生的原发性颅内病例也有报道，但很罕见[1194]。虽然就所有部位而言，男性发病率是女性发病率的2倍，但性别分布因发病部位而异，大多数松果体区的病例发生在男孩，而鞍上区的病例更多发生于女孩。

CNS生殖细胞肿瘤通常为散发性病例，但也有合并Klinefelter综合征的病例[1195]，而且在Down综合征中其发病率可能会增高[1196]。鞍上肿瘤可以引起视野的缺损、尿崩症和下丘脑功能衰竭，而松果体区肿瘤可以压迫顶盖和导水管，表现出阻塞性脑积水的症状和体征，还常伴有垂直凝视麻痹，这组症状得名为Parinaud综合征。肿瘤性合体滋养细胞分泌的β人绒毛膜促性腺激素（beta human chorionic gonadotropin, β-HCG），在男孩可以刺激睾酮生成而导致“青春期性早熟”（同性假性早熟），这可能是由于继发于松果体和下丘脑损伤的未成熟睾丸的高度抑制性控制解除所致。另外，hCG的促卵泡激素样活性[1197]以及细胞色素p450芳香酶额外作用——通过催化C19类固醇合成雌激素[1198]，可以解释罕见的患有产生hCG的颅内生殖细胞瘤的女孩发生青春期性早熟的现象。

颅内生殖细胞肿瘤的诊断和分类的大体特征、组织学和免疫组织化学标准与前面详细讨论的更常见的性腺发生的生殖细胞瘤并无区别，此处不做系统性阐述[1193,1196, 1199]。**生殖细胞瘤（germinoma）**是目前这组肿瘤中发病率最高的肿瘤。其形态学和抗原表达上与精原细胞瘤基本一致。虽然生殖细胞瘤的组织学诊断通常是一目了然的，但其可引起大量的淋巴浆细胞和肉芽肿性反应，可以被误认为是结核、结节病或其他炎症性病变[1200]。免疫组织化学检查有助于显示被炎症掩盖的肿瘤细胞，鞍上松果体轴［尽管有报道特殊的**特发性“松果体炎”（idiopathic “pinealitis”）**病例[1201]］的炎症性活检标本在诊断前必须进行免疫组织化学染色。在这方面，D2-40、CD117(c-kit）和OCT4抗体要比胎盘碱性磷酸酶（PLAP）好用[1202]；对于生殖细胞瘤，前两种标志物的胞膜阳性要比OCT4的核表达（胚胎性癌也呈阳性）更特异。关于生殖细胞瘤的CD117/c-kit表达特征，值得注意的是，与其他颅内生殖细胞肿瘤相比，其经常具有活化*KIT*基因突变[1203-1204]。同源结构域转录因子NANOG的核表达对生殖细胞瘤的诊断也具有一定价值[1205]。生殖细胞瘤也可以表达RNA结合LIN28蛋白[1206]以及POU5F1[1202]、HESRG[1207]、UTF1[1208]和SALL4[1209]转录因子（其他生殖细胞肿瘤也可不同程度表达）。我们希望读者注意，CNS“弥漫性”生殖细胞瘤的罕见形式是以神经胶质样的方式侵犯神经实质，而不是形成离散的肿瘤肿块[1210]。少数生殖细胞瘤带有合体滋养巨细胞成分，β-hCG可呈免疫反应阳性，伴有血清和CSF中这种肿瘤蛋白质的水平增加。这种现象是否与复发的风险增加有关尚有争议[1211]，但肯定的是，这种肿瘤不像绒毛膜癌一样表现为高度侵袭性。

除了生殖细胞瘤，只有畸胎瘤家族的CNS生殖细胞肿瘤呈单纯性病变[1212]。**畸胎瘤（teratoma）**构成了大多数的先天性CNS生殖细胞肿瘤，文献报道了一个奇特病例，一位患有卵巢畸胎瘤的女性其所怀胎儿发生了原发性颅内畸胎瘤[1213]。畸胎瘤包括**成熟畸胎瘤（mature teratoma）**（完全由成人型组织构成）、**不成熟畸胎瘤（immature teratoma）**（定义为含有未完全分化的、呈胎儿样形态的成分）以及伴有**恶性转化的畸胎瘤（teratoma with malignant transformation）**（即有继发性传统体细胞型癌成分的畸胎瘤）。对于最后一类畸胎瘤，已有未分化肉瘤或横纹肌肉瘤[1212,1214-1215]、平滑肌肉瘤[1216]、肠型腺癌[1217-1218]、鳞状细胞癌[1212]和红白血病发生于颅内、含有畸胎瘤成分的生殖细胞肿瘤中的报道[1219]，我们在会诊中见到过1例松果体区成熟畸胎瘤，部分区域生长为恶性血管内皮瘤。是否1例具有生殖细胞瘤成分和伯基特样B细胞淋巴瘤的鞍内肿瘤反映了这种体细胞恶变或不相关的病种的碰撞尚不清楚[1220]。文献中有1例脊髓畸胎瘤伴有类癌[1221]，尽管一些人认为脊髓内的“畸胎瘤”是复杂的畸形[7]，而不是真正的生殖细胞肿瘤[1222]。偶尔，颅内畸胎瘤形成独特的器官样结构，含有胚胎样小体[1223]。**颅内胚胎内胚胎（intracranial fetus-in-fetu）**就属于这种奇特的病例，但仅限于对流产双胞胎的观察，其中一个胎儿与另一个胎儿的脑合并在了一起[1224]。畸胎瘤的自发性成熟也有报道[1225]，再次切除标本完全由充分分化的体细胞组织组成，通常来自那些先前进行过辅助治疗的不成熟畸胎瘤或混合性生殖细胞肿瘤。这种情况下的明显成熟可能只是选择性消融了不完全分化的细胞成分的结果。这些表面上成熟的肿瘤的进行性反常增大被称为"成长性畸胎瘤综合征"。畸胎瘤囊肿的形成和扩大可能会导致这种现象，但 Ki-67/MIB-1 染色评估可以显示这些复发性病变中完全分化的组织的惊人的增生活性[1226]。

胚胎性癌（embryonal carcinoma）、**卵黄囊瘤（yolk sac tumor）**和**绒毛膜癌（choriocarcinoma）**均可发生于 CNS，但仅有少数呈现单一形式。它们经常出现在混合性生殖细胞肿瘤中，经常也含有生殖细胞瘤和畸胎瘤成分。我们再次强调免疫组织化学在评估这类病变时的重要性。特别是，甲胎蛋白（alpha-fetoprotein, AFP）筛查性染色可使极少数的卵黄囊瘤成分不被漏掉（不过要记住，肠型畸胎瘤性腺体也可表达该抗原），CD30 的表达有助于胚胎性癌与其他类型的生殖细胞肿瘤的鉴别。SALL4 的表达也可用于鉴别卵黄囊瘤（与 glypican-3 一样），比 AFP 更敏感，但缺乏对其他生殖细胞肿瘤的特异性，因为生殖细胞瘤和胚胎性癌也表达这一干细胞转录因子[1209]。病理医师在诊断混合性生殖细胞肿瘤时应指明其中肿瘤类型和相对占比。

根据大量多因素分析研究的结果，CNS 生殖细胞肿瘤的预后与组织学分型密切相关[1212,1227-1228]。预后最好的是局限性单纯性生殖细胞瘤（超过 90% 的病例放疗可治愈）以及可完整切除的成熟性畸胎瘤。也有生殖细胞瘤自发退化的报道[1229]，这一现象可能是由这种肿瘤的特征性弥漫性浸润的淋巴细胞介导的。卵黄囊瘤、胚胎性癌、绒毛膜癌以及混合性肿瘤的手术治疗和辅助治疗的效果都比较差，有较高的致死率，即使进行激进性的药物治疗，包括有力的化疗和放疗，其生存率也只能达到 60%～70%[1211]。这些肿瘤可破坏性浸润局部组织，与生殖细胞瘤一样，可以随着 CSF 播散。神经外扩散是罕见的并发症，包括自发性全身转移（主要是肺和骨），也可以通过缓解阻塞性脑积水所做的脑室 - 腹腔分流种植到腹腔。一些研究者发现，不成熟畸胎瘤以及大多数含有生殖细胞瘤和畸胎瘤成分的混合性肿瘤都具有"中间程度的"复发和进展性风险[1212]。一项关于颅内生殖细胞肿瘤的研究发现，染色体 12p 状态（等臂染色体形式或多体）与预后不存在相关性[1230]。

黑色素细胞肿瘤

之前已经提到了神经鞘肿瘤和中枢神经上皮肿瘤的各种亚型偶尔有产生黑色素的功能。CNS 及其衬覆组织也可发生树突状黑色素细胞性肿瘤，这些黑色素细胞由神经嵴发生，正常位于软脑膜蛛网膜内。这类细胞在延髓和高颈段脊髓的腹侧面数量特别多，大体上，这些区域通常呈现椒盐色，但这些区域的黑色素细胞的生长处于可控状态，大多位于软脑膜上，但也可定位于硬脑膜或脑、脊髓或松果体的实质内。大多数这类病变归入一些相当同源性的诊断分类中。如下文将讨论的，这些病变包括分化好、相对惰性的肿瘤，被命名为黑色素细胞瘤，以及呈灶状或弥漫性软脑膜侵犯的明显的恶性黑色素瘤[278]。它们可以表现为全身性神经嵴病。**神经皮肤黑变病（neurocutaneous melanosis）**这一综合征［又称为 **Touraine 综合征（Touraine syndrome）**，是常染色体显性遗传病］被定义为伴有巨大或多灶性先天性痣的分散性脑膜黑色素瘤，或是更常见的黑色素细胞成分无限制增生（最终是致命性的），在外观上它们通常会被误认为是良性的，遍布于蛛网膜下隙和 Virchow-Robin 间隙[1231-1232]。已有报道，这一病变可以通过缓解阻塞性脑积水而放置的脑室腹腔分流管播散至腹部[1233]。另外，脑膜黑色素细胞瘤和黑色素瘤（包括有 BRAF V600E 突变的病例）都可伴有 Ota 痣，其特征是：在三叉神经上颌支和眼支的分布区域出现皮肤、眼和球后软组织的先天性色素沉着[1234-1237]。也有在 I 型神经纤维瘤病中发生颅内黑色素瘤的报道[1237]。

黑色素细胞瘤（melanocytoma）好发于中老年人，表现为边界清楚、附着于软脑膜的轴外肿块。大多数黑色素细胞瘤的发生沿着脊椎轴分布（一些与神经根有关），颅内的病例好发于颅后窝和 Meckel 腔[278]。偶尔，黑色素细胞瘤发生在颅内靠上的位置[1238]，另有 1 例引人注意的位于侧脑室的黑色素细胞瘤报道[1239]。黑色素细胞瘤的 MRI 特征是：T1 加权像上表现为等 / 高信号，而 T2 加权像上呈现低信号（黑）——这些特征反映了黑色素的顺磁性；以及均匀对比增强。

大体上，黑色素细胞瘤呈棕褐色至炭黑色，通常由一致性梭形细胞构成，排列成束状和致密旋涡状巢团（后者容易被认为是黑色素性脑膜瘤）（图 43.143）。在低倍镜下，可见以纤细间质血管为中心的旋涡状结构，且细胞分散，因此，常呈现假乳头样结构。可见上皮样形态，但它们很少构成主要的组织形态[1238]。黑色素细胞瘤当胞核呈梭形并含有位于中心的、较小的、嗜酸性核仁时，胞核可显示纵行核沟。诊断为黑色素细胞瘤的病例不应该有大的核仁、明显的核非典型性或多形性、包含的核分裂象比偶尔可见（罕见）的多或出现坏死[1238]。胞质内的黑色素化通常较重，特别是在旋涡巢状周边（经常形成簇集噬黑色素细胞的边缘），黑色素常常掩盖了所有细胞学的细致特征。事实上，可见无黑色素的病例，但很罕见。超微结构观察，可以证实黑色素细胞瘤内有成熟的黑色素小体的存在，有一些细胞突起可不完全地包绕基底膜样物质（免疫组织化学Ⅳ型胶原蛋白呈阳性可证实），或这种基底膜样物质包绕在成群的肿瘤性黑色素细胞周围[1240]，但不具有黑色素性神经鞘瘤中所特有的单个细胞周围广泛基底膜样物质沉着和复杂胞质指状交错的特征。黑色素细胞瘤波形蛋白、S-100 蛋白、SOX10（个人经验）和 HMB-45 免疫反应呈阳性——与脑膜瘤

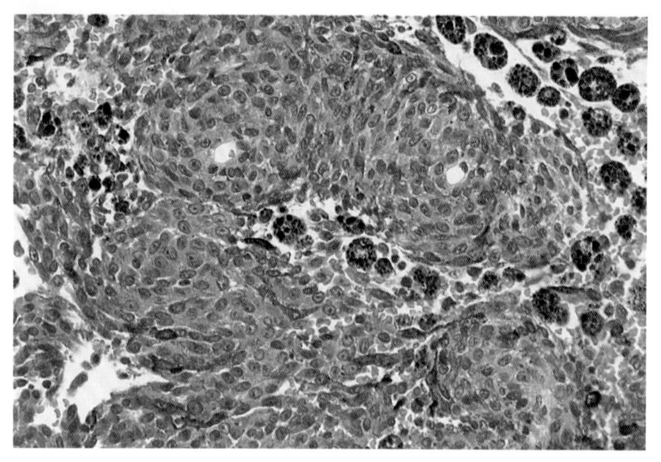

图 43.143 **脑膜黑色素细胞瘤**。该标本取自一位有长期颈部疼痛和步态障碍病史的 34 岁男性患者的颈部切除肿块，可见细胞呈旋涡状排列，因此存在将黑色素细胞瘤误分类为黑色素性脑膜瘤的可能。注意，可见一些肿瘤细胞的胞质中有细小的分散的棕色色素（与噬黑色素细胞中的粗大的色素颗粒不同）、精致和单形性的核，缺乏核分裂象，没有坏死

不同——不表达 EMA[1238]。黑色素细胞瘤细胞还表达 MART-1（Melan-A/A103）、酪氨酸酶和小眼转录因子标志物[1239,1241]。还报道了 1 例具有明显的黑色素细胞特性、表现为特殊的嗜酸细胞性（线粒体丰富）肿瘤的病例[1242]。

黑色素细胞瘤通常缓慢扩张性生长，如果手术大体完整切除，则可以控制病变。也有黑色素细胞瘤在切除后复发并侵犯周围的神经实质的病例报道，但由于这类病变罕见且诊断标准不一，这方面有关文献还有待推敲[1238]。迄今为止最大且最为严密分析的黑色素细胞瘤病例研究仅包括分化好的软脑膜黑色素细胞瘤，细胞异型不明显，核仁小，核分裂象少（≤1/10 HPF），MIB-1 标记指数不超过 2%，无坏死或 CNS 实质侵犯[1238]。大体上全切或次全切后不复发的病例不需要进行辅助放疗（中位随访期为 36 个月）。然而，我们遇到过 1 例完全符合前面标准却是致死性的病例，有经 CSF 的广泛传播。一篇报道进一步描述了枕大孔区黑色素细胞瘤晚期并发局部复发和肝转移的病例[1243]。还有 1 例在其他方面表现为黑色素细胞瘤的病例部分种植到了脊髓（沿着血管周围间隙蔓延，并由于其为慢性病程而伴有大量的 Rosenthal 纤维形成）的病例，手术证实肿瘤大部分位于髓内[1244]。后者被称为“**中级别黑色素细胞肿瘤（intermediate grade melanocytic neoplasm）**”[1238]。后者术后比那些完全发生在软脑膜的病例更容易复发，并可导致退行性脊髓病，但病程通常慢性。考虑到大多数黑色素细胞瘤的形态特征和相对良性的临床生物学行为，人们将其与眼球梭形 A 和 B 型黑色素瘤以及细胞性蓝痣联系在一起就毫不奇怪了。

CNS 的**恶性黑色素瘤（malignant melanoma）**可以表现为弥漫性软脑膜生长[“**黑色素瘤病（melanomatosis）**”]或散在的肿块[278]。前者的增生尤其多见于儿童病例，作为神经皮肤黑变病综合征的一部分表现[1232]，但也可见于没有不寻常皮肤痣的任何年龄的人群。**原发性软脑膜黑色素瘤病（primary leptomeningeal melanomatosis）**典型的临床表现是颅内高压、脑神经功能障碍，CT 或 MRI 表现为脑膜和蛛网膜下隙出血、弥漫性软脑膜强化的特征，可以通过免疫组织化学检查在 CSF 标本中发现表达黑色素标志物 S-100 蛋白和 HMB-45 的肿瘤细胞而做出诊断[1245]。大多数患者在诊断数月后死亡。孤立性 CNS 黑色素瘤（而不是复杂的神经皮肤黑变病）主要好发于成人，可由于肿块压迫或侵犯神经结构而出现症状。这些原发灶多与黑色素细胞瘤起源相同，位于软脑膜 - 蛛网膜，好发于颅后凹和椎管内，但不像转移到中枢神经轴的恶性黑色素瘤那样多位于大脑内。在做出 CNS 原发性恶性黑色素瘤的诊断之前，必须仔细检查以证实皮肤、黏膜和眼部没有原发性病灶。梭形细胞、上皮样和混合性的细胞学特征可能可以见到，伴有恶性的证据，包括胞核和核仁的增大、染色质深染呈粗颗粒状、核分裂活性明显、坏死和神经实质的侵犯。

不幸的是，大部分局灶性 CNS 黑色素瘤的局部复发率高，易于经蛛网膜下隙播散而致命，因此，单纯手术治疗不能根治。但也有研究者发现，这类病例发生 CSF 源性转移的发生率低，并且在大体上全切后预后出乎意料的好，似乎与梭形 B 型、上皮样和混合性眼睛黑色素瘤的组织学形态和行为相关[1238]。

值得注意的是，偶尔，中枢神经轴的黑色素细胞肿瘤无法准确地归属于黑色素细胞瘤或黑色素瘤，这部分肿瘤在表现为相对良性的细胞学特征的同时，显示适度的核分裂活性或浸润性生长；这些“**非典型性**”**黑色素细胞肿瘤（“atypical” melanocytic neoplasm）**、“**交界性**”**黑色素细胞肿瘤（“borderline” melanocytic neoplasm）**或“**中级别**”**黑色素细胞肿瘤（“intermediate grade” melanocytic neoplasm）**可以复发，但复发概率还不确定[1238]。另外，有恶性黑色素瘤明显由黑素细胞瘤进展而来的病例报道[1246]。文献中还有 1 例颅内**气球细胞黑色素瘤（balloon cell melanoma）**的报道，其可能起源于脑膜皮质的黑色素细胞“痣”[1247]。

在基因检查方面，CNS 的原发性黑色素细胞肿瘤，尤其是那些属于黑色素细胞瘤组的肿瘤，可能具有 G α q（GANQ）的体细胞基因活化突变和鸟嘌呤核苷酸结合蛋白质，α-11（GNA11）基因——与那些在色素膜黑色素瘤（以及细胞性蓝痣和 Ota 痣[1092,1232,1248]）中检测到的基因相同。与色素膜黑色素瘤进一步的类比显示，它们还有其他共同改变，包括染色体 3 和 6q 的丢失，有可能与 *BAP1* 的失活（尽管尚未见到此类病变）、*SF3B1* 或 *EIF1AX* 基因突变相关——可恶性转化为黑素瘤[1249]。与皮肤和肢端的黑色素瘤不同，*TERT* 启动子、*NRAS*、*BRAF* 和 *KIT* 的基因突变在原发性 CNS 黑色素瘤中并不常见；因此，这些突变的发现可能有助于提示其为转移性病灶，而不是原发性病变。尽管如此，大部分儿科的 CNS 黑色素瘤，特别是那些与神经皮肤黑变病相关的病例，是由于 *NRAS* 突变所诱发的，61 位密码子是最常见的受累部位[1250]。

副神经节瘤

脑脊髓轴的原发性**副神经节瘤（paraganglioma）**通

常发生在颈静脉球或马尾区，表现为附着于终丝上的有菲薄完整包膜的硬膜内肿块，少部分附着在脊神经根上[278,1251-1252]。本病好发于41～60岁，临床上颈静脉球区副神经节瘤经常伴有搏动性耳鸣和（或）低位脑神经病变，而马尾区副神经节瘤则出现慢性下背部疼痛，可能伴有坐骨神经痛、感觉运动障碍和括约肌功能障碍。功能性静默通常会出现，生物胺的释放所引起的临床表现非常少见。副神经节瘤也可发生于颈胸段水平脊髓[1253]、松果体区[1254]、小脑脑桥角[1255]、小脑[1256]、大脑[1254]和蝶鞍/鞍上区[1257]。有1例von Hippel-Lindau (VHL)病患者的副神经节瘤发生在鞍内的报道[1258]。副神经节瘤比较少见，基本为惰性、非浸润性肿瘤，单纯切除即可治愈；但偶尔在完整切除的表面出现复发，侵蚀邻近骨组织，发生CSF或骨转移，也有未完整切除的副神经节瘤患者发生肿瘤相关的死亡的记载[1253,1259]。有1例马尾的副神经节瘤在大体上全切除22年以后发生了不常见的局部复发并转移到小脑的报道，随后的研究发现，该患者伴有琥珀酸脱氢酶基因D亚单位（*SDHD*）的胚系突变[1260]，这是一种与遗传性头颈部副神经节瘤相关的异常。这例晚期“复发”的病例可能实际上代表了多灶原发性肿瘤发生的综合征。尽管如此，发生于头颈静脉球和马尾的副神经节瘤很少会像全身性副神经节瘤那样具有家族性。

这类肿瘤极易表达CK和沿节细胞的转分化，并且偶尔可出现神经鞘细胞系的转分化（没有临床意义，这些病例可以分别被称为“节细胞性”或“节细胞神经瘤性”）[1261-1262]，CNS的副神经节瘤同身体其他部位的副神经节瘤具有相同的组织学、超微结构和免疫表型特征[278]。因此，在这里不做描述的，但我们要强调一下，一些病例与上皮样细胞呈黏合性巢状（“Zellballen”）排列的经典结构不同，出现梭形细胞，类似于席纹样生长或呈血管中心性假乳头结构，表面上与黏液乳头状室管膜瘤相似，但并不伴有黏液样变。在超微结构方面，副神经节瘤可见嗜银性的致密核心颗粒；免疫组织化学染色，主细胞为突触素和嗜铬素呈阳性，分散的支持细胞表达S-100蛋白，比周围的主细胞染色更强，这些特征可以鉴别黏液乳头状室管膜瘤区（也可以鉴别发生在脊髓的其他肿瘤，例如神经鞘瘤和脑膜瘤）。有1例位于马尾的副神经节瘤显示室管膜和副神经节的两种分化的报道[1263]，但很罕见。据报道，副神经节瘤还可以不同程度地表达NFP、GFAP、血清素、生长抑素和其他神经肽[1253]。也曾有黑色素性和嗜酸细胞的副神经节瘤病例报道[1253,1264]，后者中的1例呈现局部侵袭性生长。

脊索瘤

脊索瘤（chordoma）是所有病理医师都很熟悉的（已在本卷的其他部分进行了完整的描述和鉴别诊断），它们是位于斜坡和骶尾的破坏性肿瘤，一般认为它们来自这些部位还存在的原始脊索残余。需要注意的是，完全位于骨外和硬脑膜内的变异型通常位于脑干腹侧，好发于成人，可导致进行性脑积水、延髓功能障碍或瘤内出血[25]。也有脊索瘤发生在椎管内（包括1例与终丝明显相关的病例[1265]）、小脑幕[1266]和第三脑室前部[1267]（虽然最后这类病例与第三脑室脊索样胶质瘤的关系尚不清楚）的报道。硬膜内脊索瘤与形态相当、好发于脑桥前部的脊索异位——颅内脊索残余（ecchordosis physaliphora）[1268]之间的相互关系仍然是一个有争议的问题[1269]。虽然这些被称为硬膜内脊索瘤的病变明确是肿瘤性的，而且可能起源于异位的脊索残余，但其他一些可能仅代表体积过大且产生症状的脊索残余。神经影像学上，颅内脊索残余通常不显示脊索瘤典型的对比增强[26]，但它们的病例数量还很有限。无论对这些肿瘤采用何种专业术语，它们都是边界清楚的病变，大体上全切除即可达到治愈。免疫标志物brachyury呈核阳性可以将脊索瘤与脊索样脑膜瘤、脊索样胶质瘤以及黏液腺癌和软骨肉瘤（包括骨外黏液型）[940]鉴别开。可参考描述有关这些病种的章节，以了解在鉴别方面其他有用的抗原表达方式。也注意到有一些罕见的以间变性或低分化细胞为特征的儿童病例[1270]；这些病例可能更具有侵袭性，包括神经外转移。与非典型性畸胎样/横纹肌样肿瘤相同，这些病例中常有*SMARCB1*基因失活，导致INI1表达丢失，但它们表达brachyury有助于鉴别诊断[1271-1272]。

血管母细胞瘤（von Hippel-Lindau病）

血管母细胞瘤（hemangioblastoma）［von Hippel-Lindau病（VHL disease）］是大多数临床医师所熟悉的，因为它是**VHL病**的一个标志，作为这种遗传性疾病的变异型，它出现在20%～25%的临床病例中[278,1273]。VHL综合征是一种常染色体显性遗传病，由位于染色体3p25-26上的肿瘤抑制基因发生胚系突变所致；除了CNS和视网膜发生的血管母细胞瘤外，VHL综合征还包括内脏囊肿（特别是肾、肝和胰的囊肿）、透明细胞型肾皮质癌、肾上腺嗜铬细胞瘤和附睾的乳头状囊腺瘤。VHL综合征患者还可以发生内耳内淋巴囊的肿瘤，肝细胞腺瘤和癌，副神经节瘤，胰腺、甲状腺和胃肠道的内分泌肿瘤，中枢神经上皮性肿瘤，内脏血管瘤，以及发生于女性生殖附件的可能是中肾来源的乳头状囊腺瘤。散发的血管母细胞瘤也可出现（尽管要比VHL相关的病例更不恒定）*VHL*基因的突变或其他失活性异常——*VHL*基因正常情况下可能与血管的发生和细胞周期调控有关，并且与VHL综合征病例一样经常存在染色体6q的缺失[1274]。

绝大多数血管母细胞瘤都发生在小脑，膨胀性颅后窝肿块可引起神经症状；发生于小脑外的病例好发于延髓和脊髓（包括其衬覆的软脑膜、神经根和马尾）[278]。这些奇特的肿瘤也可发生于中枢神经轴的任何部位（特别是在VHL病例中），偶尔也可发生于视神经、大脑、脑室系统、蝶鞍、脊髓硬膜外间隙或CNS以外的部位（例如桡骨、椎旁神经、胰、肾、肾上腺、膀胱、腹膜后、肠、软组织、眼眶、鼻部皮肤、骶前区和上颌骨）[1275-1278]。

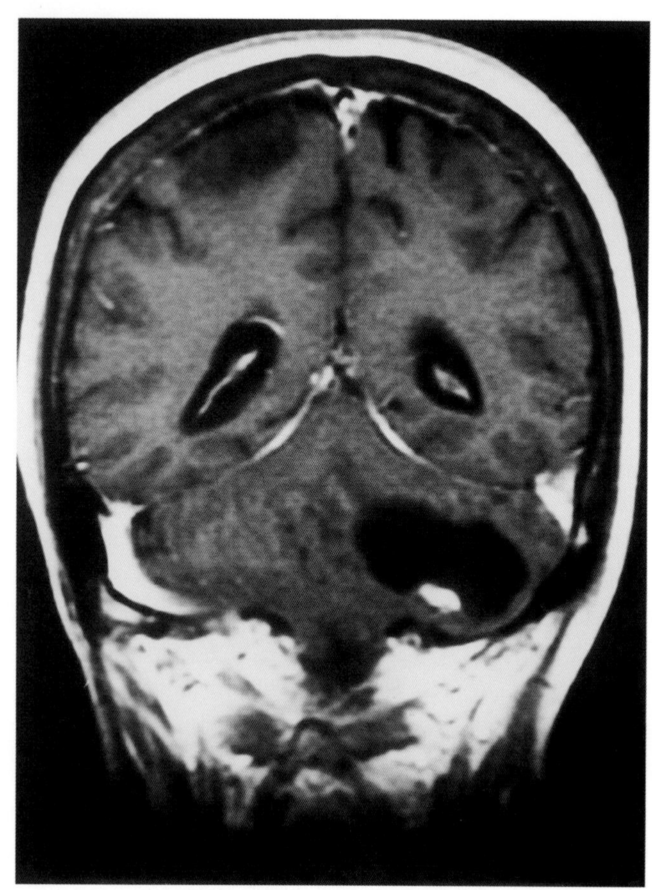

图 43.144 **血管母细胞瘤**。大多数血管母细胞瘤发生在小脑半球，注射对比剂后 MRI 显示它们经常是小的、明亮增强的且边界清晰的附壁结节，可突入相当大的囊肿中

VHL 病有发生多灶性的（包括视网膜）血管母细胞瘤的特殊风险，而且原发灶多不在小脑内。VHL 病相关的血管母细胞瘤诊断时的平均年龄约为 30 岁，散发病例的发病高峰要晚大约十年 [278]。

血管母细胞瘤常表现为边界清楚的附壁结节，有时很小，其次是内壁光滑的囊肿或位于脊髓水平的空洞（图 43.144）。血管母细胞瘤多与邻近的非肿瘤组织形成清楚的边界，特征性地表现为红棕色和黄色病变——分别反映了有大量的血管形成和大量的脂质成分。前者多表现为纤细的毛细血管吻合网，由大口径的血管供血，血管母细胞瘤的命名即与此有关，传统的分类是原发性血管肿瘤。事实上，血管母细胞瘤中唯一的肿瘤成分是那些所谓的“间质细胞”，这些细胞位于血管母细胞瘤拱形相连的血管分支间的间隙中，胞质浅染，富含中性脂肪，因此形成细小的空泡状或泡沫状形态（图 43.145）。聚在一起的间质细胞可以粘连呈巢状或叶状，形成“富于细胞性”血管母细胞瘤 [1279]——一种上皮样组织学表现，容易与转移性透明细胞型肾皮质癌混淆（顺便说一句，这两种肿瘤在 VHL 病例中易形成碰撞 [1280]），而少见的“网状”变异型可能被误认为是单纯性血管瘤。具有误导可

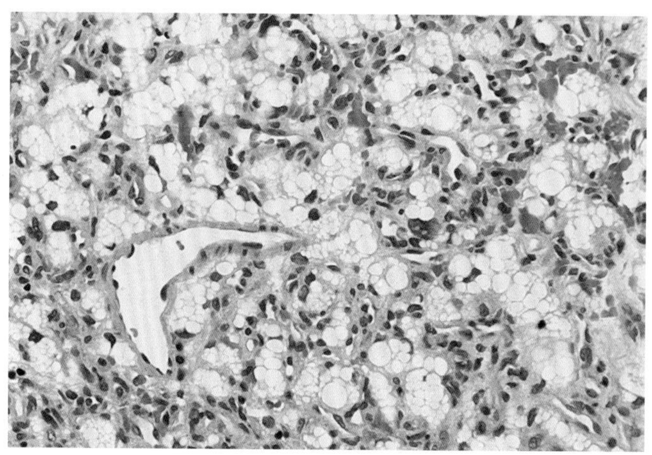

图 43.145 **血管母细胞瘤**。血管母细胞瘤的定义性“间质”细胞当淡染的胞质内脂质积聚、呈泡沫状或空泡状时多容易见到

能性的还有，一些间质细胞有明显的核异常，这可能是由变性导致，会使人们想到内分泌肿瘤中见到的那些改变。这些改变，包括胞核明显大、多形性、染色质浓集以及核分裂象增多，对预后并无影响。奇特的血管母细胞瘤可能显示令人担心的核分裂象数量增多，但这仍然不预示着病变的恶性进程。需要额外注意的一个常见的特征是：在血管母细胞瘤和大脑交界处有肥大细胞浸润和大量的毛细胞样星形细胞增生，充满 Rosenthal 纤维，但缺乏幼年型毛细胞星形细胞瘤的典型的微囊成分。血管母细胞瘤中还可见到灶状髓外造血，其中 10% 伴有红细胞增多症，这被认为是间质细胞产生促红细胞生成素所致 [1281]。还有血管母细胞瘤病例伴发动静脉畸形的报道 [1282]，正如我们在胶质间叶性肿瘤中提到的，“血管胶质瘤”的命名可以扩展到那些具有血管母细胞瘤和肿瘤性胶质组织的混合性成分的罕见肿瘤。

人们对间质细胞的超微结构和免疫表型进行了研究，并对血管母细胞瘤的细胞起源提出了众多假说。最近的数据显示，血管母细胞瘤起源于发育停滞的细胞，这些细胞在正常条件下形成胚胎造血岛，被认为是早期造血活性灶（即来源于真正的“血管母细胞”），在某种程度上证明了这种肿瘤的原名早在生物学被阐明之前就得到了证实 [1283-1284]。据报道，在适当的微环境条件下，经培养的间质细胞类似于多潜能血管母细胞，具有产生红细胞、粒细胞和内皮细胞成分的能力。在这方面值得注意的是，在血管母细胞瘤中，内皮细胞经常表达 GLUT1，间质细胞有时表达 GLUT1[1278,1285]。尽管如此，间质细胞并不表达内皮细胞的“标志物”，例如 CD31 和 CD34；据报道，间质细胞偶尔表达（少量）Ⅷ因子相关抗原以及其他内皮相关的蛋白质或凝集素 [278]。

另外，血管母细胞瘤的免疫表型有实用意义。GFAP 免疫反应呈阳性（一小部分富于细胞性型除外 [1279]）仅限于陷入的星形细胞或沿着肿瘤 - 神经实质分界分布的间质细胞，这一现象被认为反映了附近的胶质组织产生的抗原的

特异性吸附或吞噬[CNS 外发生的血管母细胞瘤（GFAP 全部呈阴性）某种程度上推翻了该肿瘤神经胶质起源的假说[1278]]。血管母细胞瘤的间质细胞经常表达 S-100 蛋白、NSE 和 CD56/NCAM，有助于鉴别血管瘤和 SFT/HPC[1278,1286]（这些免疫标志物的表达再加上有多种神经肽的免疫反应呈阳性[1287]以及电镜下见到胞质内致密核心颗粒[1288]，之前被作为这些间质细胞可能来源于神经内分泌系分化的证据）。更重要的是，血管母细胞瘤中的间质细胞偶尔显示 CK 免疫反应呈阳性，但大多数不表达 EMA，后者有助于进一步鉴别转移性肾皮质癌以及脂质化的血管瘤型脑膜瘤。而后者进一步区别于肾皮质起源的透明细胞癌的特征有：CD10 呈阴性，AE1/3 抗角蛋白“鸡尾酒”总是呈阴性，并且更可能广泛表达 α 抑制素、brachyury 和水通道蛋白 1（一种水通道蛋白）[1289-1291]。虽然有人发现 D2-40 抗体（针对 M2A 胎儿性腺抗原）可以标记许多血管母细胞瘤，而不标记转移性肾透明细胞癌[1292]，但其他学者发现，该抗体在鉴别诊断中既不敏感也不够特异[1291]。

典型的血管母细胞瘤仅表现较低的 MIB-1/Ki-67 标记活性，在一项大样本研究中，其标记率中位指数在网状型为＜1%（介于＜1%～2%），在富于细胞亚型为 4%（介于＜1%～8%）[1279]。这两者的不同有统计学意义，但用这种免疫组织化学方法评估的增生活性并没有成为患者预后的独立判断因素。

血管母细胞瘤是良性肿瘤（WHO Ⅰ级），通常切除后可治愈。但切除后患者偶尔会复发，而 VHL 病患者容易发生额外的原发性肿瘤[1273]。有研究认为，富于细胞性血管母细胞瘤可能比网状型更易复发，这一观点仍有待证实[1279]。组织学上的传统血管母细胞瘤经 CSF 播散（“血管母细胞瘤病”）者非常罕见，常发生于看似成功切除手术后数年的小脑病例[1293-1294]。

其他原发性肿瘤

有 1 例独特的**结节性硬化相关的下丘脑乳头状肿瘤（tuberous sclerosis-associated papillary tumor of the hypothalamus）**的报道[1295]。这个低级别病变表达 CK8/18，但不表达 GFAP、突触素、NFP、NeuN、腺垂体激素或脉络丛相关抗原，例如转甲状腺素蛋白、斯钙素 -1 或 Kir7.1。**筛状神经上皮瘤（cribriform neuroepithelial tumor, CRINET）**[823]是发生在婴幼儿脑室内的肿瘤，由低分化的矮柱状细胞排列呈缎带样、小梁状、菊形团样和不同程度扩张的腺管状结构。EMA 免疫反应呈顶端阳性，也有报道波形蛋白、MAP-2C、突触素和 CK（局灶）免疫反应呈阳性，但细胞不表达 GFAP 或 Kir7.1。虽然在这些奇特病变中尚未发现横纹肌样成分，但它们不表达 INI1 蛋白，并显示有 *SMARCB1* 基因突变；除此之外，它们的基因组相对稳定[1296]。尽管如此（并且增生活性明显），手术和辅助方法联合治疗对 CRINET 比对非典型性畸胎样 / 横纹肌样肿瘤的效果更好。各种沿中枢神经轴见到的稀奇古怪的肿瘤还包括：颅骨硬脑膜**恶性肌上皮瘤（malignant myoepithelioma）**[1297]，脊神经根的细胞起源不明的**“嗜酸细胞腺瘤（oncocytoma）”**[1298]，代表错位性**肾上腺皮质肿瘤（adrenocortical neoplasm）**的腰椎硬膜内肿块[1299]，以及许多在第三脑室 / 下丘脑区域的**异位鞍上垂体腺瘤（ectopic, suprasellar pituitary adenoma）**[1300-1301]。先前在讨论非脑膜上皮性间叶性肿瘤时曾引用了一项颅内肉瘤的研究，其中包括 1 例大脑**外胚层间叶瘤（ectomesenchymoma）**，该肿瘤是由神经节细胞和横纹肌肉瘤成分构成的[966]。

继发性 / 转移性肿瘤

直接蔓延或血源性转移引起的 CNS 的继发性肿瘤是全身各系统癌症的常见并发症，这一现象往往促使我们采取诊断性和姑息性的神经外科干预。我们在讨论淋巴组织增生性和骨髓增生性疾病时已经提到过这个问题，因此，在此处我们只讨论实体肿瘤侵犯中枢神经轴的情况。

发生于颅内和椎管及其周围的肿瘤经常侵犯脑和脊髓，这并不奇怪。例如，垂体瘤可向鞍上和鞍后膨胀；颈静脉球副神经节瘤可突入邻近的颅底孔，表现为小脑脑桥角部位的肿块；骶尾部脊索瘤包埋了马尾神经根。偶尔，耳的耵聍腺癌和其他肿瘤可侵入中颅窝，表现为颅内的肿块[1302-1303]。发生于头颈部免疫反应，尤其是发生于鼻咽部、鼻旁窦和中耳的胚胎性横纹肌肉瘤，常有局部颅底骨破坏和邻近脑膜侵犯的重大风险，有可能合并蛛网膜下隙的播散[1041]。同样部位的黏膜或小涎腺来源的癌可以以同样的方式出现，但一些小涎腺癌可沿着区域神经纤维束隐匿侵犯，只有在颅内达到一定大小的肿块才能在影像学上可见[1304-1305]。常被忽视的面部和头皮的基底细胞癌或鳞状细胞癌也可以通过穿过颅盖或沿着神经周围间隙蔓延侵入 CNS[1306]。也有亲神经的恶性间皮瘤经过臂丛蔓延至脊髓的报道[1307]。身体远隔部位的癌可先转移到神经旁结构，然后再继发浸润神经系统，在这方面，脊柱看似充当了一个非常重要的中转站。例如，恶性肿瘤所引起的硬膜外脊髓压迫最常是由肺癌、前列腺癌或乳腺癌播散到椎体引起的，肿瘤细胞一般沿着椎静脉穿行的骨性孔道进入椎管内[1308]。可以推测，发生弥漫性软脑膜癌病的癌症患者以同样顺序发生高发生率的椎体和椎旁转移，主要作为肺和乳腺来源的腺癌的并发症[1309]。通常可以通过 CSF 的细胞学检测中见到恶性细胞做出这一诊断。

与邻近恶性肿瘤的蔓延引起继发性 CNS 浸润相比，血行转移引起的神经轴转移更为常见[1310]。在这方面，最常见的是肺癌和乳腺癌，其次是恶性黑色素瘤、肾皮质癌和结直肠腺癌[278]。肺癌是最常以脑内肿瘤为首发症状的全身性癌症，约占所有转移病例的一半，其中高达 85% 的病例在组织学上表现为腺癌。随着全身疾病的治疗效果的日益提高，卵巢癌[1311]和骨或软组织肉瘤[1312]的颅内转移发生率相对增加，但后者在神经外科标本中仍很少见。肉瘤转移到脑的途中常播散至肺，但也可出现大脑和硬脑膜的单发转移，极少数情况下反而提示原发性肿瘤的存在[1313]。值得一提的是，作为一种最罕见的间叶肿瘤，一些腺泡状软组织肉瘤病例可发生颅内转移[1314]。还要提到HIV-1相关的卡波西肉瘤可转移到颅内[1315]，但即使出现广泛的皮肤和内脏侵犯，这种转移仍很罕见。还有文献报道了少见的情况，即孕妇的肿瘤（特别是黑色素瘤）通过胎盘传给了发育中的胎儿[1316]。

尽管血中运行的肿瘤栓子可以停留在中枢神经轴的任何部位，但有关转移病变的局部解剖学的概述不多。髓内转移（例如侵犯脊髓实质）很少见[1317]，绝大多数转移灶位于幕上或幕下。一般来说，位于幕上或幕下的转移灶的分布符合其相对体积大小和血供[1318-1319]。因此，位于额顶部大脑组织内的绝大多数病变在大脑中动脉（Willis环的主要分支）的血供范围内；肿瘤栓子往往栓在这组血管分支末端的“分水岭”区。结直肠癌、子宫癌、肾皮质癌等占播散至小脑的癌症的大多数，具体原因仍不清楚[1319]。前列腺腺癌发生的脑转移也容易位于小脑，但它们多是位于颅骨和（或）硬膜上，仅个别病例累及神经实质[1320]。女性硬脑膜的转移癌大多来自乳腺癌[1318,1320]。那些经常转移到CNS的肿瘤（例如恶性黑色素瘤和肺癌）通常都倾向发生多灶性转移，但那些只是偶尔发生脑转移的癌（胃肠道的腺癌）则通常表现为孤立的转移灶。值得注意的是，在一项临床研究中，约有一半发生脑转移的癌症患者在神经影像学检查中表现为单灶性病变[1319]。这组病例中有些病例特别适于进行神经外科干预，因为其转移性病变的生长方式比较致密，易于进行手术切除。患者的单灶性转移经过手术切除（通常在放疗之后）可恢复有效功能，可长达数月甚至数年，比那些仅采用传统外部照射技术单纯放疗患者活得更久、生活质量更高[1318]。精确的立体定向和放射外科技术已越来越多地应用于转移瘤的定位，由此可改善位置深在或多灶性病变患者的预后。

与常见的成人胶质瘤不同，转移结节常边界清楚，呈“推进”性边缘（图43.146）。这类肿瘤的占位效应大多是由相邻白质的水肿所致，常与病灶较小的体积不成比例，而且经常比原发性脑肿瘤所引起的水肿更为显著。大多数转移灶的位置都相对表浅，骑跨在灰白质的交界处，同时侵犯大脑皮质（因此相关性癫痫的发生率高）和指状白质。病灶内出血偶尔可使脑转移显现出来，这种情况尤其多见于生殖细胞肿瘤、肾皮质癌和黑色素瘤；但尽管在以上这些肿瘤出血的发生率更高，肺癌仍然被列在出血性转移的鉴别诊断中。

在组织学检查中，大多数继发性癌的组织学表现与其原发性肿瘤相同，因而只要细心观察就可以很容易地将它们与脑或脑膜的原发性肿瘤鉴别开。有助于将低分化癌与间变型胶质瘤鉴别开的特征包括：黏附性结构；与相邻神经组织之间的分界截然；在凝固性坏死的病例中，间质血管周围保留的肿瘤细胞呈“外周细胞瘤样”形态；以及缺乏复杂的微血管增生。然而，最后一个特征也可以出现在肺来源的转移性小细胞癌中。在术中可以通过涂片或压片检查来确诊转移癌，因为在这些制片中可见大多数上皮性肿瘤的细胞黏附特征（图43.147）。读者需要注意，不同类型的胶质瘤，包括纤维型星形细胞瘤，可以表达抗CK抗体（尤其是AE1/3“鸡尾酒”），并且偶尔表达EMA[330,1310,1321]。在这方面，CAM5.2、

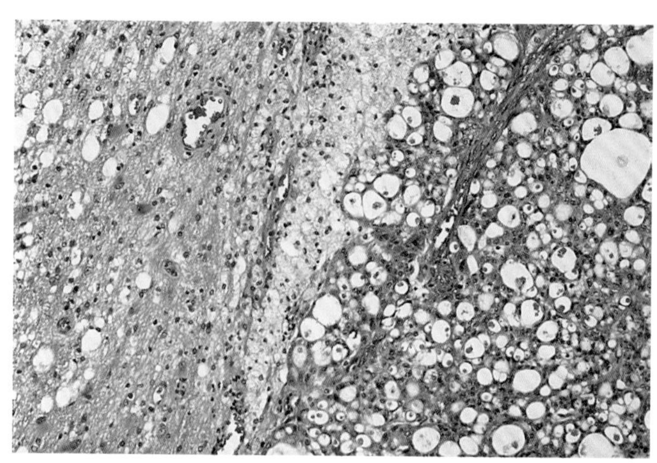

图 43.146　**转移癌**。黏附性生长方式以及肿瘤-CNS之间分界清是肿瘤转移到大脑的标志。原发于左肺的腺癌（右），“推挤”到相邻大脑白质内

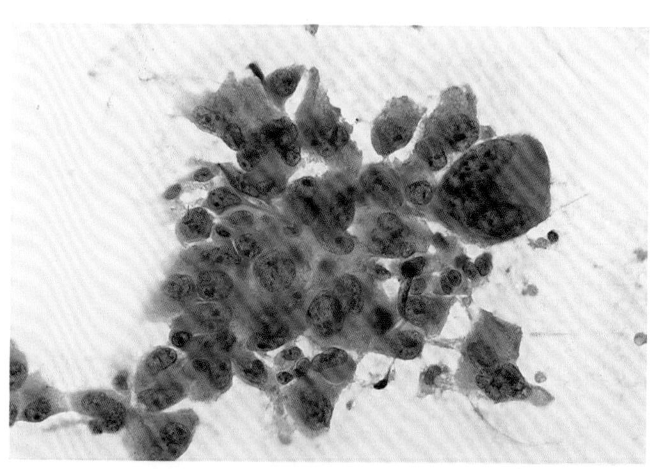

图 43.147　**转移癌**。细胞学涂片中，大多数上皮性肿瘤通常特征性地保持细胞间粘连，而胶质瘤和淋巴瘤不具备这种特征，因而有助于术中快速诊断。注意，这个分化差的肺腺癌表现为右额叶脑内孤立肿块，其涂片中缺乏胞质突起，出现了明显的核仁，后者是大多数神经上皮性肿瘤所不具有的

CK7、CK20和Ber-EP4作为上皮标志物的鉴别效果更好。虽然也有报道转移癌可表达GFAP，但很少见[936,1322]。由于转移灶通常会保留原发性肿瘤的免疫表型，对于没有癌症病史的患者来说，免疫组织化学检测有助于寻找原发灶[1310]。例如，TTF-1的核表达提示转移癌可能来自于甲状腺高分化癌或肺非鳞状细胞癌[1323]，但必须注意使用的抗体克隆，因为特异性差的类型也可能标记胶质母细胞瘤[1324]。根据病例的组织学形态，可疑的转移性肿瘤的鉴别诊断还包括：上皮样或肉瘤样胶质母细胞瘤，毛细血管型血管母细胞瘤，乳头状室管膜瘤，脉络丛肿瘤，以及脑膜瘤。上述各种肿瘤已在本章其他地方分别介绍过。

最后，还要提到一些恶性肿瘤继发性侵犯CNS的不常见类型或表现，包括：转移性肺小细胞癌弥漫性种植在脑室周围组织[1325]（一种与部分原发性CNS淋巴瘤的解剖位置相似的播散形式）；粟粒样或"脑炎"性大脑癌病或黑色素瘤病在显微镜下呈广泛的肿瘤细胞血管袖套，但形成明显肿块[1326]；以及瘤栓引起的主要脑血管阻塞，可导致缺血性脑卒中[1327]。心脏内肿瘤最易引起继发性肿瘤栓塞的脑梗死，例如黏液瘤；但也有类似现象发生在头颈部、肺、结肠和其他内脏部位的癌的报道。如CNS的原发性间叶肿瘤的讨论中提到的，从隐匿性心房黏液瘤转移来的病灶可被误认为大脑上皮样血管内皮瘤[1037]。心房黏液瘤也是大多数肿瘤性脑血管动脉瘤的致病因素[98]，在我们先前对血管疾病的治疗中发现有1例合并转移性癌。此外，颅内转移性肿瘤的另一个血管并发症是硬脑膜上的病变的继发性硬膜下出血[1320]。

致谢

Dr. Rosenblum：Dr. Rosemary Purrazzella，我的妻子，非常耐心并在她的外科病理学实践中发现这些内容很有用（小奖励）。

Dr. Perry 医师：首先，我要衷心感谢共同作者 Marc Rosenblum，他仁慈地允许我更新了他的"宝贝"——第9版的内容——文字和插图已经极其优美，使我的作用变得简单并令人愉快。我永远感谢我的妻子 Andrea，在我花费大量时间在这部著作和其他类似工作时，她显示了超常的耐心和支持。

参考文献

1. Love S, Budka H, Ironside JW, Perry A, eds. *Greenfield's Neuropathology*. 9th ed. London, UK: CRC Press, Taylor & Francis Group, LLC; 2015.
2. Bale PM. Sacrococcygeal developmental abnormalities and tumors in children. *Perspect Pediatr Pathol*. 1984; 8: 9-56.
3. Chakrabortty S, Oi S, Yoshida Y, et al. Myelomeningocele and thick filum terminale with tethered cord appearing as a human tail. Case report. *J Neurosurg*. 1993; 78: 966-969.
4. Yamada S, Won DJ, Siddiqi J, Yamada SM. Tethered cord syndrome: overview of diagnosis and treatment. *Neurol Res*. 2004; 26: 719-721.
5. Ibrahim AE, Myles L, Lang DA, Ellison DW. Case of the month: June 1998—2 year old boy with lumbosacral mass. *Brain Pathol*. 1998; 8: 817-818.
6. Ebisu T, Odake G, Fujimoto M, et al. Neurenteric cysts with meningomyelocele or meningocele. Split notochord syndrome. *Childs Nerv Syst*. 1990; 6: 465-467.
7. Koen JL, McLendon RE, George TM. Intradural spinal teratoma: evidence for a dysembryogenic origin. Report of four cases. *J Neurosurg*. 1998; 89: 844-851.
8. Chadduck WM, Uthman EO. Squamous cell carcinoma and meningomyelocele. *Neurosurgery*. 1984; 14: 601-603.
9. Rajpal S, Salamat MS, Tubbs RS, et al. Tethering tracts in spina bifida occulta: revisiting an established nomenclature. *J Neurosurg Spine*. 2007; 7: 315-322.
10. Morris GF, Murphy K, Rorke LB, James HE. Spinal hamartomas: a distinct clinical entity. *J Neurosurg*. 1998; 88: 954-957.
11. Lalwani AK, Jackler RK, Harsh GRt, Butt FY. Bilateral temporal bone encephaloceles after cranial irradiation. Case report. *J Neurosurg*. 1993; 79: 596-599.
12. Abel TJ, Chowdhary A, Thapa M, et al. Ectopic glioneuronal tissue in the middle cranial fossa region. Report of four cases. *J Neurosurg Pediatr*. 2009; 3: 188-196.
13. Hirano S, Houdou S, Hasegawa M, et al. Clinicopathologic studies on leptomeningeal glioneuronal heterotopia in congenital anomalies. *Pediatr Neurol*. 1992; 8: 441-444.
14. Sun LS, Sun ZP, Ma XC, Li TJ. Glial choristoma in the oral and maxillofacial region: a clinicopathologic study of 6 cases. *Arch Pathol Lab Med*. 2008; 132: 984-988.
15. Penner CR, Thompson L. Nasal glial heterotopia: a clinicopathologic and immunophenotypic analysis of 10 cases with a review of the literature. *Ann Diagn Pathol*. 2003; 7: 354-359.
16. Matyja E, Grajkowska W, Marchel A, et al. Ectopic cerebellum in anterior cranial fossa: report of a unique case associated with skull congenital malformations and epilepsy. *Am J Surg Pathol*. 2007; 31: 322-325.
17. Bossen EH, Hudson WR. Oligodendroglioma arising in heterotopic brain tissue of the soft palate and nasopharynx. *Am J Surg Pathol*. 1987; 11: 571-574.
18. Gold AH, Sharer LR, Walden RH. Central nervous system heterotopia in association with cleft palate. *Plast Reconstr Surg*. 1980; 66: 434-441.
19. Lee SC, Henry MM, Gonzalez-Crussi F. Simultaneous occurrence of melanotic neuroectodermal tumor and brain heterotopia in the oropharynx. *Cancer*. 1976; 38: 249-253.
20. Chan JK, Lau WH. Nasal astrocytoma or nasal glial heterotopia? *Arch Pathol Lab Med*. 1989; 113: 943-945.
21. Bale PM, Hughes L, de Silva M. Sequestrated meningoceles of scalp: extracranial meningeal heterotopia. *Hum Pathol*. 1990; 21: 1156-1163.
22. Suster S, Rosai J. Hamartoma of the scalp with ectopic meningothelial elements. A distinctive benign soft tissue lesion that may simulate angiosarcoma. *Am J Surg Pathol*. 1990; 14: 1-11.
23. Abel TW, Curtis M, Lin DD, et al. Complex choristoma of the gyrus rectus: a distinct clinicopathologic entity? *Am J Surg Pathol*. 2006; 30: 625-629.
24. Abel TJ, Chowdhary A, Jallo G, et al. Thoracic spinal cord compression by intramedullary hamartomatous tissue in a young boy: case report. *Neurosurgery*. 2008; 62: E1380-E1381, discussion E1381.
25. Roberti F, Sekhar LN, Jones RV, Wright DC. Intradural cranial chordoma: a rare presentation of an uncommon tumor. Surgical experience and review of the literature. *J Neurosurg*. 2007; 106: 270-274.
26. Toda H, Kondo A, Iwasaki K. Neuroradiological characteristics of ecchordosis physaliphora. Case report and review of the literature. *J Neurosurg*. 1998; 89: 830-834.
27. Fix SE, Nelson J, Schochet SS Jr. Focal leptomeningeal rhabdomyomatosis of the posterior fossa. *Arch Pathol Lab Med*. 1989; 113: 872-873.
28. Thakrar R, Robson CD, Vargas SO, et al. Benign triton tumor: multidisciplinary approach to diagnosis and treatment. *Pediatr Dev Pathol*. 2014; 17: 400-405.
29. Hebert-Blouin MN, Scheithauer BW, Amrami KK, et al. Fibromatosis: a potential sequela of neuromuscular choristoma. *J Neurosurg*. 2012; 116: 399-408.
30. Sharma MC, Sarkar C, Jain D, et al. Uterus-like mass of mullerian origin in the lumbosacral region causing cord tethering. Report of two cases.

J Neurosurg Spine. 2007; 6: 73-76.
31. Thibodeau LL, Prioleau GR, Manuelidis EE, et al. Cerebral endometriosis. Case report. *J Neurosurg*. 1987; 66: 609-610.
32. Lombardo L, Mateos JH, Barroeta FF. Subarachnoid hemorrhage due to endometriosis of the spinal canal. *Neurology*. 1968; 18: 423-426.
33. Curry B, Taylor CW, Fisher AW. Salivary gland heterotopia: a unique cerebellopontine angle tumor. *Arch Pathol Lab Med*. 1982; 106: 35-38.
34. Rodriguez F, Scheithauer BW, Ockner DM, Giannini C. Solitary fibrous tumor of the cerebellopontine angle with salivary gland heterotopia: a unique presentation. *Am J Surg Pathol*. 2004; 28: 139-142.
35. Perry A, Kurtkaya-Yapicier O, Scheithauer BW, et al. Insights into meningioangiomatosis with and without meningioma: a clinicopathologic and genetic series of 24 cases with review of the literature. *Brain Pathol*. 2005; 15: 55-65.
36. Omeis I, Hillard VH, Braun A, et al. Meningioangiomatosis associated with neurofibromatosis: report of 2 cases in a single family and review of the literature. *Surg Neurol*. 2006; 65: 595-603.
37. Wiebe S, Munoz DG, Smith S, Lee DH. Meningioangiomatosis. A comprehensive analysis of clinical and laboratory features. *Brain*. 1999; 122(Pt 4): 709-726.
38. Kim NR, Cho SJ, Suh YL. Allelic loss on chromosomes 1p32, 9p21, 13q14, 16q22, 17p, and 22q12 in meningiomas associated with meningioangiomatosis and pure meningioangiomatosis. *J Neurooncol*. 2009; 94: 425-430.
39. Lopez JI, Ereno C, Oleaga L, Areitio E. Meningioangiomatosis and oligodendroglioma in a 15-year-old boy. *Arch Pathol Lab Med*. 1996; 120: 587-590.
40. Desai KI, Nadkarni TD, Muzumdar DP, Goel AH. Surgical management of colloid cyst of the third ventricle—a study of 105 cases. *Surg Neurol*. 2002; 57: 295-302, discussion 302-304.
41. Montaldi S, Deruaz JP, Cai ZT, de Tribolet N. Symptomatic xanthogranuloma of the third ventricle: report of two cases and review of the literature. *Surg Neurol*. 1989; 32: 200-205.
42. Ho KL, Garcia JH. Colloid cysts of the third ventricle: ultrastructural features are compatible with endodermal derivation. *Acta Neuropathol*. 1992; 83: 605-612.
43. Graziani N, Dufour H, Figarella-Branger D, et al. Do the suprasellar neurenteric cyst, the Rathke cleft cyst and the colloid cyst constitute a same entity? *Acta Neurochir (Wien)*. 1995; 133: 174-180.
44. Wang W, Piao YS, Gui QP, et al. Cerebellopontine angle neurenteric cyst with focal malignant features. *Neuropathology*. 2009; 29: 91-95.
45. Dunham CP, Curry B, Hamilton M. Malignant transformation of an intraaxial-supratentorial neurenteric cyst—case report and review of the literature. *Clin Neuropathol*. 2009; 28: 460-466.
46. Takei H, Fuller GN, Powell SZ. Intracranial cysts of endodermal or respiratory epithelioid origin. In: McLendon RE, Rosenblum MK, Bigner DD, eds. *Russell and Rubinstein's Pathology of Tumors of the Nervous System*. 7th ed. London: Hodder Arnold; 2006: 591-598.
47. Goel A, Muzumdar D, Chagla A. Endodermal cyst anterior and anterolateral to the brainstem: a report of an experience with seven cases. *Br J Neurosurg*. 2005; 19: 163-166.
48. Emerson RE, Azzarelli B. Enterogenous cysts of the spinal canal and cerebellopontine angle. *Appl Immunohistochem Mol Morphol*. 2004; 12: 230-233.
49. Perry A, Scheithauer BW, Zaias BW, Minassian HV. Aggressive enterogenous cyst with extensive craniospinal spread: case report. *Neurosurgery*. 1999; 44: 401-404, discussion 404-405.
50. Rotondo M, D'Avanzo R, Natale M, et al. Intramedullary neurenteric cysts of the spine. Report of three cases. *J Neurosurg Spine*. 2005; 2: 372-376.
51. Ho KL, Tiel R. Intraspinal bronchogenic cyst: ultrastructural study of the lining epithelium. *Acta Neuropathol*. 1989; 78: 513-520.
52. Fuller G, Ribalta T. Dermoid cyst, epidermoid cyst and dermal sinus. In: McLendon RE, Rosenblum MK, Bigner DD, eds. *Russell and Rubinstein's Pathology of Tumors of the Nervous System*. 7th ed. London: Hodder Arnold; 2006: 583-590.
53. Smith CM, Timperley WR. Multiple intraspinal and intracranial epidermoids and lipomata following gunshot injury. *Neuropathol Appl Neurobiol*. 1984; 10: 235-239.
54. Halcrow SJ, Crawford PJ, Craft AW. Epidermoid spinal cord tumour after lumbar puncture. *Arch Dis Child*. 1985; 60: 978-979.
55. Carvalho GA, Cervio A, Matthies C, Samii M. Subarachnoid fat dissemination after resection of a cerebellopontine angle dysontogenic cyst: case report and review of the literature. *Neurosurgery*. 2000; 47: 760-763, discussion 763-764.
56. Hamlat A, Hua ZF, Saikali S, et al. Malignant transformation of intra-cranial epithelial cysts: systematic article review. *J Neurooncol*. 2005; 74: 187-194.
57. Cannon TC, Bane BL, Kistler D, et al. Primary intracerebellar osteosarcoma arising within an epidermoid cyst. *Arch Pathol Lab Med*. 1998; 122: 737-739.
58. Hitchcock MG, Ellington KS, Friedman AH, et al. Shadow cells in an intracranial dermoid cyst. *Arch Pathol Lab Med*. 1995; 119: 371-373.
59. Miyagi Y, Suzuki SO, Iwaki T, et al. Magnetic resonance appearance of multiple intracranial epidermoid cysts: intrathecal seeding of the cysts? Case report. *J Neurosurg*. 2000; 92: 711-714.
60. Kim JH, Paulus W, Heim S. BRAF V600E mutation is a useful marker for differentiating Rathke's cleft cyst with squamous metaplasia from papillary craniopharyngioma. *J Neurooncol*. 2015; 123(1): 189-191.
61. Hofmann BM, Kreutzer J, Saeger W, et al. Nuclear beta-catenin accumulation as reliable marker for the differentiation between cystic craniopharyngiomas and rathke cleft cysts: a clinico-pathologic approach. *Am J Surg Pathol*. 2006; 30: 1595-1603.
62. Frazier J, Garonzik I, Tihan T, Olivi A. Recurrent glioependymal cyst of the posterior fossa: an unusual entity containing mixed glial elements. Case report. *J Neurooncol*. 2004; 68: 13-17.
63. Balasubramaniam C, Balasubramaniam V, Santosh V. Intramedullary glioependymal cyst and tethered cord in an infant. *Childs Nerv Syst*. 2004; 20: 496-498.
64. Tange Y, Aoki A, Mori K, et al. Interhemispheric glioependymal cyst associated with agenesis of the corpus callosum—case report. *Neurol Med Chir (Tokyo)*. 2000; 40: 536-542.
65. Ho KL, Chason JL. A glioependymal cyst of the cerebellopontine angle. Immunohistochemical and ultrastructural studies. *Acta Neuropathol*. 1987; 74: 382-388.
66. Ciappetta P, D'Urso P I, Luzzi S, et al. Cystic dilation of the ventriculus terminalis in adults. *J Neurosurg Spine*. 2008; 8: 92-99.
67. Ciricillo SF, Davis RL, Wilson CB. Neuroepithelial cysts of the posterior fossa. Case report. *J Neurosurg*. 1990; 72: 302-305.
68. Del Bigio MR, Jay V, Drake JM. Prepontine cyst lined by respiratory epithelium with squamous metaplasia: immunohistochemical and ultrastructural study. *Acta Neuropathol*. 1992; 83: 564-568.
69. Kraus I, Jirasek JE. Some observations of the structure of the choroid plexus and its cysts. *Prenat Diagn*. 2002; 22: 1223-1228.
70. Weisberg LA. Non-neoplastic gliotic cerebellar cysts: clinical and computed tomographic correlations. *Neuroradiology*. 1982; 24: 53-57.
71. Wilkins RH, Burger PC. Benign intraparenchymal brain cysts without an epithelial lining. *J Neurosurg*. 1988; 68: 378-382.
72. Davis G, Fitt GJ, Kalnins RM, Mitchell LA. Increased perivascular spaces mimicking frontal lobe tumor. *J Neurosurg*. 2002; 97: 723.
73. Patel AJ, Fuller GN, Wildrick DM, Sawaya R. Pineal cyst apoplexy: case report and review of the literature. *Neurosurgery*. 2005; 57: E1066, discussion E1066.
74. Ribalta T, Fuller GN. Arachnoid cyst. In: McLendon RE, Rosenblum MK, Bigner DD, eds. *Russell and Rubinstein's Pathology of Tumors of the Nervous System*. 7th ed. London: Hodder Arnold; 2006: 607-609.
75. Bond AE, Zada G, Bowen I, et al. Spinal arachnoid cysts in the pediatric population: report of 31 cases and a review of the literature. *J Neurosurg Pediatr*. 2012; 9: 432-441.
76. Weinand ME, Rengachary SS, McGregor DH, Watanabe I. Intradiploic arachnoid cysts. Report of two cases. *J Neurosurg*. 1989; 70: 954-958.
77. Hamburger CH, Buttner A, Weis S. Dural cysts in the cervical region. Report of three cases and review of the literature. *J Neurosurg*. 1998; 89: 310-313.
78. Ojemann JG, Moran CJ, Gokden M, Dacey RG Jr. Sagittal sinus occlusion by intraluminal dural cysts. Report of two cases. *J Neurosurg*. 1999; 91: 867-870.
79. Nabors MW, Pait TG, Byrd EB, et al. Updated assessment and current classification of spinal meningeal cysts. *J Neurosurg*. 1988; 68: 366-377.
80. Voyadzis JM, Bhargava P, Henderson FC. Tarlov cysts: a study of 10 cases with review of the literature. *J Neurosurg*. 2001; 95: 25-32.
81. Rosenberg AE, O'Connell JX, Ojemann RG, et al. Giant cystic arachnoid granulations: a rare cause of lytic skull lesions. *Hum Pathol*. 1993; 24: 438-441.
82. Sabo RA, Tracy PT, Weinger JM. A series of 60 juxtafacet cysts: clinical presentation, the role of spinal instability, and treatment. *J Neurosurg*. 1996; 85: 560-565.
83. Almefty R, Arnautovi ć KI, Webber BL. Multilevel bilateral Calcified thoracic spinal synovial cysts. *J Neurosurg Spine*. 2008; 8(5): 473-477.
84. Machino M, Yukawa Y, Ito K, Kato F. Cervical degenerative intraspinal cyst: a case report and literature review involving 132 cases. *BMJ Case Rep*. 2012; 2012.
85. Chuaqui R, Tapia J. Histologic assessment of the age of recent brain infarcts in man. *J Neuropathol Exp Neurol*. 1993; 52: 481-489.
86. Mena H, Cadavid D, Rushing EJ. Human cerebral infarct: a proposed histopathologic classification based on 137 cases. *Acta Neuropathol*. 2004; 108: 524-530.
87. Serrone JC, Maekawa H, Tjahjadi M, Hernesniemi J. Aneurysmal subarachnoid hemorrhage: pathobiology, current treatment and future directions. *Expert Rev Neurother*. 2015; 15: 367-380.
88. Tromp G, Weinsheimer S, Ronkainen A, Kuivaniemi H. Molecular basis and genetic predisposition to intracranial aneurysm. *Ann Med*. 2014;

46: 597-606.
89. Weir B. Unruptured intracranial aneurysms: a review. *J Neurosurg*. 2002; 96: 3-42.
90. Erbengi A, Inci S. Pheochromocytoma and multiple intracranial aneurysms: is it a coincidence? Case report. *J Neurosurg*. 1997; 87: 764-767.
91. Love S, Ironside J, Budka H, Perry A. *Greenfield's Neuropathology*. 9th ed. London, UK: CRC Press, Taylor & Francis Group, LLC; 2015.
92. Inagawa T, Hirano A. Ruptured intracranial aneurysms: an autopsy study of 133 patients. *Surg Neurol*. 1990; 33: 117-123.
93. Juvela S, Porras M, Poussa K. Natural history of unruptured intracranial aneurysms: probability of and risk factors for aneurysm rupture. *J Neurosurg*. 2000; 93: 379-387.
94. Chambi I, Tasker RR, Gentili F, et al. Gauze-induced granuloma("gauzoma"): an uncommon complication of gauze reinforcement of berry aneurysms. *J Neurosurg*. 1990; 72: 163-170.
95. Bohmfalk GL, Story JL, Wissinger JP, Brown WE Jr. Bacterial intracranial aneurysm. *J Neurosurg*. 1978; 48: 369-382.
96. Drake CG, Peerless SJ. Giant fusiform intracranial aneurysms: review of 120 patients treated surgically from 1965 to 1992. *J Neurosurg*. 1997; 87: 141-162.
97. Schievink WI, Puumala MR, Meyer FB, et al. Giant intracranial aneurysm and fibromuscular dysplasia in an adolescent with alpha 1-antitrypsin deficiency. *J Neurosurg*. 1996; 85: 503-506.
98. Furuya K, Sasaki T, Yoshimoto Y, et al. Histologically verified cerebral aneurysm formation secondary to embolism from cardiac myxoma. Case report. *J Neurosurg*. 1995; 83: 170-173.
99. Zheng J, Zhang J. Neoplastic cerebral aneurysm from metastatic tumor: a systematic review of clinical and treatment characteristics. *Clin Neurol Neurosurg*. 2015; 128: 107-111.
100. Chang IB, Cho BM, Park SH, et al. Metastatic choriocarcinoma with multiple neoplastic intracranial microaneurysms: case report. *J Neurosurg*. 2008; 108: 1014-1017.
101. Sciubba DM, Gallia GL, Recinos P, et al. Intracranial aneurysm following radiation therapy during childhood for a brain tumor. Case report and review of the literature. *J Neurosurg*. 2006; 105: 134-139.
102. Lammie GA. Hypertensive cerebral small vessel disease and stroke. *Brain Pathol*. 2002; 12: 358-370.
103. Wakai S, Kumakura N, Nagai M. Lobar intracerebral hemorrhage. A clinical, radiographic, and pathological study of 29 consecutive operated cases with negative angiography. *J Neurosurg*. 1992; 76: 231-238.
104. Challa VR, Moody DM, Bell MA. The Charcot-Bouchard aneurysm controversy: impact of a new histologic technique. *J Neuropathol Exp Neurol*. 1992; 51: 264-271.
105. Farrell DF, Forno LS. Symptomatic capillary telangiectasis of the brainstem without hemorrhage. Report of an unusual case. *Neurology*. 1970; 20: 341-346.
106. Vaquero J, Manrique M, Oya S, et al. Calcified telangiectatic hamartomas of the brain. *Surg Neurol*. 1980; 13: 453-457.
107. te Veldhuis EC, te Veldhuis AH, van Dijk FS, et al. Rendu-Osler-Weber disease: update of medical and dental considerations. *Oral Surg Oral Med Oral Pathol Oral Radiol Endod*. 2008; 105: e38-e41.
108. Naff NJ, Wemmer J, Hoenig-Rigamonti K, Rigamonti DR. A longitudinal study of patients with venous malformations: documentation of a negligible hemorrhage risk and benign natural history. *Neurology*. 1998; 50: 1709-1714.
109. Rigamonti D, Johnson PC, Spetzler RF, et al. Cavernous malformations and capillary telangiectasia: a spectrum within a single pathological entity. *Neurosurgery*. 1991; 28: 60-64.
110. Meyer FB, Lombardi D, Scheithauer B, Nichols DA. Extra-axial cavernous hemangiomas involving the dural sinuses. *J Neurosurg*. 1990; 73: 187-192.
111. Simard JM, Garcia-Bengochea F, Ballinger WE Jr, et al. Cavernous angioma: a review of 126 collected and 12 new clinical cases. *Neurosurgery*. 1986; 18: 162-172.
112. Laurans MS, DiLuna ML, Shin D, et al. Mutational analysis of 206 families with cavernous malformations. *J Neurosurg*. 2003; 99: 38-43.
113. D'Angelo R, Marini V, Rinaldi C, et al. Mutation analysis of CCM1, CCM2 and CCM3 genes in a cohort of Italian patients with cerebral cavernous malformation. *Brain Pathol*. 2011; 21: 215-224.
114. Musunuru K, Hillard VH, Murali R. Widespread central nervous system cavernous malformations associated with cafe-au-lait skin lesions. Case report. *J Neurosurg*. 2003; 99: 412-415.
115. Dobyns WB, Michels VV, Groover RV, et al. Familial cavernous malformations of the central nervous system and retina. *Ann Neurol*. 1987; 21: 578-583.
116. Labauge P, Enjolras O, Bonerandi JJ, et al. An association between autosomal dominant cerebral cavernomas and a distinctive hyperkeratotic cutaneous vascular malformation in 4 families. *Ann Neurol*. 1999; 45: 250-254.
117. Al-Shahi Salman R, Berg MJ, Morrison L, Awad IA. Hemorrhage from cavernous malformations of the brain: definition and reporting standards. Angioma Alliance Scientific Advisory Board. *Stroke*. 2008; 39: 3222-3230.
118. Roda JM, Carceller F, Perez-Higueras A, Morales C. Encapsulated intracerebral hematomas: a defined entity. Case report. *J Neurosurg*. 1993; 78: 829-833.
119. Di Giannatale A, Morana G, Rossi A, et al. Natural history of cavernous malformations in children with brain tumors treated with radiotherapy and chemotherapy. *J Neurooncol*. 2014; 117(2): 311-320.
120. Meijer-Jorna LB, Aronica E, van der Loos CM, et al. Congenital vascular malformations—cerebral lesions differ from extracranial lesions by their immune expression of the glucose transporter protein GLUT1. *Clin Neuropathol*. 2012; 31: 135-141.
121. Mandybur TI, Nazek M. Cerebral arteriovenous malformations. A detailed morphological and immunohistochemical study using actin. *Arch Pathol Lab Med*. 1990; 114: 970-973.
122. Abecassis IJ, Xu DS, Batjer HH, Bendok BR. Natural history of brain arteriovenous malformations: a systematic review. *Neurosurg Focus*. 2014; 37: E7.
123. Amin-Hanjani S, Robertson R, Arginteanu MS, Scott RM. Familial intracranial arteriovenous malformations. Case report and review of the literature. *Pediatr Neurosurg*. 1998; 29: 208-213.
124. Lobato RD, Perez C, Rivas JJ, Cordobes F. Clinical, radiological, and pathological spectrum of angiographically occult intracranial vascular malformations. Analysis of 21 cases and review of the literature. *J Neurosurg*. 1988; 68: 518-531.
125. Mokin M, Dumont TM, Levy EI. Novel multimodality imaging techniques for diagnosis and evaluation of arteriovenous malformations. *Neurol Clin*. 2014; 32: 225-236.
126. Schweitzer JS, Chang BS, Madsen P, et al. The pathology of arteriovenous malformations of the brain treated by embolotherapy. II. Results of embolization with multiple agents. *Neuroradiology*. 1993; 35: 468-474.
127. Schneider BF, Eberhard DA, Steiner LE. Histopathology of arteriovenous malformations after gamma knife radiosurgery. *J Neurosurg*. 1997; 87: 352-357.
128. Nazek M, Mandybur TI, Kashiwagi S. Oligodendroglial proliferative abnormality associated with arteriovenous malformation: report of three cases with review of the literature. *Neurosurgery*. 1988; 23: 781-785.
129. Wang DD, Blumcke I, Coras R, et al. Sturge-Weber syndrome is associated with cortical dysplasia ILAE type IIIc and excessive hypertrophic pyramidal neurons in brain resections for intractable epilepsy. *Brain Pathol*. 2015; 25: 248-255.
130. Kang HS, Han MH, Kwon BJ, et al. Cerebellopontomandibular vascular malformation: a rare type of cerebrofacial arteriovenous metameric syndrome. Case report. *J Neurosurg*. 2005; 102: 156-160.
131. Johnson WD, Petrie MM. Variety of spinal vascular pathology seen in adult Cobb syndrome. *J Neurosurg Spine*. 2009; 10: 430-435.
132. Hamada J, Yano S, Kai Y, et al. Histopathological study of venous aneurysms in patients with dural arteriovenous fistulas. *J Neurosurg*. 2000; 92: 1023-1027.
133. Rosenblum B, Oldfield EH, Doppman JL, Di Chiro G. Spinal arteriovenous malformations: a comparison of dural arteriovenous fistulas and intradural AVM's in 81 patients. *J Neurosurg*. 1987; 67: 795-802.
134. Tomlinson FH, Rufenacht DA, Sundt TM Jr, et al. Arteriovenous fistulas of the brain and the spinal cord. *J Neurosurg*. 1993; 79: 16-27.
135. Partington MD, Rufenacht DA, Marsh WR, Piepgras DG. Cranial and sacral dural arteriovenous fistulas as a cause of myelopathy. *J Neurosurg*. 1992; 76: 615-622.
136. Rodriguez FJ, Crum BA, Krauss WE, et al. Venous congestive myelopathy: a mimic of neoplasia. *Mod Pathol*. 2005; 18: 710-718.
137. Nishijima M, Takaku A, Endo S, et al. Etiological evaluation of dural arteriovenous malformations of the lateral and sigmoid sinuses based on histopathological examinations. *J Neurosurg*. 1992; 76: 600-606.
138. Giannini C, Salvarani C, Hunder G, Brown RD. Primary central nervous system vasculitis: pathology and mechanisms. *Acta Neuropathol*. 2012; 123: 759-772.
139. Caccamo DV, Garcia JH, Ho KL. Isolated granulomatous angiitis of the spinal cord. *Ann Neurol*. 1992; 32: 580-582.
140. Yoong MF, Blumbergs PC, North JB. Primary (granulomatous) angiitis of the central nervous system with multiple aneurysms of spinal arteries. Case report. *J Neurosurg*. 1993; 79: 603-607.
141. Scolding NJ. Central nervous system vasculitis. *Semin Immunopathol*. 2009; 31: 527-536.
142. Yuen RW, Johnson PC. Primary angiitis of the central nervous system associated with Hodgkin's disease. *Arch Pathol Lab Med*. 1996; 120: 573-576.
143. Esiri M, Chance S, Joachim C, et al. Cerebral amyloid angiopathy, subcortical white matter disease and dementia: literature review and study in OPTIMA. *Brain Pathol*. 2015; 25: 51-62.
144. Revesz T, Ghiso J, Lashley T, et al. Cerebral amyloid angiopathies: a pathologic, biochemical, and genetic view. *J Neuropathol Exp Neurol*. 2003; 62: 885-898.
145. Vonsattel JP, Myers RH, Hedley-Whyte ET, et al.

Cerebral amyloid angiopathy without and with cerebral hemorrhages: a comparative histological study. *Ann Neurol*. 1991; 30: 637-649.
146. Danve A, Grafe M, Deodhar A. Amyloid beta-related angiitis—a case report and comprehensive review of literature of 94 cases. *Semin Arthritis Rheum*. 2014; 44: 86-92.
147. Salvarani C, Hunder GG, Morris JM, et al. Abeta-related angiitis: comparison with CAA without inflammation and primary CNS vasculitis. *Neurology*. 2013; 81: 1596-1603.
148. Tikka S, Baumann M, Siitonen M, et al. CADASIL and CARASIL. *Brain Pathol*. 2014; 24: 525-544.
149. Wintzen AR. The clinical course of subdural haematoma. A retrospective study of aetiological, chronological and pathological features in 212 patients and a proposed classification. *Brain*. 1980; 103: 855-867.
150. Kepes JJ. Large focal tumor-like demyelinating lesions of the brain: intermediate entity between multiple sclerosis and acute disseminated encephalomyelitis? A study of 31 patients. *Ann Neurol*. 1993; 33: 18-27.
151. Lucchinetti CF, Gavrilova RH, Metz I, et al. Clinical and radiographic spectrum of pathologically confirmed tumefactive multiple sclerosis. *Brain*. 2008; 131: 1759-1775.
152. Kim DS, Na DG, Kim KH, et al. Distinguishing tumefactive demyelinating lesions from glioma or central nervous system lymphoma: added value of unenhanced CT compared with conventional contrast-enhanced MR imaging. *Radiology*. 2009; 251(2): 467-475.
153. Peterson K, Rosenblum MK, Powers JM, et al. Effect of brain irradiation on demyelinating lesions. *Neurology*. 1993; 43: 2105-2112.
154. Roemer SF, Scheithauer BW, Varnavas GG, Lucchinetti CF. Tumefactive demyelination and glioblastoma: a rare collision lesion. *Clin Neuropathol*. 2011; 30: 186-191.
155. Hook CC, Kimmel DW, Kvols LK, et al. Multifocal inflammatory leukoencephalopathy with 5-fluorouracil and levamisole. *Ann Neurol*. 1992; 31: 262-267.
156. Kupersmith MJ, Martin V, Heller G, et al. Idiopathic hypertrophic pachymeningitis. *Neurology*. 2004; 62: 686-694.
157. Lindstrom KM, Cousar JB, Lopes MB. IgG4-related meningeal disease: clinico-pathological features and proposal for diagnostic criteria. *Acta Neuropathol*. 2010; 120: 765-776.
158. Qin LX, Wang CY, Hu ZP, et al. Idiopathic hypertrophic spinal pachymeningitis: a case report and review of literature. *Eur Spine J*. 2015; 24(suppl 4): S636-S643.
159. Gilliard C, De Coene B, Lahdou JB, et al. Cervical epidural pseudotumor and multifocal fibrosclerosis. Case report and review of the literature. *J Neurosurg*. 2000; 93: 152-156.
160. Schubert RD, Wood M, Levin MH, et al. The severe side of the IgG4-related hypertrophic pachymeningitis disease spectrum. *Neurol Neuroimmunol Neuroinflamm*. 2016; 3: e197.
161. Bando H, Iguchi G, Fukuoka H, et al. The prevalence of IgG4-related hypophysitis in 170 consecutive patients with hypopituitarism and/or central diabetes insipidus and review of the literature. *Eur J Endocrinol*. 2014; 170: 161-172.
162. Deshpande V, Zen Y, Chan JK, et al. Consensus statement on the pathology of IgG4-related disease. *Mod Pathol*. 2012; 25: 1181-1192.
163. Wallace ZS, Khosroshahi A, Jakobiec FA, et al. IgG4-related systemic disease as a cause of "idiopathic" orbital inflammation, including orbital myositis, and trigeminal nerve involvement. *Surv Ophthalmol*. 2012; 57: 26-33.
164. de Jesus O, Inserni JA, Gonzalez A, Colon LE. Idiopathic orbital inflammation with intracranial extension. Case report. *J Neurosurg*. 1996; 85: 510-513.
165. Grimaldi D, Mea E, Chiapparini L, et al. Spontaneous low cerebrospinal pressure: a mini review. *Neurol Sci*. 2004; 25(suppl 3): S135-S137.
166. Mokri B, Parisi JE, Scheithauer BW, et al. Meningeal biopsy in intracranial hypotension: meningeal enhancement on MRI. *Neurology*. 1995; 45: 1801-1807.
167. Bien CG, Granata T, Antozzi C, et al. Pathogenesis, diagnosis and treatment of Rasmussen encephalitis: a European consensus statement. *Brain*. 2005; 128: 454-471.
168. Pardo CA, Vining EP, Guo L, et al. The pathology of Rasmussen syndrome: stages of cortical involvement and neuropathological studies in 45 hemispherectomies. *Epilepsia*. 2004; 45: 516-526.
169. Hart YM, Andermann F, Fish DR, et al. Chronic encephalitis and epilepsy in adults and adolescents: a variant of Rasmussen's syndrome? *Neurology*. 1997; 48: 418-424.
170. Gultekin SH, Rosenfeld MR, Voltz R, et al. Paraneoplastic limbic encephalitis: neurological symptoms, immunological findings and tumour association in 50 patients. *Brain*. 2000; 123(Pt 7): 1481-1494.
171. Bien CG, Schulze-Bonhage A, Deckert M, et al. Limbic encephalitis not associated with neoplasm as a cause of temporal lobe epilepsy. *Neurology*. 2000; 55: 1823-1828.
172. Jammoul A, Li Y, Rae-Grant A. Autoantibody-mediated encephalitis: not just paraneoplastic, not just limbic, and not untreatable. *Cleve Clin J Med*. 2016; 83: 43-53.
173. Graus F, Keime-Guibert F, Rene R, et al. Anti-Hu-associated paraneoplastic encephalomyelitis: analysis of 200 patients. *Brain*. 2001; 124: 1138-1148.
174. Bertoni F, Unni KK, Dahlin DC, et al. Calcifying pseudoneoplasms of the neural axis. *J Neurosurg*. 1990; 72: 42-48.
175. Qian J, Rubio A, Powers JM, et al. Fibro-osseous lesions of the central nervous system: report of four cases and literature review. *Am J Surg Pathol*. 1999; 23: 1270-1275.
176. Grant GA, Wener MH, Yaziji H, et al. Destructive tophaceous calcium hydroxyapatite tumor of the infratemporal fossa. Case report and review of the literature. *J Neurosurg*. 1999; 90: 148-152.
177. Faure A, Khalfallah M, Perrouin-Verbe B, et al. Arachnoiditis ossificans of the cauda equina. Case report and review of the literature. *J Neurosurg*. 2002; 97: 239-243.
178. Ben Hamouda K, Jemel H, Haouet S, Khaldi M. Thoracic myelopathy caused by ossification of the ligamentum flavum: a report of 18 cases. *J Neurosurg*. 2003; 99: 157-161.
179. Grois N, Prayer D, Prosch H, Lassmann H. Neuropathology of CNS disease in Langerhans cell histiocytosis. *Brain*. 2005; 128: 829-838.
180. Rodriguez-Pereira C, Borras-Moreno JM, Pesudo-Martinez JV, Vera-Roman JM. Cerebral solitary Langerhans cell histiocytosis: report of two cases and review of the literature. *Br J Neurosurg*. 2005; 19: 192-197.
181. Reznik M, Stevenaert A, Bex V, Kratzenberg E. Focal brain invasion as the first manifestation of Langerhans cell histiocytosis in an adult. Case report. *Clin Neuropathol*. 1993; 12: 179-183.
182. Haroche J, Cohen-Aubart F, Emile JF, et al. Reproducible and sustained Efficacy of targeted therapy with vemurafenib in patients with BRAFV600E-mutated Erdheim-Chester disease. *J Clin Oncol*. 2015; 33: 411-418.
183. Go H, Jeon YK, Huh J, et al. Frequent detection of BRAF(V600E) mutations in histiocytic and dendritic cell neoplasms. *Histopathology*. 2014; 65: 261-272.
184. Abrey LE, Rosenblum MK, DeAngelis LM. Sarcoidosis of the cauda equina mimicking leptomeningeal malignancy. *J Neurooncol*. 1998; 39: 261-265.
185. Rodriguez F, Link MJ, Driscoll CL, Giannini C. Neurosarcoidosis mimicking meningioma. *Arch Neurol*. 2005; 62: 148-149.
186. Quinones-Hinojosa A, Chang EF, Khan SA, McDermott MW. Isolated trigeminal nerve sarcoid granuloma mimicking trigeminal schwannoma: case report. *Neurosurgery*. 2003; 52: 700-705, discussion 704-705.
187. Graf M, Wakhloo A, Schmidtke K, et al. Sarcoidosis of the spinal cord and medulla oblongata. A pathological and neuroradiological case report. *Clin Neuropathol*. 1994; 13: 19-25.
188. Strickland-Marmol LB, Fessler RG, Rojiani AM. Necrotizing sarcoid granulomatosis mimicking an intracranial neoplasm: clinicopathologic features and review of the literature. *Mod Pathol*. 2000; 13: 909-913.
189. Thomas G, Murphy S, Staunton H, et al. Pathogen-free granulomatous diseases of the central nervous system. *Hum Pathol*. 1998; 29: 110-115.
190. Andriko JA, Morrison A, Colegial CH, et al. Rosai-Dorfman disease isolated to the central nervous system: a report of 11 cases. *Mod Pathol*. 2001; 14: 172-178.
191. Sandoval-Sus JD, Sandoval-Leon AC, Chapman JR, et al. Rosai-Dorfman disease of the central nervous system: report of 6 cases and review of the literature. *Medicine (Baltimore)*. 2014; 93: 165-175.
192. Lui PC, Fan YS, Wong SS, et al. Inflammatory pseudotumors of the central nervous system. *Hum Pathol*. 2009; 40: 1611-1617.
193. Swain RS, Tihan T, Horvai AE, et al. Inflammatory myofibroblastic tumor of the central nervous system and its relationship to inflammatory pseudotumor. *Hum Pathol*. 2008; 39: 410-419.
194. Sato K, Kubota T, Kitai R, Miyamori I. Meningeal plasma cell granuloma with relapsing polychondritis. Case report. *J Neurosurg*. 2006; 104: 143-146.
195. Nazek M, Mandybur TI, Sawaya R. Hyalinizing plasmacytic granulomatosis of the falx. *Am J Surg Pathol*. 1988; 12: 308-313.
196. Miranda P, Lobato RD, Ricoy JR, et al. Xanthogranuloma of the choroid plexus of the third ventricle: case report and literature review. *Neurocirugia(Astur)*. 2005; 16: 518-522.
197. Eisenberg MB, Haddad G, Al-Mefty O. Petrous apex cholesterol granulomas: evolution and management. *J Neurosurg*. 1997; 86: 822-829.
198. Koyama S, Tsubokawa T, Katayama Y, Hirota H. A huge intracranial xanthogranuloma in the middle cranial fossa: case report. *Neurosurgery*. 1991; 28: 436-439.
199. Bonhomme GR, Loevner LA, Yen DM, et al. Extensive intracranial xanthoma associated with type II hyperlipidemia. *AJNR Am J Neuroradiol*. 2000; 21: 353-355.
200. Nobusawa S, Hirato J, Sugai T, et al. Atypical teratoid/rhabdoid tumor(AT/RT) arising from ependymoma: a type of AT/RT secondarily developing from other primary central nervous system tumors. *J Neuropathol Exp Neurol*. 2016; 75(2): 167-174.
201. Deisch JK, Patel R, Koral K, Cope-Yokoyama SD. Juvenile xanthogranulomas of the nervous system: a report of two cases and review of the

literature. *Neuropathology*. 2013; 33: 39-46.

202. Chakraborty R, Hampton OA, Shen X, et al. Mutually exclusive recurrent somatic mutations in MAP2K1 and BRAF support a central role for ERK activation in LCH pathogenesis. *Blood*. 2014; 124: 3007-3015.
203. Haroche J, Charlotte F, Arnaud L, et al. High prevalence of BRAF V600E mutations in Erdheim-Chester disease but not in other non-Langerhans cell histiocytoses. *Blood*. 2012; 120: 2700-2703.
204. Kimura H, Oka K, Nakayama Y, Tomonaga M. Xanthoma in Meckel's cave. A case report. *Surg Neurol*. 1991; 35: 317-320.
205. Usul H, Kuzeyli K, Cakir E, et al. Giant cranial extradural primary fibroxanthoma: a case report. *Surg Neurol*. 2005; 63: 281-284.
206. Hammond RR, Mackenzie IR. Xanthoma disseminatum with massive intracranial involvement. *Clin Neuropathol*. 1995; 14: 314-321.
207. Shah KC, Poonnoose SI, George R, et al. Necrobiotic xanthogranuloma with cutaneous and cerebral manifestations. Case report and review of the literature. *J Neurosurg*. 2004; 100: 1111-1114.
208. Henter JI, Nennesmo I. Neuropathologic findings and neurologic symptoms in twenty-three children with hemophagocytic lymphohistiocytosis. *J Pediatr*. 1997; 130: 358-365.
209. Shinoda J, Murase S, Takenaka K, Sakai N. Isolated central nervous system hemophagocytic lymphohistiocytosis: case report. *Neurosurgery*. 2005; 56: 187.
210. Ribalta T, McCutcheon IE, Neto AG, et al. Textiloma(gossypiboma) mimicking recurrent intracranial tumor. *Arch Pathol Lab Med*. 2004; 128: 749-758.
211. Fudaba H, Ooba H, Abe T, et al. An adult case of cerebral malakoplakia successfully cured by treatment with antibiotics, bethanechol and ascorbic acid. *J Neurol Sci*. 2014; 342: 192-196.
212. Mills SE, Lininger JR. Intracranial myospherulosis. *Hum Pathol*. 1982; 13: 596-597.
213. Kim RC, Collins GH. The neuropathology of rheumatoid disease. *Hum Pathol*. 1981; 12: 5-15.
214. Nishino H, Rubino FA, DeRemee RA, et al. Neurological involvement in Wegener's granulomatosis: an analysis of 324 consecutive patients at the Mayo Clinic. *Ann Neurol*. 1993; 33: 4-9.
215. Yasuhara T, Fukuhara T, Nakagawa M, et al. Wegener granulomatosis manifesting as meningitis. Case report. *J Neurosurg*. 2002; 97: 1229-1232.
216. Caselli RJ, Scheithauer BW, Bowles CA, et al. The treatable dementia of Sjogren's syndrome. *Ann Neurol*. 1991; 30: 98-101.
217. Lyons MK, Caselli RJ, Parisi JE. Nonvasculitic autoimmune inflammatory meningoencephalitis as a cause of potentially reversible dementia: report of 4 cases. *J Neurosurg*. 2008; 108: 1024-1027.
218. Kastenbauer S, Pfister H-W, Wispelwey B, Scheld WM. Brain abscess. In: Scheld WM, Whitley RJ, Marra CM, eds. *Infections of the Central Nervous System*. 3rd ed. Philadelphia: Lippincott Williams & Wilkins; 2004: 479-507.
219. Renier D, Flandin C, Hirsch E, Hirsch JF. Brain abscesses in neonates. A study of 30 cases. *J Neurosurg*. 1988; 69: 877-882.
220. Smego RA Jr. Actinomycosis of the central nervous system. *Rev Infect Dis*. 1987; 9: 855-865.
221. Mohindra S, Gupta R, Mathuriya SN, Radotra BD. Intramedullary abscess in association with tumor at the conus medullaris. Report of two cases. *J Neurosurg Spine*. 2007; 6: 350-353.
222. Ulivieri S, Oliveri G, Filosomi G. Brain abscess and Rendu-Osler-Weber disease. Case report and review of the literature. *J Neurosurg Sci*. 2007; 51: 77-79.
223. Schlitt M, Mitchem L, Zorn G, et al. Brain abscess after esophageal dilation for caustic stricture: report of three cases. *Neurosurgery*. 1985; 17: 947-951.
224. Tatti KM, Shieh WJ, Phillips S, et al. Molecular diagnosis of Nocardia farcinica from a cerebral abscess. *Hum Pathol*. 2006; 37: 1117-1121.
225. Berenson CS, Bia FJ. Propionibacterium acnes causes postoperative brain abscesses unassociated with foreign bodies: case reports. *Neurosurgery*. 1989; 25: 130-134.
226. Ekseth K, Bostrom S. Late complications of Silastic duraplasty: low-virulence infections. Case report. *J Neurosurg*. 1999; 90: 559-562.
227. Kastenbauer S, Pfister H-W, Scheld WM. Epidural abscess. In: Scheld WM, Whitley RJ, Marra CM, eds. *Infections of the Central Nervous System*. 3rd ed. Philadelphia: Lippincott Williams & Wilkins; 2004: 509-521.
228. Zuger A. Tuberculosis. In: Scheld WM, Whitley RJ, Marra CM, eds. *Infections of the Central Nervous System*. 3rd ed. Philadelphia: Lippincott Williams & Wilkins; 2004: 441-459.
229. Trautmann M, Lindner O, Haase C, Bruckner O. Focal tuberculous meningoencephalitis. *Eur Neurol*. 1983; 22: 417-420.
230. Whitener DR. Tuberculous brain abscess. Report of a case and review of the literature. *Arch Neurol*. 1978; 35: 148-155.
231. Cayli SR, Onal C, Kocak A, et al. An unusual presentation of neurotuberculosis: subdural empyema. Case report. *J Neurosurg*. 2001; 94: 988-991.
232. Johnson MD, Powell SZ, Boyer PJ, et al. Dural lesions mimicking meningiomas. *Hum Pathol*. 2002; 33: 1211-1226.
233. Ratliff JK, Connolly ES. Intramedullary tuberculoma of the spinal cord. Case report and review of the literature. *J Neurosurg*. 1999; 90: 125-128.
234. Wallace RJ Jr. Infections due to nontuberculosis mycobacteria. In: Scheld WM, Whitley RJ, Marra CM, eds. *Infections of the Central Nervous System*. 3rd ed. Philadelphia: Lippincott Williams & Wilkins; 2004: 461-478.
235. Di Patre PL, Radziszewski W, Martin NA, et al. A meningioma-mimicking tumor caused by *Mycobacterium avium* complex in an immunocompromised patient. *Am J Surg Pathol*. 2000; 24: 136-139.
236. Antal EA, Loberg EM, Dietrichs E, Maehlen J. Neuropathological findings in 9 cases of listeria monocytogenes brain stem encephalitis. *Brain Pathol*. 2005; 15: 187-191.
237. Arnold CA, Moreira RK, Lam-Himlin D, et al. Whipple disease a century after the initial description: increased recognition of unusual presentations, autoimmune comorbidities, and therapy effects. *Am J Surg Pathol*. 2012; 36: 1066-1073.
238. George TI, Manley G, Koehler JE, et al. Detection of Bartonella henselae by polymerase chain reaction in brain tissue of an immunocompromised patient with multiple enhancing lesions. Case report and review of the literature. *J Neurosurg*. 1998; 89: 640-644.
239. Cortez KJ, Walsh TJ. Space-occupying fungal lesions. In: Scheld WM, Whitley RJ, Marra CM, eds. *Infections of the Central Nervous System*. 3rd ed. Philadelphia: Lippincott Williams & Wilkins; 2004: 713-734.
240. Kershaw P, Freeman R, Templeton D, et al. Pseudallescheria boydii infection of the central nervous system. *Arch Neurol*. 1990; 47: 468-472.
241. Kleinschmidt-DeMasters BK. Central nervous system aspergillosis: a 20-year retrospective series. *Hum Pathol*. 2002; 33: 116-124.
242. Stave GM, Heimberger T, Kerkering TM. Zygomycosis of the basal ganglia in intravenous drug users. *Am J Med*. 1989; 86: 115-117.
243. Mielke B, Weir B, Oldring D, von Westarp C. Fungal aneurysm: case report and review of the literature. *Neurosurgery*. 1981; 9: 578-582.
244. Hadley MN, Martin NA, Spetzler RF, Johnson PC. Multiple intracranial aneurysms due to Coccidioides immitis infection. Case report. *J Neurosurg*. 1987; 66: 453-456.
245. Kleinschmidt-DeMasters BK, Mazowiecki M, Bonds LA, et al. Coccidioidomycosis meningitis with massive dural and cerebral venous thrombosis and tissue arthroconidia. *Arch Pathol Lab Med*. 2000; 124: 310-314.
246. Revankar SG, Sutton DA, Rinaldi MG. Primary central nervous system phaeohyphomycosis: a review of 101 cases. *Clin Infect Dis*. 2004; 38: 206-216.
247. Kasantikul V, Shuangshoti S, Sampatanukul P. Primary chromoblastomycosis of the medulla oblongata: complication of heroin addiction. *Surg Neurol*. 1988; 29: 319-321.
248. Ilgren EB, Westmorland D, Adams CB, Mitchell RG. Cerebellar mass caused by Candida species. Case report. *J Neurosurg*. 1984; 60: 428-430.
249. Pittella JE. Neurocysticercosis. *Brain Pathol*. 1997; 7: 681-693.
250. Luft BJ, Sivadas R. Toxoplasmosis. In: Scheld WM, Whitley RJ, Marra CM, eds. *Infections of the Central Nervous System*. 3rd ed. Philadelphia: Lippincott Williams & Wilkins; 2004: 755-776.
251. Resnick DK, Comey CH, Welch WC, et al. Isolated toxoplasmosis of the thoracic spinal cord in a patient with acquired immunodeficiency syndrome. Case report. *J Neurosurg*. 1995; 82: 493-496.
252. Marra CM. Neurosyphilis. In: Scheld WM, Whitley RJ, Marra CM, eds. *Infections of the Central Nervous System*. 3rd ed. Philadelphia: Lippincott Williams & Wilkins; 2004: 649-657.
253. Cadavid D. Lyme disease and relapsing fever. In: Scheld WM, Whitley RJ, Marra CM, eds. *Infections of the Central Nervous System*. 3rd ed. Philadelphia: Lippincott Williams & Wilkins; 2004: 659-690.
254. Whitley RJ. Herpes simplex virus. In: Scheld WM, Whitley RJ, Marra CM, eds. *Infections of the Central Nervous System*. 3rd ed. Philadelphia: Lippincott Williams & Wilkins; 2004: 123-144.
255. Kennedy PG, Adams JH, Graham DI, Clements GB. A clinico-pathological study of herpes simplex encephalitis. *Neuropathol Appl Neurobiol*. 1988; 14: 395-415.
256. Esiri MM. Herpes simplex encephalitis. An immunohistological study of the distribution of viral antigen within the brain. *J Neurol Sci*. 1982; 54: 209-226.
257. Graber JJ, Rosenblum MK, DeAngelis LM. Herpes simplex encephalitis in patients with cancer. *J Neurooncol*. 2011; 105: 415-421.
258. Schiff D, Rosenblum MK. Herpes simplex encephalitis(HSE) and the immunocompromised: a clinical and autopsy study of HSE in the settings of cancer and human immunodeficiency virus-type 1 infection. *Hum Pathol*. 1998; 29: 215-222.
259. Love S, Koch P, Urbach H, Dawson TP. Chronic granulomatous herpes simplex encephalitis in children. *J Neuropathol Exp Neurol*. 2004; 63: 1173-1181.
260. McGuire JL, Fridman V, Wuthrich C, et al. Progressive multifocal leukoencephalopathy asso-

ciated with isolated CD8 + T-lymphocyte deficiency mimicking tumefactive MS. *J Neurovirol*. 2011; 17: 500-503.

261. Gheuens S, Wuthrich C, Koralnik IJ. Progressive multifocal leukoencephalopathy: why gray and white matter. *Annu Rev Pathol*. 2013; 8: 189-215.

262. Vazeux R, Cumont M, Girard PM, et al. Severe encephalitis resulting from coinfections with HIV and JC virus. *Neurology*. 1990; 40: 944-948.

263. Ariza A, Mate JL, Isamat M, et al. Overexpression of Ki-67 and cyclins A and B1 in JC virus-infected cells of progressive multifocal leukoencephalopathy. *J Neuropathol Exp Neurol*. 1998; 57: 226-230.

264. Ariza A, Mate JL, Fernandez-Vasalo A, et al. p53 and proliferating cell nuclear antigen expression in JC virus-infected cells of progressive multifocal leukoencephalopathy. *Hum Pathol*. 1994; 25: 1341-1345.

265. Hoffmann C, Horst HA, Albrecht H, Schlote W. Progressive multifocal leucoencephalopathy with unusual inflammatory response during antiretroviral treatment. *J Neurol Neurosurg Psychiatry*. 2003; 74: 1142-1144.

266. Di Giambenedetto S, Vago G, Pompucci A, et al. Fatal inflammatory AIDS-associated PML with high CD4 counts on HAART: a new clinical entity? *Neurology*. 2004; 63: 2452-2453.

267. Bauer J, Gold R, Adams O, Lassmann H. Progressive multifocal leukoencephalopathy and immune reconstitution inflammatory syndrome(IRIS). *Acta Neuropathol*. 2015; 130: 751-764.

268. Kleinschmidt-Demasters BK, Miravalle A, Schowinsky J, et al. Update on PML and PML-IRIS occurring in multiple sclerosis patients treated with natalizumab. *J Neuropathol Exp Neurol*. 2012; 71: 604-617.

269. Kleinschmidt-DeMasters BK, Gilden DH. The expanding spectrum of herpesvirus infections of the nervous system. *Brain Pathol*. 2001; 11: 440-451.

270. Weaver S, Rosenblum MK, DeAngelis LM. Herpes varicella zoster encephalitis in immunocompromised patients. *Neurology*. 1999; 52: 193-195.

271. Eidelberg D, Sotrel A, Horoupian DS, et al. Thrombotic cerebral vasculopathy associated with herpes zoster. *Ann Neurol*. 1986; 19: 7-14.

272. Doyle PW, Gibson G, Dolman CL. Herpes zoster ophthalmicus with contralateral hemiplegia: identification of cause. *Ann Neurol*. 1983; 14: 84-85.

273. Fukumoto S, Kinjo M, Hokamura K, Tanaka K. Subarachnoid hemorrhage and granulomatous angiitis of the basilar artery: demonstration of the varicella-zoster-virus in the basilar artery lesions. *Stroke*. 1986; 17: 1024-1028.

274. Scaravilli F, Bazille C, Gray F. Neuropathologic contributions to understanding AIDS and the central nervous system. *Brain Pathol*. 2007; 17: 197-208.

275. Chitravas N, Jung RS, Kofskey DM, et al. Treatable neurological disorders misdiagnosed as Creutzfeldt-Jakob disease. *Ann Neurol*. 2011; 70(3): 437-444.

276. Cruz-Sanchez F, Lafuente J, Gertz HJ, Stoltenburg-Didinger G. Spongiform encephalopathy with extensive involvement of white matter. *J Neurol Sci*. 1987; 82: 81-87.

277. Zeitner K. Safe handling of transmissible spongiform encephalopathies specimens in the histopathology laboratory. *J Histotechnol*. 2007; 30: 81-85.

278. Louis DN, Ohgaki H, Wiestler OD, et al. *WHO Classification of Tumours of the Central Nervous System*. Revised 4th ed. Lyon, France: IARC; 2016.

279. Hartmann C, Meyer J, Balss J, et al. Type and frequency of IDH1 and IDH2 mutations are related to astrocytic and oligodendroglial differentiation and age: a study of 1,010 diffuse gliomas. *Acta Neuropathol*. 2009; 118: 469-474.

280. Yan H, Parsons DW, Jin G, et al. IDH1 and IDH2 mutations in gliomas. *N Engl J Med*. 2009; 360: 765-773.

281. Ichimura K, Pearson DM, Kocialkowski S, et al. IDH1 mutations are present in the majority of common adult gliomas but rare in primary glioblastomas. *Neuro Oncol*. 2009; 11: 341-347.

282. Watanabe K, Tachibana O, Yonekawa Y, et al. Role of gemistocytes in astrocytoma progression. *Lab Invest*. 1997; 76: 277-284.

283. Ohta T, Kim YH, Oh JE, et al. Alterations of the RRAS and ERCC1 genes at 19q13 in gemistocytic astrocytomas. *J Neuropathol Exp Neurol*. 2014; 73: 908-915.

284. Tihan T, Vohra P, Berger MS, Keles GE. Definition and diagnostic implications of gemistocytic astrocytomas: a pathological perspective. *J Neurooncol*. 2006; 76: 175-183.

285. Ng HK, Poon WS. Primary leptomeningeal astrocytoma. Case report. *J Neurosurg*. 1998; 88: 586-589.

286. Ramsay DA, Goshko V, Nag S. Primary spinal leptomeningeal astrocytoma. *Acta Neuropathol*. 1990; 80: 338-341.

287. Scheithauer BW, Bruner JM. The ultrastructural spectrum of astrocytic neoplasms. *Ultrastruct Pathol*. 1987; 11: 535-581.

288. Frappaz D, Ricci AC, Kohler R, et al. Diffuse brain stem tumor in an adolescent with multiple enchondromatosis(Ollier's disease). *Childs Nerv Syst*. 1999; 15: 222-225.

289. Takami H, Yoshida A, Fukushima S, et al. Revisiting TP53 mutations and immunohistochemistry-A comparative study in 157 diffuse gliomas. *Brain Pathol*. 2015; 25: 256-265.

290. Giannini C, Scheithauer BW, Burger PC, et al. Cellular proliferation in pilocytic and diffuse astrocytomas. *J Neuropathol Exp Neurol*. 1999; 58: 46-53.

291. Reuss DE, Mamatjan Y, Schrimpf D, et al. IDH mutant diffuse and anaplastic astrocytomas have similar age at presentation and little difference in survival: a grading problem for WHO. *Acta Neuropathol*. 2015; 129: 867-873.

292. Perry A, Aldape KD, George DH, Burger PC. Small cell astrocytoma: an aggressive variant that is clinicopathologically and genetically distinct from anaplastic oligodendroglioma. *Cancer*. 2004; 101: 2318-2326.

293. Reuss DE, Sahm F, Schrimpf D, et al. ATRX and IDH1-R132H immunohistochemistry with subsequent copy number analysis and IDH sequencing as a basis for an "integrated" diagnostic approach for adult astrocytoma, oligodendroglioma and glioblastoma. *Acta Neuropathol*. 2015; 129: 133-146.

294. Hartmann C, Hentschel B, Wick W, et al. Patients with IDH1 wild type anaplastic astrocytomas exhibit worse prognosis than IDH1-mutated glioblastomas, and IDH1 mutation status accounts for the unfavorable prognostic effect of higher age: implications for classification of gliomas. *Acta Neuropathol*. 2010; 120: 707-718.

295. Sturm D, Witt H, Hovestadt V, et al. Hotspot mutations in H3F3A and IDH1 define distinct epigenetic and biological subgroups of glioblastoma. *Cancer Cell*. 2012; 22: 425-437.

296. Castel D, Philippe C, Calmon R, et al. Histone H3F3A and HIST1H3B K27M mutations define two subgroups of diffuse intrinsic pontine gliomas with different prognosis and phenotypes. *Acta Neuropathol*. 2015; 130: 815-827.

297. Korshunov A, Capper D, Reuss D, et al. Histologically distinct neuroepithelial tumors with histone 3 G34 mutation are molecularly similar and comprise a single nosologic entity. *Acta Neuropathol*. 2016; 131(1): 137-146.

298. Solomon DA, Wood MD, Tihan T, et al. Diffuse midline gliomas with histone H3-K27M mutation: a series of 47 cases assessing the spectrum of morphologic variation and associated genetic alterations. *Brain Pathol*. 2016; 26(5): 569-580.

299. Liu Q, Liu Y, Li W, et al. Genetic, epigenetic, and molecular landscapes of multifocal and multicentric glioblastoma. *Acta Neuropathol*. 2015; 130: 587-597.

300. Haddad SF, Moore SA, Schelper RL, Goeken JA. Vascular smooth muscle hyperplasia underlies the formation of glomeruloid vascular structures of glioblastoma multiforme. *J Neuropathol Exp Neurol*. 1992; 51: 488-492.

301. Wesseling P, Schlingemann RO, Rietveld FJ, et al. Early and extensive contribution of pericytes/vascular smooth muscle cells to microvascular proliferation in glioblastoma multiforme: an immuno-light and immuno-electron microscopic study. *J Neuropathol Exp Neurol*. 1995; 54: 304-310.

302. Cachia D, Kamiya-Matsuoka C, Mandel JJ, et al. Primary and secondary gliosarcomas: clinical, molecular and survival characteristics. *J Neurooncol*. 2015; 125: 401-410.

303. Hiniker A, Hagenkord JM, Powers MP, et al. Gliosarcoma arising from an oligodendrogliom a(oligosarcoma). *Clin Neuropathol*. 2013; 32: 165-170.

304. Rodriguez FJ, Scheithauer BW, Jenkins R, et al. Gliosarcoma arising in oligodendroglial tumors("oligosarcoma"): a clinicopathologic study. *Am J Surg Pathol*. 2007; 31: 351-362.

305. Rodriguez FJ, Scheithauer BW, Perry A, et al. Ependymal tumors with sarcomatous change ("ependymosarcoma"): a clinicopathologic and molecular cytogenetic study. *Am J Surg Pathol*. 2008; 32: 699-709.

306. Han SJ, Yang I, Tihan T, et al. Secondary gliosarcoma: a review of clinical features and pathological diagnosis. *J Neurosurg*. 2010; 112: 26-32.

307. Han SJ, Yang I, Tihan T, et al. Primary gliosarcoma: key clinical and pathologic distinctions from glioblastoma with implications as a unique oncologic entity. *J Neurooncol*. 2010; 96: 313-320.

308. Joseph NM, Phillips J, Dahiya S, et al. Diagnostic implications of IDH1-R132H and OLIG2 expression patterns in rare and challenging glioblastoma variants. *Mod Pathol*. 2013; 26: 315-326.

309. Wargotz ES, Sidawy MK, Jannotta FS. Thorotrast-associated gliosarcoma. Including comments on thorotrast use and review of sequelae with particular reference to lesions of the central nervous system. *Cancer*. 1988; 62: 58-66.

310. Svajdler M Jr, Rychly B, Gajdos M, et al. Gliosarcoma with alveolar rhabdomyosarcoma-like component: report of a case with a hitherto undescribed sarcomatous component. *Cesk Patol*. 2012; 48: 210-214.

311. Hayashi K, Ohara N, Jeon HJ, et al. Gliosarcoma with features of chondroblastic osteosarcoma. *Cancer*. 1993; 72: 850-855.

312. Tyagi I, Majumdar K, Mehta S, Batra VV. Gliosarcoma with osseous tissue: an occasional metaplastic component. *Brain Tumor Pathol*. 2013; 30(1): 40-44.

313. Shintaku M, Miyaji K, Adachi Y. Gliosarcoma

with angiosarcomatous features: a case report. *Brain Tumor Pathol*. 1998; 15: 101-105.
314. Rodriguez FJ, Scheithauer BW, Giannini C, et al. Epithelial and pseudoepithelial differentiation in glioblastoma and gliosarcoma: a comparative morphologic and molecular genetic study. *Cancer*. 2008; 113: 2779-2789.
315. Vlodavsky E, Konstantinesku M, Soustiel JF. Gliosarcoma with liposarcomatous differentiation: the new member of the lipid-containing brain tumors family. *Arch Pathol Lab Med*. 2006; 130: 381-384.
316. Feigin IM, Allen LB, Lipkin L, Gross SW. The endothelial hyperplasia of the cerebral blood vessels, and its sarcomatous transformation. *Cancer*. 1958; 264-277.
317. Actor B, Cobbers JM, Buschges R, et al. Comprehensive analysis of genomic alterations in gliosarcoma and its two tissue components. *Genes Chromosomes Cancer*. 2002; 34: 416-427.
318. Sharma MC, Gaikwad S, Mehta VS, et al. Gliofibroma: mixed glial and mesenchymal tumour. Report of three cases. *Clin Neurol Neurosurg*. 1998; 100: 153-159.
319. Prayson RA. Gliofibroma: a distinct entity or a subtype of desmoplastic astrocytoma? *Hum Pathol*. 1996; 27: 610-613.
320. Vazquez M, Miller DC, Epstein F, et al. Glioneurofibroma: renaming the pediatric "gliofibroma": a neoplasm composed of Schwann cells and astrocytes. *Mod Pathol*. 1991; 4: 519-523.
321. Kasantikul V, Shuangshoti S, Panichabhongse V, Netsky MG. Combined angioma and glioma(angioglioma). *J Surg Oncol*. 1996; 62: 15-21.
322. Lombardi D, Scheithauer BW, Piepgras D, et al. "Angioglioma" and the arteriovenous malformation-glioma association. *J Neurosurg*. 1991; 75: 589-566.
323. Bonnin JM, Pena CE, Rubinstein LJ. Mixed capillary hemangioblastoma and glioma. A redefinition of the "angioglioma". *J Neuropathol Exp Neurol*. 1983; 42: 504-516.
324. Alexandrescu S, Korshunov A, Lai SH, et al. Epithelioid glioblastomas and anaplastic epithelioid pleomorphic xanthoastrocytomas—same entity or first cousins? *Brain Pathol*. 2016; 26(2): 215-223.
325. Kleinschmidt-DeMasters BK, Aisner DL, Foreman NK. BRAF VE1 immunoreactivity patterns in epithelioid glioblastomas positive for BRAF V600E mutation. *Am J Surg Pathol*. 2015; 39: 528-540.
326. Martin SE, Bonnin JM, Hall DC, Hattab EM. Glioblastoma with signet-ring morphology: a case report and review of the literature. *Hum Pathol*. 2010; 41: 443-446.
327. Homma T, Fukushima T, Vaccarella S, et al. Correlation among pathology, genotype, and patient outcomes in glioblastoma. *J Neuropathol Exp Neurol*. 2006; 65: 846-854.
328. Rickert CH, Riemenschneider MJ, Schachenmayr W, et al. Glioblastoma with adipocyte-like tumor cell differentiation— histological and molecular features of a rare differentiation pattern. *Brain Pathol*. 2009; 19: 431-438.
329. Gokden M, Roth KA, Carroll SL, et al. Clear cell neoplasms and pseudoneoplastic lesions of the central nervous system. *Semin Diagn Pathol*. 1997; 14: 253-269.
330. Oh D, Prayson RA. Evaluation of epithelial and keratin markers in glioblastoma multiforme: an immunohistochemical study. *Arch Pathol Lab Med*. 1999; 123: 917-920.
331. Schittenhelm J, Psaras T. Glioblastoma with granular cell astrocytoma features: a case report and literature review. *Clin Neuropathol*. 2010; 29: 323-329.
332. Katsetos CD, Del Valle L, Geddes JF, et al. Aberrant localization of the neuronal class III beta-tubulin in astrocytomas. *Arch Pathol Lab Med*. 2001; 125: 613-624.
333. Wolf HK, Buslei R, Schmidt-Kastner R, et al. NeuN: a useful neuronal marker for diagnostic histopathology. *J Histochem Cytochem*. 1996; 44: 1167-1171.
334. Gultekin SH, Dalmau J, Graus Y, et al. Anti-Hu immunolabeling as an index of neuronal differentiation in human brain tumors: a study of 112 central neuroepithelial neoplasms. *Am J Surg Pathol*. 1998; 22: 195-200.
335. Teo JG, Gultekin SH, Bilsky M, et al. A distinctive glioneuronal tumor of the adult cerebrum with neuropil-like(including "rosetted") islands: report of 4 cases. *Am J Surg Pathol*. 1999; 23: 502-510.
336. Huse JT, Nafa K, Shukla N, et al. High frequency of IDH-1 mutation links glioneuronal tumors with neuropil-like islands to diffuse astrocytomas. *Acta Neuropathol*. 2011; 122: 367-369.
337. Perry A, Miller CR, Gujrati M, et al. Malignant gliomas with primitive neuroectodermal tumor-like components: a clinicopathologic and genetic study of 53 cases. *Brain Pathol*. 2009; 19: 81-90.
338. Iafrate AJ, Louis DN. "MGMT for pt mgmt": is methylguanine-DNA methyltransferase testing ready for patient management? *J Mol Diagn*. 2008; 10: 308-310.
339. Kleinschmidt-Demasters BK. Diffuse bone marrow metastases from glioblastoma multiforme: the role of dural invasion. *Hum Pathol*. 1996; 27: 197-201.
340. Armanios MY, Grossman SA, Yang SC, et al. Transmission of glioblastoma multiforme following bilateral lung transplantation from an affected donor: case study and review of the literature. *Neuro Oncol*. 2004; 6: 259-263.
341. Persson AI, Petritsch C, Swartling FJ, et al. Non-stem cell origin for oligodendroglioma. *Cancer Cell*. 2010; 18: 669-682.
342. Lewis KM, Petritsch C. Asymmetric cell division: implications for glioma development and treatment. *Transl Neurosci*. 2013; 4: 484-503.
343. Guppy KH, Akins PT, Moes GS, Prados MD. Spinal cord oligodendroglioma with 1p and 19q deletions presenting with cerebral oligodendrogliomatosis. *J Neurosurg Spine*. 2009; 10: 557-563.
344. Gru AA, Fulling K, Perry A. A 39 year-old man with a cerebellar mass and pancytopenia. *Brain Pathol*. 2012; 22: 251-254.
345. Hewer E, Beck J, Vassella E, Vajtai I. Anaplastic oligodendroglioma arising from the brain stem and featuring 1p/19q co-deletion. *Neuropathology*. 2014; 34: 32-38.
346. Rodriguez FJ, Perry A, Rosenblum MK, et al. Disseminated oligodendroglial-like leptomeningeal tumor of childhood: a distinctive clinicopathologic entity. *Acta Neuropathol*. 2012; 124: 627-641.
347. Kros JM, Lie ST, Stefanko SZ. Familial occurrence of polymorphous oligodendroglioma. *Neurosurgery*. 1994; 34: 732-736, discussion 736.
348. Kros JM, Stefanko SZ, de Jong AA, et al. Ultrastructural and immunohistochemical segregation of gemistocytic subsets. *Hum Pathol*. 1991; 22: 33-40.
349. Kros JM, Van Eden CG, Stefanko SZ, et al. Prognostic implications of glial fibrillary acidic protein containing cell types in oligodendrogliomas. *Cancer*. 1990; 66: 1204-1212.
350. Takei Y, Mirra SS, Miles ML. Eosinophilic granular ceels in oligodendrogliomas. An ultrastructural study. *Cancer*. 1976; 38: 1968-1976.
351. Mikami Y, Shirabe T, Hata S, Watanabe A. Oligodendroglioma with signet-ring cell morphology: a case report with an immunohistochemical and ultrastructural study. *Pathol Int*. 1998; 48: 144-150.
352. Kros JM, van den Brink WA, van Loon-van Luyt JJ, Stefanko SZ. Signet-ring cell oligodendroglioma—report of two cases and discussion of the differential diagnosis. *Acta Neuropathol*. 1997; 93: 638-643.
353. Riemenschneider MJ, Koy TH, Reifenberger G. Expression of oligodendrocyte lineage genes in oligodendroglial and astrocytic gliomas. *Acta Neuropathol(Berl)*. 2004; 107: 277-282.
354. Ligon KL, Alberta JA, Kho AT, et al. The oligodendroglial lineage marker OLIG2 is universally expressed in diffuse gliomas. *J Neuropathol Exp Neurol*. 2004; 63: 499-509.
355. Picard D, Miller S, Hawkins CE, et al. Markers of survival and metastatic potential in childhood CNS primitive neuro-ectodermal brain tumours: an integrative genomic analysis. *Lancet Oncol*. 2012; 13: 838-848.
356. Marucci G, Di Oto E, Farnedi A, et al. Nogo-A: a useful marker for the diagnosis of oligodendroglioma and for identifying 1p19q codeletion. *Hum Pathol*. 2012; 43: 374-380.
357. Min KW, Scheithauer BW. Oligodendroglioma: the ultrastructural spectrum. *Ultrastruct Pathol*. 1994; 18: 47-60.
358. Preusser M, Laggner U, Haberler C, et al. Comparative analysis of NeuN immunoreactivity in primary brain tumours: conclusions for rational use in diagnostic histopathology. *Histopathology*. 2006; 48: 438-444.
359. Vyberg M, Ulhoi BP, Teglbjaerg PS. Neuronal features of oligodendrogliomas—an ultrastructural and immunohistochemical study. *Histopathology*. 2007; 50: 887-896.
360. Perry A, Scheithauer BW, Macaulay RJ, et al. Oligodendrogliomas with neurocytic differentiation. A report of 4 cases with diagnostic and histogenetic implications. *J Neuropathol Exp Neurol*. 2002; 61: 947-955.
361. Perry A, Burton SS, Fuller GN, et al. Oligodendroglial neoplasms with ganglioglioma-like maturation: a diagnostic pitfall. *Acta Neuropathol*. 2010; 120: 237-252.
362. Griffin CA, Burger P, Morsberger L, et al. Identification of der(1;19)(q10;p10) in five oligodendrogliomas suggests mechanism of concurrent 1p and 19q loss. *J Neuropathol Exp Neurol*. 2006; 65: 988-994.
363. Jenkins RB, Blair H, Ballman KV, et al. A t(1;19)(q10;p10) Mediates the combined deletions of 1p and 19q and predicts a better prognosis of patients with oligodendroglioma. *Cancer Res*. 2006; 66: 9852-9861.
364. Bettegowda C, Agrawal N, Jiao Y, et al. Mutations in CIC and FUBP1 contribute to human oligodendroglioma. *Science*. 2011; 333: 1453-1455.
365. Wesseling P, van den Bent M, Perry A. Oligodendroglioma: pathology, molecular mechanisms and markers. *Acta Neuropathol*. 2015; 129: 809-827.
366. Brat DJ, Verhaak RG, Aldape KD, et al. Comprehensive, integrative genomic analysis of diffuse lower-grade gliomas. *N Engl J Med*. 2015; 372: 2481-2498.
367. Eckel-Passow JE, Lachance DH, Molinaro AM, et al. Glioma groups based on 1p/19q, IDH, and TERT promoter mutations in tumors. *N Engl J Med*. 2015; 372: 2499-2508.
368. Leeper HE, Caron AA, Decker PA, et al. IDH

mutation, 1p19q codeletion and ATRX loss in WHO grade II gliomas. *Oncotarget*. 2015; 6: 30295-30305.

369. Giannini C, Scheithauer BW, Weaver AL, et al. Oligodendrogliomas: reproducibility and prognostic value of histologic diagnosis and grading. *J Neuropathol Exp Neurol*. 2001; 60: 248-262.
370. Reis-Filho JS, Faoro LN, Carrilho C, et al. Evaluation of cell proliferation, epidermal growth factor receptor, and bcl-2 immunoexpression as prognostic factors for patients with World Health Organization grade 2 oligodendroglioma. *Cancer*. 2000; 88: 862-869.
371. Daumas-Duport C, Tucker ML, Kolles H, et al. Oligodendrogliomas. Part II: a new grading system based on morphological and imaging criteria. *J Neurooncol*. 1997; 34: 61-78.
372. Cairncross G, Wang M, Shaw E, et al. Phase III trial of chemoradiotherapy for anaplastic oligodendroglioma: long-term results of RTOG 9402. *J Clin Oncol*. 2013; 31: 337-343.
373. Gorlia T, Delattre JY, Brandes AA, et al. New clinical, pathological and molecular prognostic models and calculators in patients with locally diagnosed anaplastic oligodendroglioma or oligoastrocytoma. A prognostic factor analysis of European Organisation for Research and Treatment of Cancer Brain Tumour Group Study 26951. *Eur J Cancer*. 2013; 49: 3477-3485.
374. Zhang ZY, Chan AK, Ng HK, et al. Surgically treated incidentally discovered low-grade gliomas are mostly IDH mutated and 1p19q codeleted with favorable prognosis. *Int J Clin Exp Pathol*. 2014; 7: 8627-8636.
375. Rodriguez FJ, Tihan T, Lin D, et al. Clinicopathologic features of pediatric oligodendrogliomas: a series of 50 patients. *Am J Surg Pathol*. 2014; 38: 1058-1070.
376. Raghavan R, Balani J, Perry A, et al. Pediatric oligodendrogliomas: a study of molecular alterations on 1p and 19q using fluorescence in situ hybridization. *J Neuropathol Exp Neurol*. 2003; 62: 530-537.
377. Jellinger K. Metastatic oligodendrogliomas: a review of the literature and case report. *Acta Neurochir(Wien)*. 2009; 151: 987.
378. Huse JT, Diamond EL, Wang L, Rosenblum MK. Mixed glioma with molecular features of composite oligodendroglioma and astrocytoma: a true "oligoastrocytoma"? *Acta Neuropathol*. 2015; 129: 151-153.
379. Wilcox P, Li CC, Lee M, et al. Oligoastrocytomas: throwing the baby out with the bathwater? *Acta Neuropathol*. 2015; 129: 147-149.
380. Hinrichs BH, Newman S, Appin CL, et al. Farewell to GBM-O: genomic and transcriptomic profiling of glioblastoma with oligodendroglioma component reveals distinct molecular subgroups. *Acta Neuropathol Commun*. 2016; 4: 4.
381. Herrlinger U, Jones DT, Glas M, et al. Gliomatosis cerebri: no evidence for a separate brain tumor entity. *Acta Neuropathol*. 2016; 131(2): 309-319.
382. Chen S, Tanaka S, Giannini C, et al. Gliomatosis cerebri: clinical characteristics, management, and outcomes. *J Neurooncol*. 2013; 112: 267-275.
383. Fisher PG, Breiter SN, Carson BS, et al. A clinicopathologic reappraisal of brain stem tumor classification. Identification of pilocystic astrocytoma and fibrillary astrocytoma as distinct entities. *Cancer*. 2000; 89: 1569-1576.
384. Hayostek CJ, Shaw EG, Scheithauer B, et al. Astrocytomas of the cerebellum. A comparative clinicopathologic study of pilocytic and diffuse astrocytomas. *Cancer*. 1993; 72: 856-869.
385. Iwaki T, Iwaki A, Miyazono M, Goldman JE. Preferential expression of alpha B-crystallin in astrocytic elements of neuroectodermal tumors. *Cancer*. 1991; 2230-2240.
386. Katsetos CD, Krishna L, Friedberg E, et al. Lobar pilocytic astrocytomas of the cerebral hemispheres: II. Pathobiology— morphogenesis of the eosinophilic granular bodies. *Clin Neuropathol*. 1994; 13: 306-314.
387. Rodriguez FJ, Scheithauer BW, Burger PC, et al. Anaplasia in pilocytic astrocytoma predicts aggressive behavior. *Am J Surg Pathol*. 2010; 34: 147-160.
388. Yeo YH, Byrne NP, Counelis GJ, Perry A. Adult with cerebellar anaplastic pilocytic astrocytoma associated with BRAF V600E mutation and p16 loss. *Clin Neuropathol*. 2013; 32: 159-164.
389. Pagni CA, Giordana MT, Canavero S. Benign recurrence of a pilocytic cerebellar astrocytoma 36 years after radical removal: case report. *Neurosurgery*. 1991; 28: 606-609.
390. Ito S, Hoshino T, Shibuya M, et al. Proliferative characteristics of juvenile pilocytic astrocytomas determined by bromodeoxyuridine labeling. *Neurosurgery*. 1992; 31: 413-418.
391. Rozen WM, Joseph S, Lo PA. Spontaneous regression of low-grade gliomas in pediatric patients without neurofibromatosis. *Pediatr Neurosurg*. 2008; 44: 324-328.
392. Bornhorst M, Frappaz D, Packer RJ. Pilocytic astrocytomas. *Handb Clin Neurol*. 2016; 134: 329-344.
393. Pollack IF, Hurtt M, Pang D, Albright AL. Dissemination of low grade intracranial astrocytomas in children. *Cancer*. 1994; 73: 2869-2878.
394. Jones DT, Hutter B, Jager N, et al. Recurrent somatic alterations of FGFR1 and NTRK2 in pilocytic astrocytoma. *Nat Genet*. 2013; 45: 927-932.
395. Collins VP, Jones DT, Giannini C. Pilocytic astrocytoma: pathology, molecular mechanisms and markers. *Acta Neuropathol*. 2015; 129: 775-788.
396. Korshunov A, Meyer J, Capper D, et al. Combined molecular analysis of BRAF and IDH1 distinguishes pilocytic astrocytoma from diffuse astrocytoma. *Acta Neuropathol*. 2009; 118: 401-405.
397. Komotar RJ, Mocco J, Jones JE, et al. Pilomyxoid astrocytoma: diagnosis, prognosis, and management. *Neurosurg Focus*. 2005; 18: E7.
398. Tihan T, Fisher PG, Kepner JL, et al. Pediatric astrocytomas with monomorphous pilomyxoid features and a less favorable outcome. *J Neuropathol Exp Neurol*. 1999; 58: 1061-1068.
399. Johnson MW, Eberhart CG, Perry A, et al. Spectrum of pilomyxoid astrocytomas: intermediate pilomyxoid tumors. *Am J Surg Pathol*. 2010; 34: 1783-1791.
400. Lin A, Rodriguez FJ, Karajannis MA, et al. BRAF alterations in primary glial and glioneuronal neoplasms of the central nervous system with identification of 2 novel KIAA1549: BRAF fusion variants. *J Neuropathol Exp Neurol*. 2012; 71(1): 66-72.
401. Colin C, Padovani L, Chappe C, et al. Outcome analysis of childhood pilocytic astrocytomas: a retrospective study of 148 cases at a single institution. *Neuropathol Appl Neurobiol*. 2013; 39: 693-705.
402. Gierke M, Sperveslage J, Schwab D, et al. Analysis of IDH1-R132 mutation, BRAF V600 mutation and KIAA1549-BRAF fusion transcript status in central nervous system tumors supports pediatric tumor classification. *J Cancer Res Clin Oncol*. 2016; 142(1): 89-100.
403. Fuller CE, Frankel B, Smith M, et al. Suprasellar monomorphous pilomyxoid neoplasm: an ultastructural analysis. *Clin Neuropathol*. 2001; 20: 256-262.
404. Chikai K, Ohnishi A, Kato T, et al. Clinico-pathological features of pilomyxoid astrocytoma of the optic pathway. *Acta Neuropathol*. 2004; 108: 109-114.
405. Kepes JJ, Rubinstein LJ, Eng LF. Pleomorphic xanthoastrocytoma: a distinctive meningocerebral glioma of young subjects with relatively favorable prognosis. A study of 12 cases. *Cancer*. 1979; 44: 1839-1852.
406. Ida CM, Rodriguez FJ, Burger PC, et al. Pleomorphic xanthoastrocytoma: natural history and long-term follow-up. *Brain Pathol*. 2015; 25: 575-586.
407. Hamlat A, Le Strat A, Guegan Y, et al. Cerebellar pleomorphic xanthoastrocytoma: case report and literature review. *Surg Neurol*. 2007; 68: 89-94, discussion 94-95.
408. Nakamura M, Chiba K, Matsumoto M, et al. Pleomorphic xanthoastrocytoma of the spinal cord. Case report. *J Neurosurg Spine*. 2006; 5: 72-75.
409. Arita K, Kurisu K, Tominaga A, et al. Intrasellar pleomorphic xanthoastrocytoma: case report. *Neurosurgery*. 2002; 51: 1079-1082, discussion 82.
410. Zarate JO, Sampaolesi R. Pleomorphic xanthoastrocytoma of the retina. *Am J Surg Pathol*. 1999; 23: 79-81.
411. Snipes GJ, Horoupian DS, Shuer LM, Silverberg GD. Pleomorphic granular cell astrocytoma of the pineal gland. *Cancer*. 1992; 70: 2159-2165.
412. Perry A, Giannini C, Scheithauer BW, et al. Composite pleomorphic xanthoastrocytoma and ganglioglioma: report of four cases and review of the literature. *Am J Surg Pathol*. 1997; 21: 763-771.
413. Iwaki T, Fukui M, Kondo A, et al. Epithelial properties of pleomorphic xanthoastrocytomas determined in ultrastructural and immunohistochemical studies. *Acta Neuropathol*. 1987; 74: 142-150.
414. Sugita Y, Kepes JJ, Shigemori M, et al. Pleomorphic xanthoastrocytoma with desmoplastic reaction: angiomatous variant. Report of two cases. *Clin Neuropathol*. 1990; 9: 271-278.
415. Sharma MC, Arora R, Khanna N, et al. Pigmented pleomorphic xanthoastrocytoma: report of a rare case with review of the literature. *Arch Pathol Lab Med*. 2001; 125: 808-811.
416. Tabouret E, Bequet C, Denicolai E, et al. BRAF mutation and anaplasia may be predictive factors of progression-free survival in adult pleomorphic xanthoastrocytoma. *Eur J Surg Oncol*. 2015; 41(12): 1685-1690.
417. Kros JM, Vecht CJ, Stefanko SZ. The pleomorphic xanthoastrocytoma and its differential diagnosis: a study of five cases. *Hum Pathol*. 1991; 22: 1128-1135.
418. Giannini C, Scheithauer BW, Lopes MB, et al. Immunophenotype of pleomorphic xanthoastrocytoma. *Am J Surg Pathol*. 2002; 26: 479-485.
419. Reifenberger G, Kaulich K, Wiestler OD, Blumcke I. Expression of the CD34 antigen in pleomorphic xanthoastrocytomas. *Acta Neuropathol*. 2003; 105: 358-364.
420. Schindler G, Capper D, Meyer J, et al. Analysis of BRAF V600E mutation in 1,320 nervous system tumors reveals high mutation frequencies in pleomorphic xanthoastrocytoma, ganglioglioma and extra-cerebellar pilocytic astrocytoma. *Acta Neuropathol*. 2011; 121: 397-405.
421. Chappe C, Padovani L, Scavarda D, et al. Dysembryoplastic neuroepithelial tumors share with pleomorphic xanthoastrocytomas and gangliogliomas BRAF(V600E) mutation and expres-

sion. *Brain Pathol*. 2013; 23: 574-583.
422. Kleinschmidt-Demasters BK, Aisner DL, Birks DK, Foreman NK. Epithelioid GBMs show a high percentage of BRAF V600E mutation. *Am J Surg Pathol*. 2013; 37: 685-698.
423. Dahiya S, Emnett RJ, Haydon DH, et al. BRAF-V600E mutation in pediatric and adult glioblastoma. *Neuro Oncol*. 2014; 16: 318-319.
424. Primavera J, Nikas DC, Zamani AA, et al. Clear cell pleomorphic xanthoastrocytoma: case report. *Acta Neuropathol*. 2001; 102: 404-408.
425. Jeong JY, Suh YL, Hong SW. Atypical teratoid/rhabdoid tumor arising in pleomorphic xanthoastrocytoma: a case report. *Neuropathology*. 2014; 34: 398-405.
426. Chacko G, Chacko AG, Dunham CP, et al. Atypical teratoid/rhabdoid tumor arising in the setting of a pleomorphic xanthoastrocytoma. *J Neurooncol*. 2007; 84: 217-222.
427. Kleinschmidt-Demasters BK, Birks DK, Aisner DL, et al. Atypical teratoid/rhabdoid tumor arising in a ganglioglioma: genetic characterization. *Am J Surg Pathol*. 2011; 35: 1894-1901.
428. Delgado-Alvarado M, Gomez-Roman J, Sanchez-Salmon E, et al. Nonanaplastic pleomorphic xanthoastrocytoma with meningeal dissemination presenting with bilateral visual loss. *J Neuroimaging*. 2014; 24: 533-553.
429. Benjamin C, Faustin A, Snuderl M, Pacione D. Anaplastic pleomorphic xanthoastrocytoma with spinal leptomeningeal spread at the time of diagnosis in an adult. *J Clin Neurosci*. 2015; 22: 1370-1373.
430. Roth J, Roach ES, Bartels U, et al. Subependymal giant cell astrocytoma: diagnosis, screening, and treatment. Recommendations from the International Tuberous Sclerosis Complex Consensus Conference 2012. *Pediatr Neurol*. 2013; 49(6): 439-444.
431. Bollo RJ, Berliner JL, Fischer I, et al. Extraventricular subependymal giant cell tumor in a child with tuberous sclerosis complex. *J Neurosurg Pediatr*. 2009; 4: 85-90.
432. Dashti SR, Robinson S, Rodgers M, Cohen AR. Pineal region giant cell astrocytoma associated with tuberous sclerosis: case report. *J Neurosurg*. 2005; 102: 322-325.
433. Hirose T, Scheithauer BW, Lopes MB, et al. Tuber and subependymal giant cell astrocytoma associated with tuberous sclerosis: an immunohistochemical, ultrastructural, and immunoelectron and microscopic study. *Acta Neuropathol*. 1995; 90: 387-399.
434. Lopes MB, Altermatt HJ, Scheithauer BW, et al. Immunohistochemical characterization of subependymal giant cell astrocytomas. *Acta Neuropathol*. 1996; 91: 368-375.
435. Gyure KA, Prayson RA. Subependymal giant cell astrocytoma: a clinicopathologic study with HMB45 and MIB-1 immunohistochemical analysis. *Mod Pathol*. 1997; 10: 313-317.
436. Telfeian AE, Judkins A, Younkin D, et al. Subependymal giant cell astrocytoma with cranial and spinal metastases in a patient with tuberous sclerosis. Case report. *J Neurosurg*. 2004; 100: 498-500.
437. Grajkowska W, Kotulska K, Jurkiewicz E, et al. Subependymal giant cell astrocytomas with atypical histological features mimicking malignant gliomas. *Folia Neuropathol*. 2011; 49: 39-46.
438. Tarapore PE, Modera P, Naujokas A, et al. Pathology of spinal ependymomas: an institutional experience over 25 years in 134 patients. *Neurosurgery*. 2013; 73(2): 247-255.
439. Hagel C, Stemmer-Rachamimov AO, Bornemann A, et al. Clinical presentation, immunohistochemistry and electron microscopy indicate neurofibromatosis type 2-associated gliomas to be spinal ependymomas. *Neuropathology*. 2012; 32: 611-616.
440. Little NS, Morgan MK, Eckstein RP. Primary ependymoma of a cranial nerve. Case report. *J Neurosurg*. 1994; 81: 792-794.
441. Parish JM, Bonnin JM, Goodman JM, Cohen-Gadol AA. Intrasellar ependymoma: clinical, imaging, pathological, and surgical findings. *J Clin Neurosci*. 2015; 22(4): 638-641.
442. Scheithauer BW, Swearingen B, Whyte ET, et al. Ependymoma of the sella turcica: a variant of pituicytoma. *Hum Pathol*. 2009; 40: 435-440.
443. Tay A, Scheithauer BW, Cameron JD, et al. Retinal ependymoma: an immunohistologic and ultrastructural study. *Hum Pathol*. 2009; 40: 578-583.
444. Idowu MO, Rosenblum MK, Wei XJ, et al. Ependymomas of the central nervous system and adult extra-axial ependymomas are morphologically and immunohistochemically distinct—a comparative study with assessment of ovarian carcinomas for expression of glial fibrillary acidic protein. *Am J Surg Pathol*. 2008; 32: 710-718.
445. Mogler C, Kohlhof P, Penzel R, et al. A primary malignant ependymoma of the abdominal cavity: a case report and review of the literature. *Virchows Arch*. 2009; 454: 475-478.
446. Wiendl H, Feiden W, Scherieble H, et al. March 2003: a 41-year-old female with a solitary lesion in the liver. *Brain Pathol*. 2003; 13: 421-423.
447. Estrozi B, Queiroga E, Bacchi CE, et al. Myxopapillary ependymoma of the posterior mediastinum. *Ann Diagn Pathol*. 2006; 10: 283-287.
448. Crotty TB, Hooker RP, Swensen SJ, et al. Primary malignant ependymoma of the lung. *Mayo Clin Proc*. 1992; 67: 373-378.
449. Craver RD, McGarry P. Delicate longitudinal nuclear grooves in childhood ependymomas. *Arch Pathol Lab Med*. 1994; 118: 919-921.
450. Li JY, Lopez JI, Powell SZ, et al. Giant cell ependymoma—report of three cases and review of the literature. *Int J Clin Exp Pathol*. 2012; 5: 458-462.
451. Wang X, Zhang S, Ye Y, et al. Ependymoma with cartilaginous metaplasia might have more aggressive behavior: a case report and literature review. *Brain Tumor Pathol*. 2012; 29(3): 172-176.
452. Yang C, Li G, Fang J, et al. Clinical analysis of primary melanotic ependymoma in the central nervous system: case series and literature review. *Acta Neurochir(Wien)*. 2013; 155: 1839-1847.
453. Rosenblum MK, Erlandson RA, Aleksic SN, Budzilovich GN. Melanotic ependymoma and subependymoma. *Am J Surg Pathol*. 1990; 14: 729-736.
454. Chan AC, Ho LC, Yip WW, Cheung FC. Pigmented ependymoma with lipofuscin and neuromelanin production. *Arch Pathol Lab Med*. 2003; 127: 872-875.
455. Takahashi H, Goto J, Emura I, et al. Lipidized(foamy) tumor cells in a spinal cord ependymoma with collagenous metaplasia. *Acta Neuropathol*. 1998; 95: 421-425.
456. Ruchoux MM, Kepes JJ, Dhellemmes P, et al. Lipomatous differentiation in ependymomas: a report of three cases and comparison with similar changes reported in other central nervous system neoplasms of neuroectodermal origin. *Am J Surg Pathol*. 1998; 22: 338-346.
457. Kleinman GM, Zagzag D, Miller DC. Epithelioid ependymoma: a new variant of ependymoma: report of three cases. *Neurosurgery*. 2003; 53: 743-747, discussion 747-748.
458. Twiss JL, Anderson LJ, Horoupian DS. Globular glial fibrillary acidic protein-reactive cytoplasmic inclusions in ependymoma: an immunoelectron-microscopic study. *Acta Neuropathol*. 1993; 85: 658-662.
459. Sara A, Bruner JM, Mackay B. Ultrastructure of ependymoma. *Ultrastruct Pathol*. 1994; 18: 33-42.
460. Zuppan CW, Mierau GW, Weeks DA. Ependymoma with signet-ring cells. *Ultrastruct Pathol*. 1994; 18: 43-46.
461. Hasselblatt M, Paulus W. Sensitivity and specificity of epithelial membrane antigen staining patterns in ependymomas. *Acta Neuropathol*. 2003; 106: 385-388.
462. Choi YL, Chi JG, Suh YL. CD99 immunoreactivity in ependymoma. *Appl Immunohistochem Mol Morphol*. 2001; 9: 125-129.
463. Ishizawa K, Komori T, Shimada S, Hirose T. Olig2 and CD99 are useful negative markers for the diagnosis of brain tumors. *Clin Neuropathol*. 2008; 27: 118-128.
464. Ishizawa K, Komori T, Shimada S, Hirose T. Podoplanin is a potential marker for the diagnosis of ependymoma: a comparative study with epithelial membrane antigen (EMA). *Clin Neuropathol*. 2009; 28: 373-378.
465. Otero JJ, Rowitch D, Vandenberg S. OLIG2 is differentially expressed in pediatric astrocytic and in ependymal neoplasms. *J Neurooncol*. 2011; 104: 423-438.
466. Kleinschmidt-DeMasters BK, Donson AM, Richmond AM, et al. SOX10 distinguishes pilocytic and pilomyxoid astrocytomas from ependymomas but shows no differences in expression level in ependymomas from infants versus older children or among molecular subgroups. *J Neuropathol Exp Neurol*. 2016; 75(4): 295-298.
467. Vege KD, Giannini C, Scheithauer BW. The immunophenotype of ependymomas. *Appl Immunohistochem Mol Morphol*. 2000; 8: 25-31.
468. Kawano N, Yagishita S, Oka H, et al. Spinal tanycytic ependymomas. *Acta Neuropathol*. 2001; 101: 43-48.
469. Fouladi M, Helton K, Dalton J, et al. Clear cell ependymoma: a clinicopathologic and radiographic analysis of 10 patients. *Cancer*. 2003; 98: 2232-2244.
470. Min KW, Scheithauer BW. Clear cell ependymoma: a mimic of oligodendroglioma: clinicopathologic and ultrastructural considerations. *Am J Surg Pathol*. 1997; 21: 820-826.
471. Rodriguez FJ, Scheithauer BW, Robbins PD, et al. Ependymomas with neuronal differentiation: a morphologic and immunohistochemical spectrum. *Acta Neuropathol*. 2007; 113: 313-324.
472. Gessi M, Marani C, Geddes J, et al. Ependymoma with neuropil-like islands: a case report with diagnostic and histogenetic implications. *Acta Neuropathol*. 2005; 109: 231-234.
473. Parker M, Mohankumar KM, Punchihewa C, et al. C11orf95-RELA fusions drive oncogenic NF-kappaB signalling in ependymoma. *Nature*. 2014; 506: 451-455.
474. Zamecnik J, Chanova M, Kodet R. Expression of thyroid transcription factor 1 in primary brain tumours. *J Clin Pathol*. 2004; 57: 1111-1113.
475. Figarella-Branger D, Lepidi H, Poncet C, et al. Differential expression of cell adhesion molecules(CAM), neural CAM and epithelial cadherin in ependymomas and choroid plexus tumors. *Acta Neuropathol*. 1995; 89: 248-257.
476. Furness PN, Lowe J, Tarrant GS. Subepithelial basement membrane deposition and intermediate filament expression in choroid plexus neoplasms and ependymomas. *Histopathology*. 1990; 16:

251-255.
477. Menke JR, Raleigh DR, Gown AM, et al. Somatostatin receptor 2a is a more sensitive diagnostic marker of meningioma than epithelial membrane antigen. *Acta Neuropathol*. 2015; 130: 441-443.
478. Tihan T, Zhou T, Holmes E, et al. The prognostic value of histological grading of posterior fossa ependymomas in children: a Children's Oncology Group study and a review of prognostic factors. *Mod Pathol*. 2008; 21: 165-177.
479. Pajtler KW, Witt H, Sill M, et al. Molecular classification of ependymal tumors across all CNS compartments, histopathological grades, and age groups. *Cancer Cell*. 2015; 27: 728-743.
480. Snuderl M, Chi SN, De Santis SM, et al. Prognostic value of tumor microinvasion and metalloproteinases expression in intracranial pediatric ependymomas. *J Neuropathol Exp Neurol*. 2008; 67: 911-920.
481. Wolfsberger S, Fischer I, Hoftberger R, et al. Ki-67 immunolabeling index is an accurate predictor of outcome in patients with intracranial ependymoma. *Am J Surg Pathol*. 2004; 28: 914-920.
482. Kurt E, Zheng PP, Hop WC, et al. Identification of relevant prognostic histopathologic features in 69 intracranial ependymomas, excluding myxopapillary ependymomas and subependymomas. *Cancer*. 2006; 106: 388-395.
483. Sonneland PR, Scheithauer BW, Onofrio BM. Myxopapillary ependymoma. A clinicopathologic and immunocytochemical study of 77 cases. *Cancer*. 1985; 56: 883-893.
484. Lim SC, Jang SJ. Myxopapillary ependymoma of the fourth ventricle. *Clin Neurol Neurosurg*. 2006; 108: 211-214.
485. Maruyama R, Koga K, Nakahara T, et al. Cerebral myxopapillary ependymoma. *Hum Pathol*. 1992; 23: 960-962.
486. Kline MJ, Kays DW, Rojiani AM. Extradural myxopapillary ependymoma: report of two cases and review of the literature. *Pediatr Pathol Lab Med*. 1996; 16: 813-822.
487. Helwig EB, Stern JB. Subcutaneous sacrococcygeal myxopapillary ependymoma. A clinicopathologic study of 32 cases. *Am J Clin Pathol*. 1984; 81: 156-161.
488. Miralbell R, Louis DN, O'Keeffe D, et al. Metastatic ependymoma of the sacrum. *Cancer*. 1990; 65: 2353-2355.
489. Pulitzer DR, Martin PC, Collins PC, Ralph DR. Subcutaneous sacrococcygeal ("myxopapillary") ependymal rests. *Am J Surg Pathol*. 1988; 12: 672-677.
490. Whittemore DE, Grondahl RE, Wong K. Primary extraneural myxopapillary ependymoma of the broad ligament. *Arch Pathol Lab Med*. 2005; 129: 1338-1342.
491. Hegyi L, Peston D, Theodorou M, et al. Primary glial tumor of the retina with features of myxopapillary ependymoma. *Am J Surg Pathol*. 2005; 29: 1404-1410.
492. Hiniker A, Lee HS, Chang S, et al. Cortical ependymoma with unusual histologic features. *Clin Neuropathol*. 2013; 32: 318-323.
493. Zec N, De Girolami U, Schofield DE, et al. Giant cell ependymoma of the filum terminale. A report of two cases. *Am J Surg Pathol*. 1996; 20: 1091-1101.
494. Ho KL. Microtubular aggregates within rough endoplasmic reticulum in myxopapillary ependymoma of the filum terminale. *Arch Pathol Lab Med*. 1990; 114: 956-960.
495. Akyurek S, Chang EL, Yu TK, et al. Spinal myxopapillary ependymoma outcomes in patients treated with surgery and radiotherapy at M.D. Anderson Cancer Center. *J Neurooncol*. 2006; 80: 177-183.
496. Awaya H, Kaneko M, Amatya VJ, et al. Myxopapillary ependymoma with anaplastic features. *Pathol Int*. 2003; 53: 700-703.
497. Fassett DR, Pingree J, Kestle JR. The high incidence of tumor dissemination in myxopapillary ependymoma in pediatric patients. Report of five cases and review of the literature. *J Neurosurg*. 2005; 102: 59-64.
498. Bagley CA, Kothbauer KF, Wilson S, et al. Resection of myxopapillary ependymomas in children. *J Neurosurg*. 2007; 106: 261-267.
499. al Moutaery K, Aabed MY, Ojeda VJ. Cerebral and spinal cord myxopapillary ependymomas: a case report. *Pathology*. 1996; 28: 373-376.
500. Rushing EJ, Cooper PB, Quezado M, et al. Subependymoma revisited: clinicopathological evaluation of 83 cases. *J Neurooncol*. 2007; 85: 297-305.
501. Tomlinson FH, Scheithauer BW, Kelly PJ, Forbes GS. Subependymoma with rhabdomyosarcomatous differentiation: report of a case and literature review. *Neurosurgery*. 1991; 28: 761-768.
502. Louis DN, Hedley-Whyte ET, Martuza RL. Sarcomatous proliferation of the vasculature in a subependymoma: a follow-up study of sarcomatous dedifferentiation. *Acta Neuropathol*. 1990; 80: 573-574.
503. Brat DJ, Hirose Y, Cohen KJ, et al. Astroblastoma: clinicopathologic features and chromosomal abnormalities defined by comparative genomic hybridization. *Brain Pathol*. 2000; 10: 342-352.
504. Thiessen B, Finlay J, Kulkarni R, Rosenblum MK. Astroblastoma: does histology predict biologic behavior? *J Neurooncol*. 1998; 40: 59-65.
505. Bonnin JM, Rubinstein LJ. Astroblastomas: a pathological study of 23 tumors, with a postoperative follow-up in 13 patients. *Neurosurgery*. 1989; 25: 6-13.
506. Cabello A, Madero S, Castresana A, Diaz-Lobato R. Astroblastoma: electron microscopy and immunohistochemical findings: case report. *Surg Neurol*. 1991; 35: 116-121.
507. Fu YJ, Taniguchi Y, Takeuchi S, et al. Cerebral astroblastoma in an adult: an immunohistochemical, ultrastructural and genetic study. *Neuropathology*. 2013; 33: 312-319.
508. Rubinstein LJ, Herman MM. The astroblastoma and its possible cytogenic relationship to the tanycyte. An electron microscopic, immunohistochemical, tissue- and organ-culture study. *Acta Neuropathol*. 1989; 78: 472-483.
509. Vanhauwaert DJ, Clement F, Van Dorpe J, Deruytter MJ. Chordoid glioma of the third ventricle. *Acta Neurochir(Wien)*. 2008; 150: 1183-1191.
510. Brat DJ, Scheithauer BW, Staugaitis SM, et al. Third ventricular chordoid glioma: a distinct clinicopathologic entity. *J Neuropathol Exp Neurol*. 1998; 57: 283-290.
511. Jain D, Sharma MC, Sarkar C, et al. Chordoid glioma: report of two rare examples with unusual features. *Acta Neurochir(Wien)*. 2008; 150: 295-300, discussion 300.
512. Castellano-Sanchez AA, Schemankewitz E, Mazewski C, Brat DJ. Pediatric chordoid glioma with chondroid metaplasia. *Pediatr Dev Pathol*. 2001; 4: 564-567.
513. Reifenberger G, Weber T, Weber RG, et al. Chordoid glioma of the third ventricle: immunohistochemical and molecular genetic characterization of a novel tumor entity. *Brain Pathol*. 1999; 9: 617-626.
514. Bielle F, Villa C, Giry M, et al. Chordoid gliomas of the third ventricle share TTF-1 expression with organum vasculosum of the lamina terminalis. *Am J Surg Pathol*. 2015; 39: 948-956.
515. Hewer E, Vajtai I. Consistent nuclear expression of thyroid transcription factor 1 in subependymal giant cell astrocytomas suggests lineage-restricted histogenesis. *Clin Neuropathol*. 2015; 34: 128-131.
516. Horbinski C, Dacic S, McLendon RE, et al. Chordoid glioma: a case report and molecular characterization of five cases. *Brain Pathol*. 2009; 19: 439-448.
517. Pasquier B, Peoc'h M, Morrison AL, et al. Chordoid glioma of the third ventricle: a report of two new cases, with further evidence supporting an ependymal differentiation, and review of the literature. *Am J Surg Pathol*. 2002; 26: 1330-1342.
518. Raizer JJ, Shetty T, Gutin PH, et al. Chordoid glioma: report of a case with unusual histologic features, ultrastructural study and review of the literature. *J Neurooncol*. 2003; 63: 39-47.
519. Cenacchi G, Roncaroli F, Cerasoli S, et al. Chordoid glioma of the third ventricle: an ultrastructural study of three cases with a histogenetic hypothesis. *Am J Surg Pathol*. 2001; 25: 401-405.
520. Ampie L, Choy W, Lamano JB, et al. Prognostic factors for recurrence and complications in the surgical management of primary chordoid gliomas: a systematic review of literature. *Clin Neurol Neurosurg*. 2015; 138: 129-136.
521. Lellouch-Tubiana A, Boddaert N, Bourgeois M, et al. Angiocentric neuroepithelial tumor (ANET): a new epilepsy-related clinicopathological entity with distinctive MRI. *Brain Pathol*. 2005; 15: 281-286.
522. Wang M, Tihan T, Rojiani AM, et al. Monomorphous angiocentric glioma: a distinctive epileptogenic neoplasm with features of infiltrating astrocytoma and ependymoma. *J Neuropathol Exp Neurol*. 2005; 64: 875-881.
523. Covington DB, Rosenblum MK, Brathwaite CD, Sandberg DI. Angiocentric glioma-like tumor of the midbrain. *Pediatr Neurosurg*. 2009; 45: 429-433.
524. Preusser M, Hoischen A, Novak K, et al. Angiocentric glioma: report of clinico-pathologic and genetic findings in 8 cases. *Am J Surg Pathol*. 2007; 31: 1709-1718.
525. Van Gompel JJ, Koeller KK, Meyer FB, et al. Cortical ependymoma: an unusual epileptogenic lesion. *J Neurosurg*. 2011; 114: 1187-1194.
526. Qaddoumi I, Orisme W, Wen J, et al. Genetic alterations in uncommon low-grade neuroepithelial tumors: BRAF, FGFR1, and MYB mutations occur at high frequency and align with morphology. *Acta Neuropathol*. 2016; 131(6): 833-845.
527. Judkins AR, Burger PC, Hamilton RL, et al. INI1 protein expression distinguishes atypical teratoid/rhabdoid tumor from choroid plexus carcinoma. *J Neuropathol Exp Neurol*. 2005; 64: 391-397.
528. Erman T, Gocer AI, Erdogan S, et al. Choroid plexus papilloma of bilateral lateral ventricle. *Acta Neurochir(Wien)*. 2003; 145: 139-143, discussion 143.
529. Pillai A, Rajeev K, Chandi S, Unnikrishnan M. Intrinsic brainstem choroid plexus papilloma. Case report. *J Neurosurg*. 2004; 100: 1076-1078.
530. Kimura M, Takayasu M, Suzuki Y, et al. Primary choroid plexus papilloma located in the suprasellar region: case report. *Neurosurgery*. 1992; 31: 563-566.
531. Boldorini R, Panzarasa G, Girardi P, Monga G. Primary choroid plexus papilloma of the sacral nerve roots. *J Neurosurg Spine*. 2009; 10: 51-53.
532. Kurtkaya-Yapicier O, Scheithauer BW, Van Peteghem KP, Sawicki JE. Unusual case of extradural choroid plexus papilloma of the sacral canal. Case report. *J Neurosurg*. 2002; 97: 102-105.

533. Smith ZA, Moftakhar P, Malkasian D, et al. Choroid plexus hyperplasia: surgical treatment and immunohistochemical results. Case report. *J Neurosurg*. 2007; 107: 255-262.
534. D'Ambrosio AL, O'Toole JE, Connolly ES Jr, Feldstein NA. Villous hypertrophy versus choroid plexus papilloma: a case report demonstrating a diagnostic role for the proliferation index. *Pediatr Neurosurg*. 2003; 39: 91-96.
535. Miyagi Y, Natori Y, Suzuki SO, et al. Purely cystic form of choroid plexus papilloma with acute hydrocephalus in an infant. Case report. *J Neurosurg*. 2006; 105: 480-484.
536. Matsushima T. Choroid plexus papillomas and human choroid plexus. A light and electron microscopic study. *J Neurosurg*. 1983; 59: 1054-1062.
537. Buccoliero AM, Bacci S, Mennonna P, Taddei GL. Pathologic quiz case: infratentorial tumor in a middle-aged woman. Oncocytic variant of choroid plexus papilloma. *Arch Pathol Lab Med*. 2004; 128: 1448-1450.
538. Diengdoh JV, Shaw MD. Oncocytic variant of choroid plexus papilloma. Evolution from benign to malignant "oncocytoma". *Cancer*. 1993; 71: 855-858.
539. Hamilton RL. Case of the month. May 1996—hydrocephalus in a 9 month old infant. *Brain Pathol*. 1996; 6: 533-534.
540. Aquilina K, Nanra JS, Allcutt DA, Farrell M. Choroid plexus adenoma: case report and review of the literature. *Childs Nerv Syst*. 2005; 21: 410-415.
541. Duckett S, Osterholm J, Schaefer D, et al. Ossified mucin-secreting choroid plexus adenoma: case report. *Neurosurgery*. 1991; 29: 130-132.
542. Hasselblatt M, Jeibmann A, Guerry M, et al. Choroid plexus papilloma with neuropil-like islands. *Am J Surg Pathol*. 2008; 32: 162-166.
543. Jeibmann A, Wrede B, Peters O, et al. Malignant progression in choroid plexus papillomas. *J Neurosurg*. 2007; 107: 199-202.
544. Jinhu Y, Jianping D, Jun M, et al. Metastasis of a histologically benign choroid plexus papilloma: case report and review of the literature. *J Neurooncol*. 2007; 83: 47-52.
545. Wrede B, Hasselblatt M, Peters O, et al. Atypical choroid plexus papilloma: clinical experience in the CPT-SIOP-2000 study. *J Neurooncol*. 2009; 95: 383-392.
546. Thomas C, Ruland V, Kordes U, et al. Pediatric atypical choroid plexus papilloma reconsidered: increased mitotic activity is prognostic only in older children. *Acta Neuropathol*. 2015; 129: 925-927.
547. Thomas C, Sill M, Ruland V, et al. Methylation profiling of choroid plexus tumors reveals 3 clinically distinct subgroups. *Neuro Oncol*. 2016; 18(6): 790-796.
548. Japp AS, Gessi M, Messing-Junger M, et al. High-resolution genomic analysis does not qualify atypical plexus papilloma as a separate entity among choroid plexus tumors. *J Neuropathol Exp Neurol*. 2015; 74(2): 110-120.
549. Dobin SM, Donner LR. Pigmented choroid plexus carcinoma: a cytogenetic and ultrastructural study. *Cancer Genet Cytogenet*. 1997; 96: 37-41.
550. Koh EJ, Wang KC, Phi JH, et al. Clinical outcome of pediatric choroid plexus tumors: retrospective analysis from a single institute. *Childs Nerv Syst*. 2014; 30(2): 217-225.
551. Ikota H, Tanaka Y, Yokoo H, Nakazato Y. Clinicopathological and immunohistochemical study of 20 choroid plexus tumors: their histological diversity and the expression of markers useful for differentiation from metastatic cancer. *Brain Tumor Pathol*. 2011; 28: 215-221.
552. Kepes JJ, Collins J. Choroid plexus epithelium(normal and neoplastic) expresses synaptophysin. A potentially useful aid in differentiating carcinoma of the choroid plexus from metastatic papillary carcinomas. *J Neuropathol Exp Neurol*. 1999; 58: 398-401.
553. Gottschalk J, Jautzke G, Paulus W, et al. The use of immunomorphology to differentiate choroid plexus tumors from metastatic carcinomas. *Cancer*. 1993; 72: 1343-1349.
554. Hasselblatt M, Bohm C, Tatenhorst L, et al. Identification of novel diagnostic markers for choroid plexus tumors: a microarray-based approach. *Am J Surg Pathol*. 2006; 30: 66-74.
555. Beschorner R, Schittenhelm J, Schimmel H, et al. Choroid plexus tumors differ from metastatic carcinomas by expression of the excitatory amino acid transporter-1. *Hum Pathol*. 2006; 37: 854-860.
556. Beschorner R, Pantazis G, Jeibmann A, et al. Expression of EAAT-1 distinguishes choroid plexus tumors from normal and reactive choroid plexus epithelium. *Acta Neuropathol*. 2009; 117: 667-675.
557. Carlotti CG Jr, Salhia B, Weitzman S, et al. Evaluation of proliferative index and cell cycle protein expression in choroid plexus tumors in children. *Acta Neuropathol*. 2002; 103: 1-10.
558. Tabori U, Shlien A, Baskin B, et al. TP53 alterations determine clinical subgroups and survival of patients with choroid plexus tumors. *J Clin Oncol*. 2010; 28: 1995-2001.
559. Fuller CE, Smith M, Miller DC, Schelper R. Pigmented papillary epithelial neoplasm of the pituitary fossa: a distinct lesion of uncertain histogenesis. *Arch Pathol Lab Med*. 2001; 125: 1242-1245.
560. Felix I, Bilbao JM, Asa SL, et al. Cerebral and cerebellar gangliocytomas: a morphological study of nine cases. *Acta Neuropathol*. 1994; 88: 246-251.
561. Johnson JH Jr, Hariharan S, Berman J, et al. Clinical outcome of pediatric gangliogliomas: ninety-nine cases over 20 years. *Pediatr Neurosurg*. 1997; 27: 203-207.
562. Jallo GI, Freed D, Epstein FJ. Spinal cord gangliogliomas: a review of 56 patients. *J Neurooncol*. 2004; 68: 71-77.
563. Gessi M, Dorner E, Dreschmann V, et al. Intramedullary gangliogliomas: histopathologic and molecular features of 25 cases. *Hum Pathol*. 2016; 49: 107-113.
564. Constantini S, Houten J, Miller DC, et al. Intramedullary spinal cord tumors in children under the age of 3 years. *J Neurosurg*. 1996; 85: 1036-1043.
565. Athale S, Hallet KK, Jinkins JR. Ganglioglioma of the trigeminal nerve: MRI. *Neuroradiology*. 1999; 41: 576-578.
566. Lu WY, Goldman M, Young B, Davis DG. Optic nerve ganglioglioma. Case report. *J Neurosurg*. 1993; 78: 979-982.
567. Harmon HL, Gossman MD, Buchino JJ, et al. Orbital ganglioglioma arising from ectopic neural tissue. *Am J Ophthalmol*. 2000; 129: 109-111.
568. Brat DJ, Gearing M, Goldthwaite PT, et al. Tau-associated neuropathology in ganglion cell tumours increases with patient age but appears unrelated to ApoE genotype. *Neuropathol Appl Neurobiol*. 2001; 27: 197-205.
569. Soffer D, Lach B, Constantini S. Melanotic cerebral ganglioglioma: evidence for melanogenesis in neoplastic astrocytes. *Acta Neuropathol*. 1992; 83: 315-323.
570. Blumcke I, Wiestler OD. Gangliogliomas: an intriguing tumor entity associated with focal epilepsies. *J Neuropathol Exp Neurol*. 2002; 61: 575-584.
571. Prayson RA, Khajavi K, Comair YG. Cortical architectural abnormalities and MIB1 immunoreactivity in gangliogliomas: a study of 60 patients with intracranial tumors. *J Neuropathol Exp Neurol*. 1995; 54: 513-520.
572. Hirose T, Scheithauer BW, Lopes MB, et al. Ganglioglioma: an ultrastructural and immunohistochemical study. *Cancer*. 1997; 79: 989-1003.
573. Wolf HK, Muller MB, Spanle M, et al. Ganglioglioma: a detailed histopathological and immunohistochemical analysis of 61 cases. *Acta Neuropathol*. 1994; 88: 166-173.
574. Miller DC, Lang FF, Epstein FJ. Central nervous system gangliogliomas. Part 1: pathology. *J Neurosurg*. 1993; 79: 859-866.
575. Hayashi S, Kameyama S, Fukuda M, Takahashi H. Ganglioglioma with a tanycytic ependymoma as the glial component. *Acta Neuropathol*. 2000; 99: 310-316.
576. Majores M, von Lehe M, Fassunke J, et al. Tumor recurrence and malignant progression of gangliogliomas. *Cancer*. 2008; 113: 3355-3363.
577. Allegranza A, Pileri S, Frank G, Ferracini R. Cerebral ganglioglioma with anaplastic oligodendroglial component. *Histopathology*. 1990; 17: 439-441.
578. Jay V, Squire J, Becker LE, Humphreys R. Malignant transformation in a ganglioglioma with anaplastic neuronal and astrocytic components. Report of a case with flow cytometric and cytogenetic analysis. *Cancer*. 1994; 73: 2862-2868.
579. David KM, de Sanctis S, Lewis PD, et al. Neuroblastomatous recurrence of ganglioglioma. Case report. *J Neurosurg*. 2000; 93: 698-700.
580. Suzuki H, Otsuki T, Iwasaki Y, et al. Anaplastic ganglioglioma with sarcomatous component: an immunohistochemical study and molecular analysis of p53 tumor suppressor gene. *Neuropathology*. 2002; 22: 40-47.
581. Issidorides MR, Havaki S, Chrysanthou-Piterou M, Arvanitis DL. Ultrastructural identification of protein bodies, cellular markers of human catecholamine neurons, in a temporal lobe ganglioglioma. *Ultrastruct Pathol*. 2000; 24: 399-405.
582. Quinn B. Synaptophysin staining in normal brain: importance for diagnosis of ganglioglioma. *Am J Surg Pathol*. 1998; 22: 550-556.
583. Zhang PJ, Rosenblum MK. Synaptophysin expression in the human spinal cord. Diagnostic implications of an immunohistochemical study. *Am J Surg Pathol*. 1996; 20: 273-276.
584. Caccamo D, Herman MM, Urich H, Rubinstein LJ. Focal neuronal gigantism and cerebral cortical thickening after therapeutic irradiation of the central nervous system. *Arch Pathol Lab Med*. 1989; 113: 880-885.
585. Duggal N, Hammond RR. Nestin expression in ganglioglioma. *Exp Neurol*. 2002; 174: 89-95.
586. Blumcke I, Giencke K, Wardelmann E, et al. The CD34 epitope is expressed in neoplastic and malformative lesions associated with chronic, focal epilepsies. *Acta Neuropathol*. 1999; 97: 481-490.
587. Deb P, Sharma MC, Tripathi M, et al. Expression of CD34 as a novel marker for glioneuronal lesions associated with chronic intractable epilepsy. *Neuropathol Appl Neurobiol*. 2006; 32: 461-468.
588. Koelsche C, Wohrer A, Jeibmann A, et al. Mutant BRAF V600E protein in ganglioglioma is predominantly expressed by neuronal tumor cells. *Acta Neuropathol*. 2013; 125: 891-900.
589. Horbinski C, Kofler J, Yeaney G, et al. Isocitrate

dehydrogenase 1 analysis differentiates gangliogliomas from infiltrative gliomas. *Brain Pathol*. 2011; 21: 564-574.
590. Luyken C, Blumcke I, Fimmers R, et al. Supratentorial gangliogliomas: histopathologic grading and tumor recurrence in 184 patients with a median follow-up of 8 years. *Cancer*. 2004; 101: 146-155.
591. Lang FF, Epstein FJ, Ransohoff J, et al. Central nervous system gangliogliomas. Part 2: clinical outcome. *J Neurosurg*. 1993; 79: 867-873.
592. Karremann M, Pietsch T, Janssen G, et al. Anaplastic ganglioglioma in children. *J Neurooncol*. 2009; 92: 157-163.
593. Selch MT, Goy BW, Lee SP, et al. Gangliogliomas: experience with 34 patients and review of the literature. *Am J Clin Oncol*. 1998; 21: 557-564.
594. Wacker MR, Cogen PH, Etzell JE, et al. Diffuse leptomeningeal involvement by a ganglioglioma in a child. Case report. *J Neurosurg*. 1992; 77: 302-306.
595. Wolf HK, Müller MB, Spanle M, et al. Ganglioglioma: a detailed histopathological and immunohistochemical analysis of 61 cases. *Acta Neuropathol(Berl)*. 1994; 88: 166-173.
596. Dahiya S, Haydon DH, Alvarado D, et al. BRAF(V600E) mutation is a negative prognosticator in pediatric ganglioglioma. *Acta Neuropathol*. 2013; 125: 901-910.
597. Geddes JF, Jansen GH, Robinson SF, et al. 'Gangliocytomas' of the pituitary: a heterogeneous group of lesions with differing histogenesis. *Am J Surg Pathol*. 2000; 24: 607-613.
598. Taratuto AL, Monges J, Lylyk P, Leiguarda R. Superficial cerebral astrocytoma attached to dura. Report of six cases in infants. *Cancer*. 1984; 54: 2505-2512.
599. VandenBerg SR, May EE, Rubinstein LJ, et al. Desmoplastic supratentorial neuroepithelial tumors of infancy with divergent differentiation potential("desmoplastic infantile gangliogliomas"). Report on 11 cases of a distinctive embryonal tumor with favorable prognosis. *J Neurosurg*. 1987; 66: 58-71.
600. Aydin F, Ghatak NR, Salvant J, Muizelaar P. Desmoplastic cerebral astrocytoma of infancy. A case report with immunohistochemical, ultrastructural and proliferation studies. *Acta Neuropathol*. 1993; 86: 666-670.
601. Louis DN, von Deimling A, Dickersin GR, et al. Desmoplastic cerebral astrocytomas of infancy: a histopathologic, immunohistochemical, ultrastructural, and molecular genetic study. *Hum Pathol*. 1992; 23: 1402-1409.
602. Duffner PK, Burger PC, Cohen ME, et al. Desmoplastic infantile gangliogliomas: an approach to therapy. *Neurosurgery*. 1994; 34: 583-589.
603. Mallucci C, Lellouch-Tubiana A, Salazar C, et al. The management of desmoplastic neuroepithelial tumours in childhood. *Childs Nerv Syst*. 2000; 16: 8-14.
604. Komori T, Scheithauer BW, Parisi JE, et al. Mixed conventional and desmoplastic infantile ganglioglioma: an autopsied case with 6-year follow-up. *Mod Pathol*. 2001; 14: 720-726.
605. Gessi M, Zur Muhlen A, Hammes J, et al. Genome-wide DNA copy number analysis of desmoplastic infantile astrocytomas and desmoplastic infantile gangliogliomas. *J Neuropathol Exp Neurol*. 2013; 72(9): 807-815.
606. Takeshima H, Kawahara Y, Hirano H, et al. Postoperative regression of desmoplastic infantile gangliogliomas: report of two cases. *Neurosurgery*. 2003; 53: 979-983, discussion 983-984.
607. Fan X, Larson TC, Jennings MT, et al. December 2000: 6 month old boy with 2 week history of progressive lethargy. *Brain Pathol*. 2001; 11: 265-266.
608. De Munnynck K, Van Gool S, Van Calenbergh F, et al. Desmoplastic infantile ganglioglioma: a potentially malignant tumor? *Am J Surg Pathol*. 2002; 26: 1515-1522.
609. Hoving EW, Kros JM, Groninger E, den Dunnen WF. Desmoplastic infantile ganglioglioma with a malignant course. *J Neurosurg Pediatr*. 2008; 1: 95-98.
610. Loh JK, Lieu AS, Chai CY, Howng SL. Malignant transformation of a desmoplastic infantile ganglioglioma. *Pediatr Neurol*. 2011; 45: 135-137.
611. Phi JH, Koh EJ, Kim SK, et al. Desmoplastic infantile astrocytoma: recurrence with malignant transformation into glioblastoma: a case report. *Childs Nerv Syst*. 2011; 27: 2177-2181.
612. Sugiyama K, Arita K, Shima T, et al. Good clinical course in infants with desmoplastic cerebral neuroepithelial tumor treated by surgery alone. *J Neurooncol*. 2002; 59: 63-69.
613. Figarella-Branger D, Pellissier JF, Daumas-Duport C, et al. Central neurocytomas. Critical evaluation of a small-cell neuronal tumor. *Am J Surg Pathol*. 1992; 16: 97-109.
614. Robbins P, Segal A, Narula S, et al. Central neurocytoma. A clinicopathological, immunohistochemical and ultrastructural study of 7 cases. *Pathol Res Pract*. 1995; 191: 100-111.
615. George DH, Scheithauer BW. Central liponeurocytoma. *Am J Surg Pathol*. 2001; 25: 1551-1555.
616. Horoupian DS, Shuster DL, Kaarsoo-Herrick M, Shuer LM. Central neurocytoma: one associated with a fourth ventricular PNET/ medulloblastoma and the second mixed with adipose tissue. *Hum Pathol*. 1997; 28: 1111-1114.
617. Ng TH, Wong AY, Boadle R, Compton JS. Pigmented central neurocytoma: case report and literature review. *Am J Surg Pathol*. 1999; 23: 1136-1140.
618. Jouvet A, Lellouch-Tubiana A, Boddaert N, et al. Fourth ventricle neurocytoma with lipomatous and ependymal differentiation. *Acta Neuropathol(Berl)*. 2005; 109: 346-351.
619. Schweitzer JB, Davies KG. Differentiating central neurocytoma. Case report. *J Neurosurg*. 1997; 86: 543-546.
620. Park SH, Ostrzega N, Akers MA, Vinters HV. Intraventricular neurocytoma with prominent myelin figures. *Ultrastruct Pathol*. 1999; 23: 311-317.
621. Mierau GW, Scheithauer BW, Hukee MJ, Orsini EN. Mixed ependymoma-neuroendocrine tumor of the lateral ventricle. *Ultrastruct Pathol*. 1996; 20: 47-53.
622. Fujisawa H, Marukawa K, Hasegawa M, et al. Genetic differences between neurocytoma and dysembryoplastic neuroepithelial tumor and oligodendroglial tumors. *J Neurosurg*. 2002; 97: 1350-1355.
623. Ishiuchi S, Tamura M. Central neurocytoma: an immunohistochemical, ultrastructural and cell culture study. *Acta Neuropathol*. 1997; 94: 425-435.
624. Soylemezoglu F, Scheithauer BW, Esteve J, Kleihues P. Atypical central neurocytoma. *J Neuropathol Exp Neurol*. 1997; 56: 551-556.
625. Tsuchida T, Matsumoto M, Shirayama Y, et al. Neuronal and glial characteristics of central neurocytoma: electron microscopical analysis of two cases. *Acta Neuropathol*. 1996; 91: 573-577.
626. Vasiljevic A, Francois P, Loundou A, et al. Prognostic factors in central neurocytomas: a multicenter study of 71 cases. *Am J Surg Pathol*. 2012; 36: 220-227.
627. Elek G, Slowik F, Eross L, et al. Central neurocytoma with malignant course. Neuronal and glial differentiation and craniospinal dissemination. *Pathol Oncol Res*. 1999; 5: 155-159.
628. Eng DY, DeMonte F, Ginsberg L, et al. Craniospinal dissemination of central neurocytoma. Report of two cases. *J Neurosurg*. 1997; 86: 547-552.
629. Mackenzie IR. Central neurocytoma: histologic atypia, proliferation potential, and clinical outcome. *Cancer*. 1999; 85: 1606-1610.
630. Rades D, Schild SE, Fehlauer F. Prognostic value of the MIB-1 labeling index for central neurocytomas. *Neurology*. 2004; 62: 987-989.
631. Leenstra JL, Rodriguez FJ, Frechette CM, et al. Central neurocytoma: management recommendations based on a 35-year experience. *Int J Radiat Oncol Biol Phys*. 2007; 67: 1145-1154.
632. Patel DM, Schmidt RF, Liu JK. Update on the diagnosis, pathogenesis, and treatment strategies for central neurocytoma. *J Clin Neurosci*. 2013; 20: 1193-1199.
633. Brat DJ, Scheithauer BW, Eberhart CG, Burger PC. Extraventricular neurocytomas: pathologic features and clinical outcome. *Am J Surg Pathol*. 2001; 25: 1252-1260.
634. Giangaspero F, Cenacchi G, Losi L, et al. Extraventricular neoplasms with neurocytoma features. A clinicopathological study of 11 cases. *Am J Surg Pathol*. 1997; 21: 206-212.
635. Tatter SB, Borges LF, Louis DN. Central neurocytomas of the cervical spinal cord. Report of two cases. *J Neurosurg*. 1994; 81: 288-293.
636. Pal L, Santosh V, Gayathri N, et al. Neurocytoma/rhabdomyoma (myoneurocytoma) of the cerebellum. *Acta Neuropathol*. 1998; 95: 318-323.
637. Hirschowitz L, Ansari A, Cahill DJ, et al. Central neurocytoma arising within a mature cystic teratoma of the ovary. *Int J Gynecol Pathol*. 1997; 16: 176-179.
638. Friedrichs N, Vorreuther R, Fischer HP, et al. Neurocytoma arising in the pelvis. *Virchows Arch*. 2003; 443: 217-219.
639. Furtado A, Arantes M, Silva R, et al. Comprehensive review of extraventricular neurocytoma with report of two cases, and comparison with central neurocytoma. *Clin Neuropathol*. 2010; 29: 134-140.
640. Kane AJ, Sughrue ME, Rutkowski MJ, et al. Atypia predicting prognosis for intracranial extraventricular neurocytomas. *J Neurosurg*. 2012; 116: 349-354.
641. Mrak RE. Malignant neurocytic tumor. *Hum Pathol*. 1994; 25: 747-752.
642. Rodriguez FJ, Mota RA, Scheithauer BW, et al. Interphase cytogenetics for 1p19q and t(1;19)(q10;p10) may distinguish prognostically relevant subgroups in extraventricular neurocytoma. *Brain Pathol*. 2009; 19: 623-629.
643. Myung JK, Cho HJ, Park CK, et al. Clinicopathological and genetic characteristics of extraventricular neurocytomas. *Neuropathology*. 2013; 33: 111-121.
644. Agarwal S, Sharma MC, Sarkar C, et al. Extraventricular neurocytomas: a morphological and histogenetic consideration. A study of six cases. *Pathology*. 2011; 43: 327-334.
645. Nishimoto T, Kaya B. Cerebellar liponeurocytoma. *Arch Pathol Lab Med*. 2012; 136: 965-969.
646. Giangaspero F, Cenacchi G, Roncaroli F, et al. Medullocytoma(lipidized medulloblastoma). A cerebellar neoplasm of adults with favorable prognosis. *Am J Surg Pathol*. 1996; 20: 656-664.
647. Soylemezoglu F, Soffer D, Onol B, et al. Lipomatous medulloblastoma in adults. A distinct clinicopathological entity. *Am J Surg Pathol*. 1996;

20: 413-418.
648. Anghileri E, Eoli M, Paterra R, et al. FABP4 is a candidate marker of cerebellar liponeurocytomas. *J Neurooncol*. 2012; 108: 513-519.
649. Gonzalez-Campora R, Weller RO. Lipidized mature neuroectodermal tumour of the cerebellum with myoid differentiation. *Neuropathol Appl Neurobiol*. 1998; 24: 397-402.
650. Buccoliero AM, Caldarella A, Bacci S, et al. Cerebellar liponeurocytoma: morphological, immunohistochemical, and ultrastructural study of a relapsed case. *Neuropathology*. 2005; 25: 77-83.
651. Pasquale G, Maria BA, Vania P, et al. Cerebellar liponeurocytoma: an updated follow-up of a case presenting histopathological and clinically aggressive features. *Neurol India*. 2009; 57: 194-196.
652. Horstmann S, Perry A, Reifenberger G, et al. Genetic and expression profiles of cerebellar liponeurocytomas. *Brain Pathol*. 2004; 14: 281-289.
653. Aker FV, Ozkara S, Eren P, et al. Cerebellar liponeurocytoma/lipidized medulloblastoma. *J Neurooncol*. 2005; 71: 53-59.
654. Sharma MC, Agarwal M, Suri A, et al. Lipomedulloblastoma in a child: a controversial entity. *Hum Pathol*. 2002; 33: 564-569.
655. Giordana MT, Schiffer P, Boghi A, et al. Medulloblastoma with lipidized cells versus lipomatous medulloblastoma. *Clin Neuropathol*. 2000; 19: 273-277.
656. Jenkinson MD, Bosma JJ, Du Plessis D, et al. Cerebellar liponeurocytoma with an unusually aggressive clinical course: case report. *Neurosurgery*. 2003; 53: 1425-1427, discussion 1428.
657. Radke J, Gehlhaar C, Lenze D, et al. The evolution of the anaplastic cerebellar liponeurocytoma: case report and review of the literature. *Clin Neuropathol*. 2015; 34: 19-25.
658. Honavar M, Janota I, Polkey CE. Histological heterogeneity of dysembryoplastic neuroepithelial tumour: identification and differential diagnosis in a series of 74 cases. *Histopathology*. 1999; 34: 342-356.
659. Daumas-Duport C. Dysembryoplastic neuroepithelial tumours. *Brain Pathol*. 1993; 3: 283-295.
660. Daumas-Duport C, Scheithauer BW, Chodkiewicz JP, et al. Dysembryoplastic neuroepithelial tumor: a surgically curable tumor of young patients with intractable partial seizures. Report of thirty-nine cases. *Neurosurgery*. 1988; 23: 545-556.
661. Gessi M, Hattingen E, Dorner E, et al. Dysembryoplastic neuroepithelial tumor of the septum pellucidum and the supratentorial midline: histopathologic, neuroradiologic, and molecular features of 7 cases. *Am J Surg Pathol*. 2016; 40(6): 806-811.
662. Baisden BL, Brat DJ, Melhem ER, et al. Dysembryoplastic neuroepithelial tumor-like neoplasm of the septum pellucidum: a lesion often misdiagnosed as glioma: report of 10 cases. *Am J Surg Pathol*. 2001; 25: 494-499.
663. Cervera-Pierot P, Varlet P, Chodkiewicz JP, Daumas-Duport C. Dysembryoplastic neuroepithelial tumors located in the caudate nucleus area: report of four cases. *Neurosurgery*. 1997; 40: 1065-1069, discussion 1069-1070.
664. Kurtkaya-Yapicier O, Elmaci I, Boran B, et al. Dysembryoplastic neuroepithelial tumor of the midbrain tectum: a case report. *Brain Tumor Pathol*. 2002; 19: 97-100.
665. Fujimoto K, Ohnishi H, Tsujimoto M, et al. Dysembryoplastic neuroepithelial tumor of the cerebellum and brainstem. Case report. *J Neurosurg*. 2000; 93: 487-489.
666. Whittle IR, Dow GR, Lammie GA, Wardlaw J. Dsyembryoplastic neuroepithelial tumour with discrete bilateral multifocality: further evidence for a germinal origin. *Br J Neurosurg*. 1999; 13: 508-511.
667. Fernandez C, Girard N, Paz Paredes A, et al. The usefulness of MR imaging in the diagnosis of dysembryoplastic neuroepithelial tumor in children: a study of 14 cases. *AJNR Am J Neuroradiol*. 2003; 24: 829-834.
668. Prayson RA, Napekoski KM. Composite ganglioglioma/dysembryoplastic neuroepithelial tumor: a clinicopathologic study of 8 cases. *Hum Pathol*. 2012; 43: 1113-1118.
669. Elizabeth J, Bhaskara RM, Radhakrishnan VV, et al. Melanotic differentiation in dysembryoplastic neuroepithelial tumor. *Clin Neuropathol*. 2000; 19: 38-40.
670. Thom M, Toma A, An S, et al. One hundred and one dysembryoplastic neuroepithelial tumors: an adult epilepsy series with immunohistochemical, molecular genetic, and clinical correlations and a review of the literature. *J Neuropathol Exp Neurol*. 2011; 70: 859-878.
671. Prabowo AS, Iyer AM, Veersema TJ, et al. BRAF V600E mutation is associated with mTOR signaling activation in glioneuronal tumors. *Brain Pathol*. 2014; 24: 52-66.
672. Gyure KA, Sandberg GD, Prayson RA, et al. Dysembryoplastic neuroepithelial tumour: an immunohistochemical study with myelin oligodendrocyte glycoprotein. *Arch Pathol Lab Med*. 2000; 124: 123-126.
673. Komori T, Arai N. Dysembryoplastic neuroepithelial tumor, a pure glial tumor? Immunohistochemical and morphometric studies. *Neuropathology*. 2013; 33(4): 459-468.
674. Wolf HK, Buslei R, Blumcke I, et al. Neural antigens in oligodendrogliomas and dysembryoplastic neuroepithelial tumors. *Acta Neuropathol*. 1997; 94: 436-443.
675. Hirose T, Scheithauer BW, Lopes MB, VandenBerg SR. Dysembryoplastic neuroeptihelial tumor(DNT): an immunohistochemical and ultrastructural study. *J Neuropathol Exp Neurol*. 1994; 53: 184-195.
676. Capper D, Reuss D, Schittenhelm J, et al. Mutation-specific IDH1 antibody differentiates oligodendrogliomas and oligoastrocytomas from other brain tumors with oligodendroglioma-like morphology. *Acta Neuropathol*. 2011; 121: 241-252.
677. Prabowo AS, van Thuijl HF, Scheinin I, et al. Landscape of chromosomal copy number aberrations in gangliogliomas and dysembryoplastic neuroepithelial tumours. *Neuropathol Appl Neurobiol*. 2015; 41(6): 743-755.
678. Ray WZ, Blackburn SL, Casavilca-Zambrano S, et al. Clinicopathologic features of recurrent dysembryoplastic neuroepithelial tumor and rare malignant transformation: a report of 5 cases and review of the literature. *J Neurooncol*. 2009; 94: 283-292.
679. Chao L, Tao XB, Jun YK, et al. Recurrence and histological evolution of dysembryoplastic neuroepithelial tumor: a case report and review of the literature. *Oncol Lett*. 2013; 6: 907-914.
680. Heiland DH, Staszewski O, Hirsch M, et al. Malignant transformation of a dysembryoplastic neuroepithelial tumor (DNET) characterized by genome-wide methylation analysis. *J Neuropathol Exp Neurol*. 2016; 75(4): 358-365.
681. Rushing EJ, Thompson LD, Mena H. Malignant transformation of a dysembryoplastic neuroepithelial tumor after radiation and chemotherapy. *Ann Diagn Pathol*. 2003; 7: 240-244.
682. Daumas-Duport C, Varlet P, Bacha S, et al. Dysembryoplastic neuroepithelial tumors: nonspecific histological forms—a study of 40 cases. *J Neurooncol*. 1999; 41: 267-280.
683. Komori T, Scheithauer BW, Anthony DC, et al. Papillary glioneuronal tumor: a new variant of mixed neuronal-glial neoplasm. *Am J Surg Pathol*. 1998; 22: 1171-1183.
684. Portela-Oliveira E, Torres US, Lancellotti CL, et al. Solid intraventricular papillary glioneuronal tumor: magnetic resonance imaging findings with histopathological correlation. *Pediatr Neurol*. 2014; 50: 199-200.
685. Tanaka Y, Yokoo H, Komori T, et al. A distinct pattern of Olig2-positive cellular distribution in papillary glioneuronal tumors: a manifestation of the oligodendroglial phenotype? *Acta Neuropathol*. 2005; 110: 39-47.
686. Ishizawa T, Komori T, Shibahara J, et al. Papillary glioneuronal tumor with minigemistocytic components and increased proliferative activity. *Hum Pathol*. 2006; 37: 627-630.
687. Bridge JA, Liu XQ, Sumegi J, et al. Identification of a novel, recurrent SLC44A1-PRKCA fusion in papillary glioneuronal tumor. *Brain Pathol*. 2013; 23: 121-128.
688. Pages M, Lacroix L, Tauziede-Espariat A, et al. Papillary glioneuronal tumors: histological and molecular characteristics and diagnostic value of SLC44A1-PRKCA fusion. *Acta Neuropathol Commun*. 2015; 3: 85.
689. Schlamann A, von Bueren AO, Hagel C, et al. An individual patient data meta-analysis on characteristics and outcome of patients with papillary glioneuronal tumor, rosette glioneuronal tumor with neuropil-like islands and rosette forming glioneuronal tumor of the fourth ventricle. *PLoS ONE*. 2014; 9: e101211.
690. Javahery RJ, Davidson L, Fangusaro J, et al. Aggressive variant of a papillary glioneuronal tumor. Report of 2 cases. *J Neurosurg Pediatr*. 2009; 3: 46-52.
691. Park CK, Phi JH, Park SH. Glial tumors with neuronal differentiation. *Neurosurg Clin N Am*. 2015; 26: 117-138.
692. Bourekas EC, Bell SD, Ladwig NR, et al. Anaplastic papillary glioneuronal tumor with extraneural metastases. *J Neuropathol Exp Neurol*. 2014; 73: 474-476.
693. Komori T, Scheithauer BW, Hirose T. A rosette-forming glioneuronal tumor of the fourth ventricle: infratentorial form of dysembryoplastic neuroepithelial tumor? *Am J Surg Pathol*. 2002; 26: 582-591.
694. Marhold F, Preusser M, Dietrich W, et al. Clinicoradiological features of rosette-forming glioneuronal tumor(RGNT) of the fourth ventricle: report of four cases and literature review. *J Neurooncol*. 2008; 90: 301-308.
695. Xu J, Yang Y, Liu Y, et al. Rosette-forming glioneuronal tumor in the pineal gland and the third ventricle: a case with radiological and clinical implications. *Quant Imaging Med Surg*. 2012; 2: 227-231.
696. Anan M, Inoue R, Ishii K, et al. A rosette-forming glioneuronal tumor of the spinal cord: the first case of a rosette-forming glioneuronal tumor originating from the spinal cord. *Hum Pathol*. 2009; 40: 898-901.
697. Scheithauer BW, Silva AI, Ketterling RP, et al. Rosette-forming glioneuronal tumor: report of a chiasmal-optic nerve example in neurofibromatosis type 1: special pathology report. *Neurosurgery*. 2009; 64: E771-E772, discussion E772.
698. Ellezam B, Theeler BJ, Luthra R, et al. Recurrent PIK3CA mutations in rosette-forming glioneuronal tumor. *Acta Neuropathol*. 2012; 123: 285-287.
699. Gessi M, Moneim YA, Hammes J, et al. FGFR1

mutations in Rosette-forming glioneuronal tumors of the fourth ventricle. *J Neuropathol Exp Neurol*. 2014; 73: 580-584.

700. Wang Y, Xiong J, Chu SG, et al. Rosette-forming glioneuronal tumor: report of an unusual case with intraventricular dissemination. *Acta Neuropathol*. 2009; 118: 813-819.
701. Schniederjan MJ, Alghamdi S, Castellano-Sanchez A, et al. Diffuse leptomeningeal neuroepithelial tumor: 9 pediatric cases with chromosome 1p/19q deletion status and IDH1(R132H) immunohistochemistry. *Am J Surg Pathol*. 2013; 37: 763-771.
702. Cho HJ, Myung JK, Kim H, et al. Primary diffuse leptomeningeal glioneuronal tumors. *Brain Tumor Pathol*. 2015; 32: 49-55.
703. Kessler BA, Bookhout C, Jaikumar S, et al. Disseminated oligodendroglial-like leptomeningeal tumor with anaplastic progression and presumed extraneural disease: case report. *Clin Imaging*. 2015; 39: 300-304.
704. Rodriguez FJ, Schniederjan MJ, Nicolaides T, et al. High rate of concurrent BRAF-KIAA1549 gene fusion and 1p deletion in disseminated oligodendroglioma-like leptomeningeal neoplasms(DOLN). *Acta Neuropathol*. 2015; 129: 609-610.
705. Rossi S, Rodriguez FJ, Mota RA, et al. Primary leptomeningeal oligodendroglioma with documented progression to anaplasia and t(1;19)(q10;p10) in a child. *Acta Neuropathol*. 2009; 118: 575-577.
706. Huse JT, Edgar M, Halliday J, et al. Multinodular and vacuolating neuronal tumors of the cerebrum: 10 cases of a distinctive seizure-associated lesion. *Brain Pathol*. 2013; 23: 515-524.
707. Bodi I, Curran O, Selway R, et al. Two cases of multinodular and vacuolating neuronal tumour. *Acta Neuropathol Commun*. 2014; 2: 7.
708. Fukushima S, Yoshida A, Narita Y, et al. Multinodular and vacuolating neuronal tumor of the cerebrum. *Brain Tumor Pathol*. 2015; 32: 131-136.
709. Nagaishi M, Yokoo H, Nobusawa S, et al. Localized overexpression of alpha-internexin within nodules in multinodular and vacuolating neuronal tumors. *Neuropathology*. 2015; 35(6): 561-568.
710. Pati S, Sollman M, Fife TD, Ng YT. Diagnosis and management of epilepsy associated with hypothalamic hamartoma: an evidence-based systematic review. *J Child Neurol*. 2013; 28: 909-916.
711. Culler FL, James HE, Simon ML, Jones KL. Identification of gonadotropin-releasing hormone in neurons of a hypothalamic hamartoma in a boy with precocious puberty. *Neurosurgery*. 1985; 17: 408-412.
712. Price RA, Lee PA, Albright AL, et al. Treatment of sexual precocity by removal of a luteinizing hormone-releasing hormone secreting hamartoma. *JAMA*. 1984; 251: 2247-2249.
713. Coons SW, Rekate HL, Prenger EC, et al. The histopathology of hypothalamic hamartomas: study of 57 cases. *J Neuropathol Exp Neurol*. 2007; 66: 131-141.
714. Clarren SK, Alvord EC Jr, Hall JG. Congenital hypothalamic hamartoblastoma, hypopituitarism, imperforate anus, and postaxial polydactyly—a new syndrome? Part II: neuropathological considerations. *Am J Med Genet*. 1980; 7: 75-83.
715. Demurger F, Ichkou A, Mougou-Zerelli S, et al. New insights into genotype-phenotype correlation for GLI3 mutations. *Eur J Hum Genet*. 2015; 23: 92-102.
716. Squires LA, Constantini S, Miller DC, Wisoff JH. Hypothalamic hamartoma and the Pallister-Hall syndrome. *Pediatr Neurosurg*. 1995; 22: 303-308.
717. Plate KH, Wieser HG, Yasargil MG, Wiestler OD. Neuropathological findings in 224 patients with temporal lobe epilepsy. *Acta Neuropathol*. 1993; 86: 433-438.
718. Wolf HK, Campos MG, Zentner J, et al. Surgical pathology of temporal lobe epilepsy. Experience with 216 cases. *J Neuropathol Exp Neurol*. 1993; 52: 499-506.
719. Blumcke I, Thom M, Aronica E, et al. The clinicopathologic spectrum of focal cortical dysplasias: a consensus classification proposed by an ad hoc Task Force of the ILAE Diagnostic Methods Commission. *Epilepsia*. 2011; 52: 158-174.
720. Wolf HK, Zentner J, Hufnagel A, et al. Surgical pathology of chronic epileptic seizure disorders: experience with 63 specimens from extratemporal corticectomies, lobectomies and functional hemispherectomies. *Acta Neuropathol*. 1993; 86: 466-472.
721. Delande O, Rodriguez D, Chiron C, Fohlen M. Successful surgical relief of seizures associated with hamartoma of the floor of the fourth ventricle in children: report of two cases. *Neurosurgery*. 2001; 49: 726-730, discussion 730-731.
722. Sharma MS, Suri A, Shah T, et al. Intraventricular glioneuronal hamartoma: histopathological correlation with magnetic resonance spectroscopy. *J Neurooncol*. 2005; 74: 325-328.
723. Blumcke I, Lobach M, Wolf HK, Wiestler OD. Evidence for developmental precursor lesions in epilepsy-associated glioneuronal tumors. *Microsc Res Tech*. 1999; 46: 53-58.
724. Volk EE, Prayson RA. Hamartomas in the setting of chronic epilepsy: a clinicopathologic study of 13 cases. *Hum Pathol*. 1997; 28: 227-232.
725. Abel TW, Baker SJ, Fraser MM, et al. Lhermitte-Duclos disease: a report of 31 cases with immunohistochemical analysis of the PTEN/AKT/mTOR pathway. *J Neuropathol Exp Neurol*. 2005; 64: 341-349.
726. Ferrer I, Isamat F, Acebes J. A Golgi and electron microscopic study of a dysplastic gangliocytoma of the cerebellum. *Acta Neuropathol*. 1979; 47: 163-165.
727. Yachnis AT, Trojanowski JQ, Memmo M, Schlaepfer WW. Expression of neurofilament proteins in the hypertrophic granule cells of Lhermitte-Duclos disease: an explanation for the mass effect and the myelination of parallel fibers in the disease state. *J Neuropathol Exp Neurol*. 1988; 47: 206-216.
728. Ferrer I, Isamat F, Lopez-Obarrio L, et al. Parvalbumin and calbindin D-28K immunoreactivity in central ganglioglioma and dysplastic gangliocytoma of the cerebellum. Report of two cases. *J Neurosurg*. 1993; 78: 133-137.
729. Riegert-Johnson DL, Gleeson FC, Roberts M, et al. Cancer and Lhermitte-Duclos disease are common in Cowden syndrome patients. *Hered Cancer Clin Pract*. 2010; 8: 6.
730. Ni Y, Zbuk KM, Sadler T, et al. Germline mutations and variants in the succinate dehydrogenase genes in Cowden and Cowden-like syndromes. *Am J Hum Genet*. 2008; 83: 261-268.
731. Zhou XP, Marsh DJ, Morrison CD, et al. Germline inactivation of PTEN and dysregulation of the phosphoinositol-3-kinase/Akt pathway cause human Lhermitte-Duclos disease in adults. *Am J Hum Genet*. 2003; 73: 1191-1198.
732. Kwon CH, Zhu X, Zhang J, et al. Pten regulates neuronal soma size: a mouse model of Lhermitte-Duclos disease. *Nat Genet*. 2001; 29: 404-411.
733. Aisner DL, Newell KL, Pollack AG, et al. Composite pleomorphic xanthoastrocytoma-epithelioid glioneuronal tumor with BRAF V600E mutation—report of three cases. *Clin Neuropathol*. 2014; 33: 112-121.
734. Rubinstein LJ. Embryonal central neuroepithelial tumors and their differentiating potential. A cytogenetic view of a complex neuro-oncological problem. *J Neurosurg*. 1985; 62: 795-805.
735. Rorke LB. The cerebellar medulloblastoma and its relationship to primitive neuroectodermal tumors. *J Neuropathol Exp Neurol*. 1983; 42: 1-15.
736. Remke M, Hielscher T, Northcott PA, et al. Adult medulloblastoma comprises three major molecular variants. *J Clin Oncol*. 2011; 29: 2717-2723.
737. Kool M, Korshunov A, Pfister SM. Update on molecular and genetic alterations in adult medulloblastoma. *Memo*. 2012; 5: 228-232.
738. Gibson P, Tong Y, Robinson G, et al. Subtypes of medulloblastoma have distinct developmental origins. *Nature*. 2010; 468: 1095-1099.
739. Teo WY, Shen J, Su JM, et al. Implications of tumor location on subtypes of medulloblastoma. *Pediatr Blood Cancer*. 2013; 60: 1408-1410.
740. Perreault S, Ramaswamy V, Achrol AS, et al. MRI surrogates for molecular subgroups of medulloblastoma. *AJNR Am J Neuroradiol*. 2014; 35: 1263-1269.
741. Mehta RI, Cutler AR, Lasky JL 3rd, et al. "Primary" leptomeningeal medulloblastoma. *Hum Pathol*. 2009; 40: 1661-1665.
742. Giangaspero F, Perilongo G, Fondelli MP, et al. Medulloblastoma with extensive nodularity: a variant with favorable prognosis. *J Neurosurg*. 1999; 91: 971-977.
743. Agrawal D, Singhal A, Hendson G, Durity FA. Gyriform differentiation in medulloblastoma—a radiological predictor of histology. *Pediatr Neurosurg*. 2007; 43: 142-145.
744. Smith MJ, Beetz C, Williams SG, et al. Germline mutations in SUFU cause Gorlin syndrome-associated childhood medulloblastoma and redefine the risk associated with PTCH1 mutations. *J Clin Oncol*. 2014; 32: 4155-4161.
745. Ciara E, Piekutowska-Abramczuk D, Popowska E, et al. Heterozygous germ-line mutations in the NBN gene predispose to medulloblastoma in pediatric patients. *Acta Neuropathol*. 2010; 119: 325-334.
746. Taylor MD, Northcott PA, Korshunov A, et al. Molecular subgroups of medulloblastoma: the current consensus. *Acta Neuropathol*. 2012; 123: 465-472.
747. Northcott PA, Jones DT, Kool M, et al. Medulloblastomics: the end of the beginning. *Nat Rev Cancer*. 2012; 12: 818-834.
748. Batora N, Sturm D, Jones DT, et al. Transitioning from genotypes to epigenotypes: why the time has come for medulloblastoma epigenomics. *Neuroscience*. 2014; 264: 171-185.
749. Ellison DW, Dalton J, Kocak M, et al. Medulloblastoma: clinicopathological correlates of SHH, WNT, and non-SHH/WNT molecular subgroups. *Acta Neuropathol*. 2011; 121: 381-396.
750. Tabori U, Baskin B, Shago M, et al. Universal poor survival in children with medulloblastoma harboring somatic TP53 mutations. *J Clin Oncol*. 2010; 28: 1345-1350.
751. Rausch T, Jones DT, Zapatka M, et al. Genome sequencing of pediatric medulloblastoma links catastrophic DNA rearrangements with TP53 mutations. *Cell*. 2012; 148: 59-71.
752. Zhukova N, Ramaswamy V, Remke M, et al. Subgroup-specific prognostic implications of TP53 mutation in medulloblastoma. *J Clin Oncol*. 2013; 31: 2927-2935.
753. Kool M, Jones DT, Jager N, et al. Genome sequencing of SHH medulloblastoma predicts gen-

otype-related response to smoothened inhibition. *Cancer Cell*. 2014; 25: 393-405.
754. Katsetos CD, Liu HM, Zacks SI. Immunohistochemical and ultrastructural observations on Homer Wright (neuroblastic) rosettes and the "pale islands" of human cerebellar medulloblastomas. *Hum Pathol*. 1988; 19: 1219-1227.
755. Katsetos CD, Herman MM, Frankfurter A, et al. Cerebellar desmoplastic medulloblastomas. A further immunohistochemical characterization of the reticulin-free pale islands. *Arch Pathol Lab Med*. 1989; 113: 1019-1029.
756. Eberhart CG, Kaufman WE, Tihan T, Burger PC. Apoptosis, neuronal maturation, and neurotrophin expression within medulloblastoma nodules. *J Neuropathol Exp Neurol*. 2001; 60: 462-469.
757. Janss AJ, Yachnis AT, Silber JH, et al. Glial differentiation predicts poor clinical outcome in primitive neuroectodermal brain tumors. *Ann Neurol*. 1996; 39: 481-489.
758. Kramm CM, Korf HW, Czerwionka M, et al. Photoreceptor differentiation in cerebellar medulloblastoma: evidence for a functional photopigment and authentic S-antigen (arrestin). *Acta Neuropathol(Berl)*. 1991; 81: 296-302.
759. Jaffey PB, To GT, Xu HJ, et al. Retinoblastoma-like phenotype expressed in medulloblastomas. *J Neuropathol Exp Neurol*. 1995; 54: 664-672.
760. Biggs PJ, Powers JM. Neuroblastic medulloblastoma with abundant cytoplasmic actin filaments. *Arch Pathol Lab Med*. 1984; 108: 326-329.
761. Czerwionka M, Korf HW, Hoffmann O, et al. Differentiation in medulloblastomas: correlation between the immunocytochemical demonstration of photoreceptor markers(S-antigen, rodopsin) and the survival rate in 66 patients. *Acta Neuropathol*. 1989; 78: 629-636.
762. Maraziotis T, Perentes E, Karamitopoulou E, et al. Neuron-associated class III beta-tubulin isotype, retinal S-antigen, synaptophysin, and glial fibrillary acidic protein in human medulloblastomas: a clinicopathological analysis of 36 cases. *Acta Neuropathol*. 1992; 84: 355-363.
763. McManamy CS, Pears J, Weston CL, et al. Nodule formation and desmoplasia in medulloblastomas-defining the nodular/ desmoplastic variant and its biological behavior. *Brain Pathol*. 2007; 17: 151-164.
764. de Chadarevian JP, Montes JL, O'Gorman AM, Freeman CR. Maturation of cerebellar neuroblastoma into ganglioneuroma with melanosis. A histologic, immunocytochemical, and ultrastructural study. *Cancer*. 1987; 59: 69-76.
765. Geyer JR, Schofield D, Berger M, Milstein J. Differentiation of a primitive neuroectodermal tumor into a benign ganglioglioma. *J Neurooncol*. 1992; 14: 237-241.
766. Cai DX, Mafra M, Schmidt RE, et al. Medulloblastomas with extensive posttherapy neuronal maturation. Report of two cases. *J Neurosurg*. 2000; 93: 330-334.
767. Siegfried A, Bertozzi AI, Bourdeaut F, et al. Clinical, pathological, and molecular data on desmoplastic/nodular medulloblastoma: case studies and a review of the literature. *Clin Neuropathol*. 2016; 35(3): 106-113.
768. Yeh-Nayre LA, Malicki DM, Vinocur DN, Crawford JR. Medulloblastoma with excessive nodularity: radiographic features and pathologic correlate. *Case Rep Radiol*. 2012; 2012: 310359.
769. Giangaspero F, Rigobello L, Badiali M, et al. Large-cell medulloblastomas. A distinct variant with highly aggressive behavior. *Am J Surg Pathol*. 1992; 16: 687-693.
770. Brown HG, Kepner JL, Perlman EJ, et al. "Large cell/anaplastic" medulloblastomas: a Pediatric Oncology Group Study. *J Neuropathol Exp Neurol*. 2000; 59: 857-865.
771. Massimino M, Antonelli M, Gandola L, et al. Histological variants of medulloblastoma are the most powerful clinical prognostic indicators. *Pediatr Blood Cancer*. 2013; 60: 210-216.
772. Helton KJ, Fouladi M, Boop FA, et al. Medullomyoblastoma: a radiographic and clinicopathologic analysis of six cases and review of the literature. *Cancer*. 2004; 101: 1445-1454.
773. Polydorides AD, Perry A, Edgar MA. Large cell medulloblastoma with myogenic and melanotic differentiation: a case report with molecular analysis. *J Neurooncol*. 2008; 88: 193-197.
774. Leonard JR, Cai DX, Rivet DJ, et al. Large cell/ anaplastic medulloblastomas and medullomyoblastomas: clinicopathological and genetic features. *J Neurosurg*. 2001; 95: 82-88.
775. Kaur K, Kakkar A, Kumar A, et al. Integrating molecular subclassification of medulloblastomas into routine clinical practice: a Simplified approach. *Brain Pathol*. 2016; 26(3): 334-343.
776. Ryan SL, Schwalbe EC, Cole M, et al. MYC family Amplification and clinical risk-factors interact to predict an extremely poor prognosis in childhood medulloblastoma. *Acta Neuropathol*. 2012; 123: 501-513.
777. Dolman CL. Melanotic medulloblastoma. A case report with immunohistochemical and ultrastructural examination. *Acta Neuropathol*. 1988; 76: 528-531.
778. Jimenez CL, Carpenter BF, Robb IA. Melanotic cerebellar tumor. *Ultrastruct Pathol*. 1987; 11: 751-759.
779. Mahapatra AK, Sinha AK, Sharma MC. Medullomyoblastoma. A rare cerebellar tumour in children. *Childs Nerv Syst*. 1998; 14: 312-316.
780. Anwer UE, Smith TW, DeGirolami U, Wilkinson HA. Medulloblastoma with cartilaginous differentiation. *Arch Pathol Lab Med*. 1989; 113: 84-88.
781. Ismail A, Lamont JM, Tweddle AD, et al. A 7-year-old boy with midline cerebellar mass. *Brain Pathol*. 2005; 15: 261-262, 7.
782. Dufour C, Beaugrand A, Pizer B, et al. Metastatic medulloblastoma in childhood: Chang's classification revisited. *Int J Surg Oncol*. 2012; 2012: 245385.
783. Korshunov A, Sturm D, Ryzhova M, et al. Embryonal tumor with abundant neuropil and true rosettes(ETANTR), ependymoblastoma, and medulloepithelioma share molecular similarity and comprise a single clinicopathological entity. *Acta Neuropathol*. 2014; 128: 279-289.
784. Spence T, Sin-Chan P, Picard D, et al. CNS-PNETs with C19MC Amplification and/ or LIN28 expression comprise a distinct histogenetic diagnostic and therapeutic entity. *Acta Neuropathol*. 2014; 128: 291-303.
785. Judkins AR, Ellison DW. Ependymoblastoma: dear, damned, distracting diagnosis, farewell!*. *Brain Pathol*. 2010; 20: 133-139.
786. Korshunov A, Ryzhova M, Jones DT, et al. LIN28A immunoreactivity is a potent diagnostic marker of embryonal tumor with multilayered rosettes(ETMR). *Acta Neuropathol*. 2012; 124: 875-881.
787. Molloy PT, Yachnis AT, Rorke LB, et al. Central nervous system medulloepithelioma: a series of eight cases including two arising in the pons. *J Neurosurg*. 1996; 84: 430-436.
788. Chavez M, Mafee MF, Castillo B, et al. Medulloepithelioma of the optic nerve. *J Pediatr Ophthalmol Strabismus*. 2004; 41: 48-52.
789. Pang LM, Roebuck DJ, Ng HK, Chan YL. Sellar and suprasellar medulloepithelioma. *Pediatr Radiol*. 2001; 31: 594-596.
790. DiCarlo EF, Woodruff JM, Bansal M, Erlandson RA. The purely epithelioid malignant peripheral nerve sheath tumor. *Am J Surg Pathol*. 1986; 10: 478-490.
791. Donner LR, Teshima I. Peripheral medulloepithelioma: an immunohistochemical, ultrastructural, and cytogenetic study of a rare, chemotherapy-sensitive, pediatric tumor. *Am J Surg Pathol*. 2003; 27: 1008-1012.
792. Khoddami M, Becker LE. Immunohistochemistry of medulloepithelioma and neural tube. *Pediatr Pathol Lab Med*. 1997; 17: 913-925.
793. Caccamo DV, Herman MM, Rubinstein LJ. An immunohistochemical study of the primitive and maturing elements of human cerebral medulloepitheliomas. *Acta Neuropathol*. 1989; 79: 248-254.
794. Deck JH. Cerebral medulloepithelioma with maturation into ependymal cells and ganglion cells. *J Neuropathol Exp Neurol*. 1969; 28: 442-454.
795. Scheithauer BW, Rubinstein LJ. Cerebral medulloepithelioma. Report of a case with multiple divergent neuroepithelial differentiation. *Childs Brain*. 1979; 5: 62-71.
796. Sharma MC, Mahapatra AK, Gaikwad S, et al. Pigmented medulloepithelioma: report of a case and review of the literature. *Childs Nerv Syst*. 1998; 14: 74-78.
797. Auer RN, Becker LE. Cerebral medulloepithelioma with bone, cartilage, and striated muscle. Light microscopic and immunohistochemical study. *J Neuropathol Exp Neurol*. 1983; 42: 256-267.
798. Troost D, Jansen GH, Dingemans KP. Cerebral medulloepithelioma—electron microscopy and immunohistochemistry. *Acta Neuropathol*. 1990; 80: 103-107.
799. Muller K, Zwiener I, Welker H, et al. Curative treatment for central nervous system medulloepithelioma despite residual disease after resection. Report of two cases treated according to the GPHO Protocol HIT 2000 and review of the literature. *Strahlenther Onkol*. 2011; 187: 757-762.
800. Bennett JP Jr, Rubinstein LJ. The biological behavior of primary cerebral neuroblastoma: a reappraisal of the clinical course in a series of 70 cases. *Ann Neurol*. 1984; 16: 21-27.
801. Horten BC, Rubinstein LJ. Primary cerebral neuroblastoma. A clinicopathological study of 35 cases. *Brain*. 1976; 99: 735-756.
802. Sibilla L, Martelli A, Farina L, et al. Ganglioneuroblastoma of the spinal cord. *AJNR Am J Neuroradiol*. 1995; 16: 875-877.
803. Kepes JJ, Belton K, Roessmann U, Ketcherside WJ. Primitive neuroectodermal tumors of the cauda equina in adults with no detectable primary intracranial neoplasm—three case studies. *Clin Neuropathol*. 1985; 4: 1-11.
804. Dehner LP, Abenoza P, Sibley RK. Primary cerebral neuroectodermal tumors: neuroblastoma, differentiated neuroblastoma, and composite neuroectodermal tumor. *Ultrastruct Pathol*. 1988; 12: 479-494.
805. Nishihara H, Ozaki Y, Ito T, et al. A case of cerebral ganglioneuronal tumor in the parietal lobe of an adult. *Brain Tumor Pathol*. 2008; 25: 45-49.
806. Takahashi M, Ishihara T, Yokota T, et al. A case of cerebral composite ganglioneuroblastoma: an immunohistochemical and ultrastructural study. *Acta Neuropathol*. 1990; 80: 98-102.
807. Sturm D, Orr BA, Toprak UH, et al. New brain tumor entities emerge from molecular classification of CNS-PNETs. *Cell*. 2016; 164: 1060-

1072.
808. Torres LF, Grant N, Harding BN, Scaravilli F. Intracerebral neuroblastoma. Report of a case with neuronal maturation and long survival. *Acta Neuropathol*. 1985; 68: 110-114.
809. Russell DS, Rubinstein LJ. *Pathology of Tumours of the Nervous System*. Baltimore: Williams & Wilkins; 1989.
810. Schiffer D, Cravioto H, Giordana MT, et al. Is polar spongioblastoma a tumor entity? *J Neurosurg*. 1993; 78: 587-591.
811. Burger PC, Yu IT, Tihan T, et al. Atypical teratoid/rhabdoid tumor of the central nervous system: a highly malignant tumor of infancy and childhood frequently mistaken for medulloblastoma: a Pediatric Oncology Group study. *Am J Surg Pathol*. 1998; 22: 1083-1092.
812. Rorke LB, Packer RJ, Biegel JA. Central nervous system atypical teratoid/rhabdoid tumors of infancy and childhood: definition of an entity. *J Neurosurg*. 1996; 85: 56-65.
813. Schneiderhan TM, Beseoglu K, Bergmann M, et al. Sellar atypical teratoid/rhabdoid tumours in adults. *Neuropathol Appl Neurobiol*. 2011; 37: 326-329.
814. Raisanen J, Biegel JA, Hatanpaa KJ, et al. Chromosome 22q deletions in atypical teratoid/rhabdoid tumors in adults. *Brain Pathol*. 2005; 15: 23-28.
815. Wang X, Liu X, Lin Z, et al. Atypical teratoid/rhabdoid tumor(AT/RT) arising from the acoustic nerve in a young adult: a case report and a review of literature. *Medicine (Baltimore)*. 2015; 94: e439.
816. Nadi M, Ahmad T, Huang A, et al. Atypical teratoid rhabdoid tumor diagnosis after partial resection of dysembryoplastic neuroepithelial tumor: case report and review of the literature. *Pediatr Neurosurg*. 2016; 51(4): 191-198.
817. Lau CS, Mahendraraj K, Chamberlain RS. Atypical teratoid rhabdoid tumors: a population-based clinical outcomes study involving 174 patients from the Surveillance, Epidemiology, and End Results database (1973–2010). *Cancer Manag Res*. 2015; 7: 301-309.
818. Fruhwald MC, Biegel JA, Bourdeaut F, et al. Atypical teratoid/rhabdoid tumors-current concepts, advances in biology, and potential future therapies. *Neuro Oncol*. 2016; 18(6): 764-778.
819. Sredni ST, Tomita T. Rhabdoid tumor predisposition syndrome. *Pediatr Dev Pathol*. 2015; 18: 49-58.
820. Pomeroy SL, Tamayo P, Gaasenbeek M, et al. Prediction of central nervous system embryonal tumour outcome based on gene expression. *Nature*. 2002; 415: 436-442.
821. Judkins AR. Immunohistochemistry of INI1 expression: a new tool for old challenges in CNS and soft tissue pathology. *Adv Anat Pathol*. 2007; 14: 335-339.
822. Hasselblatt M, Gesk S, Oyen F, et al. Nonsense mutation and inactivation of SMARCA4(BRG1) in an atypical teratoid/ rhabdoid tumor showing retained SMARCB1 (INI1) expression. *Am J Surg Pathol*. 2011; 35: 933-935.
823. Hasselblatt M, Oyen F, Gesk S, et al. Cribriform neuroepithelial tumor(CRINET): a nonrhabdoid ventricular tumor with INI1 loss and relatively favorable prognosis. *J Neuropathol Exp Neurol*. 2009; 68: 1249-1255.
824. Torchia J, Picard D, Lafay-Cousin L, et al. Molecular subgroups of atypical teratoid rhabdoid tumours in children: an integrated genomic and clinicopathological analysis. *Lancet Oncol*. 2015; 16(5): 569-582.
825. Behdad A, Perry A. Central nervous system primitive neuroectodermal tumors: a clinicopathologic and genetic study of 33 cases. *Brain Pathol*. 2010; 20: 441-450.
826. Yachnis AT, Rorke LB, Biegel JA, et al. Desmoplastic primitive neuroectodermal tumor with divergent differentiation. Broadening the spectrum of desmoplastic infantile neuroepithelial tumors. *Am J Surg Pathol*. 1992; 16: 998-1006.
827. Kruse-Losler B, Gaertner C, Burger H, et al. Melanotic neuroectodermal tumor of infancy: systematic review of the literature and presentation of a case. *Oral Surg Oral Med Oral Pathol Oral Radiol Endod*. 2006; 102: 204-216.
828. Gerald WL, Ladanyi M, de Alava E, et al. Clinical, pathologic, and molecular spectrum of tumors associated with t(11;22)(p13;q12): desmoplastic small round-cell tumor and its variants. *J Clin Oncol*. 1998; 16: 3028-3036.
829. Dedeurwaerdere F, Giannini C, Sciot R, et al. Primary peripheral PNET/Ewing's sarcoma of the dura: a clinicopathologic entity distinct from central PNET. *Mod Pathol*. 2002; 15: 673-678.
830. Jia L, Li G, You C, et al. Intramedullary Ewing's sarcoma of the spinal cord associated with hydrocephalus. *Neurol India*. 2009; 57: 828-829.
831. Han SJ, Clark AJ, Ivan ME, et al. Pathology of pineal parenchymal tumors. *Neurosurg Clin N Am*. 2011; 22: 335-340, vii.
832. de Kock L, Sabbaghian N, Druker H, et al. Germ-line and somatic DICER1 mutations in pineoblastoma. *Acta Neuropathol*. 2014; 128: 583-595.
833. Gadish T, Tulchinsky H, Deutsch AA, Rabau M. Pinealoblastoma in a patient with familial adenomatous polyposis: variant of Turcot syndrome type 2? Report of a case and review of the literature. *Dis Colon Rectum*. 2005; 48: 2343-2346.
834. Ikeda J, Sawamura Y, Meir EV. Pineoblastoma presenting in familial adenomatous polyposis(FAP): random association, FAP variant or Turcot syndrome? *Br J Neurosurg*. 1998; 576-578.
835. Sobel RA, Trice JE, Nielsen SL, Ellis WG. Pineoblastoma with ganglionic and glial differentiation: report of two cases. *Acta Neuropathol*. 1981; 55: 243-246.
836. Min KW, Scheithauer BW, Bauserman SC. Pineal parenchymal tumors: an ultrastructural study with prognostic implications. *Ultrastruct Pathol*. 1994; 18: 69-85.
837. Fevre-Montange M, Champier J, Szathmari A, et al. Microarray analysis reveals differential gene expression patterns in tumors of the pineal region. *J Neuropathol Exp Neurol*. 2006; 65: 675-684.
838. Mena H, Rushing EJ, Ribas JL, et al. Tumors of pineal parenchymal cells: a correlation of histological features, including nucleolar organizer regions, with survival in 35 cases. *Hum Pathol*. 1995; 26: 20-30.
839. Amoaku WM, Willshaw HE, Parkes SE, et al. Trilateral retinoblastoma. A report of five patients. *Cancer*. 1996; 78: 858-863.
840. Plowman PN, Pizer B, Kingston JE. Pineal parenchymal tumours: II. On the aggressive behaviour of pineoblastoma in patients with an inherited mutation of the RB1 gene. *Clin Oncol(R Coll Radiol)*. 2004; 16: 244-247.
841. Ahuja A, Sharma MC, Suri V, et al. Pineal anlage tumour—a rare entity with divergent histology. *J Clin Neurosci*. 2011; 18: 811-813.
842. Olaya JE, Raghavan R, Totaro L, Zouros A. Pineal anlage tumor in a 5-month-old boy. *J Neurosurg Pediatr*. 2010; 5: 636-640.
843. Min KW, Seo IS, Song J. Postnatal evolution of the human pineal gland. An immunohistochemical study. *Lab Invest*. 1987; 57: 724-728.
844. Raisanen J, Vogel H, Horoupian DS. Primitive pineal tumor with retinoblastomatous and retinal/ciliary epithelial differentiation: an immunohistochemical study. *J Neurooncol*. 1990; 9: 165-170.
845. Gudinaviciene I, Pranys D, Zheng P, Kros JM. A 10-month-old boy with a large pineal tumor. *Brain Pathol*. 2005; 15: 263-264, 7.
846. Jouvet A, Saint-Pierre G, Fauchon F, et al. Pineal parenchymal tumors: a correlation of histological features with prognosis in 66 cases. *Brain Pathol*. 2000; 10: 49-60.
847. Fevre-Montange M, Szathmari A, Champier J, et al. Pineocytoma and pineal parenchymal tumors of intermediate differentiation presenting cytologic pleomorphism: a multicenter study. *Brain Pathol*. 2008; 18: 354-359.
848. Kuchelmeister K, von Borcke IM, Klein H, et al. Pleomorphic pineocytoma with extensive neuronal differentiation: report of two cases. *Acta Neuropathol*. 1994; 88: 448-453.
849. Jouvet A, Fevre-Montange M, Besancon R, et al. Structural and ultrastructural characteristics of human pineal gland, and pineal parenchymal tumors. *Acta Neuropathol*. 1994; 88: 334-348.
850. Illum N, Korf HW, Julian K, et al. Concurrent uveoretinitis and pineocytoma in a child suggests a causal relationship. *Br J Ophthalmol*. 1992; 76: 574-576.
851. Schild SE, Scheithauer BW, Schomberg PJ, et al. Pineal parenchymal tumors. Clinical, pathologic, and therapeutic aspects. *Cancer*. 1993; 72: 870-880.
852. Fevre Montange M, Vasiljevic A, Bergemer Fouquet AM, et al. Histopathologic and ultrastructural features and claudin expression in papillary tumors of the pineal region: a multicenter analysis. *Am J Surg Pathol*. 2012; 36: 916-928.
853. Heim S, Sill M, Jones DT, et al. Papillary tumor of the pineal region: a distinct molecular entity. *Brain Pathol*. 2016; 26(2): 199-205.
854. Fevre-Montange M, Hasselblatt M, Figarella-Branger D, et al. Prognosis and histopathologic features in papillary tumors of the pineal region: a retrospective multicenter study of 31 cases. *J Neuropathol Exp Neurol*. 2006; 65: 1004-1011.
855. Hasselblatt M, Blumcke I, Jeibmann A, et al. Immunohistochemical profile and chromosomal imbalances in papillary tumours of the pineal region. *Neuropathol Appl Neurobiol*. 2006; 32: 278-283.
856. Heim S, Coras R, Ganslandt O, et al. Papillary tumor of the pineal region with anaplastic small cell component. *J Neurooncol*. 2013; 115: 127-130.
857. Mobley B, Kalani MY, Harsh GRt, et al. Papillary tumor of the spinal cord: report of 2 cases. *Am J Surg Pathol*. 2009; 33: 1191-1197.
858. Sharma MC, Jain D, Sarkar C, et al. Papillary tumor of the pineal region—a recently described entity: a report of three cases and review of the literature. *Clin Neuropathol*. 2009; 28: 295-302.
859. Wiemels J, Wrensch M, Claus EB. Epidemiology and etiology of meningioma. *J Neurooncol*. 2010; 99: 307-314.
860. Ravindranath K, Vasudevan MC, Pande A, Symss N. Management of pediatric intracranial meningiomas: an analysis of 31 cases and review of literature. *Childs Nerv Syst*. 2013; 29: 573-582.
861. Thuijs NB, Uitdehaag BM, Van Ouwerkerk WJ, et al. Pediatric meningiomas in The Netherlands 1974-2010: a descriptive epidemiological case study. *Childs Nerv Syst*. 2012; 28: 1009-1015.
862. Perry A, Giannini C, Raghavan R, et al. Aggressive phenotypic and genotypic features in pediatric and NF2-associated meningiomas: a clinicopathologic study of 53 cases. *J Neuropathol Exp Neurol*. 2001; 60: 994-1003.
863. Lanotte M, Benech F, Panciani PP, et al. Systemic cancer metastasis in a meningioma: report

of two cases and review of the literature. *Clin Neurol Neurosurg*. 2009; 111: 87-93.
864. Smith MJ. Germline and somatic mutations in meningiomas. *Cancer Genet*. 2015; 208: 107-114.
865. Hadfield KD, Smith MJ, Trump D, et al. SMARCB1 mutations are not a common cause of multiple meningiomas. *J Med Genet*. 2010; 47: 567-568.
866. Ron E, Modan B, Boice JD Jr, et al. Tumors of the brain and nervous system after radiotherapy in childhood. *N Engl J Med*. 1988; 319: 1033-1039.
867. Yonehara S, Brenner AV, Kishikawa M, et al. Clinical and epidemiologic characteristics of first primary tumors of the central nervous system and related organs among atomic bomb survivors in Hiroshima and Nagasaki, 1958–1995. *Cancer*. 2004; 101: 1644-1654.
868. Claus EB, Calvocoressi L, Bondy ML, et al. Dental x-rays and risk of meningioma. *Cancer*. 2012; 118: 4530-4537.
869. Preston DL, Ron E, Yonehara S, et al. Tumors of the nervous system and pituitary gland associated with atomic bomb radiation exposure. *J Natl Cancer Inst*. 2002; 94: 1555-1563.
870. Sadetzki S, Flint-Richter P, Ben-Tal T, Nass D. Radiation-induced meningioma: a descriptive study of 253 cases. *J Neurosurg*. 2002; 97: 1078-1082.
871. Phillips LE, Koepsell TD, van Belle G, et al. History of head trauma and risk of intracranial meningioma: population-based case-control study. *Neurology*. 2002; 58: 1849-1852.
872. Barnett GH, Chou SM, Bay JW. Posttraumatic intracranial meningioma: a case report and review of the literature. *Neurosurgery*. 1986; 18: 75-78.
873. Saleh J, Silberstein HJ, Salner AL, Uphoff DF. Meningioma: the role of a foreign body and irradiation in tumor formation. *Neurosurgery*. 1991; 29: 113-118, discussion 118-119.
874. Matyja E, Kuchna I, Kroh H, et al. Meningiomas and gliomas in juxtaposition: casual or causal coexistence? Report of two cases. *Am J Surg Pathol*. 1995; 19: 37-41.
875. Fox MD, Billings SD, Gleason BC, et al. Cutaneous meningioma: a potential diagnostic pitfall in p63 positive cutaneous neoplasms. *J Cutan Pathol*. 2013; 40(10): 891-895.
876. Perry A. Ectopic meningioma/meningothelial hamartoma. In: Fletcher CDM, Bridge JA, Hogendoorn PCW, Mertens F, eds. *WHO classification of Tumours of Soft Tissue and Bone*. 4th ed. Lyon, France: IARC; 2013: 182-183.
877. Lang FF, Macdonald OK, Fuller GN, DeMonte F. Primary extradural meningiomas: a report on nine cases and review of the literature from the era of computerized tomography scanning. *J Neurosurg*. 2000; 93: 940-950.
878. Mogi A, Hirato J, Kosaka T, et al. Primary mediastinal atypical meningioma: report of a case and literature review. *World J Surg Oncol*. 2012; 10: 17.
879. Weber C, Pautex S, Zulian GB, et al. Primary pulmonary malignant meningioma with lymph node and liver metastasis in a centenary woman, an autopsy case. *Virchows Arch*. 2013; 462(4): 481-485.
880. Masago K, Hosada W, Sasaki E, et al. Is primary pulmonary meningioma a giant form of a meningothelial-like nodule? A case report and review of the literature. *Case Rep Oncol*. 2012; 5: 471-478.
881. Coons SW, Johnson PC. Brachial plexus meningioma, report of a case with immunohistochemical and ultrastructural examination. *Acta Neuropathol*. 1989; 77: 445-448.
882. Mizutani E, Tsuta K, Maeshima AM, et al. Minute pulmonary meningothelial-like nodules: clinicopathologic analysis of 121 patients. *Hum Pathol*. 2009; 40: 678-682.
883. Perry A, Scheithauer BW, Stafford SL, et al. "Malignancy" in meningiomas: a clinicopathologic study of 116 patients, with grading implications. *Cancer*. 1999; 85: 2046-2056.
884. Lin BJ, Chou KN, Kao HW, et al. Correlation between magnetic resonance imaging grading and pathological grading in meningioma. *J Neurosurg*. 2014; 1-8.
885. Jaaskelainen J, Haltia M, Servo A. Atypical and anaplastic meningiomas: radiology, surgery, radiotherapy, and outcome. *Surg Neurol*. 1986; 25: 233-242.
886. Watanabe Y, Yamasaki F, Kajiwara Y, et al. Preoperative histological grading of meningiomas using apparent diffusion coefficient at 3T MRI. *Eur J Radiol*. 2013; 82: 658-663.
887. Tan LA, Boco T, Johnson AK, et al. Magnetic resonance imaging characteristics of typical and atypical/anaplastic meningiomas—case series and literature review. *Br J Neurosurg*. 2014; 1-5.
888. Nestor SL, Perry A, Kurtkaya O, et al. Melanocytic colonization of a meningothelial meningioma: histopathological and ultrastructural findings with immunohistochemical and genetic correlation: case report. *Neurosurgery*. 2003; 53: 211-214, discussion 214-215.
889. Couce ME, Perry A, Webb P, et al. Fibrous meningioma with tyrosine-rich crystals. *Ultrastruct Pathol*. 1999; 23: 341-345. 890.
Michaud J, Gagne F. Microcystic meningioma. Clinicopathologic report of eight cases. *Arch Pathol Lab Med*. 1983; 107: 75-80.
891. Paek SH, Kim SH, Chang KH, et al. Microcystic meningiomas: radiological characteristics of 16 cases. *Acta Neurochir (Wien)*. 2005; 147: 965-972, discussion 972.
892. Probst-Cousin S, Villagran-Lillo R, Lahl R, et al. Secretory meningioma: clinical, histologic, and immunohistochemical findings in 31 cases. *Cancer*. 1997; 79: 2003-2015.
893. Louis DN, Hamilton AJ, Sobel RA, Ojemann RG. Pseudopsammomatous meningioma with elevated serum carcinoembryonic antigen: a true secretory meningioma. Case report. *J Neurosurg*. 1991; 74: 129-132.
894. Reuss DE, Piro RM, Jones DT, et al. Secretory meningiomas are defined by combined KLF4 K409Q and TRAF7 mutations. *Acta Neuropathol*. 2013; 125: 351-358.
895. Lal A, Dahiya S, Gonzales M, et al. IgG4 overexpression is rare in meningiomas with a prominent inflammatory component: a review of 16 cases. *Brain Pathol*. 2014; 24: 352-359.
896. Zhu HD, Xie Q, Gong Y, et al. Lymphoplasmacyte-rich meningioma: our experience with 19 cases and a systematic literature review. *Int J Clin Exp Med*. 2013; 6: 504-515.
897. Kepes JJ, Chen WY, Connors MH, Vogel FS. "Chordoid" meningeal tumors in young individuals with peritumoral lymphoplasmacellular infiltrates causing systemic manifestations of the Castleman syndrome. A report of seven cases. *Cancer*. 1988; 62: 391-406.
898. Arima T, Natsume A, Hatano H, et al. Intraventricular chordoid meningioma presenting with Castleman disease due to overproduction of interleukin-6. Case report. *J Neurosurg*. 2005; 102: 733-737.
899. Couce ME, Aker FV, Scheithauer BW. Chordoid meningioma: a clinicopathologic study of 42 cases. *Am J Surg Pathol*. 2000; 24: 899-905.
900. Rowsell C, Sirbovan J, Rosenblum MK, Perez-Ordonez B. Primary chordoid meningioma of lung. *Virchows Arch*. 2005; 446: 333-337.
901. Colnat-Coulbois S, Kremer S, Weinbreck N, et al. Lipomatous meningioma: report of 2 cases and review of the literature. *Surg Neurol*. 2008; 69: 398-402.
902. Lattes R, Bigotti G. Lipoblastic meningioma: "vacuolated meningioma". *Hum Pathol*. 1991; 22: 164-171.
903. Roncaroli F, Scheithauer BW, Laeng RH, et al. Lipomatous meningioma: a clinicopathologic study of 18 cases with special reference to the issue of metaplasia. *Am J Surg Pathol*. 2001; 25: 769-775.
904. Jacques TS, Valentine A, Bradford R, McLaughlin JE. December 2003: a 70-year-old woman with a recurrent meningeal mass. Recurrent meningioma with rhabdomyosarcomatous differentiation. *Brain Pathol*. 2004; 14: 229-230.
905. Sugita Y, Shigemori M, Harada H, et al. Primary meningeal sarcomas with leiomyoblastic differentiation: a proposal for a new subtype of primary meningeal sarcomas. *Am J Surg Pathol*. 2000; 24: 1273-1278.
906. Liverman C, Mafra M, Chuang SS, et al. A clinicopathologic study of 11 rosette-forming meningiomas: a rare and potentially confusing pattern. *Acta Neuropathol*. 2015; 130: 311-313.
907. Kepes J. *Meningiomas: Biology, Pathology, and Differential Diagnosis*. New York: Masson; 1982.
908. Alexander RT, McLendon RE, Cummings TJ. Meningioma with eosinophilic granular inclusions. *Clin Neuropathol*. 2004; 23: 292-297.
909. Abedalthagafi MS, Merrill PH, Bi WL, et al. Angiomatous meningiomas have a distinct genetic profile with multiple chromosomal polysomies including polysomy of chromosome 5. *Oncotarget*. 2014; 5: 10596-10606.
910. Hasselblatt M, Nolte KW, Paulus W. Angiomatous meningioma: a clinicopathologic study of 38 cases. *Am J Surg Pathol*. 2004; 28: 390-393.
911. Im SH, Chung CK, Cho BK, et al. Sclerosing meningioma: clinicopathological study of four cases. *J Neurooncol*. 2004; 68: 169-175.
912. Kim NR, Im SH, Chung CK, et al. Sclerosing meningioma: immunohistochemical analysis of five cases. *Neuropathol Appl Neurobiol*. 2004; 30: 126-135.
913. Davidson GS, Hope JK. Meningeal tumors of childhood. *Cancer*. 1989; 63: 1205-1210.
914. Giangaspero F, Guiducci A, Lenz FA, et al. Meningioma with meningioangiomatosis: a condition mimicking invasive meningiomas in children and young adults: report of two cases and review of the literature. *Am J Surg Pathol*. 1999; 23: 872-875.
915. Vaubel RA, Chen SG, Raleigh DR, et al. Meningiomas with rhabdoid features lacking other histologic features of malignancy: a study of 44 cases and review of the literature. *J Neuropathol Exp Neurol*. 2016; 75: 44-52.
916. Zorludemir S, Scheithauer BW, Hirose T, et al. Clear cell meningioma. A clinicopathologic study of a potentially aggressive variant of meningioma. *Am J Surg Pathol*. 1995; 19: 493-505.
917. Wang XQ, Huang MZ, Zhang H, et al. Clear cell meningioma: clinical features, CT, and MR imaging findings in 23 patients. *J Comput Assist Tomogr*. 2014; 38(2): 200-208.
918. Carlotti CG Jr, Neder L, Colli BO, et al. Clear cell meningioma of the fourth ventricle. *Am J Surg Pathol*. 2003; 27: 131-135.
919. Smith MJ, O'Sullivan J, Bhaskar SS, et al. Loss-of-function mutations in SMARCE1 cause an inherited disorder of multiple spinal meningiomas. *Nat Genet*. 2013; 45: 295-298.
920. Gerkes EH, Fock JM, den Dunnen WF, et al. A heritable form of SMARCE1-related menin-

giomas with important implications for follow-up and family screening. *Neurogenetics*. 2016; 17: 83-89.
921. Teo JG, Goh KY, Rosenblum MK, et al. Intraparenchymal clear cell meningioma of the brainstem in a 2-year-old child. Case report and literature review. *Pediatr Neurosurg*. 1998; 28: 27-30.
922. Perry A, Scheithauer BW, Stafford SL, et al. Rhabdoid" meningioma: an aggressive variant. *Am J Surg Pathol*. 1998; 22: 1482-1490.
923. Wu YT, Ho JT, Lin YJ, Lin JW. Rhabdoid papillary meningioma: a clinicopathologic case series study. *Neuropathology*. 2011; 31: 599-605.
924. Roncaroli F, Riccioni L, Cerati M, et al. Oncocytic meningioma. *Am J Surg Pathol*. 1997; 21: 375-382.
925. Gallina P, Buccoliero AM, Mariotti F, et al. Oncocytic meningiomas: cases with benign histopathological features and a favorable clinical course. *J Neurosurg*. 2006; 105: 736-738.
926. Ludwin SK, Rubinstein LJ, Russell DS. Papillary meningioma: a malignant variant of meningioma. *Cancer*. 1975; 36: 1363-1373.
927. Pasquier B, Gasnier F, Pasquier D, et al. Papillary meningioma. Clinicopathologic study of seven cases and review of the literature. *Cancer*. 1986; 58: 299-305.
928. Rajaram V, Brat DJ, Perry A. Anaplastic meningioma versus meningeal hemangiopericytoma: immunohistochemical and genetic markers. *Hum Pathol*. 2004; 35: 1413-1418.
929. Winek RR, Scheithauer BW, Wick MR. Meningioma, meningeal hemangiopericytoma (angioblastic meningioma), peripheral hemangiopericytoma, and acoustic schwannoma. A comparative immunohistochemical study. *Am J Surg Pathol*. 1989; 13: 251-261.
930. Agaimy A, Buslei R, Coras R, et al. Comparative study of soft tissue perineurioma and meningioma using a five-marker immunohistochemical panel. *Histopathology*. 2014; 65: 60-70.
931. Hahn HP, Bundock EA, Hornick JL. Immunohistochemical staining for claudin-1 can help distinguish meningiomas from histologic mimics. *Am J Clin Pathol*. 2006; 125: 203-208.
932. Perry A, Cai DX, Scheithauer BW, et al. Merlin, DAL-1, and progesterone receptor expression in clinicopathologic subsets of meningioma: a correlative immunohistochemical study of 175 cases. *J Neuropathol Exp Neurol*. 2000; 59: 872-879.
933. Miettinen M, Paetau A. Mapping of the keratin polypeptides in meningiomas of different types: an immunohistochemical analysis of 463 cases. *Hum Pathol*. 2002; 33: 590-598.
934. Liu Y, Sturgis CD, Bunker M, et al. Expression of cytokeratin by malignant meningiomas: diagnostic pitfall of cytokeratin to separate malignant meningiomas from metastatic carcinoma. *Mod Pathol*. 2004; 17: 1129-1133.
935. Mittal S, Jain D, Roy S, Mehta VS. Correlation of p63 protein expression with histological grade of meningiomas: an immunohistochemical study. *Int J Surg Pathol*. 2012; 20: 349-354.
936. Budka H. Non-glial specificities of immunocytochemistry for the glial fibrillary acidic protein(GFAP). Triple expression of GFAP, vimentin and cytokeratins in papillary meningioma and metastasizing renal carcinoma. *Acta Neuropathol*. 1986; 72: 43-54.
937. Hojo H, Abe M. Rhabdoid papillary meningioma. *Am J Surg Pathol*. 2001; 25: 964-969.
938. Haberler C, Jarius C, Lang S, et al. Fibrous meningeal tumours with extensive non-calcifying collagenous whorls and glial fibrillary acidic protein expression: the whorling-sclerosing variant of meningioma. *Neuropathol Appl Neurobiol*. 2002; 28: 42-47.
939. Tsuchida T, Matsumoto M, Shirayama Y, et al. Immunohistochemical observation of foci of muscle actin-positive tumor cells in meningiomas. *Arch Pathol Lab Med*. 1996; 120: 267-269.
940. Sangoi AR, Dulai MS, Beck AH, et al. Distinguishing chordoid meningiomas from their histologic mimics: an immunohistochemical evaluation. *Am J Surg Pathol*. 2009; 33: 669-681.
941. Perry A, Fuller CE, Judkins AR, et al. INI1 expression is retained in composite rhabdoid tumors, including rhabdoid meningiomas. *Mod Pathol*. 2005; 18: 951-958.
942. Wellenreuther R, Kraus JA, Lenartz D, et al. Analysis of the neurofibromatosis 2 gene reveals molecular variants of meningioma. *Am J Pathol*. 1995; 146: 827-832.
943. Lekanne Deprez RH, Bianchi AB, Groen NA, et al. Frequent NF2 gene transcript mutations in sporadic meningiomas and vestibular schwannomas. *Am J Hum Genet*. 1994; 54: 1022-1029.
944. Brastianos PK, Horowitz PM, Santagata S, et al. Genomic sequencing of meningiomas identifies oncogenic SMO and AKT1 mutations. *Nat Genet*. 2013; 45: 285-289.
945. Clark VE, Erson-Omay EZ, Serin A, et al. Genomic analysis of non-NF2 meningiomas reveals mutations in TRAF7, KLF4, AKT1, and SMO. *Science*. 2013; 339: 1077-1080.
946. Sahm F, Bissel J, Koelsche C, et al. AKT1E17K mutations cluster with meningothelial and transitional meningiomas and can be detected by SFRP1 immunohistochemistry. *Acta Neuropathol*. 2013; 126: 757-762.
947. Mawrin C, Perry A. Pathological classification and molecular genetics of meningiomas. *J Neurooncol*. 2010; 99: 379-391.
948. Sahm F, Schrimpf D, Olar A, et al. TERT promoter mutations and risk of recurrence in meningioma. *J Natl Cancer Inst*. 2016; 108.
949. Kallio M, Sankila R, Hakulinen T, Jaaskelainen J. Factors affecting operative and excess long-term mortality in 935 patients with intracranial meningioma. *Neurosurgery*. 1992; 31: 2-12.
950. Perry A, Stafford SL, Scheithauer BW, et al. Meningioma grading: an analysis of histologic parameters. *Am J Surg Pathol*. 1997; 21: 1455-1465.
951. Perry A, Chicoine MR, Filiput E, et al. Clinicopathologic assessment and grading of embolized meningiomas: a correlative study of 64 patients. *Cancer*. 2001; 92: 701-711.
952. Perry A, Banerjee R, Lohse CM, et al. A role for chromosome 9p21 deletions in the malignant progression of meningiomas and the prognosis of anaplastic meningiomas. *Brain Pathol*. 2002; 12: 183-190.
953. Adeberg S, Hartmann C, Welzel T, et al. Long-term outcome after radiotherapy in patients with atypical and malignant meningiomas—clinical results in 85 patients treated in a single institution leading to optimized guidelines for early radiation therapy. *Int J Radiat Oncol Biol Phys*. 2012; 83: 859-864.
954. Zhu H, Xie Q, Zhou Y, et al. Analysis of prognostic factors and treatment of anaplastic meningioma in China. *J Clin Neurosci*. 2015; 22: 690-695.
955. Aizer AA, Bi WL, Kandola MS, et al. Extent of resection and overall survival for patients with atypical and malignant meningioma. *Cancer*. 2015; 121: 4376-4381.
956. Marciscano AE, Stemmer-Rachamimov AO, Niemierko A, et al. Benign meningiomas (WHO Grade I) with atypical histological features: correlation of histopathological features with clinical outcomes. *J Neurosurg*. 2015; 1-9.
957. Abry E, Thomassen IO, Salvesen OO, Torp SH. The significance of Ki-67/MIB-1 labeling index in human meningiomas: a literature study. *Pathol Res Pract*. 2010; 206: 810-815.
958. Perry A, Stafford SL, Scheithauer BW, et al. The prognostic significance of MIB-1, p53, and DNA flow cytometry in completely resected primary meningiomas. *Cancer*. 1998; 82: 2262-2269.
959. Olar A, Wani KM, Sulman EP, et al. Mitotic index is an independent predictor of recurrence-free survival in meningioma. *Brain Pathol*. 2015; 25: 266-275.
960. Surov A, Gottschling S, Bolz J, et al. Distant metastases in meningioma: an underestimated problem. *J Neurooncol*. 2013; 112: 323-327.
961. Nakayama Y, Horio H, Horiguchi S, Hato T. Pulmonary and pleural metastases from benign meningeal meningioma: a case report. *Ann Thorac Cardiovasc Surg*. 2014; 20(5): 410-413.
962. Psaras T, Pantazis G, Steger V, et al. Benign meningioma developing late lung metastases: case report and review of the literature. *Clin Neuropathol*. 2009; 28: 453-459.
963. von Deimling A, Kraus JA, Stangl AP, et al. Evidence for subarachnoid spread in the development of multiple meningiomas. *Brain Pathol*. 1995; 5: 11-14.
964. Benesch M, von Bueren AO, Dantonello T, et al. Primary intracranial soft tissue sarcoma in children and adolescents: a cooperative analysis of the European CWS and HIT study groups. *J Neurooncol*. 2013; 111: 337-345.
965. Oliveira AM, Scheithauer BW, Salomao DR, et al. Primary sarcomas of the brain and spinal cord: a study of 18 cases. *Am J Surg Pathol*. 2002; 26: 1056-1063.
966. Paulus W, Slowik F, Jellinger K. Primary intracranial sarcomas: histopathological features of 19 cases. *Histopathology*. 1991; 18: 395-402.
967. Robinson DR, Wu YM, Kalyana-Sundaram S, et al. Identification of recurrent NAB2-STAT6 gene fusions in solitary fibrous tumor by integrative sequencing. *Nat Genet*. 2013; 45: 180-185.
968. Chmielecki J, Crago AM, Rosenberg M, et al. Whole-exome sequencing identifies a recurrent NAB2-STAT6 fusion in solitary fibrous tumors. *Nat Genet*. 2013; 45: 131-132.
969. Schweizer L, Koelsche C, Sahm F, et al. Meningeal hemangiopericytoma and solitary fibrous tumors carry the NAB2-STAT6 fusion and can be diagnosed by nuclear expression of STAT6 protein. *Acta Neuropathol*. 2013; 125: 651-658.
970. Carneiro SS, Scheithauer BW, Nascimento AG, et al. Solitary fibrous tumor of the meninges: a lesion distinct from fibrous meningioma. A clinicopathologic and immunohistochemical study. *Am J Clin Pathol*. 1996; 106: 217-224.
971. Bouvier C, Metellus P, de Paula AM, et al. Solitary fibrous tumors and hemangiopericytomas of the meninges: overlapping pathological features and common prognostic factors suggest the same spectrum of tumors. *Brain Pathol*. 2012; 22: 511-521.
972. Bisceglia M, Galliani C, Giannatempo G, et al. Solitary fibrous tumor of the central nervous system: a 15-year literature survey of 220 cases(August 1996–July 2011). *Adv Anat Pathol*. 2011; 18: 356-392.
973. Dardick I, Hammar SP, Scheithauer BW. Ultrastructural spectrum of hemangiopericytoma: a comparative study of fetal, adult, and neoplastic pericytes. *Ultrastruct Pathol*. 1989; 13: 111-154.
974. Rutkowski MJ, Sughrue ME, Kane AJ, et al. Predictors of mortality following treatment of intracranial hemangiopericytoma. *J Neurosurg*. 2010; 113: 333-339.
975. Mena H, Ribas JL, Pezeshkpour GH, et al. He-

mangiopericytoma of the central nervous system: a review of 94 cases. *Hum Pathol*. 1991; 22: 84-91.

976. Ghose A, Guha G, Kundu R, et al. CNS hemangiopericytoma: a systematic review of 523 patients. *Am J Clin Oncol*. 2017; 40(3): 223-227.
977. Ghia AJ, Allen PK, Mahajan A, et al. Intracranial hemangiopericytoma and the role of radiation therapy: a population based analysis. *Neurosurgery*. 2013; 72: 203-209.
978. Ghia AJ, Chang EL, Allen PK, et al. Intracranial hemangiopericytoma: patterns of failure and the role of radiation therapy. *Neurosurgery*. 2013; 73: 624-630, discussion 630-631.
979. Reyes-Mugica M, Chou P, Gonzalez-Crussi F, Tomita T. Fibroma of the meninges in a child: immunohistological and ultrastructural study. Case report. *J Neurosurg*. 1992; 76: 143-147.
980. Hisaoka M, Furuta A, Rikimaru S. Sclerosing fibrous tumor of the cauda equina: a fibroblastic variant of peripheral nerve tumors? *Acta Neuropathol*. 1993; 86: 193-197.
981. Iyer GV, Vaishya ND, Bhaktaviziam A, et al. Angiofibroma of the middle cranial fossa. Case report. *J Neurosurg*. 1971; 35: 90-94.
982. Shinojima N, Ohta K, Yano S, et al. Myofibroblastoma in the suprasellar region. Case report. *J Neurosurg*. 2002; 97: 1203-1207.
983. Mitchell A, Scheithauer BW, Ebersold MJ, Forbes GS. Intracranial fibromatosis. *Neurosurgery*. 1991; 29: 123-126.
984. Pagenstecher A, Emmerich B, van Velthoven V, et al. Exclusively intracranial cranial fasciitis in a child. Case report. *J Neurosurg*. 1995; 83: 744-747.
985. Nishio S, Morioka T, Inamura T, et al. Radiation-induced brain tumours: potential late complications of radiation therapy for brain tumours. *Acta Neurochir(Wien)*. 1998; 140: 763-770.
986. Gaspar LE, Mackenzie IR, Gilbert JJ, et al. Primary cerebral fibrosarcomas. Clinicopathologic study and review of the literature. *Cancer*. 1993; 72: 3277-3281.
987. Lopes MB, Lanzino G, Cloft HJ, et al. Primary fibrosarcoma of the sella unrelated to previous radiation therapy. *Mod Pathol*. 1998; 11: 579-584.
988. Hamlat A, Adn M, Caulet-Maugendre S, Guegan Y. Cerebellar malignant fibrous histiocytoma: case report and literature review. *Neurosurgery*. 2004; 54: 745-751, discussion 751-752.
989. Hansen JM, Larsen VA, Scheie D, et al. Primary intracranial angiomatoid fibrous histiocytoma presenting with anaemia and migraine-like headaches and aura as early clinical features. *Cephalalgia*. 2015; 35: 1334-1336.
990. Dunham C, Hussong J, Seiff M, et al. Primary intracerebral angiomatoid fibrous histiocytoma: report of a case with a t(12;22) (q13;q12) causing type 1 fusion of the EWS and ATF-1 genes. *Am J Surg Pathol*. 2008; 32: 478-484.
991. Doyle LA, Moller E, Dal Cin P, et al. MUC4 is a highly sensitive and specific marker for low-grade fibromyxoid sarcoma. *Am J Surg Pathol*. 2011; 35: 733-741.
992. Saito R, Kumabe T, Watanabe M, et al. Low-grade fibromyxoid sarcoma of intracranial origin. *J Neurosurg*. 2008; 108: 798-802.
993. Bilsky MH, Schefler AC, Sandberg DI, et al. Sclerosing epithelioid fibrosarcomas involving the neuraxis: report of three cases. *Neurosurgery*. 2000; 47: 956-959, discussion 959-960.
994. Hornick JL, Sholl LM, Dal Cin P, et al. Expression of ROS1 predicts ROS1 gene rearrangement in inflammatory myofibroblastic tumors. *Mod Pathol*. 2015; 28: 732-739.
995. Antonescu CR, Suurmeijer AJ, Zhang L, et al. Molecular characterization of inflammatory myofibroblastic tumors with frequent ALK and ROS1 gene fusions and rare novel RET rearrangement. *Am J Surg Pathol*. 2015; 39: 957-967.
996. Brown PG, Shaver EG. Myolipoma in a tethered cord. Case report and review of the literature. *J Neurosurg*. 2000; 92: 214-216.
997. Blount JP, Elton S. Spinal lipomas. *Neurosurg Focus*. 2001; 10: e3.
998. Ahmed O, Zhang S, Thakur JD, Nanda A. Non-dysraphic intramedullary cervical cord lipoma with exophytic component: case report. *J Neurol Surg Rep*. 2015; 76: e87-e90.
999. Arnold PM, Gust TD, Newell K. Intramedullary leiomyolipoma of the thoracic spine. Case report. *J Neurosurg Spine*. 2007; 6: 438-440.
1000. Harrison MJ, Mitnick RJ, Rosenblum BR, Rothman AS. Leptomyelolipoma: analysis of 20 cases. *J Neurosurg*. 1990; 73: 360-367.
1001. Preul MC, Leblanc R, Tampieri D, et al. Spinal angiolipomas. Report of three cases. *J Neurosurg*. 1993; 78: 280-286.
1002. Lin YC, Huang CC, Chen HJ. Intraspinal osteolipoma. Case report. *J Neurosurg*. 2001; 94: 126-128.
1003. Haddad SF, Hitchon PW, Godersky JC. Idiopathic and glucocorticoid-induced spinal epidural lipomatosis. *J Neurosurg*. 1991; 74: 38-42.
1004. Perling LH, Laurent JP, Cheek WR. Epidural hibernoma as a complication of corticosteroid treatment. Case report. *J Neurosurg*. 1988; 69: 613-616.
1005. Chitoku S, Kawai S, Watabe Y, et al. Intradural spinal hibernoma: case report. *Surg Neurol*. 1998; 49: 509-512, discussion 512-513.
1006. Budka H. Intracranial lipomatous hamartomas (intracranial "lipomas"). A study of 13 cases including combinations with medulloblastoma, colloid and epidermoid cysts, angiomatosis and other malformations. *Acta Neuropathol*. 1974; 28: 205-222.
1007. Sheridan F, Scharf D, Henderson VW, Miller CA. Lipomas of the mesencephalic tectum and rostral pons associated with sleep apnea syndrome. *Clin Neuropathol*. 1990; 9: 152-156.
1008. Tresser N, Parveen T, Roessmann U. Intracranial lipomas with teratomatous elements. *Arch Pathol Lab Med*. 1993; 117: 918-920.
1009. Pirotte B, Krischek B, Levivier M, et al. Diagnostic and microsurgical presentation of intracranial angiolipomas. Case report and review of the literature. *J Neurosurg*. 1998; 88: 129-132.
1010. Bognar L, Balint K, Bardoczy Z. Symptomatic osteolipoma of the tuber cinereum. Case report. *J Neurosurg*. 2002; 96: 361-363.
1011. Ahmadi SA, van Landeghem FK, Blechschmidt C, et al. Intratentorial osteochondrolipoma in a 9-year-old boy. *J Neurosurg Pediatr*. 2009; 3: 386-391.
1012. Bigelow DC, Eisen MD, Smith PG, et al. Lipomas of the internal auditory canal and cerebellopontine angle. *Laryngoscope*. 1998; 108: 1459-1469.
1013. Wu SS, Lo WW, Tschirhart DL, et al. Lipochoristomas(lipomatous tumors) of the acoustic nerve. *Arch Pathol Lab Med*. 2003; 127: 1475-1479.
1014. Feldman RP, Marcovici A, LaSala PA. Intracranial lipoma of the sylvian fissure. Case report and review of the literature. *J Neurosurg*. 2001; 94: 515-519.
1015. Barajas RF Jr, Perry A, Sughrue M, et al. Intracranial subdural osteoma: a rare benign tumor that can be differentiated from other Calcified intracranial lesions utilizing MR imaging. *J Neuroradiol*. 2012; 39: 263-266.
1016. Mello LR, Bernardes CI, Feltrin Y, Rodacki MA. Thoracic spine arachnoid ossification with and without cord cavitation. Report of three cases. *J Neurosurg*. 2001; 94: 115-120.
1017. Dagcinar A, Bayrakli F, Yapicier O, Ozek M. Primary meningeal osteosarcoma of the brain during childhood. Case report. *J Neurosurg Pediatr*. 2008; 1: 325-329.
1018. Sugiura Y, Nagaishi M, Takano I, et al. Convexity dural chondroma: a case report with pathological and molecular analysis. *Clin Neuropathol*. 2015; 34(1): 13-18.
1019. Somerset HL, Kleinschmidt-Demasters BK, Rubinstein D, Breeze RE. Osteochondroma of the convexity: pathologic-neuroimaging correlates of a lesion that mimics high-grade meningioma. *J Neurooncol*. 2010; 98(3): 421-426.
1020. Chakrabortty S, Tamaki N, Kondoh T, et al. Maffucci's syndrome associated with intracranial enchondroma and aneurysm: case report. *Surg Neurol*. 1991; 36: 216-220.
1021. Traflet RF, Babaria AR, Barolat G, et al. Intracranial chondroma in a patient with Ollier's disease. Case report. *J Neurosurg*. 1989; 70: 274-276.
1022. Almefty K, Pravdenkova S, Colli BO, et al. Chordoma and chondrosarcoma: similar, but quite different, skull base tumors. *Cancer*. 2007; 110(11): 2457-2467.
1023. Amirjamshidi A, Abbassioun K. Radiation-induced tumors of the central nervous system occurring in childhood and adolescence. Four unusual lesions in three patients and a review of the literature. *Childs Nerv Syst*. 2000; 16: 390-397.
1024. Miyamori T, Mizukoshi H, Yamano K, et al. Intracranial chondrosarcoma—case report. *Neurol Med Chir(Tokyo)*. 1990; 30: 263-267.
1025. Oakley GJ, Fuhrer K, Seethala RR. Brachyury, SOX-9, and podoplanin, new markers in the skull base chordoma vs chondrosarcoma differential: a tissue microarray-based comparative analysis. *Mod Pathol*. 2008; 21: 1461-1469.
1026. Rushing EJ, Armonda RA, Ansari Q, Mena H. Mesenchymal chondrosarcoma: a clinicopathologic and flow cytometric study of 13 cases presenting in the central nervous system. *Cancer*. 1996; 77: 1884-1891.
1027. Yassa M, Bahary JP, Bourguoin P, et al. Intraparenchymal mesenchymal chondrosarcoma of the cerebellum: case report and review of the literature. *J Neurooncol*. 2005; 74: 329-331.
1028. Sato K, Kubota T, Yoshida K, Murata H. Intracranial extraskeletal myxoid chondrosarcoma with special reference to lamellar inclusions in the rough endoplasmic reticulum. *Acta Neuropathol*. 1993; 86: 525-528.
1029. Phi JH, Kim SK, Cho A, et al. Intracranial capillary hemangioma: extra-axial tumorous lesions closely mimicking meningioma. *J Neurooncol*. 2012; 109: 177-185.
1030. Vassal F, Peoc'h M, Nuti C. Epidural capillary hemangioma of the thoracic spine with proximal nerve root involvement and extraforaminal extension. *Acta Neurochir (Wien)*. 2011; 153: 2279-2281.
1031. Abe M, Tabuchi K, Tanaka S, et al. Capillary hemangioma of the central nervous system. *J Neurosurg*. 2004; 101: 73-81.
1032. Antonescu CR, Le Loarer F, Mosquera JM, et al. Novel YAP1-TFE3 fusion defines a distinct subset of epithelioid hemangioendothelioma. *Genes Chromosomes Cancer*. 2013; 52: 775-784.
1033. Zheng J, Liu L, Wang J, et al. Primary intracranial epithelioid hemangioendothelioma: a low-proliferation tumor exhibiting clinically malignant behavior. *J Neurooncol*. 2012; 110: 119-127.
1034. Hackney JR, Palmer CA, Riley KO, et al. Pri-

mary central nervous system angiosarcoma: two case reports. *J Med Case Rep*. 2012; 6: 251.
1035. Lach B, Benoit BG. Primary composite angiogenic leiomyosarcoma-epithelioid angiosarcoma of the brain. *Ultrastruct Pathol*. 2000; 24: 339-346.
1036. Buttner A, Marquart KH, Mehraein P, Weis S. Kaposi's sarcoma in the cerebellum of a patient with AIDS. *Clin Neuropathol*. 1997; 16: 185-189.
1037. Samaratunga H, Searle J, Cominos D, Le Fevre I. Cerebral metastasis of an atrial myxoma mimicking an epithelioid hemangioendothelioma. *Am J Surg Pathol*. 1994; 18: 107-111.
1038. Abe M, Tabuchi K, Takagi M, et al. Spontaneous resolution of multiple hemangiomas of the brain. Case report. *J Neurosurg*. 1990; 73: 448-452.
1039. Roncaroli F, Scheithauer BW, Deen HG Jr. Multiple hemangiomas(hemangiomatosis) of the cauda equina and spinal cord. Case report. *J Neurosurg*. 2000; 92: 229-232.
1040. Stoffman MR, Kim JH. Masson's vegetant hemangioendothelioma: case report and literature review. *J Neurooncol*. 2003; 61: 17-22.
1041. Hicks J, Flaitz C. Rhabdomyosarcoma of the head and neck in children. *Oral Oncol*. 2002; 38: 450-459.
1042. Stein TD, Chae YS, Won N, et al. A 34-year-old man with bitemporal hemianopsia. *Brain Pathol*. 2014; 24: 107-110.
1043. Dropcho EJ, Allen JC. Primary intracranial rhabdomyosarcoma: case report and review of the literature. *J Neurooncol*. 1987; 5: 139-150.
1044. Khalatbari MR, Hamidi M, Moharamzad Y. Primary alveolar rhabdomyosarcoma of the brain with long-term survival. *J Neurooncol*. 2013; 115: 131-133.
1045. Palta M, Riedel RF, Vredenburgh JJ, et al. Primary meningeal rhabdomyosarcoma. *Sarcoma*. 2011; 2011: 312802.
1046. Kleinschmidt-Demasters BK, Lovell MA, Donson AM, et al. Molecular array analyses of 51 pediatric tumors shows overlap between malignant intracranial ectomesenchymoma and MPNST but not medulloblastoma or atypical teratoid rhabdoid tumor. *Acta Neuropathol(Berl)*. 2007; 113: 695-703.
1047. Huang SC, Alaggio R, Sung YS, et al. Frequent HRAS mutations in malignant ectomesenchymoma: overlapping genetic abnormalities with embryonal rhabdomyosarcoma. *Am J Surg Pathol*. 2016; 40(7): 876-885.
1048. Lin SL, Wang JS, Huang CS, Tseng HH. Primary intracerebral leiomyoma: a case with eosinophilic inclusions of actin filaments. *Histopathology*. 1996; 28: 365-369.
1049. Eckhardt BP, Brandner S, Zollikofer CL, Wentz KU. Primary cerebral leiomyosarcoma in a child. *Pediatr Radiol*. 2004; 34: 495-498.
1050. Janisch W, Janda J, Link I. [Primary diffuse leptomeningeal leiomyomatosis]. *Zentralbl Pathol*. 1994; 140: 195-200.
1051. Conner TM, Waziri A, Kleinschmidt-Demasters BK. Angioleiomyomas of the dura: rare entities that lack KRIT1 mutations. *Am J Surg Pathol*. 2012; 36: 526-533.
1052. Lach B, Duncan E, Rippstein P, Benoit BG. Primary intracranial pleomorphic angioleiomyoma—a new morphologic variant. An immunohistochemical and electron microscopic study. *Cancer*. 1994; 74: 1915-1920.
1053. Haller F, Knopf J, Ackermann A, et al. Paediatric and adult soft tissue sarcomas with NTRK1 gene fusions: a subset of spindle cell sarcomas unified by a prominent myopericytic/haemangiopericytic pattern. *J Pathol*. 2016; 238(5): 700-710.
1054. Sivendran S, Vidal CI, Barginear MF. Primary intracranial leiomyosarcoma in an HIV-infected patient. *Int J Clin Oncol*. 2011; 16: 63-66.
1055. Kleinschmidt-DeMasters BK, Mierau GW, Sze CI, et al. Unusual dural and skull-based mesenchymal neoplasms: a report of four cases. *Hum Pathol*. 1998; 29: 240-245.
1056. Mierau GW, Greffe BS, Weeks DA. Primary leiomyosarcoma of brain in an adolescent with common variable immunodeficiency syndrome. *Ultrastruct Pathol*. 1997; 21: 301-305.
1057. Lau PP, Wong OK, Lui PC, et al. Myopericytoma in patients with AIDS: a new class of Epstein-Barr virus-associated tumor. *Am J Surg Pathol*. 2009; 33: 1666-1672.
1058. Budka H, Pilz P, Guseo A. Primary leptomeningeal sarcomatosis. Clinicopathological report of six cases. *J Neurol*. 1975; 211: 77-93.
1059. Menon RK, Goel A, Shah A, et al. Primary intracranial myxoma of the parietal region. Illustrated case report. *J Neurooncol*. 2008; 88(2): 157-160.
1060. Kurtkaya-Yapicier O, Scheithauer BW, Dedrick DJ, Wascher TM. Primary epithelioid sarcoma of the dura: case report. *Neurosurgery*. 2002; 50: 198-202, discussion 202-203.
1061. Lin YJ, Yang QX, Tian XY, et al. Unusual primary intracranial dural-based poorly differentiated synovial sarcoma with t(X; 18) (p11; q11). *Neuropathology*. 2013; 33: 75-82.
1062. Peia F, Gessi M, Collini P, et al. Pediatric primitive intraneural synovial sarcoma of L-5 nerve root. *J Neurosurg Pediatr*. 2013; 11: 473-477.
1063. Keith JL, Bilbao J, Croul S, et al. Clinical Neuropathology practice guide 6-2013: morphology and an appropriate immunohistochemical screening panel aid in the identification of synovial sarcoma by neuropathologists. *Clin Neuropathol*. 2013; 32: 461-470.
1064. Medeiros F, Scheithauer BW, Oliveira AM, Gregory RS. Angiomyxofibromatous tumor of the falx cerebri. *Am J Surg Pathol*. 2006; 30: 545-547.
1065. David K, Revesz T, Kratimenos G, et al. Oncogenic osteomalacia associated with a meningeal phosphaturic mesenchymal tumor. Case report. *J Neurosurg*. 1996; 84: 288-292.
1066. Biernat W, Kaniuka S, Stempniewicz M, et al. Phosphaturic mesenchymal tumor of spinal nerve in a patient with osteomalacia and multiple fractures. *Acta Neuropathol*. 2010; 119: 379-380.
1067. Fellig Y, Oliveira AM, Margolin E, et al. Extraosseous aneurysmal bone cyst of cerebellopontine angle with USP6 rearrangement. *Acta Neuropathol*. 2009; 118: 579-581.
1068. Rodriguez FJ, Folpe AL, Giannini C, Perry A. Pathology of peripheral nerve sheath tumors: diagnostic overview and update on selected diagnostic problems. *Acta Neuropathol*. 2012; 123: 295-319.
1069. Bristol RE, Coons SW, Rekate HL, Spetzler RF. Invasive intracerebral schwannoma mimicking meningioma in a child. *Childs Nerv Syst*. 2006; 22: 1483-1486.
1070. Weiner HL, Zagzag D, Babu R, et al. Schwannoma of the fourth ventricle presenting with hemifacial spasm. A report of two cases. *J Neurooncol*. 1993; 15: 37-43.
1071. Takei H, Schmiege L, Buckleair L, et al. Intracerebral schwannoma clinically and radiologically mimicking meningioma. *Pathol Int*. 2005; 55: 514-519.
1072. van den Munckhof P, Christiaans I, Kenter SB, et al. Germline SMARCB1 mutation predisposes to multiple meningiomas and schwannomas with preferential location of cranial meningiomas at the falx cerebri. *Neurogenetics*. 2012; 13: 1-7.
1073. Wu J, Kong M, Bi Q. Identification of a novel germline SMARCB1 nonsense mutation in a family manifesting both schwannomatosis and unilateral vestibular schwannoma. *J Neurooncol*. 2015; 125: 439-441.
1074. Dewan R, Pemov A, Kim HJ, et al. Evidence of polyclonality in neurofibromatosis type 2-associated multilobulated vestibular schwannomas. *Neuro Oncol*. 2015; 17: 566-573.
1075. Brown DF, Rushing EJ. Rosenthal fibers and eosinophilic granular bodies in a classic acoustic schwannoma. *Arch Pathol Lab Med*. 1997; 121: 1207-1209.
1076. Kepes JJ. Rosenthal fibers in a classic acoustic schwannoma. *Arch Pathol Lab Med*. 1998; 122: 673-674.
1077. Ludemann W, Stan AC, Tatagiba M, Samii M. Sporadic unilateral vestibular schwannoma with islets of meningioma: case report. *Neurosurgery*. 2000; 47: 451-452, discussion 452-454.
1078. Nonaka D, Chiriboga L, Rubin BP. Sox10: a pan-schwannian and melanocytic marker. *Am J Surg Pathol*. 2008; 32: 1291-1298.
1079. Pekmezci M, Reuss DE, Hirbe AC, et al. Morphologic and immunohistochemical features of malignant peripheral nerve sheath tumors and cellular schwannomas. *Mod Pathol*. 2015; 28: 187-200.
1080. Ng J, Celebre A, Munoz DG, et al. Sox10 is superior to S100 in the diagnosis of meningioma. *Appl Immunohistochem Mol Morphol*. 2015; 23: 215-219.
1081. Kawahara E, Oda Y, Ooi A, et al. Expression of glial fibrillary acidic protein(GFAP) in peripheral nerve sheath tumors. A comparative study of immunoreactivity of GFAP, vimentin, S-100 protein, and neurofilament in 38 schwannomas and 18 neurofibromas. *Am J Surg Pathol*. 1988; 12: 115-120.
1082. Karamchandani JR, Nielsen TO, van de Rijn M, West RB. Sox10 and S100 in the diagnosis of soft-tissue neoplasms. *Appl Immunohistochem Mol Morphol*. 2012; 20: 445-450.
1083. Woodruff JM, Godwin TA, Erlandson RA, et al. Cellular schwannoma: a variety of schwannoma sometimes mistaken for a malignant tumor. *Am J Surg Pathol*. 1981; 5: 733-744.
1084. White W, Shiu MH, Rosenblum MK, et al. Cellular schwannoma. A clinicopathologic study of 57 patients and 58 tumors. *Cancer*. 1990; 66: 1266-1275.
1085. Casadei GP, Scheithauer BW, Hirose T, et al. Cellular schwannoma. A clinicopathologic, DNA flow cytometric, and proliferation marker study of 70 patients. *Cancer*. 1995; 75: 1109-1119.
1086. Cheng RR, Forcucci JA, Kalhorn SP. Intraneural granular cell tumor of a cervical dorsal nerve root: a case report and review of the literature. *World Neurosurg*. 2016; 86: 511.e5-511.e8.
1087. McRackan TR, Wilkinson EP, Rivas A. Primary tumors of the facial nerve. *Otolaryngol Clin North Am*. 2015; 48: 491-500.
1088. Miedema J, Solle M, Zanation A, Trembath D. Granular cell tumor of the trigeminal nerve. *Clin Neuropathol*. 2012; 31: 104-107.
1089. Mennemeyer RP, Hallman KO, Hammar SP, et al. Melanotic schwannoma. Clinical and ultrastructural studies of three cases with evidence of intracellular melanin synthesis. *Am J Surg Pathol*. 1979; 3: 3-10.
1090. Torres-Mora J, Dry S, Li X, et al. Malignant melanotic schwannian tumor: a clinicopathologic, immunohistochemical, and gene expression profiling study of 40 cases, with a proposal for the reclassification of "melanotic schwannoma". *Am J Surg Pathol*. 2014; 38: 94-105.
1091. Hoover JM, Bledsoe JM, Giannini C, Krauss

WE. Intramedullary melanotic schwannoma. *Rare Tumors*. 2012; 4: e3.
1092. Koelsche C, Hovestadt V, Jones DT, et al. Melanotic tumors of the nervous system are characterized by distinct mutational, chromosomal and epigenomic profiles. *Brain Pathol*. 2015; 25: 202-208.
1093. Killeen RM, Davy CL, Bauserman SC. Melanocytic schwannoma. *Cancer*. 1988; 62: 174-183.
1094. Vallat-Decouvelaere AV, Wassef M, Lot G, et al. Spinal melanotic schwannoma: a tumour with poor prognosis. *Histopathology*. 1999; 35: 558-566.
1095. Vezzosi D, Vignaux O, Dupin N, Bertherat J. Carney complex: clinical and genetic 2010 update. *Ann Endocrinol(Paris)*. 2010; 71: 486-493.
1096. Carney JA. Psammomatous melanotic schwannoma. A distinctive, heritable tumor with special associations, including cardiac myxoma and the Cushing syndrome. *Am J Surg Pathol*. 1990; 14: 206-222.
1097. Anderson JL, Gutmann DH. Neurofibromatosis type 1. *Handb Clin Neurol*. 2015; 132: 75-86.
1098. Nadkarni TD, Rekate HL, Coons SW. Plexiform neurofibroma of the cauda equina. Case report. *J Neurosurg*. 1999; 91: 112-115.
1099. Ren X, Wang J, Hu M, et al. Clinical, radiological, and pathological features of 26 intracranial and intraspinal malignant peripheral nerve sheath tumors. *J Neurosurg*. 2013.
1100. Scheithauer BW, Erdogan S, Rodriguez FJ, et al. Malignant peripheral nerve sheath tumors of cranial nerves and intracranial contents: a clinicopathologic study of 17 cases. *Am J Surg Pathol*. 2009; 33: 325-338.
1101. Prieto-Granada CN, Wiesner T, Messina JL, et al. Loss of H3K27me3 Expression Is a Highly Sensitive Marker for Sporadic and Radiation-induced MPNST. *Am J Surg Pathol*. 2016; 40(4): 479-489.
1102. LaFemina J, Qin LX, Moraco NH, et al. Oncologic outcomes of sporadic, neurofibromatosis-associated, and radiation-induced malignant peripheral nerve sheath tumors. *Ann Surg Oncol*. 2013; 20: 66-72.
1103. Puataweepong P, Janwityanujit T, Larbcharoensub N, Dhanachai M. Radiation-induced peripheral malignant nerve sheath tumor arising from vestibular schwannoma after linac-based stereotactic radiation therapy: a case report and review of literatures. *Case Rep Med*. 2012; 2012: 648191.
1104. Jung JM, Shin HJ, Chi JG, et al. Malignant intraventricular schwannoma. Case report. *J Neurosurg*. 1995; 82: 121-124.
1105. Kamran SC, Howard SA, Shinagare AB, et al. Malignant peripheral nerve sheath tumors: prognostic impact of rhabdomyoblastic differentiation(malignant triton tumors), neurofibromatosis 1 status and location. *Eur J Surg Oncol*. 2013; 39(1): 46-52.
1106. Kurtkaya-Yapicier O, Scheithauer BW, Woodruff JM, et al. Schwannoma with rhabdomyoblastic differentiation: a unique variant of malignant triton tumor. *Am J Surg Pathol*. 2003; 27: 848-853.
1107. Ducatman BS, Scheithauer BW, Piepgras DG, et al. Malignant peripheral nerve sheath tumors. A clinicopathologic study of 120 cases. *Cancer*. 1986; 57: 2006-2021.
1108. Reuss DE, Habel A, Hagenlocher C, et al. Neurofibromin specific antibody differentiates malignant peripheral nerve sheath tumors(MPNST) from other spindle cell neoplasms. *Acta Neuropathol*. 2014; 127: 565-572.
1109. Schaefer IM, Fletcher CD, Hornick JL. Loss of H3K27 trimethylation distinguishes malignant peripheral nerve sheath tumors from histologic mimics. *Mod Pathol*. 2016; 29: 4-13.
1110. Cleven AH, Sannaa GA, Briaire-de Bruijn I, et al. Loss of H3K27 tri-methylation is a diagnostic marker for malignant peripheral nerve sheath tumors and an indicator for an inferior survival. *Mod Pathol*. 2016; 29(6): 582-590.
1111. Kaar GF, Bashir SH, N'Dow JM, et al. Neurothekeoma of the cauda equina. *J Neurol Neurosurg Psychiatry*. 1996; 61: 530-531.
1112. Paulus W, Warmuth-Metz M, Sorensen N. Intracranial neurothekeoma(nerve-sheath myxoma). Case report. *J Neurosurg*. 1993; 79: 280-282.
1113. Giannini C, Scheithauer BW, Steinberg J, Cosgrove TJ. Intraventricular perineurioma: case report. *Neurosurgery*. 1998; 43: 1478-1481, discussion 1481-1482.
1114. Almefty R, Webber BL, Arnautovic KI. Intraneural perineurioma of the third cranial nerve: occurrence and identification. Case report. *J Neurosurg*. 2006; 104: 824-827.
1115. Kretzer RM, Burger PC, Tamargo RJ. Hypertrophic neuropathy of the cauda equina: case report. *Neurosurgery*. 2004; 54: 515-518, discussion 518-519.
1116. Johnson MW, Burger PC. Intramedullary amputation neuromas associated with spinal ependymomas. *Am J Surg Pathol*. 2009; 33: 639-643.
1117. Santagata S, Tuli S, Wiese DE 2nd, et al. Intramedullary neuroma of the cervicomedullary junction. Case report. *J Neurosurg Spine*. 2006; 5: 362-366.
1118. Demopoulos A, DeAngelis LM. Neurologic complications of leukemia. *Curr Opin Neurol*. 2002; 15: 691-699.
1119. Fukushima S, Terasaki M, Tajima Y, Shigemori M. Granulocytic sarcoma: an unusual complication of acute promyelocytic leukemia causing cerebellar hemorrhage. Case report. *J Neurosurg*. 2006; 105: 912-915.
1120. Widhalm G, Dietrich W, Mullauer L, et al. Myeloid sarcoma with multiple lesions of the central nervous system in a patient without leukemia. Case report. *J Neurosurg*. 2006; 105: 916-919.
1121. Ohtsubo M, Hayashi K, Fukushima T, et al. Case report: intracranial extramedullary haematopoiesis in postpolycythemic myelofibrosis. *Br J Radiol*. 1994; 67: 299-302.
1122. De Klippel N, Dehou MF, Bourgain C, et al. Progressive paraparesis due to thoracic extramedullary hematopoiesis in myelofibrosis. Case report. *J Neurosurg*. 1993; 79: 125-127.
1123. Herman TS, Hammond N, Jones SE, et al. Involvement of the central nervous system by non-Hodgkin's lymphoma: the Southwest Oncology Group experience. *Cancer*. 1979; 43: 390-397.
1124. Hoang-Xuan K, Bessell E, Bromberg J, et al. Diagnosis and treatment of primary CNS lymphoma in immunocompetent patients: guidelines from the European Association for Neuro-Oncology. *Lancet Oncol*. 2015; 16: e322-e332.
1125. Salvati M, Cervoni L, Artico M, et al. Primary spinal epidural non-Hodgkin's lymphomas: a clinical study. *Surg Neurol*. 1996; 46: 339-343, discussion 343-344.
1126. Re D, Fuchs M, Schober T, et al. CNS involvement in Hodgkin's lymphoma. *J Clin Oncol*. 2007; 25: 3182.
1127. Sahin F, Saydam G, Ertan Y, et al. Dural plasmacytoma mimicking meningioma in a patient with multiple myeloma. *J Clin Neurosci*. 2006; 13: 259-261.
1128. Malkani RG, Tallman M, Gottardi-Littell N, et al. Bing-Neel syndrome: an illustrative case and a comprehensive review of the published literature. *J Neurooncol*. 2010; 96: 301-312.
1129. Bodensteiner DC, Skikne B. Central nervous system involvement in mycosis fungoides: diagnosis, treatment and literature review. *Cancer*. 1982; 50: 1181-1184.
1130. Patrick LB, Mohile NA. Advances in primary central nervous system lymphoma. *Curr Oncol Rep*. 2015; 17: 60.
1131. Rollins KE, Kleinschmidt-DeMasters BK, Corboy JR, et al. Lymphomatosis cerebri as a cause of white matter dementia. *Hum Pathol*. 2005; 36: 282-290.
1132. Cavaliere R, Petroni G, Lopes MB, Schiff D. Primary central nervous system post-transplantation lymphoproliferative disorder: an International Primary Central Nervous System Lymphoma Collaborative Group Report. *Cancer*. 2010; 116: 863-870.
1133. Scott BJ, Douglas VC, Tihan T, et al. A Systematic approach to the diagnosis of suspected central nervous system lymphoma. *JAMA Neurol*. 2013; 1-9.
1134. Grisariu S, Avni B, Batchelor TT, et al. Neurolymphomatosis: an International Primary CNS Lymphoma Collaborative Group report. *Blood*. 2010; 115: 5005-5011.
1135. Flanagan EP, O'Neill BP, Porter AB, et al. Primary intramedullary spinal cord lymphoma. *Neurology*. 2011; 77: 784-791.
1136. Park JS, Park H, Park S, et al. Primary central nervous system ALK positive anaplastic large cell lymphoma with predominantly leptomeningeal involvement in an adult. *Yonsei Med J*. 2013; 54: 791-796.
1137. Ely SA, Powers J, Lewis D, et al. Kaposi's sarcoma-associated herpesvirus-positive primary effusion lymphoma arising in the subarachnoid space. *Hum Pathol*. 1999; 30: 981-984.
1138. Rodriguez FJ, Gamez JD, Vrana JA, et al. Immunoglobulin derived depositions in the nervous system: novel mass spectrometry application for protein characterization in formalin-fixed tissues. *Lab Invest*. 2008; 88: 1024-1037.
1139. Kim MK, Cho CH, Sung WJ, et al. Primary anaplastic large cell lymphoma in the dura of the brain: case report and prediction of a favorable prognosis. *Int J Clin Exp Pathol*. 2013; 6: 1643-1651.
1140. Pappas CT, Johnson PC, Sonntag VK. Signet-ring cell lymphoma of the central nervous system. Case report. *J Neurosurg*. 1988; 69: 789-792.
1141. Kelley TW, Prayson RA, Barnett GH, et al. Extranodal marginal zone B-cell lymphoma of mucosa-associated lymphoid tissue arising in the lateral ventricle. *Leuk Lymphoma*. 2005; 46: 1423-1427.
1142. Grupka NL, Seinfeld J, Ryder J, et al. Secondary central nervous system involvement by follicular lymphoma: case report and review of the literature. *Surg Neurol*. 2006; 65: 590-594.
1143. Camilleri-Broet S, Davi F, Feuillard J, et al. AIDS-related primary brain lymphomas: histopathologic and immunohistochemical study of 51 cases. The French Study Group for HIV-Associated Tumors. *Hum Pathol*. 1997; 28: 367-374.
1144. Montesinos-Rongen M, Brunn A, Bentink S, et al. Gene expression profiling suggests primary central nervous system lymphomas to be derived from a late germinal center B cell. *Leukemia*. 2008; 22: 400-405.
1145. Hattab EM, Martin SE, Al-Khatib SM, et al. Most primary central nervous system diffuse large B-cell lymphomas occurring in immunocompetent individuals belong to the nongerminal center subtype: a retrospective analysis of 31

cases. *Mod Pathol*. 2010; 23: 235-243.
1146. Camilleri-Broet S, Criniere E, Broet P, et al. A uniform activated B-cell-like immunophenotype might explain the poor prognosis of primary central nervous system lymphomas: analysis of 83 cases. *Blood*. 2006; 107: 190-196.
1147. Vater I, Montesinos-Rongen M, Schlesner M, et al. The mutational pattern of primary lymphoma of the central nervous system determined by whole-exome sequencing. *Leukemia*. 2015; 29: 677-685.
1148. Montesinos-Rongen M, Schmitz R, Brunn A, et al. Mutations of CARD11 but not TNFAIP3 may activate the NF-kappaB pathway in primary CNS lymphoma. *Acta Neuropathol*. 2010; 120: 529-535.
1149. Deckert M, Brunn A, Montesinos-Rongen M, et al. Primary lymphoma of the central nervous system—a diagnostic challenge. *Hematol Oncol*. 2014; 32: 57-67.
1150. Young C, Gordon N, Safran HP, et al. Monoclonal B-cell population mimicking lymphoma in a patient with multiple sclerosis. *Arch Pathol Lab Med*. 1996; 120: 275-278.
1151. Prajapati HJ, Vincentelli C, Hwang SN, et al. Primary CNS natural killer/T-cell lymphoma of the nasal type presenting in a woman: case report and review of the literature. *J Clin Oncol*. 2014; 32: e26-e29.
1152. Ogura R, Aoki H, Natsumeda M, et al. Epstein-Barr virus-associated primary central nervous system cytotoxic T-cell lymphoma. *Neuropathology*. 2013; 33: 436-441.
1153. Kodama K, Hokama M, Kawaguchi K, et al. 1-negative anaplastic large cell lymphoma of the brain: case report and review of the literature. *Neuropathology*. 2009; 29: 166-171.
1154. Weller M, Martus P, Roth P, et al. Surgery for primary CNS lymphoma? Challenging a paradigm. *Neuro Oncol*. 2012; 14: 1481-1484.
1155. Rubenstein JL, Hsi ED, Johnson JL, et al. Intensive chemotherapy and immunotherapy in patients with newly diagnosed primary CNS lymphoma: CALGB 50202(Alliance 50202). *J Clin Oncol*. 2013; 31(25): 3061-3068.
1156. Lim T, Kim SJ, Kim K, et al. Primary CNS lymphoma other than DLBCL: a descriptive analysis of clinical features and treatment outcomes. *Ann Hematol*. 2011; 90: 1391-1398.
1157. Villano JL, Koshy M, Shaikh H, et al. Age, gender, and racial differences in incidence and survival in primary CNS lymphoma. *Br J Cancer*. 2011; 105: 1414-1418.
1158. Aozasa K, Saeki K, Horiuchi K, et al. Primary lymphoma of the brain developing in a boy after a 5-year history of encephalitis: polymerase chain reaction and in situ hybridization analyses for Epstein-Barr virus. *Hum Pathol*. 1993; 24: 802-805.
1159. Yanagisawa K, Tanuma J, Hagiwara S, et al. Epstein-Barr viral load in cerebrospinal fluid as a diagnostic marker of central nervous system involvement of AIDS-related lymphoma. *Intern Med*. 2013; 52: 955-959.
1160. Boersma MN, van der Zanden A, Laverman GD, et al. Epstein-Barr virus-positive post-transplant lymphoproliferative disorder of the central nervous system, after renal transplantation with a discrepancy in viral load between peripheral blood and cerebrospinal fluid. *Transpl Int*. 2012; 25(11): e113-e116.
1161. Jamal SE, Li S, Bajaj R, et al. Primary central nervous system Epstein-Barr virus-positive diffuse large B-cell lymphoma of the elderly: a clinicopathologic study of five cases. *Brain Tumor Pathol*. 2014; 31: 265-273.
1162. Kingma DW, Mueller BU, Frekko K, et al. Low-grade monoclonal Epstein-Barr virus-associated lymphoproliferative disorder of the brain presenting as human immunodeficiency virus-associated encephalopathy in a child with acquired immunodeficiency syndrome. *Arch Pathol Lab Med*. 1999; 123: 83-87.
1163. Demetrick DJ, Hamilton MG, Curry B, Tranmer BI. Epstein-Barr virus-associated primary B-cell lymphoproliferative disorder of the cerebellum in an immune competent man. *Cancer*. 1992; 70: 519-528.
1164. Tu PH, Giannini C, Judkins AR, et al. Clinicopathologic and genetic profile of intracranial marginal zone lymphoma: a primary low-grade CNS lymphoma that mimics meningioma. *J Clin Oncol*. 2005; 23: 5718-5727.
1165. Venkataraman G, Rizzo KA, Chavez JJ, et al. Marginal zone lymphomas involving meningeal dura: possible link to IgG4-related diseases. *Mod Pathol*. 2011; 24: 355-366.
1166. Miranda RN, Glantz LK, Myint MA, et al. Stage IE non-Hodgkin's lymphoma involving the dura: a clinicopathologic study of five cases. *Arch Pathol Lab Med*. 1996; 120: 254-260.
1167. Amaker BH, Ghatak NR, Jebraili SA, et al. cell-rich B-cell lymphoma masquerading as a meningioma. *Arch Pathol Lab Med*. 2000; 124: 1700-1703.
1168. Beriwal S, Hou JS, Miyamoto C, Garcia-Young JA. Primary dural low grade BCL-2 negative follicular lymphoma: a case report. *J Neurooncol*. 2003; 61: 23-25.
1169. Sapozink MD, Kaplan HS. Intracranial Hodgkin's disease. A report of 12 cases and review of the literature. *Cancer*. 1983; 52: 1301-1307.
1170. Gerstner ER, Abrey LE, Schiff D, et al. CNS Hodgkin lymphoma. *Blood*. 2008; 112: 1658-1661.
1171. Cerroni L, Massone C, Kutzner H, et al. Intravascular large T-cell or NK-cell lymphoma: a rare variant of intravascular large cell lymphoma with frequent cytotoxic phenotype and association with Epstein-Barr virus infection. *Am J Surg Pathol*. 2008; 32: 891-898.
1172. Ponzoni M, Arrigoni G, Gould VE, et al. Lack of CD 29(beta1 integrin) and CD 54 (ICAM-1) adhesion molecules in intravascular lymphomatosis. *Hum Pathol*. 2000; 31: 220-226.
1173. Anda T, Haraguchi W, Miyazato H, et al. Ruptured distal middle cerebral artery aneurysm filled with tumor cells in a patient with intravascular large B-cell lymphoma. *J Neurosurg*. 2008; 109: 492-496.
1174. Alexandrescu S, Orengo JP, Toossi S, et al. CNS intravascular large cell lymphoma in a patient with autoimmune hemolytic anemia. *Neuropathology*. 2015; 35: 170-174.
1175. Imai H, Kajimoto K, Taniwaki M, et al. Intravascular large B-cell lymphoma presenting with mass lesions in the central nervous system: a report of five cases. *Pathol Int*. 2004; 54: 231-236.
1176. Dubas F, Saint-Andre JP, Pouplard-Barthelaix A, et al. Intravascular malignant lymphomatosis(so-called malignant angioendotheliomatosis): a case confined to the lumbosacral spinal cord and nerve roots. *Clin Neuropathol*. 1990; 9: 115-120.
1177. Dozic S, Suvakovic V, Cvetkovic D, et al. Neoplastic angioendotheliomatosis(NAE) of the CNS in a patient with AIDS subacute encephalitis, diffuse leukoencephalopathy and meningocerebral cryptococcosis. *Clin Neuropathol*. 1990; 9: 284-289.
1178. Coca S, Salas I, Martinez R, et al. Meningeal Castleman's disease with multifocal involvement: a case report and review of literature. *J Neurooncol*. 2008; 88: 37-41.
1179. Finn MA, Schmidt MH. Castleman disease of the spine mimicking a nerve sheath tumor. Case report. *J Neurosurg Spine*. 2007; 6: 455-459.
1180. Manabe M, Kanashima H, Yoshii Y, et al. Extramedullary plasmacytoma of the dura mimicking meningioma. *Int J Hematol*. 2010; 91: 731-732.
1181. Wisniewski T, Sisti M, Inhirami G, et al. Intracerebral solitary plasmacytoma. *Neurosurgery*. 1990; 27: 826-829, discussion 829.
1182. Aizawa T, Sato T, Tanaka Y, et al. Intramedullary plasma cell granuloma in the cervicothoracic spine. Case report. *J Neurosurg*. 2002; 97: 235-238.
1183. Weidenheim KM, Campbell WG Jr, Goldman HW. Atypical monoclonal plasma cell hyperplasia of the central nervous system: precursor of plasmacytoma with evolutionary considerations. *Neurosurgery*. 1989; 429-434.
1184. Laeng RH, Altermatt HJ, Scheithauer BW, Zimmermann DR. Amyloidomas of the nervous system: a monoclonal B-cell disorder with monotypic amyloid light chain lambda amyloid production. *Cancer*. 1998; 82: 362-374.
1185. Yu JP, Wilson DM, Chang EF, et al. Isolated intracerebral light chain deposition disease: novel imaging and pathologic findings. *Clin Imaging*. 2014; 38: 868-871.
1186. Schroder R, Deckert M, Linke RP. Novel isolated cerebral ALlambda amyloid angiopathy with widespread subcortical distribution and leukoencephalopathy due to atypical monoclonal plasma cell proliferation, and terminal systemic gammopathy. *J Neuropathol Exp Neurol*. 2009; 68: 286-299.
1187. Vital A, Ellie E, Loiseau H. A 61-year-old man with instability of gait and right hand clumsiness. *Brain Pathol*. 2010; 20: 273-274.
1188. Hasselblatt M, Sepehrnia A, von Falkenhausen M, Paulus W. Intracranial follicular dendritic cell sarcoma. Case report. *J Neurosurg*. 2003; 99: 1089-1090.
1189. Hulette CM. Microglioma, a histiocytic neoplasm of the central nervous system. *Mod Pathol*. 1996; 9: 316-319.
1190. Idbaih A, Mokhtari K, Emile JF, et al. Dramatic response of a BRAF V600E-mutated primary CNS histiocytic sarcoma to vemurafenib. *Neurology*. 2014; 83: 1478-1480.
1191. Lucantoni C, De Bonis P, Doglietto F, et al. Primary cerebral lymphomatoid granulomatosis: report of four cases and literature review. *J Neurooncol*. 2009; 94: 235-242.
1192. Anders KH, Latta H, Chang BS, et al. Lymphomatoid granulomatosis and malignant lymphoma of the central nervous system in the acquired immunodeficiency syndrome. *Hum Pathol*. 1989; 20: 326-334.
1193. Rosenblum MK, Nakazato M, Matsutani M, et al. Germ cell tumours. In: Louis DN, Ohgaki H, Wiestler OD, Cavenee WK, eds. *WHO Classification of Tumours of the Central Nervous System*. Revised 4th ed. Lyon, France: IARC; 2016.
1194. Kamoshima Y, Sawamura Y, Iwasaki M, et al. Metachronous mature teratoma in the corpus callosum occurring 12 years after a pineal germinoma. *J Neurosurg*. 2008; 109: 126-129.
1195. Kaido T, Sasaoka Y, Hashimoto H, Taira K. De novo germinoma in the brain in association with Klinefelter's syndrome: case report and review of the literature. *Surg Neurol*. 2003; 60: 553-558, discussion 559.
1196. Chik K, Li C, Shing MM, et al. Intracranial germ cell tumors in children with and without Down syndrome. *J Pediatr Hematol Oncol*. 1999; 21: 149-151.

1197. Starzyk J, Starzyk B, Bartnik-Mikuta A, et al. Gonadotropin releasing hormone-independent precocious puberty in a 5 year-old girl with suprasellar germ cell tumor secreting beta-hCG and alpha-fetoprotein. *J Pediatr Endocrinol Metab*. 2001; 14: 789-796.
1198. O'Marcaigh AS, Ledger GA, Roche PC, et al. Aromatase expression in human germinomas with possible biological effects. *J Clin Endocrinol Metab*. 1995; 80: 3763-3766.
1199. Rueda-Pedraza ME, Heifetz SA, Sesterhenn IA, Clark GB. Primary intracranial germ cell tumors in the first two decades of life. A clinical, light-microscopic, and immunohistochemical analysis of 54 cases. *Perspect Pediatr Pathol*. 1987; 10: 160-207.
1200. Kraichoke S, Cosgrove M, Chandrasoma PT. Granulomatous inflammation in pineal germinoma. A cause of diagnostic failure at stereotaxic brain biopsy. *Am J Surg Pathol*. 1988; 12: 655-660.
1201. Nikas DC, De Girolami U, Zamani AA, et al. Idiopathic pinealitis. Case report. *J Neurosurg*. 1999; 91: 330-334.
1202. Iczkowski KA, Butler SL, Shanks JH, et al. Trials of new germ cell immunohistochemical stains in 93 extragonadal and metastatic germ cell tumors. *Hum Pathol*. 2008; 39: 275-281.
1203. Fukushima S, Otsuka A, Suzuki T, et al. Mutually exclusive mutations of KIT and RAS are associated with KIT mRNA expression and chromosomal instability in primary intracranial pure germinomas. *Acta Neuropathol*. 2014; 127: 911-925.
1204. Wang L, Yamaguchi S, Burstein MD, et al. Novel somatic and germline mutations in intracranial germ cell tumours. *Nature*. 2014; 511: 241-245.
1205. Santagata S, Hornick JL, Ligon KL. Comparative analysis of germ cell transcription factors in CNS germinoma reveals diagnostic utility of NANOG. *Am J Surg Pathol*. 2006; 30: 1613-1618.
1206. Cao D, Liu A, Wang F, et al. RNA-binding protein LIN28 is a marker for primary extragonadal germ cell tumors: an immunohistochemical study of 131 cases. *Mod Pathol*. 2011; 24: 288-296.
1207. Wanggou S, Jiang X, Li Q, et al. HESRG: a novel biomarker for intracranial germinoma and embryonal carcinoma. *J Neurooncol*. 2012; 106: 251-259.
1208. Pantazis G, Harter PN, Capper D, et al. The embryonic stem cell factor UTF1 serves as a reliable diagnostic marker for germinomas. *Pathology*. 2014; 46: 225-229.
1209. Mei K, Liu A, Allan RW, et al. Diagnostic utility of SALL4 in primary germ cell tumors of the central nervous system: a study of 77 cases. *Mod Pathol*. 2009; 22: 1628-1636.
1210. Rushing EJ, Sandberg GD, Judkins AR, et al. Germinoma: unusual imaging and pathological characteristics. Report of two cases. *J Neurosurg*. 2006; 104: 143-148.
1211. Millard NE, Dunkel IJ. Advances in the management of central nervous system germ cell tumors. *Curr Oncol Rep*. 2014; 16: 393.
1212. Matsutani M, Sano K, Takakura K, et al. Primary intracranial germ cell tumors: a clinical analysis of 153 histologically verified cases. *J Neurosurg*. 1997; 86: 446-455.
1213. Poremba C, Dockhorn-Dworniczak B, Merritt V, et al. Immature teratomas of different origin carried by a pregnant mother and her fetus. *Diagn Mol Pathol*. 1993; 2: 131-136.
1214. Bjornsson J, Scheithauer BW, Okazaki H, Leech RW. Intracranial germ cell tumors: pathobiological and immunohistochemical aspects of 70 cases. *J Neuropathol Exp Neurol*. 1985; 44: 32-46.
1215. Preissig SH, Smith MT, Huntington HW. Rhabdomyosarcoma arising in a pineal teratoma. *Cancer*. 1979; 44: 281-284.
1216. Skullerud K, Stenwig AE, Brandtzaeg P, et al. Intracranial primary leiomyosarcoma arising in a teratoma of the pineal area. *Clin Neuropathol*. 1995; 14: 245-248.
1217. Freilich RJ, Thompson SJ, Walker RW, Rosenblum MK. Adenocarcinomatous transformation of intracranial germ cell tumors. *Am J Surg Pathol*. 1995; 19: 537-544.
1218. Kim ES, Kwon MJ, Song JH, et al. Adenocarcinoma arising from intracranial recurrent mature teratoma and featuring mutated KRAS and wild-type BRAF genes. *Neuropathology*. 2015; 35: 44-49.
1219. Heimdal K, Evensen SA, Fossa SD, et al. Karyotyping of a hematologic neoplasia developing shortly after treatment for cerebral extragonadal germ cell tumor. *Cancer Genet Cytogenet*. 1991; 57: 41-46.
1220. Valdez R, McKeever P, Finn WG, et al. Composite germ cell tumor and B-cell non-Hodgkin's lymphoma arising in the sella turcica. *Hum Pathol*. 2002; 33: 1044-1047.
1221. Ironside JW, Jefferson AA, Royds JA, et al. Carcinoid tumour arising in a recurrent intradural spinal teratoma. *Neuropathol Appl Neurobiol*. 1984; 10: 479-489.
1222. al-Sarraj ST, Parmar D, Dean AF, et al. Clinicopathological study of seven cases of spinal cord teratoma: a possible germ cell origin. *Histopathology*. 1998; 32: 51-56.
1223. Naudin ten Cate L, Vermeij-Keers C, Smit DA, et al. Intracranial teratoma with multiple fetuses: pre- and post-natal appearance. *Hum Pathol*. 1995; 26: 804-807.
1224. Kim JW, Park SH, Park SS, et al. Fetus-in-fetu in the cranium of a 4-month-old boy: histopathology and short tandem repeat polymorphism-based genotyping. Case report. *J Neurosurg Pediatr*. 2008; 1: 410-414.
1225. Shaffrey ME, Lanzino G, Lopes MB, et al. Maturation of intracranial immature teratomas. Report of two cases. *J Neurosurg*. 1996; 85: 672-676.
1226. Oya S, Saito A, Okano A, et al. The pathogenesis of intracranial growing teratoma syndrome: proliferation of tumor cells or formation of multiple expanding cysts? Two case reports and review of the literature. *Childs Nerv Syst*. 2014; 30: 1455-1461.
1227. Sawamura Y, Ikeda J, Shirato H, et al. Germ cell tumours of the central nervous system: treatment consideration based on 111 cases and their long-term clinical outcomes. *Eur J Cancer*. 1998; 34: 104-110.
1228. Schild SE, Scheithauer BW, Haddock MG, et al. Histologically confirmed pineal tumors and other germ cell tumors of the brain. *Cancer*. 1996; 78: 2564-2571.
1229. Ide M, Jimbo M, Yamamoto M, et al. Spontaneous regression of primary intracranial germinoma. A case report. *Cancer*. 1997; 79: 558-563.
1230. Sukov WR, Cheville JC, Giannini C, et al. Isochromosome 12p and polysomy 12 in primary central nervous system germ cell tumors: frequency and association with clinicopathologic features. *Hum Pathol*. 2010; 41: 232-238.
1231. Di Rocco F, Sabatino G, Koutzoglou M, et al. Neurocutaneous melanosis. *Childs Nerv Syst*. 2004; 20: 23-28.
1232. Kusters-Vandevelde HV, Kusters B, van Engen-van Grunsven AC, et al. Primary melanocytic tumors of the central nervous system: a review with focus on molecular aspects. *Brain Pathol*. 2015; 25: 209-226.
1233. Cajaiba MM, Benjamin D, Halaban R, Reyes-Mugica M. Metastatic peritoneal neurocutaneous melanocytosis. *Am J Surg Pathol*. 2008; 32: 156-161.
1234. Samadian M, Nejad AM, Bakhtevari MH, et al. Primary meningeal melanocytoma in the left temporal lobe associated with nevus Ota: a case report and review of the literature. *World Neurosurg*. 2015; 84(2): 567-573.
1235. Munoz-Hidalgo L, Lopez-Gines C, Navarro L, et al. BRAF V600E mutation in two distinct meningeal melanocytomas associated with a nevus of Ota. *J Clin Oncol*. 2014; 32: e72-e75.
1236. Theunissen P, Spincemaille G, Pannebakker M, Lambers J. Meningeal melanoma associated with nevus of Ota: case report and review. *Clin Neuropathol*. 1993; 12: 125-129.
1237. Haddad FS, Jamali AF, Rebeiz JJ, et al. Primary malignant melanoma of the gasserian ganglion associated with neurofibromatosis. *Surg Neurol*. 1991; 35: 310-316.
1238. Brat DJ, Giannini C, Scheithauer BW, Burger PC. Primary melanocytic neoplasms of the central nervous systems. *Am J Surg Pathol*. 1999; 23: 745-754.
1239. Tandon N, O'Neill TJ, Vollmer DG, Wang M. Intraventricular occurrence of a melanocytoma. *J Neurosurg*. 2008; 109: 480-485.
1240. Alameda F, Lloreta J, Galito E, et al. Meningeal melanocytoma: a case report and literature review. *Ultrastruct Pathol*. 1998; 22: 349-356.
1241. Horn EM, Nakaji P, Coons SW, Dickman CA. Surgical treatment for intramedullary spinal cord melanocytomas. *J Neurosurg Spine*. 2008; 9: 48-54.
1242. Gelman BB, Trier TT, Chaljub G, et al. Oncocytoma in melanocytoma of the spinal cord: case report. *Neurosurgery*. 2000; 47: 756-759.
1243. Koenigsmann M, Jautzke G, Unger M, et al. June 2002: 57-year-old male with leptomeningeal and liver tumors. *Brain Pathol*. 2002; 12: 519-521.
1244. Chacko G, Rajshekhar V. Thoracic intramedullary melanocytoma with long-term follow-up. *J Neurosurg Spine*. 2008; 9: 589-592.
1245. Tosaka M, Tamura M, Oriuchi N, et al. Cerebrospinal fluid immunocytochemical analysis and neuroimaging in the diagnosis of primary leptomeningeal melanoma. Case report. *J Neurosurg*. 2001; 94: 528-532.
1246. Wang F, Qiao G, Lou X, et al. Malignant transformation of intracranial meningeal melanocytoma. Case report and review of the literature. *Neuropathology*. 2011; 31: 414-420.
1247. Adamek D, Kaluza J, Stachura K. Primary balloon cell malignant melanoma of the right temporo-parietal region arising from meningeal naevus. *Clin Neuropathol*. 1995; 14: 29-32.
1248. Murali R, Wiesner T, Rosenblum MK, Bastian BC. GNAQ and GNA11 mutations in melanocytomas of the central nervous system. *Acta Neuropathol*. 2012; 123: 457-459.
1249. Kusters-Vandevelde HV, Creytens D, Grunsven AC, et al. SF3B1 and EIF1AX mutations occur in primary leptomeningeal melanocytic neoplasms; yet another similarity to uveal melanomas. *Acta Neuropathol Commun*. 2016; 4: 5.
1250. Pedersen M, Kusters-Vandevelde HV, Viros A, et al. Primary melanoma of the CNS in children is driven by congenital expression of oncogenic NRAS in melanocytes. *Cancer Discov*. 2013; 3: 458-469.
1251. Sonneland PR, Scheithauer BW, LeChago J, et al. Paraganglioma of the cauda equina region. Clinicopathologic study of 31 cases with special reference to immunocytology and ultrastructure. *Cancer*. 1986; 58: 1720-1735.
1252. Semaan MT, Megerian CA. Current assessment

and management of glomus tumors. *Curr Opin Otolaryngol Head Neck Surg*. 2008; 16: 420-426.
1253. Moran CA, Rush W, Mena H. Primary spinal paragangliomas: a clinicopathological and immunohistochemical study of 30 cases. *Histopathology*. 1997; 31: 167-173.
1254. Reithmeier T, Gumprecht H, Stolzle A, Lumenta CB. Intracerebral paraganglioma. *Acta Neurochir(Wien)*. 2000; 142: 1063-1066.
1255. Deb P, Sharma MC, Gaikwad S, et al. Cerebellopontine angle paraganglioma— report of a case and review of literature. *J Neurooncol*. 2005; 74: 65-69.
1256. Prayson RA, Chahlavi A, Luciano M. Cerebellar paraganglioma. *Ann Diagn Pathol*. 2004; 8: 219-223.
1257. Naggara O, Varlet P, Page P, et al. Suprasellar paraganglioma: a case report and review of the literature. *Neuroradiology*. 2005; 47: 753-757.
1258. Scheithauer BW, Parameswaran A, Burdick B. Intrasellar paraganglioma: report of a case in a sibship of von Hippel-Lindau disease. *Neurosurgery*. 1996; 38: 395-399.
1259. Thines L, Lejeune JP, Ruchoux MM, Assaker R. Management of delayed intracranial and intraspinal metastases of intradural spinal paragangliomas. *Acta Neurochir(Wien)*. 2006; 148: 63-66, discussion 66.
1260. Masuoka J, Brandner S, Paulus W, et al. Germline SDHD mutation in paraganglioma of the spinal cord. *Oncogene*. 2001; 20: 5084-5086.
1261. Llena JF, Wisoff HS, Hirano A. Gangliocytic paraganglioma in cauda equina region, with biochemical and neuropathological studies. Case report. *J Neurosurg*. 1982; 280-282.
1262. Shankar GM, Chen L, Kim AH, et al. Composite ganglioneuroma-paraganglioma of the filum terminale. *J Neurosurg Spine*. 2010; 12: 709-713.
1263. Caccamo DV, Ho KL, Garcia JH. Cauda equina tumor with ependymal and paraganglionic differentiation. *Hum Pathol*. 1992; 23: 835-838.
1264. Gaffney EF, Doorly T, Dinn JJ. Aggressive oncocytic neuroendocrine tumour ('oncocytic paraganglioma') of the cauda equina. *Histopathology*. 1986; 10: 311-319.
1265. Bayar MA, Erdem Y, Tanyel O, et al. Spinal chordoma of the terminal filum. Case report. *J Neurosurg*. 2002; 96: 236-238.
1266. Warnick RE, Raisanen J, Kaczmar T Jr, et al. Intradural chordoma of the tentorium cerebelli. Case report. *J Neurosurg*. 1991; 74: 508-511.
1267. Commins D, Baran GA, Molleston M, Vollmer D. Hypothalamic chordoma. Case report. *J Neurosurg*. 1994; 81: 130-132.
1268. Ho KL. Ecchordosis physaliphora and chordoma: a comparative ultrastructural study. *Clin Neuropathol*. 1985; 4: 77-86.
1269. Wolfe JT 3rd, Scheithauer BW. "Intradural chordoma" or "giant ecchordosis physaliphora"? Report of two cases. *Clin Neuropathol*. 1987; 6: 98-103.
1270. Coffin CM, Swanson PE, Wick MR, Dehner LP. Chordoma in childhood and adolescence. A clinicopathologic analysis of 12 cases. *Arch Pathol Lab Med*. 1993; 117: 927-933.
1271. Mobley BC, McKenney JK, Bangs CD, et al. Loss of SMARCB1/INI1 expression in poorly differentiated chordomas. *Acta Neuropathol*. 2010; 120: 745-753.
1272. Choy E, MacConaill LE, Cote GM, et al. Genotyping cancer-associated genes in chordoma identifies mutations in oncogenes and areas of chromosomal loss involving CDKN2A, PTEN, and SMARCB1. *PLoS ONE*. 2014; 9: e101283.
1273. Chittiboina P, Lonser RR. Von Hippel-Lindau disease. *Handb Clin Neurol*. 2015; 132: 139-156.
1274. Lemeta S, Pylkkanen L, Sainio M, et al. Loss of heterozygosity at 6q is frequent and concurrent with 3p loss in sporadic and familial capillary hemangioblastomas. *J Neuropathol Exp Neurol*. 2004; 63: 1072-1079.
1275. Lonser RR, Huntoon K, Butman JA, et al. 145 Natural history of central nervous system hemangioblastomas in von hippel-lindau disease. *Neurosurgery*. 2013; 60(suppl 1): 168.
1276. Mills SA, Oh MC, Rutkowski MJ, et al. Supratentorial hemangioblastoma: clinical features, prognosis, and predictive value of location for von Hippel-Lindau disease. *Neuro Oncol*. 2012; 14: 1097-1104.
1277. Nonaka D, Rodriguez J, Rosai J. Extraneural hemangioblastoma: a report of 5 cases. *Am J Surg Pathol*. 2007; 31: 1545-1551.
1278. Doyle LA, Fletcher CD. Peripheral hemangioblastoma: clinicopathologic characterization in a series of 22 cases. *Am J Surg Pathol*. 2014; 38(1): 119-127.
1279. Hasselblatt M, Jeibmann A, Gerss J, et al. Cellular and reticular variants of haemangioblastoma revisited: a clinicopathologic study of 88 cases. *Neuropathol Appl Neurobiol*. 2005; 31: 618-622.
1280. Polydorides AD, Rosenblum MK, Edgar MA. Metastatic renal cell carcinoma to hemangioblastoma in von Hippel-Lindau disease. *Arch Pathol Lab Med*. 2007; 131: 641-645.
1281. Glasker S, Kruger MT, Klingler JH, et al. Hemangioblastomas and neurogenic polyglobulia. *Neurosurgery*. 2013; 72: 930-935, discussion 935.
1282. Medvedev YA, Matsko DE, Zubkov YN, et al. Coexistent hemangioblastoma and arteriovenous malformation of the cerebellum. Case report. *J Neurosurg*. 1991; 75: 121-125.
1283. Glasker S, Li J, Xia JB, et al. Hemangioblastomas share protein expression with embryonal hemangioblast progenitor cell. *Cancer Res*. 2006; 66: 4167-4172.
1284. Shively SB, Falke EA, Li J, et al. Developmentally arrested structures preceding cerebellar tumors in von Hippel-Lindau disease. *Mod Pathol*. 2011; 24: 1023-1030.
1285. North PE, Mizeracki A, Mihm MC Jr, Mrak RE. GLUT1 immunoreaction patterns reliably distinguish hemangioblastoma from metastatic renal cell carcinoma. *Clin Neuropathol*. 2000; 19: 131-137.
1286. Ishizawa K, Komori T, Hirose T. Stromal cells in hemangioblastoma: neuroectodermal differentiation and morphological similarities to ependymoma. *Pathol Int*. 2005; 55: 377-385.
1287. Becker I, Paulus W, Roggendorf W. Histogenesis of stromal cells in cerebellar hemangioblastomas. An immunohistochemical study. *Am J Pathol*. 1989; 134: 271-275.
1288. Ismail SM, Jasani B, Cole G. Histogenesis of haemangioblastomas: an immunocytochemical and ultrastructural study in a case of von Hippel-Lindau syndrome. *J Clin Pathol*. 1985; 38: 417-421.
1289. Barresi V, Ieni A, Branca G, Tuccari G. Brachyury: a diagnostic marker for the differential diagnosis of chordoma and hemangioblastoma versus neoplastic histological mimickers. *Dis Markers*. 2014; 2014: 514753.
1290. Rivera AL, Takei H, Zhai J, et al. Useful immunohistochemical markers in differentiating hemangioblastoma versus metastatic renal cell carcinoma. *Neuropathology*. 2010; 30: 580-585.
1291. Weinbreck N, Marie B, Bressenot A, et al. Immunohistochemical markers to distinguish between hemangioblastoma and metastatic clear-cell renal cell carcinoma in the brain: utility of aquaporin1 combined with cytokeratin AE1/AE3 immunostaining. *Am J Surg Pathol*. 2008; 32: 1051-1059.
1292. Roy S, Chu A, Trojanowski JQ, Zhang PJ. D2-40, a novel monoclonal antibody against the M2A antigen as a marker to distinguish hemangioblastomas from renal cell carcinomas. *Acta Neuropathol*. 2005; 109: 497-502.
1293. Weil RJ, Vortmeyer AO, Zhuang Z, et al. Clinical and molecular analysis of disseminated hemangioblastomatosis of the central nervous system in patients without von Hippel-Lindau disease. Report of four cases. *J Neurosurg*. 2002; 96: 775-787.
1294. Reyes-Botero G, Gallego Perez-Larraya J, Sanson M. Sporadic CNS hemangioblastomatosis, response to sunitinib and secondary polycythemia. *J Neurooncol*. 2012; 107: 439-440.
1295. Hasselblatt M, Jozwiak J, Mayer K, et al. Hypothalamic papillary tumor in a patient with tuberous sclerosis. *Am J Surg Pathol*. 2008; 32: 1578-1580.
1296. Gessi M, Japp AS, Dreschmann V, et al. High-resolution genomic analysis of cribriform neuroepithelial tumors of the central nervous system. *J Neuropathol Exp Neurol*. 2015; 74: 970-974.
1297. Erdogan S, Rodriguez FJ, Scheithauer BW, et al. Malignant myoepithelioma of cranial dura. *Am J Surg Pathol*. 2007; 31: 807-811.
1298. Kim SH, Paik S, Yoon DH, Kim TS. Oncocytoma of the spinal cord. Case report. *J Neurosurg*. 2001; 94: 310-312.
1299. Rodriguez FJ, Scheithauer BW, Erickson LA, et al. Ectopic low-grade adrenocortical carcinoma in the spinal region: immunohistochemical and molecular cytogenetic study of a pediatric case. *Am J Surg Pathol*. 2009; 33: 142-148.
1300. Kleinschmidt-DeMasters BK, Winston KR, Rubinstein D, Samuels MH. Ectopic pituitary adenoma of the third ventricle. Case report. *J Neurosurg*. 1990; 72: 139-142.
1301. Lindboe CF, Unsgard G, Myhr G, Scott H. ACTH and TSH producing ectopic suprasellar pituitary adenoma of the hypothalamic region: case report. *Clin Neuropathol*. 1993; 12: 138-141.
1302. Cilluffo JM, Harner SG, Miller RH. Intracranial ceruminous gland adenocarcinoma. *J Neurosurg*. 1981; 55: 952-956.
1303. Paulus W, Romstock J, Weidenbecher M, et al. Middle ear adenocarcinoma with intracranial extension. Case report. *J Neurosurg*. 1999; 90: 555-558.
1304. Dolan EJ, Schwartz ML, Lewis AJ, et al. Adenoid cystic carcinoma: an unusual neurosurgical entity. *Can J Neurol Sci*. 1985; 12: 65-68.
1305. Piepmeier JM, Virapongse C, Kier EL, et al. Intracranial adenocystic carcinoma presenting as a primary brain tumor. *Neurosurgery*. 1983; 12: 348-352.
1306. Redman BG, Tapazoglou E, Al-Sarraf M. Meningeal carcinomatosis in head and neck cancer. Report of six cases and review of the literature. *Cancer*. 1986; 58: 2656-2661.
1307. Steel TR, Allibone J, Revesz T, et al. Intradural neurotropic spread of malignant mesothelioma. Case report and review of the literature. *J Neurosurg*. 1998; 88: 122-125.
1308. Byrne TN. Spinal cord compression from epidural metastases. *N Engl J Med*. 1992; 327: 614-619.
1309. Kokkoris CP. Leptomeningeal carcinomatosis. How does cancer reach the pia-arachnoid? *Cancer*. 1983; 51: 154-160.
1310. Pekmezci M, Perry A. Neuropathology of brain metastases. *Surg Neurol Int*. 2013; 4: S245-S255.

1311. LeRoux PD, Berger MS, Elliott JP, Tamimi HK. Cerebral metastases from ovarian carcinoma. *Cancer.* 1991; 67: 2194-2199.
1312. Espat NJ, Bilsky M, Lewis JJ, et al. Soft tissue sarcoma brain metastases. Prevalence in a cohort of 3829 patients. *Cancer.* 2002; 94: 2706-2711.
1313. Perry JR, Bilbao JM. Metastatic alveolar soft part sarcoma presenting as a dural-based cerebral mass. *Neurosurgery.* 1994; 34: 168-170.
1314. Portera CA Jr, Ho V, Patel SR, et al. Alveolar soft part sarcoma: clinical course and patterns of metastasis in 70 patients treated at a single institution. *Cancer.* 2001; 91: 585-591.
1315. Ariza A, Kim JH. Kaposi's sarcoma of the dura mater. *Hum Pathol*. 1988; 19: 1461-1463.
1316. Trumble ER, Smith RM, Pearl G, Wall J. Transplacental transmission of metastatic melanoma to the posterior fossa. Case report. *J Neurosurg*. 2005; 103: 191-193.
1317. Costigan DA, Winkelman MD. Intramedullary spinal cord metastasis. A clinicopathological study of 13 cases. *J Neurosurg*. 1985; 62: 227-233.
1318. Posner JB. *Neurologic Complications of Cancer.* Philadelphia: F.A. Davis; 1995.
1319. Delattre JY, Krol G, Thaler HT, Posner JB. Distribution of brain metastases. *Arch Neurol*. 1988; 45: 741-744.
1320. Kleinschmidt-DeMasters BK. Dural metastases. A retrospective surgical and autopsy series. *Arch Pathol Lab Med*. 2001; 125: 880-887.
1321. Cosgrove MM, Rich KA, Kunin SA, et al. Keratin intermediate filament expression in astrocytic neoplasms: analysis by immunocytochemistry, western blot, and northern hybridization. *Mod Pathol*. 1993; 6: 342-347.
1322. Perry A, Parisi JE, Kurtin PJ. Metastatic adenocarcinoma to the brain: an immunohistochemical approach. *Hum Pathol*. 1997; 28: 938-943.
1323. Srodon M, Westra WH. Immunohistochemical staining for thyroid transcription factor-1: a helpful aid in discerning primary site of tumor origin in patients with brain metastases. *Hum Pathol*. 2002; 33: 642-645.
1324. Galloway M, Sim R. TTF-1 staining in glioblastoma multiforme. *Virchows Arch*. 2007; 451: 109-111.
1325. Vannier A, Gray F, Gherardi R, et al. Diffuse subependymal periventricular metastases. Report of three cases. *Cancer.* 1986; 58: 2720-2725.
1326. Floeter MK, So YT, Ross DA, Greenberg D. Miliary metastasis to the brain: clinical and radiologic features. *Neurology.* 1987; 37: 1817-1818.
1327. O'Neill BP, Dinapoli RP, Okazaki H. Cerebral infarction as a result of tumor emboli. *Cancer.* 1987; 60: 90-95.

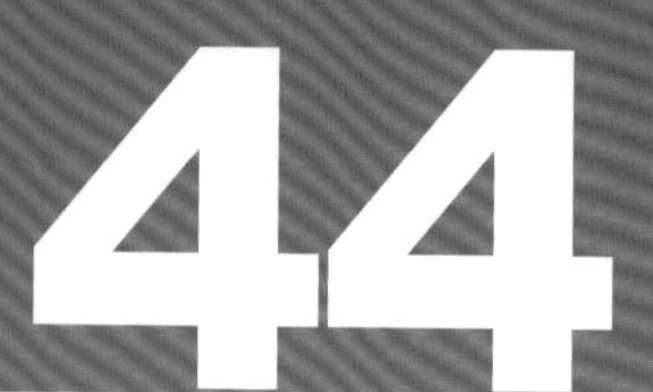

44 垂体

B.K. Kleinschmidt-DeMasters 和 Arie Perry 著 董 颖 吕聪慧 译

章目录

垂体区占位性病变概述

垂体区占位性病变主要为垂体腺瘤（85%），其次为颅咽管瘤（3%）、拉特克裂囊肿（2%）、脑膜瘤（1%）和转移性肿瘤（0.5%）；垂体区发生的其他疾病有垂体炎（hypophysitis）、垂体细胞瘤（pituicytoma）和神经垂体的颗粒细胞瘤，但这些罕见[1]。然而，在神经影像学表现上，垂体区的这些其他疾病发生时与垂体腺瘤极其相似，有可能造成临床 / 神经影像学诊断错误，因此，最终诊断的重担就落在了外科病理学医师的肩上，这些病变的组织学特征是诊断重点。

目前在外科病理学的大部分领域中，免疫组织化学检查已经广泛取代了电镜检查，然而，电镜检查在诊断垂体腺瘤的极为罕见的亚型中可能仍有作用，因此，本章包含了那些还不熟悉电镜检查的外科病理医师需要了解的内容。读者如果需要了解大体和电镜下特征，可参考本书之前的版本[2]和 WHO 有关丛书[3]。目前已广泛应用垂体前叶激素特异性免疫组织化学抗体以及针对相关转录因子的抗体［垂体转录因子 1（pituitary transcription factor-1, PIT1）可与催乳素（prolactin, PRL）、生长激素（growth hormone, GH）和促甲状腺激素（thyroid-stimulating hormone, TSH）阳性的肿瘤发生免疫反应，类固醇生成因子（steroidogenic factor-1, SF-1）可与促性腺激素腺瘤发生免疫反应，TPIT 可与促肾上腺皮质激素腺瘤发生免疫反应］，然而，并不是所有抗体都能直接获得和使用，本章将就近来提出的几个使用这些抗体的组合对垂体腺瘤分类方案进行讨论。

垂体的胚胎起源

垂体前叶（外侧部）起源于拉特克囊（Rathke pouch）。拉特克囊是由胚胎期口凹的表面外胚层向原始口咽腔顶部凹陷形成的管状组织，形成于胚胎发育的第 4～5 周[4-5]，向脑底部背侧迁移，然后与间脑连接。在胚胎发育的第 6 周，第三脑室平台下降呈囊状，间脑形成，拉特克囊从口咽上皮组织分离并形成一个独立结构。而后细胞开始增生，拉特克囊腹侧形成垂体远侧部，背侧形成垂体中间部[5]。之后，间脑囊（diencephalic diverticulum）变窄并闭塞。

垂体漏斗和垂体神经部都起源于第三脑室的漏斗原基（infundibular anlage）[6]。胚胎发育早期，漏斗原基的细胞与胚胎第三脑室的室管膜和室管膜下细胞已经可以出现 TTF-1 免疫反应核阳性表达[6]。在胚胎发育第 12 周，垂体后叶（神经垂体）出现 TTF-1 免疫反应核阳性表达（图 44.1），这一特征可以一直保留到成年（图 44.2）[7]。相反，不成熟的脑皮质和侧脑室均不表达 TTF-1；不论是在胚胎期还是在成年后，垂体前叶（腺垂体）细胞对 TTF-1 几乎完全呈阴性表达[6]。目前已经发现三种罕见的神经垂体肿瘤，即垂体细胞瘤、梭形细胞嗜酸细胞瘤和

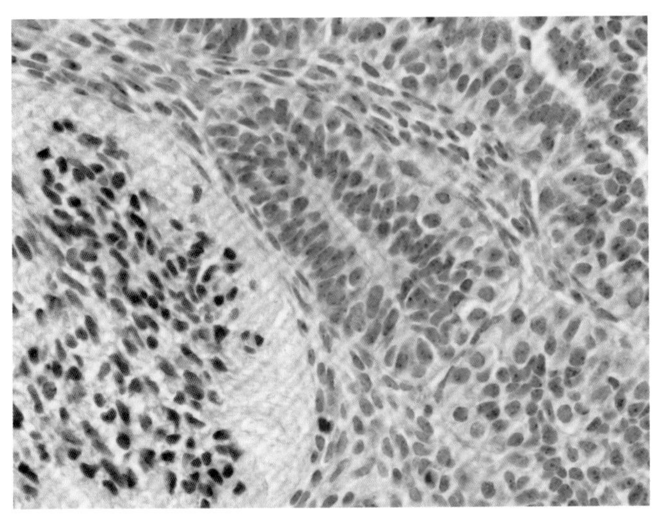

图 44.1 宫内孕 12 周的胚胎垂体，TTF-1 免疫组织化学染色显示，垂体后叶胞核呈阳性（左侧），而垂体前叶呈阴性（右侧）

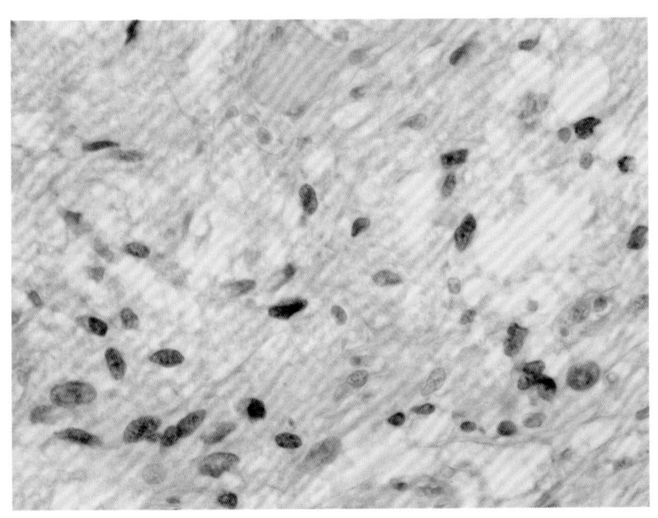

图 44.2 成人垂体前叶腺体细胞核 TTF-1 免疫组织化学染色呈阳性。TTF-1 阳性不能区分正常的垂体后叶腺体与 TTF-1 阳性的鞍区肿瘤，例如垂体细胞瘤、梭形细胞嗜酸细胞瘤和神经垂体的颗粒细胞肿瘤

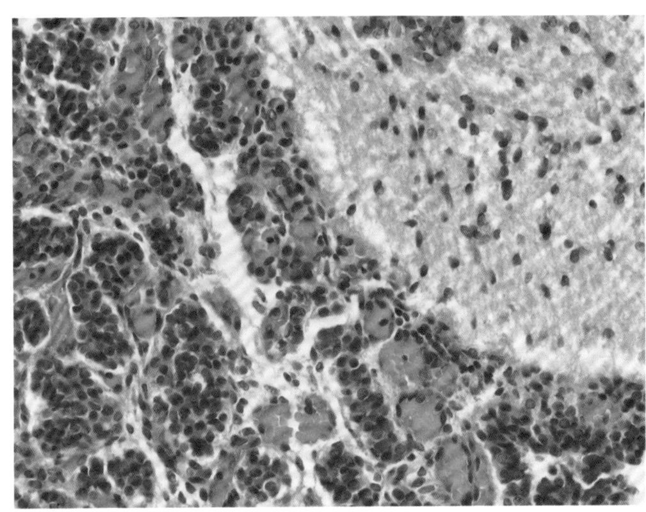

图 44.3 宫内孕 22 周的胚胎垂体，可见纤维样的垂体后叶（右上）和富于血管的上皮性垂体前叶（左下）之间分界清晰

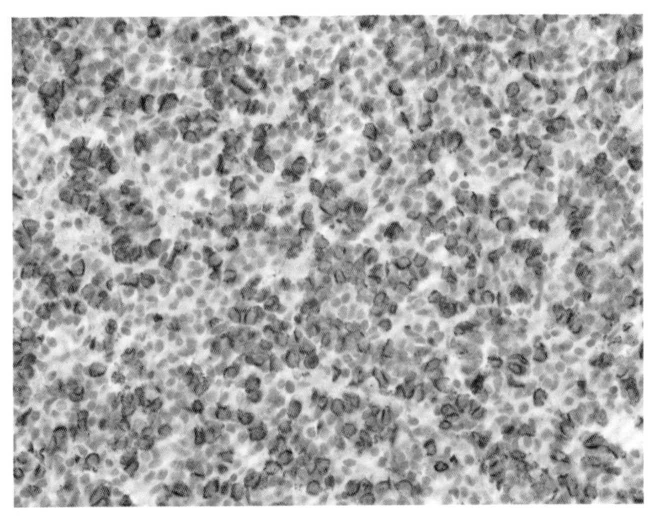

图 44.4 宫内孕 22 周的胚胎垂体，显示垂体前叶激素免疫组织化学染色呈阳性，此处显示的是来自垂体侧翼的生长激素（GH）

颗粒细胞肿瘤，它们均起源于垂体细胞并具有 TTF-1 阳性表达的遗传特性[6-8]。因此，TTF-1 免疫组织化学染色被认为是鉴别上述三种肿瘤与 TTF-1 阴性的垂体腺瘤、脑膜瘤、神经鞘瘤和其他梭形细胞肿瘤的绝佳工具[9]。

到孕第 14 周时，垂体发育基本完成[5]。垂体的两部分在婴儿发育期很容易被识别出来（图 44.3），并且腺垂体可以表现特定的腺垂体激素免疫反应（图 44.4）。在出生之后，垂体迅速发育，大约 3 岁达到稳定水平，而后在 10～13 岁再次快速生长[10]。现代神经影像学技术已经可以区分成人垂体前叶（腺垂体）和垂体后叶（神经垂体）（图 44.5）。

垂体前叶激素和转录因子

垂体前叶（腺垂体）发育过程中出现六种细胞类型、分泌六种完全不同种类的激素：促肾上腺皮质激素细胞［分泌促肾上腺皮质激素（adrenocorticotropic hormone-secreting, ACTH）］、促生长激素细胞（分泌 GH）、催乳素细胞（分泌 PRL）、分泌 GH 和 PRL 的促催乳生长激素亲代细胞（mammosomatotroph parent cell）、促性腺激素细胞［在单一细胞中分泌卵泡刺激素（follicle-stimulating hormone, FSH）和黄体生成素（luteinizing hormone, LH）］、促甲状腺激素细胞（thyrotroph, TSH）[11]。在垂体细胞发育谱系中，很多不同的垂体特异性转录因子也起着重要作用[11-12]。然而，其中只有 PIT1（与具有 PRL、GH 和 TSH 免疫反应有关的腺瘤亚型，图 44.6）和 SF1（与促性腺激素细胞谱系肿瘤有关，图 44.7）在诊断中具有广泛的应用价值。其他激素和转录因子，例如 TPIT、雌激素受体（estrogen receptor, ER）和 GATA-2，仅在实验

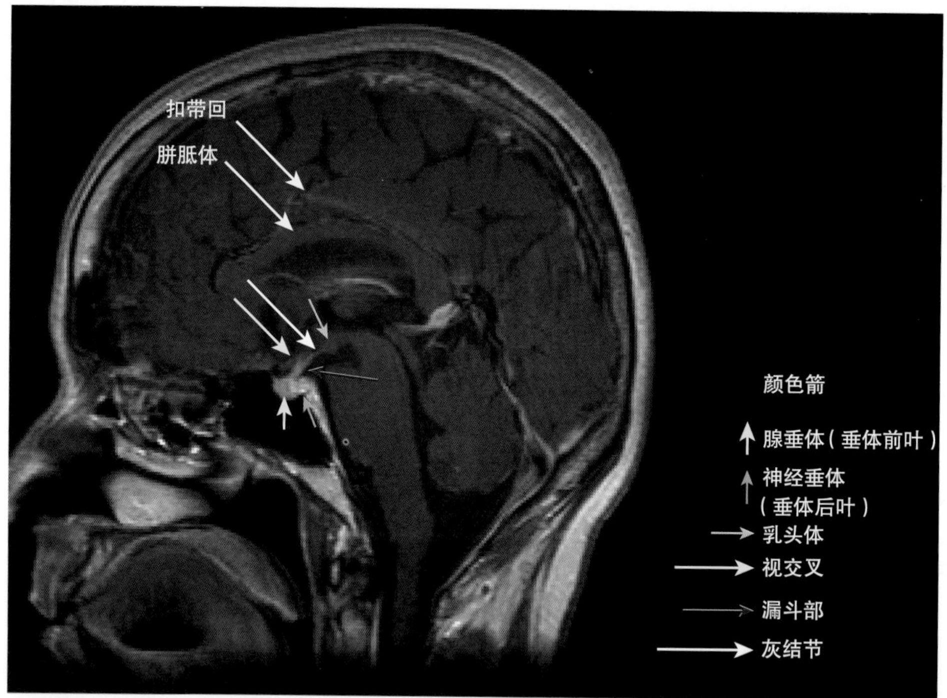

图 44.5　矢状位 MRI 扫描，显示正常成人的垂体前叶和垂体后叶以及鞍区的解剖结构。在正常 MRI 图像中，垂体后叶显示为“亮区”，因为垂体后叶显示固有的高 T1 信号，归因于此处储存的血管加压素

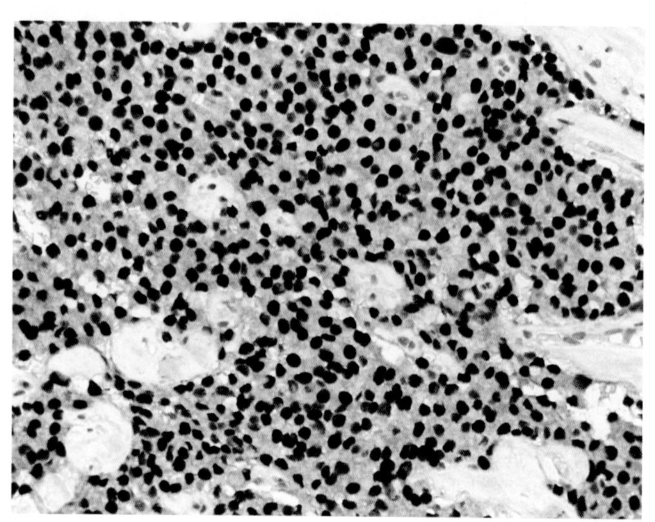

图 44.6　在一大类同谱系的腺瘤类型中，转录因子 PIT1 免疫组织化学染色呈弥漫阳性，如稀疏颗粒型催乳素瘤、致密颗粒型催乳素瘤、嗜酸性干细胞腺瘤、致密颗粒型生长激素腺瘤、稀疏颗粒型生长激素腺瘤、混合性 GH-PRL 腺瘤、促甲状腺激素腺瘤和多激素性 PIT1 阳性腺瘤（曾被称为“沉默型 3 型腺瘤”）

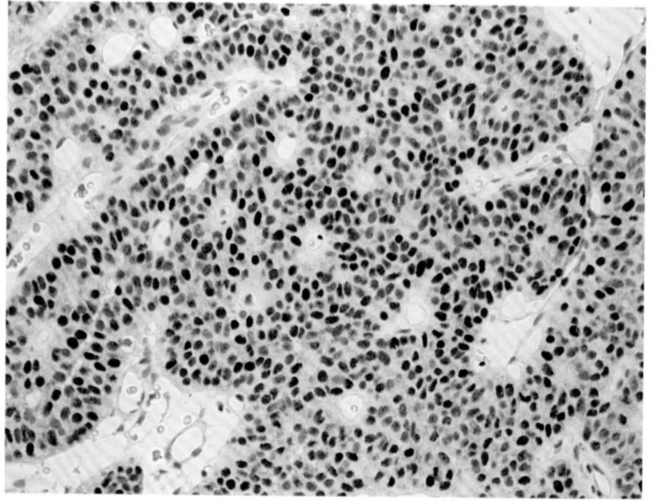

图 44.7　类固醇因子 1（SF-1）是一种与促性腺激素腺瘤有关的转录因子，即使在没有卵泡刺激素（FSH）和黄体生成素（LH）表达的情况下，胞核 SF-1 免疫反应阳性表达也是促性腺激素腺瘤的明确特征。相反，无功能细胞腺瘤 SF-1、PIT-1 和促肾上腺皮质激素（ACTH）免疫反应均呈阴性

研究中用于腺瘤的分型 [13]。

大多数垂体腺瘤表达的激素谱反映了其细胞谱系的发育过程。促肾上腺皮质激素细胞和促性腺激素细胞通常只表达各自特有、相对局限的谱系特征，其激素表达分别依靠转录因子 TPIT 和 SF1 驱动。例如，促肾上腺皮质激素细胞腺瘤通常显示 ACTH 免疫反应，而对其他类型的激素不呈阳性。因此，在常规应用中，TPIT 免疫组织化学检查结果并不具有实用性，故本谱系通常通过 ACTH 免疫反应来识别。然而，最近的一项研究显示，一小部分激素阴性的腺瘤会有少量的 ACTH 阳性细胞（＜1%）包裹（32/119），其 TPIT 免疫反应呈阳性，从而使这些肿瘤被认为是临床沉默型促肾上腺皮质激素腺瘤 [14]。临床上，患有这些肿瘤的患者有着与含有较多 ACTH 阳性细胞的临床沉默型促肾上腺皮质激素腺瘤患者相似的人口统计学和神经影像学特征 [14]。因此，促肾上腺皮质激素腺瘤的未来分类有可能要求进行更多的特

异性转录因子免疫组织化学染色来辅助分析。

促性腺激素腺瘤仅表达FSH-β和(或)LH-β免疫反应，伴有或不伴有α亚单位(alpha subunit, αSU)的表达(均由正常垂体前叶腺体的相同细胞分泌)，而不具有其他类型的激素免疫反应。ER在促性腺激素细胞中也呈阳性表达，但在促性腺激素腺瘤的分类中，由于组织固定的问题以及产PRL的腺瘤ER表达也呈阳性，ER抗体不能替代FSH和LH的作用[13]。目前，根据定义，促性腺激素腺瘤必须表达FSH-β和(或)LH-β，或在这些抗体无法使用的情况下，核SF1呈阳性表达，以便将其与其他激素阴性腺瘤(例如，GH、PRL、ACTH、FSH、LH和TSH阴性腺瘤)区分开，虽然事实上，这些激素阴性的腺瘤大多数也是SF1驱动的促性腺激素腺瘤[14]。

相反，GH、PRL、有时αSU和TSH在PIT1谱系肿瘤中常常共表达，因为它们在胚胎发育期有共同的转录因子和前体细胞——“亲代”促催乳生长激素细胞(“parent” mammosomatotroph cell)。在这四种细胞(生长激素细胞、催乳素细胞、促催乳生长激素细胞和促甲状腺激素细胞)之间具有易变性，它们在生理或疾病状态下可以发生逆分化[11]；这或许可以进一步解释PIT1驱动的腺瘤的激素表达的多样性。表44.1[13]和2017版WHO分类列出了根据分别由PIT1、SF-1和TPIT驱动的垂体腺瘤谱系。

正常垂体细胞类型

正常垂体前叶由相对均一的细胞簇构成，被称为腺泡，腺泡内含有多种类型的细胞(图44.8)，其外有网状纤维围绕(图44.9)。垂体前叶中不同激素细胞类型的分布并不一致，在垂体侧翼(lateral wing)分布着大量PRL阳性细胞和GH阳性细胞，而垂体中间黏液楔形区分布着大量ACTH阳性细胞和少量TSH阳性细胞。免疫组织化学反应阳性细胞(+)分布更加广泛。

免疫组织化学染色，垂体前叶细胞表达突触素，不同程度表达嗜铬素蛋白A和CAM5.2。实际上，所有垂体腺瘤对突触素呈广泛阳性(图44.10)，而对其他两种抗体呈不同程度的免疫反应。框44.1[15-19]列举了垂体前叶和后叶细胞以及一般腺瘤的组织化学和免疫组织化学染色特征。

与复杂的垂体前叶相反，组织学上，垂体后叶很单一，由无髓鞘的轴突和特化的神经胶质细胞构成。垂体后叶呈现胶质和纤维样形态并伴有明显的纤细血管。在拉特克裂囊肿以及偶尔在垂体腺瘤手术切除标本中常常可以发现少量的正常垂体后叶小碎片。在HE染色切片中，偶尔可以识别出含有催产素和血管加压素的水肿的轴突(Herring小体)，这些属于正常现象。抗神经丝(neurofilament, NF)抗体免疫反应是确认富含神经轴突的垂体后叶的一个最好的染色方法(图44.11)，可用于其与其他类似于正常垂体后叶的病变(例如垂体细胞瘤、毛细胞星形细胞瘤和脑膜瘤)的区别。虽然在手术标本中发现有这些垂体后叶的正常组织碎片应引起外科病理医师的警觉，但重要的是记住，垂体后叶只是这些激素的储存部位而不是合成部位。术前就伴有尿崩症的垂体腺瘤是相当少见的，并且现代蝶窦入路切除垂体腺瘤的手术引起垂体功能障碍的并不多见，通常仅限于术后出现的短暂性尿崩症且在几天内很快就能恢复。这些手术附带切除的这些正常垂体后叶的小碎片组织似乎没有对患者造成持久性的危害。

漏斗状垂体柄是垂体后叶的一部分，含有紧密排列的薄壁血管，其作用为运输下丘脑调控垂体前叶的释放因子和释放抑制因子。当垂体漏斗部受到肿块压迫时或经历任何创伤和循环中断时，构成下丘脑-垂体门脉系统的这些细小的薄壁血管就会被夹断，下丘脑的释放因子和释放抑制因子就不能到达垂体。在正常生理情况下，PRL是一种受到的抑制比受到的刺激更多的垂体前叶激素；多巴胺是一种下丘脑分泌的抑制性因子，当任何占位性病变阻断漏斗部时，起抑制作用的多巴胺就无法到达垂体前叶，结果是导致中度[30～200 ng/dl(或250 ng/dl)]的高催乳素血症[20]。

表44.1 根据转录因子家族进行的垂体腺瘤分类

垂体转录因子(PIT1)	致密颗粒型促生长激素(生长激素)腺瘤 稀疏颗粒型生长激素腺瘤 混合性生长激素-催乳素瘤 促催乳生长激素腺瘤 稀疏颗粒型催乳素分泌性(催乳素细胞)腺瘤 致密颗粒型催乳素分泌性(催乳素细胞)腺瘤 嗜酸性干细胞腺瘤 促甲状腺细胞(TSH)腺瘤 多激素性PIT1阳性腺瘤(曾被称为沉默3型腺瘤) 伴有肢端肥大症和甲状腺功能障碍的临床功能性GH/PRL/TSH多激素性腺瘤
生成类固醇因子(SF-1)	促性腺激素腺瘤，伴有或不伴有FSH、LH*免疫组织化学阳性
TPIT	致密颗粒型ACTH(促肾上腺皮质激素)腺瘤 稀疏颗粒型ACTH(促肾上腺皮质激素)腺瘤 Crooke细胞腺瘤 临床沉默型ACTH腺瘤(或者为致密颗粒型，即1型；或者为稀疏颗粒型，即2型)
无转录因子或转录因子未知	无功能细胞腺瘤†
少见的多激素性腺瘤类型，含有多种激素但无法用细胞分化来解释	谱系归类不确定

*即使激素呈阴性，当SF1表达时，也将其认定为促性腺激素腺瘤

†SF-1、PIT1和ACTH/TPIT免疫组织化学染色均为阴性才可定义为无功能细胞腺瘤(TPIT免疫组织化学染色应用尚不广泛)；随着转录因子免疫组织化学染色的应用，腺瘤类别已经大为减少

Adapted from Gomez-Hernandez K, Ezzat S, Asa SL, Mete Ö. Clinical implications of accurate subtyping of pituitary adenomas: perspectives from the treating physician. *Turk Patoloji Derg*. 2015; 31(suppl 1): 4–17 [WHO 2017 Classification].

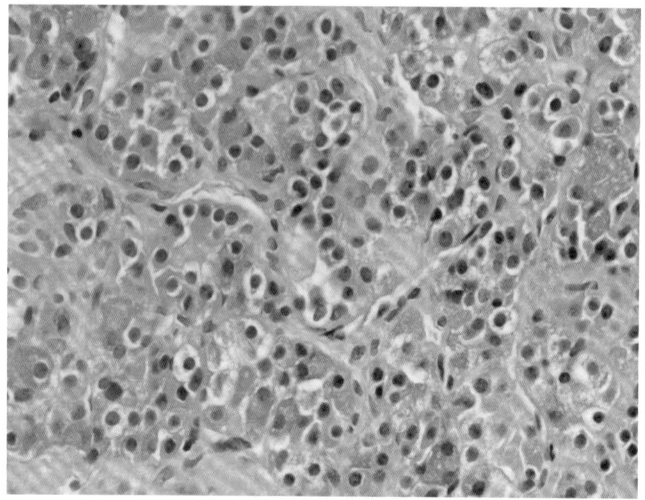

图 44.8 在 HE 切片中，正常垂体前叶显示各种类型的细胞呈簇状腺管样排列，即形成腺泡；在垂体的不同区域，不同类型的细胞的分布数量是不同的，例如，垂体侧翼可见更多的 GH 细胞和 PRL 细胞分布，而垂体中间楔形区可见更多 ACTH 细胞分布

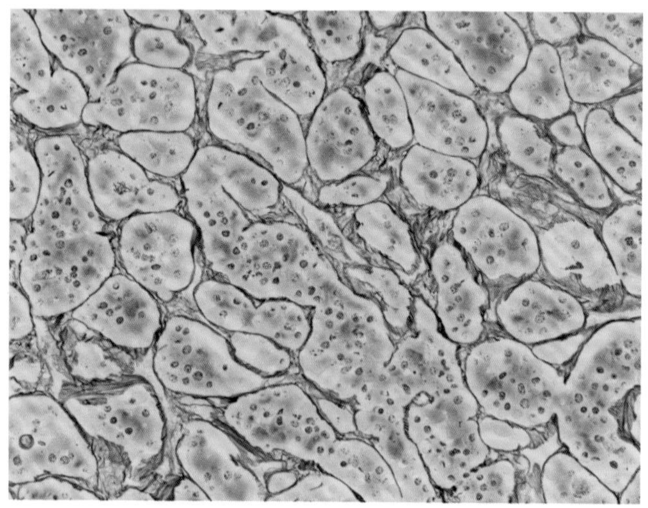

图 44.9 网状纤维染色比 HE 染色能更清晰地反映垂体前叶的正常腺泡结构

垂体腺瘤

一般特征

在大多数神经外科实践中，垂体腺瘤占所有颅内肿瘤的 10%～15%。绝大多数垂体腺瘤是散发的，在大多数散发性垂体腺瘤中，已知的原癌基因突变在其发病机制中几乎不起作用[21]。在大部分散发性垂体肿瘤中唯一已识别的体细胞突变是 *GSP* 基因突变——可导致 cAMP 通路的激活[21]。*GSP* 基因突变发生在 30%～40% 的散发性 GH 分泌型垂体腺瘤中，但不发生在其他类型的腺瘤中。在垂体肿瘤中已证实存在信号通路和反馈通路异常，但它们不太可能是引起散发性肿瘤的主要事件[21]。垂体腺瘤是克隆性的，但是没有特异性的染色体改变。然而，在复发性肿瘤中已证实有染色体不平衡事件的增加[22]。

家族性垂体腺瘤约占所有腺瘤的 5% 或更少[23-25]，

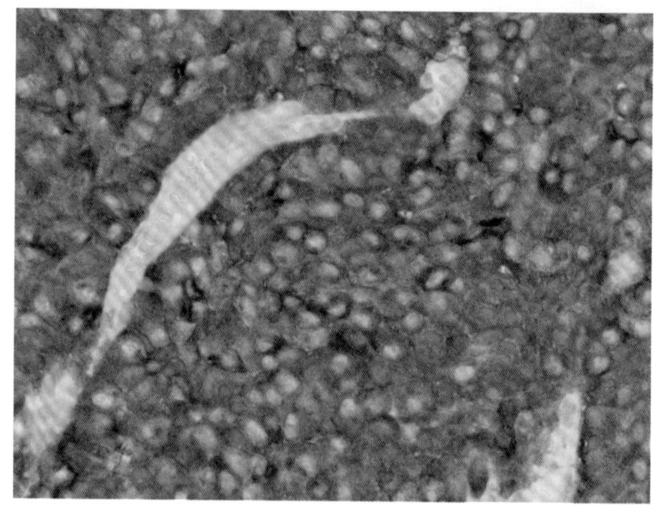

图 44.10 在所有垂体腺瘤中，不管细胞类型为何种，Syn 均呈弥漫强阳性；在本图中，血管显示缺乏 Syn 阳性表达

框44.1 垂体腺瘤和正常垂体的组织化学和免疫组织化学特征[14-18]

网状纤维：在所有腺瘤中可显示腺腔结构的破坏，在少数增生情况下可显示腺体扩大

过碘酸-希夫（periodic acid-Schiff, PAS）：在致密颗粒型ACTH腺瘤中呈强阳性

CK7：在几乎所有类型的腺瘤中均呈阴性或罕见呈阳性

CK20：在绝大多数致密颗粒型ACTH腺瘤中呈阳性，而在稀疏颗粒型ACTH腺瘤中呈阴性；在所有稀疏颗粒型GH腺瘤中呈阳性，但在所有致密颗粒型GH腺瘤呈阴性；在任何病因所致的高皮质醇血症患者的非肿瘤性Crooke细胞中呈阳性

CAM5.2（CK8/18）：在所有致密颗粒型ACTH腺瘤中均呈弥漫阳性，在大多数致密颗粒型GH腺瘤中呈核旁阳性，在所有稀疏颗粒型GH腺瘤呈纤维小体阳性，在大多数混合性GH-PRL腺瘤、半数催乳素瘤、促性腺激素腺瘤和无功能细胞腺瘤中均呈阳性

突触素（synaptophysin）：在正常垂体前叶和后叶以及所有腺瘤中均呈阳性

神经丝（neurofilament, NF）：在正常垂体后叶的轴突呈阳性

胶质纤维酸性蛋白（glial fibrillary acidic protein, GFAP）和S-100：在垂体后叶呈局灶阳性；可标记出垂体前叶不含激素的滤泡卫星细胞

嗜铬素A（chromogranin A）：促性腺激素腺瘤的特征；在PRL功能性腺瘤和ACTH功能性腺瘤均呈阴性；在GH功能性腺瘤和GH-PRL功能性腺瘤呈弱阳性

雌激素受体（ER）：在所有PRL免疫反应阳性腺瘤（稀疏颗粒型催乳素腺瘤，致密颗粒型催乳素腺瘤，嗜酸性干细胞型腺瘤，混合性GH-PRL腺瘤，以及促催乳生长激素腺瘤）中均呈阳性；促性腺激素腺瘤（由于组织固定的原因，可以为局灶弱阳性）

Data from references[14-18].

在确诊的散发性垂体腺瘤中，有 2.7% 的患者存在与 1 型多发性内分泌腺瘤病（multiple endocrine neoplasia, MEN）相关的 *MEN1* 基因的胚系突变[26]。具有好发垂体腺瘤倾向的综合征包括：MEN 1 综合征（*MEN1* 基因，位于染色体 11q13，可发生所有类型的垂体腺瘤）[27]，Carney 综合征（Carney complex，*PPKR1AJ* 基因，位于染色体

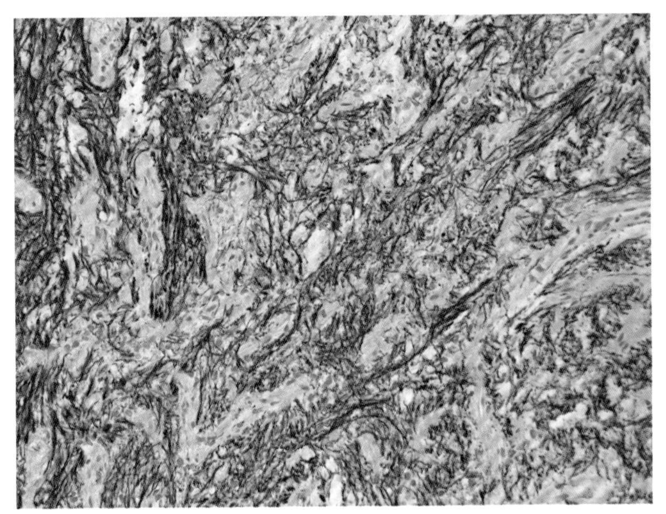

图 44.11　正常成人垂体后叶细胞含有丰富的轴突，可被神经丝（NF）免疫组织化学染色显示出来；有时这一特征对于正常垂体后叶细胞与常发生于鞍区的梭形细胞肿瘤（如神经鞘瘤或脑膜瘤）的区别可能非常有用

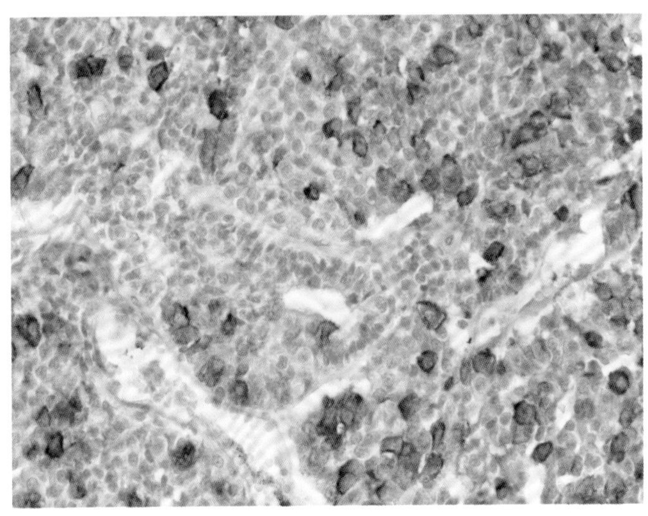

图 44.12　垂体母细胞瘤是一种十分罕见的婴幼儿垂体肿瘤，常与 *DICER1* 基因突变有关，ACTH 免疫组织化学染色几乎总是呈阳性，如本例所示

17q22-24，与 GH 分泌型垂体腺瘤和 PRL 分泌型垂体腺瘤发生有关）[28]，MEN 4 综合征（*CDKN1B* 基因，位于染色体 12p13），以及家族性孤立性垂体腺瘤（FIPA，*AIP* 基因，位于染色体 11q13.32）[23-25,29]。

对于病理医师和临床医师来说，何时建议垂体腺瘤患者进行基因突变检测是一个实际的问题。患有已知的多发性内分泌肿瘤和（或）有家族史的患者应该进行相关的检查，年轻且似为散发性垂体大腺瘤的患者也应该进行基因检测。一项对 174 例 30 岁以上大腺瘤患者（这些患者无高催乳素血症和 MEN 1 相关疾病）进行的研究显示，12% 的患者有 *AIP*（8.6%）或 *MEN1*（3.4%）基因突变。然而，在儿童患者中（≤18 岁），22%（10/46 患者）有这些突变[30]。

目前尚未发现避孕药与垂体腺瘤发病密切相关。内分泌终末器官功能衰竭与垂体腺瘤的发生也不相关。虽然也有例外，在罕见情况下，长期甲状腺功能低下患者的 TSH 细胞增生也可演变成垂体腺瘤。除此之外，由增生导致的垂体腺瘤或垂体腺瘤同时伴有增生的情况极为罕见。尽管垂体细胞出现激素受体基因突变是导致垂体腺瘤发生一个极具吸引力的假说，但至少在促性腺细胞垂体腺瘤中没有发现具有活性的促性腺激素释放激素（gonadotropin-releasing hormone, GnRH）受体基因突变[31]。

垂体腺瘤通常在 21～60 岁起病，但儿童起病的例子也确有发生[32]。婴儿垂体母细胞瘤（infantile pituitary blastoma）是一种罕见的与 *DICER1* 基因突变有关的疾病，表现为激素分泌活跃且 ACTH 至少局灶免疫反应呈阳性（图 44.12）；然而，这些代表与儿童垂体腺瘤完全不同的另外一种疾病[33]。垂体腺瘤与 *DICER1* 基因突变无关。

相反，因垂体腺瘤而进行神经外科手术切除的老年患者并不少见。对 1992—2002 年的数据进行的回顾性研究显示，在 75 岁及以上年龄组，在具有症状而需要进行神经外科干预的患者中，垂体腺瘤是第三个最常见的肿瘤类型[34]。

不同类型的垂体腺瘤的发病率并不一致，这与发现方式有关，即是尸检发现，还是外科手术切除标本发现（表 44.2）。最近一项 Ezzat 等人进行 meta 分析发现，22.5% 的人在神经影像学检查中发现存在垂体病变，14.5% 的尸检发现存在垂体微腺瘤[35]。PRL 分泌型腺瘤是尸检中最常遇到的垂体腺瘤类型（图 44.13）[36]。

目前 PRL 分泌型垂体腺瘤的常规治疗是以化疗为主，使用多巴胺受体激动剂，如溴隐亭、甲磺酸溴隐亭或卡麦角林，除非患者不能耐受药物治疗或其他保守治疗方法，对一般患者不再进行手术干预。在最近的一项对德国的 9 个中心的 3 489 例垂体腺瘤病例进行的研究中[1]，FSH/LH 细胞腺瘤在手术标本中占绝大多数（见表 44.2）；然而，与大多数研究一样，这项研究是在 SF1 免疫组织化学检查的应用出现之前完成的，所以其病例数实际上可能更多。ACTH 生成腺瘤的发病率排在第 4 位，TSH 分泌型肿瘤非常罕见。过去，临床上无功能 / 无症状的腺瘤被分类为“无细胞（null cell）”类型，随着免疫组织化学技术的发展，现在许多已被识别出来，它们有的出现局灶细胞促性腺激素（FSH、LH）免疫反应呈阳性[3]和（或）表达 SF1（见图 44.7），因此，无功能细胞腺瘤和促性腺激素腺瘤是在相同的生物谱系和通路发生的。事实上，绝大多数临床沉默型 / 无功能腺瘤和激素阴性腺瘤都表达 SF1[14]。正如上文所述，SF1 免疫组织化学检查的应用可将促性腺激素腺瘤与其他类型的激素阴性腺瘤区分开。TPIT 免疫组织化学检查的应用将进一步降低真正无功能细胞腺瘤的数量，但是，目前仍缺乏可靠的商售抗体[14]。也曾有在同一名患者发现两种或更多类型的垂体前叶腺瘤的病例报道。但这些发生在同一名患者的同一腺体的多发病变常于尸检时发现，即是在可以对一个完整的垂体进行充分的组织学评估时发现的[1]。而在手术切除的病例，双腺瘤相当罕见。

可导致肢端肥大症（acromegaly）和高泌乳素血症的临床功能性腺瘤是相当复杂的，详见表 44.3[13]。除了 GH 和 PRL 的双重增高，一般来说，只有一种或偶尔有两种激素大量产生而导致血清激素水平升高和产生临床可识

表44.2 在手术标本和尸检中垂体腺瘤的类型对比

垂体腺瘤类型	手术治疗病例[a]（%）（n=3403）	尸检发现的亚临床腺瘤[b]（%）（n=334）
致密颗粒型GH细胞腺瘤	9.2	0.90
稀疏颗粒型GH细胞腺瘤	6.3	1.20
稀疏颗粒型催乳激素细胞腺瘤	8.9	39.5
致密颗粒型催乳素细胞腺瘤	0.3	—
混合性双细胞GH/催乳素细胞腺瘤	5.2	—
促催乳生长激素腺瘤	1.1	—
嗜酸性干细胞腺瘤	0.2	—
致密颗粒型ACTH细胞腺瘤	7.2	8.08
稀疏颗粒型ACTH细胞腺瘤	7.9	5.69
Crooke细胞腺瘤	0.03	0.30
TSH细胞腺瘤	1.5	0.60
FSH/LH（促性腺激素）细胞腺瘤	25.2	6.6
无功能细胞腺瘤	19.8	23.1
无功能细胞腺瘤，嗜酸细胞亚型	5.8	9.3
多种激素腺瘤，包括多种激素PIT1腺瘤	1.3	2.7
未分类垂体腺瘤	2.1	1.8

[a] Data from Saeger W, Ludecke DK, Buchfelder M, et al. Pathohistological classification of pituitary tumors: 10 years of experience with the German Pituitary Tumor Registry. *Eur J Endocr*. 2007; 156(2): 203–216.

[b] Buurman H, Saeger W. Subclinical adenomas in postmortem pituitaries: classification and correlations to clinical data. *Eur J Endocr*. 2006; 154(5): 753–758.

别的内分泌症状。如果该肿瘤不能产生足够的激素，那么临床表现就以占位效应以及视交叉和正常腺体受压所致的垂体功能减退为主。

垂体腺瘤亚型分类的必要性

垂体腺瘤是根据激素类型进行分类的，这是十分必要的，因为垂体腺瘤并不是一种同质性疾病，每一个亚型均有其独特的临床表现、浸润倾向、激素分泌模式、组织病理类型、适当的治疗方法以及对药物治疗的反应。有些腺瘤是高分化肿瘤，与其非肿瘤性垂体前叶的对应成分十分相似，例如致密颗粒型 GH 腺瘤和常见的稀疏颗粒型 PRL 腺瘤（在电镜下与非肿瘤性催乳激素细胞十

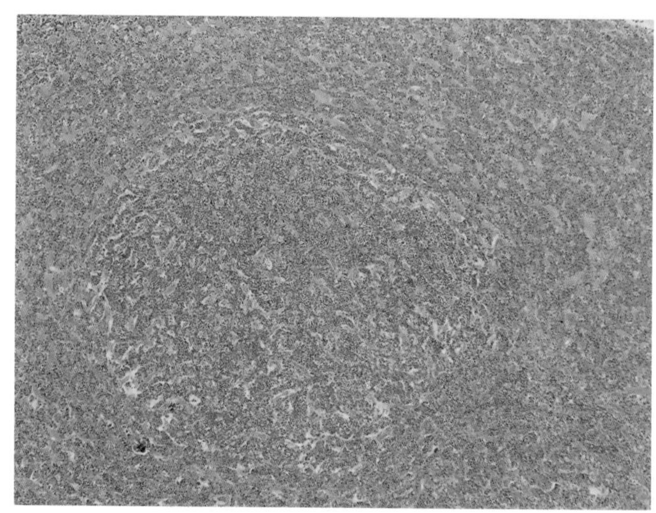

图 44.13 无论是生前神经影像学检查还是尸检，常可发现意外的垂体腺瘤。本例为催乳素瘤

分相似）[37]，而其他肿瘤（例如稀疏颗粒型 GH 腺瘤、嗜酸性干细胞腺瘤和罕见的无电镜帮助无法明确诊断的沉默性 3 型）又缺乏分化特征。

意料之中的是，与分化差的腺瘤（罕见的致密颗粒型催乳素细胞腺瘤、嗜酸性干细胞腺瘤或稀疏颗粒型 GH 腺瘤）相比，电镜下，分化好的腺瘤与正常非肿瘤性垂体前叶细胞非常相似，对药物治疗的反应更好（即催乳素瘤使用多巴胺受体激动剂治疗，或致密颗粒型 GH 腺瘤使用生长抑素类似剂治疗）[13]。因此，亚型分类可预测腺瘤对药物治疗的反应，并有可能指导替代疗法的使用。后者的一个例子是使用生长抑素类似物不能得到长期控制的稀疏颗粒型 GH 腺瘤需要使用其他替代疗法或另一种 GH 受体拮抗剂 [38]。亚型分类通常不用于指导辅助放疗的使用。相反，不能通过手术完全切除的复发性浸润性恶性腺瘤可能需要进行放疗或放射外科治疗 [13, 39]。然而，在首次切除后一般不采用辅助放疗，或仅仅次全切除后也不会采用辅助放疗。例如，对于不能完全切除的惰性腺瘤（如促性腺激素腺瘤），常采用保守管理而不进行辅助放疗 [40]。

免疫组织化学表现与临床特征和血清激素水平的相关性

一些腺瘤具有强大的分泌功能，可导致高催乳素血症、肢端肥大症 / 巨人症或库欣病［分别对应催乳素细胞腺瘤、促生长激素细胞腺瘤和促肾上腺皮质激素细胞腺瘤（见表 44.3）］等过度分泌综合征，而其他腺瘤大多为临床临床沉默型 / 无功能腺瘤，诸如促性腺激素腺瘤和无功能细胞腺瘤。其他罕见的沉默型腺瘤（沉默型促肾上腺皮质激素腺瘤、促生长激素腺瘤、催乳素腺瘤和促甲状

表44.3 导致肢端肥大症或高催乳素血症的垂体腺瘤

导致肢端肥大症/巨人症的垂体腺瘤，具有的GH和CAM 5.2免疫组织化学染色模式	
致密颗粒型促生长激素细胞（生长激素）腺瘤——**GH免疫反应弥漫强阳性**	**CAM5.2呈核旁阳性**
中间性/混合性/过渡性生长激素腺瘤（行为类似于致密颗粒型生长激素腺瘤）——**GH免疫反应呈弥漫强阳性**	**CAM5.2大多数呈核旁阳性，纤维小体着色不足70%**
稀疏颗粒型生长激素腺瘤——**GH免疫反应呈局灶弱阳性**	**CAM5.2纤维小体着色超过70%**
混合性生长激素-催乳素瘤——**GH免疫反应阳性的程度和分布不同（小群细胞到散在混合性细胞）；PRL免疫反应阳性要强于致密颗粒型GH腺瘤或稀疏颗粒型GH腺瘤**	**CAM5.2的表达模式取决于GH成分是致密颗粒型还是稀疏颗粒型，也即是核旁着色还是点状纤维小体着色**
促催乳素生长激素腺瘤——**GH免疫反应呈弥漫强阳性，常为a亚单位和PRL，有时有FSH和LH**	**CAM5.2大多呈核旁阳性，纤维小体着色罕见**
多激素性PIT1阳性腺瘤——**罕见侵袭性亚型，由形态一致的细胞构成，只能依赖电镜明确；一些因伴有轻微的肢端肥大症、少见的甲状腺功能亢进症或轻微的高催乳素血症而得以识别**	**CAM5.2大多呈核旁阳性，偶尔纤维小体着色或CAM5.2呈阴性**
导致高催乳素血症的垂体腺瘤，具有的PRL和CAM5.2免疫组织化学染色模式	
稀疏颗粒型催乳素腺瘤——**PRL呈弥漫强阳性，高尔基体着色**	**CAM5.2常呈中等程度阳性，无纤维小体着色**
致密颗粒型催乳素腺瘤——**PRL呈弥漫强阳性，可能是核旁阳性而不是高尔基体着色**	**CAM5.2无纤维小体着色**
嗜酸性干细胞腺瘤——**PRL免疫反应呈胞质弥漫强阳性，少数情况下中可见高尔基体着色；大约1/2的病例GH呈局灶阳性**	**CAM5.2在大约2/3腺瘤为纤维小体着色，通常为散在分布；有时CAM5.2呈阴性或核旁阳性**

Adapted from Gomez-Hernandez K, Ezzat S, Asa SL, Mete Ö. Clinical implications of accurate subtyping of pituitary adenomas: perspectives from the treating physician. *Turk Patoloji Derg*. 2015; (31 suppl 1): 4–17.

腺激素腺瘤）和临床功能不定的腺瘤（嗜酸性干细胞腺瘤和由多种细胞组成的多激素性腺瘤）也可以存在[13,41]。在一些具有内分泌功能的腺瘤中，血清激素水平通常与腺瘤大小成正比，如在稀疏颗粒型 PRL 腺瘤（典型的催乳素瘤）。而在其他腺瘤中，例如与库欣病有关的促肾上腺皮质激素腺瘤，肿瘤大小与临床特征或血清激素水平并不相关[42]。事实上，症状明显的库欣病可能是由大小仅有几毫米的腺瘤导致的。通常情况下，免疫组织化学检查是一种及时"静态"的检查方法，即免疫组织化学检查只能显示胞质成分在某个时间点的情况，而不能提供与某种激素分泌率的相关的动态信息。例如，促性腺激素腺瘤通常显示 FSH 和（或）LH 免疫反应，但几乎从不出现过度分泌的临床症状；实际上，尽管它们显示 FSH 和（或）LH 免疫反应，但促性腺激素腺瘤仍是临床无功能/沉默型腺瘤最常见的亚型[41]。激素阴性垂体腺瘤，定义为对特异性垂体前叶激素免疫反应呈阴性，因为它们对转录因子 SF1 免疫染色呈阳性，目前也被认为是最常见的促性腺激素细胞谱系的腺瘤[14]。

有些情况下，免疫反应和临床表现之间的差异可有助于进行亚型分类，一个例子是嗜酸性干细胞腺瘤，其可显示不同程度的 PRL 免疫阳性和血清 PRL 水平不同程度的上升，并且与大小相同的稀疏颗粒型 PRL 腺瘤（即典型的催乳素瘤）相比，其在肿瘤大小（常较大）和血清 PRL 水平（通常仅有中度升高）之间几乎总是不匹配[13]。腺瘤亚型和神经影像学表现间的相关性也存在[43]。

临床无功能/临床沉默型腺瘤与激素阴性腺瘤

尽管所有激素阴性的腺瘤（即对标准垂体前叶激素 GH、PRL、ACTH、FSH、TSH 均呈阴性，对 LH 呈阴性或阳性）均为临床沉默型/临床无功能腺瘤，然而，临床沉默型/临床无功能腺瘤仍可有激素分泌现象。例如，在促性腺激素腺瘤中可出现局灶 FSH 和（或）LH 免疫反应，但它们的临床表现为沉默型。另外，在某些临床沉默型 ACTH 腺瘤中，它们可能 ACTH 呈阳性，但这种激素的产生在生物学上可能不具有功能。最常见的临床沉默型腺瘤是促性腺激素腺瘤，其次为临床沉默型 ACTH 腺瘤。临床上沉默型 GH 腺瘤、PRL 腺瘤和 TSH 腺瘤罕见。激素阴性腺瘤可以根据转录因子 SF-1、PTI1 和 TPIT 免疫组织化学检查提示的谱系起源进一步进行亚型分类。大多数激素阴性腺瘤是由 SF1 驱动的，因此被归类于促性腺激素腺瘤。第二常见的激素阴性腺瘤是由 TPIT 驱动的，因此被归类于促肾上腺皮质激素腺瘤[14]，由 PIT1 驱动的激素阴性腺瘤罕见。

分级、大小、侵袭性和 MIB-1 标记率（“非典型性”这一命名已经不再使用）

由于神经影像学同仁长期使用数值分级体系评估垂体腺瘤在 CT 和 MRI 上的范围，WHO 分级不再被应用于垂体腺瘤的分级评估。

自 1973 年起的 Hardy 体系根据 CT 和 MRI 评估进行垂体腺瘤分级，具体标准如下：

Ⅰ级：微腺瘤，直径＜1 cm 的垂体内病变
Ⅱ级：大腺瘤，直径≥1 cm
Ⅲ级：局灶浸润性肿瘤（小或大），可侵犯蝶鞍骨质
Ⅳ级：伴有鞍区外结构（诸如骨、下丘脑和海绵窦）浸润的大腺瘤[44]

《原发性垂体肿瘤分类指南》(the Protocol for Primary Pituitary Tumors)[44]不要求列出 Hardy 体系的具体分级，但在列表中要包括“肿瘤大小（影像学评估）”为微腺瘤（＜1 cm）或大腺瘤（≥1 cm）。

微腺瘤局限于鞍区[2]，可由于挤压而造成正常垂体前叶腺体的功能发生某种程度低下，但几乎不会对垂体后叶的功能造成影响。事实上，不论肿瘤大小如何，尿崩症都是相当不常见的。

大腺瘤更容易使周围组织扭曲，并牵引鞍底硬脑膜或鞍表面的硬脑膜（又称为鞍隔膜）而引起头痛。大腺瘤常直接向上蔓延（图 44.14），压迫邻近的视交叉中间部分，这个受压区域含有交叉分布的神经轴突成分，是由视网膜内侧视野的视网膜细胞所发出。由于内侧视网膜区域负责外侧视野，垂体腺瘤压迫视交叉正中部位的典型症状是双颞侧偏盲。大腺瘤也可能侵入蝶窦而显示与原发性鼻咽肿瘤相似的临床和影像学特征（图 44.15）。

正如 Seager 等人记录的，“与激素不活跃型肿瘤相比，激素活跃型肿瘤常在更早期被诊断，不活跃型肿瘤大多因其早已存在的大肿瘤导致的压迫症状出现才被诊断。”在一项大型德国研究中，95%～100% 的激素不活跃型肿瘤为大腺瘤[1]。几乎 100% 的促性腺激素细胞腺瘤、无功能细胞腺瘤、稀疏颗粒型 GH 腺瘤、临床沉默型 ACTH 腺瘤、TSH 腺瘤、嗜酸性干细胞腺瘤和多激素性 PIT1 阳性腺瘤均为大腺瘤。这些肿瘤通常都是相对临床无功能（促性腺激素细胞）腺瘤或侵袭性腺瘤（稀疏颗粒型 GH 腺瘤、沉默型 ACTH 腺瘤、嗜酸性干细胞腺瘤和多激素性 PIT1 阳性腺瘤）。然而，功能更惰性的肿瘤，例如致密颗粒型 GH 腺瘤，在超过一半病例中也常表现为大腺瘤，这种情况也见于男性催乳素瘤。表 44.4 列举了大腺瘤和与微腺瘤在不同肿瘤亚型中的分布。

如上文所述，一些特定亚型更常表现为微腺瘤。产生库欣综合征的促肾上腺皮质激素细胞腺瘤在 80% 的病例中表现为微腺瘤[1]。绝经前期女性的催乳素瘤也表现微腺瘤。正如 Saeger 等人所记录的，即使在拒绝治疗的患者中，微小催乳素瘤发展为大腺瘤的趋势仍然较小，因此，其可能代表一种独特的催乳素瘤亚型[1]。

尽管报告原发性垂体肿瘤的指南[44]并不要求对巨大腺瘤进行特殊定义，但这个术语已经被用于描述超过 4 cm 的腺瘤（图 44.15）。大腺瘤尤其是巨大腺瘤，在神经影像学检查或肿瘤样本中常出现囊腔和含铁血黄素沉积的表现。许多巨大腺瘤是促性腺激素腺瘤或男性催乳

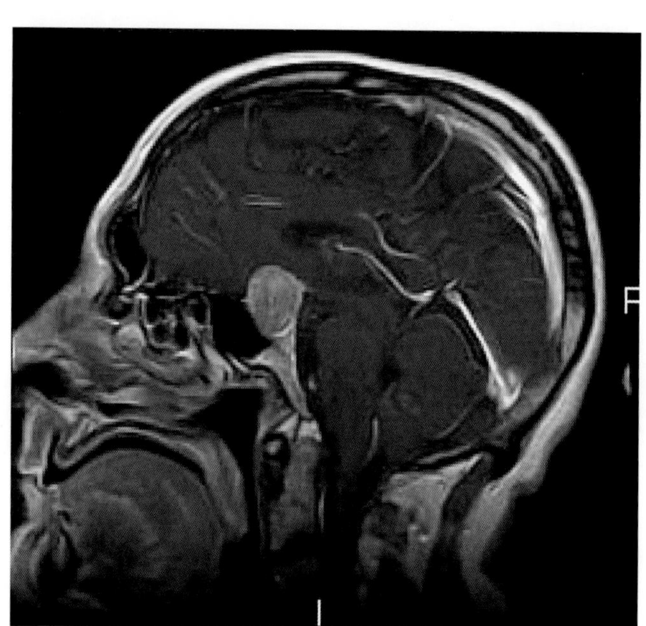

图 44.14　最大直径超过 1 cm 的垂体腺瘤被定义为大腺瘤；可与图 44.5 显示的正常垂体矢状位 MRI 图像进行比较

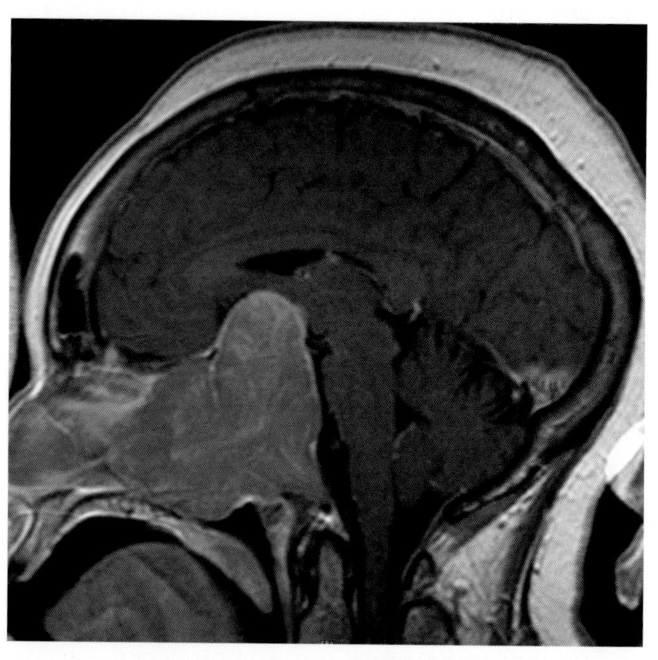

图 44.15　最大直径超过 4 cm 的垂体腺瘤称为巨大垂体腺瘤，有时其可突入鼻咽部，类似于鼻咽癌

表44.4 微腺瘤和大腺瘤亚型对比

微腺瘤	85%表现为大腺瘤	几乎100%表现为大腺瘤
女性的催乳素瘤	致密颗粒型GH细胞腺瘤	FSH/LH腺瘤
ACTH分泌性腺瘤（80%微腺瘤）	稀疏颗粒型GH细胞腺瘤 多激素性腺瘤 混合性GH/PRL肿瘤 男性的催乳素瘤	TSH腺瘤 嗜酸性干细胞腺瘤 无功能细胞腺瘤 沉默3型的肿瘤*

*目前也被称为“多激素性PIT1阳性腺瘤”

Adapted from Saeger W, Ludecke DK, Buchfelder M, et al. Pathohistological classification of pituitary tumors: 10 years of experience with the German Pituitary Tumor Registry. *Eur J Endocr.* 2007; 156(2): 203–216.

素瘤 [45]。临床沉默型促肾上腺皮质激素细胞腺瘤和极其罕见的临床沉默型 GH、TSH 和 PRL 阳性腺瘤也可能生长到如此之大 [43]。尽管体积巨大，临床沉默型促肾上腺皮质激素细胞腺瘤通常显示较低的 MIB-1 标记指数；然而，其他产生巨大腺瘤的其他亚型可能出现 MIB-1 标记率的升高 [43]。因此，在相同大小的不同亚型中，MIB-1 标记率可能是不同的，并且在大腺瘤和巨大腺瘤中，增生率与腺瘤大小也并不匹配。

侵袭性

鞍区外结构的局灶侵袭不属于垂体腺瘤的恶性行为；只有出现转移才能诊断垂体癌。垂体癌是以一种罕见的疾病，在德国的研究中仅占所有垂体区域肿瘤的 0.12% [1]。

虽然如此，侵袭性可导致肿瘤不能完全被切除，因此会导致复发。在术前神经影像学评估中，侵袭行为通常被定义为垂体腺瘤扩展到鞍底骨质、海绵窦和（或）蝶鞍隔膜 [1]。“侵袭”与否是根据术前 MRI、术中所见或组织学特征进行判断的，然而，其判别标准在不同研究中并不相同。与微腺瘤相比，大腺瘤更易于出现侵袭行为。

研究已经证实，与神经影像学和外科医师术中所见相比，侵袭性更容易被病理医师通过显微镜发现 [46-47]。骨碎片表现为变形的骨片，作为被卷裹入浸润性大腺瘤的证据，可以被病理医师识别出来（图 44.16）。根据新的《原发性垂体肿瘤分类指南》[44]，这种表现应在病理报告中有所体现。呼吸性上皮出现于腺体组织中也是肿瘤侵犯蝶窦的证据之一（图 44.17）。当外科医师送检一块指定的硬脑膜组织时，病理医师可以对脑膜浸润进行最准确的评估（图 44.18）。海绵窦浸润可能只能在神经影像学上进行准确评估，因为外科医师在术中常避免进入海绵窦，所以这种标本不会被送检。

非浸润性肿瘤的 MIB-1（即 Ki67）标记指数常小于 3%。MIB-1 标记指数在浸润性腺瘤中普遍更高，但并非全部如此。侵袭性与组织学亚型的关系更密切，与肿瘤大小平行相关。腺瘤大小与侵袭趋势的相关性的一个例子是：在 80% 的病例中表现为微腺瘤的 ACTH 腺瘤几乎很少发生侵袭行为 [1]。相反，绝大多数大腺瘤都具有侵袭性。

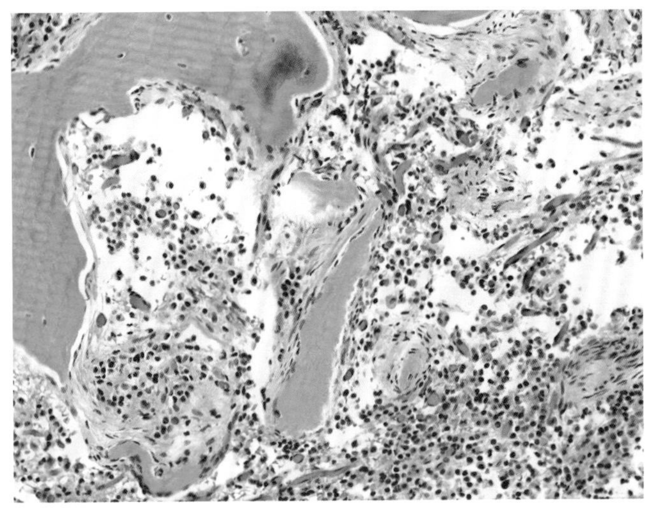

图 44.16 垂体肿瘤标本检查指南建议，显微镜下可见的骨浸润应该纳入病理报告中。稀疏颗粒型生长激素腺瘤是一种已知具有侵袭性的亚型，从鞍底侵犯骨小梁。然而，即使是“良性”且侵袭性低的亚型也可能侵犯鞍区

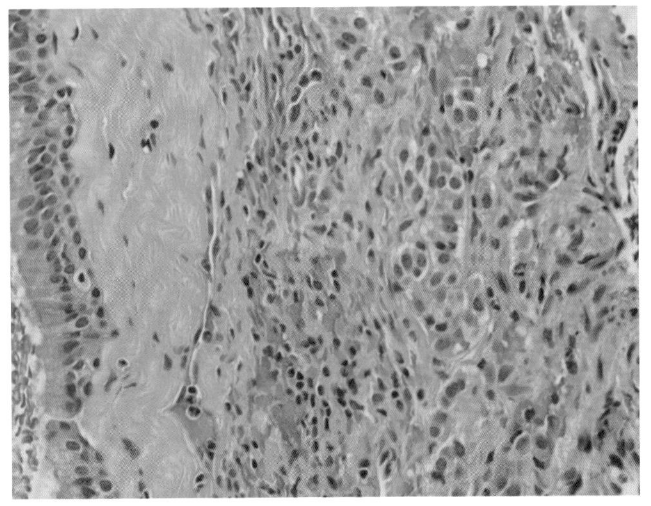

图 44.17 垂体肿瘤标本检查指南建议，显微镜下可见的鼻窦侵犯应该纳入病理报告中。注意，可见腺瘤（右侧）与鼻窦的呼吸性黏膜（最左边）十分靠近

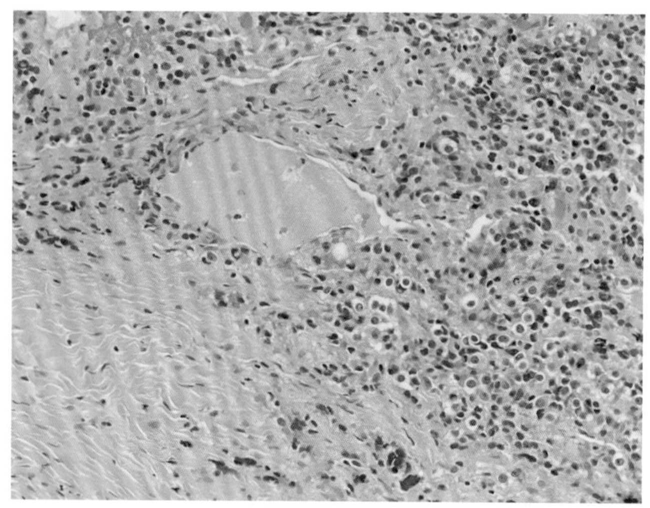

图 44.18 显微镜下，外科医师专门送检的硬脑膜标本常可见硬脑膜侵犯；注意，可见富于细胞的腺瘤（右上）与细胞数量少的硬脑膜（左下）

2017 版 WHO 分类已不再使用非典型性腺瘤这一命名

2004 版 WHO 肿瘤分类建议："非典型性腺瘤"定义为内分泌器官肿瘤出现 p53 免疫反应"过度"阳性，MIB-1 标记指数大于 3%，以及有丝分裂活跃[3]。自此，很多研究致力于重新确定"非典型性腺瘤"相关的组织学标准[48-51]。

Trouillas 曾提出一个临床病理分类体系，结合了增生率（有以下三条中的两条即可：核分裂象 > 2/10 HPF；Ki67 > 3%；或核 P53 染色 > 10 强阳性核 /10 HPF）和由组织学和（或）MRI 中发现的海绵窦或蝶窦侵犯的侵袭性[16]。重要的是，"非典型性"组织学特征与腺瘤亚型并不密切相关，而且这些着眼于组织学特征的大多数研究都缺乏关于经典型和非典型性腺瘤复发率的随访数据（表 44.5）。

在 2017 版 WHO 分类出版之前，一些作者就已注意到了垂体腺瘤中"非典型性腺瘤"一词使用所产生的问题，他们建议在诊断中使用"伴有 MIB-1 标记指数升高的垂体腺瘤，见注解"来代替"非典型性腺瘤"。他们指出，这样注解的目的是为了促进更严密的临床随访[9]，旨在避免首次切除后自动进行放疗。放疗是对首次切除后短时间内会复发的肿瘤（生物学上的"自我坚持"）以及不能通过外科手段治疗的肿瘤一种考虑。对于患有分泌亢进亚型肿瘤的患者，应特别考虑辅助放疗，因为药物无法控制他们的内分泌功能失调，但这是一个临床决定，不应该仅仅基于组织学诊断。

新的 2017 版 WHO 分类认为，除了标记指数，其他因素也可能对垂体腺瘤的预后有影响，包括肿瘤大小、临床表现、侵袭性、转移或脊髓播散（癌）以及免疫组织化学反应。"非典型性"这一术语不再使用。他们认为 Ki67 标记指数仍然具有诊断价值，Ki67 在整个腺瘤中通常均升高，而当局灶显示 Ki67 升高时，应对这些区域进行计数。

在垂体腺瘤中，p53 免疫组织化学检查的使用比 MIB-1 的使用更有争议，而且标准化更少（见表 44.5）；一些研究组完全不支持将 p53 免疫反应结果用于诊断[9]。

术中评估、免疫组织化学和电镜特征

如果要求进行术中冰冻切片会诊，那么该工作流程首先是选择一项可以满足石蜡切片和免疫组织化学反应最佳保存样本材料的要求的技术；组织冰冻处理后可能会影响免疫组织化学反应结果。在很多病例中，术中印片已取代了术中冰冻切片，其显微镜下可见丰富一致的脱落细胞（图 44.19）。一般来说，印在玻片上的细胞数量大约与用于印片的组织块的大小平行。特别需要注意的是，即使印片是来源于一个真正的腺瘤，但如果用于制作印片的组织很少，病理医师在印片中可以见到的细胞数量也会很少。对于病理医师来说，印片中的一致性腺瘤细胞与具有异质性的细胞之间的对比相当于评估腺瘤细胞与非腺瘤性垂体前叶组织。在印片中，垂体腺瘤的诊断不要求出现核分裂象，因为它们仅偶尔被发现（见图 44.19），而且印片不能明确腺瘤的亚型分类，后者需要等待石蜡切片和免疫组织化学反应结果以进一步分析。有时，外科医师为了找到明确的肿瘤组织，会把垂体组织广泛"切开"——这样围绕腺泡周围的网状纤维会被破坏严重，此时印片上会出现大量细胞，比通常情况下黏附在玻片上的非肿瘤性垂体前叶细胞还要多，这是印片的一个诊断陷阱。然而，正如上文所述，这些细胞是异质性的，是各种垂体前叶细胞的集合。

如果要对垂体腺瘤和其他鞍区肿瘤进行鉴别，包括转移病灶，很重要的一点是记住，所有垂体腺瘤突触素免疫组织化学染色都呈弥漫阳性（见图 44.10）。如果在鉴别正常垂体前叶组织和腺瘤成分有困难时，最有帮助的检测是网状纤维染色，因为所有腺瘤均有正常腺泡结构的破坏；然而，一些网状纤维的异常改变也会导致正常腺泡结构破坏的出现（图 44.20 至 44.22）。

一旦腺瘤诊断确立，用于腺瘤亚型分类的免疫组织化学染色组合或套餐即可作为诊断的常规基础。已提出的一个染色套餐包括突触素和 CAM5.2（用于评估纤维小体，正在取代电镜对纤维小体的诊断作用），再加上常用的特异性垂体抗体（PRL、GH、FSH、TSH、ACTH）。LH 和 αSU 的评估作用较弱，因为 FSH 在促性腺激素腺瘤中的表达程度比 LH 高[9]。即使需要进行更详细的亚型分类，电镜检查也只是不常使用的一种手段。实际上，以德国认证的实验室的经验来说，在他们的 3 489 例病例中仅有 22 例有诊断问题的病例进行了电镜检查[1]。最保险的方法是：保留一小块样本放入戊二醛中，以备万一需要进行电镜检查时使用。

McDonald 等人已经提出了一个更合理的替代方案，即使用 PIT1、SF1 和 ACTH 免疫组织化学染色作为垂体腺瘤的初次筛查手段[52]。一旦腺瘤的诊断明确，则将 SF1 阳性的肿瘤定义为促性腺激素腺瘤，无需进行进一步检测，因为 FSH 阳性细胞与 LH 阳性细胞的百分数之

表44.5 近期大型病例研究中有关非典型性腺瘤的诊断标准

作者	腺瘤的数量	非典型性腺瘤数量	腺瘤亚型	非典型性的组织学诊断标准
Miermeister 等[48]	4 232	121（2.9%）	催乳素细胞腺瘤：32例（32.7%） ACTH细胞腺瘤：28例（28.6%） GH细胞腺瘤：14例（14.3%） 无功能细胞腺瘤：11例（11.2%） 混合性GH/PRL腺瘤：6例（6.1%） FSH/LH腺瘤：5例（5.1%） TSH腺瘤：2例（2.0%）	最少应出现以下四个因素中的三个：①p53阳性增加；②MIB-1标记指数升高；③核分裂活性增加（以上至少评估10个有代表性的高倍视野）；④浸润：通过MRI、外科手术或组织学明确确认的浸润表现
总结：组织学标准被认为可反映非典型性腺瘤细胞的最多信息（对于非典型性腺瘤，敏感性为85%，特异性味93%）；侵袭性（敏感性88%，特异性53%）（浸润性并不局限于非典型性腺瘤，并且浸润性在区分非典型性腺瘤与垂体腺瘤中的特异性最低） 目前尚无比较非典型性腺瘤和经典型腺瘤复发率的临床随访资料				
Yildirim等[49]	133	13（8.9%）	非分泌型腺瘤：9（69.3%）（未进一步区分亚型） 催乳素瘤：3例（23.1%） 促生长激素腺瘤：1例（7.6%）	患者必须有ki67标记指数超过3%和核分裂活性增加才能被诊断为非典型性垂体腺瘤（仅有ki67标记指数增高不归类于非典型性腺瘤），浸润性是通过神经影像学评估的
总结：在有腺瘤复发的患者中，11例为经典型腺瘤（11/133，8.2%），5例为非典型性腺瘤（5/13，38.4%）				
Zada等[50]	121	18（15%）	ACTH腺瘤：2例（11%） 促性腺激素腺瘤：1例（6%）	p53免疫组织化学检查无特殊，MIB-1 >3%，浸润性是通过MRI进行评估的
总结：目前无比较非典型性腺瘤和经典型腺瘤的复发率的临床随访资料				
Scheithauer[51]	78例有随访	6（14.7%）	催乳素瘤：2例 TSH腺瘤：2例 GH 腺瘤：1例 沉默3型*：1例 临床无功能腺瘤或沉默型ACTH腺瘤或促性腺激素腺瘤	
总结：在2004版WHO神经内分泌肿瘤分册中，“MIB-1和p53 标记指数别认为与肿瘤复发有关，目前在诊断非典型性腺瘤中的意义并不大，也就是说，它们在提示肿瘤复发倾向方面无显著意义”				

*目前已经被称为“多激素性PIT-1阳性腺瘤”

Data from Miermeister CP, Petersenn S, Buchfelder M, et al. Histological criteria for atypical pituitary adenomas—data from the German pituitary adenoma registry suggests modifications. *Acta Neuropathol Commun*. 2015; 19(3): 50; Yildirim AE, Divanlioglu D, Nacar OA, et al. Incidence, hormonal distribution and postoperative follow up of atypical pituitary adenomas. *Turk Neurosurg*. 2013; 23(2): 226–231; Zada G, Woodmansee WW, Ramkissoon S, et al. Atypical pituitary adenomas: incidence, clinical characteristics, and implications. *J Neurosurg*. 2011; 114(2): 336–344; Scheithauer BW, Gaffey TA, Lloyd RV, et al. Pathobiology of pituitary adenomas and carcinomas. *Neurosurgery*. 2006; 59(2): 341–353; discussion 341–353.

比并没有临床相关性。有 PIT1 免疫反应的肿瘤需要进一步进行 GH、PRL、TSH 和 CAM5.2 免疫组织化学染色。如果 TPIT 可以更广泛地获得，它将是使用转录因子进行免疫组织化学检测的优化首选。第三种检测组合是将上述两种组合融合为一种，包括 GH、PRL、CAM5.2、TSH、ACTH 和 SF1，去掉了 FSH、LH 和 αSU。无论使用那种分类套餐组合，都存在一个限制，即 TPIT 抗体无法广泛获得。因此，到目前为止，由于没有这种抗体的帮助，一部分激素分泌阴性的腺瘤（只有 TPIT 能识别）可能会被遗漏，不管是含有少量 ACTH 阳性细胞还是根本不含 ACTH 阳性细胞[44]。

最后，在专门研究垂体腺瘤的实验室中，ER-α 和 GATA2 可以用于进行进一步的辅助亚型分类[19]。PIT1 谱系肿瘤可能产生 GH、PRL 和（或）TSH，ER-α 共表达是伴有 PRL 分泌的 PIT1 腺瘤亚型的进一步特征，而 GATA2 共表达是促甲状腺激素细胞 PIT1 腺瘤亚型的特征[19]。ER-α 表达也可见于 PIT1 阴性和 SF1 阳性的促性腺激素腺瘤。ER-α 表达可能受到组织固定的影响，因此，在催乳素瘤和促性腺激素腺瘤的鉴别诊断中不能替代 PRL 或 SF1/FSH/LH 的免疫组织化学染色的作用[18]。

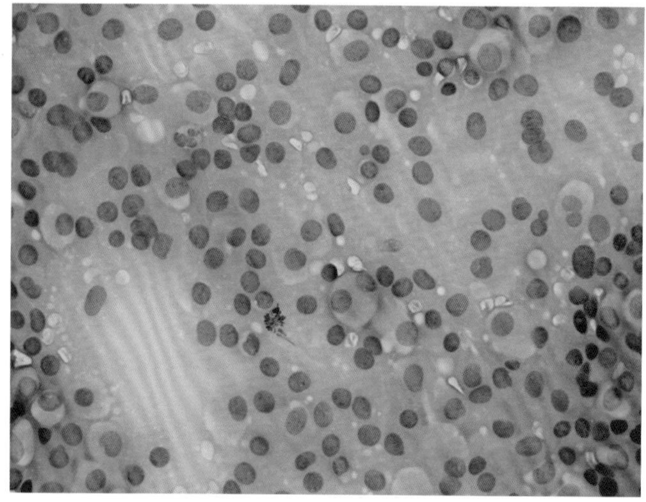

图 44.19 术中印片玻片上显示了丰富一致的腺瘤脱落细胞，其细胞数量大约与用于印片的组织块的大小平行。注意，可见核分裂象（中央），虽然核分裂象并不常见。事实上，如果在印片中发现了几个核分裂象，则应怀疑腺瘤的 MIB-1 增生指数升高

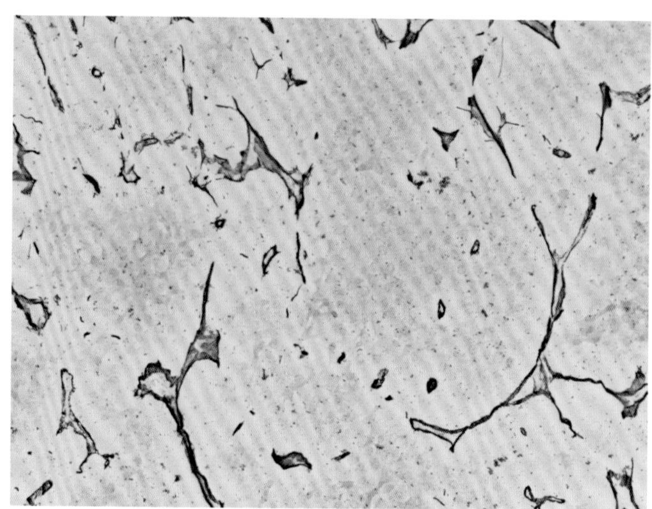

图 44.21 在 1 例大腺瘤中，网状纤维染色通常仅显示围绕血管结构的残存网状纤维

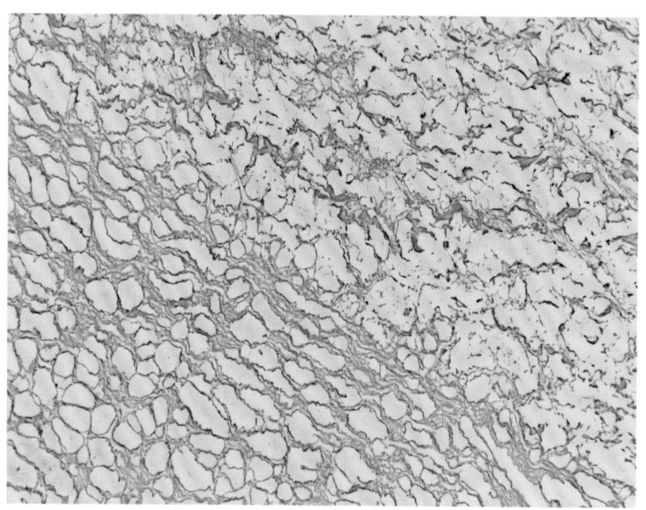

图 44.20 尽管可能存在不同程度的腺腔破坏和溶解，网状纤维染色在腺瘤诊断中仍是最好的组织化学染色方法。在这例微腺瘤中，可见网状纤维染色显示的腺瘤的混乱的腺腔（右上），与垂体前叶的完整腺腔的分界清晰（左下）

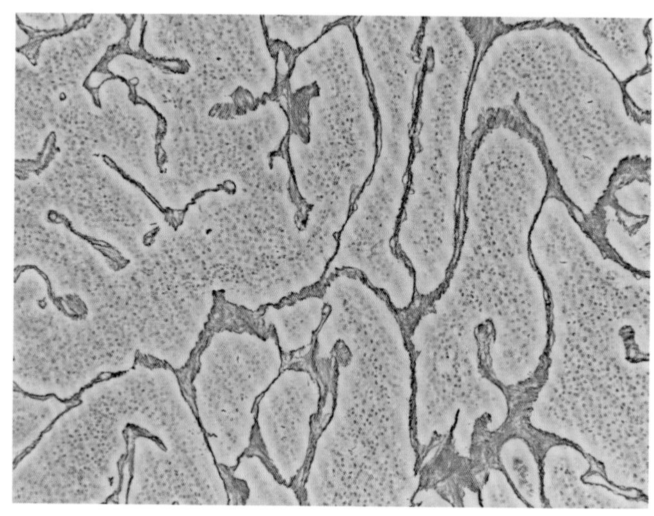

图 44.22 在一些大腺瘤中，特别是在促性腺激素腺瘤中，可见由于腺腔不同程度破坏形成的大结节；这仍是一个异常的表现形式（与图 44.9 对比）

目前其他出现于胚胎阶段更早期（Prop-1、Pitx2 和 Hesx1）或更晚期阶段的转录因子，类似于 SF1（DAX-1）和 TPIT（NeuroD1）[40] 还仅用于实验研究。尤其是 Prop-1，是发育过程中 PIT1 和 GATA2 表达前首先表达的转录因子，因此是 GH/PRL 谱系和 FSH/LH 谱系垂体细胞共同的转录因子前体。这种 PIT1 谱系和 SF1 谱系的共同起源可能可以解释为什么有时可在腺瘤中检测到 αSU、FSH 和（或）LH 的免疫组织化学表达，例如在致密颗粒型 GH 腺瘤。

腺瘤亚型的组织学特征

旧的分类体系中有关各种垂体腺瘤的百分比构成已经过时了，包括催乳素瘤、生长激素腺瘤等，因为这些百分比数据是在免疫组织化学技术充分发展到能够检测各种转录因子之前发表的。特别是，SF1、PIT1 以及在一些实验室中 TPIT 的出现已经可以使谱系分类更加明确了。例如，目前已认识到，以前被定义为对特异性垂体前叶激素抗体免疫反应呈阴性的大多数激素阴性垂体腺瘤（以前被称为“无功能细胞腺瘤”），事实上均对 SF1 呈免疫反应阳性（提示为促性腺激素细胞谱系），而还有很少一部分对 TPIT 免疫反应呈阳性（提示为促肾上腺皮质激素细胞谱系）。同样，尸检中发现的最常见的垂体腺瘤亚型是催乳素瘤，因为药物治疗的问世使此亚型腺瘤不再需要进行外科干预和手术切除，所以催乳素瘤不是外科医师和病理医师最常见的腺瘤类型。在外科实践中，最常见的腺瘤亚型是促性腺激素腺瘤谱系的肿瘤。这是

因为促性腺激素腺瘤（FSH/LH 呈阳性）、以前的“无功能细胞”/激素阴性腺瘤以及以往大多数被称为“嗜酸细胞瘤”的腺瘤占比可达 30%～35%，占比次之的是催乳素瘤或 GH 腺瘤，这与外科治疗方式有关。致密颗粒型 GH 腺瘤亚型和稀疏颗粒型 GH 腺瘤亚型占比近似。促肾上腺皮质激素细胞腺瘤的发病率排在第 4 位。重要的是，除了上述类型，几乎所有其他亚型占比均小于 2%。

促性腺激素腺瘤

促性腺激素腺瘤（gonadotroph adenoma）通常是无临床症状的惰性肿瘤，多见于年龄较大的成年人，是最可能进行手术切除的垂体腺瘤。组织学上，促性腺激素腺瘤可有多种细胞结构特征，片状、实性（图 44.23）和大结节状分布均可出现（图 44.24）。常可见局灶含铁血黄素沉积和胞质透明（图 44.25）。有时，在腺瘤的部分细胞亚群中可见到丰富的嗜酸性胞质和嗜酸性变（图 44.26），但这种表现不应被误认为是另一种腺瘤类型——所谓的双腺瘤。另一个几乎为特征性病理改变的是，拉长的肿瘤细胞围绕血管呈假菊形团样而类似于室管膜瘤（图 44.27）；这种表现可能是因为围绕于血管周围的肿瘤细胞与血管不完全脱离而产生了假乳头结构（图 44.28）。

如果核转录因子 SF1 免疫染色呈阳性，则可诊断为促性腺激素腺瘤（图 44.7），其 FSH（图 44.29）、LH（图 44.30）和 αSU 的免疫染色显示斑块状或局灶性阳性。与 LH 免疫染色相比，促性腺激素腺瘤 FSH 免疫染色更容易单独出现阳性。促性腺激素腺瘤的不均一激素表达模式（仅在肿瘤细胞的某些区域出现激素表达的多样性）与大多数催乳素瘤、致密颗粒型 GH 腺瘤和致密颗粒型 ACTH

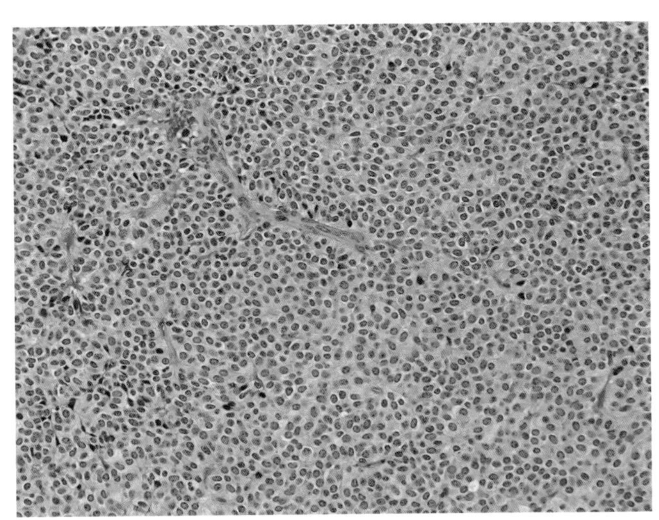

图 44.23 促性腺激素腺瘤可出现许多不同的结构特征，包括本图的片状排列

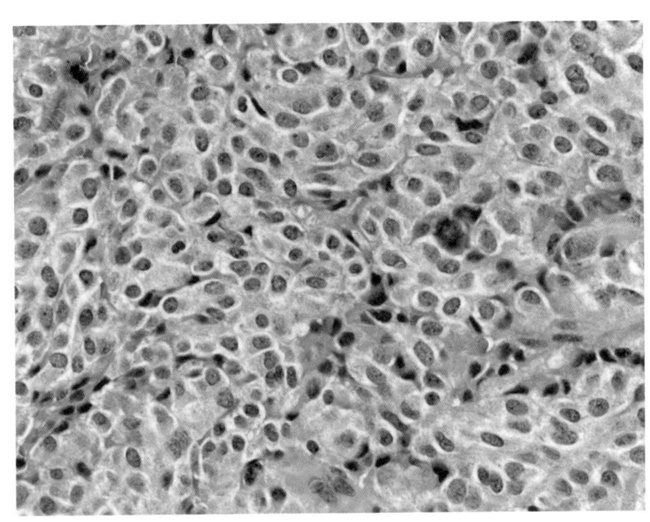

图 44.25 促性腺激素腺瘤有时可出现透明胞质。本例可见一定程度的核多形性；所有腺瘤均可出现一些核增大和染色质丰富的细胞，这并不具有预后意义

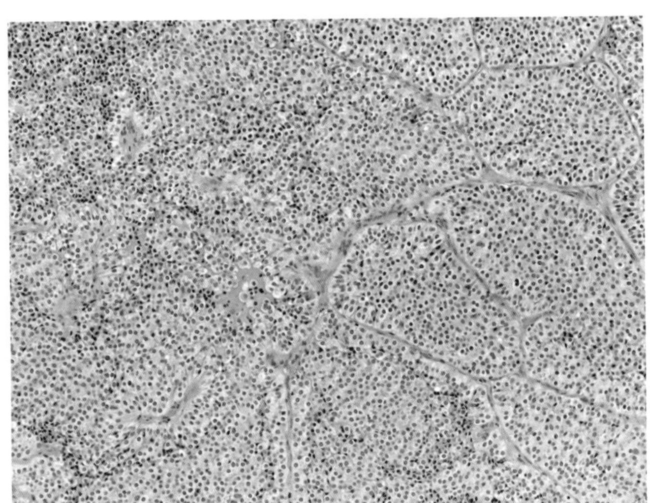

图 44.24 促性腺激素腺瘤可表现为大结节，与图 44.22 网状纤维染色表现一致

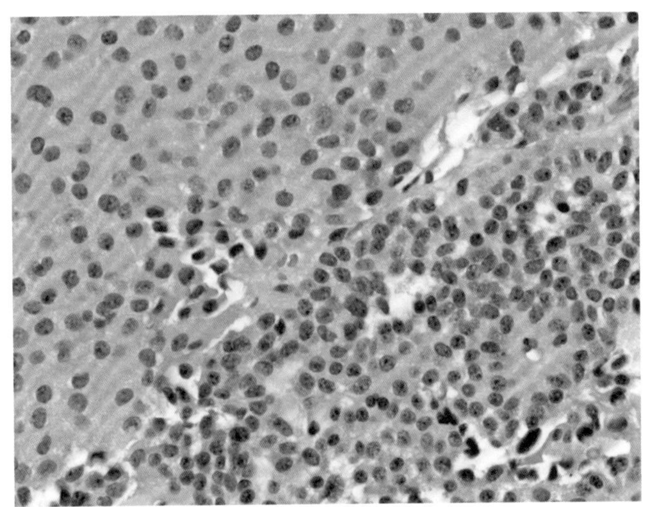

图 44.26 促性腺激素腺瘤常含有不同细胞亚群，如含有丰富嗜酸性胞质的细胞（左上）和胞质稀少的嫌色细胞（右下）。当存在两种不同的细胞亚群时，不应将其解释为“双”腺瘤，因为这两种成分均显示同一转录因子（SF1）和（或）FSH/FH 免疫染色呈阳性

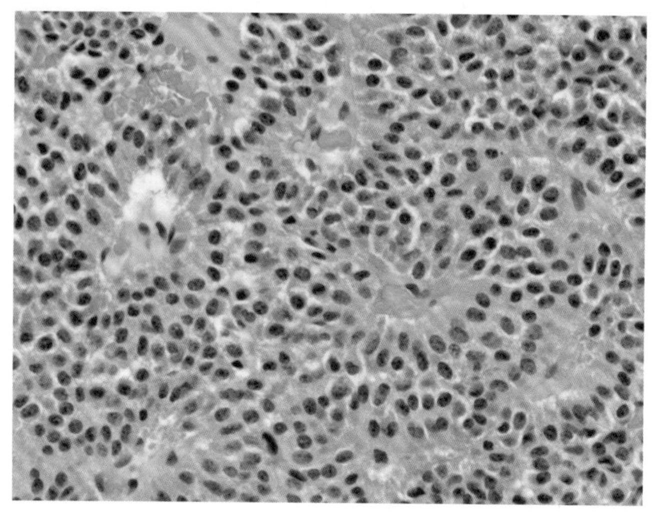

图 44.27 促性腺激素腺瘤的肿瘤细胞围绕血管排列，形成类似于室管膜瘤的结构

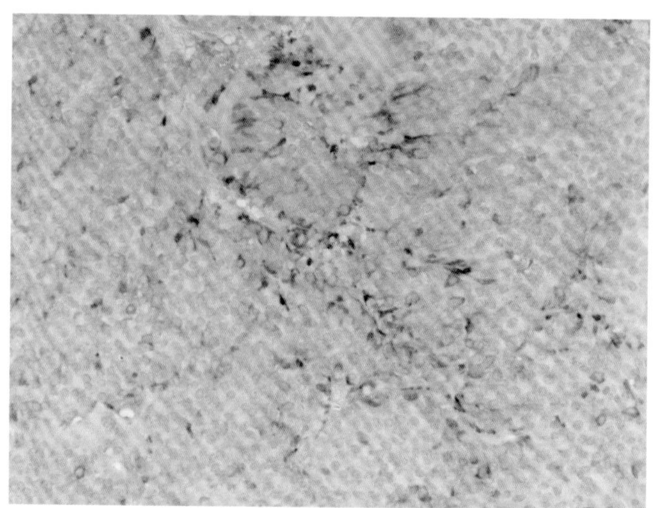

图 44.29 促性腺激素腺瘤可出现 FSH 呈片灶状阳性，但从不呈弥漫阳性，这与催乳素瘤或致密颗粒型 GH 或 ACTH 腺瘤截然不同

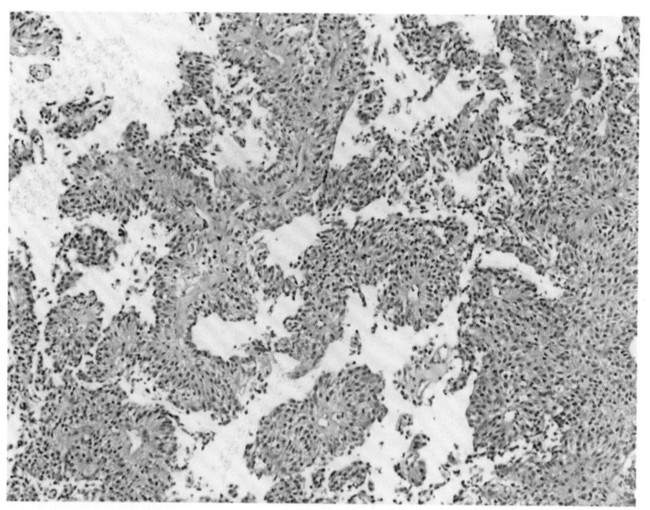

图 44.28 促性腺激素腺瘤常出现肿瘤细胞黏附性丧失，使围绕在血管周围的细胞形成假乳头状结构

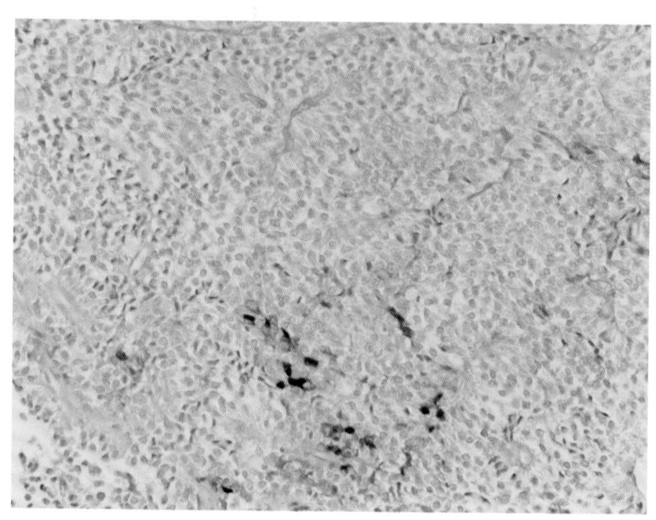

图 44.30 促性腺激素腺瘤显示 LH 呈片灶状阳性，但与 FSH 阳性相比，LH 阳性出现在更少的腺瘤细胞中，也可能完全不表达

腺瘤所表现的弥漫性激素表达模式形成鲜明对比。

激素阴性腺瘤

激素阴性腺瘤（hormone-negative adenoma）（即 PRL、GH、ACTH、FSH、LH 和 TSH 免疫染色呈阴性）并不等同于无功能腺瘤，因为一些腺瘤类型可显示激素免疫组织化学染色呈阳性，但这些肿瘤是临床沉默型肿瘤［不出现可识别的激素综合征和（或）血清激素水平升高］。随着 SF1 以及准确度更高的 FSH 和 LH 抗体的出现，目前大多数激素阴性腺瘤被发现是促性腺激素腺瘤。相当多的激素阴性腺瘤是 TPIT 来源的（即促肾上腺皮质激素细胞谱系），但少数激素阴性腺瘤是由 PIT1 驱动的[14]。

意料之中的是，大多数激素阴性腺瘤的组织学特征与促性腺激素腺瘤一致（图 44.31）。在这两种腺瘤中均常见囊肿（图 44.32）和含铁血黄素的沉积，特别是在大的腺瘤。有些研究认为，“无功能细胞腺瘤”的生物学行为可能不同于促性腺激素腺瘤[53]，但仍有很多工作要做。目前，“无功能细胞腺瘤”的定义仅用于既没有特定激素也没有转录因子表达的腺瘤。

促生长激素腺瘤

促生长激素腺瘤（somatotroph adenoma）几乎均出现临床症状，性质均一，具有两种亚型，致密颗粒型和稀疏颗粒型。

组织学上，致密颗粒型亚型的特征是弥漫性生长，细胞中等大小，有轻度多形性，细胞轮廓略呈角，GH 免疫染色呈弥漫中等到强阳性，CAM5.2 角蛋白免疫染色显示胞质核旁阳性（图 44.33）。致密颗粒型亚型的小部分肿瘤细胞 αAU 或 PRL 免疫染色呈阳性（通常小于 5%）[54]。

稀疏颗粒型 GH 腺瘤也呈弥漫性生长方式，但在 HE 切片中其细胞缺乏致密颗粒型的嗜酸性。更多见偏位的

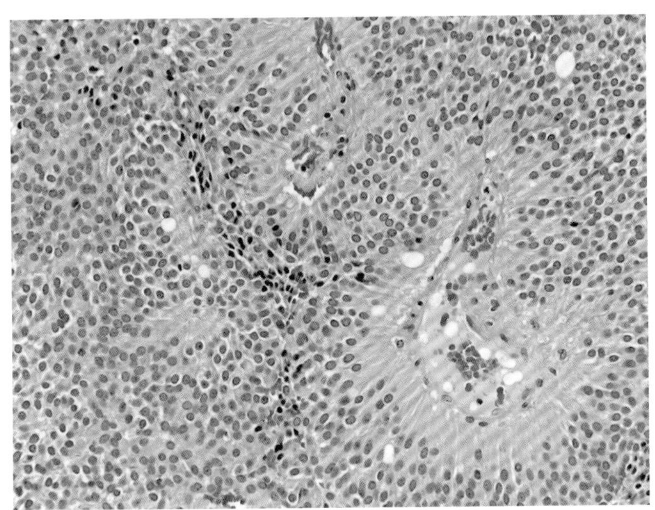

图 44.31 激素阴性腺瘤常显示血管周“假菊形团”样结构，该特征与促性腺激素腺瘤一致

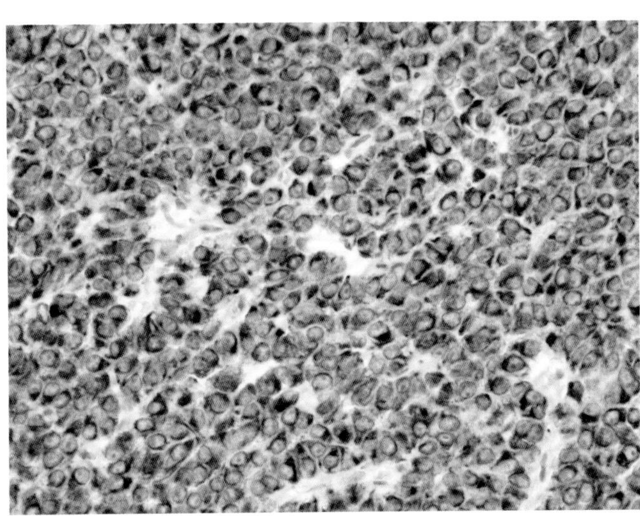

图 44.33 致密颗粒型生长激素腺瘤 CAM5.2 免疫染色可见弥漫性胞质内核旁角蛋白呈阳性

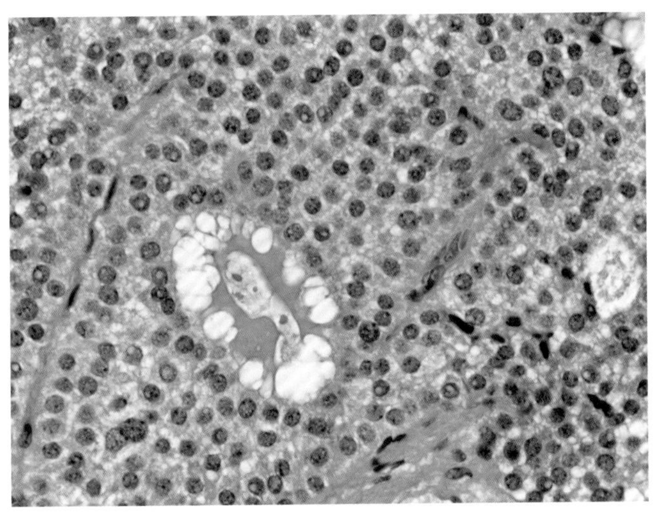

图 44.32 激素阴性腺瘤可以由形态十分一致的细胞构成，细胞间仅可见少数充满黏液的微囊

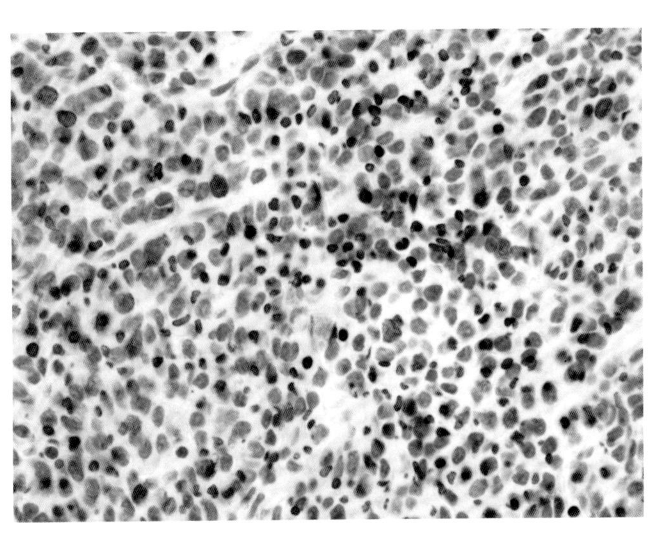

图 44.34 稀疏颗粒型 GH 腺瘤，通过 CAM5.2 免疫染色，超过 70% 的细胞可见胞质内点状圆形纤维小体

胞核和核周空亮，有时可出现细胞多形性。这些肿瘤 GH 免疫染色呈较弱且更散在的阳性，PRL 和 αSA 免疫染色通常呈阴性。稀疏颗粒型 GH 腺瘤的显著特征是：胞质内可见广泛的球状“纤维小体”且超过 70% 的纤维小体 CAM5.2 免疫染色呈阳性（图 44.34）[38,45]。CAM5.2 免疫染色已经取代了用于寻找纤维小体的电镜检查。致密颗粒型 GH 腺瘤也可出现 E 钙黏合素表达下调，另外，与致密颗粒型或中间/混合/过渡性GH腺瘤（见下文）相比，稀疏颗粒型 GH 腺瘤显示不同程度的保留性表达 [55]。

目前人们已识别了越来越多的产生肢端肥大症的中间 / 混合 / 过渡性 GH 腺瘤。这些肿瘤 CAM5.2 免疫染色显示显著的核旁胞质染色，但同时也会出现含有纤维小体的细胞与含有角质积累物的中间形式的细胞混合的现象；后者的形态类似于更小的纤维小体（图 44.35）[54]。稀疏颗粒型 GH 腺瘤中可见的纤维小体的数量要远高于中间 / 混合 / 过渡性 GH 腺瘤。由于对生长抑素类似物的治疗反应好，中间 / 混合 / 过渡性 GH 腺瘤的生物学行为类似于致密颗粒型 GH 腺瘤 [38,55]。

混合性生长激素 - 催乳素腺瘤，促催乳素生长激素细胞腺瘤

在德国研究数据中，**混合性生长激素 - 催乳素腺瘤（mixed growth hormone and prolactin adenoma）**这组腺瘤总共占所有垂体腺瘤的 6.5%[1]。混合性 GH-PRL 腺瘤是一种双细胞 - 双激素型腺瘤，其（5.2%）比单一细胞促催乳素生长激素细胞型腺瘤（1.1%）更常见，其肿瘤细胞共表达 GH 和 PRL[1]。双细胞型腺瘤是由稀疏颗粒型催乳素瘤细胞和致密颗粒型或稀疏颗粒型分泌 GH 的肿瘤细胞混合构成 [56]。这些肿瘤可引起肢端肥大症，在免疫组织化学方面，与 PRL 相比，它们大多数更容易出现 GH 阳性；临床上，GH 和 PRL 的过渡分泌均可以发生。这两种细胞类型在 HE 切片中常可以识别（图

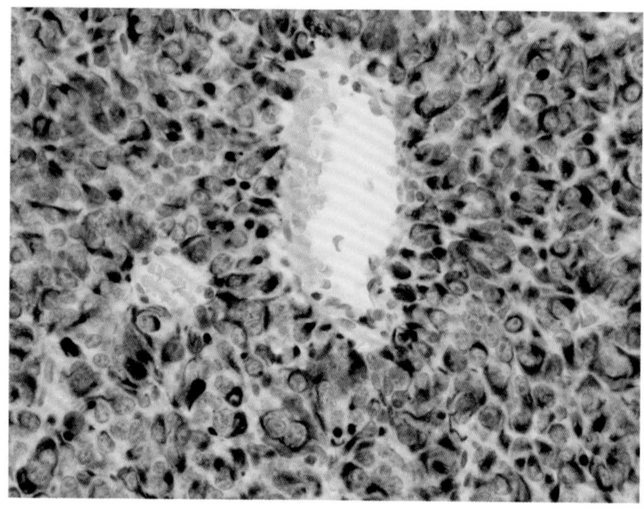

图 44.35 在中间 / 混合 / 过渡性生长激素腺瘤 CAM5.2 免疫染色显示显著的核旁胞质染色，但偶尔也会混有纤维小体或角质物聚集，但这些染色不能轻易归类为核旁染色或纤维小体染色。这些腺瘤的生物学行为类似于致密颗粒型 GH 腺瘤，特别是对生长抑素类似剂的治疗反应，不应与稀疏颗粒型 GH 腺瘤混淆

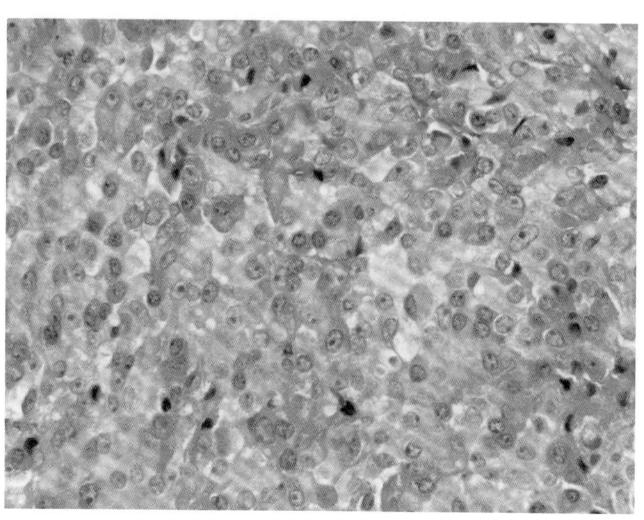

图 44.36 在 HE 切片中，混合性 GH-PRL 腺瘤可显示嫌色和嗜酸性细胞两种细胞类型

44.36），并与 GH（图 44.37）和 PRL（图 44.38）强阳性表达一致。PRL 的表达比例通常较高，仅在完全性致密颗粒型 GH 腺瘤表达较少（小于 5% 的细胞）[5]。对于患有肢端肥大症并伴有高催乳素血症的患者，一些医师可能更喜欢用混合性 GH-PRL 腺瘤这个术语 [56]。

促催乳素生长激素腺瘤（mammosomatotroph adenoma）在光镜下的表现与致密颗粒型 GH 腺瘤的表现一致。它们可能出现肢端肥大症和 GH 免疫反应性，并且不同程度地表达 αSU 和 PRL。电镜下，促催乳素生长激素腺瘤会出现单个细胞同时分泌 GH 和 PRL 的现象。然而，要想自信地进行真性双细胞 GH-PRL 型腺瘤与单一细胞促催乳生长激素细胞型腺瘤的鉴别诊断，仍需要进行电镜检查，虽然这种鉴别诊断对于大多数临床医师来说意义不大，但少数医师仍会关注这个结果 [56]。

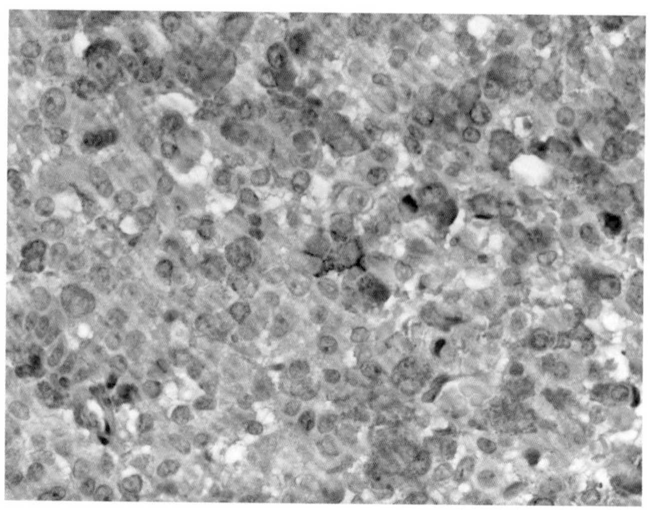

图 44.37 伴有肢端肥大症的混合性 GH-PRL 腺瘤，可见相当数量的腺瘤细胞 GH 免疫染色呈阳性

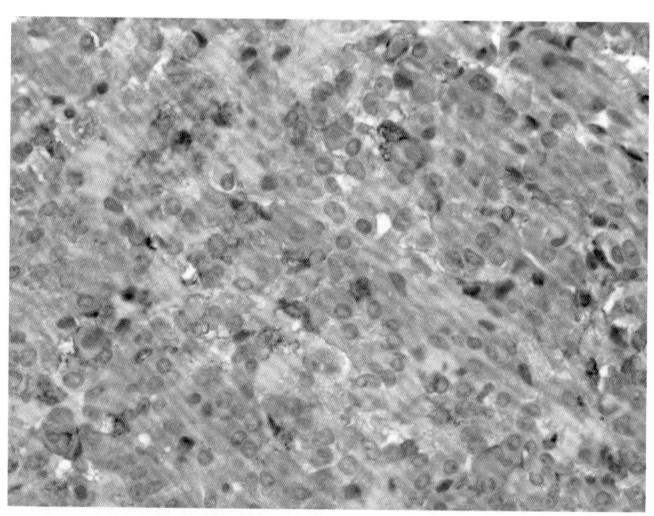

图 44.38 虽然伴有肢端肥大症的混合性 GH-PRL 腺瘤常与高泌乳素血症有关，但与致密颗粒型 GH 腺瘤（偶尔可见 PRL 阳性细胞）相比，它们的 PRL 阳性细胞占比更高

催乳素腺瘤

表 44.3 总结了可以过度产生 PRL 的肿瘤类型，它们可以导致不同程度的高催乳素血症。几乎所有分泌 PRL 的腺瘤都是稀疏颗粒型。组织学上，稀疏颗粒型催乳素分泌腺瘤表现为弥漫或小梁状生长方式，并显示核染色质增多（图 44.39）。**催乳素腺瘤（lactotroph adenoma）**PRL 免疫染色显示弥漫的核旁高尔基体区域阳性（图 44.40）。其他特征可能包括沙砾体钙化（psammomatous calcification）（该特征基本上仅限于 PRL 分泌腺瘤）、间质玻璃样变（图 44.41）或由 PRL 驱动的淀粉样变。在一些研究中，PRL 分泌腺瘤是更常见的腺瘤亚型 [48]，并显示增高的核分裂率和 MIB-1 标记指数（图 44.42）。

长期使用多巴胺受体激动剂进行治疗后，催乳素腺瘤患者也可能进行手术切除治疗，这种手术切除标本常显示肿瘤细胞胞质明显减少，伴有类似裸核且 PRL 免疫染色反应也有减弱现象；这种现象不应被误认为是淋巴

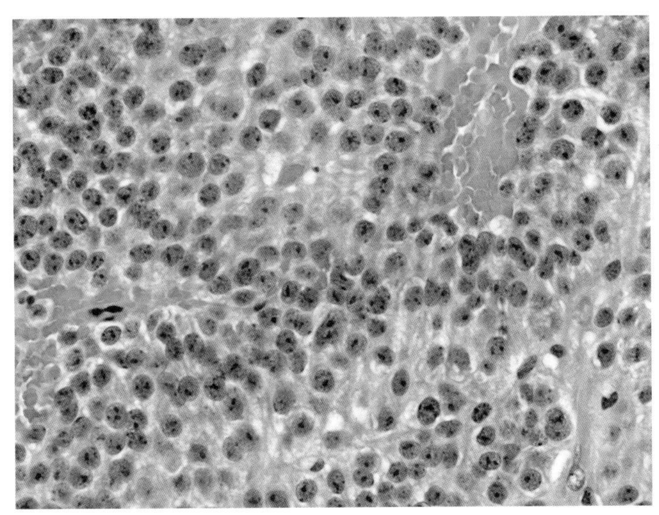

图 44.39 绝大多数催乳素瘤为稀疏颗粒型催乳素瘤，常表现为片状生长，核仁相对明显（相比于图 44.32）

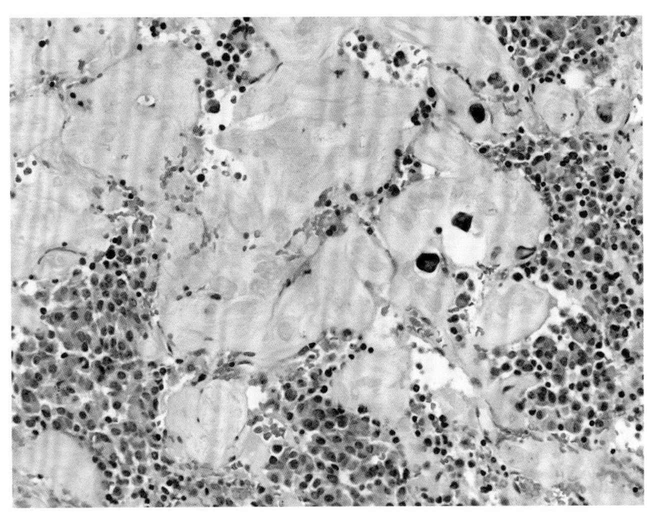

图 44.41 稀疏颗粒型催乳素瘤偶尔出现间质玻璃样变和微钙化，如本图所示

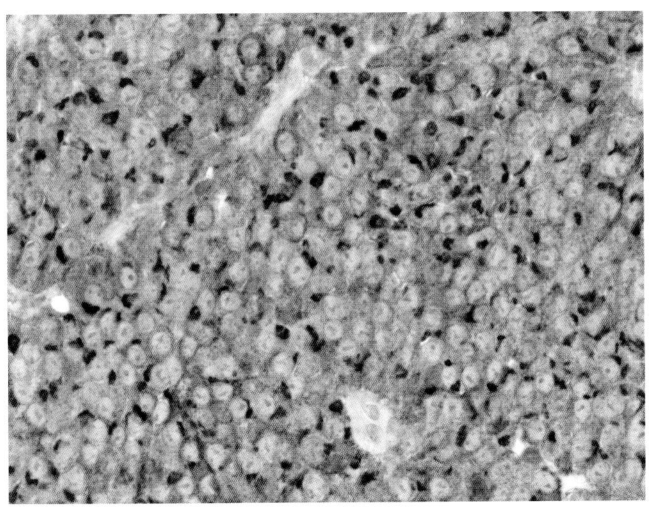

图 44.40 稀疏颗粒型催乳素瘤 PRL 染色胞质呈弧形阳性，即所谓的 Golgi 体表达。相反，非常罕见的致密颗粒型 PRL 阳性腺瘤 PRL 染色可出现整个胞质呈阳性

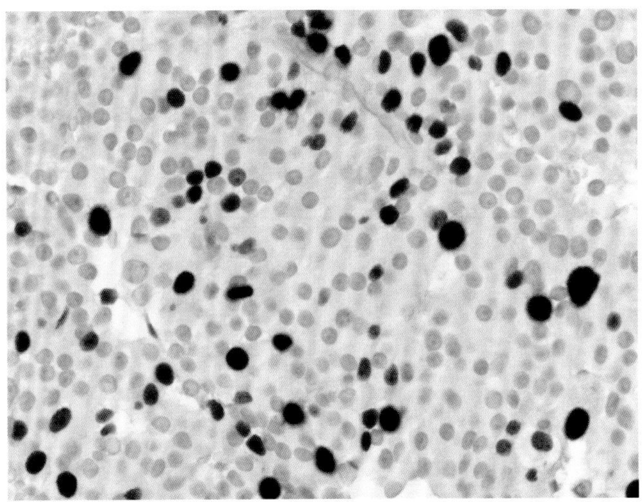

图 44.42 非典型性腺瘤，定义为 MIB-1 标记指数升高，尽管这与腺瘤亚型并不完全相关。事实上，即使是公认的侵袭性腺瘤亚型，如稀疏颗粒型 GH 腺瘤、嗜酸性干细胞腺瘤和沉默型 ACTH 腺瘤，也不一定伴有增生指数增高。在一些研究中，最常伴有 MIB 标记指数增高的腺瘤亚型是稀疏颗粒型催乳素瘤，如本图所示。本例根据临床和电镜特征已将嗜酸性干细胞腺瘤除外

细胞或小细胞相关肿瘤，例如淋巴瘤或转移性小细胞癌。在这种病例中，纤维化现象同样明显，但这些改变在短期药物治疗后可能是不明显的。

致密颗粒型催乳素腺瘤很少见，它们是由 PIT1 驱动的，PRL 免疫染色显示胞质呈弥漫阳性，而并非核旁点状高尔基体阳性[13,19]。这些肿瘤的生物学行为可能是侵袭性的。

嗜酸性干细胞腺瘤（acidophil stem cell adenoma）也是罕见的肿瘤。它们是典型的局部侵袭性大腺瘤，常有相对短的临床病史。嗜酸性干细胞腺瘤的肿瘤细胞是单形性的，呈嫌色性至弱嗜酸性，胞质内包含 CAM5.2 免疫染色阳性的纤维小体，也可出现大的胞质空泡（图 44.43）。超微结构检查，嗜酸性干细胞腺瘤的特征性表现是巨大线粒体堆积，在 HE 染色中呈嗜酸性改变；过去常用电镜检查（瑞士染液）来确诊这种特征性改变[57]。然而，线粒体抗体的免疫染色阳性是否能有助于诊断尚未可知（图 44.44）。免疫组织化学染色，嗜酸性干细胞腺瘤可见 PRL 呈部分阳性，伴有 GH 局灶阳性或完全阴性。这与其临床表现一致，临床上通常可见高催乳素血症，但其血液 PRL 水平常常不成比例地低于与病变大小，并且临床上对多巴胺拮抗剂的反应也可能欠佳。肢端肥大症不常出现，即使出现，也很轻微[58]。最后，最近发现了一种分化差的腺瘤，也就是所谓的临床沉默 3 型腺瘤（目前被称为多激素性 PIT1 阳性腺瘤），其形态是单形性的，也是 PIT1 谱系肿瘤中的一员[59]。

促肾上腺皮质激素腺瘤

促肾上腺皮质激素腺瘤（corticotroph adenoma）至今仍是临床上最具挑战性的腺瘤类型。因为绝大多

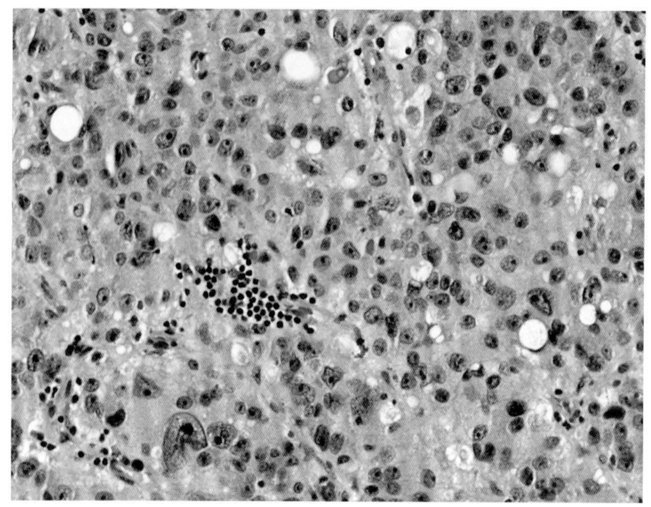

图 44.43　嗜酸性干细胞腺瘤，通常表现为一个大的肿瘤，伴有比稀疏颗粒型催乳素瘤较轻的高泌乳素血症。嗜酸性干细胞腺瘤的诊断不能没有电镜检查的帮助。在一些病例中，出现大而透亮囊泡是一条诊断线索，对应的是电镜下的巨大线粒体

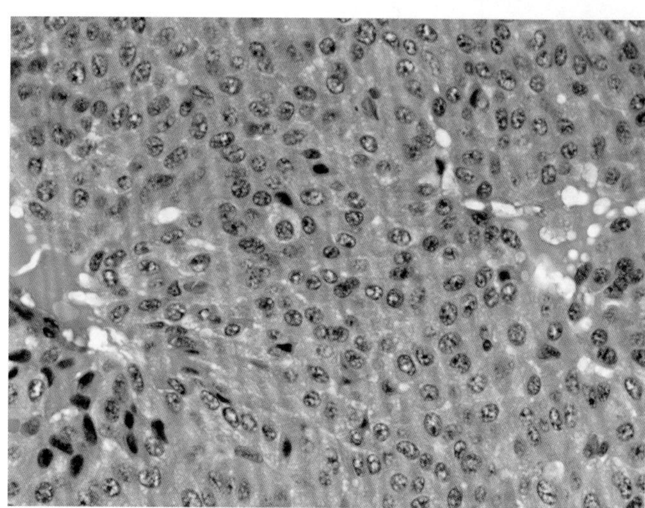

图 44.45　致密颗粒型促肾上腺皮质激素腺瘤，由具有嗜碱性胞质的片状排列的大细胞构成

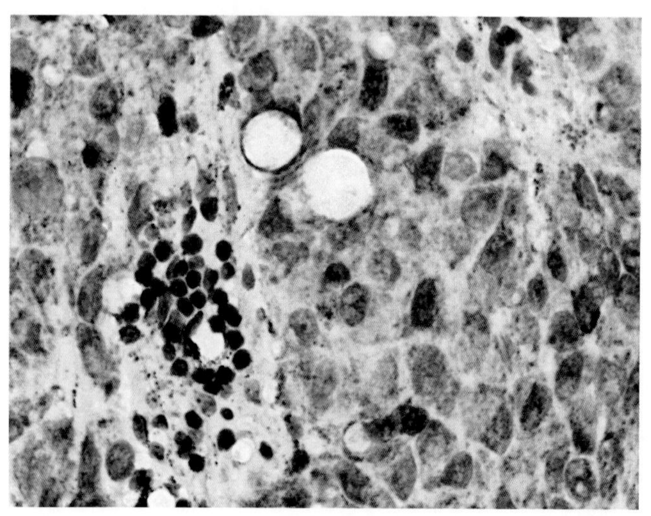

图 44.44　嗜酸性干细胞腺瘤的明确诊断通常需要进行电镜检查，但有研究正在研究抗线粒体抗体是否可作为一种替代性免疫组织化学标志物；注意，囊泡边缘的着色提示该囊泡实际上是一个线粒体

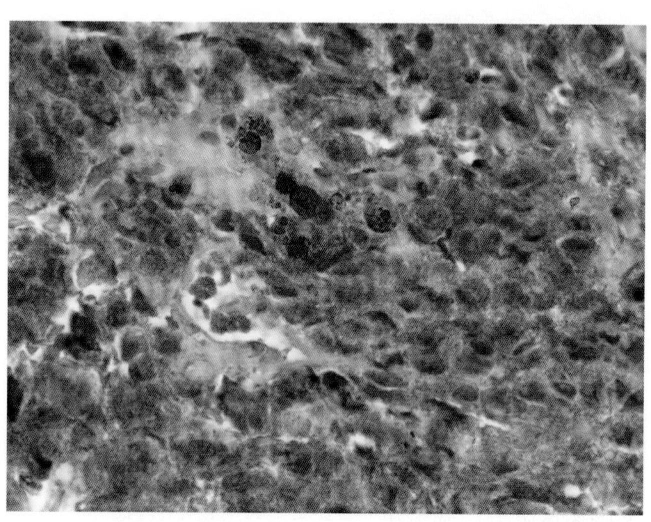

图 44.46　致密颗粒型促肾上腺皮质激素腺瘤，可见整个肿瘤 ACTH 免疫反应呈弥漫性阳性。与稀疏颗粒型催乳素瘤肿瘤大小与血清 PRL 水平一致不同，微小 ACTH 腺瘤，即使大小仅有几毫米，也能导致库欣病和血清激素水平显著升高

数促肾上腺皮质激素腺瘤（80%）是微腺瘤——而其中 10%～20% 是如此之小，以至于它们低于现代神经影像学检查所具有的分辨水平而不能被检查到——故而需要对岩下窦（petrosal sinus）进行采样来确定过量的 ACTH 是否是来自垂体的。

大多数 ACTH 分泌型腺瘤发生在女性。库欣病（也就是由促肾上腺皮质激素垂体腺瘤引起的库欣综合征）的临床表现可能非常突出，包括脂肪在多个部位聚集引起躯干肥胖和四肢瘦弱，并且肥胖部位的皮肤**萎缩伴有多血症**，易出现淤血，而胸部和腹部出现紫红色的皮纹。除此之外，还有骨质稀疏症、感染风险增高和神经精神方面的改变。

ACTH 分泌型腺瘤同样被分为致密颗粒型和稀疏颗粒型两类。致密颗粒型 ACTH 腺瘤表现为单形性圆形细胞呈片状生长——常沿血管周围分布（图 44.45）。细胞内可见丰富的 PAS 阳性胞质，ACTH 免疫反应呈弥漫性强阳性（图 44.46）。稀疏颗粒型 ACTH 腺瘤显示胞质较少（图 44.47），呈嫌色性至 PAS 弱阳性，ACTH 呈局灶性弱阳性（图 44.48）。

有意思的是，ACTH 分泌型腺瘤与前面提到的垂体腺瘤亚型不同，临床沉默型 ACTH 腺瘤并不少见，与沉默型 GH 腺瘤或沉默型 PRL 腺瘤的非常罕见不同。临床沉默型 ACTH 分泌型腺瘤出现不同程度的 ACTH 免疫反应，与临床活跃的组织学表现一致，可包括嗜碱性致密颗粒型（沉默 1 型）和嫌色性稀疏颗粒型（沉默 2 型）两个亚型 [41]。因此，如果不结合临床表现，病理医师就无

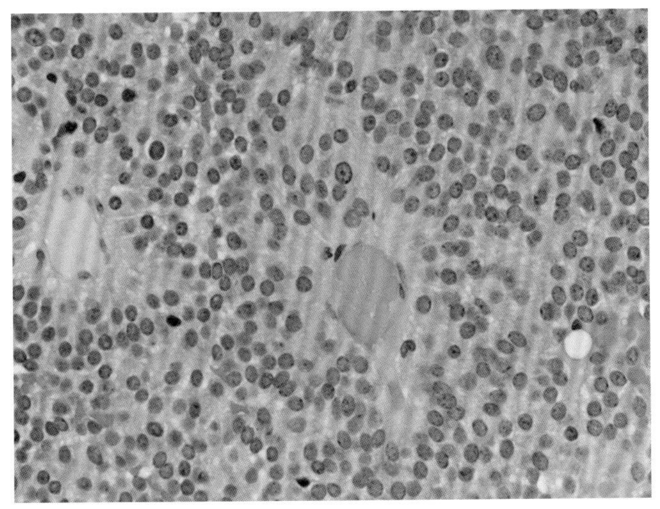

图 44.47　稀疏颗粒型促肾上腺皮质激素腺瘤，肿瘤细胞通常呈嫌色性

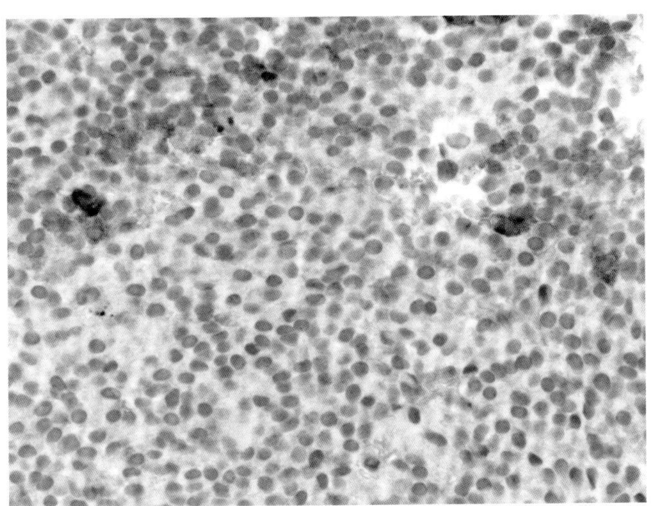

图 44.48　稀疏颗粒型促肾上腺皮质激素腺瘤，可见 ACTH 呈局灶或斑块状阳性

法将真正的临床沉默型但 ACRH 阳性的腺瘤与临床活跃型腺瘤区分开。临床沉默型促肾上腺皮质激素腺瘤一般被认为是侵袭性腺瘤亚型中的一种，因为与其他临床沉默型腺瘤相比，如促性腺激素腺瘤[60]，其侵犯海绵窦且复发的频率更高。

肾上腺切除后促肾上腺皮质激素腺瘤增大而出现相应临床表现时被称为 **Nelson 综合征（Nelson's syndrome）**。当促肾上腺皮质激素腺瘤太小以至于手术无法发现时，或者当患者由于其他原因无法进行切除术时，患者就会发生 Nelson 综合征，但无论哪种情况，结果都是垂体腺瘤无法切除。二线治疗方案包括再次进行手术切除、药物治疗和放疗，如果这些方法均不奏效，持续性的皮质醇增多症的负面影响可能需要进行三线治疗，即进行双侧肾上腺手术切除。双侧肾上腺切除后，最终促肾上腺皮质激素垂体腺瘤会再次增大，这可能是由于先前肾上腺生成的肾上腺素负反馈作用的移除。这种腺瘤的组织学特征与其他 ACTH 腺瘤类似，可具有不同程度的分裂活性。

Crooke 细胞腺瘤（Crooke cell adenoma）是 ACTH 免疫反应阳性腺瘤的一种特殊且不常见的亚型。在这种亚型中，肿瘤细胞以富含中间丝的 Crooke 细胞为主。Crooke 细胞胞质内环状微丝的堆积导致分泌颗粒分散（ACTH 免疫染色可见）到细胞膜下或细胞核周围。迄今一项最大的 Crooke 细胞腺瘤病例研究包含 36 例病例[60]，65% 的患者出现库欣病（余为无症状亚型），其中 81% 为垂体大腺瘤，72% 具有侵袭性。所有患者都进行了手术治疗，但 60% 的患者出现复发，24% 出现多次复发，12% 的患者死亡；有 2 例演变为垂体腺癌[61]。在邻近非肿瘤性垂体中出现非肿瘤性 Crooke 细胞比 Crooke 细胞腺瘤常见得多（图 44.49）；它们的出现表明功能性高皮质醇血症的发生，要么来自临床症状活跃的 ACTH 腺瘤，要么来自医源性类固醇给药。

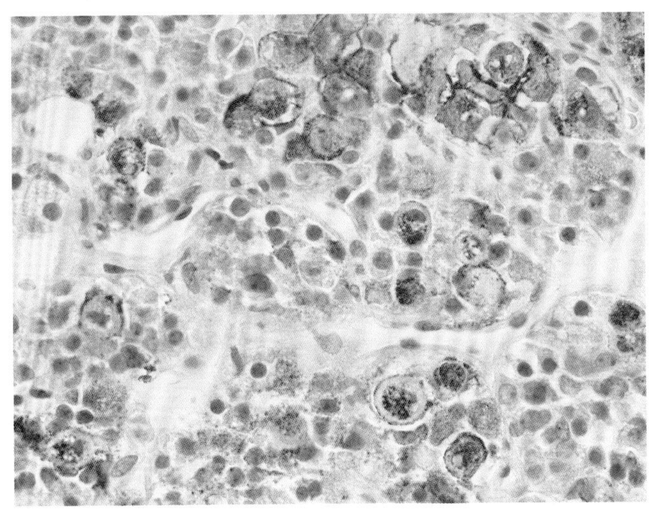

图 44.49　周围非肿瘤性垂体前叶中出现了 Crooke 细胞说明发生了皮质醇增多症，在任何因促肾上腺皮质激素腺瘤进行切除的标本，如果含有正常垂体前叶组织，均要寻找上述改变。角蛋白环可将 ACTH 阳性颗粒推挤到核旁和胞膜下

库欣综合征的一个不常见的起因是促肾上腺皮质激素细胞增生症。后者的诊断有赖于对腺泡的扩大改变而非破坏性改变的断定，腺泡内含有形态相对一致的 ACTH 免疫反应阳性细胞。由于垂体前叶内在正常情况下也可出现分布不规则的各种垂体细胞，并且随着衰老，正常的“嗜碱性”细胞也可浸润到垂体后叶中，促肾上腺皮质激素细胞增生症的诊断就变得极具挑战性了。

促甲状腺激素分泌腺瘤

促甲状腺激素分泌腺瘤（thyroid stimulating hormone-producing adenoma）在所有垂体腺瘤中的占比不足 1%，它们通常是大腺瘤且具有侵袭性。但甲状腺功能亢进症通常是甲状腺的原因，垂体腺瘤很少是其原因。组织学上，促甲状腺激素分泌腺瘤的肿瘤细胞呈弥漫性生长，以假菊形团样结构排列在血管周围。在这种垂体腺瘤亚型中，细胞核多形性和梭形形态很常见，也可见到血管周围间质纤维化。促甲状腺激素分泌腺瘤肿瘤细胞呈嫌色性，由于溶酶体的聚集，PAS 染色可见局灶质膜下点状阳性；αSU 和 TSH 免疫反应呈不同强度的阳线。少数病例是在长期的甲状腺功能减退症后发生的，但大多数病例并没有显示起因。

多激素性 PIT1 阳性腺瘤（前面被称为沉默型 3 型腺瘤）和其他不常见的多激素性腺瘤类型

“多激素性”这个术语不应用于显示 GH/PRL/TSH 或 GH + FSH/LH/αSU 组合的垂体腺瘤。新的 2017 版 WHO 分类指南描述了多激素性 PIT1 阳性腺瘤，临床功能性腺瘤诸如产生 GH/ 催乳激素 /TSH 的腺组合，不能用细胞分化 / 转录因子组织发生（histogenesis）来解释。

单个腺体内出现两个甚至三个腺瘤的现象并不常见但很好识别。外科病理医师应该知道，如果“多激素性腺瘤”诊断的考虑是基于免疫组织化学检查提示的，那么这些少见的“异常”的激素染色很可能是由腺瘤内部残存的少量非肿瘤性垂体前叶细胞引起的，而且这一现象常出现在组织块的边缘。

异位垂体腺瘤

异位垂体腺瘤（ectopic pituitary adenoma）主要累及蝶窦和鞍上区[62-63]；较少见于斜坡、鼻腔、海绵窦、鞍旁区和蝶骨翼。更罕见的异位垂体腺瘤发生于颞骨岩部、眶上裂、第三脑室[64]和颞叶。大多数异位垂体腺瘤显示 ACTH 或 PRL 免疫反应阳性[62-63]。异位垂体腺瘤会导致卒中（见下文）[65]。

垂体卒中

垂体卒中（pituitary apoplexy）的临床症状是突然发作，由垂体占位性肿块引起，通常出现头痛、颅神经麻痹或视觉障碍。垂体卒中一般是由垂体腺瘤内的改变引起，而非有正常腺体或其他蝶鞍部位的肿块引起，组织学上对应于轻微梗死（图 44.50）、出血性梗死或急性出血[66]。临床上有明显卒中症状的垂体腺瘤需要进行手术治疗以对视神经交叉或海绵窦进行减压。如果是单纯的出血，大多数血凝块会因为术中抽吸而去除，因此，病理医师需要将术前神经影像学资料和术中所见联系在一起评估他们所收到的标本。在出现临床症状和进行手术之间时间间隔较长的病例中，患者的术前 MRI 可见边缘信号增强，有可能被误认为是其他疾病，如垂体脓肿。

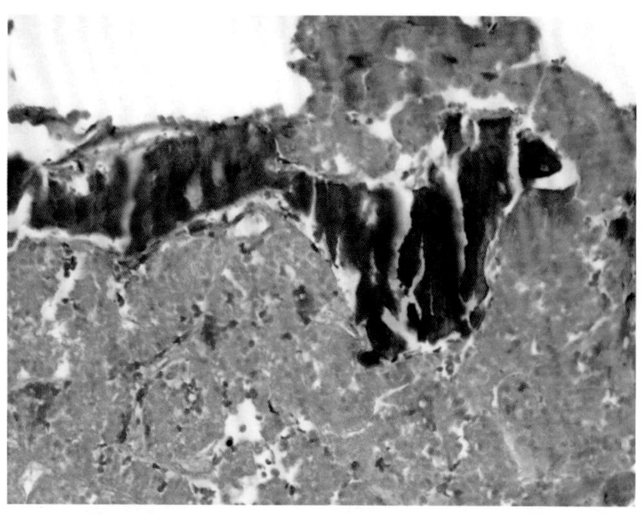

图 44.50 垂体卒中可发生于几种腺瘤亚型，常见于大腺瘤，既可以表现为轻微的坏死，如本图所示的发生于斜坡骨内的腺瘤，也可以表现为急性 / 亚急性出血

病理学上，这种肿瘤边缘强化对应的是肉芽组织、T 淋巴细胞浸润以及梗死或出血边缘纤维化。有时这种反应性病变会掩盖坏死的垂体腺瘤，干扰诊断。尽管肿瘤会出现广泛的坏死，网状纤维染色通常还是可以标记出标本中垂体腺瘤的腺泡部分。如果肿瘤坏死距离介入手术时间较近，免疫组织化学染色就有更多辅助诊断的意义。大多数垂体卒中发生于大腺瘤，如促性腺激素腺瘤、男性催乳素瘤和激素阴性 / 无功能细胞大腺瘤[66]。

混合性垂体腺瘤 - 节细胞神经瘤

混合性垂体腺瘤 - 节细胞神经瘤（mixed pituitary adenoma-gangliocytoma）在各种文献中被给予了各种各样的名称[67]，包括垂体腺瘤合并神经元迷芽瘤（PANCH）[68]。关于这种病变的发病机制有几种不同的假说，其中最受推崇的是垂体腺瘤细胞直接分化成了神经节细胞。

混合垂体腺瘤 - 节细胞神经瘤的临床表现、影像学改变和手术标准通常与垂体腺瘤均相同，但最后确诊时往往会让临床医师大吃一惊。垂体腺瘤成分是其主要成分，两种肿瘤细胞成分既可完全分开存在又可紧密混合。其中，最常见的垂体腺瘤成分是 GH 分泌型，尤其是稀疏颗粒型亚型。节细胞神经瘤部分包含神经毡样细腻的纤维基质网，其上嵌有单核或双核神经元，这些神经元可正常，也可呈现奇异的形态。嗜酸性神经毡细胞成分稀少，由节细胞的突触组成，因此，混合垂体腺瘤 - 节细胞神经瘤突触素（Syn）和 NF 免疫反应呈阳性；混合垂体腺瘤 - 节细胞神经瘤缺乏神经胶质成分，因此，其神经胶质纤维酸性蛋白（GAFP）免疫反应呈阴性。

垂体腺癌

垂体腺癌（pituitary carcinoma）被定义为脑脊液和（或）全身性转移的垂体细胞肿瘤。垂体腺癌极其罕见，在所有垂体占位病变中占比低于 0.5%[1]。需要注意的重要特征是，垂体腺癌通常是由侵袭性腺瘤经过数年发展而来的，不是一开始即为高度恶性肿瘤或从其他部位转移来的肿瘤[69]。确诊时大多数垂体腺癌表现为侵袭性大腺瘤，并且是激素活跃性的，伴有库欣综合征和高催乳素血症。

拉特克裂囊肿

在由于蝶鞍和蝶鞍上区病变而就诊于神经外科的有症状的患者中，**拉特克裂囊肿（Rarhke cleft cyst）**占 6% ~ 10%。其手术引流指征包括头痛、视力障碍和垂体激素缺乏。囊肿内含有致密嗜酸性无定形黏蛋白，囊肿壁是由单层立方上皮或假复层纤毛柱状上皮构成的（图 44.51）。鳞状上皮化生可能会增加拉特克裂囊肿的

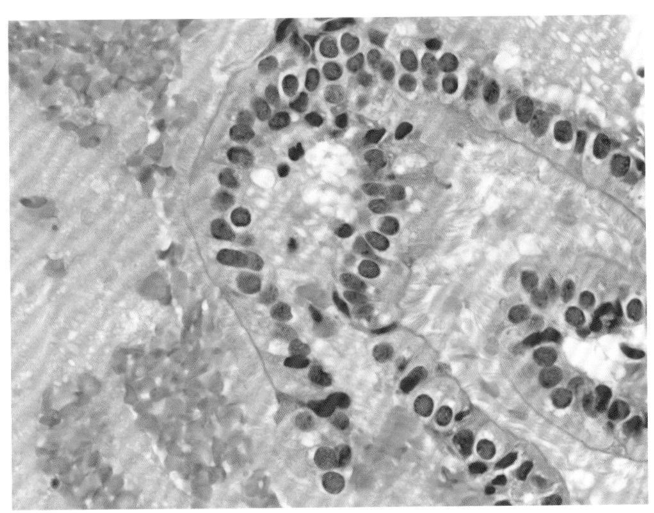

图 44.51　拉特克裂囊肿内含有多少不等的致密胶样蛋白样成分，通常表现为无定型嗜酸性物质（图左部），囊肿被覆的上皮常没有送检，但是，当被送检时，显微镜下常其表现为柱状纤毛上皮（如本图所示）、矮立方上皮甚或鳞状化生的上皮

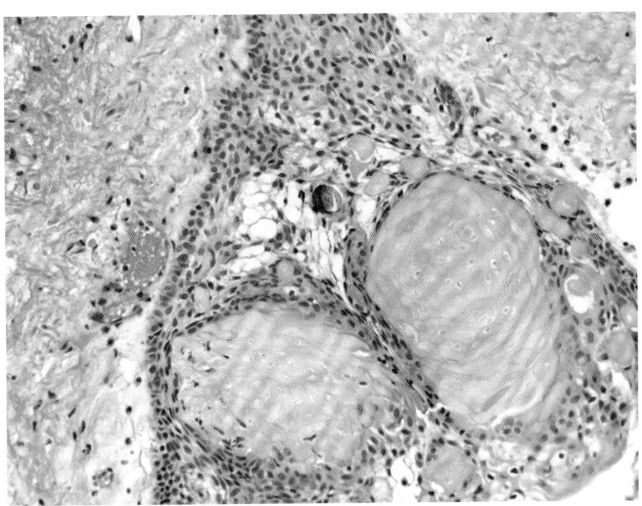

图 44.52　造釉细胞型颅咽管瘤会出现特征性的外周细胞核栅栏样排列，缺乏核着色的成簇嗜酸性细胞，所谓的鬼影细胞（也称为湿角蛋白），局灶钙化，并且周围常伴有毛样神经胶质瘤病和 Rosenthal 纤维形成（右上和左边）

复发率。

垂体炎

垂体炎（hypophysitis）是一组垂体的炎症性浸润性病变，不是单一一种病变[70-76]。继发性垂体炎常出现在存在感染源或存在影响鞍区的系统性疾病的基础上，例如，结节病、韦氏肉芽肿病（Wegener granulomatosis）、干燥综合征、朗格汉斯细胞组织细胞增生症和 Erdheim-Chester 病。目前很多继发性垂体炎与伊普单抗（ipilimumab）疗法有关[74]。中枢神经系统的生殖细胞肿瘤往往侵及鞍上区，常伴有大量的淋巴细胞浸润和肉芽肿反应，比真正的肿瘤细胞更显眼。淋巴瘤不常出现于垂体疾病中，但也需要进行鉴别诊断。一些垂体腺瘤、颅咽管瘤或拉特克裂囊肿[73,75]可与炎症共存而导致继发性垂体炎，上述表现重叠是也要进行鉴别诊断。

原发性垂体炎最初被认为大多数发生于妊娠晚期或产后初期的年轻妇女。近期的研究表明，原发性垂体炎与妊娠关系很小，且男女发病率几乎相同[73]。在很高比例的原发性垂体炎病例中，可见与之同时存在的自身免疫疾病[73]，特别是桥本甲状腺炎、格雷夫斯病（Graves disease）[74]。

原发性垂体炎常分为淋巴细胞性、肉芽肿性和黄色瘤性三类，同时有些研究人员认为，合并坏死物出现的混合性黄色瘤样肉芽肿性垂体炎可划分为新的一类[76]。淋巴细胞性垂体炎是病理医师遇到的最常见的原发性垂体炎亚型，其次是肉芽肿性垂体炎[73]。

颅咽管瘤

颅咽管瘤（craniopharyngioma）有两个发病高峰期，分别是 11～20 岁和 41～50 岁。儿童颅咽管瘤更常出现钙化，且几乎均表现为造釉细胞型颅咽管瘤。造釉细胞

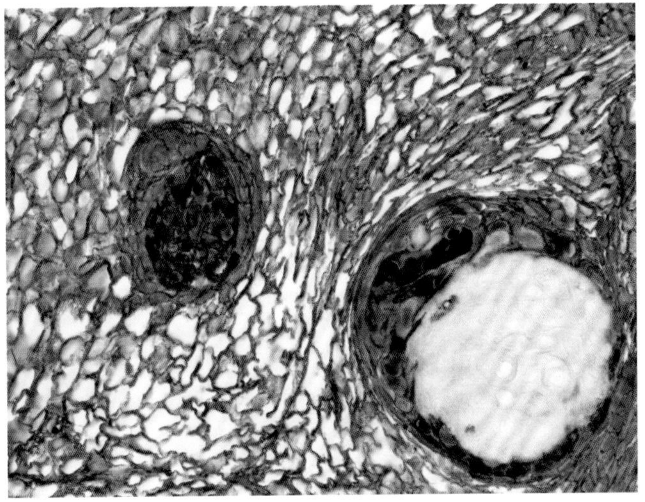

图 44.53　造釉细胞型颅咽管瘤存在 β 连环蛋白突变和核蛋白的易位，这一现象可使用免疫组织化学方法进行检测，值得注意的是，β 连环蛋白染色几乎在所有肿瘤细胞的胞核均呈阴性，但在湿角蛋白（鬼影细胞）旁边或旋涡状鳞化的细胞巢团中的细胞胞核呈阳性（如图右下所示）

型颅咽管瘤的形态学特征是：栅栏状细胞核沿边缘分布，可见星状网状结构、鬼影细胞、局灶性钙化以及伴有神经胶质沉积而形成的 Rosenthal 纤维（图 44.52）。这种颅咽管瘤类型与 β 连环蛋白突变和 WNT 通路激活有关，并且 β 连环蛋白免疫染色呈核阳性，但值得注意的重要一点是，这种阳性反应常局限于桑葚样鳞化区，有时围绕在角蛋白团块周围（鬼影细胞）（图 44.53）[77]。

乳头状颅咽管瘤是由非角化复层鳞状上皮组成，这种上皮缺少角化层（不同于上皮样囊肿）或湿角蛋白（鬼影细胞）或钙化（不同于造釉细胞型颅咽管瘤）（图 44.54）。乳头状颅咽管瘤几乎只见于成人，与 *BRAF* V600E

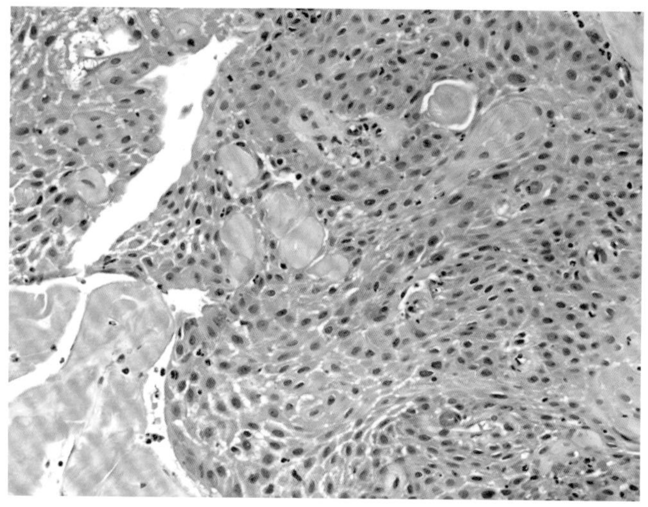

图 44.54 乳头型颅咽管瘤缺乏造釉细胞型颅咽管瘤中的栅栏样排列的细胞核、湿角蛋白（鬼影细胞）和钙化现象；应注意的是，不应将图中玻璃样胶原性旋涡状结构误认为是湿角蛋白（鬼影细胞）

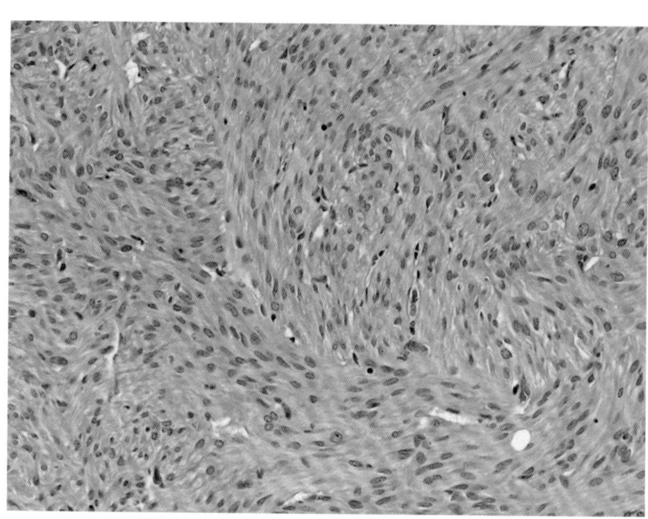

图 44.56 垂体细胞瘤是一种由梭形细胞构成的鞍区肿瘤，光镜下与脑膜瘤、神经鞘瘤和正常垂体后叶细胞容易混淆

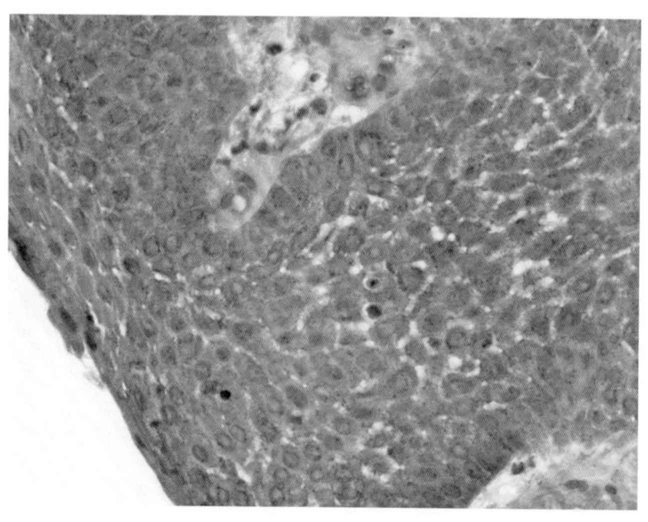

图 44.55 乳头样鳞状细胞型颅咽管瘤是由良性非角化上皮组成，后者缺少角质层（不同于上皮样囊肿）。与造釉细胞型颅咽管瘤不同的是，乳头状颅咽管瘤会出现 *BRAF* V600E 突变，与 BRAF VE1 免疫反应平行，如图红色色原体所示

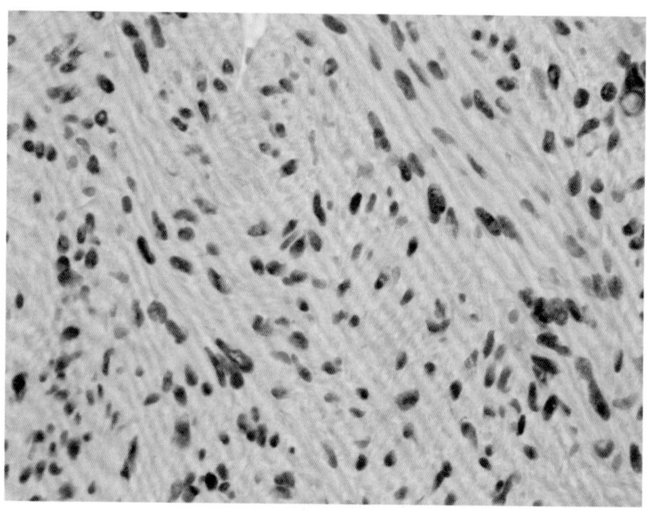

图 44.57 垂体细胞瘤，与相关的梭形细胞嗜酸细胞瘤和漏斗区的颗粒细胞肿瘤一样，均显示 TTF-1 核阳性，由此可与脑膜瘤、神经鞘瘤或垂体腺瘤区分开。垂体细胞瘤的细胞密度和结构特征使其可与 TTF-1 阳性的正常垂体后叶腺体区分开

突变有关[78]，且 BRAF VE1 免疫染色呈阳性。（图 44.55）颅咽管瘤恶性变十分罕见[79]。

垂体细胞瘤、梭形细胞嗜酸细胞瘤和神经垂体的颗粒细胞瘤

这三种罕见的肿瘤被 WHO 定义为Ⅰ级鞍区肿瘤，临床和影像学表现上与无功能垂体腺瘤相似。这三种肿瘤都起源于正常垂体后叶垂体细胞，都会显示正常垂体后叶细胞核 TTF1 免疫反应阳性[6-8]。**垂体细胞瘤（pituicytoma）**是一种单形性的梭形细胞肿瘤，由束状排列的团簇样细胞组成（图 44.56），通常核分裂象罕见。不同于脑膜瘤，垂体细胞瘤缺乏钙化和旋涡样分布。垂体细胞瘤显示 S-100 蛋白染色强阳性，不同程度的 GFAP 阳性和 TTF1 阳性（图 44.57）[80]。垂体细胞瘤多为尸检中的偶然发现，常与内分泌肿瘤并发或表现为出血[7]。

梭形细胞嗜酸细胞瘤（spindle cell oncocytoma）与垂体细胞瘤相似，其肿瘤细胞为上皮样细胞，细胞核有轻至中度非典型性（图 44.58），有时还伴有少量淋巴细胞浸润[81]。电镜检查（瑞氏染色）或线粒体免疫组织化学染色（图 44.59）可见大量线粒体，这个特征可与垂体细胞瘤进行鉴别。长期随访有病例复发的报道[7]。**神经垂体的颗粒细胞瘤（granular cell tumor of neurohypophysis）**的肿瘤细胞胞质富含溶酶体，是三种肿瘤中最少见的类型。这种肿瘤常为偶然发现，而没有明显的临床症状。

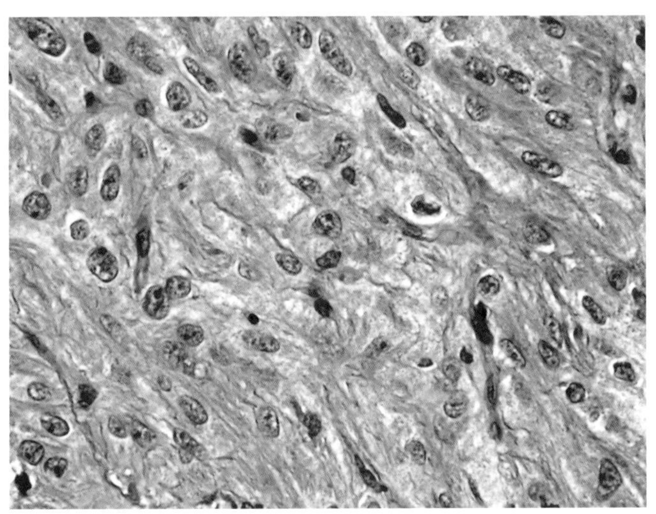

图 44.58　梭形细胞嗜酸细胞瘤是由具有肥胖的、嗜酸性胞质的上皮样细胞构成，与垂体细胞瘤形态类似，特别是两者 TTF-1 都呈阳性

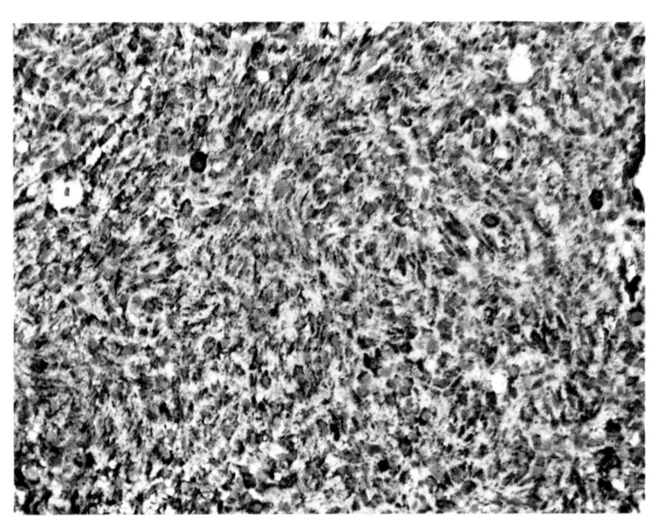

图 44.59　与垂体细胞瘤相比，梭形细胞嗜酸细胞瘤的肿瘤细胞胞质含有更多线粒体，如本图所示，抗线粒体免疫组织化学染色呈阳性

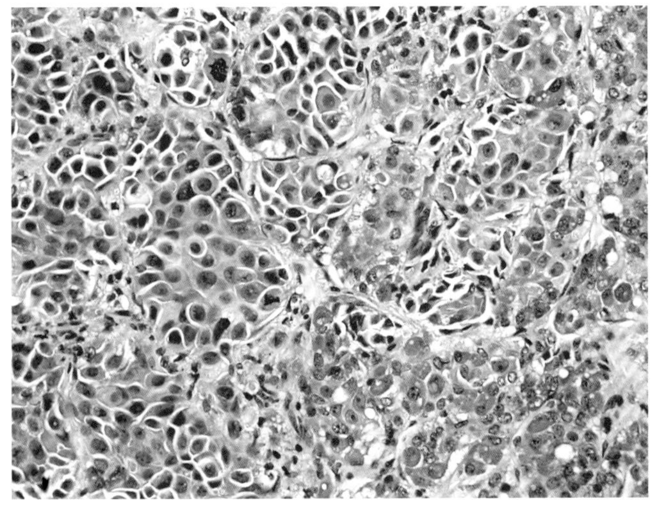

图 44.60　转移到垂体的肿瘤通常吞噬或挤压垂体腺体，但有时转移瘤可与残存的垂体前叶细胞紧密混合；与图左的转移性乳腺癌相比，图右中的正常垂体前叶腺体显示了所有三种细胞类型（嫌色细胞、嗜碱细胞、嗜酸细胞）

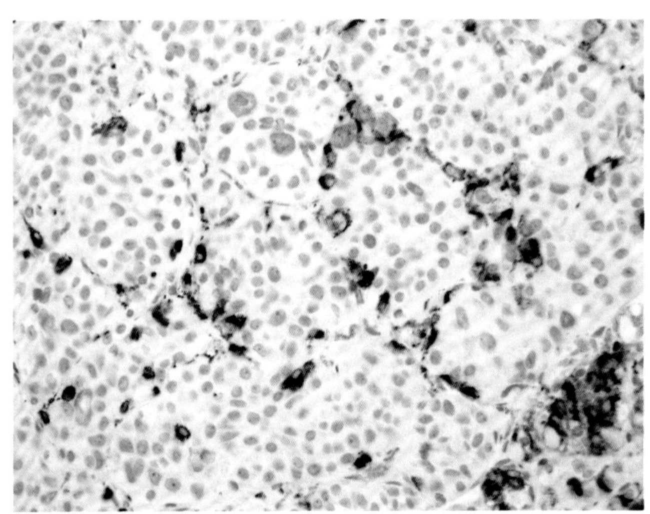

图 44.61　转移到垂体的乳腺癌广泛浸润垂体前叶，但垂体腺泡结构并没有被完全破坏；PRL 阳性的残存的垂体前叶细胞包绕在转移肿瘤细胞巢的周围

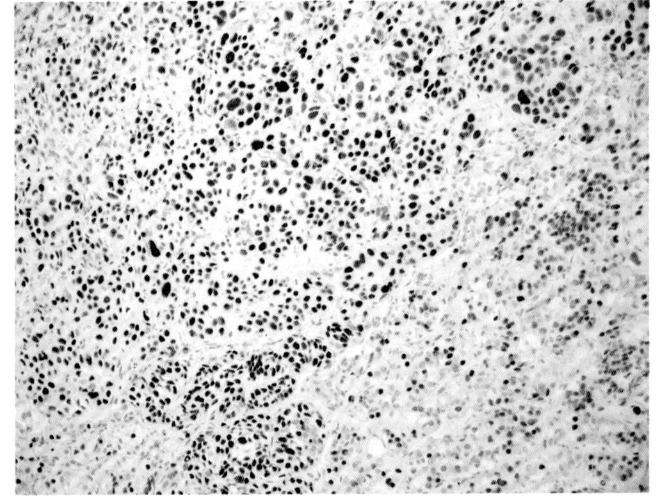

图 44.62　本例乳腺癌垂体转移性肿瘤显示胞核雌激素受体呈弥漫阳性。注意，本图右下部残存的正常垂体前叶腺体也显示胞核散在的雌激素受体阳性，这些胞核稍小，它们是促性腺激素细胞或催乳素细胞

转移性肿瘤

在所有生前的颅内转移性肿瘤中，垂体转移性肿瘤占比不足1%，但高达2%的尸检病例显示有垂体腺体侵犯现象[82]。尸检中最常见的转移性肿瘤是乳腺癌[82]。在临床表现明显的病例中，来源于乳腺癌和肺癌的转移最常见，其次是前列腺癌和肾细胞癌的远处转移。转移到垂体的肿瘤常会吞噬或挤压垂体，因此诊断通常很明确。然而，有时转移性肿瘤与残存的垂体前叶腺体关系密切（图44.60）。在这种情况下，垂体腺泡不会被完全破坏，残存的垂体前叶细胞可能会将转移瘤细胞巢包绕起来（图44.61）。因此，可能需要进行免疫组织化学检查来帮助区分转移肿瘤细胞和垂体前叶细胞（图44.62）。

垂体转移性肿瘤累及神经垂体、鞍区外的骨组织和硬脑膜时，大多数患者临床上表现为尿崩症，与垂体腺瘤不同[82]。神经影像学上，脑膜瘤和罕见的脊索瘤或其他蝶鞍内的骨肿瘤也可以类似于垂体腺瘤。

致谢

作者非常感谢Diane Hutchinson女士对书稿准备所做的专业工作，感谢Lisa Litzenberger女士的专业摄影技巧。

参考文献

1. Saeger W, Lüdecke DK, Buchfelder M, et al. Pathohistological classification of pituitary tumors: 10 years of experience with the German Pituitary Tumor Registry. *Eur J Endocrinol*. 2007; 156(2): 203-216.
2. Bilbao JM, Ang LC. Pituitary gland. In: Rosai J, ed. *Rosai and Ackerman's Surgical Pathology*. 9th ed. Edinburgh: Mosby; 2004.
3. Lloyd RV, Kovacs K, Young WF Jr, et al. Tumours of the pituitary. In: DeLellis RA, Lloyd RV, Heitz PU, Eng C, eds. *WHO Classification of Tumours—Tumours of Endocrine Organs*. Lyon: IARC Press; 2004: 9-47.
4. Hori A, Schmidt D, Rickels E. Pharyngeal pituitary: development, malformation, and tumorigenesis. *Acta Neuropathol*. 1999; 98(3): 262-272.
5. Pickett CA, Gutierrez-Hartmann A. Ontogeny of pituitary cell types. In: Wierman MA, ed. *Diseases of the Pituitary*. Totowa, NJ: Humana Press; 1997: 1-31.
6. Lee EB, Tihan T, Scheithauer BW, et al. Thyroid transcription factor 1 expression in sellar tumors: a histogenetic marker? *J Neuropathol Exp Neurol*. 2009; 68(5): 482-488.
7. Kleinschmidt-DeMasters BK, Lopes MB. Update on hypophysitis and TTF-1 expressing sellar region masses. *Brain Pathol*. 2013; 23(5): 495-514.
8. Mete O, Lopes MB, Asa SL. Spindle cell oncocytomas and granular cell tumors of the pituitary are variants of pituicytoma. *Am J Surg Pathol*. 2013; 37(11): 1694-1699.
9. Kleinschmidt-DeMasters BK, Lopes MB, Prayson RA. An algorithmic approach to sellar region masses. *Arch Pathol Lab Med*. 2015; 139(3): 356-372.
10. Konishi Y, Kuriyama M, Sudo M, et al. Growth patterns of the normal pituitary gland and in pituitary adenoma. *Dev Med Child Neurol*. 1990; 32(1): 69-73.
11. Asa SL. Practical pituitary pathology: what does the pathologist need to know? *Arch Pathol Lab Med*. 2008; 132(8): 1231-1240.
12. Cohen LE. Genetic regulation of the embryology of the pituitary gland and somatotrophs. *Endocrine*. 2000; 12(2): 99-106.
13. Gomez-Hernandez K, Ezzat S, Asa SL, Mete Ö. Clinical implications of accurate subtyping of pituitary adenomas: perspectives from the treating physician. *Turk Patoloji Derg*. 2015; 31(suppl 1): 4-17.
14. Nishioka H, Inoshita N, Mete O, et al. The complementary role of transcription factors in the accurate diagnosis of clinically nonfunctioning pituitary adenomas. *Endocr Pathol*. 2015; 26(4): 349-355.
15. Coons SW, Estrada SI, Gamez R, White WL. Cytokeratin CK 7 and CK 20 expression in pituitary adenomas. *Endocr Pathol*. 2005; 16(3): 201-210.
16. Trouillas J. In search of a prognostic classification of endocrine pituitary tumors. *Endocr Pathol*. 2014; 25: 124-132.
17. Riva C, Leutner M, Capella C, et al. Different expression of chromogranin A and chromogranin B in various types of pituitary adenomas. *Zentralbl Pathol*. 1993; 139(2): 165-170.
18. Lloyd RV, Scheithauer BW, Kovacs K, Roche PC. The immunophenotype of pituitary adenomas. *Endocr Pathol*. 1996; 7(2): 145-150.
19. Mete Ö, Asa SL. Therapeutic implications of accurate classification of pituitary adenoma. *Semin Diagn Pathol*. 2013; 30: 158-164.
20. Randall RV, Scheithauer BW, Laws ER Jr, et al. Pituitary adenomas associated with hyperprolactinemia: a clinical and immunohistochemical study of 97 patients operated on transsphenoidally. *Mayo Clin Proc*. 1985; 60(11): 753-762.
21. Grossman AB. The molecular biology of pituitary tumors: a personal perspective. *Pituitary*. 2009; 12(3): 265-270.
22. Rickert CH, Dockhorn-Dworniczak B, Busch G, et al. Increased chromosomal imbalances in recurrent pituitary adenomas. *Acta Neuropathol*. 2001; 102(6): 615-620.
23. Daly AF, Tichomirowa MA, Beckers A. Update on familial pituitary tumors: from multiple endocrine neoplasia type 1 to familial isolated pituitary adenoma. *Horm Res*. 2009; 71(suppl 1): 105-111.
24. Daly AF, Tichomirowa MA, Beckers A. Genetic, molecular and clinical features of familial isolated pituitary adenomas. *Horm Res*. 2009; 71(suppl 2): 116-122.
25. Elston MS, McDonald KL, Clifton-Bligh RJ, Robinson BG. Familial pituitary tumor syndromes. *Nat Rev Endocrinol*. 2009; 5(8): 453-461.
26. Scheithauer BW, Laws ER Jr, Kovacs K, et al. Pituitary adenomas of the multiple endocrine neoplasia type I syndrome. *Semin Diagn Pathol*. 1987; 4(3): 205-211.
27. Trouillas J, Labat-Moleur F, Sturm N, et al. Pituitary tumors and hyperplasia in multiple endocrine neoplasia type 1 syndrome(MEN1): a case-control study in a series of 77 patients versus 2509 non-MEN1 patients. *Am J Surg Pathol*. 2008; 32(4): 534-543.
28. Kurtkaya-Yapicier O, Scheithauer BW, Carney JA, et al. Pituitary adenoma in Carney complex: an immunohistochemical, ultrastructural, and immunoelectron microscopic study. *Ultrastruct Pathol*. 2002; 26(6): 345-353.
29. Daly AF, Jaffrain-Rea ML, Beckers A. Clinical and genetic features of familial pituitary adenomas. *Horm Metab Res*. 2005; 37(6): 347-354.
30. Cuny T, Pertuit M, Sahnoun-Fathallah M, et al. Genetic analysis in young patients with sporadic pituitary macroadenomas: besides AIP don't forget MEN1 genetic analysis. *Eur J Endocrinol*. 2013; 168(4): 533-541.
31. Chanson P, De Roux N, Young J, et al. Absence of activating mutations in the GnRH receptor gene in human pituitary gonadotroph adenomas. *Eur J Endocrinol*. 1998; 139(2): 157-160.
32. Webb C, Prayson RA. Pediatric pituitary adenomas. *Arch Pathol Lab Med*. 2008; 132(1): 77-80.
33. de Kock L, Sabbaghian N, Plourde F, et al. Pituitary blastoma: a pathognomonic feature of germ-line DICER1 mutations. *Acta Neuropathol*. 2014; 128(1): 111-122.
34. Kleinschmidt-DeMasters BK, Lillehei KO, Breeze RE. Neoplasms involving the central nervous system in the older old. *Hum Pathol*. 2003; 34(11): 1137-1147.
35. Ezzat S, Asa SL, Couldwell WT, et al. The prevalence of pituitary adenomas: a systematic review. *Cancer*. 2004; 101(3): 613-619.
36. Buurman H, Saeger W. Subclinical adenomas in postmortem pituitaries: classification and correlations to clinical data. *Eur J Endocrinol*. 2006; 154(5): 753-758.
37. Asa SL. Tumors of the Pituitary Gland. Washington, D.C.: Armed Forces Institute of Pathology, 1998. Print. Ser. 3.
38. Kiseljak-Vassiliades K, Carlson NE, Borges MT, et al. Growth hormone tumor histological subtypes predict response to surgical and medical therapy. *Endocrine*. 2015; 49(1): 231-241.
39. Lee CC, Vance ML, Lopes MB, et al. Stereotactic radiosurgery for acromegaly: outcomes by adenoma subtype. *Pituitary*. 2015; 18(3): 326-334.
40. Lillehei KO, Kirshman DL, Kleinschmidt-DeMasters BK, Ridgway EC. Reassessment of the role of radiation therapy in the treatment of endocrine-inactive pituitary macroadenomas. *Neurosurgery*. 1998; 43(3): 432-438, discussion 438-439.
41. Cooper O, Melmed S. Subclinical hyperfunctioning pituitary adenomas: the silent tumors. *Best Pract Res Clin Endocrinol Metab*. 2012; 26(4): 447-460.
42. Mathioudakis N, Pendleton C, Quinones-Hinojosa A, et al. ACTH-secreting pituitary adenomas: size does not correlate with hormonal activity.

Pituitary. 2012; 15(4): 526-532.

43. Nishioka H, Inoshita N, Sano T, et al. Correlation between histological subtypes and MRI findings in clinically nonfunctioning pituitary adenomas. *Endocr Pathol*. 2012; 23(3): 151-156.
44. Nosé V, Ezzat S, Horvath E, et al. Protocol for the examination of specimens from patients with primary pituitary tumors. *Arch Pathol Lab Med*. 2011; 135(5): 640-646.
45. Madsen H, Borges TM, Knox AJ, et al. Giant pituitary adenomas: pathologic-radiographic correlations and lack of role for p53 and MIB-1 labeling. *Am J Surg Pathol*. 2011; 35(8): 1204-1213.
46. Selman WR, Laws ER, Scheithauer BW, Carpenter SM. The occurrence of dural invasion in pituitary adenomas. *J Neurosurg*. 1986; 63(3): 402-407.
47. Meij BP, Lopes MB, Ellegala DB, et al. The long-term significance of microscopic dural invasion in 354 patients with pituitary adenomas treated with transsphenoidal surgery. *J Neurosurg*. 2002; 96(2): 195-208.
48. Miermeister CP, Petersenn S, Buchfelder M, et al. Histological criteria for atypical pituitary adenomas—data from the German pituitary adenoma registry suggests Modifications. *Acta Neuropathol Commun*. 2015; 3: 50.
49. Yildirim AE, Divanlioglu D, Nacar OA, et al. Incidence, hormonal distribution and postoperative follow up of atypical pituitary adenomas. *Turk Neurosurg*. 2013; 23(2): 226-231.
50. Zada G, Woodmansee WW, Ramkissoon S, et al. Atypical pituitary adenomas: incidence, clinical characteristics, and implications. *J Neurosurg*. 2011; 114(2): 336-344.
51. Scheithauer BW, Gaffey TA, Lloyd RV, et al. Pathobiology of pituitary adenomas and carcinomas. *Neurosurgery*. 2006; 59(2): 341-353, discussion 341-353.
52. McDonald W, Banerji N, McDonald K, et al. Pituitary adenoma immunohistochemical characterization; validating a novel subtyping algorithm. *J Neuropathol Exp Neurol*. 2015; 74(6): 610.
53. Balogun JA, Monsalves E, Juraschka K, et al. Null cell adenomas of the pituitary gland: an institutional review of their clinical imaging and behavioral characteristics. *Endocr Pathol*. 2015; 26(1): 63-70.
54. Obari A, Sano T, Ohyama K, et al. Clinicopathological features of growth hormone-producing pituitary adenomas: difference among various types defined by cytokeratin distribution pattern including a transitional form. See comment in PubMed Commons below. *Endocr Pathol*. 2008; 19(2): 82-91.
55. Fougner SL, Casar-Borota O, Heck A, et al. Adenoma granulation pattern correlates with clinical variables and effect of somatostatin analogue treatment in a large series of patients with acromegaly. *Clin Endocrinol(Oxf)*. 2012; 76(1): 96-102.
56. Lopes MB. Growth hormone-secreting adenomas: pathology and cell biology. *Neurosurg Focus*. 2010; 29(4): E2.
57. Horvath E, Kovacs K, Singer W, et al. Acidophil stem cell adenoma of the human pituitary: clinicopathologic analysis of 15 cases. *Cancer*. 1981; 47(4): 761-771.
58. Mete O, Gomez-Hernandez K, Ezzat S, Asa SL. Clinicopathologic features of pituitary acidophil stem cell adenomas. Abstract #134, Poster Session VI, USCAP 2015.
59. Mete O, Gomez-Hernandez K, Ezzat S, Asa SL. Pituitary silent type subtype III adenomas are not always silent and represent Pit-1 lineage adenomas. Abstract #135, Poster Session VI, USCAP 2015.
60. Jahangiri A, Wagner JR, Pekmezci M, et al. A comprehensive long-term retrospective analysis of silent corticotrophic adenomas vs hormone-negative adenomas. *Neurosurgery*. 2013; 73(1): 8-17.
61. George DH, Scheithauer BW, Kovacs K, et al. Crooke's cell adenoma of the pituitary: an aggressive variant of corticotroph adenoma. *Am J Surg Pathol*. 2003; 27: 1330-1336.
62. Hou L, Harshbarger T, Herrick MK, Tse V. Suprasellar adrenocorticotropic hormone-secreting ectopic pituitary adenoma: case report and literature review. *Neurosurgery*. 2002; 50(3): 618-625.
63. Seltzer J, Lucas J, Commins D, et al. Ectopic ACTH-secreting pituitary adenoma of the sphenoid sinus: case report of endoscopic endonasal resection and systematic review of the literature. *Neurosurg Focus*. 2015; 38(2): E10.
64. Kleinschmidt-DeMasters BK, Winston KR, Rubinstein D, Samuels MH. Ectopic pituitary adenoma of the third ventricle. *J Neurosurg*. 1990; 72: 139-142.
65. Mudd PA, Hohensee S, Lillehei KO, et al. Ectopic pituitary adenoma of the clivus presenting with apoplexy: case report and review of the literature. *Clin Neuropathol*. 2012; 31(1): 24-30.
66. Kleinschmidt-DeMasters BK, Lillehei KO. Pathological correlates of pituitary adenomas presenting with apoplexy. *Hum Pathol*. 1998; 29(11): 1255-1265.
67. Towfighi J, Salam MM, McLendon RE, et al. Ganglion cell-containing tumors of the pituitary gland. *Arch Pathol Lab Med*. 1996; 120(4): 369-377.
68. Sato Y, Wada T, Nishikawa Y, et al. Growth hormone-producing pituitary adenoma regrowing as pituitary adenoma with neuronal choristoma 14years after tumor removal. *World Neurosurg*. 2013; 80(3-4): 436.e11-436.e13.
69. Lopes MB, Scheithauer BW, Schiff D. Pituitary carcinoma, diagnosis and treatment. *Endocrine*. 2005; 28: 115-121.
70. Carmichael JD. Update on the diagnosis and management of hypophysitis. *Curr Opin Endocrinol Diabetes Obes*. 2012; 19: 314-321.
71. Cheung CC, Ezzat S, Smyth HA, Asa SL. The spectrum and significance of primary hypophysitis. *J Clin Endocrinol Metab*. 2001; 86: 1048-1053.
72. Gutenberg A, Hans V, Puchner MJA, et al. Primary hypophysitis: clinical-pathological correlations. *Eur J Endocrinol*. 2006; 155: 101-107.
73. Leung GK, Lopes MB, Thorner MO, et al. Primary hypophysitis: a single-center experience in 16 cases. *J Neurosurg*. 2004; 101: 262-271. 74. Honegger J, Schlaffer S, Menzel C, et al. Diagnosis of primary hypophysitis in Germany. *J Clin Endocrinol Metab*. 2015; 100(10): 3841-3849.
75. Hayashi Y, Oishi M, Kita D, et al. Pure lymphocytic infundibuloneurohypophysitis caused by the rupture of Rathke's cleft cyst: report of 2 cases and review of the literature. *Turk Neurosurg*. 2015; 25(2): 332-336.
76. Tashiro T, Sano T, Xu B, et al. Spectrum of different types of hypophysitis: a clinicopathologic study of hypophysitis in 31 cases. *Endocr Pathol*. 2002; 13(3): 183-195.
77. Buslei R, Hölsken A, Hofmann B, et al. Nuclear beta-catenin accumulation associates with epithelial morphogenesis in craniopharyngiomas. *Acta Neuropathol*. 2007; 113(5): 585-590.
78. Brastianos PK, Taylor-Weiner A, Manley PE, et al. Exome sequencing identifies BRAF mutations in papillary craniopharyngiomas. *Nat Genet*. 2014; 46(2): 161-165.
79. Rodriguez FJ, Scheithauer BW, Tsunoda S, et al. The spectrum of malignancy in craniopharyngioma. *Am J Surg Pathol*. 2007; 31(7): 1020-1028.
80. Brat DJ, Scheithauer BW, Staugaitis SM, et al. Pituicytoma: a distinctive low-grade glioma of the neurohypophysis. *Am J Surg Pathol*. 2009; 24: 362-368.
81. Fuller GN, Scheithauer BW, Roncaroli F, Wesseling P. Spindle cell oncocytoma of the adenohypophysis. In: Louis DN, Ohgaki H, Wiestler OD, Cavenee WK, eds. *WHO Classification of Tumours of the Central Nervous System*. Lyon, France: IARC; 2007: 245-246, [Chapter 14].
82. He W, Chen F, Dalm B, et al. Metastatic involvement of the pituitary gland: a systematic review with pooled individual patient data analysis. *Pituitary*. 2015; 18(1): 159-168.

45 眼和眼附属器

Charles G. Eberhart 著　吕聪慧 译　董　颖 校

章目录

引言

本章主包含了会引起外科病理医师关注的疾病，因此，很多非肿瘤病变并未包含在内。营养障碍和角膜变性疾病也是一个复杂的分支，在本章也不做过多的赘述。如果读者想要了解以上疾病和其他相关疾病的更细致的内容，可以阅读相关的专业书籍。同所有外科标本一样，对病变的完整描述和有意义的临床病史是无价的[1-7]，临床照片对于眼科病理诊断同样意义重大。

正常解剖结构

眼睑（eyelid）分为皮肤部分和结膜部分。前者是由复层鳞状上皮构成，后者是菲薄的结膜上皮。此外，除了标准的毛囊皮质单位，眼睑的皮肤附属器还包括皮脂腺（或称为 Zeis 腺、蔡司腺或睑缘腺）、大汗腺（或称为 Moll 腺、莫氏腺或睫毛腺）、小汗腺以及包裹在厚层纤维细胞性睑板中的大皮脂腺［麦氏腺（meibomian gland）］。

泪腺（lacrimal gland）大多数为浆液性腺体，有极少量在导管部为黏液性腺体，且其较大的导管中包绕着一层肌上皮细胞。除了眼眶的主要泪腺，附属泪腺（Wolfring 腺和 Karuse 腺）分别位于睑板基底和结膜穹窿。**泪道（lacrimal passage）**可使由泪腺产生的泪液从眼内流入**鼻腔（nasal cavity）**。眼泪从眼球表面进入上下**泪小点（punctum）**，并流过**泪小管（canaliculus）**进入**泪囊（lacrimal sac）**，然后进入开口于鼻腔的**鼻泪管（nasolacrimal duct）**。泪小管衬覆复层非角化上皮，而泪囊和鼻泪管均衬覆**复层柱状上皮（stratified columnar epithelium）**——其中含有分泌黏液的杯状细胞。

眼眶（orbit）内容物除了眼球和泪腺外，还有如下成分：视神经及其被覆的脑膜，Tenon 腺，眼外肌，以及血管和纤维脂肪组织构成的精细框架。

结膜（conjunctiva）是一层衬覆于眼睑内表面和大部分眼球前表面的菲薄黏膜。结膜上皮由 2～5 层位于连续基底层的柱状上皮构成。结膜上皮含有分泌黏液的杯状细胞和黑色素细胞。

泪阜（caruncle）是位于上眼睑和下眼睑内层边缘之间的三角形区域的微小肉样突起。泪阜被覆上皮类似于结膜，但其中含有皮脂腺和汗腺。

角膜（cornea）由六层结构组成：上皮，上皮基底层，Bowman 层（一层由胶原纤维构成的无细胞结构层，无更新功能），间质，Descemet 膜（由其下的角膜内皮细胞产生的一层真性基底膜），以及被称为“内皮”的一层非常扁平的细胞（与血管内皮无关）。围绕角膜的**角膜缘（limbus）**细胞是角膜上皮祖细胞。

眼球有一层厚的**巩膜（sclera）**包围，主要是由致密的胶原间质组成，有时其中混有弹性纤维和散在的成纤维细胞。

眼球内组织（intraocular tissue）是由色素膜（uveal tract）[虹膜（iris）、睫状体（ciliary body）和脉络膜（choroid）]、视网膜色素上皮（retinal pigment epithelium）、视网膜（retina）、晶状体（crystalline lens）和各种眼球内腔隙构成。有关这些结构以及它们是如何形成和老化的具体描述不在本书讨论范围之内，可参阅最近的相关文献综述[8]。

眼睑

大多数累及眼睑的病变属于普通皮肤病理学范畴，详见本书第 2 章和第 3 章。本章所关注的眼睑疾病是那些好发于眼睑或在该部位具有特殊意义的疾病。

发育异常

典型的**皮样囊肿（dermoid cyst）**出现于上眼睑的眉毛边缘——在胚胎发育骨融合过程中，外胚层嵌入此处——主要表现为眶内突向前方的肿物（图 45.1）。显微镜下，皮样囊肿衬覆分化较好的表皮和真皮组织——包含所有常见的皮肤附属器。皮样囊肿腔内充满角化残留、油脂和毛发。如果其内容物外溢于周围组织内，则会引起严重的异物炎症反应（图 45.2）。

炎症性疾病

眼睑的**炎症（inflammation）**[**眼睑炎（blepharitis）**]可由各种原因引起，包括：病毒、细菌、立克次体、真菌和寄生虫感染；化学性或物理性刺激；过敏状态；或者系统性皮肤疾病。对这些炎症疾病极少进行活检。眼睑外翻和下垂被称为**睑外翻（ectropion）**，常常通过外科手术进行矫正，会导致活检样本中出现结膜杯状细胞缺失和鳞状上皮化生的现象（图 45.3）。

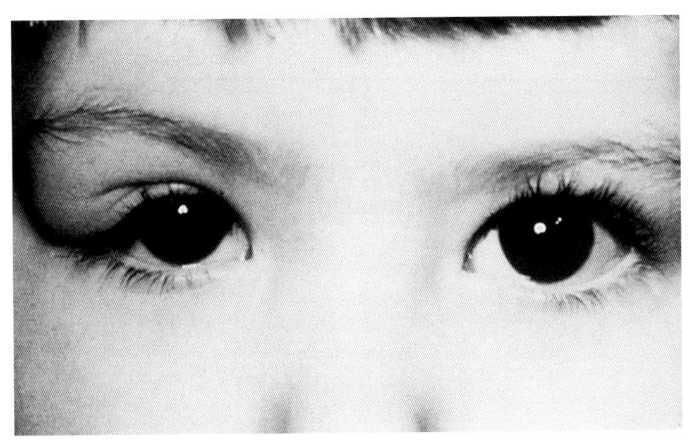

图 45.1　右上眼睑的皮样囊肿

环形肉芽肿（granuloma annulare）又称为**假类风湿结节（pseudorheumatoid nodule）**有时会发生在眼睑和眉毛，偶尔还会发生于巩膜外层和眼眶组织；它们一般出现在儿童和年轻人中[9]。

伴有副蛋白血症的渐进性坏死性黄色肉芽肿（necrobiotic xanthogranuloma with paraproteinemia）的特征是：眶周（包括眼睑）区域以及身体其他部位出现多发性结节或斑块。常伴有异常蛋白血症出现，其病变也可能与多发性骨髓瘤（multiple myeloma）有关。显微镜下，可见渐进性坏死的胶原纤维中混有泡沫状巨噬细胞和 Touton 巨细胞[10]。

睑板腺囊肿

睑板腺囊肿（chalazion）是一种特别常见的疾病，发生于麦氏腺及其周围，是一种脂性肉芽肿，多由阻塞

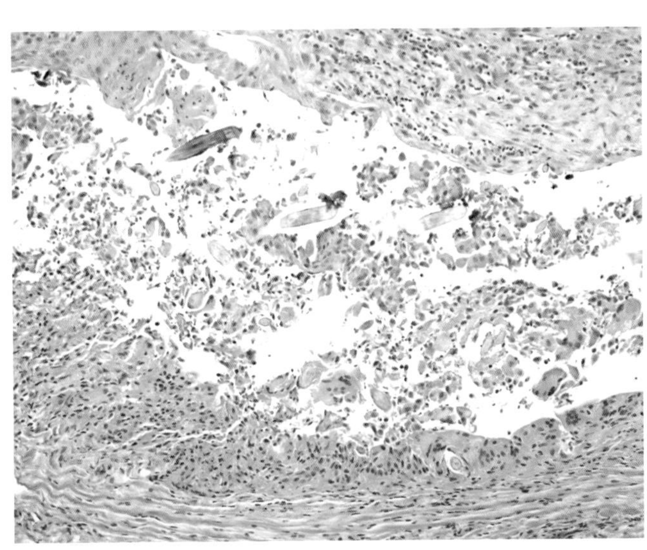

图 45.2　眶周皮样囊肿破裂，其内毛发成分引起了异物反应

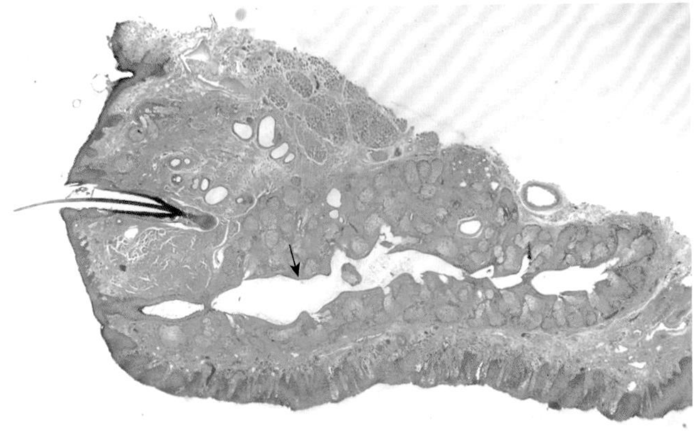

图 45.3　**睑外翻**。也可见麦氏腺导管扩张（箭头所示）

造成。这些皮脂腺内容物排入睑板内可引起严重的肉芽肿性炎症反应（图 45.4）。

尽管皮脂腺囊肿为位置深在的病变，但其在眼睑结膜面破裂的情况并不少见，这可能与其表面上覆盖的脓性肉芽肿有关。通常来说，这种病变很容易诊断和治疗；然而，如果在切除后出现一次或多次复发，则临床医师应该考虑到是否有起源于麦氏腺的皮脂腺腺癌或其他肿瘤。

显微镜下，典型的睑板腺囊肿表现为多灶肉芽肿性炎症（图 45.5）。在许多肉芽肿的中心会出现小的脂肪小球，它们在石蜡切片中表现为圆形或卵圆形的空泡区。

囊肿

眼睑皮肤和眼睑边缘的良性囊肿十分常见，约占眼睑切除病变的 1/3。其中最常见的囊肿类型为**角质囊肿（keratinous cyst）**，在本书第 3 章中描述。角化的睑板内麦氏腺囊肿最近已有描述，它来源于导管上皮，并且与皮肤角质囊肿不同，其 CK7 和癌胚抗原（carcinoembryonic antigen, CEA）呈阳性[11]。

在眶周，来源于被阻塞汗腺的囊肿同样也很常见，被称为泌汗囊肿（sudoriferous cyst）或汗腺囊瘤（hidrocystoma）。它们内部充满水样液体并可出现多室样结构（图 45.6）。**大汗腺（apocrine）**来源的**汗腺囊瘤（eccrine hidrocystoma）**衬覆细胞有高而尖的突起并有顶浆分泌的特征，而小汗腺来源的汗腺囊瘤衬覆的细胞更加扁平。在一个机构的 5 504 例眼眶病例中，汗腺囊瘤占全部良性肿瘤的 8%[12]。

肿瘤和肿瘤样病变

表面上皮的肿瘤和肿瘤样病变

迄今为止，**基底细胞癌（basal cell carcinoma）**是所有眼睑组织中最常见的肿瘤[13]。它们绝大多数易于切除且不留后遗症。但罕见的情况下，例如长时间未进行治疗，病变会侵犯眼眶、鼻或两者同时受累，在这种情况下，眶内容物切除术可能会成为必要的治疗手段。在术中对切缘进行冰冻切片显微镜检查对于确认肿瘤是否完整移除是非常有用的。

基底细胞癌来源于眼睑的皮肤表面，偶尔来源于结膜。这一特征在一些诊断中具有重要意义，一些结膜的**乳头状瘤（papilloma）**或发生于结膜和睑缘的**皮脂腺癌（sebaceous carcinoma）**可能与基底细胞癌比较相似。

鳞状细胞癌（squamous carcinoma）在所有眼睑恶性上皮肿瘤中的占比为 4%～12%[14]。大多数病例好发于下眼睑。其中一小部分呈腺样（假腺样或皮肤棘层松解样）鳞状细胞癌[15]。鳞状细胞癌中的透明细胞或水泡样改变与皮脂腺癌[14]比较相似。囊泡状脂肪分化相关蛋白质（adipophilin）的表达可以将皮脂腺癌与基底细胞癌或鳞状细胞癌区分开[16-17]。

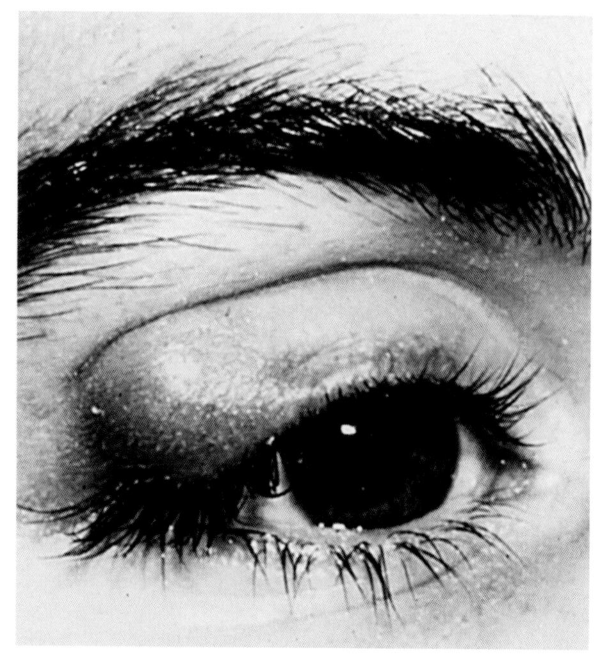

图 45.4　右上眼睑的睑板腺囊肿

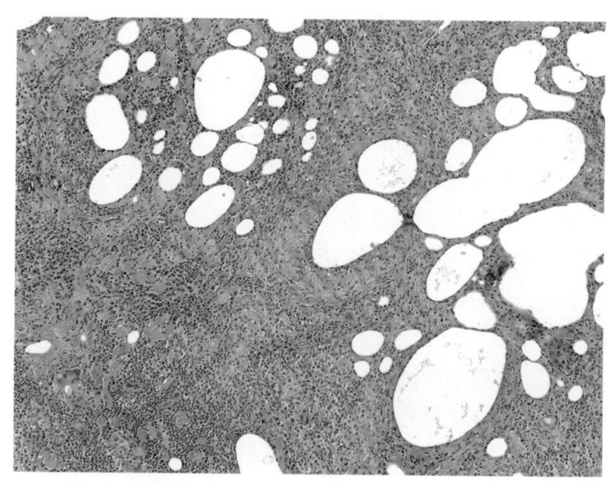

图 45.5　在睑板腺囊肿中，可见多灶出现脂滴的肉芽肿性炎

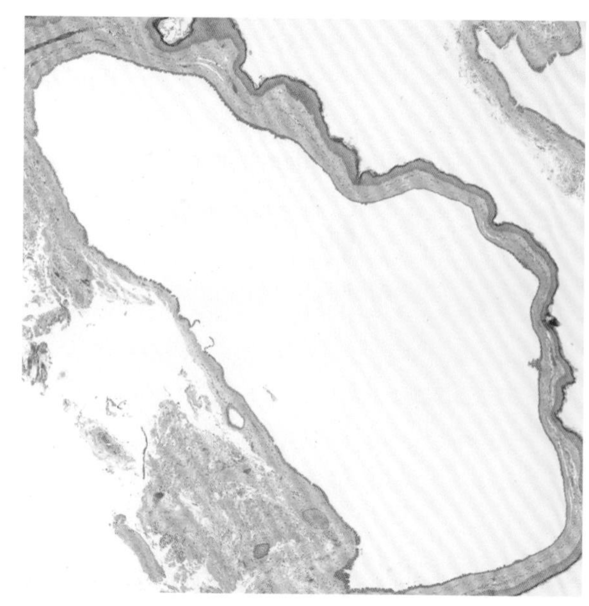

图 45.6　Moll 腺流出道阻塞引起的大汗腺汗腺囊瘤

Merkel 细胞癌（Merkel cell carcinoma）也可以发生于眼睑。其形态表现可能与皮肤其他部位的 Merkel 细胞癌一致。许多被报道的病例均发生于上眼睑，表现为大而无痛的红色或紫色肿块[18]。

非肿瘤性角化病变（non-neoplastic keratotic lesion）可能与鳞状细胞癌很相似。它们包括诸如乳头状瘤、假上皮样增生、角化棘皮瘤、反转性毛囊角化病、激惹性脂溢性角化病、光线性角化病和皮角之类的疾病。这些病变的组织学特征均在第 3 章描述。

附属器肿瘤

皮脂腺腺瘤（sebaceous adenoma）和**皮脂腺癌（sebaceous carcinoma）**可能起源于睑板皮肤的皮脂腺、Zeis 腺或麦氏腺（图 45.7）[19]。它们似乎亚洲国家更常见[20]。当眼周出现已被诊断的皮脂腺腺瘤或皮脂腺癌时，Muir-Torre 综合征应被纳入诊断考虑范围中。但这种相关性在皮肤的其他部位并不是那么强[21-22]。这些肿瘤的一部分被认为是视网膜母细胞瘤（retinoblastoma, RB），放疗后产生的二次恶性肿瘤[23]。眼周皮脂腺癌可能与许多病变相似，并常被误诊为鳞状细胞癌或基底细胞癌[24]。

麦氏腺和 Zeis 腺的孤立腺瘤（solitary adenoma）十分少见。事实上，皮脂腺癌可以出现较大的组织学变异，与其他部位的皮脂腺癌相比，眼睑的皮脂腺癌分化更差（图 45.8），而相比于皮肤其他部位，在来源于眼睑的皮脂腺肿瘤，DNA 错配修复缺陷更少见[22]。

眼睑皮脂腺癌最常见的表现是真皮层内圆形且富于细胞的低分化肿瘤细胞巢团，有时其中心可出现类似粉刺癌表现的中央坏死区（见图 45.8）。有时，也可以出现胞质内有空泡的、分化较好的细胞，但其数量稀少甚至缺失。在这种情况下，脂肪分化相关蛋白的免疫组织化学染色可用于判断肿瘤细胞的分化程度[17]。由于 EMA 仅表达于分化较好的皮脂腺细胞中，EMA 免疫组织化学染色的使用并不普遍。脂肪的油红 O 染色对诊断也有帮助，但仅限于在冰冻切片中。

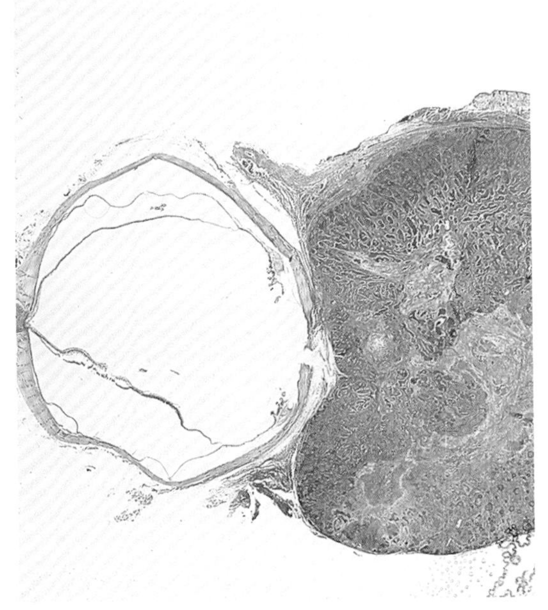

图 45.7 不断增大的皮脂腺癌产生压迫现象，但未浸润眼球。可见肿瘤边缘尖锐，富于细胞并有坏死区域

在肿瘤的播散方式中可以发现对诊断有价值的其他线索，例如，上皮内播散至结膜的现象经常出现，而这种现象并不会出现在基底细胞癌中（图 45.9）。事实上，上皮内皮脂腺癌有时可以在不伴有明确的皮下肿块的情况下出现在结膜中。这种现象有时被认为是“**原位（in situ）**”皮脂腺癌。但并不明确这种病变是一种真正的原发于结膜的病变还是来源于不明部位的播散。表面皮肤有时可出现 Paget 样（Pagetoid）侵犯，其临床表现为慢性睑结膜炎（chronic blepharoconjunctivitis），有时这种表现也不伴有明确的肿块的出现。

在 Rao 等人进行的一项皮脂腺癌病例报道中[25]，104 名患者中有 23 名患者死于转移，证实了皮脂腺癌是发生于眼附属器中的一种侵袭性更高的肿瘤。预后较差的病变特征是：眼眶或血管的侵犯、上下眼睑的累及、分化差、多中心起源、肿瘤大、高度侵袭的生长方式和 Paget

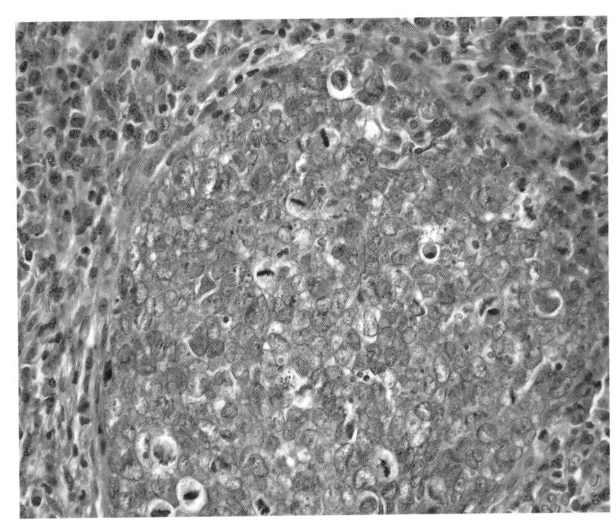

图 45.8 分化较差的皮脂腺癌

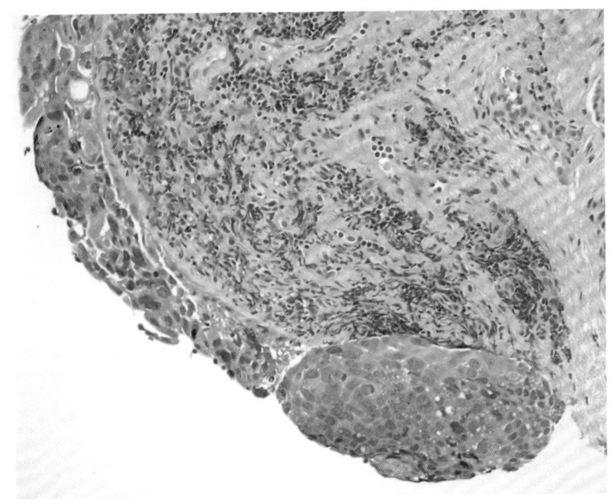

图 45.9 皮脂腺癌取代了大多数结膜上皮

样播散[23]。在皮脂腺癌完全切除前，有时会先进行眼睑和眼眶表面的多点活检；在这种情况下，进行 p16 和 p53 免疫组织化学染色对识别上皮内肿瘤细胞很有帮助[24]。

眼睑的**内分泌性黏液分泌的汗腺癌**（**endocrine mucin-producing sweat gland carcinoma, EMPSGC**）由表现温和、圆形或卵圆形的细胞组成，可出现实性、囊性和乳头样的生长方式（图 45.10）。EMPSGC 局灶表达 EMA 和神经内分泌标志物，诸如 syn 和 CgA，结合其产生黏液可以识别（图 45.11）。EMPSGC 似乎是皮肤侵袭性黏液癌的前体病变，它们也可以出现在眼周围[26-27]。它们对 CK7、CEA、ER 和其他大汗腺标志物的表达较常见，可用于与其他汗腺肿瘤区分[28]。然而，EMPSGC 局部复发也是十分常见，这组肿瘤很少发生转移或死亡，其神经内分泌标志物的表达并不会影响预后[27]。

印戒细胞/组织细胞样癌（**signet ring/histiocytoid carcinoma**）可以起源于眼睑，其形态多样，类似于身体其他部位的相关性肿瘤的表现[29]。在做出眼睑原发性肿瘤的诊断之前，应排除来源于乳腺或其他部位的转移情况。

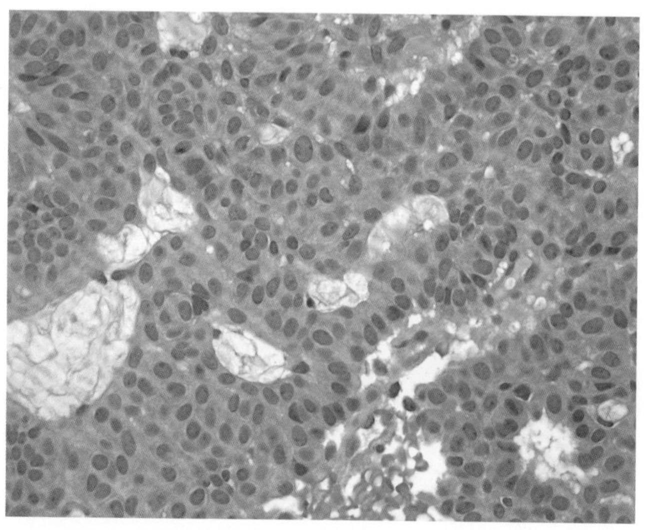

图 45.10 内分泌性黏液分泌的汗腺癌，呈显著的实性生长，其中含有充满黏液的腔隙

黑色素细胞肿瘤

黑色素细胞痣（**melanocytic nevi**）可见于眼睑皮肤或结膜表面。睑缘尤其常见，分开型或"亲吻"痣十分罕见，但却是发育相关的有趣类型[30]。大多数痣为交界痣或复合痣，但所有类型的痣均可以在此处发生，包括与麦氏腺有关的痣（图 45.12）。眼睑中更弥散的或更深部的黑色素病变是**太田痣**（**nevus of Ota**）（先天性眼皮肤黑变病），被认为与黑色素细胞前体病变迁移不完全有关。这是一种累及三叉神经第一和第二分支部位的骶外蒙古斑（mongolian spot），与白人相比，这种类型的痣更常见于亚洲人和黑人。它的出现提示眼、眼周、脑膜的黑色素瘤和黑素细胞瘤的发生率升高，并伴有 *GNAQ* 基因突变[31]。**眼黑变病**（**melanosis oculi**）是一种先天性异常，其特征性表现为结膜、巩膜外层、巩膜、葡萄膜层和有时甚至是视神经的大量色素沉积。有这种疾病的患者更容易发生眼周恶性黑色素瘤[32]。所谓的"**获得性黑变病**（**acquired melanosis**）"可累及眼睑的一面或双面，同时波及结膜，在结膜部分有详细描述。

眼睑的**黑色素瘤**（**melanoma**）十分罕见[33]。它可能发生于多年存在的色素痣，也可能发生于病程长短不一的获得性黑变病，也可以没有前驱病变。结节状转移的出现与美国关节委员会（American Joint Committee, AJC）的癌症 T 分期以及局部复发和转移的时间有明显的关系[34]。

淋巴组织肿瘤和肿瘤样疾病

眼睑的**淋巴组织肿瘤**和**肿瘤样疾病**的形态学和诊断标准与发生于皮肤、结膜或眼周的同类疾病相似。后者在本章后半部分详细介绍。唯一的不同点是：相比于其他部位，发生于眼睑的淋巴组织肿物为恶性肿瘤的可能性更高，并且眼部少见的间变性大细胞淋巴瘤更容易累

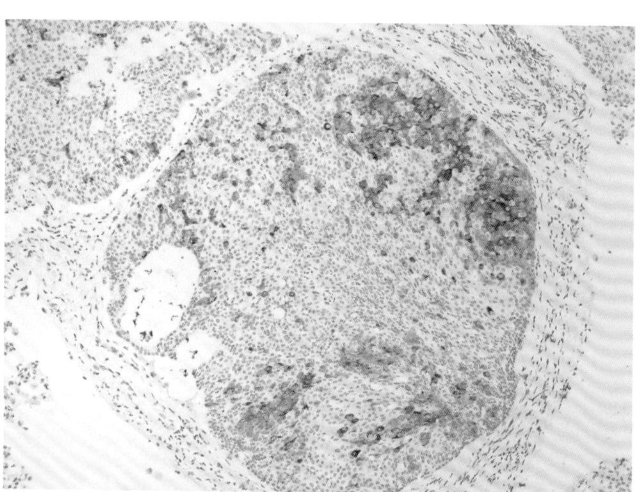

图 45.11 内分泌性黏液分泌的汗腺癌，Syn 和其他神经内分泌标志物通常呈局灶表达

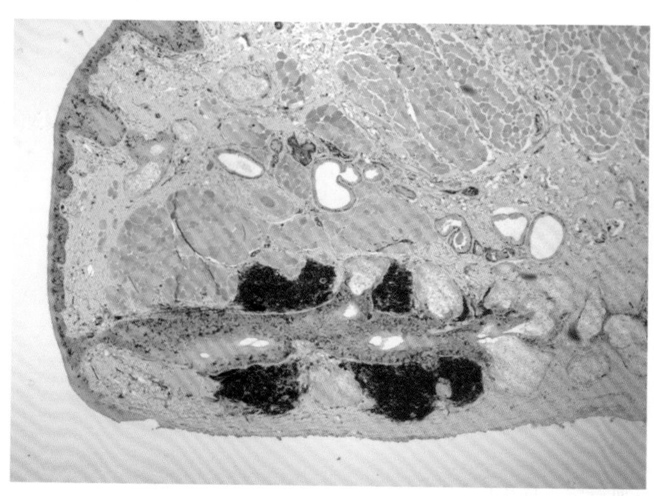

图 45.12 MART1 免疫组织化学染色显示了与麦氏腺有关的黑色素细胞痣

及眼睑[35]。

间叶性肿瘤和肿瘤样疾病

血管瘤（angioma）可能表现为局限于眼睑或延伸至眼周深部组织的小灶病变[19]。血管瘤比淋巴管瘤（lymphangioma）更常见。它们的组织病理特征在第3章有详细描述。

所谓的**葡萄酒色斑（port-wine stain）**[火焰样痣（nevus flammeus）]之所以引起人们的特别关注，不仅是因为它们严重影响美容，更重要的是，它们可能合并有其他组织的畸形。在**Sturge-weber综合征（Sturge-weber syndrome）**中，面部血管瘤可能与身体同侧的脉络膜血管瘤、青光眼和脑膜血管瘤有关（图45.13）。

Masson血管瘤（Masson angioma）（血管内乳头状内皮细胞增生）可发生于眼睑，可以是原发性病变也可以继发于之前存在的血管病变。**血管周细胞瘤（hemangiopericytoma）**也可以发生于眼睑或眼周，现有的观点认为，血管周细胞瘤代表伴有血管周细胞瘤样生长方式的**孤立性纤维性肿瘤（solitary fibrous tumor）**[36]。也有有关**上皮样血管内皮瘤（epithelioid hemangioendothelioma）**[37]和**肌上皮瘤（myoepithelioma）**的病例报道[38]。

神经纤维瘤（neurofibroma）可以表现为孤立性病变，也可以作为Recklinghausen病的一部分。尽管其被认为在出生时就存在，但病变常在儿童期及之后加速生长。偶尔，**血管周上皮样细胞肿瘤（perivascular epithelioid cell tumor, PEComa）**可见于眼睑[39]。

黄斑瘤（xanthelasma）是位于上眼睑和下眼睑近中线的微隆起黄色斑块（图45.14）。黄斑瘤极少与任何严重的系统性疾病有关，通常是因为美容原因被切除。大多数患者在41～60岁发病，有家族性高胆固醇血症的患者可能发病更早。显微镜下，黄斑瘤表现为皮下组织内布满大而浅染、胞质富有脂质的组织细胞（图45.15）。如果出现了细胞异型性，应该考虑到原发性或转移性组织细胞样癌发生的可能性。

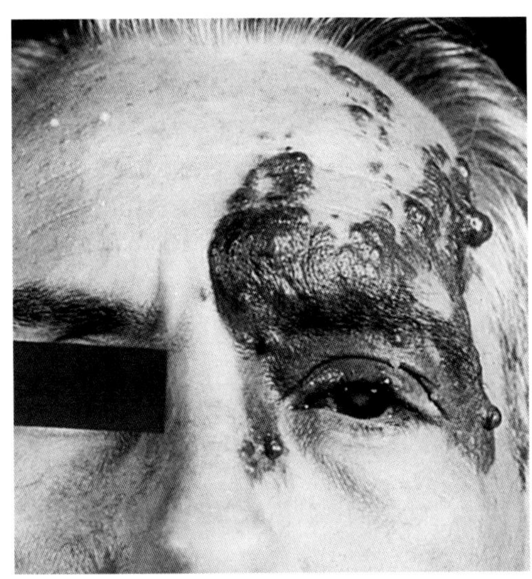

图45.13 **Sturge-Weber综合征**。患者男性，42岁，面部终生患有血管瘤，同侧眼因视网膜变性、青光眼和白内障而失明。眼球剜除后发现患者有脉络膜血管瘤，但临床检查没有发现颅内病变的证据（Courtesy of Veterans Administration Hospital, Hines, IL.）

淀粉样变（amyloidosis）可发生于眼睑和结膜，表现为局灶性肿块，慢性无痛性，尽管在骨髓瘤和相关情况下可能发病，但通常与系统性疾病无关[40]。

转移性肿瘤

来自多个部位的癌可以转移至一侧或双侧眼睑，有时眼睑转移是这些肿瘤的首发表现。这个部位最著名诊断陷阱是转移性乳腺小叶癌，它们因为具有组织细胞样的特征而被误认为是炎症（图45.16）[41]。

泪腺

尽管许多泪腺疾病发生于眼周，但它们也可以累及眼睑或发生于眼睑基底的附属泪腺。泪腺的病变被分为非上皮性和上皮性病变。在上皮性病变中，良性混合瘤（多形性腺瘤）最常见。非上皮性病变占比超过一半，包括炎性假瘤、淋巴样增生、非特异性泪腺炎、结节病、Mikulicz病、干燥综合征（Sjögren syndrome）和淋巴瘤。

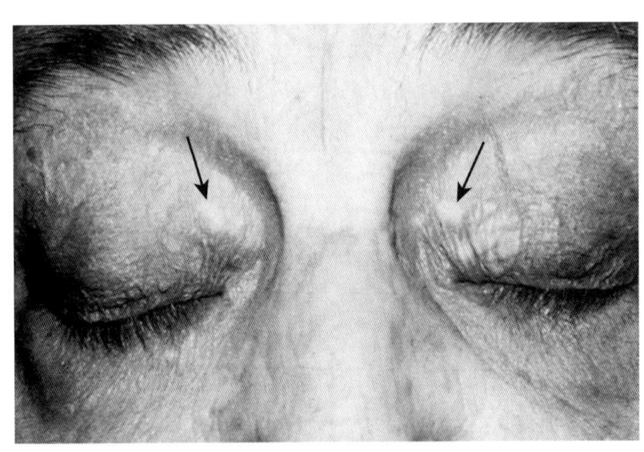

图45.14 上眼睑的黄斑瘤（箭头所示），患者无其他系统性疾病

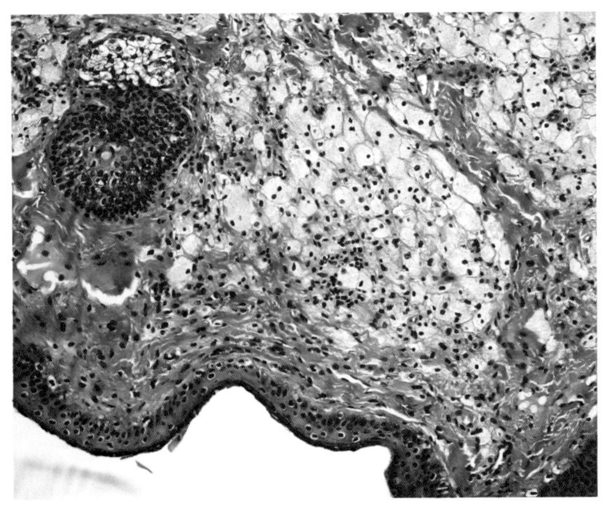

图45.15 **眼睑的黄斑瘤**。真皮可见成群的泡沫细胞，伴有少量的淋巴细胞

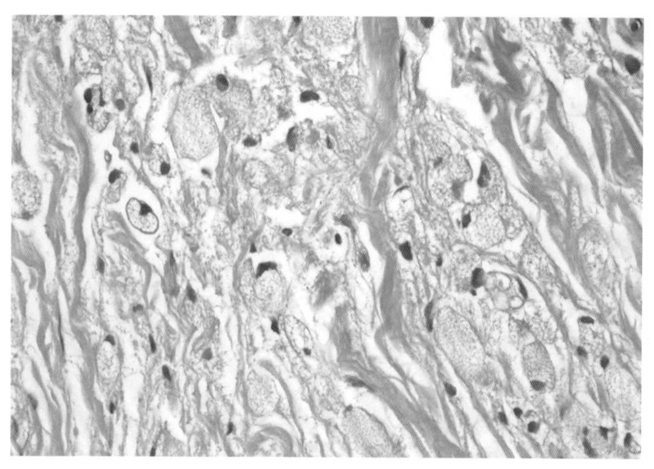

图 45.16　侵犯眼睑和眼眶的形态温和的组织细胞样转移性乳腺小叶癌

病理医师最常见的疾病是非特异性慢性泪腺炎，它是由片灶状或弥散浸润的淋巴浆细胞组成的。然而，在诊断中也需要考虑到一些特异性的系统性疾病。

Mikulicz 病（IgG4 相关性疾病）

如果慢性泪腺炎伴随腮腺或其他唾液腺同时肿大，则被称为 **Mikulicz 综合征（Mikulicz syndrome）**。这可能是一系列特异性疾病的结果，包括结节病、肺结核、梅毒、腮腺炎、Graves 病、恶性淋巴瘤、白血病以及与淋巴细胞浸润有关和形成淋巴上皮病变的 Mikulicz 病。在 Mikulicz 病中，表达 IgG4 的浆细胞数量增加，目前 Mikulicz 病被认为是 IgG4 相关性疾病谱的一部分[42-44]。

干燥综合征

干燥综合征（Sjögren syndrome）是中年女性最常发生的慢性自身免疫 综合征。可见大量单核细胞聚集在唾液腺、泪腺以及唇腺的腺腔和导管内，导致口腔和眼干燥。然而，在唇腺活检中用于诊断干燥综合征而评估特异性炎细胞的量化标准并不适用于泪腺，这使基于眼周活检而诊断本病变得困难。

肿瘤和肿瘤样疾病

泪腺的大多数肿瘤发生于泪腺的眶叶，此处的腺体与泪腺窝周围的眶缘紧密相连。由于骨骼会限制肿瘤的生长，逐渐增大的肿瘤会使眼球向下方或鼻侧移动。在监控、流行病学和终点结果（Surveillance, Epidemiology and End Result, SEER）数据库中，一项关于泪腺的 702 例恶性肿瘤的近期研究证实，常见的肿瘤包括淋巴瘤（58%）、腺样囊性癌（13%）、腺癌（4%）和黏液表皮样癌（4%）[45]。

泪腺的**表皮肿瘤（epithelial tumor）**的组织病理学、超微结构和免疫组织化学与发生于唾液腺的同类型肿瘤整体上表现相似（见第 6 章）[46-49]。**良性混合瘤（benign mixed tumor）**（多形性腺瘤）占所有肿瘤类型的 50%～60%，**恶性混合性肿瘤（malignant mixed tumor）**（不包括多形性腺瘤的癌）占 5%～10%，**腺样囊性癌（adenoid cystic carcinoma）**占 20%～30%，其他类型的癌占 5%～10%。许多混合性肿瘤的主要成分是玻璃变细胞，这种细胞被认为具有肌上皮特征（图45.17）。**嗜酸细胞腺瘤（oncocytoma）**、**上皮 - 肌上皮癌（epithelial-myoepithelial carcinoma）**和**肌上皮癌（myoepithelial carcinoma）**的发生也有报道[50-53]。尽管这些癌预后很差，但早期诊断和完整切除可以使一些患者拥有更长的生存期[49]。

泪腺侵袭性鳞状细胞癌的表现可与常见于小涎腺（有时也会出现于大涎腺）的**坏死性涎腺化生（necrotizing sialometaplasia）**十分相似[54]。

淋巴组织肿瘤和肿瘤样疾病（lymphoid tumor and tumorlike condition）（恶性淋巴瘤、淋巴组织增生和慢性炎症性反应）是泪腺肿大的重要原因。在一项包含 114 例泪腺病变的病例研究中，55% 的病变是非肿瘤性的。在这 114 例病例中，非特异慢性泪腺炎是最常见的病变，紧接着的是恶性淋巴瘤和反应性淋巴组织增生[55]。慢性泪腺炎可能是 IgG4 相关性疾病谱中的一部分，尤其当其伴随硬化现象出现时[56-57]。然而，很多乳糜性泪腺炎（milk dacryoadenitis）中并未见到 IgG4 阳性表达细胞的数量增加[58]。最常发生于泪腺的淋巴瘤为黏膜相关性淋巴组织（mucosa-associated lymphatic tissue, MALT）或其他低级别的 B 细胞肿瘤；然而，更具有侵袭性的类型也可以出现于泪腺，例如套细胞淋巴瘤和弥漫大 B 细胞淋巴瘤（图 45.18）。

间叶性肿瘤（mesenchymal tumor）在泪腺极其罕见，可为孤立性纤维性肿瘤[59]、巨细胞血管纤维瘤（孤立性纤维性肿瘤的一种形态学变异型）[60]、胶原性纤维瘤（硬化性纤维瘤）[61]和颗粒细胞瘤[62-63]。

泪道

泪道疾病对外科病理医师来说最重要的是溢泪症（epiphora）现象（泪液因排泄不畅由睑缘流淌至脸颊）的出现，以及伴有下眼睑鼻侧边缘不同程度的肿胀、硬化和炎症。尽管泪道阻塞最常见的原因是炎症，但极少数情况下肿瘤也可以引起泪道阻塞。

泪管炎和泪囊炎

泪管炎（canaliculitis）和**泪囊炎（dacryocystitis）**可能是由周围部位的炎症直接扩散导致的，例如结膜或鼻腔的炎症，但大多数患者的病因仍不明确。炎症可为急性或慢性，可以是化脓性、肉芽肿性或坏死性的，同时可伴有近鼻根部眼睑下方通往表面皮肤的瘘管形成。

在急性化脓性炎症中，泪道中充满脓性分泌物；但在慢性炎症中，泪道壁可因泪管或泪囊壁的炎症性增厚而狭窄，并可伴有被覆上皮的增生和黏液分泌亢进。有时，泪囊的反应性增生与鳞状细胞肿瘤或交界性肿瘤难以区分。

泪囊**结节病（sarcoidosis）**可能是由上呼吸道结节病蔓延而来的[64]。

黏液囊肿

泪腺黏液囊肿（lacrimal mucocele）是慢性泪囊炎的另一个并发症，伴有相对完整且可能分泌亢进的黏膜的

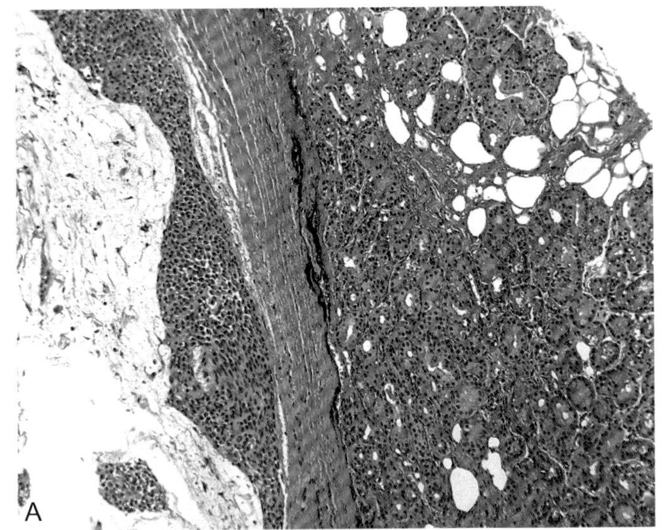

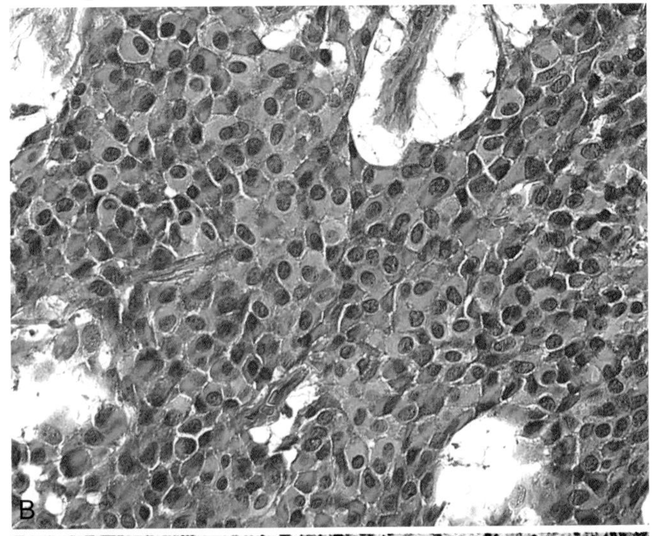

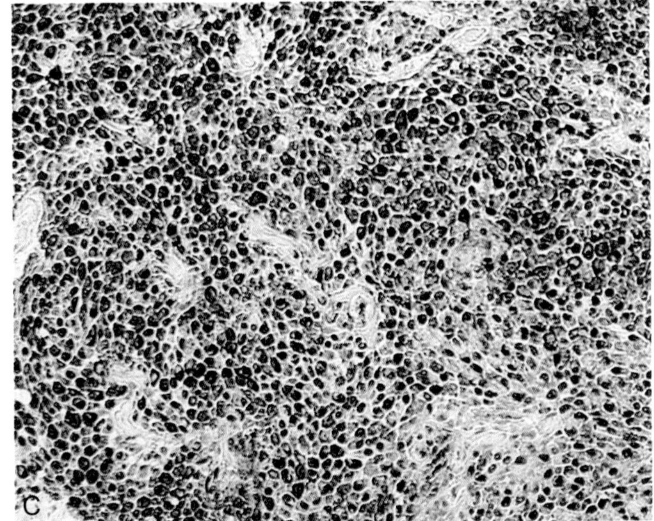

图 45.17　主要由所谓的玻璃样细胞构成的良性泪腺混合性肿瘤。**A**，低倍镜显示包膜完整。**B**，高倍镜显示胞质弥漫嗜酸性表现。**C**，S-100 免疫组织化学染色呈强阳性

轻度阻塞，可能会导致泪囊的极度扩张。

泪腺黏液囊肿的囊内容物可以是透明的或呈乳状，

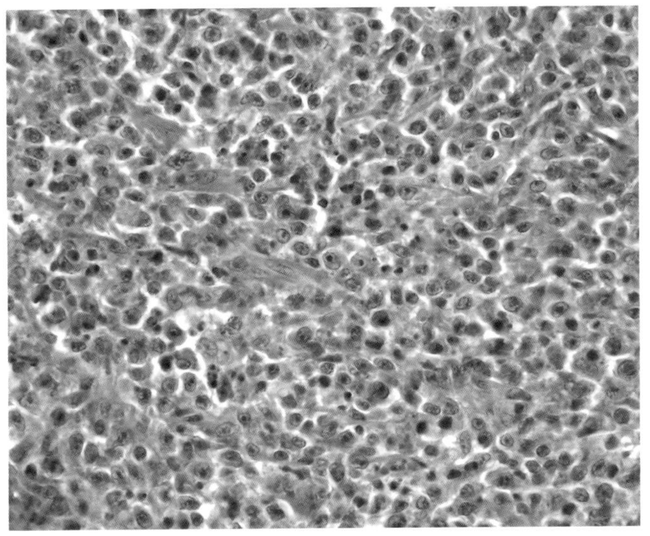

图 45.18　弥漫大 B 细胞瘤侵犯泪腺和眼眶

可以是液体的或呈凝胶样、纤维蛋白样或絮状，还可以是无菌性的或感染性的。显微镜下，囊壁可出现不同程度的萎缩、变性、增生、黏液分泌亢进和皮下组织慢性炎症。

泪道结石病

泪道结石病（dacryolithiasis）和鼻泪管中的凝结物（泪石）的发病机制并不明确，但通常被认为是由慢性炎症引起的，包括真菌病（mycosis）。如果这些凝结物被碾碎并进行显微镜检查，则在几乎无细胞的基质中可见大量菌丝。另外，在一些层状的无机盐结石中也可见到可辨认的真菌或细菌成分。

肿瘤

泪道的肿瘤性疾病罕见，但当泪道出现占位或阻塞性病变时，要排除肿瘤性疾病的发生。原发性上皮肿瘤占该处肿瘤的 75%，其余为间叶性肿瘤、淋巴瘤、黑色素瘤和其他罕见病变[4]。从临床的角度看，恶性肿瘤与良性肿瘤和炎性假瘤通常难以鉴别。

乳头状瘤（papilloma）通常可形成于鼻泪管的凹陷处或泪囊处，可见鳞状细胞样、过渡性或混合性的组织学特征，可伴有外生或内翻的生长方式[4,65]。内翻型生长方式通常与复发或恶性转化有关。显微镜下，**鳞状上皮乳头状瘤（squamous papilloma）**的特征与其他部位的乳头状瘤相似，即复层鳞状上皮伴局部角化不良。**过渡性细胞乳头状瘤（transitional cell papilloma）**的组成细胞具有鳞状和柱状细胞的中间特征，包括复层成分、杯状细胞和黏液，但一般不出现角化成分和明显的细胞间桥（图 45.19）[66]。HPV 已被证实与泪囊的乳头状瘤和癌有关，但这一现象并未见于所有研究中[67]。

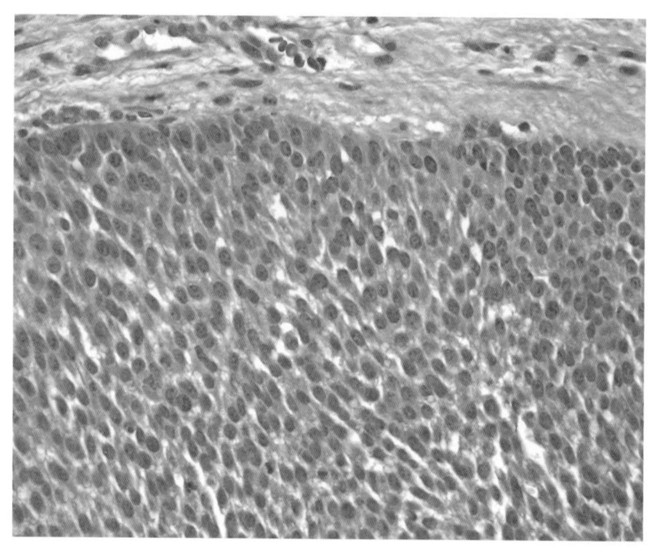

图 45.19 泪腺的过渡性细胞乳头状瘤伴有内生型生长方式。该病变后来复发为浸润性癌

嗜酸细胞肿瘤（oncocytic tumor）可以出现在泪囊，但相比于出现在泪阜更少见[68]。大多数病例为良性嗜酸细胞腺瘤，但嗜酸细胞癌也有报道[4]。

除了癌以外，发生于泪道的恶性肿瘤十分少见，甚至癌也并不常见。当肿瘤发生于泪道时，这些肿瘤通常表现为中分化鳞状细胞癌，与起源于鼻黏膜或结膜的鳞状细胞癌很相似。过渡性细胞癌也曾有报道，多伴有良好的预后[4,69]。上述两者均可出现向腔内突起的乳头状结构并沿原始腔面蔓延，但如前所述，它们经常直接侵犯周围组织。在分化较好的乳头状瘤局部可以见到伴有核分裂象增多和细胞异型性的癌灶，或者乳头状病变整体上均是恶性的。

已被报道的泪囊可发生的其他恶性肿瘤包括**黏液表皮样癌（mucoepidermoid carcinoma）**[70]、**淋巴上皮瘤样癌（lymphoepithelioma-like carcinoma）**[71]、**横纹肌肉瘤（rhabdomyosarcoma）**[72]、**恶性黑色素瘤（malignant melanoma）**[73]和**恶性淋巴瘤（malignant lymphoma）**[74]。有意思的是，与眼周的其他结构相比，发生于泪囊的淋巴瘤很少为弥漫大 B 细胞瘤[75]。

眼眶

眼眶疾病的突出的临床特征是**突眼（exophthalmos）**。由于突眼并不一定是由真性肿瘤引起的，外科病理医师可能从未见过因突眼而切除的手术标本。事实上，突眼大多是由甲状腺功能障碍性眼病引起的，而这种病例极少会送活检标本。

关于可导致突眼的疾病的发生率，许多已公布的统计学资料因专家的专业不同有很大差别。对于放射科医师来说，导致眼球异位的最常见的原因是来自鼻旁窦的黏液囊肿。而眼科医师会认为黏液囊肿的发生率远低于甲状腺功能障碍性眼病、血管瘤和炎性假瘤[76]。对眶内肿物有诊断价值的检测方法有 CT、MRI 和细针穿刺细胞学检查。

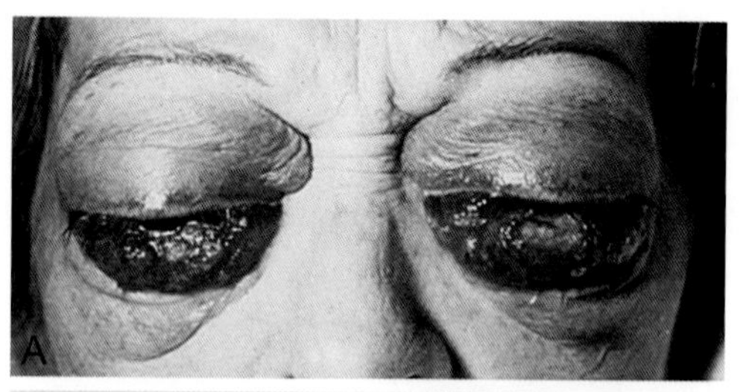

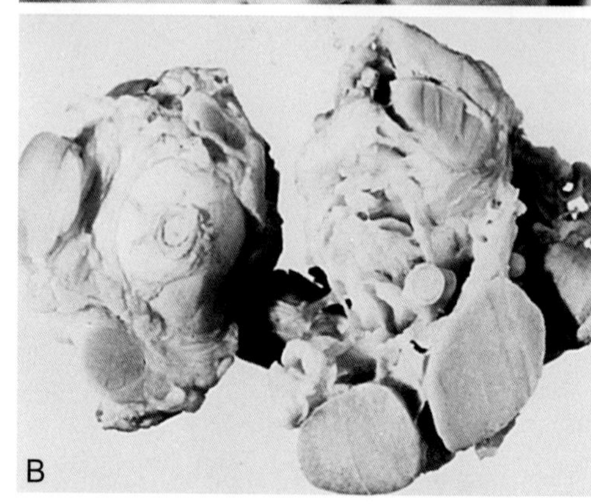

图 45.20 **A**，女性患者，65 岁，恶性突眼 10 个月，死于充血性心力衰竭；**B**，尸检发现，患者眼外肌明显增厚

甲状腺功能障碍性眼病

甲状腺功能障碍性眼病（dysthyroid ophthalmopathy）［甲状腺功能障碍性眼病、甲状腺眼病（thyroid eye disease）、Graves 眼眶病（Graves orbitopathy）］是眼眶疾病和突眼最常见的病因，是由垂体 - 甲状腺轴的功能障碍所致。患者可为甲状腺功能亢进症、甲状腺功能减退症和甲状腺功能正常。患者通常会有甲状腺功能亢进症病史或经历过某种类型的治疗。

单侧眶周累及现象在甲状腺功能障碍性眼病中比较常见，所以在与眶内肿瘤鉴别时，应考虑到这一点（图 45.20）。

在严重的甲状腺功能障碍性眼病中，最容易引起外科病理医师注意的组织学特征包括广泛的眶周水肿和眼眶组织的慢性炎症。最明显的肉眼变化是眼外肌显著增大。相对缺乏的肌腱和眶周脂肪有助于将甲状腺功能性眼病从自发性眼病中区别出来[6]。甲状腺功能障碍性眼病中可见肌纤维变性和玻璃变性。间质结缔组织的细胞成分和基质均大量增多，尤其可见于肌肉中。

炎症性疾病

眼眶的**继发性炎症（secondary inflammation）**可继发于面部、眼、鼻、鼻窦、眶骨、血管、脑和脑膜的损伤。一般来说，只有当炎症类似于肿瘤时，才会进行眶内探查术并取活检进行组织病理学诊断，但有时也可用活检进行感染的诊断。当接收到炎症性或坏死性标本时，细菌或真菌感染病变也应被纳入诊断考虑范围内。另外，真菌感染有时可导致成纤维反应发生，导致感染的病原体仅在小部分组织中可被查见。

眼眶的**肉芽肿性疾病**（**granulomatous disease**）罕见，包括由肺结核、真菌病、结节病、Wegener 肉芽肿病（多血管炎伴肉芽肿病）引起（图 45.21）。眼眶的胆固醇肉芽肿或胆脂瘤（cholesteatoma）常侵及上眼眶和额骨[77]。胆脂瘤这一术语有建议应保留，特别是在有被覆表皮的病例中[78]。

黏液囊肿（**mucocele**）是由额窦或筛窦的慢性炎症所致，病变可侵蚀黏液囊肿窦壁而使眼球下移。黏液囊肿发病隐匿，囊肿缓慢增大而无症状。

从组织病理学的角度来说，囊性肿块衬覆着分泌黏液的鼻窦黏膜，并伴有不同程度的炎症和瘢痕形成。这些病变周围可见吞噬黏液的巨噬细胞。

Rosai-Dorfman 病（**Rosai-Dorfman disease**）（窦组织细胞增生伴巨大淋巴结病）也可在眼眶出现（图 45.22）[79]。儿童常受累，且泪囊常被累及[80]。Rosai-Dorfman 病是由巨大组织细胞（有时可出现吞噬淋巴细胞现象或共生现象）、淋巴细胞和浆细胞浸润形成，并伴有显著的纤维化。

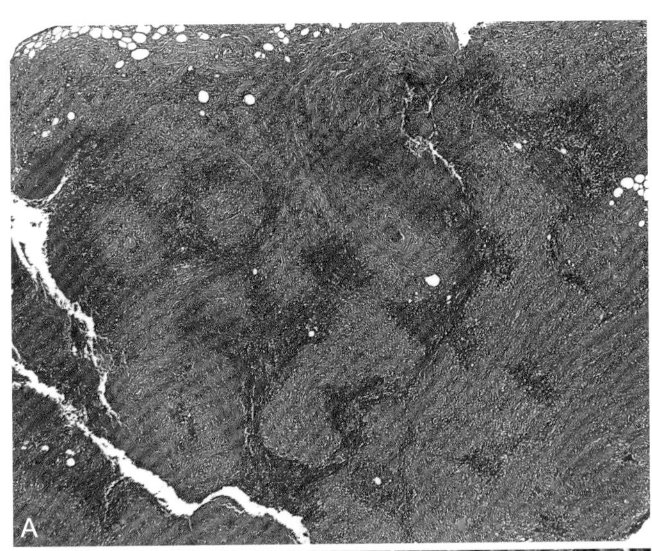

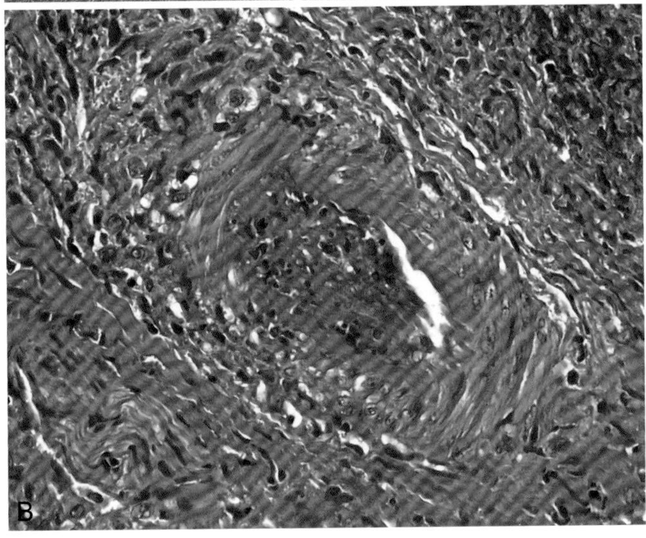

图 45.21　多血管炎伴肉芽肿病累及眼眶。**A**，多发融合的肉芽肿。**B**，血管炎伴血栓形成

IgG4 相关性疾病（**IgG4-related disease**）可累及眼眶的全部结构，包括泪腺、眼外肌和软组织（图 45.23）[57]。IgG4 阳性浆细胞数量的某种程度的增多可出现于很多种疾病中，包括甲状腺眼病和伴多血管炎的肉芽肿病，其诊断标准在眶周也同样适用[81-82]。日本的一个研究组提出了一个关于眼的 IgG4 相关性疾病的诊断标准，但其不同于其他远离眼球部位的该病的诊断[44]。眼眶周围的组织可不出现纤维化和静脉炎，但其中常见伴有生发中心形成的淋巴滤泡出现。在 IgG4 相关性疾病中，IgG4 阳性细胞占 IgG 阳性细胞的比例为 40% 或更高，有时每高倍视野可出现大于 50 个 IgG4 阳性细胞。黄色肉芽肿性

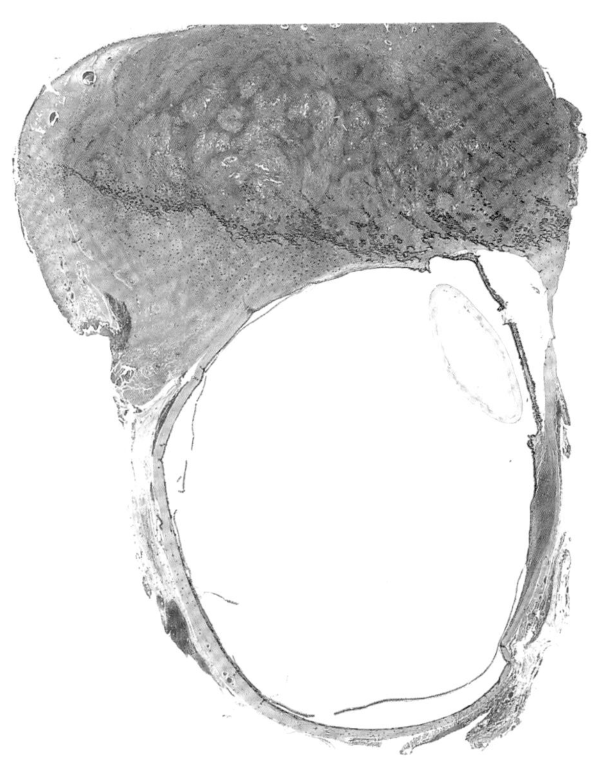

图 45.22　1 例眶内可见较大肿物的 Rosai-Dorfman 病

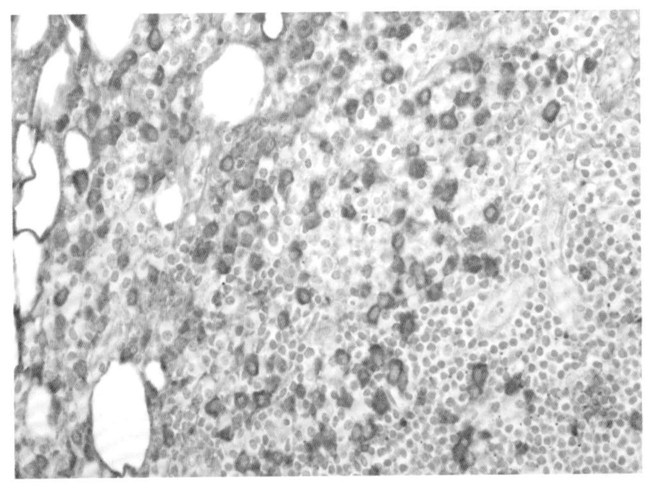

图 45.23　在累及泪腺和眼眶的炎症性病变中 IgG4 阳性细胞数量增加。本例中 IgG4/IgG 阳性细胞的比率超过 60%，且血清中的 IgG4 水平同时显著升高

炎症（xanthogranulomatous inflammation）可能与 IgG4 相关性眼病有关[58]。

眼眶的**炎性假瘤（inflammatory pseudotumor）**（自发性眼眶炎症）比特异性感染更常见。这些炎性假瘤代表病因学和发病机制中的不同组群[6,83-84]。在一些病例中，这些炎性假瘤与鼻旁窦炎症的累及有关。

炎性假瘤的病理特征包括以下几点：

1. 眼眶内形成一个质硬肿块，常包绕视神经，并可粘连一条或多条眼外肌。
2. 组织反应包括液体渗出、基质物质的过多产生、慢性炎细胞的活动表现、血管增生和结缔组织增生。
3. 没有明确的致病因素或可提示其他某种疾病的组织病理学改变，例如淋巴瘤、脉管炎、感染和红斑狼疮。过去，这些疾病被诊断为自发性眼眶炎，但现在它们被认为属于 IgG4 相关性疾病[82]。

然而，这并不表示每一例患者的病变的显微镜下特征都是一致的（图 45.24）。在一些病例中，血管增生和背景物质类似于旺盛的肉芽组织。有时，可能会出现伴有滤泡形成的淋巴组织增生。有些病例可伴有眼外肌累及，提示与甲状腺功能障碍性眼病有关。

某些病例可观察到小脂肪空泡周围有充分的肉芽肿反应。这种病变可能提示创伤性脂肪坏死。另外有包含大量胆固醇裂隙以及许多泡沫状巨噬细胞和多核巨细胞的病变，提示可能有陈旧性化脓或出血的历史。某些病例的静脉周围炎十分显著，有些还有明显的嗜酸性粒细胞，表明它们可能是过敏性血管炎、寄生虫或木村病（Kimura 病）。

炎性假瘤患者大多发病于 31～50 岁且身体健康。突眼症状发病较突然，且至少一半的患者可出现中度到重度的眼眶疼痛以及眼睑和结膜的水肿。这种疼痛一般对类固醇治疗有效，但在伴有硬化的病例中，类固醇治疗效果不明显。眼球凝视一个或多个视野时可出现复视（diplopia），但视野通常无损。有时病变可波及颅内[85]。

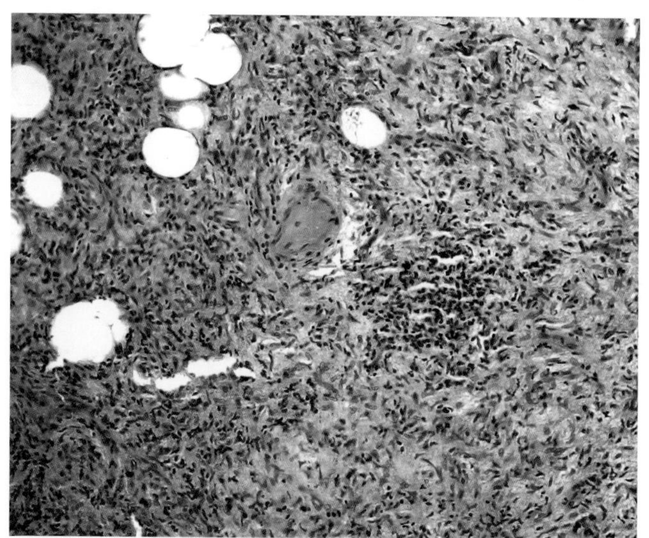

图 45.24 **眼眶的炎性假瘤**。可见淋巴细胞、浆细胞和成纤维细胞/肌成纤维细胞样的梭形细胞在眼眶的脂肪组织内穿插

炎性假瘤通过眼睑常可触及；在此种情况下，外科医师很容易取到活检。但对于深在的病变，活检不易进行，如果患者的临床体征和症状均具有炎性假瘤的特征，通常会用类固醇激素治疗而不取活检。因为服用类固醇类激素的全身性治疗常常会使症状和体征明显缓解。CT 扫描有助于病变的定位。

原发性肿瘤

间叶性肿瘤和肿瘤样疾病

横纹肌肉瘤（rhabdomyosarcoma）是儿童眶部最常见的软组织肉瘤[55]。儿童年龄组的横纹肌肉瘤的最常见组织学类型是胚胎型和腺泡型，后者的侵袭能力更强。某些原发性横纹肌肉瘤可继发于双侧视网膜母细胞瘤放疗后[86]。

血管周细胞瘤（hemangiopericytoma）和**孤立性纤维性肿瘤（solitary fibrous tumor）**两者密切相关，并且在形态学上具有相似之处[87-88]。血管周细胞瘤这个术语常被用于定义富于细胞且弥散分布并有丰富血管的肿瘤，而孤立性纤维性肿瘤用于定义含有蟹足肿样胶原纤维且细胞丰富和细胞缺少区域交替出现的肿瘤（图 45.25）[89]。CD34 和 BCL2 免疫反应呈强阳性，尤其是在孤立性纤维性肿瘤病例中[90-91]。在其他部位，STAT6 免疫染色核阳性有助于诊断[92]。极少数病例有侵袭行为，尤其是在具有血管周细胞瘤特征的肿瘤中。

巨细胞性血管纤维瘤（giant cell angiofibroma）表现为富于血管的梭形细胞增生，并伴有假血管腔隙和多核巨细胞，常被称为“小花型”[93]。CD34 免疫反应阳性。此种病变并不局限于眼球，现在认为它们代表了一种富于细胞的孤立性纤维性肿瘤[88,92-93]。

腺泡型软组织肉瘤（alveolar soft-part sarcoma）可原发于眼眶[94]。其发病年龄、显微镜下表现、肿瘤的演进与其他部位的同类肿瘤相同（参见第 25 章；图 45.26）。腺泡型软组织肉瘤的临床进程为无痛性的，有时初次治疗后的 10 年或更久可发生转移[95]。

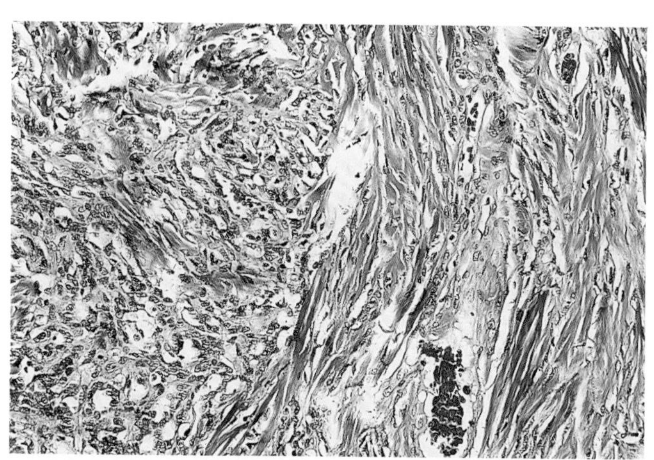

图 45.25 **眼眶的孤立性纤维性肿瘤**。具有细胞密集区和稀疏区交错出现的特征性结构。胶原纤维呈蟹足肿样。CD34 免疫组织化学染色呈强阳性

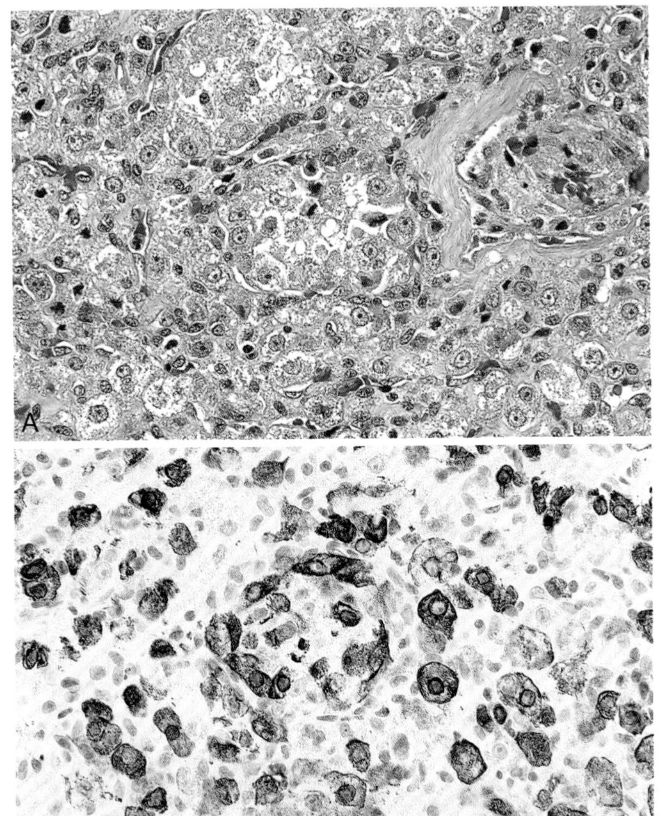

图 45.26 **A**，眼眶腺泡状软组织肉瘤。**B**，如此强的结蛋白染色并不常见，但它提供了肌性分化的强有力的证据

发生于眼眶的**骨肉瘤**（**osteosarcoma**）病例已有报道，有时可作为该处放疗后的并发症[96]。其他恶性间叶性肿瘤罕见，包括**平滑肌肉瘤**（**leiomyosarcoma**）[97]、**脂肪肉瘤**（**liposarcoma**）[98]、**纤维肉瘤**（**fibrosarcoma**）[99]、**间叶性软骨肉瘤**（**mesenchymal chondrosarcoma**）[100]、**血管肉瘤**（**angiosarcoma**）[101]和**尤因肉瘤**（**Ewing sarcoma**）/**外周神经外胚肿瘤**（**peripheral neuroectodermal tumor, PNET**）[102]。

血管瘤（**angioma**）是相对常见的眼眶肿瘤，比淋巴管瘤更常见[103-104]。在婴儿，血管瘤表现为柔软、压之易褪色的蓝色肿瘤，弥散于眶部并常向前延至眼睑。眼眶血管瘤手术切除困难，但幸运的是绝大多数病变可于4岁左右自然消退。如果肿瘤较大，遮盖了眼的视轴并有发展为失用性弱视（amblyopia）的风险，那么通常会进行部分肿瘤切除，继而使用类固醇药物，配合口服普萘洛尔进行治疗。成人的血管瘤常具有完整包膜，紧贴于眼球后方，可通过外科手术剥离。这些血管瘤很少出现组织学诊断上的困难，因为它们与其他部位的血管瘤差别并不大。婴儿的血管瘤通常是毛细血管型的（多表达GLUT-1，与血管畸形不同），而成人的血管瘤多为海绵状血管瘤（图45.27）[105-106]。

眼眶**神经鞘瘤**（**schwannoma**）和**神经纤维瘤**（**neurofibroma**）占眼眶肿瘤的一小部分，几乎所有的眼眶神经鞘瘤都表现为包膜完整的良性肿瘤，可通过眶切开术将其完整切除；一些病例呈囊性[107]。眼眶的神经纤维瘤

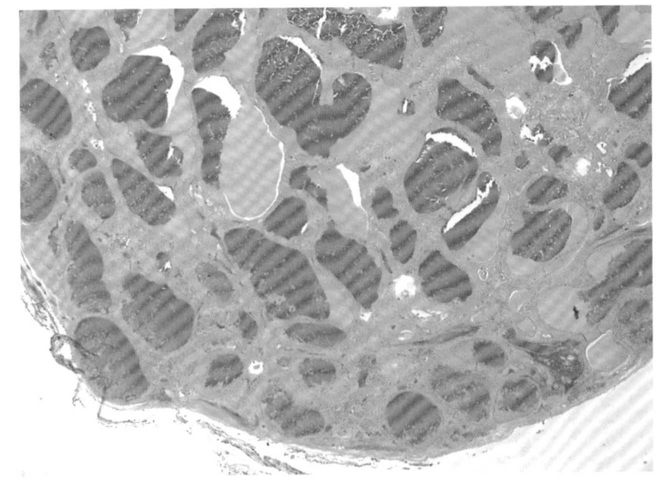

图 45.27 成人眼眶边界的清楚的海绵状血管瘤

常常（但不总是）为von Recklinghausen病的表现[108]。眼眶和眼睑可出现肉眼可见的变形，触诊时可有“一口袋蠕虫”的感觉。

发生于眼眶的其他良性间质性肿瘤包括脂肪瘤、软骨瘤、眶周未成熟肌纤维瘤（orbital infantile myofibroma）[109]和骨瘤。

眼眶也会发生瘤样增生，包括**结节性筋膜炎**（**nodular fasciitis**）[110]和**血管内乳头状内皮细胞增生/Masson瘤**（**intro-vascular papillary endothelial hyperplasia/Masson tumor**）[111]。一种特别令人感兴趣的假恶性病变是肌锥内眶部脂肪的结膜下脱垂，显微镜下类似于非典型性脂肪性肿瘤[112]。这种非肿瘤病变被称为**结膜下眼眶脂肪突出**（**subconjunctival herniated orbital fat**）或**脱垂的眶部脂肪**（**prolapsed orbital fat**），其内具有含多核空泡的脂肪细胞（Lochkern），并富于所谓的花环细胞（类似于多形性脂肪瘤）和炎细胞，但纤维间隔中没有富含染色质的大核细胞，而这些大核细胞常可见于真正的非典型性脂肪性肿瘤中。

朗格汉斯细胞组织细胞增生症（**Langerhans cell histiocytosis, LCH**）可累及眼眶，并造成明显的突眼。S-100和CD1a免疫反应呈阳性有助于它们与同样发生在该部位的Erdheim-Chester病和Rosai-Dorfman病进行鉴别诊断。当发生于中枢神经系统中，LCH的局限性病变一般会有较好的预后[113]。

眼眶的**Erdheim-Chester病**（**Erdheim-Chester disease**）通常很容易识别，因为它们常常表现为累及长骨的系统性病变，但有时也可表现为显著的眼眶周围受累[114]。显微镜下，可见特征性弥散分布的黄色肉芽肿性炎症，S-100和CD1免疫染色呈阴性。然而，如在LCH，常可见*BRAF* V600E基因突变[115]。

视神经胶质瘤

视神经胶质瘤相对罕见，生长缓慢，常发生于颅内和视神经的眶段。由于视神经胶质瘤呈无痛性生长和典型的放射状生长，相比于过去，目前已较少采用活检手段进行诊断[116]。事实上，局限于视神经的肿瘤有时可自发停止生长，基本可以不进行治疗。随着视神经胶质瘤的增大，视神经可呈球茎样增大（图45.28）。视神经胶

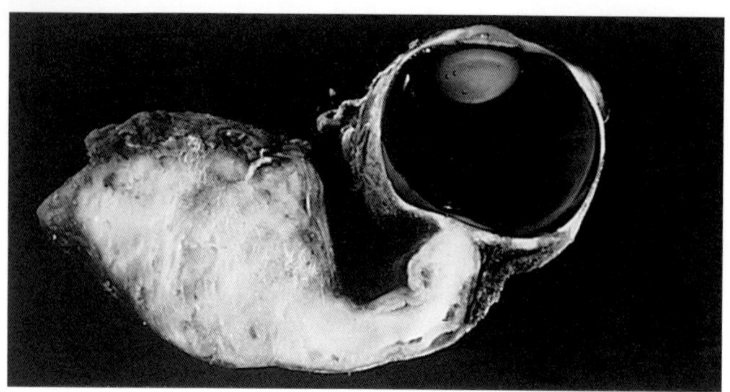

图 45.28　表现为视神经眶内段巨大肿物的胶质瘤。此肿瘤已完全失去神经和脑膜的特征性结构特征

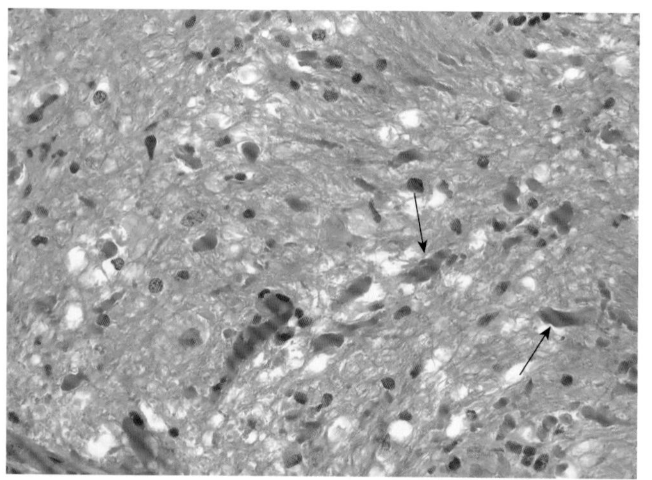

图 45.29　毛细胞星形胶质瘤，伴有明显的 Rosenthal 纤维（箭头所示）

质瘤可沿视神经向眼外和颅内生长。另外，大多数视神经胶质瘤的生长方式是沿软脑膜和蛛网膜浸润。这会导致软脑膜显著增厚，增厚的原因包括肿瘤性胶质和反应性脑膜上皮细胞增生，而前者的作用更加显著。

显微镜下，几乎所有视神经胶质瘤都是**毛细胞星形细胞瘤（pilocytic astrocytoma）**类似于小脑和中枢神经系统其他部位的毛细胞星形细胞瘤。常有 Rosenthal 纤维和嗜酸性颗粒小体形成，有时可见丰富的血管增生（图 45.29）。微囊性改变也经常出现。不同病例甚至同一肿瘤的不同部分可见不同类型的细胞成分。虽然其肿瘤细胞密度也不同，但一般来说这些肿瘤常常为低度间变性的，有温和、圆形到卵圆形细胞，有双极毛发样突起（bipolar hair-like process）。肿瘤内可有部分黏液变性区域。然而，如果其肿瘤细胞环绕血管生长，则其肿瘤细形态温和一致，伴有显著的黏液变性，并缺乏 Rosenthal 纤维，这种形态可能代表某种更具有侵袭性的**毛细胞黏液样星形细胞瘤（pilomyxoid astrocytoma）**。这种类型的肿瘤常见于下丘脑区域，但由于其可以分化成熟为经典的毛细胞，仍被认为是毛细胞星形胶质瘤谱系的病变[117]。

节细胞胶质瘤（ganglioglioma）有时可发生在视神经，它们同样也是低级别肿瘤。发生于视神经的恶性星形细胞瘤罕见，其特征为：肿瘤细胞密集，核分裂象多见，细胞多形性明显，有坏死和血管增生。诊断该部位的高级别星形胶质瘤之前，应将伴有变性或反应性改变的富于细胞的毛细胞星形细胞瘤纳入考虑范围内。

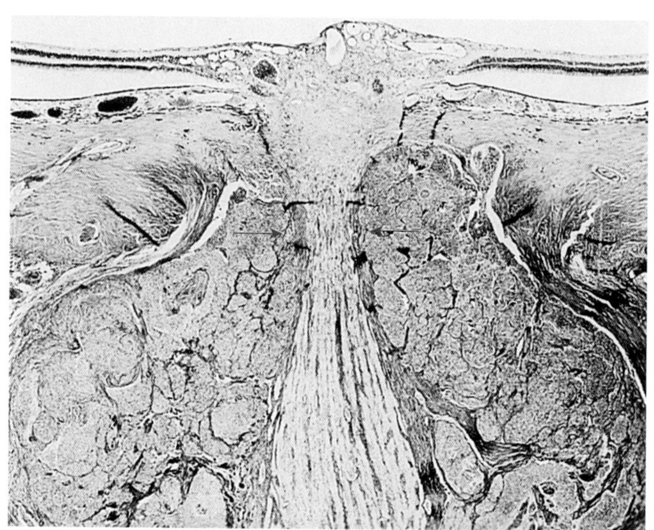

图 45.30　**视神经脑膜瘤**。脑膜明显增厚，伴有严重的压迫性萎缩（箭头所示）

视神经胶质瘤常发生在 10 岁以下的儿童，临床表现为轻微突眼、视神经萎缩和视盘水肿，CT 或 MRI 扫描可见视神经特征性增粗。视神经胶质瘤与 von Recklinghausen 病有明确的联系。双侧视神经星形胶质瘤是神经纤维瘤病 1 型（neurofibromatosis type 1, NF1）的特殊表现。在大多数 NF1 不相关的视觉通路的胶质瘤中可检测到基因重复所致的 *BRAF* 基因融合，这种分子改变可用于将 NF1 与反应性毛细胞胶质瘤病和其他肿瘤区分开[116]。

脑膜瘤

眼眶的脑膜瘤可能是原发性的（来源于视神经的脑膜）或继发性的，后者为颅内脑膜瘤从蝶骨嵴侵袭到眼眶（图 45.30）[118]。有时，我们也会见到与视神经或脑之间的关系并不明确的眶部脑膜瘤。眶部脑膜瘤一般会导致视力缺失和视神经萎缩，有时可出现突眼。那些来源于蝶鞍内部的肿瘤可在视神经管内严重挤压视神经，从而导致视盘水肿和眼的萎缩。CT 和 MRI 扫描常表现为神经表面的轨道样延伸（图 45.31）。显微镜下，大多数眶部脑膜瘤都是脑膜上皮型，但其他亚型也可以出现（图 45.32）[118]。其鉴别诊断包括旺炽性蛛网膜 / 脑膜上皮增生、血管外皮细胞瘤（hemangiopericytoma）、孤立性纤维性肿瘤、Rosai-Dorfman 病和伴有明显促纤维结缔组织增生的转移癌。

淋巴组织肿瘤和肿瘤样病变

一些眼周淋巴瘤可发生在之前识别的恶性淋巴瘤或白血病的病程中。其他则首先出现在眼周，但一部分患者最终会被发现有系统累及，许多眼周淋巴瘤仍仅局限于眼眶、结膜或眼睑[119]。

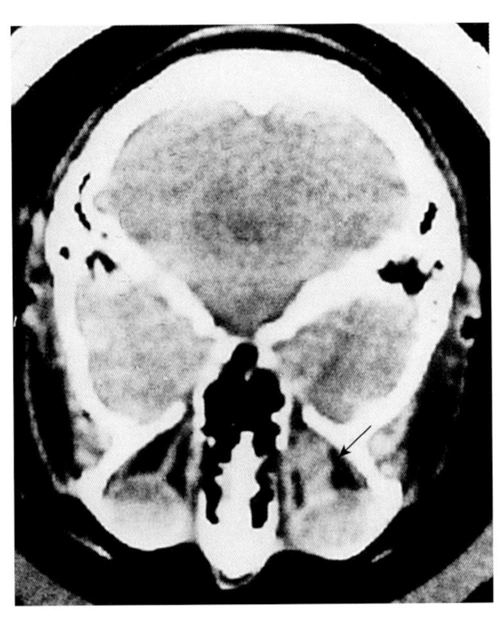

图 45.31 左眶部视神经周围脑膜瘤的 CT 扫描图（箭头所示）

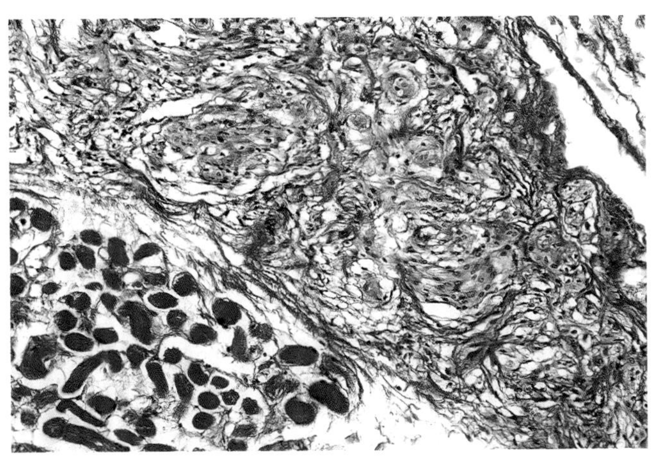

图 45.32 **眼眶的脑膜瘤**。可见该肿瘤具有典型的脑膜上皮特征

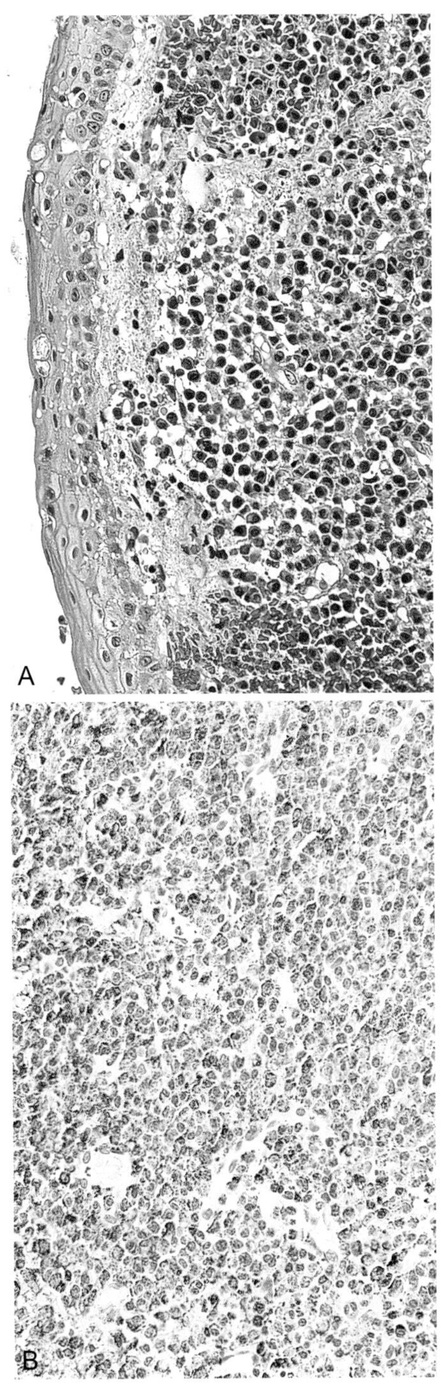

图 45.33 **A**，结膜恶性淋巴组织增生，由具有明显浆细胞样特征的小肿瘤细胞构成。**B**，免疫组织化学 κ 轻链呈强阳性

显微镜下，后一类病变分为三组：

1. 非常明显的恶性病变，通常是非霍奇金淋巴瘤。包括弥漫大 B 细胞淋巴瘤（包括见于老年人 [120] 的 EBV 阳性的亚型）和间变性大细胞淋巴瘤（局限于眼睑）[35]。一项包括 106 例伴有眼附属器疾病的弥漫大 B 细胞淋巴瘤患者的国际合作研究发现，仅有 43% 的病例出现系统性肿瘤 [121]。
2. 非常明显的增生反应，细胞形态多样，细胞种类繁多，有血管增生和伴有生发中心的明显滤泡。IgG4 相关的硬化性疾病可能是这些疾病的原因之一 [42]。正如本章前面提到的，自发性眶部炎症（眼眶的炎性假瘤）也可以出现这种病变中，虽然其中伴有生发中心的滤泡少见。
3. 这组病变的特征是：形态相当一致，单一类型的淋巴细胞（小淋巴细胞）广泛增生，并常累及眶周脂肪、血管和神经（图 45.33 和 45.34）。本组病变的鉴别诊断最难 [122]，当考虑肿瘤性病变时，这些病变大多数属于结外边缘区细胞淋巴瘤（MALT 淋巴瘤）的类别，然而，滤泡性淋巴瘤、套细胞淋巴瘤和小细胞淋巴瘤也可发生 [122-124]。相反，弥漫大 B 细胞淋巴瘤主要发生在泪囊 [75]。其显微镜下特征与其他部位的 MALT 型淋巴瘤相似，包括有多少不等的浆细胞样细胞和少见的继发改变，例如，含有结晶的组织细胞增生症（虽然淋巴上皮病变相对少见）[125]。

大多数针对第三组病变进行的研究表明，无论用形

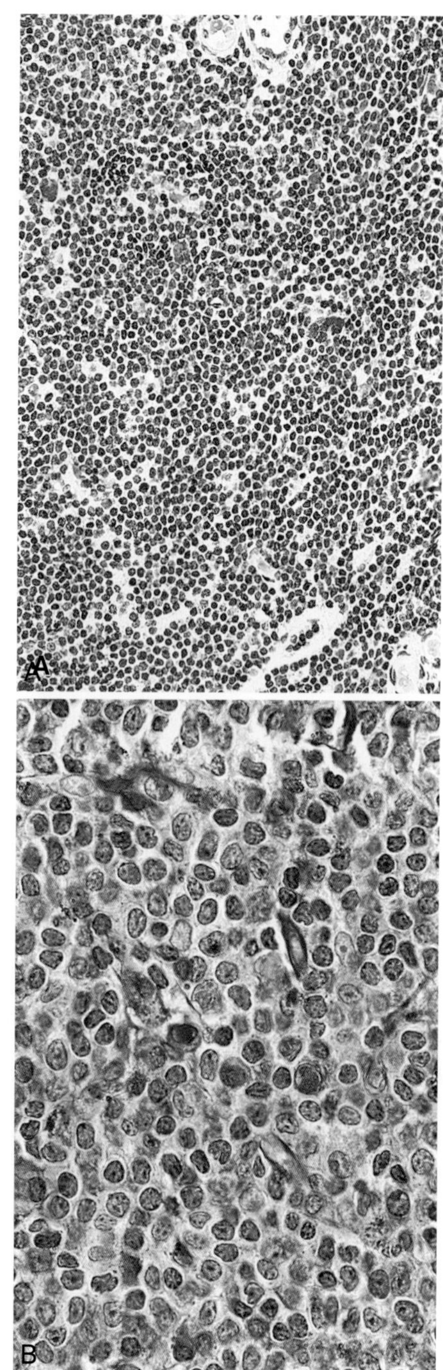

图 45.34 **眼眶小淋巴细胞增生**。**A**，低倍镜可见单一性小淋巴样细胞浸润性生长。**B**，另外 1 例 PAS 染色，显示由浓缩免疫球蛋白（Dutcher 小体）构成的核内包涵体 PAS 呈阳性。这一结构的出现强有力地证明了此种增生的肿瘤性本质

态学标准、细胞标志物还是基因重组技术，人们都很难预测哪些病变会发展成系统性淋巴瘤[126-127]。许多有局限于眼眶组织的小灶淋巴组织增生的患者都有一个相对惰性的临床进程[128-129]。相比于眼眶（35%）或眼睑（67%），结膜的淋巴组织浸润与更低的结外淋巴瘤发生率相关[130]。在一项病例研究中，眼附属器淋巴瘤的总体 5 年生存率为 86%，且分期增加可能与更短的无病生存率有关[131]。

一个意大利研究组[132]挑战性宣称，伴有眼附属器淋巴瘤的患者在其肿瘤组织和血管周单核细胞中鹦鹉热衣原体（*Chlamydia psittaci*）（鹦鹉热的病原体）感染率增高，这提示鹦鹉热衣原体可能与淋巴瘤的发生有关。然而，世界各地的其他研究结果与之完全不同[124]。也有眶周淋巴瘤发生于 IgG4 相关性硬化性疾病背景上的病例报道[42,133]。

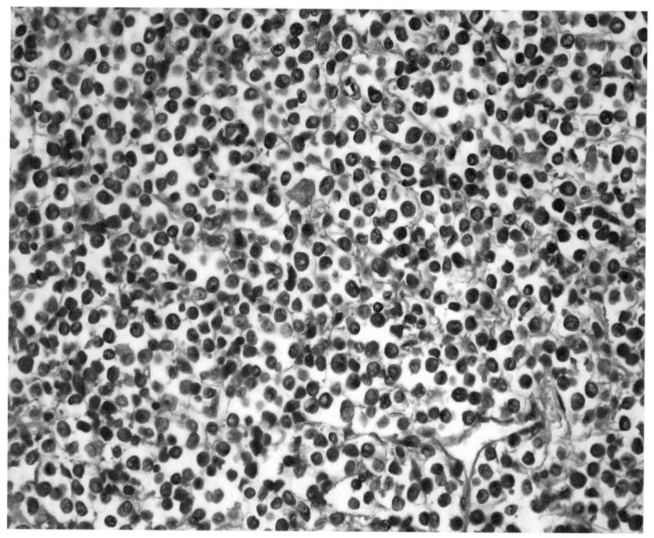

图 45.35 **所谓的眼眶粒细胞肉瘤**。这是一种急性髓系白血病的局部表现

急性髓系白血病（acute myeloid leukemia）可侵犯眼眶，表现为眼眶的首发性局限性病变［粒细胞肉瘤（granulocytic sarcoma）］（图 45.35）。

转移性肿瘤

原发于眶部的肿瘤可以发生邻近结构的**直接蔓延（direct spread）**，例如，视网膜母细胞瘤或色素膜恶性黑色素瘤可以直接扩展到周围组织。鼻旁窦的癌可以直到扩展至眼眶才出现症状。

通过**血行转移（hematogenous metastases）**至眶部的肿瘤有很多种，但这些很少是癌的初始表现。在一项研究中，乳腺癌是成人最常见的眶部转移瘤，其次是肾癌[134]。乳腺小叶癌常为单个细胞或以短线形式浸润眶部软组织，这一现象在结缔组织增生反应和炎症反应明显的样本很难识别出来。

在儿童，神经母细胞瘤（neuroblastoma）是最常见的眶部转移瘤，但其很少在其他诊断性体征出现前发生转移。原发性胚胎性横纹肌肉瘤（primary embryonal rhabdomyosarcoma）不应被误诊为转移性肿瘤。

肺或小肠的**类癌（carcinoid tumor）**也可能转移至眶部或眼球[135]。偶尔，眼眶的类癌不伴有任何其他部位的疾病，这表明类癌可原发于此部位[136]。

结膜

结膜的病变组织菲薄，放入固定液中容易折叠变形，为了能使病理医师准确定位病变，外科医师应将病变组织铺在一张小滤纸上，干燥几秒钟，然后小心地将滤纸

及其上黏附的标本放入装有固定液的容器里中。千万不要把标本放到任何种类的海绵上，因为海绵放入固定液中会膨胀而使标本变形。

发育异常

球结膜的表皮样“肿瘤”(dermoid “tumor”) 常表现为坚硬的、局限性、隆起斑块状肿物，典型病变发生于球结膜和角膜的交界处，常侵犯角膜 (图 45.36)。不要将这种坚硬迷离瘤样的肿块与眼眶的表皮囊肿混淆。这种病变之上，表面表皮和表皮下结缔组织分别显示表皮和真皮的结构特征。典型的病变有突出于表面的少量毛发。肿物大多由粗大的胶原纤维束构成。一些病变中几乎没有皮肤附属器而存在大量脂肪组织；此种病变可称为**真皮脂肪瘤 (dermolipoma)**(图 45.37)。有时，其他迷离瘤成分也可出现，包括腺体组织。眼表皮样肿瘤可能是 **Goldenhar 综合征 (Goldenhar syndrome)** 的一部分，常伴有双侧球结膜和角膜交界处病变以及耳郭外附件和脊柱的异常。

囊肿

结膜衬覆上皮的良性包涵囊肿 (benign epithelial-lined inclusion) 可继发于意外或手术创伤，极少数情况下是原发的。显微镜下，可见衬覆上皮中有杯状细胞和腔内周期性的 PAS 阳性的分泌物，这些是诊断的关键，但囊内可见局灶鳞状上皮化生有时可能会导致误诊。

变性

结膜黄斑 (pinguecula) 是一种发生于睑裂区 (interpalpebral region) 球结膜表皮下结缔组织的常见变性病变。结膜黄斑表现为突起的黄色病变，表面上皮萎缩或增厚。由于结膜黄斑是非进行性病变，极少进行手术切除。组织学上，结膜黄斑特征性地表现为：表皮下呈带状分布的日光性弹力纤维变性 (actinic elastosis)，Verhoeff-van Gieson 染色可用于诊断。继发性玻璃样变性和钙化也可能发生。典型结膜黄斑的表面上皮是萎缩的，但有时也会发生增生肥厚或角化不良。上皮内异型增生不归入结膜黄斑，也不包含在其他后面要讨论的疾病中。

翼状胬肉 (pterygium) 病变可延伸至角膜，因此，比结膜黄斑具有更重要的临床意义 (图 45.38)。显微镜下，翼状胬肉表现为结膜上皮出现数量不一的杯状细胞缺失和结膜下厚薄不一的纤维性基质 (图 45.39)。通常会出现基质中某种程度的日光性弹力纤维变性，不同程度的急性炎症和慢性炎症。上皮内常见反应性非典型性增生现象，应与眼表面的鳞状细胞上皮肿瘤鉴别，后者常见更加锐利的侧面边界。

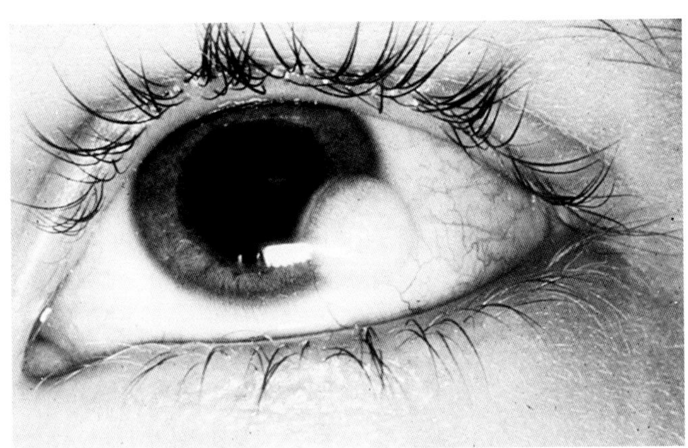

图 45.36　发生于儿童角膜缘的皮肤样病变

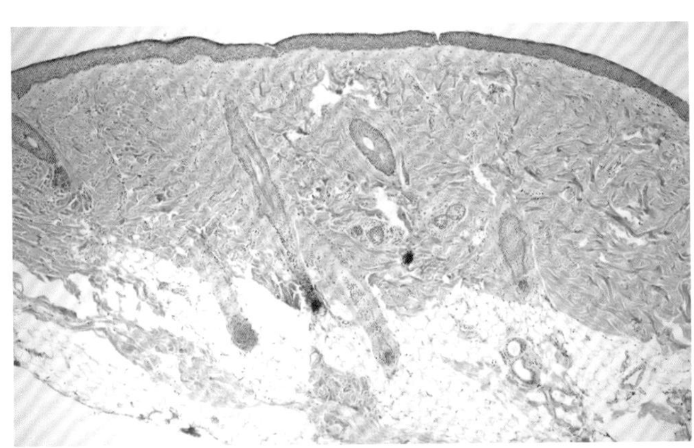

图 45.37　角膜缘皮样脂肪瘤的间质内有头发和脂肪组织

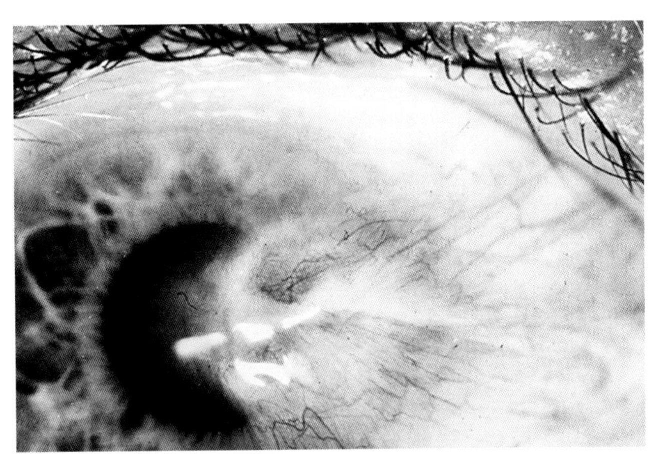

图 45.38　翼状胬肉生长越过瞳孔轴线，已影响视觉

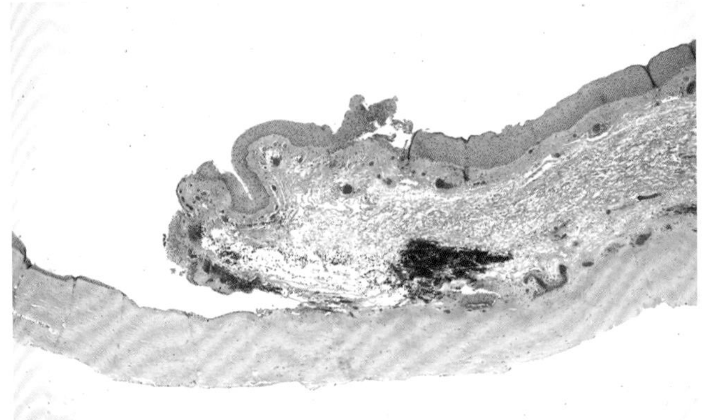

图 45.39　翼状胬肉组织延伸至角膜之上

移植物抗宿主病

骨髓移植后，患者眼部的主要组织病理学改变部位包括：结膜、角膜、脉络膜和泪腺。在眼表面发生的主要病变是角化结膜炎（keratoconjunctivitis）[137]。

炎症性疾病

散在分布的淋巴细胞和浆细胞是结膜固有层的正常成分，但有时对结膜的特别明显的炎症性病变仍进行活检。在许多病例中，只有非特异性的慢性炎症的加重，但也可见到一些特异性的非肿瘤性疾病的显微镜下表现。低级别大B细胞瘤、结外MALT淋巴瘤也应在诊断中考虑到。

滤泡性结膜炎（follicular conjunctivitis）的临床特征为伴有中心无血管形成的灰白隆起，代表上皮下淋巴滤泡，许多伴有结构形成良好的生发中心[6]。这种淋巴样增生常常是对病毒和细菌感染的一种反应。**衣原体性结膜炎（chlamydial conjunctivitis）**[又被称为**沙眼（trachoma）**]，见于成年人，是一种双侧急性或慢性角化性结膜炎。显微镜下，其可出现滤泡性结膜炎的表现，使之无法与病毒感染区分开；在疾病后期，炎性血管翳十分显著。滤泡性结膜炎的诊断可依据结膜刮取物中发现所谓的上皮细胞内Halberstaedter-Prowazek包涵体和更特异性免疫检查做出[6,138]。

乳头状结膜炎（papillary conjunctivitis）（也被称为春天结膜炎）通常见于眼睑，与过敏反应有关。其形成的炎性病灶有纤维血管轴心，并含有淋巴细胞、浆细胞和散在的嗜酸性粒细胞。巨乳头状结膜炎也可以由长时间使用隐形眼镜产生的高敏反应导致。

结节病（sarcoidosis）可以导致结膜的非干酪样肉芽肿性炎，这些肉芽肿通常相当分散且局限于固有层。

木样结膜炎（ligneous conjunctivitis）是慢性假膜性结膜炎的特殊形式，表现为眼睑的木样结节和睑结膜的假膜形成。其最主要的组织学改变是出现团块样类似淀粉物质的玻璃样病变[139]。木样结膜炎发生的原因是缺乏纤溶酶原[140]。

日光性肉芽肿（actinic granuloma）可发生于球结膜，其组织学表现同更常见的皮肤日光性肉芽肿，即肉芽性炎围绕弹性变性区域[141]。

干燥综合征（Sjögren syndrome）引起的结膜病变为间质中多种炎症细胞浸润，并伴有上皮化生和杯状细胞减少[142]。

眼部瘢痕性类天疱疮（ocular cicatricial pemphigoid）其命名源于眼表面的黏膜类天疱疮样侵犯。大疱罕见，其诊断依据直接免疫荧光检测，但该检测结果在临床患者中常为阴性[143]。

肿瘤和肿瘤样疾病

上皮性肿瘤

结膜中大多数上皮性肿瘤起源于表面上皮，但少部分起源于结膜中的附属泪腺[144]。**嗜酸细胞腺瘤（oncocytoma）**和其他肿瘤也可能起源于泪腺的附属器结构[68]。

乳头状瘤（papilloma）是结膜相对常见的病变，即使明显完整切除仍可复发。儿童的乳头状瘤常为多发性的。乳头状瘤病变呈典型的乳头状瘤样或“桑葚”样外观，并伴有小血管增生至表面。

显微镜下，典型的乳头状瘤显示明显的棘层肥厚、角化亢进、挖空细胞变和非特异性炎症。杯状细胞通常至少局灶存在（图45.40）并可通过PAS染色显示。在许多病例中，进行原位杂交和PCR检查可以发现这些病变中有人乳头状瘤病毒（HPV）6型和11型[145]。结膜乳头状瘤有时可以出现异型增生小灶，但当炎症十分明显时，这种表现应考虑为反应性非典型病变。乳头状癌可起源于结膜，在许多病例中表现为原本平坦的病变中出现继发性乳头状瘤样改变。

结膜上皮内肿瘤（conjunctiva intraepithelial neoplasia, CIN）几乎总是发生于眼表面而不是眼睑。它们表现多样，可为白斑、乳头状瘤或作为翼状胬肉和结膜黄斑的并发症（图45.41）。CIN的发生率在免疫抑制人群中显著增加。眼表面的CIN的组织学特征某种程度上与发生于其他黏膜的CIN相似，但其异型增生常不如后者明显。临床上出现乳头是真正的病变表现；显微镜下，上皮增厚；杯状细胞消失，副基底层可见核分裂象、无序生长，缺乏浅表处的成熟表现，但只有轻微的细胞增大和核异型性。在这类病例中，病变边缘的锐利界限是与上皮非肿瘤性反应性改变的重要鉴别点。临床上，白斑性病变表现为更多的鳞状上皮分化和表面角化不全以及界限清楚的边缘（图45.42）。挖空细胞改变常不出现，并且最近更多的研究表明，高风险HPV通常不出现在CIN或结膜癌中[146]。一些研究也表明，在眼表面的鳞状上皮肿瘤的发展中，皮肤的HPV亚型可能起到了一定作用，尤其当患者因HIV感染而出现免疫抑制时[147]。

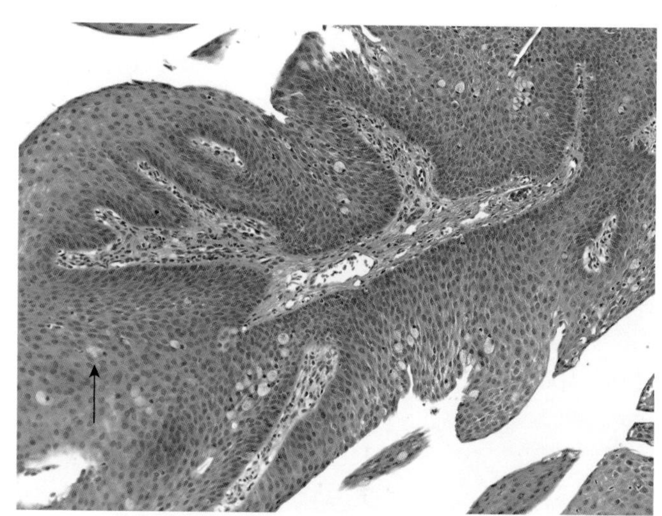

图45.40　球结膜的乳头状瘤，其中含有灰白色杯状细胞（箭头所示）

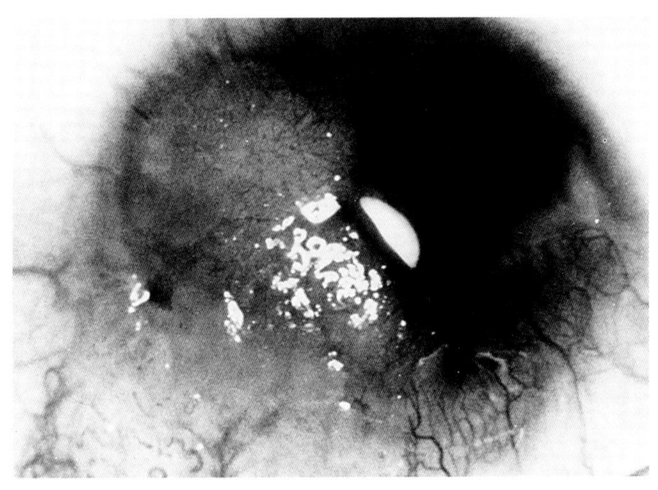

图 45.41　结膜和角膜的原位癌

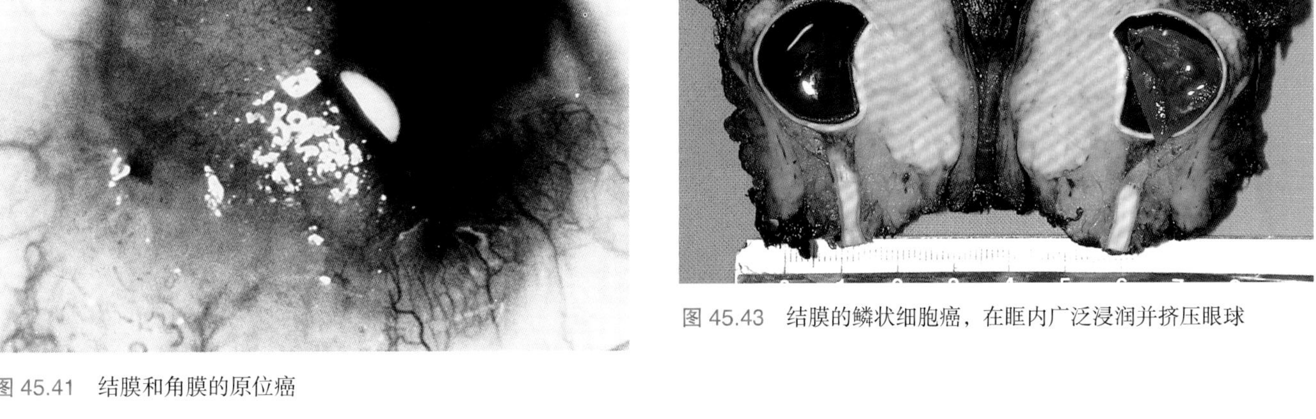

图 45.43　结膜的鳞状细胞癌，在眶内广泛浸润并挤压眼球

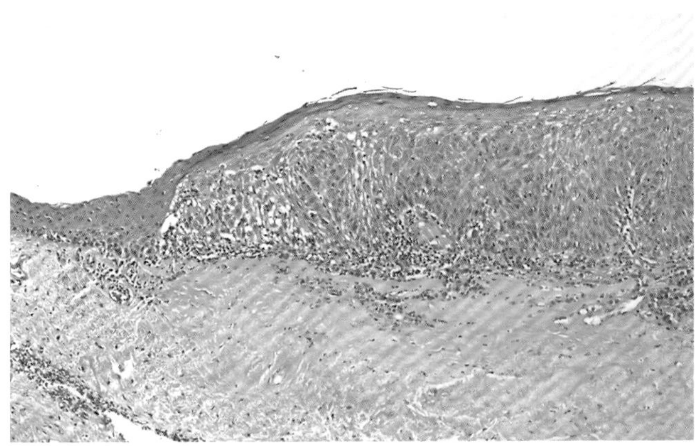

图 45.42　结膜的上皮内肿瘤，常具有伴非异型上皮的锐利外周

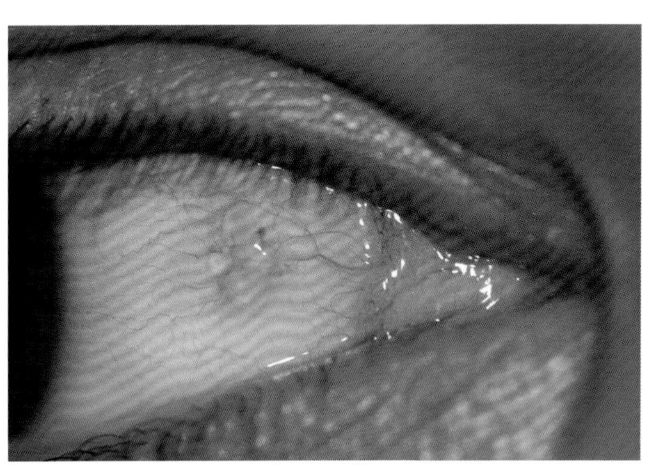

图 45.44　结膜的轻微的色素性病变，已证实是良性痣

CIN 中的异型增生根据上皮受累的厚度分为轻度、中度和重度[4]。当病变累及全层且无正常表面成熟结构时，其被定义为原位癌（carcinoma in situ, CIS）。CIN 和结膜 CIS 均可进展为浸润性鳞状细胞癌。

遗传性良性上皮内角化不良（hereditary benign intraepithelial dyskeratosis）是一种常染色体显性遗传病，其特征性表现为累及双侧球结膜的厚白斑性病变。其棘层肥厚、角化不良和角化不全表现可能与癌相似，但其均为良性。遗传性良性上皮内角化不良最常发生在来自北卡莱罗纳州的美洲土著居民，但也可能发生在其他人群[148]。

结膜的**浸润性鳞状细胞癌（invasive squamous cell carcinoma）**一般起源于上皮内肿瘤，由于许多病变在“癌前”或“原位癌”就已经被有效切除，因此相对罕见。其转移性扩散并不常见，甚至其局灶侵袭性病变也常可进行手术治疗（图 45.43）[149-150]。对于眼表面的鳞状细胞肿瘤的其他类型，日光暴露和 HIV 导致的免疫抑制是其最主要的危险因素。具有**腺鳞癌（adenosquamous carcinoma）**（黏液表皮样癌）特征的浸润性结膜癌具有更强的侵袭性[151]。结膜的**梭形细胞癌（spindle cell carcinoma）**是另一种更易侵犯眼球和眼眶的肿瘤类型[152]。

黑色素细胞瘤和肿瘤样疾病

球结膜的**痣（nevi）**与皮肤的痣一样，可能出生即有，也可能在儿童、青少年或更晚的时期被发现。有时，在儿童期出现的痣可在青少年时期变得更大、更深。结膜痣好发于睑裂部角膜缘附近的球结膜，为散在的、平坦或轻微隆起的病变，但其大小、形状或位置变化差异很大，色素含量差异也很大，有相当一部分不含有色素（图 45.44）。

显微镜下，结膜痣通常为交界痣、复合痣或上皮下类型，后者与皮肤的皮内痣类似。少数结膜痣为 Spitz 痣型或蓝痣型[153]。常见结膜上皮实性或囊性包涵体与这些痣的表皮下部分紧密相连（图 45.45）。有时这种上皮性包涵体十分明显，以至于在临床表现和组织学图像上容易掩盖其痣的本质。MITF、MART1 和其他标志物有助于显示黑色素细胞成分。上皮性包涵体的出现是其为良性病变的证据，因为它们极少出现于黑色素瘤。这些囊性上皮的扩张或生长可能也是临床上导致病变增大的原因，但显微镜下病变并无增生表现。

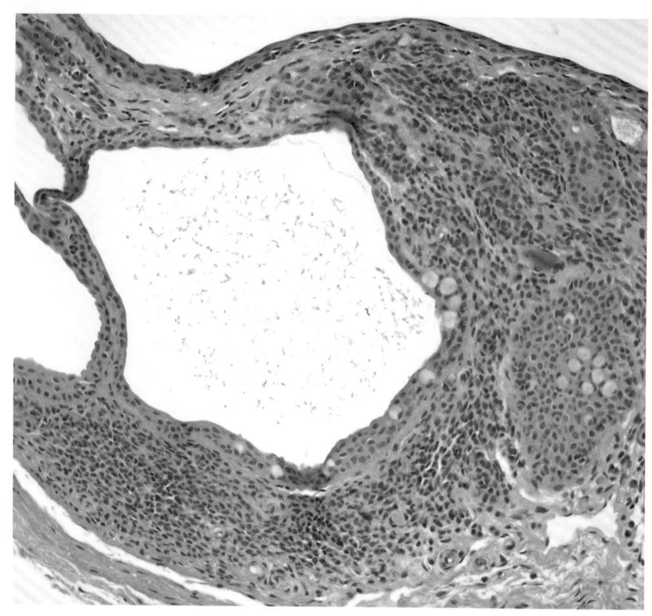

图 45.45　伴有许多囊性上皮性包涵体的结膜痣。可见大囊旁的小圆细胞不是炎细胞而是痣细胞

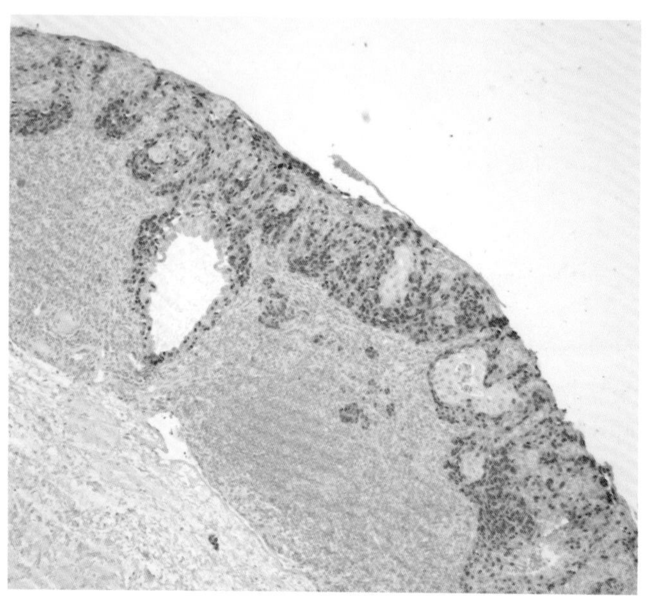

图 45.46　发生于 10 岁男孩的炎性幼年性结膜复合痣，MITF 免疫组织化学染色可显示结膜基底层以及围绕内陷上皮性囊和细胞巢团内的黑色素细胞，而更深层内可见密集的慢性炎症

儿童的结膜痣通常为交界痣或复合痣，生长方式上倾向于雀斑样融合成片而缺乏成熟表现，有可能导致其被过度诊断为黑色素瘤 [154]。它们也可以表现为快速生长，并在炎症时出现更多的细胞非典型改变，因此许多人认为**炎性幼年性结膜痣（inflamed juvenile conjunctival nevus）**是一种独特的疾病（图 45.46）[155]。

结膜黑变病（conjunctival melanosis）是一个令人迷惑的术语，常被眼科医师和眼科病理医师用于描述一系列疾病。其中大多数是良性的，诸如先天性肤色相关的色素沉着，也被认为是"种族"相关的结膜黑变病，它们通常发生于双眼但不会扩大 [156]。原发性获得性黑变病（primary acquired melanosis, PAM）是临床关心的最常见的病变，预计大约 75% 的结膜黑色素瘤起源

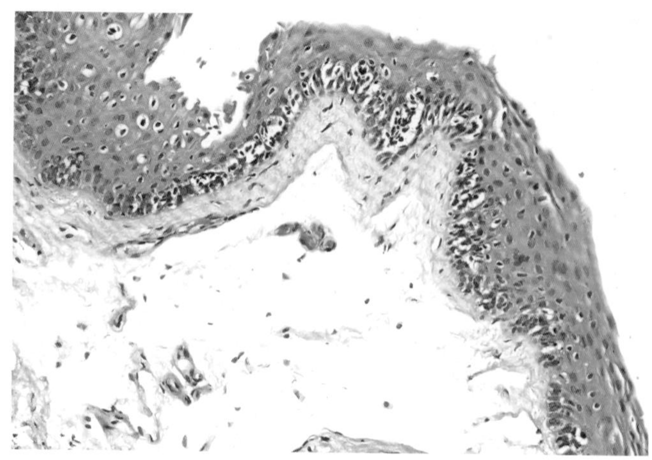

图 45.47　伴有中度异型性的原发性获得性黑变病（PAM）表现出结膜基底层非典型性黑素细胞的着色斑样增生和一些 Paget 样播散

于 PAM[157]。然而，正如下文讨论的，只有伴有严重异型性的 PAM 才会导致黑色素瘤。PAM 已被认为是癌前黑变病、非典型黑色素细胞增生、结膜黑色素细胞上皮内肿瘤和结膜原位黑色素瘤（conjunctival melanoma in situ, C-MIN）[158-161]。大多数患者为 41 ~ 50 岁和以上，其典型的改变是结膜有弥散平坦的细颗粒状黑色素沉着。最常见的部位是球结膜，但也累及角膜、泪阜和睑结膜。病变范围和色素沉着程度在病程中会有所改变。PAM 常被分为不伴有非典型性的病变以及伴有轻、中和重度非典型性的病变，尽管目前使用的分类方案仍有一些差异 [4, 157, 162-163]。许多人认为，非典型性黑色素细胞累及上皮的厚度超过 75% 或从表面脱落可认为是原位黑色素瘤。

显微镜下，不伴有非典型性的 PAM 包含结膜上皮色素增加，黑色素细胞数量不增加或轻微增加，并且黑色素细胞没有非典型性 [157,164]。在伴有非典型性的 PAM 中，黑色素细胞数量增加，沿基底层单个或成团排列，并有不同程度的非典型性，有时可呈 Paget 样扩散（图 45.47）[160,163-164]。

人们对此病变的本质仍有争议。所有显示非典型性的获得性黑变病均被假定为原位恶性黑色素瘤 [158]。很多研究者发现，只有具有更明显的非典型性的一类病变才发展为侵袭性黑色素瘤。Folberg 等进行的研究发现，不伴有非典型性的病变均不会进展为侵袭性恶性黑色素瘤，而伴有非典型性的病变 40% 会进展为恶性黑色素瘤。Sugiura 等进行的研究 [165] 根据胞核形态和表皮样特征将 29 病例分为低危组和高危组，结果显示，高危组与恶性黑色素瘤联系更加密切。Shields 等人报道了将 311 例 PAM 病例分为无异型性、轻度异型性和重度异型性三组的研究 [157]。结果显示，无异型和轻度异型的 PAM 不会进展为黑色素瘤，而重度异型性的 PAM 仅有 13% 不进展为恶性黑色素瘤。因此，似乎只有伴有显著黑色素细胞增多以及细胞异型性的 PAM 才可能进展为侵袭性黑色素瘤。

目前围绕 PAM 的一些争议是："黑变病"这一术语既可用于描述黑色素过渡分泌，又可以用于描述黑色素细胞增生。因此，目前建议用**结膜黑色素沉着病（conjunctive hypermelanosis）**和 C-MIN 替代 PAM 去描

述伴有或不伴有黑色素细胞增生的病变[160]。由 Damoto 和 Coupland 提出的这个命名体系也包括对异型性进行分级的标准，这个标准是基于黑色素细胞的水平以及垂直扩散范围和细胞学特征。

结膜的**恶性黑色素瘤**（**malignant melanoma**）十分罕见，可能并不起源于明显的癌前病变，可能是痣或 PAM 的后遗症（图 45.48 和 45.49）[157,160]。显微镜下，其特征与皮肤其他部位的恶性黑色素瘤一致。根据最新的 AJCC 指南分期标准，其预后与原发性肿瘤的位置和大小有关。上皮样细胞的出现也预示更差的临床结果。在 Shield 等人报道的 382 例病例中，起源于 PAM 或痣的肿瘤的 10 年死亡率为 9%，而无前驱病变的原发性肿瘤（those arising from de novo）的死亡率为 35%[166]。根据多变量分析，死亡预测因子如下：无前驱病变的原发性肿瘤、穹窿部位和结节性。根据病变的范围，手术范围为局部切除到眼球剜除。

淋巴组织肿瘤和肿瘤样疾病

结膜淋巴组织肿瘤的形态表现和诊断问题与前文已讨论的眼睑和眼眶的同类型病变相似。临床上，结膜淋巴瘤表现为光滑的橙红色肿物，其中大多数为结外边缘区淋巴瘤（81%）或滤泡性淋巴瘤（8%）[167]。**Rosai-Dorfman 病**（**Rosai-Dorfman disease**）也可以表现为结膜、虹膜和角膜上的肉样和乳头状瘤样病变[168]。

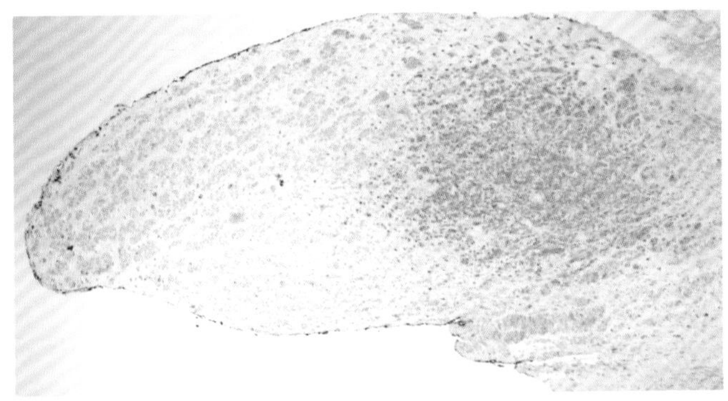

图 45.48 起源于结膜痣的恶性黑色素瘤，图左部为 HMB45 呈阴性的痣样细胞巢，图右部为分布更加弥散的 HMB-45 阳性细胞

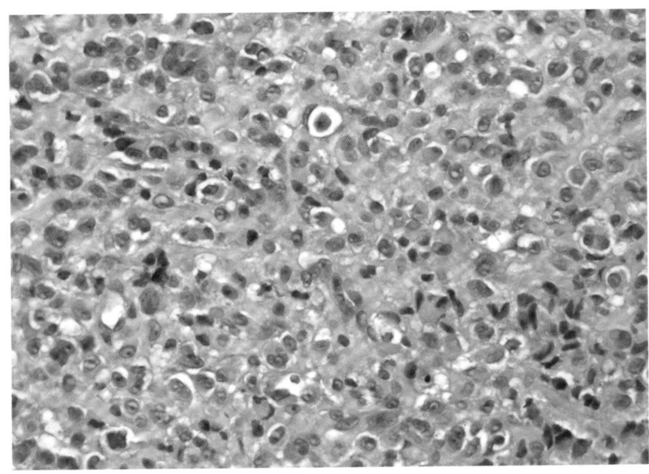

图 45.49 图 45.48 中 HMB-45 阳性的结膜黑色素瘤细胞区域

其他肿瘤

已有报道的**黏液瘤**（**myxoma**）可作为原发性肿瘤发生于结膜、角膜、眼睑和眼眶。大体上，结膜黏液瘤表现为光滑肉质样、胶冻样外观。局部切除即可治愈[169]。发生于结膜的血管性肿瘤包括**血管瘤**（**vascular tumor**）和卡波西肉瘤（Kaposi sarcoma）[170]。也已见到作为一种明显的原发性结膜肿瘤的 **Merkel 细胞癌**（**Merkel cell carcinoma**）[171]。

眶内组织

本章引言已提到，此处仅讨论眼内肿瘤和瘤样病变。

恶性黑色素瘤

一般和临床特征

恶性黑色素瘤（**malignant melanoma**）起源于色素膜的黑色素细胞或具有产生黑色素潜能的细胞，是成人最常见的眼内原发性肿瘤。极少数情况下，黑色素瘤也可以发生于青少年或儿童[172]。很多人认为黑色素瘤起源于原有的良性痣，尽管只有一小部分色素膜痣可进展为黑色素瘤[2,173]。色素膜黑色素瘤的危险因素还包括：浅色皮肤、浅色虹膜、眼 - 皮肤或眼的黑色素细胞增生症和 von Recklinghausen 病[2,174]。

恶性黑色素瘤可发生于色素膜的任何位置，但最常见于脉络膜，少于 1/4 发生于睫状体和虹膜[2]。虹膜黑色素瘤的典型表现为有不同程度的色素沉积的隆起性色素肿块，但有时也表现为由多发小结节［木薯淀粉样虹膜黑色素瘤（tapioca iris melanoma）］组成的或结膜表面地毯式生长的病变（图 45.50）。脉络膜黑色素瘤可能也有不同程度的黑色素沉着，但其特征表现为不规则的青灰色实性肿块，并可导致肿瘤表面的视网膜脱落和视力减退（图 45.51）。它们也可表现为盘状、球形或蕈伞性肿

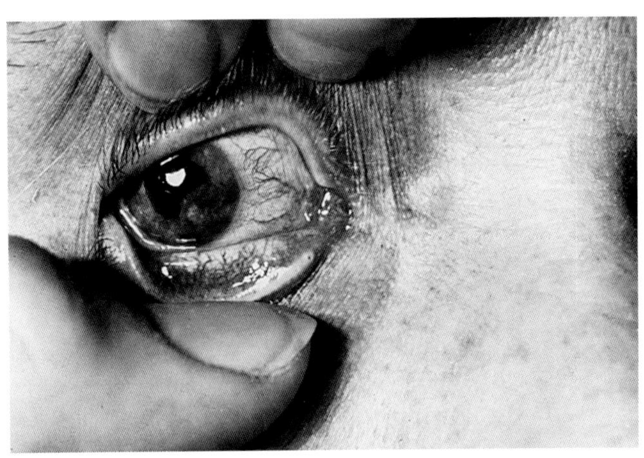

图 45.50 已发现近 10 年的虹膜黑色素瘤，这期间肿瘤进行性生长并侵犯瞳孔。虹膜切除术显示，其为梭形细胞 A 型恶性黑色素瘤，术后 15 年复发，并因继发性青光眼而摘除眼球（Courtesy of DR ME Nugent, Bismarck, ND.）

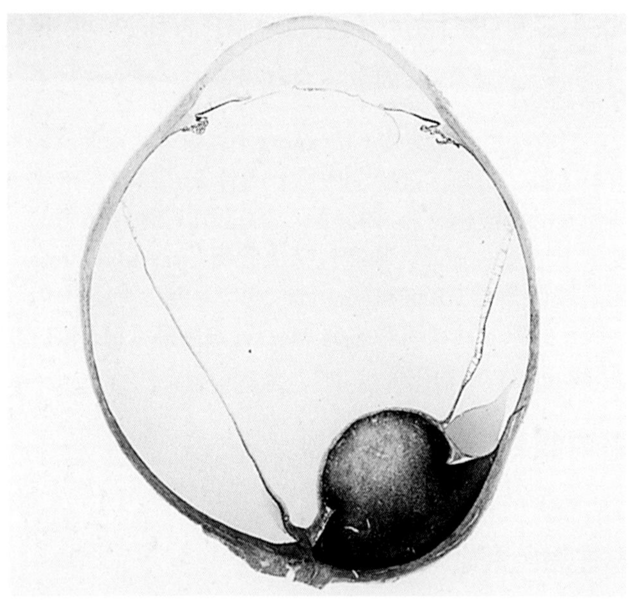

图 45.51　脉络膜的恶性黑色素瘤，已突破 Bruch 膜，并已形成视网膜下蕈伞形肿块

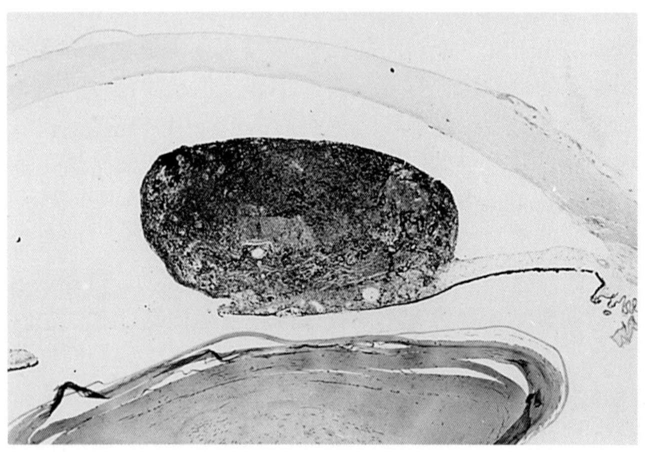

图 45.52　虹膜的恶性黑色素瘤常可透过角膜被观察到，因此，患者及其家人常在其他症状和体征出现之前就已经知道肿瘤的生长时间和速度

物。有时，恶性黑色素瘤呈弥散生长，并由巩膜管向外生长至眼眶。因视网膜脱落导致的视物障碍是患者常见的主诉。有时，色素膜后部的恶性黑色素瘤直到摘除眼球送检时才被发现。

在一些临床上没有怀疑为恶性的病例中，如果对肿瘤采取了碎片式切除，则恶性黑色素瘤的诊断和分期可能是成问题的[175]。由于虹膜肿瘤常常在症状出现前就已经被患者和家属观察到，更易早期发现（图 45.52）。

临床上，有许多病变与色素膜的恶性黑色素瘤相似[176-177]。其中最重要的有转移癌、视网膜下或色素上皮和脉络膜之间的局灶出血、视网膜色素上皮的局灶增生、后部巩膜炎和良性肿瘤，例如痣或血管瘤。需要与恶性黑色素瘤鉴别的其他脉络膜黑色素细胞病变包括：**黑色素细胞瘤（melanocytoma）**和**双眼弥散色素膜黑色素细胞增生（bilateral diffuse uveal melanocytic proliferation, BDUMP）**。

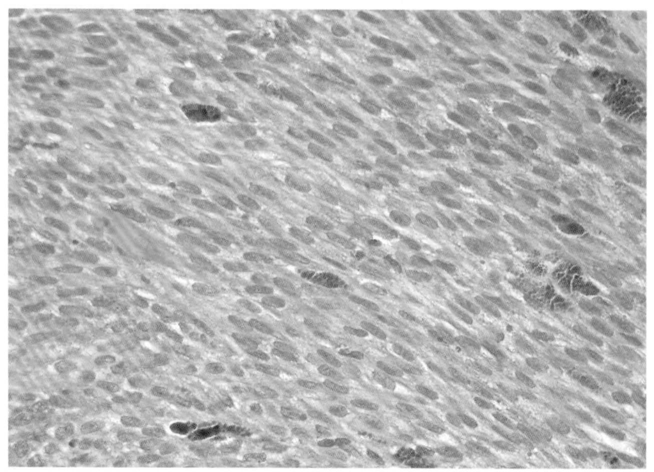

图 45.53　主要由梭形 A 型细胞组成的脉络膜黑色素瘤

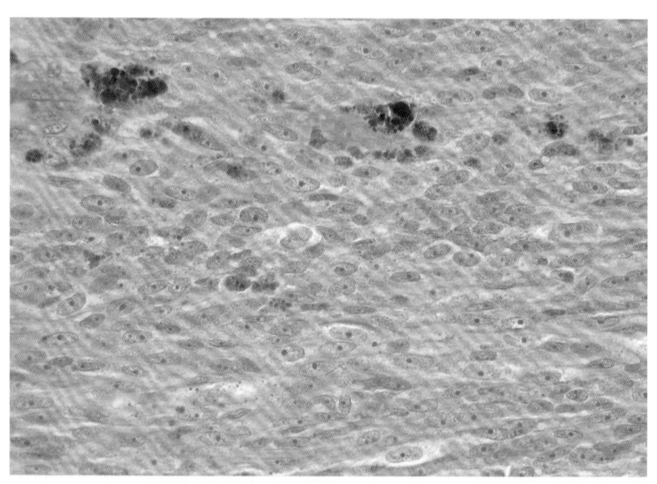

图 45.54　主要由梭形 B 型细胞组成的脉络膜黑色素瘤

显微镜下特征

显微镜下，传统上，色素膜黑色素瘤被分为三型：梭形 A 型、梭形 B 型和上皮样细胞型，此三型可单独发生或合并出现[2,178]。梭形 A 型的细胞细长，形似良性梭形细胞，胞核小，呈纺锤状，无核仁（图 45.53）。梭形 B 型的细胞较大且更具有多形性，既可与 A 型细胞相移行，又可与上皮样细胞相移行，典型细胞有大而呈卵圆形的胞核，并且核仁明显（图 45.54）。A 型的细胞之间和 B 型的细胞之间的黏附力都很强。一些肿瘤有束状生长方式。上皮样细胞型细胞更大且形态更不规则（图 45.55），它们的胞质丰富，并且可以形成真正的巨细胞。多核巨细胞和气球样细胞可见。相比于梭形细胞型，上皮样细胞型细胞之间的黏附力较低。由单一细胞成分组成的黑色素瘤很少见，大多数病例是由梭形 A 型和 B 型细胞混合组成或由梭形细胞和上皮样细胞混合组成。

显微镜下需要与原发性色素膜黑色素瘤鉴别的病变包括良性黑色素痣，后者很难与来源于痣的小梭形黑色素瘤区别。虹膜病变更令人疑惑，因为这些病变的细胞小而温和。核仁出现和增生迹象以及侵犯周围

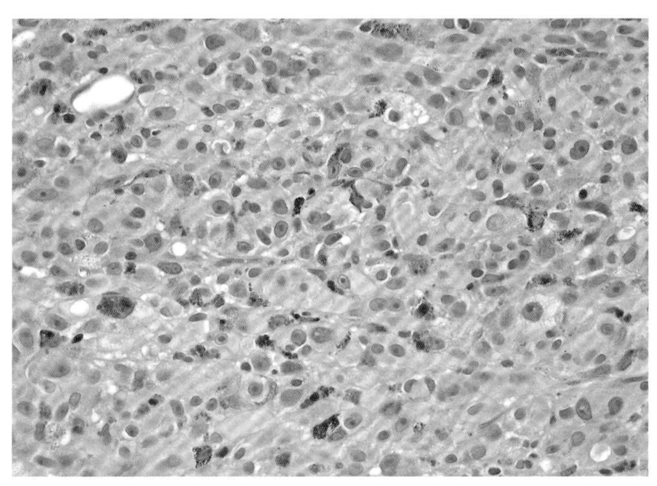

图 45.55 主要由上皮样细胞型细胞组成的脉络膜黑色素瘤

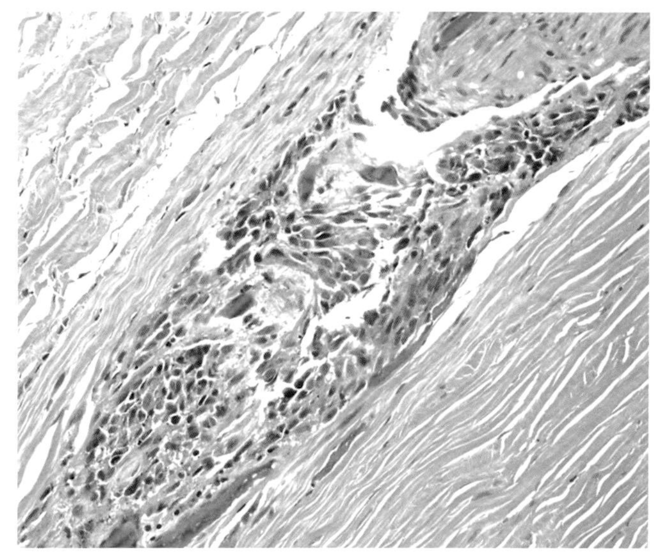

图 45.56 色素膜黑色素瘤细胞经巩膜管蔓延

结构均有助于黑色素瘤的诊断。原发性色素膜黑色素瘤也需要与皮肤恶性黑色素瘤眼内转移鉴别。另外，无色素性黑色素瘤需要与转移癌鉴别，有束状生长方式的梭形细胞黑色素瘤可能类似于神经纤维瘤、神经鞘瘤或平滑肌瘤。后者尤其需要与睫状体的恶性黑色素瘤鉴别。

免疫组织化学和分子遗传学特征

免疫组织化学上，恶性黑色素瘤 S-100 蛋白、HMB45、MITF 和 Mart-1（Melan-A）染色均为阳性。

细胞遗传学上，常见的具有临床意义的改变包括：3 号染色体的丢失，染色体 6p、8q 的获得 [179-180]。*GNAQ* 和 *GAN11* 基因突变可见于大多数黑色素瘤病例，为黑色素瘤最常见的已知致癌性基因突变，并可能是黑色素瘤发生的早期事件 [173,181]。*BAP1* 基因突变常出现于肿瘤演进之后，并常见于转移性肿瘤中 [182-183]。BAP1 缺失的免疫组织化学评估可能也具有诊断价值 [184]。

扩散和转移

眼部没有淋巴道，因此，色素膜黑色素瘤是通过血行播散的，最常见的远隔转移部位是肝、肺和皮肤 [185]。经巩膜管道的眼球外扩散罕见（图 45.56），但扩散至巩膜外生长的病例常导致眼球剜除。色素膜黑色素瘤沿视神经浸润非常罕见。3 号染色体（3 号染色体单体）的缺失和特异的基因表达谱已被用于预测肿瘤转移播散和患者的生存 [183]。已越来越多地采用细针穿刺抽吸方法获取组织以进行分子改变的分析 [180,183]。

治疗

色素膜黑色素瘤的治疗方式主要由肿瘤的位置和多种临床因素决定。虹膜的小灶黑色素瘤可通过虹膜切除术或虹膜环切除术来治疗，而该位置的较大的或分布弥散的肿瘤可能需要进行放疗或眼球剜除 [173]。脉络膜或睫状体的小到中等大小的肿瘤常进行放疗［片状或质子束（plaque or protonbeam）］，少数情况下也采用经瞳孔热疗。眼球剜除术对大的肿瘤来说会有更好的预后 [173,176-177]。不幸的是，此治疗对于发生转移的肿瘤并没有太多帮助。

预后

在眼球摘除术后 15 年死于转移性色素膜黑色素瘤的患者约占 50% [173,176]。黑色素瘤患者的预后取决于以下几个因素：

1. 肿瘤大小和增生情况：相比于小的肿瘤，较大肿瘤的预后更差 [173,179]。对于脉络膜和睫状体来说，与巩膜相接的肿瘤的基底最大径和肿瘤的厚度也应进行测量，它们在目前的病理分期标准中有重要的作用 [186]。分裂指数也曾被报道与预后有关。
2. 部位。虹膜黑色素瘤的预后较好。相反，侵犯睫状体的黑色素瘤存活期较短 [178,186]。
3. 巩膜外扩散和生长。巩膜外扩散仅发生在少数色素膜黑色素瘤患者中，尤其是当眼球之外出现较大的肿瘤时，这种情况常意味着更差的结果 [179]。
4. 细胞类型。梭形 A 型黑色素瘤的预后最好，而上皮样细胞型黑色素瘤最差。许多病例都是梭形细胞和上皮样细胞的混合型。
5. 淋巴细胞浸润。肿瘤基质内出现大量淋巴细胞浸润被发现与较短的生存期有很大的关系 [187]。
6. 血管。肿瘤细胞形成的“血管拟态”特殊形式与预后有关。黑色素瘤伴有“闭合血管襻”者（PAS 染色可以突显）更具有侵袭性。
7. 3 号染色体缺失。3 号染色体缺失（3 号染色体单体）是一种与转移癌扩散有很大关系的分子改变 [188]。

8. 基因表达谱。基因表达谱研究显示，色素膜黑色素瘤可分为两个分子类型：1型很少转移，2型转移率非常高[189]。伴有3p上基因低表达者的预后也较差[190]。
9. *BAP1* 基因突变。*BAP1* 基因突变常出现在转移性色素膜黑色素瘤[182]。使用免疫组织化学染色方法检测到BAP1蛋白缺失也与肿瘤扩散和不良预后有关[184, 191]。

黑色素细胞瘤（melanocytoma）是色素大量沉着的良性肿瘤，常发生于视神经起始段（optic nerve head），有时甚至更加靠前[192]。在漂白切片上（bleach preparation），细胞呈上皮样，但胞核形态温和。因为它们为良性疾病并少有演进，所以临床上将其与色素膜黑色素瘤鉴别十分重要。

视网膜母细胞瘤和相关性病变

一般特征

视网膜母细胞瘤（retinoblastoma, RB）是儿童眼内最常见的肿瘤。RB在很长一段时间内被认为是起源于视网膜干细胞或前体细胞，然而，最近研究表明，早期原始细胞或视锥的前体细胞均可作为RB的独特分子组群的起源细胞[193-195]。RB出生时即出现，被诊断时常在1～2岁，有遗传病史的婴儿发病更早。大约60%的RB病例是单眼发病，其余40%的病例为双眼发病（图45.57），所有双眼发病的病例和15%的单眼发病的病例为遗传型疾病[196]。

RB的相关基因定位于13q14染色体，并被命名为*RB*基因[197]。遗传性RB患者存在一个等位基因的胚系突变，并在另一个等位基因发生体细胞突变后患病。而散发性RB的两个*RB*基因均发生体细胞突变[198]。此模式被称为Knudson“二次打击学说”，这已经成为肿瘤发生机制中的范例[199]。新生儿遗传性*RB*的基因突变的年发生率为1/15 000～1/20 000[196]。

临床和大体特征

RB特征性地出现白瞳（瞳孔反射白光；图45.58）其次常出现斜视（strabismus）。偶尔，RB侵及眼外而表现为眶内肿物。

RB可平坦和弥散分布，或隆起，也可出现多中心起源的特征，后者常见于遗传型中。RB可突入玻璃体（vitreous）中（内生型；图45.59），常伴有玻璃体内种植，或生长于视网膜和色素上皮之间（外生型）[195]。因为RB易生长到其血供所能供给的范围之外，所以常有广泛性坏死，且其内常有微小钙化灶（图45.60）。事实上，眼球摘除前常可在X线检查中发现这些钙化区域。

一些患者表现为双侧RB和一个形态与之相似的脑内肿瘤，后者通常位于松果体区，这与松果体拥有“第

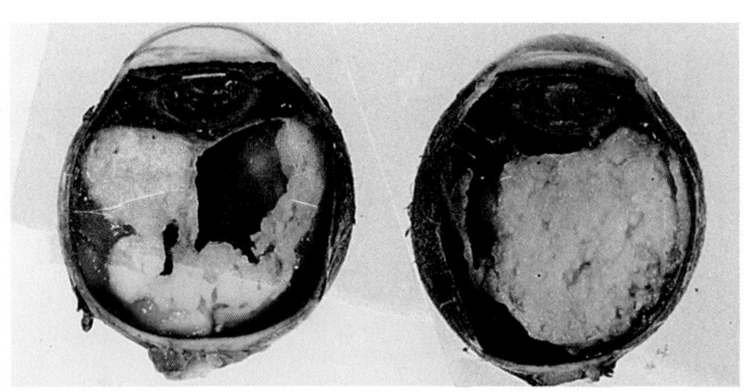

图45.57 双侧视网膜母细胞瘤。每只眼中均可见到紧邻晶状体后由脱离的视网膜和肿瘤组织构成的白色肿块

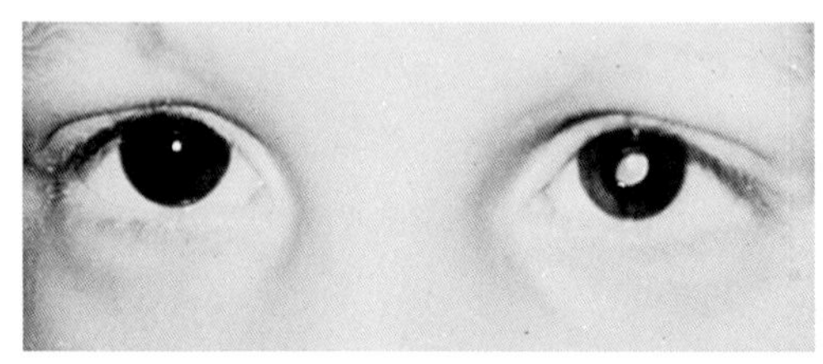

图45.58 视网膜母细胞瘤引起的左眼瞳孔散大和明显的白色反光

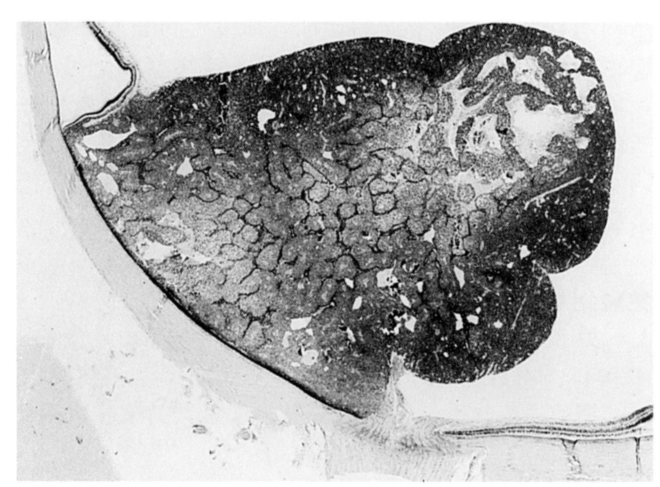

图45.59 视网膜母细胞瘤的细胞非常丰富，间质稀少。肿瘤生长迅速，超出其血供能力，常导致不规则的坏死区

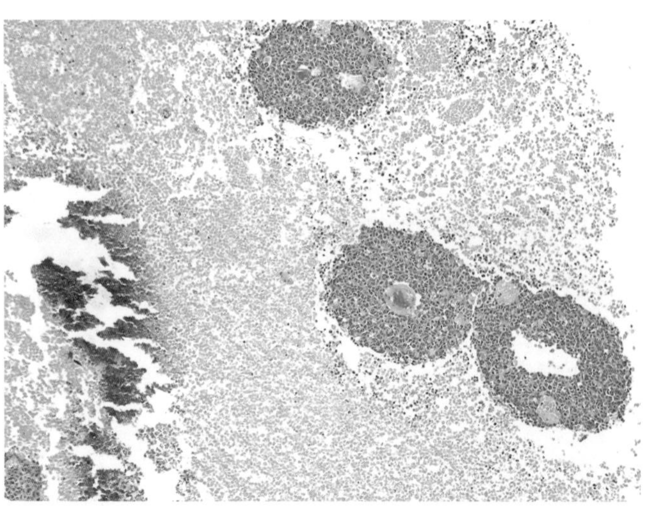

图45.60 视网膜母细胞瘤，可见滋养血管周围围绕着一圈活细胞团，而远离滋养血管处可见坏死细胞。图左部可见钙化

三只眼睛”的性质相一致[200]。这种 RB 被称为“**三联 RB（trilateral RB）**”，在遗传性病例中的发生率为3%～5%[201]。

临床上需要与 RB 进行鉴别诊断的疾病包括 6 岁以下儿童中出现的所有视网膜脱落的疾病或晶状体后肿物[195]。此类病变包括：外伤或特发性视网膜脱落、家族性渗出性玻璃体视网膜病、原发性玻璃体持续性增生（持续性胎儿性血管化）、视网膜结节状胶质增生、眼缺损、Coats 病、弓蛔虫病、结节硬化性星形胶质细胞瘤和髓上皮瘤。以上某些病变在本章的其余部分讨论。

显微镜下特征

显微镜下，RB 由大片紧密排列的胞核深染、胞质稀少的小圆细胞构成[202]。在坏死区常见营养不良性钙化以及血管壁内和血管周围嗜苏木素性 DNA 沉积。神经母细胞性 Homer Wright 菊形团和 Flexner-Winstersteiner 菊形团（Flexner-Winstersteiner, F-W）均可见到，Homer Wright 菊形团包含一个细胞突起缠绕的中心，F-W 菊形团的中心是真性空腔，F-W 菊形团最常见于更年轻的患者中（图 45.61）。在分化好的 RB 中，可见到由形态温和的肿瘤细胞产生的束状嗜酸性胞质突起形成的“小花样”结构，类似于感光细胞内段的结构。分化特别好的 RB 被称为**视网膜细胞瘤（retinocytoma）**，它们被认为是良性肿瘤（图 45.62）[195,203]。视网膜细胞瘤的遗传学改变与 RB 的相同。其形态学表现为小片状、非浸润病变，全部由分化良好的良性表现细胞组成，有较多典型的真菊形团，没有坏死和分裂活性[203]。最近有人认为，RB 中出现间变性以及类似于脑内其他类型的胚胎性肿瘤时可能与更差的临床结果有关（图 45.63）[204]。

超微结构、免疫组织化学和分子遗传学特征

电镜下已发现 RB 中的细肿瘤胞有向感光细胞分化的证据（图 45.64）[205-206]。免疫组织化学方面，一般神经元性蛋白质免疫反应呈阳性，例如，突触素（synaptophysin），以及显示视网膜分化的标志物，诸如视网膜结合蛋白、视网膜 S 抗原、感光细胞间视网膜结合蛋白、视锥蛋白和视杆蛋白[207-208]。有意思的是，视网膜 S 抗原也存在于松果体的肿瘤中和小脑的髓母细胞瘤中[209-210]。RB 的 MIB-1 标记指数非常高。半数以上的 RB 病例出现局部 p53 阳性。与尤因肉瘤 /PNET 不同，大多数 RB 病例 CD99 呈阴性[211]。

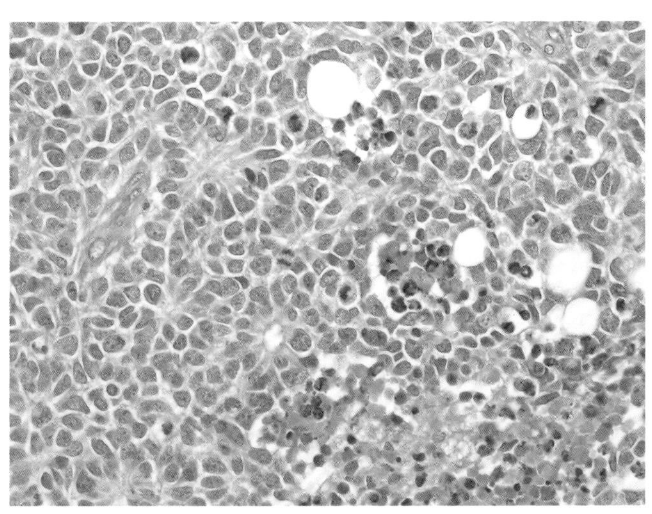

图 45.61 视网膜母细胞瘤，可见一些 Homer Wright 菊形团和 Flexner-Winstersteiner 菊形团

除了 *RB* 基因突变和功能丧失之外，RB 常见的其他遗传改变包括：1q、2q、6p 和 13q 的获得[212-215]。一些病例出现 *NYMC*、*MDMX* 和 *MDM2*[216] 基因扩增。极少数病例中，*NMYC* 基因扩增可代替 *RB* 基因缺失作为一个重要的起始事件，这些肿瘤的显微镜下特征为间变性更明显[217]。

扩散和转移

RB 易于侵犯视神经并沿着视神经或脑脊液扩散至脑内（图 45.65）[217]。伴有继发性青光眼的大而外生性 RB

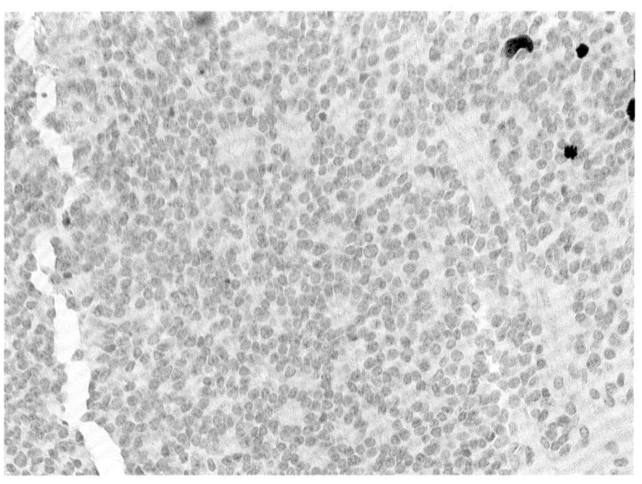

图 45.62 视网膜母细胞瘤，可见小而温和的细胞和小花团结构，且 Ki67 增殖指数很低

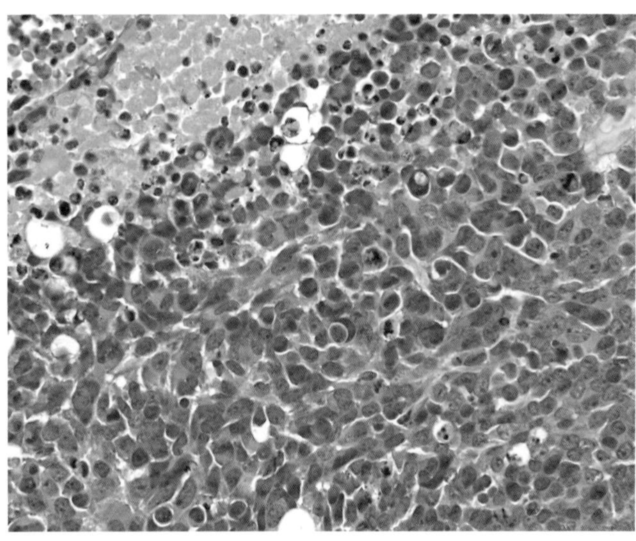

图 45.63 间变性视网膜母细胞瘤，可见高度多形性细胞，它们可显示成角或巢团状结构，核仁明显。此病变出现了 *NYMC* 基因位点的扩增

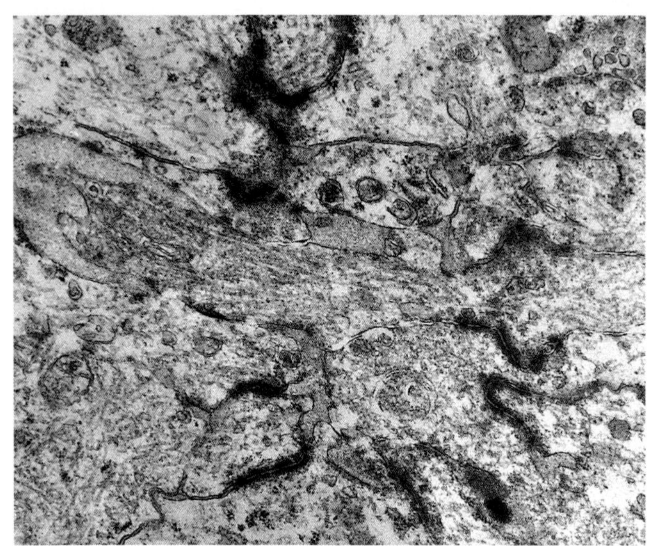

图 45.64 视网膜母细胞瘤的超微结构图。在发育不全的 Flexner-winstersteiner 菊形团的中心，可见含有胞质突起的球茎样顶端小管和多量细胞间连接（Courtesy of Dr Robert A Erlandson, Memorial Sloan Kettering Cancer Center.）

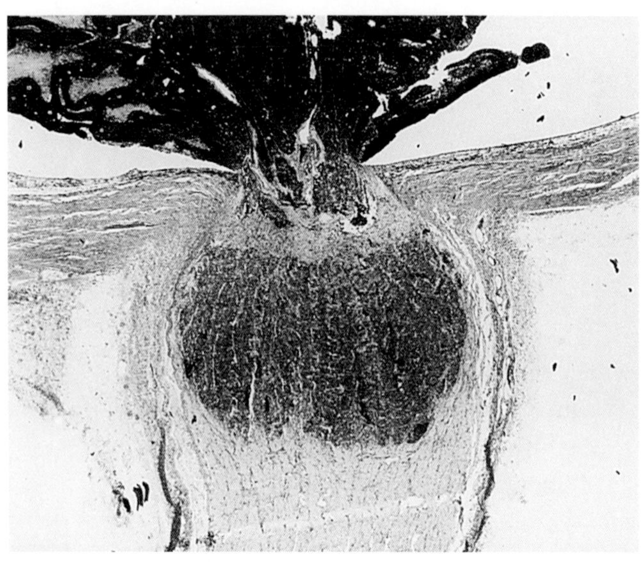

图 45.65 视网膜母细胞瘤。肿瘤有明显的沿视神经向眼球外扩散的趋势。据此可判断是否有视神经扩散及其扩散程度，这对于外科病理医师极为重要

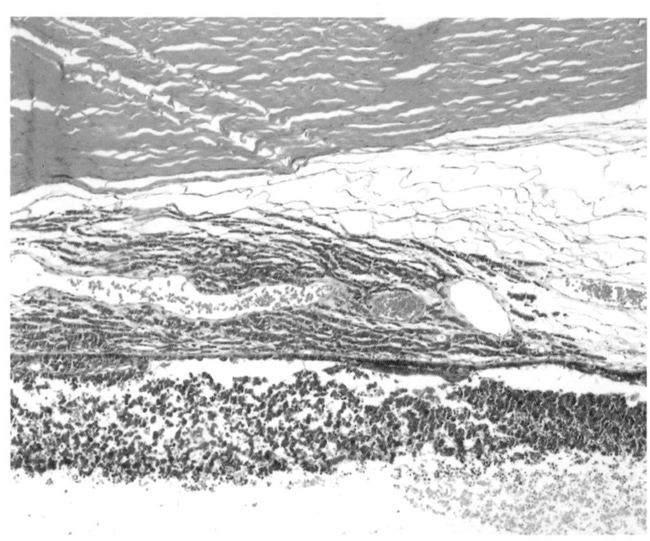

图 45.66 视网膜母细胞瘤。在图片底部可见肿瘤从视网膜下间隙侵犯其上的脉络膜（箭头所示）

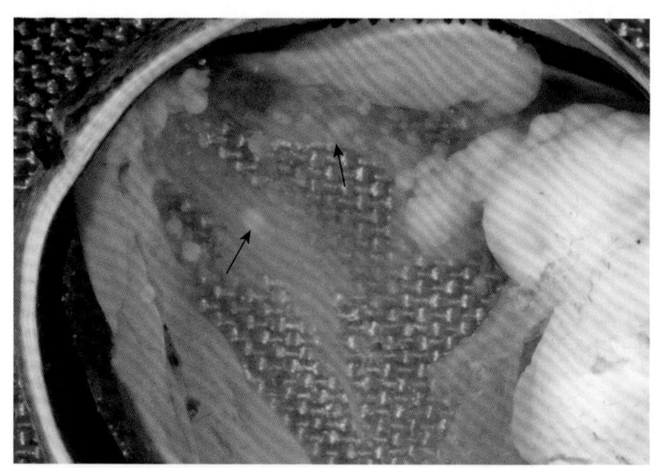

图 45.67 黄色的内生型视网膜母细胞瘤，其右侧晶状体后部有散在的白色玻璃体种植（箭头所示）

侵犯视神经的风险最高。RB 也可侵犯色素膜，"巨大的"超过 3 mm 的脉络膜浸润与血行转移有关（图 45.66）。玻璃体种植（vitreous seeding）也与化疗效果差和预后不良有关（图 46.67）。远处转移可局限于颅顶或累及远隔部位，尤其是骨骼肌系统 [218]。

治疗

RB 的治疗方式取决于肿瘤的范围，包括双眼病变的出现，但最近十年治疗方式已经有了重大改变。很早以前，早期病例是通过单眼放疗、冷冻术或氙弧光凝固进行治疗，而较大的病变是通过眼球摘除进行治疗 [219-220]。现在，化疗的作用备受关注。全身性化疗加巩固治疗具有很好的疗效，包括用于小而位置靠前的肿瘤的冷冻术，用于位置靠后的肿瘤的热疗 / 激光凝固，以及用于较大的肿瘤的敷贴放疗（plaque radiation）/ 近距离放疗 [195]。有些医疗中心现在采取局部动脉内给药以减轻全身并发症 [221]。对于很大的或复发的病变，有时也会将眼球摘除作为治疗手段。更加激进的治疗方案需要依据病理分期来制订。

预后

在发达国家，几乎所有的儿童 RB 患者的生存率均较长。显微镜下，其特征与预后和是否需要更加激进的治疗方式有关。因此，病理医师需要对其进行仔细分析 [195,222]，具体如下：

1. 侵犯视神经。对于怀疑为神经母细胞瘤的患者，外科医师常会尽可能多地切除与眼球相连的视神经。病理医师要在显微镜下仔细检查不同层面的视神经的横断面，包括手术切缘 [222]。视神经母细胞瘤侵犯视神经的水平分为板前、板层和板后，后者进一步分为伴有和不伴有切

缘累及[222]。预后随着累及的范围扩大而变差[118,223-224]。

2. 侵犯脉络膜。RB脉络膜广泛侵犯被定义为浸润范围为3 mm及以上，常为预后不良的征象[223]。肿瘤细胞需要经过Bruch膜进入脉络膜，如果仅累及视网膜色素上皮层，则不足以诊断脉络膜侵犯（图45.68）。在标本处理中，散落于脉络膜表面的肿瘤细胞块不应被诊断为真性肿瘤浸润。

长期存活的患者发生其他恶性肿瘤的概率较高，在手术10年后可达6%～20%，在一项研究中，术后存活30年时发生恶性肿瘤的发生率可达90%。最常见的恶性肿瘤有骨肉瘤和横纹肌肉瘤，但少数其他类型的肿瘤也可以出现，例如横纹肌样瘤[225-226]。第二种恶性肿瘤应当与复发性RB鉴别[227]，这种现象几乎见于所有遗传性RB[228]。

淋巴组织肿瘤和肿瘤样疾病

白血病患者可有脉络膜、视网膜、玻璃体和房前的肿瘤浸润，常在尸检时被发现。但这种情况很少出现于手术样本中。

眼内的**恶性淋巴瘤（malignant lymphoma）**罕见。与眼其他部分的淋巴瘤（主要为MALT型淋巴瘤）不同，大多数眼内淋巴瘤为侵袭性弥漫性大B细胞淋巴瘤[229]。在90%以上的病例中，眼部病变预示着眼外、中枢神经系统淋巴瘤的存在或发展。与在脑内一样，眼内淋巴瘤的肿瘤细胞大，核仁明显，其周围常有很多凋亡碎片，有时反而掩盖了有诊断意义的成分。

其他原发性肿瘤

Fuchs腺瘤（Fuchs adenoma）（又称为良性睫状体上皮瘤、Fuchs上皮瘤）是睫状体的良性肿瘤，常在眼球摘除标本中或死后尸检中偶然发现。显微镜下，Fuchs腺瘤显示相互交织在一起的小梁状结构，形态一致的无色素纤毛上皮细胞，其周围围绕着无定型玻璃样变的PAS阳性物质（图45.69）[230]。

髓上皮瘤（medulloepithelioma）又称为**视网膜胚瘤（diktyoma）**，是一种罕见的肿瘤，组织学上与胚胎的视网膜或大脑髓上皮相似。在儿童，大多数髓上皮瘤病例起源于睫状体上皮；但偶尔髓上皮瘤起源于视神经或视网膜。髓上皮瘤常由管状或束状分化差的神经外胚层细胞构成，有衬覆PAS阳性的基膜（图45.70）。其中可见畸胎瘤样和非畸胎瘤样细胞群，前者含有大量异源性成分，例如软骨或肌肉。最近的基因研究提示，它们不同于中枢神经系统的髓上皮瘤[231]。

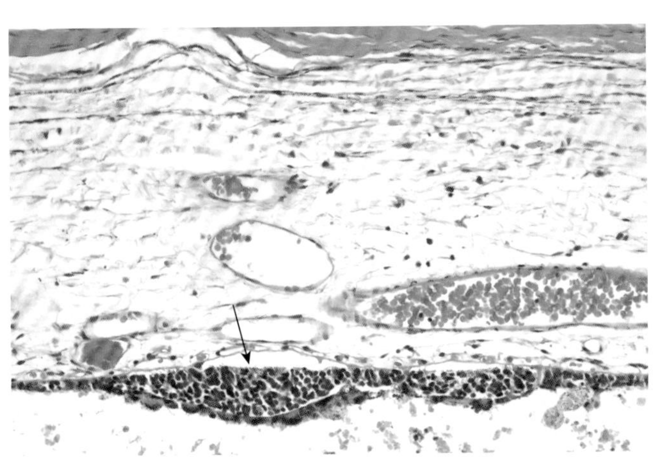

图45.68　视网膜母细胞瘤的肿瘤细胞沿视网膜色素上皮扩散，但未突破Bruch膜进入其表面的脉络膜

平滑肌瘤（leiomyoma）可发生于睫状体和虹膜。其中有些可能起源于神经棘，因此被称为**中外胚层平滑肌瘤（mescetodermal leiomyoma）**[232]。也有发生于免疫抑制患者EBV相关的平滑肌肿瘤病例报道[233]。

血管母细胞瘤（hemangioblastoma）（通常作为von Hippel-Lindan病的一个组成部分）有时也可见于视网膜。这种肿瘤有时被临床医师称为"视网膜血管瘤"，但其有与发生于脑内的同类型肿瘤相同的肿瘤间质（图45.71）。已有1例睫状体的血管周上皮样细胞肿瘤（PEComa）病例报道。

视网膜星形细胞错构瘤（astrocytic hamartoma of retina）发生于患有结节性硬化症的患者中，与发生于脑内的室管膜下巨细胞星形细胞瘤表现相同。它们一般为

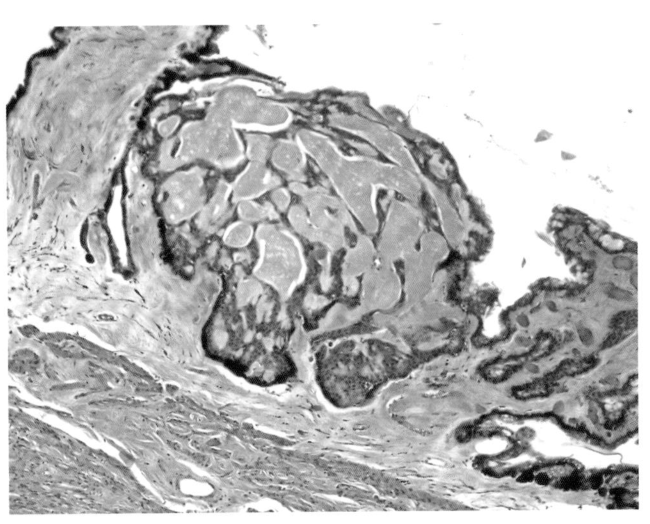

图45.69　Fuchs腺瘤通常为偶然发现的良性病变，由无色素纤毛上皮细胞和无定型的玻璃样变物质构成

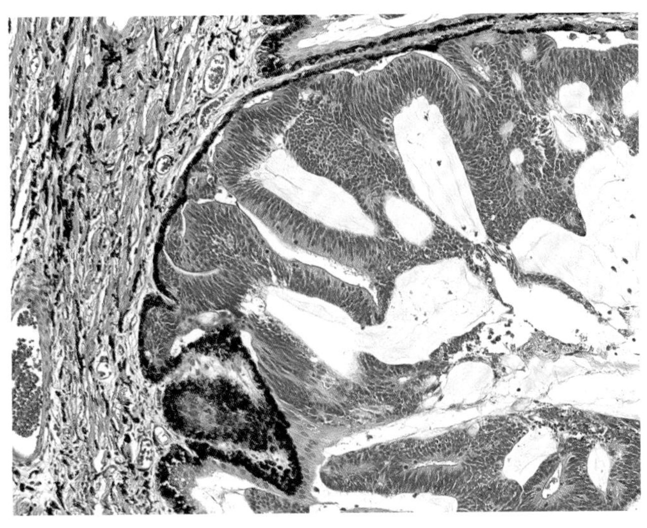

图45.70　睫状体髓上皮瘤（非畸胎瘤样的），原始神经外胚层细胞排列成界限清晰的表面

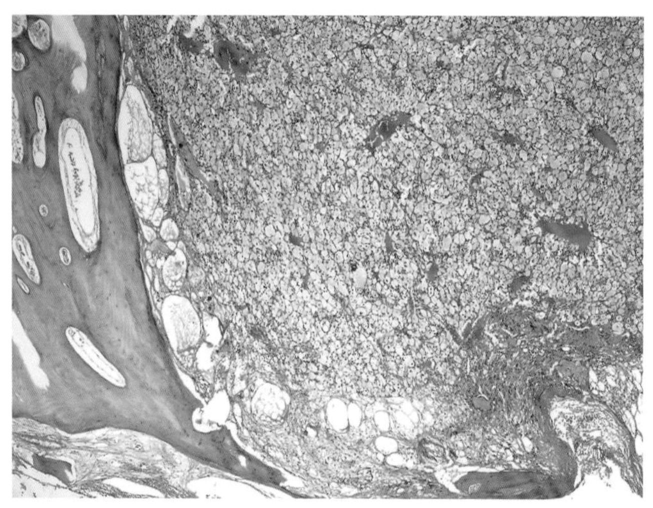

图 45.71 眼内生长数十年的巨大血管母细胞瘤。可见苍白的空泡状肿瘤细胞散布于增生的血管之间。图左可见继发性骨形成

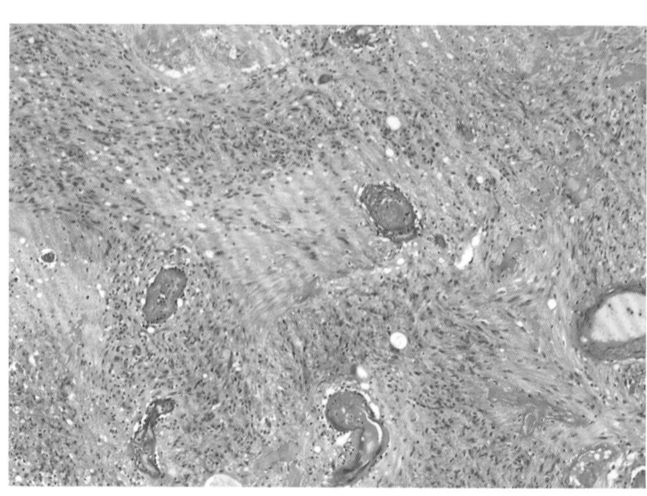

图 45.72 “反应性”视网膜星形细胞瘤，大约生长 1 年后成为界限清晰的病灶。PAS 染色显示了梭形神经胶质细胞实性增生区内的明显的血管成分

良性病变，但有时也可有更加侵袭的生长方式[234]。

“反应性”视网膜星型细胞瘤（“reactive” retinal astrocytic tumor）可发生于创伤后，是一种明显的自发性病变。有时它们被定义为**视网膜血管增生性肿瘤（vasoproliferative tumor of retina）**（当其中成分主要为血管时），或被定义为**巨大视网膜神经胶质瘤病（massive retinal gliosis）**（当其分布十分弥散时）。病变中主要细胞为梭形 GFAP 阳性神经胶质细胞（图 45.72）。目前还不清楚其是克隆性肿瘤还是单纯反应性病变，迄今为止还没有明确的有意义的基因改变被证实[235]。

幼年性黄色肉芽肿（juvenile xanthogranuloma）可发生于虹膜，可导致自发性前房积血和（或）继发性青光眼。本病几乎全部发生于幼儿且合并有显微镜下改变相似的皮肤病变[236]。

转移性肿瘤

眼内组织可被转移性癌累及，眼内组织也可被转移性皮肤恶性黑色素瘤和转移性肉瘤累及，但较少见。实际上，如果对所有尸检眼球常规进行连续切片，则会发现转移癌的数量会超过原发性肿瘤。与原发性肿瘤不同的是，大多数患者生前没有眼部症状。最常转移至眼的原发性病变在女性中为乳腺癌，在男性中为肺癌，其次为胃肠道的癌症[237]。偶尔，眼的转移瘤可能是疾病的初始表现，仅在眼球摘除后才能发现有原发病变。脉络膜后部是这些肿瘤最常见的转移部位[238]。前部色素膜较少被累及，视网膜累及罕见。沿着视神经两侧的脉络膜弥漫性增厚是转移性肿瘤最常见的表现，但转移性肿瘤也可表现为类似于恶性黑色素瘤的大团块性肿瘤。

细胞学

在某些情况下，病理医师会被通知对经过微孔滤器过滤的房水或玻璃体抽取液进行细胞学检查。主要的鉴别诊断为玻璃体内感染、葡萄膜炎、创伤或反应性/变性疾病和弥漫性大 B 细胞淋巴瘤。

参考文献

1. Campbell R. *Histological Typing of Tumours of the Eye and the Adnexa*. London: Springer; 1998.
2. Heergard S, Grossniklaus H. *Eye Pathology, An Illustrated Guide*. Heidelberg: Springer; 2015.
3. Spencer WH. *Ophthalmic Pathology: An Atlas and Textbook*. Philadelphia: Saunders; 1996.
4. Font R, Croxatto J, Rao N. *Tumors of the Eye and Ocular Adnexa(AFIP Atlas of Tumor Pathology)*. Washington, DC: American Registry of Pathology in collaboration with the Armed Forces Institute of Pathology; 2006.
5. Harry JMG. *Clinical Ophthalmic Pathology: Principles of Diseases of the Eye and Associated Structures*. Oxford; Boston: Butterworth Heinemann; 2001.
6. Eagle RC Jr. *Eye Pathology: An Atlas and Text*. 2nd ed. Philadelphia: Lippincott Williams & Wilkins; 2011.
7. Cummings TJ. *Ophthalmic Pathology: A Concise Guide*. New York: Springer; 2013.
8. Grossniklaus HE, Nickerson JM, Edelhauser HF, et al. Anatomic alterations in aging and age-related diseases of the eye. *Invest Ophthalmol Vis Sci*. 2013; 54(14): ORSF23-O RSF27.
9. Chiang K, Bhalla R, Mesinkovska NA, et al. Periocular granuloma annulare: a case report and review of literature. *Pediatr Dermatol*. 2014; 31(6): 722-725.
10. Guo J, Wang J. Adult orbital xanthogranulomatous disease: review of the literature. *Arch Pathol Lab Med*. 2009; 133(12): 1994-1997.
11. Jakobiec FA, Mehta M, Iwamoto M, et al. Intratarsal keratinous cysts of the Meibomian gland: distinctive clinicopathologic and immunohistochemical features in 6 cases. *Am J Ophthalmol*. 2010; 149(1): 82-94.
12. Deprez M, Uffer S. Clinicopathological features of eyelid skin tumors. A retrospective study of 5504 cases and review of literature. *Am J Dermatopathol*. 2009; 31(3): 256-262.
13. Yin VT, Merritt HA, Sniegowski M, Esmaeli B. Eyelid and ocular surface carcinoma: diagnosis and management. *Clin Dermatol*. 2015; 33(2): 159-169.
14. Donaldson MJ, Sullivan TJ, Whitehead KJ, Williamson RM. Squamous cell carcinoma of the eyelids. *Br J Ophthalmol*. 2002; 86(10): 1161-1165.
15. Caya JG, Hidayat AA, Weiner JM. A clinicopathologic study of 21 cases of adenoid squamous cell carcinoma of the eyelid and periorbital region. *Am J Ophthalmol*. 1985; 99(3): 291-297.
16. Ostler DA, Prieto VG, Reed JA, et al. Adipophilin expression in sebaceous tumors and other cutaneous lesions with clear cell histology: an

immunohistochemical study of 117 cases. *Mod Pathol*. 2010; 23(4): 567-573.
17. Milman T, Schear MJ, Eagle RC Jr. Diagnostic utility of adipophilin immunostain in periocular carcinomas. *Ophthalmology*. 2014; 121(4): 964-971.
18. Merritt H, Sniegowski MC, Esmaeli B. Merkel cell carcinoma of the eyelid and periocular region. *Cancers(Basel)*. 2014; 6(2): 1128-1137.
19. Hassan AS, Nelson CC. Benign eyelid tumors and skin diseases. *Int Ophthalmol Clin*. 2002; 42(2): 135-149.
20. Izumi M, Mukai K, Nagai T, et al. Sebaceous carcinoma of the eyelids: thirty cases from Japan. *Pathol Int*. 2008; 58(8): 483-488.
21. Jagan L, Zoroquiain P, Bravo-Filho V, et al. Sebaceous adenomas of the eyelid and Muir-Torre Syndrome. *Br J Ophthalmol*. 2015; 99(7): 909-913.
22. Rajan Kd A, Burris C, Iliff N, et al. DNA mismatch repair defects and microsatellite instability status in periocular sebaceous carcinoma. *Am J Ophthalmol*. 2014; 157(3): 640-647.e1-e2.
23. Howrey RP, Lipham WJ, Schultz WH, et al. Sebaceous gland carcinoma: a subtle second malignancy following radiation therapy in patients with bilateral retinoblastoma. *Cancer*. 1998; 83(4): 767-771.
24. Rashid A, Jakobiec FA. Avoiding the major complication of ophthalmic pathology: misdiagnosis. A review of three common diagnostic challenges. *Semin Ophthalmol*. 2014; 29(5-6): 468-474.
25. Rao NA, Hidayat AA, McLean IW, Zimmerman LE. Sebaceous carcinomas of the ocular adnexa: a clinicopathologic study of 104 cases, with five-year follow-up data. *Hum Pathol*. 1982; 13(2): 113-122. Epub 1982/02/01.
26. Zembowicz A, Garcia CF, Tannous ZS, et al. Endocrine mucin-producing sweat gland carcinoma: twelve new cases suggest that it is a precursor of some invasive mucinous carcinomas. *Am J Surg Pathol*. 2005; 29(10): 1330-1339.
27. Hoguet A, Warrow D, Milite J, et al. Mucin-producing sweat gland carcinoma of the eyelid: diagnostic and prognostic considerations. *Am J Ophthalmol*. 2013; 155(3): 585-592.e2.
28. Shon W, Salomao DR. WT1 expression in endocrine mucin-producing sweat gland carcinoma: a study of 13 cases. *Int J Dermatol*. 2014; 53(10): 1228-1234.
29. Requena L, Prieto VG, Requena C, et al. Primary signet-ring cell/histiocytoid carcinoma of the eyelid: a clinicopathologic study of 5 cases and review of the literature. *Am J Surg Pathol*. 2011; 35(3): 378-391.
30. Desai SC, Walen S, Holds JB, Branham G. Divided nevus of the eyelid: review of embryology, pathology and treatment. *Am J Otolaryngol*. 2013; 34(3): 223-239.
31. Shin D, Sinha M, Kondziolka DS, et al. Intermediate-grade meningeal melanocytoma associated with nevus of Ota: a case report and review of the literature. *Melanoma Res*. 2015; 25(4): 273-278.
32. Shields CL, Kaliki S, Livesey M, et al. Association of ocular and oculodermal melanocytosis with the rate of uveal melanoma metastasis: analysis of 7872 consecutive eyes. *JAMA Ophthalmol*. 2013; 131(8): 993-1003.
33. Vaziri M, Buffam FV, Martinka M, et al. Clinicopathologic features and behavior of cutaneous eyelid melanoma. *Ophthalmology*. 2002; 109(5): 901-908.
34. Yin VT, Warneke CL, Merritt HA, Esmaeli B. Number of excisions required to obtain clear surgical margins and prognostic value of AJCC T category for patients with eyelid melanoma. *Br J Ophthalmol*. 2014; 98(12): 1681-1685.
35. Sanka RK, Eagle RC Jr, Wojno TH, et al. Spectrum of CD30 + lymphoid proliferations in the eyelid lymphomatoid papulosis, cutaneous anaplastic large cell lymphoma, and anaplastic large cell lymphoma. *Ophthalmology*. 2010; 117(2): 343-351.
36. Kakizaki H, Maden A, Ture M, et al. Hemangiopericytoma-solitary fibrous tumor of the eyelid. *Ophthal Plast Reconstr Surg*. 2010; 26(1): 46-48.
37. Tsuji H, Kanda H, Kashiwagi H, Mimura T. Primary epithelioid haemangioendothelioma of the eyelid. *Br J Ophthalmol*. 2010; 94(2): 261-262.
38. Huerva V, Sanchez MC, Egido RM, Matias-Guiu X. Pleomorphic adenoma with extensive myoepithelial component (myoepithelioma) of the lower eyelid. *Ophthal Plast Reconstr Surg*. 2008; 24(3): 223-235.
39. Furusato E, Cameron JD, Newsom RW, et al. Ocular perivascular epithelioid cell tumor: report of 2 cases with distinct clinical presentations. *Hum Pathol*. 2010; 41(5): 768-772.
40. Aryasit O, Preechawai P, Kayasut K. Clinical presentation, treatment, and prognosis of periocular and orbital amyloidosis in a university-based referral center. *Clin Ophthalmol*. 2013; 7: 801-805. Epub 2013/05/10.
41. Tomasini C, Soro E, Pippione M. Eyelid swelling: think of metastasis of histiocytoid breast carcinoma. *Dermatology*. 2002; 205(1): 63-66.
42. Cheuk W, Chan JK. IgG4-related sclerosing disease: a critical appraisal of an evolving clinicopathologic entity. *Adv Anat Pathol*. 2010; 17(5): 303-332.
43. Yamamoto M, Takahashi H, Ohara M, et al. A new conceptualization for Mikulicz's disease as an IgG4-related plasmacytic disease. *Mod Rheumatol*. 2006; 16(6): 335-340.
44. Goto H, Takahira M, Azumi A, Japanese Study Group for Ig GROD. Diagnostic criteria for IgG4-related ophthalmic disease. *Jpn J Ophthalmol*. 2015; 59(1): 1-7.
45. Andreoli MT, Aakalu V, Setabutr P. Epidemiological trends in malignant lacrimal gland tumors. *Otolaryngol Head Neck Surg*. 2015; 152(2): 279-283.
46. Bernardini FP, Devoto MH, Croxatto JO. Epithelial tumors of the lacrimal gland: an update. *Curr Opin Ophthalmol*. 2008; 19(5): 409-413.
47. Paulino AF, Huvos AG. Epithelial tumors of the lacrimal glands: a clinicopathologic study. *Ann Diagn Pathol*. 1999; 3(4): 199-204.
48. Weis E, Rootman J, Joly TJ, et al. Epithelial lacrimal gland tumors: pathologic classification and current understanding. *Arch Ophthalmol*. 2009; 127(8): 1016-1028.
49. Shields JA, Shields CL, Epstein JA, et al. Review: primary epithelial malignancies of the lacrimal gland: the 2003 Ramon L. Font lecture. *Ophthal Plast Reconstr Surg*. 2004; 20(1): 10-21.
50. George E, Swanson PE, Newman BK, Wick MR. Oculocutaneous oncocytic tumors: clinicopathologic and immunohistochemical study of 2 cases with literature review. *Am J Dermatopathol*. 2007; 29(3): 279-285.
51. Morgan MB, Truitt CA, Romer C, et al. Ocular adnexal oncocytoma: a case series and clinicopathologic review of the literature. *Am J Dermatopathol*. 1998; 20(5): 487-490.
52. Pecorella I, Garner A. Ostensible oncocytoma of accessory lacrimal glands. *Histopathology*. 1997; 30(3): 264-270.
53. Wiwatwongwana D, Berean KW, Dolman PJ, et al. Unusual carcinomas of the lacrimal gland: epithelial-myoepithelial carcinoma and myoepithelial carcinoma. *Arch Ophthalmol*. 2009; 127(8): 1054-1056.
54. Fernando BS, Thaung C, Ataullah S, et al. Necrotizing metaplasia of lacrimal gland/ necrotizing dacryometaplasia. *Histopathology*. 2007; 51(4): 578-580.
55. Shields JA, Shields CL, Scartozzi R. Survey of 1264 patients with orbital tumors and simulating lesions: The 2002 Montgomery Lecture, Part 1. *Ophthalmology*. 2004; 111(5): 997-1008.
56. Cheuk W, Yuen HK, Chan JK. Chronic sclerosing dacryoadenitis: part of the spectrum of IgG4-related Sclerosing disease? *Am J Surg Pathol*. 2007; 31(4): 643-645.
57. Ferry JA, Klepeis V, Sohani AR. IgG4-related orbital disease and its mimics in a Western population. *Am J Surg Pathol*. 2015; 39: 1688-1700.
58. Singh K, Rajan KD, Eberhart C. Orbital necrobiotic xanthogranuloma associated with systemic IgG4 disease. *Ocul Immunol Inflamm*. 2010; 18(5): 373-378.
59. Cho NH, Kie JH, Yang WI, Jung WH. Solitary fibrous tumour with an unusual adenofibromatous feature in the lacrimal gland. *Histopathology*. 1998; 33(3): 289-290.
60. Yazici B, Setzen G, Meyer DR, et al. Giant cell angiofibroma of the nasolacrimal duct. *Ophthal Plast Reconstr Surg*. 2001; 17(3): 202-206.
61. Ahn M, Osipov V, Harris GJ. Collagenous fibroma(desmoplastic fibroblastoma) of the lacrimal gland. *Ophthal Plast Reconstr Surg*. 2009; 25(3): 250-252.
62. Sabet SJ, Tarbet KJ, Lemke BN, et al. Granular cell tumor of the lacrimal sac and nasolacrimal duct: no invasive behavior with incomplete resection. *Ophthalmology*. 2000; 107(11): 1992-1994.
63. von Holstein SL, Ostergaard J, Daugaard S, et al. Granular cell tumour of the lacrimal gland. *Acta Ophthalmol*. 2009; 87(8): 926-927.
64. Harris GJ, Williams GA, Clarke GP. Sarcoidosis of the lacrimal sac. *Arch Ophthalmol*. 1981; 99(7): 1198-1201.
65. Shields C. *Eyelid Conjuctival and Orbital Tumors: An Atlas and Text*. 2nd ed. Philadelphia: Lippincott Williams & Wilkins; 2007.
66. Heathcote JG. Transitional neoplasms of the naso-lacrimal system: a review of the histopathology and histogenesis. *Saudi J Ophthalmol*. 2012; 26(2): 125-131.
67. Sjo NC, von Buchwald C, Cassonnet P, et al. Human papillomavirus: cause of epithelial lacrimal sac neoplasia? *Acta Ophthalmol Scand*. 2007; 85(5): 551-556.
68. Ostergaard J, Prause JU, Heegaard S. Oncocytic lesions of the ophthalmic region: a clinicopathological study with emphasis on cytokeratin expression. *Acta Ophthalmol*. 2011; 89(3): 263-267.
69. Eweiss AZ, Lund VJ, Jay A, Rose G. Transitional cell tumours of the lacrimal drainage apparatus. *Rhinology*. 2013; 51(4): 349-354.
70. Yuksel D, Kosker M, Saribas F, Simsek S. Surgical treatment of mucoepidermoid carcinoma of the lacrimal sac. *Semin Ophthalmol*. 2014; 29(2): 70-72.
71. Keelawat S, Tirakunwichcha S, Saonanon P, et al. Cytokeratin-negative undifferentiated (lymphoepithelial) carcinoma of the lacrimal sac. *Ophthal Plast Reconstr Surg*. 2017; 33(1): e16-e18.
72. Neffendorf JE, Bagdonaite L, Mudhar HS, Pearson AR. Adult alveolar rhabdomyosarcoma of the lacrimal sac. *Orbit*. 2014; 33(6): 468-470.
73. Lee HM, Kang HJ, Choi G, et al. Two cases of primary malignant melanoma of the lacrimal sac. *Head Neck*. 2001; 23(9): 809-813.
74. Nakamura K, Uehara S, Omagari J, et al. Primary non-Hodgkin's lymphoma of the lacrimal sac: a case report and a review of the literature. *Cancer*.

1997; 80(11): 2151-2155. Epub 1997/12/10.
75. Sjo LD. Ophthalmic lymphoma: epidemiology and pathogenesis. *Acta Ophthalmol*. 2009; 87(Thesis 1): 1-20. Epub 2009/01/31.
76. Shields JA, Bakewell B, Augsburger JJ, Flanagan JC. Classification and incidence of space-occupying lesions of the orbit. A survey of 645 biopsies. *Arch Ophthalmol*. 1984; 102(11): 1606-1611.
77. Rosca T, Bontas E, Vladescu TG, et al. Clinical controversy in orbitary cholesteatoma. *Ann Diagn Pathol*. 2006; 10(2): 89-94.
78. Jordan DR, Spitellie P, Brownstein S, et al. Orbital cholesterol granuloma and cholesteatoma: significance of differentiating the two. *Ophthal Plast Reconstr Surg*. 2007; 23(5): 415-417.
79. Foucar E, Rosai J, Dorfman RF. The ophthalmologic manifestations of sinus histiocytosis with massive lymphadenopathy. *Am J Ophthalmol*. 1979; 87(3): 354-367.
80. Tan JJ, Narang S, Purewal B, et al. Extranodal Rosai-Dorfman disease of the orbit: clinical features of 8 cases. *Ophthal Plast Reconstr Surg*. 2016; 32(6): 458-461.
81. Wong AJ, Planck SR, Choi D, et al. IgG4 immunostaining and its implications in orbital inflammatory disease. *PLoS ONE*. 2014; 9(10): e109847.
82. Andrew NH, Sladden N, Kearney DJ, Selva D. An analysis of IgG4-related disease(IgG4-RD) among idiopathic orbital inflammations and benign lymphoid hyperplasias using two consensus-based diagnostic criteria for IgG4-RD. *Br J Ophthalmol*. 2015; 99(3): 376-381.
83. Maalouf T, Trouchaud-Michaud C, Angioi-Duprez K, George JL. What has become of our idiopathic inflammatory pseudo-tumors of the orbit? *Orbit*. 1999; 18(3): 157-166.
84. Lutt JR, Lim LL, Phal PM, Rosenbaum JT. Orbital inflammatory disease. *Semin Arthritis Rheum*. 2008; 37(4): 207-222.
85. Frohman LP, Kupersmith MJ, Lang J, et al. Intracranial extension and bone destruction in orbital pseudotumor. *Arch Ophthalmol*. 1986; 104(3): 380-384.
86. Hasegawa T, Matsuno Y, Niki T, et al. Second primary rhabdomyosarcomas in patients with bilateral retinoblastoma: a clinicopathologic and immunohistochemical study. *Am J Surg Pathol*. 1998; 22(11): 1351-1360.
87. Goldsmith JD, van de Rijn M, Syed N. Orbital hemangiopericytoma and solitary fibrous tumor: a morphologic continuum. *Int J Surg Pathol*. 2001; 9(4): 295-302.
88. Furusato E, Valenzuela IA, Fanburg-Smith JC, et al. Orbital solitary fibrous tumor: encompassing terminology for hemangiopericytoma, giant cell angiofibroma, and fibrous histiocytoma of the orbit: reappraisal of 41 cases. *Hum Pathol*. 2011; 42(1): 120-128.
89. Sciot R, Goffin J, Fossion E, et al. Solitary fibrous tumour of the orbit. *Histopathology*. 1996; 28(2): 188-191.
90. Dorfman DM, To K, Dickersin GR, et al. Solitary fibrous tumor of the orbit. *Am J Surg Pathol*. 1994; 18(3): 281-287.
91. Westra WH, Gerald WL, Rosai J. Solitary fibrous tumor. Consistent CD34 immunoreactivity and occurrence in the orbit. *Am J Surg Pathol*. 1994; 18(10): 992-998.
92. Kao YC, Lin PC, Yen SL, et al. Clinicopathological and genetic heterogeneity of the head and neck solitary fibrous tumours: a comparative histological, immunohistochemical and molecular study of 36 cases. *Histopathology*. 2016; 68: 492-501.
93. Guillou L, Gebhard S, Coindre JM. Orbital and extraorbital giant cell angiofibroma: a giant cell-rich variant of solitary fibrous tumor? Clinicopathologic and immunohistochemical analysis of a series in favor of a unifying concept. *Am J Surg Pathol*. 2000; 24(7): 971-979.
94. Kim HJ, Wojno T, Grossniklaus HE, Shehata BM. Alveolar soft-part sarcoma of the orbit: report of 2 cases with review of the literature. *Ophthal Plast Reconstr Surg*. 2013; 29(6): e138-e142.
95. Font RL, Jurco S 3rd, Zimmerman LE. Alveolar soft-part sarcoma of the orbit: a clinicopathologic analysis of seventeen cases and a review of the literature. *Hum Pathol*. 1982; 13(6): 569-579.
96. Fan JC, Lamont DL, Greenbaum AR, Ng SG. Primary orbital extraskeletal osteosarcoma. *Orbit*. 2011; 30(6): 297-299.
97. Yeniad B, Tuncer S, Peksayar G, et al. Primary orbital leiomyosarcoma. *Ophthal Plast Reconstr Surg*. 2009; 25(2): 154-155.
98. Cai YC, McMenamin ME, Rose G, et al. Primary liposarcoma of the orbit: a clinicopathologic study of seven cases. *Ann Diagn Pathol*. 2001; 5(5): 255-266.
99. Scruggs BA, Ho ST, Valenzuela AA. Diagnostic challenges in primary orbital fibrosarcoma: a case report. *Clin Ophthalmol*. 2014; 8: 2319-2323.
100. Jacobs JL, Merriam JC, Chadburn A, et al. Mesenchymal chondrosarcoma of the orbit. Report of three new cases and review of the literature. *Cancer*. 1994; 73(2): 399-405.
101. Siddens JD, Fishman JR, Jackson IT, et al. Primary orbital angiosarcoma: a case report. *Ophthal Plast Reconstr Surg*. 1999; 15(6): 454-459.
102. Chokthaweesak W, Annunziata CC, Alsheikh O, et al. Primitive neuroectodermal tumor of the orbit in adults: a case series. *Ophthal Plast Reconstr Surg*. 2011; 27(3): 173-179.
103. Rosca TI, Pop MI, Curca M, et al. Vascular tumors in the orbit—capillary and cavernous hemangiomas. *Ann Diagn Pathol*. 2006; 10(1): 13-19.
104. Yamasaki T, Handa H, Yamashita J, et al. Intracranial and orbital cavernous angiomas. A review of 30 cases. *J Neurosurg*. 1986; 64(2): 197-208.
105. Ahrens WA, Ridenour RV 3rd, Caron BL, et al. GLUT-1 expression in mesenchymal tumors: an immunohistochemical study of 247 soft tissue and bone neoplasms. *Hum Pathol*. 2008; 39(10): 1519-1526.
106. Leon-Villapalos J, Wolfe K, Kangesu L. GLUT-1: an extra diagnostic tool to differentiate between haemangiomas and vascular malformations. *Br J Plast Surg*. 2005; 58(3): 348-352.
107. Shields JA, Kapustiak J, Arbizo V, et al. Orbital neurilemoma with extension through the superior orbital fissure. *Arch Ophthalmol*. 1986; 104(6): 871-873.
108. Krohel GB, Rosenberg PN, Wright JE, Smith RS. Localized orbital neurofibromas. *Am J Ophthalmol*. 1985; 100(3): 458-464.
109. Mynatt CJ, Feldman KA, Thompson LD. Orbital infantile myofibroma: a case report and clinicopathologic review of 24 cases from the literature. *Head Neck Pathol*. 2011; 5(3): 205-215.
110. Riffle JE, Prosser AH, Lee JR, Lynn JJ. Nodular fasciitis of the orbit: a case report and brief review of the literature. *Case Rep Ophthalmol Med*. 2011; 2011: 235956.
111. Werner MS, Hornblass A, Reifler DM, et al. Intravascular papillary endothelial hyperplasia: collection of four cases and a review of the literature. *Ophthal Plast Reconstr Surg*. 1997; 13(1): 48-56.
112. Schmack I, Patel RM, Folpe AL, et al. Subconjunctival herniated orbital fat: a benign adipocytic lesion that may mimic pleomorphic lipoma and atypical lipomatous tumor. *Am J Surg Pathol*. 2007; 31(2): 193-198.
113. Herwig MC, Wojno T, Zhang Q, Grossniklaus HE. Langerhans cell histiocytosis of the orbit: five clinicopathologic cases and review of the literature. *Surv Ophthalmol*. 2013; 58(4): 330-340.
114. Arora A, Sharma S, Pushker N, et al. Unusual orbital involvement in Erdheim Chester disease: a radiological diagnosis. *Orbit*. 2012; 31(5): 338-340.
115. Kim S, Lee M, Shin HJ, et al. Coexistence of intracranial Langerhans cell histiocytosis and Erdheim-Chester disease in a pediatric patient: a case report. *Childs Nerv Syst*. 2016; 32: 893-896.
116. Rodriguez FJ, Ligon AH, Horkayne-Szakaly I, et al. BRAF duplications and MAPK pathway activation are frequent in gliomas of the optic nerve proper. *J Neuropathol Exp Neurol*. 2012; 71: 789-794.
117. Johnson MW, Eberhart CG, Perry A, et al. Spectrum of pilomyxoid astrocytomas: intermediate pilomyxoid tumors. *Am J Surg Pathol*. 2010; 34(12): 1783-1791.
118. Jain D, Ebrahimi KB, Miller NR, Eberhart CG. Intraorbital meningiomas: a pathologic review using current World Health Organization criteria. *Arch Pathol Lab Med*. 2010; 134(5): 766-770.
119. Peterson K, Gordon KB, Heinemann MH, DeAngelis LM. The clinical spectrum of ocular lymphoma. *Cancer*. 1993; 72(3): 843-849.
120. Tsuji H, Tamura M, Yokoyama M, et al. Ocular involvement by epstein-barr virus-positive diffuse large B-cell lymphoma of the elderly: a new disease entity in the world health organization classification. *Arch Ophthalmol*. 2010; 128(2): 258-259.
121. Munch-Petersen HD, Rasmussen PK, Coupland SE, et al. Ocular adnexal diffuse large B-cell lymphoma: a multicenter international study. *JAMA Ophthalmol*. 2015; 133(2): 165-173.
122. Amin S, Ramsay A, Marafioti T. Diagnostic pitfalls in "low-grade lymphoma" of the orbit and lacrimal gland. *Orbit*. 2015; 34(4): 206-211.
123. Ferry JA, Fung CY, Zukerberg L, et al. Lymphoma of the ocular adnexa: a study of 353 cases. *Am J Surg Pathol*. 2007; 31(2): 170-184.
124. Ruiz A, Reischl U, Swerdlow SH, et al. Extranodal marginal zone B-cell lymphomas of the ocular adnexa: multiparameter analysis of 34 cases including interphase molecular cytogenetics and PCR for Chlamydia psittaci. *Am J Surg Pathol*. 2007; 31(5): 792-802.
125. Kusakabe T, Watanabe K, Mori T, et al. Crystal-storing histiocytosis associated with MALT lymphoma of the ocular adnexa: a case report with review of literature. *Virchows Arch*. 2007; 450(1): 103-108.
126. Mannami T, Yoshino T, Oshima K, et al. Clinical, histopathological, and immunogenetic analysis of ocular adnexal lymphoproliferative disorders: characterization of malt lymphoma and reactive lymphoid hyperplasia. *Mod Pathol*. 2001; 14(7): 641-649.
127. White VA, Gascoyne RD, McNeil BK, et al. Histopathologic findings and frequency of clonality detected by the polymerase chain reaction in ocular adnexal lymphoproliferative lesions. *Mod Pathol*. 1996; 9(11): 1052-1061.
128. Knowles DM 2nd, Jakobiec FA. Cell marker analysis of extranodal lymphoid infiltrates: to what extent does the determination of mono- or polyclonality resolve the diagnostic dilemma of malignant lymphoma v pseudolymphoma in an extranodal site? *Semin Diagn Pathol*. 1985; 2(3): 163-168.
129. McNally L, Jakobiec FA, Knowles DM 2nd. Clinical, morphologic, immunophenotypic, and

molecular genetic analysis of bilateral ocular adnexal lymphoid neoplasms in 17 patients. *Am J Ophthalmol*. 1987; 103(4): 555-568.

130. Knowles DM, Jakobiec FA, McNally L, Burke JS. Lymphoid hyperplasia and malignant lymphoma occurring in the ocular adnexa (orbit, conjunctiva, and eyelids): a prospective multiparametric analysis of 108 cases during 1977 to 1987. *Hum Pathol*. 1990; 21(9): 959-973.
131. Sniegowski MC, Warneke CL, Morrison WH, et al. Correlation of American Joint Committee on Cancer T category for eyelid carcinoma with outcomes in patients with periocular Merkel cell carcinoma. *Ophthal Plast Reconstr Surg*. 2014; 30(6): 480-485.
132. Ferreri AJ, Guidoboni M, Ponzoni M, et al. Evidence for an association between Chlamydia psittaci and ocular adnexal lymphomas. *J Natl Cancer Inst*. 2004; 96(8): 586-594.
133. Cheuk W, Yuen HK, Chan AC, et al. Ocular adnexal lymphoma associated with IgG4 + chronic sclerosing dacryoadenitis: a previously undescribed complication of IgG4-related sclerosing disease. *Am J Surg Pathol*. 2008; 32(8): 1159-1167.
134. Bonavolonta G, Strianese D, Grassi P, et al. An analysis of 2480 space-occupying lesions of the orbit from 1976 to 2011. *Ophthal Plast Reconstr Surg*. 2013; 29(2): 79-86.
135. Turaka K, Mashayekhi A, Shields CL, et al. A case series of neuroendocrine(carcinoid) tumor metastasis to the orbit. *Oman J Ophthalmol*. 2011; 4(3): 125-128.
136. Zimmerman LE, Stangl R, Riddle PJ. Primary carcinoid tumor of the orbit. A clinicopathologic study with histochemical and electron microscopic observations. *Arch Ophthalmol*. 1983; 101(9): 1395-1398.
137. Lin X, Cavanagh HD. Ocular manifestations of graft-versus-host disease: 10 years'experience. *Clin Ophthalmol*. 2015; 9: 1209-1213.
138. Stenson S. Adult inclusion conjunctivitis. Clinical characteristics and corneal changes. *Arch Ophthalmol*. 1981; 99(4): 605-608.
139. Hidayat AA, Riddle PJ. Ligneous conjunctivitis. A clinicopathologic study of 17 cases. *Ophthalmology*. 1987; 94(8): 949-959.
140. Rodriguez-Ares MT, Abdulkader I, Blanco A, et al. Ligneous conjunctivitis: a clinicopathological, immunohistochemical, and genetic study including the treatment of two sisters with multiorgan involvement. *Virchows Arch*. 2007; 451(4): 815-821.
141. Mittal R, Meena M, Saha D. Actinic granuloma of the conjunctiva in young women. *Ophthalmology*. 2013; 120(9): 1786-1789.
142. Raphael M, Bellefqih S, Piette JC, et al. Conjunctival biopsy in Sjogren's syndrome: correlations between histological and immunohistochemical features. *Histopathology*. 1988; 13(2): 191-202.
143. Goldich Y, Ziai S, Artornsombudh P, et al. Characteristics of patients with ocular cicatricial pemphigoid referred to major tertiary hospital. *Can J Ophthalmol*. 2015; 50(2): 137-142.
144. Font RL, Del Valle M, Avedano J, et al. Primary adenoid cystic carcinoma of the conjunctiva arising from the accessory lacrimal glands: a clinicopathologic study of three cases. *Cornea*. 2008; 27(4): 494-497.
145. Sjo NC, von Buchwald C, Cassonnet P, et al. Human papillomavirus in normal conjunctival tissue and in conjunctival papilloma: types and frequencies in a large series. *Br J Ophthalmol*. 2007; 91(8): 1014-1015.
146. Woods M, Chow S, Heng B, et al. Detecting human papillomavirus in ocular surface diseases. *Invest Ophthalmol Vis Sci*. 2013; 54(13): 8069-8078.
147. Ateenyi-Agaba C, Franceschi S, Wabwire-Mangen F, et al. Human papillomavirus infection and squamous cell carcinoma of the conjunctiva. *Br J Cancer*. 2010; 102(2): 262-267.
148. Bui T, Young JW, Frausto RF, et al. Hereditary benign intraepithelial dyskeratosis: report of a case and re-examination of the evidence for locus heterogeneity. *Ophthalmic Genet*. 2016; 37: 1-5.
149. Ramberg I, Heegaard S, Prause JU, et al. Squamous cell dysplasia and carcinoma of the conjunctiva. A nationwide, retrospective, epidemiological study of Danish patients. *Acta Ophthalmol*. 2015; 93(7): 663-666.
150. Miller CV, Wolf A, Klingenstein A, et al. Clinical outcome of advanced squamous cell carcinoma of the conjunctiva. *Eye*. 2014; 28(8): 962-967.
151. Moloney TP, Trinh T, Farrah JJ. A case of conjunctival mucoepidermoid carcinoma in Australia. *Clin Ophthalmol*. 2014; 8: 11-14.
152. Shields JA, Eagle RC, Marr BP, et al. Invasive spindle cell carcinoma of the conjunctiva managed by full-thickness eye wall resection. *Cornea*. 2007; 26(8): 1014-1016.
153. Shields CL, Fasiuddin AF, Mashayekhi A, Shields JA. Conjunctival nevi: clinical features and natural course in 410 consecutive patients. *Arch Ophthalmol*. 2004; 122(2): 167-175.
154. Thiagalingam S, Johnson MM, Colby KA, Zembowicz A. Juvenile conjunctival nevus: clinicopathologic analysis of 33 cases. *Am J Surg Pathol*. 2008; 32(3): 399-406.
155. Zamir E, Mechoulam H, Micera A, et al. Inflamed juvenile conjunctival naevus: clinicopathological characterisation. *Br J Ophthalmol*. 2002; 86(1): 28-30.
156. Kurli M, Finger PT. Melanocytic conjunctival tumors. *Ophthalmol Clin North Am*. 2005; 18(1): 15-24, vii.
157. Shields JA, Shields CL, Mashayekhi A, et al. Primary acquired melanosis of the conjunctiva: risks for progression to melanoma in 311 eyes. The 2006 Lorenz E. Zimmerman lecture. *Ophthalmology*. 2008; 115(3): 511-519.e2.
158. Ackerman AB, Sood R, Koenig M. Primary acquired melanosis of the conjunctiva is melanoma in situ. *Mod Pathol*. 1991; 4(2): 253-263.
159. McLean IW. Differential diagnosis of the conjunctival melanoses. *Ann Diagn Pathol*. 1998; 2(4): 264-270.
160. Damato B, Coupland SE. Conjunctival melanoma and melanosis: a reappraisal of terminology, classification and staging. *Clin Exp Ophthalmol*. 2008; 36(8): 786-795.
161. Shields CL, Shields JA. Conjunctival primary acquired melanosis and melanoma: tales, fairy tales, and facts. *Ophthal Plast Reconstr Surg*. 2009; 25(3): 167-172.
162. Guillen FJ, Albert DM, Mihm MC Jr. Pigmented melanocytic lesions of the conjunctiva–a new approach to their classification. *Pathology*. 1985; 17(2): 275-280.
163. Maly A, Epstein D, Meir K, Pe'er J. Histological criteria for grading of atypia in melanocytic conjunctival lesions. *Pathology*. 2008; 40(7): 676-681.
164. Folberg R, McLean IW, Zimmerman LE. Primary acquired melanosis of the conjunctiva. *Hum Pathol*. 1985; 16(2): 129-135.
165. Sugiura M, Colby KA, Mihm MC Jr, Zembowicz A. Low-risk and high-risk histologic features in conjunctival primary acquired melanosis with atypia: clinicopathologic analysis of 29 cases. *Am J Surg Pathol*. 2007; 31(2): 185-192.
166. Shields CL, Markowitz JS, Belinsky I, et al. Conjunctival melanoma: outcomes based on tumor origin in 382 consecutive cases. *Ophthalmology*. 2011; 118(2): 389-395.e1-e2.
167. Kirkegaard MM, Coupland SE, Prause JU, Heegaard S. Malignant lymphoma of the conjunctiva. *Surv Ophthalmol*. 2015; 60(5): 444-458.
168. AlWadani S, Robinson S, Myers R, et al. No increase in IgG4-positive plasma cells in limbal Rosai-Dorfman disease. *Cornea*. 2014; 33(8): 844-847.
169. Chen CL, Tai MC, Chen JT, et al. A rare case of conjunctival myxoma and a review of the literature. *Ophthalmologica*. 2008; 222(2): 136-139.
170. Bavishi A, Ashraf A, Lee L. AIDS-associated Kaposi's sarcoma of the conjunctiva in a woman. *Int J STD AIDS*. 2012; 23(3): 221-222.
171. Kase S, Ishijima K, Ishida S, Rao NA. Merkel cell carcinoma of the conjunctiva. *Ophthalmology*. 2010; 117(3): 637.e1-637.e2.
172. Sivalingam MD, Hasanreisoglu M, Shields CL. Choroidal melanoma in children: be aware of risks. *J Pediatr Ophthalmol Strabismus*. 2014; 51(Online): e85-e88.
173. Shields CL, Kels JG, Shields JA. Melanoma of the eye: revealing hidden secrets, one at a time. *Clin Dermatol*. 2015; 33(2): 183-196.
174. Mudhar HS, Parsons MA, Sisley K, et al. A critical appraisal of the prognostic and predictive factors for uveal malignant melanoma. *Histopathology*. 2004; 45(1): 1-12.
175. Eagle RC Jr, Grossniklaus HE, Syed N, et al. Inadvertent evisceration of eyes containing uveal melanoma. *Arch Ophthalmol*. 2009; 127(2): 141-145.
176. Damato B. Progress in the management of patients with uveal melanoma. The 2012 Ashton Lecture. *Eye*. 2012; 26(9): 1157-1172.
177. Shields JA, Shields CL, De Potter P, Singh AD. Diagnosis and treatment of uveal melanoma. *Semin Oncol*. 1996; 23(6): 763-767.
178. McLean IW, Zimmerman LE, Evans RM. Reappraisal of Callender's spindle a type of malignant melanoma of choroid and ciliary body. *Am J Ophthalmol*. 1978; 86(4): 557-564.
179. Damato BE, Heimann H, Kalirai H, Coupland SE. Age, survival predictors, and metastatic death in patients with choroidal melanoma: tentative evidence of a therapeutic effect on survival. *JAMA Ophthalmol*. 2014; 132(5): 605-613.
180. Damato B, Dopierala JA, Coupland SE. Genotypic profiling of 452 choroidal melanomas with multiplex ligation-dependent probe Amplification. *Clin Cancer Res*. 2010; 16(24): 6083-6092.
181. Onken MD, Worley LA, Long MD, et al. Oncogenic mutations in GNAQ occur early in uveal melanoma. *Invest Ophthalmol Vis Sci*. 2008; 49(12): 5230-5234.
182. Harbour JW, Onken MD, Roberson ED, et al. Frequent mutation of BAP1 in metastasizing uveal melanomas. *Science*. 2010; 330(6009): 1410-1413.
183. Field MG, Harbour JW. Recent developments in prognostic and predictive testing in uveal melanoma. *Curr Opin Ophthalmol*. 2014; 25(3): 234-239.
184. Kalirai H, Dodson A, Faqir S, et al. Lack of BAP1 protein expression in uveal melanoma is associated with increased metastatic risk and has utility in routine prognostic testing. *Br J Cancer*. 2014; 111(7): 1373-1380.
185. Kath R, Hayungs J, Bornfeld N, et al. Prognosis and treatment of disseminated uveal melanoma. *Cancer*. 1993; 72(7): 2219-2223.
186. Kivela T, Kujala E. Prognostication in eye cancer: the latest tumor, node, metastasis classification and beyond. *Eye*. 2013; 27(2): 243-252.
187. de la Cruz PO Jr, Specht CS, McLean IW. Lymphocytic infiltration in uveal malignant melanoma. *Cancer*. 1990; 65(1): 112-115.
188. Horsman DE, White VA. Cytogenetic analy-

sis of uveal melanoma. Consistent occurrence of monosomy 3 and trisomy 8q. *Cancer*. 1993; 71(3): 811-819.

189. Onken MD, Worley LA, Harbour JW. Association between gene expression profile, proliferation and metastasis in uveal melanoma. *Curr Eye Res*. 2010; 35(9): 857-863.
190. van Gils W, Lodder EM, Mensink HW, et al. Gene expression profiling in uveal melanoma: two regions on 3p related to prognosis. *Invest Ophthalmol Vis Sci*. 2008; 49(10): 4254-4262.
191. Shah AA, Bourne TD, Murali R. BAP1 protein loss by immunohistochemistry: a potentially useful tool for prognostic prediction in patients with uveal melanoma. *Pathology*. 2013; 45(7): 651-656.
192. Kathil P, Milman T, Finger PT. Characteristics of anterior uveal melanocytomas in 17 cases. *Ophthalmology*. 2011; 118(9): 1874-1880.
193. Xu XL, Singh HP, Wang L, et al. Rb suppresses human cone-precursor-derived retinoblastoma tumours. *Nature*. 2014; 514(7522): 385-388.
194. Kyritsis AP, Tsokos M, Triche TJ, Chader GJ. Retinoblastoma—origin from a primitive neuroectodermal cell? *Nature*. 1984; 307(5950): 471-473.
195. Grossniklaus HE. Retinoblastoma. Fifty years of progress. The LXXI Edward Jackson Memorial Lecture. *Am J Ophthalmol*. 2014; 158(5): 875-891.
196. Theriault BL, Dimaras H, Gallie BL, Corson TW. The genomic landscape of retinoblastoma: a review. *Clin Exp Ophthalmol*. 2014; 42(1): 33-52.
197. Schubert EL, Hansen MF, Strong LC. The retinoblastoma gene and its significance. *Ann Med*. 1994; 26(3): 177-184.
198. Gallie BL, Squire JA, Goddard A, et al. Mechanism of oncogenesis in retinoblastoma. *Lab Invest*. 1990; 62(4): 394-408.
199. Knudson A. Alfred Knudson and his two-hit hypothesis.(Interview by Ezzie Hutchinson). *Lancet Oncol*. 2001; 2(10): 642-645.
200. Johnson DL, Chandra R, Fisher WS, et al. Trilateral retinoblastoma: ocular and pineal retinoblastomas. *J Neurosurg*. 1985; 63(3): 367-370.
201. de Jong MC, Kors WA, de Graaf P, et al. The incidence of trilateral retinoblastoma: a systematic review and meta-analysis. *Am J Ophthalmol*. 2015; 160(6): 1116-1126.e5.
202. Lueder GT, Smith ME. Retinoblastoma. *Semin Diagn Pathol*. 1994; 11(2): 104-106.
203. Margo C, Hidayat A, Kopelman J, Zimmerman LE. Retinocytoma. A benign variant of retinoblastoma. *Arch Ophthalmol*. 1983; 101(10): 1519-1531.
204. Mendoza PR, Specht CS, Hubbard GB, et al. Histopathologic grading of anaplasia in retinoblastoma. *Am J Ophthalmol*. 2015; 159(4): 764-776.
205. Ts'o MO, Fine BS, Zimmerman LE. The nature of retinoblastoma. II. Photoreceptor differentiation: an electron microscopic study. *Am J Ophthalmol*. 1970; 69(3): 350-359.
206. Ts'o MO, Zimmerman LE, Fine BS. The nature of retinoblastoma. I. Photoreceptor differentiation: a clinical and histopathologic study. *Am J Ophthalmol*. 1970; 69(3): 339-349.
207. Donoso LA, Hamm H, Dietzschold B, et al. Rhodopsin and retinoblastoma. A monoclonal antibody histopathologic study. *Arch Ophthalmol*. 1986; 104(1): 111-113.
208. Gonzalez-Fernandez F, Lopes MB, Garcia-Fernandez JM, et al. Expression of developmentally defined retinal phenotypes in the histogenesis of retinoblastoma. *Am J Pathol*. 1992; 141(2): 363-375.
209. Perentes E, Rubinstein LJ. Recent applications of immunoperoxidase histochemistry in human neuro-oncology. An update. *Arch Pathol Lab Med*. 1987; 111(9): 796-812.
210. Korf HW, Czerwionka M, Reiner J, et al. Immunocytochemical evidence of molecular photoreceptor markers in cerebellar medulloblastomas. *Cancer*. 1987; 60(8): 1763-1766.
211. Schwimer CJ, Prayson RA. Clinicopathologic study of retinoblastoma including MIB-1, p53, and CD99 immunohistochemistry. *Ann Diagn Pathol*. 2001; 5(3): 148-154.
212. Amare Kadam PS, Ghule P, Jose J, et al. Constitutional genomic instability, chromosome aberrations in tumor cells and retinoblastoma. *Cancer Genet Cytogenet*. 2004; 150(1): 33-43.
213. Corson TW, Gallie BL. One hit, two hits, three hits, more? Genomic changes in the development of retinoblastoma. *Genes Chromosomes Cancer*. 2007; 46(7): 617-634.
214. Leiderman YI, Kiss S, Mukai S. Molecular genetics of RB1—the retinoblastoma gene. *Semin Ophthalmol*. 2007; 22(4): 247-254.
215. Lillington DM, Kingston JE, Coen PG, et al. Comparative genomic hybridization of 49 primary retinoblastoma tumors identifies chromosomal regions associated with histopathology, progression, and patient outcome. *Genes Chromosomes Cancer*. 2003; 36(2): 121-128.
216. Lin P, O'Brien JM. Frontiers in the management of retinoblastoma. *Am J Ophthalmol*. 2009; 148(2): 192-198.
217. Benavente CA, Dyer MA. Genetics and epigenetics of human retinoblastoma. *Annu Rev Pathol*. 2015; 10: 547-562.
218. MacKay CJ, Abramson DH, Ellsworth RM. Metastatic patterns of retinoblastoma. *Arch Ophthalmol*. 1984; 102(3): 391-396.
219. Abramson DH, Marks RF, Ellsworth RM, et al. The management of unilateral retinoblastoma without primary enucleation. *Arch Ophthalmol*. 1982; 100(8): 1249-1252.
220. Zelter M, Gonzalez G, Schwartz L, et al. Treatment of retinoblastoma. Results obtained from a prospective study of 51 patients. *Cancer*. 1988; 61(1): 153-160.
221. Houston SK, Lampidis TJ, Murray TG. Models and discovery strategies for new therapies of retinoblastoma. *Expert Opin Drug Discov*. 2013; 8(4): 383-394.
222. Sastre X, Chantada GL, Doz F, et al. Proceedings of the consensus meetings from the International Retinoblastoma Staging Working Group on the pathology guidelines for the examination of enucleated eyes and evaluation of prognostic risk factors in retinoblastoma. *Arch Pathol Lab Med*. 2009; 133(8): 1199-1202.
223. Eagle RC Jr. High-risk features and tumor differentiation in retinoblastoma: a retrospective histopathologic study. *Arch Pathol Lab Med*. 2009; 133(8): 1203-1209.
224. Khelfaoui F, Validire P, Auperin A, et al. Histopathologic risk factors in retinoblastoma: a retrospective study of 172 patients treated in a single institution. *Cancer*. 1996; 77(6): 1206-1213.
225. Abramson DH, Ellsworth RM, Zimmerman LE. Nonocular cancer in retinoblastoma survivors. *Trans Sect Ophthalmol Am Acad Ophthalmol Otolaryngol*. 1976; 81(3 Pt 1): 454-457.
226. Walford N, Deferrai R, Slater RM, et al. Intraorbital rhabdoid tumour following bilateral retinoblastoma. *Histopathology*. 1992; 20(2): 170-173.
227. Dickman PS, Barmada M, Gollin SM, Blatt J. Malignancy after retinoblastoma: secondary cancer or recurrence? *Hum Pathol*. 1997; 28(2): 200-205.
228. DerKinderen DJ, Koten JW, Nagelkerke NJ, et al. Non-ocular cancer in patients with hereditary retinoblastoma and their relatives. *Int J Cancer*. 1988; 41(4): 499-504.
229. Faia LJ, Chan CC. Primary intraocular lymphoma. *Arch Pathol Lab Med*. 2009; 133(8): 1228-1232.
230. Zaidman GW, Johnson BL, Salamon SM, Mondino BJ. Fuchs'adenoma affecting the peripheral iris. *Arch Ophthalmol*. 1983; 101(5): 771-773.
231. Korshunov A, Jakobiec FA, Eberhart CG, et al. Comparative integrated molecular analysis of intraocular medulloepitheliomas and central nervous system embryonal tumors with multilayered rosettes confirms that they are distinct nosologic entities. *Neuropathology*. 2015; 35(6): 538-544.
232. Alenda C, Aranda FI, Paya A, Cordoba C. Mesectodermal leiomyoma of ciliary body. *Int J Surg Pathol*. 2002; 10(4): 309-312.
233. Yu L, Aldave AJ, Glasgow BJ. Epstein-Barr virus-associated smooth muscle tumor of the iris in a patient with transplant: a case report and review of the literature. *Arch Pathol Lab Med*. 2009; 133(8): 1238-1241.
234. Gunduz K, Eagle RC Jr, Shields CL, et al. Invasive giant cell astrocytoma of the retina in a patient with tuberous sclerosis. *Ophthalmology*. 1999; 106(3): 639-642.
235. Poole Perry LJ, Jakobiec FA, Zakka FR, et al. Reactive retinal astrocytic tumors(so-called vasoproliferative tumors): histopathologic, immunohistochemical, and genetic studies of four cases. *Am J Ophthalmol*. 2013; 155(3): 593-608. e1.
236. Zimmerman LE. Ocular lesions of juvenile xanthogranuloma. Nevoxanthoendothelioma. *Trans Am Acad Ophthalmol Otolaryngol*. 1965; 69: 412-442.
237. Arepalli S, Kaliki S, Shields CL. Choroidal metastases: origin, features, and therapy. *Indian J Ophthalmol*. 2015; 63(2): 122-127.
238. d'Abbadie I, Arriagada R, Spielmann M, Le MG. Choroid metastases: clinical features and treatments in 123 patients. *Cancer*. 2003; 98(6): 1232-1238.

术语中英文对照索引

A

B

C

D

E

F

G

H

J

K

L

M

N

P

Q

R

S

T

W

X

Y

Z

原著索引

Page numbers followed by "*f*" indicate figures, "*t*" indicate tables, and "*b*" indicate boxes.

A

D

G

H

I

J

M

N

O

Q

R

S

W

X

Y

Z